Drogas Usadas em Psiquiatria nos Estados Unidos

Este guia contém reproduções de algumas drogas psicoterapêuticas comumente prescritas e ilustra principalmente comprimidos e cápsulas disponíveis no mercado norte-americano. O símbolo † precedendo o nome de uma droga indica que outras doses estão disponíveis. Verifique diretamente com o fabricante. Este guia ilustrativo não apresenta quaisquer adaptações ao mercado psicofarmacológico brasileiro. Para consulta de tabela ilustrativa similar referente a psicofármacos brasileiros, sugere-se consultar a 5ª edição de *Psicofármacos: consulta rápida*, de Cordioli, Gallois e Isolan (orgs.). Porto Alegre: Artmed Editora, 2015.

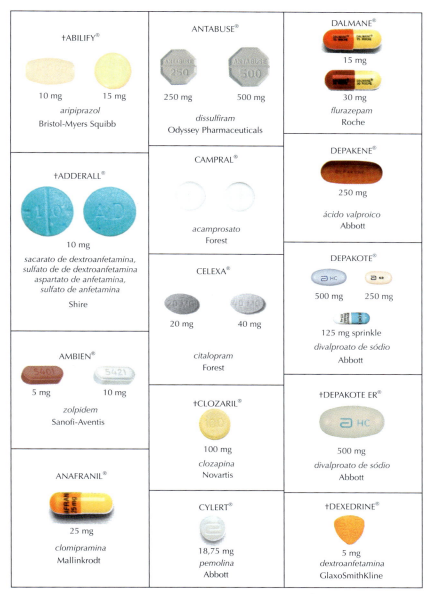

LIPPINCOTT WILLIAMS & WILKINS©

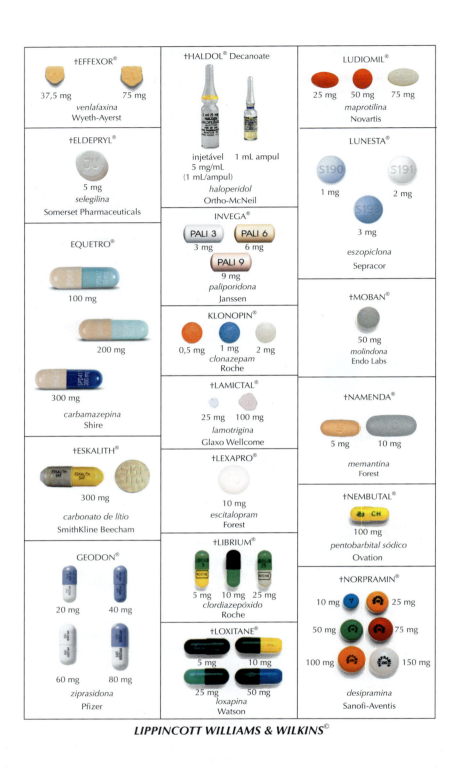

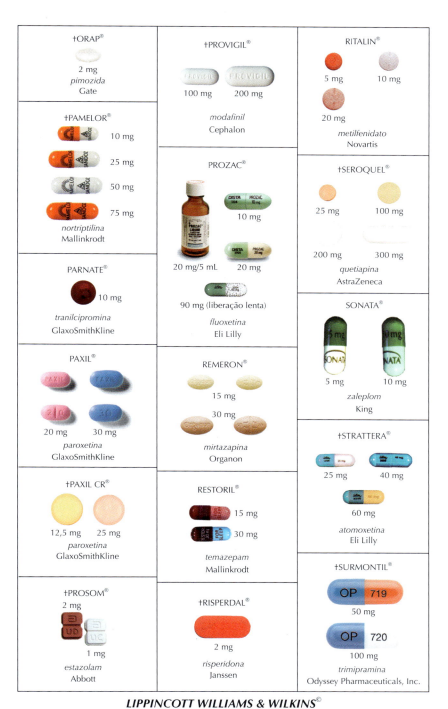
LIPPINCOTT WILLIAMS & WILKINS©

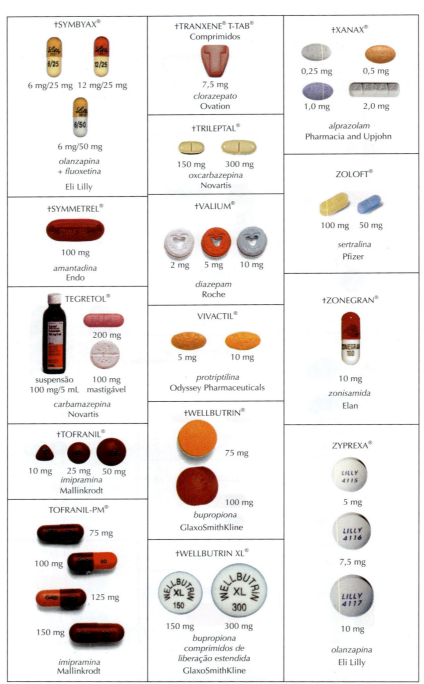

LÂMINA COLORIDA 1.2-3

Expressões faciais de emoção.[1] Na década de 1960, Paul Ekman demonstrou que as expressões faciais de emoção são universais e, portanto, presumivelmente de origem biológica, como Charles Darwin teorizou (Ekman e Friesen, 1975). Desde a descoberta de Ekman, fotografias de expressões emocionais têm sido amplamente usadas na pesquisa psicológica para compreender como as pessoas reconhecem as emoções umas das outras. As pesquisas de neuroimagem se concentraram em duas áreas envolvidas no reconhecimento de emoções: (A) A amígdala, conhecida por estar envolvida no condicionamento do medo, está mais ativa no reconhecimento do medo do que no de outras expressões faciais (Whalen, 1998). (B) A ínsula anterior, associada com o processamento do gosto, auxilia no reconhecimento de nojo em outras pessoas (Calder, Lawrence e Young, 2001). (De Sadock BJ, Sadock VA, Ruiz P. Kaplan & Sadock's Comprehensive Textbook of Psychiatry. 9th ed. Philadelphia: Lippincott Williams & Wilkins; 2009.)

[1] O desenvolvimento do MacBrain Face Stimulus Set foi supervisionado por Nim Tottenham, com o apoio da John D. and Catherine T. MacArthur Foundation Research Network on Early Experience and Brain Development.

A — Medo — Amígdala
B — Nojo — Ínsula anterior

LÂMINA COLORIDA 1.2-6

Mapa quantitativo do fluxo sanguíneo obtido em um indivíduo saudável por imagem de ressonância magnética tipo rotulagem de *spin* arterial. (De Sadock BJ, Sadock VA, Ruiz P. Kaplan & Sadock's Comprehensive Textbook of Psychiatry. 9th ed. Philadelphia: Lippincott Williams & Wilkins; 2009.)

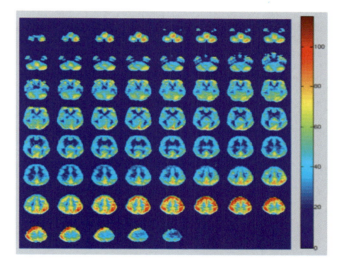

LÂMINA COLORIDA 1.2-7

Reconstrução tridimensional com base em dados de difusão obtidos com um *scanner* 3-T General Electric, Departamento de Radiologia do Brigham and Women's Hospital, Harvard Medical School, Boston, MA. A imagem de tensor de difusão (DTI) mostra os principais feixes de fibra longa do cérebro. (Cortesia de Hae-Jeong Park, Ph.D., do Laboratório de Neuroimagem Molecular, Departamento de Radiologia Diagnóstica, Yonsei University College of Medicine, Seul, Coreia do Sul.)

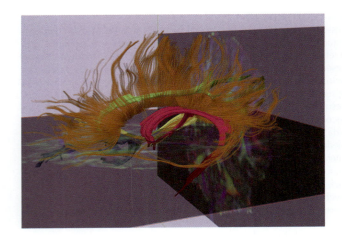

LÂMINA COLORIDA 1.2-8
Imagem tridimensional reconstruída com base em dados de difusão obtidos com um *scanner* 3-T General Electric, Brigham and Women's Hospital, Harvard Medical School, Boston, MA, que mostra grandes feixes de fibras da matéria branca identificados por meio de tensor de difusão: Fórnix (magenta), cíngulo direito (verde), fascículo longitudinal inferior direito (amarelo), fascículo uncinado direito (azul), corpo caloso (laranja). (Cortesia de Sylvain Bouix, Ph.D., Laboratório de Neuroimagem Psiquiátrica, Departamento de Psiquiatria, Brigham and Women's Hospital, Harvard Medical School, Boston, MA.)

LÂMINA COLORIDA 1.4-16
Esta figura do Projeto Conectoma Humano é um mapa espacial funcional de conectividade dos sinais corticais obtido por ressonância magnética funcional em repouso (IRMfr), que mostra padrões de ativação fortes e distintos. O termo "conectoma" refere-se ao mapeamento da conectividade em todo o cérebro usando modalidades de imagem como a IRMfr e IRM por difusão. A IRMfr é utilizada para estudar a conectividade no cérebro a partir da aquisição de dados de ressonância magnética de um indivíduo que se encontra deitado "em repouso" no *scanner*, e utilizando o fato de as séries temporais espontâneas a partir de regiões do cérebro funcionalmente relacionadas estarem correlacionadas. (Cortesia de Stephen M. Smith, M.D.)

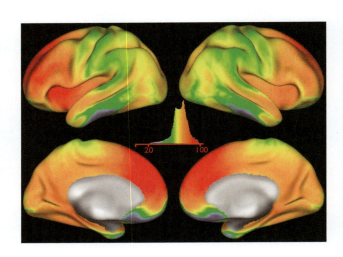

LÂMINA COLORIDA 1.7-5
O **cariótipo humano**. O material genético humano normal contém duas cópias dos 3.000.000.000 de sequências genômicas de base de DNA embalado em 22 pares de cromossomos autossômicos mais os cromossomos sexuais X e Y. Aqui, o cariótipo humano foi manchado usando diferentes marcadores coloridos específicos do cromossomo. Gêmeos idênticos compartilharam cópias idênticas de DNA genômico. (Adaptada de Bentley D. *The Geography of Our Genome*. Supplement to *Nature*, 2001, com permissão.)

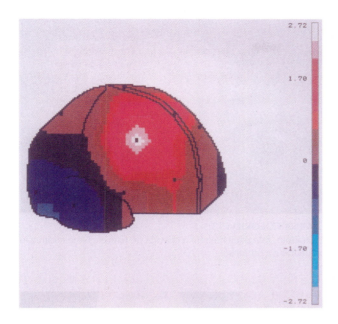

LÂMINA COLORIDA 1.8-5
Mapa de eletroencefalografia quantitativa topográfica de poder absoluto de theta (escore z a partir da média de dados de base normativos). O paciente é um homem de 24 anos de idade, com uma lesão craniana fechada. O foco do aumento da voltagem theta é no local de uma lesão craniana anterior, que ocorreu aproximadamente 2 anos antes da gravação. Após a gravação e quantificação, a escala de barra de cores foi ajustada para maximizar o efeito de localização "olho de boi". A voltagem theta também estava elevada, em menor medida, em parte da área frontal direita, espalhando-se um pouco para o outro lado da linha média. A potência theta relativa (não mostrada) também estavafoi elevada sobre a região frontal direita, mas o mapeamento não produziu um foco de potência relativa definido no local da lesão. Nota importante: uma localização "olho de boi" muito bem definida também pode ser produzida por artefato de um eletrodo defeituoso, sendo imperativo, para monitorar a impedância elétrica, verificar a integridade do eletrodo no caso em que a atividade desviante parece confinada a apenas um ponto, sem a propagação a eletrodos adjacentes. (De Sadock BJ, Sadock VA, Ruiz P. Kaplan & Sadock's Comprehensive Textbook of Psychiatry. 9th ed. Philadelphia: Lippincott Williams & Wilkins; 2009.)

LÂMINA COLORIDA 5.8-4
Imagem de ressonância magnética funcional obtida durante tarefas de rima em pessoas saudáveis e em pessoas com dislexia. O hemisfério esquerdo é representado em verde. Foram mostradas duas cartas às pessoas saudáveis (acima) e aos indivíduos com dislexia (abaixo), solicitando que determinassem se as letras eram rimadas (B-T) ou não (B-K). Para realizar a tarefa, os indivíduos tinham que traduzir as letras em sons, ou fonemas (/bee/,/lee) e depois comparar apenas a parte de rima dos fonemas (/ee/). Nos indivíduos saudáveis, três áreas contíguas foram ativadas, incluindo a área de Broca, a área de Wernicke e a ínsula. Naqueles com dislexia, a única área ativada foi a de Broca. Indivíduos com dislexia necessitaram muito mais tempo para completar a tarefa e foram mais propensos a cometer erros. (Reimpressa com permissão de Frith C, Frith U. A biological marker for dyslexia. *Nature*. 1996;382:19.)

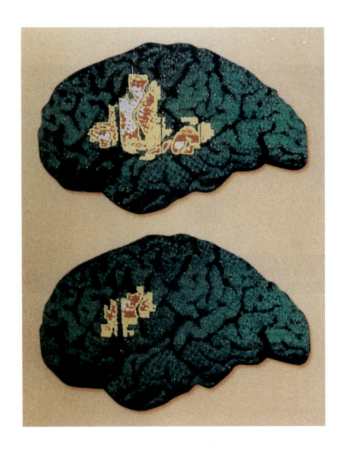

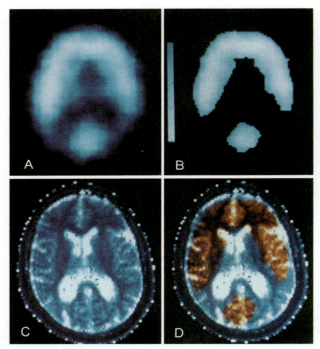

LÂMINA COLORIDA 5.8-5
Estágios da superposição de imagem de tomografia computadorizada por emissão de fóton único do fluxo sanguíneo cerebral (A), que foi redefinida (B), e uma imagem de ressonância magnética ponderada em T1 (C), para produzir uma combinação (D). (Reimpressa de Besson JAO. Magnetic resonance imaging and its application in neuropsychiatry. *Br J Psychiatry*. 1990;(9 Suppl):25–37, com permissão.)

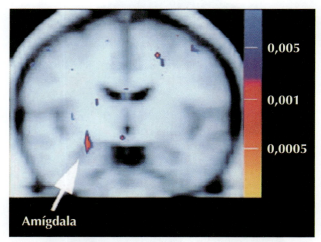

LÂMINA COLORIDA 9.1-1
Mapa estatístico das diferenças de intensidade de sinal dependente do nível de oxigênio em imagem de ressonância magnética (IRMf), demonstrando aumento significativo da atividade na amígdala direita em indivíduos com transtorno de estresse pós-traumático (TEPT) em comparação com indivíduos traumatizados mas sem TEPT. As respostas a faces de medo nos grupos com TEPT e sem TEPT foram comparadas após a normalização para faces felizes. Dados de IRMf são exibidos em espaço Talairach e são co-registrados com os dados de ressonância magnética estrutural.

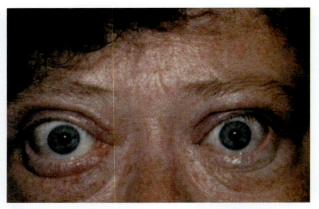

LÂMINA COLORIDA 13.5-1
Exoftalmia. Este paciente tem a doença de Graves. Note a retração palpebral e a proptose.

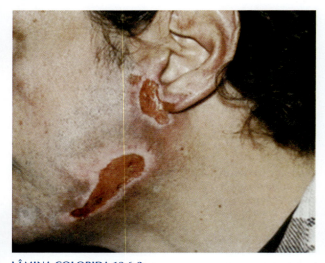

LÂMINA COLORIDA 13.6-2
Ulcerações factícias. Estas foram criadas pelo paciente. Note sua aparência geométrica.

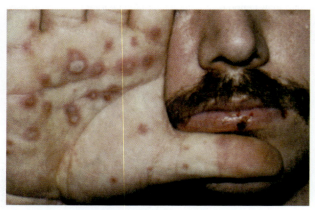

LÂMINA COLORIDA 29.18-1
Eritema multiforme menor causado por hipersensibilidade a certos fármacos antiepiléticos (p. ex., lamotrigina).

COMPÊNDIO DE PSIQUIATRIA

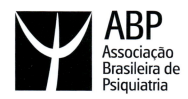
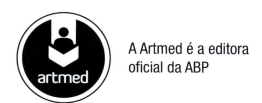

Colaboradores:

Caroly S. Pataki, M.D.
Clinical Professor of Psychiatry & Biobehavioral Sciences
David Geffen School of Medicine at UCLA

Norman Sussman, M.D.
Professor of Psychiatry, New York University School of Medicine;
Director, Treatment Resistant Depression Program and Co-director,
Continuing Education in Psychiatry, Department of Psychiatry;
Attending Psychiatrist, Tisch Hospital, New York, New York

Nota

A medicina é uma ciência em constante evolução. À medida que novas pesquisas e a própria experiência clínica ampliam o nosso conhecimento, são necessárias modificações na terapêutica, onde também se insere o uso de medicamentos. Os autores desta obra consultaram as fontes consideradas confiáveis, num esforço para oferecer informações completas e, geralmente, de acordo com os padrões aceitos à época da publicação. Entretanto, tendo em vista a possibilidade de falha humana ou de alterações nas ciências médicas, os leitores devem confirmar estas informações com outras fontes. Por exemplo, e em particular, os leitores são aconselhados a conferir a bula completa de qualquer medicamento que pretendam administrar, para se certificar de que a informação contida neste livro está correta e de que não houve alteração na dose recomendada nem nas precauções e contraindicações para o seu uso. Essa recomendação é particularmente importante em relação a medicamentos introduzidos recentemente no mercado farmacêutico ou raramente utilizados.

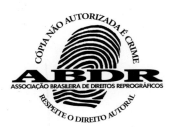

S126c Sadock, Benjamin J.
          Compêndio de psiquiatria : ciência do comportamento e
       psiquiatria clínica / Benjamin J. Sadock, Virginia A. Sadock,
       Pedro Ruiz ; tradução: Marcelo de Abreu Almeida ... [et al.]
       ; revisão técnica: Gustavo Schestatsky... [et al.] – 11. ed. –
       Porto Alegre : Artmed, 2017.
          xvi, 1466 p. : il. color. ; 28 cm.

          ISBN 978-85-8271-378-5

          1. Psiquiatria. I. Sadock, Virginia A. II. Ruiz, Pedro. III.
       Título.

                                              CDU 616.89(035)

Catalogação na publicação: Poliana Sanchez de Araujo – CRB 10/2094

Benjamin J. Sadock
Virginia A. Sadock
Pedro Ruiz

COMPÊNDIO DE PSIQUIATRIA

Ciência do Comportamento e Psiquiatria Clínica

11ª EDIÇÃO

Revisão técnica:

Gustavo Schestatsky
Psiquiatra. Mestre em Psiquiatria pela Universidade Federal do Rio Grande do Sul (UFRGS).
Professor da Residência Médica em Psiquiatria do Hospital Psiquiátrico São Pedro. (Coordenação; Capítulos 4-6, 30, 32-37)

Ana Soledade Graeff-Martins
Psiquiatra da infância e adolescência. Professora Adjunta do Departamento de Psiquiatria e Medicina Legal da UFRGS. (Capítulos 11, 12)

Andrea Poyastro Pinheiro
Psiquiatra. Mestre em Epidemiologia pela UFRGS.
Doutora em Psiquiatria pela Escola Paulista de Medicina da Universidade Federal de São Paulo (Unifesp). (Capítulos 7, 20)

Camila de Araújo Reinert
Psiquiatra. Pesquisadora do Ambulatório de Psicoterapia Analítica da Pontifícia Universidade Católica do Rio Grande do Sul (PUCRS). (Capítulos 13-15, 23, 25-27)

Cristina Plentz Pessi
Psiquiatra. Especialista em Psicoterapia de Orientação Analítica pelo Centro de Estudos Luís Guedes do Hospital de Clínicas de Porto Alegre (CELG/HCPA). (Capítulos 18, 19, 22, 24, 28)

Felipe Picon
Psiquiatra da infância e adolescência. Mestre em Psiquiatria pela UFRGS. Pesquisador em Neuroimagem do TDAH no Ambulatório de Pesquisa em TDAH-Adultos (PRODAH-A) do Hospital de Clínicas de Porto Alegre (HCPA). Vice-coordenador do Grupo de Estudos sobre Adições Tecnológicas (GEAT). Secretary of the Early Career Psychiatrists Section of the World Psychiatric Association (WPA) e Corresponding Member of the American Academy of Child and Adolescent Psychiatry (AACAP). (Capítulos 1-3, 31)

José Caetano Dell'Aglio Júnior
Psiquiatra. Especialista em Psicoterapias Cognitivo-comportamentais pela Unisinos. Mestre em Farmacologia pela Universidade Federal de Ciências da Saúde de Porto Alegre (UFCSPA). Doutor em Psicologia pela PUCRS. (Capítulos 8-10, 21, 29)

Marco Antonio Caldieraro
Psiquiatra. Mestre e Doutor em Psiquiatria pela UFRGS. (Capítulos 16, 17)

Reimpressão 2018

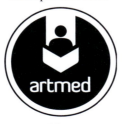

2017

Obra originalmente publicada sob o título *Kaplan and Sadock's Synopsis of Psychiatry*, 11th Edition
ISBN 9781609139711

Copyright © 2015 Lippincott Williams & Wilkins, a Wolters Kluwer business.
Lippincott Williams & Wilkins/Wolters Kluwer Health did not participate in the translation of this title.

Published by arrangement with Lippincott Williams & Wilkins/Wolters Kluwer Health Inc. USA

Indicações, reações colaterais, e programação de dosagens estão precisas nesta obra mas poderão sofrer mudanças com o tempo. Recomenda-se ao leitor sempre consultar a bula da medicação antes de sua administração. Os autores e editoras não se responsabilizam por erros ou omissões ou quaisquer consequências advindas da aplicação de informação contida nesta obra.

Gerente editorial: *Letícia Bispo de Lima*

Colaboraram nesta edição:

Coordenadora editorial: *Cláudia Bittencourt*

Assistente editorial: *Paola Araújo de Oliveira*

Capa sobre arte original: *Márcio Monticelli*

Tradução: *Marcelo de Abreu Almeida, Maria Cristina Gulart Monteiro, Paulo Machado, Régis Pizzato e Sandra Maria Mallmann da Rosa*

Preparação de original: *Juçá Neves da Silva*

Leitura final: *Antonio Augusto da Roza e Camila Wisnieski Heck*

Editoração: *Techbooks*

Reservados todos os direitos de publicação, em língua portuguesa, à
ARTMED EDITORA LTDA., uma empresa do GRUPO A EDUCAÇÃO S.A.
Av. Jerônimo de Ornelas, 670 – Santana
90040-340 Porto Alegre RS
Fone: (51) 3027-7000   Fax: (51) 3027-7070

Unidade São Paulo
Rua Doutor Cesário Mota Jr., 63 – Vila Buarque
01221-020 São Paulo SP
Fone: (11) 3221-9033

SAC 0800 703-3444 – www.grupoa.com.br

É proibida a duplicação ou reprodução deste volume, no todo ou em parte, sob quaisquer formas ou por quaisquer meios (eletrônico, mecânico, gravação, fotocópia, distribuição na Web e outros), sem permissão expressa da Editora.

IMPRESSO NO BRASIL
PRINTED IN BRAZIL

Para
nossos netos

Autores

BENJAMIN JAMES SADOCK, M.D.

Benjamin James Sadock, M.D., ocupa a cátedra Menas S. Gregory de Psiquiatria no Departamento de Psiquiatria da Faculdade de Medicina da New York University (NYU). Graduou-se no Union College, cursou mestrado no New York Medical College e estagiou no Albany Hospital. Concluiu sua residência no Bellevue Psychiatric Hospital e então entrou para o serviço militar como capitão da Força Aérea dos Estados Unidos, na qual atuou como chefe de neuropsiquiatria na Base Aérea de Sheppard, no Texas. Ocupou cargos de docência na Southwestern Medical School e no Parkland Hospital, em Dallas, e no New York Medical College, no St. Luke's Hospital, no New York State Psychiatric Institute e no Metropolitan Hospital, na Cidade de Nova York. O dr. Sadock ingressou no corpo docente da Faculdade de Medicina da NYU em 1980 e ocupou diversos cargos: diretor de Educação Médica em Psiquiatria, codiretor do Programa de Residência em Psiquiatria e diretor de Pós-graduação Médica. Atualmente, é codiretor dos Serviços de Saúde Mental Estudantil, consultor psiquiátrico para o Comitê de Admissões e codiretor de Educação Continuada em Psiquiatria na Faculdade de Medicina da NYU. Faz parte das equipes do Bellevue Hospital e do Tisch Hospital e é consultor psiquiátrico no Lenox Hill Hospital. O Dr. Sadock é diplomado pelo American Board of Psychiatry and Neurology, no qual atuou como avaliador associado por mais de uma década. É membro honorário vitalício da American Psychiatric Association, membro do American College of Physicians, membro da New York Academy of Medicine e membro da Sociedade de Honra Alfa-Ômega-Alfa. Participa de inúmeras organizações psiquiátricas e foi presidente e fundador da Sociedade Psiquiátrica NYU-Bellevue. Foi membro do Comitê Nacional em Educação Continuada em Psiquiatria da American Psychiatric Association, atuou no Comitê sobre Clínicas de Terapia Sexual da American Medical Association, foi delegado na Conferência de Recertificação do American Board of Medical Specialists e representante da Força-tarefa da American Psychiatric Association no Conselho Nacional de Avaliadores Médicos e no American Board of Psychiatry and Neurology. Em 1985, recebeu o Prêmio de Realização Acadêmica do New York Medical College e, em 2000, foi nomeado professor emérito da Faculdade de Medicina da NYU. É autor ou editor de mais de 100 publicações (incluindo 49 livros), revisor para publicações psiquiátricas, e dá palestras sobre uma ampla variedade de temas em psiquiatria geral. O Dr. Sadock mantém um consultório particular para consultas diagnósticas e tratamento psiquiátrico. É casado, desde o final da residência, com Virginia Alcott Sadock, M.D., professora de psiquiatria na Faculdade de Medicina da NYU.

VIRGINIA ALCOTT SADOCK, M.D.

Virginia Alcott Sadock, M.D., ingressou no corpo docente da Faculdade de Medicina da New York University (NYU) em 1980, na qual é atualmente professora de psiquiatria, e trabalha como psiquiatra no Tisch Hospital e no Bellevue Hospital. É diretora do Programa sobre Sexualidade Humana do NYU Langone Medical Center, um dos maiores programas de tratamento e treinamento do gênero nos Estados Unidos. Ela é autora de mais de 50 artigos e capítulos sobre comportamento sexual e foi editora do livro *The Sexual Experience*, um dos primeiros compêndios sobre sexualidade humana, publicado pela Williams & Wilkins. Trabalha como consultora em diversas publicações médicas, incluindo o *American Journal of Psychiatry* e o *Journal of the American Medical Association*. Tem um interesse antigo pelo papel das mulheres na medicina e na psiquiatria, tendo sido uma das fundadoras do Comitê de Mulheres na Psiquiatria da Seção Distrital da Cidade de Nova York da American Psychiatric Association. É atuante em matérias acadêmicas, foi examinadora-assistente e associada para o American Board of Psychiatry and Neurology por mais de 20 anos, tendo sido membro do Comitê de Avaliação em Psiquiatria para o American Board of Psychiatry e do Programa de Conhecimento e Autoavaliação Psiquiátrica (PKSAP) da American Psychiatric Association. Atuou como dirigente do Comitê de Relações Públicas da Seção Distrital da Cidade de Nova York da American Psychiatric Association; fez parte do conselho regional da American Association of Sex Education Counselors and Therapists, foi membro fundadora da Society of Sex Therapy and Research e é presidente da Associação de Ex-alunos de Terapia Sexual da NYU. Também participou da série *Mulheres na Medicina*, da Rede de Televisão Médica Nacional, e do documentário para a televisão PBS vencedor do Prêmio Emmy *Mulheres e Depressão*, e atualmente apresenta o programa radiofônico Saúde e Bem-estar Sexual (Sirius-XM) no NYU Langone Medical Center. É conferencista, tanto nos Estados Unidos como no exterior, sobre disfunção sexual, problemas de relacionamento e transtornos depressivos e de ansiedade. A Dra. Virgina Sadock é membro honorária da American Psychiatric Association, membro da New York Academy of Medicine e diplomada pelo American Board of Psychiatry and Neurology. Formou-se na Bennington College, graduou-se em medicina na New York Medical College e fez seu treinamento em psiquiatria no Metropolitan Hospital. Vive em Manhattan, com seu marido, Dr. Benjamin Sadock, onde mantém um consultório psiquiátrico que inclui psicoterapia individual, terapia de casais e conjugal, terapia sexual, consultoria psiquiátrica e farmacoterapia.

PEDRO RUIZ, M.D.

Pedro Ruiz, M.D., é professor e presidente interino do Departamento de Psiquiatria e Ciências do Comportamento da Faculdade de Medicina da University of Texas, em Houston. Formou-se em medicina na Universidade de Paris, França. Realizou sua residência em psiquiatria na Faculdade de Medicina da University of Miami, na Flórida. Exerceu atividades docentes no Albert Einstein College of Medicine, em Nova York, e no Baylor College of Medicine e na Faculdade de Medicina da University of Texas, em Houston. Exerceu vários cargos: diretor do Lincoln Hospital Community Mental Health Center, diretor do Bronx Psychiatric Center, reitor-assistente e vice-presidente do Departamento de Psiquiatria, todos no Albert Einsten College of Medicine, na cidade de Nova York; chefe do Serviço de Psiquiatria no Ben Taub General Hospital e vice-diretor do Departamento de Psiquiatria no Baylor College of Medicine em Houston, Texas; diretor médico do Mental Sciences Institute da University of Texas e vice-diretor do Departamento de Psiquiatria da Faculdade de Medicina da University of Texas em Houston, Texas. É membro honorário vitalício da American Psychiatric Association, membro do American College of Psychiatrists, da American Association for Social Psychiatry, da Benjamin Rush Society e do American Group Psychotherapy Association e membro honorário da World Psychiatric Association. Também é membro da American Academy of Addiction Psychiatry, do Grupo para o Avanço da Psiquiatria da American Association of Community Psychiatrists e da American Association of Psychiatric Administrators. Foi presidente do American College of Psychiatrists (2000–2001), da American Association for Social Psychiatry (2000–2002), do American Board of Psychiatry and Neurology (2002–2003), da American Psychiatric Association (2006–2007) e é atualmente presidente eleito da World Psychiatric Association. Participou de mais de 40 conselhos editoriais, entre eles: *The American Journal of Psychiatry*, *Psychiatric Services*, *The American Journal on Addictions* e *World Psychiatry*. Recebeu mais de 60 prêmios e honrarias, entre eles: Administrative Psychiatry Award, Simon Bolivar Award, Tarjan Award, Nancy C.A. Roeske Certificate of Excellence e Irma J. Bland Award da American Psychiatric Association; também, o Bowis Award do American College of Psychiatrists. É autor ou editor de mais de 600 publicações; foi palestrante convidado de mais de 200 *grand rounds* no mundo todo e fez mais de 400 apresentações científicas em vários países.

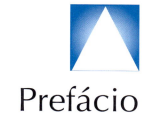

Prefácio

Esta é a 11ª edição do *Compêndio de psiquiatria* de Kaplan & Sadock, que foi publicado pela primeira vez há mais de 40 anos. Durante esse período, este livro ganhou a reputação de ser um compêndio independente, denso, preciso, objetivo e confiável dos novos eventos no campo da psiquiatria. Desde sua primeira edição, o objetivo deste livro foi promover a competência profissional e assegurar tratamento da mais alta qualidade para os pacientes com doenças mentais. Uma abordagem eclética e multidisciplinar tem sido sua marca registrada; portanto, fatores biológicos, psicológicos e sociológicos são apresentados de forma imparcial na medida em que afetam as pessoas na saúde e na doença.

Este livro atende aos interesses de diferentes grupos profissionais: médicos psiquiatras e não psiquiatras, estudantes de medicina, psicólogos, assistentes sociais, enfermeiros psiquiátricos e outros profissionais da saúde mental, como terapeutas ocupacionais e arteterapeutas. Ele também é utilizado por leigos como guia nos cuidados de um parente ou amigo com doença mental. Como autores e organizadores, somos extremamente gratos por sua ampla aceitação e uso tanto em nosso país como em todo o mundo.

Ficamos satisfeitos, sobretudo, por Pedro Ruiz, M.D., que se uniu a nós como terceiro organizador da última (10ª) edição do *Tratado de psiquiatria* (*Comprehensive Textbook of Psychiatry*), continuar seu trabalho conosco como coautor do *Compêndio*. O Dr. Ruiz não é apenas um amigo próximo, mas um psiquiatra renomado como médico e como educador. Ele é ex-presidente da American Psychiatric Association e atual presidente da World Psychiatric Association, professor de psiquiatria e vice-diretor executivo e diretor de Programas Clínicos na Faculdade de Medicina Miller da University of Miami.

HISTÓRIA

Este compêndio evoluiu a partir de nossa experiência na edição do *Tratado de psiquiatria*, que tem quase 4.000 páginas de coluna dupla e conta com mais de 450 contribuições de notáveis psiquiatras e cientistas do comportamento. Ele atende às necessidades daqueles que precisam de uma visão completa, detalhada e enciclopédica do campo. Na tentativa de ser o mais abrangente possível, o livro divide-se em dois volumes, o que o torna, evidentemente, de difícil manuseio para alguns grupos, sobretudo estudantes de medicina, que necessitam de uma visão breve e mais condensada do campo da psiquiatria. Por isso, seções do *Tratado de psiquiatria* foram excluídas ou sintetizadas, novos temas foram introduzidos, e todas as seções foram atualizadas, especialmente certas áreas fundamentais, como a psicofarmacologia, para a composição deste livro. Queremos reconhecer nossa grande e óbvia dívida para com os mais de 2 mil colaboradores da edição atual e das edições anteriores do *Tratado de psiquiatria*, que permitiram que fizéssemos uma síntese de seu trabalho. Ao mesmo tempo, assumimos a responsabilidade pelas modificações e alterações na nova obra.

SISTEMA DE ENSINO ABRANGENTE

O *Compêndio* é parte de um sistema abrangente desenvolvido por nós para facilitar o ensino da psiquiatria e da ciência do comportamento. À frente do sistema está o *Tratado de psiquiatria*, que tem profundidade e abrangência global; ele é projetado para ser utilizado por psiquiatras, cientistas do comportamento e todos aqueles que trabalham no campo da saúde mental. O *Compêndio de psiquiatria* é uma versão relativamente breve, bastante modificada e atual, para ser usada por estudantes de medicina, residentes de psiquiatria, psiquiatras no exercício da profissão e profissionais da saúde mental. Duas edições especiais derivadas do *Compêndio*, o *Manual conciso de psiquiatria clínica* e o *Manual conciso de psiquiatria da infância e adolescência*, contêm descrições de todos os transtornos psiquiátricos, incluindo seu diagnóstico e tratamento em adultos e crianças, respectivamente. Eles serão úteis para estagiários clínicos e residentes de psiquiatria que necessitam de uma visão sucinta do manejo de problemas clínicos. Outra parte do sistema, o *Study Guide and Self-Examination Review of Psychiatry*, consiste em perguntas e respostas de múltipla escolha; ele se destina a estudantes de psiquiatria e a psiquiatras clínicos que requeiram uma revisão da ciência do comportamento e da psiquiatria geral em preparação para uma variedade de exames. As perguntas se baseiam e estão de acordo com o formato usado pelo American Board of Psychiatry and Neurology (ABPN), pelo National Board of Medical Examiners (NBME) e pelo United States Medical Licensing Examination (USMLE). Outras partes do sistema são as várias edições dos manuais de bolso: *Manual de psiquiatria clínica: referência rápida*, *Manual de farmacologia psiquiátrica*, *Pocket Handbook of Emergency Psychiatric Medicine* e *Pocket Handbook of Primary Care Psychiatry*. Esses livros incluem o diagnóstico e o tratamento de transtornos psiquiátricos, a psicofarmacologia, as emergências psiquiátricas e os cuidados primários psiquiátricos, respectivamente, e são concebidos e escritos para serem carregados por estagiários clínicos e médicos de qualquer especialidade no exercício da profissão, para servir como uma referência rápida. Por fim, o *Comprehensive Glossary of Psychiatry and Psychology* apresenta definições escritas de maneira simples para psiquiatras e outros médicos, psicólogos, estudantes, demais profissionais da saúde mental e para o público em geral. Juntos, esses livros criam uma abordagem múltipla ao ensino, ao estudo e à aprendizagem da psiquiatria.

CLASSIFICAÇÃO DOS TRANSTORNOS

DSM-5

Uma quinta edição do *Manual diagnóstico e estatístico de transtornos mentais*, da American Psychiatric Association, chamada DSM-5, foi publicada em 2013. Ela contém a nomenclatura oficial usada por psiquiatras e outros profissionais da saúde mental nos Estados Unidos; os transtornos psiquiátricos discutidos neste livro seguem essa nosologia. Cada seção que trata dos transtornos clínicos foi atualizada de forma minuciosa e completa a fim de incluir as atualizações contidas no DSM-5. O leitor também encontrará tabelas do DSM-5 para a maioria dos transtornos mentais reimpressas neste livro.

O DSM é a "lei da área" e, como mencionado, sua nomenclatura é usada ao longo de todo este livro; entretanto, alguns médicos e pesquisadores têm reservas em relação a vários aspectos do DSM. À medida que futuras edições do DSM forem lançadas, este livro, como sempre, dará espaço para essas divergências. Ele continuará sendo um fórum para discussão, avaliação, crítica e discordância, embora reconhecendo devidamente a nomenclatura oficial.

CID-10

Os leitores também devem conhecer o sistema de classificação desenvolvido pela Organização Mundial da Saúde (OMS) chamado *Classificação estatística internacional de doenças e problemas de saúde relacionados* (CID-10). Existem diferenças textuais entre o DSM e a CID, mas, segundo tratados entre os Estados Unidos e a OMS, os códigos numéricos diagnósticos devem ser idênticos para garantir relatórios uniformes sobre estatísticas psiquiátricas nacionais e internacionais. Os diagnósticos e os códigos numéricos da CID são aceitos por Medicare, Medicaid e por companhias de seguro privadas para fins de reembolso nos Estados Unidos.

ARTE DA CAPA E ILUSTRAÇÕES

O *Compêndio* foi um dos primeiros manuais psiquiátricos a usar arte e fotografias para ilustrar temas psiquiátricos a fim de enriquecer a experiência de aprendizagem do leitor, e temos mantido essa tradição em cada nova edição.

A arte da capa desta edição é um detalhe de uma pintura intitulada *Artista cercado por máscaras*, do belga James Ensor (1860-1949), que era fascinado por máscaras, que representavam para ele a hipocrisia da humanidade. Máscaras desempenharam um papel ao longo de toda a história humana. Elas tanto escondem como revelam; escondem o que não desejamos mostrar aos outros ou a nós mesmos, ou o que desejamos manter em segredo, e revelam o que desejamos que os outros vejam. Na reabilitação de pacientes psiquiátricos, confeccionar máscaras tem sido um recurso usado pelos arteterapeutas a fim de ajudar os pacientes a explorar seus sentimentos e a experimentar sua criatividade. O psiquiatra Hervey Cleckley criou o termo "máscara de sanidade" para se referir ao psicopata manipulador que, sob a fachada de normalidade, é profundamente perturbado. Carl Jung escreveu sobre a persona (derivada da palavra latina para máscara), a imagem que desejamos apresentar para o mundo e por trás da qual existem outras imagens do *self*. Esperamos que a arte da capa enriqueça a experiência de aprendizagem para os nossos leitores.

Como em todos os livros de Kaplan & Sadock, imagens coloridas de medicamentos psiquiátricos comumente utilizados, bem como suas dosagens, são apresentadas. Todos os novos medicamentos desenvolvidos desde que a última edição foi publicada foram incluídos. Além disso, novas figuras e lâminas coloridas foram acrescentadas a muitas das seções.

APRESENTAÇÃO DE CASOS

Os casos apresentados são parte importante do *Compêndio*. Eles são usados extensivamente ao longo de todos os capítulos para esclarecer e dar vida aos transtornos clínicos descritos. Os casos são derivados de várias fontes, como dos colaboradores da edição atual e das edições anteriores do *Tratado de psiquiatria* e de nossos colegas de hospital, aos quais agradecemos por suas contribuições. Alguns também derivam da experiência clínica dos autores no Bellevue Hospital, em Nova York. Os casos aparecem em destaque para facilitar sua localização.

SEÇÕES NOVAS E ATUALIZADAS

A publicação do DSM-5 em 2013 reformulou a nosologia psiquiátrica, e o leitor encontrará cada seção do *Compêndio* revisada e atualizada para refletir essas mudanças. O capítulo "Classificação em psiquiatria" traz uma visão geral e uma definição concisas de cada transtorno psiquiátrico listado no DSM-5. No restante do livro, cada um desses transtornos é discutido detalhadamente em capítulos e seções específicos. Além disso, quase todos os principais transtornos mentais são acompanhados, aqui, pelos critérios diagnósticos do DSM-5 correspondentes.

O sumário foi reorganizado, começando com o capítulo chamado "Ciências neurais", em que três novas seções foram incluídas: "Desenvolvimento neural e neurogênese" reflete o importante papel do sistema nervoso em desenvolvimento na causa de doença mental; "Eletrofisiologia aplicada" descreve os efeitos dos impulsos elétricos no cérebro e sua relação com a psiquiatria clínica; e "Interações entre o sistema imune e o sistema nervoso central" descreve os efeitos complexos do sistema imune sobre o cérebro na saúde e na doença.

Uma nova seção, intitulada "Normalidade e saúde mental", fornece ao leitor um enquadramento que permite entender as fronteiras da doença mental. De forma similar, outra nova seção, "Psicologia positiva", descreve as teorias e as abordagens terapêuticas emergentes que contribuem para a saúde mental.

O capítulo intitulado "Contribuições das ciências socioculturais" contém três novas seções: "Sociologia e etologia", "Psiquiatria transcultural" e "Síndromes ligadas à cultura", que, juntas, refletem o tremendo impacto que a cultura tem tanto sobre as manifestações como sobre a prevalência de transtornos mentais em todo o mundo.

O capítulo "Questões relativas ao fim da vida" abrange a morte, o luto e cuidados paliativos para refletir o papel importante dos psiquiatras na medicina paliativa. Esse capítulo também envolve o controle da dor, área relativamente nova mas importante na qual os psiquiatras desempenham um papel significativo. No capítulo intitulado "Disforia de gênero" – uma nova categoria diagnóstica incluída no DSM-5 –, é dada atenção especial às questões que afetam pessoas homossexuais, bissexuais e transexuais. O capítulo "Psiquiatria e medicina reprodutiva" foi amplamente revisado para acompanhar os avanços nas questões relativas à saúde das mulheres. O capítulo "Psiquiatria forense e ética na psiquiatria" foi atualizado para incluir uma discussão extensiva sobre suicídio assistido por médicos. Esse tema também recebe atenção especial na seção intitulada "Eutanásia e suicídio assistido por médicos". Na edição anterior, a seção sobre transtorno de estresse pós-traumático incluiu os trágicos acontecimentos de 11 de setembro de 2001, envolvendo o World Trade Center, em Nova York, e o Pentágono, em Washington. Infelizmente, outros desastres, como o furacão Sandy e os assassinatos de Newtown, ocorreram desde então. Os efeitos psicológicos desses acontecimentos são abordados, assim como os efeitos das guerras do Iraque e do Afeganistão sobre a saúde mental dos veteranos que delas participaram. Relacionada a isso está a nova cobertura dos efeitos do terrorismo e da tortura, duas áreas raramente abordadas em manuais de psiquiatria, mas de extrema importância para os psiquiatras que tratam suas vítimas.

Dois novos capítulos, "Psiquiatria pública" e "Aspectos da psiquiatria mundial", foram acrescentados a esta edição e refletem o alcance nacional e global da psiquiatria e a necessidade de os médicos entenderem os transtornos que aparecem no mundo todo. O capítulo "Métodos de estimulação cerebral", novo nesta edição, descreve avanços como a estimulação cerebral transmagnética e profunda, desenvolvida para restaurar a saúde dos pacientes que não responderam a terapias convencionais e que estão entre os doentes mentais mais graves.

O capítulo sobre psicoterapia foi ampliado a fim de incluir tratamentos mais recentes, como mentalização e *mindfulness*, os quais são tratados em uma seção escrita recentemente. E, como nas edições anteriores, o capítulo "Tratamento psicofarmacológico" inclui todos os medicamentos usados por psiquiatras para tratar doenças mentais. Ele foi completamente atualizado para apresentar todos os novos medicamentos introduzidos desde que a última edição deste livro foi publicada.

Finalmente, cada capítulo na seção de ciência do comportamento foi revisado e atualizado para refletir os últimos avanços no campo.

PSICOFARMACOLOGIA

Os autores estão empenhados em classificar os medicamentos usados para tratar transtornos mentais de acordo com sua atividade farmacológica e seu mecanismo de ação em vez de usar categorias como antidepressivos, antipsicóticos, ansiolíticos e estabilizadores do humor, que são excessivamente amplas e não refletem, cientificamente, o uso clínico da medicação psicotrópica. Por exemplo, muitos medicamentos antidepressivos são usados para tratar transtornos de ansiedade; alguns ansiolíticos são utilizados para tratar depressão e transtornos bipolares; e medicamentos de todas as categorias são usados para tratar outros problemas clínicos, como transtornos alimentares, transtorno de pânico e transtorno do controle de impulsos. Muitos medicamentos também são usados para tratar uma variedade de transtornos mentais que não se enquadram em nenhuma classificação ampla. As informações sobre todos os agentes farmacológicos usados na psiquiatria, incluindo farmacodinâmica, farmacocinética, dosagens, efeitos adversos e interações medicamentosas, foram minuciosamente atualizadas para refletir as pesquisas recentes.

TRANSTORNOS DA INFÂNCIA

Os capítulos que tratam dos transtornos da infância foram extensamente revisados para incluir material novo importante. O DSM-5 introduziu novas categorias diagnósticas da infância e eliminou outras. Por exemplo, diagnósticos como *transtorno global do desenvolvimento*, *transtorno de Rett* e *transtorno de Asperger* estão agora sob a rubrica de *transtorno do espectro autista*, e *transtorno disruptivo de desregulação do humor* e *síndrome psicótica atenuada* foram incluídos como novas entidades diagnósticas. Essas e outras mudanças são refletidas na cobertura ampliada de transtornos que geralmente iniciam na infância e na adolescência. A seção que trata do impacto do terrorismo foi atualizada para refletir novas informações sobre transtorno de estresse pós-traumático em crianças, apresentando os dados mais recentes sobre os efeitos psicológicos em crianças expostas a desastres naturais e provocados pelo homem. O capítulo "Transtornos de ansiedade" foi reorganizado e atualizado minuciosamente, e "Transtorno obsessivo-compulsivo" é agora um capítulo separado. A seção que trata do uso de agentes farmacológicos em crianças foi atualizada extensivamente para refletir as muitas mudanças no uso de medicamentos para tratar transtornos da infância que ocorreram desde que a última edição deste livro foi publicada.

GLOSSÁRIO

Novidade nesta edição é o glossário de sinais e sintomas psiquiátricos. A psiquiatria é uma ciência descritiva, e o uso preciso dos muitos termos disponíveis para o médico é crucial para o sucesso do diagnóstico e do tratamento. Esperamos que os leitores considerem útil essa nova adição ao manual.

REFERÊNCIAS

Cada seção do *Compêndio* termina com uma lista que inclui revisões da literatura e referências atualizadas em acréscimo aos capítulos relevantes de nosso livro maior, o *Tratado de psiquiatria*. As referências são de número limitado; em parte para economizar espaço, mas, mais importante, estamos conscientes de que os leitores hoje consultam bancos de dados da internet como o PubMed e o Google Scholar para ficarem a par da literatura mais atual, e encorajamos essa tendência.

AGRADECIMENTOS

Apreciamos profundamente o trabalho de nossos ilustres colaboradores, que contribuíram generosamente com seu tempo e conhecimento. Caroly Pataki, M.D., foi responsável por atualizar e revisar o capítulo sobre transtornos da infância e da adolescência. Ela atuou com distinção como coorganizadora de psiquiatria infantil em várias edições do *Tratado de psiquiatria*, e agradecemos a ela por seu tremendo auxílio nessa área. Norman Sussman, M.D., atualizou a seção sobre psicofarmacologia, permitindo que apresentássemos ao leitor conteúdo atual nessa área que está em constante mudança e rápida expansão. Ele também atuou como coorganizador do *Tratado de psiquiatria* na área de psicofarmacologia. Agradecemos a Dorice Viera, curadora associada da Biblioteca Médica Frederick L. Ehrman, na Faculdade de Medicina da New York University, por sua valiosa assistência na preparação desta edição e de edições anteriores em que participou.

Queremos expressar nossos profundos agradecimentos especialmente a nossas duas editoras de projeto em Nova York: Nitza Jones-Sepulveda esteve conosco por mais de uma década e trabalhou neste e em muitos outros livros de *Kaplan & Sadock* antes de passar para o setor privado, e seu vasto conhecimento de cada aspecto da edição de um livro foi indispensável. Ela fará muita falta. Também queremos agradecer a Hayley Weinberg, que teve papel importante na produção deste livro. Ela trabalhou com entusiasmo, inteligência e espontaneidade. Queremos reconhecer e agradecer, ainda, o trabalho de Globia Robles em Miami, cuja ajuda foi inestimável a todos os autores, especialmente ao Dr. Ruiz. Entre os muitos outros a agradecer estão Seeba Anam, M.D., René Robinson, M.D., Nora Oberfield, M.D., Marissa Kaminsky, M.D., Caroline Press, M.D., Michael Stanger, M.D., Rajan Bahl, M.D., e Jay K. Kantor, Ph.D., que contribuíram para as várias edições do *Compêndio*. Laura Erikson-Schroth, M.D., merece agradecimentos especiais por sua ajuda na seção sobre disforia de gênero. Queremos agradecer especialmente a Samoon Ahmad, M.D., que nos ajudou tremendamente como editor consultivo na área de psicofarmacologia.

Também queremos reconhecer as contribuições de James Sadock, M.D., e Victoria Sadock Gregg, M.D., pela ajuda em suas áreas de especialidade: medicina de emergência adulta e medicina de emergência pediátrica, respectivamente.

Agradecemos a Alan e Marilyn Zublatt por seu generoso apoio neste e em outros livros de *Kaplan & Sadock*. Ao longo dos anos, eles têm sido benfeitores altruístas para muitos projetos educativos, clínicos e de pesquisa no NYU Medical Center. Somos profundamente gratos por seu apoio.

Queremos aproveitar esta oportunidade para agradecer às pessoas que traduziram este e outros livros de *Kaplan & Sadock* para línguas estrangeiras, incluindo mandarim, croata, francês, alemão, grego, indonésio, italiano, japonês, polonês, português, romeno, russo, espanhol e turco, além de uma edição asiática e internacional para estudantes.

A Lippincott Williams & Wilkins tem sido nossa editora por quase meio século e, como sempre, sua equipe foi muito eficiente. Jamie Elfrank, editor de aquisições, foi de extrema ajuda em muitos aspectos de nosso trabalho e valorizamos não apenas sua assistência, mas também sua amizade. Também queremos agradecer a Andrea Vosburgh, editora de produção, que ajudou imensamente em muitos detalhes envolvidos na realização deste livro. Ela foi muito além de seu papel de editora de produção, atuando em meio período como revisora, editora de imagem, editora de autorizações e em muitos outros papéis, numerosos demais para mencionar. Seu otimismo e dedicação ao projeto foram extraordinários. Chris Miller, da Aptara, também merece nossos agradecimentos por seu trabalho neste e em outros títulos de *Kaplan & Sadock*. Queremos agradecer especialmente a Charley Mitchell, ex-editor executivo da LWW, que nos encorajou e orientou por mais de 20 anos antes de iniciar uma carreira acadêmica. Valorizamos sua amizade agora tanto quanto ao longo dos anos em que esteve na LWW.

Finalmente, queremos expressar nossos profundos agradecimentos a Charles Marmar, M.D., professor e diretor do Departamento de Psiquiatria da Faculdade de Medicina da New York University, que nos deu seu total apoio ao longo do projeto. Ele guiou o departamento para o século XXI com dedicação, habilidade e entusiasmo. Sob sua liderança, a NYU se tornou um dos principais centros de psiquiatria e neurociência tanto nos Estados Unidos como em todo o mundo.

Sumário

1 Ciências neurais — 1
- 1.1 Introdução — 1
- 1.2 Neuroanatomia funcional — 4
- 1.3 Desenvolvimento neural e neurogênese — 18
- 1.4 Neurofisiologia e neuroquímica — 36
- 1.5 Psiconeuroendocrinologia — 63
- 1.6 Interações entre o sistema imune e o sistema nervoso central — 68
- 1.7 Neurogenética — 72
- 1.8 Eletrofisiologia aplicada — 84
- 1.9 Cronobiologia — 88

2 Contribuições das ciências psicossociais — 93
- 2.1 Jean Piaget e o desenvolvimento cognitivo — 93
- 2.2 Teoria do apego — 97
- 2.3 Teoria da aprendizagem — 101
- 2.4 A biologia da memória — 110
- 2.5 Normalidade e saúde mental — 124

3 Contribuições das ciências socioculturais — 131
- 3.1 Sociobiologia e etologia — 131
- 3.2 Psiquiatria transcultural — 139
- 3.3 Síndromes ligadas à cultura — 145

4 Teorias da personalidade e psicopatologia — 151
- 4.1 Sigmund Freud: fundador da psicanálise clássica — 151
- 4.2 Erik H. Erikson — 167
- 4.3 Outras escolas psicodinâmicas — 174
- 4.4 Psicologia positiva — 188

5 Exame e diagnóstico do paciente psiquiátrico — 192
- 5.1 Entrevista psiquiátrica, história e exame do estado mental — 192
- 5.2 O relatório psiquiátrico e o registro médico — 211
- 5.3 Escalas de avaliação psiquiátrica — 217
- 5.4 Neuropsicologia clínica e avaliação intelectual de adultos — 236
- 5.5 Avaliação da personalidade: adultos e crianças — 246
- 5.6 Avaliação neuropsicológica e cognitiva de crianças — 257
- 5.7 Avaliação clínica e exames laboratoriais na psiquiatria — 266
- 5.8 Neuroimagem — 275
- 5.9 Exame físico do paciente psiquiátrico — 283

6 Classificação em psiquiatria — 290

7 Transtornos do espectro da esquizofrenia e outros transtornos psicóticos — 300
- 7.1 Esquizofrenia — 300
- 7.2 Transtorno esquizoafetivo — 323
- 7.3 Transtorno esquizofreniforme — 327
- 7.4 Transtorno delirante e transtorno psicótico compartilhado — 330
- 7.5 Transtorno psicótico breve, outros transtornos psicóticos e catatonia — 339

8 Transtornos do humor — 347
- 8.1 Depressão maior e transtorno bipolar — 347
- 8.2 Distimia e ciclotimia — 380

9 Transtornos de ansiedade — 387
- 9.1 Visão geral — 387
- 9.2 Transtorno de pânico — 392
- 9.3 Agorafobia — 398
- 9.4 Fobia específica — 400
- 9.5 Transtorno de ansiedade social (fobia social) — 405
- 9.6 Transtorno de ansiedade generalizada — 407
- 9.7 Outros transtornos de ansiedade — 413

10 Transtorno obsessivo-compulsivo e transtornos relacionados — 418
- 10.1 Transtorno obsessivo-compulsivo — 418
- 10.2 Transtorno dismórfico corporal — 427
- 10.3 Transtorno de acumulação — 429
- 10.4 Tricotilomania (transtorno de arrancar o cabelo) — 431
- 10.5 Transtorno de escoriação (*skin-picking*) — 434

11 Transtornos relacionados a trauma e a estressores — 437
- 11.1 Transtorno de estresse pós-traumático e transtorno de estresse agudo — 437
- 11.2 Transtornos de adaptação — 446

12 Transtornos dissociativos — 451

13 Medicina psicossomática — 465
- 13.1 Introdução e visão geral — 465
- 13.2 Transtorno de sintomas somáticos — 468
- 13.3 Transtorno de ansiedade de doença — 471
- 13.4 Transtorno de sintomas neurológicos funcionais (transtorno conversivo) — 473
- 13.5 Fatores psicológicos que afetam outras condições médicas — 477
- 13.6 Transtorno factício — 489
- 13.7 Transtorno doloroso — 496
- 13.8 Psiquiatria conciliar/de ligação — 499

14 Síndrome da fadiga crônica e fibromialgia — 504

15 Transtornos alimentares — 509
- 15.1 Anorexia nervosa — 509
- 15.2 Bulimia nervosa — 516
- 15.3 Transtorno de compulsão alimentar e outros transtornos alimentares — 519
- 15.4 Obesidade e síndrome metabólica — 522

16 Sono normal e transtornos do sono-vigília — 533
- 16.1 Sono normal — 533
- 16.2 Transtornos do sono-vigília — 536

17 Sexualidade humana e disfunções sexuais — 564
- 17.1 Sexualidade normal — 564
- 17.2 Disfunções sexuais — 575
- 17.3 Transtornos parafílicos — 593

18 Disforia de gênero — 600

19 Transtornos disruptivos, do controle de impulsos e da conduta — 608

20 Transtornos relacionados a substâncias e transtornos aditivos — 616
- 20.1 Introdução e visão geral — 616
- 20.2 Transtornos relacionados ao álcool — 624
- 20.3 Transtornos relacionados à cafeína — 639
- 20.4 Transtornos relacionados a *Cannabis* — 644
- 20.5 Transtornos relacionados a alucinógenos — 648
- 20.6 Transtornos relacionados a inalantes — 656
- 20.7 Transtornos relacionados a opioides — 659
- 20.8 Transtornos relacionados a sedativos, hipnóticos ou ansiolíticos — 666
- 20.9 Transtornos relacionados a estimulantes — 671
- 20.10 Transtornos relacionados ao tabaco — 680
- 20.11 Abuso de esteroides anabólicos androgênicos — 685
- 20.12 Transtorno por uso de outra substância e transtornos aditivos — 689
- 20.13 Transtorno do jogo — 690

21 Transtornos neurocognitivos — 694
- 21.1 Introdução e visão geral — 694
- 21.2 *Delirium* — 697
- 21.3 Demência (transtorno neurocognitivo maior) — 704

- **21.4** Transtorno neurocognitivo maior ou leve devido a outra condição médica (transtornos amnésticos) — 718
- **21.5** Transtorno neurocognitivo e outros transtornos devidos a uma condição médica geral — 722
- **21.6** Prejuízo cognitivo leve — 737

22 Transtornos da personalidade — 742

23 Medicina psiquiátrica de emergência — 763
- **23.1** Suicídio — 763
- **23.2** Emergências psiquiátricas em adultos — 774
- **23.3** Emergências psiquiátricas em crianças — 785

24 Medicina complementar e alternativa em psiquiatria — 791

25 Outras condições que podem ser foco da atenção clínica — 812

26 Abuso físico e sexual de adultos — 824

27 Psiquiatria e medicina reprodutiva — 831

28 Psicoterapias — 845
- **28.1** Psicanálise e psicoterapia psicanalítica — 845
- **28.2** Psicoterapia psicodinâmica breve — 853
- **28.3** Psicoterapia de grupo, psicoterapias individual e de grupo combinadas e psicodrama — 857
- **28.4** Terapia familiar e terapia de casal — 863
- **28.5** Terapia comportamental dialética — 867
- **28.6** Biorretroalimentação — 869
- **28.7** Terapia cognitiva — 873
- **28.8** Terapia comportamental — 877
- **28.9** Hipnose — 884
- **28.10** Terapia interpessoal — 888
- **28.11** Psicoterapia narrativa — 891
- **28.12** Reabilitação psiquiátrica — 893
- **28.13** Psicoterapia e farmacoterapia combinadas — 897
- **28.14** Aconselhamento genético — 901
- **28.15** Terapia baseada em mentalização e *mindfulness* — 908

29 Tratamento psicofarmacológico — 910
- **29.1** Princípios gerais da psicofarmacologia — 910
- **29.2** Transtornos do movimento induzidos por medicamentos — 923
- **29.3** Agonistas dos receptores α_2-adrenérgicos, antagonistas dos receptores α_1-adrenérgicos: clonidina, guanfacina, prazosina e ioimbina — 929
- **29.4** Antagonistas dos receptores β-adrenérgicos — 933
- **29.5** Agentes anticolinérgicos — 936
- **29.6** Anticonvulsivantes — 937
- **29.7** Anti-histamínicos — 942
- **29.8** Barbitúricos e fármacos de ação semelhante — 944
- **29.9** Benzodiazepínicos e fármacos que atuam sobre os receptores de GABA — 948
- **29.10** Bupropiona — 953
- **29.11** Buspirona — 956
- **29.12** Bloqueadores dos canais de cálcio — 957
- **29.13** Carbamazepina e oxcarbazepina — 959
- **29.14** Inibidores da colinesterase e memantina — 963
- **29.15** Dissulfiram e acamprosato — 966
- **29.16** Agonistas e precursores dos receptores de dopamina — 969
- **29.17** Antagonistas dos receptores de dopamina (antipsicóticos de primeira geração) — 972
- **29.18** Lamotrigina — 981
- **29.19** Lítio — 983
- **29.20** Agonistas de melatonina: ramelteona e melatonina — 991
- **29.21** Mirtazapina — 993
- **29.22** Inibidores da monoaminoxidase — 994
- **29.23** Nefazodona e trazodona — 997
- **29.24** Agonistas dos receptores de opioides — 1000
- **29.25** Antagonistas dos receptores de opioides: naltrexona, nalmefeno e naloxona — 1004
- **29.26** Inibidores da fosfodiesterase-5 — 1008
- **29.27** Inibidores seletivos da recaptação de serotonina e norepinefrina — 1010
- **29.28** Inibidores seletivos da recaptação de serotonina — 1014

- 29.29 Antagonistas de serotonina e dopamina e fármacos de ação similar (antipsicóticos de segunda geração ou atípicos) 1023
- 29.30 Fármacos estimulantes e atomoxetina 1033
- 29.31 Hormônios tireoidianos 1039
- 29.32 Tricíclicos e tetracíclicos 1040
- 29.33 Valproato 1045
- 29.34 Suplementos alimentares e produtos de nutrição enteral 1049
- 29.35 Fármacos para perda de peso 1060

30 Métodos de estimulação cerebral 1065
- 30.1 Eletroconvulsoterapia 1065
- 30.2 Outros métodos de estimulação cerebral 1072
- 30.3 Tratamentos neurocirúrgicos e estimulação cerebral profunda 1077

31 Psiquiatria infantil 1082
- 31.1 Introdução: desenvolvimento de lactentes, crianças e adolescentes 1082
- 31.2 Avaliação, exame e testes psicológicos 1108
- 31.3 Deficiência intelectual 1119
- 31.4 Transtornos da comunicação 1137
- 31.5 Transtorno do espectro autista 1153
- 31.6 Transtorno de déficit de atenção/hiperatividade 1170
- 31.7 Transtorno específico da aprendizagem 1183
- 31.8 Transtornos motores 1193
- 31.9 Transtornos alimentares da infância 1207
- 31.10 Transtornos da eliminação 1213
- 31.11 Transtorno relacionado a trauma e a estressores em crianças 1218
- 31.12 Transtornos do humor e suicídio em crianças e adolescentes 1227
- 31.13 Transtornos de ansiedade na infância e na adolescência 1253
- 31.14 Transtorno obsessivo-compulsivo na infância e na adolescência 1263
- 31.15 Esquizofrenia de início precoce 1268
- 31.16 Abuso de substância em adolescentes 1273
- 31.17 Psiquiatria infantil: outras condições 1278
- 31.18 Tratamento psiquiátrico de crianças e adolescentes 1283
- 31.19 Psiquiatria infantil: áreas de interesse especial 1305

32 Idade adulta 1325

33 Psiquiatria geriátrica 1334

34 Questões relativas ao fim da vida 1352
- 34.1 Morte, morrer e luto 1352
- 34.2 Cuidados paliativos 1359
- 34.3 Eutanásia e suicídio assistido por médico 1370

35 Psiquiatria pública 1374

36 Psiquiatria forense e ética em psiquiatria 1381
- 36.1 Psiquiatria forense 1381
- 36.2 Ética em psiquiatria 1392

37 Aspectos da psiquiatria mundial 1400

Glossário de termos relacionados a sinais e sintomas 1407

Índice 1419

1 Ciências neurais

1.1 Introdução

O cérebro humano é responsável por nossos processos cognitivos, emoções e comportamentos – ou seja, tudo o que pensamos, sentimos e fazemos. Embora o desenvolvimento inicial e o funcionamento do cérebro adulto sejam moldados por inúmeros fatores (p. ex., epigenéticos, ambientais e experiências psicossociais), ele é o integrador final dessas influências. Apesar dos muitos avanços nas ciências neurais ao longo das últimas décadas, incluindo a "década do cérebro", nos anos de 1990, e da ampla aceitação do cérebro como substrato biológico para funções mentais normais e anormais, não houve um avanço transformacional verdadeiro no tratamento de transtornos mentais por mais de meio século. A razão mais óbvia para a ausência de mais progresso é a profunda complexidade do cérebro humano. Uma razão talvez menos óbvia é a prática atual do diagnóstico psiquiátrico, que, para a maioria dos médicos, é fundamentado em sistemas de classificação baseados em síndromes.

O objetivo deste capítulo é introduzir as seções de ciências neurais, que descrevem a anatomia e o funcionamento do cérebro humano, e, então, discutir como uma evolução de pensamento na direção de um sistema diagnóstico para as doenças mentais baseado no cérebro e em fatores biológicos poderia facilitar nossos esforços para avançar a pesquisa sobre esse órgão, a fim de desenvolver melhores tratamentos e aprimorar o cuidado do paciente.

Em outras áreas da medicina, o diagnóstico é baseado em sinais e sintomas físicos, em uma história médica e em resultados de exames laboratoriais e radiológicos. Na psiquiatria, um diagnóstico é apoiado primariamente na impressão do médico a respeito da interpretação do paciente de seus pensamentos e sentimentos. Os sintomas do paciente são, então, cruzados com as referências de um manual diagnóstico ou de classificação (p. ex., *Manual diagnóstico e estatístico de transtornos mentais* [DSM-5], *Classificação internacional de doenças e problemas relacionados à saúde* [CID]) contendo centenas de possíveis síndromes, e um ou mais diagnósticos são aplicados ao paciente em particular. Esses sistemas de classificação-padrão representam melhorias significativas na confiabilidade em relação aos sistemas diagnósticos anteriores, mas há pouca razão para acreditar que essas categorias diagnósticas sejam válidas, no sentido de que elas representam entidades separadas, biologicamente distintas. Embora um paciente sem sintomas ou queixas possa ser diagnosticado com diabetes, câncer ou hipertensão com base em exames de sangue, raios X ou sinais vitais, um paciente sem sintomas não pode ser diagnosticado com esquizofrenia, por exemplo, porque não há atualmente avaliações independentes, objetivas, reconhecidas.

Os objetivos de médicos e de pesquisadores são reduzir o sofrimento humano aumentando nossa compreensão das doenças, desenvolver novos tratamentos para prevenir ou curar doenças e cuidar dos pacientes da melhor maneira possível. Se o cérebro é o órgão de foco para doenças mentais, então pode ser o momento de sermos mais ambiciosos e construirmos a classificação de pacientes com doenças mentais diretamente a partir de nosso entendimento de biologia, em vez de apenas pela avaliação dos sintomas de um paciente.

O CÉREBRO HUMANO

Cada uma das próximas seções sobre ciências neurais trata de uma área da biologia cerebral. Cada uma dessas áreas poderia ser relevante para a fisiopatologia e o tratamento de doenças mentais. Embora a complexidade do cérebro humano seja assustadora comparada com outros órgãos do corpo, o progresso só é possível se abordarmos essa complexidade de forma consistente, metódica e corajosa.

As células neuronais e gliais do cérebro humano são organizadas de uma maneira característica, que tem sido esclarecida cada vez mais por meio de técnicas neuroanatômicas modernas. Além disso, nosso conhecimento do desenvolvimento cerebral humano normal tornou-se mais robusto na última década. O cérebro humano claramente evoluiu do cérebro de espécies animais inferiores, permitindo que inferências sejam feitas sobre o cérebro humano a partir de estudos com animais. Os neurônios se comunicam entre si por intermédio de substâncias químicas e neurotransmissão elétrica. Os principais neurotransmissores são as monoaminas, os aminoácidos e os neuropeptídeos. Outros mensageiros químicos incluem fatores neurotróficos e uma série de outras moléculas, como o óxido nítrico. A neurotransmissão elétrica ocorre por uma ampla variedade de canais iônicos. Sinais químicos e elétricos recebidos por um neurônio subsequentemente iniciam vários caminhos moleculares dentro de outros neurônios que regulam a biologia e a função de neurônios individuais, incluindo a expressão de genes individuais e a produção de proteínas.

Além do sistema nervoso central (SNC), o corpo humano contém dois outros sistemas que têm redes de comunicação internas complexas: o sistema endócrino e o sistema imune. O reconhecimento de que esses três sistemas se comunicam entre si deu origem ao campo da psiconeuroendocrinologia e da psiconeuroimunologia. Outra propriedade compartilhada pelo SNC, pelo sistema endócrino e pelo sistema imune são as alterações regulares que eles sofrem com o passar do tempo (p. ex., diariamente, mensalmente), que é a base da área da cronobiologia.

A PSIQUIATRIA E O CÉREBRO HUMANO

Na primeira metade do século XX, os avanços na psiquiatria psicodinâmica, bem como na psiquiatria social e epidemiológica, levaram a uma separação entre a pesquisa psiquiátrica e o estudo do cérebro humano. A partir da década de 1950, a apreciação da eficácia dos medicamentos no tratamento de transtornos mentais e os efeitos mentais de drogas ilícitas reestabeleceram uma visão biológica da doença mental, que já havia sido semeada pela introdução da eletroconvulsoterapia (ECT) e pela descrição de James Papez do circuito límbico, na década de 1930. Essa visão biológica foi reforçada, ainda, pelo desenvolvimento de técnicas de imagem cerebral que ajudaram a revelar como o cérebro se comporta em condições normais e anormais. Durante esse período, incontáveis descobertas foram feitas na pesquisa da ciência neural básica usando técnicas experimentais para avaliar o desenvolvimento, a estrutura, a biologia e o funcionamento do SNC dos seres humanos e dos animais.

Psicofarmacologia

A eficácia dos medicamentos no tratamento de doenças mentais tem sido um aspecto importante do último meio século de prática psiquiátrica. As primeiras cinco edições deste *Compêndio* dividiam o tratamento psicofarmacológico em quatro capítulos sobre medicamentos antipsicóticos, antidepressivos, antiansiedade e estabilizadores do humor. Essa divisão de medicamentos psiquiátricos em quatro classes é menos válida agora do que era no passado pelas seguintes razões: (1) muitos medicamentos de uma classe são usados para tratar transtornos antes atribuídos a outra classe; (2) medicamentos de todas as quatro categorias são usados para tratar transtornos não tratáveis anteriormente por medicamentos (p. ex., transtornos alimentares, transtorno de pânico e transtornos do controle de impulsos); e (3) medicamentos como clonidina, propranolol e verapamil podem tratar de maneira eficaz uma variedade de transtornos psiquiátricos e não se enquadrar na classificação de medicamentos mencionada.

A motivação principal para essa mudança foi que a variedade e a aplicação dos tratamentos medicamentosos não se ajustam mais com clareza a uma divisão dos transtornos em psicose, depressão, ansiedade e mania. Em outras palavras, as aplicações clínicas dos tratamentos de base biológica não se alinhavam perfeitamente com nosso sistema diagnóstico baseado em síndromes. Uma implicação possível dessa observação seria que a resposta medicamentosa poderia ser um melhor indicador de disfunção cerebral biológica subjacente do que qualquer grupo particular de sintomas. Por exemplo, embora o DSM-5 diferencie transtorno depressivo maior de transtorno de ansiedade generalizada, a maioria dos médicos está ciente de que, na prática clínica, estes são, com frequência, sintomas e condições sobrepostos. Além disso, os mesmos medicamentos são usados para tratar ambas as condições.

Os modelos animais que são usados para identificar novos tratamentos medicamentosos também podem ter afetado nossa capacidade de avançar a pesquisa e o tratamento. Muitas classes maiores de medicamentos psiquiátricos foram descobertas de modo acidental. De forma específica, os medicamentos foram desenvolvidos originalmente para indicações não psiquiátricas, mas médicos e pesquisadores observadores perceberam que os sintomas psiquiátricos melhoravam em alguns pacientes, o que levou a um estudo mais focalizado desses fármacos em pacientes psiquiátricos. A disponibilidade dessas substâncias eficazes, incluindo antidepressivos e antipsicóticos monoaminérgicos, levou ao desenvolvimento de modelos animais que podiam detectar os efeitos desses medicamentos (p. ex., os antidepressivos tricíclicos aumentam o tempo que os camundongos levam tentando encontrar uma plataforma submersa em um teste de "natação forçada"). Esses modelos animais foram, então, usados para avaliar novos compostos na tentativa de identificar medicamentos que fossem ativos nesses mesmos modelos. O risco potencial dessa estratégia global é que esses modelos animais são meramente um método para detectar um determinado mecanismo de ação molecular (p. ex., aumentar a concentração de serotonina), em vez de um modelo para um análogo comportamental verdadeiro de uma doença mental humana (p. ex., comportamento de desespero em um paciente deprimido).

Endofenótipos

Um possível paralelo relacionado ao diagnóstico com a forma como este compêndio separou as quatro classes de medicamentos psicotrópicos em aproximadamente 30 categorias diferentes é o tópico de *endofenótipos* em pacientes psiquiátricos. Um endofenótipo é um fenótipo interno, que é um conjunto de características objetivas de um indivíduo que não são visíveis a olho nu. Visto que existem tantos passos e variáveis que separam um determinado conjunto de genes do funcionamento final de um cérebro humano inteiro, pode ser mais fácil considerar avaliações intermediárias como os endofenótipos. Essa hipótese é baseada no pressuposto de que o número de genes envolvidos em um endofenótipo poderia ser menor do que o número de genes envolvidos na causação do que conceituaríamos como uma doença. A natureza de um endofenótipo, como é considerado na psiquiatria, é biologicamente definida com base em dados neuropsicológicos, cognitivos, neurofisiológicos, neuroanatômicos, bioquímicos e de imagem cerebral. Tal endofenótipo, por exemplo, poderia incluir comprometimentos cognitivos específicos como apenas um de seus aspectos medidos de forma objetiva. Esse endofenótipo não se limitaria a pacientes com um diagnóstico de esquizofrenia porque também poderia ser encontrado em alguns pacientes com depressão ou transtorno bipolar.

O papel potencial de um endofenótipo pode ser ainda mais esclarecido afirmando-se o que ele não é. Um endofenótipo não é um sintoma e não é um marcador diagnóstico. Uma classificação com base na presença ou ausência de um ou mais endofenótipos seria com base em medidas biológicas e neuropsicológicas objetivas com relações específicas com os genes e a função cerebral. Uma classificação fundamentada em endofenótipos também poderia ser uma abordagem produtiva ao desenvolvimento de modelos animais mais relevantes de doenças mentais e, portanto, ao desenvolvimento de novos tratamentos.

A PSIQUIATRIA E O GENOMA HUMANO

Talvez 70 a 80% dos 25 mil genes humanos sejam expressos no cérebro, e uma vez que a maioria dos genes codifica para mais de uma proteína, pode haver 100 mil proteínas diferentes no cérebro. Talvez 10 mil destas sejam proteínas conhecidas com funções mais ou menos identificadas, e não mais de 100 destas são os alvos para os medicamentos psicoterapêuticos existentes.

O estudo de famílias com o uso de métodos genéticos da população ao longo dos últimos 50 anos apoiou de maneira consistente um componente genético hereditário para os transtornos mentais. Técnicas mais recentes na biologia molecular revelaram que regiões cromossômicas e genes específicos estão associados com determinados diagnósticos. Uma aplicação potencialmente poderosa dessas técnicas tem sido no estudo de modelos transgênicos de comportamento em animais. Esses modelos transgênicos podem nos ajudar a entender os efeitos de genes individuais e descobrir alvos moleculares completamente novos para o desenvolvimento de medicamentos.

Pode ser uma resposta natural resistir a explicações genéticas "simples" para as características humanas. Contudo, a pesquisa sobre os seres humanos em geral tem revelado que cerca de 40 a 70% dos aspectos de cognição, temperamento e personalidade são atribuíveis a fatores genéticos. Visto serem essas as próprias esferas afetadas em pacientes mentalmente doentes, não seria surpreendente descobrir um nível de influência genética semelhante sobre a doença mental, em especial se fôssemos capazes de avaliar esse impacto em um nível mais distinto, tal como com os endofenótipos.

Genes individuais e transtornos mentais

Vários tipos de dados e observações sugerem a probabilidade de que qualquer gene individual tenha apenas um efeito modesto sobre o desenvolvimento de um transtorno mental e que, quando está presente em um indivíduo, um transtorno mental representa os efeitos de múltiplos genes, teoricamente na ordem de 5 a 10 genes. Essa hipótese também é apoiada por nosso fracasso em encontrar genes individuais com efeitos maiores nas doenças mentais. Entretanto, alguns pesquisadores ainda consideram possível que esses genes sejam identificados.

"Natureza" e "criação" dentro do SNC

Em 1977, George Engel, na Universidade de Rochester, publicou um ensaio que articulava o modelo biopsicossocial de doença, que enfatizava uma abordagem integrada a comportamento e doença humanos. O sistema biológico se refere aos substratos anatômicos, estruturais e moleculares de doença; o sistema psicológico se refere aos efeitos de fatores psicodinâmicos; e o sistema social examina as influências culturais, ambientais e familiares. Engel postulava que cada sistema afeta e é afetado pelos outros.

A observação de que uma porcentagem significativa de gêmeos idênticos é discordante para esquizofrenia é um exemplo do tipo de dados que apoiam o entendimento de que há muitas interações significativas entre o genoma e o ambiente (i.e., a base biológica do conceito biopsicossocial). Estudos com animais também demonstraram que muitos fatores – incluindo atividade, estresse, exposição a drogas e toxinas ambientais – podem regular a expressão de genes e o desenvolvimento e funcionamento do cérebro.

Transtornos mentais refletem anormalidades nos circuitos neurais e na regulação sináptica

Embora os genes levem à produção de proteínas, o funcionamento real do cérebro precisa ser entendido no nível da regulação de caminhos complexos de neurotransmissão e de redes neuronais dentro de e entre regiões cerebrais. Em outras palavras, o efeito cascata de genes anormais são modificações entre atributos distintos, como projeções axonais, integridade sináptica e etapas específicas da comunicação molecular intraneuronal.

Por que não um sistema diagnóstico de base genética?

Alguns pesquisadores propuseram mudar a psiquiatria para um sistema diagnóstico todo baseado na genética. Essa sugestão, entretanto, parece prematura com base na complexidade dos fatores genéticos provavelmente envolvidos nos transtornos psiquiátricos, na ausência atual de dados suficientes para fazer essas associações genéticas e na importância de influências epigenéticas e ambientais sobre os desfechos comportamentais finais resultantes da informação genética de um indivíduo.

LIÇÕES DA NEUROLOGIA

Neurologistas clínicos e pesquisadores parecem ter sido capazes de pensar mais claramente do que os psiquiatras sobre suas doenças de interesse e suas causas, talvez porque os sintomas sejam, em geral, não comportamentais. Os neurologistas têm diagnósticos diferenciais e escolhas de tratamento com base biológica. Essa clareza da abordagem ajudou a alcançar avanços significativos na neurologia nas duas últimas décadas, como, por exemplo, o esclarecimento das anormalidades da proteína precursora de amiloide em alguns pacientes com doença de Alzheimer, a presença de mutações da repetição trinucleotídea na doença de Huntington e na ataxia espinocerebelar e a apreciação de alfa-sinucleinopatias, como doença de Parkinson e demência com corpos de Lewy.

A separação continuada entre a psiquiatria e a neurologia é, em si, um potencial impedimento ao bom tratamento do paciente e à pesquisa. Muitos transtornos neurológicos têm sintomas psiquiátricos (p. ex., depressão em pacientes após um AVC ou com esclerose múltipla ou doença de Parkinson), e vários dos transtornos psiquiátricos mais graves foram associados com sintomas neurológicos (p. ex., transtornos dos movimentos na esquizofrenia). Isso não é surpresa, dado que o cérebro é o órgão compartilhado por doenças psiquiátricas e neurológicas, e a divisão entre essas duas áreas de doença é arbitrária. Por exemplo, pacientes com doença de Huntington têm um risco muito maior para uma ampla variedade de sintomas e síndromes psiquiátricos e, portanto, para muitos diagnósticos diferentes do DSM-5. Visto saber que a doença de Huntington é um transtorno genético dominante autossômico, a observação de que ela pode se manifestar com tantos diagnósticos do DSM-5 diferentes não indica uma distinção biológica muito forte entre as categorias existentes no DSM-5.

EXEMPLOS DE COMPORTAMENTOS HUMANOS COMPLEXOS

O objetivo de entender o cérebro humano e seu funcionamento normal e anormal é realmente uma das últimas fronteiras para os seres humanos explorarem. Tentar explicar por que um determinado indivíduo é do jeito que é, ou o que causa esquizofrenia, por exemplo, continuará sendo um desafio muito grande por algumas décadas. É mais acessível considerar aspectos mais distintos do comportamento humano.

O papel dos compêndios não é estabelecer políticas ou escrever manuais diagnósticos, mas compartilhar conhecimento, gerar ideais e encorajar inovação. Os autores acreditam, entretanto, que é hora de colher os *insights* de décadas de pesquisas do cérebro, clínicas e da ciência neural e construir a classificação de doenças mentais sobre os princípios fundamentais da biologia e da medicina. Independentemente dos sistemas diagnósticos oficiais, porém, os médicos e os pesquisadores devem ter pleno entendimento do componente biológico do modelo biopsicossocial e não deixar que a pesquisa e o cuidado do paciente sofram devido a um sistema diagnóstico que não é fundamentado em princípios biológicos.

REFERÊNCIAS

Agit Y, Buzsaki G, Diamond DM, Frackowiak R, Giedd J. How can drug discovery for psychiatric disorders be improved? *Nat Rev.* 2007;6:189.

Cacioppo JT, Decety J. Social neuroscience: Challenges and opportunities in the study of complex behavior. *Ann N Y Acad Sci.* 2011;1224:162.

Gould TD, Gottesman II. Commentary: Psychiatric endophenotypes and the development of valid animal models. *Genes Brain Behav.* 2006;5:113.

Grebb JA, Carlsson A. Introduction and considerations for a brain-based diagnostic system in psychiatry. In: Sadock BJ, Sadock VA, Ruiz P, eds. *Kaplan & Sadock's Comprehensive Textbook of Psychiatry.* 9th ed. Philadelphia: Lippincott Williams & Wilkins; 2009.

Hoef F, McCandliss BD, Black JM, Gantman A, Zakerani N, Hulme C, Lyytinen H, Whitfield-Gabrieli S, Glover GH, Reiss AL, Gabrieli JDE. Neural systems predicting long-term outcome in dyslexia. *Proc Natl Acad Sci U S A.* 2011;108:361.

Krummenacher P, Mohr C, Haker H, Brugger P. Dopamine, paranormal belief, and the detection of meaningful stimuli. *J Cogn Neurosci.* 2010;22:1670.

Müller-Vahl KR, Grosskreutz J, Prell T, Kaufmann J, Bodammer N, Peschel T. Tics are caused by alterations in prefrontal areas, thalamus and putamen, while changes in the cingulate gyrus reflect secondary compensatory mechanisms. *BMC Neurosci.* 2014;15:6.

Niv Y, Edlund JA, Dayan P, O'Doherty JP. Neural prediction errors reveal a risk-sensitive reinforcement-learning process in the human brain. *J Neurosci.* 2012;32:551.

Peltzer-Karpf A. The dynamic matching of neural and cognitive growth cycles. *Nonlinear Dynamics Psychol Life Sci.* 2012;16:61.

▲ 1.2 Neuroanatomia funcional

Os fenômenos e os atributos sensoriais, comportamentais, afetivos e cognitivos vivenciados pelos seres humanos são mediados pelo cérebro. Ele é o órgão que percebe e afeta o ambiente e integra passado e presente. O cérebro é o órgão da mente que permite às pessoas perceber, fazer, sentir e pensar.

Os *sistemas sensoriais* criam uma representação interna do mundo externo transformando estímulos externos em impulsos neuronais. Um mapa separado é formado para cada modalidade sensorial. Os *sistemas motores* possibilitam que as pessoas manipulem seu ambiente e influenciem o comportamento de outras pessoas por meio da comunicação. No cérebro, as informações sensoriais, representando o mundo externo, são integradas a impulsos internos, a memórias e a estímulos emocionais em *unidades de associação*, que, por sua vez, dirigem as ações das unidades motoras. Embora a psiquiatra esteja principalmente relacionada às funções de associação do cérebro, uma apreciação do processamento das informações dos sistemas sensoriais e motores é essencial para se distinguir o pensamento lógico das distorções introduzidas pela psicopatologia.

ORGANIZAÇÃO DO CÉREBRO

O cérebro humano contém em torno de 10^{11} *neurônios* (células nervosas) e cerca de 10^{12} *células gliais*. Os neurônios, mais classicamente, consistem em um *soma*, ou corpo celular, que contém o núcleo; em geral múltiplos *dendritos*, que são processos que se prolongam do corpo celular e recebem sinais de outros neurônios; e um único *axônio*, que se prolonga do corpo celular e transmite sinais para outros neurônios. As conexões entre os neurônios são feitas nos *terminais do axônio*; lá os axônios do neurônio geralmente fazem contato com o dendrito ou o corpo celular de outro neurônio. A liberação do neurotransmissor ocorre dentro dos terminais do axônio e é um dos principais mecanismos para comunicações intraneuronais e também para os efeitos de medicamentos psicotrópicos.

Existem três tipos de células gliais, e, embora elas tenham sido muitas vezes consideradas tendo apenas um papel de apoio para o funcionamento neuronal, a glia tem sido cada vez mais pensada como potencialmente envolvida nas funções cerebrais que podem contribuir de maneira mais direta para condições normais e de doença mental. O tipo mais comum de célula glial são os *astrócitos*, que têm inúmeras funções, incluindo nutrição de neurônios, desativação de alguns neurotransmissores e integração com a barreira hematencefálica. Os *oligodendrócitos*, no sistema nervoso central, e as *células de Schwan*, no sistema nervoso periférico, envolvem seus processos em torno de axônios neuronais, resultando em *bainhas de mielina* que facilitam a condução de sinais elétricos. O terceiro tipo de células gliais, as *micróglias*, que são derivadas dos macrófagos, estão envolvidas na remoção de detritos celulares após a morte neuronal.

Os neurônios e as células gliais são organizados em padrões regionalmente distintos dentro do cérebro. Os neurônios e seus processos formam agrupamentos de muitas formas diferentes, e esses padrões de organização, ou arquitetura, podem ser avaliados por diversas abordagens. O padrão de distribuição de corpos celulares nervosos, chamado de *citoarquitetura*, é revelado por corantes de anilina denominados coloração de Nissl, que colorem os ribonucleotídeos nos núcleos e o citoplasma dos corpos celulares neuronais. As colorações de Nissl mostram o tamanho relativo e a densidade neuronal por área e, consequentemente, revelam a organização dos neurônios nas diferentes camadas do córtex cerebral.

SISTEMAS SENSORIAIS

O mundo externo oferece uma quantidade infinita de informações potencialmente relevantes. Nessa massa confusa de informações sensoriais no ambiente, os sistemas sensoriais precisam detectar e discriminar os estímulos; eles separam as informações relevantes da massa de processos confusos aplicando filtros em todos os níveis. Primeiro, os sistemas sensoriais transformam estímulos externos em impulsos neurais e, então, excluem as informações irrelevantes para criar uma imagem interna do ambiente, que serve de base para o pensamento racional. A extração de características é a quintessência do papel dos sistemas sensoriais, que alcançam esse objetivo com suas organizações hierárquicas, primeiro transformando estímulos físicos em atividade neural nos órgãos sensoriais primários e, então, especializando e restringindo a atividade neural em uma série de áreas corticais de processamento superior. Esse processamento neural elimina dados irrelevantes nas representações mais elevadas e reforça os aspectos essenciais. Nos níveis mais especializados do processamento sensorial, as imagens neurais são transmitidas para as áreas de associação para serem processadas à luz das emoções, das memórias e dos impulsos.

Sistema somatossensorial

O *sistema somatossensorial*, um conjunto intrincado de conexões paralelas ponto a ponto da superfície do corpo com o cérebro, foi o primeiro sistema sensorial a ser compreendido com pormenores anatômicos. As seis modalidades somatossensoriais são tato leve, pressão, dor, temperatura, vibração e propriocepção (sentido de posição). A organização dos feixes nervosos e as conexões sinápticas no sistema somatossensorial codificam as relações espaciais em todos os níveis, de modo que a organização é estritamente *somatotópica* (Fig. 1.2-1).

Em certa porção da pele, vários terminais nervosos receptores atuam em harmonia para intermediar as diferentes modalidades. As propriedades mecânicas dos mecanorreceptores e dos termorreceptores da pele geram impulsos neurais em resposta a variações dinâmicas no ambiente, ao mesmo tempo que suprimem os estímulos estáticos. As terminações nervosas respondem de forma rápida ou lenta; sua profundidade na pele também determina a sensibilidade a estímulos agudos ou rombudos. Dessa forma, a representação do mundo externo é significativamente refinada nos órgãos sensoriais primários.

Os órgãos receptores geram impulsos neurais codificados que viajam no sentido proximal, ao longo dos axônios dos nervos sensoriais, até a medula espinal. Essas rotas de transmissão a distância são suscetíveis a várias condições médicas sistêmicas e a paralisias por compressão. Dor, formigamento, adormecimentos são os sintomas típicos de apresentação das neuropatias periféricas.

Todas as fibras somatossensoriais se projetam para o tálamo, onde fazem sinapse. Os neurônios talâmicos preservam a representação somatotópica ao projetarem fibras para o córtex somatossensorial, localizado imediatamente posterior à fissura silviana, no lobo parietal. Apesar da considerável superposição, diversas faixas do córtex, mais ou

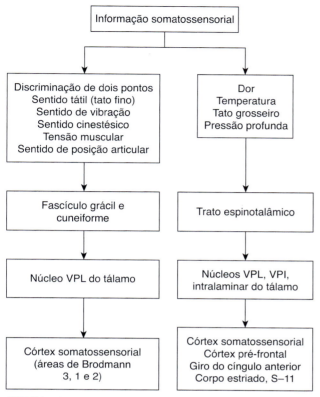

FIGURA 1.2-1
Caminho do processamento de informação somatossensorial. VPL: ventral posterolateral; VPI: ventral posteroinferior. (Adaptada de Patestas MA, Gartner LP. *A Textbook of Neuroanatomy*. Malden, MA: Blackwell; 2006:149.)

menos paralelas à fissura silviana, estão segregadas pelas modalidades somatossensoriais. Dentro de cada faixa se situa o "homúnculo" sensorial, o ápice da cuidadosa segregação somatotópica das fibras sensoriais dos níveis inferiores. A síndrome clínica de *agnosia tátil* (*astereognosia*) é definida como a incapacidade de reconhecer objetos pelo tato, embora as modalidades somatossensoriais primárias – tato leve, pressão, dor, temperatura, vibração e propriocepção – estejam intactas. Essa síndrome, localizada nas bordas das áreas somatossensorial e de associação no lobo parietal posterior, parece representar uma falha isolada apenas da ordem mais superior da extração de configurações, com a preservação dos níveis mais básicos das vias somatossensoriais.

Conexões recíprocas são a característica anatômica fundamental de importância crucial na percepção consciente – uma vez que muitas fibras se projetam tanto do córtex para o tálamo quanto do tálamo para o córtex. Essas fibras recíprocas têm um papel essencial em filtrar as informações sensoriais. Em estados normais, elas facilitam o aguçar das representações internas, mas, em estados patológicos, podem gerar sinais falsos ou suprimir as sensações de forma inadequada. Pensa-se que essa interferência cortical sobre a percepção sensorial esteja subjacente a várias síndromes psicossomáticas, como a perda hemissensorial que caracteriza o transtorno conversivo.

O desenvolvimento pré-natal do estrito padrão ponto a ponto que constitui o sistema somatossensorial permanece uma área de pesquisa ativa. Os padrões de inervação sensorial são o resultado de uma combinação de direcionamento dos axônios por indícios moleculares particulares e poda da exuberante sinaptogênese, a partir da experiência do organismo. As hipóteses mais consistentes contrapõem as contribuições de um mapa molecular geneticamente determinado, em que o arranjo de projeções de fibras é organizado por indícios químicos fixos e difusíveis, às contribuições da modelagem e remodelagem de projeções com base na atividade neural coordenada. Cálculos sugerem que 30 mil a 40 mil genes no ácido desoxirribonucleico (DNA) humano é muito pouco para codificar por completo a posição de todos os trilhões de sinapses no cérebro. É provável, no entanto, que os indícios posicionais geneticamente determinados dirijam as fibras em crescimento para o alvo geral e que o padrão de projeções faça a sintonia fina com mecanismos dependentes de atividade. Dados recentes sugerem que projeções sensoriais talamocorticais adultas bem estabelecidas possam ser remodeladas de forma gradativa como resultado de uma reorientação de informações sensoriais coordenadas ou em resposta à perda de parte do córtex somatossensorial, por exemplo, devido a um AVC.

Desenvolvimento do sistema somatossensorial

Em cada nível do sistema somatossensorial, existe uma representação somatotópica estrita. Durante o desenvolvimento, os neurônios projetam axônios para conectarem-se a regiões distantes do cérebro; após chegar a seu destino, um conjunto de axônios deve se ordenar para preservar a organização somatotópica. Um paradigma experimental clássico desse processo de desenvolvimento é a representação dos bigodes do camundongo no córtex somatossensorial. Em murinos, essa região contém um campo de colunas de barris corticais, cada uma correspondente a um fio do bigode. Quando os camundongos são seletivamente cruzados para ter menos fios de bigode, aparecem menos colunas no córtex. Cada barril tem a área ampliada, de modo que o campo de barris inteiro cobre a mesma área do córtex somatossensorial como o faz em animais normais. Esse experimento demonstra que certas estruturas corticais superiores podem se formar em resposta a informações periféricas que, em diferentes complexidades, determinam padrões diferentes de conectividade sináptica. Embora os mecanismos pelos quais as informações periféricas moldam a arquitetura cortical sejam, em grande parte, desconhecidos, os paradigmas de modelos animais estão começando a fornecer indicações. Por exemplo, no camundongo mutante ao qual falta a monoaminoxidase A e que, portanto, tem níveis corticais de serotonina elevados, barris não conseguem se formar no córtex somatossensorial. Esse resultado implica indiretamente a serotonina no mecanismo de desenvolvimento de campos de barris.

Em adultos, os estudos clássicos de mapeamento de Wilder Penfield sugeriram a existência do homúnculo, uma representação cortical imutável da superfície corporal. Contudo, evidências experimentais mais recentes de estudos com primatas e com pacientes de AVC, promoveram uma concepção mais plástica do que a de Penfield. Existem pequenas variações no padrão cortical de indivíduos sadios; todavia, mudanças drásticas do mapa podem ocorrer em resposta a perda do córtex por AVC ou traumatismo. Quando um AVC causa ablação de uma fração significativa do homúnculo somatossensorial, a representação deste começa a se contrair e a se deslocar proporcionalmente, para preencher o córtex intacto remanescente.

Além disso, o mapa cortical só pode ser rearranjado em resposta a uma mudança no padrão de estimulação tátil dos dedos. A representação somatotópica dos segmentos proximal e distal de cada dedo costuma formar um mapa contíguo, possivelmente porque ambos os segmentos fazem contato simultâneo com as superfícies. Entretanto, sob condições experimentais nas quais os segmentos distais de todos os dedos são estimulados de forma concomitante enquanto o contato das partes distal e proximal de cada dedo se dá de forma separada, o mapa cortical pouco a pouco se converte em 90° para refletir a nova experiência sensorial. No mapa revisado, a representação cortical do segmento proximal de cada dedo não é mais contígua à do segmento distal.

Esses dados apoiam a noção de que a representação interna do mundo externo, embora, *grosso modo*, estática em sua estrutura, pode ser continuamente modificada no nível de conectividade sináptica para refletir experiências sensoriais relevantes. A representação cortical também tende a mudar para se ajustar por inteiro à quantidade de córtex disponível.

Esses resultados também dão suporte à concepção de que as representações corticais das informações sensoriais, ou de memórias, podem ser mais holográficas do que fixas no espaço. O padrão de atividade, mais do que a estrutura física, pode codificar a informação. Em sistemas sensoriais, essa plasticidade da representação cortical permite a recuperação de lesões cerebrais; o fenômeno também pode ser subjacente à aprendizagem.

Sistema visual

As imagens visuais são convertidas em atividade neural dentro da retina e são processadas por uma série de células cerebrais, que respondem a configurações cada vez mais complexas, do olho até o córtex visual superior. As bases neurobiológicas da extração de configurações são mais bem compreendidas, com detalhes mais sutis, no sistema visual. Partindo de um trabalho clássico da década de 1960, a pesquisa sobre o caminho visual gerou dois paradigmas principais para todos os sistemas sensoriais. O primeiro, já mencionado em relação ao sistema somatossensorial, considera as contribuições da genética e da experiência – ou da natureza e da criação – para a formação do arranjo sináptico final. Experimentos de transplante, resultando em um padrão acurado de conexões ponto a ponto, mesmo quando o olho foi cirurgicamente invertido, sugeriram um mecanismo inato, determinado pela genética, de formação de padrões de sinapses. No entanto, o papel crucial das experiências visuais precoces para estabelecer o padrão adulto de conexões visuais elucidou a hipótese da formação de conexões sinápticas dependente de atividade. O padrão adulto final é resultado de ambos os fatores.

O segundo paradigma importante, revelado de forma mais clara no sistema visual, é o de células cerebrais com alta especialização que respondem apenas a estímulos extremamente específicos. Uma pesquisa recente, por exemplo, identificou células no córtex temporal inferior que respondem apenas a faces visualizadas por um ângulo específico. A resposta de um indivíduo a uma determinada face requer a atividade de redes neurais grandes e pode não ser limitada a um único neurônio. Apesar disso, a localização celular da extração de configurações específicas é de importância crítica na definição dos limites entre os sistemas sensoriais e os de associação, mas só no sistema visual essa questão significativa foi levantada de forma experimental.

No córtex visual primário, colunas de células respondem especificamente a linhas com uma orientação determinada. As células do córtex visual primário projetam-se para o córtex visual secundário, onde respondem em particular a determinados movimentos de linhas e a ângulos. Por sua vez, essas células projetam-se para duas áreas de associação, onde configurações adicionais são extraídas, e forma-se a percepção consciente das imagens.

O lobo temporal inferior detecta a forma e a cor do objeto – as questões *o quê*; o lobo parietal posterior assinala a localização, o movimento e a distância – as questões *onde*. O lobo parietal posterior contém conjuntos distintos de neurônios que sinalizam a intenção tanto de olhar para uma certa parte do espaço visual quanto de alcançar um determinado objeto. Nos córtices temporais inferiores (CTIs), colunas corticais adjacentes respondem a formas complexas. As respostas às configurações faciais tendem a ocorrer no CTI esquerdo, e as respostas a formas complexas, no CTI direito. O cérebro dedica células específicas ao reconhecimento de expressões faciais e ao aspecto e à posição das faces dos outros em relação ao indivíduo.

As conexões cruciais entre as células específicas para as configurações e as áreas de associação envolvidas na memória e no pensamento consciente ainda estão para ser delineadas. Boa parte da elucidação do reconhecimento de faces fundamenta-se em estudos invasivos com animais. Em humanos, a síndrome clínica de *prosopagnosia* descreve a incapacidade de reconhecer faces, mas com reconhecimento preservado para outros objetos do ambiente. Com base no exame patológico e radiológico de pacientes individuais, pensa-se que a prosopagnosia seja o resultado da desconexão entre o CTI esquerdo e a área de associação visual no lobo parietal esquerdo. Esses estudos sobre lesões são úteis na identificação dos componentes necessários de uma via mental, mas podem ser inadequados para definir a via inteira. Uma técnica não invasiva que ainda está sendo aperfeiçoada e está começando a revelar a relação anatômica completa entre o sistema visual humano e o pensamento consciente e a memória é a neuroimagem funcional.

Assim como para a linguagem, parece haver uma assimetria hemisférica para certos componentes da orientação visuoespacial. Embora ambos os hemisférios cooperem para a percepção e o desenho de imagens complexas, o hemisfério direito, especialmente o lobo parietal, contribui para o contorno geral, a perspectiva e a orientação direita-esquerda, e o hemisfério esquerdo acrescenta detalhes internos, embelezamento e complexidade. O cérebro pode ser enganado em ilusões de óptica.

Condições neurológicas como os AVCs e outras lesões focais permitiram a definição de diversos transtornos da percepção visual. *Agnosia visual aperceptiva* é a incapacidade de identificar e desenhar objetos usando indícios visuais, com a preservação de outras modalidades sensoriais. Ela representa uma falha de transmissão de informação em vias sensoriais visuais superiores para as áreas de associação e decorre de lesões bilaterais nas áreas de associação visual. *Agnosia visual associativa* é a incapacidade de nomear ou utilizar objetos apesar da capacidade de desenhá-los. É causada por lesões occipitotemporais mediais bilaterais e pode ocorrer em conjunto com outros comprometimentos visuais. A percepção de cores pode ser extinguida em lesões do lobo occipital dominante que incluam o esplênio do corpo caloso. *Agnosia para cores* é a incapacidade de reconhecê-las, apesar da capacidade de combiná-las. *Anomia para cores* é a incapacidade de nomear uma cor mesmo sendo capaz de indicá-la. *Acromatopsia central* é a completa incapacidade de perceber cores. A *síndrome de Anton* é uma falha de reconhecer cegueira, possivelmente devido a interrupção de fibras envolvidas na autoavaliação. É observada em lesões bilaterais do lobo occipital. As causas mais comuns são lesões hipóxicas, AVC, encefalopatia metabólica, enxaqueca, herniação resultante de grandes lesões, traumatismo e leucodistrofia. A *síndrome de Balint* consiste na tríade de ataxia óptica (a incapacidade de acompanhar movimentos com os olhos), *apraxia oculomotora* (incapacidade de direcionar o olhar rapidamente) e *simultanagnosia* (incapacidade de integrar uma cena visual para percebê-la como um todo). Essa condição é observada em lesões parietoccipitais bilaterais. A *síndrome de Gerstmann* inclui agrafia, dificuldades com cálculo (acalculia), desorientação direita-esquerda e agnosia digital. Tem sido atribuída a lesões no lobo parietal dominante.

Desenvolvimento do sistema visual

Em humanos, as projeções iniciais de ambos os olhos se imbricam no córtex. Durante o desenvolvimento das conexões visuais no período pós-natal inicial, há uma janela de tempo durante a qual é necessário que ocorram estímulos visuais binoculares para o desenvolvimento das colunas de dominância ocular no córtex visual primário. Estas são faixas do córtex que recebem informações apenas de um olho, separadas por faixas inervadas apenas por fibras do outro olho. A oclusão de um olho durante esse período crítico elimina completamente a persistência dessas fibras no córtex e permite que as fibras do olho ativo inervem todo o córtex visual. No entanto, quando a visão binocular normal é possível durante a janela crítica do desenvolvimento, formam-se as colunas habituais de dominância; a oclusão de um olho após a inervação do córtex não produz alteração subsequente nas colunas de dominância ocular. Esse paradigma esclarece a importância das primeiras experiências da infância na formação dos circuitos cerebrais adultos.

Sistema auditivo

Os sons são modificações instantâneas e incrementais na pressão do ar ambiente. As mudanças de pressão levam a membrana timpânica do ouvido a vibrar; a vibração é, então, transmitida para os ossículos (martelo, bigorna e estribo) e, daí, para a endolinfa ou para o fluido de espiral coclear. As vibrações da endolinfa movimentam os cílios nas células ciliadas, que geram impulsos neurais. As células ciliadas respondem a sons de diferentes frequências de modo tonotópico dentro da cóclea, como um longo teclado de piano em forma de espiral. Os impulsos neurais das células ciliadas viajam em um arranjo tonotópico até o cérebro nas fibras do nervo coclear. Eles penetram nos núcleos cocleares do tronco cerebral e são retransmitidos através do lemnisco lateral para os colículos inferiores e, então, para o núcleo geniculado medial (NGM) do tálamo. Os neurônios do NGM projetam-se para o córtex auditivo primário no lobo temporal posterior. Testes de audição dicótica, em que estímulos diferentes são apresentados de forma simultânea a cada ouvido, demonstram que a maioria dos estímulos de cada ouvido ativa o córtex auditivo contralateral e que o hemisfério esquerdo tende a ser o dominante para o processamento auditivo.

As características dos sons são extraídas de uma combinação de filtros mecânicos e neurais. Sua representação se dá, em geral, de modo tonotópico no córtex auditivo primário, enquanto o *processamento léxico* (i.e., a extração de vogais, consoantes e palavras dos estímulos auditivos) ocorre em áreas superiores de associação da linguagem, especialmente no lobo temporal esquerdo. A síndrome de *surdez para palavras*, caracterizada por audição intacta para vozes, mas com uma incapacidade de reconhecer a fala, pode refletir dano ao córtex parietal esquerdo. Pensa-se que essa síndrome seja resultado da desconexão entre o córtex auditivo e a área de Wernicke. Uma síndrome rara, complementar, a *agnosia auditiva para sons*, é definida como a incapacidade de reconhecer sons não verbais, como o de uma buzina ou o miado de um gato, na presença de audição e reconhecimento da fala intactos. Os pesquisadores consideram essa síndrome o correlato do hemisfério direito da surdez pura para palavras.

Desenvolvimento do sistema auditivo

Certas crianças são incapazes de processar os estímulos auditivos de forma clara e, portanto, têm comprometimento da fala e da compreensão de linguagem falada. Estudos sobre algumas dessas crianças determinaram que, na verdade, elas podem discriminar a fala se a vocalização das consoantes e das vogais – os fonemas – for lentificada em 2 a 5 vezes por um computador. Com base nessa observação, foi desenvolvido um programa auxiliar de computador que começa a fazer perguntas com fala lentificada e, à medida que os indivíduos as respondem corretamente, aumenta de forma gradativa o ritmo de apresentação dos fonemas até o grau aproximado da fala normal. Os indivíduos adquiriram alguma habilidade em discriminar a fala cotidiana em um período de 2 a 6 semanas e pareciam conservar essa capacidade após completar o período de mediação do computador. É provável que esse achado tenha aplicabilidade terapêutica para 5 a 8% das crianças com atraso de fala, mas os estudos em andamento podem ampliar o grupo elegível de estudantes. Além disso, esse achado sugere que os circuitos neuronais requeridos para o processamento auditivo podem ser recrutados e tornados mais eficientes bem depois de a linguagem ser normalmente aprendida, desde que se possibilite aos circuitos completarem sua tarefa de maneira adequada, mesmo que isso exija a lentificação do ritmo de aferência. Dessa forma, os circuitos funcionando com alta fidelidade podem, então, ser treinados para acelerar seu processamento.

Um relato recente prolongou a idade em que a aquisição da linguagem pode ocorrer.

> Um menino que sofria de epilepsia intratável de um hemisfério estava mudo porque a atividade convulsiva incontrolável impedia as funções organizadas da linguagem. Aos 9 anos, teve o hemisfério anormal removido para curar a epilepsia. Embora não tivesse falado até aquele momento em sua vida, ele iniciou e logo acelerou a aquisição da linguagem, adquirindo essa capacidade com apenas alguns anos de atraso em relação a sua idade cronológica.

Os pesquisadores não podem colocar um limite superior absoluto na idade em que as capacidades de linguagem podem ser adquiridas, embora em idades além do período habitual da infância ela geralmente seja incompleta. Relatos anedóticos documentam a aquisição da capacidade de leitura após os 80 anos de idade.

Olfato

Os odorantes, ou sinais químicos voláteis, penetram no nariz, dissolvem-se no muco nasal e ligam-se a receptores de odorantes dispersos na superfície dos neurônios sensoriais do epitélio olfativo. Cada neurônio no epitélio dispõe de um receptor para um único odorante, e as células que dispõem de um determinado receptor estão distribuídas aleatoriamente no epitélio olfativo. Os humanos têm várias centenas de moléculas receptoras distintas que se ligam a uma grande variedade de odorantes ambientais; pesquisadores estimam que os humanos podem discriminar 10 mil odores diferentes. A ligação do odorante gera impulsos neurais, que correm ao longo dos axônios dos nervos sensoriais que atravessam a lâmina cribriforme até o bulbo olfativo. Dentro do bulbo, todos os axônios correspondentes a um determinado receptor convergem para apenas 1 ou 2 das 3 mil unidades de processamento denominadas *glomérulos*. Visto que cada odorante ativa diversos receptores que implicam um padrão característico de glomérulos, a identidade de moléculas químicas externas é representada internamente por um padrão espacial de atividade neural no bulbo olfativo.

Cada glomérulo se projeta para um único conjunto de 20 a 50 colunas separadas no córtex olfativo. Por sua vez, cada coluna cortical olfativa recebe projeções de uma única combinação de glomérulos. A conectividade do sistema olfativo é geneticamente determinada. Uma vez que cada odorante ativa um conjunto único com vários receptores e, portanto, um conjunto único de glomérulos do bulbo olfativo, cada coluna cortical olfativa está ajustada para detectar um odorante diferente com algum significado evolutivo para a espécie. Diferentemente dos sistemas somatossensorial, visual e auditivo, os sinais olfativos não passam pelo tálamo; eles se projetam diretamente para o lobo frontal e o sistema límbico, sobretudo para o córtex piriforme. As conexões com o sistema límbico (amígdala, hipocampo e córtex piriforme) são significativas. Os indícios olfativos estimulam respostas emocionais fortes e podem evocar memórias marcantes.

A olfação, o sentido mais antigo em termos evolutivos, está estreitamente associada com respostas sexuais e reprodutivas. Pensa-se que uma estrutura quimiossensorial relacionada, o órgão vomeronasal, detecte feromônios, sinais químicos que desencadeiam respostas inconscientes, estereotipadas. Em alguns animais, a ablação precoce do órgão vomeronasal pode impedir o início da puberdade. Estudos recentes sugeriram que humanos também respondam a feromônios de uma forma que varia de acordo com o ciclo menstrual. As estruturas do processamento olfativo superior em animais filogeneticamente mais primitivos evoluíram, em humanos, para o sistema límbico, o centro das emoções do cérebro e o portal pelo qual as experiência têm acesso à memória, de acordo com o significado emocional. A base pouco definida dos instintos animais básicos com os quais a psiquiatria clínica com frequência se defronta pode, portanto, se originar, na verdade, dos centros primitivos do processamento olfativo superior.

Desenvolvimento do sistema olfativo

Durante o desenvolvimento normal, os axônios do epitélio olfativo nasal projetam-se para o bulbo olfativo e segregam-se em cerca de 3 mil glomérulos equivalentes. Se um animal for exposto a um único aroma dominante no período pós-natal imediato, um glomérulo se expande de forma massiva dentro do bulbo à custa dos glomérulos circundantes. Portanto, como foi discutido anteriormente com referência aos campos de barris do córtex somatossensorial, o tamanho das estruturas cerebrais podem refletir os estímulos ambientais.

Paladar

Indícios químicos solúveis na boca ligam-se a receptores na língua e estimulam os nervos gustativos, que se projetam para o núcleo solitário do tronco cerebral. Acredita-se que o sentido do paladar discrimine apenas classes amplas de estímulos: doce, ácido, amargo e salgado. Cada modalidade é intermediada por um conjunto único de receptores e canais celulares, dos quais vários podem estar expressos em cada neurônio gustativo. A detecção e a discriminação de alimentos, por exemplo, envolvem uma combinação dos sentidos do paladar, do olfato, do tato, da visão e da audição. Fibras gustativas ativam o lobo temporal medial, mas a localização cortical superior do paladar é pouco compreendida.

Sistema sensorial autônomo

O sistema nervoso autônomo (SNA) monitora as funções básicas necessárias para a vida. A atividade dos órgãos viscerais, a pressão arterial, o débito cardíaco, os níveis de glicose sanguínea e a temperatura corporal são todos transmitidos ao cérebro por fibras autonômicas. A maior parte das informações sensoriais autonômicas permanece inconsciente; se tal informação passar à consciência, é apenas como uma sensação vaga, porém, com a capacidade dos sentidos primários de transmitir sensações de forma rápida e exata.

Alterações da percepção sensorial consciente por meio da hipnose

A *hipnose* é um estado de aumento da sugestionabilidade, alcançado por uma certa proporção da população. Sob um estado de hipnose, distorções amplas da percepção em qualquer modalidade sensorial e mudanças no SNA podem ser conseguidas de forma instantânea. A anatomia do sistema sensorial não muda, contudo os mesmos estímulos específicos podem ser percebidos com valor emocional diametralmente oposto antes e depois da indução do estado hipnótico. Por exemplo, sob hipnose, uma pessoa pode saborear uma cebola como se fosse uma deliciosa trufa de chocolate para, alguns segundos depois, rejeitá-la como abominavelmente picante, quando a sugestão hipnótica é revertida. A localização do "interruptor" hipnótico não foi determinada, mas é provável que envolva tanto áreas sensoriais quanto de associação do cérebro. Experimentos demarcando as vias neurais em voluntários humanos por meio de neuroimagem funcional demonstraram que essas mudanças na atenção em uma situação ambiental determinam mudanças nas regiões do cérebro que são ativadas, em uma escala de tempo instantânea. Dessa forma, os centros organizadores do cérebro podem dirigir os pensamentos conscientes e inconscientes mediante diferentes sequências de centros de processamento neural, dependendo dos objetivos finais da pessoa e de seu estado emocional. Essas variações na utilização das sinapses intermediadas pela atenção podem ocorrer instantaneamente, assim como a alteração da direção do processo associativo que pode ocorrer nos estados hipnóticos.

SISTEMAS MOTORES

Os movimentos musculares corporais são controlados pelos neurônios motores inferiores, que projetam axônios – alguns com até 1 metro – para as fibras musculares. Os disparos desses neurônios são regulados pela soma da atividade dos neurônios motores superiores. No tronco cerebral, sistemas primitivos fazem a coordenação ampla dos movimentos corporais. A ativação do trato rubroespinal estimula a flexão de todos os membros, enquanto a ativação do trato vestibuloespinal leva a extensão. Os recém-nascidos, por exemplo, têm todos os membros flexionados com firmeza, talvez devido à dominância do sistema rubroespinal. De fato, os movimentos do bebê anencefálico, a quem falta completamente o córtex cerebral, podem ser indistinguíveis dos movimentos do recém-nascido normal. Nos primeiros meses de vida, a espasticidade flexora é atenuada de forma gradativa pelas ações opostas das fibras vestibuloespinais, levando a maior mobilidade dos membros.

No topo da hierarquia motora está o trato corticoespinal, que controla movimentos finos e, por fim, domina o sistema do tronco cerebral durante os primeiros anos de vida. O neurônios motores superiores do trato corticoespinal situam-se no lobo frontal posterior, na seção do córtex conhecida como *faixa motora*. Os movimentos planejados são concebidos nas áreas de associação do cérebro, e, em associação com os gânglios da base e o cerebelo, o córtex motor dirige sua execução suave. A importância do sistema corticoespinal fica evidente nos AVCs, nos quais a espasticidade regride à medida que a influência cortical sofre ablação e as ações dos sistemas motores do tronco cerebral ficam liberadas da modulação cortical.

Gânglios da base

Os *gânglios da base*, um grupo de núcleos de substância cinzenta subcortical, parecem intermediar o tônus postural. Os quatro gânglios funcionalmente distintos são o corpo estriado, o globo pálido, a substância negra e o núcleo subtalâmico. Conhecidos em conjunto como corpo estriado, o núcleo caudado e o putame contêm componentes tanto dos sistemas motores como dos sistemas de associação. O núcleo caudado tem um importante papel na modulação dos atos motores. Estudos anatômicos e funcionais de neuroimagem correlacionaram a redução da ativação desse núcleo com comportamento obsessivo-compulsivo. Quando funcionando adequadamente, ele age como um porteiro para permitir que o sistema motor realize apenas aqueles atos que são orientados a um objetivo. Quando deixa de desempenhar sua função de porteiro, atos estranhos são realizados, como os do transtorno obsessivo-compulsivo ou os tiques, como no transtorno de Tourette. A hiperatividade do corpo estriado devida a ausência de inibição dopaminérgica (p. ex., nas condições parkinsonianas) resulta em bradicinesia, uma incapacidade de iniciar movimentos. O núcleo caudado, em particular, encolhe de forma significativa na doença de Huntington. Esse transtorno é caracterizado por rigidez, na qual movimentos coreiformes, ou de "dança", gradualmente se superpõem. A psicose pode ser um aspecto proeminente dessa condição, e o suicídio não é incomum. Pensa-se também que o núcleo caudado influencie os processos associativos, ou cognitivos.

O globo pálido contém duas partes ligadas em série. Em um corte seccional do cérebro, suas partes interna e externa ficam acomodadas dentro da concavidade do putame. O globo pálido recebe informações do corpo estriado e projeta fibras para o tálamo. Ele pode ser danificado com gravidade na doença de Wilson e no envenenamento por monóxido de carbono, que são caracterizados por posturas distônicas e movimentos de abano de braços e pernas.

A substância negra é assim denominada porque a presença de pigmento de melanina a faz parecer dessa cor a olho nu. Ela tem duas partes, uma das quais é funcionalmente equivalente à parte interna do globo pálido. A outra parte se degenera na doença de Parkinson. O parkinsonismo é caracterizado por rigidez e tremor e está associado com depressão em mais de 30% dos casos.

Por fim, as lesões no núcleo subtalâmico produzem movimentos balísticos, contrações súbitas dos membros com tal velocidade que são comparadas ao movimento de projéteis.

Juntos, os núcleos dos gânglios da base parecem capazes de iniciar e manter a gama completa de movimentos necessários. Os investigadores têm especulado que os núcleos servem para configurar a atividade do córtex motor suprajacente, para se adaptar ao propósito das áreas de associação. Além disso, os núcleos parecem integrar a retroação (*feedback*) proprioceptiva para manter os movimentos pretendidos.

Cerebelo

O cerebelo consiste em um padrão simples de circuitos de seis células replicado aproximadamente 10 milhões de vezes. Registros simultâneos do córtex cerebral e do cerebelo demonstraram que este é ativado vários milissegundos antes de um movimento planejado.

Ademais, sua ablação torna os movimentos intencionais descoordenados e trêmulos. Esses dados sugerem que o cerebelo module o tônus de músculos agonistas e antagonistas ao predizer uma contração relativa necessária aos movimentos suaves. Esse planejamento motor preparado é utilizado para garantir que a quantidade certa de estímulos flexores e extensores seja enviada aos músculos. Dados recentes de imagens funcionais demonstraram que o cerebelo fica ativo mesmo durante a imaginação de atos motores, quando nenhum movimento resulta de seus cálculos. O cerebelo abriga dois, e possivelmente mais, diferentes "homúnculos", ou representações corticais do plano corporal.

Córtex motor

O trabalho pioneiro de Penfield definiu um homúnculo motor no giro pré-central, a área 4 de Brodmann (Fig. 1.2-2), onde um mapa somatotópico dos neurônios motores é encontrado. Células individuais dentro da faixa motora levam a contração de músculos isolados. A região cerebral imediatamente anterior à faixa motora é denominada *área motora suplementar*, a área 6 de Brodmann. Essa região contém células que, quando estimuladas de modo individual, podem desencadear movimentos mais complexos ao influenciarem uma sequência de disparos das células da faixa motora. Estudos recentes demonstraram uma ampla representação de movimentos motores no cérebro.

A utilização habilidosa das mãos é chamada de *práxis*, e os déficits nesses movimentos são denominados *apraxias*. Os três níveis de apraxia são a cinética dos membros, a ideomotora e a ideativa. *Apraxia cinética dos membros* é a incapacidade de utilizar a mão contralateral na presença de preservação da força; resulta de lesões isoladas na área motora suplementar, a qual contém neurônios que estimulam sequências funcionais de neurônios na faixa motora.

Apraxia ideomotora é a incapacidade de realizar um ato motor isolado sob comando, apesar da preservação da compreensão, da força e da realização espontânea do mesmo ato. A apraxia ideomotora afeta de forma simultânea ambos os membros e envolve funções tão especializadas que são localizadas somente em um hemisfério. Condições em duas áreas separadas podem produzir essa apraxia. A desconexão da área de compreensão da linguagem, a área de Wernicke, das regiões motoras leva a uma incapacidade de obedecer a comandos falados, e lesões à área pré-motora esquerda podem comprometer o programa motor presente, gerado pelos neurônios motores de ordem superior. Esse

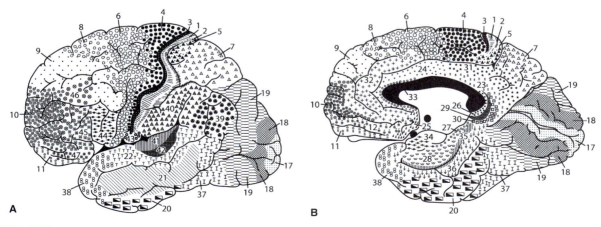

FIGURA 1.2-2
Desenho da vista lateral (**A**) e medial (**B**) das subdivisões citoarquitetônicas do cérebro humano determinadas por Brodmann. (De Sadock BJ, Sadock VA, Ruiz P. *Kaplan & Sadock's Comprehensive Texbook of Psychiatry*. 9th. ed. Phyladelphia: Lippincott Williams & Wilkins; 2009.)

programa é transmitido através do corpo caloso para a área pré-motora direita, que direciona os movimentos da mão esquerda. Uma lesão a essa projeção calosa também pode causar uma apraxia ideomotora isolada na mão esquerda. Essa síndrome sugere a representação de atos motores específicos dentro de seções distintas do córtex pré-motor esquerdo. Assim como algumas células respondem seletivamente a aspectos ambientais específicos nos córtices sensoriais superiores, algumas células no córtex pré-motor dirigem tarefas motoras complexas específicas.

A *apraxia ideativa* ocorre quanto os componentes individuais de uma sequência de atos habilidosos podem ser realizados de maneira isolada, mas a série inteira não pode ser organizada e executada como um todo. Por exemplo, a sequência de abrir um envelope, retirar a carta, desdobrá-la e colocá-la sobre a mesa não pode ser realizada na ordem, ainda que os atos individuais possam ser realizados isoladamente. A representação do conceito de uma sequência motora pode envolver diversas áreas, em especial o córtex parietal esquerdo, mas é provável que também dependa da formação de sequência e das funções executivas do córtex pré-frontal. Essa apraxia é um achado típico de degeneração cortical difusa, como a doença de Alzheimer.

Sistema motor autônomo

O *sistema autônomo* divide-se em um componente sensorial (descrito anteriormente) e um componente motor. O *sistema motor autônomo* é dividido em dois ramos: o simpático e o parassimpático. Via de regra, os órgãos são inervados por ambos os tipos de fibras, que costumam desempenhar papéis antagônicos. O *sistema parassimpático* lentifica a frequência cardíaca e inicia o processo de digestão. Em contraste, o *sistema simpático* intermedeia a resposta de luta ou fuga, com aumento da frequência cardíaca, desvio do sangue das vísceras e aumento da frequência respiratória. O sistema simpático é altamente ativado por drogas simpatomiméticas, como anfetamina e cocaína, e também pode ser ativado por abstinência de drogas sedativas, como álcool, benzodiazepínicos e opiáceos. Os pesquisadores que encontraram aumento no risco de ataques cardíacos em pessoas com altos níveis de hostilidade sugeriram que a ativação crônica da resposta simpática de luta ou fuga, com secreção elevada de epinefrina, possa estar na base dessa associação.

O centro cerebral que ativa o sistema motor autônomo é o *hipotálamo*, que contém um conjunto de pares de núcleos que parecem controlar o apetite, a raiva, a temperatura, a pressão arterial, a transpiração e o impulso sexual. Por exemplo, lesões ao núcleo ventromedial, o centro da saciedade, produzem um apetite voraz e raiva. No entanto, lesões à região superior do núcleo lateral, o centro da fome, produzem perda profunda do apetite. Numerosos grupos de pesquisa estão fazendo intensos esforços para definir a regulação bioquímica do apetite e da obesidade e com frequência se concentram no papel do hipotálamo.

Na regulação da atração sexual, o hipotálamo também se tornou uma área de pesquisa ativa. Na década de 1990, três grupos independentes relataram diferenças neuroanatômicas entre certos núcleos hipotalâmicos de homens heterossexuais e homossexuais. Pesquisadores interpretaram esse achado como sugestivo de que a orientação sexual tenha uma base neuroanatômica, e esse resultado estimulou vários estudos de acompanhamento da base biológica da orientação sexual. Atualmente, entretanto, esses achados controversos não são aceitos sem questionamento, e não surgiu um consenso claro sobre se há correlação coerente entre a estrutura do hipotálamo e a orientação sexual. Em estudos com animais, as primeiras experiências carinhosas e sexuais alteram de forma consistente o tamanho de núcleos hipotalâmicos específicos.

Circuito reflexo primitivo

As vias sensoriais funcionam como extratores de características específicas de uma quantidade esmagadora de estímulos ambientais, enquanto as vias motoras realizam os desejos do organismo. Pode haver ligação direta dessas vias, por exemplo, na medula espinal, onde um arco reflexo primitivo pode intermediar o afastamento rápido de um membro de um estímulo doloroso, sem imediata percepção consciente. Nesse circuito, o estímulo periférico ativa o nervo sensorial, o neurônio sensorial faz sinapses no neurônio motor e o ativa diretamente, e este impulsiona o músculo a se contrair. Essa resposta restringe-se ao local e é do tipo tudo ou nada. Os arcos reflexos primitivos, entretanto, raras vezes geram comportamentos. Na maior parte destes, os sistemas sensoriais projetam as áreas de associação, nas quais a informação sensorial é interpretada em termos de memórias, motivações e impulsos determinados internamente. O comportamento exibido resulta de um plano de ação determinado pela associação dos componentes e realizado pelos sistemas motores.

Localização das funções cerebrais

Muitos teóricos subdividiram o cérebro em sistemas funcionais. Brodmann definiu 47 áreas com base em distinções citoarquitetônicas, uma catalogação que tem permanecido à medida que a anatomia funcional do cérebro vem sendo elucidada. Uma função separada, com base em dados de estudos sobre lesões e neuroimagens funcionais, tem sido atribuída a quase todas as áreas de Brodmann. No outro extremo, alguns especialistas diferenciaram apenas três blocos de processamento: o tronco cerebral e o sistema reticular talâmico ativador fornecem a ativação e configuram a atenção; o córtex posterior integra as percepções e produz a linguagem; e, no nível mais alto, o córtex frontal gera programas e executa planos, como um maestro.

A lateralização hemisférica das funções é um aspecto-chave do processamento cortical superior. Os córtices sensoriais primários para tato, visão, audição, olfato e paladar são representados bilateralmente, e o primeiro nível de abstração para essas modalidades também costuma ser representado dessa maneira. Os níveis mais altos de extração de configurações, entretanto, costumam ser unificados em um só hemisfério cerebral. Por exemplo, o reconhecimento de faces familiares e desconhecidas parece estar localizado no córtex temporal inferior esquerdo, e o processamento cortical da olfação ocorre no lobo frontal direito.

As hipóteses sobre o fluxo do pensamento no cérebro baseiam-se em poucos dados experimentais, embora essa escassez de achados não tenha impedido inúmeros teóricos de especular sobre a neuroanatomia funcional. Vários papéis foram atribuídos de forma experimental a lobos específicos do cérebro, com base em déficits funcionais resultantes de lesões focais. Esses dados indicam que certas regiões do córtex podem ser necessárias para uma função específica, mas não definem o conjunto completo de estruturas suficientes para uma tarefa complexa. Evidências empíricas de eletrocorticografia para o estudo da epilepsia, por exemplo, sugerem que um impulso para convulsão parietal direito possa imediatamente atingir o lobo frontal esquerdo e, então, o lobo temporal direito, antes de se difundir no local para o resto do lobo parietal. Essa evidência ilustra as limitações de se atribuir, ingenuamente, uma função mental a uma única região do cérebro. Estudos de neuroimagem funcional em geral revelam ativação simultânea de regiões cerebrais díspares durante o desempenho até mesmo de uma tarefa cognitiva simples. Apesar disso, em particular no processamento da visão e da linguagem, síndromes lobares razoavelmente bem definidas foram confirmadas.

Linguagem

O exemplo mais claro conhecido de lateralização hemisférica é a localização das funções de linguagem no hemisfério esquerdo. Iniciando com o trabalho de Pierre Broca e Karl Wernicke, no século XIX, pesquisadores traçaram um mapa detalhado da compreensão e da expressão da linguagem.

Pelo menos oito tipos de afasias, nas quais um ou mais componentes das vias da linguagem são aplicados, foram definidos. A *prosódia*, os componentes emocionais e afetivos da linguagem, ou "linguagem corporal," parece estar localizada em um conjunto de unidades cerebrais-espelho no hemisfério direito.

Em vista do papel importante da linguagem verbal e escrita na comunicação humana, sua base neuroanatômica é a função de associação compreendida de forma mais completa. Os transtornos da linguagem, também denominados *afasias*, são facilmente diagnosticados na conversação de rotina, enquanto os transtornos da percepção podem escapar à detecção, exceto em testes neuropsicológicos detalhados, embora possam ser causados por lesões de um volume igual do córtex. Entre os modelos mais antigos de localização cortical da função estão a descrição de Broca, em 1865, acerca da perda da fluência da fala causada por uma lesão ao lobo frontal inferior esquerdo, e a localização, por Wernicke, em 1874, da compreensão da linguagem no lobo temporal superior esquerdo. Análises subsequentes de pacientes que ficaram afásicos devido a AVCs, traumatismos ou tumores levaram à definição da via completa de associação da linguagem, da aferência sensorial ao efetor motor.

A linguagem demonstra de forma mais clara a localização hemisférica da função. Na maioria das pessoas, o hemisfério dominante para a linguagem também dirige a mão dominante. Da população, 90% é destra, e 99% dos destros têm dominância hemisférica para a linguagem à esquerda. Dos 10% que são canhotos, 67% também têm dominância hemisférica para a linguagem à esquerda; os outros 33% têm dominância hemisférica para a linguagem mista ou à direita. A tendência inata para a lateralização da linguagem no hemisfério esquerdo é altamente associada com uma assimetria do *planum temporale*, uma área triangular cortical na superfície superior do lobo temporal que parece sediar a área de Wernicke. Aos pacientes com dominância hemisférica mista para a linguagem falta a assimetria esperada do *planum temporale*. O fato de essa assimetria ter sido observada em cérebros de fetos sugere um determinante genético. De fato, a ausência de assimetria ocorre em famílias, embora influências tanto genéticas quanto intrauterinas provavelmente contribuam para o padrão final.

A compreensão da linguagem é processada em três níveis. Primeiro, no *processamento fonológico*, sons individuais, como as vogais e as consoantes, são reconhecidos no giro inferior dos lobos frontais. O processamento fonológico melhora se for possibilitada a leitura labial, se a fala for lentificada ou se indícios conceituais forem fornecidos. Segundo, o *processamento léxico* determina se um som é uma palavra. Evidências recentes localizaram o processamento léxico no lobo temporal esquerdo, onde as representações de dados léxicos são organizadas de acordo com categorias semânticas. Terceiro, o *processamento semântico* conecta as palavras a seu significado. Pessoas com um defeito isolado no processamento semântico podem conservar a capacidade de repetir palavras na ausência da capacidade de compreender a fala ou de produzi-la de maneira espontânea. O processamento semântico ativa os giros médio e superior do lobo temporal esquerdo, enquanto a representação do conteúdo conceitual das palavras é amplamente distribuído no córtex. A produção de linguagem prossegue na direção oposta, das representações semânticas corticais através dos nodos lexicais temporais esquerdos para a área de processamento fonológico oromotor (para a fala) ou para o sistema grafomotor (para a escrita). Cada uma dessas áreas pode ser lesada de forma independente ou simultânea por AVC, traumatismo, infecção ou tumor, resultando em um tipo específico de afasia.

A salada de palavras truncadas ou as expressões ilógicas de um paciente afásico deixam pouca dúvida sobre o diagnóstico de lesão cortical do lado esquerdo, mas o hemisfério direito contribui com uma qualidade afetiva mais sutil, mas igualmente importante, para a linguagem. Por exemplo, a frase "Sinto-me bem" pode ser falada com uma variedade infinita de nuances, cada uma delas compreendida de forma diferente. A percepção de prosódia e a apreciação dos gestos associados, ou "linguagem corporal", parecem necessitar de um hemisfério direito intacto. Os neurologistas do comportamento mapearam uma via completa para associação da prosódia no hemisfério direito que espelha a via de linguagem do hemisfério esquerdo. Pacientes com lesões ao hemisfério direito, que têm comprometimento da compreensão ou expressão da prosódia, podem achar difícil conviver em sociedade apesar de suas habilidades de linguagem intactas.

A dislexia do desenvolvimento é definida como uma dificuldade inesperada com a aprendizagem no contexto de inteligência, motivação e educação adequadas. Enquanto a fala consiste na combinação lógica de 44 fonemas básicos de sons, a leitura requer um conjunto mais amplo de funções cerebrais e, portanto, é mais suscetível à perturbação. A consciência de fonemas específicos desenvolve-se aproximadamente nas idades de 4 a 6 anos e parece ser um pré-requisito para a aquisição de habilidades de leitura. A incapacidade de reconhecer fonemas distintos é o prenúncio de um problema de leitura. Estudos de neuroimagem funcional localizaram a identificação de letras no lobo occipital adjacente ao córtex visual primário. O processamento fonológico ocorre no lobo frontal inferior, e o processamento semântico requer os giros superior e médio do lobo temporal esquerdo. Um achado recente de significado incerto é que o processamento fonológico em homens ativa apenas o giro frontal inferior esquerdo, enquanto em mulheres ativa o giro frontal inferior bilateralmente. A análise cuidadosa dos déficits de leitura particulares de um indivíduo pode orientar os esforços de auxílio corretivo, que podem enfocar os pontos fracos e, desse modo, tentar trazer as habilidades de leitura para os níveis gerais de inteligência e habilidades verbais.

Em crianças, o transtorno da aprendizagem não verbal do desenvolvimento é postulado como resultante de disfunção do hemisfério direito. O transtorno da aprendizagem não verbal é caracterizado por controle motor fino deficiente na mão esquerda, déficits na organização visuoperceptiva, problemas com matemática e socialização incompleta ou perturbada.

Pacientes com afasia não fluente, incapazes de completar uma simples sentença, podem ser capazes de cantar uma canção, aparentemente porque muitos aspectos da produção musical estão localizados no hemisfério direito. A música é representada de forma predominante no hemisfério direito, mas toda a complexidade da capacidade musical parece envolver ambos. Músicos treinados parecem transferir várias capacidades musicais do hemisfério direito para o esquerdo à medida que adquirem proficiência na análise e no desempenho musicais.

Vigília e atenção

A vigília, ou o estabelecimento e a manutenção de um estado desperto, parece envolver pelo menos três regiões do cérebro. No tronco cerebral, o sistema reticular ativador ascendente (SRAA), um conjunto difuso de neurônios, parece estabelecer o nível de consciência. O SRAA projeta-se para os núcleos intralaminares do tálamo, e estes, por sua vez, se projetam amplamente para todo o córtex. Estudos eletrofisiológicos mostram que tanto o tálamo quanto o córtex disparam pulsos rítmicos de atividade neuronal na frequência de 20 a 40 ciclos por segundo. Durante o sono, esses pulsos não são sincronizados. Na vigília, o SRAA estimula os núcleos intralaminares talâmicos, os quais coordenam as oscilações de diferentes regiões corticais. Quanto maior a sincronização, maior o nível de vigila. A ausência de vigília causa estupor e coma. Em geral, pequenas lesões circunscritas do SRAA podem produzir um estado de estupor, enquanto, no nível hemisférico, são necessárias lesões bilaterais grandes para causar a mesma depressão na vigília. Uma condição particularmente lamentável, porém instrutiva, envolvendo disfunção cortical bilateral extensa permanente é o estado vegetativo persistente. Os ciclos de sono-vigília podem estar preservados, e o olhos podem parecer contemplativos, mas o mundo externo não é registrado, e não há evidência de pensamento consciente. Essa condição representa a expressão das ações isoladas do SRAA e do tálamo.

A manutenção da atenção parece necessitar do lobo frontal direito intacto. Por exemplo, um teste de persistência bastante utilizado requer a procura e a identificação somente da letra A de uma longa lista de letras aleatórias. Pessoas saudáveis em geral podem manter o desempenho dessa função por vários minutos, mas, em pacientes com disfunção do lobo frontal direito, essa capacidade está gravemente reduzida. Lesões de tamanho semelhante em outras regiões do córtex costumam não afetar tarefas de persistência. No entanto, a capacidade geralmente mais adaptativa de manter uma linha de pensamento coerente é distribuída de maneira difusa por todo o córtex. Muitas condições clínicas podem afetar essa capacidade e produzir confusão aguda ou *delirium*.

Um transtorno da atenção diagnosticado de forma ampla é o transtorno de déficit de atenção/hiperatividade (TDAH). Nenhum achado patológico tem sido consistentemente associado com esse transtorno. Estudos de neuroimagem funcional, entretanto, têm documentado, de forma variável, hipometabolismo ou do lobo frontal, ou do hemisfério direito em pacientes com TDAH, comparados com controles normais. Esses achados fortalecem a noção de que os lobos frontais – em especial o lobo frontal direito – são essenciais para a manutenção da atenção.

Memória

A avaliação clínica da memória deve testar três períodos, que têm correlações anatômicas distintas. *A memória imediata* atua em um período de segundos; a *memória recente* aplica-se a uma escala de minutos a dias; e a *memória remota* abarca de meses a anos. A memória imediata está implícita no conceito de atenção e capacidade de acompanhar uma linha de raciocínio. Essa habilidade foi dividida em componentes fonológicos e visuoespaciais, e as imagens funcionais localizou-os nos hemisférios esquerdo e direito, respectivamente. Um conceito relacionado, incorporando a memória imediata e a memória recente, é a *memória de trabalh*o, que é a capacidade de armazenar informações por vários segundos, enquanto outras operações cognitivas relacionadas acontecem com essas informações. Estudos recentes demonstraram que neurônios isolados no córtex pré-frontal dorsolateral não registram apenas aspectos necessários para a memória de trabalho, mas também a certeza de que a informação é conhecida e o grau de expectativa atribuído à permanência de um determinado aspecto do ambiente. Alguns neurônios disparam rapidamente por um item que é esperado com ansiedade, mas podem cessar o processo se as esperanças forem frustradas de maneira inesperada. A codificação do valor emocional de um item contido na memória de trabalho pode ser de grande utilidade para determinar o comportamento orientado ao objetivo. Alguns pesquisadores localizam a memória de trabalho predominantemente no córtex frontal esquerdo. De uma perspectiva clínica, entretanto, lesões bilaterais ao córtex pré-frontal são necessárias para o comprometimento grave dessa memória. Outros tipos de memória foram descritos: episódica, semântica e processual.

Três estruturas cerebrais são fundamentais para a formação de memórias: o lobo temporal, certos núcleos diencefálicos e o prosencéfalo basal. O *lobo temporal medial* abriga o *hipocampo*, uma rede alongada, altamente repetitiva. A *amígdala* fica adjacente à extremidade anterior do hipocampo. Foi sugerido que ela avalie a importância emocional de uma experiência e, portanto, ative o nível de atividade do hipocampo. Desse modo, uma experiência emocional intensa é gravada de modo indelével na memória, mas estímulos indiferentes são desconsiderados com rapidez.

Estudos com animais definiram um código de locais no hipocampo, um padrão de ativação celular que corresponde à localização do animal no espaço. Quando o animal é introduzido em um ambiente novo, o hipocampo fica bastante ativado. À medida que ele explora o ambiente, o disparo de certas regiões do hipocampo começa a corresponder a locais específicos no ambiente. Em cerca de 1 hora, uma representação interna bem detalhada do espaço externo (um "mapa cognitivo") aparece na forma de padrões específicos de disparos das células do hipocampo. Esses padrões de disparo neuronal podem ter pouca semelhança espacial com o ambiente que representam; ao contrário, podem parecer arranjados de forma aleatória no hipocampo. Se o animal for colocado em um espaço que lhe seja familiar, apenas as regiões do hipocampo correspondentes apresentam atividade neural intensa. Quando o registro continua em períodos de sono, as sequências de disparos das células do hipocampo delineando uma via de navegação pelo ambiente são registradas, ainda que o animal esteja imóvel. Se o animal for removido do ambiente por vários dias e, então, reintroduzido, o código de locais do hipocampo antes registrado é logo reativado. Uma série de experimentos com animais dissociou a formação do código de locais do hipocampo de outros indícios visuais, auditivos ou olfativos, embora cada uma dessas modalidades possa contribuir para a geração do código de locais. Outros fatores podem incluir cálculos internos de distâncias baseados na contagem de passos ou em outra informação proprioceptiva. Dados de mutações genéticas específicas em camundongos implicaram tanto os receptores de glutamado N-metil-D-aspartato (NMDA) quanto a cálcio-calmudolina quinase (CaMKII) na formação de campos locais do hipocampo. Esses dados sugerem que o hipocampo seja um sítio significativo para formação e armazenamento de memórias imediatas e recentes. Embora ainda nenhum dado apoie a noção, é concebível que o mapa cognitivo hipocampal seja inapropriadamente reativado durante uma experiência de *déjà vu*.

> O mais famoso indivíduo objeto no estudo da memória é H.M., um homem com epilepsia intratável que teve ambos os hipocampos e as amígdalas removidos cirurgicamente para aliviar sua doença. A epilepsia foi controlada, mas ele ficou com uma completa incapacidade de formar e recordar memórias de fatos. A possibilidade de aprendizagem e as habilidades de memória de H.M. foram bastante preservadas, o que levou à sugestão de que a memória declarativa ou factual possa ser separada dentro do cérebro da memória processual ou relacionada a habilidades. Um déficit complementar na memória processual com preservação da memória declarativa pode ser observado em pessoas com doença de Parkinson, nas quais os

neurônios dopaminérgicos do trato nigroestriatal se degeneram. Visto que esse déficit na memória processual pode ser melhorado com tratamento com levodopa, que, acredita-se, potencializa a neurotransmissão dopaminérgica na via nigroestriatal, foi postulado um papel da dopamina na memória processual. Outros relatos de caso implicaram ainda mais a amígdala e os tratos de fibras aferentes e eferentes do hipocampo como essenciais para a formação de memórias. Além disso, estudos de lesão sugeriram uma leve lateralização da função hipocampal, na qual o hipocampo esquerdo é mais eficiente na formação de memórias verbais, e o direito tende a formar memórias não verbais. Entretanto, após lesões unilaterais em humanos, o hipocampo remanescente pode compensá-las em larga medida. As causas clínicas de amnésia incluem alcoolismo, convulsões, enxaqueca, drogas, deficiências de vitaminas, traumatismo, AVC, tumores, infecções e doenças degenerativas.

O sistema motor dentro do córtex recebe diretivas das áreas de associação. O desempenho de um ato novo requer retroação (*feedback*) constante das áreas sensorial e de associação para se completar, e estudos de neuroimagem funcional demonstraram ativação generalizada do córtex durante atos não especializados. Atos motores memorizados requerem inicialmente a ativação do lobo temporal medial. Com a prática, porém, o desempenho de segmentos cada vez maiores de um ato necessário para alcançar um objetivo se torna codificado dentro de áreas distintas dos córtices pré-motor e parietal, em particular do córtex parietal esquerdo, tendo como resultado uma ativação muito mais limitada do córtex durante atos altamente especializados, com o lobo temporal medial ficando em segundo plano. Esse processo é denominado *corticalização de comandos motores*. Em termos leigos, o processo sugere uma base neuroanatômica para o adágio "a prática leva à perfeição".

Dentro do diencéfalo, o núcleo medial dorsal do tálamo e os corpos mamilares parecem necessários para a formação da memória. Essas duas estruturas estão danificadas nos estados de deficiência de tiamina geralmente observados em alcoolistas crônicos, e sua ativação está associada com a síndrome de Korsakoff. Essa síndrome é caracterizada por incapacidade grave de formar novas memórias e incapacidade variável de lembrar memórias remotas.

O transtorno clínico mais comum de memória é a doença de Alzheimer. Ela se caracteriza patologicamente pela degeneração de neurônios e sua substituição por placas senis e emaranhados neurofibrilares. Estudos clínico-patológicos sugeriram que o declínio cognitivo se correlacione melhor com a perda de sinapses. No início, os lobos parietal e temporal são afetados, com relativa preservação dos lobos frontais. Esse padrão de degeneração está correlacionado com a perda precoce da memória, que é uma função predominante do lobo temporal. Além disso, a compreensão sintática da linguagem e a organização visuoespacial, funções que dependem muito do lobo parietal, são comprometidas cedo no curso da doença de Alzheimer. No entanto, alterações da personalidade, que refletem o funcionamento do lobo frontal, são consequências relativamente tardias. Uma síndrome de degeneração cortical complementar, mais rara, a doença de Pick, afeta primeiro os lobos frontais enquanto preserva o temporal e o parietal. Desinibição e o comprometimento da linguagem expressiva, que são sinais de disfunção frontal, aparecem cedo, com compreensão da linguagem e memória bastante preservadas.

A perda de memória também pode resultar de transtornos das estruturas subcorticais da substância cinzenta, em especial dos gânglios da base e dos núcleos do tronco cerebral, de doença da substância branca ou de transtornos que afetam tanto a substância cinzenta quanto a branca.

Emoção

As experiências emocionais ocupam a atenção de todos os profissionais da saúde mental. As emoções são derivadas de instintos básicos como alimentação, sexo, reprodução, prazer, dor, medo e agressão, que todos os animais compartilham. As bases neuroanatômicas desses instintos parecem estar centralizadas no sistema límbico. As emoções distintamente humanas, como afeição, orgulho, culpa, piedade, inveja e ressentimento, são, em grande parte, aprendidas e muito provavelmente representadas no córtex (ver Lâmina Colorida 1.2-3). A regulação dos instintos parece necessitar de um córtex frontal intacto. Entretanto, a interação complexa das emoções está muito além da compreensão dos neuroanatomistas funcionais. Onde, por exemplo, se situam as representações do id, do ego e do superego? Por qual via os julgamentos éticos e morais são conduzidos? Que processos possibilitam perceber a beleza aos olhos de quem olha? Essas questões filosóficas representam uma verdadeira fronteira para a descoberta humana.

Vários estudos sugeriram que, dentro do córtex, existe uma dicotomia hemisférica da representação emocional. O hemisfério esquerdo abriga a mente analítica, mas pode ter um repertório emocional limitado. Por exemplo, lesões do hemisfério direito, que causam déficits funcionais profundos, podem ser observadas com indiferença pelo hemisfério esquerdo intacto. A negação da doença e da incapacidade de movimentar a mão esquerda em casos de lesão do hemisfério direito é denominada *anosognosia*. No entanto, as lesões do hemisfério esquerdo, que causam afasia profunda, podem desencadear uma depressão catastrófica, enquanto o hemisfério direito intacto se debate com a percepção da perda. O hemisfério direito também parece dominante para afeto, socialização e imagem corporal.

Lesão no hemisfério esquerdo produz transtorno intelectual e perda do aspecto narrativo dos sonhos. No direito, gera transtornos afetivos, perda dos aspectos visuais dos sonhos e falta de resposta a humor, a matizes de metáforas e a conotações. Em experimentos com visão dicótica, duas cenas de conteúdo emocional variado foram exibidas de forma simultânea a cada metade do campo visual e foram percebidas separadamente pelos dois hemisférios. Uma resposta emocional mais intensa ocorreu com as cenas exibidas para o campo visual esquerdo que foram processadas pelo hemisfério direito. Além disso, alterações hemissensoriais representando transtornos conversivos foram repetidas vezes observadas envolvendo a metade esquerda do corpo, com mais frequência do que a direita, uma observação que sugere uma origem no hemisfério direito.

Dentro dos hemisférios, os lobos frontal e temporal têm um papel proeminente nas emoções. O lobo temporal exibe alta frequência de focos epilépticos, e a epilepsia do lobo temporal (ELT) representa um modelo interessante para o papel desse lobo no comportamento. Em estudos de epilepsia, a ativação anormal do cérebro é que é analisada em vez dos déficits na atividade pesquisados em estudos clássicos sobre lesões. A ELT é de interesse particular na psiquiatria porque os pacientes com convulsões do lobo temporal frequentemente manifestam comportamento bizarro sem os movimentos clônicos do grande mal clássico causados por convulsões no córtex motor. Uma personalidade proposta para a ELT é caracterizada por hipossexualidade, intensidade emocional e uma abordagem perseverante às interações, denominada *viscosidade*. Pacientes com ELT esquerda podem produzir referências sobre seu destino pessoal e sobre temas filosóficos e exibir uma visão da vida destituída de humor. Entretanto, indivíduos com ELT direita podem mostrar emotividade excessiva, variando do entusiasmo à tristeza. Embora esses pacientes possam exibir agressividade excessiva entre as crises, a própria crise pode causar medo.

O inverso de uma personalidade ELT aparece em pessoas com lesão bilateral dos lobos temporais após traumatismo craniano, parada cardíaca, encefalite por herpes simples ou doença de Pick. Essa lesão lembra a descrita na síndrome de Klüver-Bucy, um modelo experimental de ablação do lobo temporal em macacos. O comportamento, nessa síndrome, é caracterizado por hipersexualidade, placidez, uma tendência a explorar o ambiente com a boca, incapacidade de reconhecer o significado emocional de estímulos visuais e mudanças constantes da atenção, denominadas *hipermetamorfose*. Em comparação com o espectro de agressão-medo por vezes observado em pacientes com ELT, a ablação experimental completa dos lobos temporais parece produzir uma reação branda e uniforme ao ambiente, possivelmente devido a uma incapacidade de ter acesso a memórias.

Os córtices pré-frontais influenciam o humor de uma forma complementar. Enquanto a ativação do córtex pré-frontal esquerdo parece elevar o humor, a ativação do direito causa depressão. Uma lesão à área pré-frontal esquerda, no nível cortical ou no nível subcortical, anula as influências de elevação do humor normais e produz depressão e choro incontrolável. No entanto, uma lesão comparável à área pré-frontal direita pode produzir riso, euforia e *witzelsucht*, uma tendência a fazer piadas e trocadilhos. Efeitos opostos aos causados por lesões aparecem durante as convulsões, nas quais ocorre ativação anormal e excessiva de um ou do outro córtex pré-frontal. Um foco convulsivo dentro do córtex pré-frontal esquerdo pode causar convulsões gelásticas, por exemplo, nas quais o evento ictal é o riso. Neuroimagens funcionais documentaram hipoperfusão pré-frontal esquerda durante estados depressivos, que se normalizou após a depressão ter sido tratada com sucesso.

Funções do sistema límbico

O sistema límbico foi descrito por James Papez em 1937. O circuito de Papez consiste no hipocampo, no fórnice, nos corpos mamilares, no núcleo anterior do tálamo e no giro do cíngulo (Fig. 1.2-4). Seus limites foram subsequentemente expandidos para incluir a amígdala, o septo, o prosencéfalo basal, o *nucleus accumbens* e o córtex orbitofrontal.

Embora esse esquema crie um circuito anatômico para o processamento emocional, são desconhecidas as contribuições específicas dos componentes individuais, além do hipocampo, ou mesmo se uma determinada sequência de impulsos neurais realmente viaja ao longo de toda a via.

A amígdala parece ser um portal de importância crucial por meio do qual estímulos internos e externos são integrados. As informações dos sentidos primários são interligadas com os instintos internos, como fome e sede, para atribuir significado emocional às experiências sensoriais. A amígdala pode intermediar respostas de medo aprendidas, como ansiedade e pânico, e direcionar a expressão de certas emoções, produzindo um afeto particular. Dados neuroanatômicos sugerem que a amígdala exerça uma influência mais poderosa sobre o córtex, para estimular ou suprimir a atividade cortical, do que o córtex exerce sobre ela. Vias das estações retransmissoras do tálamo enviam separadamente dados sensoriais para a amígdala e para o córtex, mas o efeito subsequente da amígdala sobre o córtex é a mais potente das duas conexões recíprocas. Também foi relatado que lesões da amígdala extirpam a capacidade de diferenciar medo de raiva nas vozes e nas expressões faciais de outras pessoas. Indivíduos com tais lesões podem ter preservada a capacidade de reconhecer felicidade, tristeza ou desgosto. O sistema límbico parece abrigar as áreas de associação emocional, que levam o hipotálamo a expressar os componentes motores e endócrinos do estado emocional.

Medo e agressão

A estimulação elétrica de animais em toda a área subcortical envolvendo o sistema límbico produz reações de raiva (p. ex., rosnar, cuspir e arquear o dorso). Se o animal vai fugir ou atacar, depende da intensidade da estimulação.

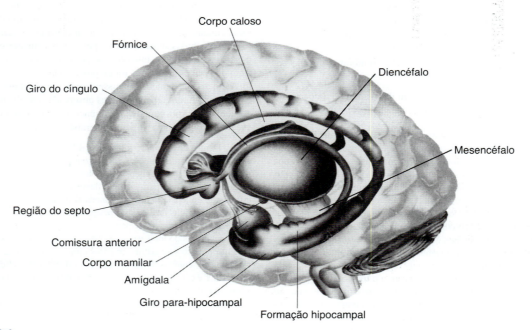

FIGURA 1.2-4
Desenho esquemático das principais estruturas anatômicas do sistema límbico. Os giros do cíngulo e para-hipocampais formam o "lobo límbico", uma margem de tecido localizada ao longo da junção do diencéfalo e dos hemisférios cerebrais. (Adaptada de Hendelman WJ. *Student's Atlas of Neuroanatomy*. Philadelphia: WB Saunders; 1994:179.)

Sistema límbico e esquizofrenia

O sistema límbico tem sido particularmente implicado em estudos neuropatológicos da esquizofrenia. Os bem conhecidos quatro As da esquizofrenia, de Eugen Bleuler – afeto, associações, ambivalência e autismo –, referem-se a funções cerebrais exercidas, em parte, pelas estruturas límbicas. Vários estudos clínico-patológicos encontraram redução no peso da substância cinzenta cerebral, mas não da substância branca, em pessoas com esquizofrenia. Em relatos patológicos, bem como baseados em imagens por ressonância magnética (RM), pessoas com esquizofrenia podem ter volume reduzido do hipocampo, da amígdala e do giro para-hipocampal. A esquizofrenia pode ser uma sequela tardia de um foco epiléptico temporal, com alguns estudos relatando uma associação em 7% dos pacientes com ELT.

Estudos de neuroimagens funcionais demonstraram redução da atividade dos lobos frontais em muitos pacientes com essa condição, particularmente durante tarefas que requerem ação voluntária. Um aumento recíproco na ativação do lobo temporal pode ocorrer durante ações voluntárias, tais como os movimentos dos dedos ou a fala, em pessoas com esquizofrenia. Estudos neuropatológicos demonstraram redução da densidade do neurópilo, o emaranhado de axônios e dendritos dos neurônios nos lobos frontais desses pacientes. Durante o desenvolvimento, a densidade do neurópilo é mais alta em torno do primeiro ano de vida, sendo, depois, reduzida um pouco pela poda sináptica; a densidade se estabiliza durante a infância e é ainda mais reduzida para níveis adultos na adolescência. Uma hipótese para o aparecimento da esquizofrenia nos anos finais da adolescência é que ocorre poda sináptica excessiva nessa fase da vida, resultando em muito pouca atividade frontolímbica. Alguns especialistas sugeriram que hipometabolismo e escassez de conexões interneuronais no córtex pré-frontal possam refletir ineficiências na memória de trabalho, que ocasionam o discurso desconexo e o afrouxamento de associações que caracterizam a esquizofrenia. No momento, as bases moleculares para a regulação da densidade das sinapses dentro do neurópilo são desconhecidas. Outras linhas de investigação visando ao entendimento das bases biológicas desse transtorno documentaram ineficiências na formação de conexões sinápticas corticais na metade do segundo trimestre de gestação, que podem resultar de infecção viral ou de subnutrição. Estudos sobre o neurodesenvolvimento realizados durante a infância encontraram aumento da incidência de anormalidades neurológicas sutis antes do aparecimento do transtorno do pensamento em pessoas que subsequentemente exibiram sinais de esquizofrenia.

Em um estudo fascinante, a tomografia por emissão de pósitrons (PET) foi utilizada para identificar as regiões cerebrais que são ativadas quando uma pessoa ouve a linguagem falada. Um conjunto relevante de estruturas corticais e subcorticais demonstrou aumento do metabolismo quando a fala era processada. Os pesquisadores, então, estudaram um grupo de pacientes com esquizofrenia que estavam vivenciando alucinações auditivas ativas. Durante as alucinações, as mesmas estruturas corticais e subcorticais eram ativadas como o eram pelos sons reais, incluindo o córtex auditivo primário. Ao mesmo tempo, foi observada redução da ativação em áreas que se acredita monitorarem a fala, incluindo o giro temporal médio esquerdo e a área motora suplementar. Esse estudo levanta as questões de qual estrutura cerebral está ativando as alucinações e por quais mecanismos os medicamentos neurolépticos suprimem as alucinações. Evidentemente, as imagens funcionais têm muito a dizer sobre as bases neuroanatômicas da esquizofrenia.

Funções do lobo frontal

Os *lobos frontais*, a região que determina como o cérebro atua sobre seu conhecimento, constituem uma categoria independente. Em estudos neuroanatômicos comparativos, a grande massa desses lobos é o aspecto principal que diferencia o cérebro humano do de outros primatas e que lhe proporciona suas qualidades humanas únicas. Os lobos frontais apresentam quatro subdivisões. As três primeiras – a faixa motora, a área motora suplementar e a área de Brocca – são mencionadas na discussão anterior do sistema motor e da linguagem. A quarta divisão, mais anterior, é o córtex pré-frontal. Ele contém três regiões nas quais lesões produzem síndromes distintas: a *orbitofrontal*, a *dorsolateral* e a *medial*. Estudos que utilizaram coloração definiram conexões recíprocas densas entre o córtex pré-frontal e todas as outras regiões do cérebro. Portanto, uma vez que a anatomia pode prever a função, teoricamente o córtex pré-frontal está conectado para permitir o uso sequencial de toda a gama de funções cerebrais: motivação, atenção e sequência de ações.

As lesões bilaterais dos lobos frontais são caracterizadas por alterações na personalidade – como as pessoas interagem com o mundo. A *síndrome do lobo frontal*, que é mais comumente produzida por trauma, infartos, tumores, lobotomia, esclerose múltipla ou doença de Pick, consiste em lentificação do pensamento, mau julgamento, reclusão social e irritabilidade. Os pacientes em geral exibem indiferença apática às experiências que pode explodir de repente em desinibição impulsiva. As lesões unilaterais desse lobo podem passar despercebidas porque o lobo intacto pode compensá-las com alta eficiência.

Pode ser difícil detectar disfunção do lobo frontal por meio de testes neuropsicológicos formais, altamente estruturados. A inteligência, refletida no quociente de inteligência (QI), pode ser normal, e estudos de neuroimagem funcional têm demonstrado que o QI parece requerer mais ativação do lobo parietal. Por exemplo, durante a administração da Escala de Inteligência Wechsler para Adultos – Revisada (WAIS-R), os níveis mais altos de aumento da atividade metabólica durante tarefas verbais ocorreram no lobo parietal direito. No entanto, a patologia do lobo frontal pode se tornar aparente apenas sob situações da vida real não estruturadas e estressantes.

> Um caso famoso ilustrando o resultado de lesão do lobo frontal envolveu Phineas Gage, um operário da rede ferroviária de 25 anos. Quando estava trabalhando com explosivos, um acidente lançou um pino de ferro através de sua cabeça. Ele sobreviveu, mas os lobos frontais foram gravemente lesionados. Após o acidente, seu comportamento mudou de forma drástica. O caso foi descrito pelo Dr. J. M. Harlow, em 1868, como segue: [George] é caprichoso, irreverente, entregando-se, por vezes, à profanação mais grosseira (o que não era antes seu costume), manifestando o mínimo de deferência por seus colegas, impaciente em relação a regras e conselhos quando estão em conflito com seus desejos... Sua mente mudou radicalmente, de modo tão decisivo que seus amigos e conhecidos afirmaram que ele "não era mais o Gage". (Ver Fig. 1.2-5.)

Em um estudo com homens destros, lesões do córtex pré-frontal direito eliminaram a tendência a utilizar indícios de memória internos, associativos, e levaram a uma tendência extrema a interpretar a tarefa a cumprir em termos de seu contexto imediato. Entretanto, homens destros que tiveram lesões do córtex pré-frontal esquerdo

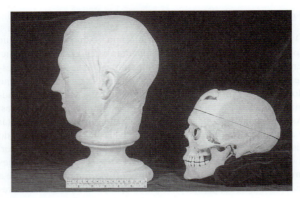

FIGURA 1.2-5
O molde do rosto e o crânio de Phineas Gage. Note o dano à região frontal.

não produziram interpretações dependentes do contexto e interpretaram as tarefas inteiramente em termos de seus próprios impulsos internos. Uma imagem de espelho da lateralização funcional apareceu em indivíduos canhotos. Esse teste, portanto, revelou a associação mais clara conhecida da lateralização funcional cortical superior com a mão dominante do indivíduo. Futuros experimentos nesse sentido tentarão reproduzir esses achados com neuroimagens funcionais. Se confirmados, esses estudos sugerem uma notável complexidade da localização funcional dentro do córtex pré-frontal e também podem ter implicações para o entendimento de doenças psiquiátricas nas quais a patologia pré-frontal tem sido postulada, tais como esquizofrenia e transtornos do humor.

A densa inervação dos lobos frontais por fibras nervosas contendo dopamina é de interesse devido à ação de medicamentos antipsicóticos. No nível clínico, esses fármacos podem ajudar a organizar as associações desconexas de um paciente com esquizofrenia. No nível neuroquímico, a maior parte dos medicamentos antipsicóticos típicos bloqueia as ações da dopamina nos receptores de D_2. Logo, os lobos frontais podem ser um local de ação terapêutica importante para os medicamentos antipsicóticos.

DESENVOLVIMENTO

O sistema nervoso é dividido nos sistemas nervosos central e periférico (SNC e SNP). O SNC consiste no cérebro e na medula espinal; o SNP compreende todas as fibras sensoriais, motoras e autônomas e os gânglios fora do SNC. Durante o desenvolvimento, ambas as divisões originam-se de um precursor comum, o tubo neural, que, por sua vez, é formado a partir das dobras da placa neural, uma especialização do ectoderma, a mais externa das três camadas do embrião primitivo. Durante o desenvolvimento embrionário, o próprio tubo neural torna-se o SNC; o ectoderma imediatamente superficial ao tubo neural se torna a crista neural, que dá origem ao SNP. A formação dessas estruturas requer a comunicação química entre os tecidos vizinhos na forma de moléculas na superfície das células e sinais químicos difusíveis. Em muitos casos, diz-se que uma estrutura formada mais cedo, como a notocorda, *induz* o ectoderma circundante a formar uma estrutura posterior, nesse caso, a placa neural (ver Lâmina Colorida 1.2-6). A identificação dos mediadores químicos da indução de tecidos é uma área de pesquisa ativa. Pesquisadores começaram a examinar se falhas nas interações desses mediadores e de seus receptores poderiam estar na base dos erros no desenvolvimento cerebral que causam psicopatologia.

Migração e conexões neuronais

O ciclo de vida de um neurônio consiste no nascimento da célula, na migração para a posição adulta, na extensão de um axônio, na elaboração de dendritos, na sinaptogênese e, por fim, no início da neurotransmissão química. Os neurônios nascem em zonas de proliferação, em geral localizadas ao longo da superfície interior do tubo neural. No auge da proliferação neuronal na metade do segundo trimestre, 250 mil neurônios nascem a cada minuto. Os neurônios pós-mitóticos migram para o exterior, para suas localizações adultas no córtex, guiados por fibras gliais astrocíticas orientadas no sentido radial. Essa migração neuronal no córtex cerebral ocupa grande parte dos primeiros seis meses de gestação. Para alguns neurônios no córtex pré-frontal, a migração ocorre em uma distância 5 mil vezes o diâmetro do corpo celular do neurônio. A migração neuronal requer um conjunto complexo de interações célula a célula e é suscetível a erros em que os neurônios falham em chegar ao córtex e, em vez disso, se instalam em posições ectópicas. Um grupo desses neurônios posicionados incorretamente é denominado *heterotopia*. Foi demonstrado que as heterotopias neuronais causam epilepsia e estão associadas com retardo mental. Em um estudo neuropatológico do plano temporal de quatro pacientes consecutivos com dislexia, heterotopias foram um achado comum. Recentemente, foi postulado que os neurônios heterotópicos dentro do lobo frontal têm um papel causal em alguns casos de esquizofrenia.

Muitos neurônios produzem axônios à medida que migram, enquanto outros não iniciam o crescimento axonal até terem alcançado seus alvos corticais. Os axônios talâmicos que se projetam para o córtex inicialmente fazem sinapse em uma camada transitória de neurônios denominada *neurônios de subplaca*. No desenvolvimento normal, os axônios em seguida se separam dos neurônios de subplaca e prosseguem superficialmente para fazer sinapse nas células corticais verdadeiras. Os neurônios de subplaca, então, se degeneram. Os cérebros de algumas pessoas com esquizofrenia revelam uma persistência anormal de neurônios de subplaca, sugerindo uma falha em completar a exploração axonal. Entretanto, esse achado não está correlacionado com a presença de esquizofrenia em todos os casos. Uma árvore dendrítica ramificada característica é elaborada quando o neurônio completa a migração. A sinaptogênese ocorre em um ritmo frenético a partir do segundo trimestre até os primeiros 10 anos de vida. O auge da sinaptogênese ocorre nos primeiros 2 anos de vida, quando cerca de 30 milhões de sinapses se formam a cada segundo. O envolvimento dos axônios pelas bainhas de mielina começa no período pré-natal; ele se completa em grande parte na primeira infância, mas só atinge sua extensão total mais tarde, na terceira década de vida. A mielinização do cérebro também é sequencial.

Os neurocientistas estão imensamente interessados no efeito das experiências sobre a formação de circuitos cerebrais nos primeiros anos de vida. Como já foi observado, há muitos exemplos do impacto das primeiras experiências sensoriais sobre as ligações das áreas corticais de processamento sensorial. De forma semelhante, sabe-se que os primeiros padrões de movimento reforçam as conexões neurais na área motora suplementar que dirigem atos motores específicos. Os neurônios formam rapidamente cinco vezes mais conexões sinápticas; então, por meio de um processo darwiniano de eliminação, apenas persistem aquelas sinapses que servem a uma função relevante. Essa poda sináptica parece preservar o estímulo no qual a célula pré-sináptica dispara em sincronia com a célula pós-sináptica, um processo que reforça repetidamente a ativação de circuitos neurais. Um componente molecular que se acredita mediar o reforço sináptico é o receptor de glutamato NMDA pós-sináptico. Esse receptor permite o influxo de íons cálcio apenas quando ativado por glutamato, ao mesmo tempo que a membrana na qual se situa é despolarizada. Portanto, a ligação de glutamato sem despolarização da membrana ou a despolarização da membrana sem ligação de glutamato impedem a ativação do influxo de cálcio. Receptores NMDA abrem-se nos dendritos que são expostos a ativação repetida, e sua ativação estimula a estabilização da sinapse. O cálcio é um mensageiro intracelular crucial que inicia uma cascata de eventos, incluindo regulação de genes e a liberação de fatores tróficos que fortalecem conexões sinápticas particulares. Embora haja menos evidência experimental do papel da experiência na modulação da conectividade sináptica das áreas de associação do que tem sido demonstrado nas áreas sensoriais e motoras, os neurocientistas presumem que mecanismos semelhantes, dependentes de atividade, possam se aplicar em todas as áreas do cérebro.

Neurogênese adulta

Uma descoberta recente notável foi a de que novos neurônios podem ser gerados em certas regiões do cérebro (em particular no giro denteado do hipocampo) em animais adultos, incluindo os humanos. Isso contrasta acentuadamente com a crença anterior de que nenhum neurônio era produzido após o nascimento na maioria das espécies. Essa descoberta tem um impacto profundo no nosso entendimento do desenvolvimento normal, da incorporação de experiências, bem como da capacidade do cérebro de recuperar-se após vários tipos de lesões (ver Lâminas Coloridas 1.2-7 e 1.2-8).

A base neurobiológica das teorias do desenvolvimento

Na esfera das emoções, as primeiras experiências da infância têm estado sob suspeita de ser a causa de psicopatologia desde as mais antigas teorias de Sigmund Freud. O método psicanalítico de Freud visa rastrear os fios das memórias mais remotas da infância de um paciente. Franz Alexander acrescentou o objetivo de permitir que o paciente as revivesse em um ambiente menos patológico, um processo conhecido como uma *experiência emocional corretiva*. Embora os neurocientistas não tenham dados que demonstrem que esse método opera no nível de neurônios e circuitos, resultados que estão surgindo revelam um efeito profundo dos primeiros cuidadores sobre o repertório emocional de um indivíduo adulto. Por exemplo, o conceito de sintonia é definido como o processo pelo qual os cuidadores "reproduzem os sentimentos internos de uma criança". Se as expressões emocionais de um bebê são correspondidas de uma maneira consistente e sensível, certos circuitos emocionais são reforçados. Esses circuitos provavelmente incluam o sistema límbico, em particular a amígdala, que serve como um portal para os circuitos de memória do hipocampo para estímulos emocionais. Em um relato empírico, por exemplo, um bebê cuja mãe repetidas vezes deixava de espelhar seu nível de entusiasmo saiu da infância como uma menina extremamente passiva, que era incapaz de vivenciar emoções ou sentimentos de alegria.

As contribuições relativas da natureza e da criação talvez não sejam em lugar algum mais indistintas do que no amadurecimento das respostas emocionais, em parte porque a localização das emoções dentro do cérebro adulto seja muito mal compreendida. É razoável supor, entretanto, que as reações dos cuidadores durante os 2 primeiros anos de vida de uma criança sejam, algumas vezes, internalizadas como circuitos neurais distintos, não completamente sujeitos a modificação pelas experiências subsequentes. Por exemplo, as conexões dos axônios entre o córtex pré-frontal e o sistema límbico, que provavelmente têm um papel na modulação dos instintos básicos, são estabelecidas entre as idades de 10 e 18 meses. Um trabalho recente sugere que um padrão de experiências aterrorizantes na infância possa afetar a amígdala e levar os circuitos da memória a se tornarem, em especial, alertas a estímulos ameaçadores, à custa dos circuitos para a linguagem e para outras habilidades acadêmicas. Dessa forma, bebês criados em um lar caótico e assustador podem ser neurologicamente desfavorecidos para a aquisição de habilidades cognitivas complexas na escola.

Um correlato adulto dessa cascata de hiperatividade prejudicial da resposta de medo é encontrado no transtorno de estresse pós-traumático (TEPT), no qual as pessoas expostas a um trauma intenso envolvendo morte ou ferimento podem ter sentimentos de medo e impotência por anos após o acontecimento. Um estudo de escaneamento por PET de pacientes com TEPT revelou atividade anormalmente alta na amígdala direita enquanto estavam revivendo suas memórias traumáticas. Pesquisadores formularam a hipótese de que a condição hormonal estressante presente durante o registro das memórias pode ter servido para gravar as memórias no cérebro e impedir seu apagamento pelos circuitos de modulação da memória habituais. Como resultado, as memórias traumáticas exerceram uma influência global e levaram a um estado de constante vigilância, mesmo em situações familiares e seguras.

Pesquisadores nas áreas relacionadas da matemática produziram resultados documentando os efeitos organizadores das primeiras experiências sobre as representações internas do mundo exterior. Desde o tempo de Pitágoras, a música tem sido considerada um ramo da matemática. Uma série de estudos recentes mostrou que grupos de crianças que receberam oito meses de lições intensivas de música clássica durante os anos pré-escolares mais tarde apresentaram raciocínio espacial e matemático bem melhor na escola do que um grupo-controle. Tarefas não musicais, como percorrer labirintos, desenhar figuras geométricas e copiar padrões de blocos de duas cores, foram realizadas com significativamente mais habilidade pelas crianças musicais. A exposição precoce à música, portanto, pode ser a preparação ideal para futura aquisição de habilidades complexas de matemática e engenharia.

Essas observações instigantes sugerem uma base neurológica para as teorias do desenvolvimento de Jean Piaget, Erik Erikson, Margaret Mahler, John Bowlby, Sigmund Freud e outros. A teoria epigenética de Erikson afirma que o comportamento adulto normal resulta da conclusão sequencial, bem-sucedida, de cada um dos estágios da primeira infância e da infância. De acordo com o modelo epigenético, o fracasso em completar um estágio inicial se reflete em desajustes físicos, cognitivos, sociais ou emocionais subsequentes. Por analogia, os dados experimentais que acabamos de discutir sugerem que as primeiras experiências, sobretudo durante a janela crítica da oportunidade para o estabelecimento de conexões neurais, preparam os circuitos básicos para a linguagem, as emoções e outros comportamentos avançados. Evidentemente, as conexões incorretas do cérebro de um bebê podem levar a desvantagens graves mais tarde quando a pessoa tenta se relacionar com o mundo como adulta. Esses achados apoiam a necessidade vital de financiamento público adequado de programas de intervenção precoce, que podem ser os meios mais eficientes para melhorar a saúde mental das pessoas, em termos de custos.

REFERÊNCIAS

Björklund A, Dunnett SB. Dopamine neuron systems in the brain: An update. *Trends Neurosci*. 2007;30:194.

Blond BN, Fredericks CA, Blumberg HP. Functional neuroanatomy of bipolar disorder: Structure, function, and connectivity in an amygdala-anterior paralimbic neural system. *Bipolar Disord*. 2012;14(4):340.

Green S, Lambon Ralph MA, Moll J, Deakin JF, Zahn R. Guilt-selective functional disconnection of anterior temporal and subgenual cortices in major depressive disorder. *Arch Gen Psychiatry*. 2012;69(10):1014.

Katschnig P, Schwingenschuh P, Jehna M, Svehlík M, Petrovic K, Ropele S, Zwick EB, Ott E, Fazekas F, Schmidt R, Enzinger C. Altered functional organization of the motor system related to ankle movements in Parkinson's disease: Insights from functional MRI. *J Neural Transm.* 2011;118:783.

Kringelbach ML, Berridge KC. The functional neuroanatomy of pleasure and happiness. *Discov Med.* 2010;9:579.

Melchitzky DS, Lewis DA. Functional Neuroanatomy. In: Sadock BJ, Sadock VA, Ruiz P, eds. *Kaplan & Sadock's Comprehensive Textbook of Psychiatry.* 9th ed. Philadelphia: Lippincott Williams & Wilkins; 2009.

Morris CA. The behavioral phenotype of Williams syndrome: A recognizable pattern of neurodevelopment. *Am J Med Genet C Semin Med Genet.* 2010;154C:427.

Nguyen AD, Shenton ME, Levitt JJ. Olfactory dysfunction in schizophrenia: A review of neuroanatomy and psychophysiological measurements. *Harv Rev Psychiatry.* 2010;18:279.

Prats-Galino A, Soria G, de Notaris M, Puig J, Pedraza S. Functional anatomy of subcortical circuits issuing from or integrating at the human brainstem. *Clin Neurophysiol.* 2012;123:4.

Sapara A, Birchwood M, Cooke MA, Fannon D, Williams SC, Kuipers E, Kumari V. Preservation and compensation: The functional neuroanatomy of insight and working memory in schizophrenia. *Schizophr Res.* 2014;152:201–209.

Vago DR, Epstein J, Catenaccio E, Stern E. Identification of neural targets for the treatment of psychiatric disorders: The role of functional neuroimaging. *Neurosurg Clin N Am.* 2011;22:279.

Watson CE, Chatterjee A. The functional neuroanatomy of actions. *Neurology.* 2011;76:1428.

Weis S, Leube D, Erb M, Heun R, Grodd W, Kircher T. Functional neuroanatomy of sustained memory encoding performance in healthy aging and in Alzheimer's disease. *Int J Neurosci.* 2011;121:384.

Zilles K, Amunts K, Smaers JB. Three brain collections for comparative neuroanatomy and neuroimaging. *Ann N Y Acad Sci.* 2011;1225:E94.

▲ 1.3 Desenvolvimento neural e neurogênese

O cérebro humano é um sistema complexo em termos estruturais e funcionais que exibe modificações contínuas em resposta a experiência e a doença. Os sistemas anatômicos e neuroquímicos que estão na base das funções cognitivas, sociais, emocionais e sensório-motoras do sistema nervoso maduro se originam de populações de neurônios e de células da glia que surgem durante os primeiros períodos do desenvolvimento.

Um entendimento dos mecanismos moleculares e celulares que intermedeiam o desenvolvimento do sistema nervoso é fundamental na psiquiatria porque as anormalidades dos processos do desenvolvimento contribuem para muitos transtornos cerebrais. Embora uma base evolutiva possa não ser surpreendente em transtornos da primeira infância, como autismo, retardo mental do X frágil e síndrome de Rett, mesmo doenças maduras, incluindo a esquizofrenia e a depressão, refletem fatores ontogenéticos. Por exemplo, evidências de patologia cerebral e de neuroimagens indicam que há reduções nos volumes da região do prosencéfalo, nos números de neurônios e de células da glia e de algumas classes de interneurônios na esquizofrenia que são aparentes no momento do diagnóstico. De modo semelhante, no autismo, o crescimento inicial do cérebro é anormalmente aumentado, e são observadas anormalidades da organização celular que refletem distúrbios nos processos básicos de proliferação e migração de células. Quando há regulação anormal do desenvolvimento inicial do cérebro, uma base de populações de neurônios alterados, que podem diferir em tipos, números e posições nas células, é estabelecida, ou conexões anormais, com consequências para as populações gliais interativas, podem ser elaboradas. Com o progressivo desenvolvimento pós-natal, os sistemas cerebrais em processo de amadurecimento convocam neurônios componentes para alcançar níveis cada vez mais altos de processamento de informações complexas, que pode ser deficiente no caso de as condições iniciais serem perturbadas. Novas propriedades neurais emergem durante o amadurecimento à medida que as populações de neurônios elaboram redes funcionais adicionais baseadas em experiências contínuas e modificadas por elas. Dado o caráter dinâmico do cérebro, podemos esperar que as anormalidades do desenvolvimento em populações e sistemas neurais, causadas por fatores genéticos e ambientais, se manifestem em diferentes momentos na vida de uma pessoa.

VISÃO GERAL DO DESENVOLVIMENTO MORFOLÓGICO DO SISTEMA NERVOSO

Ao pensarmos sobre o desenvolvimento do cérebro, vários princípios gerais precisam ser considerados. Primeiro, diferentes regiões cerebrais e populações de neurônios são geradas em momentos distintos do desenvolvimento e exibem planos temporais específicos. Isso tem implicações para as consequências de insultos específicos do desenvolvimento, tal como a produção de autismo após exposição fetal ao medicamento talidomida durante o 20º ao 24º dias de gestação. Segundo, a sequência de processos celulares abrangendo a ontogenia prediz que anormalidades nos eventos iniciais levam necessariamente a diferenças nos estágios subsequentes, embora nem todas as anormalidades possam ser acessíveis a nossos instrumentos clínicos. Por exemplo, é provável que um déficit no número de neurônios leve a reduções nos processos dos axônios e ao embainhamento da substância branca no cérebro maduro. Entretanto, no nível clínico, visto que as células da glia superam os neurônios na proporção de 8 para 1, a população dessas células, os oligodendrócitos, e sua mielina aparecem como substância branca alterada em neuroimagens com pouca evidência de um distúrbio neuronal. Terceiro, é evidente que sinais moleculares específicos, como os fatores de crescimento extracelular e os receptores cognatos ou fatores de transcrição, desempenham papéis em diversos estágios do desenvolvimento celular. Por exemplo, tanto o fator de crescimento semelhante a insulina tipo I (IGF-I) como o fator neurotrófico derivado do cérebro (BDNF) regulam inúmeros processos celulares durante a geração de desenvolvimento e a função madura dos neurônios, incluindo proliferação celular, promoção da sobrevivência, migração de neurônios, desenvolvimento de processos e as modificações sinápticas momentâneas (plasticidade) subjacentes à aprendizagem e à memória. Portanto, as mudanças na expressão ou na regulação de um ligando ou de seu receptor, por experiência, insultos ambientais ou mecanismos genéticos, terão efeitos sobre inúmeros processos em desenvolvimento e maduros.

Placa neural e neurulação

O sistema nervoso do embrião humano aparece entre a 2ª e a 4ª semanas de gestação. Durante o desenvolvimento, o surgimento de novos tipos de células, incluindo os neurônios, resulta de interações entre camadas de células vizinhas. No 13º dia de gestação, o embrião consiste em um folheto de células. Após a gastrulação (décimo quarto a décimo quinto dias), que forma um embrião de dois folhetos de células composto por ectoderma e endoderma, a região da placa neural do ectoderma é delineada pelo mesoderma subjacente, que aparece no 16º dia. O mesoderma é formado por células que entram por um sulco na linha média do ectoderma chamado de linha primitiva. Depois da migração, a camada mesodérmica se localiza entre o ectoderma e o endoderma e induz o ectoderma sobreposto a formar a placa neural. A indução geralmente envolve a liberação de fatores de crescimento solúveis de um grupo de células, que, por sua vez, ligam os receptores nas células vizinhas, ocasionando mudan-

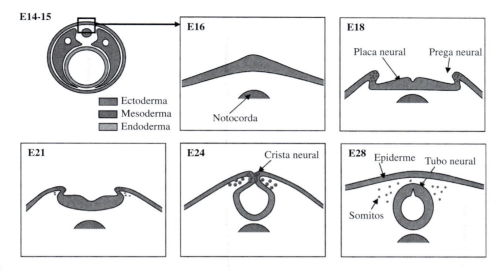

FIGURA 1.3-1
Mecanismos da neurulação. A neurulação começa com a formação de uma placa neural em resposta a fatores de crescimento solúveis liberados pela notocorda subjacente. A placa neural origina-se como um espessamento do ectoderma que resulta de células epiteliais cuboides assumindo o formato de coluna. Com mudanças adicionais na forma e adesão das células, as bordas da placa dobram e se elevam, encontrando-se na linha média para formar um tubo. As células nos topos das pregas neurais situam-se entre o tubo neural e a epiderme sobrejacente, formando a crista neural, que dá origem ao sistema nervoso periférico e a outras estruturas. (De Sadock BJ, Sadock VA, Ruiz P. *Kaplan & Sadock's Comprehensive Textbook of Psychiatry*. 9th. ed. Philadelphia: Lippincott Williams & Wilkins; 2009:44.)

ças nos fatores de transcrição nuclear que controlam a expressão gênica a jusante. Em alguns casos, há o envolvimento de mecanismos mediados pelo contato entre as células. Na seção sobre padronização gênica, a seguir, são abordados os papéis importantes dos fatores de crescimento solúveis e a expressão do fator de transcrição.

A placa neural, cuja indução se completa em 18 dias, é um folheto de epitélio colunar cercado por epitélio ectodérmico. Após a formação, as bordas da placa se elevam, formando as pregas neurais. Subsequentemente, alterações no citoesqueleto intracelular e na junção célula-matriz extracelular fazem as pregas se fundirem na linha média, um processo denominado neurulação, formando o tubo neural, uma cavidade central prenunciando o sistema ventricular (Fig. 1.3-1). A fusão se inicia na região cervical, no nível do rombencéfalo (medula e ponte), e continua no sentido rostral e caudal. A neurulação ocorre com 3 a 4 semanas de gestação em humanos, e sua falha resulta em anencefalia rostralmente e espinha bífida caudalmente. Os defeitos da neurulação são bem conhecidos após exposição a ácido retinoico em preparações dermatológicas e anticonvulsivantes, bem como a dietas deficientes em ácido fólico.

Outro produto da neurulação é a crista neural, cujas células derivam das bordas da placa neural e do tubo neural dorsal. A partir dessa posição, as células da crista neural migram dorsolateralmente sob a pele para formar melanócitos e ventromedialmente para formar os gânglios sensoriais da raiz dorsal e cadeias simpáticas do sistema nervoso periférico e gânglios do sistema nervoso entérico. Entretanto, essa crista dá origem a diferentes tecidos, incluindo células dos sistemas neuroendócrino, cardíaco, mesenquimatoso e esquelético, formando a base de muitas síndromes congênitas que envolvem o cérebro e outros órgãos. A crista neural tem origem na borda do ectoderma neural e epidermal, e sua geração de melanócitos forma a base dos transtornos neurocutâneos, incluindo esclerose tuberosa e neurofibromatose. Por fim, outra estrutura não neuronal de origem mesodérmica formada durante a neurulação é a notocorda, encontrada no lado ventral do tubo neural. Como pode ser visto a seguir, a notocorda desempenha um papel fundamental durante a diferenciação do tubo neural, uma vez que é uma fonte sinalizadora de fatores de crescimento solúveis, como a proteína *sonic hedgehog* (Shh), que afetam a padronização gênica e a determinação celular.

Diferenciação regional do sistema nervoso embrionário

Após o fechamento, o tubo neural expande-se de forma diferenciada para formar subdivisões morfológicas importantes que precedem as principais divisões funcionais do cérebro. Essas subdivisões são importantes em termos de desenvolvimento, porque diferentes regiões são geradas de acordo com esquemas específicos de proliferação e subsequente migração e diferenciação. O tubo neural pode ser descrito em três dimensões, incluindo longitudinal, circunferencial e radial. A dimensão longitudinal reflete a organização rostrocaudal (anterior-posterior), que mais simplesmente consiste no cérebro e na medula espinal. A organização na dimensão circunferencial, tangencial à superfície, representa dois eixos principais: no eixo dorsoventral, grupos de células estão posicionados de forma singular de cima para baixo. Também no eixo medial para lateral, há uma simetria em imagem de espelho, coerente com a simetria direita-esquerda do corpo. Por fim, a dimensão radial representa a organização da camada celular mais interna adjacente aos ventrículos para a superfície mais externa e exibe camadas de células específicas da região. Com 4 semanas, o cérebro humano é dividido longitudinalmente em prosencéfalo, mesencéfalo e rombencéfalo. Com 5 semanas, essas três subdivisões, ou "vesículas", dividem-se ainda em outras cinco, compreendendo o prosencéfalo, que forma o telencéfalo (incluindo córtex, hipocampo e gânglios da base) e o diencéfalo (tálamo e hipocampo), o mesencéfalo e o rombencéfalo, gerando o metencéfalo (ponte e cerebelo) e o mielencéfalo (medula). A transformação morfológica em cinco vesículas depende da proliferação, específica da região, de células precursoras adjacentes aos ventrículos, as chamadas zonas ventriculares (ZVs). Conforme será discutido mais adiante, a proliferação depende intimamente de

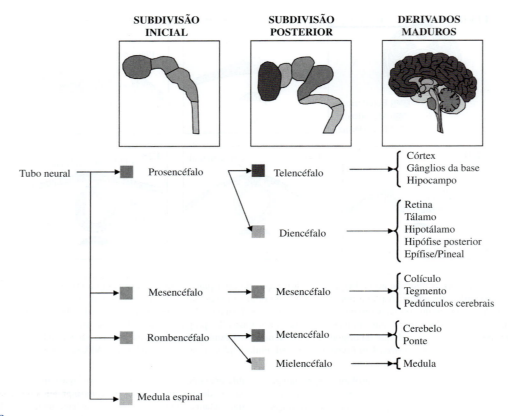

FIGURA 1.3-2
Progressão da diferenciação regional do cérebro. Logo após a neurulação, o tubo neural se diferencia em quatro regiões (prosencéfalo, mesencéfalo, rombencéfalo e medula espinal) que, depois de divisões posteriores e amadurecimento, dão origem às diferentes estruturas cerebrais. (De Sadock BJ, Sadock VA, Ruiz P. *Kaplan & Sadock's Comprehensive Textbook of Psychiatry*. 9th. ed. Philadelphia: Lippincott Williams & Wilkins; 2009:45.)

fatores de crescimento solúveis fabricados pelas próprias células em proliferação ou liberados dos centros sinalizadores regionais. Por sua vez, a produção do fator de crescimento e a expressão do receptor cognato também dependem de genes padronizantes específicos da região. Sabemos agora que os precursores de ZV, que parecem morfologicamente homogêneos, expressam uma série de determinantes genéticos moleculares em padrão de tabuleiro de damas que controlam a geração de tipos específicos de neurônios em cada domínio (Fig. 1.3-2).

Na dimensão circunferencial, a organização começa muito cedo e se estende ao longo de muitas subdivisões rostrocaudais. Na medula espinal, a maioria dos tecidos compreende as placas laterais, que depois se dividem em placas dorsais ou alares, compostas de interneurônios sensoriais, e placas motoras ou basais, consistindo em neurônios motores ventrais. Duas outras placas muito pequenas, denominadas placa do assoalho e placa do teto, são praticamente ausentes na maturidade; entretanto, têm papéis reguladores fundamentais como centros sinalizadores do fator de crescimento no embrião. Na verdade, a placa do assoalho, em resposta a Shh da notocorda localizada ventralmente, produz sua própria Shh, que, por sua vez, induz células vizinhas na medula espinal ventral e no tronco cerebral a expressarem fatores de transcrição específicos da região que definem o fenótipo e a função das células. Por exemplo, em combinação com outros fatores, a Shh da placa do assoalho induz precursores do mesencéfalo a se diferenciarem em neurônios secretores de dopamina da substância negra. De forma semelhante, a placa do teto secreta fatores de crescimento, tais como as proteínas morfogenéticas ósseas (BMPs), que induzem o destino celular dos neurônios dorsais na medula espinal. Na ausência da placa do teto, estruturas dorsais, como o cerebelo, não conseguem se formar, e estruturas hipocampais da linha média estão ausentes. Por fim, na dimensão radial, a organização das camadas é específica da subdivisão, produzida por proliferação diferencial de precursores de ZV e migração celular, como será descrito mais adiante.

As zonas proliferativas ventricular e subventricular

Os padrões distintos de proliferação e migração de precursores em diferentes regiões geram a organização radial do sistema nervoso. Em cada subdivisão longitudinal, o tamanho da população final de uma região do cérebro depende da interação da neurogênese regulada com a morte celular programada. Conceitos tradicionais sugeriram que havia produção celular excessiva em toda parte e que a regulação do número final de células era alcançada principalmente após a neurogênese por meio de morte celular seletiva intermediada por fatores de sobrevivência (tróficos) derivados do alvo. Sabemos agora que os genes padronizantes, que serão discutidos posteriormente, têm papéis importantes na orientação da proliferação dos precursores regionais e que a morte celular programada ocorre em vários estágios. Por consequência, em doenças caracterizadas por regiões cerebrais menores do que o normal, como a esquizofrenia, pode haver uma falha em gerar neurônios inicialmente, em oposição à geração normal com perda celular subsequente.

Padrões radiais e tangenciais de neurogênese e migração

De interesse para a psiquiatria, o córtex cerebral é o modelo paradigmático da neurogênese "de dentro-para-fora". Inúmeros estudos relatam agora mutações genéticas específicas para diferentes malformações corticais que alteram a neurogênese, a migração e a organização celular, aumentando, desse modo, nosso conhecimento do desenvolvimento cortical tanto normal quanto fisiopatológico. Derivadas das vesículas telencefálicas do prosencéfalo embrionário, as camadas de seis células características representam uma base citoarquitetônica e fisiológica comum para a função neurocortical. Dentro de cada camada, os neurônios exibem morfologias axodendríticas relacionadas, usam neurotransmissores comuns e estabelecem conexões aferentes e eferentes semelhantes. De modo geral, os neurônios piramidais na camada 3 estabelecem sinapses dentro e entre os hemisférios corticais, enquanto os neurônios das camadas mais profundas 5/6 se projetam principalmente para os núcleos subcorticais, incluindo o tálamo, o tronco cerebral e a medula espinal. A maioria dos neurônios corticais tem origem na ZV do prosencéfalo. Nos estágios iniciais, as primeiras células pós-mitóticas migram para fora da ZV para estabelecer uma camada superficial denominada pré-placa. Dois tipos importantes de células compreendem as células de Cajal-Retzius da pré-placa, que formam a camada 1 mais externa, ou zona marginal, e os neurônios da subplaca, que se localizam abaixo da futura camada 6. Essas regiões distintas se formam quando neurônios tardios da placa cortical migram dentro da pré-placa e a dividem em dois (Fig. 1.3-3).

Uma descoberta recente, postulada durante anos, mudou a visão das origens das populações de neurônios corticais envolvidas em doenças do cérebro humano. Experimentos de rastreamento de neurônios em cultura e *in vivo* demonstram que o neocórtex, um derivado do prosencéfalo dorsal, também é povoado por neurônios gerados no prosencéfalo ventral (ver Fig. 1.3-3). Estudos moleculares dos genes padronizantes, em especial o *Dlx*, apoiam fortemente esse modelo (ver a seguir). Por sua vez, com os neurônios piramidais excitatórios, a maioria esmagadora de interneurônios inibitórios secretores de ácido γ-aminobutírico (GABA) origina-se de precursores mitóticos das eminências ganglionares que geram os neurônios dos gânglios da base. Subgrupos de interneurônios também secretam neuropeptídeos, como o neuropeptídeo Y (NPY) e somatostatina, e expressam enzimas geradoras de óxido nítrico (NOS). Não associados com a glia radial da ZV cortical, esses interneurônios GABA alcançam a placa cortical migrando tangencialmente, ou na zona marginal superficial, ou em uma posição profunda acima da ZV, a região da subplaca onde os aferentes talâmicos também estão se desenvolvendo. Significativamente, nos cérebros de pacientes com esquizofrenia, o córtex pré-frontal exibe uma densidade reduzida de

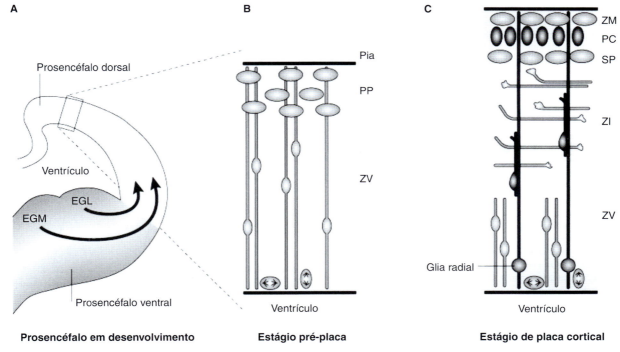

FIGURA 1.3-3
Desenho esquemático da migração radial e tangencial durante o desenvolvimento do córtex. **A.** A secção coronal de uma metade do prosencéfalo em desenvolvimento de um rato. O prosencéfalo dorsal dá origem ao córtex cerebral. As eminências ganglionares mediais (EGMs) e as eminências ganglionares laterais (EGLs) do prosencéfalo ventral geram os neurônios dos gânglios da base e os interneurônios corticais. As *setas* indicam a rota de migração tangencial para os interneurônios de ácido γ-aminobutírico (GABA) para o córtex. A área da caixa (ampliada em **B** e **C**) mostra o córtex em desenvolvimento nos estágios inicial e tardio. **B.** No prosencéfalo dorsal, a primeira coorte de neurônios pós-mitóticos migra para fora da zona ventricular (ZV) e cria uma pré-placa (PP) abaixo da superfície pial. **C.** Neurônios pós-mitóticos subsequentes irão migrar ao longo da glia radial através da zona intermediária (ZI) e assumir posição no meio da pré-placa, criando uma placa cortical (PC) entre a zona marginal (ZM) externa e a subplaca (SP) interna. Por fim, a PC será composta de seis camadas que se formam sequencialmente, migrando em um padrão "de dentro para fora". Os processos horizontais na ZI representam terminais do axônio dos aferentes talâmicos. (De Nadarajah B, Parnavelas JG. Modes of neuronal migration in the developing cerebral cortex. *Nat Neurosci*. 2002;3:423, com permissão.)

interneurônios na camada 2. Além disso, há uma regulação ascendente da ligação do receptor de $GABA_A$, uma possível compensação funcional, bem como uma deficiência relativa de neurônios que expressam NOS. Essas observações levaram à hipótese de que a esquizofrenia se deve a redução da atividade GABAérgica. A origem dos interneurônios GABA das eminências ganglionares e sua associação com genes padronizantes específicos levantam novos modelos genéticos de acusação de doenças e possíveis estratégias para intervenção na doença. Portanto, mais amplamente, o desenvolvimento cortical normal depende de um equilíbrio de dois padrões principais de neurogênese e migração, consistindo em migração radial de neurônios excitatórios da ZV do prosencéfalo dorsal e migração de neurônios inibitórios do prosencéfalo ventral.

Em contraste com a neurogênese "de-dentro-para-fora" observada no córtex, regiões mais antigas em termos filogenéticos, como o hipotálamo, a medula espinal e o giro denteado do hipocampo, exibem a ordem inversa de geração de células. Os neurônios pós-mitóticos formados primeiro localizam-se na superfície, e as células geradas por último, na direção do centro. Embora esse padrão "de fora-para-dentro" pudesse refletir deslocamento celular passivo, a glia radial e as moléculas sinalizadoras de migração específicas estão claramente envolvidas. Além disso, as células nem sempre estão localizadas em extensão direta a seu *locus* de geração de ZV. Antes, alguns grupos de células migram para locais específicos, como é observado para os neurônios dos núcleos olivares inferiores.

De fundamental importância na psiquiatria, o hipocampo demonstra padrões de neurogênese e migração tanto radiais quanto não radiais. A camada de células piramidais, 1 a 3 neurônios do corno de Ammon (CA), é gerada em regra de fora-para-dentro no prosencéfalo dorsomedial por um período distinto, de 7 a 15 semanas de gestação, e exibe padrões de migração complexos. No entanto, a outra população importante, os neurônios granulares do giro denteado, começam a aparecer na 18ª semana e exibem neurogênese pós-natal prolongada, originando-se de diversas zonas proliferativas secundárias de migração. Em ratos, por exemplo, a neurogênese granular se inicia no 16º dia embrionário (E16) com proliferação na ZV do prosencéfalo. Em E18, um agregado de precursores migra ao longo de uma rota subpial no próprio giro denteado, onde geram neurônios granulares *in situ*. Após o nascimento, dá-se outra migração, localizando precursores proliferativos no hilo denteado, que persiste até 1 mês de vida. Depois disso, os precursores granulares se movem para uma camada logo abaixo do giro denteado, denominada zona subgranular (ZSG), que produz neurônios ao longo de toda a vida em ratos adultos, primatas e humanos. Em roedores, os precursores de ZSG proliferam em resposta a isquemia cerebral, lesão de tecido e convulsões, bem como a fatores de crescimento. Também, a diminuição do volume hipocampal relatada na esquizofrenia levanta a possibilidade de que a neurogênese desordenada tenha um papel na patogenia, ou como uma base para a disfunção, ou como uma consequência de lesões cerebrais, compatível com as associações de infecções gestacionais com manifestação de doença.

Por fim, uma combinação diferente de migração radial e não radial é observada no cerebelo, uma região do cérebro recentemente reconhecida contendo funções importantes em tarefas não motoras, com particular importância para os transtornos do espectro autista. Exceto pelas células granulares, os outros neurônios principais, incluindo Purkinje e núcleos profundos, originam-se da ZV primária do quarto ventrículo, coincidente com outros neurônios do tronco cerebral. Em ratos, isso ocorre em E13 a E15, e, em humanos, entre o 5ª e a 7ª semanas de gestação. Os neurônios granulares, bem como os interneurônios em cesta e estrelados, têm origem na zona proliferativa secundária, a camada celular germinativa externa (CGE), que recobre o cerebelo do recém-nascido no nascimento. Os precursores de CGE surgem na ZV do quarto ventrículo e migram dorsalmente através do tronco cerebral para alcançar essa posição superficial. A CGE dos ratos prolifera por 3 semanas, gerando mais neurônios do que em qualquer outra estrutura, enquanto, em humanos, os precursores de CGE existem por pelo menos 7 semanas e até 2 anos. Quando um precursor de CGE para de proliferar, o corpo celular afunda abaixo da superfície e desenvolve processos bilaterais que se estendem no sentido transversal na camada molecular, e então o soma migra mais para baixo na camada granular interna (CGI). As células alcançam a CGI ao longo da glia especializada de Bergmann, que exerce funções de orientação semelhantes às da glia radial. Entretanto, nesse caso, as células iniciam-se em uma zona proliferativa secundária que gera apenas neurônios da linhagem de células granulares, indicando um destino neural restrito. Clinicamente, essa população pós-natal em bebês torna a neurogênese granular cerebelar vulnerável a infecções da primeira infância e um alvo indesejável de diversas drogas terapêuticas, como os esteroides, bem conhecidos por inibir a proliferação celular. Além disso, o controle da proliferação nessa população de células-tronco é perdido no tumor cerebral comum da infância, o meduloblastoma (ver Fig. 1.3-4).

Morte celular do desenvolvimento

Durante o desenvolvimento do sistema nervoso, a eliminação de células aparentemente é necessária para coordenar as proporções de interações de células neurais. A morte celular do desenvolvimento é uma morte de células reprodutível, espacial e temporalmente limitada, que ocorre durante o desenvolvimento do organismo. Foram descritos três tipos de morte celular do desenvolvimento: (1) morte celular filogenética, que remove estruturas em uma espécie que serviram evolutivamente a anteriores, tal como a cauda ou os nervos vomeronasais; (2) morte celular morfogenética, que esculpe os dedos a partir da pá em-

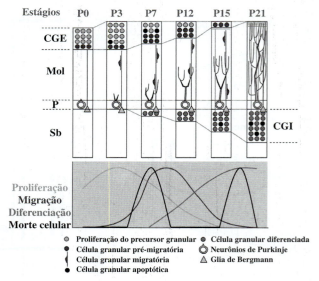

FIGURA 1.3-4
Neurogênese, migração e diferenciação de células granulares durante o desenvolvimento cerebelar. Os precursores de células granulares proliferam na camada germinal externa. Após sair do ciclo celular, migram através da camada molecular e passam os neurônios de Purkinje para alcançar a camada granular interna onde se diferenciam e fazem sinapses. Os neurônios que não migram adequadamente ou que não estabelecem conexões sinápticas apropriadas sofrem apoptose. CGE, camada celular germinal externa; Mol, camada molecular; P, camada celular de Purkinje; CGI, camada celular germinal interna; Sb, substância branca. (De Sadock BJ, Sadock VA, Ruiz P. *Kaplan & Sadock's Comprehensive Textbook of Psychiatry*. 9th ed. Philadelphia: Lippincott Williams & Wilkins; 2009:48.)

brionária e é necessária para formar as vesículas ópticas, bem como o tubo neural caudal; e (3) morte celular histogenética, um processo generalizado que permite a remoção de células selecionadas durante o desenvolvimento de regiões cerebrais específicas. Inúmeros estudos se concentraram na morte celular histogenética, cujo impacto varia entre as regiões cerebrais, mas que pode afetar 20 a 80% dos neurônios em algumas populações. Um papel importante da morte celular do desenvolvimento foi proposto na década de 1980 com base no paradigma do fator de crescimento do nervo, sugerindo que, após a neurogênese, os neurônios competem por fatores tróficos. Nesse modelo, a sobrevivência dos neurônios em processo de diferenciação dependia de forma absoluta do estabelecimento de conexões dos axônios com os alvos corretos a fim de obter fatores de crescimento promotores da sobrevivência (tróficos), como as neurotrofinas. De outro modo, eles seriam eliminados pela morte celular programada. Pensa-se que esse processo competitivo garanta a devida correspondência de novas populações neuronais com o tamanho de seu campo-alvo. Embora tais interações estejam envolvidas no controle da degeneração celular, esse modelo é excessivamente simplista: a morte celular do desenvolvimento também ocorre em precursores neurais e em neurônios imaturos, antes que quaisquer contatos sinápticos sejam estabelecidos.

Apoptose. Morte celular apoptótica, ou apoptose, é o tipo principal de degeneração celular do desenvolvimento. A apoptose, ou "morte celular programada", envolve moléculas específicas que têm atividades enzimáticas, como as proteases aspartato específicas contendo cisteína, também chamadas "caspases", que participam nos mecanismos intracelulares complexos. Inúmeros sinais (pró-apoptóticos e antiapoptóticos) convergem para regular as vias sinalizadoras comuns. De importância para a psiquiatria, tanto a morte celular do desenvolvimento como a patológica envolvem muitas das mesmas cascatas de sinalização. Uma falha em inibir a apoptose está envolvida nos cânceres e nas doenças autoimunes (esclerose múltipla), enquanto a estimulação excessiva da apoptose é observada em doenças neurodegenerativas, durante o desenvolvimento (doença de Huntington, doenças lisossômicas e leucodistrofia), assim como no envelhecimento (doenças de Alzheimer e de Parkinson). Morte celular apoptótica em massa também é observada durante lesões cerebrais do desenvolvimento adquiridas, como síndrome hipóxico-isquêmica, síndrome alcoólica fetal, e exposição a radiações ionizantes e neurointoxicantes. Desse modo, a desregulação da morte celular apoptótica durante o desenvolvimento pode levar a anormalidades cerebrais graves, que podem se manifestar apenas mais tarde como comprometimentos funcionais maduros.

A morte celular programada é um processo necessário durante o neurodesenvolvimento, uma vez que a deleção genética de caspases em embriões de camundongos produz cérebros hipertrofiados e desorganizados com especificidade regional marcante. Ela ocorre em diversos estágios de desenvolvimento do sistema nervoso, interagindo com a neurogênese e a diferenciação com mecanismos precisos e complexos. Visto que muitas neuropatologias também envolvem desregulação da apoptose, estudos futuros prometem o esclarecimento e o tratamento de doenças neurológicas.

O CONCEITO DE PADRONIZAÇÃO NEURAL

Princípios da função

A conversão morfológica do sistema nervoso ao longo dos estágios embrionários, da placa neural passando pelo tubo neural às vesículas cerebrais, é controlada por interações entre fatores extracelulares e programas genéticos intrínsecos. Em muitos casos, os sinais extracelulares são fatores de crescimento solúveis secretados a partir dos centros sinalizadores regionais, como a notocorda, as placas do assoalho, ou do teto, ou o tecido mesenquimatoso circundante. A capacidade do precursor de responder (a competência) depende da expressão do receptor cognato, que é determinada pelos genes padronizantes cujas proteínas regulam a transcrição gênica. A nova observação surpreendente é que as subdivisões do telencéfalo embrionário que eram, a princípio, baseadas em diferenças de maturidade na morfologia, na conectividade e nos perfis neuroquímicos também são diferenciadas em termos embrionários por padrões distintos de expressão gênica. Os modelos clássicos sugeriram que o córtex cerebral teria sido gerado como uma estrutura razoavelmente homogênea, diferentemente da maioria dos epitélios, com áreas funcionais individuais especificadas relativamente tarde, após a formação da camada cortical, pela incorporação de axônios aferentes do tálamo. Em marcante contraste, estudos recentes indicam que os próprios precursores da ZV proliferativa exibem determinantes moleculares regionais, um "protomapa", que os neurônios pós-mitóticos carregam com eles à medida que migram ao longo da glia radial para a placa cortical. Por consequência, os aferentes talâmicos inervantes podem servir para modular apenas os determinantes moleculares intrínsecos do protomapa. De fato, em duas mutações genéticas diferentes, *Gbx2* e *Mash1*, nas quais a inervação talamocortical é interrompida, a expressão de genes padronizantes corticais prossegue inalterada. No entanto, o crescimento do aferente talâmico pode ser direcionado por genes padronizantes e, em sequência, desempenhar papéis na modulação dos padrões de expressão regional. Desse modo, os processos dependentes de experiência podem contribuir menos para a especialização cortical do que foi originalmente postulado.

O termo "genes padronizantes" denota famílias de proteínas que servem sobretudo para controlar a transcrição de outros genes, cujos produtos incluem outros fatores de transcrição ou proteínas envolvidos nos processos celulares, como proliferação, migração ou diferenciação. De modo característico, as proteínas do fator de transcrição contêm dois domínios principais, um que liga as regiões dos genes promotoras de DNA, e o outro que interage com outras proteínas, sejam fatores de transcrição ou componentes de segundos mensageiros intracelulares. É notável que os fatores de transcrição formem complexos de proteínas multiméricas para controlar a ativação gênica. Portanto, um único fator de transcrição terá diferentes papéis em inúmeros tipos e processos celulares, de acordo com outros fatores presentes, o chamado ambiente celular. A natureza combinatória da regulação do promotor gênico leva a uma diversidade de desfechos funcionais quando um único gene padronizante é alterado. Além disso, visto que as interações de proteínas dependem de afinidades entre elas, pode haver alterações complexas quando o nível de expressão de um único fator é alterado. Isso pode ser um mecanismo importante de variação humana e de suscetibilidade a doença, uma vez que polimorfismos em promotores de genes, conhecidos por sua associação com doença humana, podem alterar os níveis de produtos proteicos do gene. Um fator de transcrição pode estar associado primariamente com um padrão em uma baixa concentração, mas com outro em um título mais alto. A natureza multimérica dos complexos regulatórios permite que um único fator estimule um processo enquanto ao mesmo tempo inibe outro. Durante o desenvolvimento, um gene padronizante pode, portanto, promover um evento, digamos a geração de neurônios, estimulando um promotor de gene, enquanto de forma simultânea sequestra outro fator de um promotor diferente cuja atividade seja necessária para um fenótipo alternativo, tal como o destino da célula glial. Por fim, os fatores com frequência exibem funções regulatórias cruzadas, em que um fator regula negativamente a expressão de outro. Essa atividade leva ao estabelecimento de limites de tecido, permitindo a formação de subdivisões regionais, como os gânglios da base e o córtex cerebral no prosencéfalo.

Além das interações combinatórias, os genes padronizantes exibem sequências temporais distintas de expressão e função, agindo de forma hierárquica. Hierarquias funcionais foram estabelecidas de maneira experimental com abordagens genéticas, seja deletando um gene (perda de função), seja expressando-o excessivamente/ectopicamente (ganho de função), e definindo as consequências para o desenvolvimento. No nível mais geral, as análises genéticas indicam que genes padronizantes restritos à região participam na especificação da identidade e, portanto, da função das células nas quais são expressos. Subdivisões do cérebro, e do córtex cerebral, em particular, são identificadas por expressão gênica regionalizada na ZV proliferativa do tubo neural, levando a subsequente diferenciação de tipos distintos de neurônios em cada região madura (pós-mitótica). Desse modo, o protomapa da ZV embrionária aparentemente prediz as regiões corticais que irá gerar e pode instruir a sequência temporal hierárquica da expressão do gene padronizante. Parece que os genes diferentes estão na base dos diversos estágios de desenvolvimento do cérebro, incluindo o seguinte: (1) determinar que o ectoderma dará origem ao sistema nervoso (em oposição à pele); (2) definir o caráter dimensional de uma região, tal como a identidade posicional nos eixos dorsoventral ou rostrocaudal; (3) especificar a classe da célula, tal como neurônio ou glia; (4) definir quando cessa a proliferação e inicia a diferenciação; (5) determinar o subtipo específico de célula, como interneurônio de GABA, bem como o padrão de projeção; e (6) definir a posição laminar na região, tal como o córtex cerebral. Embora pesquisas estejam em andamento, estudos indicam que esses muitos passos dependem de interações de fatores de transcrição de inúmeras famílias. Além disso, um único fator de transcrição tem papéis regulatórios em diversos estágios na vida evolutiva de uma célula, produzindo desfechos complexos, por exemplo, em estudos genéticos de perda de função e doença humana.

Avanços recentes na biologia celular levaram à identificação de outro princípio de organização do sistema nervoso, o que, se sustentado por outros estudos, pode fornecer uma base molecular para doenças do sistema cerebral, tal como a doença de Parkinson e o autismo. Usando técnicas moleculares para identificar permanentemente células que tinham se expressado durante o desenvolvimento de um gene específico, nesse caso o fator de crescimento solúvel, Wnt3a, pesquisadores conseguiram determinar onde as células se originaram no embrião e puderam rastrear sua via de migração ao longo do neuroeixo durante o desenvolvimento. Esses estudos de mapeamento do destino genético indicam que as células que expressavam Wnt3a migravam de forma ampla da linha média dorsal para as regiões dorsais do cérebro e da medula espinal, contribuindo, desse modo, para diferentes estruturas adultas no diencéfalo, no mesencéfalo e no tronco cerebral e medula espinal rostral. É interessante observar que a maioria dessas estruturas era ligada em uma rede neural funcional, especificamente o sistema auditivo. A observação de que um único sistema funcional surge de um grupo específico de células predestinadas levaria a contra transtornos restritos baseados no sistema neurológico, tal como déficits nos neurônios de dopamina ou catecolamina ou a disfunção de regiões cerebrais inter-relacionadas que facilitam a cognição e a interação social, um sintoma central dos transtornos do espectro autista. Outras degenerações do sistema adulto também podem ser consideradas. Essa nova observação pode mudar a forma como consideramos as alterações temporais na expressão de genes padronizantes de regiões cerebrais específicas durante o desenvolvimento.

Por fim, a expressão gênica padronizante em subdivisões do sistema nervoso não é insensível a fatores ambientais. Ao contrário, ela é intimamente regulada por fatores de crescimento liberados de centros sinalizadores regionais. De fato, embora um século de embriologia experimental clássica descrevesse morfologicamente a indução de tecidos novos entre camadas de células vizinhas, apenas em época recente definimos as identidades moleculares de proteínas morfogenéticas solúveis e de genes de resposta celular subjacentes ao desenvolvimento. As moléculas sinalizadoras de diferentes centros estabelecem os gradientes de tecido que fornecem informações posicionais (dorsal ou ventral), transmitem especificação celular e/ou controlam o crescimento regional. Os sinais incluem as BMPs, as proteínas Wingless-Int (Wnts), Shh, os fatores de crescimento de fibroblastos (FGFs) e os fatores de crescimento epidérmico (EFGs), para nomear alguns. Esses sinais estabelecem domínios de desenvolvimento caracterizados por expressão de fatores de transcrição específicos, que, por sua vez, controlam novas transcrições gênicas e processos de desenvolvimento regionais. A importância desses mecanismos para o desenvolvimento cortical cerebral está aparecendo apenas agora, alterando nossos conceitos dos papéis da inervação talâmica e dos processos dependentes de experiência subsequentes. À luz dos princípios temporais e combinatórios discutidos anteriormente, o desenvolvimento do cérebro pode ser visto como uma interação complexa e em evolução de informações extrínsecas e intrínsecas.

SINAIS INDUTIVOS ESPECÍFICOS E GENES PADRONIZANTES NO DESENVOLVIMENTO

A indução do SNC começa no estágio da placa neural, quando a notocorda, o mesênquima subjacente e o ectoderma epidérmico circundante produzem moléculas sinalizadoras que afetam a identidade das células vizinhas. Especificamente, o ectoderma produz BMPs que impedem a determinação do destino neural promovendo e mantendo a diferenciação epidérmica. Em outras palavras, a diferenciação neural é um estado-padrão que se manifesta a menos que seja inibido. Por sua vez, a indução neural prossegue quando a atividade indutora de epiderme da BMP é bloqueada por proteínas inibitórias, como noggin, folistatina e cordina, que são secretadas pelo nó de Hensen (homólogo ao organizador de Spemann em anfíbios), um centro sinalizador na extremidade rostral da linha primitiva. Quando o tubo neural se fecha, a placa do teto e a placa do assoalho se tornam novos centros sinalizadores, organizando o tubo neural dorsal e ventral, respectivamente. O mesmo sistema ligando/receptor é usado de modo sequencial para inúmeras funções durante o desenvolvimento. As BMPs ilustram bem essa questão, uma vez que impedem o desenvolvimento neural no estágio da placa neural, enquanto após a neurulação os fatores são produzidos pelo próprio tubo neural dorsal para induzir os destinos dos neurônios sensoriais.

A medula espinal

A medula espinal é um excelente exemplo da interação de fatores sinalizadores solúveis com a expressão e função dos genes padronizantes intrínsecos. A síntese, liberação e difusão de sinais indutivos das fontes sinalizadoras produzem gradientes de concentração que impõem destinos neurais distintos na medula espinal (Fig. 1.3-5). A notocorda e a placa do assoalho secretam Shh, que induz motoneurônios e interneurônios ventralmente, enquanto o ectoderma epidérmico e a placa do teto liberam diversas BMPs que comunicam os destinos do interneurônio de transmissão sensorial e da crista neural dorsalmente. Os sinais indutivos do fator de crescimento agem para iniciar regiões distintas de expressão gênica do fator de transcrição. Por exemplo, altas concentrações de Shh induzem o gene *Hnf3β* do fator de transcrição hélice alada (*winged helix*) nas células da placa do assoalho e *Nkx6.1* e *Nkx2.2* no tubo neural ventral, enquanto a expressão dos genes mais dorsais, *Pax6*, *Dbx1/2*, *Irx3* e *Pax7*, é reprimida. Em resposta a Shh, os motoneurônios ventrais expressam o gene do fator de transcrição *Isl1*, cujo produto proteico é essencial para a diferenciação do neurônio. De modo subsequente, os interneurônios ventrais se diferenciam, expressamente *En1* ou *Lim1/2* in-

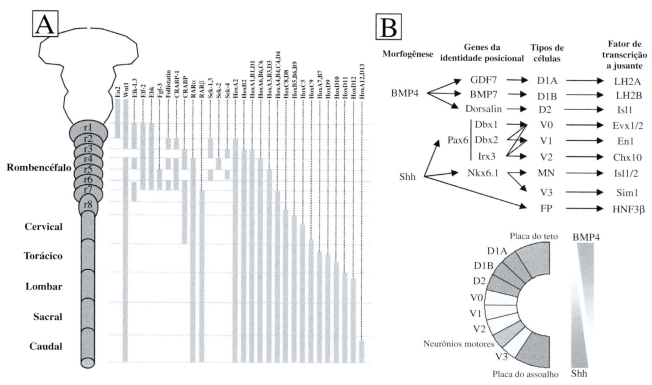

FIGURA 1.3-5
Genes padronizantes na medula. **A.** Diagrama ilustrando a localização da expressão gênica no desenvolvimento do "tronco". Os limites entre rombômeros são especificados por combinações específicas de fatores de transcrição. (Modificada de Darnell, 2005.). **B.** Indução do destino celular da medula espinal na morfogênese. Os gradientes dorsoventrais de *sonic hedgehog* (Shh) e a proteína morfogenética óssea (BMP) induzem a expressão de diversos genes de identidade posicional. Os efeitos combinatórios desses fatores estabelecem os domínios de progenitores e resultam na expressão de marcadores moleculares a jusante específicos. D, neurônios dorsais; V, neurônios ventrais. (De Sadock BJ, Sadock VA, Ruiz P. *Kaplan & Sadock's Comprehensive Textbook of Psychiatry.* 9th ed. Philadelphia: Lippincott Williams & Wilkins; 2009:51.)

dependente da sinalização de Shh. No entanto, a liberação de BMPs pela corda dorsal e pela placa do teto induz uma cascata distinta de genes padronizantes para obter a diferenciação do interneurônio sensorial. No agregado, as ações coordenadas de Shh e BMPs induzem a dimensão dorsoventral da medula espinal. De maneira similar, outros sinais indutivos determinam a organização rostrocaudal do SNC, tal como ácido retinoico, um regulador a montante dos genes padronizantes *hox*, na posição anterior, e dos FGFs, na posterior. A sobreposição e a expressão singular dos muitos membros da família do gene *hox* são importantes para estabelecer o padrão segmentar no eixo anterior-posterior do rombencéfalo e da medula espinal, agora modelos clássicos muito bem descritos em revisões anteriores.

Avanços recentes na expressão e função do fator de transcrição da medula espinal apoiam o princípio de que esses fatores desempenham papéis em diversos estágios de desenvolvimento de uma célula, provavelmente devido a sua participação em diferentes complexos proteicos regulatórios: os fatores de transcrição Pax6, Olig2 e Nkx2.2, que definem a identidade posicional de progenitores multipotentes no início do desenvolvimento, também têm papéis cruciais no controle do tempo da neurogênese e da gliogênese no desenvolvimento da medula espinal ventral.

O córtex cerebral

Evidências recentes sugerem que o desenvolvimento do prosencéfalo também depende de sinais indutivos e de genes padronizantes, como é observado em estruturas neurais mais caudais. No embrião, as estruturas do prosencéfalo dorsal incluem o hipocampo medialmente, o córtex cerebral dorsolateralmente e o córtex entorrinal ventrolateralmente, enquanto no prosencéfalo basal o globo pálido se situa medialmente e o corpo estriado, lateralmente. Com base na expressão gênica e em critérios morfológicos, foi lançada a hipótese de que o prosencéfalo seja dividido em um padrão de domínios em grade, semelhante a um tabuleiro de damas, gerado pela intersecção de colunas longitudinais e segmentos transversais, perpendiculares ao eixo longitudinal. As colunas e os segmentos (prosômeros) exibem expressão restrita de genes padronizantes, permitindo combinações únicas de fatores em cada subdivisão embrionária. Muitos desses genes, incluindo *Hnf3β, Emx2, Pax6* e *Dlx2*, são expressos primeiro, mesmo antes da neurulação, na placa neural e, então, mantidos, fornecendo os determinantes do "protomapa" da ZV descritos anteriormente. Como na medula espinal, a expressão gênica inicial do prosencéfalo é influenciada por uma série semelhante de fatores solúveis dos centros sinalizadores – Shh, BMP e ácido retinoico. À medida que as vesículas telencefálicas se formam, os centros sinalizadores se localizam nas bordas do córtex. Na linha média dorsal, há uma prega neural anterior, um mesênquima craniano secretando FGF8, a placa do teto e, na junção da placa do teto com a vesícula telencefálica, a bainha cortical (Fig. 1.3-6). Outros fatores originam-se lateralmente a partir da junção dorsal-ventral do prosencéfalo, bem como a partir das próprias estruturas do prosencéfalo basal.

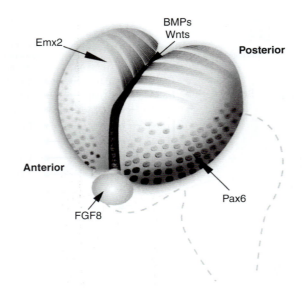

FIGURA 1.3-6
Genes padronizantes e centros sinalizadores no desenvolvimento do córtex cerebral. Este diagrama esquemático mostra uma visão lateral-superior dos dois hemisférios cerebrais do embrião do camundongo, situados acima do mesencéfalo e do rombencéfalo (*linhas tracejadas*). A extensão anterior-lateral da expressão do gene *Pax6* é indicada por círculos. O domínio posterior-medial da expressão de *Emx2* é indicado por listras. O gene exibe gradientes de expressão contínuos que diminuem à medida que se estendem para os polos opostos. O sinalizador fator de crescimento de fibroblasto 8 (FGF8) é produzido e liberado do tecido mesenquimal na prega neural anterior, que regula a expressão de *Pax6* e *Emx2*. Na linha média, proteínas morfogenéticas ósseas (BMPs) e proteínas Wingless-Int (Wnts) são secretadas de outros centros sinalizadores, incluindo a placa do teto e as bainhas corticais. (Cortesia de E. DiCicco-Bloom e K. Forgash.)

Os estudos moleculares identificam a forma como diferentes regiões corticais interagem com os neurônios talâmicos para estabelecer modalidades funcionais específicas, tal como visão e sensação? E, uma vez estabelecida, a identidade regional pode ser modificada por eventos posteriores do desenvolvimento? Foi proposto que inicialmente não existem diferenças funcionais no córtex, mas que elas são induzidas pela incorporação de axônios talâmicos extrínsecos, que transmitem especificações posicionais e funcionais, o chamado "modelo protocórtex." Entretanto, em contraste, evidências moleculares abundantes fornecidas anteriormente sugerem que as diferenças intrínsecas são estabelecidas cedo no neuroepitélio por determinantes moleculares que regulam a especificação territorial, incluindo o direcionamento dos axônios talâmicos, denominado modelo "protomapa". Os mutantes precedentes fornecem agora testes experimentais desses dois modelos alternativos e indicam que nenhum deles é completamente correto. Embora haja regionalização molecular precoce do córtex, o direcionamento inicial dos axônios talâmicos para o córtex é independente dessas diferenças moleculares. Nos roedores, os aferentes talâmicos visam primeiro às suas regiões corticais habituais no período pré-natal, no embrião tardio. Contudo, quando os aferentes talâmicos chegam ao córtex, o que ocorre vários dias após o nascimento, as interações dos ramos dos axônios talâmicos com os indícios regionais locais levam a modificações da incorporação inicial e ao estabelecimento de conexões que estão em conformidade com as identidades moleculares territoriais. Além disso, o córtex em desenvolvimento exibe um nível notável e inesperado de flexibilidade na mediação das funções específicas da modalidade: no furão, a eliminação cirúrgica da via visual (núcleo geniculado lateral) em filhotes após o nascimento resulta na transferência da sinalização visual para o córtex auditivo, que intermedia a visão com sucesso! Desse modo, a informação visual do animal é processada de maneira eficaz pelo córtex auditivo.

O hipocampo

O hipocampo é uma região da maior importância na esquizofrenia, na depressão, no autismo e em outros transtornos, e a definição dos mecanismos que regulam a formação hipocampal pode fornecer indícios das bases para o desenvolvimento desses transtornos. Em camundongos, o hipocampo está localizado na parede medial da vesícula telencefálica. No ponto em que ele se une à placa do teto, o futuro teto do terceiro ventrículo, há um centro sinalizador recentemente definido, a bainha cortical, que secreta BMPs, Wnts e FGFs (ver Fig. 1.3-6). Experimentos genéticos definiram genes padronizantes localizados na bainha cortical e nos primórdios hipocampais, cujas deleções resultam em uma variedade de defeitos morfogenéticos. Em camundongos que não têm Wnt3a, que é expresso na bainha cortical, o hipocampo é completamente ausente ou muito reduzido, enquanto o córtex cerebral vizinho costuma estar preservado. Um fenótipo semelhante é produzido pela deleção de um fator intracelular a jusante para a ativação do receptor de Wnt, o gene *Lef1*, sugerindo que a via Wnt3a-*Lef1* seja necessária para a especificação e/ou proliferação das células hipocampais, questões que aguardam definição. Quando outro gene da bainha cortical, *Lhx5*, é deletado, os camundongos não formam a bainha e o plexo coroide vizinho, ambos fontes de fatores de crescimento. Porém, nesse caso, as células da bainha cortical, na verdade, proliferam em excesso, e os primórdios hipocampais podem estar presentes, mas desorganizados, exibindo anormalidades na proliferação, migração e diferenciação das células. Uma anormalidade relacionada é observada com a mutação de *Lhx2*. Por fim, uma sequência de fatores de transcrição bHLH desempenha papéis na neurogênese hipocampal: a diferenciação do giro denteado é defeituosa nos mutantes *NeuroD* e *Mash1*. Significativamente, a expressão de todos esses genes padronizantes hipocampais é regulada por fatores secretados pela prega neural anterior, pela placa do teto e pela bainha cortical, incluindo FGF8, Shh, BMPs e Wnts. Além disso, a região do prosencéfalo basal secreta uma proteína relacionada a EGF, transformando o fator de crescimento α (TFG-α), que pode estimular a expressão da proteína marcadora límbica clássica, a proteína de associação à membrana lisossomal (LAMP). Esses vários sinais e genes são candidatos à perturbação em doenças humanas do hipocampo.

Os gânglios da base

Além das funções motoras e cognitivas, os gânglios da base assumem uma nova importância na função neocortical, uma vez que parecem ser a origem embrionária de praticamente todos os interneurônios GABA adultos, alcançando o neocórtex por meio de migração tangencial. Estudos de expressão gênica identificaram vários fatores de transcrição que aparecem nos precursores com origem nas eminências ganglionares do prosencéfalo ventral, permitindo que os interneurônios sejam acompanhados quando migram dorsalmente para as camadas corticais. De modo inverso, os mutantes de deleções genéticas exibem diminuição ou ausência de interneurônios, produzindo resultados em consonância com outras técnicas de rastreamento. Esses fatores de transcrição, incluindo *Pax6*, *Gsh2* e *Nkx2.1*, estabelecem limites entre diferentes zonas precursoras na ZV do prosencéfalo ventral, por meio de mecanismos envolvendo repressão mútua. Como um modelo simplificado, a eminência ganglionar medial (EGM) expressa principalmente *Nkx2.1* e dá origem à maioria dos interneurônios GABA do córtex e do hipocampo, enquanto a eminência ganglionar lateral (EGL) expressa *Gsh2* e gera interneurônios GABA da zona supraventricular (ZSV) e do bulbo olfativo. O limite entre o prosencéfalo ventral e dorsal depende, então, da interação de EGL com o neocórtex o dorsal, que expressa *Pax6*. Quando *Nkx2.1* é deletado, a expressão do fator de transcrição EGL se estende ventralmente para o território de EGM, e há uma redução de 50% nos interneurônios GABA neocorticais e estriatais. Em contrapartida, a deleção de *Gsh2* leva a expansão ventral dos marcadores moleculares corticais dorsais e a diminuições concomitantes nos interneurônios olfativos. Por fim, a mutação de *Pax6* leva EGM e EGL a se estenderem lateralmente e para as áreas corticais dorsais, produzindo migração de interneurônios. As mudanças fenotípicas finais são complexas, visto que esses fatores exibem expressão única e superposta e interagem para controlar o destino celular.

Especificação neuronal

Como foi indicado para os gânglios da base, em todo o sistema nervoso os fatores de transcrição participam nas decisões em vários níveis, incluindo a determinação da célula neural genérica, como neurônios ou células gliais, e também dos subtipos de neurônios. *Mash1* pode promover um destino neuronal acima de um destino glial, bem como induzir o fenótipo do interneurônio GABA. Entretanto, outro fator bHLH, *Olig1/2*, pode gerar oligodendrócitos, enquanto promove a diferenciação de neurônios motores em outro lugar, indicando que a variedade de fatores expressos em uma célula específica leva a efeitos combinatórios e, desse modo, a diferentes desfechos para a diferenciação celular. O fator inibitório bHLH, *Id*, é expresso na transição do córtex somatossensorial para o córtex motor, implicando papéis de membros da família nas características territoriais. No hipocampo, o destino dos neurônios granulares é dependente de *NeuroD* e *Math1*, com número deficiente de células quando qualquer um deles é deletado. O papel de fatores específicos na determinação da camada celular cortical permanece uma área de investigação ativa, mas provavelmente inclua *Tbr1*, *Otx1* e *Pax6*.

UM NOVO MECANISMO PARA REGULAR A EXPRESSÃO GÊNICA: miRNAS

Ao longo da última década, um novo mecanismo que envolve microRNAs (miRNAs) para regular o ácido ribonucleico (mRNA) mensageiro, foi explorado em organismos simples a complexos. Sabemos, agora, que os miRNAs contribuem não apenas para o desenvolvimento e a função cerebral normal, mas também para transtornos cerebrais, como doença de Parkinson e de Alzheimer, tauopatias e câncer cerebral. Os miRNAs podem afetar a regulação da transcrição de RNA, de junções alternativas, de modificações moleculares ou de translação de RNA. Os miRNAs são moléculas de RNA de fita simples de 21 a 23 nucleotídeos. Diferentemente dos mRNAs, que codificam as instruções para a translação do complexo de ribossomos para proteínas, os miRNAs são RNAs não codificantes que não são traduzidos; em vez disso, são processados para formar estruturas de repetição (*loop*). Os miRNAs exibem uma sequência que é parcialmente complementar a um ou a diversos outros mRNAs celulares. Ao ligarem-se a transcrições do mRNA-alvo, os miRNAs atuam interferindo em sua função, desse modo regulando de forma descendente a expressão desses produtos genéticos. Esse silenciador genético envolve um mecanismo complexo: a transcrição primária maior de miRNA é processada primeiro pelo microprocessador, um complexo enzimático consistindo na nuclease Drosha e na proteína ligadora de RNA de fita dupla Pasha. O miRNA maduro liga-se a seu RNA complementar e, então, interage com a endonuclease Dicer que é parte do complexo silenciador induzido por RNA (RISC), resultando na clivagem do mRNA-alvo e do silenciador genético (Fig. 1.3-7).

Hoje, 475 miRNAs foram identificados em humanos, e seu número total é estimado entre 600 e 3.441. Potencialmente, até 30% de todos os genes poderiam ser regulados por miRNAs, toda uma nova camada de complexidade molecular. Uma conexão entre miRNAs e diversas doenças cerebrais já foi feita. Por exemplo, miR-133b, que é expresso de forma específica nos neurônios dopaminérgicos do mesencéfalo, é deficiente no tecido mesencefálico de pacientes com doença de Parkinson. Além disso, os miRNAs que codificam miR-9, miR-124a, miR-125b, miR-128, miR-132 e miR-219 são abundantemente representados no hipocampo fetal, são regulados de modo diferencial no cérebro de idosos e são alterados no hipocampo de pacientes com doença de Alzheimer. Espécies de RNA semelhantes, denominados RNAs de interferência curta (siRNAs), foram descobertas em plantas, nas quais previnem a transcrição de RNA viral. Os mecanismos envolvidos nesses efeitos têm estreita relação com os do miRNA. Portanto, os siRNAs estão agora sendo utilizados tanto na pesquisa básica como na pesquisa clínica para regular de forma descendente produtos genéticos celulares específicos, desse modo fazendo avançar o estudo das vias envolvidas no neurodesenvolvimento e fornecendo novos instrumentos seletivos para regular os genes causadores de doenças ou os alvos moleculares terapêuticos.

REGULAÇÃO DO NEURODESENVOLVIMENTO POR FATORES EXTRACELULARES

A interação de fatores extracelulares com determinantes genéticos intrínsecos que controlam a neurogênese de regiões específicas inclui sinais que regulam a proliferação, a migração, a diferenciação e a sobrevivência das células (Tab. 1.3-1). Os genes padronizantes controlam a expressão de receptores do fator de crescimento e o mecanismo molecular do ciclo de divisão celular. Sabe-se que os fatores extracelulares estimulam ou inibem a proliferação de precursores da ZV e se originam das próprias células, denominados autócrinos, de células/tecidos vizinhos, ou parácrinos, ou da circulação em geral, como nos endócrinos, todos fontes conhecidas por afetar a proliferação no cérebro pré e pós-natal. Embora definidos inicialmente em culturas de células, inúmeros fatores de crescimento mitogênicos são agora bem caracterizados *in vivo*, incluindo aqueles que estimulam a proliferação, como FGF básico (bFGF), EGF, IGF-I, Shh e sinais inibidores da divisão celular, como o polipeptídeo ativador da adenilato-ciclase hipofisário (PACAP), GABA e glutamato, e os membros da superfamília de TGF-β. Entretanto, além de estimularem a reentrada de células no ciclo celular, denominada efeito mitogênico, os sinais extracelulares também aumentam a proliferação promovendo a sobrevivência da população mitótica, uma ação trófica. A estimulação de ambas as vias é necessária para produzir números máximos de células. Esses mecanismos mitogênicos e tróficos durante o desenvolvimento se comparam aos identificados na carcinogênese, refletindo os papéis de c-myc e bcl-2, respectivamente. Várias neurotrofinas, em especial BDNF e neutrofina-3 (NT3), promovem a sobrevivência dos precursores mitóticos, bem como da progênie recém-gerada.

A importância dos mitógenos extracelulares para o desenvolvimento é demonstrada pela expressão dos fatores e seus receptores na neurogênese e pelas consequências profundas e permanentes da alteração de suas atividades durante o desenvolvimento. Por exemplo, administrando fatores de crescimento a embriões e filhotes, pode-se induzir mudanças na proliferação na ZV cortical pré-natal, cerebelar pós-natal e no giro denteado

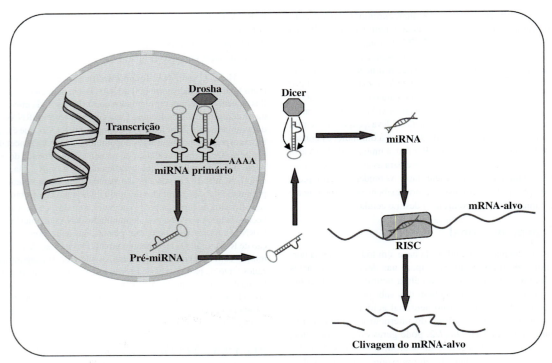

FIGURA 1.3-7
Processamento e função do microRNA (miRNA). Após a transcrição, o miRNA primário assume uma conformação de grampo de cabelo. Essa estrutura permite que a enzima Drosha clive o transcrito, produzindo um pré-miRNA que, então, deixa o núcleo através dos poros nucleares. No citoplasma, Dicer cliva o grampo (*stem loop*) do pré-miRNA, resultando na formação de duas moléculas complementares de RNA de interferência curta. Apenas uma dessas moléculas é integrada no complexo silenciador induzido por RNA (RISC) e serve como uma fita-guia que permite o reconhecimento e a especificidade para o RNA-alvo devido à complementariedade de sua sequência. Após a integração no complexo RISC, o miRNA se combina com a fita do mRNA complementar e induz a degradação do mRNA duplex pela proteína argonauta, a enzima catalisadora do complexo RISC. (De Sadock BJ, Sadock VA, Ruiz P. *Kaplan & Sadock's Comprehensive Textbook of Psychiatry.* 9th ed. Philadelphia: Lippincott Williams & Wilkins; 2009:55.)

hipocampal que produzem modificações permanentes no tamanho da população e na composição celular da região cerebral. Essas mudanças podem ser relevantes para as diferenças estruturais observadas em transtornos neuropsiquiátricos, como depressão, esquizofrenia e autismo. Especificamente, na ZV do córtex cerebral de embriões de ratos, a proliferação é controlada por bFGF pró-mitogênico e por PACAP antimitogênico, que são expressos como sinais autócrinos/parácrinos. Foram demonstrados efeitos positivos e negativos em embriões vivos no útero por meio de injeções intracérebro-ventriculares (ICV) dos fatores ou antagonistas. A injeção ICV de bFGF produziu um córtex adulto maior composto de 87% mais neurônios, que empregavam glutamato, aumentando, desse modo, a proporção de neurônios piramidais excitatórios para neurônios inibitórios GABA, que ficaram inalterados. De modo inverso, a injeção embrionária de PACAP inibiu a proliferação de precursores corticais em 26%, reduzindo o número de neurônios marcados da camada 5/6 na placa cortical cinco dias depois. Uma redução semelhante foi efetuada pela deleção genética de bFGF pró-mitogênico ou do fator inibidor de leucócito (LIF)/fator neurotrófico ciliar (CNTF)/sinalizador gp130, diminuindo o tamanho cortical. Além disso, os efeitos dos sinais mitogênicos dependem, de maneira fundamental, do programa de desenvolvimento regional específico do estágio, uma vez que a injeção de bFGF em idades tardias, quando a gliogênese predomina, afetou seletivamente os números de células gliais. Portanto, é provável que a desregulação do desenvolvimento das vias mitogênicas devido a fatores genéticos e ambientais (hipoxia, infecção materna/fetal ou exposição a droga ou a substâncias tóxicas) vá produzir mudanças sutis no tamanho e na composição do córtex em desenvolvimento. Outros sinais que tendem a desempenhar papéis proliferativos incluem Wnts, TFG-α, IGF-I e BMPs.

Embora ainda reste definir as interações entre programas corticais intrínsecos e fatores extrínsecos, um novo estudo impressionante de células-tronco embrionárias de camundongos sugere que a especificação do prosencéfalo embrionário de mamíferos possa ser um programa intrínseco ancestral em termos de desenvolvimento, que surge na ausência de sinais extrínsecos. Em condições de cultura específicas que bloqueiam a sinalização da Shh endógena, as células-tronco embrionárias do camundongo podem sequencialmente gerar os vários tipos de neurônios que exibem os aspectos mais salientes de neurônios piramidais corticais genuínos. Quando enxertadas no córtex cerebral, essas células se diferenciam em neurônios que se projetam para alvos corticais (regiões visual e límbica) e subcorticais selecionados, correspondendo a uma ampla variedade de neurônios da camada piramidal. O entendimento do controle preciso da diferenciação neuronal abrirá novos caminhos a fim de realizar enxertos neuronais em humanos para reposição celular em várias doenças adquiridas e neurodegenerativas.

De forma semelhante ao córtex cerebral, as populações de neurônios granulares gerados posteriormente, como por exemplo, no cerebelo e no giro denteado hipocampal, também são sensíveis a manipulação do fator de crescimento, que é sobremaneira relevante às terapias administradas por via intravenosa a bebês prematuros e recém-nascidos no berçário neonatal. Como em humanos, os neurônios granulares cerebelares em ratos são produzidos no período pós-natal, mas por apenas 3 semanas, enquanto em ambas as espécies os neurônios do giro denteado são produzidos ao longo de toda a vida. Chama atenção que uma única injeção periférica de bFGF em filhotes recém-nascidos de ratos tenha cruzado rapidamente para o

TABELA 1.3-1
Regulação do neurodesenvolvimento por fatores extracelulares

Fatores extracelulares	Proliferação		Migração		Diferenciação		Sobrevivência	
bFGF	↑	Córtex Cerebelo Hipocampo	–	–	↑	Nigrostriatal Córtex	↑	Nigrostriatal Cerebelo Córtex
IGF-1	↑	Córtex Cerebelo	–	–	↑	Neurônios espinais Cerebelo	↑	Córtex Cerebelo
EGF	↑	Córtex ZSV adulta	–	–	↑	Córtex	–	–
TGF-β	↓	Córtex Cerebelo	–	–	–		↓	Córtex Cerebelo
Shh	↑	Córtex Cerebelo	↑	Cerebelo	–		–	–
PACAP	↓	Córtex Cerebelo	↓	Cerebelo	↑	Cerebelo	↑	Cerebelo
GABA	↓	Córtex	↑	Córtex	–		–	–
Glutamato	↓	Córtex	↑	Córtex Cerebelo	↓ ↑	Neurônios piramidais Neurônios granulares	↑ ↓	Neurônios imaturos Neurônios maduros
TNF-α	↓	Neurônios	–	–	–		↓	Neurônios
BDNF	–	–	↑	Cerebelo	↑	Córtex ZSV adulta	↑	Córtex Cerebelo
Wnt	↑	Células-tronco embrionárias Hipocampo	–	–	↑	Orientação dos axônios Medula espinal	–	–
NT3	↓	Células-tronco corticais	↑	Córtex	↑	Córtex	↑	Córtex
LIF/CNTF/gp130	↑	Córtex Células-tronco embrionárias	–	–	↑	Astrócitos	–	–

(De Sadock BJ, Sadock VA, Ruiz P. *Kaplan & Sadock's Comprehensive Textbook of Psychiatry*. 9th ed. Philadelphia: Lippincott Williams & Wilkins; 2009:55.)

líquido cerebrospinal (LCS) e estimulado a proliferação na CGE cerebelar em 30%, bem como o dobro por 8 horas no giro denteado hipocampal, compatível com um mecanismo de ação endócrino. A consequência da estimulação mitogênica no cerebelo foi um aumento de 33% no número de neurônios da camada granular interna e um cerebelo 22% maior. No hipocampo, a estimulação mitótica induzida por uma única injeção de bFGF aumentou o número absoluto de neurônios granulares do giro denteado em 33% em 3 semanas, definido por estereologia, produzindo um hipocampo 25% maior, contendo mais neurônios e astrócitos, uma mudança que persistiu por toda a vida. De modo inverso, a deleção genética de bFGF resultou em cerebelo e hipocampo menores no nascimento e ao longo de toda a vida, indicando que os níveis do fator de crescimento eram fundamentais para a formação da região cerebral normal. Outros sinais proliferativos regulando a neurogênese granular cerebelar incluem Shh e PACAP, cujo rompimento contribui para o meduloblastoma humano, enquanto, no hipocampo, a família Wnt pode estar envolvida.

Implicações clínicas

Existem várias implicações clínicas desses efeitos surpreendentes do fator de crescimento observados em recém-nascidos. Primeiro, é provável que precisemos investigar possíveis efeitos neurogenéticos dos agentes terapêuticos que administramos no berçário de recém-nascidos para consequências de longo prazo. Segundo, visto que o bFGF é tão eficaz para estimular a neurogênese em adultos (ver texto subsequente) quanto em recém-nascidos, devido ao transporte específico através da barreira hematencefálica (BHE), existe a possibilidade de que outras proteínas dos fatores de crescimento também sejam preferencialmente transportadas para o cérebro e alterem a neurogênese em andamento. De fato, em ratos, o IGF-I também estimula a neurogênese do giro denteado hipocampal maduro. Terceiro, outros agentes terapêuticos cruzam a BHE com eficiência devido a sua lipossolubilidade, como os esteroides, que inibem a neurogênese em todas as faixas etárias. Os esteroides são usados com frequência no período perinatal para promover amadurecimento pulmonar e tratar infecções e traumas, mas os efeitos sobre a formação do cérebro humano não foram examinados. Quarto, é bem conhecido o fato de que o desenvolvimento neurológico pode ser atrasado em crianças que vivenciam doença sistêmica grave associada com inúmeras citocinas inflamatórias, e podemos nos perguntar até que ponto isso reflete interferência com a neurogênese e com processos concomitantes, possivelmente produzindo diferenças a longo prazo no desenvolvimento funcional cognitivo e motor. Em suma, infecção materna durante a gravidez é um fator de risco conhecido para esquizofrenia, e as citocinas que cruzam a barreira placentária podem afetar de forma direta a proliferação e a diferenciação de células do cérebro do feto, bem como a migração, a escolha do alvo e o amadurecimento das sinapses, como é demonstrado em modelos animais, algumas vezes levando a inúmeras anormalidades cerebrais e comportamentais nos descendentes adultos.

MIGRAÇÃO CELULAR

Em todo o sistema nervoso, neurônios recém-gerados normalmente migram das zonas proliferativas para alcançar destinos finais. Se esse processo for interrompido, o resultado será localização e função celular anormais. Em humanos, foram descritas mais de 25 síndromes com migração neuronal perturbada. Como já foi observado, os neurônios migram de formas radiais e tangenciais durante o desenvolvimento e podem estabelecer camadas de células de dentro para fora, ou o inverso, de acordo com a região. No desenvolvimento do córtex cerebral, o mecanismo mais bem caracterizado é a migração radial da ZV subjacente para camadas corticais apropriadas de dentro para fora. Além disso, entretanto, os interneurônios GABA inibitórios que são gerados nas eminências ganglionares mediais localizadas ventralmente chegam ao córtex por meio da migração tangencial na zona intermediária ao longo de processos axonais ou de outros neurônios. Os neurônios no cerebelo em desenvolvimento também exibem migração tanto radial quanto tangencial. As células de Purkinje deixam a ZV do quarto ventrículo e apresentam migração radial, enquanto outros precursores do lábio rômbico migram tangencialmente para cobrir a superfície cerebelar, estabelecendo a CGE, uma zona proliferativa secundária. Da CGE, células granulares recém-geradas migram no sentido radial para o interior a fim de criar a camada celular granular interna. Por fim, os interneurônios granulares do bulbo olfativo mostram um tipo de migração diferente, com origem na ZSV dos ventrículos laterais sobrepondo-se ao corpo estriado. Esses neuroblastos dividem-se e migram de maneira simultânea na corrente migratória rostral em trânsito para o bulbo, em uma via que inclui cadeias de células que apoiam os movimentos de avanço. Os transtornos da migração neuronal humana mais comumente reconhecidos são as lissencefalias extensivas (ver texto subsequente), embora a migração incompleta de agregados de neurônios (heterotopias) mais restritos com frequência esteja na base dos transtornos convulsivos focais.

Os modelos animais definiram as vias moleculares envolvidas na migração neuronal. O movimento das células requer sinais para iniciar e parar a migração, moléculas de adesão para guiá-la, e citoesqueleto funcional para mediar a translocação celular. O modelo de migração neuronal aberrante em camundongos mais bem caracterizado é o *reeler*, um mutante espontâneo no qual a posição laminar do neurônio cortical é invertida, sendo gerada de fora para dentro. A reelina é uma glicoproteína extracelular grande, secretada, produzida na fase embrionária pelos primeiros neurônios na pré-placa cortical, nas células de Cajal-Retzius e no hipocampo e no cerebelo. Análises moleculares e genéticas estabeleceram uma sequência sinalizadora na atividade da reelina que inclui pelo menos dois receptores, o receptor de lipoproteína de densidade muito baixa (VLDLR) e o receptor de apoproteína E-2 (ApoER2) e a proteína adaptadora intracelular, *disabled* 1 (Dab1), identificada inicialmente no camundongo mutante *scrambler*, uma fenocópia da reelina. Nos dias atuais, considera-se que o sistema de reelina é um mediador da migração neuronal guiada pela glia radial, embora suas funções específicas na iniciação ou interrupção da migração permaneçam controversas. Os papéis dos receptores da VLDL e da ApoE2 são intrigantes por suas possíveis contribuições para o risco de doença de Alzheimer. Estudos recentes encontraram mutações do gene da reelina humana (*RELN*) associadas com lissencefalia autossômica recessiva com hipoplasia cerebelar, exibindo um córtex marcadamente espessado com paquigiria, formações hipocampais anormais e hipoplasia cerebelar grave com ausência de folia. Outros estudos sugerem que polimorfismos de reelina possam contribuir também para o risco de transtorno do espectro autista (TEA).

Com relação às proteínas citoesqueléticas, estudos do fungo filamentoso *Aspergillus nidulans* surpreendentemente forneceram uma visão sobre o mecanismo molecular subjacente ao transtorno de migração humano, a síndrome de Miller-Dieker, uma lissencefalia associada com o cromossomo 17q13.3 anormal. A lissencefalia é um transtorno distinto caracterizado por uma superfície cortical lisa com ausência de giros e sulcos, com área de superfície cerebral bastante reduzida. A ausência de convoluções resulta de um defeito de migração: a maioria dos neurônios não consegue alcançar seus destinos finais. Na lissencefalia clássica (tipo I), o córtex cerebral é espesso e em geral com quatro camadas, enquanto na lissencefalia *cobblestone* (tipo II) o córtex é organizado de forma caótica com uma superfície em parte lisa e em parte áspera e laminação deficiente. As partes do cérebro mais gravemente afetadas são o córtex cerebral e o hipocampo, com o cerebelo menos afetado. No fungo, o gene *NudF* foi considerado essencial para a distribuição nuclear intracelular, um processo de translocação também envolvido na migração de células de mamíferos. O homólogo humano de *NudF* é LIS-1 ou PAFAH1B1, cuja mutação responde por até 60% dos casos de lissencefalia de patologia tipo I. O produto do gene LIS-1 interage com os microtúbulos e com os componentes motores relacionados dineína e dinactina, bem como com a doublecortina (DCX), que pode regular a estabilidade do microtúbulo. As mutações no gene DCX resultam em lissencefalia ligada ao X em homens e faixas de neurônios heterotópicos na substância branca em mulheres, aparecendo como um "córtex duplo" em estudos de imagem, produzindo retardo mental grave e epilepsia. Outros defeitos migratórios ocorrem quando as proteínas associadas com o citoesqueleto actina são afetadas, tal como mutação no gene filamina 1, responsável por heterotopias nodulares periventriculares em humanos e mutações de uma enzima fosfoquinase reguladora, o complexo CDK5/p35.

A migração celular também depende de moléculas intermediando as interações celulares, que fornecem adesão celular para estabelecer relações neurônio-neurônio e neurônio-glia ou induzir atração ou repulsão. A astrotactina é uma proteína glial importante envolvida na migração neuronal nos processos gliais radiais, enquanto as neurregulinas e seus receptores, ErbB2-4, desempenham papéis nas interações migratórias neuronais-gliais. Estudos genéticos recentes associam polimorfismos de neurregulinas com esquizofrenia, sugerindo que essa doença do desenvolvimento possa depender de alterações nos números e nas atividades de oligodendrócitos e nas funções sinápticas. Além disso, alguns estudos sugerem que os próprios primeiros neurotransmissores, GABA e glutamato, e o fator de crescimento derivado das plaquetas (PDFG) regulem a velocidade da migração. Em contraste com a migração radial da ZV cortical, os interneurônios de GABA gerados nas eminências ganglionares empregam mecanismos diferentes para deixar o prosencéfalo ventral e migrar dorsalmente para o córtex cerebral. Vários sistemas sinalizadores foram identificados, incluindo a proteína Slit e o receptor Robo, as semaforinas e seus receptores neuropilinas e o fator de crescimento de hepatócito e seu receptor c-Met, todos os quais parecem repelir os interneurônios de GABA do prosencéfalo basal, promovendo a migração tangencial para o córtex. De maneira significativa, o receptor c-Met foi recentemente associado com transtornos do espectro autista, sugerindo que a migração alterada do interneurônio de GABA para o córtex e déficits na sinalização inibitória possam contribuir para o fenótipo, incluindo convulsões e processamento cognitivo anormal. Finalizando, várias formas humanas de distrofia muscular congênita com defeitos de migração graves do cérebro e do olho resultam de mutações genéticas nas enzimas que transferem açúcares manose para os grupos OH de serina/treonina nas glicoproteínas, interrompendo, desse modo, as interações com diversas moléculas da matriz extracelular e produzindo lissencefalias *cobblestone* tipo II.

DIFERENCIAÇÃO E EXCRESCÊNCIAS DO PROCESSO NEURONAL

Após chegarem a seus destinos finais, os neurônios e as células gliais recém-produzidos se diferenciam em células maduras. Para os neurônios, isso envolve crescimento de dendritos e extensão de processos axonais, formação de sinapses e produção de sistemas neurotransmissores, incluindo receptores e sítios de receptação seletiva.

A maioria dos axônios ficará isolada por bainhas de mielina produzidas por células oligodendrogliais. Muitos desses eventos ocorrem com um período máximo de 5 meses de gestação para a frente. Durante os primeiros anos de vida, muitos sistemas neuronais exibem um processo exuberante de crescimento e ramificações, que é posteriormente diminuído pela "poda" seletiva de axônios e sinapses, dependendo da experiência, enquanto a mielinização continua por vários anos após o nascimento e até a idade adulta.

Embora haja enorme plasticidade sináptica no cérebro adulto, um aspecto fundamental do sistema nervoso é o mapeamento ponto a ponto ou topográfico de uma população de neurônios para outra. Durante o desenvolvimento, os neurônios estendem axônios para inervar diversos alvos distantes, como o córtex e a medula espinal. A estrutura que reconhece e responde aos indícios no ambiente é o cone de crescimento, localizado no topo do axônio. O processo axonal é apoiado estruturalmente por microtúbulos que são regulados por inúmeras proteínas associadas a eles (MAPs), enquanto o cone de crescimento terminal exibe uma transição para microfilamentos contendo actina. O cone de crescimento tem extensões semelhantes a varetas, denominadas filopódios, que sustentam os receptores para indícios de orientação específicos presentes nas superfícies da célula e na matriz extracelular. As interações entre os receptores de filopódios e indícios ambientais fazem os cones de crescimento avançarem, virarem e se retraírem. Estudos recentes identificaram as proteínas quinases moduladoras da actina envolvidas nos movimentos rápidos do cone de crescimento, tais como a LIM quinase (LIMK) que causa o fenótipo de linguagem associado com síndrome de Williams. O que talvez seja surpreendente é que a ativação dos receptores do cone de crescimento leva a translação de mRNA local para produzir proteínas sinápticas, enquanto os conceitos tradicionais supunham que todas as proteínas fossem transportadas para os terminais dos axônios dos somas de células neuronais distantes. A expressão de moléculas de orientação extracelular específicas da região, como as caderinas, regulada pelos genes padronizantes *Pax6* e *Emx2*, resulta em crescimento de axônios altamente direcionado, denominado orientação axonal (*pathfinding*). Essas moléculas afetam a direção, a velocidade e a fasciculação de axônios, agindo por meio de regulação tanto positiva quanto negativa. As moléculas de orientação podem ser fatores extracelulares solúveis ou membranas celulares. Na última classe de sinais, está a recém-descoberta família de proteínas transmembrana, as efrinas. Com um papel importante no mapeamento topográfico entre populações de neurônios, as efrinas agem por intermédio da maior família conhecida de receptores de tirosina quinase no cérebro, os receptores Eph. As efrinas com frequência atuam como indícios quimiorrepelentes, regulando negativamente o crescimento ao impedir que os axônios em desenvolvimento entrem em campos-alvo incorretos. Por exemplo, o tecto óptico expressa as efrinas A2 e A5 em um gradiente que diminui ao longo do eixo posterior para o eixo anterior, enquanto as células ganglionares que inervam a retina expressam um gradiente de receptores Eph. Os axônios das células ganglionares da retina posterior, que contêm altos níveis de receptor Eph A3, inervarão de preferência o tecto anterior porque a expressão do baixo nível de efrina não ativa a quinase Eph que causa retração do cone de crescimento. Na categoria das moléculas solúveis, as netrinas servem principalmente como proteínas quimioatraentes secretadas, por exemplo, pela placa do teto da medula espinal para estimular interneurônios sensoriais espinotalâmicos na comissura anterior, enquanto o Slit é um fator quimiorrepulsivo secretado que, mediante seu receptor Robo (*Roundabout*), regula o cruzamento da linha média e a fasciculação e a orientação (*pathfinding*) axonais.

AS BASES NEURODESENVOLVIMENTAIS DAS DOENÇAS PSIQUIÁTRICAS

Considera-se que um número cada vez maior de condições neuropsiquiátricas surge durante o desenvolvimento do cérebro, incluindo a esquizofrenia, a depressão, o autismo e o transtorno de déficit de atenção/hiperatividade. Definir quando uma condição tem início ajuda a direcionar a atenção para os mecanismos patogênicos subjacentes. O termo "neurodesenvolvimento" sugere que o cérebro seja formado de modo anormal desde o início devido a rompimento de processos fundamentais, em contraste com um cérebro formado em parâmetros normais que é lesionado secundariamente ou que sofre alterações degenerativas. Entretanto, o valor do termo "neurodesenvolvimental" precisa ser reconsiderado, devido ao uso diferente por médicos e patologistas. Além disso, dado que os mesmos sinais moleculares funcionam tanto no desenvolvimento quanto na maturidade, a alteração de um processo ontogenético inicial por mudanças na sinalização do fator de crescimento, por exemplo, provavelmente signifique que outras funções adultas também exigem desregulação contínua. Exemplificando, os pesquisadores clínicos da esquizofrenia consideram o transtorno neurodesenvolvimental porque, na época do início e do diagnóstico, o córtex pré-frontal e o hipocampo são menores, e os ventrículos estão aumentados já na apresentação adolescente. No entanto, os neuropatologistas usam o termo "neurodesenvolvimental" para certas alterações morfológicas nos neurônios. Se uma região do cérebro exibe uma citoarquitetura normal, mas com neurônios de diâmetro menor do que o normal, reminiscentes de estágios "imaturos", isso pode ser considerado uma interrupção do desenvolvimento. Todavia, se as mesmas alterações celulares forem acompanhadas por sinais inflamatórios, como gliose e infiltração de leucócitos, isso é denominado neurodegeneração. Essas alterações morfológicas e celulares podem não ser mais adequadas para diferenciar transtornos originados do desenvolvimento *versus* da idade adulta, especialmente em vista dos papéis das células gliais, incluindo os astrócitos, os oligodendrócitos e a micróglia, como fontes de apoio neurotrófico durante ambos os períodos da vida. Portanto, as anormalidades nas células gliais podem ocorrer em ambas as épocas para promover doença ou para agir como mecanismos de restauração. Muitos processos neurodegenerativos, como nas doenças de Alzheimer e de Parkinson, estão associados com células da micróglia. Por sua vez, disfunção neuronal na idade adulta, como o encolhimento celular, pode ocorrer sem alterações inflamatórias. Em modelos animais, a interrupção da sinalização neurotrófica de BDNF no cérebro adulto resulta em atrofia dos neurônios e dos dendritos no córtex cerebral sem suscitar proliferação de células gliais. Logo, encontrar neurônios pequenos sem gliose nos cérebros de pacientes com esquizofrenia ou autismo não significa necessariamente que a condição seja única ou, sobretudo, de origem desenvolvimental. Contudo, é possível que diversas suposições etiológicas sobre condições cerebrais clínicas necessitem ser reexaminadas.

Visto que os mesmos processos que intermedeiam o desenvolvimento, incluindo a neurogênese, a gliogênese, o crescimento e a retração axonal, a sinaptogênese e a morte celular, também funcionam durante a idade adulta, uma nova síntese foi proposta. Todos esses processos, embora talvez de formas mais sutis, contribuem para os processos adaptativos e patológicos. O envelhecimento bem-sucedido do sistema nervoso pode requerer a regulação precisa desses processos, permitindo que o cérebro se adapte adequadamente e neutralize os inúmeros eventos intrínsecos e extrínsecos que poderiam levar a neuropatologia. Por exemplo, a neurogênese e a plasticidade sináptica adultas são necessárias para manter os circuitos neuronais e garantir funções cognitivas apropriadas. A morte celular programada é crucial para prevenir a tumorigênese que pode ocorrer à medida que as células acumulam mutações ao longo de toda a vida. Portanto, a desregulação desses processos ontogenéticos na idade adulta levará à interrupção da homeostase cerebral, expressando-se como várias doenças neuropsiquiátricas.

Esquizofrenia

A hipótese do neurodesenvolvimento da esquizofrenia postula que fatores etiológicos e patogenéticos ocorrendo antes do início formal da doença, ou seja, durante a gestação, interrompem o curso do desenvolvimento normal. Essas alterações precoces sutis em neurônios, glia e circuitos específicos conferem vulnerabilidade a outros fatores do desenvolvimento posteriores, levando, por fim, a disfunções. A esquizofrenia é claramente um transtorno multifatorial, comportando fatores genéticos e ambientais. Estudos clínicos usando avaliação de risco identificaram alguns fatores relevantes, incluindo complicações pré-natais e do parto (hipoxia, infecção ou exposição a substâncias e a agentes tóxicos), história familiar, dismorfia corporal, sobretudo em estruturas de origem na crista neural, e presença de déficits pré-mórbidos leves nas funções social, motora e cognitiva. Esses fatores de risco podem afetar processos do desenvolvimento em andamento, como produção axonal e dendrítica dependente de experiência, morte celular programada, mielinização e poda sináptica. Um modelo animal interessante usando pneumonia induzida pelo vírus de *influenza* humano de camundongos fêmeas grávidas mostra que a resposta inflamatória mediada pelas citocinas produzida pela mãe pode afetar diretamente o desenvolvimento cerebral da prole, sem evidência do vírus no feto ou na placenta.

Estudos de neuroimagem e patologia identificam anormalidades estruturais na apresentação da doença, incluindo córtex pré-frontal e hipocampo menores e ventrículos aumentados, sugerindo desenvolvimento anormal. Pacientes afetados com mais gravidade exibem um número maior de regiões atingidas com alterações maiores. Em alguns casos, o alargamento ventricular e a atrofia da substância cinzenta cortical aumentam com o tempo. Essas mudanças progressivas contínuas devem nos levar a reconsiderar o possível papel da degeneração ativa na esquizofrenia, seja devido a doença, seja devido a suas consequências, como estresse ou tratamento medicamentoso. Entretanto, os sinais clássicos de neurodegeneração com células inflamatórias não estão presentes.

Neuroimagens estruturais apoiam fortemente a conclusão de que o hipocampo na esquizofrenia é bem menor, talvez em 5%. Por sua vez, a morfologia do cérebro tem sido usada para avaliar as contribuições etiológicas de fatores genéticos e ambientais. Comparações de concordância para esquizofrenia em gêmeos monozigóticos e dizigóticos apoiam influências de ambos os fatores. Entre gêmeos monozigóticos, apenas 40 a 50% de ambos os gêmeos têm a doença, indicando que a constituição genética isolada não garante a doença e sugerindo que o ambiente embrionário também contribua. Estudos de neuroimagem, farmacológicos e patológicos sugerem que alguns fatores genéticos confiram suscetibilidade e que insultos secundários, como trauma no nascimento ou infecção viral perinatal, forneçam as outras. Esse modelo é compatível com estudos de imagens mostrando hipocampo pequeno tanto nos gêmeos monozigóticos afetados como nos que não apresentam a doença. Além disso, indivíduos saudáveis com risco genético apresentam volumes hipocampais (menores) mais semelhantes aos probandos afetados do que os controles normais. Logo, a redução do volume hipocampal não é patognomônica de esquizofrenia, mas pode representar um marcador biológico de suscetibilidade genética. Não é difícil imaginar a participação de reguladores do desenvolvimento alterados na produção de um hipocampo menor, que, por sua vez, limita a capacidade funcional. Um hipocampo menor pode resultar de diferenças sutis nos níveis de fatores de transcrição, como *NeuroD*, *Math1* ou *Lhx*, sinalizando por Wnt3a e pelo mediador a jusante *Lef1*, ou do controle proliferativo mediado por bFGF, cujos membros da família exibem níveis de expressão alterados em amostras de cérebros de pessoas com esquizofrenia. Essas limitações genéticas só podem se manifestar após outro desafio do desenvolvimento, tal como infecção, estressores ou exposição a toxicantes durante a gestação.

Um *locus* regional de patologia de esquizofrenia permanece incerto, mas pode incluir o hipocampo, o córtex entorrinal, o córtex de associação multimodal, o sistema límbico, a amígdala, o córtex cingulado, o tálamo e o lobo temporal medial. Apesar das reduções de tamanho em regiões específicas, as tentativas de definir mudanças nos números de células foram pouco compensadoras, uma vez que a maioria dos estudos não quantifica a população celular inteira, mas avalia apenas a densidade celular regional. Sem avaliar o volume total de uma região, as medidas de densidade celular isoladas são limitadas para revelar o tamanho da população. A maioria dos estudos não encontrou mudanças na densidade celular em diferentes regiões. Um estudo isolado que examinou com sucesso o número total de células no hipocampo encontrou densidade neuronal normal e uma redução de volume de 5% no esquerdo e de 2% no direito, não produzindo mudança significativa no número total de células.

Em comparação com os números totais de neurônios, usando marcadores específicos do tipo de célula neuronal, muitos estudos encontraram uma diminuição da densidade de interneurônios de GABA não piramidais no córtex e no hipocampo. Em particular, interneurônios que expressam parvalbumina são reduzidos, enquanto células contendo calretinina são normais, sugerindo uma deficiência de um subtipo de interneurônio. Esses dados morfométricos são apoiados por evidência molecular de diminuição de neurônios de GABA, incluindo níveis reduzidos de mRNA e proteína da enzima sintetizadora de GABA, GAD67, no córtex e no hipocampo. Outro produto dos neurônios secretores de GABA adulto, a reelina, que inicialmente aparece nas células de Cajal-Retzius no cérebro embrionário, é reduzido em 30 a 50% na esquizofrenia e no transtorno bipolar com sintomas psicóticos. Tal deficiência, levando a diminuição da sinalização de GABA, pode estar na base de um aumento compensatório potencial na ligação do receptor $GABA_A$ detectado nos campos hipocampais CA 2 a 4, tanto por neurônios piramidais quanto não piramidais, aparentemente seletivo uma vez que a ligação de benzodiazepina é inalterada. De modo mais geral, a deficiência em uma subpopulação de interneurônios de GABA levanta novas possibilidades desafiadoras para a etiologia da esquizofrenia. Como indicado na seção de padronização gênica precedente, diferentes subpopulações de interneurônios de GABA do prosencéfalo se originam de diferentes precursores localizados no prosencéfalo basal embrionário. Portanto, os interneurônios de GABA corticais e hipocampais podem derivar primariamente da EGM sob o controle do gene padronizante *Nkx2.1*, enquanto os neurônios da ZSV e olfativos derivam dos precursores de EGL que expressam *Gsh2*. Além disso, o momento e a sequência da geração de interneurônios de GABA podem depender de uma rede reguladora incluindo *Mash1*, *Dlx1/2* e *Dlx5/6*, todos genes candidatos para o risco de esquizofrenia. De fato, a expressão do gene DLX1 é reduzida no tálamo de pacientes com psicose. Por conseguinte, a regulação anormal desses fatores pode diminuir de forma seletiva a formação de interneurônios de GABA, que, por sua vez, pode representar uma vulnerabilidade determinada geneticamente e contribuir para a diminuição do tamanho e/ou da função do cérebro.

A evidência neuropatológica mais convincente de uma base desenvolvimental é o achado de neurônios localizados ou agrupados de forma aberrante em especial na lâmina II do córtex entorrinal e na substância branca subjacente ao córtex pré-frontal e às regiões temporal e para-hipocampal. Essas anormalidades representam alterações da migração, sobrevivência e conectividade neuronais do desenvolvimento. Além disso, no hipocampo e no neocórtex, os neurônios piramidais parecem menores em muitos estudos, exibindo menos arborizações dendríticas e espinhas com neurópilos reduzidos, achados que estão associados com reduções nas moléculas neuronais, incluindo MAP2, espinofilina, sinaptofisina e SNAP25. Embora os genes associados com esquizofrenia sejam revistos de maneira extensiva em outros capítulos, vale a pena mencionar aqui um gene candidato particularmente interessante, *DISC1*, cuja proteína tem funções durante o desenvolvimento, incluindo regulação da migração celular, crescimento de neuritos e maturação neuronal, bem como no cérebro adulto, onde modula a função citoesquelética, a neurotransmissão e a plasticidade sináptica. A proteína DISC1 interage com muitas outras proteínas intimamente envolvidas na migração de células neuronais e forma um complexo de proteína com Lis1 e NudEL que é a jusante na sinalização da reelina.

Transtornos do espectro autista

Outras condições que claramente têm origem no neurodesenvolvimento são os transtornos do espectro autista (TEAs), um grupo de transtornos complexo e heterogêneo caracterizado por anormalidades na interação social e na comunicação e pela presença de interesses e atividades restritos ou repetitivos. Na edição anterior do DSM (DSM-IV), os TEAs incluíam transtorno autista clássico, síndrome de Asperger e transtorno global do desenvolvimento sem outra especificação. Esses três transtornos foram agrupados devido a sua ocorrência comum em famílias, indicando fatores genéticos relacionados e sinais e sintomas compartilhados. Conceituações recentes dos TEAs propõem que existem múltiplos "autismos" diferindo nos mecanismos patogenéticos e nas manifestações subjacentes. É provável que os diferentes domínios de sintomas centrais (ou de outros endofenótipos) sejam mais hereditários do que o diagnóstico sindrômico, que foi construído para ser inclusivo. A grande diversidade de sinais e sintomas de TEA reflete a multiplicidade de anormalidades observadas em estudos patológicos e funcionais e inclui regiões do prosencéfalo e do rombencéfalo. Os neurônios do prosencéfalo no córtex cerebral e no sistema límbico têm papéis fundamentais na interação social, na comunicação e na aprendizagem e memória. Por exemplo, a amígdala, que se conecta aos córtices pré-frontal e temporal e ao giro fusiforme, tem um papel proeminente na cognição social e emocional. Nos TEAs, a amígdala e o giro fusiforme demonstram ativação anormal durante tarefas de reconhecimento facial e atribuição de emoções. Alguns pesquisadores lançaram a hipótese de que os TEAs reflitam disfunções em redes neurais específicas, tal como a rede social. No entanto, testes neurofisiológicos de potenciais corticais evocados e respostas oculomotoras indicam percepção normal de informações sensoriais primárias, mas processamento cognitivo superior perturbado. Os comprometimentos funcionais no processamento cognitivo de ordem superior e nos circuitos neocorticais sugerem um transtorno do desenvolvimento envolvendo organização sináptica, um mecanismo que pode estar presente de maneira uniforme em todo o cérebro, um modelo em nítido contraste com anormalidades de redes neurais específicas. Referências anteriores à expressão de Wnt3a em células que migraram amplamente durante o desenvolvimento e aparecem nos sistemas auditivos é outro exemplo de como as mudanças do desenvolvimento podem afetar redes funcionais isoladas, enquanto mudanças nas moléculas sinápticas comuns e expressas de forma extensiva, como as neuroliginas, representariam o outro mecanismo.

A descoberta recente mais importante na patogenia do TEA foi o muito relatado e replicado fenótipo de crescimento cerebral: começando com tamanho provavelmente normal no nascimento, o cérebro exibe um aumento de volume acelerado no fim do primeiro ano, comparado com o da criança de desenvolvimento típico, e esse processo continua dos 2 aos 4 anos de idade. Esses dados derivam tanto de estudos de neuroimagem como de medidas da circunferência da cabeça realizadas por diversos laboratórios. Não se sabe se isso reflete uma aceleração dos processos evolutivos normais ou, alternativamente, uma aberração específica da doença no desenvolvimento pós-natal, incluindo alterações nos números de células, nos processos neuronais, na formação e nas modificações de sinapses ou na disfunção de células gliais, para nomear apenas algumas. As diferenças mais proeminentes são observadas nos córtices frontal e parietal, nos hemisférios cerebelares e na amígdala. Esses achados também estão de acordo com relatos recentes de macrocefalia em até ~20% de casos de TEA em bancos de cérebros e de DNA. Eles também levantam muitas questões a serem tratadas pelos neurocientistas do desenvolvimento.

Estudos de neuroimagem funcional indicam disfunções amplas do prosencéfalo, mas também cerebelares, no TEA, e estudos patológicos clássicos sugeriram anormalidades restritas às estruturas límbicas e cerebelares. Entretanto, os estudos clássicos foram dificultados por tamanhos pequenos da amostra, controle deficiente para comorbidades como epilepsia e retardo mental, que afetam a neuroanatomia, e uso de medidas de densidade do tecido celular em oposição a métodos estereológicos imparciais para estimar os números de neurônios regionais. Embora estudos anteriores descrevessem densidades aumentadas de neurônios pequenos nos núcleos límbicos interconectantes, incluindo os campos CA, o septo, os corpos mamilares e a amígdala, esses resultados não foram replicados por outros laboratórios. Por sua vez, a neuropatologia mais consistente foi observada no cerebelo (21 de 29 cérebros), mostrando reduções no número de neurônios de Purkinje sem sinais de lesões adquiridas no período pós-natal, como gliose, cestas vazias e perda retrógrada de neurônios olivares inferiores aferentes, indicando origens no período pré-natal.

Um estudo mais recente identifica anormalidades generalizadas e não uniformes, sugerindo desregulação de muitos processos, incluindo proliferação, migração, sobrevivência e organização de neurônios e morte celular programada. Quatro de seis cérebros eram macrocefálicos, congruente com o aumento do tamanho definido por inúmeras patologias e estudos de neuroimagem. No córtex cerebral, havia espessamentos ou diminuição da substância cinzenta, padrões laminares desorganizados, neurônios piramidais desorientados, neurônios ectópicos na substância branca superficial e profunda e aumento ou diminuição das densidades neuronais. Essa evidência de neurogênese e migração cortical anormal está bem de acordo com os déficits nas funções cognitivas. No tronco cerebral, a desorganização neuronal aparecia como neurônios descontínuos e mal posicionados nos núcleos olivar e denteado, neurônios ectópicos na medula e nos pedúnculos cerebelares e tratos fibrosos aberrantes. Havia diminuições generalizadas irregulares ou difusas de neurônios de Purkinje, às vezes associadas com aumento da glia de Bergmann ou com neurônios de Purkinje ectópicos na camada molecular. Atrofia neuronal hipocampal não foi observada, e a estereologia quantitativa não encontrou alteração consistente na densidade ou no número de neurônios. Além disso, um estudo neuropatológico recente usando inúmeros índices imunológicos relatou níveis aumentados de citocinas da imunidade no líquido cerebrospinal dos pacientes e em tecidos cerebrais, bem como de astrócitos que expressam altos níveis de proteína acídica fibrilar glial no córtex frontal e cingulado, na substância branca e no cerebelo, apontando para possível ativação do sistema imune sem evidência de um processo inflamatório. Aguardamos a confirmação desses importantes achados.

Embora aparentemente incompatíveis, esses dados variados apoiam um modelo de anormalidades do desenvolvimento ocorrendo em momentos diferentes, alterando regiões de acordo com programações específicas de neurogênese e diferenciação. É notável que uma variedade semelhante de anormalidades tenha sido encontrada em estudos clássicos, mas tenha sido excluída, uma vez que não ocorriam em todos os cérebros examinados. Ademais, em 15 crianças expostas ao teratógeno talidomida durante o 20º ao 24º dias de gestação, quando a neurogênese craniana e de Purkinje ocorre no tronco cerebral, quatro casos exibiram autismo. Com base nesses dados, o autismo está associado com insultos na 3ª semana para talidomida, na 12ª semana quando os neurônios olivares inferiores estão migrando e por volta da 30ª semana quando os axônios olivares fazem sinapses com as células de Purkinje. Essas diferentes anormalidades na produção, sobrevivência, migração, organização e diferenciação celular tanto no rombencéfalo como no prosencéfalo indicam desenvolvimento cerebral perturbado ao longo de uma variedade de estágios. Estudos genéticos recentes definiram dois polimorfismos genéticos associados de modo consistente com TEA em diversos conjuntos de dados, ambos os quais influenciam processos do desenvolvimento cerebral. O primeiro é *ENGRAILED-2*, o gene padronizante cerebelar cuja desregulação causa déficits nos neurônios de Purkinje e granulares em modelos animais e age para controlar a proliferação e a diferenciação. O segundo é o receptor do fator de crescimento de hepatócito *cMET*, cuja função afeta a migração tangencial de interneurônios de GABA das eminências ganglionares do prosencéfalo ventral, possivelmente levando a desequilíbrios da neurotransmissão excitatória e inibitória. Além disso, ainda que os desarranjos celulares possam ter responsabilidade direta pelos sintomas centrais do autismo, existe uma hipótese alternativa: a regulação perturbada de processos do desenvolvimento produz uma lesão celular bioquímica até agora não identificada que pode estar associada com autismo. Essa proposição é apoiada pelas causas genéticas de autismo hoje conhecidas que respondem por 10% dos casos, abrangendo esclerose tuberosa, neurofibromatose, síndrome de Smith-Lemli-Opitz, síndrome de Rett e retardo mental do X frágil. Essas etiologias genéticas interferem no controle da proliferação celular, na biossíntese de colesterol e na função de Shh e na translação e função de proteínas sinápticas e dendríticas, processos fundamentais na sequência do desenvolvimento. Uma possível ligação interessante nessas causas monogenéticas dos sintomas de autismo é a participação delas na síntese de proteína na sinapse, especialmente quando regulada pela via de sinalização PI3K/Akt e do alvo do complexo de rapamicina (mTOR) de mamíferos, uma área de pesquisa ativa.

A EXTRAORDINÁRIA DESCOBERTA DA NEUROGÊNESE ADULTA

Na década passada, houve uma mudança fundamental no paradigma relativo aos limites da neurogênese no cérebro, com implicações importantes para a plasticidade neural, os mecanismos de etiologia e tratamento de doenças e as possibilidades de restauração. Até época recente, de modo geral se sustentava que não havia produção de novos neurônios no cérebro após o nascimento (ou logo depois, considerando a CGE cerebelar); desse modo, a plasticidade e a restauração cerebral dependiam de modificações de uma rede neural numericamente estática. Temos, agora, evidências fortes do contrário: novos neurônios são gerados ao longo de toda a vida em certas regiões, o que é bem documentado por meio da árvore filogenética, incluindo pássaros, roedores, primatas e humanos. Sendo uma área de intenso interesse e investigação, podemos esperar rápido progresso ao longo das próximas duas décadas, provavelmente alterando os modelos descritos aqui.

O termo "neurogênese" tem sido usado de forma inconsistente em diferentes contextos, indicando produção sequencial de elementos neurais durante o desenvolvimento, primeiro neurônios e, então, células gliais, mas, com frequência, denotando apenas geração de neurônios no cérebro adulto, em contraste com a gliogênese. Para esta discussão, usamos o primeiro significado, mais geral, e diferenciamos os tipos de células quando necessário. A primeira evidência de neurogênese em mamíferos, ou nascimento de novos neurônios, no hipocampo adulto foi relatada na década de 1960, na qual neurônios marcados com ^{3}H-timidina foram documentados. Como um marcador comum para produção celular, esses estudos usaram a incorporação nuclear de ^{3}H-timidina ao DNA recentemente sintetizado durante a replicação cromossômica, que ocorre antes que as células sofram divisão. Após um atraso, as células se dividem, produzindo duas progênies marcadas com ^{3}H-timidina. A proliferação celular for definida como um aumento absoluto no número de células, que ocorre apenas se a produção celular não é equilibrada por morte celular. Visto que nos dias atuais há pouca evidência de um aumento progressivo no tamanho do cérebro com a idade, exceto talvez para o hipocampo de roedores, a maioria da neurogênese no cérebro adulto parece ser compensada por perda celular. Estudos mais recentes da neurogênese empregam o análogo da timidina mais conveniente, BrdU, que pode ser injetado em animais vivos e, então, detectado por imuno-histoquímica.

Durante o desenvolvimento embrionário, os neurônios são produzidos a partir de quase todas as regiões do neuroepitélio ventricular. A neurogênese no adulto, entretanto, é, em grande parte, restrita a duas regiões: a ZSV revestindo os ventrículos laterais e uma zona proliferativa estreita subjacente à camada granular do giro denteado (zona subgranular) no hipocampo. Em camundongos, roedores e macacos, neurônios recentemente produzidos migram da ZSV em uma direção anterior para o bulbo olfativo a fim de se tornarem interneurônios de GABA. O processo foi caracterizado de maneira refinada tanto no nível ultraestrutural como no molecular. Na ZSV, os neuroblastos (células A), em seu caminho para o bulbo olfativo, criam cadeias de células e migram através de um arcabouço de sustentação de células gliais suprido por artrócitos de divisão lenta (células B). Dentro dessa rede de cadeias de células, há grupos de precursores neurais de divisão rápida (células C). A evidência sugere que as células B deem origem às células C, que, por sua vez, se desenvolvem para as células A, os futuros interneurônios do bulbo olfativo. A existência de uma sequência de precursores com capacidades progressivamente restritas de gerar tipos de células neurais diferentes torna a definição dos mecanismos que regulam a neurogênese adulta *in vivo* um grande desafio.

Como no cérebro em desenvolvimento, a neurogênese adulta também está sujeita a regulação por sinais extracelulares que controlam a proliferação e a sobrevivência dos precursores e, em muitos casos, exatamente os mesmos fatores. Após a descoberta inicial de células-tronco neurais adultas geradas sob estimulação de EFG, outros fatores reguladores foram definidos, incluindo bFGF, IGF-I, BDNF e LIF/CNTF. Embora a marca das células-tronco neurais inclua a capacidade de gerar neurônios, astrócitos e oligodendróglia, denominada multipotencialidade, sinais específicos parecem produzir perfis de células diferentes que podem migrar para diferentes locais. A infusão intraventricular de EFG promove principalmente gliogênese na ZSV, com células migrando para o bulbo olfativo, o corpo estriado e o corpo caloso, enquanto bFGF favorece a geração de neurônios destinados ao bulbo olfativo. Ambos os fatores parecem estimular a mitose de forma direta, com efeitos diferenciais sobre a linhagem celular produzida. Em contrapartida, o BDNF pode aumentar a formação de neurônios na ZSV, bem como no corpo estriado e no hipotálamo, ainda que os efeitos possam ser, sobretudo, pela promoção da sobrevivência de neurônios recém-gerados que de outro modo sofrem morte celular. Por fim, o CNTF e o LIF relacionado podem promover gliogênese ou, alternativamente, apoiar a autorrenovação de células-tronco adultas em vez de aumentar uma categoria específica de células.

É notável que, além das infusões intraventriculares diretas, a neurogênese adulta também seja afetada por níveis periféricos de fatores de crescimento, hormônios e neuropeptídeos. A administração periférica tanto de bFGF como de IGF-I estimula a neurogênese, aumentando de maneira seletiva a marcação mitótica na ZSV e na zona subgranular hipocampal, respectivamente, indicando que existem mecanismos específicos para transporte de fatores por meio da BHE. De interesse, os níveis elevados de prolactina, induzidos por injeção periférica ou por gravidez natural, estimulam a proliferação de progenitores na ZSV de camundongos, levando a aumento dos interneurônios do bulbo olfativo, possivelmente tendo participação na aprendizagem de novos aromas do bebê. Isso pode ser relevante para as alterações na prolactina observadas na doença psiquiátrica. De modo inverso, nos paradigmas comportamentais do estresse social, tal como desafio territorial por intrusos machos, a ativação do eixo hipotalâmico-hipofisário-suprarrenal com aumento de glicocorticoides leva a redução da neurogênese no hipocampo, aparentemente por meio de sinalização do glutamato local. Inibição também é observada após administração periférica de opiáceo, um modelo para abuso de substâncias. Desse modo, a neurogênese pode ser um processo-alvo afetado por alterações dos hormônios e peptídeos associados com diversas condições psiquiátricas.

A descoberta da neurogênese adulta naturalmente leva a questões sobre se novos neurônios podem se integrar na complexa citoarquitetura do cérebro maduro e a especulações sobre seu significado funcional, se houver. Em roedores, primatas e humanos, novos neurônios são produzidos no giro denteado do hipocampo, uma área importante para a aprendizagem e a memória. Foi demonstrado que alguns neurônios gerados em humanos adultos sobrevivem por pelo menos dois anos. Além disso, células recentemente formadas no hipocampo de camundongos adultos de fato elaboram arborizações dendríticas e axonais extensivas apropriadas para o circuito neural e exibem aferências (*inputs*) sinápticas e potenciais de ação funcionais. De um ponto de vista funcional, a geração e/ou sobrevivência de novos neurônios tem forte correlação com inúmeros casos de aprendizagem e experiência comportamentais. Por exemplo, a sobrevivência de neurônios recém-gerados é aumentada de forma acentuada por tarefas de aprendizagem dependentes do hipocampo e por um ambiente enriquecido, complexo em termos comportamentais. Talvez da maior importância seja o fato de que uma redução na neurogênese do giro denteado prejudique a formação de traços de memória, ou seja, quando um animal deve associar estímulos que estão separados no tempo, uma tarefa dependente do hipocampo. Ainda, em pássaros canoros, a neurogênese é dependente de atividade e é aumentada pela busca de alimento e por aprendizagem de novas melodias, quer ela ocorra sazonalmente, quer seja induzida por administração de hormônios esteroides.

Dos pontos de vista clínico e terapêutico, as questões fundamentais são se as mudanças na neurogênese contribuem para doenças e se neurônios de formação recente sofrem migração e integração em regiões de lesão, substituindo células mortas e levando a recuperação funcional. Uma resposta neurogenética foi demonstrada para inúmeras condições em adultos, incluindo lesão cerebral, AVC e epilepsia. Por exemplo, AVC isquêmico no corpo estriado estimula a neurogênese da ZSV adjacente com neurônios migrando para o local da lesão. Além disso, em um paradigma altamente seletivo não envolvendo dano tecidual local, a degeneração de neurônios corticais da camada 3 induziu neurogênse e reposição celular da ZSV. Esses estudos levantam a possibilidade de que os neurônios produzidos recentemente em geral participem na recuperação e possam ser estimulados como uma nova estratégia terapêutica. Entretanto, em contraste com as possíveis funções reconstrutivas, a neurogênese também pode desempenhar papéis na patogenia: em um modelo de atiçamento (*kindling*) de epilepsia, foi verificado que neurônios recém-formados migravam para posições incorretas e participavam de circuitos neuronais aberrantes, reforçando, desse modo, o estado epiléptico. De modo inverso, reduções na neurogênese podem contribuir para diversas condições que implicam disfunção ou degeneração da formação hipocampal. A neurogênese do giro denteado é inibida pelo aumento dos níveis de glicocorticoides observado em ratos idosos e pode ser revertida por antagonistas de esteroide e por adrenalectomia, observações potencialmente relevantes para a correlação entre níveis de cortisol humano elevado e volumes hipocampais reduzidos na presença de déficits de memória. De maneira semelhante, aumentos nos glicocorticoides humanos induzidos por estresse podem contribuir para a diminuição dos volumes hipocampais observada na esquizofrenia, na depressão e no transtorno de estresse pós-traumático.

Um possível papel da alteração da neurogênese na doença obteve maior apoio em estudos recentes da depressão. Uma série de estudos com animais e com humanos sugere uma correlação da diminuição do tamanho hipocampal com sintomas depressivos, enquanto a terapia de antidepressivos clinicamente eficaz produz aumento do volume hipocampal e intensificação da neurogênese, com as relações causais ainda sendo definidas. Por exemplo, estudos de necropsia e de imagem cerebral indicam perda celular nas regiões corticolímbicas no transtorno bipolar e na depressão maior. De forma significativa, os estabilizadores do humor, como lítio e ácido valproico, bem como antidepressivos e eletroconvulsoterapia, ativam as vias intracelulares que promovem a neurogênese e a plasticidade sináptica. Ademais, em um modelo de primata útil, a tupaia adulta, o modelo de estresse psicossocial crônico provocou reduções de ~15% nos metabólitos cerebrais e uma diminuição de 33% na neurogênese (marcação mitótica de BrdU), efeitos que foram prevenidos pela coadministração de um antidepressivo, a tianeptina. Mais importante, embora a exposição a estresse produzisse reduções pequenas nos volumes hipocampais, animais estressados tratados com antidepressivos exibiram aumento dos volumes hipocampais. Efeitos semelhantes foram encontrados em modelos de depressão de roedores.

Além das relações estruturais já mencionadas, evidências recentes começaram a definir os papéis de sistemas neurotransmissores relevantes para os efeitos de antidepressivos sobre o comportamento e a neurogênese. Em um achado muito empolgante, uma ligação causal entre neurogênese induzida por antidepressivo e uma resposta comportamental positiva foi demonstrada. Em camundongos nulos para o receptor de serotonina 1A, a fluoxetina, um inibidor seletivo da recaptação de serotonina [ISRS] não produziu aumento da neurogênese nem melhora comportamental. Ademais, quando precursores neuronais hipocampais foram reduzidos seletivamente (85%) por irradiação-X, nem fluoxetina, nem imipramina induziram neurogênese ou recuperação comportamental. Em suma, um estudo usando culturas hipocampais de roedores normais e mutantes dá forte apoio a um papel neurogenético do NPY endógeno, que está contido nos interneurônios hilares do giro denteado. O NPY estimula a proliferação seletiva de precursores por meio do receptor Y1 (não Y2 ou Y5), um achado em consonância com os efeitos antidepressivos do NPY mediados por receptores em modelos animais e com o impacto dos níveis de NPY tanto na aprendizagem dependente do hipocampo como nas respostas a estresse. No total, essas observações sugerem que as alterações de volume observadas com depressão humana e terapia possam estar diretamente relacionadas com alterações na neurogênese em andamento. De forma mais geral, a descoberta da neurogênese adulta levou a mudanças importantes em nossas perspectivas sobre as capacidades de regeneração do cérebro humano.

REFERÊNCIAS

DiCicco-Bloom E, Falluel-Morel A. Neural development and neurogenesis. In: Sadock BJ, Sadock VA, Ruiz P, eds. *Kaplan & Sadock's Comprehensive Textbook of Psychiatry*. 9th ed. Philadelphia: Lippincott Williams & Wilkins; 2009.

Eisch AJ, Petrik D. Depression and hippocampal neurogenesis: A road to remission? *Science*. 2012;338:72.

Hsieh J, Eisch AJ. Epigenetics, hippocampal neurogenesis, and neuropsychiatric disorder: Unraveling the genome to understand the mind. *Neurobiol Dis*. 2010;39:73.

Kobayashi M, Nakatani T, Koda T, Matsumoto KI, Ozaki R, Mochida N, Keizo T, Miyakawa T, Matsuoka I. Absence of BRINP1 in mice causes increase of hippocampal neurogenesis and behavioral alterations relevant to human psychiatric disorders. *Mol Brain*. 2014;7:12.

Levenson CW, Morris D. Zinc and neurogenesis: Making new neurons from development to adulthood. *Adv Nutr*. 2011;2:96.

Molina-Holgado E, Molina-Holgado F. Mending the broken brain: Neuroimmune interactions in neurogenesis. *J Neurochem*. 2010;114:1277.

Sanes DH, Reh TA, Harris WA. *Development of the Nervous System*. 3rd ed. Burlington, MA: Academic Press; 2011.

Sek T, Sawamoto K, Parent JM, Alvarez-Buylla A, eds. *Neurogenesis in the Adult Brain I: Neurobiology*. New York: Springer; 2011.

Sek T, Sawamoto K, Parent JM, Alvarez-Buylla A, eds. *Neurogenesis in the Adult Brain II: Clinical Implications*. New York: Springer; 2011.

Shi Y, Zhao X, Hsieh J, Wichterle H, Impey S, Banerjee S, Neveu P, Kosik KS. MicroRNA regulation of neural stem cells and neurogenesis. *J Neurosci*. 2010;30:14931.

1.4 Neurofisiologia e neuroquímica

O estudo da comunicação química interneuronal é denominado neuroquímica, e, nos últimos anos, houve uma explosão de conhecimento no entendimento da transmissão química entre os neurônios e os receptores afetados por aquelas substâncias químicas. De modo semelhante, os avanços na ciência da fisiologia aplicada ao cérebro e de como o cérebro funciona foram igualmente influenciados. O foco deste capítulo é a heterogeneidade complexa dessas duas áreas para ajudar a explicar a complexidade de pensamentos, sentimentos e comportamentos que constituem a experiência humana.

NEUROTRANSMISSORES MONOAMINAS

Os neurotransmissores monoaminas e a acetilcolina têm sido historicamente implicados na fisiopatologia e no tratamento de uma ampla variedade de transtornos não psiquiátricos. Cada neurotransmissor monoamina modula muitas vias neurais diferentes, que facilitam inúmeros processos comportamentais e fisiológicos. De maneira inversa, cada processo comportamental do sistema nervoso central (SNC) provavelmente seja modulado por inúmeros sistemas de neurotransmissores interativos, incluindo as monoaminas.

Essa complexidade impõe um desafio importante ao entendimento das vias precisas ao nível molecular, celular e de sistemas pelas quais vários neurotransmissores monoaminas afetam os transtornos neuropsiquiátricos. Entretanto, avanços recentes na genética e genômica humanas, bem como na neurociência experimental, lançaram uma luz sobre essa questão. A clonagem molecular identificou inúmeros genes que regulam a neurotransmissão monoaminérgica, tais como as enzimas, os receptores e os transportadores que intermedeiam a síntese, as ações celulares e a recaptação celular desses neurotransmissores, respectivamente. Estudos da genética humana forneceram evidências de ligações irresistíveis entre variantes alélicas em genes específicos relacionados a monoamina e transtornos psiquiátricos e anormalidades de traço, enquanto a capacidade de modificar a função dos genes e a atividade celular em cobaias animais esclareceu os papéis de genes e vias neurais específicos na intermediação de processos comportamentais.

As monoaminas agem em células-alvo ligando-se a receptores específicos na superfície da célula. Existem inúmeros subtipos de receptor para cada monoamina, que são expressos em diferentes regiões e locais subcelulares e que envolvem uma variedade de vias sinalizadoras intracelulares. Esse impressionante conjunto de receptores, portanto, permite que cada neurotransmissor monoamina module as células-alvo de muitas maneiras; a mesma molécula pode ativar algumas células enquanto inibe outras, dependendo do subtipo de receptor que é expresso pelas células. As várias monoaminas são discutidas a seguir.

Serotonina

Embora apenas 1 em 1 milhão de neurônios do SNC produza serotonina, essas células influenciam praticamente todos os aspectos da função do SNC. Os corpos celulares desses neurônios serotonérgicos são agrupados nos núcleos da rafe na linha média do tronco cerebral; os núcleos rostrais da rafe enviam projeções axonais ascendentes para todo o cérebro, enquanto seus núcleos caudais enviam projeções para a medula, o cerebelo e a medula espinal (Fig. 1.4-1). As fibras serotonérgicas descendentes que inervam o corno dorsal da medula espinal foram implicadas na supressão das vias nociceptivas, um achado que pode estar relacionado aos efeitos analgésicos de alguns antidepressivos. O disparo tônico dos neurônios de serotonina do SNC varia ao longo do ciclo de sono-vigília, com uma ausência de atividade durante o sono de movimento rápido dos olhos (REM). Um aumento no disparo serotonérgico é observado durante comportamentos motores rítmicos e sugere que a serotonina module algumas formas de atividade motora.

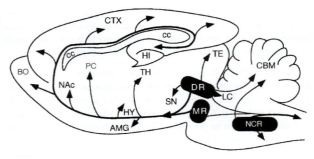

FIGURA 1.4-1
Vias serotonérgicas do cérebro (em ratos). Os neurônios serotonérgicos estão localizados nos núcleos da rafe, na linha média do tronco cerebral, e projetam-se para todo o neuroeixo. (Existe uma semelhança aproximada entre as vias de monoamina em ratos e em humanos.) AMG, amígdala; CBM, cerebelo; cc, corpo caloso; PC, putame caudado; NCR, núcleos caudais da rafe; CTX, neocórtex; DR, núcleo dorsal da rafe; HI, hipocampo; HY, hipotálamo; LC, *locus ceruleus*; MR, núcleo mediano da rafe; NAc, *nucleus accumbens*; BO, bulbo olfativo; SN, substância negra; TE, tecto; TH, tálamo; TM, núcleo tuberomamilar do hipotálamo. (De Sadock BJ, Sadock VA, Ruiz P. *Kaplan & Sadock's Comprehensive Textbook of Psychiatry*. 9th ed. Philadelphia: Lippincott Williams & Wilkins; 2009:65.)

A maior parte da inervação serotonérgica do córtex e do sistema límbico se origina dos núcleos dorsal e mediano da rafe no mesencéfalo; os neurônios serotonérgicos nessas áreas enviam projeções por meio do feixe prosencefálico medial para regiões-alvo no prosencéfalo. A rafe mediana fornece a maior parte das fibras serotonérgicas que inervam o sistema límbico, enquanto o núcleo da rafe dorsal fornece a maior parte das fibras serotonérgicas que inervam o corpo estriado e o tálamo.

Além dos diferentes campos-alvo desses núcleos serotonérgicos, existem também diferenças no nível celular entre seus neurônios constituintes. As fibras serotonérgicas da rafe dorsal são finas, com pequenas dilatações bulbosas chamadas varicosidades, enquanto as fibras da rafe mediana têm varicosidades grandes em forma de esfera ou contas. Não é claro em que medida a serotonina age como um neurotransmissor sináptico ou "privado" verdadeiro *versus* ação como um hormônio endócrino local ou "transmissor social", ou se seus papéis diferem dependendo do tipo de fibra do qual ela é liberada. Essas fibras apresentam sensibilidade diferencial aos efeitos neurotóxicos do análogo da anfetamina 3,4-metilenodioxi-metanfetamina (MDMA, *ecstasy*), que lesiona os axônios finos da rafe dorsal enquanto poupa os axônios espessos arredondados da rafe mediana. A importância dessas diferenças morfológicas não é clara, embora um trabalho recente tenha identificado diferenças funcionais entre os neurônios serotonérgicos dos núcleos dorsal e mediano da rafe.

Dopamina

Os neurônios dopaminérgicos são mais amplamente distribuídos do que os das outras monoaminas, localizando-se na substância negra e na área tegmental ventral do mesencéfalo e no cinza periaquedutal, no hipotálamo, no bulbo olfativo e na retina. Na periferia, a dopamina é encontrada nos rins, onde funciona para produzir vasodilatação renal, diurese e natriurese. Três sistemas dopaminérgicos têm alta relevância para a psiquiatria: o nigrostriatal, o mesocorticolímbico e o túbero-hipofisário (Fig. 1.4-2). A degeneração do sistema nigroestriatal cau-

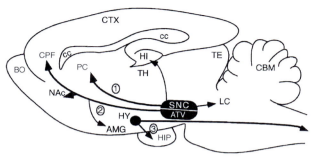

FIGURA 1.4-2
Vias dopaminérgicas do cérebro (em ratos). As três vias dopaminérgicas principais: (1) via nigroestriatal, (2) via mesocorticolímbica e (3) via túbero-hipofisária. AMG, amígdala; CBM, cerebelo; cc, corpo caloso; PC, putame caudado; CTX, neocórtex; HI, hipocampo; HY, hipotálamo; LC, *locus ceruleus*; NAc, *nucleus accumbens*; BO, bulbo olfativo; CPF, córtex pré-frontal; HIP, hipófise; SNC, substância negra *pars compacta*; TE, tecto; TH, tálamo; ATV, área tegmental ventral. (De Sadock BJ, Sadock VA, Ruiz P. *Kaplan & Sadock's Comprehensive Textbook of Psychiatry*. 9th ed. Philadelphia Lippincott Williams & Wilkins; 2009:66.)

sa doença de Parkinson e levou a um foco de pesquisa intenso sobre o desenvolvimento e a função dos neurônios de dopamina nos núcleos de substância negra do mesencéfalo. Os corpos celulares de dopamina na divisão *pars compacta* dessa região enviam projeções ascendentes para o corpo estriado dorsal (especialmente para o núcleo caudado e o putame) e, desse modo, modulam o controle motor. Pensa-se que os efeitos extrapiramidais de medicamentos antipsicóticos resultem do bloqueio desses receptores estriatais de dopamina.

A área tegmental ventral (ATV) do mesencéfalo situa-se medialmente à substância negra e contém neurônios dopaminérgicos que dão origem ao sistema dopaminérgico mesocorticolímbico. Esses neurônios enviam projeções ascendentes que inervam as estruturas límbicas, tais como o *nucleus accumbens* e a amígdala; a via *mesoaccumbens* é um elemento central na representação neural da recompensa, e, nos últimos anos, pesquisas intensas têm sido dedicadas a essa área. Todas as drogas de abuso conhecidas ativam a via de dopamina do *mesoaccumbens*, e pensa-se que alterações plásticas nessa via estejam na base da adição a drogas. Acredita-se que a projeção mesolímbica seja o alvo principal para as propriedades antipsicóticas de drogas antagonistas do receptor de dopamina de controlar os sintomas positivos da esquizofrenia, como alucinações e delírios.

Neurônios de dopamina da ATV também se projetam para as estruturas corticais, como o córtex pré-frontal, e modulam a memória de trabalho e a atenção; é sugerido que a diminuição da atividade nessa via esteja na base dos sintomas negativos da esquizofrenia. Portanto, medicamentos antipsicóticos que diminuem os sintomas positivos pelo bloqueio dos receptores de dopamina na via mesolímbica podem, simultaneamente, piorar esses sintomas negativos por bloquearem receptores de dopamina semelhantes na via mesocortical. Pensa-se que a diminuição do risco de efeitos colaterais extrapiramidais observados com a clozapina (*versus* outros medicamentos antipsicóticos típicos) se deva a seus efeitos relativamente seletivos sobre essa projeção mesocortical. O sistema túbero-hipofisário consiste em neurônios de dopamina nos núcleos arqueado e paraventricular do hipotálamo que se projetam para a glândula hipófise e, desse modo, inibem a liberação de prolactina. Medicamentos antipsicóticos que bloqueiam os receptores de dopamina na hipófise podem, portanto, desinibir a liberação de prolactina e causar galactorreia.

Norepinefrina e epinefrina

Os neurônios simpáticos pós-ganglionares do sistema nervoso autônomo liberam norepinefrina, resultando em efeitos periféricos generalizados, incluindo taquicardia e pressão arterial elevada. A medula suprarrenal libera epinefrina, que produz efeitos semelhantes; os tumores feocromocitoma secretores de epinefrina produzem surtos de ativação simpática, excitação central e ansiedade.

Neurônios produtores de norepinefrina são encontrados dentro do cérebro, na ponte e na medula, em dois agrupamentos principais: o *locus ceruleus* (LC) e os núcleos noradrenérgicos tegmentais laterais (Fig. 1.4-3). Projeções noradrenérgicas dessas duas regiões ramificam-se de forma extensiva enquanto se projetam para todo o neuroeixo. Em humanos, o LC é encontrado na porção dorsal da ponte caudal e contém cerca de 12 mil neurônios hermeticamente embalados de cada lado do cérebro. Essas células fornecem as principais projeções noradrenérgicas para o neocórtex, o hipocampo, o tálamo e o tecto mesencefálico. A atividade de neurônios do LC varia com o nível de alerta do animal. As taxas de disparo são reativas a estímulos novos e/ou estressantes, com respostas maiores a estímulos que interrompem comportamento em curso e reorientam a atenção. Ao todo, os estudos fisiológicos indicam um papel para essa estrutura na regulação do estado de excitação, da vigilância e da resposta ao estresse. As projeções dos neurônios do núcleo tegmental lateral, que são livremente disseminadas por toda a ponte e medula ventrais, se sobrepõem em par às do LC. Fibras de ambos os grupos de células inervam a amígdala, o septo e a medula espinal. Outras regiões, como o hipotálamo e o tronco cerebral inferior, recebem informações adrenérgicas sobretudo do núcleo tegmental lateral. Os bem poucos neurônios que utilizam epinefrina como neurotransmissor estão localizados na ponte e na medula caudais, intercalados com neurônios noradrenérgicos. Projeções desses grupos ascendem para inervar o hipotálamo, o LC e os núcleos viscerais eferentes e aferentes do mesencéfalo.

Histamina

A histamina talvez seja mais conhecida por seu papel nas alergias. Ela é um mediador inflamatório armazenado nos mastócitos e liberado na interação celular com alérgenos. Uma vez liberada, a histamina causa derrame vascular e edema e outros sintomas de alergia facial e tópica. Em contraste, apenas mais recentemente as vias neurais histaminérgicas centrais foram caracterizadas por imunocitoquímica

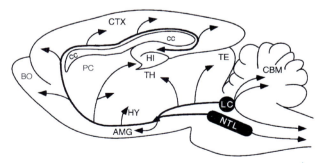

FIGURA 1.4-3
Vias noradrenérgicas cerebrais (em ratos). Projeções de neurônios noradrenérgicos localizados no *locus ceruleus* (LC) e núcleos noradrenérgicos tegmentais laterais (NTL). AMG, amígdala; CBM, cerebelo; cc, corpo caloso; PC, putame caudado; CTX, neocórtex; HI, hipocampo; HY, hipotálamo; BO, bulbo olfativo; TE, tecto; TH, tálamo. (De Sadock BJ, Sadock VA, Ruiz P. *Kaplan & Sadock's Comprehensive Textbook of Psychiatry*. 9th ed. Philadelphia: Lippincott Williams & Wilkins; 2009:66.)

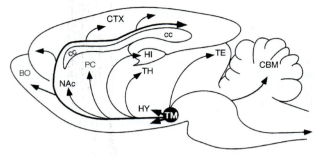

FIGURA 1.4-4
Vias histaminérgicas cerebrais (em ratos). Neurônios histaminérgicos estão localizados no núcleo tuberomamilar do hipotálamo caudal (TM) e se projetam para o hipotálamo (HY) e para regiões mais distantes do cérebro. CBM, cerebelo; cc, corpo caloso; PC, putame caudado; CTX, neocórtex; HI, hipocampo; NAc, *nucleus accumbens*; BO, bulbo olfativo; TE, tecto; TH, tálamo. (De Sadock BJ, Sadock VA, Ruiz P. *Kaplan & Sadock's Comprehensive Textbook of Psychiatry*. 9th ed. Philadelphia: Lippincott Williams & Wilkins; 2009:67.)

usando anticorpos para a enzima sintética histidina descarboxilase e para histamina. Corpos celulares histaminérgicos estão localizados em uma região do hipotálamo posterior denominada núcleo tuberomamilar. A atividade dos neurônios tuberomamilares é caracterizada por disparos que variam ao longo do ciclo de sono-vigília, com a atividade mais alta durante o estado de vigília, disparos mais lentos durante o sono de onda lenta e ausência de disparo durante o sono REM. Fibras histaminérgicas projetam-se de forma difusa por todo o cérebro e a medula espinal (Fig. 1.4-4). Projeções ascendentes ventrais percorrem o feixe prosencefálico medial e, então, inervam o hipotálamo, a faixa diagonal, o septo e o bulbo olfativo. Projeções ascendentes dorsais inervam o tálamo, o hipocampo, a amígdala e o prosencéfalo rostral. Projeções descendentes viajam através da substância cinzenta mesencefálica para o rombencéfalo e medula espinal dorsais. As fibras contêm varicosidades que raramente estão associadas com sinapses clássicas, e foi proposto que a histamina aja a uma distância de seus locais de liberação, como um hormônio local.

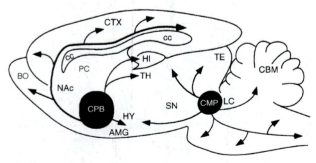

FIGURA 1.4-5
Vias de projeção colinérgica do cérebro (em ratos). A maioria dos neurônios de projeção colinérgicos está localizada no complexo prosencefálico basal (CPB) e no complexo mesopontino (CMP). AMG, amígdala; CBM, cerebelo; cc, corpo caloso; PC, putame caudado; CTX, neocórtex; HI, hipocampo; HY, hipotálamo; LC, *locus ceruleus*; NAc, *nucleus accumbens*; BO, bulbo olfativo; SN, substância negra; TE, tecto; TH, tálamo. (De Sadock BJ, Sadock VA, Ruiz P. *Kaplan & Sadock's Comprehensive Textbook of Psychiatry*. 9th ed. Philadelphia: Lippincott Williams & Wilkins; 2009:67.)

O hipotálamo recebe a inervação histaminérgica mais densa, compatível com um papel para seu transmissor na regulação de processos autônomos e neuroendócrinos. Além disso, forte inervação histaminérgica é observada nos núcleos monoaminérgicos e colinérgicos.

Acetilcolina

No cérebro, os processos axonais dos neurônios colinérgicos podem se projetar para regiões distantes do cérebro (neurônios de projeção) ou se comunicar com células locais dentro da mesma estrutura (interneurônios). Dois grandes agrupamentos de neurônios de projeção colinérgicos são encontrados no cérebro: o complexo prosencefálico basal e o complexo mesopontino (Fig. 1.4-5). O complexo prosencefálico basal fornece a maior parte da inervação colinérgica para o telencéfalo não estriatal. Ele consiste em neurônios colinérgicos dentro do núcleo basal de Meynert, nas faixas diagonais horizontais e verticais de Broca e no núcleo septal medial. Esses neurônios projetam-se para amplas áreas do córtex e da amígdala, para o giro cingulado anterior e bulbo olfativo e para o hipocampo, respectivamente. Na doença de Alzheimer, há significativa degeneração de neurônios no núcleo basal, levando a redução substancial na inervação colinérgica cortical. O grau de perda neuronal está correlacionado com o grau de demência, e o déficit colinérgico pode contribuir para o declínio cognitivo nessa doença, em concordância com os efeitos benéficos dos medicamentos que promovem sinalização de acetilcolina nesse transtorno.

O complexo mesopontino consiste em neurônios colinérgicos dentro dos núcleos pedunculopontino e tegmental laterodorsal do mesencéfalo e da ponte e fornece inervação colinérgica para o tálamo e para áreas do mesencéfalo (incluindo os neurônios dopaminérgicos da área tegmental ventral e da substância negra) e inervação descendente para outras regiões do tronco cerebral, como o LC, a rafe dorsal e os núcleos do nervo craniano. Em comparação com os neurônios serotonérgicos, noradrenérgicos e histaminérgicos centrais, os neurônios colinérgicos podem continuar a disparar durante o sono REM, e foi proposto que tenham um papel na indução nessa fase do sono. A acetilcolina também é encontrada nos interneurônios de diversas regiões cerebrais, incluindo o corpo estriado. A modulação da transmissão colinérgica estriatal foi implicada nas ações antiparkinsonianas de agentes anticolinérgicos. Na periferia, a acetilcolina é um neurotransmissor proeminente, localizado em motoneurônios que inervam o músculo esquelético, em neurônios autônomos paraganglionares e em neurônios parassimpáticos pós-ganglionares. A acetilcolina periférica intermedeia os efeitos pós-sinápticos característicos do sistema parassimpático, incluindo bradicardia e redução da pressão arterial e aumento da função digestiva.

SÍNTESE, ARMAZENAMENTO E DEGRADAÇÃO DAS MONOAMINAS

Além das semelhanças neuroanatômicas, as monoaminas também são sintetizadas, armazenadas e degradadas de formas semelhantes (Fig. 1.4-6). Elas são sintetizadas nos neurônios de precursores de aminoácido comuns (Fig. 1.4-6, passo 1) e absorvidas para as vesículas sinápticas por meio de um transportador de monoamina vesicular (Fig. 1.4-6, passo 2). Sob estimulação, as vesículas nas terminações nervosas fundem-se com o terminal pré-sináptico e liberam o neurotransmissor na fenda sináptica (Fig. 1.4-6, passo 3). Uma vez liberadas, as monoaminas interagem com receptores pós-sinápticos para alterar a função das células pós-sinápticas (Fig. 1.4-6, passo 4) e também podem agir nos autorreceptores pré-sinápticos na terminação nervosa para suprimir liberação adicional (Fig. 1.4-6, passo 5). Além disso, as monoaminas liberadas podem ser reabsorvidas da fenda sináptica para a terminação nervosa por proteínas transportadoras da

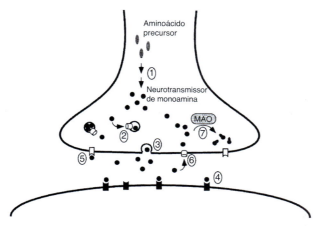

FIGURA 1.4-6
Diagrama esquemático de uma sinapse monoaminérgica. Os passos envolvidos na transmissão sináptica são descritos no texto. MAO, monoaminoxidase. (De Sadock BJ, Sadock VA, Ruiz P. *Kaplan & Sadock's Comprehensive Textbook of Psychiatry*. 9th ed. Philadelphia: Lippincott Williams & Wilkins; 2009:68.)

membrana plasmática (Fig. 1.4-6, passo 6), um processo conhecido como recaptação. A recaptação tem um papel importante na limitação da magnitude total e da duração temporal da sinalização monoaminérgica. Uma vez absorvidas, as monoaminas podem ser submetidas a degradação enzimática (Fig. 1.4-6, passo 7) ou protegidas contra degradação por captação para as vesículas. O processamento da acetilcolina difere do esquema e é descrito posteriormente nesta seção.

SEROTONINA

O SNC contém menos de 2% da serotonina do corpo; a serotonina periférica está localizada nas plaquetas, nos mastócitos e nas células enterocromafins. Mais de 80% de toda a serotonina do corpo é encontrada no sistema gastrintestinal, onde modula a motilidade e as funções digestivas. A serotonina plaquetária promove a agregação e a coagulação por meio de um mecanismo muito incomum: a ligação covalente de moléculas de serotonina com proteínas pequenas ligantes de GTP (guanosina trifosfato), que podem, então, ativar essas proteínas, é um processo denominado "serotonilação". A serotonina periférica não consegue cruzar a barreira hematencefálica, então é sintetizada também no cérebro. Ela é sintetizada a partir do aminoácido triptofano, que é derivado da dieta. O passo limitante da velocidade na síntese de serotonina é a hidroxilação de triptofano pela enzima triptofano hidroxilase para formar 5-hidroxitriptofano (5-HT) (Fig. 1.4-7). Existem duas isoformas do triptofano hidroxilase – uma é encontrada principalmente na periferia, enquanto a segunda é restrita ao SNC.

Sob circunstâncias normais, a concentração de triptofano é limitante da velocidade na síntese de serotonina. Portanto, muita atenção tem sido dada aos fatores que determinam a disponibilidade de triptofano. Diferentemente da serotonina, o triptofano é absorvido para o cérebro por meio de um mecanismo de transporte ativo saturável. Visto que o triptofano compete com outros aminoácidos neutros grandes por transporte, a captação cerebral desse aminoácido é determinada tanto por sua quantidade circulante como por sua proporção para outros aminoácidos neutros grandes. Essa proporção pode ser elevada pela absorção de carboidrato, que induz a liberação de insulina e a captação de muitos aminoácidos neutros grandes nos tecidos periféricos. De maneira inversa, alimentos ricos em proteína tendem a ser relativamente pobres em triptofano, baixando, desse modo, essa

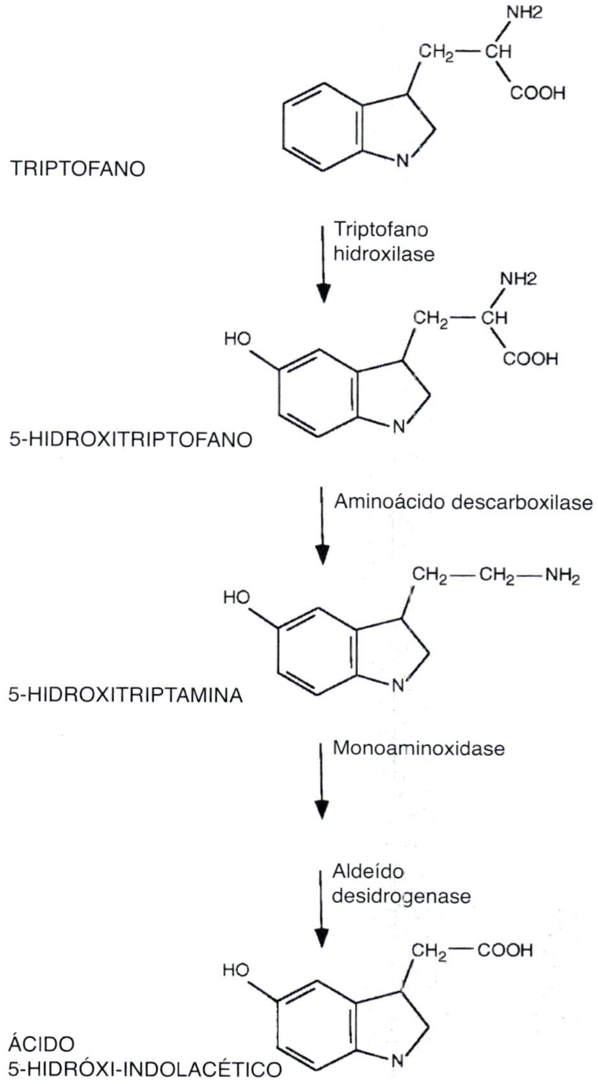

FIGURA 1.4-7
Síntese e catabolismo de serotonina. (De Sadock BJ, Sadock VA, Ruiz P. *Kaplan & Sadock's Comprehensive Textbook of Psychiatry*. 9th ed. Philadelphia: Lippincott Williams & Wilkins; 2009:68.)

proporção. Além disso, a administração de dietas especializadas pobres em triptofano produz declínios significativos nos níveis de serotonina do cérebro. Após a hidroxilação do triptofano, 5-hidroxitriptofano é rapidamente descarboxilado por aminoácidos aromáticos descarboxilase (uma enzima envolvida na síntese de dopamina) para formar serotonina.

O primeiro passo na degradação de serotonina é mediado por monoaminoxidase tipo A (MAO$_A$), que oxida o grupo amino para formar um aldeído. A MAO$_A$ está localizada nas membranas mitocondriais e é inespecífica na especificidade de seu substrato; além da serotonina, ela oxida norepinefrina. Acredita-se que a elevação dos níveis de serotonina por inibidores da MAO (IMAOs) esteja na base da eficácia antidepressiva dessas drogas. Após a oxidação por MAO$_A$, o aldeído resultante é oxidado de novo para ácido 5-hidróxi-indolacético (5-HIAA). Os níveis de 5-HIAA são frequentemente medidos como um correlato da atividade do sistema serotonérgico, embora a relação desses níveis com atividade neuronal serotonérgica permaneça obscura.

Catecolaminas

As catecolaminas são sintetizadas do aminoácido tirosina, que é absorvido no cérebro por meio de um mecanismo de transporte ativo (Fig. 1.4-8). Nos neurônios catecolaminérgicos, a tirosina hidroxilase catalisa a adição de um grupo hidroxil à posição meta da tirosina, produzindo L-dopa. Esse passo limitante da velocidade das catecolaminas está sujeito a inibição por altos níveis de catecolaminas (produto final inibição). Visto que a tirosina hidroxilase é em geral saturada com substrato, a manipulação de seus níveis não afeta prontamente a velocidade da síntese de catecolamina. Uma vez formada, a L-dopa é logo convertida em dopamina por dopa descarboxilase, que está localizada no citoplasma. É agora reconhecido que essa enzima age não apenas sobre a L-dopa, mas também sobre todos os L-aminoácidos aromáticos de ocorrência natural, incluindo triptofano, e, portanto, é denominada com mais propriedade como aminoácido aromático descarboxilase. Nos neurônios noradrenérgicos e adrenérgicos, a dopamina é transportada ativamente para as vesículas de armazenamento, onde é oxidada por dopamina β-hidroxilase para formar norepinefrina. Nos neurônios adrenérgicos e na medula suprarrenal, a norepinefrina é convertida em epinefrina por feniletanolamina N-metiltransferase (PNMT), que está localizada no compartimento citoplasmático.

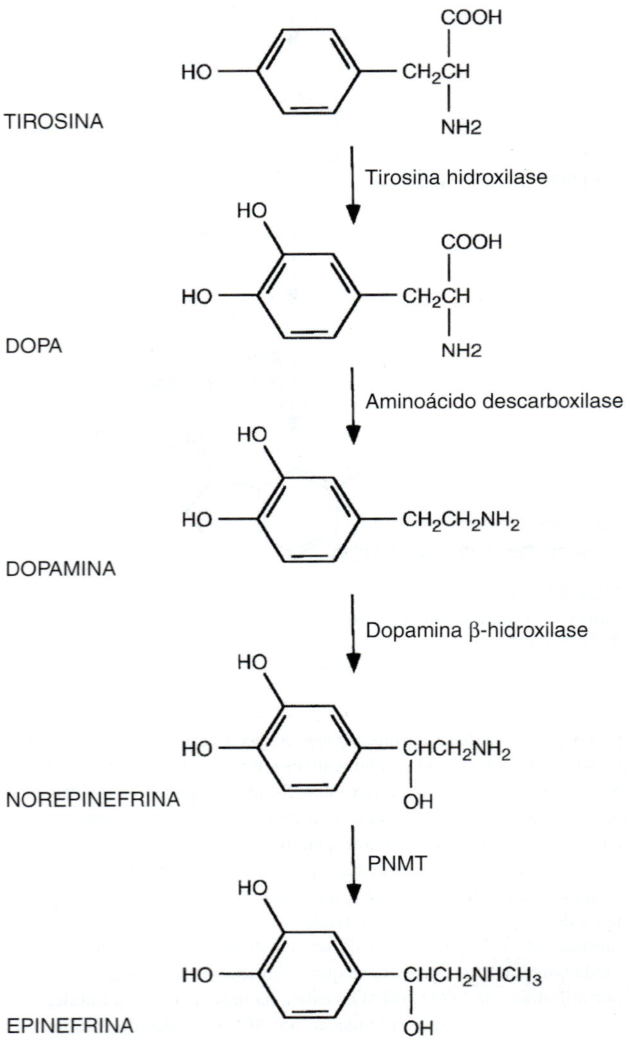

Duas enzimas que desempenham papéis importantes na degradação das catecolaminas são a monoaminoxidase e a catecol-O-metiltransferase (COMT). A MAO está localizada na membrana externa das mitocôndrias, incluindo-as nos terminais das fibras adrenérgicas, e desamina por oxidação as catecolaminas para seus aldeídos correspondentes. Duas isoenzimas da MAO com diferentes especificidades de substrato foram identificadas: MAO_A, que desamina preferencialmente serotonina e norepinefrina, e MAO tipo B (MAO_B), que desamina dopamina, histamina e um amplo espectro de feniletilaminas. Os neurônios contêm ambas as isoformas da MAO. O bloqueio do catabolismo das monoaminas por inibidores da MAO produz elevações nos níveis de monoamina do cérebro. A MAO também é encontrada em tecidos periféricos, como o trato gastrintestinal e o fígado, onde previne o acúmulo de aminas tóxicas. Por exemplo, a MAO periférica degrada a tiramina dietética, uma amina que pode deslocar a norepinefrina das terminações nervosas simpáticas pós-ganglionares, produzindo hipertensão se a tiramina estiver presente em quantidades suficientes. Portanto, pacientes tratados com inibidores da MAO devem ser advertidos para evitar alimentos em conserva e fermentados, que costumam ter altos níveis de tiramina. A catecol-O-metiltransferase (COMT) está localizada no citoplasma e é amplamente distribuída por todo o cérebro e tecidos periféricos, embora pouca ou nenhuma seja encontrada nos neurônios adrenérgicos. Ela tem uma especificidade de substrato ampla, catalisando a transferência de grupos metil de S-adenosil metionina para o grupo m-hidroxil da maioria dos compostos catecol. Os metabólitos de catecolamina produzidos por essas e por outras enzimas são com frequência medidos como indicadores da atividade dos sistemas catecolaminérgicos. Em humanos, os metabólitos predominantes de dopamina e norepinefrina são ácido homovanílico (HVA) e 3-metoxi-4-hidroxifenilglicol (MHPG), respectivamente.

Histamina

Assim como no caso da serotonina, o cérebro contém apenas uma pequena porção da histamina encontrada no corpo. A histamina é distribuída pela maioria dos tecidos do corpo, sobretudo nos mastócitos. Visto que ela não cruza facilmente a barreira hematencefálica, acredita-se que seja sintetizada no cérebro. Lá, ela é formada pela descarboxilação do aminoácido histidina por uma L-histidina descarboxilase específica. Essa enzima normalmente não é saturada com substrato, portanto a síntese é sensível aos níveis de histidina. Isso está de acordo com a observação de que a administração periférica de histidina eleva os níveis de histamina no cérebro. A histamina é metabolizada no cérebro por histamina N-metiltransferase, produzindo metil-histamina. Por sua vez, a metil-histamina sofre desaminação oxidativa pela MAO_B.

Acetilcolina

A acetilcolina é sintetizada pela transferência de um grupo acetil da acetil coenzima A (ACoA) para colina em uma reação mediada pela enzima colina acetiltransferase (ChAT). A maioria da colina no cérebro é transportada do sangue em vez de ser sintetizada *de novo*. A colina é absorvida nos neurônios colinérgicos por um mecanismo de transporte ativo de alta afinidade, e essa captação é o passo limitante da velocidade na síntese de acetilcolina. A velocidade do transporte de colina é regulada de modo que o aumento da atividade neural colinérgica esteja associada com aumento da captação de colina. Após a síntese, a acetilcolina é armazenada nas vesículas sinápticas por meio da ação de um transportador de acetilcolina vesicular. Após a liberação nas vesículas, a acetilcolina é rapidamente degradada por

FIGURA 1.4-8
Síntese de catecolaminas. (De Sadock BJ, Sadock VA, Ruiz P. *Kaplan & Sadock's Comprehensive Textbook of Psychiatry*. 9th ed. Philadelphia: Lippincott Williams & Wilkins; 2009:69.)

hidrólise pela enzima acetilcolinesterase, localizada na fenda sináptica. Grande parte da colina produzida por essa hidrólise é, então, reabsorvida no terminal pré-sináptico por meio do transportador de colina. Vale destacar que, embora a acetilcolinesterase esteja localizada em especial nos neurônios colinérgicos e nas sinapses, uma segunda classe de colinesterase, denominada butirilcolinesterase, é encontrada sobretudo no fígado e no plasma, bem como na glia. No tratamento da doença de Alzheimer, as estratégias visando intensificar a função colinérgica, principalmente pelo uso de inibidores da colinesterase para prevenir degradação normal da acetilcolina, demonstraram eficácia moderada na melhora da disfunção cognitiva, assim como de distúrbios comportamentais. Os inibidores da colinesterase também são utilizados no tratamento de miastenia grave, uma doença caracterizada por fraqueza devida a bloqueio da transmissão neuromuscular por autoanticorpos para receptores de acetilcolina.

Transportadores

Muito progresso tem sido feito na caracterização molecular das proteínas da membrana plasmática de transporte de monoamina. Essas proteínas membranares intermedeiam a recaptação de monoaminas liberadas sinapticamente no terminal sináptico. Esse processo também envolve cotransporte de íons Na^+ e Cl^- e é dirigido pelo gradiente de concentração de íons gerado pela membrana plasmática Na^+/K^+ ATPase. A recaptação de monoaminas é um mecanismo importante para limitar a extensão e a duração da ativação de receptores monoaminérgicos. A recaptação também é um mecanismo primário para reabastecer as reservas do neurotransmissor monoamina dos terminais. Além disso, os transportadores servem como alvos moleculares para uma série de medicamentos antidepressivos, psicoestimulantes e neurotoxinas monoaminérgicas. Embora as moléculas de transporte de serotonina (SERT), dopamina (DAT) e norepinefrina (NET) tenham sido bem caracterizadas, transportadores seletivos para histamina e epinefrina não foram demonstrados.

Entre as drogas de abuso, a cocaína liga-se com alta afinidade a todos os três transportadores de monoaminas conhecidos, embora as propriedades estimulantes da droga tenham sido atribuídas sobretudo a seu bloqueio de DAT. Essa visão foi recentemente apoiada pela ausência de estimulação locomotora induzida por cocaína em uma linhagem de camundongos mutantes manipulados para não possuírem essa molécula. De fato, os psicoestimulantes produzem uma supressão locomotora paradoxal nesses animais, que foi atribuída a seu bloqueio do transportador de serotonina. As propriedades gratificantes da cocaína também têm sido atribuídas principalmente à inibição do transportador de dopamina, ainda que outros alvos também intermedeiem esses efeitos, uma vez que a cocaína ainda tem efeitos gratificantes em camundongos que não possuem o transportador de dopamina. Parece que mecanismos serotonérgicos e também dopaminérgicos podem estar envolvidos. Os transportadores também podem fornecer as vias que permitem às neurotoxinas penetrarem e danificarem os neurônios monoaminérgicos; exemplos incluem a neurotoxina dopaminérgica 1-metil-4-fenil-1,2,3,6-tetra-hidropiridina (MPTP) e a neurotoxina serotonérgica MDMA.

Transportador vesicular de monoaminas

Além da recaptação de monoaminas para o terminal nervoso pré-sináptico, um segundo processo de transporte serve para concentrar e o armazenar monoaminas nas vesículas sinápticas. O transporte e o armazenamento de monoaminas nas vesículas podem servir a diversos propósitos: (1) permitir a liberação regulada de transmissores sob estimulação fisiológica apropriada, (2) proteger as monoaminas de degradação por MAO e (3) proteger os neurônios dos efeitos tóxicos dos radicais livres produzidos pela oxidação de monoaminas citoplasmáticas. Em contraste com os transportadores da membrana plasmática, acredita-se que um único tipo de transportador vesicular de monoamina intermedeie a captação de monoaminas nas vesículas sinápticas dentro do cérebro. Em consonância com isso, foi verificado que o bloqueio desse transportador vesicular de monoaminas pelo medicamento anti-hipertensivo reserpina esgota os níveis cerebrais de serotonina, norepinefrina e dopamina e aumenta o risco de suicídio e de disfunção afetiva.

RECEPTORES

Em última análise, os efeitos das monoaminas sobre a função e o comportamento do SNC dependem de suas interações com moléculas receptoras. A ligação das monoaminas a essas proteínas da membrana plasmática inicia uma série de eventos intracelulares que modulam a excitabilidade neuronal. Diferentemente dos transportadores, existem inúmeros subtipos de receptores para cada neurotransmissor de monoamina (Tab. 1.4-1).

Receptores de serotonina

Os receptores de 5-hidroxitriptofano tipo 1 (5-HT_1) compreendem a maior subfamília de receptores de serotonina, com os subtipos humanos designados 5-HT_{1A}, 5-HT_{1B}, 5-HT_{1D}, 5-HT_{1E} e 5-HT_{1F}. Todos os cinco subtipos do receptor 5-HT_1 exibem estruturas gênicas com ausência de íntrons, altas afinidades por serotonina e inibição de adenilato ciclase. Destes, o mais intensivamente estudado foi o receptor 5-HT_{1A}. Esse subtipo é encontrado em membranas pós-sinápticas de neurônios prosencefálicos, em particular no hipocampo, no córtex e no septo e nos neurônios serotonérgicos, nos quais funciona como um autorreceptor somatodendrítico inibitório. Há significativo interesse no receptor 5-HT_{1A} como modulador tanto de ansiedade como de depressão. A regulação descendente de autorreceptores 5-HT_{1A} pela administração crônica de inibidores da recaptação de serotonina foi implicada em seus efeitos antidepressivos, e os ISRSs podem produzir alguns efeitos comportamentais por meio de aumentos na neurogênese hipocampal mediada pela ativação do receptor 5-HT_{1A} pós-sináptico. Além disso, os agonistas parciais do receptor 5-HT_{1A}, como a buspirona, exibem propriedades tanto ansiolíticas como antidepressivas.

Muita atenção tem sido dada atualmente às contribuições dos receptores 5-$HT_{2A/C}$ para as ações de drogas antipsicóticas atípicas, como clozapina, risperidona e olanzapina. A análise das propriedades de ligação ao receptor dessas drogas levou à hipótese de que o bloqueio do receptor 5-HT_{2A} esteja correlacionado com a eficácia terapêutica dos antipsicóticos atípicos. De interesse, o receptor 5-HT_{2A} também foi implicado no processo cognitivo da memória de trabalho, uma função que se acredita estar comprometida na esquizofrenia.

O receptor 5-HT_{2C} é expresso em altos níveis em muitas regiões do SNC, incluindo a formação hipocampal, o córtex pré-frontal, a amígdala, o corpo estriado, o hipotálamo e o plexo coroide. Foi proposto que a estimulação dos receptores 5-HT_{2C} produza efeitos ansiogênicos e anoréticos, que podem resultar de interações com as vias hipotalâmicas de melacortina e leptina. Os receptores 5-HT_{2C} também podem desempenhar um papel no ganho de peso e no desenvolvimento de diabetes melito tipo 2 associado com tratamento de antipsicótico atípico. De fato, uma linhagem de camundongos sem esse subtipo de receptor exibe uma síndrome de obesidade associada com comer excessivo e com aumento da suscetibilidade a convulsão, sugerindo que esse receptor regule a excitabilidade da rede neuronal. Uma variedade de medicamentos antidepressivos e antipsicóticos antagoniza os receptores 5-HT_{2C} com alta afinidade. Inversamente, alucinógenos

TABELA 1.4-1
Receptores de monoaminas: visão geral

Transmissor	Subtipo	Efetor primário	Relevância clínica proposta
Histamina	H_1	↑ Turnover PI	Antagonistas usados como agentes antialergênicos e anti-inflamatórios, também promovem sedação, ganho de peso
	H_2	↑AC	Antagonistas usados para tratar úlceras pépticas, refluxo GI e sangramento GI
	H_3	↓AC	Antagonistas propostos para tratar transtornos do sono, obesidade, demência
	H_4	↓AC	Possível papel dos antagonistas como agentes anti-inflamatórios
Epinefrina/ Norepinefrina	$\alpha_{1A,B,D}$	↑Turnover PI	Antagonistas usados no tratamento de doença da próstata
	$\alpha_{2A,B,C}$	↓AC	Agonistas sedativos e hipertensivos
	β_1	↑AC	Regulação da função cardíaca, antagonistas podem ser ansiolíticos
	β_2	↑AC	Agonistas usados como broncodilatadores
	β_3	↑AC	Possível papel dos antagonistas para tratar obesidade
Serotonérgico	$5HT_{1A,1B,1D,1E,1F}$	↓AC, ↑correntes GIRK	Ansiolíticos agonistas parciais (buspirona), papel na neurogênese hipocampal; Antagonistas de 5-HT1B/D usados como agentes antienxaqueca (triptanos)
	$5\text{-}HT_{2A}$, $5\text{-}HT_{2B}$, $5\text{-}HT_{2C}$	↑ Turnover PI	Antagonistas de 2A → efeitos antipsicóticos, agonistas 2A → alucinógenos; Agonismo de 2B → valvulopatia cardíaca; Agonistas de 2C → sob desenvolvimento como anorexígenos, antiepilépticos?
	$5\text{-}HT_3$	Canal de Na^+, despolarização da membrana celular	Agonistas (ondansentrona) são antieméticos.
	$5\text{-}HT_4$	↑AC	Agonistas parciais usados na IBS (tegaserode)
	$5\text{-}HT_5$, $5\text{-}HT_6$, $5\text{-}HT_7$	↑AC	Indefinida; Indefinida; Antagonistas podem ter potencial antidepressivo
Dopaminérgico	Família tipo D_1 (D_1, D_5)	↑AC	Agonistas D_1 usados na doença de Parkinson
	Família tipo D_2 (D_2, D_3, D_4)	↓AC	Antagonistas D_2 são antipsicóticos (p. ex., haloperidol); Agonistas D_3 usados na doença de Parkinson, síndrome das pernas inquietas (p. ex., pramipexol)

De Sadock BJ, Sadock VA, Ruiz P. *Kaplan & Sadock's Comprehensive Textbook of Psychiatry*. 9th ed. Philadelphia: Lippincott Williams & Wilkins; 2009:71.

como a dietilamida do ácido lisérgico (LSD) exibem atividade agonista nos subtipos de receptor de serotonina $5HT_2$ (e outros). Transcrições do receptor $5\text{-}HT_{2C}$ também sofrem edição do RNA, produzindo isoformas do receptor com atividade basal *versus* induzida por serotonina bastante alterada. Alterações na edição do ácido ribonucleico mensageiro (mRNA) no receptor $5\text{-}HT_{2C}$ foram encontradas nos cérebros de vítimas de suicídio com história de depressão maior, e foi demonstrado que os ISRSs alteram os padrões de edição.

Receptores de dopamina

Em 1979, foi claramente reconhecido que as ações da dopamina são intermediadas por mais de um subtipo de receptor. Dois receptores de dopamina, denominados D_1 e D_2, foram distinguidos com base em afinidades de ligação diferenciais de uma série de agonistas e antagonistas, mecanismos efetores distintos e padrões de distribuição distintos no SNC. Foi verificado, a seguir, que a eficácia terapêutica dos medicamentos antipsicóticos tem forte correlação com suas afinidades pelo receptor D_2, implicando esse subtipo como um local importante de ação do medicamento antipsicótico. Estudos recentes de clonagem molecular identificaram outros três genes receptores de dopamina codificando os receptores de dopamina D_3, D_4 e D_5. Com base em sua estrutura, farmacologia e mecanismos efetores primários, os receptores D_3 e D_4 são considerados "D_2-similar", e o receptor D_5, "D_1-similar". Os papéis funcionais dos subtipos recém-descobertos ainda precisam ser definitivamente esclarecidos.

O receptor D_1 foi, a princípio, diferenciado do subtipo D_2 por sua alta afinidade pelo antagonista SCH 23390 e pouca afinidade por butirofenonas como o haloperidol. Enquanto a ativação do receptor D_1 estimula a formação de adenosina monofosfato cíclica (cAMP), a estimulação do receptor D_2 produz o efeito oposto.

Receptores adrenérgicos

Como para os receptores α_1, as funções dos subtipos de receptor α_2 (designados α_{2A}, α_{2B} e α_{2C}) têm sido difíceis de determinar devido a uma ausência de agonistas e antagonistas seletivos; os receptores α_2 exibem tanto autorreceptores pré-sinápticos como ações pós-sinápticas, e todos parecem inibir a formação de cAMP e ativar canais de potássio com resultante hiperpolarização de membrana. Esses receptores regulam a liberação de neurotransmissores das terminações nervosas simpáticas periféricas. No cérebro, a estimulação de autorreceptores a_2 (provavelmente do subtipo a_{2A}) inibe o disparo dos neurônios noradrenérgicos do LC, que foram implicados nos estados de excitação. Foi proposto que esse mecanismo esteja na base dos efeitos sedativos do agonista do receptor α_2 clonidina. Também foi proposto que a estimulação dos receptores α_2 do tronco cerebral reduza a atividade do sistema nervoso simpático e aumente a do sistema parassimpático. Essa ação pode estar relacionada com a utilidade da clonidina para diminuir a pressão arterial e para suprimir a hiperatividade simpática associada com abstinência de opiáceos. A ativação de receptores α_2 inibe a atividade dos neurônios serotonérgicos do núcleo dorsal da rafe, enquanto a ativação de receptores α_1 locais estimula a atividade desses neurônios, e considera-se que isso seja um estímulo ativador importante para o sistema serotonérgico.

Receptores de histamina

Foi proposto que os sistemas histaminérgicos modulem a excitação, a vigília, o comportamento alimentar e as respostas neuroendócrinas. Quatro subtipos de receptores histaminérgicos foram identificados e denominados H1, H2, H3 e H4. O receptor H4 foi recém-identificado e é detectado predominantemente na periferia, em regiões como o baço, a medula óssea e os leucócitos. Os outros três receptores de histamina têm expressão proeminente no SNC. Os H1 são expressos em todo o corpo, em particular na musculatura lisa do trato gastrintestinal e nas paredes brônquicas, bem como em células endoteliais vasculares. Esses receptores são amplamente distribuídos no SNC, com níveis bastante altos no tálamo, córtex e cerebelo. A ativação do receptor H1 está associada com ativação de G_q e estimulação do *turnover* de fosfoinositídeos e tende a aumentar as respostas neuronais excitatórias. Esses receptores são os alvos de agentes anti-histaminérgicos clássicos usados no tratamento de rinite e conjuntivite alérgicas. Os efeitos sedativos bem conhecidos desses compostos foram atribuídos a suas ações no SNC e implicaram a histamina na regulação da excitação e do ciclo sono-vigília. Correspondentemente, uma linhagem de camundongos mutantes sem histamina exibe déficits na vigília e na atenção. Além disso, a sedação e o ganho de peso produzidos por inúmeros medicamentos antipsicóticos e antidepressivos foram atribuídos a antagonismo do receptor H1. De maneira inversa, os agonistas do receptor H1 estimulam a excitação e suprimem a ingestão de comida em modelos animais.

Receptores colinérgicos

Os receptores M1 são os receptores muscarínicos expressos de forma mais abundante no prosencéfalo, incluindo o córtex, o hipocampo e o corpo estriado. Evidências farmacológicas sugeriram seu envolvimento na memória e na plasticidade sináptica, e uma avaliação recente de camundongos sem o gene receptor de M1 revelou déficits nas tarefas de memória que acredita-se, requerem interações entre o córtex e o hipocampo.

Receptores nicotínicos foram implicados nas funções cognitivas, em especial a memória de trabalho, a atenção e a velocidade de processamento. Receptores nicotínicos de acetilcolina corticais e hipocampais parecem ser significativamente diminuídos na doença de Alzheimer, e a administração de nicotina melhora os déficits de atenção em alguns pacientes. O inibidor da acetilcolinesterase galantamina, usado no tratamento da doença de Alzheimer, também age para modular de forma positiva a função do receptor nicotínico. O subtipo de receptor nicotínico de acetilcolina α7 foi implicado como um dos muitos possíveis genes de suscetibilidade para esquizofrenia, com níveis mais baixos desse receptor estando associados com filtro (*gating*) sensorial prejudicado. Algumas formas raras da síndrome de epilepsia familiar noturna do lobo frontal autossômica dominante (ADNFLE) estão associadas com mutações nas subunidades α_4 ou β_2 do receptor nicotínico de acetilcolina. Por fim, foi proposto que as propriedades reforçadoras do uso do tabaco envolvam a estimulação dos receptores nicotínicos de acetilcolina localizados nas vias dopaminérgicas mesolímbicas da recompensa.

AMINOÁCIDOS NEUROTRANSMISSORES

Por mais de 50 anos, as aminas biogênicas dominaram o pensamento sobre o papel dos neurotransmissores na fisiopatologia dos transtornos psiquiátricos. Entretanto, ao longo da década passada, acumularam-se evidências de estudos de necropsia, de imagens cerebrais e genéticos de que os aminoácidos neurotransmissores, em particular ácido glutâmico e ácido γ-aminobutírico (GABA), têm um papel importante, senão central, na fisiopatologia de uma ampla variedade de transtornos psiquiátricos, incluindo esquizofrenia, transtorno bipolar, depressão maior, doença de Alzheimer e transtornos de ansiedade.

Ácido glutâmico

O glutamato intermedeia a neurotransmissão excitatória rápida no cérebro e é o transmissor para aproximadamente 80% das sinapses cerebrais, em particular aquelas associadas com as espinhas dendríticas. A repolarização das membranas neuronais, que foram despolarizadas por neurotransmissão glutamatérgica, pode responder por cerca de 80% do gasto de energia no cérebro. A concentração de glutamato no cérebro é de 10 mM, a mais alta de todos os aminoácidos, dos quais em torno de 20% representam o reservatório (*pool*) de neurotransmissores glutamato.

Os efeitos pós-sinápticos do glutamato são mediados por duas famílias de receptores. A primeira são os canais de cátion controlados por glutamato, que são responsáveis pela neurotransmissão rápida. O segundo tipo de receptores de glutamato são os receptores metabotrópicos de glutamato (mGluR), que são acoplados à proteína G, como os receptores α-adrenérgicos e os receptores de dopamina. Os mGluRs modulam primariamente a neurotransmissão glutamatérgica.

Principais vias glutamatérgicas no cérebro. Todos os sistemas aferentes sensoriais primários parecem usar o glutamato como seu neurotransmissor, incluindo as células ganglionares retinais, as células cocleares, o nervo trigêmeo e os aferentes espinais. As projeções talamocorticais que distribuem amplamente as informações aferentes para o córtex são glutamatérgicas. Os neurônios piramidais das regiões corticolímbicas, a fonte principal de projeções excitatórias intrínsecas, associativas e eferentes do córtex, são glutamatérgicos. Um circuito do lobo temporal que é uma parte importante no desenvolvimento de novas memórias é uma série de quatro sinapses glutamatérgicas: a via perfurante inerva as células granulares hipocampais, que inervam as células piramidais CA3, que inervam as células piramidais CA1. As fibras trepadeiras que inervam o córtex cerebelar são glutamatérgicas, bem como os tratos corticoespinais.

Receptores ionotrópicos de glutamato. Três famílias de receptores ionotrópicos de glutamato foram identificadas com base na ativação seletiva por análogos de glutamato de conformação restrita ou sintética. Estas incluem os receptores do ácido α-amino-3-hidróxi-5-metil-4-isoxazol-propiônico (AMPA), do ácido caínico (KA) e do ácido *N*-metil-D-aspártico (NMDA). Uma clonagem subsequente revelou 16 genes de mamíferos que codificam proteínas estruturalmente relacionadas, que representam subunidades que se reúnem nos receptores funcionais. Os receptores de canais iônicos controlados por glutamato parecem ser tetrâmeros, e a composição da unidade afeta tanto os aspectos farmacológicos como biofísicos do receptor.

Receptores metabotrópicos de glutamato. Esses receptores são assim designados porque seus efeitos são mediados por proteínas G. Todos os mGluRs são ativados por glutamato, embora suas sensibilidades variem notavelmente. Até o momento, oito mGluRs foram clonados. Esses genes codificam para sete proteínas transmembranares que são membros da superfamília de receptores acoplados à proteína-G.

O papel dos astrócitos. Pés-terminais especializados dos astrócitos cercam as sinapses glutamatérgicas. O astrócito expressa os dois transportadores de glutamato dependentes de Na^+ que têm o principal papel na remoção do glutamato das sinapses, desse modo terminando sua ação: EAAT1 e EAAT2 (*transportador de aminoácido excitatório*). O transportador de glutamato neuronal, EAAT3, é expresso nos neurônios motores superiores, enquanto o EAAT4 é expresso sobretudo nas células de Purkinje cerebelares, e o EAAT5, na retina. Camundongos homozigóticos para mutações nulas de EAAT1 ou EAAT2 exibem glutamato extracelular elevado e neurodegeneração excitotóxica. Notavelmente, diversos estudos descreveram a perda da proteína EAAT2 e da atividade de transporte no corno ventral na esclerose lateral amiotrófica.

Os astrócitos expressam receptores de AMPA a fim de poder monitorar a liberação sináptica de glutamato. O GlyT1, que mantém as concentrações subsaturantes de glicina na sinapse, é expresso na membrana plasmática do astrócito. O GlyT1 transporta para fora três Na^+ para cada molécula de glicina transportada para dentro do astrócito. Essa estequiometria resulta em uma forte reversão da direção do transporte quando o glutamato liberado na sinapse ativa os receptores de AMPA no astrócito, desse modo despolarizando o astrócito. Portanto, a liberação de glicina na sinapse por GlyT1 é coordenada com neurotransmissão glutamatérgica. De modo similar, a ativação dos receptores de AMPA do astrócito faz a proteína de interação do receptor de glutamato (GRIP) se dissociar do receptor de AMPA e se ligar à serina racemase, ativando-a para sintetizar D-serina. Os níveis de D-serina também são determinados por D-aminoácido oxidase (DAAO) com baixos níveis de D-serina no cerebelo e no tronco cerebral, nos quais a expressão de DAAO é alta, e altos níveis de D-serina são encontrados nas regiões corticolímbicas do cérebro, no qual a expressão de DAAO é bastante baixa. Em contrapartida, a expressão de GlyT1 é mais alta no cerebelo e no tronco cerebral. Essa distribuição sugere que a D-serina seja o principal modulador do receptor NMDA no prosencéfalo, enquanto a glicina é mais proeminente no tronco cerebral e no cerebelo.

Plasticidade na neurotransmissão glutamatérgica. Foi demonstrado que a extinção do medo condicionado é um processo ativo mediado pela ativação dos receptores NMDA na amígdala. O tratamento de ratos com antagonistas do receptor NMDA impede a extinção do medo condicionado, enquanto o tratamento com o agonista parcial do local de modulação da glicina D-ciclosserina facilita a extinção do medo condicionado. (D-ciclosserina é um antibiótico usado para tratar tuberculose que tem 50% da eficácia da glicina no receptor NMDA.) Para determinar se o fenômeno se generaliza para humanos, foi administrado a pacientes com acrofobia placebo ou uma única dose de D-ciclosserina junto com terapia cognitivo-comportamental (TCC). D-ciclosserina mais TCC resultou em uma redução muito significativa nos sintomas acrofóbicos que persistiu por pelo menos três meses, em comparação com placebo mais TCC. Outros ensaios clínicos controlados por placebo apoiam a noção de que a D-ciclosserina é um potencializador robusto da TCC, sugerindo que a plasticidade neural aumentada farmacologicamente pode ser usada para apoiar intervenções psicológicas.

A proteína do retardo mental do X frágil (FMRP), que é deficiente em indivíduos com a síndrome do X frágil, parece ser sintetizada localmente nas espinhas durante períodos de ativação do receptor NMDA e também tem um papel no transporte de mRNAs específicos para a espinha para translação. Em particular, camundongos nos quais o gene FMRP foi inativado por meio de uma mutação *null*, bem como pacientes com síndrome do X frágil, têm menos espinhas dendríticas, cuja preponderância tem uma morfologia imatura. A perda de FMRP exagera as respostas de mGluR5, que estimula a síntese de proteína dendrítica, e o tratamento com um antagonista de mGluR5 reverte o fenótipo do tipo X frágil em camundongos com o gene FMRP inativado.

Excitotoxicidade. No início da década de 1970, foi demonstrado que a administração sistêmica de grandes quantidades de glutamato monossódico a animais imaturos resultou em neurodegeneração em regiões do cérebro em que a barreira hematencefálica era deficiente.

A excitotoxicidade também foi implicada na causa imediata de degeneração neuronal na doença de Alzheimer. A maior parte das evidências aponta as consequências tóxicas de agregados de β-amiloide, especialmente β-amiloide$_{1-42}$. As fibrilas de β-amiloide desporalizam os neurônios, resultando em perda do bloqueio de Mg^{2+} e aumento da sensibilidade do receptor NMDA a glutamato. As fibrilas também prejudicam o transporte de glutamato para os astrócitos, aumentando, desse modo, a concentração extracelular de glutamato. β-amiloide promove diretamente estresse oxidativo mediante inflamação, que contribui ainda mais para a vulnerabilidade neuronal a glutamato. Portanto, vários mecanismos contribuem para a vulnerabilidade neuronal a excitotoxicidade mediada pelo receptor NMDA na doença de Alzheimer. A memantina, um tratamento recém-aprovado para doença de Alzheimer leve a moderada, é um inibidor não competitivo fraco dos receptores NMDA. Ela reduz a sensibilidade tônica dos receptores NMDA a excitotoxicidade, mas não interfere na neurotransmissão "fásica", atenuando, dessa forma, a degeneração neuronal na doença de Alzheimer.

Aminoácidos inibitórios: GABA

O GABA é o principal neurotransmissor inibitório no cérebro, no qual é amplamente distribuído e ocorre em concentrações milimolares. Em vista de seus efeitos e distribuições fisiológicas, não é surpresa que a disfunção da neurotransmissão GABAérgica tenha sido implicada em uma ampla variedade de transtornos neuropsiquiátricos, incluindo transtornos de ansiedade, esquizofrenia, dependência de álcool e transtornos convulsivos. Quimicamente, o GABA difere do ácido glutâmico, o principal neurotransmissor excitatório, apenas pela remoção de um único grupo carboxil deste.

O GABA é sintetizado do ácido glutâmico por ácido glutâmico descarboxilase (GAD), que catalisa a remoção do grupo α-carboxil. No SNC, a expressão de GAD parece ser restrita a neurônios GABAérgicos, embora na periferia ele seja expresso em células de ilhota pancreáticas. Dois genes distintos, mas relacionados, codificam o GAD. O GAD65 está localizado nos terminais nervosos, onde é responsável por sintetizar o GABA que está concentrado nas vesículas sinápticas. Congruente com seu papel na neurotransmissão inibitória rápida, camundongos homozigóticos para uma mutação *null* de GAD65 têm um risco elevado para convulsões. O GAD67 parece ser a principal fonte para GABA neuronal, porque camundongos homozigóticos para uma mutação *null* de GAD67 morrem ao nascer, apresentam fenda palatina e exibem reduções importantes nos níveis de GABA cerebral.

O GABA é catabolizado por GABA transaminase (GABA-T) para produzir semialdeído succínico. A transaminação geralmente ocorre quando o composto original, α-cetoglutarato, está presente para receber o grupo amino, regenerando, desse modo, o ácido glutâmico. O semialdeído succínico é oxidado por semialdeído succínico desidrogenase (SSADH) para ácido succínico, que entra novamente no ciclo de Krebs. O GABA-T é uma enzima da superfície celular ligada à membrana expressa por neurônios e pela glia, que é orientada para o compartimento extracelular. Como seria esperado, medicamentos que inibem o catabolismo de GABA têm propriedades anticonvulsivantes. Um dos mecanismos de ação do ácido valproico é a inibição competitiva de GABA-T. O γ-Vinil-GABA é um inibidor do substrato suicida de GABA-T que é usado como anticonvulsivante na Europa (vigabatrina).

A ação sináptica do GABA também é terminada por transporte de alta afinidade de volta para o terminal pré-sináptico, bem como para os astrócitos. Quatro transportadores de alta afinidade de GABA geneticamente distintos foram identificados com diferentes características cinéticas e farmacológicas. Todos eles compartilham homologia com outros transportadores de neurotransmissores com a característica de 12 domínios transmembranares. O transporte ativo é dirigido pelo gradiente sódio de modo que, na despolarização, o transporte de GABA para fora do neurônio seja favorecido. O GABA transportado para os astrócitos é catabolizado por GABA-T e, por fim, convertido de volta para o terminal pré-sináptico para síntese de GABA. A tiagabina é um inibidor potente do transporte de GABA que é usado para tratar epilepsia. Resultados preliminares sugerem que ele também possa ser eficaz no transtorno de pânico.

Receptores GABA$_A$. Os receptores de GABA$_A$ são distribuídos por todo o cérebro. O complexo GABA$_A$, quando ativado, intermedeia um aumento na condutância da membrana com um potencial de equilíbrio próximo do potencial de repouso da membrana de –70 mV (Fig. 1.4-9). No neurônio maduro, isso resulta normalmente de um influxo de Cl$^-$, causando hiperpolarização da membrana. A hiperpolarização é inibitória porque aumenta o limiar para geração de um potencial de ação. Em neurônios imaturos, que têm níveis muito altos de Cl$^-$ intracelular, a ativação do receptor GABA$_A$ pode, contraintuitivamente, causar despolarização. Por essa razão, anticonvulsivantes que agem aumentado a atividade do receptor GABA$_A$ podem, na verdade, exacerbar as convulsões no período neonatal.

Barbitúricos como fenobarbital e pentobarbital são conhecidos por suas atividades sedativas e anticonvulsivantes. Eles aumentam, por alosterismo, as afinidades dos sítios de ligação para GABA e benzodiazepínicos em concentrações farmacologicamente relevantes. Também afetam as dinâmicas do canal por aumentarem de forma marcante o estado aberto longo e reduzirem o estado aberto curto, incrementando, desse modo, a inibição de Cl$^-$. Foi demonstrado, em estudos comportamentais, que os análogos de progesterona e corticosterona modificados quimicamente têm efeitos sedativos e ansiolíticos por meio de sua interação com o complexo receptor GABA$_A$. Eles compartilham características com os barbitúricos, embora ajam em um local bem diferente. Portanto, aumentam, por alosterismo, a ligação do agonista ao receptor, bem como a duração da abertura do canal de cloro. Uma variedade de efeitos comportamentais associados com administração de esteroides ou flutuação de esteroides endógenos e de efeitos sexo-específicos de medicamentos GABAérgicos foi associada com a ação de neuroesteroides endógenos.

Em relação aos antagonistas do receptor GABA$_A$, a picrotoxina, como os barbitúricos, altera as dinâmicas do canal, mas na direção oposta, reduzindo os estados abertos longos e favorecendo o estado aberto mais breve. O pró-convulsivante pentilenotetrazol também age reduzindo a permeabilidade do canal de cloro. A penicilina, que em altas concentrações é pró-convulsivante, liga-se a resíduos positivamente carregados no canal, desse modo ocluindo-o. Como uma classe geral, os anestésicos, incluindo os barbitúricos, os esteroides e os anestésicos voláteis, aumentam a condutância de cloro, inibindo, assim, a neurotransmissão. Os aminoácidos no domínio transmembrana das subunidades do receptor GABA conferem sensibilidade aos anestésicos. O mecanismo exato pelo qual o etanol aumenta a função do receptor GABA$_A$ permanece obscuro devido a resultados inconsistentes, sugerindo que a composição da subunidade possa ser importante. Entretanto, estudos recentes sugerem que o etanol aumenta a resposta das correntes tônicas ativadas por GABA, que contêm a subunidade δ e exibem afinidade bastante alta com GABA.

Recentemente, estratégias de DNA recombinante explorando a mutagênese dirigida ao sítio permitiram a identificação de sítios nas subunidades específicas que intermedeiam a ação farmacológica de medicamentos como os benzodiazepínicos. A remoção da capacidade de ligação para benzodiazepínicos estabeleceu que a subunidade α$_1$ tem um papel importante nos efeitos sedativos e amnésticos dos benzodiazepínicos, enquanto a desativação do sítio de benzodiazepínicos na subunidade α$_2$ elimina seu efeito ansiolítico.

Receptores GABA$_B$. Os receptores GABA$_B$ são diferenciados no aspecto farmacológico dos GABA$_A$ pelo fato de serem insensíveis ao antagonista de receptor GABA$_A$ canônico bicuculina e de serem potencialmente ativados por baclofen [β-(ácido 4-clorofenil)-γ-aminobutírico], que é inativo nos receptores de GABA$_A$. Eles são membros da superfamília de receptores acoplados à proteína-G, mas são bastante incomuns, uma vez que são constituídos de um dímero de duas subunidades de sete domínios transmembranares. Os receptores GABA$_B$ são bastante distribuídos por todo o sistema nervoso, e sua localização é tanto pré-sináptica como pós-sináptica. Esses receptores pós-sinápticos causam uma hiperpolarização de longa duração pela ativação dos canais de potássio. Quando pós-sinápticos, agem como autorreceptores e heterorreceptores para inibir a liberação de neurotransmissores.

A glicina como neurotransmissor. A glicina é um neurotransmissor inibitório principalmente no tronco cerebral e na medula espinal, embora a expressão de subunidades de receptor de glicina no tálamo, no córtex e no hipocampo sugira um papel mais amplo. A glicina é um aminoácido não essencial sintetizado no cérebro a partir de L-serina por serina hidroximetiltransferase. Ela é concentrada nas vesículas sinápticas pelo transportador de aminoácido inibitório vesicular dependente de H$^+$ (VIAAT ou VGAT), que também transporta GABA. O término da ação sináptica da glicina ocorre pela recaptação para o terminal pré-sináptico pelo transportador de glicina II (GlyT2), que é muito diferente do GlyT1 que é expresso nos astrócitos e modula a função do receptor NMDA.

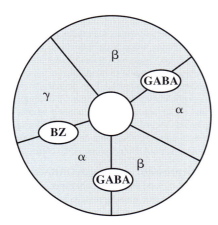

FIGURA 1.4-9
Representação esquemática do receptor GABA$_A$. O complexo receptor-canal é um heteropentâmero. O sítio de ligação de GABA é na interface das subunidades α e β. O sítio de ligação de benzodiazepínico é na interface entre as subunidades γ e α. (De Sadock BJ, Sadock VA, Ruiz P. *Kaplan & Sadock's Comprehensive Textbook of Psychiatry*. 9th ed. Philadelphia: Lippincott Williams & Wilkins; 2009:81.)

Os efeitos inibitórios da glicina são mediados por um canal de cloro dependente de ligando, que também pode responder a β-alanina, taurina, L-alanina, L-serina e prolina, mas não a GABA. O antagonista canônico para o receptor de glicina é a planta alcaloide estricnina. O receptor foi identificado pela primeira vez por meio da ligação específica de [^{3}H]estricnina. A [^{3}H]Glicina liga-se a dois sítios: um que é deslocável por estricnina e representa o receptor A de glicina e um segundo que é insensível a estricnina e é designado receptor B de glicina, representando o sítio modulador de glicina no receptor NMDA.

Implicações neuropsiquiátricas dos aminoácidos transmissores

Esquizofrenia. Evidências acumuladas de estudos de necropsia, farmacológicos e genéticos estão mudando o foco da fisiopatologia da esquizofrenia da dopamina para glutamato e GABA. De fato, após o uso de antagonistas do receptor D_2 como único tratamento da esquizofrenia pelos últimos 50 anos, mais de dois terços dos pacientes tratados permanecem substancialmente incapacitados. Os primeiros estudos de necropsia indicaram uma redução na atividade de GAD no córtex em pacientes com esquizofrenia, comparados com controles apropriados. Com o advento da imunocitoquímica e de técnicas de expressão gênica, foi possível definir com mais precisão o déficit GABAérgico no transtorno. Parece que os interneurônios GABAérgicos positivos para parvalbumina nas camadas intermediárias do córtex sofrem as consequências da patologia, que inclui expressão reduzida de GAD67, de parvalbumina e do transportador de GABA (GAT). O achado de que os receptores $GABA_A$ são regulados de forma ascendente, conforme medido por autorradiografia ou com anticorpos, apoia a teoria de que essas mudanças refletem hipofunção dos neurônios GABAérgicos pré-sinápticos. Esses interneurônios GABAérgicos em particular, que incluem as células em candelabro, têm um papel importante na inibição do *feedback* negativo para as células piramidais no córtex. Apesar dessa neuropatologia altamente reproduzível, os genes relacionados à função GABAérgica não tiveram posição de destaque em pesquisas globais do genoma (*genome--wide*), sugerindo que os déficits GABAérgicos possam ser uma consequência a jusante de alguns defeitos genéticos mais proximais.

A teoria de que a hipofunção dos receptores NMDA seja um fator etiológico na esquizofrenia surgiu, a princípio, da observação de que a fenciclidina (PCP) e anestésicos dissociativos relacionados que bloqueiam os receptores NMDA produzem uma síndrome que pode não ser distinguível de esquizofrenia (Fig. 1.4-10). Os anestésicos dissociativos são assim chamados porque impedem a aquisição de novas memórias enquanto o paciente está aparentemente consciente. De fato, sob condições laboratoriais, a infusão de quetamina em doses baixas pode produzir os sintomas positivos, os sintomas negativos e déficits cognitivos específicos associados com esquizofrenia na consciência clara. Estudos subsequentes indicaram que baixas doses de quetamina também podem causar aumento da liberação de dopamina subcortical induzida por anfetamina, como é observado na esquizofrenia, bem como em potenciais corticais relacionados a eventos (PREs) anormais, e interrupção da inibição pré-pulso em animais de laboratório.

Uma série de supostos genes de risco para esquizofrenia está estreitamente associada com a função do receptor NMDA. A DAAO, que codifica uma proteína que ativa a D-aminoácido oxidase, foi repetidamente associada ao risco de esquizofrenia. A própria D-aminoácido oxidase foi associada com aumento do risco. Recentemente, uma variante alélica de serina racemase na região promotora também foi associada com o risco para o transtorno. Cada uma dessas variantes gênicas poderia reduzir a disponibilidade de D-serina no córtex, prejudicando, desse modo, a função do receptor NMDA. Notavelmente, os níveis de D-serina

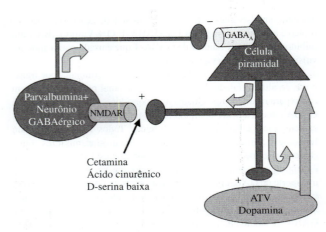

FIGURA 1.4-10
Circuito patológico na esquizofrenia. Os receptores NMDA nos interneurônios GABAérgicos de disparo rápido que expressam parvalbumina (PV) nos níveis intermediários do córtex são desproporcionalmente sensíveis a antagonistas ou à perda do coagonista, D-serina. A hipofunção do receptor NMDA causa redução na expressão de PV, GAD67 e do transportador de GABA e regulação ascendente de receptores $GABA_A$ nos neurônios piramidais. A desinibição dos neurônios piramidais causa disfunção cognitiva e sintomas negativos e estimula a liberação excessiva de dopamina subcortical, resultando em psicose. (De Sadock BJ, Sadock VA, Ruiz P. *Kaplan & Sadock's Comprehensive Textbook of Psychiatry*. 9th ed. Philadelphia: Lippincott Williams & Wilkins; 2009:83.)

do líquido cerebrospinal (LCS) e do sangue são bastante reduzidos em pacientes com esquizofrenia. A neurorregulina 1 parece ser um gene de risco convincente e interage de forma direta com os receptores NMDA. A disbindina, outro gene de risco, é expressa nos terminais glutamatérgicos. O mGluR3, que regula de forma descendente a liberação de glutamato, também foi associado com esquizofrenia.

Achados recentes forneceram uma ligação entre a neuropatologia GABAérgica e hipofunção do receptor NMDA. O tratamento crônico de ratos com antagonistas do receptor NMDA causa uma regulação descendente de GAD67 de parvalbumina e de GAT. A subpopulação sensível de neurônios GABAérgicos são os interneurônios de disparo rápido que fornecem a inervação perissomática das células piramidais. Seus receptores NMDA parecem ser muito mais sensíveis a antagonistas do que aqueles neurônios GABAérgicos e células piramidais menos ativos. A inibição GABAérgica sutilmente reduzida resulta em uma desinibição da atividade glutamatérgica piramidal. Essa degradação do *feedback* inibitório poderia explicar os déficits cognitivos e os sintomas negativos na esquizofrenia, e a atividade desinibida também resulta em liberação elevada de dopamina subcortical e psicose. Portanto, a psicose seria considerada um evento a jusante resultante de uma interrupção na função sináptica glutamatérgica-GABAérgica crucial no córtex cerebral.

Ansiedade e depressão. Disfunção GABAérgica tem sido associada com transtornos de ansiedade, em especial transtorno de pânico, bem como com transtorno depressivo maior. Clinicamente, há considerável comorbidade entre transtornos de ansiedade e afetivos. Uma diminuição nos níveis dos moduladores do receptor $GABA_A$, os três esteroides neuroativos α-reduzidos, foi encontrada tanto no plasma como no LCS no transtorno depressivo maior. O tratamento eficaz com inibidores seletivos da recaptação de serotonina (ISRSs) aumenta os níveis de neuroesteroides. Por sua vez, em pacientes com transtorno de pânico, os níveis plasmáticos de neuroesteroides eram significativamente elevados, talvez como um mecanismo compensatório. A espectroscopia por ressonância magnética (MRS) revelou reduções importantes nos níveis de GABA no cingulado anterior e nos gânglios da base de pacientes com transtorno de pânico que foram medicados. As varreduras com tomografia por emissão de pósitrons (PET) revelam uma redução bastante seletiva nos sítios do receptor de benzodiazepínicos bilateralmente no córtex insular nesse transtorno. Uma análise global do genoma mostrou ligação relevante em 15q em uma região contendo genes da subunidade do receptor $GABA_A$ e transtorno de pânico. A MRS revela reduções significativas tanto no GABA como no glutamato/glutamina (Glx) no córtex pré-frontal no transtorno depressivo maior. Estudos de necropsia indicam regulação ascendente nas subunidades α_1 e β_3 do receptor $GABA_A$ nos córtices cerebrais de pacientes deprimidos que cometeram suicídio, compatível com uma redução na neurotransmissão GABAérgica. Os níveis reduzidos de GABA no córtex occipital em episódios de transtorno depressivo maior normalizaram-se com o tratamento eficaz com ISRS ou com terapia eletroconvulsiva.

A disfunção glutamatérgica também foi implicada na depressão. Os antagonistas do receptor NMDA têm efeitos antidepressivos em diversos modelos animais de depressão, incluindo nado forçado, suspensão pela cauda e impotência aprendida. Uma única injeção de quetamina fornece proteção contra a indução de comportamento de desespero em ratos por até 10 dias. O tratamento crônico com antidepressivos altera a expressão de subunidades do receptor NMDA e diminui a ligação B do receptor de glicina. Dois ensaios clínicos controlados por placebo demonstraram que uma única dose de quetamina pode produzir uma redução rápida, substancial e persistente nos sintomas em pacientes com transtorno depressivo maior.

Alcoolismo. O etanol em concentrações associadas com intoxicação tem uma ação dupla de aumentar a função do receptor GABAérgico e atenuar a função do receptor NMDA. Os efeitos do receptor GABA podem estar associados com os efeitos ansiolíticos do etanol. O abuso persistente e a dependência de etanol resultam em uma regulação descendente dos receptores $GABA_A$ e ascendente dos receptores NMDA, de modo que a descontinuação aguda dessa substância produz um estado de hiperexcitação caracterizado por *delirium tremens*. Além disso, receptores NMDA supersensíveis no contexto de deficiência de tiamina podem contribuir para a neurodegeneração excitotóxica da síndrome de Wernicke-Korsakoff.

O acamprosato é um derivado da homotaurina que foi desenvolvido como um agente para reduzir o consumo de álcool, a fissura e a recaída em pacientes alcoolistas, para os quais ele exibe eficácia moderada em ensaios clínicos. Devido à semelhança da taurina com GABA, foi cogitado que o acamprosato agisse por meio dos receptores $GABA_A$, porém estudos eletrofisiológicos encontraram poucas evidências para apoiar essa hipótese. Estudos subsequentes demonstraram que ele inibe as respostas dos receptores NMDA em fatias corticais e em receptores NMDA recombinantes. O mecanismo exato pelo qual o acamprosato altera a função dos receptores NMDA, entretanto, permanece obscuro.

A síndrome de alcoolismo fetal é a causa evitável mais comum de retardo mental. Há evidências convincentes de que a microcefalia associada com exposição fetal a álcool resulta da inibição da função do receptor NMDA, que causa apoptose neuronal generalizada no córtex imaturo. A ativação do receptor NMDA é essencial para a sobrevivência e a diferenciação dos neurônios imaturos.

NEUROPEPTÍDEOS

Os neuropeptídeos representam a classe mais diversa de moléculas sinalizadoras no SNC. Descobertos, a princípio, por seu papel na re-

TABELA 1.4-2
Neuropeptídeos transmissores selecionados

Hormônio adrenocorticotrófico (ACTH)
Angiotensina
Peptídeo natriurético atrial
Bombesina
Calcitonina
Peptídeo relacionado ao gene de calcitonina (CGRP)
Transcrito regulado por cocaína e anfetamina (CART)
Colecistocinina (CCK)
Fator liberador de corticotrofina (CRF)
Dinorfina
β-endorfina
Leu-encefalina
Met-encefalina
Galanina
Gastrina
Hormônio liberador de gonadotrofina (GnRH)
Hormônio do crescimento
Hormônio liberador do hormônio do crescimento (GHRH; GRF)
Insulina
Motilina
Neuropeptídeo S
Neuropeptídeo Y (NPY)
Neurotensina
Neuromedina N
Orfanina FQ/Nociceptina
Orexina
Oxitocina
Polipeptídeo pancreático
Prolactina
Secretina
Somatostatina (SS; SRIF)
Substância K
Substância P
Hormônio liberador de tireotrofina (TRH)
Urocortina (1, 2 e 3)
Polipeptídeo intestinal vasoativo (VIP)
Vasopressina (AVP; ADH)

(De Sadock BJ, Sadock VA, Ruiz P. *Kaplan & Sadock's Comprehensive Textbook of Psychiatry*. 9th ed. Philadelphia: Lippincott Williams & Wilkins; 2009:84.)

gulação hipotalâmica da secreção dos hormônios hipofisários, o papel complexo dos peptídeos na função cerebral emergiu ao longo dos últimos 30 anos. Muitos neuropeptídeos e seus receptores são amplamente distribuídos no SNC, no qual têm uma série extraordinária de efeitos diretos ou neuromoduladores, variando da modulação da liberação de neurotransmissores e de padrões de disparo neuronal à regulação da emotividade e de comportamentos complexos. Mais de 100 neuropeptídeos biologicamente ativos foram identificados no cérebro, um subgrupo dos quais é apresentado na Tabela 1.4-2. Aumentando a complexidade dos sistemas de neuropeptídeos no SNC, as ações de muitos peptídeos são mediadas por múltiplos subtipos de receptores localizados em diferentes regiões do cérebro. De fato, a descoberta de novos peptídeos e subtipos de receptores ultrapassou nosso entendimento dos papéis desses peptídeos na função normal ou aberrante do SNC. Abordagens farmacológicas, moleculares e genéticas estão agora indicando o caminho em nosso entendimento da contribuição dos sistemas de neuropeptídeos nos transtornos psiquiátricos.

Os neuropeptídeos foram implicados na regulação de uma variedade de processos comportamentais e fisiológicos, incluindo termorregulação, consumo de alimento e água, sexo, sono, locomoção, aprendizagem e memória, respostas a estresse e dor, emoção e cognição social. O envolvimento nesses processos comportamentais sugere que os sistemas neuropeptidérgicos possam contribuir para os sintomas e os comportamentos exibidos em doenças psiquiátricas maiores, como psicoses, transtornos do humor, demências e transtornos do espectro autista.

Investigando a função dos neuropeptídeos

Os papéis dos neuropeptídeos na função do SNC e no comportamento foram examinados por meio de inúmeras técnicas experimentais. Os níveis de análise incluem o seguinte: estrutura molecular e biossíntese do peptídeo e seu(s) receptor(es), a localização neuroanatômica do peptídeo e seu(s) receptor(es), a regulação da expressão e liberação do peptídeo e os efeitos comportamentais do peptídeo. A maior parte das informações sobre a biologia dos neuropeptídeos é derivada de estudos com animais de laboratório; entretanto, há um banco de dados cada vez maior sobre a localização, a atividade e a possível relevância psiquiátrica de diversos sistemas de neuropeptídeos em humanos.

A maioria das estruturas de neuropeptídeos foi identificada com base na análise química de peptídeos ativos purificados biologicamente, levando, no fim, a clonagem e caracterização dos genes que os codificam. A caracterização da estrutura gênica dos peptídeos e de seus receptores forneceu uma visão sobre a regulação molecular desses sistemas, e sua localização no cromossomo é útil em estudos genéticos que examinam os possíveis papéis desses genes nos transtornos psiquiátricos. A caracterização estrutural permite a produção de sondas imunológicas e moleculares que são úteis para determinar a distribuição e a regulação dos peptídeos no cérebro. Radioimunoensaios quantitativos em regiões microdissecadas do cérebro ou imunocitoquímica em seções do cérebro são normalmente usados para localizar a distribuição de peptídeos nesse órgão. Ambas as técnicas utilizam anticorpos específicos gerados contra o neuropeptídeo para detectar a presença do peptídeo. A imunocitoquímica permite que os pesquisadores visualizem a localização celular exata das células sintetizadoras de peptídeo, bem como suas projeções em todo o cérebro, embora a técnica em geral não seja quantitativa. Com sondas moleculares análogas ao mRNA que codifica os peptídeos ou o receptor, a hibridização *in situ* pode ser usada para localizar e quantificar a expressão gênica em seções do cérebro. Essa é uma técnica poderosa para examinar a regulação molecular da síntese de neuroptídeo com resolução neuroanatômica precisa, que é impossível para outras classes de neurotransmissores não peptídeos que não são derivados diretamente da translação de mRNAs, como a dopamina, a serotonina e a norepinefrina.

De modo geral, os efeitos comportamentais dos neuropeptídeos são investigados, a princípio, por infusões de peptídeo diretamente no cérebro. Diferentemente de muitos neurotransmissores não peptídeos, a maioria dos neuropeptídeos não penetra a barreira hematencefálica em quantidades suficientes para produzir efeitos no SNC. Além disso, enzimas no soro e nos tecidos tendem a degradar os peptídeos antes que cheguem a seus locais-alvo. A degradação costuma ser resultado da clivagem de sequências de aminoácidos específicas visadas por uma peptidase em particular designada para esse propósito. Portanto, infusões de peptídeos intracerebroventriculares (ICV) ou em determinados locais em modelos animais geralmente são necessárias para sondar os efeitos comportamentais dos peptídeos. Entretanto, há alguns exemplos de administração de neuropeptídeos por meio de infusões intranasais em humanos que, em alguns casos, demonstrou permitir o acesso do peptídeo ao cérebro.

Um dos maiores impedimentos à exploração dos papéis e dos possíveis valores terapêuticos dos neuropeptídeos é a incapacidade dos peptídeos ou de seus agonistas/antagonistas de penetrar a barreira hematencefálica. Por isso, os efeitos comportamentais da maioria dos peptídeos em humanos não são investigadas, com exceção de poucos estudos utilizando administração intranasal. Porém, em alguns casos, foram desenvolvidos agonistas/antagonistas não peptídeos de molécula pequena que podem ser administrados perifericamente e permear a barreira hematencefálica em quantidades suficientes para afetar a ativação do receptor.

A utilização de amostras de LCS pré e pós-tratamento ou de amostras obtidas durante o estado de doença ativa *versus* quando o paciente está em remissão aborda algumas das graves limitações no modelo do estudo. Para doenças progressivas, como esquizofrenia ou doença de Alzheimer, amostras de LCS seriais podem ser um indicador valioso de progressão da doença ou de resposta ao tratamento. Mesmo com essas restrições, um progresso significativo foi feito na descrição dos efeitos de vários estados de doença psiquiátrica sobre os sistemas de neuropeptídeos no SNC.

Biossíntese

Diferentemente de outros neurotransmissores, a biossíntese de um neuropeptídeo envolve a transcrição de um mRNA de um gene específico, a translação de um pré-pró-hormônio polipeptídeo codificado por aquele mRNA e, então, o processamento pós-translacional envolvendo clivagem proteolítica do pré-pró-hormônio para produzir o neuropeptídeo ativo. Ao longo dos últimos 25 anos, as estruturas gênicas e as vias biossintéticas de muitos neuropeptídeos foram esclarecidas. A estrutura gênica de neuropeptídeos selecionados é ilustrada na Figura 1.4-11. Os genes neuropeptídeos são geralmente compostos de múltiplos éxons que codificam uma proteína pré-pró-hormônio. O N-terminal do pré-pró-hormônio contém uma sequência de peptídeo-sinal, que guia o polipeptídeo em crescimento para a membrana do retículo endoplasmático rugoso (RER). A única molécula de pré-pró-hormônio com frequência contém as sequências de múltiplos peptídeos que são, em seguida, separados por clivagem proteolítica por enzimas específicas. Por exemplo, a translação do gene que codifica NT produz um pré-pró-hormônio que, sob clivagem enzimática, produz tanto NT quanto neuromedina N.

Distribuição e regulação

Embora muitos neuropeptídeos tenham sido originalmente isolados da hipófise e de tecidos periféricos, logo foi verificado que a maioria deles foi encontrada distribuída de forma ampla em todo o cérebro. Os peptídeos envolvidos na regulação da secreção hipofisária estão concentrados no hipotálamo. Os fatores de liberação e inibição hipotalâmica são produzidos em neurônios neurossecretores adjacentes ao terceiro ventrículo, que enviam projeções para a eminência mediana, onde entram em contato e liberam peptídeo no sistema circulatório do portal hipotalâmico-hipofisário. Os peptídeos produzidos nesses neurônios são com frequência sujeitos a regulação pelos hormônios periféricos que regulam. Por exemplo, o hormônio liberador de tireotrofina (TRH) regula a secreção de hormônios tireoidianos, e os hormônios tireoidianos respondem negativamente na expressão gênica de TRH. Entretanto, os neurônios que expressam neuropeptídeos e suas projeções são encontrados em muitas outras regiões do cérebro, incluindo estruturas límbicas, mesencéfalo, rombencéfalo e medula espinal.

Sinalização neuropeptídica

Os neuropeptídeos podem agir como neurotransmissores, neuromoduladores ou neuro-hormônios. Normalmente, os neurotransmissores são liberados dos terminais dos axônios para uma sinapse em que alteram o potencial da membrana pós-sináptica, despolarizando

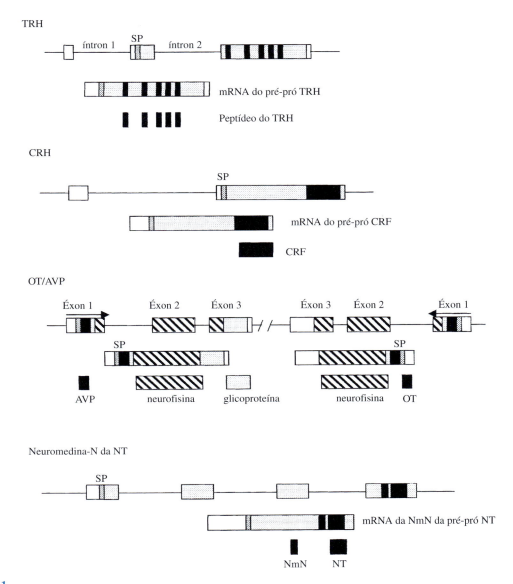

FIGURA 1.4-11
Esquema ilustrando a estrutura gênica, o RNA mensageiro (mRNA) do pré-pró-hormônio e os neuropeptídeos processados do hormônio liberador de tireotrofina (TRH), do fator liberador de corticotrofina (CRF), da oxitocina (OT), da arginina vasopressina (AVP₁ e da neurotensina (NT). As regiões em caixas indicam as localizações dos éxons nos respectivos genes. As regiões sombreadas e tracejadas indicam regiões de codificação. Cada pré-pró-hormônio começa com uma sequência de peptídeo-sinal (SP). As caixas pretas indicam as localizações das sequências codificando o neuropeptídeo. (De Sadock BJ, Sadock VA, Ruiz P. *Kaplan & Sadock's Comprehensive Textbook of Psychiatry*. 9th ed. Philadelphia: Lippincott Williams & Wilkins; 2009:87.)

ou hiperpolarizando a célula. Para os neurotransmissores clássicos, isso com frequência envolve a modulação direta de canais de íons dependentes de voltagem. Em contrapartida, os neuromoduladores e os neuro-hormônios não afetam diretamente o disparo da célula-alvo em si, mas alteram a resposta da célula a outros neurotransmissores por meio da modulação das vias de segundo mensageiro. A liberação de neuropeptídeos não é restrita a sinapses ou a terminais do axônio; ela pode ocorrer em todo o axônio ou mesmo a partir dos dendritos.

A sinalização celular dos neuropeptídeos é mediada por receptores de neuropeptídeos específicos. Portanto, entender a função desses receptores é essencial para entender a biologia dos neuropeptídeos. Os receptores de neuropeptídeos passaram pelo mesmo processo de descoberta e caracterização que os receptores para outros neurotransmissores. A maioria dos receptores de neuropeptídeos é constituída de receptores de sete domínios transmembranares acoplados à proteína-G que fazem parte da mesma família de proteínas a que pertencem os receptores de monoamina.

A tecnologia molecular tornou possível clonar e caracterizar os genes receptores de neuropeptídeos e os DNAs complementares (cDNAs). Isso é realizado com mais frequência em uma de três formas. Primeiro, a proteína receptora de neuropeptídeo é bioquimicamente purificada e parcialmente sequenciada, o que permite o desenvolvimento de sondas de oligonucleotídeos que podem ser usadas para isolar o cDNA que codifica a proteína a partir de uma biblioteca de cDNA. Uma segunda abordagem envolve a produção de bibliotecas de expressão nas quais células contendo o cDNA do receptor podem ser isoladas com base em sua capacidade de se ligar a um ligando de peptídeo radiomarcado. Por fim, muitos receptores de neuropeptídeo estão agora isolados com base em sua homologia de sequência com outros receptores de peptídeo conhecidos. Uma vez que tenha sido isolado o cDNA do receptor, ele pode ser usado para produzir proteína receptora purificada para estudos estruturais e funcionais. Pela mutação de aminoácidos específicos na estrutura do receptor e determinação de afinidades de ligação relativas dos peptídeos com várias substituições de aminoácidos, é possível esclarecer a natureza da interação ligando-receptor. Essa informação facilita o desenvolvimento de medicamentos que modulam de maneira específica a função do receptor, incluindo medicamentos não peptídicos, levando à capacidade de manipular sistemas de peptídeos de formas que atualmente são possíveis para neurotransmissores mais clássicos. A disponibilidade de cDNAs que codificam o receptor também permite o mapeamento neuroanatômico das células produtoras de receptores no cérebro, que é fundamental para entender os circuitos neurais modulados pelo peptídeo. Finalizando, com o receptor clonado em mãos, é possível usar técnicas transgênicas, como a sobre-expressão do gene de interesse ou inativações (*knockouts*) de genes, para esclarecer ainda mais as funções desses receptores. As técnicas de siRNA possibilitam, agora, a interrupção da síntese de interesse de populações de receptores específicos, permitindo que os pesquisadores examinem os papéis dessas populações na fisiologia e no comportamento.

Os três fatores seguintes determinam os papéis biológicos de um hormônio neuropeptídeo: (1) a liberação temporal-anatômica do peptídeo, (2) o acoplamento funcional do receptor de neuropeptídeo às vias de sinalização intracelulares e (3) o tipo de célula e os circuitos nos quais o receptor é expresso. Estudos genéticos demonstraram que sequências regulatórias que flanqueiam a região de codificação do receptor determinam o padrão de expressão do receptor e, portanto, a resposta fisiológica e comportamental ao neuropeptídeo.

Peptidases

Diferentemente dos neurotransmissores monoaminas, os peptídeos não são absorvidos ativamente pelos terminais nervosos pré-sinápticos. Antes, os peptídeos liberados são degradados em fragmentos menores e, algumas vezes, em aminoácidos individuais por enzimas específicas denominadas peptidases. As enzimas podem ser encontradas ligadas a membranas neurais pré e pós-sinápticas ou em solução no citoplasma e no líquido extracelular e são distribuídas amplamente em órgãos periféricos e no soro, bem como no SNC. Como resultado, os neuropeptídeos em geral têm meias-vidas na ordem de minutos uma vez liberados.

Neuropeptídeos específicos como protótipos da biologia dos neuropeptídeos

Hormônio liberador de tireotrofina. Em 1969, o TRH, um tripeptídeo piroglutamil-histidilprolinamida (Tab. 1.4-3), tornou-se o primeiro dos hormônios liberadores hipotalâmicos a ser isolado e caracterizado. A descoberta da estrutura desse hormônio levou à demonstração conclusiva de que os hormônios peptídeos secretados do hipotálamo regulam a secreção de hormônios da hipófise anterior. O gene para TRH em humanos encontra-se no cromossomo 3q13.3-q21. No rato, ele consiste em três éxons (regiões codificantes) separados pelos dois íntrons (sequências não codificantes) (ver Fig. 1.4-11). O primeiro éxon contém a região não traduzida 5' do mRNA que codifica o pré-pró-hormônio do TRH; o segundo contém a sequência do peptídeo-sinal (SP) e grande parte da extremidade do N-terminal remanescente do peptídeo precursor; e o terceiro contém a sequência restante, incluindo cinco cópias da sequência do precursor de TRH, a região do C-terminal e a região não traduzida 3'. A região 5' que flanqueia o gene, ou promotor, contém sequências homólogas ao receptor de glicocorticoide e aos sítios de ligação ao DNA do receptor do hormônio tireoidiano, fornecendo um mecanismo para a regulação desse gene por cortisol e *feedback* negativo por hormônio tireoidiano. O processamento enzimático do TRH começa com a excisão dos peptídeos progenitores por carboxipeptidases, amidização C-terminal de prolina e ciclização N-terminal de glutamina para produzir cinco moléculas de TRH por molécula de pró-hormônio. O TRH é amplamente distribuído no SNC, com neurônios imunorreativos de TRH sendo localizados nos bulbos olfativos, nos córtices entorrinais, no hipocampo, na amígdala estendida, no hipotálamo e em estruturas mesoencefálicas. Como ocorre com a maioria dos neuropeptídeos, o receptor de TRH também é um membro da família dos receptores acoplados à proteína–G, dos sete domínios transmembranares.

Os neurônios de TRH hipotalâmico projetam terminações nervosas para a eminência mediana; lá, liberam TRH para o sistema portal hipotalâmico-hipofisiário, onde ele é transportado para a adeno-hipófise, causando a liberação de hormônio estimulador da tireoide (TSH) na circulação sistêmica. Subsequentemente, o TSH estimula a liberação dos hormônios tireoidianos tri-iodotironina (T_3) e tiroxina (T_4) da glândula tireoide. Os neurônios de TRH no núcleo paraventricular (NPV) contêm receptores de hormônio tireoidiano e respondem a aumentos em sua secreção com uma redução na expressão gênica e na síntese de TRH. Esse *feedback* negativo dos hormônios tireoidianos nos neurônios sintetizadores de TRH foi demonstrado pela primeira vez por uma diminuição no conteúdo de TRH na eminência mediana, mas não no NPV do hipotálamo, após tireoidectomia. Esse efeito pode ser revertido com tratamento de hormônio tireoidiano exógeno. O tratamento de ratos normais com esse tipo de hormônio diminui a concentração no NPV e no núcleo posterior do hipotálamo. Com uma sonda contra o mRNA do pré-pró-hormônio TRH, estudos de hibridização *in situ* demonstraram que o mRNA do TRH é aumentado no NPV 14 dias após a tireoidectomia. A capacidade dos hormônios tireoidianos de regular o mRNA do TRH pode ser suplantada por outros estímulos que ativam o eixo hipotalâmico-hipofisário-tireoidiano (HHT). Nesse sentido, a exposição repetida ao frio (que libera TRH da eminência mediana) induz aumentos nos níveis do mRNA do TRH no NPV apesar das concen-

TABELA 1.4-3
Estruturas de neuropeptídeos selecionadas

Nome	Sequência de aminoácido
Hormônio liberador de tireotrofina (TRH)	pE-H-P-NH_2
Fator liberador de corticotrofina (CRF)	S-E-E-P-P-I-S-L-D-L-T-F-H-L-L-R- -E-V-L-E-M-A-R-A-E-Q-L-A-Q- -Q-A-H-S-N-R-K-L-M-E-I-I-NH_2
Arginina vasopressina (AVP)	C-Y-I-Q-N-C-P-L-G-NH_2
Oxitocina (OT)	C-Y-F-Q-N-C-P-R-G-NH_2
Neurotensina (NT)	pE-L-Y-E-N-K-P-R-R-P-Y-I-L-OH

Note as glutaminas ciclizadas no N-terminal de TRH e NT indicadas por pE-, as ligações (pontes) dissulfeto cisteína-cisteína de AVP e OT e os C-terminais amidizados de TRH, CRF, AVP e OT.

(De Sadock BJ, Sadock VA, Ruiz P. *Kaplan & Sadock's Comprehensive Textbook of Psychiatry*. 9th ed. Philadelphia: Lippincott Williams & Wilkins; 2009:85.)

trações concomitantemente elevadas de hormônios tireoidianos. Outras evidências dos níveis diferentes de comunicação do eixo HHT são observadas na capacidade do TRH de regular a produção de mRNA para o receptor de TRH hipofisário e para as concentrações de TRH para regular a codificação do mRNA para as subunidades α e β da molécula de tireotrofina (TSH). Além disso, botões sinápticos contendo TRH foram observados em contato com corpos celulares contendo TRH nas subdivisões medial e periventricular do núcleo paraventricular, fornecendo, desse modo, evidência anatômica de regulação de *feedback* ultracurto da liberação de TRH. O *feedback* negativo por hormônios tireoidianos pode ser limitado aos neurônios de TRH hipotalâmicos porque um *feedback* negativo na síntese de TRH por esses hormônios não foi encontrado em neurônios de TRH extra-hipotalâmicos.

A disponibilidade inicial de instrumentos adequados para avaliar a função do eixo HHT (i.e., radioimunoensaios e peptídeos sintéticos), junto com observações de que hipotireoidismo primário está associado com sintomatologia depressiva, assegurou as investigações extensivas do envolvimento desse eixo nos transtornos afetivos. Os primeiros estudos estabeleceram a distribuição hipotalâmica e extra-hipotalâmica do TRH. Essa presença extra-hipotalâmica do TRH rapidamente levou à especulação de que ele poderia funcionar como um neurotransmissor ou neuromodulador. De fato, uma grande quantidade de evidências apoia tal papel para o TRH. No SNC, esse hormônio é conhecido por modular vários neurotransmissores diferentes, incluindo dopamina, serotonina, acetilcolina e os opioides. Foi demonstrado que o TRH desperta animais hibernantes e neutraliza a resposta comportamental e a hipotermia produzida por uma variedade de depressores do SNC, incluindo barbitúricos e etanol.

O uso do TRH como agente provocativo para a avaliação da função do eixo HHT evoluiu rapidamente após ele ser isolado e sintetizado. O uso clínico de um teste de estimulação de TRH padronizado, que mede respostas de *feedback* negativo, revelou embotamento da resposta de TSH em cerca de 25% de pacientes eutireoidianos com depressão maior. Esses dados foram amplamente confirmados. O embotamento do TSH observado em pacientes deprimidos não parece resultar de *feedback* negativo excessivo devido a hipertireoidismo, porque medidas tireoidianas, como concentrações plasmáticas basais de TSH e de hormônios tireoidianos, em geral estão na variação normal nesses pacientes. É possível que o embotamento do TSH seja um reflexo da regulação descendente do receptor de TRH hipofisário como resultado de hipersecreção da eminência mediana de TRH endógeno. De fato, a observação de que as concentrações de TRH do LCS são elevadas em pacientes deprimidos, comparados com controles, apoia a hipótese de hipersecreção de TRH, mas não esclarece a origem regional desse tripeptídeo no SNC. Na verdade, a expressão de mRNA do TRH no NPV do hipotálamo é diminuída em pacientes com depressão maior. Entretanto, não é claro se o eixo HHT alterado representa um mecanismo causal subjacente aos sintomas de depressão ou apenas um efeito secundário de alterações associadas a depressão em outros sistemas neurais.

Fator liberador de corticotrofina (CRF) e urocortinas.
Há evidências consistentes apoiando a hipótese de que o CRF e as urocortinas têm um papel complexo na integração das respostas endócrinas, autônomas, imunológicas e comportamentais de um organismo ao estresse.

Embora tenha sido originalmente isolado devido a suas funções na regulação do eixo hipotalâmico-hipofisário-suprarrenal (HHS), o CRF apresenta ampla distribuição em todo o cérebro. O NPV do hipotálamo é o principal local dos corpos celulares contendo CRF que influenciam a secreção de hormônio da hipófise anterior. Esses neurônios originam-se na região parvocelular do NPV e enviam terminais axônicos para a eminência mediana, onde o CRF é liberado no sistema portal em resposta a estímulos estressantes. Um pequeno grupo de neurônios do NPV também se projeta para o tronco cerebral e a medula espinal, onde regulam os aspectos autônomos da resposta ao estresse. Neurônios contendo CRF também são encontrados em outros núcleos hipotalâmicos, no neocórtex, na amígdala estendida, no tronco cerebral e na medula espinal. A infusão central de CRF em animais de laboratório produz alterações fisiológicas e efeitos comportamentais semelhantes aos observados após estresse, incluindo aumento da atividade locomotora, aumento da reação de sobressalto a estímulo acústico e diminuição do comportamento exploratório em um campo aberto.

Os papéis fisiológicos e comportamentais das urocortinas são menos compreendidos, mas diversos estudos indicam que as urocortinas 2 e 3 são ansiolíticas e podem amortecer a resposta ao estresse. Isso levou à hipótese de que o CRF e as urocortinas ajam em oposição, mas isso é sobretudo demasiado simplista. A urocortina 1 é sintetizada principalmente no núcleo de Edinger-Westphal, no núcleo olivar lateral, e no núcleo hipotalâmico supraóptico. A urocortina 2 é sintetizada em especial no hipotálamo, enquanto corpos celulares de urocortina 3 são encontrados mais amplamente na amígdala estendida, na área perifornical e na área pré-óptica.

A hiperatividade desse eixo na depressão maior continua sendo um dos achados mais consistentes na psiquiatria biológica. As alterações desse eixo reportadas na depressão maior incluem hipercortisolemia, resistência à supressão de dexametasona da secreção de cortisol (uma medida de *feedback* negativo), respostas de hormônio adrenocorticotrópico (ACTH) embotadas à provocação de CRF intravenoso, aumento das respostas de cortisol no teste combinado de dexametasona/CRF e elevação das concentrações de CRF do LCS. O(s) mecanismo(s) patológico(s) exato(s) subjacente(s) à desregulação do eixo HHS na depressão maior e em outros transtornos afetivos ainda deve(m) ser esclarecido(s).

Mecanisticamente, duas hipóteses foram apresentadas para explicar o embotamento de ACTH após a administração de CRF exógeno. A primeira sugere que a regulação descendente do receptor de CRF hipofisário ocorra como resultado de hipersecreção hipotalâmica de CRF. A segunda postula uma sensibilidade alterada da hipófise a *feedback* negativo de glicocorticoide. Apoio substancial existe em favor da primeira hipótese. Entretanto, estudos neuroendócrinos representam uma medida secundária da atividade do SNC; as respostas de ACTH hipofisário refletem principalmente a atividade do CRF hipotalâmico mais do que a dos circuitos de CRF corticolímbico. É mais provável que a última das duas esteja envolvida na fisiopatologia da depressão.

De particular interesse é a demonstração de que as concentrações elevadas de CRF do LCS em pacientes deprimidos livres de medicação sejam significativamente diminuídas após tratamento bem-sucedido com eletroconvulsoterapia (ECT), indicando que as concentrações de CRF do LCS, como a hipercortisolemia, representam um marcador mais de estado do que de traço. Outros estudos recentes confirmaram essa normalização das concentrações de CRF do LCS após tratamento bem-sucedido com fluoxetina. Um grupo demonstrou uma redução importante das concentrações elevadas de CRF do LCS em 15 mulheres com depressão maior que permaneceram livres de depressão por pelo menos seis meses após tratamento antidepressivo, comparado com efeito de tratamento pouco significativo sobre as concentrações de CRF do LCS em nove pacientes que sofreram recaída nesse período de seis meses. Isso sugere que concentrações elevadas ou crescentes de CRF do LCS durante tratamento antidepressivo possam ser o prenúncio de uma resposta pobre na depressão maior apesar da melhora sintomática inicial. De interesse é o fato de que o tratamento de indivíduos sadios com desipramina ou, como já foi observado, de indivíduos com depressão usando fluoxetina está associado com uma redução nas concentrações de CRF do LCS.

Se a hipersecreção de CRF for um fator na fisiopatologia da depressão, então reduzir ou interferir na neurotransmissão de CRF poderia ser uma estratégia eficaz para aliviar sintomas depressivos. Ao longo dos últimos anos, inúmeras empresas farmacêuticas dedicaram consideráveis esforços ao desenvolvimento de antagonistas do receptor CRF_1 de moléculas pequenas que podem penetrar de maneira eficaz na barreira hematencefálica. Diversos compostos foram produzidos, com características alegadamente promissoras.

Oxitocina (OT) e vasopressina (AVP). Os efeitos vasopressores de extratos da hipófise posterior foram descritos pela primeira vez em 1895, e os extratos potentes foram denominados AVP. Os mRNAs de OT e AVP estão entre as mensagens mais abundantes no hipotálamo, sendo fortemente concentradas nos neurônios magnocelulares do NPV e do núcleo supraóptico do hipotálamo, que envia projeções axônicas para a neuro-hipófise. Esses neurônios produzem toda OT e AVP que é liberada na corrente sanguínea, na qual esses peptídeos agem como hormônios em alvos periféricos. A OT e a AVP são em geral sintetizadas em neurônios separados no hipotálamo. A OT liberada da hipófise está mais frequentemente associada com funções relacionadas a reprodução feminina, tais como regulação das contrações uterinas durante o parto e o reflexo de ejeção de leite durante a lactação. A AVP, também conhecida como hormônio antidiurético, regula a retenção de água nos rins e a vasoconstrição por meio de interações com os subtipos de receptores V2 e V1a da vasopressina, respectivamente. A AVP é liberada na corrente sanguínea da neuro-hipófise após uma variedade de estímulos, incluindo osmolalidade plasmática, hipovolemia, hipertensão e hipoglicemia. As ações da OT são mediadas por um único subtipo de receptor (o receptor de oxitocina, OTR), que é distribuído na periferia e no SNC límbico. Diferentemente do OTR, há três subtipos de receptores de vasopressina, V1a, V1b e V2, sendo cada um receptor dos sete domínios transmembranares, acoplados à proteína-G. O receptor V2 está localizado nos rins e não é encontrado no cérebro. O V1a é distribuído amplamente no SNC, e acredita-se que intermedeie a maioria dos efeitos comportamentais da AVP. O receptor V1b é concentrado na hipófise anterior, e alguns relatos descrevem mRNA do receptor V1b no cérebro, embora sua função seja desconhecida.

Neurotensina (NT)

Embora seja encontrada em inúmeras regiões do cérebro, a NT foi investigada de forma mais completa em termos de sua associação com outros sistemas neurotransmissores, em particular o sistema dopaminérgico mesolímbico, e obteve o interesse das pesquisas sobre a fisiopatologia da esquizofrenia. Existem várias linhas de evidência indicando que a NT e seus receptores devam ser considerados alvos potenciais para intervenção farmacológica nesse transtorno. Primeiro, o sistema de NT é posicionado anatomicamente para modular os circuitos neurais implicados na esquizofrenia. Segundo, foi demonstrado que a administração periférica de medicamentos antipsicóticos modula de modo consistente os sistemas de NT. Terceiro, há evidências de que os sistemas centrais de NT são alterados em pacientes com esquizofrenia.

A interação da NT com os sistemas de dopamina foi demonstrada pela primeira vez durante a caracterização de suas atividades poderosas de potencialização hipotérmica e sedativa. Um estudo subsequente indicou que ela tinha muitas propriedades também compartilhadas por medicamentos antipsicóticos, incluindo a capacidade de inibir a esquiva, mas não a resposta de fuga, em uma tarefa de esquiva ativa condicionada; a capacidade de bloquear os efeitos de agonistas de dopamina indiretos ou de dopamina endógena na produção de comportamento locomotor; e a capacidade de induzir aumentos na liberação e na renovação (*turnover*) de dopamina. Talvez o mais importante seja que tanto os medicamentos antipsicóticos quanto a neurotransmissão da NT aumentam o filtro (*gating*) sensório-motor. O filtro (*gating*) sensório-motor é a capacidade de peneirar informações sensoriais relevantes, cujo déficit pode levar a uma inundação involuntária de dados sensoriais indiferentes. Cada vez mais as evidências mostram que os déficits no filtro sensório-motor são um aspecto fundamental da esquizofrenia. Tanto os agonistas de dopamina como os antagonistas de NT interrompem o desempenho em tarefas visando medir o filtro sensório-motor. Diferentemente dos medicamentos antipsicóticos, a NT não é capaz de deslocar a dopamina de seu receptor. Como foi observado anteriormente, a NT é colocalizada em certos subgrupos de neurônios de dopamina e é coliberada com dopamina nas regiões terminais da dopamina do córtex pré-frontal mesolímbico e medial que estão implicadas como locais de desregulação de dopamina na esquizofrenia. Os medicamentos antipsicóticos que agem nos receptores D_2 e D_4 aumentam a síntese, a concentração e a liberação de NT nessas regiões terminais da dopamina, mas não em outras. Aquele efeito dos medicamentos antipsicóticos de aumentar as concentrações de NT persiste após meses de tratamento e é acompanhado pelo aumento esperado nas concentrações de mRNA de NT, bem como pela expressão do "gene precoce imediato" c-fos em algumas horas do início do tratamento medicamentoso. A alteração na regulação da expressão de NT por medicamentos antipsicóticos aparentemente se estende às peptidases que degradam o peptídeo, visto que relatos recentes revelaram diminuição do metabolismo de NT em fatias de cérebros de ratos 24 horas após a administração aguda de haloperidol. Quando ocorre administração direta no cérebro, a NT de preferência se opõe à transmissão de dopamina no *nucleus accumbens*, mas não no corpo estriado (caudado e putame). No *nucleus accumbens*, os receptores de NT estão localizados predominantemente nos neurônios GABAérgicos, que liberam GABA nos terminais de dopamina, inibindo, desse modo, a liberação.

Diminuições nas concentrações de NT do LCS foram relatadas em diversas populações de pacientes com esquizofrenia quando comparadas com as concentrações de controles ou de outros transtornos psiquiátricos. Embora tenha sido observado que o tratamento com medicamentos antipsicóticos aumenta as concentrações de NT no LCS, não se sabe se esse aumento é causal ou meramente acompanha a redução nos sintomas psicóticos observada com tratamento bem-sucedido. Estudos de necropsia demonstraram uma elevação nas concentrações de NT na área 32 de Brodmann do córtex frontal, rica em dopamina, mas esse resultado pode ter sido confundido pelo tratamento antipsicótico antes da morte. Outros pesquisadores não encontraram alterações pós-morte nas concentrações de NT de uma ampla amostragem de regiões subcorticais. Diminuições nas densidades do receptor de NT no córtex entorrinal foram relatadas em amostras de necropsia de pacientes com esquizofrenia. Um teste fundamental da hipótese de que a NT possa agir como uma substância semelhante a um antipsicótico endógeno aguarda o desenvolvimento de um agonista do receptor de NT que possa penetrar a barreira hematencefálica.

Outros neuropeptídeos

Uma série de outros neuropeptídeos foi implicada na fisiopatologia de transtornos psiquiátricos. Estes incluem, mas não são limitados a, colecistocinina (CCK), substância P e neuropeptídeo Y. A CCK, descoberta originalmente no trato gastrintestinal, e seu receptor são encontrados em áreas do cérebro associadas com emoção, motivação e processamento sensorial (p. ex., córtex, corpo estriado, hipotálamo, hipocampo e amígdala). A CCK é com frequência colocalizada com dopamina nos neurônios da ATV que compreendem os circuitos de dopamina mesolímbico e mesocortical. Como a NT, a CCK diminui a liberação de dopamina. Há relatos de que infusões de um fragmento de CCK induziram pânico em indivíduos saudáveis, e pacientes com transtorno de pânico exibem aumento de sensibilidade ao fragmento de CCK, comparados com controles sadios. A pentagastrina, um agonista de CCK sintético, provocou aumento da pressão arterial, do pulso, da ativação do HHS e dos sintomas físicos de pânico dependente da dose. Recentemente, um polimorfismo do gene receptor de CCK foi associado com esse transtorno.

O undecapeptídeo substância P está localizado na amígdala, no hipotálamo, no cinza periaquedutal, no LC e no núcleo parabraquial e é colocalizado com norepinefrina e serotonina. A substância P serve como um neurotransmissor de dor, e a administração a animais induz efeitos comportamentais e cardiovasculares que lembram a resposta ao estresse. Dados mais recentes sugerem um papel para a substância P na depressão maior e no TEPT. Tanto pacientes deprimidos como os com TEPT tinham concentrações elevadas de substância P no LCS. Além disso, em pacientes com TEPT, aumentos marcantes nas concentrações de substância P no LCS foram detectados após a precipitação de sintomas do transtorno. Um estudo indicou que um antagonista do receptor de substância P (denominado receptor de neurocinina 1 [NK1]) capaz de passar a barreira hematencefálica é mais eficaz do que placebo e tão eficaz quanto a paroxetina em pacientes apresentando depressão maior com gravidade dos sintomas moderada a grave, embora estudos subsequentes não tenham sido capazes de confirmar esses achados.

O neuropeptídeo Y (NPY) é um peptídeo de 36 aminoácidos encontrado no hipotálamo, no tronco cerebral, na medula espinal e em várias estruturas límbicas e está envolvido na regulação do apetite, da recompensa, da ansiedade e do equilíbrio de energia. O NPY é colocalizado com neurônios serotonérgicos e noradrenérgicos, e pensa-se que facilite a contenção dos efeitos negativos após exposição a estresse. Há relatos de vítimas de suicídio com diagnóstico de depressão maior que mostram uma redução pronunciada nos níveis de NPY no córtex frontal e no núcleo caudado. Ademais, os níveis de NPY no LCS estão diminuídos em pacientes deprimidos. A administração crônica de medicamentos antidepressivos aumenta as concentrações do neuropeptídeo Y no neocórtex e no hipocampo em ratos. Foi verificado que os níveis plasmáticos de NPY eram elevados em soldados submetidos ao "estresse incontrolável" de interrogatórios, e os níveis de NPY estavam correlacionados com os sentimentos de dominância e confiança durante o estresse. Além disso, resposta baixa de NPY a estresse foi associada com aumento da vulnerabilidade a depressão e TEPT.

NOVOS NEUROTRANSMISSORES

Óxido nítrico

A descoberta de que os gases poderiam funcionar como neurotransmissores revelou que existiam modos de sinalização altamente atípicos entre os neurônios. No início da década de 1990, o óxido nítrico foi o primeiro gás ao qual foi atribuída uma função de neurotransmissor e provou ser um neurotransmissor atípico por diversas razões. Primeiro, ele não era armazenado nas vesículas sinápticas ou liberado delas, visto que, por ser um gás simples, poderia se propagar com liberdade no neurônio-alvo. Segundo, seu alvo não era um receptor específico na superfície de um neurônio-alvo, mas proteínas intracelulares cuja atividade poderia ser modulada diretamente por óxido nítrico, levando a neurotransmissão. Também falta ao óxido nítrico um mecanismo de recaptação para removê-lo da sinapse. Embora a existência de sua inativação enzimática seja postulada, o óxido nítrico parece ter uma meia-vida muito curta, de poucos segundos.

O óxido nítrico foi inicialmente descoberto como um composto bactericida liberado dos macrófagos e, como uma célula endotelial, produzia um fator de relaxamento derivado, permitindo a dilatação dos vasos sanguíneos. Uma de suas funções no cérebro foi acompanhada, revelando um papel do gás na neurotransmissão, nos processos de aprendizagem e na memória, na neurogênese e em doenças degenerativas.

Óxido nítrico e comportamento

A neurotransmissão do óxido nítrico pode ter um papel no comportamento, visto que camundongos machos com deficiência de óxido nítrico sintase neuronal (nNOS) exibem tendências agressivas exageradas e aumento da atividade sexual. Em camundongos fêmeas, o contrário é verdadeiro, uma vez que elas têm agressividade reduzida. Visto que pacientes bipolares maníacos podem apresentar tanto hipersexualidade quanto agressividade, a via do óxido nítrico pode ter uma participação na psicopatologia de estados afetivos.

Na periferia, o nNOS se localiza nos neurônios que inervam os vasos sanguíneos do pênis, incluindo o corpo cavernoso. A estimulação desses nervos libera óxido nítrico, levando a formação de monofosfato de guanosina cíclico (cGMP), relaxamento das paredes dos vasos sanguíneos e vasodilatação, ingurgitamento peniano e início da ereção. A fase de sustentação da ereção também depende do óxido nítrico; o fluxo sanguíneo turbulento leva a fosforilação de eNOS e produção continuada de óxido nítrico. Os medicamentos usados no tratamento de disfunção peniana – sildenafil, tadalafil e vardenafil – agem para inibir a fosfodiesterase tipo 5 (PDE5), uma enzima que degrada cGMP no pênis (Fig. 1.4-12), potencializando, desse modo, a neurotransmissão de óxido nítrico e a ereção peniana.

Inúmeras linhas de evidência sugeriram um papel para o óxido nítrico na regulação dos ciclos de sono-vigília. nNOS expressando neurônios ocorrem em diversas áreas que iniciam o sono REM, incluindo a ponte, o núcleo dorsal da rafe, o tegmento laterodorsal e o tegmento pedúnculo-pontino. Em modelos animais, a microinjeção de compostos que liberam óxido nítrico resulta em diminuição do alerta e aumento do sono de onda lenta. Em conformidade com isso, os inibidores da NOS mostram uma tendência a diminuir o sono de onda lenta e o sono REM. Estudos com camundongos com deficiência de NOS sugerem que o óxido nítrico possa desempenhar um papel mais complexo do que meramente promover o sono. Animais com deficiência de nNOS também apresentam sono REM reduzido; entretanto, camundongos com deficiência de óxido nítrico sintase induzível (iNOS) demonstram o inverso, sugerindo uma interação complexa entre isoformas enzimáticas de NOS.

Óxido nítrico e transtornos do humor. Os neurônios que expressam NOS são bem representados em áreas implicadas na depressão, incluindo o núcleo dorsal da rafe e o córtex pré-frontal. Um papel para esse elemento foi sugerido na resposta a antidepressivos, uma vez que os antidepressivos ISRSs podem inibir diretamente a atividade de NOS. Além disso, em estudos com animais, como o teste do nado forçado, os inibidores de NOS e de guanilato ciclase solúvel podem alcançar efeitos semelhantes aos de antidepressivos. Os níveis plasmáticos de óxido nítrico eram elevados em pacientes com transtorno bipolar, comparados com controles saudáveis. Entretanto, em indivíduos deprimidos, estudos encontraram diminuição dos níveis de óxido nítrico e aumento do nitrito plasmático, um subproduto do óxido nítrico. Redução de NOS também foi descrita no núcleo paraventricular de pacientes com esquizofrenia e depressão, comparados a controles.

A capacidade do óxido nítrico de regular a neurotransmissão nas terminações nervosas de serotonina, norepinefrina e dopamina foi questionado. Contudo, não houve um consenso claro, e o óxido nítrico parece ser capaz de aumentar ou diminuir a atividade nesses neurônios dependendo do momento de sua ativação e da região do cérebro estudada.

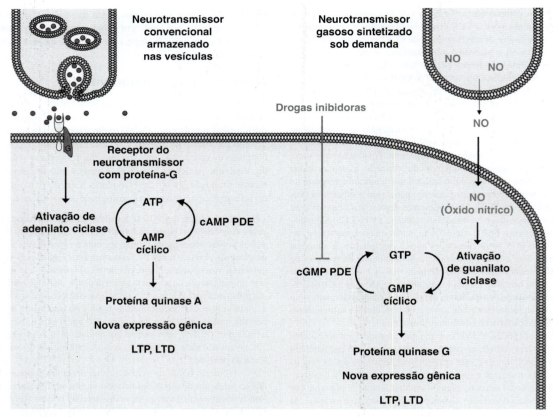

FIGURA 1.4-12
Neurotransmissores e funções de sinalização do óxido nítrico (NO) por meio da produção de guanosina monofosfato cíclico (cGMP). O óxido nítrico gasoso é gerado enzimaticamente e se propaga com liberdade para um neurônio adjacente (canto superior direito). Em comparação com os neurotransmissores tradicionais (canto superior esquerdo), o óxido nítrico (NO) não age por meio de um receptor de neurotransmissor específico na superfície da membrana de um neurônio. Em vez disso, ele se propaga livremente através da membrana neuronal e ativa a enzima guanilato ciclase, que converte guanosina 5'-trifosfato (GTP) no segundo mensageiro, cGMP. Os efeitos do óxido nítrico são mediados, em parte, por ativação de cGMP de proteínas quinases neuronais, nova expressão gênica e efeitos sobre a potenciação de longo prazo (LTP) e depressão de longo prazo (LTD) neuronais. ATP, adenosina trifosfato. (De Sadock BJ, Sadock VA, Ruiz P. *Kaplan & Sadock's Comprehensive Textbook of Psychiatry*. 9th ed. Philadelphia: Lippincott Williams & Wilkins; 2009:104.)

Óxido nítrico e esquizofrenia. O óxido nítrico foi investigado como uma molécula candidata que contribui para os sintomas de esquizofrenia. Dois estudos genéticos identificaram polimorfismos de nucleotídeo único (SNPs) associado com esquizofrenia em CAPON, uma proteína que se associa com nNOS. Os próprios SNPs em nNOS foram relacionados com esquizofrenia, embora outros estudos não tenham sido capazes de reproduzir tais achados. Alterações nos níveis de NOS foram relatadas em amostras de cérebro *post-mortem* de indivíduos com esse transtorno. Anormalidades foram observadas no córtex, no cerebelo, no hipotálamo e no tronco cerebral, ainda que nenhuma tendência específica possa ser distinguida. Foi verificada atividade elevada de NOS nas plaquetas de indivíduos com esquizofrenia não tratados e tratados com medicamentos. Alguns pesquisadores encontram aumento na atividade de óxido nítrico, e outros, o inverso. Em amostras de necropsia, foi constatado que pacientes com esquizofrenia têm neurônios expressando NOS anormalmente localizados no córtex pré-frontal, no hipocampo e no lobo temporal lateral, congruente com a migração anormal desses tipos de neurônios durante o desenvolvimento. Em um modelo de ratos, estresse pré-natal levou a redução de NOS expressando neurônios na fáscia denteada e no hipocampo.

Papéis neuropatológicos do óxido nítrico. Há muitas evidências de que o óxido nítrico seja um participante direto em uma variedade de eventos neuropáticos. O superóxido, um subproduto do metabolismo celular, pode reagir com óxido nítrico para formar peroxinitrito (fórmula química $ONOO^-$). Esse composto lábil e tóxico forma adutos químicos com resíduos da proteína tirosina, um processo denominado *nitração de proteínas*, e com ácido desoxirribonucleico (DNA), levando a disfunção celular.

A perda celular que resulta em AVC isquêmico é mediada, em parte, por hiperestimulação do receptor NMDA de glutamato, um processo denominado *excitotoxicidade*. O óxido nítrico produzido por ativação de NMDA parece mediar uma porção significativa dessa morte neuronal excitotóxica, e o dano do AVC é reduzido em comundongos com uma deleção genética de nNOS.

A S-nitrosilação também foi implicada em processos patológicos no cérebro. Mutações na proteína parkina estão associadas com início precoce de doença de Parkinson. A parkina é uma ubiquitina ligase E3 que adiciona moléculas de ubiquitina a proteínas e as torna alvos para destruição no proteassoma da célula. Na doença de Parkinson esporádica (i.e., sem a mutação de início precoce), o óxido nítrico pode nitrosilar a proteína parkina e inibir sua função protetora de ubiquitina ligase E3.

Um excesso de óxido nítrico sinalizador pode, portanto, predispor a disfunção e a morte celular de neurônios dopaminérgicos na doença de Parkinson, interferindo nas proteínas essenciais para o funcionamento celular. Na doença de Alzheimer, o excesso de oxidação de proteínas, lipídeos e carboidratos cerebrais há muito tem sido avaliado, mas o estresse nitrosativo do excesso de óxido nítrico também parece ter participação na doença. A dissulfeto isomerase (PDI) é uma proteína protetora celular que pode ajudar a combater a acumulação de proteínas mal enoveladas (*misfolded*), como as fibrilas de amiloide que ocorrem na doença. Tanto nos cérebros de pessoas com doença de Alzheimer como nos daquelas com doença de Parkinson, a PDI parece ser S-nitrosilada de uma forma prejudicial, que impede sua função de proteção celular.

A descoberta de que o óxido nítrico participa nos processos neurodegenerativos levanta a possibilidade de melhoria dos processos diagnósticos, tal como detectar dano aos componentes celulares produzidos por óxido nítrico antes do início de sintomas plenamente desenvolvidos. Além disso, podem ser criados medicamentos para atenuar o dano às proteínas neuronais cruciais que protegem contra o início da doença. Entretanto, é provável que inibir ou estimular NOS completa e não especificamente produza efeitos colaterais significativos devido a suas atividades de amplo alcance em todo o corpo.

Monóxido de carbono

Embora seja mais bem conhecido como um poluente do ar derivado de reações de combustão, o monóxido de carbono (CO) é produzido fisiologicamente em uma grande variedade de organismos, variando de humanos a bactérias. Considerado, no passado, um subproduto tóxico de reações metabólicas, o monóxido de carbono é cada vez mais reconhecido com um importante papel na regulação de uma variedade de processos fisiológicos no cérebro e em outros órgãos. Esses diversos efeitos incluem regulação da neurotransmissão olfativa, relaxamento de vasos sanguíneos, proliferação de células da musculatura lisa e agregação plaquetária.

O monóxido de carbono é muito mais conhecido por seus efeitos tóxicos do que por suas atividades em concentrações fisiológicas. Ele se liga firmemente a moléculas do grupo heme na hemoglobina, formando carbóxi-hemoglobina, que não pode mais transportar oxigênio para os tecidos. Fumantes de 1 a 2 carteiras de cigarro por dia têm 3 a 8% de sua hemoglobina como carboxi-hemoglobina, ao passo que não fumantes têm menos de 2%. Após envenenamento agudo por monóxido de carbono, 5 a 10% de carbóxi-hemoglobina estão associadas com prejuízo do alerta e da cognição, e 30 a 50% dessa substância levam a quedas significativas no transporte de oxigênio para os tecidos.

Monóxido de carbono e neurotransmissão. O monóxido de carbono parece ter participação na neurotransmissão da percepção de odorantes. Os odorantes levam a produção de monóxido de carbono e subsequente síntese de cGMP, que promove a adaptação a longo prazo a estímulos odoríferos. O monóxido de carbono tem o potencial de regular uma variedade de processos perceptuais e cognitivos que ainda não foram testados. De forma similar, na retina do rato, longos períodos de exposição à luz levaram a aumento na expressão de HO1, na produção de monóxido de carbono e na sinaliza-

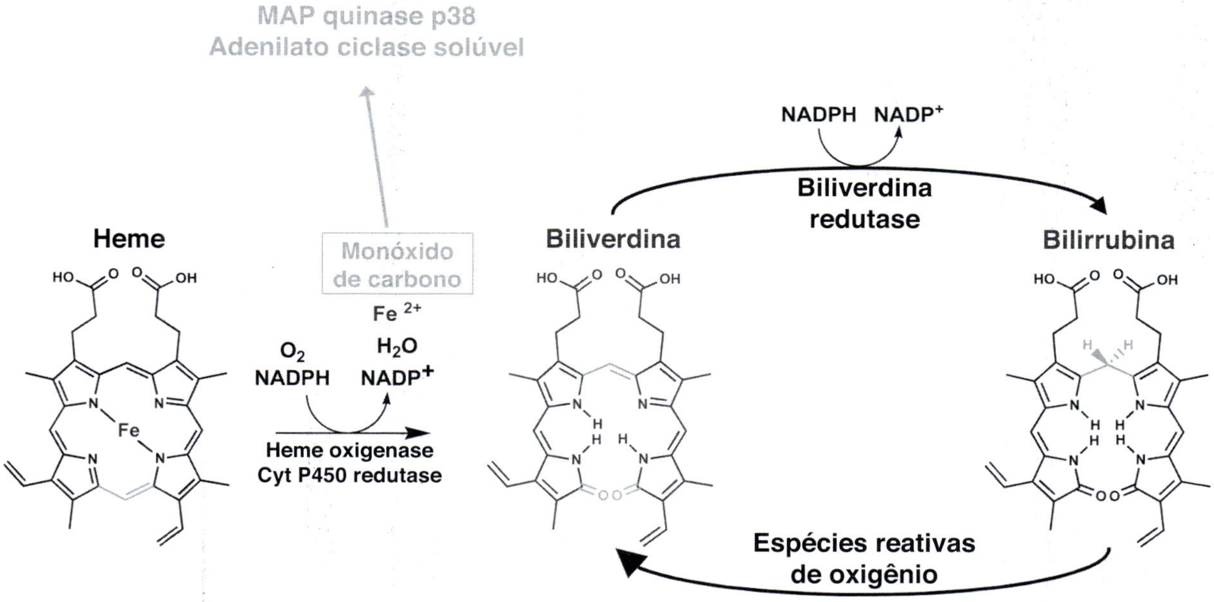

FIGURA 1.4-13
Síntese de monóxido de carbono (CO), um neurotransmissor inesperado. O monóxido de carbono gasoso é sintetizado enzimaticamente nos neurônios por meio da enzima heme oxigenasse (HO), também convertendo heme para a molécula biliverdina e liberando ferro livre (Fe). Semelhante ao óxido nítrico, o CO não é armazenado nas vesículas neuronais e pode se propagar livremente através das membranas neuronais. O CO também ativa de forma semelhante a guanilato ciclase solúvel e leva à ativação de múltiplas moléculas sinalizadoras intracelulares, como a MAP quinase p38. O CO exerce suas funções de neurotransmissor e sinalizador em concentrações bem abaixo daquelas em que ocorre a toxicidade de CO clássica. O significado dessa via nos neurônios é enfatizado pela existência de duas enzimas heme oxigenase distintas, uma das quais é expressa predominantemente no cérebro. A biliverdina é convertida para bilirrubina por meio da enzima biliverdina redutase. Semelhante ao CO, a bilirrubina não é mais relegada à condição de subproduto tóxico e pode ser um antioxidante importante. (De Sadock BJ, Sadock VA, Ruiz P. *Kaplan & Sadock's Comprehensive Textbook of Psychiatry*. 9th ed. Philadelphia: Lippincott Williams & Wilkins; 2009:107.)

ção de cGMP. Esse elemento também pode participar na adaptação a dor crônica. Animais com deficiência de HO2 manifestam redução na hiperalgesia e alodinia após exposição crônica a estímulos dolorosos. Ele pode, portanto, estabelecer o limiar para percepção de dor, embora não seja claro se o efeito ocorre no sistema nervoso central ou periférico. À parte seu papel na promoção da produção de cGMP, o monóxido de carbono também pode se ligar diretamente a, e abrir o canal de potássio ativado por cálcio de alta condutância (BK_{Ca}), levando a efeitos ainda não caracterizados sobre a neurotransmissão.

No sistema nervoso gastrintestinal (GI), o monóxido de carbono atua como um neurotransmissor para relaxar o esfincter anal interno em resposta a estimulação nervosa não colinérgica não adrenérgica (NANC) e a peptídeo intestinal vasoativo (VIP).

O monóxido de carbono foi implicado no desenvolvimento de LTP hipocampal, embora as linhas de evidência sejam contraditórias. Monóxido de carbono e estimulação tetânica dos nervos levam a aumento dos potenciais pós-sinápticos excitatórios (EPSPs). Os inibidores da heme oxigenase (HO) que bloqueiam a produção de monóxido de carbono levam a prejuízo na indução de LTP e redução da liberação cálcio-dependente do neurotransmissor de glutamato. Entretanto, animais com deficiência de HO2 não manifestam quaisquer diferenças na LTP. Esses achados díspares podem ser explicados por um papel do HO1 na LTP ou uma capacidade dos inibidores de HO de bloquear não especificamente alguns outros processos importantes para a indução de LTP.

Em níveis tóxicos, o monóxido de carbono é conhecido por prejudicar o transporte de oxigênio por ligar-se à hemoglobina com uma afinidade mais alta do que o oxigênio. Causa surpresa no fato de o próprio monóxido de carbono ter um papel fisiológico no mecanismo pelo qual o corpo carotídeo percebe o oxigênio. A HO, expressa nas células glômicas do corpo carotídeo, usa o oxigênio como substrato na produção de monóxido de carbono (Fig. 1.4-13). Quando os níveis de oxigênio caem, o mesmo ocorre com a produção de monóxido de carbono, levando a um reestabelecimento do limiar no qual o corpo carotídeo percebe o oxigênio. O mecanismo molecular pode ocorrer por meio da regulação de monóxido de carbono do canal iônico BK do corpo carotídeo.

Endocanabinoides: da maconha à neurotransmissão

Seja conhecida como *Cannabis*, cânhamo, haxixe ou uma variedade de gírias, a maconha tem sido cultivada e utilizada por milhares de anos. Apesar do longo debate quanto a se seus riscos e benefícios se equilibram, apenas nas últimas décadas foram revelados alguns dos mistérios pelos quais a maconha exerce seus efeitos no cérebro. O "barato" de euforia e tranquilidade que os usuários experimentam tem a ver com a ação da *Cannabis* sobre uma via neural envolvendo canabinoides endógenos ao cérebro humano, ou endocanabinoides.

O primeiro uso medicinal da *Cannabis* data de aproximadamente 2.700 a.C., na farmacopeia do imperador chinês Shen Nung, que recomendava seu uso para uma variedade de doenças. Nessa época, as propriedades adversas também eram evidentes, e grandes quantidades dos frutos do cânhamo podiam levar a "visão de demônios", ou um usuário poderia "se comunicar com espíritos e aliviar o fardo do corpo". Durante séculos, essa substância foi empregada na Índia como estimulante do apetite; os usuários habituais de maconha são bem familiarizados com a "larica".

Por muitos anos, os mecanismos pelos quais os componentes ativos da maconha, os canabinoides, exercem seus efeitos psicoativos permaneceram um mistério. Os químicos tentavam isolar os componentes psicoativos da *Cannabis* a partir de muitos componentes do óleo da planta (Tab. 1.4-4).

TABELA 1.4-4
Descobertas selecionadas na pesquisa dos canabinoides

1899:	Canabinol isolado da resina de *Cannabis*
1940:	Identificação da estrutura do canabinol
1964:	Descoberta da estrutura do δ-9-tetra-hidrocanabinol (THC), o componente mais psicoativo da *Cannabis*
1988:	Sítios de ligação específicos de THC identificados no cérebro
1990:	Identificação de um receptor de canabinoide no cérebro, CB1
1992:	Descoberta do primeiro endocanabinoide endógeno no cérebro, anandamina
1993:	Identificação de um segundo receptor de canabinoide, CB2
1994:	Rimonabanto, um bloqueador de receptor CB1, é desenvolvido
1995:	Relato de um segundo endocanabinoide, 2-AG
1996:	Ácido graxo amido hidrolase (FAAH), uma enzima degradante de endocanabinoide, é descoberto
2003:	Os inibidores de FAAH reduzem comportamentos ansiosos em estudos com animais
2003:	Identificação de enzimas que sintetizam endocanabinoides
2006:	Monoacilglicerol lipase (MAGL), a segunda enzima degradante de endocanabinoide, é descoberta
2006:	Rimonabanto aprovado para uso na Europa para perda de peso
2007:	Metanálise de rimonabanto encontra aumento de sintomas de ansiedade e depressão em humanos sem história de doença psiquiátrica

(De Sadock BJ, Sadock VA, Ruiz P. *Kaplan & Sadock's Comprehensive Textbook of Psychiatry*. 9th ed. Philadelphia: Lippincott Williams & Wilkins; 2009:109.)

Descoberta do sistema endocanabinoide cerebral. Estimativas sugerem que 20 a 80 μg de tetra-hidrocanabinol (THC) cheguem ao cérebro após a pessoa fumar um cigarro de maconha (i.e., um "baseado"). Isso é comparável aos 100 a 200 μg do neurotransmissor norepinefrina presente no cérebro humano inteiro. Portanto, os efeitos do THC poderiam ser explicados pelos efeitos nos sistemas de neurotransmissores. Na década de 1960, havia pelo menos duas escolas de pensamento sobre como o THC exercia seus efeitos psicoativos. Uma sustentava que ele atuava de maneira semelhante à dos anestésicos voláteis inalados (i.e., não existia um receptor específico) e que poderia ter um efeito generalizado sobre as membranas neuronais ou ações difundidas sobre os receptores de neurotransmissores. Uma escola de pensamento concorrente especulava que existiam receptores específicos para canabinoides no cérebro, mas era difícil identificá-los devido à natureza lipofílica dessas substâncias químicas. Foram sintetizados novos canabinoides, que eram mais hidrossolúveis, e, no fim da década de 1980, isso permitiu a descoberta de um receptor de canabinoide específico, o CB1.

Diversos outros endocanabinoides logo foram descobertos, 2-araquidonilglicerol (2-AG), *N*-araquidonildopamina (NADA), 2-araquido-

Canabinoides endógenos

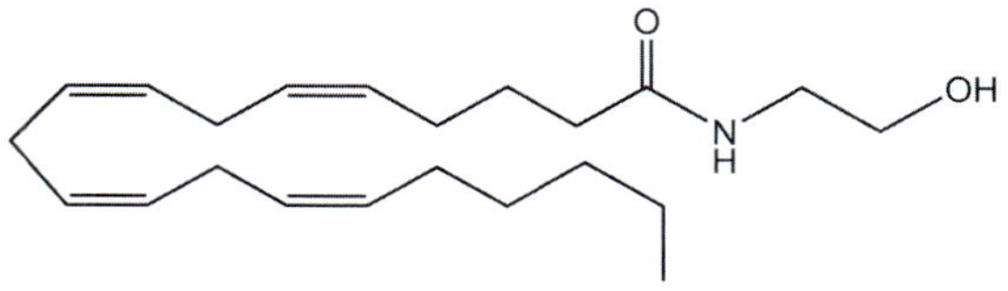

Anandamida
CB1>>CB2

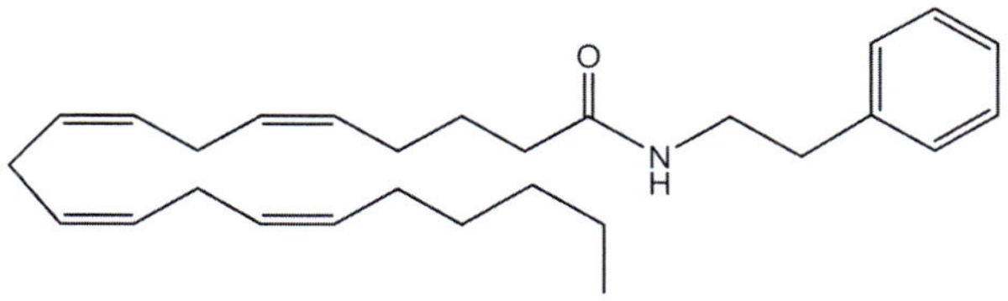

N-Araquidonildopamina (NADA)
CB1>CB2

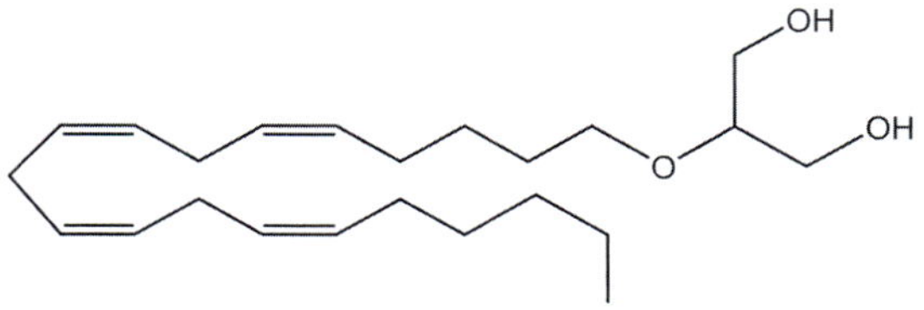

2-Araquidonilglicerol éter (Noladin)
CB1>CB2

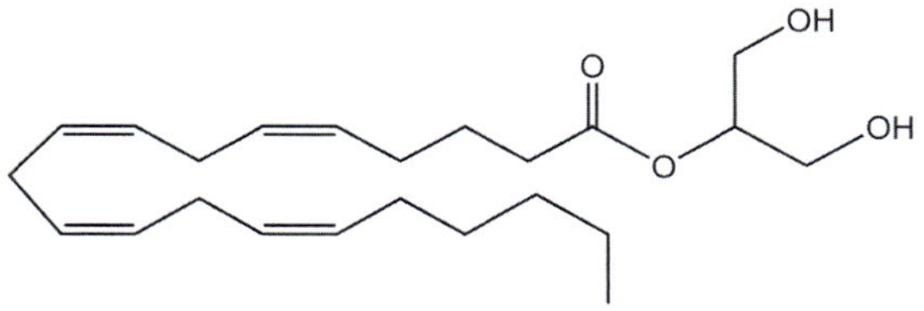

2-Araquidonilglicerol (2-AG)
CB1=CB2

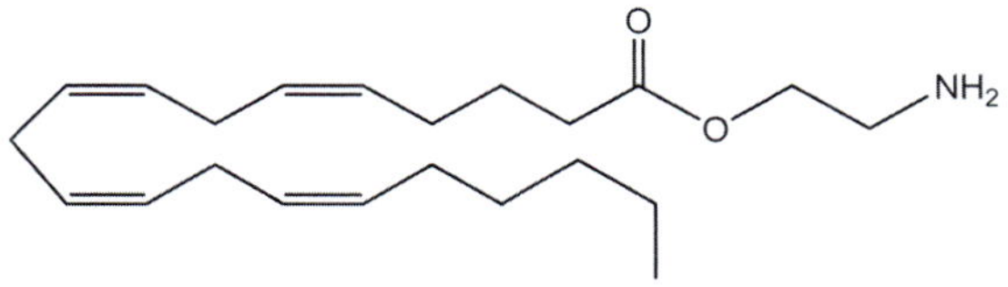

Virodamina
CB2>CB1

FIGURA 1.4-14
Canabinoides endógenos. Existem pelo menos cinco endocanabinoides no cérebro de mamíferos, cada um diferindo em afinidade pelos receptores de canabinoides CB1 e CB2. Todos são derivados do ácido graxo essencial ômega-6, ácido araquidônico, que também é um substrato na formação de prostaglandinas e leucotrienos. (De Sadock BJ, Sadock VA, Ruiz P. *Kaplan & Sadock's Comprehensive Textbook of Psychiatry*. 9th ed. Philadelphia: Lippincott Williams & Wilkins; 2009:111.)

nilglicerol éter (éter noladin) e virodamina (Fig. 1.4-14). A razão para a existência de vários endocanabinoides diferentes pode estar em suas diferentes afinidades pelos receptores de canabinoide, CB1 e CB2. A anandamida parece ter a maior seletividade pelo receptor CB1, seguida por NADA e éter noladin. No entanto, a virodamina prefere os receptores CB2 e tem atividade agonista apenas parcial em CB1. 2-AG parece não discriminar entre CB1 e CB2.

Biossíntese dos endocanabinoides. O ácido araquidônico é utilizado como elemento básico para a biossíntese de endocanabinoides, prostaglandinas e leucotrienos e é encontrado nos fosfolipídeos celulares da membrana plasmática e em outras membranas intracelulares. A síntese de anandamida requer a ação sequencial de duas enzimas (Fig. 1.4-15). Na primeira reação, a enzima N-acetiltransferase (NAT) transfere uma cadeia lateral de ácido araquidônico de um fosfolipídeo para fosfatidiletanolamina (PE), gerando NAPE (N-araquidonil-fosfatidiletanolamina). Na segunda reação, a enzima N-araquidonil-fosfatidiletanolamina fosfolipase D (NAPD-PLD) converte NAPE em anandamida. Visto que NAPE já é um componente natural das membranas de mamíferos, o segundo passo que gera anandamida é o mais crucial para a neurotransmissão.

Os endocanabinoides não são armazenados nas vesículas sinápticas para uso posterior; eles são sintetizados sob demanda como ocorre com os neurotransmissores gasosos. Um critério importante para uma molécula sinalizadora ser considerada um neurotransmissor é que a despolarização neuronal deve levar a sua liberação. A despolarização tende a aumentos no cálcio celular, que, por sua vez, promove a síntese dos endocanabinoides e sua liberação. O mecanismo é explicado, em parte ,pela ativação de cálcio de NAPE-PLD e DAGL, levando a aumento da biossíntese de anandamida e 2-AG, respectivamente.

Os endocanabinoides gerados em um neurônio devem cruzar a fenda sináptica para agir sobre os receptores de canabinoide. De forma semelhante ao THC, os endocanabinoides são altamente lipofílicos e, portanto, pouco solúveis no LCS. Há uma hipótese de que existe um transportador de endocanabinoides específico que lhes permite cruzar a fenda sináptica e penetrar no neurônio-alvo.

Inativação dos endocanabinoides. Os neurotransmissores são, em geral, inativados ou por recaptação dos neurônios que os liberam, ou por degradação por enzimas de alta especificidade, tal como o exemplo da acetilcolina sendo hidrolisada por acetilcolinesterase. Existem pelo menos duas enzimas que objetivam a destruição dos endocanabinoides e atenuam sua neurotransmissão. O ácido graxo amido hidrolase (FAAH) converte anandamida em ácido araquidônico e etanolamina (Fig. 1.4-15). O FAAH é encontrado em regiões do cérebro em que os receptores CB1 são predominantes e se localiza nos neurônios pós-sinápticos em que a anandamida é produzida. A rápida degradação da anandamida explica, em parte, sua potência mais baixa, comparada com o THC. Confirmando um papel do FAAH na inativação da anandamida, camundongos geneticamente modificados (*knockout*) sem FAAH exibem um aumento de 15 vezes da anandamida, mas não de 2-AG. Esses camundongos têm respostas comportamentais maiores à anandamida exógena, devido a sua degradação diminuída. O endocanabinoide 2-AG é inativado por FAAH, mas também por uma monoacilglicerol lipase (MAGL) localizada nos neurônios pré-sinápticos.

Os inibidores farmacológicos de FAAH têm efeitos analgésicos e reduzem a ansiedade em modelos animais, mas não têm os efeitos indesejáveis do THC, como imobilidade, temperatura corporal diminuída ou apetite maior. Tal estratégia farmacológica seria análoga aos inibidores da MAO (IMAOs) e da COMT (ICOMTs). Os IMAOs, usados para tratar depressão, retardam a degradação de serotonina e de outras monoaminas, aumentando, desse modo, a serotonina, enquanto os ICOMTs cumprem um papel análogo bloqueando a destruição de dopamina e de outras catecolaminas.

Receptores de canabinoides. Ressaltando sua importância nas funções neurais, os receptores CB1 são possivelmente aqueles acoplados à proteína-G mais abundantes no cérebro. Eles ocorrem na densidade mais alta nos gânglios da base, no cerebelo, no hipocampo, no hipotálamo, no córtex cingulado anterior e no córtex cerebral, em particular no córtex frontal. Humanos e animais que recebem grandes doses de THC desenvolvem catalepsia, uma redução do movimento espontâneo, e congelam em posturas bizarras e antinaturais. A ação dos canabinoides nos gânglios da base e no cerebelo pode estar associada com esses comportamentos, que podem ser relevantes no entendimento dos sintomas catatônicos na esquizofrenia.

Os receptores CB1 são encontrados predominantemente nos axônios e nas terminações nervosas, com poucos presentes nos dendritos neuronais e no corpo celular. Esses receptores tendem a ser localizados mais no lado pré-sináptico do que no pós-sináptico da fenda neuronal, sugerindo um papel na regulação da neurotransmissão. Um segundo receptor de canabinoide, CB2, tem expressão predominante na superfície dos leucócitos do sistema imune, mas pequenas quantidades parecem estar presentes no tronco cerebral.

EFEITOS SOBRE A NEUROTRANSMISSÃO. O receptor de canabinoide CB1 está associado com proteínas-G que intermedeiam sua sinalização intracelular, em parte pela inibição de adenilato ciclase. Isso leva a uma diminuição nos níveis do importante segundo mensageiro monofosfato de adenosina cíclico. A ativação do receptor CB1 também leva a ativação de canais de potássio e inibição dos canais de cálcio tipo-*N*. Visto que o cálcio é integrante da liberação de neurotransmissores, os canabinoides podem bloquear a neurotransmissão por meio desse mecanismo. Os receptores de canabinoides também ativam as proteíno-quinases ativadas por mitógeno.

Com a utilização de modelos de cultura celular e fatias do cérebro, foi demonstrado que os canabinoides bloqueiam a liberação de uma variedade de neurotransmissores, incluindo GABA, norepinefrina e acetilcolina. Norepinefrina e acetilcolina tendem a ser neurotransmissores excitatórios, e seria esperado que a inibição de sua liberação de canabinoides tivesse um efeito inibitório global. Entretanto, o GABA é um neurotransmissor inibitório, e sua inibção de canabinoides levaria a efeitos excitatórios globais, demonstrando que os canabinoides podem ter efeitos complexos sobre a neurotransmissão dependendo do contexto específico. Os canabinoides também parecem aumentar a liberação de neurotransmissores de endorfina cerebrais e a liberação de dopamina no *nucleus accumbens*, um "centro de recompensa" relevante à adição e à aprendizagem. Os endocanabinoides foram implicados em uma variedade de formas de plasticidade sináptica, incluindo LTP e depressão de longo prazo (LTD).

Endocanabinoides na ansiedade e no humor. A neurotransmissão de endocanabinoides pode ser um regulador importante da ansiedade, e os usuários de *Cannabis* regularmente descrevem um efeito tranquilizador do THC. A perda de sinalização pelo sistema endocanabinoide parece promover estados semelhantes a ansiedade em estudos com animais. Animais com deficiência do receptor CB1 exibem comportamento de ansiedade mais pronunciado quando expostos a estresse ou a ambientes novos.

A via dos endocanabinoides pode representar um alvo atrativo no entendimento das respostas de estresse pós-traumático e das fobias. Embora não se possa ainda medir com segurança os níveis de endocanabinoides em humanos, esse modelo é apoiado por ensaios clínicos do bloqueador do receptor canabinoide, rimonabanto, que pode oferecer uma promessa como estratégia para perda de peso (ver a seguir). Uma reação adversa frequente do medicamento é aumento da ansiedade e da depressão.

ADIÇÃO. O sistema endocanabinoide pode ser um alvo atrativo para o entendimento da adição. Não é surpresa que camundongos com deficiência de receptores CB1 sejam resistentes aos efeitos comportamentais dos canabinoides; eles também parecem ter uma redução na adição a opiáceos e nos sintomas de sua abstinência. Outras interações também foram encontradas entre os sistemas opioide e canabinoide, visto que os canabinoides parecem aumentar a liberação de dopamina no *nucleus accumbens*, uma área de recompensa do cérebro fundamental implicada na adição. Essa liberação de dopamina parece requerer receptores μ-opioides, visto que a inibição farmacológica desses receptores bloqueia a capacidade dos canabinoides de aumentar a liberação de dopamina. Ratos com preferência por álcool têm atividade de FAAH diminuída, sugestivo de maior sinalização de canabinoide. Os antagonistas do receptor CB1 diminuem seu consumo de álcool, enquanto a inibição de FAAH faz aumentar esse consumo. Além disso, animais com deficiência de CB1 também parecem ter ingestão de álcool reduzida. Foi verificado que uma única mutação de aminoácido do FAAH humano estava associada com abuso de drogas, e essa enzima anormal parece ser menos estável do que sua contraparte do tipo selvagem.

Ciências neurais 59

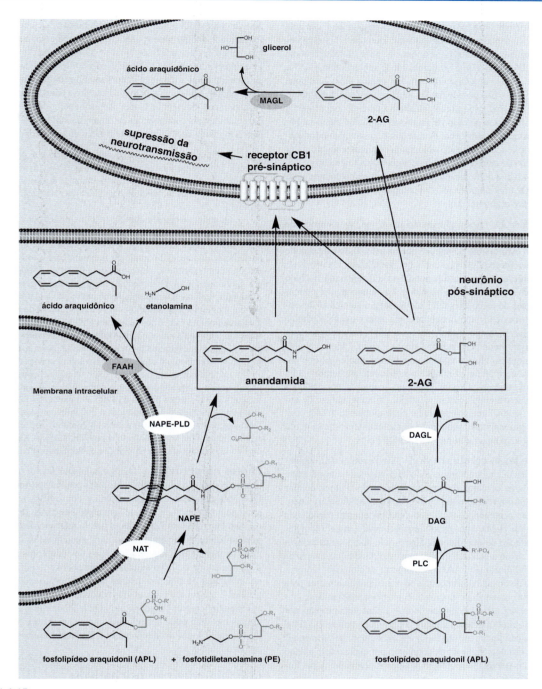

FIGURA 1.4-15
Neurotransmissão retrógrada dos endocanabinoides, da anandamida e do 2-araquidonilglicerol (2-AG). A anandamida é sintetizada sob demanda para neurotransmissão por meio de um processo de duas etapas. A enzima NAT transfere a cadeia de ácido araquidônico de um fosfolipídeo (APL) para fosfatidiletanolamina (PE), produzindo, desse modo, NAPE. Uma segunda enzima, NAPE-PLD, gera anandamida. O 2-AG é igualmente sintetizado em duas etapas pelas enzimas PLC e DAGL. Os endocanabinoides produzidos em um neurônio pós-sináptico cruzam a sinapse e ativam receptores de CB1 pré-sinápticos, suprimindo a neurotransmissão do neurônio pré-sináptico (embora, em alguns casos, ocorra a ativação desse neurônio). As enzimas envolvidas na síntese de endocanabinoides estão em cinza claro; aquelas que os degradam estão em cinza escuro. O 2-AG é predominantemente inativado no neurônio pré-sináptico por MAGL, enquanto a anandamida é destruída no neurônio pós-sináptico por FAAH. PE, fosfatidiletanolamina; APL, fosfolipídeos araquidonil; NAT, N-acetiltransferase; NAPE, N-araquidonil-fosfatidiletanolamina; NAPE-PLD, N-araquidonil-fosfatidiletanolamina *fosfolipase D*; FAAH, ácido graxo amido hidrolase; MAGL, monoacilglicerol lipase; PLC, fosfolipase C; DAG, diacilglicerol; DAGL, diacilglicerol lipase; R1-R3, várias cadeias laterais acilas de fosfolipídeos; R', cadeia lateral do grupo-cabeça de fosfolipídeos. (De Sadock BJ, Sadock VA, Ruiz P. *Kaplan & Sadock's Comprehensive Textbook of Psychiatry*. 9th ed. Philadelphia: Lippincott Williams & Wilkins; 2009:112.)

Endocanabinoides na psicose. O uso pesado de *Cannabis* pode produzir sintomas psicóticos em indivíduos sem história anterior de transtorno psiquiátrico, embora não seja claro se isso se deva apenas à droga ou a uma vulnerabilidade subjacente a psicose nessas pessoas. O uso de *Cannabis* com frequência piora a psicose na esquizofrenia, e o uso pesado foi associado com desenvolvimento de esquizofrenia, ainda que alguns sugiram que essa associação é um desenvolvimento acelerado de sintomas naquelas pessoas que um dia manifestarão o transtorno. Apesar disso, o sistema endocanabinoide tem implicações na fisiopatologia da esquizofrenia, uma vez que a sinalização de canabinoide parece aumentar a liberação de dopamina. É provável que medicamentos que agem como antagonistas de receptores D2 continuem sendo um componente do tratamento de esquizofrenia por algum tempo.

ALIMENTAÇÃO. Após a ingestão da droga, os usuários de THC desenvolvem aumento do apetite (a "larica"), e a *Cannabis* foi utilizada como estimulante do apetite por séculos. Esse efeito pode depender de receptores CB1 presentes no hipotálamo. Os níveis de endocanabinoide aumentam no hipotálamo e no sistema límbico quando animais são privados de alimento. Camundongos geneticamente deficientes de receptores CB1 se tornam resistentes ao desenvolvimento de obesidade após receberem um dieta rica em gorduras. De modo similar, o antagonista do receptor CB1, rimonabanto, parece facilitar a perda de peso por bloquear a sinalização de canabinoide. Em um ensaio clínico com mais de 3 mil pacientes obesos, aqueles tratados com 20 mg por dia de rimonabanto perderam 6,3 kg em um ano, em comparação com 1,6 kg no grupo-placebo. Náusea foi o efeito colateral mais comum relatado. Uma metanálise de ensaios clínicos de 2007 relatou perda de peso global de 4,7 kg com tratamento de rimonabanto, superando os medicamentos para perda de peso orlistat (2,9 kg) e sibutramina (4,2 kg).

Efeitos sobre lesão cerebral e dor. Em modelos de lesão cerebral traumática de camundongos, o 2-AG parece ser neuroprotetor, reduzindo o edema cerebral, o tamanho do infarto e a morte celular e ao mesmo tempo, melhorando os desfechos funcionais. A anandamida também protegeu contra lesão cerebral em um modelo de esclerose múltipla (EM), e pacientes humanos com a doença têm aumentos na produção de anandamida. Um estudo do agonista canabinoide HU-211 levou a melhora clínica mais rápida após traumatismo craniano. Os inibidores do FAAH melhoraram os sintomas motores em um modelo de doença de Parkinson em ratos, provavelmente pelo aumento da neurotransmissão dopaminérgica por canabinoides.

Há cada vez mais evidências de que a neurotransmissão por meio do sistema endocanabinoide regule a percepção de dor. O THC e os agonistas canabinoides provaram ser eficazes em modelos animais de dor aguda e crônica, variando de ferimento por queimadura a dano e inflamação dos nervos. O receptor CB1 desempenha um papel importante nesses efeitos, uma vez que os efeitos analgésicos das drogas canabinoides são perdidos quando o antagonista CB1 rimonabanto é administrado. De maneira similar, o efeito analgésico do THC é perdido em camundongos geneticamente deficientes de receptor CB1.

O estresse há muito tem sido associado com diminuição da percepção de dor, tal como em casos de militares feridos que demonstram notável tolerância a dor, um fenômeno conhecido como *analgesia induzida por estresse*. O sistema endocanabinoide pode intermediar esses efeitos. Modelos animais revelam a produção de anandamida e 2-AG após estresse, e a analgesia induzida por estresse é bloqueada pelo bloqueador CB1, rimonabanto, nesses animais.

A regulação da percepção de dor por endocanabinoides parece ser diferente da do sistema de opiáceo endógeno, mas as duas vias podem compartilhar vias neurais sobrepostas. A evidência disso foi fornecida usando o bloqueador CB1, rimonabanto, e naloxona, que bloqueiam os receptores de opiáceo. O rimonabanto atenua a analgesia proporcionada por THC e canabinoides, mas bloqueia apenas de forma parcial a resposta à morfina. Entretanto, o oposto é verdadeiro para os opiáceos: a naloxona bloqueia a analgesia induzida por morfina, mas também bloqueia parcialmente a de THC e de drogas canabinoides. As combinações de drogas canabinoides e opiáceas evidenciam efeitos analgésicos sinergísticos em modelos animais.

Embora, a princípio, tenha sido assumido que os canabinoides exercem seus efeitos analgésicos por meio do SNC, em modelos animais foi demonstrado que a administração localizada dessas substâncias também pode ser eficaz, incluindo drogas seletivas para o receptor CB2, cuja expressão é mínima no SNC.

Os endocanabinoides também podem influenciar a sensibilidade a dor por mecanismos que não envolvem os receptores CB1 e CB2. Tanto a anandamida quanto o NADA também podem ativar um canal de cálcio denominado receptor vaniloide (também conhecido como receptor de potencial transitório vaniloide tipo 1 [TRPV-1]), que é encontrado nos nervos sensoriais. Esse mesmo receptor é famoso por ser ativado por capsaicina, que causa uma sensação de calor após a ingestão de pimenta. Portanto, os endocanabinoides podem exercer funções opostas: promover analgesia por intermédio dos receptores CB1 e CB2, mas potencialmente aumentar a dor via canais de TRP. Ainda que os receptores CB2 sejam expressos em grande parte na periferia, análises de necropsia revelam uma regulação ascendente no cérebro de pessoas com doença de Alzheimer.

O rápido desenvolvimento de novos medicamentos canabinoides pode permitir a seleção de sintomas específicos como alvos, em vez de induzir todos os efeitos típicos do THC. Por exemplo, o ácido ajulêmico demonstra propriedades analgésicas e anti-inflamatórias, mas pode oferecer um benefício de efeitos colaterais psicoativos limitados. Em um ensaio clínico randomizado desse composto, Mathias Karst e colaboradores encontraram eficácia na redução de dor neuropática crônica.

Efeitos na periferia. Os canabinoides levam ao relaxamento direto da musculatura lisa vascular por receptores CB1 locais. Essa vasodilatação estende-se para a conjuntiva, levando a uma aparência "injetada de sangue" em alguns usuários de *Cannabis*. O relaxamento das artérias oculares pelos canabinoides pode oferecer uma utilidade como tratamento para glaucoma, uma condição de pressão intraocular alta, e a ativação de receptores CB1 nos rins pode melhorar o fluxo sanguíneo renal. Um papel na regulação generalizada da pressão arterial não é comprovado, e a pressão arterial é inalterada em pessoas tratadas com rimonabanto ou em animais deficientes de receptores CB1. A sinalização dos canabinoides também pode ser relevante para a gravidez ectópica, visto que camundongos deficientes em CB1 retêm muitos embriões no oviduto.

Canabinoides não psicoativos

Embora o THC seja o principal componente psicoativo da *Cannabis*, os muitos canabinoides não psicoativos também têm propriedades curiosas e podem regular a neurotransmissão.

O canabidiol pode oferecer efeitos terapêuticos potenciais e parece estimular os receptores TRPV-1 e influenciar a degradação de endocanabinoides. Além disso, o canabidiol demonstrou um efeito protetor em um modelo de artrite inflamatória em camundongos. Embora os resultados tenham sido mistos, o canabidiol purificado também pode exercer atividade antipsicótica, embora o resultado final do uso de *Cannabis* em geral seja a exacerbação dos sintomas de esquizofrenia devido ao THC. A tetra-hidrocanabivarina é uma planta canabinoide que antagoniza os receptores CB1. Ela é um marcador-candidato para distinguir se um paciente tem usado a *Cannabis* derivada da planta ou THC prescrito, que não contém tetra-hidrocanabivarina.

Eicosanoides

Visão geral. Achados clínicos sugerem que os suplementos dietéticos ácidos graxos do tipo ômega-3, ácido eicosapentaenoico (EPA), seu éster etil-eicosapentaenoico (E-EPA) e o ácido docosa--hexaenoido (DHA) ajudem a aliviar sintomas de depressão, transtorno bipolar, esquizofrenia e comprometimento cognitivo. DHA e EPA podem ajudar a reduzir os acessos comportamentais e melhorar a atenção em crianças.

Química. Os ácidos graxos essenciais são um grupo de gorduras poli-insaturadas que contêm ligação dupla carbono-carbono na terceira posição no grupo de terminação metil na cadeia de ácidos graxos. Eles são essenciais porque, diferentemente dos ácidos graxos monossaturados e saturados, não podem ser sintetizados *de novo* e só podem ser adquiridos por meio da dieta de gorduras e óleos naturais. O ácido linolwico (LA) é o composto original dos ácidos graxos ômega-6, e o ácido α-linoleico (ALA) é o composto original dos ácidos graxos ômega-3. Ambos os grupos, ômega-3 e ômega-6, usam as mesmas enzimas para dessaturação e para alongamento da cadeia. Os ácidos graxos ômega-3 são sintetizados pelas algas e pelo plâncton. Peixes como arenque, salmão, cavalinha e anchova se alimentam dessas espécies aquáticas e se tornam uma fonte dietética rica em ômega-3. EPA e DHA são ácidos graxos do tipo ômega-3 altamente insaturados que contêm 6 a 5 ligações duplas em sua longa cadeia estrutural, nessa ordem. Eles são posicionados na membrana celular por fosfolipídeos e têm um papel crucial na sinalização da membrana.

Efeitos sobre órgãos e sistemas específicos. A evidência científica mais forte para o tratamento com suplementos de ácidos graxos vem da literatura cardiovascular. Diversos ensaios clínicos com humanos demonstraram que os ácidos graxos do tipo ômega-3 diminuem a pressão arterial, reduzem a taxa de infarto do miocárdio recorrente e diminuem os níveis de triglicerídeos. No sistema nervoso, os ácidos graxos são componentes essenciais dos neurônios, das células do sistema imune e das estruturas da membrana fosfolipídica das células gliais. Eles aumentam o fluxo sanguíneo cerebral, diminuem a agregação plaquetária e retardam a progressão de aterosclerose no sistema cardiovascular. Os do tipo ômega-6 parecem reduzir inflamações e apoptose neuronal e diminuir a atividade de segundo mensageiro do fosfatidilinositol. Foi sugerido que os ômega-3 alterem a expressão gênica.

No SNC, os ácidos graxos concentram-se seletivamente nas membranas neuronais e estão envolvidos na estrutura da membrana celular. Foi demonstrado que o ácido araquidônico do ômega-6 aumenta a neurotransmissão de glutamato, estimula a secreção do hormônio do estresse e inicia a ativação da célula glial no cenário de toxicidade oxidativa e neurodegeneração. Os ácidos graxos ômega-3 DHA e EPA parecem proteger os neurônios de toxicidades inflamatórias e oxidativas. Aumentos na serotonina, elevação da dopamina e regulação de CRF foram demonstrados em modelos de cultura celular.

Em modelos de depressão de roedores, o tratamento crônico com EPA normalizou o comportamento em testes de campo aberto. A serotonina e a norepinefrina também estavam aumentadas nas regiões límbicas. Camundongos alimentados com dietas pobres em ômega-3 tinham redução da memória, alteração dos padrões de aprendizagem e mais problemas comportamentais.

Indicações terapêuticas. A pesquisa clínica com o uso de óleo de peixe para transtornos do humor foi baseada em estudos epidemiológicos nos quais parece haver correlação negativa entre o consumo de peixe e sintomas depressivos. Países com consumo de peixe *per capita* mais baixo tinham uma taxa até 60 vezes mais alta de depressão, transtorno bipolar e depressão pós-parto. Estudos de observação concluíram que a incidência mais baixa de transtorno afetivo sazonal na Islândia e no Japão está relacionada mais à quantidade de ácidos graxos que essas populações consomem em suas dietas do que ao que era de se esperar pela latitude. Um estudo na Noruega mostrou que o uso de óleo de fígado de bacalhau diminuía os sintomas depressivos. A depressão após um infarto do miocárdio mostra uma proporção mais alta de ácido araquidônico para EPA. Estudos de necropsia em cérebros de pacientes diagnosticados com transtorno depressivo maior mostram DHA reduzido no córtex orbitofrontal.

O primeiro estudo-piloto randomizado, controlado, de ácidos graxos do tipo ômega-3 focalizou-se no tratamento adjuvante em pacientes bipolares e unipolares com depressão além de seu tratamento-padrão de lítio ou ácido valproico. O grupo que recebeu ácidos graxos ômega-3 teve melhora significativa na escala de Depressão de Hamilton e um período de remissão mais longo do que o grupo--placebo. Um estudo maior subsequente apoiou um benefício do tratamento com E-EPA para doença bipolar. Entretanto, um estudo de um grupo de pacientes com transtorno bipolar ou ciclagem rápida tratados com E-EPA não mostrou diferença relevante em qualquer medida de desfecho entre os grupos de EPA e de placebo. O tempo de sangramento também aumentou no grupo de tratamento. Não existem dados atuais sobre monoterapia no transtorno bipolar ou na depressão.

A evidência mais convincente vem dos primeiros estudos de desenvolvimento cerebral precoce e aprendizagem. Gestantes que consumiram alimentos ricos em DHA deram à luz bebês que tinham melhores habilidades de solução de problemas, mas não necessariamente melhor memória. A acuidade visual e o desenvolvimento dos olhos também estavam associados com suplementação de DHA durante a gravidez.

Relatos de estudos comportamentais de prisioneiros na Inglaterra que consumiram quantidades mais altas de frutos do mar contendo ácidos graxos ômega-3 mostraram uma diminuição nas taxas de agressão. Um estudo finlandês de criminosos violentos identificou níveis mais baixos de ácidos graxos ômega-3 em seus sistemas, comparados com os criminosos não violentos.

Os sintomas negativos e psicóticos da esquizofrenia podem ser melhorados com suplementação de ácidos graxos ômega-3. Medicamentos antipsicóticos como haloperidol parecem ter menos efeitos colaterais extrapiramidais quando combinados com antioxidantes e ácidos graxos ômega-3.

EPA e DHA foram associados com diminuição na incidência de demência. Após revisão do estudo de Rotterdam de uma coorte longitudinal de mais de 5.300 pacientes, o consumo de peixe pareceu estar inversamente relacionado ao desenvolvimento de novos casos de demência. Uma análise posterior do estudo, seis anos depois, demonstrou que o baixo consumo de ácidos graxos ômega-3 não estava vinculado com aumento do risco de demência. Em contrapartida, o estudo de Zutphen, também na Holanda, concluiu que o alto consumo de peixe estava relacionado de forma inversa com declínio cognitivo em três anos de acompanhamento e após cinco anos. São necessários ensaios clínicos bem planejados antes que os ácidos graxos ômega-3 possam ser recomendados para a prevenção de prejuízo cognitivo.

Precauções e reações adversas. A complicação mais adversa do uso de eicosanoides é o aumento do risco de sangramento. Fontes da dieta podem conter metais pesados, e não há preparações-

-padrão para formulações em cápsulas. Estudos de tratamento produziram uma variedade de doses diferentes, mas evidências para diretrizes clínicas e de dose terapêutica são quase inexistentes. A duração do tratamento ainda precisa ser determinada.

Neuroesteroides

História. Embora os esteroides sejam fundamentais para a manutenção da homeostase corporal, os neuroesteroides são sintetizados a partir do colesterol no cérebro e independentes de formação periférica nas glândulas suprarrenais e nas gônadas. Eles são produzidos por uma sequência de processos enzimáticos governados pelo citocromo P450 (CYP) e por enzimas não CYP, dentro ou fora das mitocôndrias de diversos tipos de células do SNC e do sistema nervoso periférico (SNP).

Um estudo recente mostrou que os neuroesteroides podem operar por uma via não genômica para regular a excitabilidade neuronal mediante seus efeitos nos canais iônicos controlados por neurotransmissores. Os receptores são geralmente localizados no núcleo, na membrana ou nos microtúbulos do SNC e do SNP. Embora os esteroides e os neuroesteroides possam agir sobre os mesmos receptores nucleares, os neuroesteroides diferem dos esteroides em sua distribuição topológica e síntese regional. O efeito mais conhecido dos neuroesteroides é sobre o receptor GABA, em particular o $GABA_A$. Os neuroesteroides que agem sobretudo nesse local incluem alopregnanolona (3α, 5α-tetra-hidroprogesterona), pregnanolona (PREG) e tetra-hidrodesoxicorticosterona (THDOC). O sulfato de desidroepiandrosterona (DHEA-S), o neuroesteroide mais prevalente, age como um modulador de GABA não competitivo, e foi demonstrado também que seu precursor desidroepiandrosterona (DHEA) exerce efeitos inibitórios no receptor GABA. Alguns neuroesteroides também podem agir nos receptores de NMDA, de ácido α-amino-3-hidróxi-5-metil-4-isoxazol-propóxico (AMPA), de cainato, de glicina, de serotonina, de sigma tipo-1 e de acetilcolina nicotínico. A progesterona também é considerada um neuroesteroide e tem a capacidade de regular a expressão gênica em seus receptores.

Neuroesteroides no neurodesenvolvimento e na neuroproteção. Em geral, os neuroesteroides estimulam o crescimento axonal e promovem a transmissão sináptica. Os efeitos neuroprotetores específicos são únicos a cada neuroesteroide. O DHEA age para regular os níveis cerebrais de serotonina e dopamina, suprimir cortisol, aumentar a potencialização da eclosão estimulada e a função colinérgica hipocampais, diminuir a proteína β-amiloide, inibir a produção de citocinas pró-inflamatórias e prevenir a captação de radicais livres. Foi demonstrado que tanto DHEA como DHEA-S desempenham um papel no desenvolvimento glial e no crescimento neuronal e promovem sua sobrevivência em animais; a injeção dessas substâncias nos cérebros de camundongos promoveu a memória de longo prazo e reverteu a amnésia. A progesterona está ligada a processos de mielinização como auxiliar no reparo de mielinização neural prejudicada (Lâmina Colorida 1.4-16). A alopregnanolona contribui para a redução de contatos durante regressão axonal.

Papel dos neuroesteroides na doença mental. Os neuroesteroides têm implicações distintas para a manutenção da função neurológica normal e também podem contribuir para neuropatologia. São regulados de forma diferencial em homens e mulheres e podem afetar a manifestação de transtornos psicológicos nessas duas populações. Especificamente, eles têm um papel distinto na depressão e nos transtornos de ansiedade e podem ser os alvos de medicamentos psiquiátricos no futuro próximo.

DEPRESSÃO. Quando comparados com controles não deprimidos, estudos mostram que pacientes deprimidos têm concentrações plasmáticas e no LCS de alopregnanolona mais baixas. Além disso, essa pesquisa esclareceu uma relação inversa entre concentrações de alopregnanolona e gravidade da doença depressiva. Entretanto, não existem terapias baseadas em alopregananolona disponíveis para humanos, portanto, sua eficácia direta não é fundamentada. Foi demonstrado em diversos estudos que medicamentos antidepressivos, em especial a fluoxetina, aumentam os níveis de certos neuroesteroides. Apesar disso, há debates sobre as propriedades terapêuticas dos neuroesteroides, estimulando a investigação de suas concentrações em pacientes submetidos a terapias não farmacológicas. Resultados preliminares indicam que a ausência de modificações nos níveis de neuroesteroides durante tratamentos não farmacológicos apoia a validade das propriedades farmacológicas dos antidepressivos, não sua ação terapêutica, na elevação dos níveis de neuroesteroides em populações medicadas.

TRANSTORNO DE ANSIEDADE. Em pacientes com transtornos de ansiedade, o principal mecanismo de ação é no receptor GABA. A homeostase caracterizada por atividade GABAérgica normal é restaurada após ataques de pânico à medida que os neuroesteroides são liberados em resposta ao estresse. A alopregnanolona estimula a atividade GABAérgica com 20 vezes a força dos benzodiazepínicos e 200 vezes a potência dos barbitúricos. Tanto a regulação positiva quanto a negativa do receptor $GABA_A$ estão correlacionadas com ação ansiolítica e ansiogênica, respectivamente.

TRANSTORNOS PSICÓTICOS. Além de sua relevância primária para o tratamento farmacológico de transtornos do humor e de ansiedade, os neuroesteroides também contribuem para os transtornos psicóticos, da infância, por abuso de substância, alimentares e pós-parto. O efeito dos neuroesteroides sobre os transtornos psicóticos, como a esquizofrenia, é mediado por DHEA e DHEA-S. O DHEA tem sido administrado para diminuir a ansiedade em pacientes com esquizofrenia, enquanto o DHEA e o DHEA-S suprimem a inibição de GABA e intensificam a resposta neuronal aos receptores NMDA e sigma. Os níveis de DHEA e DHEA-S são normalmente elevados no episódio inicial de um paciente com esquizofrenia, indicando que os neuroesteroides sofrem uma regulação ascendente pelo início da psicose. Visto que os níveis de neuroesteroides são estudados em vários estágios da doença, ainda existem algumas questões em relação ao papel desses elementos na psicose.

TRANSTORNOS MENTAIS DA INFÂNCIA. Em crianças, a sintomatologia clínica do TDAH é inversamente correlacionada com os níveis de DHEA e pregnanolona.

ABUSO DE SUBSTÂNCIAS. Teoricamente, o álcool regula o receptor GABA e induz a síntese *de novo* de esteroides no cérebro; de forma específica, os níveis de pregnanolona, alopregnanolona e alotetra-hidrodesoxicorticosterona estão aumentados no cérebro e na periferia em resposta a aumentos nos níveis alcoólicos periféricos. Existe uma hipótese de que aumentos acentuados na concentração de etanol podem imitar a resposta a estresse agudo e elevar as concentrações de neuroesteroides pelo eixo HHS. Para prevenir a dependência de etanol, pesquisadores estão investigando as flutuações nos níveis de neuroesteroides e a responsividade *in vivo* a esses compostos. Os neuroesteroides (em particular os níveis elevados de alopregnanolona) estão associados com abuso de drogas. Entretanto, o DHEA-S pode, na verdade, verificar a aquisição de tolerância à morfina. Uma pesquisa anterior mostrou que os níveis de DHEA-S também eram elevados em pacientes que se abstiveram de cocaína durante um tratamento, e, assim que recaíram ao uso de cocaína, os níveis de DHEA-S diminuíram correspondentemente.

TRANSTORNOS ALIMENTARES. Com relação aos transtornos alimentares, foi demonstrado que o DHEA diminui o consumo de alimento, alivia a obesidade, modera a resistência à insulina e baixa os lipídeos em ratos com um modelo de obesidade de início na infância, hiperfágica e genética. Por regular o sistema serotonérgico, existe a hipótese de que o DHEA promova uma redução da carga calórica. Embora hipotético, níveis baixos de DHEA e DHEA-S são registrados em mulheres jovens com anorexia nervosa, e um período de três meses de suplementação oral de DHEA aumentou a densidade óssea e aliviou os problemas emocionais associados com o transtorno.

TRANSTORNOS PÓS-PARTO E GINECOLÓGICOS. Visto que os níveis de estrogênio e progesterona flutuam durante o curso da gravidez e caem acentuadamente após o parto, acredita-se que os neuroesteroides contribuam para os transtornos pós-parto. Concentrações baixas de DHEA depois do parto foram associadas com instabilidade do humor. Além disso, os níveis de alopregnanolona estavam correlacionados com transtornos do humor durante a gravidez e na síndrome pré-menstrual (SPM). Foi observado que mulheres com transtorno disfórico pré-menstrual têm proporções mais altas de alopregnanolona/progesterona do que controles sadios; mulheres tratadas para esse transtorno relataram melhora quando os níveis de alopregnanolona diminuíram.

NEUROESTEROIDES, TRANSTORNOS DA MEMÓRIA E ENVELHECIMENTO. Os níveis dos neuroesteroides podem ser irregulares nos transtornos neurodegenerativos e em condições do envelhecimento, como doença de Alzheimer e doença de Parkinson. Os níveis de DHEA aos 70 anos são de apenas aproximadamente 20% de seu valor máximo registrado na faixa dos 20 anos, e alguns pesquisadores acreditam que a suplementação de DHEA possa prevenir ou desacelerar os declínios cognitivos associados com o processo de envelhecimento. Todavia, estudos conflitantes indicaram que a administração de DHEA não melhora as medidas cognitivas dos pacientes. Além disso, em pacientes com doença de Alzheimer, verificou-se que as concentrações de DHEA são bastante diminuídas.

REFERÊNCIAS

Abi-Dargham A. The neurochemistry of schizophrenia: A focus on dopamine and glutamate. In: Charney DS, Nestler E, eds. *Neurobiology of Mental Illness*. 3rd ed. New York: Oxford University Press; 2009:321.

Berger M, Honig G, Wade JM, Tecott LH. Monoamine neurotransmitters. In: Sadock BJ, Sadock VA, Ruiz P, eds. *Kaplan & Sadock's Comprehensive Textbook of Psychiatry*. 9th ed. Philadelphia: Lippincott Williams & Wilkins; 2009.

Butler JS, Foxe JJ, Fiebelkorn IC, Mercier MR, Molholm S. Multisensory representation of frequency across audition and touch: High density electrical mapping reveals early sensory-perceptual coupling. *J Neurosci*. 2012;32:15338.

Coyle JT. Amino acid neurotransmitters. In: Sadock BJ, Sadock VA, Ruiz P, eds. *Kaplan & Sadock's Comprehensive Textbook of Psychiatry*. 9th ed. Philadelphia: Lippincott Williams & Wilkins; 2009.

Ferrer I, López-Gonzalez I, Carmona M, Dalfó E, Pujol A, Martínez A. Neurochemistry and the non-motor aspects of Parkinson's disease. *Neurobiol Dis*. 2012;46:508.

Francis PT. Neurochemistry of Alzheimer's disease. In: Abou-Saleh MT, Katona CLE, Kumar A, eds. *Principles and Practice of Geriatric Psychiatry*. 3rd ed. Hoboken, NJ: Wiley-Blackwell; 2011:295.

Hallett M, Rothwell J. Milestones in clinical neurophysiology. *Mov Disord*. 2011;26:958.

Kasala ER, Bodduluru LN, Maneti Y, Thipparaboina R. Effect of meditation on neurophysiological changes in stress mediated depression. *Complement Ther Clin Pract*. 2014;20:74–80.

Martinez D, Carpenter KM, Liu F, Slifstein M, Broft A, Friedman AC, Kumar D, Van Heertum R, Kleber HD, Nunes E. Imaging dopamine transmission in cocaine dependence: Link between neurochemistry and response to treatment. *Am J Psychiatry*. 2011;168:634.

Posey DJ, Lodin Z, Erickson CA, Stigler KA, McDougle CJ. The neurochemistry of ASD. In: Fein D, ed. *Neuropsychology of Autism*. New York: Oxford University Press; 2011:77.

Recasens M, Guiramand J, Aimar R, Abdulkarim A, Barbanel G. Metabotropic glutamate receptors as drug targets. *Curr Drug Targets*. 2007;8:651.

Reidler JS, Zaghi S, Fregni F. Neurophysiological effects of transcranial direct current stimulation. In: Coben R, Evan JR, eds. *Neurofeedback and Neuromodulation Techniques and Applications*. New York: Academic Press; 2011:319.

Sedlack TW, Kaplin AI. Novel neurotransmitters. In: Sadock BJ, Sadock VA, Ruiz P, eds. *Kaplan & Sadock's Comprehensive Textbook of Psychiatry*. 9th ed. Philadelphia: Lippincott Williams & Wilkins; 2009.

Smith SM. Resting state fMRI in the Human Connectome Project. *Neuroimage* 2013;80:144–158.

Young LJ, Owens MJ, Nemeroff CB. Neuropeptides: Biology, regulation, and role in neuropsychiatric disorders. In: Sadock BJ, Sadock VA, Ruiz P, eds. *Kaplan & Sadock's Comprehensive Textbook of Psychiatry*. 9th ed. Philadelphia: Lippincott Williams & Wilkins; 2009.

▲ 1.5 Psiconeuroendocrinologia

O termo *psiconeuroendocrinologia* engloba as relações estruturais e funcionais entre os sistemas hormonais e o sistema nervoso central (SNC) e comportamentos que modulam e são derivados de ambos. Classicamente, os *hormônios* têm sido definidos como produtos das glândulas endócrinas transportados pela corrente sanguínea para exercer sua ação em locais distantes de sua liberação. Avanços na neurociência, entretanto, demonstraram que, no SNC, o cérebro não apenas serve como um alvo para o controle regulatório da liberação hormonal como também tem funções secretoras próprias e atua como um órgão final para algumas ações hormonais Essas inter-relações complexas constituem as diferenças clássicas entre a origem, a estrutura e a função dos neurônios e das células endócrinas dependendo do contexto fisiológico.

SECREÇÃO DE HORMÔNIOS

A secreção hormonal é estimulada pela ação de um produto da secreção neuronal de células transdutoras neuroendócrinas do hipotálamo. Exemplos de reguladores hormonais (Tab. 1.5-1) incluem o hormônio liberador de corticotrofina (CRH), que estimula a adrenocorticotrofina (hormônio adrenocorticotrófico [ACTH]); o hormônio liberador de tireotrofina (TRH), que estimula a liberação do hormônio estimulador da tireoide (TSH); o hormônio liberador de gonadotrofina (GnRH), que estimula a liberação do hormônio luteinizante (LH) e do hormônio folículo-estimulante (FSH); e a somatostatina (fator inibidor da liberação da somatotrofina [SRIF]) e do hormônio liberador do hormônio do crescimento (GHRH), que influenciam a liberação do hormônio do crescimento (GH). Sinais químicos causam a liberação desses neuro-hormônios da eminência mediana do hipotálamo para a corrente sanguínea hipofiseal portal e o subsequente transporte para a hipófise a fim de regular a liberação de hormônios-alvo. Os hormônios hipofisiários, por sua vez, agem diretamente nas células-alvo (p. ex., ACTH na glândula suprarrenal) ou estimulam a liberação de outros hormônios dos órgãos endócrinos periféricos. Além disso, esses hormônios têm ações de *feedback* que regulam a secreção e exercem efeitos neuromoduladores no SNC.

Os hormônios são divididos em duas classes gerais: (1) proteínas, polipeptídeos e glicoproteínas; e (2) esteroides e compostos esteroide-símiles (Tab. 1.5-2); esses são secretados por uma glândula endócrina para a corrente sanguínea e transportados para seus sítios de ação.

TABELA 1.5-1
Exemplos de hormônios reguladores

Hormônio regulador	Hormônio estimulado (ou inibido)
Hormônio liberador de corticotrofina	Hormônio adrenocorticotrófico
Hormônio liberador de tireotrofina	Hormônio estimulador da tireoide
Hormônio liberador do hormônio luteinizante	Hormônio luteinizante
Hormônio liberador de gonadotrofina	Hormônio folículo-estimulante
Somatostatina	Hormônio do crescimento (inibido)
Hormônio liberador do hormônio do crescimento	Hormônio do crescimento
Progesterona, oxitocina	Prolactina
Arginina vasopressina	Hormônio adrenocorticotrófico

De Sadock BJ, Sadock VA, Ruiz P. *Kaplan & Sadock's Comprehensive Textbook of Psychiatry*. 9th ed. Philadelphia: Lippincott Williams & Wilkins; 2009:162.

PSICONEUROENDOCRINOLOGIA DO DESENVOLVIMENTO

Os hormônios podem ter tanto efeitos de organização como de ativação. A exposição a hormônios gonadais durante estágios cruciais do desenvolvimento neural orienta mudanças na morfologia e na função do cérebro (p. ex., comportamento específico para o sexo na idade adulta). De forma similar, os hormônios da tireoide são essenciais para o desenvolvimento normal do SNC, e sua deficiência durante estágios fundamentais da vida pós-natal compromete de forma significativa o crescimento e o desenvolvimento do cérebro, levando a transtornos do comportamento que podem ser permanentes se não for instituído o tratamento de reposição.

TABELA 1.5-2
Classificação dos hormônios

Estrutura	Exemplos	Armazenamento	Lipossolúvel
Proteínas, polipeptídeos, glicoproteínas	ACTH, β-endorfina, TRH, LH, FSH	Vesículas	Não
Esteroides, compostos esteroide-símiles	Cortisol, estrogênio, tiroxina	Difusão após a síntese	Sim
Funções			
Autócrina	Efeitos autorreguladores		
Parácrina	Local ou ação celular adjacente		
Endócrina	Sítio-alvo distante		

ACTH, hormônio adrenocorticotrófico; TRH, hormônio liberador de tireotrofina; LH, hormônio luteinizante; FSH, hormônio folículo-estimulante. (Cortesia de Victor I Reus, M.D., e Sydney Frederick-Osborne, Ph.D.)

AVALIAÇÃO ENDÓCRINA

A função neuroendócrina pode ser estudada avaliando-se as medidas basais e medindo-se a resposta de seu eixo a algum teste neuroquímico ou hormonal. O primeiro método apresenta duas abordagens. Uma é medir um único momento no tempo – por exemplo, os níveis matinais de hormônio do crescimento; essa abordagem está sujeita a erros significativos devido à natureza pulsátil da liberação da maioria dos hormônios. A outra é coletar amostras de sangue em vários momentos ou de urina de 24 horas; essas medidas estão menos sujeitas a erros mais proeminentes. A melhor abordagem, entretanto, é realizar um teste de provocação neuroendócrina, no qual é administrado um medicamento ou um hormônio que perturba o eixo endócrino da pessoa de algum modo padronizado. Pessoas sem doença apresentam muito menos variação em suas respostas a esses estudos de provocação do que em suas medidas basais.

EIXO HIPOTALÂMICO-HIPOFISÁRIO-SUPRARRENAL

Desde os conceitos mais iniciais da resposta ao estresse, propostos por Hans Selye e outros, a investigação da função hipotalâmico-hipofisário-suprarrenal (HHS) tem ocupado uma posição central na pesquisa psicoendócrina. Os níveis de CRH, ACTH e cortisol elevam-se em resposta a uma variedade de estresses físicos e psíquicos e atuam como fatores primordiais na manutenção da homeostase e no desenvolvimento de respostas adaptativas a estímulos novos ou desafiadores. A resposta hormonal depende não apenas das características do próprio estressor, mas também de como o indivíduo o avalia e é capaz de lidar com ele. Afora os efeitos gerais sobre o despertar, foram documentados efeitos distintos sobre o processamento sensorial, a habituação e a sensibilização a estímulos, a dor, o sono e o armazenamento e a recuperação de memórias. Em primatas, o *status* social pode influenciar o perfil adrenocortical, que, por sua vez, é afetado por alterações na concentração hormonal induzidas por fatores exógenos.

Alterações patológicas na função HHS foram associadas principalmente com transtornos do humor, transtorno de estresse pós-traumático (TEPT) e demência do tipo Alzheimer, embora evidências recentes de estudos com animais apontem para um papel desse sistema também nos transtornos por uso de substâncias. Perturbações do humor são encontradas em mais de 50% dos pacientes com síndrome de Cushing (caracterizada por concentrações elevadas de cortisol), com psicose ou pensamento suicida aparentes em mais de 10% dos casos estudados. Comprometimentos cognitivos semelhantes aos observados no transtorno depressivo maior (principalmente na memória visual e nas funções corticais superiores) são comuns e estão relacionados com a gravidade da hipercortisolemia e com possível redução no tamanho do hipocampo. Em geral, a redução dos níveis de cortisol normaliza o humor e o estado mental. De forma inversa, na doença de Addison (caracterizada por insuficiência suprarrenal), apatia, afastamento social, prejuízo do sono e diminuição da concentração com frequência acompanham a fadiga proeminente. A reposição de glicocorticoide (mas não de eletrólito) resolve a sintomatologia comportamental. De forma similar, as anormalidades do eixo HHS são revertidas em pessoas que são tratadas com sucesso com medicamentos antidepressivos. A falha em normalizar essas anormalidades é um mau sinal prognóstico. As alterações na função HHS associadas com depressão incluem concentrações elevadas de cortisol, falha em suprimir cortisol em resposta a dexametasona, aumento do tamanho da suprarrenal e da sensibilidade a ACTH, uma resposta embotada de ACTH a CRH e, possivelmente, concentrações elevadas de CRH no cérebro.

EIXO HIPOTALÂMICO-HIPOFISÁRIO-GONADAL

Os hormônios gonadais (progesterona, androstenediona, testosterona, estradiol e outros) são esteroides secretados principalmente pelos ovários e pelos testículos, mas quantidades significativas de andrógenos também se originam do córtex suprarrenal. A próstata e o tecido adiposo, também envolvidos na síntese e no armazenamento de di-hidrotestosterona, contribuem para variações individuais na função sexual e no comportamento.

A época e a presença dos hormônios gonadais têm um papel fundamental no desenvolvimento do dimorfismo sexual. No desenvolvimento, esses hormônios dirigem a organização de várias estruturas e funções sexualmente dimórficas no SNC, como o tamanho dos núcleos hipotalâmicos e do corpo caloso, a densidade neuronal do córtex temporal, a organização da capacidade de linguagem e a responsividade da área de Broca. Verificou-se, em alguns estudos, que mulheres com hiperplasia suprarrenal congênita – uma deficiência da enzima 21-hidroxilase, que leva a exposição elevada a andrógenos suprarrenais na vida pré e pós-natal – são mais agressivas e assertivas e menos interessadas nos papéis femininos tradicionais do que mulheres-controle. Dimorfismos sexuais também podem refletir ações agudas e reversíveis de concentrações relativas de esteroides (p.ex., níveis de estrogênio mais altos aumentam transitoriamente a sensibilidade do SNC a serotonina).

Testosterona

A testosterona é o principal esteroide androgênico, com funções tanto androgênicas (i.e., facilitando o crescimento linear do corpo) como de crescimento somático. É associada com aumento da violência e da agressividade em animais e em estudos de correlação em humanos, mas relatos empíricos de aumento da agressividade com tratamento de testosterona não foram fundamentados em investigação em humanos. Em homens com hipogonadismo, a testosterona melhora o humor e diminui a irritabilidade. Efeitos variados de esteroides anabólico-androgênicos sobre o humor foram observados empiricamente. Um estudo prospectivo, controlado por placebo, de administração de esteroide anabólico-androgênico a indivíduos sadios relatou sintomas de humor positivos, incluindo euforia, aumento da energia e excitação sexual, além de aumentos nos sintomas de humor negativos de irritabilidade, mudanças de humor, sentimentos violentos, raiva e hostilidade.

A testosterona é importante para o desejo sexual tanto em homens quanto em mulheres. Nos homens, a massa e a força muscular, a atividade sexual, o desejo, os pensamentos e a intensidade dos sentimentos sexuais dependem de níveis de testosterona normais, mas essas funções não são claramente aumentadas por suplementação de testosterona naqueles homens com níveis de andrógenos normais. A adição de pequenas quantidades de testosterona à reposição hormonal normal em mulheres após a menopausa, entretanto, provou ser tão benéfica quanto seu uso em homens hipogonadais.

Desidroepiandrosterona

O DHEA e o sulfato de DHEA (DHEA-S) são andrógenos suprarrenais secretados em resposta a ACTH e representam os esteroides circulantes mais abundantes. O DHEA também é um neuroesteroide sintetizado *in situ* no cérebro. Ele tem muitos efeitos fisiológicos, incluindo redução no dano neuronal por excesso de glicocorticoide e estresse oxidativo. O interesse em termos comportamentais tem-se centralizado em seu possível envolvimento na memória, no humor e em uma série de transtornos psiquiátricos. A *adrenarca* é o início da produção suprarrenal de DHEA-S antes da puberdade e pode ter um papel no amadurecimento humano por meio do aumento da atividade da amígdala e do hipocampo e da promoção de sinaptogênese no córtex cerebral. Foi demonstrado que o DHEA age como um neuroesteroide excitatório e aumenta a retenção de memórias em camundongos, mas estudos da administração de DHEA a humanos não mostraram consistentemente melhora alguma na cognição. Diversos ensaios clínicos da administração de DHEA indicam uma melhora no bem-estar, no humor, na energia, na libido e no estado funcional em indivíduos deprimidos. Foi demonstrado repetidas vezes que a administração de DHEA a mulheres com insuficiência suprarrenal (p. ex., doença de Addison) aumenta o humor, a energia e a função sexual; os efeitos em homens ainda precisam ser avaliados. Humor, fadiga e libido melhoraram em pacientes positivos para o vírus HIV tratados com DHEA em um estudo, e foi verificado que o DHEA e o DHEA-S são inversamente relacionados com a gravidade do transtorno de déficit de atenção/hiperatividade (TDAH). Mulheres diagnosticadas com fibromialgia têm níveis de DHEA-S bastante reduzidos, mas a suplementação não melhora o desfecho. Diversos casos de possível mania induzida por DHEA foram relatados, bem como uma relação inversa com sintomas extrapiramidais (SEP) em pacientes com esquizofrenia tratados com antipsicóticos. A administração de DHEA, nesses casos, melhora os SEP.

Estudos de tratamento duplos-cegos mostraram efeitos antidepressivos de DHEA em pacientes com depressão maior, distimia de início na meia-idade e esquizofrenia, embora efeitos benéficos sobre a memória não tenham sido demonstrados com segurança. Um ensaio clínico duplo-cego, pequeno, de tratamento de doença de Alzheimer com DHEA não revelou benefícios relevantes, ainda que uma melhora quase significativa na função cognitiva tenha sido observada após três meses de tratamento.

Estudos com animais sugerem que o DHEA possa estar envolvido no comportamento alimentar, na agressividade e também na ansiedade, com seus efeitos resultantes de sua transformação em estrogênio, testosterona ou androsterona a partir de sua atividade antiglicocorticoide, ou dos efeitos diretos sobre $GABA_A$, *N*-metil-D-aspartato (NMDA) e receptores σ. Devido aos supostos efeitos antiglicocorticoides, a proporção dos níveis de cortisol para DHEA pode ser particularmente importante para entender as respostas adaptativas ao estresse. Tanto o cortisol como o DHEA parecem estar envolvidos no condicionamento do medo, existindo uma hipótese de que a proporção de cortisol/DHEA seja um índice do grau com que um indivíduo está protegido contra os efeitos negativos do estresse. Foi verificado que essa proporção está ligada a algumas medidas de psicopatologia e com resposta a tratamento, predizendo a persistência do primeiro episódio de depressão maior e estando ligada ao grau de depressão, ansiedade e hostilidade em pacientes com esquizofrenia e com resposta a tratamento de antipsicótico. Pacientes com TEPT têm níveis de DHEA mais altos e proporções de cortisol/DHEA mais baixas vinculados com gravidade dos sintomas, sugerindo um papel na recuperação de TEPT. O sobressalto potenciado pelo medo é maior em indivíduos que apresentam proporções altas, comparados àqueles com proporções baixas, de cortisol/DHEA-S e está associado de forma positiva com cortisol e negativa com DHEA-S. Resposta maior de DHEA a ACTH está relacionada com classificações mais baixas de TEPT, e a proporção de cortisol/DHEA, com sintomas de humor negativos. Foi verificado que uma variação genética em um promotor do receptor de ACTH influenciou a secreção de DHEA em resposta a dexametasona e pode estar na base de algumas diferenças individuais na resposta ao estresse.

Estrogênio e progesterona

Os estrogênios podem influenciar diretamente a atividade neural no hipotálamo e no sistema límbico pela modulação da excitabilidade neuronal e têm efeitos multifásicos complexos sobre a sensibilidade do receptor nigroestriatal de dopamina. De acordo com isso, as evidências indicam que o efeito antipsicótico de medicamentos psiquiátricos pode mudar durante o ciclo menstrual e que o risco de discinesia tardia depende, em parte, das concentrações de estrogênio. Vários estudos sugeriram que os esteroides gonadais modulem a cognição espacial e a memória verbal e estejam envolvidos em impedir a degeneração neuronal relacionada à idade. Há também evidência crescente de que a administração de estrogênio diminui o risco e a gravidade da demência do tipo Alzheimer em mulheres na pós-menopausa. Ele tem propriedades de elevação do humor e pode também aumentar a sensibilidade à serotonina, possivelmente por inibir a monoaminoxidase. Em estudos com animais, o tratamento de longo prazo com estrogênio leva a redução nos receptores de serotonina 5-HT$_1$ e aumento dos receptores 5-HT$_2$. Em mulheres ooforectomizadas, reduções significativas de locais de ligação de imipramina tritiada (que mede de maneira indireta a captação de serotonina pré-sináptica) foram minimizadas com tratamento de estrogênio.

Hipoteticamente, a associação desses hormônios com serotonina é relevante para a mudança do humor nos transtornos do humor pré-menstrual e pós-parto. No transtorno disfórico pré-menstrual, uma constelação de sintomas que lembram um transtorno depressivo maior ocorre na maioria dos ciclos menstruais, aparecendo na fase lútea e desaparecendo em poucos dias do início da menstruação. Não foram demonstradas anormalidades nos níveis de estrogênio ou progesterona em mulheres com transtorno disfórico pré-menstrual, mas a redução da captação de serotonina com a redução pré-menstrual dos níveis de esteroides tem sido correlacionada à gravidade de alguns sintomas.

A maioria dos sintomas psicológicos associados à menopausa é relatada durante a perimenopausa, e não após a cessação completa da menstruação. Embora os estudos não sugiram qualquer aumento na incidência de transtorno depressivo maior, os sintomas descritos incluem preocupação, fadiga, crises de choro, oscilações de humor, redução da capacidade de lidar com o estresse e diminuição da libido ou da intensidade do orgasmo. A terapia de reposição hormonal (HRT) é eficaz para prevenir osteoporose e restabelecer a energia, uma sensação de bem-estar e a libido; entretanto, sua utilização é extremamente controversa. Estudos demonstraram que medicamentos que combinavam estrogênio e progestina levaram a pequenos aumentos na incidência de câncer de mama, de infarto agudo do miocárdio, de AVC e de coágulos sanguíneos em mulheres na menopausa. Estudos dos efeitos do estrogênio isoladamente em mulheres que sofreram histerectomias (já que o estrogênio sozinho aumenta o risco de câncer uterino) estão em curso.

EIXO HIPOTALÂMICO-HIPOSIFÁRIO-TIREOIDIANO

Os hormônios da tireoide estão envolvidos na regulação de quase todos os sistemas orgânicos, particularmente naqueles que integram o metabolismo dos alimentos e a regulação da temperatura, e são responsáveis pelo bom desenvolvimento e pela função de todos os tecidos do organismo. Além de sua função endócrina principal, o TRH exerce efeitos diretos sobre a excitabilidade neuronal, o comportamento e a regulação de neurotransmissores.

As doenças da tireoide podem induzir praticamente qualquer sintoma ou síndrome psiquiátricos, embora não se encontrem associações consistentes entre síndromes específicas e condições tireoidianas. O hipotireoidismo costuma estar associado com fadiga, irritabilidade, insônia, ansiedade, inquietude, perda de peso e labilidade emocional; dificuldade marcante de concentração e memória também pode ser evidente. Esses estados podem progredir para *delirium* ou mania ou podem ser episódicos. Algumas vezes, uma psicose verdadeira se desenvolve, sendo a paranoia uma manifestação particularmente comum. Em alguns casos, lentificação psicomotora, apatia e reclusão (isolacionismo) são os aspectos presentes, em vez de agitação e ansiedade. Sintomas de mania também foram relatados após a rápida normalização do estado tireoidiano em indivíduos hipotireóideos e podem covariar com o nível da tireoide em indivíduos com disfunção endócrina episódica. Em geral, as anormalidades comportamentais se resolvem com a normalização da função tireoidiana e respondem sintomaticamente aos regimes psicofarmacológicos tradicionais.

Os sintomas psiquiátricos de hipotireoidismo crônico são, em geral, bem reconhecidos (Fig. 1.5-1). Classicamente, fadiga, diminuição da libido, comprometimento da memória e irritabilidade são observados, mas um transtorno psicótico secundário verdadeiro ou um estado semelhante a demência também podem se desenvolver. A ideação suicida é comum, e a letalidade das tentativas reais é profunda. Em estados subclínicos, mais leves, de hipotireoidismo, a ausência de sinais visíveis acompanhando a disfunção endócrina pode levá-la a ser desconsiderada como a possível causa de um transtorno mental.

HORMÔNIO DO CRESCIMENTO

A deficiência de hormônio do crescimento interfere no crescimento e posterga o início da puberdade. Níveis baixos de GH podem ser o resultado de uma experiência estressante. Sua administração a indivíduos com deficiência de GH, além de seus efeitos somáticos mais óbvios, beneficia a função cognitiva, porém estudos indicam má adaptação psicossocial na idade adulta de crianças tratadas para a deficiência do hormônio. Uma porcentagem significativa de pacientes com transtorno depressivo maior e transtorno distímico pode ter deficiência de GH. Alguns pacientes pré-púberes e adultos com diagnósticos de transtorno depressivo maior exibem hipossecreção de GHRH durante o teste de tolerância à insulina, um déficit que tem sido interpretado como refletindo alterações tanto em mecanismos colinérgicos quanto serotonérgicos. Anormalidades relacionadas ao GH foram observadas em pacientes com anorexia nervosa. Contudo, fatores secundários, como a perda de peso, no transtorno depressivo maior assim como nos transtornos alimentares, podem ser responsáveis pelas alterações na liberação do hormônio. Apesar disso, pelo menos um estudo relatou que o GHRH estimula o consumo de alimentos em pacientes com anorexia nervosa e o reduz naqueles com bulimia. A administração de GH a homens idosos aumenta a massa corporal magra e melhora o vigor. Esse hormônio é liberado em pul-

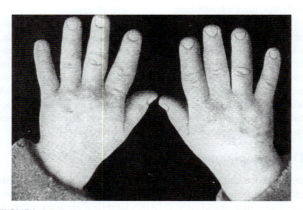

FIGURA 1.5-1
Mãos de um paciente com hipotireoidismo (mixedema), ilustrando a tumefação das partes moles, o engrossamento dos dedos, e a consequente aparência atarracada e rechonchuda. (Reimpressa de Douthwaite AH, ed. *French's Index of Differential Diagnosis*. 7th ed. Baltimore: Williams & Wilkins; 1954, com permissão.)

sos ao longo do dia, os quais ficam mais próximos entre si durante as primeiras horas do sono do que em outros momentos.

PROLACTINA

Desde sua identificação, na década de 1970, o hormônio da hipófise anterior prolactina tem sido examinado como um possível índice de atividade da dopamina, de sensibilidade do receptor de dopamina e de concentrações de medicamentos antipsicóticos em estudos da função do SNC em pacientes psiquiátricos e como um correlato de responsividade ao estresse. A secreção de prolactina está sob a regulação inibitória direta por neurônios de dopamina localizados na seção túbero-infundibular do hipotálamo e é, portanto, aumentada por medicamentos antipsicóticos clássicos. A prolactina também inibe sua própria secreção por meio de um circuito de *feedback* de alça curta para o hipotálamo. Além disso, inúmeros fatores liberadores da prolactina ou modificadores desse hormônio foram identificados, incluindo estrogênio, serotonina (particularmente por meio dos receptores 5-HT$_2$ e 5-HT$_3$), norepinefrina, opioides, TRH, T$_4$, histamina, glutamato, cortisol, CRH e oxitocina, com possíveis efeitos de interação. Por exemplo, o estrogênio pode promover a liberação de prolactina estimulada por serotonina.

A prolactina está envolvida sobretudo nas funções reprodutivas. Durante o amadurecimento, a secreção desse hormônio participa do desenvolvimento das gônadas, enquanto, em adultos, contribui para a regulação dos aspectos comportamentais da reprodução e do cuidado do bebê, incluindo receptividade sexual dependente de estrogênio e amamentação. Em ratas, a secreção de prolactina é fortemente estimulada com exposição aos filhotes. Em mulheres, os níveis basais de prolactina são elevados no período pós-parto antes do desmame, e sua liberação é estimulada pela sucção. Hiperprolactinemia está associada com testosterona baixa em homens e redução da libido em homens e mulheres. Em roedores, o nível de prolactina é aumentado junto com corticosterona em resposta a estímulos estressantes como imobilização, hipoglicemia, cirurgia e exposição ao frio e pode estar especificamente ligado com o uso de enfrentamento passivo ante um estressor. A prolactina promove vários comportamentos relacionados a estresse em ratos, dependendo da condição, tal como aumento na exploração dirigida ao objeto enquanto diminui outra exploração.

Pacientes com hiperprolactinemia com frequência se queixam de depressão, diminuição da libido, intolerância a estresse, ansiedade e aumento da irritabilidade. Esses sintomas comportamentais em geral se resolvem paralelamente a diminuições na prolactina sérica, quando tratamentos cirúrgicos ou farmacológicos são utilizados. Em pacientes psicóticos, as concentrações de prolactina e os distúrbios sexuais relacionados a esse hormônio tiveram correlação positiva com a gravidade da discinesia tardia. Os níveis de prolactina também são correlacionados positivamente com sintomas negativos na esquizofrenia.

MELATONINA

A melatonina é um hormônio da glândula pineal que deriva da molécula de serotonina e controla eventos endócrinos intermediados de forma fotoperiódica (em particular os do eixo hipotalâmico-hipofisário-gonadal). Modula, também, a função imune, o humor e a função reprodutiva e é um antioxidante potente e consumidor de radicais livres. A melatonina tem um efeito depressor sobre a excitabilidade do SNC, é analgésica e tem efeitos de inibição de convulsões em estudos com animais. Pode ser um agente terapêutico útil no tratamento de transtornos de fase circadiana, como a síndrome do fuso horário (*jet lag*). A ingestão de melatonina aumenta a rapidez do início do sono, bem como sua duração e qualidade.

OXITOCINA

Também um hormônio da hipófise anterior, está envolvida na osmorregulação, no reflexo de ejeção do leite, na ingestão de alimentos e no comportamento materno e sexual da mulher. Em teoria, a oxitocina é liberada durante o orgasmo, mais nas mulheres do que nos homens, e presume-se que promova a ligação entre os sexos. Ela tem sido usada experimentalmente em crianças autistas na tentativa de aumentar a socialização.

INSULINA

Evidências crescentes indicam que a insulina pode estar integralmente envolvida na aprendizagem e na memória. Os receptores de insulina ocorrem em alta densidade no hipocampo, e acredita-se que ajudem os neurônios a metabolizar a glicose. Pacientes com doença de Alzheimer têm concentrações mais baixas de insulina no líquido cerebrospinal (LCS) do que controles, e tanto a insulina como a glicose melhoram de forma significativa a memória verbal. A depressão é frequente em pacientes com diabetes, assim como os índices de comprometimento da resposta hormonal ao estresse. Não se sabe se esses achados representam os efeitos diretos ou secundários (inespecíficos) da doença. É reconhecido, no entanto, que alguns antipsicóticos desregulam o metabolismo da insulina.

VARIÁVEIS ENDÓCRINAS NOS TRANSTORNOS PSIQUIÁTRICOS

Embora seja claro que alterações na regulação endócrina estejam envolvidas na fisiopatologia e nas respostas a tratamento de muitos transtornos psiquiátricos, incorporar esses achados à avaliação diagnóstica e à tomada de decisão clínica continua sendo problemático. Estudos longitudinais ou de custo-eficácia em larga escala são raros, apesar das indicações de que as alterações basais na regulação de glicocorticoide e no estado tireoidiano (duas das anormalidades mais bem estudadas) podem, na verdade, ser úteis na subtipagem dos transtornos psiquiátricos e na previsão de desfecho. Alterações na regulação HHS/estresse estão na base de uma série de diagnósticos psiquiátricos e podem servir como variáveis independentes complementares na atribuição de resposta a tratamento e curso da doença às categorias comportamentais clássicas que têm até agora definido a prática psiquiátrica. O estudo dos polimorfismos genéticos nos fatores que regulam a resposta hormonal pode nos ajudar a entender melhor a influência da variabilidade hormonal sobre a doença e também as possíveis diferenças subjacentes na natureza da doença refletidas nesses subtipos genéticos.

REFERÊNCIAS

Bartz JA, Hollander E. The neuroscience of affiliation: Forging links between basic and clinical research on neuropeptides and social behavior. *Horm Behav*. 2006;50:518.

Dubrovsky B. Neurosteroids, neuroactive steroids, and symptoms of affective disorders. *Pharmacol Biochem Behav*. 2006;84:644.

Duval F, Mokrani MC, Ortiz JA, Schulz P, Champeval C. Neuroendocrine predictors of the evolution of depression. *Dialogues Clin Neurosci*. 2005;7:273.

Goldberg-Stern H, Ganor Y, Cohen R, Pollak L, Teichberg V, Levite M. Glutamate receptor antibodies directed against AMPA receptors subunit 3 peptide B (GluR3B) associate with some cognitive/psychiatric/behavioral abnormalities in epilepsy patients. *Psychoneuroendocrinology*. 2014;40:221–231.

McEwen BS. Physiology and neurobiology of stress and adaptation: Central role of the brain. *Physiol Rev*. 2007;87:873.

Martin EI, Ressler KJ, Binder E, Nemeroff CB. The neurobiology of anxiety disorders: Brain imaging, genetics, and psychoneuroendocrinology. *Clin Lab Med*. 2010;30(4):865.

Phillips DI. Programming of the stress response: A fundamental mechanism underlying the long-term effects of the fetal environment? *J Intern Med.* 2007;261:453.

Strous RD, Maayan R, Weizman A. The relevance of neurosteroids to clinical psychiatry: From the laboratory to the bedside. *Eur Neuropsychopharmacol.* 2006;16:155.

Zitzmann M. Testosterone and the brain. *Aging Male.* 2006;9:195.

▲ 1.6 Interações entre o sistema imune e o sistema nervoso central

As interações entre o sistema imune e o sistema nervoso central (SNC) desempenham papel fundamental na manutenção da homeostase corporal e no desenvolvimento de doenças, incluindo doença psiquiátrica. Foi demonstrado que as alterações na função do SNC ocasionadas por uma variedade de estressores influenciam tanto o sistema imune como as doenças que o envolvem. Além disso, muitas das vias de hormônios e neurotransmissores relevantes que intermedeiam esses efeitos foram elucidadas. De bastante interesse é a quantidade considerável de dados demonstrando que as citocinas, que derivam das células do sistema imune e da micróglia, têm efeitos profundos sobre o SNC. O papel relativo das citocinas e de suas vias sinalizadoras nas várias doenças psiquiátricas é uma área de investigação ativa, como é o papel das doenças infecciosas e autoimunes na fisiopatologia dos transtornos psiquiátricos. Em conjunto, esses achados esclarecem a importância dos esforços interdisciplinares envolvendo as neurociências e a imunologia para obter novos *insights* na etiologia dos transtornos psiquiátricos.

VISÃO GERAL DO SISTEMA IMUNE

O sistema imune tem a capacidade de proteger o corpo da invasão de patógenos estranhos, como vírus, bactérias, fungos e parasitas. Além disso, esse sistema pode detectar e eliminar células que foram transformadas neoplasticamente. Essas funções são realizadas por meio de receptores muito específicos em células imunes para as moléculas derivadas de organismos invasores e uma rede de comunicação intercelular rica que envolve interações diretas célula-para-célula e sinalização entre células do sistema imune por fatores solúveis chamados *citocinas*. A dependência absoluta do corpo do funcionamento eficiente do sistema imune é ilustrada pela taxa de sobrevivência de menos de 1 ano de bebês não tratados nascidos com doença de imunodeficiência combinada grave e pelas infecções oportunistas devastadoras e cânceres que surgem durante a síndrome de imunodeficiência adquirida (aids) não tratada.

CONDICIONAMENTO COMPORTAMENTAL

A demonstração de que processos de aprendizagem são capazes de influenciar a função imunológica é um exemplo das interações entre o sistema imune e o sistema nervoso. Vários paradigmas clássicos de condicionamento foram associados com supressão ou reforço da resposta imune em vários modelos experimentais. O condicionamento da reatividade imunológica fornece novas evidências de que o SNC pode ter efeitos imunomoduladores significativos.

Algumas das primeiras evidências do condicionamento imunológico foram derivadas da observação fortuita de que animais passando por extinção em um paradigma de aversão a sabor com ciclofosfamida, um agente imunossupressor, tiveram mortalidade inesperada. Nesse paradigma de aversão a sabor, os animais foram expostos simultaneamente a uma solução oral de sacarina (o estímulo condicionado) e a uma injeção intraperitoneal de ciclofosfamida (estímulo não condicionado). Visto que vivenciaram considerável desconforto físico pela injeção de ciclofosfamida, por intermédio do processo de condicionamento, os animais começaram a associar os efeitos desfavoráveis da ciclofosfamida com o gosto da solução oral de sacarina. Se tivessem que escolher, evitavam a solução de sacarina (aversão a sabor). A esquiva condicionada pode ser eliminada ou extinguida se a sacarina for repetidamente apresentada na ausência de ciclofosfamida. Entretanto, foi observado que animais passando por extinção de aversão a sabor induzida por ciclofosfamida morreram de forma inesperada, levando à especulação de que a solução oral de sacarina tinha uma associação condicionada específica com os efeitos imunossupressores da ciclofosfamida. A exposição repetida à imunossupressão condicionada associada com sacarina durante a extinção poderia explicar a morte inesperada dos animais. Para testar a hipótese, os pesquisadores condicionaram os animais com sacarina (estímulo condicionado) e ciclofosfamida peritoneal (estímulo condicionado não condicionado) e, então, os imunizaram com hemácias de ovelhas. Em diferentes momentos após a imunização, os animais condicionados foram expostos novamente a sacarina (estímulo condicionado) e examinados. Eles exibiram diminuição significativa na média de títulos de anticorpos às hemácias de ovelhas quando comparados com animais-controle. Portanto, as evidências demonstraram que a imunossupressão da imunidade humoral estava ocorrendo em resposta apenas ao estímulo de sacarina.

ESTRESSE E RESPOSTA IMUNOLÓGICA

O interesse nos efeitos do estresse sobre o sistema imune nasceu de uma série de estudos com animais e humanos sugerindo que estímulos estressantes possam influenciar o desenvolvimento de transtornos relacionados ao sistema imune. Embora o estresse tenha sido historicamente associado com supressão da função imune, dados recentes indicam que tal conclusão é simplista demais ante a complexidade da resposta imune dos mamíferos à perturbação ambiental e que o estresse também pode ativar certos aspectos do sistema imune, em particular a resposta imune inata.

Estresse e doença

Experimentos conduzidos com animais de laboratório no fim da década de 1950 e início da década de 1960 indicaram que uma ampla gama de estressores – incluindo isolamento, rotação, superpopulação, exposição a um predador e choque elétrico – aumentava a morbidade e a mortalidade em resposta a vários tipos de tumores e doenças infecciosas causadas por vírus e parasitas. Entretanto, à medida que as pesquisas progrediam, ficava cada vez mais evidente que "estresse" é um conceito muito diverso e matizado para ter efeitos singulares sobre a imunidade e que, na verdade, esses efeitos dependem de inúmeros fatores. O principal deles é se um estressor é agudo ou crônico. Outras variáveis fundamentais incluem gravidade e tipo de estressor, bem como o momento da aplicação do estressor e o tipo de tumor ou agente infeccioso investigado. Por exemplo, camundongos submetidos a choque de rede elétrica, 1 a 3 dias antes da infecção de células tumorais induzida pelo vírus do sarcoma murinho de Maloney, exibiram diminuição do tamanho e da incidência do tumor. Em contrapartida, aqueles expostos a choque elétrico 2 dias após a injeção de células tumorais exibiram aumento no tamanho e número de tumores.

A relevância dos efeitos do estresse sobre desfechos de saúde relacionados ao sistema imune em humanos foi demonstrada em estudos que revelaram uma associação entre estresse crônico e aumento da suscetibilidade ao resfriado comum, redução de respostas de anticorpos a vacinação e cicatrização demorada. Além disso, o estresse, assim como a depressão, por seus efeitos na inflamação, foi associado com aumento da morbidade e da mortalidade em doenças

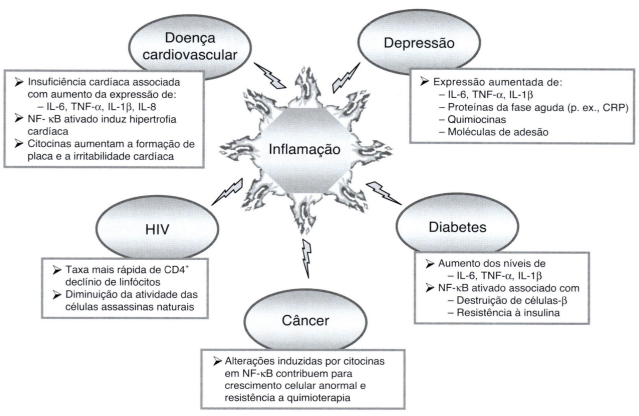

FIGURA 1.6-1
Inflamação e doença. IL, interleucina; TNF, fator de necrose tumoral; NF-κB, fator nuclear κB; CRP, proteína C-reativa. (De Cowles MK, Miller AH. Stress cytokines and depressive illness. In: Squire LR, ed. *The New Encyclopedia of Neuroscience*. Academic Press; 2009:521, com permissão.)

infecciosas, tais como infecção por HIV, transtornos autoimunes, doenças neoplásicas e também diabetes e transtornos cardiovasculares, que estão cada vez mais sendo reconhecidos como doenças nas quais o sistema imune, em particular a inflamação, desempenha um papel fundamental (Fig. 1.6-1).

Efeitos do estresse crônico

Quando desafiados por uma doença clínica ou um estressor psicológico crônico, as interações complexas entre os sistemas imunológico e nervoso promovem uma constelação de mudanças comportamentais imunoinduzidas, alternativamente referidas como "síndrome de doença" ou "comportamento de doença". Essas mudanças comportamentais incluem disforia, anedonia, fadiga, afastamento social, hiperalgesia, anorexia, padrões de sono-vigília alterados e disfunção cognitiva. Embora observada em resposta a infecção, a síndrome completa pode ser reproduzida em humanos e em animais de laboratório pela administração de citocinas imunes inatas. O bloqueio da atividade das citocinas diminui ou previne o desenvolvimento de comportamento de doença em animais de laboratório, mesmo quando tal comportamento se desenvolve como resultado de estresse psicológico. A evidência de que a toxicidade comportamental induzida por citocina está relacionada a depressão maior vem, em parte, de estudos que mostram que em humanos e em animais de laboratório os antidepressivos são capazes de abolir ou atenuar o desenvolvimento de comportamento de doença em resposta à administração de citocina.

RELEVÂNCIA DAS INTERAÇÕES ENTRE O SISTEMA IMUNE E O SNC PARA OS TRANSTORNOS PSIQUIÁTRICOS

Depressão maior

O transtorno neuropsiquiátrico que foi mais bem caracterizado em termos da influência do cérebro no sistema imune e vice-versa é a depressão maior. Por muitos anos, a depressão maior foi vista como o exemplo quintessencial de como os transtornos relacionados ao estresse podem diminuir a imunocompetência. Mais recentemente, entretanto, ficou evidente que o estresse também ativa vias inflamatórias, mesmo enquanto suprime medidas de imunidade adquirida. Sem causar surpresa, estudos indicam agora que, além da imunossupressão, a depressão maior também é com frequência associada com ativação inflamatória. Pesquisas recentes mostrando que citocinas pró-inflamatórias são capazes de suprimir muitas das medidas imunológicas examinadas na depressão maior podem fornecer um mecanismo para explicar como a atividade inflamatória induzida por estresse pode dar origem à supressão relacionada à depressão de ensaios funcionais *in vitro*, tal como a proliferação de linfócitos.

Transtorno bipolar

Indivíduos com transtorno bipolar demonstram muitas das alterações imunes frequentemente observadas no contexto de depressão unipolar. Diversos estudos observaram que pacientes bipolares, sobretudo quando maníacos, apresentam concentrações plasmáticas aumentadas de citocinas inflamatórias. Outros estudos indicam que os tratamentos para mania, como o lítio, diminuem as concentrações plasmáticas de inúmeras citocinas. De interesse é que a literatura disponível parece sugerir que pacientes na fase maníaca do transtorno possam ser mais propensos do que aqueles deprimidos a demonstrar aumento de marcadores inflamatórios. Não deveria ser surpreendente que a mania – que parece ser o oposto fenomenológico da depressão – estivesse associada com aumento da inflamação, visto que também há relatos de que mania e depressão apresentam anormalidades neuroendócrinas e autônomas idênticas, como a não supressão de dexametasona e aumento da atividade simpática, os quais seria de se esperar que promovessem a atividade inflamatória.

Esquizofrenia

Tem havido um crescente interesse na ideia de que agentes infecciosos, em particular os vírus, possam estar na base de pelo menos alguns casos de esquizofrenia. Embora seja bem estabelecido que a encefalite viral pode se apresentar clinicamente como psicose, o foco principal da "hipótese viral" para esquizofrenia tem sido sobre infecções durante o neurodesenvolvimento, dada sua congruência com o consenso atual de que insultos no período pré-natal ou logo após o nascimento estão envolvidos na causalidade do transtorno. Várias linhas de evidência sugerem que as infecções virais durante o desenvolvimento do SNC possam estar envolvidas na patogênese desse transtorno. Os dados incluem: (1) excesso de nascimentos de pacientes no fim do inverno e no início da primavera, sugerindo possível exposição a infecção viral no útero durante o pico de doenças virais do outono e do inverno, (2) associação entre exposição a epidemia viral no útero e desenvolvimento posterior de esquizofrenia, (3) uma prevalência mais alta de esquizofrenia em áreas urbanas densamente povoadas, com condições que conduzem de modo especial à transmissão de patógenos virais, e (4) estudos soroepidemiológicos indicando uma taxa de infecção mais alta para certos vírus em pacientes com esquizofrenia ou em suas mães.

Ainda, a esquizofrenia tem sido associada com índices de ativação imunológica, incluindo elevações nas citocinas. Ainda que esses achados imunológicos em pacientes com esquizofrenia possam indicar evidência de ativação do sistema imune secundária a infecção, deve-se observar que eles também poderiam indicar o envolvimento de um processo autoimune no transtorno. Apesar da grande quantidade de estudos que indicam anormalidades na imunidade celular e humoral na esquizofrenia, os dados não têm sido uniformes ou conclusivos, e existe uma necessidade de mais estudos para explicar as variáveis confundidoras, como condição de medicação e uso de tabaco. Além disso, as tentativas de isolar agentes infecciosos do tecido cerebral de pessoas com o transtorno ou de detectar ácidos nucleicos virais no SNC ou no sangue periférico de pacientes com esquizofrenia têm, de modo geral, produzido resultados negativos.

Tendo em vista a proposição de que as anormalidades neuronais iniciais na esquizofrenia surgem durante o neurodesenvolvimento, uma infecção viral perinatal poderia insidiosamente interromper o desenvolvimento e, então, ser eliminada pelo sistema imune antes do diagnóstico clínico. Em tal cenário, fatores do hospedeiro, como as citocinas, poderiam ser responsáveis por causar a anormalidade do desenvolvimento interagindo com fatores de crescimento ou moléculas de adesão. Modelos animais recentes identificaram que a ativação imunológica materna com resultante produção de interleucina 6 (IL-6) afeta de maneira crucial as mudanças comportamentais e transcricionais na prole. As mudanças comportamentais, incluindo os déficits na inibição do pré-pulso e na inibição latente, são congruentes com anormalidades comportamentais em modelos animais tanto de esquizofrenia como de autismo. Vários desses modelos usando os vírus da *influenza*, da doença de Borna ou da coreomeningite linfocítica em roedores demonstraram que infecções virais pré e pós-natal podem levar a alterações neuroanatômicas ou comportamentais que lembram um pouco a esquizofrenia em humanos. Como já mencionado, os estudos epidemiológicos também apoiam a ligação entre infecção com um vírus teratogênico e o desenvolvimento posterior de transtornos psicóticos. Foram observadas associações entre infecção materna com rubéola ou *influenza* durante a gestação e a ocorrência de um transtorno do espectro da esquizofrenia na prole. De maneira semelhante, anticorpos maternos ao vírus do herpes simples que se desenvolvem durante a gravidez estão correlacionados com aumento das taxas de psicose durante a vida adulta da prole.

Retrovírus não HIV também poderiam ter um papel na patogênese da esquizofrenia. Os retrovírus se integram ao ácido desoxirribonucleico (DNA) e podem interromper a função de genes adjacentes. Ademais, os genomas de todos os humanos contêm sequências de "retrovírus endógenos" que retêm a capacidade de alterar a regulação transcricional dos genes do hospedeiro. Se os genes que controlam o desenvolvimento ou a função do cérebro sofrerem uma interrupção transcricional por efeitos retrovirais, isso poderia levar a uma cascata de anormalidades bioquímicas, dando origem, em algum momento, à esquizofrenia.

Autismo

Embora possa ser levantada uma tese convincente de um componente imunológico significativo no autismo, a relação entre anormalidades imunológicas e os sintomas neurocomportamentais da doença permanece controversa. A alegação de que esse transtorno é desencadeado por vacinas da infância foi fundamentada por estudos epidemiológicos recentes, e as terapias para autismo baseadas no sistema imune não têm-se mostrado eficazes. Portanto, mesmo que seja tentador especular a respeito de que o sistema imune detém uma pista para uma cura do autismo, hoje não existem dados suficientes para determinar se anomalias imunológicas causam autismo, são causadas pelo autismo ou são apenas acidentalmente associadas com a doença.

Doença de Alzheimer

Ainda que esta não seja considerada uma doença essencialmente inflamatória, evidências indicam que o sistema imune pode contribuir para sua patogenia. A descoberta de que placas de amiloide estão associadas com proteínas de fase aguda, como as proteínas do complemento e a proteína C-reativa, sugere a possibilidade de uma resposta imune contínua. A ideia de que processos inflamatórios estão envolvidos na doença de Alzheimer foi apoiada por estudos recentes que mostraram que a utilização de longo prazo de anti-inflamatórios não esteroides (AINEs) se relaciona negativamente ao desenvolvimento da doença.

HIV/aids

A aids é uma doença imunológica associada a uma variedade de manifestações neurológicas, incluindo demência. A encefalite por HIV resulta em anormalidades sinápticas e perda de neurônios no sistema límbico, nos gânglios da base e no neocórtex.

Esclerose múltipla

A esclerose múltipla (EM) é uma doença desmielinizante, caracterizada por lesões inflamatórias disseminadas na substância branca. Foi feito considerável progresso na elucidação da imunopatologia da destruição da mielina que ocorre na EM e no modelo animal da doença, a encefalomielite alérgica experimental. Embora o passo inicial para a formação das lesões não tenha sido determinado, o rompimento da barreira hematencefálica e a infiltração de células T, células B, células plasmáticas e macrófagos parecem estar associados com a formação de lesões.

Outros transtornos

Concluindo, há várias condições nas quais as interações neuroimunes são suspeitadas, mas não bem documentadas. A *síndrome da fadiga crônica* é uma doença com etiologia e patogenia controversas. Além da fadiga persistente, os sintomas frequentemente incluem depressão e distúrbios do sono. Testes da função imunológica encontraram indicações tanto de ativação como de imunossupressão. Avaliações neuroendócrinas indicam que pacientes com essa síndrome podem ter hipocortisolemia, devido à ativação comprometida do eixo hipotalâmico-hipofisário-suprarrenal. Embora uma infecção viral aguda quase sempre preceda o início da síndrome, nenhum agente infeccioso foi responsabilizado por causá-la. Em contraste, a *doença de Lyme*, em que as perturbações do sono e a depressão são comuns, é claramente decorrente da infeção pelo espiroqueta *Borrelia burgdorferi*, conduzido por carrapatos, que pode invadir o SNC e causar encefalite e sintomas neurológicos. Essa condição é notável porque parece produzir uma série de transtornos neuropsiquiátricos, incluindo ansiedade, irritabilidade, obsessões, compulsões, alucinações e déficits cognitivos. A imunopatologia do SNC pode estar envolvida, visto que os sintomas podem persistir ou reaparecer mesmo após um curso prolongado de tratamento com antibióticos, e com frequência é difícil isolar o espiroqueta do cérebro. A *síndrome da Guerra do Golfo* é uma condição controversa com manifestações inflamatórias e neuropsiquiátricas. Ela tem sido atribuída, com variações, a estresse de combate, armas químicas (p. ex., inibidores da colinesterase), infecções e vacinas. Dado o impacto do estresse na neuroquímica e nas respostas imunológicas, esses mecanismos patogênicos não são mutuamente excludentes.

IMPLICAÇÕES TERAPÊUTICAS

A natureza bidirecional das interações entre o SNC e o sistema imune sugere a possibilidade terapêutica de que agentes conhecidos por alterar de forma positiva a atividade do sistema de estresse beneficiarem o funcionamento imunológico e, inversamente, de que os agentes que modulam o funcionamento imunológico possam ser de potencial benefício no tratamento de transtornos neuropsiquiátricos, em especial no contexto de doença clínica. Há evidências crescentes apoiando ambas as hipóteses.

Antidepressivos e o sistema imune

Dados recentes indicam que, em animais e em humanos, os antidepressivos atenuam ou anulam os sintomas comportamentais induzidos por exposição a citocina inflamatória. Por exemplo, o pré-tratamento de ratos com imipramina ou fluoxetina (um antidepressivo tricíclico e um inibidor seletivo da recaptação de serotonina, respectivamente) por cinco semanas antes da administração da endotoxina atenuou de maneira significativa as reduções induzidas pela endotoxina na preferência por sacarina (em geral aceita como uma medida para anedonia), bem como a perda de peso, a anorexia e a diminuição do comportamento exploratório, locomotor e social. De maneira semelhante, vários estudos com humanos sugerem que os antidepressivos possam melhorar as alterações do humor no contexto de tratamentos crônicos de citocina, sobretudo se administrados profilaticamente antes da exposição à citocina. Por exemplo, o inibidor seletivo da recaptação de serotonina paroxetina diminuiu bastante o desenvolvimento de depressão maior em pacientes recebendo altas doses de interferon-α (IFN-α) para melanoma maligno.

Intervenções comportamentais e imunidade

Há muito se sabe que fatores psicossociais podem mitigar ou piorar os efeitos do estresse, não apenas no funcionamento imunológico, mas também nos desfechos de longo prazo de condições clínicas nas quais é reconhecido que o sistema imune tem um papel. Portanto, é possível prever que as intervenções comportamentais que visam maximizar os fatores psicossociais protetores tenham um efeito benéfico em termos de mitigar o efeito do estresse sobre o funcionamento imune e talvez também de diminuir os problemas emocionais que surgem no contexto da desregulação do sistema imune.

Dois fatores que têm sido repetidas vezes identificados como protetores contra alterações imunológicas induzidas por estresse são o apoio social e a capacidade de ver os estressores como estando, em alguma medida, sob o controle do indivíduo. Nesse sentido, um estudo recente que conduziu uma análise genômica ampla para avaliar a atividade da expressão gênica em indivíduos socialmente isolados *versus* não isolados verificou que o isolamento social estava ligado com aumento na ativação de uma série de vias prós-inflamatórias relacionadas a citocinas e redução na atividade das vias da citocina anti-inflamatória, bem como no receptor glicocorticoide, que desempenha um papel importante no controle neuroendócrino dos processos inflamatórios. De interesse é que os dois tipos de psicoterapia examinados com mais frequência em doenças associadas com desregulação imunológica são a terapia de grupo, que proporciona apoio social, e a terapia cognitivo-comportamental, que fornece técnicas de reestruturação cognitiva visando aumentar o senso de atividade (e consequentemente de controle) da pessoa.

REFERÊNCIAS

Bajramovic J. Regulation of innate immune responses in the central nervous system. *CNS Neurol Disord Drug Targets*. 2011;10:4.

Capuron L, Miller AH. Immune system to brain signaling: Neuropsychopharmacological implications. *Pharmacol Ther*. 2011;130(2):226.

Danese A, Moffitt TE, Pariante CM, Ambler A, Poulton R. Elevated inflammation levels in depressed adults with a history of childhood maltreatment. *Arch Gen Psychiatry*. 2008;65:409.

Dantzer R, O'Connor JC, Freund GG, Johnson RW, Kelley KW. From inflammation to sickness and depression: When the immune system subjugates the brain. *Nat Rev Neurosci*. 2008;9:46.

Raison CL, Borisov AS, Woolwine BJ, Massung B, Vogt G, Miller AH. Interferon-a effects on diurnal hypothalamic-pituitary-adrenal axis activity: Relationship with proinflammatory cytokines and behavior. *Mol Psychiatry*. 2010;15:535.

Raison CL, Cowles MK, Miller AH. Immune system and central nervous system interactions. In: Sadock BJ, Sadock VA, Ruiz P, eds. *Kaplan & Sadock's Comprehensive Textbook of Psychiatry*. 9th edition. Philadelphia: Lippincott Williams & Wilkins; 2009:175.

Ransohoff RM, Brown MA. Innate immunity in the central nervous system. *J Clin Invest*. 2012;122(4):1164.

Steiner J, Bernstein HG, Schiltz K, Müller UJ, Westphal S, Drexhage HA, Bogerts B. Immune system and glucose metabolism interaction in schizophrenia: A chicken–egg dilemma. *Prog Neuropsychopharmacol Biol Psychiatry*. 2014;48:287–294.

Wilson EH, Weninger W, Hunter CA. Trafficking of immune cells in the central nervous system. *J Clin Invest*. 2010;120(5):1368.

Yousef S, Planas R, Chakroun K, Hoffmeister-Ullerich S, Binder TM, Eiermann TH, Martin R, Sospedra M. TCR bias and HLA cross-restriction are strategies of human brain-infiltrating JC virus-specific CD4+ T cells during viral infection. *J Immunol*. 2012;189(7):3618.

▲ 1.7 Neurogenética

A partir da redescoberta dos conceitos básicos de Gregor Mendel na virada do século XX, o campo da genética amadureceu para se tornar um pilar essencial não apenas para as ciências biológicas, mas para toda a medicina. A descoberta da estrutura básica e das propriedades do ácido desoxirribonucleico (DNA), na metade do século, levou a uma aceleração exponencial em nossa compreensão de todos os aspectos das ciências da vida, incluindo a decifração da sequência completa do genoma humano e do de muitas outras espécies. Bases de dados massivas dessas sequências estabelecem agora aos biólogos do século XXI a tarefa de decodificar a importância funcional de toda essa informação. Em particular, a atenção se voltou para determinar como as variações de sequências contribuem para a variação fenotípica entre as espécies e entre os indivíduos de uma espécie; espera-se que, em humanos, essa descobertas sobre a relação entre genótipos e fenótipos revolucione nosso entendimento de por que e como alguns indivíduos e não outros, desenvolvem doenças comuns. Essa esperança é sobretudo forte para a psiquiatria, uma vez que nosso conhecimento dos mecanismos patogênicos das doenças psiquiátricas ainda é escasso.

Os estudos de mapeamento genético visam identificar os genes implicados nas doenças hereditárias, com base em sua localização no cromossomo. Esses estudos são realizados pela investigação de indivíduos afetados e suas famílias por meio de duas abordagens, ligação e associação (Fig. 1.7-1). Nos dias atuais, é simples elaborar o mapa genético de traços mendelianos (traços para os quais um genótipo específico em um determinado local é tão necessário quanto suficiente para causar o traço). As doenças psiquiátricas, entretanto, não seguem padrões de herança mendeliana simples; antes, são exemplos de traços etiologicamente complexos. A complexidade etiológica pode se dever a muitos fatores, incluindo penetrância incompleta (expressão do fenótipo em apenas alguns dos indivíduos portadores do genótipo relacionado à doença), a presença de fenocópias (formas da doença que não são causadas por fatores genéticos), heterogeneidade de *locus* (genes diferentes associados com a mesma doença em diferentes famílias ou populações) ou herança poligênica (risco para aumentos da doença apenas se variantes de suscetibilidade em múltiplos genes agirem em conjunto). O mapeamento de um transtorno complexo envolve diversos passos, incluindo definição do fenótipo a ser estudado, estudos epidemiológicos para determinar a evidência de transmissão genética desse fenótipo, escolha de uma

Estratégia de mapeamento genético

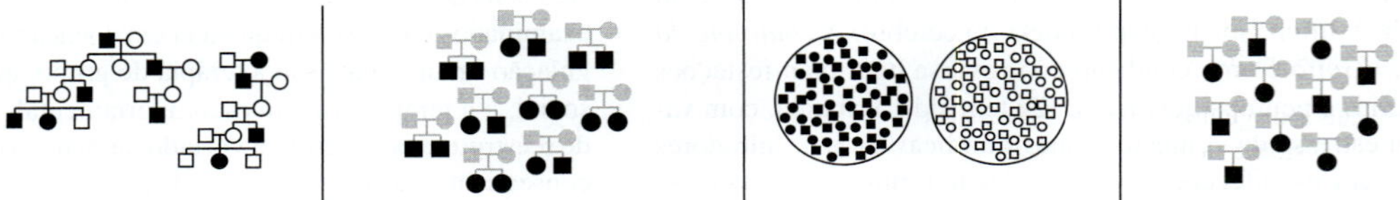

	Análise de ligação		Associação genômica ampla	
	Análise da linhagem	Análise do par de irmãos afetados	Controle de caso	Trios familiares
Indivíduos de estudo	Família multigeracional com muitos indivíduos afetados	Dois ou mais irmãos afetados	Indivíduos afetados e controles não afetados comparáveis amostrados da população	Indivíduos e pais afetados
Ideia básica	Identifica marcadores genéticos que cossegregam com o fenótipo da doença	Identifica regiões cromossômicas compartilhadas por irmãos concordantes para a doença	Testes para associação estatística de alelos e doenças em casos *versus* controles	Testes para associação usando cromossomo parental não transmitido como controle
Pontos fortes	1) Pode detectar variantes raras de efeito grande 2) Ganha poder pela incorporação de informações sobre as relações familiares inseridas no modelo	1) Robusto para diferenças na composição genética da população de estudo 2) Mais fácil para coletar amostras clínicas, comparado com linhagens especiais 3) Permite a incorporação de dados ambientais	1) Pode detectar variantes comuns de efeito pequeno 2) Não requer coleta de dados familiares	1) Pode detectar variantes comuns de efeito pequeno 2) Robusto para problemas de estratificação populacional
Limitações	1) Poder limitado para identificar variantes comuns de efeito pequeno 2) Dispendiosa	1) Poder limitado para identificar variantes comuns de efeito pequeno	1) Aumento da taxa de falso-positivo na presença de estratificação populacional 2) Requer tamanhos de amostra grandes	1) Cerca de dois terços mais poderoso do que os modelos de controle de caso 2) Difícil de coletar amostras para doenças de início tardio

FIGURA 1.7-1
Comparação de estratégias de mapeamento genético. As abordagens desse mapeamento podem ser divididas naquelas embasadas na análise de ligação e aquelas que se baseiam na análise de associação. Os estudos de ligação podem ser categorizados, ainda, como focados na investigação das linhagens ou focados na investigação de pares de irmãos. Os estudos de associação podem ser categorizados como baseados em controle de caso ou na família. São mostrados alguns dos aspectos fundamentais, bem como as vantagens e desvantagens dessas diferentes abordagens. (De Sadock BJ, Sadock VA, Ruiz P. *Kaplan & Sadock's Comprehensive Textbook of Psychiatry*. 9th ed. Philadelphia: Lippincott Williams & Wilkins; 2009:321.)

população de estudo informativa e determinação das abordagens experimentais e estatísticas apropriadas.

ABORDAGENS EPIDEMIOLÓGICAS GENÉTICAS

As investigações epidemiológicas genéticas fornecem evidências quantitativas em relação ao grau com que um determinado traço se agrega em famílias e, além disso, podem sugerir em que grau tal agregação reflete uma contribuição genética para a etiologia do traço. Os estudos de família comparam a agregação da doença entre os parentes de indivíduos afetados, comparados com amostras de controle. Visto que não diferenciam entre contribuições genéticas e ambientais para tal agregação familiar, esses estudos fornecem apenas evidências indiretas em relação à hereditariedade de um traço. Com frequência, medem o risco relativo (λ), definido como a taxa de ocorrência de uma doença entre categorias especificadas de parentes de um indivíduo afetado dividida pela taxa de ocorrência da doença na população em geral. Um risco relativo de >1 sugere uma etiologia genética, e a magnitude da medida dá uma estimativa da contribuição genética para a doença. Os riscos relativos podem ser calculados para pares de irmãos, pares de pais-filhos e vários outros tipos de relações familiares. Vários estudos de família foram realizados para muitos dos principais transtornos psiquiátricos, incluindo depressão maior, transtorno bipolar, esquizofrenia e transtorno obsessivo-compulsivo (TOC). Embora esses estudos tenham consistentemente relatado agregação familiar para todos esses transtornos, o grau dessa agregação tem variado de modo substancial entre os estudos, refletindo, em grande medida, diferenças na definição do fenótipo e em como as amostras de estudo foram determinadas e avaliadas.

Os estudos de gêmeos examinam as taxas de concordância de um determinado transtorno (a porcentagem de pares de gêmeos em que ambos os gêmeos têm o transtorno) em gêmeos monozigóticos (MZ) e dizigóticos (DZ). Para um transtorno estritamente determinado por fatores genéticos, a taxa de concordância deve ser de 100% em pares de gêmeos MZ (que compartilham 100% de seu material genético) e de 25 ou 50% em pares de gêmeos DZ (que não são mais estreitamente relacionados do que quaisquer irmãos), dependendo se a doença é recessiva ou dominante, nessa ordem. Para um transtorno no qual os fatores genéticos desempenham um papel na causação da doença, mas não são sua causa exclusiva, as taxas de concordância devem ser maiores para os gêmeos MZ do que para os DZ. Quanto mais alto o grau de concordância dos gêmeos MZ, maior a hereditariedade do traço ou a evidência de uma contribuição genética para o risco de doença. Quando fatores genéticos não têm um papel, as taxas de concordância não devem diferir entre os pares de gêmeos, sob a suposição simplificadora que o ambiente para os pares MZ não é mais semelhante do que para os DZ. Os vários estudos de gêmeos que foram conduzidos para traços como autismo, transtorno bipolar e esquizofrenia sugeriram de modo consistente alta hereditariedade e, portanto, estimularam os esforços para mapear geneticamente *loci* para cada uma dessas condições. Entretanto, diferentes estudos de gêmeos podem gerar estimativas pontuais variáveis para a hereditariedade de qualquer transtorno. Por isso, ao avaliar os resultados de estudos de gêmeos, é importante investigar como o fenótipo foi determinado, porque, como nos estudos de família, as diferentes estimativas de hereditariedade se devem provavelmente a diferenças no modo de avaliar e definir os fenótipos. Por exemplo, os primeiros estudos de gêmeos em relação a transtornos psiquiátricos quase sempre se baseavam, para os seus fenótipos, em entrevistas não estruturadas realizadas por um único médico. Em contrapartida, os estudos modernos costumam utilizar avaliações padronizadas e revisão do material diagnóstico por um painel de médicos especialistas. De forma semelhante, parte da aparente variação na hereditariedade entre diferentes estudos de gêmeos pode ser atribuída ao fato de que alguns estudos empregam definições estreitas de afetação para um determinado fenótipo, enquanto outros utilizam definições de fenótipo mais amplas (p. ex., considerando que um dos gêmeos com transtorno depressivo maior é fenotipicamente concordante com um cogêmeo diagnosticado com transtorno bipolar). Devido a essas diferenças na abordagem, em geral é prudente considerar que essas investigações fornecem uma estimativa aproximada da contribuição genética para a variabilidade do traço. Contudo, mesmo tais estimativas são úteis para decidir quais traços têm mais probabilidade de ser mapeados.

CONCEITOS BÁSICOS DO MAPEAMENTO GENÉTICO

Recombinação e ligação

Uma vez que os estudos epidemiológicos genéticos de fenótipos em particular sugeriram que esses fenótipos são hereditários, estudos de mapeamento genético são conduzidos para identificar as variantes genéticas específicas que contribuem para o risco do transtorno. Todos os métodos de mapeamento genético visam identificar variantes associadas à doença com base em sua posição no cromossomo e no princípio da ligação gênica. Todas as células contêm duas cópias de cada cromossomo (chamados de homólogos), um herdado da mãe e, o outro, do pai. Durante a meiose, os homólogos parentais permutam-se (*cross over*) ou recombinam-se, criando novos cromossomos únicos que são, então, passados para a descendência. Os genes fisicamente próximos uns dos outros em um cromossomo são ligados do ponto de vista genético, e aqueles que estão mais afastados ou em cromossomos diferentes são geneticamente desligados. Os genes desligados se recombinam de forma aleatória (i.e., há 50% de chance de recombinação em cada meiose). Os *loci* genéticos que são ligados se recombinam com menos frequência do que o esperado por segregação randômica, com o grau de recombinação proporcional à distância física entre eles. O princípio da ligação está na base do uso de marcadores genéticos, segmentos de DNA de localização cromossômica conhecida que contêm variações ou polimorfismos (descrito em mais detalhes posteriormente). As estratégias para mapear genes de doença são baseadas na identificação de alelos de marcadores genéticos compartilhados – em maior grau do que o esperado pelo acaso – por indivíduos afetados. Presume-se que esse compartilhamento reflita a ligação entre um *locus* de doença e um *locus* de marcador, ou seja, os alelos em ambos os *loci* são herdados "idênticos por descendência" (IBD), de um ancestral comum, e, além disso, que essa ligação indique o sítio cromossômico do *locus* da doença.

A evidência para a ligação entre dois *loci* depende da frequência de recombinação entre eles. Essa frequência é medida pela fração de recombinação (Θ) e é igual à distância genética entre os dois *loci* (1% de recombinação é igual a 1 centimorgan [cM] na distância genética e, em média, cobre uma distância física de aproximadamente 1 megabase [mB] de DNA). Uma fração de recombinação de 0,5 ou 50% indica que dois *loci* não estão ligados, mas que estão segregando de forma independente. Um escore LOD (logaritmo de chances) é calculado para determinar a probabilidade de que dois *loci* estejam ligados em qualquer distância genética particular. O escore LOD é calculado pela divisão da probabilidade de obter os dados se os *loci* estiverem ligados em uma determinada fração de recombinação pela probabilidade de obtê-los se os *loci* estiverem desligados (Θ = 0,5). Esse passo determina uma razão de chances, e o log (base 10) dessa razão de chances é o escore LOD. Um escore LOD pode ser obtido para vários valores da fração de recombinação, de Θ = 0 (completamente ligado) a Θ = 0,5 (desligado). O valor de Θ que dá o maior escore LOD é considerado a melhor estimativa da fração de recombinação entre o *locus* da doença e o *locus* do marcador. Essa fração pode, então, ser convertida em uma distância no mapa genético entre os dois *loci*.

Desequilíbrio de ligação

O desequilíbrio de ligação (DL) é um fenômeno usado para avaliar a distância genética entre *loci* em populações em vez de famílias. Quando alelos em dois *loci* ocorrem juntos na população com mais frequência do que seria esperado dadas as frequências alélicas nos dois *loci*, diz-se que esses alelos estão em DL. Quando forte DL é observado entre dois *loci*, em geral isso indica que ambos estão localizados fisicamente muito próximos um do outro em um determinado cromossomo, o que é útil para mapear *loci* de suscetibilidade a doença porque um *locus* pode ser usado para prever a presença de outro *locus*. Essa previsibilidade é importante porque as estratégias atuais de mapeamento genético são capazes de amostrar apenas um subgrupo dos 10 milhões de polimorfismos humanos comuns. Devido à existência do DL, podem-se usar dados de um subgrupo de polimorfismos genotipados para inferir genótipos em *loci* próximos. Agrupamentos de alelos que estão em DL e são herdados como uma única unidade são denominados haplótipos. Portanto, o mapeamento do DL "consolida" a informação genômica identificando haplótipos em populações que podem, então, ser usados para inferir compartilhamento de alelos IBD entre indivíduos sem parentesco.

Existem vários métodos para medir o grau de DL. Uma das medidas mais utilizadas é r^2, uma medida da diferença entre probabilidades de haplótipos observadas e esperadas. Diferentemente de D', outra medida de DL muito utilizada, os valores de r^2 não dependem das frequências de alelos dos *loci* que estão sendo avaliados. Um valor de r^2 grande indica que a frequência de associação observada entre dois alelos é maior do que a esperada pelo acaso; ou seja, os alelos estão em DL. Estudos de DL têm sido tradicionalmente utilizados para complementar as análises de linhagem tradicionais, por exemplo, para se concentrar em um *locus* que foi mapeado por análise de ligação. Entretanto, a análise de associação baseada no DL tornou-se o método de escolha para análises genômicas amplas, em particular para doenças nas quais os estudos de ligação tradicionais não foram bem-sucedidos. Esses estudos têm uma grande vantagem sobre uma análise familiar tradicional: visto que os indivíduos afetados são escolhidos de uma população inteira, em vez de uma ou de algumas linhagens, o número de indivíduos em potencial é limitado apenas pelo tamanho da população e pela frequência da doença. Maximizar o número de possíveis indivíduos afetados que podem ser incluídos na análise é de extrema importância para transtornos em que a heterogeneidade genética ou a penetrância incompleta provavelmente seja um fator.

Marcadores genéticos

Os estudos de mapeamento, sem levar em conta o tipo, estão subordinados à disponibilidade de marcadores genéticos. Os marcadores mais utilizados são os microssatélites (também chamados de repetições curtas em série [tandem] [STRs], ou polimorfismos de comprimento de sequência simples [SSLPs]), e os polimorfismos de nucleotídeo único (SNPs). Os SSLPs são sequências de números variáveis de nucleotídeos repetidos de 2 a 4 pares de base de comprimento. Esses marcadores são altamente polimórficos, uma vez que o número de unidades repetidas em um determinado *locus* de STR varia de modo substancial entre os indivíduos. Os SNPs, como o nome sugere, são mudanças de uma única base em um nucleotídeo específico; são a forma mais comum de variação de sequência no genoma. Os SNPs são muito utilizados para estudos de mapeamento genético porque são distribuídos de maneira ampla em todo o genoma e porque podem ser avaliados de uma forma automática, de alto rendimento. Outros tipos de diversificação genética investigados para uso como marcadores genéticos incluem polimorfismos de pequenas inserções ou deleções, denominados indels, que costumam variar entre 1 e 30 pares de base, e variações no números de cópias (VNCs), que podem se referir a deleções ou duplicações. Pesquisas genômicas amplas recentes revelaram que VNCs são comuns e podem apresentar alterações em comprimento de alguns a vários milhões de pares de base. As VNCs podem contribuir para a recombinação e os rearranjos cromossômicos, desempenhando, desse modo, um papel importante na geração da diversidade genética. Além disso, visto que muitas dessas variantes são consideráveis, postula-se que elas possam influenciar significativamente a expressão de genes que envolvem ou são adjacentes à variante.

ESTRATÉGIAS DE MAPEAMENTO

As variantes genéticas que contribuem para a suscetibilidade a doenças podem ser categorizadas *grosso modo* como altamente penetrantes e de baixa penetrância. As variantes de alta penetrância têm, por definição, um efeito grande sobre o fenótipo, e, portanto, a identificação dessas variantes em geral fornece *insights* fundamentais sobre a patobiologia. Uma vez que indivíduos portadores de variantes de alta penetrância têm grande probabilidade de expressar um fenótipo da doença, essas variantes tendem a ser raras e a se segregar em famílias e costumam ser mapeadas com mais consistência usando abordagens baseadas na linhagem (ver Fig. 1.7-1). Em contraste, variantes de baixa penetrância têm um efeito bastante fraco sobre o fenótipo; logo, a identificação de variantes individuais de baixa penetrância pode, pelo menos no início, fornecer bem pouco conhecimento biológico novo. Entretanto, devido a seus efeitos pequenos, essas variantes são normalmente comuns na população, e, portanto, sua identificação pode aumentar nosso entendimento do risco de doença na população como um todo. Uma vez que não esperamos que essas variantes se segreguem de modo marcante com o fenótipo de doença em linhagens, os esforços para identificá-las se concentram em amostras da população.

Análise de linhagens

Uma análise de linhagem, que é conduzida em famílias multigeracionais, consiste na exploração do genoma ou de uma porção dele com uma série de marcadores em uma ou mais linhagens afetadas, calculando um escore LOD em cada posição do marcador, e na identificação das regiões do cromossomo que mostram um desvio significativo do que seria esperado sob segregação independente. O principal objetivo da análise de linhagem é determinar se dois ou mais *loci* genéticos (i.e., um marcador genético de localização conhecida e os *loci* de doença desconhecidos) são cossegregantes em uma linhagem.

Após a aplicação bem-sucedida da análise de linhagem para mapear transtornos mendelianos como a doença de Huntington, muitos pesquisadores adotaram essa estratégia para mapear genes de doença psiquiátrica com, no máximo, sucesso misto. No fim da década de 1980 e meados da década de 1990, vários estudos com base na linhagem relataram o mapeamento de *loci* de suscetibilidade para doença de Alzheimer, transtorno bipolar e esquizofrenia. Embora os achados de ligação para três *loci* de doença de Alzheimer tenham sido replicados com relativa rapidez, os achados relatados para transtorno bipolar e esquizofrenia acabaram por ser determinados como falso-positivos. Uma série de diferentes explicações foi proposta para o fracasso das abordagens baseadas na linhagem em mapear *loci* psiquiátricos; todavia, a maioria dos pesquisadores reconhece agora que esses estudos, de modo geral, não tinham poder suficiente, considerando a aparente complexidade etiológica dos transtornos psiquiátricos.

A análise de linhagem na psiquiatria voltou-se cada vez mais para uma aplicação com mais poder, ou seja, o mapeamento de *loci* de traços quantitativos (QTLs). Os QTLs são definidos como *loci* genéticos que contribuem para a variação nos traços continuamente variáveis (em oposição a traços categóricos, como os diagnósticos de doenças). Os QTLs são, via de regra, *loci* de efeito pequeno que apenas contribuem para uma porção da variação observada de um traço na população. Agora, em geral, é aceita a possibilidade de, mediante métodos analíticos desenvolvidos no fim da década de 1990, usar estudos de linhagem para mapear uma ampla variedade de traços quantitativos relevantes para o entendimento dos transtornos psiquiátricos. Vários desses estudos estão sendo realizados, normalmente com múltiplos fenótipos sendo avaliados em cada indivíduo na linhagem.

Análise de pares de irmãos

A análise de pares de irmãos afetados (ASP) tornou-se amplamente utilizada durante a década de 1990 para o mapeamento genético de traços complexos, incluindo muitos transtornos psiquiátricos. Essa análise examina a frequência com que pares de irmãos concordantes para um traço compartilham uma determinada região do genoma, comparada com a frequência esperada sob segregação randômica.

A análise de pares de irmãos baseia-se no fato de que irmãos compartilham cerca de 50% de seus genomas (IBD). Portanto, se um conjunto de pares de irmãos sem parentesco afetados com um determinado traço compartilham uma determinada área do genoma em uma frequência significativamente maior do que 50% (a proporção de compartilhamento esperada sob condições de segregação randômica), é provável que essa área do genoma esteja ligada ao traço em questão. Nesse método, os irmãos são genotipados, e as frequências na população e os genótipos parentais são utilizados para estimar a proporção de genes compartilhados IBD, em cada local, para cada par de irmãos. A análise de ligação, então, compara aqueles pares concordantes e discordantes para cada *locus*.

Assim como os estudos de linhagem, os estudos ASP têm mais poder para localizar genes de efeito grande do que os de efeito pequeno. Essa limitação pode ser tratada, em parte, por um modelo em dois níveis que incorpora marcadores ou membros da família adicionais após um estudo de ligação inicial em irmãos afetados ou por um aumento da amostra. Geralmente é necessário menos esforço para identificar e avaliar mesmo conjuntos grandes de irmãos afetados do que identificar e avaliar todos os membros de linhagens estendidas, em particular quando os pesquisadores podem tirar proveito de repositórios de dados que incluam amostras e dados de fenótipos de pares de irmãos averiguados em múltiplos locais. Por exemplo, o U. S. National Institute of Mental Health (NIMH) mantém esses repositórios para conjuntos consideráveis de pares de irmãos afetados com esquizofrenia, transtorno bipolar, autismo e doença de Alzheimer. Um outro benefício do modelo ASP é que ele permite a incorporação de informações epidemiológicas, possibilitando o exame simultâneo de interações ambientais e de gene-ambiente.

Estudos de associação

Nos últimos anos, houve um crescimento da aceitação da noção de que os estudos de associação são mais poderosos do que as abordagens de ligação para mapeamento dos *loci* de efeito relativamente pequeno que, acredita-se estejam na base de grande parte do risco para transtornos complexos. Enquanto os estudos de ligação tentam encontrar cossegregação de um marcador genético e um *locus* de doença em uma família ou em famílias, os estudos de associação examinam se um determinado alelo ocorre mais com frequência do que o esperado em indivíduos afetados em uma população. Como já foi observado neste capítulo, o mapeamento genético usando estudos de associação se baseia na ideia de que certos alelos em marcadores cercando aproximadamente um gene de doença estarão em DL com o gene; ou seja, esses alelos serão carregados em indivíduos afetados mais frequentemente do que o esperado por segregação randômica, porque eles são herdados IBD.

Existem duas abordagens comuns aos estudos de associação (ver Fig. 1.7-1), modelos de caso-controle e modelos baseados na família, que costumam investigar trios (mãe, pai e um filho afetado). Em um estudo de caso-controle, as frequências alélicas são comparadas entre um grupo de indivíduos afetados sem parentesco e uma amostra-controle comparável. Esse modelo é, em geral, mais poderoso do que um modelo embasado em família, porque amostras grandes de casos e controles são mais fáceis de coletar do que trios e são menos caras, visto que requerem a genotipagem de menos indivíduos. As amostras de caso-controle podem ser o único modelo prático para traços com uma idade de início tardia (como a doença de Alzheimer) para os quais os pais dos indivíduos afetados normalmente não estão disponíveis. A principal desvantagem da abordagem de caso-controle é o problema potencial de estratificação populacional; se os casos e os controles não forem comparados demograficamente com cuidado, podem exibir diferenças substanciais na frequência alélica, que refletem mais diferenças do que associações da população com a doença.

Os estudos de associação com base na família visam melhorar o problema de estratificação populacional. Nesse modelo, os cromossomos não transmitidos (a cópia de cada cromossomo que não é passada de pai para filho) são usados como controles, e as diferenças entre frequências alélicas nos cromossomos transmitidos e não transmitidos são examinadas, eliminando o problema de estratificação, visto que o grupo de comparação é, por definição, geneticamente semelhante ao grupo de casos. Embora mais robustos para a estratificação populacional do que um estudo de caso-controle, os estudos com base na família são apenas cerca de dois terços mais poderosos usando o mesmo número de indivíduos afetados, conforme já foi observado.

Até recentemente, não era prático conduzir estudos de associação fundamentados em todo o genoma, uma vez que havia bem poucos SNPs disponíveis. Portanto, os estudos de associação se focalizavam em testar um ou alguns marcadores em genes candidatos escolhidos com base em sua suposta função em relação a uma determinada doença. Há pouco tempo, porém, como resultado de esforços internacionais que identificaram milhões de SNPs distribuídos de forma bastante uniforme em todo o genoma e que desenvolveram tecnologias para genotipá-los a um custo relativamente baixo, os estudos de associação genômica ampla (GWA) são agora uma realidade. Esses estudos são muito promissores no sentido de identificar variantes comuns que contribuam para doenças comuns. Embora poucos estudos de GWA de transtornos psiquiátricos tenham sido completados, já relataram resultados extraordinários para traços complexos como artrite reumatoide, doença inflamatória intestinal e diabetes tipo 2. Os estudos bem-sucedidos dessas doenças fizeram uso de amostras muito grandes (em alguns casos de até vários milhares de casos e controles), fornecendo apoio adicional para a hipótese de que os modelos de estudo com poder insuficiente são, em grande parte, responsáveis pelos resultados até agora desanimadores das investigações genéticas psiquiátricas.

Considerações estatísticas

Os cientistas de outros campos de pesquisa biomédica com frequência se surpreendem com o nível aparentemente alto de evidências estatísticas que os geneticistas requerem para considerar significativo o resultado de um estudo de ligação ou associação. De modo mais simples, essa exigência pode ser pensada em termos da expectativa muito baixa de que quaisquer dois *loci* selecionados do genoma estejam ligados ou associados com o outro. O esperado é que a probabilidade de que quaisquer dois determinados *loci* estejam ligados (i.e., a probabilidade de ligação *a priori*) seja de aproximadamente 1:50, com base no comprimento do genoma. Para compensar essa baixa probabilidade de ligação *a priori* e trazer a posterior de ligação *a posteriori* (ou global) para cerca de 1:20, que corresponde ao nível de significância em geral aceito de $P = 0,05$, uma probabilidade condicional de 1.000:1 de chances em favor da ligação é requerida, correspondendo ao limiar do escore LOD tradicionalmente aceito de 3. Isso costuma fornecer uma taxa de falso-positivo aceitável (Fig. 1.7-2), mas alguns achados de falso-positivos excederam mesmo esse limiar.

Os geneticistas costumam supor que a expectativa de que quaisquer dois *loci* no genoma estejam associados é mesmo mais baixa do que a de estarem ligados, e normalmente um valor de P de menos do que cerca de 10^{-7} é considerado uma indicação de "significância genômica ampla". Esse padrão desconsidera essencialmente a probabilidade *a priori* que alguns investigadores atribuem a variantes em genes candidatos escolhidos com base em sua suposta relevância funcional para um determinado transtorno ou traço. Os estudos GWA estão agora reproduzindo associações com valores de P muito baixos para uma ampla variedade de traços complexos, embora a maioria das associações de genes candidatos (que em geral relatam como relevantes valores de P muito mais altos) ainda não tenha sido replicada. Portanto, é cada vez mais evidente que os níveis de significância genômica ampla são aplicados apropriadamente a todos os estudos iniciais de associação para um determinado traço.

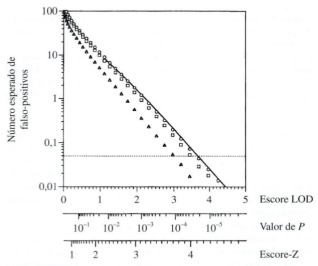

FIGURA 1.7-2
Número de falso-positivos esperados em uma exploração genômica ampla para um determinado limiar de logaritmo de escore de probabilidade (LOD). A *linha sólida* representa a expectativa de um mapa genético perfeito. Os *símbolos* representam os resultados para 100 pares de irmãos usando mapas genéticos com marcadores espaçados a cada 0,1 cM (*círculos*), a cada 1 cM (*quadrados*) e a cada 10 cM (*triângulos*). A *linha pontilhada* indica o nível de significância genômica ampla de 5%. (Cortesia do Dr. Eric Lander.)

DEFININDO OS FENÓTIPOS PARA ESTUDOS DE MAPEAMENTO

Os resultados geralmente desanimadores dos estudos de mapeamento genético psiquiátrico focalizaram a atenção cada vez mais no problema de definir e avaliar fenótipos para tais estudos. A maioria dos estudos de mapeamento psiquiátrico até hoje esteve baseada em diagnósticos categóricos de doenças, exemplificado pelo esquema de classificação do *Manual diagnóstico e estatístico de transtornos mentais* (DSM-5). As críticas dessa abordagem têm base em dois argumentos. Primeiro, o diagnóstico de uma doença psiquiátrica depende da avaliação clínica subjetiva, um fato que ressalta a dificuldade em determinar os indivíduos que podem ser considerados definitivamente afetados por uma determinada doença. Segundo, mesmo quando um diagnóstico psiquiátrico pode ser estabelecido de forma inequívoca, o sistema com base em menus usado para a classificação psiquiátrica estabelece a possibilidade de que quaisquer dois indivíduos afetados por uma determinada doença exibam conjuntos de sintomas em grande parte não sobrepostos, provavelmente refletindo etiologias distintas. A preocupação de que a abordagem à fenotipagem baseada no diagnóstico possa representar um dos principais obstáculos ao mapeamento genético de fenótipos psiquiátricos tem despertado um interesse considerável em mapear traços hereditários conhecidos por demonstrar variações contínuas na população. As medidas contínuas que se postula estarem relacionadas aos transtornos psiquiátricos incluem medidas bioquímicas (p. ex., níveis séricos ou do LCS de metabólitos de neurotransmissores ou de hormônios); medidas cognitivas; avaliações da personalidade; imagens cerebrais estruturais ou funcionais; marcadores biofísicos, como respostas a potenciais evocados; ou ensaios moleculares, como os perfis de expressão gênica. Os aspectos fundamentais das estratégias de fenotipagem categórica ou contínua são mostrados na Figura 1.7-3, e cada uma delas é discutida em mais detalhes a seguir.

Fenótipos categóricos

Os fenótipos categóricos mais comumente utilizados na psiquiatria são os diagnósticos do DSM. Alguns estudos se concentram em um único diagnóstico do DSM, enquanto outros incluem indivíduos com uma gama de diagnósticos diferentes. A última abordagem costuma ser utilizada para transtornos que, segundo hipóteses, representam um único espectro de doença, tal como os transtornos do humor. Ao usar a abordagem categórica, é importante ser capaz de classificar os indivíduos o mais inequivocamente possível. Várias estratégias são usadas para alcançar esse objetivo. A primeira envolve decidir sobre os critérios diagnósticos apropriados para o estudo em questão e como esses critérios serão aplicados aos indivíduos que dele participam. Uma forma de padronizar os procedimentos utilizados para identificar e avaliar indivíduos de estudo em potencial é contar apenas com médicos experientes no processo de diagnóstico e treiná-los na administração dos instrumentos e dos critérios diagnósticos a serem empregados. Além disso, um procedimento de "melhor estimativa" e/ou um diagnóstico de consenso é utilizado com frequência. O processo de melhor estimativa envolve o uso de cada porção de informação disponível, incluindo registros médicos, entrevistas e vídeos, para chegar a um diagnóstico. Para um diagnóstico de consenso, dois ou mais médicos revisam independentemente o material e fazem um diagnóstico para cada indivíduo. Os diagnósticos são, então, comparados, e os indivíduos para os quais uma concordância não pôde ser alcançada não entram como "afetados" no estudo.

Um estudo bem planejado faz uso de todas as informações disponíveis sobre a epidemiologia genética do transtorno para escolher uma amostra de indivíduos afetados para ser analisada. Com

Estratégias de fenotipagem

A. Traços categóricos
B. Traços contínuos

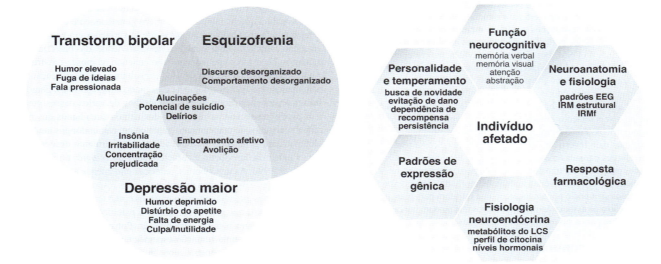

FIGURA 1.7-3
Dois esquemas alternativos para conceituar os fenótipos psiquiátricos. **A.** Os Traços Categóricos, como conceituados pelo *Manual diagnóstico e estatístico de transtornos mentais* (DSM-5), representam uma abordagem aos transtornos psiquiátricos "baseada em *menus*." Os indivíduos são avaliados por uma lista de verificação de sinais e sintomas que são, então, utilizados para categorizar o indivíduo como "afetado" de acordo com um diagnóstico específico. Nem todos os sintomas estão presentes nas amostras de indivíduos que recebem um diagnóstico do DSM em particular, e muitos desses sintomas cruzam fronteiras diagnósticas, como é ilustrado neste diagrama de Venn. É provável, pois, que os fenótipos do DSM representem categorias etiologicamente heterogêneas, e esse fato pode ajudar a explicar o progresso até agora limitado das investigações de mapeamento genético focadas nesses fenótipos. **B.** De maneira alternativa, no modelo de Traços Contínuos, a "afetação" pode ser conceituada em termos de uma expectativa de que um indivíduo irá demonstrar valores extremos em um conjunto de medidas contínuas que se correlacionam com psicopatologia e, portanto, hipoteticamente, estão na base do transtorno (como é ilustrado por exemplos de seis tipos diferentes de medidas mostrados no hexágono). Essas medidas também podem estar associadas com componentes particulares de fenótipos categóricos, como aqueles retratados no diagrama de Venn na Figura 19-3A. A justificativa para usar medidas contínuas como os fenótipos para estudos de mapeamento genético é que eles são considerados etiologicamente mais simples e avaliados com mais segurança se comparados com os fenótipos categóricos. Além disso, o mapeamento desses traços combina informações de todos os membros da população de estudo (indivíduos afetados e não afetados, de modo igual), o que contribui consideravelmente para o poder. (De Sadock BJ, Sadock VA, Ruiz P. *Kaplan & Sadock's Comprehensive Textbook of Psychiatry*. 9th ed. Philadelphia: Lippincott Williams & Wilkins; 2009:325.)

frequência, ocorre de um subgrupo de famílias carregar o transtorno no que parece ser um padrão mendeliano simples, enquanto o padrão de herança é menos claro para outras famílias ou grupos. Em um transtorno em que exista a probabilidade de múltiplos genes contribuindo para o fenótipo, faz sentido começar com uma amostra de estudo em que pode haver *loci* maiores. A redefinição do fenótipo da doença muitas vezes pode simplificar o processo de mapeamento identificando esses grupos ou famílias. Por exemplo, na busca por um defeito genético para a doença de Alzheimer, o processo teve um enorme avanço por limitar a população de estudo a indivíduos que tinham idade de início precoce (antes dos 65 anos); o traço de início precoce segregava de uma forma autossômica dominante. Outras maneiras de redefinir o fenótipo incluem enfocar fatores como origem étnica, idade de início, resposta ao tratamento, gravidade do sintoma ou a presença de transtornos comórbidos.

Restringir o fenótipo usando as abordagens já discutidas pode aumentar as chances de encontrar um defeito genético em doenças complexas, mas também pode reduzir substancialmente o poder do estudo por limitar o número de indivíduos afetados disponíveis. Por essa razão, tem sido argumentado que, para alguns transtornos, ampliar o fenótipo é uma estratégia apropriada. A sugestão é que, para algumas doenças complexas, o fenótipo de interesse possa representar o extremo de um espectro e que, a fim de ter poder suficiente para mapear genes, outros fenótipos no espectro também devam ser incluídos. Por exemplo, os estudos de mapeamento de transtorno bipolar poderiam incluir como afetados indivíduos com transtorno depressivo maior, bem como os diagnosticados com transtorno bipolar.

Embora as duas abordagens de limitação e de ampliação do fenótipo da doença possam parecer mutuamente excludentes, muitos grupos que estudam transtornos complexos incorporaram ambas as abordagens em seus modelos de estudo. Uma forma de fazê-lo é criar categorias diagnósticas estratificadas, variando de uma restrita a uma ampla, e testar para ligação gênica sob cada um desses esquemas. Alguns pesquisadores afirmam que, para doenças complexas que são parte de um espectro, essa estratégia diminui a taxa de falso-negativo, ou seja, de perder uma ligação existente devido a erro de especificação. Outros afirmam que usar vários modelos e escolher aquele que dá as pontuações mais altas aumenta muito as taxas de falso-positivo, ou seja, de identificar uma área de ligação onde não existe nenhuma. Um problema que existe claramente com o uso de múltiplas categorias diagnósticas é que, quanto mais modelos são usados (e, portanto, mais testes estatísticos são realizados), níveis de evidências cada vez mais rigorosos são requeridos para considerar um resultado significativo.

Ainda que os fenótipos categóricos permaneçam o esteio dos estudos genéticos psiquiátricos, as limitações da nosologia do DSM como a base da genotipagem para estudos genéticos estão se tornando evidentes. As investigações genéticas estão se concentrando cada vez mais em traços que podem ser componentes de uma ou mais categorias diagnósticas do DSM. Por exemplo, há evidências crescentes de que a suscetibilidade genética a psicose, amplamente definida, contribui tanto para transtorno bipolar grave como para esquizofrenia, e uma série de abordagens investigativas está sendo empregada para tentar identificar genes que estejam na base dessa suscetibilidade e mesmo para explorar possíveis relações etiológicas entre transtornos psiquiátricos e não psiquiátricos. Por exemplo, modelos de bioinformática têm sido empregados para investigar dados de registros médicos e têm descoberto correlações pareadas extensivas entre uma lista diversificada de transtornos psiquiátricos, transtornos neurológicos, transtornos autoimunes e doenças infecciosas. Eventualmente, os resultados desses experimentos ajustados ao modelo podem fornecer uma estrutura para planejar estudos de ligação e de associação mais poderosos que possam buscar alelos que contribuam para a suscetibilidade a múltiplos transtornos.

Fenótipos contínuos

Em vista das dificuldades vivenciadas no mapeamento genético de diagnósticos categóricos, os geneticistas neurocomportamentais estão cada vez mais focados na investigação de traços quantitativos que, segundo hipóteses, estão na base de um diagnóstico psiquiátrico particular e que podem ser mais simples de mapear geneticamente. A lógica subjacente aos esforços para mapear esses fenótipos alternativos, ou endofenótipos, é que os genes assim identificados podem fornecer indícios relativos às vias biológicas que são relevantes para entender um determinado transtorno. Vários aspectos caracterizam os endofenótipos úteis. Primeiro, eles devem ser independentes de estado; ou seja, não devem oscilar em razão do curso da doença ou do tratamento medicamentoso e devem demonstrar estabilidade teste-reteste adequada. Segundo, devem ser hereditários; isto é, deve haver evidência de que fatores genéticos são responsáveis por uma proporção substancial da variabilidade do traço na população. Terceiro, o endofenótipo deve estar correlacionado com a doença sob investigação; ou seja, valores diferentes da medida do traço são observados nos pacientes, comparados com indivíduos-controle sem parentesco.

As medidas da estrutura e da função cerebrais estabelecem a maioria dos traços agora sob investigação como endofenótipos para transtornos psiquiátricos. Por exemplo, vários aspectos da morfometria cerebral (avaliada por imagem de ressonância magnética [IRM]) são altamente hereditários (na variação de 60 a 95%), incluindo volume total do cérebro, volume cerebelar, densidade das substâncias cinzenta e branca, volume da amígdala e do hipocampo e volume cortical regional. Vários estudos mostram que os aspectos estruturais do cérebro que estão correlacionados em amostras clínicas com transtornos como esquizofrenia ou transtorno bipolar também são anormais em parentes de indivíduos afetados. As medidas fisiológicas de atividade cerebral que têm sido empregadas como endofenótipos candidatos para transtornos psiquiátricos incluem os padrões eletrencefalográficos (EEG). Várias avaliações de "papel e lápis" foram empregadas para medir endofenótipos relacionados com função neurocognitiva e temperamento.

Modelos animais

Em contraste com os fenótipos categóricos, os endofenótipos podem estar mais diretamente relacionados aos fenótipos que podem ser avaliados em modelos animais. Os estudos de variações genéticas que afetam os ritmos circadianos fornecem um bom exemplo. As variações nos ritmos circadianos há muito foram reconhecidas como aspectos importantes dos transtornos do humor, e avaliações quantitativas dos padrões de atividade foram propostas como endofenótipos para esses transtornos. Inúmeros estudos em modelos animais demonstraram que os relógios biológicos geneticamente controlados determinam a atividade circadiana e que as variações em genes-relógio estão associadas com variações nessa atividade, das bactérias aos humanos. Os esforços de mapeamento genético na mosca-das-frutas, a partir do início da década de 1970, resultaram na identificação de pelo menos sete "genes-relógio", começando com o *período*. Estudos subsequentes mostraram que os homólogos de vários desses genes têm papéis essenciais na regulação dos ritmos circadianos dos mamíferos. Estudos de mapeamento genético em camundongos também identificaram genes do ritmo circadiano anteriormente desconhecidos, a partir da descoberta e caracterização do *relógio*, no início da década de 1990. As descobertas genéticas não apenas explicaram as redes celulares e os circuitos neurofisiológicos responsáveis pelo controle dos ritmos circadianos em mamíferos como também produziram modelos animais que podem esclarecer a patobiologia de síndromes psiquiátricas como o transtorno bipolar. Por exemplo, camundongos portadores de uma mutação específica no *relógio* demonstram padrões de atividade anormal, como hiperatividade e diminuição do sono, que são aparentemente modificados pela administração de lítio.

PROGRESSO NA GENÉTICA DE TRANSTORNOS ESPECÍFICOS

De modo geral, o progresso na identificação de genes de suscetibilidade para transtornos psiquiátricos tem sido desanimador comparado com o observado para transtornos não psiquiátricos. A doença de Alzheimer representa a aplicação mais bem-sucedida das estratégias de mapeamento genético para transtornos neurocomportamentais complexos, e a seção sobre essa doença fornece um exemplo de como os estudos de ligação gênica contribuem para o entendimento da patogenia de um traço complexo. Uma seção resumida sobre autismo descreve as investigações genéticas de síndromes que têm aspectos de autismo, mas que têm padrões de herança relativamente simples, e discute como esses estudos têm proporcionado pontos de partida para investigações de transtornos do espectro autista mais complexos. Em síntese, a busca frustrante por achados genéticos inequívocos para transtorno bipolar e esquizofrenia é usada para ilustrar os desafios que estão motivando novas abordagens no campo da genética neurocomportamental.

DOENÇA DE ALZHEIMER

A doença de Alzheimer fornece um exemplo excelente do poder da genética para elucidar a biologia complexa de um transtorno neuropsiquiátrico. Ela é uma forma bem-definida de demência, caracterizada por comprometimento progressivo da memória e do funcionamento intelectual. Os sinais e sintomas clínicos, embora característicos, não são limitados à doença de Alzheimer; eles também são encontrados em vários outros tipos de demência. Por essa razão, o diagnóstico de doença de Alzheimer só pode ser confirmado histopatologicamente na necropsia. A presença de placas senis (constituídas de um núcleo de fibrilas de β-amiloides cercado por neuritos distróficos), de emaranhados neurofibrilares ricos em tau e de angiopatia congofílica no parênquima cerebral e nos vasos sanguíneos associados é patognomônica da doença de Alzheimer.

Foi observada uma idade de início variável para essa doença, variando dos 35 aos 95 anos. A taxa de concordância em pares de gêmeos MZ é de cerca de 50%, indicando uma contribuição genética moderadamente forte para o risco da doença. É evidente, agora, a partir de uma ampla variedade de estudos genéticos, que a doença de Alzheimer pode ser dividida em duas amplas categorias: formas familiares, que respondem por uma pequena minoria de casos da doença e são caracterizadas por início precoce e herança autossômica dominante com alta penetrância; e formas esporádicas, nas quais se postula que a contribuição genética seja semelhante à que caracteriza outras doenças neuropsiquiátricas comuns.

A busca pela base genética da doença de Alzheimer familiar se iniciou com estudos de ligação tradicionais. Primeiro, uma investigação de um *locus* candidato no cromossomo 21 em humanos identificou mutações no gene da *proteína precursora de amiloide* (APP) em um pequeno número de famílias nas quais uma ligação significativa tinha sido observada anteriormente para marcadores dessa região. Camundongos transgênicos com diferentes mutações na APP foram criados e demonstraram produção de depósitos de β-amiloide e placas senis, assim como perda de sinapse, de astrócitos e microgliose, todos parte da patologia da doença de Alzheimer. Mutações nos genes que codificam β-APP levam a aumento na concentração extracelular de fragmentos mais longos de β-amiloide (Aβ42). A maioria das cepas de camundongos transgênicos com mutações na APP exibe aumento nas taxas de mudanças comportamentais e comprometimento em várias tarefas de memória, indicando disfunção na memória de reconhecimento de objetos e na memória de trabalho, entre outras. Esses achados representam uma evidência marcante de que as mutações no gene de β-amiloide são, na verdade, responsáveis por pelo menos alguns dos elementos histopatológicos da doença de Alzheimer.

Mesmo quando os resultados anteriores estavam sendo relatados, era evidente que as mutações no gene de β-amiloide não podiam explicar completamente a etiologia e a patologia da doença de Alzheimer, sobretudo porque foi demonstrado que a ligação ao cromossomo 21 era excluída na maior parte das famílias com doença de Alzheimer de início precoce. Além disso, não foram observados emaranhados neurofibrilares na maioria dos diferentes camundongos transgênicos expressando β-amiloide. A busca subsequente pelas bases genéticas da doença de Alzheimer usando análise de ligação genômica ampla de famílias com a forma de início precoce resultou na identificação de dois genes de suscetibilidade a essa forma da doença: *presenilina-1* (PS-1), no cromossomo 14q24.3, e *presenilina-2* (PS-2), no cromossomo 1q. A *PS-1* e a *PS-2* são proteínas transmembrana integrais com pelo menos sete domínios transmembranares. Mesmo que sua função ainda não tenha sido completamente elucidada, é claro seu envolvimento na patogenia da doença de Alzheimer. A inativação das *presenilinas* em camundongos leva a neurodegeneração e a manifestações comportamentais de perda de memória. Estudos bioquímicos e celulares implicaram essas proteínas em várias vias importantes, incluindo apoptose (morte celular programada) e processamento de proteína no retículo endoplasmático.

Esses achados enfatizam uma das vantagens de usar análise de ligação baseada na família. Estudos embasados na linhagem são especialmente adequados para identificar genes de doença muito penetrantes que desempenham papéis relevantes em processos biológicos importantes. Embora mutações na *APP* e na *presenilina* sejam raras, a pesquisa na biologia das proteínas expressas forneceu *insights* fundamentais da fisiopatologia da demência. Visto que elucidam funções biológicas relevantes, essas mutações altamente penetrantes também fornecem uma base firme para planejar intervenções terapêuticas. Por exemplo, "vacinas" de β-amiloide visando induzir uma resposta imunogênica para amiloide patogênico estão agora em ensaios clínicos avançados. Diferentemente dos atuais tratamentos psicofarmacológicos para doença de Alzheimer, que visam não especificamente sistemas neuronais colinérgicos e glutaminérgicos, as vacinas de β-amiloide tratam de forma particular as causas da doença de Alzheimer, gerando uma resposta imune que pode reverter de fato a deposição de placas senis.

Doença de Alzheimer esporádica e de início tardio

Mutações em *APP*, *PS-1* ou *PS-2* estão presentes na maioria dos casos familiares de doença de Alzheimer de início precoce, mas não explicam os casos de início tardio esporádicos ou familiares. Por essa razão, os pesquisadores se voltaram para outras abordagens na busca de evidências de ligação em um grande número de famílias pequenas com doença de Alzheimer de início tardio. Em 1991, os resultados de um estudo de ligação não paramétrico usando 36 marcadores em famílias com doença de Alzheimer de início tardio forneceram evidências de um gene de suscetibilidade no braço longo do cromossomo 19. Em 1993, estudos de associação revelaram que o alelo e4 do gene de *apolipoproteína E* (apoE) era bastante associado com doença de Alzheimer de início tardio e que essa associação quase certamente era responsável pelo sinal de ligação já observado no cromossomo 19. Existem três alelos conhecidos desse gene – e2, e3 e e4. Na maioria das populações, o alelo e3 é o mais comum. Entretanto, na doença de Alzheimer de início tardio, a incidência de e4 é de cerca de 50%, e, na doença de Alzheimer de início tardio esporádica, é de 40%, comparada com aproximadamente 16% em controles normais. Estudos epidemiológicos sugerem que entre 30 e 60% de casos de doença de Alzheimer de início tardio têm pelo menos um alelo *e4-apoE*. O genótipo e4 parece ser um fator de risco mais importante para doença de Alzheimer em populações de origem europeia e asiática quando comparada com populações de origem africana. De modo geral, a associação de e4-apoE com doença de Alzheimer continua sendo provavelmente a mais forte já identificada para uma doença humana comum.

O estabelecimento de *e4-apoE* como um alelo de suscetibilidade para doença de Alzheimer de início tardio levou a uma busca por outros alelos que pudessem interagir com *e4-apoE* para modificar o risco da doença. Em 2007, pesquisadores usaram estratégias de associação genômica ampla (em casos e controles histologicamente confirmados) para identificar *GAB2* (proteína de ligação associada a GRB2) como um alelo de risco adicional em portadores de *e4-apoE* (mas não em pacientes de doença de Alzheimer que não eram portadores do e4). Estudos iniciais sugerem que os portadores de ambos os alelos de risco, *e4-apoE* e *GAB2*, têm um risco para doença de Alzheimer quase 25 vezes maior do que indivíduos que não carregam qualquer alelo de risco. Estudos GWA em larga escala de doença de Alzheimer estão em curso, e é provável que produzam novas associações; entretanto, é improvável que qualquer um tenha um efeito tão forte quanto a *apoE*.

AUTISMO

O autismo é um grave transtorno do neurodesenvolvimento caracterizado por três aspectos principais: linguagem e comunicação comprometidas; interação social anormal ou comprometida; e padrões de comportamento restritos, repetitivos e estereotipados. O entendimento da etiologia do autismo tem avançado com lentidão, mas há agora evidências convincentes de que alterações em vias neurodesenvolvimentais celulares e moleculares específicas são importantes em sua etiologia. Em comparação com outros transtornos neuropsiquiátricos, há evidências particularmente fortes de uma contribuição genética para o risco de autismo e de transtornos do espectro autista (TEAs). O risco de recorrência em irmãos para autismo e/ou TEA é entre 2 e 6 %. Dada uma prevalência populacional de cerca de 1 em

2.000 (0,04%), isso significa que os irmãos de indivíduos autistas têm cerca de 50 a 100 vezes mais probabilidade de desenvolver autismo do que uma pessoa na população em geral. Estudos de gêmeos sobre autismo mostram uma hereditariedade extraordinariamente alta (demonstrada por concordância de 80 a 92% em gêmeos MZ), mas também demonstram a complexidade genética desses transtornos, com a taxa de concordância em gêmeos DZ de 1 a 10%, sugerindo um modo de herança bastante multigênico.

Um interesse cada vez maior está agora concentrado na possibilidade de que indivíduos afetados com autismo exibam números maiores de aberrações cromossômicas em larga escala (5 a 10% em alguns estudos) do que os não afetados. Além dessas anormalidades óbvias, vários estudos recentes sugeriram que o autismo esteja associado com uma prevalência incomumente alta de VNCs submicroscópicas. Por exemplo, em 2007, o Consórcio do Projeto Genoma do Autismo aplicou estratégias de microarranjos a quase 8 mil indivíduos de quase 1.500 famílias, cada uma com pelo menos dois membros afetados, e verificou que cerca de 10% das famílias com TEA eram portadoras de VNCs, com um tamanho médio de mais de 3 milhões de pares de base, consistindo mais de duplicações do que de deleções. Embora o modelo desse estudo não permitisse avaliar se a frequência de VNCs é maior em pacientes com autismo do que em controles, outro estudo encontrou uma reincidência de VNC de 10% em casos de autismo esporádico (sem história familiar), comparados com uma incidência de 1% nos controles. Esses resultados, ainda que estimulantes, são considerados preliminares. Mesmo antes da demonstração de altas taxas de mutações *de novo* no autismo, estudos epidemiológicos tinham sugerido fortemente a probabilidade de a base genética desse transtorno ser complexa. Por exemplo, embora o risco de autismo em parentes de primeiro grau de probandos autistas seja alto, há uma queda substancial para parentes de segundo e terceiro graus, sugerindo que múltiplas variantes genéticas devam interagir para aumentar a suscetibilidade a essa síndrome. Análises de segregação de autismo também apoiam a hipótese de que ele seja um transtorno heterogêneo que reflete as ações de múltiplas variantes genéticas de efeito pequeno. Uma análise de classe latente realizada para estudar possíveis modos de transmissão sugeriu um modelo epistático com até aproximadamente 10 *loci* interativos, enquanto outros estudos estimaram que cerca de 15 desses *loci* possam estar envolvidos. Os estudos genéticos do autismo incluíram análises genômicas amplas, estudos de genes candidatos, estudos de rearranjo de cromossomos, análises de mutação e, mais recentemente, estudos de hibridização genômica comparativa. De modo geral, e reconhecendo que a maioria dos achados ainda aguarda reprodução adequada, esses estudos contribuíram para o surgimento de um quadro de suscetibilidade a autismo que inclui genes envolvidos em três sistemas principais: aqueles envolvendo formação e manutenção de sinapses, aqueles relacionados com migração celular e aqueles implicando as redes de neurotransmissores excitatórios/inibitórios. A Figura 1.7-4 mostra um diagrama dos genes candidatos em potencial para autismo atualmente conhecidos e seu relacionamento celular com os outros.

Formação e manutenção de sinapses

Talvez os maiores avanços na identificação de genes de suscetibilidade para autismo tenham vindo de estudos de transtornos que exibem aspectos clínicos associados com autismo ou TEAs, mas com padrões de herança mais simples, incluindo síndrome do X frágil, esclerose tuberosa e síndrome de Rett. Em geral, os defeitos genéticos associados com esses transtornos afetam a formação e a manutenção de sinapses. O X frágil, que responde por 3 a 4% dos casos de autismo, é causado por uma repetição trinucleotídea instável na região 5' do gene de retardo mental do X frágil 1 (*FMR1*) em Xq27.3. Essa repetição se expande à medida que é transmitida para gerações sucessivas, resultando em metilação anormal e inibição da expressão de *FMR1*. O *FMR1* produz uma proteína ligadora de ácido ribonucleico (RNA) que age como um acompanhante para o transporte de RNA do núcleo para o citoplasma e que está envolvida na translação do RNA mensageiro (mRNA) na sinapse. Anormalidades na den-

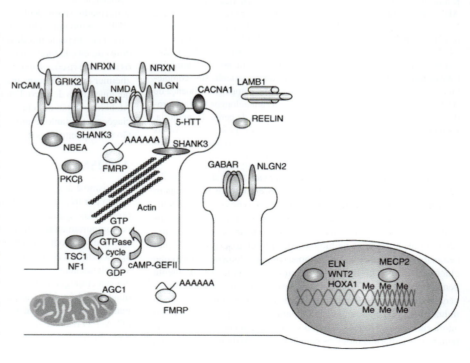

FIGURA 1.7-4
Diagrama da biologia celular das proteínas expressas de genes identificados por estudos de mapeamento de transtornos do espectro autista. A função de cada produto gênico se enquadra em três amplas categorias funcionais. As proteínas envolvidas na formação e manutenção de sinapses incluem FMR1, TSC1, TSC2, MeCP2, NLGN 3 e 4 e SHANK3. Outro conjunto de proteínas está envolvido na migração neuronal e no destino celular, incluindo REELIN, WNT2, LAMB1 e NrCAM. As proteínas implicadas nos sistemas neurotransmissores também são alteradas em alguns indivíduos com autismo e incluem 5-HTT (transportador de serotonina codificado por SLC6A4), GABAR e a subunidade de NMDA codificada por GRIN2A. Ver o texto para detalhes. (De Persico AM, Bourgeron T. Searching for ways out of the autism maze: Genetic, epigenetic and environmental clues. *Trends Neurosci*. 2006;29:349, com permissão.)

sidade (aumentada acima do normal) e na anatomia (mais longa e mais fina do que o normal) da espinha dendrítica foram relatadas em indivíduos com X frágil, bem como em modelos desse transtorno em ratos. A esclerose tuberosa, que responde talvez por 2 a 10% de casos de autismo (a taxa de esclerose tuberosa é mais alta entre indivíduos autistas com transtornos convulsivos), resulta de mutações em um de dois genes supressores de tumor, *TSC1* em 9q34 e *TSC2* em 16p13, os quais estão envolvidos na inativação de guanosina trifosfatase (GTPase). Foi demonstrado que a perda de uma única cópia de *TSC1* em camundongos rompe as dinâmicas citoesqueléticas e a estrutura da espinha dendrítica. Embora um pouco menos compreendida, a genética da síndrome de Rett, um transtorno global do desenvolvimento ligado ao X (o primeiro com uma etiologia genética conhecida) que ocorre apenas em meninas e está associado com desenvolvimento inicial normal seguido por perda de habilidades – particularmente engajamento social e habilidades manuais intencionais por volta dos 4 anos de idade –, também indica anormalidades na formação e manutenção de sinapses no TEA e em transtornos semelhantes a TEA. A síndrome de Rett é causada por mutações em *MeCP2*, que produz uma proteína de ligação de DNA metilada que regula a expressão gênica e a estrutura da cromatina. Ainda que pouco se saiba sobre o papel exato de *MeCP2* no desenvolvimento dessa síndrome, o padrão de desenvolvimento inicial normal e posterior regressão sugere que esse gene tenda a estar mais envolvido na manutenção e remodelação do que no desenvolvimento de sinapses.

A *neuroligina* (*NLGN*) 3 e 4 e o *SHANK3*, outros genes que parecem ter um papel na formação de sinapses, podem ser afetados por rearranjos cromossômicos observados em alguns indivíduos afetados com autismo. Os genes neuroligina, localizados no cromossomo X, produzem moléculas de adesão celular que estão situadas nos neurônios glutamatérgicos pós-sinápticos. Quando mutados em roedores, esses genes apresentam tráfego e indução de sinapse defeituosos. Na forma não mutada, sua expressão induz a formação de terminais pré-sinápticos normais nos axônios. O *SHANK3* é um parceiro de ligação das neuroliginas e regula a organização estrutural das espinhas dendríticas. Mutações em *SHANK3* foram identificadas em membros afetados por TEA de pelo menos três famílias até agora, e um estudo de hibridização genômica comparativo de indivíduos autistas, os membros de suas famílias e controles identificou recentemente uma grande deleção no cromossomo 22q13, a região contendo *SHANK3*, em pelo menos um indivíduo com autismo.

Migração celular

Das regiões destacadas por uma análise genômica em famílias com autismo, o cromossomo 7q forneceu a evidência de ligação mais consistente, embora sobre uma região muito ampla. Rearranjos cromossômicos conhecidos nessa região em indivíduos afetados com autismo aumentam seu interesse. A região de ligação no cromossomo 7q contém vários genes que são fortes candidatos para autismo, mais notavelmente *RELN*, que mapeia para o cromossomo 7q22. O *RELN* codifica para reelina, uma proteína sinalizadora secretada por células de Cajal-Retzius localizadas na zona marginal do cérebro em desenvolvimento. Ele desempenha um papel importante na migração neuronal, bem como no desenvolvimento de conexões neurais. Camundongos *reeler*, que têm deleções espontâneas de *RELN*, apresentam alterações citoarquitetônicas em seus cérebros, durante o desenvolvimento, semelhantes às que foram descritas em cérebros de autistas. A completa ausência de *RELN* em humanos leva a um fenótipo mais grave com lissencefalia e retardo mental grave, mas não autismo. Indivíduos com esse transtorno apresentam níveis reduzidos de mRNA de reelina e proteína no cérebro e no soro sanguíneo, sugerindo que mutações levando a expressão reduzida de *RELN* possam ser mais importantes do que sua ausência. Os estudos de associação gênica com *RELN* têm sido ambíguos, sugerindo que, se *RELN* contribui realmente para o desenvolvimento de autismo, então pode ter esse papel em um pequeno subgrupo de indivíduos afetados. O *WNT2* (membro da família do sítio de integração 2 do MMTV do tipo sem asas) é outro gene identificado como um possível candidato para autismo com base em estudos de ligação. O *WNT2* está localizado em 7q31 e é parte de uma família de genes que codificam proteínas sinalizadoras, secretadas, implicadas em vários processos do desenvolvimento, incluindo a regulação do destino celular e a padronização durante a embriogênese. Pelo menos duas famílias foram identificadas nas quais variantes de sequência de codificação não conservadora em *WNT2* segregam com autismo. DL, entre um SNP na região não traduzida 3' de *WNT2* e autismo, também está presente em famílias com anormalidades de linguagem graves que respondiam pela maior parte das evidências de ligação no cromossomo 7q em uma das análises genômicas originais.

Sistemas neurotransmissores excitatórios/inibitórios

Embora existam poucas evidências atuais de que mutações em genes codificando transportadores e/ou receptores de neurotransmissores sejam diretamente responsáveis pelo desenvolvimento de autismo, há alguma evidência de que esses genes poderiam agir como modificadores ou fatores de suscetibilidade para um fenótipo do espectro autista. A evidência talvez seja mais forte para o papel dos receptores do ácido γ-aminobutírico (GABA) no desenvolvimento e na expressão de transtornos autistas. Esses receptores ocorrem em um agrupamento no cromossomo 15q11-13, e duplicações dessa região são as anormalidades citogenéticas mais comuns observadas em casos de autismo (até 6% dos casos). O GABA é um neurotransmissor inibitório importante no sistema nervoso central e é responsável por controlar a excitabilidade em cérebros maduros. O cromossomo 15q11-13 é uma das regiões mais complexas do genoma. Ele tem uma alta taxa de instabilidade genômica, incluindo eventos frequentes de duplicação e deleção, e a impressão (*imprinting*) tem um papel importante na expressão de genes nessa região. A região 15q11-13 é crucial para as síndromes de Angelman e de Prader-Willi, transtornos neurológicos devidos a deleções ou mutações nessa região que ocorrem nos cromossomos herdados da mãe e do pai, respectivamente.

Apesar da alta taxa de duplicações de 15q11-13 entre indivíduos autistas, as análises genômicas não demonstraram um forte apoio para ligação ou associação a essa região. Entretanto, os estudos de genes candidatos continuam, em parte porque é difícil ignorar uma taxa de 6% de indivíduos autistas com duplicações nessa região.

TRANSTORNO BIPOLAR

A busca pela base genética do transtorno afetivo bipolar tem sido repleta de passos em falso e respostas parciais. A história das tentativas de mapeamento genético para o transtorno bipolar ilustra não apenas a extrema complexidade dos transtornos psiquiátricos como também a evolução das abordagens genéticas a essas doenças. O transtorno bipolar é uma doença episódica caracterizada por períodos recorrentes tanto de mania como de depressão. Sintomas psicóticos frequentemente são parte do quadro clínico, sobretudo em indivíduos afetados com mais gravidade.

Inúmeras investigações epidemiológicas genéticas conduzidas ao longo de várias décadas têm dado forte apoio a uma contribuição genética para o risco de transtorno bipolar. Contudo, como nos outros transtornos psiquiátricos, a definição do fenótipo de transtorno bipolar nesses estudos tem variado de forma substancial, e isso, por sua vez, resultou em uma ampla variedade de estimativas de sua hereditariedade. Por exemplo, muitos dos primeiros estudos sobre a base genética dos transtornos do humor não diferenciavam entre transtornos do humor unipolares e bipolares. Além disso, a metodologia diagnóstica usada nesses primeiros estudos difere muito daquela empregada em estudos genéticos atuais. Por exemplo, um estudo de gêmeos dinamarquês que sugeriu uma hereditariedade muito alta para transtorno bipolar e, desse modo, teve uma forte influência sobre o modelo dos primeiros estudos de mapeamento genético dos transtornos do humor, empregou apenas entrevista diagnóstica não estruturada por um único médico, em vez das avaliações estruturadas utilizadas nos estudos atuais, que têm sugerido hereditariedades um pouco mais baixas.

As estimativas atuais de concordância para transtorno bipolar variam entre 65 e 100% em gêmeos MZ e entre 10 e 30% em gêmeos DZ, indicando que o transtorno é altamente hereditário (entre cerca de 60 e 80%). Vários estudos demonstraram que esse transtorno é bem mais hereditário do que a depressão maior unipolar, que tem uma hereditariedade estimada entre 30 e 40%.

Os primeiros estudos de famílias sugeriram que os padrões de segregação de transtorno bipolar eram compatíveis com a herança de um único gene de um *locus* de efeito maior. Entretanto, embora seja possível que algumas linhagens de transtorno bipolar segreguem tal *locus*, as evidências acumuladas indicam que, se tais linhagens existem, devem ser bastante raras. Além disso, o fato de que os estudos de ligação gênica fracassaram na descoberta de tal *locus* com evidência inequívoca em quaisquer linhagens é um argumento contra essa possibilidade. A rápida diminuição observada no risco de recorrência para transtorno bipolar de cogêmeos monozigóticos para parentes de primeiro grau também não é compatível com modelos de herança de um único gene, mas sugere modelos de múltiplos genes interativos.

Os primeiros estudos de ligação

Um tremendo entusiasmo seguiu-se aos primeiros relatos de ligação para transtorno bipolar nos cromossomos X e 11, em 1987. Os pesquisadores notaram que, em várias famílias, transtorno bipolar e outros transtornos afetivos pareciam ser herdados de uma forma ligada ao X. Da mesma forma, esses transtornos pareciam cossegregar em várias famílias israelenses com daltonismo e deficiência de G6PD, que mapeiam para o cromossomo X. Estudos de ligação nessas linhagens, usando daltonismo ou deficiência de G6PD como *loci* marcadores, produziram escores LOD entre 4 e 9. Os primeiros estudos do cromossomo 11 foram semelhantes aos do cromossomo X, visto que relataram ligação significativa após testar apenas alguns marcadores em uma única região, nesse caso em uma linhagem estendida da Velha Ordem Amish com carga genética forte para transtorno bipolar.

Sem causar surpresa, esses achados despertaram muito interesse. Ambos os estudos mostravam escores LOD altos e pareciam fornecer evidência clara de ligação. Porém, a replicação dos estudos em outras populações não conseguiu produzir resultados positivos para o cromossomo X nem para o cromossomo 11, e a evidência de ligação basicamente desapareceu em ambas as regiões cromossômicas nas amostras em que a ligação tinha sido a princípio relatada, quando as linhagens foram estendidas para incluir outros indivíduos afetados e quando marcadores adicionais foram tipados nas supostas regiões de ligação. A explicação mais provável em cada caso é que os resultados de ligação originais foram achados falso-positivos e podem ter refletido interpretação excessivamente otimista da evidência que, em retrospecto, era relativamente escassa.

Análises genômicas amplas

Os primeiros estudos de ligação de transtorno bipolar avaliaram apenas alguns poucos marcadores porque eram tudo o que estava disponível. Com a construção de mapas de ligação gênica do genoma, na década de 1990, os estudos de ligação da maioria dos traços complexos, incluindo transtorno bipolar, iniciaram a busca genômica ampla. A vantagem dos estudos de mapeamento genômico amplo é que eles não requerem conhecimento prévio das bases biológicas de um determinado fenótipo. As análises genômicas completas fornecem uma oportunidade de avaliar a evidência de ligação em todos os pontos no genoma sem viés (ver Lâmina Colorida 1.7-5). Embora os estudos genômicos amplos tivessem claramente maior poder de detectar ligação genuína do que aqueles focados apenas em alguns marcadores em locais arbitrários ou em torno de poucos genes candidatos, essas investigações, de modo geral, também tiveram resultados desanimadores. O desafio de alcançar resultados replicados de ligação significativa para transtorno bipolar e outros traços complexos é aparente quando se revisa os muitos estudos de mapeamento genético que sugeriram – mas não demonstraram de forma inequívoca – *loci* de suscetibilidade a transtorno bipolar no cromossomo 18.

Cromossomo 18

O primeiro relato de ligação veio de uma análise genômica parcial que examinou 11 marcadores no cromossomo 18 e identificou uma ligação sugestiva próxima ao centrômero. Visto que os padrões de herança para transtorno bipolar são desconhecidos, os resultados foram analisados utilizando modelos tanto recessivos quanto dominantes. Alguns dos marcadores foram positivos sob um modelo recessivo em algumas famílias, alguns foram positivos sob um modelo dominante em outras famílias, e alguns marcadores forneceram escores LOD positivos em um subgrupo de famílias sob ambos os modelos. As tentativas de replicar esses achados em outras populações produziram resultados mistos. Pelo menos até agora, dois grupos não encontraram evidência de ligação à região periocentromérica do cromossomo 18 em suas amostras, embora um outro grupo tenha encontrado evidência apoiando a ligação a essa região. Outros estudos encontraram evidências sugestivas de ligação no cromossomo 18, incluindo uma análise genômica ampla em duas grandes linhagens costa-riquenhas que mostraram evidência para ligação no cromossomo 18q22-23, bem como em uma área em 18p. As evidências combinadas desses vários estudos, ainda que um pouco contraditórias e confusas, indicam pelo menos dois *loci* de suscetibilidade diferentes no cromossomo 18: um em 18p e um em 18q.

Melhorando o poder do estudo

Os achados ambíguos representados pelas tentativas de apontar *loci* de suscetibilidade no cromossomo 18 levaram os pesquisadores a implementar várias novas estratégias para mapear genes do transtorno bipolar. Uma delas é a metanálise, que envolve a combinação de dados de múltiplas investigações individuais para aumentar o poder estatístico, e, em alguns casos, a análise combinada aponta *loci* não encontrados originalmente nos estudos individuais. Várias técnicas metanalíticas têm sido utilizadas para explorar os estudos de mapeamento genético para transtorno bipolar. Os métodos de probabilidade por varredura múltipla (*multiple scan probability*) (MSP) e metanálise de varredura genômica (*genome scan meta-analysis*) (GSMA) requerem apenas a estatística de ligação e os valores de P de cada estudo para examinar os dados combinados. O MSP foi utilizado para combinar regiões cromossômicas com valores de P

menores que 0,01 de 11 estudos de transtorno bipolar independentes e forneceu evidência de *loci* de suscetibilidade nos cromossomos 13q e 22q. Embora tenham a vantagem de requerer apenas dados de significância da ligação, os métodos MSP e GSMA não são capazes de explicar as questões específicas do estudo, o que limitará o grau em que os múltiplos estudos podem ser comparados. Combinar dados genotípicos originais de múltiplos estudos pode contornar esse problema. Com esse método, a maior metanálise até hoje combinou 11 varreduras de ligação genômica de transtorno bipolar consistindo em 5.179 indivíduos de 1.067 famílias. O acesso aos dados genotípicos originais permitiu a construção de um mapa genético padronizado no qual os marcadores de cada estudo foram mapeados em um mapa comum proporcional ao gênero. Os resultados dessa metanálise identificaram dois *loci* de suscetibilidade com significância genômica ampla em 6q e 8q.

Outra estratégia que tem sido utilizada para aumentar o poder dos estudos de mapeamento genético é a formação de consórcios que combinam dados entre múltiplos locais clínicos. Um consórcio combinando dados do Reino Unido e da Irlanda levou a um apoio da ligação em 9p21 e 10p14-21. Igualmente, a combinação de dados de famílias espanholas, romenas e búlgaras forneceu apoio adicional para os achados nos cromossomos 4q31 e 6q24. Os pesquisadores também podem aumentar o poder padronizando conjuntos de marcadores e protocolos de avaliação clínica entre estudos independentes para permitir comparações diretas entre eles. Essa abordagem foi utilizada para identificar um *locus* de suscetibilidade a transtorno bipolar no cromossomo 5q31-33. A região apresentou resultados de ligação não paramétrica sugestivos em linhagens do Vale Central da Costa Rica. Com marcadores genéticos e critérios diagnósticos idênticos, a mesma região foi destacada em uma análise independente de um conjunto de famílias colombianas que têm origem genética semelhante à das famílias costa-riquenhas. Um estudo de acompanhamento utilizando outros marcadores em um conjunto expandido de famílias colombianas e costa-riquenhas confirmou evidência de significância genômica ampla para uma região candidata de 10 cM em 5q31-33. Esse achado é especialmente interessante, dado que o pico de ligação nos estudos bipolares se sobrepõe às regiões de ligação para esquizofrenia e psicose, identificadas em um estudo anterior de 40 famílias das Ilhas Portuguesas. Esses resultados contribuem para uma crescente opinião de que pode haver sobreposição genética substancial entre diferentes transtornos do DSM.

ESQUIZOFRENIA

Conforme acontece no transtorno bipolar, as investigações da base genética da esquizofrenia exemplificam as frustrações que ainda caracterizam a genética psiquiátrica, e o campo ainda luta para interpretar a significância dos resultados de ligações e associações inicialmente promissores que começaram a surgir ao longo da década passada. Entretanto, diferentemente do transtorno bipolar, genes candidatos surgiram de cada uma das regiões destacadas por meio desses estudos. Portanto, embora nenhum desses achados tenha sido validado de forma inequívoca, eles geraram uma gama diversificada de investigações básicas e clínicas visando elucidar sua importância funcional, por exemplo, usando alvos genéticos em modelo animal (ratos) e ressonância magnética funcional. Aqui, discutimos alguns dos *loci* mais extensivamente investigados para fins de ilustração; pode-se argumentar que evidências quase equivalentes apoiam *loci* candidatos de esquizofrenia que não discutimos em detalhes, por exemplo, *AKT1* no cromossomo 14 ou *COMT* no cromossomo 22.

O cromossomo 6p24-22 estava entre as primeiras regiões a serem implicadas por uma análise genômica completa para esquizofrenia, nesse caso a partir de um estudo de famílias irlandesas com carga genética forte para o transtorno. Os resultados dos estudos de ligação foram mais fortes sob uma definição diagnóstica ampla que incluía transtornos do espectro da esquizofrenia, como o transtorno da personalidade esquizotípica. Seis outros estudos de ligação mostraram resultados positivos aproximadamente na mesma região, mas pelo menos três estudos não encontraram ligação para a região. O mapeamento de escala precisa dessa região usando análise de associação nas famílias irlandesas originais levou à proposição da *Disbindina* (*DTNB1*) como um gene candidato para esquizofrenia. Outros estudos de associação desse gene foram ambíguos. Embora múltiplos estudos de associação em uma variedade de populações tenham mostrado resultados positivos, a interpretação dos resultados tem sido difícil. Diferentes estudos de associação não usaram os mesmos conjuntos de marcadores de SNP. A metanálise de cinco estudos de associação "positivos" usando um mapa haplotípico de alta resolução visando comparar os cinco estudos mostrou inconsistências significativas com relação ao alelo de *Disbindina* associado a doença identificado. Mesmo sendo possível que muitas variantes diferentes no mesmo gene possam contribuir de modo individual para suscetibilidade a doença em diferentes famílias ou populações, essa possibilidade não explica as inconsistências entre os vários estudos de associação da *Disbindina*.

Estudos de ligação subsequentemente indicaram uma região no cromossomo 1 contendo os genes candidatos *DISC1* e *DISC2* (*interrompido na esquizofrenia 1 e 2*) localizados nos cromossomos 1q21-22 e 1q32-42. Esses genes foram, a princípio, identificados em uma grande linhagem escocesa no início da década de 1990. Uma translocação equilibrada entre os cromossomos 1 e 11 segregou nessa linhagem e era possivelmente associada com doença mental grave. *DISC 1* e *2* foram identificados na família escocesa original devido a sua localização próxima do ponto de quebra da translocação cromossômica. Da mesma forma que a *Disbindina*, os estudos de acompanhamento de *DISC 1* e *2* têm sido ambíguos.

As análises genômicas, incluindo uma análise focalizada em famílias islandesas estendidas, identificaram uma região candidata de esquizofrenia no cromossomo 8p21-22. O mapeamento preciso da região estreitou a busca e, por fim, levou à proposição da neurregulina 1 (*NRG1*) como um gene candidato da esquizofrenia. Os estudos de associação mais uma vez forneceram resultados ambíguos e difíceis de interpretar. A metanálise de 14 estudos separados usando o marcador SNP, que demonstrou uma associação no estudo original, mostrou heterogeneidade significativa entre os estudos de acompanhamento. Também mostrou que não há uma associação consistente entre o alelo de risco específico "etiquetado" pelo marcador SNP e esquizofrenia em diferentes populações. Entretanto, após levar em conta o poder estatístico de cada estudo de associação, a metanálise mostrou uma associação positiva entre *NRG1* no nível do gene (em oposição ao nível do SNP ou do haplótipo).

Apesar dos estudos genéticos ambíguos, foram canalizados recursos significativos para as investigações moleculares e neurofisiológicas dos produtos funcionais da *disbindina*, de *DISC 1* e *2* e da neurregulina. Camundongos mutantes para cada um dos três genes estão agora disponíveis e têm sido utilizados para demonstrar achados biológicos interessantes. Por exemplo, a *disbindina* é expressa no hipocampo e no córtex pré-frontal dorsolateral. A proteína disbindina liga-se a B-distrobrevina e foi implicada na estrutura e sinalização sinápticas. Foi demonstrado, em estudos celulares, que o *DISC 1* influencia a formação de neuritos, e camundongos mutantes para *DISC 1* mostram comprometimentos em uma ampla variedade de testes, incluindo de aprendizagem, memória e sociabilidade. A neurregulina pertence a uma família de fatores de crescimento que intermedeia inúmeras funções, incluindo a formação de sinapse, a migração neuronal e a neurotransmissão. A interrupção dirigida de erbB4, o alvo pós-sináptico da neurregulina, leva a hipofunção glutamatérgica sináptica. Apesar da biologia interessante descoberta, ainda não é claro se e em que grau qualquer desses genes contribui para a etiologia da esquizofrenia em humanos, e muitos geneticistas têm sido cautelosos em seu endosso da legitimidade dos camundongos mutantes gerados a partir da lista atual de genes candidatos como modelos de transtornos psiquiátricos.

Como ocorre com o transtorno bipolar, os achados do mapeamento genético para esquizofrenia são promissores, porém ambíguos. Diferentemente do que ocorre no transtorno bipolar, esses estudos de mapeamento geraram um conjunto de genes candidatos que estimularam uma ampla gama de investigações funcionais, muitas das quais têm achados interessantes de uma perspectiva biológica. Como ocorre com o transtorno bipolar e com outros transtornos psiquiátricos, o principal desafio para elucidar a base genética da esquizofrenia é reunir amostras ricamente fenotipadas para estudos de mapeamento genômico amplo com poder suficiente.

REFERÊNCIAS

Craddock N, O'Donovan MC, Owen MJ. Phenotypic and genetic complexity of psychosis. Invited commentary on Schizophrenia: A common disease caused by multiple rare alleles. *Br J Psychiatry*. 2007;190:200.

De Luca V, Tharmalingam S, Zai C, Potapova N, Strauss J, Vincent J, Kennedy JL. Association of HPA axis genes with suicidal behaviour in schizophrenia. *J Psychopharmacol*. 2010;24(5):677.

Demers CH, Bogdan R, Agrawal A. The genetics, neurogenetics and pharmacogenetics of addiction. *Curr Behav Neurosci Rep*. 2014;1–12.

Farmer A, Elkin A, McGuffin P. The genetics of bipolar affective disorder. *Curr Opin Psychiatry*. 2007;20:8.

Fears SC, Mathews CA, Freimer NB. Genetic linkage analysis of psychiatric disorders. In: Sadock BJ, Sadock, VA, Ruiz P, eds. *Kaplan & Sadock's Comprehensive Textbook of Psychiatry*. 9th ed. Philadelphia: Lippincott Williams & Wilkins; 320.

Gianakopoulos PJ, Zhang Y, Pencea N, Orlic-Milacic M, Mittal K, Windpassinger C, White SJ, Kroisel PM, Chow EW, Saunders CJ, Minassian BA, Vincent JB. Mutations in MECP2 exon 1 in classical Rett patients disrupt MECP2_e1 transcription, but not transcription of MECP2_e2. *Am J Med Genet B Neuropsychiatr Genet*. 2012;159B(2):210.

Guerrini R, Parrini E. Neuronal migration disorders. *Neurobiol Dis*. 2010; 38(2):154.

Kumar KR, Djarmati-Westenberger A, Grünewald A. Genetics of Parkinson's disease. *Semin Neurol*. 2011;31(5):433.

Novarino G, El-Fishawy P, Kayserili H, Meguid NA, Scott EM, Schroth J, Silhavy JL, Kara M, Khalil RO, Ben-Omran T, Ercan-Sencicek AG, Hashish AF, Sanders SJ, Gupta AR, Hashem HS, Matern D, Gabriel S, Sweetman L, Rahimi Y, Harris RA, State MW, Gleeson JG. Mutations in BCKD-kinase lead to a potentially treatable form of autism with epilepsy. *Science*. 2012;338(6105):394.

Perisco AM, Bourgeron T. Searching for ways out of the autism maze: Genetic, epigenetic and environmental clues. *Trends Neurosci*. 2006;29:349.

Spors H, Albeanu DF, Murthy VN, Rinberg D, Uchida N, Wachowiak M, Friedrich RW. Illuminating vertebrate olfactory processing. *J Neurosci*. 2012;32(41):14102.

▲ 1.8 Eletrofisiologia aplicada

Eletrencefalografia (EEG) é o registro da atividade elétrica do cérebro. Ela é utilizada na psiquiatria clínica principalmente para avaliar a presença de convulsões, em particular do lobo temporal, do lobo frontal e de pequeno mal (convulsões de ausência), que podem produzir comportamentos complexos. A EEG também é utilizada durante a eletroconvulsoterapia (ECT) para monitorar o sucesso do estímulo em produzir atividade convulsivante e como um componente essencial da polissonografia empregada na avaliação de transtornos do sono. A eletrencefalografia quantitativa (EEGQ) e os potenciais evocados (PEs) representam métodos baseados na EEG mais modernos que permitem pesquisas e *insights* clínicos melhorados no funcionamento do cérebro.

ELETRENCEFALOGRAFIA

Uma onda cerebral é a diferença momentânea no potencial elétrico (muito amplificado) entre dois pontos quaisquer no couro cabeludo ou entre algum eletrodo colocado no couro cabeludo e um eletrodo de referência localizado em outro lugar na cabeça (i.e., lóbulo da orelha ou nariz). A diferença no potencial elétrico medido entre quaisquer dois eletrodos de EEG flutua ou oscila rapidamente, em geral muitas vezes por segundo. É essa oscilação que produz a "linha rabiscada" característica que é reconhecida como o aparecimento de "ondas cerebrais".

As ondas cerebrais refletem mudança tornando-se mais rápidas ou mais lentas na frequência ou mais baixas ou mais altas na voltagem, ou talvez alguma combinação dessas duas respostas. Um EEG normal nunca irá constituir prova positiva da ausência de disfunção cerebral. Mesmo em doenças com fisiopatologia cerebral estabelecida, como a esclerose múltipla, o neoplasma subcortical profundo, alguns transtornos convulsivos e a doença de Parkinson e outros transtornos dos movimentos, pode ser encontrada uma incidência substancial de pacientes com estudos EEG normais. Apesar disso, um EEG normal com frequência pode fornecer evidência convincente para excluir certos tipos de patologia cerebral que podem apresentar sintomas comportamentais ou psiquiátricos. Mais frequentemente, informações dos sintomas do paciente, do curso clínico e da história e de outros resultados laboratoriais identificam uma causa provável para os achados da EEG. Estudos EEG costumam ser solicitados quando um processo fisiopatológico já é suspeitado ou um paciente sofre uma mudança súbita e inexplicável no estado mental.

Colocação dos eletrodos

Os eletrodos em geral utilizados para registrar o EEG são presos ao couro cabeludo com uma pasta condutora. Uma arranjo-padrão consiste em 21 eletrodos, e sua colocação se baseia no Sistema Internacional de Colocação de Eletrodos de 10/20 (Fig. 1.8-1). Esse sistema mede a distância entre pontos de referência facilmente identificáveis sobre a cabeça e então localiza as posições dos eletrodos em 10 ou 20% dessa distância em uma direção anterior-posterior ou transversal. Os eletrodos são, então, designados por uma letra maiúscula denotando a região cerebral abaixo deles e um número, com ímpares usados para o hemisfério esquerdo e com pares significando o hemisfério direito (o sobrescrito Z denota eletrodos da linha média). Portanto, o eletrodo O_2 é colocado sobre a região occipital direita, e a guia P_3 é encontrada sobre a área parietal esquerda (Fig. 1.8-2).

Em circunstâncias especiais, outros eletrodos podem ser utilizados. Os eletrodos nasofaríngeos (NF) podem ser inseridos no espaço NF por meio das narinas e podem estar mais próximos do lobo temporal do que os eletrodos do couro cabeludo. Não ocorre penetração real do tecido. Esses eletrodos podem ser contraindicados para muitos pacientes psiquiátricos que exibem comportamentos como confusão, agitação ou agressividade, que poderiam arrancar as guias, possivelmente lacerando a passagem nasal. Os eletrodos esfenoidais utilizam uma agulha oca por meio da qual um eletrodo fino, que é isolado, exceto na ponta, é inserido entre o zigoma e a incisura sigmoide na mandíbula, até que esteja em contato com a base do crânio lateral ao forame oval.

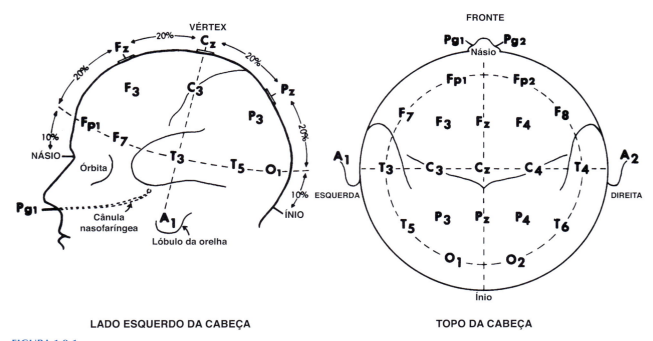

FIGURA 1.8-1
Sistema Internacional de Colocação de Eletrodos 10-20. (Cortesia de Grass, Astro-Med, Inc. Product Group.)

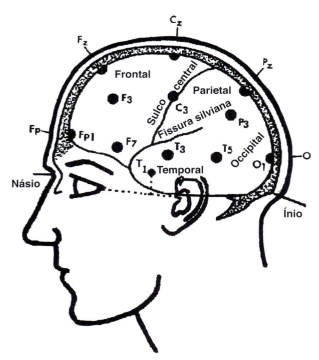

FIGURA 1.8-2
Diagrama lateral esquerdo da cabeça mostrando as localizações rotineiras dos eletrodos 10-20 (localizações F7 e T3 do lado esquerdo e a colocação do novo eletrodo [T1]) em relação ao polo temporal. (Modificação da figura reimpressa cortesia de Grass, Astro-Med, Inc. Product Group.)

EEG ativado

Certos procedimentos de ativação são utilizados para aumentar a probabilidade de que descargas anormais ocorram, particularmente descargas epileptogênicas de espículas ou ondas agudas. Hiperventilação vigorosa é um dos procedimentos de ativação utilizados com maior frequência. Enquanto permanece reclinado com os olhos fechados, o paciente é instruído a respirar pela boca com respirações profundas por 1 a 4 minutos, dependendo do laboratório (3 minutos é comum). Em geral, a hiperventilação é um dos procedimentos de ativação do EEG mais seguros e, para a maioria das pessoas, não apresenta risco físico. Entretanto, pode ser um risco para pacientes com doença cardiopulmonar ou fatores de risco para fisiopatologia vascular cerebral. A estimulação fótica (PS) geralmente envolve a colocação de uma luz estroboscópica intensa a cerca de 30 centímetros na frente dos olhos fechados do indivíduo e piscando em frequências que podem variar de 1 a 50 Hz, dependendo de como o procedimento é realizado. Não ocorre dano à retina, porque cada clarão da lâmpada, embora intenso, é de duração extremamente breve. Quando o EEG de repouso é normal, e existe suspeita de que um transtorno ou comportamento convulsivo seja uma manifestação de uma disritmia EEG paroxística, a PS pode ser um método de ativação valioso. O registro EEG durante o sono, natural ou sedado, é agora amplamente aceito como uma técnica essencial para induzir uma variedade de descargas paroxísticas, quando o traçado de vigília é normal, ou para aumentar o número de descargas anormais que permitam uma interpretação mais definitiva. Foi demonstrado que o estresse do sistema nervoso central (SNC) produzido por 24 horas de privação do sono pode levar à ativação de descargas EEG paroxísticas em alguns casos.

TRAÇADO EEG NORMAL

O traçado EEG normal (Fig. 1.8-3) é composto de uma mistura complexa de muitas frequências diferentes. As diferentes bandas de frequência no amplo espectro de frequência EEG são designadas por letras gregas.

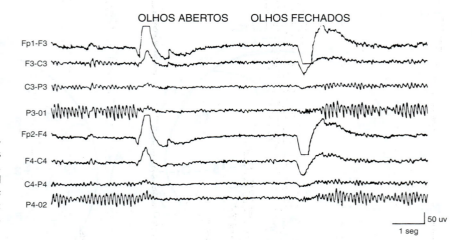

FIGURA 1.8-3
Traçados normais do eletrencefalograma (EEG) em um homem de 28 anos acordado. (Reimpressa de Emerson RG, Walesak TS, Turner CA. EEG and evoked potentials. In: Rowland LP, ed. *Merritt's Textbook of Neurology*. 9th ed. Baltimore: Lippincott Williams & Wilkins; 1995:68, com permissão.)

EEG de vigília

As quatro formas básicas de ondas são alfa, beta, delta e teta. As *ondas alfa*, altamente rítmicas com uma banda de frequência de 8 a 13 Hz, constituem a frequência de ondas cerebrais dominantes do EEG de vigília de olhos fechados normal. A frequência alfa pode ser aumentada ou diminuída por uma ampla gama de variáveis farmacológicas, metabólicas ou endócrinas. Frequências mais rápidas do que o limite superior de 13 Hz do ritmo alfa são denominadas *ondas beta* e não são incomuns em estudos EEG de vigília de adultos sadios, em particular sobre as regiões frontal-central. As *ondas delta* ($\leq 3,5$ Hz) não estão presentes no EEG de vigília normal, mas são um aspecto proeminente de estágios mais profundos do sono. A presença de ondas delta generalizadas ou focais significativas no EEG de vigília é forte indicativo de um processo fisiopatológico. Ondas com frequência de 4,0 a 7,5 Hz são referidas coletivamente como *ondas teta*. Uma pequena quantidade de atividade teta esporádica, arrítmica e isolada pode ser observada em muitos estudos EEG de vigília normais, sobretudo nas regiões frontal-temporal. Embora seja limitada no EEG de vigília, a atividade teta é um aspecto proeminente do traçado de estados sonolentos e de sono. O excesso de ondas teta no EEG de vigília, de natureza generalizada ou focal, sugere a operação de um processo patológico.

Com o amadurecimento, a atividade EEG gradualmente passa de uma preponderância de atividade delta irregular de voltagem média a alta no traçado do bebê para uma frequência mais alta e um padrão mais rítmico. A atividade rítmica na banda teta mais alta-alfa mais baixa (7 a 8 Hz) pode ser observada nas áreas posteriores na primeira infância, e, na metade da adolescência, o EEG basicamente tem a aparência de um traçado adulto.

EEG do sono

Os padrões EEG que caracterizam estados sonolentos e de sono são diferentes dos padrões observados durante o estado de vigília. A atividade alfa posterior rítmica do estado de vigília diminui durante estados de sonolência e é substituída por atividade teta de baixa voltagem irregular. À medida que a sonolência se aprofunda, surgem frequências mais lentas, e ondas agudas do vertex esporádicas podem aparecer nos pontos dos eletrodos centrais, particularmente entre pessoas mais jovens. Por fim, a progressão para o sono é marcada pelo aparecimento de espículas do sono de 14 Hz (também chamadas de *ondas sigma*), que, por sua vez, são pouco a pouco substituídas por ondas delta de alta voltagem quando os estágios de sono profundo são alcançados.

ANORMALIDADES EEG

Afora algumas das indicações óbvias para um estudo EEG (i.e., suspeita de convulsões), os estudos EEG não são realizados de forma rotineira como parte de uma investigação diagnóstica na psiquiatria. Entretanto, o EEG é um instrumento de avaliação valioso em situações clínicas nas quais a apresentação inicial ou o curso clínico parecem ser incomuns ou atípicos (Tab.1.8-1). A Tabela 1.8-2 resume alguns tipos comuns de anormalidades EEG.

Alguns medicamentos psicotrópicos e drogas recreativas ou de abuso produzem alterações EEG; contudo, com exceção dos benzodiazepínicos e de alguns compostos com propensão a induzir descargas EEG paroxísticas, pouco ou nenhum efeito clinicamente relevante é observado quando o medicamento não está causando toxicidade. Os benzodiazepínicos, que sempre geram uma quantidade significativa de atividade beta difusa, têm efeitos protetores no EEG, de modo que podem mascarar alterações causadas por medicamentos concomitantes (Tab. 1.8-3).

Condições clínicas e neurológicas produzem uma ampla gama de achados EEG anormais. Portanto, os estudos EEG podem contribuir para a detecção de fisiopatologia orgânica insuspeita influenciando uma apresentação psiquiátrica (Fig. 1.8-4). A Tabela 1.8-4 lista as alterações EEG associadas com doenças clínicas, e a Tabela 1.8-5 lista as alterações EEG associadas com transtornos psiquiátricos.

TABELA 1.8-1
Sinais de alerta da presença de fatores médicos ou orgânicos encobertos que causam ou contribuem para a apresentação psiquiátrica

Idade de início atípica (i.e., anorexia nervosa começando na meia-idade)
Ausência completa de história familiar positiva do transtorno quando uma história familiar positiva é esperada
Quaisquer sintomas focais ou localizados (i.e., alucinações unilaterais)
Anormalidades neurológicas focais
Catatonia
Presença de qualquer dificuldade com orientação ou memória (em geral, o Miniexame do Estado Mental deve ser normal)
Resposta atípica ao tratamento
Curso clínico atípico

Nota: Os médicos devem ter um alto índice de suspeita para condições clínicas subjacentes e um limiar baixo para iniciar investigações apropriadas.

TABELA 1.8-2
Anormalidades eletrencefalográficas (EEG) comuns

Lentificação difusa de ritmos de segundo plano	Anormalidade EEG mais comum; não específica e presente em pacientes com encefalopatias difusas de diferentes causas
Lentificação focal	Sugere disfunção parenquimal localizada e transtorno convulsivo focal; vista com coleção focal de fluido, tal como hematomas
Ondas trifásicas	Normalmente consiste em ondas sincrônicas generalizadas ocorrendo em séries breves; cerca de metade dos pacientes com ondas trifásicas tem encefalopatia hepática, e o restante tem outras encefalopatias toxicometabólicas
Descargas epileptiformes	Característica interictal da epilepsia; fortemente associadas com transtornos convulsivos
Descargas epileptiformes lateralizadas periódicas	Sugere a presença de uma lesão cerebral destrutiva aguda; associadas com convulsões, obnubilação e sinais neurológicos focais
Ondas agudas periódicas generalizadas	Mais comumente observadas após anoxia cerebral; registradas em cerca de 90% dos pacientes com doença de Creutzfeldt-Jakob

TABELA 1.8-3
Alterações eletrencefalográficas (EEG) associadas com medicamentos e drogas

Droga	Alterações
Benzodiazepínicos	Atividade beta aumentada
Clozapina	Alteração inespecífica
Olanzapina	Alteração inespecífica
Risperidona	Alteração inespecífica
Quetiapina	Alterações não significativas
Aripiprazol	Alterações não significativas
Lítio	Lentificação ou atividade paroxística
Álcool	Atividade alfa diminuída; atividade teta aumentada
Opioides	Atividade alfa diminuída; voltagem de ondas teta e delta aumentada; na superdosagem, ondas lentas
Barbitúricos	Atividade beta aumentada; em estados de abstinência, atividade paroxística generalizada e descargas de espículas
Maconha	Atividade alfa aumentada na área frontal do cérebro; atividade alfa lenta global
Cocaína	Semelhante a maconha
Inalantes	Lentificação difusa de ondas delta e teta
Nicotina	Atividade alfa aumentada; na abstinência, diminuição marcante na atividade alfa na abstinência
Cafeína	Aumento na amplitude ou na voltagem da atividade teta

TABELA 1.8-4
Alterações eletrencefalográficas (EEG) associadas com doenças clínicas

Convulsões	Espícula generalizada, hemisférica ou focal, descarga de espícula-onda, ou ambas
Lesões estruturais	Lentificação focal, com possível atividade de espícula focal
Traumatismos cranianos fechados	Lentificação focal (traumatismo craniano nitidamente focal) Lentificação delta focal ou lentificação mais generalizada (hematomas subdurais)
Distúrbios infecciosos	Lentificação difusa, frequentemente sincrônica, de alta voltagem (fase aguda de encefalite)
Distúrbios metabólicos e endócrinos	Lentificação generalizada, difusa, de frequências de vigília Ondas trifásicas: ondas lentas de alta voltagem de 1,5 a 3,0 por segundo, com cada onda lenta iniciada por um transiente fusionado cego ou arredondado (encefalopatia hepática)
Fisiopatologia vascular	Frequência alfa lentificada e lentificação teta generalizada aumentada (aterosclerose difusa) Atividade delta focal ou regional (acidentes cerebrovasculares)

TABELA 1.8-5
Alterações eletrencefalográficas (EEG) associadas com transtornos psiquiátricos

Transtorno de pânico	Alterações EEG consistentes com atividade epileptiforme parcial durante o ataque em um terço dos pacientes; lentidão focal em cerca de 25% dos pacientes
Catatonia	Geralmente normal, mas EEG é indicado em pacientes novos apresentando catatonia para excluir outras causas
Transtorno de déficit de atenção/hiperatividade (TDAH)	Alta prevalência (até 60%) de anormalidades EEG em comparação com controles sadios; descargas de espículas ou de espículas-ondas
Transtorno da personalidade antissocial	Incidência aumentada de anormalidades EEG em pacientes com comportamento agressivo
Transtorno da personalidade *borderline*	Espículas positivas: 14 e 6 por segundo em 25% dos pacientes
Alcoolismo crônico	Lentidão proeminente e descargas paroxísticas lateralizadas periódicas
Abstinência de álcool	Pode ser normal em pacientes que não são delirantes; atividade rápida excessiva em pacientes com *delirium*
Demência	Raramente normal na demência avançada; pode ser útil para diferenciar pseudodemência de demência.

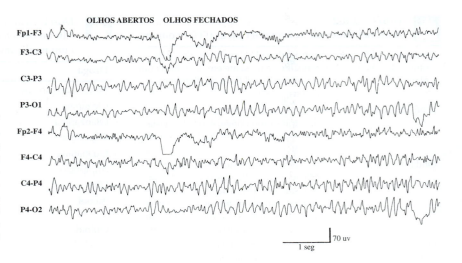

FIGURA 1.8-4
Lentificação difusa em um paciente de 67 anos com demência. Atividade de 6 a 7 ciclos por segundo (cps) predomina sobre as regiões parieto-occipitais. Embora reativa ao fechamento dos olhos, a frequência desse ritmo é anormalmente lenta. (Reimpressa de Emerson RG, Walesak TS, Turner CA. EEG and evoked potentials. In: Rowland LP, ed. *Merritt's Textbook of Neurology*. 9th ed. Baltimore: Lippincott Williams & Wilkins; 1995:68, com permissão.)

ELETRENCEFALOGRAFIA QUANTITATIVA (EEGQ) TOPOGRÁFICA

Diferentemente da interpretação EEG-padrão, que se baseia no reconhecimento do formato da onda, a EEGQ envolve uma análise computadorizada de dados extraídos do EEG. Os achados são comparados com um grande banco de dados populacional de indivíduos sem qualquer transtorno neurológico ou psiquiátrico e com perfis de EEGQ que podem ser característicos de algum grupo diagnóstico definido. Na EEGQ, os sinais elétricos analógicos são processados digitalmente e convertidos para uma visualização topográfica em forma de gráfico colorido. Essas imagens costumam ser chamadas de "mapas cerebrais". A Lâmina Colorida 1.8-5 ilustra imagens EEGQ topográficas de um paciente com traumatismo craniano fechado.

A EEGQ continua sendo principalmente um método de pesquisa, mas detém considerável potencial clínico para a psiquiatria, sobretudo para estabelecer subtipos neurofisiológicos de transtornos específicos e para identificar preditores de resposta eletrofisiológicos. Exemplos de alguns dos resultados mais promissores da pesquisa da EEGQ incluem a identificação de subtipos de dependência de cocaína e o subtipo com mais probabilidade de estar associado com manutenção da abstinência; a identificação de subtipos de transtorno obsessivo-compulsivo (TOC) que predizem responsividade clínica ou ausência de resposta a inibidores seletivos da recaptação de serotonina; e a diferenciação entre subpopulações sadias, com transtorno de déficit de atenção e transtorno de déficit de atenção/hiperatividade (TDAH) e dificuldade de aprendizagem. Os achados EEGQ no TDAH mostram que anormalidade teta aumentada frontalmente pode ser um forte preditor de resposta a metilfenidato e a outros psicoestimulantes e que respostas clínicas favoráveis podem estar associadas com normalização da anormalidade EEG.

POTENCIAIS EVOCADOS CEREBRAIS

PEs cerebrais são uma série de ondas superficiais (couro cabeludo) graváveis que resultam da estimulação visual, auditiva, somatossensorial e cognitiva do cérebro. Foi demonstrado que eles são anormais em muitas condições psiquiátricas, incluindo esquizofrenia e doença de Alzheimer, criando, desse modo, dificuldades em usar PEs cerebrais para fins de diagnóstico diferencial.

REFERÊNCIAS

Alhaj H, Wisniewski G, McAllister-Williams RH. The use of the EEG in measuring therapeutic drug action: Focus on depression and antidepressants. *J Psychopharmacol*. 2011;25:1175.
André VM, Cepeda C, Fisher YE, Huynh MY, Bardakjian N, Singh S, Yang XW, Levine MS. Differential electrophysiological changes in striatal output neurons in Huntington's disease. *J Neurosci*. 2011;31:1170.
Boutros NN, Arfken CL. A four-step approach to developing diagnostic testing in psychiatry. *Clin EEG Neurosci*. 2007;38:62.
Boutros NN, Galderisi S, Pogarell O, Riggio S, eds. *Standard Electroencephalography in Clinical Psychiatry: A Practical Handbook*. Hoboken, NJ: Wiley-Blackwell; 2011.
Boutros NN, Iacono WG, Galderisi S. Applied electrophysiology. In: Sadock BJ, Sadock VA, Ruiz P, eds. *Kaplan & Sadock's Comprehensive Textbook of Psychiatry*. 9th ed. Philadelphia: Lippincott Williams & Wilkins; 2009:211.
Gosselin N, Bottari C, Chen JK, Petrides M, Tinawi S, de Guise E, Ptito A. Electrophysiology and functional MRI in post-acute mild traumatic brain injury. *J Neurotrauma*. 2011;28:329.
Horan WP, Wynn JK, Kring AM, Simons RF, Green MF. Electrophysiological correlates of emotional responding in schizophrenia. *J Abnorm Psychol*. 2010;119:18.
Hunter AM, Cook IA, Leuchter AF. The promise of the quantitative electroencephalogram as a predictor of antidepressant treatment outcomes in major depressive disorder. *Psychiatr Clin North Am*. 2007;30:105.
Jarahi M, Sheibani V, Safakhah HA, Torkmandi H, Rashidy-Pour A. Effects of progesterone on neuropathic pain responses in an experimental animal model for peripheral neuropathy in the rat: A behavioral and electrophysiological study. *Neuroscience*. 2014;256:403–411.
Winterer G, McCarley RW. Electrophysiology of schizophrenia. In: Weinberger DR, Harrison PJ. *Schizophrenia*. 3rd ed. Hoboken, NJ: Blackwell Publishing Ltd; 2011:311.

▲ 1.9 Cronobiologia

Cronobiologia é o estudo do tempo biológico. A rotação da Terra sobre seu eixo determina uma ciclicidade de 24 horas à biosfera. Embora seja amplamente aceito que os organismos evoluíram para ocupar nichos geográficos que podem ser definidos pelas três dimensões espaciais, é menos reconhecido que os organismos também evoluíram para ocupar nichos temporais que são definidos pela quarta dimensão – o tempo. Assim como a luz representa uma pequena porção do espectro eletromagnético, a periodicidade de 24 horas representa um pequeno domínio de tempo no espectro da biologia temporal. Uma ampla gama de frequências existe em toda a biologia, variando de oscilações de milissegundos nos potenciais do campo ocular ao ciclo de emergência de 17 anos observado na cicada periódica (*Magicicada* spp.). Ainda que todas essas diferentes periodicidades se enquadrem na esfera da cronobiologia, os *ritmos circadianos* (do latim: *circa*, em torno; *dies*, dia), que têm um período de cerca de um dia, estão entre os ritmos biológicos mais extensivamente estudados e mais bem compreendidos.

Uma característica definidora dos ritmos circadianos é que eles persistem na ausência de indícios de tempo e não são apenas dirigidos pelo ciclo ambiental de 24 horas. Animais de laboratório alojados por vários meses sob escuridão, temperatura e umidade constantes continuam a exibir ritmos circadianos robustos. A manutenção da ritmicidade em um ambiente "intemporal" indica a existência de um sistema de temporização biológica interno que é responsável por produzir esses ritmos endógenos.

O local do principal oscilador circadiano em mamíferos, incluindo os seres humanos, é o núcleo supraquiasmático (NSQ), localizado no hipotálamo anterior. O período circadiano médio gerado pelo NSQ humano é em torno de 24,18 horas. Como um relógio que bate 10 minutos e 48 segundos de forma muito lenta por dia, um indivíduo com tal período gradualmente se torna fora de sincronia com o dia astronômico. Em pouco mais de três meses, um humano em geral diurno estaria em antifase ao ciclo dia-noite e, portanto, se tornaria transitoriamente noturno. Logo, um relógio circadiano deve ser reinicializado com regularidade para ser eficaz em manter as relações de fase adequadas de processos comportamentais e fisiológicos no contexto do dia de 24 horas.

Embora fatores como temperatura e umidade exibam oscilações diárias, o parâmetro ambiental que corresponde com mais segurança ao período de rotação da Terra em torno de seu eixo é a mudança na luminosidade associada ao ciclo dia-noite. Por consequência, os organismos evoluíram para usar essa mudança diária no nível de luz como um indício de tempo ou *zeitgeber* (marcadores de tempo, sincronizadores) para reinicializar o relógio circadiano endógeno. A regulação do marca-passo circadiano por meio da detecção de mudanças na luminosidade requer um aparato fotorreceptivo que se comunique com o oscilador central. Sabe-se que esse aparato encontra-se nos olhos, porque a remoção cirúrgica dos olhos torna um animal incapaz de reinicializar seu relógio em resposta à luz.

O relógio circadiano controla muitos ritmos, incluindo ritmos no comportamento, temperatura corporal, sono, horário das refeições e níveis hormonais. Um desses hormônios reguladores do ritmo circadiano é a indoleamina, melatonina. A síntese de melatonina é controlada por uma via multissináptica do NSQ para a glândula pineal. Os níveis séricos de melatonina elevam-se à noite e retornam ao basal durante o dia. Essa elevação noturna é um marcador conveniente da fase circadiana. A exposição à luz evoca dois efeitos distintos no perfil diário desse hormônio. Primeiro, a luz suprime de forma aguda os níveis elevados de melatonina, diminuindo-os imediatamente aos níveis basais. Segundo, a luz muda a fase do ritmo circadiano da síntese de melatonina. Visto que pode ser analisada com facilidade, a melatonina fornece uma janela conveniente para do estado do marca-passo circadiano. Qualquer perturbação do relógio é refletida no perfil de melatonina; portanto, ela fornece informações que podem ser usadas para estudar a regulação do marca-passo circadiano central.

SONO E RITMOS CIRCADIANOS
Regulação do sono

O sono reparador consolidado é mais valorizado quando vivenciamos distúrbios do sono. O sono é o produto integrado de dois processos oscilatórios. O primeiro, com frequência referido como o *homeostato do sono*, é uma oscilação que se origina do acúmulo e dissipação do débito de sono. Os substratos biológicos que codificam o débito de sono não são conhecidos, embora a adenosina esteja surgindo como um dos principais neuromoduladores candidatos do homeostato do sono. O segundo processo oscilatório é governado pelo relógio circadiano e controla um ritmo diário na propensão ou, inversamente, no despertar do sono. A interação dessas oscilações pode ser dissociada alojando-se indivíduos em um ambiente intemporal por várias semanas.

O ciclo circadiano no estado desperto (vigília) aumenta com regularidade ao longo do dia, alcançado um máximo logo antes do aumento circadiano na melatonina plasmática (Fig. 1.9-1). O estado desperto subsequentemente diminui para coincidir com a queda circadiana na temperatura corporal. Experimentos impondo horários de sono forçados ao longo do dia circadiano demonstraram que um surto de sono ininterrupto de 8 horas apenas pode ser obtido se o sono for iniciado cerca de 6 horas antes do nadir da temperatura. Esse nadir em geral ocorre aproximadamente das 5 às 6 horas da manhã. Em indivíduos saudáveis, iniciar o sono entre 23 horas e meia-noite proporciona a mais alta probabilidade de conseguir 8 horas sólidas de sono.

Deve ser salientado que a preferência diurna varia entre os indivíduos em razão de idade, períodos circadianos endógenos e outros fatores. Essa variabilidade encontra paralelo na fisiologia. Clinicamente, a preferência diurna pode ser quantificada utilizando o Questionário de Matutinidade e Vespertinidade (MEQ) de Horne-Östberg (HO). Em termos qualitativos, as *pessoas matutinas*, ou *cotovias*, tendem a despertar mais cedo e vivenciar a temperatura corporal mínima em um horário mais cedo em relação às *pessoas*

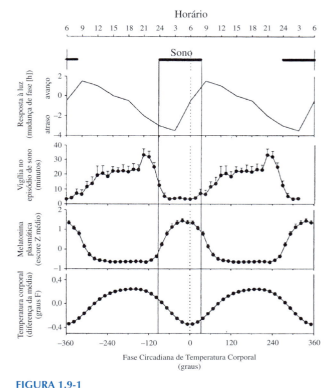

FIGURA 1.9-1
Relação da fase relativa do sono em adultos jovens com outros marcadores de fase circadiana. (De Dijk D-J, Lockley SW. *Invited review: Integration of human sleep-wake regulation and circadian rhythmicity. J Appl Physiol.* 2002;92:852, com permissão.)

noturnas, ou *corujas*. Estudos de privação do sono têm demonstrado que o componente homeostático do sono é notavelmente semelhante entre indivíduos de idade similar. (Deve-se observar que há um declínio bem estabelecido na necessidade de sono dependente da idade.) Portanto, a preferência diurna é ditada quase com exclusividade pelo componente circadiano da regulação do sono.

Transtornos do sono circadiano

A síndrome de fase do sono avançada (ASPS) é um extremo patológico do fenótipo da cotovia. Uma forma familiar autossômica-dominante de ASPS (FASPS) foi recém-caracterizada geneticamente. Os membros da família afetados exibem um avanço impressionante de 4 horas do ritmo de sono-vigília diário. Eles em geral adormecem aproximadamente às 19h30 e despertam de forma espontânea por volta das 4h30. Os indivíduos afetados têm um polimorfismo de nucleotídeo único no gene que codifica hPER2, o homólogo humano do gene-relógio *Per2* do camundongo. Esse polimorfismo de nucleotídeo de adenina-para-guanina resulta na substituição do aminoácido serina-para-glicina que faz a proteína mutante ser fosforilada de forma ineficiente por caseína quinase Iε, um componente estabelecido do mecanismo molecular circadiano. De maneira similar, foi demonstrado que a síndrome de fase do sono atrasada (DSPS) é influenciada pela genética. Um polimorfismo de comprimento em uma região de repetição do gene *hPER3* parece estar associado com preferência diurna em pacientes com DSPS, o alelo mais curto sendo associado com preferência vespertina.

O advento da lâmpada estendeu o dia das pessoas para a noite natural. Essa invasão da noite, embora aumentando a produtividade, afetou os padrões de sono dos humanos (Fig. 1.9-2). O uso normal das luzes artificiais resulta em um surto de sono consolidado com duração aproximada de 8 horas. Esse padrão de sono é incomum entre a maioria dos outros mamíferos, que costumam vivenciar um sono mais fracionado. O sono humano sob fotoperíodos mais naturais, nos quais a duração da noite é mais longa, se torna descomprimido. Especificamente, uma distribuição bimodal do sono é observada; os surtos de sono ocorrem no início e no fim da noite. Períodos de *vigília tranquila* são intercalados com os dois surtos de sono principais. Esse padrão de sono natural é mais semelhante aos padrões de sono de outros mamíferos.

SAZONALIDADE

O período de 24 horas da rotação da Terra em torno do seu eixo é imutável. Entretanto, o eixo da Terra é inclinado 23,45° do plano de sua própria órbita em torno do Sol (a eclíptica). Como resultado, a proporção relativa de dia para noite no dia astronômico de 24 horas varia à medida que a Terra prossegue ao longo de sua órbita do Sol. Muitos organismos são capazes de sincronizar a fisiologia com o ciclo sazonal para aumentar a sobrevivência. Por exemplo, ciclos sazonais precisos na reprodução são observados nos reinos vegetal e animal. Mamíferos grandes, que normalmente têm períodos de gestação longos, como as ovelhas, concebem no outono, quando as noites são longas e os dias são curtos, portanto o parto ocorre durante a estação relativamente branda da primavera. Referimo-nos a esses animais como *reprodutores de dias curtos*. Por sua vez, mamíferos com períodos de gestação de apenas poucas semanas, como os *hamsters*, concebem e dão à luz durante a primavera e o verão, quando os dias são longos e as noites são curtas. Por consequência, esses animais são conhecidos como *reprodutores de dias longos*. Como os ritmos circadianos, muitos desses ritmos anuais (circanuais) tendem a persistir na ausência de indícios sazonais com períodos endógenos de aproximadamente um ano.

Melatonina e sazonalidade

O parâmetro ambiental mais confiável que fornece uma representação fiel do dia solar é o ciclo dia-noite. De maneira semelhante, o parâmetro ambiental mais confiável refletindo a progressão ao longo das estações é a mudança na duração do dia, a fração das 24 horas do dia entre o nascer e o pôr do sol. Em animais com reprodução sazonal, a duração do dia é fisiologicamente codificada pelo do perfil de melatonina. Como já foi descrito, os níveis de melatonina são elevados durante a noite. Uma noite longa, como a vivenciada durante o inverno, resulta em um perfil de melatonina elevado de duração bastante longa. Uma noite curta de verão, em contrapartida, resulta em uma duração curta da elevação desse hormônio. Esse sinal sazonal é interpretado pelo eixo reprodutivo, resultando em uma resposta reprodutiva apropriada. O papel da melatonina na transdução da duração do dia foi elucidado por animais pinealectomizados com reprodução sazonal, removendo, assim, a principal fonte endógena desse hormônio. A melatonina foi, então, infundida em perfis imitando

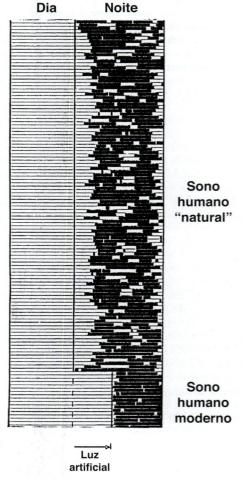

FIGURA 1.9-2
Mudança na estrutura do sono em resposta a iluminação artificial. O tempo de sono total é reduzido, e os períodos de vigília tranquila são abolidos pelo dia estendido para a noite por meio da iluminação artificial. (De Wehr TA, Moul DE, Barbato G, et al. Conservation of photoperiod-responsive mechanisms in humans. *Am J Physiol*. 1993;265:R846, com permissão.)

dias longos ou dias curtos. A duração da elevação da melatonina foi o principal determinante do estado reprodutivo sazonal, mesmo quando o perfil infundido foi administrado sob uma duração do dia conflitante. A variação em outros parâmetros, como a amplitude do perfil de melatonina, a quantidade total sintetizada ou a relação de fase do perfil com o ciclo luz-escuridão, é de importância limitada na produção de um sinal humoral que transduz a duração do dia.

As respostas reprodutivas à mudança da duração do dia podem ser drásticas. Um *hamster* siberiano macho (*Phodopus sungorus*) mantido em dias longos é competente em termos reprodutivos e em geral tem um peso testicular de aproximadamente 250 mg por testículo. Sob dias curtos, entretanto, os testículos regridem em torno de 15 mg cada um, representando uma diminuição de 94% na massa testicular. O mesmo grau de regressão é observado em resposta a infusões de melatonina que imitam dias curtos. A comunicação da duração do dia transduzida por hormônios para o eixo reprodutivo tende a ser mediada, pelo menos em parte, pelos receptores de melatonina na *pars tuberalis* da hipófise. O mecanismo exato permanece desconhecido, mas existe a hipótese de que a ativação desses receptores regule de forma indireta um fator não identificado, presumidamente denominado *tuberalina*. A tuberalina, por sua vez, controla a expressão gênica e a liberação de prolactina dos lactótrofos na adeno-hipófise da hipófise.

Sazonalidade em humanos

Se os seres humanos são verdadeiramente sazonais ainda é uma questão de considerável debate. Várias linhas de evidência sugerem a presença de uma tendência residual à sazonalidade. Um pico na taxa de suicídio ocorre no verão; esse pico é transcultural. As taxas de nascimentos também são propensas a apresentar variação sazonal; um pico pequeno, porém perceptível, na taxa de nascimentos ocorre na primavera e no verão. Esse padrão, todavia, é variável e muito influenciado por fatores culturais e geográficos desconhecidos. De interesse é o fato de que a amplitude do pico na taxa de nascimentos no período de primavera-verão diminuiu à medida que as sociedades se tornaram industrializadas.

A estrutura bimodal descomprimida do sono humano durante as noites longas indica que a duração do sono natural está relacionada à duração da noite. Possivelmente, um sistema de dois osciladores poderia funcionar para manter padrões de sono adequados durante a variação dos fotoperíodos. Esse sistema proposto consistiria em um oscilador vespertino para acompanhar a transição do dia para a noite (anoitecer) e um oscilador matutino para acompanhar a transição da noite para o dia (amanhecer). As diferenças de fase relativas entre esses osciladores pode codificar as durações variáveis do dia associadas com a passagem das estações. Evidências biológicas de um sistema de dois osciladores existem em roedores e em humanos.

O perfil de melatonina de muitos vertebrados, incluindo alguns seres humanos, é bimodal, com picos vespertinos e matutinos. Em roedores, os estudos metabólicos e eletrofisiológicos do NSQ normalmente têm sido feitos em fatias do cérebro cortadas no plano coronal. Os resultados de estudos eletrofisiológicos conduzidos em fatias do cérebro cortadas no plano horizontal forneceram novos *insights*. A frequência de potenciais de ação nos neurônios do NSQ de preparações cortadas nesse plano é bimodal, com picos no início e no fim do dia subjetivo. Além disso, o intervalo entre os picos varia como uma função do fotoperíodo no qual o animal estava alojado. Esses estudos emprestam credibilidade às suspeitas há muito existentes de que o NSQ de mamíferos com reprodução sazonal e, talvez, mamíferos não sazonais abriga um oscilador matutino e vespertino que interage para transmitir informações sobre a duração do dia.

Efeitos do envelhecimento

Em geral, à medida que os seres humanos envelhecem, o período circadiano encurta, os avanços da fase circadiana resultam em horários de despertar e de dormir mais precoces, as amplitudes da maioria dos ritmos circadianos diminuem e as mudanças de fase drásticas, como as causadas por viagens transcontinentais (*jet lag*), são menos toleradas. Mais uma vez, um modelo de camundongo forneceu um *insight* interessante sobre a interação do processo de envelhecimento e o relógio circadiano. O efeito do *jet lag* crônico em camundongos idosos tem consequências drásticas sobre a mortalidade. Cerca de metade dos camundongos idosos forçados a avançar de fase 6 horas uma vez por semana sobrevive a esse tratamento, confrontrados com uma taxa de sobrevivência de 83% em camundongos comparados por idade que não sofreram mudança de fase. Camundongos idosos submetidos a atrasos de fase de 6 horas semanalmente apresentam uma sobrevivência intermediária de 68%. Esses efeitos profundos de mudança de fase não são observados em camundongos mais jovens. Resta determinar a patogenia do *jet lag* crônico. De interesse é o fato de que esses camundongos não tinham uma taxa aumentada de tumorigênese. É provável que em humanos, como em camundongos, a dessincronia interna dos osciladores que resultam de um horário de luminosidade rotativo possa ter terríveis consequências, que podem ser exacerbadas pelo envelhecimento.

RITMOS CIRCADIANOS E FARMACOTERAPIA

A ritmicidade circadiana pode ser afetada por medicamentos, e, inversamente, o relógio circadiano pode modular a eficácia de medicamentos ao longo de todo o dia. Uma melhor compreensão dessas interações levará a farmacoterapias mais eficazes. Algumas das interações mais bem estudadas entre medicamentos e o relógio circadiano incluíram os efeitos circadianos dos antidepressivos. Temperatura corporal noturna elevada é um aspecto comum entre pacientes deprimidos. Esse efeito pode se dever a uma redução da amplitude do oscilador circadiano principal no hipotálamo que aciona a temperatura corporal. Os antidepressivos tricíclicos (ATCs) e os inibidores seletivos da recaptação de serotonina (ISRSs) reduzem a temperatura corporal noturna elevada enquanto simultaneamente aumentam a amplitude circadiana. De maneira similar, muitos pacientes deprimidos exibem uma amplitude reduzida nos ritmos de atividade diária. Assim como a temperatura corporal, a amplitude dos ciclos de atividade diária de indivíduos deprimidos pode ser aumentada por terapia de ATC ou ISRS.

O uso de lítio para tratar transtorno bipolar já foi estabelecido. Entretanto, ele também afeta o sistema circadiano, resultando em alongamento desse período. O mecanismo molecular pelo qual isso ocorre continua desconhecido. A glicogênio sintase quinase 3β (GSK3β) pode ter participação no mecanismo do relógio molecular. De interesse é o fato de que a GSK3β é inibida por lítio. Em culturas de células, foi demonstrado que a GSK3β estabiliza o regulador negativo dos genes-relógio REV-ERBa por meio de fosforilação. REV-ERGα, como regra, reprime a transcrição do gene *BMAL1*. Na presença de lítio, entretanto, a GSK3β é inibida, impedindo, desse modo, a fosforilação e a estabilização de REV-ERBα, que, como consequência, é visado para degradação proteossômica. A degradação de REV-ERBα resulta na remoção da repressão da transcrição de *BMAL1*. Resta determinar se a influência do lítio sobre o comportamento circadiano é atribuível a seu efeito inibitório na estabilização de REV-ERBα mediada por GSK3β.

Os benzodiazepínicos de curta ação (p. ex., triazolam e brotizolam também exercem efeitos cronobiológicos. Em *hamsters*, triazolam ou brotizolam administrados durante a metade do dia subjetivo induzem avanços de fase circadiana na atividade. Foi demonstrado que o brotizolam reduz a expressão induzida pela luz dos genes-relógio *Per1* e *Per2* no NSQ. Embora os benzodiazepínicos sejam moduladores alostéricos dos receptores do ácido γ-aminobutírico A (GABA$_A$), várias linhas de evidência indicam que os efeitos circadianos desses fármacos de curta ação requerem um sistema serotonérgico intacto. Quando o agonista do receptor 5-HT$_{1A/7}$ 8-hidróxi-2-(di-*n*-propilamino)-tetralina (8-OH-DPAT) é injetado em *hamsters* no meio-dia subjetivo, avanços de fase no comportamento locomotor e na atividade neuronal do NSQ são observados, além de uma redução na expressão gênica de *Per1* e *Per2* no NSQ. Drogas recreativas de abuso também afetam o sistema circadiano. A 3,4-metilenedioximetanfetamina (MDMA), ou *ecstasy*, pode agir como uma neurotoxina da serotonina. *Hamsters* tratados com MDMA mostraram mudança de fase induzida por triazolam reduzida na atividade locomotora circadiana e uma diminuição na capacidade de reembarcar nos ritmos após o tratamento. Animais tratados com MDMA exibiram redução dos terminais axonais serotonérgicos no NSQ, mais uma vez enfatizando a importância de um sistema serotonérgico intacto na regulação do eixo circadiano. O uso recreativo de metanfetamina aumentou drasticamente. A administração crônica dessa substância desorganiza os ritmos de atividade de roedores. Entretanto, sua administração a roedores tornados arrítmicos por meio da ablação do NSQ resulta em ressurgimento da ritmicidade. O mecanismo envolvido na recuperação da ritmicidade ou do sítio de ação permanece desconhecido.

A eficácia e a toxicidade de muitas farmacoterapias variam em razão da fase circadiana. As variações diárias na toxicidade letal de doses fixas foram avaliadas em roedores durante anos. Muitos medicamentos para o tratamento de câncer, variando no mecanismo de antimetabólitos a intercaladores de ácido desoxirribonucleico (DNA) a inibidores mitóticos, demonstraram ter alterações de 2 a 10 vezes na tolerabilidade em roedores ao longo do dia. Grande parte dessa diferença é atribuída a variações circadianas na capacidade do corpo de absorver, distribuir, metabolizar e eliminar compostos tóxicos. Esses quatro processos são afetados por ritmos circadianos subjacentes em processos fisiológicos como variações diárias no pH gástrico, mobilidade gastrintestinal, taxa de filtração glomerular e viscosidade da membrana. A ingestão rítmica dos alimentos durante as refeições nos horários tradicionais também influencia como os medicamentos são manipulados pelo corpo. Está se tornando evidente que, para aumentar a eficácia e minimizar a toxicidade dos medicamentos, a fase circadiana da administração deve ser considerada. O momento circadiano adequado da administração de múltiplos medicamentos pode ser um desafio assustador para indivíduos enfermos e seus cuidadores. O desenvolvimento de pequenas bombas programáveis implantadas que podem ser direcionadas para administrar medicamentos contra o câncer ou outras terapias em determinadas horas do dia pode fornecer uma solução limitada a esse desafio. O surgimento do campo da cromoterapia é um reflexo de nosso entendimento cada vez maior do impacto do sistema circadiano sobre a eficácia dos tratamentos farmacológicos.

REFERÊNCIAS

Delezie J, Challet E. Interactions between metabolism and circadian clocks: Reciprocal disturbances. *Ann N Y Acad Sci.* 2011;1243:30.

Dridi D, Zouiten A, Mansour HB. Depression: chronophysiology and chronotherapy. *Biol Rhyth Res.* 2014;45:77–91.

Eckel-Mahan K, Sassone-Corsi P. Metabolism and the circadian clock converge. *Physiol Rev.* 2013;93(1):107.

Glickman G, Webb IC, Elliott JA, Baltazar RM, Reale ME, Lehman MN, Gorman MR. Photic sensitivity for circadian response to light varies with photoperiod. *J Biol Rhythms.* 2012;27(4):308.

Gonnissen HK, Rutters F, Mazuy C, Martens EA, Adam TC, Westerterp-Plantenga MS. Effect of a phase advance and phase delay of the 24-h cycle on energy metabolism, appetite, and related hormones. *Am J Clin Nutr.* 2012;96:689.

Lanzani MF, de Zavalía N, Fontana H, Sarmiento MI, Golombek D, Rosenstein RE. Alterations of locomotor activity rhythm and sleep parameters in patients with advanced glaucoma. *Chronobiol Int.* 2012;29(7):911.

Loddenkemper T, Lockley SW, Kaleyias J, Kothare SV. Chronobiology of epilepsy: Diagnostic and therapeutic implications of chrono-epileptology. *J Clin Neurophysiol.* 2011;28:146.

Provencio I. Chronobiology. In: Sadock BJ, Sadock VA, Ruiz P, eds. *Kaplan & Sadock's Comprehensive Textbook of Psychiatry.* 9th ed. Philadelphia: Lippincott Williams & Wilkins; 2009:198.

Shafer SL, Lemmer B, Boselli E, Boiste F, Bouvet L, Allaouchiche B, Chassard D. Pitfalls in chronobiology: A suggested analysis using intrathecal bupivacaine analgesia as an example. *Anesth Analg.* 2010;111(4):980.

Wehrens SM, Hampton SM, Kerkhofs M, Skene DJ. Mood, alertness, and performance in response to sleep deprivation and recovery sleep in experienced shiftworkers versus non-shiftworkers. *Chronobiol Int.* 2012;29(5):537.

2

Contribuições das ciências psicossociais

▲ 2.1 Jean Piaget e o desenvolvimento cognitivo

Jean Piaget (1896-1980) é considerado um dos maiores pensadores do século XX. Suas contribuições para o entendimento do desenvolvimento cognitivo tiveram uma influência paradigmática na psicologia do desenvolvimento e implicações importantes para as intervenções com crianças, tanto educacionais como clínicas.

Piaget nasceu em Neuchatel, na Suíça, onde estudou e concluiu o doutorado em biologia aos 22 anos de idade (Fig. 2.1.1). Interessando-se por psicologia, estudou e realizou pesquisas em diversos centros, incluindo Sorbonne, em Paris, e trabalhou com Eugen Bleuler no Hospital Psiquiátrico de Burghöltzli.

Piaget criou um sistema teórico amplo para o desenvolvimento das habilidades cognitivas; nesse sentido, seu trabalho foi semelhante ao de Sigmund Freud, enfatizando, porém, a maneira como as crianças pensam e adquirem conhecimento.

Amplamente renomado como psicólogo infantil (ou do desenvolvimento), referia-se a si mesmo como um *epistemologista genético* que definia a epistemologia genética como o estudo do desenvolvimento do pensamento abstrato com base em um substrato biológico ou inato. Essa autodesignação revela que seu projeto central era mais do que a articulação de uma *psicologia de desenvolvimento infantil*, como esse termo costuma ser compreendido, mas uma narrativa do desenvolvimento progressivo do conhecimento humano.

ESTÁGIOS DO DESENVOLVIMENTO COGNITIVO

De acordo com Piaget, os seguintes quatro estágios principais levam à capacidade para pensamento adulto (Tab. 2.1-1): (1) sensório-motor, (2) pensamento pré-operatório, (3) operações concretas e (4) operações formais. Cada estágio é um pré-requisito para o seguinte, mas o ritmo em que diferentes crianças atravessam os diferentes estágios varia de acordo com seus dotes naturais e circunstâncias ambientais.

Estágio sensório-motor (do nascimento aos 2 anos)

Piaget usou o termo *sensório-motor* para descrever o primeiro estágio: os bebês começam a aprender por meio da observação sensorial e adquirem controle de suas funções motoras a partir de atividades, exploração e manipulação do ambiente. Piaget dividiu-o em seis subestágios, listados na Tabela 2.1-2.

Desde o começo, a biologia e a experiência unem-se para produzir o comportamento aprendido. Por exemplo, os bebês nascem com um reflexo de sucção, mas há um tipo de aprendizagem quando descobrem a localização do mamilo e alteram a forma de suas bocas. Um estímulo é recebido, resultando em uma resposta, acompanhada por um sentido de consciência que é o primeiro esquema, ou conceito elementar. À medida que os bebês se tornam mais móveis, um esquema é construído sobre outro, e são desenvolvidos outros cada vez mais complexos. Os mundos espacial, visual e tátil expandem-se durante esse período. Eles interagem de maneira ativa com o ambiente e usam padrões de comportamento aprendidos anteriormente. Por exemplo, após aprenderem a usar um chocalho, os bebês sacodem outros brinquedos como se fossem o chocalho que aprenderam a usar, assim como também usam o chocalho de novas maneiras.

A realização fundamental dessa fase é o desenvolvimento da *permanência do objeto*, ou *esquema do objeto permanente*. Essa expressão está relacionada à capacidade da criança de entender que os objetos têm uma existência independente do envolvimento que se tem com eles. Os bebês aprendem a se diferenciar do mundo e são capazes de manter uma imagem mental de um objeto, mesmo quando ele não está presente ou visível. Quando se derruba um objeto na frente dos bebês, eles olham para o chão em busca dele. Ou seja, comportam-se pela primeira vez como se o objeto tivesse uma realidade além deles mesmos.

Por volta dos 18 meses, os bebês começam a desenvolver símbolos mentais e a usar palavras, um processo conhecido como *simbolização*. Eles conseguem criar uma imagem visual de uma bola ou um símbolo mental para representar a palavra *bola*, ou para significar o objeto real. Essas representações mentais permitem que as crianças operem em novos níveis conceituais. Uma compreensão da permanência dos objetos marca a transição do estágio sensório-motor para o estágio pré-operatório do desenvolvimento.

Estágio do pensamento pré-operatório (2 a 7 anos)

Durante esse estágio, as crianças usam símbolos e a linguagem de forma mais ampla do que no anterior. O pensamento e o raciocínio são intuitivos, e é possível aprender sem usar o raciocínio. Elas não conseguem pensar de forma lógica ou dedutiva, e seus conceitos são primitivos. Podem dar nome aos objetos, mas não a classes de objetos. O pensamento pré-operatório está entre o pensamento adulto socializado e o inconsciente freudiano completamente autista. Os eventos não são conectados pela lógica. No início desse estágio, se uma criança derruba um copo e este se quebra, ela não tem o entendi-

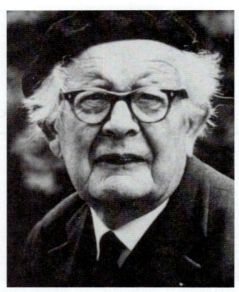

FIGURA 2.1-1
Jean Piaget (1896-1980). (Reimpressa com permissão da Jean Piaget Society, Temple University, Philadelphia, PA.)

mento de causa e efeito, acreditando que o copo ia mesmo se quebrar, e não que foi ela que causou o fato. As crianças nessa fase também não conseguem entender a uniformidade de um objeto em circunstâncias diferentes: a mesma boneca em um carrinho, em um berço ou em uma cadeira é percebida como três objetos diferentes. As coisas são representadas em termos de sua função. Por exemplo, uma criança define uma bicicleta como "andar" e um buraco como "cavar".

Nesse estágio, as crianças começam a usar a linguagem e os desenhos de maneiras mais elaboradas. A partir de expressões com uma palavra, desenvolvem frases com duas, formadas por um substantivo e um verbo ou um substantivo e um adjetivo. Uma criança pode dizer "Bobby comer" ou "Bobby alto".

As crianças no estágio pré-operatório não conseguem lidar com dilemas morais, embora tenham um sentido do que é bom ou ruim. Por exemplo, quando questionadas "Quem tem mais culpa, a pessoa que quebra um prato de propósito ou a pessoa que quebra 10 pratos por acidente?", em geral respondem que a pessoa que quebra 10 pratos por acidente é mais culpada porque mais pratos são quebrados. As crianças nessa etapa têm um sentido de *justiça imanente*, a crença de que a punição por más ações é inevitável.

Nessa fase do desenvolvimento, as crianças são *egocêntricas*. Elas se veem como o centro do universo, têm um ponto de vista limitado e são incapazes de se colocar no papel de outra pessoa. Não conseguem modificar seu comportamento devido a outra pessoa. Por exemplo, não estão sendo negativistas quando não escutam uma ordem para ficar quietas porque seu irmão precisa estudar. Em vez disso, o pensamento egocêntrico impede que entendam o ponto de vista do irmão.

Durante esse estágio, as crianças também usam uma espécie de pensamento mágico, chamado de *causalidade fenomenalística*, no qual pensam que eventos que ocorrem juntos são responsáveis uns pelos outros (p. ex., trovões causam relâmpagos, e maus pensamentos causam acidentes). Além disso, usam o *pensamento animista*, que é a tendência a dotar eventos físicos e objetos de atributos psicológicos realistas, como sentimentos e intenções.

Função semiótica. Emerge durante o período pré-operatório. Com essa nova capacidade, as crianças podem representar algo – como um objeto, um acontecimento ou um esquema conceitual – por meio de um significante, que tem uma função representativa (p. ex., linguagem, imagem mental, gesto simbólico). Ou seja, usam um símbolo ou sinal para representar alguma coisa. O desenho é uma função semiótica usada, a princípio, como exercício lúdico, mas, mais tarde, significando alguma coisa no mundo real.

Estágio de operações concretas (7 a 11 anos)

Esse estágio recebe esse nome porque, nesse período, as crianças operam e agem no mundo concreto, real e percebido dos objetos e eventos. O pensamento egocêntrico é substituído pelo *pensamento operatório*, que envolve lidar com uma ampla variedade de informações externas à criança. Portanto, agora é possível enxergar as coisas pela perspectiva de outra pessoa.

As crianças nesse estágio começam a usar processos de pensamento lógico limitado e conseguem formar séries e ordenar e agrupar coisas em classes, com base em características comuns.

 TABELA 2.1-1
Estágios de desenvolvimento intelectual postulados por Piaget

Idade (anos)	Período	Características do desenvolvimento cognitivo
0-1,5 (a 2)	Sensório-motor	Dividido em seis estágios, caracterizados por: 1. Reflexos motores e sensoriais inatos 2. Reação circular primária 3. Reação circular secundária 4. Uso de meios familiares para alcançar os fins 5. Reação circular terciária e descoberta por meio de experimentação ativa 6. *Insight* e permanência do objeto
2-7	Subperíodo pré-operatório[a]	Imitação diferida, jogo simbólico, imagem gráfica (desenho), imagem mental e linguagem
7-11	Operações concretas	Conservação de quantidade, peso, volume, tamanho e tempo baseada na reversibilidade por inversão ou reciprocidade; operações; inclusão de classe e seriação
11-fim da adolescência	Operações formais	Sistema combinatório, pelo qual variáveis são isoladas e todas as combinações possíveis são examinadas; pensamento hipotético-dedutivo

[a] Este subperíodo é considerado, por alguns autores, um período separado do desenvolvimento.

Contribuições das ciências psicossociais 95

TABELA 2.1-2
Período sensório-motor de desenvolvimento cognitivo de Piaget

Idade	Características
Nascimento-2 meses	Usa reflexos motores e sensoriais inatos (sugar, segurar, olhar) para interagir e adaptar-se ao mundo externo
2-5 meses	Reação circular primária – coordena atividades do próprio corpo e com os cinco sentidos (p. ex., chupar o polegar); a realidade permanece subjetiva – não procura estímulos fora de seu campo visual; manifesta curiosidade
5-9 meses	Reação circular secundária – procura novos estímulos no ambiente; começa a prever consequências do próprio comportamento e a agir de forma propositada para mudar o ambiente; início do comportamento intencional
9 meses-1 ano	Mostra sinais preliminares de permanência do objeto; tem um vago conceito de que os objetos existem além de si mesmo; brinca de esconder; imita comportamentos novos
1 ano-18 meses	Reação circular terciária – busca novas experiências; produz comportamentos novos
18 meses-2 anos	Pensamento simbólico – usa representações simbólicas de acontecimentos e objetos; apresenta sinais de raciocínio (p. ex., usa um brinquedo para alcançar outro); compreende a permanência de objetos

O *raciocínio silogístico*, no qual uma conclusão lógica é formada a partir de duas premissas, surge durante esse período. Por exemplo, todos os cavalos são mamíferos (premissa). Todos os mamíferos têm sangue quente (premissa). Logo, todos os cavalos têm sangue quente (conclusão). Elas são capazes de raciocinar e de seguir regras e regulamentos. Conseguem se regular e começam a desenvolver um sentido moral e um código de valores.

As crianças que se tornam excessivamente interessadas por regras podem apresentar comportamento obsessivo-compulsivo; as que resistem a formar um código de valores muitas vezes parecem teimosas e reativas. O resultado mais desejável para o desenvolvimento neste estágio é que a criança adquira um respeito saudável e entenda que existem exceções legítimas às regras.

A *conservação* é a capacidade de reconhecer que, embora a forma dos objetos possa mudar, eles ainda mantêm ou conservam outras características que os fazem ser reconhecidos como os mesmos. Por exemplo, se uma bola de argila for transformada em uma forma alongada de salsicha, as crianças reconhecem que as duas formas contêm a mesma quantidade de argila. A incapacidade de conservar (que é característica do estágio pré-operatório) é observada quando a criança declara que há mais argila na forma de salsicha, pois é mais longa. A *reversibilidade* é a aptidão para entender a relação entre as coisas, para entender que uma coisa pode se transformar em outra e voltar a ser o que era – por exemplo, gelo e água.

O sinal mais importante de que as crianças ainda estão no estágio pré-operatório é que elas não realizaram a conservação ou a reversibilidade. A capacidade de entender conceitos de quantidade é uma das mais importantes teorias do desenvolvimento cognitivo de Piaget. As medidas de quantidade incluem quantidade de substância, comprimento, número, líquidos e área (Fig. 2.1-2).

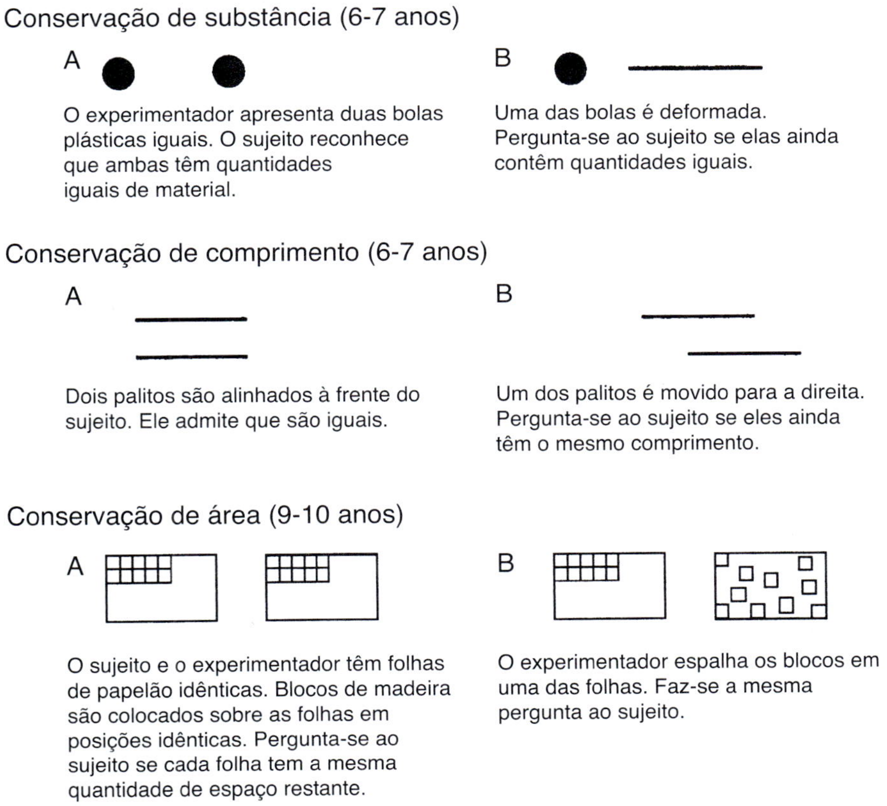

Conservação de substância (6-7 anos)

A

B _____

O experimentador apresenta duas bolas plásticas iguais. O sujeito reconhece que ambas têm quantidades iguais de material.

Uma das bolas é deformada. Pergunta-se ao sujeito se elas ainda contêm quantidades iguais.

Conservação de comprimento (6-7 anos)

A _____
_____

B _____
      _____

Dois palitos são alinhados à frente do sujeito. Ele admite que são iguais.

Um dos palitos é movido para a direita. Pergunta-se ao sujeito se eles ainda têm o mesmo comprimento.

Conservação de área (9-10 anos)

A

B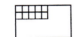

O sujeito e o experimentador têm folhas de papelão idênticas. Blocos de madeira são colocados sobre as folhas em posições idênticas. Pergunta-se ao sujeito se cada folha tem a mesma quantidade de espaço restante.

O experimentador espalha os blocos em uma das folhas. Faz-se a mesma pergunta ao sujeito.

FIGURA 2.1-2
Alguns testes simples de conservação, com idades aproximadas de aquisição. Quando o sentido de conservação se desenvolve, a criança responde que **B** contém a mesma quantidade de **A**. (Modificada, com permissão, de Lefrancois GR. *Of Children: An Introduction to Child Development*. Wadsworth: Belmont, CA; 1973:305.)

A criança de 7 a 11 anos deve organizar e ordenar acontecimentos no mundo real. A capacidade de lidar com o futuro e suas possibilidades ocorre no estágio operacional formal.

Estágio de operações formais (dos 11 anos ao fim da adolescência)

Esse estágio é assim chamado porque o pensamento dos jovens opera de maneira formal, altamente lógica, sistemática e simbólica. Ele é caracterizado pela capacidade de pensar de forma abstrata, de raciocinar de forma dedutiva e de definir conceitos e também pelo surgimento de habilidades para lidar com permutações e combinações. Pessoas jovens conseguem entender o conceito de probabilidades. Os adolescentes tentam lidar com todas as relações e hipóteses possíveis para explicar dados e eventos durante esse estágio. O uso da linguagem é complexo, segue as regras formais da lógica e é correto do ponto de vista gramatical. O pensamento abstrato é demonstrado pelo interesse dos adolescentes por uma variedade de questões – filosofia, religião, ética e política.

Pensamento hipotético-dedutivo. É a organização mais elevada da cognição e permite que as pessoas elaborem uma hipótese ou proposição e a testem em relação à realidade. O *raciocínio dedutivo* parte do geral para o particular e é um processo mais complicado do que o *raciocínio indutivo*, que avança do particular para o geral.

Como conseguem refletir sobre o próprio pensamento e o das outras pessoas, os jovens são suscetíveis a comportamento autoconsciente. À medida que buscam dominar novas tarefas cognitivas, podem retornar ao pensamento egocêntrico, mas em um nível superior em relação ao do passado. Por exemplo, os adolescentes podem pensar que são capazes de fazer qualquer coisa e que podem mudar os eventos usando apenas o pensamento. Nem todos entram no estágio operatório formal no mesmo momento ou no mesmo grau. Dependendo da capacidade individual e das experiências intervenientes, alguns podem nunca atingir esse nível, permanecendo no modo operatório concreto por toda a vida.

APLICAÇÕES PSIQUIÁTRICAS

As teorias de Piaget têm muitas implicações psiquiátricas. Crianças hospitalizadas que estão no estágio sensório-motor ainda não atingiram a permanência de objetos e, portanto, sofrem de ansiedade de separação. Seria melhor se as mães permanecessem com elas à noite. Aquelas que se encontram no estágio pré-operatório, que não conseguem lidar com conceitos e abstrações, se beneficiam mais das situações e dos procedimentos médicos propostos por dramatização do que de descrições detalhadas referidas verbalmente. Por exemplo, uma criança que irá receber terapia intravenosa pode ser beneficiada dramatizando o procedimento com uma seringa de brinquedo e bonecos.

Como não entendem causa e efeito, as crianças no estágio pré-operatório podem interpretar as doenças físicas como punições por maus pensamentos ou ações. E, como ainda não dominam a capacidade de conservar e não entendem o conceito de reversibilidade (que em geral ocorre durante o estágio operatório concreto), não são capazes de constatar que um osso quebrado pode se recuperar ou que o sangue perdido em um acidente é substituído.

Durante o estágio de operações formais, o pensamento dos adolescentes pode parecer excessivamente abstrato, quando, na verdade, é um estágio normal do desenvolvimento. As perturbações adolescentes podem não ser o anúncio de um processo psicótico, mas o resultado das descobertas de um adolescente sadio que começa a entender as capacidades recém-adquiridas para lidar com as possibilidades ilimitadas do mundo que o cerca.

Adultos sob estresse podem regredir cognitiva e emocionalmente. O pensamento deles pode se tornar pré-operatório, egocêntrico e, às vezes, animista.

Implicações para a psicoterapia

Piaget não foi um psicólogo clínico e não desenvolveu as implicações de seu modelo cognitivo para intervenção psicoterapêutica. Contudo, seu trabalho formou uma das bases da *revolução cognitiva* na psicologia. Um aspecto dessa revolução foi a ênfase crescente nos componentes cognitivos da experiência terapêutica. Diferentemente da terapia psicodinâmica clássica, que se concentrava principalmente em impulsos e afetos, e da terapia comportamental, cujo foco eram os atos explícitos, as abordagens terapêuticas cognitivas se concentraram nos pensamentos, incluindo suposições automáticas, crenças, planos e intenções. Ao incluirmos a "teoria da teoria" e "a teoria do *script*", podemos enxergar outras aplicações à psicoterapia.

A teoria do desenvolvimento cognitivo influenciou as abordagens psicoterapêuticas de múltiplas formas. Alguns terapeutas assimilaram as noções de desenvolvimento do trabalho de Piaget e desenvolveram técnicas de intervenção. Outros desenvolveram modelos cognitivos de tratamento independentes de Piaget, mas com forte dependência do papel da cognição. Outros incluíram os conceitos de Piaget em um conjunto de construtos mais amplo para embasar novas abordagens psicoterapêuticas desenvolvimentais.

Primeiro, alguns psicoterapeutas aplicaram as noções piagetianas diretamente às intervenções com crianças. Susan Harter, por exemplo, discutiu técnicas para ajudar crianças pequenas a tomar consciência de emoções divergentes ou contraditórias e para integrar essas emoções complexas a uma classe de emoções mais abstrata ou superior. Uma das técnicas de Harter é pedir que a criança faça um desenho que mostre sentimentos diferentes e conflitantes em uma pessoa. Essa técnica representa uma aplicação da operação concreta de inclusão de classe à esfera das emoções. Seu trabalho aplicava os achados de Piaget ao problema terapêutico comum de ajudar as crianças a reconhecer, tolerar e integrar afetos mistos ou ambivalentes a relações objetais estáveis.

Como tal, baseava-se na teoria cognitiva e na teoria psicodinâmica. Técnicas semelhantes são importantes no trabalho com crianças que foram expostas a trauma ou a abuso sexual. É um componente essencial desse trabalho ajudá-las a rotular, diferenciar e aceitar toda a gama de emoções decorrente dessas experiências.

Segundo, outros psicoterapeutas desenvolveram modelos de tratamento que, apesar de não se basearem diretamente na psicologia piagetiana, enfatizavam ideias centrais bastante semelhantes às que Piaget descobriu em suas observações naturalistas do desenvolvimento cognitivo. Esses modelos estão ainda mais estreitamente alinhados com os recentes desenvolvimentos da "teoria da teoria". Aaron Beck, por exemplo, desenvolveu toda uma escola de terapia cognitiva que se concentra no papel das cognições em causar ou manter psicopatologias. Esse tipo de intervenção mostrou-se um tratamento eficaz para problemas tão diversos quanto a depressão, os transtornos de ansiedade e o abuso de substâncias.

Uma ideia central na terapia cognitiva é a de que o paciente desenvolveu certas crenças centrais, aspectos de autoesquemas e crenças de probabilidades condicionais como resultado de experiências do desenvolvimento, e estes contribuem para problemas emocionais ou comportamentais. Por exemplo, pessoas deprimidas podem ter a crença central "Eu sou antipático". Pessoas viciadas podem ter a crença "A menos que eu beba, não consigo me sentir feliz". Na terapia cognitiva, a pessoa pode ser auxiliada a identificar pensamentos automáticos negativos e atitudes ou crenças subjacentes disfuncionais que contribuem para a perturbação emocional ou para o comportamento de vício. O processo terapêutico fundamental após a identificação dos pensamentos mal-adaptativos é ajudar o paciente a percebê-los de forma mais objetiva, em vez de aceitá-los de maneira inquestionável como verídicos. Aqui, a terapia cognitiva enfatiza a evidência, em conformidade tanto com a teoria piagetiana quanto com a "teoria da teoria". O paciente é ajudado a procurar evidências para testar o pensamento negativo; mais do que escuta passiva, é necessário envolvimento ativo.

O que o terapeuta cognitivo realiza por meio de técnicas como o questionamento socrático e perguntando se existem outras formas de olhar para o mesmo acontecimento é semelhante ao que o professor talentoso faz ao orientar as crianças para uma compreensão mais adequada, mais inteligente, de tarefas operacionais. A noção de equilibração é relevante em ambos os casos. Ao ajudar o indivíduo a ver que as estruturas cognitivas anteriores são, em alguns aspectos, inadequadas, o terapeuta ou o professor perturba a estrutura cognitiva antiga, e o paciente ou o estudante vivenciam a ruptura que leva à busca por estruturas mais adequadas. A compensação para o distúrbio externo é o que Piaget denominou *equilibração*. Novas estruturas podem ser construídas apenas por meio de um processo de acomodação, permitindo que o indivíduo assimile uma série mais ampla de dados, uma nova perspectiva ou informações mais complexas.

Visto que isso requer *pensamento sobre o pensamento*, a terapia cognitiva parece demandar pensamento operatório formal, embora isso não tenha sido testado empiricamente. No mínimo, exige a capacidade de reconhecer e articular afetos, de reconhecer e rotular eventos que dão origem aos afetos e de traduzir em pensamento o processo de mediação que ocorre com rapidez entre o evento e o afeto. Os modelos de psicoterapia cognitivo-comportamentais incluem técnicas cognitivas e técnicas mais comportamentais e interativas, tais como atividades cada vez mais prazerosas e melhora da comunicação e das habilidades de resolução de problemas. É possível que as técnicas menos cognitivas, mais comportamentais, mesmo requerendo um nível mais baixo de desenvolvimento cognitivo, também possam levar a reunião de evidências e modificação de expectativas, atribuições e autoesquemas específicos.

Uma vez que têm uma base empírica, são geradas por experiências repetitivas, em vez de abstração reflexiva, e são específicas do domínio, as abordagens psicoterapêuticas cognitivas baseadas na "teoria do *script*" ou em modelos narrativos podem ter mesmo uma aplicação mais geral na psicoterapia do que as teorias piagetianas clássicas ou a "teoria da teoria". Por exemplo, na terapia comportamental dialética, os pacientes fornecem uma "análise encadeada" de eventos, sentimentos, pensamentos, estímulos situacionais e fatores interpessoais que levaram a um comportamento negativo ou autolesivo. Essa narrativa orienta o paciente e o terapeuta sobre onde e como intervir para prevenir comportamento semelhante subsequente.

Psicoterapia baseada no desenvolvimento

Desenvolvida por Stanley Greenspan, M.D., integra abordagens cognitivas, afetivas, de impulsos e baseadas em relacionamentos a uma nova compreensão dos estágios do desenvolvimento humano. O médico inicialmente determina o nível de desenvolvimento do ego ou da personalidade do paciente e a presença ou ausência de déficits ou limitações. Por exemplo, a pessoa consegue regular suas atividades e sensações, relacionar-se com os outros, reconhecer símbolos afetivos não verbais, representar as experiências, construir pontes entre as representações, integrar polaridades emocionais, sentimentos abstratos e refletir sobre desejos e sentimentos?

Do ponto de vista do desenvolvimento, as partes integrais do processo terapêutico incluem aprender a regular as experiências; envolver-se de forma mais completa e profunda nos relacionamentos; perceber, compreender e responder a comportamentos complexos e a padrões interativos; ser capaz de envolver-se em oportunidades, tarefas e desafios diferentes durante o curso da vida (p. ex., idade adulta e velhice); e observar e refletir sobre as próprias experiências e as de outras pessoas. Esses processos são a base do ego e, de forma mais ampla, da personalidade. Sua presença constitui saúde emocional, enquanto sua ausência gera um transtorno emocional. A abordagem do desenvolvimento descreve como tirar proveito desses processos fundamentais e, assim, ajudar os pacientes a mobilizar o próprio crescimento.

REFERÊNCIAS

Bond T. Comparing decalage and development with cognitive developmental tests. *J Appl Meas*. 2010;11(2):158.
Boom J. Egocentrism in moral development: Gibbs, Piaget, Kohlberg. *New Ideas Psychol*. 2011;29(3):355.
Dickinson D. Zeroing in on early cognitive development in schizophrenia. *Am J Psychiatry*. 2014;171:9–12.
Greenspan S, Curry J. Piaget and cognitive development. In: Sadock BJ, Sadock VA, Ruiz P, eds. *Kaplan & Sadock's Comprehensive Textbook of Psychiatry*. 9th ed. Vol. 1. Philadelphia: Lippincott Williams & Wilkins; 2009:635.
Harris PL. Piaget on causality: The Whig interpretation of cognitive development. *Br J Psychol*. 2009;100(S1):229.
Houdé O, Pineau A, Leroux G, Poirel N, Perchey G, Lanoë C, Lubin A, Turbelin MR, Rossi S, Simon G, Delcroix N, Lamberton F, Vigneau M, Wisniewski G, Vicet JR, Mazoyer B. Functional magnetic resonance imaging study of Piaget's conservation-of-number task in preschool and school-age children: A neo-Piagetian approach. *J Exp Child Psychol*. 2011;110(3):332
Mesotten D, Gielen M, Sterken C, Claessens K, Hermans G, Vlasselaers D, Lemiere J, Lagae L, Gewillig M, Eyskens B, Vanhorebeek I, Wouters PJ, Van den Berghe G. Neurocognitive development of children 4 years after critical illness and treatment with tight glucose control: A randomized controlled trial. *JAMA*. 2012;308(16):1641.
Whitbourne SK, Whitbourne SB. Piaget's cognitive-developmental theory. In: *Adult Development and Aging: Biopsychosocial Perspectives*. 4th ed. Hoboken: John Wiley & Sons, Inc.; 2011:32.

▲ 2.2 Teoria do apego

APEGO E DESENVOLVIMENTO

O apego pode ser definido como o tom emocional entre as crianças e seus cuidadores e é evidenciado quando o bebê procura e se agarra à pessoa que dele cuida, normalmente a mãe. Em torno do primeiro mês, os bebês em geral já começaram a apresentar esse comportamento, que é manifestado para promover a aproximação com a pessoa desejada.

A teoria do apego teve origem no trabalho do psicanalista britânico John Bowlby (1907-1990) (Fig. 2.2-1). Em seus estudos do apego e separação dos bebês, ele salientou que o apego constituía uma força motivacional central e que o apego mãe-filho era um meio essencial de interação humana que tinha consequências importantes para o futuro desenvolvimento e funcionamento da personalidade. Por serem monotrópicos, os bebês tendem a se apegar a uma pessoa, mas podem formar laços com diversas, como o pai ou um substituto. O apego desenvolve-se gradualmente, resultando no desejo do bebê de estar com uma pessoa preferida, que é percebida como mais forte, mais sábia e capaz de reduzir a ansiedade ou a perturbação. Assim, essa condição proporciona sentimentos de segurança. O processo é

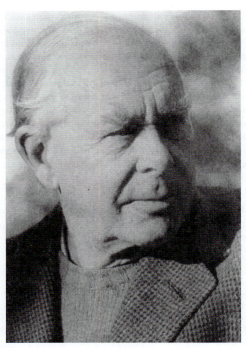

FIGURA 2.2-1
John Bowlby (1907-1990).

facilitado pela interação entre a mãe e o bebê. A quantidade de tempo que passam juntos é menos importante do que a quantidade de atividade entre os dois.

O termo *vínculo* é usado às vezes como sinônimo de apego, mas os dois são fenômenos diferentes. O vínculo diz respeito aos sentimentos da mãe para com seu bebê. As mães, em grande parte, não precisam de seus bebês como fonte de segurança, como no caso do comportamento de apego. Muitas pesquisas revelam que o vínculo ocorre quando há contato de pele entre os dois ou quando outros tipos de contato são feitos, como pela voz ou pelo olhar. Alguns pesquisadores concluíram que a mãe que tem contato de pele com seu bebê imediatamente após o nascimento apresenta um padrão de vínculo mais forte e pode proporcionar um cuidado com mais atenção do que aquela que não teve essa experiência. Chegou-se a propor um período crítico logo após o nascimento, durante o qual esse contato deve ocorrer para que o vínculo seja formado. Esse conceito é muito polêmico, e muitas mães têm vínculos claros com seus filhos e apresentam um cuidado materno excelente apesar de não terem tido contato de pele logo após o parto. Como os humanos conseguem desenvolver modelos representativos de seus bebês no útero e mesmo antes da concepção, esse pensamento representativo pode ser tão importante para o processo de formação de vínculos quanto o contato por meio da pele, da voz ou do olhar.

Estudos etológicos

Bowlby sugeriu uma base evolucionista darwiniana para o comportamento de apego. Ou seja, essa atitude garante que os adultos protejam seus filhos. Os estudos etológicos mostram que primatas e outros animais apresentam padrões de comportamento de apego presumivelmente instintivos e governados por tendências inatas. Um exemplo de um sistema de apego instintivo é o *imprinting*, no qual certos estímulos podem gerar padrões de comportamento inatos durante as primeiras horas do desenvolvimento comportamental de um animal. Assim, o filhote do animal se apega a sua mãe em um período precoce de seu desenvolvimento. Um período sensível ou crítico semelhante durante o qual o apego ocorre foi postulado para bebês humanos. A presença do comportamento de *imprinting* em humanos é muito discutível, mas o comportamento de vínculo e de apego durante o primeiro ano de vida se aproxima bastante do período crítico; em humanos, entretanto, esse período ocorre ao longo de alguns anos, e não de horas.

Harry Harlow. O trabalho de Harry Harlow com macacos é relevante para a teoria do apego. Ele demonstrou os efeitos emocionais e comportamentais de isolar macacos logo após o nascimento, impedindo-os de formar apegos. Esses animais se tornaram retraídos, incapazes de se relacionar com seus pares, de procriar e de cuidar de seus filhos.

FASES DO APEGO

Na primeira fase, às vezes chamada de *estágio pré-apego* (do nascimento a 8 ou 12 semanas), o bebê se orienta para sua mãe, segue-a com os olhos ao longo de uma faixa de 180°, voltando-se e movendo-se de forma rítmica conforme a voz dela. Na segunda fase, também chamada de *formação de apego* (de 8 ou 12 semanas a 6 meses), o bebê se apega a uma ou mais pessoas do ambiente. Na terceira, conhecida como *apego claro* (de 6 a 24 meses), chora e demonstra outros sinais de perturbação quando separado do cuidador ou da mãe. Essa fase pode ocorrer já aos 3 meses em certos bebês. Ao retornar à mãe, para de chorar e se segura nela, para se certificar de seu retorno. Às vezes, enxergar a mãe após uma separação já é suficiente para que o choro pare. Na quarta fase (25 meses e mais), a figura materna é vista como independente, e um relacionamento mais complexo se forma entre ela e a criança. A Tabela 2.2-1 resume o desenvolvimento do apego normal do nascimento aos 3 anos de idade.

Mary Ainsworth

Mary Aisnworth (1913-1999) foi uma psicóloga do desenvolvimento canadense da Universidade de Toronto. Ela descreveu três tipos principais de apego inseguro: inseguro-evitante, inseguro-ambivalente e inseguro-desorganizado. A criança insegura-evitante, tendo vivenciado parentalidade brusca ou agressiva, tende a evitar contato próximo com as pessoas e se mantém perto dos cuidadores em vez de abordá-los diretamente diante de uma ameaça. A insegura-ambivalente considera difícil o jogo exploratório, mesmo na ausência de perigo, e se agarra a seus pais inconsistentes. As crianças inseguras-desorganizadas têm pais que são emocionalmente ausentes com uma história de abuso em suas infâncias. Essas crianças têm a tendência a se comportar de forma bizarra quando se sentem ameaçadas. De acordo com Ainsworth, a desorganização é uma forma grave de apego inseguro e um possível precursor de transtorno da personalidade grave e de fenômenos dissociativos na adolescência e início da vida adulta.

Mary Ainsworth expandiu as observações de Bowlby e verificou que a interação entre a mãe e seu bebê durante o período de apego influencia de maneira significativa o comportamento atual e futuro da criança. Os padrões de apego variam entre os bebês. Por exemplo, alguns fazem sinais ou choram menos do que outros. A resposta sensível aos sinais do bebê, como fazer carinho quando chora, o faz chorar menos nos meses seguintes, em vez de reforçar esse comportamento. O contato corporal próximo com a mãe quando o bebê a chama também está associado com o aumento da auto-

TABELA 2.2-1
Apego normal

Nascimento a 30 dias
  Reflexos no nascimento
  Reptação
  Virar a cabeça
  Sugar
  Deglutição
  Mão na boca
  Segurar
  Extensão digital
  Chorar – sinal para determinado tipo de perturbação
  Resposta e orientação para rosto, olhos e voz da mãe
  4 dias – comportamento de aproximação antecipatória na amamentação
  3 a 4 semanas – bebê sorri preferencialmente ao ouvir a voz da mãe
30 dias a 3 meses
  Reciprocidade de vocalização e olhar mais elaborado de 1 a 3 meses; balbucia com 2 meses, mais com a mãe do que com estranhos
  Sorriso social
  Em situação estranha, maior resposta de agarrar-se à mãe
4 a 6 meses
  Rapidamente tranquilizado e confortado com o som da voz da mãe
  Busca a mãe de forma espontânea e voluntária
  Postura antecipatória para ser pego no colo
  Preferência diferencial pela mãe se intensifica
  Integração sutil de respostas à mãe
7 a 9 meses
  Comportamentos de apego mais diferenciados e concentrados especificamente na mãe
  Perturbação por separação, diante de estranhos e em lugares desconhecidos
10 a 15 meses
  Engatinha ou caminha em direção à mãe
  Expressões faciais sutis (timidez, atenção)
  Diálogo responsivo com a mãe claramente estabelecido
  Imitação inicial da mãe (inflexões vocais, expressão facial)
  Perturbação por separação e preferência pela mãe mais desenvolvidas
  Gestos de apontar
  Caminha ao redor da mãe
  Respostas afetivamente positivas à reunião com a mãe após separação ou, de modo paradoxal, esquiva rápida e ativa ou protesto posterior
16 meses a 2 anos
  Envolvimento em jargão imitativo com a mãe (12 a 14 meses)
  Sacode a cabeça como "não" (15 a 16 meses)
  Objeto transicional usado durante a ausência da mãe
  Ansiedade de separação diminui
  Domínio de situações e pessoas estranhas quando a mãe está por perto
  Evidências de imitação posterior
  Permanência de objetos
  Jogo simbólico microcósmico
25 meses a 3 anos
  Capaz de tolerar separações da mãe sem perturbação quando familiarizado com adjacências e tranquilizado quanto ao retorno dela
  Fala usando 2 ou 3 palavras
  Ansiedade a estranhos muito reduzida
  Consistência de objetos adquirida – mantém compostura e funcionamento psicossocial sem regressão na ausência da mãe
  Jogo microcósmico e jogo social; inicia cooperação com os outros

Baseada em material de Justin Call, M.D.

confiança à medida que ele cresce, e não com uma dependência apegada. Mães que não respondem a seu bebê geram crianças ansiosas. Nesses casos, as mães muitas vezes têm quocientes de inteligência (QI) mais baixos e são emocionalmente mais imaturas e mais jovens do que as mais responsivas.

Ainsworth também confirmou que o apego serve ao propósito de reduzir a ansiedade. O que ela chamou de *efeito da base segura* permite que as crianças se afastem das figuras de apego e explorem o ambiente. Objetos inanimados, como um ursinho de pelúcia ou um cobertor (chamados de objeto transicional por Donald Winnicott), também servem como bases seguras, que muitas vezes as acompanham enquanto investigam o mundo.

Situação estranha. Ainsworth desenvolveu a situação estranha, um protocolo de pesquisa para avaliar a qualidade e a segurança do apego. Nesse procedimento, o bebê é exposto a quantidades crescentes de perturbação. Por exemplo, o bebê e um dos pais entram em uma sala desconhecida, um adulto desconhecido entra na sala, e o genitor sai. O protocolo tem sete etapas (Tab. 2.2-2). De acordo com os estudos de Ainsworth, cerca de 65% dos bebês têm um apego seguro por volta dos 24 meses de idade.

ANSIEDADE

A teoria da ansiedade de Bowlby diz que a sensação de perturbação durante a separação é percebida e vivenciada como ansiedade, sendo o protótipo dela. Qualquer estímulo que alarme a criança e cause medo (p. ex., ruídos altos, quedas e golpes de ar frio) mobiliza indicadores (p. ex., choro) que fazem a mãe responder de maneira carinhosa, acariciando e tranquilizando. A capacidade materna de aliviar a ansiedade ou o medo é fundamental para o crescimento do apego no bebê. Quando a mãe está perto de uma criança que não está sentindo medo, esta adquire uma sensação de segurança, o oposto de ansiedade. Quando não está disponível por ausência física (p. ex., se a mãe estiver na prisão) ou por problemas psicológicos (p. ex., depressão grave), o bebê desenvolve ansiedade.

Expressa como choro ou irritabilidade, a ansiedade de separação é a resposta da criança isolada ou separada da mãe ou de seus cuidadores. É mais comum aos 10 a 18 meses de idade e geralmente desaparece no fim do terceiro ano. Um pouco antes (por volta dos 8 meses), a ansiedade a estranhos, uma resposta de ansiedade para com pessoas que não o cuidador, aparece.

TABELA 2.2-2
A situação estranha

Episódio[a]	Pessoas presentes	Mudança
1	Mãe, bebê	Entra na sala
2	Mãe, bebê, estranho	Adulto desconhecido junta-se à díade
3	Bebê, estranho	Mãe sai
4	Mãe, bebê	Mãe retorna, estranho sai
5	Bebê	Mãe sai
6	Bebê, estranho	Estranho retorna
7	Mãe, bebê	Mãe retorna, estranho sai

[a]Todos os episódios em geral duram 3 minutos, mas os episódios 3, 4 e 5 podem ser reduzidos se o bebê ficar muito perturbado, e os episódios 4 e 7 às vezes são ampliados. (Reimpressa, com permissão, de Lamb ME, Nash A, Teti DM, Bornstein MH. Infancy. In: Lewis M, ed. *Child and Adolescent Psychiatry: A Comprehensive Texbook*, 2nd. ed. Philadelphia: Williams & Wilkins, 1996:256.)

Indicadores

São os sinais de perturbação dos bebês que causam ou evocam uma resposta comportamental na mãe. O primeiro sinal é o choro. Existem três tipos: fome (o mais comum), raiva e dor. Certas mães conseguem distingui-los, mas a maioria generaliza o choro de fome para representar perturbação por dor, frustração ou raiva. Outros indicadores que reforçam o apego são sorrisos, murmúrios, olhares. O som da voz humana adulta pode evocar esses elementos.

Desfazendo apegos

As reações das pessoas à morte de um dos genitores ou do cônjuge podem ser rastreadas até a natureza de seu apego passado ou presente para com a figura perdida. A ausência de uma demonstração de pesar pode decorrer de experiências reais de rejeição e da falta de proximidade no relacionamento. A pessoa pode até passar conscientemente uma imagem idealizada do falecido. Aqueles que não demonstram pesar tentam se mostrar em geral independentes e desinteressados em intimidade e apego.

Às vezes, entretanto, o rompimento do apego é traumático. A morte de um dos genitores ou do cônjuge pode precipitar um transtorno depressivo e até o suicídio. A morte de um cônjuge aumenta as chances de que o sobrevivente experimente um transtorno físico ou mental no decorrer do ano seguinte. O início de depressão e de outros estados disfóricos muitas vezes envolve a pessoa já ter sido rejeitada por uma figura significativa em sua vida.

TRANSTORNOS DO APEGO

Os transtornos do apego caracterizam-se por patologias biopsicossociais que resultam de privação materna e de falta de cuidados e interações com a mãe ou o cuidador. Síndromes de fracasso, nanismo psicossocial, transtorno de ansiedade de separação, transtorno da personalidade evitativa, transtornos depressivos, delinquência, problemas acadêmicos e inteligência limítrofe foram todos rastreados até experiências de apego negativas. Quando o cuidado materno é deficiente porque (1) a mãe é doente mental, (2) uma criança é institucionalizada por muito tempo ou (3) o objeto de apego primário morre, as crianças sofrem danos emocionais. Bowlby originalmente pensava que o dano era permanente e invariável, mas revisou suas teorias para levar em conta o momento em que a separação ocorre, o tipo e o grau de separação, bem como o nível de segurança que a criança vivenciava antes dela.

Ele descreveu um conjunto de sequências previsíveis de padrões comportamentais em crianças separadas de suas mães por longos períodos (mais de três meses): protesto, no qual a criança reclama da separação chorando, chamando e procurando a pessoa perdida; desespero, no qual parece perder a esperança de que a mãe retorne; e desapego, no qual ela se separa emocionalmente da mãe. Bowlby acreditava que essa sequência envolveria sentimentos ambivalentes em relação à mãe. A criança a quer de volta e fica com raiva dela por sua deserção.

As crianças no estágio de desapego respondem de maneira indiferente quando a mãe retorna. Esta não foi esquecida, mas a criança está com raiva por ela ter ido embora e teme que se vá novamente. Algumas crianças têm personalidades desafeiçoadas, caracterizadas por retraimento emocional, pouco ou nenhum sentimento e capacidade limitada de formar relacionamentos afetuosos.

Depressão anaclítica

Também conhecida como hospitalismo, foi descrita pela primeira vez por René Spitz em bebês que haviam formado apegos normais, mas que foram separados repentinamente de suas mães por tempos variáveis e colocados em instituições ou hospitais. As crianças tornavam-se deprimidas, retraídas, indiferentes e vulneráveis a doenças físicas, mas se recuperavam quando as mães retornavam ou quando havia mãe substituta disponível.

MAUS-TRATOS INFANTIS

Crianças que sofrem abuso muitas vezes mantêm seu apego para com os pais abusivos. Estudos com cães mostram que punições e maus-tratos graves aumentam o comportamento de apego. Quando as crianças estão com fome, doentes ou com dor, também apresentam comportamento de apego. De maneira semelhante, quando são rejeitadas por seus pais ou têm medo deles, seu apego pode aumentar. Algumas querem permanecer com pais abusivos. Porém, quando devem escolher entre uma figura punitiva e uma não punitiva, elas optam pela última, especialmente se a pessoa for sensível às necessidades delas.

APLICAÇÕES PSIQUIÁTRICAS

As aplicações da teoria do apego na psicoterapia são inúmeras. Quando o paciente consegue se apegar ao terapeuta, observa-se o efeito da base segura. Ele pode, então, ser capaz de correr riscos, mascarar a ansiedade e praticar novos padrões de comportamento que, de outra forma, poderiam nem ser tentados. Pacientes cujas limitações podem se remeter ao fato de nunca terem formado apegos no começo da vida podem fazê-lo pela primeira vez na terapia, com efeitos salutares.

Aqueles cuja patologia decorre de apegos iniciais exagerados podem tentar replicá-los na terapia. O terapeuta deve lhes proporcionar a chance de reconhecer a maneira como suas primeiras experiências interferiram em sua capacidade de alcançar a independência.

Para crianças cujas dificuldades de apego podem ser mais evidentes do que as dos adultos, os terapeutas representam figuras consistentes e confiáveis que podem produzir um sentido de entusiasmo e autoestima nelas, com frequência pela primeira vez.

Transtornos do relacionamento

A saúde psicológica e o senso de bem-estar de uma pessoa dependem significativamente da qualidade de seus relacionamentos e seus apegos a outras pessoas, e uma questão fundamental em todos os contatos pessoais é estabelecer e regular essa conexão. Em uma interação de apego típica, uma pessoa busca mais proximidade e afeição, enquanto a outra demonstra reciprocidade, rejeição ou desqualifica a intenção. Os padrões são formados por meio de trocas repetidas, sendo observados diferentes estilos de apego. Os adultos com um estilo de apego ansioso-ambivalente tendem a ser obcecados por seus parceiros românticos, sofrer de ciúme extremo e apresentar uma taxa de divórcio elevada. Aqueles com estilo de apego evitante são relativamente desinteressados de relacionamentos íntimos, embora muitas vezes se sintam solitários. Parecem temer a intimidade e são propensos a se retrair quando há estresse ou conflito no relacionamento. As taxas de rompimento são altas. Pessoas com um estilo de apego seguro envolvem-se muito em seus relacionamentos e tendem a se comportar sem muito sentimento de posse ou medo de rejeição.

REFERÊNCIAS

Freud S. *The Standard Edition of the Complete Psychological Works of Sigmund Freud*. 24 vols. London: Hogarth Press; 1953–1974

Greenberg JR, Mitchell SA. *Object Relations in Psychoanalytic Theory*. Cambridge, MA: Harvard University Press; 1983.

Laplanche J, Pontalis J-B. *The Language of Psycho-analysis*. New York: Norton; 1973.

Mahler MS, Pine F, Bergman A. *The Psychological Birth of the Human Infant*. New York: Basic Books; 1975.

Pallini S, Baiocco R, Schneider BH, Madigan S, Atkinson L. Early child–parent attachment and peer relations: A meta-analysis of recent research. *J Fam Psychol*. 2014;28:118.

Stern D. *The Interpersonal World of the Infant*. New York: Basic Books; 1985.

Meissner, W.W. Theories of Personality in Psychotherapy. In: Sadock BJ, Sadock VA, eds. *Kaplan & Sadock's Comprehensive Textbook of Psychiatry*. 9th ed. Vol. 1. Philadelphia: Lippincott Williams & Wilkins; 2009:788.

▲ 2.3 Teoria da aprendizagem

A *aprendizagem* é definida como uma mudança no comportamento que resulta da prática repetida. Os princípios da aprendizagem estão sempre operando e influenciando a atividade humana. Com frequência, eles estão profundamente envolvidos na etiologia e na manutenção de transtornos psiquiátricos, porque grande parte do comportamento humano (incluindo comportamento manifesto, padrões de pensamento e emoções) é adquirida por meio de aprendizagem. Os processos de aprendizagem também têm forte influência na psicoterapia, porque o comportamento humano muda. Na verdade, não se pode dizer que algum método de terapia seja imune aos efeitos da aprendizagem. Mesmo a simples prescrição de um medicamento pode pôr em jogo processos de aprendizagem, porque o paciente terá oportunidades de aprender sobre os benefícios e os efeitos colaterais da substância e precisará aprender a seguir as instruções e orientações para usá-la e a superar qualquer resistência a sua adesão.

CONCEITOS BÁSICOS E CONSIDERAÇÕES

Uma boa quantidade das pesquisas atuais sobre aprendizagem ainda se concentra na aprendizagem operante pavloviana (clássica). O condicionamento pavloviano, desenvolvido por Ivan Petrovich Pavlov (1849-1936), ocorre quando estímulos neutros são associados com um evento psicologicamente significativo. O principal resultado é que os estímulos passam a evocar um conjunto de respostas ou emoções que podem contribuir para muitos transtornos clínicos, incluindo de ansiedade e dependência de drogas, mas não limitados a estes. Os eventos no experimento de Pavlov com frequência são descritos com termos visando tornar o experimento aplicável a qualquer situação. O alimento é o estímulo não condicionado (*ENC*) porque, de modo incondicional, induz a salivação antes que o experimento se inicie. A campainha é conhecida como o estímulo condicionado (*EC*) porque apenas induz a resposta de salivação condicionada ao emparelhamento de seu som com o alimento. A nova resposta à campainha é correspondentemente chamada de resposta condicionada (*RC*), e a resposta natural ao próprio alimento é a resposta não condicionada (*RNC*). Estudos laboratoriais modernos do condicionamento usam uma variedade muito ampla de ECs e ENs e medem uma ampla gama de respostas condicionadas.

O condicionamento operante, desenvolvido por B.F. Skinner (1904-1990), ocorre quando um comportamento (em vez de um estímulo) é associado com um evento psicologicamente significativo. No laboratório, o arranjo experimental mais famoso é aquele no qual um rato pressiona uma alavanca para obter porções de comida. Nesse caso, em oposição ao de Pavlov, diz-se que o comportamento é operante porque opera sobre o ambiente. A porção de comida é um reforçador – um evento que aumenta a força do comportamento do qual ele é uma consequência. Uma ideia importante por trás desse método é que o comportamento do rato é "voluntário" no sentido de que o animal não é forçado a dar a resposta (pode fazer isso sempre que "desejar"). Nesse sentido, ele é semelhante aos milhares de comportamentos operantes que os humanos escolhem praticar – com liberdade – em qualquer dia. Sem dúvida, a ideia ainda maior é que, embora pareça ser voluntário, o comportamento do rato é legitimamente controlado por suas consequências: se o experimentador parasse de fornecer a porção de comida, o rato pararia de pressionar a alavanca, e, se o experimentador permitisse que a pressão da alavanca produzisse porções maiores, ou talvez porções com maior probabilidade ou ritmo, então o ritmo do comportamento poderia aumentar. Então, a questão dos experimentos de condicionamento operante é, em grande parte, compreender a relação entre o comportamento e sua recompensa.

O condicionamento pavloviano e o operante diferem em vários aspectos. Uma das diferenças mais fundamentais é que as respostas observadas no experimento de Pavlov são *evocadas* e, portanto, controladas pela apresentação de um estímulo antecedente. Em contrapartida, a "resposta" observada no de Skinner não é evocada ou forçada por um estímulo antecedente de qualquer maneira óbvia – ela é, em vez disso, controlada por suas consequências. Essa diferença entre *operantes* e *respondentes* é importante em contextos clínicos. Se um paciente jovem é encaminhado ao médico por mau comportamento (*acting out*) na sala de aula, uma meta inicial do médico será determinar se o comportamento é respondente ou operante e, então, tratar de mudar ou seus antecedentes, ou suas consequências, respectivamente, para reduzir a probabilidade de sua ocorrência.

Apesar da separação acadêmica de condicionamento operante e respondente, eles têm uma função comum importante: ambos os processos de aprendizagem visam, por evolução, permitir que os organismos se adaptem ao ambiente. A ideia é ilustrada pela consideração da *lei do efeito* (Fig. 2.3-1), que diz que a força de um comportamento operante aumentar ou diminuir depende do efeito que ele tem sobre o ambiente. Quando leva a um desfecho positivo, a ação é fortalecida; inversamente, quando leva a um desfecho negativo, temos a *punição*, e a ação é enfraquecida. De maneira semelhante, quando uma ação diminui a probabilidade de um evento positivo, o comportamento também declina. (Tal procedimento é agora amplamente conhecido como *intervalo do reforço*.) Quando uma ação termina ou previne a ocorrência de um evento negativo, o comportamento se fortalecerá. Ao possibilitar, portanto, que o organismo maximize sua interação com eventos positivos e minimize sua interação com eventos negativos, o condicionamento operante permite que o organismo otimize sua interação com o ambiente. Sem dúvida, eventos que uma vez foram positivos na história evolutiva do ser humano são tão predominantes na sociedade moderna que nem sempre parecem adaptativos hoje. Por conseguinte, a aprendizagem por recompensa também fornece uma estrutura para entender o desenvolvimento de comportamentos bastante mal-adaptativos, como comer em excesso (no qual o comportamento é reforçado por comida) e usar drogas (no qual os comportamentos são reforçados pelos efeitos farmacológicos das drogas) – casos nos quais os princípios da recompensa levam a psicopatologia.

Existe um paralelo com a Figura 2.3-1 no condicionamento pavloviano, no qual se pode pensar igualmente se o EC está as-

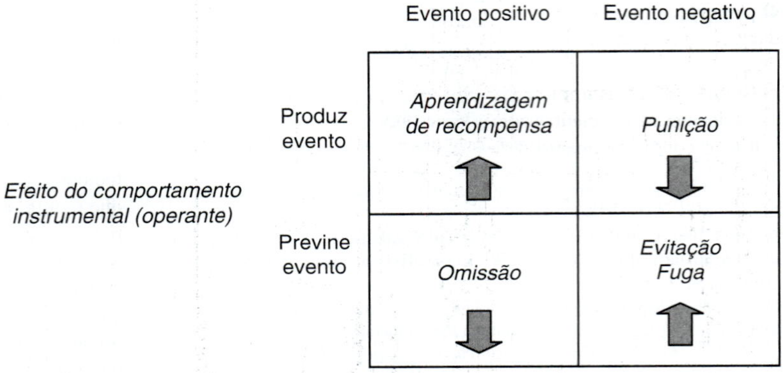

FIGURA 2.3-1
A lei do efeito na aprendizagem instrumental/operante. As ações produzem ou previnem eventos bons ou ruins, e a força da ação muda de acordo (seta). "Reforço" refere-se a um fortalecimento do comportamento. *Reforço positivo* ocorre quando uma ação produz um evento positivo, enquanto reforço negativo ocorre quando uma ação previne ou elimina um evento negativo. (Cortesia de Mark E. Bouton, PhD.)

	Evento positivo	Evento negativo
Produz evento	Aprendizagem de recompensa ↑	Punição ↓
Previne evento	Omissão ↓	Evitação Fuga ↑

Efeito do comportamento instrumental (operante)

sociado com eventos positivos ou negativos (Fig. 2.3-2). Embora tal aprendizagem possa levar a uma ampla constelação ou sistema de comportamentos, de uma forma muito geral, também leva a tendências comportamentais de aproximação ou afastamento. Logo, quando um EC sinaliza um ENC positivo, o EC tenderá a evocar comportamentos de aproximação – chamados *rastreamento de sinal*. Por exemplo, um organismo se aproximará de um sinal para comida. De forma análoga, quando um EC sinaliza um ENC negativo, evocará comportamentos que tendem a afastar o organismo do EC. Inversamente, ECs associados com diminuição na probabilidade de uma coisa boa evocarão comportamentos de afastamento, enquanto ECs associados com a redução na probabilidade de uma coisa ruim podem induzir aproximação. Um exemplo do último caso poderia ser um estímulo que sinaliza segurança ou a redução na probabilidade de um evento aversivo, que induz aproximação em um organismo assustado. No fim, esses efeitos comportamentais muito básicos da aprendizagem tanto operante (ver Fig. 2.3-1) como pavloviana (ver Fig. 2.3-2) servem para maximizar o contato do organismo com coisas boas e minimizar o contato com coisas ruins.

Talvez porque tenham funções parecidas, tanto a aprendizagem pavloviana como a operante são influenciadas por variáveis semelhantes. Por exemplo, em ambos os casos, o comportamento é especialmente forte se a magnitude do ENC ou do reforçador for grande ou se o ENC ou o reforçador ocorrem bem próximos no tempo do EC ou da resposta operante. Em ambos os casos, o comportamento aprendido diminui se o ENC ou o reforçador que uma vez foi emparelhado com o EC ou a resposta, for eliminado da situação. Esse fenômeno, denominado *extinção*, fornece um meio de eliminar comportamentos indesejados que foram aprendidos por qualquer forma de condicionamento e levaram a uma série de terapias cognitivo-comportamentais muito eficazes.

CONDICIONAMENTO PAVLOVIANO

Efeitos do condicionamento sobre o comportamento

Muitas pessoas leigas têm a impressão equivocada de que a aprendizagem pavloviana seja um caso rígido no qual um estímulo fixo vem a evocar uma resposta fixa. Na verdade, o condicionamento é consideravelmente mais complexo e dinâmico do que isso. Por exemplo, sinais para comida podem evocar um grande conjunto de respostas que funcionam a fim de preparar o organismo para digerir o alimento: eles podem induzir a secreção de ácido gástrico, enzimas pancreáticas e insulina, além da famosa resposta de salivação de Pavlov. O EC também pode induzir comportamento de aproximação (conforme já descrito), aumento na temperatura corporal e estado de agitação e excitação. Quando um sinal para comida é apresentado a um animal ou humano saciados, ele(s) podem comer mais. Alguns desses efeitos podem ser motivacionais; por exemplo, outro efeito da apresentação de um EC para comida é que ele pode revigorar comportamentos operantes em curso que foram reforçados com alimento. Os ECs também têm um poderoso potencial comportamental. Sinais de comida evocam todo um *sistema de comportamento* funcionalmente organizado para procurar, encontrar e consumir alimentos.

O condicionamento pavloviano também está envolvido em outros aspectos da alimentação. Por intermédio de condicionamento, humanos e outros animais podem aprender a gostar ou não gostar de certos alimentos. Em animais, como os ratos, sabores associados com nutrientes (açúcares, amidos, calorias, proteínas ou gorduras) passam a ser preferidos. Sabores associados com gosto doce também são preferidos, enquanto os relacionados com gosto amargo são evitados. Da mesma forma, sabores associados com doença se tornam aversivos, como é ilustrado pela pessoa que fica doente ao ingerir uma bebida alcoólica e por isso aprende a detestar o sabor.

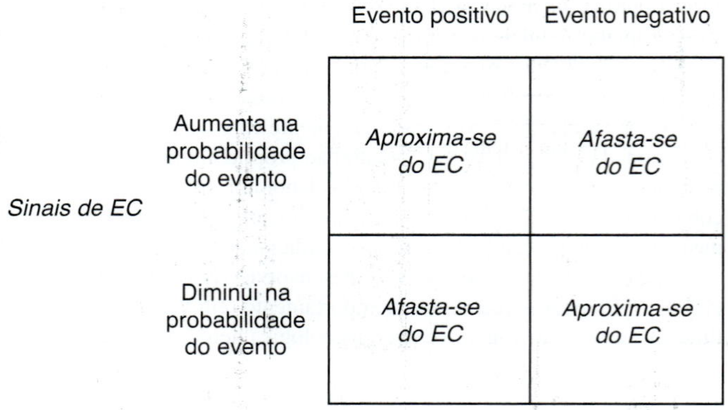

	Evento positivo	Evento negativo
Aumenta na probabilidade do evento	Aproxima-se do EC	Afasta-se do EC
Diminui na probabilidade do evento	Afasta-se do EC	Aproxima-se do EC

Sinais de EC

FIGURA 2.3-2
Rastreamento de sinal na aprendizagem pavloviana. Os estímulos condicionados (ECs) sinalizam aumento ou diminuição da probabilidade de eventos bons ou ruins, e, consequentemente, o EC em geral envolve comportamentos de aproximação ou afastamento. (Cortesia de Mark E. Bouton, PhD.)

O fato de que ECs de sabor podem estar relacionados com tal variedade de consequências biológicas (ENCs) é importante para animais onívoros que precisam aprender sobre novos alimentos. Também pode haver algumas implicações clínicas. Por exemplo, a quimioterapia pode deixar pacientes com câncer enjoados e, por conseguinte, causar o condicionamento de uma aversão a um alimento que foi comido recentemente (ou à própria clínica). Outra evidência sugere que os animais possam aprender a não gostar de um alimento que esteja associado a adoecer com câncer. No entanto, o condicionamento pode viabilizar que sinais externos ativem o consumo e o desejo por comida, uma possível influência sobre a compulsão e a obesidade.

O condicionamento pavloviano também ocorre quando organismos ingerem drogas. Sempre que uma droga é usada, além de reforçar os comportamentos que levam a sua ingestão, ela constitui um ENC e pode estar associada com possíveis ECs que são apresentados naquele momento (p. ex., quartos, odores, acessórios para injeção). ECs que estão relacionados com ENCs de droga às vezes podem ter uma propriedade interessante: eles com frequência evocam uma resposta condicionada que parece oposta ao efeito não condicionado da droga. Por exemplo, embora a morfina faça um rato sentir menos dor, um EC associado com morfina induz um aumento oposto, não uma diminuição, na sensibilidade a dor. De maneira semelhante, ainda que o álcool possa causar queda na temperatura corporal, uma resposta condicionada a um EC associado com álcool costuma ser um aumento na temperatura corporal. Nesses casos, diz-se que a resposta condicionada é *compensatória*, porque neutraliza o efeito da droga. Respostas compensatórias são outro exemplo de como o condicionamento clássico (pavloviano) ajuda os organismos a se prepararem para um ENC biologicamente significativo.

As respostas condicionadas compensatórias têm implicações para o abuso de drogas. Primeiro, elas podem causar tolerância, em que a administração repetida de uma droga reduz sua eficácia. Quando uma droga e um EC são repetidamente emparelhados, a resposta compensatória ao EC se torna mais forte e mais eficaz para neutralizar o efeito da droga. Portanto, a droga tem menos impacto. Uma implicação é que a tolerância será perdida se a droga for utilizada sem ser sinalizada pelo EC habitual. De acordo com essa ideia, administrar uma droga em um ambiente novo pode causar uma perda de tolerância e aumentar a probabilidade de superdosagem. Uma segunda implicação tem origem no fato de que respostas compensatórias podem ser desagradáveis ou aversivas. Um EC associado com um narcótico pode evocar diversas respostas compensatórias – pode deixar o usuário mais sensível a dor, causar uma mudança na temperatura corporal e talvez torná-lo hiperativo (o oposto de outro efeito do narcótico não condicionado). O efeito desagradável dessas respostas pode motivar o usuário a reutilizar a droga para livrar-se delas, um exemplo de aprendizagem de fuga, ou reforço negativo, e um exemplo clássico de como os processos de aprendizagem pavloviano e operante poderiam interagir com facilidade. A ideia é que o impulso para consumir drogas possa ser mais forte na presença de ECs que tenham sido associados com a substância. A hipótese é compatível com autorrelatos de abusadores, que, após um período de abstinência, são tentados a usar a droga novamente quando tornam a ser expostos a sinais associados a ela.

É possível que a aprendizagem pavloviana esteja envolvida nos transtornos de ansiedade. ECs associados com ENCs assustadores podem evocar todo um sistema de respostas de medo condicionadas, com o objetivo de ajudar o organismo a enfrentar. Em animais, sinais associados com eventos assustadores (tal como um breve choque no pé) induzem alterações na respiração, na frequência cardíaca e na pressão arterial e até uma diminuição (compensatória) na sensibilidade a dor. ECs breves que ocorrem próximos no tempo ao ENC também podem suscitar reflexos protetores adaptativamente programados. Por exemplo, o coelho pisca em resposta a um breve sinal que prediz um choque elétrico leve perto do olho. O mesmo EC, quando de duração prolongada e emparelhado com o mesmo ENC, evoca principalmente respostas de medo, e o medo causado por um EC pode potencializar a resposta condicionada de pestanejo evocada por outro EC ou uma resposta de sobressalto a um ruído repentino. Mais uma vez, ECs não evocam meramente um simples reflexo, mas também um conjunto de respostas complexas e interativas.

O condicionamento clássico do medo pode contribuir para fobias (em que objetos específicos podem estar associados com um ENC traumático), bem como para outros transtornos de ansiedade, como transtorno de pânico e transtorno de estresse pós-traumático (TEPT). No transtorno de pânico, as pessoas que têm ataques de pânico inesperados podem se tornar ansiosas com a possibilidade de ter outro ataque. Nesse caso, o ataque de pânico (o ENC ou RNC) pode condicionar a ansiedade à situação externa na qual ela ocorre (p. ex., um ônibus superlotado) e também a ECs internos ("interoceptivos") criados por sintomas anteriores do ataque (p. ex., tontura ou um súbito disparo do coração). Esses ECs podem, então, evocar respostas de ansiedade ou pânico. O transtorno de pânico pode começar porque sinais externos associados com pânico podem despertar ansiedade, que pode, então, exacerbar o próximo ataque de pânico não condicionado e/ou a resposta de pânico causada por um EC interoceptivo. É possível que as reações emocionais induzidas por ECs possam não requerer percepção consciente de sua ocorrência ou desenvolvimento. De fato, o condicionamento do medo pode ser independente da percepção consciente.

Além de evocar respostas condicionadas, os ECs também motivam comportamento operante contínuo. Por exemplo, apresentar um EC que evoca ansiedade pode aumentar o vigor dos comportamentos operantes que foram aprendidos para evitar ou fugir do ENC assustador. Portanto, um indivíduo com um transtorno de ansiedade terá mais probabilidade de expressar esquiva na presença de sinais de ansiedade ou medo. Efeitos semelhantes podem ocorrer com ECs que predizem outros ENCs (como drogas ou comida) – como já foi mencionado, um EC associado a droga pode motivar o abusador a consumir mais drogas. Os efeitos motivadores de ECs podem se originar do fato de os ECs poderem estar associados tanto com as propriedades sensoriais como emocionais dos ENCs. Por exemplo, o sobrevivente de um descarrilamento traumático de trem poderia relacionar estímulos que ocorrem pouco antes do descarrilamento (como o clarão azul que ocorre quando o trem se desprende da catenária) com os aspectos emocionais e sensoriais da colisão. Consequentemente, quando o sobrevivente, mais tarde, se depara com outro clarão de luz azul (p. ex., as luzes de um carro de polícia), o EC poderia evocar tanto respostas emocionais (mediadas por associação com as qualidades emocionais do trauma) como sensoriais (mediadas por associação com as qualidades sensoriais do trauma). Ambas poderiam ter um papel nos pesadelos e nos fenômenos de "revivência" que são característicos de TEPT.

A natureza do processo de aprendizagem

As pesquisas a partir do fim da década de 1960 começaram a revelar alguns detalhes importantes sobre o processo de aprendizagem por trás do condicionamento pavloviano. Vários achados se revelaram especialmente importantes. Foi demonstrado, por exemplo, que o condicionamento não é uma consequência inevitável do emparelhamento de um EC com um ENC. Esses emparelhamentos não causarão o condicionamento se houver um segundo EC presente que já prediga o ENC. O achado (conhecido como *bloqueio*) demonstra que, para acontecer aprendizagem, um EC deve fornecer informações novas sobre o ENC. A importância do valor das informações do EC também é sugerida pelo fato de que um EC não será tratado como um sinal pelo ENC se o ENC ocorrer com igual frequência (ou for igualmente provável) na presença e na ausência do EC. Em vez disso, o organismo trata o EC como um sinal para o ENC se a probabilidade do ENC for maior na presença do EC do que em sua ausência. Em vez disso, o organismo irá tratar o EC como um sinal para "sem ENC" se a probabilidade do ENC for menor na presença do EC do que em sua ausência. No último caso, o sinal é chamado de *inibidor condicionado*, porque irá inibir o desempenho evocado por outros ECs. O fenômeno de inibição condicionada é clinicamente relevante porque os ECs inibidores podem neutralizar RCs patológicas como medo ou ansiedade. Uma perda da inibição permitiria o surgimento da resposta de ansiedade.

Também existem variantes importantes do condicionamento clássico. No *pré-condicionamento sensorial*, dois estímulos (A e B) são primeiro emparelhados, e então um deles (A) é depois emparelhado com o ENC. O estímulo A sem dúvida evoca resposta condicionada, o mesmo ocorrendo com o estímulo B – mas de forma indireta, por meio de sua associação com A. Uma implicação é que a exposição a um ENC potente, como um ataque de pânico, pode influenciar reações aos estímulos que nunca foram emparelhados com o ENC diretamente; a ansiedade súbita ao estímulo B poderia parecer espontânea e misteriosa. Um achado relacionado é o *condicionamento de segunda ordem*. Aqui, A é emparelhado com um ENC primeiro e, em seguida, emparelhado com o estímulo B. Mais uma vez, tanto A como B evocarão resposta. O pré-condicionamento sensorial e o condicionamento de segunda ordem aumentam a gama de estímulos que podem controlar a resposta condicionada. Uma terceira variante que merece ser mencionada ocorre, como já foi indicado, quando o começo de um estímulo se torna associado com o resto desse estímulo, como quando um aumento súbito na frequência cardíaca causado pelo início de um ataque de pânico vem para prever o resto do pânico ou da sensação, ou quando o início do efeito de uma droga pode prever o resto do efeito. Essas associações intraeventos podem ter um papel em muitas das funções regulatórias do corpo, de modo que uma mudança inicial em alguma variável (p. ex., pressão arterial ou nível de glicose sanguínea) pode vir a sinalizar um novo aumento nessa variável e, portanto, iniciar uma resposta compensatória condicionada.

As respostas emocionais também podem ser condicionadas por meio de observação. Por exemplo, um macaco que apenas observe outro macaco assustado com uma cobra pode aprender a ter medo de cobra. O observador aprende a associar a cobra (EC) com sua reação emocional (ENC/RNC) ao medo do outro macaco. Embora aprendam facilmente a ter medo de cobra, os macacos são menos propensos a associar outros sinais proeminentes (como flores coloridas) com medo da mesma maneira. Isso é um exemplo de *preparação* no condicionamento clássico – alguns estímulos são sinais especialmente eficazes para alguns ENCs porque a evolução os fez dessa forma. Outro exemplo é o fato de que os sabores são relacionados com facilidade a doença, mas não a choque, enquanto sugestões auditivas e visuais apresentam fácil associação com choque, mas não com doença. A preparação pode explicar por que as fobias humanas tendem a ser por certas coisas (cobras ou aranhas) e não por outras (facas ou tomadas elétricas), que podem, com a mesma frequência, ter ligação com dor ou trauma.

Apagando a aprendizagem pavloviana

Se a aprendizagem pavloviana desempenha um papel na etiologia dos transtornos comportamentais e emocionais, uma questão natural diz respeito a como eliminá-la ou desfazê-la. Pavlov estudou a *extinção*: a resposta condicionada diminui se o EC for apresentado repetidas vezes sem o ENC após o condicionamento. A extinção é a base de muitas terapias comportamentais e cognitivo-comportamentais que visam a reduzir a resposta condicionada patológica por meio de exposição repetida ao EC (terapia de exposição) e é provável que seja uma consequência de qualquer forma de terapia no curso da qual o paciente aprenda que sinais nocivos anteriores não o são mais. Outro procedimento de eliminação é o *contracondicionamento*, no qual o EC é emparelhado com um ENC/RNC muito diferente. Ele foi a inspiração para a *dessensibilização sistemática*, uma técnica de terapia do comportamento em que ECs assustadores são associados deliberadamente com relaxamento durante a terapia.

Ainda que reduzam respostas condicionadas indesejadas, a extinção e o contracondicionamento não destroem a aprendizagem original, que permanece no cérebro, pronta para retornar o comportamento sob as circunstâncias certas. Por exemplo, respostas condicionadas que foram eliminadas por extinção ou contracondicionamento podem ser recuperadas se passar o tempo antes que o EC seja apresentado novamente (recuperação espontânea). Respostas condicionadas também podem retornar se o paciente voltar ao contexto de condicionamento após a extinção em outro contexto ou se o EC for encontrado em um contexto que difira daquele no qual a extinção ocorreu (são todos exemplos do efeito de renovação). O efeito de renovação é importante porque ilustra o princípio de que o desempenho da extinção depende de o organismo estar no contexto em que a extinção foi aprendida. Se o EC for encontrado em um contexto diferente, o comportamento extinguido pode recair ou retornar. Recuperação e recaída também podem acontecer se o contexto atual for novamente associado com o ENC ("reinstalação") ou se o EC for emparelhado com o ENC outra vez ("reaquisição rápida"). Uma abordagem teórica supõe que a extinção e o contracondicionamento não destruam a aprendizagem original, mas, antes, acarretam nova aprendizagem que dá ao EC um segundo significado (p. ex., "o EC é seguro", além de "o EC é perigoso"). Como ocorre com uma palavra ambígua, que tem mais de um significado, respostas evocadas por um EC extinto ou contracondicionado dependem fundamentalmente do contexto atual.

A pesquisa sobre os efeitos do contexto na aprendizagem e na memória de animais e humanos indica que uma ampla variedade de estímulos pode desempenhar o papel de contexto (Tab. 2.3-1). As drogas, por exemplo, podem ser muito proeminentes nesse sentido. Quando é realizada a extinção do medo em ratos sob a influência de um tranquilizante benzodiazepínico ou de álcool, o medo é renovado quando o EC é testado na ausência do contexto proporcionado pela droga. Isso é um exemplo de *aprendizagem dependente do estado*, em que a retenção da informação é melhor quando testada no mesmo estado em que foi aprendida originalmente. A extinção do medo dependente do estado tem implicações óbvias para a combinação de terapia com medicamento. Também tem implicações para a administração de medicamentos de forma mais geral. Por exemplo, se uma pessoa tivesse que tomar um medicamento para reduzir a ansiedade, essa redução reforçaria o uso do medicamento. A extinção dependente do estado poderia, ainda, preservar qualquer ansiedade que pudesse, de outro modo, ser extinguida durante a exposição natural às sugestões que evocam ansiedade. Portanto, o uso do medicamento poderia paradoxalmente preservar a ansiedade original, criando um ciclo autoperpetuado que poderia fornecer uma possível explicação para a ligação entre transtornos de ansiedade e abuso de substâncias. Um ponto dessa discussão é que os medicamentos podem ter múltiplos

TABELA 2.3-1
Estímulos contextuais eficazes estudados em laboratórios de pesquisa animal e humana

Contexto exteroceptivo:
  Quarto, lugar, ambiente, outros estímulos externos de segundo plano
Contexto interoceptivo:
  Estado de droga
  Estado hormonal
  Estado de humor
  Estado de privação
  Eventos recentes
  Expectativa de eventos
  Passagem do tempo

De Sadock BJ, Sadock VA, Ruiz P. *Kaplan & Sadock's Comprehensive Textbook of Psychiatry*. 9th ed. Philadelphia: Lippincott Williams & Wilkins; 2009:652.

papéis na aprendizagem: eles podem ser, por um lado, ENCs ou reforçadores, e, por outro, ECs ou contextos. É necessário ter em mente os possíveis efeitos comportamentais complexos dos medicamentos.

Outra mensagem geral é a de que a teoria contemporânea destaca o fato de que a extinção (e outros processos, como o contracondicionamento) envolve nova aprendizagem em vez de uma destruição da antiga. Pesquisas psicofarmacológicas recentes basearam-se nesta ideia: se extinção e terapia constituem nova aprendizagem, então os medicamentos que poderiam facilitar nova aprendizagem também poderiam facilitar o processo de terapia. Por exemplo, tem havido um interesse recente considerável na D-cicloserina, um agonista parcial do receptor de glutamato *N*-metil-D-aspartato (NMDA). O receptor NMDA está envolvido na potenciação de longo prazo, um fenômeno de facilitação sináptica que foi implicado em diversos exemplos de aprendizagem. De interesse é o fato de haver evidências de que a administração de D-cicloserina pode facilitar a aprendizagem da extinção em ratos e talvez em humanos que estão passando por terapia de exposição para transtornos de ansiedade. Nos estudos que apoiam essa conclusão, a administração da droga aumentou a quantidade de extinção que era aparente após um número pequeno (e incompleto) de tentativas de extinção. Ainda que esses achados sejam promissores, é importante lembrar que a dependência do contexto da extinção e, portanto, a probabilidade de recaída com uma mudança de contexto podem facilmente permanecer. Em consonância com essa possibilidade, embora a D-cicloserina permita que a extinção do medo seja aprendida em poucas tentativas, não parece prevenir ou reduzir a força do efeito de renovação. Esses resultados salientam ainda mais a importância da pesquisa comportamental – e da teoria do comportamento – na compreensão dos efeitos de drogas na terapia. No entanto, a busca por drogas que poderiam aumentar a aprendizagem que ocorre em situações de terapia continuará sendo uma área de pesquisa importante.

Outro processo que, em teoria, poderia modificar ou apagar uma memória é ilustrado por um fenômeno chamado *reconsolidação*. Memórias recém-aprendidas são temporariamente lábeis e fáceis de serem desfeitas antes de serem consolidadas em uma forma mais estável no cérebro. A consolidação da memória requer a síntese de novas proteínas e pode ser bloqueada pela administração de inibidores da síntese de proteína (p. ex., anisomicina). A pesquisa com animais sugere que memórias consolidadas que foram recém-reativadas poderiam também retornar em breve para um estado similarmente vulnerável; sua "reconsolidação" pode, de igual modo, ser bloqueada por inibidores da síntese de proteína. Por exemplo, vários estudos demonstraram que a reativação de um medo condicionado por uma ou duas apresentações do EC após uma experiência breve de condicionamento do medo pode permitir que ele seja interrompido por anisomicina. Quando o EC é testado mais tarde, há pouca evidência de medo – como se a reativação e, então, a administração da droga diminuíssem a força da memória original. Entretanto, assim como os efeitos da extinção, esses efeitos de diminuição do medo não significam necessariamente que a aprendizagem original tenha sido destruída ou apagada. Há algumas evidências de que o medo do EC que foi diminuído dessa forma ainda possa retornar ao longo do tempo (i.e., recuperação espontânea) ou com tratamentos de lembranças. Esse tipo de resultado sugere que o efeito da droga seja, de algum modo, capaz de interferir na recuperação ou no acesso à memória, em vez de ser uma "reconsolidação" real.

De modo geral, a eliminação de um comportamento após terapia não deve ser interpretada como apagamento do conhecimento subjacente. Por enquanto, pode ser mais seguro supor que, após qualquer tratamento terapêutico, uma parte da aprendizagem original pode permanecer no cérebro, pronta para produzir recaída se for recuperada. Em vez de tentar encontrar tratamentos que destruam a memória original, outra estratégia terapêutica poderia ser aceitar a possível retenção da aprendizagem original e criar terapias que possibilitassem ao organismo prevenir ou enfrentar sua recuperação. Uma probabilidade seria conduzir exposição de extinção nos contextos em que a recaída poderia ser mais problemática para o paciente e encorajar estratégias de recuperação (como o uso de sugestões de recuperação, como cartões de lembretes) que poderiam ajudar a lembrar o paciente da experiência da terapia.

APRENDIZAGEM OPERANTE/INSTRUMENTAL
A relação entre comportamento e recompensa

A aprendizagem operante tem muitos paralelos com a aprendizagem pavloviana. Como exemplo, a extinção também ocorre na aprendizagem operante se o reforçador for omitido após o treinamento. Embora, mais uma vez, a extinção seja uma técnica útil para eliminar comportamentos indesejados, como acabamos de ver com a aprendizagem pavloviana, ela não destrói a aprendizagem original – efeitos de recuperação espontânea, renovação, reinstalação e reaquisição rápida ainda permanecem. Ainda que os primeiros relatos de aprendizagem instrumental, começando com Edward Thorndike, enfatizassem o papel do reforçador como "consolidando" a ação instrumental, abordagens mais modernas tendem a considerá-lo um tipo de guia ou motivador de comportamento. Uma visão moderna, "sintética", do condicionamento operante (ver discussão posterior) sustenta que o organismo associa a ação ao desfecho, da mesma forma que se acredita que a aprendizagem de estímulo-desfecho esteja envolvida na aprendizagem pavloviana.

O comportamento humano é influenciado por uma ampla variedade de reforçadores, incluindo os sociais. Por exemplo, foi demonstrado que a simples atenção dos professores ou dos membros da equipe do hospital reforça o comportamento disruptivo ou problemático em estudantes ou pacientes. Em ambos os casos, quando a atenção é afastada e redirecionada para outras atividades, os comportamentos problemáticos podem diminuir (i.e., sofrer extinção). O comportamento humano também é influenciado por reforçadores verbais, como o elogio, e, de modo mais geral, por *reforçadores condicionados*, como dinheiro, que não têm valor intrínseco exceto pelo valor derivado da associação com recompensas "primárias", mais básicas. Reforçadores condicionados foram usados em escolas e em contextos institucionais nas chamadas *economias de fichas,* em que comportamentos positivos são reforçados com fichas que podem ser usadas para comprar artigos valorizados. Em contextos mais naturais, os reforçadores sempre são fornecidos nos relacionamentos sociais, nos quais seus efeitos são dinâmicos e recíprocos. Por exemplo, o relacionamento entre um pai e um filho é pleno de contingências operantes interativas e recíprocas, em que o fornecimento (e a retenção) de reforçadores e castigadores molda o comportamento de cada um. Assim como a aprendizagem pavloviana, a operante está sempre operando e sempre influenciando o comportamento.

A pesquisa sobre condicionamento operante no laboratório tem oferecido muitos *insights* sobre a relação da ação com sua recompensa. No mundo natural, poucas ações são reforçadas toda vez que são realizadas; em vez disso, a maioria das ações é reforçada apenas de forma intermitente. Em um *esquema de razão do reforço*, o reforçador é diretamente relacionado à quantidade de trabalho ou resposta que o organismo emite. Ou seja, há algum requisito de trabalho que determina quando o próximo reforçador será apresentado. Em um "esquema de razão fixa", cada x ações são reforçadas; em um "esquema de razão variável," há um requisito de razão médio, mas o número de respostas requeridas para cada reforçador sucessivo varia. Os esquemas de razão, sobretudo os de razão variável, podem gerar altas taxas de comportamento, como é visto no comportamento dirigido em uma máquina caça-níqueis no cassino. Em um *esquema de intervalo do reforço*, a apresentação de cada reforçador depende de o organismo emitir a resposta após algum período de tempo ter decorrido. Em um "esquema de intervalo fixo," a primeira resposta após *x* segundos terem decorrido é reforçada. Em um *esquema de intervalo variável*, há um requisito de intervalo para cada reforçador, mas a duração desse intervalo varia. Uma pessoa que verifica *e-mails* ao longo do dia está sendo reforçada em um esquema de intervalo variável – uma nova mensagem não está presente para reforçar cada resposta verificada, mas a presença de uma nova mensagem se torna disponível após pontos de tempo variáveis ao longo do dia. De interesse sobre esquemas de intervalo é que a taxa de resposta pode variar substancialmente sem influenciar a taxa global de reforço. (Em esquemas de razão, há uma relação mais direta entre taxa de comportamento e taxa de reforço.) Em parte devido a isso, os esquemas de intervalo tendem a gerar taxas de resposta mais lentas do que os de razão.

A pesquisa clássica sobre comportamento operante ressalta o fato de o desempenho de qualquer ação sempre envolver *escolha*. Ou seja, sempre que realiza um determinado comportamento, o indivíduo escolhe realizar aquela ação em detrimento de muitas outras alternativas possíveis. Quando a escolha foi estudada permitindo ao organismo realizar um ou outro comportamento operante diferente (recompensando com seus próprios esquemas de reforço separados), a taxa de comportamento operante depende não apenas da taxa de reforço do comportamento, mas também da taxa de reforço de todos os outros comportamentos na situação. Colocando de forma mais geral, a força do Comportamento 1 (p. ex., a taxa em que o Comportamento 1 é realizado) é dada por

$$C_1 = KR_1/(R_1 + R_0)$$

onde *C1* pode ser visto como a força do Comportamento 1, R_1 é a taxa na qual C_1 foi reforçado, e R_o é a taxa na qual todos os comportamentos alternativos (ou "outros") no ambiente foram reforçados; K é uma constante que corresponde a todo comportamento na situação e pode ter um valor diferente para indivíduos diferentes. Esse princípio, conhecido como *lei quantitativa do efeito*, captura várias ideias que são relevantes para psiquiatras e psicólogos clínicos. Ele indica que uma ação pode ser fortalecida pelo aumento de sua taxa de reforço (R_1) ou pela diminuição da taxa de reforço para comportamentos alternativos (R_o). De modo inverso, uma ação pode ser enfraquecida pela redução de sua taxa de reforço (R_1) ou pelo aumento da taxa de reforço para comportamentos alternativos (R_o). O último ponto tem uma implicação especialmente importante: em princípio, pode-se lentificar o fortalecimento de comportamentos novos, indesejáveis, fornecendo um ambiente que seja, de outra forma, rico em reforço (R_o alto). Assim, um adolescente que experimenta drogas ou álcool teria menos probabilidade de se envolver nesse comportamento a uma taxa alta (C_1 alto) se seu ambiente fosse, de outra forma, rico em reforçadores (p. ex., fornecidos por atividades extracurriculares, interesses externos, e assim por diante).

A escolha entre ações também é influenciada pelo tamanho de seus reforçadores correspondentes e por quando eles irão ocorrer. Por exemplo, os indivíduos às vezes têm de escolher entre uma ação que produz uma recompensa pequena, mas imediata (p. ex., tomar uma dose de uma droga), *versus* outra que produz uma recompensa maior, mas demorada (p. ex., assistir à aula e ganhar crédito para um certificado de capacitação educacional). Diz-se que os indivíduos que escolhem a recompensa mais imediata são "impulsivos", enquanto aqueles que escolhem a demorada estão exercendo "autocontrole". De interesse é o fato de que os organismos com frequência preferem recompensas pequenas imediatas a maiores demoradas, ainda que a longo prazo possa ser mal-daptativo fazê-lo. É especialmente difícil resistir a essas escolhas "impulsivas" quando a recompensa é iminente. Acredita-se que a escolha seja determinada pelo valor relativo das duas recompensas, sendo esse valor influenciado tanto pelo tamanho do reforçador como por sua demora. Quanto maior o reforçador, melhor é o valor, e quanto mais imediato o reforçador, melhor também: quando uma recompensa é demorada, seu valor diminui ou é "deduzido" ao longo do tempo. Diante de uma escolha, o organismo sempre irá escolher a ação que leva à recompensa cujo valor seja mais alto no momento.

Teorias do reforço

É possível usar os princípios do condicionamento operante já mencionados sem saber antecipadamente qual tipo de evento ou estímulo será reforçador para o paciente. Nenhuma das regras de reforço diz muito sobre que tipos de eventos no mundo de um organismo irão desempenhar o papel de reforçador. Skinner definiu um reforçador de maneira empírica, considerando seu efeito sobre um comportamento operante. Um reforçador foi definido como qualquer evento que pudesse demonstrar aumento da força de um operante se ele fosse uma consequência do operante. Essa visão empírica (alguns diriam "ateórica") pode ser valiosa porque permite reforçadores idiossincráticos para indivíduos idiossincráticos. Por exemplo, se um terapeuta trabalha com uma criança que está provocando lesões em si mesma, a abordagem aconselha que o terapeuta meramente investigue as consequências do comportamento e as manipule para mantê-lo sob controle. Assim, se, por exemplo, o comportamento autolesivo da criança diminuir quando o pai parar de repreendê-la por fazê-lo, então a repreensão é o reforçador, o que poderia parecer contraintuitivo para todos (incluindo o pai que pensa que a repreensão deva funcionar como um castigador). No entanto, também seria útil saber que tipo de evento irá reforçar um indivíduo antes que o terapeuta tenha que tentar de tudo.

Esse vazio é preenchido por várias abordagens de reforço que permitem previsões antecipadas. Talvez a mais útil seja o *princípio de Premack*, desenvolvido pelo pesquisador David Premack, o qual afirma que, para qualquer indivíduo, os reforçadores podem ser identificados dando-lhe um teste de preferência em que seja livre para se dedicar a qualquer número de atividades. O indivíduo poderia passar a maior parte do tempo envolvido na atividade A, a segunda parte do tempo envolvido na atividade B, e a terceira parte do tempo envolvido na atividade C. Pode-se dizer, portanto, que o comportamento A é preferido a B e C, e B é preferido a C. O princípio de Premack afirma que o acesso a uma ação preferida reforçará qualquer ação que seja menos preferida. No exemplo presente, se fazer a atividade C permitir acesso a fazer A ou B, a atividade C será reforçada – aumentará em força ou probabilidade. De modo similar, a atividade B será reforçada pela atividade A (mas não por C). O princípio aceita diferenças individuais grandes. Por exemplo, em um primeiro estudo, algumas crianças, diante de uma escolha, passaram mais tempo comendo balas do que jogando fliperama, enquanto outras passaram mais tempo jogando fliperama do que comendo balas. Comer balas reforçou jogar fliperama no primeiro grupo. Em contrapartida, jogar fliperama reforçou comer balas no último grupo. Não há nada de particularmente especial em relação a alimentos (comer) ou a qualquer tipo específico de atividade como um possível reforçador. Qualquer comportamento que seja preferido a um segundo comportamento teoricamente irá reforçar esse segundo.

O princípio foi refinado ao longo dos anos. É reconhecido agora que mesmo um comportamento menos preferido pode reforçar um mais preferido se o organismo foi privado de realizar o menos preferido abaixo de seu nível normal. No exemplo mencionado, mesmo a atividade de baixa preferência C poderia reforçar A ou B se ela fosse suprimida por um tempo abaixo de seu nível basal de preferência. Entretanto, a principal implicação é que, a longo prazo, os reforçadores de uma pessoa podem ser descobertos simplesmente observando-se como ela reparte suas atividades quando o acesso a elas é livre e irrestrito.

Fatores motivacionais

Frequentemente se diz que a ação instrumental é dirigida ao objetivo. Como Edward Tolman ilustrou em muitos experimentos conduzidos nas décadas de 1930 e 1940, os organismos podem realizar com flexibilidade qualquer uma de diversas ações para atingir um objetivo; a aprendizagem instrumental, portanto, fornece um meio variável para um resultado fixo. A perspectiva de Tolman voltou a favorecer os efeitos dos reforçadores. Ele afirmou que os reforçadores não são necessários para a aprendizagem; em vez disso, são importantes para motivar o comportamento instrumental. A ilustração clássica dessa questão é o experimento de *aprendizagem latente*. Ratos foram submetidos a várias experiências em um labirinto complexo nas quais eram retirados do labirinto sem recompensa uma vez que chegassem a uma determinada localização-meta. Quando a chegada à meta foi subitamente recompensada, os ratos começaram a percorrer o labirinto com muito poucos erros. Logo, tinham aprendido o labirinto sem o benefício do reforçador, mas o reforçador, no entanto, foi importante para motivá-los a atravessar o labirinto com eficiência. O reforçador não foi necessário para a aprendizagem, mas deu ao organismo uma razão para traduzir seu conhecimento em ação.

As pesquisas subsequentes identificaram muitos efeitos motivadores da recompensa. Por exemplo, organismos que tiveram a experiência de receber uma pequena recompensa podem mostrar um *contraste positivo* quando são subitamente reforçados com uma recompensa maior. Ou seja, seu comportamento instrumental pode se tornar mais vigoroso do que o de indivíduos-controle que receberam a recompensa maior durante todo o tempo. Em contraste, os organismos mostram *contraste negativo* quando são mudados de uma alta recompensa para uma mais baixa – seu comportamento se torna mais fraco do que o dos indivíduos-controle que tinham recebido a mesma recompensa menor durante todo o tempo. O contraste negativo envolve frustração e emocionalidade. Ambos os tipos de contraste são congruentes com a ideia de que a eficácia atual de um reforçador depende do que o organismo aprendeu a esperar; um aumento da expectativa causa exaltação, enquanto uma diminuição causa frustração. Há uma noção de que receber uma recompensa menor do que a esperada poderia, na verdade, parecer punição.

O contraste negativo é um exemplo de um *efeito paradoxal da recompensa* – um conjunto de fenômenos comportamentais assim denominado porque demonstra que a recompensa às vezes pode enfraquecer o comportamento e que a ausência de recompensa às vezes pode fortalecê--lo. O mais conhecido é o *efeito do reforço parcial da extinção*, no qual as ações que foram reforçadas de forma intermitente (ou "parcial") persistem por mais tempo quando os reforçadores são completamente retirados do que ações que foram reforçadas de maneira contínua. O achado é considerado paradoxal porque uma ação que foi reforçada (digamos) metade das vezes que outra ação pode, no entanto, ser mais persistente. Uma explicação é que a ação que teve reforço parcial foi, na presença de alguma frustração – e é, portanto, persistente em nova adversidade ou novas fontes de frustração. Outra evidência indica que o esforço é uma dimensão do comportamento que pode ser reforçada. Ou seja, humanos e animais participantes que tinham sido reforçados por apresentar respostas esforçadas aprendem um tipo de "laboriosidade" que se transfere para novos comportamentos. Uma implicação é que novos comportamentos aprendidos na terapia serão mais persistentes ao longo do tempo se o esforço elevado for deliberadamente reforçado.

A eficácia de um reforçador também é influenciada pelo estado emocional atual do organismo. Por exemplo, a comida é mais reforçadora para um organismo que tenha fome, e a água é mais reforçadora para um que tenha sede. Esses resultados são consonantes com muitas teorias do reforço (p. ex., o princípio de Premack) porque a presença de fome ou sede, sem dúvida, aumentaria a hierarquia de preferência do organismo por comida ou água. Entretanto, pesquisas recentes indicam que os efeitos dos estados emocionais sobre as ações instrumentais não são tão automáticos. Especificamente, se um estado emocional vai influenciar uma ação instrumental, o indivíduo precisa primeiro aprender como o reforçador das ações irá influenciar o estado motivacional. O processo de aprendizagem sobre os efeitos que o reforçador tem sobre o estado motivacional é chamado de *aprendizagem por incentivo*.

A aprendizagem por incentivo é mais bem ilustrada por um exemplo experimental. Em 1992, Bernard Balleine relatou um estudo que ensinava ratos treinados que não estavam com fome a pressionar uma alavanca para ganhar uma nova porção de comida. Os animais foram, então, privados de alimento e testados para sua pressão na alavanca sob condições nas quais esse ato não mais produzia aquele resultado (porções de comida). O estado de fome não tinha efeito sobre a taxa de pressão da alavanca; ou seja, ratos famintos não pressionavam a alavanca mais do que os que não foram privados de alimento. No entanto, se tivesse tido a experiência separada de comer as porções enquanto estava privado de alimento durante o teste, o rato pressionava a alavanca a uma alta taxa. Portanto, a fome revigorava a ação instrumental apenas se o animal tivesse experimentado anteriormente o reforçador naquele estado – o que lhe permitiu aprender que a substância específica influenciava o estado (aprendizagem por incentivo). A interpretação desse resultado, e de outros semelhantes, será desenvolvida mais adiante nesta seção. A ideia principal é a de que os indivíduos realizam uma ação instrumental quando sabem que ela produz um resultado desejável no atual estado motivacional. As implicações clínicas são pouco exploradas, mas poderiam ser significativas. Por exemplo, pessoas que abusam de drogas precisarão aprender que elas as fazem se sentir melhor no estado de abstinência antes que a abstinência motive a busca pela droga. Pessoas com ansiedade poderiam não ser motivadas a tomar um medicamento benéfico para seus sintomas até que tivessem realmente a oportunidade de entender como o medicamento as faz se sentir melhor quando estão no estado ansioso, e uma pessoa com depressão pode precisar entender que reforçadores naturais de fato a fazem se sentir melhor quando está deprimida. De acordo com a teoria, a experiência direta com o efeito de um reforçador sobre o humor deprimido poderia ser necessária antes que a pessoa ficasse interessada em realizar ações para ajudar a melhorar o estado deprimido.

APRENDIZAGEM PAVLOVIANA E OPERANTE JUNTAS

Aprendizagem de esquiva

As teorias do efeito motivador dos reforçadores em geral enfatizavam que os ECs pavlovianos no segundo plano também estão associados com o reforçador e que a expectativa do reforçador (ou estado motivacional condicionado) que os ECs despertam aumenta o vigor da resposta operante. Esta é a *teoria de dois fatores*, ou *dois processos*: a aprendizagem pavloviana ocorre simultaneamente e motiva o comportamento durante a aprendizagem operante.

A interação dos fatores pavlovianos e instrumentais é sobremaneira importante para a compreensão da aprendizagem de esquiva (ver Fig. 2.3-1). Em situações de esquiva, os organismos aprendem a realizar ações que previnem o fornecimento ou a apresentação de um evento aversivo. A explicação dessa aprendizagem é sutil porque é difícil identificar um reforçador óbvio. Embora prevenir a ocorrência do evento aversivo seja evidentemente importante, como a não ocorrência desse evento pode reforçar? A resposta é que sugestões no ambiente

(ECs pavlovianos) passam a prever a ocorrência do evento aversivo e, por consequência, despertam ansiedade ou medo. A resposta de esquiva pode, portanto, ser reforçada se escapar ou reduzir esse medo. Assim, os fatores pavlovianos e operantes são ambos importantes: o condicionamento do medo pavloviano motiva e permite o reforço de uma ação instrumental por meio de sua redução. Acredita-se que a fuga do medo ou da ansiedade tenha um papel significativo em muitos transtornos do comportamento humanos, incluindo os transtornos de ansiedade. Nessas condições, o paciente obsessivo-compulsivo checa ou lava suas mãos repetidamente para reduzir a ansiedade, o agorafóbico permanece em casa para fugir do medo de lugares associados com ataques de pânico, e o bulímico aprende a vomitar após uma refeição para reduzir a ansiedade aprendida evocada por ingerir a refeição.

Mesmo que a teoria dos dois fatores continue sendo uma visão importante da aprendizagem de esquiva, esta pode ser obtida com sucesso no laboratório sem reforço: por exemplo, se for requerido que um animal realize uma ação que lembre uma de suas respostas de medo naturais e aprendidas – as chamadas *reações defensivas específicas da espécie* (RDEEs). Os ratos aprenderão facilmente a congelar (permanecer imóveis) ou fugir (correr para outro ambiente) para evitar choque, dois comportamentos que evoluíram para evitar ou escapar de predação. Congelamento e fuga também são mais respondentes do que operantes; eles são controlados por seus antecedentes (ECs pavlovianos que predizem choque) em vez de serem reforçados por suas consequências (escapar do medo). Por isso, quando o rato pode usar uma RDEE para esquiva, a única aprendizagem necessária é a pavloviana – o rato aprende sobre as sugestões ambientais associadas com perigo, e estas despertam medo e evocam comportamentos defensivos, incluindo afastamento (rastreamento de sinal negativo; Fig. 2.3-2). Aprender a realizar uma ação que não é semelhante a uma RDEE natural requer mais *feedback* ou reforço pela redução do medo. Um bom exemplo é a pressão da alavanca, que é fácil para o rato aprender quando o reforçador é uma porção de comida, mas difícil quando a mesma ação evita choque. Um trabalho mais recente com esquiva em humanos sugere um papel importante para as expectativas de EC-evento aversivo e de resposta-evento não aversivo. A questão maior é que a aprendizagem pavloviana é importante na aprendizagem de esquiva; quando o animal pode evitar com uma RDEE, é a única aprendizagem necessária; quando a ação requerida não é uma RDEE, a aprendizagem pavloviana permite a expectativa de alguma coisa ruim.

Uma perspectiva cognitiva sobre a aprendizagem aversiva também é encorajada por estudos da *impotência aprendida*. Nesse fenômeno, os organismos expostos a eventos aversivos controláveis ou incontroláveis diferem em sua reatividade a eventos aversivos posteriores. Por exemplo, o achado típico é o de um indivíduo exposto a choque inevitável em uma fase de um experimento ter menos sucesso em aprender a escapar do choque com um comportamento completamente novo em uma segunda fase, enquanto indivíduos expostos a choque evitável são normais. Ambos os tipos de indivíduos são expostos ao mesmo choque, mas sua dimensão psicológica (sua controlabilidade) cria uma diferença, talvez porque os expostos ao choque inevitável aprendam a independência de suas ações e do desfecho. Embora esse achado (e interpretação) já tenha sido considerado um modelo de depressão, a visão atual é a de que a controlabilidade dos estressores modula principalmente sua pressão emocional e seu impacto negativo. Em um nível teórico, o resultado também implica que organismos recebendo contingências instrumentais, nas quais suas ações levam a desfechos, poderiam aprender alguma coisa sobre a controlabilidade desses desfechos.

Uma das conclusões principais dos estudos sobre aprendizagem aversiva é que existem dimensões tanto biológicas (i.e., evolucionárias) como cognitivas para aprendizagem instrumental. A possibilidade de que grande parte dessa aprendizagem seja controlada por contingências pavlovianas também é compatível com pesquisas em que animais aprenderam a responder a reforçadores positivos. Por exemplo, os pombos têm sido amplamente utilizados em experimentos de aprendizagem operante desde a década de 1940. Nesse experimento típico, o pássaro aprende a bicar um disco de plástico em uma das paredes da câmara (uma "chave" de resposta) para obter alimento. Ainda que pareça ser uma resposta operante, a bicada do pombo pode ser treinada pela mera iluminação da chave por alguns segundos antes de apresentar o reforçador em uma série de ensaios. Mesmo não existindo requisito algum para o pássaro bicar a chave, ele começará a bicar a chave iluminada – um preditor pavloviano de alimento – de qualquer maneira. A resposta de bicada é apenas fracamente controlada por suas consequências: se o experimentador arranjar as coisas de modo que as bicadas na verdade previnam a entrega de comida (que é, de outra forma, fornecida em ensaios sem bicadas), os pássaros continuarão a bicar quase de forma indefinida em muitos ensaios. (Embora a bicada tenha uma correlação negativa com comida, a iluminação da chave continua sendo um preditor de comida fracamente positivo.) Portanto, esse comportamento "operante" clássico é, pelo menos em parte, pavloviano. As contingências pavlovianas não podem ser ignoradas. Quando são punidos com choque leve na pata por pressionarem uma alavanca que de outro modo produz comida, ratos param de pressioná-la pelo menos parcialmente (e talvez de modo predominante) porque aprendem que a alavanca agora prediz choque e afastam-se dela. Uma criança também poderia aprender a ficar afastada do genitor que fornece punição em vez de se abster de realizar o comportamento punido. Muitos comportamentos em contextos de aprendizagem operante podem, na verdade, ser controlados por aprendizagem pavloviana e rastreamento de sinal em vez de por aprendizagem operante genuína.

Uma visão sintética da ação instrumental

A ideia, então, é que o comportamento em qualquer situação de aprendizagem instrumental seja controlado por várias associações hipotéticas, como ilustrado na Figura 2.3-3. Muito comportamento, em um arranjo de aprendizagem instrumental, pode ser controlado por um fator pavloviano no qual o organismo associa sugestões de segundo plano (ECs) com o reforçador (S*, significando um evento biologicamente significativo). Como já foi discutido, esse tipo de aprendizagem pode permitir que o EC evoque uma variedade de

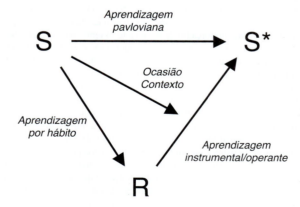

FIGURA 2.3-3
Qualquer situação de aprendizagem instrumental/operante permite inúmeros tipos de aprendizagem, que estão sempre ocorrendo o tempo todo. R, comportamento operante ou ação instrumental; S, estímulo no segundo plano; S*, evento biologicamente significativo (p. ex., reforçador, ENC). (Cortesia de Mark E. Bouton, Ph.D.)

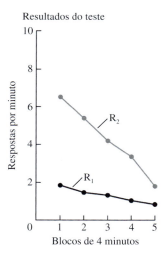

FIGURA 2.3-4
O efeito de desvalorização do reforçador. Resultados da sessão de teste. O resultado indica a importância da associação resposta-reforçador na aprendizagem operante. Para ter o desempenho que teve durante a testagem, o organismo deve aprender qual ação leva a qual reforçador e então escolher realizar a ação que leve ao desfecho que atualmente gostou ou valorizou. R1, R2, comportamentos operantes ou ações instrumentais. (Dados de Colwill e Rescorla [1986]. De Bouton ME: *Learning and Behavior: A Contemporary Synthesis*. Sunderland, MA: Sinauer; 2007.)

comportamentos e reações emocionais (e estados motivacionais) que podem, além disso, motivar a ação instrumental.

Em termos atuais, o fator instrumental é representado pelo organismo aprendendo a associação direta, e semelhante, entre a ação instrumental (R) e o reforçador (S*). A evidência para esse tipo de aprendizagem vem de experimentos sobre *desvalorização do reforçador* (Fig. 2.3-4). Nesses experimentos, o organismo pode primeiro ser treinado para realizar duas ações instrumentais (p. ex., pressionar uma alavanca e puxar uma alça), cada uma emparelhada com um reforçador diferente (p. ex., porção de comida *versus* uma solução de sacarose líquida). Em uma segunda fase separada, um dos reforçadores (p. ex., comida) é emparelhado com doença, que cria o condicionamento de uma aversão de gosto poderosa, ao reforçador. Em um último teste, o organismo retorna à situação instrumental, e é permitido que ele realize qualquer ação instrumental. Não há reforçadores presentes durante o teste. O resultado é que o organismo não realiza mais a ação que produziu o reforçador que agora é aversivo. Para fazê-lo, ele deve (1) ter aprendido que ação produziu qual reforçador e (2) ter combinado esse conhecimento com o conhecimento de que já não gosta ou valoriza esse reforçador. O resultado não pode ser explicado pela visão mais simples e mais tradicional de que os reforçadores meramente consolidam ou fortalecem as ações instrumentais.

Os organismos também precisam aprender como os reforçadores influenciam um estado motivacional em particular – o processo chamado "aprendizagem por incentivo". Ele está envolvido de forma crucial na aprendizagem instrumental como um processo por meio do qual o animal aprende o valor do reforçador. Portanto, no experimento de desvalorização do reforçador na Figura 2.3-4, uma coisa importante que ocorre na segunda fase é que o organismo deve, na verdade, entrar em contato com o reforçador e aprender que não gosta dele. Como já foi descrito, é provável que a aprendizagem por incentivo sempre esteja envolvida em tornar os desfechos (e as ações associadas que os produzem) mais ou menos desejáveis.

Outros experimentos ilustraram as outras associações ao estímulo que são representadas na Figura 2.3-3. Além de estar diretamente associado com o reforçador, um estímulo pode sinalizar uma relação entre uma ação e um desfecho. Isso é chamado de *definição da ocasião*: em vez de evocar uma resposta direta, os estímulos em situações operantes podem estabelecer a ocasião para a resposta operante. Há uma boa evidência de que eles o façam sinalizando uma relação resposta-reforçador específica. Por exemplo, em um experimento, ratos aprenderam a pressionar a alavanca e puxar a alça na presença de um ruído e uma luz de fundo. Quando o ruído estava presente, pressionar a alavanca produzia um reforçador de comida, e puxar a alça produzia sacarose. No entanto, quando a luz estava presente, as relações se invertiam: pressionar a alavanca produzia sacarose, e puxar a alça produzia comida. Houve evidências de que os ratos aprendiam relações correspondentes. Em uma segunda fase, as porções de comida foram associadas com doença, portanto o rato já não valorizava a comida. Em um último teste, foi permitido que os ratos pressionassem a alavanca ou puxassem a alça em extinção na presença do ruído ou na presença de luz durante testes separados. Na presença do ruído, os animais puxaram a alça em vez de pressionar a alavanca. Quando a luz estava presente, pressionaram a alavanca em vez de puxar a alça. Desse modo, o ruído informou ao rato que pressionar a alavanca produzia comida, e a luz informou que puxar a alça não. Essa é a função de definição da ocasião ilustrada na Figura 2.3-3.

Vale a pena observar que outros estímulos além de luzes e ruídos definem a ocasião para o comportamento operante. A pesquisa moderna sobre aprendizagem em animais tem salientado a importância de outros estímulos, tais como sinais temporais e espaciais, e de certos processos de percepção e memória. Um exemplo particularmente interessante de pesquisa sobre o *controle do estímulo* do comportamento operante é a categorização. Pode-se mostrar a pombos imagens de carros, cadeiras, flores e gatos em uma tela de computador posicionada na parede de uma caixa de Skinner. A bicada em uma de quatro chaves na presença dessas imagens é reforçada na presença de qualquer figura contendo um carro, uma cadeira, uma flor ou um gato. O interessante é que, à medida que o número de exemplares em cada categoria aumenta, o pombo comete mais erros enquanto aprende a discriminação. Entretanto, mais exemplares criam melhor aprendizagem no sentido de que é mais fácil transferir as novas imagens de teste – após muitos exemplos de cada categoria, o pombo é mais preciso em categorizar (e responder com correção a) novos estímulos. Uma implicação é que o treinamento de novos comportamentos em uma variedade de configurações ou formas irá aumentar a generalização a novas situações.

A associação final na Figura 2.3-3 é a simples *aprendizagem por hábito*, ou uma associação direta entre o estímulo e a resposta. Por intermédio dessa associação, o segundo plano pode evocar a ação instrumental diretamente, sem a cognição interveniente de R-S* e a valorização de S*. Embora já se tenha acreditado que a aprendizagem S-R dominava a aprendizagem, a visão atual considera que seu desenvolvimento ocorre apenas após treinamento instrumental extensivo e consistente. De fato, ações que foram realizadas repetidas vezes (e repetidas vezes relacionadas com o reforçador) se tornam automáticas e rotineiras. Uma fonte de evidência é o fato de o efeito de desvalorização do reforçador – que implica um tipo de mediação cognitiva do comportamento operante – já não ocorrer após treinamento instrumental extensivo, como se o animal, de forma reflexiva, iniciasse a resposta sem lembrar o desfecho real que ela produz. Parece razoável esperar que muitos comportamentos patológicos que chegam à clínica também poderiam ser automáticos e cegos por meio de repetição. As evidências apontam que a eventual dominância do hábito S-R no comportamento não substitui ou destrói a mediação mais cognitiva pelas relações S-S*, R-S* e/ou S–(R-S*) aprendidas. Sob algumas condições, mesmo uma resposta habitual poderia voltar ao controle da associação ação-reforçador. A conversão de ações para hábitos e a relação entre hábito e cognição são áreas ativas de pesquisa.

REFERÊNCIAS

Abramowitz JS, Arch JJ. Strategies for improving long-term outcomes in cognitive behavioral therapy for obsessive-compulsive disorder: insights from learning theory. *Cogn Behav Pract.* 2014;21:20–31.

Bouton ME. *Learning and Behavior: A Contemporary Synthesis.* Sunderland, MA: Sinauer; 2007.

Bouton ME. Learning theory. In: Sadock BJ, Sadock VA, Ruiz P, eds. *Kaplan & Sadock's Comprehensive Textbook of Psychiatry.* 9th ed. Philadelphia: Lippincott Williams & Wilkins; 2009:647.

Hockenbury D. Learning. In: *Discovering Psychology.* 5th ed. New York: Worth Publishers; 2011:183.

Illeris K, ed. *Contemporary Theories of Learning: Learning Theorists . . . In Their Own Words.* New York: Routledge; 2009.

Kosaki Y, Dickinson A. Choice and contingency in the development of behavioral autonomy during instrumental conditioning. *J Exp Psychol Anim Behav Process.* 2010;36(3):334.

Maia TV. Two-factor theory, the actor-critic model, and conditioned avoidance. *Learning Behav.* 2010;38:50.

Sigelman CK, Rider EA. Learning theories. In: *Life-Span Human Development.* Belmont: Wadsworth; 2012:42.

Urcelay GP, Miller RR. Two roles of the context in Pavlovian fear conditioning. *J Exp Psychol Anim Behav Process.* 2010;36(2):268.

▲ 2.4 A biologia da memória

O tema da memória é fundamental para a disciplina da psiquiatria. A memória é a cola que une nossa vida mental, o andaime para nossa história pessoal. A personalidade é, em parte, uma acumulação de hábitos que foram adquiridos, muitos no início da vida, que criam disposições e influenciam o modo como nos comportamos. No mesmo sentido, as neuroses são com frequência produtos de aprendizagem – ansiedades, fobias e comportamentos mal-adaptativos que resultam de determinadas experiências. A própria psicoterapia é um processo pelo qual novos hábitos e habilidades são adquiridos por meio da acumulação de novas experiências. Nesse sentido, a memória está teoricamente no centro da preocupação da psiquiatria com a personalidade, as consequências das primeiras experiências e a possibilidade de crescimento e mudança.

A memória também é de interesse clínico porque transtornos de memória e queixas sobre a memória são comuns em doenças neurológicas e psiquiátricas. O comprometimento da memória também é um efeito colateral de certos tratamentos, como a eletroconvulsoterapia. Por isso, o médico eficaz precisa entender a biologia da memória, as variedades de disfunção de memória e como a memória pode ser avaliada.

DAS SINAPSES PARA A MEMÓRIA

A memória é um caso especial do fenômeno biológico geral de *plasticidade neural*. Os neurônios podem apresentar uma atividade dependente da história, respondendo diferencialmente como uma função do estímulo prévio, e essa plasticidade das células nervosas e das sinapses forma a base da memória. Na última década do século XIX, pesquisadores propuseram que a persistência da memória poderia ser explicada por crescimento de células nervosas. Essa ideia foi reapresentada muitas vezes, e o entendimento atual da sinapse como o local fundamental de mudança é baseado em estudos experimentais extensivos em animais com sistemas nervosos simples.

A experiência pode levar a mudança estrutural na sinapse, incluindo alterações na força das sinapses existentes e no número de contatos sinápticos ao longo de vias específicas.

Plasticidade

Evidências neurobiológicas apoiam duas conclusões básicas: primeiro, a plasticidade de curta duração, que pode persistir por segundos ou minutos, dependendo de eventos sinápticos específicos, incluindo aumento na liberação de neurotransmissores; segundo, a memória de longa duração depende de nova síntese de proteína, do crescimento físico de processos neurais e de aumento no número de conexões sinápticas.

Uma fonte de informação importante sobre memória veio de um estudo extenso sobre o molusco marinho *Aplysia californica*. Neurônios individuais e conexões entre neurônios foram identificados, e o diagrama do circuito de alguns comportamentos simples foi descrito. A *Aplysia* é capaz de aprendizagem associativa (incluindo condicionamento clássico e condicionamento operante) e aprendizagem não associativa (habituação e sensibilização). A *sensibilização* foi estudada usando o reflexo de retração da guelra, uma reação defensiva na qual a estimulação tátil causa a retração da guelra e do sifão. Quando a estimulação tátil é precedida por estimulação sensorial à cabeça ou à cauda, a retração da guelra é facilitada. As alterações celulares subjacentes a essa sensibilização iniciam-se quando um neurônio sensorial ativa um interneurônio modular, que aumenta a força das sinapses no circuito responsável pelo reflexo. Essa modulação depende do sistema de segundo mensageiro no qual as moléculas intracelulares (incluindo adenosina monofosfato cíclica [cAMP] e proteína quinase dependente de cAMP) levam ao aumento da liberação do transmissor, que dura alguns minutos na via reflexa. Tanto a plasticidade de curta duração como a de longa duração nesse circuito são baseadas no aumento da liberação do transmissor. A alteração de longa duração requer unicamente a expressão de genes e a síntese de novas proteínas. Os mecanismos de etiquetagem sináptica permitem aos produtos gênicos que são distribuídos ao longo de um neurônio aumentarem a força sináptica de maneira seletiva em sinapses recém-ativadas. Além disso, a alteração de longo prazo, mas não a de curto prazo, é acompanhada pelo crescimento de processos neurais de neurônios no circuito reflexo.

Em vertebrados, a memória não pode ser estudada tão diretamente quanto no sistema nervoso simples da *Aplysia*. Contudo, sabe-se que as manipulações comportamentais também podem resultar em alterações mensuráveis na arquitetura do cérebro. Por exemplo, ratos criados em ambientes ricos, em oposição a comuns, apresentam aumento no número de sinapses terminando em neurônios individuais no neocórtex. Essas alterações são acompanhadas por pequenos aumentos na espessura cortical, no diâmetro dos corpos celulares neuronais e no número e comprimento dos ramos dendríticos. A experiência comportamental, portanto, exerce efeitos poderosos sobre os circuitos do cérebro.

Muitas dessas mesmas alterações estruturais foram encontradas em ratos adultos expostos a um ambiente enriquecido, bem como em ratos adultos que receberam treinamento intensivo do labirinto. No caso do treinamento do labirinto, a visão foi restrita a um olho, e o corpo caloso foi seccionado para impedir que informações recebidas por um hemisfério chegassem ao outro hemisfério. O resultado foi que alterações estruturais na forma e na conectividade neuronais foram observadas apenas no hemisfério treinado. Isso exclui uma série de influências não específicas, entre as quais atividade motora, efeitos indiretos de hormônios e nível global de excitação. Acredita-se que a memória de longo prazo em vertebrados seja baseada em crescimento e alteração morfológica, incluindo aumentos na força sináptica ao longo de vias específicas.

Potenciação de longo prazo

O fenômeno de *potenciação de longo prazo* (PLP) é um mecanismo candidato para a memória de longo prazo dos mamíferos. A PLP é observada quando um neurônio pós-sináptico é despolarizado de forma persistente após um surto de alta frequência de disparo neural pré-sináptico. A PLP tem inúmeras propriedades que a tornam adequada como um substrato fisiológico da memória. Ela é estabelecida rapidamente e, então, dura um longo tempo. É associativa, porque depende da coocorrência de atividade pré-sináptica e despolarização pós-sináptica. Acontece apenas em sinapses potenciadas, nem todas as sinapses terminando na célula pós-sináptica. Por fim, a PLP ocorre sobretudo no hipocampo, uma estrutura importante para a memória.

Sabe-se que a indução de PLP sofre mediação pós-sináptica e envolve ativação do receptor *N*-metil-D-aspartato (NMDA), que permite o influxo de cálcio na célula pós-sináptica. A PLP é mantida por aumento no número de receptores α-amino-3-hidróxi-5-metil-4-isoxazol-propiônico (AMPA; não NMDA) na célula pós-sináptica e também possivelmente por aumento na liberação de neurotransmissores.

Um método promissor para elucidar os mecanismos moleculares da memória apoia-se na introdução de mutações específicas no genoma. Ao deletar um único gene, podem-se produzir camundongos com receptores ou moléculas de sinalização celular específicos inativados ou alterados. Por exemplo, em camundongos com uma deleção seletiva de receptores NMDA no campo CA1 do hipocampo, muitos aspectos da fisiologia de CA1 permanecem intactos, mas os neurônios de CA1 não exibem PLP, e é observado comprometimento da memória em tarefas comportamentais. Manipulações genéticas introduzidas de forma reversível em adultos são particularmente vantajosas, uma vez que alterações moleculares específicas podem ser induzidas em animais de desenvolvimento normal.

Aprendizagem associativa

O estudo do *condicionamento clássico* forneceu muitos *insights* sobre a biologia da memória. Ele tem sido sobretudo bem estudado em coelhos, usando um tom como o estímulo condicionado e um sopro de ar no olho (que automaticamente evoca uma resposta de pestanejo) como o estímulo não condicionado. Emparelhamentos repetidos do tom com o sopro de ar levam a uma resposta condicionada, uma vez que o tom sozinho evoca um pestanejo. Lesões reversíveis dos núcleos profundos do cerebelo eliminam a resposta condicionada sem afetar a não condicionada. Essas lesões também impedem a ocorrência de aprendizagem inicial, e, quando a lesão é revertida, os coelhos aprendem normalmente. Portanto, o cerebelo contém circuitos essenciais para a associação aprendida. A plasticidade relevante parece ser distribuída entre o córtex cerebelar e os núcleos profundos.

Acredita-se que um padrão análogo de plasticidade cerebelar seja subjacente à aprendizagem motora no reflexo vestíbulo-ocular e, talvez, à aprendizagem associativa de respostas motoras em geral. Com base na ideia de que as respostas motoras aprendidas dependem do controle coordenado de alterações no tempo e na força da resposta, foi sugerido que as alterações sinápticas no córtex cerebelar sejam fundamentais para o tempo aprendido, enquanto as alterações sinápticas nos núcleos profundos são fundamentais para formar uma associação entre um estímulo condicionado e um não condicionado.

O condicionamento do medo e os sobressaltos potenciados pelo medo são tipos de aprendizagem que servem como modelos úteis para transtornos de ansiedade e condições psiquiátricas relacionadas. Por exemplo, camundongos exibem comportamento de congelamento quando devolvidos para o mesmo contexto no qual um choque aversivo foi apresentado em uma ocasião anterior. Esse tipo de aprendizagem depende da codificação dos aspectos contextuais do ambiente de aprendizagem. Adquirir e expressar esse tipo de aprendizagem requer circuitos neurais que incluem a amígdala e o hipocampo. A amígdala pode ser importante para a associação do afeto negativo com novos estímulos e o hipocampo, para a representação do contexto. Com o treinamento de extinção, quando o contexto já não é relacionado com um estímulo aversivo, a resposta de medo condicionada desaparece. Acredita-se que o córtex frontal tenha um papel-chave na extinção.

ORGANIZAÇÃO CORTICAL DA MEMÓRIA

Uma questão fundamental diz respeito ao local de armazenamento da memória no cérebro. Na década de 1920, Karl Lashley o procurou estudando o comportamento de ratos após a remoção de diferentes quantidades de seu córtex cerebral. Ele registrou o número de tentativas necessárias para reaprender um problema de labirinto que os ratos tinham aprendido antes da cirurgia e verificou que o déficit era proporcional à quantidade de córtex removida. O déficit não parecia depender da localização específica do dano cortical. Lashley concluiu que a memória resultante da aprendizagem do labirinto não estava localizada em parte alguma do cérebro; em vez disso, era distribuída de forma equivalente ao longo de todo o córtex.

Pesquisas subsequentes levaram a reinterpretações desses resultados. A aprendizagem do labirinto em ratos depende de diferentes tipos de informação, incluindo visual, tátil, espacial e olfativa. Os neurônios que processam esses vários tipos de informação são segregados em diferentes áreas do córtex cerebral do rato, e o armazenamento da memória é segregado de maneira paralela. Portanto, a correlação entre a capacidade de aprender um labirinto e o tamanho da lesão que Lashley observou é um resultado da invasão progressiva de lesões maiores em áreas corticais especializadas que atendem aos muitos componentes de processamento de informação relevantes para a aprendizagem do labirinto.

A organização funcional do córtex cerebral dos mamíferos foi revelada por análises neuropsicológicas de déficits após dano cerebral e por meio de estudos fisiológicos de cérebros intactos. As áreas corticais responsáveis por processar e armazenar informações visuais foram estudadas mais extensivamente em primatas. Quase metade do neocórtex dos primatas é especializada para funções visuais.

As vias corticais para processamento de informações visuais se iniciam no córtex visual primário (V1) e prosseguem a partir daí ao longo de vias ou correntes paralelas. Uma corrente projeta-se ventralmente para o córtex inferotemporal e é especializada em processar informações relativas à identificação visual de objetos. Outra corrente projeta-se dorsalmente para o córtex parietal e é especializada em processar informações sobre localização espacial.

As áreas específicas de processamento visual nas correntes dorsal e ventral, junto com áreas no córtex pré-frontal, registram a experiência imediata de processamento perceptual. Os resultados desse processamento ficam disponíveis primeiro como *memória imediata*. Memória imediata refere-se à quantidade de informação que pode ser mantida na mente (como um número de telefone) de modo que fique disponível para uso imediato. Ela pode ser estendida no tempo por repetição ou por outro tipo de manipulação da informação, e, nesse caso, diz-se que o material armazenado está na *memória de trabalho*.

As regiões do córtex visual nas porções dianteiras das correntes dorsal e ventral servem como repositórios finais de memórias visuais. O córtex inferotemporal, por exemplo, localiza-se na extremidade da corrente ventral, e lesões inferotemporais levam a comprometimentos seletivos na percepção visual do objeto e na memória visual. Contudo, essas lesões não interrompem funções visuais elementares, como a acuidade. Estudos eletrofisiológicos em macacos mostram que os neurônios na área TE, que é uma parte do córtex inferotemporal, registram aspectos específicos e complexos de estímulos visuais, como a forma, e respondem seletivamente a padrões e objetos. O córtex inferotemporal pode, portanto, ser pensado tanto como um sistema de processamento visual de ordem superior quanto como um depósito das memórias visuais que resultam desse processamento.

Em resumo, a memória é distribuída e localizada no córtex cerebral. Ela é distribuída no sentido de que, como Lashley concluiu, não existe um centro cortical dedicado somente ao armazenamento de memórias. Todavia, a memória é localizada no sentido de que diferentes aspectos ou dimensões de eventos são armazenados em locais corticais específicos – ou seja, nas mesmas regiões que são especializadas em analisar e processar o que deve ser armazenado.

MEMÓRIA E AMNÉSIA

O princípio de que a especialização funcional de regiões corticais determina tanto o *locus* de processamento de informação como o *locus* de armazenamento de informações não fornece uma descrição completa da organização da memória no cérebro. Se assim fosse, as lesões cerebrais sempre incluiriam dificuldade na memória para um tipo restrito de informação junto com perda da capacidade de processar informações dessa mesma espécie. Esse tipo de comprometimento ocorre, por exemplo, nas afasias e nas agnosias. Entretanto, há outro tipo de comprometimento que também pode ocorrer, chamado amnésia.

A marca registrada da amnésia é uma perda da capacidade para novos aprendizados que se estende para todas as modalidades sensoriais e os domínios de estímulo. Essa *amnésia anterógrada* pode ser explicada pelo entendimento do papel das estruturas cerebrais fundamentais para a aquisição de informações sobre fatos e eventos. Normalmente, a amnésia anterógrada ocorre junto com a *amnésia retrógrada*, uma perda do conhecimento que foi adquirido antes do início da amnésia. Os déficits retrógrados com frequência têm um gradiente temporal, seguindo um princípio conhecido como lei de Ribot; os déficits são mais graves para informações que foram aprendidas em época mais recente.

Um paciente com uma apresentação de amnésia exibe déficits de memória graves no contexto de preservação de outras funções cognitivas, incluindo compreensão e produção de linguagem, raciocínio, atenção, memória imediata, personalidade e habilidades sociais. A seletividade do déficit de memória nesses casos indica que as funções intelectual e perceptual do cérebro são separadas da capacidade de armazenar na memória os registros que comumente resultam do envolvimento em trabalho intelectual e perceptual.

Função especializada da memória

A amnésia pode resultar de dano à porção medial do lobo temporal ou a regiões da linha média do diencéfalo. Estudos de um paciente gravemente amnésico conhecido como HM estimularam a investigação intensiva do papel do lobo temporomedial na memória.

> HM tornou-se amnésico em 1953, aos 27 anos, quando sofreu uma ressecção bilateral do lobo temporal medial para aliviar uma epilepsia grave. A remoção incluiu aproximadamente metade do hipocampo, a amígdala e a maior parte dos córtices entorrinal e perirrinal contíguos (Fig. 2.4-1). Após a cirurgia, a condição epiléptica de HM melhorou muito, mas ele experimentou um esquecimento profundo. Suas funções intelectuais, de modo geral, foram preservadas. Por exemplo, ele exibia memória imediata normal e podia manter a atenção durante conversas. Após uma interrupção, entretanto, não conseguia lembrar o que tinha ocorrido recentemente. A amnésia densa de HM foi permanente e debilitante. Em suas próprias palavras, ele se sentia como se tivesse acabado de acordar de um sonho, porque não tinha nenhuma lembrança do que tinha acabado de acontecer.

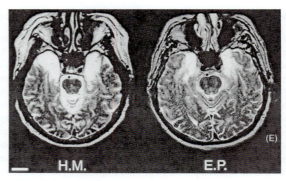

FIGURA 2.4-1
Imagens de ressonância magnética funcional dos cérebros dos pacientes HM e EP no nível do lobo temporal. O tecido comprometido é indicado por sinal brilhante nessas imagens axiais ponderadas em T2. Ambos os pacientes sofreram dano extensivo às estruturas temporomediais, como resultado de cirurgia para epilepsia, em HM, e de encefalite viral, em EP. Barra de escala: 2 cm. E, lado esquerdo do cérebro. (Reimpressa, com permissão, de Corkin S, Amaral EG, González RG, Johnson KA, Hyman BT. H.M.'s medial temporal lobe lesion: Findings from magnetic resonance imaging. *J Neurosci*. 1997;17:3964; and Stefanacci L, Buffalo EA, Schmolck H, Squire LR. Profound amnesia after damage to the medial temporal lobe: A neuroanatomical and neuropsychological profile of patient E.P. *J Neurosci*. 2000;20:7024.)

Em macacos, foram demonstrados muitos paralelos com amnésia humana após dano cirúrgico a componentes anatômicos do lobo temporomedial. Estudos cumulativos do comprometimento de memória resultante identificaram as estruturas e as conexões temporomediais cruciais para a memória. Estas reúnem o hipocampo – que inclui o giro denteado; os campos hipocampais CA1, CA2 e CA3; e o subículo – e as regiões corticais adjacentes, incluindo os córtices entorrinal, perirrinal e para-hipocampal.

Outra estrutura importante do lobo temporomedial é a amígdala. Ela está relacionada com a regulação de grande parte do comportamento emocional. Em particular, o armazenamento de eventos emocionais envolve a amígdala. Os efeitos moduladores das projeções da amígdala para o neocórtex são responsáveis por produzir aumento da memória para eventos emocionais ou estimulantes, comparados a eventos neutros.

Estudos detalhados de pacientes amnésicos oferecem *insights* únicos sobre a natureza da memória e sua organização no cérebro. Uma extensa série de estudos informativos, por exemplo, descreveu o comprometimento da memória do paciente EP.

> EP foi diagnosticado com encefalite por herpes simples aos 72 anos. O dano à região medial do lobo temporal (ver Fig. 2.4-1) produziu uma amnésia persistente e profunda. Durante as sessões de teste, EP era cordial e falava livremente sobre suas experiências de vida, mas baseava-se com exclusividade em histórias de sua infância e idade adulta jovem. Ele repetia a mesma história muitas vezes. De forma surpreendente, seu desempenho em testes de memória de reconhecimento não era melhor do que se resultasse de adivinhação (Fig. 2.4-2A). Testes envolvendo fatos sobre sua vida e experiências autobiográficas revelaram memória pobre para o tempo até sua doença, mas memória normal para sua infância (Fig. 2.4-2B). EP também tinha bom conhecimento espacial sobre a cidade na qual viveu quando criança, mas foi incapaz de aprender o traçado do bairro onde viveu depois de se tornar amnésico (Fig. 2.4-2C).

Dada a gravidade dos problemas de memória vivenciados por EP e por outros pacientes amnésicos, deve ser salientado que, apesar disso, eles apresentam desempenho normal em certos tipos de testes de memória. O comprometimento diz respeito seletivamente a memória para conhecimento factual e eventos autobiográficos, chamados, em conjunto, de *memória declarativa*. A amnésia apresenta-se como um déficit global, uma vez que envolve a memória para informações apresentadas em qualquer modalidade sensorial, mas o déficit é limitado, porque abrange apenas memória para fatos e eventos.

A patologia hipocampal em pacientes com amnésia também pode ser revelada usando imagem de ressonância magnética (RM) de alta resolução. Esses estudos indicam que o dano limitado ao hipocampo resulta em comprometimento da memória significativo de uma perspectiva clínica. Além do hipocampo, outras regiões do lobo temporomedial também contribuem de forma fundamental para a memória. Portanto, um comprometimento de memória moderadamente grave resulta de dano a CA1, enquanto uma amnésia mais profunda e incapacitante é causada por dano ao lobo temporomedial, que inclui o hipocampo e o córtex adjacente. Comprometimento da

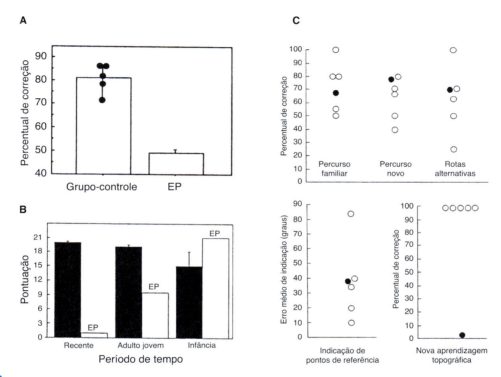

FIGURA 2.4-2
Resultados de testes formais para o paciente EP, mostrando déficits anterógrados e retrógrados graves, com memória remota intacta. **A**. As pontuações foram combinadas a partir de 42 testes diferentes de memória de reconhecimento para palavras dadas ao paciente EP e a um grupo de cinco indivíduos-controle saudáveis. O formato do teste era ou escolha forçada de duas alternativas, ou reconhecimento de sim-não. Os colchetes para EP indicam o erro-padrão da média. Os pontos de dados para o grupo-controle indicam a pontuação média de cada participante em todos os 42 testes de memória de reconhecimento. O desempenho médio de EP (49,3% correto) não foi diferente do acaso e foi de aproximadamente cinco desvios-padrão (DPs) abaixo do desempenho médio dos indivíduos-controle (81,1% correto. DP, 6,3). **B**. A lembrança autobiográfica foi quantificada usando uma entrevista estruturada conhecida como Entrevista de Memória Autobiográfica. Os itens avaliaram conhecimento semântico pessoal (pontuação máxima 21 para cada período de tempo). O desempenho para o período de tempo recente reflete memória pobre para informações que poderiam ter sido adquiridas só depois do início de sua amnésia. Para EP, o desempenho para o período adulto jovem reflete déficits de memória retrógrada. O desempenho para o período da infância reflete memória remota boa. Resultados semelhantes para lembrança semântica e episódica foram obtidos desses períodos de tempo. (Dados de Kopelman MD, Wilson BA, Baddeley AD. The autobiographical memory interview: A new assessment of autobiographical and personal semantic memory in amnesic patients. *J Clin Exp Neuropsychol*. 1989;5:724; e Reed JM, Squire LR. Retrograde amnesia for facts and events: Findings from four new cases. J Neurosci. 1998;18:3943.) **C**. As avaliações da memória espacial demonstraram memória boa de EP para conhecimento espacial de sua infância, junto com nova aprendizagem de informações espaciais extremamente pobre. O desempenho foi comparado com os de cinco indivíduos (círculos abertos) que frequentaram o ensino médio ao mesmo tempo que EP, viveram na região em torno do mesmo período de tempo e, como EP (círculos cheios), se mudaram quando adultos jovens. Desempenho normal foi encontrado para o percurso de casa para locais diferentes na área (percurso familiar), entre diferentes locais na área (percurso novo) e entre esses mesmos locais quando uma rua principal estava bloqueada (rotas alternativas). Os indivíduos também foram instruídos a apontar locais específicos enquanto se imaginavam em um determinado local (indicação de pontos de referência) ou foram indagados sobre locais no bairro em que viviam atualmente (nova aprendizagem topográfica). EP demonstrou dificuldade apenas nesse último teste, porque tinha se mudado para sua residência atual apenas após se tornar amnésico. (Dados de Teng E, Squire LR. Memory for places learned long ago is intact after hippocampal damage. *Nature*. 1999;400:675.) (Adaptada de Stefanacci L, Buffalo EA, Schmolck H, Squire LR. Profound amnesia after damage to the medial temporal lobe: A neuroanatomical and neuropsychological profile of patient E.P. *J Neurosci*. 2000;20:7024. Impressa com permissão.)

TABELA 2.4-1
Déficits cognitivos e de memória associados com dano frontal

Teste	Amnésia	Síndrome de Korsakoff	Dano ao lobo frontal
Lembrança atrasada	+	+	–
Escala de Avaliação de Demência: Índice de memória	+	+	–
Escala de Avaliação de Demência: Índice de iniciação e perseveração	–	+	+
Teste Wisconsin de Classificação de Cartas	–	+	+
Memória de ordem temporal	+	++	++
Metamemória	–	+	+
Liberação de interferência proativa	–	+	–

+, déficit; –, sem déficit; ++, comprometimento desproporcional em relação a lembrança do item.
De Squire LR, Zola-Morgan S, Cave CB, Haist F, Musen G, Suzuki WA. Memory, organization of brain systems and cognition. *Cold Spring Harb Symp Quant Biol.* 1990;55:1007.

memória devido a dano a esse lobo também é comum em pacientes com doença de Alzheimer ou com comprometimento cognitivo leve por amnésia. À medida que a doença de Alzheimer progride, a patologia afeta muitas regiões corticais e produz déficits cognitivos substanciais, além de disfunção de memória.

A amnésia também pode resultar de dano a estruturas do diencéfalo medial. As regiões críticas comprometidas na amnésia diencefálica incluem os núcleos mamilares no hipotálamo, o núcleo dorsomedial do tálamo, o núcleo anterior, a lâmina medular interna e o trato mamilotalâmico. Entretanto, permanece a incerteza quanto a que lesões específicas são requeridas para produzir amnésia diencefálica. A *síndrome alcoólica de Korsakoff* é o exemplo mais prevalente e mais bem estudado de amnésia diencefálica, e, nesses casos, o dano é encontrado em regiões cerebrais que podem ser especialmente sensíveis a crises prolongadas de deficiência de tiamina e abuso de álcool. Os pacientes com essa síndrome em geral exibem comprometimento de memória devido a uma combinação de dano diencefálico e patologia do lobo frontal. O dano frontal isolado produz déficits cognitivos característicos junto com certos problemas de memória (p. ex., recuperação e avaliação forçadas); então, na síndrome de Korsakoff, o padrão de déficits se estende além do que costuma ser encontrado em outros casos de amnésia (ver Tab. 2.4-1).

A capacidade de lembrar eventos factuais e autobiográficos depende da integridade tanto das regiões corticais responsáveis por representar a informação em questão como de várias regiões cerebrais encarregadas da formação de memória. Portanto, as áreas medial temporal e diencefálica do cérebro trabalham em conjunto com áreas difundidas do neocórtex para formar e armazenar memórias declarativas (Fig. 2.4-3).

Amnésia retrógrada

A perda de memória na amnésia costuma afetar as memórias recentes mais do que as remotas (Fig. 2.4-4). A amnésia classificada temporalmente foi demonstrada de forma retrospectiva em estudos de pacientes amnésicos e de forma prospectiva em estudos de macacos, ratos, camundongos e coelhos. Esses achados são implicações importantes para a compreensão da natureza do processo de armazenamento da memória. As memórias são dinâmicas, não estáticas. À medida que o tempo passa após a aprendizagem, algumas memórias são esquecidas, enquanto outras se tornam mais fortes devido a um processo de *consolidação* que depende de estruturas corticais, temporais mediais e diencefálicas.

O estudo da amnésia retrógrada tem sido importante para entender como a memória muda ao longo do tempo. A natureza dinâmica do armazenamento da memória pode ser conceituada como segue. Um evento é vivenciado e codificado em virtude de uma série de regiões corticais que estão envolvidas na representação de uma combinação de diferentes aspectos do evento. Ao mesmo tempo, o hipocampo e o córtex adjacente recebem informação pertinente de

FIGURA 2.4-3
Regiões cerebrais consideradas essenciais para a formação e o armazenamento da memória declarativa. As regiões do diencéfalo medial e temporomediais são fundamentais para o armazenamento da memória declarativa. O córtex entorrinal é a principal fonte de projeções do neocórtex ao hipocampo, e quase dois terços da informação cortical para o córtex entorrinal se originam nos córtices perirrinal e para-hipocampal. O córtex entorrinal também recebe conexões diretas do cingulado, da ínsula e dos córtices orbitofrontal e temporal superior. (Adaptada de Paller KA: Neurocognitive foundations of human memory. In: Medin DL, ed.: *The Psychology of Learning and Motivation.* Vol. 40. San Diego, CA: Academic Press; 2008:121; e Gluck MA, Mercado E, Myers CE: *Learning and Memory: From Brain to Behavior.* New York: Worth; 2008:109, Fig. 3.16.)

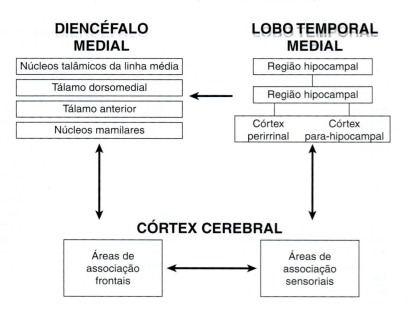

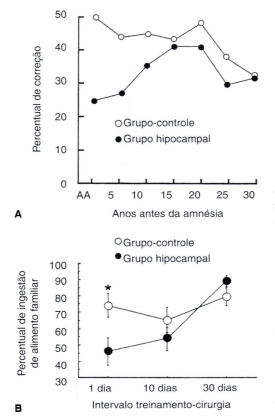

FIGURA 2.4-4
A. Amnésia retrógrada temporalmente limitada para lembrança livre de 251 eventos novos. As pontuações são alinhadas em relação ao início da amnésia nos pacientes (N = 6) e a um ponto no tempo correspondente em indivíduos saudáveis comparáveis por idade e educação (N = 12). O período de tempo após o início da amnésia é classificado como AA (amnésia anterógrada) para designar que esse ponto no tempo avaliou a memória para eventos que ocorreram após o início da amnésia. Os erros-padrão variaram de 2 a 10%. O dano cerebral no grupo de pacientes era limitado sobretudo à região hipocampal. **B.** Amnésia retrógrada temporalmente limitada em ratos com lesões do hipocampo e subículo. Os ratos aprenderam a preferir um alimento com determinado odor como resultado de um encontro com outro rato com aquele odor em seu hálito. O percentual de preferência pelo alimento familiar foi observado para três intervalos de treinamento-cirurgia. Um dia após a aprendizagem, o grupo-controle apresentou desempenho melhor do que os ratos com lesões ($P < 0,05$). Em 30 dias, os dois grupos apresentaram desempenho semelhante, e ambos apresentaram desempenho bem acima do acaso. As *barras de erro* mostram desvios-padrão da média. (Adaptada, com permissão, de Manns JR, Hopkins RO, Squire LR. Semantic memory and the human hippocampus. *Neuron*. 2003;38:127; e Clark RE, Broadbent NJ, Zola SM, Squire LR. Anterograde amnesia and temporally graded retrograde amnesia for a nonspatial memory task after lesions of hippocampus and subiculum. *J Neurosci*. 2002;22:4663.)

alto nível de todas as modalidades sensoriais. Posteriormente, quando o evento original é lembrado, o mesmo conjunto de regiões corticais é ativado. Se um subconjunto das regiões corticais é ativado, o hipocampo e as estruturas relacionadas podem auxiliar na lembrança facilitando a ativação das regiões corticais restantes (i.e., conclusão do padrão). Quando o evento original é recuperado e associado novamente com outra informação, as redes hipocampais-corticais podem ser modificadas. Dessa forma, ocorre um processo de consolidação gradual que altera a natureza do armazenamento da memória (ver Fig. 2.4-3). Os componentes neocorticais representando alguns eventos podem se ligar uns aos outros de maneira tão eficaz que, por fim, uma memória pode ser recuperada sem qualquer contribuição do lobo temporal medial. Como resultado, pacientes amnésicos podem exibir recuperação normal de fatos e eventos remotos, bem como de memórias autobiográficas. As regiões neocorticais distribuídas são os repositórios permanentes dessas memórias duradouras.

Em contrapartida ao que é observado após dano restrito ao hipocampo, comprometimentos retrógrados extensivos para fatos e eventos do passado distante também podem ocorrer. Dano aos lobos frontais, por exemplo, pode levar a dificuldade em organizar a recuperação da memória. A recuperação precisa frequentemente começa com uma ativação de períodos da vida e prossegue para uma identificação de classes de eventos gerais e, então, de eventos mais específicos, mas esse processo se torna difícil após dano frontal. Dano a outras regiões corticais também pode comprometer o armazenamento de memórias. As redes no córtex temporal anterolateral, por exemplo, são fundamentais para a recuperação de informações armazenadas porque essas áreas são importantes para a própria armazenagem de longo prazo. Pacientes com *amnésia retrógrada focal* exibem comprometimentos substanciais da memória retrógrada junto com comprometimento apenas moderado da capacidade de nova aprendizagem. Alguma capacidade para nova aprendizagem permanece, provavelmente porque as estruturas do lobo temporal medial são capazes de se comunicar com outras áreas do córtex que permanecem intactas.

MÚLTIPLOS TIPOS DE MEMÓRIA

A memória não é uma faculdade isolada da mente, mas consiste em vários subtipos. A amnésia afeta apenas um tipo de memória, a declarativa. *Memória declarativa* é ao que costumamos nos referir quando usamos o termo *memória* na linguagem cotidiana. A memória declarativa apoia a lembrança consciente de fatos e eventos. O comprometimento clássico na amnésia, portanto, diz respeito a memória para rotas, listas, faces, melodias, objetos e outro material verbal e não verbal, independentemente da modalidade sensorial na qual o material seja apresentado.

Pacientes amnésicos podem exibir amplo comprometimento nesses componentes da memória declarativa, enquanto uma série de outras capacidades de memória é preservada. O conjunto heterogêneo de capacidades preservadas é denominado *memória não declarativa*. Esta inclui aprendizagem de habilidade, aprendizagem por hábito, formas de condicionamento simples e um fenômeno chamado de pré-ativação (*priming*). Para esses tipos de aprendizagem e memória, os pacientes amnésicos podem ter um desempenho normal.

Em ambientes laboratoriais controlados, a aquisição de uma variedade de habilidades perceptuais, perceptomotoras e cognitivas pode ser testada de maneira isolada, e foi verificado que pacientes amnésicos adquirem essas habilidades em taxas equivalentes às taxas nas quais indivíduos saudáveis as adquirem. Por exemplo, pacientes amnésicos podem aprender a ler textos invertidos no espelho normalmente, exibem a facilitação normal na velocidade de leitura com leituras sucessivas de prosa normal e melhoram de forma tão rápida quanto indivíduos saudáveis na leitura acelerada de palavras não repetidas. Além disso, pacientes amnésicos, após verem sequências de letras geradas por um sistema de regras de estados finitos, podem classificar novas sequências de letras como baseadas ou não nas regras. O desempenho na classificação é normal apesar do fato de os pacientes amnésicos apresentarem prejuízo na lembrança dos eventos de treinamento ou de itens específicos que estudaram.

Priming (preparação, pré-ativação)

Priming refere-se a uma facilitação da capacidade de detectar ou identificar um determinado estímulo com base em uma experiência recente específica. Muitos testes foram usados para medir o *priming* na amnésia, mostrando que ele fica intacto. Por exemplo, palavras poderiam ser apresentadas em uma fase do estudo e, então, novamente, após um intervalo, em uma fase do teste quando uma medida de *priming*, como a velocidade de leitura, é obtida. Nesse teste, os pacientes são instruídos a ler as palavras do modo mais rápido possível sem serem informados de que a memória está sendo avaliada.

Em um teste de *priming*, os pacientes nomearam figuras de objetos apresentados previamente sem dúvida com mais rapidez do que nomearam figuras de objetos novos, mesmo após um intervalo de uma semana. Essa facilitação ocorreu em níveis normais, apesar de os pacientes terem apresentado um comprometimento substancial na capacidade de reconhecer quais figuras tinham sido apresentadas anteriormente. Exemplos particularmente surpreendentes de *priming* preservado vêm de estudos do paciente EP (Fig. 2.4-5), que exibia *priming* intacto para palavras, mas tinha desempenho de níveis de acaso quando precisou reconhecer quais palavras tinham sido apresentadas para estudo. Essa forma de memória, denominada *priming perceptual*, é, portanto, uma classe de memória distinta que é independente das regiões do lobo temporal medial via de regra comprometidas na amnésia.

Outra forma de *priming* reflete uma melhora no acesso ao significado mais do que aos perceptos. Por exemplo, os indivíduos estudam uma lista de palavras, incluindo *tenda* e *cinto*, e, então, solicita-se que associem livremente com outras palavras. Assim, são dadas palavras como *lona* e *fita*, e pede-se que pronunciem a primeira palavra que lhes vem à mente. O resultado é que eles são mais propensos a mencionar *tenda* em resposta a *lona* e *cinto* em resposta a *fita* do que se as palavras *tenda* e *cinto* não tivessem sido apresentadas recentemente. Esse efeito, chamado de *priming conceitual*, também é preservado em pacientes amnésicos, ainda que eles não consigam reconhecer as mesmas palavras em um teste de memória convencional (Fig. 2.4-6).

Nem todos os tipos de *priming* são preservados na amnésia. Alguns testes de *priming* foram criados para examinar a formação de novas associações. Quando os testes são embasados não no conhecimento preexistente, mas na aquisição de novo conhecimento associativo, o *priming* tende a ficar comprometido. Em outras palavras, o *priming*, em certas situações complexas, pode requerer o mesmo tipo de ligação entre múltiplas regiões corticais, fundamental para a memória declarativa.

Sistemas de memória

A Tabela 2.4-2 descreve um esquema para conceituar múltiplos tipos de memória. A memória declarativa depende das estruturas temporomedial e diencefálica da linha média junto com grandes porções do neocórtex. Esse sistema possibilita a aprendizagem rápida de fatos (*memória semântica*) e eventos (*memória episódica*). A memória não declarativa depende de vários sistemas cerebrais diferentes. Os hábitos dependem do neocórtex e do neoestriado, e o cerebelo é importante para o condicionamento da musculatura esquelética, a amígdala, para a aprendizagem emocional, e o neocórtex, para o *priming*.

A memória declarativa e a não declarativa diferem em aspectos importantes. A declarativa é filogeneticamente mais recente do que a não declarativa. Além disso, as memórias declarativas estão disponíveis à lembrança consciente. A flexibilidade da memória declarativa permite que a informação recuperada esteja disponível para

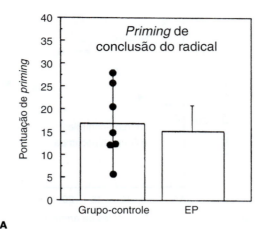

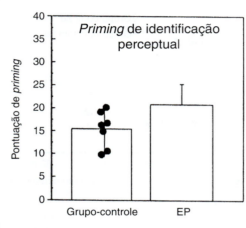

FIGURA 2.4-5
Priming preservado no paciente EP em relação a sete indivíduos-controle. **A**. *Priming* de conclusão do radical em seis testes separados. O *priming* refletiu uma tendência dos indivíduos a completar radicais de três letras com palavras previamente encontradas quando foram instruídos a pronunciar a primeira palavra que viesse à mente (p. ex., MOT__ completado para formar MOTEL). As pontuações de *priming* foram calculadas como o percentual de correção para palavras estudadas menos o percentual de correção para palavras de base (adivinhação). **B**. *Priming* de identificação perceptual em 12 testes separados. Os indivíduos tentaram ler 48 palavras que foram visualmente degradadas. As pontuações de *priming* foram calculadas como o percentual de identificação correta de palavras já estudadas menos o percentual de identificação correta de palavras não estudadas. Os colchetes indicam o desvio-padrão da média. (Dados de Hamann SB, Squire LR. Intact perceptual memory in the absence of conscious memory. *Behav Neurosci*. 1997;111:850.) (Reproduzida de Stefanacci L, Buffalo EA, Schmolck H, Squire LR. Profound amnesia after damage to the medial temporal lobe: A neuroanatomical and neuropsychological profile of patient E.P. *J Neurosci*. 2000;20:7024, com permissão.)

múltiplos sistemas de resposta. A memória não declarativa é inacessível à consciência e expressa apenas pelo envolvimento de sistemas de processamento específicos. As memórias não declarativas são armazenadas como alterações nesses sistemas de processamento – alterações que são encapsuladas de modo que a informação armazenada tenha acessibilidade limitada a outros sistemas de processamento.

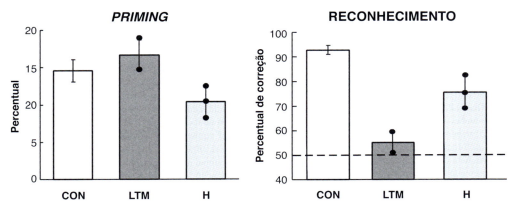

FIGURA 2.4-6
Priming conceitual preservado na amnésia. No teste de associação livre, os indivíduos estudaram um conjunto de palavras (p.ex., *limão*) e, 5 minutos mais tarde, viram palavras de sugestão que incluíam associados das palavras estudadas (p. ex., *laranja*). Eles foram instruídos a pronunciar a primeira palavra que lhes viesse à mente em resposta a cada palavra de sugestão. Os resultados são mostrados separadamente para o grupo-controle (CON; n = 12), pacientes amnésicos com lesões grandes do lobo temporomedial (LTM, n = 2) e pacientes amnésicos com lesões que se acreditava serem limitadas à região hipocampal (H; n = 3). O **painel esquerdo** mostra as pontuações de *priming* conceitual calculadas como o percentual de palavras estudadas produzidas no teste de associação livre menos uma medida basal da probabilidade de produzi-las por acaso. Todos os grupos tiveram desempenho semelhante no teste de *priming* conceitual. O **painel direito** mostra os resultados de um teste de memória de reconhecimento de sim-não usando palavras comparáveis. Ambos os grupos de pacientes tinham comprometimentos em relação ao grupo-controle. A *linha tracejada* indica desempenho pelo acaso. Os pontos de dados para os grupos LTM e H mostram as pontuações médias de pacientes individuais em quatro testes separados. Os colchetes mostram os desvios-padrão da média para o grupo-controle. (Reimpressa, com permissão, de Levy DA, Stark CEL, Squire LR. Intact conceptual priming in the absence of declarative memory. *Psychol Sci.* 2004;15:680.)

A memória semântica, que diz respeito ao conhecimento geral do mundo, tem sido categorizada com frequência como uma forma de memória separada. Fatos que são confiados à memória normalmente se tornam independentes dos episódios originais nos quais foram aprendidos. Pacientes amnésicos às vezes podem obter informações que em geral seriam aprendidas como fatos, mas eles aprendem se baseando em um sistema cerebral diferente do sistema que apoia a memória declarativa.

Considere um teste que requeira a aprendizagem simultânea de oito pares de objetos. Indivíduos saudáveis podem aprender com rapidez qual é o objeto correto em cada par, enquanto pacientes gravemente amnésicos, como EP, aprendem apenas de modo gradual ao longo de muitas semanas e, no início de cada sessão, não conseguem descrever a tarefa, as instruções ou os objetos. Em pacientes que não têm amnésia grave, a informação factual é em geral adquirida como conhecimento declarativo acessível à consciência. Nesses casos, as estruturas cerebrais que permanecem no lobo temporomedial provavelmente apoiem a aprendizagem. No entanto, quando a informação factual é adquirida como conhecimento não declarativo, como no caso da aprendizagem de EP de pares de objetos, é provável que a aprendizagem ocorra diretamente como um hábito, talvez apoiada pelo neoestriado. Os humanos, portanto, parecem ter uma grande capacidade para a aprendizagem por hábito que opera fora da consciência e é independente das estruturas do lobo temporomedial, que estão comprometidas na amnésia.

Contribuições frontais à memória

Embora não ocorra amnésia após dano frontal limitado, os lobos frontais são fundamentalmente importantes para a memória declarativa. Indivíduos com lesões frontais têm memória pobre para o contexto em que a informação foi adquirida, dificuldade para lembrar sem ajuda e podem até ter alguma dificuldade leve em testes de reconhecimento de itens. De forma mais geral, esses pacientes têm dificuldade para implementar estratégias de recuperação de memórias e para avaliar e monitorar o desempenho de sua memória.

NEUROIMAGEM E MEMÓRIA

O entendimento da memória derivado de estudos de amnésia foi ampliado por meio de estudos utilizando vários métodos para monitorar a atividade cerebral em indivíduos saudáveis. Por exemplo, a ativação de regiões pré-frontais posteriores com tomografia por emissão de pósitrons (PET) e RM demonstrou que essas regiões estão envolvidas no processamento estratégico durante a recuperação, bem como na memória de trabalho. Regiões frontais anteriores próximas dos polos frontais foram associadas com funções como a avaliação dos produtos da recuperação. As conexões frontais com as regiões neocorticais posteriores apoiam a organização da recuperação e a manipulação de informações na memória de trabalho. De acordo com as evidências de pacientes com lesões frontais, as redes frontais posteriores podem ser consideradas instrumentais na recuperação de memórias declarativas e no processamento imediato (*on-line*) de informações novas.

A neuroimagem também identificou contribuições do córtex parietal para a memória. Várias regiões parietais (incluindo os lóbulos

TABELA 2.4-2
Tipos de memória

A. Memória declarativa
  1. Fatos
  2. Eventos
B. Memória não declarativa
  1. Habilidades e hábitos
  2. *Priming*
  3. Condicionamento clássico simples
  4. Aprendizagem não associativa

parietais inferior e superior, o pré-cúneo, o cingulado posterior e o córtex retroespinal) são ativadas junto com a lembrança de experiências recentes. Embora muitas funções tenham sido propostas para explicar essa atividade parietal, uma posição de consenso única ainda não foi alcançada, e é possível que várias funções diferentes sejam relevantes.

Estudos de neuroimagem também esclareceram os fenômenos de *priming* e como eles diferem da memória declarativa. O *priming* perceptual parece refletir alterações nos primeiros estágios das vias corticais que são envolvidas durante o processamento perceptual. Por exemplo, no caso do *priming* de conclusão do radical, no qual os indivíduos estudam uma lista de palavras (p. ex., MOTEL) e então são testados com uma lista de radicais (p. ex., MOT__) e com instruções para completar cada radical com a primeira palavra que lhes vier à mente, estudos de neuroimagem e de campos visuais divididos implicaram os sistemas de processamento visual no córtex extraestriado, especialmente no hemisfério direito. No entanto, a lembrança consciente das palavras lembradas envolve áreas do cérebro em estágios de processamento posteriores. Os mecanismos neurais que apoiam o *priming* e a recuperação de memória declarativa também foram diferenciados na atividade elétrica cerebral registrada no couro cabeludo (Fig. 2.4-7). Em resumo, o *priming* difere da memória

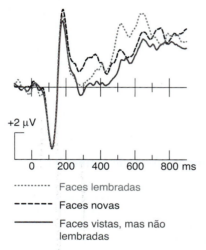

FIGURA 2.4-7
Potenciais cerebrais associados com *priming* perceptual *versus* recuperação de memória declarativa. Paller e colaboradores (2003) estudaram 16 voluntários, os quais fizeram um teste de memória envolvendo três tipos de faces: faces novas, faces que tinham visto recentemente e de que lembravam bem e faces que tinham visto, mas não lembravam porque tinham sido apresentadas de modo muito breve para serem processadas de maneira eficaz. Em um experimento associado com um teste de *priming*, respostas de velocidade foram encontradas, indicativas de *priming*. Os registros frontais de ondas cerebrais evocadas pelas faces vistas incluíram potenciais negativos de 200 a 400 ms após apresentação da face que diferiam das ondas cerebrais evocadas por faces novas. Essas diferenças foram particularmente grandes para tentativas com as respostas mais rápidas (os dados mostrados foram das tentativas com respostas mais rápidas do que o tempo de reação médio). As faces lembradas evocaram de forma inequívoca ondas cerebrais positivas que começaram cerca de 400 ms após a apresentação da face. Correlatos potenciais cerebrais de lembrança da face ocorreram mais tarde do que os para *priming* perceptual e eram maiores ao longo das regiões posteriores do cérebro. (Adaptada, com permissão, de Paller KA, Hutson CA, Miller BB, Boehm SG. Neural manifestations of memory with and without awareness. *Neuron*. 2003;38:507.)

declarativa porque ele é sinalizado por atividade cerebral que ocorre anteriormente e que se origina em diferentes regiões cerebrais.

A atividade hipocampal associada com formação e recuperação de memórias declarativas também foi investigada com neuroimagem. De acordo com as evidências neuropsicológicas, o hipocampo parece estar envolvido na lembrança de eventos recentes (Fig. 2.4-8). Atividade hipocampal relacionada a recuperação foi observada em testes de memória com muitos tipos diferentes de estímulos. O hipocampo também é ativo durante o armazenamento inicial de informações. Enquanto o córtex pré-frontal inferior esquerdo está envolvido como resultado de tentativas de codificar uma palavra, a atividade hipocampal na codificação mostra associação mais estreita como se a codificação levasse à memória estável que pode ser recuperada posteriormente (Fig. 2.4-9). Esses achados confirmam e ampliam a ideia de que as regiões temporal e frontal são importantes para o armazenamento de memória e de que contribuem de maneiras diferentes.

SONO E MEMÓRIA

A especulação de que as memórias são processadas durante o sono tem uma longa história. Freud observou que os sonhos podem revelar fragmentos de experiências recentes na forma de resíduos do dia. Embora muitas questões sobre como e por que as memórias podem ser processadas durante o sono permaneçam sem resposta, experimentos recentes forneceram um novo apoio empírico à ideia de que o processamento da memória durante o sono exerça uma função adaptativa. É nítido agora que o desempenho da memória pode ser facilitado quando o sono ocorre após a aprendizagem inicial e que a facilitação relacionada ao sono pode ser observada para muitos tipos diferentes de memória.

O armazenamento da memória parece ser especificamente auxiliado pelo processamento durante o sono profundo no período de poucas horas após a aprendizagem, sobretudo nos estágios 3 e 4 (sono de ondas lentas). Alguns resultados indicam que o sono de ondas lentas facilita o armazenamento de memórias declarativas, mas não de não declarativas. A evidência direta para essa proposição foi obtida usando estimulação com incentivos olfativos (Fig. 2.4-10), com corrente elétrica na frequência aproximada das ondas lentas eletrencefalográficas e outros métodos. Além disso, registros neuronais em animais revelaram um fenômeno de repetição hipocampal, no qual padrões de atividade expressos durante o dia são depois observados durante o sono. Em resumo, as memórias declarativas adquiridas durante a vigília podem ser processadas novamente durante o sono, e esse processamento pode influenciar a probabilidade de subsequente recuperação de memória quando o indivíduo estiver acordado. A facilitação da memória declarativa é em geral manifestada como redução na quantidade de esquecimento que ocorre, não como melhora na memória.

AVALIAÇÃO DAS FUNÇÕES DE MEMÓRIA

Existe uma variedade de métodos quantitativos disponíveis para avaliar as funções de memória em pacientes neurológicos e psiquiátricos. Esses métodos são úteis para avaliar e acompanhar pacientes longitudinalmente e também realizar um exame único para determinar as condições da função de memória. É desejável obter informações sobre a gravidade da disfunção de memória e também determinar se a memória é afetada de forma seletiva ou se problemas de memória estão ocorrendo, como costuma acontecer, no contexto de outros déficits intelectuais. Embora alguns testes amplamente disponíveis, como a Escala de Memória Wechsler, forneçam medidas de memória úteis, a maioria dos testes individuais avalia a memória de forma bastante limitada. Mesmo as baterias neuropsicológicas de finalidade geral fornecem uma testagem apenas limitada das funções de memória.

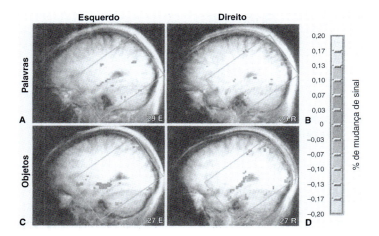

FIGURA 2.4-8
Atividade nas regiões hipocampais esquerda e direita medida com imagem de ressonância magnética funcional (RMf) durante recuperação de memória declarativa. Os dados foram coletados de 11 participantes que viram as palavras no estudo e no teste e de 11 participantes diferentes que viram figuras de objetos identificáveis no estudo e no teste. A precisão da memória de reconhecimento foi de 80,2% de correção para palavras e de 89,9% de correção para objetos. As áreas de mudança de sinal de RMf significativa (alvos vs despistes) são mostradas em cortes sagitais como sobreposições de cores em imagens estruturais médias. A caixa sobre a imagem indica a área na qual dados confiáveis estavam disponíveis para todos os indivíduos. Com palavras, atividade relacionada a recuperação foi observada no hipocampo do lado esquerdo, (**A**) mas não do lado direito (**B**). Com objetos identificáveis, atividade relacionada a recuperação foi observada no hipocampo tanto do lado esquerdo (**C**) como do lado direito (**D**). (Reimpressa, com permissão, de Stark CE, Squire LR. Functional magnetic resonance imaging (fMRI) activity in the hippocampal region during recognition memory. *J Neurosci.* 2000;20:7776.)

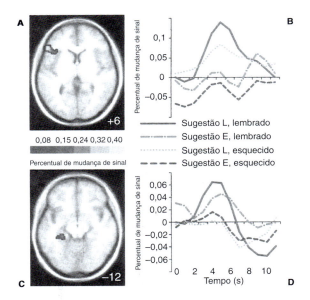

FIGURA 2.4-9
Ativações funcionais das regiões pré-frontal e temporomedial que foram preditivas de posterior desempenho da memória. Palavras isoladas foram apresentadas visualmente, cada uma seguida por uma instrução para lembrar (sugestão L) ou esquecer (sugestão E). As tentativas foram classificadas com base na instrução de lembrar ou esquecer e no desempenho de reconhecimento subsequente. A atividade no córtex pré-frontal inferior esquerdo e no hipocampo esquerdo foi preditiva de reconhecimento subsequente, mas por razões diferentes. A ativação pré-frontal inferior esquerda (**A**) foi associada com tentativa de codificação, uma vez que as respostas foram maiores para tentativas com uma sugestão para lembrar, fosse a palavra depois realmente reconhecida ou não. O curso de tempo da atividade nesta região (**B**) foi calculado com base nas respostas com tempo bloqueado para o início da palavra (tempo 0). A atividade pré-frontal inferior esquerda aumentou para palavras que foram lembradas depois, mas houve uma associação mais forte com tentativa de codificação, porque as respostas foram maiores para palavras após uma sugestão L que foram posteriormente esquecidas do que para palavras após uma sugestão E que foram lembradas mais tarde. Em contraste, a ativação para-hipocampal esquerda e hipocampal posterior (**C**) estava associada com sucesso da codificação. Como é demonstrado pelo curso de tempo de atividade nesta região (**D**), as respostas foram maiores para palavras que foram lembradas a seguir, fosse a sugestão para lembrar ou para esquecer. (Reimpressa, com permissão, de Reber PJ, Siwiec RM, Gitelman DR, Parrish TB, Mesulam MM, Paller KA. Neural correlates of successful encoding identified using functional magnetic resonance imaging. *J Neurosci.* 2002;22:9541.)

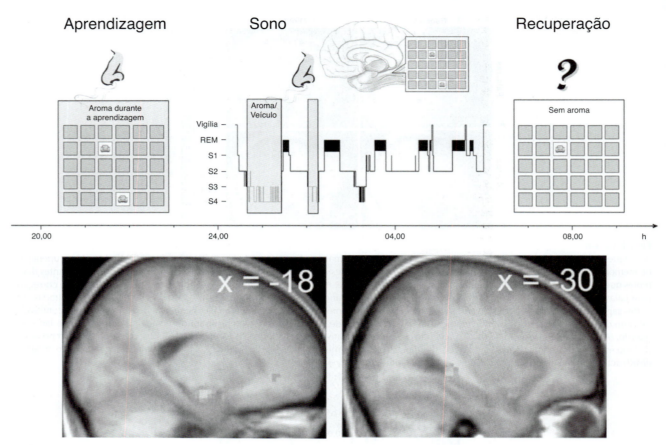

FIGURA 2.4-10
Evidência de processamento de memória durante o sono. Os indivíduos primeiro aprenderam associações de objeto-localização quando um aroma de rosas estava presente. Após a aprendizagem, eles dormiram usando um dispositivo para liberar aromas para o nariz, e o aroma de rosas foi administrado durante os dois primeiros períodos de ondas lentas da noite (em períodos de 30 segundos, para prevenir a habituação). Foi observada facilitação da memória quando as associações objeto-localização foram testadas na manhã seguinte na ausência de estimulação por odor. Não foi encontrada memória facilitada quando a estimulação ocorreu durante o sono de ondas lentas, mas não durante a aprendizagem, quando a estimulação ocorreu durante a aprendizagem e, então, durante sono de movimentos oculares rápidos (REM) ou quando os indivíduos foram mantidos acordados. Além disso, foi verificado que a estimulação por odor durante o sono de ondas lentas produziu ativação hipocampal anterior e posterior (**painéis inferiores**). (Reimpressa, com permissão, de Rasch B, Büchel C, Gais S, Born J. Odor cues during slow-wave sleep prompt declarative memory consolidation. *Science*. 2007;315:1426.)

Uma avaliação completa costuma envolver uma série de testes especializados que fornecem amostras de funções intelectuais, capacidade para nova aprendizagem, memória remota e autorrelato de memórias.

A avaliação das funções intelectuais gerais é fundamental para qualquer exame neuropsicológico. No caso da testagem da memória, os achados sobre as funções intelectuais fornecem informações sobre a capacidade geral do paciente para realizar o teste e uma forma de avaliar a seletividade do comprometimento da memória. Os testes úteis incluem a Escala de Inteligência Wechsler para Adultos; um teste de nomeação de objetos, como o Teste de Nomeação de Boston; uma escala para avaliar a possibilidade de demência global; um teste de fluência verbal; e testes especializados da função do lobo frontal.

Capacidade para nova aprendizagem

Os testes de memória são sensíveis a comprometimento da capacidade de aprendizagem nova quando aceitam dois princípios importantes. Primeiro, os testes são sensíveis a comprometimento da memória quando são apresentadas mais informações do que a memória imediata pode conter. Por exemplo, os pacientes poderiam ser instruídos a memorizar uma lista de 10 faces, palavras, sentenças ou números, visto que 10 itens é mais do que pode ser mantido na mente. A tarefa de aprendizagem de associação de pares é um teste especialmente sensível desse tipo. Nessa tarefa, o examinador pede ao paciente que aprenda uma lista de pares de palavras não relacionadas (p. ex., rainha-jardim, escritório-rio) e, então, responda à primeira palavra em cada par lembrando a segunda palavra.

Segundo, os testes são sensíveis a comprometimento da memória quando um intervalo, preenchido com distração, é interposto entre a fase de aprendizagem e a de teste. Nesse caso, os examinadores normalmente pedem aos pacientes que aprendam uma pequena quantidade de informações e, então, os distraem com conversas por vários minutos para impedir a repetição (ensaio). A lembrança é, a seguir, avaliada para o material que havia sido apresentado. A memória pode ser testada pela lembrança sem ajuda do material já estudado (lembrança livre), apresentando-se uma "sugestão" (*cue*) para ajudar a lembrança (lembrança sugerida) (*cued recall*) ou testando a memória de reconhecimento. Em testes de memória de reconhecimento de múltipla escolha, o paciente tenta escolher itens previamente estudados de um grupo de itens estudados e não estudados. Em testes de reconhecimento de sim-não, os pacientes veem itens estudados e não estudados, um de cada vez, e devem responder "sim" se o item já havia sido apresentado e "não" se não fora. Esses métodos para avaliar material aprendido recentemente variam em termos de sua sensibilidade para detectar comprometimento da memória, sendo a associação livre mais sensível, a lembrança sugerida (*cued recall*) intermediária, e o reconhecimento, menos sensível.

A especialização da função dos dois hemisférios cerebrais em humanos significa que dano unilateral esquerdo e direito está associado com diferentes tipos de problemas de memória. Por consequência, diferentes tipos de testes de memória devem ser usados quando dano unilateral é uma possibilidade. Em geral, dano às estruturas temporomedial ou diencefálica no hemisfério cerebral esquerdo causa dificuldades para lembrar material verbal, tal como listas de palavras e histórias. Dano às mesmas estruturas no hemisfério cerebral direito prejudica a memória para faces, traçados espaciais e outro material não verbal que é normalmente codificado sem rótulos verbais. Dano temporomedial esquerdo pode levar a comprometimento da memória para texto falado e escrito. Dano temporomedial direito pode levar a aprendizagem comprometida para séries espaciais, sejam os traçados examinados por visão ou por tato. Uma forma útil de testar a memória não verbal é pedir ao paciente que copie uma figura geométrica complexa e, então, após um intervalo de vários minutos, sem aviso, pedir-lhe que a reproduza.

Memória remota

As avaliações de perda de memória retrógrada devem tentar determinar a gravidade de qualquer perda de memória e o período de tempo que ela abrange. A maioria dos testes quantitativos de memória remota é composta de material de domínio público que pode ser comprovado. Por exemplo, foram utilizados testes que dizem respeito a eventos novos, a fotografias de pessoas famosas ou à temporada anterior de um seriado de televisão. Uma vantagem desses métodos é que se pode amostrar números de eventos e, com frequência, visar a períodos de tempo específicos. Uma desvantagem é que esses testes não são tão úteis para detectar perda de memória para informações aprendidas durante as semanas ou meses logo antes do início da amnésia. Os testes de memória mais remota amostram períodos de tempo grosseiramente e não podem detectar um comprometimento da memória retrógrada que abranja apenas poucos meses.

Por sua vez, os testes de memória autobiográfica têm a possibilidade de fornecer informações refinadas sobre a memória retrógrada de um paciente. Na tarefa de sondagem de palavras, usada pela primeira vez por Francis Galton, em 1879, os pacientes são instruídos a lembrar episódios específicos de seu passado em resposta a uma palavra sugerida (p. ex., pássaro e bilhete) e a datar os episódios. O número de episódios lembrados tende a estar sistematicamente relacionado ao período de tempo do qual o episódio é extraído. A maioria das memórias costuma ir de períodos de tempo recentes (os últimos 1 a 2 meses), enquanto pacientes com amnésia, via de regra, exibem amnésia retrógrada classificada temporalmente, extraindo poucas memórias episódicas do passado recente, mas produzindo tantas memórias autobiográficas remotas quanto os indivíduos sadios (ver Fig. 2.4-4).

Autorrelatos de memórias

Os pacientes com frequência podem fornecer descrições de seus problemas de memória que são extremamente úteis para compreender a natureza de seu comprometimento. Os testes da capacidade de julgar as próprias habilidades de memória são denominados testes de *metamemória*. Existem escalas de autoavaliação que produzem informação quantitativa e qualitativa sobre o comprometimento da memória. Como resultado, é possível diferenciar queixas de memória associadas com depressão de queixas de memória relacionadas com amnésia. Pacientes deprimidos tendem a avaliar sua memória como deficiente de uma forma bastante indiferenciada, confirmando igualmente todos os itens em um formulário de autoavaliação. Em contraste, pacientes amnésicos tendem a confirmar alguns itens mais do que outros; ou seja, há um padrão para suas queixas de memória. Eles não relatam dificuldade para lembrar eventos muito remotos ou para acompanhar o que lhes está sendo dito, mas relatam ter dificuldades para lembrar um evento poucos minutos após ele ter acontecido. De fato, os autorrelatos podem coincidir muito estreitamente com a descrição de disfunção de memória que surge de testes objetivos. De maneira específica, a capacidade para nova aprendizagem é afetada, a memória imediata é intacta, e a memória muito remota é intacta. Alguns pacientes amnésicos, entretanto, tendem a subestimar muito o comprometimento de sua memória. Em indivíduos com síndrome de Korsakoff, por exemplo, sua metamemória pobre origina-se de disfunção do lobo frontal. De qualquer modo, interrogar o paciente com detalhes sobre seu sentido de comprometimento e administrar escalas de autoavaliação são adjuvantes valiosos e informativos à testagem de memória mais formal.

Amnésia psicogênica

Os pacientes às vezes exibem um comprometimento da memória que difere acentuadamente dos padrões normais de perda de memória que se seguem a dano cerebral. Por exemplo, alguns casos de amnésia se apresentam com um início súbito de amnésia retrógrada, uma perda da identidade pessoal e amnésia anterógrada mínima. Esses pacientes podem mesmo ser incapazes de lembrar o próprio nome. Dadas as forças psicológicas que levam ao início da amnésia nesses casos, elas são comumente denominadas *amnésia psicogênica*, ou, às vezes, *amnésia histérica*, *amnésia funcional* ou *amnésia dissociativa*.

A diferenciação entre amnésia psicogênica e um distúrbio da memória resultante de lesão ou doença neurológica muitas vezes é direta. As amnésias psicogênicas normalmente não afetam a capacidade para nova aprendizagem. Os pacientes entram no hospital capazes de registrar uma sucessão contínua de eventos diários. No entanto, problemas com nova aprendizagem tendem a ser centrais à amnésia neurológica. O principal sintoma positivo na amnésia psicogênica é amnésia retrógrada extensiva e grave. Os pacientes podem ser incapazes de lembrar informações pertinentes da infância ou de alguma parte de seu passado. Testes neuropsicológicos formais têm demonstrado que o padrão de déficits de memória varia bastante de um paciente para outro. Essa variabilidade pode refletir os conceitos de memória comuns de um indivíduo, mesmo quando os sintomas não resultam de tentativas conscientes de simular amnésia. Alguns pacientes podem ter um desempenho pobre apenas quando solicitados a lembrar eventos autobiográficos passados. Outros também podem não conseguir lembrar novos eventos passados. Alguns têm bom desempenho quando os testes de memória parecem avaliar conhecimentos gerais, tal como lembrar os nomes de celebridades ou de cidades. A aprendizagem de material novo é, em geral, intacta, talvez porque esses testes parecem dizer respeito ao momento presente, não entrando no passado. Ocasionalmente, indivíduos com amnésia psicogênica exibem déficits de memória amplos, de modo que não conseguem realizar habilidades que antes eram familiares ou identificar objetos ou palavras comuns.

Por sua vez, indivíduos com amnésia neurológica nunca esquecem o próprio nome, e a memória remota para os eventos da infância e da adolescência, via regra, é normal, a menos que haja dano aos lobos temporais laterais ou frontais. Pacientes com amnésia psicogênica às vezes mostram evidência de traumatismo craniano ou lesão cerebral, mas, apesar disso, o padrão de déficits não pode ser considerado resultado direto de insulto neurológico. O desafio do médico não é diferenciar amnésia psicogênica de amnésia neurológica, e sim diferenciar de simulação. Na verdade, pode ser difícil fundamentar o diagnóstico desse tipo de amnésia, e ele pode ser recebido com ceticismo pela equipe do hospital. Algumas características que justificam um diagnóstico de transtorno psicogênico genuíno incluem: (1) as pontuações de testes de memória não são tão baixas quanto possível e nunca piores do que os níveis de acaso; (2) o acesso à memória é melhorado por hipnose ou entrevista com amobarbital; e (3) existe história psiquiátrica pré-mórbida significativa. Em alguns casos, foi observado que a amnésia psicogênica se dissipou após um período de dias, mas, em muitos, ela persistiu como um aspecto potencialmente permanente da personalidade.

IMPLICAÇÕES

Distorção da memória

O entendimento atual da biologia da memória tem implicações significativas para várias questões fundamentais na psiquiatria. Dada a natureza seletiva e construtiva da lembrança autobiográfica e a natureza imperfeita da recuperação de memória de modo mais geral, é surpreendente que a memória seja precisa com tanta frequência. O quanto podemos confiar em nossas memórias? Os sentimentos de confiança subjetivos aparentemente não são indicadores perfeitos da precisão da memória recuperada. Além disso, a distorção da memória pode com clareza levar a consequências infelizes, como quando testemunhas oculares equivocadas prejudicam um indivíduo inocente.

De fato, é possível lembrar com confiança eventos que nunca aconteceram. Por exemplo, podemos confundir um acontecimento que foi apenas imaginado ou sonhado com um que realmente aconteceu. Um fator que contribui para a distorção da memória é que regiões cerebrais semelhantes são importantes tanto para as imagens visuais quanto para o armazenamento a longo prazo de memórias visuais (Fig. 2.4-11).

Outro fator que contribui para a distorção da memória é que ela funciona melhor para lembrar a essência de um evento, não as particularidades das quais a essência é derivada. Em uma célebre demonstração, as pessoas escutam uma lista de palavras: *bala, amargo, açúcar, dente, coração, gosto, sobremesa, sal, lanche, mel, comer* e *sabor*. Subsequentemente, quando solicitadas a escrever as palavras que ouviram, 40% delas escrevem a palavra *doce*, ainda que essa palavra não apareça na lista. Portanto, muitas pessoas nessa demonstração não discriminaram entre as palavras que tinham sido apresentadas e uma palavra que estava fortemente associada com todas elas, mas não tinha sido apresentada. A palavra *doce* pode ser pensada como uma palavra-essência, uma palavra que representa as outras e que captura o significado de toda a lista. É provável que as palavras na lista de estudo evocassem um pensamento da palavra *doce* no momento da aprendizagem ou durante o teste de memória, e as pessoas, então, tenderam a confundir apenas pensar na palavra com realmente ouvi-la.

A natureza reconstrutiva da lembrança significa que a interpretação da testemunha ocular não é direta. Episódios inteiros não ficam disponíveis no neocórtex; em vez disso, devem ser reunidos

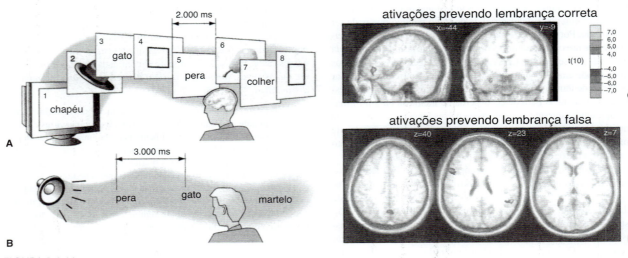

FIGURA 2.4-11
Substratos neurais de memórias falsas. **A**. Dados de imagem de ressonância magnética funcional foram obtidos em uma fase de aprendizagem, quando os indivíduos liam nomes de objetos e visualizavam os referentes. Metade dos nomes era seguida, 2 segundos mais tarde, por uma figura do objeto. **B**. Em um teste de memória de surpresa feito fora do *scanner*, os indivíduos escutavam os nomes dos objetos e decidiam se tinham visto uma figura do objeto correspondente. Em algumas tentativas, eles alegaram ter visto uma figura de um objeto que tinham apenas imaginado. **C**. Os resultados mostraram que o córtex pré-frontal inferior esquerdo e o hipocampo anterior esquerdo eram mais ativos durante a aprendizagem em resposta a figuras posteriormente lembradas, em comparação com figuras posteriormente esquecidas. **D**. Várias áreas diferentes do cérebro mostraram uma resposta maior a palavras na fase de aprendizagem que depois foram falsamente lembradas como figuras, comparadas com palavras não lembradas de forma incorreta. Ativações que previram lembrança falsa foram encontradas em uma rede do cérebro importante para a geração de imagens visuais em resposta a nomes de objetos (pré-cúneo, córtex parietal inferior e cingulado anterior, mostrados nas imagens esquerda, do meio e direita, respectivamente). (Reimpressa, com permissão, de Gonsalves B, Reber PJ, Gitelman DR, Parrish TB, Mesulam MM, Paller KA. Neural evidence that vivid imagining can lead to false remembering. *Psychol Sci.* 2004;15:655.)

com base em componentes fragmentares e no contexto de influências potencialmente enganadoras presentes no momento da recuperação. Estudos com adultos e crianças documentaram que memórias ilusórias podem ser criadas. As crianças são sobremaneira suscetíveis a esses efeitos, em especial quando submetidas a perguntas capciosas e sugestões falsas.

Em vista dessas características da memória, quando uma memória de abuso na infância é lembrada após muitos anos, é prudente perguntar se ela é correta. Exemplos genuínos de recuperação de memória foram documentados, por meio da qual um indivíduo produz uma memória verídica para um evento traumático passado após não lembrar o evento por períodos de tempo prolongados. Inúmeros exemplos de aparente recuperação de memória também se revelaram, mais tarde, casos de memória falsa. Infelizmente, não existe um método perfeito, na ausência de comprovação independente, para determinar se uma experiência rememorativa é baseada em um evento real.

Amnésia infantil

A biologia da memória também forneceu *insights* relevantes para o fenômeno da amnésia infantil – a ausência aparente de memória consciente de experiências para aproximadamente os primeiros 3 anos de vida. As visões tradicionais da amnésia infantil têm enfatizado a repressão (teoria psicanalítica) e a falha de recuperação (psicologia do desenvolvimento). Uma suposição comum tem sido a de que os adultos retêm memórias de eventos precoces, mas não conseguem trazê-las para a consciência. Entretanto, parece agora que a capacidade para memória declarativa não se torna totalmente disponível até cerca do terceiro ano de vida, enquanto a memória não declarativa surge cedo na infância (p. ex., condicionamento clássico e aprendizagem de habilidades). Portanto, a amnésia infantil resulta não do fracasso do adulto em recuperar memórias precoces, mas do fracasso da criança em armazená-las de maneira adequada em primeiro lugar.

Contudo, estudos em bebês mostram que uma capacidade rudimentar para memória declarativa está presente mesmo com poucos meses de idade. À medida que a criança se desenvolve, as memórias podem ser retidas por intervalos de tempo cada vez maiores, e o que é representado se torna correspondentemente mais rico e mais pleno de detalhes. As regiões temporomedial e diencefálica parecem ser desenvolvidas o suficiente durante esses primeiros meses e anos. O que limita a capacidade para a memória declarativa parece ser o desenvolvimento e a diferenciação graduais do neocórtex.

À proporção que o neocórtex se desenvolve, as memórias lá representadas se tornam mais complexas, as capacidades de linguagem permitem descrições verbais dos eventos mais elaboradas, e um sentido de identidade crescente apoia o conhecimento autobiográfico. À medida que novas estratégias surgem para organizar as informações recebidas, as memórias declarativas se tornam mais persistentes, mais ricamente codificadas e interligadas com outras informações. Não é correto afirmar que memórias da infância formadas em sua totalidade sejam armazenadas, mas não possam ser recuperadas. A perspectiva em consonância com o entendimento atual da biologia da memória é a de que as memórias declarativas formadas muito cedo na vida são fragmentares, simples e ligadas ao contexto específico da compreensão do mundo de um bebê. Elas são diferentes das memórias declarativas típicas em adultos, que são imbuídas de significado e de um entendimento complexo dos acontecimentos.

Memórias e o inconsciente

A existência de múltiplos sistemas de memória também tem implicações para questões centrais à teoria psicanalítica, incluindo o construto do *inconsciente*. O modo como se acredita que a experiência passada influencie o comportamento atual depende da visão que se tem da natureza da memória. Pela visão tradicional, a memória é uma faculdade unitária, e as representações na memória variam principalmente em força e acessibilidade. O material inconsciente está abaixo de algum limiar de acessibilidade, mas teria a possibilidade de ser disponibilizado para a consciência.

A visão biológica, moderna, começa com a distinção entre um tipo de memória que pode ser trazido à mente – memória declarativa – e outros tipos que são, por natureza, inconscientes. As memórias não declarativas armazenadas são expressas por meio do desempenho sem dispor de qualquer conteúdo de memória consciente. Nossas personalidades são moldadas por memórias não declarativas na forma de inúmeros hábitos e respostas condicionadas. Nessa visão, o comportamento é de fato afetado por eventos do início da vida, mas os efeitos das primeiras experiências persistem de uma forma não declarativa sem necessariamente incluir um registro explícito e consciente dos eventos. O comportamento aprendido pode ser expresso por meio de disposições alteradas, preferências, respostas condicionadas, hábitos e habilidades, mas a exibição de tal comportamento não precisa ser acompanhada pela consciência de que esse comportamento está sendo influenciado por experiências passadas, nem há uma necessidade de que qualquer experiência passada em particular tenha sido registrada como um episódio completo. Ou seja, uma influência de experiências passadas não requer uma memória de qualquer episódio específico. Pode-se ter medo de cães sem lembrar de ter sido derrubado por um quando criança. Nesse caso, o medo de cães não é vivenciado como uma memória, mas como uma parte da personalidade. Além disso, um forte medo de cães não traz consigo implicação alguma de que o cérebro retenha um registro específico de qualquer experiência passada que subsequentemente tenha resultado em medo de cães.

Mudança comportamental pode ocorrer quando uma pessoa adquire novos hábitos que suplantam antigos ou se torna tão consciente de um hábito que pode, em alguma medida, isolá-lo, revogá-lo ou limitar os estímulos que ele evoca. Entretanto, não é necessário ter a consciência de qualquer evento formativo precoce no mesmo sentido em que se conhece o conteúdo de uma memória declarativa. O inconsciente não se torna consciente. Várias formas de memória não declarativa simplesmente influenciam o comportamento sem ter a capacidade adicional de tornar essas influências acessíveis à percepção consciente.

REFERÊNCIAS

Akre KL, Ryan MJ. Complexity increases working memory for mating signals. *Curr Biol*. 2010;20(6):502.

Byrne JH, ed. *Learning and Memory—A Comprehensive Reference*. New York: Elsevier; 2008.

Crystal JD. Comparative cognition: Comparing human and monkey memory. *Curr Biol*. 2011;21(11):R432.

Gerstner JR, Lyons LC, Wright KP Jr, Loh DH, Rawashdeh O, Eckel-Mahan KL, Roman GW. Cycling behavior and memory formation. *J Neurosci*. 2009;29(41):12824.

Kandel ER. The biology of memory: A forty-year perspective. *J Neurosci*. 2009;29(41):12748.

Kandel ER, Dudai Y, Mayford MR. *The molecular and systems biology of memory*. *Cell*. 2014;157:163–186.

Lee SH, Dan Y: Neuromodulation of brain states. *Neuron*. 2012;76(1):209.

Lubin FD. Epigenetic gene regulation in the adult mammalian brain: Multiple roles in memory formation. *Neurobiol Learn Mem*. 2011;96:68.

Paller KA, Squire LR. Biology of memory. In: Sadock BJ, Sadock VA, Ruiz P, eds. *Kaplan & Sadock's Comprehensive Textbook of Psychiatry*. 9th ed. Vol. 1. Philadelphia: Lippincott Williams & Wilkins; 2009:658.

Rösler R, Ranganath C, Röder B, Kluwe RH, eds. *Neuroimaging of Human Memory.* New York: Oxford University Press; 2008.

Solntseva SV, Nikitin BP. Protein synthesis is required for induction of amnesia elicited by disruption of the reconsolidation of long-term memory. *Neurosci Behavioral Physiol.* 2011;41(6):654.

▲ 2.5 Normalidade e saúde mental

Houve um pressuposto implícito de que saúde mental poderia ser definida como antônimo de doença mental. Em outras palavras, saúde mental era a ausência de psicopatologia e sinônimo de *normal*. Alcançar a saúde mental por meio do alívio dos sinais e sintomas patológicos grosseiros de doença também é a definição do modelo de saúde mental defendido com veemência por terceiras partes pagadoras. De fato, ver a saúde mental simplesmente como a ausência de doença mental é um tema central de grande parte das discussões relativas a políticas de saúde mental. Os grandes estudos epidemiológicos do século passado também se concentraram em quem era mentalmente doente, e não em quem estava bem.

DEFINIÇÃO DE SAÚDE MENTAL

Vários passos são necessários na definição de saúde mental positiva. O primeiro é observar que "médio" não é saudável; sempre inclui misturar com o saudável a quantidade de psicopatologia predominante na população. Por exemplo, na população em geral, ter peso ou visão "médios" não é saudável, e, se todas as fontes de patologia biopsicossocial forem excluídas da população, o QI médio seria significativamente maior que 100.

O segundo passo na discussão da saúde mental é entender a advertência de que o que é saudável às vezes depende da geografia, da cultura e do momento histórico. O traço falciforme é doença na cidade de Nova York, mas, nos trópicos, onde a malária é endêmica, o afoiçamento das hemácias pode salvar vidas.

O terceiro passo é deixar claro se está sendo discutido *traço* ou *estado*. Quem é fisicamente mais saudável – um corredor olímpico incapacitado por uma torção no tornozelo simples, mas temporária (estado), ou um diabético tipo 1 (traço) com açúcar sanguíneo temporariamente melhor? Em estudos entre culturas, essas diferenças se tornam muito importantes. De uma perspectiva superficial, um místico indiano em estado de transe pode lembrar uma pessoa com esquizofrenia catatônica, mas não lembra alguém na condição esquizofrênica o tempo todo.

O quarto, e mais importante, é entender o perigo duplo da "contaminação por valores". A antropologia cultural nos ensina o quanto qualquer definição de saúde mental pode ser enganadora. Competitividade e asseio meticuloso podem ser saudáveis em uma cultura e considerados transtornos da personalidade em outra. Além disso, se saúde mental é uma coisa "boa", para o que ela é boa? Para si mesmo ou para a sociedade? Para "ajustar-se" ou para criatividade? Para felicidade ou sobrevivência? E quem deve ser o juiz?

MODELOS DE SAÚDE MENTAL

Este capítulo compara seis abordagens empíricas diferentes à saúde mental. Primeiro, saúde mental pode ser conceituada como *acima do normal* e como um estado mental objetivamente desejável, como na definição de Sigmund Freud, que considera saúde mental a capacidade de trabalhar e amar. Segundo, do ponto de vista do desenvolvimento adulto saudável, pode ser conceituada como *maturidade*. Terceiro, saúde mental pode ser definida nos termos da *psicologia positiva* – como simbolizada pela presença de múltiplas forças humanas. Quarto, pode ser descrita como *inteligência emocional* e relações objetais bem-sucedidas. Quinto, pode ser conceituada como *bem-estar subjetivo* – um estado mental que é subjetivamente vivenciado como feliz, satisfeito e desejado. Sexto, pode ser explicada como *resiliência*, como a capacidade de adaptação e homeostase bem-sucedidas.

Modelo A: saúde mental como acima do normal

Esta primeira perspectiva difere da abordagem médica tradicional a saúde e doença. Nenhuma psicopatologia evidente é igual a saúde mental. Nesse modelo médico, se colocássemos todos os indivíduos em um *continuum*, a normalidade abrangeria a maior parte dos adultos, e a anormalidade seria a pequena parte restante. Essa definição de saúde correlaciona-se com o modelo de papel tradicional do médico que tenta livrar seu paciente de sinais de doença grosseiramente observáveis. Em outras palavras, nesse contexto, saúde refere-se a um estado de funcionamento mais razoável do que ideal. Contudo, como já foi salientado, saúde mental não é normal; é acima da média. Alguns acreditam que saúde mental verdadeira seja a exceção, não a regra. Além disso, até recentemente, alguns acreditavam que saúde mental fosse imaginária.

Modelo B: saúde mental como maturidade

Diferentemente de outros órgãos do corpo que se destinam a permanecer os mesmos, o cérebro é projetado para ser plástico. Portanto, assim como o desenvolvimento ideal do cérebro requer quase uma vida inteira, o mesmo ocorre para a avaliação de saúde mental positiva. Os pulmões e os rins de uma criança de 10 anos têm mais probabilidade de refletir função ideal do que os de uma pessoa de 60 anos, mas isso não é verdadeiro para o sistema nervoso central dessa mesma criança. Em alguma medida, então, saúde mental adulta reflete um processo contínuo de desdobramento maturacional. Segundo a estatística, pessoas de 70 anos fisicamente saudáveis são mentalmente mais saudáveis do que eram aos 30 anos; por exemplo, Laura Carstensen constatou, por meio de estudos prospectivos, que os indivíduos são menos deprimidos e apresentam maior modulação emocional aos 70 anos do que aos 30 anos de idade.

Entretanto, se os estudos prospectivos de desenvolvimento adulto revelam que o cérebro imaturo funciona menos bem do que o cérebro maduro, isso significa que os adolescentes são mentalmente mais saudáveis do que as crianças de 1 a 3 anos? Pessoas de meia-idade são mentalmente mais saudáveis do que os adolescentes? A resposta é sim e não, mas a questão ilustra que, a fim de entender a saúde mental, devemos primeiro entender o que queremos dizer com maturidade.

Para confirmar a hipótese de que maturidade e saúde mental positiva são quase sinônimos, é necessário estudar o comportamento e os estados emocionais das pessoas ao longo da vida. Embora esses estudos longitudinais tenham sido viabilizados apenas recentemente, todos eles ilustram a associação de maturidade com aumento da saúde mental. Após os 50 anos, sem dúvida, a associação entre saúde mental e maturidade é dependente de um sistema nervoso central saudável. Os efeitos devastadores de doenças como traumatismo craniano, depressão maior, arteriosclerose, doença de Alzheimer e alcoolismo devem ser evitados.

A associação de doença mental com maturidade provavelmente seja intermediada não apenas pela progressiva mielinização do cérebro na sexta década de vida, mas também pela evolução da inteligência emocional e social por meio da experiência. Erik Erikson conceituou que tal desenvolvimento produzia uma "expansão do raio social". Nessa visão, a vida após os 50 anos já não era para ser uma escadaria levando para baixo, como nos quadrinhos sobre a expectativa de vida dos Amish, mas um caminho levando para o exterior. No modelo de Erikson, o raio social do adulto expandia-se ao longo do tempo pelo domínio de certas tarefas, como "Identidade *versus* Difusão de Identidade", "Intimidade *versus* Isolamento", "Generatividade *versus* Estagnação" e "Integridade *versus* Desespero".

Identidade. Neste modelo, o raio social de cada tarefa do desenvolvimento do adulto se encaixa no seguinte. Primeiro, os adolescentes devem alcançar uma *identidade* que lhes permita se tornarem separados de seus pais, pois a saúde mental e o desenvolvimento adulto não podem evoluir por meio de um *self* falso. A tarefa de *Identidade* requer o domínio da última tarefa da infância: separação continuada da dependência social, residencial, econômica e ideológica da família de origem. Identidade não é apenas um produto de egocentrismo, de fugir de casa ou de casar para sair de uma família disfuncional. Há um mundo de diferença entre o ato instrumental de fugir de casa e a tarefa do desenvolvimento de saber onde os valores familiares terminam e seus próprios valores começam. Essa separação deriva tanto da identificação e internalização dos amigos adolescentes e de mentores fora da família importantes quanto do simples amadurecimento biológico. Por exemplo, nossas características tornam-se relativamente fixas por volta dos 16 anos e refletem mais as de nosso grupo igual adolescente do que as de nossos pais.

Intimidade. Então, os adultos jovens devem desenvolver a *Intimidade*, que lhes permite se envolverem reciprocamente, e não egoisticamente, com um parceiro. Entretanto, viver com apenas uma outra pessoa de uma forma interdependente, recíproca, comprometida e satisfeita por anos e anos pode parecer nem desejável, nem possível para um adulto jovem. Uma vez alcançada, porém, a capacidade para intimidade pode parecer tão natural e desejável quanto andar de bicicleta. Às vezes, o relacionamento é com uma pessoa do mesmo gênero; às vezes, é completamente assexual; e, às vezes, como nas ordens religiosas, a interdependência é com uma comunidade. Superficialmente, o domínio da intimidade pode assumir formas muito diferentes em culturas e épocas diferentes, mas a "parceria para a vida toda" e o "amor do tipo casamento" são tarefas do desenvolvimento incorporadas nos repertórios evolucionistas de muitas espécies de sangue quente, incluindo a nossa.

Consolidação da carreira. Tarefa que é geralmente realizada junto ou em seguida ao domínio da intimidade. O domínio desta tarefa permite que os adultos encontrem uma carreira tão satisfatória quanto um dia almejaram. Em uma ilha deserta, pode-se ter um passatempo, mas não uma carreira, porque carreira envolve ser de valor para outras pessoas. Existem quatro critérios de desenvolvimento cruciais que transformam um "trabalho" ou um passatempo em uma "carreira": satisfação, compensação, competência e compromisso. Obviamente, essa carreira pode ser de "esposa e mãe" – ou, em tempos mais recentes, de "marido e pai". Para quem está de fora, o processo de Consolidação da Carreira com frequência parece "egoísta", mas, sem esse "egoísmo", a pessoa se torna "abnegada" e não tem um "ego" para doar no estágio seguinte da generatividade. Pessoas com esquizofrenia e indivíduos com transtorno da personalidade grave costumam manifestar uma incapacidade ao longo da vida de alcançar uma intimidade ou um emprego continuado e gratificante.

Generatividade. Envolve a demonstração de uma capacidade clara de cuidar e orientar a próxima geração. A pesquisa revela que, em algum momento entre as idades de 35 e 55 anos, nossa necessidade de realização declina e nossa necessidade por comunidade e associação aumenta. Dependendo das oportunidades que a sociedade disponibiliza, generatividade pode significar servir como consultor, orientador, mentor ou treinador para adultos jovens na sociedade mais ampla. Como a liderança, generatividade significa estar em um relacionamento de carinho no qual se abre mão de grande parte do controle que os pais detêm sobre os filhos pequenos. Bons mentores aprendem a "prender com liberdade" e a compartilhar responsabilidades. A generatividade reflete a capacidade de doar o ego – afinal completada por meio do domínio das três primeiras tarefas do desenvolvimento adulto. Seu domínio tem forte correlação com adaptação bem-sucedida à velhice. Isso porque na velhice há perdas inevitáveis, e estas podem nos esmagar se não tivermos continuado a crescer além de nossa família imediata.

Integridade. Finalmente, na velhice, é comum sentir que existe alguma vida após a morte e que somos parte de alguma coisa maior do que nós mesmos. Portanto, a última tarefa da vida nas palavras de Erikson é a *Integridade*, a tarefa de alcançar alguma sensação de paz e unidade com respeito tanto a nossa vida como ao mundo inteiro. Erikson descreveu integridade como "uma experiência que transmite alguma ordem e um sentido espiritual ao mundo. Não importa o quanto se pagou por isso, é a aceitação do nosso próprio ciclo de vida como algo que tinha de ser e que, por necessidade, não permitia alternativas".

Deve-se ter em mente que o domínio de uma tarefa de vida não é necessariamente mais saudável do que o domínio de outra, porque o desenvolvimento adulto não é uma competição nem um imperativo moral. Antes, essa sequência de tarefas é oferecida como um roteiro para ajudar os médicos a entender onde eles estão e onde seus pacientes poderiam estar localizados. Pode-se ser maduro aos 20 anos, ou seja, saudável. Pode-se ser imaturo aos 50 anos, o que pode ser doentio. Contudo, adquirir um raio social que se expande para além da pessoa, por definição, permite mais flexibilidade e, portanto, costuma ser mais saudável do que a preocupação consigo mesmo. A generatividade na idade de 40 a 50 anos constitui um prognosticador poderoso de uma velhice satisfeita.

Modelo C: saúde mental como emoções positivas ou "espirituais"

Este modelo define saúde mental e saúde espiritual como o amálgama das emoções positivas que nos ligam a outros seres humanos. Amor, esperança, alegria, perdão, compaixão, fé, respeito e gratidão abrangem as emoções positivas e "morais" importantes incluídas neste modelo. De grande importância, essas emoções positivas selecionadas envolvem conexão humana. Nenhuma das emoções listadas é apenas sobre o *self*. Essas emoções positivas parecem ser um denominador comum de todas as grandes religiões. São omitidas da lista outras cinco emoções positivas – excitação, interesse, contentamento (felicidade), humor e um senso de domínio, porque uma pessoa pode sentir essas últimas cinco emoções sozinha em uma ilha deserta.

Emoções negativas originadas no hipotálamo, como medo e raiva, são elaboradas na amígdala humana (maior em humanos do que em outros mamíferos). De grande importância para a sobrevivência do indivíduo, as emoções negativas são todas sobre "mim". Por sua vez, as emoções positivas, aparentemente geradas no sistema límbico e únicas aos mamíferos, têm o potencial de libertar o *self* de si mesmo. As pessoas sentem tanto emoções de vingança como de perdão de maneira profunda, mas os resultados a longo prazo dessas duas emoções são muito diferentes. As emoções negativas são cruciais para a sobrevivência no momento presente. As positivas são mais expansivas e nos ajudam a ampliar e construir. No futuro, elas aumentam nossa tolerância por estranhos, expandem nossa bússola moral e aumentam nossa criatividade. Enquanto as emoções negativas limitam a atenção e impedem a visão do quadro inteiro por se focarem nos detalhes, as positivas, especialmente a alegria, tornam os padrões de pensamento mais flexíveis, criativos, integrativos e eficientes.

O efeito das emoções positivas sobre o sistema nervoso autônomo (visceral) tem muito em comum com a resposta de relaxamento da meditação. Diferentemente da excitação metabólica e cardíaca que a resposta de luta ou fuga das emoções negativas induz em nosso sistema nervoso autônomo *simpático*, as emoções positivas, pela via de nosso sistema nervoso *parassimpático*, reduzem o metabolismo basal, a pressão arterial, a frequência cardíaca, a frequência respiratória e a tensão muscular. Estudos de imagem por ressonância magnética funcional (RMf) de praticantes de ioga Kundalini demonstram que a meditação aumenta a atividade do hipocampo e da amígdala lateral direita, que, por sua vez, leva à estimulação parassimpática e à sensação de profunda tranquilidade.

As emoções positivas têm uma base biológica, isto é, evoluíram por meio de seleção natural. É provável que as emoções pró-sociais reflitam adaptações que permitiram a sobrevivência do *Homo sapiens* relativamente indefeso e seus filhos extremamente indefesos na savana africana, 1 a 2 milhões de anos atrás.

Evidência de emoções positivas. Foram precisos desenvolvimentos recentes na neurociência e na etologia para tornar as emoções positivas uma matéria adequada para estudo científico. Por exemplo, o autismo infantil, um transtorno genético do apego emocional não incomum, só foi descoberto em 1943, por um psiquiatra infantil da Johns Hopkins, Leo Kanner – em seu próprio filho. Até então, não era possível para a medicina articular uma emoção positiva tão básica, mas tão cognitivamente sutil, como o apego. Hoje, a ausência congênita de empatia e as dificuldades de apego no autismo da infância podem ser reconhecidas por qualquer pediatra competente.

Localizar emoções positivas no sistema límbico de mamíferos tem sido um processo lento e árduo. Em 1955, James Olds, um neuropsicólogo inovador, observou que 35 de 41 eletrodos colocados no sistema límbico de ratos, mas apenas 2 de 35 colocados fora do sistema límbico, se revelaram suficientemente gratificantes para levar à autoestimulação. Também na década de 1950, o neurobiólogo Paul MacLean assinalou que as estruturas límbicas governam nossa capacidade de mamíferos não apenas de lembrar (cognição), mas também de brincar (alegria), de protestar na separação (fé/confiança) e de cuidar dos nossos (amor). Exceto pela memória rudimentar, os répteis não expressam nenhuma dessas qualidades.

Estudos com imagem por RMf demonstraram que, quando os indivíduos vivenciam subjetivamente estados existenciais de medo, tristeza ou prazer, o fluxo sanguíneo aumenta nas áreas límbicas e diminui em muitas áreas cerebrais superiores. Vários estudos localizaram as experiências prazerosas humanas (comer chocolate, ganhar dinheiro, admirar faces bonitas, apreciar música e experimentar o êxtase do orgasmo) nas áreas límbicas – especialmente na região orbitofrontal, no cingulado anterior e na ínsula. Essas diferentes estruturas são estreitamente integradas e organizadas para nos ajudar a buscar e reconhecer tudo o que é incluído sob a rubrica de amor de mamíferos e espiritualidade humana.

O *giro do cíngulo anterior* liga valência e memória para criar o apego. Junto com o hipocampo, o cingulado anterior é a região cerebral mais responsável por tornar o passado significativo. Em termos de mediação do apego, essa região recebe uma das inervações dopaminérgicas mais ricas de qualquer área cortical. Portanto, o giro do cíngulo fornece a proeminência motivacional não apenas para os amantes, mas também para os viciados em drogas. O cingulado anterior é crucial para orientar de quem devemos nos aproximar e quem devemos evitar. O toque, o calor do corpo e o odor maternos pela via do sistema límbico e especialmente pela via do cingulado anterior regulam o comportamento, a neuroquímica, a liberação endócrina e o ritmo circadiano de um filhote de rato. Estudos de imagem cerebral revelam que o giro do cíngulo anterior não é estimulado nem pelo reconhecimento facial de amigos *per se*, nem por estimulação sexual *per se*. Em vez disso, as imagens do cingulado anterior na imagem por RMf são mais claras quando um amante olha a figura do rosto de um parceiro ou quando uma nova mãe ouve o choro de seu bebê.

Talvez nenhuma área do cérebro seja mais ambígua em sua herança evolutiva ou mais crucial para a saúde mental do que nosso *córtex pré-frontal*. Ele é encarregado de estimar as recompensas e as punições e tem um papel fundamental na adaptação e regulação de nossa resposta emocional a situações novas. Portanto, os lobos pré-frontais estão profundamente envolvidos nas vidas emocional, "moral" e "espiritual".

De um ponto de vista evolucionista, os lobos frontais humanos não são diferentes dos de chimpanzés em termos de número de neurônios. A substância branca do lobo frontal (a conectividade entre os neurônios por meio de fibras mielinizadas) é que responde pelos lobos frontais maiores dos seres humanos. Essa conectividade ao sistema límbico ressalta sua função "executiva", que inclui a capacidade de adiar gratificação, compreender linguagem simbólica e, mais importante, estabelecer sequências temporais. Por ser capaz de conectar memória do passado a "memória do futuro", esses lobos estabelecem causa e efeito previsíveis para o *Homo sapiens*.

A ablação cirúrgica ou traumática do córtex pré-frontal ventromedial pode transformar um adulto escrupuloso e responsável em um imbecil moral sem qualquer outra evidência de comprometimento intelectual.

A *ínsula* é outra parte do sistema límbico que está apenas começando a ser compreendida. Ela é um giro cortical medial localizado entre a amígdala e o lobo frontal. O cérebro não tem sensações; os humanos sentem emoção apenas em seus corpos. A ínsula ajuda a trazer esses sentimentos viscerais para a consciência: a dor no coração da tristeza, o calor no coração do amor e o aperto no estômago pelo medo encontram seu caminho para a consciência por intermédio da ínsula.

Tanto o cingulado anterior límbico como a ínsula parecem ser ativos nas emoções positivas de humor, confiança e empatia. Os símios superiores são separados de outros mamíferos por um componente neural único chamado de célula fusiforme. Os humanos têm 20 vezes mais células fusiformes do que os chimpanzés ou os gorilas (os chimpanzés adultos têm em média 7 mil; humanos recém-nascidos têm quatro vezes mais; e humanos adultos têm quase 200 mil). Em macacos e outros mamíferos, com a possível exceção das baleias e dos elefantes, essas células especiais estão totalmente ausentes. Esses neurônios fusiformes ou de "von Economo" grandes, em forma de charuto, parecem ser centrais ao controle das emoções sociais e do julgamento moral. As células fusiformes podem ter ajudado os símios superiores e os humanos a integrarem seu sistema límbico com seus crescentes neocórtices. As células fusiformes concentram-se no córtex cingulado anterior, no córtex pré-frontal e na ínsula. Em época mais recente, os cientistas descobriram um grupo especial de "neurônios-espelho" localizados na ínsula e no cingulado anterior. Esses neurônios são mais altamente desenvolvidos em humanos do que em primatas e parecem intermediar a empatia – a experiência de "sentir" as emoções do outro.

Embora as aplicações práticas desse modelo mais recente de saúde mental ainda estejam a muitos anos de distância, esses achados fornecem novas evidências de que o cérebro e a mente são um só. Em vários estudos, a atividade biológica pró-social do córtex cingulado anterior e da ínsula era mais alta em indivíduos com os níveis mais altos de consciência social (embasado em testes de pontuação objetiva). Em outras palavras, não existem apenas diferenças individuais biológicas para a saúde mental negativa, mas também para a saúde mental positiva.

Modelo D: saúde mental como inteligência socioemocional

Inteligência socioemocional alta reflete saúde mental acima da média da mesma forma que um quociente de inteligência (QI) alto reflete aptidão intelectual acima da média. Essa inteligência emocional está no cerne da saúde mental positiva. No livro *Ética a Nicômaco* (*Nicomaqueia*), Aristóteles definiu inteligência emocional como segue: "Qualquer um pode se encolerizar – isso é fácil; mas fazê-lo à pessoa que convém, na medida, na ocasião, pelo motivo e da maneira que convém, eis o que não é para qualquer um".

Todas as emoções existem para auxiliar a sobrevivência. Embora o número exato de emoções primárias seja discutível, sete emoções são atualmente distinguidas de acordo com expressões faciais características denotando raiva, medo, excitação, interesse, surpresa, aversão e tristeza. A capacidade de identificar essas diferentes emoções em nós mesmos e nos outros tem um papel importante na saúde mental. Os benefícios de ser capaz de ler os sentimentos a partir de sinais não verbais foram demonstrados em inúmeros países. Esses benefícios incluem ser mais bem ajustado emocionalmente, mais popular e mais responsivo aos outros. Crianças empáticas, sem serem mais inteligentes, se saem melhor na escola e são mais populares do que seus pares. O Head Start Program (Programa Head Start) do Departamento de Saúde e Serviços Humanos dos Estados Unidos, que fornece educação e outros serviços para crianças de baixa renda e suas famílias, revelou que sucesso escolar precoce foi alcançado não por inteligência, mas por saber que tipo de comportamento é esperado, saber como conter o impulso de se comportar mal, ser capaz de esperar e saber como conviver com outras crianças. Ao mesmo tempo, a criança deve ser capaz de comunicar suas necessidades e pedir a ajuda dos professores.

No sentido etológico, as emoções são fundamentais para a comunicação dos mamíferos. Visto que essas comunicações nem sempre são reconhecidas conscientemente, quanto mais hábeis os indivíduos são em identificar suas emoções, mais hábeis serão na comunicação com os outros e em reconhecer de forma empática as emoções deles. Dito de outra forma, quanto mais habilidade em empatia, mais se é valorizado pelos outros e, portanto, maiores serão os apoios sociais, a autoestima e os relacionamentos íntimos.

Inteligência social e emocional pode ser definida pelos seguintes critérios:

▶ Percepção consciente e monitoração correta das próprias emoções.
▶ Modificação das emoções de modo que sua expressão seja adequada. Isso envolve a capacidade de acalmar a ansiedade social e livrar-se de desesperança e tristeza.
▶ Reconhecimento e resposta correta às emoções nos outros.
▶ Habilidade para negociar relacionamentos íntimos com os outros.
▶ Capacidade de focar as emoções (motivação) em um objetivo desejado. Isso envolve adiar gratificação e afastar e canalizar impulsos de forma adaptativa.

Alguns cientistas comportamentais dividem as emoções em positivas e negativas, como se as negativas fossem doentias (esse ponto de vista foi enfatizado no Modelo C). Essa tendência é demasiado simplista. Como ocorre com o pus, a febre e a tosse, as emoções negativas de tristeza, medo e raiva também são importantes para a autopreservação saudável. Por um lado, emoções positivas como alegria, amor, interesse e excitação estão associadas com satisfação subjetiva; por outro, embora as emoções negativas interfiram na satisfação, sua expressão pode ser igualmente saudável.

Avanços no estudo da inteligência emocional. Ao longo dos últimos 15 anos, três passos empíricos importantes foram dados em nosso entendimento da relação de inteligência socioemocional com saúde mental positiva.

O primeiro passo é que tanto os estudos de imagem por RMf como a experimentação neurofisiológica levaram a avanços em nosso entendimento da integração do córtex pré-frontal com o sistema límbico, especialmente com a amígdala e suas conexões. Como foi observado no modelo anterior, esses avanços da pesquisa nos trouxeram para mais próximo de um entendimento das emoções mais como fenômenos neurofisiológicos do que como abstrações platônicas. O córtex pré-frontal é a região do cérebro responsável pela memória de trabalho, e os lobos frontais, por meio de suas conexões com a amígdala, o hipocampo e outras estruturas límbicas, codificam a aprendizagem emocional de uma maneira bastante distinta do condicionamento convencional e da memória declarativa.

O segundo passo foi o progresso lento, mas constante, na conceituação e mensuração da "inteligência emocional". Durante a década passada, as medidas de inteligência emocional evoluíram rapidamente.

O terceiro avanço é o uso do videoteipe para mapear a interação emocional. Vídeos de interações familiares sustentadas revelam que o aspecto mais importante do desenvolvimento infantil saudável, do desenvolvimento do adolescente e da harmonia conjugal é como os parceiros ou pais respondem à emoção nos outros. Ignorar, punir e ser intimidado ou desdenhar como o outro se sente é desastroso. Os filhos de pais emocionalmente sintonizados lidam melhor com suas emoções e são mais eficazes em se acalmar quando perturbados. Essas crianças manifestam até níveis mais baixos de hormônios do estresse e de outros indicadores fisiológicos de excitação emocional.

Existem hoje muitos exercícios para lidar com os relacionamentos, os quais ajudam casais, executivos e diplomatas a se tornarem mais hábeis na resolução de conflitos e nas negociações. Na última década, também houve um aumento nos esforços para ensinar nas escolas competências emocionais e sociais básicas, às vezes denominadas "alfabetização emocional". A relevância para a psiquiatria desses avanços na psicologia inclui ensinar a reconhecer e diferenciar as emoções nos transtornos alimentares e ensinar a modular a raiva e encontrar soluções criativas para impasses sociais para os transtornos do comportamento.

Modelo E: saúde mental como bem-estar subjetivo

A saúde mental positiva não envolve apenas ser uma alegria para os outros; deve-se também vivenciar um bem-estar subjetivo. Muito antes de a humanidade considerar as definições de saúde mental, ela já ponderava os critérios para felicidade subjetiva. Por exemplo, o apoio social objetivo pouco realiza se subjetivamente o indivíduo não puder se sentir amado. Portanto, a capacidade para o bem-estar subjetivo se torna um modelo importante de saúde mental.

O bem-estar subjetivo nunca é categórico. Pressão arterial saudável é a ausência objetiva de hipotensão e hipertensão, mas a felicidade é menos neutra. O bem-estar subjetivo não é apenas a ausência de sofrimento, mas a presença de satisfação positiva. Contudo, se for uma dimensão inescapável da saúde mental, a felicidade em geral é considerada com ambivalência. Se, ao longo dos séculos, os filósofos às vezes consideraram a felicidade o bem mais almejado, os psicólogos e psiquiatras tenderam a ignorá-la.

A felicidade subjetiva pode ter facetas mal-adaptativas, bem como adaptativas. A busca pela felicidade pode parecer egoísta, narcisista, superficial e banal. Os prazeres podem vir facilmente e logo desaparecer. A felicidade muitas vezes é baseada em ilusão ou em estados dissociativos. A felicidade ilusória é vista na estrutura de caráter associada com transtornos bipolares e dissociativos. A felicidade mal-adaptativa pode trazer êxtase temporário, mas não tem poder de coesão. No Estudo do Desenvolvimento Adulto, a escala de medidas de "felicidade" teve pouco poder preditivo e, com frequência, uma associação sem significância com outras medidas subjetivas e objetivas de satisfação. Devido a essa ambiguidade de sentido é que, ao longo desta seção, o termo *bem-estar subjetivo* irá substituir *felicidade*.

Evidência empírica. As questões de saúde mental envolvidas no bem-estar subjetivo são complicadas e obscurecidas por relativismo histórico, julgamento de valor e ilusão. Os europeus sempre foram céticos a respeito da preocupação da América com a felicidade. Apenas na última década é que os pequisadores assinalaram que uma função primária dos estados emocionais positivos e do otimismo é que eles facilitam o autocuidado. O bem-estar subjetivo disponibiliza recursos pessoais que podem ser dirigidos a inovação e criatividade em pensamento e ação. Assim, o bem-estar subjetivo, como o otimismo, se torna um antídoto para o desamparo aprendido. Mais uma vez, controlando renda, educação, peso, fumar, beber e doença, as pessoas felizes têm apenas metade da probabilidade de pessoas infelizes de morrer em uma idade precoce ou de se tornar incapacitadas.

Uma diferenciação entre *prazer* e *gratificação* pode ser feita. O prazer está no momento, é estreitamente associado com felicidade e envolve a satisfação dos impulsos e de necessidades biológicas. Ele é muito suscetível a habituação e saciedade. Se o prazer envolve a satisfação dos sentidos e das emoções, a gratificação envolve alegria, propósito e a satisfação de "ser o melhor que se pode ser" e de suprir necessidades estéticas e espirituais.

A angústia subjetiva (infelicidade) pode ser saudável. Conforme pesquisadores de inclinação etológica já salientaram, afetos negativos subjetivos (p. ex., medo, raiva e tristeza) podem ser lembretes saudáveis para buscar segurança ambiental e não se afogar no bem-estar subjetivo. Se as emoções positivas facilitam o otimismo e a satisfação, o medo é a primeira proteção contra ameaça externa; a tristeza protesta contra perda e pede ajuda, e a raiva sinaliza ofensa.

Esclarecendo o bem-estar subjetivo. Desde a década de 1970, os pesquisadores têm feito grandes esforços para tratar os parâmetros de definição e causa do bem-estar subjetivo e assim enfocar questões importantes. Uma delas é: o bem-estar subjetivo é mais em razão de boa sorte ambiental ou de um temperamento inato, com base na genética? Dito de outra forma, o bem-estar subjetivo reflete traço ou estado? Se o bem-estar subjetivo reflete um ambiente seguro e a ausência de estresse, pode oscilar ao longo do tempo, e aqueles indivíduos que são felizes em uma esfera ou um tempo em suas vidas poderiam não ser felizes em outros.

Uma segunda questão, mas relacionada à primeira, é o que é causa e o que é efeito. As pessoas felizes são mais propensas a conseguir empregos prazerosos e bons casamentos, ou a estabilidade conjugal e a satisfação na carreira levam ao bem-estar subjetivo? Ou essas associações positivas são resultado de um terceiro fator? Por exemplo, a ausência de uma tendência genética para alcoolismo, para depressão maior, para traço de neuroticismo e mesmo para a presença de um desejo crônico de dar respostas socialmente desejáveis (gerenciamento de impressões) poderia facilitar tanto o bem-estar subjetivo como os relatos de bom casamento e satisfação na carreira.

Assim como a homeostase fisiológica, a evolução preparou os seres humanos para fazer ajustes subjetivos às condições ambientais. Portanto, as pessoas podem se adaptar a acontecimentos bons e ruins a fim de não permanecer em um estado de exaltação ou desespero. Entretanto, os humanos têm dificuldade para se ajustar aos seus genes. Estudos de gêmeos adotados separados demonstraram que metade da variância no bem-estar subjetivo se deve à hereditariedade. O bem-estar subjetivo de gêmeos monozigóticos criados separados é mais semelhante do que o de gêmeos dizigóticos criados juntos. Entre os fatores hereditários que têm uma contribuição significativa para o alto bem-estar subjetivo estão baixo traço de neuroticismo, alto traço de extroversão, ausência de alcoolismo e ausência de depressão maior. Em contraste com os testes de inteligência, quando as variáveis hereditárias são controladas, o bem-estar subjetivo não é afetado por fatores ambientais como renda, classe social dos pais, idade e educação.

Se o bem-estar subjetivo fosse devido, em grande parte, à satisfação de necessidades básicas, então deveria haver uma correlação relativamente baixa entre bem-estar subjetivo no trabalho e bem-estar subjetivo em contextos recreativos ou entre bem-estar subjetivo em situações sociais *versus* em situações solitárias. Visto que as mulheres vivenciam mais depressão clínica objetiva do que os homens, o fato de o gênero não ser um fator determinante no bem-estar subjetivo é interessante. Uma explicação é que as mulheres parecem relatar afetos tanto positivos como negativos mais intensamente do que os homens. Em um estudo, o gênero explicou apenas 1% da variação na intensidade de experiências emocionais relatadas.

Outras fontes de bem-estar. Em alguns casos, o ambiente *pode* ser importante para o bem-estar subjetivo. Viúvas jovens permanecem subjetivamente deprimidas por anos. Ainda que sua pobreza tenha sido suportada por séculos, os respondentes em nações muito pobres, como Índia e Nigéria, relatam bem-estar subjetivo mais baixo do que outras nações mais prósperas. A perda de um filho nunca para de doer. Embora atingir objetivos concretos, como dinheiro e fama, não leve a um aumento permanente no bem-estar subjetivo, a comparação social, como ver seu vizinho do lado se tornar mais rico que você, exerce um efeito negativo sobre o bem-estar subjetivo.

A manutenção de autoeficácia, agência e autonomia é uma contribuição ambiental adicional ao bem-estar subjetivo. Por exemplo, os idosos usarão a renda discricionária para viver de forma independente mesmo que isso signifique viver sozinho em vez de com parentes. O bem-estar subjetivo é geralmente mais alto nas democracias do que nas ditaduras. Assumir a responsabilidade por desfechos favoráveis ou desfavoráveis (internalização) é outro fator importante que leva ao bem-estar subjetivo. Colocar a culpa em outras coisas (externalização) o reduz de forma significativa. Em outras palavras, os mecanismos mentais de paranoia e projeção fazem as pessoas se sentirem pior, não melhor.

Os métodos refinados para medir estados subjetivos da mente têm incluído a *Positive and Negative Affect Scale* (Escala de Afeto Positivo e Negativo) (PANAS), que avalia tanto afeto positivo quanto negativo, cada um com 10 itens de afeto. A *Satisfaction with Life Scale* (Escala de Satisfação com a Vida) representa a evolução mais recente de uma escala de satisfação de vida geral. Em época mais recente, o amplamente validado Formulário Abreviado 36 (SF-36) permitiu aos médicos avaliar o custo/benefícios subjetivos das intervenções clínicas. Visto que variáveis ambientais de curta duração podem distorcer o bem-estar subjetivo, está surgindo o consenso de que os métodos naturalistas de amostragem da experiência são a forma mais válida de avaliar o bem-estar subjetivo. Com esses métodos de amostragem, os indivíduos de pesquisa são contatados por *pagers* em horários aleatórios durante o dia, por dias ou semanas, e, em cada intervalo, é solicitado que avaliem seu bem-estar subjetivo. Esse método fornece um relato mais estável do bem-estar subjetivo. Por fim, para obter um autorrelato verbal da experiência subjetiva real, medidas fisiológicas de estresse (p. ex., medir a resposta cutânea galvânica e o cortisol salivar e filmar a expressão facial por câmeras ocultas) também se mostraram úteis.

Modelo F: saúde mental como resiliência

Existem três amplas classes de mecanismos de enfrentamento usadas para superar situações estressantes. Primeiro, há a forma na qual um indivíduo solicita ajuda de outras pessoas adequadas: ou seja, *buscando conscientemente apoio social*. Segundo, existem *estratégias cognitivas conscientes* que os indivíduos usam de modo intencional para dominar o estresse. Terceiro, existem *mecanismos de enfrentamento involuntários adaptativos* (com frequência denominados "mecanismos de defesa") que distorcem nossa percepção da realidade interna ou externa a fim de reduzir o sofrimento subjetivo, a ansiedade e a depressão.

Mecanismos de enfrentamento involuntários. Esses mecanismos reduzem o conflito e a dissonância cognitiva durante mudanças repentinas na realidade interna e externa. Se não forem "distorcidas" e "negadas", essas *mudanças* na realidade podem resultar em ansiedade e/ou depressão incapacitantes. Essas "defesas" mentais homeostáticas protegem-nos de mudanças repentinas nos quatro referenciais de conflito: impulso (afeto e emoção), realidade, pessoas (relacionamentos) e aprendizagem (consciência) social. Primeiro, esses mecanismos mentais involuntários podem restaurar a homeostase psicológica ignorando ou desviando aumentos repentinos no referencial de impulso – afeto e emoção. Os psicanalistas chamam esse referencial de "id", os fundamentalistas religiosos o chamam de "pecado", os psicólogos cognitivos o chamam de "cognição quente", e os neuroanatomistas apontam para as regiões cerebrais hipotalâmica e límbica.

Segundo, esses mecanismos involuntários fornecem um intervalo mental para ajustarem-se às mudanças repentinas na *realidade* e na autoimagem, que não podem ser integradas imediatamente. Indivíduos que a princípio responderam às imagens da televisão da súbita destruição do World Trade Center, de Nova York, como se fosse um filme são um exemplo vivo da negação de uma realidade externa que estava mudando rápido demais para uma adaptação voluntária. Boas notícias repentinas – a transição instantânea de estudante para médico ou o prêmio de uma loteria – podem evocar mecanismos mentais involuntários tão frequentemente quanto um acidente ou um diagnóstico de leucemia inesperado.

Terceiro, mecanismos mentais involuntários podem atenuar conflitos súbitos não resolvidos com *pessoas* importantes, vivas ou mortas. As pessoas se tornam um referencial de conflito quando não se pode viver com elas e, no entanto, não se pode viver sem elas. A morte é um exemplo; outro é uma proposta de casamento inesperada. As representações internas de pessoas importantes podem continuar causando conflito por décadas após elas terem morrido, continuando a evocar resposta mental involuntária.

Por fim, a quarta fonte de conflito ou depressão ansiosa é a aprendizagem ou consciência social. A psicanálise a chama de "superego", os antropólogos a chamam de "tabus", os behavioristas, de "condicionamento", e os neuroanatomistas apontam para o córtex associativo e para a amígdala. Esse referencial não é apenas o resultado das advertências de nossos pais que absorvemos antes dos 5 anos de idade; ele é formado por toda nossa identificação com a cultura, e, às vezes, pela aprendizagem irreversível que resulta de traumas esmagadores.

Mecanismos mentais involuntários saudáveis. Estudos longitudinais do Instituto de Desenvolvimento Humano de Berkeley e do Estudo de Desenvolvimento Adulto de Harvard ilustraram a importância das defesas maduras para a saúde mental.

HUMOR. O humor torna a vida mais fácil. Com humor, vê-se tudo, sente-se muito, mas não se age. Ele permite a descarga de emoções sem desconforto individual e sem efeitos desagradáveis nos outros. O humor maduro permite aos indivíduos que olhem diretamente para o que é doloroso, enquanto a dissociação e a palhaçada os distraem de olhar para outro lugar. Entretanto, como as outras defesas maduras, o humor requer a mesma delicadeza de construir um castelo de cartas – o momento é tudo.

ALTRUÍSMO. Quando usado para controlar conflito, o altruísmo envolve um indivíduo que tem prazer em dar aos outros o que ele teria gostado de receber. Por exemplo, usando a formação reativa, um ex-alcoolista trabalha para banir a venda de álcool em sua cidade e "aporrinha" seus amigos bebedores sociais. Usando altruísmo, o mesmo ex-alcoolista serve de padrinho para um novo membro do Alcoólicos Anônimos – alcançando um processo transformador que pode salvar a vida de quem dá e de quem recebe. É óbvio que muitos atos de altruísmo envolvem livre-arbítrio, mas outros involuntariamente aliviam as necessidades não satisfeitas.

SUBLIMAÇÃO. O sinal de uma sublimação bem-sucedida não é cálculo de custos cuidadoso nem concessão perspicaz; é alquimia psíquica. Por analogia, a sublimação permite à ostra que transforme um irritante grão de areia em uma pérola. Ao escrever sua Nona Sinfonia, o surdo, colérico e solitário Beethoven transformou sua dor em triunfo musicando a "Ode à Alegria" de Schiller.

SUPRESSÃO. É uma defesa que modula o conflito emocional ou os estressores internos/externos por meio do estoicismo. A supressão minimiza e adia, mas não ignora, a gratificação. De maneira empírica, essa é a defesa mais altamente associada com outras facetas da saúde mental. Usada com eficácia, a supressão é análoga a um velame em boas condições; cada restrição é calculada com precisão para explorar, não encobrir, os ventos da paixão. A evidência de que a supressão não é simplesmente uma "estratégia cognitiva" é fornecida pelo fato de que as cadeias estariam vazias se os delinquentes pudessem aprender apenas a dizer "não".

ANTECIPAÇÃO. Se a supressão reflete a capacidade de manter o impulso na mente e controlá-lo, a antecipação é a capacidade de manter a resposta afetiva a um evento futuro insuportável em doses manejáveis. A defesa de antecipação reflete a capacidade de perceber perigo futuro afetiva e cognitivamente e, por esse meio, controlar o conflito em pequenos passos. Exemplos são os fatos de quantidades moderadas de ansiedade antes da cirurgia promoverem a adaptação pós-cirúrgica e de o luto antecipado facilitar a adaptação dos pais de filhos com leucemia.

A psiquiatria precisa entender como facilitar melhor a transmutação de defesas menos adaptativas em defesas mais adaptativas. Uma sugestão tem sido, primeiro, aumentar os apoios sociais e a segurança interpessoal e, segundo, facilitar a integridade do sistema nervoso central (p. ex., repouso, nutrição e sobriedade). As formas mais modernas de psicoterapias integrativas usando videoteipe também podem catalisar essa mudança permitindo que os pacientes realmente vejam seu estilo de enfrentamento involuntário.

REFERÊNCIAS

Blom RM, Hagestein-de Bruijn C, de Graaf R, ten Have M, Denys DA. Obsessions in normality and psychopathology. *Depress Anxiety*. 2011; 28(10): 870.

Macaskill A. Differentiating dispositional self-forgiveness from other-forgiveness: Associations with mental health and life satisfaction. *J Soc Clin Psychol*. 2012;31:28.

Sajobi TT, Lix LM, Clara I, Walker J, Graff LA, Rawsthorne P, Miller N, Rogala L, Carr R, Bernstein CN. Measures of relative importance for health-related quality of life. *Qual Life Res*. 2012;21:1.

Tol WA, Patel V, Tomlinson M, Baingana F, Galappatti A, Silove D, Sondorp E, van Ommeren M, Wessells MG, Panter-Brick C. Relevance or excellence? Setting research priorities for mental health and psychosocial support in humanitarian settings. *Harv Rev Psychiatry*. 2012;20:25.

Vaillant GE. Positive mental health: Is there a cross-cultural definition? *World Psychiatry*. 2012;11(2):93.

Vaillant GE. *Spiritual Evolution: A Scientific Defense of Faith*. New York: Doubleday Broadway; 2008.

Vaillant GE, Vaillant CO. Normality and mental health. In: Sadock BJ, Sadock VA, Ruiz P, eds. *Kaplan & Sadock's Comprehensive Textbook of Psychiatry*. 9th ed. Philadelphia: Lippincott Williams & Wilkins; 2009:691.

Wakefield JC. Misdiagnosing normality: Psychiatry's failure to address the problem of false positive diagnoses of mental disorder in a changing professional environment. *J Ment Health*. 2010;19(4):337.

Ward D. 'Recovery': Does it fit for adolescent mental health?. *J Child Adolesc Ment Health*. 2014;26:83–90.

3 Contribuições das ciências socioculturais

▲ 3.1 Sociobiologia e etologia

SOCIOBIOLOGIA

O termo *sociobiologia* foi criado em 1975 por Edward Osborne Wilson, um biólogo norte-americano cujo livro, *Sociobiology*, enfatizou o papel da evolução para moldar o comportamento. Sociobiologia é o estudo do comportamento humano com base na transmissão e modificação de traços comportamentais de influência genética. Ela explora a questão última de *por que* comportamentos ou outros fenótipos específicos vieram a existir.

EVOLUÇÃO

É descrita como qualquer mudança na constituição genética de uma população. É o paradigma fundamental do qual surge toda a biologia. Ela une etologia, biologia populacional, ecologia, antropologia, teoria dos jogos e genética. Charles Darwin (1809-1882) postulou que a seleção natural opera por meio de reprodução diferencial, em um ambiente competitivo, pela qual certos indivíduos são mais bem-sucedidos do que outros. Visto que as diferenças entre os indivíduos são pelo menos um tanto hereditárias, qualquer vantagem comparativa resultará em uma redistribuição gradual de traços em gerações sucessivas, de modo que as características favorecidas serão representadas em maior proporção ao longo do tempo. Na terminologia de Darwin, *aptidão* significava sucesso reprodutivo.

Competição. Os animais competem por recursos e território, a área que é defendida para seu uso exclusivo e que assegura o acesso aos alimentos e à reprodução. A capacidade de um animal defender um território ou recurso disputado é denominada *potencial de manter recursos*. Quanto maior esse potencial, mais bem-sucedido é o animal.

Agressividade. É um recurso que serve para expandir o território e eliminar competidores. Os animais derrotados podem emigrar, dispersar ou permanecer no grupo social como subordinados. Uma hierarquia de dominação, na qual os animais se associam de maneiras sutis, porém definidas, faz parte de todo padrão social.

Reprodução. Como são influenciados pela hereditariedade, os comportamentos que promovem a reprodução e a sobrevivência da espécie estão entre os mais importantes. Os homens tendem a ter uma variância mais alta no sucesso reprodutivo do que as mulheres, portanto, inclinando-os a serem competitivos com outros homens. A competição entre os machos pode assumir várias formas; por exemplo, pode-se pensar que os espermatozoides competem pelo acesso ao óvulo. A competição entre as mulheres, embora genuína, normalmente envolve mais depreciação (*underming*) social do que violência aberta. O dimorfismo sexual, ou os padrões comportamentais diferentes para machos e fêmeas, evolui para garantir a manutenção dos recursos e a reprodução.

Altruísmo. É definido pelos sociobiólogos como um comportamento que reduz o sucesso reprodutivo pessoal do promotor enquanto aumenta o do receptor. De acordo com a teoria darwiniana tradicional, o altruísmo não deve ocorrer na natureza porque, por definição, a seleção age contra qualquer traço cujo efeito seja diminuir sua representação em gerações futuras; contudo, uma série de comportamentos altruístas ocorre entre mamíferos selvagens e entre humanos. De certa forma, o altruísmo é egoísta no nível do gene, mas não no nível do animal individual. Um caso clássico de altruísmo são as classes operárias femininas de certas abelhas, vespas e formigas. Essas operárias são estéreis e não se reproduzem, mas trabalham de forma altruísta para o sucesso reprodutivo da rainha.

Outro possível mecanismo é a seleção de grupo. Se os grupos que contêm altruístas tiverem mais sucesso do que os compostos apenas de membros egoístas, aqueles terão sucesso à custa destes, e o altruísmo evolui. Porém, em cada grupo, os altruístas estão em grande desvantagem em relação aos membros egoístas, independentemente do sucesso do grupo como um todo.

Implicações para a psiquiatria. A teoria evolucionista propõe possíveis explicações para determinados transtornos. Alguns deles podem ser manifestações de estratégias adaptativas. Por exemplo, casos de anorexia nervosa podem ser parcialmente compreendidos como uma estratégia para protelar a seleção de parceiros, a reprodução e a maturação em situações em que os machos sejam percebidos como escassos. Pessoas que correm riscos podem fazê-lo para obter recursos e dispor de influência social. Um delírio erotomaníaco em uma mulher solteira na pós-menopausa pode representar uma tentativa de compensar o doloroso reconhecimento do fracasso reprodutivo.

Estudos de gêmeos idênticos criados separados: natureza *versus* criação

Os estudos em sociobiologia estimulam um dos debates mais antigos da psicologia. O comportamento humano deve mais à hereditariedade ou ao ambiente? Curiosamente, costuma-se aceitar sem hesitação o fato de que os genes determinam a maior parte dos comportamentos dos não humanos, mas há uma tendência a atribuir o comportamento humano quase com exclusividade à criação. Contudo, dados recentes identificam de maneira inequívoca que nossa dotação genética é um fator igualmente importante, se não mais importante.

Os melhores "experimentos da natureza" que permitem uma avaliação das influências relativas da natureza e da criação são casos de gêmeos idênticos separados ainda bebês e criados sob condições sociais diferentes. Se o ambiente fosse o determinante mais importante do comportamento, ambos deveriam se comportar de maneira diferente. No entanto, se a hereditariedade dominar, serão muito parecidos, apesar de nunca terem se encontrado. Centenas de pares de gêmeos separados ainda bebês, criados em ambientes diferentes e, então, reunidos na idade adulta foram analisados rigorosamente. A hereditariedade emergiu como um determinante fundamental do comportamento humano.

> Laura R. e Catherine S. foram reunidas aos 35 anos de idade. Eram gêmeas idênticas que tinham sido adotadas por duas famílias diferentes em Chicago. Elas cresceram sem saber da existência uma da outra. Quando crianças, ambas tiveram uma gata chamada Lucy e tinham o hábito de estalar os dedos. As duas começaram a ter enxaquecas a partir dos 14 anos. As duas foram escolhidas para ser oradoras em sua formatura do ensino médio e se formaram em jornalismo na universidade. Tinham casado com homens chamados John e tinham tido uma filha. Os casamentos de ambas terminaram após dois anos. As gêmeas cultivavam rosas e faziam aulas de *spin* em uma academia local. Ao se encontrarem, descobriram que a outra também tinha dado o nome de Erin à filha e tinham um cão pastor alemão chamado Rufus. Elas tinham vozes, gestos das mãos e maneirismos semelhantes.

> Jack Y. e Oskar S., gêmeos idênticos nascidos em Trinidad, em 1933, e separados ainda bebês devido ao divórcio dos pais, foram reunidos aos 46 anos de idade. Oskar foi criado pela mãe e a avó católicas na cidade de Sudetenland, na Tchecoslováquia ocupada pelos nazistas. Jack foi criado por seu pai, um judeu ortodoxo, em Trinidad e passou algum tempo em um *kibutz* em Israel. Ambos usavam óculos de aviador e camisa esporte azul com aberturas nos ombros, tinham um pequeno bigode aparado, gostavam de bebidas doces, guardavam elásticos nos pulsos, liam livros e revistas de trás para a frente, mergulhavam suas torradas com manteiga no café, puxavam a descarga no banheiro antes e depois de usá-lo, gostavam de espirrar de forma ruidosa em elevadores lotados para assustar os outros passageiros e, às vezes, pegavam no sono à noite assistindo à televisão. Ambos eram impacientes, sensíveis a germes e gregários.

> Bessie e Jessie, gêmeas idênticas separadas com 8 meses de idade, após a morte da mãe, foram reunidas aos 18 anos. Ambas haviam tido tuberculose e tinham vozes, níveis de energia, talentos administrativos e estilos de tomar decisões semelhantes. Ambas tinham usado o cabelo curto na adolescência. Jessie havia feito faculdade, enquanto Bessie teve apenas quatro anos de educação formal. Porém, Bessie teve uma pontuação de 156 no teste de quociente de inteligência, enquanto Jessie teve 153. Ambas liam muito, o que pode ter compensado a baixa escolaridade de Bessie. Ela havia criado um ambiente compatível com seu potencial hereditário.

Resultados de testes neuropsicológicos

Uma influência dominante da genética sobre o comportamento foi documentada em diversos pares de gêmeos idênticos no Minnesota Multiphasic Personality Inventory (Inventário Multifásico Minnesota da Personalidade) (MMPI). Gêmeos criados separados em geral apresentavam o mesmo grau de influência genética em diferentes escalas daqueles criados juntos. Dois pares de gêmeos idênticos particularmente fascinantes, apesar de criados em continentes diferentes, em países com sistemas políticos e línguas diferentes, produziram pontuações com a maior correlação em 13 escalas do MMPI do que a correlação já estreita observada entre todos os pares de gêmeos idênticos testados, cuja maioria havia compartilhado uma criação semelhante.

Os estudos de gêmeos criados separados relatam uma correlação alta ($r = 0,75$) para similaridade do quociente de inteligência (QI). Em comparação, a correlação dessa variável para gêmeos não idênticos criados separados é de 0,38, e, para pares de irmãos em geral, fica na faixa de 0,45 a 0,50. De maneira surpreendente, as aproximações de QI não são influenciadas por similaridades no acesso a dicionários, telescópios e trabalhos de artes originais; na educação e condição socioeconômica dos pais; ou nas práticas de criação características. Esses dados gerais indicam que a inteligência testada é determinada em aproximadamente dois terços pelos genes e em um terço pelo ambiente.

Esse tipo de pesquisa também revela uma influência genética sobre uso de álcool, abuso de substâncias, comportamento antissocial na infância e na idade adulta, aversão a riscos e habilidades visuais e motoras, bem como sobre as reações psicofisiológicas a música, vozes, ruídos repentinos e outras formas de estimulação, conforme revelado por padrões de ondas cerebrais e testes de condutividade cutânea. Além disso, os gêmeos criados separados mostram que a influência genética é ampla, afetando praticamente todos os traços comportamentais medidos. Por exemplo, muitas preferências individuais que antes se atribuíam à criação (p. ex., interesses religiosos, atitudes sociais, interesses vocacionais, satisfação no emprego e valores associados ao trabalho) são fortemente determinadas pela natureza.

Um glossário selecionado de alguns termos usados nesta seção e de outros termos etológicos é apresentado na Tabela 3.1-1.

ETOLOGIA

O estudo sistemático do comportamento dos animais é conhecido como etologia. Em 1973, o Prêmio Nobel de psiquiatria e medicina foi conferido a três etologistas, Karl von Frisch, Konrad Lorenz e Nikolaas Tinbergen. Essas premiações enfatizaram a relevância da etologia não apenas para a medicina, mas também para a psiquiatria.

Konrad Lorenz

Nascido na Áustria, Konrad Lorenz (1903-1989) é mais conhecido por seus estudos do *imprinting*, o qual implica que, durante um curto período do desenvolvimento, um animal jovem é muito sensível a um determinado estímulo que naquele momento, mas não em outros, provoca um padrão de comportamento específico. Lorenz descreveu gansos recém-nascidos que eram programados para seguir um objeto em movimento e, assim, se tornarem rapidamente marcados (*imprinted*) para seguir aquele objeto e, talvez, objetos semelhantes. Em geral, a mãe é o primeiro objeto móvel que o gansinho vê, mas, se enxergar outra coisa antes, a seguirá. Por exemplo, um filhote de ganso marcado por Lorenz seguia o pesquisador e recusava-se a seguir um ganso (Fig. 3.1-1). É importante que os psiquiatras entendam o conceito do *imprinting* em suas tentativas

TABELA 3.1-1
Glossário selecionado de termos etológicos

Energia específica da ação	Energia associada ao mecanismo deflagrador inato e específica a determinado padrão de comportamento, a qual se acumula se esse mecanismo não estiver presente para ativar o padrão de comportamento, também sendo exaurida pela repetição.
Agressividade	Conflito intraespecífico manifestado por ataques físicos ou sinal social.
Comportamento apetitivo	Fase que envolve a busca ativa de estímulos-sinais e que se considera motivada pela energia específica da ação acumulada pela inatividade do padrão de comportamento específico.
Resposta consumatória	Fase do comportamento na qual a energia que motiva a fase apetitiva é liberada. Envolve a percepção de estímulos-sinais, a ativação do mecanismo desencadeador inato e a realização do padrão fixo de ação (PFA).
Período crítico	Tempo durante o qual o *imprinting* deve ocorrer, normalmente logo após o nascimento ou no início da vida. Também chamado de "período sensível".
Atividade de deslocamento	Conjunto de padrões de comportamento que ocorrem junto com padrões de comportamentos desconectados. Originalmente, movimentos irrelevantes do sistema comportamental que ocorrem na presença de impulsos poderosos, mas distorcidos, de outro sistema comportamental.
Etologia	Estudo biológico do comportamento. Do grego *ethos*, que significa costume, uso, maneira, hábito. Sua acepção moderna é atribuída a Oskar Heinroth, professor de Konrad Lorenz.
Padrão fixo de ação (PFA)	Padrão de comportamento geneticamente determinado iniciado por estímulos específicos e que consiste em movimentos estereotipados próprios de uma espécie.
Imprinting	Forma especializada de aprendizagem que ocorre no início da vida e tende a influenciar o comportamento posterior. A exposição à situação de estímulo deve ocorrer durante determinado período, o período crítico, e pode ser de curta duração e sem recompensas claras. Essa aprendizagem é particularmente resistente a mudanças.
Inatos	Padrões de comportamento geneticamente determinados. Em tese, não são influenciados pela experiência.
Mecanismo deflagrador inato (MDI)	Mecanismo sensorial que responde de forma seletiva a certos estímulos externos e é responsável por desencadear a resposta motora estereotipada.
Instinto	Processo evolutivo que resulta em comportamentos típicos da espécie.
Atividade de redirecionamento	Liberação de um entre dois ou mais impulsos incompatíveis, mas que são ativados simultaneamente sobre um terceiro animal ou objeto.
Ritualização	Processo em que um padrão de comportamento é incorporado por meio da evolução em uma função sinalizadora primária, frequentemente com exagero e embelezamento de alguns dos movimentos.

(Cortesia de William T. McKinney, Jr., M.D.)

de associar as primeiras experiências do desenvolvimento a comportamentos posteriores.

Lorenz também estudou os comportamentos que funcionam como estímulos-sinais – ou seja, ativadores sociais – na comunicação entre animais da mesma espécie. Muitos sinais têm o caráter de padrões motores fixos que aparecem automaticamente. A reação de outros membros da espécie aos sinais é também automática.

Lorenz também é bastante conhecido por seu estudo sobre a agressividade. Ele escreveu a respeito de sua função prática, como a defesa territorial de peixes e pássaros. A agressividade entre membros da mesma espécie é comum, mas Lorenz mostrou que, em condições normais, raramente resulta em morte ou mesmo em lesões graves. Embora os animais ataquem uns aos outros, parece haver um certo equilíbrio entre as tendências de luta e fuga, sendo a tendência a lutar mais forte no centro do território, e a tendência a fugir, mais forte a uma distância do centro.

Em muitos trabalhos, Lorenz tentou tirar conclusões, a partir de seus estudos etológicos de animais, que também pudessem ser aplicadas a problemas humanos. A postulação de uma necessidade básica de agressividade em humanos, cultivada pela pressão da seleção do melhor território, é um exemplo importante. Tal necessidade pode ter tido uma função prática no começo, quando se vivia em pequenos grupos que precisavam se defender de outros grupos. A competição com grupos vizinhos poderia se tornar um fator importante na seleção. Contudo, Lorenz observou que essa propensão havia sobrevivido ao advento das armas, que podem ser usadas não apenas para matar indivíduos, mas também para acabar com todos os humanos.

Nikolaas Tinbergen

Nascido na Holanda, o zoólogo britânico Nikolaas Tinbergen (1907–1988) conduziu uma série de experimentos para analisar vários aspectos do comportamento dos animais. Também teve sucesso em quantificar o comportamento e mensurar o poder ou a força de vários estímulos para produzir determinados comportamentos. Descreveu atividades de deslocamento, as quais foram estudadas em muitos pássaros. Por exemplo, em uma situação de conflito, quando as necessidades de luta e fuga têm aproximadamente a mesma força, os pássaros às vezes não reagem nem de uma, nem de outra forma. Em vez disso, apresentam um comportamento que parece ser irrelevante para a situação (p. ex., uma gaivota, ao defender seu território, pode começar a bicar a grama). Atividades de deslocamento desse tipo variam de acordo com a situação e as espécies envolvidas. Os humanos podem ter estratégias de deslocamento quando estão sob estresse.

Lorenz e Tinbergen também descreveram os mecanismos liberadores inatos, respostas de animais desencadeadas por deflagradores ambientais específicos. Os deflagradores (incluindo formas, cores e sons) evocam respostas sexuais, agressivas ou outras. Por exemplo, em bebês humanos, olhos grandes demandam mais comportamento de cuidado do que olhos pequenos.

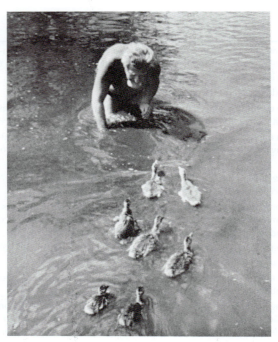

FIGURA 3.1-1
Em um famoso experimento, Konrad Lorenz demonstrou que filhotes de ganso respondiam-lhe como se ele fosse a mãe natural. (Reimpressa, com permissão, de Hess EH. Imprinting: An effect of an early experience. *Science*. 1959;130:133.)

Em seu último trabalho, Tinbergen, junto com sua esposa, estudou o transtorno autista precoce da infância. Ambos começaram observando o comportamento de crianças autistas e sadias quando encontravam estranhos, de forma análoga às técnicas usadas para observar o comportamento animal. Em particular, observaram nos animais o conflito que surge entre o medo e a necessidade de contato e perceberam que o conflito pode implicar comportamentos semelhantes aos de crianças autistas. Eles cogitaram a hipótese de que, em certas crianças predispostas, o medo pode predominar, sendo provocado por estímulos que normalmente têm um valor positivo para a maioria das crianças. Essa abordagem inovadora ao estudo do transtorno autista infantil abriu novos caminhos de investigação. Embora suas conclusões sobre medidas preventivas e tratamento devam ser consideradas experimentais, o método demonstra outro aspecto a que a etologia e a psiquiatria podem estar relacionadas.

Karl von Frisch

Nascido na Áustria, Karl von Frisch (1886-1982) conduziu estudos sobre mudanças de cor em peixes e demonstrou que eles podiam aprender a distinguir várias cores e que seu sentido de cor era bastante congruente com o de humanos. Depois, começou a estudar a visão colorida e o comportamento das abelhas, sendo mais conhecido por sua análise de como elas se comunicam entre si – ou seja, sua linguagem, ou o que é conhecido como suas danças. Sua descrição do comportamento extremamente complexo das abelhas motivou uma investigação dos sistemas de comunicação em outras espécies de animais, incluindo os humanos.

Características da comunicação humana

Tradicionalmente, a comunicação é vista como uma interação na qual no mínimo dois participantes – um emissor e um receptor – compartilham o mesmo objetivo: a troca de informações precisas. Embora esse objetivo permaneça válido em algumas esferas de sinalização animal – em especial em casos bem documentados como a "dança das abelhas", por meio da qual as forrageiras informam as outras operárias sobre a localização das fontes de alimento –, um modelo mais egoísta e, no caso da interação social, mais preciso da comunicação animal substituiu largamente esse conceito.

Análises sociobiológicas da comunicação enfatizam que, devido à distinção genética dos indivíduos, seus interesses voluntários são também distintos, embora reconhecidamente com significativa sobreposição de aptidões, sobretudo entre parentes, reciprocadores, pais e filhos e pares acasalados. Os emissores são motivados a transmitir informações que induzem os receptores a se comportarem de uma maneira que aumente a aptidão do emissor. Os receptores, da mesma forma, estão interessados em responder à comunicação apenas na medida em que tal resposta aumente sua própria aptidão. Uma forma importante de aumentar a confiabilidade é tornar o sinal dispendioso; por exemplo, um animal poderia indicar com honestidade sua aptidão física, liberdade de parasitas e de outros patógenos e talvez também sua qualidade genética pelo crescimento de características sexuais secundárias elaboradas e metabolicamente dispendiosas, como a cauda de grandes dimensões do pavão. Os seres humanos, da mesma forma, podem sinalizar sua riqueza por meio do consumo conspícuo. Essa abordagem, conhecida como o *princípio da desvantagem*, sugere que a comunicação eficaz possa exigir que o sinalizador se envolva em comportamentos especialmente dispendiosos para assegurar o sucesso.

DESENVOLVIMENTO DE PRIMATAS SUB-HUMANOS

Uma área da pesquisa animal relevante para o comportamento e a psicopatologia dos seres humanos é o estudo longitudinal de primatas. Macacos foram observados do nascimento à maturidade, não apenas em seus hábitats naturais como em laboratório, mas também em cenários artificiais que envolvem vários graus de privação social no começo da vida. Uma privação social foi produzida em duas condições predominantes: isolamento social e separação. Os macacos socialmente isolados são criados em vários graus de isolamento, e não é permitido que desenvolvam vínculos de apego normais. Os que são separados de seus cuidadores primários vivenciam, assim, a ruptura de um vínculo já desenvolvido. As técnicas de isolamento social ilustram os efeitos do primeiro ambiente social do bebê sobre seu desenvolvimento subsequente (Figs. 3.1-2 e 3.1-3), e as técnicas de separação ilustram os efeitos da perda de uma figura de apego significativa. O nome mais associado aos estudos de isolamento e separação é Harry Harlow. Um resumo de seu trabalho é apresentado na Tabela 3.1-2.

Em uma série de experimentos, Harlow separou macacos *rhesus* de suas mães durante as primeiras semanas de vida. Nesse período, o macaco bebê depende de sua mãe para obter nutrição e proteção, assim como afeto físico e segurança emocional – *conforto por contato*, como Harlow chamou em 1958. Ele substituiu a mãe verdadeira por mães substitutas feitas de pano ou de arame. Os bebês preferiram a mãe substituta de pano, que proporcionava conforto por contato, àquela feita de arame, que fornecia alimento, mas não conforto por contato (Fig. 3.1-4).

Tratamento do comportamento anormal

Stephen Suomi demonstrou que macacos isolados podem ser reabilitados se postos em contato com macacos que promovam contato físico sem ameaçá-los com agressividade ou interações complexas demais.

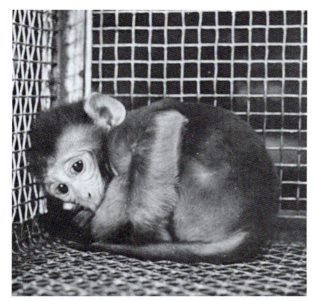

FIGURA 3.1-2
Isolado social após a remoção da tela de isolamento.

Estes são chamados de macacos terapeutas. Para cumprir esse papel terapêutico, Suomi escolheu macacos sadios jovens que brincassem de forma gentil com os isolados e se aproximassem e se agarrassem a eles. Em duas semanas, os isolados estavam retribuindo o contato social, e a incidência de comportamentos autodirigidos anormais começou a diminuir de maneira significativa. Ao fim do período de terapia de seis meses, estavam ativamente iniciando brincadeiras com o terapeuta e entre eles mesmos, e a maioria dos comportamentos autodirigidos havia desaparecido. Os isolados foram observados pelos dois anos seguintes, e seu repertório comportamental não regrediu com o tempo. Os resultados desse e de outros estudos subsequentes a respeito de macacos terapeutas enfatizam a reversibilidade potencial

 TABELA 3.1-2
Privação social em primatas

Tipo de privação social	Efeitos
Isolamento total (não se permitiu o desenvolvimento de vínculos com cuidadores ou outros macacos)	Auto-oralidade, postura encolhida, medroso quando colocado com outros macacos, incapaz de copular. Se fecundada, a fêmea é incapaz de cuidar dos filhotes (mãe órfã de mãe). Se o isolamento for além dos 6 meses, a recuperação não é possível.
Criado apenas pela mãe	Incapaz de deixar a mãe e explorar. Aterrorizado quando exposto a outros macacos. Incapaz de brincar ou de copular.
Criado apenas com outros macacos	Auto-oralidade, agarra-se aos outros, facilmente assustado, relutante para explorar, tímido quando adulto, o brincar é mínimo.
Isolamento parcial (consegue ver, ouvir e cheirar outros macacos)	Olhar vago no espaço, automutilação, padrões de comportamento estereotipado.
Separação (tirado do cuidador após ter desenvolvido vínculo)	Estágio inicial de protesto muda para desespero 48 horas após a separação; recusa-se a brincar. Apego rápido quando devolvido para a mãe.

(Adaptada do trabalho de Harry Harlow, M.D.)

de déficits cognitivos e sociais precoces no nível humano. Os estudos também serviram como modelo para desenvolver tratamentos terapêuticos para crianças socialmente retardadas e retraídas.

Diversos pesquisadores já argumentaram que as manipulações da separação social com primatas proporcionam uma base interessante para modelos animais de depressão e ansiedade. Alguns

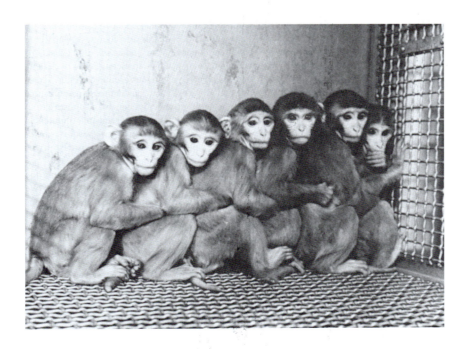

FIGURA 3.1-3
Fenômeno do trenzinho em bebês de macacos *rhesus* que cresceram apenas com outros macacos iguais.

FIGURA 3.1-4
Bebê macaco com a mãe natural (**esquerda**) e com a substituta de pano (**direita**).

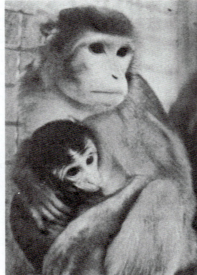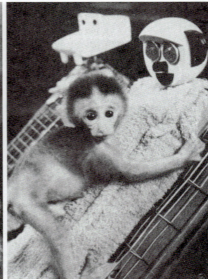

macacos reagem a separações com sintomas comportamentais e fisiológicos semelhantes aos percebidos em pacientes depressivos. A eletroconvulsoterapia e os agentes tricíclicos são efetivos para reverter os sintomas em macacos. Nem todas as separações produzem neles reações depressivas, assim como não precipitam depressão em humanos, jovens ou idosos.

Diferenças individuais

Pesquisas recentes revelaram que alguns bebês *rhesus* demonstram medo e ansiedade de maneira consistente em situações nas quais macacos criados de modo semelhante apresentam comportamento exploratório e brincam. Em geral, essas situações envolvem a exposição a uma situação ou a um objeto novos. Quando o objeto ou a situação se tornam familiares, as diferenças comportamentais entre os bebês tímidos ou propensos a ter ansiedade e seus pares extrovertidos desaparecem, mas as diferenças individuais parecem ser estáveis durante o desenvolvimento. Os bebês macacos de 3 a 6 meses de idade, que correm um risco elevado de apresentar reações de medo ou ansiedade, tendem a permanecer em alto risco para essas reações, pelo menos até a adolescência.

Um estudo de acompanhamento de longo prazo revelou algumas diferenças comportamentais entre filhotes fêmeas que tinham e não tinham medo quando se tornaram adultas e tiveram seus primeiros filhotes. As macacas medrosas que cresceram em ambientes socialmente estáveis e benignos, em sua maioria, se tornaram boas mães, mas aquelas que haviam reagido com depressão a separações sociais frequentes durante a infância tiveram maior risco de disfunção materna. Mais de 80% delas negligenciavam ou agrediam seus filhotes. Ainda assim, macacas que não tinham medo e que haviam sido submetidas ao mesmo número de separações sociais, mas que não reagiram a nenhuma delas com depressão, se tornaram boas mães.

TRANSTORNOS EXPERIMENTAIS

Síndromes de estresse

Vários pesquisadores, incluindo Ivan Petrovich Pavlov, na Rússia, e W. Horsley Gantt e Howard Scott Liddell, nos Estados Unidos, estudaram os efeitos de ambientes estressantes sobre animais como cães e ovelhas. Pavlov produziu um fenômeno em cães, que chamou de *neurose experimental*, mediante o uso de uma técnica de condicionamento que levava a sintomas de agitação extrema e persistente. A técnica envolvia ensinar cães a discriminar entre um círculo e uma elipse e, então, progressivamente diminuir a diferença entre os dois. Gantt usou o termo *transtornos do comportamento* para descrever as reações que produziu em cães forçados em situações de aprendizagem conflitantes semelhantes. Liddell descreveu a resposta de estresse que obteve em ovelhas, cabras e cães como *neurastenia experimental*, que foi produzida, em alguns casos, apenas duplicando o número de testes diários de forma imprevista.

Impotência aprendida

O modelo de impotência aprendida (*learned helplessness*) da depressão, desenvolvido por Martin Seligman, é um bom exemplo de transtorno experimental. Cães foram expostos a choques elétricos dos quais não conseguiam escapar. Eles acabavam desistindo e não faziam novas tentativas de escapar dos choques. A aparente desistência era generalizada para outras situações, e os cães sempre acabavam parecendo desamparados e apáticos. Como os déficits cognitivos, motivacionais e afetivos que apresentavam eram semelhantes aos sintomas comuns aos transtornos depressivos humanos, a impotência aprendida, embora controversa, foi proposta como um modelo animal da depressão humana. Em relação à impotência aprendida e à expectativa da punição inescapável, as pesquisas revelaram liberação cerebral de opioides endógenos, efeitos destrutivos sobre o sistema imunológico e elevação do limiar de dor.

Uma aplicação social desse conceito envolve alunos que aprenderam que irão fracassar na escola, independentemente do que fizerem. Eles se consideram perdedores indefesos, e esse autoconceito os faz pararem de tentar. Ensiná-los a persistir pode reverter o processo, com excelentes resultados para o respeito próprio e o desempenho escolar.

Estresse imprevisível

Ratos submetidos a estresse crônico imprevisível (aglomeração, choques, alimentação irregular e sono interrompido) apresentam diminuições nos movimentos e no comportamento exploratório; esse achado ilustra os papéis da imprevisibilidade e da falta de controle

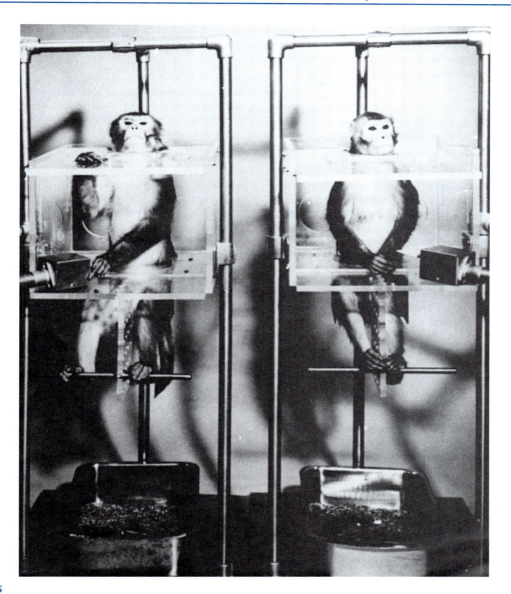

FIGURA 3.1-5
O macaco à **esquerda**, conhecido como macaco executivo, controla se ambos receberão choque elétrico ou não. Uma tarefa de tomada de decisão produz um estado de tensão crônico. Note a atitude mais relaxada do que está à **direita**. (Com permissão de U.S. Army photographs.)

ambiental na produção de estresse. Essas mudanças comportamentais podem ser revertidas por medicação antidepressiva. Animais sob estresse experimental (Fig. 3.1-5) tornam-se tensos, inquietos, hiperirritáveis ou inibidos em certas situações de conflito.

Dominação

Animais em posição dominante em uma hierarquia têm certas vantagens (p.ex., no acasalamento e na alimentação). O fato de ser mais dominante do que seus pares está associado a entusiasmo, e a perda de posição na hierarquia está associada a depressão. Quando as pessoas perdem o emprego, são substituídas nas organizações ou têm sua posição de dominação ou hierarquia alterada, podem entrar em depressão.

Temperamento

O temperamento mediado pela genética desempenha um papel no comportamento. Por exemplo, um grupo de cães perdigueiros foi criado com medo e antipatia por pessoas, e outro grupo foi criado para características opostas. Os cães fóbicos eram tímidos e medrosos ao extremo e apresentavam menor capacidade exploratória, maior resposta de sobressalto e arritmias cardíacas. Benzodiazepínicos diminuíram essas respostas de medo e ansiedade, e anfetaminas e cocaína agravaram as reações dos cães geneticamente nervosos em um nível maior do que foi percebido em cães estáveis.

Estimulação cerebral

Sensações prazerosas foram produzidas em humanos e em animais por autoestimulação de certas áreas cerebrais, como o feixe do prosencéfalo medial, a área septal e o hipotálamo lateral. Ratos autoestimularam-se (2 mil estimulações por hora) para ganhar recompensas. A produção de catecolaminas aumenta com a autoestimulação da área cerebral, e as drogas que reduzem as catecolaminas também diminuem o processo. Os centros de prazer sexual e recepção de opioides apresentam estreita relação anatômica. Viciados em heroína relatam que a sensação de prazer (*rush*) que experimentam após uma injeção intravenosa da droga é semelhante a um orgasmo intenso.

Síndromes farmacológicas

Com o surgimento da psiquiatria biológica, muitos pesquisadores têm usado meios farmacológicos para produzir análogos de síndromes em animais. Dois exemplos clássicos são o modelo da reserpina para depressão e o modelo da psicose da anfetamina para esquizofrenia paranoide. Nos estudos da depressão, animais que receberam a substância, que é redutora de norepinefrina, apresentaram anormalidades comportamentais análogas às do transtorno depressivo maior em humanos. As anormalidades comportamentais produzidas em geral foram revertidas com antidepressivos. Esses estudos identificaram uma tendência a comprovar a teoria de que a depressão em humanos resulta, em parte, de níveis mais baixos de norepinefrina. De maneira semelhante, os animais que receberam anfetaminas agiram de modo estereotipado, inadequadamente agressivo e um tanto assustado, que lembrava sintomas psicóticos paranoides em humanos. Ambos os modelos são considerados simplistas demais em seus conceitos de causa, mas permanecem como os primeiros paradigmas para esse tipo de pesquisa.

Também foram realizados estudos sobre os efeitos de drogas redutoras de catecolaminas em macacos durante períodos de separação e reunião. Eles evidenciaram que a redução de catecolaminas e a separação social podem interagir de maneira bastante sinérgica, produzindo sintomas depressivos em sujeitos para os quais a simples separação ou um tratamento com baixas doses não seriam suficientes para causar depressão.

A reserpina produziu depressão grave em humanos e, como resultado, raramente é usada como anti-hipertensivo (sua indicação original) ou antipsicótico. De modo similar, a anfetamina e seus congêneres (incluindo a cocaína) podem induzir comportamentos psicóticos em pessoas que a utilizam em superdosagem ou por longos períodos.

PRIVAÇÃO SENSORIAL

A história da privação sensorial e de seus efeitos potencialmente deletérios evoluiu a partir de casos de comportamento mental alterado em exploradores, náufragos e prisioneiros em confinamento em solitária. Perto do fim da II Guerra Mundial, confissões chocantes de prisioneiros de guerra submetidos a lavagens cerebrais causaram aumento no interesse por esse fenômeno psicológico causado pela redução deliberada de estímulos sensoriais.

Para testar a hipótese de que um elemento importante da lavagem cerebral é a exposição prolongada ao isolamento sensorial, D. O. Hebb e colaboradores reproduziram, em laboratório, o confinamento em solitária e demonstraram que indivíduos voluntários – sob condições de privação visual, auditiva e tátil por períodos de até sete dias – reagiam com maior sugestibilidade. Alguns também apresentaram sintomas característicos do estado de privação sensorial: ansiedade, tensão, incapacidade de se concentrar ou organizar os pensamentos, maior sugestibilidade, ilusões corporais, queixas somáticas, perturbação emocional subjetiva intensa e imagens sensoriais vívidas – geralmente visuais, mas também atingindo proporções de alucinações de caráter delirante.

Teorias psicológicas

Antecipando a explicação psicológica, Sigmund Freud escreveu: "É interessante especular sobre o que poderia acontecer com o funcionamento do ego se as excitações ou estímulos do mundo exterior fossem drasticamente reduzidos ou repetitivos. Haveria uma alteração nos processos mentais inconscientes e um efeito sobre a conceituação do tempo?".

De fato, sob condições de privação sensorial, a anulação das funções do ego, como contato perceptivo com a realidade e pensamento lógico, causa confusão, irracionalidade, fantasias, atividade alucinatória e reações mentais dominadas por desejos. Na situação de privação sensorial, o sujeito se torna dependente do experimentador e deve confiar nele para a satisfação de necessidades básicas como alimentação, uso do toalete e segurança física. Um paciente submetido a psicanálise pode estar em um tipo de sala de privação sensorial (p. ex., à prova de som, com luzes reduzidas e um divã) na qual a atividade mental primária é encorajada por meio de associação livre.

Cognitiva. As teorias cognitivas enfatizam que o organismo é uma máquina de processar informações, cujo propósito é a adaptação satisfatória ao ambiente percebido. Na falta de informações suficientes, a máquina não consegue formar um mapa cognitivo em relação ao qual a experiência atual possa ser comparada. Os resultados, então, são desorganização e má adaptação. Para monitorar o próprio comportamento e obter a resposta desejada, as pessoas devem receber *feedback* contínuo; de outra forma, são forçadas a projetar temas idiossincráticos que têm pouca relação com a realidade. Essa situação é semelhante a de muitos pacientes psicóticos.

Teorias fisiológicas

A manutenção de uma consciência consciente adequada e de um teste da realidade preciso depende de um estado necessário de alerta. Este, por sua vez, depende de um fluxo constante de estímulos diferentes do mundo externo, mediado pelo sistema ativador reticular ascendente no tronco encefálico. Na ausência ou no impedimento desse fluxo, como ocorre na privação sensorial, o estado de alerta desaparece, diminui o contato direto com o mundo exterior, e os impulsos do corpo e do sistema nervoso central podem adquirir proeminência. Por exemplo, fenômenos idiorretinais, ruídos no ouvido interno e ilusões somáticas podem assumir um caráter alucinatório.

REFERÊNCIAS

Burghardt GM. Darwin's legacy to comparative psychology and ethology. *Am Psychologist*. 2009; 64(2):102.
Burt A, Trivers R. *Genes in Conflict: The Biology of Selfish Genetic Elements*. Cambridge, MA: Belknap Press; 2006.
Confer JC, Easton JA, Fleischman DS, Goetz CD, Lewis DMG, Perilloux C, Buss DM. Evolutionary psychology: Controversies, questions, prospects, and limitations. *Am Psychologist*. 2010;65(2):110.
De Block A, Adriaens PR. *Maladapting Minds: Philosophy, Psychiatry, and Evolutionary Theory*. New York: Oxford University Press; 2011.
Griffith JL. Neuroscience and humanistic psychiatry: a residency curriculum. *Acad Psychiatry*. 2014;1–8.
Keller MC, Miller G. Resolving the paradox of common, harmful, heritable mental disorders: Which evolutionary genetic models work best? *Behav Brain Sci*. 2006;29(4):385–405.

Lipton JE, Barash DP. Sociobiology and psychiatry. In: Sadock BJ, Sadock VA, Ruiz P, eds. *Kaplan & Sadock's Comprehensive Textbook of Psychiatry*. 9th ed. Vol. 1. Philadelphia: Lippincott Williams & Wilkins; 2009:716.

Millon T. Classifying personality disorders: An evolution-based alternative to an evidence-based approach. *J Personality Disord*. 2011;25(3):279.

van der Horst FCP, Kagan J. *John Bowlby - From Psychoanalysis to Ethology: Unravelling the Roots of Attachment Theory*. Hoboken: John Wiley & Sons, Inc; 2011.

▲ 3.2 Psiquiatria transcultural

Define-se *cultura* como um conjunto de significados, normas, crenças, valores e padrões de comportamento compartilhados por um grupo de pessoas. Esses valores incluem relacionamentos sociais, linguagem, expressão não verbal de pensamentos e emoções, crenças morais e religiosas, rituais, tecnologia e crenças e práticas econômicas, entre outros. A cultura tem seis componentes essenciais: (1) é aprendida; (2) pode ser passada de uma geração para outra; (3) envolve um conjunto de significados em que palavras, comportamentos, eventos e símbolos têm significados acordados pelo grupo cultural; (4) atua como um padrão para moldar e orientar futuros comportamentos e perspectivas em e entre as gerações e para compreender situações novas encontradas pelo grupo; (5) existe em um estado constante de mudança; e (6) inclui padrões de componentes subjetivos e objetivos de comportamento humano. Além disso, a cultura molda quais e como os sintomas psiquiátricos são expressos; ela influencia os significados que são dados aos sintomas; e afeta a interação entre o paciente e o sistema de saúde, bem como entre o paciente e o médico e outros médicos com os quais paciente e família interagem.

Raça é um conceito, cuja validade é agora considerada muito questionável, pelo qual os seres humanos são agrupados a princípio pela fisionomia. Seu efeito sobre indivíduos e grupos, entretanto, é considerável, devido a sua referência aos fundamentos físicos, biológicos e genéticos e devido aos significados e às respostas intensamente emocionais que ela gera. *Etnia* refere-se ao sentido subjetivo de pertencer a um grupo de pessoas com uma origem nacional ou regional comum e crenças, valores e práticas compartilhadas, incluindo religião. Ela é parte da identidade e da autoimagem de cada pessoa.

FORMULAÇÃO CULTURAL

A cultura desempenha um papel em todos os aspectos da saúde mental e da doença mental; portanto, uma avaliação cultural deve ser um componente de toda avaliação psiquiátrica completa. O esboço para a formulação cultural encontrada no *Manual diagnóstico e estatístico de transtornos mentais* (DSM-5) visa fornecer aos médicos uma estrutura para avaliar o papel da cultura na doença psiquiátrica. Seus propósitos são (1) aumentar a aplicação dos critérios diagnósticos em ambientes multiculturais; (2) conceituações culturais do sofrimento; (3) estressores psicossociais e aspectos culturais de vulnerabilidade e resiliência; (4) permitir ao médico descrever sistematicamente os grupos de referência cultural e social do paciente e sua relevância para o tratamento clínico; e (5) identificar o efeito que as diferenças culturais podem ter sobre a relação entre o paciente e a família e o médico, bem como de que modo essas diferenças culturais afetam o curso e o desfecho do tratamento fornecido.

O esboço para a formulação cultural consiste em cinco áreas de avaliação: (1) identidade cultural do indivíduo; (2) explicações culturais da doença do indivíduo; (3) fatores culturais relacionados com o ambiente psicossocial e os níveis de funcionamento; (4) elementos culturais do relacionamento entre o indivíduo e o médico; e (5) avaliação cultural geral para diagnóstico e tratamento.

Identidade cultural do indivíduo

Identidade cultural refere-se às características compartilhadas pelo grupo cultural de uma pessoa. Ela permite uma autodefinição. Os fatores que envolvem a identidade cultural de um indivíduo incluem raça, etnia, país de origem, uso da linguagem, crenças religiosas, condição socioeconômica, história de migração, experiência de aculturação e o grau de afiliação ao grupo de origem. A identidade cultural surge ao longo da vida do indivíduo e em seu contexto social. Não é um traço fixo de um indivíduo ou do grupo ao qual ele pertence. Um indivíduo pode ter vários grupos de referência cultural.

O médico deve encorajar o paciente a descrever os aspectos componentes de sua identidade cultural. A avaliação da identidade cultural do paciente possibilita a identificação das áreas potenciais de força e apoio que podem aumentar a eficácia do tratamento, bem como das vulnerabilidades que podem interferir em seu progresso. A obtenção desses dados permite a identificação de conflitos culturais não resolvidos que podem ser abordados durante o tratamento. Esses conflitos podem ser entre os vários aspectos da identidade do paciente e entre valores culturais tradicionais e dominantess e as expectativas comportamentais que afetam o indivíduo. O conhecimento da identidade cultural do paciente possibilita ao médico evitar conceitos errados com base em informações inadequadas ou em estereótipos relacionados a raça, etnia e outros aspectos culturais. Além disso, ajuda a estabelecer uma conexão (*rapport*), uma vez que o médico está tentando entendê-lo como pessoa, e não apenas como um representante dos grupos culturais que moldaram sua identidade.

Explicações culturais da doença do indivíduo

O modelo explanatório de doenças é o entendimento do paciente de por que ficou doente e uma tentativa de explicar a razão de sua doença. Ele define os meios culturalmente aceitáveis de expressão dos sintomas da doença, ou *idiomas de sofrimento*, a forma particular como os indivíduos em um grupo cultural específico relatam os sintomas e sua resposta comportamental a eles que recebem forte influência dos valores culturais. As explicações culturais de doenças também podem ajudar a definir o papel de doente ou o comportamento que o paciente assume. O modelo explanatório de doenças inclui as crenças do paciente sobre seu prognóstico e as opções de tratamento que ele consideraria. O modelo explanatório do paciente pode ser apenas vagamente conceituado ou definido com muita clareza, podendo incluir várias perspectivas conceituais que poderiam estar em conflito umas com as outras. A formulação de um modelo colaborativo que seja aceitável tanto para o médico como para o paciente é o objetivo final almejado, que incluiria a concordância sobre um conjunto de sintomas a serem tratados e um esboço dos procedimentos de tratamento a serem utilizados.

Dificuldades podem surgir quando existem diferenças conceituais no modelo explanatório da doença entre o médico, o paciente, a família e a comunidade. Conflitos entre os modelos do paciente e do médico podem levar a diminuição da conexão (*rapport*) ou descumprimento do tratamento. Conflitos entre os modelos explanatórios do paciente e da família podem resultar na falta de apoio da família ou na discórdia entre seus membros. Conflitos entre os modelos explanatórios do paciente e da comunidade poderiam levar a isolamento social e estigmatização do paciente.

Exemplos dos modelos explanatórios de doenças mais comuns incluem os *modelos moral, religioso, explanatório mágico ou sobrenatural, médico* e *de estresse psicossocial*. O *modelo moral* sugere que a doença do paciente seja causada por um defeito moral, como egoísmo ou fraqueza moral. O *religioso* sugere que o paciente esteja sendo punido por uma falha ou transgressão religiosa. O *explanatório mágico ou sobrenatural* pode envolver atribuições de feitiçaria ou bruxaria como a causa dos sintomas. O *modelo médico* atribui a doença do paciente principalmente a uma etiologia biológica. O *psicossocial* supõe que estressores psicossociais esmagadores causem ou sejam os principais contribuintes para a doença.

A cultura tem efeitos diretos e indiretos sobre o comportamento de busca de ajuda. Em muitos grupos culturais, um indivíduo e sua família podem minimizar os sintomas devido a estigmas associados com a busca de assistência para transtornos psiquiátricos. A cultura afeta as expectativas do paciente em relação ao tratamento, como, por exemplo, se o médico deve assumir uma conduta autoritária, paternalista, igualitária ou não diretiva no processo de tratamento.

Fatores culturais relacionados ao ambiente psicossocial e ao nível de funcionamento

Uma compreensão das dinâmicas e dos valores culturais familiares do paciente é parte integrante da avaliação de seu ambiente psicossocial. A definição do que constitui uma família e os papéis de seus membros diferem entre as culturas. Isso inclui uma compreensão do grupo cultural do indivíduo e sua relação com a cultura ou culturas estabelecidas. Inclui sua experiência de vida de discriminação racial e étnica. Para imigrantes e refugiados, abrange as percepções do indivíduo e da família sobre a abertura da sociedade hospedeira em relação a pessoas de seu país e região de origem, seus atributos raciais, étnicos, religiosos e outros. O paciente e sua família podem se identificar forte ou fracamente com as fontes públicas de apoio familiar de seu país ou região de origem ou, ao longo do mesmo gradiente, com fontes públicas de apoio na cultura hospedeira.

Elementos culturais da relação entre o indivíduo e o médico

A identidade cultural do médico e da equipe de saúde mental tem um impacto sobre o cuidado do paciente. A cultura do profissional da saúde mental influencia o diagnóstico e o tratamento. Médicos que têm uma compreensão de sua própria identidade cultural podem estar mais preparados para antecipar as dinâmicas culturais que podem surgir nas interações com pessoas de diferentes origens culturais. O não reconhecimento das diferenças entre a identidade cultural do médico e a do paciente pode resultar, de modo involuntário, em uma avaliação e um tratamento tendenciosos e desgastantes para todos. Os médicos precisam examinar suas suposições sobre outras culturas a fim de ser plenamente eficazes no atendimento a populações de pacientes de diferentes culturas, que são a norma na maioria das instituições médicas contemporâneas.

A cultura influencia a transferência e a contratransferência no relacionamento clínico entre pessoas que buscam tratamento psiquiátrico e os médicos que as tratam. Os relacionamentos e as dinâmicas de transferência são afetados quando o paciente e o médico têm características culturais diferentes. A percepção de um diferencial de poder social entre eles poderia levar a complacência excessiva, resistência em explorar situações de conflito familiar e social ou conceituação do médico como um modelo de papel ou estereótipo culturais.

Avaliação cultural geral para diagnóstico e tratamento

O plano de tratamento deve incluir o uso de serviços sociais e de tratamento de saúde culturalmente adequados. As intervenções também podem se concentrar nos âmbitos familiar e social. Ao fazer um diagnóstico psiquiátrico, o médico deve levar em consideração os princípios do relativismo cultural e não cair na falácia das categorias. Muitos transtornos psiquiátricos apresentam variação transcultural. A avaliação objetiva dos muitos efeitos possíveis da cultura sobre a psicopatologia pode ser uma tarefa desafiadora para o médico. Dilemas diagnósticos podem surgir ao lidar com pacientes de diferentes origens culturais. Alguns desses dilemas podem incluir problemas para julgar a distorção da realidade, avaliar comportamentos desconhecidos e diferenciar comportamento patológico de comportamento cultural normal.

MIGRAÇÃO, ACULTURAÇÃO E ESTRESSE ACULTURATIVO

Desde a primeira grande onda de imigração para os Estados Unidos, na década de 1870, e pelos cem anos seguintes, o sentimento nacional predominante em relação aos imigrantes, como na maior parte dos outros países anfitriões, era o de que eles deveriam se adaptar aos comportamentos e valores normativos da cultura majoritária ou dominante da população que os recebia. A maioria dos imigrantes tinha o mesmo desejo de assimilar, de tornar-se parte do *caldeirão* cultural. Esse processo de mudança aculturativa pode ser visto como unidirecional, uma vez que os indivíduos que se identificavam como parte de grupos de imigrantes, de indígenas ou de outros de minoria tanto rejeitavam como progressivamente perdiam os aspectos característicos de sua herança cultural em favor de se tornarem parte da cultura dominante do país que os recebia. Em países que encorajavam esse desfecho de aculturação, esperava-se que as pessoas progredissem ao longo do gradiente de não aculturados para minimamente, moderadamente e totalmente aculturados.

A intensidade do estresse aculturativo vivenciado por grupos de imigrantes e outros de minoria, e os indivíduos compondo esses grupos, tem sido proporcional à abertura do governo e da população hospedeira. A questão central é em que medida os costumes, os valores e as diferenças dos imigrantes e de outros grupos de minoria são aceitos, encorajados e bem recebidos pela maioria da população do país hospedeiro como um enriquecimento, em oposição a serem vistos como estranhos e indesejáveis. A *posição de aceitação* encoraja a integração cultural dos imigrantes, enquanto a *posição de rejeição* encoraja tanto exclusão quanto assimilação cultural.

A fim de avaliar o resultado do estresse aculturativo para os grupos e para seus componentes individuais, dois fatores determinantes precisam ser considerados. O primeiro é o grau em que o grupo e seus membros valorizam e desejam preservar sua singularidade cultural, incluindo o idioma, as crenças, os valores e os comportamentos sociais que os definem. O segundo fator é a questão da imagem de espelho do grau em que o grupo e seus membros valorizam e desejam aumentar seu contato e envolvimento com outros grupos, em particular a cultura da maioria. Essa estrutura conceitual leva a quatro possíveis resultados do estresse aculturativo que não são definidos ao longo do gradiente unidirecional de não aculturado a totalmente aculturado.

Os quatro resultados possíveis são *rejeição, integração, assimilação* e *marginalização*. A *rejeição* é caracterizada pelos desejos dos indivíduos, tanto conscientes quanto intuitivos, de manter sua integridade cultural, seja resistindo ativamente à incorporação dos valores e padrões de comportamento social de outro grupo ou grupos culturais com quem têm contato regular, seja desligando-se do contato e da influência desses outros grupos. Alguns cultos religiosos são exemplos de rejeição.

A *integração*, como resultado do estresse aculturativo, deriva do desejo de manter um sentido firme da própria herança cultural e de não abandonar aqueles valores e características comportamentais que definem a singularidade de sua cultura de origem. Ao mesmo tempo, esses indivíduos são capazes de incorporar o suficiente do sistema de valores e das normas de comportamento do outro grupo cultural com o qual interagem de forma mais estreita, de sentir e se comportar como os membros desse grupo, principalmente em relação à cultura da maioria. Logo, o aspecto definidor da integração é psicológico: é o processo gradual da formulação de uma identidade bicultural, um sentido de identidade que entrelaça as características únicas das duas culturas.

Assimilação é o processo psicológico de abandono consciente e inconsciente das características únicas da cultura de origem em favor da incorporação mais ou menos completa dos valores e características comportamentais de outro grupo cultural, geralmente, mas nem sempre, a cultura da maioria. Exemplos incluem migração involuntária, quando guerras e convulsões sociais exigem tais mudanças para fins de sobrevivência. Entretanto, existem muitas outras circunstâncias de vida, incluindo discriminação racial, étnica e religiosa, que motivam pessoas a esquecer, suprimir ou negar aspectos de sua herança cultural na tentativa de um ajuste perfeito em outro grupo. O preço desse esforço, em termos de conflito intrapsíquico, pode ser alto.

Marginalização é definida pelas características psicológicas de rejeição ou pela perda progressiva da valorização da própria herança cultural, enquanto, ao mesmo tempo, se rejeitam ou se ignoram os valores e as normas comportamentais que definem outro grupo cultural, em geral os da maioria da população. Esse é o resultado psicológico do estresse aculturativo mais próximo do conceito de difusão de identidade.

AVALIAÇÃO PSIQUIÁTRICA DE IMIGRANTES E REFUGIADOS

Histórico de migração

A doença mental entre imigrantes e refugiados pode ter estado presente antes da migração, pode ter-se desenvolvido durante o processo de imigração, como durante os meses ou anos vivendo em campos de refugiados, ou se apresentar pela primeira vez no país de imigração. O processo de imigração e o trauma anterior à migração podem precipitar a manifestação de sintomas subjacentes ou resultar na exacerbação de um transtorno preexistente. A obtenção de um histórico de migração completo ajudará a entender os estressores antecedentes e precipitantes e a orientar o desenvolvimento de um plano de tratamento apropriado.

O histórico anterior à migração inclui consulta sobre a rede de apoio social do paciente, seu funcionamento social e psicológico e os eventos de vida significativos. Informações sobre o país e a região de origem, a história familiar no país de origem – incluindo um entendimento dos membros da família que podem ter decidido não imigrar –, experiências educacionais e profissionais no país de origem e condição socioeconômica anterior devem ser obtidas. Além disso, problemas políticos antes da migração, trauma, guerra e desastre natural enfrentados pelo paciente e sua família no país ou região de origem devem ser explorados. Para aqueles que tiveram que fugir de perseguição, guerra ou desastre natural, quais foram os meios de fuga e que tipo de trauma foi sofrido antes e durante a migração? Eventos de vida traumáticos não são limitados apenas a refugiados. A imigração pode resultar em perdas de redes sociais, incluindo família e amigos; perdas materiais, como negócio, carreira e propriedade; e perda do ambiente cultural, abrangendo sua comunidade familiar e vida religiosa. O planejamento anterior à migração compreende as razões para imigrar, a duração e a extensão do planejamento, as aspirações anteriores à migração e as crenças sobre o país hospedeiro. O tipo de experiência de migração, seja como imigrante voluntário, seja como refugiado despreparado, pode ter efeitos profundamente diferentes sobre a saúde mental dos migrantes.

O exame do estado mental

Como acontece com qualquer paciente, conduzir um exame do estado mental é um componente central do exame psiquiátrico. Entretanto, sua interpretação em grupos de culturas diferentes e entre populações imigrantes requer cautela, já que ela pode ser culturalmente tendenciosa. A resposta do paciente é moldada por sua cultura de origem, seu nível educacional e o tipo de adaptação aculturativa. Os componentes do exame do estado mental padronizado incluem cooperação, aparência e comportamento, fala, afeto, processo de pensamento, conteúdo do pensamento, cognição, *insight* e julgamento. As diferenças culturais são amplas e variadas em relação a vestuário e arrumação. As expressões faciais e os movimentos corporais usados na expressão de afeto podem ser mais um reflexo de manifestações culturais normais do que uma patologia. Se o médico não estiver familiarizado com a cultura do indivíduo, e a fluência do paciente no idioma do país hospedeiro for limitada, o médico deve ter cautela ao interpretar distúrbios da fala e de processos de pensamento, percepção e afeto. A presença de alucinações, por exemplo, pode ser facilmente interpretada de forma equivocada, tal como ouvir comentários encorajadores ou esclarecedores de membros da família falecidos, experiências normais em muitas culturas. O médico não deve supor que o paciente entenda o que ele está tentando comunicar, e a comunicação errônea envolvendo uso de intérpretes é um problema comum. O exame cognitivo pode ser particularmente complicado. Educação e alfabetização têm um papel importante e influente. O paciente pode necessitar de tempo adequado para expressar-se de maneira plena por meio de perguntas repetidas e perguntas reafirmadoras, em um esforço para reduzir a falta de comunicação. Perguntar sobre o significado de provérbios desconhecidos para o paciente pode ser uma forma inadequada de determinar o pensamento abstrato. Pode-se realizar um exame do estado mental preciso quando se permite um tempo adicional para o esclarecimento de conceitos.

ACULTURAÇÃO DA IMIGRAÇÃO E SAÚDE MENTAL

Muitos países tiveram dificuldade para lidar com os números crescentes de migrantes. Isso levou a maiores restrições nos números de migrantes, em parte em resposta ao sentimento nacional de que a integridade social e cultural da nação se tornou ameaçada, até enfraquecida, pelas ondas de migrantes de outros países e culturas. Durante os últimos 10 anos, medos de violência terrorista e de distúrbios civis levaram muitos países a adotar políticas cada vez mais restritivas e às vezes punitivas em relação a migrantes legais e ilegais, refugiados e requerentes de asilo. Essa tendência tem sido observada nos Estados Unidos, em alguns países da União Europeia e na Austrália.

DIFERENÇAS RACIAIS E ÉTNICAS NOS TRANSTORNOS PSIQUIÁTRICOS NOS ESTADOS UNIDOS

Nos Estados Unidos, uma série de estudos epidemiológicos com base na comunidade examinou as taxas de transtornos entre grupos étnicos específicos. Esses estudos encontraram uma prevalência de transtornos psiquiátricos mais baixa que o esperado entre grupos de minoria racial e étnica nos país. No estudo da Área de Captação Epidemiológia (Epidemiological Catchment Area), foi constatado que os afro-americanos tinham taxas mais baixas de depressão maior. As taxas de prevalência ao longo da vida para depressão maior para brancos foram de 5,1%; para hispânicos, de 4,4%; e, para afro-americanos, de 3,1%. Entretanto, os afro-americanos tinham taxas mais altas para todos os transtornos ao longo da vida combinados. Esse achado de taxas diferenciais poderia ser explicado ajustando-se para condição socioeconômica.

O National Comorbity Study (Estudo Nacional de Comorbidade) (NCS) encontrou taxas de prevalência de doença mental ao longo da vida mais baixas entre afro-americanos do que entre brancos e, em particular, de transtornos do humor, de ansiedade e por uso de substâncias. As taxas ao longo da vida para transtornos do humor foram de 19,8% para brancos, de 17,9% para hispano-americanos e de 13,7% para afro-americanos. O National Health and Nutrition Examination Survey-III (Terceiro Levantamento Nacional de Exame de Saúde e Nutrição) também encontrou taxas ao longo da vida de depressão maior significativamente mais altas entre brancos, 9,6%, do que entre afro-americanos, 6,8%, ou entre mexicano-americanos, 6,7%. Embora os afro-americanos corressem risco mais baixo ao longo da vida de transtornos do humor do que os brancos, uma vez diagnosticados, eles tinham mais probabilidade de permanecer persistentemente doentes.

As taxas do NCS para transtornos de ansiedade foram de 29,1% entre brancos, 28,4% entre hispano-americanos e 24,7% entre afro-americanos. As taxas para transtornos relacionados a substâncias ao longo da vida para os três grupos, brancos, hispano-americanos e afro-americanos, foram de 29,5, 22,9 e 13,1%, respectivamente. Foi verificado que os hispano-americanos e, em particular, os mexicano-americanos tinham risco mais baixo para transtornos relacionados a substâncias e de ansiedade do que os brancos. Em um estudo epidemiológico conduzido na Flórida, taxas substancialmente mais baixas foram observadas entre afro-americanos tanto para transtornos depressivos como para transtornos relacionados a substâncias. A taxa mais baixa para transtornos relacionados a substâncias também foi encontrada no National Epidemiological Survey on Alcohol and Related Conditions (Levantamento Epidemiológico Nacional sobre Álcool e Condições Relacionadas), com os brancos tendo uma taxa de prevalência de transtornos relacionados ao álcool de 1 ano de 8,9%, os hispano-americanos, 8,9%, os afro-americanos, 6,9%, os ásio-americanos, 4,5%; e os nativos americanos, 12,2%. Esse estudo também encontrou taxas ao longo da vida mais baixas para depressão maior entre hispano-americanos, 10,9%, comparados com brancos, 17,8%. Em 2007, o National Survey of American Life (Pesquisa Nacional de Vida Americana) comparou as taxas de depressão maior entre negros caribenhos, afro-americanos e brancos. Embora não houvesse diferenças significativas na prevalência de 1 ano entre os três grupos, as taxas ao longo da vida foram mais altas entre brancos, 17,9%, seguidos por negros caribenhos, 12,9%, e afro-americanos, 10,4%. A cronicidade do transtorno depressivo maior foi mais alta para afro-americanos e negros caribenhos, aproximadamente 56%, enquanto foi muito mais baixa para brancos, 38,6%. Esse estudo estava de acordo com os achados do NCS, que concluiu que membros de grupos raciais e étnicos desfavorecidos nos Estados Unidos não correm risco maior para transtornos psiquiátricos; todavia, uma vez diagnosticados, eles tendem a ter transtornos mais persistentes.

Embora os afro-americanos tenham uma taxa de prevalência mais baixa para transtornos do humor, de ansiedade e relacionados a substâncias, este pode não ser o caso quando se trata da esquizofrenia. O Child Health and Development Study (Estudo de Saúde e Desenvolvimento Infantil) revelou que os afro-americanos tinham aproximadamente três vezes mais probabilidade do que os brancos de ser diagnosticados com esquizofrenia. A associação pode ser explicada, em parte, pelo fato de que famílias afro-americanas têm uma condição socioeconômica mais baixa, um fator de risco significativo para esquizofrenia.

Um exame mais detalhado das diferenças entre grupos raciais foi incluído no National Comorbidity Study Replication (Estudo Nacional de Comorbidade Replicado) (NCS-R). Afro-americanos não hispânicos e hispano-americanos corriam risco significativamente mais baixo do que brancos não hispânicos para transtornos de ansiedade e transtornos do humor. Afro-americanos não hispânicos tinham taxas mais baixas de transtornos relacionados a substâncias do que brancos não hispânicos. De forma mais específica, ambos os grupos de minoria corriam risco mais baixo para depressão, transtorno de ansiedade generalizada e fobia social. Além disso, hispano-americanos corriam risco mais baixo para distimia, transtorno de oposição desafiante e transtorno de déficit de atenção/hiperatividade. Afro-americanos não hispânicos corriam risco mais baixo para transtorno de pânico, transtornos relacionados a substâncias e transtornos do controle de impulsos de início precoce. As taxas mais baixas entre hispano-americanos e afro-americanos comparados com brancos não hispânicos parecem ser devidas ao risco reduzido para transtornos ao longo da vida, em oposição à persistência de transtornos crônicos. Os pesquisadores concluíram que o padrão de diferenças raciais-étnicas no risco para transtornos psiquiátricos sugere a presença de fatores de proteção que se originam na infância e têm efeitos generalizados, visto que o risco mais baixo ao longo da vida tanto para hispano-americanos como para afro-americanos começa antes dos 10 anos de idade para depressão e para transtornos de ansiedade. Foi sugerido que a manutenção da identificação e a participação étnica em atividades comunitárias, religiosas e outras podem ser fatores protetores para diminuir o risco de transtornos psiquiátricos ao longo da vida em comunidades de minoria étnica unidas. As diferenças culturais nas respostas a itens de pesquisas diagnósticas psiquiátricas pode ser outra possível explicação para esses achados. Entretanto, grupos étnicos desfavorecidos geralmente exageram os relatos nos estudos que medem sofrimento psicológico, ainda que esses estudos encontrem taxas mais baixas.

DISCRIMINAÇÃO, SAÚDE MENTAL E UTILIZAÇÃO DE SERVIÇOS

Disparidades nos serviços de saúde mental

Estudos, incluindo recentes, têm demonstrado que as minorias raciais e étnicas nos Estados Unidos recebem serviços de saúde mental mais limitados do que os brancos. A análise das despesas médicas no país tem demonstrado que o sistema de saúde fornece comparativamente menos tratamento para afro-americanos e hispano-americanos do que para brancos, mesmo após controlar para renda, educação e disponibilidade de plano de saúde. Os afro-americanos têm cerca de 10% de probabilidade de receber qualquer serviço de saúde mental, comparados com 20% para os brancos; os hispano-americanos têm cerca de 40% menos probabilidade que os brancos de receber qualquer serviço de saúde mental. Os gastos totais com a saúde mental para hispano-americanos são cerca de 60% mais baixos do que para brancos.

Além disso, estudos conduzidos nos últimos 25 anos demonstraram que, independentemente do transtorno diagnosticado, pacientes psiquiátricos afro-americanos têm mais probabilidade do que pacientes brancos de ser tratados em hospitais, hospitalizados involuntariamente, colocados em isolamento ou contenção sem evidência de maior grau de violência e tratados com doses mais altas de medicação antipsicótica. Essas diferenças não se devem à maior gravidade dos transtornos entre pacientes brancos e afro-americanos. Uma hipótese para essa discrepância de tratamento é que os brancos têm mais probabilidade de buscar tratamento de saúde mental voluntariamente do que os afro-americanos, e estes têm mais probabilidade de entrar no sistema de tratamento de saúde mental por meio de encaminhamento mais coercivo e menos voluntário. Os afro-americanos também têm mais probabilidade do que os brancos de utilizar prontos-socorros, resultando em busca de ajuda e utilização do serviço mais orientadas à crise. Uma vez hospitalizados em uma instituição em que predominam funcionários brancos, os pacientes afro-americanos podem receber tratamento diferenciado em razão de discriminação. Ou seja, os funcionários que não estão familiarizados com os conceitos de doença e as normas comportamentais de grupos não brancos tendem a avaliar as minorias como mais gravemente doentes e mais perigosos do que pacientes de seu próprio grupo racial ou étnico; por isso, esses pacientes tendem a ser hospitalizados involuntariamente, colocados em isolamento e contenção e tratados com doses mais altas de medicação antipsicótica com mais frequência do que pacientes brancos.

Indivíduos afro-americanos avaliados em prontos-socorros psiquiátricos têm mais probabilidade de ser diagnosticados com esquizofrenia e abuso de substâncias do que indivíduos brancos. Os pacientes brancos são mais diagnosticados com um transtorno do humor. A distância cultural entre o médico e o paciente pode afetar a dedução do grau de psicopatologia e o diagnóstico. Essas diferenças no diagnóstico por raça também foram encontradas quando instrumentos diagnósticos de pesquisa comparáveis foram usados para a avaliação dos pacientes. Instrumentos diagnósticos semiestruturados embasados em critérios diagnósticos explícitos não eliminam necessariamente as disparidades raciais nos resultados de diagnóstico. Parece que o processo que os médicos utilizam para associar observações de sintomas a construtos diagnósticos pode diferir, em particular para esquizofrenia, entre pacientes afro-americanos e brancos. O padrão de sintomas psicóticos que predizem que um médico fará um diagnóstico de esquizofrenia em afro-americanos e em brancos é diferente. Entre pacientes afro-americanos, associações frouxas, afeto inadequado, alucinações auditivas e discurso vago aumentaram a probabilidade de um diagnóstico de esquizofrenia. Os preditores positivos para pacientes brancos foram discurso vago e associações frouxas. Além disso, alucinações auditivas são atribuídas com maior frequência a indivíduos afro-americanos.

Afro-americanos têm menos probabilidade de ter tido tratamento ambulatorial e demoras maiores na busca de tratamento e se apresentam com doenças mais graves. A razão para a hospitalização também foi diferente entre afro-americanos e brancos. Os afro-americanos têm mais probabilidade de ser internados por alguma forma de distúrbio comportamental, enquanto pacientes brancos têm mais probabilidade de ser internados por distúrbios cognitivos ou afetivos. Além disso, os afro-americanos eram mais propensos a ter envolvimento com a polícia e com serviços de emergência, apesar de não haver nenhuma diferença racial na violência, no potencial de suicídio ou no uso de substâncias quando avaliados. Ademais, pacientes afro-americanos têm mais probabilidade, mesmo após controlar para situação de plano de saúde, de ser encaminhados para instituições psiquiátricas públicas do que para particulares, sugerindo um viés racial na avaliação do pronto-socorro psiquiátrico e no tratamento recomendado.

Indivíduos afro-americanos diagnosticados com depressão maior têm menor probabilidade de receber medicamentos antidepressivos do que os brancos e menos probabilidade de ser tratados com eletroconvulsoterapia. Esses achados não podem ser explicados por diferenças demográficas ou socioeconômicas. Uma explicação pode ser o fato de existirem vieses conscientes ou inconscientes nas decisões sobre tratamento psiquiátrico. Embora tanto os afro-americanos como os hispano-americanos tivessem menos probabilidade de receber uma receita de antidepressivo quando diagnosticados com depressão, uma vez preenchida a receita, eles tinham tanta probabilidade quanto os brancos de receber um curso de tratamento adequado. Esses achados indicam que iniciar o tratamento para depressão é o maior obstáculo à superação dessas disparidades. Foi verificado que pacientes afro-americanos têm mais probabilidade de ser tratados com neurolépticos de depósitos do que orais, comparados com pacientes brancos, após controlar para o tipo e a gravidade da doença. Quando tratados com medicamentos antipsicóticos, os afro-americanos têm menos probabilidade do que os brancos de receber os de segunda geração, colocando-os em maior risco de discinesia tardia e distonia. Essas diferenças nos padrões de prescrição de antipsicóticos podem ser devidas a preocupações do médico com um risco maior de diabetes entre afro-americanos, comparados com brancos, ou a percepção diferenciada do médico de seus sintomas. Disparidades no tratamento de saúde mental para afro-americanos e hispano-americanos também foram observadas em estudos conduzidos com adolescentes.

Uma disparidade no uso de medicamentos prescritos para a saúde mental também foi encontrada entre hispano-americanos e hindu-americanos. Verificou-se que, de 1996 a 2000, os hindu-americanos usaram medicamentos prescritos 23,6% menos do que os brancos, enquanto as diferenças entre brancos e afro-americanos e entre brancos e hispano-americanos foram de 8,3 e 6,1%, respectivamente. As disparidades no uso de serviços de saúde mental entre imigrantes ásio-americanos podem estar associadas à discriminação com base na língua, embora um viés racial não possa ser excluído. Um estudo de sino-americanos encontrou um nível mais alto de uso de serviços informais e de busca de ajuda de amigos e parentes para problemas emocionais. Aqueles sino-americanos que relataram vivenciar discriminação baseada no idioma tinham uma atitude mais negativa em relação aos serviços de saúde mental formais.

Os dados sobre diferenças raciais e étnicas no aconselhamento sobre a saúde mental e na psicoterapia são semelhantes aos dos estudos psicofarmacológicos que mostram disparidades para as minorias. Um estudo com base no National Ambulatory Medical Care Survey (Levantamento Nacional sobre Tratamento Médico Ambulatorial) que examinou visitas a clínicos gerais de 1997 a 2000 verificou que os clínicos gerais fornecem taxas semelhantes ou mais altas de aconselhamento sobre a saúde em geral a pacientes afro-americanos do que a pacientes brancos. Contudo, as taxas de aconselhamento sobre a saúde mental eram significativamente mais baixas para pacientes afro-americanos. Isso pode ser devido a menos relato de sintomas depressivos, comunicação inadequada entre esses pacientes e seus clínicos gerais e menos disposição para discutir questões de saúde mental. No entanto, outro estudo, que utilizou o Medical Expenditure Panel Survey (Levantamento do Painel de Despesas Médicas), de 2000, verificou que os afro-americanos tinham mais probabilidade do que os hispano-americanos ou do que os brancos de receber um curso de psicoterapia adequado para depressão. Esses achados apontam que iniciar o tratamento é o maior obstáculo e que, uma vez iniciado, os afro-americanos têm alta adesão a psicoterapia.

PESQUISA EM PSIQUIATRIA TRANSCULTURAL

Existem três perspectivas, entre outras abordagens possíveis, que oferecem grande promessa para a pesquisa futura em psiquiatria cultural. A primeira seria baseada na identificação de campos específicos na psiquiatria geral que poderiam ser o foco de pesquisa de um ponto de vista cultural. Os temas de epidemiologia e neurobiologia poderiam ser avaliados dessa forma. Ela trataria das questões principalmente na área da saúde pública, incluindo estigmatização, racismo e o processo de aculturação. Uma série de variáveis culturais deve ser considerada ao se conduzir uma pesquisa em psiquiatria cultural, incluindo idioma, religião, tradições, crenças, ética e orientação de gênero.

A segunda visaria à exploração de conceitos e/ou instrumentos-chave na pesquisa clínica culturalmente relevante. Existem quatro conceitos-chave: *idiomas do sofrimento*, *desejo social*, *dados etnográficos* e *modelos explanatórios*. Os *idiomas do sofrimento* são as formas específicas com que diferentes culturas ou sociedades relatam suas doenças; respostas comportamentais a ameaça ou a fatores patogênicos; e a singularidade no estilo de descrição, nomenclatura e avaliação do estresse. O *desejo social* origina-se de semelhanças e diferenças entre culturas diante da experiência real de eventos estressantes. Os membros de algumas culturas podem estar mais ou menos dispostos a sofrer de problemas físicos ou emocionais, mostrando, desse modo, diferentes níveis de vulnerabilidade ou resignação, resiliência ou aceitação. As questões de estigma em diferentes contextos culturais contribuem para esse nível de desejo ou rejeição. Em terceiro, devem ser incluídos *dados etnográficos*, junto com dados estritamente clínicos e análises ou exames laboratoriais, bem como narrativas de vida que enriqueçam os aspectos descritivos da condição e complementem os aspectos socioculturais e interpessoais e ambientais em torno da experiência. O quarto conceito refere-se aos *modelos explanatórios*. Cada cultura explica a patologia de qualquer tipo a seu próprio modo característico. A explicação inclui não apenas a suposta causa original como também o impacto dos fatores alegados e as trocas e interações interpessoais que levam ao diagnóstico clínico culturalmente aceito.

Uma terceira abordagem tenta combinar as primeiras duas, examinando diferentes áreas de pesquisa com base nas dimensões clínicas da psiquiatria cultural. Trata-se de questões conceituais, operacionais e tópicas no campo agora e no futuro, incluindo suas conexões bioculturais.

Questões conceituais em psiquiatria cultural

Uma das primeiras questões na pesquisa em psiquiatria cultural é a diferenciação conceitual entre cultura e ambiente. Mesmo sendo geralmente aceito como o oposto conceitual da genética, o ambiente representa um conceito muito amplo, polimórfico. Portanto, é importante estabelecer que, embora talvez sejam parte desse conjunto ambiental, cultura e fatores culturais na saúde e na doença são termos de natureza diferente, mesmo única.

Em que medida a cultura se aplica às realidades da psiquiatria? Ela desempenha um papel tanto na normalidade como na psicopatologia. O papel da cultura no diagnóstico psiquiátrico é um excelente exemplo dessa questão conceitual. Além disso, a cultura tem um impacto sobre as abordagens de tratamento, com base tanto no conhecimento médico e psiquiátrico convencional quanto nos modelos explanatórios. Por fim, as variáveis culturais têm um papel no prognóstico e no desfecho.

Existe um debate conceitual entre aqueles que defendem uma abordagem à pesquisa e à prática *baseada em evidências versus* os que atribuem uma visão *baseada em valores* a tudo o que é clínico, ainda mais se influenciada por fatores culturais. A abordagem fundamentada em valores invoca questões como pobreza, desemprego, migração interna e externa e desastres naturais e produzidos pelo homem. Na pesquisa científica, podem-se encontrar evidências que apoiam ambas as posições.

Questões operacionais em psiquiatria cultural

A dicotomia de normalidade e anormalidade no comportamento humano é uma questão operacional crucial. A cultura tem um papel definitivo na configuração dessas abordagens. Isso levanta a noção de relativismo, um pilar conceitual forte em psiquiatria cultural. Normalidade é uma ideia relativa; ou seja, varia em diferentes contextos culturais.

Outra questão operacional é a da escolha de variáveis culturais. Cada uma tem um peso e um impacto específicos sobre a ocorrência de sintomas, síndromes ou entidades clínicas na psiquiatria. Algumas delas podem ser essenciais na avaliação de um tópico clínico, a saber, linguagem, educação, religião e orientação de gênero. Outros fatores operacionais são a descrição, a avaliação e a testagem dos pontos fortes e pontos fracos de um paciente individual. As características de comportamento, atitudes, disposição, sociabilidade, habilidades ocupacionais e outros aspectos de um indivíduo são culturalmente determinados.

A cultura tem um papel significativo na percepção da gravidade dos sintomas, no rompimento da funcionalidade do indivíduo e na qualidade de vida. A avaliação da gravidade também é resultado do significado atribuído a fatores causais ou patogênicos da psicopatologia. Os julgamentos sobre o nível de disfunção e a qualidade de vida de um paciente envolvem conceitos elusivos, como felicidade, bem-estar e paz de espírito.

A pesquisa sobre psiquiatria cultural precisa levar em consideração a representatividade das populações de estudo e o potencial de generalização dos achados. O rigor metodológico precisa ser aplicado ao conjunto de dados demográficos, à delineação e diferenciação de grupos ou subgrupos étnicos e à mensuração de variáveis demográficas, sintomas, diagnósticos e construtos culturalmente específicos.

Muitos testes e questionários usados em contextos clínicos e na pesquisa foram desenvolvidos para indivíduos ocidentais de língua inglesa e podem não ser adequados para uso entre pacientes de minorias étnicas ou em indivíduos que não falem inglês devido a falta de equivalência cultural. A tradução dos itens não é suficiente para alcançar uma equivalência linguística, uma vez que as mudanças de significado e conotação e as expressões idiomáticas diferem entre os idiomas. Além disso, as normas também podem diferir entre os grupos étnicos, e os testes precisam ser padronizados com pacientes representativos.

A complexidade de traduzir um instrumento varia, dependendo do quanto o construto a ser medido difere entre as duas culturas. Existem quatro diferentes abordagens à tradução. Uma abordagem etnocêntrica é aquela na qual o pesquisador supõe que os conceitos se sobreponham por completo nas duas culturas. O instrumento é utilizado com indivíduos que diferem da população na qual foi originalmente desenvolvido e normatizado. A abordagem pragmática supõe que exista alguma sobreposição entre as duas culturas, e são feitas tentativas de medir os aspectos sobrepostos do construto, os aspectos *êmicos*. Uma abordagem êmica mais *ética* vai um pouco além e também tenta medir aspectos do construto específicos da cultura. Por fim, às vezes a tradução não é possível, quando os conceitos absolutamente não se sobrepõem nas duas culturas.

REFERÊNCIAS

Aggarwal NK. The psychiatric cultural formulation: Translating medical anthropology into clinical practice. *J Psychiatr Pract*. 2012;18(2):73.

Biag BJ. Social and transcultural aspects of psychiatry. In: Johnstone EC, Owens DC, Lawrie SM, Mcintosh AM, Sharpe S, eds. *Companion to Psychiatric Studies*. 8th ed. New York: Elsevier; 2010:109.

Breslau J, Aguiler-Gaxiola S, Borges G, Kendler KS, Su M. Risk for psychiatric disorder among immigrants and their US-born descendants: Evidence from the National Comorbidity Survey Replication. *J Nerv Ment Dis*. 2007;195:189.

Bolton SL, Elias B, Enns MW, Sareen J, Beals J, Novins DK. A comparison of the prevalence and risk factors of suicidal ideation and suicide attempts in two American Indian population samples and in a general population sample. *Transcult Psychiatry*. 2014;51:3–22.

Chao RC, Green KE. Multiculturally Sensitive Mental Health Scale (MSMHS): Development, factor analysis, reliability, and validity. *Psychol Assess*. 2011; 23(4):876.

De La Rosa M, Babino R, Rosario A, Martinez NV, Aijaz L. Challenges and strategies in recruiting, interviewing, and retaining recent Latino immigrants in substance abuse and HIV epidemiologic studies. *Am J Addict*. 2012;21(1):11.

Kagawa-Singer M. Impact of culture on health outcomes. *J Pediatr Hematol Oncol*. 2011;33 Suppl 2:S90.

Kohn R, Wintrob RM, Alarcón RD. Transcultural psychiatry. In: Sadock BJ, Sadock VA, Ruiz P, eds. *Kaplan & Sadock's Comprehensive Textbook of Psychiatry*. 9th ed. Philadelphia: Lippincott Williams & Wilkins; 2009:734.

Kortmann F. Transcultural psychiatry: From practice to theory. *Transcultural Psychiatry*. 2010:47(2):203.

Ruiz P. A look at cultural psychiatry in the 21st century. *J Nerv Ment Dis*. 2011;199(8):553.

Ton H, Lim RF. The assessment of culturally diverse individuals. In: Lim RF, ed. *Clinical Manual of Cultural Psychiatry*. Washington, DC: American Psychiatric Publishing; 2006:3–31.

▲ 3.3 Síndromes ligadas à cultura

Os profissionais da saúde mental transculturais introduziram uma série de termos para se referir e descrever formas de expressar e diagnosticar perturbações emocionais específicas da cultura. O termo *ligado à cultura* era usado no passado para descrever comportamentos padronizados de perturbação ou doença cuja fenomenologia parecia distinta das categorias psiquiátricas e eram considerados únicos a determinados contextos culturais. A implicação clara era a de que as categorias psiquiátricas ocidentais não eram ligadas à cultura, mas, em vez disso, eram universais, e que a caracterização adequada revelaria uma chave de tradução simples para síndromes não ocidentais. A dicotomia entre síndromes que são "livres de cultura", originadas de sociedades euro-americanas e europeias, e aquelas que são "ligadas à cultura", originadas de qualquer outro lugar, é, sem dúvida, evidentemente falsa. A cultura permeia todas as formas de perturbação psicológica, tanto as familiares como as desconhecidas.

SÍNDROMES LIGADAS À CULTURA E SUA RELAÇÃO COM DIAGNÓSTICOS PSIQUIÁTRICOS

Apenas poucas das muitas formas culturais de expressar perturbação receberam atenção contínua da pesquisa com a integração de métodos culturais e psiquiátricos. Este capítulo enfoca algumas dessas síndromes de diferentes regiões culturais, que receberam as pesquisas mais intensivas e mostraram uma associação com categorias psiquiátricas: *amok*, *ataques de nervios* (ataque de nervos), síndrome de possessão e *shenjing shuairuo*.

Amok

Amok é um episódio dissociativo caracterizado por um período de depressão seguido por um acesso de comportamento violento, agressivo ou homicida. Os episódios tendem a ser precipitados por um suposto insulto e costumam ser acompanhados por ideias persecutórias, automatismos, amnésia e exaustão e retorno a estados pré-mórbidos após o episódio. Parece ser prevalente apenas entre os homens. O termo se originou na Malásia, mas padrões comportamentais semelhantes podem ser encontrados no Laos, nas Filipinas, na Polinésia (*cafard* ou *cathard*), na Papua Nova Guiné, em Porto Rico (*mal de pelea*) e entre os índios Navajos (*iich'aa*).

Fenomenologia. Um episódio prototípico é composto dos seguintes elementos:

1. Exposição a estímulo estressante ou a conflito subagudo, evocando os sentimentos de raiva, perda, vergonha e autoestima baixa do paciente. O estressor em geral parece proporcionalmente insignificante ao comportamento resultante (p. ex., discussão com um colega de trabalho, insultos verbais), mas algumas vezes pode ser grave (i.e., morte de um ente querido).
2. Um período de afastamento social e ruminação sobre o conflito precipitante, com frequência envolvendo perambulação sem destino e, às vezes, acompanhado por alterações da percepção visual.
3. Transição, geralmente súbita, para comportamento homicida frenético e de extrema violência, com ou sem um breve estágio prodrômico de preparação (p. ex., o indivíduo pode utilizar uma arma específica ou pegar de repente qualquer objeto que esteja disponível).
4. Seleção indiscriminada de vítimas que podem ou não representar simbolicamente os atores originais no conflito (p. ex., o indivíduo ataca apenas pessoas chinesas desconhecidas, após um conflito com um colega de trabalho chinês). Em algumas ocasiões, ataca animais ou objetos em seu caminho ou fere a si mesmo, às vezes com gravidade. O indivíduo persevera nessas atividades violentas apesar de tentativas externas de trazê-lo sob controle.
5. Verbalizações, quando presentes, podem ser frenéticas e guturais ou expressar conflito interno (p. ex., pede o perdão de um parente antes de matá-lo) ou cisão da consciência (p. ex.,

o indivíduo admite um relacionamento positivo com a vítima, mas nega isso para sua "arma"*).
6. A cessação pode ser espontânea, mas costuma resultar de ser dominado ou morto. É normalmente abrupta e leva a alteração na consciência, via de regra estupor ou sono.
7. Amnésia parcial ou total subsequente e relato de "inconsciência" ou descrição de "visão escurecida" (*mata gelap*) durante o episódio agudo.
8. Distúrbios perceptuais ou descompensações afetivas podem ocorrer por dias ou semanas após o ataque agudo. Seguem-se, às vezes, psicose ou depressão.

Epidemiologia. As taxas epidemiológicas do *amok* na Malásia e na Indonésia são desconhecidas e podem variar dependendo da região e ao longo do tempo. Pelos dados disponíveis, essa síndrome parece seguir um padrão endêmico no malaio-indonésio com alguns aumentos epidêmicos, o inverso ocorrendo para ataques desse tipo no Laos.

O *amok* é praticamente desconhecido em mulheres (apenas um caso foi encontrado na literatura, sendo considerado atípico, uma vez que não houve mortes). Ele parece ocorrer com mais frequência em homens de origem malaia, de religião muçulmana, de baixa educação e de origem rural, que têm entre 20 e 45 anos de idade.

Precipitantes. Os precipitantes do *amok* na Malásia e na Indonésia em geral consistiam de experiências que evocavam no indivíduo sentimentos acentuados de perda, vergonha, raiva ou baixa autoestima. Embora os gatilhos específicos fossem de natureza e apresentação muito diversas, incluindo estressores súbitos e graduais, a maioria era composta de conflitos interpessoais ou sociais que apareciam superficialmente para gerar estresse apenas leve a moderado. Estes compreendem discussões com colegas de trabalho, tensões familiares não específicas, sentimentos de humilhação social, acessos de ciúme possessivo, dívidas de jogo e perda de emprego. Raramente, entretanto, o *amok* foi precipitado por um estressor grave, tal como a morte simultânea do cônjuge e do filho do indivíduo.

Outras características clínicas. Não é claro se os episódios de *amok* estão associados com intenção suicida indireta da parte do indivíduo. Há relatos empíricos e visões culturais que apoiam uma conexão, mas entrevistas com sobreviventes tenderam a refutar a associação.

As taxas de reincidência são desconhecidas. É considerado muito provável na visão popular, levando atualmente na Malásia a hospitalização psiquiátrica permanente dos sobreviventes e, no passado, a banimento ou execução.

Tratamento. Os indivíduos afetados na Malásia no século XX foram isentos de responsabilidade legal ou moral por atos cometidos enquanto em um estado de *amok* por meio de um tipo de "defesa de insanidade", que caracteriza o ataque como "inconsciente" e além do controle do indivíduo. Em seguida, eles eram hospitalizados, às vezes permanentemente, e com frequência recebiam diagnósticos de esquizofrenia e eram tratados com medicação antipsicótica. De forma alternativa, os julgamentos às vezes resultavam em vereditos criminais e prisão prolongada.

Ataque de nervios

Ataque de *nervios* é uma expressão de sofrimento relatada sobretudo entre latinos do Caribe, mas reconhecida entre muitos grupos latino-americanos e latinos do Mediterrâneo. Os sintomas comumente encontrados incluem gritos incontroláveis ataques de choro, tremores, calor no tórax que se irradia para a cabeça e agressão verbal ou física. Experiências dissociativas, episódios tipo convulsões ou desmaios e gestos suicidas são proeminentes em alguns ataques, mas estão ausentes em outros. Uma característica geral é um senso de descontrole sobre as próprias emoções. O *ataque de nervios* costuma ocorrer como resultado direto de um acontecimento estressante relacionado à família (p. ex., notícias da morte de um parente próximo, separação ou divórcio, conflitos com o cônjuge ou filhos ou presenciar um acidente envolvendo um membro da família). As pessoas podem experimentar amnésia para o ocorrido durante o ataque, mas, exceto por isso, voltam rapidamente ao seu nível de funcionamento habitual.

O *ataque de nervios* (ataque de nervos, em espanhol) é uma síndrome nativa a várias culturas latino-americanas, em especial as do Caribe hispânico (Porto Rico, Cuba e República Dominicana). Ela tem recebido considerável atenção na literatura psiquiátrica e antropológica desde meados da década de 1950, principalmente em comunidades de Porto Rico na própria ilha e em populações nos Estados Unidos.

Fenomenologia. Um *ataque de nervios* pode ser descrito como composto prototipicamente dos seguintes elementos:

1. Exposição a um estímulo com frequência súbito e estressante, via de regra evocando sentimentos de medo, tristeza ou raiva e envolvendo uma pessoa próxima do indivíduo, como um cônjuge, um filho, um membro da família ou um amigo. A gravidade do gatilho varia de leve-moderada (i.e., discussão conjugal, revelação de planos de migração) a extrema (i.e., abuso físico ou sexual, luto agudo).
2. O início do episódio é imediato à exposição ao estímulo ou após um período de ruminação ou de um "choque" emocional.
3. Uma vez iniciado o ataque agudo, segue-se a rápida evolução de uma tempestade afetiva, caracterizada por um afeto primário geralmente congruente com o estímulo (como raiva, medo, tristeza) e um sentido de perda de controle (*expressões emocionais*).
4. Estes são acompanhados por todos ou por alguns dos seguintes:
   A. *Sensações corporais*: tremor, aperto no peito, cefaleia, dificuldade para respirar, palpitações cardíacas, calor no tórax, parestesias de diversos locais, dificuldade de mover os membros, desmaio, visão borrada ou tontura (*mareos*).
   B. Comportamentos (*dimensão da ação*): gritos, choro, xingamentos, lamentos, quebrar objetos, golpear outros ou a si mesmo, tentar se ferir com o objeto mais próximo, cair no chão, sacudir-se com movimentos convulsivos ou deitar-se "como morto".
5. A cessação pode ser abrupta ou gradual, mas geralmente é rápida e com frequência resulta das ações de outros, envolvendo expressões de preocupação, orações ou uso de álcool para esfregar o corpo (*alcoholado*). Há retorno da consciência e relato de exaustão.
6. O ataque costuma ser acompanhado por amnésia parcial ou total para os acontecimentos do episódio e descrições como as seguintes para o ataque agudo: perda de consciência, despersonalização, branco na mente e/ou desconhecimento geral do ambiente (*alterações na consciência*). Entretanto, alguns ataques não parecem exibir alterações na consciência.

---
* N. de T.: *spear*, em inglês, lança. Também uma gíria para pênis.

Epidemiologia. Os fatores de risco para *ataque de nervios* abrangem uma gama de características sociais e demográficas. Os preditores mais fortes são gênero feminino, educação formal mais baixa e estado conjugal interrompido (i.e., divorciada, viúva ou separada). As pessoas que sofrem dos ataques também relatam menos satisfação em suas interações sociais em geral e especificamente com seus cônjuges. Além disso, as pessoas que os vivenciaram eram mais propensas a descrever sua saúde como apenas regular ou ruim, a procurar ajuda para um problema emocional e a tomar medicamentos para esse propósito. Elas também relataram ter menos prazer nas atividades de lazer e se sentir oprimidas com mais frequência.

Precipitantes. Prototipicamente, essa síndrome era associada, pelas pessoas afetadas, a um evento precipitante agudo ou à soma de muitos episódios de sofrimento na vida trazidos à mente por um gatilho que subjugou sua capacidade de enfrentamento. Em 92% dos casos, o ataque era provocado de forma direta por uma situação angustiante em 73% das vezes começava após minutos ou horas do acontecimento. Grande parte dos primeiros ataques (81%) ocorria na presença de outras pessoas, em oposição a quando a pessoa estava sozinha, e resultava na pessoa recebendo ajuda (67%). Diferentemente da experiência típica de pessoas com transtorno de pânico, a maior parte dos pacientes relatou se sentir melhor (71%) ou aliviada (81%) após seu primeiro ataque. Os primeiros episódios de *ataque de nervios* estão em íntima associação com o mundo interpessoal do indivíduo e causam um alívio (*desahogarse*) dos problemas da vida, pelo menos temporariamente.

Outras características clínicas. A relação entre *ataque de nervios* e um sentido de perda de controle e de ser subjugado ressalta a importância da associação entre a síndrome cultural e outros comportamentos vinculados com desregulação emocional aguda. O mais preocupante entre estes é a forte ligação dos ataques com ideação e tentativas de suicídio. Outros comportamentos relacionados incluem perda de controle da agressividade, expressa como ataques a pessoas ou propriedades, e experiências dissociativas, as quais estão em consonância com experiência de ataque agudo.

Fatores culturais específicos. A relação complexa entre *ataque de nervios* e diagnóstico psiquiátrico pode ser esclarecida em referência a sua nosologia popular mais ampla. No Caribe hispânico e em outras áreas da América Latina, o ataque é parte de uma nosologia popular de *nervios* (nervos), composta de outras categorias relacionadas. Experiências de adversidade estão ligadas, nessa nosologia, às subsequentes "alterações" do sistema nervoso, que resultam em seu funcionamento prejudicado, incluindo os nervos periféricos. Esse dano quase anatômico é evidenciado em sintomas emocionais, abrangendo suscetibilidade interpessoal, ansiedade e irritabilidade, bem como em sintomas fisicamente mediados, como tremor, palpitações e diminuição da concentração.

Tratamento. Estudos sobre o tratamento dessa síndrome nunca foram realizados. O tratamento típico envolve, primeiro, garantir a segurança da pessoa e daqueles a sua volta, dada a associação entre *ataque*, possibilidade de suicídio e agressividade descontrolada. Tentar conversar com ela em geral é útil, junto com expressões de apoio de parentes e de outras pessoas queridas; o uso de álcool esfregado no corpo (*alcoholado*) para ajudar a acalmar é uma forma culturalmente prescrita de expressar esse apoio.

"Contar a história" do que levou ao *ataque*, via de regra, constitui a principal abordagem terapêutica em estágios subsequentes do tratamento. Visto que uma das principais funções do ataque é comunicar um sentimento de estar subjugado e oprimido, indicar o recebimento da mensagem e o desejo de oferecer apoio costuma ser percebido como terapêutico. Deve-se permitir que a pessoa estabeleça o ritmo da revelação e forneça detalhes e circunstâncias suficientes para se sentir "aliviada" (*desahogado[a]*).

No caso de *ataques* isolados ou ocasionais na ausência de um diagnóstico psiquiátrico, de modo geral, o acompanhamento breve é suficiente. Isso pode ser discutido com o paciente e a família como uma forma de assegurar um retorno pleno ao estado de saúde anterior. Para *ataques* recorrentes, o tratamento depende da psicopatologia associada, da natureza dos precipitantes (incluindo exposição a traumas), do grau de conflito ou apoio familiar, do contexto social, das experiências anteriores de tratamento e das expectativas do paciente e da família, entre outros fatores.

A psicoterapia é normalmente o esteio do tratamento, dada a origem do comportamento no ambiente interpessoal. A farmacoterapia também pode ser útil no tratamento de psicopatologia relacionada ao *ataque*; deve-se dar ênfase ao tratamento do transtorno subjacente. Dado o progresso lento de muitos *ataques*, o uso criterioso de benzodiazepínicos de curta ação também tem um papel em ajudar a abortar um episódio iminente. Entretanto, essa não deve ser a forma primordial de tratamento para *ataques* recorrentes, uma vez que apenas evita a função principal da síndrome como um modo de comunicação. Em vez disso, costumam ser necessárias psicoterapia e uma postura de ativismo social por um terapeuta que reconheça as origens da adversidade entre latinos de baixa renda na privação socioeconômica e na discriminação étnica/racial, para que possa tratar as raízes interpessoais e socioculturais do *ataque de nervios*.

Síndrome de possessão

Estados involuntários de transe de possessão são apresentações muito comuns de perturbação emocional em todo o mundo. Experiências cognatas foram relatadas em contextos culturais extremamente diversos, incluindo Índia, Sri Lanka, Hong Kong, China, Japão, Malásia, Nigéria, Uganda, África do Sul, Haiti, Porto Rico e Brasil, entre outros. A *síndrome de possessão* é um termo abrangente usado para descrever apresentações sul-asiáticas de transe de possessão involuntário que envolve múltiplos nomes em línguas e dialetos regionais da Índia e do Sri Lanka. Essas apresentações são vistas como uma forma de doença pelo grupo cultural da pessoa porque são involuntárias, causam sofrimento e não ocorrem como uma parte normal de um ritual cultural ou religioso ou apresentação coletivos.

Fenomenologia. É importante diferenciar desde o início a síndrome de possessão, como um caso de transe de possessão, da categoria mais ampla de possessão. A última se refere a uma ideologia geral que descreve toda a gama de influências diretas de espíritos sobre assuntos humanos, incluindo os efeitos sobre as esferas física, psicológica, espiritual, social e ecológica. Em contrapartida, como um subgrupo de experiência de possessão geral, o transe de possessão diz respeito a alterações específicas na consciência, na memória, no comportamento e na identidade atribuídas à influência direta de espíritos. Além dos estados de transe de possessão patológicos, as culturas sul-asiáticas reconhecem múltiplos exemplos de possessão normal e de transe de possessão. Quando voluntários e normativos, esses estados são normalmente vistos como casos de devoção religiosa, êxtase místico, análise social, ascetismo, relações interpessoais, reflexão existencial e o estudo da consciência. Este capítulo discute a síndrome de possessão como uma entidade patológica com uma fenomenologia estabelecida, ou seja, como um caso especial no *continuum* geral de ideias etiológicas relativas a doenças de possessão. Um episódio prototípico é composto dos seguintes elementos:

1. O início ocorre normalmente devido a conflito ou estresse subagudo e apresenta considerável variação. Pode ser gradual e inespecífico (p. ex., queixas somáticas diferentes, como tontura, cefaleias, desconforto abdominal, ondas de calor-frio, indiferença ou dificuldade para respirar) ou súbito e específico, na forma de uma transição repentina para um estado alterado de consciência.
2. O comportamento durante o estado alterado consiste em alguns ou todos os seguintes:
    A. Movimentos dramáticos, semi-intencionais, como balançar a cabeça, sacudir o corpo, debater-se, girar ou cair no chão, acompanhados por verbalizações guturais e incoerentes, como resmungar, gemer ou guinchar.
    B. Ações agressivas ou violentas dirigidas contra si mesmo ou os outros, incluindo cuspir, bater, e gestos suicidas ou homicidas impulsivos. As verbalizações podem ser coerentes e consistir em comentários depreciativos ou ameaças de violência contra pessoas significativas ou contra si próprio (na terceira pessoa) e em geral são consideradas por observadores como não características do comportamento habitual do indivíduo.
    C. Gestos, comentários ou pedidos específicos indicando o aparecimento de uma personalidade incorporada conhecida (1) por referência a atributos-padrão de figuras culturalmente reconhecíveis ou (2) pelo nome e grau de relação de membros da família ou conhecidos falecidos.
3. Em todos os casos, esse estado é marcado pelo surgimento de uma ou de diversas personalidades diferentes da do indivíduo. Suas identidades específicas, que podem permanecer ocultas por algum tempo, aderem às normas culturais que regulam os agentes de possessão permissíveis, que variam de acordo com religião, região e casta. Os agentes aceitáveis incluem espíritos de membros da família falecidos, sogros ou conhecidos do vilarejo que morreram sob condições específicas de sofrimento e figuras sobrenaturais menores do panteão hindu (raramente divindades importantes) e do mundo espiritual islâmico.
4. A possessão pela(s) personalidade(s) secundária(s) é episódica, resultando em alternância entre a personalidade habitual do indivíduo e o estado alterado. Em sua identidade habitual, o indivíduo parece estar em um estado de torpor, exausto, perturbado ou confuso em relação à situação e pode relatar distúrbios perceptuais, visuais ou auditivos, relativos ao agente incorporado, bem como "inconsciência" e amnésia parcial ou total para o estado alterado.
5. Com frequência, as identidades específicas de personalidades incorporadas permanecem ocultas por algum tempo, requerendo as ações de membros da família e a intervenção de médicos nativos especializados (curandeiros). O processo de revelação é concebido como uma luta entre os membros da família e os agentes beneficentes de posse da cura, de um lado, e as personalidades incorporadas perturbadoras, do outro. É caracterizado por notável reatividade por parte do indivíduo aos sinais ambientais, incluindo questionamento direto, negligência estratégica e manipulação agressiva.
6. O desfecho é variável. A recuperação total é relatada com frequência na cessação de um episódio agudo isolado, que pode durar várias semanas. De maneira alternativa, pode haver morbidade prolongada ou até, raramente, morte.

Dados sobre a epidemiologia, os precipitantes e a psicopatologia associada de indivíduos com a síndrome de possessão no sul da Ásia são limitados por considerações metodológicas. Estas incluem falta de amostras representativas da comunidade e definições não sistemáticas da síndrome, que apresenta considerável variação regional.

Epidemiologia. A síndrome de possessão é mais comum em mulheres, com uma proporção de mulheres para homens de cerca de 3 para 1 em coortes tanto da comunidade quanto psiquiátricas. A idade de início é em geral entre 15 e 35 anos, mas muitos casos reconhecidamente se iniciam na infância. Os ataques podem persistir até a meia-idade, e casos geriátricos também foram relatados.

Precipitantes. Os precipitantes dessa síndrome são variados, mas consistem, via de regra, em conflitos sociais ou familiares marcantes ou em transições de vida estressantes, de duração subaguda, evocando fortes sentimentos de vulnerabilidade em pessoas que não têm um apoio emocional firme. Exemplos encontrados na literatura incluem conflito conjugal, abusos e negligência, às vezes associados com alcoolismo; chegada de uma nova noiva à casa da família do marido; demora em arrumar casamento ou em consumá-lo; casamento forçado; viuvez; condição pós-parto; perda de posição social da família; morte de um membro da família; dificuldade para encontrar emprego e dificuldades financeiras; alienação do apoio da família; e subordinação a outros membros da família e aos sogros.

Fatores culturais específicos. A síndrome de possessão constitui uma categoria cultural normativa em toda a Índia e o Sri Lanka. Pode se apresentar inicialmente em uma variedade de formas, ligadas pela atribuição de etiologia do espírito. Quando se apresenta de uma forma inespecífica, o diagnóstico original é confirmado pelo aparecimento do estado alterado durante o ritual terapêutico. É considerada um sofrimento por sua natureza dolorosa e involuntária e atribuída à intervenção de agentes espirituais específicos agindo de forma independente ou a mando de uma bruxa. Certas castas e pessoas em estados transicionais (p. ex., puerpério) são consideradas mais vulneráveis a ataques de espíritos, em especial quando privadas de apoio emocional e material.

Tratamento. Médicos nativos especializados (curandeiros) e terapias rituais em geral estão disponíveis e são amplamente utilizados, mas o tratamento psiquiátrico costuma ser evitado. Os tratamentos nativos incluem neutralização do conflito ou estresse por meio de rituais comunais envolvidos em exorcismo, bem como a reformulação do sofrimento em prática individual e comunal beneficente por meio da iniciação em um culto de devoção espírita, como o culto Siri do sul da Índia, ou de educação nos papéis de oráculo (adivinho), exorcista ou, raras vezes, avatar (encarnação divina).

Shenjing shuairuo

Shenjing shuairuo ("fraqueza do sistema nervoso", em mandarim), é uma tradução e adaptação cultural do termo "neurastenia", que foi difundida para a China pelo Ocidente e pelo Japão nas décadas de 1920 e 1930. Revivida em sua forma moderna pelo neurologista norte-americano George Beard a partir de 1868, sua formulação de neurastenia (palavra grega para "falta de força dos nervos") denotava originalmente uma síndrome heterogênea de lassidão, dor, falta de concentração, cefaleia, irritabilidade, tontura, insônia e mais outros 50 sintomas. Foi considerada, a princípio, uma "doença americana", resultante das "pressões" de uma sociedade modernizada de maneira rápida, mas foi depois adotada por médicos europeus. Pensava-se que sua fisiopatologia derivasse de uma diminuição da função do sistema nervoso com uma base mais física do que emocional, devido a excesso de demanda sobre sua utilização, sobretudo entre as classes educadas e mais saudáveis. Na psiquiatria soviética, amparada pela pesquisa pavloviana, ela era um componente central da nosologia de saúde mental, que se tornou especialmente influente na psiquiatria chinesa após a revolução comunista de 1949.

Embora a neurastenia tenha diminuído em importância nos sistemas de classificação ocidentais durante o século XX, o *shenjing shuairuo* passou por um desenvolvimento popular e profissional marcante na China continental, em Taiwan, em Hong Kong, em comunidades chinesas migrantes e no Japão, onde uma síndrome semelhante é chamada de *shinkei suijaku*. De um pico em torno de 1980, quando pode ter constituído até 80% de todos os diagnósticos "neuróticos" nas sociedades chinesas, o *shenjing shuairuo* passou por um intenso reexame psiquiátrico e antropológico. Atualmente, tem um lugar proeminente na segunda edição revisada da *Classificação chinesa de transtornos mentais* (CCMD-2-R), na seção sobre "outras neuroses". O diagnóstico da CCMD-2-R requer três sintomas de cinco agrupamentos de sintomas não hierárquicos, organizados como sintomas de fraqueza, emocionais, de excitação e nervosos, bem como uma quinta categoria de distúrbios do sono. Como outros transtornos neuróticos no manual chinês, a condição deve durar pelo menos três meses e deve (1) diminuir a eficiência no trabalho, nos estudos ou na função social; (2) causar perturbação mental; ou (3) precipitar a busca de tratamento.

Fenomenologia. Dada a evolução da prática diagnóstica em relação ao *shenjing shuairuo* nas sociedades chinesas ao longo das últimas décadas, sua descrição fenomenológica neste capítulo baseia-se em histórias de pacientes autoidentificados ou na característica de "doença" da síndrome. Os seguintes elementos são prototípicos:

1. O início costuma ser gradual, por vezes durante vários anos, e normalmente surge de uma situação conflituosa, frustrante ou preocupante que envolve trabalho, família e outros contextos sociais, ou a combinação deles. Um sentido de impotência para mudar a situação precipitante parece central à maioria dos relatos da síndrome.
2. Os sintomas mostram variação individual substancial, mas geralmente envolvem pelo menos algumas das seguintes queixas espontâneas: insônia, disforia afetiva, cefaleia, dores e distorções corporais (p. ex., "inchaço" da cabeça), tontura, dificuldade de concentração, tensão e ansiedade, preocupação, fadiga, fraqueza, problemas gastrintestinais e "irritação preocupada" (*fan nao*). Essa última emoção foi descrita como uma forma de irritabilidade misturada com preocupação e perturbação sobre "pensamentos conflitantes e desejos não realizados", que podem ser parcialmente ocultados em nome da preservação da harmonia social.
3. A pessoa afetada com frequência busca o papel de doente, atribuindo à síndrome suas dificuldades em satisfazer as expectativas profissionais, acadêmicas, sociais ou outras. As fontes de tratamento variam de modo substancial entre as comunidades chinesas, dependendo da variabilidade dos setores de serviços formais e tradicionais.
4. O curso é variável e pode responder estreitamente à mudança das circunstâncias interpessoais e sociais. A redução do(s) estressor(es) precipitante(s) normalmente traz melhora consistente, embora sintomas residuais pareçam ser comuns.
5. A resposta ao tratamento pode ser fortemente intermediada pelo papel da doença e por sua relação com a intratabilidade dos estressores precipitantes.

Precipitantes. A avaliação empírica dos precipitantes dessa síndrome encontrou altas taxas de estressores relacionados a trabalho, que se tornaram mais intratáveis pela natureza centralizada da sociedade chinesa continental. Estes incluem atribuições de trabalho indesejáveis, postos de trabalho que causaram separações da família, críticas duras no trabalho, cargas de trabalho excessivas, tarefas monótonas e sentimentos de inadequação ou incompatibilidade de habilidades e responsabilidades. Os estudantes em geral descreveram precipitantes menos graves relacionados aos estudos, particularmente fracasso escolar ou ansiedade em relação à divergência entre aspirações pessoais ou familiares e desempenho. Outros estressores interpessoais e relacionados à família incluíam desilusões românticas, conflito conjugal e a morte de um cônjuge ou outro parente. As compreensões etiológicas dos chineses da síndrome costumam inverter a visão ocidental de apresentações "psicossomáticas", pela qual precipitantes sociais-interpessoais causam perturbação psicológica que é deslocada para a experiência corporal.

Outras características clínicas. O curso clínico da síndrome pode depender da comorbidade psiquiátrica associada e do grau de persistência dos estressores precipitantes. Um estudo longitudinal encontrou completa resolução dos sintomas de *shenjing shuairuo* e bom ajustamento social 20 anos após o diagnóstico-índice em 83 de 89 casos. Apenas um caso continuava recebendo tratamento, e nenhum dos indivíduos relatou o início de transtorno depressivo subsequente ao diagnóstico de *shenjing shuairuo*.

Psiquiatras chineses realizaram inúmeros estudos da função neurofisiológica e cognitiva em pacientes afetados pela síndrome a partir da década de 1950. A maioria relatou anormalidades em comparação com controles sadios, inclusive em testes de polissonografia, eletrencefalografia, reflexos psicogalvânicos, função gástrica e função de memória. Esses achados precisam ser reproduzidos com amostras bem controladas usando-se instrumentos diagnósticos contemporâneos.

Fatores culturais específicos. O desenvolvimento das definições de *shenjing shuairuo* deu-se a partir de uma tradição de sincretismo na medicina chinesa entre a compreensão da doença nativa e as contribuições internacionais. As noções ocidentais do século XIX de um sistema nervoso enfraquecido devido ao uso excessivo (neurastenia) encontraram uma expressão cognata secular nos conceitos chineses de meridianos ou canais (*jing*) corporais ligando órgãos vitais em redes equilibradas ao longo das quais as forças (p. ex., *qi*, energia vital, nas formas *yin* e *yang*) podem ter seu fluxo harmonioso normal interrompido. Isso deu origem ao *shenjing shuairuo*, uma doença pela qual o *jing* que carrega *shen* – espírito ou vitalidade, a capacidade da mente de formar ideias e o desejo da personalidade de viver a vida – se tornou *shuai* (degenerado) e *ruo* (fraco) após excitação nervosa indevida.

Tratamento. Ao ter acesso aos setores formais de tratamento, a maioria dos pacientes consultava tanto médicos treinados no Ocidente como doutores chineses tradicionais. Locais de tratamento médico não psiquiátrico eram preferidos, incluindo clínicas de neurologia e medicina geral, de acordo com as compreensões culturais da etiologia somatopsíquica do *shenjing shuairuo*, que enfatiza sua mediação física. A modalidade de tratamento era geralmente o uso de remédios chineses tradicionais, que eram prescritos tanto por médicos formados no Ocidente como por aqueles que praticavam o estilo chinês. Isso estava de acordo com o *status* equilibrado ainda fornecido para ambos os tipos de treinamento dado aos médicos chineses. A polifármácia era comum, combinando sedativos, ervas tradicionais, agentes anti-ansiedade, vitaminas e outros tônicos. Apesar da supressão ativa da cura religiosa na China, quase um quarto de pacientes também utilizava esse tipo de tratamento.

REFERÊNCIAS

Bhugra D, Popelyuk D, McMullen I. Paraphilias across cultures: Contexts and controversies. *J Sex Res*. 2010;47(2):242.

Bhui K, Bhugra D, eds. *Culture and Mental Health*. London: Hodder Arnold; 2007.

Bou Khalil R, Dahdah P, Richa S, Kahn DA. Lycanthropy as a culture-bound syndrome: A case report and review of the literature. *J Psychiatr Pract*. 2012;18(1):51.

Crozier I. Making up koro: Multiplicity, psychiatry, culture, and penis-shrinking anxieties. *J Hist Med Allied Sci*. 2012;67(1):36.

Donlan W, Lee J. Screening for depression among indigenous Mexican migrant farmworkers using the Patient Health Questionnaire-9. *Psychol Rep*. 2010;106(2):419.

Guarnaccia PJ, Lewis-Fernández R, Pincay IM, Shrout P, Guo J, Torres M, Canino G, Alegria M. *Ataque de nervios* as a marker of social and psychiatric vulnerability: Results from the NLAAS. *Int J Soc Psychiatry*. 2010;56(3):298.

Haque A. Mental health concepts in Southeast Asia: Diagnostic considerations and treatment implications. *Psychol Health Med*. 2010;15(2):127.

Jefee-Bahloul H. Teaching psychiatry residents about culture-bound syndromes: implementation of a modified team-based learning program. *Acad Psychiatry*. 2014;1–2.

Juckett G, Rudolf-Watson L. Recognizing mental illness in culture-bound syndromes. *Am Fam Physician*. 2010;81(2):206

Lewis-Fernández R, Guarnaccia PJ, Ruiz P. Culture-bound syndromes. In: Sadock BJ, Sadock VA, Ruiz P, eds. *Kaplan & Sadock's Comprehensive Textbook of Psychiatry*. 9th ed. Philadelphia: Lippincott Williams & Wilkins; 2009:2519.

Llyod K. The history and relevance of culture-bound syndromes. In: Bhui K, Bhugra D, eds. *Culture and Mental Health*. London: Hodder Arnold; 2007:98.

Swartz L. Dissociation and spirit possession in non-Western countries: Notes towards a common research agenda. In: Sinason V, ed. *Attachment, Trauma and Multiplicity: Working With Dissociative Identity Disorder*. 2nd ed. New York: Routledge; 2011:63.

Teo AR, Gaw AC. Hikikomori, a Japanese culture-bound syndrome of social withdrawal?: A proposal for DSM-5. *J Nerv Ment Dis*. 2010;198(6):444.

4 Teorias da personalidade e psicopatologia

▲ 4.1 Sigmund Freud: fundador da psicanálise clássica

A psicanálise foi fruto do gênio de Sigmund Freud. Ele colocou sua marca nela desde o princípio, e pode-se afirmar razoavelmente que, embora a ciência e a teoria da psicanálise tenham evoluído muito além de Freud, sua influência ainda é forte e onipresente. Ao relatar os estágios progressivos na evolução das origens do pensamento psicanalítico de Freud, não se deve esquecer de que o próprio Freud estava trabalhando no contexto de seu próprio treinamento e conhecimento da neurologia e do pensamento científico de sua época.

A ciência da psicanálise é o alicerce do entendimento psicodinâmico e forma a estrutura de referência teórica fundamental para uma variedade de intervenções terapêuticas, compreendendo não apenas a própria psicanálise, mas várias formas de psicoterapia de orientação psicanalítica e formas relacionadas de terapia que empregam conceitos psicodinâmicos. Atualmente, tem havido um considerável interesse nos esforços para relacionar o entendimento psicanalítico do comportamento humano e da experiência emocional com os achados que surgem da pesquisa neurocientífica. Por consequência, uma compreensão informada e clara das facetas fundamentais da teoria e da orientação psicanalítica é essencial para o entendimento dos estudantes de um segmento grande e significativo do pensamento psiquiátrico atual.

Ao mesmo tempo, a psicanálise está passando por uma inquietação criativa na qual as perspectivas clássicas estão sendo constantemente desafiadas e revisadas, levando a uma diversidade de ênfases e pontos de vista, os quais podemos considerar como representando aspectos do pensamento psicanalítico. Isso deu origem à questão de se a psicanálise é uma ou mais de uma teoria. A divergência de múltiplas variantes teóricas levanta a questão do grau em que as perspectivas mais recentes podem ser conciliadas com as perspectivas clássicas.

O espírito das modificações criativas na teoria foi introduzido pelo próprio Freud. Algumas das modificações da teoria clássica depois de Freud tentaram reformular proposições analíticas básicas, embora ainda mantendo o espírito e os *insights* fundamentais de uma perspectiva freudiana; outras desafiaram e abandonaram os *insights* analíticos básicos em favor de paradigmas divergentes que parecem radicalmente diferentes e mesmo contraditórios.

Ainda que exista mais de uma forma de abordar a diversidade desse material, a decisão foi de organizá-lo ao longo de linhas mais ou menos históricas, registrando o surgimento da teoria ou teorias analíticas ao longo do tempo, mas com uma boa dose de sobreposição e alguma redundância. Porém, existe um padrão geral de surgimento gradual, progredindo da primeira teoria dos instintos para a teoria estrutural, para a psicologia do ego, para as relações objetais e para a psicologia do *self*, o intersubjetivismo e as abordagens relacionais.

Atualmente, é aceito que a psicanálise apresenta três aspectos cruciais: ela é uma técnica terapêutica, um conjunto de conhecimentos científicos e teóricos e um método de investigação. Esta seção concentra-se na psicanálise como teoria e como tratamento, mas os princípios básicos aqui elaborados têm ampla aplicação em cenários não psicanalíticos na psiquiatria clínica.

A VIDA DE FREUD

Sigmund Freud (1856-1939) nasceu em Freiburg, uma pequena cidade da Morávia, que hoje faz parte da República Tcheca. Quando tinha 4 anos, seu pai, um mercador de lã judeu, se mudou com a família para Viena, onde Freud passou a maior parte de sua vida. Após a faculdade de medicina, especializou-se em neurologia e estudou por um ano em Paris com Jean-Martin Charcot. Também foi influenciado por Ambroise-Auguste Liébeault e Hippolyte-Marie Bernheim, que lhe ensinaram hipnose enquanto estava na França. Após sua formação, voltou para Viena e iniciou seu trabalho clínico com pacientes histéricas. Entre 1887 e 1897, o trabalho com essas pacientes o levou a desenvolver a psicanálise. As Figuras 4.1-1 e 4.1-2 mostram Freud com 47 e 79 anos, respectivamente.

A ORIGEM DA PSICANÁLISE

Na década de 1887 a 1897, Freud mergulhou no estudo sério dos distúrbios em suas pacientes histéricas, resultando em descobertas que contribuíram para o início da psicanálise. Esse começo débil tinha um aspecto triplo: surgimento da psicanálise como um método de investigação, como uma técnica terapêutica e como um corpo de conhecimento científico embasado em um cabedal de informações e proposições teóricas básicas cada vez maior. Essas primeiras pesquisas fluíram da colaboração inicial de Freud com Joseph Breuer e, então, cada vez mais, de suas próprias investigações e desenvolvimentos teóricos independentes.

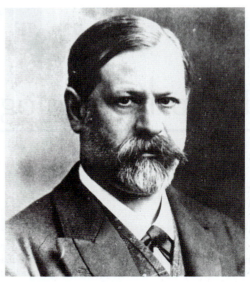

FIGURA 4.1-1
Sigmund Freud aos 47 anos. (Cortesia de Menninger Foundation Archives, Topeka, KS.)

O CASO DE ANNA O

Breuer era um médico mais velho, famoso e bem estabelecido na comunidade vienense (Fig. 4.1-3). Sabendo dos interesses de Freud pela patologia histérica, Breuer contou-lhe sobre o caso incomum de uma mulher que tinha tratado por aproximadamente um ano e meio, de dezembro de 1880 a junho de 1882. Essa mulher ficou famosa sob o pseudônimo Fräulein Anna O, e o estudo de suas dificuldades provou ser um dos estímulos importantes no desenvolvimento da psicanálise.

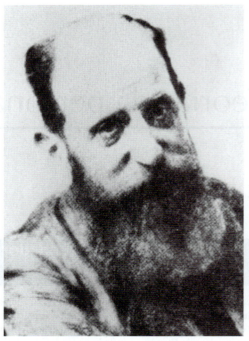

FIGURA 4.1-3
Joseph Breuer (1842-1925).

Anna O era, na realidade, Bertha Pappenheim, que posteriormente ficou famosa como fundadora do movimento de assistência social na Alemanha. Na época em que começou a ver Breuer, ela era uma jovem de cerca de 21 anos, inteligente e de temperamento forte, que tinha desenvolvido uma série de sintomas histéricos em associação com a doença e a morte de seu pai. Esses sintomas incluíam

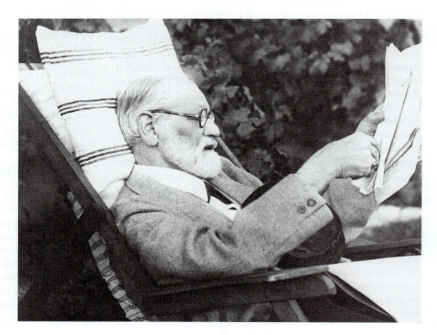

FIGURA 4.1-2
Sigmund Freud aos 79 anos. (Cortesia de Menninger Foundation Archives, Topeka, KS.)

a paralisia dos membros, contraturas, anestesias, distúrbios visuais e de fala, anorexia e uma tosse nervosa aflitiva. Sua doença também era caracterizada por duas fases de consciência distintas: uma relativamente normal, mas a outra refletia uma segunda personalidade, mais patológica.

Anna era muito apaixonada e próxima de seu pai e dividiu com sua mãe a tarefa de cuidá-lo em seu leito de morte. Durante seus estados alterados de consciência, a jovem era capaz de lembrar as fantasias vívidas e as emoções intensas que tinha vivenciado enquanto cuidava de seu pai. Era com considerável assombro, tanto de Anna quanto de Breuer, que, quando ela era capaz de lembrar, com a expressão de afeto associada, as cenas ou circunstâncias sob as quais seus sintomas tinham surgido, os sintomas desapareciam. Ela descreveu de forma muito clara esse processo como "cura pela conversa" e como "limpeza de chaminés".

Quando a conexão entre discutir as circunstâncias dos sintomas e o desaparecimento destes foi estabelecida, Anna prosseguiu para lidar com cada um de seus muitos sintomas, um após o outro. Ela foi capaz de lembrar que, em uma ocasião, quando sua mãe estava ausente, tinha sentado ao lado da cama do pai e tido uma fantasia ou um devaneio no qual imaginava que uma cobra estava rastejando na direção do pai e prestes a mordê-lo. Ela se inclinou para a frente para tentar afastar a cobra, mas seu braço, que tinha ficado caído sobre o encosto da cadeira, tinha adormecido. Foi incapaz de movê-lo. A paralisia persistiu, e Anna não conseguiu mover o braço até que, sob hipnose, foi capaz de recordar essa cena. É fácil ver como Freud deve ter tido uma profunda impressão sobre esse tipo de material. Ele fornecia uma demonstração convincente do poder de memórias inconscientes e afetos suprimidos na produção de sintomas histéricos.

No decorrer do tratamento um tanto prolongado, Breuer tinha ficado cada vez mais preocupado com sua fascinante e rara paciente e, consequentemente, passava cada vez mais tempo com ela. Enquanto isso, sua esposa ficava cada vez mais ciumenta e ressentida. Assim que Breuer percebeu isso, as conotações sexuais o assustaram, e ele terminou o tratamento de forma repentina. Poucas horas mais tarde, entretanto, ele foi chamado com urgência à casa de Anna, que se encontrava acamada. Ela nunca havia feito alusão ao tema proibido de sexo durante seu tratamento, mas estava agora vivenciando um parto histérico. Freud considerou a gravidez fantasma o desfecho lógico dos sentimentos sexuais que ela tinha desenvolvido em relação a Breuer em resposta a sua atenção terapêutica. O próprio Breuer tinha estado bastante inconsciente desse desenvolvimento, e a experiência foi muito debilitante. Ele conseguiu acalmar Anna mediante hipnose, mas então deixou a casa suando frio e imediatamente embarcou com sua esposa para Veneza em uma segunda lua de mel.

De acordo com uma versão que vem de Freud por meio de Ernest Jones, a paciente estava longe de ser curada e depois teve de ser hospitalizada após a partida de Breuer. Parece irônico que o protótipo de uma cura catártica estivesse, na verdade, longe de ser um êxito. Contudo, o caso de Anna O forneceu um importante ponto de partida para o pensamento de Freud e um ponto crucial no desenvolvimento da psicanálise.

A INTERPRETAÇÃO DOS SONHOS

Em sua publicação referencial A *interpretação dos sonhos*, em 1900, Freud apresentou uma teoria do processo de sonhar que encontra paralelos com sua análise anterior dos sintomas psiconeuróticos. Ele via a experiência do sonho como uma expressão consciente de fantasias ou desejos inconscientes não facilmente aceitáveis à experiência consciente da vigília. Portanto, a atividade do sonho era considerada uma das manifestações normais de processos inconscientes.

As imagens do sonho representavam desejos ou pensamentos inconscientes, disfarçados por meio de um processo de simbolização e de outros mecanismos de distorção. Essa reelaboração de conteúdos inconscientes constituía o trabalho dos sonhos. Freud postulou a existência de um "censor", retratado como defendendo a fronteira entre a parte inconsciente da mente e o nível pré-consciente. O censor funcionava para excluir desejos inconscientes durante estados conscientes, mas, durante o relaxamento regressivo do sono, permitia que certos conteúdos inconscientes ultrapassassem a fronteira, apenas após sua transformação em formas disfarçadas vivenciadas nos conteúdos manifestos do sonho pelo indivíduo adormecido. Freud presumia que o censor trabalhasse a serviço do ego – ou seja, servindo aos objetivos de autopreservação do ego. Embora estivesse ciente da natureza inconsciente dos processos, ele tendia a considerar o ego nesse ponto no desenvolvimento de sua teoria de forma mais restritiva como a fonte de processos conscientes de razoável controle e vontade.

A análise dos sonhos evoca o material que foi reprimido. Esses pensamentos e desejos inconscientes incluem estímulos sensoriais noturnos (impressões sensoriais como dor, fome, sede, urgência urinária), os resíduos do dia (pensamentos e ideias associados às atividades e preocupações da vida da pessoa no período em que está acordada) e impulsos inaceitáveis reprimidos. Visto que a motilidade é bloqueada pelo estado de sono, o sonho proporciona gratificação parcial, mas limitada, do impulso reprimido que lhe dá vazão.

Freud distinguiu duas camadas de conteúdo dos sonhos. O conteúdo *manifesto* refere-se ao que a pessoa consegue lembrar, e o conteúdo *latente* envolve os pensamentos e os desejos inconscientes que ameaçam acordá-la. Ele descreveu as operações mentais inconscientes pelas quais o conteúdo latente dos sonhos se transforma em sonho manifesto como o *trabalho dos sonhos*. Desejos e impulsos reprimidos devem se associar a imagens neutras e inocentes para passar pelo escrutínio do censor do sonho. Esse processo envolve a seleção de imagens aparentemente insignificantes e triviais da experiência atual da pessoa, as quais estão associadas de forma dinâmica às imagens latentes lembradas em algum aspecto.

Condensação

É o mecanismo pelo qual diversos impulsos, desejos ou sentimentos inconscientes podem ser combinados em uma única imagem no conteúdo manifesto do sonho. Portanto, no pesadelo de uma criança, um monstro pode ser a representação não apenas de seu pai, mas também de alguns aspectos da mãe e até mesmo de alguns dos impulsos hostis primitivos da própria criança. O inverso da condensação também pode ocorrer no trabalho dos sonhos, a saber, uma irradiação ou difusão de um único desejo ou impulso latente que é distribuída por meio de múltiplas representações no conteúdo manifesto do sonho. A combinação dos mecanismos de condensação e difusão fornece à pessoa um dispositivo altamente flexível e econômico para facilitar, comprimir e difundir ou expandir o conteúdo manifesto do sonho, que é derivado de desejos e impulsos latentes ou inconscientes.

Deslocamento

O mecanismo de *deslocamento* diz respeito à transferência de quantidades de energia (catexia) de um objeto original para uma representação substituta ou simbólica do objeto. Visto que é relativamente neutro – ou seja, menos investido de energia afetiva –, o objeto substituto é mais aceitável ao censor do sonho e pode ultrapassar as fronteiras da repressão com mais facilidade. Por conseguinte, enquanto o simbolismo pode ser utilizado para referir-se à substituição de um objeto por outro, o deslocamento facilita a distorção de desejos inconscientes pela transferência de energia afetiva de um objeto para outro. Apesar da transferência de energia catéxica, o objetivo do impulso inconsciente permanece inalterado. Por exemplo, em um sonho, a mãe pode ser representada visualmente por uma figura feminina desconhecida (pelo menos uma que tenha menos significado emocional para a pessoa), mas o conteúdo aparente do sonho continua a derivar dos impulsos instintuais inconscientes da pessoa em relação à mãe.

Representação simbólica

Freud observou que, ao sonhar, a pessoa muitas vezes representava ideias ou objetos altamente carregados por meio do uso de imagens inocentes associadas de alguma forma à ideia ou ao objeto representado. Dessa maneira, um conceito abstrato ou um conjunto complexo de sentimentos para com uma pessoa podem ser simbolizados por uma imagem simples, concreta ou sensorial. Freud observou que os símbolos têm significados inconscientes que podem ser compreendidos por meio das associações do paciente ao símbolo, mas também acreditava que certos símbolos têm significados universais.

Revisão secundária

Os mecanismos de condensação, deslocamento e representação simbólica são característicos de um tipo de pensamento que Freud chamava de *processo primário*. Esse modo primitivo de atividade cognitiva é caracterizado por imagens ilógicas, bizarras e absurdas, que parecem incoerentes. Ele acreditava que um aspecto mais maduro e razoável do ego operasse durante os sonhos para organizar aspectos primitivos em uma forma mais coerente. *Revisão secundária* é o nome que Freud deu a esse processo, no qual os sonhos se tornam um pouco mais racionais. Ele está relacionado à atividade madura característica do estado de vigília, à qual chamou de *processo secundário*.

Afeto nos sonhos

As emoções secundárias podem não aparecer nos sonhos ou podem ser vivenciadas de um modo um pouco alterado. Por exemplo, a raiva reprimida para com o próprio pai pode assumir a forma de uma leve irritação. Os sentimentos também podem aparecer como seus opostos.

Sonhos ansiosos

A teoria dos sonhos de Freud precedeu o desenvolvimento de uma teoria abrangente do ego. Assim, seu entendimento dos sonhos enfatiza a importância de descarregar impulsos ou desejos por meio do seu conteúdo alucinatório. Ele via os mecanismos como condensação, deslocamento, representação simbólica, projeção e revisão secundária principalmente como facilitando a descarga de impulsos latentes, em vez de proteger os sonhos da ansiedade e da dor. Freud entendia os sonhos ansiosos como refletindo um fracasso da função protetora dos mecanismos de trabalho dos sonhos. Os impulsos reprimidos conseguiam chegar ao conteúdo manifesto de uma forma mais ou menos reconhecível.

Sonhos punitivos

Os sonhos em que as pessoas vivenciam uma punição representavam um desafio especial para Freud, porque pareciam ser uma exceção a sua teoria da realização dos desejos nos sonhos. Ele entendia esses sonhos como refletindo um compromisso entre o desejo reprimido e a instância repressora ou consciência. Em um sonho punitivo, o ego prevê a condenação por parte da consciência quando impulsos inaceitáveis latentes são expressos de forma direta em seu conteúdo manifesto. Assim, o desejo de punição por parte da consciência do paciente é satisfeito dando expressão a fantasias punitivas.

MODELO TOPOGRÁFICO DA MENTE

A publicação de *A interpretação dos sonhos*, em 1900, anunciava a chegada do modelo topográfico da mente de Freud, no qual ele dividia a mente em três regiões: o sistema consciente, o sistema pré-consciente e o sistema inconsciente. Cada um deles tem suas próprias características únicas.

O consciente

O sistema consciente do modelo topográfico de Freud é a parte da mente em que as percepções que provêm do mundo externo ou do interior do corpo ou da mente são trazidas à consciência. A consciência é um fenômeno subjetivo, cujo conteúdo apenas pode ser comunicado por meio de linguagem ou de comportamento. Freud presumia que a consciência usasse uma forma de energia psíquica neutralizada, que ele chamava de *catexia de atenção*, por meio da qual as pessoas tinham noção de determinada ideia ou de um sentimento pelo fato de investirem uma quantidade distinta de energia psíquica em ambos.

O pré-consciente

O sistema pré-consciente é composto pelos eventos, processos e conteúdos mentais que podem ser trazidos à consciência pelo ato de concentrar a atenção. Embora não esteja consciente da aparência de seu professor da primeira série, a maioria das pessoas pode trazer essa imagem à mente deliberadamente concentrando sua atenção na memória. Do ponto de vista conceitual, o pré-consciente representa uma interface entre as regiões inconsciente e consciente da mente. Para chegar à consciência, o conteúdo do inconsciente deve ser relacionado a palavras e, assim, se tornar pré-consciente. O sistema pré-consciente também serve para manter a barreira repressiva e para censurar desejos e vontades inaceitáveis.

O inconsciente

O sistema inconsciente é dinâmico. Seus conteúdos e processos mentais são mantidos fora do conhecimento consciente por meio das forças de censura ou repressão, e é intimamente relacionado às pulsões instintuais. Nesse ponto da teoria do desenvolvimento de Freud, acreditava-se que os instintos consistissem de impulsos sexuais e autopreservativos e que o inconsciente contivesse sobretudo as representações e os derivados mentais do instinto sexual.

O conteúdo do inconsciente limita-se a desejos que buscam ser realizados. Esses desejos fornecem a motivação para a formação de sonhos e sintomas neuróticos. Hoje, essa visão é considerada reducionista.

O sistema inconsciente caracteriza-se pelo *processo primário de pensamento*, que visa principalmente facilitar a realização de desejos e a liberação de instintos. É governado pelo princípio do prazer e, portanto, desconsidera conexões lógicas; não tem uma concepção de tempo, representa os desejos como satisfações, permite que contradições existam de maneira simultânea e nega a existência de elementos negativos. O processo primário também é caracterizado pela mobilidade extrema da catexia do impulso, de modo que o investimento de energia psíquica possa mudar de um objeto para outro sem oposição. As memórias do inconsciente foram separadas de sua associação a símbolos verbais. Assim, quando as palavras são reaplicadas a traços de memória esquecidos, como ocorre no tratamento psicanalítico, a recatexia verbal permite às memórias chegarem novamente à consciência.

Os conteúdos do inconsciente só podem se tornar conscientes passando pelo pré-consciente. Quando os censores são derrotados, os elementos podem entrar na consciência.

Limitações da teoria topográfica

Freud logo percebeu que duas deficiências importantes da teoria topográfica limitavam sua utilidade. Primeiro, os mecanismos de defesa de muitos pacientes que protegem contra desejos, sentimentos ou pensamentos perturbadores inicialmente não estavam acessíveis à consciência. Assim, a repressão não pode ser idêntica para o pré-consciente, pois, por definição, essa região da mente é acessível à consciência. Segundo, os pacientes de Freud com frequência demonstravam uma necessidade inconsciente de punição. Essa observação clínica tornava improvável que a entidade moral que buscava punição pudesse estar aliada às forças anti-instintuais disponíveis à consciência no pré-consciente. Essas dificuldades levaram-no a descartar a teoria topográfica, mas certos conceitos continuam a ser úteis, de modo particular os processos de pensamento primários e secundários, a importância fundamental da realização de desejos, a existência de um inconsciente dinâmico e uma tendência a regressão sob condições de frustração.

TEORIA DOS INSTINTOS OU DAS PULSÕES

Após o desenvolvimento do modelo topográfico, Freud voltou sua atenção para as complexidades da teoria dos instintos. Ele estava determinado a ancorar sua teoria psicológica na biologia, e sua escolha levou a dificuldades terminológicas e conceituais quando utilizou termos derivados da biologia para denotar construtos psicológicos. *Instinto*, por exemplo, refere-se a um padrão de comportamento específico produzido geneticamente e, portanto, mais ou menos independente da aprendizagem. Entretanto, pesquisas modernas demonstrando que os padrões instintuais são modificados por meio de aprendizagem experiencial tornaram essa teoria problemática. Outra confusão originou-se da ambiguidade inerente a um conceito situado na fronteira entre o biológico e o psicológico: o aspecto da representação mental do termo e o componente fisiológico devem ser integrados ou separados? Embora o termo *pulsão* possa estar mais próximo da acepção de Freud do que instinto, no uso contemporâneo, os dois termos costumam ser usados indistintamente.

Na visão de Freud, um instinto tem quatro características principais: fonte, ímpeto, objetivo e objeto. A *fonte* diz respeito à parte do corpo da qual surge o instinto. O *ímpeto* é a quantidade de força ou intensidade associada ao instinto. O *objetivo* refere-se a qualquer ação dirigida para a liberação de tensão ou satisfação, e o *objeto* é o alvo (em geral uma pessoa) dessa ação.

Instintos

Libido. A ambiguidade no termo *pulsão instintual* também se reflete no uso do termo *libido*. Em resumo, Freud considerava o instinto sexual um processo psicofisiológico com manifestações mentais e fisiológicas. Em essência, ele usava o termo *libido* para se referir à "força pela qual o instinto sexual é representado na mente". Por conseguinte, em seu sentido aceito, libido se refere especificamente às manifestações mentais do instinto sexual. Ele reconheceu cedo que o instinto sexual não se originava de uma forma acabada ou final, representado pelo estágio de primazia genital. Em vez disso, ele passava por um processo de desenvolvimento complexo, tendo, em cada fase, objetivos e objetos específicos que divergiam em vários graus do simples objetivo de união genital. A teoria da libido, portanto, veio a incluir todas essas manifestações e os caminhos complicados que elas percorriam no curso do desenvolvimento psicossexual.

Instintos do ego. A partir de 1905, Freud defendeu uma teoria dual dos instintos, agrupando instintos sexuais e do ego conectados com autopreservação. Até 1914, com a publicação de *Sobre o narcisismo*, havia dado pouca atenção aos instintos do ego; nesse artigo, entretanto, Freud investia no ego com a libido pela primeira vez, postulando uma libido do ego e uma libido do objeto. Portanto, ele via o investimento narcisista como um instinto essencialmente libidinal e chamou os componentes não sexuais restantes de *instintos do ego*.

Agressividade. Quando os psicanalistas discutem nos dias atuais a teoria dual dos instintos, em geral estão se referindo a libido e a agressividade. Entretanto, Freud conceituou a agressividade originalmente como um componente dos instintos sexuais na forma de sadismo. À medida que entendeu que o sadismo tinha aspectos não sexuais, fez ajustes mais específicos, que lhe permitiram categorizar a agressividade e o ódio como parte dos instintos do ego e os aspectos libidinosos do sadismo como componentes dos instintos sexuais. Finalmente, em 1923, para explicar os dados clínicos que estava observando, foi levado a conceber a agressividade como um instinto separado. A fonte desse instinto, de acordo com Freud, estava nos músculos esqueléticos, e o objetivo dos instintos agressivos era a destruição.

Instintos de vida e de morte. Antes de designar a agressividade como um instinto separado, Freud, em 1920, reuniu os instintos do ego em uma categoria mais ampla, de instintos de vida. Estes foram sobrepostos aos instintos de morte, chamados de *Eros* e *Tânatos* em *Além do princípio do prazer*. Os instintos de vida e de morte eram considerados as forças subjacentes aos instintos sexuais e agressivos. Embora não conseguisse apresentar dados clínicos que verificassem o instinto de morte diretamente, pensava que este poderia ser inferido pela observação da *compulsão de repetição*, a tendência da pessoa a repetir comportamentos traumáticos passados. Freud acreditava que a força dominante nos organismos biológicos tinha de ser o instinto de morte. Ao contrário deste, Eros (o instinto de vida) refere-se à tendência de partículas de reunirem-se ou ligarem-se, como na reprodução sexuada. A visão que prevalece atualmente é a de que os instintos duais de sexualidade e agressividade são suficientes para explicar a maior parte dos fenômenos clínicos, sem recorrer a um instinto de morte.

Os princípios de prazer e de realidade

Em 1911, Freud descreveu dois princípios básicos do funcionamento mental: o do prazer e o da realidade. Fundamentalmente, ele remodelou a dicotomia dos processos primário e secundário nesses princípios e, assim, deu um passo importante para solidificar a noção do ego. Ambos os princípios, na visão de Freud, são aspectos do funcionamento do ego. O *princípio do prazer* é definido como uma tendência inata do organismo a evitar a dor e a buscar o prazer por meio da liberação da tensão. O *princípio da realidade*, por sua vez, é considerado uma função aprendida, intimamente relacionada ao amadurecimento do ego; esse princípio modifica o princípio do prazer e requer que a gratificação imediata seja retardada ou adiada.

Sexualidade infantil

Freud estabeleceu os três princípios fundamentais da teoria psicanalítica quando publicou *Três ensaios sobre a teoria da sexualidade*. Em primeiro lugar, ampliou a definição de sexualidade para incluir formas de prazer que transcendem a sexualidade genital. Em segundo, estabeleceu uma teoria do desenvolvimento da sexualidade infantil que descrevia as vicissitudes da atividade erótica do nascimento à puberdade. Em terceiro, apresentou uma ligação conceitual entre as neuroses e as perversões.

A noção de Freud de que as crianças são influenciadas por impulsos sexuais fez algumas pessoas relutarem em aceitar a psicanálise. Ele observou que os bebês têm atividade sexual desde o nascimento, mas suas primeiras manifestações são basicamente não sexuais e associadas a funções corporais como a amamentação e o controle do intestino e da bexiga. À medida que a energia libidinal muda da zona oral para a zona anal e para a zona fálica, acredita-se que cada estágio do desenvolvimento tenha por base e reúna as realizações do estágio anterior. O *estágio oral*, que ocupa os primeiros 12 a 18 meses de vida, é centrado na boca e nos lábios e se manifesta nos comportamentos de mastigar, morder e chupar. A atividade erótica dominante do *estágio anal*, de 18 a 36 meses de idade, envolve o funcionamento e o controle do intestino. O estágio fálico, de 3 a 5 anos, concentra-se inicialmente na urinação como fonte da atividade erótica. Freud sugeriu que a atividade erótica fálica em meninos é um estágio preliminar que leva à atividade genital adulta. Enquanto o pênis permanece sendo o principal órgão sexual durante o desenvolvimento psicossexual masculino, Freud postulava que as mulheres têm duas zonas erotogênicas principais, a vagina e o clitóris. Ele acreditava que esse era o principal foco erotogênico durante o período genital infantil, mas que a primazia erótica passaria para a vagina após a puberdade. Estudos subsequentes da sexualidade humana questionaram a validade dessa distinção.

Freud descobriu que, nas psiconeuroses, apenas um número limitado dos impulsos sexuais que haviam sido reprimidos e eram responsáveis por criar e manter os sintomas neuróticos era normal. Na maior parte, esses eram os mesmos impulsos que apresentavam expressão explícita nas perversões. As neuroses, então, eram o negativo das perversões.

Relações objetais na teoria dos instintos

Freud sugeriu que a escolha de um objeto de amor na vida adulta, o próprio relacionamento amoroso e a natureza de todas as outras relações objetais dependem principalmente da natureza e da qualidade dos relacionamentos das crianças durante os primeiros anos de vida. Ao descrever as fases libidinais do desenvolvimento psicossexual, referiu-se repetidas vezes ao significado dos relacionamentos da criança com os pais e com outras pessoas significativas em seu ambiente.

A consciência do mundo externo dos objetos desenvolve-se de forma gradual nos bebês. Logo após o nascimento, eles têm consciência sobretudo das sensações físicas, como fome, frio e dor, que dão origem a tensão, e seus cuidadores são considerados principalmente pessoas que aliviam essa tensão ou removem os estímulos dolorosos. Entretanto, pesquisas recentes com bebês sugerem que a consciência sobre as outras pessoas comece muito antes do que Freud acreditava. A Tabela 4.1-1 apresenta um resumo dos estágios do desenvolvimento psicossexual e as relações objetais associadas com cada estágio. Embora a tabela só chegue até a idade adulta jovem, hoje se reconhece que o desenvolvimento continua durante toda a vida adulta.

O conceito de narcisismo

Segundo o mito grego, Narciso, um belo jovem, se apaixonou por seu reflexo na água de um lago e se afogou ao tentar abraçar sua linda imagem. Freud usou o termo *narcisismo* para descrever situações em que a libido está voltada para o próprio ego, e não para outras pessoas. Esse conceito causou incômodos para sua teoria dos instintos e essencialmente violou sua distinção entre os instintos libidinais e os instintos do ego ou de autopreservação. O entendimento de Freud do narcisismo o levou a usar o termo para descrever uma ampla variedade de transtornos psiquiátricos, em nítida oposição ao uso contemporâneo, que descreve um transtorno específico da personalidade. Ele agrupou vários transtornos como neuroses narcísicas, nas quais a libido é deslocada dos objetos e voltada internamente. Acreditava que esse afastamento do apego libidinal por objetos explicava a perda da capacidade de testar a realidade verificada em pacientes psicóticos; a grandiosidade e a onipotência, nesses pacientes, refletiriam o investimento libidinal excessivo no ego.

Freud não limitou seu uso do conceito de narcisismo às psicoses. Em estados de doença física e hipocondria, observou que o investimento libidinal muitas vezes era afastado dos objetos externos e de atividades e interesses exteriores. De maneira semelhante, sugeriu que, no sono normal, a libido também é afastada e redirecionada para o próprio corpo da pessoa. Considerava a homossexualidade um exemplo de uma forma narcisista de escolha de objetos, na qual as pessoas se apaixonam por uma versão idealizada de si mesmas, que é projetada em outra pessoa. Também encontrou manifestações narcisistas nas crenças e nos mitos de povos primitivos, especialmente aquelas que envolvem a capacidade de influenciar eventos externos por meio da onipotência mágica dos processos de pensamento. No curso do desenvolvimento normal, as crianças também exibem essa crença em sua própria onipotência.

Freud postulou um estado de narcisismo primário no nascimento, no qual a libido está armazenada no ego. Considerava o recém-nascido um ser completamente narcisista, com todo o investimento libidinal voltado para as necessidades fisiológicas e sua satisfação. Referia-se a esse autoinvestimento como *libido do ego*. O estado infantil de autoabsorção muda de modo gradual, segundo Freud, com a consciência cada vez mais clara de que uma pessoa separada – a figura da mãe – é responsável por satisfazer as necessidades do bebê. Essa compreensão leva à dissociação gradual entre a libido e o *self* e ao redirecionamento desta para o objeto externo. Assim, o desenvolvimento de relações objetais em bebês acompanha a mudança do narcisismo primário para o apego ao objeto. O investimento libidinal no objeto é chamado de *libido objetal*. Se uma criança sofrer repulsa ou trauma pela figura do cuidador, a libido objetal pode se retrair e ser reinvestida no ego. Freud chamou essa postura regressiva de *narcisismo secundário*.

Freud usou o termo *narcisismo* para descrever muitas dimensões diferentes da experiência humana. Às vezes, usava-o para descrever uma perversão na qual as pessoas utilizavam seu próprio corpo ou partes dele como objetos de excitação sexual. Em outros casos, empregou o termo para descrever uma fase do desenvolvimento, como no estado de narcisismo primário. Em

TABELA 4.1-1
Estágios do desenvolvimento psicossexual

Estágio oral

Definição	É o primeiro estágio do desenvolvimento, no qual as necessidades, as percepções e os modos de expressão do bebê estão centrados principalmente na boca, nos lábios, na língua e em outros órgãos relacionados à zona oral e em torno do reflexo de sucção.
Descrição	A zona oral mantém seu papel dominante na organização psíquica até aproximadamente os primeiros 18 meses de vida. As sensações orais incluem sede, fome, estímulos táteis prazerosos evocados pelo mamilo ou seu substituto, sensações relacionadas ao ato de engolir ou à saciedade. Os impulsos orais consistem em dois componentes separados: libidinais e agressivos. Estados de tensão oral levam à busca de gratificação oral, representada por tranquilidade ao final da amamentação. A tríade oral consiste no desejo de comer, de dormir e de alcançar o relaxamento que ocorre ao final da amamentação, pouco antes de dormir. Acredita-se que as necessidades libidinais (erotismo oral) predominem nas primeiras partes da fase oral e, posteriormente, sejam associadas a componentes mais agressivos (sadismo oral). A agressividade oral pode se expressar na forma de mordidas, mastigação, cuspidas ou pelo choro e está relacionada a fantasias e desejos primitivos de morder, devorar e destruir.
Objetivos	Estabelecer um relacionamento de dependência e confiança com objetos que proporcionam nutrição e sustento, obter uma expressão confortável e a gratificação de necessidades libidinais orais sem conflitos excessivos ou ambivalência com desejos sádicos orais.
Traços patológicos	Gratificações ou privações orais excessivas podem resultar em fixações libidinais que contribuem para traços patológicos. Esses traços podem incluir otimismo excessivo, narcisismo, pessimismo (como nos estados depressivos) e exigências. Inveja e ciúme estão com frequência associados com traços orais.
Traços de caráter	A resolução bem-sucedida da fase oral resulta nas capacidades de dar e receber sem dependência excessiva ou inveja e de contar com os outros com confiança e um senso de independência e autoconfiança. O indivíduo com caráter oral costuma ser dependente em excesso e necessitar que outras pessoas sejam solícitas e cuidem dele e, em geral é dependentes ao extremo dos outros para manter a autoestima. Estes são facilmente amalgamados com necessidades narcisistas.

Estágio anal

Definição	Estágio do desenvolvimento psicossexual promovido pelo amadurecimento do controle neuromuscular sobre os esfincteres, particularmente o esfincter anal, permitindo maior controle voluntário sobre a retenção ou expulsão de fezes.
Descrição	Esse período, que se estende aproximadamente de 1 a 3 anos de idade, é marcado por uma intensificação visível dos impulsos agressivos, associados a componentes libidinais em impulsos sádicos. A aquisição do controle voluntário dos esfincteres está relacionada a uma mudança da passividade para a atividade. Os conflitos em relação ao controle anal e a disputa com os pais sobre manter ou expelir as fezes no treinamento dos esfincteres geram um aumento da ambivalência, junto com conflitos sobre separação, individuação e independência. O erotismo anal refere-se ao prazer sexual no funcionamento anal, tanto em reter as preciosas fezes quanto em apresentá-las como um presente precioso para os pais. O sadismo anal refere-se à expressão de desejos agressivos associados com liberação das fezes como armas poderosas e destrutivas. Esses desejos com frequência são exibidos em fantasias de bombardeiros ou explosões.
Objetivos	O período anal é marcado pela busca por independência e separação da dependência e do controle dos pais. Os objetivos do controle dos esfincteres sem controle exagerado (retenção fecal) ou perda do controle são representados pelas tentativas da criança de alcançar autonomia e independência sem vergonha ou dúvidas excessivas pela perda do controle.
Traços patológicos	Traços de caráter mal-adaptativos, muitas vezes aparentemente inconsistentes, são derivados do erotismo anal e das defesas contra ele. Organização, obstinação, teimosia, intencionalidade, frugalidade e parcimônia são características do caráter anal. Quando as defesas contra esses traços são menos efetivas, o caráter anal revela traços de maior ambivalência, falta de asseio, desordem, desafio, raiva e tendências sadomasoquistas. As características e defesas anais costumam ser vistas nas neuroses obsessivo-compulsivas.
Traços de caráter	A resolução bem-sucedida da fase anal fornece a base para o desenvolvimento de autonomia pessoal, uma capacidade para independência e iniciativa pessoal sem culpa, uma capacidade de autodeterminação sem vergonha ou dúvida, falta de ambivalência e uma capacidade de cooperação sem obstinação excessiva e sem um sentido de autodiminuição ou derrota.

Estágio uretral

Definição	Esse estágio não foi tratado explicitamente por Freud, mas serve como um estágio de transição entre os estágios anal e fálico. Ele compartilha algumas das características da fase anal e outras da fase fálica subsequente.
Descrição	As características da fase uretral muitas vezes estão incluídas nas da fase fálica. Entretanto, erotismo uretral refere-se ao prazer em urinar, bem como em retenção uretral, análoga à retenção anal. Existem questões semelhantes de desempenho e controle relacionadas ao funcionamento uretral que podem envolver uma qualidade sádica, muitas vezes refletindo a persistência de impulsos anais. A perda do controle uretral, como na enurese, pode ter um significado regressivo que reativa conflitos anais.
Objetivos	Estão presentes questões relacionadas ao controle, ao desempenho e à perda do controle uretral. Não está claro se, ou em que medida, os objetivos do funcionamento uretral diferem dos do período anal, exceto que eles são expressos em um estágio de desenvolvimento posterior.
Traços patológicos	Os traços uretrais predominantes são a competitividade e a ambição, provavelmente relacionadas à compensação pela vergonha da perda do controle uretral. Isso pode provocar o desenvolvimento da inveja do pênis, relacionado ao sentido feminino de vergonha e inadequação por ser incapaz de igualar o desempenho uretral masculino. Isso também pode estar relacionado a questões de controle e vergonha.
Traços de caráter	Além dos efeitos saudáveis análogos aos do período anal, a competência uretral proporciona um senso de orgulho e autocompetência com base no desempenho. O desempenho uretral é uma área em que o menino pode imitar e igualar o desempenho mais adulto de seu pai. A resolução de conflitos uretrais abre caminho para a formação da identidade de gênero e de identificações subsequentes.

(continua)

TABELA 4.1-1
Estágios do desenvolvimento psicossexual (*continuação*)

Estágio fálico

Definição	O estágio fálico se inicia em algum momento durante o terceiro ano de vida e continua até aproximadamente o fim do quinto ano.
Descrição	A fase fálica caracteriza-se por uma concentração nos interesses, estímulos e excitação sexuais na área genital. O pênis torna-se o principal órgão de interesse para as crianças de ambos os sexos, com a ausência do pênis nas meninas sendo vista como castração. A fase fálica é associada com um aumento da masturbação genital acompanhada por fantasias predominantemente inconscientes de envolvimento sexual com o genitor do sexo oposto. Ameaças de castração e a ansiedade relacionada estão associadas a culpa sobre masturbação e desejos edipianos. Durante essa fase, o envolvimento e o conflito edipianos são estabelecidos e consolidados.
Objetivos	Concentrar o interesse erótico na área genital e nas funções genitais. Isso forma as bases para a identidade de gênero e serve para integrar os resíduos de estágios anteriores do desenvolvimento psicossexual em uma orientação com predominância genital-sexual. O estabelecimento da situação edipiana é essencial para promover identificações subsequentes, servindo como modelo para dimensões importantes e duradouras da organização do caráter.
Traços patológicos	A derivação de traços patológicos do envolvimento fálico-edipiano é suficientemente complexa e está sujeita a uma variedade tão grande de modificações que abrange quase todo o desenvolvimento neurótico. Entretanto, as questões concentram-se na castração, nos homens, e na inveja do pênis, nas mulheres. Os padrões de internalização desenvolvidos a partir da resolução do complexo de Édipo fornecem outro foco importante de distorções do desenvolvimento. A influência da ansiedade de castração e da inveja do pênis, as defesas contra ambas e os padrões de identificação são os principais determinantes do desenvolvimento do caráter humano. Eles também reúnem e integram os resíduos dos estágios psicossexuais anteriores, de modo que as fixações ou conflitos derivados deles podem afetar e modificar a resolução edipiana.
Traços de caráter	O estágio fálico fornece as bases para um senso emergente de identidade sexual, curiosidade sem embaraço, iniciativa sem culpa, bem como domínio não apenas sobre objetos e pessoas do ambiente, mas também sobre processos e impulsos internos. A resolução do conflito edipiano dá origem a capacidades estruturais internas para a regulação de impulsos instintivos e sua orientação para finalidades construtivas. As fontes internas dessa regulação são o ego e o superego e baseiam-se em introjeções e identificações derivadas principalmente das figuras parentais.

Estágio de latência

Definição	Esse é o estágio de relativa tranquilidade ou inatividade do impulso sexual durante o período da resolução do complexo de Édipo até a puberdade (de 5 a 6 anos até 11 a 13 anos).
Descrição	A instituição do superego ao fim do período edipiano e o amadurecimento das funções do ego permitem um controle bem maior dos impulsos e motivos instintuais. Os interesses sexuais durante esse período normalmente são considerados calmos. É um período de contatos sobretudo homossexuais para meninos e meninas, bem como de sublimação de energias libidinais e agressivas em aprendizagem energética e atividades lúdicas, exploração do ambiente e mobilização para se tornar mais proficiente em lidar com o mundo de coisas e pessoas a seu redor. É um período para o desenvolvimento de habilidades importantes. A força relativa de elementos regulatórios muitas vezes dá origem a padrões de comportamento obsessivos e controladores.
Objetivos	O principal objetivo é a maior integração das identificações edipianas e a consolidação da identidade de gênero e dos papéis sexuais. A relativa calma e o controle dos impulsos instintuais permite o desenvolvimento dos aparatos do ego e o domínio de habilidades. Outros componentes de identificação podem ser acrescentados aos edipianos, com base na ampliação de contatos com pessoas significativas fora da família (p. ex., professores, instrutores e outros adultos).
Traços patológicos	Os perigos no período de latência podem surgir da falta de desenvolvimento de controles internos ou de seu excesso. A falta de controle pode levar a um fracasso em sublimar o suficiente as energias no interesse da aprendizagem e do desenvolvimento de habilidades; um excesso de controle interno, entretanto, pode levar ao término prematuro do desenvolvimento da personalidade e à elaboração precoce de traços de caráter obsessivos.
Traços de caráter	O período de latência costuma ser visto como uma fase de inatividade pouco relevante no esquema do desenvolvimento. Ultimamente, os processos evolutivos que ocorrem nesse período têm recebido bastante atenção, e importantes consolidações e adições foram feitas às identificações pós-edipianas básicas e aos processos de integração e consolidação das realizações anteriores no desenvolvimento psicossexual e no estabelecimento de padrões decisivos de funcionamento adaptativo. A criança pode desenvolver um senso de diligência e a capacidade de dominar objetos e conceitos que permitam o funcionamento autônomo e um senso de iniciativa sem o risco de fracasso ou derrota ou um senso de inferioridade. Essas são realizações importantes que devem ser integradas, em última análise, como a base essencial para uma vida adulta madura de satisfação no trabalho e no amor.

Estágio genital

Definição	A fase genital, ou adolescente, estende-se do início da puberdade, aproximadamente dos 11 aos 13 anos, até a idade adulta jovem. O pensamento atual tende a subdividir esse estágio em períodos de pré-adolescência, adolescência inicial, adolescência intermediária, adolescência tardia e mesmo pós-adolescência.
Descrição	O amadurecimento fisiológico dos sistemas de funcionamento genital (sexual) e dos sistemas hormonais concomitantes leva a intensificação dos impulsos instintuais, particularmente dos impulsos libidinais. Isso causa uma regressão na organização da personalidade, que reativa conflitos de estágios anteriores e possibilita uma nova resolução desses conflitos no contexto de uma identidade sexual e adulta madura. Esse período foi descrito como uma "segunda individuação".
Objetivos	Os principais objetivos são a separação final da dependência e do apego aos pais e o estabelecimento de relações objetais heterossexuais maduras e não incestuosas. Relacionado a isso, há a obtenção de um senso de identidade e aceitação pessoal e a integração de papéis e funções adultos que permitam novas integrações adaptativas com expectativas sociais e valores culturais.

(*continua*)

TABELA 4.1-1
Estágios do desenvolvimento psicossexual (*continuação*)

Traços patológicos	Os desvios patológicos que ocorrem em decorrência da falta de uma resolução bem-sucedida desse estágio do desenvolvimento são inúmeros e complexos. Podem surgir defeitos a partir de todo um espectro de resíduos psicossexuais, uma vez que a tarefa evolutiva do período adolescente é, de certa forma, uma reabertura parcial, um retrabalho e a reintegração de todos esses aspectos do desenvolvimento. Resoluções e fixações malsucedidas anteriores em várias fases ou aspectos do desenvolvimento psicossexual produzirão defeitos patológicos na personalidade adulta emergente e defeitos na formação da identidade.
Traços de caráter	A resolução e a reintegração bem-sucedidas de estágios psicossexuais anteriores na fase genital adolescente abrem caminho para uma personalidade plenamente madura, com a capacidade de potência genital plena e satisfatória e um senso de identidade consistente e integrado ao *self*. Isso fornece a base para uma capacidade de autorrealização e participação significativa nas esferas de trabalho, amor e na aplicação criativa e produtiva a objetivos e valores satisfatórios e significativos.

ainda outros casos, o termo se referia a uma escolha objetal específica. Freud distinguiu os objetos de amor que são escolhidos "de acordo com o tipo narcísico", em cujo caso o objeto se parece com a autoimagem, idealizada ou fantasiada pelo indivíduo, de objetos escolhidos de acordo com o "anaclítico", no qual o objeto de amor lembra um cuidador do início da vida. Por fim, Freud também usava a palavra *narcisismo* de forma indistinta como sinônimo de *autoestima*.

PSICOLOGIA DO EGO

Embora Freud tenha usado o construto do ego no decorrer da evolução da teoria psicanalítica, a psicologia do ego, como se conhece atualmente, começou de fato com a publicação, em 1923, de *O ego e o id*. Esse marco também representou uma transição no pensamento de Freud, do modelo topográfico da mente para o modelo estrutural tripartido do ego, do id e do superego. Ele havia observado repetidas vezes que nem todos os processos inconscientes podem ser relegados à vida instintiva do indivíduo. Alguns elementos da consciência, bem como as funções do ego, também são claramente inconscientes.

Teoria estrutural da mente

O modelo estrutural do aparato psíquico é o pilar da psicologia do ego. As três entidades – id, ego e superego – são distinguidas segundo suas diferentes funções.

Id. Freud usou o termo *id* para referir-se a uma variedade de impulsos instintivos desorganizados. Operando sob o domínio do processo primário, o id não tem a capacidade de adiar ou modificar as pulsões instintuais que nascem com o bebê. Porém, ele não deve ser considerado sinônimo do inconsciente, pois tanto o ego quanto o superego têm componentes inconscientes.

Ego. O ego abrange todas as três dimensões topográficas do consciente, pré-consciente e inconsciente. O pensamento lógico e o abstrato e a expressão verbal estão associados às funções conscientes e pré-conscientes do ego. Os mecanismos de defesa residem no domínio inconsciente do ego, que é o órgão executivo da psique e controla a mobilidade, a percepção, o contato com a realidade e, por meio dos mecanismos de defesa disponíveis, o retardo e a modulação da expressão dos impulsos.

Freud acreditava que o id fosse modificado como resultado do impacto do mundo externo sobre os impulsos. As pressões da realidade permitem que o ego se aproprie das energias do id para fazer seu trabalho. À medida que impõe as influências do mundo externo sobre o id, o ego simultaneamente substitui o princípio da realidade pelo princípio do prazer. Freud enfatizou o papel do conflito no modelo estrutural e observou que, a princípio, ocorrem conflitos entre o id e o mundo exterior, apenas para serem transformados, depois, em conflitos entre o id e o ego.

O terceiro componente do modelo estrutural tripartido é o superego, que estabelece e mantém a consciência moral do indivíduo com base em um complexo sistema internalizado de ideais e valores dos pais. Freud via o superego como o herdeiro do complexo de Édipo. As crianças internalizam os valores e os padrões de seus pais por volta dos 5 ou 6 anos de idade. O superego, então, serve como uma entidade que proporciona um escrutínio contínuo dos comportamentos, pensamentos e sentimentos da pessoa; faz comparações com padrões de comportamento esperados e oferece aprovação ou desaprovação. Essas atividades ocorrem de forma amplamente inconsciente.

O ideal do ego costuma ser visto como um componente do superego. Trata-se de uma entidade que prescreve o que a pessoa deve fazer, de acordo com os padrões e valores internalizados. O superego, por sua vez, é uma instância da consciência moral que *proíbe* – isto é, dita o que não se deve fazer. Ao longo de todo o período de latência e a partir dele, as pessoas continuam a se modelar com base em identificações anteriores, por meio de seu contato com figuras que admiram e que contribuem para a formação de padrões morais, aspirações e ideais.

Funções do ego

Os psicólogos do ego modernos identificaram um conjunto de funções básicas do ego que caracterizam suas operações. Essas descrições refletem as atividades do ego consideradas fundamentais.

Controle e regulação das pulsões instintuais. O desenvolvimento da capacidade de atrasar ou adiar a liberação de impulsos, assim como a capacidade de testar a realidade, estão intimamente relacionados à progressão, na primeira infância, do princípio do prazer para o princípio da realidade. Essa capacidade também é um aspecto essencial do papel do ego como mediador entre o id e o mundo exterior. Uma parte da socialização do bebê com o mundo externo é a aquisição da linguagem e do processo secundário, ou pensamento lógico.

Julgamento. Uma função do ego estreitamente relacionada é o julgamento, que envolve a capacidade de antecipar as consequências de ações. Como ocorre no controle e na regulação das pulsões instintuais, o julgamento se desenvolve em paralelo com a evolução do *processo secundário de pensamento*. A capacidade de pensar de forma lógica permite avaliar como o próprio comportamento pode afetar outras pessoas.

Relação com a realidade. A mediação entre o mundo interno e a realidade externa é uma função crucial do ego. As relações com o mundo exterior podem ser divididas em três aspectos: senso de realidade, teste de realidade e adaptação à realidade. O *senso de realidade* desenvolve-se junto com o despertar da consciência do bebê acerca de suas sensações corporais. A capacidade de distinguir o que está fora do corpo daquilo que está dentro é um aspecto essencial do senso de realidade, e distúrbios dos limites do corpo, como a despersonalização, refletem limitações nessa função do ego. O *teste de realidade*, uma função do ego de suma importância, refere-se à capacidade de distinguir fantasias internas da realidade externa. Essa função diferencia pessoas psicóticas de não psicóticas. A *adaptação à realidade* envolve a capacidade pessoal de usar seus recursos para desenvolver respostas efetivas a mudanças nas circunstâncias, com base em experiências anteriores com a realidade.

Relações objetais. A capacidade de formar relacionamentos mutuamente satisfatórios está ligada, em parte, a padrões de internalização provenientes de interações precoces com os pais e com outras pessoas significativas. Essa capacidade também é uma função fundamental do ego, no sentido de que a satisfação das relações depende da possibilidade de integrar aspectos positivos e negativos de outras pessoas e do *self* e de manter um senso interno das outras pessoas, mesmo em sua ausência. De maneira semelhante, o domínio dos derivados do impulso também é crucial para estabelecer relacionamentos satisfatórios. Embora Freud não tenha desenvolvido uma teoria de relações objetais ampla, alguns psicanalistas britânicos, como Ronald Fairbairn (1889-1964) e Michael Balint (1896-1970), trabalharam para compreender os primeiros estágios das relações dos bebês com objetos que satisfazem suas necessidades e o desenvolvimento gradual de um senso de separação da mãe. Outro psicanalista britânico, Donald W. Winnicott (1896-1971), descreveu o *objeto transicional* (p. ex., um cobertor, um ursinho de pelúcia, uma chupeta) como o elo entre as crianças e suas mães. A criança consegue se separar da mãe porque um objeto transicional proporciona sentimentos de segurança em sua ausência. Os estágios do desenvolvimento humano e a teoria das relações objetais são resumidos na Tabela 4.1-2.

Função sintética. Descrita primeiramente por Herman Nunberg, em 1931, a *função sintética* se refere à capacidade do ego de integrar diversos elementos em uma unidade geral. Aspectos diferentes do *self* e das outras pessoas, por exemplo, são sintetizados em uma representação coerente, que perdura ao longo do tempo. A função também envolve organizar, coordenar e generalizar ou simplificar grandes quantidades de dados.

Funções autônomas primárias. Heinz Hartmann descreveu as chamadas funções autônomas primárias do ego como aparatos rudimentares presentes no nascimento que ocorrem independentemente de conflitos intrapsíquicos entre impulsos e defesas. Essas funções incluem a percepção, a aprendizagem, a inteligência, a intuição, a linguagem, o pensamento, a compreensão e a mobilidade.

No curso do desenvolvimento, alguns desses aspectos do ego livres de conflitos podem algumas vezes se envolver em um conflito. Eles terão uma evolução normal se o bebê for criado em circunstâncias as quais Hartmann chamou de um *ambiente esperado médio*.

Funções autônomas secundárias. Quando a esfera na qual a função autônoma primária se desenvolve é envolvida em um conflito, as chamadas *funções autônomas secundárias* do ego surgem na defesa contra os impulsos. Por exemplo, uma criança pode desenvolver funções de cuidador como uma formação reativa contra desejos assassinos durante os primeiros anos de vida. Posteriormente, as funções defensivas podem ser neutralizadas ou desinstintualizadas quando a criança crescer, tornando-se um assistente social e cuidando de pessoas sem-teto, por exemplo.

Mecanismos de defesa

Em cada fase do desenvolvimento libidinal, componentes específicos dos impulsos evocam defesas do ego características. A fase anal, por exemplo, está associada com formação reativa, manifestada pelo desenvolvimento de vergonha e aversão em relação a impulsos e prazeres anais.

As defesas podem ser agrupadas de forma hierárquica de acordo com o grau relativo de maturidade relacionado a elas. As defesas narcisistas são as mais primitivas e aparecem em crianças e adultos com perturbações psicóticas. As defesas imaturas são vistas em adolescentes e em alguns pacientes não psicóticos. As defesas neuróticas são encontradas em pacientes obsessivo-compulsivos e histéricos, bem como em adultos submetidos a estresse. A Tabela 4.1-3 lista os mecanismos de defesa, de acordo com a classificação dos quatro tipos, segundo George Valliant.

Teoria da ansiedade

Freud inicialmente conceituou a ansiedade como "libido represada". Em essência, um aumento fisiológico na tensão sexual leva a um aumento correspondente na libido, a representação mental do evento fisiológico. As *neuroses atuais* são causadas por esse acúmulo. Depois, com o desenvolvimento do modelo estrutural, Freud desenvolveu uma nova teoria de um segundo tipo de ansiedade que chamou de *ansiedade sinal*. Nesse modelo, a ansiedade opera em um nível inconsciente e serve para mobilizar os recursos do ego a fim de evitar o perigo. Fontes internas ou externas de perigo podem produzir um sinal que leva o ego a utilizar determinados mecanismos de defesa para se proteger ou reduzir a excitação instintual.

TABELA 4.1-2
Linhas paralelas do desenvolvimento

Fases instintuais	Separação-individuação	Relações objetais	Crises psicossociais
Oral	Autismo, simbiose	Narcisismo primário, satisfação de necessidades	Confiança ou desconfiança
Anal	Diferenciação, prática, aproximação	Satisfação de necessidades, constância do objeto	Autonomia ou vergonha, insegurança
Fálica	Constância do objeto, complexo de Édipo	Constância do objeto, ambivalência	Iniciativa ou culpa
Latência	–	–	Diligência ou inferioridade
Adolescência	Genitalidade, individuação secundária	Amor objetal	Identidade ou confusão de identidade
Idade adulta	Genitalidade madura	–	Intimidade ou isolamento, generatividade ou estagnação, integridade ou desespero

TABELA 4.1-3
Classificação dos mecanismos de defesa

Defesas narcisistas-psicóticas

Essas defesas são encontradas geralmente como parte de um processo psicótico, mas também podem ocorrer nos sonhos ou nas fantasias de crianças pequenas e de adultos. Elas compartilham o objetivo comum de evitar, negar ou distorcer a realidade.

Projeção	Perceber e reagir a impulsos internos inaceitáveis e a seus derivados como se eles estivessem fora do *self*. Em um nível psicótico, isso assume a forma de delírios francos sobre a realidade externa, em geral persecutórios; inclui tanto a percepção dos próprios sentimentos como os do outro com subsequente atuação da percepção (delírios paranoides psicóticos). Os impulsos podem derivar do id ou do superego (recriminações alucinadas).
Negação	A negação psicótica da realidade externa, diferentemente da repressão, afeta a percepção dessa realidade mais do que a da realidade interna. Ver, mas recusar-se a reconhecer o que se vê, ou ouvir e negar o que realmente ouviu são exemplos de negação e exemplificam a estreita relação da negação com a experiência sensorial. Entretanto, nem toda negação é necessariamente psicótica. Como a projeção, a negação pode funcionar no interesse de objetivos mais neuróticos ou mesmo adaptativos. A negação evita a consciência de algum aspecto doloroso da realidade. No nível psicótico, a realidade negada pode ser substituída por uma fantasia ou delírio.
Distorção	Moldar a realidade externa de forma grosseira para adequá-la às necessidades internas, incluindo crenças megalomaníacas irrealistas, alucinações, delírios de satisfação de desejos, e empregar sentimentos sustentados de grandiosidade, superioridade ou merecimento delirantes.

Defesas imaturas

Esses mecanismos são bastante comuns na pré-adolescência e em transtornos de caráter adultos. São com frequência mobilizadas por ansiedades relacionadas a intimidade ou a sua perda. Embora sejam consideradas socialmente inadequadas ou indesejáveis, elas com frequência abrandam com a melhora nos relacionamentos interpessoais ou com aumento da maturidade pessoal.

Atuação	A expressão direta de um desejo ou impulso inconscientes por meio de ação para evitar a consciência do afeto que o acompanha. A fantasia inconsciente, envolvendo objetos, é vivida de forma impulsiva no comportamento, desse modo gratificando o impulso mais do que a proibição contra ele. Em um nível crônico, a atuação envolve ceder ao impulso para evitar a tensão que resultaria do adiamento de sua expressão.
Bloqueio	Uma inibição, via de regra temporária, sobretudo de afetos, mas possivelmente também de pensamentos e impulsos. Seus efeitos são próximos da repressão, mas existe um componente de tensão que surge da inibição do impulso, do afeto ou do pensamento.
Hipocondria	Transformação da reprovação aos outros surgindo de luto, solidão ou impulsos agressivos inaceitáveis em autorreprovação na forma de queixas somáticas de dor, doença, etc. Uma doença real também pode ser excessivamente enfatizada ou exagerada por suas possibilidades de fuga e regressão. Assim, a responsabilidade pode ser evitada, a culpa pode ser contornada, e os impulsos instintuais podem ser repelidos.
Introjeção	Além das funções evolutivas do processo de introjeção, ela também pode ter funções defensivas específicas. A introjeção de um objeto amado envolve a internalização de características do objeto com a finalidade de garantir sua intimidade e presença constante. A ansiedade consequente à separação ou à tensão que surge da ambivalência em relação ao objeto é, dessa forma, diminuída. Se o objeto for perdido, a introjeção anula ou nega a perda assumindo suas características, de certo modo preservando o objeto internamente. Mesmo que o objeto não seja perdido, a internalização costuma envolver uma mudança de catexia, refletindo uma alteração significativa na relação objetal. A introjeção de um objeto temido serve para evitar a ansiedade pela internalização da característica agressiva do objeto, dessa maneira colocando a agressividade sob o controle da pessoa. A agressividade não é mais sentida como vindo de fora, mas é incorporada e utilizada defensivamente, transformando, assim, a posição fraca e passiva do indivíduo em uma posição ativa e forte. O exemplo clássico é a "identificação com o agressor". A introjeção também pode ocorrer por um sentimento de culpa no qual o introjeto autopunitivo é atribuível ao componente hostil-destrutivo de um laço ambivalente com um objeto. Assim, as qualidades autopunitivas do objeto são assumidas e estabelecidas no *self* como um sintoma ou um traço de caráter, que representa de maneira eficaz tanto a destruição como a preservação do objeto. Isso é chamado de *identificação com a vítima*.
Comportamento passivo-agressivo	Agressividade em relação a um objeto expressa de forma indireta e ineficaz por meio de passividade, masoquismo e voltar-se contra si mesmo.
Projeção	Em um nível não psicótico, a projeção envolve atribuir os próprios sentimentos não reconhecidos aos outros; inclui preconceito grave, rejeição de intimidade por desconfiança, hipervigilância a perigo externo e coleção de injustiças. A projeção opera de forma correlativa à introjeção, de modo que o material da projeção deriva da configuração internalizada, mas geralmente inconsciente, dos introjetos do indivíduo. Em níveis de função mais elevados, a projeção pode tomar a forma de má atribuição ou má interpretação de motivos, atitudes, sentimentos ou intenções dos outros.
Regressão	Um retorno a um estágio anterior de desenvolvimento ou funcionamento para evitar as ansiedades e as hostilidades envolvidas em estágios posteriores. Um retorno a pontos de fixação anteriores incorporando modos de comportamento previamente abandonados. Isso é com frequência resultado de um rompimento do equilíbrio em uma fase posterior do desenvolvimento. Reflete uma tendência básica a obter gratificação instintual ou de fugir de tensão instintual retornando a modos e níveis de gratificação primitivos quando os modos posteriores e mais diferenciados falham ou envolvem conflito intolerável.
Fantasia esquizoide	A tendência a usar a fantasia e ceder a um retraimento autista para resolver conflitos e obter gratificação.
Somatização	A conversão defensiva de derivados psíquicos para sintomas corporais; tendência a reagir com manifestações somáticas em vez de psíquicas. As respostas somáticas infantis são substituídas por pensamento e afeto durante o desenvolvimento (dessomatização); a regressão a formas ou respostas somáticas mais primitivas (ressomatização) pode resultar de conflitos não resolvidos e pode ter um papel importante nas reações psicofisiológicas e psicossomáticas.

(continua)

TABELA 4.1-3
Classificação dos mecanismos de defesa (*continuação*)

Defesas neuróticas

Essas defesas são comuns em indivíduos aparentemente normais e saudáveis, bem como nos transtornos neuróticos. Funcionam, em geral, no alívio de afetos perturbadores e podem ser expressas em formas neuróticas de comportamento. Dependendo das circunstâncias, também podem ter um aspecto adaptativo ou socialmente aceitável.

Controle	A tentativa excessiva de administrar ou regular eventos ou objetos no ambiente para minimizar a ansiedade e resolver conflitos internos.
Deslocamento	Envolve uma mudança intencional, inconsciente de impulsos ou de investimento afetivo de um objeto para outro na tentativa de resolver um conflito. Embora o objeto seja mudado, a natureza instintual do impulso e seu objetivo permanecem inalterados.
Dissociação	Uma modificação temporária, porém drástica, do caráter ou do senso de identidade pessoal para evitar perturbação emocional; inclui estados de fuga e reações de conversão histérica.
Externalização	Um termo geral, correlativo a internalização, referindo-se à tendência a perceber no mundo externo e em objetos externos componentes da própria personalidade, incluindo impulsos instintuais, conflitos, humores, atitudes e estilos de pensamento. É um termo mais geral do que projeção, que é definida por sua derivação de, e correlação com, introjetos específicos.
Inibição	A limitação ou renúncia determinadas inconscientemente de funções do ego específicas, de forma isolada ou em combinação, para evitar a ansiedade originada de conflito com impulsos instintuais, com o superego ou com forças ou figuras do ambiente.
Intelectualização	O controle de afetos e impulsos por meio de pensamento sobre eles, em vez de vivenciá-los. É um excesso sistemático de pensar, privado de seu afeto, para defender-se contra a ansiedade causada por impulsos inaceitáveis.
Isolamento	A cisão ou separação intrapsíquicas do afeto do conteúdo resultando em repressão da ideia ou do afeto ou no deslocamento do afeto para um conteúdo diferente ou substituto.
Racionalização	Uma justificativa de atitudes, crenças ou comportamentos que poderiam, de outro modo, ser inaceitáveis mediante uma aplicação incorreta de razões ou pela invenção de uma falácia convincente.
Formação reativa	A administração de impulsos inaceitáveis permitindo sua expressão na forma antitética. Isso equivale a uma expressão do impulso em sua forma negativa. Quando o conflito instintual é persistente, a formação reativa pode se tornar um traço de caráter permanente, geralmente como um aspecto do caráter obsessivo.
Repressão	Consiste em expelir ou retirar da consciência uma ideia ou um sentimento. Ela pode operar excluindo da consciência o que foi um dia vivenciado em um nível consciente (repressão secundária) ou pode inibir ideias e sentimentos antes de eles chegarem à consciência (repressão primária). O "esquecimento" associado com a repressão é único, uma vez que é com frequência acompanhado por comportamento altamente simbólico, o qual sugere que o reprimido não é esquecido de fato. A discriminação importante entre repressão e o conceito mais geral de defesa tem sido debatida.
Sexualização	Conferir a um objeto ou função um significado sexual que ele não tinha anteriormente, ou que tem em menor grau, para repelir ansiedades associadas com impulsos proibidos.

Defesas maduras

Esses mecanismos são saudáveis e adaptativos ao longo de todo o ciclo de vida. São socialmente adaptativos e úteis na integração de necessidades e motivos pessoais, demandas sociais e relações interpessoais. Podem estar subjacentes a padrões de comportamento que aparentam ser admiráveis e virtuosos.

Altruísmo	Prestar serviço indireto construtivo e instintualmente gratificante a outras pessoas, mesmo em detrimento de si mesmo. Isso deve ser diferenciado de capitulação altruísta, que envolve uma renúncia masoquista de gratificação direta ou de necessidades instintuais em favor da satisfação das necessidades de outros em detrimento de si mesmo, com satisfação indireta obtida apenas por meio de introjeção.
Antecipação	A antecipação realista ou o planejamento para futuro desconforto interior: implica planejamento excessivamente minucioso, preocupação e antecipação dos possíveis desfechos tristes e terríveis.
Ascetismo	A eliminação de afetos diretamente prazerosos atribuíveis a uma experiência. O elemento moral é implícito no estabelecimento de valores a prazeres específicos. O ascetismo é direcionado contra todo prazer "básico" percebido de modo consciente, e a gratificação é derivada da renúncia.
Humor	A expressão aberta de sentimentos sem desconforto pessoal ou imobilização e sem efeito desagradável sobre os outros. O humor permite que a pessoa tolere, e contudo se focalize, no que é terrível de tolerar, em contraste com o chiste, que sempre envolve distração ou afastamento da questão afetiva.
Sublimação	A gratificação de um impulso cujo objetivo é retido, mas cujo objeto é mudado de socialmente objetável para socialmente valorizado. A sublimação libidinal envolve uma dessexualização das pulsões instintuais e a colocação de um juízo de valor que substitui o que é valorizado pelo superego ou pela sociedade. A sublimação de impulsos agressivos ocorre por meio de jogos e esportes prazerosos. Diferentemente das defesas neuróticas, a sublimação permite que os instintos sejam canalizados em vez de represados ou desviados. Portanto, na sublimação, os sentimentos são reconhecidos, modificados e direcionados para uma pessoa ou um objetivo relativamente significativos de modo que resulte uma satisfação instintual modesta.
Supressão	A decisão consciente ou semiconsciente de adiar a atenção a um impulso ou conflito consciente.

Adaptada de Vaillant GE. *Adaptation to Life*. Boston: Little Brown; 1977; Semrad E. The operation of ego defenses in object loss. In: Moriarity DM, ed. *The Loss of Loved Ones*. Springfield, IL: Charles C Thomas; 1967; e Bibring GL, Dwyer TF, Huntington DS, Valenstein AA. A study of the psychological principles in pregnancy and of the earliest mother–child relationship: Methodological considerations. *Psychoanal Stud Child*. 1961;16:25.

A teoria da ansiedade posterior de Freud explica os sintomas neuróticos como o fracasso parcial do ego em enfrentar estímulos perturbadores. Os derivados dos impulsos associados ao perigo podem não ter sido adequadamente contidos pelos mecanismos de defesa usados pelo ego. Nas fobias, por exemplo, Freud explicou que o medo de uma ameaça externa (p. ex., cães ou cobras) é uma externalização de um perigo interno.

As situações de perigo também podem estar relacionadas a estágios do desenvolvimento e, portanto, podem criar uma hierarquia evolutiva de ansiedade. A primeira situação de perigo é o medo de desintegração ou aniquilação, com frequência associado a preocupações com a fusão com um objeto externo. À medida que os bebês amadurecem e reconhecem a figura materna como uma pessoa separada, a ansiedade de separação, ou o medo da perda de um objeto, se torna mais proeminente. Durante o estágio psicossexual edipiano, as meninas preocupam-se mais com o fato de perder o amor da figura mais importante de suas vidas, a mãe. Os meninos se sentem mais ansiosos sobre lesões corporais ou castração. Após a resolução do conflito edipiano, ocorre uma forma mais madura de ansiedade, muitas vezes denominada *ansiedade do superego*. Essa preocupação da idade de latência envolve o medo de que as representações parentais internalizadas, contidas no superego, deixem de amar ou punam raivosamente a criança.

Caráter

Em 1913, Freud estabeleceu a distinção entre sintomas neuróticos e traços de personalidade ou de caráter. Os *sintomas neuróticos* desenvolvem-se como resultado da falha de repressão; os *traços de caráter* devem sua existência ao sucesso da repressão, ou seja, ao sistema de defesa que alcança seu objetivo por meio de um padrão persistente de formação reativa e sublimação. Em 1923, Freud também observou que o ego somente consegue abrir mão de objetos importantes se identificando com eles ou introjetando-os. Esse padrão acumulado de identificações e introjeções também contribui para a formação do caráter. Freud enfatizou especificamente a importância da formação do superego na construção do caráter.

A psicanálise contemporânea considera o caráter o padrão habitual ou típico de adaptação de uma pessoa a forças de impulsos internos e a forças ambientais externas. Os termos *caráter* e *personalidade* são usados indistintamente e se distinguem do ego por se referirem a estilos de defesa e de comportamento observáveis, em vez de a sentimentos e pensamentos.

O caráter também é influenciado pelo temperamento constitucional; pela interação das forças do impulso com as defesas iniciais do ego e com influências ambientais; e por várias identificações e internalizações de outras pessoas ao longo da vida. O grau em que o ego desenvolveu uma capacidade de tolerar o adiamento na liberação do impulso e de neutralizar a energia instintual determina o grau com que esses traços de caráter emergem posteriormente. O desenvolvimento exagerado de alguns deles em detrimento de outros pode levar a transtornos da personalidade ou produzir uma vulnerabilidade ou predisposição a psicose.

TEORIA PSICANALÍTICA CLÁSSICA DAS NEUROSES

A visão clássica da gênese das neuroses considera os conflitos como essenciais. O conflito pode surgir entre as pulsões instintuais e a realidade externa ou entre entidades internas, como o *id* e o *superego* ou o *id* e o *ego*. Além disso, como o conflito não foi elaborado para uma solução realista, os impulsos ou desejos que procuram ser liberados foram expulsos da consciência por repressão ou por outro mecanismo de defesa. Entretanto, sua expulsão da consciência não torna os impulsos menos poderosos ou influentes. Como resultado, as tendências inconscientes (p. ex., sintomas neuróticos disfarçados) abrem caminho até a consciência. Essa teoria do desenvolvimento da neurose pressupõe que, na infância, tenha havido uma neurose rudimentar com base no mesmo tipo de conflito.

Privações durante os primeiros meses de vida devido a figuras cuidadoras ausentes ou limitadas podem afetar o desenvolvimento do ego de forma negativa. Essa limitação, por sua vez, pode resultar no fracasso em estabelecer identificações apropriadas. As dificuldades resultantes para o ego criam problemas na mediação entre os impulsos e o ambiente. A falta de capacidade para uma expressão construtiva dos impulsos, sobretudo da agressividade, pode levar certas crianças a voltar sua agressividade contra si mesmas e a se tornarem explicitamente autodestrutivas. Pais inconsistentes, severos em excesso ou indulgentes demais podem influenciá-las a estabelecer perturbações no desenvolvimento do superego. Conflitos graves que não podem ser administrados pela formação de sintomas podem redundar em restrições extremas no funcionamento do ego e limitam de forma significativa a capacidade de aprender e desenvolver novas habilidades.

Os eventos traumáticos que parecem ameaçar a sobrevivência podem romper as defesas quando o ego foi enfraquecido. Assim, mais energia libidinal é necessária para dominar a excitação resultante. Todavia, a libido mobilizada dessa forma é retirada do suprimento normalmente aplicado a objetos externos. Isso reduz a força do ego ainda mais e produz uma sensação de inadequação. Frustrações ou decepções em adultos podem reviver desejos infantis, que são, então, enfrentados por meio de formação de sintomas ou mais regressão.

Em seus estudos clássicos, Freud descreveu quatro tipos de neuroses infantis, três das quais tinham mais tarde uma evolução neurótica na idade adulta. Essa série de casos bem conhecida mostrada na Tabela 4.1-4 exemplifica algumas das conclusões importantes de Freud: (1) reações neuróticas no adulto frequentemente estão associadas com reações neuróticas na infância; (2) a conexão às vezes é contínua, mas com mais frequência é separada por um período latente sem neurose; e (3) a sexualidade infantil, fantasiada ou real, ocupa um lugar memorável na história inicial do paciente.

Algumas diferenças merecem ser mencionadas nos quatro casos apresentados na Tabela 4.1-4. Primeiro, as reações fóbicas tendem a começar em torno dos 4 ou 5 anos de idade; as reações obsessivas, entre 6 e 7 anos, e as de conversão, aos 8 anos. O grau de distúrbio subjacente é maior na reação de conversão e na neurose mista e parece apenas leve nas reações fóbicas e obsessivas. O curso da reação fóbica parece ser pouco influenciado por fatores traumáticos graves, enquanto fatores traumáticos, como as seduções sexuais, têm um papel importante nos outros três subgrupos. Foi durante esse período que Freud elaborou sua hipótese da sedução para a causa das neuroses, em cujos termos as reações obsessivo-compulsivas e histéricas supostamente teriam origem em experiências sexuais ativas e passivas.

TRATAMENTO E TÉCNICA

O pilar da técnica psicanalítica é a associação livre, na qual os pacientes dizem aquilo que vem à mente. Essa técnica faz mais do que apenas fornecer conteúdo para a análise: ela também induz a regressão necessária e a dependência associada com o estabelecimento e a elaboração da neurose de transferência. Quando isso ocorre, todos os desejos, os impulsos e as defesas originais relacionados à neurose infantil são transferidos para a pessoa do analista.

TABELA 4.1-4
Reações psiconeuróticas clássicas da infância

	Reação de conversão (Dora)	Reação fóbica (Hans)	Reação obsessivo-compulsiva (Homem dos ratos)	Reação neurótica mista (Homem dos lobos)
História familiar	História familiar marcante de doenças psiquiátricas e físicas	Ambos os genitores tratados para conflitos neuróticos, mas sem gravidade	Sem história familiar de doenças mentais	História familiar marcante de doenças psiquiátricas e físicas
Sintomas	Enurese e masturbação entre 6 e 8 anos; início da neurose aos 8 anos; enxaqueca, tosse nervosa e rouquidão aos 12; afonia aos 16; "apendicite" e convulsões aos 16; neuralgia facial aos 19; mudanças de personalidade aos 8, de "criatura selvagem" para criança calma	Questões compulsivas entre as idades de 3 e 3 anos e meio quanto a diferenças sexuais; reação de ciúme pelo nascimento da irmã aos 3 anos e meio; ameaça explícita de castração; masturbação explícita aos 3 anos e meio; hiperfagia e obstipação e reação fóbica entre 4 e 5 anos; ataque de gripe e amigdalotomia aos 5 pioram fobia	Período de desobediência entre 3 e 4 anos; timidez acentuada após apanhar do pai aos 4; reconhecimento de pessoas por seus cheiros quando criança (Renifleur); desenvolvimento precoce do ego; início de ideias obsessivas entre 6 e 7 anos	Tratável e calmo até os 3 anos; período de "desobediência" a partir daí até 4 anos; fobias com pesadelos entre 4 e 5 anos; reação obsessiva entre 6 e 7 anos (cerimoniais religiosos). Desaparecimento das neuroses aos 8 anos
Causas	Sedução por homem mais velho; doença do pai; caso extraconjugal do pai	Cuidado sedutor da mãe; nascimento da irmã aos 3 anos e meio	Sedução pela governanta, morte da irmã e surras do pai aos 4 anos	Sedução por irmã mais velha aos 3 anos; doença da mãe; conflito entre criada e governanta

(Cortesia de E. James Anthony, M.D.)

Quando tentam fazer associações livres, os pacientes logo percebem que têm dificuldade para dizer tudo o que vem à mente sem censurar certos pensamentos. Eles desenvolvem conflitos em relação a seus desejos e sentimentos para com o analista que refletem conflitos da infância. A *transferência* que se desenvolve para com o analista também pode servir como uma *resistência* ao processo de associação livre. Freud descobriu que essa condição não era um simples bloqueio às associações do paciente, mas uma importante revelação de suas relações objetais internas à medida que eram externalizadas e manifestadas no relacionamento de transferência com o analista. A análise sistemática da transferência e da resistência é a essência da psicanálise. Freud também estava ciente de que o analista pode ter transferências para com o paciente, as quais chamou de *contratransferência*. Na visão dele, esta era um obstáculo que o analista precisava entender para que não interferisse no tratamento. Segundo essa concepção, reconheceu a necessidade de que todos os analistas também fizessem análise. As variações na transferência e suas descrições estão contidas na Tabela 4.1-5. Os mecanismos básicos pelos quais as transferências são estabelecidas – deslocamento, projeção e identificação projetiva – são descritos na Tabela 4.1-6.

TABELA 4.1-5
Variantes da transferência

Transferências libidinais

Seguem o modelo clássico e geralmente nas formas mais leves como *reações transferenciais* positivas, mas podem tomar a forma de *transferências eróticas* mais intensas e perturbadoras. São derivadas de impulsos libidinais fálico-edipianos e podem ser permeadas de diferentes maneiras por influências pré-genitais. Podem ocorrer com diversos graus de intensidade e, nas formas leves, nem mesmo requererem interpretação se contribuírem e apoiarem a relação terapêutica. Sigmund Freud recomendava que elas fossem interpretadas apenas quando começassem a servir como uma resistência.

Transferências agressivas

Assumem a forma de transferências negativas ou mais patológicas, como as paranoides. *Transferências negativas* são observadas em todos os níveis de psicopatologia, mas podem predominar em alguns pacientes *borderline* que tendem a ver o relacionamento terapêutico em termos de poder e vitimização, considerando o terapeuta onipotente e poderoso, enquanto se consideram impotentes, fracos e vulneráveis. As transferências negativas são identificáveis em diversos graus em todas as análises e geralmente requerem intervenção e interpretação específicas.

Transferências de defesa

Opostas às *transferências de impulso*; a defesa contra impulsos encontra expressão na transferência em vez de nos próprios impulsos. Nessa forma de transferência, a atenção muda dos impulsos para o funcionamento defensivo do ego, de modo que a transferência já não é meramente a repetição da catexia instintual, mas também inclui aspectos do funcionamento do ego.

(continua)

TABELA 4.1-5
Variantes da transferência (*continuação*)

Neurose de transferência

Envolve a recriação ou a expressão mais ampla da neurose do paciente encenada novamente na relação analítica e pelo menos em teoria refletindo aspectos da neurose infantil. A neurose de transferência desenvolve-se de modo geral na fase intermediária da análise, quando o paciente, a princípio ávido por uma melhora da saúde mental, já não exibe de forma consistente tal motivação, mas inicia uma batalha com o analista pelo desejo de obter dele algum tipo de satisfação emocional a fim de que isso se torne a razão mais convincente para a continuidade da análise. Nesse ponto do tratamento, as emoções transferenciais tornam-se mais importantes para o paciente do que o alívio do sofrimento buscado inicialmente, e os problemas inconscientes relevantes não resolvidos da infância começam a dominar seu comportamento. Eles são agora reproduzidos na transferência, com toda sua emoção reprimida.

A neurose de transferência é governada por três características marcantes da vida instintual na infância: o princípio do prazer (antes do teste de realidade efetivo), a ambivalência e a compulsão de repetição. O surgimento dessa neurose é geralmente um processo lento e gradual, embora em certos pacientes com uma tendência a *regressão transferencial*, sobretudo os mais histéricos, os elementos de transferência e a neurose de transferência possam se manifestar bastante cedo no processo analítico. Uma situação após outra na vida do paciente é analisada e interpretada de maneira progressiva até que o conflito infantil original seja suficientemente revelado. Apenas então a neurose de transferência começa a diminuir. Nesse ponto, o término começa a surgir como uma preocupação mais central.

A opinião contemporânea é dividida quanto a sua importância e centralidade, se ela se forma no grau que Freud acreditava e se é necessária para o sucesso da análise – para alguns, continua sendo um veículo fundamental para a interpretação analítica e a eficácia terapêutica; para outros, pode nunca se desenvolver ou, quando se desenvolve, pode ter um papel menos central no processo de cura.

Psicose de transferência

Ocorre quando a falha do teste de realidade leva à perda da diferenciação *self*-objeto e à difusão das fronteiras entre *self* e objeto. Isso pode refletir uma tentativa de refundir-se com um objeto onipotente, investindo o *self* com poderes onipotentes como defesa contra medos subjacentes de vulnerabilidade e impotência. A psicose de transferência também pode incluir elementos transferenciais negativos nos quais a fusão traz a ameaça de engolfamento e perda do *self*, que pode precipitar uma *reação de transferência paranoide*.

Transferências narcisistas

Explicadas por Heinz Kohut (1971) como variações de padrões de projeção de configurações narcisistas arcaicas para o terapeuta. Baseiam-se em projeções de configurações introjetivas narcisistas, tanto superiores quanto inferiores – a forma superior refletindo superioridade, grandiosidade e autoestima aumentada, e a oposta inferior refletindo inferioridade, autodiminuição e autoestima baixa. O terapeuta representa, nos termos de Kohut, o *self* grandioso, nas *transferências especulares*, ou o imago parental idealizado, nas *transferências idealizadoras*. Nas transferências idealizadoras, todo poder e força são atribuídos ao objeto idealizado, deixando o indivíduo com uma sensação de vazio ou impotência quando separado desse objeto. A união com o objeto idealizado permite ao indivíduo recuperar o equilíbrio narcisista. As transferências idealizadoras podem refletir distúrbios do desenvolvimento no imago do pai idealizado, particularmente no período de formação do ideal do ego por introjeção do objeto idealizado. Em alguns indivíduos, a fixação narcisista leva ao desenvolvimento do *self* grandioso. A reativação do *self* grandioso na análise fornece a base da formação de transferências especulares, que ocorre de três formas: *transferência de fusão arcaica*, *transferência de alter-ego ou gemelar* menos arcaica e *transferência especular* no *sentido restrito*. Na transferência de fusão mais primitiva, o analista é experimentado apenas como uma extensão do *self* grandioso do indivíduo e, portanto, torna-se o repositório da grandiosidade e do exibicionismo do paciente. Na transferência de alter-ego ou gemelar, a ativação do *self* grandioso leva à experiência do objeto narcísico como semelhante ao *self* grandioso. Na forma mais madura da transferência especular, o analista é experimentado como uma pessoa separada, mas que se torna importante para o paciente e é aceita por ele apenas porque responde às necessidades narcisistas do *self* grandioso reativado.

Transferências self-objetais

Representam extensões do paradigma da psicologia do *self* além das configurações meramente narcísicas. O *self*-objeto envolve investimento do *self* no objeto de modo que este venha a exercer uma função autossustentadora que o *self* não pode realizar sozinho – ou para a manutenção da frágil coesão do *self*, ou para a regulação da autoestima. O outro, portanto, não é experimentado como um objeto ou uma entidade autônoma e separada, mas como presente apenas para atender às necessidades do *self*. A transferência, nesse sentido, reflete uma necessidade de desenvolvimento contínua que busca satisfação na relação analítica.

As transferências *self*-objetais refletem a estrutura de necessidade subjacente que o paciente traz para o relacionamento terapêutico com base no padrão predominante de privação ou frustração *self*-objetal e na busca correspondente pela forma adequada de envolvimento de *self*-objeto. Essas configurações foram descritas como o *self subestimulado*, o *self superestimulado*, o *self sobrecarregado* e o *self fragmentado*. Outras descrições do *self*-objeto precisam traduzir os padrões de interação transferencial baseadas nas dinâmicas narcisistas no contexto da perspectiva do relacionamento entre *self* e *self*-objeto, como nas personalidades "famintas de espelho" e personalidades "famintas de ideal". As variações sobre o tema de transferência especular incluem a personalidade faminta de *alter-ego*, a personalidade faminta de fusão e, em contraste, a personalidade que evita contato. Nas transferências derivadas dessas configurações de personalidade, o significado clássico da transferência sofreu uma modificação radical. Em vez de deslocamentos ou projeções dos primeiros contextos de relações objetais, o paciente traz uma necessidade baseada em sua própria capacidade atualmente deficiente e estrutura de caráter incompleta – uma necessidade de envolver o objeto em um relacionamento dependente para completar ou estabilizar sua própria integração psíquica.

Relação transicional

Esse modelo de transferência é embasado na noção do objeto transicional de Donald Winnicott. A transferência em estruturas de caráter mais primitivas é considerada uma forma de *relação objetal transicional* na qual o terapeuta é percebido como estando fora do *self*, mas investido com qualidades da própria autoimagem arcaica do paciente. O campo da transferência, nessa visão, é vislumbrado como um espaço transicional no qual se permite que a ilusão da transferência se desenrole.

(continua)

TABELA 4.1-5
Variantes da transferência (*continuação*)

Transferência como realidade psíquica

Reflete a necessidade de cada participante da análise de envolver o outro em uma postura correspondente a sua própria configuração e necessidades intrapsíquicas como um reflexo da realidade psíquica do sujeito individual. Isso diz respeito à visão clássica da transferência, com base no deslocamento ou na projeção de objetos passados, como inadequados, resultando em mais difusão do significado da transferência como equivalente à capacidade do indivíduo de criar um mundo significativo e preencher o mundo com significado. Nessa rendição, a transferência torna-se equivalente à realidade psíquica do paciente, de modo que qualquer distinção entre os significados dados à realidade e os significados inerentes à transferência é perdida. A transferência, nesses termos, torna-se abrangente, e qualquer significado distintivo e dinâmico que ela possa ter tido desaparece na obscuridade. Nessa forma de transferência, nenhum mecanismo que possa ser definido parece estar em atividade além do que está envolvido na realidade psíquica do sujeito. A visão do sujeito de seu ambiente e a impressão dos objetos de sua experiência, incluindo o objeto analítico, são indistinguíveis dos processos cognitivos e afetivos comuns que caracterizam o envolvimento e a responsividade pessoal ao mundo em torno dele ou dela.

Transferência como relacional ou intersubjetiva

A visão relacional ou intersubjetiva da transferência como surgindo ou sendo cocriada pela interação subjetiva entre o analista e o analisando transforma a transferência em um fenômeno interativo no qual as contribuições intrapsíquicas individuais de cada participante são obscurecidas. A transferência, nesse sentido, não é alguma coisa individual para o paciente, ou derivada dele intrapsiquicamente, mas é baseada na interação contínua presente entre o analista e o paciente construindo juntos a transferência. Nesses termos, a análise da transferência tem pouco a ver com derivados passados e tudo a ver com a relação contínua com o analista, primariamente na forma de *enactments* interpessoais. A transferência, nesse sentido, já não é um fenômeno individual, mas reflete uma interação de transferência-contratransferência de duas pessoas. A suposição é a de que não exista transferência sem contratransferência e a de que não exista contratransferência sem transferência. O paciente é, portanto, aliviado de qualquer carga de um inconsciente dinâmico pessoal refletindo vicissitudes do desenvolvimento e resíduos de uma história de vida. A transferência é criada de um modo novo no imediatismo da interação analítica presente como o produto de influência e comunicação mútuas entre analista e analisando, provavelmente contando com alguma forma de identificação projetiva mútua para manter a conotação interativa.

TABELA 4.1-6
Mecanismos de transferência

Deslocamento

O mecanismo básico dos paradigmas clássicos da transferência no qual uma representação do objeto derivada de qualquer nível ou combinação de níveis da experiência evolutiva do sujeito é deslocada para a representação do novo objeto, a saber, o analista, no relacionamento terapêutico. O deslocamento é o mecanismo básico para transferências libidinais, tanto positivas quanto eróticas, bem como para transferências agressivas e especialmente negativas. Em geral, as transferências de deslocamento tendem a ter um papel dominante nos transtornos neuróticos nos quais as dinâmicas fálico-edipianas (e em menor grau pré-edipianas) têm propensão a um papel dominante, embora não exclusivo.

Projeção

Processo pelo qual as qualidades ou características do *self*-como-objeto, geralmente envolvendo introjeções ou autorrepresentações, são atribuídas a um objeto externo, e a interação subsequente com o objeto é determinada pelas características projetadas. Assim, o analista ou objeto pode ser visto como sádico – ou seja, como tendo o caráter sádico do analisando ou sujeito, um aspecto do *self* do sujeito que é negado ou renegado por ele. A projeção tende a ter um papel mais proeminente, embora novamente não exclusivo, na formação da transferência nos transtornos de caráter mais primitivos, mas pode ser encontrada em diversas formas modificadas ao longo do espectro das neuroses. Visto que as projeções derivam sobretudo da configuração de introjetos que constituem o *self*-como-objeto do paciente, o efeito das transferências projetivas ou externalizantes é que a imagem do terapeuta passa a representar uma parte da própria organização do paciente em vez de simplesmente uma representação do objeto.

As projeções derivadas de introjetos destrutivos podem ser a base para reações transferenciais negativas e paranoides. Aquelas baseadas na vítima ou no introjeto resultam no paciente vindo a se relacionar com o terapeuta como sua vítima e ele mesmo assumindo uma posição hostil ou sádica como um agressor destrutivo ou vitimizador do terapeuta. Então, novamente, a projeção com base no agressor ou introjeto resulta no paciente vindo a se relacionar com o terapeuta como agressor e ele mesmo assumindo uma posição fraca, vulnerável ou masoquista na qual se torna uma vítima passiva e indefesa da agressão destrutiva do terapeuta. Padrões semelhantes podem ocorrer em torno de questões narcisistas envolvendo configurações introjetivas de superioridade narcisista e de inferioridade.

As dinâmicas projetivas nas transferências *self*-objetais, entretanto, parecem envolver mais do que projeções narcisistas porque essas formas de transferência tendem a levar o analista a satisfazer as necessidades patológicas do *self*. Se algo for projetado, será um desejo infantil por imago, que faltou na experiência anterior do paciente, como, por exemplo, uma figura parental empática e idealizada. Por sua vez, as transferências transicionais, apesar de sua considerável sobreposição com fenômenos *self*-objetais, tendem a envolver um elemento projetivo mais explícito como a contribuição relacionada ao *self* para a experiência transicional.

Identificação projetiva

O conceito de identificação projetiva foi proposto primeiramente por Melanie Klein, argumentando que a projeção de impulsos ou sentimentos para outra pessoa ocasionava uma identificação com ela baseada na atribuição das próprias qualidades àquela pessoa. Essa atribuição servia como base para um senso de empatia e conexão com o outro. Nesses termos, a identificação projetiva era uma fantasia que ocorria somente na mente daquele que projetava.

(continua)

TABELA 4.1-6
Mecanismos de transferência (*continuação*)

Com frequência, a identificação projetiva é descrita como um mecanismo de transferência, ou, mais exatamente, de interações de transferência-contratransferência, em particular nos termos kleinianos. Uma confusão surge do fracasso em distinguir com clareza a projeção da identificação projetiva. A noção de identificação projetiva contribuiu para o conceito básico de projeção dos tons de difusão das fronteiras do ego, uma perda ou diminuição da diferenciação de *self*-objeto e a inclusão do objeto como parte do *self*.

Elaborações posteriores da noção de identificação projetiva transformaram-na de um fenômeno de um organismo para um de dois organismos, descrevendo a interação entre dois sujeitos, um dos quais projeta alguma coisa no, ou para o outro, e o outro introjeta ou internaliza o que foi projetado. Em vez da projeção e da introjeção ocorrerem no mesmo sujeito, a projeção agora ocorre em um e a internalização no outro. Essa última aplicação levou à extrapolação extensiva do conceito de identificação projetiva para aplicar-se a todos os tipos de relações objetais, incluindo a transferência. A ênfase na transferência kleiniana é menos na influência do passado sobre o presente e mais na influência do mundo interno sobre o externo na interação com o analista aqui e agora.

Os analistas depois de Freud começaram a reconhecer que a contratransferência não era apenas um obstáculo, mas uma fonte de informações úteis sobre o paciente. Em outras palavras, os sentimentos do analista em resposta ao paciente refletem como as outras pessoas respondem a ele e fornecem uma indicação das suas relações objetais. Ao entender os sentimentos intensos que ocorrem no relacionamento analítico, o analista pode ajudar o paciente a ampliar seu entendimento de relacionamentos passados e atuais fora da análise. O desenvolvimento de uma compreensão dos conflitos neuróticos também expande o ego e proporciona um maior sentido de domínio.

REFERÊNCIAS

Bergmann MS. The Oedipus complex and psychoanalytical technique. *Psychoanalytical Inquir*. 2010;30(6):535.
Breger L. *A Dream of Undying Fame: How Freud Betrayed His Mentor and Invented Psychoanalysis*. New York: Basic Books; 2009.
Britzman DP. *Freud and Education*. New York: Routledge; 2011.
Cotti P. Sexuality and psychoanalytic aggrandisement: Freud's 1908 theory of cultural history. *Hist Psychiatry*. 2011;22:58.
Cotti P. Travelling the path from fantasy to history: The struggle for original history within Freud's early circle, 1908–1913. *Psychoanalysis Hist*. 2010;12:153.
Freud S. *The Standard Edition of the Complete Psychological Works of Sigmund Freud*. 24 vols. London: Hogarth Press; 1953–1974.
Gardner H. Sigmund Freud: Alone in the world. In: *Creating Minds: An Anatomy of Creativity Seen Through the Lives of Freud, Einstein, Picasso, Stravinsky, Eliot, Graham, and Ghandi*. New York: Basic Books; 2011:47.
Hoffman L. One hundred years after Sigmund Freud's lectures in America: Towards an integration of psychoanalytic theories and techniques within psychiatry. *Histor Psychiat*. 2010;21(4):455.
Hollon SD, Wilson GT. Psychoanalysis or cognitive-behavioral therapy for bulimia nervosa: the specificity of psychological treatments. *Am J Psychiatry*. 2014;171:13–16.
Meissner WW. Classical psychoanalysis. In: Sadock BJ, Sadock VA, Ruiz P, eds. *Kaplan & Sadock's Comprehensive Textbook of Psychiatry*. 9th ed. Vol. 1. Philadelphia: Lippincott Williams & Wilkins; 2009:788.
Meissner WW. The God in psychoanalysis. *Psychoanal Psychol*. 2009;26(2):210.
Neukrug ES. Psychoanalysis. In: Neukrug ES, ed. *Counseling Theory and Practice*. Belmont, CA: Brooks/Cole; 2011:31.
Perlman FT, Brandell JR. Psychoanalytic theory. In: Brandell JR, ed. *Theory & Practice in Clinical Social Work*. 2nd ed. Thousand Oaks, CA: Sage; 2011:41.
Tauber AI. *Freud, the Reluctant Philosopher*. Princeton, NJ: Princeton University Press; 2010.
Thurschwell P. *Sigmund Freud*. 2nd ed. New York: Routledge; 2009.

▲ 4.2 Erik H. Erikson

Erik H. Erikson (Fig. 4.2-1) foi um dos psicanalistas mais influentes dos Estados Unidos. Ao longo de seis décadas, ele distinguiu-se como iluminador e expositor das teorias de Freud e como um brilhante médico, professor e pioneiro na investigação psico-histórica. Erikson criou uma teoria original e altamente influente do desenvolvimento psicológico e da crise que ocorre em períodos que se estendem ao longo de todo o ciclo de vida. Sua teoria originou-se de seu trabalho primeiro como professor, depois como psicanalista infantil, em seguida como estudioso do campo antropológico e, afinal, como biógrafo. Ele identificava dilemas ou polaridades nas relações do ego com a família e com instituições sociais mais amplas em pontos nodais na infância, na adolescência e no início, meio e fim da vida adulta. Dois de seus estudos históricos psicossexuais, *Young Man Luther* (*O jovem Lutero*) e *Gandhi's Truth* (*A verdade de Gandhi*) (publicados em 1958 e 1969, nessa respectiva ordem), foram amplamente saudados como explorações profundas de como circunstâncias cruciais podem interagir com as crises de certas pessoas importantes em certos momentos no tempo. As inter-relações do desenvolvimento psicológico da pessoa com os desenvolvimentos históricos dos tempos foram exploradas com mais profundidade em *Life History and the Historical Moment* (*História de vida e o momento histórico*), escrito por Erikson em 1975.

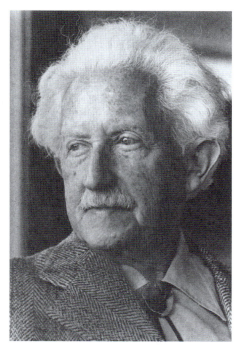

FIGURA 4.2-1
Erik Erikson (1902-1994).

Erik Homburger Erikson nasceu em 15 de junho de 1902, em Frankfurt, Alemanha, filho de pais dinamarqueses, e morreu em 1994. Seu pai abandonou sua mãe antes de seu nascimento, e ele foi criado pela mãe, uma judia dinamarquesa, e seu segundo marido, Theordor Homburger, um pediatra judeu-alemão. Os pais de Erikson preferiram manter sua real paternidade em segredo, e por muitos anos foi conhecido como Erik Homburger. Ele nunca soube a identidade de seu pai biológico, informação que sua mãe ocultou durante toda a vida. O homem que introduziu o termo "crise de identidade" na linguagem sem dúvida lutava com seu próprio senso de identidade. Piorando ainda mais a fraude de seus pais sobre seu pai biológico – o "engano amoroso" deles, como chamava – havia o fato de que, sendo filho loiro, de olhos azuis, de aparência escandinava, de um pai judeu, era insultado como "goy" entre os judeus e, ao mesmo tempo, chamado de judeu por seus colegas de escola. Ser um dinamarquês vivendo na Alemanha aumentava sua confusão de identidade. Erikson descreveu-se mais tarde como um homem das fronteiras. Grande parte do que veio a estudar dizia respeito a como os valores do grupo são implantados na criança, como a criança entende a identidade de grupo no período do limbo entre a infância e a idade adulta e como algumas pessoas, como Gandhi, transcendem suas identidades locais, nacionais e mesmo temporais para formar um pequeno grupo de pessoas com simpatias mais amplas que atravessam os tempos.

Os conceitos de identidade, crise de identidade e confusão de identidade são centrais ao pensamento de Erikson. Em seu primeiro livro, *Childhood and Society* (*Infância e sociedade*) (publicado em 1950), ele observou que "o estudo da identidade... torna-se tão estratégico em nosso tempo quanto foi o estudo da sexualidade no tempo de Freud". Por identidade, Erikson referia-se a um senso de uniformidade e continuidade "no núcleo mais interior do indivíduo" que foi mantido em meio a mudança externa. Um senso de identidade, surgindo no fim da adolescência, é um fenômeno psicossocial precedido de uma forma ou de outra por uma crise de identidade; essa crise pode ser consciente ou inconsciente, com a pessoa tendo consciência do estado presente e das direções futuras, mas também inconsciente das dinâmicas e dos conflitos básicos subjacentes àqueles estados. A crise de identidade pode ser aguda e prolongada em algumas pessoas.

O jovem Erikson não se destacou na escola, embora demonstrasse talento artístico. Ao formar-se, preferiu passar um ano viajando pela Floresta Negra, Itália e pelos Alpes, pensando na vida, desenhando e fazendo anotações. Após esse ano de andanças, estudou arte em sua cidade natal, Karlruhe, e mais tarde em Munique e Florença.

Em 1927, Peter Blos, um amigo do curso colegial, convidou-o para juntar-se a ele em Viena. Blos, ainda não psicanalista, havia conhecido Dorothy Burlingham, uma nova-iorquina que tinha ido para Viena a fim de se submeter a psicanálise; ela tinha trazido junto seus quatro filhos e contratado Blos para lhes ensinar. Blos estava procurando um colega professor em sua nova escola para os filhos de pais ingleses e norte-americanos e alunos de sua nova disciplina de psicanálise. Erikson aceitou sua oferta.

Blos e Erikson organizaram a escola de uma maneira informal – muito no estilo das chamadas escolas progressistas ou experimentais populares nos Estados Unidos. As crianças eram encorajadas a participar no planejamento do currículo e a expressar-se livremente. Erikson, ainda um artista, ensinava desenho e pintura, mas também expunha seus alunos à História e às formas de vida estrangeiras, incluindo a cultura dos índios norte-americanos e dos esquimós.

Durante aquele período, Erikson envolveu-se com a família Freud, amigos da Sra. Burlingham. Ele se tornou particularmente próximo de Anna Freud, com quem iniciou uma psicanálise. Anna Freud, que tinha sido professora de escola primária, estava, na época, formulando a nova ciência da psiquiatria infantil, tentando voltar a atenção do olhar corretivo retrógrado do adulto para um estudo de prevenção da neurose da própria infância. Sob sua tutela, Erikson começou a se interessar cada vez mais pelo tema da infância, tanto da sua própria como a das crianças que observava na sala de aula. A análise não era, naquela época, procedimento rigidamente estruturado que se tornou mais tarde; Erikson tinha encontros diários com a Srta. Freud para sua hora analítica e com frequência também a encontrava socialmente, como parte do círculo de seguidores e associados de Freud. Ainda indeciso sobre seu futuro, Erikson continuou a dar aulas na escola, ao mesmo tempo estudando psicanálise no Instituto Psicanalítico de Viena. Também estudava para se tornar um professor Montessori autorizado.

Em 1929, casou-se com Joan Mowast Serson, uma norte-americana nascida no Canadá, e foi rapidamente tornado membro pleno, em vez de membro associado, da Sociedade Psicanalítica de Viena – uma atitude pouco ortodoxa que lhe permitiu deixar uma Viena ameaçada pelo fascismo logo após sua formatura, em 1933. Anteriormente, Erikson tinha conhecido o vienense Hanns Sachs, cofundador, junto com Otto Rank, da revista de orientação psicanalítica *Imago*. Sachs – que tinha se estabelecido em Boston, onde era associado à Harvard Medical School – tinha certeza de que Erikson seria bem recebido em Harvard e sugeriu que se mudasse para Boston. Após uma breve estada na Dinamarca, os Eriksons se mudaram para Boston, onde ele se tornou o único analista infantil da cidade. Ocupou cargos na Harvard Medical School e no Massachusetts General Hospital, atuou como consultor no Judge Baker Guidance Center e matinha um consultório particular.

Erikson foi muito influenciado pelo círculo de jovens cientistas sociais de Cambridge, incluindo as antropólogas Margaret Mead e Ruth Benedict. A exposição às visões daqueles pensadores vigorosos ajudou a moldar suas teorias de psicologia infantil e sua abordagem transcultural ao desenvolvimento humano. A psicanálise clássica tradicionalmente se interessava pela patologia e por tratar pessoas perturbadas, mas Erikson via-se cada vez mais interessado na personalidade normal e em aplicar suas próprias observações sobre como as crianças funcionam e como as brincadeiras da infância afetam a formação do caráter. Embora tenha permanecido em Boston apenas três anos, estabeleceu uma reputação sólida como médico e pesquisador proficiente antes de se mudar para o Instituto de Relações Humanas da Universidade Yale. Lá, aprofundou um interesse despertado em Harvard pelo trabalho das antropólogas americanas. Em 1938, viajou para Dakota do Sul para estudar os filhos dos índios Sioux da Reserva de Pine Ridge. Suas observações sobre como as forças comunais e históricas influenciam poderosamente a criação dos filhos tornaram-se uma contribuição importante para a psicologia e para o estudo dos seres humanos em sociedade.

Em 1938, Erikson mudou-se para Berkeley, onde estudou os índios Yurok, um grupo de pescadores de salmão. Deixou Berkeley em 1950 após recusar-se a assinar o juramento de lealdade anticomunista da Universidade. Reestabeleceu-se no Austen Riggs Center em Stockbridge, Massachusetts, trabalhando com jovens. Em 1960, foi indicado para uma cadeira em Harvard. Depois de sua aposentadoria de Harvard, Erikson, em 1972, ingressou no Mount Zion Hospital, em São Francisco, como consultor sênior em psiquiatria. Até sua morte, em 1994, continuou a concentrar-se em seus primeiros interesses, examinando o indivíduo no seu contexto histórico e elaborando conceitos do ciclo de vida humano, especialmente os da velhice.

PRINCÍPIO EPIGENÉTICO

As formulações de Erikson baseavam-se no conceito de *epigênese*, um termo emprestado da embriologia. Seu princípio *epigenético* sustenta que o desenvolvimento ocorre em estágios sequenciais claramente definidos e que cada um deve ser resolvido de forma satisfatória para que o desenvolvimento prossiga com tranquilidade. De acordo com esse modelo, se a resolução de determinado estágio não ocorrer de maneira bem-sucedida, todos os estágios subsequentes refletirão esse fracasso na forma de desajustes físicos, cognitivos, sociais ou emocionais.

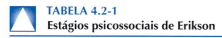

TABELA 4.2-1
Estágios psicossociais de Erikson

Estágio psicossocial	Virtude associada	Formas relacionadas de psicopatologia	Preocupações positivas e negativas da formação de identidade	Aspectos duradouros da formação de identidade
Confiança x desconfiança (nascimento–)	Esperança	Psicose Adições Depressão	Reconhecimento mútuo x isolamento autista	Perspectiva temporal x confusão em relação ao tempo
Autonomia x vergonha e dúvida (~18 meses–)	Vontade	Paranoia Obsessões Compulsões Impulsividade	Desejo de ser x dúvida	Autocerteza x autoconsciência
Iniciativa x culpa (~3 anos–)	Propósito	Transtorno conversivo Fobia Transtorno psicossomático Inibição	Antecipação de papéis x inibição de papéis	Experimentação de papéis x fixação de papéis
Industriosidade x inferioridade (~5 anos–)	Competência	Inibição criativa Inércia	Identificação de tarefas x senso de futilidade	Aprendizado x paralisia ocupacional
Identidade x confusão de papéis (~13 anos–)	Fidelidade	Comportamento delinquente Transtornos de identidade de gênero Episódios psicóticos *borderline*		Identidade x confusão de identidades
Intimidade x isolamento (~20 anos–)	Amor	Transtorno da personalidade esquizoide Distanciamento		Polarização sexual x confusão bissexual
Generatividade x estagnação (~40 anos–)	Cuidado	Crise de meia-idade Invalidez prematura		Liderança e partidarismo x abdicação da responsabilidade
Integridade x desespero (~60 anos–)	Sabedoria	Alienação extrema Desespero		Comprometimento ideológico x confusão de valores

(Adaptada com permissão de Erikson E. *Insight and Responsibility*. New York: WW Norton; 1964; Erikson E. *Identity: Youth and Crisis*. New York: WW Norton; 1968.)

Relação com a teoria freudiana

Erikson aceitava os conceitos de Freud do desenvolvimento instintual e da sexualidade infantil. Para cada um dos estágios psicossexuais de Freud (p. ex., oral, anal e fálico), Erikson descreveu uma zona correspondente com um padrão ou modo de comportamento específico. Assim, a zona oral está associada ao ato de sugar ou ao comportamento de assimilação; a zona anal está associada com reter e liberar. Ele enfatizou que o desenvolvimento do ego é mais do que apenas o resultado de desejos intrapsíquicos ou energias psíquicas internas. Também diz respeito à regulação entre a criança em crescimento e a cultura e as tradições de uma sociedade.

Os oito estágios do ciclo de vida

A concepção de Erikson dos oito estágios do desenvolvimento do ego ao longo do ciclo de vida é a peça central do trabalho de sua vida, o qual foi aprofundado em obras subsequentes (Tab. 4.2-1). Esses estágios representam pontos ao longo de um *continuum* de desenvolvimento em que mudanças físicas, cognitivas, instintivas e sexuais se combinam para desencadear uma crise interna cuja resolução resulta em regressão ou crescimento psicossocial e no desenvolvimento de virtudes específicas. Em *Insight e responsabilidade*, Erikson definiu virtude como a "força inerente", como no princípio ativo de um remédio ou solução. Em *Identidade: juventude e crise*, ele escreveu que "crise" não se refere a uma "ameaça de catástrofe, mas a um ponto decisivo, um período crucial de crescente vulnerabilidade e elevado potencial e, portanto, a fonte ontogenética da força e do desajustamento generativos".

Estágio 1: Confiança *versus* desconfiança (do nascimento aos 18 meses). Em *Identidade: juventude e crise*, Erikson observou que o bebê "vive e ama por meio de sua boca". De fato, ela forma a base para seu primeiro modo ou padrão de comportamento, a incorporação. O bebê recebe o mundo pela boca, pelos olhos, pelos ouvidos e pelo sentido do tato. Aprende uma modalidade cultural que Erikson chamou de *adquirir*, ou seja, receber o que é oferecido e evocar o que é desejado. À medida que os dentes do bebê se desenvolvem e ele descobre o prazer de morder, entra no segundo estágio oral, o modo ativo-incorporativo. O bebê não está mais receptivo a estímulos de forma passiva, ele procura sensações e explora seu ambiente. A modalidade social passa a ser a possibilidade de *pegar* e *segurar* as coisas.

O desenvolvimento da confiança básica do bebê no mundo deriva de suas primeiras experiências com a mãe ou com outro cuidador primário. Em *Infância e sociedade*, Erikson afirma que a confiança não depende de "quantidades absolutas de alimento ou demonstrações de amor, mas da qualidade do relacionamento materno". Um bebê cuja mãe consegue antecipar e responder a suas necessidades de maneira consistente e rápida, apesar de sua agressividade oral, aprenderá a tolerar os inevitáveis momentos de frustração e privação. Os mecanismos de defesa da introjeção e da projeção propiciarão os meios necessários para internalizar o prazer e externalizar a dor, de modo que a "consistência, a continuidade e a uniformidade da experiência proporcionem um sentido rudimentar de identidade do ego". A confiança predominará sobre a desconfiança, cristalizando a esperança. Para Erikson, o elemento social que corresponde a esse estágio de identidade do ego é a religião, pois ambos estão fundamentados no princípio de que a "confiança nasce do cuidado".

Ao manter a ênfase no caráter epigenético da mudança psicossocial, Erikson concebeu muitas formas de psicopatologia como exemplos do que chamou de *crise do desenvolvimento agravada*, o desenvolvimento que, por dar errado em algum momento, afeta a mudança psicossocial subsequente. Uma pessoa que, como resultado de perturbações graves nos primeiros relacionamentos diádicos, não consegue desenvolver um sentido básico de confiança ou esperança, quando adulta, pode ter uma predisposição a retraimento e regressão profundos, que são característicos da esquizofrenia. Erikson levantou a hipótese de que a experiência do paciente depressivo de se sentir vazio e de não ser bom é subproduto de um descarrilamento evolutivo que faz o pessimismo oral predominar. As adições também podem ser rastreadas até o modo de incorporação oral.

Estágio 2: Autonomia *versus* vergonha e dúvida (de 18 meses a 3 anos). No desenvolvimento da fala e do controle dos esfincteres e dos músculos, a criança pratica as modalidades sociais de *reter e liberar* e experimenta os primeiros sinais da virtude que Erikson chamou de *vontade*. Grande parte disso depende da quantidade e do tipo de controle exercidos pelos adultos sobre a criança. Quando ele é exercido de forma rígida ou precoce demais, sabota as tentativas da criança de desenvolver seus próprios controles internos, resultando em regressão ou falsa progressão. O controle parental que não a protege das consequências de sua falta de autocontrole ou discernimento também pode ser desastroso para o desenvolvimento de um senso saudável de autonomia. Em *Identidade: juventude e crise*, o autor observou: "Esse estágio, portanto, torna-se decisivo para a razão entre a boa vontade carinhosa e a autoinsistência detestável, entre a cooperação e a teimosia e entre a autoexpressão e a autolimitação compulsiva ou obediência submissa".

Quando essa razão é favorável, a criança desenvolve um senso de autonomia adequado e a capacidade de "ter e reter". Quando desfavorável, a dúvida e a vergonha enfraquecerão o livre-arbítrio. Segundo Erikson, o princípio da lei e da ordem tem em suas raízes essa primeira preocupação com a proteção e a regulação da vontade. Em *Infância e sociedade*, ele concluiu: "o senso de autonomia promovido na criança e modificado à medida que a vida avança serve (e é servido) à preservação de um senso de justiça na vida econômica e política".

Uma pessoa que ficou fixada na transição entre o desenvolvimento da esperança e a vontade autônoma, com seu resíduo de desconfiança e dúvida, pode desenvolver temores paranoicos de perseguição. Quando o desenvolvimento psicossocial é desestabilizado no segundo estágio, podem surgir outras formas de patologia. O perfeccionismo, a inflexibilidade e a avareza de alguém com um transtorno da personalidade obsessivo-compulsiva podem partir de tendências conflitantes de reter e liberar. O comportamento ruminativo e ritualístico daqueles que sofrem de um transtorno obsessivo-compulsivo pode ser o resultado do triunfo da dúvida sobre a autonomia e do desenvolvimento subsequente de uma consciência primitivamente rígida.

Estágio 3: Iniciativa *versus* culpa (de 3 a 5 anos). O crescente domínio de habilidades locomotoras e linguísticas expande a participação da criança no mundo exterior e estimula fantasias onipotentes de exploração e conquistas mais amplas. Aqui, o modo de participação é ativo e intrusivo. Sua modalidade social é a do ser em formação. A intrusão manifesta-se na curiosidade vívida da criança e em suas preocupações genitais, bem como na competitividade e na agressividade física. O complexo de Édipo está em ascendência à medida que a criança compete com o progenitor do mesmo sexo pela posse fantasiada do outro. Em *Identidade: juventude e crise*, Erikson sustenta que o "ciúme e a rivalidade agora atingem um clímax na batalha final por uma posição favorecida em relação a um dos pais: o fracasso inevitável e necessário resulta em culpa e ansiedade".

A culpa pelo impulso de conquista e a ansiedade pela punição prevista são amenizadas pela repressão de desejos proibidos e pelo desenvolvimento de um superego para regular as iniciativas da criança. Essa consciência, as faculdades de auto-observação, autorregulação e autopunição, é uma versão internalizada da autoridade dos pais e da sociedade. Inicialmente, a consciência é severa e rígida. Porém, constitui as bases para o desenvolvimento subsequente da moralidade. Tendo renunciado às suas ambições edipianas, a criança começa a procurar fora da família por espaços nos quais possa competir com menos conflito e culpa. Esse é o estágio que ressalta sua crescente iniciativa e forma a base para o desenvolvimento de uma ambição realista e da virtude do *propósito*. Como Erikson observou em *Infância e sociedade*, "o estágio edipiano estabelece a direção para o possível e o tangível, que permite aos sonhos da infância serem ligados aos objetivos de uma vida adulta ativa". Para esse fim, as instituições sociais fornecem um *ethos* econômico ao jovem, na forma de heróis adultos que começam a assumir o lugar de seus correlatos nos livros de histórias.

Quando há uma resolução inadequada do conflito entre a iniciativa e a culpa, o indivíduo pode desenvolver um transtorno conversivo, uma inibição ou uma fobia. Aqueles que compensam o conflito agindo de forma excessivamente rígida podem experimentar estresse suficiente para gerar sintomas psicossomáticos.

Estágio 4: Industriosidade *versus* inferioridade (de 5 a 13 anos). Com o início da latência, a criança descobre os prazeres da produção. Passa a desenvolver a industriosidade aprendendo novas habilidades e se orgulha das coisas que faz. Erikson escreveu, em *Infância e sociedade*, que "os limites do ego da criança incluem suas ferramentas e habilidades: o princípio do trabalho lhe ensina o prazer de completar um trabalho por meio da atenção constante e da diligência perseverante". Em diferentes culturas, esse é o momento no qual se recebe instrução sistemática e se aprende os fundamentos da tecnologia, que diz respeito ao uso de utensílios e ferramentas básicas. Enquanto as crianças trabalham, identificam-se com seus professores e se imagina em diversos papéis ocupacionais.

Uma criança despreparada para esse estágio de desenvolvimento psicossocial, seja pela resolução insuficiente de estágios anteriores, seja pela interferência presente, pode desenvolver um senso de inferioridade e inadequação. Na forma de professores e outros modelos, a sociedade torna-se fundamentalmente importante para que a criança consiga superar esse senso de inferioridade e alcançar a virtude conhecida como competência. Em *Identidade: juventude e crise*, Erikson observou: "Socialmente, esse é o estágio mais decisivo. Uma vez que a industriosidade envolve fazer coisas junto com outras pessoas, desenvolve-se, nesse momento um senso inicial de divisão do trabalho e de oportunidades diferenciais, ou seja, um senso do *ethos* tecnológico da cultura".

O resultado patológico de um estágio de industriosidade *versus* inferioridade mal concluído é menos definido do que nos estágios anteriores, mas pode estar relacionado ao surgimento de uma imersão conformista no mundo da produção na qual a criatividade é suprimida e a identidade se resume ao papel de trabalhador.

Estágio 5: Identidade *versus* confusão de papéis (de 13 a 21 anos). Com o início da puberdade e suas inúmeras mudanças sociais e fisiológicas, o adolescente começa a se preocupar com a questão da identidade. Erikson observou, em *Infância e sociedade*, que os jovens agora estão "principalmente preocupados com a forma como se parecem aos olhos dos outros, em comparação com o que sentem ser e com a questão de como podem associar os papéis e as habilidades cultivados anteriormente com os protótipos ocupacionais de sua época". Os papéis e as fantasias da infância já não são mais apropriados, mas o adolescente ainda não está equipado para se tornar um adulto. Mais adiante, no mesmo livro, ele escreveu que a integração que ocorre na formação da identidade do ego abrange muito mais do que a soma das identificações da infância. "É a experiência que resulta da habilidade do ego em integrar essas identificações às vicissitudes da libido, às aptidões desenvolvidas a partir de seus dons e às oportunidades oferecidas em papéis sociais".

Ao fim da adolescência, verifica-se a formação de grupos e há uma crise de identidade. Erikson a chama de crise normativa, pois é um evento normal. A incapacidade de negociar esse estágio deixa os adolescentes sem uma identidade sólida. Eles sofrem de difusão de identidade, ou confusão de papéis, caracterizada por não terem um senso de *self* e pela confusão com relação a seu lugar no mundo. A confusão de papéis pode se manifestar em anormalidades comportamentais como fugas, criminalidade e psicose franca. Problemas de identidade de gênero e papel sexual também podem se manifestar nessa época. Os adolescentes defendem-se contra a difusão de papéis juntando-se a grupos ou cultos ou identificando-se com heróis populares. A intolerância para com diferenças individuais é uma forma com a qual o jovem tenta evitar a sensação de perda de identidade. Apaixonar-se, um processo em que o adolescente pode criar um senso de identidade projetando uma autoimagem difusa sobre o parceiro e percebendo-a assumir gradualmente uma forma diferente, e a identificação exagerada com figuras idealizadas são meios pelos quais ele busca a autodefinição. Com a obtenção de uma identidade mais bem focada, desenvolve a virtude da *fidelidade* – a lealdade não apenas à autodefinição nascente, mas a uma ideologia que proporcione uma versão do eu-no-mundo. Como Erik Erikson, Joan Erikson e Helen Kivnick escreveram em *Vital Involvement in Old Age*, "Fidelidade é a capacidade de manter as lealdades comprometidas livremente apesar das inevitáveis contradições dos sistemas de valores. É a pedra angular da identidade e recebe influência de ideologias confirmatórias e companhias inspiradoras". A confusão de papéis ocorre quando o jovem é incapaz de formular um senso de identidade e pertencimento. Erikson sustentava que a delinquência, bem como os transtornos de identidade relacionados ao gênero e os episódios psicóticos *borderline*, podem resultar desse tipo de confusão.

Estágio 6: Intimidade *versus* isolamento (de 21 a 40 anos).
A famosa resposta de Freud à indagação sobre o que uma uma pessoa normal deveria poder fazer bem, "*lieben und arbeiten*" (amar e trabalhar), é bastante citada por Erikson em sua discussão desse estágio psicossocial e enfatiza a importância que ele dava à virtude do amor em uma identidade equilibrada. Ele observou, em *Identidade: juventude e crise*, que o uso do termo "amor" por Freud se referia à "generosidade da intimidade, bem como ao amor genital; quando falou amar e trabalhar, ele quis dizer uma produtividade que não preocupasse o indivíduo em um nível em que pudesse perder seu direito ou sua capacidade de ser um indivíduo sexual e amoroso".

A intimidade no adulto jovem está diretamente ligada à fidelidade. É a capacidade de firmar e honrar compromissos com parcerias e relacionamentos concretos, mesmo quando isso exigir sacrifícios e concessões. A pessoa que não consegue tolerar o medo da perda do ego que ocorre em experiências de renúncia pessoal (p. ex., orgasmo, momentos de intensidade em amizades, agressão, inspiração e intuição) tende a ser isolada e autoabsorvida. O *distanciamento*, um termo estranho cunhado por Erikson para indicar "a prontidão para repudiar, isolar e, se necessário, destruir forças e pessoas cuja essência pareça perigosa para a sua própria", é o resultado patológico de conflitos que envolvem a intimidade e, na ausência de um senso ético no qual relacionamentos íntimos, competitivos e conflituosos sejam diferenciados, molda a base para diversas formas de preconceitos, perseguições e psicopatologias.

A separação de Erikson da tarefa psicossocial de alcançar uma identidade da tarefa de obter intimidade e sua afirmação de que um progresso substancial na primeira deve preceder o desenvolvimento da segunda levaram a muitas críticas e debates. Os críticos argumentam que a ênfase de Erikson na separação e na formação de uma identidade com base ocupacional não leva em conta a importância que tem para as mulheres um apego continuado e a formação de uma identidade com base nos relacionamentos.

Estágio 7: Generatividade *versus* estagnação (de 40 a 60 anos).
Erikson afirmou, em *Identidade: juventude e crise*, que a "generatividade diz respeito principalmente a estabelecer e orientar a próxima geração". O termo *generatividade* não se aplica tanto a criar e educar os filhos quanto a uma preocupação protetora em relação a todas as gerações e instituições sociais, abrangendo também a produtividade e a criatividade. Após atingir a capacidade de formar relacionamentos íntimos, a pessoa amplia o investimento da energia do ego e da libido para incluir grupos, organizações e a sociedade. O *cuidado* é a virtude que se aglutina nesse estágio. Em *Infância e sociedade*, Erikson enfatizou a importância para a pessoa madura de se sentir necessária. "A maturidade necessita de orientação, assim como do encorajamento daquilo que foi produzido e deve ser cuidado". Por meio do comportamento generativo, é possível transmitir conhecimentos e habilidades, enquanto se obtém uma medida de satisfação por ter alcançado um papel com autoridade superior e responsabilidade na tribo.

Quando as pessoas não conseguem desenvolver a verdadeira generatividade, podem se contentar com um pseudoenvolvimento em uma ocupação. Muitas vezes, elas restringem seu foco aos aspectos técnicos de seus papéis, nos quais podem se tornar bastante hábeis, evitando assumir uma responsabilidade maior pela organização ou pela profissão. Esse fracasso da generatividade pode levar a uma estagnação profunda, mascarada por uma variedade de escapismos, como abuso de álcool e drogas e infidelidades sexuais e em outras áreas, podendo ocorrer uma crise de meia-idade ou invalidez prematura (física e psicológica). Nesse caso, a patologia não apenas se manifesta nessas pessoas como também na organização que depende de sua liderança. Assim, a incapacidade de se desenvolver na meia-idade pode levar a organizações doentes, fracas ou destrutivas, que disseminam os efeitos da generatividade fracassada por toda a sociedade. Exemplos desse tipo de fracasso tornaram-se tão comuns que constituem um dos aspectos que definem a modernidade.

Estágio 8: Integridade *versus* desespero (60 anos até a morte).
Em *Identidade: juventude e crise*, Erikson definiu a integridade como a "aceitação da própria vida e de pessoas que se tornaram significativas como algo que tinha de ser e que, por necessidade, não permitiu alternativas". Do ponto de vista desse estágio do desenvolvimento psicossocial, o indivíduo abandona o desejo de que as pessoas importantes em sua vida tivessem sido diferentes e consegue amar de uma forma mais significativa – que reflete a aceitação da responsabilidade por sua própria vida. De posse da virtude da sabedoria e de um senso de integridade, o indivíduo dispõe de um espaço para tolerar a proximidade da morte e para alcançar o que Erikson chamou, em *Identidade: juventude e crise*, de "uma preocupação desapegada, mas ativa, com a vida".

Erikson enfatizou o contexto social para esse estágio final de crescimento. Em *Infância e sociedade*, escreveu: "O estilo de integridade desenvolvido por sua cultura ou civilização torna-se, portanto, o 'patrimônio' de sua alma. ... Nessa consolidação final, a morte perde seu ferrão".

Quando a tentativa de alcançar a integridade fracassa, o indivíduo pode se tornar profundamente aborrecido com o mundo exterior e desdenhoso para com pessoas e instituições. Erikson escreveu, ainda em *Infância e sociedade*, que esse desgosto mascara um medo da morte e uma sensação de desespero porque "o tempo agora é curto, curto demais para tentar começar outra vida e experimentar caminhos alternativos para a integridade". Examinando as oito idades do homem, ele observou a relação entre a integridade adulta e a confiança infantil: "Crianças saudáveis não temerão a vida se os seus adultos tiverem integridade suficiente para não temer a morte".

PSICOPATOLOGIA

Cada estágio do ciclo de vida terá seu próprio resultado patológico se não for concluído de forma bem-sucedida.

Confiança básica

Uma diminuição na confiança básica leva a uma desconfiança básica. Em bebês, a confiança social é caracterizada pela facilidade da alimentação, pela profundidade do sono, pelos sorrisos e pela homeostase fisiológica geral. A separação prolongada durante a infância pode levar a hospitalismo ou depressão anaclítica. Posteriormente, essa falta de confiança pode ser manifestada por transtorno distímico, transtorno depressivo ou sensação de desesperança. As pessoas que desenvolvem e utilizam a defesa da projeção – na qual, segundo Erikson, "conferimos a outras pessoas o mal que, na verdade, está em nós – experimentaram desconfiança social nos primeiros anos de vida e podem desenvolver transtornos paranoides ou delirantes. A desconfiança básica é uma importante contribuição para o desenvolvimento do transtorno da personalidade esquizoide e, em casos mais graves, para a esquizofrenia. Os transtornos relacionados ao uso de substâncias também podem ter um fundamento na desconfiança social; as personalidades dependentes de substâncias têm grandes necessidades de dependência oral e usam substâncias químicas para se satisfazer porque acreditam que os seres humanos não são confiáveis e podem até ser perigosos. Se não forem nutridos de forma adequada, os bebês podem se sentir vazios, sentindo fome não apenas de comida, mas também de estímulo sensual e visual. Quando adultos, podem buscar emoções estimulantes que não envolvam intimidade e que ajudem a evitar os sentimentos de depressão.

Autonomia

O estágio em que as crianças tentam se transformar em seres autônomos costuma ser chamado de os *terríveis dois anos*, em referência à teimosia nesse período do desenvolvimento. Se a vergonha e a dúvida suplantarem a autonomia, pode ocorrer a dúvida compulsiva. A inflexibilidade da personalidade obsessiva também resulta de uma superabundância de dúvidas. Quando o treinamento dos esfíncteres é rigoroso demais, lugar-comum na sociedade de hoje, que exige um corpo limpo, bem arranjado e desodorizado, isso pode gerar uma personalidade excessivamente compulsiva, mesquinha, meticulosa e egoísta. Conhecidas como personalidades anais, essas pessoas são parcimoniosas, pontuais e perfeccionistas (os três Ps).

O excesso de vergonha faz as crianças sentirem-se más ou sujas e pode abrir caminho para comportamentos delinquentes. De fato, elas dizem: "Se é isso o que pensam de mim, é assim que vou me comportar". As personalidades paranoides julgam que os outros estão tentando controlá-las, um sentimento que pode ter origem durante o estágio de autonomia *versus* vergonha e dúvida. Quando esse sentimento estiver acompanhado de desconfiança, estão plantadas as sementes para delírios persecutórios futuros. O transtorno impulsivo pode ser explicado como a recusa do indivíduo a ser inibido ou controlado.

Iniciativa

Erikson afirmou: "Na patologia, o conflito com a iniciativa é expresso pela negação histérica, que causa a repressão do desejo ou a anulação de seu órgão executivo por paralisia ou impotência; ou pelo exibicionismo compensatório, no qual o indivíduo assustado, tão ansioso para 'se abaixar', em vez disso 'estica o pescoço'". No passado, a histeria era a forma habitual de regressão patológica nessa área, mas hoje é comum verificar-se uma imersão em doenças psicossomáticas.

A culpa excessiva pode levar a uma variedade de problemas, como transtorno de ansiedade generalizada e certas fobias. Os pacientes sentem culpa devido a impulsos normais e os reprimem, o que resulta na formação de sintomas. Punições ou proibições severas durante o estágio de iniciativa *versus* culpa podem redundar em inibições sexuais. Um transtorno conversivo ou fobias específicas podem ocorrer quando o conflito edipiano não é resolvido. Quando as fantasias sexuais são aceitas como impraticáveis, as crianças podem se punir por elas, temendo danos a seus órgãos genitais. Sob o ataque brutal do superego em desenvolvimento, podem reprimir seus desejos e começar a negá-los. Se esse padrão for levado adiante, o resultado pode ser paralisia, inibição ou impotência. Às vezes, por medo de não conseguirem satisfazer as expectativas de outras pessoas, as crianças podem desenvolver doenças psicossomáticas.

Industriosidade

Erikson descreveu a industriosidade como "a sensação de ser capaz de fazer coisas e fazê-las bem ou até perfeitamente". Quando seus esforços são frustrados, as crianças sentem que seus objetivos pessoais não podem ser realizados ou que não merecem ser alcançados, desenvolvendo uma sensação de inferioridade. Em adultos, essa sensação pode resultar em graves inibições ocupacionais e em uma estrutura de caráter marcada por sentimentos de inadequação. Para alguns, os sentimentos podem culminar em um impulso compensatório por dinheiro, poder e prestígio, e o trabalho pode se tornar o principal foco da vida, em detrimento da intimidade.

Identidade

Muitos transtornos da adolescência podem ser atribuídos a confusão da identidade. O perigo é a difusão de papéis. Erikson afirmou:

Quando isso se baseia em uma forte dúvida em relação à própria sexualidade, incidentes delinquentes e psicóticos não são incomuns. Se diagnosticados e tratados corretamente, incidentes não terão o mesmo significado fatal que têm em outras idades. A incapacidade de assumir uma identidade ocupacional é o que perturba os jovens. Mantendo-se juntos, identificam-se temporariamente, de modo excessivo, com os heróis de seus grupos e da sociedade, a ponto de haver uma aparente perda e completa da identidade.

Outros transtornos durante o estágio da identidade *versus* difusão de papéis incluem transtornos da conduta, do comportamento disruptivo, de identidade de gênero, transtorno esquizofreniforme e outros transtornos psicóticos. A capacidade de sair de casa e viver de maneira independente é uma tarefa importante nesse período, podendo ocorrer incapacidade de se separar dos pais e dependência prolongada.

Intimidade

A constituição de um casamento e de uma família estáveis depende da capacidade de estabelecer intimidade. Os primeiros anos da vida adulta são cruciais para o indivíduo decidir se deseja casar e com quem. A identidade de gênero determina a escolha do objeto, seja heterossexual seja homossexual, mas a formação de uma relação íntima com outra pessoa é uma tarefa importante. Pessoas com transtorno da personalidade esquizoide permanecem isoladas dos demais devido a medo, suspeição, incapacidade de correr riscos ou falta da capacidade de amar.

Generatividade Entre os 40 e os 65 anos, o período da idade adulta média, os transtornos específicos são menos definidos do que em outros estágios descritos por Erikson. Pessoas de meia-idade apresentam maior incidência de depressão do que adultos jovens, a qual pode estar relacionada à decepção com expectativas fracassadas à medida que revisam o passado, avaliam suas vidas e contemplam o futuro. Durante esse período, também se verifica aumento no consumo de álcool e de outras substâncias psicoativas.

Integridade Com frequência, pessoas idosas desenvolvem transtornos de ansiedade. Na formulação de Erikson, isso pode estar relacionado ao fato de elas avaliarem suas vidas com um senso de pânico. O tempo passou, e as chances se esgotaram. O declínio nas funções físicas pode contribuir para doenças psicossomáticas, hipocondria e depressão. A taxa de suicídio é maior após os 65 anos de idade. Talvez as pessoas que vislumbram a morte considerem intolerável o fato de não terem sido produtivas ou capazes de formar vínculos significativos em suas vidas. A integridade, para Erikson, caracteriza-se por uma aceitação da vida. Sem isso, desespero e desesperança são comuns, podendo resultar em transtornos depressivos graves.

TRATAMENTO

Embora não exista uma escola psicanalítica eriksoniana independente, como as escolas freudianas e junguianas, Erikson fez muitas contribuições importantes para o processo terapêutico. Entre as mais significativas, está a crença de que o estabelecimento de um estado de confiança entre o médico e o paciente é um requisito fundamental para o sucesso da terapia. Quando a psicopatologia parte de uma desconfiança básica (p. ex., depressão), o paciente deve restabelecer a confiança no terapeuta, o qual, como uma boa mãe, deve ser sensível às necessidades daquele. O terapeuta deve ter um senso de confiabilidade pessoal que possa ser transmitido ao paciente.

Técnicas

Para Erikson, o psicanalista não é uma tábula rasa no processo terapêutico, como costuma ser tratado na psicanálise freudiana. Pelo contrário, a terapia efetiva exige que os terapeutas transmitam ativamente ao paciente a crença de que estão sendo compreendidos. Isso é feito não apenas por meio de uma escuta empática, mas também com comentários verbais, que propiciam o desenvolvimento de uma transferência positiva, construída a partir da confiança mútua.

Tendo iniciado como analista de crianças, Erikson tentava proporcionar esse mutualismo e confiança enquanto as observava brincando em seus mundos próprios com bonecas, blocos, veículos e móveis de miniatura, dramatizando as situações que as estavam incomodando. Então, correlacionava suas observações com comentários das crianças e de seus familiares. Somente começava o tratamento após participar de uma refeição com toda a família, e sua terapia normalmente era conduzida com bastante cooperação familiar. Após um episódio regressivo no tratamento de uma criança com esquizofrenia, por exemplo, Erikson discutia com cada membro da família o que havia acontecido antes do episódio, e o tratamento começava apenas quando estivesse completamente satisfeito de que havia identificado o problema. Ele às vezes fornecia informações corretivas para a criança – por exemplo, dizendo a um menino que não conseguia liberar suas fezes e que ficava constipado que a comida não era um bebê por nascer.

Erikson muitas vezes se valia de brincadeiras, que, juntamente com recomendações específicas para os pais, mostravam-se úteis como modalidade de tratamento. O ato de brincar, para ele, é revelador do ponto de vista diagnóstico e, portanto, útil para o terapeuta que busca promover a cura, além de ser curativo por si só. A brincadeira é uma função do ego e dá à criança uma chance para sincronizar processos sociais e corporais com o *self*. Crianças que brincam com blocos, ou adultos que dramatizam uma situação imaginária, podem manipular o ambiente e desenvolver o senso de controle de que o ego necessita. Entretanto, a ludoterapia não é a mesma para crianças e para adultos. As crianças criam modelos na tentativa de adquirir controle da realidade; elas buscam novas áreas para dominar. Os adultos usam jogos e brincadeiras para corrigir o passado e para se redimir de seus fracassos.

O mutualismo, que é importante no sistema de saúde de Erikson, também é vital para a cura. Erikson elogiava Freud pela escolha moral de abandonar a hipnose, pois esta aumentava a demarcação entre aquele que cura e a pessoa doente, reforçando a desigualdade que ele comparava à desigualdade entre a criança e o adulto. Ele dizia que o relacionamento entre a pessoa que cura e a que é curada deveria ser de iguais, "no qual o observador que aprendeu a observar a si mesmo ensina o observado a se tornar um auto-observador".

Sonhos e associação livre

Como Freud, Erikson trabalhou com as associações do paciente com o sonho como a "melhor pista" para entender seu significado. Valorizava a primeira associação com o sonho, que acreditava ser poderosa e importante. Essencialmente, ficava atento para identificar "um tema central que, uma vez encontrado, proporcionasse significado a todo o material relacionado".

Erikson acreditava que a interpretação era o principal agente terapêutico, procurado tanto pelo paciente quanto pelo terapeuta. A atenção flutuante era enfatizada como o método que propiciava a descoberta. Erikson, uma vez, descreveu essa postura de atenção comentando que, no trabalho clínico, "Necessita-se de uma história e de uma teoria, e é preciso esquecer ambas e deixar que cada hora passe por si mesma". Isso libera as duas partes de pressões contraproducentes para progredir na terapia e permite que ambos observem as brechas na narrativa do paciente que indicam o inconsciente.

Objetivos

Erikson discutiu quatro dimensões do trabalho do psicanalista. O desejo do paciente de ser curado e o desejo do analista de curar é a primeira delas. Existe um mutualismo no sentido de que o paciente e o terapeuta são motivados para a cura, e há uma divisão do trabalho. O objetivo sempre é ajudar o ego do paciente a se fortalecer e a se curar. À segunda dimensão, Erikson deu o nome de objetividade-participação. Os terapeutas devem manter sua mente aberta. "As neuroses mudam", escreveu. Devemos fazer novas generalizações, organizadas em novas configurações. Já a terceira dimensão segue o eixo do conhecimento-participação. O terapeuta "aplica *insights* selecionados em abordagens mais experimentais". A quarta dimensão, por sua vez, é a tolerância-indignação. Erikson afirmava: "As identidades baseadas no argumento talmúdico, no zelo messiânico, na ortodoxia punitiva, no sensacionalismo caprichoso, na ambição profissional e social" são perigosas e tendem a controlar os pacientes. O controle amplia a lacuna da desigualdade entre o médico e o paciente e dificulta a realização da ideia recorrente em sua teoria – o mutualismo.

Segundo Erikson, os terapeutas têm a oportunidade de elaborar conflitos passados não resolvidos por meio do relacionamento terapêutico. Por isso, os encorajava a não deixarem de orientar os pacientes. Ele acreditava que os terapeutas deveriam lhes proporcionar proibições e permissões e não se absorver demais nas experiências de vida dos pacientes a ponto de ignorar os conflitos atuais.

O objetivo da terapia é reconhecer como os pacientes atravessaram os vários estágios do ciclo da vida e como as crises de cada estágio foram ou não resolvidas. Igualmente importante, estágios e crises futuros devem ser previstos, de modo que possam ser negociados e resolvidos da maneira adequada. Diferentemente de Freud, Erikson não acreditava que a personalidade fosse tão inflexível que não ocorressem mudanças na idade adulta média ou tardia. Para ele, o crescimento e o desenvolvimento psicológico se dão no decorrer de todo o ciclo da vida.

O Austen Riggs Center, em Stockbridge, Massachusetts, guarda a obra de Erikson, e muitas de suas teorias são postas em prática lá. Nesse centro, sua esposa, Joan, desenvolveu um programa de atividades como uma "zona livre de interpretação", na qual os pacientes podem assumir papéis ou funções ocupacionais como aprendizes sob a orientação de artistas e artesãos, sem o peso da condição de paciente. Esse espaço de trabalho encorajava o jogo e a criatividade necessários para que o desenvolvimento ocupacional dos pacientes seguisse o processo de suas terapias.

REFERÊNCIAS

Brown C, Lowis MJ. Psychosocial development in the elderly: An investigation into Erikson's ninth stage. *J Aging Stud*. 2003;17:415–426.

Capps D. The decades of life: Relocating Erikson's stages. *Pastoral Psychol*. 2004;53:3–32.

Chodorow NJ. The American independent tradition: Loewald, Erikson, and the (possible) rise of intersubjective ego psychology. *Psychoanal Dialogues*. 2004;14:207–232.

Crawford TN, Cohen P, Johnson JG, Sneed JR, Brook JS. The course and psychosocial correlates of personality disorder symptoms in adolescence: Erikson's developmental theory revisited. *J Youth Adolesc*. 2004;33(5):373–387.

Friedman LJ. Erik Erikson on identity, generativity, and pseudospeciation: A biographer's perspective. *Psychoanalytic History*. 2001;3:179.

Hoare CH. Erikson's general and adult developmental revisions of Freudian thought: "Outward, forward, upward". *J Adult Dev*. 2005;12:19–31.

Kivnick HQ, Wells CK. Untapped richness in Erik H. Erikson's rootstock. *Gerontologist*. 2014;54:40–50.

Newton DS. Erik H. Erikson. In: Sadock BJ, Sadock VA, eds. *Kaplan & Sadock's Comprehensive Textbook of Psychiatry*. 8th ed. Vol. 1. Philadelphia: Lippincott Williams & Wilkins; 2005:746.

Pietikainen P, Ihanus J. On the origins of psychoanalytic psychohistory. *Historical Psychol*. 2003;6:171.

Shapiro ER, Fromm MG. Eriksonian clinical theory and psychiatric treatment. In: Sadock BJ, Sadock VA, eds. *Comprehensive Textbook of Psychiatry*. 7th ed. New York: Lippincott Williams & Wilkins; 2000.

Slater C. Generativity versus stagnation: An elaboration of Erikson's adult stage of human development. *J Adult Dev*. 2003;10:53.

Van Hiel A, Mervielde I, De Fruyt F. Stagnation and generativity: Structure, validity, and differential relationships with adaptive and maladaptive personality. *J Pers*. 2006;74(2):543.

Westermeyer JF. Predictors and characteristics of Erikson's life cycle model among men: A 32-year longitudinal study. *Int J Aging Hum Dev*. 2004;58:29–48.

Wulff D. Freud and Freudians on religion: A reader. *Int J Psychol and Rel*. 2003;13:223.

▲ 4.3 Outras escolas psicodinâmicas

Os homens e as mulheres discutidos neste capítulo contribuíram para o pensamento e a prática psiquiátrica nos anos iniciais e intermediários do século XX. Muitas dessas teorias da psicopatologia se desenvolveram como ramificações diretas da psicanálise freudiana. Esta, entretanto, derivou de vários aspectos da psicologia, como a teoria da aprendizagem e os métodos quantitativos de avaliação da personalidade. As teorias selecionadas para serem discutidas nesta seção resistiram ao teste do tempo e são as mais relevantes para a psiquiatria.

Sinopses breves das teorias que exercem a maior influência sobre o pensamento psiquiátrico atual são listados a seguir em ordem alfabética de seu proponente. Cada uma delas contém *insights* que merecem ser considerados porque aumentam nossa compreensão das complexidades do comportamento humano. Também ilustram a diversidade de orientações teóricas que caracterizam a psiquiatria de nossos dias.

KARL ABRAHAM (1877-1925)

Karl Abraham, um dos primeiros discípulos de Sigmund Freud, foi o primeiro psicanalista da Alemanha. Ele é mais conhecido por sua explicação da depressão de uma perspectiva psicanalítica e por sua elaboração dos estágios de desenvolvimento psicossexual de Freud. Abraham dividiu o estágio oral em uma fase de morder e uma de sugar; o estágio anal, em uma fase destrutiva-expulsiva (anal-sádica) e uma fase de domínio-retenção (anal-erótica); e o estágio fálico, em uma fase inicial de amor genital parcial (fase fálica verdadeira) e uma fase genital madura posterior. Também relacionou os estágios psicossexuais com síndromes específicas. Por exemplo, postulou que a neurose obsessiva resultava de uma fixação na fase anal-sádica, e a depressão, de uma fixação no estágio oral.

ALFRED ADLER (1870-1937)

Alfred Adler (Fig. 4.3-1) nasceu em Viena, Áustria, onde passou a maior parte de sua vida. Clínico geral, tornou-se um dos quatro membros originais do círculo de Freud em 1902. Adler nunca aceitou a primazia da teoria da libido, a origem sexual da neurose ou a importância dos desejos infantis. Acreditava que a agressividade era muito mais importante, de forma específica em sua manifestação como uma busca por poder, que julgava ser um traço masculino. Ele introduziu o termo *protesto masculino* para descrever a tendência a passar de um papel passivo e feminino para um papel ativo e masculino. Suas teorias são conhecidas coletivamente como *psicologia do indivíduo*.

Adler via os indivíduos como entidades biológicas únicas e unificadas cujos processos psicológicos se encaixavam juntos em um estilo de vida individual. Postulou um princípio do dinamismo, no qual todo indivíduo é direcionado para o futuro e se move em direção a um objetivo. Também enfatizou a interface entre os indivíduos e seu ambiente social: a primazia da ação no trabalho real sobre a fantasia.

Ele cunhou o termo *complexo de inferioridade* para se referir a um senso de inadequação e fraqueza universal e inato. A autoestima de uma criança em desenvolvimento é comprometida por um defeito físico, e referia-se a esse fenômeno como *inferioridade orgânica*. Também acreditava que uma inferioridade básica ligada aos desejos edipianos das crianças nunca poderia ser gratificada.

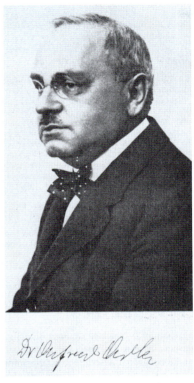

FIGURA 4.3-1
Alfred Adler (assinatura incluída na foto). (Cortesia de Alexandra Adler.)

Adler foi um dos primeiros teóricos do desenvolvimento a reconhecer a importância da ordem de nascimento em suas famílias de origem. O primogênito reage com raiva ao nascimento dos irmãos e luta para não perder a posição de filho único. Eles tendem a não compartilhar e a ser conservadores. O segundo deve lutar constantemente para competir com o primogênito. Já os filhos mais novos sentem-se seguros porque *nunca* são deslocados de sua posição. Adler considerava que a posição da criança em relação aos irmãos tinha uma influência vitalícia sobre seu caráter e estilo de vida.

A principal abordagem terapêutica na terapia adleriana é o encorajamento, por meio do qual ele acreditava que os pacientes poderiam superar os sentimentos de inferioridade. Em sua visão, relacionamentos humanos consistentes levam a mais esperança, menos isolamento e maior participação na sociedade. Ele pensava que os pacientes precisavam desenvolver um sentido maior de sua própria dignidade e valor e uma apreciação renovada de suas habilidades e pontos fortes.

FRANZ ALEXANDER (1891-1964)

Franz Alexander (Fig. 4.3-2) emigrou da Alemanha para os Estados Unidos, onde se estabeleceu e fundou o Instituto de Psicanálise de Chicago. Escreveu extensamente sobre a associação entre traços de personalidade específicos e certas doenças psicossomáticas, um ponto de vista que passou a ser conhecido como *hipótese da especificidade*. Alexander sofria a desaprovação dos analistas clássicos por defender a *experiência emocional corretiva* como parte da técnica analítica. Nessa abordagem, ele sugeria que o analista devesse adotar deliberadamente um modo particular de se relacionar com o paciente para contrabalançar influências nocivas dos pais do indivíduo na infância.

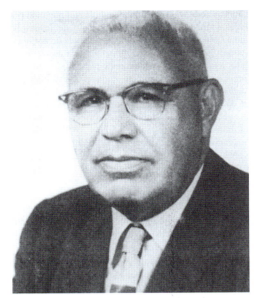

FIGURA 4.3-2
Franz Alexander. (Cortesia de Franz Alexander.)

Acreditava que um relacionamento de confiança e apoio entre ambos permitia ao paciente resolver traumas da infância e crescer com a experiência.

GORDON ALLPORT (1897-1967)

Gordon Allport, um psicólogo norte-americano (Fig. 4.3-3), é conhecido como o fundador da escola humanista de psicologia, a qual sustenta que cada pessoa tem um potencial inerente de funcionamento e crescimento autônomo. Na Universidade de Harvard, lecionou a primeira disciplina de psicologia da personalidade oferecida em uma faculdade no país.

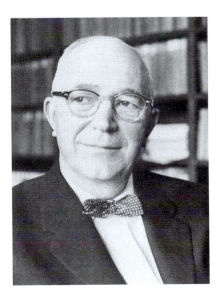

FIGURA 4.3-3
Gordon Allport. (© Bettmann/Corbis.)

Allport acreditava que a única garantia real que uma pessoa tem da existência é um senso de *self*. A individualidade desenvolve-se por meio de uma série de estágios, desde a consciência do corpo até a identidade pessoal. Ele usava o termo *propriem* para descrever as buscas relacionadas à manutenção da identidade pessoal e da autoestima, enquanto *traços* se referia às principais unidades da estrutura da personalidade. As *disposições pessoais* são traços individuais que representam a essência da personalidade única de um indivíduo. A maturidade é caracterizada pela capacidade de relacionamento com outras pessoas com afeto e intimidade e um senso de *self* mais amplo. Segundo Allport, pessoas maduras têm segurança, senso de humor, discernimento, entusiasmo e prazer. A psicoterapia visa ajudar os pacientes a adquirir essas características.

MICHAEL BALINT (1896-1970)

Michael Balint era considerado um membro do grupo independente ou intermediário dos teóricos das relações objetais no Reino Unido. Ele acreditava que a necessidade de um objeto de amor primário está por trás de quase todos os fenômenos psicológicos. Os bebês querem ser amados total e incondicionalmente, e, quando a mãe não proporciona a nutrição apropriada, a criança dedica sua vida a buscar o amor perdido na infância. Segundo ele, a *falha básica* é o sentimento de muitos pacientes de que algo está incompleto. Assim como Ronald Fairbairn e Donald W. Winnicott, Balint entendia que esse déficit na estrutura interna resultava de falhas maternas. Ele via todas as motivações psicológicas como oriundas da ausência de amor materno adequado.

Entretanto, ao contrário de Fairbairn, Balint não abandonou por inteiro a teoria do impulso. Dizia, por exemplo, que a libido é a busca de prazeres e de objetos. Ele também trabalhou com pacientes gravemente perturbados e, como Winnicott, acreditava que certos aspectos do tratamento psicanalítico ocorrem em um nível mais profundo do que o das interpretações explanatórias verbais comuns. Embora parte do material que envolve os estágios do desenvolvimento psicossexual genital possa ser interpretada do ponto de vista dos conflitos intrapsíquicos, Balint considerava que certos fenômenos pré-verbais são reexperimentados na análise e que o próprio relacionamento é decisivo para lidar com essa esfera da experiência precoce.

ERIC BERNE (1910-1970)

Eric Berne (Fig. 4.3-4) começou sua vida profissional como supervisor e instrutor de analistas em teoria e técnica psicanalíticas clássicas, mas acabou por desenvolver sua própria escola, conhecida como *análise transacional*. Uma *transação* é um estímulo apresentado por uma pessoa que evoca uma resposta correspondente em outra. Berne definiu os jogos psicológicos como transações estereotipadas e previsíveis aprendidas na infância e que permanecem ao longo da vida. *Strokes*, os fatores motivacionais básicos do comportamento humano, consistem em recompensas específicas, como aprovação e amor. Todas as pessoas têm três estados do ego em si: a *criança*, que representa os elementos primitivos fixados na primeira infância; o *adulto*, a parte da personalidade capaz de fazer avaliações objetivas da realidade; e o *pai*, uma introjeção de valores dos pais verdadeiros da pessoa. O processo terapêutico visa ajudar os pacientes a compreender se estão funcionando no modo da criança, do adulto ou do pai em suas interações com os outros. À medida que eles aprendem a reconhecer os jogos característicos que são mobilizados repetidamente ao longo da vida, podem funcionar o máximo possível no modo adulto em seus relacionamentos interpessoais.

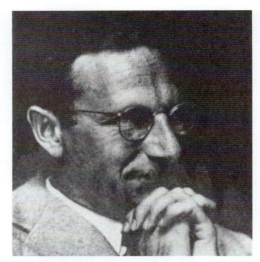

FIGURA 4.3-4
Eric Berne. (Cortesia de Wide World Photos.)

WILFRED BION (1897-1979)

Wilfred Bion expandiu o conceito de *identificação projetiva* de Melanie Klein para incluir um processo interpessoal no qual o terapeuta se sente coagido a desempenhar determinado papel no mundo interno do paciente. Também desenvolveu a noção de que o terapeuta deve conter aquilo que o paciente projetou, para que seja processado e devolvido em uma forma modificada. Ele acreditava que um processo semelhante ocorre entre a mãe e o bebê. Também observou que os aspectos "psicóticos" e "não psicóticos" da mente funcionam de forma simultânea como suborganizações. Bion provavelmente seja mais conhecido por sua aplicação das ideias psicanalíticas a grupos. Sempre que se desvia de sua tarefa, um grupo se deteriora em um de três estados básicos: dependência, acasalamento ou luta-e-fuga.

JOHN BOWLBY (1907-1990)

John Bowlby costuma ser considerado o fundador da teoria do apego. Suas ideias sobre o assunto foram formuladas na década de 1950, enquanto prestava consultoria para a Organização Mundial da Saúde sobre os problemas que a falta de moradia causava em crianças. Ele enfatizava que a essência do apego é a *proximidade* (i.e., a tendência da criança a permanecer perto da mãe ou de seu cuidador). Sua teoria do vínculo entre a mãe e o bebê tinha firmes raízes na biologia e se baseava amplamente na etologia e na teoria evolucionista. Segundo Bowlby, um senso básico de segurança e proteção é derivado de um relacionamento contínuo e íntimo com um cuidador. Essa prontidão ao apego é biológica e, conforme enfatizava, recíproca. O vínculo e o cuidado materno estão sempre entrelaçados ao comportamento de apego da criança. Bowlby sentia que, sem essa proximidade precoce com a mãe ou cuidador, a criança não desenvolveria uma *base segura*, que ele julgava ser o ponto de partida para a independência. Na ausência de uma base segura, a criança sente-se assustada ou ameaçada, e o desenvolvimento é gravemente comprometido. Bowlby e a teoria do apego são discutidos em detalhes na Seção 2.2.

RAYMOND CATTELL (1905-1998)

Raymont Cattell obteve seu Ph.D. na Inglaterra antes de se mudar para os Estados Unidos. Ele introduziu o uso da *análise multivariada* e da *análise fatorial* – procedimentos estatísticos que examinam simultaneamente as relações entre variáveis e fatores múltiplos – ao estudo da personalidade. Analisando de maneira objetiva os registros da vida de uma pessoa, com o uso de entrevistas e dados de questionários pessoais, Cattell descreveu uma variedade de traços que representam os componentes essenciais da personalidade.

Os traços têm tanto uma base biológica como são determinados ou aprendidos no ambiente. Os traços biológicos incluem sexo, gregarismo, agressividade e proteção parental. Os traços aprendidos do ambiente incluem ideias culturais como trabalho, religião, romantismo e identidade. Um conceito importante é a *lei da coação* ao meio biossocial, a qual sustenta que a sociedade exerce pressão sobre pessoas geneticamente diferentes para se conformarem às suas normas. Por exemplo, é provável que uma pessoa com uma tendência genética forte à dominação receba encorajamento social para se controlar, enquanto uma naturalmente submissa seja encorajada a ser assertiva.

RONALD FAIRBAIRN (1889–1964)

Ronald Fairbairn, um analista escocês que trabalhou a maior parte de sua vida em relativo isolamento, foi um dos principais teóricos psicanalíticos da escola britânica das relações objetais. Ele sugeriu que os bebês não são motivados principalmente pelos impulsos da libido e da agressividade, mas por um instinto de perseguir objetos. Fairbairn substituiu as ideias freudianas de energia, ego e id pela noção de *estruturas dinâmicas*. Quando o bebê enfrenta uma frustração, uma parte do ego é separada defensivamente no curso do desenvolvimento e funciona como uma entidade em relação aos objetos internos e às suas outras subdivisões. Ele também enfatizou que tanto um objeto quanto uma *relação* objetal são internalizados durante o desenvolvimento, de modo que o sujeito sempre está se relacionando com um objeto, e os dois estão conectados a um afeto.

SÁNDOR FERENCZI (1873-1933)

Embora tenha sido analisado e influenciado por Freud, o analista húngaro Sándor Ferenczi posteriormente descartou suas técnicas e introduziu seu próprio método de análise. Ele entendia os sintomas de seus pacientes como estando relacionados a abusos sexuais e físicos sofridos na infância e propôs que os analistas deveriam amar seus pacientes de um modo que compensasse o amor que não receberam quando crianças. Desenvolveu um procedimento conhecido como *terapia ativa*, no qual encorajava os pacientes a desenvolver uma consciência da realidade por meio da confrontação ativa pelo terapeuta. Também fez experimentos com a *análise mútua*, na qual ele analisava o paciente em uma sessão e permitia que o paciente o analisasse em outra.

VIKTOR FRANKL (1905-1997)

Neurologista e filósofo austríaco, a visão particular de Viktor Frankl da natureza e psicopatologia humanas foi profundamente moldada por sua experiência nos campos de concentração nazistas. Lá ele chegou à conclusão de que mesmo as circunstâncias mais apavorantes podiam ser suportadas se a pessoa encontrasse uma forma de torná-las significativas. Ele descreveu sua experiência no livro *Man's Search for Meaning*, que foi lido por milhões de pessoas no mundo todo.

Frankl foi humanista e existencialista. Acreditava que os seres humanos compartilham com outros animais dimensões somáticas e psicológicas, mas que apenas os humanos têm também uma dimensão espiritual que lhes confere liberdade e responsabilidade. As pessoas encontram significado em suas vidas por meio do trabalho criativo e produtivo, mediante uma apreciação do mundo e das outras pessoas e pela adoção livre de atitudes positivas mesmo diante do sofrimento. Aqueles que não conseguem encontrar significado enfrentam a alienação, o desespero e as neuroses existenciais. As sociedades tradicionais fornecem uma estrutura de significado na religião e em valores culturais compartilhados; na sociedade moderna, as pessoas devem encontrar suas próprias fontes de significado, e Frankl atribuía muitos dos problemas sociais, como abuso de drogas e suicídio, ao fracasso em fazê-lo.

Devido à dimensão espiritual, os seres humanos demonstram autotranscendência e autodistanciamento. A primeira refere-se à capacidade de colocar outros valores (p. ex., o bem-estar de um ente querido) acima dos próprios interesses. O último é a capacidade de adotar uma perspectiva externa, como é visto no senso de humor. Essas capacidades formam a base para as intervenções terapêuticas na versão de psicoterapia de Frankl conhecida como logoterapia. "Logoterapia" é um termo derivado da palavra grega "logos", que significa pensamento ou razão, e Frankl acreditava que o homem instintivamente tenta encontrar compreensão universal e harmonia nas experiências de vida.

ANNA FREUD (1895-1982)

Anna Freud (Fig. 4.3-5), filha de Sigmund Freud, fez suas próprias contribuições para a psicanálise. Embora seu pai se concentrasse principalmente na repressão como mecanismo de defesa central, ela enriqueceu muito os mecanismos de defesa individuais, incluindo a formação reativa, a regressão, a anulação, a introjeção, a identi-

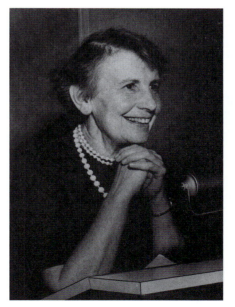

FIGURA 4.3-5
Anna Freud. (Cortesia da National Library of Medicine.)

ficação, a projeção, o ato de voltar-se contra si mesmo, a reversão e a sublimação. Também foi uma figura fundamental no desenvolvimento da psicologia do ego moderna, enfatizando que havia uma "profundidade na superfície". Em outras palavras, as defesas usadas pelo ego para evitar os desejos inaceitáveis do *id* são complexas e dignas de atenção. Até aquele ponto, o foco principal estava em revelar desejos sexuais e agressivos inconscientes. Ela fez, ainda, contribuições seminais para o campo da psicanálise infantil e estudou a função do ego no desenvolvimento da personalidade. Fundou e dirigiu o curso e a clínica de terapia infantil de Hampstead, em Londres, em 1947.

ERICH FROMM (1900-1980)

Erich Fromm (Fig. 4.3-6) mudou-se, em 1933, da Alemanha para os Estados Unidos, onde recebeu seu título de Ph.D. Foi muito importante na fundação do Instituto de Psiquiatria William Alanson White, em Nova York. Identificou cinco tipos de caráter comuns na cultura ocidental e determinados por ela. Cada pessoa pode ter qualidades de um ou mais tipos, que são (1) a *personalidade receptiva* é passiva; (2) a *personalidade exploratória* é manipulativa; (3) a *personalidade mercantil* é oportunista e mutável; (4) a *personalidade acumuladora* economiza e armazena; e (5) a *personalidade produtiva* é madura e aprecia o amor e o trabalho. O processo terapêutico envolve fortalecer o senso de comportamento ético da pessoa para com os outros e desenvolver o amor produtivo, caracterizado por cuidado, responsabilidade e respeito pelas outras pessoas.

KURT GOLDSTEIN (1878–1965)

Kurt Goldstein (Fig. 4.3-7) nasceu na Alemanha e recebeu seu título M.D. da Universidade de Breslau. Foi influenciado pelo existencialismo e pela psicologia da Gestalt – cada organismo tem propriedades dinâmicas, que são fontes de energia relativamente constantes e

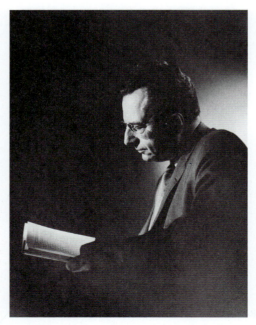

FIGURA 4.3-6
Erich Fromm. (© Bettmann/Corbis)

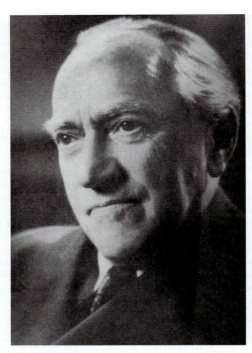

FIGURA 4.3-7
Kurt Goldstein. (Cortesia da New York Academy of Medicine, New York.)

distribuídas de igual modo. Quando estados de tensão-desequilíbrio ocorrem, o organismo tenta retornar de maneira automática a seu estado normal. O que acontece em uma parte do organismo afeta todas as outras áreas, um fenômeno conhecido como *holocenose*.

A *autorrealização* é um conceito que Goldstein usava para descrever os poderes criativos das pessoas para realizar suas potencialidades. Como cada uma tem um conjunto diferente de potencialidades inatas, a autorrealização é buscada em diferentes caminhos. A doença afeta essa característica de forma significativa. As respostas a perturbações da integridade de um organismo podem ser rígidas e compulsivas; a regressão a modos mais primitivos de comportamento é comum. Uma das principais contribuições de Goldstein foi a identificação da *reação catastrófica* a lesões cerebrais, na qual a pessoa se torna temerosa e agitada, recusando-se a realizar as tarefas mais simples por medo de um possível fracasso.

KAREN HORNEY (1885–1952)

A médica-psicanalista Karen Horney, nascida na Alemanha, (Fig. 4.3-8), que enfatizou a preeminência das influências sociais e culturais no desenvolvimento psicossexual, focalizou sua atenção nas psicologias divergentes de homens e mulheres e explorou as vicissitudes dos relacionamentos conjugais. Lecionou no Instituto de Psicanálise de Berlim antes de imigrar para os Estados Unidos. Ela acreditava que os atributos atuais da personalidade de uma pessoa resultam de sua interação com o ambiente e não se baseiam unicamente em desejos libidinais infantis transferidos da infância. Sua teoria, conhecida como *psicologia holística*, sustenta que uma pessoa precisa ser vista como um todo unitário, que influencia e é influenciado pelo ambiente. Acreditava que o complexo de Édipo era supervalorizado em termos de sua contribuição para a psicopatologia adulta, mas também

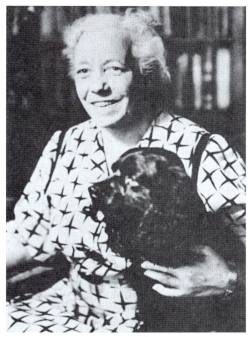

FIGURA 4.3-8
Karen Horney. (Cortesia da Association for the Advancement of Psychoanalysis, New York.)

que atitudes parentais rígidas quanto à sexualidade levavam a uma preocupação excessiva com os órgãos genitais.

Ela propôs três conceitos separados de *self*: o *self real*, a soma total das experiências pessoais; o *self verdadeiro*, a pessoa harmoniosa e saudável; e o *self idealizado*, a expectativa neurótica ou a imagem idealizada que a pessoa julga que deveria ser. O *sistema de orgulho* aliena o indivíduo do *self* verdadeiro por enfatizar excessivamente o prestígio, o intelecto, o poder, a força, a aparência, a potência sexual e outras qualidades que podem levar à autodestruição e ao ódio contra si mesmo. Horney também estabeleceu os conceitos de *ansiedade e confiança básicas*. O processo terapêutico, em seu entendimento, visa à *autorrealização*, explorando influências distorcidas que impedem o desenvolvimento da personalidade.

EDITH JACOBSON (1897-1978)

Edith Jacobson, uma psiquiatra norte-americana, acreditava que o modelo estrutural e uma ênfase nas relações objetais não eram fundamentalmente incompatíveis. Ela acreditava que o ego, as imagens do *self* e as imagens do objeto exercem influências recíprocas sobre o desenvolvimento uns dos outros. Também enfatizou que a decepção do bebê com o objeto materno não está de maneira obrigatória relacionada ao fracasso real da mãe. Na visão de Jacobson, a decepção está ligada a uma demanda específica e determinada pelos impulsos, em vez de ser uma busca global por contato e envolvimento. Considerava a experiência de prazer ou "desprazer" do bebê o núcleo do relacionamento inicial entre ele e sua mãe. Experiências satisfatórias levam à formação de imagens boas ou gratificantes, enquanto as insatisfatórias resultam em imagens más e frustrantes. O desenvolvimento normal e patológico baseia-se na evolução dessas imagens do *self* e imagens do objeto. Jacobson acreditava que o conceito de *fixação* se refere a modos de relações objetais, e não a modos de gratificação.

CARL GUSTAV JUNG (1875-1961)

Carl Gustav Jung (Fig. 4.3-9), um psiquiatra suíço, formou uma escola de psicanálise conhecida como *psicologia analítica*, que inclui ideias básicas relacionadas às teorias de Freud, mas que vão além delas. Após iniciar como discípulo de Freud, Jung rompeu com ele devido a sua ênfase na sexualidade infantil. Ele expandiu o conceito de Freud do inconsciente, descrevendo o *inconsciente coletivo* como consistindo no passado mitológico e simbólico comum de toda a humanidade. O inconsciente coletivo inclui os *arquétipos* – imagens e configurações representativas com significados simbólicos universais. Existem figuras arquetípicas para a mãe, o pai, o filho e o herói, entre outras. Os arquétipos contribuem para os *complexos*, ideias carregadas de sentimentos que ocorrem como resultado da experiência pessoal de interagir com o imaginário arquetípico. Assim, um complexo de mãe pode ser determinado não apenas por sua interação com o filho, mas pelo conflito entre a expectativa arquetípica e a experiência real com a mulher real que funciona em um papel maternal.

Jung observou que existem dois tipos de organização da personalidade: a introversão e a extroversão. Os *introvertidos* concentram-se em seu mundo interior de pensamentos, intuições, emoções e sensações, enquanto os *extrovertidos* são mais orientados para o mundo exterior, para outras pessoas e para bens materiais. Cada pessoa tem uma mistura dos dois componentes. A *persona*, a máscara que cobre a personalidade, é o rosto apresentado para o mundo exterior. Esta pode se fixar, enquanto a pessoa real se esconde de si mesma. *Anima* e *animus* são traços inconscientes que homens e mulheres têm, respectivamente, e são contrastados com a persona. *Anima* refere-se à feminilidade rudimentar do homem, enquanto *animus* refere-se à masculinidade rudimentar da mulher.

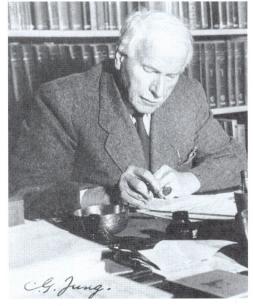

FIGURA 4.3-9
Carl Gustav Jung (assinatura incluída na foto). (Cortesia da National Library of Medicine, Bethesda, MD.)

O objetivo do tratamento junguiano é realizar uma adaptação adequada à realidade, que envolve uma pessoa realizando suas potencialidades criativas. O objetivo final é alcançar a *individuação*, um processo que continua por toda a vida, no qual é possível desenvolver um senso único da própria identidade. Esse processo evolutivo pode direcionar as pessoas para novos caminhos, afastando-as dos rumos anteriores de suas vidas.

OTTO KERNBERG (1928-)

Otto Kernberg talvez seja o mais influente teórico das relações objetais nos Estados Unidos. Influenciado por Klein e Jacobson, grande parte de sua teoria é derivada do trabalho clínico com pacientes com transtorno da personalidade *borderline*. Kernberg coloca uma grande ênfase na cisão do ego e na elaboração de configurações do *self* e configurações do objeto positivas e negativas. Embora tenha continuado a usar o modelo estrutural, ele vê o *id* como composto de imagens do *self*, imagens do objeto e afetos associados a elas. Os impulsos parecem somente se manifestar no contexto de experiências interpessoais internalizadas. As representações do *self* e as relações objetais positivas e negativas são associadas, respectivamente, com libido e agressividade. As relações objetais são os elementos constitutivos da estrutura, bem como dos impulsos. O caráter positivo ou negativo das experiências relacionais precede a catexia do impulso. Os instintos duplos da libido e da agressividade surgem de estados afetivos de amor e ódio direcionados para os objetos.

Kernberg propôs o termo *organização borderline da personalidade* para um amplo espectro de pacientes caracterizados pela falta de um senso integrado de identidade, por um ego fraco, pela ausência de integração do superego, pelo uso de mecanismos de defesa primitivos, como a cisão e a identificação projetiva, e pela tendência a mudar para um processo de pensamento primário. Ele sugeriu um tipo específico de psicoterapia psicanalítica para esses pacientes, na qual as questões relacionadas à transferência são interpretadas no início do processo.

MELANIE KLEIN (1882-1960)

Melanie Klein (Fig. 4.3-10) nasceu em Viena, trabalhou com Abraham e Ferenczi e, mais tarde, mudou-se para Londres. Ela desenvolveu uma teoria das relações objetais internas intimamente ligada aos impulsos. Sua perspectiva singular baseou-se em grande parte no trabalho psicanalítico com crianças, no qual ficou impressionada com o papel das fantasias intrapsíquicas inconscientes. Ela postulou que o ego passa por um processo de cisão para lidar com o medo da aniquilação. Da mesma forma, acreditava que o conceito de Freud do instinto de morte era central para entender a agressividade, o ódio, o sadismo e outras formas de "maldade", que considerava derivados do instinto de morte.

Klein considerava a projeção e a introjeção as principais operações defensivas dos primeiros meses de vida. Os bebês projetam derivados do instinto de morte na mãe e depois temem ser agredidos pela "mãe má", um fenômeno que chamou de *ansiedade de perseguição*. Essa ansiedade está intimamente ligada à *posição paranoide-esquizoide*, o modo como os bebês organizam a experiência, no qual todos os seus aspectos, assim como os da mãe, são divididos em elementos bons e maus. À medida que essas visões discrepantes são integradas, os bebês se preocupam com o fato de poderem ter prejudicado ou destruído a mãe, por meio de suas fantasias sádicas e hostis dirigidas a ela. Nesse estágio do desenvolvimento, as crianças chegam à *posição depressiva*, na qual a mãe é vista de forma ambivalente, tendo aspectos positivos e negativos e sendo alvo de uma mistura de sentimentos de amor e ódio. Klein também foi essencial para o desenvolvimento da análise infantil, que evoluiu a partir de uma técnica analítica de brincar, na qual as crianças usavam brinquedos e brincavam de maneira simbólica, permitindo que os analistas interpretassem essa relação.

HEINZ KOHUT (1913-1981)

Heinz Kohut (Fig. 4.3-11) é mais conhecido por seus escritos sobre o narcisismo e o desenvolvimento da psicologia do *self*. Ele

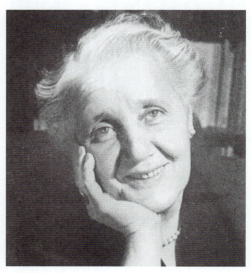

FIGURA 4.3-10
Melanie Klein. (Cortesia de Melanie Klein e Douglas Glass.)

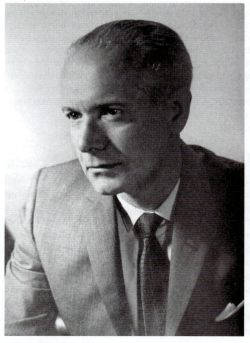

FIGURA 4.3-11
Heinz Kohut. (Cortesia da New York Academy of Medicine, New York.)

considerava o desenvolvimento e a manutenção da autoestima e da coesão do *self* mais importantes do que a sexualidade e a agressividade. Kohut descreveu o conceito de narcisismo de Freud como preconceituoso, pois o desenvolvimento supostamente ocorreria rumo às relações objetais, distanciando-se do narcisismo. Ele concebeu duas linhas distintas de desenvolvimento, uma que ia em direção às relações objetais e outra que ia em direção a um maior aperfeiçoamento do *self*.

Na infância, as crianças temem perder a proteção da felicidade inicial da relação bebê-mãe e voltam-se para três caminhos possíveis para manter a perfeição perdida: o *self* grandioso, o *alter ego*, ou gemelaridade, e a imagem parental idealizada. Esses três polos manifestam-se no tratamento psicanalítico na forma de transferências de características, conhecidas como *transferências self-objetais*. O *self grandioso* leva a uma *transferência especular*, na qual os pacientes tentam capturar o brilho dos olhos do analista por meio de uma autodemonstração exibicionista. O *alter ego* leva à *transferência gemelar*, na qual os pacientes percebem o analista como um gêmeo seu. A *imagem parental idealizada* leva a uma *transferência idealizada*, na qual os pacientes sentem um aumento da autoestima por estarem na presença da figura exaltada do analista.

Kohut propunha que as falhas empáticas da mãe levam a uma parada do desenvolvimento em determinado estágio, quando as crianças precisam usar os outros para realizar funções de *self*-objeto. Embora tenha aplicado essa formulação originalmente ao transtorno da personalidade narcisista, Kohut a expandiu mais tarde para aplicá-la a todas as psicopatologias.

JACQUES LACAN (1901-1981)

Nascido em Paris e com formação em psiquiatria, fundou seu próprio instituto, a Escola Freudiana de Paris. Tentou integrar os conceitos intrapsíquicos de Freud a conceitos relacionados à linguística e à semiótica (o estudo da linguagem e dos símbolos). Enquanto Freud via o inconsciente como um caldeirão de necessidades, desejos e instintos, para Lacan, tratava-se de um tipo de linguagem que ajuda a estruturar o mundo. Seus dois principais conceitos são que o inconsciente é estruturado como uma linguagem e que ele é um discurso. Os pensamentos de processo primário são, na verdade, sequências descontroladas de significados. Os sintomas são sinais ou símbolos de processos subjacentes. O papel do terapeuta é interpretar o texto semiótico da estrutura da personalidade. A fase mais básica de Lacan é o estágio do espelho; é aqui que os bebês aprendem a se reconhecer, assumindo a perspectiva das outras pessoas. Nesse sentido, o ego não é parte do *self*; é algo que está fora dele, mas que o *self* enxerga. O ego passa a representar os pais e a sociedade mais do que o *self* real da pessoa.

A abordagem terapêutica de Lacan envolve a necessidade de tornar-se menos alienado do *self* e mais envolvido com os outros. Os relacionamentos são frequentemente fantasiados, o que distorce a realidade e deve ser corrigido. Entre suas crenças mais controversas, estava a de que a resistência a entender o relacionamento real com o terapeuta pode ser reduzida diminuindo-se a duração da sessão de terapia e a de que as sessões psicanalíticas não devem ser padronizadas pelo tempo, mas por seu conteúdo e processo.

KURT LEWIN (1890-1947)

Kurt Lewin recebeu seu título de Ph.D. em Berlim, mudou-se para os Estados Unidos na década de 1930 e lecionou em Cornell, Harvard e no Instituto de Tecnologia de Massachusetts. Ele adaptou a abordagem de campo da física a um conceito chamado de *teoria de campo*. Um *campo* é a totalidade de partes coexistentes e mutuamente interdependentes. O comportamento torna-se uma função das pessoas e de seu ambiente, que, juntos, formam o *espaço de vida*. Este representa um campo em fluxo constante, com *valências* ou necessidades que exigem satisfação. Uma pessoa com fome presta mais atenção a restaurantes do que alguém que acaba de comer, e alguém que quer colocar uma carta no correio se atém mais a caixas de correio.

Lewin aplicou a teoria do campo a grupos. *Dinâmicas de grupo* faz referência à interação entre os membros de um grupo, que dependem uns dos outros. O grupo pode exercer pressão sobre uma pessoa para que ela mude seu comportamento, mas esta também influencia o grupo quando a mudança ocorre.

ABRAHAM MASLOW (1908-1970)

Abraham Maslow (Fig. 4.3-12) nasceu no Brooklyn, em Nova York, e concluiu seus estudos de graduação e pós-graduação na Universidade de Wisconsin. Junto com Goldstein, acreditava na *teoria da autorrealização* – a necessidade de entender a totalidade de uma pessoa. Um líder na psicologia humanista, Maslow descreveu uma organização hierárquica de necessidades presente em todas as pessoas. À medida que as mais primitivas, como fome e sede, são satisfeitas, necessidades psicológicas mais avançadas, como afeto e autoestima, se tornam os principais motivadores. A autorrealização é a mais elevada entre todas elas.

Uma experiência de pico, que ocorre frequentemente naqueles que alcançam a autorrealização, é um acontecimento breve e episódico no qual se experimenta um poderoso estado de consciência transcendental – uma sensação de maior compreensão, euforia intensa, natureza integrada, unidade com o universo e percepção alterada do tempo e do espaço. Essa experiência tende a ocorrer com mais frequência em indivíduos psicologicamente saudáveis e pode produzir efeitos benéficos duradouros.

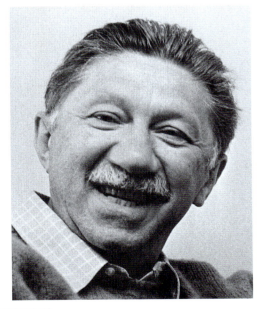

FIGURA 4.3-12
Abraham H. Maslow. (© Bettmann/Corbis.)

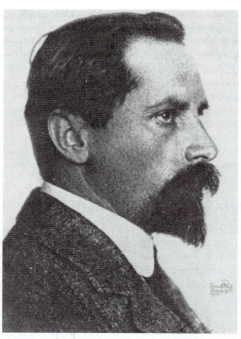

FIGURA 4.3-13
Adolf Meyer. (Da the National Library of Medicine, Bethesda, MD.)

KARL A. MENNINGER (1893-1990)

Karl Menninger foi um dos primeiros médicos nos Estados Unidos a ter formação psiquiátrica. Junto com seu irmão, Will, criou o conceito de um hospital psiquiátrico com base nos princípios psicanalíticos e fundou a clínica Menninger, em Topeka, Kansas. Também foi um escritor prolífico. *A mente humana*, um de seus livros mais conhecidos, levou o conhecimento psicanalítico ao público leigo. Defendeu a validade do instinto de morte de Freud em *O homem contra si próprio*, e, em *O equilíbrio vital*, sua obra-prima, formulou uma teoria singular da psicopatologia. Menninger manteve durante toda a vida um interesse no sistema de justiça criminal e argumentou, em *O crime de punição*, que muitos criminosos condenados necessitavam de tratamento em vez de punição. Por fim, o volume intitulado *Teoria da técnica psicanalítica* foi um dos poucos livros a examinar os fundamentos teóricos das intervenções psicanalíticas.

ADOLF MEYER (1866-1950)

Adolf Meyer (Fig. 4.3-13) mudou-se da Suíça para os Estados Unidos em 1892 e tornou-se diretor da clínica psiquiátrica Henry Phipps, na Johns Hopkins Medical School. Não interessado na metapsicologia, introduziu uma metodologia psicobiológica do senso comum para o estudo dos transtornos mentais, enfatizando as relações entre os sintomas e o funcionamento psicológico e biológico do indivíduo. Sua abordagem ao estudo da personalidade foi biográfica; ele tentou levar os pacientes psiquiátricos e seu tratamento para fora do isolamento dos hospitais estaduais e integrá-los às comunidades e também foi um forte defensor das ações sociais para a saúde mental. Meyer introduziu o conceito de *psiquiatria do senso comum* e se concentrou na maneira como a situação atual da vida do paciente pode ser melhorada de forma realista. Estabeleceu, ainda, o conceito de *ergasia*, a ação do organismo total. Seu objetivo na terapia era apoiar a adaptação dos pacientes, ajudando-os a modificar adaptações doentias. Uma das ferramentas de Meyer era um mapa autobiográfico que o paciente construía durante a terapia.

GARDNER MURPHY (1895-1979)

Gardner Murphy (Fig. 4.3-14) nasceu em Ohio e concluiu o Ph.D. na Universidade de Columbia. Foi um dos primeiros a publicar uma teoria abrangente da psicologia e fez importantes contri-

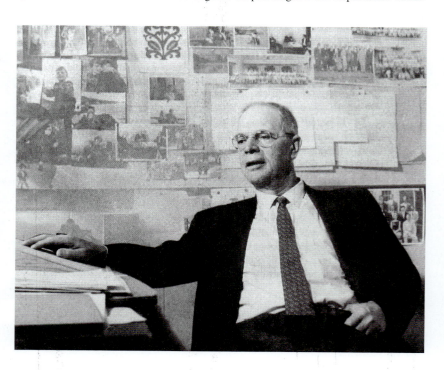

FIGURA 4.3-14
Gardner Murphy. (Cortesia da New York Academy of Medicine, New York.)

buições para a psicologia social, geral e educacional. Segundo Murphy, os três estágios essenciais do desenvolvimento da personalidade são os estágios da completude indiferenciada, da diferenciação e da integração. Essa evolução muitas vezes é desigual, havendo regressão e progressão ao longo do caminho. As quatro necessidades humanas inatas são as viscerais, as motoras, as sensoriais e as relacionadas a emergências. Essas necessidades tornam-se cada vez mais específicas conforme vão sendo moldadas pela experiência em vários contextos sociais e ambientais. A *canalização* ocasiona essas mudanças, estabelecendo uma conexão entre uma necessidade e uma forma específica de satisfazê-la.

Murphy interessava-se pela parapsicologia. Estados como sono, torpor, certas condições tóxicas e de uso drogas, hipnose e *delirium* tendem a ser favoráveis a experiências paranormais. Os obstáculos à consciência paranormal incluem diversas barreiras intrapsíquicas, as condições do ambiente social em geral e um investimento pesado em experiências sensoriais comuns.

HENRY MURRAY (1893-1988)

Henry Murray (Fig. 4.3-15) nasceu em Nova York, cursou a faculdade de medicina na Universidade de Columbia e foi um dos fundadores do Instituto Psicanalítico de Boston. Ele propôs o termo *personologia* para descrever o estudo do comportamento humano. Concentrava-se na *motivação*, uma necessidade produzida pela estimulação interna ou externa; uma vez estimulada, a motivação produz uma atividade continuada até que a necessidade seja reduzida ou satisfeita. Ele desenvolveu o *Teste de Apercepção Temática* (TAT), uma técnica projetiva usada para revelar processos mentais e áreas de problemas inconscientes e conscientes.

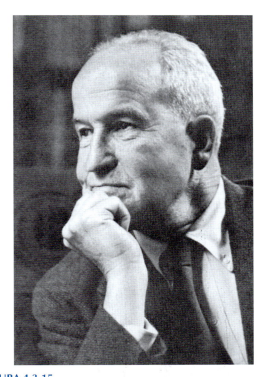

FIGURA 4.3-15
Henry Murray. (Cortesia da New York Academy of Medicine, New York.)

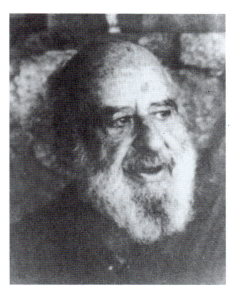

FIGURA 4.3-16
Fritz Perls. (Cortesia da National Library of Medicine.)

FREDERICK S. PERLS (1893-1970)

A teoria da Gestalt foi desenvolvida na Alemanha sob influência de diversos nomes: Max Wertheimer (1880-1943), Wolfgang Köhler (1887-1967) e Lewin. Frederick "Fritz" Perls (Fig. 4.3-16) aplicou essa teoria a uma terapia que enfatiza as experiências atuais do paciente no "aqui e agora", ao contrário do "lá e então" das escolas psicanalíticas. Em termos de motivação, os pacientes aprendem a reconhecer suas necessidades em determinado momento e a forma como os impulsos para satisfazer essas necessidades pode influenciar seu comportamento atual. Segundo o ponto de vista da Gestalt, o comportamento representa mais do que a soma de suas partes. Uma *Gestalt*, ou um todo, inclui e vai além da soma de eventos menores e independentes. Ela lida com as características essenciais da experiência real, como valor, significado e forma.

SANDOR RADO (1890-1972)

Sandor Rado (Fig. 4.3-17) mudou-se da Hungria para os Estados Unidos, em 1945, e fundou o Columbia Psychoanalytic Institute, em Nova York. Suas teorias da *dinâmica adaptativa* sustentam que o organismo é um sistema biológico que opera sob controle hedônico, semelhante ao princípio do prazer de Freud. Os fatores culturais muitas vezes causam um controle hedônico excessivo e um comportamento desordenado que interferem na capacidade de *autorregulação* do organismo. Na terapia, o paciente deve reaprender como experimentar sentimentos prazerosos.

OTTO RANK (1884-1939)

Psicólogo austríaco e protegido de Sigmund Freud, Otto Rank (Fig. 4.3-18) rompeu com o mestre em sua publicação de 1924, *O trauma do nascimento*, e desenvolveu uma nova teoria, que chamou de *trauma do nascimento*. A ansiedade está correlacionada com a separação da mãe – especificamente, com a separação do útero, a fonte de gratificação sem esforço. Essa experiência dolorosa resulta em ansiedade primal. O sono e os sonhos simbolizam o retorno ao útero.

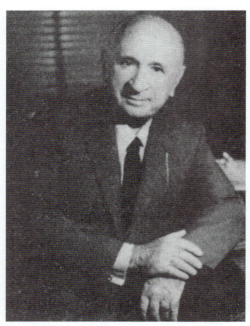

FIGURA 4.3-17
Sandor Rado. (Cortesia da New York Academy of Medicine.)

A personalidade é dividida em impulsos, emoções e vontade. Os impulsos das crianças buscam descarga e gratificação imediatas. À medida que esses impulsos são dominados, como no treinamento dos esfincteres, as crianças iniciam o processo de desenvolvimento

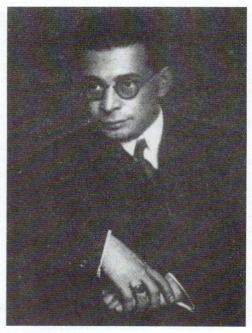

FIGURA 4.3-18
Otto Rank. (Cortesia da New York Academy of Medicine.)

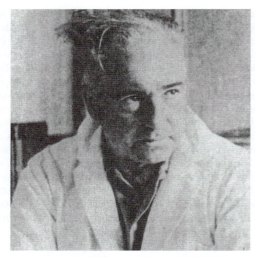

FIGURA 4.3-19
Wilhelm Reich. (Cortesia da New York Academy of Medicine.)

da vontade. Se esta for exagerada, podem se desenvolver traços patológicos (p. ex., teimosia, desobediência e inibições).

WILHELM REICH (1897-1957)

Wilhelm Reich (Fig. 4.3-19), um psicanalista austríaco, fez contribuições importantes para a psicanálise na área de formação do caráter e tipos de caráter. O termo *couraça do caráter* diz respeito a defesas da personalidade que atuam como resistência a autocompreensão e a mudança. Os quatro tipos principais de caráter são os seguintes: o *caráter histérico* é sexualmente sedutor, ansioso e fixado na fase fálica do desenvolvimento da libido; o *caráter compulsivo* é controlado, desconfiado, indeciso e fixado na fase anal; o *caráter narcisista* é fixado no estado fálico do desenvolvimento, e, no caso do homem, há desprezo pelas mulheres; e o *caráter masoquista* é sofredor, queixoso e autodepreciativo, com demanda excessiva por amor.

O processo terapêutico, chamado *terapia da vontade*, enfatiza a relação entre paciente e terapeuta; o objetivo do tratamento é ajudar os pacientes a aceitar o fato de serem separados. Uma data definida para o término da terapia é usada para prevenir a dependência excessiva do paciente em relação ao terapeuta.

CARL ROGERS (1902-1987)

Carl Rogers (Fig. 4.3-20) recebeu o Ph.D. em psicologia da Universidade de Columbia. Após cursar o Union Theological Seminary, em Nova York, estudou para ser padre. Seu nome é mais claramente associado com a teoria da personalidade e da psicoterapia *centrada na pessoa*, na qual os principais conceitos são a autorrealização e a autodireção. De modo específico, as pessoas nascem com a capacidade de se direcionarem da forma mais saudável até um nível de completude chamado de autorrealização. A partir dessa abordagem, centrada na pessoa, Rogers via a personalidade não como uma entidade estática composta de traços e padrões, mas como um fenômeno dinâmico que envolve comunicações, relacionamentos e autoconceitos mutáveis.

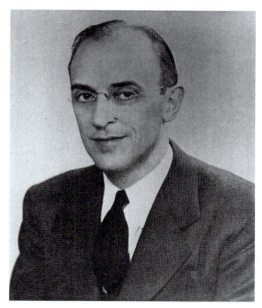

FIGURA 4.3-20
Carl Rogers. (Cortesia da the National Library of Medicine.)

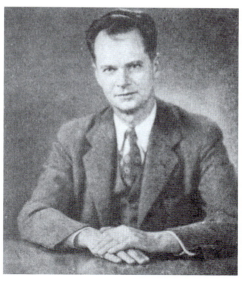

FIGURA 4.3-21
B. F. Skinner. (Cortesia da New York Academy of Medicine, New York.)

Rogers desenvolveu um programa de tratamento denominado *psicoterapia centrada no cliente*. Os terapeutas tentam produzir uma atmosfera em que os clientes possam reconstruir sua busca pela autorrealização. Eles têm uma visão positiva incondicional dos clientes, que é a aceitação deles como eles são. Outras práticas terapêuticas incluem a atenção ao presente, o foco nos sentimentos dos clientes, a ênfase no processo, a confiança no potencial e a autorresponsabilidade dos clientes, além de uma filosofia baseada em uma atitude positiva para com eles, em vez de uma estrutura de tratamento preconcebida.

JEAN-PAUL SARTRE (1905-1980)

Nascido em Paris, Jean Paul Sartre escreveu peças e romances antes de se dedicar à psicologia. Foi prisioneiro de guerra dos alemães de 1940 a 1941, durante a II Guerra Mundial. Influenciado pelas ideias de Martin Heidegger, desenvolveu o que chamou de *psicanálise existencial*. O *self* reflexivo era um conceito fundamental na psicologia de Sartre. Ele reconhecia que apenas os humanos conseguiam refletir sobre si mesmos como objetos, de modo que a experiência de "ser" é exclusiva dos seres humanos no mundo natural. Essa capacidade de refletir leva as pessoas a impor um significado à existência. Para Sartre, esse significado permite ao ser humano criar a própria essência.

Sartre negava o campo da consciência; ele pensava que os humanos estavam condenados a ser livres e a enfrentar o dilema existencial fundamental – sua solidão sem um deus para lhes proporcionar significado. Como resultado, cada indivíduo cria valores e significados. A neurose é uma fuga da liberdade, a chave para manter a saúde psicológica. Sartre não fez distinção entre filosofia e psicologia. Os psicólogos, assim como os filósofos, buscam a verdade sobre o mundo. Parte dessa verdade, segundo ele, era a dialética entre a consciência e o *ser*. A consciência introduz o nada e é uma negação do ser-em-si. Os ideais são revelados em ações, e não em crenças professadas.

B. F. SKINNER (1904-1990)

Burrhus Frederic Skinner (Fig. 4.3-21), mais conhecido como B. F. Skinner, recebeu seu título de Ph.D. em psicologia na Universidade de Harvard, onde lecionou por muitos anos. Seu trabalho seminal sobre a aprendizagem operante contribuiu de forma significativa para muitos métodos atuais de modificação do comportamento, instrução programada e educação em geral. Suas crenças globais sobre a natureza do comportamento foram aplicadas de forma mais ampla, pode-se dizer, do que as de qualquer outro teórico, exceto, talvez, Freud. O alcance e a magnitude de seu impacto foram impressionantes.

A abordagem de Skinner à personalidade era derivada mais de suas crenças básicas sobre o comportamento do que de uma teoria da personalidade específica. Para ele, a personalidade não era diferente de outros comportamentos ou conjuntos de comportamentos. Ela é adquirida, mantida e fortalecida, ou enfraquecida, segundo as mesmas regras de recompensa e punição que alteram qualquer outra forma de comportamento. O *behaviorismo*, sua teoria mais conhecida, diz respeito apenas ao comportamento observável e mensurável que pode ser operacionalizado. Muitos marcos abstratos e internalizados de outras teorias da personalidade dominantes encontram pouco espaço no modelo de Skinner. Conceitos como *self*, ideias e ego são considerados desnecessários para entender o comportamento, sendo, portanto, rejeitados. Pelo processo de condicionamento operante e pela aplicação de princípios básicos da aprendizagem, acredita-se que as pessoas desenvolvam conjuntos de comportamentos que caracterizam suas respostas ao mundo de estímulos que enfrentam em suas vidas. Esse conjunto de respostas é chamado de *personalidade*.

HARRY STACK SULLIVAN (1892-1949)

Harry Stack Sullivan (Fig. 4.3-22) é geralmente reconhecido como o teórico norte-americano mais original e peculiar na psiquiatria dinâmica. Quando usam o termo *distorção paratáxica*, aplicam o conceito de autoestima, consideram a importância dos grupos de iguais

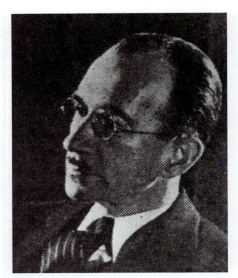

FIGURA 4.3-22
Harry Stack Sullivan. (Cortesia da National Library of Medicine.)

pré-adolescentes no desenvolvimento ou veem um comportamento de paciente como uma manipulação interpessoal, os psiquiatras estão aplicando conceitos propostos primeiramente por Sullivan.

Ele descreveu três modos de experimentar e pensar sobre o mundo. O *modo prototáxico* é o pensamento indiferenciado que não consegue separar o todo em partes ou usar símbolos. Costuma ocorrer na infância e também aparece em pacientes com esquizofrenia. No *modo paratáxico*, os eventos são relacionados de forma causal devido a conexões temporais ou seriais. Entretanto, as relações lógicas não são percebidas. O *modo sintáxico* é o tipo mais lógico, racional e maduro de funcionamento cognitivo de que a pessoa é capaz. Esses três tipos de pensamento e experiência ocorrem de forma concomitante em todas as pessoas; é raro haver uma pessoa que funcione exclusivamente no modo sintáxico.

A configuração total dos traços da personalidade é conhecida como *sistema do self*, que se desenvolve em estágios e é o subproduto de experiências interpessoais, não um desdobramento de forças intrapsíquicas. Durante a primeira infância, a ansiedade ocorre pela primeira vez quando as necessidades primárias dos bebês não são satisfeitas. Durante a infância, dos 2 aos 5 anos, as principais tarefas da criança são aprender os requisitos da cultura e como lidar com adultos poderosos. Dos 5 aos 8 anos, ela tem a necessidade de ter amigos e deve aprender a lidar com eles. Na pré-adolescência, dos 8 aos 12 anos, desenvolve-se a capacidade de amar e de trabalhar com outras pessoas do mesmo sexo. Esse período do *melhor amigo* é o protótipo para um senso de intimidade. A experiência com amigos íntimos costuma estar ausente na história de pacientes com esquizofrenia. Durante a adolescência, as principais tarefas incluem a separação da família, o desenvolvimento de padrões e valores e a transição para a heterossexualidade.

O processo terapêutico exige a participação ativa do terapeuta, que é conhecido como *observador participante*. Os modos de experiência, em particular o paratáxico, devem ser esclarecidos, e novos padrões de comportamento precisam ser implementados. Em essência, as pessoas devem se enxergar como de fato são, em vez de como pensam que são ou como desejam que os outros as vejam.

Sullivan é mais conhecido por seu trabalho psicoterapêutico com pacientes gravemente perturbados. Ele acreditava que mesmo os pacientes com esquizofrenia mais psicóticos poderiam ser alcançados pelo relacionamento humano da psicoterapia.

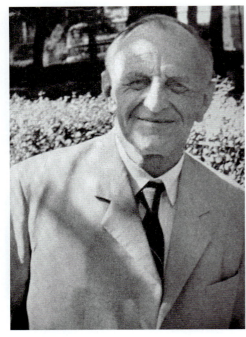

FIGURA 4.3-23
Donald Winnicott. (Cortesia da New York Academy of Medicine, New York.)

DONALD W. WINNICOTT (1896-1971)

Donald W. Winnicott (Fig. 4.3-23) foi uma das figuras centrais na escola britânica da teoria das relações objetais. Sua teoria sobre as *organizações múltiplas do self* incluía um *self verdadeiro*, que ocorre no contexto de um *ambiente acolhedor*, responsivo, proporcionado por uma *mãe suficientemente boa*. Quando os bebês vivenciam uma perturbação traumática em seu senso de *self* em desenvolvimento, contudo, surge um falso *self* que monitora e se adapta às necessidades conscientes e inconscientes da mãe; desse modo, ele proporciona um exterior protegido, sob o qual o *self* verdadeiro tem a privacidade de que precisa para manter sua integridade.

Winnicott também desenvolveu a noção do *objeto transicional*. Em geral uma chupeta, um cobertor ou um ursinho de pelúcia, esse objeto serve como substituto para a mãe durante as tentativas do bebê de se separar e se tornar independente. Ele proporciona uma sensação confortante de segurança em sua ausência.

A história de caso a seguir ilustra como as diferentes escolas psicodinâmicas discutidas neste capítulo podem ser aplicadas às observações clínicas de um paciente.

> O Sr. A. era um homem branco de 26 anos que tinha uma história de transtorno bipolar I. Ele foi trazido para tratamento após não conseguir completar a última disciplina necessária para sua pós-graduação e ser preso por perturbação da ordem. Tinha mentido de forma consistente para sua família sobre como estava indo nos estudos e sobre ter faltado a um exame que o teria qualificado para exercer sua profissão. Também não lhes tinha contado que vinha usando maconha quase diariamente durante anos e em certas ocasiões usava alucinógenos. Sua prisão por conduta irregular foi por nadar nu na piscina de um condomínio no meio da noite quando estava sob influência de alucinógenos.

O uso de maconha do Sr. A. começou no início da faculdade, mas tornou-se diário durante o curso de pós-graduação. Ele foi diagnosticado com transtorno bipolar I em seu último ano de faculdade, após um episódio claro de mania. Seu transtorno do humor estava bem controlado com lítio. Durante o curso de pós-graduação, tomava os medicamentos esporadicamente, preferindo tentar manter um estado de hipomania. Via um psiquiatra a cada 3 a 6 meses para verificações dos medicamentos. Durante seus 4 anos, teve dois episódios claros de depressão e começou a tomar sertralina, 100 mg por dia, com benefício questionável. Ele acreditava que podia ser um grande escritor. Passava a maior parte de seu tempo lendo e tentando escrever. Sonhava ir para Nova York e fazer parte de um grupo de escritores de vanguarda que seria equivalente ao Clube Algonquin da década de 1930 ou dos poetas Beat do fim da década de 1940. Essa aspiração e seu abuso de maconha precederam seu desenvolvimento de transtorno bipolar I. Ele frequentava as aulas de forma esporádica, apesar disso com desempenho adequado. Sua última matéria não tinha uma prova final, mas requeria um ensaio. Ele planejou escrevê-lo na forma de uma peça, envolvendo um diálogo entre dois pensadores de diferentes épocas e culturas. Seu professor ficou bastante entusiasmado com essa ideia, mas ele ficou adiando a tarefa até ser forçado a repetir a matéria no semestre seguinte. Seu outro maior interesse durante essa época envolvia cultivar e fotografar flores.

O Sr. A. nasceu e cresceu em uma cidade grande. Seu pai tinha sido muito bem sucedido no ramo do comércio imobiliário, e sua mãe, após criar os filhos, usou as ações imobiliárias que tinha herdado do pai para abrir um negócio para administrá-las. A maior parte do dinheiro era colocada em um fundo para o paciente e seus irmãos. Sua mãe tinha controle financeiro total dos fundos e distribuía os lucros entre os filhos à medida que eles precisavam. Não havia história familiar de qualquer transtorno psiquiátrico.

O paciente descreveu sua mãe como muito amorosa e carinhosa, mas a ponto de ser intrusiva e controladora. Por exemplo, ela arranjou o tratamento inicial, mas então ficava furiosa com o fato de o psiquiatra não chamá-la com regularidade para relatar o progresso de seu filho adulto. Também era criticava vários aspectos do tratamento quando o filho os relatava. Os dois outros irmãos do paciente tinham cursado universidades respeitadas, mas tinham voltado para casa para trabalhar na companhia imobiliária da mãe. A irmã de 30 anos estava morando na casa dos pais. O irmão de 35 anos morou em casa por um tempo, mas então se mudou para um local a poucas quadras de distância. Havia um irmão mais novo, ainda na faculdade, que também fumava maconha em excesso. Ele tentou minimizar os problemas do paciente para a família e tentou proteger o irmão, que desesperadamente não queria voltar para casa. É de ressaltar que nenhum dos filhos era casado, embora os dois mais velhos tivessem tido alguns relacionamentos sérios.

Os filhos pareciam considerar a mãe divertida e confusa, mas afetuosa. O pai era visto como um homem muito carinhoso, mas reservado, que colocava muita energia em evitar que a mãe ficasse aborrecida e encorajava os filhos a fazer o mesmo. Os filhos com frequência queriam provocar a mãe por sua intromissão crítica e detalhista. O pai os desencorajava, mas algumas vezes achava essas provocações divertidas.

A família considerava-se muito unida, com valores fortes orientados a serviços comunitários e lealdade familiar. Eles pertenciam a uma comunidade religiosa, mas expressavam seu envolvimento principalmente em trabalhos voluntários de ação social, acompanhados por contribuições financeiras muito generosas.

O paciente tinha sido um orador muito bem-sucedido no ensino médio e recordava seu desenvolvimento como muito positivo, mas fornecia poucos detalhes. Tendia a se colocar no papel do forasteiro, um observador da humanidade, que achava consonante com o papel de um escritor. Tinha orgulho de ter transtorno bipolar I e tentava regular seus medicamentos a fim de permanecer hipomaníaco a maior parte do tempo, vendo isso como um aumento de sua criatividade. Considerava seu uso de maconha no mesmo sentido. Para ele, um dos aspectos mais perturbadores de seus episódios depressivos era que a maconha já não criava uma sensação de bem-estar, mas o fazia se sentir pior. Seu episódio depressivo atual não envolvia sintomas neurovegetativos. Ao contrário, ele se apresentou indiferente, entorpecido, apático, envergonhado, anedônico e sem energia. Tinha vergonha sobretudo de ter voltado para sua cidade e de morar com seus pais.

O paciente ostensivamente entendia e aceitava bem sua doença e tinha lido muito sobre ela. Entretanto, a família tinha respondido à informação "com tratamento adequado, bipolares podem ter vidas normais" dando a entender que isso deveria ser mantido em segredo a fim de que ele fosse tratado de forma normal. O Sr. A., no entanto, era muito aberto com os amigos da faculdade sobre sua doença e seu orgulho dela e da criatividade que lhe era associada.

O paciente tinha dois sonhos recorrentes de longa data. Um era de se ver voando. A linha de narrativa variava, mas o tema de voar era recorrente. Com frequência, tinha outros poderes mágicos em seus sonhos, como a capacidade de curar, de não ser morto por balas de revólver, de salvar o mundo ou algum grupo de pessoas de um perigo mortal, e assim por diante. O outro sonho recorrente era sobre um saguão de hotel. Esses sonhos regularmente começavam com ele entrando no saguão de um hotel para encontrar um grupo de pessoas, acompanhado por um sentimento de medo.

Referências

Caldwell L, Joyce A, eds. *Reading Winnicott*. New York: Routledge; 2011.

DeRobertis EM. Deriving a third force approach to child development from the works of Alfred Adler. *J Hum Psychol*. 2011;51:492.

DeRobertis EM. Winnicott, Kohut, and the developmental context of well-being. *Hum Psychol*. 2010;38(4):336.

Funk R, ed. *The Clinical Erich Fromm: Personal Accounts and Papers on Therapeutic Technique*. New York: Editions Rodopi B.V.; 2009.

Guasto G. Welcome, trauma, and introjection: A tribute to Sandor Ferenczi. *J Am Acad Psychoanal Dynam Psych*. 2011;39(2):337.

Kernberg O. Narcissistic personality disorder. In: Clarkin JF, Fonagy P, Gabbard GO, eds. *Psychodynamic Psychotherapy for Personality Disorders: A Clinical Handbook*. Arlington, VA: American Psychiatric Publishing; 2010:257.

Kirshner LA, ed. *Between Winnicott and Lacan: A Clinical Engagement*. New York: Routledge; 2011.

Kiselica AM, Ruscio J. Scientific communication in clinical psychology: examining patterns of citations and references. *Clin Psychol Psychother*. 2014;21:13–20.

Lachman G. *Jung the Mystic: The Esoteric Dimensions of Carl Jung's Life and Teachings: A New Biography*. New York: Penguin; 2010.

Mohl PC, Brenner AM. Other psychodynamic schools. In: Sadock BJ, Sadock VA, Ruiz P, eds. *Kaplan & Sadock's Comprehensive Textbook of Psychiatry*. 9th ed. Vol. 1. Philadelphia: Lippincott Williams & Wilkins; 2009:847.

Palombo J, Bendicsen HK, Koch BJ. *Guide to Psychoanalytic Developmental Theories*. New York: Springer; 2009.

Pattakos A, Covey SR. *Prisoners of Our Thoughts: Viktor Frankl's Principles for Discovering Meaning in Life and Work*. San Francisco: Berrett-Koehler; 2010.

Paul HA. The Karen Horney clinic and the legacy of Horney. *Am J Psychoanal*. 2010;70:63.

Revelle W. Personality structure and measurement: The contributions of Raymond Cattell. *Br J Psychol*. 2009;100(S1):253.

Schwartz J. The vicissitudes of Melanie Klein. Or, what is the case? *Attach New Direc Psychother Relation Psychoanal*. 2010;4(2):105.

Stein M, ed. *Jungian Psychoanalysis: Working in the Spirit of Carl Jung*. Chicago: Open Court; 2010.

4.4 Psicologia positiva

Psicologia positiva é um termo abrangente que descreve o estudo científico do que mais faz a vida valer a pena. Os achados de pesquisa da psicologia positiva visam fornecer um entendimento científico mais completo e equilibrado da experiência humana. Esse campo novo concentra seu foco tanto nas forças quanto nas fraquezas, tanto em construir as melhores coisas na vida quanto em reparar as piores e tanto na preocupação em tornar plenas as vidas de pessoas normais quanto em curar patologias.

Ela não substitui a psicologia como-sempre-foi, que com frequência focaliza os problemas da pessoa e como remediá-los. Em vez disso, a psicologia positiva visa complementar e ampliar uma psicologia focada no problema. A atenção dos psicólogos positivos está se voltando cada vez mais para as intervenções deliberadas que promovem o bem-estar de indivíduos e grupos, e, mais uma vez, estas devem ser consideradas suplementos às terapias existentes.

A psicologia positiva estuda o que dá certo na vida, do nascimento até a morte. Preocupa-se com a experiência ideal – as pessoas sendo e agindo da melhor maneira possível. A vida de todos tem altos e baixos, e essa nova área não nega os momentos difíceis. Sua premissa marcante é mais matizada: o que é bom na vida é tão genuíno quanto o que é ruim e, portanto, merece igual atenção dos psicólogos. Ela presume que a vida envolva mais do que evitar ou desfazer problemas e que as explicações da boa vida devem fazer mais do que reverter relatos de sofrimento e disfunção.

ACHADOS EMPÍRICOS

Embora ainda seja um campo novo, a psicologia positiva já tem preceitos estabelecidos que merecem ser considerados. De fato, ela é um campo ascendente, definido principalmente por seus resultados empíricos. A seguir, discutimos algumas das coisas que foram aprendidas sobre experiências positivas, traços positivos, relacionamentos positivos e instituições positivas.

Quando estudam a felicidade e a satisfação de vida relatadas pelas pessoas, em geral sob a rubrica de bem-estar subjetivo, os psicólogos administram escalas de avaliação numéricas. O resultado consistente e, talvez, surpreendente é que a maioria das pessoas na maior parte das circunstâncias a maior parte do tempo pontua acima do ponto médio da escala, sejam elas multimilionárias nos Estados Unidos ou moradoras de rua em Calcutá. Essa conclusão mantém-se para características demográficas como idade, sexo, etnia e educação, cada uma com uma associação surpreendentemente pequena com felicidade confessa.

Os correlatos importantes da felicidade são de natureza social. Em comparação com os correlatos demográficos modestos de felicidade e bem-estar, considere os seguintes correlatos robustos:

- Número de amigos
- Ser casado
- Ser extrovertido
- Ser grato
- Ser religioso
- Buscar atividades de lazer
- Emprego (não renda)

Em um estudo que comparou pessoas felizes com pessoas muito felizes, houve uma diferença surpreendente: bons relacionamentos com outras pessoas. Das pessoas muito felizes na amostra, todas tinham relacionamentos íntimos com outras. A pesquisa da psicologia documenta muito poucas condições necessárias ou suficientes, mas esses dados sugerem que bons relacionamentos sociais possam ser uma condição necessária para a extrema felicidade.

Pessoas bem-sucedidas em esferas da vida são naturalmente felizes, mas o achado menos óbvio e mais interessante da pesquisa experimental e longitudinal é que a felicidade, na verdade, prenuncia sucesso nas esferas acadêmica, vocacional e interpessoal.

Ter bons relacionamentos com as pessoas é o contribuinte mais importante para uma vida de satisfação e pode mesmo ser uma condição necessária para a felicidade. Ter um "melhor amigo" no trabalho é um forte prognosticador de satisfação e até de produtividade. Um bom relacionamento é aquele em que a quantidade de comunicação positiva supera consideravelmente a quantidade de comunicação negativa.

Os psicólogos positivos examinaram de perto os aspectos da comunicação positiva e descreveram quatro formas como uma pessoa pode responder a outra quando alguma coisa acontece, incluindo acontecimentos bons como uma promoção no trabalho:

- Resposta ativa-construtiva – uma resposta entusiasmada: "Isso é ótimo; aposto que você vai receber muitas outras promoções."
- Resposta ativa-destrutiva – uma resposta que enfatiza a possível desvantagem: "Eles vão esperar mais de você agora?"
- Resposta passiva-construtiva – uma resposta silenciosa: "Que bom, querida(o)."
- Resposta passiva-destrutiva – uma resposta que transmite desinteresse: "Choveu o dia todo aqui."

Casais que usam resposta ativa-construtiva têm bons casamentos. As outras respostas, se forem dominantes, estão associadas com insatisfação conjugal. Embora essa pesquisa tenha sido feita apenas no contexto do casamento, pode muito bem ser generalizada para outros relacionamentos.

A psicologia e a psiquiatria têm uma longa história ou de ignorar a religião, ou de considerá-la com desconfiança. Entretanto, achados de pesquisa começaram a se acumular mostrando que a religião tem certos benefícios em uma variedade de domínios psicológicos. Crenças religiosas internalizadas podem ajudar uma pessoa a enfrentar problemas e até a evitar doença física. A religiosidade está fortemente associada com longevidade, felicidade, e outros índices da vida bem vivida.

Pessoas tão pobres que não conseguem satisfazer suas necessidades básicas sem dúvida são infelizes, mas, acima da pobreza extrema, o aumento da renda tem uma relação surpreendentemente pequena com satisfação na vida.

Apesar da pequena contribuição da renda para o bem-estar, o fato de a pessoa estar ou não trabalhando está relacionado com muito mais força a felicidade. Pessoas empregadas e envolvidas no que fazem são felizes, independentemente da posição ou da compensação associada com seu emprego. Felicidade e envolvimento levam as pessoas a considerar seu trabalho um chamado e a ser mais produtivas em qualquer coisa que façam, a tirar menos licença de saúde e até a adiar a aposentadoria.

Segundo a noção de Aristóteles de *eudaimonia* – ser verdadeiro para com o *self* (*demon*) interior –, a verdadeira felicidade implica identificar as próprias virtudes, cultivá-las e viver de acordo com elas. Compare essa noção com a ideia também venerável do *hedonismo* – buscar o prazer e evitar a dor –, que é a base do *utilitarismo*, o qual, por sua vez, constitui o fundamento da psicanálise e de quase todo o behaviorismo, exceto o mais radical. A pesquisa mostra que a eudaimonia ultrapassa o prazer como preditor de satisfação na vida. Aqueles que buscam metas e atividades eudaimônicas são mais satisfeitos do que os que buscam o prazer. Isso não significa que, o hedonismo seja irrelevante para a satisfação na vida, apenas que todas as coisas sendo iguais, o hedonismo contribui menos para a felicidade de longo prazo do que a eudaimonia.

Embora o estudo das instituições positivas esteja apenas começando, há concordância de que aquelas que permitem às pessoas florescerem – sejam as famílias, as escolas, os locais de trabalho ou mesmo as sociedades como um todo – compartilham características comuns:

▶ Propósito – uma visão compartilhada dos objetivos morais da instituição, reforçada por lembranças e celebrações
▶ Segurança – proteção contra ameaça, perigo e exploração
▶ Justiça – regras equitativas governando recompensa e punição e os meios para aplicá-las de forma consistente
▶ Humanidade – cuidado e preocupação mútuos
▶ Dignidade – o tratamento de todas as pessoas nas instituições como indivíduos independentemente de sua posição

Os psicólogos, pelo menos nos Estados Unidos, há muito tempo acreditam que a condição humana pode ser melhorada pela aplicação inteligente do que aprenderam. Os psicólogos positivos não são exceção, e muitos voltaram sua atenção para intervenções que tornam as pessoas mais felizes, esperançosas, virtuosas, realizadas e socialmente envolvidas. Em alguns casos, essas aplicações estão correndo na frente dos dados que as apoiariam, mas, em outros, a pesquisa de resultados foi realizada. Mesmo as pesquisas mais convincentes não são baseadas em acompanhamentos que se estenda além de poucos anos, e os participantes das pesquisas geralmente são voluntários motivados e dispostos. O quanto essas intervenções irão se generalizar – entre pessoas diferentes e ao longo do tempo – é, portanto, um tópico de pesquisa de alta prioridade.

PSICOLOGIA POSITIVA E TRABALHO CLÍNICO

Quando a psicologia positiva foi descrita pela primeira vez, seu objetivo declarado não era mudar as pessoas de –5 para zero – o objetivo da psicologia e da psiquiatria convencionais –, mas de +2 para +5, dentro do quadrante superior direito da Figura 4.4-1. Essa ênfase na *promoção*, em oposição a reparação, é um aspecto importante da perspectiva de uma psicologia positiva, mas não faz justiça a esse novo campo e a seu papel potencial no trabalho clínico.

Visão de saúde psicológica da psicologia positiva

Em sua constituição de 1948, a Organização Mundial da Saúde (OMS) definiu *saúde* como "um estado de completo bem-estar físico, mental e social, e não apenas a ausência de doença ou enfermidade". Nos últimos anos, essa afirmação tem sido ampliada para incluir a capacidade de levar uma vida social e economicamente produtiva. Essa definição é uma declaração importante de que a saúde implica mais do que a ausência de doença, mas é circular, uma vez que "bem-estar" é sinônimo de "saúde". O trabalho realizado pelos psicólogos positivos torna essa definição mais concreta e, portanto, útil como um guia para pesquisa e intervenção.

Se pudermos extrapolar dos tipos de tópicos que foram estudados, a psicologia positiva presume que as pessoas estejam indo bem quando experimentam mais sentimentos positivos do que negativos, estão satisfeitas com a forma como estão vivendo suas vidas, identificaram o que fazem bem e usam esses talentos e essas forças

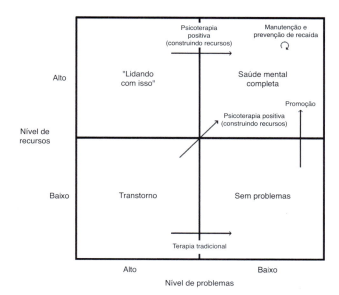

FIGURA 4.4-1
Saúde mental e doença mental. Essas são as dimensões. Os quadrantes são mostrados apenas para fins de ilustração. (Com permissão de Sadock BJ, Sadock VA, Ruiz P, eds. *Kaplan & Sadock's Comprehensive Textbook of Psychiatry*. 9th ed. Philadelphia: Lippincott Williams & Wilkins; 2009:2942.)

de forma contínua, estão muito envolvidas no que fazem, são membros ativos de uma comunidade social e têm um senso de significado e propósito em suas vidas. Sem dúvida, saúde física e segurança fornecem um contexto importante para o bem-estar psicológico. É difícil imaginar um grupo cultural em que esses componentes da boa vida não sejam valorizados. O respeito pela diversidade humana não implica necessariamente relativismo cultural extremo.

Note que essa caracterização mais plena de saúde reflete a definição da OMS e é extraída da pesquisa em todas as esferas de interesse para a psicologia positiva contemporânea. A pesquisa relevante adverte que a saúde, assim definida, não é unitária. Ninguém pode ter tudo, pelo menos não ao mesmo tempo, dadas as compensações entre os estados psicológicos e os traços que refletem o bem-estar. A saúde psicológica, portanto, precisa ser descrita com um perfil de características, e não com uma única pontuação resumida. A quinta edição do *Manual diagnóstico e estatístico de transtornos mentais* (DSM-5) descreve centenas de problemas psicológicos, entretanto, pode haver igual número de diferentes manifestações da boa vida.

Teoria da psicopatologia

Como uma perspectiva sobre tópicos que merecem um estudo científico, a psicologia positiva não tem uma teoria única. Como grande parte da psicologia contemporânea, em vez disso, ela se apoia em teorias de médio alcance que se baseiam em uma variedade de perspectivas mais amplas, de modelos evolucionários a comportamentais a cognitivos a socioculturais, para entender os fenômenos específicos. Diferentes tópicos são explicados com diferentes teorias. A eventual integração da psicologia pode ser um objetivo nobre, mas ainda não foi alcançado.

Nesse momento inicial do desenvolvimento da psicologia positiva, a ausência de uma teoria consensual e integrada não é um problema. A boa vida psicológica ainda não é compreendida, e os psicólogos positivos ainda estão às voltas com o vocabulário certo para descrevê-la. Consequentemente, defender uma única teoria no momento seria prematuro, até contraproducente.

Tem-se argumentado que a psicologia positiva é um esforço descritivo, não prescritivo. Se isso significa que ela deve ser uma ciência empírica – baseada em fatos reproduzíveis –, então essa alegação é razoável e é um aspecto definidor de todo o campo. Se significa que ela é livre de pressupostos ou de valor neutro, fica mais difícil defendê-la. Apesar disso, os psicólogos positivos fazem o julgamento de valor de que a "boa" vida é de fato boa – ou seja, desejável, moralmente ou de outro modo – e a suposição metateórica de que a boa vida pode ser estudada com os métodos convencionais da psicologia. De qualquer modo, a psicologia positiva não parece mais prescritiva do que a psicologia ou a psiquiatria clínica. Pode até ser menos, dada a diversidade teórica da psicologia positiva tal como existe hoje.

Avaliação em psicologia positiva

A avaliação tem sido uma matéria-prima da psicologia, e grande parte dela tem-se inclinado – compreensivelmente – para a identificação de fraquezas, deficiências e problemas. A perspectiva da psicologia positiva é a de que a avaliação usual deve ser expandida (não substituída) pela atenção a áreas de força e competência. Baixa satisfação na vida pode ocorrer na ausência de psicopatologia, mas, mesmo assim, estar relacionada a problemas psicológicos e sociais. De modo inverso, alta satisfação na vida está associada a bom funcionamento mesmo na presença de sintomas.

Os psicólogos positivos desenvolveram um conjunto impressionante de instrumentos de mensuração que permitem a quem estiver fazendo a avaliação atravessar o ponto zero de medidas de deficiência. Por exemplo, a pontuação mais saudável que alguém pode alcançar em uma medida típica de depressão é zero, mas isso agrupa pessoas que são *blasé* com aquelas que estão cheias de entusiasmo e alegria. Parece valer a pena fazer a distinção, e os questionários de autorrelato e as entrevistas desenvolvidos pelos psicólogos positivos permitem isso.

A maioria das medidas existentes da psicologia positiva foi desenvolvida para fins de pesquisa, e elas são mais válidas quando agregadas para gerar conclusões sobre grupos de pessoas. Também podem ser usadas de forma ipsativa (i.e., forçando a escolher entre duas opções) para descrever as características psicológicas de um indivíduo e como elas permanecem as mesmas ou mudam ao longo do tempo, mas o uso cauteloso dessas descrições é um ponto de discussão e uma saída no tratamento. Nenhuma é um teste diagnóstico forte, e nenhuma deve ser tratada como se fosse. Essa prudência é adequada para toda avaliação psicológica, mas deve ser enfatizada no caso especial de medidas da psicologia positiva.

Técnicas da psicologia positiva

Os psicólogos positivos demonstraram que intervenções breves no curto prazo podem aumentar a felicidade, a satisfação e a realização. Em alguns casos, também há evidências de que podem aliviar a depressão. Por exemplo, pode-se pedir aos pacientes ou clientes que contem suas bênçãos:

Todas as noites, durante uma semana, reserve 10 minutos antes de dormir. Use esse tempo para escrever três coisas que deram muito certo naquele dia e por que isso aconteceu. Você pode usar um diário ou seu computador para escrever sobre os acontecimentos, mas é importante que tenha um registro físico do que escreveu. Não é suficiente fazer esse exercício em sua cabeça. As três coisas que você listar podem ser de importância relativamente pequena ou relativamente grande. Em seguida a cada acontecimento positivo em sua lista, responda à pergunta: "Por que esta coisa boa aconteceu?"

Pode-se pedir também que usem seus pontos fortes de maneiras novas. Eles completam pela internet o questionário Values in Action Inventory of Strengths (Inventário de Forças e Valores em Ação) (VIA-IS) e identificam suas forças de caráter mais marcantes. Então, são instruídos a usá-las em sua vida diária.

Todos os dias, pelos próximos sete dias, use um dos cinco pontos fortes de uma forma que nunca usou antes. Você pode usar seu ponto forte em um novo contexto ou com uma nova pessoa. A escolha é sua.

A pesquisa de resultados mostra que uma variedade de psicoterapias é eficaz para aliviar problemas e igualmente eficaz em geral, apesar das diferentes formas que assumem. Uma interpretação para a eficácia similar de diferentes terapias seria que fatores não específicos, comuns a todos os tratamentos, seriam responsáveis por esse resultado. Talvez os tipos de estratégias que estão sendo estudados por psicólogos positivos reflitam esses fatores comuns e lhes deem nomes. Estratégias como instilar esperança e desenvolver os pontos fortes podem ser fatores fundamentais na eficácia de qualquer terapia.

Algumas qualificações são adequadas se essas técnicas forem usadas no contexto do tratamento. Primeiro, o terapeuta deve determinar a prontidão de um cliente para mudança nas formas específicas requeridas no exercício, bem como sua capacidade de fazer a mudança. Como qualquer outro procedimento terapêutico, essas técnicas não podem ser impostas aos relutantes ou aos incapazes.

Segundo, nenhuma dessas técnicas é semelhante a uma dieta radical ou a um antibiótico. O grau em que elas têm efeitos duradouros está relacionado a como os pacientes ou clientes as integram em suas rotinas comportamentais regulares. Contar bênçãos por uma semana tornará uma pessoa mais feliz por aquela semana, mas apenas se a pessoa se tornar habitualmente grata é que haverá um efeito mais duradouro. A pesquisa revela – sem causar surpresa – que as pessoas que demonstraram benefícios duradouros foram aquelas que continuaram a usar o exercício.

Terceiro, esses exercícios costumam ser apresentados como uma abordagem "tamanho único", mas não há razões para pensar que tenham igual utilidade para todos os pacientes ou clientes. Nada se sabe sobre a correspondência de um exercício com os problemas ou objetivos apresentados por um determinado cliente ou com sua idade, seu sexo, sua classe social ou etnia.

Quarto, pouco se sabe sobre os parâmetros dessas intervenções. Por exemplo, quantas bênçãos a pessoa deve contar, e com que frequência isso deve ser feito? Com estudantes universitários, contar bênçãos três vezes por semana pode ser mais eficaz para aumentar a felicidade do que contá-las com mais frequência. Este é um fenômeno geral ou específico de adultos jovens cursando a faculdade?

Quinto, todas as intervenções correm o risco de dano involuntário, e, embora os psicólogos positivos gostassem de acreditar que suas técnicas evitam efeitos iatrogênicos, essa afirmação não pode ser feita com total confiança. Por exemplo, ainda que o otimismo esteja relacionado a saúde mental e física, seria simplista e potencialmente perigoso dizer aos pacientes ou clientes que expectativas positivas resolverão todas as suas dificuldades. Nesse sentido, se uma intervenção da psicologia positiva colocar ênfase excessiva na escolha e na responsabilidade de um cliente, pode haver um dano considerável em casos de abuso e vitimização, nos quais a autoculpa precisa ser desfeita e certamente não encorajada. Intervenções baseadas na psicologia positiva não devem impedir o uso de estratégias terapêuticas existentes quando estas são indicadas.

Psicoterapias positivas

Psicoterapias positivas estão começando a aparecer: intervenções terapêuticas com base nas teorias e nos achados da psicologia positiva. O que diferencia essas psicoterapias emergentes dos tratamentos convencionais é que seu objetivo declarado não é a redução ou o alívio dos sintomas, mas, em vez disso, o aumento da felicidade, da satisfação na vida, da produtividade, e assim por diante – um ou mais componentes da visão da boa vida da psicologia positiva. Essas novas teorias têm como alvo tanto pessoas com problemas psicológicos como aquelas que não os têm. No último caso, as psicoterapias positivas fazem contato com o *life coaching*.

O campo possível das psicoterapias positivas é tão amplo que precisa ser limitado, e, de modo um pouco arbitrário, o foco aqui é em abordagens caracterizadas por uma *aliança terapêutica* explícita entre o psicólogo positivo e o paciente ou cliente. Esse aspecto recebe muitas denominações e tem sido definido de várias formas, mas seus temas recorrentes incluem a colaboração entre terapeuta e cliente, um vínculo afetivo entre eles e um acordo sobre os objetivos e as tarefas da intervenção. Pedir que as pessoas escrevam sobre seus objetivos ou que realizem atos de bondade, apesar das consequências benéficas, pode ou não ser um caso de psicoterapia positiva – o que importa é o contexto relacional do pedido.

Fazendo um balanço. O objetivo único e explícito das psicoterapias positivas emergentes é aumentar o bem-estar e promover a boa vida entre aqueles com problemas psicológicos óbvios, bem como entre aqueles que não os têm. Elas também são semelhantes às terapias mais estabelecidas. São intervenções estruturadas, de curto prazo, para indivíduos ou para grupos pequenos. A maioria pode ser colocada na esfera cognitivo-comportamental, embora suas técnicas possam ser facilmente integradas a outros modelos de tratamento. A maioria das psicoterapias positivas implica exercícios fora das sessões e lições de casa, cujos resultados são discutidos nas sessões. Algumas dessas psicoterapias se apoiam na manutenção de diários, e muitas delas se baseiam na avaliação contínua.

Assim como outras intervenções cognitivo-comportamentais, as psicoterapias positivas discordam das suposições do modelo médico de que pessoas em tratamento são doentes e de que seus problemas são mais bem descritos como entidades distintas (presentes ou ausentes), como no DSM-5. De acordo com a psicologia positiva, as fraquezas e as forças da pessoa existem em gradações.

Conforme foi enfatizado, o apoio da pesquisa ainda está se desenvolvendo. Foram conduzidos estudos de desfecho suficientes para concluir que as psicoterapias positivas são mais do que apenas promissoras, com tamanhos de efeito na variação de pequeno a moderado, típicos de intervenções psicológicas. O que não se sabe, na maioria dos casos, é como essas psicoterapias se saem em comparação direta com os tratamentos convencionais para ansiedade ou depressão. Além disso, como já foi mencionado, as condições de limite da psicoterapia positiva eficaz são desconhecidas.

Muitos psicólogos positivos gostariam de acreditar que uma abordagem à mudança baseada nas forças do indivíduo seja superior a uma que se concentre na reparação de deficiências, mas essa hipótese ainda precisa ser posta à prova. A suspeita imparcial é a de que a atenção às forças e às fraquezas seja fundamental e de que não exista qualquer interesse em considerar essas estratégias terapêuticas mutuamente excludentes.

REFERÊNCIAS

Aviezer H, Trope Y, Todorov A. Body cues, not facial expressions, discriminate between intense positive and negative emotions. *Science*. 2012;338:1225.

Efklides A, Moraitou D, eds. *A Positive Psychology Perspective on Quality of Life*. New York: Springer Science+Business Media; 2013.

Giannopoulos VL, Vella-Brodrick DA. Effects of positive interventions and orientations to happiness on subjective well-being. *J Positive Psychol*. 2011;6(2):95.

Huffman JC, DuBois CM, Healy BC, Boehm JK, Kashdan TB, Celano CM, Denninger JW, Lyubomirsky S. Feasibility and utility of positive psychology exercises for suicidal inpatients. *Gen Hosp Psychiatry*. 2014;36:88–94.

Linley PA, Joseph S, Seligman MEP, eds. *Positive Psychology in Practice*. Hoboken, NJ: Wiley; 2004.

Peterson C. *A Primer in Positive Psychology*. New York: Oxford University Press; 2006.

Peterson C, Park N. Positive psychology. In: Sadock BJ, Sadock VA, Ruiz P, eds. *Kaplan & Sadock's Comprehensive Textbook of Psychiatry*. 9th ed. Philadelphia: Lippincott Williams & Wilkins; 2009:2939.

Reynolds HR. Positive behavior intervention and support: Improving school behavior and academic outcomes. *N C Med J*. 2012;73(5):359.

Sheldon KM, Kashdan TB, Steger MF. *Designing Positive Psychology: Taking Stock and Moving Forward*. New York: Oxford University Press; 2011.

Snyder CR, Lopez SJ. *Oxford Handbook of Positive Psychology*. 2nd ed. New York: Oxford University Press; 2009.

Snyder CR, Lopez SJ, Pedrotti JT. *Positive Psychology: The Scientific and Practical Explorations of Human Strengths*. 2nd ed. Thousand Oaks: Sage; 2010.

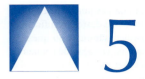

5
Exame e diagnóstico do paciente psiquiátrico

▲ 5.1 Entrevista psiquiátrica, história e exame do estado mental

A entrevista psiquiátrica é o elemento mais importante na avaliação e no tratamento de pessoas com doença mental. A finalidade principal dessa entrevista inicial é obter informações que irão estabelecer um diagnóstico com base em critérios. Esse processo, útil na previsão do curso da doença e de seu prognóstico, leva a decisões de tratamento. Uma entrevista psiquiátrica bem conduzida resulta em uma compreensão multidimensional dos elementos biopsicossociais do transtorno e fornece as informações necessárias para que o psiquiatra, com a colaboração do paciente, desenvolva um plano de tratamento centrado na pessoa.

Igualmente importante, a própria entrevista é, com frequência, uma parte essencial do processo de tratamento. Desde os primeiros momentos do encontro, a entrevista molda a natureza do relacionamento entre o paciente e o médico, que pode ter influência profunda no resultado do tratamento. Os cenários em que a entrevista psiquiátrica ocorre incluem unidades de internação psiquiátricas, unidades de internação não psiquiátricas, prontos-socorros, consultórios e ambulatórios, casas de repouso, outros programas residenciais e instituições correcionais. A duração da entrevista e seu foco irão variar de acordo com o local, o propósito específico da entrevista e outros fatores (incluindo demandas concorrentes simultâneas por serviços profissionais).

Apesar disso, existem princípios e técnicas básicos que são importantes para todas as entrevistas psiquiátricas, e estes serão o foco desta seção. Existem questões especiais na avaliação de crianças que não serão tratadas. Esta seção se concentra na entrevista psiquiátrica de pacientes adultos.

PRINCÍPIOS GERAIS

Acordo a respeito do processo

No início da entrevista, o psiquiatra deve se apresentar, e, dependendo das circunstâncias, pode ser necessário esclarecer a razão de estar conversando com o paciente. A menos que esteja implícito (o paciente veio ao consultório), deve ser obtido o consentimento para prosseguir com a entrevista, e deve ser definida sua duração aproximada (ou específica) e a natureza da interação. O paciente deve ser encorajado a identificar quaisquer elementos do processo que deseje alterar ou acrescentar.

Uma questão crucial é se o paciente está, de maneira direta ou indireta, buscando a avaliação de forma voluntária ou foi trazido involuntariamente. Isso deve ser estabelecido antes de começar a entrevista, e essa informação orientará o entrevistador, sobretudo nos primeiros estágios do processo.

Privacidade e confidencialidade

As questões relativas à confidencialidade são cruciais no processo de avaliação/tratamento e podem ter de ser discutidas em múltiplas ocasiões. As regulações da Health Insurance Portability and Accountability Act (Lei de Portabilidade e Responsabilidade dos Planos de Saúde) (HIPAA) devem ser seguidas rigorosamente, e a documentação adequada deve ser apresentada ao paciente.

A confidencialidade é um componente essencial do relacionamento paciente-médico. O entrevistador deve fazer o possível para garantir que o conteúdo da entrevista não possa ser ouvido por outras pessoas. Às vezes, em uma unidade hospitalar ou em outro local institucional, isso pode ser difícil. Se o paciente estiver dividindo um quarto com outros, deve-se tentar usar uma sala diferente para a entrevista. Se isso não for possível, o entrevistador pode ter de evitar certos tópicos ou indicar que essas questões podem ser discutidas posteriormente quando a privacidade puder ser assegurada. Em geral, no início, o entrevistador deve indicar que o conteúdo da(s) sessão(ões) permanecerá confidencial, exceto pelo que precisar ser compartilhado com o médico de referência ou com a equipe de tratamento. Algumas avaliações, entre elas as forenses e as de invalidez, são menos confidenciais, e o que é discutido pode ser compartilhado com outras pessoas. Nesses casos, o entrevistador deve ser explícito em afirmar que a sessão não é confidencial e identificar quem receberá um relatório da avaliação. Essa informação deve ser documentada cuidadosa e totalmente no prontuário do paciente.

Uma questão especial relativa à confidencialidade é quando o paciente indica que pretende causar dano a outra pessoa. Quando a avaliação do psiquiatra sugere que isso poderia de fato acontecer, ele pode ter a obrigação legal de alertar a vítima potencial. (A lei relativa à notificação de uma vítima potencial varia em cada Estado norte-americano.) Os psiquiatras também devem considerar suas obrigações éticas. Parte dessa obrigação pode ser realizada por meio de medidas clínicas adequadas, como aumentar a dose de medicamento antipsicótico ou hospitalizar o paciente.

Com frequência, os familiares do paciente, incluindo cônjuge, filhos adultos ou pais, acompanham-no na primeira sessão ou estão presentes no hospital ou em outros locais institucionais quando o psiquiatra encontra o paciente pela primeira vez. Se um familiar desejar conversar com o psiquiatra, em geral é preferível um encontro com o(s) familiar(es) e o paciente juntos no fim da sessão e após este ter dado seu consentimento. O psiquiatra não revela material que o paciente compartilhou, mas escuta o que os familiares têm a dizer e discute itens que o paciente introduz durante a sessão conjunta. Ocasionalmente, quando os familiares não pediram para participar da sessão e o psiquiatra sentir que a inclusão de um familiar ou cuidador poderia ser proveitosa, ele aborda esse assunto com o paciente. Esse pode ser o caso quando o paciente não é capaz de se comunicar de forma efetiva. Como sempre, o paciente deve dar seu consentimento, exceto se o psiquiatra determinar que ele constitui perigo para si mesmo ou para outros. Às vezes, familiares podem telefonar para o psiquiatra. Exceto em uma emergência, o consentimento do paciente deve ser obtido antes de o psiquiatra falar com o parente. Conforme já foi mencionado, o psiquiatra não revela material que o paciente compartilhou, mas escuta o que o familiar tem a dizer. O paciente deve ser informado quando um familiar tiver entrado em contato com o psiquiatra, mesmo que tenha dado consentimento para que isso ocorra.

Em contextos educacionais e, algumas vezes, forenses, pode haver ocasiões em que a sessão seja gravada. O paciente deve ser informado sobre a gravação e como ela será usada. Deve ser discutido por quanto tempo a gravação será mantida e como o acesso a ela será restrito. Em certas ocasiões, em contextos educacionais, espelhos unidirecionais podem ser usados como um instrumento para permitir que estagiários se beneficiem da observação de uma entrevista. O paciente deve ser informado do uso desse tipo de espelho e da categoria dos observadores, sendo reafirmado que os observadores também estão sujeitos às regras de confidencialidade. Deve ser obtido o consentimento do paciente para prosseguir com a gravação ou com o uso do espelho unidirecional, e deve ficar claro que seu tratamento não estará condicionado a sua concordância com a utilização dessas ferramentas. Esses dispositivos terão um impacto na entrevista, que o psiquiatra deve estar aberto para discutir à medida que a sessão se desenvolve.

Respeito e consideração

Como deve acontecer em todos os contextos clínicos, o paciente deve ser tratado com respeito, e o entrevistador deve considerar as circunstâncias da condição do paciente. Este com frequência está vivenciando considerável dor ou outro sofrimento e, muitas vezes, está se sentindo vulnerável e incerto do que pode acontecer. Devido ao estigma da doença mental e aos equívocos sobre a psiquiatria, ele pode estar especialmente preocupado, ou mesmo apavorado, por estar vendo um psiquiatra. O psiquiatra hábil está ciente dessas possíveis questões e interage de maneira a diminuir, ou pelo menos não aumentar, o sofrimento. O sucesso da entrevista inicial, via de regra, dependerá da capacidade do médico de aliviar a ansiedade excessiva.

Rapport/empatia

O respeito e a consideração pelo paciente irão contribuir para o desenvolvimento do *rapport*. No contexto clínico, o *rapport* pode ser definido como as respostas harmoniosas do médico ao paciente e do paciente ao médico. É importante que os pacientes sintam cada vez mais que a avaliação é um esforço conjunto e que o psiquiatra está verdadeiramente interessado na história deles. Intervenções empáticas ("Isso deve ter sido muito difícil para você" ou "Estou começando a entender o quanto foi horrível") aumentam ainda mais o *rapport*. Muitas vezes, uma resposta não verbal (levantar as sobrancelhas ou se inclinar na direção do paciente) ou uma resposta muito breve ("Uau") serão igualmente eficazes. Empatia é entender o que o paciente está pensando e sentindo e ocorre quando o psiquiatra é capaz de se colocar no lugar dele enquanto, ao mesmo tempo, mantém a objetividade. Para o psiquiatria entender de fato o que o paciente está pensando e sentindo, é necessária uma apreciação das muitas questões da vida do paciente. À medida que a entrevista progride, a história do paciente se desenrola e os padrões de comportamento se tornam evidentes, e fica cada vez mais claro o que ele pode ter realmente vivenciado. No início da entrevista, o psiquiatra pode não ter total segurança a respeito de onde o paciente está ou estava (embora os sinais não verbais dele possam ser muito úteis). Se o psiquiatra não tiver certeza sobre a experiência do paciente, muitas vezes é melhor não tentar adivinhar, mas encorajá-lo a continuar. Balançar a cabeça, baixar a caneta, inclinar-se na direção do paciente ou um breve comentário, "Entendo", pode alcançar esse objetivo e simultaneamente indicar que isso é material importante. De fato, a grande maioria das respostas empáticas em uma entrevista é não verbal.

Um ingrediente essencial na empatia é manter a objetividade. Isso é crucial em um relacionamento terapêutico e diferencia empatia de identificação. Com identificação, os psiquiatras não apenas entendem a emoção como também a vivenciam, porque perdem a capacidade de ser objetivos. Esse borramento das fronteiras entre o paciente e o psiquiatra pode ser confuso e perturbador para muitos pacientes, em especial para aqueles que, como parte de sua doença, já têm problemas de fronteiras significativos (p. ex., indivíduos com transtorno da personalidade *borderline*). A identificação também pode esgotar o psiquiatra e levar a afastamento e, por fim, a exaustão (*burnout*).

Relacionamento paciente-médico

O relacionamento entre o paciente e o médico é o cerne da prática da medicina. (Por muitos anos o termo usado era "médico-paciente" ou "clínico-paciente", mas a ordem às vezes é invertida para reforçar que o tratamento devem sempre ser centrado no paciente.) Embora o relacionamento entre qualquer paciente e médico deva variar dependendo das personalidades e experiências passadas de cada um, bem como do contexto e do propósito do encontro, existem princípios gerais que, quando seguidos, ajudam a garantir que o relacionamento estabelecido seja proveitoso.

O paciente vem para a entrevista em busca de ajuda. Mesmo naqueles casos em que venha por insistência de outros (i.e., cônjuge, família, tribunal), o paciente pode procurar ajuda para lidar com a pessoa que solicita ou exige a avaliação ou o tratamento. Esse desejo por ajuda motiva-o a compartilhar com um estranho informações e sentimentos perturbadores, pessoais e, muitas vezes, privados. Ele está disposto a fazê-lo, em graus variados, embasado em uma crença de que o médico tem a *expertise*, em virtude de treinamento e experiência, para ajudá-lo. A partir do primeiro encontro (às vezes o telefonema inicial), a disposição do paciente de compartilhar aumenta ou diminui dependendo das intervenções verbais e, com frequência, não verbais do médico e da equipe. Uma vez que os comportamentos do médico demonstrem respeito e consideração, o *rapport* começa a se desenvolver. Isso aumenta à medida que o paciente se sente seguro e à vontade. Caso se sinta seguro de que o que é dito na entrevista permanecerá confidencial, ele estará mais aberto a compartilhar.

A comunicação é reforçada pela atitude e pelo comportamento isentos de crítica do médico. O paciente pode ter sido exposto a consideráveis respostas negativas, reais ou temidas, a seus sintomas ou comportamentos, incluindo críticas, desdém, menosprezo, raiva ou violência. Ser capaz de compartilhar pensamentos e sentimentos com um ouvinte imparcial é geralmente uma experiência positiva.

Há dois outros ingredientes essenciais em um relacionamento paciente-médico positivo. Um é a demonstração pelos médicos de que entendem o que o paciente está declarando e sentindo. Não é suficiente apenas que o médico entenda o que o paciente está relatando, pensando e sentindo; essa compreensão deve ser transmitida ao paciente para alimentar o relacionamento terapêutico. A entrevista não é apenas um exercício intelectual para chegar a um diagnóstico embasado. O outro ingrediente essencial em um relacionamento paciente-médico positivo é o reconhecimento pelo paciente de que o médico se importa. Quando o paciente tem a consciência de que o médico não apenas entende, mas também se preocupa, a confiança aumenta e a aliança terapêutica se fortalece.

O relacionamento paciente-médico é reforçado pela autenticidade do médico. Ser capaz de rir em resposta a um comentário bem-humorado, admitir um erro ou desculpar-se por um engano que causou inconvenientes ao paciente (p. ex., chegar atrasado ou esquecer uma consulta) fortalece a aliança terapêutica. Também é importante ser flexível na entrevista e responsivo às iniciativas do paciente. Se este trouxer um objeto, por exemplo, uma fotografia que deseja mostrar ao psiquiatra, é bom olhá-la, fazer perguntas e lhe agradecer por compartilhar. Muito se pode ficar sabendo sobre a história e as dinâmicas da família com esse tipo de momento aparentemente sem importância. Além disso, a aliança terapêutica é fortalecida. O psiquiatra deve estar consciente da realidade de que não existem momentos irrelevantes na sala de entrevista.

Às vezes, os pacientes farão perguntas sobre o psiquiatra. Uma boa norma, ou um princípio, é que perguntas sobre as qualificações ou a posição do médico sejam respondidas de forma direta (p. ex., certificação do conselho, privilégios do hospital). Ocasionalmente, essas perguntas podem, na verdade, ser um comentário sarcástico ("Você realmente cursou a faculdade de medicina?"). Nesse caso, é melhor tratar a questão que provocou o comentário em vez de responder de forma concreta. Não há resposta fácil para a questão de como o psiquiatra deve responder a perguntas pessoais ("Você é casado?", "Você tem filhos?", "Você assiste a jogos de futebol?"). A maneira sobre como responder irá variar dependendo de várias questões, incluindo o tipo de psicoterapia que está sendo usado ou considerado, o contexto no qual a pergunta é feita e os desejos do psiquiatra. Com frequência, sobretudo se o paciente está sendo, ou poderá ser, visto para psicoterapia orientada ao *insight*, é útil explorar por que a pergunta está sendo feita. A pergunta sobre filhos pode ser precipitada pela curiosidade do paciente sobre se o psiquiatra teve experiência pessoal na criação de filhos ou, mais geralmente, se tem as habilidades e a experiência necessárias para satisfazer às necessidades do paciente. Nesse caso, parte da resposta do psiquiatra pode ser que ele teve experiências consideráveis em ajudar pessoas a lidar com problemas de parentalidade. Para pacientes que estão sendo vistos para psicoterapia de apoio ou tratamento medicamentoso, responder à pergunta, em especial se ela não for muito pessoal, como "Você assiste a jogos de futebol?", é bastante apropriado. Uma das principais razões para não responder a perguntas pessoais diretamente é que a entrevista pode se tornar mais centrada no psiquiatra do que no paciente.

Em certas ocasiões, novamente dependendo da natureza do tratamento, pode ser útil para o psiquiatra compartilhar alguma informação pessoal mesmo que ela não seja perguntada de maneira direta pelo paciente. O propósito da autorrevelação deve sempre ser o fortalecimento da aliança terapêutica em benefício do paciente. Informações pessoais não devem ser compartilhadas para satisfazer às necessidades do psiquiatra.

Consciente/inconsciente

A fim de entender mais completamente o relacionamento paciente-médico, os processos inconscientes devem ser considerados. A realidade é que a maioria da atividade mental permanece fora da percepção consciente. Na entrevista, os processos inconscientes podem ser sugeridos por referências relacionadas a um assunto, por lapsos de linguagem ou maneirismos de fala, pelo que não é dito ou é evitado e por outros mecanismos de defesa. Por exemplo, expressões como "para falar a verdade" ou "falando francamente" sugerem que o orador em geral não fala a verdade ou com franqueza. Na primeira entrevista, é melhor notar esses maneirismos ou lapsos de linguagem, mas não explorá-los. Pode ou não ser útil abordá-los em sessões subsequentes. Na entrevista, a transferência e a contratransferência são expressões muito relevantes de processos inconscientes. A *transferência* é o processo em que o paciente inconsciente e inadequadamente desloca para indivíduos em sua vida atual aqueles padrões de comportamento e reações emocionais que se originaram com figuras significativas do início da vida, com frequência da infância. Na situação clínica, o deslocamento é para o psiquiatra, que, via de regra, é uma figura de autoridade ou um pai substituto. É importante que o psiquiatra reconheça que a transferência pode estar dirigindo os comportamentos do paciente, e as interações com o psiquiatra podem ser baseadas em distorções que têm suas origens muito mais cedo na vida. O paciente pode ser irritado, hostil, exigente ou obsequioso não devido à realidade do relacionamento com o psiquiatra, mas devido a relacionamentos e padrões de comportamento anteriores. O fracasso em reconhecer esse processo pode levar à reação inadequada do psiquiatra ao comportamento do paciente como se fosse um ataque pessoal contra ele.

De modo semelhante, a *contratransferência* é o processo em que o médico, inconscientemente, desloca para o paciente padrões de comportamentos ou reações emocionais como se ele fosse uma figura significativa da vida do médico. Os psiquiatras devem estar alertas para sinais de problemas de contratransferência (esquecimento de consulta, tédio ou sonolência em uma sessão). Supervisão ou consultas podem ser úteis, assim como terapia pessoal, para ajudar o psiquiatra a reconhecer e lidar com essas questões.

Embora o paciente venha procurar ajuda, pode haver forças que impeçam o movimento para a saúde. Resistências são os processos, conscientes ou inconscientes, que interferem nos objetivos terapêuticos do tratamento. O paciente costuma não ter consciência do impacto desses sentimentos, pensamentos ou comportamentos, que assumem diferentes formas, incluindo respostas emocionais exageradas, intelectualização, generalização, esquecimento de consultas ou comportamentos de atuação. A resistência pode ser alimentada por repressão, que é um processo inconsciente que mantém questões ou sentimentos fora da consciência. Devido à repressão, é possível que os pacientes não tenham consciência dos conflitos que podem ser centrais a sua doença. Na psicoterapia orientada ao *insight*, as interpretações são intervenções que desfazem o processo de repressão e permitem que pensamentos e sentimentos inconscientes cheguem à consciência a fim de poderem ser tratados. Como resultado dessas intervenções, o ganho primário do sintoma, o propósito inconsciente a que ele serve, pode se tornar claro. Na sessão inicial, as interpretações geralmente são evitadas. O psiquiatra deve anotar as possíveis áreas para exploração em sessões subsequentes.

Entrevistas centradas na pessoa e baseadas no transtorno

Uma entrevista psiquiátrica deve ser centrada na pessoa (paciente). Ou seja, deve focar em compreender o paciente e permitir que ele conte sua história. A individualidade da experiência do paciente é o tema central, e sua história de vida é evocada, sujeita às restrições de tempo, à vontade dele de compartilhar parte desse material e à habilidade do entrevistador. Os "mapas de vida" de Adolf Meyer eram representações gráficas do material coletado nesse esforço e um componente central do entendimento "psicobiológico" de doença. As primeiras experiências de vida, a família, a educação, a(s) ocupação(ões), as crenças e práticas religiosas, os passatempos, os talentos, os relacionamentos e as perdas do paciente são algumas das áreas que, em conjunto com variáveis genéticas e biológicas, contribuem para o desenvolvimento da personalidade. É necessária uma apreciação dessas experiências e de seu impacto sobre a pessoa para formar um entendimento do paciente. Não é apenas a história que deve ser centrada na pessoa. É muito importante que o plano de tratamento resultante seja embasado nos objetivos do paciente, não nos do psiquiatra. Inúmeros estudos demonstraram que, muitas vezes, os objetivos do paciente para o tratamento (p. ex., abrigo seguro) não são os mesmos do psiquiatra (p. ex., diminuir as alucinações). Essa dicotomia pode, com frequência, remontar à entrevista na qual o foco não foi suficientemente centrado na pessoa, mas, de forma ampla ou exclusiva, nos sintomas. Mesmo quando o entrevistador pergunta de maneira específica sobre os objetivos e as aspirações do paciente, este, tendo sido exposto, em inúmeras ocasiões, ao que um profissional está interessado em ouvir, pode tentar se focalizar em objetivos "aceitáveis" ou "esperados", em vez de em seus próprios objetivos. O paciente deve ser explicitamente encorajado a identificar seus objetivos e aspirações em suas próprias palavras.

De modo tradicional, a medicina tem se focalizado na doença e nos déficits, e não nos pontos fortes e recursos, que são o foco de uma abordagem centrada na pessoa. Durante a avaliação, muitas vezes é útil perguntar ao paciente: "*Fale-me sobre algumas das coisas que você faz melhor*," ou "*O que você considera seu maior trunfo?*". Uma pergunta mais aberta, como "*Fale-me sobre você*", pode evocar informações que se fixem mais nos pontos fortes ou nos déficits, dependendo de uma série de fatores incluindo o humor e a autoimagem do paciente.

Segurança e conforto

Tanto o paciente como o entrevistador devem se sentir seguros. Isso inclui segurança física. Algumas vezes, sobretudo em hospitais ou prontos-socorros, pode ser necessário que outras pessoas estejam presentes ou que a porta da sala onde a entrevista é conduzida seja deixada entreaberta. Nos prontos-socorros, de modo geral, é aconselhável que o entrevistador tenha o caminho de saída livre e desimpedido. Os pacientes, em especial se psicóticos ou confusos, podem se sentir ameaçados e precisam ser tranquilizados de que estão seguros e de que a equipe fará o possível para protegê-los. Às vezes, é útil declarar explicitamente, e mesmo demonstrar, que há pessoal suficiente para impedir que uma situação saia do controle. Para alguns, com frequência pacientes psicóticos que têm medo de perder o controle, isso pode ser tranquilizador. A entrevista pode precisar ser abreviada ou terminada com rapidez se o paciente se tornar mais agitado e ameaçador. Uma vez avaliadas as questões de segurança (e, para muitos pacientes ambulatoriais, isso pode ser realizado em poucos segundos), o entrevistador deve indagar sobre o conforto do paciente e continuar alerta a respeito disso ao longo de toda a entrevista. Uma pergunta direta pode ser útil não apenas para fazê-lo se sentir mais à vontade, mas também para intensificar o relacionamento paciente-médico. Isso poderia incluir: "Você está bem aquecido?" ou "Essa cadeira é confortável para você?". À medida que a entrevista progride, se o paciente desejar lenços ou água, isso deve ser fornecido.

Tempo e número de sessões

Para uma entrevista inicial, 45 a 90 minutos é geralmente o tempo necessário. Para pacientes internados em uma unidade médica ou, às vezes, para pacientes que estão confusos, em considerável sofrimento ou psicóticos, o período de tempo que pode ser tolerado sentado pode ser de 20 a 30 minutos ou menos. Nesses casos, algumas sessões breves podem ser necessárias. Mesmo para pacientes que podem tolerar sessões mais longas, pode ser necessária mais de uma sessão para completar uma avaliação. O médico deve aceitar a realidade de que a história obtida nunca é completa ou totalmente precisa. Uma entrevista é dinâmica, e alguns aspectos da avaliação são contínuos, como, por exemplo, como um paciente responde a exploração e consideração de material novo que surge. Se o paciente estiver vindo para tratamento, à medida que a entrevista inicial progride, o psiquiatra toma decisões sobre o que pode ser continuado em sessões subsequentes.

PROCESSO DA ENTREVISTA

Antes da entrevista

Para pacientes ambulatoriais, o primeiro contato com o consultório do psiquiatra costuma ser um telefonema. É importante que a pessoa que está recebendo a ligação saiba como proceder se o indivíduo estiver agudamente perturbado, confuso ou expressar intenção suicida ou homicida. Se a pessoa que atender a ligação não for um profissional da saúde mental, deve transferi-la para o psiquiatra ou para outro profissional da saúde mental, se disponível. Se não disponível, o paciente deve ser direcionado para um pronto-socorro psiquiátrico ou para uma linha direta de emergências. O receptor da ligação deve obter o nome e o número de telefone do paciente e se oferecer para iniciar a ligação para a linha direta se for a vontade dele.

A maioria das ligações não é de natureza tão urgente. O recepcionista (ou quem receber a ligação) deve obter as informações consideradas importantes para o primeiro contato. Embora as informações solicitadas variem consideravelmente, em geral incluem nome, idade, endereço e número(s) de telefone do paciente, quem o encaminhou, a razão do encaminhamento e informações de planos de saúde. O paciente recebe informações relevantes sobre o consultório, incluindo duração da primeira sessão, honorários e para quem telefonar se houver perguntas adicionais. Em muitos consultórios, o psiquiatra ligará para o paciente para discutir a razão da consulta e para determinar se de fato ela parece justificada. O agendamento da consulta deve estar de acordo com a urgência do problema. Pode ser muito útil pedir ao paciente que traga informações sobre tratamentos psiquiátricos e médicos passados, bem como uma lista de medicamentos (ou, de preferência, os próprios medicamentos). Muitas vezes, um paciente é encaminhado ao psiquiatra ou a uma instituição psiquiátrica. Se possível, ter acesso aos registros que precedem o paciente pode ser de bastante ajuda. Alguns psiquiatras preferem não ler os registros antes da entrevista inicial, a fim de que sua primeira visão dos problemas do indivíduo não seja influenciada indevidamente por avaliações anteriores. Sejam ou não revisados os registros, é importante que a razão do encaminhamento seja entendida da forma mais clara possível. Isso é de especial importância para avaliações forenses nas quais a razão do encaminhamento e a(s) questão(ões) colocada(s) ajudarão a configurar a avaliação. Com frequência, sobretudo no contexto ambulatorial, um paciente é encaminhado ao psiquiatra por um clínico geral ou por outro profissional da saúde. Embora nem sempre seja possível, a comunicação com o profissional encaminhador antes da avaliação pode ser muito útil. É fundamental determinar se o encaminhamento foi feito apenas para uma avaliação, sendo a continuidade do tratamento fornecida pelo clínico geral ou outro profissional da saúde mental (p. ex., assistente social), ou se o indivíduo está sendo encaminhado para avaliação e tratamento pelo psiquiatra.

Se o paciente for encaminhado pelo tribunal, por um advogado ou por algum outro órgão que não forneça tratamento, como uma companhia de seguros, os objetivos da entrevista podem ser diferentes das recomendações de diagnóstico e tratamento. Esses objetivos incluem determinação de incapacidade, questões de competência ou capacidade ou determinação, se possível, da causa ou dos contribuintes para a doença psiquiátrica. Nessas circunstâncias especiais, o paciente e o médico não estão entrando em um relacionamento de tratamento, e com frequência as regras habituais de confidencialidade não se aplicam. Essa limitação da confidencialidade deve ser estabelecida de maneira explícita com o paciente e deve incluir uma discussão de quem estará recebendo as informações obtidas durante a entrevista.

A sala de espera

Quando chega para a primeira consulta, o paciente frequentemente recebe formulários para preencher. Estes, em geral, incluem informações demográficas e de planos de saúde. Além disso, recebe informações sobre o consultório (incluindo contatos para as noites e os fins de semana) e outras informações, que devem ser lidas e assinadas. Muitos consultórios também pedem uma lista de medicamentos, o nome e o endereço do clínico geral e a identificação de problemas clínicos e alergias importantes. Às vezes, é indagada a razão principal para ter procurado a consulta. É uma prática cada vez mais comum os psiquiatras pedirem ao paciente que preencha um questionário ou uma escala de avaliação que identificam sintomas importantes. Essas escalas incluem o Questionário Sobre a Saúde do Paciente-9 (Patient Health Questionnaire-9; PHQ-9) ou o Inventário Rápido de Sintomatologia de Depressão – Autorrelato (Quick Inventory of Depression Symptomatology Self Report; QIDS-SR), que são escalas de sintomas depressivos baseadas no *Manual diagnóstico e estatístico de transtornos mentais* (DSM).

A sala de entrevista

A sala de entrevista deve ser relativamente à prova de som. A decoração deve ser agradável e não causar distração. Se possível, é uma boa ideia dar ao paciente a escolha de uma cadeira macia ou uma cadeira de encosto duro. Às vezes, a escolha da cadeira ou como é escolhida pode revelar características do paciente. Muitos psiquiatras sugerem que a cadeira do entrevistador e a do paciente sejam da mesma altura, de modo que o entrevistador não se eleve acima do paciente (ou vice-versa). Concorda-se, em geral, que o paciente e o psiquiatra fiquem sentados a uma distância de cerca de 1,20 a 1,80 m. O psiquiatra não deve estar sentado atrás de uma escrivaninha. Deve se vestir profissionalmente e estar bem arrumado. As distrações devem ser mínimas. A menos que haja um assunto urgente, não deve haver interrupções de telefone ou de mensagem de texto durante a entrevista. O paciente deve sentir que o tempo foi reservado apenas para ele e que, por esse tempo designado, ele é o foco exclusivo da atenção do psiquiatra.

Início da entrevista

O paciente é cumprimentado na sala de espera pelo psiquiatra, que, com um rosto amigável, se apresenta, estende a mão e, se o paciente retribuir, dá um aperto de mão firme. Se o paciente não estender a mão, provavelmente seja melhor não comentar naquele momento, mas indicar de forma cordial o caminho para a sala de entrevista. A recusa em apertar as mãos pode ser uma questão importante, e o psiquiatra pode manter isso em mente para uma possível indagação se depois o paciente não trouxer a questão à tona. Ao entrar na sala de entrevista, se o paciente estiver de casaco, o psiquiatra pode se oferecer para pegá-lo e pendurá-lo. Ele indica, então, onde o paciente pode se sentar. Uma breve pausa talvez seja positiva, uma vez que pode haver alguma coisa que o paciente queira dizer imediatamente. Se não, o psiquiatra pode perguntar se o paciente prefere ser chamado pelo nome ou por "senhor". Se essa pergunta não for respondida, é melhor usar senhor, uma vez que alguns pacientes acharão isso plausível, sobretudo se o entrevistador for muitos anos mais jovem. Esses primeiros minutos do encontro, mesmo antes de a entrevista formal começar, podem ser cruciais para seu sucesso e para o desenvolvimento de um relacionamento paciente-médico proveitoso. O paciente, que muitas vezes está ansioso, forma uma impressão inicial do psiquiatra e começa a tomar decisões quanto ao que pode ser compartilhado com esse médico. Os psiquiatras podem transmitir interesse e apoio exibindo um rosto cordial, amigável e outras comunicações não verbais, como inclinar-se para a frente em sua cadeira. Em geral, é útil que o psiquiatra indique quanto tempo está disponível para a entrevista. O paciente pode ter algumas perguntas sobre o que irá acontecer durante esse tempo, sobre confidencialidade e sobre outros assuntos, e estas devem ser respondidas de maneira direta pelo psiquiatra. Este pode, então, continuar com uma pergunta aberta: "Por que não começamos com você me dizendo o que o levou a vir aqui?" ou simplesmente "O que o trouxe aqui?". Muitas vezes, a resposta a essa pergunta estabelecerá se o paciente foi ou não encaminhado. Quando houve um encaminhamento, é importante extrair dele seu entendimento da razão de ter sido encaminhado. Não raro, ele pode não ter certeza da razão ou pode mesmo estar irritado com o encaminhador, com frequência um clínico geral.

Perguntas abertas

À medida que o paciente responde a essas perguntas iniciais, é muito importante que o psiquiatra interaja de maneira que permita ao paciente contar sua história. Esse é o principal objetivo da parte de coleta de dados da entrevista, extrair a história do paciente sobre sua saúde e doença. Para isso, são necessárias perguntas abertas. As perguntas abertas conduzem para uma área, mas fornecem estrutura mínima quanto a como responder. Uma pergunta aberta típica é "Fale-me sobre a sua dor". As perguntas fechadas, ao contrário, fornecem muita estrutura e limitam o campo de escolha de uma resposta: "A sua dor é aguda?". A pergunta fechada, em última análise, leva a respostas de "sim" ou "não". Na porção inicial da entrevista, as perguntas devem ser principalmente abertas. À medida que o paciente responde, o psiquiatra reforça a continuidade balançando a cabeça ou usando outras intervenções de apoio. Enquanto o paciente continua a compartilhar sua história sobre um aspecto de sua saúde ou doença, o psiquiatra pode fazer algumas perguntas cada vez mais fechadas para entender algumas particularidades da história. Então, quando aquela área for entendida, o psiquiatra pode fazer uma transição para outra área voltando a usar perguntas abertas e, por fim, perguntas fechadas até que aquela área esteja bem descrita. Por consequência, a entrevista não deve ser um funil único de perguntas abertas no início e perguntas fechadas no fim, mas, em vez disso, uma série de funis, cada um começando com perguntas abertas.

ELEMENTOS DA ENTREVISTA PSIQUIÁTRICA INICIAL

A entrevista está agora bem estabelecida na doença atual. A Tabela 5.1-1 lista as seções ou partes da entrevista psiquiátrica inicial. Embora não precisem ser obtidas durante a entrevista nessa ordem exata, essas são as categorias que convencionalmente têm sido usadas para organizar e registrar os elementos da avaliação.

Os dois elementos abrangentes da entrevista psiquiátrica são a história do paciente e o exame do estado mental. A história do paciente é baseada em seu relato subjetivo e em alguns relatos de terceiros, incluindo outros profissionais da saúde, familiares e outros cuidadores. O exame do estado mental, por sua vez, é a ferramenta objetiva do entrevistador, semelhante ao exame físico em outras áreas da medicina. O exame físico, embora não seja parte da entrevista em si, é incluso devido a sua potencial relevância no diagnóstico psiquiátrico e também porque costuma fazer parte da avaliação psiquiátrica, em especial para pacientes hospitalizados. (Além disso, muita informação relevante pode ser obtida verbalmente pelo médico à medida que partes do exame físico são realizadas.) De maneira semelhante, a formulação, o diagnóstico e o plano de tratamento são inclusos por serem produtos da entrevista e também por influenciarem seu curso de uma forma dinâmica à medida que ela se move para trás e para a frente buscando descobrir, por exemplo, se certos critérios diagnósticos são satisfeitos ou se possíveis elementos do plano de tratamento são realistas. Os detalhes da entrevista psiquiátrica são discutidos a seguir.

I. Dados de identificação

Esta seção é breve, uma ou duas sentenças, e normalmente inclui nome, idade, sexo, estado civil (ou outro relacionamento significativo), raça ou etnia e ocupação do paciente. Muitas vezes, a fonte de encaminhamento também é inclusa.

II. Fonte e confiabilidade

É importante esclarecer de onde veio a informação, especialmente se outras pessoas a forneceram ou registros foram revisados, e avaliar a confiabilidade dos dados.

III. Queixa principal

Esta deve ser a queixa apresentada pelo paciente, idealmente em suas próprias palavras. Exemplos incluem: "Estou deprimido" ou "Sinto muita ansiedade".

> Um homem de 64 anos apresentou-se em um pronto-socorro psiquiátrico com uma queixa principal: "Estou derretendo como uma bola de neve". Ele tinha-se tornado cada vez mais deprimido nos últimos três meses. Quatro semanas antes da visita ao pronto-socorro, tinha procurado seu clínico geral, que tinha aumentado sua medicação antidepressiva (imipramina), de 25 para 75 mg, e também acrescentado hidroclorotiazida (50 mg), devido a hipertensão leve e ligeiro edema de pés. Ao longo das quatro semanas seguintes, a condição do paciente se deteriorou. No pronto-socorro, foi constatado humor deprimido, desesperança, fraqueza, perda de peso significativa e retardo psicomotor, e ele foi descrito como parecendo "exaurido". Também parecia desidratado, e um exame de sangue indicou que estava hipocalêmico. O exame de sua medicação revelou que os frascos tinham os rótulos errados; ele estava tomando 25 mg de imipramina (geralmente uma dose não terapêutica) e 150 mg de hidroclorotiazida. Ele estava, de fato, "derretendo como uma bola de neve". A reposição de líquido e potássio e a administração de uma dose terapêutica de um antidepressivo resultaram em melhora significativa.

IV. História da doença atual

A doença atual é uma descrição cronológica da evolução dos sintomas do episódio atual. Além disso, o relato também deve incluir qualquer mudança que ocorreu durante esse mesmo período de tempo nos interesses, nas relações interpessoais, nos comportamentos, nos hábitos pessoais e na saúde física do paciente. Conforme já foi observado, o paciente pode fornecer grande parte das informações essenciais para essa seção em resposta a uma pergunta aberta, como "Você pode me dizer com suas próprias palavras o que o trouxe aqui hoje?". Outras vezes, o médico pode ter que conduzir o paciente para elucidar questões específicas sobre o problema apresentado. Detalhes que devem ser obtidos incluem o tempo que os sintomas atuais estão presentes e se houve oscilações na natureza ou na gravidade desses sintomas ao longo do tempo. ("Estou deprimido

TABELA 5.1-1
Partes da entrevista psiquiátrica inicial

I. Dados de identificação
II. Fonte e confiabilidade
III. Queixa principal
IV. História da doença atual
V. História psiquiátrica pregressa
VI. Uso/abuso e adições de substâncias
VII. História médica pregressa
VIII. História familiar
IX. História evolutiva e social
X. Revisão de sistemas
XI. Exame do estado mental
XII. Exame físico
XIII. Formulação
XIV. Diagnósticos do DSM-5
XV. Plano de tratamento

há duas semanas" vs "Tenho tido depressão toda a minha vida") A presença ou ausência de estressores deve ser estabelecida, e estes podem incluir situações em casa, no trabalho, na escola, problemas legais, comorbidades médicas e dificuldades interpessoais. Também são importantes os fatores que aliviam ou exacerbam os sintomas, como medicamentos, apoio, habilidades de enfrentamento ou hora do dia. As perguntas essenciais a serem respondidas na história da doença atual incluem o que (sintomas), quanto (gravidade), duração e fatores associados. É importante identificar por que o paciente está buscando ajuda nesse momento e quais são os fatores "desencadeantes" ("Estou aqui agora porque minha namorada me disse que se eu não procurar ajuda para esse nervosismo ela vai me deixar."). Identificar o contexto no qual a doença começou pode ser relevador e útil para entender a etiologia, ou os fatores contribuintes, da condição. Se algum tratamento foi recebido para o episódio atual, ele deve ser definido em termos de quem viu o paciente e com que frequência, o que foi feito (p. ex., psicoterapia ou medicamento) e as especificidades da modalidade utilizada. Além disso, deve-se determinar se esse tratamento continua ou não e, em caso negativo, o motivo para isso. O psiquiatra deve estar alerta para sugestões de abuso por terapeutas anteriores, uma vez que essa experiência, a menos que tratada, pode ser um impedimento importante para uma aliança terapêutica saudável e proveitosa.

Muitas vezes, pode ser útil incluir uma revisão psiquiátrica dos sistemas em conjunto com a história da doença atual para ajudar a confirmar ou excluir diagnósticos psiquiátricos. Isso pode ajudar a identificar se existem transtornos comórbidos ou transtornos que são, na verdade, mais incômodos para o paciente, mas não são identificados inicialmente por uma variedade de razões. Essa revisão pode ser dividida em quatro categorias principais de humor, ansiedade, psicose e outras (Tab. 5.1-2). O médico deve garantir que essas áreas sejam investigadas ao longo da entrevista psiquiátrica.

V. História psiquiátrica pregressa

Na história psiquiátrica pregressa, o médico deve obter informações sobre todas as doenças psiquiátricas e seu curso ao longo da vida do paciente, incluindo sintomas e tratamento. Tendo em vista que a comorbidade é mais a regra do que a exceção, além dos episódios anteriores da mesma doença (p. ex., episódios anteriores de depressão em um indivíduo que tem um transtorno depressivo maior), o psiquiatra também deve estar alerta para os sinais e sintomas de outros transtornos psiquiátricos. A descrição dos sintomas passados deve incluir quando eles ocorreram, quanto tempo duraram e sua frequência e gravidade.

Os tratamentos dos episódios anteriores devem ser revistos em detalhes. Estes incluem tratamento ambulatorial como psicoterapia (individual, de grupo, de casais ou familiar); hospital-dia ou hospitalização parcial; internação hospitalar, se voluntária ou involuntária, e a justificativa da indicação da internação; grupos de apoio; ou outras formas de tratamento, como orientação vocacional. Medicamentos e outras modalidades, como eletroconvulsoterapia, terapia de luz ou tratamentos alternativos, devem ser revistos cuidadosamente. Deve-se explorar o que foi tentado (pode ter de listar de nomes para os pacientes), por quanto tempo e em que doses eles foram usados (para estabelecer a adequação das tentativas) e por que foram interrompidos. Questões importantes incluem qual foi a resposta ao medicamento ou modalidade e se houve efeitos colaterais. Também é útil estabelecer se houve adesão razoável ao tratamento recomendado. O psiquiatra também deve indagar se um diagnós-

TABELA 5.1-2
Revisão psiquiátrica dos sistemas

1. Humor
   A. Depressão: tristeza, choro, sono, apetite, energia, concentração, função sexual, culpa, agitação ou lentidão psicomotoras, interesse. Um mnemônico comum usado para lembrar os sintomas de depressão maior é SIGECAPS (**S**ono, **I**nteresse, Culpa (**G**uilt), **E**nergia, **C**oncentração, **A**petite, agitação ou lentidão **P**sicomotoras, **S**uicídio).
   B. Mania: impulsividade, grandiosidade, imprudência, energia excessiva, necessidade de sono diminuída, gastos excessivos, loquacidade, pensamentos acelerados, hipersexualidade.
   C. Misto/Outros: irritabilidade, suscetibilidade.
2. Ansiedade
   A. Sintomas de ansiedade generalizada: onde, quando, quem, quanto tempo, com que frequência.
   B. Sintomas de transtorno de pânico: quanto tempo até o pico, sintomas somáticos incluindo coração acelerado, sudorese, falta de ar, dificuldade para engolir, sensação de desgraça iminente, medo de recaída, agorafobia.
   C. Sintomas obsessivo-compulsivos: checagem, limpeza, organização, rituais, preocupação, pensamento obsessivo, contagem, crenças racionais vs irracionais.
   D. Transtorno de estresse pós-traumático: pesadelos, *flashbacks*, resposta de sobressalto, esquiva.
   E. Sintomas de ansiedade social.
   F. Fobias simples, por exemplo, alturas, aviões, aranhas, etc.
3. Psicose
   A. Alucinações: auditivas, visuais, olfativas, táteis.
   B. Paranoia.
   C. Delírios: TV, rádio, irradiação do pensamento, controle da mente, delírios de referência.
   D. Percepção do paciente: contexto espiritual ou cultural dos sintomas, teste de realidade.
4. Outros
   A. Sintomas de transtorno de déficit de atenção/hiperatividade.
   B. Sintomas de transtorno alimentar: compulsão, purgação, exercícios excessivos.

tico foi feito, qual foi e quem o fez. Embora um diagnóstico feito por outro médico não deva ser automaticamente aceito como válido, trata-se de uma informação importante que o psiquiatra pode usar para formar sua opinião.

Deve ser dada consideração especial ao estabelecimento de uma história de letalidade, importante na avaliação do risco atual. Ideação, intenção, plano e tentativas de suicídio passados devem ser revistos, incluindo a natureza das tentativas, a letalidade percebida das tentativas, a possibilidade de ser salvo, bilhetes de suicídio, doação de coisas ou outras preparações para a morte. História de violência e potencial homicida incluirá quaisquer atos ou intenções violentos. Perguntas específicas sobre violência doméstica, complicações legais e desfecho da vítima podem ser úteis para definir essa história mais claramente. História de comportamento autolesivo não suicida também deve ser considerada, incluindo qualquer história de cortes, queimaduras, bater a cabeça e morder-se. Os sentimentos, incluindo alívio do sofrimento, que acompanham ou seguem o comportamento também devem ser explorados, bem como até onde o paciente foi para ocultar a evidência desses comportamentos.

VI. Uso, abuso e adições de substâncias

Uma revisão cuidadosa de uso, abuso e adições de substâncias é essencial para a entrevista psiquiátrica. O médico deve ter em mente que pode ser difícil para o paciente discutir essa informação, e um estilo imparcial extrairá informações mais precisas. Se o paciente parecer relutante em compartilhar tal informação, perguntas específicas podem ajudar (p. ex., "Você já usou maconha?" ou "Você costuma ingerir bebidas alcoólicas todos os dias?"). A história de uso deve reunir quais substâncias foram usadas, incluindo álcool, drogas, medicamentos (prescritos ou não prescritos para o paciente), e vias de uso (oral, nasal ou intravenosa). A frequência e a quantidade do uso devem ser determinadas, tendo em mente a tendência dos pacientes a minimizar ou negar o uso que pode ser percebido como socialmente inaceitável. Além disso, existem muitos equívocos em relação ao álcool que podem levar a dados errôneos. A definição de álcool pode ser mal compreendida – por exemplo, "Não, eu não uso álcool", contudo, mais tarde, na mesma entrevista: "Eu bebo uma quantidade razoável de cerveja". Também a quantidade de álcool pode ser confundida com o volume da dose: "Eu não estou preocupado com meu uso de álcool. Preparo minhas próprias bebidas e coloco bastante água", em resposta a uma pergunta de seguimento como "Quanto de uísque? Provavelmente três ou quatro doses?". A tolerância, a necessidade de quantidades crescentes de bebida e outros sintomas de abstinência devem ser estabelecidos para ajudar a determinar abuso *versus* dependência. O impacto do uso sobre interações sociais, trabalho, escola, consequências legais e dirigir intoxicado deve ser abordado. Alguns psiquiatras usam um questionário padronizado breve, o CAGE ou o RAPS4, para identificar abuso ou dependência de álcool.

O CAGE inclui quatro perguntas: Você já tentou diminuir ou cortar (*Cut down*) a bebida? Já ficou incomodado ou irritado (*Annoyed*) quando outras pessoas criticaram seu hábito de beber? Já se sentiu mal ou culpado (*Guilty*) pelo fato de beber? Já precisou beber pela manhã para se acalmar ou se livrar de uma ressaca (*Eye-opener*)? A Avaliação Rápida de Problemas com Álcool 4 (Rapid Alcohol Problem Screen 4) (RAPS4) também consiste em quatro perguntas: Você já se sentiu culpado após beber (*Remorse*), não consegue lembrar coisas que disse ou fez após beber (*Amnesia*), não conseguiu fazer o que era normalmente esperado após beber (*Perform*) ou bebeu pela manhã (*Starter*)?

Os períodos de sobriedade devem ser anotados incluindo duração e situação, por exemplo, na prisão, exigido legalmente, e assim por diante. Uma história de episódios de tratamento deve ser explorada, abrangendo desintoxicação ou reabilitação hospitalar, tratamento ambulatorial, terapia de grupo ou outros locais, como grupos de mútua ajuda, Alcoólicos Anônimos (AA) ou Narcóticos Anônimos (NA), casas de passagem ou comunidades terapêuticas.

Abuso ou dependência de substâncias atual pode ter um impacto significativo nos sintomas psiquiátricos e no curso do tratamento. A prontidão para mudança do paciente deve ser determinada definindo se ele está na fase pré-contemplativa, contemplativa ou de ação. O encaminhamento para o tratamento adequado deve ser considerado.

Outras substâncias e adições importantes que devem ser abordadas nessa seção incluem uso de tabaco e cafeína, jogo, comportamentos alimentares e uso de internet. A exploração do uso de tabaco é muito importante porque pessoas que abusam de substâncias têm mais probabilidade de morrer como resultado do uso de tabaco do que devido à substância de abuso identificada. A história de jogo deve incluir visitas a cassinos, corridas de cavalos, cartões de loteria e raspadinhas e apostas em esportes. A alimentação com aspectos de adição pode incluir transtorno de compulsão alimentar. Os Comedores Compulsivos Anônimos (CCA) e os Jogadores Anônimos (JA) são programas de 12 passos, semelhantes ao AA, para pacientes com comportamentos alimentares com aspectos de adição e viciados em jogo.

VII. História médica pregressa

A história médica pregressa inclui um relato de doenças e condições clínicas importantes, bem como os tratamentos, tanto passados quanto presentes. Cirurgias passadas também devem ser revistas. É importante entender a reação do paciente a essas doenças e as habilidades de enfrentamento empregadas. É importante considerar a história médica pregressa para determinar as possíveis causas de doença mental, bem como os fatores comórbidos e confundidores, e podendo ditar possíveis opções ou limitações de tratamento. Doenças clínicas podem precipitar um transtorno psiquiátrico (p. ex., transtorno de ansiedade em um indivíduo recentemente diagnosticado com câncer), parecer um transtorno psiquiátrico (hipertireoidismo lembrando um transtorno de ansiedade), ser precipitadas por um transtorno psiquiátrico ou por seu tratamento (síndrome metabólica em um paciente tomando medicamento antipsicótico de segunda geração) ou influenciar a escolha do tratamento de um transtorno psiquiátrico (distúrbio renal e o uso de carbonato de lítio). É importante prestar atenção especial às questões neurológicas, incluindo convulsões, traumatismo craniano e transtorno doloroso. Qualquer história conhecida de problemas pré-natais ou do parto ou com os marcos do desenvolvimento deve ser anotada. Em mulheres, uma história reprodutiva e menstrual é importante, bem como uma avaliação cuidadosa da possibilidade de gravidez atual ou futura. ("Como você sabe que não está grávida?" pode ser respondido com "Porque eu liguei as trompas" ou "Espero que eu não esteja".)

Uma revisão cuidadosa de todos os medicamentos atuais é muito importante. Isso deve incluir todos os medicamentos psiquiátricos atuais com atenção a quanto tempo estão sendo utilizados, à adesão aos horários, ao efeito dos medicamentos e quaisquer efeitos colaterais. Muitas vezes, é útil ser bastante específico na determinação da adesão e dos efeitos colaterais, até fazendo perguntas como "Quantos dias da semana você consegue realmente tomar esse medicamento?" ou "Você notou alguma mudança em sua função sexual desde que começou a tomar esse medicamento?", tendo em vista que o paciente pode não oferecer espontaneamente essa informação, que pode ser constrangedora ou percebida como interferindo no tratamento.

Medicamentos não psiquiátricos, medicamentos vendidos sem receita, soníferos, ervas e medicações alternativas também devem ser revistos. Existe a possibilidade de terem implicações psiquiátricas, incluindo efeitos colaterais, ou produzirem sintomas, bem como interações medicamentosas. De maneira ideal, deve-se pedir ao paciente que traga para a entrevista todos os medicamentos que está tomando no momento, prescritos ou não, controlados ou não, bem como vitaminas e ervas.

Devem ser abordadas alergias a medicamentos, incluindo qual medicamento e a natureza, a extensão e o tratamento da resposta alérgica. Pacientes psiquiátricos devem ser encorajados a ter tratamento médico adequado e regular. A troca de informações apropriadas entre o clínico geral, outros especialistas e o psiquiatra pode ser muito proveitosa para o bom tratamento do paciente. A entrevista inicial é uma oportunidade para reforçar esse conceito com o paciente. Às vezes, um paciente pode não querer que a informação seja compartilhada com seu clínico geral. Esse desejo deve ser respeitado, embora possa ser útil explorar se há alguma informação que possa ser compartilhada. Com frequência, os pacientes querem restringir certas informações sociais ou familiares (p. ex., um caso extraconjugal), mas não se importam que outras (os medicamentos prescritos) sejam compartilhadas.

VIII. História familiar

Tendo em vista que muitas doenças psiquiátricas são familiares e que um número significativo delas tem uma predisposição genética, senão uma causa, uma revisão cuidadosa da história familiar é parte essencial da avaliação psiquiátrica. Além disso, uma história familiar precisa auxilia não apenas a definir os possíveis fatores de risco para doenças específicas como também a formação psicossocial do paciente. Diagnósticos psiquiátricos, medicamentos, hospitalizações, transtornos relacionados a substâncias e história de letalidade devem ser abordados. A importância dessas questões é ressaltada, por exemplo, pela evidência de que às vezes parece haver uma resposta familiar a medicamentos, e uma história familiar de suicídio é um fator de risco significativo para comportamentos suicidas no paciente. O entrevistador deve ter em mente que o diagnóstico imputado a um membro da família pode ou não ser correto, e alguns dados sobre a apresentação e o tratamento daquela doença podem ser úteis. Doenças clínicas presentes nas histórias familiares também podem ser importantes tanto no diagnóstico como no tratamento do paciente. Um exemplo é uma história familiar de diabetes ou hiperlipidemia afetando a escolha do medicamento antipsicótico, que pode representar um risco para o desenvolvimento dessas doenças no paciente. Tradições, crenças e expectativas familiares também podem ter um papel significativo no desenvolvimento, na expressão e no curso da doença. Ademais, a história familiar é importante para identificar possível apoio, assim como estresses, para o paciente e, dependendo do grau de incapacidade dele, a disponibilidade e adequação dos possíveis cuidadores.

IX. História evolutiva e social

A história do desenvolvimento e a história social revisam os estágios da vida do paciente. Trata-se um instrumento importante para determinar o contexto dos sintomas e as doenças psiquiátricas e pode, na verdade, identificar alguns dos principais fatores na evolução do transtorno. Com frequência, estressores psicossociais atuais serão revelados durante a obtenção de uma história social. Muitas vezes, pode ser útil revisar a história social cronologicamente, para garantir que todas as informações sejam abordadas.

Qualquer informação disponível relativa à história pré-natal e do parto e aos marcos do desenvolvimento deve ser anotada. Para a grande maioria dos pacientes adultos, tal informação não é obtida com facilidade e, quando é, pode não ser totalmente precisa. A história da infância comportará o ambiente doméstico da infância englobando membros da família e ambiente social, incluindo o número e a qualidade das amizades. Deve ser obtida história escolar detalhada, abrangendo até a série em que o paciente estudou e qual sua idade naquele nível, quaisquer circunstâncias especiais de educação ou transtornos da aprendizagem, problemas comportamentais na escola, desempenho acadêmico e atividades extracurriculares. Abuso físico e sexual na infância devem ser cuidadosamente investigados.

A história de trabalho compreenderá os tipos de empregos, o desempenho neles, razões para mudança de empregos e situação profissional atual. Deve ser revisada a natureza dos relacionamentos do paciente com supervisores e colegas. Renda, problemas financeiros e plano de saúde do paciente, incluindo benefícios de farmácia, são com frequência questões importantes.

A história militar, quando aplicável, deve ser anotada englobando posto ocupado, exposição a combate, ações disciplinares e situação na baixa. A história de casamento e relacionamentos, as preferências sexuais e a estrutura familiar atual devem ser exploradas. Isso deve incluir a capacidade do paciente de desenvolver e manter relacionamentos estáveis e mutuamente satisfatórios, bem como questões de intimidade e comportamentos sexuais. Os relacionamentos atuais com pais, avós, filhos e netos são uma parte importante da história social. A história legal também é relevante, de modo especial quaisquer acusações ou ações judiciais. A história social também inclui passatempos, interesses, animais de estimação e atividades nos momentos de lazer e como isso tem oscilado ao longo do tempo. É importante identificar influências culturais e religiosas na vida do paciente e as crenças e práticas religiosas atuais. Um breve panorama da história sexual é fornecido na Tabela 5.1-3.

X. Revisão de sistemas

A revisão de sistemas tenta captar quaisquer sinais e sintomas físicos ou psicológicos atuais ainda não identificados na doença atual.

TABELA 5.1-3
História sexual

1. Questões de triagem
    a. Você é sexualmente ativo?
    b. Notou alguma mudança ou problemas com o sexo recentemente?
2. Desenvolvimento
    a. Aquisição de conhecimento sexual
    b. Início da puberdade/menarca
    c. Desenvolvimento da identidade e da orientação sexuais
    d. Primeiras experiências sexuais
    e. Sexo no relacionamento amoroso
    f. Mudanças nas experiências ou preferências ao longo do tempo
    g. Sexo e idade avançada
3. Esclarecimento de problemas sexuais
    a. Fase do desejo
       Presença de pensamentos ou fantasias sexuais
       Quando ocorrem e qual seu objetivo?
       Quem inicia o sexo e como?
    b. Fase da excitação
       Dificuldade de excitação sexual (atingir ou manter ereções, lubrificação) durante preliminares e antes do orgasmo
    c. Fase do orgasmo
       Ocorre orgasmo?
       Manifesta-se cedo ou tarde demais?
       Com que frequência e sob quais circunstâncias o orgasmo ocorre?
       Se não há orgasmo, é por não estar excitado, ou ele não ocorre mesmo com excitação?
    d. Fase de resolução
       O que acontece quando o sexo termina? (p. ex., contentamento, frustração, excitação continuada)

Atenção particular é dada aos sintomas neurológicos e sistêmicos (p. ex., fadiga ou fraqueza). Doenças que poderiam contribuir para as queixas apresentadas ou influenciar a escolha dos agentes terapêuticos devem ser cuidadosamente consideradas (p. ex., transtornos endócrinos, hepáticos ou renais). Em geral, a revisão de sistemas é organizada pelos principais sistemas do corpo.

XI. Exame do estado mental

O exame do estado mental (EEM) é o equivalente psiquiátrico do exame físico no resto da medicina. O EEM explora todas as áreas de funcionamento mental e mostra evidências de sinais e sintomas de doenças mentais. Os dados são obtidos ao longo de toda a entrevista, desde os momentos iniciais da interação, considerando o que o paciente está vestindo e sua apresentação geral. A maior parte das informações não requer questionamento direto, e as obtidas por observação podem dar ao médico um conjunto de dados diferente das respostas do paciente. O questionamento direto aumenta e completa o exame. O EEM dá ao médico um instantâneo do estado mental do paciente no momento da entrevista e é útil nas visitas subsequentes para comparar e monitorar mudanças ao longo do tempo. O EEM psiquiátrico inclui avaliação cognitiva mais frequentemente na forma do Miniexame do Estado Mental (MEEM), mas este não deve ser confundido com o EEM global. Os componentes do EEM são apresentados nesta seção na ordem em que se poderia incluí-los nas anotações escritas para fins de organização, mas, como já foi observado, os dados são obtidos ao longo de toda a entrevista.

Aparência e comportamento.   Esta seção consiste em uma descrição geral de como o paciente parece e age durante a entrevista. Ele parece ter a idade declarada, ser mais jovem ou mais velho? Ela está de acordo com o estilo de vestir, aspectos físicos ou estilo de interação do paciente? Os itens a serem observados incluem o que o paciente está vestindo, incluindo joias ou bijuterias, e se é adequado para o contexto. Por exemplo, um paciente com uma bata de hospital seria apropriado no pronto-socorro ou na ala do hospital, mas não em uma clínica ambulatorial. Aspectos característicos, como desfigurações, cicatrizes e tatuagens, são observados. A arrumação e a higiene também fazem parte da aparência geral e podem ser indícios do nível de funcionamento do paciente.

A descrição do comportamento de um paciente inclui uma declaração geral sobre se ele está exibindo perturbação aguda e, então, uma declaração mais específica sobre a postura dele em relação à entrevista. O paciente pode ser descrito como cooperativo, agitado, desinibido, desinteressado, e assim por diante. Mais uma vez, a adequação é um fator importante a considerar na interpretação da observação. Se um paciente for trazido de forma involuntária para exame, pode ser apropriado, certamente compreensível, que ele seja pouco cooperativo, sobretudo no início da entrevista.

Atividade motora.   Pode ser descrita como normal, lentificada (bradicinesia) ou agitada (hipercinesia). Isso pode dar indícios para diagnósticos (p. ex., depressão vs mania), bem como para problemas neurológicos ou clínicos confundidores. A marcha, a liberdade de movimentos, quaisquer posturas incomuns ou continuadas, andar de um lado para outro e torcer as mãos são descritos. Deve ser observada a presença ou ausência de tiques, que podem ser nervosismo, tremor, aparente inquietação, estalar a boca e protusões da língua. Estes podem ser indícios de reações adversas ou efeitos colaterais de medicamentos, como discinesia tardia, acatisia ou parkinsonismo decorrente de medicações antipsicóticas, ou sintomas de doenças, como transtorno de déficit de atenção/hiperatividade.

Fala.   A avaliação da fala é uma parte importante do EEM. Os elementos considerados incluem fluência, quantidade, ritmo, tom e volume. Fluência pode se referir a se o paciente tem total comando da língua ou problemas de fluência possivelmente mais sutis, como tartamudez, dificuldade para encontrar as palavras ou erros parafásicos. (Um paciente de língua espanhola com um intérprete seria considerado não fluente na língua do país, mas deve ser feita uma tentativa de estabelecer se ele é fluente em espanhol.) A avaliação da quantidade de fala diz respeito a se ela é normal, aumentada ou diminuída. Menos quantidade de fala pode sugerir diversas coisas, variando de ansiedade ou desinteresse a bloqueio de pensamento ou psicose. Mais quantidade de fala com frequência (mas nem sempre) é sugestivo de mania ou hipomania. Um elemento relacionado é a velocidade ou o ritmo da fala. Ela é lenta ou rápida (pressão para falar)? Por fim, a fala pode ser avaliada por seu tom e volume. Os termos que descrevem esses elementos incluem irritável, ansioso, disfórico, alto, silencioso, tímido, zangado ou infantil.

Humor.   Os termos humor e afeto variam em sua definição, e alguns autores têm recomendado combinar os dois elementos em um novo rótulo "expressão emocional". Tradicionalmente, o humor é definido como o estado emocional interno e continuado do paciente. Sua experiência é subjetiva; portanto, é melhor usar as próprias palavras do paciente para descrever seu humor. Termos como "triste", "irritado", "culpado" ou "ansioso" são descrições comuns do humor.

Afeto.   *Afeto* difere de humor, visto que é a expressão do humor ou o que o humor do paciente parece ser para o médico. O afeto é descrito, muitas vezes, com os seguintes elementos: qualidade, quantidade, variação, adequação e congruência. Os termos usados para descrever a qualidade (ou o tom) do afeto de um paciente incluem disfórico, feliz, eutímico, irritável, irritado, agitado, choroso, soluçante e embotado. A fala é frequentemente um sinal importante para a avaliação do afeto, mas não é exclusiva. A quantidade de afeto é uma medida de sua intensidade. Dois pacientes descritos com afeto deprimido podem ser muito diferentes se um for descrito como levemente deprimido e o outro como gravemente deprimido. Pode variar entre plano, normal ou lábil. *Embotamento afetivo* é um termo que tem sido usado para o afeto severamente restrito que é observado em alguns pacientes com esquizofrenia. A adequação do afeto refere-se a como ele está correlacionado com o ambiente. Um paciente que esteja rindo em um momento solene durante um enterro é considerado com afeto inadequado. O afeto também pode ser congruente ou incongruente com o humor ou o conteúdo de pensamento do paciente. Um paciente pode relatar se sentir deprimido ou descrever um tema depressivo, mas fazê-lo rindo, sorrindo e sem sugestão de tristeza.

Conteúdo do pensamento.   É essencialmente os pensamentos que estão ocorrendo ao paciente, deduzidos pelo que ele expressa de maneira espontânea, bem como pelas respostas a perguntas específicas visando evocar determinada patologia. Alguns pacientes podem perseverar ou ruminar sobre conteúdo ou pensamentos específicos. Podem focar em material considerado obsessivo ou compulsivo. *Pensamentos obsessivos* são aqueles indesejados e repetitivos que invadem a consciência. São, em geral, alheios ao ego, e o paciente resiste a eles. As *compulsões* são comportamentos repetitivos e ritualizados que os pacientes se sentem compelidos a realizar para evitar um aumento na ansiedade ou algum desfecho temido. Outra grande categoria de patologia do conteúdo do pensamento são os delírios. *Delírios* são ideias fixas, falsas, que não são compartilhadas por outras pessoas e podem ser divididos em bizarros e não bizarros (delírios não bizarros referem-se ao conteúdo de pensamento que não é verdadeiro, mas não está fora da esfera da possibilidade). Delírios comuns podem ser grandiosos, erotomaníaco, de ciúmes, somáticos e persecutórios. Muitas vezes, é útil sugerir conteúdo delirante a pacientes que podem ter aprendido a não discuti-los espontaneamente. As perguntas que podem ter utilidade incluem: "Você sempre se sente como se alguém o estive seguindo ou fosse pegá-lo?" e "Você sente que a TV ou o rádio têm uma mensagem especial para você?". Uma resposta afirmativa à última pergunta indica uma "ideia de referência". A paranoia pode estar intimamente relacionada a material delirante e variar de paranoia "branda", por exemplo, desconfiança geral, a formas mais graves que têm impacto sobre o funcionamento diário. As questões que evocam paranoia incluem perguntar sobre a preocupação do paciente com câmeras, microfones ou o governo.

O potencial suicida e o potencial homicida enquadram-se na categoria de conteúdo do pensamento, mas aqui são discutidos separadamente devido à particular importância de serem tratados em toda entrevista psiquiátrica inicial. Apenas perguntar se alguém é suicida ou homicida não é adequado. Deve-se obter uma noção de ideação, intenção, planejamento e preparação. Embora o suicídio completado seja extremamente difícil de prever com precisão, existem fatores de risco identificados, e estes podem ser usados em conjunto com uma avaliação da intenção e do plano do paciente para colocar em prática esses pensamentos.

Processo de pensamento. Difere de conteúdo do pensamento porque não descreve o que a pessoa está pensando, mas, em vez disso, como os pensamentos são formulados, organizados e expressos. Um paciente pode ter processo de pensamento normal com conteúdo do pensamento significativamente delirante. De modo inverso, pode haver conteúdo do pensamento normal, mas processo de pensamento bastante prejudicado. O processo de pensamento normal costuma ser descrito como linear, organizado e orientado ao objetivo. Com a fuga de ideias, o paciente passa com rapidez de um pensamento para outro, em um ritmo que é difícil para o ouvinte acompanhar, mas todas as ideias estão conectadas de forma lógica. O paciente circunstancial inclui excesso de detalhes e material que não é diretamente relevante ao assunto ou a uma resposta à pergunta, mas em algum momento retorna para tratar do assunto ou responder à pergunta. Via de regra, o examinador pode acompanhar uma linha de pensamento circunstancial, vendo conexões entre as afirmações sequenciais. O processo de pensamento tangencial pode, a princípio, parecer semelhante, mas o paciente nunca retorna ao ponto ou à questão original. Os pensamentos tangenciais são considerados irrelevantes e relacionados de uma maneira menor, insignificante. Pensamentos ou associações frouxos diferem dos pensamentos circunstanciais e tangenciais, uma vez que, com os pensamentos frouxos, é difícil ou impossível ver conexões entre o conteúdo sequencial. Perseveração é a tendência a focar-se em uma ideia ou conteúdo específicos sem a capacidade de mudar para outros tópicos. O paciente perseverativo repetidamente voltará ao mesmo tópico apesar das tentativas do entrevistador de mudar de assunto. Bloqueio do pensamento refere-se a um processo de pensamento perturbado no qual o paciente parece ser incapaz de completar um pensamento. Ele pode parar no meio da

TABELA 5.1-4
Transtornos do pensamento formal

Circunstancialidade. Inclusão exagerada de detalhes triviais ou irrelevantes que impedem de se chegar à questão.

Associações por assonância. Pensamentos associados pelo som das palavras, não por seu significado (p. ex., por rimas ou ressonância).

Descarrilamento (Sinônimo de associações frouxas). Quebra tanto na conexão lógica entre as ideias quanto no sentido de objetividade geral. As palavras fazem sentido; as sentenças, não.

Fuga de ideias. Uma sucessão de associações múltiplas, de maneira que os pensamentos parecem passar de repente de uma ideia para outra; muitas vezes (mas não invariavelmente) expressas por meio de discurso rápido e aflito.

Neologismos. Invenção de novas palavras ou expressões ou uso de palavras convencionais de maneiras idiossincráticas.

Perseveração. Repetição de palavras, expressões e ideias fora do contexto.

Tangencialidade. Quando questionado, o paciente dá uma resposta que é apropriada para o tópico geral, sem, de fato, responder à pergunta. Exemplo:
Médico: "Você tem tido problemas para dormir ultimamente?" Paciente: "Normalmente durmo na minha cama, mas tenho dormido no sofá".

Bloqueio do pensamento. Uma interrupção repentina do pensamento ou uma quebra no fluxo de ideias.

frase ou no meio do pensamento e deixar o entrevistador esperando que complete. Quando perguntados sobre isso, os pacientes com frequência comentarão que não sabem o que aconteceu e podem não lembrar o que estava sendo discutido. Neologismo diz respeito a uma palavra nova ou a uma combinação condensada de várias palavras que não são uma palavra verdadeira e não são facilmente compreensíveis, embora às vezes o significado pretendido ou o significado parcial possam ser evidentes. Salada de palavras é o discurso caracterizado por linguagem confusa, e em geral repetitiva, sem aparente significado ou relação ligada a ela. A Tabela 5.1-4 fornece uma descrição dos transtornos do pensamento formal.

Alterações na sensopercepção. Incluem alucinações, ilusões, despersonalização e desrealização. Alucinações são percepções na ausência de estímulos que as justifiquem. Alucinações auditivas são aquelas encontradas com mais frequência no contexto psiquiátrico. Outras alucinações podem incluir visuais, táteis, olfativas e gustativas (paladar). Na cultura da América do Norte, as alucinações não auditivas são, muitas vezes, indícios de que existe um problema neurológico, clínico ou associado à abstinência de substâncias mais do que um problema psiquiátrico primário. Em outras culturas, alucinações visuais foram relatadas como a forma mais comum de alucinação na esquizofrenia. O entrevistador deve fazer uma distinção entre uma alucinação verdadeira e uma percepção errônea de estímulos (ilusão). Ouvir o vento sussurrar por entre as árvores do lado de fora e pensar que um nome está sendo chamado é uma ilusão. As alucinações hipnagógicas (na interface da vigília e do sono) podem ser fenômenos normais. Às vezes, os pacientes sem psicose podem ouvir seu nome sendo chamado ou ver clarões ou sombras pelos cantos dos olhos. Ao descrever as alucinações, o entrevistador deve incluir o que o paciente está vivenciando, quando ela ocorre, com que frequência e se é ou não desconfortável (ego-distônica). No caso de alucinações auditivas, pode ser útil saber se o paciente ouve vozes, comandos ou conversas e se reconhece a voz.

Despersonalização é uma sensação de ser estranho a si mesmo ou de que alguma coisa mudou. Desrealização é uma sensação de que o ambiente mudou de alguma forma estranha que é difícil de descrever.

Cognição. Os elementos do funcionamento cognitivo que devem ser avaliados são o estado de alerta, orientação, concentração, memória (tanto de curto como de longo prazos), cálculo, cabedal de conhecimento, raciocínio abstrato, *insight* e julgamento.

Deve ser observado o nível de alerta do paciente. A quantidade de detalhes na avaliação da função cognitiva dependerá do propósito do exame e também do que já foi apreendido na entrevista sobre o nível de funcionamento, o desempenho no trabalho, o manejo das tarefas diárias, o equilíbrio das finanças, entre outros aspectos. Além disso, o psiquiatra já terá extraído dados relativos à memória do paciente para o passado remoto e recente. Uma noção geral de seu nível intelectual e de sua escolaridade pode ajudar a diferenciar inteligência e questões educacionais de prejuízo cognitivo, que poderia ser observado no *delirium* ou na demência. A Tabela 5.1-5 apresenta uma visão geral das questões usadas para testar a função cognitiva no exame do estado mental.

Raciocínio abstrato. É a capacidade de compreender e abstrair a partir de conceitos gerais e exemplos específicos. Pedir ao paciente para identificar semelhanças entre objetos ou conceitos semelhantes (maçã e pera, ônibus e avião ou um poema e uma pintura), bem como interpretar provérbios, pode ser útil para avaliar a capacidade da pessoa de abstrair. Fatores e limitações culturais e educacionais devem ser considerados na avaliação dessa capacidade. Ocasionalmente, a incapacidade de abstrair ou a maneira idiossincrática de agrupar itens pode ser grave.

Insight. Na avaliação psiquiátrica, refere-se ao entendimento do paciente de como está se sentindo, se apresentando e funcionando, bem como das possíveis causas de sua apresentação psiquiátrica. Ele pode não ter entendimento, ter entendimento parcial ou entendimento total. Um componente desse entendimento com frequência é o teste de realidade no caso de um paciente com psicose. Um exemplo de teste de realidade intacto seria: "Eu sei que na verdade não existem homenzinhos falando comigo quando estou sozinho(a), mas sinto como se pudesse vê-los e ouvir suas vozes". Como indicado por esse exemplo, a quantidade de entendimento não é um indicador de gravidade da doença. Uma pessoa com psicose pode ter bom entendimento, enquanto uma pessoa com um transtorno de ansiedade leve pode ter pouco ou nenhum entendimento.

Julgamento. Refere-se à capacidade da pessoa de tomar boas decisões e agir de acordo com elas. O nível de julgamento pode ou não estar correlacionado com o nível de entendimento. Um paciente pode não ter consciência de sua doença, mas ter bom julgamento. Tem sido tradicional usar exemplos hipotéticos para testar o julgamento – por exemplo: "O que você faria se encontrasse um envelope selado na calçada?". É melhor usar situações reais da própria experiência do paciente para testar o julgamento. As questões importantes na avaliação do julgamento incluem se um paciente está fazendo coisas perigosas ou procurando problemas e se é capaz de participar efetivamente de seu próprio tratamento. Julgamento comprometido de forma significativa pode ser motivo para considerar um nível de cuidado mais elevado ou um contexto mais restritivo, como a hospitalização. A Tabela 5.1-6 lista algumas questões comuns para a história psiquiátrica e o estado mental.

TABELA 5.1-5
Perguntas usadas para testar as funções cognitivas na seção de sensório do exame do estado mental

1.	Alerta	(Observação)
2.	Orientação	Qual o seu nome? Quem sou eu?
		Que lugar é este? Onde se localiza?
		Em que cidade estamos?
3.	Concentração	Começando em 100, conte de trás para a frente de 7 em 7 (ou de 3 em 3).
		Diga as letras do alfabeto de trás para a frente, começando com o Z.
		Diga os meses do ano de trás para a frente, começando com dezembro.
4.	Memória: Imediata	Repita os números comigo: 1, 4, 9, 2, 5.
	Recente	O que você comeu no café da manhã?
		O que você estava fazendo antes de começarmos a conversar?
		Quero que você se lembre destas três coisas: pente, rua, azul. Após alguns minutos, vou pedir para você repeti-las.
	De longo prazo	Qual era seu endereço quando você estava na 3ª série?
		Quem era o seu professor?
		O que você fez no verão entre o ensino médio e a faculdade?
5.	Cálculos	Se você comprar algo que custa R$ 3,75 e pagar com uma nota de R$ 5,00, qual será o troco?
		Quanto custam três laranjas, se uma dúzia custa R$ 4,00?
6.	Cabedal de conhecimento	Qual é a distância entre Nova York e Los Angeles? Qual é o oceano que fica entre a América do Sul e a África?
7.	Raciocínio abstrato	Que objeto não pertence a este grupo: uma tesoura, um canário e uma aranha? Por quê?
		O que uma maçã e uma laranja tem em comum?

TABELA 5.1-6
Questões comuns para a história psiquiátrica e o estado mental

Tema	Questões	Comentários e sugestões clínicas
Dados de identificação	Seja direto ao obter esses dados. Solicite respostas específicas.	Se o paciente não puder cooperar, obtenha as informações com familiares ou amigos; se encaminhado por um médico, obtenha o prontuário médico.
Queixa principal	Por que você procurou um psiquiatra? O que o trouxe ao hospital? Qual parece ser o problema?	Registre as respostas literalmente; uma queixa bizarra sugere um processo psicótico.
História da doença atual	Quando observou que algo estava acontecendo com você? Você estava aborrecido com alguma coisa quando os sintomas começaram? Começaram de repente ou de forma gradual?	Faça anotações segundo as palavras do paciente o máximo possível. Obtenha a história de hospitalizações e tratamentos anteriores. Início repentino de sintomas pode indicar um transtorno induzido por drogas.
Transtornos clínicos e psiquiátricos anteriores	Você já perdeu a consciência? Já teve uma convulsão?	Verifique a extensão da doença, o tratamento, os medicamentos, os desfechos, os hospitais, os médicos. Determine se a doença tem algum propósito adicional (ganhos secundários).
História pessoal	Você sabe algo sobre seu nascimento? Se sabe, quem lhe contou? Que idade tinha sua mãe quando você nasceu? E seu pai?	Mães mais velhas (> 35) apresentam risco elevado de ter bebês com síndrome de Down; pais mais velhos (> 45) podem fornecer espermatozoides deficientes, que produzem déficits incluindo esquizofrenia.
Infância	Treinamento dos esfíncteres? Urinava na cama? Brincadeiras sexuais com amigos? Qual é sua primeira lembrança da infância?	Ansiedade de separação e fobia escolar estão associadas com depressão adulta; enurese está associada com atos incendiários. Lembranças da infância antes dos 3 anos normalmente são imaginadas, não reais.
Adolescência	Adolescentes podem se recusar a responder a perguntas, mas elas devem ser feitas. Adultos podem distorcer lembranças de memórias com carga emocional. Abuso sexual?	Desempenho escolar fraco é um indicador sensível de transtorno emocional. A esquizofrenia começa no fim da adolescência.
Idade adulta	Perguntas abertas são preferíveis. Fale-me sobre seu casamento. Não julgue. Que papéis a religião teve em sua vida, se houver uma? Qual sua preferência sexual?	Dependendo da queixa principal, certas áreas exigem uma investigação mais detalhada. Os pacientes maníacos muitas vezes contraem dívidas ou são promíscuos. Ideias religiosas supervalorizadas estão associadas a transtorno da personalidade paranoide.
História sexual	Tem ou já teve preocupações em relação a sua vida sexual? Como aprendeu a respeito de sexo? Houve alguma mudança em seu impulso sexual?	Não julgue. Perguntar *quando* a masturbação começou é melhor do que perguntar *você se masturba ou já se masturbou alguma vez*.
História familiar	Algum membro de sua família já teve depressão? Alcoolismo? Foi internado em sanatório? Esteve na cadeia? Descreva suas condições de vida. Tem quarto próprio?	Carga genética em ansiedade, depressão, esquizofrenia. Obtenha história de medicação da família (medicamentos eficazes em familiares para transtornos semelhantes podem ser eficazes no paciente).
Estado mental		
Aparência geral	Apresente-se e peça ao paciente que sente. No hospital, coloque sua cadeira perto da cama; não sente na cama.	Desleixado e desarrumado nos transtornos cognitivos; pupilas minúsculas no caso de vício em narcóticos; postura retraída e curvada na depressão.
Comportamento motor	Você tem estado mais ativo do que o habitual? Menos ativo? Pode perguntar sobre maneirismos óbvios, como "Notei que sua mão ainda treme, você pode me falar sobre isso?". Preste atenção a odores, por exemplo, alcoolismo/cetoacidose.	Postura fixa e comportamento bizarro na esquizofrenia. Hiperativo com abuso de estimulantes (cocaína) e na mania. Retardo psicomotor na depressão; tremores com ansiedade ou efeito colateral de medicação (lítio). O contato visual é normalmente feito durante a entrevista. Se for mínimo, atentar para esquizofrenia. Observação do ambiente em estados paranoides.
Atitude durante a entrevista	Você pode comentar sobre atitude. "Você parece irritado com alguma coisa; essa é uma observação correta?"	Desconfiança na paranoia; sedutor na histeria; apático no transtorno conversivo (*la belle indifférence*); trocadilhos (*witzelsucht*) nas síndromes do lobo frontal.
Humor	Como você se sente? Como está sua disposição? Pensa que a vida não vale a pena ou que você quer se prejudicar? Planeja tirar a própria vida? Quer morrer? Houve alguma mudança em seu sono?	Ideias suicidas em 25% dos depressivos; euforia na mania. Despertar durante a madrugada na depressão; menor necessidade de sono na mania.

(continua)

TABELA 5.1-6
Questões comuns para a história psiquiátrica e o estado mental (*continuação*)

Tema	Questões	Comentários e sugestões clínicas
Afeto	Observe sinais verbais de emoção, movimentos corporais, expressões faciais, ritmo da voz (prosódia). Rir ao falar sobre temas tristes, como a morte, é inadequado.	Mudanças no afeto comuns na esquizofrenia; perda da prosódia no transtorno cognitivo e na catatonia. Não confundir os efeitos colaterais de medicamentos com afeto embotado.
Fala	Peça ao paciente que pronuncie "Episcopal Metodista" para testar para disartria.	Pacientes demonstram fala aflita na mania; fala diminuída na depressão; fala indistinta ou irregular nos transtornos cognitivos.
Sensopercepção	Você vê coisas ou ouve vozes? Tem experiências estranhas quando pega no sono ou acorda? O mundo mudou de alguma forma? Sente odores estranhos?	Alucinações visuais sugerem esquizofrenia. Alucinações táteis sugerem cocainismo e *delirium tremens* (DTs). Alucinações olfativas são comuns na epilepsia do lobo temporal.
Conteúdo do pensamento	Você sente que as pessoas querem prejudicá-lo? Você tem poderes especiais? Alguém está tentando influenciá-lo? Você tem sensações corporais estranhas? Pensamentos que não consegue tirar da cabeça? Pensa sobre o fim do mundo? As pessoas conseguem ler sua mente? Sente que a televisão está falando com você? Pergunte sobre fantasias e sonhos.	Delírios são congruentes (delírios grandiosos com humor eufórico) ou incongruentes com o humor? Os incongruentes sugerem esquizofrenia. Ilusões são comuns no *delirium*. A inserção de pensamento é característica da esquizofrenia.
Processo de pensamento	Pergunte o significado de provérbios para testar a abstração, por exemplo: "Quem tem telhado de vidro não deve atirar pedras". A resposta concreta é "o vidro quebra", e a resposta abstrata lida com temas universais e questões morais. Pergunte qual a semelhança entre passarinho e borboleta (seres vivos), pão e bolo (alimentos).	Associações frouxas indicam esquizofrenia; fuga de ideias, mania; incapacidade de abstrair, esquizofrenia e lesões cerebrais.
Orientação	Que lugar é este? Que dia é hoje? Você sabe quem sou eu, quem é você?	*Delirium* e demência apresentam sensório nebuloso ou divagante. Orientação para pessoas permanece intacta por um período maior do que para tempo e lugar.
Memória remota (memória de longo prazo)	Onde você nasceu? Onde estudou? Data de casamento? Aniversários dos filhos? Quais eram as manchetes dos jornais na semana passada?	Pacientes com demência do tipo Alzheimer retêm a memória remota mais do que a recente. Lacunas podem ser localizadas ou preenchidas com detalhes confabulados. Hipermnésia é vista na personalidade paranoide.
Memória imediata (memória de prazo muito curto)	Peça ao paciente para repetir seis números em ordem crescente, depois de trás para a frente (respostas normais). Peça para tentar lembrar de três itens não relacionados; teste-o após 5 minutos.	Perda de memória ocorre com transtornos cognitivo, dissociativo ou conversivo. A ansiedade pode prejudicar a retenção imediata e a memória recente. Perda de memória anterógrada (amnésia) ocorre após a ingestão de certas drogas, como benzodiazepínicos. Perda da memória retrógrada ocorre em decorrência de traumas na cabeça.
Concentração e cálculo	Peça ao paciente para contar de 1 a 20 rapidamente; fazer cálculos simples (2 × 4, 4 × 9); fazer o teste serial de 7 (i.e, subtrair 7 de 100 e continuar subtraindo 7). Quantas vezes cinco centavos há em R$ 1,35?	Exclua causas clínicas para quaisquer deficiências vs ansiedade ou depressão (pseudodemência). Faça testes congruentes com o nível educacional do paciente.
Informação e inteligência	Distância de uma cidade a outra. Nome de alguns vegetais. Qual o maior rio do país?	Verifique o nível educacional para avaliar os resultados. Exclua retardo mental e funcionamento intelectual *borderline*.
Julgamento	O que você faria se encontrasse na rua um envelope fechado, selado e endereçado?	Comprometido em doenças cerebrais, esquizofrenia, funcionamento intelectual *borderline*, intoxicação.
Nível de entendimento	Você acha que tem algum problema? Precisa de tratamento? Quais são seus planos para o futuro?	Comprometido no *delirium*, na demência, na síndrome do lobo frontal, na psicose e no funcionamento intelectual *borderline*.

(De Sadock BJ, Sadock V. *Kaplan and Sadock's Pocket Handbook of Clinical Psychiatry*. Philadelphia: Lippincott Williams & Wilkins, 2010, com permissão.)

XII. Exame físico

A inclusão e a extensão do exame físico dependerão da natureza e do local da entrevista psiquiátrica. Com pacientes ambulatoriais, pouco ou nenhum exame físico pode ser realizado rotineiramente, enquanto no pronto-socorro ou em pacientes hospitalizados, um exame físico mais completo é justificado. Sinais vitais, peso, circunferência da cintura, índice de massa corporal e altura podem ser medidas importantes a acompanhar, em particular devido aos efeitos potenciais dos medicamentos psiquiátricos ou de doenças sobre esses parâmetros. A Escala de Movimentos Involuntários Anormais (Abnormal Involuntary Movement Scale; AIMS) é um teste de triagem importante a ser seguido quando se utiliza medicamento antipsicótico para monitorar efeitos colaterais potenciais, como discinesia tardia. Uma avaliação neurológica focalizada é uma parte importante da avaliação psiquiátrica.

Naqueles casos em que um exame físico não é realizado, o psiquiatra deve perguntar ao paciente quando o último foi feito e por quem. Como parte da comunicação com aquele médico, o psiquiatra deve indagar sobre quaisquer achados anormais.

XIII. Formulação

A finalidade da obtenção de dados da entrevista psiquiátrica é o desenvolvimento de uma formulação e um diagnóstico (diagnósticos), bem como recomendações e o planejamento do tratamento. Nessa parte do processo de avaliação, a obtenção de dados é suplantada pelo processamento de dados no qual os vários temas contribuem para um entendimento biopsicossocial da doença do paciente. Embora seja colocada próximo do fim da avaliação relatada ou escrita, a formulação, na verdade, se desenvolve como parte de um processo dinâmico ao longo de toda a entrevista à medida que novas hipóteses são criadas e testadas por novos dados obtidos. A formulação deve incluir um breve resumo da história, da apresentação e do estado atual do paciente. Deve incluir, ainda, uma discussão de fatores biológicos (história médica, familiar e de medicação) e também de fatores psicológicos, como circunstâncias da infância, criação e fatores sociais anteriores, incluindo estressores, e outras questões atuais, como finanças, escola, trabalho, casa e relacionamentos interpessoais. Esses elementos devem levar a um diagnóstico diferencial da doença do paciente (se houver), bem como a um diagnóstico provisório. Por fim, a formulação deve incluir um resumo da avaliação de segurança, que contribui para a determinação do nível de cuidado recomendado ou requerido.

XIV. Planejamento do tratamento

A avaliação e a formulação aparecerão nas anotações por escrito correlacionadas à entrevista psiquiátrica, porém a discussão com o paciente pode ser apenas um resumo dessa avaliação de acordo com sua capacidade de entender e interpretar as informações. O planejamento e as recomendações de tratamento, em contrapartida, são partes integrantes da entrevista psiquiátrica e devem ser discutidos de forma explícita e detalhada com o paciente.

A primeira parte do planejamento do tratamento envolve determinar se um relacionamento de tratamento está para ser estabelecido entre o entrevistador e o paciente. As situações em que isso pode não ser o caso incluem a entrevista que foi feita em consulta, por um problema legal ou como revisão de terceiros, ou no pronto-socorro ou em outra situação aguda. Se um relacionamento de tratamento não está sendo iniciado, então o paciente deve ser informado quanto ao tratamento recomendado (se houver). Em certos casos, este pode não ser voluntário (como no caso de uma hospitalização involuntária). Na maioria dos casos, deve haver uma discussão das opções disponíveis de modo que o paciente possa participar nas decisões sobre os próximos passos. Se um relacionamento de tratamento está sendo iniciado, então a estrutura desse tratamento deve ser discutida. O foco principal será o manejo da medicação, a psicoterapia, ou ambos? Qual será a frequência das visitas? Como o médico será pago pelo serviço e quais são as expectativas para o paciente ser considerado envolvido no tratamento?

As recomendações de medicação devem incluir uma discussão de possíveis medicamentos, os riscos e benefícios de tratamento sem medicamento e outras opções de tratamento alternativo. O médico deve obter consentimento informado do paciente para quaisquer medicações (ou outros tratamentos) iniciadas.

Outras recomendações de tratamento clínico podem incluir encaminhamento para psicoterapia, terapia de grupo, avaliação ou tratamento de dependência química ou avaliação médica. Também pode haver intervenções psicossociais recomendadas, incluindo gerenciamento de caso, residência coletiva ou moradia assistida, clubes sociais, grupos de apoio como uma aliança para a saúde mental, a National Alliance for the Mentally Ill (Aliança Nacional para os Doentes Mentais) e o AA.

A colaboração com médicos de cuidados primários, especialistas ou outros médicos deve sempre ser um objetivo, e o consentimento adequado do paciente deve ser obtido para isso. De modo semelhante, o envolvimento da família, muitas vezes, pode ser uma parte útil e integrante do tratamento e requer consentimento adequado do paciente.

Durante a entrevista psiquiátrica, deve ocorrer uma discussão completa do planejamento de segurança e de informações de contato. As informações de contato do médico, bem como o esquema de cobertura depois do horário, devem ser revistos. O paciente precisa ser informado do que deve fazer no caso de uma emergência, incluindo o uso de prontos-socorros ou de ligações para o 190 ou linhas diretas que estejam disponíveis para crises.

TÉCNICAS

Os princípios gerais da entrevista psiquiátrica, como o relacionamento paciente-médico, a entrevista aberta e a confidencialidade, já foram descritos. Além dos princípios gerais, há uma série de técnicas que podem ser eficazes para obter informações de uma maneira consistente com os princípios gerais. Essas técnicas úteis podem ser definidas como intervenções facilitadoras e intervenções expansíveis. Também há algumas intervenções que são, em geral, contraproducentes e que interferem nos objetivos de ajudar o paciente a contar sua história e de reforçar a aliança terapêutica.

Intervenções facilitadoras

Estas são algumas das intervenções eficazes que permitem ao paciente continuar compartilhando sua história e que também são úteis para promover um relacionamento paciente-médico positivo. Às vezes, algumas dessas técnicas podem ser combinadas em uma única intervenção.

Reforço. As intervenções de reforço, embora aparentemente simplistas, são muito importantes no material compartilhado do paciente sobre ele mesmo e sobre outros indivíduos e eventos importantes em sua vida. Sem esses reforços, muitas vezes a entrevista se tornará menos produtiva. Frases breves como "Entendo", "Continue", "Sim", "Conte-me mais", "Hmm" ou "Uh-huh" também transmitem o interesse do entrevistador em que o paciente continue. É importante que essas frases se encaixem naturalmente no diálogo.

Reflexão. Usando as palavras do paciente, o psiquiatra indica que ouviu o que ele está dizendo e transmite um interesse em ouvir mais.

Essa resposta não é uma pergunta. Uma pergunta, com uma leve inflexão no fim, pede mais esclarecimentos. Também não deve ser dita com um tom desafiador ou descrente, mas como uma constatação dos fatos. A realidade é que isso é a experiência do paciente que o psiquiatra ouve claramente. Às vezes, é proveitoso parafrasear a declaração do paciente de modo que não soe como se estivesse vindo de forma automática.

Resumo. Periodicamente, durante a entrevista, é proveitoso resumir o que foi identificado sobre um certo tópico. Isso dá oportunidade ao paciente para esclarecer ou modificar o entendimento do psiquiatra e talvez acrescentar material novo. Quando um material novo é introduzido, o psiquiatra pode decidir continuar com uma exploração adicional da discussão anterior e só depois retornar para a informação nova.

Educação. Às vezes, na entrevista, é útil que o psiquiatra eduque o paciente sobre o processo de entrevista.

Reafirmação. Muitas vezes, é adequado e proveitoso transmitir segurança para o paciente. Por exemplo, informações precisas sobre o curso habitual de uma doença podem diminuir a ansiedade, encorajá-lo a continuar discutindo sua doença e fortalecer sua determinação em continuar o tratamento. Geralmente, é inadequado que o psiquiatra tranquilize o paciente quando ele não sabe qual será o desfecho. Nesses casos, eles podem assegurar aos pacientes que continuarão disponíveis e ajudarão da maneira que puderem.

Encorajamento. Para muitos pacientes, é difícil comparecer a uma avaliação psiquiátrica. Com frequência, não têm certeza do que irá acontecer, e receber encorajamento pode facilitar seu envolvimento. Os psiquiatras devem ter o cuidado de não exagerar o progresso do paciente na entrevista. Eles podem dar um retorno ao paciente sobre seu esforço, mas a mensagem secundária deve ser a de que há muito trabalho a ser feito.

Reconhecimento das emoções. É importante que o entrevistador reconheça a expressão de emoções pelo paciente. Isso frequentemente leva o paciente a compartilhar mais sentimentos e a se sentir aliviado por poder fazê-lo. Às vezes, uma ação não verbal, como mover uma caixa de lenços para mais perto, pode ser suficiente ou pode ser usada como complemento. Se a exibição da emoção for clara (p. ex., o paciente chora abertamente), então não é proveitoso fazer um comentário direto sobre a expressão da emoção. É melhor comentar sobre os sentimentos associados.

Humor. Às vezes, o paciente pode fazer um comentário bem-humorado ou contar uma piada curta. Pode ser muito útil o psiquiatra sorrir, rir ou mesmo, quando apropriado, acrescentar um arremate igualmente bem-humorado. Essa partilha de humor pode diminuir a tensão e a ansiedade e reforçar a autenticidade do entrevistador. É importante ter certeza de que o comentário do paciente teve, de fato, a intenção de ser bem-humorado e que o psiquiatra transmita claramente que está rindo com o paciente, não do paciente.

Silêncio. O uso cuidadoso do silêncio pode facilitar a progressão da entrevista. O paciente pode necessitar de tempo para pensar sobre o que foi dito ou para vivenciar um sentimento que surgiu na entrevista. O psiquiatra, cuja própria ansiedade resulta em qualquer silêncio sendo rapidamente interrompido, pode retardar o desenvolvimento de *insight* ou a expressão de sentimentos pelo paciente. No entanto, silêncios prolongados ou repetidos podem anestesiar uma entrevista e tornar-se uma luta sobre quem consegue esperar mais do que o outro. Se o paciente estiver olhando para o relógio ou a sua volta, pode ser positivo comentar "Parece que existem outras coisas na sua mente".

Se o paciente ficou em silêncio e parece estar pensando sobre o assunto, o psiquiatra poderia perguntar: "O que você pensa sobre isso?".

Comunicação não verbal

Em muitas boas entrevistas, as intervenções facilitadoras mais comuns são não verbais. Concordar com a cabeça; a postura corporal, incluindo se inclinar na direção do paciente; a posição corporal tornando-se mais aberta; movimentar-se na cadeira para mais perto do paciente; largar a caneta e o bloco; e expressões faciais, incluindo arquear as sobrancelhas, indicam que o psiquiatra está preocupado, escutando com atenção e envolvido na entrevista. Embora possam ser muito positivas, essas intervenções também podem ser excessivas, sobretudo se a mesma ação for repetida com muita frequência ou feita de forma exagerada. O entrevistador não deseja reforçar a caricatura popular de um psiquiatra balançando a cabeça repetidas vezes independentente do conteúdo que está sendo dito ou da emoção que está sendo expressa.

Intervenções expansivas

Há uma série de intervenções que podem ser utilizadas para expandir o foco da entrevista. Essas técnicas são úteis quando a linha de discussão foi suficientemente extraída, pelo menos naquele momento, e o entrevistador deseja encorajar o paciente a falar sobre outras questões. Essas intervenções são mais bem-sucedidas quando um grau de confiança foi estabelecido na entrevista e o paciente sente que o psiquiatra é imparcial sobre o que está sendo compartilhado.

Clarificação. Às vezes, esclarecer cuidadosamente o que o paciente disse pode elucidar problemas não reconhecidos ou psicopatologia.

> Uma viúva de 62 anos descreve como se sente desde que seu marido morreu, 14 meses atrás. Ela comenta repetidamente que "tem um vazio por dentro". O residente interpreta isso como significando que o mundo dela parece vazio sem seu cônjuge e faz essa interpretação em algumas ocasiões. Os sinais não verbais da paciente sugerem que ela não está na mesma sintonia. O supervisor pede-lhe para esclarecer o que quer dizer por "vazio por dentro". Após alguma esquiva, declara que está de fato vazia por dentro; todos os seus órgãos estão faltando – eles "desapareceram".
>
> A interpretação do residente, na verdade, pode ter sido acertada em termos psicodinâmicos, mas não foi identificado um delírio somático. A identificação correta do que a paciente estava realmente dizendo levou a uma exploração de outros pensamentos, e outros delírios foram revelados. Essa vinheta de "perder" o delírio é um exemplo da "normalização" do entrevistador do que o paciente está dizendo. Ele estava usando pensamento de processo secundário para entender as palavras da paciente, enquanto ela estava usando pensamento de processo primário.

Associações. À medida que o paciente descreve seus sintomas, outras áreas relacionadas a um sintoma devem ser exploradas. Por exemplo, o sintoma de náusea leva a questões sobre apetite, hábitos intestinais, perda de peso e hábitos alimentares. Além disso, experiências que são temporalmente relacionadas podem ser investigadas. Quando um paciente está falando sobre seu padrão de sono, pode ser uma boa oportunidade perguntar sobre os sonhos.

Direção. Muitas vezes, a continuidade da história pode ser facilitada perguntando "o que", "quando" ou "quem". Às vezes, o psiquiatra pode sugerir ou perguntar sobre alguma coisa que não foi introduzida pelo paciente, mas que o médico presume ser relevante.

Sondagem. A entrevista pode apontar uma área de conflito, mas o paciente pode minimizar ou negar quaisquer dificuldades. Encorajá-lo delicadamente a falar mais sobre essa questão pode ser bastante produtivo.

Transições. Às vezes, as transições ocorrem com muita suavidade. O paciente está falando sobre seu mestrado, e o psiquiatra pergunta: "Isso levou você a trabalhar após a faculdade?". Em outras ocasiões, a transição significa passar para uma área diferente da entrevista, e uma declaração-ponte é útil.

Redirecionamento. Uma técnica difícil para entrevistadores pouco experientes é redirecionar o foco do paciente. Se o entrevistador estiver se concentrando em reforçar o relato do paciente de sua história, pode ser bastante difícil mudar a entrevista para um direção diferente. Entretanto, muitas vezes, isso é crucial para o sucesso da entrevista devido às limitações do tempo e às necessidades de obter um panorama amplo da vida do paciente, bem como dos problemas atuais. Também, o paciente, por razões conscientes ou frequentemente inconscientes, pode evitar certas áreas importantes e necessitar de orientação para abordar esses assuntos. O redirecionamento pode ser usado quando o paciente muda o tema ou quando ele se mantém em uma área não produtiva ou já bem abordada.

Intervenções obstrutivas

Embora as técnicas facilitadoras e expansivas facilitem a obtenção de informações e o desenvolvimento de um relacionamento paciente-médico positivo, existem muitas outras intervenções que não são úteis para quaisquer dessas tarefas. Algumas dessas atividades estão nas mesmas categorias que as intervenções mais úteis, mas são obscuras, desconexas, mal cronometradas e não estão de acordo com os problemas ou preocupações do paciente.

Perguntas fechadas. Um número excessivo de perguntas fechadas no início da entrevista pode retardar o fluxo natural da história do paciente e restringir suas respostas a declarações curtas com pouca ou nenhuma elaboração.

Um paciente pode ser um parceiro na entrevista, a não ser que seja bloqueado pelo psiquiatra. Muitos pacientes, alguns dos quais têm experiências anteriores em terapia, vêm preparados para falar mesmo sobre problemas dolorosos. Ao longo do tempo, os psiquiatras, especialmente se tiveram o benefício da supervisão, aprendem com os pacientes e refinam suas habilidades de entrevista.

Perguntas compostas. Algumas perguntas são difíceis para o paciente responder porque mais de uma resposta está sendo buscada.

Perguntas com por que. Especialmente no início da entrevista psiquiátrica, as perguntas "Por que" com frequência não são produtivas. Muitas vezes, a resposta àquela pergunta é uma das razões de o paciente ter procurado ajuda.

Perguntas ou afirmações parciais. As intervenções parciais geralmente não são produtivas para o assunto em questão e também inibem o paciente de compartilhar material privado ou sensível. Em vez de dizer-lhe que um determinado comportamento é certo ou errado, seria melhor que o psiquiatra o ajudasse a refletir se aquele comportamento foi bem-sucedido.

Minimizar as preocupações do paciente. Na tentativa de tranquilizar os pacientes, os psiquiatras às vezes cometem o erro de minimizar uma preocupação. Isso pode ser contraproducente porque, em vez de ser tranquilizado, o paciente pode sentir que o psiquiatra não entende o que está tentando expressar. É muito mais produtivo explorar a preocupação; provavelmente há muito mais material que ainda não foi compartilhado.

Conselho prematuro. Conselho dado muito cedo é muitas vezes um mau conselho, porque o entrevistador ainda não conhece todas as variáveis. Também pode impedir que o paciente chegue a um plano por si próprio.

Interpretação prematura. Mesmo se correta, uma interpretação prematura pode ser contraproducente, uma vez que o paciente pode responder de forma defensiva e se sentir mal compreendido.

Transições. Algumas podem ser repentinas demais e interromper questões importantes que o paciente esteja discutindo.

Comunicação não verbal. O psiquiatra que repetidamente olha para um relógio, se afasta do paciente, boceja ou atualiza a tela do computador transmite tédio, desinteresse ou aborrecimento. Assim como as comunicações não verbais reforçadoras podem ser facilitadores poderosos de uma boa entrevista, essas ações obstrutivas rapidamente podem destruir uma entrevista e enfraquecer o relacionamento paciente-médico.

Encerramento da entrevista

Os últimos 5 a 10 minutos da entrevista são muito importantes e muitas vezes não recebem atenção suficiente por entrevistadores inexperientes. É essencial alertar o paciente do tempo restante: "Temos que parar daqui a uns 10 minutos". Não raro, um paciente terá mantido um assunto ou questão importante até o fim da entrevista, e ter pelo menos um breve tempo para identificar a questão é útil. No caso de haver uma outra sessão, o psiquiatra pode indicar que esse assunto será tratado no início da próxima sessão ou pedir ao paciente que o aborde naquela ocasião. Se o paciente repetidas vezes trouxer informações importantes no fim das sessões, o significado disso deve ser explorado. Se nenhum assunto for espontaneamente levantado pelo paciente, pode ser útil perguntar-lhe se há outras questões não abordadas que ele queira compartilhar. Se tal questão puder ser tratada em pouco tempo, isso deve ser feito; se não, ela pode ser colocada na agenda para a próxima sessão. Também pode ser útil dar ao paciente a oportunidade de fazer uma pergunta: "Eu lhe fiz várias perguntas hoje. Há alguma outra pergunta que você gostaria de fazer agora?"

Se essa entrevista for uma sessão de avaliação única, devem ser compartilhados com o paciente um resumo do diagnóstico e as opções de tratamento (exceções podem ser uma avaliação de incapacidade ou forense para a qual foi estabelecido desde o início que um relatório seria feito para a entidade encaminhadora). Se o paciente foi encaminhado por um clínico geral, então o psiquiatra também comenta que irá se comunicar com o médico e compartilhar os achados e as recomendações. Se a sessão não for a única, e o paciente voltará a ser visto, o psiquiatra pode indicar que ambos podem trabalhar mais no plano de tratamento na próxima sessão. Marca-se um horário combinado pelos dois, e o paciente é acompanhado até a porta.

Entrevista motivacional

A entrevista motivacional é uma técnica usada para motivar o paciente a mudar seu comportamento disfuncional. O terapeuta conta com a empatia para transmitir compreensão, fornece apoio observando os pontos fortes do paciente e explora a ambivalência e os pensamentos ou sentimentos conflituosos que o paciente pode ter sobre mudar. A orientação é dada na entrevista por meio do compartilhamento de informações sobre questões (p. ex., alcoolismo, diabetes), e do estímulo para que o paciente fale sobre resistências a alterar o comportamento.

Tem sido usada de forma efetiva em pessoas com transtornos por uso de substâncias para levá-las a se juntar ao AA, para ajudar a mudar estilos de vida ou para entrar em psicoterapia. Ela tem o potencial de combinar diagnóstico e terapia em uma única entrevista com o paciente e pode ser aplicada a uma ampla variedade de transtornos mentais.

REGISTROS MÉDICOS

A maioria dos psiquiatras faz anotações ao longo de toda a entrevista. Geralmente, não são registros textuais, exceto pela queixa principal ou outras declarações fundamentais. Muitos utilizam um formulário que cobre os elementos básicos na avaliação psiquiátrica. Em algumas ocasiões, os pacientes podem ter perguntas ou preocupações sobre as anotações. Essas preocupações, que com frequência têm a ver com confidencialidade, devem ser discutidas (e durante essa discussão não devem ser feitas anotações). Após a discussão, é raro que um paciente insista que não sejam feitas anotações. De fato, é muito mais comum que se sintam à vontade em relação a elas, sendo tranquilizados a respeito de que suas experiências e seus sentimentos são suficientemente importantes para serem escritos. Entretanto, atenção demais ao registro pode ser um fator de distração. É importante que o contato visual seja mantido o maior tempo possível durante as anotações. De outro modo, os pacientes sentirão que o registro é mais importante do que o que estão dizendo. Além disso, o entrevistador pode deixar passar comunicações não verbais que podem ser mais importantes do que as palavras que estão sendo registradas.

Cada vez mais está sendo utilizado em todas as áreas da medicina o registro eletrônico de saúde (RES). Existem grandes vantagens nos registros computadorizados, incluindo recuperação rápida de informações, compartilhamento apropriado de dados sobre vários membros da equipe de tratamento, acesso a dados importantes em uma emergência, diminuição dos erros e como instrumento para atividades de pesquisa e de melhoria de qualidade. As diretrizes práticas baseadas em evidências também podem ser integradas com os RESs de modo que informações ou recomendações podem ser fornecidas no local de atendimento. Contudo, o uso de computadores também pode apresentar desafios significativos ao relacionamento paciente-médico em desenvolvimento. Com frequência, médicos que utilizam computadores durante uma entrevista se afastarão do paciente para inserir dados. Especialmente em uma entrevista psiquiátrica, isso pode ser muito disruptivo para uma interação suave e dinâmica. À medida que a tecnologia se torna mais disseminada (p. ex., o uso de dispositivos portáteis no colo), e os psiquiatras se tornam mais acostumados a usar o equipamento, algumas dessas interrupções podem ser minimizadas.

QUESTÕES CULTURAIS

Cultura pode ser definida como uma herança comum, um conjunto de crenças e valores que estabelecem expectativas para comportamentos, pensamentos e mesmo sentimentos. Várias síndromes ligadas à cultura que são únicas a uma determinada população foram descritas (ver Seção 3.3). A cultura pode influenciar a apresentação da doença, a decisão de quando e onde buscar tratamento, a decisão sobre o que compartilhar com o médico e a aceitação do plano de tratamento e a participação nele. Muitas vezes, indivíduos de uma população minoritária podem relutar em buscar ajuda de um médico que pertença a um grupo majoritário, especialmente por dificuldades emocionais. Alguns grupos minoritários têm crenças fortes em curandeiros, e, em algumas áreas dos Estados Unidos, os "médicos de raiz" têm influência significativa. Essas crenças podem não ser evidentes na entrevista, uma vez que o paciente pode ter aprendido a ser bastante reservado sobre essas questões. Um paciente pode relatar apenas que está "assustado" e não discutir a realidade de que esse medo começou quando percebeu que alguém estava fazendo "trabalhos" contra ele. O psiquiatra precisa estar alerta para a possibilidade de os pensamentos do paciente sobre o que aconteceu serem incomuns do ponto de vista médico ocidental tradicional e, ao mesmo tempo, reconhecer que essas crenças culturais não são indicações de psicose. Sendo humilde, aberto e respeitoso, o psiquiatra aumenta a possibilidade de desenvolver um relacionamento de trabalho embasado na confiança com o paciente e de aprender mais sobre as experiências reais dele.

O psiquiatra e o paciente entenderem claramente o que cada um está dizendo é, sem dúvida, crucial para uma entrevista eficaz. Não significa apenas ambos serem fluentes na língua da entrevista, mas o psiquiatra também ter conhecimento de gírias e expressões comuns que o paciente, dependendo de sua formação cultural, pode utilizar. Se o psiquiatra não entender uma determinada expressão ou comentário, deve pedir esclarecimento. Se o paciente e o psiquiatra não forem fluentes no mesmo idioma, então será necessário um intérprete.

Entrevista com um intérprete

Quando a tradução é necessária, deve ser fornecida por um intérprete profissional que não seja um familiar do paciente. A tradução por um familiar deve ser evitada porque (1) um paciente, com um familiar como intérprete, pode justificadamente relutar em discutir questões delicadas, incluindo ideação suicida ou uso de drogas e (2) o familiar pode hesitar em retratar com fidelidade os déficits de um paciente. Essas questões tornam a avaliação muito difícil.

É útil falar com o intérprete antes da entrevista para esclarecer os objetivos do exame. Se ele não trabalhar com pacientes psiquiátricos, será importante salientar a necessidade de tradução literal mesmo se as respostas forem desorganizadas ou tangenciais. Se o tradutor não estiver ciente disso, o psiquiatra pode ter dificuldade para diagnosticar transtornos do pensamento ou déficits cognitivos. Algumas vezes, o paciente dirá várias frases em resposta a uma pergunta e o intérprete comentará "Ele disse que tudo bem". O intérprete deve ser lembrado novamente de que o psiquiatra quer ouvir tudo o que o paciente está dizendo.

É proveitoso posicionar as cadeiras em forma de triângulo de modo que o psiquiatra e o paciente possam manter contato visual. O psiquiatra deve continuar a se referir diretamente ao paciente, para manter a conexão terapêutica, em vez de falar para o intérprete. O examinador pode precisar adotar uma abordagem mais diretiva e interromper as respostas do paciente com mais frequência para permitir uma tradução correta e oportuna.

Uma vez concluída a entrevista, pode ser útil outra breve reunião com o intérprete. Se este for especialmente bem informado sobre a cultura do paciente, pode ser capaz de fornecer informações úteis sobre as normas culturais.

ENTREVISTA COM PACIENTES DIFÍCEIS

Pacientes psicóticos

Pacientes com doenças psicóticas são, muitas vezes, assustados e reservados. Podem ter dificuldade para raciocinar e pensar com clareza. Além disso, podem estar alucinando ativamente durante a entrevista, o que os torna desatentos e distraídos. Podem apresentar desconfianças em relação ao propósito da entrevista. Todas essas possibilidades são razões para o entrevistador precisar alterar o formato habitual e adaptar a entrevista à capacidade e à tolerância do paciente.

As alucinações auditivas são as mais comuns nas doenças psiquiátricas na América do Norte. Muitos pacientes não irão interpretar suas experiências como alucinações, e é útil começar com uma pergunta mais geral: "Você já ouviu alguém falando com você quando não há nenhuma pessoa presente?". O paciente deve ser indagado sobre o conteúdo das alucinações, a clareza e as situações em que ocorrem. Muitas vezes, é proveitoso perguntar sobre um caso específico e se ele pode repetir textualmente o conteúdo da alucinação. É importante perguntar-lhe de forma específica se alguma vez vivenciou vozes de comando, nas quais uma voz ordenou que ele realizasse um ato determinado. Se for o caso, a natureza dos comandos deve ser esclarecida, em particular se alguma vez eles incluíram ordens para causar dano a si mesmo ou a outras pessoas e se o paciente alguma vez se sentiu compelido a seguir os comandos.

A validade da percepção do paciente não deve ser desprezada, mas é útil testar a força da crença nas alucinações: "Parece que as vozes estão vindo de fora de sua cabeça? Quem você acha que está falando com você?"

Outros distúrbios perceptuais devem ser explorados, incluindo alucinações visuais, olfativas e táteis. Esses distúrbios são menos comuns nas doenças psiquiátricas e podem sugerir uma etiologia médica primária à psicose.

O psiquiatra deve estar alerta para sinais de que os processos psicóticos podem ser parte da experiência do paciente durante a entrevista. Em geral, é melhor fazer perguntas diretas sobre esses comportamentos ou comentários.

Por definição, pacientes delirantes têm crenças falsas fixas. Com os delírios, como ocorre com as alucinações, é importante explorar os detalhes específicos. Os pacientes costumam ser muito relutantes em discutir suas crenças, tendo em vista que muitas delas foram desprezadas ou ridicularizadas. Eles podem perguntar diretamente ao entrevistador se acredita no delírio. Embora um entrevistador não deva endossar a crença falsa, raras vezes é proveitoso contestar o delírio de maneira direta, sobretudo no exame inicial. Pode ser útil desviar a atenção de volta para as crenças do paciente, e não as do entrevistador, e reconhecer a necessidade de mais informações: "Acredito que o que você está vivenciando seja assustador e gostaria de saber mais sobre suas experiências".

Para pacientes com pensamentos e comportamentos paranoides, é importante manter uma distância respeitável. A desconfiança deles pode ser aumentada por uma entrevista muito calorosa. Pode ser melhor evitar um contato visual direto, que pode ser percebido como ameaçador. Harry Stack Sullivan recomendava que, em vez de sentar frente a frente com o paciente paranoide, o psiquiatra poderia se sentar mais lado a lado, "olhando na mesma direção" que o paciente. Os entrevistadores devem ter em mente que eles próprios podem ser incorporados aos delírios paranoides, e é útil questionar diretamente esses medos: "Você está preocupado que eu esteja envolvido?". O psiquiatra também deve perguntar se existe um alvo específico relacionado ao pensamento paranoide. Quando questionado sobre pensamentos de ferir outras pessoas, o paciente pode não revelar planos para violência. A exploração do plano do paciente sobre como lidar com seus medos pode revelar informações sobre risco de violência: "Você acha que precisa se proteger de alguma forma? Como planeja fazê-lo?". Se houver alguma expressão de possível violência em relação aos outros, o psiquiatra precisa fazer uma nova avaliação de risco. Isso é discutido com mais detalhes na seção a seguir, sobre pacientes hostis, agitados e violentos.

Pacientes deprimidos e potencialmente suicidas

Pacientes deprimidos podem ter dificuldades durante a entrevista devido a déficits cognitivos resultantes dos sintomas depressivos. Podem ter a motivação comprometida e não relatar espontaneamente seus sintomas. Sentimentos de desesperança podem contribuir para uma falta de envolvimento. Dependendo da gravidade dos sintomas, os pacientes podem necessitar de questionamento mais direto, em vez de um formato aberto.

Uma avaliação de suicídio deve ser realizada para todos os pacientes, incluindo história anterior, história familiar de tentativas de suicídio e suicídios completados e ideação, plano e intenção atuais. Uma abordagem aberta é, muitas vezes, positiva: "Você já teve pensamentos de que não vale a pena viver?". É importante detalhar tentativas anteriores. A letalidade das tentativas anteriores e quaisquer possíveis gatilhos para a tentativa devem ser esclarecidos. Isso pode ajudar na avaliação do risco atual.

O paciente deve ser indagado sobre quaisquer pensamentos de suicídio e, se eles existem, sobre sua intenção a respeito. Alguns pacientes descreverão ter esses pensamentos, mas que não pretendem levá-los adiante nem desejam morrer. Relatam que, embora os pensamentos existam, não pretendem agir de acordo com eles. Isso é normalmente referido como ideação suicida passiva. Outros pacientes expressarão sua determinação de acabar com a vida e têm um risco mais alto. A presença de sintomas psicóticos deve ser avaliada. Alguns podem ter alucinações que os forçam a se ferir, ainda que não tenham desejo de morrer.

Se o paciente relata ideação suicida, deve ser perguntado se tem um plano para acabar com sua vida. Deve ser determinada a especificidade do plano e se o paciente tem acesso aos meios para completá-lo. O entrevistador deve seguir essa linha de questionamento em detalhes se o paciente deu alguns passos preparatórios para prosseguir com o plano. (Um paciente que comprou uma arma e se desfez de objetos importantes estaria em alto risco.)

Se o paciente não agiu de acordo com esses impulsos, é proveitoso perguntar o que o impediu de fazê-lo: "O que você acha que o impediu de se ferir?" É possível que ele revele informações que possam diminuir seu risco agudo, tal como crenças religiosas que proíbem o suicídio ou a consciência do impacto do ato sobre membros da família. É essencial ter essa informação em mente durante o tratamento, sobretudo se esses fatores preventivos mudarem. (Um paciente que declare que nunca poderia abandonar um animal de estimação querido pode ter o risco aumentado se o animal morrer.)

Embora a intenção da entrevista psiquiátrica seja desenvolver *rapport* e obter informações para o tratamento e o diagnóstico, a segurança do paciente deve ser a prioridade. Se ele for considerado em risco iminente, pode haver necessidade de ser encerrar a entrevista, e o entrevistador deve tomar medidas para garantir-lhe a segurança.

Pacientes hostis, agitados e potencialmente violentos

A segurança do paciente e do psiquiatra é prioridade quando se entrevistam pacientes agitados. Pacientes hostis são, muitas vezes, entrevistados em prontos-socorros, mas indivíduos irritados e agitados podem se apresentar em qualquer local. Se a entrevista for em um local desconhecido, o psiquiatra deve se familiarizar com as instalações, dando particular atenção à colocação da cadeira. As cadeiras devem ser posicionadas preferencialmente de uma forma que tanto o entrevistador quanto o paciente possam sair, se necessário, e não ser obstruídos. O psiquiatra deve ter conhecimento de todos os aspectos de segurança disponíveis (botões de emergência ou número da segurança) e estar familiarizado com o plano de segurança da instituição. Se ele souber de modo antecipado que o paciente está agitado, pode tomar outras medidas preparatórias, como ter o pessoal da segurança por perto e disponível em caso de necessidade.

Tendo em vista que estimulação demais pode ser perturbador para um paciente hostil, deve haver o cuidado de diminuir o máximo possível o excesso de estímulos. O psiquiatra deve ter consciência de sua própria posição corporal e evitar posturas que possam ser vistas como ameaçadoras, incluindo punhos cerrados ou mãos atrás das costas.

O médico deve abordar a entrevista de maneira calma e direta e ter o cuidado de não barganhar ou prometer para induzir a cooperação do paciente: "Quando terminarmos aqui você poderá ir para casa". Essas táticas podem apenas aumentar a agitação.

Como declarado anteriormente, a prioridade deve ser a segurança. Um psiquiatra intimidado que teme por sua própria segurança física será incapaz de realizar uma avaliação adequada. De modo semelhante, um paciente que se sinta ameaçado será incapaz de se concentrar na entrevista e pode começar a pensar que precisa se defender. Pode haver necessidade de uma entrevista ser terminada precocemente se a agitação do paciente aumentar. Em geral, a violência não premeditada é precedida por um período de agitação psicomotora que aumenta de modo gradual, como, por exemplo, andar de um lado para outro, falar alto e fazer comentários ameaçadores. Nesse momento, o psiquiatra deve considerar se outras medidas são necessárias, incluindo o auxílio do pessoal da segurança ou medicação ou restrição.

Se o paciente fizer ameaças ou der alguma indicação de que pode se tornar violento fora do contexto da entrevista, outra avaliação será necessária. Visto que história passada de violência é o melhor prognosticador de violência futura, episódios passados de violência devem ser explorados com relação ao contexto, ao que precipitou o episódio e ao desfecho ou possível desfecho (se o ato foi interrompido). Além disso, deve ser investigado o que ajudou no passado a prevenir episódios violentos (medicação, interrupção, atividade física ou conversa com outra pessoa). Há uma vítima identificada e um plano para comportamento violento? O paciente tomou medidas para cumprir o plano? Dependendo das respostas a essas perguntas, o psiquiatra pode decidir prescrever ou aumentar a medicação antipsicótica, recomendar hospitalização e talvez, dependendo da jurisdição, notificar a vítima ameaçada. (Ver discussão anterior sobre confidencialidade.)

Pacientes que mentem

Os psiquiatras são treinados para diagnosticar e tratar doenças psiquiátricas. Embora sejam bem treinados para extrair informações e se manterem conscientes para mentiras da parte do paciente, essas habilidades não são infalíveis. Os pacientes mentem ou enganam seus psiquiatras por muitas razões diferentes. Alguns são motivados por ganhos secundários (p. ex., por recursos financeiros, ausência no trabalho ou para obter medicamentos). Alguns podem mentir não por uma vantagem externa, mas pelos benefícios psicológicos de assumir um papel de doente. Como já foi observado, processos inconscientes podem resultar em acontecimentos ou sentimentos que estão fora da consciência do paciente.

Hoje não existem marcadores biológicos para validar em definitivo os sintomas de um paciente. Os psiquiatras dependem do autorrelato do indivíduo. Dadas essas limitações, pode ser útil, sobretudo quando há dúvida sobre a confiabilidade do paciente (possivelmente relacionada a inconsistências no relato), obter informações colaterais sobre ele. Isso permite ao psiquiatra ter um entendimento mais amplo do paciente fora do contexto da entrevista, e discrepâncias na gravidade dos sintomas entre o autorrelato e as informações colaterais podem sugerir mentira. Existem também testes psicológicos que podem ajudar a avaliar melhor a confiabilidade do paciente.

REFERÊNCIAS

Daniel M, Gurczynski J. Mental status examination. In: Segal DL, Hersen M, eds. *Diagnostic Interviewing*. 4th ed. New York: Springer; 2010:61.

Kolanowski AM, Fick DM, Yevchak AM, Hill NL, Mulhall PM, McDowell JA. Pay attention! The critical importance of assessing attention in older adults with dementia. *J Gerontol Nurs*. 2012;38(11):23.

McIntyre KM, Norton JR, McIntyre JS. Psychiatric interview, history, and mental status examination. In: Sadock BJ, Sadock VA, Ruiz P, eds. Kaplan & Sadock's Comprehensive *Textbook of Psychiatry*. 9th ed. Philadelphia: Lippincott Williams & Wilkins; 2009:886.

Pachet A, Astner K, Brown L. Clinical utility of the Mini-Mental Status Examination when assessing decision-making capacity. *J Geriatr Psychiatry Neurol*. 2010;23:3.

Recupero PR. The mental status examination in the age of the Internet. *J Am Acad Psychiatry Law*. 2010;38:15.

Stowell KR, Florence P, Harman HJ, Glick RL. Psychiatric evaluation of the agitated patient: Consensus statement of the American Association for Emergency Psychiatry project BETA psychiatric evaluation workgroup. *West J Emerg Med*. 2012;13:11.

Thapar A, Hammerton G, Collishaw S, Potter R, Rice F, Harold G, Craddock N, Thapar A, Smith DJ. Detecting recurrent major depressive disorder within primary care rapidly and reliably using short questionnaire measures. *Br J Gen Pract*. 2014; 64(618), e31– e37.

▲ 5.2 O relatório psiquiátrico e o registro médico

RELATÓRIO PSIQUIÁTRICO

Esta seção complementa a seção anterior, "Entrevista psiquiátrica, história e exame do estado mental", porque fornece uma descrição abrangente sobre como escrever o relatório psiquiátrico (ver Tab. 5.2-1). A necessidade de seguir algum tipo de esboço na coleta de dados sobre uma pessoa a fim de fazer um diagnóstico psiquiátrico é reconhecida universalmente. O que se segue pede a inclusão de uma quantidade enorme de informações potenciais sobre o paciente, sendo que todas precisam ser obtidas, dependendo das circunstâncias do caso. Médicos iniciantes são aconselhados a obter o máximo possível de informações; médicos mais experientes podem selecionar e escolher entre as séries de perguntas que poderiam fazer. Em todos os casos, entretanto, a pessoa é mais bem entendida dentro do contexto de sua vida.

O relatório psiquiátrico abrange tanto a história psiquiátrica como o estado mental. A história, ou anamnese (do grego, "trazer à mente"), descreve eventos na estrutura do ciclo de vida, da infância à velhice, e o médico deve tentar evocar a reação emocional a cada evento conforme é lembrado pelo paciente. O exame do estado mental engloba o que o paciente está pensando e sentindo no momento e como ele responde a perguntas específicas do examinador. Às vezes, pode ser necessário relatar, em detalhes, as perguntas feitas e as respostas recebidas; porém, isso deve ser uma menor parte, de modo que o relatório não pareça uma transcrição literal. Contudo, o médico deve tentar, o máximo possível, usar as próprias palavras do paciente, especialmente ao descrever certos sintomas, como alucinações ou delírios.

Em suma, o relatório psiquiátrico inclui mais do que a história psiquiátrica e o estado mental. Também envolve um resumo de achados positivos e negativos e uma interpretação dos dados. Tem mais do que valor descritivo; tem um significado que proporciona um entendimento do caso. O examinador trata de questões fundamentais no relatório: futuros estudos diagnósticos são necessários? Em caso afirmativo, quais? Uma consultoria é necessária? Uma avaliação neurológica abrangente, incluindo eletrencefalograma (EEG)

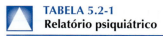

TABELA 5.2-1
Relatório psiquiátrico

I. História psiquiátrica
   A. Identificação: nome, idade, estado civil, sexo, ocupação, idioma, raça, nacionalidade e religião, se pertinente; admissões anteriores no hospital pelo mesmo problema ou por problemas diferentes; com quem o paciente vive
   B. Principal queixa: exatamente por que o paciente procurou o psiquiatra, de preferência, segundo suas próprias palavras; caso as informações não tenham sido obtidas do paciente, anote quem as forneceu
   C. História da doença atual: origem e desenvolvimento cronológico dos sintomas ou mudanças comportamentais que fizeram o paciente buscar ajuda; circunstâncias de sua vida no início da condição; personalidade quando está bem; como a doença afetou atividades e relacionamentos pessoais – mudanças em personalidade, interesses, humor, atitudes para com outras pessoas, modo de vestir, hábitos, nível de tensão, irritabilidade, atividade, atenção, concentração, memória, discurso; sintomas psicofisiológicos – natureza e detalhes da disfunção: dor – localização, intensidade, flutuação; nível de ansiedade – generalizada e não específica (flutuante) ou relacionada a determinadas situações, atividades ou objetos; como as ansiedades são tratadas – esquiva, repetição da situação temida, uso de drogas e outras atividades para aliviar
   D. História psiquiátrica e médica passada: (1) transtornos emocionais ou mentais – nível de incapacidade, tipo de tratamento, nomes de hospitais, duração da doença, efeito do tratamento; (2) transtornos psicossomáticos: rinite alérgica, artrite, colite, artrite reumatoide, resfriados recorrentes, problemas de pele; (3) problemas médicos: revisão habitual dos sistemas – doenças sexualmente transmissíveis, abuso de álcool e outras substâncias, risco de aids; (4) transtornos neurológicos: dor de cabeça, trauma craniencefálico, perda da consciência, convulsões ou tumores
   E. História familiar: obtida com o paciente e com outra pessoa, desde que as descrições representem diferentes pontos de vista acerca das mesmas pessoas e dos mesmos eventos; tradições étnicas, nacionais e religiosas: descrições de todas as pessoas no lar – personalidade e inteligência – e o que aconteceu com elas desde a infância do paciente; relação das diferentes casas em que viveu; relacionamento atual entre o paciente e os familiares; papel da doença na família; história familiar de doenças mentais; onde o paciente vive – bairro e residência; se a casa está lotada; privacidade entre os familiares e com outras famílias; fontes de renda e dificuldades para obtê-la; assistência pública (se houver) e atitude quanto a ela; alternativas caso o paciente perca o emprego ou a moradia se permanecer no hospital; quem está cuidando dos filhos
   F. História pessoal (anamnese): história da vida do paciente desde a primeira infância até o presente, até o ponto em que for lembrado; lacunas na história relatada espontaneamente pelo paciente; emoções associadas a diferentes períodos (dolorosa, estressante, conflituosa) ou fases do ciclo de vida
      1. Primeira infância (até 3 anos)
         a. História pré-natal, gravidez e parto: duração da gravidez, espontaneidade e normalidade do parto, traumas, se o paciente foi planejado e desejado, malformações
         b. Hábitos alimentares: amamentado no peito ou mamadeira, problemas alimentares
         c. Desenvolvimento inicial: privação materna, desenvolvimento da linguagem, desenvolvimento motor, sinais de necessidades não atendidas, padrão de sono, constância de objetos, ansiedade com estranhos, ansiedade de separação
         d. Controle dos esfíncteres: idade, atitude dos pais, sentimentos relacionados
         e. Sintomas de problemas comportamentais: chupar o dedo, acessos de raiva, tiques, bater a cabeça, sacudir o corpo, terrores noturnos, medos, urinação e defecação na cama, roer unhas, masturbação
         f. Personalidade e temperamento quando criança: introvertido, inquieto, hiperativo, retraído, atento, extrovertido, tímido, atlético, padrões de jogo amigáveis, reações aos irmãos
      2. Infância média (3 a 11 anos): história escolar inicial – sentimentos quanto a ir à escola, adaptação inicial, identificação de gênero, desenvolvimento da consciência, punição, relacionamentos sociais, atitudes para com irmãos e amigos
      3. Infância tardia (pré-puberdade a adolescência)
         a. Relacionamentos com amigos: número e proximidade, se líder ou seguidor, popularidade social, participação em atividades de grupo ou turma, figuras idealizadas; padrões de agressividade, passividade, ansiedade, comportamento antissocial
         b. História escolar: até que nível o paciente foi, adaptação à escola, relacionamentos com professores – amizade ou rebeldia – disciplinas e interesses favoritos, habilidades ou recursos particulares, atividades extracurriculares, esportes, *hobbies*, relação de problemas ou sintomas em algum período escolar
         c. Desenvolvimento cognitivo e motor: aprender a ler e outras habilidades intelectuais e motoras, disfunção cerebral mínima, dificuldades de aprendizagem – seu manejo e efeitos sobre a criança
         d. Problemas emocionais ou físicos adolescentes: pesadelos, fobias, masturbação, enurese noturna, fugas, delinquência, tabagismo, uso de drogas ou álcool, sentimento de inferioridade
         e. História psicossexual
            i. Curiosidade inicial, masturbação infantil, brincadeiras sexuais
            ii. Aquisição de conhecimento sexual, atitude dos pais para com o sexo, abuso sexual
            iii. Início da puberdade, sentimentos relacionados, tipo de preparação, sentimentos quanto à menstruação, desenvolvimento de características sexuais secundárias
            iv. Atividade sexual adolescente: paixões, festas, namoros, carícias, masturbação, sonhos eróticos e atitudes para com eles
            v. Atitudes para com o mesmo sexo e o sexo oposto: tímido, introvertido, agressivo, precisa impressionar, sedutor, conquistas sexuais, ansiedade
            vi. Práticas sexuais: dificuldades, experiências homo e heterossexuais, parafilias, promiscuidade
         f. Base religiosa: rígida, liberal, mista (possíveis conflitos), relação com práticas religiosas atuais
      4. Idade adulta
         a. História ocupacional: escolha de ocupação, formação, ambições, conflitos; relacionamento com autoridades, amigos e subordinados; número e duração de empregos; mudanças no *status* do emprego; emprego atual e sentimentos relacionados
         b. Atividade social: se o paciente tem amigos ou não; se é retraído ou tem boas relações sociais; interesses sociais, intelectuais e físicos; relacionamentos com o mesmo sexo e o sexo oposto; profundidade, duração e qualidade dos relacionamentos
         c. Sexualidade adulta
            i. Relacionamentos sexuais pré-conjugais, idade da primeira relação sexual, orientação sexual
            ii. História conjugal: uniões estáveis, casamentos legais, descrição do namoro e papel de cada parceiro, idade ao casar, planejamento familiar e contracepção, nomes e idades dos filhos, atitudes quanto a sua criação, problemas com familiares, dificuldades habitacionais, se foram importantes para o casamento, adaptação sexual, casos extraconjugais, áreas de harmonia e desacordo, manejo do dinheiro, papel dos sogros

(continua)

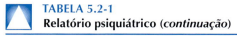

TABELA 5.2-1
Relatório psiquiátrico (*continuação*)

   iii. Sintomas sexuais: anorgasmia, impotência, ejaculação precoce, falta de desejo
   iv. Atitudes para com gravidez e filhos; práticas contraceptivas e sentimentos relacionados
   v. Práticas sexuais: parafilias como sadismo, fetiches, voyeurismo, felação, cunilíngua; técnicas e frequência da relação sexual
  d. História militar: adaptação geral, combates, ferimentos, indicação a psiquiatras, tipo de dispensa, *status* de veterano
  e. Sistemas de valores: se os filhos são vistos como ônus ou alegria; se o trabalho é considerado um mal necessário, um dever inevitável ou uma oportunidade; atitude atual quanto à religião; crença em inferno e paraíso

Síntese das observações e impressões do entrevistador, derivada da entrevista inicial

II. Estado mental
 A. Aparência
  1. Identificação pessoal: pode incluir uma breve descrição informal da aparência e do comportamento do paciente; atitude para com o examinador pode ser descrita aqui – cooperativo, atento, interessado, franco, sedutor, defensivo, hostil, lúdico, insinuante, evasivo, cauteloso
  2. Comportamento e atividade psicomotora: andar, maneirismos, tiques, gestos, contrações musculares, estereótipos, tocar no examinador, ecopraxia, desajeitado, ágil, lânguido, rígido, retardado, hiperativo, agitado, combativo, maleável
  3. Descrição geral: postura, conduta, roupas, arrumação, cabelo, unhas; saudável, doentio, bravo, assustado, apático, perplexo, desdenhoso, desconfortável, equilibrado, aparência envelhecida ou jovial, afeminado, masculinizado; sinais de ansiedade – mãos úmidas, testa suada, inquietação, postura tensa, voz cansada, olhos arregalados; mudanças no nível de ansiedade durante a entrevista ou em relação a determinados temas
 B. Discurso: rápido, lento, aflito, hesitante, emotivo, monótono, ruidoso, sussurrado, confuso, murmurado, gaguejado, ecolalia, intensidade, tom, facilidade, espontaneidade, produtividade, modo, tempo de reação, vocabulário, prosódia
 C. Humor e afeto
  1. Humor (emoção ampla e prolongada que colore a percepção do mundo da pessoa): como o paciente afirma se sentir: profundidade, intensidade, duração e oscilações do humor – depressivo, desesperado, irritável, ansioso, aterrorizado, irritado, expansivo, eufórico, vazio, culpado, admirado, fútil, autodepreciativo, anedônico, alexitímico
  2. Afeto (expressão das experiências interiores do paciente): maneira como o examinador avalia o afeto do paciente – amplo, restrito, embotado ou plano, superficial, quantidade e variedade de expressões; dificuldade para iniciar, manter ou terminar uma resposta emocional; se a expressão emocional é adequada ao conteúdo do pensamento, à cultura e ao cenário do exame; dar exemplos se a expressão emocional for inadequada
 D. Pensamento e percepção
  1. Forma de pensamento
   a. Produtividade: superabundância, escassez ou fuga de ideias; pensamento rápido, lento, hesitante; o paciente fala de maneira espontânea ou somente quando alguém faz uma pergunta, fluxo de pensamento, citações
   b. Continuidade do pensamento: se as respostas realmente satisfazem às questões e são direcionadas para os objetivos, tanto relevantes quanto irrelevantes; associações frouxas; falta de relações causais nas explicações; afirmações ilógicas, tangenciais, circunstanciais, desconexas, evasivas, afirmações perseverantes, bloqueios ou distrações
   c. Problemas de linguagem: problemas que refletem atividade mental desordenada, como discurso incoerente ou incompreensível (salada de palavras), associações por assonância, neologismos
  2. Conteúdo do pensamento
   a. Preocupações: quanto a doença, problemas do ambiente; obsessões, compulsões, fobias; obsessões ou planos de suicídio, homicídio; sintomas hipocondríacos, desejos ou impulsos antissociais específicos
  3. Transtornos do pensamento
   a. Delírios: conteúdo de qualquer sistema delirante, sua organização, as convicções do paciente quanto a sua validade, a maneira como afeta sua vida; delírios de perseguição – se isolados ou associados a suspeitas difusas; congruentes ou incongruentes com o humor
   b. Ideias de referência e de influência: como começaram, seu conteúdo e o significado que o paciente lhes atribui
  4. Distúrbios da percepção
   a. Alucinações e ilusões: se o paciente ouve vozes ou tem visões; conteúdo, envolvimento do sistema sensorial, circunstâncias de ocorrência; alucinações hipnagógicas ou hipnopômpicas; divulgação do pensamento
   b. Despersonalização e desrealização: sentimentos extremos de desconexão com o *self* e o ambiente
  5. Sonhos e fantasias
   a. Sonhos: proeminentes ao serem contados; pesadelos
   b. Fantasias: recorrentes, favoritas ou devaneios repetidos
 E. Sensório
  1. Atenção: consciência do ambiente, duração da atenção, turvação da consciência, flutuações nos níveis de consciência, sonolência, estupor, letargia, estado de fuga, coma
  2. Orientação
   a. Tempo: se o paciente identifica o dia, a data e a hora aproximada; quando no hospital, se sabe há quanto tempo está lá; se está orientado para o presente
   b. Lugar: se sabe onde está
   c. Pessoa: se sabe quem é o examinador e os papéis e nomes das pessoas com quem está em contato
  3. Concentração e cálculos: subtrair 7 de 100 e continuar subtraindo 7 da resposta; se não conseguir, tarefas mais fáceis podem ser propostas – 4 x 9, 5 x 4; quantas vezes 5 centavos há em R$1,35; se a ansiedade ou algum transtorno do humor ou da concentração parece ser responsável pela dificuldade
  4. Memória: problemas, esforços para enfrentá-los – negação, confabulação, reação catastrófica, circunstancialidade usada para esconder deficiência; se há envolvimento dos processos de registro, retenção ou recuperação
   a. Memória remota: dados da infância, eventos importantes que ocorreram quando o paciente era mais jovem ou saudável, questões pessoais, material neutro
   b. Memória do passado recente: últimos meses

(continua)

TABELA 5.2-1
Relatório psiquiátrico (*continuação*)

        c. Memória recente: últimos dias, o que o paciente fez ontem, anteontem, o que comeu no café da manhã, no almoço e no jantar
        d. Retenção e recuperação imediata: capacidade de repetir seis números após o examinador os ditar – primeiro para a frente e depois em ordem inversa e após alguns minutos; outras questões de teste; se as mesmas questões, quando repetidas, produziram respostas diferentes em momentos diferentes
        e. Efeito do problema sobre o paciente; mecanismos desenvolvidos para enfrentar o problema
    5. Cabedal de conhecimento: nível de educação formal e autoeducação; estimativa da capacidade intelectual do paciente e se é capaz de funcionar no nível de suas capacidades básicas; contagem, cálculos, conhecimentos gerais; as questões devem ter relevância para a base educacional e cultural do paciente
    6. Pensamento abstrato: perturbações na formação de conceitos; maneira como o paciente conceitua ou lida com suas ideias; semelhanças (p. ex., entre maçãs e peras), diferenças, absurdos; significado de provérbios simples, como "Pedra que rola não cria limo"; respostas podem ser concretas (dando exemplos específicos para ilustrar o significado) ou claramente abstratas (mediante explicações generalizadas); adequação das respostas
  F. *Insight*: grau de consciência e compreensão da doença
    1. Negação completa da doença
    2. Leve consciência de estar doente e de necessitar de ajuda, mas, ao mesmo tempo, nega a doença
    3. Consciência de estar doente, mas a culpa é posta nas outras pessoas, em fatores externos, em fatores médicos ou orgânicos desconhecidos
    4. *Insight* intelectual: reconhecimento da doença e de que os sintomas ou os fracassos na adaptação social se devem a sentimentos ou perturbações irracionais, sem aplicar o conhecimento às experiências futuras
    5. *Insight* emocional verdadeiro: consciência emocional dos motivos e sentimentos, do significado subjacente dos sintomas; essa percepção leva a mudanças na personalidade e no comportamento futuro; abertura a novas ideias e novos conceitos com relação a si mesmo e às pessoas importantes em sua vida
  G. Julgamento
    1. Julgamento social: manifestações sutis de comportamentos prejudiciais e contrários ao comportamento aceitável em sua cultura; se o paciente entende as prováveis consequências de seu comportamento pessoal e é influenciado por isso; exemplos de problema
    2. Julgamento em testes: o paciente consegue prever o que faria em situações imaginárias, como o que faria se encontrasse um carta endereçada e selada na rua
III. Outros estudos diagnósticos
  A. Exame físico
  B. Exame neurológico
  C. Diagnóstico psiquiátrico adicional
  D. Entrevistas de um assistente social com familiares, amigos ou vizinhos
  E. Testes psicológicos, neurológicos ou laboratoriais, conforme indicados: eletrencefalograma, tomografia computadorizada, ressonância magnética, testes de outros problemas clínicos, testes de compreensão da escrita e da leitura, teste para afasia, testes projetivos e ou psicológicos mais objetivos, teste de supressão da dexametasona, exame de urina de 24 horas para intoxicação com metais pesados, exame de urina para drogas
IV. Síntese dos achados

Relate os sintomas mentais, os achados médicos e laboratoriais e os resultados de testes psicológicos e neurológicos, se disponíveis; inclua os medicamentos que o paciente está usando, com dosagem e duração. A clareza de pensamento é refletida na escrita. Ao referir-se ao estado mental, por exemplo, a frase "o paciente nega ter alucinações e delírios" não é tão precisa quanto "o paciente nega ouvir vozes ou pensar que está sendo seguido". Esta última indica a pergunta objetiva feita e a resposta objetiva apresentada. De maneira semelhante, na conclusão do relatório, deve-se escrever que "não foram encontrados sinais de alucinações e delírios".

V. Diagnóstico

A classificação diagnóstica é feita de acordo com o DSM-5. O código numérico do diagnóstico deve ser usado a partir do DSM-5 ou da CID-10. Poderia ser prudente usar ambos os códigos para cobrir as diretrizes regulatórias atuais e futuras.

VI. Prognóstico

Opinião sobre o provável curso, alcance e desfecho futuro do transtorno; fatores prognósticos positivos e negativos; objetivos específicos da terapia

VII. Formulação psicodinâmica

Causas psicodinâmicas da crise do paciente – influências que contribuíram para o transtorno atual; fatores ambientais, genéticos e da personalidade relevantes para determinar os sintomas do paciente; ganhos primários e secundários; relação dos principais mecanismos de defesa usados pelo paciente

VIII. Plano de tratamento abrangente

Modalidades de tratamento recomendadas, papel da medicação, internação ou tratamento ambulatorial, frequência das sessões, duração provável da terapia; tipo de psicoterapia; terapia individual, em grupo ou familiar; sintomas ou problemas a serem tratados. No início, o tratamento deve ser direcionado para quaisquer situações potencialmente fatais, como risco de suicídio ou de perigo para outras pessoas, que exijam hospitalização psiquiátrica. O perigo para si mesmo ou para terceiros é uma razão aceitável (tanto do ponto de vista legal quanto médico) para hospitalização involuntária. Na ausência da necessidade de confinamento, existe uma variedade de alternativas de tratamento: hospitais-dia, residências supervisionadas, psicoterapia ou farmacoterapia, entre outras. Em alguns casos, o planejamento deve abranger o treinamento de habilidades vocacionais e psicossociais e até questões legais e forenses.

O planejamento abrangente do tratamento requer uma abordagem terapêutica de equipe, usando as habilidades de psicólogos, assistentes sociais, enfermeiros, terapeutas ocupacionais e uma variedade de outros profissionais da saúde mental, com indicação a grupos de mútua ajuda (p. ex., Alcoólicos Anônimos), se necessário. Se o paciente ou os familiares não se dispuserem a aceitar as recomendações indicadas, e o clínico considerar que a recusa pode ter consequências graves, o paciente, um dos genitores ou o guardião legal devem assinar uma declaração de que o tratamento recomendado foi recusado.

ou tomografia computadorizada, é necessária? Testes psicológicos são indicados? Os fatores psicodinâmicos são relevantes? O contexto cultural da doença do paciente foi considerado? O relatório inclui um diagnóstico feito de acordo com a 5ª edição do *Manual diagnóstico e estatístico de transtornos mentais* (DSM-5). Um prognóstico também é discutido no relatório, com uma lista de fatores prognósticos bons e ruins. O relatório termina com uma discussão de um plano de tratamento e faz recomendações firmes sobre o manejo do caso.

REGISTRO MÉDICO

O relatório psiquiátrico é uma parte do registro médico; entretanto, este é mais do que o relatório psiquiátrico. É uma narrativa que documenta todos os eventos que ocorrem durante o curso do tratamento, mais frequentemente se referindo à estada do paciente no hospital. As notas de evolução registram cada interação entre médico e paciente; relatórios de todos os exames especiais, incluindo os laboratoriais; e prescrições e encomendas de todos os medicamentos. As anotações da enfermagem ajudam a descrever o curso do paciente: o paciente está começando a responder ao tratamento? Há horas do dia ou da noite em que os sintomas pioram ou diminuem? Há efeitos adversos ou queixas do paciente sobre a medicação prescrita? Há sinais de agitação, violência ou alusão a suicídio? Se o paciente requer restrições ou isolamento, os procedimentos de supervisão adequados estão sendo seguidos? No seu conjunto, o registro médico relata o que aconteceu ao paciente desde o primeiro contato com o sistema de saúde. Ele termina com um resumo da alta, que fornece um panorama resumido do curso do paciente com recomendações para tratamento futuro, se necessário. A evidência de contato com um órgão encaminhador deve ser documentada no registro médico para estabelecer a continuidade do tratamento se outras intervenções forem necessárias.

Uso dos registros

O registro médico não é utilizado apenas pelos médicos, mas também por órgãos reguladores e empresas de planos de saúde a fim de determinar a duração da hospitalização, a qualidade do cuidado e o reembolso para os médicos e hospitais. Teoricamente, o registro médico hospitalar é acessível apenas a pessoas autorizadas e é salvaguardado para confidencialidade. Na prática, entretanto, o sigilo absoluto não pode ser garantido. As diretrizes para qual material precisa ser incorporado ao registro médico são fornecidas na Tabela 5.2-2.

O registro médico também é fundamental em processos por erro médico. Robert I. Simon resume as questões de responsabilidade como segue:

> Registros médicos mantidos corretamente podem ser o melhor aliado do psiquiatra nos processos por erro médico. Se nenhum registro for mantido, inúmeras dúvidas serão levantadas com relação à competência e à credibilidade do psiquiatra. A falha em manter registros médicos também pode violar os estatutos ou as disposições de licenciamento estaduais. Essa falha pode se originar da preocupação do psiquiatra de que as informações do tratamento tenham total proteção. Embora isso seja um ideal admirável, na vida real, o psiquiatra pode ser obrigado por lei, sob certas circunstâncias, a testemunhar diretamente sobre assuntos confidenciais do tratamento.
>
> Os registros ambulatoriais também estão sujeitos a exame por terceiros sob certas circunstâncias, e os psiquiatras na prática privada estão sob a mesma obrigação que os psiquiatras de hospitais de manter um registro do paciente em tratamento. A Tabela 5.2-3 lista as questões de documentação de interesses de terceiros pagadores.

TABELA 5.2-2
Registro médico

Deve haver um registro para cada pessoa admitida à unidade de internação psiquiátrica. Os registros do paciente devem ser confidenciais e acessíveis apenas a pessoas autorizadas. Cada registro de caso deve incluir:

Documentos legais relacionados à admissão

Informações de identificação sobre o indivíduo e sua família

Fonte de encaminhamento, data do início do serviço e nome da equipe com a responsabilidade geral do tratamento e do cuidado

Diagnóstico inicial, intermediário e final, incluindo diagnósticos psiquiátricos ou de retardo mental na terminologia oficial

Relatórios de todos os exames e avaliações diagnósticos, incluindo seus resultados e conclusões

Relatórios de todos os exames especiais realizados, incluindo raios X, exames laboratoriais clínicos, exames psicológicos, eletrencefalogramas e testes psicométricos

O plano escrito de cuidado, tratamento e reabilitação individual

Notas de progresso escritas e assinadas por todos os membros da equipe que tiveram participação significativa no programa de tratamento e cuidado

Resumos de discussões sobre o caso e consultorias especiais

Prescrições ou encomendas datadas e assinadas para todos os medicamentos, com anotação das datas de término

Um resumo do encerramento do curso de tratamento e cuidado

Documentação de qualquer encaminhamento a outro órgão

(Adaptada das diretrizes do New York State Office of Mental Health, de 1995.)

Anotações e observações pessoais

De acordo com as leis relacionadas ao acesso a registros médicos, algumas jurisdições (como a Lei de Saúde Pública do Estado de Nova York) têm normas que se aplicam às anotações e observações pessoais do médico. *Anotações pessoais* são definidas como "as especulações, as impressões (além do diagnóstico provisório ou definitivo) e os lembretes de um profissional". Os dados são mantidos apenas pelo médico e não podem ser discutidos com nenhuma outra pessoa, incluindo o paciente. Os psiquiatras que se preocupam com o material que pode ser prejudicial ou, de alguma forma, causar dano ao paciente caso seja liberado a um terceiro podem considerar o uso dessas normas para garantir a confidencialidade médico-paciente.

Anotações da psicoterapia

As anotações da psicoterapia incluem detalhes de transferência, fantasias, sonhos, informações pessoais sobre pessoas com as quais o paciente interage e outros detalhes íntimos de sua vida. Também podem incluir os comentários do psiquiatra sobre sua contratransferência e seus sentimentos em relação ao paciente. As anotações da psicoterapia devem ser mantidas separadas do restante dos registros médicos.

Acesso do paciente aos registros

Os pacientes têm o direito legal de ter acesso a seus registros. Esse direito representa uma crença da sociedade de que a responsabilidade pelo cuidado se torna um processo colaborativo entre o médico e o paciente. Os pacientes consultam muitos médicos diferentes e podem ser informantes e coordenadores mais eficazes de seu próprio cuidado com tais informações.

TABELA 5.2-3
Questões de documentação

As áreas de disfunção do paciente estão descritas? Dos pontos de vista biológico, psicológico e social?

O abuso de álcool ou substâncias foi abordado?

As atividades clínicas ocorrem no momento esperado? Se tarde demais ou nunca, por quê?

As questões estão identificadas no plano de tratamento e acompanhadas nas anotações de evolução?

Quando há variação no resultado do paciente, há alguma observação nesse sentido? Há também uma anotação refletindo as estratégias clínicas recomendadas para superar os impedimentos a sua melhora?

Se novas estratégias clínicas são implementadas, como seu impacto é avaliado? Quando?

Há um senso de participação e coordenação multidisciplinar do tratamento nas anotações de evolução?

As anotações de evolução indicam o funcionamento do paciente na comunidade terapêutica e sua relação com os critérios para alta?

É possível prever, a partir do comportamento do paciente com a comunidade terapêutica, como o paciente funcionará na comunidade mais ampla?

Existem anotações tratando do entendimento que o paciente tem acerca do planejamento de sua alta? A participação da família no planejamento da alta deve ser incluída nas anotações de evolução com sua reação ao plano.

As anotações de evolução resolvem as diferenças de pensamento de outras disciplinas?

As necessidades do paciente são abordadas no plano de tratamento?

As necessidades da família são avaliadas e implementadas?

A satisfação do paciente e da família é avaliada de alguma forma?

O abuso de álcool e de outras substâncias é abordado como um possível fator para uma readmissão?

Se o paciente foi readmitido, há indicações de que os registros anteriores foram revisados e, se ele estava usando medicamentos diferentes dos prescritos no momento da alta, existe uma razão para essa mudança?

As anotações de evolução identificam os tipos de medicamentos usados e a razão para aumentar, diminuir, descontinuar ou potencializar a medicação?

Os efeitos da medicação estão documentados, incluindo dosagens, respostas, efeitos adversos ou outros efeitos colaterais?

Nota: As questões relacionadas a documentação dizem respeito a terceiros pagadores, como seguradoras e operadoras de planos de saúde, que examinam as fichas dos pacientes para verificar se as áreas listadas são cobertas. Porém, em muitos casos, a revisão é conduzida por pessoas com pouca ou nenhuma formação em psiquiatria ou psicologia, que não reconhecem as complexidades do diagnóstico e do tratamento psiquiátricos. Os pagamentos a hospitais, médicos e pacientes muitas vezes são negados devido ao que os revisores consideram "documentação inadequada".

Os psiquiatras devem ter cuidado ao liberar seus registros para o paciente se, em seu julgamento, ele puder sofrer danos emocionais como resultado. Nessas circunstâncias, o psiquiatra pode optar por oferecer um resumo do curso de tratamento, retendo material que poderia ser prejudicial – em especial se ele for parar nas mãos de terceiros. Em casos de erro médico, entretanto, isso pode não ser possível. Quando ocorre um litígio, todos os registros médicos estão sujeitos a revelação. As anotações da psicoterapia em geral são protegidas, mas nem sempre. Se for determinado que sejam produzidas anotações da psicoterapia, o juiz provavelmente as revisará de forma privada e selecionará o que for relevante ao caso em questão.

Blogs

Os *blogs* ou *web logs* são usados por pessoas que desejam registrar suas experiências diárias ou expressar seus pensamentos e sentimentos sobre os acontecimentos. Os médicos devem ser especialmente cautelosos em relação a essas atividades porque elas estão sujeitas a revelação em processos judiciais. Pseudônimos e apelidos não oferecem proteção porque podem ser rastreados. Escrever sobre pacientes em *blogs* é um brecha na confidencialidade. Em um caso, um médico detalhou seus pensamentos sobre um processo judicial que incluía comentários hostis sobre o autor e seu advogado. Seu *blog* foi descoberto de modo acidental e foi usado contra ele no tribunal. Os médicos são aconselhados a não usar esse tipo de veículo para desafogar emoções e a não escrever coisa alguma que não pudessem justificar mesmo se sua identidade fosse descoberta.

Correio eletrônico (*e-mail*)

O *e-mail* está sendo usado cada vez mais pelos médicos como uma forma rápida e eficiente de se comunicarem não apenas com os pacientes como também com outros médicos a respeito destes; entretanto, ele é um documento público e deve ser tratado como tal. A máxima de não diagnosticar ou prescrever medicamentos por telefone para um paciente que não foi examinado também se aplica ao correio eletrônico. Não apenas é perigoso como é antiético. Todas as mensagens devem ser impressas para constar no prontuário, a menos que os arquivos eletrônicos sejam salvos com regularidade em uma pasta segura.

Questões éticas e o registro médico

Os psiquiatras continuamente fazem julgamentos sobre o que é apropriado para incluir no relatório psiquiátrico, no prontuário médico, no relato de caso e em outras comunicações escritas sobre o paciente. Esses julgamentos muitas vezes incluem questões éticas. Por exemplo, em um relato de caso, o paciente não deve ser identificável, uma posição que foi deixada clara nos *Principles of Medical Ethics with Annotations Especially Applicable to Psychiatry*, da American Psychiatric Association, os quais estabelecem que os relatos de caso publicados devem ser adequadamente disfarçados para proteger a confidencialidade sem alterar o material, de maneira a fornecer um retrato menos completo da condição atual do paciente. Em alguns casos, é aconselhável obter uma autorização por escrito do paciente permitindo ao psiquiatra publicar o caso, mesmo que o paciente esteja disfarçado de maneira apropriada.

Os psiquiatras, algumas vezes, incluem material no relatório médico direcionado especificamente a evitar a culpabilidade futura no caso de algum dia ser levantada uma questão de responsabilidade. Isso pode incluir ter aconselhado o paciente sobre efeitos adversos característicos de medicamentos a serem prescritos.

Lei de Portabilidade e Responsabilidade dos Planos de Saúde (Health Insurance Portability and Accountability Act – HIPAA)

A HIPAA foi aprovada em 1996 para tratar da crescente complexidade do sistema de prestação de cuidados de saúde e sua dependência cada vez maior da comunicação eletrônica. A lei determina que o Departamento de Saúde e Serviços Humanos (HHS) desenvolva regras que protejam a transmissão e a confidencialidade das informações sobre o paciente, e todas as unidades sob a HIPAA devem cumprir essas regras.

Duas regras foram finalizadas em fevereiro de 2003: a Regra de Transação e a Regra de Privacidade (ver Tabs. 5.2-4 e 5.2-5).

TABELA 5.2-4
Conjunto de códigos da Regra de Transação

Informações de tratamento: a Regra de Transação define os padrões e estabelece conjuntos de códigos e formulários a serem usados para transações eletrônicas que envolvam as seguintes informações sobre tratamento de saúde:
  Reclamações ou informações de encontro equivalentes
  Investigação de elegibilidade
  Certificação e autorização de encaminhamento
  Investigação da situação das reclamações
  Informações de matrícula e desfiliação
  Pagamento e aviso de remessa
  Pagamentos de prêmio do plano de saúde
  Coordenação de benefícios
Conjuntos de códigos: sob a Regra de Transação, os seguintes conjuntos de códigos são necessários para preencher reclamações com o Medicare:
  Códigos de procedimento
  Códigos da Terminologia Processual Atual da American Medical Association
  Códigos do Sistema de Codificação de Procedimentos Comuns
  Códigos de diagnóstico
  Classificação internacional de doenças, 10ª edição, modificação clínica, códigos
  Medicamentos e preparações medicinais
  Códigos Nacionais de Medicamentos
  Códigos odontológicos
  Código de procedimentos odontológicos
  Nomenclatura para serviços odontológicos

Adaptada de Jaffe E. HIPAA basics for psychiatrists. *Psych Pract Manage Care*. 2002;8:15.

A Regra de Transação facilita a transferência de informações sobre saúde de maneira efetiva e eficiente por meio de regulamentos criados pelo HHS que estabeleceram um conjunto uniforme de formatos, conjuntos de códigos e requisitos de dados. A Regra de Privacidade, administrada pelo Office of Civil Rights (OCR) no HHS, protege a confidencialidade das informações do paciente. Isso significa que as informações médicas de um paciente lhe pertencem e ele tem o direito de acesso a elas, com exceção das anotações de psicoterapia, que são consideradas propriedade do psicoterapeuta que as escreveu.

Em 2003, a Regra de Privacidade foi executada. Nela, há certas diretrizes às quais todos os médicos devem se ater:

1. Toda clínica deve estabelecer procedimentos de privacidade por escrito. Estes incluem salvaguardas administrativas, físicas e técnicas que estabeleçam quem tem acesso às informações do paciente, como essa informação é usada na instituição e quando a informação será ou não revelada a outros.
2. Toda clínica deve tomar medidas para garantir que seus associados protejam a privacidade dos registros médicos e de outras informações sobre saúde.
3. Toda clínica deve ter empregados treinados para cumprir a regra.
4. Toda clínica deve ter uma pessoa designada como responsável pela privacidade. Se for um consultório individual ou privado, essa pessoa pode ser o próprio médico.
5. Toda clínica deve estabelecer procedimentos de reclamação para pacientes que desejem perguntar ou se queixar sobre a privacidade de seus registros.

O OCR no HHS é responsável por assegurar que a Regra de Privacidade seja aplicada; entretanto, não é claro como isso será

TABELA 5.2-5
Direitos dos pacientes sob a Regra de Privacidade

O médico deve informar o paciente por escrito de seus direitos de privacidade, das políticas de privacidade da clínica e como as informações do paciente serão utilizadas, mantidas e reveladas. Um reconhecimento por escrito deve ser obtido do paciente atestando que ele viu tal notificação.
Os pacientes devem ser capazes de obter cópias de seus registros médicos e de solicitar revisões desses registros em um período de tempo estabelecido (geralmente 30 dias). Eles não têm o direito de ver anotações de psicoterapia.
Os médicos devem fornecer ao paciente um relato da maioria das revelações de sua história médica quando solicitado. Há algumas exceções. O Comitê de Confidencialidade da APA desenvolveu um modelo de documento para essa necessidade.
Os médicos devem obter autorização do paciente para revelar informações que não sejam para tratamento, pagamento e operadora de saúde (esses três casos são considerados rotina, não exigindo consentimento). O Comitê da Confidencialidade da APA desenvolveu um módulo de documento para esse requerimento.
Os pacientes podem requerer outro meio de comunicação de suas informações protegidas (i.e., pedir ao médico que entre em contato com eles em um número de telefone ou endereço específicos).
Os médicos geralmente não podem limitar o tratamento à obtenção da autorização do paciente para revelação de informações para usos não rotineiros.
Os pacientes têm o direito de reclamar sobre violações da Regra de Privacidade, para o médico, para seu plano de saúde, ou para a secretaria do HHS.

APA, American Psychiatric Association; HHS, Departamento de Saúde e Serviços Humanos.
(Adaptada de Jaffe E. HIPAA basics for psychiatrists. *Psych Pract Manage Care*. 2002;8:15.)

feito. Um método expresso pelo governo é um sistema orientado à reclamação no qual o OCR responderá às reclamações feitas pelos pacientes com relação a violações de confidencialidade ou a acesso negado aos registros, todos os quais são cobertos pela HIPAA. Nesses casos, o OCR pode acompanhar e avaliar o cumprimento.

O Comitê de Confidencialidade da APA, junto com peritos legais, desenvolveu um conjunto de formulários. Eles fazem parte do pacote educacional da HIPAA da APA, que pode ser obtido na página da APA na internet (www.psych.org/). No *site*, também há recomendações para capacitar os médicos a cumprir a HIPAA.

REFERÊNCIAS

Dougall N, Lambert P, Maxwell M, Dawson A, Sinnott R, McCafferty S, Springbett A. Deaths by suicide and their relationship with general and psychiatric hospital discharge: 30-year record linkage study. *Br J Psychiatry*. 2014;204(4).
Simon RI. Clinical Psychiatry and the Law. American Psychiatric Pub; 2003.

▲ 5.3 Escalas de avaliação psiquiátrica*

O termo *escalas de avaliação psiquiátrica* envolve uma variedade de questionários, entrevistas, listas de verificação, avaliações de resultado e outros instrumentos que estão disponíveis para orientar a prática,

---
*N. de T.: Para saber mais sobre instrumentos de avaliação validados no Brasil, consulte: GORENSTEIN, C.; WANG, Y-P.; HUNGERBÜHLER, I. (Org). **Instrumentos de avaliação em saúde mental**. Porto Alegre: Artmed, 2016.

a pesquisa e a administração psiquiátricas. Os psiquiatras devem se manter atualizados com os principais desenvolvimentos nas escalas de avaliação por várias razões. A mais importante é que muitas dessas escalas são úteis na prática psiquiátrica para monitorar os pacientes ao longo do tempo ou para fornecer informações mais abrangentes do que aquelas em geral obtidas em uma entrevista clínica de rotina. Além disso, os administradores de hospitais e os planos de saúde estão cada vez mais exigindo avaliações padronizadas para justificar a necessidade de serviços ou para avaliar a qualidade do cuidado. Por fim, mas igualmente importante, as escalas de avaliação são usadas nas pesquisas que orientam a prática da psiquiatria, portanto a familiaridade com elas possibilita um entendimento mais profundo dos resultados dessas pesquisas e o grau em que elas se aplicam à prática psiquiátrica.

BENEFÍCIOS E LIMITAÇÕES POTENCIAIS DAS ESCALAS DE AVALIAÇÃO NA PSIQUIATRIA

O papel fundamental das escalas de avaliação na psiquiatria e em outras áreas é padronizar as informações coletadas ao longo do tempo e por vários observadores. Essa padronização assegura uma avaliação consistente e abrangente que pode auxiliar no planejamento do tratamento, estabelecendo um diagnóstico, garantindo uma descrição completa dos sintomas, identificando condições comórbidas e caracterizando outros fatores que afetam a resposta ao tratamento. Dessa forma, o uso de uma escala de avaliação pode estabelecer um padrão basal para acompanhamento da evolução de uma doença ao longo do tempo ou em resposta a intervenções específicas. Isso é particularmente útil quando mais de um médico está envolvido – por exemplo, em uma clínica ou na condução de pesquisas psiquiátricas.

Além da padronização, a maioria das escalas de avaliação também oferece ao usuário as vantagens de uma avaliação formal das características de desempenho da medida. Isso permite ao médico saber em que grau uma determinada escala produz resultados que podem ser reproduzidos (confiabilidade) e como ela se compara com formas mais definitivas e estabelecidas de medir a mesma coisa (validade).

TIPOS DE ESCALAS E O QUE ELAS MEDEM

As escalas são utilizadas na pesquisa e na prática psiquiátrica para alcançar uma variedade de objetivos. Também abrangem uma ampla variedade de áreas e utilizam uma grande diversidade de procedimentos e formatos.

Objetivos da medição

A maior parte das escalas de avaliação em uso comum se enquadra em uma ou mais das seguintes categorias: fazer um diagnóstico; medir a gravidade e acompanhar mudanças em sintomas específicos, no funcionamento geral ou no resultado global; e rastrear condições que possam ou não estar presentes.

Construtos avaliados

Médicos e pesquisadores psiquiátricos avaliam uma ampla variedade de áreas, referidas como *construtos*, para salientar o fato de que não são observações diretas e simples da natureza. Estes incluem diagnósticos, sinais e sintomas, gravidade, prejuízo funcional, qualidade de vida e muitos outros. Alguns desses construtos são razoavelmente complexos e se dividem em dois ou mais domínios (p. ex., sintomas positivos e negativos na esquizofrenia ou humor e sintomas neurovegetativos na depressão maior).

Classificação categórica *versus* contínua. Alguns construtos são considerados *categóricos*, ou classificadores, enquanto outros são considerados *contínuos*, ou medidores. Os construtos categóricos descrevem a presença ou ausência de um determinado atributo (p. ex., competência para ser julgado) ou a categoria mais adequada para um determinado indivíduo entre um conjunto finito de opções (p. ex., atribuir um diagnóstico). As medidas contínuas fornecem uma avaliação quantitativa ao longo de um continuum de intensidade, frequência ou gravidade. Além da gravidade do sintoma e do estado funcional, traços da personalidade multidimensionais, estado cognitivo, apoio social e muitos outros atributos são geralmente medidos de forma contínua.

A diferença entre medidas categóricas e contínuas não é, de forma alguma, absoluta. A classificação *ordinal*, que usa um conjunto de categorias finitas e ordenadas (p. ex., não afetado, leve, moderado ou grave), se encontra entre as duas.

Procedimentos de medição

As escalas de avaliação diferem entre si nos métodos de medição. As questões a serem consideradas incluem formato, avaliadores e fontes de informações.

Formato. As escalas de avaliação estão disponíveis em uma variedade de formatos. Algumas são apenas listas de verificação ou guias para observação que ajudam o médico a chegar a uma avaliação padronizada. Outras são questionários ou testes autoadministrados. Já outras são entrevistas formais que podem ser *totalmente estruturadas* (i.e., especificando a redação exata das perguntas a serem feitas) ou *parcialmente estruturadas* (i.e., fornecendo apenas alguma redação específica, junto com sugestões para perguntas ou sondagens adicionais).

Avaliadores. Alguns instrumentos são concebidos para serem administrados apenas por médicos de nível de doutorado, enquanto outros podem ser aplicados por enfermeiros psiquiátricos ou assistentes sociais com experiência clínica mais limitada. Já outros são concebidos primariamente para serem usados por avaliadores leigos com pouca ou nenhuma experiência com psicopatologia.

Fonte de informação. Os instrumentos também variam em relação à fonte de informação usada para fazer as avaliações. As informações podem ser obtidas somente do paciente, que em geral sabe mais sobre sua condição. Em alguns instrumentos, algumas ou todas as informações podem ser obtidas de um informante bem informado. Quando o construto envolve entendimento limitado (p. ex., transtornos cognitivos ou mania) ou inconveniência social significativa (p. ex., personalidade antissocial ou abuso de substâncias), outros informantes podem ser preferíveis. Os informantes também podem ser úteis quando o indivíduo tem capacidade limitada para lembrar ou relatar os sintomas (p. ex., *delirium*, demência ou qualquer transtorno em crianças pequenas). Algumas escalas de avaliação também permitem ou requerem que informações dos registros médicos ou da observação do paciente sejam incluídas.

AVALIAÇÃO DAS ESCALAS

Na pesquisa clínica, as escalas de avaliação são obrigatórias para garantir que os resultados possam ser interpretados e potencialmente generalizados, e são selecionadas com base na cobertura dos construtos relevantes, nos custos (embasados na natureza dos avaliadores, no preço de compra, se houver, e no treinamento necessário), no tamanho e no tempo de administração, na compreensibilidade para o público pretendido e na qualidade das avaliações fornecidas. Na prática clínica, consideram-se esses fatores e, além disso, se uma escala forneceria mais ou melhores informações do que seria obtido na prática clínica comum ou se contribuiria para a eficiência em obter aquela informação. Em qualquer caso, a avaliação da qualidade é baseada em propriedades *psicométricas* ou de medição da mente.

Propriedades psicométricas

As duas principais propriedades psicométricas de uma medida são *confiabilidade* e *validade*. Embora sejam usadas quase como sinônimos na fala cotidiana, essas palavras são distintas no contexto da avaliação das escalas de avaliação. Para serem úteis, as escalas devem ser *confiáveis*, ou consistentes, e repetíveis, mesmo se administradas por diferentes avaliadores em momentos diferentes ou sob condições diferentes, e devem ser *válidas*, ou precisas, na representação do verdadeiro estado de natureza.

Confiabilidade. Refere-se à consistência ou reprodutibilidade das avaliações e é largamente empírica. Um instrumento tem mais probabilidade de ser confiável se as instruções e as questões forem redigidas de forma clara e simples e o formato for fácil de entender e pontuar. Há três formas-padrão de avaliar a confiabilidade: *consistência interna*, *entre avaliadores* e *teste-reteste*.

Consistência interna. Avalia a concordância entre os itens individuais em uma medida. Isso fornece informações sobre a confiabilidade, porque cada item é visto como uma medição única do construto subjacente. Portanto, a coerência dos itens indica que cada um está medindo a mesma coisa.

Confiabilidade entre avaliadores e teste-reteste. A confiabilidade entre avaliadores (também chamada *entre julgadores* ou *conjunta*) é uma medida de concordância entre dois ou mais observadores avaliando os mesmos indivíduos, usando as mesmas informações. As estimativas variam com as condições da avaliação – por exemplo, as estimativas de confiabilidade entre avaliadores baseadas em entrevistas filmadas tendem a ser mais altas do que as fundamentadas em entrevistas conduzidas por um dos avaliadores. As avaliações teste-reteste medem a confiabilidade apenas quando a condição verdadeira do indivíduo permanece estável no intervalo de tempo.

Problemas na interpretação de dados de confiabilidade. Ao interpretar dados de confiabilidade, é importante lembrar que as estimativas de confiabilidade publicadas na literatura podem não se generalizar para outros contextos. Os fatores a considerar são a natureza da amostra, o treinamento e a experiência dos avaliadores e as condições do teste. Os problemas relativos à amostra são especialmente críticos. De modo particular, a confiabilidade tende a ser mais alta em amostras com alta variabilidade nas quais é mais fácil discriminar entre indivíduos.

Validade. Refere-se à conformidade com a verdade ou um padrão-ouro que possa representar a verdade. No contexto categórico, diz respeito a se um instrumento pode fazer classificações corretas. No contexto contínuo, está relacionada à precisão, ou se é possível dizer que a pontuação atribuída representa o verdadeiro estado natural. Embora a confiabilidade seja uma questão empírica, a validade é parcialmente teórica – para muitos construtos medidos em psiquiatria, não há uma verdade absoluta subjacente. Mesmo assim, algumas medidas produzem dados mais úteis e significativos do que outras. A avaliação da validade divide-se, de maneira geral, em validade aparente e de conteúdo, validade de critério e validade de construto.

VALIDADE APARENTE E DE CONTEÚDO. *Validade aparente* refere-se a se os itens parecem avaliar o construto em questão. Mesmo que uma escala de avaliação possa pretender medir um construto de interesse, uma revisão dos itens pode revelar que ela incorpora uma conceituação muito diferente do construto. Por exemplo, uma escala de *insight* pode definir *insight* em termos psicanalíticos ou neurológicos. Entretanto, itens com uma relação transparente com o construto podem ser uma desvantagem quando se medem traços socialmente indesejáveis, como abuso de substâncias ou simulação. A *validade de conteúdo* é semelhante à validade aparente, porém descreve se a medida fornece uma cobertura bem equilibrada do construto e é menos focada em se os itens dão a aparência de validade. A validade de conteúdo é muitas vezes avaliada com procedimentos formais, como consenso de especialistas ou análise fatorial.

VALIDADE DE CRITÉRIO. A validade de critério (às vezes chamadas de *validade preditiva* ou *concorrente*) refere-se a se a medida está de acordo ou não com o padrão-ouro ou critério de acurácia. Os padrões-ouro apropriados incluem a forma longa de um instrumento estabelecido para uma versão nova, abreviada, uma medida de avaliação pelo médico para um formulário de autorrelato e exames de sangue ou urina para medidas de uso de drogas. Para entrevistas disgnósticas, o padrão-ouro geralmente aceito é o padrão LEAD (*Longitudinal Expert, All Data*), que incorpora a avaliação clínica por um especialista, dados longitudinais, registros médicos, história familiar e quaisquer outras fontes de informação.

VALIDADE DE CONSTRUTO. Quando um padrão-ouro não está disponível – uma situação frequente na psiquiatria – ou quando dados de validade adicionais são desejados, a validade de construto deve ser avaliada. Para isso, pode-se comparar a medida com *validadores externos*, atributos que têm uma relação bem caracterizada com o construto sob estudo, mas que não são medidos diretamente pelo instrumento. Os validadores externos usados para confirmar critérios diagnósticos psiquiátricos e os instrumentos diagnósticos que visam a operacionalizá-los incluem o curso da doença, a história familiar e a resposta ao tratamento. Por exemplo, quando comparadas com medidas de esquizofrenia, é esperado que as medidas de mania identifiquem mais indivíduos com um curso remitente, uma história familiar de transtornos do humor maiores e uma boa resposta ao lítio.

SELEÇÃO DE ESCALAS DE AVALIAÇÃO PSIQUIÁTRICAS

As escalas discutidas a seguir abrangem várias áreas, como diagnóstico, funcionamento e gravidade dos sintomas, entre outras. Foram feitas seleções baseadas em abrangência de áreas importantes e uso comum na pesquisa clínica ou uso atual (ou potencial) na prática clínica. Apenas algumas das muitas escalas disponíveis em cada categoria são discutidas aqui.

Avaliação de incapacidade

Uma das escalas mais amplamente utilizadas para medir incapacidade foi desenvolvida pela Organização Mundial da Saúde (OMS/WHO), conhecida como WHO Disability Assessment Schedule (Inventário de Avaliação de Incapacidade da WHO), agora em sua segunda edição (WHODAS 2.0). Ela é autoadministrada e mede a incapacidade junto com uma série de parâmetros, como cognição, relações interpessoais, prejuízo profissional e social, entre muitos outros. Ela pode ser administrada em intervalos ao longo do curso da doença de uma pessoa e é confiável para acompanhar mudanças que indiquem uma resposta positiva ou negativa a intervenções terapêuticas ou o curso da doença (Tab. 5.3-1).

Muitas escalas de avaliação foram desenvolvidas para serem incluídas na 5ª edição do *Manual diagnóstico e estatístico de transtornos mentais* da American Psychiatric Association (DSM-5); entretanto, elas foram desenvolvidas por psiquiatras de pesquisa e

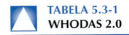

TABELA 5.3-1
WHODAS 2.0

Inventário de Avaliação de Incapacidade da WHO 2.0
Versão de 36 itens, autoadministrada

Nome do paciente: _____ **Idade:** _____ **Sexo:** Masculino Feminino **Data:** _____

Este questionário indaga sobre <u>dificuldades devidas a condições de saúde/saúde mental</u>. As condições de saúde incluem **doenças ou indisposições, outros problemas de saúde que podem ser de duração curta ou longa, ferimentos, problemas mentais ou emocionais, e problemas com álcool ou drogas.** Rememore os **últimos 30 dias** e responda a essas perguntas refletindo sobre o quanto foi difícil para você fazer as seguintes atividades. Para cada questão, faça um círculo em torno de apenas **uma** resposta.

							Apenas para uso clínico		
Pontuações numéricas atribuídas a cada um dos itens:		1	2	3	4	5	Pontuação bruta do item	Pontuação bruta do domínio	Pontuação média do domínio

Nos <u>últimos 30 dias</u>, quanta dificuldade você teve para:

Compreender e comunicar-se

D1.1	<u>Concentrar-se</u> em fazer alguma coisa por <u>10 minutos</u>?	Nenhuma	Leve	Moderada	Grave	Extrema ou não consigo fazer			
D1.2	<u>Lembrar</u> de fazer <u>coisas importantes</u>?	Nenhuma	Leve	Moderada	Grave	Extrema ou não consigo fazer			
D1.3	<u>Analisar e encontrar soluções para problemas</u> na vida diária?	Nenhuma	Leve	Moderada	Grave	Extrema ou não consigo fazer			
D1.4	<u>Aprender uma tarefa nova</u>, por exemplo, como chegar a um lugar novo?	Nenhuma	Leve	Moderada	Grave	Extrema ou não consigo fazer		30	5
D1.5	<u>Geralmente entender</u> os que as pessoas dizem?	Nenhuma	Leve	Moderada	Grave	Extrema ou não consigo fazer			
D1.6	<u>Iniciar e manter uma conversa</u>?	Nenhuma	Leve	Moderada	Grave	Extrema ou não consigo fazer			

Locomover-se

D2.1	<u>Ficar em pé</u> por <u>períodos longos</u>, por exemplo <u>30 minutos</u>?	Nenhuma	Leve	Moderada	Grave	Extrema ou não consigo fazer			
D2.2	<u>Levantar-se</u> após sentar-se?	Nenhuma	Leve	Moderada	Grave	Extrema ou não consigo fazer			
D2.3	<u>Movimentar-se dentro de casa</u>?	Nenhuma	Leve	Moderada	Grave	Extrema ou não consigo fazer		25	5
D2.4	<u>Sair de casa</u>?	Nenhuma	Leve	Moderada	Grave	Extrema ou não consigo fazer			
D2.5	<u>Caminhar uma distância longa</u>, como um quilômetro (ou equivalente)?	Nenhuma	Leve	Moderada	Grave	Extrema ou não consigo fazer			

Autocuidado

D3.1	<u>Lavar seu corpo inteiro</u>?	Nenhuma	Leve	Moderada	Grave	Extrema ou não consigo fazer			
D3.2	<u>Vestir-se</u>?	Nenhuma	Leve	Moderada	Grave	Extrema ou não consigo fazer			
D3.3	<u>Alimentar-se</u>?	Nenhuma	Leve	Moderada	Grave	Extrema ou não consigo fazer		20	5
D3.4	<u>Ficar sozinho por alguns dias</u>?	Nenhuma	Leve	Moderada	Grave	Extrema ou não consigo fazer			

Convivência com pessoas

D4.1	<u>Lidar</u> com pessoas que <u>você não conhece</u>?	Nenhuma	Leve	Moderada	Grave	Extrema ou não consigo fazer			
D4.2	<u>Manter uma amizade</u>?	Nenhuma	Leve	Moderada	Grave	Extrema ou não consigo fazer			
D4.3	<u>Conviver</u> com pessoas <u>próximas</u> a você?	Nenhuma	Leve	Moderada	Grave	Extrema ou não consigo fazer		25	5
D4.4	<u>Fazer novas amizades</u>?	Nenhuma	Leve	Moderada	Grave	Extrema ou não consigo fazer			
D4.5	Atividades <u>sexuais</u>?	Nenhuma	Leve	Moderada	Grave	Extrema ou não consigo fazer			

(continua)

TABELA 5.3-1
WHODAS 2.0 (continuação)

Pontuações numéricas atribuídas a cada um dos itens:		1	2	3	4	5	Pontuação bruta do item	Pontuação bruta do domínio	Pontuação média do domínio
Atividades de vida-casa									
D5.1	Cuidar de suas <u>responsabilidades domésticas</u>?	Nenhuma	Leve	Moderada	Grave	Extrema ou não consigo fazer			
D5.2	Fazer <u>bem</u> a maioria das tarefas domésticas importantes?	Nenhuma	Leve	Moderada	Grave	Extrema ou não consigo fazer			
D5.3	<u>Terminar</u> todo o trabalho doméstico que é preciso fazer?	Nenhuma	Leve	Moderada	Grave	Extrema ou não consigo fazer		20	5
D5.4	Terminar o trabalho doméstico com a <u>rapidez</u> necessária?	Nenhuma	Leve	Moderada	Grave	Extrema ou não consigo fazer			
Atividades de vida-escola/trabalho									
D5.5	Seu dia a dia no <u>trabalho/escola</u>?	Nenhuma	Leve	Moderada	Grave	Extrema ou não consigo fazer			
D5.6	Fazer <u>bem</u> a maioria de suas tarefas no trabalho/escola?	Nenhuma	Leve	Moderada	Grave	Extrema ou não consigo fazer			
D5.7	<u>Terminar</u> todo o trabalho que é preciso fazer?	Nenhuma	Leve	Moderada	Grave	Extrema ou não consigo fazer		20	5
D5.8	Terminar seu trabalho com a <u>rapidez</u> necessária?	Nenhuma	Leve	Moderada	Grave	Extrema ou não consigo fazer			
Participação na sociedade									
Nos últimos <u>30 dias</u>:									
D6.1	Quanta dificuldade você teve para <u>aderir às atividades da comunidade</u> (p. ex., atividades festivas, religiosas ou outras) da mesma forma que qualquer outra pessoa?	Nenhuma	Leve	Moderada	Grave	Extrema ou não consigo fazer			
D6.2	Quanta dificuldade você teve devido a <u>barreiras ou obstáculos</u> a sua volta?	Nenhuma	Leve	Moderada	Grave	Extrema ou não consigo fazer			
D6.3	Quanta dificuldade você teve em <u>viver com dignidade</u> devido a atitudes e ações dos outros?	Nenhuma	Leve	Moderada	Grave	Extrema ou não consigo fazer			
D6.4	Quanto <u>tempo</u> você passou em sua condição de saúde ou em suas consequências?	Nenhuma	Leve	Moderada	Grave	Extrema ou não consigo fazer		40	5
D6.5	O quanto <u>você</u> foi <u>afetado emocionalmente</u> por sua condição de saúde?	Nenhuma	Leve	Moderada	Grave	Extrema ou não consigo fazer			
D6.6	O quanto sua saúde foi um <u>sorvedouro de seus recursos financeiros</u> ou os de sua família?	Nenhuma	Leve	Moderada	Grave	Extrema ou não consigo fazer			
D6.7	Quanta dificuldade sua <u>família</u> teve devido a seus problemas de saúde?	Nenhuma	Leve	Moderada	Grave	Extrema ou não consigo fazer			
D6.8	Quanta dificuldade você teve para fazer as coisas <u>sozinho</u> em busca de <u>relaxamento ou prazer</u>?	Nenhuma	Leve	Moderada	Grave	Extrema ou não consigo fazer			
					Pontuação de incapacidade geral (total):			180	5

(© World Health Organization 2012. Todos os direitos reservados. Measuring health and disability: manual for WHO Disability Assessment Schedule [WHODAS 2.0], World Health Organization, 2010, Genebra.)

destinadas para serem usadas por eles, e não são tão bem testadas como as escalas da OMS. Espera-se que, com o tempo, sejam adaptadas para uso clínico. Alguns médicos podem querer usar as escalas conhecidas, como Cross-Cutting Symptom Measure Scales (Escalas Transversais de Medidas de Sintomas), mas atualmente a escala da OMS é recomendada para uso geral.

Diagnóstico psiquiátrico

Os instrumentos que avaliam o diagnóstico psiquiátrico são centrais à pesquisa psiquiátrica e podem ser úteis também na prática clínica. Entretanto, eles tendem a ser bastante longos, em especial com indivíduos que relatam diversos sintomas, possivelmente requerendo muitas questões de acompanhamento. Quando esses instrumentos são avaliados, é importante assegurar que eles implementem os critérios diagnósticos atuais e envolvam as áreas de interesse diagnóstico.

Entrevista Clínica Estruturada para o DSM (SCID). A SCID inicia com uma seção sobre informações demográficas e antecedentes clínicos. Então, há sete módulos diagnósticos focados em diferentes grupos de diagnóstico: transtornos do humor, psicóticos, por abuso de substância, de ansiedade, de sintomas somáticos, alimentares e de adaptação; os módulos podem ser administrados separadamente. Sondagens necessárias e opcionais são fornecidas, e saltos são sugeridos onde um questionamento adicional não é justificado. Todas as informações disponíveis, incluindo as de registros hospitalares, de informantes e de observações do paciente, devem ser usadas para pontuar a SCID. Ela foi concebida para ser administrada por médicos experientes e em geral não é recomendada para uso por entrevistadores leigos. Além disso, o treinamento formal na SCID é necessário, e livros e vídeos para essa finalidade estão disponíveis. Embora o foco principal seja a pesquisa com pacientes psiquiátricos, uma versão para não pacientes (sem referência a uma queixa principal) e uma versão mais clínica (sem subtipos mais detalhados) também estão disponíveis. Os dados de confiabilidade na SCID indicam que ela tem um melhor desempenho em transtornos mais graves (p. ex., transtorno bipolar ou dependência de álcool) do que em mais leves (p. ex., distimia). Os dados de validade são limitados, tendo em vista que a SCID é usada com mais frequência como o padrão-ouro para avaliar outros instrumentos. Ela é considerada a entrevista-padrão para verificar diagnóstico em ensaios clínicos e é amplamente utilizada em outras formas de pesquisa psiquiátrica. Ainda que sua extensão impeça seu uso na prática clínica de rotina, a SCID pode ser útil às vezes para garantir uma avaliação sistemática em pacientes psiquiátricos – por exemplo, na admissão a uma unidade hospitalar ou na entrada em uma clínica ambulatorial. Também é utilizada na prática forense para assegurar um exame formal e reproduzível.

Transtornos psicóticos

Inúmeros instrumentos são utilizados para pacientes com transtornos psicóticos. Aqueles discutidos aqui são medidas de gravidade dos sintomas. Um consenso cada vez maior aponta que a distinção entre sintomas positivos e negativos na esquizofrenia é útil, e instrumentos desenvolvidos mais recentemente implementam essa distinção.

Escala Breve de Avaliação Psiquiátrica (BPRS). Essa escala (Tab. 5.3-2) foi desenvolvida no final da década de 1960 como uma escala curta para medir a gravidade da sintomatologia psiquiátrica. Foi elaborada, a princípio, para avaliar mudanças em pacientes psicóticos internados e abrange uma ampla variedade de áreas, incluindo distúrbio de pensamento, afastamento emocional e retardo, ansiedade e depressão e hostilidade e desconfiança. A confiabilidade da BPRS é boa a excelente quando os avaliadores são experientes, mas isso é difícil de conseguir sem treinamento substancial; uma entrevista semiestruturada foi desenvolvida para aumentar a confiabilidade. A validade também é boa quando medida por correlações com outras medidas de gravidade do sintoma, especialmente aquelas que avaliam sintomatologia da esquizofrenia. A BPRS foi utilizada de forma extensiva durante décadas como uma medida de desfecho em estudos de tratamento de esquizofrenia; ela funciona bem como medida de mudança nesse contexto e oferece a vantagem da comparabilidade com ensaios anteriores. Entretanto, ela foi amplamente suplantada em ensaios clínicos mais recentes pelas medidas mais novas descritas a seguir. Além disso, devido a seu foco na psicose e em sintomas associados, ela é adequada apenas para pacientes com comprometimento razoavelmente significativo. Seu uso na prática clínica tem menos apoio, em parte porque é preciso um treinamento considerável para alcançar a confiabilidade necessária.

Escala de Síndromes Positivas e Negativas (PANSS). Essa escala foi desenvolvida no fim da década de 1980 para reparar os déficits percebidos na BPRS na avaliação de sintomas positivos e negativos da esquizofrenia e de outros transtornos psicóticos, acrescentando outros itens e fornecendo fundamentos cuidadosos para cada um. Essa escala requer um avaliador com formação médica porque é necessário considerável exploração e julgamento clínico. Um guia da entrevista semiestruturada está disponível. Foi demonstrado que a confiabilidade para cada escala é razoavelmente alta, com consistência interna e confiabilidade entre avaliadores excelentes. A validade também parece ser boa com base na correlação com outras medidas de gravidade dos sintomas e na validação fator-analítica das subescalas. A PANSS tornou-se o instrumento-padrão para avaliar desfecho clínico em estudos de tratamento de esquizofrenia e de outros transtornos psicóticos e demonstrou ser fácil de administrar com segurança e ser sensível a mudança com o tratamento. Sua alta confiabilidade e boa cobertura de sintomas positivos e negativos a tornam excelente para esse propósito. Ela também pode ser útil para rastrear gravidade na prática clínica, e suas bases claras facilitam seu uso nesse contexto.

Escala para Avaliação de Sintomas Positivos (SAPS) e Escala para Avaliação de Sintomas Negativos (SANS). Estas escalas (Tabs. 5.3-3 e 5.3-5) foram concebidas para fornecer uma avaliação detalhada de sintomas positivos e negativos da esquizofrenia e podem ser usadas separadamente ou em conjunto. A SAPS avalia alucinações, delírios, comportamento bizarro e transtorno do pensamento, e a SANS avalia embotamento afetivo, pobreza da fala, apatia, anedonia e desatenção. Ambas são usadas sobretudo para monitorar os efeitos do tratamento na pesquisa clínica.

Transtornos do humor

A esfera dos transtornos do humor inclui o transtorno unipolar e o bipolar, e os instrumentos descritos aqui avaliam depressão e mania. Para mania, os problemas são semelhantes aos dos transtornos psicóticos, uma vez que o *insight* limitado e a agitação podem impedir o relato preciso dos sintomas, portanto, as avaliações do médico, incluindo dados de observação, são geralmente necessárias. A avaliação da depressão, por sua vez, depende, em um grau substancial, da avaliação subjetiva dos estados de humor; logo, entrevistas e instrumentos de autorrelato são comuns. Tendo em vista que a depressão é comum na população em geral e envolve morbidade e mesmo mortalidade significativas, instrumentos de triagem – especialmente aqueles que utilizam um formato de autorrelato – podem ser bastante úteis em contextos de cuidados primários e da comunidade.

Escala de Avaliação de Depressão de Hamilton (HAM-D). Essa escala foi desenvolvida no início da década de 1960 para monitorar a gravidade da depressão maior, com um foco na sin-

TABELA 5.3-2
Escala Breve de Avaliação Psiquiátrica (BPRS)

DEPARTAMENTO DE SAÚDE E SERVIÇOS HUMANOS SERVIÇO DE SAÚDE PÚBLICA	NÚMERO DO PACIENTE GRUPO DE DADOS DATA DA AVALIAÇÃO $\overline{D}\,\overline{M}\,\overline{A}$
Administração para Abuso de Álcool, Drogas e para a Saúde Mental Estratégias de Tratamento do NIMH na Sociedade de Esquizofrenia	NOME DO PACIENTE
ESCALA BREVE DE AVALIAÇÃO PSIQUIÁTRICA Versão Ancorada	NÚMERO DO AVALIADOR
NÚMERO DO AVALIADOR	TIPO DE AVALIAÇÃO (*Circular*)

	1 Basal	4 Início de duplo-cego	7 Início de medicamentos abertos	10 Término precoce
– – –	2	5 Avaliação principal	8 Durante medicamentos abertos	11 Conclusão do estudo
	3 Menor-4 semanas	6 Outra	9 Interrupção de medicamentos abertos	

Introduza todas as perguntas com "Durante a semana passada você..."

[a]1. **PREOCUPAÇÃO SOMÁTICA:** Grau de preocupação com a saúde física. Avaliar em que grau a saúde física é percebida como um problema pelo paciente, sejam as queixas baseadas na realidade ou não. Não pontuar o simples relato de sintomas físicos. Avaliar apenas apreensão (ou preocupação) sobre problemas físicos (reais ou imaginários). **Avalie com base nas informações relatadas (i.e., subjetivas) que dizem respeito à semana anterior.**
   1 = Não relatada
   2 = Muito leve: ocasionalmente fica um tanto preocupado com o corpo, com sintomas ou doenças físicas
   3 = Leve: ocasionalmente fica preocupado com o corpo de forma moderada ou com frequência fica apreensivo
   4 = Moderada: ocasionalmente fica muito preocupado ou com frequência fica moderadamente preocupado
   5 = Moderadamente grave: com frequência fica muito preocupado
   6 = Grave: fica muito preocupado a maior parte do tempo
   7 = Muito grave: fica muito preocupado praticamente o tempo todo
   8 = Não pode ser avaliada de maneira adequada devido a transtorno do pensamento formal grave, falta de cooperação ou acentuada evasiva/cautela; ou não avaliada

2. **ANSIEDADE:** Preocupação, medo ou apreensão excessiva acerca do presente ou futuro: pontuar somente com base no relato verbal das experiências subjetivas do paciente relativas à semana anterior. Não inferir ansiedade a partir de sinais físicos ou mecanismos de defesa neuróticos. Não pontuar se restrito a preocupação somática.
   1 = Não relatada
   2 = Muito leve: ocasionalmente se sente um tanto ansioso.
   3 = Leve: ocasionalmente se sente moderadamente ansioso ou com frequência se sente levemente ansioso
   4 = Moderada: ocasionalmente se sente muito ansioso ou com frequência se sente moderadamente ansioso
   5 = Moderadamente grave: com frequência se sente muito ansioso
   6 = Grave: sente-se muito ansioso a maior parte do tempo
   7 = Muito grave: sente-se muito ansioso quase todo o tempo
   8 = Não pode ser avaliada de maneira adequada devido a transtorno do pensamento formal grave, falta de cooperação ou acentuada evasiva/cautela; ou não avaliada

3. **RETRAIMENTO EMOCIONAL:** Deficiência no relacionamento com o entrevistador e na situação da entrevista. Manifestações evidentes dessa deficiência incluem: pouco, ou falta de, contato visual; o paciente não se aproxima do entrevistador; apresenta falta de envolvimento e compromisso com a entrevista. Diferenciar de AFETO EMBOTADO, no qual são pontuadas deficiências na expressão facial, gestualidade e tom de voz.
   1 = Não observado
   2 = Muito leve: ocasionalmente deixa de encarar o entrevistador
   3 = Leve: como no item anterior, porém mais frequente
   4 = Moderado: exibe pouco contato visual, mas ainda parece moderadamente envolvido na entrevista e responde de maneira apropriada a todas as perguntas
   5 = Moderadamente grave: olha de forma fixa para o chão e se afasta do entrevistador, mas ainda parece moderadamente engajado na entrevista
   6 = Grave: como acima, porém de modo mais persistente e disseminado
   7 = Muito grave: parece estar "aéreo" ou "viajando" (total ausência de vínculo emocional) e desproporcionalmente não envolvido ou não engajado na entrevista (NÃO PONTUAR SE EXPLICADO PELA DESORIENTAÇÃO)

4. **DESORGANIZAÇÃO CONCEITUAL:** Grau de incompreensibilidade da fala. Incluir qualquer tipo de transtorno formal de pensamento (p. ex., associações frouxas, incoerência, fuga de ideias, neologismos). NÃO incluir mera circunstancialidade ou pressão da fala, mesmo que acentuadas. NÃO pontuar a partir de impressões subjetivas do paciente (p. ex., "meus pensamentos estão acelerados", "não consigo reter um pensamento", "meus pensamentos se misturam todos"). Pontuar SOMENTE a partir de observações feitas durante a entrevista.
   1 = Não relatada
   2 = Muito leve: um pouco vago, mas de significado clínico duvidoso
   3 = Leve: frequentemente vago, mas é possível prosseguir a entrevista; afrouxamento de associações ocasional
   4 = Moderada: afirmações irrelevantes ocasionais, uso infrequente de neologismos ou moderado afrouxamento de associações
   5 = Moderadamente grave: como o item anterior, porém mais frequente
   6 = Grave: transtorno do pensamento formal presente na maior parte da entrevista, tornando-a muito difícil
   7 = Muito grave: parece estar "aéreo" ou "viajando" (total ausência de vínculo emocional) e desproporcionalmente não envolvido ou não engajado na entrevista (NÃO PONTUAR SE EXPLICADO PELA DESORIENTAÇÃO)

(continua)

TABELA 5.3-2
Escala Breve de Avaliação Psiquiátrica (BPRS) (*continuação*)

DEPARTAMENTO DE SAÚDE E SERVIÇOS HUMANOS SERVIÇO DE SAÚDE PÚBLICA	NÚMERO DO PACIENTE GRUPO DE DADOS DATA DA AVALIAÇÃO $\overline{D}\,\overline{M}\,\overline{A}$
Administração para Abuso de Álcool, Drogas e para a Saúde Mental Estratégias de Tratamento do NIMH na Sociedade de Esquizofrenia	NOME DO PACIENTE
ESCALA BREVE DE AVALIAÇÃO PSIQUIÁTRICA Versão Ancorada	NÚMERO DO AVALIADOR
NÚMERO DO AVALIADOR	TIPO DE AVALIAÇÃO (*Circular*)

- - -	1 Basal	4 Início de duplo-cego	7 Início de medicamentos abertos	10 Término precoce
	2	5 Avaliação principal	8 Durante medicamentos abertos	11 Conclusão do estudo
	3 Menor-4 semanas	6 Outra	9 Interrupção de medicamentos abertos	

5. **SENTIMENTOS DE CULPA:** Preocupação ou remorso excessivo por comportamento passado. Pontuar a partir das experiências subjetivas de culpa evidenciadas por relato verbal relativo à semana anterior. Não inferir sentimentos de culpa a partir de depressão, ansiedade ou defesas neuróticas.
   1 = Não relatados
   2 = Muito leves: ocasionalmente se sente um tanto culpado
   3 = Leves: ocasionalmente se sente moderadamente culpado ou com frequência se sente levemente culpado
   4 = Moderados: ocasionalmente se sente muito culpado ou com frequência se sente moderadamente culpado
   5 = Moderadamente graves: com frequência se sente muito culpado
   6 = Graves: sente-se muito culpado a maior parte do tempo ou apresenta delírio de culpa encapsulado
   7 = Muito graves: apresenta sentimento de culpa angustiante e constante ou delírio(s) de culpa disseminado(s)
   8 = Não podem ser avaliados de maneira adequada devido a transtorno do pensamento formal grave, falta de cooperação ou acentuada evasiva/cautela; ou não avaliado

6. **TENSÃO:** Avaliar inquietação motora (agitação) observada durante a entrevista. NÃO pontuar com base em experiências subjetivas relatadas pelo paciente. Desconsiderar patogênese presumida (p. ex., discinesia tardia).
   1 = Não relatada
   2 = Muito leve: fica ocasionalmente inquieto
   3 = Leve: fica com frequência inquieto
   4 = Moderada: inquieta-se constantemente ou com frequência; torce as mãos e puxa a roupa
   5 = Moderadamente grave: inquieta-se constantemente; torce as mãos e puxa a roupa
   6 = Grave: não consegue ficar sentado, isto é, precisa andar
   7 = Muito grave: anda de maneira frenética

7. **MANEIRISMOS E POSTURA:** Comportamento motor incomum ou não natural. Pontuar apenas a anormalidade de movimentos. NÃO pontuar aqui o simples aumento da atividade motora. Considerar a frequência, a duração e o grau de bizarrice. Desconsiderar a patogênese presumida.
   1 = Não observados
   2 = Muito leves: comportamento estranho, mas de significado clínico duvidoso, p. ex., um riso imotivado ocasional, movimentos de lábio infrequentes
   3 = Leves: comportamento estranho, mas não obviamente bizarro, p. ex., às vezes balança a cabeça de forma rítmica de um lado para outro, movimenta os dedos de maneira anormal intermitentemente
   4 = Moderados: assume posição anormal por um breve período, às vezes põe a língua para fora, balança o corpo, faz caretas
   5 = Moderadamente graves: assume posição anormal durante toda a entrevista, movimentos incomuns em várias partes do corpo
   6 = Graves: como no item anterior, porém mais frequente, intenso ou disseminado
   7 = Muito graves: postura bizarra durante a maior parte da entrevista, movimentos anormais constantes em várias áreas do corpo

[a]8. **GRANDIOSIDADE:** Autoestima (autoconfiança) exagerada ou apreciação desmedida dos próprios talentos, poderes, habilidades, conquistas, conhecimento, importância ou identidade. Não pontuar a mera qualidade grandiosa de alegações (p. ex., "Sou o pior pecador do mundo", "O país inteiro está tentando me matar") a menos que a culpa/perseguição esteja relacionada a algum atributo especial exagerado do indivíduo. O paciente deve declarar atributos exagerados: p. ex., se o paciente negar talentos, poderes, etc., mesmo afirmando que outros os dizem ver nele tais qualidades, esse item não deve ser pontuado. Pontuar a partir de informações relatadas (i.e., subjetiva) relativas à semana anterior.
   1 = Não relatada
   2 = Muito leve: é mais confiante do que a maioria das pessoas, mas isso é apenas de possível significância clínica
   3 = Leve: autoestima definitivamente aumentada ou talentos exagerados de modo um tanto desproporcional às circunstâncias
   4 = Moderada: autoestima aumentada de modo claramente desproporcional às circunstâncias, ou se suspeita de delírio de grandeza
   5 = Moderadamente grave: um único (e definido) delírio de grandeza encapsulado ou múltiplos delírios de grandeza fragmentários (definidos)
   6 = Grave: um único delírio de grandeza/sistema delirante (definido) ou múltiplos delírios de grandeza (definidos) com os quais o paciente parece preocupado
   7 = Muito grave: como o item anterior, mas a quase totalidade da conversa é dirigida ao(s) delírio(s) de grandeza do paciente
   8 = Não pode ser avaliada de maneira adequada devido a transtorno do pensamento formal grave, falta de cooperação ou acentuada evasiva/cautela; ou não avaliado

(*continua*)

TABELA 5.3-2
Escala Breve de Avaliação Psiquiátrica (BPRS) (*continuação*)

DEPARTAMENTO DE SAÚDE E SERVIÇOS HUMANOS SERVIÇO DE SAÚDE PÚBLICA	NÚMERO DO PACIENTE GRUPO DE DADOS DATA DA AVALIAÇÃO $\overline{D}\,\overline{M}\,\overline{A}$
Administração para Abuso de Álcool, Drogas e para a Saúde Mental Estratégias de Tratamento do NIMH na Sociedade de Esquizofrenia	NOME DO PACIENTE
ESCALA BREVE DE AVALIAÇÃO PSIQUIÁTRICA Versão Ancorada	NÚMERO DO AVALIADOR
NÚMERO DO AVALIADOR	TIPO DE AVALIAÇÃO (*Circular*)

| | 1 Basal
2
3 Menor-4 semanas | 4 Início de duplo-cego
5 Avaliação principal
6 Outra | 7 Início de medicamentos abertos
8 Durante medicamentos abertos
9 Interrupção de medicamentos abertos | 10 Término precoce
11 Conclusão do estudo |

[a]9. **HUMOR DEPRESSIVO:** Relato subjetivo de sentir-se deprimido, triste, de "estar na fossa", etc. Pontuar apenas o grau de depressão relatada. Não pontuar inferências de depressão feitas a partir de retardo geral e queixas somáticas. Pontuar com base nas informações relatadas (i.e., subjetivas) relativas à semana anterior.
 1 = Não relatado
 2 = Muito leve: ocasionalmente se sente um tanto deprimido
 3 = Leve: ocasionalmente se sente moderadamente deprimido ou com frequência se sente um tanto deprimido
 4 = Moderado: ocasionalmente se sente muito deprimido ou com frequência se sente moderadamente deprimido
 5 = Moderadamente grave: com frequência se sente muito deprimido
 6 = Grave: sente-se muito deprimido a maior parte do tempo
 7 = Muito grave: sente-se muito deprimido quase todo o tempo
 8 = Não pode ser avaliado de maneira adequada devido a transtorno do pensamento formal grave, falta de cooperação ou acentuada evasiva/cautela; ou não avaliado

[a]10. **HOSTILIDADE:** Animosidade, desprezo, agressividade, desdém por outras pessoas fora da situação da entrevista. Pontuar somente a partir de relato verbal de sentimentos e atos do paciente em relação aos outros. Não inferir hostilidade a partir de defesas neuróticas, ansiedade ou queixas somáticas.
 1 = Não relatada
 2 = Muito leve: ocasionalmente sente um pouco de raiva
 3 = Leve: com frequência sente um pouco de raiva ou ocasionalmente sente raiva moderada
 4 = Moderada: ocasionalmente sente muita raiva ou com frequência sente raiva moderada
 5 = Moderadamente grave: com frequência sente muita raiva
 6 = Grave: expressou sua raiva tornando-se verbal ou fisicamente agressivo em uma ou duas ocasiões
 7 = Muito grave: expressou sua raiva em várias ocasiões
 8 = Não pode ser avaliada de maneira adequada devido a transtorno do pensamento formal grave, falta de cooperação ou acentuada evasiva/cautela; ou não avaliada

[a]11. **DESCONFIANÇA:** Crença (delirante ou não) de que outros têm agora, ou tiveram no passado, intenções maldosas ou discriminatórias em relação ao paciente. Com base no relato verbal, pontue apenas aquelas suspeitas que são atualmente mantidas, sejam dizendo respeito a circunstâncias passadas ou presentes. Pontuar com base em informações relatadas (i.e., subjetivas) relativas à semana anterior.
 1 = Não relatada
 2 = Muito leve: raras circunstâncias de desconfiança que podem ou não ser justificadas pela situação
 3 = Leve: circunstâncias de desconfiança ocasionais que definitivamente não são justificadas pela situação
 4 = Moderada: desconfiança mais frequente ou ideias de referência passageiras
 5 = Moderadamente grave: desconfiança global, ideias de referência frequentes ou um delírio encapsulado
 6 = Grave: delírios de referência ou perseguição definidos, não totalmente disseminados (p. ex., um delírio encapsulado)
 7 = Muito grave: como o item anterior, porém mais abrangente, frequente ou intenso
 8 = Não pode ser avaliada de maneira adequada devido a transtorno do pensamento formal grave, falta de cooperação ou acentuada evasiva/cautela; ou não avaliada

[a]12. **COMPORTAMENTO ALUCINATÓRIO:** Percepções (em qualquer modalidade sensorial) na ausência de um estímulo externo identificável. Pontuar apenas as experiências que ocorreram durante a semana anterior. NÃO pontuar "vozes na minha cabeça" ou "visões na minha mente" a menos que o paciente possa diferenciar entre essas experiências e seus pensamentos.
 1 = Não relatado
 2 = Muito leve: apenas se suspeita de alucinação
 3 = Leve: alucinações definidas, porém insignificantes, infrequentes ou transitórias (p. ex., alucinações visuais ocasionais desprovidas de forma, uma vez que chama pelo nome do paciente)
 4 = Moderado: como o item anterior, porém mais frequente (p. ex., costuma ver a cara do diabo; duas vozes que travam uma longa conversa)
 5 = Moderadamente grave: as alucinações são experimentadas quase todos os dias ou são fontes de perturbação extrema
 6 = Grave: como o item anterior e exercem impacto moderado no comportamento do paciente (p. ex., dificuldades de concentração que levam a um prejuízo no trabalho)
 7 = Muito grave: como o item anterior, com grave impacto (p. ex., tentativas de suicídio como resposta a alucinações de comando)
 8 = Não pode ser avaliado de maneira adequada devido a transtorno do pensamento formal grave, falta de cooperação ou acentuada evasiva/cautela; ou não avaliado

(*continua*)

TABELA 5.3-2
Escala Breve de Avaliação Psiquiátrica (BPRS) (*continuação*)

DEPARTAMENTO DE SAÚDE E SERVIÇOS HUMANOS SERVIÇO DE SAÚDE PÚBLICA	NÚMERO DO PACIENTE GRUPO DE DADOS DATA DA AVALIAÇÃO D M A
Administração para Abuso de Álcool, Drogas e para a Saúde Mental Estratégias de Tratamento do NIMH na Sociedade de Esquizofrenia	NOME DO PACIENTE
ESCALA BREVE DE AVALIAÇÃO PSIQUIÁTRICA Versão Ancorada	NÚMERO DO AVALIADOR
NÚMERO DO AVALIADOR	TIPO DE AVALIAÇÃO (*Circular*)

	1 Basal	4 Início de duplo-cego	7 Início de medicamentos abertos	10 Término precoce
– – –	2	5 Avaliação principal	8 Durante medicamentos abertos	11 Conclusão do estudo
	3 Menor-4 semanas	6 Outra	9 Interrupção de medicamentos abertos	

13. **RETARDO MOTOR:** Redução do nível de energia evidenciada por movimentos mais lentos. Pontuar apenas com base no comportamento observado do paciente. Não pontuar com base nas impressões subjetivas dele sobre seu próprio nível de energia.
    1 = Não observado
    2 = Muito leve: significado clínico duvidoso
    3 = Leve: conversa um pouco mais lentamente, movimentos um tanto mais lentos
    4 = Moderado: conversa notavelmente mais lenta, mas não arrastada
    5 = Moderadamente grave: conversa arrastada, movimenta-se com muita lentidão
    6 = Grave: é difícil manter a conversa, quase não se movimenta
    7 = Muito grave: conversa quase impossível, não se move durante toda a entrevista

14. **FALTA DE COOPERAÇÃO:** Evidência de resistência, indelicadeza, ressentimento e falta de prontidão para cooperar com o entrevistador. Pontuar exclusivamente com base nas atitudes do paciente e nas reações ao entrevistador e à situação de entrevista. Não pontuar com base no relato de ressentimento e na falta de cooperação fora de situação de entrevista.
    1 = Não observada
    2 = Muito leve: não parece motivado
    3 = Leve: parece evasivo em certos assuntos
    4 = Moderada: monossilábico, não conversa espontaneamente
    5 = Moderadamente grave: expressa ressentimento e é indelicado durante a entrevista
    6 = Grave: recusa-se a responder a algumas questões
    7 = Muito grave: recusa-se a responder à maior parte das questões

15. **CONTEÚDO DO PENSAMENTO INCOMUM:** Gravidade de qualquer tipo de delírio. Considerar a convicção e seu efeito sobre as ações. Pressupor convicção total se o paciente agiu com base em suas crenças. Pontuar com base nas informações relatadas (i.e., subjetivas) relativas à semana anterior.
    1 = Não relatado
    2 = Muito leve: suspeita-se ou há probabilidade de delírio
    3 = Leve: às vezes o paciente questiona sua(s) crença(s) (delírios parciais)
    4 = Moderado: plena convicção delirante, porém delírios têm pouca ou nenhuma influência sobre o comportamento
    5 = Moderadamente grave: plena convicção delirante, porém os delírios têm impacto apenas ocasional sobre o comportamento
    6 = Grave: os delírios têm efeito significativo, p. ex., negligencia responsabilidades devido a preocupações com a crença de que é Deus
    7 = Muito grave: os delírios têm impacto marcante, p. ex., para de comer porque acredita que a comida esteja envenenada

16. **AFETO EMBOTADO:** Responsividade afetiva diminuída, caracterizada por déficits na expressão facial, nos gestos corporais e no padrão de voz. Diferenciar de RETRAIMENTO EMOCIONAL, no qual o foco está mais no comprometimento interpessoal do que no afeto. Considerar o grau e a consistência do comprometimento. Pontuar com base em observações feitas durante a entrevista.
    1 = Não relatado
    2 = Muito leve: ocasionalmente parece indiferente a assuntos que são em geral acompanhados por algum grau de demonstração de emoção
    3 = Leve: expressão facial levemente diminuída ou voz levemente monótona ou gestos levemente limitados
    4 = Moderado: como o item anterior, porém de forma mais intensa, prolongada ou frequente
    5 = Moderadamente grave: embotamento do afeto, incluindo pelo menos duas ou três características: falta acentuada de expressão facial, voz monótona ou gestos corporais restritos
    6 = Grave: embotamento afetivo profundo
    7 = Muito grave: voz totalmente monótona e total falta de gestos expressivos durante toda a avaliação

17. **EXCITAÇÃO:** Tom emocional aumentado, incluindo irritabilidade e expansividade (afeto hipomaníaco). Não inferir o afeto a partir de afirmações de delírios de grandeza. Pontuar com base em observações feitas durante a entrevista.
    1 = Não relatada
    2 = Muito leve: significado clínico duvidoso
    3 = Leve: às vezes irritadiço ou expansivo
    4 = Moderada: com frequência irritadiço ou expansivo
    5 = Moderadamente grave: constantemente irritadiço ou expansivo; ou, às vezes, enfurecido ou eufórico
    6 = Grave: enfurecido ou eufórico durante a maior parte da entrevista
    7 = Muito grave: como o item anterior, porém de tal modo que a entrevista precisa ser interrompida prematuramente

(*continua*)

TABELA 5.3-2
Escala Breve de Avaliação Psiquiátrica (BPRS) (*continuação*)

DEPARTAMENTO DE SAÚDE E SERVIÇOS HUMANOS SERVIÇO DE SAÚDE PÚBLICA	NÚMERO DO PACIENTE GRUPO DE DADOS DATA DA AVALIAÇÃO $\overline{D}\ \overline{M}\ \overline{A}$
Administração para Abuso de Álcool, Drogas e para a Saúde Mental Estratégias de Tratamento do NIMH na Sociedade de Esquizofrenia	NOME DO PACIENTE
ESCALA BREVE DE AVALIAÇÃO PSIQUIÁTRICA Versão Ancorada	NÚMERO DO AVALIADOR
NÚMERO DO AVALIADOR	TIPO DE AVALIAÇÃO (*Circular*)

	1 Basal	4 Início de duplo-cego	7 Início de medicamentos abertos	10 Término precoce
– – –	2	5 Avaliação principal	8 Durante medicamentos abertos	11 Conclusão do estudo
	3 Menor-4 semanas	6 Outra	9 Interrupção de medicamentos abertos	

18. **DESORIENTAÇÃO:** Confusão ou falta de orientação adequada em relação a pessoa, lugar ou tempo. Pontuar com base em observações feitas durante a entrevista.
    1 = Não relatada
    2 = Muito leve: p. ex., parece um pouco confuso
    2 = Leve: p. ex., indicou o ano de 1982 quando, na verdade, é 1983
    4 = Moderado: p. ex., indica o ano de 1978
    5 = Moderadamente grave: p. ex., não sabe ao certo onde está
    6 = Grave: p. ex., não faz ideia de onde está
    7 = Muito grave: p. ex., não sabe quem é
    8 = Não pode ser avaliada de maneira adequada devido a transtorno do pensamento formal grave, falta de cooperação ou acentuada evasiva/cautela; ou não avaliada

19. **GRAVIDADE DA DOENÇA:** Considerando toda sua experiência clínica com essa população de pacientes, o quanto o paciente está mentalmente doente neste momento?
    1 = Normal, absolutamente sem nenhuma doença
    2 = Marginalmente doente mental
    3 = Levemente doente
    4 = Moderadamente doente
    5 = Acentuadamente doente
    6 = Gravemente doente
    7 = Entre os pacientes mais gravemente doentes

20. **MELHORA GLOBAL:** Pontue a melhora total independente de se, em seu julgamento, ela se deve ou não ao tratamento. Na avaliação basal, marque "Não avaliado" para o item 20. Para avaliações até o início de medição duplo-cega, pontue a Melhora Global comparada com o momento basal. Para avaliações após o início de medicação duplo-cega, avalie a Melhora Global comparada com o início do duplo-cego.
    1 = Muito melhor
    2 = Bem melhor
    3 = Minimamente melhor
    4 = Nenhuma mudança
    5 = Minimamente pior
    6 = Bem pior
    7 = Muito pior
    8 = Não avaliado

[a]Pontuações baseadas principalmente em relatos verbais.
(De Sadock BJ, Sadock VA, Ruiz P. *Kaplan & Sadock's Comprehensive Textbook of Psychiatry*. 9th ed. Philadelfia: Lippincott Williams & Wilkins; 2009:1043, com permissão.)

---

tomatologia somática. A versão de 17 itens é a mais comumente utilizada, embora versões com diferentes números de itens, incluindo a de 24 itens da Tabela 5.3-5, também tenham sido utilizadas em muitos estudos. A versão de 17 itens não inclui alguns dos sintomas para depressão do DSM-III e de seus sucessores, em especial os chamados sinais neurovegetativos reversos (sono e apetite aumentados e retardo psicomotor). A HAM-D foi concebida para avaliadores com formação médica, mas tem sido utilizada também por leigos treinados. As avaliações são completadas pelo examinador com base na entrevista do paciente e em observações. Um guia da entrevista estruturada foi desenvolvido para melhorar a confiabilidade. As avaliações podem ser completadas em 15 a 20 minutos. A confiabilidade é boa a excelente, particularmente quando a versão estruturada é utilizada. A validade parece boa, baseada na correlação com outras medidas de sintomas de depressão. Essa escala tem sido utilizada de forma ampla para avaliar mudanças em resposta a intervenções farmacológicas e outras e, portanto, oferece a vantagem da comparabilidade entre uma ampla variedade de ensaios de tratamento. Ela é mais problemática no idoso e em pessoas com doenças clínicas, nos quais a presença de sintomas somáticos pode não ser indicativa de depressão maior.

Inventário de Depressão de Beck (BDI). Esse inventário foi desenvolvido no início da década de 1960 para avaliar a gravidade da depressão, com um foco em suas dimensões comportamentais e cognitivas. A versão atual, o Beck-II, acrescentou uma maior cobertura dos sintomas somáticos e abrange as duas últimas semanas. As versões anteriores focalizam a última semana ou até intervalos mais curtos, o que

TABELA 5.3-3
Escala para Avaliação de Sintomas Positivos (SAPS)

| 0 = Nenhum | 1 = Questionável | 2 = Leve | 3 = Moderado | 4 = Acentuado | 5 = Grave |

Alucinações

1. *Alucinações auditivas* O paciente relata vozes, ruídos ou outros sons que ninguém mais ouve. — 0 1 2 3 4 5
2. *Vozes comentando* O paciente relata uma voz que faz comentários constantes sobre seus comportamentos ou pensamentos. — 0 1 2 3 4 5
3. *Vozes conversando* O paciente relata ouvir duas ou mais vozes conversando. — 0 1 2 3 4 5
4. *Alucinações somáticas ou táteis* O paciente relata experimentar sensações físicas peculiares no corpo. — 0 1 2 3 4 5
5. *Alucinações olfativas* O paciente relata sentir cheiros incomuns que ninguém mais sente. — 0 1 2 3 4 5
6. *Alucinações visuais* O paciente enxerga formas ou pessoas que não estão presentes. — 0 1 2 3 4 5
7. *Avaliação global de alucinações* Essa avaliação deve se basear na duração e na gravidade das alucinações e em seus efeitos na vida do paciente. — 0 1 2 3 4 5

Delírios

8. *Delírios de perseguição* O paciente acredita que há alguma forma de conspiração ou perseguição contra ele. — 0 1 2 3 4 5
9. *Delírios de ciúme* O paciente acredita que seu cônjuge está tendo um caso com outra pessoa. — 0 1 2 3 4 5
10. *Delírios de culpa ou pecado* O paciente acredita que cometeu algum pecado terrível ou fez algo imperdoável. — 0 1 2 3 4 5
11. *Delírios grandiosos* O paciente acredita que tem poderes ou habilidades especiais. — 0 1 2 3 4 5
12. *Delírios religiosos* O paciente preocupa-se com crenças falsas de natureza religiosa. — 0 1 2 3 4 5
13. *Delírios somáticos* O paciente acredita que, de alguma forma, seu corpo está doente, anormal ou mudado. — 0 1 2 3 4 5
14. *Delírios de referência* O paciente acredita que comentários ou eventos insignificantes se referem a ele ou têm algum significado especial. — 0 1 2 3 4 5
15. *Delírios de ser controlado* O paciente sente que seus sentimentos ou ações são controlados por forças externas. — 0 1 2 3 4 5
16. *Delírios de leitura da mente* O paciente sente que as pessoas podem ler sua mente ou conhecer seus pensamentos. — 0 1 2 3 4 5
17. *Irradiação do pensamento* O paciente acredita que seus pensamentos são irradiados, de modo que ele próprio e outras pessoas podem ouvi-los. — 0 1 2 3 4 5
18. *Inserção de pensamento* O paciente acredita que pensamentos que não são seus foram inseridos em sua mente. — 0 1 2 3 4 5
19. *Retirada do pensamento* O paciente acredita que pensamentos foram roubados de sua mente. — 0 1 2 3 4 5
20. *Avaliação global de delírios* Essa avaliação deve se basear na duração e na persistência dos delírios e em seu efeito sobre a vida do paciente. — 0 1 2 3 4 5

Comportamento bizarro

21. *Roupas e aparência* O paciente veste-se de maneira incomum ou faz outras coisas estranhas para alterar sua aparência. — 0 1 2 3 4 5
22. *Comportamento social e sexual* O paciente pode fazer coisas consideradas inadequadas pelas normas sociais habituais (p. ex., masturbar-se em público). — 0 1 2 3 4 5
23. *Comportamento agressivo e agitado* O paciente pode se comportar de maneira agressiva e agitada e, muitas vezes, imprevisível. — 0 1 2 3 4 5
24. *Comportamento repetitivo ou estereotipado* O paciente desenvolve um conjunto de ações ou rituais que deve repetir muitas vezes. — 0 1 2 3 4 5
25. *Avaliação global do comportamento bizarro* Essa avaliação deve refletir o tipo de comportamento e o nível em que ele se afasta das normais sociais. — 0 1 2 3 4 5

Transtorno do pensamento formal positivo

26. *Descarrilamento* Um padrão de discurso em que as ideias saem do rumo, mudando para ideias obliquamente relacionadas ou não relacionadas. — 0 1 2 3 4 5
27. *Tangencialidade* Responder a uma questão de maneira oblíqua ou irrelevante. — 0 1 2 3 4 5
28. *Incoerência* Padrão de discurso essencialmente incompreensível em certos momentos. — 0 1 2 3 4 5
29. *Ilogicidade* Padrão de discurso que chega a conclusões de forma ilógica. — 0 1 2 3 4 5
30. *Circunstancialidade* Padrão de discurso muito indireto e que demora a chegar à sua ideia-alvo. — 0 1 2 3 4 5
31. *Pressão da fala* Fala rápida e difícil de interromper. A quantidade de fala produzida é maior do que seria considerado normal. — 0 1 2 3 4 5
32. *Discurso distraível* O paciente é distraído por estímulos próximos que interrompem o fluxo de sua fala. — 0 1 2 3 4 5
33. *Assonância* Padrão de discurso em que os sons, e não as relações significativas, governam a escolha de palavras. — 0 1 2 3 4 5
34. *Avaliação global do transtorno do pensamento formal positivo* Essa avaliação deve refletir a frequência da anormalidade e o grau em que afeta a capacidade do paciente de se comunicar. — 0 1 2 3 4 5

Afeto inadequado

35. *Afeto inadequado* O afeto do paciente é inadequado ou incongruente, e não simplesmente plano ou embotado. — 0 1 2 3 4 5

TABELA 5.3-4
Escala para Avaliação de Sintomas Negativos (SANS)

0 = Nenhum	1 = Questionável	2 = Leve	3 = Moderado	4 = Acentuado	5 = Grave

Achatamento ou embotamento afetivo

1. *Expressão facial inalterada* O rosto do paciente parece feito de madeira, muda menos do que o esperado à medida que muda o conteúdo emocional do discurso. 0 1 2 3 4 5
2. *Movimentos espontâneos reduzidos* O paciente apresenta poucos ou nenhum movimento espontâneo, não muda de posição, não move as extremidades, etc. 0 1 2 3 4 5
3. *Pobreza de gestos expressivos* O paciente não usa gestos manuais, postura corporal, etc., como apoio para expressar suas ideias. 0 1 2 3 4 5
4. *Pouco contato visual* O paciente evita o contato visual ou "olha através" do entrevistador, mesmo quando fala. 0 1 2 3 4 5
5. *Ausência de resposta afetiva* O paciente não sorri nem ri quando deveria. 0 1 2 3 4 5
6. *Ausência de inflexões vocais* O paciente não apresenta padrões normais de ênfase vocal, costuma ser monotônico. 0 1 2 3 4 5
7. *Avaliação global do embotamento afetivo* Essa avaliação deve se concentrar na gravidade geral dos sintomas, especialmente falta de responsividade, de contato visual, de expressão facial e de inflexões vocais. 0 1 2 3 4 5

Alogia

8. *Pobreza da fala* As respostas do paciente a perguntas são restritas em quantidade, tendem a ser breves, concretas e pouco elaboradas. 0 1 2 3 4 5
9. *Pobreza do conteúdo da fala* As respostas do paciente são adequadas em quantidade, mas tendem a ser vagas, concretas ou generalizadas demais, transmitindo poucas informações. 0 1 2 3 4 5
10. *Bloqueio* O paciente indica, de forma espontânea ou por indução, que seu fluxo de pensamento foi interrompido. 0 1 2 3 4 5
11. *Maior latência de resposta* O paciente demora muito para responder a perguntas. A indução indica que ele está ciente da pergunta. 0 1 2 3 4 5
12. *Avaliação global da alogia* As características fundamentais da alogia são a pobreza da fala e do conteúdo 0 1 2 3 4 5

Abulia-apatia

13. *Cuidados pessoais e higiene* As roupas do paciente podem estar desarrumadas ou sujas, e ele pode ter o cabelo sujo, mau odor corporal, etc. 0 1 2 3 4 5
14. *Falta de persistência no trabalho ou na escola* O paciente tem dificuldade para procurar ou manter um emprego, concluir trabalhos escolares, manter a casa, etc. Se estiver internado, não tem persistência em atividades da clínica, como terapia ocupacional, jogo de cartas, etc. 0 1 2 3 4 5
15. *Anergia física* O paciente tende a estar fisicamente inerte. Pode ficar sentado por horas e não iniciar qualquer atividade espontânea. 0 1 2 3 4 5
16. *Avaliação global de abulia-apatia* Deve-se atribuir um peso forte a um ou dois sintomas proeminentes, se particularmente notáveis. 0 1 2 3 4 5

Anedonia-associalidade

17. *Interesses e atividades recreativas* O paciente pode ter poucos ou nenhum interesse. A qualidade e a quantidade dos interesses devem ser levadas em consideração. 0 1 2 3 4 5
18. *Atividade sexual* O paciente pode apresentar uma redução no interesse e na atividade sexual ou no prazer quando ativo. 0 1 2 3 4 5
19. *Capacidade de sentir intimidade e proximidade* O paciente pode se mostrar incapaz de formar relacionamentos próximos ou íntimos, especialmente com o sexo oposto e a família. 0 1 2 3 4 5
20. *Relacionamentos com amigos e colegas* O paciente pode ter poucos ou nenhum amigo, preferindo passar todo o tempo isolado. 0 1 2 3 4 5
21. *Avaliação global de anedonia-associalidade* Essa avaliação deve refletir a gravidade geral, levando em conta a idade do paciente, a situação familiar, etc. 0 1 2 3 4 5

Atenção

22. *Desatenção social* O paciente parece desinteressado e descomprometido. Pode se mostrar aéreo. 0 1 2 3 4 5
23. *Desatenção durante o exame do estado mental* Testes de "séries de 7" (pelo menos cinco subtrações) e de soletrar uma palavra de trás para diante: Pontuação: 2 =1 erro; 3 = 2 erros; 4 = 3 erros. 0 1 2 3 4 5
24. *Avaliação global da atenção* Essa avaliação deve incluir a concentração geral do paciente, do ponto de vista clínico e em testes. 0 1 2 3 4 5

(De Nancy C. Andreasen, M.D., Ph.D., Department of Psychiatry, College of Medicine, The University of Iowa, Iowa City, IA 52242, com permissão.)

pode ser preferível para monitorar a resposta ao tratamento. A escala pode ser completada em 5 a 10 minutos. A consistência interna foi alta em inúmeros estudos. A confiabilidade teste-reteste não é consistentemente alta, mas isso pode refletir mudanças nos sintomas subjacentes. A validade é apoiada pela correlação com outras medidas de depressão. A principal utilidade do BDI é como uma medida de desfecho em ensaios clínicos de intervenções para depressão maior, incluindo intervenções psicoterapêuticas. Visto ser um instrumento de autorrelato, ele é, às vezes, utilizado para rastrear depressão maior.

Transtornos de ansiedade

Os transtornos de ansiedade tratados pelas medidas a seguir incluem os transtornos de pânico, de ansiedade generalizada, de estresse pós-traumático (TEPT) e obsessivo-compulsivo (TOC). Quando as medidas de ansiedade são examinadas, é importante estar ciente de que houve mudanças significativas ao longo do tempo na definição dos transtornos de ansiedade. Tanto pânico como TOC foram reconhecidos em época bastante recente, e a conceituação de transtorno de ansiedade generalizada sofreu alterações ao longo do tempo. Assim, as medidas mais antigas têm um pouco menos relevância para fins de diagnóstico, embora possam identificar sintomas que causam considerável sofrimento. Sejam relatadas durante uma entrevista ou em uma escala de avaliação de autorrelato, praticamente todas as medidas nesse domínio, como as de depressão já discutidas, dependem de descrições subjetivas de estados internos.

TABELA 5.3-5
Escala de Avaliação de Depressão de Hamilton (HAM-D)

Para cada item, selecione a "pista" que melhor caracteriza o paciente.

1: Humor deprimido (tristeza, desesperança, desamparo, desvalia)
  - 0 Ausente
  - 1 Sentimentos indicados apenas por questionamento
  - 2 Sentimentos relatados verbalmente de maneira espontânea
  - 3 Comunica sentimentos de forma não verbal – isto é, por meio de expressão facial, postura, voz e tendência a chorar
  - 4 Paciente relata PRATICAMENTE APENAS esses sentimentos em sua comunicação verbal e não verbal espontânea

2: Sentimentos de culpa
  - 0 Ausentes
  - 1 Autorrepreensão, sente que desapontou outras pessoas
  - 2 Ideias de culpa ou ruminação por erros passados ou atos pecaminosos
  - 3 A doença presente é uma punição. Delírios de culpa
  - 4 Ouve vozes acusadoras e denunciadoras e/ou experimenta alucinações visuais ameaçadoras

3: Suicídio
  - 0 Ausente
  - 1 Sente que não vale a pena viver
  - 2 Deseja estar morto ou pensa em morrer
  - 3 Ideias ou gestos suicidas
  - 4 Tentativas de suicídio (qualquer tentativa grave justifica uma pontuação 4)

4: Insônia inicial
  - 0 Sem dificuldade para pegar no sono
  - 1 Queixas de dificuldade ocasional para pegar no sono – isto é, mais de 15 minutos
  - 2 Queixas de dificuldade para pegar no sono todas as noites

5: Insônia intermediária
  - 0 Nenhuma dificuldade
  - 1 Paciente queixa-se de ficar agitado e perturbado durante a noite
  - 2 Acorda durante a noite – levantar-se da cama justifica uma pontuação 2 (exceto com o propósito de urinar)

6: Insônia tardia
  - 0 Nenhuma dificuldade
  - 1 Acorda na madrugada, mas volta a dormir
  - 2 Incapaz de pegar no sono novamente caso levante da cama

7: Trabalho e atividades
  - 0 Nenhuma dificuldade
  - 1 Pensamentos e sentimentos de incapacidade, fadiga ou fraqueza relacionados a atividades, trabalho ou passatempos
  - 2 Perda do interesse por atividades, passatempos ou trabalho – seja relatada diretamente pelo paciente ou percebida ao serem observados desatenção, indecisão e vacilo (sente que precisa se forçar para trabalhar ou participar de atividades)
  - 3 Redução no tempo gasto com atividades ou da produtividade. No hospital, pontuar 3 se o paciente não passar pelo menos três horas por dia em atividades (trabalho hospitalar ou passatempos), excluindo deveres diários
  - 4 Parou de trabalhar devido à doença atual. No hospital, pontuar 4 se o paciente não participar de atividades além dos deveres diários ou se não conseguir cumprir com seus deveres sem ajuda

8: Retardo (lentidão de pensamento e discurso; capacidade limitada de se concentrar; atividade motora reduzida)
  - 0 Discurso e pensamento normais
  - 1 Leve retardo na entrevista
  - 2 Retardo óbvio na entrevista
  - 3 Entrevista difícil
  - 4 Estupor total

9: Agitação
  - 0 Nenhuma
  - 1 "Brinca" com as mãos, cabelos, etc.
  - 2 Torce as mãos, rói unhas, puxa os cabelos, morde os lábios

10: Ansiedade psíquica
  - 0 Nenhuma dificuldade
  - 1 Tensão e irritabilidade subjetivas
  - 2 Preocupação com questões sem importância
  - 3 Atitude apreensiva aparente na expressão facial ou na fala
  - 4 Medos expressos sem questionamento

11: Ansiedade somática
  - 0 Ausente
  - 1 Leve
  - 2 Moderada
  - 3 Grave
  - 4 Incapacitante

  Concomitantes fisiológicos da ansiedade, como:
  Gastrintestinais – boca seca, gases, indigestão, diarreia, cãibras, eructação
  Cardiovasculares – palpitações, dores de cabeça
  Respiratórios – hiperventilação, suspiros
  Frequência urinária
  Suores

12: Sintomas somáticos gastrintestinais
  - 0 Nenhum
  - 1 Perda do apetite, mas come sem encorajamento da equipe. Sensações de peso no abdome
  - 2 Dificuldade para comer sem encorajamento da equipe; solicita ou exige laxantes ou medicamento para o intestino ou para sintomas gastrintestinais

13: Sintomas somáticos gerais
  - 0 Nenhum
  - 1 Sensações de peso nos membros, costas ou cabeça pesados. Dores nas costas, de cabeça e musculares. Perda de energia e fadiga
  - 2 Qualquer sintoma claro justifica escore 2

14: Sintomas genitais
  - 0 Ausentes
  - 1 Leves
  - 2 Graves

  Sintomas como:
  Perda da libido
  Distúrbios menstruais

15: Hipocondria
  - 0 Ausente
  - 1 Autoabsorção (corporal)
  - 2 Preocupação com a saúde
  - 3 Queixas frequentes, pedidos de ajuda, etc.
  - 4 Delírios hipocondríacos

16: Perda de peso
  - A: Quando avaliada pela história
    - 0 Sem perda de peso
    - 1 Provável perda de peso associada à doença atual
    - 2 Perda de peso definitiva (segundo o paciente)
  - B: Em avaliações semanais pelo psiquiatra da clínica, quando são verificadas mudanças reais
    - 0 Menos de meio quilo perdido na semana
    - 1 Mais de meio quilo perdido na semana
    - 2 Mais de um quilo perdido na semana

17: Insight
  - 0 Reconhece estar doente
  - 1 Reconhece a doença, mas atribui a causa a má alimentação, clima, excesso de trabalho, vírus, necessidade de repouso, etc.
  - 2 Nega estar doente

18: Variação diurna

Manhã	Tarde/noite		
0	0	Ausente	Se os sintomas forem piores pela manhã ou
1	1	Leve	à noite, anote qual dos turnos e avalie a
2	2	Grave	gravidade da variação

(continua)

TABELA 5.3-5
Escala de Avaliação de Depressão de Hamilton (HAM-D) (*continuação*)

19: Despersonalização e desrealização
    0 Ausente
    1 Leve   Tais como:
    2 Moderada   Sentimento de irrealidade
    3 Grave   Ideias niilistas
    4 Incapacitante
20: Sintomas paranoides
    0 Nenhum
    1 Desconfiança
    2 Ideias de referência
    3 Delírios de referência e perseguição
21: Sintomas obsessivos e compulsivos
    0 Ausentes
    1 Leves
    2 Graves
22: Desamparo
    0 Ausente
    1 Sentimentos subjetivos evocados apenas por questionamento
    2 Paciente relata voluntariamente seus sentimentos de desamparo
    3 Exige encorajamento, orientação e reafirmação para cumprir deveres cotidianos ou higiene pessoal
    4 Exige ajuda física para vestir-se, arrumar-se, comer, arrumar a cama ou para a higiene pessoal

23: Desesperança
    0 Ausente
    1 Duvida intermitentemente que as "coisas possam melhorar", mas pode ser tranquilizado
    2 Sente-se consistentemente "desesperançoso", mas aceita tranquilização
    3 Expressa sentimentos de desencorajamento, desespero, pessimismo quanto ao futuro, que não são dispersados
    4 Manifesta perseverança espontânea e inadequada: "Nunca vou melhorar", ou ideias equivalentes
24: Desvalia (varia de perda leve da estima, sentimentos de inferioridade e autodepreciação até noções delirantes de desvalia)
    0 Ausente
    1 Indica sentimentos de desvalia (perda da autoestima) somente quando questionado
    2 Indica sentimentos de desvalia (perda da autoestima) espontaneamente
    3 Diferente do item 2 apenas em grau. Paciente diz que "não presta", que é "inferior", etc.
    4 Noções delirantes de desvalia – i.e., "sou um monte de lixo", ou equivalentes

(De Hamilton M. A rating scale for depression. *J Neurol Neurosurg Psychiatry*. 1960;23:56, com permissão.)

TABELA 5.3-6
Escala de Avaliação de Ansiedade de Hamilton (HAM-A)

Instruções: Esta lista de verificação ajuda o médico ou o psiquiatra a avaliar cada paciente em relação a seu grau de ansiedade e sua condição patológica. Preencha a classificação apropriada:

NENHUM = 0   LEVE = 1   MODERADO = 2   GRAVE = 3   GRAVE, MUITO INCAPACITANTE = 4

Item		Classificação
Ansiedade	Preocupações, antecipação do pior, antecipação temerosa, irritabilidade	_____
Tensão	Sentimentos de tensão, fadiga, resposta de sobressalto, choro fácil, tremor, sentimentos de inquietação, incapacidade de relaxar	_____
Medos	Do escuro, de estranhos, de ser abandonado, de animais, do trânsito, de multidões	_____
Insônia	Dificuldade para adormecer, sono fragmentado, sono insatisfatório e fadiga ao levantar, sonhos, pesadelos, terrores noturnos	_____
Intelectual (cognitivo)	Dificuldade para se concentrar, memória fraca	_____
Humor deprimido	Perda de interesse, falta de prazer em passatempos, depressão, despertar precoce, variações diurnas	_____
Somático (muscular)	Dores, contrações, rigidez, espasmos mioclônicos, ranger dos dentes, voz instável, aumento do tônus muscular	_____
Somático (sensorial)	Zumbido nas orelhas, visão borrada, calafrios e calorões, sensação de fraqueza, sensação de formigamento	_____
Sintomas cardiovasculares	Taquicardia, palpitações, dores no peito, pulsação de veias, sensação de desmaio	_____
Sintomas respiratórios	Pressão ou constrição no peito, sensação de asfixia, suspiros, dispneia	_____
Sintomas gastrintestinais	Dificuldade para engolir, gases, dores abdominais, azia, saciedade abdominal, náusea, vômito, borborigmo, diarreia, perda de peso, constipação	_____
Sintomas geniturinários	Frequência e/ou urgência de micção, amenorreia, menorragia, desenvolvimento de frigidez, ejaculação precoce, perda da libido, impotência	_____
Sintomas autônomos	Boca seca, rubor, palidez, tendência a suar, tontura, cefaleia tensional, pelos arrepiados	_____
Comportamento na entrevista	Agitação, inquietação ou perambular, tremor nas mãos, testa franzida, tensão facial, suspiros ou respiração rápida, palidez facial, deglutição, eructação, contrações súbitas dos tendões, pupilas dilatadas, exoftalmo	_____

COMENTÁRIOS ADICIONAIS
Assinatura do avaliador:

(De Hamilton M. The assessment of anxiety states by rating. *Br J Psychiatry*. 1959;32:50, com permissão.)

Escala de Avaliação de Ansiedade de Hamilton (HAM-A).
Essa escala (Tab. 5.3-6) foi desenvolvida no fim da década de 1950 para avaliar sintomas de ansiedade, tanto somáticos como cognitivos. Tendo em vista que a conceituação de ansiedade mudou de modo considerável, a HAM-A fornece uma cobertura limitada da "preocupação" requerida para um diagnóstico de transtorno de ansiedade generalizada e não inclui a ansiedade episódica encontrada no transtorno de pânico. Uma pontuação de 14 foi sugerida como o limiar para ansiedade clinicamente significativa, mas pontuações de 5 ou menos são normais em indivíduos na comunidade. A escala é concebida para ser administrada por um médico, e um treinamento formal ou o uso de um guia de entrevista estruturada é necessário para alcançar uma confiabilidade alta. Uma versão administrada por computador também está disponível. A confiabilidade é razoavelmente boa com base em estudos de consistência interna, entre avaliadores e de teste-reteste. Entretanto, dada a ausência de fundamentos específicos, não se deve supor que a confiabilidade seja alta entre diferentes usuários na ausência de treinamento formal. A validade parece ser boa baseada na correlação com outras escalas de ansiedade, mas é limitada pela relativa falta de cobertura de domínios essenciais para o entendimento moderno dos transtornos de ansiedade. Mesmo assim, a HAM-A tem sido usada extensivamente para monitorar resposta a tratamento em ensaios clínicos de transtorno de ansiedade generalizada e também pode ser útil para esse propósito em contextos clínicos.

Escala de Gravidade do Transtorno de Pânico (PDSS).
Essa escala foi desenvolvida na década de 1990 como uma avaliação breve da gravidade do transtorno de pânico. Foi baseada na Escala Obsessivo-compulsiva de Yale-Brown e tem sete itens, cada um avaliado em uma escala Likert de 5 pontos, específica ao item. Os sete itens tratam da frequência dos ataques, do sofrimento associado, da ansiedade antecipatória, da esquiva fóbica e do comprometimento. A confiabilidade é excelente com base em estudos entre avaliadores, mas, condizente com o pequeno número de itens e com as múltiplas dimensões, a consistência interna é limitada. A validade é apoiada por correlações com outras medidas de ansiedade, nos níveis total e por item; pela falta de correlação com a HAM-D; e, mais recentemente, por estudos de imagem cerebral. A experiência crescente com a PDSS sugere que ela seja sensível a mudança com tratamento e útil como medida de mudança em ensaios clínicos ou em outros estudos de desfecho para o transtorno de pânico, bem como para monitorar esse transtorno na prática clínica.

Escala de TEPT administrada pelo clínico (CAPS).
Essa escala inclui 17 itens requeridos para fazer o diagnóstico, abrangendo todos os quatro critérios: (1) o próprio evento, (2) a reexperiência do evento, (3) esquiva e (4) aumento da excitação. O diagnóstico requer a evidência de um evento traumático, um sintoma de reexperiência, três de esquiva e dois de excitação (normalmente, um item é contado se a frequência for classificada como pelo menos 1 e a intensidade for pelo menos 2). Os itens também podem ser usados para gerar uma pontuação total de gravidade do TEPT, obtida pela soma das escalas de frequência e intensidade para cada item. A CAPS também inclui várias escalas de avaliação global do impacto da sintomatologia do TEPT sobre o funcionamento social e ocupacional, da gravidade geral, das mudanças recentes e da a validade do relato do paciente. Ela deve ser administrada por um médico treinado e requer 45 a 60 minutos para ser completada, com exames de acompanhamento um pouco mais breves. A escala demonstrou confiabilidade e validade em múltiplos contextos e diversos idiomas, embora tenha tido testagem mais limitada nas situações de agressão sexual e criminosa. Ela tem bom desempenho em contextos de pesquisas para avaliação de diagnóstico e gravidade, mas geralmente é muito extensa para uso na prática clínica.

Escala obsessivo-compulsiva de Yale-Brown (YBOCS).
Essa escala foi desenvolvida no fim da década de 1980 para medir a gravidade dos sintomas no TOC. Ela tem 10 itens avaliados com base em uma entrevista semiestruturada. Os primeiros cinco itens tratam das obsessões: a quantidade de tempo que consomem, o grau em que interferem no funcionamento normal, o sofrimento que causam, as tentativas do paciente de resistir a elas e a capacidade de controlá-las. Os outros cinco fazem perguntas paralelas sobre compulsões. A entrevista semiestruturada e as avaliações podem ser completadas em 15 minutos ou menos. Uma versão autoadministrada foi desenvolvida recentemente e pode ser completada em 10 a 15 minutos. Foi verificado também que o uso de computador e telefone fornece avaliações aceitáveis. Estudos de confiabilidade da YBOCS mostram boa consistência interna, confiabilidade entre avaliadores e teste-reteste ao longo de um intervalo de uma semana. A validade parece ser boa, embora os dados sejam bastante limitados nesse campo em desenvolvimento. A YBOCS tornou-se o instrumento-padrão para avaliar a gravidade do TOC e é utilizada em quase todos os ensaios de medicamentos. Também pode ser utilizada clinicamente para monitorar resposta ao tratamento.

Transtornos relacionados a substâncias

Os transtornos relacionados a substâncias incluem o abuso e dependência tanto de álcool quanto de drogas. Esses transtornos, sobretudo aqueles envolvendo álcool, são comuns e debilitantes na população em geral, logo, os instrumentos de rastreamento são particularmente úteis. Tendo em vista que esses comportamentos são indesejáveis na sociedade, o baixo índice de relato de sintomas é um problema significativo; assim, a validade de todas as medidas de uso de substâncias é limitada pela honestidade do paciente. A validação contra testes de drogas ou outras medidas é de grande valor, em especial quando se trabalha com pacientes cujo abuso de substâncias é conhecido.

CAGE.
Foi desenvolvido em meados da década de 1970 para um rastreamento muito breve de problemas significativos com o álcool em uma variedade de contextos, que poderiam, então, ser acompanhados por um questionamento clínico. CAGE é um acrônimo para as quatro perguntas incluídas no instrumento: (1) Você já sentiu que deveria diminuir ou cortar (*Cut down*) a bebida? (2) Já ficou incomodado ou irritado (*Annoyed*) quando outras pessoas criticaram seu hábito de beber? (3) Já se sentiu mal ou culpado (*Guilty*) pelo fato de beber? (4) Já precisou beber pela manhã para se acalmar ou se livrar de uma ressaca (*Eye-opener*)? Cada resposta "sim" é pontuada como 1 e são somadas para gerar uma pontuação total. Pontuações de 1 ou mais justificam acompanhamento, e as de 2 ou mais sugerem fortemente problemas significativos com o álcool. O instrumento pode ser administrado em 1 minuto ou menos, oralmente ou por escrito. A confiabilidade não foi avaliada de modo formal. A validade foi avaliada em relação a um diagnóstico clínico de abuso ou dependência de álcool, e essas quatro perguntas têm um desempenho surpreendentemente bom. Usando uma pontuação limiar de 1, o CAGE alcança sensibilidade excelente e especificidade razoável a boa. Um limiar de 2 fornece especificidade ainda maior, mas à custa de uma queda na sensibilidade. O CAGE tem bom desempenho como instrumento de rastreamento muito breve para uso na clínica geral ou na prática psiquiátrica focalizando em problemas não relacionados ao álcool. Entretanto, tem capacidade limitada de captar indicadores precoces de problemas com a bebida que poderiam ser o foco de esforços preventivos.

Índice de Gravidade da Adição (ASI).
Foi desenvolvido no início da década de 1980 para servir como medida quantitativa dos sintomas e do comprometimento funcional devido a transtornos por

uso de álcool ou drogas. Ele envolve dados demográficos, uso de álcool, uso de drogas, condição psiquiátrica, condição clínica, emprego, situação legal e questões familiares e sociais. A frequência, a duração e a gravidade são avaliadas. Inclui itens subjetivos e objetivos relatados pelo paciente e observações feitas pelo entrevistador.

Transtornos alimentares

Os transtornos alimentares incluem anorexia nervosa, bulimia nervosa e transtorno de compulsão alimentar. Uma ampla variedade de instrumentos, sobretudo escalas de autorrelato, é utilizada. Devido ao sigilo que pode envolver as dietas, compulsões, purgações e outros sintomas, a validação em relação a outros indicadores (p. ex., peso corporal para anorexia ou exame dentário para bulimia) pode ser muito útil. Essa validação é particularmente crítica para pacientes com anorexia, que podem não ter noção de suas dificuldades.

Exame para Transtornos Alimentares (EDE). Foi desenvolvido em 1987 como a primeira avaliação abrangente de transtornos alimentares baseada no entrevistador, incluindo diagnóstico, gravidade e uma avaliação de sintomas subliminares. Uma versão de autorrelato (o EDE-Q), bem como uma entrevista para crianças, foram desenvolvidas desde então. O EDE concentra-se nos sintomas durante as quatro semanas antecedentes, embora perguntas de mais longo prazo sejam incluídas para avaliar os critérios diagnósticos para transtornos alimentares. Cada item do EDE tem uma sondagem necessária com perguntas de acompanhamento sugeridas para julgar a gravidade e a frequência, ou ambas, que são, então, avaliadas em uma escala Likert de 7 pontos. Para a versão de autorrelato, os indivíduos devem fazer avaliações semelhantes de frequência ou gravidade. O instrumento fornece avaliações de gravidade global e avaliações em quatro subescalas: restrição, preocupação com comida, preocupação com o peso e preocupação com a forma. A entrevista, que deve ser administrada por um médico treinado, requer 30 a 60 minutos para ser completada, enquanto a versão de autorrelato pode ser mais rápida. Os dados de confiabilidade e validade tanto para o EDE como para o EDE-Q são excelentes, ainda que o EDE-Q possa ter maior sensibilidade para transtorno de compulsão alimentar. O EDE tem bom desempenho no diagnóstico e também na avaliação detalhada dos transtornos alimentares no contexto de pesquisa. Também tem a sensibilidade a mudança que é requerida para uso em ensaios clínicos ou na monitoração de terapia individual. Mesmo no contexto de pesquisa, entretanto, o EDE é razoavelmente extenso para ser utilizado repetidas vezes, e o EDE-Q pode ser preferível para alguns propósitos. Embora o EDE seja muito extenso para a prática clínica de rotina, ele ou o EDE-Q podem ser úteis para fornecer uma avaliação abrangente de um paciente com suspeita de um transtorno alimentar, em particular durante uma visita de avaliação ou uma admissão a uma instituição hospitalar.

Teste de Bulimia Revisado (BULIT-R). Foi desenvolvido em meados de 1980 para fornecer uma avaliação categórica e contínua de bulimia. Os pacientes com esse transtorno normalmente pontuam acima de 110, enquanto indivíduos sem problemas alimentares em geral pontuam abaixo de 60. O instrumento pode ser completado em cerca de 10 minutos e apresenta alta confiabilidade baseada em estudos de consistência interna e confiabilidade teste-reteste com base em múltiplos estudos. A validade é apoiada por altas correlações com outras avaliações de bulimia. O ponto de corte recomendado de 104, que identifica casos prováveis de bulimia, apresenta alta sensibilidade e especificidade para um diagnóstico clínico de bulimia nervosa. Com pontos de corte entre 98 e 104, o BULIT-R tem sido usado com sucesso para triagem desses casos. Como acontece com qualquer procedimento de triagem, o acompanhamento por exame clínico é indicado para indivíduos com pontuações positivas; o acompanhamento clínico é crucial porque o BULIT-R não distingue com clareza entre tipos diferentes de transtornos alimentares. Ele também pode ser útil na prática clínica e na pesquisa para rastrear sintomas ao longo do tempo ou em resposta a tratamento, embora medidas mais detalhadas da frequência e da gravidade da compulsão e da purgação possam ser preferíveis em contextos de pesquisa.

Transtornos cognitivos

Uma ampla variedade de medidas de demência encontra-se disponível. A maioria envolve testagem cognitiva e fornece dados objetivos e quantificáveis. Entretanto, as pontuações variam de acordo com o nível educacional em indivíduos sem demência, por isso esses instrumentos tendem a ser mais úteis quando as próprias pontuações basais do paciente são conhecidas. Outras medidas concentram-se no estado funcional, que pode ser avaliado com base em uma comparação com uma descrição da função basal do indivíduo; esses tipos de medidas geralmente requerem um informante bem informado, e, portanto, a administração pode ser mais difícil, mas tende a ser menos sujeita a vieses educacionais. Um terceiro tipo de medida focaliza os sintomas comportamentais associados que são observados com frequência em pacientes demenciados.

Miniexame do Estado Mental (MEEM). É um teste cognitivo de 30 pontos desenvolvido em meados da década de 1970 para fornecer avaliação de uma ampla série de funções cognitivas na beira do leito, incluindo orientação, atenção, memória, construção e linguagem. Pode ser administrado em menos de 10 minutos por um médico ocupado ou por um técnico e rapidamente pontuado à mão. O MEEM foi estudado de forma extensiva e apresenta excelente confiabilidade quando os avaliadores se referem a regras de pontuação consistentes. A validade parece boa com base em correlações com uma ampla variedade de medidas mais abrangentes de funcionamento mental e em correlações clínico-patológicas.

A partir de seu desenvolvimento em 1975, o MEEM foi amplamente distribuído em manuais, guias de bolso e em páginas da internet e tem sido utilizado na beira do leito. Em 2001, os autores concederam uma licença mundial exclusiva a Psychological Assessment Resources (PAR) para publicar, distribuir e administrar todos os direitos de propriedade intelectual do teste. Uma versão licenciada do MEEM deve ser agora comprada da PAR para cada teste. O formulário desse teste está gradualmente desaparecendo dos manuais, das páginas da internet e do jogo de ferramentas clínicas.

Em um artigo no *New England Journal of Medicine* (2011; 365:2447-2449), John C. Newman e Robin Feldman concluíram: "As restrições ao uso do MEEM deixam aos médicos escolhas difíceis: aumento dos custos e da complexidade da prática, risco de violação de direitos autorais ou sacrifício de 30 anos de experiência prática e validação para adotar novos instrumentos de avaliação cognitiva".

Inventário Neuropsiquiátrico (NPI). Foi desenvolvido em meados da década de 1990 para avaliar uma ampla variedade de sintomas comportamentais que são observados com frequência na doença de Alzheimer e em outros transtornos demenciais. A versão atual avalia 12 áreas: delírios, alucinações, disforia, ansiedade, agitação/agressão, euforia, desinibição, irritabilidade/labilidade, apatia, comportamento motor aberrante, distúrbios noturnos, apetite e alimentação. O NPI-padrão é uma entrevista com um cuidador ou outro informante que pode ser realizada por um médico ou um entrevistador leigo treinado e requer 15 a 20 minutos para ser completada. Há também uma versão de entrevista para lares geriátricos, o NPI-NH, e um questionário de autorrelato, o NPI-Q. Para cada área, esse inventário questiona se um sintoma está presente e, nesse caso, avalia a frequência, a gravidade e o sofrimento associado do cuidador. O instrumento demonstrou confiabilidade e validade e é útil para rastrear problemas de comportamento tanto na clínica quanto na pesquisa. Devido às avaliações de frequência e gravidade detalhadas, ele também é proveitoso para monitorar mudanças com o tratamento.

Teste de Inteligência Geral Pontuado (SGIT). Esse teste foi desenvolvido e validado por N. D. C. Lewis, no New York State Psychiatric Institute, na década de 1930. É um dos poucos testes que tentam medir a inteligência geral que pode ser administrado pelo médico durante a entrevista psiquiátrica. Um declínio na inteligência geral e será observado nos transtornos cognitivos, e o SGIT pode alertar o médico para iniciar uma avaliação de estados de doença que interferem na cognição. Esse teste merece uma utilização mais generalizada (Tab. 5.3-7).

Transtornos da personalidade e traços de personalidade

A personalidade pode ser conceituada, de modo categorial, como transtornos da personalidade ou, de modo dimensional, como traços de personalidade, que podem ser normais ou patológicos. O foco aqui é nos transtornos da personalidade e nos traços mal-adaptativos, geralmente considerados como suas formas mais leves. Existem 10 transtornos da personalidade, divididos em três agrupamentos. Os pacientes tendem a não se enquadrar perfeitamente nas categorias de personalidade do DSM; em vez disso, a maioria dos que satisfazem os critérios para um transtorno da personalidade também os satisfaz para pelo menos um outro, em particular no mesmo agrupamento. Essa e outras limitações na validade dos próprios construtos dificultam alcançar a validade em medidas de personalidade. Essas medidas incluem entrevistas e instru-

TABELA 5.3-7
Teste de Inteligência Geral Pontuado (SGIT)

Indicações: Quando existe suspeita de um transtorno cognitivo devido a defeitos intelectuais aparentes, comprometimento na capacidade de fazer generalizações, na capacidade de manter uma tendência de pensamento ou de demonstrar bom julgamento, um teste pontuado pode ser de valor.

Orientações: Faça as seguintes perguntas como parte do exame do estado mental. Uma maneira de conversa informal deve ser utilizada, e as perguntas podem ser adaptadas às diferenças culturais.

Pontuação: Se o paciente obtiver uma pontuação de 25 ou abaixo (de um máximo de 40), é indicativo de um problema cognitivo, e outros exames devem ser realizados.

Perguntas: Seguem-se 13 perguntas:

1. De que são feitas as casas? (Qualquer material que você possa pensar) 1–4
    Um ponto para cada item, até quatro.
2. Para que a areia é usada? .... 1, 2 ou 4
    Quatro pontos para fabricação de vidro. Dois pontos para misturar com concreto, construir estradas ou outro uso em construção. Um ponto para brincar ou caixas de areia. Pontos não cumulativos.
3. Se a bandeira flutua na direção sul, de que direção é o vento? 3
    Três pontos para norte, sem pontos parciais. É admissível dizer: "De que direção o vento está vindo?"
4. Diga-me o nome de alguns peixes. 1–4
    Um ponto para cada, até quatro. Se o indivíduo parar com um, encoraje-o a continuar.
5. Em que hora do dia sua sombra é mais curta? 3
    Meio-dia, três pontos. Se a resposta correta parecer um "chute", pergunte por quê.
6. Dê os nomes de algumas cidades grandes 1–4
    Um ponto para cada, até quatro. Quando algum Estado for nomeado como cidade, nenhum ponto, ou seja, Nova York a menos que especificado como cidade de Nova York. Nenhum ponto para a cidade natal, exceto quando for uma cidade importante.
7. Por que a Lua parece maior que as estrelas? .... 2, 3 ou 4
    Deixe claro que a pergunta se refere a qualquer estrela e garanta que a Lua é, na verdade, menor que qualquer estrela. Encoraje o indivíduo a "chutar". Dois pontos para "A Lua está mais embaixo". Três pontos para mais perto ou mais próxima. Quatro pontos para afirmação generalizada de que objetos mais próximos parecem maiores do que objetos distantes.
8. Que metal é atraído por um ímã? .... 2 ou 4
    Quatro pontos para ferro, dois para aço.
9. Se sua sombra apontar para o nordeste, onde está o sol? 4
    Quatro pontos para sudeste, sem pontos parciais.
10. Quantas listras há na bandeira norte-americana? 2
    Treze, dois pontos. Um indivíduo que responda 50 pode ter permissão para corrigir o erro. Explique, se necessário, que as listras brancas são incluídas, bem como as vermelhas.
11. O que o gelo se torna quando derrete? 1
    Água, um ponto.
12. Quantos minutos há em uma hora? 1
    60, um ponto.
13. Por que é mais frio à noite do que durante o dia? 1–2
    Dois pontos para "o sol se pôs", ou qualquer reconhecimento de raios de sol diretos como fonte de calor. A pergunta pode ser invertida: "O que torna o dia mais quente do que a noite?". Apenas um ponto para resposta à pergunta invertida.

Este teste foi desenvolvido e validado por N. D. C. Lewis, MD.
(De Sadock BJ, Sadock VA. *Pocket Handbook of Clinical Psychiatry*. 5th ed. Philadelphia: Lippincott Williams & Wilkins, 2010, com permissão.)

mentos de autorrelato. As medidas de autorrelato são atraentes porque requerem menos tempo e podem parecer menos ameaçadoras para o paciente. Entretanto, elas são propensas a diagnosticar transtornos da personalidade excessivamente. Tendo em vista que muitos dos sintomas que sugerem problemas de personalidade são socialmente indesejáveis e que o entendimento dos pacientes tende a ser limitado, os instrumentos administrados pelo médico, que permitem sondagem e observação do paciente, podem fornecer dados mais precisos.

Questionário de Transtorno da Personalidade (PDQ). Foi desenvolvido no fim da década de 1980 como um questionário de autorrelato simples concebido para fornecer uma avaliação categórica e dimensional dos transtornos da personalidade. O PDQ inclui 85 itens com respostas de sim-não visando principalmente avaliar os critérios diagnósticos para transtornos da personalidade. Nesses 85 itens, duas escalas de validade estão incorporadas para identificar relato incompleto, mentira e desatenção. Há também uma Escala de Significância Clínica breve, administrada pelo médico, para tratar o impacto de qualquer transtorno da personalidade identificado pelo PDQ de autorrelato. O PDQ pode fornecer diagnósticos categóricos, uma pontuação escalonada para cada um ou um índice global de perturbação da personalidade com base na soma de todos os critérios diagnósticos. As pontuações globais variam de 0 a 79; controles normais tendem a pontuar abaixo de 20, pacientes com transtorno da personalidade geralmente pontuam acima de 30, e pacientes de psicoterapia ambulatorial sem esses transtornos tendem a pontuar na faixa de 20 a 30.

Transtornos da infância

Uma ampla variedade de instrumentos está disponível para avaliar transtornos mentais em crianças. Entretanto, apesar dessa rica série de instrumentos, a avaliação de crianças permanece difícil por várias razões. Primeiro, a nosologia psiquiátrica infantil está em um estágio inicial de desenvolvimento, e a validade de construto com frequência é problemática. Segundo, visto que as crianças mudam significativamente com a idade, é quase impossível criar uma medida que inclua crianças de todas as idades. Por fim, uma vez que as crianças, em particular as menores, têm capacidade limitada para relatar seus sintomas, outros informantes são necessários. Isso muitas vezes cria problemas porque há discordâncias frequentes entre os relatos dos sintomas pela criança, pelos pais e pelos professores, e a forma ideal de combinar as informações não é clara.

Lista de Verificação do Comportamento Infantil (CBCL). A CBCL compreende uma família de instrumentos de autoavaliação que examina uma ampla variedade de dificuldades encontradas em crianças da pré-escola até a adolescência. Há uma versão para ser completada pelos pais de crianças com idades entre 4 e 18 anos. Outra versão está disponível para pais de crianças entre 2 e 3 anos. O Autorrelato para Jovens é completado por crianças entre 11 e 18 anos, e o Formulário de Relato do Professor é completado por professores de crianças em idade escolar. A escala inclui não apenas problemas de comportamento, mas também pontos fortes acadêmicos e sociais. Cada uma das versões inclui aproximadamente 100 itens pontuados em uma escala Likert de 3 pontos. A pontuação pode ser feita à mão ou por computador, e dados normativos estão disponíveis para cada uma das três subescalas: problemas de comportamento, funcionamento acadêmico e comportamentos adaptativos. Uma versão para computador também está disponível. A CBCL não gera diagnósticos; em vez disso, sugere pontuações de corte para problemas na "variação clínica". As versões para pais, professores e crianças apresentam alta confiabilidade na subescala de problemas, mas os três informantes muitas vezes não concordam entre si. A CBCL pode ser útil em contextos clínicos como um complemento à avaliação clínica, uma vez que fornece uma boa visão global da sintomatologia e também pode ser usada para acompanhar mudanças ao longo do tempo. É usada com frequência para propósitos semelhantes na pesquisa envolvendo crianças e, portanto, pode ser comparada à experiência clínica. Entretanto, o instrumento não fornece informações diagnósticas, e sua extensão limita sua eficiência para fins de acompanhamento.

Entrevista Diagnóstica para Crianças (DISC). A DISC atual, a DISC-IV, abrange uma ampla variedade de diagnósticos do DSM, tanto atuais como ao longo da vida. Ela tem quase 3 mil perguntas, mas é estruturada com uma série de perguntas originais que servem como portais para cada área de diagnóstico, com o restante de cada seção saltado se o indivíduo responder não. Os indivíduos que entram em cada seção têm muito poucos saltos, por isso podem ser obtidas informações na escala de diagnóstico e sintomas. Há versões para crianças, pais e professores. Há programas de computador para implementar critérios diagnósticos e gerar escalas de gravidade com base em cada versão ou para combinar as informações dos pais e das crianças. Uma entrevista normal da DISC pode levar mais de 1 hora para uma criança, mais uma hora adicional para um pai. Entretanto, devido à estrutura original de perguntas, o tempo real varia bastante de acordo com o número de sintomas confirmados. A DISC foi concebida para ser administrada por entrevistadores leigos. Sua administração é razoavelmente complicada, e programas de treinamento formal são muito recomendados. Sua confiabilidade é apenas razoável a boa e, em geral, melhor para a entrevista combinada de criança e pais. A validade julgada em relação a uma entrevista clínica por um psiquiatra infantil também é razoável a boa – melhor para alguns diagnósticos e melhor para a entrevista combinada. A DISC é bem tolerada pelos pais e pelas crianças e pode ser usada para suplementar uma entrevista clínica a fim de assegurar uma cobertura diagnóstica abrangente. Devido a sua inflexibilidade, alguns médicos consideram seu uso desconfortável, e sua extensão a torna abaixo do ideal para uso na prática clínica. Contudo, é usada com frequência em uma variedade de contextos de pesquisa.

Escalas de Avaliação de Conners. Essas escalas constituem uma família de instrumentos que visam medir uma variedade de psicopatologia da infância e da adolescência, mas são mais usadas na avaliação de transtorno de déficit de atenção/hiperatividade (TDAH). Suas principais utilidades são na avaliação de TDAH em populações escolares ou clínicas e no acompanhamento de mudanças na gravidade dos sintomas ao longo do tempo; a sensibilidade a mudança em resposta a terapias específicas foi demonstrada para a maioria das versões dessas escalas. Existem versões para pais e professores e de autorrelato (para adolescentes) e formulários abreviados (até 10 itens) e longos (até 80 itens, com várias subescalas). Os dados de confiabilidade são excelentes para esse instrumento. Porém, as versões para pais e professores tendem a mostrar pouca concordância. Os dados de validade sugerem que as Escalas de Avaliação de Conners são excelentes para discriminar entre pacientes com TDAH e controles normais.

Entrevista Diagnóstica para Autismo Revisada (ADI-R). A ADI foi desenvolvida em 1989 como uma avaliação clínica de autismo e transtornos relacionados, e a ADI-R surgiu em 2003 com o objetivo de ser um instrumento mais curto e com melhor capacidade de discriminar autismo de outros transtornos do desenvolvimento. O instrumento tem 93 itens, visa a indivíduos com uma idade mental maior que 18 meses e abrange três amplas áreas, de acordo com os critérios diagnósticos para autismo: linguagem e comunicação; interações sociais recíprocas; e comportamentos e interesses restritos, repetitivos e estereotipados. Há três versões: uma para diagnóstico ao longo da vida, uma para diagnóstico atual e uma para pacientes com menos de 4 anos focada em um diagnóstico inicial. Deve ser administrada por um médico treinado e leva cerca de 90 minutos para ser completada. Quando os médicos são adequadamente treinados, ela tem confiabilidade e validade boas a excelentes, mas seu desempenho é deficiente no contexto de incapacidades do desenvolvimento graves. De modo geral, visa ao contexto da pesquisa quando uma avaliação completa de autismo é requerida, mas pode ter utilidade também na prática clínica.

REFERÊNCIAS

Aggarwal NK, Zhang XY, Stefanovics E, Chen da C, Xiu MH, Xu K, Rosenheck RA. Rater evaluations for psychiatric instruments and cultural differences: The positive and negative syndrome scale in China and the United States. *J Nerv Ment Dis*. 2012;200(9):814.

Blacker D. Psychiatric rating scales. In: Sadock BJ, Sadock VA, Ruiz P, eds. *Kaplan & Sadock's Comprehensive Textbook of Psychiatry*. 9th ed. Philadelphia: Lippincott Williams & Wilkins; 2009:1032.

Gearing RE, Townsend L, Elkins J, El-Bassel N, Osterberg L. Strategies to Predict, Measure, and Improve Psychosocial Treatment Adherence. *Harv Rev Psychiatry*. 2014;22:31–45.

Gibbons RD, Weiss DJ, Pilkonis PA, Frank E, Moore T, Kim JB, Kupfer DJ. Development of a computerized adaptive test for depression. *Arch Gen Psychiatry*. 2012;69(11):1104.

Leentjens AFG, Dujardin K, Marsh L, Richard IH, Starkstein SE, Martinez-Martin P. Anxiety rating scales in Parkinson's disease: A validation study of the Hamilton anxiety rating scale, the Beck anxiety inventory, and the hospital anxiety and depression scale. *Mov Disord*. 2011;26:407.

McDowell I, Newell C. *Measuring Health: A Guide to Rating Scales and Questionnaires*. New York: Oxford University Press; 2006.

Posner K, Brown GK, Stanley B, Brent DA, Yershova KV, Oquendo MA, Currier GW, Melvin GA, Greenhill L, Shen S, Mann JJ. The Columbia–Suicide Severity Rating Scale: Initial validity and internal consistency findings from three multisite studies with adolescents and adults. *Am J Psychiatry*. 2011;168:1266.

Purgato M, Barbui C. Dichotomizing rating scale scores in psychiatry: A bad idea? *Epidemiol Psychiatric Sci*. 2013;22(1):17–19.

Rush J, First MB, Blacker D, eds. *Handbook of Psychiatric Measures*. 2nd ed. Washington, DC: American Psychiatric Press; 2007.

Tolin DF, Frost RO, Steketee G. A brief interview for assessing compulsive hoarding: The Hoarding Rating Scale-Interview. *Psychiatry* Rev. 2010;178:147.

Wilson KCM, Green B, Mottram P. Overview of rating scales in old age psychiatry. In: Abou-Saleh MT, Katona C, Kumar A, eds. *Principles and Practice of Geriatric Psychiatry*. 3rd ed. Hoboken, NJ: Wiley; 2011.

▲ 5.4 Neuropsicologia clínica e avaliação intelectual de adultos

A neuropsicologia clínica é uma especialidade da psicologia que examina a relação entre comportamento e funcionamento do cérebro nas esferas de funcionamento cognitivo, motor, sensorial e emocional. O neuropsicólogo clínico integra a história médica e psicossocial com as queixas relatadas e o padrão de desempenho em procedimentos neuropsicológicos a fim de determinar se os resultados são compatíveis com uma área específica de dano cerebral ou com um diagnóstico em particular.

CORRELATOS NEUROANATÔMICOS

A história da neuropsicologia foi impulsionada, em grande parte, pelo objetivo de associar déficits comportamentais com áreas neuroanatômicas específicas de disfunção ou dano. Embora esse primeiro método de avaliação tenha ajudado a validar testes neuropsicológicos que são comumente usados hoje, a função localizadora da avaliação neuropsicológica é considerada agora menos importante diante dos recentes avanços nas técnicas de neuroimagem. O aumento do conhecimento na neurociência também levou a uma visão mais sofisticada das relações cérebro-comportamento, em que atividades cognitivas, perceptuais e motoras complexas são controladas por circuitos neurais, e não por estruturas isoladas dentro do cérebro. Uma compreensão dessas relações cérebro-comportamento é particularmente útil quando se avaliam pacientes com danos focais. É crucial assegurar que a avaliação neuropsicológica analise de maneira adequada comportamentos relevantes que possam estar associados com aquela área e com suas vias interligadas.

Dominância hemisférica e localização intra-hemisférica

Muitas funções são mediadas pelos hemisférios direito e esquerdo. Entretanto, diferenças qualitativas importantes entre os dois hemisférios podem ser demonstradas na presença de lesão cerebral lateralizada. Várias habilidades cognitivas que foram associadas ao hemisfério esquerdo ou direito em indivíduos destros são listadas na Tabela 5.4-1. Embora a linguagem seja a função mais óbvia em grande parte controlada pelo hemisfério esquerdo, sobretudo entre indivíduos destros, esse hemisfério também costuma ser considerado dominante para a praxia dos membros (i.e., realizar movimentos complexos como escovar os dentes, comandar ou imitar) e foi associado com o agrupamento de déficits identificado como síndrome de Gerstmann (i.e., agnosia dos dedos, discalculia, disgrafia, e desorientação direita-esquerda). Por sua vez, considera-se que o hemisfério direito tem um papel mais importante no controle das capacidades visuoespaciais e da atenção hemiespacial, que estão associadas com as apresentações clínicas de apraxia construcional e negligência, respectivamente.

Embora déficits lateralizados como esses sejam, em geral, caracterizados em termos de *dano* ao hemisfério direito ou esquerdo, é importante não esquecer que o desempenho do paciente também pode ser caracterizado em termos de funções cerebrais *preservadas*. Em outras palavras, é o tecido cerebral intacto remanescente que impulsiona muitas respostas comportamentais após lesão ao cérebro, e não apenas a ausência de tecido cerebral essencial.

Transtornos da linguagem. A importância do papel especial do hemisfério esquerdo no controle das funções de linguagem na maioria dos indivíduos destros foi validada em muitos estudos. Estes incluem os resultados do teste com amital sódico em pacientes de

TABELA 5.4-1
Déficits neuropsicológicos selecionados associados com dano ao hemisfério esquerdo ou direito

Hemisfério esquerdo	Hemisfério direito
Afasia	Déficits visuoespaciais
Desorientação direita-esquerda	Percepção visual comprometida
Agnosia dos dedos	Negligência
Disgrafia (afásica)	Disgrafia (espacial, negligência)
Discalculia (alexia para números)	Discalculia (espacial)
Apraxia construcional (detalhes)	Apraxia construcional (Gestalt)
Apraxia dos membros	Apraxia para vestir-se
	Anosognosia

(De Sadock BJ, Sadock VA, Ruiz P. *Kaplan & Sadock's Comprehensive Textbook of Psychiatry*. 9th ed. Philadelphia: Lippincott Williams & Wilkins; 2009, com permissão.)

cirurgia de epilepsia, bem como a incidência de afasia após AVC unilateral no hemisfério esquerdo *versus* direito. Embora seja raro indivíduos destros terem dominância do hemisfério direito para linguagem, isso ocorre em cerca de 1% dos casos. A dominância hemisférica para linguagem em indivíduos canhotos é menos previsível. Cerca de dois terços desses indivíduos têm dominância do hemisfério esquerdo para linguagem, enquanto cerca de 20% têm dominância do hemisfério direito ou dominância bilateral.

Inúmeros sistemas de classificação foram desenvolvidos ao longo dos anos para descrever vários padrões de colapso da linguagem. Um método comum leva em consideração a presença ou ausência de três aspectos fundamentais: (1) fluência, (2) compreensão e (3) repetição (i.e., capacidade intacta de repetir verbalmente palavras ou frases apresentadas).

AFASIA DE BROCA. Também chamada de *afasia não fluente* ou *expressiva*, tem sido tradicionalmente caracterizada por fala não fluente, mas compreensão auditiva intacta e repetição um pouco comprometida. Há muito tempo, pensa-se que ela esteja associada com dano à área de Broca (i.e., a convolução frontal inferior esquerda) ou à área 44 de Brodmann (Fig. 5.4-1). Entretanto, dados de neuroimagem mais recentes de pacientes que sofreram AVC demonstraram que a síndrome completa de afasia de Broca, incluindo *agramatismo* (fala telegráfica), é encontrada apenas na presença de danos mais extensos, que envolvem a área suprassilviana, da área de Broca à extensão posterior da fissura silviana.

AFASIA DE WERNICKE. Também chamada de *afasia fluente* ou *receptiva*, é caracterizada por fala fluente, compreensão comprometida e repetição um pouco comprometida. Tem sido associada com dano à área de Wernicke na região do giro temporal superior. O comprometimento da capacidade de compreender a linguagem afeta diretamente a capacidade do indivíduo de automonitorar a produção de linguagem e pode estar relacionado a um colapso da estrutura sintática da linguagem. Diferentemente dos pacientes com afasia de Broca, que em geral são dolorosa e obviamente conscientes de suas dificuldades de comunicação, aqueles com afasia de Wernicke costumam não ter noção de seus problemas porque a área de Wernicke é essencial para compreender sua própria fala, bem como a dos outros. Essa ausência de *insight* é semelhante à condição de *anosognosia*, na qual os pacientes não conseguem avaliar seus próprios déficits, e representa uma condição particularmente frustrante para muitos familiares e cuidadores.

AFASIA DE CONDUÇÃO. Indivíduos com *afasia de condução* demonstram compreensão auditiva intacta e fala espontânea, devido à preservação das áreas de Wernicke e de Broca. Entretanto, existe um comprometimento específico da capacidade de repetir palavras e frases, o que tem sido tradicionalmente atribuído a dano no fascículo arqueado, que interliga as áreas de Wernicke e de Broca. Esse tipo de afasia é muito mais sutil e tende a ter menos impacto negativo no funcionamento diário.

AFASIA GLOBAL. Outra classificação comum, a *afasia global* é caracterizada por comprometimento em todas as três dimensões de fluência, compreensão e repetição devido a dano às áreas centrais da linguagem na superfície lateral do hemisfério esquerdo. Na realidade, muitos indivíduos afásicos não podem ser classificados perfeitamente em um sistema específico porque o padrão de déficits não se ajusta de maneira exata a categorias descritivas claras. De fato, a avaliação detalhada da linguagem da maioria desses pacientes em geral demonstra déficits em todas as três áreas, embora o grau de déficit entre elas varie.

Apraxia dos membros. A apraxia dos membros e outros déficits das habilidades cognitivo-motoras são mais observados com dano no hemisfério esquerdo do que no direito. Todavia, Kathleen Haaland e Deborah Harrington revisaram dados que mostravam que a diferença na incidência desse déficit após dano no hemisfério esquerdo ou direito não é tão grande quanto o que ocorre com a linguagem, sugerindo que a dominância do hemisfério esquerdo para transtornos dos movimentos complexos não seja tão forte quanto para a linguagem. Embora a apraxia dos membros não tenha sido tradicionalmente considerada de importância funcional relevante, dados recentes revisados por Leslie Rothi e Kenneth Heilman também indicam que ela afeta de forma significativa o resultado da reabilitação. A *apraxia conceitual* poderia resultar no uso do objeto errado para realizar um movimento, tal como tentar usar uma escova de dentes como um talher. Por fim, erros sequenciais e ideativos podem levar a perturbação de atividades, como tentar acender uma vela antes de riscar o fósforo.

Aritmética. As habilidades aritméticas podem ser comprometidas após dano no hemisfério esquerdo ou direito. O dano no hemisfério esquerdo, especialmente no lobo parietal, produz dificuldade na leitura e na apreciação do significado simbólico dos números (*dislexia de números*). O dano nesse hemisfério também pode estar associado com comprometimento da compreensão conceitual do problema aritmético (*anaritmetria*). Em contrapartida, os déficits no cálculo aritmético que podem acompanhar o dano no hemisfério direito tendem a ser mais observados em problemas escritos. Estes surgem como problemas com os aspectos espaciais da aritmética, tal como erros resultantes de negligência visual hemiespacial, alinhamento incorreto de colunas ou percepções visuais errôneas e rotações que resultam em confusão de sinais de adição e multiplicação.

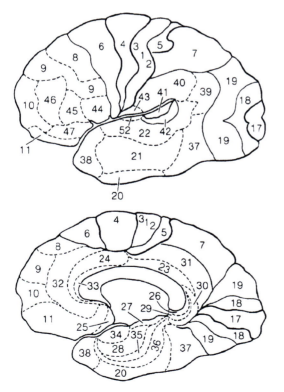

FIGURA 5.4-1
Áreas de Brodmann do córtex humano, mostrando a superfície convexa (*acima*) e a superfície medial (*embaixo*). (De Elliott HC. *Textbook of Neuroanatomy*. Philadelphia: Lippincott; 1969, com permissão.)

Transtornos espaciais. O dano no hemisfério direito em indivíduos destros está frequentemente associado com déficits nas habilidades visuoespaciais. As técnicas de avaliação comuns incluem desenhos e tarefas de montagem construcionais ou espaciais.

COMPROMETIMENTO VISUOESPACIAL. Erros qualitativos característicos na construção de modelos com blocos e no desenho de uma configuração geométrica complexa (p. ex., teste Figura Complexa de Rey-Osterrieth) podem ser observados com dano no hemisfério direito ou esquerdo. Na presença de dano lateralizado no hemisfério direito, o desempenho comprometido costuma refletir a incapacidade do paciente de apreciar o "Gestalt" ou aspectos globais de um desenho. No exemplo mostrado na Figura 5.4-2, isso é observado no fracasso do paciente em manter a matriz de blocos 2 x 2 e, em vez disso, convertê-la em uma coluna de quatro blocos. Por sua vez, o dano ao hemisfério esquerdo em geral resulta em reprodução incorreta de detalhes internos do desenho, incluindo orientação imprópria de blocos individuais, mas a matriz de 2 x 2 (i.e., o Gestalt) tende a ser mais preservada. Muitos neuropsicólogos enfatizam que um entendimento neuropsicológico do comprometimento depende não apenas de um conjunto de pontuações de um teste, mas também de uma descrição qualitativa do tipo de erro. Isso muitas vezes permite que o dano seja associado com uma região neuroanatômica específica, bem como possibilita um melhor entendimento dos mecanismos do déficit para fins de reabilitação. Esse foco qualitativo no tipo de erro é semelhante à abordagem *patognomônica* que é frequentemente usada por neurologistas comportamentais.

Em outro exemplo, o dano no hemisfério direito tende a ser relacionado com uma diminuição da apreciação dos aspectos globais dos estímulos visuais, enquanto o dano no hemisfério esquerdo tende a estar associado com redução da análise dos aspectos e detalhes locais. Essa noção é ilustrada na Figura 5.4-3, na qual um paciente com dano no hemisfério esquerdo se focaliza no Gestalt maior do triângulo ou da letra M sem considerar os caracteres internos que na verdade compõem os desenhos. Em contraste, a abordagem "local" de um paciente com dano no hemisfério direito enfatiza os detalhes internos (retângulos pequenos ou letra Z), sem apreciação do Gestalt que é formado por esses detalhes. Esse exemplo também ilustra o ponto importante de que as respostas comportamentais (incluindo erros) são induzidas tanto por regiões preservadas de funcionamento do cérebro intacto quanto pela perda de outras regiões de funcionamento cerebral.

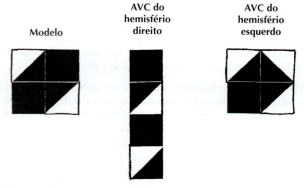

FIGURA 5.4-2
Exemplos de construção com blocos observada em um paciente com AVC do hemisfério direito e de um paciente com AVC do hemisfério esquerdo. (De Sadock BJ, Sadock VA, Ruiz P. *Kaplan & Sadock's Comprehensive Textbook of Psychiatry.* 9th ed. Philadelphia: Lippincott Williams & Wilkins; 2009, com permissão.)

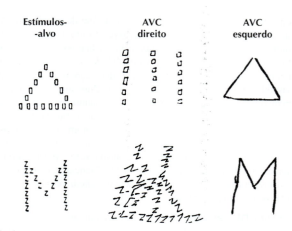

FIGURA 5.4-3
Estímulos-alvo locais globais com desenhos de memória de um paciente com AVC do hemisfério direito e de um paciente com AVC do hemisfério esquerdo. (De Robertson LC, Lamb MR. Neuropsychological contributions to theories of part/whole organization. *Cognit Psychol.* 1991;23:325, com permissão de Elsevier Science.)

NEGLIGÊNCIA. As *síndromes de negligência* são caracterizadas por falha em detectar estímulos visuais ou táteis ou em movimentar o membro no hemiespaço contralateral. Elas são mais comumente associadas com dano no hemisfério direito na região parietal, mas um dano em outras áreas dentro do córtex cerebral e das áreas subcorticais também pode causar esse problema. Embora tenham uma incidência semelhante e possam ocorrer junto com cortes do campo visual ou déficits somatossensoriais, as síndromes de negligência são distintas e não são explicadas por qualquer problema motor ou sensorial que possa estar presente. A negligência visual pode ser avaliada com tarefas de cancelamento de linhas e de bissecção de linhas, nas quais o papel é colocado na linha média do paciente, e este é instruído a riscar todas as linhas da página ou a dividir ao meio a única linha apresentada. O método de estimulação simultânea dupla ou extinção visual é outro procedimento-padrão para demonstrar o déficit. As síndromes de negligência podem ter efeitos funcionais devastadores sobre a segurança e a capacidade de levar uma vida independente e devem ser levadas em conta como uma consideração-padrão no processo de avaliação.

APRAXIA DO VESTIR. A síndrome de *apraxia do vestir* tende a surgir em associação com déficits espaciais após dano no hemisfério direito. A dificuldade resultante na coordenação das demandas espaciais e táteis do vestir-se pode ser observada na dificuldade em identificar a parte superior ou inferior de uma peça de vestuário, bem como confusão direita-esquerda ao introduzir os membros dentro da roupa. Como resultado, o tempo para se vestir pode ser dolorosamente prolongado, e o paciente pode, na verdade, apresentar um maior nível de dependência funcional do que poderia, de outro modo, ser esperado a partir da avaliação de habilidades motoras ou espaciais simples isoladas.

Transtornos da Memória. As queixas sobre a memória constituem o encaminhamento mais comum à neuropsicologia. O exame neuropsicológico completo da memória considera a modalidade (p. ex., verbal vs espacial) na qual o material é apresentado, assim como os formatos de apresentação que sistematicamente avaliam diferentes aspectos do sistema de processamento de informações e armazenamento que forma a base para a memória. A pesquisa existente indica que o processamento especializado de material verbal e espacial da memória tende a ser intermediado de modos diferentes pelos hemisférios esquerdo e direito, respectivamente. Além das diferenças inter-

-hemisféricas na localização funcional, problemas de memória específicos podem ser associados com colapso em qualquer estágio no modelo de processamento de informação da memória. Esses estágios incluem (1) registro do material por meio de *atenção*, (2) processamento inicial e codificação do material na *memória de curto prazo*, também conhecida como *memória de trabalho*, (3) consolidação e armazenamento do material na *memória de longo prazo* e (4) processos de *recuperação*, nos quais o material se move do armazenamento da memória de longo prazo de volta para a consciência. Uma grande vantagem da avaliação neuropsicológica é que esses vários tipos de problemas de memória podem ser prontamente isolados e descritos no decorrer de procedimentos de exame. Uma vez identificados, a natureza específica do déficit pode, então, ter implicações importantes para o diagnóstico, o tratamento e o prognóstico.

CODIFICAÇÃO. A codificação inicial de material novo pode ser influenciada por uma variedade de fatores, incluindo déficits nas capacidades de atenção, linguagem e processamento espacial. Em geral, ela é medida pela lembrança imediata de informações recentemente aprendidas (p. ex., histórias narrativas ou desenhos) ou pela demonstração da capacidade de aprender material novo que foi apresentado por meio de múltiplos "ensaios de aprendizagem" (p. ex., listas de palavras). A própria atenção é uma função cognitiva bastante frágil que pode ser afetada por muitos fatores, incluindo transtornos de base neurológica (p. ex., traumatismo craniano ou estado confusional agudo) e transtornos psiquiátricos (p. ex., depressão ou ansiedade), portanto é um aspecto crucial de uma avaliação adequada da memória.

ARMAZENAMENTO E RECUPERAÇÃO. Os déficits na lembrança podem estar associados com armazenamento de informações prejudicado ou podem ser devidos a recuperação comprometida, em cujo caso o material ainda está presente, mas não é prontamente acessível. A melhor forma de diferenciar esses problemas é examinar a *memória de reconhecimento*, na qual, via de regra, se pede a um paciente que escolha a partir de um conjunto de alternativas de múltipla escolha ou que discrimine palavras-alvo de contrapontos *falso-positivo*s. Se ele demonstrar reconhecimento preciso, mas lembrança deficiente, então o problema muito provavelmente reside na recuperação deficiente. Entretanto, se o reconhecimento estiver comprometido, o problema tem mais probabilidade de estar relacionado a armazenamento de informações novas prejudicado. Essa distinção é importante porque as funções da recuperação e do armazenamento são facilitadas por diferentes estruturas neuronanatômicas. O armazenamento comprometido com mais frequência está associado com disfunção dos sistemas do lobo temporal medial-diencefálico, enquanto o prejuízo na recuperação pode estar vinculado com uma variedade de estruturas, incluindo os lobos frontais.

Função executiva. Sabe-se que os lobos pré-frontais e suas interconexões com o restante do cérebro têm um papel importante nas *funções executivas*, que são essenciais no planejamento e na organização, na automonitoração e no controle de respostas complexas de solução de problemas. O dano nos lobos frontais também foi associado com alterações de personalidade significativas. Isso teve um exemplo histórico no famoso caso de Phineas Gage, no século XIX, que se tornou irresponsável, socialmente inadequado e incapaz de realizar seus planos após ter seu cérebro perfurado por uma barra de ferro. Como foi conceituado por Muriel Lezak, as funções executivas incluem volição (i.e., formulação de uma meta, motivação para alcançar a meta e consciência da própria capacidade de alcançá-la), planejamento, ação intencional (seleção e iniciação, manutenção, mudança e interrupção da resposta) e execução, que envolve automonitoração e autocorreção, bem como controle dos aspectos espaçotemporais da resposta. Diferenças hemisféricas no controle das funções executivas pelos lobos frontais não foram tão bem documentadas quanto nos lobos parietal e temporal.

Habilidades motoras. A avaliação neuropsicológica comumente inclui testes formais de habilidades motoras, como medidas da velocidade da batida dos dedos, força de preensão e destreza motora fina. Esses testes, que demonstraram validade e confiabilidade, são úteis para avaliar comprometimento motor lateralizado e têm implicações para o funcionamento na vida diária, assim como para o planejamento vocacional.

QUESTÕES GERAIS DE ENCAMINHAMENTO

Os médicos encaminham pacientes para uma consulta neuropsicológica por muitas razões, que incluem diagnóstico diferencial, medidas basais e planejamento do tratamento, bem como opiniões relativas a causalidade e capacidade de decisão. Visto que muitos desses médicos têm experiência e conhecimento limitados do alcance da neuropsicologia, é razoável e importante que o neuropsicólogo assuma um papel ativo para refinar as perguntas específicas que são feitas e para fornecer informações realistas sobre as limitações da consulta.

Nível de funcionamento

Uma questão comum de encaminhamento envolve a documentação do nível de funcionamento para uma variedade de propósitos, incluindo avaliação de mudança ou capacidade de tomar decisões, especialmente na presença de diagnósticos como demência, AVC e traumatismo craniano.

Diagnóstico diferencial

Como qualquer outro procedimento diagnóstico, os resultados de um exame neuropsicológico devem ser interpretados à luz de todas as informações disponíveis, incluindo a história e quaisquer fatores médicos associados que sejam documentados ou relatados a respeito do indivíduo. Muitos transtornos neurológicos e psiquiátricos têm em comum agrupamentos de sintomas semelhantes, com queixas de dificuldades de concentração ou memória estando entre os problemas relatados com mais frequência.

Mudança cognitiva relacionada a idade ou a estresse. Muitos adultos de meia-idade e idosos têm preocupações sobre falhas diárias na concentração e na memória, e, com o aumento do conhecimento do público sobre condições como a doença de Alzheimer, um número cada vez maior desses indivíduos busca avaliações para essas preocupações. Os testes neuropsicológicos fornecem um quadro detalhado e objetivo de diferentes aspectos da memória e da atenção, que pode ser útil para tranquilizar pessoas saudáveis sobre suas capacidades. Eles também proporcionam uma oportunidade para avaliar transtornos do humor ou de ansiedade não detectados, que podem estar refletidos nas preocupações cognitivas, e para oferecer sugestões sobre estratégias mnemônicas que podem aguçar a função diária.

Um homem de 77 anos, canhoto, com uma educação de ensino médio, foi encaminhado para avaliação neuropsicológica por seu clínico geral após ter mencionado um episódio recente de ter se perdido enquanto dirigia. Os resultados da avaliação neuropsicológica indicaram desempenho variável em testes de atenção e concentração. Seu desempenho foi excelente em testes de memória, linguagem e capacidades executivas de solução de problemas, mas as capacidades visuoespaciais e construcionais estavam moderadamente comprometidas.

Lesão cerebral traumática leve. A lesão cerebral traumática (LCT) é geralmente classificada como leve, moderada ou grave. Entretanto, a vasta maioria desses casos encaminhados para consulta neuropsicológica envolve LCT leve. Uma proporção significativa de pessoas que sofreram uma LCT leve tem queixas de problemas com atenção e processamento de informação memória e humor deficientes, além de cefaleia ou outras formas de dor, por muitos meses após a lesão. Os testes neuropsicológicos desempenham um papel crucial na determinação da extensão do déficit cognitivo objetivo e no exame do possível papel de fatores psicológicos na perpetuação de problemas cognitivos.

O neuropsicólogo deve ter em mente que muitos pacientes com LCT leve estão envolvidos em litígios, o que pode complicar a identificação das causas do comprometimento. Embora a simulação absoluta provavelmente seja infrequente, apresentações sutis de comportamento de doença crônica devem ser uma consideração importante quando possíveis acordos judiciais ou benefícios por incapacidade estão em questão. Esse é um fator de importância particular no caso de traumatismo craniano leve, quando as queixas subjetivas podem ser desproporcionais às circunstâncias da lesão relatadas objetivamente, em especial porque a maioria dos estudos de acompanhamento de traumatismo craniano leve indica um retorno ao nível neuropsicológico basal, sem evidências objetivas de sequelas cognitivas relevantes após 3 a 12 meses da lesão.

Síndromes pós-AVC. Após a fase aguda de recuperação de um AVC, os pacientes podem ficar com déficits residuais, que podem afetar a memória, a linguagem, as habilidades sensoriais/motoras, o raciocínio ou o humor. Os testes neuropsicológicos podem ajudar a identificar áreas de força, as quais podem, então, ser usadas para planejar a reabilitação, podendo fornecer informações sobre as implicações funcionais dos déficits residuais para o trabalho ou para atividades complexas da vida diária. A avaliação das habilidades funcionais também pode ser útil para um psiquiatra que esteja tratando sintomas de humor e comportamentais ou lidando com cuidadores.

Detectando demência precoce. As condições que particularmente justificam a avaliação neuropsicológica para detecção precoce e possível tratamento incluem os déficits cognitivos relacionados ao HIV e a hidrocefalia de pressão normal. Quando as preocupações sobre o funcionamento da memória de uma pessoa são expressas pelos familiares, em vez de pelo paciente, há maior probabilidade de uma base neurológica para os problemas funcionais. Testes neuropsicológicos combinados com uma boa história clínica e outros exames médicos, podem ser muito eficazes para diferenciar uma demência precoce das alterações leves na memória e no funcionamento executivo que podem ser observadas com o envelhecimento normal. A avaliação neuropsicológica é de particular utilidade para documentar deterioração cognitiva e distinguir entre diferentes formas de demência. Outro incentivo para o diagnóstico precoce de demência reside, agora, no fato de uma porção de pacientes com demência precoce poder ser candidata a terapias de aumento da memória (p. ex., inibidores da acetilcolinesterase), e os testes podem fornecer um meio objetivo de monitorar a eficácia do tratamento.

Diferenciando demência de depressão. Uma minoria substancial de pacientes com depressão grave exibe comprometimento generalizado grave do funcionamento cognitivo. Além dos problemas com atenção e lentificação do pensamento e da ação, pode haver esquecimento significativo e problemas com raciocínio. Ao examinar o padrão de comprometimento cognitivo, os testes psicológicos podem ajudar a identificar uma síndrome de demência que esteja associada com depressão, geralmente conhecida como *pseudodemência*. Apresentações mistas também são comuns, nas quais os sintomas de depressão coexistem com várias formas de declínio cognitivo e exacerbam os efeitos da disfunção cognitiva além do que seria esperado apenas pelo comprometimento neurológico. Os testes neuropsicológicos, nesse caso, podem ser muito úteis para fornecer uma base a fim de medir o efeito da terapia com antidepressivos ou de outra terapia para aliviar os sintomas cognitivos ou de humor.

> Um homem de 75 anos com Ph.D. em ciências sociais buscou um novo exame neuropsicológico para problemas de memória atuais, declarando "vários amigos meus têm Alzheimer". Em um primeiro exame um ano antes, ele teve um desempenho na variação esperada (acima da média) para a maioria dos procedimentos, apesar do desempenho variável em medidas de atenção e concentração. Os resultados do exame de acompanhamento novamente se agruparam na variação acima da média esperada, com desempenho variável nas medidas de atenção. Em testes de memória de aprendizagem de listas, sua aprendizagem inicial de uma lista de palavras foi mais baixa do que o esperado, mas a retenção adiada do material foi acima da média, com excelente discriminação de itens-alvo em um subteste de reconhecimento. Ele também confirmou um grande número de sintomas de depressão em um inventário de autorrelato.

Mudança no funcionamento ao longo do tempo

Tendo em vista que muitos diagnósticos neurológicos carregam expectativas claras em relação a taxas normais de recuperação e declínio ao longo do tempo, muitas vezes é importante reexaminar um determinado paciente com uma avaliação neuropsicológica após 6 meses a 1 ano. Por exemplo, poderia ser importante monitorar declínios no funcionamento independente que poderiam estar associados com uma demência progressiva ou para identificar melhora após um AVC ou a ressecção de um tumor. Os exames de acompanhamento também fornecem uma oportunidade de examinar de forma objetiva queixas de sequelas cognitivas duradouras ou agravadas após traumatismo craniano leve, ainda que a literatura atual indique que a maior proporção de recuperação das funções provavelmente ocorra ao longo dos primeiros 6 meses a 1 ano após a lesão. Embora os sinais sutis contínuos de recuperação possam continuar após esse período, a ausência de melhora depois da lesão – ou a piora das queixas – sugeriria a possibilidade de fatores psicológicos contribuintes ou de uma condição preexistente ou coexistente, como abuso de substâncias, demência ou simulação absoluta.

Avaliação da capacidade de tomar decisões

Os neuropsicólogos muitas vezes são solicitados para auxiliar na determinação da capacidade de um indivíduo tomar decisões ou gerir negócios pessoais. Os testes neuropsicológicos podem ser úteis, nesses casos, por documentar áreas de comprometimento significativo ou por identificar áreas de força e habilidades bem preservadas. As opiniões sobre a capacidade de tomar decisões raramente se baseiam apenas em achados de testes e em geral contam muito com informações obtidas a partir de entrevistas clínicas, entrevistas colaterais com familiares ou cuidadores e observações diretas (p. ex., avaliação domiciliar) da função diária. De fato, a avaliação do nível de entendimento de um indivíduo e de sua capacidade de perceber as próprias limitações é normalmente o aspecto mais importante da avaliação. Os padrões para a capacidade de tomar decisões costumam ser definidos por estatutos estaduais, e, sem dúvida, a determinação final da competência depende do juiz atuante. Entretanto, o neuropsicólogo ou outro profissional da saúde pode ter um papel significativo na decisão do juiz, fornecendo uma opinião profissional apoiada por dados comportamentais convincentes que tenham forte validade aparente. Como regra, a consideração da capacidade de tomar decisões é geralmente mais bem abordada no sentido mais restrito possível, de modo a impactar o mínimo sobre a liberdade do indivíduo de representar seus próprios interesses. Portanto, os pedidos de consultoria para avaliação da capacidade de tomar decisões devem identificar áreas específicas de tomada de decisão e comportamento que são motivo de preocupação. As preocupações frequentes relacionadas com a capacidade de tomar decisões envolvem as áreas de (1) questões financeiras e legais, (2) cuidados de saúde e tratamento médico e (3) capacidade de viver de forma independente. Algumas questões de capacidade abrangem padrões mais elevados, como a capacidade de dirigir, a capacidade de trabalhar ou a de exercer determinada profissão (p. ex., controlador de tráfego aéreo, cirurgião ou assessor financeiro). Nesses casos, é sobremaneira importante que o neuropsicólogo se baseie em expectativas normativas adequadas para o tipo de atividade, bem como na demografia do paciente.

Avaliação forense

A avaliação neuropsicológica de indivíduos em questões relativas a justiça criminal ou civil em geral requer conhecimento especializado além da especialização em neuropsicologia. Os neuropsicólogos são frequentemente convocados como peritos em questões que envolvem traumatismo craniano, sobretudo no caso de uma lesão leve associada com um acidente de automóvel. Como subespecialidade distinta, essa área da profissão requer a integração de conhecimento de estatutos, leis, precedentes e procedimentos legais, assim como *expertise* em identificar e descrever o impacto de uma lesão ou um evento no funcionamento cognitivo, emocional e comportamental.

ABORDAGENS À AVALIAÇÃO NEUROPSICOLÓGICA

O exame neuropsicológico avalia de forma sistemática o funcionamento nas esferas de atenção e concentração, memória, linguagem, habilidades espaciais, capacidades sensoriais e motoras, bem como funcionamento executivo e estado emocional. Visto que os déficits no desempenho cognitivo só podem ser interpretados em comparação com o nível de *funcionamento pré-mórbido* ou de longa data de uma pessoa, as capacidades intelectuais globais são normalmente examinadas a fim de medir o nível atual de funcionamento geral e identificar quaisquer mudanças no funcionamento intelectual. As contribuições psicológicas ao desempenho também são consideradas no que diz respeito a personalidade e estilo de enfrentamento, labilidade emocional, presença de transtorno do pensamento, história do desenvolvimento e estressores passados ou presentes significativos. A *expertise* do neuropsicólogo está em integrar os achados obtidos de muitas fontes diferentes, incluindo a história, a apresentação clínica e dezenas de pontuações de desempenho distintas que compõem os dados neuropsicológicos.

Abordagem de baterias

A abordagem de baterias, exemplificada pela Bateria de Testes Neuropsicológicos de Halstead-Reitan (HRNTB) ou a Bateria de Avaliação Neuropsicológica (NAB), desenvolveu-se diretamente da tradição psicométrica na psicologia. Essa abordagem em geral inclui uma grande variedade de testes que medem a maioria dos domínios cognitivos, bem como as habilidades sensoriais e motoras. Tradicionalmente todas as partes da bateria de testes são administradas independentemente do problema apresentado pelo paciente, embora a NAB tenha um exame de triagem que engloba todos os domínios apropriados. A abordagem de baterias tem a vantagem de identificar problemas que o paciente poderia não ter mencionado e que a história médica pode não necessariamente predizer. Entretanto, ela tem a desvantagem de ser muito demorada (i.e., 6 a 8 horas de exame para a HRNTB).

Abordagem de testagem da hipótese

A abordagem de testagem da hipótese qualitativa em termos históricos é mais bem exemplificada pelo trabalho de Alexander Luria e mais recentemente desenvolvida como a Boston Process Approach (Abordagem de Processos de Boston), de Edith Kaplan e colaboradores. Ela é caracterizada pela avaliação detalhada de áreas de funcionamento relacionadas com as queixas do paciente e com áreas preditas de comprometimento, com bem menos ênfase nos aspectos do funcionamento com menor probabilidade de serem comprometidos. A abordagem de testagem da hipótese tem sido muito útil para esclarecer os diferentes papéis dos dois hemisférios, como já foi discutido. Ela tem a vantagem de se concentrar em áreas de comprometimento e de produzir uma descrição detalhada dos déficits de um ponto de vista do processamento cognitivo, mas tem a deficiência de potencialmente negligenciar áreas inesperadas de déficit.

Abordagens de triagem

Muitos profissionais se afastaram das abordagens restritas de baterias ou testagem da hipótese a partir da década de 1990 e desenvolveram abordagens de triagem mais flexíveis e eficientes. Nesse modelo, o neuropsicólogo utiliza um conjunto básico de procedimentos de triagem como um primeiro passo para determinar se um diagnóstico pode ser feito com menos informações ou se um teste adicional é necessário a fim de identificar problemas mais sutis. Portanto, um protocolo de triagem que avalie com eficiência as principais áreas do funcionamento neuropsicológico pode ou não ser acompanhado por testes mais detalhados em áreas selecionadas que poderiam possibilitar um melhor entendimento das razões para os déficits demonstrados na avaliação de triagem.

Exame do estado mental

Em alguns casos, em geral envolvendo comprometimento cognitivo muito agudo ou grave, simplesmente não é viável administrar procedimentos de exame cognitivo extensos, portanto, o neuropsicólogo poderia realizar de maneira adequada um exame do estado mental ou procedimentos breves de avaliação cognitiva na beira do leito para resolver questões de encaminhamento. Entretanto, as pesquisas têm demonstrado que, mesmo com procedimentos de avaliação breves, o uso sistemático de um formato de exame estruturado pode aumentar muito a exatidão da detecção do comprometimento cognitivo.

Um dos instrumentos de triagem mais amplamente utilizado para documentar alterações grosseiras no estado mental é o Miniexame do Estado Mental (MEEM). Contudo, é importante notar que o MEEM não tem limitações distintas. Exceto pela contagem em séries de sete, ele na verdade não avalia as funções executivas, que são muitas vezes comprometidas em pacientes demenciados. Além disso, é provável que o MMSE subestime a prevalência de déficits cognitivos idosos com bom nível educacional com doença de Alzheimer ou em jovens com lesão cerebral focal, mas é ainda mais provável que superestime a presença de déficits cognitivos em pessoas com pouca educação. Por isso, as pontuações de corte devem ser ajustadas para idade e educação antes de se concluir que um comprometimento esteja presente. Embora possam ser muito úteis para avaliar sinais grosseiros de comprometimento cognitivo, os exames do estado mental não fornecem uma base suficiente para diagnosticar etiologias específicas de comprometimento cognitivo e eles não são intercambiáveis com a testagem neuropsicológica.

DOMÍNIOS DA AVALIAÇÃO NEUROPSICOLÓGICA FORMAL

A década passada assistiu a uma explosão no desenvolvimento de testes e procedimentos mais sofisticados e mais bem padronizados para a avaliação neuropsicológica. Uma lista de exemplos de testes e técnicas neuropsicológicos comuns é fornecida na Tabela 5.4-2.

Entrevista

A entrevista clínica fornece a melhor oportunidade para identificar as preocupações e questões do paciente, obtendo uma descrição direta de suas queixais atuais, e para compreender o contexto de sua história e de suas atuais circunstâncias. Embora o paciente normalmente sirva como a fonte principal da entrevista, é importante buscar informações que comprovem seu relato a partir de entrevistas com cuidadores ou familiares e também a partir de uma revisão completa de registros relevantes, como tratamentos médico e de saúde mental, educação e experiências de emprego.

Funcionamento intelectual

A avaliação do funcionamento intelectual constitui o fundamento do exame neuropsicológico. As Escalas de Inteligência Wechsler têm representado o padrão tradicional na avaliação intelectual por muitos anos, com base em padrões normativos cuidadosamente desenvolvidos. O alcance e a variedade de subtestes nos quais os valores de QI resumidos são embasados também fornecem referências úteis para comparar o desempenho em outros testes de capacidades específicas. A última revisão desse instrumento, a Escala de Inteligência Wechsler para Adultos III (WAIS-III), oferece a vantagem adicional de estender as normas de idade (16 a 89 anos) que têm relação direta com os desempenhos normativos na Escala de Memória Wechsler III (WMS-III). Essas escalas utilizam um conjunto amplo de tarefas verbais e visuoespaciais complexas que têm sido resumidas tradicionalmente como um QI verbal, um QI de execução e um QI total. No contexto de um exame neuropsicológico, o desempenho do paciente nos procedimentos fornece informações úteis em relação às capacidades de longa data, bem como ao funcionamento atual. A maioria

TABELA 5.4-2
Testes selecionados de funcionamento neuropsicológico

Área de funcionamento	Comentário
FUNCIONAMENTO INTELECTUAL	
Escalas de Inteligência Wechsler	Referências normativas estratificadas por idade; adequado para adultos até 89 anos, adolescentes e crianças pequenas
Escala de Shipley	Escala breve (20 minutos) de medida por escrito de vocabulário de múltipla escolha e de abstração verbal aberta
ATENÇÃO E CONCENTRAÇÃO	
Amplitude de Dígitos	Medida auditiva-verbal de amplitude de atenção simples (*dígitos na ordem direta*) e manipulação cognitiva de séries de dígitos cada vez mais longas (*dígitos na ordem inversa*)
Amplitude da Memória Visual	Medida visuoespacial da capacidade de reproduzir uma sequência espacial na ordem direta e inversa
Teste Auditivo Compassado de Adição Seriada (PASAT)	Requer rastreamento duplo para adicionar pares de dígitos a taxas cada vez maiores; particularmente sensível a déficits de processamento simultâneo sutis, em especial no traumatismo craniano
Teste de Vigilância de Dígitos	Medida cronometrada de velocidade e precisão no cancelamento de um dígito específico em uma página de dígitos aleatórios; examina diretamente a tendência de um indivíduo a sacrificar a velocidade ou a precisão, em favor de uma ou outra
MEMÓRIA	
Escala de Memória Wechsler III	Conjunto abrangente de subtestes medindo atenção e codificação, recuperação e reconhecimento de vários tipos de material verbal e visual com lembrança imediata e retenção adiada; comparações normativas estratificadas por idade excelentes para adultos até 89 anos com dados intelectuais para comparação direta
Teste de Aprendizagem Verbal da Califórnia II	Documenta codificação, reconhecimento e lembrança imediata e após 30 minutos; permite o exame de possíveis estratégias de aprendizagem, bem como suscetibilidade a interferência semântica com formas alternativas e abreviadas disponíveis
Avaliação da Memória para Objetos de Fuld (Fuld Object Memory Evaluation)	Formato de lembrança seletiva requer que o paciente identifique objetos pelo tato, então avalia a consistência da recuperação e do armazenamento, bem como a capacidade de aproveitar as sugestões; o grupo de referência normativa é destinado a idosos
Teste de Retenção Visual de Benton	Avalia a memória para 10 desenhos geométricos após exposições de 10 segundos; requer resposta grafomotora
Teste de Memória Visuoespacial Breve – Revisado	Abordagem de aprendizagem serial usada para avaliar a memória de lembrança e reconhecimento para uma série de seis figuras geométricas; seis formas alternativas
LINGUAGEM	
Exame Diagnóstico para Afasia de Boston	Avaliação abrangente das funções de linguagem expressiva e receptiva
Teste de Nomeação de Boston – Revisado	Documenta a dificuldade de encontrar palavras em um formato de confrontação visual

(continua)

TABELA 5.4-2
Testes selecionados de funcionamento neuropsicológico (*continuação*)

Área de funcionamento	Comentário
Fluência Verbal	Mede a capacidade de gerar palavras fluentemente dentro de categorias semânticas (p. ex., animais) ou categorias fonéticas (p. ex., palavras começando com "S")
Teste de fichas (Token)	Avalia sistematicamente a compreensão de comandos complexos usando estímulos de fichas (token) padronizadas que variam em tamanho, forma e cor
VISUOESPACIAL-CONSTRUCIONAL	
Julgamento da Orientação de Linhas	Capacidade de julgar ângulos de linhas em uma página apresentada, em um formato coincidente com a amostra
Reconhecimento Facial	Avalia a combinação e a discriminação de faces desconhecidas
Desenho do Relógio	Técnica de triagem útil e sensível a organização e planejamento, bem como a capacidade construcional
Teste da Figura Complexa de Rey-Osterrieth	Capacidade para desenhar e posteriormente reconhecer uma configuração geométrica complexa; memória visual sensível, bem como déficits executivos no desenvolvimento de estratégias e planejamento
MOTOR	
Batida dos Dedos	Medida-padrão de velocidade motora simples; particularmente útil para documentar comprometimento motor lateralizado
Inserção de Pinos (Grooved Pegboard)	Capacidade de colocar rapidamente pinos em orifícios com formato correspondente; mede a destreza digital fina, bem como a coordenação olho-mão
Força de Preensão	Medida-padrão de diferenças lateralizantes na força
FUNÇÕES EXECUTIVAS	
Teste Wisconsin de Classificação de Cartas	Medida da eficiência em solucionar problemas particularmente sensível a déficits cognitivos de perseveração e capacidade prejudicada de gerar estratégias alternativas de forma flexível em resposta a *feedback*
Teste de Categorias	Esta medida da capacidade de solucionar problemas também examina a capacidade de tirar proveito do *feedback* enquanto, de forma flexível, gera estratégias de resposta alternativas; considerada uma das medidas mais sensíveis de disfunção cerebral geral na Bateria de Halstead-Reitan
Teste de Trilha	Requer integração rápida e eficiente de atenção, escaneamento visual e sequenciamento cognitivo
Sistema de Funções Executivas de Delis-Kaplan (D-KEFS)	Bateria de medidas sensíveis a funções executivas
FATORES PSICOLÓGICOS	
Inventário de Depressão de Beck	Medida de autorrelato breve (5-10 minutos) que é sensível a sintomas de depressão; melhor para rastrear depressão em adultos até o fim da meia-idade, dos quais se pode esperar o relato de sintomas de forma franca; disponível na forma-padrão (21 itens de quatro escolhas) ou curta (13 itens)
Escala de Depressão Geriátrica	Rastreamento de autorrelato de 30 itens para sintomas de depressão; o formato de sim-não exige menos em termos cognitivos do que outras escalas
Inventário Multifásico da Personalidade de Minnesota 2	Esse instrumento de autorrelato desenvolvido na forma psicométrica permanece muito útil para documentar os níveis quantitativos de sintomas autorrelatados que podem ser comparados objetivamente com populações conhecidas; as desvantagens incluem o tempo de administração (567 questões de verdadeiro-falso, requer cerca de 1 a 1h30 ou mais) para indivíduos frágeis e a ênfase nos aspectos patológicos para pessoas que são, em geral, psicologicamente saudáveis; as vantagens incluem as escalas de validade bem desenvolvidas e à disponibilidade de muitas subescalas específicas de sintomas que foram identificadas ao longo dos anos

(De Sadock BJ, Sadock VA, Ruiz P. *Kaplan & Sadock's Comprehensive Textbook of Psychiatry*. 9th ed. Philadelphia: Lippincott Williams & Wilkins; 2009, com permissão.)

dos neuropsicólogos reconhece que os valores de QI resumidos fornecem apenas uma estimativa da variação para caracterizar o nível de funcionamento geral. Portanto, geralmente é mais apropriado e significativo caracterizar o funcionamento intelectual de um indivíduo em termos da variação de funcionamento (p. ex., *borderline*, médio inferior, médio, médio superior ou superior) que é representada mais pelo valor de QI do que pelo valor específico em si.

O exame cuidadoso do desempenho do indivíduo nos vários subtestes verbais e de execução pode fornecer informações sobre seu padrão de forças e fraquezas, assim como o grau em que essas características do desempenho estão em consonância com a história e o desempenho em outros aspectos do exame neuropsicológico. Os testes de conhecimentos de longa data, como os de vocabulário ou informações gerais, fornecem uma base para estimar o nível de capacidades intelectuais de longa data (ou pré-mórbido), que, por sua vez, pode ajudar a avaliar o grau em que o indivíduo pode ter deteriorado.

O QI verbal e o QI de execução (QIV e QIE) têm sido relatados historicamente como associados a funcionamento do hemisfério esquerdo e direito, nessa respectiva ordem. Entretanto, as pesquisas mais recentes indicam que, além das habilidades de linguagem e espaciais, os subtestes das Escalas de Inteligência Wechsler refletem outras contribuições, como velocidade, concentração contínua e experiências novas. Portanto, neuropsicólogos experientes não supõem simplesmente que uma discrepância entre o QIV e o QIE se deva a dano hemisférico unilateral. Indícios importantes da natureza dos problemas contribuintes muitas vezes podem ser obtidos pela consideração do padrão de desempenho em outros aspectos do exame e pela análise cuidadosa dos tipos de erros que são observados.

Atenção

A atenção está na base de quase todas as outras áreas de funcionamento e deve sempre ser considerada um possível contribuinte para o comprometimento em quaisquer testes que requeiram concentração e vigilância contínuas ou integração rápida de informações novas. Medidas de atenção e concentração têm sido tradicionalmente incluídas nas Escalas Wechsler de Inteligência e de Memória a fim de avaliar a orientação e a "ausência de distração". Esses procedimentos também fornecem uma base útil para "prever" a capacidade do indivíduo de compreender, processar informação e, de outro modo, se envolver no processo da avaliação. A *amplitude de dígitos* (*digit span*) requer a repetição de séries de dígitos cada vez mais longas como uma forma de avaliar a capacidade de processar informações relativamente simples, enquanto a *amplitude de dígitos para trás* reflete o processamento simultâneo mais complexo e demandas de manipulação cognitiva ou memória de trabalho.

Memória

As queixas de problemas de memória constituem uma das razões mais comuns para um encaminhamento para neuropsicologia. Como descrito anteriormente, o neuropsicólogo utiliza uma abordagem de processamento de informações para avaliar problemas de memória que poderiam envolver dificuldade com codificação, recuperação ou armazenamento de informações novas. A WMS-III é a revisão mais recente de uma bateria de subtestes amplamente utilizada que inclui várias medidas de atenção, memória e capacidade de nova aprendizagem.

Linguagem

A avaliação da linguagem examina tanto as capacidades expressivas como a compreensão. Entretanto, a maioria dos neuropsicólogos rastreia o comprometimento da linguagem em vez de administrar uma bateria de avaliação da linguagem formal extensa, como o Exame Diagnóstico de Afasia de Boston. A linguagem expressiva é comumente avaliada por medidas de *fluência verbal*, que requerem a produção rápida de palavras de acordo com a semântica (p. ex., nomes de animais) e com categorias fonéticas (p. ex., palavras começando com letras específicas do alfabeto).

Funções visuoespaciais

As capacidades visuoespaciais complexas podem ser avaliadas por meio dos procedimentos que foram desenvolvidos no laboratório de Arthur Benton, tais como *reconhecimento facial* e *julgamento da orientação de linhas*. As medidas da capacidade construcional visual examinam a capacidade da pessoa de fazer desenhos espa-

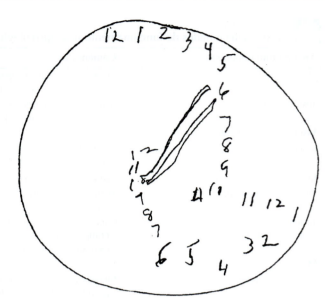

FIGURA 5.4-4
Desenho do relógio por um paciente com demência vascular, mostrando planejamento e organização deficientes, perseveração e possível negligência. (De Sadock BJ, Sadock VA, Ruiz P. *Kaplan & Sadock's Comprehensive Textbook of Psychiatry*. 9th ed. Philadelphia: Lippincott Williams & Wilkins; 2009, com permissão.)

ciais ou montar figuras bi ou tridimensionais (ver Fig. 5.4-3). Além do componente visuoespacial significativo, essas tarefas refletem as contribuições do planejamento executivo e das capacidades organizacionais. Indivíduos mais afetados podem ser instruídos a copiar formas geométricas simples, como uma cruz grega ou pentágonos entrecruzados, a fim de examinar as capacidades visuoespaciais que são menos influenciadas por planejamento e organização.

A técnica muito utilizada do *desenho do relógio* fornece uma medida surpreendentemente sensível de planejamento e organização, em especial para indivíduos idosos que estão em risco para demência. Embora problemas envolvendo organização deficiente, perseveração e possível negligência sejam óbvios no desenho ilustrado na Figura 5.4-4, dificuldades mais sutis também podem ser detectadas, sobretudo quando o desempenho de um paciente é avaliado à luz de expectativas pré-mórbidas.

Funções sensoriais e motoras

A *estimulação simultânea dupla* nas modalidades visual, tátil e auditiva é um componente-padrão do HRNTB e pode ser útil para avaliar a integridade de funções sensoriais básicas, bem como a negligência, se os déficits estiverem presentes apenas de um lado nas tentativas simultâneas bilaterais, e não quando a estimulação é unilateral. A *força de preensão* e a *batida rápida dos dedos* são medidas de força e velocidade motora comumente utilizadas que são sensíveis a disfunção cerebral lateralizada.

Funções executivas

Um dos aspectos mais importantes do exame neuropsicológico é a avaliação das funções *executivas* superiores, que têm um papel importante no planejamento e na iniciação de atividades independentes, na automonitoração do desempenho, na inibição de respostas inadequadas, na alternância entre tarefas e no planejamento e controle de respostas motoras e de solução de problemas complexos. Embora os lobos pré-frontais sejam, há muito tempo, considerados um componente importante na intermediação dessas funções, estudos mais recentes na neurociência também levaram a uma maior apreciação do papel fundamental desempenhado pelas interconexões cerebrais extensivas entre as regiões subcorticais e corticais do cérebro.

Fatores psicológicos

Um componente fundamental de qualquer exame neuropsicológico envolve a consideração do grau em que a personalidade de longa data ou outros fatores psicológicos (incluindo estressores atuais) podem contribuir para a apresentação do paciente. As técnicas comuns para avaliar a personalidade e os fatores psicológicos incluem o Inventário Multifásico da Personalidade de Minnesota 2 (MMPI-2) e técnicas de papel e lápis, como o Inventário de Depressão de Beck II.

Avaliação do esforço e da motivação

Tendo em vista que os resultados de exames neuropsicológicos podem, algumas vezes, ser apresentados como prova em litígios ou outros processos judiciais, ou usados para determinar indenização por incapacidade, é importante que o neuropsicólogo trate quaisquer preocupações sobre esforço e motivação como uma questão de rotina. Vários instrumentos desenvolvidos recentemente avaliam de forma direta o nível de esforço e a motivação de um paciente para seu melhor desempenho. A pesquisa normativa indica que pacientes com histórias de lesão cerebral genuína ou mesmo demência têm um desempenho próximo de níveis perfeitos em muitos desses instrumentos, portanto um desempenho deficiente sugere falta de esforço ou tendências a exagerar os sintomas. Muitos outros indicadores de esforço são embasados no padrão de desempenho de um indivíduo em procedimentos-padrão em um exame neuropsicológico.

Uma mulher de 32 anos, com 13 anos de educação escolar, foi vista para uma avaliação de incapacidade, alegando "problema para lembrar as coisas". Seu relato da história pessoal foi vago, e ela "esqueceu" informações, tais como sua data de nascimento e o nome de solteira da mãe. As latências das respostas foram extremamente longas; mesmo para informações bem familiares (p.ex., contar de 1 a 20), ela não pôde repetir de modo consistente mais de três dígitos na ordem direta, e, em um procedimento de aprendizagem de uma lista de palavras, não foi capaz de reconhecer corretamente mais itens (apenas cinco) do que pôde lembrar livremente (também cinco). Apesar da linguagem fluente, ela foi capaz apenas de produzir cinco exemplos de animais em 1 minuto. Quando solicitada a lembrar 15 itens em um procedimento (Teste de Memória de Rey) que é apresentado como uma tarefa desafiadora, mas que na realidade é bastante simples, seu desempenho demonstrou erros de comissão exagerados (Fig. 5.4-5). A avaliação concluiu que os níveis atuais de funcionamento cognitivo não puderam ser estabelecidos de maneira conclusiva, devido ao exagero de outros sintomas.

DISCUSSÃO TERAPÊUTICA DOS RESULTADOS

Um componente fundamental do processo de exame neuropsicológico é encontrado na oportunidade de discutir os resultados do exame com o paciente e a família ou outros cuidadores. Esse encontro pode representar uma oportunidade terapêutica poderosa para educar e esclarecer questões individuais e de relacionamento, que podem ter um impacto no funcionamento do paciente identificado. Se a cooperação ativa do paciente no exame inicial foi conseguida de forma adequada, então ele está preparado para investir valor e confiança nos achados do exame. Por ocasião da discussão dos resultados, é útil rever os objetivos do exame com o paciente e a família ou cuidadores e esclarecer as expectativas daqueles que estão presentes. Normalmente, essas sessões irão incluir informações sobre o diagnóstico, com ênfase no curso natural e no prognóstico e também nas estratégias de compensação e enfrentamento para o paciente e a família. Dado o impacto de uma doença neurológica crônica no sistema familiar e também no paciente, a discussão explícita dessas questões é fundamental para aumentar o ajustamento à lesão cerebral. É igualmente importante relacionar o impacto dos resultados com as circunstâncias de vida atuais, as metas futuras e o curso do ajustamento do paciente. Não é incomum que emoções fortes e tensões subjacentes nas relações familiares venham à tona no contexto de uma discussão honesta, de modo que os resultados da discussão possam representar uma oportunidade terapêutica importante para modelar uma comunicação efetiva e técnicas efetivas de comunicação e de solução de problemas.

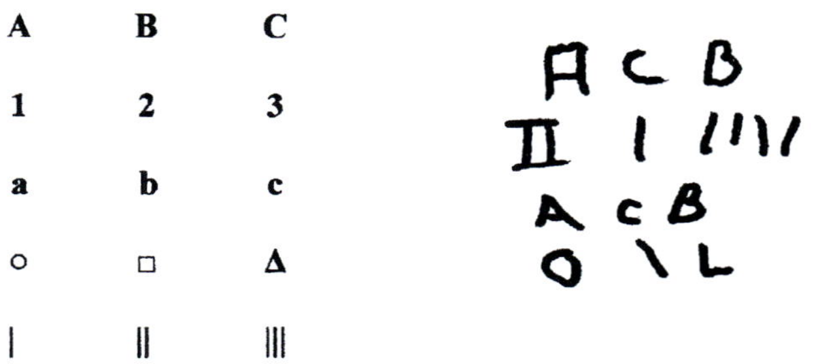

REFERÊNCIAS

Allott K, Proffitt TM, McGorry PD, et al. Clinical neuropsychology within adolescent and young-adult psychiatry: Conceptualizing theory and practice. *Appl Neuropsychol Child*. 2013;2(1):47–63.

Boosman H, Visser-Meily JM, Winken I, van Heugten CM. Clinicians' views on learning in brain injury rehabilitation. *Brain Inj*. 2013;27(6):685–688.

Calamia M, Markon K, Tranel D. Scoring higher the second time around: Meta-Analyses of practice effects in neuropsychological assessment. *Clin Neuropsychologist*. 2012;26:543.

Chan RCK, Stone WS, Hsi X. Neurological and neuropsychological endophenotypes in schizophrenia spectrum disorders. In: Ritsner MS, ed. *Handbook of Schizophrenia Spectrum Disorders*. New York: Springer; 2011:325.

Flanagan DP, Harrison PL, eds. *Contemporary Intellectual Assessment, Third Edition: Theories, Tests, and Issues*. New York: Guilford; 2012.

Holtz JL. *Applied Clinical Neuropsychology: An Introduction*. New York: Springer; 2011.

Howieson DB, Lezak MD. The neuropsychological evaluation. In: Yudosfky SC, Hales RE, eds. *Essentials of Neuropsychiatry and Behavioral Neurosciences*. 2nd ed. Arlington: American Psychiatric Publishing; 2010:29.

Matson JL, Hess JA, Mahan S, Fodstad JC, Neal D. Assessment of the relationship between diagnoses of ASD and caregiver symptom endorsement in adults diagnosed with intellectual disability. *Res Dev Disabil*. 2013;34:168.

Minden SL, Feinstein A, Kalb RC, Miller D, Mohr DC, Patten SB, Bever C, Schiffer RB, Gronseth GS, Narayanaswami P. Evidence-based guideline: Assessment and management of psychiatric disorders in individuals with

FIGURA 5.4-5
Teste de Memória de Rey com exemplo de uma resposta típica de problemas de "memória" exagerados. (De Sadock BJ, Sadock VA, Ruiz P. *Kaplan & Sadock's Comprehensive Textbook of Psychiatry*. 9th ed. Philadelphia: Lippincott Williams & Wilkins; 2009, com permissão.)

MS Report of the Guideline Development Subcommittee of the American Academy of Neurology. *Neurology.* 2014;82:174–181.

Morgan JE, Ricker JH. *Textbook of Clinical Neuropsychology.* New York: Psychology Press; 2008.

Ryan JJ, Gontkovsky ST, Kreiner DS, Tree HA. Wechsler Adult Intelligence Scale–Fourth Edition performance in relapsing–remitting multiple sclerosis. *J Clin Exp Neuropsychol.* 2012;34:571.

Suchy Y. *Clinical Neuropsychology of Emotions.* New York: Guilford; 2011.

Swanda RM, Haaland KY. Clinical neuropsychology and intellectual assessment of adults. In: Sadock BJ, Sadock VA, Ruiz P, eds. *Kaplan & Sadock's Comprehensive Textbook of Psychiatry.* 9th ed. Philadelphia: Lippincott Williams & Wilkins; 2009:935.

▲ 5.5 Avaliação da personalidade: adultos e crianças

A *personalidade* é definida como as motivações, emoções, estilos interpessoais, atitudes e traços permanentes e difusos de um indivíduo. A avaliação da personalidade é a medição sistemática dessas características. Os testes de personalidade medem conceitos difíceis de definir, como depressão, raiva e ansiedade. Mesmo conceitos de personalidade mais desafiadores, como somatização, capacidade de adiar gratificação ou potencial suicida, podem ser quantificados por meio da avaliação da personalidade. Ela pode ser da maior importância no estudo científico da psicologia e da psiquiatria.

PROPÓSITOS DA TESTAGEM PSICOLÓGICA

A testagem da personalidade pode ser um empreendimento caro. Uma quantidade de tempo considerável é necessária para administrar, pontuar e interpretar resultados de testes psicológicos. Ela não deve ser obtida de forma rotineira de todos os pacientes psiquiátricos e pode ser útil com pacientes seletivos tanto de um ponto de vista clínico quanto da análise de custo-benefício.

Ajudar no diagnóstico diferencial

O diagnóstico psiquiátrico pode ser um exercício difícil e, às vezes, confuso. Entretanto, conhecer o diagnóstico de um paciente é essencial para o tratamento, porque um diagnóstico adequado pode ajudar a compreender a etiologia do problema psiquiátrico apresentado e o prognóstico do transtorno.

> Um homem de 49 anos renunciou de forma repentina a seu cargo de contador e decidiu que iria começar um negócio de exploração de petróleo. Ele nunca tinha trabalhado no ramo de petróleo e não sabia nada sobre a profissão. O paciente tinha recebido uma revelação de uma entidade desconhecida por meio de uma alucinação auditiva. Essa voz disse-lhe que ele iria se tornar muito rico nesse negócio se simplesmente seguisse as orientações que ela lhe dava. Em torno dessa época, o paciente teve uma mudança acentuada na personalidade. Embora sua aparência fosse antes muito asseada e adequada, ele se tornou desgrenhado. Passou a dormir cerca de 3 horas por noite, tornou-se um pouco agitado e falava alto com as pessoas a sua volta.
>
> O diagnóstico diferencial, nesse caso, inclui esquizofrenia e transtorno bipolar. A testagem psicológica poderia ser útil para ajudar nesse diagnóstico diferencial, bem como na formulação de um plano de tratamento.

Auxiliar na psicoterapia

Os testes psicológicos podem ser úteis na psicoterapia. Sua utilidade pode ser ainda mais importante para a terapia de curto prazo, centrada no problema, na qual o entendimento do paciente e de sua condição deve ocorrer rapidamente. A avaliação psicológica pode ser usada no planejamento pré-tratamento e na avaliação do progresso e da eficácia da terapia. Os pacientes precisam ter informações objetivas sobre eles mesmos no momento da terapia se quiserem realizar mudanças de forma produtiva. Os testes de personalidade, em particular os objetivos, permitem aos pacientes se compararem com normas objetivas e avaliarem a extensão e a magnitude de seu problema. A testagem também revela áreas da vida do paciente que podem ser problemáticas, mas das quais ele talvez não tenha uma completa noção. As informações sobre a disposição do paciente a fazer revelações sobre si mesmo também são importantes. Os testes psicológicos podem revelar informações consideráveis relativas à vida interior, aos sentimentos e às imagens do paciente, o que poderá acelerar o progresso da terapia, e a testagem repetida pode, então, ser usada para avaliar a mudança que ocorreu durante o curso desse tratamento.

Fornecer avaliação de banda estreita

Os *testes de personalidade de banda estreita* medem uma única característica da personalidade ou algumas características relacionadas. Os de *banda larga*, por sua vez, visam medir um amplo espectro de características da personalidade. Um psiquiatra pode necessitar de respostas a perguntas específicas, como aquelas que surgem quando se avalia o grau de depressão clínica, quando se mede a intensidade da ansiedade estado ou traço ou, possivelmente, quando se quantifica a raiva de um paciente. Essa quantificação pode ser útil para medir a gravidade ou para fornecer um nível basal para avaliação futura.

PROPRIEDADES PSICOMÉTRICAS DOS INSTRUMENTOS DE AVALIAÇÃO DA PERSONALIDADE

A qualidade dos testes de personalidade apresenta ampla variação. Por um lado, existem instrumentos bem construídos, validados empiricamente, e, por outro, "testes psicológicos" que podem ser encontrados no suplemento dominical do jornal ou na internet. Avaliar a utilidade de determinados instrumentos psicológicos pode ser desafiador, mesmo para os bem informados.

Amostra normativa

Para construir um teste de personalidade, deve-se administrar o teste a uma amostra representativa de indivíduos (amostra normativa) para estabelecer o desempenho esperado. Questões básicas, como o tamanho e a representatividade dessa amostra, devem ser avaliadas. Para ilustrar esse ponto, o Inventário Multifásico da Personalidade de Minnesota 2 (MMPI-2), um instrumento bem construído, testou inicialmente 2.900 indivíduos. Entretanto, cerca de 300 foram eliminados devido à invalidade do teste ou à insuficiência de informações necessárias.

Características do teste

Para ser útil, qualquer teste psicológico deve ser completado inteiramente, pelo indivíduo pretendido. Se as perguntas forem ofensivas, ou difíceis de entender, então o indivíduo que está fazendo o teste pode não completar todos os itens. Essas omissões podem criar problemas, especialmente quando tabelas normativas são usadas para interpretar os resultados.

Questões de validade

Talvez a característica mais importante na avaliação do mérito científico de um determinado teste de personalidade seja a validade do instrumento. O teste mede o que se propõe a medir? Se um teste for concebido para medir depressão, ele realmente mede a depressão? Embora possa parecer uma questão simples de tratar, a validade pode se tornar complexa, sobretudo quando se tenta medir características como autoestima, assertividade, hostilidade ou autocontrole.

Validade aparente. A *validade aparente* refere-se ao conteúdo dos próprios itens do teste. Em outras palavras, os itens parecem medir o que se propõem a medir? Um problema com a validade aparente é que os profissionais diferem em suas avaliações subjetivas de itens individuais.

Validade de critério e de construto. Enquanto a validade aparente se refere ao grau em que os itens do teste parecem medir o que o instrumento, como um todo, se propõe a medir, a *validade de critério* usa dados de fora do próprio teste para medir a validade. Por exemplo, se um teste foi concebido para medir hipocondria, seria esperado que um paciente com pontuações altas tivesse mais visitas ao consultório do médico, se queixasse de mais sintomas físicos e usasse medicamentos prescritos ou sem receita com mais frequência.

Validade concorrente e preditiva. Para determinar a *validade concorrente* do teste, medidas externas são obtidas ao mesmo tempo que o teste é administrado à amostra de indivíduos. Assim, a validade concorrente revela que, em um determinado ponto do tempo, pontuações altas em um teste podem ser mais prováveis do que pontuações baixas para manifestar o comportamento refletido nos critérios (p. ex., mais consultas médicas ou mais medicamentos para um paciente hipocondríaco). De modo ocasional, entretanto, o desenvolvedor de um teste está interessado em predizer eventos futuros. A *validade discriminante* de um teste diz se ele é capaz de discriminar entre grupos conhecidos de pacientes em um determinado momento. Uma medida de depressão é capaz de discriminar estatisticamente entre transtorno depressivo maior leve, moderado e grave?

Validade fatorial. A validade fatorial utiliza uma técnica estatística multivariada conhecida como *análise fatorial* para determinar se certos grupos de itens importantes em um determinado teste se agrupam empiricamente. Por exemplo, em um teste de personalidade medindo depressão, os itens relativos a sintomas vegetativos tendem a covariar?

Confiabilidade

Confiabilidade refere-se ao grau em que um teste mede com consistência o que se propõe a medir. A palavra-chave aqui é *consistência*. Existem vários meios de checar a confiabilidade, incluindo confiabilidade teste-reteste, confiabilidade de consistência interna e confiabilidade de formas paralelas.

Confiabilidade teste-reteste. A *confiabilidade teste-reteste* é obtida simplesmente administrando o mesmo teste em duas ocasiões para um grupo de indivíduos e correlacionando os resultados em termos estatísticos. Para ser útil, o coeficiente de correlação deve ser de pelo menos 0,80 se os dois testes foram administrados com duas semanas de intervalo entre eles e se o traço em questão for estável.

Confiabilidade de consistência interna. Outra abordagem para determinar a *confiabilidade de consistência interna* é dividir um determinado teste em duas partes iguais e correlacionar estatisticamente as duas metades entre si. Essa técnica determina a *confiabilidade das metades partidas* de um teste. A primeira metade deve ter alta correlação com a segunda se o teste estiver medindo com consistência o que supostamente mede. De maneira alternativa, os itens ímpares poderiam estar correlacionados com os itens pares (*confiabilidade de consistência ímpar-par*). Um coeficiente de confiabilidade de 0,80 a 0,85 é necessário para demonstrar utilidade na maioria das circunstâncias. Entretanto, quanto maior a confiabilidade medida pelo coeficiente de correlação, melhor o instrumento de teste.

Confiabilidade de formas paralelas. Às vezes, duas formas separadas do mesmo teste são necessárias. Por exemplo, se o processo de fazer um teste em um ponto no tempo por si só influenciasse a pontuação de um paciente na segunda vez em que fizesse o mesmo teste, então formas paralelas dos testes são necessárias. As *formas paralelas* de um teste medem o mesmo construto, mas utilizam itens diferentes para esse fim. Para garantir que o teste de fato meça o mesmo construto, o coeficiente de correlação entre as duas formas paralelas do mesmo teste é calculado. Essa confiabilidade de formas paralelas deve ser de pelo menos 0,90 ou mais alta.

Uso do erro-padrão da medida para avaliar a confiabilidade. Outra forma de avaliar a utilidade de um determinado teste é examinar o erro-padrão da medida do teste, que deve ser incluído no manual do teste. Trata-se de uma estatística única utilizada para estimar qual deveria ser a pontuação de um determinado paciente em um teste se ele fizesse o mesmo teste novamente em um curto período de tempo.

TESTES PSICOLÓGICOS PARA ADULTOS

Testes de personalidade objetivos

Os *testes de personalidade objetivos* têm uma abordagem bastante direta. Em geral, são feitas perguntas específicas e padronizadas aos pacientes em um formato escrito ou oral estruturado. Normalmente, é feita a mesma pergunta para cada indivíduo. Os dados obtidos de um determinado paciente são comparados com dados semelhantes obtidos do grupo normativo. O grau em que o paciente se desvia da norma é observado e utilizado no processo interpretativo. As respostas são pontuadas de acordo com certos critérios estabelecidos. As pontuações obtidas são, então, comparadas com tabelas normativas e frequentemente convertidas para pontuações ou percentis padronizados, ou ambos. O MMPI-2 é um exemplo de um teste de personalidade objetivo. A Tabela 5.5-1 lista um exemplo de teste de personalidade objetivo junto com uma descrição e uma lista breves dos pontos fortes e pontos fracos.

Inventário Multifásico da Personalidade de Minnesota. O MMPI-2 é de administração e pontuação relativamente fáceis e leva cerca de 1,5 hora para ser completado pela maioria dos pacientes. Consiste em 567 questões de verdadeiro ou falso concernentes, a uma ampla variedade de assuntos e requer apenas uma compreensão de leitura de 8º ano. A pontuação do MMPI-2 envolve a soma do número de respostas em várias escalas e a comparação dos resultados com certas informações normativas. A interpretação é mais direta do que em muitos outros testes.

Quando o MMPI-2 é aplicado, as perguntas não são agrupadas em nenhuma ordem específica para ajudar na interpretação.

TABELA 5.5-1
Medidas objetivas da personalidade

Nome	Descrição	Pontos fortes	Pontos fracos
Inventário Multifásico da Personalidade de Minnesota-2 (MMPI-2)	567 itens; verdadeiro-falso; formato de autorrelato; 20 escalas principais	Revisão atual do MMPI com respostas atualizadas; métodos das escalas revisados e novos escores de validade; novos dados normativos	Dados preliminares indicam que o MMPI-2 e o MMPI podem fornecer resultados discrepantes; amostra normativa com viés para condição socioeconômica superior; sem dados normativos para adolescentes
Inventário Clínico Multiaxial de Million (MCMI)	175 itens; verdadeiro-falso; formato de autorrelato; 20 escalas principais	Tempo de administração breve; corresponde bem às classificações diagnósticas	Requer mais pesquisa de validação; sem informações sobre gravidade do transtorno; necessita revisão para o DSM-5
Inventário Clínico Multiaxial de Million-II (MCMI-II)	175 itens; verdadeiro-falso; formato de autorrelato; 25 escalas principais	Tempo de administração breve	Alto grau de sobreposição de itens em várias escalas; sem informações sobre gravidade do transtorno ou do traço
Questionário dos 16 Fatores de Personalidade (16 PF)	Verdadeiro-falso; formato de autorrelato; 16 dimensões da personalidade	Instrumento psicométrico sofisticado com pesquisas consideráveis conduzidas em populações não clínicas	Utilidade limitada em populações clínicas
Inventário de Avaliação da Personalidade (PAI)	344 itens; verdadeiro-falso; formato do tipo Likert; 22 escalas	Inclui medidas de psicopatologia, dimensões da personalidade, escalas de validade e interesses específicos no tratamento psicoterapêutico	O inventário é novo e ainda não produziu uma base de pesquisa de apoio
Inventário de Personalidade da Califórnia (CPI)	Verdadeiro-falso; formato de autorrelato; 17 escalas	Método bem aceito para avaliar pacientes que não apresentam psicopatologias maiores	Utilidade limitada em populações clínicas
inventário de Personalidade de Jackson (JPI)	Verdadeiro-falso; formato de autorrelato; 15 escalas de personalidade	Construído de acordo com técnicas psicométricas sofisticadas; controle para conjuntos de respostas	Utilidade em contextos clínicos não comprovada
Escala de Preferências Pessoais de Edwards (EPPS)	Escolha forçada; formato de autorrelato	Baseia-se na teoria da personalidade de Murray; avalia a conveniência social	Não é amplamente utilizada no contexto clínico devido à natureza restrita das informações obtidas
Inventário de Triagem Psicológica (PSI)	103 itens; verdadeiro-falso; formato de autorrelato	Produz quatro pontuações que podem ser usadas como medidas de triagem para possibilidade de uma necessidade de ajuda psicológica	As escalas são curtas, e a confiabilidade é correspondentemente baixa
Questionário de Personalidade de Eysenck (EPQ)	Verdadeiro-falso; formato de autorrelato	Útil como mecanismo de triagem; apresenta base teórica com apoio de pesquisas	As escalas são curtas, e os itens são transparentes quanto a seu propósito; não recomendado para outra função além de um dispositivo de triagem
Lista de Verificação de Adjetivos (ACL)	Verdadeiro-falso; autorrelato ou relato de informante	Pode ser usada para autoavaliação ou outras avaliações	As pontuações raramente apresentam correlação alta com inventários da personalidade convencionais
Escalas de Personalidade de Comrey (CPS)	Verdadeiro-falso; formato de autorrelato; oito escalas	Técnicas de análise fatorial usadas com alto grau de sofisticação no teste construído	Não amplamente utilizadas; problemas na interpretação por análise fatorial
Escala de Autoconceito de Tennessee (TSCS)	100 itens; verdadeiro-falso; formato de autorrelato; 14 escalas	O tempo de administração breve produz informações consideráveis	A brevidade também é uma desvantagem, reduzindo a confiabilidade e a validade; útil apenas como dispositivo de triagem

(Cortesia de Robert W. Butler, Ph.D., e Paul Satz, Ph.D.)

Vários itens podem ser selecionados, classificados e analisados de acordo com vários critérios.

Uma nova versão desse inventário foi desenvolvida em 2008, o Formulário Reestruturado do MMPI-2 (MMPI-2 RF). Ele contém 338 perguntas, leva menos tempo para administrar e visa ser uma alternativa ao MMPI-2, não uma substituição.

Inventário de Avaliação da Personalidade (PAI). Outro teste objetivo da personalidade cada vez mais popular é o inventário de Avaliação da Personalidade (PAI). Ele consiste em 344 itens escritos em um nível de leitura de 4º ano. Esse nível de leitura garante que a maioria dos pacientes possa completá-lo sem experimentar problema algum. O PAI leva cerca de 45 a 50 minutos para ser completado. Ele foi normatizado em 1.000 indivíduos residentes da comunidade estratificados de acordo com o sexo, a raça e a idade. Não existem normas separadas para homens e mulheres, como é o caso do MMPI. Além disso, os dados foram obtidos de 1.246 indivíduos clínicos e 1.051 estudantes universitários no processo normativo. Os indivíduos clínicos foram retirados de uma variedade de contextos clínicos diferentes, incluindo instituições psiquiátricas (25%), clínicas psiquiátricas ambulatoriais (35%), instituições correcionais (12%), consultórios médicos (2%) e programas de tratamento de abuso de substâncias (15%).

TABELA 5.5-2
Medidas projetivas da personalidade

Nome	Descrição	Pontos fortes	Pontos fracos
Teste de Rorschach	10 cartões de estímulo com manchas de tinta, alguns coloridos, outros acromáticos	Instrumento projetivo mais amplamente utilizado e sem dúvida o mais pesquisado; existe uma quantidade considerável de dados interpretativos	Alguns sistemas interpretativos do Rorschach não têm validade comprovada
Teste de Apercepção Temática (TAT)	20 cartões de estímulo retratando várias cenas de ambiguidade variada	Um método amplamente utilizado que, nas mãos de uma pessoa bem treinada, fornece informações valiosas	A falta de um sistema de pontuação aceito resulta em pouca consistência na interpretação; administração demorada
Teste de Completar Sentenças	Diversos mecanismos diferentes disponíveis, todos compartilhando o mesmo formato, com mais semelhanças do que diferenças	Tempo de administração breve; pode ser útil para entrevistas clínicas se fornecido antecipadamente	Os estímulos têm conteúdo óbvio, estando sujeitos a falsificação
Técnica de Manchas de Tinta de Holtzman (HIT)	Dois formulários paralelos com cartões com manchas de tinta, cada um com 45 cartões	Somente uma resposta é aceita para cada cartão, tornando a pesquisa menos problemática	Não é amplamente aceita, sendo raras vezes usada; não pode ser comparada diretamente com as estratégias interpretativas do Rorschach
Desenhar Figuras	Normalmente formas humanas, mas pode incluir casas ou outras formas	Administração rápida	As estratégias interpretativas não costumam ter amparo de pesquisas
Teste de Criar uma História a Partir da Figura (Make-a-Picture Story) (MAPS)	Semelhante ao TAT; entretanto, os estímulos podem ser manipulados pelo paciente	Fornece informações idiográficas da personalidade por meio de análise temática	Pouco amparo de pesquisas; pouco utilizado

(Cortesia de Robert W. Butler, Ph.D., e Paul Satz, Ph.D.)

O PAI tem 11 escalas clínicas. Essas escalas clínicas principais são semelhantes às do MMPI-2 e medem questões relativas à personalidade, como preocupações somáticas, depressão, paranoia, aspectos *borderline* ou problemas com álcool ou drogas. Também tem cinco escalas relacionadas a tratamento que abordam questões como rejeição a tratamento, ideação suicida ou agressividade.

Testes projetivos da personalidade

Os testes projetivos da personalidade, em comparação com instrumentos objetivos de avaliação da personalidade, são mais indiretos e não estruturados. Diferentemente dos testes objetivos, nos quais o paciente pode simplesmente marcar verdadeiro ou falso em determinadas perguntas, a variedade de respostas aos testes projetivos é quase ilimitada. As instruções costumam ser de natureza muito geral, permitindo a expressão das fantasias do paciente. Este, em geral, não sabe como suas respostas serão pontuadas ou analisadas. Por isso, tentar falsificar o teste se torna difícil. Os testes projetivos normalmente não medem uma característica da personalidade em particular, tal como "personalidade tipo A" (p. ex., medição de banda estreita); em vez disso, visam avaliar a personalidade como um todo (p. ex., medição de banda larga).

Os testes projetivos com frequência se concentram nos aspectos "latentes" ou inconscientes da personalidade. Obviamente, os psicólogos e outras pessoas diferem no grau em que se baseiam nas informações 'inconscientes'. Em muitas técnicas projetivas, simplesmente é mostrada ao paciente uma figura, de alguma coisa, e ele deve dizer o que a figura lhe lembra. Uma suposição subjacente das técnicas projetivas (a hipótese projetiva) é que, quando é apresentado um estímulo ambíguo, como uma mancha de tinta, para a qual existe um número quase ilimitado de respostas, as respostas do paciente irão refletir aspectos fundamentais de sua personalidade. O estímulo ambíguo é um tipo de tela sobre a qual o indivíduo projeta suas próprias necessidades, pensamentos ou conflitos. Diferentes pessoas têm diferentes pensamentos, necessidades e conflitos e, por essa razão, têm respostas muito diferentes. As respostas de um indivíduo com esquizofrenia frequentemente refletem uma visão do mundo bastante bizarra e idiossincrática.

A Tabela 5.5-2 lista os testes projetivos comuns junto com uma descrição e os pontos fortes e fracos de cada um.

Teste de Rorschach. Hermann Rorschach, um psiquiatra suíço, desenvolveu o primeiro uso importante das técnicas projetivas em torno de 1910. Seu teste é o instrumento projetivo da personalidade mais frequentemente utilizado (Fig. 5.5-1). O teste consiste em 10 manchas de tinta simétricas e ambíguas. O cartão com a mancha de tinta parece como se uma porção de tinta fosse derramada sobre um pedaço de papel e este fosse dobrado – daí a aparência simétrica.

Uma interação mínima entre o examinador e o paciente ocorre enquanto o Rorschach é administrado, o que garante a manuntenção dos procedimentos de padronização. O examinador anota textualmente o que o paciente diz durante a fase de "associação

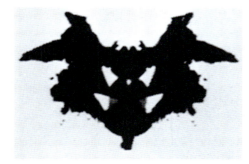

FIGURA 5.5-1
Cartão 1 do Teste de Rorschach. (De Hermann Rorschach, Rorschach®-Test. Copyright © Verlag Hans Hubar AG, Berna, Suíça, 1921, 1948, 1994, com permissão.)

livre" ou "resposta adequada" descrita anteriormente. Se o paciente girar o cartão durante sua resposta, o examinador faz a anotação apropriada no protocolo do teste. Após terem sido dadas respostas para todos os 10 cartões, uma fase de inquérito da administração se inicia. O examinador pede ao paciente que percorra os cartões novamente e o ajude a ver as respostas que deu. O examinador lê a resposta inicial do paciente e pede-lhe que aponte o que viu e explique por que lhe pareceu aquilo. Uma variedade quase ilimitada de respostas é possível com o teste de Rorschach e a maioria dos testes projetivos.

Teste de apercepção temática. Embora o teste de Rorschach seja, sem dúvida, o teste projetivo de personalidade usado com mais frequência, o Teste de Apercepção Temática (TAT) provavelmente venha em segundo lugar. Muitos médicos incluem o TAT e o teste de Rorschach em uma bateria de testes para avaliação da personalidade. O TAT consiste em uma série de 10 figuras em preto e branco que retratam indivíduos de ambos os sexos e de diferentes faixas etárias envolvidos em uma variedade de atividades diferentes. Um exemplo de um cartão do TAT é apresentado na Figura 5.5-2.

Henry Murray desenvolveu o TAT em 1943 na Clínica Psicológica de Harvard. As histórias que o paciente cria com relação às figuras, de acordo com a hipótese projetiva, refletem suas próprias necessidades, pensamentos, sentimentos, estresses, desejos e visão do futuro. De acordo com a teoria que fundamenta o teste, um paciente se identifica com um indivíduo em particular na figura. Este é chamado de *herói*. O herói, em geral, tem cerca da idade do paciente e muitas vezes é do mesmo sexo, embora não necessariamente. Em teoria, o paciente atribuiria suas próprias necessidades, seus pensamentos e sentimentos a esse herói. As forças presentes no ambiente do herói representam a *pressão* da história, e o *desfecho* é a resolução da interação entre as necessidades e os desejos do herói e a pressão do ambiente.

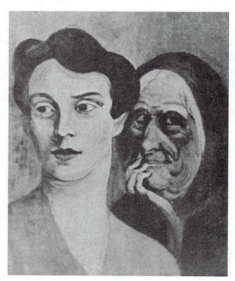

FIGURA 5.5-2
Cartão 12F do Teste de Apercepção Temática. (Reimpressa, com permissão, de Henry A. Murray, Thematic Apperception Test, Harvard University Press, Cambridge, MA. Copyright © 1943 President and Fellows of Harvard College, © 1971 Henry A. Murray.)

Teste de completar sentenças. Embora seja um instrumento projetivo, esse teste é muito mais direto ao solicitar as respostas do paciente. Simplesmente lhe é apresentada uma série de sentenças incompletas e lhe é solicitado que as complete com a primeira resposta que lhe vier à mente. As seguintes são exemplos de possíveis sentenças incompletas:

> Meu pai raramente...
> A maioria das pessoas não sabe que tenho medo de...
> Quando eu era criança, eu...
> Quando me deparo com frustração, eu geralmente...

O propósito do teste é extrair, de uma maneira um pouco indireta, informações sobre o paciente que não podem ser obtidas com outras medidas. Tendo em vista que o paciente responde por escrito, o tempo do examinador é limitado. O tempo para completar a sentença varia muito, dependendo do número de sentenças incompletas. O teste pode variar de menos de 10 sentenças até mais de 75.

Avaliação comportamental

A avaliação comportamental envolve a medição direta de um determinado comportamento. Em vez de enfocar as características humanas, como repressão, força do ego ou autoestima (termos vagos para um behaviorista), a medição comportamental estrita se concentra na medida direta que pode ser observada, tal como um número de acessos de raiva por unidade de tempo, duração e intensidade e número de episódios de hiperventilação ou o número de cigarros fumados por um período de 24 horas.

Embora os primeiros behavioristas estritos levassem em conta apenas comportamentos que pudessem ser observados, surgiu uma definição mais ampla de comportamento, sob a qual simplesmente tudo o que as pessoas fazem – seja manifesto, como chorar, blasfemar ou lavar as mãos, seja secreto, como sentir e pensar – é considerado comportamento.

Contagem direta do comportamento. A medição do comportamento manifesto é direta e pode ser feita pelo próprio paciente, por um familiar ou por um observador imparcial.

Os terapeutas cognitivo-comportamentais usam essas medidas para estabelecer níveis basais de um determinado comportamento indesejável (i.e., pensamentos violentos que o paciente pode desejar reduzir). De modo semelhante, os terapeutas podem medir o comportamento que o paciente deseja aumentar (tempo estudando, tempo fora da cama ou distância caminhada na esteira). As medições de acompanhamento do mesmo comportamento monitoram o progresso e quantificam a melhora.

AVALIAÇÃO DA PERSONALIDADE EM CRIANÇAS E ADOLESCENTES

A avaliação da característica emocional e interpessoal em crianças apresenta muitos desafios ao médico devido às descontinuidades no desenvolvimento que existem ao longo de toda a infância, adolescência e idade adulta. Muitos médicos relutam em atribuir um diagnóstico de um transtorno da personalidade antes dos 16 a 18 anos de idade em razão das mudanças rápidas que ocorrem durante a infância. Entretanto, a avaliação de crianças e adolescentes pode, muitas vezes, revelar sintomas, comportamentos ou traços antecedentes associados com transtornos emocionais em uma idade em que esses problemas são muito responsivos a intervenções. Por esse motivo, a facilidade na avaliação de transtornos emocionais em crianças e adolescentes é importante para os profissionais da saúde mental.

Considerações especiais na avaliação de crianças

A avaliação de crianças com sintomas de transtornos emocionais ou comportamentais é feita de maneira ideal nos contextos desenvolvimental e ecológico – ambos os quais ajudam a interpretar os sintomas da criança do ponto de vista das influências do desenvolvimento sobre o comportamento e também com consideração dos fatores de risco e de proteção no ambiente social da criança. De fato, o equilíbrio entre fatores de risco e fatores protetores pode, muitas vezes, fornecer indícios importantes quanto à etiologia dos problemas atuais da criança e ao prognóstico para uma intervenção eficaz.

O contexto do desenvolvimento. O conhecimento sobre a sequência e as transições normais do desenvolvimento forma um cenário fundamental a partir do qual se pode examinar a psicopatologia suspeitada das crianças. A principal transição do desenvolvimento da infância relacionada à formação de um relacionamento de apego seguro com cuidadores significativos dá lugar ao movimento da dependência para maior autoconfiança nos anos dos primeiros passos. As tarefas do desenvolvimento mais importantes durante os anos pré-escolares envolvem o desenvolvimento de uma crescente capacidade para empatia e autocontrole, enquanto a criança demonstra um desejo pelo domínio dessas tarefas. Nos anos iniciais a intermediários do ensino fundamental, as crianças esforçam-se por ter maior domínio do conhecimento e das habilidades intelectuais e acadêmicas, levando a sentimentos de produtividade e competência. As tarefas do desenvolvimento do período da adolescência giram em torno da separação-individuação, da resolução de conflitos com figuras de autoridade, da identificação com o grupo de iguais e da avaliação realista das próprias qualidades. Embora o desenvolvimento não ocorra em um estágio linear, a familiaridade com os temas e as transições primários do desenvolvimento em cada faixa etária fornece um contexto importante a partir do qual se pode examinar os sintomas atuais.

As decisões sobre os métodos de avaliação apropriados também são baseadas em fatores do desenvolvimento. Antes das crianças tomarem parte em procedimentos de testagem projetiva, como as tarefas de contar histórias, os médicos devem ter informações sobre o desenvolvimento da linguagem expressiva, linguagem receptiva e capacidade de conceituação. O conhecimento da proficiência de leitura de uma criança é fundamental ao apresentar medidas de autorrelato. Se for solicitado às crianças que completem desenhos projetivos, as informações sobre seu nível de desenvolvimento visuomotor são importantes para a interpretação. Crianças pequenas muitas vezes não têm as capacidades motoras ou de linguagem para fornecer respostas significativas aos procedimentos projetivos, mas podem revelar muito sobre suas capacidades de socialização, medos, ansiedades e relacionamentos significativos por meio do brincar. Portanto, as técnicas de observação do brincar podem ser uma alternativa útil a medidas projetivas mais formais. Igualmente, alguns adolescentes podem resistir a fornecer respostas em medidas projetivas que requeiram uma revelação verbal para um médico, mas podem completar de bom grado medidas de personalidade objetivas de papel e lápis que exijam uma resposta menos direta. A escolha de uma abordagem à avaliação tendo em mente o contexto do desenvolvimento aumentará a validade das informações obtidas.

Contexto ecológico. O contexto social-ecológico amplo da família das crianças, o grupo de pares e os relacionamentos sociais e a cultura na qual vivem podem influenciar a interpretação das informações da avaliação. De um ponto de vista da psicopatologia do desenvolvimento, a maior parte dela é expressa como uma interação entre vários fatores que estão operando nos níveis do indivíduo (incluindo atributos do desenvolvimento e da personalidade), da família (p. ex., habilidades na criação de filhos, a segurança dos relacionamentos de apego primários, estabilidade conjugal, o apoio da família extensiva), da comunidade (p. ex., incluindo as influências de trabalho, escola, redes sociais informais, fatores socioeconômicos e grau de isolamento social da família) e do contexto cultural mais amplo da sociedade (p. ex., valores e crenças culturais que orientam o comportamento).

> Duas crianças de 4 anos foram encaminhadas por sua professora devido a preocupações com um início recente de comportamento regressivo (p. ex., enurese durante o dia escolar e padrões de fala imaturos). As duas meninas foram entrevistadas separadamente, mas estavam relutantes em falar com o médico. Uma entrevista lúdica foi realizada com cada uma, usando bonecas e uma casa de bonecas com uma variedade de mobília. A primeira menina assumiu o papel de "mãe" e representou o cenário de alimentar e trocar as fraldas da boneca de uma maneira carinhosa. A segunda foi agressiva em seu brincar, com representação das bonecas "adultas" batendo nas bonecas "crianças" e fazendo-as "morrer". As bonecas crianças foram descritas tendo sangue sobre elas. O contexto familiar da primeira menina revelou que um novo irmãozinho tinha nascido exatamente antes do início dos sintomas regressivos; o bebê nasceu prematuro, e a mãe passou muito tempo com ele no hospital. Tanto a chegada do novo irmão como a separação da mãe de sua filha de 4 anos criaram o contexto social para o surgimento do comportamento regressivo da criança. No segundo caso, a mãe da menina foi entrevistada. Após o médico fornecer uma descrição do brincar da menina, a mãe revelou que seu namorado acabara de se mudar para a casa delas. Disse ter notado o medo que a filha tinha do namorado e seus choros frequentes em casa. Relatou suspeitar que ele pudesse estar molestando sexualmente a filha e concordou em ligar para o Serviço de Proteção na presença do médico para fazer uma denúncia.

Pode haver explicações imensamente diferentes para sintomas semelhantes, e muitas vezes os procedimentos de avaliação projetiva apenas sugerem preocupações sem fornecer informações específicas o suficiente sobre a natureza e a etiologia dos problemas. O contexto social pode revelar fatores tanto de risco quanto protetores que são importantes na conceituação dos problemas da criança. A abordagem ecológica permite o exame dos possíveis múltiplos determinantes de psicopatologia emocional em crianças e um melhor entendimento da interação entre os fatores de risco e os fatores protetores que estão presentes na vida delas.

Uso de informações de informantes. Crianças e adolescentes em geral são encaminhados para avaliação devido a preocupações de seus pais ou cuidadores. Os professores também podem ser a fonte de preocupações específicas. Por essa razão, as informações relevantes ao diagnóstico são normalmente obtidas desses adultos significativos, que podem dar relatos importantes sobre o comportamento da criança em vários contextos. Contar com outras pessoas além do paciente como relatores dos sintomas primários representa uma diferença fundamental no processo de diagnóstico, em comparação com a avaliação de adultos.

Portanto, a validade das informações apresentadas sobre os sintomas das crianças é, muitas vezes, uma preocupação para os médicos. Durante a coleta de informações, os pais com frequência expressam sentimentos de ansiedade ou frustração em relação aos problemas de seu filho, e suas descrições da criança podem ser exageradas ou vagas (p. ex., "Ela *nunca* se importa" ou "Ele *sempre* age como um monstro"). Não é raro que pais deprimidos relatem uma quantidade e um nível de gravidade dos sintomas mais altos em seus filhos. Em casos em que se suspeita de que as percepções do informante possam ser distorcidas, é fundamental obter informações colaterais de professores ou outras pessoas familiarizadas com os problemas atuais da criança. Uma tarefa importante é ajudar os informantes a traduzir queixas imprecisas em descrições específicas dos comportamentos preocupantes, usando métodos que auxiliem o médico a determinar a natureza, a frequência e a gravidade dos sintomas. Os procedimentos de avaliação comportamental descritos posteriormente são muito úteis para fornecer classificações das características dos sintomas referenciados por idade e gênero.

Treinamento especializado. Os médicos que conduzem uma avaliação da personalidade de crianças necessitam de treinamento não apenas em métodos de avaliação clínica mas também em psicologia do desenvolvimento e psicopatologia infantil. A apresentação de muitos transtornos emocionais nos anos pré-latência difere da apresentação pós-latência. O treinamento e a experiência em como ajudar a criança com as demandas da situação de teste também são fundamentais. A capacidade das crianças de participar na testagem depende de sua capacidade de atenção e concentração, da ansiedade em relação à separação de pessoas significativas durante a testagem, de estados de fadiga e fome, de motivação e persistência e da influência relativamente maior de variáveis familiares, culturais e ambientais sobre a capacidade delas de participar de maneira efetiva na testagem. Um médico com treinamento especializado para trabalhar com crianças terá tanto a compreensão dessas influências sobre o comportamento delas diante do teste como as habilidades para lidar com os desafios de testá-las a fim de alcançar resultados mais válidos.

AVALIAÇÃO PARA CRIANÇAS E ADOLESCENTES

Como ocorre com a avaliação de adultos, a avaliação da personalidade das crianças pode ser realizada por meio de três métodos: testes e procedimentos projetivos, objetivos e comportamentais. Os métodos projetivos envolvem a interação direta com a criança e o adolescente, enquanto os métodos objetivo e comportamental, além dessa interação muitas vezes envolvem obter informações de adultos significativos na vida deles. Na esteira da evolução de metodologias estatísticas mais sofisticadas e da ciência psicométrica nos últimos anos, veio o desenvolvimento de novas medidas objetivas e comportamentais da personalidade. Índices de validade e procedimentos psicométricos melhorados, que levam em conta o relato de informantes, são agora rotineiramente incluídos. Muitos dos procedimentos projetivos mudaram menos, embora as melhorias nas normas para interpretação tenham aumentado a validade diagnóstica de medidas como o Rorschach.

Procedimentos de avaliação projetiva

Conforme já declarado na subseção sobre os adultos, os testes objetivos da personalidade apresentam ao paciente um conjunto de perguntas estruturadas e uma gama finita de respostas. Os testes projetivos, por sua vez, apresentam estímulos mais ambíguos e pedem ao adulto ou à criança que componham alguma coisa (i.e., história, percepto ou desenho) relacionada ao estímulo. Os procedimentos de avaliação projetiva mais comuns para crianças e adolescentes são o Teste de Rorschach, várias medidas projetivas de elaboração de histórias (i.e., Teste de Apercepção de Roberts para Crianças – 2ª edição ou Teste de Apercepção de Crianças), desenhos projetivos (como desenhos da figura humana e da família cinética) e procedimentos de sentenças incompletas (Tab. 5.5-3).

Teste de Rorschach. Instrumentos projetivos como o teste de Rorschach permitem ao médico explorar as dinâmicas da personalidade da criança por meio da obtenção de informações sobre seu mundo percepto-cognitivo e seu mundo de fantasia interior. O teste é usado de maneira ideal como parte de uma bateria mais abrangente, que inclui uma entrevista com a criança e com adultos significativos, técnicas expressivas (lúdicas) e talvez técnicas de elaboração de histórias para permitir à criança a máxima liberdade e espontaneidade de expressão.

O teste de Rorschach com crianças tem uma longa história clínica e de pesquisa de examinar as normas do desenvolvimento e as interpretações simbólicas. Os médicos que utilizam esse teste para a avaliação de crianças e adolescentes devem ter o cuidado de analisar o resumo estrutural no contexto das normas apropriadas para a idade, visto que um determinado resultado pode ser interpretado como normal para uma criança pequena, mas poderia ser preocupante em um adolescente. As respostas das crianças ao Rorschach foram examinadas como uma função do funcionamento cognitivo, do desempenho acadêmico e dos problemas comportamentais no contexto escolar. A estrutura conceitual subjacente para esse trabalho postula que existe uma relação direta entre o grau de desenvolvimento de processo secundário e o sucesso escolar.

Tal como em adultos, existem inúmeros sistemas para administrar e pontuar o Rorschach com crianças, mas todos lhes pedem que digam o que veem na mancha de tinta (i.e., o percepto), seguido por um inquérito referente a cada resposta. É controverso se o inquérito deve ser feito após as respostas de associação livre das crianças a todas as 10 manchas de tinta ou se é melhor fazê-lo após cada mancha individual. Os proponentes da última abordagem sugerem que crianças pequenas podem ter dificuldade para lembrar o raciocínio por trás das associações livres originais ou que podem ficar cansadas no fim do teste, limitando, desse modo, sua cooperação e responsividade ao inquérito. Os médicos também devem estar cientes do estado de ansiedade como uma possível variável confundidora nas respostas das crianças ao teste de Rorschach. O cuidado na construção do *rapport* e uma explicação do propósito e do processo de testagem podem diminuir a ansiedade situacional.

Assim como ocorre com adultos, a pontuação é feita com base nas características, ou determinantes, da resposta, como forma, cor, sombra, textura e dimensionalidade. A qualidade do conteúdo e da forma das respostas da criança também é usada na pontuação e interpretação.

Procedimentos de elaboração de histórias projetivos. Nas abordagens de elaboração de histórias projetivos, é apresentada à criança uma imagem de estímulo de figuras humanas ou de animais em situações bastante ambíguas. É pedido à criança que crie uma história sobre as figuras – uma história que tenha início e fim e inclua o pensamento e sentimento das pessoas representadas. Uma resposta de fantasia é evocada, e a informação projetiva resultante é uma combinação do perceptual e do imaginativo. As histórias são normalmente analisadas por temas, crenças ou afetos repetitivos, únicos, intensos ou problemáticos. Esse procedimento é muito semelhante à abordagem do TAT usada com adultos.

Teste de Apercepção de Crianças. O Teste de Apercepção de Crianças (CAT), desenvolvido em 1949, usava figuras de animais e foi concebido para crianças com idades de 3 a 10 anos. As figuras de animais foram pensadas para ser mais livres de cultura do que as personagens humanas. Em 1965, foi produzida a versão de figuras humanas (CAT-H) mostrando figuras humanas em situações o mais

TABELA 5.5-3
Procedimentos de avaliação projetiva para crianças

Nome	Faixa etária	Descrição
Teste das Manchas de Tinta de Rorschach	5 anos – Adulto	Consiste em 10 manchas de tinta, algumas coloridas e outras acromáticas, usadas como base para evocar associações que revelam perturbações do desenvolvimento da personalidade.
Teste de Apercepção de Crianças (CAT)	3-10 anos	Duas versões do CAT – animais e humanos – retratam personagens em várias situações sociais e são usadas para extrair histórias das crianças. As menores parecem se identificar mais prontamente com as figuras de animais, enquanto para as mais velhas, em geral, são apresentadas figuras humanas. A pontuação e a interpretação são baseadas na teoria psicodinâmica.
Cartões de Apercepção Adolescente	12-19 anos	11 cartões de figuras focadas na interação do adolescente com pais, amigos e irmãos, puxando para temas de abuso físico e sexual, negligência, aceitação dos pares, solidão, depressão, uso de drogas e violência doméstica. Existem duas versões – uma retratando adolescentes brancos e a outra adolescentes negros.
Teste de Apercepção de Roberts para Crianças – 2ª edição (RATC-2)	6-18 anos	16 cartões de figuras – com versões masculina e feminina paralelas retratando personagens brancos, negros ou hispânicos – visam extrair informações sobre duas dimensões independentes: percepção social adaptativa (que é uma medida de desenvolvimento) e presença de percepção social mal-adaptativa ou atípica (que é uma medida clínica). As respostas indicam onde uma criança está em um *continuum* de compreensão social. A revisão tem uma faixa etária ampliada (de 6 a 18 anos) e um sistema de pontuação padronizado com base em dados normativos estratificados e atualizados para auxiliar na interpretação.
Conte-me-uma-História (TEMAS)	5-18 anos	Teste de apercepção multicultural com 23 cartões de figuras coloridas (11 dos quais são específicos do sexo) retratando personagens de minoria (hispânicos ou negros) ou não de minoria. Mede 10 funções da personalidade (p. ex., agressividade, relações interpessoais e autoconceito), 18 funções cognitivas (p. ex., tempo de reação, fluência, sequência e imaginação) e 7 funções afetivas (p. ex., feliz, triste, irritado e temeroso). Tem um sistema de pontuação objetivo e dados normativos embasados em uma amostra cultural e étnica variada.
Desenhos Projetivos	3 ou 4 anos até a adolescência	Existem várias versões, de desenhos individuais de figuras humanas, uma casa, e árvore a desenhos cinéticos da família. São medidas simples e econômicas que fornecem informações sobre as percepções das crianças de si mesmas e dos relacionamentos com os outros. Especialmente útil para crianças apresentando dificuldade com a expressão verbal. Pontuação objetiva disponível para alguns desenhos (p. ex., figuras humanas), mas a interpretação de outros tipos de desenhos projetivos é muitas vezes subjetiva.
Tarefas de Completar Sentenças e Histórias	4 ou 5 anos até a adolescência	Uma série de formatos diferentes disponíveis, cada um fornecendo a raiz da sentença ou o início de uma história. Fornece informações sobre fatores como relacionamentos e dinâmicas interpessoais, autopercepção, desejos e preocupações.

análogas possível às retratadas na versão com animais. Durante a administração, os cartões são apresentados individualmente na ordem numerada do cartão (porque certos cartões foram planejados para ter um impacto sequencial). É pedido à criança que conte uma história sobre cada figura (p. ex., o que está acontecendo, o que aconteceu antes, o que irá acontecer em seguida). Há algum debate a respeito do uso de induções com crianças pequenas e se essas induções (p. ex., "Como a história terminou?") podem contaminar informações projetivas importantes. Em geral, as induções muitas vezes são necessárias para ajudar a criança pequena a entender o que é esperado. Elas têm uma tendência a apenas rotular ou descrever porções da figura e podem não entender o conceito de contar uma história com início, meio e fim. Entretanto, o médico deve sempre se vigiar para não induzir excessivamente a criança, guiando as respostas dela em uma determinada direção ou sugerindo um formato específico para a história. Os vários protocolos de pontuação para o CAT têm se concentrado na análise das funções do ego e na avaliação do uso relativo de vários mecanismos de defesa. Porém, a interpretação qualitativa também é feita com base em temas recorrentes ou sequenciais e na determinação das figuras de identificação, levando em consideração, ao mesmo tempo, as informações da família e da história de caso da criança.

Teste de Apercepção de Roberts para Crianças – 2ª Edição.
O Teste de Apercepção de Roberts para Crianças original (RATC) foi desenvolvido especificamente para crianças e fornecia um sistema padronizado para pontuar o conteúdo temático e as características estruturais das respostas da criança. A segunda edição do RATC está agora disponível e fornece dados normativos (estratificados por região geográfica, sexo, etnia e educação dos pais) sobre uma amostra de 1.000 crianças e adolescentes com idades de 6 a 18 anos, para auxiliar na interpretação clínica. O RATC-2 pede à criança ou o adolescente que conte uma história em resposta a cada uma das 16 figuras do teste que representam temas interpessoais importantes. O teste avalia duas dimensões independentes: percepção social adaptativa (que é uma medida do desenvolvimento) e a presença de percepção social mal-adaptativa ou atípica (que é uma medida clínica). As respostas indicam onde uma criança está em um *continuum* de compreensão social. A interpretação do RATC-2, como a de outras medidas projetivas, é baseada na suposição de que as crianças, diante de desenhos ambíguos de crianças e adultos em interações cotidianas, projetarão seus pensamentos, preocupações, conflitos e estilos de enfrentamento típicos nas histórias que criam.

Esse teste tem três versões paralelas das figuras – uma para crianças brancas, uma representando crianças afro-americanas e a outra retratando crianças hispânicas.

Medidas objetivas da personalidade

As abordagens objetivas à avaliação da personalidade da criança normalmente têm estímulos diretos e instruções claras relativas à realização dos testes, em oposição às abordagens projetivas, que em geral utilizam estímulos ambíguos, menos estruturados. Os testes objetivos costumam ter boa padronização, confiabilidade e validade e com frequência são referenciados a normas, de modo a fornecer comparações com um grupo de critério em particular.

As vantagens de usar medidas objetivas com crianças são semelhantes às discutidas anteriormente com adultos. As desvantagens incluem o tempo de administração (algumas têm várias centenas de perguntas às quais o informante deve responder), o nível de leitura requerido para realizar o teste (que poderia colocar crianças e adolescentes em desvantagem) e os gastos iniciais na compra dos programas de computador para administração e pontuação. Apesar das desvantagens, as medidas objetivas da personalidade permanecem sendo uma parte importante de uma avaliação da personalidade abrangente, fornecendo um amplo levantamento das principais áreas de psicopatologia nos estágios iniciais da avaliação. A Tabela 5.5-4 lista algumas das principais medidas objetivas da personalidade para crianças.

Medidas da personalidade para transtornos específicos em crianças. Em comparação com as medidas multidimensionais, da personalidade já discutidas, várias medidas tratam de transtornos mais específicos em crianças, como os transtornos depressivos e de ansiedade. Exemplos de várias dessas medidas são encontrados na Tabela 5.5-5.

Com frequência, os médicos utilizam medidas da personalidade multidimensionais para obter um panorama amplo do risco de psicopatologia e, depois, medidas específicas, de banda mais estreita, para explorar um determinado grupo de sintomas em mais detalhes. Nenhum dos tipos de inventário da personalidade é utilizado

TABELA 5.5-4
Medidas objetivas da personalidade para crianças

Nome	Faixa etária	Descrição
Questionário da Personalidade para Crianças (CPQ)	8-13 anos	Questionário de 140 itens que mede 14 traços básicos da personalidade, útil para predizer sucesso escolar, delinquência, liderança e problemas emocionais potenciais. Pode ser administrado individualmente ou em grupo.
Questionário da Personalidade para o Ensino Médio (HSPQ)	13-18 anos	Uma extensão ascendente do CPQ, essa escala pode ser administrada individualmente ou em grupo a estudantes do ensino médio. Tem 142 itens medindo 14 traços de personalidade. Útil para predizer sucesso escolar, aptidão vocacional, delinquência e liderança, bem como para aqueles que necessitam de assistência clínica.
Inventário da Personalidade Adolescente de Millon (MAPI)	Adolescentes (13-18 anos)	Um inventário de autorrelato, objetivo, de 150 itens de verdadeiro-falso, que identifica oito estilos de personalidade (introvertido, inibido, cooperativo, sociável, confiante, enérgico, respeitoso e sensível); oito preocupações frequentemente expressas por adolescentes (autoconceito, autoestima, conforto corporal, aceitação sexual, segurança com pares, tolerância social, *rapport* familiar e confiança acadêmica); e quatro escalas em geral de interesse para os médicos (controle dos impulsos, conformidade social, sucesso escolar e consistência na frequência). Os índices de confiabilidade e validade ajudam a identificar atitudes ruins diante do teste e respostas confusas ou aleatórias.
Inventário Clínico Adolescente de Millon (MACI)	Adolescentes (13-19 anos)	Concebido para ampliar a utilidade clínica do MAPI, o MACI salienta os níveis mal-adaptativos dos oito estilos de personalidade originais do MAPI. Também usa os transtornos do DSM-IV. Inclui Escalas de Índices Clínicos que tratam de disfunções alimentares, propensão a abuso de substâncias, predisposição a delinquência, tendência impulsiva, sentimentos ansiosos, afeto depressivo e tendência suicida. É útil para confirmar hipóteses diagnósticas, desenvolver planos de tratamento individuais e medir progresso antes, durante e após o tratamento.
Inventário Clínico Pré-Adolescente de Millon (M-PACI)	9-12 anos	Escrito em um nível de leitura de 3º ano, o M-PACI visa fornecer uma visão integrada dos padrões de personalidade emergentes (i.e., confiante, extrovertido, obediente, submisso, inibido, indisciplinado e instável) e sinais clínicos atuais da criança (i.e., ansiedade/medos, déficits de atenção, obsessões/compulsões, transtorno da conduta, comportamentos disruptivos, humores depressivos e distorções da realidade), que podem ajudar a detectar sinais precoces de transtornos do Eixo I e Eixo II. Formatos de papel e lápis, CD e administração por computador estão disponíveis. O Relatório Interpretativo fornece uma análise integrada dos resultados com respeito aos padrões de personalidade e sinais clínicos da criança.
Inventário Multifásico da Personalidade de Minnesota-Adolescente (MMPI-A)	14-18 anos	Essa medida objetiva de psicopatologia, de 478 itens de verdadeiro-falso, é designada especificamente para uso com adolescentes. Contém as escalas clínicas básicas do MMPI original junto com 4 novas escalas de validade, 15 escalas de conteúdo, 6 escalas suplementares, 28 subescalas de Harris e Lingoes e 3 subescalas Si. Estão disponíveis pontuações manuais e por programa de computador, bem como um Sistema Interpretativo do MMPI-A.
Inventário da Personalidade para Crianças – 2ª edição (PIC-2)	Pré-escola – Adolescência (5-19 anos)	Uma medida de relato parental objetiva e multidimensional do ajustamento emocional, comportamental, cognitivo e interpessoal de crianças e adolescentes. A escala total tem 275 itens (reduzidos dos 420 da 1ª edição) que fornecem pontuações em várias áreas fundamentais: comprometimento cognitivo, disfunção familiar, desconforto psicológico, afastamento social, impulsividade e distração, delinquência, distorção da realidade, preocupação somática e déficit de habilidades sociais. Dois grupos normativos estão disponíveis para o PIC-2. Um inclui meninos e meninas do jardim de infância ao início do ensino médio e é representativo da população norte-americana em relação a níveis socioeconômicos e etnia. A segunda amostra inclui pais de crianças que tinham sido encaminhadas para intervenção educacional ou clínica.

DSM, *Manual diagnóstico e estatístico de transtornos mentais.*

TABELA 5.5-5
Medidas da personalidade para transtornos específicos em crianças

Nome	Faixa etária	Descrição
Inventário de Depressão Infantil (CDI)	7-17 anos	Inventário de autorrelato que avalia sintomas de depressão. A forma longa contém 27 itens de múltipla escolha que avaliam cinco áreas-chave: humor negativo, ineficácia, anedonia, autoestima negativa e problemas interpessoais. Pontuações de corte são fornecidas para vários níveis de gravidade. A validade discriminante entre transtornos depressivos e outros transtornos no CDI tem sido questionável em alguns estudos. A versão curta do CDI consiste em 10 itens-chave da versão longa. Estão disponíveis versões para pais e para professores. Elas avaliam o comportamento das crianças nas Escalas de Problemas Emocionais e Problemas Funcionais.
Escala de Depressão Infantil de Reynolds (RCDS)	3º a 6º ano	Medida de autorrelato breve de sintomatologia depressiva em crianças. Contém 30 itens escritos em um nível de leitura de 2º ano. Pode ser administrada de modo individual ou em grupos. Uma pontuação de corte é fornecida para designar um nível clinicamente relevante de sintomas depressivos. Os grupos normativos são estratificados por série e sexo.
Escala de Depressão Adolescente de Reynolds – 2ª edição (RADS-2)	11-20 anos	Medida de autorrelato breve que identifica adolescentes com sintomas depressivos significativos. Contém 30 itens que medem quatro áreas-chave: humor disfórico, anedonia/afeto negativo, autoavaliação negativa e queixas somáticas. O RADS-2 tem uma faixa etária ampliada e dados normativos atualizados divididos em três faixas etárias: 11-13 anos, 14-16 anos e 17-20 anos. Pode ser administrada individualmente ou em grupos. A Pontuação Total e a Pontuação de Corte da RADS podem ser usadas para julgar a gravidade dos sintomas depressivos.
Escala Revisada de Ansiedade Infantil Manifesta– –2ª edição (RCMAS-2)	6-19 anos	Medida de autorrelato breve de sintomas de ansiedade em crianças e adolescentes. Contém 49 itens em um nível de leitura de 2º ano, respondidos no formato sim-não. Avalia quatro áreas-chave: ansiedade psicológica, ansiedade social, preocupação e atitude defensiva. A RCMAS-2 também avalia a presença de estresse acadêmico, ansiedade de teste, conflito com pares e família e problemas com drogas. Uma tradução para o espanhol está disponível, bem como um CD de áudio com os itens do teste, destinado a leitores deficientes.
Escala Multidimensional de Ansiedade para Crianças (MASC)	8-19 anos	Medida de autorrelato breve que avalia a presença de transtornos de ansiedade em jovens. A versão longa de 39 itens inclui sete áreas-chave: evitação de dano, ansiedade social, sintomas físicos, transtornos de ansiedade, separação/pânico, Índice de Ansiedade Total, Índice de Inconsistência (validade). A versão curta (MASC-10) combina as escalas de ansiedade básicas da versão longa para produzir uma pontuação que indica a gravidade dos problemas de ansiedade. Escrita em um nível de leitura de 4º ano, é útil para planejar o tratamento focado e monitorar o progresso.
Inventário de Fobia Social e Ansiedade para Crianças (SPAI-C)	8-14 anos	Inventário de autorrelato com 26 itens escritos em um nível de leitura de 3º ano. O SPAI-C avalia os aspectos somáticos, cognitivos e de comportamento da fobia social em crianças para ajudar a determinar o plano de tratamento mais adequado.
Inventário de Ansiedade Estado-Traço para Crianças (STAIC)	8-14 anos	Desenvolvido para avaliar tendências duradouras a experimentar ansiedade e também variações temporais e situacionais nos níveis de ansiedade percebidos. O STAIC consiste em duas escalas de 20 itens que medem ansiedade estado e traço em crianças e determina qual tipo de ansiedade é dominante. Os estudos de confiabilidade para consistência interna são fortes, mas os de validade não têm apoiado fortemente a distinção estado-traço em crianças.
Teste de Levantamento do Medo para Crianças (FSSC) e Teste de Levantamento do Medo para Crianças – Revisado (FSSC-R)	7-12 anos	O FSSC é uma escala de 80 itens desenvolvida para avaliar medos específicos em crianças. As categorias dos itens incluem escola, casa, social, físico, animal, viagem, fobia clássica e diversos. Há poucos dados disponíveis em relação às propriedades psicométricas do FSSC. Uma versão revisada da escala (FSSC-R) demonstrou boa consistência interna, e as pontuações totais discriminaram entre crianças normais e crianças com fobia de escola.

para confirmar um diagnóstico, mas ambos fornecem informações valiosas sobre a natureza e a gravidade dos sintomas que podem ser combinadas com outras abordagens para chegar a um diagnóstico.

As vantagens dos inventários da personalidade específicos incluem sua brevidade, baixo custo em termos de tempo de administração e facilidade na pontuação e interpretação. Entretanto, como ocorre com medidas adultas semelhantes, deve haver o cuidado de revisar as qualidades psicométricas dessas medidas da personalidade, particularmente com relação a validade discriminante para o transtorno sob estudo *versus* outros transtornos *versus* crianças sem transtornos.

Procedimentos de avaliação comportamental

Os procedimentos de avaliação comportamental oferecem um método altamente estruturado de obter informações sobre o funcionamento comportamental ou emocional e as competências sociais de crianças e adolescentes. Esses procedimentos incluem observações diretas e avaliações de informantes em escalas de idade e sexo normatizadas. A popularidade dessas medidas aumentou nos últimos anos, em parte devido a suas propriedades psicométricas melhoradas, sua relação custo-benefício e sua utilidade em procedimentos diagnósticos multitraço-multimétodo (a Tab. 5.5-6 apresenta exemplos dessas medidas).

Validade dos relatos de informantes. O uso de escalas de avaliação comportamentais levanta questões sobre a validade das informações obtidas de terceiras pessoas. A pesquisa sobre a concordância entre vários avaliadores de comportamentos infantis é consistente em mostrar maior concordância entre avaliadores que interagem com uma criança em situações semelhantes (p. ex., entre mães e pais) do que entre avaliadores que interagem com a criança

TABELA 5.5-6
Procedimentos de avaliação comportamental para crianças

Nome do teste	Faixa etária	Descrição
Inventários para Jovens de Beck – 2ª edição (BYI-II)	7-18 anos	O BYI consiste em cinco inventários de 20 questões cada: depressão, ansiedade, raiva, comportamento disruptivo e autoconceito. Os cinco inventários de autorrelato podem ser administrados separadamente ou em combinação, com tempo de administração de apenas 5 minutos por inventário. O grupo normativo é bem estratificado por idade, sexo, etnia e condição socioeconômica. Os resultados fornecem variações clínicas para gravidade do sintoma, análise do perfil para compreensão geral e itens ou grupos de itens como sondagem para compreensão mais profunda.
Sistema de Avaliação do Comportamento para Crianças – 2ª edição (BASC-2)	Pré-escola: 2-5 anos Idade escolar: 6-11 anos Adolescente: 12-21 anos	Escala multidimensional, normatizada por idade e sexo, que mede comportamento, emoções e autopercepções. Inclui escalas de avaliação para pais e professores, uma escala de autorrelato da personalidade, um sistema de observação do estudante e uma história do desenvolvimento estruturada. Está disponível em espanhol e inglês e fornece um CD de áudio para indivíduos com problemas de leitura. Avalia problemas internalizantes, externalizantes e escolares, comportamento atípico e habilidades adaptativas. Há versões para pontuação manual e por computador.
Lista de Verificação do Comportamento Infantil (CBCL), Formulário de Relato do Professor (TRF) e Autorrelato do Jovem (YSR)	CBCL 1,5-5 anos TRF 1,5-5 anos CBCL 6-18 anos TRF 6-18 anos YSR 11-18 anos	Escalas multiaxiais de base empírica, normatizadas por idade e sexo, que avaliam competências sociais e problemas comportamentais/emocionais. A CBCL 6-18 e o YSR 11-18 foram concebidos para obter tipos semelhantes de dados em um formato semelhante dos pais, dos professores e do próprio jovem. Os itens de problemas de comportamento, nessas escalas, agrupam-se em oito subescalas: ansioso/deprimido, retraído/deprimido, queixas somáticas, problemas sociais, problemas de pensamento, problemas de atenção, comportamento indisciplinado e comportamento agressivo. A CBCL 1,5-5 análoga estende a avaliação de base empírica a crianças mais jovens. Inclui uma subescala Emocionalmente Reativo, mas exclui as subescalas Social, Pensamento e Indisciplina. No YSR, os jovens avaliam-se para o quanto cada item é verdadeiro nos últimos 6 meses. Um novo módulo de pontuação (2007) exibe perfis de escala de problemas e gráficos de barra de informantes cruzados em relação a normas multiculturais.
Entrevista Clínica Semiestruturada para Crianças (SCIC)	6-11 anos	Desenvolvida para acompanhar a CBCL 4-18 e o TRF, esse formato de entrevista foi adaptado para os níveis cognitivos e estilo interativo de crianças de 6 a 11 anos. Ela fornece perguntas abertas visando extrair relatos das crianças sobre várias áreas importantes de suas vidas, incluindo família, amigos, escola, atividades, preocupações e fantasias. Também inclui um desenho familiar cinético, testes de realização breves, uma triagem para anormalidades motoras finas e grosseiras e questões de sondagem sobre problemas atribuídos à criança pelos outros.
Escalas de Avaliação de Conners – Revisada (CRS-R) e Escala de Autorrelato Adolescente de Conners-Wells	Escalas de Avaliação para os Pais: 3-17 anos Escalas de Avaliação para os Professores: 5-17 anos Autorrelato do Adolescente: 13-17 anos	Escalas de avaliação comportamental normatizadas por idade e sexo, derivadas por análise fatorial para pais, professores e autorrelato do adolescente. Há formas longas e curtas disponíveis.
Lista de Verificação de Sintomas-90 Revisada (SCL-90-R)	13 anos e acima	Uma escala de autorrelato de 90 itens que pede aos respondentes que avaliem a gravidade subjetiva de sintomas psicológicos em nove áreas: somatização, obsessivo-compulsivo, sensibilidade interpessoal, depressão, ansiedade, hostilidade, ansiedade fóbica, ideação paranoide e psicoticismo. Produz três índices gerais: um Índice de Gravidade Geral de perturbação psicológica global, um Índice de Perturbação Sintomática Positiva (visando medir a intensidade dos sintomas) e um Índice Total de Sintomas Positivos, que relata o número de sintomas autorrelatados.
Escala de Autoconceito Infantil de Piers-Harris – 2ª edição (PHCSCS-2)	7-18 anos	Uma escala de autorrelato de 80 itens de autoconceito e autoestima em crianças. Produz um Escore Total de Autoconceito, junto com pontuações de subescalas (Ajustamento Comportamental, Ausência de Ansiedade, Felicidade e Satisfação, Estado Intelectual e Escolar, Aparência e Atributos Físicos e Popularidade) que permitem uma interpretação mais detalhada. É utilizada em contextos clínicos para determinar áreas específicas de conflito, mecanismos de enfrentamento e de defesa típicos e técnicas de intervenção adequadas.

DSM, *Manual diagnóstico e estatístico de transtornos mentais.*

em situações diferentes (p. ex., entre pais e professores ou pais e filhos).

Vantagens e desvantagens das abordagens comportamentais. Existem muitas vantagens das abordagens comportamentais à avaliação do comportamento e do funcionamento emocional em crianças e adolescentes. Esses procedimentos têm uma boa relação custo-benefício, uma vez que maximizam a quantidade de informações obtidas com pouco tempo clínico. Muitas vezes, têm uma metodologia de pontuação manual ou por computador conveniente, um outro aspecto eficaz em termos de custos. O uso da avaliação comportamental aumenta a probabilidade de se obter informações de múltiplas fontes (p. ex., professores e pais) e em múltiplos contextos (p. ex., escola, casa e creche). Essas fontes de informação são necessárias para alguns diagnósticos, como transtorno de déficit de atenção/hiperatividade (TDAH), e provavelmente aumentam a validade de outros. Muitas das escalas são derivadas de forma empírica, por análise fatorial, normatizadas por idade e sexo e, em geral, apresentam boas propriedades psicométricas.

As desvantagens dos métodos de avaliação comportamental em crianças incluem questões sobre a validade dos relatos dos informantes e preocupações com o nível de leitura do informante. As avaliações comportamentais são filtradas pelas percepções do informante, e o grau de frustração, patologia emocional (p. ex., depressão) e habilidades intelectuais e acadêmicas do informante são fundamentais para entender o relato. Existe muito debate sobre como lidar com avaliações discrepantes entre informantes. Embora não seja esperada uma correlação perfeita, a questão de como pesar as observações de uma pessoa em relação às de outra é um problema importante que ainda não foi resolvido.

Lista de Verificação do Comportamento Infantil de Achenbach. As listas de verificação desenvolvidas por Thomas Achenbach talvez tenham sido as escalas de avaliação comportamental mais amplamente utilizadas em clínicas infantis e adolescentes nos últimos anos. Semelhante ao Sistema de Avaliação do Comportamento para Crianças, 2ª edição (BASC-2), as escalas de Achenbach incluem um formulário para pais (a Lista de Verificação do Comportamento Infantil [CBCL]), um formulário para professores (Formulário de Relato de Professores [TRF]) e um formulário de autorrelato (Autorrelato do Jovem [YSR]). A CBCL é adequada para crianças dos 6 aos 18 anos, o TRF é usado para crianças dos 6 aos 18 anos, e o YSR é próprio para aquelas de 11 a 18 anos. Cada escala é interpretada em comparação com uma grande amostra normativa estratificada por idade e sexo. Um paradigma de pontuação computadorizada entre informantes é fornecido para ajudar nas comparações das medidas da CBCL, do TRF e do YSR em relação a um determinado paciente.

Uma versão da CBCL e do TRF para crianças pequenas (de 1 a 3 anos) (CBCL 1,5-5 e Formulário de Relato do Cuidador-Professor para as Idades de 1,5-5) também está disponível. As escalas Internalizante, Externalizante e de Problemas Totais são pontuadas em ambas as formas. A CBCL 1,5-5 também inclui o Levantamento do Desenvolvimento da Linguagem e uma escala de síndrome de Problemas de Sono. O C-TRF requer que os professores e os cuidadores forneçam descrições de problemas, deficiências, questões sobre a criança que mais preocupam o respondente e coisas que o respondente vê como melhores em relação à criança. Um sistema de pontuação computadorizada separado está disponível para as versões para crianças pequenas da CBCL.

Outras abordagens comportamentais à personalidade. Muitas outras abordagens comportamentais estão disponíveis além das escalas de avaliação do comportamento, como foi discutido na parte inicial desta seção. As observações diretas do comportamento da criança e do adolescente podem ser um adjuvante útil para outros procedimentos de avaliação, seja a observação não estruturada ou estruturada de acordo com um formato específico.

REFERÊNCIAS

Adams RL, Culbertson JL. Personality assessment: Adults and children. In: Sadock BJ, Sadock VA, Ruiz P, eds. *Kaplan & Sadock's Comprehensive Textbook of Psychiatry*. 9th ed. Philadelphia: Lippincott Williams & Wilkins; 2009:951.

Bram AD. The relevance of the Rorschach and patient-examiner relationship in treatment planning and outcome assessment. *J Pers Assess*. 2010;92(2):91.

DeShong HL, Kurtz JE. Four factors of impulsivity differentiate antisocial and borderline personality disorders. *J Pers Disord*. 2013;27(2):144–156.

Hentschel AG, Livesley W. Differentiating normal and disordered personality using the General Assessment of Personality Disorder (GAPD). *Pers Mental Health*. 2013;7(2):133–142.

Hoff HA, Rypdal K, Mykletun A, Cooke DJ. A prototypicality validation of the Comprehensive Assessment of Psychopathic Personality model (CAPP). *J Pers Disord*. 2012;26:414.

Hopwood CJ, Moser JS. Personality Assessment Inventory internalizing and externalizing structure in college students: Invariance across sex and ethnicity. *Pers Individ Dif*. 2011;50:116.

Israel S, Moffitt TE, Belsky DW, Hancox RJ, Poulton R, Roberts B, Thomson WM, Caspi A. (2014). Translating personality psychology to help personalize preventive medicine for young adult patients. *J Pers Soc Psychol*. 2014;106:484.

Samuel DB, Hopwood CJ, Krueger RF, Patrick CJ. Comparing methods for scoring personality disorder types using maladaptive traits in DSM-5. *Assessment*. 2013;20(3):353–361.

Schuppert HM, Bloo J, Minderaa RB, Emmelkamp PM, Nauta MH. Psychometric evaluation of the Borderline Personality Disorder Severity Index-IV—adolescent version and parent version. *J Pers Disord*. 2012;26:628.

Strickland CM, Drislane LE, Lucy M, Krueger RF, Patrick CJ. Characterizing psychopathy using DSM-5 personality traits. *Assessment*. 2013;20(3):327–338.

▲ 5.6 Avaliação neuropsicológica e cognitiva de crianças

Embora as avaliações cognitivas e neuropsicológicas possam se sobrepor, essas abordagens analisam o comportamento de acordo com dois paradigmas diferentes. A *avaliação cognitiva* é realizada sem referência às possíveis bases neurobiológicas do comportamento manifesto e descreve o paciente muito como os outros poderiam observá-lo no mundo. A *avaliação neuropsicológica* é realizada no contexto do crescente conhecimento sobre as relações cérebro-comportamento e tem a possibilidade adicional de descrever a criança em termos de vias neurais não visíveis. Essas abordagens fornecem formas de conceituar como as crianças integram as informações (e seu pensamento, sua aprendizagem e resposta) em diferentes níveis. A avaliação cognitiva geral concentra-se em compreender o comportamento em um nível cognitivo e em termos descritivos. A avaliação neuropsicológica focalizada introduz a possibilidade adicional de compreender o comportamento em níveis neurais e em termos neurobiológicos. Entretanto, independentemente das diferenças teóricas entre os psicólogos que realizam essas avaliações, de uma forma prática, são as questões de encaminhamento do paciente que moldam o processo de avaliação e focalizam a interpretação dos resultados.

OS FUNDAMENTOS DA AVALIAÇÃO PSICOLÓGICA

A avaliação psicológica envolve mais do que a testagem. Mesmo que as medições sejam úteis, a testagem envolve mais do que pontuações.

O processo de testagem

Além da testagem, os procedimentos de avaliação incluem examinar registros passados (exames médicos, testes anteriores, relatórios), entrevistar o cliente e sua família (nos formatos estruturado e não estruturado), obter informações de casa e da escola (e às vezes observações nos locais) e obter escalas de avaliação que tenham sido preenchidas pelos pais e professores da criança (relativas a problemas do desenvolvimento, comportamentais, emocionais e diagnósticos). O aspecto diagnóstico do processo envolve uma tentativa de determinar as categorias psiquiátricas e educacionais para as quais o cliente satisfaz os critérios. As testagens cognitivas e neuropsicológicas são apenas dois aspectos de uma tentativa de obter uma visão ampla da forma como uma criança resolve problemas no mundo, para entender sua interação única com qualquer categoria diagnóstica e para fornecer recomendações para intervenções.

Medições na testagem

Embora muitas técnicas possam ser usadas para ajudar a entender um paciente infantil e a questão de seu encaminhamento, a ênfase aqui é na testagem padronizada (baseada em procedimentos regularizados e em dados normativos). O objetivo da testagem é criar uma forma de comparar um indivíduo com uma população de indivíduos, bem como os pontos fortes e pontos fracos em um indivíduo. O psicólogo escolherá um instrumento que seja válido (ele mede o que é pretendido) e confiável (ele mede com consistência). A testagem envolve estabelecer um nível basal (o nível no qual todos os itens têm resultados positivos) e um teto (o nível no qual nenhum item tem resultado positivo). O processo de testagem envolve converter uma pontuação bruta em uma pontuação-padrão que pode ser comparada com outras pontuações ao longo do que é considerado uma distribuição normal com propriedades estatísticas predizíveis. O desvio-padrão (DP) é uma medida de dispersão em torno da média; quanto mais distantes as pontuações estão da média e umas das outras em termos do DP, mais significativa é a discrepância. É aceito que uma medição seja uma aproximação, e não exata. Essa aproximação é reconhecida pelo conceito de erro-padrão de medição (EP), que é o erro ocorrendo naturalmente (aleatório) como acontece no mundo real quando se tenta medir qualquer coisa. O fato de que as medições não são exatas também é reconhecido pelos conceitos de intervalos de confiança (a probabilidade de que a pontuação verdadeira caia em uma variação de pontuações) e significância estatística (a probabilidade de encontrar um resultado por acaso).

Para além de pontuações e de testes

Deve ser observado que o processo de testagem envolve mais do que pontuações. Embora as pontuações sejam importantes, também é cuidadosamente observado como o paciente faz para resolver problemas cognitivos. O examinador está interessado não apenas no desempenho no teste, mas também na reação do paciente. É importante que o psicólogo observe como o paciente chega a respostas certas e erradas e explore suas estratégias cognitivas nas tarefas. Em geral, é importante observar se ele responde de uma forma deliberada ou impulsiva.

O processo de testagem não é separado do processo terapêutico. Se bem manipulada, a testagem pode se tornar uma extensão do tratamento. O retorno sobre os resultados e sua relação com os problemas presentes pode ser apresentado à medida que a avaliação se desenrola.

AVALIAÇÃO COGNITIVA E NEUROPSICOLÓGICA

A avaliação cognitiva geral tende a ser um evento descritivo e prático, com uma atenção às políticas e possibilidade no mundo exterior. Como resultado, os testes cognitivos tendem a ser instrumentos "abrangentes". Os próprios fatores que os tornam úteis para avaliação geral os limitam quando se trata de compreender o funcionamento neurobiológico. Os instrumentos neuropsicológicos tendem a ser mais testes de "precisão" tentando avaliar comportamentos muito específicos que representam construtos neurais em um mundo interior. Mesmo quando os resultados são explorados em níveis mais descritivos, o funcionamento nos domínios não é visto como separa-

do ou independente de suas bases neurobiológicas. As Tabelas 5.6-1 e 5.6-2 listam os testes cognitivos e neuropsicológicos atuais.

Descrição dos testes cognitivos

Embora os psicólogos utilizem diferentes testes, três tipos de testagem cognitiva são descritos nesta subseção: instrumentos intelectuais, de realização e de processamento. Geralmente, os testes intelectuais medem a capacidade mental geral, os de realização avaliam aprendizagem passada, e os de processamento medem funções cognitivas distintas.

Testagem intelectual. A inteligência é definida como a capacidade de aprender com o ambiente e se adaptar a ele e a capacidade de pensar em termos abstratos. Os testes de inteligência são usados para determinar o funcionamento intelectual geral do paciente. O quociente de inteligência (QI) é uma medida do funcionamento intelectual atual. Embora produzam uma pontuação de QI (ou diversas pontuações de QI ou índices), os testes de inteligência são, na verdade, dispositivos para "amostrar" muitas tarefas em uma variedade de áreas verbais e não verbais. Essa testagem, muitas vezes, parte de uma variedade de baterias de avaliação psicológica, incluindo avaliação psicoeducacional e neuropsicológica, junto com avaliações evolutivas e clínicas mais gerais.

Ainda que haja alguma discordância, as pontuações de QI tendem a ser relativamente estáveis a partir dos 5 a 7 anos de idade. Em geral, quanto mais velha a criança for quando testada, e quanto menor o intervalo entre as administrações do teste, maior é a correlação entre duas pontuações de QI. Mesmo que usar uma pontuação de QI possa ser útil como uma forma de avaliar a trajetória básica do paciente ao longo da vida, o profissional prudente deve estar ciente de que existem inúmeros fatores que podem afetar o funcionamento intelectual e, portanto, as pontuações de QI. Fatores associados com um transtorno e uma doença podem suprimir pontuações, sobretudo na prática psiquiátrica. Estes podem incluir fatores situacionais, como falta de motivação, bem como fatores transitórios, envolvendo desatenção, depressão e psicose.

Apesar de complicações conceituais e práticas, a inteligência alta está associada com melhor prognóstico em uma ampla variedade de condições psiquiátricas; com taxas mais baixas de problemas de comportamento, conduta e emocionais em crianças; e com taxas mais baixas de encaminhamento por problemas psiquiátricos em adultos. No caso de qualquer tipo de dano cerebral (morte neuronal), o nível intelectual responde por uma grande quantidade de variação na predição do desfecho, com QIs mais baixos associados com desfechos mais insatisfatórios e QIs mais altos relacionados com desfechos melhores.

AVALIAÇÃO. Embora o QI seja o que é obtido com um teste de QI, há uma variedade de testes de inteligência, bem como outras formas de calcular o nível intelectual. Existem inúmeros instrumentos disponíveis, e os psicólogos devem fazer sua seleção com base nas características específicas de cada teste (p. ex., amostra normativa e construção do instrumento) que dizem respeito às características do paciente (p. ex., idade e questão de encaminhamento). Uma vez que o teste tenha sido administrado, o médico deve fazer interpretações baseadas na análise das pontuações globais e de subtestes e em seu padrão no contexto do processo diagnóstico.

Testes intelectuais abrangentes. Os dois testes intelectuais mais conhecidos são as Escalas Wechsler de Inteligência e as Escalas de Inteligência de Stanford-Binet (SB). As edições atuais de ambas são divididas em substestes separados, e os dados são analisados em esferas separadas. Há três instrumentos separados nos testes Wechsler que se destinam a três faixas etárias diferentes ao longo do ciclo

TABELA 5.6-1
Testes cognitivos

Teste	Faixa etária	Descrição
Testes intelectuais		
Testes intelectuais e de capacidade abrangentes		
Escala Wechsler de Inteligência para Idade Pré-escolar e Primária – 3ª edição (WPPSI-III)	2,6-7,3 anos	Os testes consistem em diversos subtestes que podem ser combinados de diferentes formas para entender o funcionamento intelectual básico. Os testes Wechsler produzem uma pontuação de quociente de inteligência (QI) de escala total, bem como pontuações globais nas áreas verbal e não verbal. Existem formas de agrupar os subtestes da WISC e da WAIS para distinguir entre raciocínio verbal e perceptual mais puro, assim como para medir a memória de trabalho e a velocidade de processamento. Tendo em vista sua variação etária, a WISC (agora com um suplemento integrado para avaliar mais questões de processamento relacionadas às recomendações das instruções) é provavelmente o mais conhecido dos testes Wechsler por médicos de crianças. A SB também fornece pontuações de QI de escala total, bem como verbal e não verbal. Além disso, fornece índices de fator em raciocínio fluido, conhecimento, raciocínio quantitativo, processamento visuoespacial e memória de trabalho. As escalas KABC e seus subtestes (que minimizam as instruções e as respostas verbais) incluem medidas de processamento sequencial e simultâneo, raciocínio fluido e capacidade cristalizada e recuperação de longo prazo. Muitos, senão a maioria, dos testes cognitivos (incluindo intelectuais, de realização e de processamento) são estruturados da mesma forma (a média é 100, o desvio-padrão é 15), de modo que os resultados podem ser comparados entre os instrumentos. Isso é particularmente importante para identificar problemas de aprendizagem.
Escala Wechsler de Inteligência para Crianças – 4ª edição (WISC-IV)	6-16, 11 anos	
Escala Wechsler de Inteligência para Adultos – 3ª edição (WAIS-III)	16-90,11 anos	
Escalas de Inteligência de Stanford-Binet – 5ª edição (SB5)	2-89 anos	
Bateria de Kaufman para Avaliação de Crianças – 2ª edição (KABC-II)	3-18 anos	
Testes de bebês e crianças		
Escalas de Desenvolvimento de Gesell Revisadas	1-36 meses	A Gesell é um teste antigo que ainda é administrado por médicos e também por psicólogos. Junto com a BSID, a Gesell é tão útil por suas oportunidades para observações quanto por suas pontuações. Ambas podem ser úteis na identificação de crianças em risco para atrasos do desenvolvimento. A MSEL, com suas cinco escalas (Motora Grosseira, Recepção Visual, Motora Fina, Linguagem Expressiva e Receptiva), é muitas vezes valorizada na avaliação da prontidão para a escola, bem como na identificação de intervenções específicas para crianças com incapacidades do desenvolvimento. A MSCA consiste em seis escalas (Verbal, Perceptual-Desempenho, Quantitativa, Cognitiva Geral, Memória e Motora). É um bom instrumento para avaliar pontos fortes e pontos fracos em geral em crianças pequenas.
Escalas Bayley de Desenvolvimento Infantil – 3ª edição (BSID-III)	1-42 meses	
Escalas de Mullen de Aprendizagem Precoce (MSEL)	0-68 meses	
Escalas McCarthy de Aptidões para Crianças (MSCA)	2,6-8,6 anos	
Testes não verbais e independentes de linguagem		
Escala Internacional de Desempenho Leiter – Revisada (Leiter-R)	2-20,11 anos	Embora os testes não verbais sejam com frequência considerados independentes de linguagem ou cultura, estritamente falando, isso nem sempre é verdadeiro devido ao conteúdo representativo ou às demandas de linguagem. Entretanto, alguns testes não verbais (como o TONI-3) dependem mais do reconhecimento de padrões abstratos e podem exigir menos dos sistemas de linguagem. A WNV fornece baterias para crianças menores (4 a 7:11) e para maiores (8 a 21:11) e afirma ser uma medida de capacidade geral usando testes não verbais. Testes como o Matrizes Progressivas de Raven (que, na verdade, vem em diversas formas) têm base no reconhecimento de padrões e são considerados "culturalmente reduzidos", senão imparciais ou livres. Os testes não verbais podem ser úteis para avaliar indivíduos cuja experiência esteja fora da norma cultural.
Teste de Inteligência não Verbal – 3ª edição (TONI-3)	6-89,11 anos	
Teste Abrangente de Inteligência não Verbal (CTONI)	6-89,11 anos	
Escala Wechsler não Verbal de Aptidão Intelectual (WNV)	4-21,11 anos	
Matrizes Progressivas de Raven	5-17 anos e acima	
Testes rápidos		
Teste Breve de Inteligência de Kaufman – 2ª edição (KBIT-2)	4-90 anos	Embora incluam pontuações verbais e não verbais, o KBIT e a WASI não incluem tanta informação quanto testes intelectuais mais abrangentes. Entretanto, fornecem uma estimativa do nível intelectual em uma fração do tempo.
Escala Wechsler de Inteligência Abreviada (WASI)	6-89 anos	
Testes de desempenho		
Teste de Desempenho Individual de Wechsler – 3ª edição (WIATT-II)	4-85 anos	O WRAT tem sido considerado tradicionalmente um instrumento de triagem. O WRAT-4 inclui subtestes em compreensão de sentença, leitura de palavras, ortografia e cálculo matemático. Uma versão expandida (WRAT-E) fornece informações de desempenho e intelectuais (raciocínio não verbal). O PIAT avalia informações gerais, reconhecimento e compreensão de leitura, expressão escrita, ortografia e matemática. O KTEA avalia leitura (decodificação e compreensão), matemática (aplicações e cálculos), ortografia, expressão escrita e linguagem oral (compreensão auditiva e expressão oral). O WIAT e o WJ-ACH também tratam sistematicamente das áreas básicas que foram identificadas como relevantes para a dificuldade de aprendizagem.
Teste de Desempenho de Woodcock-Johnson-III (WJ III ACH)	2-90 anos e acima	
Teste de Desempenho Escolar de Kaufman – 2ª edição (KTEA-II)	4,5-25 anos	
Teste de Desempenho Individual Peabody – Revisado (PIAT-R)	5-22,11 anos	
Teste de Desempenho de Amplo Alcance – 4ª edição (WRAT4) e WRAT Expandido (WRAT-E)	5-94 anos 4-24 anos (Indiv.)	

(continua)

TABELA 5.6-1
Testes cognitivos (*continuação*)

Teste	Faixa etária	Descrição
Testes de leitura		
Testes de Leitura Oral de Gray – 4ª edição (GORT-4)	6-18,11 anos	O WRMT (que inclui uma medida de associação som-símbolo) e o GORT (que inclui uma medida de fluência) envolvem abordagens sistemáticas para avaliar diferentes aspectos de habilidades de leitura. Tendo em vista a importância da consciência fonológica no desenvolvimento dessas habilidades, os testes de processamento fonológico (como o CTOPP) são muitas vezes incluídos nas avaliações em que problemas de leitura são identificados.
Testes de Domínio da Leitura de Woodcock-Revisado (WRMT-R)	5-75 anos e acima	
Teste Abrangente de Processamento Fonológico (CTOPP)	5-24,11 anos	
Testes de processamento		
Testes de processamento geral		
Teste de Capacidades Cognitivas de Woodcock-Johnson-III (WJ III COG)	2-90 anos e acima	As pontuações do WJ-COG fornecem informações sobre a capacidade intelectual, bem como sobre uma variedade de áreas cognitivas e clínicas. Um Suplemento Diagnóstico (da educação infantil à universidade) permite avaliação adicional de problemas de processamento.
Escalas de Habilidade Diferencial–II (DAS-II)	2,6-17,11 anos	A DAS fornece uma medida de habilidade conceitual geral e um perfil dos pontos fortes e pontos fracos cognitivos.
Testes especializados		
Uma Avaliação Neuropsicológica do Desenvolvimento (NEPSY-II)	3-16,11 anos	Pontuada em seis domínios, a NEPSY fornece pontuações em funcionamento executivo/atenção, linguagem, sensório-motor, visuoespacial, memória/aprendizagem e percepção social. Como teste de funções executivas, nove subtestes autônomos avaliam flexibilidade cognitiva, inibição de resposta, solução de problemas e formação de conceito.
Sistema de Funções Executivas de Delis-Kaplan (D-KEFS)	8-89 anos	
Testes visuomotores		
Teste Gestáltico Visuomotor de Bender – 2ª edição (Bender Gestalt II)	4-85 anos e acima	Tanto o Bender como o VMI envolvem copiar figuras geométricas. Tendo em vista que o Bender permite ao estudante organizar os itens na página e o VMI lhe pede que copie cada figura em seu próprio espaço, os dois podem ser usados juntos para avaliar problemas de organização, bem como a integração visuomotora. Ambas as versões atuais do Bender e do VMI fornecem maneiras de avaliar habilidades perceptuais separadas das habilidades motoras. O TVPS não inclui um teste motor e envolve fazer julgamentos sobre informações visuais – por exemplo, pode-se pedir a um paciente que identifique um item a partir de uma apresentação fragmentada.
Teste do Desenvolvimento de Integração Visuomotora de Beery – 5ª edição, Revisado (VMI-5)	2-18 anos	
Teste de Habilidades Visuoperceptuais – 3ª edição (TVPS-3)	4-18,11 anos	
Testes auditivos-vocais		
Teste de Habilidades Auditivas-Perceptuais-Revisado (TAPS-3)	4-18,11 anos	O TAPS envolve fazer julgamentos sobre informações auditivas. Por exemplo, o estudante poderia ter de discriminar sons ou lembrar palavras ou números sob diferentes restrições. O TARPS mede a "qualidade" e a "quantidade" do pensamento e raciocínio auditivo do paciente.
Teste de Habilidades de Raciocínio e Processamento Auditivo (TARPS)	5-13,11 anos	
Testes de memória		
Avaliação da Memória e da Aprendizagem de Amplo Alcance – 2ª edição (WRAML2)	5-90 anos	As escalas de memória tentam sistematicamente avaliar as habilidades de memória em diferentes esferas. A bateria principal da WRAML consiste nos subtestes Verbal, Visual e Atenção/Concentração. A CMS permite a avaliação de atenção e memória de trabalho, memória verbal e visual, memória de adiamento curto e longo, lembrança e reconhecimento e características da aprendizagem.
Escala de Memória das Crianças (CMS)	5-16 anos	
Cognição social		
Teste de Solução de Problemas	6-12 anos	Pacientes do ensino fundamental e adolescentes devem responder a perguntas sobre figuras ou cenários para revelar o raciocínio social.
TOPS-3 referencial	12-17 anos	
TOPS-2 Adolescente	5-13,11 anos	Um teste de linguagem usado para atingir metas, com informações sobre seis áreas (cenário, plateia, tema, propósito, sugestões e abstração).
Teste de Linguagem Pragmática (TOPL)		

Os editores estão constantemente atualizando seus testes, e essas edições serão suplantadas por testes novos e melhores. Mesmo agora, há variações sobre os mesmos instrumentos que são suplantados, ampliados, integrados ou recentemente normatizados.

de vida: Escala Wechsler de Inteligência para a Idade Pré-escolar e Primária (WPPSI), Escala Wechsler de Inteligência para Crianças (WISC) e Escala Wechsler de Inteligência para Adultos (WAIS). Um instrumento SB abrange toda a vida. Ambos os instrumentos fizeram tentativas de auxiliar na tomada de decisão relativa a problemas de atenção. A WISC tentou particularmente ligar seus achados a escalas de memória, adaptativas e de dotação. A SB inclui um sistema de direcionamento, de modo que o examinador pode "adaptar" a administração ao nível de funcionamento do examinando. A Tabela 5.6-3 fornece os sistemas de classificações intelectuais para a SB e os testes Wechsler. Essas categorias também são relevantes para os resultados cognitivos de outros testes psicometricamente semelhantes.

Testes de desempenho (realização). Os testes de desempenho são usados para determinar o nível de funcionamento do estudante em áreas acadêmicas básicas (i.e., leitura, matemática e escrita). O propósito da avaliação é identificar problemas de aprendizagem e, em geral, excluir outros fatores psicológicos que poderiam estar complicando

TABELA 5.6-2
Testes neuropsicológicos

Memória e aprendizagem	Linguagem

Verbal
  Teste de Aprendizagem Verbal da Califórnia para Crianças (CVLT-C)
  Teste de Aprendizagem Auditivo-Verbal para Crianças
  Escala de Memória das Crianças (CMS): histórias, pares de palavras, listas de palavras
  Uma Avaliação Neuropsicológica do Desenvolvimento (NEPSY): memória para nomes, memória narrativa, aprendizagem de lista
  Avaliação da Memória e da Aprendizagem de Amplo Alcance (WRAML): memória para histórias, memória para sentenças, aprendizagem verbal
Verbal/Visual
  Teste de Reconhecimento Visual de Benton
  CMS: localização de pontos, faces, figuras familiares
  NEPSY: memória para faces, memória para desenhos
  Figura Complexa de Rey-Osterrieth, condições de adiamento
  WRAML: memória de desenho, memória de figura, aprendizagem visual
Atenção
Atenção/vigilância sustentadas
  Testes de Desempenho Contínuo (CPT): versão AX do CPT; Teste de Desempenho Contínuo de Connors (CCPT), Testes de Variáveis de Atenção (TOVA)
  NEPSY: Atenção Auditiva e Conjunto de Respostas, Atenção Visual
  Teste Auditivo Compassado de Adição Seriada (PASAT)
Memória de Trabalho
  Trigramas Auditivos Consonantes (ACT)
  CMS: números, sequências
  Escala Wechsler de Inteligência para Crianças (WISC): amplitude de dígitos, sequência de letras/números, aritmética, amplitude espacial
  WRAML: memória espacial (finger windows), memória de números/letras, memória para sentenças
Inibição/controle dos impulsos
  Sistema de Funções Executivas de Delis-Kaplan (D-KEFS): interferência (inibição) de palavras coloridas
  Teste Go/No Go
  NEPSY: atenção auditiva e conjunto de respostas, inibição, bater e tocar
Funcionamento executivo
Organização/solução de problemas/planejamento
  Teste de Categorias para Crianças
  DKEFS: classificação, 20 questões, torre
  NEPSY: classificação de animais, relógios
  Figura Complexa de Rey-Osterrieth: condição de cópia
Flexibilidade cognitiva/mudança de conjunto
  Trilhas Coloridas para Crianças
  D-KEFS: trilhas (mudança de número/letra), fluência verbal (mudança de categoria), interferência de palavras coloridas (inibição/mudança)
  Teste de Correspondência de Figuras Familiares
  NEPSY: inibição (mudança)
  Teste de Trilha A e B
  Teste Wisconsin de Classificação de Cartas
Fluência
  Teste de Associação de Palavras Controlado
  D-KEFS: fluência verbal, fluência do desenho
  NEPSY: geração de palavras, fluência do desenho
	Expressiva
	  Teste de Nomeação de Boston
	  Avaliação Clínica de Fundamentos da Linguagem (CELF): estrutura da palavra, lembrança de sentenças, sentenças formuladas, classes de palavras-expressivas, vocabulário expressivo, montagem de sentença
	  Teste de Vocabulário Expressivo por Imagens de uma palavra
	  NEPSY: repetição de sentença, nomeação acelerada
	  Teste de Competência para a Linguagem (TOLC): sentenças ambíguas, expressão oral
	  Woodcock-Johnson-III (WJ-III): vocabulário por imagens, nomeação rápida de figuras
	Receptiva
	  CELF: estrutura da sentença, conceitos e seguir orientações, classes de palavras-receptivas, relações semânticas, compreensão de parágrafos falados
	  NEPSY: compreensão de instruções
	  Teste de Vocabulário por Imagens Peabody
	  Teste Token
	  TOLC: compreensão auditiva, linguagem figurativa
	  WJ-III: memória para histórias, entender orientações, compreensão oral, atenção auditiva
	Funcionamento visuoperceptual/visuomotor
	Visuoperceptual
	  Reconhecimento Facial de Benton
	  Julgamento da Orientação de Linhas de Benton
	  Teste de Organização Visual de Hooper
	  Teste de Percepção Visual sem Componente Motor
	  NEPSY: Setas, Desenhos Geométricos, Quebra-Cabeças, Encontrar o Caminho
	  Teste de Habilidades Visuoperceptuais
	  Avaliação das Habilidades Visuomotoras de Amplo Alcance (WRAVMA): correspondência
	Funcionamento visuomotor
	  Teste do Desenvolvimento da Integração Visuomotora de Beery
	  NEPSY: construção com blocos, copiar desenhos
	  Figura Complexa de Rey-Osterrieth: copiar
	  WRAVMA: desenhar
	  WISC: desenho de blocos
	Funções Sensório-motoras
	Percepto-sensorial
	  Bateria Sensório-motora de Dean-Woodcock (DWSMB) (todos os subtestes sensoriais)
	  NEPSY: discriminação dos dedos
	  Exame Percepto-sensorial de Reitan-Kløve
	Motora
	  DWSMB: todos os subtestes motores
	  Força de Preensão (dinamômetro manual)
	  Inserção de Pinos (Grooved Pegboard)
	  NEPSY: batida com a ponta dos dedos, imitar posições das mãos, sequências motoras manuais, precisão visuomotora
	  WRAVMA: tabuleiro de pinos e orifícios

esse processo. Diferentemente da testagem intelectual, não é esperado necessariamente que a testagem do desempenho seja estável ao longo do tempo porque ela mede o sucesso da criança na aprendizagem formal e tem alta dependência do ambiente doméstico e do currículo escolar. A deficiência de aprendizagem costuma ser definida em termos de "insucesso inesperado"– ou seja, a criança tem o potencial e as oportunidades para ter aprendido mais. Quando a testagem de desempenho é feita junto com a testagem intelectual e a de processamento, a avaliação global é comumente referida como uma avaliação psicoeducacional.

AVALIAÇÃO. Os psicólogos em geral começam uma avaliação de desempenho acadêmico administrando um teste abrangente a fim de ter uma ideia das áreas de fraqueza de um paciente, em comparação com seus pontos fortes em leitura, matemática e escrita. Visto que os problemas de leitura são uma razão relativamente comum para encaminhamento, e suas causas são cada vez mais compreendidas, quando indicado, esse teste abrangente costuma ser acompanhado por outros testes de habilidades de leitura que separam correção, fluência e compreensão.

Testes de desempenho abrangentes. Cada teste avalia uma variedade de áreas acadêmicas, de modo que podem ser comparados entre si para qualquer indivíduo ou ao desempenho acadêmico de acordo com padrões mais externos (expectativas de idade/ano esco-

TABELA 5.6-3
Comparação das variações intelectuais das Escalas de Inteligência Wechsler e Escalas de Inteligência de Stanford-Binet – 5ª Edição (SB5)[a]

Variações intelectuais de Wechsler[b]		Variações intelectuais de SB5	
QI/Pontuação-índice	Variação	QI/Pontuação-índice	Variação
		145-160	Muito dotado ou altamente avançado
≥ 130	Muito superior	130-144	Dotado ou muito avançado
120-129	Superior	120-129	Superior
110-119	Média alta	110-119	Média alta
90-109	Média	90-109	Média
80-89	Média baixa	80-89	Média baixa
70-79	*Borderline*	70-79	*Borderline* comprometido ou atrasado
≤ 69	Extremamente baixa	55-69	Levemente comprometido ou atrasado
		40-54	Moderadamente comprometido ou atrasado

QI, quociente de inteligência.
[a]Ambos os instrumentos têm uma média de 100 e desvio-padrão de 15.
[b]Essas variações aplicam-se às pontuações compostas de todos os testes de QI de Wechsler atuais (WPPSI-III, WISC-IV, WAIS-III).
(Reproduzida, com permissão, de *Wechsler Intelligence Scale for Children*. 4th ed. San Antonio, TX: Harcourt Assessment. Copyright 2003 por Harcourt Assessment, Inc.; e Roid GH. *Stanford-Binet Intelligence Scales*. 5th ed. *Examiner's Manual*. Itasca, IL: Riverside Publishing. Copyright 2003 pela Riverside Publishing Company. Todos os direitos reservados.)

lar). Os Testes de Desempenho Individual de Wechsler (WIAT) e os Testes de Desempenho de Woodcock-Johnson (WJ-ACH) permitem a avaliação sistemática de leitura (reconhecimento/decodificação e compreensão de palavras básicas), matemática (cálculo e raciocínio) e escrita (composição breve a extensiva), bem como ortografia e outras esferas acadêmicas.

AVALIAÇÃO NEUROPSICOLÓGICA FOCALIZADA

A neuropsicologia dedica-se ao estudo das relações cérebro-comportamento e evoluiu para uma disciplina clínica focada no diagnóstico e na caracterização de função e disfunção cerebral.

Avaliação e funcionamento

A avaliação neuropsicológica foi desenvolvida originalmente para pacientes *adultos* e em geral não era aplicada a crianças. Essa avaliação funcional era importante porque o efeito de trauma ao cérebro é muito variável entre os indivíduos, mesmo quando a localização e o tamanho precisos da lesão são desconhecidos. Nessas situações, os testes neuropsicológicos podem fornecer informações funcionais específicas levando em conta a idade e o estado de desenvolvimento da criança. Isso continua a ser um ponto de referência importante para a neuropsicologia pediátrica porque discute não apenas a existência da perturbação cerebral, mas também seu *significado* em termos da capacidade funcional da criança. Esse uso da avaliação neuropsicológica é importante para lesão grosseira do cérebro, mas também é valioso em situações em que as sequelas são sutis e que correm o risco de ser atribuídas a fatores psicológicos como tristeza ou falta de motivação.

Avanços técnicos

Avanços recentes na neuroimagem contribuíram para o uso da neuropsicologia na avaliação de crianças. Uma razão do atraso da aplicação de avaliações neuropsicológicas a crianças foi o fato de a tecnologia para aprender sobre o *desenvolvimento cerebral normal das crianças* não estar disponível. Tendo em vista que a neuropsicologia estuda a relação entre *comportamento e o cérebro*, essa brecha no conhecimento significava que as inferências sobre a função cerebral não podiam ser aplicadas a crianças. Uma vez que técnicas como tomografia por emissão de pósitrons (PET) eram proibidas na pesquisa com crianças, apenas com a introdução da imagem por ressonância magnética funcional (IRMf), no início da década de 1990, foi que a pesquisa de escala total do desenvolvimento cerebral infantil pode começar. Desde aquela época, houve uma explosão sem precedentes do conhecimento que expandiu o entendimento científico do desenvolvimento cerebral infantil exponencialmente a cada ano até os dias atuais.

Desenvolvimentos nos instrumentos de teste

Outros avanços na neuropsicologia pediátrica incluem a introdução de testes concebidos especificamente para serem aplicados a crianças. Esses instrumentos avaliam comportamentos semelhantes aos de suas contrapartes adultas, mas utilizam paradigmas que são mais envolventes para as crianças e medem melhor as transições do desenvolvimento ao longo da infância. Esses instrumentos são usados em avaliações clínicas, mas hoje também fazem parte de muitos protocolos que examinam doenças da infância e condições genéticas. Dada sua precisão para medir comportamento, a avaliação neuropsicológica está envolvida atualmente não apenas na avaliação da função após uma lesão, mas também nos processos *diagnósticos* iniciais. Outro exemplo de sua especificidade é o uso agora rotineiro da testagem neuropsicológica na pesquisa genética dos transtornos do desenvolvimento da infância, dada a precisão que ela acrescenta às questões de expressão endofenotípica.

Aplicação da neuropsicologia ao diagnóstico e ao plano de tratamento

Essas novas tecnologias ampliaram muito nosso entendimento do desenvolvimento tanto normal quanto atípico do cérebro das crianças, afetando nosso conhecimento das relações cérebro-comportamento da infância e também o diagnóstico e o planejamento do tratamento em grupos pediátricos. Esse maior entendimento do desenvolvimento cerebral típico e atípico tornou a avaliação neuropsicológica uma ferramenta útil, não apenas para crianças com transtornos adquiridos, mas também em casos de transtornos do desenvolvimento. Nesse contexto, o termo *transtornos do desenvolvimento* é usado em referência a uma criança que não está se desenvolvendo a passo com seus pares, mas que, por razões desconhecidas, se esforça muito ou não consegue desenvolver habilidades específicas. Exemplos são a dificuldade para aprender a ler em uma criança intacta em outros aspectos (referida como o transtorno de dislexia do desenvolvimento) e problemas para desenvolver habilidades sociais ou autorreguladoras (observados, respectivamente, nos transtornos do espectro autista e de déficit de atenção). Esses transtornos contrastam com aqueles "adquiridos", nos quais um evento conhecido, como uma lesão ou doença, afetou a trajetória de desenvolvimento da criança.

Integração de paradigmas neuropsicológicos, educacionais e psicológicos na testagem

O efeito que esses avanços tiveram sobre a testagem também foi significativo. A maior parte desta subseção se concentra em instrumentos de teste que são fundamentais quando se trata de avaliar diferenças de desenvolvimento em crianças. Essas medidas (incluindo testes de QI ou de desempenho acadêmico) são centrais quando as crianças não estão acompanhando seus pares em um ou outro aspecto e são a espinha dorsal da testagem, independentemente se o avaliador tem treinamento como psicólogo ou como neuropsicólogo ou tem uma formação em educação. Esses instrumentos são essenciais porque medem os principais paradigmas tanto da educação como da psicologia, paradigmas que orientam o diagnóstico e a prestação de serviços.

Em época mais recente, entretanto, esses paradigmas estabelecidos foram unidos e afetados por novas informações surgindo do campo cognitivo e da neuropsicologia em combinação com os avanços na neuroimagem já mencionados. A integração desses achados levou a mudanças relativamente rápidas na lei educacional e nos instrumentos usados para testar crianças para deficiências de aprendizagem.

Aplicações da avaliação neuropsicológica

A avaliação funcional e diagnóstica de crianças e adolescentes muitas vezes começa (e termina) com os tipos de avaliações descritos na subseção "Avaliação Cognitiva Geral". Existem situações, porém, nas quais o uso isolado da testagem educacional ou psicológica ou cognitiva não é capaz de esclarecer o diagnóstico e determinar o plano de tratamento mais adequado. Nesses casos, o psiquiatra deve considerar uma testagem neuropsicológica adicional.

Descrições e avaliação das esferas neuropsicológicas típicas

Normalmente, além de avaliar o QI, o desempenho acadêmico e o funcionamento social e emocional, os neuropsicólogos avaliam as esferas de memória, atenção, funcionamento executivo, linguagem, percepção visual e desenvolvimento sensório-motor. Os testes foram desenvolvidos para examinar aspectos específicos dessas esferas de forma isolada para aumentar a clareza do diagnóstico. Embora essas esferas sejam discutidas como construtos diferentes nesta subseção, na verdade elas se sobrepõem de formas muito diferentes. Por exemplo, o termo *memória de trabalho* é muitas vezes conceituado como um aspecto da atenção, assim como um componente necessário ao bom planejamento (que é parte do funcionamento executivo). Também é um componente da memória, uma vez que, quando não é bem desenvolvida, leva ao fenômeno do esquecimento.

Memória. A memória é definida como a capacidade de reproduzir ou recordar o que foi aprendido ou retido por meio de atividades ou experiências. O processo de memorizar inclui dois passos: codificação e recuperação. Uma metáfora para esse processo de memória de duas etapas é um fichário. *Codificar*, então, é quando uma pessoa coloca informações na "gaveta do fichário". Alguém com um transtorno amnéstico genuíno (como a doença de Alzheimer) nunca coloca informações dentro da gaveta. Nenhuma quantidade de sugestões ou lembretes posteriores ajudará a pessoa a lembrar a informação porque ela em primeiro lugar nunca "entrou na gaveta". Esse tipo de comprometimento pode ser visto em algumas crianças, com mais frequência naquelas com transtornos convulsivos que afetam adversamente os lobos temporais. Para a maioria das crianças, contudo, o problema descrito como "memória ruim" é, na verdade, uma dificuldade com a *recuperação*, que é a capacidade de tirar a informação "da gaveta do fichário" depois de ela ter sido colocada lá. A recuperação deficiente está associada com problemas de organização (os arquivos não têm etiquetas) e costuma ser a questão quando crianças são descritas como "esquecidas".

Para diferenciar entre codificação e recuperação, as crianças devem memorizar o material e, então, 20 a 30 minutos mais tarde, recordá-lo. Se não forem capazes de recordá-lo espontaneamente, o examinador não sabe se elas não o codificaram ou estão tendo problemas com a recuperação. Se a criança puder lembrar o material com sugestões (p. ex., "Na história que li para você, o nome do menino era João ou Luis?"), o problema é com a recuperação. Entretanto, para a criança que não consegue codificar, sugestões não irão ajudar.

AVALIAÇÃO. Na avaliação da memória, várias diretrizes devem ser seguidas. Tarefas de memória visual e verbal devem ser dadas. As tarefas de memória visual (como aprender a localização de pontos ou memorizar faces) geralmente são auxiliadas pelo hemisfério direito. Na maioria das pessoas, as tarefas de memória verbal (como memorizar uma lista de compras ou uma história) são apoiadas pelo hemisfério esquerdo. Além disso, o material a ser memorizado deve incluir tarefas de decorar (como listas de palavras) e também material que é apresentado em um contexto (como histórias). Algumas tarefas de memória avaliam a aprendizagem, ou a capacidade da criança de tirar proveito das várias apresentações do material. É esperado que, após três exposições a uma figura de pontos, a memória da criança da figura seja mais forte do que era após a primeira exposição. Se não, a codificação pode ser o problema. Um adiamento de 20 a 30 minutos também deve fazer parte da avaliação da memória, e sugestões devem estar disponíveis para diferenciar entre dificuldades de codificação e de recuperação.

Outros termos na literatura neuropsicológica parecem descrever a memória, mas na verdade provavelmente sejam mais bem classificados como parte do sistema de atenção. Estes incluem a *memória de curto prazo* e a *memória de trabalho*. Esses termos são discutidos na seção a seguir sobre atenção.

Atenção. A literatura sobre a atenção é grande e inclui muitas conceituações diferentes. A seguinte ilustração demonstra alguns elementos da boa atenção.

Suponha que você chegue a uma palestra, abra seu caderno e, em vez de esquadrinhar a sala de forma indiscriminada, concentre sua atenção no instrutor, que está começando a falar (*atenção seletiva*). A palestra é interessante, e você é capaz de prestar atenção durante todos os 20 minutos da apresentação (*atenção ou vigilância sustentada*). Ao mesmo tempo que está escutando o instrutor, você está tomando notas, incorporando títulos e subtítulos. Parece que você é capaz de simultaneamente escutar, escrever e organizar bastante sem esforço, embora seja provável que esteja alternando sua atenção entre essas tarefas concorrentes (*atenção dividida*). Uma viatura de bombeiros passa pelo prédio e você levanta os olhos (*distração*), mas então é capaz de ignorar o ruído da sirene se distanciando (*inibição*) e continua a escutar a palestra (novamente, *atenção sustentada*). De repente, o alarme de incêndio toca, e você sente cheiro de fumaça. Esses distratores captam por completo sua atenção (*desligamento* da palestra), e a importância deles faz você mudar sua atenção e seu comportamento (*troca de cenário*) enquanto se dirige apressado para a porta. Uma ruptura em qualquer uma dessas áreas pode levar a uma ruptura na atenção.

AVALIAÇÃO. A avaliação da atenção requer uma série de abordagens. Crianças com problemas de atenção os exibem em casa e na escola sempre que uma tarefa se torna menos interessante para elas. Essas crianças funcionam melhor quando trabalham apenas com uma pessoa ou quando trabalham em uma atividade nova porque ela é mais estimulante. Por essa razão, o ambiente de testagem pode não evocar o comportamento desatento (especialmente no primeiro dia). Para avaliar a atenção da criança "na vida real" e entre as situações, questionários de atenção devem ser completados pelos pais e pelos professores. Muitos pesquisadores consideram esse aspecto da atenção o mais importante. Foi verificado que algumas medidas neuropsicológicas são sensíveis também à atenção. Medidas computadorizadas da atenção sustentada que são destinadas a ser longas e tediosas podem captar a perda de atenção descrita aqui. Além disso, foi demonstrado que tipos específicos de padrões de desempenho nessas medidas diferenciam tipos diferentes de problemas de atenção.

A avaliação da memória de curto prazo *verbal* pode incluir a repetição de dígitos ou de sentenças curtas. A avaliação da memória de curto prazo *visual* pode ser realizada com a criança apontando para pontos ou círculos na página na mesma ordem em que o examinador acabou de apontá-los. A memória de trabalho geralmente é avaliada como a segunda parte de um teste de memória de curto prazo. Ele requer que o material que foi armazenado na memória de curto prazo seja manipulado de alguma forma. A memória de trabalho verbal pode ser avaliada com a criança repetindo dígitos na ordem inversa ou fazendo cálculos matemáticos de cabeça. Dizer os meses do ano na ordem inversa também pode efetuar essa avaliação (desde que a criança seja capaz de dizê-los na ordem habitual sem dificuldade). Pedir à criança que aponte para os pontos na página na ordem inversa da qual eles foram mostrados pode avaliar a memória de trabalho visuoespacial.

Funcionamento executivo. O funcionamento executivo poderia ser considerado o produto maduro da boa atenção. Embora não muito desenvolvido até que as crianças cheguem à adolescência, muitos de seus aspectos começam a aparecer na infância e, portanto, podem ser medidos. O *funcionamento executivo* refere-se à capacidade da pessoa de organizar seus comportamentos para realizar um objetivo específico. O bom funcionamento executivo permite a uma pessoa que identifique problemas, gere soluções, escolha entre elas, siga a estratégia escolhida e avalie sua eficácia enquanto o trabalho se desenvolve. Sem bom funcionamento executivo, crianças que são inteligentes têm dificuldade em demonstrar suas habilidades. Seus pais muitas vezes relatam insucesso escolar que não pode ser explicado por problemas de aprendizagem. O problema não é de "conhecimento" mas de aplicação desse conhecimento ao funcionamento diário.

AVALIAÇÃO. A avaliação do funcionamento executivo requer vários testes, dadas as suas múltiplas facetas. Atenção e memória de trabalho boas, como já discutido, são cruciais para o comportamento dirigido ao objetivo. A inibição pode ser testada dando à criança uma tarefa na qual ela deva controlar uma resposta automática.

A fluência pode ser avaliada com a criança gerando palavras de categorias sob um limite de tempo. Por exemplo, uma criança pode ser solicitada a nomear tantos tipos de brinquedos quanto possa em 1 minuto. Uma variante dessa tarefa requer que a criança crie tantos desenhos quanto possa em um período de 1 minuto, de acordo com diretrizes rígidas.

A flexibilidade cognitiva muitas vezes é testada com o Teste Wisconsin de Classificação de Cartas (WCST), uma medida de solução de problemas. Nesse teste, não é dito à criança como resolver os quebra-cabeças; ela deve estar atenta aos comentários de que suas tentativas estão "certas" ou "erradas", e é esperado, então que use essa informação para gerar estratégias. Durante o curso desse teste, as regras muitas vezes mudam sem aviso, exigindo que a criança "reagrupe" e desenvolva uma nova estratégia. Essa medida gera informações sobre a capacidade da criança de inicialmente entender o teste, sua tendência a perseverar em respostas erradas e sua capacidade de usar os comentários para gerar novas respostas.

O planejamento é outro aspecto do funcionamento executivo. Variantes de um teste de "torre" são muitas vezes utilizadas para avaliar essa capacidade. Em um teste de torre, é mostrado à criança uma figura com bolas ou discos coloridos empilhados em cima uns dos outros em pinos de madeira, em uma configuração específica. A criança deve mover as bolas ou os discos nos pinos para um modelo real na mesa a fim de corresponder à configuração mostrada na figura. Ela é instruída a mover apenas uma bola ou um disco por vez e usar o menor número de movimentos possível. Para realizar bem a tarefa, deve primeiro "conter-se" e não fazer movimentos impulsivos que possam deixá-la "encurralada". A criança deve também visualizar os primeiros passos do problema. Assim, tanto o controle dos impulsos como a memória de trabalho visual são necessários para exibir um bom planejamento nesse teste bastante divertido.

Linguagem. A linguagem humana organiza, apoia e comunica conhecimentos, memórias e ideias. Além de possibilitar nossa comunicação com os outros, a linguagem organiza os pensamentos e as emoções, bem como nos ajuda a sequenciar nossas ações. Embora discutido tradicionalmente em termos de funcionamento do hemisfério esquerdo, grande parte do córtex humano está envolvido em vários aspectos da linguagem. A comunicação inclui tanto o *discurso*, os movimentos motores rápidos e complexos envolvidos no falar, quanto a *linguagem*, o código usado para expressar pensamentos e ideias.

Os linguistas conceituam a linguagem como sendo composta de quatro partes separadas: *fonemas*, definidos como as menores unidades de som de uma linguagem; *morfemas*, as menores unidades de significado; *sintaxe* no nível da sentença (p. ex., uso de pronomes diretos e indiretos); e *discurso*, o encadeamento de sentenças para criar uma narrativa.

Ao considerar a linguagem, talvez a distinção mais comum feita seja entre a *expressiva* e a *receptiva*. A primeira requer a produção de linguagem, incluindo articular claramente, encontrar a palavra certa e aplicar gramática e sintaxe às ideias, além de fluência vocal e tom de voz (prosódia). A segunda envolve a capacidade de compreender e lembrar o que é dito.

Crianças com problemas de linguagem expressiva podem parecer ter pouco a dizer e ser consideradas tímidas. Na verdade, entretanto, a dificuldade delas pode ser com a autoexpressão. Algumas crianças que são muito falantes (fluentes) também podem ter dificuldade para encontrar a palavra que desejam ou para organizar suas sentenças para se fazerem entender. O paradoxo de uma criança fluente com um transtorno da linguagem expressiva pode fazer seus problemas não serem percebidos.

A linguagem receptiva, ou a capacidade de entender o que está sendo dito, representa outro aspecto do sistema de linguagem. Crianças com linguagem receptiva deficiente têm dificuldade para processar a informação que lhes está sendo falada e podem ter dificuldade para aprender na sala de aula ou parecer desatentas. Às vezes, elas parecem ser opositivas devido à dificuldade em entender (e, portanto, em *fazer*) o que é pedido.

Os problemas secundários das crianças com transtornos da linguagem incluem dificuldades nas interações sociais e com o processamento das emoções. A linguagem é o que os seres humanos usam para comunicar suas ideias e interagir uns com os outros. Quando essa capacidade está comprometida, as crianças podem se isolar ou tentar encontrar atividades menos intensas em termos de linguagem para ocupar seu tempo. Problemas emocionais podem resultar da dificuldade da criança com o uso da linguagem para expressar e, portanto, processar seu mundo interior.

AVALIAÇÃO. A avaliação da linguagem deve incluir várias medidas destinadas a identificar o perfil de linguagem específico da criança. Os testes devem avaliar todos os níveis de linguagem, incluindo fonemas, palavras isoladas, frases simples, sentenças complexas e conversação. Medidas de linguagem expressiva e receptiva devem ser incluídas. Na avaliação da linguagem receptiva, as crianças devem diferenciar entre sons e palavras semelhantes, lembrar e repetir listas e sequências de palavras relacionadas, apontar para uma figura que retrate uma palavra do vocabulário e seguir orientações de crescente complexidade apresentadas apenas uma vez. Na avaliação da linguagem expressiva, devem realizar tarefas como listar o maior número possível de objetos redondos em um tempo limitado, nomear um item retratado ou descrito, definir palavras ou conceitos ou criar uma sentença sintaticamente complexa de acordo com diretrizes rígidas.

Além disso, o psicólogo pode explorar a *pragmática*, que é a capacidade da criança de participar de conversas e usar linguagem social. Isso envolve interpretar aspectos não verbais da comunicação e também observar regras sociais básicas, como esperar sua vez de falar durante uma conversa. Embora muitas vezes avaliem a pragmática além da linguagem receptiva e expressiva, os neuropsicólogos também trabalham em conjunto com especialistas de fala e linguagem quando uma avaliação adicional for indicada.

Funcionamento visuoperceptual. Existem vários construtos associados na neuropsicologia que refletem a capacidade das pessoas de compreender, organizar ou copiar o que veem. Essas capacidades são denominadas *visuoperceptuais-visuoconstrutivas*.

Os problemas com a visuopercepção são distintos dos problemas com a visão. Uma pessoa com visão perfeita pode ter dificuldades perceptuais, como identificar quais de várias figuras são exatamente iguais. Algumas crianças têm dificuldade para ver o local exato onde alguma coisa está e podem ter problemas para localizar um ponto no espaço ou para julgar a direção de uma linha. As capacidades de *visuoconstrução* permitem a uma criança juntar as partes para fazer um todo. Essas habilidades requerem a integração do sistema motor com o sistema visual. Exemplos incluem a capacidade de juntar blocos para formar um desenho ou desenhar três linhas para formar um triângulo.

Os problemas com o desenvolvimento visuoperceptual têm ramificações acadêmicas e sociais. Áreas acadêmicas como a matemática, que são menos dependentes de apoio verbal, estão em risco. Além disso, conceitos como tempo e valores monetários podem não ser claramente entendidos. Estudantes com essas dificuldades muitas vezes exibem um senso de direção deficiente, e problemas com integração de séries visuais complexas podem levar a sentimentos de estar sobrecarregado. Eles podem ter dificuldade para "ler as entrelinhas", desse modo tornando mais vaga a compreensão de conceitos de leitura menos palpáveis (como o tema).

Problemas sociais também são com frequência observados em estudantes com esses atrasos. Muitos elementos das boas interações sociais são não verbais, incluindo a capacidade de perceber e interpretar gestos, expressão facial, postura corporal e tom de voz. Estudantes com atrasos visuoperceptuais podem confiar excessivamente em informações verbais e não entender quando as pessoas estão sendo sarcásticas ou quando alguma coisa é dita em tom de brincadeira.

AVALIAÇÃO. A avaliação do processamento visual deve tratar de cada um dos elementos específicos desse sistema. As capacidades visuoperceptuais devem ser testadas usando tarefas que não requeiram que a criança use as mãos para produzir a resposta – por exemplo, atividades que exijam a identificação de desenhos correspondentes ou diferentes do alvo, bem como medidas de rotação mental (determinar qual desenho é igual ao alvo, apenas girado). Tarefas de visuoconstrução acrescentam a demanda de integrar as mãos e os olhos para produzir a resposta – por exemplo, a criança copia desenhos ou usa blocos para criar uma réplica de um modelo.

Funcionamento sensorial/motor. O sistema sensorial/motor também é avaliado como parte do exame neuropsicológico. Problemas sensoriais ou motores lateralizados sugerem problemas neurológicos no lado oposto do cérebro e estão, muitas vezes, correlacionados com processos cognitivos localizados no hemisfério direito ou esquerdo. Tarefas que requerem a percepção dos campos visual ou auditivo ou ações específicas com os lados direito ou esquerdo do corpo são parte desse domínio. Além disso, a integração de percepções ou movimentos também é avaliada.

A avaliação motora é, ainda, classificada no contexto da avaliação da lateralidade e em testes de desenvolvimento motor amplo *versus* fino, bem como a capacidade de planejar respostas motoras (práxis).

AVALIAÇÃO. O exame sensorial geralmente inclui a avaliação dos campos visuais usando métodos clínicos, tal como a criança olhar para o nariz do examinador e, então, determinar se este está movendo a mão direita ou esquerda estendida. De maneira semelhante, a avaliação da percepção auditiva bilateral pode incluir o avaliador ficando em pé atrás da criança e esfregando seus dedos próximo da orelha direita ou esquerda dela. Outros testes perceptuais podem avaliar a capacidade da criança de nomear objetos não vistos colocados em sua mão direita ou esquerda. A agnosia digital é testada tocando um dedo da criança quando a mão dela está oculta atrás de uma tela e então lhe pedir que indique qual dedo foi tocado. A integração da percepção pode incluir a criança seguindo orientações envolvendo uma figura que é mostrada. Dados normativos com base na idade estão disponíveis para todas essas tarefas.

Testes motores tanto finos quanto amplos são em geral avaliados em ambos os lados do corpo, direito e esquerdo. As tarefas motoras finas lateralizadas incluem colocar rapidamente pinos nos orifícios com cada mão ou apertar um dinamômetro manual com cada mão para avaliar a força de preensão. A batida com a ponta dos dedos é uma forma de testar o sequenciamento motor, assim como as atividades que requerem repetição de sequências de movimentos de memória. A lateralidade é mais bem avaliada com a criança realizando uma série de tarefas com uma mão (p. ex., "Mostre-me como se usa esta colher", "Alcance-me essa moeda" e "Jogue-me a bola") em ordem aleatória. A avaliação de dificuldades com planejamento motor pode ser feita usando pantomima.

A testagem motora ampla envolve a criança demonstrando a marcha enquanto caminha para a frente e para trás, corre, salta, anda em uma linha reta e se equilibra em um pé só. Em casos nos quais os achados da avaliação motora são significativos, o neuropsicólogo pode encaminhar a criança para um terapeuta ocupacional ou um fisioterapeuta para uma avaliação adicional mais específica.

A testagem neuropsicológica costuma ser realizada de acordo com vários domínios diferentes que refletem áreas de funcionamento cerebral. Normalmente, estas incluem atenção e funcionamento executivo, memória e linguagem, bem como funcionamento visuoperceptual e sensorial/motor. Ao considerar questões neuropsicológicas, os seguintes fatores não devem ser esquecidos:

- Após lesão cerebral precoce, a linguagem e o funcionamento motor são os mais propensos a beneficiarem-se da "plasticidade". Algumas pesquisas sugerem que, com esse processo de reorganização, outras funções (mais notavelmente as capacidades visuoperceptuais) podem ser "preteridas", gerando pontuações mais baixas que o esperado.
- As intervenções para atrasos do desenvolvimento de base neurológica têm seu efeito mais profundo em crianças menores. Estudos recentes demonstraram que, em crianças com dificuldades de leitura, a representação bilateral da linguagem identificada com IRMf antes da intervenção mudou para o hemisfério esquerdo por várias ordens de magnitude em cada indivíduo após apenas 80 horas de intervenção de leitura. Essas mudanças no cérebro foram acompanhadas por melhora das habilidades de leitura. Portanto, a filosofia de adiar a intervenção até que um déficit seja totalmente expresso pode impedir que as crianças recebam todos os benefícios que a intervenção precoce proporciona.
- Fatores de risco para dificuldades de leitura incluem história familiar, atrasos de linguagem precoces, articulação pobre, infecções crônicas nos ouvidos, capacidades precoces de rimar deficientes, incapacidade de recitar (não cantar) o alfabeto no fim da educação infantil e lesão cerebral precoce.
- Ambidestria (usar consistentemente a mão direita para algumas tarefas específicas e a mão esquerda para outras tarefas específicas) ocorre com frequência em famílias nas quais vários membros são canhotos. Por sua vez, lateralidade ambígua (ou o uso de qualquer mão para a mesma tarefa; às vezes escrever com a direita, às vezes com a esquerda) pode ser um sinal patognomônico sugerindo organização cerebral deficiente para comportamentos específicos.
- O transtorno de déficit de atenção/hiperatividade (TDAH) afeta de forma mais adversa as capacidades normalmente associadas com funcionamento do hemisfério direito (como habilidades motoras finas e capacidades visuoperceptuais) e também a atenção e o funcionamento executivo. Foi demonstrado que medicamentos psicoestimulantes melhoram o funcionamento em todos esses domínios em crianças com TDAH.

REFERÊNCIAS

Cleary MJ, Scott AJ. Developments in clinical neuropsychology: Implications for school psychological services. *J School Health*. 2011;81:1.
Dawson P, Guare R. *Executive Skills in Children and Adolescents: A Practical Guide to Assessment and Intervention*. 2nd ed. New York: Gilford; 2010.
Fletcher JM, Lyon RG, Fuchs LS, Barnes MA. *Learning Disabilities: From Identification to Intervention*. New York: Guilford; 2007.
Jura MB, Humphrey LA. Neuropsychological and cognitive assessment of children. In: Sadock BJ, Sadock VA, Ruiz P, eds. *Kaplan & Sadock's Comprehensive Textbook of Psychiatry*. 9th ed. Philadelphia: Lippincott Williams & Wilkins; 2009:973.
Korja M, Ylijoki M, Japinleimu H, Pohjola P, Matomäki J, Kusmierek H, Mahlman M, Rikalainen H, Parkkola R, Kaukola T, Lehtonen L, Hallman M, Haataja L. Apolipoprotein E, brain injury and neurodevelopmental outcome of children. *Genes Brain Beh*. 2013;28(4):435–445.
Mattis S, Papolos D, Luck D, Cockerham M, Thode HC Jr. Neuropsychological factors differentiating treated children with pediatric bipolar disorder from those with attention-deficit/hyperactivity disorder. *J Clin Experi Neuropsychology*. 2010;33:74.
Pennington B. *Diagnosing Learning Disorders: A Neuropsychological Framework*. 2nd ed. New York: Guilford; 2008.
Scholle SH, Vuong O, Ding L, Fry S, Gallagher P, Brown JA, Hays RD, Cleary PD. Development of and field test results for the CAHPS PCMH survey. *Med Care*. 2012;50:S2.
Stark D, Thomas S, Dawson D, Talbot E, Bennett E, Starza-Smith A. Paediatric neuropsychological assessment: an analysis of parents' perspectives. *Soc Care Neurodisabil*. 2014;5:41–50.
Williams L, Hermens D, Thein T, Clark C, Cooper N, Clarke S, Lamb C, Gordon E, Kohn M. Using brain-based cognitive measures to support clinical decisions in ADHD. *Pediatr Neurol*. 2010;42(2):118.

▲ 5.7 Avaliação clínica e exames laboratoriais na psiquiatria

Duas questões recentes levaram a avaliação clínica e os exames laboratoriais em pacientes psiquiátricos para o centro das atenções da maioria dos médicos: o amplo reconhecimento do problema generalizado da síndrome metabólica na psiquiatria clínica e a expectativa de vida mais curta de pacientes psiquiátricos comparada com a da população em geral. Os fatores que podem contribuir para a comorbidade clínica incluem abuso de tabaco, álcool e drogas, hábitos dietéticos ruins e obesidade. Além disso, muitos medicamentos psicotrópicos estão associados com riscos à saúde que incluem obesidade, síndrome metabólica e hiperprolactinemia. Consequentemente, a monitoração da saúde física de pacientes psiquiátricos tem-se tornado uma questão mais proeminente.

Uma abordagem lógica e sistemática ao uso da avaliação clínica e de exames laboratoriais pelo psiquiatra é vital para alcançar os objetivos de chegar a diagnósticos corretos, identificar comorbidades clínicas, implementar tratamento adequado e fornecer tratamento custo-efetivo. Com respeito ao diagnóstico ou tratamento de doença clínica, a consulta com colegas de outras especialidades é importante. Os bons médicos reconhecem os limites de sua *expertise* e a necessidade de consultar seus colegas não psiquiatras.

MONITORAÇÃO DA SAÚDE FÍSICA

A monitoração da saúde física de pacientes psiquiátricos tem dois objetivos: fornecer tratamento adequado para doenças existentes e proteger a saúde atual do paciente de possíveis prejuízos futuros. A prevenção de doenças deve começar com um conceito claro da condição a ser evitada. De maneira ideal, em psiquiatria isso seria um foco em condições comumente encontradas que poderiam ser uma fonte significativa de morbidade ou mortalidade. É claro que, em psiquiatria, um pequeno número de problemas clínicos está na base de um número significativo de prejuízos e mortes prematuras.

PAPEL DA HISTÓRIA E DO EXAME FÍSICO

Uma história completa, incluindo uma revisão de sistemas, é a base para uma avaliação abrangente do paciente. A história orienta o médico na seleção dos exames laboratoriais que são relevantes para um paciente específico. Muitos pacientes psiquiátricos, devido a suas doenças, não são capazes de fornecer informações suficientemente detalhadas. Fontes colaterais de informação, incluindo familiares e registros de médicos anteriores, podem ser de particular utilidade na avaliação desses pacientes.

A história clínica do paciente é um componente importante da anamnese. Ela deve incluir notas de lesões anteriores e, em especial, ferimentos na cabeça que resultaram em perda de consciência e outras causas de inconsciência. Essa história também deve incluir condições dolorosas, problemas clínicos contínuos, hospitalizações anteriores, cirurgias anteriores e uma lista dos medicamentos atuais do paciente. Exposição a substâncias tóxicas é outro componente importante da história médica. Essas exposições são, muitas vezes, relacionadas ao local de trabalho.

A história social contém muitos dos detalhes relevantes à avaliação de patologia de caráter, incluindo fatores de risco para transtornos da personalidade, bem como informações relevantes à avaliação de transtornos maiores. Em geral, a história social inclui uma história legal, informações sobre a família e outros relacionamentos significativos e uma história ocupacional.

Ao avaliar pacientes que parecem demenciados, o papel do exame físico é elucidar possíveis fatores causativos, como a rigidez em roda denteada e o tremor associados com doença de Parkinson ou déficits neurológicos sugestivos de AVCs anteriores. Os estudos laboratoriais-padrão comumente avaliados em pacientes com demência incluem hemograma completo, eletrólitos séricos, testes de função hepática, ureia, creatinina, testes da função tireoidiana, níveis séricos de B12 e folato, VDRL e uma análise urinária. Atualmente, não há indicação clínica para testar para o alelo ipsilon 4 da apolipoproteína E. Com frequência, uma tomografia computadorizada (TC) é realizada se houver achados neurológicos focais, e um eletroencefalograma (EEG) pode ser realizado se houver *delirium*. Quando os pacientes estão em *delirium*, o exame neurológico pode ser complicado por desatenção devido a níveis de consciência alterados. A avaliação do *delirium* costuma incluir os mesmos exames laboratoriais descritos para demência. Culturas de urina ou sangue, radiografia do tórax, exames de neuroimagem ou EEG também podem ser adequados.

IMAGENS DO SISTEMA NERVOSO CENTRAL

Os exames por imagens do sistema nervoso central (SNC) podem ser divididos amplamente em dois domínios: estrutural e funcional. As imagens estruturais fornecem uma visualização detalhada, não invasiva, da morfologia do cérebro, enquanto as funcionais fornecem uma visualização da distribuição espacial de processos bioquímicos específicos. As imagens estruturais incluem a TC de raios X e a imagem por ressonância magnética (IRM). As imagens funcionais incluem a tomografia por emissão de pósitrons (PET), a tomografia computadorizada por emissão de fóton único (SPECT), a IRM funcional (IRMf) e a espectroscopia por ressonância magnética (ERM). Com a limitada exceção do escaneamento por PET, as técnicas de imagens funcionais são consideradas instrumentos de pesquisa que ainda não estão prontos para uso clínico de rotina.

Imagem por ressonância magnética

Os escaneamentos por IRM são usados para distinguir anormalidades cerebrais estruturais que podem estar associadas com as alterações comportamentais de um paciente. Esses exames fornecem ao médico imagens de estruturas anatômicas vistas de perspectivas transversais, coronais ou oblíquas. A IRM pode detectar uma grande variedade de anormalidades estruturais. Ela é particularmente útil para examinar os lobos temporais, o cerebelo e as estruturas subcorticais profundas e é única em sua capacidade de identificar hiperintensidades da substância branca periventricular. Os escaneamentos por IRM são úteis para examinar doenças específicas, como neoplasias não meníngeas, malformações vasculares, focos convulsivos, transtornos desmielinizantes, transtornos neurodegenerativos e infartos. As vantagens da IRM incluem a ausência de radiação ionizante e de agentes de contraste à base de iodo. Ela é contraindicada quando o paciente tem marca-passo, clipes de aneurisma ou corpos estranhos ferromagnéticos.

Tomografia computadorizada

Os escaneamentos por TC são usados para identificar anormalidades cerebrais estruturais que podem contribuir para as anormalidades comportamentais de um paciente. Esses exames fornecem ao médico imagens de raio X transversais do cérebro. A TC pode detectar uma grande variedade de anormalidades estruturais nas regiões corticais e subcorticais do cérebro. Ela é útil quando um médico está buscando evidências de um AVC, hematoma subdural, tumor ou abscesso. Esses estudos também permitem a visualização de fraturas de crânio. Os escaneamentos por TC são a modalidade preferida quando existe suspeita de um tumor meníngeo, lesões calcificadas, hemorragia subaracnoide ou parenquimal aguda ou infarto parenquimal agudo.

Esses escaneamentos podem ser realizados com ou sem contraste. O propósito do contraste é aumentar a visualização de doenças que alteram a barreira hematencefálica, tais como tumores, AVCs, abscessos e outras infecções.

Tomografia por emissão de pósitrons

Os escaneamentos por PET são realizados predominantemente em centros médicos universitários. Eles requerem um tomógrafo de emissão de pósitron (o escâner) e um cíclotron para criar os isótopos relevantes. Esse tipo de escaneamento envolve a detecção e a medição da radiação de pósitron emitida após a injeção de um composto que foi marcado com um isótopo emissor de pósitron. Em geral, os escaneamentos por PET utilizam fluorodesoxiglicose (FDG) para medir o metabolismo de glicose cerebral regional. A glicose é a principal fonte de energia para o cérebro. Esses escaneamentos fornecem informações sobre a ativação relativa de regiões do cérebro, visto que o metabolismo de glicose regional é diretamente proporcional à atividade neuronal. Os escaneamentos cerebrais com FDG são úteis no diagnóstico diferencial de doença demencial. O achado mais consistente na literatura sobre a PET é o padrão de hipometabolismo de glicose temporal-parietal em pacientes com demência do tipo Alzheimer.

O escaneamento por PET usando FDDNP (2-(1-{6-[(2-[fluor-18]fluoroetil)(metil)amino]-2-naftil)}-etilideno) malononlitrilo) tem a capacidade de diferenciar entre envelhecimento normal, comprometimento cognitivo leve e doença de Alzheimer pela determinação de padrões cerebrais regionais de placas e emaranhados associados com essa doença. O FDDNP liga-se às placas senis amiloides e aos emaranhados neurofibrilares de tau. Ele parece ser superior à PET com FDG para diferenciar pacientes com Alzheimer daqueles com comprometimento cognitivo leve e indivíduos com envelhecimento normal e nenhum comprometimento cognitivo.

Tomografia computadorizada por emissão de fóton único

A SPECT está disponível na maioria dos hospitais, mas raramente é usada para estudar o cérebro. Ela costuma ser utilizada para estudar outros órgãos, como o coração, o fígado e o baço. Alguns estudos recentes, entretanto, tentam correlacionar as imagens cerebrais por SPECT com transtornos mentais.

Imagem por ressonância magnética funcional

A IRMf é um escaneamento usado na pesquisa para medir o fluxo sanguíneo cerebral regional. Com frequência, os dados da IRMf são sobrepostos a imagens de IRM convencionais, resultando em mapas detalhados da estrutura e da função do cérebro. A medição do fluxo sanguíneo envolve o uso da molécula heme como agente de contraste endógeno. A taxa de fluxo de moléculas heme pode ser medida, resultando em uma avaliação do metabolismo cerebral regional.

Espectroscopia por ressonância magnética

A ERM é outro método de pesquisa para medir o metabolismo cerebral regional. Os escaneamentos por ERM são realizados em dispositivos de IRM convencionais que passaram por atualizações específicas de *hardware* e *software*. As atualizações permitem que o sinal dos prótons seja suprimido e outros compostos sejam medidos. (As imagens por IRM convencional são, na realidade, um mapa da distribuição espacial de prótons encontrados na água e na gordura.)

Angiografia por ressonância magnética

A angiografia por ressonância magnética (ARM) é um método para criar mapas tridimensionais do fluxo sanguíneo cerebral. Os neurologistas e os neurocirurgiões são os que mais utilizam esse teste. Ele raramente é usado por psiquiatras.

ESTUDOS DE TOXICOLOGIA

Os exames urinários para drogas de abuso são imunoensaios que detectam barbitúricos, benzodiazepínicos, metabólitos de cocaína, opiáceos, fenciclidina, tetra-hidrocanabinol e antidepressivos tricíclicos. Esses testes rápidos fornecem resultados em uma hora. Entretanto, são testes de triagem; uma testagem adicional é necessária para confirmar os resultados.

A testagem para determinar as concentrações sanguíneas de certos medicamentos psicotrópicos permite ao médico determinar se os níveis sanguíneos dos medicamentos estão em níveis terapêuticos, subterapêuticos ou tóxicos. Sintomas psiquiátricos não são raros quando medicamentos prescritos estão em níveis tóxicos. Em pacientes debilitados e nos idosos, sintomas patológicos podem ocorrer em concentrações terapêuticas. Os valores de referência normais variam entre os laboratórios. É importante verificar com o laboratório que realiza o exame para obter sua variação de referência normal.

A testagem para drogas de abuso geralmente é realizada em amostras de urina. Também pode ser feita em amostras de sangue, hálito (álcool), cabelo, saliva e suor. Os exames de urina fornecem informações sobre uso recente de drogas de abuso frequente, como álcool, anfetaminas, cocaína, maconha, opioides e fenciclidina junto com 3,4-metilenodioximetanfetamina (MDMA) (*ecstasy*). Muitas substâncias podem produzir falso-positivos em exames de urina para drogas. Quando há suspeita de um falso-positivo, um teste confirmatório pode ser solicitado.

Um exame toxicológico qualitativo abrangente em geral é realizado por cromatografia líquida e gasosa. Sua realização pode exigir muitas horas, e ele raramente é feito em situações clínicas de rotina. Ele costuma ser realizado em pacientes com toxicidade inexplicável e um quadro clínico atípico.

As avaliações toxicológicas qualitativas podem ser úteis para tratar pacientes que tiveram superdosagem, quando combinadas com avaliação clínica e conhecimento de quando a ingestão ocorreu.

Abuso de drogas

Os pacientes muitas vezes não são confiáveis quando relatam sua história de abuso de drogas. Os transtornos mentais induzidos por drogas com frequência lembram transtornos psiquiátricos primários. Além disso, o abuso de substâncias pode exacerbar uma doença mental preexistente. As indicações para solicitar um teste para abuso de drogas incluem sintomas comportamentais inexplicáveis, história de uso ou dependência de drogas ilícitas na avaliação de um paciente novo ou antecedentes de alto risco (p. ex., ficha criminal, adolescentes e prostitutas). Um teste para abuso de drogas também é usado frequentemente para monitorar a abstinência do paciente durante o tratamento de abuso de substância. Esses testes podem ser programados ou aleatórios. Muitos médicos acreditam que a testagem aleatória pode ser mais precisa na avaliação da abstinência. Os testes também podem ajudar a motivar o paciente.

Outros dados laboratoriais podem sugerir um problema com abuso de substância. Um aumento no volume corpuscular médio está associado com abuso de álcool. As enzimas hepáticas podem estar aumentadas com abuso de álcool ou por hepatite B ou C adquirida pelo abuso de drogas intravenosas (IV). A testagem sorológica para hepatite B ou C pode confirmar o diagnóstico. Usuários de drogas IV estão em risco para endocardite bacteriana, e, se houver suspeita disso, uma avaliação clínica adicional é indicada.

Substâncias testadas. Testes de rotina estão disponíveis para fenciclidina (PCP), cocaína, tetra-hidrocanabinol (THC; também conhecido como maconha), benzodiazepínicos, metanfetamina e seu metabólito anfetamina, morfina, codeína, metadona, propoxifeno, barbitúricos, dietilamida do ácido lisérgico (LSD) e MDMA.

Os testes de triagem para drogas podem ter altas taxas de falso-positivo. Isso frequentemente se deve à interação de medicamentos prescritos com o teste, resultando em resultados falso-positivos e falta de testagem confirmatória. Testes falso-negativos também são comuns. Os resultados falso-negativos podem ser devidos a problemas com a coleta e o armazenamento das amostras.

A testagem é, em geral, realizada na urina, embora a testagem sérica também seja possível para a maioria dos agentes. Testagem de cabelo e saliva também está disponível em alguns laboratórios. O álcool também pode ser detectado no hálito (bafômetro). Com exceção do álcool, os níveis da droga geralmente não são determinados. Em vez disso, apenas a presença ou a ausência da substância são determinadas. Não costuma haver uma correlação significativa ou útil entre o nível da droga e comportamento clínico. O período de tempo em que a substância pode ser detectada na urina está listado na Tabela 5.7-1.

TABELA 5.7-1
Drogas de abuso que podem ser detectadas na urina

Droga	Período de tempo detectada na urina
Álcool	7-12 h
Anfetamina	48-72 h
Barbitúrico	24 h (curta ação); 3 sem (longa ação)
Benzodiazepínico	3 dias
Cocaína	6-8 h (metabólitos 2-4 dias)
Codeína	48 h
Heroína	36-72 h
Maconha	2-7 dias
Metadona	3 dias
Metaqualona	7 dias
Morfina	48-72 h

Álcool

Não existe um teste único ou um achado no exame físico que seja diagnóstico para abuso de álcool. A história do padrão de ingestão de álcool é mais importante para fazer o diagnóstico. Resultados de exames laboratoriais e achados no exame físico podem ajudar a confirmá-lo. Em pacientes com intoxicação alcoólica aguda, um nível sanguíneo de álcool (BAL) pode ser útil. Um BAL alto em um paciente que clinicamente não mostra intoxicação significativa é congruente com tolerância. Evidências clínicas relevantes de intoxicação com um BAL baixo devem sugerir intoxicação com outros agentes. Intoxicação costuma ser encontrada com níveis entre 100 e 300 mg/dL. O grau de intoxicação alcoólica também pode ser avaliado usando a concentração de álcool exalada na respiração (bafômetro). O uso crônico de álcool costuma estar associado com outras anormalidades laboratoriais, incluindo elevações nas enzimas hepáticas, como aspartato aminotransferase (AST), que costuma ser maior do que a alanina aminotransferase (ALT). Muitas vezes, a bilirrubina também está elevada. Proteína total e albumina podem estar baixas, e o tempo de protrombina (PT) pode estar aumentado. É possível a presença de uma anemia macrocítica.

O abuso de álcool pode estar relacionado com rinofima, telangiectasias, hepatomegalia e evidência de trauma no exame físico. Na abstinência, os pacientes podem ter hipertensão, tremores e taquicardia.

Exames laboratoriais em pacientes que abusam de álcool podem revelar macrocitose. Isso ocorre na maioria dos que consomem quatro ou mais doses por dia. A doença hepática alcoólica é caracterizada por elevações em AST e ALT, normalmente em uma proporção de AST para ALT de 2:1 ou maior. O nível de γ-glutamil transpeptidase (GGT) pode estar elevado. A transferina deficiente em carboidrato (CDT) pode ser útil na identificação de uso pesado e crônico de álcool. Ela tem uma sensibilidade de 60 a 70% e uma especificidade de 80 a 90%.

O BAL é usado legalmente para definir intoxicação a fim de determinar se um indivíduo está dirigindo sob sua influência. O limite legal em muitos Estados norte-americanos é de 80 mg/dL. Entretanto, as manifestações clínicas de intoxicação variam com o grau de tolerância alcoólica de um indivíduo. Com o mesmo BAL, um indivíduo que abusa de álcool de forma crônica pode exibir menos comprometimento do que um que não está acostumado a beber. Em geral, um BAL na variação de 50 a 10 o mg/dL está associado com julgamento e coordenação comprometidos, e níveis mais altos que 100 mg/dL produzem ataxia.

Toxinas ambientais

Toxinas específicas estão associadas com uma variedade de anormalidades comportamentais. A exposição a toxinas ocorre comumente por meio de ocupações ou passatempos.

> Intoxicação por alumínio pode causar uma condição semelhante a demência. O alumínio pode ser detectado na urina e no sangue.
> Intoxicação por arsênico pode causar fadiga, perda de consciência, anemia e perda de cabelo. O arsênico pode ser detectado na urina, no sangue e no cabelo.
> Intoxicação por manganês pode se apresentar com *delirium*, confusão e uma síndrome parkinsoniana. O manganês pode ser detectado na urina, no sangue e no cabelo.
> Os sintomas de intoxicação por mercúrio incluem apatia, memória deficiente, labilidade, cefaleia e fadiga. O mercúrio pode ser detectado na urina, no sangue e no cabelo.
> As manifestações de intoxicação por chumbo incluem encefalopatia, irritabilidade, apatia e anorexia. O chumbo pode ser detectado no sangue ou na urina. Os níveis de chumbo normalmente são avaliados pela coleta de uma amostra de urina de 24 horas. O teste de protoporfirina eritrocitária livre é um exame de triagem para intoxicação crônica por chumbo. Esse teste costuma ser realizado junto com um nível de chumbo sanguíneo. O Centers for Disease Control and Prevention (Centros para Prevenção e Controle de Doenças) especifica que um nível de chumbo acima de 25 µg/dL é significativo para crianças. A incidência de toxicidade de chumbo em crianças tem apresentado recente redução.

Exposição significativa a compostos orgânicos, como inseticidas, pode produzir anormalidades comportamentais. Muitos inseticidas têm efeitos anticolinérgicos fortes. Não há testes laboratoriais facilmente disponíveis pra detectar esses compostos. Os centros de controle de venenos podem auxiliar na identificação dos serviços de testagem apropriados.

Inalação de solventes voláteis

As substâncias voláteis produzem vapores que são inalados por causa de seu efeito psicoativo. Os solventes voláteis mais comumente abusados incluem gasolina, cola, diluentes e corretivo de texto líquido. Os propulsores de aerossol das embalagens em *spray* de produtos de limpeza, desodorantes e cremes podem ser abusados. Nitritos, como as ampolas de nitrito de amilo ("lança-perfume") e nitrito de butila, e gases anestésicos, como clorofórmio, éter e óxido nitroso, também são abusados.

O abuso crônico de solventes voláteis está associado com dano ao cérebro, ao fígado, aos rins, aos pulmões, ao coração, à medula óssea e ao sangue. O abuso pode produzir hipoxia ou anoxia. Os sinais de abuso incluem perda de memória de curto prazo, comprometimento cognitivo, fala arrastada e "escandida" e tremor. Arritmias cardíacas podem ocorrer. A exposição a tolueno, que está presente em muitas soluções de limpeza, tintas e colas, foi associada com perda da diferenciação clara entre as substâncias cinzenta e branca e com atrofia cerebral em escaneamentos por IRM. Metemoglobinemia tem ocorrido com abuso de nitrito de butila. O uso crônico de solventes voláteis está relacionado com a produção de ataques de pânico e com um transtorno orgânico da personalidade podendo também produzir comprometimento na memória de trabalho e na função cognitiva executiva.

CONCENTRAÇÕES SÉRICAS DE MEDICAMENTOS

As concentrações séricas de medicamentos psicotrópicos são avaliadas para minimizar o risco de toxicidade em pacientes que os estão recebendo e para assegurar a administração de quantidades suficientes para produzir uma resposta terapêutica. Os níveis do medicamento são, muitas vezes, influenciados pelo metabolismo hepático, que ocorre por meio da ação de enzimas no fígado.

Acetaminofeno

O acetaminofeno pode produzir necrose hepática, que, em alguns casos, pode ser fatal. Ele é um dos agentes utilizados com mais frequência para superdosagens intencionais e é uma causa comum de mortes relacionadas a superdosagem. A toxicidade está associada com níveis acima de 5 mg/dL (> 330 µmol/L) em pacientes sem doença hepática preexistente. Os abusadores crônicos de álcool são particularmente vulneráveis aos efeitos de superdosagem. O tratamento com acetilcisteína deve ocorrer logo após a superdosagem para prevenir hepatotoxicidade.

Toxicidade de salicilato

A aspirina é muitas vezes ingerida em superdosagens. Por isso, os níveis séricos de salicilato são frequentemente obtidos nesses casos. Alguns pacientes com reumatismo podem ingerir grandes quantidades de salicilato de forma crônica por razões terapêuticas. A ingestão de 10 a 30 g de aspirina pode ser fatal. A maioria dos pacientes irá desenvolver sintomas de toxicidade quando os níveis de salicilato forem maiores do que 40 mg/dL (2,9 mmol/L). Os sintomas comuns de toxicidade incluem anormalidades ácido-base, taquipneia, zumbido, náusea e vômito. Em casos de toxicidade grave, os sintomas podem incluir hipertermia, estado mental alterado, edema pulmonar e morte.

Agentes antipsicóticos

Clozapina. Os níveis de clozapina são determinados pela manhã antes da administração da dose matinal do medicamento. A variação terapêutica para a clozapina não foi estabelecida; entretanto, um nível de 100 mg/mL é amplamente considerado o limiar terapêutico mínimo. Pelo menos 350 mg/mL de clozapina são considerados necessários para obter uma resposta terapêutica em pacientes com esquizofrenia refratária. A probabilidade de convulsões e outros efeitos colaterais aumenta com níveis acima de 1.200 mg/mL ou com doses acima de 600 mg por dia, ou ambos. A clozapina é uma causa comum de leucopenia na psiquiatria. Quando uma leucopenia moderada a grave se desenvolve, o tratamento deve ser interrompido, mas os pacientes podem ser tratados novamente com esse fármaco no futuro.

Estabilizadores do humor

Carbamazepina. A carbamazepina pode produzir alterações nos níveis de leucócitos, plaquetas e, sob circunstâncias raras, hemácias. Anemia, anemia aplásica, leucopenia e trombocitopenia podem ocorrer, mas são raras. As avaliações pré-tratamento normalmente incluem um hemograma completo.

A carbamazepina pode produzir hiponatremia, que é em geral leve e não produz sintomas clínicos. Entretanto, ela pode causar a síndrome de secreção inadequada de hormônio antidiurético (SIADH). Também pode produzir uma variedade de anormalidades congênitas, incluindo espinha bífida e anomalias dos dedos. As manifestações de toxicidade podem envolver náusea, vômito, retenção urinária, ataxia, confusão, sonolência, agitação ou nistagmo. Com níveis muito altos, os sintomas também podem incluir arritmias cardíacas, convulsões e depressão respiratória.

Lítio. O lítio tem um índice terapêutico estreito. Consequentemente, seus níveis sanguíneos devem ser monitorados para alcançar uma dosagem terapêutica e evitar toxicidade. Os efeitos colaterais são dependentes da dose. Os sintomas de toxicidade incluem tremores, sedação e confusão. Em níveis mais altos, *delirium*, convulsões e coma podem ocorrer. Os sintomas de toxicidade podem começar a se manifestar com níveis séricos acima de 1,2 mEq/L e são comuns com níveis acima de 1,4 mEq/L. Pacientes idosos ou debilitados podem mostrar sinais de toxicidade com níveis abaixo de 1,2 mEq/L.

Valproato. Devido ao risco de hepatotoxicidade, variando de disfunção leve a necrose hepática, testes de função hepática pré-tratamento são em geral realizados. Mais comumente, o valproato (ácido valproico e divalproex) pode causar uma elevação continuada nos níveis de transaminase hepática de até três vezes o limite superior do normal.

O valproato pode aumentar o risco de defeitos de nascimento. Um teste urinário para gravidez antes do tratamento é geralmente obtido de mulheres em idade reprodutiva. As mulheres devem ser aconselhadas a usar contracepção adequada.

Anormalidades hematológicas também são possíveis e incluem leucopenia e trombocitopenia. O tratamento com esse fármaco pode aumentar os níveis séricos de amônia. É prudente obter um nível de amônia em um paciente que esteja passando por tratamento com valproato e que apresente estado mental alterado ou letargia. Pancreatite aguda também pode ocorrer.

Antidepressivos

Inibidores da monoaminoxidase. O tratamento com inibidores da monoaminoxidase (IMAOs) pode causar ortostasia e, raras vezes, crise hipertensiva. A medição da pressão arterial basal deve ser obtida antes do início do tratamento, e a pressão arterial deve ser monitorada durante seu curso.

Não existem níveis sanguíneos significativos para os IMAOs, e a monitoração direta de seus níveis sanguíneos não tem indicação clínica. O tratamento com IMAOs está associado, algumas vezes, com hepatotoxicidade. Por essa razão, testes da função hepática são obtidos no início do tratamento e periodicamente após.

Antidepressivos tricíclicos e tetracíclicos (ACTs). Exames laboratoriais de rotina obtidos antes do início do tratamento com esses medicamentos normalmente incluem hemograma completo, eletrólitos séricos e testes de função hepática. Tendo em vista que os ACTs afetam a condução cardíaca, os médicos também podem obter um eletrocardiograma (ECG) para avaliar a presença de ritmos cardíacos anormais e de complexos PR, QRS e QTc prolongados antes de iniciar o tratamento.

SÍNDROME NEUROLÉPTICA MALIGNA

A síndrome neuroléptica maligna (SNM) é uma consequência rara, potencialmente fatal, da administração de neurolépticos. A síndrome consiste em instabilidade autonômica, hiperpirexia, sintomas extrapiramidais graves (i.e., rigidez) e *delirium*. A contração muscular continuada resulta em geração de calor periférico e ruptura muscular. Essa ruptura contribui para níveis elevados de creatina quinase (CK). A geração de calor periférico com mecanismos centrais de termorregulação comprometidos resulta em hiperpirexia. Mioglobinúria e leucocitose são comuns. Insuficiência renal e hepática podem ocorrer. As enzimas hepáticas tornam-se elevadas com a insuficiência hepática. Os pacientes podem morrer por hiperpirexia, pneumonia de aspiração, insuficiência renal, insuficiência hepática, parada respiratória ou colapso cardiovascular. O tratamento inclui a descontinuação do neuroléptico, hidratação, administração de relaxantes musculares e cuidados gerais de enfermagem de apoio.

Um exame laboratorial típico para SNM inclui hemograma completo, eletrólitos séricos, ureia, creatina e CK. Uma análise urinária, incluindo uma avaliação de mioglobina urinária, também costuma ser realizada. Como parte do diagnóstico diferencial, culturas sanguíneas e urinárias são obtidas como parte de uma avaliação de febre. Elevações pronunciadas na contagem de leucócitos (WBC) podem ocorrer na SNM. As contagens de leucócitos normalmente estão na variação de 10 mil a 40 mil por mm^3.

Lesão muscular

Os níveis séricos de CK podem subir em resposta a injeções intramusculares (IM) repetidas, períodos prolongados ou agitados em contenção mecânica ou SNM. Reações distônicas da administração de neurolépticos também podem resultar em níveis elevados de CK.

ELETROCONVULSOTERAPIA

A eletroconvulsoterapia (ECT) geralmente é reservada para pacientes com depressão mais resistente a tratamento. Os exames laboratoriais típicos obtidos antes da administração de ECT incluem um hemograma completo, eletrólitos séricos, análise urinária e testes de função hepática. Entretanto, não são requeridos exames laboratoriais específicos na avaliação pré-ECT. De modo habitual, também é feito um ECG. Uma série de raios X da coluna vertebral não é mais considerada uma indicação de rotina devido ao baixo risco de lesão espinal associado com técnicas de administração modernas que usam agentes paralisantes. Uma história médica e um exame físico abrangentes são instrumentos úteis para identificar possíveis condições que poderiam complicar o tratamento.

AVALIAÇÕES ENDÓCRINAS

As doenças endócrinas são de grande relevância na psiquiatria. O tratamento de doenças psiquiátricas é complicado por doenças endócrinas comórbidas. Essas doenças, muitas vezes, têm manifestações psiquiátricas. Por essas razões, a avaliação para doença endócrina costuma ser de relevância para o psiquiatra.

Doença suprarrenal

A doença suprarrenal pode ter manifestações psiquiátricas, incluindo depressão, ansiedade, mania, demência, psicose e *delirium*. Todavia, pacientes com essa doença raramente recebem atenção de psiquiatras. A avaliação e o tratamento desses pacientes são realizados em conjunto com especialistas.

Níveis plasmáticos de cortisol baixos são encontrados na doença de Addison. Esses pacientes podem ter sintomas que também são comuns em condições psiquiátricas, incluindo fadiga, anorexia, perda de peso e indisposição. Os pacientes também podem ter comprometimento da memória, confusão ou *delirium*. É possível ocorrer depressão ou psicose com alucinações e delírios.

Níveis elevados de cortisol são observados na síndrome de Cushing. Cerca de metade de todos os pacientes com essa síndrome desenvolve sintomas psiquiátricos, entre os quais labilidade, irritabilidade, ansiedade, ataques de pânico, humor deprimido, euforia, mania ou paranoia. As disfunções cognitivas podem incluir lentidão cognitiva e memória de curto prazo deficiente. Os sintomas geralmente melhoram quando o cortisol se normaliza. Se não, ou se os sintomas forem graves, o tratamento psiquiátrico pode ser necessário.

Foi verificado que os níveis de cortisol são úteis na avaliação ou no tratamento de doenças psiquiátricas primárias. Em particular, o teste de supressão com dexametasona (TSD) continua sendo um instrumento de pesquisa na psiquiatria que não é usado no tratamento clínico de rotina.

Uso de esteroides anabolizantes

O uso dessas substâncias tem sido associado com irritabilidade, agressividade, depressão e psicose. Atletas e fisiculturistas são abusadores comuns de esteroides anabolizantes. Amostras de urina podem ser usadas para a triagem desses agentes. Visto que tantos compostos foram sintetizados, uma variedade de testes pode ser necessária para confirmar o diagnóstico, dependendo do composto que tem sido utilizado. A consulta com um especialista é aconselhada. Geralmente, os andrógenos além da testosterona podem ser detectados por cromatografia gasosa e espectroscopia de massa.

Hormônio antidiurético

A arginina vasopressina (AVP), também chamada de hormônio antidiurético (ADH), está diminuída no diabetes insípido (DI) central. O DI pode ser central (devido à hipófise ou ao hipotálamo) ou nefrogênico. O DI nefrogênico pode ser adquirido ou causado por uma condição hereditária ligada ao X. O DI induzido por lítio é um exemplo de uma forma dessa doença adquirida. Foi demonstrado que o lítio diminui a sensibilidade dos túbulos renais a AVP. Pacientes com DI central respondem à administração de vasopressina com uma diminuição na produção de urina. O DI central secundário pode se desenvolver em resposta a traumatismo craniano que produza dano à hipófise ou ao hipotálamo.

Aproximadamente um quinto dos pacientes que recebem lítio desenvolve poliúria, e uma quantidade maior pode ter algum grau de comprometimento na concentração de urina. O tratamento crônico com lítio é uma causa comum de DI nefrogênico. Entretanto, existem outras causas de poliúria em pacientes tratados com lítio além de DI nefrogênico. Polidipsia primária é comum e é muitas vezes associada com a boca seca que acompanha muitos medicamentos psiquiátricos. Diabetes central também foi relacionado ao tratamento com lítio.

A secreção excessiva de AVP resulta em aumento na retenção de líquido no corpo. Essa condição é chamada SIADH. A retenção de água na SIADH causa hiponatremia. A SIADH pode se desenvolver em resposta a lesão no cérebro ou de administração de medicamentos (incluindo fenotiazinas, butirofenonas, carbamazepina e oxcarbazepina). A hiponatremia associada com essa condição pode produzir *delirium*.

Gonadotrofina coriônica humana

A gonadotrofina coriônica humana (hCG) pode ser avaliada na urina e no sangue. O exame de urina para hCG é a base para o teste de gravidez mais comumente utilizado. Esse teste imunométrico é capaz de detectar gravidez cerca de duas semanas após um período menstrual esperado ter passado. Os exames de rotina são mais precisos quando realizados 1 a 2 semanas após a ausência de um período menstrual, e não há uma precisão confiável até o período de duas semanas ter passado. Entretanto, existem exames de hCG urinários ultrassensíveis que podem detectar gravidez precisamente sete dias após a fertilização. Os testes de gravidez muitas vezes são obtidos antes do início do tratamento com certos medicamentos psicotrópicos, como lítio, carbamazepina e valproato, que estão associados com anomalias congênitas.

Paratormônio

O paratormônio (hormônio paratireoidiano) modula as concentrações séricas de cálcio e fósforo. A desregulação nesse hormônio e a resultante produção de anormalidades no cálcio e no fósforo podem produzir depressão ou *delirium*.

Prolactina

Os níveis de prolactina podem se tornar elevados em resposta à administração de agentes antipsicóticos. Elevações na prolactina sérica resultam do bloqueio de receptores de dopamina na hipófise. Esse bloqueio produz aumento na síntese e na liberação de prolactina.

A IRM cerebral não costuma ser realizada se o paciente estiver tomando um medicamento antipsicótico conhecido por causar hiperprolactinemia, e a magnitude da elevação da prolactina é compatível com causas induzidas por drogas.

Os níveis de prolactina podem se elevar um pouco após uma convulsão. Por essa razão, sua medição imediata após uma possível atividade convulsiva pode ajudar a diferenciar uma convulsão de uma pseudoconvulsão.

Hormônio tireoidiano

As doenças da tireoide estão associadas com muitas manifestações psiquiátricas e são mais comumente relacionadas com depressão e ansiedade, mas também podem dar origem a sintomas de pânico, demência e psicose. As doenças tireoidianas podem imitar a depressão. É difícil alcançar a eutimia se um paciente não estiver eutireóideo.

Lúpus eritematoso sistêmico

O lúpus eritematoso sistêmico (LES) é um transtorno autoimune. Os testes para LES são embasados na detecção de anticorpos formados como parte da doença. Anticorpos antinucleares são encontrados em praticamente todos os pacientes com LES. Os níveis de anticorpo também são usados para monitorar a gravidade da doença. Um teste fluorescente é utilizado para detectar os anticorpos antinucleares. Esse teste pode ser positivo em uma variedade de doenças reumáticas. Por essa razão, um resultado positivo em geral é seguido por teste adicionais, incluindo um teste para detectar anticorpos antiácido desoxirribonucleico (DNA). Os anticorpos anti-DNA, quando associados com anticorpos antinucleares, são fortemente sugestivos de um diagnóstico de lúpus. Os anticorpos anti-DNA são acompanhados para monitorar a resposta ao tratamento.

As manifestações psiquiátricas do lúpus incluem depressão, demência, *delirium*, mania e psicose. Em torno de 5% dos pacientes com lúpus apresentam sintomas de psicose, incluindo alucinações e delírios.

Função pancreática

A medição da amilase sérica é usada para monitorar a função pancreática. Elevações nos níveis de amilase podem ocorrer em indivíduos abusadores de álcool que desenvolvem pancreatite. Os níveis séricos de amilase também podem ser fracionados em componentes salivares e pancreáticos.

BIOQUÍMICA

Eletrólitos séricos

Os níveis de eletrólitos séricos podem ser úteis na avaliação inicial de um paciente psiquiátrico. Esses níveis, muitas vezes, são anormais em indivíduos com *delirium*. Anormalidades também podem ocorrer em resposta à administração de medicamentos psicotrópicos. Níveis séricos de cloreto baixos podem ser encontrados em pacientes com transtornos alimentares que induzem o vômito. Os níveis séricos de bicarbonato podem ser elevados em pacientes que purgam ou que abusam de laxantes e costumam ser baixos naqueles que hiperventilam em resposta a ansiedade.

Hipocalemia pode estar presente em pacientes com transtornos alimentares que purgam ou abusam de laxantes e no vômito psicogênico. O abuso de diuréticos por esses pacientes também pode produzir hipocalemia. Níveis baixos de potássio estão associados com fraqueza e fadiga. Alterações no ECG características ocorrem com hipocalemia e consistem em arritmias cardíacas, ondas U, ondas T achatadas e depressão do segmento ST.

Pacientes com transtornos alimentares com anorexia nervosa ou bulimia nervosa em geral recebem um razoável conjunto de exames laboratoriais-padrão, incluindo eletrólitos séricos (em particular potássio e fósforo), glicose sanguínea, teste de função tireoidiana, enzimas hepáticas, proteína total, albumina sérica, ureia, creatinina, hemograma completo e ECG. A amilase sérica é frequentemente avaliada em pacientes bulímicos.

Os níveis de magnésio podem estar baixos em indivíduos que abusam de álcool. Níveis de magnésio baixos estão associados com agitação, confusão e *delirium*. Se não tratados, é possível a ocorrência de convulsões e coma.

Níveis séricos de fósforo baixos podem estar presentes em pacientes com transtornos alimentares com comportamento purgativo; também podem estar baixos em pacientes com ansiedade que hiperventilam. Hiperparatireoidismo pode produzir níveis séricos de fósforo baixos. Níveis elevados são observados no hipoparatireoidismo.

Hiponatremia é verificada na polidipsia psicogênica e na SIADH e em resposta a certos medicamentos, como carbamazepina. Níveis de sódio baixos estão associados com *delirium*.

Anormalidades do cálcio sérico estão relacionadas com uma variedade de alterações do comportamento. Níveis séricos de cálcio baixos estão associados com depressão, *delirium* e irritabilidade; níveis elevados, com depressão, psicose e fraqueza. O abuso de laxantes, comum em pacientes com transtornos alimentares, pode estar associado com hipocalcemia. Hipocalcemia secundária a hipoparatireoidismo pode ocorrer em pacientes que sofreram cirurgia por doença tireoidiana.

Os níveis séricos de cobre estão baixos na doença de Wilson, uma anormalidade rara no metabolismo de cobre. Esse elemento é depositado no cérebro e no fígado, resultando em funcionamento intelectual diminuído, alterações de personalidade, psicose e um transtorno dos movimentos. Os sintomas geralmente estão presentes na segunda e terceira décadas de vida. A avaliação laboratorial para doença de Wilson inclui a medição de ceruloplasmina sérica, a proteína de transporte para o cobre, que é baixa, e do cobre urinário, medido em uma amostra de 24 horas, que é elevado.

Função renal

Os testes de função renal incluem ureia e a creatinina. Outros exames laboratoriais relevantes envolvem a análise urinária de rotina e a depuração de creatinina. A ureia elevada frequentemente resulta em letargia ou *delirium*. A ureia costuma estar elevada com a desidratação. As elevações de ureia muitas vezes estão associadas com depuração de lítio prejudicada. Um índice de função renal menos sensível é a creatinina. Elevações da creatinina podem indicar comprometimento renal extensivo. Níveis elevados ocorrem quando cerca de 50% dos néfrons estão comprometidos.

A depuração de creatinina é avaliada com frequência em pacientes que tomam lítio. Trata-se de uma medida sensível da função renal. O teste é realizado em um paciente bem hidratado colhendo toda sua urina por 24 horas. Durante o ponto médio do período de coleta de 24 horas, o nível sérico de creatinina também é obtido. Os dados resultantes são usados para calcular a depuração de creatinina do paciente. Geralmente, o laboratório realiza o cálculo.

Níveis elevados de porfobilinogênio são encontrados na urina de pacientes sintomáticos com porfiria intermitente aguda. Os sintomas dessa doença incluem psicose, apatia ou depressão, junto com dor abdominal intermitente, neuropatia e disfunção autonômica. Se os níveis de porfobilinogênio estiverem elevados quando o paciente está sintomático, é indicada a coleta de uma amostra de urina de 24 horas para avaliação quantitativa de porfobilinogênio e de ácido aminolevulínico.

Função hepática

Os testes da função hepática (TFHs) costumam incluir os níveis séricos de aminotransferases, fosfatase alcalina, γ-glutamil transpeptidase e testes de função sintética, em geral as concentrações séricas de albumina e o tempo de protrombina, e a bilirrubina sérica, que reflete a capacidade de transporte hepático.

Elevações na AST podem ocorrer com doenças do fígado, do coração, dos pulmões, dos rins e dos músculos esqueléticos. Em pacientes com doença hepática induzida por álcool, a AST normalmente é mais elevada do que a ALT. Na doença hepática induzida por vírus e por drogas, a ALT está frequentemente elevada. A GGT sérica está elevada na doença hepatobiliar, incluindo a doença hepática induzida por álcool e cirrose.

Elevações da fosfatase alcalina ocorrem em muitas doenças, abrangendo as do fígado, dos ossos, dos rins e da tireoide. Os níveis de fosfatase alcalina podem estar elevados em resposta a alguns medicamentos psiquiátricos, em especial às fenotiazinas.

Os níveis séricos de amônia estão frequentemente elevados em pacientes com encefalopatia hepática. Níveis altos estão associados com o *delirium* dessa doença. Os níveis séricos de amônia também podem estar elevados em pacientes tratados com valproato.

A bilirrubina sérica é um índice de função hepática e do ducto biliar. A bilirrubina pré-hepática, não conjugada, ou indireta, e a bilirrugina pós-hepática, conjugada, ou direta, são com frequência avaliadas para ajudar a elucidar a origem de sua elevação.

A lactato desidrogenase (LDH) pode estar elevada em doenças do fígado, do músculo esquelético, do coração e dos rins. Também eleva-se na anemia perniciosa.

Vitaminas

Folato e B12. Deficiências de folato e B12 são comuns em pacientes que abusam de álcool e estão associadas com demência; *delirium*; psicose, incluindo paranoia; fadiga; e alteração da personalidade. Folato e B12 podem ser medidos diretamente. Baixos níveis de folato podem ser encontrados em pacientes que usam pílulas anticoncepcionais ou outras formas de estrogênio, que bebem álcool ou que tomam fenitoína.

TESTAGEM DE DOENÇAS INFECCIOSAS

A testagem para doenças sexualmente transmissíveis (DSTs) se tornou comum, dada a frequência atual dessas doenças. Algumas doenças psiquiátricas, como mania e abuso de substância, estão relacionadas com um risco mais alto de contrair DSTs. Essas doenças incluem herpes simples tipos 1 e 2, clamídia, vírus da hepatite, gonorreia, sífilis e vírus de imunodeficiência humana (HIV). Os fatores de risco para uma DST incluem contato com profissionais do sexo, abuso de drogas, história anterior de DSTs, encontrar parceiros na internet, múltiplos parceiros sexuais, um parceiro sexual novo e ser jovem e solteiro. Outra doença a se pensar é causada pelo vírus Epstein-Barr.

Uso de drogas intravenosas

A via IV é usada para muitas substâncias de abuso. Mais comumente, heroína, anfetaminas e cocaína são usadas sozinhas ou em combinação por via IV. Uma vez que as agulhas com frequência estão contaminadas, os usuários de drogas IV estão em risco para endocardite bacteriana, hepatite B e C, infecção por HIV e síndrome de imunodeficiência adquirida (aids) por infecção pelo HIV. Estima-se que mais de 60% dos novos casos de hepatite C ocorrem em indivíduos com história de injeção de drogas ilícitas.

Hemograma completo e culturas sanguíneas séricas. Agulhas contaminadas ou locais de injeção não esterilizados colocam os usuários de drogas IV em risco para infecções bacterianas, incluindo abscessos, bacteremia e endocardite bacteriana. Os achados no exame físico sugestivos de endocardite, possível bacteremia ou abscesso precisam ser confirmados por um hemograma completo para excluir uma contagem de leucócitos elevada. Culturas sanguíneas devem ser obtidas de pelo menos dois locais diferentes se o paciente estiver febril ou se os achados sugerirem bacteremia ou endocardite, e uma consultoria com um internista deve ser realizada.

Sífilis

O teste de absorção de anticorpo treponêmico fluorescente (FTA-ABS) detecta anticorpos contra espiroquetas do *Treponema pallidum* e é mais sensível e específico do que testes não treponêmicos para sífilis. O teste é usado para confirmar exames positivos para sífilis, como o teste rápido da reagina plasmática (RPR) e o teste VDRL. O FTA-ABS também é usado quando existe suspeita de neurossífilis. Uma vez positivo, um paciente geralmente permanece assim por toda a vida. Resultados falso-positivos podem ocorrer em pacientes com LES.

Hepatite viral

Vários tipos de vírus podem causar hepatite viral. A doença produz anormalidades nos TFHs, incluindo elevação das enzimas hepáticas, sobretudo a ALT. Os sintomas variam de manifestações leves semelhantes a um resfriado a insuficiência hepática rapidamente progressiva e fatal. As manifestações psiquiátricas incluem depressão, ansiedade, fraqueza e psicose. A hepatite viral também pode comprometer o metabolismo de medicamentos psicotrópicos que são metabolizados pelo fígado. O metabolismo hepático comprometido requer um ajuste da dose desses medicamentos ou a consideração de agentes que sejam menos afetados por alterações no metabolismo hepático. Dos vírus que causam hepatite, fazem parte: vírus da hepatite A (HAV), vírus da hepatite B (HBV), vírus da hepatite C (HCV) e vírus da hepatite D (HDV) (agente delta).

A contagem de leucócitos é normal a baixa em pacientes com hepatite, especialmente na fase pré-ictérica. Linfócitos atípicos grandes estão presentes em algumas ocasiões. Raras vezes, uma anemia aplásica acompanha um episódio de hepatite aguda não causada por qualquer dos vírus da hepatite conhecidos. Proteinúria leve é comum, e a bilirrubina muitas vezes precede o aparecimento de icterícia. Fezes acólicas com frequência estão presentes durante a fase ictérica. AST ou ALT notavelmente elevadas ocorrem cedo, seguidas por elevações da bilirrubina e da fosfatase alcalina. Em uma minoria de pacientes, as elevações da bilirrubina e da fosfatase alcalina persistem após os níveis de aminotransferase terem normalizado. A colestase pode ser substancial na hepatite A aguda. O prolongamento acentuado do tempo de protrombina na hepatite grave está correlacionado com aumento da mortalidade.

A hepatite crônica, caracterizada por níveis de aminotransferase elevados por mais de seis meses, desenvolve-se em 1 a 2% de adultos imunocompetentes com hepatite B aguda. Mais de 80% de todas as pessoas com hepatite C aguda desenvolvem hepatite crônica, que, em muitos casos, progride lentamente. Por fim, a cirrose se desenvolve em até 30% dos portadores de hepatite C crônica e em 40% daqueles com hepatite B crônica; o risco de cirrose é ainda mais alto nos coinfectados com ambos os vírus ou com HIV. Indivíduos com cirrose estão em risco, com uma taxa de 3 a 5% por ano, de carcinoma hepatocelular. Mesmo na ausência de cirrose, pacientes com hepatite B crônica – em particular aqueles com replicação viral ativa – têm risco aumentado.

ELETRENCEFALOGRAMA

O EEG avalia a atividade elétrica cortical cerebral regional. A neurociência clínica tem uma longa história de uso do EEG. Ele pode ser usado de diferentes maneiras para estudar estados ou atividades cerebrais específicos por meio de modificações da técnica de coleta de dados ou dos próprios dados. Os dados do EEG podem ser exibidos em traçados sobre papel na maneira dos registros convencionais.

De forma alternativa, podem ser digitalizados, e estes transformados, com frequência usando uma transformação Fourier, para produzir mapas cerebrais topográficos de atividade regional codificados por cores. Os períodos de coleta podem ser prolongados, e os dados podem ser exibidos eletronicamente junto com a monitoração do paciente por vídeo para fornecer avaliações telemétricas de portadores de epilepsia. As avaliações telemétricas são, em geral, realizadas na tentativa de correlacionar anormalidades comportamentais com atividade elétrica cerebral como parte do exame de transtornos convulsivos. Períodos prolongados de registro de EEG durante o sono, quando associados com o registro de um ECG de derivações e atividade muscular facial limitadas, resultam no EEG do sono ou polissonografia. Muitos médicos também utilizam o EEG para monitorar a administração de ECT.

Os médicos usam o EEG para localizar focos convulsivos e para avaliar *delirium*. O EEG e seus descendentes topográficos não encontraram um papel claro na avaliação diagnóstica de pacientes psiquiátricos. O EEG costuma ser usado na psiquiatria para excluir doença não psiquiátrica, como transtornos convulsivos ou *delirium*, como uma causa de sintomas psiquiátricos. Quando o diagnóstico diferencial inclui AVCs, tumores, hematomas subdurais ou demência, o aproveitamento geralmente é mais alto com testes de imagem. Não causa surpresa o aproveitamento ser mais alto em pacientes com história de um transtorno convulsivo ou história clínica bastante sugestiva de uma convulsão ou outra doença orgânica recente. Esses aspectos clínicos incluiriam uma história de consciência alterada, alucinações atípicas (p. ex., olfativa), lesão na cabeça e automatismo. Além disso, o EEG é comumente obtido quando há uma TC ou IRM anormais. É importante lembrar que convulsões são um diagnóstico clínico; um EEG normal não exclui a possibilidade de um transtorno convulsivo.

Potencial evocado

A testagem do potencial evocado (PE) é a medição da resposta do EEG a estimulação sensorial específica. A estimulação pode ser visual, auditiva ou somatossensorial. Durante PEs visuais, o paciente é exposto a luzes piscantes ou a um padrão de tabuleiro de damas. Com o PE auditivo, ele ouve um tom específico. No PE somatossensorial, experimenta uma estimulação elétrica a uma extremidade. Esses estímulos ocorrem repetidamente enquanto o paciente é submetido a um EEG de rotina. Usando um computador, as respostas a esses estímulos são registradas e ponderadas. A estrutura de tempo é medida em milésimos de segundo. Esses testes são úteis em neurologia e neurocirurgia. Por exemplo, eles auxiliam na avaliação de transtornos desmielinizantes como a esclerose múltipla (EM). Na psiquiatria, a testagem do PE pode ajudar a diferenciar comprometimentos orgânicos de funcionais. Um exemplo clássico é o uso dessa testagem para avaliar possível cegueira histérica. A utilidade desses testes na psiquiatria ainda está sob investigação.

Polissonografia

A polissonografia é usada para avaliar transtornos do sono por meio da avaliação concomitante de EEG, ECG, saturação de oxigênio sanguíneo, respirações, temperatura corporal, eletromiograma e eletro-oculograma. Ela demonstrou um aumento na quantidade global de sono de movimentos oculares rápidos (REM) e um período reduzido antes do início do sono REM (latência REM diminuída) em pacientes com depressão maior. Esses estudos podem auxiliar na diferenciação entre depressão e outras condições que a imitam. Por exemplo, pacientes que parecem deprimidos pela demência não têm uma latência REM diminuída ou um aumento na quantidade de sono REM.

ELETROCARDIOGRAMA

O ECG é uma representação gráfica da atividade elétrica do coração. As anormalidades nessa atividade estão correlacionadas com patologia cardíaca. O ECG é usado mais comumente na psiquiatria para avaliar os efeitos colaterais de medicamentos psicotrópicos.

A ziprasidona tem sido vinculada com um prolongamento do intervalo QTc relacionado à dose. Existe uma associação conhecida de arritmias fatais (p. ex., *torsades de pointes*) com prolongamento de QTc de alguns outros medicamentos. Por essa razão, os médicos em geral obtêm um ECG antes de iniciar tratamento com ziprasidona, que é contraindicado a pacientes com história conhecida de prolongamento de QTc (incluindo síndrome do QT longo congênita), infarto agudo do miocárdio recente ou insuficiência cardíaca não compensada. Bradicardia, hipocalemia ou hipomagnesemia, ou o uso concomitante de outras drogas que prolongam o intervalo QTc, aumentam o risco para arritmias graves. A ziprasidona deve ser descontinuada em pacientes que têm medições de QTC maiores que 500 milésimos de segundo persistentes.

Assim como a ziprasidona, a tioridazina tem sido associada com prolongamento do intervalo QTc de uma maneira relacionada à dose. Esse prolongamento tem sido associado com arritmias de *torsades de pointes* e morte súbita. Um ECG deve ser obtido antes de iniciar tratamento com tioridazina para excluir prolongamento de QTc.

Os ATCs às vezes estão associados com alterações do ECG. Os efeitos anticolonérgicos podem aumentar a frequência cardíaca. O prolongamento dos intervalos PR, QT e QRS, junto com anormalidades do segmento ST e da onda T, pode ocorrer. Os ATCs podem causar ou aumentar bloqueio atrioventricular ou do ramo do feixe preexistente. Quando o QTc excede a 0,440 segundos, um paciente tem maior risco de morte súbita por arritmias cardíacas. Muitos médicos obtêm um ECG antes de iniciar um ATC em quem tenha mais de 40 anos de idade e em qualquer paciente com doença cardiovascular conhecida.

A terapia com lítio pode causar alterações de onda T reversíveis e benignas, prejudicar a função nodal sinoatrial (SA) e causar bloqueio cardíaco. ECGs são muitas vezes obtidos antes do início do tratamento com lítio e em casos de toxicidade ou superdosagem.

Os psiquiatras, ao tratar indivíduos com certos diagnósticos psiquiátricos, também utilizam o ECG. Pacientes com transtornos alimentares costumam ter níveis de potássio baixos, que podem resultar em registros de ECG anormais. Quando o potássio sérico cai abaixo do normal, as ondas T se tornam planas (ou invertidas), e podem aparecer ondas U.

Monitoração por Holter

A monitoração por Holter é o registro da atividade de ECG de um paciente por um período de tempo contínuo (p. ex., 24 horas). Os pacientes são ambulatoriais durante esse tempo. É útil para a avaliação de tontura, palpitações e síncope. É comumente usada na avaliação de pacientes com transtorno de pânico que manifestam sintomas cardíacos.

Ultrassom cardíaco

Ultrassom cardíaco é a visualização da anatomia cardíaca pelo uso de ecos de ultrassom transformados por computador. Em geral, é usado na avaliação de prolapso de válvula mitral. Não existe uma associação clara entre prolapso de válvula mitral e ataques de pânico e transtornos de ansiedade.

REFERÊNCIAS

Baron DA, Baron DA, Baron DH. Laboratory testing for substances of abuse. In: Frances RJ, Miller SI, Mack AH, eds. *Clinical Textbook of Addictive Disorders*. 3rd ed. New York: Guilford; 2011:63.

Blumenthal JA, Sherwood A, Babyak MA, Watkins LL, Smith PJ, Hoffman BM, O'Hayer CV, Mabe S, Johnson J, Doraiswamy PM, Jiang W, Schocken DD, Hinderliter AL. Exercise and pharmacological treatment of depressive symptoms in patients with coronary heart disease: Results from the UPBEAT (Understanding the Prognostic Benefits of Exercise and Antidepressant Therapy) study. *J Am Coll Cardiol*. 2012;60(12):1053.

Cernich AN, Chandler L, Scherdell T, Kurtz S. Assessment of co-occurring disorders in veterans diagnosed with traumatic brain injury. *J Head Trauma Rehabil*. 2012;27:253.

Guze BH, James M. Medical assessment and laboratory testing in psychiatry. In: Sadock BJ, Sadock VA, Ruiz P, eds. *Kaplan & Sadock's Comprehensive Textbook of Psychiatry*. 9th ed. Philadelphia: Lippincott Williams & Wilkins; 2009:995.

Kim HF, Schulz PE, Wilde EA, Yudofsky SC. Laboratory testing and imaging studies in psychiatry. In: Hales RE, Yudofsky SC, Gabbard GO, eds. *Essentials of Psychiatry*. 3rd ed. Arlington: American Psychiatric Publishing; 2011:15.

Meszaros ZS, Perl A, Faraone SV. Psychiatric symptoms in systemic lupus erythematosus: A systematic review. *J Clin Psychiatry*. 2012;73(7):993.

Mordal J, Holm B, Mørland J, Bramness JG. Recent substance intake among patients admitted to acute psychiatric wards: Physician's assessment and onsite urine testing compared with comprehensive laboratory analyses. *J Clin Psychopharm*. 2010;30(4):455.

Perez VB, Swerdlow NR, Braff DL, Näätänen R, Light GA. Using biomarkers to inform diagnosis, guide treatments and track response to interventions in psychotic illnesses. *Biomark Med*. 2014;8:9–14.

Roffman JL, Silverman BC, Stern TA. Diagnostic rating scales and laboratory testing. In: Stern TA, Fricchione GL, Cassem NH, Jellinek M, Rosenbaum JF, eds. *Massachusetts General Hospital Handbook of General Hospital Psychiatry*. 6th ed. Philadelphia: Saunders; 2010:61.

Saczynski JS, Marcantonio ER, Quach L, Fong TG, Gross A, Inouye SK, Jones RN. Cognitive trajectories after postoperative delirium. *N Engl J Med*. 2012;367(1):30.

Vannest J, Szaflarski JP, Eaton KP, Henkel DM, Morita D, Glauser TA, Byars AW, Patel K, Holland SK. Functional magnetic resonance imaging reveals changes in language localization in children with benign childhood epilepsy with centrotemporal spikes. *J Child Neurol*. 2013;28(4):435–445.

▲ 5.8 Neuroimagem

A observação primária de imagens cerebrais estruturais e funcionais em transtornos neuropsiquiátricos como demência, transtornos dos movimentos, transtornos de desmielinização e epilepsia tem contribuído para um maior entendimento da fisiopatologia de doenças neurológicas e psiquiátricas e ajuda os médicos em situações diagnósticas difíceis.

As metodologias de neuroimagem permitem a medição da estrutura, da função e da química do cérebro humano vivo. Ao longo da última década, estudos usando esses métodos forneceram informações novas sobre a fisiopatologia de transtornos psiquiátricos que podem se revelar úteis para diagnosticar doenças e para desenvolver novos tratamentos. Os *scanners* de (TC), os primeiros dispositivos de neuroimagem amplamente utilizados, permitiram a avaliação de lesões cerebrais estruturais como tumores ou AVCs. Os escaneamentos de IRM, desenvolvidos a seguir, diferenciam a substância cinzenta da branca melhor do que a TC e permitem visualizações de lesões cerebrais menores, bem como anormalidades da substância branca. Além da neuroimagem estrutural com TC e IRM, uma revolução na neuroimagem funcional permitiu que cientistas clínicos obtivessem uma compreensão sem precedentes do cérebro humano doente. As principais técnicas de neuroimagem funcional incluem a tomografia por emissão de pósitrons (PET) e a tomografia computadorizada por emissão de fóton único (SPECT).

UTILIZAÇÃO DA NEUROIMAGEM

Indicações para solicitação de neuroimagem na prática clínica

Déficits neurológicos. No exame neurológico, qualquer alteração que possa estar localizada no cérebro ou na medula espinal requer neuroimagem. O exame neurológico inclui o estado mental, os nervos cranianos, o sistema motor, a coordenação, o sistema sensorial e os componentes reflexos. O exame do estado mental avalia o nível de vigília, atenção e motivação; a memória; a linguagem; a função visuoespacial; a cognição complexa; e o humor e os afetos. O psiquiatra deve considerar uma avaliação que inclua neuroimagem para pacientes com psicose de início recente e alterações agudas no estado mental. O exame clínico sempre tem prioridade, e a neuroimagem é solicitada com base na suspeita clínica de uma alteração do sistema nervoso central (SNC).

Demência. A perda de memória e das capacidades cognitivas afeta mais de 10 milhões de pessoas nos Estados Unidos, número que aumenta à medida que a população envelhece. A redução da mortalidade por câncer e por doenças do coração aumentou a expectativa de vida, possibilitando que as pessoas sobrevivam até a idade de início de doenças degenerativas do cérebro, que se mostraram mais difíceis de tratar. Depressão, ansiedade e psicose são comuns em pacientes com demência. A causa mais comum dessa condição é a doença de Alzheimer, que não tem uma aparência característica nas neuroimagens de rotina, mas que, em vez disso, se associa a perda difusa do volume cerebral.

Uma causa tratável de demência que requer neuroimagem para o diagnóstico é a *hidrocefalia com pressão normal*, um distúrbio da drenagem do líquido cerebrospinal (LCS). Essa condição não progride até o ponto de aumento agudo da pressão intracraniana, mas se estabiliza em um limite superior à faixa normal. Os ventrículos dilatados, que podem ser facilmente visualizados com TC ou IRM, exercem pressão sobre os lobos frontais. Um distúrbio da marcha está quase sempre presente; a demência, que pode ser indistinguível da doença de Alzheimer, aparece de forma menos consistente. O alívio da pressão aumentada do LCS pode restaurar completamente as funções mentais e da marcha.

O infarto de áreas corticais ou subcorticais, ou acidente vascular cerebral, pode produzir déficits neurológicos focais, até mesmo alterações cognitivas e emocionais. Os AVCs podem ser facilmente observados na IRM. A depressão é comum entre pacientes que sofreram acidente vascular cerebral, tanto pela lesão direta de centros emocionais como por sua reação à incapacidade. Por sua vez, a depressão pode causar uma pseudodemência. Além dos acidentes vasculares grandes, a aterosclerose extensa dos capilares cerebrais pode causar incontáveis infartos minúsculos do tecido cerebral; os pacientes com esse fenômeno podem desenvolver demência à medida que cada vez menos vias neurais participam da cognição. Esse estado, denominado *demência vascular*, caracteriza-se nas IRMs por manchas com sinal aumentado na substância branca.

Certas doenças degenerativas das estruturas dos gânglios da base, associadas a demência, podem ter uma aparência característica nas IRMs.

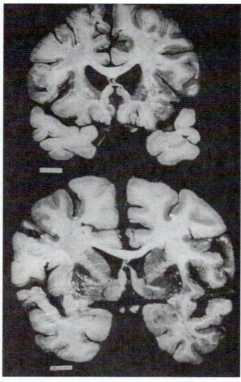

FIGURA 5.8-1
Cortes do cérebro. **Acima**: Doença de Huntington. Atrofia do núcleo caudado e dos núcleos lenticulados, com dilatação dos ventrículos cerebrais. **Abaixo**: Cérebro normal. (De Fahn S. Huntington disease. In: Rowland LP, ed. *Merritt's Textbook of Neurology.* 10th ed. Philadelphia: Lippincott Williams & Wilkins; 2000:659, com permissão.)

A doença de Huntington, via de regra, produz atrofia do núcleo caudado; a degeneração talâmica pode interromper as ligações neurais para o córtex (Fig. 5.8-1).

Lesões que ocupam espaço podem produzir demência. Hematomas subdurais crônicos e contusões cerebrais, causados por traumatismos cranianos, podem gerar déficits neurológicos focais ou apenas demência. Os tumores cerebrais afetam a cognição de várias formas. Os meningiomas da base do crânio podem comprimir o córtex subjacente e comprometer seu processamento. Tumores gliais de células infiltrantes, como os astrocitomas ou os glioblastomas multiformes, podem cortar a comunicação entre centros do cérebro ao interromper vias na substância branca. Os tumores localizados próximos ao sistema ventricular podem obstruir o fluxo do LCS e aumentar gradativamente a pressão intracraniana.

Infecções crônicas, incluindo neurossífilis, criptococose, tuberculose e doença de Lyme, podem causar sintomas de demência e produzir uma acentuação característica das meninges, em especial na base do crânio. Estudos sorológicos são necessários para completar o diagnóstico. A infecção por HIV pode causar demência diretamente, caso em que há uma perda difusa do volume cerebral, ou permitir a proliferação do vírus Creutzfeldt-Jakob, que produz uma leucoencefalopatia multifocal progressiva, a qual afeta as vias na substância branca e aparece como um aumento do sinal da substância branca nas IRMs.

Doenças desmielinizantes crônicas, como a esclerose múltipla, podem afetar a cognição devido a alteração da substância branca. As placas da esclerose múltipla são observadas com facilidade nas IRMs como manchas periventriculares com aumento da intensidade do sinal.

Qualquer avaliação de demência deve considerar os efeitos de medicamentos, alterações metabólicas, infecções e causas nutricionais que podem não produzir alterações nas neuroimagens.

Indicações para neuroimagen em pesquisa clínica

Análise de grupos de pacientes clinicamente definidos.
A pesquisa psiquiátrica visa classificar pacientes com transtornos psiquiátricos para facilitar a descoberta das bases neuroanatômicas e neuroquímicas dessas alterações mentais. Pesquisadores têm utilizado neuroimagens funcionais para estudar grupos de pacientes com condições psiquiátricas como esquizofrenia, transtornos afetivos e transtornos de ansiedade, entre outras. Na esquizofrenia, por exemplo, análises volumétricas neuropatológicas sugeriram uma perda de peso cerebral, especificamente da substância cinzenta. Parece haver uma pobreza de axônios e dendritos no córtex, e a TC e a IRM podem exibir aumento compensatório dos ventrículos laterais e do terceiro ventrículo. De modo particular, os lobos temporais de pessoas com esquizofrenia parecem sofrer a perda da maior parte do de volume, comparadas com indivíduos saudáveis. Estudos recentes verificaram que o lobo temporal esquerdo tende a ser mais afetado do que o direito. O lobo frontal também pode sofrer alterações, não no volume, mas no nível de atividade detectado pelas neuroimagens funcionais. Indivíduos com esquizofrenia exibem de forma consistente redução da atividade metabólica nos lobos frontais, sobretudo durante tarefas que necessitam do córtex pré-frontal. Como grupo, esses pacientes apresentam também maior probabilidade de ter um aumento do tamanho ventricular do que os controles saudáveis.

Os transtornos do humor e do afeto também podem estar associados a perda do volume cerebral e a redução da atividade metabólica nos lobos frontais. A inativação do córtex pré-frontal esquerdo parece deprimir o estado de humor, enquanto a do direito parece elevá-lo. Entre os transtornos de ansiedade, estudos acerca do transtorno obsessivo-compulsivo com TC e IRM convencionais ou não mostraram nenhuma anormalidade específica, ou identificaram um núcleo caudado reduzido. Estudos funcionais com PET e SPECT sugerem alterações nas estruturas corticolímbicas, nos gânglios da base e no tálamo nesse transtorno. Quando os pacientes estão experimentando sintomas de transtorno obsessivo-compulsivo, o córtex pré-frontal orbital exibe atividade alterada. Uma normalização parcial do metabolismo da glicose no núcleo caudado ocorre com medicamentos como fluoxetina ou clomipramina e com modificação comportamental.

Estudos de neuroimagem funcional de pessoas com transtorno de déficit de atenção/hiperatividade (TDAH) não mostraram alterações ou indicaram redução do volume do córtex pré-frontal direito e do globo pálido direito. Além disso, enquanto o núcleo caudado direito costuma ser maior do que o esquerdo, os indivíduos com TDAH podem ter ambos do mesmo tamanho. Esses achados sugerem disfunção da via pré-frontal estriada direita para o controle da atenção.

Análise da atividade do cérebro durante o desempenho de tarefas específicas. Muitas concepções originais acerca das funções de diferentes regiões do cérebro surgiram a partir da observação de déficits causados por lesões, tumores ou acidentes vasculares localizados. As neuroimagens funcionais permitem aos pesquisadores revisar e reavaliar tais concepções no cérebro intacto. A maior parte do trabalho, até o momento, foi dirigida para a linguagem e a visão. Embora várias peculiaridades técnicas e limitações da PET, da SPECT e da IRM funcional (IRMf) tenham de ser superadas, nenhu-

Exame e diagnóstico do paciente psiquiátrico

ma delas demonstrou uma superioridade clara. Os estudos requerem condições controladas com cuidado, que podem ser difíceis para os sujeitos. Apesar disso, as neuroimagens funcionais têm contribuído para avanços conceituais importantes, e os métodos são atualmente limitados sobretudo pela criatividade dos protocolos de investigação.

Foram delineados estudos para revelar a neuroanatomia funcional de todas as modalidades sensoriais, das habilidades motoras amplas e finas, da linguagem, da memória, do cálculo, do aprendizado e dos transtornos do pensamento, do humor e de ansiedade. Sensações inconscientes transmitidas pelo sistema nervoso autônomo foram localizadas em regiões específicas do cérebro. Tais análises fornecem uma base para a comparação com resultados de estudos de grupos de pacientes clinicamente definidos e podem levar a melhora do tratamento dos transtornos mentais.

TÉCNICAS ESPECÍFICAS

Exames por TC

Em 1972, a TC revolucionou a neurorradiologia diagnóstica ao possibilitar imagens do tecido cerebral de pacientes vivos. Os aparelhos de TC são, hoje, as ferramentas de imagem disponíveis mais difundidas e convenientes na prática clínica; quase todo pronto-socorro tem acesso imediato a TC a qualquer momento. Esses aparelhos efetivamente obtêm séries de filmes de raios X do crânio de todos os pontos de enfoque, 360° ao redor da cabeça do paciente. A quantidade de radiação que atravessa, ou que não é absorvida, por cada ângulo é digitalizada e registrada no computador, que utiliza cálculos algébricos de matrizes para alocar uma densidade específica a cada ponto dentro da cabeça e exibe esses dados em um conjunto de imagens bidimensionais. Quando observadas em sequência, as imagens possibilitam reconstruções mentais da forma do cérebro.

A imagem da TC é determinada apenas pelo grau em que os tecidos absorvem a radiação X. As estruturas ósseas absorvem grandes quantidades de radiação e tendem a obscurecer detalhes nas estruturas vizinhas, um problema particularmente complicador no tronco cerebral, que é circundado pela espessa base do crânio. Dentro do cérebro, há pouca diferença de atenuação dos raios X entre as substâncias branca e cinzenta. Embora os contornos da substância branca sejam, em geral, distinguíveis, pormenores dos padrões de giros podem ser difíceis de identificar. Certos tumores podem ser invisíveis na TC porque absorvem tanta radiação quanto o cérebro circundante normal.

A visualização de tumores e áreas de inflamação, que podem causar alterações do comportamento, pode ser aumentada pela infusão intravenosa de agentes de contraste contendo iodo. Os compostos iodados, que absorvem muito mais radiação do que o cérebro, aparecem brancos. O cérebro intacto é separado da corrente sanguínea pela barreira hematencefálica, que, em geral, impede a passagem dos agentes de contraste altamente carregados. Contudo, ela entra em colapso na presença de inflamação ou deixa de se formar dentro dos tumores e, assim, possibilita o acúmulo de agentes de contraste. Esses locais aparecem mais brancos do que o cérebro circundante. Os agentes de contraste iodados devem ser utilizados com cuidado em pacientes alérgicos a esses agentes ou a mariscos.

Com a introdução dos exames por IRM, os exames por TC foram suplantados como estudo de neuroimagem de escolha para casos que não sejam de urgência (Fig. 5.8-2). O aumento da resolução e o delineamento de detalhes possibilitados pelo exame por IRM são, muitas vezes, necessários para o diagnóstico na psiquiatria. Além disso, realizar o estudo mais pormenorizado possível inspira mais confiança na análise. O único componente do cérebro mais bem observado nos exames por TC são as calcificações, que podem ser invisíveis na IRM.

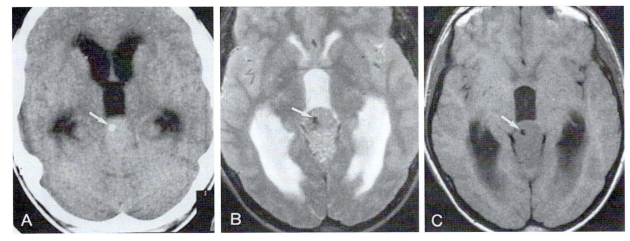

FIGURA 5.8-2
Comparação da tomografia computadorizada (TC) com a IRM. **A.** TC no plano axial, no nível do terceiro ventrículo. O LCS dentro dos ventrículos aparece em preto, o tecido cerebral aparece em cinza, e o crânio, em branco. Há muito pouca distinção entre a substância cinzenta e a branca do cérebro. A *seta* indica uma pequena lesão calcificada em um tumor da glândula pineal. A detecção de calcificações é um aspecto em que a TC é superior à IRM. **B.** Imagem ponderada em T2 do mesmo paciente aproximadamente no mesmo nível. Em T2, o LCS aparece em branco, a substância cinzenta em cinza, a substância branca é claramente distinta da cinzenta, e o crânio e a calcificação indicada aparecem em preto. São visualizados muito mais pormenores do cérebro do que com a TC. **C.** Imagem ponderada em T1 do mesmo paciente aproximadamente no mesmo nível. Em T1, o LCS aparece em preto, o cérebro se apresenta em cinza mais uniforme, e o crânio e a calcificação indicada, em preto. As IRMs em T1 são as mais semelhantes às imagens por TC. (Reimpressa, com permissão, de Grossman CB. *Magnetic Resonance Imaging and Computed Tomography of the Head and Spine.* 2nd ed. Baltimore: Williams & Wilkins; 1996:101.)

Exames por IRM

A IRM entrou na prática clínica em 1982 e logo se tornou o exame de escolha entre psiquiatras e neurologistas. Ela não depende da absorção de raios X; baseia-se na ressonância magnética nuclear (RMN). O princípio da RMN está relacionado ao fato de que os núcleos de todos os átomos giram em torno de seu eixo, que se orienta de modo aleatório no espaço. Quando os átomos são colocados em um campo magnético, os eixos de todos os núcleos com números ímpares se alinham com o campo magnético. O eixo se desvia do campo magnético quando é exposto a um pulso de radiação eletromagnética de radiofrequência orientada a 90 ou 180° do campo magnético. Quando o pulso termina, o eixo do núcleo em rotação se realinha com o campo magnético e, durante esse processo, emite seu próprio sinal de radiofrequência. Os *scanners* de IRM captam a emissão de núcleos individuais realinhados e utilizam análises computadorizadas para gerar uma série de imagens bidimensionais que representam o cérebro, as quais podem ser expressas nos planos axial, coronal e sagital.

O núcleo com números ímpares mais abundante no cérebro pertence ao hidrogênio. A taxa de realinhamento do eixo do hidrogênio é determinada por seu ambiente imediato, uma combinação tanto da natureza da molécula da qual faz parte quanto do grau em que é circundado por água. Os núcleos de hidrogênio contidos nas gorduras realinham-se com rapidez, enquanto os contidos na água o fazem lentamente. Nas proteínas e nos carboidratos, os núcleos realinham-se em taxas intermediárias.

Os exames de rotina com IRM utilizam três sequências diferentes de pulsos de radiofrequência. Os dois parâmetros que variam são a duração do pulso de excitação da radiofrequência e a duração do tempo em que os dados são coletados a partir do realinhamento dos núcleos. Uma vez que os pulsos em T1 são breves, assim como a coleta dos dados, os núcleos de hidrogênio são enfatizados em ambientes hidrofóbicos. Assim, a gordura é brilhante em T1, e o LCS é escuro. A imagem em T1 assemelha-se mais às apresentadas pela TC e é útil para avaliar a estrutura geral do cérebro. Essa também é a única sequência que permite realce com o agente de contraste ácido pentaacético de gadolínio-dietilenetriamina (gadolínio-DTPA). Do mesmo modo que os agentes de contraste iodados utilizados em exames de TC, o gadolínio permanece excluído do cérebro pela barreira hematencefálica, exceto nas áreas em que ela entra em colapso, como nas de inflamação ou de tumor. Nas imagens em T1, as estruturas ressaltadas pelo gadolínio aparecem brancas.

Os pulsos em T2 duram quatro vezes mais do que em T1, e os tempos de coleta também são prolongados, a fim de dar ênfase ao sinal dos núcleos de hidrogênio circundados por água. Dessa forma, o tecido cerebral é escuro, e o LCS é branco em imagens em T2. As áreas dentro do tecido cerebral que têm uma quantidade anormalmente alta de água, como em tumores, inflamações ou acidentes vasculares, aparecem mais brilhantes. As imagens em T2 revelam a patologia cerebral de forma mais clara. A terceira sequência de pulsos de rotina é a de densidade de prótons, ou sequência balanceada. Nesta, um pulso curto de rádio é seguido por um período prolongado de coleta de dados, que torna iguais a densidade do líquido cerebrospinal e a do cérebro, possibilitando a distinção de alterações do tecido imediatamente adjacente aos ventrículos.

Uma outra técnica, por vezes utilizada na prática clínica para indicações específicas, é a de recuperação de inversão atenuada por líquidos (FLAIR). Nesse método, as imagens em T1 são invertidas e somadas àquelas em T2 para duplicar o contraste entre a substância branca e a cinzenta. As imagens com recuperação de inversão são úteis para a detecção de esclerose do hipocampo causada por epilepsia do lobo temporal e para localizar áreas de metabolismo anormal em doenças neurológicas degenerativas.

Os magnetos para IRM são classificados em teslas (T), unidades de potência do campo magnético. Os aparelhos com utilização clínica vão de 0,3 a 2,0 T. Os de mais alta potência de campo produzem imagens de resolução nitidamente mais alta. Em situações de pesquisa com humanos, são utilizados magnetos de até 4,7 T de potência; para animais, de até 12 T. Diferentemente dos riscos bem conhecidos de radiação X, não foi demonstrado que a exposição a campos eletromagnéticos da potência utilizada em aparelhos de IRM danifique os tecidos biológicos.

Esses exames não podem ser utilizados em pacientes com marca-passo ou com implantes de metais ferromagnéticos. A IRM envolve encerrar o paciente em um tubo estreito, no qual ele deve permanecer imóvel por até 20 minutos. Os pulsos de radiofrequência geram um ruído alto de batida que pode ser obscurecido por música em fones de ouvido. Um número significativo de pacientes não consegue tolerar as condições claustrofóbicas dos aparelhos e necessita de um aparelho aberto de IRM, que tem menos poder, produzindo, assim, imagens de resolução mais baixa. A resolução do tecido cerebral, mesmo do aparelho de menor potência, contudo, excede a do exame por TC. A Figura 5.8-3 revela que um tumor cerebral é a causa da depressão de um paciente.

Aplicações da IRM na demência. Várias alterações na IRM, incluindo aumento do número de hiperintensidades subcorticais, atro-

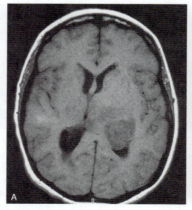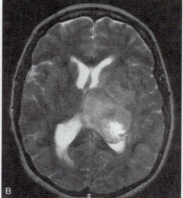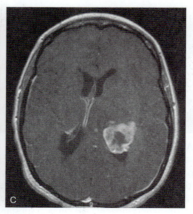

FIGURA 5.8-3
Três imagens axiais de uma mulher de 46 anos que foi hospitalizada pela primeira vez por depressão e risco de suicídio ao término de um relacionamento de longa duração. Uma neoplasia maligna estendendo-se até a porção posterior do ventrículo lateral esquerdo é observada com clareza nas três imagens. As imagens **A** e **B** são ponderadas em T1 e T2, respectivamente. A imagem **C** demonstra os efeitos do realce pós-contraste. (Cortesia de Craig N. Carson, M.D., e Perry F. Renshaw, M.D.)

fia generalizada e alargamento ventricular, estão associadas com o envelhecimento normal. Entretanto, é bem estabelecido que algumas alterações parecem mais específicas ao diagnóstico de doença de Alzheimer e podem ser clinicamente úteis para formular o diagnóstico e o prognóstico do transtorno. As evidências na IRM de atrofia do lobo temporomedial (LTM) parecem ser mais estreitamente associadas com o transtorno. Uma abordagem que pode ajudar a melhorar a utilidade clínica da IRM no diagnóstico e prognóstico da doença de Alzheimer e de outras formas de demência é acompanhar a taxa de alteração na estrutura cerebral ao longo do tempo. Estudos de acompanhamento longitudinal demonstraram que as taxas de perda de volume são significativamente maiores em indivíduos com doença de Alzheimer prodrômica (até 5% do volume cerebral por ano), comparados com os que vivenciam reduções normais relacionadas à idade (0,1% do volume cerebral por ano).

Aplicações da IRM à dependência de álcool. Estudos de IRM têm sido os instrumentos principais para descrever *in vivo* as muitas fontes de neurotoxicidade associadas com alcoolismo, incluindo (1) o efeito neurotóxico e gliotóxico direto do etanol, (2) os efeitos neurotóxicos de má nutrição que frequentemente acompanham o abuso de álcool, (3) a excitotoxicidade associada com o estado de abstinência de etanol e (4) a possível interrupção na neurogênese adulta associada a intoxicação e abstinência de etanol. Esses estudos documentaram uma notável dependência de idade da neurotoxicidade global associada com alcoolismo.

Espectroscopia por ressonância magnética

Enquanto a IRM de rotina detecta núcleos de hidrogênio para determinar a estrutura do cérebro, a espectroscopia por ressonância magnética (ERM) pode detectar vários núcleos de números ímpares (Tab. 5.8-1). Sua capacidade de detectar uma ampla faixa de núcleos biologicamente importantes permite a utilização da técnica para estudar vários processos metabólicos. Ainda que a resolução e a sensibilidade dos aparelhos de ERM sejam fracas, comparadas com os aparelhos atualmente disponíveis de PET e SPECT, a utilização de campos magnéticos mais potentes melhorará esse aspecto no futuro. A ERM pode produzir imagens de núcleos com número ímpar de prótons e nêutrons. Os prótons e nêutrons ímpares (núcleons) aparecem naturalmente e não são radioativos. Como na IRM, os núcleos se alinham com o potente campo magnético produzido pelo aparelho de ERM. Um pulso de radiofrequência leva o núcleo de interesse a absorver e a emitir energia. A leitura ocorre em geral na forma de um espectro, como para os núcleos de fósforo-31 e hidrogênio-1, embora o espectro possa também ser convertido em uma imagem pictórica do cérebro. Os vários picos para cada núcleo refletem o fato de o mesmo núcleo ser exposto a diferentes ambientes de elétrons (nuvens de elétrons) nas diferentes moléculas. Assim, os núcleos de hidrogênio-1 em uma molécula de creatina têm um desvio químico diferente (posição no espectro) daqueles em uma molécula de colina, por exemplo. Dessa forma, a posição (mudança química) indica a identidade da molécula em que o núcleo está presente. A altura do pico, com relação à referência-padrão da molécula, indica a quantidade de molécula presente.

A ERM dos núcleos de hidrogênio-1 é melhor para medir moléculas de *N*-acetilaspartato (NAA), creatina e moléculas contendo colina, mas também pode detectar glutamato, glutamina, lactato e mioinositol. Embora o glutamato e o ácido γ-aminobutírico (GABA), os principais aminoácidos neurotransmissores, possam ser detectados pela ERM, as aminas biogênicas (p. ex., dopamina) estão em concentrações baixas demais para serem detectadas com essa técnica. A ERM com fósforo-31 pode ser utilizada para determinar o pH de regiões do cérebro e a concentração de compostos contendo fósforo (p. ex., a adenosina trifostato [ATP] e a guanosina trifosfato [GTP], que são importantes no metabolismo da energia no cérebro).

A ERM revelou uma redução das concentrações de NAA nos lobos temporais e aumento das concentrações do inositol nos lobos occipitais em indivíduos com demência do tipo Alzheimer. Em uma série de indiví-

TABELA 5.8-1
Núcleos disponíveis para espectroscopia por ressonância magnética *in vivo*[a]

Núcleo	Abundância natural	Sensibilidade	Utilização clínica potencial relativa
^{1}H	99,99	1,00	IRM Análise do metabolismo Identificação de metabólitos incomuns Caracterização de hipoxia
^{19}F	100,00	0,83	Medida do pO$_2$ Análise do metabolismo da glicose Medida do pH Farmacocinética não invasiva
^{7}Li	92,58	0,27	Farmacocinética
^{23}Na	100,00	0,09	IRM
^{31}P	100,00	0,07	Análise de bioenergética Identificação de metabólitos incomuns Caracterização de hipoxia Medida do pH
^{14}N	93,08	0,001	Medida de glutamato, ureia, amônia
^{39}K	93,08	0,0005	?
^{13}C	1,11	0,0002	Análise da taxa metabólica Farmacocinética de medicamentos marcados
^{17}O	0,04	0,00001	Medida da taxa metabólica
^{2}H	0,02	0,000002	Medida da perfusão

[a]A abundância natural é dada como a porcentagem da abundância do isótopo de interesse; a sensibilidade relativa é calculada multiplicando-se a sensibilidade relativa para números iguais de núcleos (a uma dada potência do campo) pela abundância natural desse núcleo. Um ganho considerável da sensibilidade relativa pode ser obtido pelo enriquecimento isotópico do núcleo de escolha ou pela utilização de novas sequências de pulsos. (Reimpressa de Dager SR, Steen RG. Applications of magnetic resonance spectroscopy to the investigation of neuropsychiatric disorders. *Neuropsychopharmacology*. 1992; 6:249, com permissão.)

duos com esquizofrenia, foi encontrada diminuição nas concentrações de NAA nos lobos temporal e frontal. A MRS tem sido utilizada para medir os níveis de etanol em várias regiões do cérebro. No transtorno de pânico, foi utilizada para registrar os níveis de lactato, cuja injeção intravenosa pode precipitar episódios de pânico em cerca de três quartos dos pacientes tanto com transtorno de pânico quanto com depressão. Verificou-se que as concentrações de lactato do cérebro estavam elevadas durante os episódios mesmo sem a provocação pela infusão.

Indicações adicionais incluem o uso da ERM como uma alternativa para medir as concentrações de medicamentos psicotrópicos no cérebro. Um estudo a utilizou para avaliar as concentrações de lítio no cérebro de pacientes com transtorno bipolar e verificou que essas taxas eram a metade das encontradas no plasma durante os períodos depressivos e eutímicos, mas que as excediam nos episódios maníacos. Alguns compostos, como a fluoxetina e a trifluoperazina, contêm flúor-19, que também pode ser detectado no cérebro e medido pela ERM. Por exemplo, essa técnica demonstrou que o uso estável da fluoxetina leva seis meses para atingir as concentrações máximas no cérebro, atingindo o equilíbrio com cerca de 20 vezes as concentrações no soro.

ERM na demência. A ERM apresenta a oportunidade para obter, de forma não invasiva, medidas de diversas substâncias neuroquímicas relacionadas a neurotransmissão, metabolismo de energia e função celular. Estudos utilizando ERM demonstraram uma tendência a uma redução geral nas medidas de NAA com o aumento da idade no LTM e nas regiões cerebrais corticofrontais. Os estudos no comprometimento cognitivo leve (CCL) e na doença de Alzheimer relatam que pacientes com esses transtornos têm reduções nos níveis de NAA e aumento nos de mioinositol (uma forma de inositol normalmente encontrada no cérebro que contribui para a regulação osmótica), comparados com os níveis de indivíduos de comparação da mesma idade.

ERM na esquizofrenia. A ERM tem sido aplicada amplamente em estudos da química cortical na esquizofrenia. Esses estudos documentaram reduções nos níveis de NAA em muitas regiões cerebrais corticais e límbicas em indivíduos com esquizofrenia e reduções menores em membros da família de pessoas diagnosticadas com o transtorno. Outros metabólitos foram medidos em estudos de ERM de pacientes com a doença. O achado mais interessante pode ser a descrição de níveis normais ou baixos de glutamato e níveis aumentados de glutamina em pacientes com esquizofrenia livres de medicamentos. Um estudo preliminar sugeriu que elevações da glutamina não estavam presentes em pacientes livres de medicamentos que recebiam benzodiazepínicos, drogas de que se esperaria que suprimissem a neurotransmissão excitatória.

ERM na dependência de álcool. Os estudos de ERM avaliando NAA e colina têm fornecido evidências neuroquímicas que complementam os achados relativos ao surgimento e à recuperação de neurotoxicidade relacionada ao álcool. Os estudos de ERM do GABA têm fornecido entendimentos sobre as alterações nas neurotransmissões inibitórias corticais associadas com a recuperação da dependência de álcool. Durante a abstinência aguda, os níveis de GABA cortical parecem ser normais. Com a recuperação da dependência de álcool, esses níveis parecem declinar e podem estar significativamente abaixo do nível observado em indivíduos saudáveis com sobriedade estendida.

IRM funcional

Avanços recentes na coleta e no processamento computadorizado de dados reduziram o tempo de aquisição de uma IRM para menos de um segundo. Uma área de interesse particular para os psiquiatras é a sequência T2 ou dependente do nível de oxigênio no sangue (BOLD, *blood oxygen level-dependent*), que detecta os níveis da hemoglobina oxigenada. A atividade neuronal no cérebro leva a um aumento do fluxo sanguíneo local, o qual, por sua vez, aumenta a concentração local de hemoglobina. Embora o metabolismo neuronal extraia mais oxigênio nas áreas ativas do cérebro, o efeito primordial da atividade neuronal é aumentar a quantidade local de hemoglobina oxigenada. Essa mudança pode ser detectada em tempo real com a sequência T2, que identifica as regiões do cérebro funcionalmente ativas. Esse processo é a base da técnica de IRMf.

O que a IRMf detecta não é a atividade cerebral *per se*, mas o fluxo sanguíneo. O volume do cérebro com o aumento do fluxo excede o volume de neurônios ativados em cerca de 1 a 2 cm e limita a resolução da técnica. A sensibilidade e a resolução podem ser melhoradas com a utilização de partículas ultrapequenas, não tóxicas, de óxido de ferro. Assim, duas tarefas que ativam grupos de neurônios a 5 mm de distância, como reconhecer dois rostos diferentes, fornecem sinais superpostos na IRMf e, portanto, são geralmente indistinguíveis por essa técnica. A IRMf é útil para localizar atividade neuronal em um determinado lobo ou núcleo subcortical e tem sido até capaz de localizar atividade em uma circunvolução isolada. O método detecta a perfusão nos tecidos, não o metabolismo neuronal. Em contrapartida, o exame por PET pode dar informações específicas sobre metabolismo cerebral.

Nenhum isótopo radioativo é administrado na IRMF, uma grande vantagem sobre a PET e a SPECT. Um indivíduo pode desempenhar uma série de tarefas, tanto experimentais como de controle, na mesma sessão de imagens. Primeiro, é obtida uma imagem de IRM em T1 de rotina; a seguir, as imagens em T2 são superpostas para possibilitar uma localização mais precisa. A aquisição de imagens suficientes para o estudo pode necessitar de 10 minutos a 3 horas, tempo em que a cabeça do indivíduo precisa ficar exatamente na mesma posição. Vários métodos, até com uma armação ao redor da cabeça e um bocal especial, têm sido utilizados. Embora realinhamentos das imagens possam corrigir algum movimento da cabeça, pequenas mudanças em sua posição podem levar a interpretações errôneas da ativação cerebral.

A IRMf recentemente apontou detalhes inesperados sobre a organização da linguagem no cérebro. Utilizando uma série de tarefas que exigiam discriminação semântica, fonêmica e de rimas, um estudo verificou que a rima (mas não outros tipos de processamento de linguagem) gerou padrões diferentes de ativação em homens e mulheres. Rimar ativou o giro frontal inferior bilateralmente em mulheres, mas apenas à esquerda em homens. Em outro estudo, a IRMf indicou um circuito neural já suspeitado, mas não comprovado, para categorias léxicas, interpolado entre as representações para conceitos e para fonemas. Esse novo circuito foi localizado no lobo temporal anterior esquerdo. Dados de pacientes com dislexia (transtorno da leitura) realizando tarefas simples de rimas demonstraram uma falha em ativar a área de Wernicke e a ínsula, que foram ativadas em indivíduos sadios realizando a mesma tarefa (ver Lâmina Colorida 5.8-4)

As funções sensoriais também foram mapeadas em detalhes com a IRMf. A ativação dos córtices visual e auditivo foi identificada em tempo real. Em um estudo recente e intrigante, as áreas ativadas quando um indivíduo com esquizofrenia ouvia a fala eram, da mesma forma, ativadas durante alucinações auditivas. Essas áreas incluíam o córtex auditivo primário e regiões de processamento auditivo de ordem mais elevada. A IRMf é a técnica mais amplamente utilizada para estudar as alterações cerebrais relacionadas à disfunção cognitiva.

IRMf na demência. Os métodos de IRMf fornecem informações que podem potencialmente ser utilizadas no estudo, diagnóstico e prognóstico de doença de Alzheimer e de outras formas de demência, bem como para proporcionar um entendimento das alterações normais no processamento cognitivo relacionado à idade. As evidências de que o envelhecimento está associado a ativações mais fracas e mais difusas e também com menos lateralização hemisférica sugerem ou uma compensação pela perda da intensidade regional ou uma não diferenciação do processamento. A ativação mais fraca, especialmente pré-frontal, sugere possíveis disfunções do estágio de codificação associadas com o envelhecimento. Estudos de IRMf têm demonstrado de forma consistente que pacientes com doença de Alzheimer têm redução de ativação no hipocampo e em estruturas relacionadas no LTM durante a codificação de novas memórias, comparados a idosos com cognição intacta. Mais recentemente, estudos de IRMf de indivíduos em risco para doença de Alzheimer, em virtude de sua genética ou de evidência de comprometimento cognitivo mínimo, produziram resultados variáveis em alguns deles, sugerindo que possa haver uma fase de ativação aumentada de modo paradoxal no início do curso da doença de Alzheimer prodrômica.

IRMf na dependência de álcool. Estudos de IRMf têm proporcionado um entendimento das consequência funcionais da neurotoxicidade relacionada ao alcoolismo. Os estudos sugerem que pacientes dependentes de álcool em recuperação demonstram padrões de ativação anormais no córtex frontal, no tálamo, no corpo estriado, no cerebelo e no hipocampo relacionados a comprometimentos na atenção, na aprendizagem e memória, na coordenação motora e no controle inibitório do comportamento. Estudos começaram a explorar a modulação farmacológica da atividade do circuito em repouso para pesquisar os mecanismos de sondagem subjacentes à disfunção de circuito no alcoolismo, ilustrada por respostas embotadas a benzodiazepínicos.

Exames por SPECT

Compostos radioativos sintéticos fabricados são utilizados na SPECT para estudar as diferenças regionais no fluxo sanguíneo cerebral. Essa técnica de imagem de alta resolução registra o padrão de emissão de fótons da corrente sanguínea de acordo com o nível de perfusão de diferentes regiões do cérebro. Como a IRMf, ela fornece informações sobre o fluxo sanguíneo cerebral, que tem alta correlação com a taxa de metabolismo da glicose, mas não mede diretamente o metabolismo cerebral.

A SPECT utiliza compostos marcados com isótopos que emitem fótons únicos: o iodo-123, o tecnécio-99m e o xenônio-133. Este último é um gás nobre inalado de forma direta. Entra com rapidez no sangue e se distribui em áreas do cérebro em função do fluxo sanguíneo regional. A SPECT com xenônio, dessa forma, é designada como a *técnica do fluxo sanguíneo cerebral regional* (rCBF). Por razões técnicas, ela pode medir o fluxo sanguíneo somente na superfície do cérebro, o que é uma limitação importante. Várias tarefas mentais necessitam de comunicação entre o córtex e estruturas subcorticais, e essa atividade é medida de forma deficiente pela SPECT com xenônio.

A avaliação do fluxo sanguíneo em todo o cérebro por meio da SPECT necessita de marcadores injetáveis, como o tecnécio-99m-D,L-hexametilpropileneamina oxima (HMPAO) ou o iodoanfetamina. Esses isótopos ficam ligados a moléculas altamente lipofílicas e cruzam com rapidez a barreira hematencefálica, entrando nas células. Uma vez dentro delas, os ligantes são enzimaticamente convertidos nos íons carregados, que permanecem presos às células. Dessa forma, com o tempo, os marcadores se concentram em áreas de fluxo sanguíneo bastante alto. Embora se presuma que essa seja a principal variável testada por meio da SPECT com HMPAO, variações locais da permeabilidade da barreira hematencefálica e da conversão enzimática de ligantes no interior das células também contribuem para diferenças regionais nos níveis de sinais.

Além desses compostos utilizados para medir o fluxo sanguíneo, ligantes marcados com iodo-123 para os receptores muscarínicos, dopaminérgicos e serotonérgicos, por exemplo, podem ser utilizados para estudar esses receptores pela tecnologia da SPECT. Uma vez que os compostos que emitem fótons chegam ao cérebro, detectores circundando a cabeça do paciente captam suas emissões de luz. Essa informação é conectada ao computador, que constrói uma imagem bidimensional da distribuição do isótopo em uma fatia do cérebro. Uma diferença-chave entre a SPECT e a PET é que na primeira há emissão de uma partícula isolada, enquanto na segunda são emitidas duas; essa reação proporciona uma localização mais precisa para o acontecimento e uma resolução melhor de imagem. De forma crescente, tanto para estudos com SPECT quanto com PET, pesquisadores estão realizando pré-estudos com IRM ou TC e, então, superpondo as imagens da SPECT ou da PET para obter uma localização anatômica mais precisa da informação funcional (ver Lâmina Colorida 5.8-5). A SPECT é útil no diagnóstico de fluxo sanguíneo diminuído ou bloqueado em vítimas de acidentes vasculares cerebrais. Alguns pesquisadores descreveram padrões de fluxo anormal nos estágios iniciais da doença de Alzheimer, que podem auxiliar no diagnóstico precoce.

Exames por PET

Os isótopos utilizados na PET perdem radioatividade ao emitir pósitrons, partículas antimatéria que se ligam a elétrons e os neutralizam, gerando fótons que viajam em direções opostas a 180°. Uma vez que os detectores têm o dobro de sinal daqueles que geram a imagem dos aparelhos de SPECT, a resolução de imagem da PET fica maior. Uma ampla gama de compostos pode ser utilizada em estudos com PET, e sua resolução continua a ser refinada cada vez mais, até próximo de seu mínimo teórico de 3 mm, que é a distância que o pósitron percorre antes de colidir com um elétron. Existem relativamente poucos aparelhos de PET, porque eles necessitam de um ciclotron na localidade para fabricar os isótopos.

Os isótopos utilizados com mais frequência na PET são o flúor-18 (^{18}F), o nitrogênio-13 e o oxigênio-15. Em geral, ficam ligados a outra molécula, exceto no caso do oxigênio-15 (^{15}O). O ligante relatado com mais frequência tem sido a [^{18}F] fluorodeoxiglicose (FDG), um análogo da glicose que o cérebro não consegue metabolizar. Assim, as regiões do cérebro com a taxa metabólica e o fluxo sanguíneo mais altos captam a maior parte da FDG, mas não podem metabolizá-la e excretar seus produtos. A concentração de ^{18}F aumenta nesses neurônios e é detectada pela câmera da PET. A água-15 (H$_2$^{15}O) e o nitrogênio-13 são utilizados para medir o fluxo sanguíneo, e o ^{15}O pode ser utilizado para determinar a taxa metabólica. A glicose é, de longe, a fonte de energia predominante disponível para as células cerebrais, e sua utilização é um indicador altamente sensível da taxa de metabolismo cerebral. A 3,4-di-hidroxifenildalanina (DOPA) marcada com ^{18}F, o precursor fluorado da dopamina, tem sido utilizada para identificar neurônios dopaminérgicos.

A PET tem sido usada cada vez mais para estudar tanto o desenvolvimento normal do cérebro como os transtornos neuropsiquiátricos. Com relação ao desenvolvimento do cérebro, as análises com PET verificaram que, em um bebê de 5 semanas ou menos, a utilização da glicose é maior no córtex sensório-motor, no tálamo, no tronco cerebral e no vermis do cerebelo. Aos 3 meses de idade, a maioria das áreas do córtex exibe aumento da utilização, exceto os córtices frontal e de associação, que não começam a apresentar aumento até que o bebê tenha 8 meses. Um padrão adulto de metabolismo da glicose é atingido em torno de 1 ano de idade, mas a utilização pelo córtex continua a aumentar acima desses níveis até que a criança complete 9 anos, quando a utilização pelo córtex começa a se reduzir e atinge o nível final de adultos nos últimos anos da adolescência.

TABELA 5.8-2
Achados neuroquímicos de exames por tomografia por emissão de pósitrons com radiofármacos

Dopamina	Captação de dopamina diminuída no corpo estriado em pacientes parkinsonianos
	Liberação de dopamina mais alta em pacientes com esquizofrenia do que em controles
	Alta liberação de dopamina associada com sintomas positivos na esquizofrenia
Receptores	
▶ Receptor D_1	Ligação ao receptor D_1 mais baixa no córtex pré-frontal de pacientes com esquizofrenia, comparados com controles; correlacionado com sintomas negativos
▶ Receptor D_2	Esquizofrenia associada com pequenas elevações da ligação ao receptor D_2
▶ Serotonina tipo 1A ($5-HT_{1A}$)	Redução na ligação ao receptor em pacientes com depressão maior unipolar
Transportadores	
▶ Dopamina	Anfetamina e cocaína causam aumento na dopamina
	Transtorno de Tourette apresenta aumento no sistema transportador de dopamina (pode explicar o sucesso de terapias com bloqueio da dopamina)
▶ Serotonina	Ligação de serotonina é baixa na depressão, no alcoolismo, no cocainismo, na compulsão alimentar e no controle dos impulsos
Metabolismo	
▶ Nicotina	Tabagismo inibe a atividade de monoaminoxidase no cérebro
▶ Depósitos β-amiloide	Pode ser visualizado *in vivo* com tomografia por emissão de pósitrons
Farmacologia	Níveis plasmáticos de cocaína atingem um pico em 2 min
	Ocupação do receptor D_2 dura várias semanas após descontinuação de medicamento antipsicótico
	Ocupação do receptor D_2 é mais baixa para antipsicóticos atípicos do que para típicos (pode explicar a diminuição nos efeitos colaterais extrapiramidais)
	Baixas doses (10-20 mg) de inibidores seletivos da recaptação de serotonina causam ocupação de até 90% dos receptores de serotonina

Em outro estudo, indivíduos escutaram uma lista de palavras tematicamente relacionadas, apresentadas com rapidez. Quando solicitados a recordá-las a partir de uma categoria temática, alguns recordaram de forma falsa que tinham escutado palavras que, na verdade, não estavam na lista. Pelas imagens da PET, o hipocampo esteve ativo tanto durante as recordações verdadeiras quanto durante as falsas, enquanto o córtex auditivo só esteve ativo durante a recordação de palavras que haviam sido verdadeiramente ouvidas. Quando pressionados a determinar quais memórias eram verdadeiras ou falsas, os indivíduos ativaram os lobos frontais. Os estudos com FDG também investigaram a patologia de transtornos neurológicos e psiquiátricos. Dois outros tipos de estudos utilizaram moléculas precursoras e ligantes a receptores. O precursor dopa da dopamina tem sido utilizado para visualizar a patologia na doença de Parkinson, e ligantes radiomarcados de receptores têm sido úteis na determinação da ocupação de receptores por medicamentos psicotrópicos específicos. Os achados neuroquímicos do exame por PET com radiofármacos são listados na Tabela 5.8-2.

Por exemplo, antagonistas dos receptores de dopamina como o haloperidol bloqueiam quase 100% dos receptores D_2. Os medicamentos antipsicóticos atípicos bloqueiam os receptores $5-HT_2$, além dos D_2; por isso, são designados como *antagonistas dos receptores de serotonina-dopamina*. O estudo de caso apresentado ilustra o valor diagnóstico potencial das imagens tridimensionais por PET.

> O paciente A. é um homem de 70 anos que foi ficando cada vez mais esquecido, a ponto de a família se preocupar com ele. Os familiares desejavam obter uma revisão diagnóstica para avaliar as possíveis causas de seu transtorno de memória. A imagem por PET mostrou uma redução na função parietotemporal, que confirmou as outras avaliações neurológicas que sugeriam a presença de doença de Alzheimer. O paciente foi tratado com tacrina e beneficiou-se de alguma estabilização de seus sintomas. (Cortesia de Joseph C. Wu, M.D., Daniel G. Amen, M.D., e H. Stefan Bracha, M.D.)

Testes farmacológicos e neuropsicológicos

Tanto com PET como com SPECT e eventualmente com EMR, mais estudos e mais procedimentos diagnósticos utilizarão testes farmacológicos e neuropsicológicos. O propósito deles é estimular a atividade de uma região em particular do cérebro, de modo que, quando comparada ao nível basal, possibilite aos pesquisadores chegar a conclusões sobre a correspondência funcional com determinadas regiões do cérebro. Um exemplo dessa abordagem é a utilização da PET para detectar as regiões do cérebro envolvidas no processamento de forma, cor e velocidade no sistema visual. Outro exemplo é a utilização de tarefas de ativação cognitiva (p. ex., o Teste Wisconsin de Classificação de Cartas) para estudar o fluxo sanguíneo frontal em pacientes com esquizofrenia. Uma consideração-chave na avaliação de relatos que medem esse fluxo é o estabelecimento de um valor basal verdadeiro no modelo do estudo. Em geral, os relatos utilizam o estado de vigília, em repouso, mas há variabilidade se os pacientes estiverem de olhos fechados ou com as orelhas bloqueadas; ambas as condições podem afetar as funções cerebrais. Há também variabilidade em fatores relacionados às funções cerebrais basais, como sexo, idade, ansiedade com o teste, tratamento medicamentoso não psiquiátrico, agentes vasoativos e hora do dia.

REFERÊNCIAS

Arnone D, McKie S, Elliott R, Thomas EJ, Downey D, Juhasz G, Williams SR, Deakin JF, Anderson IM. Increased amygdala responses to sad but not fearful faces in major depression: Relation to mood state and pharmacological treatment. *Am J Psychiatry*. 2012;169(8):841.

Beck A, Wüstenberg T, Genauck A, Wrase J, Schlagenhauf F, Smolka MN, Mann K, Heinz A. Effect of brain structure, brain function, and brain connectivity on relapse in alcohol-dependent patients. *Arch Gen Psychiatry*. 2012;69(8):842.

Björklund A, Dunnett SB. Dopamine neuron systems in the brain: an update. *Trends Neurosci*. 2007;30:194.

Borairi S, Dougherty DD. The use of neuroimaging to predict treatment response for neurosurgical interventions for treatment-refractory major depression and obsessive-compulsive disorder. *Harvard Rev Psychiatry*. 2011;19(3):155.

Cahn B, Polich J. Meditation states and traits: EEG, ERP, and neuroimaging studies. *Psychol Consciousness Theory Res Pract*. 2013;1(S):48–96.

Fornito A, Bullmore ET. Does fMRI have a role in personalized health care for psychiatric patients? In: Gordon E, Koslow SH, eds. *Integrative Neuroscience and Personalized Medicine*. New York: Oxford University Press; 2011:55.

Holt DJ, Coombs G, Zeidan MA, Goff DC, Milad MR. Failure of neural responses to safety cues in schizophrenia. *Arch Gen Psychiatry*. 2012;69(9):893.

Keedwell PA, Linden DE. Integrative neuroimaging in mood disorders. *Curr Opin Psychiatry*. 2013;26(1):27–32.

Lewis DA, Gonzalez-Burgos G. Pathophysiologically based treatment interventions in schizophrenia. *Nat Med*. 2006;12:1016.

Lim HK, Aizenstein HJ. Recent Findings and Newer Paradigms of Neuroimaging Research in Geriatric Psychiatry. *J Geriatr Psychiatry Neurol*. 2014;27:3–4.

Mason GF, Krystal JH, Sanacora G. Nuclear magnetic resonance imaging and spectroscopy: Basic principles and recent findings in neuropsychiatric disorders. In: Sadock BJ, Sadock VA, Ruiz P, eds. *Kaplan & Sadock's Comprehensive Textbook of Psychiatry*. 9th ed. Philadelphia: Lippincott Williams & Wilkins; 2009:248.

Migo EM, Williams SCR, Crum WR, Kempton MJ, Ettinger U. The role of neuroimaging biomarkers in personalized medicine for neurodegenerative and psychiatric disorders. In: Gordon E, Koslow SH, eds. *Integrative Neuroscience and Personalized Medicine*. New York: Oxford University Press; 2011:141.

Morgenstern J, Naqvi NH, Debellis R, Breiter HC. The contributions of cognitive neuroscience and neuroimaging to understanding mechanisms of behavior change in addiction. *Psychol Addict Behav*. 2013;27(2):336–350.

Oberheim NA, Wang X, Goldman S, Nedergaard M. Astrocytic complexity distinguishes the human brain. *Trends Neurosci*. 2006;29:567.

Philips ML, Vieta E. Identifying functional neuroimaging biomarkers of bipolar disorder. In: Tamminga CA, Sirovatka PJ, Regier DA, van Os J, eds. *Deconstructing Psychosis: Refining the Research Agenda for DSM-V*. Arlington: American Psychiatric Association; 2010:131.

Robert G, Le Jeune F, Lozachmeur C, Drapier S, Dondaine T, Péron J, Travers D, Sauleau P, Millet B, Vérin M, Drapier D. Apathy in patients with Parkinson disease without dementia or depression: A PET study. *Neurology*. 2012;79(11):1155.

Staley JK, Krystal JH. Radiotracer imaging with positron emission tomography and single photon emission computed tomography. In: Sadock BJ, Sadock VA, Ruiz P, eds. *Kaplan & Sadock's Comprehensive Textbook of Psychiatry*. 9th ed. Philadelphia: Lippincott Williams & Wilkins; 2009:273.

▲ 5.9 Exame físico do paciente psiquiátrico

Diante de um paciente que tem um transtorno mental, o psiquiatra deve decidir se uma condição clínica, cirúrgica ou neurológica pode ser a causa. Uma vez determinado que nenhum processo de doença pode ser considerado responsável, então o diagnóstico de transtorno mental não atribuível a uma doença clínica pode ser feito. Embora os psiquiatras não realizem exames físicos de rotina em seus pacientes, o conhecimento e o entendimento de sinais e sintomas dessa natureza fazem parte de sua formação, o que possibilita o reconhecimento de sinais e sintomas que possam indicar possíveis doenças clínicas ou cirúrgicas. Por exemplo, palpitações podem estar associadas a um prolapso da válvula mitral, que é diagnosticado por auscultação cardíaca. Também é possível reconhecer e tratar os efeitos adversos de medicamentos psicotrópicos, que são usados por um número crescente de pacientes atendidos por psiquiatras e clínicos.

Alguns psiquiatras insistem em que todos os pacientes façam um exame médico completo, enquanto outros podem não fazer tal exigência. Seja qual for sua política, é importante considerar o estado clínico do paciente no começo da avaliação psiquiátrica. Deve-se decidir se ele necessita de um exame clínico e, se for o caso, o que deve incluir – em geral, a história médica detalhada, bem como uma revisão de sistemas, exame físico e exames diagnósticos de laboratório relevantes. Uma pesquisa recente com 1.000 pacientes clínicos verificou que, em 75% dos casos, nenhuma explicação aparente foi encontrada para os sintomas (i.e., queixas subjetivas), e houve a suposição de uma base psicológica em 10% dos casos.

HISTÓRIA DA DOENÇA CLÍNICA

No curso da avaliação psiquiátrica, devem ser reunidas informações sobre doenças ou disfunções físicas conhecidas, hospitalizações e procedimentos cirúrgicos, medicamentos recentes ou atuais, hábitos pessoais e história ocupacional, doenças familiares e queixas físicas específicas. As informações quanto a doenças clínicas devem ser obtidas com o paciente, o médico que o indicou e a família, se necessário.

Informações sobre episódios anteriores da doença podem proporcionar indícios valiosos sobre a natureza do transtorno atual. Por exemplo, um transtorno claramente delirante em um paciente com história de vários episódios semelhantes que responderam com rapidez a tratamentos variados sugere a possibilidade de transtorno psicótico induzido por substância. Para seguir essa pista, o psiquiatra deve solicitar um teste de drogas. A história de procedimentos cirúrgicos também pode ser útil. Por exemplo, uma tireoidectomia sugere hipotireoidismo como causa da depressão.

A depressão é um efeito adverso de vários medicamentos receitados para hipertensão. Medicamentos tomados em doses terapêuticas, algumas vezes, atingem concentrações elevadas no sangue. A intoxicação por digitálicos, por exemplo, pode ocorrer nessas circunstâncias e resultar em problemas no funcionamento mental. Medicamentos patenteados podem causar ou contribuir para *delirium* anticolinérgico. Portanto, o psiquiatra deve questionar a respeito de medicamentos vendidos sem prescrição médica, bem como aqueles prescritos. Uma história de consumo de produtos fitoterápicos e terapias alternativas é essencial, em vista do aumento de seu uso.

A história ocupacional também oferece informações essenciais. A exposição a mercúrio muitas vezes resulta em queixas que sugerem alguma psicose, e a exposição ao chumbo, como em fundições, pode produzir um transtorno cognitivo. Esse quadro clínico também pode decorrer do consumo de uísque falsificado com um conteúdo elevado de chumbo.

Ao obter dados sobre sintomas específicos, o psiquiatra coloca o conhecimento médico e psicológico em ação. Por exemplo, ele deve obter informações suficientes de um paciente que reclama de dor de cabeça para predizer se isso resulta de uma condição intracraniana que exija exames neurológicos. Além disso, precisa ser capaz de reconhecer que a dor no ombro esquerdo de um paciente hipocondríaco com desconforto abdominal pode ser a clássica dor referida da vesícula biliar.

REVISÃO DE SISTEMAS

Após a investigação aberta, deve-se fazer uma revisão dos sistemas, que pode ser organizada de acordo com os sistemas de órgãos (p. ex., fígado, pâncreas), sistemas funcionais (p. ex., gastrintestinal) ou uma combinação de ambos, como no modelo seguinte. Em qualquer caso, a revisão deve ser abrangente e minuciosa. Mesmo que haja suspeita de um componente psiquiátrico, ainda se deve fazer um exame completo.

Cabeça

Muitos pacientes apresentam história de cefaleia. Sua duração, frequência, caráter, localização e gravidade devem ser determinados. Essas dores muitas vezes resultam do abuso de substâncias, incluindo álcool, nicotina e cafeína. As cefaleias vasculares (enxaquecas) são precipitadas pelo estresse. A arterite temporal causa cefaleias pulsantes unilaterais e pode levar à cegueira. Os tumores cerebrais estão associados a cefaleias como resultado de aumento na pressão intracraniana, mas alguns podem ser silenciosos, sendo os primeiros sinais uma alteração na personalidade ou na cognição.

> Uma mulher de 63 anos, em tratamento para depressão, começou a se queixar de dificuldades na concentração. O psiquiatra atribuiu a queixa ao transtorno depressivo; entretanto, quando a paciente começou a se queixar de dificuldades com o equilíbrio, uma imagem por ressonância magnética foi obtida e revelou a presença de meningioma.

Uma lesão na cabeça pode resultar em hematoma subdural e, em boxeadores, causar demência progressiva com sintomas extrapiramidais. A cefaleia da hemorragia subaracnoide é repentina, grave e associada a alterações no sensório. Uma hidrocefalia de pressão normal pode ocorrer após lesão ou encefalite e estar associada com demência, marcha arrastada e incontinência urinária. Tontura ocorre em até 30% das pessoas, sendo difícil determinar sua causa. Uma mudança no tamanho ou no formato da cabeça pode ser uma indicação de doença de Paget.

Olhos, ouvidos, nariz e garganta

Acuidade visual, diplopia, problemas auditivos, zumbido, glossite e amargo na boca são tratados nessa área. Um paciente que tome antipsicóticos e apresente história de contrações musculares ao redor da boca ou movimentos perturbadores da língua pode estar em um estágio inicial e potencialmente reversível de discinesia tardia. Problemas de visão podem ocorrer com a tioridazina em doses elevadas (mais de 800 mg por dia). Uma história de glaucoma traz contraindicações para drogas com efeitos anticolinérgicos. Uma afonia pode ser de natureza histérica. O estágio final do uso de cocaína pode resultar em perfuração do septo nasal e dificuldades para respirar. Um episódio transitório de diplopia pode preceder a esclerose múltipla. O transtorno delirante é mais comum em pessoas com problemas auditivos do que naquelas com audição normal. Uma visão tingida de azul pode ocorrer transitoriamente com o uso de sildenafil ou medicamentos semelhantes.

Sistema respiratório

Nesta seção, são consideradas a tosse, a asma, a pleurisia, a hemoptise, a dispneia e a ortopneia. Há um indicativo de hiperventilação quando os sintomas relatados incluem todos ou alguns dos seguintes: início em repouso, respiração com suspiros, apreensão, ansiedade, despersonalização, palpitações, incapacidade de engolir, insensibilidade nos pés e nas mãos, espasmo carpopedal. Pode haver dispneia e falta de ar na depressão. Em casos de doenças pulmonares ou de obstrução das vias aéreas, o início dos sintomas tende a ser insidioso, enquanto na depressão é repentino. Nesta condição, a falta de ar é experimentada em repouso, apresenta pouca mudança com o esforço e pode variar em questão de minutos; o início da falta de ar coincide com o início de um transtorno do humor e costuma ser acompanhado de ataques de tontura, suor, palpitações e parestesias.

Nas doenças obstrutivas das vias aéreas, os pacientes com incapacidade respiratória mais avançada experimentam falta de ar em repouso. O mais marcante e mais proveitoso para se fazer um diagnóstico diferencial é o fato de os depressivos darem ênfase à dificuldade de inspiração; aqueles com doenças pulmonares tendem a relatar problemas com a expiração. A asma brônquica às vezes é associada com uma história de dependência extrema da mãe na infância. Pacientes com espasmos brônquicos não devem receber propranolol, pois esse agente pode bloquear a indução da broncodilatação por catecolaminas; ele é especificamente contraindicado para pacientes com asma brônquica, pois a epinefrina usada para esses casos em emergências não será efetiva. Os que tomam inibidores de enzimas conversoras de angiotensina (ECA) podem desenvolver uma tosse seca como efeito adverso da droga.

Sistema cardiovascular

Taquicardia, palpitações e arritmias cardíacas estão entre os sinais de ansiedade mais comuns relatados pelos pacientes. O feocromocitoma geralmente produz sintomas semelhantes aos dos transtornos de ansiedade, como batimentos cardíacos rápidos, tremores e palidez. Um aumento nas catecolaminas urinárias diagnostica essa condição. Pacientes que tomam guanetidina para hipertensão não devem consumir medicamentos tricíclicos, que reduzem ou eliminam o efeito anti-hipertensivo desse agente. Uma história de hipertensão pode impedir o uso de IMAOs devido ao risco de uma crise hipertensiva pela ingestão de alimentos com alto teor de tiramina. Aqueles com suspeita de alguma doença cardíaca devem fazer um eletrocardiograma antes de tomar triclíclicos ou lítio. Uma história de dor subesternal deve ser avaliada, e o médico deve ter em mente que o estresse psicológico pode precipitar dores no peito semelhantes a angina na presença de artérias coronárias normais. Pacientes que tomam opioides nunca devem receber IMAOs; a combinação pode causar um colapso cardiovascular.

Sistema gastrintestinal

Esta área refere-se a tópicos como apetite, perturbações antes e depois das refeições, preferências alimentares, diarreia, vômitos, obstipação, uso de laxantes e dores abdominais. Uma história de perda de peso é comum em transtornos depressivos, mas a depressão pode acompanhar a perda de peso causada por colite ulcerativa, enterite regional e câncer. A depressão atípica é acompanhada por hiperfagia e ganho de peso. A anorexia nervosa é acompanhada por grave perda de peso na presença de apetite normal. Evitar certos alimentos pode ser um fenômeno fóbico ou parte de um ritual obsessivo. O uso abusivo de laxantes e a indução de vômito são comuns na bulimia nervosa. A obstipação pode decorrer de dependência de opioides e de psicotrópicos com efeitos colaterais anticolinérgicos. O abuso de cocaína e anfetaminas leva à perda de apetite e peso. Pode haver ganho de peso sob estresse ou em associação a depressão atípica. Polifagia, poliúria e polidipsia são a tríade do diabetes melito. Poliúria, polidipsia e diarreia são sinais de intoxicação com lítio. Alguns pacientes se submetem a enemas rotineiramente como parte de comportamento parafílico, e fissuras anais ou hemorroidas recorrentes podem indicar penetração anal por objetos estranhos. Alguns pacientes podem ingerir objetos estranhos, produzindo sintomas que podem ser diagnosticados apenas por raio X (Fig. 5.9-1).

Sistema geniturinário

Frequência urinária, noctúria, dor ou ardência ao urinar, bem como mudanças no volume e na força do jato, são alguns dos sinais e sintomas nessa área. Os efeitos colaterais anticolinérgicos associados a medicamentos antipsicóticos e tricíclicos podem causar

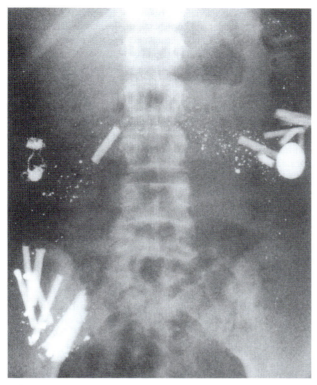

FIGURA 5.9-1
Um paciente com uma doença mental que é engolidor habitual de objetos estranhos. Em seu lúmen colônico estão 13 termômetros e 8 moedas. As densidades densas, redondas, quase pontilhadas, são glóbulos do mercúrio líquido liberado. (Cortesia de Stephen R. Baker, M.D., e Kyunghee C. Cho, M.D.)

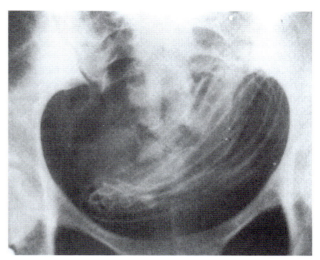

FIGURA 5.9-2
Um paciente levado ao pronto-socorro com dor no baixo abdome. O raio X mostra um tubo nasogástrico dobrado dentro da bexiga. O paciente inseriu o tubo na uretra como parte de um ritual de masturbação (erotismo uretral). (Cortesia de Stephen R. Baker, M.D., e Kyunghee C. Cho, M.D.)

retenção urinária em homens com hipertrofia da próstata. Dificuldade de ereção e ejaculação retardada também são efeitos adversos comuns desses medicamentos, e ejaculação retrógrada ocorre com a tioridazina. Um nível basal da resposta sexual deve ser obtido antes de serem usados agentes farmacológicos. Doenças sexualmente transmissíveis – por exemplo, gonorreia, cancro, herpes e piolho-do-púbis – podem indicar promiscuidade ou práticas sexuais inseguras. Em alguns casos, o primeiro sintoma da aids é o início gradual de confusão mental levando a demência. A incontinência precisa ser avaliada de forma cuidadosa, e, se persistir, a investigação de doenças mais amplas deve incluir um teste para infecção por HIV. É importante evitar medicamentos com efeitos adversos anticolinérgicos em homens com prostatismo. Erotismo uretral, no qual cateteres ou outros objetos são inseridos na uretra, pode causar infecções ou lacerações (Fig. 5.9-2).

O orgasmo causa contrações prostáticas, que podem elevar artificialmente o antígeno específico da próstata (PSA) e dar um resultado falso-positivo para câncer de próstata. Homens com um exame de PSA agendado devem evitar a masturbação ou o coito por 7 a 10 dias antes do exame.

História menstrual

A história menstrual deve incluir a idade no início da menarca (e da menopausa, se aplicável); o intervalo, a regularidade, a duração e o volume de fluxo nas menstruações; sangramentos irregulares; dismenorreias; abortos. A amenorreia é característica da anorexia nervosa e também ocorre em mulheres psicologicamente estressadas. Aquelas que têm medo de engravidar ou que desejam ficar grávidas podem ter mentruações atrasadas. A *pseudociese* é uma gravidez falsa com a cessação completa das menstruações. Mudanças de humor perimenstruais (p. ex., irritabilidade, depressão e disforia) devem ser observadas. A menstruação dolorosa pode resultar de doenças uterinas (p. ex., miomas), de conflitos psicológicos com relação à menstruação ou de uma combinação de ambos. Algumas mulheres relatam aumento no desejo sexual antes da menstruação. A reação emocional associada ao aborto deve ser explorada, pois pode ser leve ou grave.

OBSERVAÇÕES GERAIS

Uma parte importante do exame médico é classificada sob a categoria ampla das observações gerais – visual, auditiva e olfativa. Indícios não verbais, como postura, expressão facial e maneirismos, também devem ser observados.

Inspeção visual

O exame do paciente começa no primeiro encontro. Quando ele passa da sala de espera para a de entrevista, o psiquiatra deve observar seu andar. Ele está estável? Ataxia sugere doenças cerebrais difusas, intoxicação com álcool ou outras substâncias tóxicas, coreia, degeneração espinocerebelar, fraqueza baseada em um processo debilitante e algum transtorno subjacente, como distrofia miotônica. O paciente caminha sem os movimentos normais dos braços e de maneira rígida, como um soldado de brinquedo, como se vê na doença de Parkinson? Tem assimetria da marcha, como torcer um pé para fora, arrastar uma perna ou não balançar um dos braços, sugerindo uma lesão cerebral focal?

Assim que o paciente se senta, o psiquiatra deve dirigir sua atenção para seu modo de se arrumar. O cabelo está penteado, as unhas limpas, e os dentes escovados? Suas roupas foram escolhidas com cuidado e são apropriadas? Embora a desatenção à própria vestimenta e à higiene seja comum nas doenças mentais – em particular nos transtornos depressivos –, ela também é um indicativo de transtornos cognitivos. Lapsos – como meias ou sapatos diferentes – também podem sugerir um transtorno desse tipo.

A postura e os movimentos automáticos ou sua falta devem ser observados. Uma postura arqueada e inclinada, com carência de movimentos automáticos, pode ocorrer devido a doença de Parkinson ou doenças hemisféricas difusas ou, ainda, como um efeito adverso de antipsicóticos. Uma inclinação incomum da cabeça pode ser adotada para evitar o contato visual, mas também resultar de diplopia, uma deficiência do campo visual, ou uma disfunção cerebelar focal. Movimentos despropositados rápidos e frequentes são característicos de transtornos de ansiedade, mas também de coreia e hipertireoidismo. Tremores, embora comumente vistos nos transtornos de ansiedade, podem indicar doença de Parkinson, tremor essencial ou efeitos adversos de medicamentos psicotrópicos. Pacientes com tremor essencial às vezes procuram tratamento psiquiátrico por acreditarem que essa condição se deva a alguma ansiedade ou um medo não reconhecidos, como muitas vezes outras pessoas lhes sugerem. A falta ou o excesso unilateral de movimentos indica uma doença cerebral focal.

A aparência do paciente é, então, examinada para avaliar a saúde geral. Ele parece robusto, ou tem uma aparência de saúde fraca? Roupas frouxas indicam perda de peso recente? O paciente tem falta de ar ou tosse? Sua fisionomia geral sugere alguma doença específica? Homens com a síndrome de Klinefelter têm uma distribuição de gordura feminina e ausência de desenvolvimento das características sexuais secundárias. A acromegalia costuma ser reconhecida imediatamente por cabeça e maxilar grandes.

Qual o estado nutricional do paciente? Uma perda de peso recente, embora observada muitas vezes em transtornos depressivos e na esquizofrenia, pode ocorrer devido a doenças gastrintestinais, carcinomatose difusa, doença de Addison, hipertireoidismo e muitos outros transtornos somáticos. A obesidade pode resultar de transtornos emocionais ou doenças orgânicas. Face de lua cheia, obesidade no tronco e giba de búfalo são achados marcantes na síndrome de Cushing. A aparência inchada e túrgida vista no hipotireoidismo e a obesidade massiva e a respiração periódica vistas na síndrome de Pickwick são facilmente reconhecidas em pacientes encaminhados para auxílio psiquiátrico. O hipertireoidismo é reconhecido pela presença de exoftalmia.

A pele com frequência fornece informações valiosas. A descoloração amarelada da disfunção hepática e a palidez da anemia são razoavelmente evidentes. Um enrubescimento intenso pode ocorrer por envenenamento com monóxido de carbono ou por fotossensibilidade resultante de porfiria ou fenotiazinas. Erupções cutâneas podem ser manifestações de transtornos como lúpus eritematoso sistêmico (p. ex., a borboleta na face), esclerose tuberosa com adenoma sebáceo e sensibilidade a medicamentos. Um aspecto arroxeado escuro no rosto, com telangiectasia, é quase patognomônico de abuso de álcool.

A observação cuidadosa pode revelar indícios que levem ao diagnóstico correto em pacientes que criam suas próprias lesões cutâneas. Por exemplo, o lugar e a forma das lesões e o momento de surgimento podem ser característicos de dermatite factícia. O rosto e a cabeça do paciente devem ser examinados em busca de evidências de doença. O branqueamento prematuro dos cabelos ocorre na anemia perniciosa, e a redução e a aspereza dos fios são comuns no mixedema. Na alopecia areata, tufos de cabelo caem, deixando áreas localizadas de calvície; a tricotilomania apresenta um quadro semelhante. Mudanças nas pupilas são produzidas por várias drogas – constrição por opioides e dilatação por agentes anticolinérgicos e alucinógenos. A combinação de pupilas dilatadas e fixas com pele e mucosas secas sugere imediatamente a probabilidade do uso de atropina ou intoxicação semelhante. A difusão da membrana conjuntiva sugere o uso abusivo de álcool, maconha ou uma obstrução da veia cava superior. O achatamento da prega nasolabial ou a fraqueza em um dos lados do rosto – manifestados ao falar, sorrir e mover o rosto – podem resultar de uma disfunção focal do hemisfério cerebral contralateral ou de paralisia de Bell. Uma pálpebra caída pode ser um sinal inicial da miastemia grave.

O estado de alerta e a responsividade do paciente devem ser avaliados cuidadosamente. A sonolência e a falta de atenção podem ser causadas por um problema psicológico, mas é mais provável que estejam relacionadas com disfunção cerebral orgânica, seja ela secundária a uma doença cerebral intrínseca ou a um fator exógeno, como intoxicação por substâncias.

Escuta

Ouvir com atenção é tão importante quanto o olhar atento a evidências de transtornos somáticos. A fala lenta é característica não somente da depressão, mas também de disfunções cerebrais difusas ou subcorticais. Uma fala incomumente rápida é característica de episódios maníacos e transtornos de ansiedade, mas também de hipertireoidismo. Uma voz fraca e monótona pode ser um indício de doença de Parkinson em pacientes que se queixam sobretudo de depressão. Uma voz lenta e grossa, em tom baixo, sugere a possibilidade de hipotireoidismo; esse tipo de voz foi descrito como se a pessoa estivesse levemente embriagada e sonolenta, com um forte resfriado e uma batata na boca. Uma voz suave ou trêmula acompanha a ansiedade.

A dificuldade para começar a falar pode se dever a ansiedade ou gagueira ou indicar doença de Parkinson ou afasia. Cansar-se de falar, muitas vezes, é a manifestação de um problema emocional, mas também é característica de miastenia grave. Pacientes que têm essas queixas costumam ser atendidos por psiquiatras antes de se chegar ao diagnóstico correto.

A produção de palavras, assim como a qualidade da fala, é importante. Quando as palavras são pronunciadas incorretamente ou usadas de forma equivocada, existe a possibilidade de afasia causada por lesão no hemisfério dominante. O mesmo se dá quando o paciente persevera, tem dificuldade em lembrar um nome ou uma palavra ou descreve um objeto ou evento de forma indireta (parafrasia). Quando destoam do nível socioeconômico e educacional do paciente, a falta de polidez, o desrespeito ou revelações inadequadas podem indicar perda da inibição causada por demência.

Odor

O odor pode fornecer informações úteis. O odor desagradável de um paciente que não toma banho sugere um transtorno cognitivo ou depressivo. O odor de álcool ou de substâncias usadas para neutralizá-lo pode ser revelador de alguém que queira ocultar problemas com álcool. Às vezes, um odor de urina chama a atenção para uma disfunção da bexiga, que pode ser secundária a uma doença do sistema nervoso. Odores característicos também são observados em pacientes com acidose diabética, uremia e coma hepático. A puberdade precoce pode estar associada ao cheiro do suor adulto produzido por glândulas apócrinas maduras.

> Uma mulher de 23 anos foi encaminhada ao psiquiatra para uma segunda opinião. Ela tinha sido diagnosticada seis meses antes com esquizofrenia após se queixar de sentir cheiros ruins que foram considerados alucinatórios. Havia recebido medicação antipsicótica (perfenazina) e era aderente ao tratamento, apesar dos efeitos colaterais de tremor e letargia. Embora houvesse alguma melhora em seus sintomas, eles não tinham desaparecido inteiramente. O psiquiatra solicitou um eletrencefalograma, que mostrou formas de ondas anormais compatíveis com um diagnóstico de epilepsia do lobo temporal. O medicamento antipsicótico foi substituído por um anticonvulsivante (fenitoína), após o qual ela não experimentou mais alucinações auditivas, nem teve que suportar os efeitos colaterais desagradáveis do medicamento anterior.

EXAME FÍSICO

Seleção dos pacientes

A natureza das queixas é essencial para determinar se um exame físico completo é necessário. Elas podem ser divididas em três categorias de interações corporais, mentais e sociais. Os sintomas corporais (p. ex., dores de cabeça e palpitações) exigem um exame médico minucioso para determinar qual o papel dos processos somáticos, se houver, na causa do problema. Pode-se dizer o mesmo dos sintomas mentais, como depressão, ansiedade, alucinações e delírios de perseguição, que podem ser expressões de processos somáticos. Se for claro que o problema se limita à esfera social (p. ex., dificuldades duradouras em interações com professores, empregadores, pais ou cônjuges), pode não haver indicação especial para exame físico. Todavia, mudanças na personalidade podem resultar de um transtorno clínico (p. ex., doença de Alzheimer precoce) e causar conflitos interpessoais.

Fatores psicológicos

Mesmo um exame físico de rotina pode evocar reações adversas, pois os instrumentos, os procedimentos e a sala onde o exame é realizado podem ser assustadores. Uma simples narrativa do que está sendo feito pode prevenir uma ansiedade desnecessária. Além disso, se o paciente sempre for avisado do que será realizado, o medo de surpresas repentinas e dolorosas desaparece. Comentários como "Isso não é nada" e "Não precisa sentir medo porque não vai doer" deixam o paciente às cegas e são muito menos tranquilizadores do que algumas palavras sobre o que realmente será feito.

Embora seja provável que cause ou intensifique uma reação de ansiedade, o exame físico também pode estimular sentimentos sexuais. Algumas mulheres com temores ou fantasias de serem seduzidas podem interpretar um movimento comum no exame físico de forma errônea, como um ataque sexual. De maneira semelhante, um homem delirante com temores homossexuais pode perceber um exame retal como uma agressão dessa natureza. A demora no exame de um órgão específico porque uma variação incomum, mas normal, estimulou a curiosidade científica do médico, pode deixar o paciente preocupado em relação à possibilidade de um processo patológico grave ter sido descoberto. Uma reação como essa pode ser profunda em um paciente ansioso ou hipocondríaco.

Às vezes, o exame físico tem uma função psicoterapêutica. Pacientes ansiosos podem ficar aliviados ao saber que, apesar de seus sintomas perturbadores, não existem evidências da doença grave que tanto temem. O jovem que se queixa de dores no peito e está certo de que isso é o prenúncio de um infarto em geral pode ser tranquilizado com resultados normais após o exame físico e o eletrocardiograma. Entretanto, a tranquilização apenas alivia a preocupação ocasionada pelo episódio imediato. A menos que o tratamento psiquiátrico consiga lidar com os determinantes da reação, episódios recorrentes são prováveis.

Encaminhar um paciente que tenha um medo de malignidade profundamente enraizado para novos exames que visam ser tranquilizadores geralmente não produz o efeito desejado. Alguns pacientes podem criar uma crença fixa falsa sobre a existência de um transtorno.

Durante a realização do exame físico, um médico observador pode notar indicações de sofrimento emocional. Por exemplo, durante exames genitais, o comportamento de um paciente pode revelar informações sobre atitudes e problemas sexuais, e essas reações podem ser usadas posteriormente para explorar essa área.

O momento do exame físico

Às vezes, as circunstâncias tornam desejável ou necessário adiar a realização de uma avaliação médica completa. Por exemplo, um paciente delirante ou maníaco pode ser combativo ou resistente, ou ambos. Nesse caso, recomenda-se coletar sua história médica a partir de um familiar, se possível, mas, a menos que haja alguma razão urgente para continuar com o exame, ele deve ser adiado até que o indivíduo possa ser tratado.

Por razões psicológicas, pode não ser recomendável uma avaliação médica na primeira consulta. Em vista da crescente sensibilidade e abertura quanto a questões sexuais e da tendência a procurar ajuda psiquiátrica rapidamente, os jovens podem reclamar do fracasso em consumar sua primeira tentativa de coito. Após obter um relato detalhado, o psiquiatra pode concluir que o fracasso se deu por ansiedade situacional. Se esse for o caso, não se deve recomendar exame físico nem psicoterapia, pois eles teriam um efeito indesejável de reforçar a noção de patologia. Se o problema voltar a acontecer, uma nova avaliação seria justificável.

Exame neurológico

Se o psiquiatra suspeitar que o paciente tem um transtorno somático subjacente, como diabetes melito ou síndrome de Cushing, geralmente ele é encaminhado a um clínico para diagnóstico e tratamento. A situação é diferente quando existe suspeita de transtorno cognitivo. O psiquiatra muitas vezes prefere assumir a responsabilidade nesses casos. Em algum ponto, entretanto, pode ser indicado um exame neurológico detalhado.

Nesses casos, durante o processo de obtenção da história, são observados o nível de consciência do paciente, sua atenção aos detalhes do exame, compreensão, expressão facial, fala, postura e forma de caminhar. Também se pressupõe que um exame do estado mental detalhado seja realizado. O exame neurológico é feito tendo em mente dois objetivos: observar sinais que apontem para uma disfunção cerebral restrita e focal e identificar sinais que sugiram doenças cerebrais bilaterais e difusas. O primeiro objetivo é cumprido pelo exame neurológico de rotina, projetado principalmente para revelar assimetrias nas funções motora, perceptiva e reflexiva nos dois lados do corpo, causadas por doenças hemisféricas focais. O segundo objetivo é satisfeito buscando-se observar sinais que foram atribuídos a disfunções cerebrais difusas e a doenças do lobo frontal. Esses sinais incluem os reflexos de sucção, labial, palmomental e de preensão e a persistência da resposta glabelar. Infelizmente, com exceção do reflexo de preensão, esses sinais não apresentam uma forte correlação com a presença de alguma patologia cerebral subjacente.

Outros achados

Os psiquiatras devem ser capazes de avaliar a importância de descobertas feitas em consultas médicas. Com um paciente que se queixe de uma "bola" na garganta (*globus hystericus*) e que tenha apresentado tecido linfático hipertrófico no exame, é tentador procurar uma relação causal. Como o médico pode ter certeza de que esse achado não é casual? O paciente já tinha o tecido hipertrófico antes de fazer a queixa? É comum pessoas com essa condição nunca terem experimentado a sensação de "bola" na garganta?

Com um paciente apresentando esclerose múltipla que se queixe de incapacidade de caminhar, mas que, no exame neurológico, tenha apresentado apenas espasticidade leve e sinal de Babinski unilateral, é tentador atribuir os sintomas ao transtorno neurológico, ainda que o problema possa ser agravado por perturbações emocionais. O mesmo é verdadeiro para um paciente com demência profunda, no qual um pequeno meningioma frontal seja visto em um exame por tomografia computadorizada. A demência nem sempre está correlacionada com os achados. Uma atrofia cerebral significativa poderia causar uma demência muito leve, e uma atrofia mínima poderia causar uma demência significativa.

Muitas vezes, pode ser encontrada alguma lesão que explique os sintomas, mas o psiquiatra deve fazer todos os esforços possíveis para separar um achado casual de um causativo e para distinguir uma lesão que foi simplesmente encontrada na área do sintoma de uma lesão que esteja produzindo o sintoma.

PACIENTES SUBMETIDOS A TRATAMENTO PSIQUIÁTRICO

Enquanto os pacientes estão sendo tratados para transtornos psiquiátricos, os psiquiatras devem ficar alerta para a possibilidade de doenças intercorrentes que necessitem de exames diagnósticos. Pacientes em psicoterapia, particularmente os que estão em psicanálise, podem ser predispostos a atribuir seus sintomas a causas emocionais. Deve-se estar atento ao possível uso de negação, em especial se os sintomas parecerem não estar relacionados com os conflitos que estão sendo analisados no momento.

Os pacientes em psicoterapia não apenas podem ser propensos a atribuir novos sintomas a causas emocionais, como, às vezes, até seus terapeutas o fazem. O perigo em dar explicações psicodinâmicas para sintomas físicos sempre está presente.

Sintomas como sonolência e tontura e sinais como erupções cutâneas e distúrbios da marcha, efeitos adversos comuns de psicotrópicos, exigem uma reavaliação médica se o paciente não responder rapidamente a mudanças na dosagem ou ao tipo de medicamento prescrito. Se pacientes que estão tomando medicamentos tricíclicos ou antipsicóticos se queixarem de visão turva (um efeito adverso anticolinérgico comum) e o problema não melhorar com uma redução na dosagem ou mudança na medicação, eles devem ser avaliados para que outras causas sejam excluídas. Em um caso, o diagnóstico provou ser coriorretinite por toxoplasma. A ausência de outros efeitos adversos anticolinérgicos, como boca seca e obstipação, é um indício adicional que alerta o psiquiatra para a possibilidade de uma doença clínica concomitante.

No início de uma doença, pode haver pouco ou nenhum resultado físico ou laboratorial positivo. Nesses casos, sobretudo se houver evidências de traumas psíquicos ou conflitos emocionais, é provável que todos os sintomas sejam considerados de origem psicossocial e que novos sintomas também sejam vistos nesse sentido. Indicações para repetir partes do exame clínico podem ser negligenciadas, a menos que o psiquiatra esteja alerta para fatos sugerindo que alguns sintomas não se encaixem no diagnóstico original, apontando para uma doença clínica. Às vezes, um paciente com uma doença aguda, como encefalite, é hospitalizado com um diagnóstico de esquizofrenia, ou um com doença subaguda, como carcinoma do pâncreas, é tratado em um consultório ou clínica privados com um diagnóstico de um transtorno depressivo. Embora talvez não seja possível fazer o diagnóstico correto no momento da avaliação psiquiátrica inicial, a vigilância e a atenção contínuas aos detalhes clínicos geralmente fornecem indícios que levam ao reconhecimento da causa.

A probabilidade de doenças intercorrentes é maior com certos transtornos psiquiátricos do que com outros. Os abusadores de substâncias, por exemplo, devido a seus padrões de vida, são mais suscetíveis a infecções e tendem a sofrer dos efeitos adversos de traumas, deficiências alimentares e má higiene. A depressão reduz a resposta imunológica.

Quando coexistem disfunções somáticas e psicológicas, o psiquiatra deve estar absolutamente familiarizado com o estado clínico do paciente. Em casos de descompensação cardíaca, neuropatia periférica e outros transtornos debilitantes, a natureza e o grau de problemas que podem ser atribuídos ao transtorno físico devem ser determinados. É importante responder à seguinte pergunta: O paciente tira proveito de sua deficiência, ou esta é ignorada ou negada, resultando em esforço excessivo? Para responder a isso, o psiquiatra deve avaliar as capacidades e as limitações do paciente, em vez de fazer julgamentos amplos com base em um rótulo diagnóstico.

Uma vigilância especial em relação ao estado clínico é necessária para pacientes em tratamento para transtornos de sintomas somáticos e alimentares. Esse é o caso daqueles com colite ulcerativa que sangram em abundância ou daqueles com anorexia nervosa que estejam perdendo muito peso. Essas condições podem se tornar fatais.

A importância do exame clínico

Inúmeros artigos têm chamado atenção para a necessidade de uma avaliação clínica minuciosa de indivíduos atendidos em serviços e clínicas de internação psiquiátrica. (Uma necessidade semelhante foi demonstrada para a avaliação psiquiátrica em serviços e clínicas de internação clínica.) O conceito de *autorização médica* permanece ambíguo e tem significado no contexto da admissão psiquiátrica ou de autorização para transferências de diferentes ambientes ou instituições. Isso implica a não existência de qualquer problema clínico que explique a condição do paciente.

Entre os pacientes psiquiátricos identificados, foi demonstrado que de 24 a 60% sofriam de transtornos físicos associados. Em uma pesquisa com 2.090 pacientes clínicos psiquiátricos, 43% tinham problemas físicos associados; destes, quase metade das doenças físicas não havia sido identificada pela fonte que as encaminhou. (Nesse estudo, 69 pacientes tinham diabetes melito, mas apenas 12 haviam sido diagnosticados antes do encaminhamento.)

Esperar que todos os psiquiatras sejam especialistas em medicina interna não corresponde à realidade, mas eles devem ser capazes de reconhecer ou suspeitar de transtornos físicos quando eles existem. Além disso, devem fazer encaminhamentos adequados e colaborar no tratamento de pacientes com problemas físicos e mentais.

Os sintomas psiquiátricos não são específicos; eles podem indicar doenças clínicas e psiquiátricas e muitas vezes precedem o surgimento de sintomas clínicos definitivos. Alguns deles (p. ex., alucinações visuais, distorções e ilusões) devem despertar um nível elevado de suspeita de uma toxicidade clínica.

A literatura médica é abundante em relatos de casos de pacientes cujos transtornos foram inicialmente considerados emocionais, mas que se mostraram secundários a condições clínicas. Os dados, na maioria dos relatos, revelaram aspectos que apontavam para organicidade, e erros de diagnósticos aconteceram porque tais aspectos receberam muito pouca atenção.

REFERÊNCIAS

Aronne LJ, Segal KR. Weight gain in the treatment of mood disorders. *J Clin Psychiatry*. 2003;64(Suppl 8):22–29.

Chue P, Kovacs CS. Safety and tolerability of atypical antipsychotics in patients with bipolar disorder: Prevalence, monitoring, and management. *Bipolar Disord*. 2003;5(Suppl 2):62–79.

Cormac I, Ferriter M, Benning R, Saul C. Physical health and health risk factors in a population of long-stay psychiatric patients. *Psychol Bull*. 2005;29:18–20.

Foster NL. Validating FDG-PET as a biomarker for frontotemporal dementia. *Exp Neurol*. 2003;184(Suppl 1):S2–S8.

Garden G. Physical examination in psychiatric practice. *Adv Psychiatr Treat*. 2005;11:142–149.

Guze BH, Love MJ. Medical assessment and laboratory testing in psychiatry. In: Sadock BJ, Sadock VA, eds. *Kaplan & Sadock's Comprehensive Textbook of Psychiatry*. 8th ed. Vol. 1. Philadelphia: Lippincott Williams & Wilkins; 2005:916.

Hodgson R, Adeyamo O. Physical examination performed by psychiatrists. *Int J Psychiatr Clin Pract*. 2004;8:57–60.

Lambert TJ, Velakoulis D, Pantelis C. Medical comorbidity in schizophrenia. *Med J Aust*. 2003;178(Suppl):S67–S70.

Lyndenmayer JP, Czobor P, Volavka J, Sheitman B, McEvoy JP, Cooper TB, Chakos M, Lieberman JA. Changes in glucose and cholesterol levels in patients with schizophrenia treated with typical or atypical antipsychotics. *Am J Psychiatry*. 2003;160:290–296.

Marder SR, Essock SM, Miller AL, Buchanan RW, Casey DE, Davis JM, Kane JM, Lieberman J, Schooler NR, Covell N, Stroup S, Weissman EM, Wirshing DA, Hall CS, Pogach L, Xavier P, Bigger JT, Friedman A, Kleinber D, Yevich S, Davis B, Shon S. Health monitoring of patients with schizophrenia. *Am J Psychiatry*. 2004;161:1334–1349.

Pavletic AJ, Pao M, Pine DS, Luckenbaugh DA, Rosing DR. Screening electrocardiograms in psychiatric research: implications for physicians and healthy volunteers. *Int J Clin Pract*. 2014;68:117–121.

Rosse RB, Deutsch LH, Deutsch SI. Medical assessment and laboratory testing in psychiatry. In: Sadock BJ, Sadock VA, eds. *Kaplan & Sadock's Comprehensive Textbook of Psychiatry*. 7th ed. Vol. 1. Philadelphia: Lippincott Williams & Wilkins; 2000:732.

Saunders RD, Keshavan MS. Physical and neurologic examinations in neuropsychiatry. *Semin Clin Neuropsychiatry*. 2002;7:18–29.

Schulte P. What is an adequate trial with clozapine? Therapeutic drug monitoring and time to response in treatment refractory schizophrenia. *Clin Pharmacokinet*. 2003;42:607–618.

# 6 Classificação em psiquiatria

Classificação é o processo pelo qual a complexidade dos fenômenos é reduzida por meio de sua organização em categorias de acordo com alguns critérios estabelecidos para um ou mais propósitos. Atualmente, a classificação de transtornos mentais consiste em transtornos mentais específicos que são agrupados em várias classes com base em algumas características fenomenológicas compartilhadas. O objetivo final da classificação é melhorar os esforços de tratamento e prevenção. De maneira ideal, uma classificação de transtornos é baseada no conhecimento da etiologia ou da fisiopatologia porque isso aumenta a probabilidade de alcançar esse objetivo. Porém, os neurocientistas ainda não produziram dados suficientes para criar um sistema diagnóstico com biomarcadores que possibilitem aos diagnósticos psiquiátricos terem por base mais as causas do que os sintomas. Em vez disso, o diagnóstico de transtornos mentais é embasado em observações clínicas de agrupamentos de sinais e sintomas reunidos em transtornos ou síndromes que são, então, acordados por um consenso de psiquiatras e de outros profissionais da saúde mental.

Os sistemas de classificação para diagnósticos psiquiátricos têm vários propósitos: diferenciar um diagnóstico psiquiátrico de outro, de modo que os médicos possam oferecer o tratamento mais eficaz; oferecer uma linguagem comum entre os profissionais da saúde mental; e explorar as causas ainda desconhecidas de muitos transtornos mentais. As duas classificações psiquiátricas mais importantes são o *Manual diagnóstico e estatístico de transtornos mentais* (DSM), desenvolvido pela American Psychiatric Association em colaboração com outros grupos de profissionais da saúde mental, e a *Classificação internacional de doenças* (CID), desenvolvida pela Organização Mundial da Saúde.

HISTÓRIA

Os vários sistemas de classificação usados na psiquiatria datam de Hipócrates, que introduziu, no século V a.C., os termos *mania* e *histeria* como formas de doenças mentais. Desde então, cada era tem formulado sua própria classificação psiquiátrica. A primeira classificação a surgir nos EUA foi apresentada em 1869, no encontro anual da American Medico-Psychological Association, que veio a se tornar, posteriormente, a American Psychiatric Association (APA). Em 1952, o Comitê de Nomenclatura e Estatística da APA publicou a primeira edição do DSM (DSM-I). Seis edições (Tab. 6-1) foram publicadas desde então: DSM-II (1968); DSM-III (1980); um DSM-III revisado, DSM-III-R (1987); DSM-IV (1994); DSM-IV-TR (TR significa revisão de texto) (2000); e o DSM-5, publicado em 2013 (os numerais romanos não são mais usados).

RELAÇÃO COM A CID-10

A CID-10 é o sistema de classificação oficial usado na Europa e em muitas outras partes do mundo. O DSM-5 foi concebido para corresponder à 10ª revisão da CID (CID-10), desenvolvida pela primeira vez em 1992. Isso foi feito para garantir relatórios uniformes de estatísticas de saúde nacionais e internacionais. Além disso, os planos de saúde dos EUA requerem que os códigos nas notas para reembolso sigam a CID. Todas as categorias usadas no DSM-5 são encontradas na CID-10, mas nem todas as da CID-10 estão no DSM-5.

O DSM-5 é o sistema de codificação psiquiátrica oficial usado nos Estados Unidos. Embora alguns psiquiatras tenham criticado as muitas versões do DSM que apareceram a partir de 1952, incluindo a edição atual, o DSM-5 é a nomenclatura oficial nos EUA. Toda a terminologia usada neste livro está de acordo com a nomenclatura desse manual. Códigos do DSM ou da CID podem ser usados para fins de seguro e de relatório médico. Em 1º de outubro de 2014, todos os provedores e sistemas de tratamento de saúde, conforme recomendado pelo National Center for Health Statistics (CDC-NCHS) e pelo Centers for Medicare and Medicaid Services (CMS) Centers for Disease Control and Prevention's, deveriam usar os códigos da CID-10 para transtornos mentais, não sendo mais requeridos os códigos do DSM-5 para fins de codificação. Essa data foi adiada para 1º de outubro de 2015.

Características básicas

Abordagem descritiva. A abordagem do DSM-5 é ateórica com relação a causas. Portanto, esse manual tenta descrever as manifestações dos transtornos mentais e apenas raramente explicar como acontecem. As definições dos transtornos, de modo geral, consistem em descrições de características clínicas.

Critérios diagnósticos. Critérios diagnósticos especificados são fornecidos para cada transtorno mental em particular. Esses critérios incluem uma lista de requisitos que devem estar presentes para que o diagnóstico seja feito. Eles aumentam a confiabilidade do processo de diagnóstico.

Descrição sistemática. O DSM-5 descreve sistematicamente cada transtorno em termos de seus aspectos associados: aspectos específicos relacionados a idade, cultura e gênero; prevalência, incidência e risco; curso; complicações; fatores predisponentes; padrão familiar; e diagnóstico diferencial. Em alguns casos, quando muitos transtornos específicos compartilham aspectos comuns, essa informação é incluída na introdução à seção inteira. Achados laboratoriais e sinais e sintomas de exame físico associado são descritos quando relevantes.

TABELA 6-1
Edições do DSM*

DSM-I	1952
DSM-II	1968
DSM-III	1980
DSM-IV	1994
DSM-IV-TR	2000
DSM-5†	2013

TR – revisão de texto.
*Existem planos de publicar revisões periódicas do DSM, a serem denominadas 5.1, 5.2, e assim por diante.
†Numerais romanos descartados.

O DSM-5 é um manual diagnóstico, não um tratado. Ele não faz menção a teorias de causas, manejo ou tratamento ou a questões controversas, das quais há muitas, que giram em torno de uma determinada categoria diagnóstica. Para isso, é necessário um tratado como o *Comprehensive Textbook of Psychiatry* (*Tratado de psiquiatria*), que é livre para discutir pontos de vista controversos e alternativos.

CLASSIFICAÇÃO DO DSM-5

O DSM-5 lista 22 categorias principais de transtornos mentais, abrangendo mais de 150 doenças diferentes. Todos os transtornos listados são descritos em detalhes nas seções do livro que se seguem e incluem epidemiologia, etiologia, diagnóstico, diagnósticos diferenciais, aspectos clínicos e tratamento de cada transtorno. Nesta seção, é fornecida apenas uma breve descrição dos transtornos para dar ao leitor uma visão geral da classificação psiquiátrica, incluindo algumas das alterações feitas do DSM-IV para o DSM-5.

A organização dos transtornos no DSM-5 tenta acompanhar o ciclo de vida. Assim, transtornos do neurodesenvolvimento, que ocorrem no início da vida, são listados primeiro no sistema de classificação, e os transtornos neurocognitivos, que ocorrem no fim da vida, são listados por último. Alguns transtornos, entretanto, como encoprese e enurese, que estão associados com a infância, são apresentados no meio do sistema de classificação, que presumivelmente se refere à idade adulta. A justificativa para essa organização é dada na introdução ao DSM-5, como uma forma de auxiliar o processo de tomada de decisão diagnóstica; porém, se esse esquema de organização tem ou não algum valor heurístico é uma questão em aberto.

Transtornos do neurodesenvolvimento

Esses transtornos são geralmente diagnosticados pela primeira vez na infância ou na adolescência.

Deficiência intelectual ou transtorno do desenvolvimento intelectual (anteriormente chamado de retardo mental no DSM-IV). A deficiência intelectual (DI) é caracterizada por inteligência abaixo da média, significativa, e comprometimento no funcionamento adaptativo. Funcionamento adaptativo refere-se a quanto os indivíduos são eficientes em cumprir as demandas comuns da vida adequadas à idade em áreas como comunicação, autocuidado e habilidades interpessoais. No DSM-5, a DI é classificada como leve, moderada, grave e profunda com base no funcionamento global; no DSM-IV, ela era classificada de acordo com o quociente de inteligência (QI) como leve (50-55 a 70), moderada (35-40 a 50-55), grave (20-25 a 35-40) ou profunda (abaixo de 20-25). Uma variação de DI chamada *atraso global do desenvolvimento* é para crianças com menos de 5 anos com defeitos graves superiores aos mencionados. *Funcionamento intelectual borderline* é usado no DSM-5, contudo não é claramente diferenciado de DI leve. No DSM-IV, significava um QI de cerca de 70, mas, no DSM-5, é classificado como uma condição que pode ser o foco de atenção clínica, porém não são fornecidos critérios.

Transtornos da comunicação. Existem quatro tipos de transtornos que são diagnosticados quando os problemas na comunicação causam comprometimento significativo do funcionamento: (1) o *transtorno da linguagem* é caracterizado por um comprometimento do desenvolvimento do vocabulário que resulta em dificuldade para produzir sentenças adequadas à idade; (2) o *transtorno da fala* é marcado por dificuldade na articulação; (3) o *transtorno da fluência com início na infância* ou *gagueira* é caracterizado por dificuldade na fluência, na taxa e no ritmo da fala; e (4) o *transtorno da comunicação social ou pragmática* é uma dificuldade profunda na interação social e na comunicação com os pares.

Transtorno do espectro autista. Inclui uma gama de comportamentos caracterizados por dificuldades graves em múltiplas áreas do desenvolvimento, abrangendo relações sociais; comunicação; e âmbito de atividade e padrões de comportamento repetitivos e estereotipados, incluindo a fala. Eles são divididos em três níveis: o Nível 1 é caracterizado pela capacidade de falar com interação social reduzida (esse nível lembra o transtorno de Asperger, que não faz mais parte do DSM-5); o Nível 2, que é caracterizado por fala e interação social mínimas (diagnosticado como transtorno de Rett no DSM-IV, mas que não faz parte do DSM-5); e o Nível 3, marcado por ausência total de fala e nenhuma interação social.

Transtorno de déficit de atenção/hiperatividade (TDAH). Desde a década de 1990, o TDAH tem sido um dos transtornos psiquiátricos discutido com mais frequência na mídia leiga devido às linhas às vezes indefinidas entre comportamento normal adequado à idade e comportamento perturbado, bem como em razão da preocupação de que crianças sem o transtorno estejam sendo diagnosticadas de forma errônea e tratadas com medicamentos. Os aspectos centrais do transtorno são desatenção persistente, hiperatividade e impulsividade, ou ambos, que causam comprometimento clinicamente significativo do funcionamento.

Transtornos específicos da aprendizagem. Déficits no desenvolvimento que estão associados com dificuldade em adquirir habilidades específicas *na leitura* (também conhecido como dislexia), na *expressão escrita* ou na *matemática* (também conhecido como discalculia).

Transtornos motores. Análogos aos transtornos da aprendizagem, os transtornos motores são diagnosticados quando a coordenação motora é substancialmente abaixo das expectativas baseadas em idade e inteligência e quando problemas de coordenação interferem de forma significativa no funcionamento. Existem três tipos principais de transtornos motores: (1) *transtorno do desenvolvimento da coordenação* é um comprometimento no desenvolvimento da coordenação motora (p. ex., atrasos em engatinhar ou caminhar, derrubar coisas ou desempenho deficiente nos esportes); (2) *transtorno do movimento estereotipado* consiste em atividade motora repetitiva (p.ex., bater a cabeça, balançar o corpo); e (3) *transtorno de tique* é caracterizado por movimentos estereotipados ou sons vocais súbitos, involuntários e recorrentes. Existem dois tipos desse transtorno; o primeiro é o *transtorno de Tourette*, caracterizado por tiques motores e vocais, incluindo coprolalia, e o segundo consiste em *transtornos de tique motor ou vocal crônicos persistentes*, marcados por um único tique motor ou vocal.

Transtornos do espectro da esquizofrenia e outros transtornos psicóticos

A seção sobre esquizofrenia e outros transtornos psicóticos inclui oito transtornos específicos (esquizofrenia, transtornos esquizofreniforme, esquizoafetivo, delirante, psicótico breve, psicótico induzido por substância/medicamento, psicótico devido a outra condição médica e catatonia) nos quais os sintomas psicóticos são aspectos proeminentes do quadro clínico. O agrupamento de transtornos no DSM-5 sob esse título inclui o transtorno da personalidade esquizotípica, que não é um transtorno psicótico, mas que às vezes precede a esquizofrenia plena. Na *Sinopse*, isso é discutido sob transtornos da personalidade (ver Cap. 22).

Esquizofrenia. A esquizofrenia é um transtorno crônico no qual alucinações e delírios proeminentes costumam estar presentes. O indivíduo deve estar doente por pelo menos seis meses, embora não necessite estar ativamente psicótico durante todo esse tempo. Três fases do transtorno são reconhecidas pelos médicos, embora não sejam incluídas no DSM-5 como fases distintas. A *fase prodrômica* refere-se à deterioração na função antes do início da fase psicótica ativa. Os sintomas da *fase ativa* (delírios, alucinações, discurso desorganizado, comportamento acentuadamente desorganizado ou sintomas negativos como afeto insípido, avolição e alogia) devem estar presentes por pelo menos um mês. A *fase residual* segue-se à fase ativa. Os aspectos das fases residual e prodrômica incluem comprometimento funcional e anormalidades do afeto, da cognição e da comunicação. No DSM-IV, a esquizofrenia era dividida em subtipos de acordo com os sintomas mais proeminentes presentes no momento da avaliação (tipos paranoide, desorganizado, catatônico, indiferenciado e residual); entretanto, esses subtipos não fazem mais parte da nomenclatura oficial do DSM-5. Apesar disso, eles são fenomenologicamente precisos, e os autores da *Sinopse* acreditam que eles continuam sendo descrições úteis que os médicos ainda utilizarão nas comunicações entre eles.

Transtorno delirante. Esse transtorno é caracterizado por delírios persistentes (p. ex., erotomaníaco, de grandeza, de ciúme, persecutório, somático, misto, não especificado). Em geral, os delírios são sobre situações que poderiam ocorrer na vida real, como infidelidade, ser seguido ou ter uma doença, que são categorizados como crenças não bizarras. Nessa categoria encontra-se o que foi chamado no DSM-IV de *transtorno delirante compartilhado* (também conhecido como *folie à deux*), mas que foi renomeado no DSM-5 como *sintomas delirantes no parceiro com transtorno delirante* e é caracterizado por uma crença delirante que se desenvolve em uma pessoa que tem um relacionamento próximo com outra pessoa com o delírio, cujo conteúdo é semelhante. *Paranoia* (um termo não incluído no DSM-5) é uma condição rara caracterizada pelo desenvolvimento gradual de um sistema delirante elaborado, geralmente com ideias de grandeza; tem um curso crônico, e o restante da personalidade permanece intacta.

Transtorno psicótico breve. Esse transtorno requer a presença de delírios, alucinações, discurso desorganizado, comportamento acentuadamente desorganizado ou comportamento catatônico por pelo menos um dia, mas menos que um mês. Pode ser precipitado por um estresse de vida externo. Após os episódios, o indivíduo retorna a seu nível de funcionamento habitual.

Transtorno esquizofreniforme. É caracterizado pelos mesmos sintomas da fase ativa da esquizofrenia (delírios, alucinações, discurso desorganizado, comportamento acentuadamente desorganizado ou sintomas negativos), mas dura entre 1 e 6 meses e não tem aspectos da fase prodrômica ou residual de comprometimento social ou ocupacional.

Transtorno esquizoafetivo. Transtorno também caracterizado pelos mesmos sintomas da fase ativa da esquizofrenia (delírios, alucinações, discurso desorganizado, comportamento acentuadamente desorganizado ou sintomas negativos), bem como pela presença de uma síndrome maníaca ou depressiva que não é breve em relação à duração da psicose. Indivíduos com transtorno esquizoafetivo, em contraste com um transtorno do humor com aspectos psicóticos, têm delírios ou alucinações por pelo menos duas semanas sem sintomas de humor proeminente coexistentes.

Transtorno psicótico induzido por substância/medicamento. Estes são transtornos com sintomas de psicose causados por substâncias psicoativas ou outras (p. ex., alucinógenos, cocaína).

Transtorno psicótico devido a outra condição médica. Esse transtorno é caracterizado por alucinações ou delírios que resultam de uma doença clínica (p. ex., epilepsia do lobo temporal, avitaminose, meningite).

Catatonia. É caracterizada por anormalidades motoras, como catalepsia (flexibilidade cérea), mutismo, postura e negativismo. Pode estar associada com *outro transtorno mental* (p. ex., esquizofrenia ou transtorno bipolar) ou ser *devida a outra condição médica* (p. ex., neoplasma, traumatismo craniano, encefalopatia hepática).

Transtorno bipolar e transtornos relacionados

O transtorno bipolar é caracterizado por mudanças de humor graves entre depressão e exaltação e por remissão e recorrência. Existem quatro variantes: transtornos bipolar I, bipolar II, ciclotímico e devido a substância/medicamento ou a outra condição médica.

Transtorno bipolar I. O aspecto necessário do transtorno bipolar I é uma história de um episódio maníaco ou de um episódio misto, maníaco e depressivo. Ele é subdividido de várias formas, incluindo tipo de episódio atual (maníaco, hipomaníaco, deprimido ou misto), gravidade e situação de remissão (leve, moderado, grave, com características psicóticas, em remissão parcial ou em remissão completa), e se o curso recente é caracterizado por ciclagem rápida (pelo menos quatro episódios em 12 meses).

Transtorno bipolar II. O transtorno bipolar II é caracterizado por uma história de episódios hipomaníacos e depressivos maiores. Os critérios de sintomas para um episódio hipomaníaco são os mesmos que para um episódio maníaco, embora a hipomania requeira apenas uma duração mínima de quatro dias. A principal diferença entre mania e hipomania é a gravidade do comprometimento associado com a síndrome.

Transtorno ciclotímico. Trata-se do equivalente bipolar do transtorno distímico (ver discussão posterior). O transtorno ciclotímico é um transtorno do humor crônico, leve, com inúmeros episódios depressivos e hipomaníacos ao longo dos últimos dois anos.

Transtorno bipolar devido a outra condição médica. O transtorno bipolar causado por uma condição médica geral é diagnosticado quando as evidências indicam que um transtorno do humor significativo é consequência direta dessa condição (p. ex., tumor do lobo frontal).

Transtorno bipolar induzido por substância/medicamento. Esse transtorno é diagnosticado quando a causa do distúrbio do humor é intoxicação por substâncias, abstinência ou um medicamento (p. ex., anfetamina).

Transtornos depressivos

Os transtornos depressivos são caracterizados por depressão; tristeza; irritabilidade; retardo psicomotor; e, em casos graves, ideação suicida. Eles incluem várias condições, descritas a seguir.

Transtorno depressivo maior

O aspecto necessário do transtorno depressivo maior é humor deprimido ou perda de interesse ou prazer nas atividades habituais. Todos os sintomas devem estar presentes quase todos os dias, exceto ideação suicida ou pensamentos de morte, que precisam apenas ser recorrentes. O diagnóstico é excluído se os sintomas forem o resultado de um luto normal e se sintomas psicóticos estiverem presentes na ausência de sintomas de humor.

Transtorno depressivo persistente ou distimia

A distimia é uma forma de depressão crônica, leve, que dura pelo menos dois anos, durante os quais, na maioria dos dias, o indivíduo vivencia humor deprimido na maior parte do dia e pelo menos dois outros sintomas de depressão.

Transtorno disfórico pré-menstrual. Esse transtorno ocorre cerca de uma semana antes da menstruação e é caracterizado por irritabilidade, labilidade emocional, cefaleia e ansiedade ou depressão que desaparecem após terminar o ciclo menstrual.

Transtorno depressivo induzido por substância/medicamento. Esse transtorno é caracterizado por um humor deprimido que se deve aos efeitos de uma substância (p. ex., álcool) ou medicamento (p. ex., barbitúrico).

Transtorno depressivo devido a outra condição médica. Essa condição é um estado de depressão secundário a um problema médico (p. ex., hipotireoidismo, síndrome de Cushing).

Outro transtorno depressivo especificado. Essa categoria diagnóstica inclui dois subtipos: (1) *episódio depressivo recorrente*, que é uma depressão que dura entre 2 a 13 dias e que ocorre pelo menos uma vez por mês e (2) *episódio depressivo de curta duração*, que é um humor deprimido que dura de 4 a 14 dias e que não é recorrente.

Transtorno depressivo não especificado. Essa categoria diagnóstica inclui quatro subtipos principais: (1) *melancolia*, que é uma forma grave de depressão maior caracterizada por desesperança, anedonia e retardo psicomotor e que também traz consigo um alto risco de suicídio; (2) *depressão atípica*, que é marcada por um humor deprimido associado com ganho de peso, em vez de perda, e com hipersonia, em vez de insônia; (3) *depressão periparto*, que é a que ocorre em torno da época do parto ou no período de um mês após dar à luz (chamada depressão pós-parto no DSM-IV); e (4) *padrão sazonal*, que é um humor deprimido que acontece em uma determinada época do ano, geralmente no inverno (também conhecido como transtorno afetivo sazonal [TAS]).

Transtorno disruptivo da desregulação do humor. Este é um diagnóstico novo listado como um transtorno depressivo, que é diagnosticado em crianças dos 6 aos 18 anos de idade e caracterizado por acessos de raiva graves, irritabilidade crônica e humor irritado.

Transtornos de ansiedade

A seção sobre transtornos de ansiedade inclui nove transtornos específicos (de pânico, agorafobia, de ansiedade social ou fobia social, de ansiedade generalizada, de ansiedade devido a outra condição médica e de ansiedade induzido por substância/medicamento) nos quais os sintomas ansiosos são um aspecto proeminente do quadro clínico. Visto que ocorrem na infância, o transtorno de ansiedade de separação e o mutismo seletivo serão discutidos na seção sobre transtornos da infância deste livro.

Transtorno de pânico. Um ataque de pânico é caracterizado por sentimentos de intenso medo ou terror que aparecem subitamente em situações em que não há coisa alguma a temer. Ele é acompanhado por coração acelerado ou batendo intensamente, dor no peito, falta de ar ou sufocação, tontura, tremor ou agitação, sensação de desmaio ou vertigem, sudorese e náusea.

Agorafobia. É uma consequência frequente do transtorno de pânico, embora possa ocorrer na ausência de ataques de pânico. As pessoas com agorafobia evitam (ou tentam evitar) situações as quais acham que poderiam desencadear um ataque de pânico (ou sintomas semelhantes a pânico) ou situações das quais pensam que poderia ser difícil escapar se tivessem um ataque de pânico.

Fobia específica. É caracterizada por um medo excessivo e irracional de objetos ou situações específicos que quase sempre ocorre à exposição aos estímulos temidos. O estímulo fóbico é evitado, ou, quando isso não acontece, o indivíduo se sente gravemente ansioso ou desconfortável.

Transtorno de ansiedade social ou fobia social. A fobia social é caracterizada pelo medo de ser constrangido ou humilhado na frente dos outros. Semelhante à fobia específica, os estímulos fóbicos são evitados, ou, quando não o são, o indivíduo se sente gravemente ansioso e desconfortável. Quando os estímulos fóbicos incluem a maioria das situações sociais, então a especificação é *fobia social generalizada*.

Transtorno de ansiedade generalizada. É caracterizado por preocupação excessiva, crônica, que ocorre na maioria dos dias e é difícil de controlar. A preocupação é associada com sintomas como problemas de concentração, insônia, tensão muscular, irritabilidade e inquietação física e causa sofrimento ou prejuízo clinicamente significativos.

Transtorno de ansiedade devido a outra condição médica. O transtorno de ansiedade causado por uma condição médica geral é diagnosticado quando as evidências indicam que a ansiedade significativa é uma consequência direta dessa condição (p. ex., hipertireoidismo).

Transtorno de ansiedade induzido por substância/medicamento. Esse transtorno é diagnosticado quando a causa da ansiedade é uma substância (p. ex., cocaína) ou é o resultado de um medicamento (p. ex., cortisol).

Transtorno de ansiedade de separação. Ocorre em crianças e é caracterizado por ansiedade excessiva sobre separar-se de casa ou de figuras de apego além do esperado para o nível de desenvolvimento da criança.

Mutismo seletivo. Esse transtorno é caracterizado por uma recusa persistente em falar em situações específicas apesar da demonstração de capacidade de falar em outras situações.

Transtorno obsessivo-compulsivo e transtornos relacionados

Oito categorias de transtornos são listadas nesta seção, todas apresentando obsessões (pensamentos repetitivos) ou compulsões (atividades repetitivas) associadas.

Transtorno obsessivo-compulsivo (TOC). O TOC é caracterizado por pensamentos ou imagens repetitivos e instrusivos que não são bem-vindos (obsessões) ou por comportamentos repetitivos que a pessoa se sente forçada a realizar (compulsões), ou por ambos. Mais frequentemente, as compulsões são realizadas para reduzir a ansiedade associada com o pensamento obsessivo.

Transtorno dismórfico corporal. Esse transtorno é caracterizado por uma preocupação angustiante e debilitante com um defeito imaginado ou leve na aparência. Se a crença for mantida com intensidade delirante, então um transtorno delirante, tipo somático, poderia ser diagnosticado.

Transtorno de acumulação. É um padrão comportamental de acumular objetos de uma maneira compulsiva que podem ter ou não alguma utilidade para a pessoa. Ela é incapaz de livrar-se desses objetos, ainda que eles possam criar situações perigosas em casa, como risco de incêndio.

Tricotilomania ou transtorno de arrancar o cabelo. A tricotilomania é caracterizada pelo arrancar repetitivo dos cabelos causando perda capilar perceptível. Pode ocorrer em qualquer parte do corpo (p. ex., cabeça, sobrancelhas, área púbica).

Transtorno de escoriação (*skin-picking*). Esse transtorno é marcado pela necessidade compulsiva de escoriar a própria pele a ponto de provocar um dano físico.

Transtorno obsessivo-compulsivo induzido por substância/medicamento. Esse transtorno é caracterizado por comportamento obsessivo ou compulsivo secundário ao uso de um medicamento ou uma substância, tal como abuso de cocaína, que pode causar escoriação compulsiva da pele.

Transtorno obsessivo-compulsivo devido a outra condição médica. A causa do comportamento obsessivo ou compulsivo deve-se a uma condição médica, como pode ocorrer, às vezes, após uma infecção por estreptococo.

Outro transtorno obsessivo-compulsivo e transtorno relacionado especificado. Essa categoria inclui um grupo de transtornos, como o *ciúme obsessivo*, no qual uma pessoa tem pensamentos repetitivos sobre infidelidade do cônjuge ou parceiro(a). Deve ser diferenciado de uma crença delirante como o *Koro*, que é um transtorno encontrado no Sul e Leste da Ásia no qual a pessoa acredita que os órgãos genitais estão encolhendo e desaparecendo dentro do corpo, e do *transtorno do comportamento repetitivo focado no corpo*, no qual a pessoa se envolve em um padrão comportamental compulsivo, como roer as unhas ou morder os lábios.

Transtornos relacionados a trauma e a estressores

Esse grupo de transtornos é causado por exposição a um desastre natural ou provocado pelo homem ou a um estressor de vida significativo, como vivenciar um abuso. Existem seis condições que se enquadram nessa categoria no DSM-5.

Transtorno de apego reativo. Esse transtorno aparece na infância e é caracterizado por um comprometimento grave na capacidade de relacionar-se devido a cuidados amplamente patológicos.

Transtorno de interação social desinibida. Trata-se de uma condição na qual a criança ou o adolescente apresenta um padrão de comportamento que envolve uma conduta excessivamente familiar e culturalmente inapropriada com pessoas estranhas.

Transtorno de estresse pós-traumático (TEPT). O TEPT ocorre após um evento traumático no qual o indivíduo acredita que esteja em perigo físico ou que sua vida esteja ameaçada. Também pode surgir após testemunhar um acontecimento violento ou fatal ocorrendo com outra pessoa. Os sintomas de TEPT costumam aparecer logo após o evento traumático, embora, em alguns casos, se desenvolvam meses ou mesmo anos depois do trauma. O transtorno é diagnosticado quando uma pessoa reage ao evento traumático com medo e revive os sintomas ao longo do tempo ou tem sintomas de esquiva e hiperexcitação. Os sintomas persistem por pelo menos um mês e causam comprometimento clinicamente significativo no funcionamento ou sofrimento.

Transtorno de estresse agudo. Essa condição ocorre após o mesmo tipo de estressores que precipitam TEPT; entretanto, o transtorno de estresse agudo não é diagnosticado se os sintomas durarem além de um mês.

Transtornos de adaptação. Esses transtornos são reações mal-adaptativas a um estresse de vida claramente definido. Eles são divididos em subtipos dependendo dos sintomas – com *ansiedade*, com *humor deprimido*, com *misto de ansiedade e depressão*, com *perturbação da conduta* e com *perturbação mista das emoções e da conduta*.

Transtorno de luto complexo persistente. Luto crônico e persistente caracterizado por amargura, raiva ou sentimentos ambivalentes em relação ao falecido, acompanhado por afastamento intenso e prolongado, caracterizam esse transtorno, também conhecido como luto complicado. Deve ser diferenciado do luto normal.

Transtornos dissociativos

A seção sobre transtornos dissociativos inclui quatro transtornos específicos (amnésia dissociativa, fuga dissociativa, transtorno dissociativo de identidade e transtorno de despersonalização/desrealização) caracterizados por uma ruptura nas funções geralmente integradas de consciência, memória, identidade ou percepção.

Amnésia dissociativa. É caracterizada por perda de memória para informações pessoais importantes que geralmente é de natureza traumática.

Fuga dissociativa. É caracterizada por súbita viagem para longe de casa associada com perda de memória parcial ou completa sobre a própria identidade.

Transtorno dissociativo de identidade. Anteriormente denominado transtorno da personalidade múltipla, o aspecto fundamental desse transtorno é a presença de duas ou mais identidades distintas que assumem o controle do comportamento do indivíduo.

Transtorno de despersonalização/desrealização. O aspecto fundamental desse transtorno são episódios de despersonalização persistentes ou recorrentes (um senso alterado do próprio ser físico, incluindo sensações de estar fora do próprio corpo, fisicamente separado ou distanciado das pessoas, flutuando, observando-se a distância, como se fosse um sonho) ou desrealização (vivenciar o ambiente como irreal ou distorcido).

Transtorno de sintomas somáticos e transtornos relacionados

Esse grupo de transtornos (anteriormente denominados transtornos somatoformes no DSM-IV) é caracterizado por preocupação acentuada com o corpo e medos de doença ou das consequências de doença (p. ex., morte).

Transtorno de sintomas somáticos. É caracterizado por altos níveis de ansiedade e preocupação persistente com sinais e sintomas somáticos que são malinterpretados como característicos de um transtorno clínico conhecido. Este transtorno também é chamado de hipocondria.

Transtorno de ansiedade de doença. Medo de estar doente na presença de poucos ou de nenhum sintoma somático. É um diagnóstico novo no DSM-5.

Transtorno de sintomas neurológicos funcionais. Anteriormente conhecido como transtorno conversivo no DSM-IV, essa condição é caracterizada por déficits sensoriais voluntários ou motores inexplicáveis que sugerem a presença de uma condição neurológica ou outra condição clínica geral. É determinado que conflitos psicológicos são responsáveis pelos sintomas.

Fatores psicológicos que afetam outras condições médicas. Essa categoria é para problemas psicológicos que afetam de forma negativa uma condição clínica, aumentando o risco de um desfecho adverso.

Transtorno factício. Também chamado de síndrome de Munchausen, refere-se à simulação deliberada de sintomas físicos ou psicológicos para assumir o papel de doente. *Transtorno factício imposto a outro* (anteriormente denominado transtorno factício por procuração) é quando uma pessoa apresenta a outra como doente, com mais frequência mãe e filho. O transtorno é diferenciado de simulação, na qual os sintomas também são falsamente relatados; entretanto, a motivação na simulação são incentivos externos, como evitar responsabilidade, obter compensação financeira ou obter substâncias.

Outro transtorno de sintomas somáticos e transtorno relacionado especificado. Essa categoria é para transtornos que não são classificados nos descritos anteriormente. Um deles é a *pseudociese*, na qual uma mulher (ou um homem em casos raros) acredita que esteja grávida.

Transtornos alimentares

Os transtornos alimentares são caracterizados por um distúrbio acentuado no comportamento alimentar.

Anorexia nervosa. Transtorno alimentar caracterizado por perda de peso corporal e recusa a comer. O apetite geralmente é normal.

Bulimia nervosa. Transtorno alimentar caracterizado por compulsão alimentar recorrente e frequente com ou sem vômito.

Transtorno de compulsão alimentar. É uma variante da bulimia nervosa com compulsão alimentar ocasional, uma vez por semana.

Pica. É a ingestão de substâncias não nutricionais (p. ex., goma).

Transtorno de ruminação. O aspecto fundamental desse transtorno é a regurgitação repetida de alimento, geralmente iniciando na infância.

Transtorno alimentar restritivo/evitativo. Anteriormente chamado de transtorno da alimentação da infância no DSM-IV, sua característica principal é uma falta de interesse por comida, resultando em incapacidade de ganhar peso.

Transtornos da eliminação

Trata-se de transtornos da eliminação causados por fatores fisiológicos ou psicológicos. São dois: *encoprese*, que é a incapacidade de manter o controle do intestino, e *enurese*, que é a incapacidade de manter o controle da bexiga.

Transtornos do sono-vigília

Os transtornos do sono-vigília envolvem rupturas na qualidade, no horário e na quantidade de sono que resultam em prejuízo e perturbação diurnos. Eles incluem os seguintes transtornos ou grupos de transtornos no DSM-5.

Transtorno de insônia. Dificuldade para adormecer ou para permanecer adormecido é a característica desse transtorno. A insônia pode ser uma condição independente ou pode ser comórbida com outro transtorno mental, outro transtorno do sono ou outra condição clínica.

Transtorno de hipersonolência. Esse transtorno, também chamado de hipersonia, ocorre quando uma pessoa dorme demais e se sente excessivamente cansada apesar da quantidade de sono normal ou devido à quantidade de sono prolongada.

Parassonias. As parassonias são marcadas por comportamento, experiências ou eventos fisiológicos incomuns durante o sono. Essa categoria é dividida em três subtipos: *transtornos de despertar do sono não REM*, que envolve despertar incompleto do sono acompanhado por transtorno de sonambulismo ou transtorno de terror do sono; *transtorno do pesadelo*, no qual pesadelos induzem o despertar repetidamente e causam perturbação e prejuízo; e *transtorno comportamental do sono REM*, que é caracterizado por comportamento vocal ou motor durante o sono.

Narcolepsia. Essa condição é marcada por ataques de sono, geralmente com perda do tônus muscular (cataplexia).

Transtornos do sono relacionados à respiração. Existem três subtipos desses transtornos. O mais comum é a *apneia e hipopneia obstrutivas do sono,* em que apneias (ausência de fluxo aéreo) e hipopneias (redução no fluxo aéreo) ocorrem repetidamente durante o sono, causando ronco e sonolência diurna. *Apneia central do sono* é a presença de respiração de Cheyne-Stokes, além de apneias e hipopneias. Por fim, a *hipoventilação relacionada ao sono* causa elevação dos níveis de CO_2 por diminuição da respiração.

Síndrome das pernas inquietas. Essa síndrome consiste no movimento compulsivo das pernas durante o sono.

Transtorno do sono induzido por substância/medicamento. Essa categoria inclui transtornos do sono que são causados por uma droga ou um medicamento (p. ex., álcool, cafeína).

Transtornos do sono-vigília do ritmo circadiano. Na base desses transtornos está um padrão de perturbação do sono que altera ou desalinha o sistema circadiano de uma pessoa, resultando em insônia ou sonolência excessiva. Existem seis tipos: (1) o *tipo fase do sono atrasada* é caracterizado por horários de sono-vigília que são várias horas mais tarde do que os horários desejados ou convencionais; (2) o *tipo fase do sono avançada* caracteriza-se por horários de dormir e de acordar mais precoces do que o habitual; (3) o *tipo sono-vigília irregular* tem por característica o sono fragmentado ao longo das 24 horas do dia sem um período de sono importante e sem um ritmo circadiano de sono-vigília perceptível; (4) o *tipo sono-vigília não de 24 horas* é um período circadiano que não é alinhado ao ambiente externo de 24 horas, mais comum entre indivíduos cegos ou visualmente comprometidos; (5) o *tipo de trabalho em turnos* é de pessoas cujo trabalho regular é no horário noturno; e (6) o *tipo não especificado* não satisfaz nenhum dos critérios citados.

Disfunções sexuais

As disfunções sexuais são divididas em 10 transtornos que estão relacionados a alterações no desejo ou no desempenho sexual.

Ejaculação retardada. É a incapacidade ou a demora acentuada na capacidade de ejacular durante o coito ou a masturbação.

Transtorno erétil. É a incapacidade de alcançar e manter uma ereção suficiente para a penetração durante o coito.

Transtorno do orgasmo feminino. É a ausência da capacidade de atingir o orgasmo ou uma redução significativa na intensidade das sensações orgásmicas durante a masturbação ou o coito.

Transtorno do interesse/da excitação sexual feminino. É a ausência ou diminuição do interesse em fantasias ou comportamento sexual que causa sofrimento ao indivíduo.

Transtorno da dor gênito-pélvica/penetração. Essa condição substitui os termos *vaginismo* e *dispareunia* (espasmo vaginal e dor interferindo no coito). É a antecipação de dor ou dor real durante atividades sexuais, particularmente relacionada à introdução.

Transtorno do desejo sexual masculino hipoativo. É a ausência ou redução de fantasias ou do desejo sexual em homens.

Ejaculação prematura (precoce). Essa condição manifesta-se por ejaculação que ocorre antes ou imediatamente após a penetração durante o coito.

Disfunção sexual induzida por substância/medicamento. É a função comprometida devido aos efeitos de substâncias (p. ex., fluoxetina).

Outra disfunção sexual não especificada. Inclui transtorno sexual devido a uma condição clínica (p. ex., esclerose múltipla).

Disforia de gênero

A disforia de gênero, anteriormente chamada de transtorno da identidade de gênero, é caracterizada por um desconforto persistente com o próprio sexo biológico e, em alguns casos, pelo desejo de ter órgãos sexuais do sexo oposto. Subdivide-se em *disforia de gênero em crianças* e *disforia de gênero em adolescentes e adultos*.

Transtornos disruptivos, do controle dos impulsos e da conduta

Estão inclusas nessa categoria condições que envolvem problemas no autocontrole das emoções e de comportamentos.

Transtorno de oposição desafiante. Esse transtorno é diagnosticado em crianças e adolescentes. Os sintomas incluem raiva, irritabilidade, desafio e recusa a obedecer a regras.

Transtorno explosivo intermitente. Essa condição envolve acessos de agressividade descontrolada.

Transtorno da conduta. Esse transtorno é diagnosticado em crianças e adolescentes, sendo caracterizado por brigas e assédio moral (*bullying*).

Piromania. Provocação de incêndio repetida é o aspecto distintivo da piromania.

Cleptomania. Roubo repetido é o aspecto distintivo da cleptomania.

TRANSTORNOS RELACIONADOS A SUBSTÂNCIAS

Transtornos induzidos por substâncias. Substâncias psicoativas e outras podem causar intoxicação e síndrome de abstinência e induzir transtornos psiquiátricos, incluindo os bipolares e relacionados, transtornos obsessivo-compulsivos e relacionados, transtornos do sono, disfunção sexual, *delirium* e transtornos neurocognitivos.

Transtornos por uso de substâncias. Às vezes referidos como adição, esse é um grupo de transtornos diagnosticados pela substância abusada – álcool, cocaína, *Cannabis*, alucinógenos, inalantes, opioides, sedativos, estimulantes ou tabaco.

Transtornos relacionados ao álcool. Esses transtornos resultam em prejuízo causado pelo uso excessivo de álcool. Eles incluem o transtorno por uso de álcool, que é o uso recorrente com desenvolvimento de tolerância e abstinência; a intoxicação por álcool, que é a bebedeira simples; e a abstinência de álcool, que pode envolver *delirium tremens*.

Outros transtornos induzidos por álcool. Esse grupo de transtornos abrange transtornos psicóticos, bipolares, depressivos, de ansiedade, do sono, sexuais e neurocognitivos, incluindo o transtorno amnéstico (também conhecido como síndrome de Korsakoff). A encefalopatia de Wernicke, uma condição neurológica de ataxia, oftalmoplegia e confusão, desenvolve-se pelo uso crônico de álcool. As duas formas podem coexistir (síndrome de Wernicke-Korsakoff). A *demência persistente induzida por álcool* é diferenciada da síndrome de Korsakoff por múltiplos déficits cognitivos.

Categorias semelhantes (intoxicação, abstinência e transtornos induzidos) existem para cafeína, *Cannabis*, fenciclidina, outros alucinógenos, inalantes, opioides, sedativos, hipnóticos, ou ansiolíticos, estimulantes e tabaco.

Transtorno do jogo. Este transtorno é classificado como *não relacionado a substâncias*. Envolve o jogo compulsivo com uma incapacidade de pará-lo ou reduzi-lo, levando a dificuldades sociais e financeiras. Alguns médicos acreditam que a adição sexual deva ser classificada da mesma forma, mas ela não é um diagnóstico do DSM-5.

TRANSTORNOS NEUROCOGNITIVOS

Esses transtornos são caracterizados por alterações na estrutura e na função cerebrais que resultam em comprometimento da aprendizagem, da orientação, do julgamento, da memória e das funções intelectuais. (Eles eram anteriormente denominados demência, *delirium*, transtornos amnésticos e outros transtornos cognitivos no DSM-IV).

Delirium. O *delirium* é marcado por confusão e prejuízo cognitivo de curto prazo, causados por intoxicação ou abstinência de substâncias (cocaína, opioides, fenciclidina), medicamentos (cortisol), condições médicas gerais (infecção) ou outras causas (privação do sono).

Transtorno neurocognitivo leve. Esse transtorno é um declínio leve ou modesto na função cognitiva. Deve ser diferenciado da alteração cognitiva normal relacionada à idade (senescência normal relacionada à idade).

Transtorno neurocognitivo maior. O transtorno neurocognitivo maior (um termo que pode ser usado como sinônimo de demência, que ainda é preferido pela maioria dos psiquiatras) é marcado por comprometimento grave na memória, no julgamento, na orientação e na cognição. Existem 13 subtipos (Tab. 6-2): *doença de Alzheimer*, que geralmente ocorre em pessoas com mais de 65 anos e se manifesta por deterioração intelectual progressiva e demência; *demência vascular*, que é uma progressão em etapas na deterioração cognitiva causada por trombose ou hemorragia dos vasos; *degeneração lobar frontotemporal*, que é marcada por inibição comportamental (também conhecida como doença de Pick); *doença com corpos de Lewy*, que envolve alucinações com demência; *lesão cerebral traumática* por trauma físico; *infecção por HIV*; *doença do príon*; *doença de Parkinson*, *doença de Huntington*; *causado por uma condição médica*; *induzido por substância/medicamento* (p.ex., álcool, causando síndrome de Korsakoff); *múltiplas etiologias*; e *demência não especificada*.

Transtornos da personalidade

Os transtornos da personalidade são caracterizados por padrões de comportamento mal-adaptativo profundamente enraizados, em geral vitalícios, que costumam ser reconhecíveis na adolescência ou mais cedo.

Transtorno da personalidade paranoide. É caracterizado por desconfiança injustificada, hipersensibilidade, ciúme, inveja, rigidez, autoimportância excessiva e tendência a culpar os outros e lhes atribuir motivos perversos.

Transtorno da personalidade esquizoide. É caracterizado por timidez, sensibilidade excessiva, isolamento, esquiva de relacionamentos íntimos ou competitivos, excentricidade, sem perda da capacidade de reconhecer a realidade, devaneios e capacidade de expressar hostilidade e agressividade.

Transtorno da personalidade esquizotípica. Esse transtorno é semelhante ao da personalidade esquizoide, porém a pessoa também exibe leve perda do teste de realidade, tem crenças estranhas e é indiferente e retraída.

Transtorno da personalidade obsessivo-compulsiva (TPOC). O TPOC é caracterizado por preocupação excessiva com conformidade e padrões de consciência; o indivíduo pode ser rígido, excessivamente escrupuloso, obediente, inibido e incapaz de relaxar (os três Ps – pontual, parcimonioso e preciso).

Transtorno da personalidade histriônica. Esse transtorno caracteriza-se por instabilidade emocional, excitabilidade, hiper-reatividade, vaidade, imaturidade, dependência e autodramatização que visa chamar atenção e seduzir.

Transtorno da personalidade evitativa. A característica desse transtorno são os níveis baixos de energia, cansaço fácil, falta de entusiasmo, incapacidade de apreciar a vida e hipersensibilidade a estresse.

Transtorno da personalidade antissocial. Esse transtorno abrange as pessoas em conflito com a sociedade. Elas são incapazes de demonstrar lealdade, egoístas, insensíveis, irresponsáveis, impulsivas e incapazes de sentir culpa ou de aprender com a experiência; têm baixos níveis de tolerância à frustração e tendência a culpar os outros.

Transtorno da personalidade *borderline*. É caracterizado por instabilidade, impulsividade, sexualidade caótica, atos suicidas, comportamento automutilatório, problemas de identidade, ambivalência e sentimento de vazio e tédio.

Transtorno da personalidade dependente. É caracterizado por comportamento passivo e submisso; a pessoa é insegura e torna-se inteiramente dependente dos outros.

Mudanças de personalidade devido a outra condição médica. Essa categoria inclui alterações da personalidade de uma pessoa devidas a uma condição médica (p. ex., tumor cerebral).

Transtorno da personalidade não especificado. Essa categoria envolve outros traços da personalidade que não se enquadram em nenhum dos padrões descritos.

TABELA 6-2
Subtipos principais de transtorno neurocognitivo (demência)

Doença de Alzheimer

Demência vascular

Doença com corpos de Lewy

Doença de Parkinson

Demência frontotemporal (doença de Pick)

Lesão cerebral traumática

Infecção por HIV

Demência induzida por substância/medicamento

Doença de Huntington

Doença do príon

Outra condição médica (conhecida como síndrome amnésica no DSM-IV-TR)

Múltiplas etiologias

Demência não especificada

Transtornos parafílicos e parafilia

Na *parafilia*, os interesses sexuais de uma pessoa são direcionados principalmente para objetos em vez de para pessoas, para atos sexuais em geral não associados com coito ou para coito realizado sob circunstâncias bizarras. Um *transtorno parafílico* é um comportamento sexual que causa possível dano a outra pessoa. Estão inclusos o *exibicionismo* (exposição dos genitais), o *voyeurismo* (assistir a atos sexuais), o *frotteurismo* (esfregar-se contra outra pessoa), a *pedofilia* (atração sexual por crianças), o *masoquismo sexual* (receber dor), o *sadismo sexual* (infligir dor), o *fetichismo* (excitação por um objeto inanimado) e o *travestismo* (vestir-se com roupas do sexo oposto).

Outros transtornos mentais

Esta é uma categoria residual que inclui quatro transtornos que não satisfazem todos os critérios para nenhum dos transtornos mentais já descritos: (1) *outro transtorno mental especificado devido a outra condição médica* (p. ex., sintomas dissociativos secundários a epilepsia do lobo temporal), (2) *transtorno mental não especificado devido a outra condição médica* (p. ex., epilepsia do lobo temporal produzindo sintomas não especificados), (3) *outro transtorno mental especificado*, no qual os sintomas estão presentes, mas são subliminares para uma doença mental específica, e (4) *transtorno mental não especificado*, no qual os sintomas estão presentes, mas são subliminares para qualquer transtorno mental.

Alguns médicos usam o termo *forme fruste* (em francês, "forma inacabada") para descrever a manifestação atípica ou atenuada de uma doença ou síndrome, com a implicação de incompletude ou presença parcial da condição ou do transtorno. Esse termo poderia se aplicar ao 3 e 4 supracitados.

Transtornos do movimento induzidos por medicamentos e outros efeitos adversos de medicamentos

Dez transtornos estão incluídos: (1) o *parkinsonismo induzido por neuroléptico ou por outro medicamento* apresenta-se como um tremor rítmico, rigidez, acinesia ou bradicinesia que é reversível quando a droga causadora é retirada ou sua dosagem é reduzida; (2) a *síndrome neuroléptica maligna* apresenta-se como rigidez muscular, distonia ou hipertermia; (3) a *distonia aguda induzida por medicamento* consiste em contratura lenta e continuada, da musculatura, causando desvios posturais; (4) a *acatisia aguda induzida por medicamento* apresenta-se como inquietação motora com movimento constante; (5) a *discinesia tardia* é caracterizada por movimentos involuntários dos lábios, do maxilar e da língua e por outros movimentos discinéticos involuntários; (6) a *distonia ou acatisia tardia* é uma variante de discinesia tardia que envolve uma síndrome extrapiramidal; (7) o *tremor postural induzido por medicamento* é um tremor fino, geralmente em repouso, que é causado por um medicamento; (8) *outro transtorno do movimento induzido por medicamento* descreve uma síndrome extrapiramidal atípica por um medicamento; (9) a *síndrome da descontinuação de antidepressivos* é uma síndrome de abstinência que surge após a cessação repentina de medicamentos antidepressivos (p. ex., fluoxetina); e (10) *outros efeitos adversos dos medicamentos* incluem alterações na pressão arterial, diarreia e outros efeitos de fármacos.

Outras condições que podem ser um foco da atenção clínica

Trata-se de condições que podem interferir no funcionamento global, mas que não são suficientemente graves para justificar um diagnóstico psiquiátrico. Essas condições não são transtornos mentais, mas podem agravar um transtorno mental existente. Uma ampla gama de problemas e estressores de vida está incluída nessa seção, tais como (1) *problemas de relacionamento*, incluindo *problemas relacionados à educação familiar*, como desentendimentos com irmão ou ser educado longe dos pais, e *problemas relacionados ao grupo de apoio primário*, como questões com um cônjuge ou parceiro(a), separação ou divórcio, emoção expressa familiar ou luto não complicado; e (2) *abuso e negligência*, que incluem *problemas de maus-tratos e negligência infantil*, como abuso físico, abuso sexual, negligência ou abuso psicológico, e *problemas de maus-tratos e negligência de adultos*, que envolvem violência física, sexual e psicológica de um cônjuge ou parceiro(a) e negligência ou abuso de adulto por não cônjuge ou não parceiro. O funcionamento intelectual *borderline* está incluso nessa seção no DSM-5.

Condições para estudos mais aprofundados

Além das categorias diagnósticas listadas na seção anterior, outras categorias de doença citadas no DSM-5 requerem estudo mais aprofundado antes de se tornarem parte da nomenclatura oficial. Alguns desses transtornos são controversos. Existem oito transtornos nesse grupo: (1) *síndrome de psicose atenuada* refere-se a sinais e sintomas subliminares de psicose que se desenvolvem na adolescência; (2) *episódios depressivos com hipomania de curta duração* são episódios curtos (2-3 dias) de hipomania comórbidos com depressão maior; (3) *transtorno de luto complexo persistente* é o luto que persiste por mais de um ano após a perda; (4) *transtorno por uso de cafeína* é a dependência de cafeína com síndrome de abstinência; (5) *transtorno do jogo pela internet* é o uso excessivo da internet que perturba a vida normal; (6) *transtorno neurocomportamental associado com exposição pré-natal a álcool* inclui todos os transtornos do desenvolvimento que ocorrem no útero devido a uso excessivo de álcool pela mãe (p. ex., síndrome alcoólica fetal); (7) *transtorno do comportamento suicida* é a repetição de tentativas de suicídio independentemente da categoria diagnóstica da doença mental; e (8) *autolesão não suicida* é cortar a própria pele e provocar outra autolesão sem intenção suicida.

Critérios de domínio de pesquisa (RDC)

Em contraste com o DSM-5, que descreve os transtornos mentais como agrupamentos de sinais e sintomas, há outra forma de classificá-los, baseada em medidas neurobiológicas. Desenvolvido pelo National Institute of Mental Health, este sistema requer a integração dos achados de estudos genéticos, de imagem, neuroquímicos, neurofisiológicos e clínicos de modo que haja uma linha comum na compreensão de doença mental. O sistema apoia-se no exame dos domínios de pesquisa que tratam da estrutura e da função do cérebro, incluindo o mapeamento de circuitos neurais que evocam padrões comportamentais normais e anormais.

Cinco domínios foram identificados para estudo: (1) *sistemas de valência negativa*, que envolvem medo, ansiedade e perda; (2) *sistemas de valência positiva*, incluindo recompensa, aprendizagem de recompensa e valorização da recompensa; (3) *sistemas cognitivos*, que abrangem atenção, percepção, memória de trabalho e controle cognitivo; (4) *sistemas para processos sociais*, que compreendem formação de apego, comunicação social e percepção de si e dos outros; e (5) *sistemas de excitação/moduladores*, que envolvem excitação, ritmo circadiano, sono e vigília. Ao se estudarem os domínios, antecedentes comuns aos transtornos mentais podem ser encontrados. Por exemplo, o estudo de pacientes com diagnósticos de transtornos psicóticos do DSM poderia revelar polimorfismos genéticos e alterações específicas em certas áreas do cérebro que têm relação com o domínio do sistema cognitivo. De modo semelhante, pacientes com uma variedade de transtornos de ansiedade poderiam compartilhar características biológicas associadas com a dimensão de excitação/moduladora que representa um processo de doença, em vez de muitos.

O sistema de classificação RDC está em seu início e é mais útil para pesquisadores que mapeiam as relações cérebro-comportamento, bem como as descobertas genômicas em estudos de humanos e animais não humanos. O objetivo final é desenvolver um novo sistema de classificação com base em achados científicos para substituir a classificação descritiva do DSM atualmente em uso, colocando, desse modo, os diagnósticos psiquiátricos mais alinhados com outros ramos da medicina. Até que isso aconteça, entretanto, o DSM continua sendo a melhor ferramenta para orientar os psiquiatras e outros profissionais da saúde mental no diagnóstico e tratamento de pacientes com transtornos mentais.

REFERÊNCIAS

American Psychiatric Association. *Diagnostic and Statistical Manual of Mental Disorders*. 5th ed. Washington, DC: American Psychiatric Association; 2013.

Carpenter WT. The psychoses in DSM-S and in the near future. *Am J Psychiatry*. 2013;170:961.

Clegg J, Gillott A, Jones J. Conceptual issues in neurodevelopmental disorders: Lives out of synch. *Curr Opin Psychiatry*. 2013;26(3):289–293.

Craddock N, Mynors-Wallis L. Psychiatric diagnosis: impersonal, imperfect and important. *The British Journal of Psychiatry*, 2014; 204(2):93–95.

Del Vecchio V. Following the development of ICD-11 through World Psychiatry (and other sources). *World Psychiatry*, 2014;13(1):102–104.

First MB, Pincus HA. The DSM-IV text revision: Rationale and potential impact on clinical practice. *Psychiatr Servo*. 2002;53:288.

First MB, Spitzer RL, Williams JBW, Gibbon M. *Structured Clinical Interview for DSM-IV (SCID)*. Washington, DC: American Psychiatric Association; 1997.

Frances AJ, Widiger TA, Pincus HA. The development of DSM-IV. *Arch Gen Psychiatry*. 1989;46:373.

Frances AJ. *Saving Normal: An Insider's Revolt Against Out-of-Control Psychiatric Diagnosis, DSM-S, Big Pharma and the Medicalization of Ordinary Life*. New York: Harper Collins; 2013.

Kendell RE. *The Role of Diagnosis in Psychiatry*. Oxford: Blackwell; 1975.

Kendler KS. Setting boundaries for psychiatric disorders. *Am J Psychiatry*. 1999;156:1845.

Keshavan MS. Classification of psychiatric disorders: Need to move toward a neuroscience-informed nosology. *Asian J Psychiatry*. 2013;6(3):191–192.

Kihlstrom JF. To honor Kraepelin: From symptoms to pathology in the diagnosis of mental illness. In: Beutler LE, Malik ML, eds. *Rethinking the DSM*. Washington, DC: American Psychological Association; 2002:279.

Lilienfeld SO, Marino L. Essentialism revisited: Evolutionary theory and the concept of mental disorder. *J Abnorm Psychol*. 1999;108:400.

Narrow WE, Rae DS, Robins LN, Regier DA. Revised prevalence estimates of mental disorders in the United States. *Arch Gen Psychiatry*. 2002;59:115.

Paris J. *The Intelligent Clinicians Guide to DSM-5*. New York: Oxford University Press; 2013.

Robins E, Guze SB. Establishment of diagnostic validity in psychiatric illness: Its application to schizophrenia. *Am J Psychiatry*. 1970;126:983.

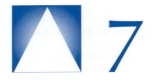

Transtornos do espectro da esquizofrenia e outros transtornos psicóticos

▲ 7.1 Esquizofrenia

Embora seja discutida como se fosse uma única doença, a esquizofrenia engloba um grupo de transtornos com etiologias heterogêneas e inclui pacientes com apresentações clínicas, resposta ao tratamento e cursos da doença variáveis. Os sinais e sintomas variam e incluem alterações na percepção, na emoção, na cognição, no pensamento e no comportamento. A expressão dessas manifestações varia entre os pacientes e ao longo do tempo, mas o efeito da doença é sempre grave e geralmente de longa duração. O transtorno costuma começar antes dos 25 anos, persiste durante toda a vida e afeta pessoas de todas as classes sociais. Tanto os pacientes como suas famílias muitas vezes sofrem de cuidados deficientes e ostracismo social devido a ignorância sobre o transtorno. A esquizofrenia é um dos mais comuns dos transtornos mentais graves, mas sua natureza essencial ainda não foi esclarecida; portanto, às vezes, ela é referida como uma síndrome, como o grupo de esquizofrenias ou, como na quinta edição do *Manual diagnóstico e estatístico de transtornos mentais* (DSM-5), o espectro da esquizofrenia. Os médicos devem entender que o diagnóstico de esquizofrenia tem base inteiramente na história psiquiátrica e no exame do estado mental. Não existe um exame laboratorial para esse transtorno.

HISTÓRIA

Descrições escritas dos sintomas comumente observados hoje em pacientes com esquizofrenia são encontradas ao longo de toda a história. Os primeiros médicos gregos já descreviam delírios de grandeza, paranoia e deterioração nas funções cognitivas e na personalidade. Entretanto, apenas no século XIX a esquizofrenia surgiu como uma condição médica merecedora de estudo e tratamento. Duas figuras importantes na psiquiatria e na neurologia que estudaram o transtorno foram Emil Kraepelin (1856-1926) e Eugen Bleuler (1857-1939). Antes deles, Benedict Morel (1809-1873), um psiquiatra francês, tinha usado o termo *démence précoce* para descrever pacientes deteriorados cuja doença começava na adolescência.

Emil Kraepelin

Kraepelin (Fig. 7.1-1) traduziu a *démence précoce* de Morel para *dementia precox*, um termo que enfatizava a alteração na cognição (*dementia*) e o início precoce (*precox*) do transtorno. Os pacientes afetados apresentavam um curso deteriorante de longo prazo e sintomas clínicos como alucinações e delírios. Kraepelin diferenciou esses pacientes daqueles que sofriam de episódios distintos de doença alternados com períodos de funcionamento normal, os quais classificou com psicose maníaco-depressiva. Outra condição separada, denominada *paranoia*, era caracterizada por delírios persecutórios persistentes. Esses pacientes não apresentavam o curso deteriorante da *dementia precox* e os sintomas intermitentes de psicose maníaco-depressiva.

Eugen Bleuler

Bleuler (Fig. 7.1-2) cunhou o termo *esquizofrenia*, que substituiu *dementia precox* na literatura. O termo foi escolhido para expressar a presença de cisões (*schisms*) entre pensamento, emoção e comportamento. Ele enfatizou que, ao contrário do conceito de Kraepelin, a esquizofrenia não precisa ter um curso deteriorante. Esse termo muitas vezes é compreendido de forma equivocada, em especial por leigos, como dupla personalidade. A dupla personalidade, agora denominada transtorno dissociativo de identidade, difere completamente da esquizofrenia (ver Cap. 12).

Os quatro As. Bleuler identificou sintomas fundamentais (ou primários) específicos da esquizofrenia para desenvolver sua teoria sobre as cisões mentais internas dos pacientes. Esses sintomas incluíam distúrbios associativos do pensamento, especialmente frouxidão, distúrbios afetivos, autismo e ambivalência, resumidos como os quatro As: associação, afeto, autismo e ambivalência. Bleuler também identificou sintomas acessórios (secundários), que compreendiam os sintomas que Kraepelin considerava os principais indicadores de *dementia precox*: alucinações e delírios.

Outros teóricos

Ernst Kretschmer (1888-1926). Kretschmer compilou dados para comprovar a ideia de que a esquizofrenia ocorria com maior frequência entre pessoas com tipo corporal astênico (i.e., físico esguio, com poucos músculos), atlético ou displásico do que entre aquelas com o tipo corporal pícnico (i.e., físico baixo e atarracado), as quais teriam maior probabilidade de sofrer de transtornos bipolares. Suas observações podem parecer estranhas, mas não são inconsistentes com uma impressão superficial dos tipos corporais de muitas pessoas com esquizofrenia.

Transtornos do espectro da esquizofrenia e outros transtornos psicóticos   301

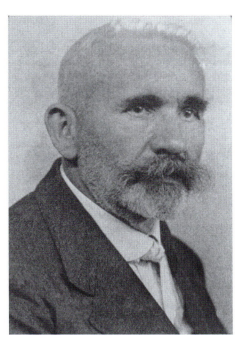

FIGURA 7.1-1
Emil Kraepelin, 1856-1926. (Cortesia da National Library of Medicine, Bethesda, MD.)

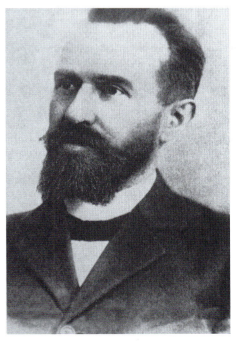

FIGURA 7.1-2
Eugen Bleuler, 1857-1939. (Cortesia da National Library of Medicine, Bethesda, MD.)

Kurt Schneider (1887-1967). Schneider contribuiu com a descrição de sintomas de primeira ordem, os quais enfatizava que não eram específicos da esquizofrenia e não deveriam ser aplicados rigidamente, mas eram úteis para fazer o diagnóstico. Ele afirmava que, em pacientes que não apresentavam tais sintomas, o transtorno poderia ser diagnosticado com base apenas nos sintomas de segunda ordem, junto com uma aparência clínica típica. Os médicos muitas vezes ignoram suas advertências ou até veem a ausência de sintomas de primeira ordem durante uma única entrevista como evidência de que o paciente não tem esquizofrenia.

Karl Jaspers (1883-1969). Jaspers, psiquiatra e filósofo, teve um papel importante no desenvolvimento da psicanálise existencial. Ele se interessava pela fenomenologia da doença mental e pelos sentimentos subjetivos dos pacientes. Seu trabalho abriu caminho para a tentativa de se compreender o significado psicológico dos sinais e sintomas da esquizofrenia, como os delírios e as alucinações.

Adolf Meyer (1866–1950). Meyer, o fundador da psicobiologia, via a esquizofrenia como uma reação aos estresses da vida. Ela era uma má adaptação compreensível de experiências de vida do paciente. A visão de Meyer era representada na nomenclatura da década de 1950, como reação esquizofrênica. Em edições posteriores do DSM, o termo "reação" foi abandonado.

EPIDEMIOLOGIA

Nos Estados Unidos, a prevalência de esquizofrenia ao longo da vida é de cerca de 1%, ou seja, em torno de uma pessoa em cada 100 irá desenvolver o transtorno durante sua vida. O estudo da Área de Captação Epidemiológica, patrocinado pelo National Institute of Mental Health, relatou uma prevalência ao longo da vida de 0,6 a 1,9%. Nos Estados Unidos, cerca de 0,05% da população total é tratada para esquizofrenia a cada ano, e apenas metade dos pacientes com o transtorno obtém tratamento, apesar de sua gravidade.

Gênero e idade

A esquizofrenia é igualmente prevalente em homens e mulheres. Ambos os sexos diferem, no entanto, quanto ao início e ao curso da doença. O início é mais precoce entre homens. Mais da metade dos pacientes com esquizofrenia do sexo masculino, e apenas um terço dos pacientes do sexo feminino, têm sua primeira internação em hospital psiquiátrico antes dos 25 anos de idade. As idades de pico do início são entre 10 e 25 anos para os homens e entre 25 e 35 anos para as mulheres. Diferentemente deles, as mulheres exibem distribuição etária bimodal, com um segundo pico ocorrendo na meia-idade. Cerca de 3 a 10% das mulheres apresentam início da doença após os 40 anos. Em torno de 90% dos pacientes em tratamento têm entre 15 e 55 anos. O início da esquizofrenia antes dos 10 anos ou após os 60 anos é extremamente raro. Alguns estudos indicaram que os homens têm maior probabilidade de sofrer sintomas negativos (descritos mais adiante) do que as mulheres, e que estas têm maior probabilidade de ter melhor funcionamento social antes do início da doença. Em geral, o resultado para os pacientes do sexo feminino é melhor do que para os do sexo masculino. Quando o início ocorre após os 45 anos, o transtorno é caracterizado como esquizofrenia de início tardio.

Fatores reprodutivos

O uso de psicofármacos, as políticas de portas abertas dos hospitais, a desinstitucionalização dos hospitais públicos, a ênfase na reabilitação e o atendimento comunitário levaram ao aumento nos casamentos e nas taxas de fertilidade entre os indivíduos com esquizofrenia. Devido a esses fatores, o número de crianças nascidas de pais com o transtorno aumenta de forma contínua. A taxa de fertilidade desse grupo é próxima à da população em geral. Parentes biológicos em primeiro grau têm um risco 10 vezes maior de desenvolver a doença do que a população em geral.

Doenças clínicas

Pessoas com esquizofrenia têm taxa de mortalidade mais alta em decorrência de acidentes e de causas naturais do que a população em geral. Variáveis relacionadas a institucionalização e tratamento não explicam esses dados, mas a mortalidade pode estar ligada ao fato de que o diagnóstico e o tratamento de condições clínicas e cirúrgicas em pacientes com esquizofrenia possam representar um desafio clínico. Diversos estudos demonstraram que até 80% de todos os pacientes com a condição têm doenças clínicas concomitantes significativas e que até 50% destas podem não ser diagnosticadas.

Infecções e estação de nascimento

Pessoas que desenvolvem esquizofrenia têm mais probabilidade de ter nascido no inverno e no início da primavera e menos probabilidade de ter nascido no fim da primavera e no verão. No hemisfério norte, incluindo os Estados Unidos, as pessoas afetadas nascem com mais frequência nos meses de janeiro a abril, enquanto, no hemisfério sul, a maior frequência se dá nos meses de julho a setembro. Fatores de risco específicos da estação, como um vírus ou uma alteração sazonal da dieta, podem operar nesses casos. Outra hipótese é a de que pessoas com predisposição genética para esquizofrenia têm menos vantagem biológica de sobreviver a adversidades específicas da estação.

Estudos indicaram complicações gestacionais e do parto, exposição a *influenza* durante várias epidemias da doença, inanição materna durante a gravidez, incompatibilidade do fator Rhesus e um excesso de nascimentos no inverno na etiologia do transtorno. A natureza desses fatores sugere um processo patológico do neurodesenvolvimento na esquizofrenia, mas o mecanismo fisiopatológico exato associado com esses fatores de risco não é conhecido.

Dados epidemiológicos mostram uma alta incidência de esquizofrenia após exposição pré-natal a *influenza* durante várias epidemias da doença. Alguns estudos mostram que a frequência de esquizofrenia aumenta após exposição a *influenza* – que ocorre no inverno – durante o segundo trimestre de gravidez. Outros dados que apoiam uma hipótese viral são aumento no número de anomalias físicas no nascimento, aumento da taxa de complicações da gravidez e do parto, sazonalidade do nascimento consistente com infecção viral, agrupamentos geográficos de casos adultos e sazonalidade das hospitalizações.

As teorias virais derivam do fato de que várias teorias virais específicas têm o poder de explicar a localização particular da patologia necessária para explicar uma variedade de manifestações na esquizofrenia sem encefalite febril manifesta.

Abuso de substância

Abuso de substância é comum na esquizofrenia. A prevalência ao longo da vida de abuso de qualquer droga (que não o tabaco) é, muitas vezes, superior a 50%. Para todas as drogas de abuso (que não o tabaco), o abuso está associado com um funcionamento mais insatisfatório. Em um estudo de base populacional, a prevalência ao longo da vida de álcool na esquizofrenia foi de 40%. O abuso de álcool aumenta o risco de hospitalização e, em alguns pacientes, pode aumentar os sintomas psicóticos. Pessoas com esquizofrenia têm uma prevalência mais alta de abuso de drogas de rua comuns. Tem havido um interesse particular na associação entre *Cannabis* e esquizofrenia. Os pacientes que relatavam níveis elevados de uso de *Cannabis* (mais de 50 ocasiões) tinham seis vezes mais risco de desenvolver o transtorno, comparados com não usuários. O uso de anfetaminas, cocaína e drogas semelhantes é preocupante devido a sua capacidade de aumentar os sintomas psicóticos.

Nicotina. Até 90% dos pacientes com esquizofrenia podem ser dependentes de nicotina. Afora a mortalidade associada ao tabagismo, a nicotina diminui as concentrações sanguíneas de alguns antipsicóticos. Há sugestões de que o aumento da prevalência no tabagismo se deva, pelo menos em parte, a anormalidades cerebrais nos receptores nicotínicos. Um polimorfismo específico em um receptor nicotínico foi associado a um risco genético para esquizofrenia. A administração de nicotina parece melhorar alguns comprometimentos cognitivos e o parkinsonismo na esquizofrenia, possivelmente devido à ativação dependente de nicotina de neurônios de dopamina nicotino-dependentes. Estudos recentes também demonstraram que a nicotina pode diminuir sintomas positivos, como alucinações, em pacientes com esquizofrenia por seu efeito sobre os receptores de nicotina no cérebro que reduzem a percepção de estímulos externos, sobretudo ruídos. Nesse sentido, o tabagismo é uma forma de automedicação.

Densidade populacional

A prevalência de esquizofrenia foi correlacionada com densidade populacional local em cidades com populações de mais de 1 milhão de pessoas. A correlação é mais fraca em cidades com 100 mil a 500 mil habitantes e é ausente em cidades com menos de 10 mil habitantes. O efeito da densidade populacional é congruente com a observação de que a incidência de esquizofrenia em filhos de um ou dois genitores com o transtorno é duas vezes mais alta em cidades do que em comunidades rurais. Tais observações sugerem que estressores sociais do contexto urbano afetem o desenvolvimento da doença em pessoas em risco.

Fatores socioeconômicos e culturais

Economia. Visto que a esquizofrenia tem um início precoce, causa prejuízos significativos e de longa duração, exige tratamento hospitalar e requer tratamento clínico, reabilitação e serviços de apoio contínuos, estima-se que o custo financeiro da doença nos Estados Unidos seja superior ao de todos os tipos de câncer combinados. Há relatos de que pacientes com um diagnóstico de esquizofrenia representam 15 a 45% dos norte-americanos moradores de rua.

Hospitalização. O desenvolvimento de agentes antipsicóticos eficazes e as mudança nas atitudes políticas e populares em relação ao tratamento e aos direitos das pessoas com doenças mentais mudaram de forma significativa os padrões de hospitalização de pacientes com esquizofrenia desde meados da década de 1950. Mesmo com a medicação antipsicótica, no entanto, a probabilidade de uma nova internação no período de dois anos após a alta da primeira internação é de cerca de 40 a 60%. Pacientes com esquizofrenia ocupam cerca de 50% de todos os leitos de hospitais psiquiátricos e representam 16% de toda a população psiquiátrica que recebe algum tipo de tratamento.

ETIOLOGIA

Fatores genéticos

Existe uma contribuição genética a algumas, talvez todas, formas de esquizofrenia, e uma alta proporção da variação na suscetibilidade ao transtorno se deve a efeitos genéticos cumulativos. Por exemplo, esquizofrenia e transtornos a ela relacionados (p. ex., transtorno da personalidade esquizotípica) ocorrem com uma frequência maior entre os parentes biológicos de pacientes com esquizofrenia. A probabilidade de uma pessoa ter esquizofrenia está correlacionada com a proximidade da relação com um parente afetado (p. ex., parente de primeiro ou segundo graus). No caso de gêmeos monozigóticos que têm carga genética idênticas, há uma taxa de concordância para esquizofrenia de aproximadamente 50%. Essa taxa é 4 a 5 vezes maior do que a encontrada em gêmeos dizigóticos ou do que a taxa de ocorrência encontrada em outros parentes de primeiro grau (i.e., irmãos, pais ou filhos). O papel dos fatores genéticos é refletido, ainda, na queda na ocorrência de esquizofrenia entre parentes de segundo e terceiro graus, nos quais uma hipótese poderia ser uma diminuição na carga genética. O achado de uma taxa mais alta de esquizofrenia entre os parentes biológicos de uma pessoa adotada que desenvolve o transtorno, comparada com a dos parentes adotivos, não biológicos, que criam o paciente, fornece apoio adicional à contribuição genética na etiologia da esquizofrenia. Apesar disso, dados de gêmeos monozigóticos demonstram com clareza que não existe garantia de que indivíduos geneticamente vulneráveis à esquizofrenia desenvolvam a doença; outros fatores (p. ex., ambiente) devem estar envolvidos na determinação de um desfecho de esquizofrenia. Se um modelo de vulnerabilidade-tendência de esquizofrenia estiver correto em seu postulado de uma influência ambiental, então outros fatores biológicos ou psicossociais do ambiente podem prevenir ou causar esquizofrenia no indivíduo geneticamente vulnerável.

Alguns dados indicam que a idade do pai tem uma correlação com o desenvolvimento de esquizofrenia. Em estudos desse transtorno com pacientes sem história da doença na linhagem materna ou paterna, foi verificado que aqueles nascidos de pais com mais de 60 anos de idade eram vulneráveis a desenvolver o transtorno. Presumivelmente, a espermatogênese em homens mais velhos está sujeita a maior dano epigenético do que em homens jovens.

Os modos de transmissão genética na esquizofrenia são desconhecidos, mas diversos genes parecem dar uma contribuição para a vulnerabilidade à doença. Estudos genéticos de ligação e associação forneceram fortes evidências para nove sítios de ligação: 1q, 5q, 6p, 6q, 8p, 10p, 13q, 15q e 22q. Novas análises desses sítios de cromossoma levaram à identificação de genes candidatos específicos, e os melhores candidatos atuais são o receptor nicotínico α-7, *DISC 1, GRM 3, COMT, NRG 1, RGS 4* e *G 72*. Recentemente, verificou-se que mutações dos genes distrobrevina (DTNBP1) e neurregulina 1 estão associadas com sintomas negativos da esquizofrenia.

Fatores bioquímicos

Hipótese da dopamina. A formulação mais simples da hipótese da dopamina na esquizofrenia postula que o transtorno resulta do excesso de atividade dopaminérgica. A teoria evoluiu a partir de duas observações. Primeiro, a eficácia e a potência da maioria dos antipsicóticos (i.e., antagonistas do receptor da dopamina [ARDs]) estão correlacionadas a sua capacidade de agir como antagonistas do receptor de dopamina tipo 2 (D_2). Segundo, os agentes que aumentam a atividade dopaminérgica, notadamente a anfetamina, são psicotomiméticos. A teoria básica não indica se a hiperatividade dopaminérgica decorre de liberação excessiva de dopamina, do excesso de receptores de dopamina, da hipersensibilidade destes à dopamina ou de uma combinação de tais mecanismos, tampouco especifica quais tratos dopaminérgicos estão envolvidos, embora os tratos mesocortical e mesolímbico sejam implicados com maior frequência. Os neurônios dopaminérgicos projetam-se de seus corpos celulares no mesencéfalo para neurônios dopaminoceptivos no sistema límbico e no córtex cerebral.

A liberação excessiva de dopamina em pacientes com esquizofrenia foi associada à gravidade de sintomas psicóticos positivos. Estudos de receptores de dopamina com tomografia por emissão de pósitron documentam um aumento nos receptores D_2 no núcleo caudado de pacientes com esquizofrenia livres de medicamentos. Também houve relatos de aumento da concentração de dopamina na amígdala, diminuição da densidade do transportador de dopamina e aumento nos números de receptores de dopamina tipo 4 no córtex entorrinal.

Serotonina. As hipóteses atuais postulam o excesso de serotonina como uma das causas de sintomas tanto positivos como negativos na esquizofrenia. A atividade antagonista de serotonina consistente da clozapina e de outros antipsicóticos de segunda geração, junto com a eficácia da clozapina para diminuir sintomas positivos em pacientes crônicos, contribuiu para a validade dessa proposição.

Norepinefrina. A anedonia – o comprometimento da capacidade para gratificação emocional e a diminuição da capacidade de experimentar prazer – há muito tem sido observada como um aspecto proeminente da esquizofrenia. Uma degeneração neuronal seletiva no sistema neural de recompensa da norepinefrina poderia explicar esse aspecto da sintomatologia do transtorno. Entretanto, os dados bioquímicos e farmacológicos que apoiam essa proposição são inconclusivos.

GABA. O aminoácido neurotransmissor inibitório ácido γ-aminobutírico (GABA) também foi implicado na fisiopatologia da esquizofrenia com base nos achados de que alguns pacientes têm uma perda de neurônios GABAérgicos no hipocampo. O GABA tem um efeito regulador sobre a atividade da dopamina, e a perda de neurônios GABAérgicos inibidores poderia levar à hiperatividade dos neurônios dopaminérgicos.

Neuropeptídeos. Neuropeptídeos, como a substância P e a neurotensina, estão localizados com os neurotransmissores de catecolamina e indolamina e influenciam a ação destes. A alteração nos mecanismos de neuropetídeo poderia facilitar, inibir ou, de outro modo, alterar o padrão de disparo desses sistemas neuronais.

Glutamato. O glutamato foi implicado porque a ingestão de fenciclidina, um antagonista do glutamato, produz uma síndrome aguda semelhante à esquizofrenia. A hipótese proposta sobre o glutamato inclui as de hiperatividade, hipoatividade e neurotoxicidade induzidas por ele.

Acetilcolina e nicotina. Estudos de necropsia na esquizofrenia demonstraram aumento dos receptores muscarínicos e nicotínicos no caudado-putame, no hipocampo e em regiões selecionadas do córtex pré-frontal. Esses receptores têm um papel na regulação dos sistemas de neurotransmissores envolvidos na cognição, que é comprometida na esquizofrenia.

Neuropatologia

No século XIX, os neuropatologistas não conseguiram encontrar uma base neuropatológica para a esquizofrenia e, por isso, classificaram-na como um transtorno funcional. No fim do século XX, no entanto, os pesquisadores deram passos significativos no sentido de revelar uma base neuropatológica potencial para o transtorno, principalmente no sistema límbico e nos gânglios da base, incluindo anormalidades neuropatológicas ou neuroquímicas no córtex cerebral, no tálamo e no tronco cerebral. A perda de volume cerebral amplamente relatada em cérebros de indivíduos com esquizofrenia parece resultar da densidade reduzida de axônios, dendritos e sinapses que medeiam as funções associativas do cérebro. A densidade sináptica é mais alta com 1 ano de idade e depois diminui para valores adultos no início da adolescência. Uma teoria, baseada, em parte, na observação de que os pacientes muitas vezes desenvolvem sintomas da esquizofrenia durante a adolescência, sustenta que o transtorno resulta da poda excessiva de sinapses durante essa fase do desenvolvimento.

Ventrículos cerebrais. Os exames por tomografia computadorizada (TC) de pacientes com esquizofrenia têm mostrado consistentemente alargamento dos ventrículos laterais e do terceiro ventrículo e alguma redução no volume cortical. Volumes reduzidos da substância cinzenta cortical foram demonstrados durante os primeiros estágios da doença. Vários pesquisadores tentaram determinar se as anormalidades detectadas por TC são progressivas ou estáticas. Alguns estudos concluíram que as lesões observadas na TC estão presentes no início da doença e não progridem. Outros estudos, entretanto, concluíram que o processo patológico visualizado em exames por TC continua a progredir durante a doença. Portanto, ainda não se sabe se um processo patológico ativo continua a se desenvolver em pacientes.

Simetria reduzida. Há uma simetria reduzida em várias áreas do cérebro na esquizofrenia, incluindo os lobos temporal, frontal e occipital. Alguns pesquisadores acreditam que essa simetria reduzida se origine durante a vida fetal e seja indicativa de uma interrupção na lateralização cerebral durante o neurodesenvolvimento.

Sistema límbico. Devido a seu papel no controle das emoções, foi formulada a hipótese de que o sistema límbico esteja envolvido na fisiopatologia da esquizofrenia. Estudos de amostras cerebrais na necropsia de pacientes com o transtorno mostraram diminuição no tamanho da região, incluindo a amígdala, o hipocampo e o giro para-hipocampal. Esse achado neuropatológico está de acordo com a observação feita por estudos de imagem por ressonância magnética de indivíduos com a doença. O hipocampo não apenas é menor em tamanho na esquizofrenia como também é funcionalmente anormal, como indicado por distúrbios na transmissão de glutamato. A desorganização dos neurônios no hipocampo também foi observada em secções de tecido cerebral de pacientes com esquizofrenia, em comparação a de controles saudáveis.

Córtex pré-frontal. Há evidências consideráveis de estudos cerebrais de necropsia que apoiam anormalidades anatômicas no córtex pré-frontal na esquizofrenia. Déficits funcionais na região pré-frontal também foram demonstrados por imagens do cérebro. Há muito tem sido observado que vários sintomas de esquizofrenia imitam aqueles encontrados em pessoas com lobotomias pré-frontais ou *síndromes do lobo frontal*.

Tálamo. Alguns estudos do tálamo mostram evidência de diminuição de volume ou perda neuronal, em subnúcleos específicos. Há relatos de que o núcleo dorsomedial do tálamo, que tem conexões recíprocas com o córtex pré-frontal, contém um número reduzido de neurônios. O número total de neurônios, oligodendrócitos e astrócitos é reduzido em 30 a 45% em pacientes com o transtorno. Esse suposto achado não parece ser devido aos efeitos de medicamentos antipsicóticos, porque o volume do tálamo é semelhante em tamanho entre pacientes com esquizofrenia tratados de forma crônica com medicamentos e indivíduos nunca expostos a neurolépticos.

Gânglios da base e cerebelo. Os gânglios da base e o cerebelo têm sido de interesse teórico na esquizofrenia por pelo menos duas razões. Primeiro, muitos pacientes exibem movimentos bizarros, mesmo na ausência de transtornos do movimento induzidos por medicamentos (p. ex., discinesia tardia). Esses movimentos podem incluir marcha desajeitada, caretas e estereotipias. Uma vez que os gânglios da base e o cerebelo estão envolvidos no controle dos movimentos, doenças nessas áreas estão implicadas na fisiopatologia da esquizofrenia. Segundo, os transtornos do movimento que envolvem os gânglios da base (p. ex., doença de Huntington, doença de Parkinson) são os mais comumente associados com psicose. Estudos neuropatológicos dos gânglios da base produziram relatos variáveis e inconclusivos a respeito da perda celular e da redução do volume do globo pálido e da substância negra. Estudos também mostraram aumento no número de receptores D_2 no núcleo caudado, no putame e no *nucleus accumbens*. Permanece a questão, entretanto, quanto a se o aumento é secundário à administração de medicamentos antipsicóticos. Alguns pesquisadores começaram a estudar o sistema serotonérgico nos gânglios da base e sugeriram um papel para a serotonina nos transtornos psicóticos devido à utilidade clínica de agentes antipsicóticos com atividade de antagonismo à serotonina (p. ex., clozapina, risperidona).

Circuitos neurais

Tem havido uma evolução gradual da conceituação da esquizofrenia como um transtorno que envolve diferentes áreas do cérebro para uma perspectiva que a considera um transtorno dos circuitos neurais. Por exemplo, como já foi mencionado, os gânglios da base e o cerebelo estão reciprocamente conectados aos lobos frontais, e as anormalidades na função do lobo frontal observadas em alguns estudos de imagem cerebral podem se dever a doença em qualquer uma dessas áreas além dos próprios lobos frontais. Também existe a hipótese de que uma lesão no início do desenvolvimento dos tratos de dopamina para o córtex pré-frontal resulte no distúrbio da função do sistema pré-frontal e límbico e leve aos sintomas positivos e negativos e aos comprometimentos cognitivos observados em pacientes com esquizofrenia.

De particular interesse no contexto das hipóteses do circuito neural ligando o córtex pré-frontal e o sistema límbico são os estudos que demonstram uma relação entre anormalidades morfológicas hipocampais e distúrbios no metabolismo ou na função do córtex pré-frontal (ou em ambos). Dados de estudos de imagem funcional e estrutural em humanos sugerem que, enquanto a disfunção do circuito talamocortical dos gânglios da base cingulados está na base da produção de sintomas psicóticos positivos, a disfunção do circuito pré-frontal dorsolateral é subjacente à produção de sintomas primários, persistentes, negativos ou de déficit. Existe uma base neural para as funções cognitivas comprometidas em pacientes com esquizofrenia. A observação da relação entre desempenho da memória de trabalho, integridade neuronal pré-frontal danificada, córtices parietal pré-frontal, cingulado e inferior alterados e fluxo sanguíneo hipocampal prejudicado fornece forte apoio à ruptura do circuito neural normal da memória de trabalho em pacientes com esquizofrenia. O envolvimento desse circuito, pelo menos para as alucinações auditivas, foi documentado em uma série de estudos de imagem funcional que comparam pacientes com e sem alucinação.

Metabolismo cerebral

Estudos que utilizam espectroscopia por ressonância magnética, uma técnica que mede a concentração de moléculas específicas no cérebro, revelaram que pacientes com esquizofrenia tinham níveis mais baixos de fosfomonoésteres e de fosfato inorgânico e níveis mais altos de fosfodiésteres do que um grupo-controle. Além disso, as concentrações de N-acetil aspartato, um marcador de neurônios, eram mais baixas no hipocampo e nos lobos frontais desses pacientes.

Eletrofisiologia aplicada

Estudos eletrencefalográficos indicam que muitos pacientes com esquizofrenia têm registros anormais, sensibilidade aumentada a procedimentos de ativação (p. ex., atividade de espícula frequente após privação do sono), atividade alfa diminuída, atividades teta e delta aumentadas, possibilidade de mais atividade epileptiforme do que o normal e, possivelmente, mais anormalidades do lado esquerdo do que o habitual. Esses pacientes também exibem incapacidade de filtrar sons irrelevantes e têm extrema sensibilidade a ruídos de segundo plano. A inundação sonora resultante dificulta a concentração e pode ser um fator na produção de alucinações auditivas. Essa sensibilidade a sons pode estar associada a um defeito genético.

Epilepsia parcial complexa. Psicoses semelhantes à esquizofrenia foram relatadas com mais frequência do que o esperado em pacientes com convulsões parciais complexas, especialmente envolvendo os lobos temporais. Os fatores associados com o desenvolvimento de psicose nesses pacientes incluem um foco convulsivo do lado esquerdo, localização da lesão na porção temporomedial e início precoce das convulsões. Os sintomas de primeira linha descritos por Schneider podem ser semelhantes aos de indivíduos com epilepsia parcial complexa e refletir a presença de um transtorno do lobo temporal observado em pacientes com esquizofrenia.

Potenciais evocados. Foi descrito um grande número de anormalidades nos potenciais evocados de pacientes com esquizofrenia. O P300 foi o mais estudado e é definido como uma onda grande e positiva de potencial evocado que ocorre cerca de 300 milésimos de segundo após a detecção de um estímulo sensorial. A principal fonte da onda P300 pode estar localizada nas estruturas do sistema límbico dos lobos temporomediais. Foi relatado que, em pacientes com esquizofrenia, o P300 é estatisticamente menor do que em grupos de comparação, e suas anormalidades também são mais comuns em crianças com alto risco de esquizofrenia por terem pais afetados. Continua a haver controvérsia quanto a se as características do P300 representam um fenômeno de estado ou de traço. Outros potenciais evocados considerados anormais em pacientes com esquizofrenia são o N100 e a variação negativa contingente. O primeiro é uma onda negativa que ocorre cerca de 100 milésimos de segundo após o estímulo, e a segunda é uma mudança de voltagem negativa de desenvolvimento lento após a apresentação de um estímulo sensorial que alerta para outro estímulo iminente. Os dados de potenciais evocados foram interpretados como indicando que, embora os pacientes com esquizofrenia sejam incomumente sensíveis a estímulos sensoriais (potenciais evocados iniciais maiores), compensam essa maior sensibilidade embotando o processamento da informação nos níveis corticais superiores (indicado por potenciais evocados posteriores menores).

Disfunção dos movimentos oculares

A incapacidade de acompanhar um alvo visual em movimento com precisão é a base definidora dos transtornos do rastreamento visual contínuo e da desinibição dos movimentos oculares sacádicos vistos em pacientes com esquizofrenia. A disfunção dos movimentos oculares pode ser um marcador de traço para a doença, pois é independente do tratamento medicamentoso e do estado clínico e também é vista em parentes em primeiro grau de probandos afetados. Vários estudos relataram movimentos oculares anormais em 50 a 85% dos pacientes com esquizofrenia, comparados com cerca de 25% dos pacientes psiquiátricos sem o transtorno e com menos de 10% de participantes-controle sem doenças psiquiátricas.

Psiconeuroimunologia

Diversas anormalidades imunológicas foram associadas a indivíduos com esquizofrenia, entre elas diminuição da produção de interleucina-2 pelas células T, redução do número e da responsividade dos linfócitos periféricos, reatividade celular e humoral anormal a neurônios e presença de anticorpos direcionados ao cérebro (anticerebrais). Esses dados podem ser interpretados como efeitos de um vírus neurotóxico ou de um transtorno autoimune endógeno. A maioria das investigações cuidadosamente conduzidas que buscaram evidências de infecções virais neurotóxicas na esquizofrenia teve resultados negativos, embora dados epidemiológicos demonstrem alta incidência do transtorno após exposição pré-natal a *influenza* durante diversas epidemias da doença. Outros dados que comprovam a hipótese viral são o número maior de anomalias físicas no nascimento, taxa mais alta de complicações na gravidez e no nascimento, sazonalidade do nascimento consistente com infecções virais, agrupamento geográfico de casos adultos e sazonalidade de hospitalizações. Apesar disso, a incapacidade de detectar evidências genéticas de infecção viral reduz a significância de todos os dados circunstanciais. A possibilidade de anticorpos cerebrais autoimunes tem alguns dados confirmatórios, mas o processo fisiopatológico, se é que existe, provavelmente explica apenas um subconjunto da população com esquizofrenia.

Psiconeuroendocrinologia

Muitos relatos descrevem diferenças neuroendócrinas entre grupos de pacientes com esquizofrenia e grupos de indivíduos-controle. Por exemplo, foi relatado que os resultados do teste de supressão da dexametasona são anormais em vários grupos de pacientes com esquizofrenia, embora o valor prático ou preditivo do teste nesse transtorno tenha sido questionado. Um relato cuidadoso, no entanto, correlacionou a não supressão persistente no teste de supressão da dexametasona com um desfecho pobre da doença a longo prazo. Alguns dados sugerem diminuição nas concentrações do hormônio luteinizante e do hormônio folículo-estimulante (LH/FSH), talvez correlacionada com a idade de início e a duração da doença. Duas anormalidades adicionais relatadas podem estar correlacionadas à presença de sintomas negativos: liberação embotada de prolactina e de hormônio do crescimento com estimulação do hormônio liberador de gonadotrofina (GnRH) ou hormônio liberador da tireotrofina (TRH) e liberação embotada de hormônio do crescimento com estimulação de apomorfina.

TEORIAS PSICOSSOCIAIS E PSICANALÍTICAS

Se a esquizofrenia é uma doença do cérebro, provavelmente tenha paralelos com doenças de outros órgãos (p. ex., infartos do miocárdio, diabetes) cujos cursos são afetados por estresse psicossocial. Portanto, os médicos devem considerar tanto os fatores psicossociais como os biológicos que afetam a esquizofrenia.

O transtorno afeta pacientes individuais, cada um deles com uma constituição psicológica única. Ainda que muitas teorias psicodinâmicas sobre a patogênese da esquizofrenia pareçam desatualizadas, observações clínicas sensíveis podem ajudar os médicos contemporâneos a entender como a doença pode afetar a psique de um paciente.

Teorias psicanalíticas. Sigmund Freud postulou que a esquizofrenia resultava de fixações precoces do desenvolvimento. Essas fixações produzem déficits no desenvolvimento do ego, e esses déficits contribuem para os sintomas do transtorno. A desintegração do ego na esquizofrenia representa um retorno à época em que este ainda não havia se desenvolvido, ou tinha acabado de ser estabelecido. Uma vez que o ego afeta a interpretação da realidade e o controle de impulsos internos, como sexo e agressividade, essas funções do ego estão comprometidas. Assim, o conflito intrapsíquico originado das fixações precoces e de fragilidade do ego, que pode ter resultado de relações objetais iniciais pobres, é o combustível dos sintomas psicóticos.

Como foi descrito por Margaret Mahler, existem distorções no relacionamento recíproco entre o bebê e a mãe. A criança é incapaz de separar-se da proximidade e da completa dependência que caracterizam sua relação com a mãe na fase oral do desenvolvimento e de avançar para além dela. Como resultado, a identidade da pessoa nunca se torna segura.

Paul Federn hipotetizou que o defeito nas funções do ego permite que a hostilidade intensa e a agressividade distorçam o relacionamento entre a mãe e o bebê, o que leva a uma organização de personalidade vulnerável ao estresse. O início dos sintomas durante a adolescência ocorre quando o jovem precisa de um ego forte para funcionar de maneira independente, separar-se dos pais, identificar tarefas, controlar impulsos internos mais fortes e lidar com a intensa estimulação externa.

Harry Stack Sullivan via a esquizofrenia como um distúrbio das relações interpessoais. A ansiedade do paciente cria uma sensação de não relação que é transformada em distorções paratáxicas, as quais são geralmente, mas nem sempre, persecutórias. Para ele, a esquizofrenia é um método adaptativo para evitar o pânico, o terror e a desintegração do senso de *self*. A fonte da ansiedade patológica resulta de traumas cumulativos vivenciados durante o desenvolvimento.

A teoria psicanalítica também postula que os vários sintomas da esquizofrenia têm um significado simbólico para cada paciente. Por exemplo, fantasias a respeito do fim do mundo podem indicar a percepção de que o mundo interno está se desintegrando. Sentimentos de inferioridade são substituídos por delírios de grandeza e onipotência. As alucinações podem ser substitutos para a incapacidade de lidar com a realidade objetiva e representar seus desejos ou medos mais íntimos. Os delírios, de forma semelhante às alucinações, são tentativas regressivas e restitutivas de criar uma nova realidade ou de expressar medos ou impulsos ocultos (Fig. 7.1-3).

Independentemente do modelo teórico, todas as abordagens psicodinâmicas são baseadas na premissa de que os sintomas psicóticos têm significado na esquizofrenia. Por exemplo, os pacientes podem se tornar grandiosos após um insulto a sua autoestima. Da mesma forma, todas as teorias reconhecem que as relações humanas podem ser aterrorizantes para pessoas com o transtorno. Embora as pesquisas sobre a eficácia da psicoterapia na esquizofrenia tenham resultados mistos, pessoas interessadas que ofereçam compaixão e um refúgio diante de um mundo confuso são a base de qualquer plano de tratamento. Estudos de acompanhamento de longo prazo mostram que alguns pacientes que ocultam episódios psicóticos não se beneficiam da psicoterapia exploratória, mas aqueles que são capazes de integrar a experiência psicótica em suas vidas podem se beneficiar de algumas abordagens orientadas para o

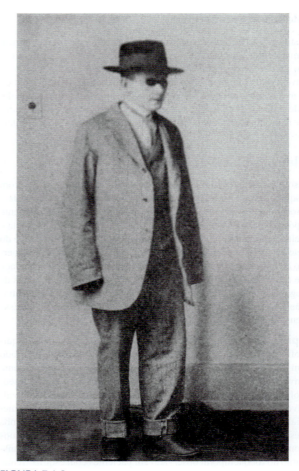

FIGURA 7.1-3
Esse paciente usava roupas muito largas na crença delirante de que iria parecer mais alto para os outros. (Cortesia de Emil Kraepelin, M.D.)

insight. Existe um interesse renovado no uso da psicoterapia individual de longo prazo no tratamento da esquizofrenia, em especial quando combinada com medicação.

Teorias da aprendizagem. Segundo os teóricos da aprendizagem, crianças que mais tarde desenvolvem esquizofrenia aprendem reações e formas de pensar irracionais ao imitar pais que têm problemas emocionais significativos. Na teoria da aprendizagem, as relações interpessoais pobres de pessoas com esquizofrenia desenvolvem-se devido aos modelos insatisfatórios de aprendizagem durante a infância.

Dinâmicas familiares

Em um estudo com crianças britânicas de 4 anos de idade, aquelas com um relacionamento insatisfatório com a mãe tinham aumento de seis vezes no risco de desenvolver esquizofrenia, e os filhos de mães com o transtorno que foram adotados no nascimento tinham mais probabilidade de desenvolver a doença se fossem criados em circunstâncias adversas, comparados com aqueles criados em lares afetuosos por pais adotivos estáveis. Contudo, não há evidências consistentes que indiquem um padrão familiar específico com papel causal no desenvolvimento da doença. Alguns pacientes com esquizofrenia realmente vêm de famílias disfuncionais, da mesma forma que muitas pessoas sem nenhuma doença psiquiátrica. Entretanto, é importante não negligenciar um comportamento familiar patológico que possa aumentar o estresse emocional com o qual um paciente vulnerável deve lidar.

Duplo vínculo. O conceito do duplo vínculo foi formulado por Gregory Bateson e Donald Jackson para descrever uma família hipotética na qual os filhos recebem mensagens parentais conflitantes a respeito de seu comportamento, suas atitudes e seus sentimentos. Na hipótese de Bateson, as crianças retraem-se para o estado psicótico para escapar da confusão insolúvel do duplo vínculo. Infelizmente, os estudos conduzidos com famílias para validar a teoria tinham graves falhas metodológicas. A teoria tem valor apenas como padrão descritivo, não como explicação causal da esquizofrenia. Um exemplo de um duplo vínculo é um pai que diz a um filho para oferecer biscoitos a seus amigos e depois o repreende por dar biscoitos demais.

Cisões e famílias assimétricas. Theodore Lidz descreveu dois padrões anormais de comportamento familiar. Em um tipo de família, com uma cisão proeminente entre os pais, um deles é excessivamente próximo de um filho do sexo oposto. No outro tipo, um relacionamento assimétrico (*skewed*) entre um dos filhos e um dos genitores envolve uma luta de poder entre os pais e a resultante dominância de um deles. Essas dinâmicas estressam a capacidade adaptativa já fragilizada da pessoa com esquizofrenia.

Famílias pseudomútuas e pseudo-hostis. Como descrito por Lyman Wynne, algumas famílias suprimem a expressão emocional utilizando consistentemente uma comunicação verbal pseudomútua ou pseudo-hostil. Nessas famílias, desenvolve-se uma comunicação verbal singular, e, quando um dos filhos sai de casa e precisa se relacionar com outras pessoas, podem surgir problemas, pois sua comunicação verbal pode ser incompreensível para os de fora do círculo familiar.

Emoção expressa. Os pais ou outros cuidadores podem ser críticos ou hostis em excesso ou ter um envolvimento exageradamente intenso com uma pessoa com esquizofrenia. Muitos estudos indicaram que, em famílias com altos níveis de emoção expressa, a taxa de recaída da doença é alta. A avaliação da emoção expressa envolve a análise tanto do conteúdo quanto da forma como é dita.

DIAGNÓSTICO

Os critérios diagnósticos do DSM-5 incluem especificadores de curso (i.e., prognóstico) que oferecem aos médicos várias opções e descrevem situações clínicas reais (Tab. 7.1-1). A presença de alucinações ou delírios não é necessária para um diagnóstico de esquizofrenia; o transtorno é diagnosticado como esquizofrenia quando o paciente exibe dois dos sintomas listados em 1 a 5 do Critério A na Tabela 7.1-1 (p. ex., fala desorganizada). O Critério B requer que o funcionamento comprometido, embora não as deteriorações, esteja presente durante a fase ativa da doença. Os sintomas devem persistir por pelo menos seis meses, e não deve haver um diagnóstico de transtorno esquizoafetivo ou transtorno do humor.

Subtipos

Cinco subtipos de esquizofrenia foram descritos com base predominantemente na apresentação clínica: paranoide, desorganizado, catatônico, indiferenciado e residual. O DSM-5 não usa mais esses subtipos, mas eles são listados na 10ª revisão da *Classificação internacional de doenças e problemas relacionados à saúde* (CID-10). Eles estão inclusos neste texto porque os autores acreditam que sejam de significância clínica e porque ainda são utilizados pela maioria dos médicos nos Estados Unidos e em outros países para descrever a fenomenologia da esquizofrenia.

Tipo paranoide. O tipo paranoide da esquizofrenia caracteriza-se pela preocupação com um ou mais delírios ou alucinações auditivas frequentes. Classicamente, esse tipo é marcado sobretudo pela presença de delírios de perseguição ou grandeza (Fig. 7.1-4). Esses pacientes costumam ter seu primeiro episódio da doença em idade mais avançada do que aqueles com os tipos catatônico ou desorganizado. Pacientes nos quais a esquizofrenia ocorre no fim da segunda ou terceira décadas de vida em geral já estabeleceram uma vida social que pode ajudá-los a enfrentar a doença, e seus recursos de ego tendem a ser maiores do que os de afetados por esquizofrenia catatônica e desorganizada. Além disso, demonstram menos regressão de suas faculdades mentais, de respostas emocionais e de comportamento do que em outros tipos do transtorno.

Indivíduos com esquizofrenia paranoide tendem a ser tensos, desconfiados, cautelosos, reservados e, às vezes, hostis ou agressivos, mas também ocasionalmente capazes de se comportar de forma adequada em algumas situações sociais. Sua inteligência nas áreas que não são invadidas pela psicose tende a permanecer intacta.

Tipo desorganizado. O tipo desorganizado da esquizofrenia é caracterizado por regressão acentuada para um comportamento primitivo, desinibido e desordenado e pela ausência de sintomas que satisfaçam os critérios para o tipo catatônico. O início desse subtipo costuma ser precoce, ocorrendo antes dos 25 anos de idade. Os pacientes desorganizados em geral são ativos, mas de uma forma não construtiva, sem objetivo. Seu transtorno do pensamento é pronunciado, e o contato com a realidade é pobre. Sua aparência pessoal é desleixada, e o comportamento social e as respostas emocionais são inadequados, com frequência explodindo em risos sem nenhuma razão aparente. Sorrisos e caretas incongruentes também são comuns nesses pacientes, cujo comportamento pode ser mais bem descrito como tolo ou insensato.

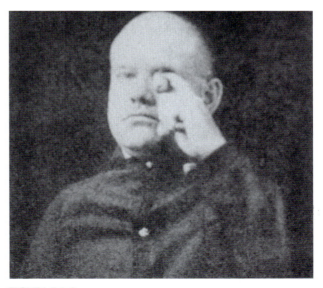

FIGURA 7.1-4
Esse paciente tinha um olho artificial que ele acreditava ter poderes especiais quando retirado da órbita. (Cortesia de Emil Kraepelin, M.D.)

TABELA 7.1-1
Critérios diagnósticos do DSM-5 para esquizofrenia

A. Dois (ou mais) dos itens a seguir, cada um presente por uma quantidade significativa de tempo durante um período de um mês (ou menos, se tratados com sucesso). Pelo menos um deles deve ser (1), (2) ou (3):
  1. Delírios.
  2. Alucinações.
  3. Discurso desorganizado.
  4. Comportamento grosseiramente desorganizado ou catatônico.
  5. Sintomas negativos (i.e., expressão emocional diminuída ou avolia).
B. Por período significativo de tempo desde o aparecimento da perturbação, o nível de funcionamento em uma ou mais áreas importantes do funcionamento, como trabalho, relações interpessoais ou autocuidado, está acentuadamente abaixo do nível alcançado antes do início (ou, quando o início se dá na infância ou na adolescência, incapacidade de atingir o nível esperado de funcionamento interpessoal, acadêmico ou profissional).
C. Sinais contínuos de perturbação persistem durante, pelo menos, seis meses. Esse período de seis meses deve incluir no mínimo um mês de sintomas (ou menos, se tratados com sucesso) que precisam satisfazer ao Critério A (i.e., sintomas da fase ativa) e pode incluir períodos de sintomas prodrômicos ou residuais. Durante esses períodos prodrômicos ou residuais, os sinais da perturbação podem ser manifestados apenas por sintomas negativos ou por dois ou mais sintomas listados no Critério A presentes em uma forma atenuada (p. ex., crenças esquisitas, experiências perceptivas incomuns).
D. Transtorno esquizoafetivo e transtorno depressivo ou transtorno bipolar com características psicóticas são descartados porque 1) não ocorreram episódios depressivos maiores ou maníacos concomitantemente com os sintomas da fase ativa, ou 2) se episódios de humor ocorreram durante os sintomas da fase ativa, sua duração total foi breve em relação aos períodos ativo e residual da doença.
E. A perturbação não pode ser atribuída aos efeitos fisiológicos de uma substância (p. ex., droga de abuso, medicamento) ou a outra condição médica.
F. Se há história de transtorno do espectro autista ou de um transtorno da comunicação iniciado na infância, o diagnóstico adicional de esquizofrenia é realizado somente se delírios ou alucinações proeminentes, além dos demais sintomas exigidos de esquizofrenia, estão também presentes por pelo menos um mês (ou menos, se tratados com sucesso).

Especificar se:
Os especificadores de curso a seguir devem somente ser usados após um ano de duração do transtorno e se não estiverem em contradição com os critérios de curso diagnóstico.
  Primeiro episódio, atualmente em episódio agudo: A primeira manifestação do transtorno atende aos sintomas diagnósticos definidos e ao critério de tempo. Um *episódio agudo* é um período de tempo em que são satisfeitos os critérios de sintomas.
  Primeiro episódio, atualmente em remissão parcial: *Remissão parcial* é um período de tempo durante o qual é mantida uma melhora após um episódio anterior e em que os critérios definidores do transtorno são atendidos apenas em parte.
  Primeiro episódio, atualmente em remissão completa: *Remissão completa* é um período de tempo após um episódio anterior durante o qual não estão presentes sintomas específicos do transtorno.
  Episódios múltiplos, atualmente em episódio agudo: Múltiplos episódios podem ser determinados após um mínimo de dois episódios (i.e., após um primeiro episódio, uma remissão e pelo menos uma recaída).
  Episódios múltiplos, atualmente em remissão parcial
  Episódios múltiplos, atualmente em remissão completa
  Contínuo: Os sintomas que atendem aos critérios de sintomas diagnósticos do transtorno permanecem durante a maior parte do curso da doença, com períodos de sintomas em nível subclínico muito breves em relação ao curso geral.
  Não especificado

Especificar se:
  Com catatonia (consultar os critérios para catatonia associada a outro transtorno mental, p. 119-120, para definição)
  Nota para codificação: Usar o código adicional 293.89 (F06.1) de catatonia associada a esquizofrenia para indicar a presença de catatonia comórbida.

Especificar a gravidade atual:
  A gravidade é classificada por uma avaliação quantitativa dos sintomas primários de psicose, o que inclui delírios, alucinações, desorganização do discurso, comportamento psicomotor anormal e sintomas negativos. Cada um desses sintomas pode ser classificado quanto à gravidade atual (mais grave nos últimos sete dias) em uma escala com 5 pontos, variando de 0 (não presente) a 4 (presente e grave). (Ver Gravidade das Dimensões de Sintomas de Psicose Avaliada pelo Clínico no capítulo "Instrumentos de Avaliação".)
  Nota: O diagnóstico de esquizofrenia pode ser feito sem a utilização desse especificador de gravidade.

Reimpressa, com permissão, do *Diagnostic and Statistical Manual of Mental Disorders*, Fifth Edition (Copyright © 2013). American Psychiatric Association. Todos os direitos reservados.

> A paciente AB, uma mulher de 32 anos, começou a perder peso e tornou-se descuidada em seu trabalho, que se deteriorou em qualidade e quantidade. Ela acreditava que as outras mulheres em seu local de trabalho estavam espalhando histórias caluniosas a seu respeito e se queixava de que um jovem empregado na mesma fábrica a tinha abraçado e insultado. Sua família exigiu que a acusação fosse investigada, o que mostrou não apenas não haver fundamento na acusação como também que o homem em questão não falava com ela havia meses. Um dia ela voltou do trabalho e, quando entrou em casa, começou a rir alto, olhou para sua cunhada com desconfiança, se recusou a responder a perguntas e, ao ver seu irmão, começou a chorar. Não queria ir ao banheiro, dizendo que um homem estava olhando para ela pela janela. Não comeu nada e, no dia seguinte, declarou que suas irmãs eram "mulheres más", que todos estavam falando dela, que um homem estava tendo relações sexuais com ela e que, embora não pudesse vê-lo, estava "sempre na volta".
>
> A paciente foi internada em um hospital psiquiátrico público. Quando entrou na sala de admissão, começou a rir alto e a gritar repetidamente em um tom elevado: "Ela não pode ficar aqui; ela tem que ir para casa!". Fazia caretas e vários movimentos estereotipados com as mãos. Quando atendida na enfermaria, uma hora depois, não prestava atenção às perguntas, embora falasse consigo mesma em um tom infantil. Movia-se constantemente, caminhando na ponta dos pés como se dançasse, apontava a esmo e mostrava a língua e chupava os lábios como um bebê. Às vezes, gemia e chorava como uma criança, mas sem lágrimas. Os meses passaram, e ela continuava tola, infantil, preocupada e inacessível, fazendo caretas, gesticulando, apontando para objetos de forma estereotipada e geralmente tagarelando consigo mesma com uma voz aguda peculiar, com pouco do que dizia sendo compreendido. Sua condição continuou a se deteriorar, ela permanecia desgrenhada e apresentava um quadro de extrema introversão e regressão, sem interesse nas atividades da instituição ou em seus parentes que a visitavam. (Adaptado do caso de Arthur P. Noyes, M.D., e Lawrence C. Kolb, M.D.)

Tipo catatônico. O tipo catatônico da esquizofrenia, que era comum várias décadas atrás, tornou-se raro na Europa e na América do Norte. Sua característica clássica é um distúrbio acentuado da função motora, que pode envolver estupor, negativismo, rigidez, excitação ou posturas bizarras. Por vezes, o paciente exibe alternância rápida entre extremos de excitação e estupor. As características associadas incluem estereotipias, maneirismos e flexibilidade cérea. O mutismo é particularmente comum. Durante a excitação catatônica, os pacientes necessitam de supervisão constante para impedir que machuquem a si mesmos ou outras pessoas. Pode ser necessário atendimento médico devido a desnutrição, exaustão, hiperpirexia ou autolesões.

> AC, 32 anos de idade, foi internado no hospital. Na chegada, notou-se que era um homem astênico, subnutrido, com pupilas dilatadas, reflexos tendinosos hiperativos e 120 batimentos cardíacos por minuto. Ele apresentava muitos maneirismos, deitava-se no chão, pulava num pé só, fazia movimentos marcantes violentos sem direção, golpeava os atendentes, fazia caretas, assumia posturas rígidas e estranhas, recusava-se a falar e parecia estar tendo alucinações auditivas. Quando visto mais tarde, foi encontrado em um estado estuporoso. Seu rosto estava sem expressão, ele estava mudo e rígido e não prestava atenção às pessoas em volta ou às suas perguntas. Seus olhos estavam fechados, e suas pálpebras só puderam ser separadas com muito esforço. Não havia resposta a picadas de agulha ou a outros estímulos dolorosos.
>
> Gradualmente, ele se tornou acessível e, quando perguntado sobre si mesmo, referiu-se ao período estuporoso como sono e afirmou que não tinha lembrança alguma do que tinha acontecido durante aquele tempo. Disse: "Eu não sabia de nada. Tudo parecia estar escuro no que diz respeito a minha mente. Então, comecei a ver um pouco de luz, como a forma de uma estrela. Então, pouco a pouco, minha cabeça penetrou na estrela. Eu via cada vez mais luz até que vi tudo em uma forma perfeita alguns dias atrás". Ele explicou seu mutismo dizendo que tinha medo de que pudesse "dizer a coisa errada" e que "não sabia exatamente sobre o que falar". Por sua resposta emocional obviamente inadequada e sua afirmação de que era "um cientista e inventor do gênio mais extraordinário do século XX", ficou claro que ainda estava longe de estar bem. (Adaptado do caso de Arthur P. Noyes, M.D., e Lawrence C. Kolb, M.D.)

Tipo indiferenciado. Com frequência, pacientes que claramente têm esquizofrenia não podem ser enquadrados em um subtipo com tanta facilidade. Eles são classificados com esquizofrenia do tipo indiferenciado.

Tipo residual. O tipo residual da esquizofrenia caracteriza-se por evidências contínuas do transtorno na ausência de um conjunto completo de sintomas ativos ou de sintomas suficientes para satisfazer o diagnóstico de outro tipo de esquizofrenia. Embotamento emocional, retraimento social, comportamento excêntrico, pensamento ilógico e frouxidão leve das associações são comuns nesse tipo. Quando ocorrem, delírios ou alucinações não são proeminentes nem acompanhados de reações afetivas significativas.

Outros subtipos

A subtipagem da esquizofrenia tem uma longa história; outros esquemas de subdivisões aparecem na literatura, especialmente em outros países que não os Estados Unidos.

***Bouffée délirante* (psicose delirante aguda).** Esse conceito diagnóstico francês difere do diagnóstico de esquizofrenia sobretudo com base na duração dos sintomas de menos de três meses. Ele é semelhante ao transtorno esquizofreniforme do DSM-5. Os médicos franceses relatam que cerca de 40% dos pacientes com diagnóstico de *bouffée délirante* progridem na doença e acabam sendo classificados com esquizofrenia.

Latente. O conceito de esquizofrenia latente foi desenvolvido em uma época na qual os teóricos concebiam o transtorno em termos diagnósticos amplos. Atualmente, os pacientes devem ter uma doença mental muito grave para justificar um diagnóstico de esquizofrenia, mas, de acordo com o conceito diagnóstico anterior, a condição dos pacientes que hoje não seriam considerados gravemente doentes poderia receber tal diagnóstico. Esquizofrenia latente, por exemplo, muitas vezes era o diagnóstico usado para o que agora é denominado transtorno da personalidade esquizoide, esquizotípica ou *borderline*. Esses pacientes, algumas vezes, podem exibir comportamentos peculiares ou transtornos do pensamento, mas não manifestam sintomas psicóticos de forma consistente. No passado, a síndrome também era denominada *esquizofrenia borderline*.

Oniroide. Estado oniroide refere-se a um estado de sonho no qual os pacientes podem se encontrar em profunda perplexidade e não completamente orientados em termos de tempo e lugar. O termo *esquizofrenia oniroide* tem sido usado para pacientes tão profundamente envolvidos em suas experiências alucinatórias a ponto de excluir qualquer envolvimento com o mundo real. Na presença desse estado, os médicos devem ter o cuidado de investigar causas clínicas ou neurológicas para os sintomas.

> Após se recuperar de seu colapso esquizofrênico, uma estudante universitária de 20 anos escreveu a seguinte descrição de suas experiências durante a fase onidroide:
>
> É assim que eu lembro. A estrada tinha mudado. Ela era retorcida e costumava ser reta. Nada é constante – tudo está em movimento. As árvores estão se movendo. Elas não ficam paradas. Como é que a minha mãe não bate nas árvores que estão se movendo? Eu sigo a minha mãe. Estou com medo, mas sigo. Eu tenho que compartilhar meus pensamentos estranhos com alguém. Estamos sentadas em um banco. O banco parece baixo. Ele, também, está se movendo. "O banco é baixo", eu digo. "Sim", diz minha mãe. "Ele não costumava ser assim. Como é que não tem ninguém na volta? Sempre há muitas pessoas, e é domingo, e não tem ninguém. Isso é estranho." Todas essas perguntas estranhas irritam minha mãe, que, então, diz que precisa ir embora logo. Enquanto continuo falando, estou em um tipo de lugar nenhum...
>
> Não existem dias, nem noites; às vezes é mais escuro que outras vezes – é isso. Nunca é completamente preto, apenas cinza escuro. Não existe algo como o tempo – há apenas a eternidade. Não há algo como a morte – nem céu e inferno – há apenas uma piora das coisas – atemporal, odiosa, ilimitada. Não se pode ir adiante; você deve sempre retornar para essa horrível desordem...
>
> O exterior estava se movendo rapidamente, tudo parecia às avessas – as coisas estavam flutuando. Era muito estranho. Eu queria muito voltar para o sossego, mas, quando voltei, não podia lembrar onde tudo estava (p. ex., o banheiro)... (Cortesia de Heinz E. Lehmann, M.D.)

Parafrenia. O termo *parafrenia* é usado às vezes como sinônimo de esquizofrenia paranoide ou para indicar um curso progressivamente deteriorante da doença ou a presença de um sistema delirante bem-sistematizado. Os múltiplos significados do termo o tornam ineficaz na comunicação de informações.

Esquizofrenia pseudoneurótica. Algumas vezes, pacientes que inicialmente apresentam sintomas de ansiedade, fobias, obsessões e compulsões, mais tarde, revelam sintomas de transtorno do pensamento e psicose. Esses pacientes são caracterizados por sintomas de pan-ansiedade, panfobia, pan-ambivalência e, às vezes, sexualidade caótica. Diferentemente das pessoas com transtornos de ansiedade, indivíduos pseudoneuróticos têm uma ansiedade flutuante que dificilmente desaparece. Nas descrições clínicas, raras vezes apresentam sintomas psicóticos explícitos e graves. Essa condição hoje é diagnosticada como transtorno da personalidade *borderline*.

Transtorno deteriorante simples (esquizofrenia simples). O transtorno deteriorante simples caracteriza-se por uma perda insidiosa e gradual do impulso e da ambição. Indivíduos com o transtorno em geral não são francamente psicóticos e não vivenciam alucinações ou delírios persistentes. Seu sintoma primário é o retraimento das situações sociais e relacionadas ao trabalho. A síndrome deve ser diferenciada de depressão, de uma fobia, de uma demência ou de uma exacerbação de traços de personalidade. Os médicos devem ter certeza de que o paciente de fato satisfaz os critérios diagnósticos para esquizofrenia antes de fazer o diagnóstico.

> Um homem solteiro de 27 anos foi levado ao hospital psiquiátrico porque, em diversas ocasiões, tinha-se tornado violento com seu pai. Por algumas semanas, teve alucinações e ouvia vozes. As vozes afinal cessaram, mas ele, então, adotou uma forma de vida estranha. Permanecia acordado a noite inteira, dormia o dia todo e ficava muito irritado quando seu pai tentava tirá-lo da cama. Não se barbeava ou se lavava durante semanas, fumava sem parar, comia de forma muito irregular e bebia quantidades enormes de chá.
>
> No hospital, ajustou-se rapidamente ao novo ambiente e era considerado em geral cooperativo. Não apresentava anormalidades acentuadas do estado mental ou do comportamento, exceto por sua falta de preocupação com quase tudo. Guardava as coisas para si, tanto quanto possível, e conversava pouco com os pacientes ou os funcionários. Sua higiene pessoal tinha que ser supervisionada pela enfermagem; de outro modo, logo se tornava sujo e desgrenhado.
>
> Seis anos após sua internação, ele é descrito como indolente e descuidado, taciturno e irracional. Fica deitado em um sofá o dia inteiro. Embora muitas tentativas tenham sido feitas para conseguir fazê-lo aceitar tarefas terapêuticas, ele se recusa a considerar qualquer tipo de ocupação regular. No verão, vagueia pelos túneis que ligam os vários edifícios do hospital e é visto com frequência estirado por horas sob os tubos quentes que transportam vapor pelos túneis. (Cortesia de Heinz E. Lehmann, M.D.)

Transtorno depressivo pós-psicótico da esquizofrenia. Após um episódio agudo de esquizofrenia, alguns pacientes se tornam deprimidos. Os sintomas do transtorno depressivo pós-psicótico da esquizofrenia podem lembrar muito os da fase residual da esquizofrenia e os efeitos adversos de antipsicóticos de uso comum. O diagnóstico não deve ser feito se os sintomas forem induzidos por substâncias ou se fizerem parte de um transtorno do humor devido a uma condição clínica geral. Esses estados depressivos ocorrem em até 25% dos pacientes com esquizofrenia e estão associados com um risco maior de suicídio.

Esquizofrenia de início precoce. Um pequeno número de pacientes manifesta esquizofrenia na infância. Essas crianças podem inicialmente apresentar problemas diagnósticos, em particular com a diferenciação de retardo mental e de transtorno autista. Estudos recentes estabeleceram que o diagnóstico de esquizofrenia na infância pode se basear nos mesmos sintomas usados para avaliar adultos. Seu início é geralmente insidioso, o curso tende a ser crônico, e o prognóstico é, em grande parte, desfavorável.

Esquizofrenia de início tardio. A esquizofrenia de início tardio é clinicamente indistinguível da esquizofrenia, mas tem início após os 45 anos de idade. Essa condição tende a aparecer com mais frequência em mulheres e tende a apresentar como característica a predominância de sintomas paranoides. O prognóstico é favorável, e os pacientes em geral têm bons resultados com medicação antipsicótica.

Esquizofrenia deficitária. Na década de 1980, foram divulgados critérios para um subtipo de esquizofrenia caracterizado por sintomas negativos persistentes, idiopáticos. Dizia-se que esses pacientes exibiam a síndrome deficitária. Diz-se agora que esse grupo de pacientes tem esquizofrenia deficitária (ver os critérios para o suposto diagnóstico da doença na Tab. 7.1-2). Considera-se que indivíduos apresentando esquizofrenia com sintomas positivos têm esquizofrenia não deficitária. Os sintomas usados para definir a esquizofrenia deficitária são fortemente interligados, embora várias combinações dos seis sintomas negativos nos critérios possam ser encontradas.

TABELA 7.1-2
Critérios diagnósticos para esquizofrenia deficitária

Pelo menos duas das seis características a seguir devem estar presentes e ter gravidade clinicamente significativa:
- Afeto restrito
- Gama emocional diminuída
- Pobreza do discurso
- Restrição de interesses
- Senso de propósito diminuído
- Interação social diminuída

Duas ou mais dessas características estiveram presentes nos últimos 12 meses e estavam sempre presentes durante os períodos de estabilidade clínica (incluindo estados psicóticos crônicos). Esses sintomas podem ou não ser detectáveis durante os episódios transitórios de desorganização psicótica ou descompensação aguda.

Duas ou mais dessas características duradouras são também idiopáticas, isto é, não secundárias a outros fatores que não o processo da doença. Tais fatores incluem:
- Ansiedade
- Efeitos de drogas
- Desconfiança
- Transtorno do pensamento formal
- Alucinações ou delírios
- Retardo mental
- Depressão

O paciente preenche critérios do DSM para esquizofrenia.

Os pacientes deficitários têm um curso da doença mais grave do que os não deficitários, com uma prevalência mais alta de movimentos involuntários anormais antes da administração de medicamentos antipsicóticos e funcionamento social mais pobre antes do início dos sintomas psicóticos. O início do primeiro episódio psicótico é mais frequentemente insidioso, e esses pacientes apresentam menor taxa de recuperação das funções a longo prazo do que os não deficitários. Pacientes deficitários têm menor probabilidade de casar do que outros pacientes com esquizofrenia. Entretanto, apesar de seu nível mais pobre de funcionamento e de maior isolamento social, ambos os quais devem aumentar o estresse e, portanto, o risco de depressão grave, pacientes deficitários parecem ter risco menor de depressão maior e provavelmente também menor risco de suicídio.

Os fatores de risco dos pacientes deficitários diferem dos de pacientes não deficitários; enquanto a esquizofrenia deficitária está associada com um excesso de nascimentos no verão, indivíduos não deficitários têm um excesso de nascimentos no inverno. A esquizofrenia deficitária também pode estar associada com um maior risco familiar de esquizofrenia e de características deficitárias leves nos parentes não psicóticos de probandos deficitários. Em uma família com múltiplos irmãos afetados, a categorização deficitário-não deficitário tende a ser uniforme. O grupo deficitário também tem uma prevalência mais alta em homens.

A psicopatologia dos pacientes deficitários tem impacto no tratamento; a falta de motivação, a falta de interesse, o maior comprometimento cognitivo e a natureza antissocial enfraquecem a eficácia das intervenções psicossociais, bem como a adesão aos regimes medicamentosos. O comprometimento cognitivo, que é maior do que o de indivíduos não deficitários, também contribui para essa falta de eficácia.

TESTAGEM PSICOLÓGICA Pacientes com esquizofrenia em geral têm desempenho deficiente em uma ampla variedade de testes neuropsicológicos. Vigilância, memória e formação de conceitos são os aspectos mais afetados, o que é compatível com o envolvimento patológico do córtex frontotemporal.

Medidas objetivas do desempenho neuropsicológico, como as baterias Halstead-Reitan e Luria-Nebraska, muitas vezes produzem achados anormais, como disfunção bilateral dos lobos frontal e temporal, incluindo comprometimentos da atenção, do tempo de retenção e da capacidade de resolução de problemas. A capacidade motora também é comprometida, possivelmente devido à assimetria cerebral.

TESTES DE INTELIGÊNCIA. Quando comparados a grupos de pacientes psiquiátricos sem esquizofrenia ou à população em geral, pacientes com esquizofrenia tendem a apresentar pontuação mais baixa nos testes de inteligência. Estatisticamente, as evidências indicam que a baixa inteligência muitas vezes está presente desde o início do transtorno, podendo continuar a se deteriorar com a progressão da doença.

TESTES PROJETIVOS E DE PERSONALIDADE. Testes projetivos, como o teste de Rorschach e o Teste de Apercepção Temática (TAT), podem indicar ideação bizarra. Inventários de personalidade, como o Inventário Multifásico da Personalidade de Minnesota (MMPI), têm resultados anormais na esquizofrenia, mas sua contribuição para o diagnóstico e o planejamento do tratamento é mínima.

CARACTERÍSTICAS CLÍNICAS

A discussão dos sinais e sintomas clínicos da esquizofrenia levanta três questões fundamentais. Primeiro, nenhum sinal ou sintoma clínico é patognomônico para esquizofrenia; todos os sinais ou sintomas vistos nessa doença ocorrem em outros transtornos psiquiátricos e neurológicos. Essa observação é contrária à opinião clínica comum de que certos sinais e sintomas são diagnósticos de esquizofrenia. Portanto, a história do paciente é essencial para o diagnóstico do transtorno; os médicos não podem diagnosticar sua existência simplesmente pelos resultados de um exame do estado mental, os quais podem variar. Segundo, os sintomas do paciente mudam ao longo do tempo. Por exemplo, um paciente pode ter alucinações intermitentes e capacidade variável de desempenho adequado em situações sociais, ou sintomas significativos de um transtorno do humor podem ir e vir durante o curso da esquizofrenia. Terceiro, os médicos devem levar em conta o nível de escolaridade do paciente, sua capacidade intelectual e sua identidade cultural e subcultural. A pouca capacidade de compreender conceitos abstratos, por exemplo, pode refletir a escolaridade do paciente ou sua inteligência. Organizações e cultos religiosos podem ter costumes que parecem estranhos para pessoas de fora, mas que são normais para aquelas que compartilham desse contexto cultural.

Sinais e sintomas pré-mórbidos

Nas formulações teóricas sobre o curso da esquizofrenia, sinais e sintomas pré-mórbidos aparecem antes da fase prodrômica da doença. Essa diferenciação implica a existência desses indicadores antes do processo patológico se tornar evidente e que os sinais e sintomas prodrômicos fazem parte da evolução do transtorno. Na história pré-mórbida típica, porém não invariável, da esquizofrenia, os pacientes tinham personalidade esquizoide ou esquizotípica, caracterizados como quietos, passivos e introvertidos; na infância, tinham poucos amigos. Adolescentes pré-esquizofrênicos podem não ter amigos próximos, nem interesses românticos, e também evitar esportes de equipe. Muitas vezes, preferem assistir a filmes ou televisão, escutar música ou jogar *games* de computador a participar de atividades sociais. Alguns pacientes adolescentes podem exibir início súbito de comportamento obsessivo-compulsivo como parte do quadro prodrômico.

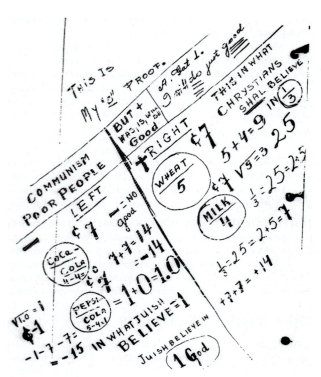

FIGURA 7.1-5
Esquema do paciente com esquizofrenia. Ilustra seu pensamento fragmentado, abstrato e excessivamente inclusivo e sua preocupação com ideologias religiosas e fórmulas matemáticas. (Cortesia de Heinz E. Lehmann.)

A validade dos sinais e sintomas prodrômicos, quase invariavelmente reconhecidos após o diagnóstico de esquizofrenia, é incerta; depois que o transtorno é legitimado, a recordação retrospectiva dos primeiros sinais e sintomas é afetada. Apesar disso, embora com frequência se acredite que a primeira hospitalização marque o início do transtorno, os sinais e sintomas muitas vezes estavam presentes por meses ou mesmo anos. Os sinais podem ter iniciado com queixas de sintomas somáticos, tais como dores de cabeça, dores nas costas, dores musculares, fraqueza e problemas digestivos, e o diagnóstico inicial pode ser simulação, síndrome da fadiga crônica ou transtorno de somatização. A família e os amigos podem, por fim, perceber que a pessoa mudou e não está mais funcionando bem em atividades ocupacionais, sociais e pessoais. Durante esse estágio, um indivíduo pode começar a desenvolver um interesse por ideias abstratas, filosofia e por questões ocultas ou religiosas (Fig. 7.1-5). Outros sinais e sintomas prodrômicos incluem comportamento acentuadamente excêntrico, afeto anormal, discurso incomum, ideias bizarras e experiências perceptuais estranhas.

Exame do estado mental

Descrição geral. A aparência de um paciente com esquizofrenia pode variar de uma pessoa completamente desleixada, aos gritos e agitada até alguém obsessivamente arrumado, silencioso e imóvel. Entre esses dois polos, os pacientes podem ser falantes ou exibir posturas bizarras. Seu comportamento pode se tornar agitado ou violento sem motivo aparente, mas isso costuma ocorrer em resposta a alucinações. Em contraste, no estupor catatônico, muitas vezes referido como catatonia, eles parecem não dar sinal de vida e podem exibir indícios como mutismo, negativismo e obediência automática. A flexibilidade cérea, que já foi um sinal comum da catatonia, se tornou rara, assim como o comportamento maneirístico. Um paciente com um subtipo menos extremo de catatonia pode exibir retraimento social e egocentrismo acentuados, ausência de fala ou movimentos espontâneos e ausência de comportamento dirigido a um objetivo. Indivíduos com catatonia podem se sentar imóveis e mudos em suas cadeiras, responder a perguntas com monossílabos e se mover somente quando comandados. Outros comportamentos óbvios podem incluir um jeito desengonçado ou rigidez dos movimentos corporais, sinais agora vistos como possíveis indicadores de processo patológico dos gânglios da base. Pessoas com esquizofrenia muitas vezes são desleixadas, não tomam banho e se vestem com roupas quentes demais para as temperaturas do momento. Outros comportamentos estranhos incluem tiques, estereotipias, maneirismos e, em alguns casos, ecopraxia, na qual imitam a postura ou os comportamentos do examinador.

PRESSENTIMENTO - *PRECOX FEELING*. Alguns médicos experientes descrevem um pressentimento, uma experiência intuitiva de sua incapacidade de estabelecer uma relação emocional com o paciente. Embora a experiência seja comum, não há dados que indiquem ser este um critério válido ou confiável para o diagnóstico de esquizofrenia.

Humor, sentimentos e afeto

Dois sintomas afetivos comuns na esquizofrenia são a responsividade emocional reduzida, às vezes grave o bastante para justificar o rótulo de anedonia, e emoções exageradamente ativas e impróprias, tais como extremos de raiva, felicidade e ansiedade. O afeto plano ou embotado pode ser um sintoma da própria doença, dos efeitos adversos parkinsonianos de medicamentos antipsicóticos ou de depressão, e diferenciá-los pode ser um desafio clínico. Pacientes emotivos em excesso podem descrever sentimentos exultantes de onipotência, êxtase religioso, terror devido à desintegração de suas almas ou ansiedade paralisante em relação à destruição do universo. Outras nuanças de sentimento incluem perplexidade, sensação de isolamento, ambivalência extrema e depressão.

Distúrbios perceptuais

ALUCINAÇÕES. Qualquer um dos cinco sentidos pode ser afetado por experiências alucinatórias no caso de indivíduos com esquizofrenia. As alucinações mais comuns, entretanto, são as auditivas, com vozes muitas vezes ameaçadoras, obscenas, acusatórias ou ofensivas. Duas ou mais vozes podem conversar entre si, ou uma voz pode comentar a vida ou o comportamento da pessoa. Alucinações visuais são comuns (Fig. 7.1-6), ao contrário das táteis, olfativas e gustativas, cuja presença deve levar o médico a considerar a possibilidade de um problema clínico ou neurológico subjacente estar causando toda a síndrome.

> Um homem de 48 anos, que tinha sido diagnosticado com esquizofrenia quando estava no exército, aos 21 anos, levava uma existência isolada e muitas vezes amedrontada, vivendo sozinho e sustentado por pensões de invalidez. Embora confirmasse que tinha alucinações auditivas, ele nunca se sentia à vontade para discutir o conteúdo delas, e uma revisão dos registros mostrou que isso era um padrão de longo prazo para o paciente. No entanto, ele tinha bom *rapport* com seu psiquiatra e estava animado com a possibilidade de participar em

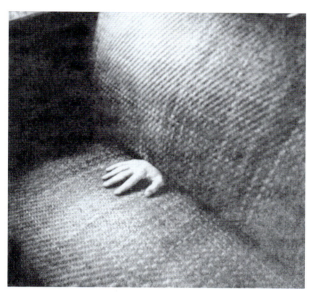

FIGURA. 7.1-6
Uma representação simbólica das percepções estranhas do paciente com esquizofrenia. (Cortesia de Arthur Tress.)

> de estudo de um agente antipsicótico novo. Durante o procedimento de consentimento informado, perguntou se era possível o novo medicamento diminuir suas alucinações auditivas crônicas. Quando foi lhe dito que qualquer resposta era provável, incluindo diminuições em suas alucinações, o paciente interrompeu a conversa de repente e saiu do consultório. Em uma visita posterior, ele relatou que seu único prazer na vida eram as conversas noturnas, tipo fofocas com as alucinações de vozes que acreditava pertencerem a cortesãos franceses do século XVII, e a chance de que pudesse perder essas conversas e a companhia que elas ofereciam era uma consideração assustadora demais para ele. (Adaptado de Stephen Lewis, M.D., P. Rodrigo Escalona, M.D. e Samuel J. Keith, M.D.)

Alucinações cenestésicas. São sensações infundadas de estados alterados em órgãos do corpo. Os exemplos incluem sensação de queimação no cérebro, sensação de pressão nos vasos sanguíneos e sensação cortante na medula óssea. Distorções corporais também podem ocorrer.

ILUSÕES. As ilusões são distorções de imagens ou sensações reais, enquanto as alucinações não se baseiam na realidade. Ilusões podem ocorrer em pacientes com esquizofrenia durante as fases ativas, mas também ao longo das fases prodrômicas e dos períodos de remissão. Sempre que ocorrem ilusões ou alucinações, os médicos devem levar em conta a possibilidade de que a causa dos sintomas esteja relacionada a uma substância, mesmo quando o paciente já recebeu um diagnóstico de esquizofrenia.

Pensamento. Os transtornos do pensamento são os sintomas de mais difícil compreensão para muitos médicos e estudantes, mas podem ser os sintomas centrais da esquizofrenia. Dividi-los em transtornos do conteúdo do pensamento, da forma do pensamento e do processo de pensamento é uma maneira de esclarecê-los.

CONTEÚDO DO PENSAMENTO. Os transtornos do conteúdo do pensamento refletem as ideias, crenças e interpretações de estímulos do paciente. Os delírios, o exemplo mais óbvio de transtorno do conteúdo do pensamento, são variados na esquizofrenia e podem assumir formas persecutórias, grandiosas, religiosas ou somáticas.

Os pacientes podem acreditar que uma entidade externa controla seus pensamentos ou comportamentos, ou, de maneira inversa, que eles controlam eventos externos de forma extraordinária (p. ex., fazer o sol nascer e se pôr ou prevenir terremotos). Eles podem demonstrar um interesse intenso e profundo por ideias esotéricas, abstratas, simbólicas, psicológicas ou filosóficas. Também podem se preocupar com condições somáticas supostamente fatais, porém bizarras e implausíveis, como a presença de alienígenas em seus testículos afetando sua capacidade de ter filhos.

A expressão *perda dos limites do ego* descreve a ausência de noção clara de onde terminam o corpo, a mente e a influência do indivíduo e onde começam os limites de outros elementos animados e inanimados. Por exemplo, os pacientes podem pensar que outras pessoas, a televisão ou os jornais estão se referindo a eles (*ideias de referência*). Outros sintomas da perda dos limites do ego incluem a sensação de que a pessoa se fundiu fisicamente a um objeto externo (p. ex., uma árvore ou outra pessoa) ou que se desintegrou e se fundiu ao universo inteiro (*identidade cósmica*). Nesse estado mental, alguns indivíduos com esquizofrenia têm dúvidas quanto a seu sexo ou sua orientação sexual. Esses sintomas não devem ser confundidos com travestismo, transexualidade ou outros problemas de identidade de gênero.

FORMA DO PENSAMENTO. Os transtornos da forma do pensamento são observáveis de modo objetivo na linguagem falada e escrita dos pacientes (Fig. 7.1-7) e incluem frouxidão de associações, descarrilamento, incoerência, tangencialidade, circunstancialidade, neologismos, ecolalia, verbigeração, salada de palavras e mutismo. Embora a frouxidão de associações costume ser descrita como patognomônica para a esquizofrenia, o sintoma também é observado com frequência na mania. Distinguir entre frouxidão de pensamento e tangencialidade pode ser difícil mesmo para os médicos mais experientes.

O exemplo a seguir é retirado de um memorando digitado por uma secretária com esquizofrenia que ainda era capaz de trabalhar em um escritório em regime de meio período. Note sua preocupação com a mente, a Trindade e outros assuntos esotéricos. Note também a reestruturação peculiar de conceitos pela hifenização das palavras "germa-nismo" (a paciente tinha um medo nítido de germes) e "inferno" (inferindo que não haverá salvação). A "reação em cadeia" é uma referência a pilhas atômicas.

A saúde mental é a Santíssima Trindade, e, como o homem não pode ser sem Deus, é fútil negar Seu Filho. Para a Criação entender o germa-nismo na Voz da Nova Ordem, não a mentira da reação em cadeia, marca de desova no templo de Caim com a imagem da tumba de Babel para o dia V impudico "Israel".

Lúcifer derrubou Hebreu prostituta e Lambeth caminha cruzando o ritual do sexo, na Bíblia seis milhões de mulher da Babilônia, infere não Salvação.

O fator comum no processo de pensamento descrito nesse exemplo é uma preocupação com forças invisíveis, radiação, bruxaria, religião, filosofia e psicologia e uma tendência ao esotérico, ao abstrato e ao simbólico. Por consequência, o pensamento de uma pessoa com esquizofrenia é caracterizado, simultaneamente, por uma concretude e simbolismo excessivos.

PROCESSO DE PENSAMENTO. Os transtornos no processo de pensamento dizem respeito ao modo como as ideias e a linguagem são formuladas. O examinador infere um transtorno a partir do que e de como o paciente fala, escreve ou desenha e também pode avaliar

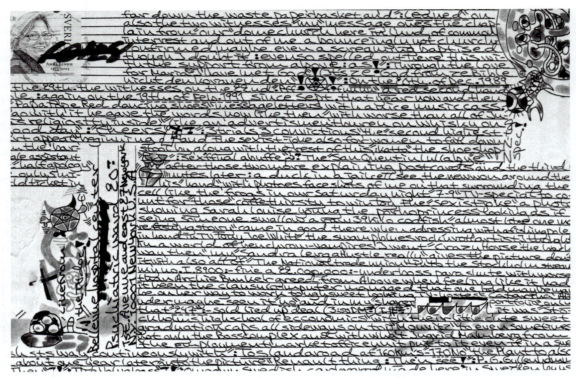

FIGURA 7.1-7
Exemplo de escrita não comunicativa por um paciente com esquizofrenia paranoide crônica. A carta, escrita para o psiquiatra do paciente, ilustra a escrita maneirista, a verbigeração e neologismos.

seu processo de pensamento observando seu comportamento, especialmente ao realizar tarefas simples (p. ex., na terapia ocupacional). Os transtornos do processo de pensamento incluem fuga de ideias, bloqueio do pensamento, comprometimento da atenção, pobreza de conteúdo do pensamento, baixa capacidade de abstração, perseveração, associações idiossincrásicas (p. ex., predicados idênticos, associações por sons), inclusão excessiva e circunstancialidade. O *controle dos pensamentos*, no qual forças externas controlam o que o paciente pensa ou sente, é comum, bem como a *irradiação de pensamentos*, na qual ele acredita que outras pessoas podem ler sua mente ou que seus pensamentos são transmitidos pela televisão ou pelo rádio.

Impulsividade, violência, suicídio e homicídio. Pacientes com esquizofrenia podem ser agitados e ter pouco controle dos impulsos quando em surto. Também podem ter menos sensibilidade social e aparentar impulsividade quando, por exemplo, arrancam o cigarro de outro paciente, trocam o canal da televisão de repente ou atiram comida no chão. Alguns comportamentos aparentemente impulsivos, incluindo tentativas de suicídio e homicídio, podem ocorrer em resposta a alucinações que comandam o paciente a agir.

VIOLÊNCIA. O comportamento violento (excluindo o homicídio) é comum entre indivíduos com esquizofrenia não tratados. Delírios de natureza persecutória, episódios anteriores de violência e déficits neurológicos são fatores de risco para o comportamento violento ou impulsivo. O tratamento inclui medicamentos antipsicóticos apropriados, e o tratamento de emergência consiste em contenção e isolamento. A sedação aguda com lorazepam, 1 a 2 mg por via intramuscular, repetida a cada hora conforme o necessário, pode ser essencial para impedir que o paciente ataque outras pessoas. Se um médico sente medo na presença de um paciente com esquizofrenia, isso deve ser tomado como uma indicação de que este pode estar prestes a agir com violência. Nesses casos, a entrevista deve ser encerrada ou conduzida com um atendente de prontidão.

SUICÍDIO. O suicídio é a principal causa de morte prematura entre pessoas com esquizofrenia. Tentativas de suicídio são cometidas por 20 a 50% dos pacientes, com taxas de longo prazo de suicídio estimadas em 10 a 13%. De acordo com o DSM-5, aproximadamente 5 a 6% de pacientes com o transtorno morrem por suicídio, mas é provável que esses números sejam subestimados. Com frequência, o suicídio na esquizofrenia parece ocorrer "do nada", sem avisos prévios ou expressões verbais de intenção. O fator mais importante é a presença de um episódio depressivo maior. Estudos epidemiológicos indicam que até 80% de pacientes com esquizofrenia podem ter um episódio depressivo maior em algum momento de suas vidas. Alguns dados sugerem que aqueles com o melhor prognóstico (poucos sintomas negativos, preservação da capacidade de vivenciar afetos, melhor pensamento abstrato) podem paradoxalmente também ter um risco mais alto de suicídio. O perfil do paciente com maior risco é um homem jovem que já teve altas expectativas, declinou de um nível superior de funcionamento, percebeu a probabilidade de seus sonhos nunca se realizarem e perdeu a fé na eficácia do tratamento. Outras possíveis contribuições para a alta taxa de suicídio incluem alucinações de comando e abuso de drogas. Dois terços ou mais de pacientes com o transtorno que cometem suicídio consultaram um clínico desavisado 72 horas antes da morte. Um grande estudo farmacológico sugere que a clozapina possa ter particular eficácia na redução da ideação suicida em pacientes afetados pelo transtorno com hospitalizações anteriores por tentativa de suicídio. Foi demonstrado que medicamentos antidepressivos adjuvantes são eficazes para aliviar a depressão maior concomitante na esquizofrenia.

> O caso a seguir é um exemplo de um suicídio imprevisível de um paciente com esquizofrenia que estava respondendo ao tratamento psiquiátrico:
> O paciente tinha sido uma criança autista que não havia falado até os 7 anos de idade. Tinha respondido bem ao tratamento psiquiátrico, e, aos 13 anos, seu QI foi relatado como sendo de 122. Aos 17 anos, tornou-se violento com os pais, raspou todo o cabelo e fazia afirmações como "Eu gosto de ver ladrões de banco batendo em pessoas inconscientes" e "Eu acho as gangues violentas divertidas porque batem nas pessoas". Enquanto dizia isso, gargalhava. Foi internado em um hospital mental, onde respondeu com melhora significativa a farmacoterapia e psicoterapia, e ia para casa regularmente nos fins de semana.
> Ele deixou vários bilhetes em sua mesa antes de cometer suicídio. Entre eles, estava uma lista de oito páginas com 211 "erros indesculpáveis ao longo da minha vida". Todos eles eram datados, por exemplo: "2 de novembro de 1952: vomitei na casa de um amigo dentro de uma caixa de sapatos. 17 de agosto de 1953: acidentalmente usei um relógio que não era à prova d'água na banheira. 23 de setembro de 1956: bati com força a porta dos fundos do Meteor após entrar".
> Então prosseguiu em seus bilhetes para dar "as causas dos erros": "Montreal tem uma montanha; eu tenho uma linha do cabelo recuada; minha altura desde que eu tinha 9 anos; o Canadá tem dois idiomas...". Escreveu também: "Meu sentimento de tensão desde 1962 está piorando a maior parte do tempo. Eu planejo a data da minha morte sem o menor traço de emoção...".
> O jovem enforcou-se aos 18 anos na garagem da família. Um psiquiatra experiente que o havia entrevistado repetidamente não notou sinais de depressão na semana anterior. (Cortesia de Heinz E. Lehmann, M.D.)

HOMICÍDIO. Apesar do sensacionalismo promovido pela mídia quando um paciente com esquizofrenia comete um assassinato, os dados disponíveis indicam que esses pacientes não têm mais probabilidade de cometer homicídios do que um membro da população em geral. O homicídio cometido por um indivíduo com esquizofrenia pode ter razões imprevisíveis ou bizarras, baseadas em alucinações ou delírios. Os possíveis preditores de atividade homicida são história de violência, comportamento perigoso durante a hospitalização e alucinações ou delírios envolvendo esse tipo de violência.

Sensório e cognição

Orientação. Pacientes com esquizofrenia geralmente são orientados em relação a pessoa, tempo e lugar. A ausência dessa orientação deve levar o médico a investigar a possibilidade de um transtorno cerebral de causa médica geral ou neurológica. Alguns desses pacientes podem dar respostas incorretas ou bizarras a perguntas sobre orientação, como, por exemplo: "Eu sou Jesus Cristo; isto é o Paraíso; e o ano é 35 d.C."

Memória. A memória, testada no exame do estado mental, costuma estar intacta, mas pode haver deficiências cognitivas menores. Pode não ser possível, no entanto, fazer o paciente prestar atenção suficiente aos testes de memória para que a capacidade seja avaliada de maneira adequada.

Comprometimento cognitivo. Um desenvolvimento importante na compreensão da psicopatologia da esquizofrenia é a apreciação da importância do comprometimento cognitivo no transtorno. Em pacientes ambulatoriais, esse comprometimento é melhor preditor do nível de funcionamento do que a gravidade dos sintomas psicóticos. Pacientes com esquizofrenia normalmente exibem disfunção cognitiva sutil nas esferas de atenção, função executiva, memória de trabalho e memória episódica. Mesmo que uma porcentagem substancial de pacientes tenha quocientes de inteligência normais, é possível que toda pessoa com esquizofrenia tenha uma disfunção cognitiva, em comparação com o que ela seria capaz de fazer sem o transtorno. Embora não possam funcionar como instrumentos diagnósticos, esses comprometimentos estão fortemente relacionados ao desfecho funcional da doença e, por essa razão, têm valor clínico como variáveis prognósticas, bem como para o planejamento do tratamento.

O comprometimento cognitivo parece já estar presente quando os indivíduos têm seu primeiro episódio e parece permanecer, em grande parte, estável ao longo do curso inicial da doença. (Pode haver um pequeno subgrupo de pacientes com uma demência genuína no fim da vida que não se deva a outros transtornos cognitivos, como doença de Alzheimer.) Comprometimentos cognitivos também estão presentes em formas atenuadas em parentes não psicóticos de pacientes com esquizofrenia.

Os comprometimentos cognitivos da esquizofrenia tornaram-se o alvo de pesquisas de tratamento farmacológico e psicossocial. É provável que tratamentos eficazes estejam amplamente disponíveis em poucos anos e que promoverão melhora na qualidade de vida e no nível de funcionamento de pessoas com a doença.

Julgamento e *insight*. Classicamente, indivíduos com esquizofrenia são descritos com *insight* pobre sobre a natureza e a gravidade de seu transtorno. A chamada falta de *insight* está associada com baixa adesão ao tratamento. Ao examinar esses indivíduos, os médicos devem definir com cuidado vários aspectos do *insight*, tais como a consciência dos sintomas, a dificuldade de se relacionar com as pessoas e as razões para tais problemas. Essas informações podem ser clinicamente úteis na elaboração da estratégia de tratamento individual e teoricamente úteis para postular quais áreas do cérebro contribuem para a falta de *insight* observada (p. ex., os lobos parietais).

Confiabilidade. Um paciente com esquizofrenia não é menos confiável do que qualquer outro paciente psiquiátrico. A natureza do transtorno, no entanto, requer que o examinador verifique informações importantes por meio de fontes adicionais.

Comorbidade somática

Achados neurológicos. Sinais neurológicos focais e não focais (também conhecidos como sinais fortes e fracos, respectivamente) têm sido relatados como mais comuns em pacientes com esquizofrenia do que em outros pacientes psiquiátricos. Os sinais não focais incluem disdiadococinesia, estereognosia, reflexos primitivos e destreza diminuída. A presença de sinais e sintomas neurológicos está correlacionada com maior gravidade da doença, embotamento afetivo e um prognóstico insatisfatório. Outros sinais neurológicos anormais incluem tiques, estereotipias, caretas, habilidades motoras finas comprometidas, tônus motor anormal e movimentos anormais. Um estudo constatou que apenas cerca de 25% dos pacientes com esquizofrenia têm consciência de seus movimentos involuntários anormais e que a falta de consciência está relacionada à falta de *insight* a respeito do transtorno psiquiátrico primário e da duração da doença.

Exame ocular. Além do transtorno do rastreamento ocular contínuo (movimento sacádico), pacientes com esquizofrenia têm taxa elevada de pestanejo, que se acredita ser reflexo de atividade hiperdopaminérgica. Em primatas, o pestanejo pode ser aumentado por agonistas da dopamina e reduzido por seus antagonistas.

Fala. Embora sejam classicamente considerados indicadores de um transtorno do pensamento, os transtornos da fala na esquizofrenia (p. ex., frouxidão de associações) também podem indicar uma *forme fruste* de afasia, talvez implicando o lobo parietal dominante. A incapacidade dos pacientes afetados de perceber a prosódia da fala ou de dar inflexão a sua própria fala pode ser vista como um sintoma neurológico de um transtorno do lobo parietal não dominante. Outros sintomas semelhantes incluem a incapacidade de realizar tarefas (i.e., apraxia), desorientação direita-esquerda e falta de preocupação com a doença.

Outras comorbidades

Obesidade. Indivíduos com esquizofrenia parecem ser mais obesos, com índices de massa corporal (IMCs) mais altos do que coortes da mesma idade e mesmo sexo na população em geral. Isso deve-se, pelo menos em parte, ao efeito de muitos medicamentos antipsicóticos, bem como a equilíbrio nutricional pobre e atividade motora diminuída. Esse ganho de peso, por sua vez, contribui para aumento do risco de morbidade e mortalidade cardiovascular, bem como do risco de diabetes, e para outras condições relacionadas ao diabetes, como hiperlipidemia e apneia obstrutiva do sono.

Diabetes melito. A esquizofrenia está relacionada com aumento do risco de diabetes melito tipo II. Isso provavelmente se deve, em parte, à associação com obesidade já citada, mas também há evidências de que alguns medicamentos antipsicóticos causam diabetes por meio de um mecanismo direto.

Doenças cardiovasculares. Muitos medicamentos antipsicóticos têm efeitos diretos sobre a eletrofisiologia cardíaca. Além disso, obesidade, aumento da taxa de tabagismo, do diabetes e da hiperlipidemia e um estilo de vida sedentário, de forma independente, aumentam o risco de morbidade e mortalidade cardiovascular.

HIV. Pessoas com esquizofrenia parecem ter um risco de infecção por HIV 1,5 a 2 vezes maior do que a população em geral. Acredita-se que essa associação seja devida ao aumento dos comportamentos de risco, como sexo sem proteção, múltiplos parceiros e uso aumentado de drogas.

Doença pulmonar obstrutiva crônica. Há relatos de que as taxas dessa condição são aumentadas na esquizofrenia, em comparação com a população em geral. A prevalência aumentada de tabagismo é uma contribuição evidente para esse problema e pode ser a única causa.

Artrite reumatoide. Indivíduos com esquizofrenia têm aproximadamente um terço do risco de artrite reumatoide encontrado na população em geral. Essa associação inversa foi reproduzida várias vezes, e seu significado é desconhecido.

DIAGNÓSTICO DIFERENCIAL

Transtornos psicóticos secundários

Uma ampla gama de condições médicas não psiquiátricas e uma variedade de substâncias podem induzir sintomas de psicose e catatonia (Tab. 7.1-3). O diagnóstico mais apropriado para esses casos é o de transtorno psicótico devido a uma condição médica geral, transtorno catatônico devido a uma condição médica geral ou transtorno psicótico induzido por substâncias.

Ao avaliar um indivíduo com sintomas psicóticos, os médicos devem seguir as diretrizes para a avaliação de condições não

TABELA 7.1-3
Diagnóstico diferencial de sintomas semelhantes aos da esquizofrenia

Médicos e neurológicos

Induzidos por substâncias – anfetamina, alucinógenos, alcaloides da beladona, alucinose alcoólica, abstinência de barbitúricos, cocaína, fenciclidina (PCP)

Epilepsia – especialmente epilepsia do lobo temporal

Neoplasias, doença cerebrovascular ou trauma – especialmente frontal ou límbico

Outras condições

Porfiria intermitente aguda

Aids

Deficiência de vitamina B_{12}

Envenenamento por monóxido de carbono

Lipoidose cerebral

Doença de Creutzfeldt-Jakob

Doença de Fabry

Doença de Fahr

Doença de Hallervorden-Spatz

Envenenamento por metais pesados

Encefalite herpética

Homocistinúria

Doença de Huntington

Leucodistrofia metacromática

Neurossífilis

Hidrocefalia de pressão normal

Pelagra

Lúpus eritematoso sistêmico

Síndrome de Wernicke-Korsakoff

Doença de Wilson

Psiquiátricos

Psicose atípica

Transtorno autista

Transtorno psicótico breve

Transtorno delirante

Transtorno factício com sinais e sintomas predominantemente psicológicos

Simulação

Transtornos do humor

Adolescência normal

Transtorno obsessivo-compulsivo

Transtornos da personalidade – esquizotípica, esquizoide, *borderline*, paranoide

Transtorno esquizoafetivo

Esquizofrenia

Transtorno esquizofreniforme

psiquiátricas. Primeiro, devem buscar ativamente uma condição clínica não psiquiátrica não diagnosticada quando o paciente exibe sintomas incomuns ou raros ou qualquer variação no nível de consciência. Segundo, devem tentar obter a história familiar completa, incluindo a história de distúrbios neurológicos e transtornos psiquiátricos. Terceiro, devem considerar a possibilidade de uma condição médica não psiquiátrica mesmo em pacientes com diagnóstico anterior de esquizofrenia. Um paciente com esquizofrenia tem a mesma probabilidade de ter um tumor cerebral que produz sintomas psicóticos que um paciente sem o transtorno.

Outros transtornos psicóticos

Os sintomas psicóticos da esquizofrenia podem ser idênticos aos dos transtornos esquizofreniforme, psicótico breve, esquizoafetivo e delirantes. O *transtorno esquizofreniforme* difere da esquizofrenia porque seus sintomas têm duração de pelo menos um mês, mas menos de seis. O *transtorno psicótico breve* é o diagnóstico apropriado quando os sintomas duram pelo menos um dia, mas menos de um mês, e o paciente não retorna ao estado pré-mórbido de funcionamento nesse período. Também pode haver um evento traumático precipitante. Quando uma síndrome maníaca ou depressiva se desenvolve ao mesmo tempo que os sintomas principais da esquizofrenia, o *transtorno esquizoafetivo* é o diagnóstico apropriado. Delírios não bizarros presentes por pelo menos um mês sem outros sintomas de esquizofrenia ou transtorno do humor justificam o diagnóstico de *transtorno delirante*.

Transtornos do humor

Um paciente com um episódio depressivo maior pode se apresentar com delírios e alucinações, tenha ele um transtorno do humor unipolar ou bipolar. Os delírios vistos na depressão psicótica são normalmente congruentes com o humor e envolvem temas como culpa, autodepreciação, punição merecida e doenças incuráveis. Nesses transtornos, os sintomas psicóticos podem se resolver por completo com a resolução da depressão. Um episódio depressivo grave pode também resultar em perda de funcionamento, declínio no autocuidado e isolamento social, mas estes são secundários aos sintomas depressivos e não devem ser confundidos com os sintomas negativos da esquizofrenia.

Um episódio maníaco plenamente desenvolvido muitas vezes se apresenta com delírios e às vezes com alucinações. Os delírios na mania são com muita frequência congruentes com o humor e em geral envolvem temas de grandeza. A fuga de ideias vista na mania às vezes pode ser confundida com o transtorno do pensamento da esquizofrenia. Atenção especial durante o exame do estado mental de um indivíduo com fuga de ideias é fundamental para observar se as ligações associativas entre temas são conservadas, ainda que seja difícil para o observador acompanhar a conversação devido ao ritmo acelerado do pensamento do paciente.

Transtornos da personalidade

Vários transtornos da personalidade podem ter algumas características da esquizofrenia, sendo os tipos esquizotípico, esquizoide e *borderline* os que apresentam sintomas mais semelhantes. Um transtorno da personalidade obsessivo-compulsiva grave pode mascarar um processo esquizofrênico subjacente. Os transtornos da personalidade, diferentemente da esquizofrenia, têm sintomas leves e história de ocorrência durante toda a vida; eles também não têm uma data de início precisa.

Simulação e transtornos factícios

Para um paciente que imita os sintomas da esquizofrenia, mas não tem de fato o transtorno, simulação ou transtorno factício podem ser os diagnósticos apropriados. Há registros de pessoas que simularam sintomas de esquizofrenia e foram internadas e tratadas em hospitais psiquiátricos. Pacientes que estão controlando completamente a produção de seus sintomas podem ter um diagnóstico de simulação; em geral, essas pessoas têm alguma razão financeira ou legal evidente para desejarem ser consideradas doentes mentais. A condição de pacientes que têm menos controle da falsificação de sintomas psicóticos pode indicar um diagnóstico de transtorno factício. Alguns pacientes com esquizofrenia, no entanto, podem se queixar falsamente da exacerbação de sintomas psicóticos para obter mais benefícios assistenciais ou internação hospitalar.

CURSO E PROGNÓSTICO

Curso

Um padrão pré-mórbido de sintomas pode ser a primeira evidência da doença, embora a importância dos sintomas geralmente seja reconhecida apenas de maneira retrospectiva. De forma característica, os sintomas começam na adolescência e são seguidos pelo desenvolvimento de sintomas prodrômicos em um intervalo de dias a alguns meses. Alterações sociais ou ambientais, tais como a mudança para cursar universidade em outra cidade, o uso de uma substância ou a morte de um parente, podem precipitar os sintomas perturbadores, e a síndrome prodrômica pode durar um ano ou mais antes do início de sintomas psicóticos manifestos.

O curso clássico da esquizofrenia é de exacerbações e remissões. Após o primeiro episódio psicótico, o paciente se recupera de forma gradual e funciona de modo relativamente normal por um longo tempo. As recaídas são comuns, e o padrão da doença durante os primeiros cinco anos após o diagnóstico em geral indica o curso do paciente. A deterioração do funcionamento basal é cada vez maior após cada recaída da psicose. Esse fracasso em retornar ao nível anterior de funcionamento é a principal distinção entre a esquizofrenia e os transtornos do humor. Às vezes, uma depressão pós-psicótica clinicamente observável se segue a um episódio psicótico, e a vulnerabilidade do paciente com esquizofrenia ao estresse costuma se manter por toda a vida. Os sintomas positivos tendem a tornar-se menos graves com o tempo, mas a gravidade dos sintomas negativos ou deficitários socialmente debilitantes, pode piorar. Embora cerca de um terço de todos os indivíduos com esquizofrenia tenha alguma existência social, ainda que marginal ou integrada, a maioria tem vidas caracterizadas por falta de objetivos, inatividade; hospitalizações frequentes e, no contexto urbano, falta de moradia e pobreza.

Prognóstico

Diversos estudos mostraram que, ao longo de um período de 5 a 10 anos após a primeira hospitalização psiquiátrica por esquizofrenia, apenas cerca de 10 a 20% dos pacientes podem ser descritos como tendo um desfecho positivo. Mais de 50% deles apresentam resultado insatisfatório, com hospitalizações repetidas, maior exacerbação de sintomas, episódios de transtorno do humor e tentativas de suicídio. Apesar desses números desanimadores, a doença nem sempre tem um curso deteriorante, e diversos fatores foram associados a um bom prognóstico (Tab. 7.1-4).

TABELA 7.1-4
Aspectos que influenciam o prognóstico positivo e negativo na esquizofrenia

Prognóstico positivo	Prognóstico negativo
Início tardio	Início precoce
Fatores precipitantes óbvios	Sem fatores precipitantes
Início agudo	Início insidioso
Histórias pré-mórbidas social, sexual, e profissional boas	Histórias pré-mórbidas social, sexual e profissional ruins
Sintomas de transtorno do humor (especialmente transtornos depressivos)	Comportamento retraído, autístico
Casado	Solteiro, divorciado ou viúvo
História familiar de transtornos do humor	História familiar de esquizofrenia
Sistemas de apoio bons	Sistemas de apoio insatisfatórios
Sintomas positivos	Sintomas negativos
	Sinais e sintomas neurológicos
	História de trauma perinatal
	Sem remissões em 3 anos
	Muitas recaídas
	História de agressividade

As taxas de remissão relatadas variam de 10 a 60%, e uma estimativa razoável é de que 20 a 30% dos pacientes sejam capazes de levar vidas relativamente normais. Cerca de 20 a 30% continuam a apresentar sintomas moderados, e entre 40 e 60% permanecem comprometidos de forma significativa pelo transtorno durante toda a vida. Pacientes com esquizofrenia têm desfechos muito piores do que os afetados por transtornos do humor, ainda que entre 20 a 25% destes últimos também apresentem perturbações graves no acompanhamento de longo prazo.

TRATAMENTO

Embora os medicamentos antipsicóticos sejam o pilar do tratamento para a esquizofrenia, pesquisas revelaram que intervenções psicossociais, incluindo psicoterapia, podem contribuir para a melhora clínica. Assim como os agentes farmacológicos são usados para tratar possíveis desequilíbrios químicos, as estratégias não farmacológicas podem tratar questões não biológicas.

Devido à complexidade da esquizofrenia, doença multifacetada, geralmente qualquer abordagem terapêutica realizada de forma isolada se torna inadequada. Modalidades psicossociais devem ser integradas ao regime de tratamento farmacológico, apoiando-o. Os pacientes com esquizofrenia beneficiam-se mais da combinação de uso de medicamentos antipsicóticos e tratamento psicossocial do que de um ou outro tratamento usado de forma única.

Hospitalização

A hospitalização é indicada para fins de diagnóstico; estabilização da medicação; segurança do paciente devido a ideação suicida ou homicida; e comportamento flagrantemente desorganizado ou inadequado, incluindo a incapacidade de cuidar das necessidades básicas, como alimentação, vestuário e abrigo. Estabelecer uma associação efetiva entre o paciente e os sistemas de apoio da comunidade também é um dos objetivos da hospitalização.

Hospitalizações curtas de 4 a 6 semanas são tão eficazes quanto as longas, e o ambiente hospitalar com abordagens comportamentais ativas produz melhores resultados do que as instituições de custódia. Os planos de tratamento hospitalar devem ser orientados para questões práticas de cuidados pessoais, qualidade de vida, emprego e relações sociais. Durante a hospitalização, deve-se orientar e articular contatos entre o paciente e as pessoas ou instituições que serão responsáveis pelos cuidados após a alta, incluindo a família, pensões protegidas e casas de passagem. Centros de atendimento diários e visitas domiciliares de terapeutas às vezes ajudam os pacientes a permanecer fora do hospital por longos períodos, melhorando a qualidade de suas vidas diárias.

Farmacoterapia

A introdução da clorpromazina, em 1952, pode ser a contribuição mais importante para o tratamento de uma doença psiquiátrica. Henri Laborit, um cirurgião de Paris, percebeu que administrar clorpromazina aos pacientes antes de uma cirurgia resultava em um estado incomum no qual pareciam menos ansiosos em relação ao procedimento. Subsequentemente, foi demonstrado que esse medicamento era eficaz para reduzir alucinações e delírios, bem como a excitação. Também foi observado que ele causava efeitos colaterais que pareciam semelhantes ao parkinsonismo.

Os antipsicóticos diminuem a expressão do sintoma psicótico e reduzem as taxas de recaída. Aproximadamente 70% de pacientes tratados com qualquer antipsicótico alcançam a remissão.

Os medicamentos usados para tratar a esquizofrenia têm uma ampla variedade de propriedades farmacológicas, mas todos têm em comum a capacidade de antagonizar os receptores de dopamina pós-sinápticos no cérebro. Os antipsicóticos podem ser classificados em dois grupos principais: os convencionais, mais antigos, que também são chamados de *antipsicóticos de primeira geração*, ou antagonistas do receptor de dopamina, e os mais recentes, que têm sido chamados de *antipsicóticos de segunda geração*, ou *antagonistas de serotonina* e *dopamina* (ASDs).

A clozapina, o primeiro antipsicótico eficaz com efeitos colaterais extrapiramidais desprezíveis, foi descoberta em 1958 e estudada pela primeira vez durante a década de 1960. Entretanto, em 1976, foi observado que estava associada com um risco substancial de agranulocitose. Essa propriedade resultou no adiamento da introdução da droga. Em 1990, finalmente a clozapina foi disponibilizada nos Estados Unidos, mas seu uso foi restringido a pacientes que respondiam mal a outros agentes.

FASES DO TRATAMENTO NA ESQUIZOFRENIA

Tratamento da psicose aguda

Os sintomas psicóticos agudos requerem atenção imediata. O tratamento durante a fase aguda concentra-se em aliviar os sintomas psicóticos mais graves. Essa fase em geral dura de 4 a 8 semanas. A esquizofrenia aguda normalmente está associada com agitação grave, que pode resultar de sintomas como delírios assustadores, alucinações ou desconfiança ou de outras causas (incluindo abuso de estimulantes). Pacientes com acatisia podem parecer agitados quando vivenciam um sentimento subjetivo de inquietação motora. Pode ser difícil diferenciar acatisia de agitação psicótica, em particular quando os pacientes são incapazes de descrever sua experiência interna. Se eles estiverem recebendo um agente com efeitos colaterais extrapiramidais, geralmente um antipsicótico de primeira geração, uma tentativa com um medicamento antiparkinsoniano anticolinérgico, um benzodiazepínico ou propranolol pode ser útil para fazer essa diferenciação.

Os médicos têm inúmeras opções para tratar a agitação resultante da psicose. Os antipsicóticos e os benzodiazepínicos podem acalmar os pacientes com bastante rapidez. Com aqueles muito agitados, a administração intramuscular de antipsicóticos produz um efeito mais rápido. Uma vantagem dos antipsicóticos é que uma única injeção intramuscular de haloperidol, flufenazina, olanzapina ou ziprasidona, muitas vezes, resultará em efeito calmante sem sedação excessiva. Os antipsicóticos de baixa potência estão com frequência associados com sedação e hipotensão postural, particularmente quando são administrados por via intramuscular. Ziprasidona e olanzapina intramusculares são semelhantes a seus equivalentes orais em não causar efeitos colaterais extrapiramidais substanciais durante o tratamento agudo. Isso pode ser uma vantagem importante em relação ao haloperidol ou à flufenazina, que podem causar distonias ou acatisia assustadoras em alguns pacientes. Uma formulação oral de rápida dissolução de olanzapina também pode ser útil como uma alternativa a uma injeção intramuscular.

Os benzodiazepínicos também são eficazes para agitação durante a psicose aguda. O lorazepam tem a vantagem de uma absorção confiável quando administrado por via oral ou intramuscular. O uso de benzodiazepínicos também pode reduzir a quantidade de antipsicótico necessária para controlar pacientes psicóticos.

Tratamento durante as fases de estabilização e manutenção

Na fase estável ou de manutenção, a doença está em um estágio relativo de remissão. Os objetivos durante essa fase são prevenir recaída psicótica e ajudar os pacientes a melhorar seu nível de funcionamento. Tendo em vista que os medicamentos introduzidos mais recentemente têm um risco bastante reduzido de discinesia tardia, uma das maiores preocupações em relação ao tratamento de longo prazo foi diminuída. Nessa fase, os pacientes em geral estão em um estado relativo de remissão, apenas com sintomas psicóticos mínimos. Pacientes estáveis que são mantidos com um antipsicótico têm uma taxa de recaída muito mais baixa do que aqueles que têm seus medicamentos descontinuados. Dados sugerem que 16 a 23% dos pacientes que recebem tratamento experimentarão recaída em 1 ano, e 53 a 72% terão recaída sem medicamentos. Mesmo pacientes que tiveram apenas um episódio têm 4 chances em 5 de sofrer recaída pelo menos uma vez ao longo dos próximos cinco anos. Interromper a medicação aumenta esse risco cinco vezes. Embora as diretrizes publicadas não façam recomendações definitivas sobre a duração do tratamento de manutenção após o primeiro episódio, dados recentes sugerem que 1 ou 2 anos poderia não ser adequado. Esta é uma preocupação particular quando os pacientes alcançaram uma boa situação profissional e estão envolvidos em programas educacionais, porque têm muito a perder se sofrerem outra descompensação psicótica.

Em geral, é recomendado que pacientes com episódios múltiplos recebam tratamento de manutenção por pelo menos cinco anos, e muitos especialistas recomendam a farmacoterapia por tempo indeterminado.

Falta de adesão. A falta de adesão ao tratamento antipsicótico de longo prazo é muito alta. Estima-se que 40 a 50% dos pacientes deixem de usar seu medicamento em 1 ou 2 anos. A adesão aumenta quando medicamentos de ação prolongada são usados em vez dos orais.

Ao iniciar medicamentos de ação prolongada, alguma suplementação oral é necessária enquanto os níveis plasmáticos máximos estão sendo alcançados. Flufenazina e haloperidol têm formulações de ação prolongada injetáveis. Formulações de longa ação de risperidona, paliperidona, aripiprazol e olanzapina também estão disponíveis.

Há inúmeras vantagens em usar medicamentos injetáveis de ação prolongada. Os médicos sabem imediatamente quando ocorre a falta de adesão e têm algum tempo para iniciar intervenções apropriadas antes que o efeito do fármaco se dissipe; há menos variabilidade diária nos níveis sanguíneos, facilitando o estabelecimento de uma dose eficaz mínima; e, afinal, muitos pacientes preferem essa formulação a ter de lembrar diariamente os horários das preparações orais.

ESTRATÉGIAS PARA PACIENTES RESISTENTES AO TRATAMENTO

Quando se administra um medicamento antipsicótico a pacientes com esquizofrenia aguda, aproximadamente 60% irão melhorar, no sentido de que alcançarão uma remissão completa ou terão apenas sintomas leves; os restantes 40% irão melhorar, mas ainda demonstrarão níveis variáveis de sintomas positivos resistentes aos medicamentos. Em vez de classificar os pacientes como respondentes e não respondentes, é mais correto considerar o grau em que a doença melhora com o medicamento. Alguns pacientes resistentes estão tão gravemente doentes que requerem hospitalização crônica. Outros respondem a um antipsicótico com supressão substancial de seus sintomas psicóticos, mas demonstram sintomas persistentes, como alucinações ou delírios.

Antes de considerar um paciente resistente a determinada droga, é importante assegurar-se de que ele tenha recebido uma tentativa adequada do medicamento. Uma tentativa de 4 a 6 semanas em uma dose adequada de um antipsicótico é considerada apropriada para a maioria das pessoas. Pacientes que demonstram mesmo uma leve melhora durante esse período podem continuar a melhorar a uma taxa constante por 3 a 6 meses. Pode ser útil confirmar que o paciente esteja recebendo uma quantidade adequada do medicamento por meio da monitoração da concentração plasmática. Essa informação está disponível para inúmeros antipsicóticos, entre eles haloperidol, clozapina, flufenazina, trifluoperazina e perfenazina. Uma concentração plasmática muito baixa pode indicar que o paciente não tido adesão ou, o mais comum, tem tido apenas adesão parcial. Também pode sugerir que ele seja um metabolizador rápido do antipsicótico ou que a droga não esteja sendo absorvida de modo apropriado. Sob essas condições, aumentar a dose pode ser útil. Se o nível estiver bastante alto, os médicos devem considerar a possibilidade de os efeitos colaterais estarem interferindo na resposta terapêutica.

Se o paciente estiver respondendo mal, pode-se aumentar a dose acima do nível terapêutico habitual; entretanto, dosagens mais altas em geral não estão associadas com melhor resposta do que doses convencionais. Mudar para outro medicamento é preferível a titular para uma dose alta.

Se um paciente respondeu mal a um ARD convencional, é improvável que responda bem a outro ARD. Provavelmente seja mais útil mudar para um ASD.

A clozapina é eficaz para pacientes que respondem mal aos ARDs. Estudos duplos-cegos que compararam com outros antipsicóticos indicaram que ela tinha vantagens mais claras sobre os medicamentos convencionais em pacientes com sintomas psicóticos mais graves, bem como naqueles que já tinham respondido mal a outros antipsicóticos. Quando a clozapina foi comparada com a clorpromazina em um grupo de indivíduos gravemente psicóticos, a clozapina foi bem mais eficaz em quase todas as dimensões de psicopatologia, incluindo sintomas positivos e sintomas negativos.

TRATAMENTO DOS EFEITOS COLATERAIS

Os pacientes com frequência experimentam efeitos colaterais de um antipsicótico antes de alcançar uma melhora clínica. Embora uma resposta clínica possa demorar dias ou semanas para ocorrer após o início do medicamento, os efeitos colaterais iniciam-se quase imediatamente. Para medicamentos de baixa potência, é provável que esses efeitos colaterais incluam sedação, hipotensão postural e efeitos anticolinérgicos, enquanto os de alta potência tendem a causar efeitos colaterais extrapiramidais.

Efeitos colaterais extrapiramidais

Os médicos têm inúmeras alternativas para tratar efeitos colaterais extrapiramidais. Estas incluem reduzir a dose do antipsicótico (que é mais comumente um ARD), adicionar um medicamento antiparkinsoniano, e mudar o paciente para um ASD, que tem menos probabilidade de causar esses efeitos. Os medicamentos antiparkinsonianos mais eficazes são os anticolinérgicos. Entretanto, estes têm seus próprios efeitos colaterais, incluindo boca seca, constipação, visão turva e, com frequência, perda de memória. Além disso, muitas vezes, eles são apenas parcialmente eficazes, deixando os pacientes com quantidades substanciais de efeitos colaterais extrapiramidais prolongados. Os β-bloqueadores de ação central, como o propranolol, também costumam ser eficazes para tratar acatisia. A maioria dos pacientes responde a dosagens de 30 e 90 mg por dia.

No caso de antipsicóticos convencionais estarem sendo prescritos, os médicos podem considerar prescrever medicamentos antiparkinsonianos profiláticos para pacientes com probabilidade de experimentar efeitos colaterais extrapiramidais perturbadores. Estes incluem os que têm uma história de sensibilidade a esses efeitos e aqueles que estão sendo tratados com doses relativamente altas de agentes de alta potência. Medicamentos antiparkinsonianos profiláticos também podem ser indicados quando agentes de alta potência são prescritos para homens jovens que apresentam maior vulnerabilidade ao desenvolvimento de distonias. Mais uma vez, esses pacientes são candidatos a receber drogas mais recentes.

Alguns indivíduos são muito sensíveis a efeitos colaterais extrapiramidais na dose necessária para controlar sua psicose. Para muitos deles, os efeitos colaterais do medicamento podem parecer piores do que a própria doença. Esses pacientes devem ser tratados rotineiramente com um ASD, porque esses agentes resultam em bem menos efeitos colaterais extrapiramidais do que os ARDs. Entretanto, esses indivíduos podem experimentar esses efeitos mesmo com um ASD. A risperidona pode causar efeitos colaterais extrapiramidais mesmo em doses baixas – por exemplo, 0,5 mg –, mas a gravidade e o risco são maiores com doses mais altas – por exemplo, mais de 6 mg. A olanzapina e a ziprasidona também estão associadas com parkinsonismo e acatisia relacionados à dose.

Discinesia tardia

Aproximadamente 20 a 30% dos pacientes em tratamento de longo prazo com um ARD convencional exibirão sintomas de discinesia tardia. Cerca de 3 a 5% dos pacientes jovens que recebem um ARD desenvolvem discinesia tardia a cada ano. O risco em pacientes idosos é muito mais alto. Embora discinesia gravemente incapacitante seja incomum, quando ocorre ela pode afetar a capacidade de caminhar, respirar, alimentar-se e falar. Indivíduos que são mais sensíveis aos efeitos colaterais extrapiramidais parecem ser mais vulneráveis a desenvolvê-la. Pacientes com transtornos cognitivos ou do humor comórbidos também podem ser mais vulneráveis a discinesia tardia do que aqueles com apenas esquizofrenia.

O início dos movimentos anormais em geral ocorre ou enquanto o paciente está recebendo um antipsicótico, ou no período de quatro semanas após a descontinuação de um antipsicótico oral, ou oito semanas após a retirada de um antipsicótico de depósito. Há um risco ligeiramente mais baixo desse problema com agentes da nova geração. Entretanto, o risco não é ausente com os ASDs.

As recomendações para prevenir e tratar discinesia tardia incluem (1) usar a dose efetiva mais baixa de antipsicótico; (2) prescrever com cautela para crianças, idosos e indivíduos com transtornos do humor; (3) examinar os pacientes regularmente para evidência desse efeito colateral; (4) considerar alternativas ao antipsicótico que está sendo utilizado e considerar redução da dosagem quando a condição for diagnosticada; e (5) considerar uma série de opções se ela piorar, incluindo a descontinuação do antipsicótico ou mudança para um agente diferente. Foi demonstrado que a clozapina é eficaz para reduzir discinesia tardia grave ou distonia tardia.

Outros efeitos colaterais

Sedação e hipotensão postural podem ser efeitos colaterais importantes para pacientes que estão sendo tratados com ARDs de baixa potência, como perfenazina. Esses efeitos são, muitas vezes, mais graves durante o ajuste da dosagem inicial desses medicamentos como resultado, pacientes tratados com esses medicamentos – particularmente com clozapina – podem levar semanas até alcançar uma dose terapêutica. Embora a maioria dos indivíduos desenvolva tolerância a sedação e hipotensão postural, a sedação pode continuar sendo um problema. Nestes, a sonolência diurna pode interferir nas tentativas de retornar à vida na comunidade.

Todos os ARDs, bem como os ASDs, elevam os níveis de prolactina, o que pode resultar em galactorreia e menstruação irregular. Elevações de longo prazo na prolactina e a resultante supressão no hormônio liberador da gonadotrofina podem causar supressão nos hormônios gonadais. Estes, por sua vez, podem ter efeitos sobre a libido e o funcionamento sexual. Também existe a preocupação de que a prolactina elevada possa causar diminuições na densidade óssea e levar a osteoporose. Essas preocupações com hiperprolactinemia, funcionamento sexual e densidade óssea baseiam-se em experiências com elevações da prolactina relacionadas a tumores e a outras causas. Não se sabe se esses riscos também estão associados com elevações menores que ocorrem com medicamentos que elevam a prolactina.

Monitoração da saúde em pacientes recebendo antipsicóticos

Devido aos efeitos dos ASDs sobre o metabolismo de insulina, os psiquiatras devem monitorar uma série de indicadores de saúde, incluindo IMC, glicose sanguínea de jejum e perfis de lipídeos. Os pacientes devem ser pesados, e seus IMCs calculados, em cada consulta por seis meses após uma mudança de medicação.

Efeitos colaterais da clozapina

A clozapina tem inúmeros efeitos colaterais que tornam difícil sua administração. O mais grave é um risco de agranulocitose. Essa condição potencialmente fatal ocorre em 0,3% dos pacientes tratados com clozapina durante o primeiro ano de exposição. Depois disso, o risco é bem mais baixo. Como resultado, nos Estados Unidos, é exigido que pacientes que recebem clozapina estejam em um programa de monitoração sanguínea semanal, nos primeiros seis meses, e quinzenal, nos seis meses seguintes. Após um ano de tratamento sem problemas hematológicos, a monitoração pode ser realizada mensalmente.

A clozapina também está associada com um risco mais alto de convulsões do que outros antipsicóticos. O risco alcança quase 5% em doses de mais de 600 mg. Pacientes que desenvolvem convulsões com esse fármaco em geral podem ser tratados com redução da dose e adição de um anticonvulsivante, via de regra valproato. Tem sido relatada a ocorrência de miocardite em aproximadamente 5 pacientes por 100 mil pacientes-ano. Outros efeitos colaterais incluem hipersalivação, sedação, taquicardia, ganho de peso, diabetes, febre e hipotensão postural.

OUTRAS TERAPIAS BIOLÓGICAS

A eletroconvulsoterapia (ECT) tem sido estudada na esquizofrenia tanto aguda quanto crônica. Estudos com pacientes de início recente indicam que a ECT é tão eficaz quanto medicamentos antipsicóticos e mais eficaz do que psicoterapia. Outros estudos indicam que a suplementação de medicamentos antipsicóticos com ECT é mais eficaz do que apenas esses medicamentos. Medicamentos antipsicóticos devem ser administrados durante e após o tratamento com ECT. Embora não seja mais considerada um tratamento adequado, a psicocirurgia é praticada em uma base experimental limitada para casos graves e intratáveis.

TERAPIAS PSICOSSOCIAIS

As terapias psicossociais incluem uma variedade de métodos para aumentar as habilidades sociais, a autossuficiência, as habilidades práticas e a comunicação interpessoal em pacientes com esquizofrenia. O objetivo é capacitar indivíduos com doença grave a desenvolver habilidades sociais e vocacionais para uma vida independente. Esses tratamentos são realizados em muitos locais: hospitais, clínicas ambulatoriais, centros de saúde mental, hospitais-dia, lares ou clubes.

Treinamento de habilidades sociais

Esse treinamento às vezes é referido como terapia de habilidades comportamentais. Em conjunto com a terapia farmacológica, pode ser útil e representar um apoio direto para o paciente. Além dos sintomas psicóticos vistos em indivíduos com esquizofrenia, outros sintomas evidentes envolvem os relacionamentos com os outros, incluindo pouco contato visual, retardo incomum das reações, expressões faciais estranhas, falta de espontaneidade em situações sociais e percepção incorreta ou falta de percepção das emoções das outras pessoas. O treinamento de habilidades comportamentais trata esses comportamentos com o uso de vídeos de outras pessoas e do paciente, dramatizações na terapia e "lições de casa" para as habilidades específicas que estão sendo praticadas. O treinamento de habilidades sociais demonstrou reduzir as taxas de recaída medidas pela necessidade de hospitalização.

Terapia de família

Visto que os pacientes com esquizofrenia muitas vezes recebem alta em um estado de remissão apenas parcial, a família para a qual retornam pode ser beneficiada por algumas sessões, breves, porém intensivas (até mesmo diárias), de terapia familiar. A abordagem deve focalizar a situação imediata e incluir identificação e evitação de situações potencialmente problemáticas. Quando surgem dificuldades com o paciente na família, o objetivo da terapia deve ser resolvê--las de forma rápida.

Ao querer ajudar, os membros da família com frequência encorajam o indivíduo com esquizofrenia a retomar suas atividades regulares rápido demais, tanto por ignorância a respeito do transtorno como por negação de sua gravidade. Sem serem abertamente desencorajadores, os terapeutas devem ajudá-los a compreender e a aprender sobre a esquizofrenia e estimular a discussão sobre o episódio psicótico e os fatos que levaram a ele. Ignorar esse episódio, uma situação comum, muitas vezes aumenta a vergonha associada ao acontecimento e impede que se examine o evento recente para compreendê-lo melhor. Os sintomas psicóticos muitas vezes assustam os membros da família, e falar claramente com o psiquiatra e com o parente afetado ajuda a tranquilizar todos os envolvidos. Os terapeutas podem, a seguir, direcionar a terapia familiar para a aplicação de estratégias de redução do estresse e de enfrentamento com vistas à reintegração gradual do paciente à vida cotidiana.

Os terapeutas devem controlar a intensidade emocional das sessões familiares com pacientes com esquizofrenia. A expressão excessiva de emoção durante a sessão pode prejudicar o processo de recuperação do paciente e enfraquecer o potencial de sucesso de futura terapia familiar. Diversos estudos demonstraram que a terapia familiar é especialmente eficaz para reduzir as recaídas.

Aliança Nacional para os Doentes Mentais (National Alliance on Mental Illness – NAMI). A NAMI e organizações semelhantes são grupos de apoio para membros da família e amigos de pacientes com doenças mentais e para os próprios pacientes. Essas organizações oferecem aconselhamento emocional e prático para a obtenção de atendimento em um sistema de saúde muitas vezes complexo e são fontes úteis para as quais encaminhar as famílias. A NAMI também patrocinou uma campanha para desestigmatizar as doenças mentais e aumentar a atenção governamental para as necessidades e os direitos dos doentes mentais e de suas famílias.

Gestão de caso

Visto que vários profissionais com habilidades especializadas, como psiquiatras, assistentes sociais e terapeutas ocupacionais, entre outros, estão envolvidos em um programa de tratamento, é útil haver uma pessoa ciente de todas as forças que agem sobre o paciente. O responsável pela gestão de caso garante que os esforços sejam coordenados e que o paciente compareça às consultas e mantenha a adesão aos planos de tratamento, podendo fazer visitas domiciliares e até mesmo acompanhá-lo no trabalho. O sucesso do programa depende da formação, do treinamento e da competência do indivíduo responsável pela gestão de caso, fatores muito variáveis. Essas pessoas muitas vezes são encarregadas de um número excessivo de casos e não conseguem acompanhá-los efetivamente. Os benefícios do programa ainda precisam ser demonstrados.

Tratamento assertivo na comunidade

O Programa de Tratamento Assertivo na Comunidade (PACT) foi desenvolvido originalmente por pesquisadores de Madison, Wisconsin, na década de 1970, para oferecer serviços a pessoas com doenças mentais crônicas. Os pacientes são atendidos por uma equipe multidisciplinar (p. ex., gestor de caso, psiquiatra, enfermeiro, clínico geral) encarregada de um número fixo de casos que oferece todos os serviços quando e onde forem necessários, 24 horas por dia, sete dias por semana. Trata-se de uma intervenção móvel e intensiva que oferece tratamento, reabilitação e atividades de apoio, os quais incluem entrega de medicamentos em casa, monitoramento da saúde mental e física, prática de habilidades sociais *in vivo* e contatos frequentes com membros da família. A proporção paciente-equipe é alta (1:12), e esses programas podem diminuir efetivamente o risco de nova hospitalização para pessoas com esquizofrenia, apesar de serem trabalhosos e caros.

Terapia de grupo

A terapia de grupo para pessoas com esquizofrenia geralmente tem seu foco nos planos, nos problemas e nos relacionamentos. Os grupos podem ter orientação comportamental, psicodinâmica ou voltada ao *insight*. Alguns pesquisadores não acreditam que a interpretação dinâmica e a terapia voltada ao *insight* tenham valor para pacientes típicos com esquizofrenia, porém a terapia de grupo é eficaz para reduzir o isolamento social, aumentar o sentido de coesão e melhorar o teste de realidade. Os grupos orientados ao apoio parecem ser os mais benéficos para esses pacientes.

Terapia cognitivo-comportamental

A terapia cognitivo-comportamental tem sido usada em pacientes com esquizofrenia para melhorar as distorções cognitivas, reduzir a distratibilidade e corrigir erros de julgamento. Existem relatos de melhora dos delírios e das alucinações em alguns pacientes. Aqueles que podem se beneficiar geralmente têm alguma compreensão acerca de sua doença.

Psicoterapia individual

Estudos sobre os efeitos da psicoterapia individual no tratamento da esquizofrenia forneceram dados de que a terapia é útil e de que seus efeitos se somam aos do tratamento farmacológico. Na psicoterapia com um indivíduo com esquizofrenia, é fundamental desenvolver uma relação que ele sinta ser segura. A confiabilidade do terapeuta, a distância emocional entre ambos e a sinceridade do terapeuta, conforme interpretada pelo paciente, afetam a experiência terapêutica. A psicoterapia para pessoas com esse transtorno deve ser pensada em termos de décadas, em vez de sessões, meses ou mesmo anos.

Alguns médicos e pesquisadores enfatizaram que a capacidade do paciente com esquizofrenia de formar uma aliança terapêutica é preditiva de seu desfecho. Os que são capazes de estabelecer uma relação têm probabilidade de continuar na psicoterapia, permanecer aderentes à medicação e ter bons resultados em avaliações de dois anos de seguimento. A relação entre médicos e pacientes difere daquela encontrada no tratamento de pacientes não psicóticos. Estabelecer um relacionamento é muitas vezes difícil. Pessoas com esquizofrenia são desesperadamente solitárias, mas ainda assim evitam a proximidade e a confiança; tendem a se tornar desconfiadas, ansiosas ou hostis ou a regredir quando alguém tenta se aproximar (Fig. 7.1-8). Os terapeutas devem respeitar a distância e a privacidade do paciente e demonstrar simplicidade, paciência, franqueza e sensibilidade às convenções sociais em vez de optar pela preferência por informalidade prematura e pelo uso condescendente de primeiros nomes. O paciente tende a perceber uma ternura exagerada ou expressões de amizade como tentativas de suborno, manipulação ou exploração.

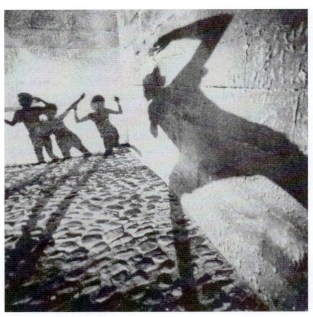

FIGURA 7.1-8
Pacientes com esquizofrenia vivem em um estado de ansiedade e medo crônicos. O ambiente é visto como hostil e ameaçador, como simbolizado nessa ilustração. (Cortesia de Arthur Tress.)

No contexto da relação profissional, no entanto, a flexibilidade é essencial para estabelecer uma aliança de trabalho com o paciente. Um terapeuta pode fazer refeições com o paciente, sentar-se no chão, sair para caminhar, ir a restaurantes, aceitar e dar presentes, jogar pingue-pongue, lembrar aniversário ou simplesmente se sentar com ele em silêncio. O principal objetivo é transmitir a ideia de que o terapeuta é confiável, quer compreender o paciente, tenta fazê-lo e tem fé em seu potencial como ser humano, por mais perturbado, hostil ou bizarro que ele possa parecer no momento.

Terapia pessoal

Um tipo flexível de psicoterapia, denominado terapia pessoal, é uma forma de tratamento individual para pacientes com esquizofrenia recentemente desenvolvida. Seu objetivo é melhorar a adaptação pessoal e social e impedir recaídas mediante o uso de habilidades sociais e exercícios de relaxamento, psicoeducação, autorreflexão, autoconsciência e exploração da vulnerabilidade individual ao estresse. O terapeuta fornece um contexto que enfatiza a aceitação e a empatia. Indivíduos que recebem terapia pessoal apresentam melhoras na adaptação social (uma medida composta que inclui desempenho no trabalho, lazer e relacionamentos interpessoais) e têm taxas de recaída mais baixas após três anos do que aqueles que não a recebem.

Terapia comportamental dialética

Essa forma de terapia, que combina as teorias cognitiva e comportamental em contextos individuais e de grupo, provou ser útil em estados *borderline* e pode ter benefícios na esquizofrenia. A ênfase é na melhora das habilidades interpessoais na presença de um terapeuta ativo e empático.

Terapia vocacional

Uma variedade de métodos e contextos é usada para ajudar os pacientes a recuperar antigas habilidades ou desenvolver novas, incluindo oficinas protegidas de trabalho, clubes e programas de emprego de meio período ou temporário. Capacitá-los para um emprego remunerado é, ao mesmo tempo, um meio e um sinal de recuperação. Muitos indivíduos com esquizofrenia são capazes de realizar trabalhos de alta qualidade apesar da doença, e outros podem exibir habilidades excepcionais ou até mesmo brilhantes em um campo limitado como resultado de algum aspecto idiossincrásico de seu transtorno.

Arteterapia

Muitos pacientes com esquizofrenia se beneficiam da arteterapia, que lhes proporciona uma saída para o constante bombardeio de suas fantasias internas. Ela os ajuda a se comunicarem e a compartilhar seu mundo interior, frequentemente assustador, com os outros.

Treinamento cognitivo

Também chamado de reparação cognitiva, é uma técnica introduzida recentemente para o tratamento da esquizofrenia. Utilizando exercícios gerados por computador, as redes neurais são influenciadas de tal forma que a cognição, incluindo a memória de trabalho, melhora e se traduz em funcionamento social mais efetivo. O campo está dando seus primeiros passos, e mais estudos e replicação de estudos são necessários; entretanto, é uma técnica promissora que pode ser facilmente aprendida e administrada.

REFERÊNCIAS

Beck AT, Rector NA, Stolar N, Grant P. *Schizophrenia: Cognitive Theory, Research, and Therapy*. New York: Guilford Press; 2009.
Deserno L, Sterzer P, Wüstenberg T, Heinz A, Schlagenhauf F. Reduced prefrontal-parietal effective connectivity and working memory deficits in schizophrenia. *J Neurosci*. 2012;32:12.
Diedieren KMJ, Neggers SFW, Daalman K, Blom JD, Goekoop R, Kahn RS, Sommer IEC. Deactivation of the parahippocampal gyrus preceding auditory hallucinations in schizophrenia. *Am J Psychiatry*. 2010;167:427.
Fisher M, Holland C, Merzenich MM, Vinogradov S. Using neuroplasticity-based auditory training to improve verbal memory in schizophrenia. *Am J Psychiatry*. 2009;166:805.
Glick ID, Stekoll AH, Hays S. The role of the family and improvement in treatment maintenance, adherence, and outcome for schizophrenia. *J Clin Psychopharmacology*. 2011;31:82.
Hare E, Glahn DC, Dassori A, Raventos H, Nicolini H, Ontiveros A, Medina R, Mendoza R, Jerez A, Muñoz R, Almasy L, Escamilla MA. Heritability of age of onset of psychosis in schizophrenia. *Am J Med Genet Part B*. 2010; 153B:298.
Howes OD, Montgomery AJ, Asselin MC, Murray RM, Valli I, Tabraham P, Bramon-Bosch E, Valmaggia L, Johns L, Broome M, McGuire PK, Grasby PM. Elevated striatal dopamine function linked to prodromal signs of schizophrenia. *Arch Gen Psychiatry*. 2009;66:13.
Johnson I, Tabbane K, Dellagi L, Kebir O. Self-perceived cognitive functioning does not correlate with objective measures of cognition in schizophrenia. *Compr Psychiatry*. 2011;52(6):688.
Keshavan MS, Vinogradov S, Rumsey J, Sherril J, Wagner A. Cognitive Training in Mental Disorders. *Am J Psychiatry*. 2014; 171:510–522.
Kring AM, Germans-Gard M, Gard DE. Emotion deficits in schizophrenia: Timing matters. *J Abnorm Psychol*. 2011;120:79.
Meyer JM, Nasrallah HA, eds. *Medical Illness and Schizophrenia*. Arlington, VA: American Psychiatric Publishing; 2009.
Remington G, Foussias G, Agid O. Progress in defining optimal treatment outcome in schizophrenia. *CNS Drugs*. 2010;24:9.
Rosenheck RA, Krystal JH, Lew R, Barnett PG, Fiore L, Valley D, Thwin SS, Vertrees JE, Liang MH. Long-acting risperidone and oral antipsychotics in unstable schizophrenia. *N Engl J Med*. 2011;364:842.
Tamminga CA. Schizophrenia and other psychotic disorders: Introduction and overview. In: Sadock BJ, Sadock VA, Ruiz P, eds. *Kaplan & Sadock's Comprehensive Textbook of Psychiatry*. 9th edition. Philadelphia: Lippincott Williams & Wilkins; 2009:1432.
Van Os J. The dynamic of subthreshold psychopathology: Implications for diagnosis and treatment. *Am J Psych*. 2013;170:695.
Viron M, Baggett T, Hill M, Freudenreich O. Schizophrenia for primary care providers: How to contribute to the care of a vulnerable patient population. *Am J Med*. 2012;125:223.

▲ 7.2 Transtorno esquizoafetivo

O transtorno esquizoafetivo tem características tanto da esquizofrenia como dos transtornos do humor. Nos sistemas diagnósticos atuais, os pacientes podem receber esse diagnóstico se puderem se encaixar em uma das seis categorias seguintes: (1) pacientes com esquizofrenia que têm sintomas de humor, (2) pacientes com transtorno do humor que têm sintomas de esquizofrenia, (3) pacientes com transtorno do humor e esquizofrenia, (4) pacientes com uma terceira psicose não relacionada a esquizofrenia e a transtorno do humor, (5) pacientes cujo transtorno se encontra em um *continuum* entre esquizofrenia e transtorno do humor e (6) pacientes com alguma combinação dos critérios citados.

George H. Kirby, em 1913, e August Hoch, em 1921, descreveram pacientes com características mistas de esquizofrenia e transtornos afetivos (do humor). Uma vez que seus pacientes não tinham o curso deteriorante da *dementia precox*, Kirby e Hoch classificaram-nos no grupo da psicose maníaco-depressiva de Emil Kraepelin.

Em 1933, Jacob Kasanin introduziu o termo *transtorno esquizoafetivo* em referência a um quadro com sintomas tanto de esquizofrenia quanto de transtornos do humor. Nesses pacientes, o início dos sintomas era súbito e muitas vezes ocorria na adolescência. Tendiam a ter um bom nível pré-mórbido de funcionamento, e um estressor específico costumava preceder o início dos sintomas. Sua história familiar frequentemente incluía transtornos do humor. Visto que o conceito amplo de esquizofrenia de Eugen Bleuler tinha ofuscado o conceito mais limitado de Kraepelin, Kasanin acreditava que os pacientes tinham um tipo de esquizofrenia. Entre 1933 e cerca de 1970, indivíduos cujos sintomas eram semelhantes aos dos pacientes de Kasanin eram classificados de forma variada como transtorno esquizoafetivo, esquizofrenia atípica, esquizofrenia de bom prognóstico, esquizofrenia em remissão e psicose cicloide – termos que enfatizavam uma relação com a esquizofrenia.

Por volta de 1970, dois conjuntos de dados mudaram a visão do transtorno esquizoafetivo, de uma doença esquizofrênica para um transtorno do humor. Primeiro, o carbonato de lítio demonstrou ser um tratamento efetivo e específico para os transtornos bipolares e alguns casos de transtorno esquizoafetivo. Segundo, um estudo conjunto dos Estados Unidos e do Reino Unido, publicado em 1968 por John Cooper e colaboradores, mostrou que a variação no número de pacientes classificados como tendo esquizofrenia nos dois países resultava de uma ênfase exagerada, nos Estados Unidos, na presença de sintomas psicóticos como um critério diagnóstico para esquizofrenia.

EPIDEMIOLOGIA

A prevalência do transtorno esquizoafetivo ao longo da vida é de menos de 1%, possivelmente entre 0,5 e 0,8%. Esses números, no entanto, são estimativas; vários estudos desse transtorno têm usado critérios diagnósticos diferentes. Na prática clínica, um diagnóstico preliminar de transtorno esquizoafetivo costuma ser usado quando o médico não tem certeza do diagnóstico.

Diferenças de gênero e idade

As diferenças de sexo nas taxas de transtorno esquizoafetivo em amostras clínicas em geral se comparam às diferenças de sexo nos transtornos do humor, com números aproximadamente iguais de homens e mulheres que têm o subtipo bipolar, e são duas vezes mais prevalentes em mulheres do que em homens entre indivíduos com o subtipo depressivo do transtorno. O tipo depressivo do transtorno esquizoafetivo pode ser mais comum em pessoas mais velhas do que nas mais jovens, e o tipo bipolar pode ser mais comum em adultos jovens do que em mais velhos. A idade de início para mulheres é mais tardia do que para os homens, como na esquizofrenia. Os homens com transtorno esquizoafetivo tendem a exibir comportamento antissocial e a ter um afeto marcadamente plano ou inadequado.

ETIOLOGIA

A causa do transtorno esquizoafetivo é desconhecida. Pode ser um tipo de esquizofrenia, um tipo de transtorno do humor ou a expressão simultânea de ambos, bem como um terceiro tipo distinto de psicose, que não está relacionado nem a esquizofrenia, nem a transtornos do humor. O mais provável é que essa categoria seja um grupo heterogêneo de condições que inclui todas essas possibilidades.

Estudos planejados para explorar a etiologia examinaram histórias familiares, marcadores biológicos, resposta de curto prazo ao tratamento e desfechos de longo prazo. A maioria deles considerou os pacientes com transtorno esquizoafetivo um grupo homogêneo, mas estudos recentes examinaram separadamente os tipos bipolar e depressivo.

Embora grande parte das pesquisas familiares e genéticas sobre o transtorno esquizoafetivo se baseie na premissa de que a esquizofrenia e os transtornos do humor são entidades completamente separadas, alguns dados indicam que elas podem ser relacionadas de uma perspectiva genética. Estudos da mutação no gene da esquizofrenia 1 (*DISC1*), localizado no cromossomo 1q42, sugerem seu possível envolvimento no transtorno esquizoafetivo, bem como na esquizofrenia e no transtorno bipolar.

Como um grupo, pacientes com transtorno esquizoafetivo têm melhor prognóstico do que os afetados por esquizofrenia e pior prognóstico do que aqueles com transtornos do humor e tendem a apresentar um curso não deteriorante e a responder melhor ao lítio do que pacientes com esquizofrenia.

Consolidação dos dados

Uma conclusão razoável a partir dos dados disponíveis é a de que os pacientes com transtorno esquizoafetivo são um grupo heterogêneo: alguns têm esquizofrenia com sintomas afetivos proeminentes, outros têm transtorno do humor com proeminência de sintomas de esquizofrenia, e ainda outros apresentam uma síndrome clínica distinta. A hipótese de que tenham ao mesmo tempo esquizofrenia e um transtorno do humor não se sustenta, porque a ocorrência conjunta dos dois transtornos é muito mais baixa do que a incidência do transtorno esquizoafetivo.

DIAGNÓSTICO E CARACTERÍSTICAS CLÍNICAS

Os critérios para transtorno esquizoafetivo da quinta edição do *Manual diagnóstico e estatístico de transtornos mentais* (DSM-5) são fornecidos na Tabela 7.2-1. O médico deve diagnosticar de forma correta a doença afetiva, certificando-se de que ela satisfaça os critérios para um episódio maníaco ou depressivo, mas também deve determinar a duração exata de cada episódio (o que nem sempre é fácil ou mesmo possível).

A duração de cada episódio é essencial por duas razões. Primeiro, para satisfazer o Critério B (sintomas psicóticos na ausência de transtorno do humor [depressivo ou maníaco]), é importante saber quando o episódio afetivo termina e a psicose continua. Segundo, para satisfazer o Critério C, a duração de todos os episódios de humor deve ser combinada e comparada com a duração total da doença. Se o componente de humor estiver presente para a maioria (> 50%) da doença total, então esse critério estará satisfeito. Assim como a maioria dos diagnósticos psiquiátricos, o transtorno esquizoafetivo não deve ser diagnosticado se os sintomas forem causados pelo abuso de substâncias ou se forem secundários a uma condição clínica geral.

O Sr. C. é um homem de 24 anos sem história psiquiátrica anterior. A gravidez da mãe, o parto, o desenvolvimento e a adaptação ao serviço militar como paramédico foram normais. Após a dispensa do exército, ele começou a estudar direito, mas então abandonou o curso e viajou pela Ásia, onde usou maconha. Os familiares que o viram durante essa época perceberam várias mudanças: ele insistia em mudar seu nome, começou a se isolar e acreditava que era herdeiro de Dalai Lama. Quando se tornou agressivo e propenso a discussões, foi levado para casa e hospitalizado. Na internação, estava vestido como um monge tibetano, com a cabeça raspada. Embora orientado para tempo e lugar, tinha delírios de grandeza, declarando que era o homem mais inteligente do planeta e ancestral do Messias. Também era desconfiado, arrogante e crítico. Na avaliação laboratorial, descobriu-se que também tinha hepatite A. Foi tratado com perfenazina, 28 mg por dia, e por fim recebeu alta para tratamento ambulatorial. Tentou novamente frequentar a faculdade de direito, mas não conseguiu persistir por mais de um ano antes de desistir. Um mês depois de o psiquiatra concordar em interromper sua medicação antipsicótica, teve uma recaída. Sua segunda internação ocorreu após um episódio maníaco durante o qual gastou dinheiro de forma extravagante, teve acessos de raiva, falava em excesso, era hiperativo e acreditava ser o Messias. Foi tratado com 5 mg de haloperidol por dia e 1.200 mg de lítio. Após a alta e uma nova tentativa na faculdade de direito, viajou para a Índia. Foi levado para casa, voltou a ser hospitalizado com outro episódio maníaco e recebeu alta com medicamentos antipsicóticos de depósito. Após ser novamente hospitalizado devido a efeitos colaterais extrapiramidais, foram prescritos olanzapina, 20 mg por dia, e ácido valproico, 1.000 mg por dia. Durante essa hospitalização, seu humor parecia mais deprimido, mas ele não satisfazia os critérios para um episódio de transtorno depressivo maior. Durante os cinco anos subsequentes, permaneceu fora do hospital e não teve episódios de transtorno do humor. Tratou de evitar o uso de maconha ou de outras substâncias, não trabalha mas funciona bem como marido e pai. Ocasionalmente, tem pensamentos de que pode ser ferido por outra pessoa, causando uma lesão a seu fígado, mas esses pensamentos nunca duram mais do que poucos dias.

O primeiro aspecto no estabelecimento de um diagnóstico diferencial foi determinar se a psicose era devida a uma condição clínica geral ou a um transtorno por uso de substância. Essas possibilida-

TABELA 7.2-1
Critérios diagnósticos do DSM-5 para transtorno esquizoafetivo

A. Um período ininterrupto de doença durante o qual há um episódio depressivo maior ou maníaco concomitante com o Critério A da esquizofrenia.
   Nota: O episódio depressivo maior deve incluir o Critério A1: humor deprimido.
B. Delírios ou alucinações por duas semanas ou mais na ausência de episódio depressivo maior ou maníaco durante a duração da doença ao longo da vida.
C. Os sintomas que satisfazem os critérios para um episódio de humor estão presentes na maior parte da duração total das fases ativa e residual da doença.
D. A perturbação não pode ser atribuída aos efeitos de uma substância (p. ex., droga de abuso, medicamento) ou a outra condição médica.

Determinar o subtipo:
295.70 (F25.0) Tipo bipolar: Esse subtipo aplica-se se um episódio maníaco fizer parte da apresentação. Podem também ocorrer episódios depressivos maiores.
295.70 (F25.1) Tipo depressivo: Esse subtipo aplica-se se somente episódios depressivos maiores fizerem parte da apresentação.

Especificar se:
  Com catatonia (consultar os critérios para catatonia associada a outro transtorno metal, p. 119-120, para definição)
  Nota para codificação: Usar o código adicional 293.89 (F06.1) de catatonia associada com transtorno esquizoafetivo para indicar a presença de catatonia comórbida.

Especificar se:
  Os especificadores de curso a seguir devem ser usados apenas após duração de um ano do transtorno e se não estiverem em contradição com os critérios diagnósticos do curso.
  Primeiro episódio, atualmente em episódio agudo: A primeira manifestação do transtorno atende aos sintomas diagnósticos definidos e aos critérios de tempo. Um *episódio agudo* é um período de tempo em que são atendidos os critérios dos sintomas.
  Primeiro episódio, atualmente em remissão parcial: *Remissão parcial* é um período de tempo durante o qual é mantida melhora após um episódio anterior e em que os critérios definidores do transtorno são atendidos apenas em parte.
  Primeiro episódio, atualmente em remissão completa: *Remissão completa* é um período de tempo após um episódio anterior durante o qual não estão presentes sintomas específicos do transtorno.
  Episódios múltiplos, atualmente em episódio agudo: Múltiplos episódios podem ser determinados após um mínimo de dois episódios (i.e., após um primeiro episódio, uma remissão e pelo menos uma recaída).
  Episódios múltiplos, atualmente em remissão parcial
  Episódios múltiplos, atualmente em remissão completa
  Contínuo: Os sintomas que atendem aos critérios diagnósticos do transtorno permanecem durante a maior parte do curso da doença, com períodos sintomáticos em nível subclínico muito breves em relação ao curso geral.
  Não especificado

Especificar a gravidade atual:
  A gravidade é classificada por uma avaliação quantitativa dos sintomas primários de psicose, o que inclui delírios, alucinações, desorganização do discurso, comportamento psicomotor anormal e sintomas negativos. Cada um desses sintomas pode ser classificado quanto à gravidade atual (mais grave nos últimos sete dias) em uma escala com 5 pontos, variando de 0 (não presente) a 4 (presente e grave). (Ver Gravidade das Dimensões de Sintomas de Psicose Avaliada pelo Clínico no capítulo "Instrumentos de Avaliação".)
  Nota: O diagnóstico de transtorno esquizoafetivo pode ser feito sem a utilização desse especificador de gravidade.

Reimpressa, com permissão, do *Diagnostic and Statistical Manual of Mental Disorders*, Fifth Edition (Copyright © 2013). American Psychiatric Association. Todos os direitos reservados.

---

des pareciam improváveis porque hepatite raramente seria associada com o desenvolvimento de uma síndrome maníaca aguda. Embora o uso de maconha possa precipitar psicose, seus sintomas psicóticos e o transtorno do humor também ocorreram na ausência de uso de substância. Além disso, o curso longitudinal do paciente não era consistente com um transtorno induzido por substância ou por uma psicose em razão de uma condição clínica geral. Os episódios de humor do Sr. C eram distintos, mas ele também tinha sintomas psicóticos claros na ausência de um episódio de humor, tornando o transtorno esquizoafetivo um diagnóstico mais apropriado do que transtorno bipolar com aspectos psicóticos. Seu curso também mostrou ausência de retorno a seu nível de funcionamento pré-mórbido apesar do controle razoável de seus sintomas com um antipsicótico e um anticonvulsivante estabilizador do humor. A duração de seus sintomas de humor em relação à duração total da doença era significativa e compatível com um diagnóstico de transtorno esquizoafetivo.

A Sra. P. é uma mulher de 47 anos, divorciada, desempregada, que vivia sozinha e que experimentava sintomas psicóticos crônicos apesar do tratamento com 20 mg de olanzapina e 20 mg de citalopram por dia. Ela acreditava que estava recebendo mensagens de Deus e do departamento de polícia para sair em uma missão de combate às drogas. Também pensava que um grupo do crime organizado estava tentando impedir sua ação. O início de sua doença foi aos 20 anos, quando vivenciou o primeiro de vários episódios depressivos. Ela ainda descreveu períodos em que se sentia com mais energia e mais falante, tinha uma necessidade de sono diminuída e era mais ativa, às vezes limpando sua casa durante toda a noite. Cerca de quatro anos após o início de seus sintomas, começou a ouvir "vozes" que se tornavam mais fortes quando estava deprimida, mas ainda estavam presentes e a perturbavam mesmo quando seu humor era eutímico. Aproximadamente 10 anos depois de sua doença começar, desenvolveu a crença de que havia policiais em toda parte e de que seus vizinhos a estavam espionando. Foi hospitalizada de forma voluntária. Dois anos mais tarde, teve outro episódio depressivo, e as alucinações auditivas lhe disseram que não podia mais morar em seu apartamento. Foi feita uma tentativa de uso de lítio, antidepressivos e antipsicóticos, mas ela continuou cronicamente sintomática, com sintomas de humor e também de psicose.

A Sra. P. demonstra uma apresentação "clássica" de transtorno esquizoafetivo, no qual episódios depressivos e hipomaníacos claros estão presentes em combinação com doença psicótica contínua e sintomas de primeira linha. Seu curso é típico de muitos indivíduos com o transtorno.

DIAGNÓSTICO DIFERENCIAL

O diagnóstico diferencial psiquiátrico inclui todas as possibilidades geralmente consideradas para transtornos do humor e para esquizofrenia. Em qualquer diagnóstico diferencial de transtornos psicóticos, deve ser realizada uma investigação médica completa para excluir causas orgânicas. Uma história de uso de substâncias (com ou sem resultados positivos em exames toxicológicos) pode indicar um transtorno induzido por substâncias. Condições clínicas preexistentes, seu tratamento, ou ambos, podem levar a transtornos psicóticos e do humor. Qualquer suspeita de anormalidade neurológica justifica a consideração de exames de imagem do cérebro, para excluir patologias anatômicas, e de um eletrencefalograma (EEG), para determinar algum possível transtorno convulsivo (p. ex., epilepsia do lobo temporal). Transtornos psicóticos causados por um transtorno convulsivo são mais comuns do que os vistos na população em geral e tendem a se caracterizar por paranoia, alucinações e ideias de referência. Acredita-se que indivíduos que apresentam epilepsia com psicose tenham um melhor nível de funcionamento do que aqueles com transtornos do espectro da esquizofrenia. O bom controle das convulsões pode reduzir a psicose.

CURSO E PROGNÓSTICO

Considerando a incerteza e a evolução do diagnóstico de transtorno esquizoafetivo, é difícil determinar o curso e o prognóstico a longo prazo. Dada a definição do diagnóstico, pode-se esperar que pacientes com transtorno esquizoafetivo tenham curso semelhante ao de um transtorno do humor episódico, um curso de esquizofrenia crônica ou algum desfecho intermediário. Presume-se que a presença crescente de sintomas de esquizofrenia esteja associada com um prognóstico pior. Depois de um ano, pacientes com transtorno esquizoafetivo tinham desfechos diferentes, dependendo de seus sintomas serem predominantemente afetivos (melhor prognóstico) ou de esquizofrenia (pior prognóstico). Um estudo que acompanhou pacientes diagnosticados com transtorno esquizoafetivo durante oito anos revelou que seus desfechos se assemelhavam mais a esquizofrenia do que a um transtorno do humor com aspectos psicóticos.

TRATAMENTO

Os estabilizadores do humor são o pilar do tratamento para os transtornos bipolares, e é razoável supor que sejam importantes no tratamento de pacientes com transtorno esquizoafetivo. Um estudo recente que comparou lítio com carbamazepina verificou que esta era superior para transtorno esquizoafetivo, tipo depressivo, mas não encontrou diferenças entre os dois agentes para o tipo bipolar. Na prática, entretanto, esses medicamentos são muito usados isoladamente ou em combinação um com o outro ou com um agente antipsicótico. Em episódios maníacos, indivíduos com transtorno esquizoafetivo devem ser tratados de maneira agressiva com dosagens de um estabilizador do humor na variação média a alta de concentração sanguínea terapêutica. Quando os pacientes entram na fase de manutenção, a dosagem pode ser reduzida para a variação baixa a média para evitar efeitos adversos e possíveis efeitos em outros sistemas (p. ex., tireoide e rins) e para melhorar a facilidade de uso e a adesão. Devem ser realizados um monitoramento laboratorial das concentrações plasmáticas e uma avaliação periódica da tireoide, dos rins e do funcionamento hematológico.

Por definição, muitos pacientes com transtorno esquizoafetivo têm episódios depressivos maiores. O tratamento com antidepressivos espelha o tratamento da depressão bipolar. Deve-se ter cuidado para não precipitar um ciclo de mudanças rápidas da depressão para a mania com o antidepressivo. A escolha desse medicamento deve levar em consideração sucessos e fracassos anteriores do tratamento. Os inibidores seletivos da recaptação de serotonina (p. ex., fluoxetina e sertralina) costumam ser usados como agentes de primeira linha, pois têm menos efeitos sobre o estado cardíaco e um perfil favorável na superdosagem. Entretanto, pacientes agitados ou insones podem se beneficiar de um agente tricíclico. Como em todos os casos de mania intratável, o uso da ECT deve ser considerado. Conforme mencionado, os agentes antipsicóticos são importantes no tratamento dos sintomas psicóticos do transtorno esquizoafetivo.

Tratamento psicossocial

Os pacientes são beneficiados por uma combinação de terapia familiar, treinamento de habilidades sociais e reabilitação cognitiva. Uma vez que o campo da psiquiatria tem enfrentado dificuldades para decidir sobre o diagnóstico e o prognóstico exatos do transtorno esquizoafetivo, essa incerteza deve ser relatada ao paciente. A gama de sintomas pode ser vasta, visto que os pacientes enfrentam tanto psicose quanto estados de humor variáveis. Pode ser muito difícil para os membros da família acompanharem a natureza mutável do transtorno e as necessidades desses pacientes. Os regimes de medicação podem ser complicados, com múltiplos agentes de várias classes de fármacos.

REFERÊNCIAS

Bychkov ER, Ahmed MR, Gurevich VV, Benovi JL, Gurevich EV. Reduced expression of G protein-coupled receptor kinases in schizophrenia but not in schizoaffective disorder. *Neurobiol Dis.* 2011;44(2):248.

Canuso CM, Lindenmayer JP, Kosik-Gonzalez C, Turkoz I, Carothers J, Bossie CA, Schooler NR. A randomized, double-blind, placebo-controlled study of 2 dose ranges of paliperidone extended-release in the treatment of subjects with schizoaffective disorder. *J Clin Psychiatry.* 2010;71(5):587.

Canuso CM, Schooler N, Carothers J, Turkoz I, Kosik-Gonzalez C, Bossie CA, Walling D, Lindenmayer JP. Paliperidone extended-release in schizoaffective disorder: A randomized, controlled study comparing a flexible dose with placebo in patients treated with and without antidepressants and/or mood stabilizers. *J Clin Psychopharm.* 2010;30(5):487.

Cardno AG, Owen MJ. Genetic relationships between schizophrenia, bipolar disorder, and schizoaffective disorder. *Schizophrenia Bulletin.* 2014;40(3), 504–515.

Fochtmann LJ, Mojtabai R, Bromet EJ: Other psychotic disorders. In: Sadock BJ, Sadock VA, Ruiz P, eds. *Kaplan & Sadock's Comprehensive Textbook of Psychiatry.* 9th edition. Philadelphia: Lippincott Williams & Wilkins; 2009:1605.

Glick ID, Mankoski R, Eudicone JM, Marcus RN, Tran QV, Assunção-Talbott S. The efficacy, safety, and tolerability of aripiprazole for the treatment of schizoaffective disorder: Results from a pooled analysis of a sub-population of subjects from two randomized, double-blind, placebo-controlled, pivotal trials. *J Affect Disord.* 2009;115(1–2):18.

Hooper SR, Giuliano AJ, Youngstrom EA, Breiger D, Sikich L, Frazier JA, Findling RL, McClellan J, Hamer RM, Vitiello B, Lieberman JA. Neurocognition in early-onset schizophrenia and schizoaffective disorders. *J Am Acad Child Adolescent Psychiatry*. 2010;49:52.

Kane JM. Performance improvement CME: Schizoaffective disorder. *J Clin Psychiatry*. 2011;72(7):e23.

Kane JM. Strategies for making an accurate differential diagnosis of schizoaffective disorder. *J Clin Psychiatry*. 2010;71:4.

Kane JM. The differential diagnosis of schizoaffective disorder. *J Clin Psychiatry*. 2010;71(12):e33.

Kinnan S, Petty F, Wilson DR. Zolpidem-induced mania in a patient with schizoaffective disorder. *Psychosomatics*. 2011;52(5):493.

Pandina G, Bilder R, Turkoz I, Alphs L. Identification of clinically meaningful relationships among cognition, functionality, and symptoms in subjects with schizophrenia or schizoaffective disorder. *Schizophrenia research*. 2013;143 (2–3):312–318.

Salzer MS, Baron RC, Brusilovskiy E, Lawer LJ, Mandell DS: Access and outcomes for persons with psychotic and affective disorders receiving vocational rehabilitation services. *Psychiatr Serv.* 2011;62(7):796.

▲ 7.3 Transtorno esquizofreniforme

O conceito de transtorno esquizofreniforme foi introduzido em 1939, por Gabriel Langfeldt (1895-1983), para descrever uma condição com um início súbito e curso benigno associados com sintomas de humor e obnubilação da consciência. Os sintomas da doença são semelhantes aos da esquizofrenia; contudo, com o transtorno esquizofreniforme, os sintomas duram pelo menos um mês, mas menos de seis meses. Em contraste, para um paciente satisfazer os critérios diagnósticos para esquizofrenia, os sintomas devem estar presentes por pelo menos seis meses. Indivíduos com transtorno esquizofreniforme retornam a seu nível basal de funcionamento após a resolução do transtorno.

EPIDEMIOLOGIA

Pouco se sabe a respeito da incidência, da prevalência e da proporção entre os sexos do transtorno esquizofreniforme. Ele é mais comum em adolescentes e adultos jovens, e sua incidência é menos da metade da esquizofrenia. Uma taxa cinco vezes maior do transtorno foi encontrada em homens em comparação a mulheres. Foram relatadas uma taxa de prevalência em um ano de 0,09% e uma taxa de prevalência ao longo da vida de 0,11%.

Vários estudos mostraram que parentes de indivíduos com transtorno esquizofreniforme têm alto risco de ter outros transtornos psiquiátricos, mas a distribuição destes difere daquela vista nos parentes de pessoas com esquizofrenia e transtornos bipolares. Especificamente, os parentes de pacientes com transtorno esquizofreniforme são mais propensos a apresentar transtornos do humor do que os parentes de daqueles com esquizofrenia, e mais propensos a ter diagnóstico de transtorno do humor psicótico do que os parentes daqueles com transtornos bipolares.

ETIOLOGIA

A causa do transtorno esquizofreniforme não é conhecida. Como Langfeldt observou em 1939, é provável que indivíduos com esse diagnóstico sejam heterogêneos. Em geral, enquanto alguns têm um transtorno semelhante à esquizofrenia, outros têm sintomas semelhantes aos de um transtorno do humor. Devido ao desfecho via de regra positivo, o transtorno provavelmente tenha semelhanças com a natureza episódica dos transtornos do humor. Entretanto, alguns dados indicam uma relação próxima com a esquizofrenia.

Confirmando a relação com os transtornos do humor, diversos estudos demonstraram que pacientes com transtorno esquizofreniforme, como um grupo, têm mais sintomas afetivos (sobretudo mania) e um desfecho melhor do que pacientes com esquizofrenia. Além disso, a maior ocorrência de transtornos do humor nos parentes de indivíduos com transtorno esquizofreniforme indica uma relação importante. Portanto, os dados biológicos e epidemiológicos são mais consistentes com a hipótese de que essa categoria diagnóstica defina um grupo de pacientes, alguns dos quais têm um transtorno semelhante à esquizofrenia e outros uma condição que lembra um transtorno do humor.

Imagens do cérebro

Um déficit de ativação relativo na região pré-frontal inferior do cérebro enquanto o paciente está realizando uma tarefa psicológica específica da região (o Teste Wisconsin de Classificação de Cartas), relatado em pacientes com esquizofrenia, também foi observado naqueles com transtorno esquizofreniforme. Um estudo mostrou que o déficit se limita ao hemisfério esquerdo e encontrou comprometimento da supressão da atividade estriatal limitado ao hemisfério esquerdo durante o procedimento de ativação. Os dados podem ser interpretados como indicando uma semelhança fisiológica entre a psicose da esquizofrenia e a psicose do transtorno esquizofreniforme. Outros fatores do sistema nervoso central, ainda não identificados, podem levar ao curso de longo prazo da esquizofrenia ou ao curso mais abreviado do transtorno esquizofreniforme.

Embora alguns relatos indiquem que indivíduos com transtorno esquizofreniforme podem ter ventrículos cerebrais aumentados, como determinado por tomografia computadorizada e imagem por ressonância magnética, outros dados apontam que, diferentemente do aumento visto na esquizofrenia, o aumento ventricular no transtorno esquizofreniforme não está correlacionado com medidas de desfecho ou com outras medidas biológicas.

Outras medidas biológicas

Ainda que os estudos de imagem cerebral indiquem uma semelhança entre transtorno esquizofreniforme e esquizofrenia, pelo menos um estudo da atividade eletrodérmica mostrou uma diferença. Indivíduos com esquizofrenia nascidos durante os meses de inverno e primavera (um período de alto risco para o nascimento desses pacientes) tiveram condutâncias cutâneas hiporresponsivas, mas essa associação era ausente naqueles com transtorno esquizofreniforme. A importância e o significado desse único estudo são difíceis de interpretar, mas os resultados sugerem cautela ao se pressuporem semelhanças entre pacientes com uma e outra condição. Dados de pelo menos um estudo de rastreamento visual nos dois grupos também indicam que eles podem diferir em algumas medidas biológicas.

DIAGNÓSTICO E CARACTERÍSTICAS CLÍNICAS

Os critérios do DSM-5 para transtorno esquizofreniforme estão listados na Tabela 7.3-1. Este é um transtorno psicótico agudo com um início rápido e com ausência de uma fase prodrômica longa. Embora muitos indivíduos com o transtorno possam vivenciar comprometimento funcional na época de um episódio, é improvável que relatem um declínio progressivo no funcionamento social e ocupacional. O perfil de sintoma inicial é o mesmo da esquizofrenia, uma vez que dois ou mais sintomas psicóticos (alucinações, delírios, discurso e comportamento desorganizados ou sintomas negativos) devem estar presentes. Sintomas schneiderianos de primeira linha são observa-

TABELA 7.3-1
Critérios diagnósticos do DSM-5 para transtorno esquizofreniforme

A. Dois (ou mais) dos itens a seguir, cada um presente por uma quantidade significativa de tempo durante um período de um mês (ou menos, se tratados com sucesso). Pelo menos um deles deve ser (1), (2) ou (3):
   1. Delírios.
   2. Alucinações.
   3. Discurso desorganizado (p. ex., descarrilamento ou incoerência frequentes).
   4. Comportamento grosseiramente desorganizado ou catatônico.
   5. Sintomas negativos (i.e., expressão emocional diminuída ou avolia).
B. Um episódio do transtorno que dura pelo menos um mês, mas menos do que seis meses. Quando deve ser feito um diagnóstico sem aguardar a recuperação, ele deve ser qualificado como "provisório".
C. Transtorno esquizoafetivo e transtorno depressivo ou transtorno bipolar com características psicóticas foram descartados porque 1) nenhum episódio depressivo maior ou maníaco ocorreu concomitantemente com os sintomas da fase ativa ou 2) se os episódios de humor ocorreram durante os sintomas da fase ativa, estiveram presentes pela menor parte da duração total dos períodos ativo e residual da doença.
D. A perturbação não é atribuível aos efeitos fisiológicos de uma substância (p. ex., droga de abuso, medicamento) ou a outra condição médica.

Especificar se:
   Com características de bom prognóstico: Esse especificador exige a presença de pelo menos duas das seguintes características: início de sintomas psicóticos proeminentes em quatro semanas da primeira mudança percebida no comportamento ou funcionamento habitual; confusão ou perplexidade; bom funcionamento social e profissional pré-mórbido; ausência de afeto embotado ou plano.
   Sem características de bom prognóstico: Esse especificador é aplicado se duas ou mais entre as características anteriores não estiveram presentes.

Especificar se:
   Com catatonia (consultar os critérios para catatonia associada a outro transtorno mental, p. 119-120, para definição)
   Nota para codificação: Usar o código adicional 293.89 (F06.1) de catatonia associada a transtorno esquizofreniforme para indicar a presença da comorbidade com catatonia.

Especificar a gravidade atual:
   A gravidade é classificada por uma avaliação quantitativa dos sintomas primários de psicose, o que inclui delírios, alucinações, desorganização do discurso, comportamento psicomotor anormal e sintomas negativos. Cada um desses sintomas pode ser classificado quanto à gravidade atual (mais grave nos últimos sete dias) em uma escala com 5 pontos, variando de 0 (não presente) a 4 (presente e grave). (Ver Gravidade das Dimensões de Sintomas de Psicose Avaliada pelo Clínico no capítulo "Instrumentos de Avaliação".)
   Nota: O diagnóstico de transtorno esquizofreniforme pode ser feito sem a utilização desse especificador de gravidade.

Reimpressa, com permissão, do *Diagnostic and Statistical Manual of Mental Disorders*, Fifth Edition (Copyright © 2013). American Psychiatric Association. Todos os direitos reservados.

---

dos com frequência. Além disso, uma maior probabilidade de turbilhão e confusão emocional é encontrada, cuja presença pode indicar um prognóstico positivo. Mesmo que sintomas negativos possam estar presentes, eles são um tanto raros no transtorno esquizofreniforme e são considerados aspectos prognósticos ruins. Em uma pequena série de pacientes de primeira internação com esse transtorno, um quarto tinha sintomas negativos moderados a graves. Quase todos foram classificados inicialmente com "transtorno esquizofreniforme sem aspectos prognósticos positivos", e dois anos mais tarde, 73% foram rediagnosticados com esquizofrenia, comparados com 38% daqueles com "aspectos prognósticos positivos".

Por definição, pacientes com transtorno esquizofreniforme retornam a seu estado basal em seis meses. Em alguns casos, a doença é episódica, com mais de um episódio ocorrendo após longos períodos de remissão total. Se a duração combinada da sintomatologia exceder a seis meses, o diagnóstico de esquizofrenia deve ser considerado.

O Sr. C., um contador de 28 anos, foi trazido algemado para o pronto-socorro pela polícia. Ele estava desgrenhado, gritava e lutava com os policiais. Era evidente que estava ouvindo vozes porque lhes respondia com gritos, como: "Cale a boca! Eu já disse que não vou fazer!". Entretanto, quando confrontado sobre as vozes, ele negou ouvir qualquer coisa. Tinha um olhar hipervigilante e sobressaltava-se ao mais leve ruído. Declarou que precisava fugir rapidamente porque de outro modo sabia que seria morto em breve.

O Sr. C. estava funcionando bem até dois meses antes da hospitalização. Era contador em uma empresa de prestígio, tinha amigos próximos e morava com a namorada. A maioria das pessoas que o conheciam o descrevia como afável, mas algumas vezes irascível.

Quando sua namorada repentinamente rompeu o relacionamento e se mudou do apartamento, ele ficou perturbado. Entretanto, estava convencido de que poderia tê-la de volta, então começou a "acidentalmente" encontrá-la em seu trabalho ou em seu novo apartamento, dando-lhe flores e vários presentes. Quando ela lhe disse de forma categórica que não queria mais nada com ele e pediu para deixá-la em paz, o Sr. C. se convenceu de que ela queria que ele morresse. Tornou-se tão preocupado com esse pensamento que seu trabalho foi afetado. Temendo por sua vida, ia embora do trabalho com frequência e, quando comparecia, muitas vezes atrasava-se e o trabalho realizado tinha muitos erros. Seu supervisor o confrontou sobre seu comportamento, ameaçando despedi-lo se persistisse. O Sr. C. ficou constrangido e ressentido com seu supervisor pela confrontação. Acreditava que sua ex-namorada tinha contratado o supervisor para matá-lo.

Suas crenças foram confirmadas por uma voz que zombava dele. A voz lhe dizia repetidamente que deveria largar seu emprego, mudar-se para outra cidade e esquecer a ex-namorada, mas ele se recusava, acreditando que isso lhes daria "mais satisfação do que eles mereciam". Continuou trabalhando, embora com cautela, o tempo todo temendo por sua vida.

Por tudo isso, o Sr. C. acreditava ser a vítima solitária. Acordava de repente no meio da noite por pesadelos, porém era capaz de voltar a dormir em seguida. Ele não tinha perdido peso e não tinha outros sintomas vegetativos. Seu afeto alternava-se entre raiva e terror. Sua mente em geral era alerta e ativa, mas não era hiperativo, excessivamente energético ou expansivo. Não exibia qualquer transtorno de pensamento formal.

O Sr. C. foi hospitalizado e tratado com medicação antipsicótica. Seus sintomas diminuíram após várias semanas de tratamento, e ele ficou bem e foi capaz de retornar ao trabalho logo após a alta.

DIAGNÓSTICO DIFERENCIAL

É importante, primeiro, diferenciar transtorno esquizofreniforme de psicoses que podem se originar de condições clínicas. Isso é feito por meio de uma história e um exame físico detalhados e, quando indicado, exames laboratoriais ou estudos de imagem. Uma história detalhada de uso de medicamentos, incluindo medicamentos sem receita e produtos fitoterápicos, é fundamental, porque muitos agentes terapêuticos também podem produzir uma psicose aguda. Embora nem sempre seja possível diferenciar psicose induzida por substâncias de outros transtornos psicóticos transversalmente, um início rápido de sintomas psicóticos em um paciente com história significativa de uso de substâncias deve levantar a suspeita de uma psicose induzida por substância. Essa história detalhada e um exame toxicológico também são importantes a fim de planejar o tratamento para um indivíduo com uma primeira manifestação de psicose.

A duração dos sintomas psicóticos é um fator que diferencia transtorno esquizofreniforme de outras síndromes. A esquizofrenia é diagnosticada se a duração das fases prodrômica, ativa e residual for maior que seis meses; sintomas que ocorrem por menos de um mês indicam um transtorno psicótico breve. Em geral, um diagnóstico desse transtorno não requer que um estressor maior esteja presente.

Às vezes, é difícil diferenciar transtornos do humor com aspectos psicóticos de transtorno esquizofreniforme. Além disso, transtorno esquizofreniforme e esquizofrenia podem ser altamente comórbidos com transtornos do humor e de ansiedade. Outros fatores de confusão são o fato de sintomas de humor, como perda de interesse e prazer, serem difíceis de diferenciar de sintomas negativos, de avolição e de anedonia. Alguns sintomas de humor também podem estar presentes durante o curso inicial da esquizofrenia. Uma história longitudinal completa é importante para esclarecer o diagnóstico porque a presença de sintomas psicóticos apenas durante períodos de distúrbio do humor é uma indicação de um transtorno do humor primário.

CURSO E PROGNÓSTICO

O curso do transtorno esquizofreniforme, na maior parte das vezes, é definido nos critérios. É uma doença psicótica que dura mais de um mês e menos de seis meses. A questão real é o que acontece às pessoas com a doença ao longo do tempo. A maioria das estimativas de progressão para esquizofrenia varia entre 60 e 80%. O que acontece aos outros 20 a 40% atualmente não é conhecido. Alguns terão um segundo ou terceiro episódio durante o qual irão deteriorar para uma condição mais crônica de esquizofrenia. Poucos, entretanto, podem ter apenas esse único episódio e então continuar com suas vidas, que é evidentemente o desfecho desejado por todos os médicos e pelos familiares, embora provavelmente seja uma ocorrência rara e não deva ser considerada como provável.

TRATAMENTO

A hospitalização, frequentemente necessária para tratar indivíduos com transtorno esquizofreniforme, permite a avaliação, o tratamento e a supervisão efetiva do comportamento do paciente. Os sintomas psicóticos em geral podem ser tratados com um curso de 3 a 6 meses de medicamentos antipsicóticos (p. ex., risperidona). Vários estudos mostraram que pacientes com esse transtorno respondem ao tratamento com antipsicóticos com muito mais rapidez do que os que apresentam esquizofrenia. Em um estudo, cerca de 75% dos pacientes com transtorno esquizofreniforme e apenas 20% dos com esquizofrenia responderam a medicamentos antipsicóticos no período de oito dias. O uso de lítio, carbamazepina ou valproato pode ser indicado para tratamento e profilaxia se o paciente tiver um episódio recorrente. Psicoterapia costuma ser necessária para ajudar os pacientes a integrar a experiência psicótica em sua compreensão de suas próprias mentes e vidas. A ECT pode ser indicada para alguns pacientes, especialmente para aqueles com aspectos catatônicos ou depressivos acentuados.

Por fim, a maioria dos pacientes com transtorno esquizofreniforme progride para esquizofrenia apesar do tratamento. Nesses casos, deve ser formulado um plano de tratamento consistente com uma doença crônica.

Referências

Bobes J, Arango C, Garcia-Garcia M. Rejas J. Prevalence of negative symptoms in outpatients with schizophrenia spectrum disorders treated with antipsychotics in routine clinical practice: findings from the CLAMORS study. *J Clin Psychiatry*. 2010;71(3):280.

Boonstra G, van Haren NEM, Schnack HG, Cahn W, Burger H, Boersma M, de Kroon B, Grobbee DE, Hulshoff P, Hilleke E, Khan RS. Brain volume changes after withdrawal of atypical antipsychotics in patients with first-episode schizophrenia. *J Clin Psychopharm*. 2011;31(2):146.

Derks EM, Fleischhacker WW, Boter H, Peuskens J, Kahn RS. Antipsychotic drug treatment in first-episode psychosis: Should patients be switched to a different antipsychotic drug after 2, 4, or 6 weeks of nonresponse? *J Clin Psychopharm*. 2010;30(2):176.

Fochtmann LJ, Mojtabai R, Bromet EJ. Other psychotic disorders. In: Sadock BJ, Sadock VA, Ruiz P, eds. *Kaplan & Sadock's Comprehensive Textbook of Psychiatry*. 9th edition. Philadelphia: Lippincott Williams & Wilkins; 2009:1605.

Goldstein JM, Buka SL, Seidman LJ, Tsuang MT. Specificity of familial transmission of schizophrenia psychosis spectrum and affective psychoses in the New England family study's high-risk design. *Arch Gen Psychiatry*. 2010;67(5):458.

Huang CF, Huang TY, Lin PY. Hypothermia and rhabdomyolysis following olanzapine injection in an adolescent with schizophreniform disorder. *Gen Hosp Psychiatry*. 2009;31(4):376.

Kuha AL, Suvisaari J, Perälä J, Eerola M, Saarni SS, Partonen T, Lönnqvist J, Tuulio-Henriksson A. Associations of anhedonia and cognition in persons with schizophrenia spectrum disorders, their siblings, and controls. *J Nerv Ment Dis*. 2011;199:30.

Lambert M, Conus P, Cotton S, Robinson J, McGorry PD, Schimmelmann BG. Prevalence, predictors, and consequences of long-term refusal of antipsychotic treatment in first-episode psychosis. *J Clin Psychopharm*. 2010;30(5):565.

Melle I, Røssberg JI, Joa I, Friis S, Haahr U, Johannessen JO, Larsen TK, Opjordsmoen S, Rund BR, Simonsen E, Vaglum P, McGlashan T. The development of subjective quality of life over the first 2 years in first-episode psychosis. *J Nerv Ment Dis*. 2010;198(12):864.

Purdon SE, Waldie B, Woodward ND, Wilman AH, Tibbo PG. Procedural learning in first episode schizophrenia investigated with functional magnetic resonance imaging. *Neuropsychology*. 2011;25(2):147.

7.4 Transtorno delirante e transtorno psicótico compartilhado

Delírios são crenças fixas, falsas, que não estão de acordo com a cultura. Eles estão entre os sintomas psiquiátricos mais interessantes devido à grande variedade de crenças falsas que podem ser mantidas por tantas pessoas e porque são difíceis de tratar. O diagnóstico de transtorno delirante é feito quando uma pessoa exibe delírios não bizarros de pelo menos um mês de duração que não podem ser atribuídos a outros transtornos psiquiátricos. *Não bizarro* significa que o delírio deve ser sobre situações que podem ocorrer na vida real, tal como ser seguido, infectado, amado a distância, e assim por diante; ou seja, eles geralmente têm a ver com fenômenos que, mesmo não sendo reais, são possíveis. Vários tipos de delírios podem estar presentes, e o tipo predominante é especificado quando o diagnóstico é feito.

EPIDEMIOLOGIA

Uma avaliação precisa da epidemiologia do transtorno delirante é dificultada por sua relativa raridade, bem como pelas recentes alterações em sua definição. Além disso, o transtorno pode ser sub-relatado, porque os indivíduos delirantes raramente buscam ajuda psiquiátrica, a não ser que sejam forçados a isso por suas famílias ou por ordens judiciais. Mesmo com tais limitações, no entanto, a literatura apoia o fato de que essa condição, embora incomum, tem uma taxa bastante estável.

A prevalência de transtorno delirante nos Estados Unidos é estimada em 0,2 a 0,3%. Portanto, é muito mais raro do que a esquizofrenia, que tem uma prevalência de cerca de 1%, e do que os transtornos do humor, cuja prevalência é de cerca de 5%. A incidência anual de transtorno delirante é de 1 a 3 novos casos por 100 mil pessoas. A idade média de início é em torno dos 40 anos, mas varia entre os 18 e os 90 anos. Existe leve preponderância de pacientes do sexo feminino. Os homens têm mais probabilidade de desenvolver delírios paranoides do que as mulheres, que tendem mais a desenvolver delírios de erotomania. Muitos pacientes são casados e estão empregados, mas pode haver alguma associação com imigração recente e condição socioeconômica baixa.

ETIOLOGIA

Como ocorre com todos os transtornos psiquiátricos maiores, a causa do transtorno delirante é desconhecida. Ademais, os pacientes hoje classificados com o transtorno provavelmente apresentem um grupo heterogêneo de condições em que os delírios são o sintoma predominante. O conceito central sobre a causa desse transtorno é sua distinção da esquizofrenia e dos transtornos do humor. Ele é muito mais raro do que qualquer um deles, com início mais tardio do que a esquizofrenia e predominância feminina menos pronunciada do que os transtornos do humor. Os dados mais convincentes vêm de estudos de famílias, que relatam prevalência maior de transtorno delirante e traços de personalidade relacionados (p. ex., desconfiança, ciúmes e reserva) nos parentes dos probandos com transtorno delirante. Esses estudos não relataram incidência maior de esquizofrenia nem de transtorno do humor nesses grupos, tampouco incidência maior de transtorno delirante nas famílias de probandos com esquizofrenia. O acompanhamento de longo prazo indica que o diagnóstico de transtorno delirante é bastante estável, sendo que menos de um quarto dos pacientes são, por fim, reclassificados como tendo esquizofrenia, e menos de 10% como tendo um transtorno do humor. Esses dados indicam que o transtorno delirante não é simplesmente um estágio inicial do desenvolvimento de um ou desses dois transtornos mais comuns.

Fatores biológicos

Uma ampla gama de condições médicas não psiquiátricas e de substâncias, incluindo fatores biológicos bem definidos, podem causar delírios, mas nem todas as pessoas que têm um tumor cerebral, por exemplo, manifestam delírios. Fatores singulares e ainda não compreendidos no cérebro e na personalidade de um indivíduo provavelmente sejam relevantes para a fisiopatologia específica do transtorno delirante.

As condições neurológicas mais comumente associadas com delírios afetam o sistema límbico e os gânglios da base. Pacientes cujos delírios são causados por doenças neurológicas e que não demonstram comprometimento intelectual tendem a apresentar delírios complexos, semelhantes aos dos afetados por transtorno delirante. De modo inverso, pacientes com transtorno neurológico e comprometimento intelectual muitas vezes têm delírios simples, ao contrário dos delírios de pacientes com transtorno delirante. Portanto, esse transtorno pode envolver o sistema límbico ou os gânglios da base de pessoas com funcionamento cerebral cortical intacto.

O transtorno delirante pode surgir como uma resposta normal a experiências anormais no ambiente, no sistema nervoso periférico ou no sistema nervoso central (SNC). Portanto, se tiverem experiências sensoriais errôneas de serem seguidas (p. ex., ouvir passos), as pessoas podem passar a acreditar que estão, de fato, sendo seguidas. Essa hipótese baseia-se na ocorrência de experiências do tipo alucinatório que precisam ser explicadas, mas sua presença no transtorno delirante não foi comprovada.

Fatores psicodinâmicos

Os médicos têm uma forte impressão clínica de que muitos pacientes com transtorno delirante são socialmente isolados e atingiram níveis de realização mais baixos do que o esperado. As teorias psicodinâmicas específicas sobre a causa e a evolução dos sintomas delirantes envolvem suposições a respeito de pessoas hipersensíveis e de mecanismos de defesa do ego, tais como formação reativa, projeção e negação.

As contribuições de Freud. Sigmund Freud acreditava que os delírios, mais do que sintomas do transtorno, são parte de um processo de cura. Em 1896, descreveu a projeção como o principal mecanismo de defesa da paranoia. Mais tarde, leu *Memórias de um doente dos nervos*, relato autobiográfico de Daniel Paul Schreber. Mesmo que nunca tivesse encontrado o autor pessoalmente, Freud formulou a teoria de que a negação e a projeção são usadas pelo indivíduo para se defender de tendências homossexuais inconscientes. De acordo com a teoria psicodinâmica clássica, as dinâmicas subjacentes à formação dos delírios em pacientes do sexo feminino são as mesmas que nos do sexo masculino. Estudos cuidadosos de pessoas com delírios não conseguiram confirmar as teorias de Freud, embora estas possam ser relevantes em alguns casos individuais. De modo geral, não há uma incidência mais alta de ideação ou atividade homossexual em indivíduos com delírios do que em outros grupos. A principal contribuição de Freud, entretanto, foi demonstrar o papel da projeção na formação do pensamento delirante.

A pseudocomunidade paranoide. Norman Cameron descreveu sete situações que favorecem o desenvolvimento de transtornos delirantes: uma forte expectativa de receber tratamento sádico; situações que aumentam a desconfiança e a suspeita; isolamento social; situações que aumentam a inveja e o ciúme; que diminuem a autoestima; que fazem as pessoas verem seus próprios defeitos nos outros; e as que aumentam o potencial de ruminação sobre prováveis significados e motivações. Quando a frustração decorrente de qualquer combinação dessas condições excede o limite tolerável, as pessoas se tornam retraídas e ansiosas, percebem que algo está errado, buscam uma explicação para o problema e cristalizam um sistema delirante como solução. A elaboração do delírio para incluir pessoas imaginárias e a atribuição de motivações malévolas a pessoas reais e imaginárias resultam na organização da *pseudocomunidade* – uma comunidade percebida de conspiradores. Essa entidade delirante hipoteticamente reúne medos e desejos projetados para justificar a agressividade do paciente e para oferecer um alvo tangível para suas hostilidades.

Outros fatores psicodinâmicos. Observações clínicas indicam que muitos, senão todos, pacientes paranoides vivenciam falta de confiança nos relacionamentos. Uma hipótese associa essa desconfiança a um ambiente familiar consistentemente hostil, muitas vezes com uma mãe supercontroladora e um pai distante ou sádico. O conceito de Erik Erikson de confiança *versus* desconfiança no início do desenvolvimento é um modelo útil para explicar a suspeita do paranoide, que nunca teve a experiência saudável de ter suas necessidades satisfeitas pelo que Erikson denominou os "provedores externos" e que, por isso, tem uma desconfiança geral de seu ambiente.

Mecanismos de defesa. Pacientes com transtorno delirante usam principalmente os mecanismos de defesas formação reativa, negação e projeção. A formação reativa é empregada como defesa contra agressividade, necessidades de dependência e sentimentos de afeição e transforma a necessidade de dependência em independência ferrenha. Pacientes usam a negação para evitar a consciência de uma realidade dolorosa. Consumidos pela raiva e pela hostilidade e incapazes de encarar a responsabilidade por tais sentimentos, projetam seu ressentimento e a raiva nos outros e utilizam esse recurso para se protegerem do reconhecimento de impulsos inaceitáveis em si mesmos.

Outros fatores relevantes. Os delírios foram relacionados a uma variedade de fatores adicionais, como isolamento social e sensorial, privação socioeconômica e transtornos da personalidade. Os surdos, os deficientes visuais e possivelmente os imigrantes com pouca habilidade em uma nova língua podem ser mais vulneráveis à formação de delírios do que o resto da população. A vulnerabilidade aumenta com o avanço da idade, e o transtorno delirante e outras características paranoides são comuns em idosos. Em resumo, múltiplos fatores estão associados com a formação de delírios, e a fonte e a patogênese dos transtornos delirantes ainda precisam ser elucidadas (Tab. 7.4-1).

DIAGNÓSTICO E CARACTERÍSTICAS CLÍNICAS

Os critérios para transtorno delirante da quinta edição do *Manual diagnóstico e estatístico de transtornos mentais* (DSM-5) estão listados na Tabela 7.4-2.

TABELA 7.4-1
Fatores de risco associados com transtorno delirante

Idade avançada
Comprometimento sensorial e isolamento
História familiar
Isolamento social
Características da personalidade (p. ex., sensibilidade interpessoal incomum)
Imigração recente

Estado mental

Descrição geral. Os pacientes costumam estar bem arrumados e bem vestidos, sem evidências de desintegração aparente da personalidade ou das atividades diárias, mas podem parecer excêntricos, estranhos, desconfiados ou hostis. Às vezes, são contenciosos e podem deixar essa inclinação clara para o examinador. A característica mais notável de pacientes com transtorno delirante é que o exame do estado mental mostra que são bastante normais, exceto por um sistema delirante acentuadamente anormal. Eles podem tentar engajar os médicos como aliados em seus delírios, mas estes não devem fingir aceitar os delírios, pois isso confunde ainda mais a realidade e abre caminho para o surgimento da desconfiança entre o paciente e o terapeuta.

Humor, sentimentos e afeto. O humor do indivíduo é compatível com o conteúdo de seus delírios. Um paciente com delírio de grandeza é eufórico; aquele com delírios persecutórios é desconfiado. Qualquer que seja a natureza do sistema delirante, o examinador pode perceber algumas características depressivas leves.

Distúrbios perceptuais. Por definição, pacientes com transtorno delirante não têm alucinações proeminentes ou contínuas. Alguns têm outras experiências alucinatórias – em geral, mais auditivas do que visuais.

Pensamento. O transtorno do conteúdo do pensamento, na forma de delírios, é o sintoma-chave do transtorno delirante. Os delírios geralmente são sistematizados e caracterizados como possíveis (p. ex., delírios de ser perseguido, de ter um cônjuge infiel, de estar infectado com um vírus ou de ser amado por uma pessoa famosa). Esses exemplos de conteúdo delirante contrastam com o conteúdo delirante bizarro e impossível de alguns indivíduos com esquizofrenia. O sistema delirante em si pode ser complexo ou simples. Os pacientes não apresentam outros sinais de transtorno do pensamento, embora alguns possam ser verborrágicos, circunstanciais ou idiossincrásicos quando falam sobre os delírios. Os médicos não devem pressupor que todos os cenários improváveis sejam delirantes, e a veracidade das crenças deve ser verificada antes de seu conteúdo ser rotulado como delirante.

Sensório e cognição

ORIENTAÇÃO. Pacientes com transtorno delirante não costumam ter anormalidades na orientação, a menos que tenham um delírio específico sobre uma pessoa, lugar ou tempo.

MEMÓRIA. A memória e outros processos cognitivos estão intactos em pacientes com transtorno delirante.

TABELA 7.4-2
Critérios diagnósticos do DSM-5 para transtorno delirante

A. A presença de um delírio (ou mais) com duração de um mês ou mais.
B. O Critério A para esquizofrenia jamais foi atendido.
   Nota: Alucinações, quando presentes, não são proeminentes e têm relação com o tema do delírio (p. ex., a sensação de estar infestado de insetos associada a delírios de infestação).
C. Exceto pelo impacto do(s) delírio(s) ou de seus desdobramentos, o funcionamento não está acentuadamente prejudicado, e o comportamento não é claramente bizarro ou esquisito.
D. Se episódios maníacos ou depressivos ocorreram, eles foram breves em comparação com a duração dos períodos delirantes.
E. A perturbação não é atribuível aos efeitos fisiológicos de uma substância ou a outra condição médica, não sendo mais bem explicada por outro transtorno mental, como transtorno dismórfico corporal ou transtorno obsessivo-compulsivo.

Determinar o suptipo:
Tipo erotomaníaco: Esse subtipo aplica-se quando o tema central do delírio é o de que outra pessoa está apaixonada pelo indivíduo.
Tipo grandioso: Esse subtipo aplica-se quando o tema central do delírio é a convicção de ter algum grande talento (embora não reconhecido), *insight* ou ter feito uma descoberta importante.
Tipo ciumento: Esse subtipo aplica-se quando o tema central do delírio do indivíduo é o de que o cônjuge ou parceiro é infiel.
Tipo persecutório: Esse subtipo aplica-se quando o tema central do delírio envolve a crença de que o próprio indivíduo está sendo vítima de conspiração, enganado, espionado, perseguido, envenenado ou drogado, difamado maliciosamente, assediado ou obstruído na busca de objetivos de longo prazo.
Tipo somático: Esse subtipo aplica-se quando o tema central do delírio envolve funções ou sensações corporais.
Tipo misto: Esse subtipo aplica-se quando não há um tema delirante predominante.
Tipo não especificado: Esse subtipo aplica-se quando a crença delirante dominante não pode ser determinada com clareza ou não está descrita nos tipos específicos (p. ex., delírios referenciais sem um componente persecutório ou grandioso proeminente).
Especificar se:
Com conteúdo bizarro: Os delírios são considerados bizarros se são claramente implausíveis, incompreensíveis e não originados de experiências comuns da vida (p. ex., a crença de um indivíduo de que um estranho retirou seus órgãos internos, substituindo-os pelos de outro sem deixar feridas ou cicatrizes).
Especificar se:
Os especificadores de curso a seguir devem ser usados somente após um ano de duração do transtorno:
Primeiro episódio, atualmente em episódio agudo: Primeira manifestação do transtorno preenchendo os sintomas diagnósticos definidores e o critério de tempo. Um *episódio agudo* é um período de tempo em que são satisfeitos os critérios de sintomas.
Primeiro episódio, atualmente em remissão parcial: *Remissão parcial* é o período de tempo durante o qual uma melhora após um episódio prévio é mantida e em que os critérios definidores do transtorno estão preenchidos apenas parcialmente.
Primeiro episódio, atualmente em remissão completa: *Remissão completa* é um período de tempo após episódio prévio durante o qual não estão presentes sintomas específicos do transtorno.
Episódios múltiplos, atualmente em episódio agudo
Episódios múltiplos, atualmente em remissão parcial
Episódios múltiplos, atualmente em remissão completa
Contínuo: Os sintomas que satisfazem os critérios para o diagnóstico do transtorno persistem durante a maior parte do curso da doença, com períodos de sintomas abaixo do limiar muito breves em relação ao curso geral.
Não especificado
Especificar a gravidade atual:
A gravidade é classificada por uma avaliação quantitativa dos sintomas primários de psicose, o que inclui delírios, alucinações, discurso desorganizado, comportamento psicomotor anormal e sintomas negativos. Cada um desses sintomas pode ser classificado quanto à gravidade atual (mais graves nos últimos sete dias) em uma escala com 5 pontos, variando de 0 (não presente) a 4 (presente e grave). (Ver Gravidade das Dimensões de Sintomas de Psicose Avaliada pelo Clínico no capítulo "Instrumentos de Avaliação".)
Nota: O diagnóstico de transtorno delirante pode ser feito sem a utilização desse especificador de gravidade.

Reimpressa, com permissão, do *Diagnostic and Statistical Manual of Mental Disorders,* Fifth Edition (Copyright © 2013). American Psychiatric Association. Todos os direitos reservados.

Controle dos impulsos. Os médicos devem avaliar pacientes com transtorno delirante para a presença de ideação ou planos de agir segundo o material delirante por meio de suicídio, homicídio ou outra violência. Embora a incidência desses comportamentos não seja conhecida, os terapeutas não devem hesitar em perguntar ao paciente sobre planos suicidas, homicidas ou outras formas de violência. A agressividade destrutiva é mais comum naqueles com história de violência; se houve sentimentos agressivos no passado, os terapeutas devem investigar como os pacientes lidaram com esses sentimentos. Se o indivíduo não puder controlar seus impulsos, é provável que a hospitalização seja necessária. Discutir abertamente como a hospitalização pode ajudar o paciente a obter mais controle sobre seus impulsos ajuda a promover a aliança terapêutica.

Julgamento e *insight*. Pacientes com transtorno delirante praticamente não têm entendimento algum de sua condição e são quase sempre levados ao hospital pela polícia, por membros da família ou por empregadores. O julgamento pode ser mais bem avaliado investigando-se o comportamento passado, presente e planejado do paciente.

Confiabilidade. Pacientes com transtorno delirante tendem a fornecer informações confiáveis, exceto quando estas contrariam seu sistema delirante.

TIPOS

Tipo persecutório

O delírio de perseguição é um sintoma clássico do transtorno delirante, e os tipos persecutório e ciumento provavelmente sejam as formas vistas com mais frequência pelos psiquiatras. Os pacientes com esse subtipo estão convencidos de que estão sendo perseguidos ou prejudicados. As crenças persecutórias muitas vezes estão associadas com rabugice, irritabilidade e raiva, e o indivíduo que se deixa levar pela raiva pode às vezes ser agressivo ou mesmo homicida. Outras vezes, esses indivíduos podem se tornar preocupados com litígios formais contra seus supostos perseguidores. Em contraste com os delírios persecutórios da esquizofrenia, a clareza, a lógica e a elaboração sistemática do tema persecutório no transtorno delirante são uma marca notável dessa condição. A ausência de outra psicopatologia, de deterioração da personalidade ou de déficit na maioria das áreas de funcionamento também contrasta com as manifestações típicas da esquizofrenia.

> A Sra. S., 62 anos, foi encaminhada a um psiquiatra devido a relatos de dificuldade para dormir. Anteriormente, ela tinha trabalhado em tempo integral cuidando de crianças, jogava tênis quase todos os dias e cuidava dos afazeres domésticos. Entretanto, agora tinha-se tornado preocupada com a ideia de que seu vizinho do andar de cima estava fazendo uma variedade de coisas para perturbá-la e queria que ela se mudasse. A princípio, a Sra. S. baseou sua crença em certos olhares que ele lhe lançava e em danos a sua caixa de correio, mas depois achou que ele poderia estar deixando garrafas vazias de produtos de limpeza no porão para que ela fosse submetida aos vapores. Como resultado, a paciente tinha medo de adormecer, convencida de que poderia ser asfixiada e incapaz de acordar a tempo de obter ajuda. Ela se sentia um pouco deprimida e achava que seu apetite poderia ter diminuído pelo estresse de ser perseguida. Entretanto, não tinha perdido peso e ainda gostava de jogar tênis e sair com amigos. Ela chegou a considerar uma mudança para outro apartamento, mas então decidiu reagir. O episódio já durava oito meses quando sua filha a convenceu a fazer uma avaliação psiquiátrica. Na entrevista, a Sra. S. foi agradável e cooperativa. Exceto por seus sintomas depressivos e o delírio específico de ser perseguida por seu vizinho, seu estado mental era normal.
>
> A Sra. S. teve uma história de depressão 30 anos antes, que se seguiu à morte de uma amiga próxima. Ela consultou um terapeuta por vários meses e considerou útil, mas não foi tratada com medicamentos. Para o episódio atual, ela concordou em tomar medicamentos, embora acreditasse que seu vizinho precisava mais de tratamento do que ela. Seus sintomas melhoraram um pouco com 2 mg de risperidona ao deitar e 0,5 mg de clonazepam toda manhã e ao deitar.
>
> Essa paciente apresentou-se com um delírio único em relação a seu vizinho que estava inserido na esfera da possibilidade (i.e., não bizarro). Outras áreas de seu funcionamento eram normais. Mesmo havendo sintomas depressivos leves, ela não satisfazia os critérios para transtorno depressivo maior. Seus sintomas de depressão anteriores pareciam estar relacionados a uma reação de luto normal, e não tinha sido necessário farmacoterapia ou hospitalização. Portanto, sua apresentação atual é de um transtorno delirante, tipo persecutório, e não transtorno depressivo maior com aspectos psicóticos. Em termos de tratamento, a capacidade de criar uma aliança de trabalho com a paciente, evitar a discussão da veracidade de seu delírio e focalizar-se na ansiedade, na depressão e na dificuldade em adormecer permitiu que seu psiquiatra introduzisse os medicamentos com resultados benéficos. (Cortesia de Laura J. Fochtmann, M.D., Ramin Mojtabai, M.D., Ph.D., M.P.H., e Evelyn J. Bromet, Ph.D.)

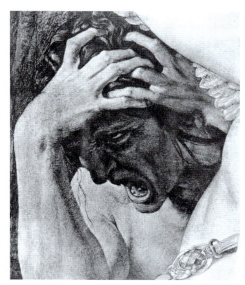

FIGURA 7.4-1
Detalhe da pintura *Uma Alegoria com Vênus e Cupido*, de Bronzino, retratando um amante ciumento. Existe um alto risco de homicídio quando o ciúme mórbido se torna o tema dominante em um relacionamento no qual um dos parceiros tem ciúme do outro. Essa raiva é bem retratada na pintura de Bronzino.

Tipo ciumento

O transtorno delirante com delírios de infidelidade foi denominado *paranoia conjugal* quando limitado ao delírio de que o cônjuge foi infiel. O epônimo *síndrome de Otelo* foi usado para descrever um ciúme mórbido decorrente de múltiplas preocupações. O delírio em geral afeta os homens, muitas vezes aqueles sem nenhuma história psiquiátrica. Pode aparecer subitamente e serve para explicar uma variedade de eventos presentes e passados envolvendo o comportamento do cônjuge. Essa condição é difícil de tratar e pode diminuir apenas com separação, divórcio ou morte do cônjuge.

O ciúme acentuado (geralmente denominado *ciúme patológico* ou *mórbido*) é um sintoma de muitos transtornos – incluindo esquizofrenia (na qual pacientes do sexo feminino apresentam essa característica com maior frequência), epilepsia, transtornos do humor, abuso de drogas e alcoolismo –, cujo tratamento é direcionado ao transtorno primário. O ciúme é uma emoção poderosa; quando ocorre no transtorno delirante ou como parte de outra condição, pode ser potencialmente perigoso e foi associado a violência, sobretudo com suicídio e homicídio (Fig. 7.4-1). Os aspectos legais do sintoma foram observados repetidamente, em especial seu papel como motivo de assassinatos. No entanto, abusos físicos e verbais ocorrem com mais frequência do que ações extremas entre indivíduos com esse sintoma. Cautela e cuidado ao decidir como lidar com tais apresentações são essenciais não apenas para o diagnóstico, mas também do ponto de vista da segurança.

> O Sr. M. era um homem branco, casado, de 51 anos, que vivia com sua esposa em sua cidade natal e trabalhava em tempo integral dirigindo um caminhão da empresa de saneamento. Antes de sua hospitalização, ele se tornou preocupado com o fato de que sua esposa estivesse tendo um caso. Começou a segui-la, anotava suas observações e a atormentava constantemente sobre isso, muitas vezes

acordando-a no meio da noite para fazer acusações. Um pouco antes da internação, essas discussões levaram a violência física, e ele foi levado para o hospital pela polícia. Além das preocupações sobre a fidelidade da esposa, o Sr. M. relatou sentimentos de depressão em relação à "traição da esposa aos votos matrimoniais", mas não notou alterações no sono, apetite ou funcionamento relacionado ao trabalho. Ele foi tratado com uma dose baixa de um medicamento antipsicótico e descreveu estar menos preocupado com o comportamento da esposa. Após a alta, permaneceu com a medicação e era visto por um psiquiatra mensalmente, mas, 10 anos mais tarde, continuava acreditando que sua esposa era infiel. A esposa observou que às vezes ele ficava perturbado por causa do delírio, mas que não tinha se tornado agressivo ou requerido reinternação.

O paciente vivenciou um delírio de ciúme fixo, encapsulado, que não interferiu em suas outras atividades e apresentou uma resposta parcial a medicamentos antipsicóticos. Embora inicialmente relatasse se sentir um pouco deprimido devido à infidelidade percebida da esposa, ele não tinha outros sintomas sugestivos de um episódio depressivo maior. (Cortesia de Laura J. Fochtmann, M.D., Ramin Mojtabai, M.D., Ph.D., M.P.H., e Evelyn J. Bromet, Ph.D.)

Tipo erotomaníaco

Na erotomania, que também tem sido referida como *síndrome de Clérambault* ou *psychose passionelle*, o indivíduo tem a convicção delirante de que outra pessoa, em geral de condição social superior, está apaixonada por ele(a). Esses pacientes também tendem a ser solitários, retraídos, dependentes e sexualmente inibidos, bem como a ter níveis baixos de funcionamento social ou ocupacional. Os seguintes critérios operacionais foram sugeridos para o diagnóstico de erotomania: (1) uma convicção delirante de comunicação amorosa, (2) o objeto de posição muito superior, (3) o objeto sendo o primeiro a se apaixonar, (4) o objeto sendo o primeiro a tomar iniciativas, (5) início súbito (em um período de sete dias), (6) o objeto permanece inalterado, (7) o paciente racionaliza o comportamento paradoxal do objeto, (8) curso crônico e (9) ausência de alucinações. Além de ser o sintoma-chave em alguns casos de transtorno delirante, sabe-se que ocorre também na esquizofrenia, no transtorno do humor e em outros transtornos orgânicos.

Indivíduos com erotomania com frequência apresentam certas características: geralmente são mulheres pouco atraentes com empregos de nível baixo que levam vidas solitárias e retraídas, são solteiras e têm poucos contatos sexuais e escolhem amantes secretos que diferem bastante delas. Essas pessoas exibem o que foi chamado de *conduta paradoxal*, o fenômeno delirante de interpretar todas as negações de amor, não importa o quanto sejam claras, como afirmações secretas de amor. O curso pode ser crônico, recorrente ou breve, e a separação do objeto de amor pode ser a única intervenção satisfatória. Embora os homens em geral sejam menos atingidos por essa condição, podem ser mais agressivos e possivelmente violentos em sua busca de amor. Por isso, os homens com essa condição predominam nas populações forenses. O objeto da agressividade pode não ser o indivíduo amado, mas seus companheiros ou protetores, que são vistos como obstáculos. A tendência a violência entre homens com erotomania pode levar primeiro a contato com a polícia, e não psiquiátrico. Em certos casos, o ressentimento e a raiva em resposta à ausência de reação a todas as formas de comunicação do amor pode crescer o suficiente para colocar o objeto de amor em perigo. Os chamados assediadores, que seguem continuamente seus amantes imaginários, costumam ter delírios. Ainda que a maioria dos assediadores seja de homens, as mulheres também apresentam esse comportamento, e ambos os grupos têm alto potencial para violência.

A Sra. D. era uma enfermeira de 32 anos, casada e com dois filhos. Ela tinha trabalhado no hospital por 12 anos e cumpria bem suas funções. Anteriormente, já tinha acreditado que um dos médicos do hospital estava apaixonado por ela. Agora, foi encaminhada por sua supervisora para uma avaliação psiquiátrica após ter tentado agredir um dos residentes, alegando que ele estava apaixonado por ela. Seu delírio atual começou quando o jovem médico entrou em um quarto onde estava deitada após uma cirurgia cosmética e apontou para ela. Mesmo nunca o tendo visto antes, naquele momento ficou convencida de que ele estava apaixonado por ela e tentou abordá-lo várias vezes por carta e por telefone. Ainda que ele não respondesse, estava convencida de que ele estava tentando transmitir seu amor por meio de olhares que lhe lançava e pelo tom de sua voz. Ela não relatou qualquer experiência alucinatória. O residente encontrou-a e negou estar apaixonado, mas ela passou a persegui-lo, culminando na agressão e no pedido de consulta.

A Sra. D. inicialmente se recusou a tomar qualquer medicamento. Foi tratada com psicoterapia por vários meses, durante os quais continuou a trabalhar e conseguiu evitar contato com o residente. O terapeuta arranjou um encontro a três entre ele, a paciente e o residente. Depois desse encontro, houve uma pequena redução na intensidade da crença da Sra. D.; no entanto, continuou a mantê-la. A seguir, ela concordou em tomar medicamentos antipsicóticos, e foram prescritos 16 mg por dia de perfenazina, mas não houve melhora. O delírio retrocedeu apenas após o residente mudar para outro hospital.

A apresentação dessa paciente demonstra uma série de características do tipo erotomaníaco do transtorno delirante. Em particular, seu delírio começou de repente com o que ela percebia ser uma resposta específica do residente a ela. Sua convicção delirante de que ele estava apaixonado por ela persistiu mesmo após ser confrontada, e ela racionalizava a aparente falta de interesse dele. A presença de um episódio anterior e a resposta insatisfatória aos medicamentos antipsicóticos são consistentes com a natureza frequentemente crônica do transtorno, embora com uma pessoa diferente como objeto de seus delírios. A ausência de alucinações e a preservação de sua capacidade de funcionar sugerem um diagnóstico de transtorno delirante em vez de esquizofrenia. (Exemplo fornecido por S. Fennig e originalmente publicado em Fennig S, Fochtmann LJ, Bromet EJ. *Delusional disorder and shared psychotic disorder*. Em: Sadock BJ, Sadock VA, eds. *Kaplan and Sadock's Comprehensive Textbook of Psychiatry*, 8th edition. Philadelphia: Lippincott Williams & Wilkins; 2005:1525.)

Tipo somático

O transtorno delirante com delírios somáticos foi chamado de *psicose hipocondríaca monossintomática*. A condição difere de outros transtornos com sintomas hipocondríacos no grau de comprometimento da realidade. No transtorno delirante, o delírio é fixo, indiscutível e apresentado de forma intensa, pois o paciente está totalmente convencido de sua natureza física. No entanto, pessoas com hipocondria muitas vezes admitem que seu medo da doença é, em grande parte, infundado. O conteúdo do delírio somático pode variar muito de caso para caso. Existem três tipos principais: (1) delírios de infestação (incluindo parasitose); (2) delírios de dismorfofobia, como deformidade, feiura e tamanho exagerado de partes do corpo (essa categoria parece mais próxima do transtorno dismórfico corporal); e (3) delírios de odores corporais desagradáveis ou halitose. Essa terceira categoria, às vezes denominada *síndrome de referência olfativa*, parece ser um pouco diferente da categoria dos delírios de infestação, uma vez que pacientes com a primeira têm idade de início mais precoce (média de 25 anos), predominância masculina, estado civil solteiro e ausência de tratamento psiquiátrico anterior. Em outros aspectos, os três grupos, embora individualmente baixos em prevalência, parecem se sobrepor.

O início dos sintomas com o tipo somático do transtorno delirante pode ser gradual ou súbito. Na maioria dos pacientes, a doença é contínua, ainda que a gravidade do delírio possa variar. Estado de alerta exacerbado e alta ansiedade também caracterizam indivíduos com esse subtipo. Alguns temas se repetem, como preocupações com infestação, na parasitose delirante, preocupação com aspectos corporais, com os delírios dismórficos e preocupações delirantes com odor do corpo, que às vezes são referidas como *bromose*. Na parasitose delirante, fenômenos sensoriais táteis muitas vezes estão associados com as crenças delirantes.

Esses pacientes raramente se apresentam para avaliação psiquiátrica, e, quando o fazem, é de modo geral no contexto de uma consultoria psiquiátrica ou um serviço de ligação. Em vez disso, costumam consultar um médico especialista específico para uma avaliação. Portanto, esses indivíduos são encontrados com mais frequência em consultórios de dermatologistas, cirurgiões plásticos, urologistas, especialistas em aids e, às vezes, em dentistas ou gastrenterologistas.

> A Sra. G. é uma dona de casa de 56 anos e mãe de dois filhos que foi hospitalizada na unidade de queimados para tratamento de feridas e enxerto de pele, após sofrer queimaduras no tronco e nas extremidades, provocadas por produtos químicos. Seis meses antes da internação, tinha-se tornado cada vez mais convencida de que insetos minúsculos tinham penetrado embaixo de sua pele. Tentou livrar-se deles lavando-se várias vezes por dia com sabonete medicinal e xampu de lindano. Também consultou vários dermatologistas e tinha fornecido amostras de "insetos mortos" para serem examinadas no microscópio. Todos lhe disseram não haver nada errado com ela e sugeriram que seus problemas eram de natureza psiquiátrica. Ela ficou cada vez mais perturbada pela infestação e se preocupava com a possibilidade de os insetos invadirem seus outros órgãos se não fossem erradicados. Consequentemente, decidiu asfixiar os insetos cobrindo seu corpo com gasolina e envolvendo sua pele com filme plástico. Ela notou que sua pele se tornou vermelha e sentiu como se estivesse queimando, mas viu isso como um sinal positivo de que os insetos estavam sendo mortos e se contorcendo enquanto morriam. Várias horas após ter aplicado a gasolina, sua filha chegou em casa, viu a condição da mãe e a levou ao hospital. Quando avaliada na unidade de queimados, a Sra. G. falou abertamente de suas preocupações com os insetos e ainda não tinha certeza se eles estavam presentes ou não. Ao mesmo tempo, reconheceu que tinha sido um erro tentar matá-los com gasolina. Ela estava orientada para pessoa, lugar e tempo e não tinha outras crenças delirantes ou alucinações auditivas ou visuais. Disse que seu humor estava "bem", embora estivesse deveras preocupada com o tratamento extensivo que seria necessário e com o processo difícil de se recuperar de seus ferimentos. Ela não relatou ideias ou intenção suicidas antes da internação e não tinha história de tratamento psiquiátrico. Também não declarou uso de substâncias, exceto por beber algumas cervejas socialmente duas vezes por mês. Durante sua estada no hospital, foi tratada com haloperidol em doses de até 5 mg por dia, com melhora em seus delírios.
>
> Essa paciente demonstra uma apresentação clássica de parasitose delirante, incluindo as visitas repetidas a outros médicos, a absoluta convicção de que uma infestação está presente e a coleção de "evidências" em apoio a essa crença. A ausência de uma história significativa de uso de álcool ou substâncias revela que a sensação de insetos rastejando sob sua pele não estava associada com intoxicação ou abstinência de drogas. Ela também não tinha desorientação ou flutuações no nível de consciência que sugerissem *delirium*, outros sintomas psicóticos que indicassem esquizofrenia ou sintomas depressivos que apontassem para transtorno depressivo maior com aspectos psicóticos. (Cortesia de Laura J. Fochtmann, M.D., Ramin Mojtabai, M.D., Ph.D., M.P.H., e Evelyn J. Bromet, Ph.D.)

Tipo grandioso

Delírios de grandeza (megalomania) têm sido observados há décadas. Eles foram descritos primeiro por Kraepelin.

> Um homem de 51 anos foi preso por perturbação da paz. A polícia tinha sido chamada a um parque local para fazê-lo parar de entalhar suas iniciais e as de um culto religioso recentemente formado em várias árvores em torno de um lago. Quando confrontado, ele tinha argumentado de forma desdenhosa que, tendo sido escolhido para iniciar uma renovação religiosa em toda a cidade, era necessário que divulgasse sua intenção de forma permanente. A polícia não conseguiu impedir que o homem entalhasse outra árvore e o prendeu. Um exame psiquiátrico foi solicitado no hospital estadual, e o paciente foi observado lá por várias semanas. Ele negou qualquer dificuldade emocional e nunca havia recebido tratamento psiquiátrico. Não tinha história de euforia ou de mudanças de humor, ficou irritado por estar hospitalizado e apenas gradualmente permitiu que o médico o entrevistasse. Em alguns dias, entretanto, estava ocupado pregando a seus companheiros pacientes e informando que tinha recebido uma ordem especial de Deus para converter pessoas por meio de sua capacidade de curar. Por fim, sua preocupação com poderes especiais diminuiu, e não foi observada nenhuma outra evidência de psicopatologia. O paciente teve alta, sem ter recebido nenhuma medicação. Dois meses mais tarde, foi preso em um cinema local, dessa vez por interromper a sessão de um filme que retratava indivíduos que ele acreditava serem satânicos.

Tipo misto

A categoria tipo misto aplica-se a pacientes com dois ou mais temas delirantes. Esse diagnóstico deve ser reservado para casos em que não predomine um único tipo de delírio.

Tipo não especificado

Essa categoria é reservada para casos em que o delírio predominante não se encaixa nas categorias anteriores. Um exemplo possível são certos delírios de identificação equivocada, como, por exemplo, a síndrome de Capgras, que recebeu o nome do psiquiatra francês que descreveu a *illusion des sosies*, ou a ilusão de sósias. O delírio dessa síndrome é a crença de que uma pessoa familiar foi substituída por um impostor. Outros descreveram variantes da síndrome, especificamente o delírio de que perseguidores ou familiares podem assumir a aparência de estranhos (*fenômeno de Frégoli*) e o delírio muito raro de que pessoas conhecidas podem se transformar em outras por vontade própria (*intermetamorfose*). Esses transtornos não apenas são raros como podem estar associados com esquizofrenia, demência, epilepsia e outros transtornos orgânicos. Os casos relatados foram predominantemente em mulheres, apresentavam características paranoides associadas e incluíam sentimentos de despersonalização ou desrealização. O delírio pode ser breve, recorrente ou persistente. Não está claro se um transtorno delirante pode aparecer com tal delírio. Os delírios de Frégoli e de intermetamorfose têm conteúdo bizarro e são improváveis, mas o da síndrome de Capgras é um candidato possível para transtorno delirante. O papel da alucinação ou do distúrbio perceptual nessa condição ainda precisa ser explicado. Houve casos que se manifestaram após danos cerebrais súbitos.

No século XIX, o psiquiatra francês Jules Cotard descreveu diversos pacientes que sofriam de uma síndrome denominada *délire de négation*, às vezes também chamada de *transtorno delirante niilista* ou *síndrome de Cotard*. Os pacientes com a síndrome queixam-se de terem perdido não apenas seus bens, a posição social e a força, mas também seu coração, seu sangue e seus intestinos. O mundo para além deles é reduzido a nada. Essa síndrome relativamente rara é considerada um precursor de um episódio esquizofrênico ou depressivo. Nos dias de hoje, com o uso comum de medicamentos antipsicóticos, ela é vista com menos frequência do que no passado.

TRANSTORNO PSICÓTICO COMPARTILHADO

O transtorno psicótico compartilhado (também denominado ao longo dos anos de *transtorno paranoide compartilhado*, *transtorno psicótico induzido*, *folie impose* e *insanidade dupla*) foi descrito pela primeira vez por dois psiquiatras franceses, Lasegue e Falret, em 1877, que o chamaram de *folie à deux*. No DSM-5, esse transtorno é referido como "sintomas delirantes em parceiro de indivíduo com transtorno delirante", uma mudança de nomenclatura desnecessária na opinião da maioria dos psiquiatras. É provável que ele seja raro, mas não há números sobre incidência e prevalência, e a literatura consiste quase inteiramente em relatos de caso.

O transtorno é caracterizado pela transferência de delírios de uma pessoa para outra. Ambas têm um relacionamento próximo de longo tempo e, em geral, vivem juntas em relativo isolamento social. Em sua forma mais comum, o indivíduo que começa a ter os delírios (o caso primário) costuma manifestar uma doença crônica e, via de regra, é o membro mais influente de uma relação próxima com uma pessoa mais sugestionável (o caso secundário), que também desenvolve o delírio. A pessoa do caso secundário costuma ser menos inteligente, mais ingênua, mais passiva ou tem autoestima mais baixa do que o caso primário. Se o par se separar, a pessoa secundária pode abandonar o delírio, mas esse desfecho não é observado de maneira uniforme. A ocorrência do delírio é atribuída à forte influência do membro mais dominante. Idade avançada, inteligência baixa, comprometimento sensorial, doença cerebrovascular e abuso de álcool estão entre os fatores associados com essa forma peculiar de transtorno psicótico. Uma predisposição genética a psicoses idiopáticas também foi sugerida como um possível fator de risco.

Outras formas especiais foram relatadas, como a *folie simultanée*, na qual duas pessoas se tornam psicóticas ao mesmo tempo e compartilham o mesmo delírio. Algumas vezes, mais de dois indivíduos estão envolvidos (p. ex., *folie à trois, quatre, cinq* e também *folie à famille*), mas esses casos são especialmente raros. Os relacionamentos mais comuns na *folie à deux* são irmão e irmã, marido e esposa e mãe e filho, mas outras combinações também foram descritas. Quase todos os casos envolvem membros de uma mesma família.

> Um homem de 52 anos foi encaminhado pela justiça para internação a fim de realizar exames psiquiátricos, acusado de perturbação da paz. Ele tinha sido preso por interromper um julgamento, queixando-se de assédio por parte de vários juízes. Havia entrado na sala do tribunal, caminhado até o banco e começado a repreender o juiz. Enquanto estava no hospital, fez um relato detalhado de movimentos conspiratórios no judiciário local. Alvo de certos juízes, alegava que tinha sido citado por uma variedade de razões por muitos anos: ele sabia o que estava acontecendo, mantinha registros das transgressões e entendia o significado de toda a questão. Recusou-se a dar explicação sobre a natureza específica da conspiração. Tinha respondido a isso com cartas frequentes aos jornais, à ordem dos advogados local e até ao subcomitê do Congresso. Seu estado mental, afora sua história e um humor um pouco deprimido, era inteiramente normal.
>
> Uma entrevista com a família revelou que sua esposa e vários filhos crescidos compartilhavam a crença em uma conspiração judicial dirigida contra o paciente. Não houve mudança no pensamento delirante dele ou da família após 10 dias de observação. O paciente recusou acompanhamento.
>
> Nesse caso, a proteção é fornecida pelas outras pessoas que compartilham o delírio e acreditam na razoabilidade da resposta; tais casos são incomuns, senão raros. (Cortesia de TC Manschreck, M.D.)

DIAGNÓSTICO DIFERENCIAL

Condições clínicas

Ao fazer um diagnóstico de transtorno delirante, o primeiro passo é eliminar transtornos clínicos como uma causa potencial de delírios. Muitas dessas condições podem estar associadas com o desenvolvimento de delírios (Tab. 7.4-3), às vezes acompanhando um estado delirante.

Condições tóxico-metabólicas e transtornos que afetam o sistema límbico e os gânglios da base são mais frequentemente associados com o surgimento de crenças delirantes. Delírios complexos ocorrem com mais frequência em pacientes com patologia subcortical. Na doença de Huntington e em indivíduos com calcificações idiopáticas dos gânglios da base, por exemplo, mais de 50% demonstraram delírios em algum momento em sua doença. Após infarto cerebral direito, os tipos de delírios mais prevalentes incluem anosognosia e paramnésia reduplicativa (i.e., indivíduos acreditando que estão em diferentes lugares ao mesmo tempo). A síndrome de Capgras foi observada em inúmeros transtornos clínicos, incluindo lesões do SNC, deficiência de vitamina B_{12}, encefalopatia hepática, diabetes e hipotireoidismo. As síndromes focais têm envolvido com mais frequência o hemisfério direito do que o esquerdo. Delírios de infestação, licantropia (i.e., a crença falsa de que o indivíduo é um animal, muitas vezes um lobo ou "lobisomem"), heutoscopia (i.e., a crença falsa de que a pessoa tem uma cópia) e erotomania foram relatados em pequenos números de pacientes com epilepsia, lesões do SNC ou transtornos tóxico-metabólicos.

Delirium, demência e transtornos relacionados a substâncias

O *delirium* e a demência devem ser considerados no diagnóstico diferencial de um paciente com delírios. O primeiro pode ser diferenciado pela presença de um nível flutuante de consciência ou de capacidades cognitivas comprometidas. Delírios no início do curso

TABELA 7.4-3
Possíveis etiologias médicas de síndromes delirantes

Doença ou classe do transtorno	Exemplos
Transtornos neurodegenerativos	Doença de Alzheimer, doença de Pick, doença de Huntington, calcificação dos gânglios da base, esclerose múltipla, leucodistrofia metacromática
Outros transtornos do sistema nervoso central	Tumores cerebrais, especialmente do lobo temporal e tumores hemisféricos profundos; epilepsia, especialmente transtorno convulsivo parcial complexo; traumatismo craniano (hematoma subdural); lesão cerebral anóxica; embolia gordurosa
Doença vascular	Doença vascular aterosclerótica, especialmente quando associada com lesões difusas, temporoparietais ou subcorticais; encefalopatia hipertensiva; hemorragia subaracnoide, arterite temporal
Doença infecciosa	HIV ou aids, encefalite letárgica, doença de Creutzfeldt-Jakob, sífilis, malária, encefalite viral aguda
Distúrbio metabólico	Hipercalcemia, hiponatremia, hipoglicemia, uremia, encefalopatia hepática, porfiria
Endocrinopatias	Doença de Addison, síndrome de Cushing, hiper- ou hipotireoidismo, pan-hipopituitarismo
Deficiências de vitaminas	Deficiência de vitamina B_{12}, de folato, de tiamina e de niacina
Medicamentos	Hormônios adrenocorticotróficos, esteroides anabolizantes, corticosteroides, cimetidina, antibióticos (cefalosporinas, penicilina), dissulfiram, agentes anticolinérgicos
Substâncias	Anfetaminas, cocaína, álcool, *Cannabis*, alucinógenos
Toxinas	Mercúrio, arsênico, manganês, tálio

de uma doença demencial, como na demência do tipo Alzheimer, podem dar a impressão de um transtorno delirante; entretanto, a testagem neuropsicológica geralmente detecta comprometimento cognitivo. Embora o abuso de álcool seja um aspecto associado para pacientes com transtorno delirante, este deve ser diferenciado de transtorno psicótico induzido por álcool com alucinações. A intoxicação com simpatomiméticos (incluindo anfetaminas), maconha ou L-dopa pode resultar em sintomas delirantes.

Outros transtornos

O diagnóstico diferencial psiquiátrico para transtorno delirante inclui simulação e transtorno factício com sinais e sintomas predominantemente psicológicos. Os transtornos não factícios no diagnóstico diferencial são esquizofrenia, transtornos do humor, obsessivo-compulsivo, somatoformes e da personalidade paranoide. O transtorno delirante é diferenciado de esquizofrenia pela ausência de outros sintomas de esquizofrenia e pela qualidade não bizarra dos delírios; pacientes com o transtorno também não apresentam o funcionamento comprometido observado na esquizofrenia. O tipo somático desse transtorno pode lembrar um transtorno depressivo ou um somatoforme e se diferencia dos transtornos depressivos pela ausência de outros sinais de depressão e pela falta de uma qualidade ubíqua desta. Ele pode, ainda, ser diferenciado dos transtornos somatoformes pelo grau em que a crença somática é mantida pelo paciente. Indivíduos com transtornos somatoformes aceitam a possibilidade de que seu transtorno não exista, enquanto os delirantes não duvidam de sua realidade. Distinguir o transtorno da personalidade paranoide do transtorno delirante requer a diferenciação clínica, muitas vezes difícil, entre a extrema desconfiança e o franco delírio. Em geral, se o médico duvida que um sintoma seja um delírio, o diagnóstico de transtorno delirante não deve ser feito.

CURSO E PROGNÓSTICO

Certos médicos e alguns dados de pesquisa indicam que um estressor psicossocial identificável frequentemente acompanha o início do transtorno. A natureza do estressor pode, de fato, justificar alguma desconfiança ou preocupação. Exemplos são imigração recente, conflitos sociais com membros da família ou amigos e isolamento social. Em geral, acredita-se que o início súbito seja mais comum do que o insidioso. Alguns médicos pensam que indivíduos com transtorno delirante têm probabilidade de apresentar inteligência abaixo da média e personalidade pré-mórbida extrovertida, dominante e hipersensível. As desconfianças ou preocupações iniciais da pessoa aos poucos vão ficando mais elaboradas, consomem grande parte de sua atenção e, por fim, se tornam delirantes. As pessoas podem começar a discutir com colegas de trabalho, buscar proteção da polícia ou começar a consultar muitos médicos ou cirurgiões, pedir orientação a advogados para discutir processos judiciais ou procurar a polícia para denunciar suspeitas delirantes.

Como já foi mencionado, o transtorno delirante é considerado um diagnóstico razoavelmente estável. Cerca de 50% dos pacientes se recuperaram com acompanhamento a longo prazo, 20% mostram diminuição dos sintomas, e 30% não exibem mudanças. Os seguintes fatores estão correlacionados a um prognóstico positivo: altos níveis de adaptação ocupacional, social e funcional; sexo feminino; início antes dos 30 anos; início súbito; duração curta da doença; e presença de fatores precipitantes. Embora dados confiáveis sejam limitados, pacientes com delírios persecutórios, somáticos e eróticos costumam ter melhor prognóstico do que aqueles com delírios de grandeza ou ciúme.

TRATAMENTO

O transtorno delirante costumava ser considerado resistente a tratamento, e as intervenções muitas vezes focalizavam o manejo da morbidade do transtorno por meio da redução do impacto do delírio na vida do paciente (e de sua família). Nos últimos anos, entretanto, a perspectiva se tornou menos pessimista ou restrita ao planejamento do tratamento efetivo. Os objetivos do tratamento são estabelecer o diagnóstico, decidir sobre as intervenções adequadas e lidar com complicações (Tab. 7.4-4). O sucesso dessas metas depende de uma relação médico-paciente efetiva e terapêutica, que está longe de ser fácil de estabelecer. Os indivíduos não se queixam de sintomas psiquiátricos e muitas vezes entram em tratamento contra sua von-

**TABELA 7.4-4
Diagnóstico e tratamento de transtorno delirante**

Excluir outras causas dos aspectos paranoides

Confirmar a ausência de outras psicopatologias

Avaliar as consequências do comportamento relacionado ao delírio

    Desmoralização

    Desesperança

    Raiva, medo

    Depressão

    Impacto da busca por "diagnóstico médico", "solução legal", "prova de infidelidade", e assim por diante (i.e., financeiro, legal, pessoal, ocupacional)

Avaliar a ansiedade e a agitação

Avaliar o potencial para violência, suicídio

Avaliar a necessidade de hospitalização

Instituir terapias farmacológicas e psicológicas

Manter contato durante a recuperação

---

tade; até mesmo os psiquiatras podem ser atraídos para suas redes delirantes.

No transtorno psiquiátrico compartilhado, os pacientes devem ser separados. Se a hospitalização for indicada, devem ser colocados em unidades diferentes, sem contato algum. Em geral, o mais saudável dos dois vai abandonar a crença delirante (às vezes sem qualquer outra intervenção terapêutica), e o mais doente vai mantê-la de forma fixa.

Psicoterapia

O elemento essencial da psicoterapia eficaz é estabelecer um relacionamento no qual os pacientes comecem a confiar no terapeuta. A terapia individual parece ser mais eficaz do que a de grupo; as terapias orientadas ao *insight*, de apoio, cognitiva e comportamental muitas vezes são eficazes. No início, o terapeuta não deve nem concordar, nem questionar os delírios do paciente, e, embora deva fazer perguntas sobre o conteúdo para estabelecer sua extensão, o questionamento persistente deve ser evitado. Os médicos podem estimular a motivação para receber ajuda, enfatizando a disposição de colaborar com os pacientes ansiosos ou irritados sem sugerir que os delírios sejam tratados, mas sem apoiar ativamente a noção de que sejam reais.

A confiabilidade inabalável nos terapeutas é essencial na psicoterapia. Os terapeutas devem ser pontuais e marcar consultas da forma mais regular possível, com o objetivo de desenvolver um relacionamento sólido de confiança com o paciente. O excesso de gratificação pode, na verdade, aumentar a hostilidade e a desconfiança dos pacientes, porque, em última análise, eles têm consciência de que nem todas as demandas podem ser satisfeitas. Os terapeutas podem evitar a gratificação excessiva não ampliando a duração da consulta, não oferecendo consultas extras, a menos que absolutamente necessário, e não sendo flexíveis quanto aos honorários.

O terapeuta deve evitar comentários depreciativos a respeito dos delírios e das ideias do paciente, mas pode indicar de forma empática que a preocupação com eles causa, ao mesmo tempo, sofrimento e interferência em uma vida construtiva. Quando as crenças delirantes começam a ser abandonadas, o terapeuta pode estimular o teste de realidade pedindo aos pacientes que esclareçam suas preocupações.

Uma abordagem útil para construir uma aliança terapêutica é empatizar com a experiência interna do paciente de sentir-se esmagado pela perseguição, fazendo comentários como: "Você deve estar exausto, considerando o que tem passado". Sem concordar com todas as percepções delirantes, o terapeuta pode reconhecer que, na perspectiva do paciente, essas percepções geram muito sofrimento. O objetivo é ajudar os pacientes a refletir sobre a possibilidade de dúvida quanto a suas percepções. À medida que eles se tornam mais flexíveis, podem surgir sentimentos de fraqueza e inferioridade, associados com uma depressão. Quando um paciente permite que sentimentos de vulnerabilidade apareçam na terapia, uma aliança terapêutica positiva foi estabelecida, e a terapia construtiva se torna possível.

Quando membros da família estiverem disponíveis, os médicos podem optar por envolvê-los no plano de tratamento. Tomando cuidado para não ser visto pelo paciente de forma delirante como "aliado do inimigo", o médico deve tentar obter a ajuda da família no processo de tratamento. Consequentemente, tanto o paciente como a família precisam compreender que o terapeuta observa o sigilo médico e que todas as informações prestadas pelos familiares são discutidas com o paciente. A família pode se beneficiar do apoio do terapeuta e, assim, oferecer apoio à pessoa necessitada.

Um bom desfecho terapêutico depende da capacidade do psiquiatra de responder à desconfiança do paciente em relação aos outros e a conflitos interpessoais, frustrações e fracassos resultantes. A marca do tratamento bem-sucedido pode ser um ajustamento social satisfatório, mais do que o esbatimento dos delírios do paciente.

Hospitalização

Indivíduos com transtorno delirante geralmente podem ser tratados como pacientes ambulatoriais, mas os médicos devem considerar a hospitalização por várias razões. Primeiro, os pacientes podem necessitar de uma avaliação médica e neurológica completa para determinar se uma condição não psiquiátrica está causando os sintomas delirantes. Segundo, eles precisam de uma avaliação de sua capacidade de controlar impulsos violentos (p. ex., de cometer suicídio ou homicídio) que possam estar relacionados ao material delirante. Terceiro, o comportamento do paciente em relação aos delírios pode ter afetado significativamente sua capacidade de funcionar no ambiente familiar ou no contexto ocupacional, o que pode requerer intervenção profissional para estabilizar relacionamentos sociais ou ocupacionais.

Se um médico estiver convencido de que o paciente receberia o melhor tratamento para seu caso em um hospital, deve tentar convencê-lo a aceitar a hospitalização; caso não consiga, uma ordem judicial para internação pode ser indicada. Caso o médico convença o paciente de que a hospitalização é inevitável, muitas vezes ele vai para o hospital voluntariamente para evitar a ordem judicial.

Farmacoterapia

Em uma emergência, indivíduos gravemente agitados devem receber um antipsicótico por via intramuscular. Embora não tenham sido conduzidos ensaios clínicos adequados com grande número de pacientes, a maioria dos médicos considera os medicamentos antipsicóticos o tratamento de escolha para o transtorno delirante. Os pacientes tendem a recusar a medicação porque podem incorporar com facilidade a administração de drogas em seus sistemas delirantes, e os profissionais não devem insistir nela logo após a hospitalização, mas passar alguns dias estabelecendo *rapport* com o paciente. Os médicos devem explicar os possíveis efeitos adversos aos pacientes, para que mais tarde eles não suspeitem que lhes mentiram.

A história de resposta à medicação é o melhor guia para a escolha de um medicamento. Muitas vezes, o médico deve começar com doses baixas (p. ex., 2 mg de haloperidol ou 2 mg de risperidona) e aumentá-las de maneira progressiva. Se não houver resposta a uma dosagem razoável em um período de seis semanas, antipsicóticos de outras classes devem ser tentados. Alguns pesquisadores indicaram que a pimozida pode ser particularmente eficaz no transtorno delirante, sobretudo em pacientes com delírios somáticos. Uma causa comum de falha do medicamento é a falta de adesão, que também deve ser avaliada. A psicoterapia concomitante facilita esse processo de cooperação com o tratamento medicamentoso.

Se o paciente não obtiver benefícios com a medicação antipsicótica, seu uso deve ser descontinuado. Em pacientes que respondem, alguns dados indicam que as doses de manutenção podem ser baixas. Ainda que essencialmente nenhum estudo tenha avaliado o uso de antidepressivos, lítio ou anticonvulsivantes (p. ex., carbamazepina e valproato) no tratamento do transtorno delirante, experiências com esses agentes podem ser justificadas naqueles que não respondem a medicamentos antipsicóticos, bem como no caso de um paciente que tenha aspectos ou história familiar de transtornos do humor.

REFERÊNCIAS

Bury JE, Bostwick JM. Iatrogenic delusional parasitosis: A case of physician–patient folie a deux. *Gen Hosp Psychiatry.* 2010;32(2):210.

Christensen RC, Ramos E. The social and treatment consequences of a shared delusional disorder in a homeless family. *Innov Clin Neurosci.* 2011;8(4):42.

Edlich RF, Cross CL, Wack CA, Long WB III. Delusions of parasitosis. *Am J Emerg Med.* 2009;27(8):997.

Fochtmann LJ, Mojtabai R, Bromet EJ. Other psychotic disorders. In: Sadock BJ, Sadock VA, Ruiz P, eds. *Kaplan & Sadock's Comprehensive Textbook of Psychiatry.* 9th edition. Philadelphia: Lippincott Williams & Wilkins; 2009:1605.

Freeman D, Pugh K, Vorontsova N, Antley A, Slater M. Testing the continuum of delusional beliefs: An experimental study using virtual reality. *J Abnorm Psychiatry.* 2010;119:83.

Hayashi H, Akahane T, Suzuki H, Sasaki T, Kawakatsu S, Otani K. Successful treatment by paroxetine of delusional disorder, somatic type, accompanied by severe secondary depression. *Clin Neuropharmacology.* 2010;33:48.

Mishara AL, Fusar-Poli P. The phenomenology and neurobiology of delusion formation during psychosis onset: Jaspers, Truman symptoms, and aberrant salience. *Schizophrenia Bulletin.* 2013;39(2):278–286.

Smith T, Horwath E, Cournos F. Schizophrenia and other psychotic disorders. In: Cutler JS, Marcus ER, eds. *Psychiatry.* 2nd edition. New York: Oxford University Press; 2010:101.

Szily E, Keri S. Delusion proneness and emotion appraisal in individuals with high psychosis vulnerability. *Clin Psychol Psychother.* 2013;20(2):166–170.

▲ 7.5 Transtorno psicótico breve, outros transtornos psicóticos e catatonia

TRANSTORNO PSICÓTICO BREVE

O transtorno psicótico breve é definido como uma condição psicótica que envolve o início súbito de sintomas psicóticos que duram um dia ou mais, mas menos de um mês. A remissão é completa, e o indivíduo retorna ao nível de funcionamento pré-mórbido. É uma síndrome psicótica aguda e transitória.

História

O transtorno psicótico breve tem sido pouco estudado na psiquiatria dos Estados Unidos, em parte devido às alterações frequentes nos critérios diagnósticos durante os últimos 15 anos. O diagnóstico foi mais bem avaliado e estudado de forma mais completa na Escandinávia e em outros países europeus. Pacientes com transtornos semelhantes eram classificados anteriormente como tendo psicoses reativas, histéricas, de estresse e psicogênicas.

O termo "psicose reativa" costumava ser usado como sinônimo de esquizofrenia de bom prognóstico, mas um diagnóstico de transtorno psicótico breve não sugere uma relação com esquizofrenia. Em 1913, Karl Jaspers descreveu diversos aspectos essenciais para o diagnóstico da psicose reativa, incluindo um estressor identificável e extremamente traumático, uma relação temporal próxima entre o estressor e o desenvolvimento da psicose e curso em geral benigno para o episódio psicótico. Ele afirmou também que o conteúdo da psicose com frequência refletia a natureza da experiência traumática e que seu desenvolvimento parecia servir a um propósito do paciente, muitas vezes como fuga de uma condição traumática.

Epidemiologia

A incidência e a prevalência exatas do transtorno psicótico breve não são conhecidas, mas ele é em geral considerado incomum. Ocorre com maior frequência entre indivíduos mais jovens (na segunda e terceira décadas de vida) do que entre os mais velhos. É mais comum em mulheres do que em homens. Esses padrões epidemiológicos são claramente distintos dos da esquizofrenia. Alguns médicos referem que o transtorno pode ser observado com mais frequência em pessoas de classes socioeconômicas baixas e naquelas que vivenciaram desastres ou grandes mudanças culturais (p. ex., imigrantes). A idade de início em países industrializados pode ser mais alta do em países em desenvolvimento. Pessoas que passaram por estressores psicossociais importantes podem ter um risco maior de transtorno psicótico breve subsequente.

Comorbidade

O transtorno é observado com frequência em pacientes com transtornos da personalidade (mais comumente histriônica, narcisista, paranoide, esquizotípica e *borderline*).

Etiologia

A causa do transtorno psicótico breve é desconhecida. Pacientes que têm um transtorno da personalidade podem apresentar uma vulnerabilidade biológica ou psicológica para o desenvolvimento de sintomas psicóticos, particularmente aqueles com qualidades *borderline*, esquizoide, esquizotípica ou paranoide. Alguns com transtorno psicótico breve têm história de esquizofrenia ou transtorno do humor em suas famílias, mas esse achado não é conclusivo. Formulações psicodinâmicas têm enfatizado a presença de mecanismos de enfrentamento inadequados e a possibilidade de ganhos secundários para pacientes com sintomas psicóticos. Outras teorias psicodinâmicas sugerem que os sintomas psicóticos sejam uma defesa contra fantasias proibidas, a satisfação de um desejo frustrado ou uma fuga de uma situação psicossocial estressante.

Diagnóstico

Um diagnóstico de transtorno psicótico breve é apropriado quando os sintomas psicóticos duram pelo menos um dia, mas menos de um mês, e não estão associados com um transtorno do humor, com um transtorno relacionado a substâncias ou com um transtorno psicótico causado por uma condição clínica geral. Há três subtipos desse transtorno: (1) a presença de um estressor, (2) a ausência de um estressor e (3) um início no período pós-parto. Como acontece com outros indivíduos com doenças psiquiátricas agudas, a história necessária para se fazer o diagnóstico pode não ser obtida apenas do paciente. Embora os sintomas psicóticos possam ser óbvios, informações sobre sintomas prodrômicos, episódios anteriores de transtorno do humor e uma história recente de consumo de substâncias psicotomiméticas podem não estar disponíveis somente a partir da entrevista clínica. Além disso, os médicos podem não ser capazes de obter informações precisas a respeito da presença ou ausência de estressores precipitantes. Essas informações costumam ser obtidas de forma mais precisa de um parente ou amigo.

Características clínicas

Os sintomas do transtorno psicótico breve sempre incluem pelo menos um sintoma importante de psicose, como alucinações, delírios e pensamentos desorganizados, geralmente com início repentino, mas nem sempre incluem todo o padrão sintomático visto na esquizofrenia. Alguns médicos observaram que humor lábil, confusão e comprometimento da atenção podem ser mais comuns no início do transtorno psicótico breve do que no início de transtornos psicóticos que acabam se tornando crônicos. Os sintomas característicos do transtorno psicótico breve incluem volatilidade emocional, comportamento estranho ou bizarro, gritos ou mutismo e memória comprometida para eventos recentes. Alguns dos sintomas sugerem um diagnóstico de *delirium* e justificam uma pesquisa clínica, especialmente para excluir reações adversas a medicamentos.

A literatura escandinava e de outros países da Europa descreve diversos padrões característicos de sintomas desse transtorno, ainda que estes possam diferir um pouco na Europa e na América. Esses padrões incluem reações paranoides agudas e confusão reativa, excitação e depressão. Alguns dados apontam que, nos Estados Unidos, a paranoia muitas vezes é o sintoma predominante. Na psiquiatria francesa, a *bouffée délirante* é semelhante ao transtorno psicótico breve.

Estressores precipitantes. Os exemplos mais claros de estressores precipitantes são eventos de vida importantes que causariam impacto emocional significativo a qualquer pessoa. Esses eventos incluem a perda de um membro da família próximo ou um acidente automobilístico grave. Alguns médicos argumentam que a gravidade do evento deve ser considerada em relação à vida do paciente. Essa visão, embora razoável, pode ampliar a definição de estressor precipitante para incluir eventos não relacionados ao episódio psicótico. Outros entendem que o estressor pode ser uma série de eventos modestamente estressantes, em vez de um único acontecimento com estresse acentuado, mas avaliar a quantidade de estresse causado por uma sequência de eventos exige um grau de julgamento clínico quase impossível.

Um homem de 20 anos foi internado na unidade psiquiátrica de um hospital logo após iniciar o serviço militar. Durante a primeira semana depois de chegar à base militar, ele achou que os outros recrutas olhavam-no de uma forma estranha. Observava as pessoas a sua volta para ver se elas estavam lá para "buscá-lo". Ouviu vozes chamando seu nome várias vezes e se tornou cada vez mais desconfiado; uma semana depois, teve que ser internado para avaliação psiquiátrica. Lá ele era reservado, carrancudo, cético e deprimido. Dava a impressão de ser muito tímido e inibido. Seus sintomas psicóticos desapareceram rapidamente quando foi tratado com um medicamento antipsicótico. Entretanto, teve dificuldades para se adaptar à luz do hospital. A transferência para uma hospitalização de longo prazo em um hospital geral foi considerada, mas, após três meses, foi tomada a decisão de liberá-lo para ir para casa. Ele foi, a seguir, considerado inapto para retornar ao serviço militar.

O paciente era o mais velho de cinco irmãos. Seu pai era um bebedor destemperado que se tornava irritado e bruto quando bêbado. A família era pobre, e havia brigas constantes entre os pais. Quando criança, o paciente era inibido e medroso e, muitas vezes, corria para a floresta quando ficava perturbado. Ele tinha dificuldades na escola.

Quando ficou mais velho, preferia passar o tempo sozinho e não gostava de estar com pessoas. Ocasionalmente, participava de festas locais. Embora nunca tenha sido bebedor pesado, muitas vezes se metia em brigas quando bebia demais.

O paciente foi novamente entrevistado pela equipe do hospital em 4 anos, 7 anos e 23 anos após sua internação. Ele não teve recaídas de nenhum dos sintomas psicóticos e está empregado desde seis meses após ter deixado o hospital, casou-se e, no último acompanhamento, tinha dois filhos crescidos.

Depois de receber alta, o paciente trabalhou 2 anos em uma fábrica. Nos últimos 20 anos, conduziu um pequeno negócio que está indo bem e tem sido feliz no trabalho e na vida familiar. Fez um esforço para superar sua tendência ao isolamento e tem vários amigos.

O paciente acredita que sua tendência natural é ser socialmente isolado e que seu transtorno estava associado com o fato de, no exército, ele ser forçado a lidar com outras pessoas. (Adaptado de Laura J. Fochtmann, M.D., Ramin Mojtabai, M.D., Ph.D., M.P.H., e Evelyn J. Bromet, Ph.D.)

Diagnóstico diferencial

Os médicos não devem pressupor que o diagnóstico correto para o paciente que esteve brevemente psicótico seja transtorno psicótico breve, mesmo quando um fator psicossocial precipitante claro é identificado, pois esse fator pode ser uma simples coincidência. Se os sintomas psicóticos estiverem presentes por mais de um mês, os diagnósticos de transtorno esquizofreniforme, transtorno esquizoafetivo, esquizofrenia, transtornos do humor com características psicóticas, transtorno delirante e transtorno psicótico sem outra especificação devem ser considerados. Entretanto, se sintomas psicóticos de início súbito estiverem presentes por menos de um mês em resposta a um estressor óbvio, o diagnóstico de transtorno psicótico breve é sugerido de forma consistente. Outros diagnósticos a serem considerados no diagnóstico diferencial incluem transtorno factício com sinais e sintomas predominantemente psicológicos, simulação, transtorno psicótico causado por uma condição médica geral e transtorno psicótico induzido por substâncias. No transtorno factício, os sintomas são produzidos de maneira intencional; na simulação, existe uma meta específica a ser alcançada (p. ex., ser internado); e, quando associado a uma condição clínica ou a substâncias, a causa se torna aparente com investigações médicas ou medicamentosas adequadas. Se o paciente admitir o uso de substâncias ilícitas, o médico pode fazer a avaliação de intoxicação ou abstinência sem o uso de exames laboratoriais. Pacientes com epilepsia ou *delirium* também podem exibir sintomas psicóticos que lembram aqueles vistos no transtorno psicótico breve. Outros transtornos psiquiátricos a serem cogitados no diagnóstico diferencial incluem transtorno dissociativo de identidade e episódios psicóticos associados com transtornos da personalidade *borderline* e esquizotípica.

Curso e prognóstico

Por definição, o curso do transtorno psicótico breve é de menos de um mês. No entanto, o desenvolvimento de um transtorno psiquiátrico tão expressivo pode significar vulnerabilidade mental do indivíduo. Cerca de metade das pessoas classificadas a princípio com transtorno psicótico breve mais tarde exibe síndromes psiquiátricas crônicas, como esquizofrenia ou transtornos do humor. Pacientes com transtorno psicótico breve, entretanto, geralmente têm bom prognóstico e estudos europeus indicaram que 50 a 80% de todos os pacientes não têm outros problemas psiquiátricos maiores.

A duração dos sintomas agudos e residuais muitas vezes é de apenas alguns dias. Às vezes, sintomas depressivos surgem depois da resolução dos sintomas psicóticos. O suicídio é uma preocupação tanto durante a fase psicótica quanto durante a fase depressiva pós-psicótica. Diversos indicadores foram associados com um prognóstico positivo. A Tabela 7.5-1 apresenta um resumo dos sinais prognósticos positivos no transtorno psicótico breve.

Tratamento

Hospitalização. Um paciente com psicose aguda pode necessitar de hospitalização breve tanto para avaliação como para proteção. A avaliação requer o monitoramento rigoroso dos sintomas e a estimativa do nível de perigo do paciente para si mesmo e para os outros. Além disso, o ambiente calmo e estruturado de um hospital pode ajudar na recuperação do senso de realidade. Enquanto os médicos aguardam que o ambiente ou os medicamentos façam seus efeitos, pode ser necessário o isolamento, a contenção física ou o monitoramento do paciente.

Farmacoterapia. As duas principais classes de medicamentos a serem consideradas no tratamento de transtorno psicótico breve são os antipsicóticos e os benzodiazepínicos. Quando se opta por um medicamento antipsicótico, um agente de alta potência, como haloperidol, ou um agonista de serotonina-dopamina, como ziprasidona, podem ser utilizados. Para pacientes com alto risco de desenvolvimento de efeitos adversos extrapiramidais (p. ex., homens jovens), um antagonista de serotonina-dopamina deve ser administrado como profilaxia contra sintomas de transtorno do movimento induzidos pela medicação. Como alternativa, os benzodiazepínicos são um recurso no tratamento de curto prazo da psicose. Ainda que tenham pouca ou nenhuma utilidade no tratamento a longo prazo dos transtornos psicóticos, eles podem ser eficazes por um período curto e estão associados a menos efeitos adversos do que os antipsicóticos. Em casos raros, os benzodiazepínicos estão associados com aumento da agitação e, ainda mais raramente, com convulsões por abstinência, que, em geral, ocorrem apenas com o uso continuado de altas dosagens. O uso de outros agentes, embora relatado em estudos de caso, não foi ratificado em nenhum estudo de larga escala. Os medicamentos ansiolíticos, contudo, costumam ser úteis durante as primeiras 2 ou 3 semanas após a resolução do episódio psicótico. Os médicos devem evitar o uso a longo prazo de qualquer medicação no tratamento do transtorno. Se for necessário algum agente de manutenção, o médico pode ter que reconsiderar o diagnóstico.

Psicoterapia. Mesmo que a hospitalização e a farmacoterapia possivelmente controlem situações de curto prazo, a parte mais difícil do tratamento é a integração psicológica da experiência (e do trauma precipitante, caso exista um) na vida dos pacientes e de suas famílias. A psicoterapia é útil como uma oportunidade para discutir os estressores e o episódio psicótico. A exploração e o desenvolvimento de estratégias de enfrentamento são os principais tópicos na psicoterapia. Questões associadas incluem ajudar os pacientes a lidar com a perda da autoestima e recuperar a autoconfiança. Uma estratégia individualizada de tratamento que busque melhorar as habilidades na resolução de problemas, assim como fortalecer a estrutura do ego, parece ser a abordagem psicoterápica mais eficaz. O envolvimento da família no processo de tratamento pode ser crucial para um desfecho bem-sucedido.

TRANSTORNO PSICÓTICO SEM OUTRA ESPECIFICAÇÃO

Sob a designação de psicose sem outra especificação está uma variedade de apresentações clínicas que não se enquadram nas atuais rubricas diagnósticas. Ela inclui sintomatologia psicótica (i.e., delírios, alucinações, discurso desorganizado, comportamento acentuadamente desorganizado ou catatônico) sobre a qual não há informações adequadas para fazer um diagnóstico específico ou sobre a qual as informações são contraditórias. Também inclui transtornos com sintomas psicóticos que não satisfazem os critérios para nenhum transtorno psicótico específico, tais como pacientes que se apresentam no hospital com alucinações auditivas persistentes que não são acompanhadas por distúrbios do humor e que não são patognomônicas para esquizofrenia.

Psicose autoscópica

Embora não incluída no DSM-5, a psicose autoscópica é de interesse clínico. O sintoma característico é uma alucinação visual do todo ou de parte do corpo da própria pessoa. A percepção alucinatória, que é chamada de *fantasma*, em geral não tem cor, é transparente e como imita os movimentos da pessoa, é percebida como se aparecesse em um espelho. O fantasma tende a aparecer subitamente e sem aviso.

TABELA 7.5-1
Aspectos prognósticos positivos para transtorno psicótico breve

Boa adaptação pré-mórbida
Poucos traços esquizoides pré-mórbidos
Estressor precipitante grave
Início súbito dos sintomas
Sintomas afetivos
Confusão e perplexidade durante a psicose
Pouco embotamento afetivo
Curta duração dos sintomas
Ausência de parentes com esquizofrenia

Epidemiologia. A autoscopia é um fenômeno raro. Algumas pessoas têm uma experiência autoscópica apenas uma vez ou poucas vezes, e outras a têm com mais frequência. Mesmo os dados sendo limitados, o sexo, a idade, a hereditariedade e a inteligência não parecem estar relacionados a sua ocorrência.

Etiologia. A causa do fenômeno autoscópico é desconhecida. Uma hipótese biológica é a de que uma atividade anormal e episódica em áreas dos lobos temporoparietais está envolvida no sentido de *self*, talvez combinada com atividade anormal em partes do córtex visual. Teorias psicológicas associaram a síndrome a personalidades caracterizadas por imaginação, sensibilidade visual e, possivelmente, traços de transtorno da personalidade narcisista. Essas pessoas podem vivenciar fenômenos autoscópicos durante períodos de estresse.

Curso e prognóstico. As descrições clássicas do fenômeno indicam que, na maioria dos casos, a síndrome não é progressiva nem incapacitante. As pessoas afetadas tendem a manter alguma distância emocional do fenômeno, observação que sugere a presença de uma lesão neuroanatômica específica. Os sintomas raramente indicam o início de esquizofrenia ou de outros transtornos psicóticos.

Tratamento. Os pacientes geralmente respondem a medicamentos antiansiedade. Em casos graves, medicamentos antipsicóticos podem ser necessários.

Psicose de motilidade

Esse tipo de psicose não é considerado um diagnóstico "oficial" do DSM-5, mas é de importância clínica. Provavelmente, trata-se de uma variante do transtorno psicótico breve. As duas formas do transtorno são acinética e hipercinética. A forma acinética da psicose de motilidade tem uma apresentação clínica semelhante à do estupor catatônico. Em comparação com o tipo catatônico da esquizofrenia, entretanto, a psicose de motilidade acinética tem um curso de resolução rápido e favorável que não leva a deterioração da personalidade. Em sua forma hipercinética, pode lembrar a excitação maníaca ou catatônica. Assim como na forma acinética, a forma hipercinética em geral tem um curso de resolução rápido e favorável. Os pacientes podem mudar com rapidez de uma forma para outra e representar perigo para outras pessoas durante a fase de excitação. O humor é extremamente lábil nesses indivíduos.

Psicose pós-parto

A psicose pós-parto (às vezes denominada *psicose puerperal*) é um exemplo de transtorno psicótico sem outra especificação que ocorre em mulheres que recentemente deram à luz; a síndrome é caracterizada com mais frequência por depressão, delírios e pensamentos de ferir o bebê ou a si mesma. Para uma discussão mais detalhada, ver a Seção 21.1.

TRANSTORNO PSICÓTICO DEVIDO A UMA CONDIÇÃO MÉDICA GERAL E TRANSTORNO PSICÓTICO INDUZIDO POR SUBSTÂNCIA/MEDICAMENTO

A avaliação de um paciente psicótico requer a consideração da possibilidade de os sintomas psicóticos resultarem de uma condição médica geral, como um tumor cerebral, ou da ingestão de uma substância, como fenciclidina (PCP), ou de um medicamento, como cortisol.

Epidemiologia

São poucos os dados epidemiológicos relevantes sobre transtorno psicótico causado por uma condição médica geral e transtorno psicótico induzido por substâncias. Os transtornos são encontrados com mais frequência em pacientes que abusam de álcool ou de outras substâncias a longo prazo. A síndrome delirante que pode acompanhar as crises parciais complexas é mais comum em mulheres.

Etiologia

Condições físicas, como neoplasias cerebrais, particularmente nas áreas occipital ou temporal (Fig. 7.5-1), podem causar alucinações. Privação sensorial, como ocorre em pessoas cegas ou surdas, pode resultar em experiências alucinatórias ou delirantes. Lesões que envolvem o lobo temporal e outras regiões cerebrais, em especial o hemisfério direito e o lobo parietal, estão associadas com delírios.

As substâncias psicoativas são causas comuns de síndromes psicóticas. As envolvidas com mais frequência são álcool, alucinógenos indólicos, como a dietilamida do ácido lisérgico (LSD), anfetamina, cocaína, mescalina, PCP e cetamina. Muitas outras substâncias, incluindo esteroides e tiroxina, podem produzir alucinações.

Diagnóstico

Transtorno psicótico devido a uma condição médica geral. O diagnóstico de transtorno psicótico devido a uma condição médica geral é definido pela especificação dos sintomas predominantes. Quando o diagnóstico é usado, a condição médica deve ser incluída, junto com o padrão predominante de sintomas (p. ex.,

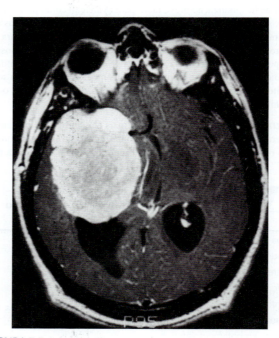

FIGURA 7.5-1
Meningioma temporal. (De Rowland LP, Pedley TA. *Merritt's Neurology*. 12th edition. Philadelphia: Lippincott Williams & Wilkins; 2010.)

transtorno psicótico devido a um tumor cerebral, com delírios). O transtorno não ocorre exclusivamente enquanto o paciente está em *delirium* ou demenciado, e os sintomas não são mais bem explicados por outro transtorno mental.

Transtorno psicótico induzido por substância ou medicamento. A categoria diagnóstica de transtorno psicótico induzido por substâncias é reservada para pacientes com sintomas psicóticos e teste de realidade comprometido causados por substâncias ou medicamentos. Pessoas com sintomas psicóticos induzidos por substâncias (p. ex., alucinações), mas com teste de realidade intacto, devem ser classificadas com um transtorno relacionado a substâncias (p. ex., intoxicação de PCP com distúrbios perceptuais). O diagnóstico completo de transtorno psicótico induzido por substância deve incluir o tipo de substância ou medicamento envolvido, o estágio do uso da substância quando o transtorno começou (p. ex., durante intoxicação ou abstinência) e os fenômenos clínicos (p. ex., alucinações e delírios). Ver a Tabela 7.5-2 para os critérios diagnósticos do DSM-5.

Características clínicas

Alucinações. Podem ocorrer em uma ou mais modalidades sensoriais. Alucinações táteis (tais como a sensação de insetos andando sobre a pele) são características do uso de cocaína. Alucinações auditivas em geral estão associadas com abuso de substâncias psicoativas e também podem ocorrer em pessoas surdas. Alucinações olfativas podem resultar de epilepsia do lobo temporal; alucinações visuais podem surgir em pessoas cegas devido a catarata. As alucinações são recorrentes ou persistentes e estão presentes em estado de completa vigília e alerta, e o paciente que está alucinando não demonstra alterações significativas nas funções cognitivas. As alucinações visuais muitas vezes assumem a forma de cenas envolvendo figuras humanas diminutas (liliputianas) ou animais pequenos. As raras alucinações musicais normalmente exibem canções religiosas. Pacientes com transtorno psicótico causado por uma condição médica geral e transtorno psicótico induzido por substâncias podem agir de acordo com suas alucinações. Em alucinações relacionadas ao álcool, vozes de terceiras pessoas ameaçadoras, críticas ou insultuosas falam sobre os pacientes e podem lhes ordenar que machuquem a si mesmo ou a outros. Estes são casos perigosos e representam risco significativo de suicídio ou homicídio. Os pacientes podem acreditar ou não que as alucinações são reais.

Delírios. Delírios secundários e induzidos por substâncias costumam estar presentes em um estado de completa vigília. Os pacientes não experimentam alterações no nível de consciência, embora um leve comprometimento cognitivo possa ser observado. Eles podem parecer confusos, desgrenhados ou excêntricos, com discurso tangencial ou mesmo incoerente. Hiperatividade e apatia podem estar presentes, e um humor disfórico associado é considerado comum. Os delírios podem ser sistematizados ou fragmentados, com conteúdo variável, mas delírios persecutórios são os mais comuns.

Diagnóstico diferencial. O transtorno psicótico devido a uma condição médica geral e o transtorno psicótico induzido por substância ou medicamento devem ser diferenciados de *delirium* (no qual os pacientes têm o sensório obnubilado), de demência (na qual os pacientes têm déficits intelectuais importantes) e de esquizofrenia (na qual os pacientes têm outros sintomas de transtorno do pensamento e funcionamento comprometido). Também devem ser diferenciados dos transtornos do humor psicóticos (nos quais outros sintomas afetivos são pronunciados).

Tratamento

O tratamento envolve identificar a condição médica geral ou a substância envolvida. Nesse ponto, ele é direcionado para a condição subjacente e o controle comportamental imediato do paciente. A hospitalização pode ser necessária para avaliar os pacientes de forma mais completa e garantir sua segurança. Agentes antipsicóticos (p. ex., olanzapina ou haloperidol) podem ser necessários para o controle imediato e de curto prazo do comportamento psicótico ou agressivo, embora os benzodiazepínicos também possam ser úteis para controlar agitação e ansiedade.

TRANSTORNO CATATÔNICO

A catatonia é uma nova categoria diagnóstica no DSM-5, introduzida porque pode ocorrer ao longo de um amplo espectro de transtornos mentais, mais frequentemente nos transtornos psicótico e do humor graves. Também pode ser causada por uma condição clínica subjacente ou induzida por uma substância.

Definição

A catatonia é uma síndrome clínica caracterizada por anormalidades comportamentais impressionantes que podem incluir imobilidade ou excitação motora, negativismo profundo ou ecolalia (imitação da fala) ou ecopraxia (imitação de movimentos). Um diagnóstico de transtorno catatônico devido a uma condição médica geral pode ser feito se houver evidência de que o problema se deve aos efeitos fisiológicos de uma condição médica geral. O diagnóstico não é feito se a catatonia for mais bem explicada por um transtorno mental primário, como esquizofrenia ou depressão psicótica, ou se os sintomas catatônicos ocorrem exclusivamente no curso de *delirium*.

Epidemiologia

A catatonia é uma condição incomum, vista sobretudo em doenças primárias do humor ou psicóticas avançadas. Entre pacientes internados com catatonia, 25 a 50% apresentam transtornos do humor (p. ex., episódio depressivo maior, recorrente, com aspectos catatônicos), e aproximadamente 10%, esquizofrenia. A prevalência de catatonia devida a condições médicas causadas por substâncias é desconhecida.

Etiologia

As condições médicas que podem causar catatonia incluem transtornos neurológicos (p. ex., *status epilepticus* não convulsivo e traumatismo craniano), infecções (p. ex., encefalite) e distúrbios metabólicos (p. ex., encefalopatia hepática, hiponatremia e hipercalcemia).

Os medicamentos que podem causar catatonia incluem corticosteroides, imunossupressores e agentes antipsicóticos (i.e., neurolépticos). Sintomas catatônicos podem ser observados em formas extremas de parkinsonismo induzido por neuroléptico ou na síndrome neuroléptica maligna, um transtorno raro, potencialmente fatal, associado com febre, instabilidade autonômica, prejuízo da consciência e rigidez.

TABELA 7.5-2
Critérios diagnósticos do DSM-5 para transtorno psicótico induzido por substância/medicamento

A. Presença de pelo menos um dos sintomas a seguir:
   1. Delírios.
   2. Alucinações.
B. Existe evidência na história, no exame físico ou nos achados laboratoriais de (1) e (2):
   1. Os sintomas do Critério A se desenvolveram durante ou logo após intoxicação por uma substância ou abstinência ou após exposição a um medicamento.
   2. A substância/medicamento envolvida é capaz de produzir os sintomas do Critério A.
C. A perturbação não é mais bem explicada por um transtorno psicótico não induzido por substância/medicamento. Essas evidências de um transtorno psicótico independente podem incluir:
   Os sintomas antecederam o aparecimento do uso de substância/medicamento; os sintomas persistem por um período de tempo substancial (p. ex., cerca de um mês) após o término da abstinência aguda ou intoxicação grave; ou há outras evidências de um transtorno psicótico independente não induzido por substância/medicamento (p. ex., história de episódios recorrentes não relacionados a substância/medicamento).
D. A perturbação não ocorre exclusivamente durante o curso de *delirium*.
E. A perturbação causa sofrimento clinicamente significativo ou prejuízo no funcionamento social, profissional ou em outras áreas importantes da vida do indivíduo.

Nota: Esse diagnóstico deve ser feito em vez de um diagnóstico de intoxicação por substância ou abstinência de substância somente quando os sintomas do Critério A predominarem no quadro clínico e quando forem suficientemente graves para que recebam atenção clínica.

Nota para codificação: Os códigos da CID-9-MC e da CID-10-MC para os transtornos psicóticos induzidos por [substância/medicamento específico] estão indicados na tabela a seguir. Observar que o código da CID-10-MC depende de haver ou não um transtorno por uso de substância comórbido para a mesma classe de substância. Se um transtorno por uso de substância leve é comórbido ao transtorno psicótico induzido por substância, o número da 4ª posição é "1", e o clínico deve registrar "Transtorno por uso [de substância] leve" antes de transtorno psicótico induzido por substância (p. ex., "transtorno por uso de cocaína leve com transtorno psicótico induzido por cocaína"). Se um transtorno por uso de substância moderado ou grave é comórbido a transtorno psicótico induzido por substância, o número da 4ª posição é "2", e o clínico deve registrar "transtorno por uso de [substância] moderado" ou "transtorno por uso de [substância] grave", dependendo da gravidade do transtorno comórbido por uso de substância. Se não há transtorno comórbido por uso de substância (p. ex., após uso pesado da substância uma única vez), então o número da 4ª posição é "9", e o clínico deve registrar somente o transtorno psicótico induzido por substância.

	CID-9-MC	CID-10-MC Com transtorno por uso, leve	CID-10-MC Com transtorno por uso, moderado ou grave	CID-10-MC Sem transtorno por uso
Álcool	291.9	F10.159	F10.259	F10.959
Cannabis	292.9	F12.159	F12.259	F12.959
Fenciclidina	292.9	F16.159	F16.259	F16.959
Outro alucinógeno	292.9	F16.159	F16.259	F16.959
Inalante	292.9	F18.159	F18.259	F18.959
Sedativo, hipnótico ou ansiolítico	292.9	F13.159	F13.259	F13.959
Anfetamina (ou outro estimulante)	292.9	F15.159	F15.259	F15.959
Cocaína	292.9	F14.159	F14.259	F14.959
Outra substância (ou substância desconhecida)	292.9	F19.159	F19.259	F19.959

Especificar se (ver a Tabela 1 no capítulo "Transtornos Relacionados a Substâncias e Transtornos Aditivos" para diagnósticos associados à classe de substâncias):
Com início durante a intoxicação: Se os critérios são preenchidos para intoxicação pela substância, e os sintomas desenvolvem-se durante a intoxicação.
Com início durante a abstinência: Se os critérios são preenchidos para abstinência da substância, e os sintomas desenvolvem-se durante, ou logo após, a abstinência.
Especificar a gravidade atual:
A gravidade é classificada por uma avaliação quantitativa dos sintomas primários de psicose, o que inclui delírios, alucinações, comportamento psicomotor anormal e sintomas negativos. Cada um desses sintomas pode ser classificado quanto à gravidade atual (mais grave nos últimos sete dias) em uma escala com 5 pontos, variando de 0 (não presente) a 4 (presente e grave). (Ver Gravidade das Dimensões de Sintomas de Psicose Avaliada pelo Clínico no capítulo "Instrumentos de Avaliação".)
Nota: O diagnóstico de transtorno psicótico induzido por substância/medicamento pode ser feito sem a utilização desse especificador de gravidade.

Reimpressa, com permissão, do *Diagnostic and Statistical Manual of Mental Disorders,* Fifth Edition (Copyright © 2013). American Psychiatric Association. Todos os direitos reservados.

TABELA 7.5-3
Critérios diagnósticos do DSM-5 para transtorno catatônico devido a outra condição médica

A. O quadro clínico é dominado por três (ou mais) dos sintomas a seguir:
1. Estupor (i.e., ausência de atividade psicomotora; sem relação ativa com o ambiente).
2. Catalepsia (i.e., indução passiva de uma postura mantida contra a gravidade).
3. Flexibilidade cérea (i.e., resistência leve ao posicionamento pelo examinador).
4. Mutismo (i.e., resposta verbal ausente ou muito pouca [**Nota:** não se aplica se houver afasia estabelecida]).
5. Negativismo (i.e., oposição ou ausência de resposta a instruções ou a estímulos externos).
6. Postura (i.e., manutenção espontânea e ativa de uma postura contrária à gravidade).
7. Maneirismo (i.e., caricatura esquisita e circunstancial de ações normais).
8. Estereotipia (i.e., movimentos repetitivos, anormalmente frequentes e não voltados a metas).
9. Agitação, não influenciada por estímulos externos.
10. Caretas.
11. Ecolalia (i.e., imitação da fala de outra pessoa).
12. Ecopraxia (i.e., imitação dos movimentos de outra pessoa).
B. Há evidências da história, do exame físico ou de achados laboratoriais de que a perturbação é a consequência fisiopatológica direta de outra condição médica.
C. A perturbação não é mais bem explicada por outro transtorno mental (p. ex., um episódio maníaco).
D. A perturbação não ocorre exclusivamente durante o curso de *delirium*.
E. A perturbação causa sofrimento clinicamente significativo ou prejuízo no funcionamento social, profissional ou em outras áreas importantes da vida do indivíduo.

Nota para codificação: Incluir o nome da condição médica no nome do transtorno mental (p. ex., 293.89 [F06.1] transtorno catatônico devido a encefalopatia hepática). A outra condição médica deve ser codificada e listada em separado, imediatamente antes de transtorno catatônico devido à condição médica (p. ex., 572.2 [K71.90] encefalopatia hepática; 293.89 [F06.1] transtorno catatônico devido a encefalopatia hepática).

Reimpressa, com permissão, do *Diagnostic and Statistical Manual of Mental Disorders*, Fifth Edition (Copyright © 2013). American Psychiatric Association. Todos os direitos reservados.

Diagnóstico e características clínicas

Os critérios do DSM-5 para o diagnóstico de transtorno catatônico devido a outra condição médica (Tab. 7.5-3) incluem alterações comportamentais características da catatonia, evidência de uma base fisiológica para os sintomas e exclusão de transtornos mentais primários e *delirium*. O diagnóstico de catatonia devida a um transtorno mental é usado quando o transtorno ocorre em uma condição psiquiátrica em vez de em outra condição médica (Tab. 7.5-4). Em ambos os casos, os sinais e sintomas de catatonia são semelhantes; o que difere é a etiologia. As alterações comportamentais podem incluir imobilidade motora ou atividade excessiva, negativismo extremo ou mutismo, peculiaridades do movimento voluntário e ecolalia ou ecopraxia. Flexibilidade cérea, uma forma de postura artificial muitas vezes evidente no exame físico, pode estar presente (Fig.

TABELA 7.5-4
Critérios diagnósticos do DSM-5 para catatonia associada a outro transtorno mental

A. O quadro clínico é dominado por três (ou mais) dos sintomas a seguir:
1. Estupor (i.e., ausência de atividade psicomotora; sem relação ativa com o ambiente).
2. Catalepsia (i.e., indução passiva de uma postura mantida contra a gravidade).
3. Flexibilidade cérea (i.e., resistência leve ao posicionamento pelo examinador).
4. Mutismo (i.e., resposta verbal ausente ou muito pouca [excluir com afasia conhecida]).
5. Negativismo (i.e., oposição ou resposta ausente a instruções ou a estímulos externos).
6. Postura (i.e., manutenção espontânea e ativa de uma postura contrária à gravidade).
7. Maneirismo (i.e., caricatura esquisita e circunstancial de ações normais).
8. Estereotipia (i.e., movimentos repetitivos, anormalmente frequentes e não voltados a metas).
9. Agitação, não influenciada por estímulos externos.
10. Caretas.
11. Ecolalia (i.e., imitação da fala de outra pessoa).
12. Ecopraxia (i.e., imitação dos movimentos de outra pessoa).

Nota para codificação: Indicar o nome do transtorno mental associado ao registrar o nome da condição (i.e., 293.89 [F06.1] catatonia associada a transtorno depressivo maior). Codificar primeiro o transtorno mental associado (p. ex., transtorno do neurodesenvolvimento, transtorno psicótico breve, transtorno esquizofreniforme, esquizofrenia, transtorno esquizoafetivo, transtorno bipolar, transtorno depressivo maior ou outro transtorno mental) (p. ex., 295.70 [F25.1] transtorno esquizoafetivo, tipo depressivo; 293.89 [F06.1] catatonia associada a transtorno esquizoafetivo).

Reimpressa, com permissão, do *Diagnostic and Statistical Manual of Mental Disorders*, Fifth Edition (Copyright © 2013). American Psychiatric Association. Todos os direitos reservados.

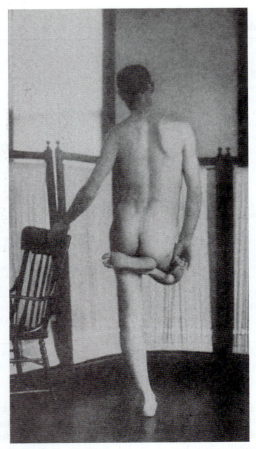

FIGURA 7.5-2
Um pacientes esquizofrênico crônico está em uma posição catatônica. Ele manteve essa posição desconfortável por horas. (Cortesia de Emil Kraepelin, M.D.)

7.5-2). Catatonia letal é um estágio avançado raro do transtorno que apresenta febre e instabilidade autonômica e pode ser fatal.

Para catatonia secundária a agentes antipsicóticos, os diagnósticos de parkinsonismo induzido por neuroléptico e síndrome neuroléptica maligna podem ser apropriados. Para catatonia devida a substâncias não neurolépticas, o diagnóstico de transtorno do movimento induzido por medicamento sem outra especificação pode ser utilizado.

Exames laboratoriais

Não há achados laboratoriais patognomônicos na catatonia. A avaliação laboratorial deve ser utilizada para excluir uma condição clínica subjacente. Exames médicos apropriados podem incluir hemograma completo, eletrólitos, imagem cerebral e eletrencefalografia (se houver suspeita de convulsões). Além disso, a creatinina fosfoquinase sérica, a contagem de leucócitos e as transaminases séricas devem ser verificadas, porque os resultados dos exames laboratoriais são elevados em pacientes com síndrome neuroléptica maligna.

Diagnóstico diferencial

Os diagnósticos diferenciais incluem *delirium* hipoativo, demência de estágio final e mutismo acinético, bem como catatonia devida a um transtorno psiquiátrico primário. É importante identificar casos de catatonia que ocorrem no cenário de uma síndrome neuroléptica maligna, porque esse diagnóstico pode ser fatal. Os aspectos que sugerem síndrome neuroléptica maligna incluem instabilidade autonômica e *delirium*, além da elevação sérica da creatinina fosfoquinase, da contagem de leucócitos e das transaminases.

Curso e tratamento

A catatonia compromete a capacidade de uma pessoa de cuidar de si mesma e, portanto, requer hospitalização. No estado excitado, o paciente catatônico pode representar um perigo para os outros; consequentemente, a supervisão rigorosa é necessária. A ingestão de líquidos e nutrientes deve ser mantida, muitas vezes por via intravenosa ou por sondas. O indivíduo catatônico deve ser auxiliado com a higiene.

A principal modalidade de tratamento é identificar e corrigir a causa clínica ou farmacológica subjacente. Substâncias prejudiciais devem ser removidas ou minimizadas.

Os benzodiazepínicos podem proporcionar melhora temporária dos sintomas, e sua utilização pode melhorar a capacidade de comunicação dos pacientes e o autocuidado. A ECT é apropriada para a catatonia devida a uma condição médica geral, especialmente se o transtorno causar ameaça à vida (p. ex., incapacidade de se alimentar) ou evoluir para uma catatonia letal (maligna). O mecanismo por trás da eficácia da ECT é desconhecido.

REFERÊNCIAS

Breen R. Psychotic disorders. In: Thornhill JT, ed. *NMS Psychiatry*. 6th edition. Baltimore: Lippincott Williams & Wilkins: 2011:17.
Correll CU, Smith CW, Auther AM, McLaughlin D, Shah M, Foley C, Olsen R, Lencz T, Kane JM, Cornblatt BA. Predictors of remission, schizophrenia, and bipolar disorder in adolescents with brief psychotic disorder or psychotic disorder not otherwise specified considered at very high risk for schizophrenia. *J Child Adolesc Pscyhopharmacol*. 2008;18:475.
Fochtmann LJ, Mojtabai R, Bromet EJ. Other psychotic disorders. In: Sadock BJ, Sadock VA, Ruiz P, eds. *Kaplan & Sadock's Comprehensive Textbook of Psychiatry*, 9th edition. Philadelphia: Lippincott Williams & Wilkins: 2009: 1605.
Hasija D, Jadapalle SLK, Badr A. Status epilepticus and psychosis of epilepsy. *Psych Ann*. 2012;42:11.
Hedges DW, Woon FL, Hoppes SP. Caffeine-induced psychosis. *CNS Spectr*. 2009;14:127.
Jacobson SA. Psychotic disorder due to a general medical condition (secondary psychosis). In: *Laboratory Medicine in Psychiatry and Behavioral Science*. Arlington, VA: American Psychiatric Publishing; 2012:554.
Lukens EP, Ogden LP. Psychotic conditions. In: Heller NR, Gitterman A, eds. *Mental Health and Social Problems: A Social Work Perspective*. New York: Routledge; 2011:423.
Nykiel SA, Baldessarini RJ, Bower MC, Goodwin J, Salvatore P. Psychosis NOS: Search for diagnostic clarity. *Harv Rev Psychiatry*. 2010;18:22.
Pierre JM. Hallucinations in nonpsychotic disorders: Toward a differential diagnosis of "hearing voices." *Harv Rev Psychiatry*. 2010;18:22.
Smith MJ, Thirthalli J, Abdallah AB, Murray RM, Cottler LB. Prevalence of psychotic symptoms in substance users: A comparison across substances. *Comp Psychiatry*. 2009;50:245.
Tebartz van Elst L, Klöppel S, Rauer S. Voltage-gated potassium channel/LGI1 antibody-associated encephalopathy may cause brief psychotic disorder. *J Clin Psychiatry*. 2011;72:722.

8 Transtornos do humor

▲ 8.1 Depressão maior e transtorno bipolar

O humor pode ser definido como uma emoção ou um tom de sentimento difuso e persistente que influencia o comportamento de uma pessoa e colore sua percepção de ser no mundo. Os transtornos do humor – às vezes chamados de transtornos afetivos – constituem uma categoria importante de doença psiquiátrica, consistindo em transtorno depressivo, transtorno bipolar e outros transtornos, os quais são discutidos nesta seção e na seguinte.

Diversos adjetivos são usados para descrever o humor: deprimido, triste, vazio, melancólico, angustiado, irritável, desconsolado, excitado, eufórico, maníaco, jubiloso e muitos outros, todos de natureza descritiva. Alguns podem ser observados pelo médico (p. ex., um rosto infeliz), e outros podem ser sentidos apenas pelo paciente (p. ex., desesperança). O humor pode ser lábil, flutuar ou alternar rapidamente entre os extremos (p. ex., rindo alto e de modo expansivo em um momento, choroso e desesperado no seguinte). Outros sinais e sintomas de transtorno do humor incluem mudanças no nível de atividade, nas capacidades cognitivas, na fala e nas funções vegetativas (p. ex., sono, apetite, atividade sexual e outros ritmos biológicos). Esses transtornos quase sempre resultam em comprometimento do funcionamento interpessoal, social e ocupacional.

É tentador considerar os transtornos do humor em um *continuum* com variações normais no humor. Indivíduos com esses transtornos, entretanto, com frequência relatam uma qualidade indefinível, mas distinta, em seu estado patológico. O conceito de um *continuum*, portanto, pode representar a identificação excessiva do médico com a patologia, desse modo, possivelmente, distorcendo sua abordagem dos pacientes afetados por essa condição.

Pacientes apenas com episódios depressivos maiores têm *transtorno depressivo maior* ou *depressão unipolar*. Aqueles com episódios tanto maníacos quanto depressivos ou somente com episódios maníacos são considerados com *transtorno bipolar*. Os termos "mania unipolar" e "mania pura" às vezes são usados para pacientes bipolares que não têm episódios depressivos.

Três categorias adicionais de transtornos do humor são hipomania, ciclotimia e distimia. Hipomania é um episódio de sintomas maníacos que não satisfaz os critérios para episódio maníaco. Ciclotimia e distimia são transtornos que representam formas menos graves de transtorno bipolar e de depressão maior, respectivamente.

O campo da psiquiatria tem considerado a depressão maior e o transtorno bipolar como transtornos separados, particularmente nos últimos 20 anos. Entretanto, a possibilidade de que o transtorno bipolar seja, na verdade, uma expressão mais grave de depressão maior foi recentemente reconsiderada. Muitos pacientes que receberam o diagnóstico de transtorno depressivo maior revelam, em um exame cuidadoso, episódios passados de comportamento maníaco ou hipomaníaco que não foram detectados. Muitas autoridades veem considerável continuidade entre transtornos depressivos e bipolares recorrentes. Isso levou a amplas discussões e debates sobre o espectro bipolar, que incorpora transtorno bipolar clássico, bipolar II e depressões recorrentes.

HISTÓRIA

No Velho Testamento, a história do rei Saul descreve uma síndrome depressiva, assim como a história do suicídio de Ajax na *Ilíada*, de Homero. Por volta de 400 a.C., Hipócrates usou os termos *mania* e *melancolia* para descrever distúrbios mentais. Em torno de 30 d.C., o médico romano Celsus, em sua obra *De re medicina*, descreveu melancolia (do grego *melan* ["negra"] e *chole* ["bile"]) como uma depressão causada pela bile negra. O primeiro texto de língua inglesa (Fig. 8.1-1) inteiramente relacionado à depressão foi *Anatomia da melancolia*, de Robert Burton, publicado em 1621.

Em 1854, Jules Falret descreveu uma condição denominada *folie circulaire*, na qual os pacientes vivenciam estados de humor alternados de depressão e mania. Em 1882, o psiquiatra alemão Karl Kahlbaum, usando o termo *ciclotimia*, descreveu mania e depressão como estágios da mesma doença. Em 1899, Emil Kraepelin, com base no conhecimento de psiquiatras franceses e alemães, descreveu a psicose maníaco-depressiva utilizando a maioria dos critérios que os psiquiatras atualmente utilizam para estabelecer o diagnóstico de transtorno bipolar I. De acordo com Kraepelin, a ausência de uma evolução para demência e deterioração na psicose maníaco-depressiva a diferencia de demência precoce (como a esquizofrenia era chamada na época). Kraepelin também descreveu uma depressão que veio a ser conhecida como melancolia involutiva, que, desde então, passou a ser vista como uma forma de transtorno do humor com início na vida adulta tardia.

Depressão

Um transtorno depressivo maior ocorre sem uma história de um episódio maníaco, misto ou hipomaníaco. O episódio depressivo maior deve durar pelo menos duas semanas, e normalmente uma pessoa com esse diagnóstico também experimenta pelo menos quatro sintomas de uma lista que inclui alterações no apetite e peso, alterações no sono e na atividade, falta de energia, sentimentos de culpa, problemas para pensar e tomar decisões e pensamentos recorrentes de morte ou suicídio.

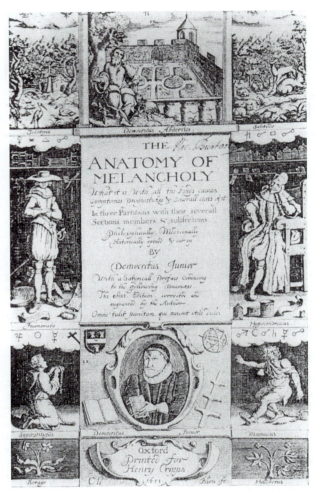

FIGURA 8.1-1
Frontispício de *Anatomia da melancolia*, de Robert Burton (1621). (De Sadock BJ, Sadock VA, Ruiz P. *Kaplan & Sadock's Comprehensive Textbook of Psychiatry*. 9th edition. Philadelphia: Lippincott Williams & Wilkins, 2009.)

Mania

Um episódio maníaco é um período distinto de humor anormal e persistentemente elevado, expansivo ou irritável que dura pelo menos uma semana, ou menos se o paciente tiver de ser hospitalizado. Um episódio hipomaníaco dura pelo menos quatro dias e é semelhante a um episódio maníaco, exceto por não ser grave o suficiente para causar comprometimento no funcionamento social ou ocupacional e por aspectos psicóticos não estarem presentes. Tanto a mania como a hipomania estão associadas com autoestima inflada, necessidade de sono diminuída, distratibilidade, grande atividade física e mental e envolvimento excessivo em comportamento prazeroso. O transtorno bipolar I é definido como tendo um curso clínico de um ou mais episódios maníacos e, às vezes, episódios depressivos maiores. Um episódio misto é um período de pelo menos uma semana no qual tanto um episódio maníaco quanto um episódio depressivo maior ocorrem quase diariamente. Uma variante de transtorno bipolar caracterizada por episódios de depressão maior e hipomania, em vez de mania, é conhecida como *transtorno bipolar II*.

 TABELA 8.1-1
Taxas de prevalência de transtornos depressivos ao longo da vida

Tipo		Taxa
Episódio depressivo maior	Variação	5-17
	Média	12
Distimia	Variação	3-6
	Média	5
Transtorno depressivo menor	Variação	10
	Média	–
Transtorno depressivo breve recorrente	Variação	16

(Adaptada, com permissão, de Rihmer Z, Angst A. Mood Disorders: Epidemiology. Em: Sadock BJ, Sadock VA, eds. *Comprehensive Textbook of Psychiatry*. 8th ed. Baltimore: Lippincott Williams & Wilkins; 2004.)

Distimia e ciclotimia

Dois transtornos do humor adicionais, distimia e transtorno ciclotímico (discutidos em detalhes na Seção 8.2), também foram considerados clinicamente por algum tempo. Ambos são caracterizados pela presença de sintomas menos graves do que os de transtorno depressivo maior e de transtorno bipolar I, respectivamente. A distimia é caracterizada por pelo menos dois anos de humor deprimido não grave o suficiente para receber o diagnóstico de episódio depressivo maior. O transtorno ciclotímico é caracterizado por pelo menos dois anos de ocorrência frequente de sintomas hipomaníacos que não podem ser diagnosticados como um episódio maníaco e de sintomas depressivos que não podem ser diagnosticados como um episódio depressivo maior.

EPIDEMIOLOGIA

Incidência e prevalência

Os transtornos do humor são comuns. Nos levantamentos mais recentes, o transtorno depressivo maior tem a prevalência mais alta ao longo da vida (quase 17%) de todos os transtornos psiquiátricos. As taxas de prevalência ao longo da vida de diferentes formas de transtorno depressivo, de acordo com levantamentos da comunidade, são mostradas na Tabela 8.1-1. A taxa de prevalência ao longo da vida para depressão maior é de 5 a 17%. As taxas de diferentes formas clínicas de transtorno bipolar são mostradas na Tabela 8.1-2. A incidência anual de doença bipolar é geralmente considerada inferior a 1%, mas ela é difícil de estimar, porque formas mais leves desse transtorno muitas vezes passam despercebidas.

 TABELA 8.1-2
Taxas de prevalência ao longo da vida de transtorno bipolar I, transtorno bipolar II, transtorno ciclotímico e hipomania

	Prevalência ao longo da vida (%)
Transtorno bipolar I	0-2,4
Transtorno bipolar II	0,3-4,8
Ciclotimia	0,5-6,3
Hipomania	2,6-7,8

(Adaptada, com permissão, de Rihmer Z, Angst A. Mood Disorders: Epidemiology. Em: Sadock BJ, Sadock VA, eds. *Comprehensive Textbook of Psychiatry*. 8th ed. Baltimore: Lippincott Williams & Wilkins; 2004.)

Sexo

Uma observação quase universal, independentemente de país ou cultura, é a prevalência duas vezes maior de transtorno depressivo maior em mulheres do que em homens. As hipóteses das razões para essa disparidade envolvem diferenças hormonais, os efeitos do parto, estressores psicossociais diferentes para mulheres e para homens e modelos comportamentais de impotência aprendida. Em contraste com o transtorno depressivo maior, o transtorno bipolar I tem uma prevalência igual entre homens e mulheres. Episódios maníacos são mais comuns em homens, e episódios depressivos são mais comuns em mulheres. Quando episódios maníacos ocorrem em mulheres, elas têm mais probabilidade do que os homens de apresentar um quadro misto (p. ex., mania e depressão). As mulheres também têm uma taxa mais alta de ciclagem rápida, definida como quatro ou mais episódios maníacos no período de um ano.

Idade

A idade de início do transtorno bipolar I é mais precoce do que a do depressivo maior, variando da infância (a partir dos 5 ou 6 anos) aos 50 anos, ou até mais, em casos raros, com idade média de 30 anos. A idade média de início para transtorno depressivo maior é em torno dos 40 anos, com 50% de todos os pacientes tendo início entre os 20 e os 50 anos. Esse transtorno também pode iniciar na infância ou na velhice. Dados epidemiológicos recentes revelam que a incidência de transtorno depressivo maior pode estar aumentando entre pessoas com menos de 20 anos. É possível que isso esteja relacionado ao aumento do uso de álcool e do abuso de drogas nessa faixa etária.

Estado civil

O transtorno depressivo maior ocorre mais frequentemente em pessoas sem relacionamentos interpessoais íntimos e naquelas que são divorciadas ou separadas. O transtorno bipolar I é mais comum em pessoas divorciadas e solteiras do que entre as casadas, mas essa diferença pode refletir o início precoce e a discórdia conjugal resultante característica do transtorno.

Fatores socioeconômicos e culturais

Não foi encontrada correlação entre condição socioeconômica e transtorno depressivo maior. Uma incidência mais alta do que a média de transtorno bipolar I é encontrada entre os grupos socioeconômicos mais altos; entretanto, ele é mais comum em pessoas que não têm curso superior do que naquelas com diploma universitário, o que também pode refletir a idade de início relativamente precoce para o transtorno. A depressão é mais comum em áreas rurais do que em áreas urbanas. A prevalência de transtorno do humor não difere entre as raças. Contudo, existe uma tendência dos examinadores a diagnosticar menos transtorno do humor e mais esquizofrenia em pacientes cuja base racial ou cultural difira da sua.

COMORBIDADE

Indivíduos com transtornos depressivos maiores têm maior risco de apresentar um ou mais transtornos comórbidos. Os mais frequentes são abuso ou dependência de álcool, transtornos de pânico, transtorno obsessivo-compulsivo (TOC) e transtorno de ansiedade social. De modo inverso, indivíduos com transtornos por uso de substâncias e de ansiedade também têm um risco elevado de transtorno do humor comórbido atual ou ao longo da vida. Tanto no transtorno unipolar como no bipolar, enquanto os homens apresentam com mais frequência transtornos por uso de substâncias, as mulheres têm transtornos de ansiedade ou alimentares comórbidos. Em geral, pacientes bipolares apresentam mais comorbidade com uso de substância e transtornos de ansiedade do que aqueles com depressão maior unipolar. No estudo Epidemiological Catchment Area (ECA; Área de Captação Epidemiológica), a história ao longo da vida de transtornos por uso de substâncias, transtorno de pânico e TOC foi cerca de duas vezes mais alta entre pacientes com transtorno bipolar I (61, 21, e 21% respectivamente) do que nos com depressão maior unipolar (27, 10 e 12%, respectivamente). Os transtornos por uso de substâncias e de ansiedade comórbidos pioram o prognóstico da doença e aumentam de maneira acentuada o risco de suicídio entre indivíduos com depressão maior unipolar e bipolar.

ETIOLOGIA

Fatores biológicos

Muitos estudos relataram anormalidades biológicas em pacientes com transtornos do humor. Até recentemente, os neurotransmissores monoaminérgicos –norepinefrina, dopamina, serotonina e histamina – eram o centro das teorias e da pesquisa sobre a etiologia desses transtornos. Tem ocorrido uma mudança progressiva do foco nos distúrbios de sistemas de um único neurotransmissor em favor do estudo de sistemas neurocomportamentais, circuitos neurais e mecanismos neurorreguladores mais complexos. Os sistemas monoaminérgicos, portanto, são agora considerados sistemas neuromodulares, mais amplos, e os distúrbios tendem a ser efeitos tanto secundários ou epifenomenais quanto relacionados direta ou causalmente com a etiologia e a patogenia.

Aminas biogênicas. Das aminas biogênicas, a norepinefrina e a serotonina são os dois neurotransmissores mais implicados na fisiopatologia dos transtornos do humor.

NOREPINEFRINA. A correlação sugerida por estudos de ciências básicas entre a *down regulation* dos receptores β-adrenérgicos e as respostas clínicas aos antidepressivos é provavelmente a evidência isolada mais convincente indicando um papel direto do sistema noradrenérgico na depressão. Outras evidências implicaram também os receptores $β_2$ pré-sinápticos na depressão, visto que sua ativação resulta em redução da quantidade de norepinefrina liberada. Esses receptores também estão localizados nos neurônios serotonérgicos e regulam a quantidade de serotonina liberada. A eficácia clínica dos antidepressivos com efeitos noradrenérgicos – por exemplo, a venlafaxina – apoia ainda mais um papel da norepinefrina na fisiopatologia de pelo menos alguns dos sintomas da depressão.

SEROTONINA. Com o forte efeito que os inibidores seletivos da recaptação de serotonina (ISRSs) – por exemplo, a fluoxetina – têm tido sobre o tratamento da depressão, a serotonina se tornou a amina biogênica neurotransmissora mais comumente associada à depressão. A identificação de múltiplos subtipos de receptores serotonérgicos também aumentou a expectativa da comunidade de pesquisa sobre o desenvolvimento de tratamentos ainda mais específicos para depressão. Além do fato de os ISRSs e outros antidepressivos serotonérgicos serem eficazes no tratamento da depressão, outros dados indicam que a serotonina está envolvida na fisiopatologia desse transtorno. A depleção da serotonina pode precipitar depressão, e alguns pacientes com impulsos suicidas têm concentrações baixas de metabólitos da serotonina no líquido cerebrospinal (LCS) e concentrações baixas de zonas de captação de serotonina nas plaquetas.

DOPAMINA. Embora a norepinefrina e a serotonina sejam as aminas biogênicas associadas com mais frequência à fisiopatologia da depressão, há a teoria de que a dopamina também desempenhe um papel. Dados indicam que sua atividade pode estar reduzida na depressão e aumentada na mania. A descoberta de novos subtipos de receptores de dopamina e o aumento no entendimento da regulação pré e pós-sináptica de sua função enriqueceram ainda mais a pesquisa sobre a relação entre a dopamina e os transtornos do humor. Os medicamentos que reduzem as concentrações da dopamina – por exemplo, a reserpina – e as doenças que também têm esse efeito (p. ex., doença de Parkinson) estão associados com sintomas depressivos. Em contraste, medicamentos que aumentam suas concentrações, como a tirosina, a anfetamina e a bupropiona, reduzem os sintomas de depressão. Duas teorias recentes sobre dopamina e depressão são que a via mesolímbica da dopamina pode ser disfuncional e que seu receptor D_1 pode ser hipoativo na depressão.

Outros distúrbios de neurotransmissores. A acetilcolina (ACh) é encontrada nos neurônios que se distribuem de forma difusa por todo o córtex cerebral. Os neurônios colinérgicos têm relações recíprocas ou interativas com todos os três sistemas de monoamina. Níveis anormais de colina, que é um precursor de ACh, foram encontrados na necropsia de cérebros de alguns pacientes deprimidos, talvez refletindo anormalidades na composição de fosfolipídeo das células. Agentes agonistas e antagonistas colinérgicos têm efeitos clínicos diferentes sobre depressão e mania. Os agonistas podem produzir letargia, falta de energia e retardo psicomotor em indivíduos saudáveis, exacerbar os sintomas na depressão e reduzir os sintomas na mania. Esses efeitos em geral não são suficientemente fortes para ter implicações clínicas, e os efeitos adversos são problemáticos. Em um modelo animal de depressão, linhagens de camundongos supersensíveis ou subsensíveis a agonistas colinérgicos revelaram-se suscetíveis ou mais resistentes a desenvolver impotência aprendida (discutida mais adiante). Os agonistas colinérgicos podem induzir alterações na atividade hipotalâmico-hipofisário-suprarrenal (HHS) e no sono que imitam aquelas associadas com depressão grave. Alguns pacientes com transtornos do humor em remissão, bem como seus parentes em primeiro grau que nunca tiveram a doença, têm aumento do traço de sensibilidade-tipo a agonistas colinérgicos.

O ácido γ-aminobutírico (GABA) tem um efeito inibidor sobre as vias ascendentes monoaminérgico, particularmente os sistemas mesocortical e mesolímbico. Reduções dos níveis plasmático, do LCS e cerebral de GABA foram observadas na depressão. Estudos com animais também revelaram que o estresse crônico pode reduzir e, por fim, esgotar os níveis de GABA. Por sua vez, os receptores de GABA sofrem regulação ascendente por antidepressivos, e alguns medicamentos GABAérgicos têm efeitos antidepressivos fracos.

Os aminoácidos glutamato e glicina são os principais neurotransmissores excitatórios e inibitórios no SNC. Esses aminoácidos ligam-se a sítios associados com o receptor de *N*-metil-D-aspartato (NMDA), e um excesso de estimulação glutamatérgica pode causar efeitos neurotóxicos. Significativamente, existe alta concentração de receptores de NMDA no hipocampo. O glutamato, portanto, pode operar em conjunto com a hipercortisolemia para mediar os efeitos neurocognitivos prejudiciais da depressão recorrente grave. Evidências recentes apontam que agentes que antagonizam os receptores NMDA têm efeitos antidepressivos.

Segundos mensageiros e cascatas intracelulares. A ligação de um neurotransmissor e um receptor pós-sináptico desencadeia uma cascata de processos ligados à membrana e intracelulares mediados por sistemas de segundo mensageiro. Os receptores nas membranas celulares interagem com o ambiente intracelular por meio de proteínas ligantes do nucleotídeo guanina (proteínas G). As proteínas G, por sua vez, se conectam a várias enzimas intracelulares (p. ex., adenilato ciclase, fosfolipase C e fosfodiesterase) que regulam a utilização de energia e a formação de segundos mensageiros, como o nucleotídeo cíclico (p. ex., adenosina monofosfato cíclico [cAMP] e monofosfato cíclico de guanosina [cGMP]), bem como os fosfatidilinositóis (p. ex., inositol trifosfato e diacilglicerol) e cálcio-calmodulina. Os segundos mensageiros regulam a função dos canais iônicos da membrana neuronal. Evidências crescentes também indicam que agentes estabilizadores do humor agem sobre as proteínas G ou outros segundos mensageiros.

Alterações da regulação hormonal. Alterações duradouras nas respostas neuroendócrinas e comportamentais podem resultar de estresse precoce grave. Estudos com animais indicam que mesmo períodos transitórios de privação materna podem alterar as respostas subsequentes a estresse. A atividade do gene codificando para o fator neurotrófico derivado do cérebro (BDNF) neuroquinina é diminuída após estresse crônico, assim como o processo de neurogênese. Estresse prolongado, portanto, pode induzir alterações no estado funcional dos neurônios e acabar levando a morte celular. Estudos recentes com humanos deprimidos revelam que uma história de trauma precoce está associada com atividade HHS aumentada acompanhada de alterações estruturais (i.e., atrofia ou diminuição de volume) no córtex cerebral.

Atividade de HHS elevada é uma característica de respostas a estresse em mamíferos e uma das ligações mais claras entre depressão e a biologia do estresse crônico. Hipercortisolemia na depressão sugere um ou mais dos seguintes distúrbios centrais: tônus inibitório de serotonina diminuído; impulso aumentado de norepinefrina, ACh ou hormônio liberador de corticotrofina (CRH); ou diminuição da inibição do *feedback* do hipocampo.

A evidência de aumento da atividade do eixo HHS é aparente em 20 a 40% dos pacientes ambulatoriais deprimidos e em 40 a 60% dos internados deprimidos.

A atividade elevada de HHS na depressão foi documentada por meio de excreção de cortisol livre urinário (UFC), coletas de níveis de cortisol plasmático intravenoso (IV) de 24 horas (ou de segmentos de tempo mais curtos), níveis de cortisol salivar e testes da integridade da inibição de *feedback*. Um distúrbio desta última é testado pela administração de dexametasona (0,5 a 2,0 mg), um glicocorticoide sintético potente que costuma suprimir a atividade do eixo HHS por 24 horas. A não supressão da secreção de cortisol às 8h da manhã seguinte ou subsequente não supressão às 16h ou às 23h é indicativa de comprometimento da inibição do *feedback*. A hipersecreção de cortisol e a não supressão de dexametasona não estão perfeitamente correlacionadas (em torno de 60% de concordância). Um desenvolvimento mais recente para melhorar a sensibilidade do teste envolve infusão de uma dose de teste de CRH após a supressão de dexametasona.

Esses testes de inibição de *feedback* não são utilizados como um teste diagnóstico porque hiperatividade adrenocortical (embora em geral menos prevalente) é observada na mania, na esquizofrenia, na demência e em outros transtornos psiquiátricos.

ATIVIDADE DO EIXO TIREOIDIANO. Aproximadamente 5 a 10% das pessoas avaliadas para depressão têm disfunção tireoidiana ainda não detectada, conforme refletido por nível basal do hormônio estimulante da tireoide (TSH) elevado ou resposta de TSH aumentada a uma infusão de 500 mg do neuropeptídeo hipotalâmico hormônio liberador de tireotrofina (TRH). Essas anormalidades muitas vezes estão associadas com níveis elevados de anticorpos antitireoidianos e, a menos que corrigido com terapia de reposição hormonal, podem comprometer a resposta ao tratamento. Um subgrupo ainda maior de pacientes deprimidos (p. ex., 20 a 30%) apresenta uma resposta de TSH embotada à administração de TRH. Até o momento, a principal implicação terapêutica de uma resposta de TSH embotada é a evidência de um risco aumentado de recaída apesar da terapia antidepressiva preventiva. Vale destacar que, ao contrário do teste de supressão com dexametasona (TSD), a resposta de TSH embotada a TRH geralmente não se normaliza com tratamento eficaz.

HORMÔNIO DO CRESCIMENTO. O hormônio do crescimento (GH) é secretado da hipófise anterior após estimulação por norepinefrina (NE) e dopamina. A secreção é inibida por somatostatina, um neuropeptídeo hipotalâmico, e por CRH. Níveis de somatostatina do LCS diminuídos foram relatados na depressão e níveis aumentados foram observados na mania.

PROLACTINA. A prolactina é liberada da hipófise pela estimulação da serotonina e é inibida por dopamina. A maioria dos estudos não encontrou anormalidades significativas da secreção de prolactina basal ou circadiana na depressão, embora uma resposta embotada a vários agonistas de serotonina tenha sido descrita. Essa resposta é incomum entre mulheres antes da menopausa, o que sugere que o estrogênio tenha um efeito moderador.

Alterações da neurofisiologia do sono. A depressão está associada com perda prematura do sono profundo (de onda lenta) e aumento no despertar noturno. Este último é refletido por quatro tipos de distúrbio: (1) aumento nos despertares noturnos, (2) redução no tempo de sono total, (3) aumento do sono de movimentos oculares rápidos (REM) fásico e (4) aumento da temperatura corporal. A combinação de movimento REM aumentado e sono de onda lenta diminuído resulta em uma redução significativa no primeiro período de sono não REM (NREM), um fenômeno chamado de *latência REM reduzida*. Esta, junto com déficits do sono de onda lenta, normalmente persistem após a recuperação de um episódio depressivo. A secreção de GH embotada após o início do sono está relacionada com diminuição do sono de onda lenta e mostra comportamento independente de estado ou tipo traço semelhante. A combinação de latência REM reduzida, densidade REM aumentada e manutenção do sono diminuída identifica aproximadamente 40% dos pacientes ambulatoriais deprimidos e 80% dos internados deprimidos. Achados falso-negativos costumam ser observados em pacientes mais jovens, hipersonolentos, que, na verdade, podem experimentar aumento no sono de onda lenta durante episódios de depressão. Cerca de 10% dos indivíduos saudáveis têm perfis de sono anormais, e, como ocorre com a não supressão de dexametasona, casos de falso-positivos são vistos com frequência em outros transtornos psiquiátricos.

Foi verificado que pacientes que manifestam um perfil de sono caracteristicamente anormal são menos responsivos a psicoterapia e apresentam um risco maior de recaída ou recidiva e podem se beneficiar, sobretudo, da farmacoterapia.

Distúrbios imunológicos. Os transtornos depressivos estão associados com várias anormalidades imunológicas, incluindo diminuição da proliferação de linfócitos em resposta a mitógenos e outras formas de imunidade celular comprometida. Esses linfócitos produzem neuromoduladores, como o fator liberador de corticotrofina (CRF), e citocinas, peptídeos conhecidos como *interleucinas*. Parece haver uma ligação com gravidade clínica, hipercortisolemia e disfunção imunológica, e a citocina interleucina-1 pode induzir atividade gênica para a síntese de glicocorticoide.

Imagem cerebral estrutural e funcional. A tomografia computadorizada (TC) e a ressonância magnética (RM) têm permitido métodos sensíveis e não invasivos para avaliar o cérebro vivo, incluindo os tratos cortical e subcortical, bem como lesões da substância branca. A anormalidade mais consistente observada nos transtornos depressivos é a maior frequência de hiperintensidades anormais nas regiões subcorticais, tais como as regiões periventriculares, os gânglios da base e o tálamo. Mais comuns no transtorno bipolar I e entre idosos, essas hiperintensidades parecem refletir os efeitos neurodegenerativos prejudiciais de episódios afetivos recorrentes. Aumento ventricular, atrofia cortical e alargamento sulcal também foram relatados em alguns estudos. Alguns pacientes deprimidos também podem ter volumes reduzidos do hipocampo ou do núcleo caudado, ou de ambos, sugerindo defeitos mais focais em sistemas neurocomportamentais relevantes. Áreas de atrofia difusas e focais foram associadas com maior gravidade da doença, bipolaridade e aumento dos níveis de cortisol.

O achado de tomografia por emissão de pósitrons (PET) mais amplamente reproduzido na depressão é uma diminuição no metabolismo cerebral anterior, que é em geral mais pronunciada no lado esquerdo. De um ponto de vista diferente, a depressão pode estar relacionada com um aumento relativo na atividade do hemisfério não dominante. Além disso, uma inversão da hipofrontalidade ocorre após mudanças de depressão para hipomania, de modo que maiores reduções do hemisfério esquerdo são vistas na depressão, comparadas com maiores reduções do hemisfério direito na mania. Outros estudos observaram reduções mais específicas do fluxo sanguíneo ou do metabolismo cerebrais, ou de ambos, nos tratos dopaminergicamente inervados dos sistemas mesocortical e mesolímbico na depressão. Novamente, as evidências sugerem que os antidepressivos normalizam essas mudanças pelo menos em parte.

Além de uma redução global do metabolismo cerebral anterior, foi observado aumento do metabolismo da glicose em diversas regiões límbicas, em particular entre pacientes com depressão recorrente relativamente grave e história familiar de transtorno do humor. Durante episódios de depressão, o aumento do metabolismo da glicose está correlacionado com ruminações importunas.

Considerações neuroanatômicas. Tanto os sintomas de transtornos do humor como os achados das pesquisas biológicas apoiam a hipótese de que os transtornos do humor envolvem patologia do cérebro. A neurociência afetiva moderna focaliza-se na importância de quatro regiões cerebrais na regulação das emoções normais: o córtex pré-frontal (CPF), o cingulado anterior, o hipocampo e a amígdala. O CPF é considerado a estrutura que contém representações de objetivos e as respostas adequadas para alcançá-los. Essas atividades são particularmente importantes quando respostas comportamentais múltiplas e conflitantes são possíveis ou quando

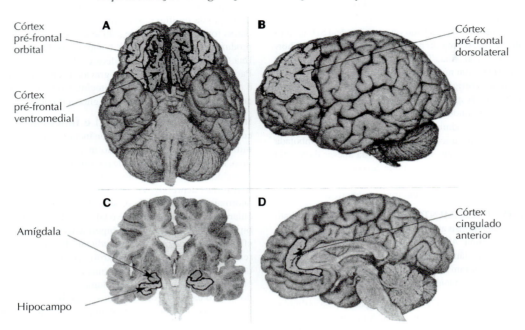

FIGURA 8.1-2
Principais regiões cerebrais envolvidas no afeto e nos transtornos do humor. **A.** Córtex pré-frontal orbital e córtex pré-frontal ventromedial. **B.** Córtex pré-frontal dorsolateral. **C.** Hipocampo e amígdala. **D.** Córtex cingulado anterior. (De Sadock BJ, Sadock VA, Ruiz P. *Kaplan & Sadock's Comprehensive Textbook of Psychiatry*. 9th ed. Philadelphia: Lippincott Williams & Wilkins, 2009.)

é necessário superar a excitação afetiva. As evidências indicam alguma especialização hemisférica na função do CPF. Por exemplo, enquanto a ativação do lado esquerdo de regiões do CPF é mais envolvida em comportamentos dirigidos a objetivos ou necessidades naturais, as regiões do CPF direito são implicadas em comportamentos de esquiva e na inibição de atividades orientadas a necessidades naturais. Sub-regiões no CPF parecem localizar representações de comportamentos relacionados a recompensa e punição.

Pensa-se que o córtex cingulado anterior (CCA) sirva como ponto de integração de estímulos atencionais e emocionais. Duas subdivisões foram identificadas: uma nas regiões rostral e ventral e uma subdivisão cognitiva envolvendo o CCA dorsal. A primeira compartilha conexões extensivas com outras regiões límbicas, e a última interage mais com o CPF e com outras regiões corticais. Foi proposto que a ativação do CCA facilita o controle da excitação emocional, sobretudo quando a realização do objetivo foi frustrada ou quando problemas novos foram encontrados.

O hipocampo está mais claramente envolvido em várias formas de aprendizagem e memória, incluindo o condicionamento do medo, bem como na regulação inibitória da atividade do eixo HHS. A aprendizagem emocional ou contextual parece estar relacionada com uma conexão direta entre o hipocampo e a amígdala.

A amígdala parece ser um local crucial para o processamento de estímulos novos de significado emocional e para a coordenação e organização de respostas corticais. Localizada logo acima dos hipocampos bilateralmente, a amígdala sempre foi considerada o coração do sistema límbico. Embora a maior parte das pesquisas tenha-se concentrado no papel da amígdala na resposta a estímulos assustadores ou dolorosos, pode ser a ambiguidade ou a novidade, e não a natureza aversiva do estímulo em si, que ative a amígdala (Fig. 8.1-2).

Fatores genéticos

Inúmeros estudos de famílias, de adoção e de gêmeos há muito têm documentado a hereditariedade dos transtornos do humor. Recentemente, entretanto, o foco primário dos estudos genéticos tem sido identificar genes específicos de suscetibilidade usando métodos genéticos moleculares.

Estudos de famílias. Os estudos de famílias investigam se um transtorno é familiar. Mais especificamente, a taxa de doença nos membros da família de uma pessoa com o transtorno é maior do que a da população em geral? Dados familiares indicam que, se um dos genitores tem um transtorno do humor, um dos filhos tem um risco entre 10 e 25% de também apresentá-lo. Se ambos os genitores são afetados, o risco praticamente duplica. Quanto mais membros da família forem afetados, maior o risco para um filho. O risco é maior se os afetados forem parentes em primeiro grau do que mais distantes. Uma história familiar de transtorno bipolar confere um risco maior para transtornos do humor em geral e, em particular, um risco muito maior para transtorno bipolar. O transtorno unipolar costuma ser a forma mais comum de transtorno do humor em famílias de probandos bipolares. Essa sobreposição familiar sugere algum grau de bases genéticas comuns entre essas duas formas de transtorno do humor. A presença de doença mais grave na família também confere um risco maior (Fig. 8.1-3).

Estudos de adoção. Esses estudos fornecem uma abordagem alternativa para separar fatores genéticos e ambientais na transmissão familiar. Apenas um número limitado desses estudos foi relatado, e seus resultados foram mistos. Um grande estudo encontrou uma taxa três vezes maior de transtorno bipolar e duas vezes maior de transtorno unipolar nos parentes biológicos de probandos bipo-

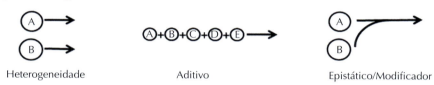

FIGURA 8.1-3
Muitos modelos diferentes de transmissão genética foram considerados e testados para ver se explicariam a transmissão de transtornos do humor. Esta é um seleção de alguns dos modelos mais proeminentes. Na transmissão mendeliana ou de *locus* principal único, um gene transmite a doença. No modelo de traço quantitativo poligênico (QTL), múltiplos genes se unem a fim de contribuir para um traço quantitativo. Nesta figura, o eixo X representa o número de poligenes que um determinado indivíduo está carregando, bem como o valor do traço quantitativo resultante. A frequência do valor desse traço na população é representada no eixo Y. No painel inferior, são ilustrados alguns possíveis modelos de heterogeneidade genética. (De Sadock BJ, Sadock VA, Ruiz P. *Kaplan & Sadock's Comprehensive Textbook of Psychiatry*. 9th ed. Philadelphia: Lippincott Williams & Wilkins, 2009.)

lares. De modo semelhante, em uma amostra dinamarquesa, uma taxa três vezes maior de transtorno bipolar e seis vezes maior de suicídio completado nos parentes biológicos de probandos com doenças afetivas foi relatada. Outros estudos, entretanto, foram menos convincentes e não encontraram diferença nas taxas de transtornos do humor.

Estudos de gêmeos. Esses estudos fornecem a abordagem mais poderosa para separar fatores genéticos de ambientais, ou a "natureza" da "criação". Dados de gêmeos fornecem evidências convincentes de que os genes explicam apenas 50 a 70% da etiologia dos transtornos do humor. O ambiente ou outros fatores não hereditários devem explicar o restante. Portanto, é uma predisposição ou suscetibilidade à doença que é herdada. Considerando os transtornos unipolar e bipolar juntos, esses estudos encontram uma taxa de concordância para transtorno do humor nos gêmeos monozigóticos (MZ) de 70 a 90%, comparada com a de gêmeos dizigóticos (DZ) do mesmo sexo de 16 a 35%. Estes são os dados mais convincentes do papel dos fatores genéticos nos transtornos do humor.

Estudos de ligação. Marcadores do DNA são segmentos de DNA de localização conhecida no cromossomo, muito variáveis entre os indivíduos. Eles são usados para rastrear a segregação de regiões cromossômicas específicas em famílias afetadas com o transtorno. Quando um marcador é identificado com doença em famílias, diz-se que a doença é *geneticamente ligada* (Tab. 8.1-3). Os cromossomos 18q e 22q são as duas regiões com evidência mais forte de ligação a transtorno bipolar. Vários estudos de ligação encontraram evidências do envolvimento de genes específicos em subtipos clíni-

 TABELA 8.1-3
Regiões cromossômicas selecionadas com evidência de ligação a transtorno bipolar

Cromossomo 18	Dados sugerem a presença de até quatro *loci* diferentes nesse cromossomo. Estudos encontraram ligação a 18q ocorrendo preferencialmente em famílias nas quais a doença afetiva foi transmitida pela mãe, sugerindo um possível efeito de origem parental.
Cromossomo 21q	Regiões mostraram ligação ou associação tanto a esquizofrenia como a transtorno bipolar.
Cromossomo 22q	O gene da região de agrupamento de pontos de quebra (BCR) está localizado no cromossomo 22q11. O gene BCR codifica uma proteína ativadora, conhecida por desempenhar papéis importantes no crescimento do neurônio e na orientação do axônio.

cos. Por exemplo, foi demonstrado que a evidência de ligação em 18q é derivada, em grande parte, de pares de irmãos bipolar II-bipolar II e de famílias nas quais os probandos tinham sintomas de pânico.

Estudos de mapeamento genético da depressão unipolar encontraram evidência muito forte de ligação ao *locus* para a proteína ligadora do elemento de resposta a cAMP (CREB1) no cromossomo 2. Outras 18 regiões genômicas também eram ligadas; algumas delas exibiam interações com o *locus* de CREB1. Outro estudo relatou evidência de uma interação gene-ambiente no desenvolvimento de depressão maior. Foi demonstrado que indivíduos com eventos de vida adversos em geral tinham risco aumentado para depressão. Destes, entretanto, aqueles com uma variante no gene transportador de serotonina apresentavam o maior aumento no risco. Esse é um dos primeiros relatos de uma interação gene-ambiente específica em um transtorno psiquiátrico.

Fatores psicossociais

Acontecimentos de vida e estresse ambiental.
Uma observação clínica de longa data é a de que eventos de vida estressantes mais frequentemente precedem os primeiros episódios de transtornos do humor, e não os subsequentes. Essa associação tem sido relatada tanto em pacientes com transtorno depressivo maior como naqueles com transtorno bipolar I. Uma teoria proposta para explicar essa observação é a de que o estresse que acompanha o primeiro episódio resulta em mudanças duradouras na biologia do cérebro. Essas mudanças podem alterar os estados funcionais de vários neurotransmissores e sistemas sinalizadores intraneuronais, mudanças que podem incluir mesmo a perda de neurônios e uma redução excessiva de contatos sinápticos. Como resultado, uma pessoa tem alto risco de desenvolver episódios subsequentes de um transtorno do humor, mesmo sem um estressor externo.

Alguns médicos acreditam que os eventos de vida tenham um papel primário ou principal na depressão; outros sugerem que seu papel seja apenas limitado no início e no momento da depressão. Os dados mais convincentes indicam que o evento de vida associado com mais frequência ao desenvolvimento da depressão é a perda de um dos genitores antes dos 11 anos de idade. O estressor ambiental mais associado ao início de um episódio de depressão é a perda do cônjuge. Outro fator de risco é o desemprego; indivíduos desempregados têm três vezes mais probabilidade de relatar sintomas de um episódio de depressão maior do que os que estão empregados. A culpa também pode ter um papel.

> A Srta. C., uma mulher de 23 anos, tornou-se agudamente deprimida quando foi aceita em um curso de pós-graduação de uma faculdade de prestígio. Ela tinha estudado muito nos quatro anos anteriores ara ser aceita e relatou ter ficado "brevemente feliz, por cerca de 20 minutos", quando recebeu a boa notícia, mas logo entrou em um estado de desânimo, no qual ponderava de forma recorrente a inutilidade de suas aspirações, estava sempre chorando e teve que se conter para não tomar uma superdosagem letal da insulina de sua colega de quarto. No tratamento, focalizou-se em seu irmão mais velho, que durante toda sua vida a tinha insultado com regularidade, e em como "ele não estava indo bem". Preocupava-se demais com ele e mencionou que não estava acostumada a ser a "bem-sucedida" deles dois. Em associação com sua depressão, veio à tona que o irmão da jovem tinha tido uma doença pediátrica grave, potencialmente fatal e desfigurante que tinha exigido muito tempo e atenção da família durante toda sua infância. A Srta. C. tinha ficado "acostumada" à maneira insultuosa dele em relação a ela. Na verdade, parecia que necessitava do abuso do irmão a fim de não se sentir esmagada pela culpa de sobrevivente por ser a criança "saudável e normal". "Ele podia me insultar, mas eu o procurava. Eu o adoro. Qualquer atenção que ele me dê é como uma droga", ela dizia. A aceitação da Srta. C. no curso de pós-graduação tinha desafiado a imagem compensatória defensiva e essencial de si mesma como menos bem-sucedida, ou danificada, em comparação com seu irmão e, portanto, esmagado-a pela culpa. Sua depressão diminuiu na psicoterapia psicodinâmica quando entendeu sua identificação com seu irmão e a fantasia de submissão a ele. (Cortesia de JC Markowitz, M.D., e BL Milrod, M.D.)

Fatores de personalidade.
Nenhum traço ou tipo de personalidade isolado predispõe de forma única uma pessoa a depressão; todos os seres humanos, com qualquer padrão de personalidade, podem e ficam deprimidos sob determinadas circunstâncias. Aqueles com certos transtornos da personalidade – obsessivo-compulsiva, histriônica e *borderline* – podem ter um risco maior de depressão do que pessoas com personalidade antissocial ou paranoide. Estas últimas podem usar projeção e outros mecanismos de defesa externalizantes para se protegerem de sua raiva interior. Nenhuma evidência indica que qualquer transtorno da personalidade em particular esteja associado com o desenvolvimento posterior de transtorno bipolar I; porém, pacientes com distimia e transtorno ciclotímico têm o risco de mais tarde desenvolver depressão maior ou transtorno bipolar I.

Acontecimentos estressantes recentes são os preditores mais poderosos do início de um episódio depressivo. De um ponto de vista psicodinâmico, o médico sempre está interessado no significado do estressor. Pesquisas demonstraram que estressores que se refletem de forma mais negativa na autoestima têm mais probabilidade de produzir depressão. Além disso, o que parece ser um estressor relativamente leve para alguns pode ser devastador para o paciente devido aos significados idiossincráticos particulares ligados ao acontecimento.

Fatores psicodinâmicos na depressão.
O entendimento psicodinâmico da depressão definido por Sigmund Freud e expandido por Karl Abraham é conhecido como a visão clássica da depressão. A teoria envolve quatro pontos fundamentais: (1) distúrbios na relação bebê-mãe durante a fase oral (os primeiros 10 a 18 meses de vida) predispõem a vulnerabilidade subsequente a depressão; (2) a depressão pode estar ligada a perda real ou imaginada do objeto; (3) a introjeção de objetos que partiram é um mecanismo de defesa invocado para lidar com o sofrimento associado com a perda do objeto; e (4) visto que o objeto perdido é percebido com uma mistura de amor e ódio, sentimentos de raiva são dirigidos contra o *self*.

> A Srta. E., uma estudante universitária de 21 anos, apresentou-se com depressão maior e transtorno de pânico desde o início da adolescência. Relatou se odiar, chorar constantemente e se sentir em profunda desesperança em parte devido à cronicidade de sua doença. Já na apresentação, ela observou sua sensibilidade aos humores de sua mãe. "Minha mãe está sempre deprimida, e isso me deixa muito infeliz. Simplesmente não sei o que fazer", ela disse. "Eu sempre quero alguma coisa dela, nem mesmo sei o quê, mas nunca recebo. Ela sempre diz a coisa errada, fala sobre como sou perturbada, coisas desse tipo, faz eu me sentir mal em relação a mim mesma." Em uma sessão, a Srta. E. descreveu de forma pungente sua infância: "Eu passava muito tempo com minha mãe, mas ela estava sempre muito cansada, nunca queria fazer alguma

coisa ou brincar comigo. Eu me lembro de construir uma casinha com cobertores embaixo da mesa e ficar espiando-a. Ela estava sempre deprimida e negativa, como se estivesse vazia e triste. Eu nunca conseguia que ela fizesse alguma coisa." Essa paciente vivenciou extrema culpa em sua psicoterapia quando começou a falar sobre a depressão da mãe. "Eu me sinto tão mal", ela soluçou. "É como se eu dissesse coisas ruins sobre ela. E eu a amo muito e sei que ela me ama. Parece desleal da minha parte." Sua depressão diminuiu na psicoterapia psicodinâmica quando ela reconheceu e se tornou mais capaz de tolerar seus sentimentos de raiva e decepção em relação a sua mãe. (Cortesia de JC Markowitz, M.D., e BL Milrod, M.D.)

Melanie Klein, assim como Freud, entendia a depressão como envolvendo a expressão de agressão contra entes queridos. Edward Bibring a considerava um fenômeno que se instala quando uma pessoa se torna consciente da discrepância entre ideais extraordinariamente elevados e a incapacidade de alcançar esses objetivos. Edith Jacobson via o estado de depressão como semelhante ao de uma criança impotente e desamparada, vítima de um pai atormentador. Silvano Arieti observou que muitos pacientes deprimidos viviam suas vidas mais para os outros do que para si mesmos. Ele se referia à pessoa para quem o paciente deprimido vive como o outro dominante, que pode ser um princípio, um ideal ou uma instituição, bem como um indivíduo. A depressão se instala quando o indivíduo percebe que a pessoa ou o ideal pelo qual estava vivendo nunca vai responder de forma a satisfazer suas expectativas. O conceito de depressão de Heinz Kohut, derivado de sua teoria psicológica do *self*, baseia-se na suposição de que o *self* em desenvolvimento tem necessidades específicas que precisam ser satisfeitas pelos pais, para dar à criança um sentimento positivo de autoestima e autocoesão. Quando os outros não satisfazem essas necessidades, há perda massiva de autoestima, que se apresenta como depressão. John Bowlby acreditava que apegos iniciais danificados e a separação traumática na infância predispõem a depressão. Diz-se que as perdas do adulto revivem a perda traumática na infância e, dessa forma, precipitam episódios depressivos no adulto.

Fatores psicodinâmicos na mania. A maioria das teorias acerca da mania considera os episódios maníacos uma defesa contra a depressão subjacente. Abraham, por exemplo, acreditava que esses episódios pudessem refletir uma incapacidade de tolerar uma tragédia do desenvolvimento, como a perda de um dos genitores. O estado maníaco também pode resultar de um superego tirânico, que produz autocrítica intolerável, que é, então, substituída pela autossatisfação eufórica. Bertram Lewin considerava o ego do paciente maníaco sobrecarregado por impulsos prazerosos, como o sexo, ou por impulsos temidos, como a agressão. Klein também via a mania como uma reação defensiva contra a depressão, pelo uso de mecanismos de defesa, como a onipotência, em que o indivíduo desenvolve delírios de grandeza.

A Sra. G., uma dona de casa de 42 anos e mãe de um menino de 4 anos, desenvolveu sintomas de hipomania e, depois, de mania franca sem psicose, quando seu único filho foi diagnosticado com leucemia linfoide aguda. Mulher profundamente religiosa, que tinha vivenciado 10 anos de dificuldades para engravidar, a Sra. G. era uma mãe devotada. Relatou que em geral era bastante desanimada. Antes da doença do filho, costumava brincar que tinha ficado grávida dele por intervenção divina. Quando ele foi diagnosticado e em seguida hospitalizado, foram necessários exames médicos dolorosos e quimioterapia de emergência, que o deixaram muito doente. Os médicos regularmente a bombardeavam com más notícias sobre o prognóstico do filho durante as primeiras semanas de sua doença.

A Sra. G. estava sempre com seu filho no hospital, sem dormir, sempre cuidando dele; contudo, os pediatras notavam que, à medida que a criança ficava mais debilitada e o prognóstico mais sombrio, ela parecia borbulhar com renovada alegria, bom humor e alto astral. Ela parecia não conseguir se conter de contar piadas para o pessoal do hospital durante os procedimentos dolorosos do filho, e, à proporção que as piadas se tornavam mais ruidosas e mais inadequadas, a equipe ficava mais preocupada. Durante sua consulta psiquiátrica subsequente (solicitada pela equipe pediátrica), a Sra. G. relatou que sua "felicidade e seu otimismo" atuais eram justificados por seu sentido de "unidade" com Maria, mãe de Deus. "Estamos juntas agora, ela e eu, e ela se tornou uma parte de mim. Temos uma relação especial", ela afirmava piscando o olho. Apesar dessas declarações, a Sra. G. não estava psicótica e disse que estava "falando metaforicamente, naturalmente, como uma boa católica falaria". Sua mania cessou quando seu filho alcançou a remissão e recebeu alta do hospital. (Cortesia de JC Markowitz, M.D., e BL Milrod, M.D.)

Outras formulações de depressão

Teoria cognitiva. De acordo com a teoria cognitiva, a depressão resulta de distorções cognitivas específicas presentes nas pessoas predispostas a desenvolvê-la. Essas distorções, referidas como *esquemas depressogênicos*, são modelos cognitivos que percebem tanto os dados internos quanto os externos de formas alteradas por experiências precoces. Aaron Beck postulou a tríade cognitiva da depressão, que consiste em (1) visão sobre si próprio – uma autopercepção negativa, (2) sobre o mundo – uma tendência a experimentar o mundo como hostil e exigente e (3) sobre o futuro – a expectativa de sofrimento e fracasso. A terapia tem por objetivo modificar essas distorções. Os elementos da teoria cognitiva são resumidos na Tabela 8.1-4.

TABELA 8.1-4
Elementos da teoria cognitiva

Elemento	Definição
Tríade cognitiva	Crenças sobre si próprio, o mundo e o futuro
Esquemas	Formas de organizar e interpretar experiências
Distorções cognitivas	
Inferência arbitrária	Estabelecimento de conclusões específicas sem evidência suficiente
Abstração específica	Foco em um único pormenor, enquanto ignora outros aspectos, mais importantes, de uma experiência
Generalização excessiva	Estabelecimento de conclusões baseadas em experiência muito pequena e muito limitada
Maximização e minimização	Super e subvalorização do significado de um determinado acontecimento
Personalização	Tendência a atribuir a si próprio acontecimentos externos sem base
Pensamento absolutista, dicotômico	Tendência a colocar a experiência em categorias de tudo ou nada

(Cortesia de Robert M.A. Hirschfeld, M.D., e M. Tracie Shea, Ph.D.)

Impotência aprendida. A teoria da impotência aprendida da depressão associa fenômenos depressivos à experiência de acontecimentos incontroláveis. Por exemplo, quando cães, em laboratório, foram expostos a choques elétricos dos quais não podiam escapar, exibiram comportamentos que os diferenciavam de cães que não foram expostos a tais eventos incontroláveis. Os cães expostos ao choque não cruzaram uma barreira para interromper o fluxo de choque elétrico quando colocados em nova situação de aprendizagem. Eles permaneceram passivos e não se moveram. De acordo com a teoria da impotência aprendida, os cães submetidos a choques aprenderam que os desfechos eram independentes das respostas, de modo que tinham tanto déficit cognitivo motivacional (i.e., não tentavam escapar ao choque) quanto emocional (indicando reatividade diminuída do choque). Na visão reformulada da impotência aprendida aplicada à depressão humana, pensa-se que explicações causais internas produzem perda de autoestima após eventos externos adversos. Os behavioristas que apoiam a teoria enfatizam que a melhora da depressão depende de o paciente desenvolver um senso de controle e domínio do ambiente.

DIAGNÓSTICO

Transtorno depressivo maior

Os critérios diagnósticos do DSM-5 para depressão maior são listados na Tabela 8.1-5; os descritores de gravidade e outros especificadores para um episódio depressivo maior também são listados nessa tabela.

Transtorno depressivo maior, episódio único

A depressão pode ocorrer como um episódio único ou ser recorrente. A diferenciação entre esses pacientes e os que têm dois ou mais episódios de transtorno depressivo maior é justificada pelo curso incerto do transtorno dos primeiros. Vários estudos relataram dados consistentes com a noção de que a depressão maior envolve um conjunto heterogêneo de transtornos. Um deles avaliou a estabilidade do diagnóstico de depressão maior em pacientes ao longo do tempo e constatou que 25 a 50% deles foram posteriormente reclassificados com uma condição psiquiátrica diferente ou uma condição médica não psiquiátrica com sintomas psiquiátricos. Um segundo estudo avaliou os parentes em primeiro grau de pacientes com doença afetiva para determinar a presença e os tipos de diagnósticos psiquiátricos desses parentes ao longo do tempo. Ambos os estudos constataram que indivíduos deprimidos com mais sintomas depressivos têm mais probabilidade de ter diagnósticos estáveis ao longo do tempo e de ter parentes com doença afetiva do que indivíduos deprimidos com menos sintomas depressivos. Além disso, pacientes com transtorno bipolar I e aqueles com transtorno bipolar II (episódios depressivos maiores com hipomania) têm mais probabilidade de ter diagnósticos estáveis ao longo do tempo.

Transtorno depressivo maior, recorrente

Indivíduos que estão vivenciando pelo menos um segundo episódio de depressão são classificados com transtorno depressivo maior, recorrente. O principal problema ao diagnosticar episódios recorrentes de transtorno depressivo maior é escolher o critério para designar a resolução de cada período. As duas variáveis são o grau de resolução dos sintomas e a duração da resolução. O DSM-5 exige que episódios distintos de depressão sejam separados por pelo menos dois meses, durante os quais o paciente não tenha sintomas significativos de depressão.

Transtorno bipolar I

Os critérios do DSM-5 para transtorno bipolar I (Tab. 8.1-6) requerem a presença de um período distinto de humor anormal de pelo menos uma semana e incluem diagnósticos separados de transtorno bipolar I para um episódio maníaco único e para um episódio recorrente com base nos sintomas do episódio mais recente, conforme descrito a seguir.

A designação transtorno bipolar I é sinônimo do que antes era conhecido como transtorno bipolar – uma síndrome em que um conjunto completo de sintomas de mania ocorre durante o curso do transtorno. Os critérios diagnósticos para transtorno bipolar II são caracterizados por episódios depressivos e hipomaníacos durante o curso do transtorno, mas os episódios de sintomas maníaco-símiles não satisfazem por completo os critérios diagnósticos para uma síndrome maníaca completa.

Episódios maníacos claramente precipitados por tratamento antidepressivo (p. ex., farmacoterapia, eletroconvulsoterapia [ECT]) não indicam transtorno bipolar I.

Transtorno bipolar I, episódio maníaco único. De acordo com o DSM-5, os pacientes devem estar vivenciando seu primeiro episódio maníaco para satisfazer os critérios diagnósticos para transtorno bipolar I, episódio maníaco único. Esse requisito baseia-se no fato de que pacientes que estão tendo seu primeiro episódio de depressão do transtorno bipolar I não podem ser distinguidos daqueles afetados por transtorno depressivo maior.

Transtorno bipolar I, recorrente. As questões relativas à definição do fim de um episódio de depressão também se aplicam à definição do fim de um episódio de mania. Os episódios maníacos são considerados distintos quando são separados por pelo menos dois meses sem sintomas significativos de mania ou hipomania.

Transtorno bipolar II

Os critérios diagnósticos para transtorno bipolar II especificam a gravidade, a frequência e a duração dos sintomas hipomaníacos. Os critérios diagnósticos para um episódio hipomaníaco são listados junto com os critérios para transtorno bipolar II (também na Tab. 8.1-6). Os critérios foram estabelecidos para diminuir o excesso de diagnósticos de episódios hipomaníacos e a classificação incorreta de transtorno bipolar II para pacientes com transtorno depressivo maior. De uma perspectiva clínica, os psiquiatras podem achar difícil distinguir eutimia de hipomania em um paciente que esteve cronicamente deprimido por muitos meses ou anos. Como ocorre no transtorno bipolar I, os episódios hipomaníacos induzidos por antidepressivos não são diagnósticos de transtorno bipolar II.

Especificadores (características dos sintomas)

Além de especificadores de gravidade, psicose e remissão, outras características dos sintomas (especificadores) podem ser utilizadas para descrever pacientes com vários transtornos do humor.

Com aspectos psicóticos. A presença de aspectos psicóticos no transtorno depressivo maior reflete doença grave e é um indicador de mau prognóstico. Uma revisão da literatura que comparou o

TABELA 8.1-5
Critérios diagnósticos do DSM-5 para transtorno depressivo maior

A. Cinco (ou mais) dos seguintes sintomas estiveram presentes durante o mesmo período de duas semanas e representam uma mudança em relação ao funcionamento anterior; pelo menos um dos sintomas é (1) humor deprimido ou (2) perda de interesse ou prazer.
   Nota: Não incluir sintomas nitidamente devidos a outra condição médica.
   1. Humor deprimido na maior parte do dia, quase todos os dias, conforme indicado por relato subjetivo (p. ex., sente-se triste, vazio, sem esperança) ou por observação feita por outras pessoas (p. ex., parece choroso). (**Nota:** Em crianças e adolescentes, pode ser humor irritável.)
   2. Acentuada diminuição do interesse ou prazer em todas ou quase todas as atividades na maior parte do dia, quase todos os dias (indicada por relato subjetivo ou observação feita por outras pessoas).
   3. Perda ou ganho significativo de peso sem estar fazendo dieta (p. ex., uma alteração de mais de 5% do peso corporal em um mês), ou redução ou aumento do apetite quase todos os dias. (**Nota:** Em crianças, considerar o insucesso em obter o ganho de peso esperado.)
   4. Insônia ou hipersonia quase todos os dias.
   5. Agitação ou retardo psicomotor quase todos os dias (observáveis por outras pessoas, não meramente sensações subjetivas de inquietação ou de estar mais lento).
   6. Fadiga ou perda de energia quase todos os dias.
   7. Sentimentos de inutilidade ou culpa excessiva ou inapropriada (que podem ser delirantes) quase todos os dias (não meramente autorrecriminação ou culpa por estar doente).
   8. Capacidade diminuída para pensar ou se concentrar, ou indecisão, quase todos os dias (por relato subjetivo ou observação feita por outras pessoas).
   9. Pensamentos recorrentes de morte (não somente medo de morrer), ideação suicida recorrente sem um plano específico, uma tentativa de suicídio ou plano específico para cometer suicídio.
B. Os sintomas causam sofrimento clinicamente significativo ou prejuízo no funcionamento social, profissional ou em outras áreas importantes da vida do indivíduo.
C. O episódio não é atribuível aos efeitos fisiológicos de uma substância ou a outra condição médica.
Nota: Os Critérios A-C representam um episódio depressivo maior.
Nota: Respostas a uma perda significativa (p. ex., luto, ruína financeira, perdas por um desastre natural, uma doença médica grave ou incapacidade) podem incluir os sentimentos de tristeza intensos, ruminação acerca da perda, insônia, falta de apetite e perda de peso observados no Critério A, que podem se assemelhar a um episódio depressivo. Embora tais sintomas possam ser entendidos ou considerados apropriados à perda, a presença de um episódio depressivo maior, além da resposta normal a uma perda significativa, também deve ser cuidadosamente considerada. Essa decisão requer inevitavelmente o exercício do julgamento clínico baseado na história do indivíduo e nas normas culturais para a expressão de sofrimento no contexto de uma perda.*
D. A ocorrência do episódio depressivo maior não é mais bem explicada por transtorno esquizoafetivo, esquizofrenia, transtorno esquizofreniforme, transtorno delirante, outro transtorno do espectro da esquizofrenia e outro transtorno psicótico especificado ou transtorno da esquizofrenia e outro transtorno psicótico não especificado.
E. Nunca houve um episódio maníaco ou um episódio hipomaníaco.
Nota: Essa exclusão não se aplica se todos os episódios do tipo maníaco ou do tipo hipomaníaco são induzidos por substância ou são atribuíveis aos efeitos psicológicos de outra condição médica.

* Ao diferenciar luto de um episódio depressivo maior (EDM), é útil considerar que, no luto, o afeto predominante inclui sentimentos de vazio e perda, enquanto no EDM há humor deprimido persistente e incapacidade de antecipar felicidade ou prazer. A disforia no luto pode diminuir de intensidade ao longo de dias a semanas, ocorrendo em ondas, conhecidas como "dores do luto". Essas ondas tendem a estar associadas a pensamentos ou lembranças do falecido. O humor deprimido de um EDM é mais persistente e não está ligado a pensamentos ou preocupações específicos. A dor do luto pode vir acompanhada de emoções e humor positivos que não são característicos da infelicidade e angústia generalizadas de um EDM. O conteúdo do pensamento associado ao luto geralmente apresenta preocupação com pensamentos e lembranças do falecido, em vez das ruminações autocríticas ou pessimistas encontradas no EDM. No luto, a autoestima costuma estar preservada, ao passo que no EDM os sentimentos de desvalia e aversão a si mesmo são comuns. Se presente no luto, a ideação autodepreciativa costuma envolver a percepção de falhas em relação ao falecido (p. ex., não ter feito visitas com frequência suficiente, não dizer ao falecido o quanto o amava). Se um indivíduo enlutado pensa em morte e em morrer, tais pensamentos costumam ter o foco no falecido e possivelmente em "se unir" a ele, enquanto no EDM esses pensamentos têm o foco em acabar com a própria vida por causa dos sentimentos de desvalia, de não merecer estar vivo ou da incapacidade de enfrentar a dor da depressão.

Procedimentos para Codificação e Registro
O código diagnóstico para transtorno depressivo maior está baseado em se este é um episódio único ou recorrente, gravidade atual, presença de características psicóticas e estado de remissão. A gravidade atual e as características psicóticas são indicadas apenas se todos os critérios são satisfeitos atualmente para um episódio depressivo maior. Os especificadores de remissão são indicados apenas se os critérios plenos não são satisfeitos atualmente para um episódio depressivo maior. Os códigos são os seguintes:

Especificador da gravidade/curso	Episódio único	Episódio recorrente*
Leve (p. 188)	296.21 (F32.0)	296.31 (F33.0)
Moderada (p. 188)	296.22 (F32.1)	296.32 (F33.1)
Grave (p. 188)	296.23 (F32.2)	296.33 (F33.2)
Com características psicóticas** (p. 186)	296.24 (F32.3)	296.34 (F33.3)
Em remissão parcial (p. 188)	296.25 (F32.4)	296.35 (F33.41)
Em remissão completa (p. 188)	296.26 (F32.5)	296.36 (F33.42)
Não especificado	296.20 (F32.9)	290.30 (F33.9)

*Para que um episódio seja considerado recorrente, deve haver um intervalo de pelo menos dois meses consecutivos entre episódios separados em que não são satisfeitos os critérios para um episódio depressivo maior. As definições dos especificadores são encontradas nas páginas indicadas.
**Se estão presentes características psicóticas, codifique o especificador "com características psicóticas", independentemente da gravidade do episódio.

Ao registrar o nome de um diagnóstico, os termos devem ser listados na seguinte ordem: transtorno depressivo maior, episódio único ou recorrente, especificadores de gravidade/psicótico/remissão, seguidos pelos seguintes especificadores sem código que se aplicam ao episódio atual.
Especificar:
   Com sintomas ansiosos (p. 184)
   Com características mistas (p. 184-185)
   Com características melancólicas (p. 185)
   Com características atípicas (p. 185-186)
   Com características psicóticas congruentes com o humor (p. 186)
   Com características psicóticas incongruentes com o humor (p. 186)
   Com catatonia (p. 186). **Nota para codificação:** Use o código adicional 293.89 (F06.1).
   Com início no periparto (p. 186-187)
   Com padrão sazonal (somente episódio recorrente) (p. 187-188)

Reimpressa, com permissão, de *Diagnostic and Statistical Manual of Mental Disorders*, Fifth Edition (Copyright ©2013) American Psychiatric Association. Todos os direitos reservados. Páginas referentes ao DSM-5.

TABELA 8.1-6
Critérios diagnósticos do DSM-5 para transtorno bipolar I

Para diagnosticar transtorno bipolar tipo I, é necessário o preenchimento dos critérios a seguir para um episódio maníaco. O episódio maníaco pode ter sido antecedido ou seguido por episódios hipomaníacos ou depressivos maiores.

Episódio Maníaco
- A. Um período distinto de humor anormal e persistentemente elevado, expansivo ou irritável e aumento anormal e persistente da atividade dirigida a objetivos ou da energia, com duração mínima de uma semana e presente na maior parte do dia, quase todos os dias (ou qualquer duração, se a hospitalização se fizer necessária).
- B. Durante o período de perturbação do humor e aumento da energia ou atividade, três (ou mais) dos seguintes sintomas (quatro se o humor é apenas irritável) estão presentes em grau significativo e representam uma mudança notável do comportamento habitual:
  1. Autoestima inflada ou grandiosidade.
  2. Redução da necessidade de sono (p. ex., sente-se descansado com apenas três horas de sono).
  3. Mais loquaz que o habitual ou pressão para continuar falando.
  4. Fuga de ideias ou experiência subjetiva de que os pensamentos estão acelerados.
  5. Distratibilidade (i.e., a atenção é desviada muito facilmente por estímulos externos insignificantes ou irrelevantes), conforme relatado ou observado.
  6. Aumento da atividade dirigida a objetivos (seja socialmente, no trabalho ou escola, seja sexualmente) ou agitação psicomotora (i.e., atividade sem propósito não dirigida a objetivos).
  7. Envolvimento excessivo em atividades com elevado potencial para consequências dolorosas (p. ex., envolvimento em surtos desenfreados de compras, indiscrições sexuais ou investimentos financeiros insensatos).
- C. A perturbação do humor é suficientemente grave a ponto de causar prejuízo acentuado no funcionamento social ou profissional ou para necessitar de hospitalização a fim de prevenir dano a si mesmo ou a outras pessoas, ou existem características psicóticas.
- D. O episódio não é atribuível aos efeitos fisiológicos de uma substância (p. ex., droga de abuso, medicamento, outro tratamento) ou a outra condição médica.
  Nota: Um episódio maníaco completo que surge durante tratamento antidepressivo (p. ex., medicamento, eletroconvulsoterapia), mas que persiste em um nível de sinais e sintomas além do efeito fisiológico desse tratamento, é evidência suficiente para um episódio maníaco e, portanto, para um diagnóstico de transtorno bipolar tipo I.

Nota: Os Critérios A-D representam um episódio maníaco. Pelo menos um episódio maníaco na vida é necessário para o diagnóstico de transtorno bipolar tipo I.

Episódio Hipomaníaco
- A. Um período distinto de humor anormal e persistentemente elevado, expansivo ou irritável e aumento anormal e persistente da atividade ou energia, com duração mínima de quatro dias consecutivos e presente na maior parte do dia, quase todos os dias.
- B. Durante o período de perturbação do humor e aumento de energia e atividade, três (ou mais) dos seguintes sintomas (quatro se o humor é apenas irritável) persistem, representam uma mudança notável em relação ao comportamento habitual e estão presentes em grau significativo:
  1. Autoestima inflada ou grandiosidade.
  2. Redução da necessidade de sono (p. ex., sente-se descansado com apenas três horas de sono).
  3. Mais loquaz que o habitual ou pressão para continuar falando.
  4. Fuga de ideias ou experiência subjetiva de que os pensamentos estão acelerados.
  5. Distratibilidade (i.e., a atenção é desviada muito facilmente por estímulos externos insignificantes ou irrelevantes), conforme relatado ou observado.
  6. Aumento da atividade dirigida a objetivos (seja socialmente, no trabalho ou escola, seja sexualmente) ou agitação psicomotora.
  7. Envolvimento excessivo em atividades com elevado potencial para consequências dolorosas (p. ex., envolvimento em surtos desenfreados de compras, indiscrições sexuais ou investimentos financeiros insensatos).
- C. O episódio está associado a uma mudança clara no funcionamento que não é característica do indivíduo quando assintomático.
- D. A perturbação do humor e a mudança no funcionamento são observáveis por outras pessoas.
- E. O episódio não é suficientemente grave a ponto de causar prejuízo acentuado no funcionamento social ou profissional ou para necessitar de hospitalização. Existindo características psicóticas, por definição, o episódio é maníaco.
- F. O episódio não é atribuível aos efeitos fisiológicos de uma substância (p. ex., droga de abuso, medicamento, outro tratamento).
  Nota: Um episódio hipomaníaco completo que surge durante tratamento antidepressivo (p. ex., medicamento, eletroconvulsoterapia), mas que persiste em um nível de sinais e sintomas além do efeito fisiológico desse tratamento, é evidência suficiente para um diagnóstico de episódio hipomaníaco. Recomenda-se, porém, cautela para que 1 ou 2 sintomas (principalmente aumento da irritabilidade, nervosismo ou agitação após uso de antidepressivo) não sejam considerados suficientes para o diagnóstico de episódio hipomaníaco nem necessariamente indicativos de uma diátese bipolar.

Nota: Os Critérios A-F representam um episódio hipomaníaco. Esses episódios são comuns no transtorno bipolar tipo I, embora não necessários para o diagnóstico desse transtorno.

Episódio Depressivo Maior
- A. Cinco (ou mais) dos seguintes sintomas estiveram presentes durante o mesmo período de duas semanas e representam uma mudança em relação ao funcionamento anterior; pelo menos um dos sintomas é (1) humor deprimido ou (2) perda de interesse ou prazer.
  Nota: Não incluir sintomas que sejam claramente atribuíveis a outra condição médica.
  1. Humor deprimido na maior parte do dia, quase todos os dias, conforme indicado por relato subjetivo (p. ex., sente-se triste, vazio ou sem esperança) ou por observação feita por outra pessoa (p. ex., parece choroso). (**Nota:** Em crianças e adolescentes, pode ser humor irritável.)
  2. Acentuada diminuição de interesse ou prazer em todas, ou quase todas, as atividades na maior parte do dia, quase todos os dias (conforme indicado por relato subjetivo ou observação feita por outra pessoa).
  3. Perda ou ganho significativo de peso sem estar fazendo dieta (p. ex., mudança de mais de 5% do peso corporal em um mês) ou redução ou aumento no apetite quase todos os dias. (**Nota:** Em crianças, considerar o insucesso em obter o ganho de peso esperado.)
  4. Insônia ou hipersonia quase diária.
  5. Agitação ou retardo psicomotor quase todos os dias (observável por outras pessoas; não meramente sensações subjetivas de inquietação ou de estar mais lento).
  6. Fadiga ou perda de energia quase todos os dias.
  7. Sentimentos de inutilidade ou culpa excessiva ou inapropriada (que podem ser delirantes) quase todos os dias (não meramente autorrecriminação ou culpa por estar doente).

(continua)

TABELA 8.1-6
Critérios diagnósticos do DSM-5 para transtorno bipolar I (*continuação*)

8. Capacidade diminuída para pensar ou se concentrar, ou indecisão quase todos os dias (por relato subjetivo ou observação feita por outra pessoa).
9. Pensamentos recorrentes de morte (não somente medo de morrer), ideação suicida recorrente sem um plano específico, tentativa de suicídio ou plano específico para cometer suicídio.

B. Os sintomas causam sofrimento clinicamente significativo ou prejuízo no funcionamento social, profissional ou em outras áreas importantes da vida do indivíduo.
C. O episódio não é atribuível aos efeitos fisiológicos de uma substância ou a outra condição médica.

Nota: Os Critérios A-C representam um episódio depressivo maior. Esse tipo de episódio é comum no transtorno bipolar tipo I, embora não seja necessário para o diagnóstico desse transtorno.

Nota: Respostas a uma perda significativa (p. ex., luto, ruína financeira, perdas por desastre natural, doença médica grave ou incapacidade) podem incluir sentimentos de tristeza intensos, ruminação acerca da perda, insônia, falta de apetite e perda de peso observados no Critério A, que podem se assemelhar a um episódio depressivo. Embora tais sintomas possam ser entendidos ou considerados apropriados à perda, a presença de um episódio depressivo maior, além da resposta normal a uma perda significativa, deve ser também cuidadosamente considerada. Essa decisão exige inevitavelmente exercício do juízo clínico, baseado na história do indivíduo e nas normas culturais para a expressão de sofrimento no contexto de uma perda.[1]

[1] Ao diferenciar luto de um episódio depressivo maior (EDM), é útil considerar que, no luto, o afeto predominante inclui sentimentos de vazio e perda, enquanto no EDM há humor deprimido persistente e incapacidade de antecipar felicidade ou prazer. A disforia no luto pode diminuir de intensidade ao longo de dias a semanas, ocorrendo em ondas, conhecidas como "dores do luto". Essas ondas tendem a estar associadas a pensamentos ou lembranças do falecido. O humor deprimido de um EDM é mais persistente e não está ligado a pensamentos ou preocupações específicos. A dor do luto pode vir acompanhada de emoções e humor positivos que não são característicos da infelicidade e angústia generalizadas de um EDM. O conteúdo do pensamento associado ao luto geralmente apresenta preocupação com pensamentos e lembranças do falecido, em vez das ruminações autocríticas ou pessimistas encontradas no EDM. No luto, a autoestima costuma estar preservada, ao passo que no EDM sentimentos de desvalia e aversão a si mesmo são comuns. Se presente no luto, a ideação autodepreciativa tipicamente envolve a percepção de falhas em relação ao falecido (p. ex., não ter feito visitas com frequência suficiente, não dizer ao falecido o quanto o amava). Se um indivíduo enlutado pensa em morte e em morrer, tais pensamentos costumam ter o foco no falecido e possivelmente em "se unir" a ele, enquanto no EDM esses pensamentos têm foco em acabar com a própria vida em razão dos sentimentos de desvalia, de não merecer estar vivo ou da incapacidade de enfrentar a dor da depressão.

Transtorno Bipolar Tipo I

A. Foram atendidos os critérios para pelo menos um episódio maníaco (Critérios A-D em "Episódio Maníaco" descritos anteriormente).
B. A ocorrência do(s) episódio(s) maníaco(s) e depressivo(s) maior(es) não é mais bem explicada por transtorno esquizoafetivo, esquizofrenia, transtorno esquizofreniforme, transtorno delirante ou transtorno do espectro da esquizofrenia e outro transtorno psicótico com outras especificações ou não especificado.

Procedimentos para Codificação e Registro

O código diagnóstico para transtorno bipolar tipo I baseia-se no tipo de episódio atual ou mais recente e em sua condição quanto a gravidade atual, presença de características psicóticas e estado de remissão. A gravidade atual e as características psicóticas só são indicadas se todos os critérios estiverem atualmente presentes para episódio maníaco ou depressivo maior. Os especificadores de remissão são indicados somente se todos os critérios não estão atualmente presentes para episódio maníaco, hipomaníaco ou depressivo maior. Os códigos são descritos a seguir:

Transtorno bipolar tipo I	Episódio atual ou mais recente maníaco	Episódio atual ou mais recente hipomaníaco*	Episódio atual ou mais recente depressivo	Episódio atual ou mais recente não especificado**
Leve (p. 154)	296.41 (F31.11)	NA	296.51 (F31.31)	NA
Moderado (p. 154)	296.42 (F31.12)	NA	296.52 (F31.32)	NA
Grave (p. 154)	296.43 (F31.13)	NA	296.53 (F31.4)	NA
Com características psicóticas*** (p. 152)	296.44 (F31.2)	NA	296.54 (F31.5)	NA
Em remissão parcial (p. 154)	296.45 (F31.73)	296.45 (F31.71)	296.55 (F31.75)	NA
Em remissão completa (p. 154)	296.46 (F31.74)	296.46 (F31.72)	296.56 (F31.76)	NA
Não especificado	296.40 (F31.9)	296.40 (F31.9)	296.50 (F31.9)	NA

*Os especificadores de gravidade e de características psicóticas não se aplicam; código 296.40 (F31.0) para casos que não estão em remissão.
**Os especificadores de gravidade, de características psicóticas e de remissão não se aplicam. Código 296.7 (F31.9).
***Se características psicóticas estão presentes, codificar com o especificador "com características psicóticas" independentemente da gravidade do episódio.

Ao registrar o nome de um diagnóstico, os termos devem ser listados na ordem a seguir: transtorno bipolar tipo I, tipo do episódio atual ou mais recente, especificadores de gravidade/características psicóticas/remissão, seguidos por tantos especificadores sem códigos quantos se aplicarem ao episódio atual ou mais recente.

Especificar:
  Com sintomas ansiosos (p. 149)
  Com características mistas (p. 149-150)
  Com ciclagem rápida (p. 150)
  Com características melancólicas (p. 151)
  Com características atípicas (p. 151-152)
  Com características psicóticas congruentes com o humor (p. 152)
  Com características psicóticas incongruentes com o humor (p. 152)
  Com catatonia (p. 152). **Nota para codificação:** Usar o código adicional 293.89 (F06.1).
  Com início no periparto (p. 152-153)
  Com padrão sazonal (p. 153-154)

Reimpressa, com permissão, de *Diagnostic and Statistical Manual of Mental Disorders*, Fifth Edition (Copyright ©2013) American Psychiatric Association. Todos os direitos reservados. Páginas referentes ao DSM-5 transtorno depressivo maior psicótico com o não psicótico indica que as duas condições podem ser distintas em sua patogênese. Uma diferença é que o transtorno bipolar I é mais comum em famílias de probandos com depressão psicótica do que em famílias de probandos com depressão não psicótica.

Os próprios sintomas psicóticos são, muitas vezes, categorizados como congruentes com o humor, ou seja, em harmonia com o transtorno do humor ("Eu mereço ser punido porque sou muito mau"), ou incongruentes com o humor, em desarmonia com o transtorno do humor. Pacientes com transtornos do humor com psicoses congruentes com o humor têm um tipo de transtorno do humor psicótico; entretanto, aqueles com transtorno do humor com sintomas psicóticos incongruentes com o humor podem ter transtorno esquizoafetivo ou esquizofrenia.

Os seguintes fatores foram associados a mau prognóstico para pacientes com transtornos do humor: longa duração dos episódios, dissociação temporal entre o transtorno do humor e os sintomas psicóticos e história de mau ajustamento social pré-mórbido. A presença de aspectos psicóticos também tem implicações significativas para o tratamento. Esses pacientes normalmente requerem medicamentos antipsicóticos além dos antidepressivos e dos estabilizadores do humor e podem necessitar de ECT para obter melhora clínica.

Com aspectos melancólicos. *Melancolia* é um dos termos mais antigos usados na psiquiatria, remontando a Hipócrates, no século IV a.C., para descrever o humor negro da depressão. Ainda é usado em referência a uma depressão caracterizada por anedonia grave, despertar matinal precoce, perda de peso e sentimentos profundos de culpa (frequentemente por acontecimentos triviais). Não é incomum pacientes melancólicos terem ideação suicida. A melancolia está associada com alterações no sistema nervoso autônomo e nas funções endócrinas. Por essa razão, é algumas vezes referida como "depressão endógena" ou que se origina na ausência de estressores ou precipitantes externos da vida. Os aspectos melancólicos do DSM-5 podem ser aplicados a episódios depressivos maiores no transtorno depressivo maior, no transtorno bipolar I ou no transtorno bipolar II.

Com aspectos atípicos. A introdução de uma depressão formalmente definida com aspectos atípicos é uma resposta aos dados clínicos e de pesquisa que indicam que pacientes com aspectos atípicos têm características específicas, previsíveis: excesso de apetite e de sono. Esses sintomas, por vezes, têm sido referidos como *sintomas vegetativos reversos*, e seu padrão tem sido chamado, às vezes, de *disforia histeroide*. Quando pacientes afetados por um transtorno depressivo maior com aspectos atípicos são comparados a pacientes com depressão típica, verifica-se que aqueles têm uma idade de início mais precoce; lentificação psicomotora mais grave; e diagnósticos coexistentes mais frequentes de transtorno de pânico, abuso ou dependência de substâncias e transtorno de somatização. A alta incidência e a gravidade dos sintomas de ansiedade em indivíduos com aspectos atípicos às vezes têm sido correlacionadas com a probabilidade de serem classificados de forma equivocada com um transtorno de ansiedade em vez de um transtorno do humor. Esses indivíduos também podem ter um curso de longo prazo, um diagnóstico de transtorno bipolar I ou um padrão sazonal de seu transtorno.

Os aspectos atípicos do DSM-5 podem ser aplicados ao episódio depressivo maior mais recente no transtorno depressivo maior, no transtorno bipolar I, no transtorno bipolar II ou na distimia. A depressão atípica pode mascarar sintomas maníacos, como no seguinte caso.

> Kevin, um adolescente de 15 anos, foi encaminhado para um centro do sono para excluir narcolepsia. Suas queixas principais eram fadiga, tédio e necessidade de dormir o tempo todo. Embora sempre tivesse iniciado o dia de forma um pouco lenta, agora ele não conseguia sair da cama para ir à escola. Isso alarmou sua mãe, que o levou à consulta. Anteriormente um aluno com boas notas, ele tinha reprovado na maioria das matérias nos seis meses antes do encaminhamento. O aconselhamento psicológico, com base na premissa de que a recente mudança da família de uma outra cidade tivesse levado ao isolamento de Kevin, não tinha sido benéfico. Os achados de exames médicos gerais e neurológicos extensivos também tinham sido negativos. Ele dormia 12 a 15 horas por dia, mas negava cataplexia, paralisia do sono e alucinações hipnagógicas. Durante a entrevista psiquiátrica, negou estar deprimido, mas admitiu que tinha perdido o interesse por tudo, exceto por seu cão. Não se movimentava, não participava de atividades e tinha engordado 13 kg em seis meses. Acreditava que tinha um "dano cerebral" e se perguntava se valia a pena viver desse jeito. A questão de suicídio o perturbava porque era contrária às suas crenças religiosas. Esses achados levaram à prescrição de desipramina em uma dosagem que foi gradualmente aumentada para 200 mg por dia ao longo de três semanas. A desipramina não apenas reverteu as queixas apresentadas como também o empurrou para a beira de um episódio maníaco. (Cortesia de HS Akiskal, M.D.)

Com aspectos catatônicos. Como um sintoma, a catatonia pode estar presente em vários transtornos mentais, com mais frequência na esquizofrenia e nos transtornos do humor. A presença de aspectos catatônicos em pacientes com transtornos do humor pode ter um significado para o prognóstico e para o tratamento.

Os sintomas característicos de catatonia – estupor, afeto embotado, reclusão extrema, negativismo e retardo psicomotor acentuado – podem ser observados tanto na esquizofrenia catatônica como na não catatônica, no transtorno depressivo maior (frequentemente com manifestações psicóticas) e em doenças clínicas e neurológicas. Os médicos muitas vezes não associam sintomas catatônicos com transtorno bipolar I devido ao marcante contraste entre os sintomas da catatonia estuporosa e os sintomas clássicos da mania. Tendo em vista que constituem uma síndrome comportamental que aparece em várias condições clínicas e psiquiátricas, os sintomas catatônicos não implicam um diagnóstico único. A catatonia é discutida em detalhes na Seção 7.5.

Com início no período pós-parto. O DSM-5 possibilita a especificação de um distúrbio do humor pós-parto se o início dos sintomas ocorrer no período de 4 semanas após o parto. Os transtornos mentais pós-parto são discutidos na Seção 26.1, Psiquiatria e Medicina Reprodutiva.

Ciclagem rápida. Pacientes com transtorno bipolar I com ciclagem rápida tendem a ser mulheres e a ter vivenciado episódios depressivos e hipomaníacos. Não existem dados que indiquem que a ciclagem rápida tenha um padrão de herança familiar; portanto, um fator externo, como estresse ou tratamento medicamentoso, pode estar envolvido em sua patogênese. Os critérios do DSM-5 especificam que o paciente precisa ter pelo menos quatro episódios dentro de um período de 12 meses.

Padrão sazonal. Pacientes com um padrão sazonal de seus transtornos do humor tendem a vivenciar episódios depressivos durante uma determinada estação, mais comumente o inverno. O padrão tornou-se conhecido como transtorno afetivo sazonal (TAS), embora esse termo não seja utilizado no DSM-5. Dois tipos de evidência indicam que o padrão sazonal pode representar uma entidade diagnóstica separada. Primeiro, os pacientes tendem a responder ao tratamento com terapia luminosa, ainda que nenhum estudo com controles tenha sido conduzido para avaliar esse tipo de terapia em pacientes não sazonalmente deprimidos. Segundo, a pesquisa demonstrou que os pacientes exibem diminuição da atividade metabólica no córtex orbitofrontal e no lobo parietal inferior esquerdo. Mais estudos futuros são necessários para diferenciar indivíduos deprimidos com padrão sazonal de outros indivíduos deprimidos. Esse transtorno é discutido em mais detalhes na Seção 16.2, sobre Transtornos do Sono-Vigília

Tipos não incluídos no DSM-5. Os especificadores para transtornos depressivos são apresentados na Tabela 8.1-7. Outros sistemas que identificam tipos de pacientes com transtornos do humor geralmente separam aqueles com bom e mau prognósticos ou os que podem responder a um ou a outro tratamento. Eles também diferenciam esquemas endógeno-reativos e primário-secundários.

O *continuum* endógeno-reativo é uma divisão controversa. Implica que as depressões endógenas sejam biológicas e que as reativas sejam psicológicas, principalmente com base na presença ou ausência de um estresse precipitante identificável. Outros sintomas de depressão endógena foram descritos como variação diurna, delírios, retardo psicomotor, despertar matinal precoce e sentimentos de culpa; portanto, a depressão endógena é similar ao diagnóstico do DSM-5 de transtorno depressivo maior com aspectos psicóticos, melancólicos ou ambos. Os sintomas de depressão reativa têm incluído insônia inicial, ansiedade, labilidade emocional e queixas somáticas múltiplas.

As depressões primárias são ao que o DSM-5 se refere como transtornos do humor, exceto pelos diagnósticos de transtorno do humor causado por uma condição médica geral e transtorno do humor induzido por substância, que são considerados depressões secundárias. A depressão dupla é a condição na qual um transtorno depressivo maior se superpõe a uma distimia. Um equivalente depressivo é um sintoma ou uma síndrome que podem ser uma *forme fruste* de um episódio depressivo. Por exemplo, uma tríade de ociosidade, abuso de álcool e promiscuidade sexual em um adolescente anteriormente bem comportado pode constituir um equivalente depressivo.

CARACTERÍSTICAS CLÍNICAS

Os dois padrões básicos de sintomas nos transtornos do humor são depressão e mania. Episódios depressivos podem ocorrer no transtorno depressivo maior assim como no transtorno bipolar I. Pesquisadores têm tentado encontrar diferenças confiáveis entre episódios depressivos do transtorno bipolar I e episódios de transtorno depressivo maior, mas as diferenças são ilusórias. Em uma situação clínica, somente a história do paciente, a história familiar e o curso futuro podem ajudar a diferenciar as duas condições. Alguns pacientes com transtorno bipolar I têm estados mistos com aspectos tanto maníacos quanto depressivos, e alguns parecem vivenciar episódios de depressão rápidos – de minutos a poucas horas – durante os episódios maníacos.

Episódios depressivos

O humor deprimido e perda de interesses ou prazer são os sintomas fundamentais da depressão. Os indivíduos podem dizer que se sentem tristes, desesperançados, na "fossa" ou inúteis. Para um paciente, o humor deprimido muitas vezes adquire uma qualidade distinta que o diferencia da emoção normal de tristeza ou luto. Com frequência, os pacientes descrevem os sintomas de depressão como uma dor emocional angustiante e, às vezes, se queixam de serem incapazes de chorar, um sintoma que se resolve quando melhoram.

Cerca de dois terços de todos os pacientes deprimidos cogitam o suicídio, e 10 a 15% cometem-no. Aqueles recentemente hospitalizados por uma tentativa ou ideação suicida têm um risco mais alto durante a vida de suicídio bem-sucedido do que aqueles que nunca foram hospitalizados pela mesma razão. Alguns indivíduos deprimidos parecem não ter consciência de sua depressão e não se queixam de um distúrbio do humor, ainda que exibam afastamento da família, dos amigos e de atividades que antes lhes interessavam. Quase todos os deprimidos (97%) se queixam de redução da energia, têm dificuldade de terminar tarefas, têm mau desempenho na escola e no trabalho e menos motivação para desenvolver novos projetos. Cerca de 80% se queixam de dificuldades para dormir, especialmente de despertar matinal precoce (i.e., insônia terminal), e de despertares múltiplos ao longo da noite, durante os quais ruminam sobre seus problemas. Muitos têm diminuição do apetite e perda de peso, mas outros experimentam aumento do apetite e de peso e dormem por mais tempo do que o habitual. Esses pacientes são classificados com aspectos atípicos.

A ansiedade é um sintoma comum da depressão e afeta até 90% de todas as pessoas deprimidas. As várias mudanças na ingestão de alimentos e no repouso podem agravar condições clínicas coexistentes, como diabetes, hipertensão, doença pulmonar obstrutiva crônica e doenças cardíacas. Outros sintomas vegetativos incluem anormalidade na menstruação e diminuição do interesse e do desempenho nas atividades sexuais. Os problemas sexuais muitas vezes podem levar a encaminhamentos inadequados, como terapia de casais ou terapia sexual, quando os médicos falham em reconhecer o transtorno depressivo subjacente. Ansiedade (incluindo ataques de pânico), abuso de álcool e queixas somáticas (p. ex., obstipação e cefaleias) frequentemente complicam o tratamento da depressão. Cerca de 50% de todos os pacientes descrevem uma variação diurna de seus sintomas, com aumento de gravidade pela manhã e diminuição dos sintomas à noite. Os sintomas cognitivos incluem relatos subjetivos de incapacidade de se concentrar (84% dos pacientes em um estudo) e dificuldades para pensar (67% em outro estudo).

Depressão em crianças e adolescentes. Fobia escolar e apego excessivo aos pais podem ser sintomas de depressão em crianças. Mau desempenho escolar, abuso de drogas, comportamento antissocial, promiscuidade sexual, ociosidade e fuga de casa podem ser sintomas de depressão em adolescentes.

Depressão em idosos. A depressão é mais comum em pessoas mais velhas do que na população em geral. Vários estudos relataram taxas de prevalência variando de 25 a quase 50%, embora a porcentagem desses casos que são causados por transtorno depressivo maior seja incerta. Vários estudos indicam que a depressão em pessoas mais velhas pode estar correlacionada a condição socioeconômica baixa, perda de um cônjuge, doença física concomitante e isolamento social. Outros estudos indicaram que a depressão em idosos é pouco diagnosticada e raramente tratada, sobretudo por médicos gerais. O baixo reconhecimento dessa depressão pode ocorrer porque o transtorno aparece com mais frequência por meio de queixas somáticas nos idosos do que nos grupos mais jovens. Além disso, a discriminação de idade (ageismo) pode influenciar e levar os médicos a aceitar sintomas depressivos como normais em pacientes mais velhos.

TABELA 8.1-7
Especificadores do DSM-5 para transtornos depressivos

Esta categoria aplica-se a apresentações em que sintomas característicos de um transtorno depressivo que causa sofrimento clinicamente significativo ou prejuízo no funcionamento social, profissional ou em outras áreas importantes da vida do indivíduo predominam, mas não satisfazem todos os critérios para qualquer transtorno na classe diagnóstica dos transtornos depressivos. A categoria transtorno depressivo não especificado é usada nas situações em que o clínico opta por *não* especificar a razão pela qual os critérios para um transtorno depressivo específico não são satisfeitos e inclui apresentações para as quais não há informações suficientes para fazer um diagnóstico mais específico (p. ex., em salas de emergência).

Especificadores para Transtornos Depressivos
Especificar se:
Com sintomas ansiosos: Definido como a presença de pelo menos dois dos seguintes sintomas durante a maioria dos dias de um episódio depressivo maior ou transtorno depressivo persistente (distimia):
  1. Sentir-se nervoso ou tenso.
  2. Sentir-se anormalmente inquieto.
  3. Dificuldade de se concentrar devido a preocupações.
  4. Temor de que algo terrível aconteça.
  5. Sentimento de que o indivíduo possa perder o controle de si mesmo.

Especificar a gravidade atual:
Leve: Dois sintomas.
Moderada: Três sintomas.
Moderada-grave: Quatro ou cinco sintomas.
Grave: Quatro ou cinco sintomas e com agitação motora.
Nota: Foi observado que sintomas ansiosos são uma característica proeminente do transtorno bipolar e do transtorno depressivo maior em ambientes tanto de atenção primária quanto de cuidados especializados. Altos níveis de ansiedade têm sido associados a risco aumentado de suicídio, maior duração do transtorno e maior probabilidade de não resposta ao tratamento. Desse modo, é clinicamente útil especificar com precisão a presença e os níveis de gravidade dos sintomas ansiosos para o planejamento do tratamento e o monitoramento da resposta a ele.

Com características mistas:
  A. Pelo menos três dos seguintes sintomas maníacos/hipomaníacos estão presentes quase todos os dias durante a maioria dos dias de um episódio depressivo maior:
     1. Humor elevado, expansivo.
     2. Autoestima inflada ou grandiosidade.
     3. Mais loquaz que o habitual ou pressão para continuar falando.
     4. Fuga de ideias ou experiência subjetiva de que os pensamentos estão acelerados.
     5. Aumento na energia ou na atividade dirigida a objetivos (seja socialmente, no trabalho ou na escola, seja sexualmente).
     6. Envolvimento maior ou excessivo em atividades com elevado potencial para consequências prejudiciais (p. ex., comprar desenfreadamente, indiscrições sexuais, investimentos insensatos nos negócios).
     7. Redução da necessidade de sono (sentir-se descansado apesar de dormir menos do que o habitual; deve ser contrastado com insônia).
  B. Sintomas mistos são observáveis por outras pessoas e representam uma alteração do comportamento usual do indivíduo.
  C. Para os indivíduos cujos sintomas satisfazem todos os critérios para mania ou hipomania, o diagnóstico deve ser transtorno bipolar tipo I ou bipolar tipo II.
  D. Os sintomas mistos não são consequência de efeitos fisiológicos de uma substância (p. ex., droga de abuso, medicamento ou outro tratamento).
  Nota: As características mistas associadas a um episódio depressivo maior se revelaram como fator de risco significativo para o desenvolvimento de transtorno bipolar tipo I ou bipolar tipo II. Desse modo, é clinicamente útil observar a presença desse especificador para o planejamento do tratamento e o monitoramento da resposta a ele.

Com características melancólicas:
  A. Uma das seguintes está presente durante o período mais grave do episódio atual:
     1. Perda de prazer em todas ou quase todas as atividades.
     2. Falta de reatividade a estímulos em geral prazerosos (não se sente muito bem, mesmo temporariamente, quando acontece alguma coisa boa).
  B. Três (ou mais) das seguintes:
     1. Uma qualidade distinta de humor depressivo caracterizado por prostração profunda, desespero e/ou morosidade ou pelo chamado humor vazio.
     2. Depressão regularmente pior pela manhã.
     3. Despertar muito cedo pela manhã (i.e., pelo menos duas horas antes do despertar habitual).
     4. Acentuada agitação ou retardo psicomotor.
     5. Anorexia ou perda de peso significativa.
     6. Culpa excessiva ou inadequada.
  Nota: O especificador "com características melancólicas" é aplicado se essas características estão presentes no estágio mais grave do episódio. Existe ausência quase total da capacidade para o prazer, não meramente uma diminuição. Uma diretriz para a avaliação da falta de reatividade do humor é que mesmo os eventos muito desejados não estão associados a acentuada melhora do humor. O humor absolutamente não melhora, ou então melhora apenas de forma parcial (p. ex., até 20 a 40% do normal por apenas alguns minutos de cada vez). A "qualidade distinta" de humor que é característica do especificador "com características melancólicas" é experimentada como qualitativamente diferente do que ocorre durante um episódio depressivo não melancólico. Um humor depressivo que é descrito como meramente mais grave, de maior duração, ou que se apresenta sem uma razão não é considerado distinto em qualidade. Alterações psicomotoras estão quase sempre presentes e são observáveis por outras pessoas.
  As características melancólicas exibem apenas uma tendência modesta a se repetir em um mesmo indivíduo. Elas são mais frequentes em pacientes internados, em comparação com pacientes ambulatoriais; têm menos probabilidade de ocorrer em episódios depressivos maiores mais leves do que em episódios mais graves; e têm mais probabilidade de ocorrer naqueles com características psicóticas.

(continua)

TABELA 8.1-7
Especificadores do DSM-5 para transtornos depressivos (*continuação*)

Com características atípicas: Este especificador pode ser aplicado quando essas características predominam durante a maioria dos dias do episódio depressivo maior atual ou mais recente ou do transtorno depressivo persistente.
A. Reatividade do humor (i.e., o humor melhora em resposta a eventos positivos reais ou potenciais).
B. Duas (ou mais) das seguintes características:
  1. Ganho de peso ou aumento do apetite significativos.
  2. Hipersonia.
  3. Paralisia "de chumbo" (i.e., sensação de peso nos braços ou nas pernas).
  4. Um padrão persistente de sensibilidade à rejeição interpessoal (não limitado aos episódios de perturbação do humor) que resulta em prejuízo social ou profissional significativo.
C. Não são satisfeitos os critérios para "com características melancólicas" ou "com catatonia" durante o mesmo episódio.
  Nota: "Depressão atípica" tem significado histórico (i.e., atípica em contraste com as apresentações agitadas "endógenas" mais clássicas de depressão que eram a norma quando a doença era raramente diagnosticada em pacientes ambulatoriais e quase nunca em adolescentes ou jovens adultos) e hoje não tem a conotação de uma apresentação clínica incomum ou excepcional, como o termo poderia implicar.
  A reatividade do humor consiste na capacidade de se alegrar ante eventos positivos (p. ex., visita dos filhos, elogios de outras pessoas). O humor pode se tornar eutímico (não triste) até mesmo por longos períodos de tempo quando as circunstâncias externas permanecem favoráveis. O aumento do apetite pode ser manifestado por clara elevação no consumo alimentar ou por ganho de peso. A hipersonia pode incluir um período de sono noturno estendido ou cochilos diurnos que totalizam no mínimo 10 horas de sono por dia (ou pelo menos duas horas a mais do que quando não deprimido). A paralisia "de chumbo" é definida como sentir-se pesado, "de chumbo", ou com sobrecarga, geralmente nos braços ou pernas. Essa sensação costuma estar presente por pelo menos uma hora por dia, mas com frequência dura muitas horas seguidas. Diferentemente de outras características atípicas, a sensibilidade patológica à percepção de rejeição interpessoal é um traço de início precoce que persiste durante a maior parte da vida adulta. A sensibilidade à rejeição ocorre tanto quando a pessoa está quanto quando não está deprimida, embora possa ser exacerbada durante os períodos depressivos.
Com características psicóticas: Delírios e/ou alucinações estão presentes.
Com características psicóticas congruentes com o humor: Delírios e alucinações cujo conteúdo é coerente com os temas depressivos típicos de inadequação pessoal, culpa, doença, morte, niilismo ou punição merecida.
Com características psicóticas incongruentes com o humor: Delírios ou alucinações cujo conteúdo não envolve temas depressivos típicos ou inadequação pessoal, culpa, doença, morte, niilismo ou punição merecida ou cujo conteúdo é uma mistura de temas incongruentes e congruentes com o humor.
Com catatonia: O especificador de catatonia pode ser aplicado a um episódio de depressão se características catatônicas estão presentes durante a maior parte do episódio. Ver os critérios para catatonia associada a um transtorno mental (para uma descrição de catatonia, ver o capítulo "Espectro da Esquizofrenia e Outros Transtornos Psicóticos").
Com início no periparto: Este especificador pode ser aplicado ao episódio atual ou, se atualmente não são satisfeitos todos os critérios para um episódio depressivo maior, ao episódio mais recente de depressão maior se o início dos sintomas de humor ocorre durante a gravidez ou nas quatro semanas seguintes ao parto.
  Nota: Os episódios de humor podem ter seu início durante a gravidez ou no pós-parto. Embora as estimativas difiram de acordo com o período de seguimento após o parto, entre 3 e 6% das mulheres terão o início de um episódio depressivo maior durante a gravidez ou nas semanas ou meses após o parto. Na verdade, 50% dos episódios depressivos maiores no "pós-parto" começam antes do parto. Assim, esses episódios são designados coletivamente como episódios no *periparto*. As mulheres com episódios depressivos maiores no periparto com frequência têm ansiedade grave e até mesmo ataques de pânico. Estudos prospectivos demonstraram que os sintomas de humor e ansiedade durante a gravidez, bem como *baby blues*, aumentam o risco de um episódio depressivo maior no pós-parto.
  Os episódios de humor com início no periparto podem se apresentar com ou sem características psicóticas. O infanticídio está frequentemente associado a episódios psicóticos no pós-parto caracterizados por alucinações de comando para matar o bebê ou delírios de que este está possuído, mas os sintomas psicóticos também podem ocorrer em episódios de humor pós-parto graves sem delírios ou alucinações específicos.
  Os episódios de humor (depressivo ou maníaco) no pós-parto com características psicóticas parecem ocorrer de 1 em 500 a 1 em 1.000 partos e podem ser mais comuns em mulheres primíparas. O risco para episódios com características psicóticas no pós-parto é particularmente aumentado em mulheres com episódios de humor anteriores nesse período, mas também é elevado entre as que têm a história prévia de um transtorno depressivo ou bipolar (em especial transtorno bipolar tipo I) e entre aquelas com história familiar de transtornos bipolares. Depois que uma mulher teve um episódio no pós-parto com características psicóticas, o risco de recorrência em cada parto subsequente situa-se entre 30 e 50%. Os episódios pós-parto devem ser distinguidos do *delirium* que pode ocorrer nesse período, o qual se diferencia por um nível flutuante de consciência ou atenção. O período pós-parto é singular no que diz respeito ao grau de alterações neuroendócrinas e adaptações psicossociais, ao impacto potencial da amamentação no planejamento do tratamento e às implicações de longo prazo da história de transtorno do humor pós-parto no planejamento familiar subsequente.
Com padrão sazonal: O especificador se aplica ao transtorno depressivo maior recorrente.
A. Há relação temporal regular entre o início dos episódios depressivos maiores no transtorno depressivo maior e determinada estação do ano (p. ex., no outono ou no inverno).
  Nota: Não incluir os casos nos quais existe um óbvio efeito de estressores psicossociais relacionados à estação (p. ex., estar regularmente desempregado a cada inverno).
B. Remissões completas (ou uma mudança de depressão para mania ou hipomania) também ocorrem em uma época característica do ano (p. ex., a depressão desaparece na primavera).
C. Nos últimos dois anos, ocorreram dois episódios depressivos maiores, demonstrando as relações temporais sazonais definidas acima, e nenhum episódio depressivo maior não sazonal ocorreu durante o mesmo período.

(continua)

TABELA 8.1-7
Especificadores do DSM-5 para transtornos depressivos (*continuação*)

D. Os episódios depressivos maiores sazonais (como já descritos) superam substancialmente em número os episódios depressivos maiores não sazonais que podem ter ocorrido durante a vida do indivíduo.
  Nota: O especificador "com padrão sazonal" pode ser aplicado ao padrão de episódios depressivos maiores no transtorno depressivo maior, recorrente. A característica essencial é o início e a remissão de episódios depressivos maiores em épocas características do ano. Na maioria dos casos, os episódios iniciam no outono ou no inverno e remitem na primavera. Com menor frequência, pode haver episódios depressivos de verão recorrentes. Esse padrão de início e remissão dos episódios deve ter ocorrido durante pelo menos dois anos, sem quaisquer episódios não sazonais ocorrendo durante esse período. Além disso, os episódios depressivos sazonais devem superar em número substancial quaisquer episódios depressivos não sazonais durante o tempo de vida do indivíduo.
  Este especificador não se aplica àquelas situações nas quais o padrão é mais bem explicado por estressores psicossociais ligados à estação do ano (p. ex., desemprego ou compromissos escolares sazonais). Os episódios depressivos maiores que ocorrem em um padrão sazonal frequentemente se caracterizam por diminuição da energia, hipersonia, hiperfagia, ganho de peso e avidez por carboidratos. Não está claro se um padrão sazonal é mais provável no transtorno depressivo maior recorrente ou em transtornos bipolares. Entretanto, no grupo dos transtornos bipolares, um padrão sazonal parece ser mais provável no transtorno bipolar tipo II do que no transtorno bipolar tipo I. Em alguns indivíduos, o início de episódios maníacos ou hipomaníacos também pode estar ligado a determinada estação do ano.
  A prevalência do padrão sazonal do tipo inverno parece variar de acordo com latitude, idade e sexo. A prevalência aumenta com maiores latitudes. A idade também é um forte preditor de sazonalidade, estando as pessoas mais jovens em maior risco para episódios depressivos de inverno.

Especificar se:
  Em remissão parcial: Presença de sintomas do episódio depressivo maior imediatamente anterior, mas não são satisfeitos todos os critérios ou existe um período de menos de dois meses sem sintomas significativos de um episódio depressivo maior após o término desse episódio.
  Em remissão completa: Durante os últimos dois meses, nenhum sinal ou sintoma significativo da perturbação esteve presente.

Especificar a gravidade atual:
  A gravidade está baseada no número de sintomas dos critérios, em sua gravidade e no grau de incapacitação funcional.
  Leve: Caso ocorram, são poucos os sintomas presentes além daqueles necessários para fazer o diagnóstico, a intensidade dos sintomas causa sofrimento, mas é manejável, e os sintomas resultam em pouco prejuízo no funcionamento social ou profissional.
  Moderada: O número de sintomas, sua intensidade e/ou o prejuízo funcional estão entre aqueles especificados para "leve" e "grave".
  Grave: O número de sintomas está substancialmente além do requerido para fazer o diagnóstico, sua intensidade causa grave sofrimento e não é manejável, e os sintomas interferem acentuadamente no funcionamento social e profissional.

Reimpressa, com permissão, de *Diagnostic and Statistical Manual of Mental Disorders*, Fifth Edition (Copyright ©2013) American Psychiatric Association. Todos os direitos reservados.

Episódios maníacos

Um estado de humor elevado, expansivo ou irritável é a característica de um episódio maníaco. O estado de humor eufórico muitas vezes é contagiante e pode até causar uma negação contratransferencial da doença por um médico inexperiente. Embora pessoas não envolvidas possam não reconhecer a natureza incomum do estado de humor do paciente, os que o conhecem identificam-no como anormal. De forma alternativa, o humor pode ser irritável, em especial quando os planos excessivamente ambiciosos do paciente são contrariados. Os pacientes muitas vezes exibem uma mudança do humor predominante, de euforia no início do curso da doença para uma posterior irritabilidade.

O tratamento de indivíduos maníacos em uma unidade hospitalar pode ser complicado por sua tentativa de testar os limites das regras da unidade, sua tendência a transferir a responsabilidade por seus atos para os outros, sua exploração das fraquezas dos outros e sua tendência a criar conflitos entre membros da equipe. Fora do hospital, pacientes maníacos tendem a consumir álcool em excesso, talvez em uma tentativa de automedicação. Sua natureza desinibida reflete-se no uso excessivo do telefone, sobretudo ao fazer chamadas de longa distância durante as primeiras horas da manhã.

Jogo patológico, tendência a se despir em lugares públicos, usar roupas e joias de cores brilhantes em combinações incomuns ou extravagantes e desatenção a pequenos detalhes (p. ex., esquecer de desligar o telefone) também são sintomáticos do transtorno. Os pacientes agem de maneira impulsiva e, ao mesmo tempo, com um sentido de convicção e propósito. Estão frequentemente preocupados com ideias religiosas, políticas, financeiras, sexuais ou persecutórias que podem evoluir para sistemas delirantes complexos. Algumas vezes, sofrem regressão e brincam com sua urina e suas fezes.

Mania em adolescentes. A mania em adolescentes costuma ser diagnosticada de forma errônea como transtorno da personalidade antissocial ou esquizofrenia. Os sintomas podem incluir psicose, abuso de álcool ou outras substâncias, tentativas de suicídio, problemas escolares, ruminação filosófica, sintomas de TOC, queixas somáticas múltiplas, irritabilidade acentuada levando a brigas e a outros comportamentos antissociais. Embora muitos desses sintomas sejam vistos em adolescentes sadios, sintomas graves ou persistentes devem levar os médicos a considerar o transtorno bipolar I no diagnóstico diferencial.

Transtorno bipolar II

As características clínicas de transtorno bipolar II são as do transtorno depressivo maior combinadas com as de um episódio hipomaníaco. Ainda que os dados sejam limitados, alguns estudos indicam que o transtorno bipolar II está associado com mais problemas conjugais e com uma idade de início mais precoce do que o bipolar I. As evidências também apontam que pacientes com transtorno bipolar II têm risco mais alto tanto de tentar quanto de completar o suicídio do que os que apresentam transtorno bipolar I e transtorno depressivo maior.

Transtornos coexistentes

Ansiedade. Nos transtornos de ansiedade, o DSM-5 observa a existência de transtorno misto de ansiedade e depressão. Sintomas significativos de ansiedade podem e costumam coexistir com sintomas significativos de depressão. Ainda não foi esclarecido se os pacientes que exibem ambas as condições são afetados por dois processos diferentes de doença ou por um processo único que produz os dois conjuntos de sintomas. Pacientes de ambos os tipos podem constituir o grupo de pessoas com transtorno misto de ansiedade e depressão.

Dependência de álcool. A dependência de álcool com frequência coexiste com transtornos do humor. Pacientes com transtorno depressivo maior, assim como aqueles com transtorno bipolar I, têm probabilidade de satisfazer os critérios diagnósticos de um transtorno por uso de álcool. Os dados disponíveis indicam que a dependência tem mais forte ligação com um diagnóstico coexistente de depressão em mulheres do que em homens. Em contraste, dados genéticos e familiares de homens que têm tanto transtorno do humor quanto dependência de álcool revelam, que eles tendem a ter dois processos de doença geneticamente distintos.

Outros transtornos relacionados a substâncias. Além da dependência de álcool, também é comum transtornos relacionados a substâncias estarem associados com transtornos do humor. O abuso de substâncias pode estar envolvido na precipitação de um episódio de doença ou, de forma inversa, pode representar a tentativa do paciente de tratar a própria doença. Embora indivíduos maníacos raramente utilizem sedativos para atenuar sua euforia, os deprimidos costumam usar estimulantes, como cocaína e anfetaminas, para aliviar a depressão.

Condições clínicas. A depressão tende a ocorrer em associação com condições clínicas, de modo especial em pessoas mais velhas. Quando isso acontece, os médicos devem tentar determinar se a condição clínica subjacente está fisiopatologicamente relacionada à depressão ou se esta decorre de algum medicamento que o paciente esteja tomando para essa condição. Muitos estudos indicam que o tratamento de um transtorno depressivo maior coexistente pode melhorar o curso da condição clínica subjacente, incluindo o câncer.

EXAME DO ESTADO MENTAL
Descrição geral

O retardo psicomotor generalizado é o sintoma mais comum de depressão, ainda que também seja observada agitação psicomotora, sobretudo em pacientes mais velhos. Torcer as mãos e arrancar cabelos são os sintomas mais observados da agitação. De forma clássica, o indivíduo deprimido tem uma postura encurvada, sem movimentos espontâneos e com o olhar desviado para baixo, sem encarar (Figs. 8.1-4 e 8.1-5). No exame clínico, pacientes deprimidos que exibem sintomas evidentes de retardo psicomotor podem parecer idênticos àqueles com esquizofrenia catatônica.

> A Sra. A., professora de literatura de 34 anos, apresentou-se a uma clínica para transtornos do humor com a seguinte queixa: "Estou atordoada, confusa, desorientada, com o olhar fixo. Meus pensamentos não fluem, minha mente está arrastada... Parece que estou sem sentido de direção, de propósito... Tenho uma tal inércia, não consigo me afirmar. Não consigo lutar; não tenho nenhuma vontade".

Humor, afeto e sentimentos

A depressão é o sintoma-chave, embora cerca de 50% dos pacientes neguem sentimentos depressivos e não pareçam estar particularmente deprimidos. Membros da família ou empregadores muitas vezes os conduzem para tratamento devido a reclusão social e redução generalizada da atividade.

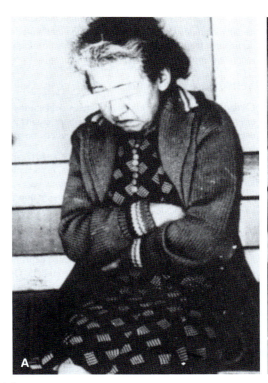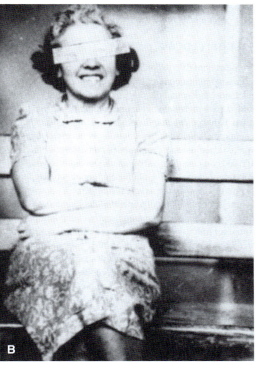

FIGURA 8.1-4
Uma mulher de 38 anos durante um estado de depressão retardada profunda (**A**) e dois meses após a recuperação (**B**). Os cantos da boca curvados para baixo, sua postura encurvada, suas roupas pesadas e seu penteado durante o episódio depressivo são notórios. (Cortesia de Heinz E. Lehmann, M.D.)

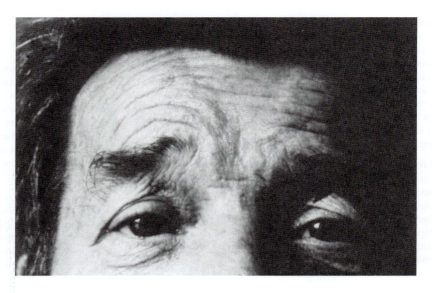

FIGURA 8.1-5
O neuropsiquiatra suíço Otto Veraguth descreveu uma dobra peculiar em forma de triângulo no canto nasal da pálpebra superior. A dobra com frequência está associada com depressão e é referida como dobra de Veraguth. A fotografia ilustra essa manifestação fisionômica em um homem de 50 anos, durante um episódio depressivo maior. A dobra pode ser encontrada também em pessoas que não estão clinicamente deprimidas, em geral quando estão com um afeto depressivo leve. Modificações distintas do tônus muscular facial corrugador e zigomático acompanham a depressão, como observado em eletromiografias. (Cortesia de Heinz E. Lehmann, M.D.)

Fala

Muitos pacientes deprimidos evidenciam uma redução da taxa e do volume da fala; demoram a responder a perguntas e o fazem de forma monossilábica. O examinador pode literalmente ter de esperar 2 ou 3 minutos para obter a resposta a uma pergunta.

Distúrbios da percepção

Indivíduos deprimidos com delírios ou alucinações são referidos com um episódio depressivo maior com manifestações psicóticas. Mesmo na ausência de delírios ou alucinações, alguns médicos usam o termo *depressão psicótica* para alguns pacientes cuja regressão é visível – mudos, sem tomar banho e evacuando nas roupas. Esses pacientes provavelmente sejam mais bem descritos com aspectos catatônicos.

Diz-se que os delírios e as alucinações consistentes com um humor deprimido são congruentes com o humor. Delírios congruentes com o humor em uma pessoa deprimida incluem os de culpa, pecado, inutilidade, pobreza, fracasso, perseguição e doenças somáticas terminais (tais como câncer ou "apodrecimento" do cérebro). O conteúdo dos delírios ou das alucinações incongruentes com o humor não é compatível com um humor deprimido. Por exemplo, um delírio incongruente com o humor em uma pessoa deprimida poderia envolver temas grandiosos de poder, conhecimento e valor exagerados. Quando isso ocorre, um transtorno esquizofrênico deve ser considerado.

> Uma funcionária pública de 42 anos disse que estava tão paralisada pela depressão que sentia que não tinha mais iniciativa pessoal e vontade; ela acreditava que alguma força maligna tinha assumido o controle de suas ações e que estava comentando sobre cada ação que realizava. A paciente recuperou-se completamente com medicamento antidepressivo. Não há razão para acreditar que, nessa paciente, as sensações de transitabilidade somática e comentários correntes indicassem um processo de esquizofrenia.

Pensamento

Pacientes deprimidos costumam ter visões negativas do mundo e de si próprios. O conteúdo de seus pensamentos muitas vezes inclui ruminações não delirantes sobre perda, culpa, suicídio e morte. Cerca de 10% de todos os pacientes deprimidos têm sintomas acentuados de um transtorno do pensamento, geralmente bloqueio do pensamento e profunda pobreza de conteúdo.

Sensório e cognição

Orientação. A maioria dos pacientes deprimidos está orientada em relação a pessoa, lugar e tempo, embora alguns possam não ter energia ou interesse suficientes para responder a perguntas sobre esses assuntos durante a entrevista.

Memória. Cerca de 50 a 75% de todos os pacientes deprimidos têm um comprometimento cognitivo, algumas vezes referido como *pseudodemência depressiva*. Esses pacientes comumente se queixam de dificuldade de concentração e de esquecimento.

Controle dos impulsos

Em torno de 10 a 15% de todos os indivíduos deprimidos cometem suicídio, e cerca de dois terços têm ideação suicida. Os que apresentam aspectos psicóticos às vezes consideram matar alguém como resultado de seus sistemas delirantes, mas os mais gravemente deprimidos com frequência não têm a motivação e a energia para agir de forma impulsiva ou violenta. Pessoas com transtornos depressivos têm aumento do risco de suicídio à medida que começam a melhorar e a readquirir a energia necessária para planejar e executar um suicídio (suicídio paradoxal). Em geral, é clinicamente imprudente dar a um paciente deprimido uma grande prescrição de antidepressivos, sobretudo de agentes tricíclicos, no momento de sua alta do hospital. Da mesma forma, medicamentos que podem ser ativadores, como a fluoxetina, precisam ser prescritos de tal maneira que as qualidades energizantes sejam minimizadas (p. ex., receitar um benzodiazepínico ao mesmo tempo).

Julgamento e *insight*

O julgamento do paciente é mais bem avaliado revisando suas ações no passado recente e seu comportamento durante a entrevista. As descrições dos pacientes deprimidos a respeito de seu transtorno são muitas vezes hiperbólicas; eles enfatizam demais seus sintomas, seu transtorno e seus problemas de vida. É difícil convencê-los de que a melhora é possível.

Confiabilidade

Em entrevistas e conversas, os pacientes deprimidos dão grande ênfase ao ruim e minimizam o bom. Um erro clínico comum é acreditar sem questionamento em um indivíduo deprimido que declara não ter funcionado em uma tentativa anterior com medicamentos antidepressivos. Essas afirmações podem ser falsas e necessitam de confirmação de outras fontes. Os psiquiatras não devem ver a informação incorreta como uma fabricação intencional; admitir qualquer informação que traga esperança pode ser impossível para uma pessoa em um estado de espírito deprimido.

Escalas de avaliação objetiva da depressão

Escalas de avaliação objetiva da depressão podem ser úteis na prática clínica para documentar o estado clínico do paciente deprimido.

Zung. A Escala de Autoavaliação da Depressão de Zung é um relato de 20 itens. A pontuação normal é de 34 ou menos; a pontuação deprimido é de 50 ou mais. A escala fornece um índice global da intensidade dos sintomas depressivos do paciente, incluindo a expressão afetiva da depressão.

Raskin. A Escala de Depressão de Raskin é avaliada pelo médico, que mede a gravidade da depressão, conforme o que ele observa e o paciente relata, em uma escala de 5 pontos de três dimensões: relato verbal, comportamento exibido e sintomas secundários. A escala tem uma variação de 3 a 13; a pontuação normal é 3, e a pontuação deprimido é 7 ou mais.

Hamilton. A Escala de Avaliação da Depressão de Hamilton (HAM-D) é amplamente utilizada com até 24 itens, sendo cada um classificado de 0 a 4 ou de 0 a 2, com a pontuação total de 0 a 76. O médico avalia as respostas do paciente a perguntas sobre sentimentos de culpa, pensamentos de suicídio, hábitos de sono e outros sintomas de depressão, e as pontuações são derivadas da entrevista clínica.

Episódios maníacos

Descrição geral. Os pacientes maníacos são excitados, tagarelas, às vezes divertidos e, frequentemente, hiperativos. Às vezes, estão francamente psicóticos e desorganizados, necessitando de contenção física e injeção intramuscular de sedativos.

Humor, afeto e sentimentos

Indivíduos maníacos classicamente são eufóricos, mas também podem ser irritáveis, em especial quando a mania esteve presente por algum tempo. Também têm baixa tolerância à frustração, que pode levar a sentimentos de raiva e hostilidade. Eles podem apresentar labilidade emocional, mudando do riso para irritabilidade e para depressão em minutos ou horas.

Fala

Indivíduos maníacos não podem ser interrompidos enquanto estão falando e costumam ser intrusivos e desagradáveis para com as pessoas a seu redor. Sua fala é frequentemente confusa. À medida que a mania fica mais intensa, a fala se torna mais alta, mais rápida e difícil de interpretar. Quando o estado de ativação aumenta, a fala é repleta de trocadilhos, piadas, rimas, jogos de palavras e irrelevâncias. Em um nível de atividade ainda maior, as associações se tornam frouxas, a capacidade de se concentrar desvanece e aparecem fuga de ideias, ressonância e neologismos. Na excitação maníaca aguda, a fala pode ser totalmente incoerente e indistinguível da de uma pessoa com esquizofrenia.

Distúrbios perceptuais. Delírios ocorrem em 75% de todos os pacientes maníacos. Os delírios congruentes com o humor são frequentemente relacionados com grande riqueza, capacidades extraordinárias ou poder. Delírios e alucinações bizarros e incongruentes com o humor também aparecem na mania.

Uma mulher de 29 anos, com ensino superior, mãe de dois filhos e esposa do presidente de um banco, tinha vivenciado vários episódios maníacos e depressivos com retardado psicomotor que haviam respondido a carbonato de lítio. Ela foi encaminhada ao autor deste relato porque desenvolveu o delírio de que tinha sido envolvida em uma trama internacional. A sondagem cuidadosa revelou que o delírio representava uma elaboração, de forma bastante fantástica, de um delírio de grandeza que tinha vivenciado durante seu último episódio maníaco pós-parto. Ela acreditava que tinha tido um papel importante na revelação da trama, tornando, desse modo, uma heroína nacional. Ninguém sabia disso, ela afirmava, porque as circunstâncias da trama eram confidenciais. Acreditava também que tinha salvado seu país do esquema internacional e suspeitava de que estivesse sendo perseguida pelos perpetradores da trama. Em determinado ponto, tinha até cogitado que os conspiradores enviassem comunicações especiais via rádio para interceptar e interromper seus pensamentos. Como é típico nesses casos, ela estava recebendo uma dosagem pesada de uma combinação de lítio-antipsicótico. A consulta foi solicitada porque os sintomas de humor primários estavam sob controle, mas ela não tinha abandonado seu delírio de grandeza. Ela comentou de forma irreverente: "Eu devo estar louca para acreditar em meu envolvimento em uma trama internacional", mas não podia evitar essa crença. Ao longo de vários meses, vista normalmente em sessões semanais de 60 minutos, a paciente tinha desenvolvido confiança suficiente para que o autor pudesse contestar suas convicções.

De fato, foi-lhe dito que seu autoprofessado papel no esquema internacional era altamente implausível e que alguém com sua educação superior e alta posição social não podia manter uma crença, para usar suas próprias palavras, "louca como essa". Ela por fim rompeu em lágrimas, dizendo que todos em sua família eram tão realizados e famosos que, para ficar à altura deles, tinha que estar envolvida em alguma coisa grande; na realidade, o esquema internacional, ela disse, era sua única pretensão à fama: "Ninguém nunca me dá valor por criar dois filhos e por organizar festas para os parceiros de negócios do meu marido: minha mãe é reitora, meu irmão mais velho tem um alto cargo político; minha irmã é médica pesquisadora com cinco descobertas reconhecidas [tudo verdade], e quem eu sou? Nada. Agora, você entende por que preciso ser uma heroína nacional?". Enquanto, ao longo dos meses subsequentes, ela alternava entre esses lampejos de *insight* momentâneos e negação delirante, a medicação antipsicótica foi gradualmente descontinuada. Mantida com lítio, ela agora apenas faz referências passageiras ao grande esquema. Foi encorajada a retomar sua meta de mestrado em biblioteconomia. (Cortesia de HS Akiskal, M.D.)

Pensamento. O conteúdo do pensamento de pacientes maníacos inclui temas de autoconfiança e autoengrandecimento. Esses indivíduos distraem-se com facilidade, e o desempenho cognitivo no estado maníaco caracteriza-se por um fluxo de ideias incontido e acelerado.

Sensório e cognição. Embora os déficits cognitivos de pacientes com esquizofrenia tenham sido muito discutidos, menos tem sido escrito sobre déficits semelhantes em pacientes com transtorno bipolar I. Esses déficits podem ser interpretados como refletindo disfunção cortical difusa; pesquisas subsequentes poderão localizar as áreas anormais. De modo genérico, a orientação e a memória estão intactas, ainda que alguns pacientes maníacos possam ser tão eufóricos a ponto de responder incorretamente a perguntas para testar a orientação. Emil Kraepelin chamava o sintoma de "mania delirante".

Controle dos impulsos. Cerca de 75% de todos os pacientes maníacos são agressivos ou ameaçadores. Eles tentam o suicídio e cometem homicídio, mas a incidência desses comportamentos é desconhecida.

Julgamento e *insight*. O comprometimento do julgamento é característica de indivíduos maníacos. Eles podem violar leis sobre cartões de crédito, atividades sexuais e finanças e, por vezes, envolvem suas famílias na ruína financeira. Também têm pouco entendimento de sua doença.

Confiabilidade. Os indivíduos maníacos são notoriamente não confiáveis em suas informações. Uma vez que a mentira e o disfarce são comuns na mania, os médicos inexperientes podem tratar esse grupo com desdém inadequado.

DIAGNÓSTICO DIFERENCIAL

Transtorno depressivo maior

Doenças clínicas. O diagnóstico de transtorno do humor devido a uma condição médica geral deve ser considerado. Deixar de obter uma boa história clínica ou de considerar o contexto da situação de vida atual do indivíduo pode levar a erros diagnósticos. Pacientes adolescentes deprimidos devem ser testados para mononucleose, e aqueles que estão acentuadamente acima ou abaixo do peso devem ser testados para disfunção suprarrenal e tireoidiana. Homossexuais, homens bissexuais e pessoas que abusam de drogas intravenosas devem ser testados para a aids. Pacientes mais velhos devem ser avaliados para pneumonia viral e outras condições clínicas.

Muitas doenças neurológicas e clínicas, bem como agentes farmacológicos, podem produzir sintomas de depressão. Indivíduos com transtornos depressivos muitas vezes procuram primeiro um clínico geral, apresentando queixas somáticas. A maioria das causas clínicas de transtornos depressivos pode ser detectada com uma história médica abrangente, um exame físico e neurológico completo e exames de sangue e urina de rotina. A avaliação deve incluir testes para as funções tireoidiana e suprarrenal, porque doenças de ambos os sistemas endócrinos podem aparecer como transtornos depressivos. No transtorno do humor induzido por substância, uma regra razoável é que qualquer medicamento que o paciente deprimido esteja usando deve ser considerado um fator potencial para o transtorno do humor. Medicamentos cardíacos, anti-hipertensivos, sedativos, hipnóticos, antipsicóticos, antiepilépticos, antiparkinsonianos, analgésicos, antibacterianos e antineoplásicos são todos comumente associados com sintomas depressivos.

CONDIÇÕES NEUROLÓGICAS. Os problemas neurológicos mais comuns que manifestam sintomas depressivos são doença de Parkinson, doenças demenciais (incluindo a demência do tipo Alzheimer), epilepsia, doenças cerebrovasculares e tumores. Cerca de 50 a 75% dos pacientes com doença de Parkinson têm sintomas acentuados de transtorno depressivo que não estão correlacionados com a incapacidade física, a idade ou a duração da doença, mas com a presença de anormalidades encontradas em testes neuropsicológicos. Os sintomas do transtorno depressivo podem ser mascarados pelos sintomas motores quase idênticos da doença de Parkinson. Os sintomas depressivos costumam responder a medicamentos antidepressivos ou a ECT. As alterações interictais associadas com epilepsia do lobo temporal podem imitar um transtorno depressivo, em especial se o foco epiléptico for no lado direito. Depressão é uma manifestação frequente que complica as doenças cerebrovasculares, particularmente nos dois anos após o episódio. Ela é mais comum em lesões cerebrais anteriores do que nas posteriores e, em ambos os casos, costuma responder a medicamentos antidepressivos. Os tumores das regiões diencefálica e temporal tendem a estar associados com sintomas de transtorno depressivo.

PSEUDODEMÊNCIA. Os médicos geralmente podem diferenciar a pseudodemência do transtorno depressivo maior da demência de uma doença, como a do tipo Alzheimer, a partir de dados clínicos. Os sintomas cognitivos do transtorno depressivo maior têm início súbito, e outros sintomas, como autoacusação, também estão presentes. Pode ocorrer uma variação diurna dos problemas cognitivos, que não é observada nas demências primárias. Pacientes deprimidos com dificuldades cognitivas muitas vezes não tentam responder a perguntas ("não sei"), enquanto aqueles com demência podem confabular. Durante uma entrevista, eles podem ser treinados ou encorajados a lembrar, uma capacidade que falta aos pacientes com demência.

Transtornos mentais. A depressão pode ser uma manifestação de praticamente qualquer transtorno mental, mas os transtornos mentais listados na Tabela 8.1-8 devem ser considerados com atenção no diagnóstico diferencial.

OUTROS TRANSTORNOS DO HUMOR. Os médicos devem considerar uma série de categorias diagnósticas antes de chegar a um diagnóstico final. Transtorno do humor causado por uma condição médica geral e transtorno do humor induzido por substância devem ser excluídos. Eles também devem determinar se um paciente teve episódios com sintomas semelhantes a mania, indicando transtorno bipolar I (síndromes maníaca e depressiva completas), transtorno bipolar II (episódios depressivos maiores recorrentes com hipomania) ou transtorno ciclotímico (síndromes depressiva e maníaca incompletas). Se os sintomas forem limitados a depressão, os médicos devem avaliar sua gravidade e duração para diferenciar entre transtornos depressivo maior (síndrome depressiva completa por duas semanas), depressivo menor (síndrome depressiva incompleta, mas episódica), depressivo breve recorrente (síndrome depressiva completa, mas por menos de duas

TABELA 8.1-8
Transtornos mentais que comumente têm manifestações depressivas

Transtorno da adaptação com humor deprimido
Transtornos por uso de álcool
Transtornos de ansiedade
  Transtorno de ansiedade generalizada
  Transtorno misto de ansiedade e depressão
  Transtorno de pânico
  Transtorno de estresse pós-traumático
  Transtorno obsessivo-compulsivo
Transtornos alimentares
  Anorexia nervosa
  Bulimia nervosa
Transtornos do humor
  Transtorno bipolar I
  Transtorno bipolar II
  Transtorno ciclotímico
  Distimia
  Transtorno depressivo maior
  Transtorno depressivo menor
  Transtorno do humor devido a uma condição médica geral
  Transtorno depressivo breve recorrente
  Transtorno do humor induzido por substância
Esquizofrenia
Transtorno esquizofreniforme
Transtornos de sintomas somáticos (especialmente transtorno de somatização)

---

semanas por episódio) e distimia (síndrome depressiva incompleta sem episódios claros).

OUTROS TRANSTORNOS MENTAIS. Transtornos relacionados a substâncias, psicóticos, alimentares, da adaptação, de sintomas somáticos e de ansiedade são todos comumente associados com transtornos depressivos e devem ser considerados no diagnóstico diferencial de um paciente com sintomas depressivos. Talvez a diferenciação mais difícil seja entre transtorno de ansiedade com depressão e transtornos depressivos com ansiedade acentuada. Um resultado anormal no teste de supressão da dexametasona, a presença de latência REM reduzida em um eletrencefalograma (EEG) do sono e um teste de infusão de lactato negativo apoiam um diagnóstico de transtorno depressivo maior em casos particularmente ambíguos.

LUTO NÃO COMPLICADO. O luto não complicado não é considerado um transtorno mental, ainda que cerca de um terço de todos os cônjuges enlutados satisfaça por um tempo os critérios diagnósticos para transtorno depressivo maior. Alguns pacientes com luto não complicado desenvolvem transtorno depressivo maior, mas o diagnóstico não é feito a menos que não ocorra a resolução do luto. A diferenciação baseia-se na gravidade e na duração dos sintomas. No transtorno depressivo maior, sintomas comuns que evoluem a partir de um luto não resolvido são uma preocupação mórbida com inutilidade; ideação suicida; sentimentos de que a pessoa cometeu um ato (não apenas uma omissão) que causou a morte do cônju-

ge; mumificação (manter os pertences do falecido de maneira exata como estavam); e uma reação de aniversário particularmente grave que inclui tentativa de suicídio.

Na formas graves de depressão por luto, o paciente definha, incapaz de viver sem a pessoa falecida, em geral um cônjuge. Essas pessoas têm uma condição clínica grave. Sua função imunológica muitas vezes decai, e a condição cardiovascular é precária. A morte pode ocorrer em poucos meses da de um cônjuge, sobretudo entre homens idosos. Essas considerações sugerem que seria clinicamente imprudente retirar os antidepressivos de muitas pessoas que estão vivenciando um luto tão intenso.

Uma viúva de 75 anos foi levada para tratamento por sua filha devido a insônia grave e perda total do interesse pelas rotinas diárias após a morte de seu marido, um ano antes. Ela tinha ficado agitada nos primeiros 2 a 3 meses e então "afundou em total inatividade – não querendo sair da cama, não querendo fazer nada, nem sair de casa". De acordo com a filha, ela havia casado aos 21 anos, tido quatro filhos e sido dona de casa até a morte do marido, de infarto agudo do miocárdio. Sua história psiquiátrica passada era negativa; o ajustamento pré-mórbido tinha sido caracterizado por traços compulsivos. Durante a entrevista, ela estava vestida de preto; parecia moderadamente lenta; e soluçava de forma intermitente, dizendo "Eu procuro por ele em todos os lugares... e não o encontro". Quando perguntada sobre a vida, disse: "Tudo o que eu vejo é negro". Embora não expressasse interesse por comida, ela não parecia ter perdido uma quantidade de peso apreciável. O resultado de seu teste de supressão com dexametasona foi 18 mg/dL. A paciente recusou tratamento psiquiátrico, afirmando que "preferia se juntar ao marido em vez de melhorar". Ela era religiosa demais para cometer suicídio, mas, ao recusar tratamento, sentia que poderia "morrer lentamente... encontrar alívio na morte e na reunião". (Cortesia de HS Akiskal, M.D.)

Esquizofrenia. Muito tem sido publicado sobre a dificuldade clínica de distinguir um episódio maníaco de esquizofrenia. Embora difícil, o diagnóstico diferencial é possível. Alegria, entusiasmo e um humor contagiante são muito mais comuns nos episódios maníacos do que na esquizofrenia. A combinação de humor maníaco, fala rápida e pressionada e hiperatividade pesa fortemente para um diagnóstico de episódio maníaco. O início de um episódio maníaco costuma ser rápido e percebido como uma mudança acentuada do comportamento anterior do paciente. Metade de todos os pacientes com transtorno bipolar I tem uma história familiar de transtorno do humor. Aspectos catatônicos podem ser parte de uma fase depressiva do transtorno bipolar I. Ao avaliar indivíduos com catatonia, os médicos devem examinar com cuidado a história passada de episódios maníacos ou depressivos e uma história familiar de transtornos do humor. Sintomas maníacos em pessoas de grupos minoritários (particularmente negros e hispânicos) muitas vezes são diagnosticados de forma inadequada como sintomas de esquizofrenia.

Condições clínicas. Em contraste com os sintomas depressivos, que estão presentes em quase todos os transtornos psiquiátricos, os sintomas maníacos são mais característicos, embora possam ser causados por uma ampla variedade de condições clínicas ou neurológicas e por substâncias. O tratamento antidepressivo também pode estar associado com a precipitação de mania em alguns pacientes.

Transtorno bipolar I

Quando um paciente com transtorno bipolar I tem um episódio depressivo, o diagnóstico diferencial é o mesmo que para um paciente que está sendo avaliado para um diagnóstico de transtorno depressivo maior. Se estiver maníaco, contudo, esse diagnóstico inclui transtornos bipolar I, bipolar II, ciclotímico, do humor causado por uma condição médica geral e transtorno do humor induzido por substância. Para sintomas maníacos, exigem consideração especial os transtornos da personalidade *borderline*, narcisista, histriônica e antissocial.

Transtorno bipolar II

O diagnóstico diferencial de pacientes que estão sendo avaliados para um transtorno do humor deve incluir outros transtornos do humor, transtornos psicóticos e transtorno de personalidade *borderline*. A diferenciação entre transtorno depressivo maior e transtorno bipolar I, por um lado, e transtorno bipolar II, por outro, baseia-se na avaliação clínica dos episódios semelhantes a mania. Os médicos não devem confundir a eutimia de um paciente afetado por depressão crônica com um episódio hipomaníaco ou maníaco. Indivíduos com transtorno da personalidade *borderline* muitas vezes têm vidas gravemente perturbadas, semelhantes às dos pacientes com transtorno bipolar II, devido aos múltiplos episódios de sintomas significativos de transtorno do humor.

Transtorno depressivo maior *versus* transtorno bipolar

A questão sobre se um paciente tem transtorno depressivo maior ou transtorno bipolar surgiu como um desafio importante na prática clínica. Inúmeros estudos demonstraram que o transtorno bipolar não é apenas confundido com transtornos da personalidade, por uso de substância e do espectro da esquizofrenia, mas também com transtornos depressivos e de ansiedade. Certos aspectos – especialmente em combinação – são preditivos de transtorno bipolar (Tab. 8.1-9).

Os indicadores mais amplos de bipolaridade incluem as condições, listadas a seguir; nenhuma delas, por si só, confirma um diagnóstico bipolar, mas todas devem levantar a suspeita clínica nessa direção: depressão agitada, depressão cíclica, desregulação do sono episódica, ou uma combinação destas; depressão refratária (fracasso de antidepressivos de três classes diferentes); depressão em alguém com uma profissão envolvendo extroversão, impulsividade periódica, como jogo, má conduta sexual e ânsia por viagens, ou irritabilidade periódica, crises suicidas, ou ambas; e depressão com transtornos da personalidade erráticos.

CURSO E PROGNÓSTICO

Estudos sobre o curso e o prognóstico dos transtornos do humor de modo geral concluíram que essa condição tende a apresentar cursos longos e que os pacientes têm propensão a recidiva. Embora os transtornos do humor sejam considerados benignos, em comparação com a esquizofrenia, representam uma profunda carga sobre os indivíduos afetados.

Transtorno depressivo maior

Curso

INÍCIO. Cerca de 50% dos pacientes que estão tendo o primeiro episódio de transtorno depressivo maior exibiram sintomas depressivos significativos antes do primeiro episódio identificado. Portanto, a identificação precoce e o tratamento dos sintomas iniciais podem prevenir o desenvolvimento de um episódio depressivo completo. Mesmo que sintomas possam ter estado presentes, indivíduos com transtorno depressivo maior geralmente não têm um transtorno da personalidade pré-mórbido. O primeiro episódio depressivo ocorre antes dos 40 anos em cerca de 50% das pessoas. Um início mais tardio está associado com ausência de história familiar de transtornos do humor, transtorno da personalidade antissocial ou abuso de álcool.

DURAÇÃO. Um episódio depressivo não tratado dura de 6 a 13 meses; a maioria dos episódios tratados dura cerca de 3 meses. A retirada dos antidepressivos antes desse período quase sempre resulta no retorno dos sintomas. À medida que o curso do transtorno progride, os pacientes tendem a vivenciar episódios mais frequentes, que duram mais tempo. Ao longo de um período de 20 anos, o número médio de episódios é de cinco ou seis.

DESENVOLVIMENTO DE EPISÓDIOS MANÍACOS. Cerca de 5 a 10% dos indivíduos com o diagnóstico inicial de transtorno depressivo maior têm um episódio maníaco 6 a 10 anos após o primeiro episódio depressivo. A idade média dessa mudança é de 32 anos, e ela frequentemente ocorre após 2 a 4 episódios depressivos. Embora os dados sejam inconsistentes e controversos, alguns médicos relatam que a depressão de pacientes que mais tarde são classificados com transtorno bipolar I é caracterizada por hipersonia, retardo psicomotor, sintomas psicóticos, história de episódios no período pós-parto, história familiar de transtorno bipolar I e história de hipomania induzida por antidepressivos.

Prognóstico. O transtorno depressivo maior não é uma condição benigna. Ele tende a ser crônico, e os indivíduos costumam ter recidivas. Pacientes que foram hospitalizados no primeiro episódio desse transtorno têm cerca de 50% de chance de se recuperarem no primeiro ano. A porcentagem de pacientes que se recuperam após hospitalizações repetidas diminui com o passar do tempo. Muitos não recuperados se mantêm afetados com distimia. Em torno de 25% dos pacientes experimentam recorrência nos primeiros seis meses após a alta hospitalar, cerca de 30 a 50%, nos primeiros dois anos, e de 50 a

TABELA 8.1-9
Aspectos clínicos preditivos de transtorno bipolar

Idade de início precoce
Depressão psicótica antes dos 25 anos de idade
Depressão pós-parto, especialmente com aspectos psicóticos
Início e término rápido de episódios depressivos de curta duração (<3 meses)
Depressão recorrente (mais de cinco episódios)
Depressão com retardo psicomotor acentuado
Aspectos atípicos (sinais vegetativos reversos)
Sazonalidade
História familiar bipolar
Alta densidade, três gerações
Labilidade do humor (ciclotimia)
Temperamento hipertímico
Hipomania associada com antidepressivos
Perda repetida (pelo menos três vezes) de eficácia de antidepressivos após resposta inicial
Estado depressivo misto (com excitação psicomotora, hostilidade irritável, pensamentos acelerados e excitação sexual durante de depressão maior)

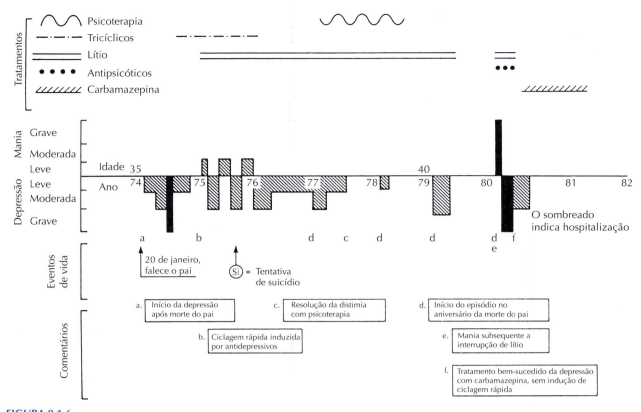

FIGURA 8.1-6
Gráfico do curso de um transtorno do humor. Protótipo de um gráfico de vida. (Cortesia de Robert M. Post, M.D.)

75%, em cinco anos. A incidência de recidiva é menor do que em pacientes que continuam o tratamento psicofarmacológico profilático e naqueles que tiveram apenas 1 ou 2 episódios depressivos. Em geral, à medida que um paciente experimenta cada vez mais episódios depressivos, o tempo entre eles diminui, e a gravidade aumenta.

INDICADORES DE PROGNÓSTICO. Muitos estudos se concentraram na identificação de bons e maus indicadores prognósticos no curso do transtorno depressivo maior. Episódios leves, ausência de sintomas psicóticos e internação hospitalar curta são bons indicadores. Os indicadores psicossociais de um curso favorável incluem história de amizades sólidas durante a adolescência, funcionamento familiar estável e funcionamento social geralmente sadio nos cinco anos anteriores ao transtorno. Outros sinais de bom prognóstico são ausência de um transtorno psiquiátrico comórbido e de um transtorno da personalidade, não mais do que uma hospitalização anterior por transtorno depressivo maior e idade de início avançada. A possibilidade de um mau prognóstico aumenta com a coexistência de distimia, abuso de álcool ou outras substâncias, sintomas de transtorno de ansiedade e a história de mais de um episódio depressivo anterior. Os homens têm mais probabilidade do que as mulheres de vivenciar um curso cronicamente comprometido.

Transtorno bipolar I

Curso. A história natural do transtorno bipolar I é tal que muitas vezes é útil fazer um gráfico do transtorno do paciente e mantê-lo atualizado à medida que o tratamento progride (Fig. 8.1-6). Embora o transtorno ciclotímico às vezes seja diagnosticado retrospectivamente em pacientes com transtorno bipolar I, não há identificação de traços de personalidade associados de maneira específica com transtorno bipolar I.

O transtorno bipolar I, com muita frequência, começa com depressão (75% das vezes em mulheres, 67% em homens) e é uma condição recorrente. A maioria dos pacientes experimenta tanto episódios depressivos quanto maníacos, ainda que 10 a 20% experimentem apenas episódios maníacos. Os episódios maníacos costumam ter início rápido (horas ou dias), mas podem evoluir ao longo de algumas semanas. Um episódio maníaco não tratado dura cerca de três meses; portanto, os médicos não devem interromper a administração de medicamentos antes desse tempo. Das pessoas que têm um episódio maníaco isolado, 90% têm probabilidade de vivenciar outro. À medida que a condição progride, o tempo entre os episódios frequentemente diminui. Após cerca de cinco episódios, entretanto, o intervalo entre eles tende a se estabilizar em 6 a 9 meses. Dos indivíduos com transtorno bipolar, 5 a 15% têm quatro ou mais episódios por ano e podem ser classificados como cicladores rápidos.

TRANSTORNO BIPOLAR I EM CRIANÇAS E IDOSOS. O transtorno bipolar I pode afetar tanto os muito jovens como pessoas idosas. Sua incidência entre crianças e adolescentes é de aproximadamente 1%, e o início pode ocorrer já aos 8 anos. Diagnósticos errôneos comuns são esquizofrenia e transtorno de oposição desafiante.

O transtorno bipolar I com início tão precoce está associado com mau prognóstico. Sintomas maníacos são comuns em pessoas mais velhas, embora a variedade de causas seja ampla e inclua problemas médicos não psiquiátricos, demência, *delirium* e transtorno bipolar I. O início do transtorno bipolar I verdadeiro em pessoas mais velhas é bastante incomum.

Prognóstico. Pacientes com transtorno bipolar I têm um prognóstico pior do que os afetados por transtorno depressivo maior. Cerca de 40 a 50% dos pacientes com transtorno bipolar I podem ter um segundo episódio maníaco no período de dois anos do primeiro episódio. Mesmo que a profilaxia com lítio melhore o curso e o prognóstico do transtorno, provavelmente apenas 50 a 60% dos pacientes consigam um controle significativo de seus sintomas com a substância. Um estudo de acompanhamento de quatro anos verificou que uma situação ocupacional pré-mórbida insatisfatória, dependência de álcool, manifestações psicóticas, manifestações depressivas entre os episódios e gênero masculino eram todos fatores que contribuíam para mau prognóstico. A curta duração dos episódios maníacos, idade de início avançada, poucos pensamentos suicidas e poucos problemas psiquiátricos ou clínicos predizem um melhor prognóstico.

Aproximadamente 7% dos indivíduos com transtorno bipolar I não apresentam recorrência dos sintomas; 45% têm mais de um episódio, e 40% têm um transtorno crônico. As pessoas podem ter de 2 a 30 episódios maníacos, embora o número médio seja 9. Em torno de 40% de todas as pessoas afetadas têm mais de 10 episódios. No acompanhamento de longo prazo, 15% de todos os pacientes com transtorno bipolar I estão bem, 45% estão bem, mas têm recidivas múltiplas, 30% estão em remissão parcial, e 10% são cronicamente doentes. Um terço de todos os pacientes com o transtorno desenvolve sintomas crônicos e evidência de declínio social significativo.

Transtorno bipolar II

O curso e o prognóstico do transtorno bipolar II indicam que o diagnóstico é estável, porque há alta probabilidade de que pacientes com esse transtorno tenham o mesmo diagnóstico até cinco anos mais tarde. O transtorno é uma condição crônica que justifica estratégias de tratamento de longo prazo.

TRATAMENTO

O tratamento de pacientes com transtornos do humor deve ser direcionado para vários objetivos. Primeiro, a segurança do paciente deve ser garantida. Segundo, uma avaliação diagnóstica completa do paciente é necessária. Terceiro, deve ser iniciado um plano de tratamento que trate não apenas os sintomas imediatos, mas também vise ao bem-estar futuro do paciente. Ainda que o tratamento atual enfatize a farmacoterapia e a psicoterapia orientadas ao paciente individual, acontecimentos estressantes da vida também estão associados com aumentos nas taxas de recaída. Portanto, o tratamento deve ser voltado à redução do número e da gravidade dos estressores nas vidas dos pacientes.

De modo geral, o tratamento desses transtornos é gratificante para os psiquiatras. Tratamentos mais específicos estão disponíveis agora tanto para episódios maníacos quanto para depressivos, e os dados indicam que o tratamento profilático também é eficaz. Em vista do bom prognóstico para cada episódio, o otimismo é sempre justificado e bem recebido pelo paciente e por sua família. Contudo, os transtornos do humor são crônicos, e o psiquiatra deve informar o paciente e a família sobre as estratégias futuras do tratamento.

Hospitalização

A primeira e mais crítica decisão que um médico precisa tomar é quanto a hospitalizar o paciente ou tentar um tratamento ambulatorial. Indicações claras para hospitalização são o risco de suicídio ou homicídio, a capacidade acentuadamente reduzida do indivíduo de obter alimento e abrigo e a necessidade de procedimentos diagnósticos. Uma história de sintomas de rápida progressão e a ruptura do sistema de apoio habitual também são indicações para a hospitalização.

O médico pode tratar com segurança a depressão ou a hipomania leves no consultório se avaliar o paciente com frequência. Sinais clínicos de dificuldade de julgamento, perda de peso ou insônia devem ser mínimos. O sistema de apoio do paciente deve ser forte; nem envolvido demais, nem afastado. Qualquer mudança adversa nos sintomas ou no comportamento do paciente ou na atitude do sistema de apoio pode ser suficiente para justificar a hospitalização.

Pessoas com transtornos do humor muitas vezes não querem entrar no hospital de forma voluntária e podem ter de ser hospitalizadas contra sua vontade. Com frequência, não podem tomar decisões devido à lentificação do pensamento, a uma visão de mundo (*Weltanschauung*) negativa e à falta de esperança. As pessoas maníacas, em geral, têm falta tão completa de entendimento sobre seu transtorno que a hospitalização lhes parece absurda.

Terapia psicossocial

Embora a maioria dos estudos indique – e a maioria dos médicos e pesquisadores acredite – que uma combinação de psicoterapia e farmacoterapia é o tratamento mais eficaz para transtorno depressivo maior, alguns dados sugerem outra visão: tanto uma quanto a outra isoladas são eficientes, pelo menos em episódios depressivos maiores leves, e o uso regular da terapia combinada aumenta o custo do tratamento e expõe o paciente a efeitos adversos desnecessários.

Três tipos de psicoterapia de curto prazo – terapias cognitiva, interpessoal e do comportamento – foram estudados para determinar sua eficácia no tratamento do transtorno depressivo maior. Mesmo que sua eficácia para essa condição não seja tão bem pesquisada quanto a dessas três terapias, a psicoterapia de orientação psicanalítica há muito tem sido utilizada para transtornos depressivos, e muitos médicos a utilizam como método principal. O que a diferencia dos três métodos de psicoterapia de curto prazo são os papéis ativo e diretivo do terapeuta, os objetivos diretamente reconhecíveis e os desfechos para a terapia de curto prazo.

A evidência acumulada sobre a eficácia da terapia dinâmica é encorajadora. Em um ensaio controlado, randomizado, que comparou a terapia psicodinâmica com terapia cognitivo-comportamental, os desfechos de pacientes deprimidos foram os mesmos nos dois tratamentos.

O Programa de Pesquisa Colaborativa para o Tratamento da Depressão do National Institute of Mental Health (NIMH) encontrou os seguintes preditores de resposta aos vários tratamentos: baixa disfunção social sugeriu boa resposta a terapia interpessoal; baixa disfunção cognitiva sugeriu boa resposta a terapia cognitivo-comportamental e a farmacoterapia; alta disfunção no trabalho sugeriu boa resposta a farmacoterapia; e alta gravidade da depressão sugeriu boa resposta a terapia interpessoal e a farmacoterapia.

Terapia cognitiva. A terapia cognitiva, desenvolvida originalmente por Aaron Beck, focaliza as distorções cognitivas postuladas como presentes no transtorno depressivo maior. Essas distorções incluem atenção seletiva aos aspectos negativos das circunstâncias e inferências mórbidas não realistas sobre suas consequências. Por exemplo, apatia e baixa energia resultam de uma expectativa do paciente de fracasso em todas as áreas. O objetivo da terapia cognitiva é aliviar os episódios depressivos e prevenir sua reincidência ajudando-o a identificar e testar as cognições negativas; desenvolver formas de pensar alternativas, flexíveis e positivas; e ensaiar novas respostas cognitivas e comportamentais.

Estudos mostraram que a terapia cognitiva é eficaz no tratamento do transtorno depressivo maior. A maioria deles verificou que sua eficácia é igual à da farmacoterapia e está associada com menos efeitos adversos e melhor evolução. Alguns dos estudos mais controlados indicaram que a combinação de terapia cognitiva e farmacoterapia é mais eficaz do que cada uma isoladamente, embora outros estudos não tenham encontrado esse efeito cumulativo. Pelo menos um estudo, o Programa de Pesquisa Colaborativa para o Tratamento da Depressão do NIMH, relatou que farmacoterapia, isolada ou com psicoterapia, pode ser o tratamento de escolha para pacientes com episódios depressivos maiores graves.

Terapia interpessoal. A terapia interpessoal, desenvolvida por Gerald Klerman, concentra-se em um ou dois dos problemas interpessoais atuais do paciente. Ela tem base em dois pressupostos. Primeiro, é provável que os problemas interpessoais atuais tenham suas raízes em relacionamentos disfuncionais precoces. Segundo, esses problemas podem estar envolvidos na precipitação e na perpetuação dos sintomas depressivos atuais. Ensaios clínicos controlados indicaram que a terapia interpessoal é eficaz no tratamento de transtorno depressivo maior e, não causando surpresa, pode ser especificamente útil para tratar problemas interpessoais. Alguns estudos apontam que a terapia interpessoal pode ser o método mais eficaz para episódios depressivos maiores graves quando o tratamento de escolha é apenas a psicoterapia.

O programa de terapia interpessoal geralmente consiste em 12 a 16 sessões semanais e é caracterizado por uma abordagem terapêutica ativa. Os fenômenos intrapsíquicos, como mecanismos de defesa e conflitos internos, não são abordados. Comportamentos distintos – como falta de autoafirmação, comprometimento das habilidades sociais e pensamento distorcido – podem ser abordados apenas no contexto de seu significado, ou de seu efeito, nos relacionamentos interpessoais.

Terapia comportamental. A terapia comportamental baseia-se na hipótese de que padrões comportamentais mal-adaptativos resultam de o indivíduo receber poucas respostas positivas e talvez rejeição direta da sociedade. Ao abordar os comportamentos mal-adaptativos no tratamento, os pacientes aprendem a funcionar no mundo de maneira que recebam reforço positivo. A terapia comportamental para transtorno depressivo maior ainda não foi objeto de muitos estudos controlados. Os dados limitados indicam que ela é um tratamento eficaz para essa condição.

Terapia de orientação psicanalítica. A abordagem psicanalítica aos transtornos do humor é fundamentada nas teorias psicanalíticas sobre depressão e mania. Seu objetivo é efetuar uma mudança na estrutura da personalidade ou no caráter do paciente, não simplesmente aliviar os sintomas. Melhoras na confiança interpessoal, na capacidade para intimidade, nos mecanismos de enfrentamento, na capacidade de enfrentar o luto e na capacidade de vivenciar uma ampla gama de emoções são alguns dos objetivos dessa terapia. O tratamento muitas vezes requer que o paciente experimente períodos de aumento da ansiedade e do sofrimento durante seu curso, que pode se prolongar por vários anos.

Terapia familiar. A terapia familiar não costuma ser vista como uma terapia primária para o tratamento de transtorno depressivo maior, mas evidências crescentes indicam que ajudar um paciente com um transtorno do humor a enfrentar o estresse pode diminuir a chance de uma recaída. A terapia familiar é indicada se o transtorno ameaçar o casamento do paciente ou o funcionamento da família, ou se for promovido ou mantido pela situação familiar. A terapia examina o papel do membro com a perturbação do humor no bem-estar psicológico geral de toda a família; também examina o papel da família na manutenção dos sintomas do paciente. Indivíduos com transtornos do humor têm uma alta taxa de divórcio, e cerca de 50% de todos os cônjuges relatam que não teriam se casado ou tido filhos se soubessem que o indivíduo iria desenvolver um transtorno do humor.

Estimulação do nervo vago

A estimulação experimental do nervo vago em vários estudos sobre o tratamento de epilepsia verificou que os pacientes apresentavam melhora do humor. Essa observação levou ao uso da estimulação do nervo vago (ENV) por meio de um dispositivo eletrônico implantado na pele, semelhante a um marca-passo cardíaco. Estudos preliminares mostraram que muitos pacientes com transtorno depressivo maior recorrente, crônico, entravam em remissão quando tratados com ENV. O mecanismo de ação da ENV para explicar a melhora é desconhecido. O nervo vago conecta-se ao sistema nervoso entérico e, quando estimulado, pode provocar a liberação de peptídeos que agem como neurotransmissores. Ensaios clínicos extensivos estão sendo conduzidos para determinar a eficácia desse método.

Estimulação magnética transcraniana

A estimulação magnética transcraniana (EMT) é promissora como tratamento para depressão. Ela envolve o uso de pulsos muito curtos de energia magnética para estimular células nervosas no cérebro. É indicada especificamente para o tratamento de depressão em adultos que não conseguiram obter uma melhora satisfatória com um medicamento antidepressivo anterior na dose e duração efetivas mínimas ou acima delas no episódio atual.

A estimulação magnética transcraniana repetitiva (EMTr) produz estimulação elétrica secundária focal de regiões corticais de interesse. Ela não é convulsivante, não requer anestesia, tem um perfil de efeito colateral seguro e não está associada com efeitos colaterais cognitivos.

Os pacientes não necessitam de anestesia ou sedação e permanecem acordados e alertas. É um procedimento ambulatorial de 40 minutos prescrito por um psiquiatra, realizado no consultório, e costuma ser administrado diariamente por 4 a 6 semanas. O evento adverso mais comum relacionado ao tratamento foi dor ou desconforto no couro cabeludo.

A terapia de EMT é contraindicada para pessoas com implantes metálicos ou objetos metálicos não removíveis na ou em torno da cabeça.

Privação do sono

Os transtornos do humor são caracterizados por distúrbios do sono. A mania tende a ser caracterizada por redução na necessidade de sono, mas a depressão pode estar associada com hipersonia ou insônia. A privação do sono pode precipitar mania em indivíduos com transtorno bipolar I e aliviar temporariamente a depressão naqueles com depressão unipolar. Cerca de 60% dos pacientes com transtornos depressivos exibem benefícios significativos, mas transitórios, com a privação total do sono. Os resultados positivos, em geral, são revertidos pela noite de sono seguinte. Várias estratégias têm sido utilizadas na tentativa de obter uma resposta mais permanente à privação do sono. Um dos métodos utilizou privação do sono total serial intercalada com um ou dois dias de sono normal. Esse método não obtém uma resposta antidepressiva sustentada porque a depressão tende a retornar com ciclos de sono normais. Outra abordagem utilizou atraso de fase na hora de dormir do paciente, ou privação do sono parcial. Nesse método, os pacientes permanecem acordados das 2 às 22h diariamente. Até 50% deles conseguem efeitos antidepressivos no mesmo dia pela privação parcial do sono, mas esse benefício também tende a desaparecer com o tempo. Em alguns relatos, entretanto, a privação do sono parcial serial foi usada com sucesso para tratar insônia associada com depressão. A terceira estratégia, talvez a mais eficaz, combina privação do sono com tratamento farmacológico para depressão. Uma série de estudos sugeriu que a privação do sono total e parcial seguida por tratamento imediato com um antidepressivo ou lítio mantém os efeitos antidepressivos da privação do sono. Do mesmo modo, vários relatos sugeriram que essa privação acelera a resposta a antidepressivos, incluindo fluoxetina e nortriptilina. Também foi observado que ela melhora a disforia pré-menstrual. (O transtorno disfórico pré-menstrual, que é classificado como um transtorno depressivo no DSM-5, é discutido em detalhes na Seção 26.1, Psiquiatria e Medicina Reprodutiva.)

Fototerapia

A fototerapia (terapia luminosa) foi introduzida em 1984 como um tratamento para transtorno afetivo sazonal (TAS). Nesse transtorno, as pessoas costumam experimentar depressão à medida que o fotoperíodo do dia diminui com a chegada do inverno. As mulheres representam pelo menos 75% de todos os pacientes com depressão sazonal, e a idade média de apresentação é de 40 anos, raras vezes mais de 55 anos.

A fototerapia em geral envolve expor o paciente afetado a luz brilhante na variação de 1.500 a 10 mil lux ou mais, via de regra com uma caixa de luz sobre uma mesa ou escrivaninha. Os pacientes sentam-se na frente da caixa por aproximadamente 1 a 2 horas antes do amanhecer de cada dia, embora alguns também possam se beneficiar da exposição após o anoitecer. De modo alternativo, alguns fabricantes desenvolveram viseiras de luz, com uma fonte luminosa incorporada à aba de um boné ou chapéu. Essas viseiras de luz permitem mobilidade, mas estudos controlados recentes questionaram o uso desse tipo de exposição a luz. Os ensaios têm durado normalmente uma semana, mas tratamentos mais longos podem estar associados com maior resposta.

A fototerapia é, em geral, bem tolerada. Fontes luminosas mais modernas tendem a utilizar intensidades de luz mais baixas e vêm equipadas com filtros; os pacientes são instruídos a não olhar direto para a fonte de luz. Como ocorre com qualquer antidepressivo eficaz, a fototerapia, em raras ocasiões, foi implicada na mudança de alguns pacientes deprimidos para mania ou hipomania.

Além da depressão sazonal, a outra principal indicação para fototerapia pode ser os transtornos do sono. Ela tem sido utilizada para diminuir a irritabilidade e a redução da função associada com mudança de turno de trabalho. Há relatos de melhora nos transtornos do sono em pacientes geriátricos com exposição a luz brilhante durante o dia. Do mesmo modo, algumas evidências sugerem que o *jet lag* (síndrome do fuso horário) poderia responder à terapia luminosa. Dados preliminares relatam que a fototerapia pode beneficiar alguns indivíduos com TOC que apresentam uma variação sazonal.

Farmacoterapia

Após um diagnóstico ter sido estabelecido, uma estratégia de tratamento farmacológico pode ser formulada. O diagnóstico preciso é crucial porque os transtornos do espectro unipolar e bipolar requerem regimes de tratamento diferentes.

O objetivo do tratamento farmacológico é a remissão dos sintomas, não apenas sua redução. Pacientes com sintomas residuais, em oposição à remissão total, têm mais probabilidade de vivenciar uma recidiva ou reincidência de episódios de humor e um comprometimento contínuo do funcionamento diário.

Transtorno depressivo maior. A utilização da farmacoterapia específica quase duplica a chance de que um paciente deprimido se recupere em um mês. Todos os antidepressivos atualmente disponíveis podem levar até 3 a 4 semanas para exercer efeitos terapêuticos significativos, embora possam começar a apresentar seus efeitos mais cedo. A escolha dos antidepressivos é determinada pelo perfil de efeito colateral menos prejudicial a condição física, temperamento e estilo de vida de um determinado paciente. A disponibilidade de várias classes de antidepressivos (Tab. 8.1-10), muitos com mecanismos de ação diferentes, representa evidência indireta de heterogeneidade de supostas lesões bioquímicas. Ainda que os primeiros agentes antidepressivos, os inibidores da monoaminoxidase (IMAOs) e os antidepressivos tricíclicos (ATCs), ainda sejam utilizados, compostos mais novos têm tornado o tratamento da depressão mais "favorável ao médico e ao paciente".

DIRETRIZES CLÍNICAS GERAIS. O erro clínico mais comum que leva a uma tentativa malsucedida de um medicamento antidepressivo é o uso de uma dosagem muito baixa por um tempo muito curto. A menos que eventos adversos impeçam, a dosagem de um antidepressivo deve ser elevada ao nível máximo recomendado e mantida nesse nível por pelo menos 4 ou 5 semanas antes que a tentativa seja considerada infrutífera. De modo alternativo, se um paciente estiver melhorando clinicamente com uma dosagem baixa do medicamento, essa dosagem não deve ser aumentada a menos que a melhora clínica pare antes de o benefício máximo ser obtido. Quando um paciente começa a não responder a dosagens adequadas de um medicamento após 2 ou 3 semanas, os médicos podem decidir pela obtenção de uma concentração plasmática desse medicamento, se houver um teste disponível. O teste pode indicar falta de adesão ou disposição farmacocinética particularmente incomum do medicamento e pode sugerir, nesse caso, uma dosagem alternativa.

DURAÇÃO E PROFILAXIA. O tratamento antidepressivo deve ser mantido por pelo menos seis meses ou de acordo com a duração de um episódio anterior, o que for maior. O tratamento profilático com antidepressivos é eficaz para reduzir o número e a gravidade de reincidências. Um estudo concluiu que, quando os episódios têm um intervalo de menos de dois anos e meio, o tratamento profilático por cinco anos provavelmente seja o indicado. Outro fator que sugere tratamento profilático é a gravidade dos episódios depressivos anteriores. Episódios que envolveram ideação suicida significativa ou comprometimento do funcionamento psicossocial podem indicar a necessidade desse tratamento. Quando o tratamento antidepressivo é interrompido, a dose do medicamento deve ser diminuída gradualmente ao longo de 1 a 2 semanas, dependendo da meia-vida do composto em particular. Vários estudos indicam que a manutenção da medicação antidepressiva parece ser segura e eficaz para o tratamento da depressão crônica.

TABELA 8.1-10
Medicamentos antidepressivos

Nome genérico	Dose diária habitual (mg)	Efeitos colaterais comuns	Advertências clínicas
Inibidores da recaptação NE			
Desipramina	75-300	Sonolência, insônia, HO, agitação, AC, ↑ peso, anticolinérgico*	Superdosagem pode ser fatal. Titulação da dose é necessária.
Protriptilina	20-60	Sonolência, insônia, HO, agitação, AC, anticolinérgico*	Superdosagem pode ser fatal. Titulação da dose é necessária.
Nortriptilina	40-200	Sonolência, HO, AC, ↑ peso, anticolinérgico*	Superdosagem pode ser fatal. Titulação da dose é necessária.
Maprotilina	100-225	Sonolência, AC, ↑ peso, anticolinérgico*	Superdosagem pode ser fatal. Titulação da dose é necessária.
Inibidores da Recaptação de 5-HT			
Citalopram	20-60	Todos os ISRSs podem causar insônia, agitação, sedação, desconforto GI e disfunção sexual	Muitos ISRSs inibem várias isoenzimas do citocromo P450. São mais tolerados do que os tricíclicos e têm alta segurança na superdosagem. ISRSs de meia-vida mais curta podem estar associados com sintomas de descontinuação quando interrompidos de forma abrupta.
Escitalopram	10-20		
Fluoxetina	10-40		
Fluvoxamina †	100-300		
Paroxetina	20-50		
Sertralina	50-150		
Inibidores da recaptação de NE e 5-HT			
Amitriptilina	75-300	Sonolência, HO, AC, ↑ peso, anticolinérgico*	Superdosagem pode ser fatal. Titulação da dose é necessária.
Doxepina	75-300	Sonolência, HO, AC, ↑ peso, anticolinérgico*	Superdosagem pode ser fatal.
Imipramina	75-300	Sonolência, insônia e agitação, HO, AC, desconforto GI, ↑ peso, anticolinérgico*	Superdosagem pode ser fatal. Titulação da dose necessária.
Trimipramina	75-300	Sonolência, HO, AC, ↑ peso, anticolinérgico*	—
Venlafaxina	150-375	Alteração no sono, desconforto GI, síndrome de descontinuação	Doses mais altas podem causar hipertensão. Titulação da dose é necessária. Interrupção repentina pode resultar em sintomas de descontinuação.
Duloxetina	30-60	Desconforto GI, síndrome de descontinuação	
Agentes ativos pré e pós-sinápticos			
Nefazodona	300-600	Sedação	Titulação da dose é necessária. Sem disfunção sexual.
Mirtazapina	15-30	Sedação, ↑ peso	Sem disfunção sexual.
Inibidor da recaptação de dopamina			
Bupropiona	200-400	Insônia ou agitação, desconforto GI	Dosagem duas vezes ao dia com liberação contínua. Sem disfunção sexual ou ganho de peso.
Agentes de ação mista			
Amoxapina	100-600	Sonolência, insônia ou agitação, AC, ↑ peso, HO, anticolinérgico*	Transtornos do movimento podem ocorrer. Titulação da dose é necessária.
Clomipramina	75-300	Sonolência, ↑ peso	Titulação da dose é necessária.
Trazodona	150-600	Sonolência, HO, AC, desconforto GI, ↑ peso	Priapismo é possível.

Nota: As variações da dose são para adultos em boas condições de saúde geral que não estão utilizando outros medicamentos e com idades entre 18 e 60 anos. As doses variam de acordo com o agente, medicamentos concomitantes, presença de condições clínicas gerais ou cirúrgicas, idade, constituição genética e outros fatores.
AC, arritmia cardíaca; 5-HT, serotonina; GI, gastrintestinal; NE, norepinefrina; HO, hipotensão ortostática; ISRS, inibidor seletivo da recaptação de serotonina.
*Boca seca, visão borrada, hesitação urinária e obstipação.
†Não aprovado como antidepressivo nos Estados Unidos pela Food and Drug Administration.

A prevenção de novos episódios de humor (i.e., recidiva) é o objetivo da fase de manutenção do tratamento. Apenas indivíduos com depressões recorrentes ou crônicas são candidatos para tratamento de manutenção.

SELEÇÃO DO MEDICAMENTO INICIAL. Os antidepressivos disponíveis não diferem na efiácia global, na velocidade de resposta ou na eficácia de longo prazo. Entretanto, diferem em sua farmacologia, nas interações medicamentosas, nos efeitos colaterais de curto e de longo prazos, na probabilidade de sintomas de descontinuação e na facilidade de ajuste da dose. A falha em tolerar ou responder a um medicamento não significa que outros medicamentos também irão falhar. A escolha do tratamento inicial depende da cronicidade da condição, do curso da doença (um curso recorrente ou crônico está associado com maior probabilidade de sintomas depressivos subsequentes sem tratamento), da história familiar de doença e resposta ao tratamento, da gravidade dos sintomas, das condições clínicas gerais ou outras condições psiquiátricas concomitantes, das respostas anteriores a outros tratamentos da fase aguda, de possíveis interações medicamentosas e da preferência do paciente. Em geral, cerca de 45 a 60% de todos os pacientes ambulatoriais com transtorno depressivo maior não complicado (i.e., comorbidade psiquiátrica e clínica geral mínima), não crônico, não psicótico, que iniciam o tratamento com medicamento respondem (i.e., obtêm redução de pelo menos 50% nos sintomas basais); contudo, apenas 35 a 50% alcançam a remissão (i.e., praticamente ausência de sintomas depressivos).

TRATAMENTO DE SUBTIPOS DEPRESSIVOS. Os tipos clínicos de episódios depressivos maiores podem ter respostas variáveis a determinados antidepressivos ou a outros agentes. Pacientes com transtorno depressivo maior com aspectos atípicos podem responder preferencialmente a tratamento com IMAOs ou ISRSs. Antidepressivos com ação dupla tanto em receptores serotonérgicos como noradrenérgicos demonstram maior eficácia nas depressões melancólicas. Pacientes com depressão sazonal do inverno podem ser tratados com terapia luminosa. O tratamento de episódios depressivos maiores com aspectos psicóticos pode requerer uma combinação de um antidepressivo e um antipsicótico atípico. Vários estudos também demonstraram que a ECT é eficaz para essa indicação – talvez mais eficaz do que a farmacoterapia. Para aqueles com sintomas atípicos, existe forte evidência da eficácia dos IMAOs. Os ISRSs e a bupropiona também são úteis na depressão atípica.

TRANSTORNOS COMÓRBIDOS. A presença simultânea de outro transtorno pode afetar a escolha do tratamento inicial. Por exemplo, o tratamento bem-sucedido de TOC associado com sintomas depressivos geralmente resulta em remissão da depressão. De modo semelhante, quando o transtorno de pânico ocorre com depressão maior, medicamentos com eficácia demonstrada em ambas as condições são os preferidos (p. ex., tricíclicos e ISRSs). Em geral, o transtorno não do humor dita a escolha do tratamento em estados comórbidos.

O abuso concomitante de substâncias levanta a possibilidade de um transtorno do humor induzido por substância que deve ser avaliado pela história e pela exigência de abstinência por várias semanas. A abstinência muitas vezes resulta em remissão dos sintomas depressivos no caso de transtorno do humor induzido por substância. Para aqueles com sintomas depressivos significativos continuados, mesmo com abstinência, um transtorno do humor independente é diagnosticado e tratado.

Condições clínicas gerais são fatores de risco estabelecidos no desenvolvimento de depressão. A presença de um episódio depressivo maior está associada com aumento da morbidez e da mortalidade de muitas condições clínicas gerais (p. ex., doença cardiovascular, diabetes, doença cerebrovascular e câncer).

USO TERAPÊUTICO DOS EFEITOS COLATERAIS. Escolher antidepressivos mais sedativos (p. ex., amitriptilina) para pacientes mais ansiosos e deprimidos ou agentes mais ativadores (p. ex., desipramina) para pacientes com retardo psicomotor geralmente não é útil. Por exemplo, quaisquer benefícios de curto prazo com paroxetina, mirtazapina ou amitriptilina (agentes mais sedativos) aos sintomas de ansiedade ou insônia podem se transformar em dependência ao longo do tempo. Muitas vezes, os efeitos sedativos desses medicamentos persistem a longo prazo, o que pode levar a descontinuação prematura do medicamento pelo paciente e a aumento do risco de recaída ou recidiva. Alguns médicos usam medicamentos adjuvantes (p. ex., soníferos ou ansiolíticos) combinados com antidepressivos para proporcionar alívio mais imediato dos sintomas ou para encobrir aqueles efeitos colaterais aos quais a maioria dos pacientes acaba se adaptando.

A história de tratamento anterior de um paciente é importante porque uma resposta mais precoce normalmente prediz a resposta atual. Um fracasso documentado em uma tentativa com uma determinada classe de antidepressivo (p. ex., ISRSs, tricíclicos ou IMAOs) conduzida de maneira adequada sugere uma troca para um agente de uma classe alternativa. A história de resposta de um parente em primeiro grau a um determinado medicamento está associada com uma boa resposta à mesma classe de agentes no paciente.

FRACASSOS DO TRATAMENTO AGUDO. Os pacientes podem não responder a um medicamento, porque (1) não conseguem tolerar os efeitos colaterais, mesmo diante de uma boa resposta clínica; (2) um evento adverso idiossincrásico ocorre; (3) a resposta clínica não é adequada; ou (4) um diagnóstico errado foi feito. Os ensaios de medicamento na fase aguda devem durar de 4 a 6 semanas para determinar se uma redução significativa dos sintomas foi obtida. A maioria dos pacientes (mas não todos) que acabam respondendo totalmente apresenta pelo menos uma resposta parcial (i.e., pelo menos uma redução de 20 a 25% na gravidade do sintoma depressivo pré-tratamento) na semana 4 se a dose for adequada durante as primeiras semanas. A ausência de uma resposta parcial em 4 a 6 semanas indica que uma mudança no tratamento é necessária. Períodos de tempo mais longos – 8 a 12 semanas ou mais – são necessários para definir o grau final de redução dos sintomas que pode ser alcançado com um medicamento. Aproximadamente metade dos pacientes requer uma segunda tentativa de tratamento medicamentoso porque o inicial foi mal tolerado ou ineficaz.

ESCOLHA DE UMA SEGUNDA OPÇÃO DE TRATAMENTO. Quando o tratamento inicial for malsucedido, a mudança para um tratamento alternativo ou um reforço ao atual é uma opção comum. A escolha entre mudar de um tratamento inicial único para um novo tratamento único (em oposição a acrescentar um segundo tratamento ao primeiro) baseia-se na história de tratamento anterior do paciente, no grau de benefício alcançado com o tratamento inicial e na preferência do paciente. Via de regra, mudar em vez de acrescentar é preferível após a falha de um medicamento inicial. No entanto, estratégias de acréscimo são úteis com pacientes que obtiveram algum benefício com o tratamento inicial, mas que não alcançaram a remissão. As estratégias de acréscimo mais bem documentadas envolvem lítio ou hormônio tireoidiano. Uma combinação de um ISRS e bupropiona também é muito utilizada. Na verdade, nenhuma estratégia de combinação demonstrou conclusivamente ser mais eficaz do que outra. A ECT é eficaz nas formas de depressão psicótica e não psicótica, mas costuma ser recomendada apenas para casos repetidamente não responsivos ou a pacientes com transtornos muito graves.

Uma nova terapia envolve o uso do agente anestésico cetamina, que demonstrou eficácia na depressão resistente a tratamento. Ela tem um mecanismo de ação que inibe o receptor da proteína ligante de glutamato *N*-metil-D-aspartato (NDMA) pós-sináptica. Visto que as anormalidades na sinalização glutamatérgica foram implicadas no transtorno depressivo maior, isso pode explicar sua eficácia. Os pacientes geralmente recebem uma única infusão de cetamina, em um período de 30 minutos, a uma concentração de 0,5 mg/kg. Uma resposta positiva costuma ser observada em 24 horas, e a melhora do humor dura cerca de 2 a 7 dias. Os efeitos colaterais mais comuns são tontura, cefaleia e falta de coordenação, que são transitórios. Sintomas dissociativos, incluindo alucinações, também podem ocorrer.

TRATAMENTO COMBINADO. Medicamento e psicoterapia formal são, muitas vezes, combinados na prática. Se os médicos considerarem que os transtornos do humor são, em essência, originados por questões psicodinâmicas, sua ambivalência sobre o uso de medicamentos pode resultar em uma resposta insatisfatória, falta de adesão e provavelmente dosagens inadequadas para um período de tratamento tão curto. De forma alternativa, se os médicos ignorarem as necessidades psicossociais de um paciente, o resultado da farmacoterapia pode ser comprometido. Várias tentativas de uma combinação de farmacoterapia e psicoterapia para pacientes ambulatoriais com depressão crônica mostraram resposta e taxas de remissão mais altas para a combinação do que para cada um dos tratamentos usados de maneira isolada.

Transtornos bipolares. O tratamento farmacológico dos transtornos bipolares é dividido em fases aguda e de manutenção. Entretanto, ele também envolve a formulação de estratégias diferentes para o paciente que está vivenciando mania ou hipomania ou depressão. O lítio e sua combinação com antidepressivos, antipsicóticos e benzodiazepínicos tem sido a principal abordagem à doença, mas três anticonvulsivantes estabilizadores do humor – carbamazepina, valproato e lamotrigina – foram adicionados mais recentemente, bem como uma série de antipsicóticos atípicos, a maioria deles é aprovada para o tratamento de mania aguda, um também para monoterapia de depressão aguda e três para tratamento profilático (Tab.

TABELA 8.1-11
Classes mecanísticas de medicamentos usados na doença bipolar: evidências preliminares do espectro de eficácia na mania ou na depressão

Classe do medicamento	Mania	Depressão	Ansiedade
Antimaníacos			
Bloqueio de receptores D_2 por antipsicóticos típicos			
Trifluoperazina	+++	– –	±
Haloperidol	+++	– –	±
Molindona	++	– –	±
Benzodiazepínicos de alta potência ↑ influxo de Cl^-, potencializa GABA			
Clonazepam	++	±	++
Lorazepam	++	±	++
Bloqueio de receptores mesolímbicos D_1, D_2 e D_4 e de receptores 5-HT tipo 2 por antipsicóticos atípicos			
Clozapina	+++	+	±
Risperidona	+++	+	+
Olanzapina	+++	++	+
Quetiapina	+++	+++	+++
Ziprasidona	+++	+	+
Antipsicótico atípico agonista parcial nos receptores D_1, D_2, D_3, 5-HT tipo 1A			
Aripiprazol	+++	++	++
Possíveis estabilizadores do humor			
↓ Segundos mensageiros, proteínas G e transporte de inositol			
Lítio	+++	++	0
Carbamazepina	+++	++	+
Oxcarbazepina	++	+	+
Valproato	+++	+	+++
↑ GABA cerebral			
Valproato	+++	+	+++
Gabapentina	0	±	++
Pregabalina	(0)	±	++
Tiagabina	0	±	+
Topiramato	0	+	+

(continua)

TABELA 8.1-11
Classes mecanísticas de medicamentos usados na doença bipolar: evidências preliminares do espectro de eficácia na mania ou na depressão (*continuação*)

↓ liberação de glutamato via (↓ Na_i^+)			
Carbamazepina	+++	++	+
Lamotrigina	+	+++	++
Topiramato	0	+	+
Zonisamida	++	+	(±)
Diidropiridina ↓ canais de cálcio tipo L			
Nimodipina	++	++	+
Isradipina	+	+	+
Amlodipina	±	±	±
Fenilalquilamina ↓ canais de cálcio tipo L			
Verapamil	++	0	0
Aumento da tireoide			
Tri-iodotironina	±	++	0
Tiroxina de alta dose	+	+	0
Antipsicóticos atípicos (ver acima)			
Antidepressivos			
Dopamina			
Bupropiona	0, –	++	+
Pramipexol	0, –	++	+
5-HT ISRSs como uma classe	0, –	++	++
Fluoxetina, sertralina, paroxetina, fluvoxamina, citalopram			
5-HT mais			
Nefazodona	0, –	++	++
Mirtazapina	0, –	++	++
NE			
Desipramina	–	++	++
Nortriptilina	–	++	++
Maprotilina	–	++	++
Reboxetina	–	(++)	(++)
Atomoxetina	–	++	++
5-HT e NE			
Clomipramina	–	++	++
Venlafaxina	– –	++	++
Duloxetina	(– –)	++	++

– –, agrava; 0, –, ineficaz, pode agravar; 0, ineficaz; ±, possivelmente eficaz; +, dados abertos substanciais; ++, dados muito abertos ou alguns dados controlados; +++, (bons dados controlados ou uso amplo); dados ambíguos; D_1, dopamina tipo 1; D_2, dopamina tipo 2; D_3, dopamina tipo 3; D_4, dopamina tipo 4; GABA, ácido γ-aminobutírico; 5-HT, serotonina; NE, norepinefrina; ISRS, inibidor seletivo da recaptação de serotonina.

8.1-11). Cada um desses medicamentos está associado com um perfil de efeito colateral e de segurança único, e não se pode prever que algum deles seja eficaz para todos os pacientes. Muitas vezes, é necessário tentar diferentes medicamentos antes que o tratamento ideal seja encontrado.

TRATAMENTO DE MANIA AGUDA. Mania aguda, ou hipomania, em geral é a fase dos transtornos bipolares mais fácil de tratar. Os agentes podem ser usados de forma isolada ou em combinação para diminuir a exaltação do paciente. É mais aconselhável tratar pacientes com mania grave no hospital, onde a dosagem agressiva é possível e uma resposta adequada pode ser obtida em alguns dias ou semanas. A adesão ao tratamento, entretanto, é muitas vezes problemática, porque indivíduos com mania frequentemente não têm um entendimento de sua doença e se recusam a tomar medicamentos. Visto que julgamento comprometido, impulsividade e agressividade se combinam para colocar em risco o paciente ou outras pessoas, muitos pacientes na fase maníaca são medicados para proteger a si e aos outros contra danos.

Carbonato de lítio. O carbonato de lítio é considerado o protótipo do "estabilizador do humor". Contudo, visto que o início de sua ação antimaníaca é lento, ele geralmente é suplementado nas fases iniciais do tratamento por antipsicóticos atípicos, anticonvulsivantes estabilizadores do humor ou benzodiazepínicos de alta potência. Os níveis terapêuticos do lítio estão entre 0,6 e 1,2 mEq/L. Seu uso agudo tem sido limitado nos últimos anos por sua eficácia imprevisível, seus efeitos colaterais problemáticos e pela necessidade de exames laboratoriais frequentes. A introdução de drogas mais modernas com efeitos colaterais mais favoráveis, toxicidade mais baixa e menos necessidade de exames laboratoriais resultou em um declínio no uso desse fármaco. Para muitos pacientes, porém, seus benefícios clínicos podem ser notáveis.

Valproato. O valproato (ácido valproico ou divalproex sódico) ultrapassou o uso de lítio para mania aguda. Diferentemente do lítio, o valproato é indicado apenas para mania aguda, embora a maioria dos especialistas concorde que ele também tem efeitos profiláticos. Os níveis de dose típicos de ácido valproico são 750 a 2.500 mg por dia, alcançando níveis sanguíneos entre 50 e 120 μg/mL. A dose de carga oral de 15 a 20 mg/kg de divalproex sódico a partir do primeiro dia de tratamento tem sido bem tolerada e está associada com um início rápido da resposta. Uma série de exames laboratoriais é necessária durante o tratamento com essa substância.

Carbamazepina e oxcarbazepina. A carbamazepina tem sido usada no mundo todo por décadas como tratamento de primeira linha para mania aguda, mas obteve aprovação nos Estados Unidos apenas em 2004. Suas doses típicas para tratar mania aguda variam entre 600 e 1.800 mg por dia associadas com níveis sanguíneos entre 4 e 12 μg/mL. É possível que o congênere keto da carbamazepina, a oxcarbazepina, tenha propriedades antimaníacas semelhantes. Doses mais altas do que as de carbamazepina são necessárias porque 1.500 mg de oxcarbazepina equivalem a aproximadamente 1.000 mg de carbamazepina.

Clonazepam e lorazepam. Os anticonvulsivantes benzodiazepínicos de alta potência usados na mania aguda incluem clonazepam e lorazepam. Ambos podem ser eficazes e são amplamente utilizados para tratamento adjuvante de agitação maníaca aguda, insônia, agressividade e disforia, bem como de pânico. A segurança e o perfil de efeito colateral benigno desses agentes os tornam adjuvantes ideais ao lítio, à carbamazepina ou ao valproato.

Antipsicóticos atípicos e típicos. Todos os antipsicóticos atípicos – olanzapina, risperidona, quetiapina, ziprasidona e aripiprazol – demonstraram efeitos antimaníacos e são aprovados pela Food and Drug Administration para essa indicação. Comparados com agentes mais antigos, como haloperidol e clorpromazina, os antipsicóticos atípicos estão menos sujeitos a potencial pós-sináptico excitatório e discinesia tardia; muitos não aumentam a prolactina. Entretanto, eles têm uma ampla variação de substancial a nenhum risco para ganho de peso com seus problemas associados de resistência a insulina, diabetes, hiperlipidemia, hipercolesterolemia e comprometimento cardiovascular. Alguns pacientes, todavia, requerem tratamento de manutenção com um medicamento antipsicótico.

TRATAMENTO DE DEPRESSÃO BIPOLAR AGUDA. A utilidade relativa de antidepressivos-padrão na doença bipolar, em geral, e na ciclagem rápida e nos estados mistos, em particular, permanece controversa devido a sua propensão a induzir ciclagem, mania ou hipomania. Por conseguinte, os medicamentos antidepressivos são, muitas vezes, potencializados com um estabilizador do humor no tratamento de primeira linha para um primeiro episódio ou um episódio isolado de depressão bipolar. Uma combinação fixa de olanzapina e fluoxetina demonstrou eficácia no tratamento de depressão bipolar aguda por um período de oito semanas sem induzir uma mudança para mania ou hipomania.

Paradoxalmente, muitos pacientes que são bipolares na fase deprimida não respondem ao tratamento com antidepressivos-padrão. Nesses casos, lamotrigina ou ziprasidona de baixa dose (20 a 80 mg por dia) podem ser eficazes.

A eletroconvulsoterapia também pode ser útil para pacientes com depressão bipolar que não respondem a lítio ou a outros estabilizadores do humor e a seus adjuvantes, de modo particular em casos nos quais a tendência suicida intensa se apresente como uma emergência médica.

Outros agentes. Quando os tratamentos-padrão falham, outros tipos de compostos podem se revelar eficazes. O antagonista do canal de cálcio verapamil tem eficácia antimaníaca aguda. Gabapentina, topiramato, zonisamida, levetiracetam e tiagabina não mostraram efeitos contra mania aguda, embora alguns pacientes possam se beneficiar de uma tentativa desses agentes quando as terapias-padrão falham. A lamotrigina não tem propriedades antimaníacas agudas, mas ajuda a prevenir a recidiva de episódios maníacos. Estudos pequenos sugerem a possível eficácia antimaníaca aguda e profilática da fenitoína. A ECT é eficaz na mania aguda, e tratamentos bilaterais são requeridos devido a relatos de que tratamentos unilaterais, não dominantes, são ineficazes ou podem até exacerbar sintomas maníacos. A ECT é reservada para pacientes com mania refratária rara e para aqueles com complicações clínicas, bem como exaustão extrema (hipertermia maligna ou catatonia letal).

TRATAMENTO DE MANUTENÇÃO DE TRANSTORNO BIPOLAR. Prevenir recidivas de episódios de humor é o maior desafio enfrentado pelos médicos. Não apenas o regime escolhido deve alcançar seu objetivo principal – eutimia continuada – como também os medicamentos não devem produzir efeitos colaterais indesejados que afetem o funcionamento. Sedação, comprometimento cognitivo, tremor, ganho de peso e erupções cutâneas são alguns efeitos colaterais que levam a descontinuação do tratamento.

Lítio, carbamazepina e ácido valproico, isolados ou em combinação, são os agentes de mais ampla utilização no tratamento de longo prazo de pacientes com transtorno bipolar. A lamotrigina tem propriedades profiláticas antidepressivas e, possivelmente, de estabilização do humor. Pacientes com depressão do transtorno bipolar I que estão tomando lamotrigina exibem uma taxa de mudança para mania igual à taxa com placebo. A lamotrigina parece ter propriedades antidepressivas agudas e profiláticas superiores, comparadas com propriedades antimaníacas. Visto que as depressões súbitas são um problema difícil durante a profilaxia, esse medicamento tem um papel terapêutico único. Aumentos muito lentos da lamotrigina ajudam a evitar o efeito colateral raro de erupções cutâneas letais. Uma dose de 200 mg por dia parece ser a média em muitos estudos. Acredita-se, agora, que a incidência de erupções cutâneas graves (p. ex., síndrome de Stevens-Johnson, uma necrólise epidérmica tóxica) ocorra em aproximadamente 2 em 10 mil adultos e 4 em 10 mil crianças.

A suplementação tireoidiana é muitas vezes necessária durante o tratamento de longo prazo. Muitos pacientes tratados com lítio desenvolvem hipotireoidismo, e muitos com transtorno bipolar têm disfunção tireoidiana idiopática. T_3 (25 a 50 μg por dia), devido a sua meia-vida curta, é muitas vezes recomendado para estratégias agudas de acréscimo, mas T_4 é usado com frequência para manutenção de longo prazo. Em alguns centros, são usadas doses hipermetabólicas de hormônio tireoidiano. Dados indicam melhora tanto das fases maníacas como das depressivas com estratégias de acréscimo de T_4 hipermetabólico. A Tabela 8.1-12 resume os princípios do tratamento dos transtornos bipolares.

TABELA 8.1-12
Princípios no tratamento de transtornos bipolares

Manter o foco duplo no tratamento: (1) curto prazo agudo e (2) profilaxia.

Mapear a doença retrospectiva e prospectivamente.

Mania como emergência médica: primeiro, tratar; bioquímica mais tarde

Acumular valproato e lítio; titular lamotrigina lentamente.

A combinação cuidadosa do tratamento pode diminuir efeitos adversos.

Acrescentar, em vez de substituir, no paciente resistente a tratamento.

Manter o lítio no regime por seus efeitos antissuicídio e neuroprotetores.

Diminuir o lítio lentamente, na medida do possível.

Educar o paciente e a família sobre a doença e a relação risco-benefício dos tratamentos agudo e profilático.

Fornecer estatísticas (i.e., 50% de recaída nos primeiros 5 meses sem lítio).

Avaliar adesão e possibilidade de suicídio regularmente.

Desenvolver um sistema de alerta precoce para identificação e tratamento de sintomas emergentes.

Estar em contato com o paciente, quando necessário, para evitar suicídio e uso de substâncias.

Fazer consultas regulares; monitorar curso e efeitos adversos.

Propor contato telefônico nos intervalos, quando necessário.

Desenvolver práticas de emergência para o caso de ressurgimento de mania.

Indagar sobre abuso de álcool e de substâncias comórbido e tratar.

Psicoterapia focalizada; usar medicalização da doença.

Tratar o paciente como coinvestigador no desenvolvimento de abordagens clínicas eficazes à doença.

Se o tratamento for bem-sucedido, ser conservador ao fazer mudanças, manter o curso e continuar a farmacoprofilaxia de dose total na ausência de efeitos colaterais.

Se a resposta ao tratamento for inadequada, ser agressivo na busca por alternativas mais eficazes.

REFERÊNCIAS

Akiskal HS. Mood disorders: Clinical features. In: Sadock BJ, Sadock VA, Ruiz P, eds. *Kaplan & Sadock's Comprehensive Textbook of Psychiatry*. 9th edition. Philadelphia: Lippincott Williams & Wilkins; 2009:1693.

Demeter CA, Youngstrom EA, Carlson GA, et al. Age differences in the phenomenology of pediatric bipolar disorder. *J Affect Disord*. 2013;147(1-3):295–303.

Diaz-Granados N, Ibrahim L, Brutsche N, Ameli R, Henter ID, Luckenbaugh DA, Machado-Vieira R, Zarate CA Jr. Rapid resolution of suicidal ideation after a single infusion of an NMDA antagonist in patients with treatment-resistant major depressive disorder. *J Clin Psychiatry*. 2010;71(12):1605.

Dwyer L, Olsen S, Oei TPS. Cognitive-behavioral group therapy for heterogenous anxiety and mood disorders in a psychiatric hospital outpatient clinic. *J Cogn Psychother*. 2013;27(2):138–154.

Fiedorowicz JG, Endicott J, Leon AC, Solomon DA, Keller MB, Coryell WH. Subthreshold hypomanic symptoms in progression from unipolar major depression to bipolar disorder. *Am J Psychiatry*. 2011;168:40.

Hafeman D, Axelson D, Demeter C, et al. Phenomenology of bipolar disorder not otherwise specified in youth: A comparison of clinical characteristics across the spectrum of manic symptoms. *Bipolar Disord*. 2013;15(3):240–252.

Ketter TA. Diagnostic features, prevalence, and impact of bipolar disorder. *J Clin Psychiatry*. 2010;71(6):e14.

Kroon JS, Wohlfarth TD, Dieleman J, et al. Incidence rates and risk factors of bipolar disorder in the general population: A population-based cohort study. *Bipolar Disord*. 2013;15(3):306–313.

Malhi GS. Diagnosis of bipolar disorder: Who is in a mixed state? *The Lancet*. ay 2013;381(9878):1599–1600.

Miklowitz DJ, Otto MW, Frank E, Reilly-Harrington NA, Wisniewski SR. Psychosocial treatments for bipolar depression: A 1-year randomized trial from the Systematic Treatment Enhancement Program. *Arch Gen Psychiatry*. 2007;64:419.

Palsson E, Figueras C, Johansson AG, et al. Neurocognitive function in bipolar disorder: A comparison between bipolar I and II disorder and matched controls. *BMC Psychiatry*. 2013;13:165.

Rass O, Krishnan G, Brenner CA, Hetrick WP, Merrill CC, Shekhar A, O'Donnell BF. Auditory steady state response in bipolar disorder: Relation to clinical state, cognitive performance, medication status, and substance disorders. *Bipolar Disord*. 2010;12(8):793.

Savitz JB, Price JL, Drevets WC. Neuropathological and neuromorphometric abnormalities in bipolar disorder: View from the medial prefrontal cortical network. *Neurosci Biobehav Rev*. 2014;42:132–147.

Serretti A, Chiesa A, Calati R, et al. Influence of family history of major depression, bipolar disorder, and suicide on clinical features in patients with major depression and bipolar disorder. *Eur Arch Psychiatry Clin Neurosci*. 2013;263(2):93–103.

Scott J, Colom F, Vieta E. A meta-analysis of relapse rates with adjunctive psychological therapies compared to usual psychiatric treatment for bipolar disorders. *Int J Neuropsychopharmacol*. 2007;10:123.

▲ 8.2 Distimia e ciclotimia

DISTIMIA

O aspecto mais característico da distimia, também conhecida como transtorno depressivo persistente, é a presença de um humor deprimido que dura a maior parte do dia e está presente quase continuamente. Existem sentimentos associados de inadequação, culpa, irritabilidade e raiva; afastamento da sociedade; perda de interesse; e inatividade e falta de produtividade. O termo *distimia*, que significa "mal-humorado", foi introduzido em 1980. Antes, a maioria dos pacientes agora classificados com distimia era classificada com neurose depressiva (também chamada depressão neurótica).

A distimia distingue-se do transtorno depressivo maior pelo fato de os pacientes se queixarem de que sempre estiveram deprimidos. Portanto, a maioria dos casos é de início precoce, começando na infância ou na adolescência e, sem dúvida, ocorrendo na época em que os pacientes atingem a faixa dos 20 anos. Um subtipo de início tardio, muito menos prevalente e não muito bem caracterizado clinicamente, foi identificado entre populações de meia-idade e geriátricas, em grande parte por meio de estudos epidemiológicos na comunidade.

Embora a distimia possa ocorrer como uma complicação secundária de outros transtornos psiquiátricos, seu conceito central se refere a um transtorno depressivo subafetivo ou subclínico com (1) cronicidade de baixo grau por pelo menos dois anos; (2) início insidioso, com origem muitas vezes na infância ou na adolescência; e (3) um curso persistente ou intermitente. A história familiar de indivíduos com distimia é normalmente repleta de transtornos depressivos e bipolares, o que é um dos achados mais consistentes a apoiar seu elo com os transtornos do humor primários.

Epidemiologia

A distimia é comum entre a população em geral e afeta 5 a 6% de todas as pessoas. É observada entre pacientes em clínicas psiquiátricas gerais, onde afeta entre metade a um terço de todos eles. Não há diferenças de gênero para as taxas de incidência. A condição é mais comum em mulheres com menos de 64 anos do que em homens de qualquer idade e também entre indivíduos solteiros e jovens e naqueles com menor renda. A distimia com frequência coexiste com outros transtornos mentais, particularmente o depressivo maior, e, nas pessoas com esse transtorno, há menos probabilidade de remissão completa entre os episódios. Os pacientes podem também ter transtornos de ansiedade (em especial transtorno de pânico), abuso de substâncias e transtorno da personalidade *borderline* comórbidos. Ela é mais comum entre aqueles que têm parentes em primeiro grau com transtorno depressivo maior. Pacientes com distimia têm mais probabilidade de estar utilizando uma ampla variedade de medicamentos psiquiátricos, incluindo antidepressivos, agentes antimaníacos, como o lítio e a carbamazepina, e sedativos-hipnóticos.

Etiologia

Fatores biológicos. A base biológica dos sintomas de distimia e de transtorno depressivo maior é semelhante, mas as bases biológicas da fisiopatologia subjacente aos dois transtornos são diferentes.

ESTUDOS DO SONO. A redução da latência dos movimentos oculares rápidos (REM) e o aumento de sua densidade são dois marcadores de estado de depressão no transtorno depressivo maior que também ocorrem em uma proporção significativa de pacientes com distimia.

ESTUDOS NEUROENDÓCRINOS. Os dois eixos neuroendócrinos mais estudados no transtorno depressivo maior e na distimia são o suprarrenal e o tireoidiano, que têm sido examinados com os testes de supressão com dexametasona (TSD) e de estimulação do hormônio liberador da tireotrofina (TRH), respectivamente. Embora os resultados dos estudos não sejam absolutamente consistentes, a maioria indica que pacientes com distimia têm menos probabilidade de ter resultados anormais em um TSD do que aqueles com transtorno depressivo maior.

Fatores psicossociais. As teorias psicodinâmicas sobre o desenvolvimento de distimia postulam que o transtorno resulta do desenvolvimento da personalidade e do ego e culmina em dificuldades de adaptação à adolescência e à idade adulta jovem. Karl Abraham, por exemplo, pensava que os conflitos na depressão são centrados em traços sádicos orais e anais. Traços anais incluem necessidade excessiva de ordem, culpa e preocupação com os outros; são postulados como uma defesa contra preocupações com temas anais e com desorganização, hostilidade e preocupação consigo mesmo. O principal mecanismo de defesa utilizado é a formação reativa. Baixa autoestima, anedonia e introversão costumam estar associadas ao caráter depressivo.

FREUD. Em *Luto e melancolia*, Freud afirmou que o desapontamento interpessoal precoce na vida pode causar uma vulnerabilidade para depressão que leva a relacionamentos de amor ambivalentes no adulto; perdas reais ou ameaçadas na vida adulta podem desencadear depressão. As pessoas suscetíveis à depressão são oralmente dependentes e requerem gratificação narcísica constante. Quando privadas de amor, afeição e cuidados, se tornam clinicamente deprimidas; quando vivenciam uma perda real, internalizam ou introjetam o objeto perdido e dirigem sua raiva contra ele e, dessa forma, contra si próprias.

TEORIA COGNITIVA. A teoria cognitiva da depressão também se aplica à distimia. Ela sustenta que a disparidade entre situações reais e fantasiadas leva a diminuição da autoestima e a um senso de impotência. O sucesso da terapia cognitiva no tratamento de alguns pacientes com distimia pode fornecer algum apoio para o modelo teórico.

Diagnóstico e características clínicas

Os critérios diagnósticos do DSM-5 para distimia (Tab. 8.2-1) estipulam a presença de um humor deprimido a maior parte do tempo por pelo menos dois anos (ou um ano, para crianças e adolescentes). Para satisfazer os critérios diagnósticos, um paciente não deve ter sintomas que sejam mais bem explicados por um transtorno depressivo maior e jamais ter tido um episódio maníaco ou hipomaníaco. O DSM-5 possibilita aos clínicos especificar se o início foi precoce (antes dos 21 anos) ou tardio (21 anos ou mais velho). Além disso, permite a especificação de aspectos atípicos na distimia.

O perfil da distimia sobrepõe-se ao do transtorno depressivo maior, mas difere dele pelo fato de os sintomas tenderem a ser mais numerosos do que os sinais (depressão mais subjetiva do que objetiva). Isso significa que as alterações no apetite e na libido não são características e que agitação ou retardo psicomotor não são observados. Tudo isso se traduz em uma depressão com sintomatologia atenuada. Entretanto, são vistas manifestações endógenas sutis, incluindo inércia, letargia e anedonia caracteristicamente piores pela manhã. Em razão de os pacientes por vezes alternarem entre episódios de depressão maior e períodos livres dela, os critérios essenciais do DSM-5 para distimia tendem a enfatizar a disfunção vegetativa; porém, sintomas cognitivos costumam estar presentes.

A distimia é bastante heterogênea. A ansiedade não é um componente necessário de seu quadro clínico; contudo, o transtorno é com frequência diagnosticado em pacientes com transtornos de ansiedade e fóbicos. Essa situação clínica é, às vezes, diagnosticada como transtorno misto de ansiedade e depressão. Para maior clareza operacional, é melhor restringir a distimia a uma condição primária, que não pode ser explicada por outro transtorno psiquiátrico. Os aspectos essenciais da distimia primária incluem tristeza habitual, ruminação, falta de alegria na vida e preocupação com inadequação. A distimia, então, é mais bem caracterizada como uma depressão de longa duração, flutuante, de baixo grau, vivenciada como uma parte intrínseca ao indivíduo e representando uma acentuação de traços observados no temperamento depressivo (Tab. 8.2-2). O quadro clínico da distimia é variado, com alguns pacientes progredindo para depressão maior enquanto outros manifestam sua patologia principalmente na personalidade.

> Um professor do ensino fundamental de 27 anos apresentou-se com a queixa principal de que a vida era um doloroso dever que nunca tivera brilho para ele. Disse que se sentia "envelopado por um sentido de tristeza" que quase sempre estava com ele. Embora fosse respeitado por seus pares, sentia-se "um fracasso grotesco, um autoconceito que tenho tido desde a infância". Declarou que meramente desempenhava suas responsabilidades como professor e que nunca tinha sentido prazer em coisa alguma que tivesse feito na vida. Ele disse que não tinha tido sentimentos românticos; a atividade sexual, que ocorrera com duas mulheres diferentes, tinha envolvido orgasmo sem prazer. Declarou que se sentia vazio, avançando pela vida sem qualquer sentido de direção, ambição ou paixão, uma percepção que o atormentava. Havia comprado uma pistola para acabar com o que chamava de sua "inútil existência", mas não cometera suicídio, acreditando que iria magoar seus alunos e a pequena comunidade na qual vivia. (Cortesia de HS Akiskal, M.D.)

Variantes distímicas. A distimia é comum em indivíduos com transtornos físicos crônicos incapacitantes, em particular entre os idosos. Uma depressão subliminar, clinicamente significativa, semelhante a distimia, com duração de seis meses ou mais, também

TABELA 8.2-1
Critérios diagnósticos do DSM-5 para distimia

Este transtorno representa uma consolidação do transtorno depressivo maior crônico e do transtorno distímico definidos no DSM-IV.

A. Humor deprimido na maior parte do dia, na maioria dos dias, indicado por relato subjetivo ou por observação feita por outras pessoas, pelo período mínimo de dois anos.
   Nota: Em crianças e adolescentes, o humor pode ser irritável, com duração mínima de um ano.
B. Presença, enquanto deprimido, de duas (ou mais) das seguintes características:
   1. Apetite diminuído ou alimentação em excesso.
   2. Insônia ou hipersonia.
   3. Baixa energia ou fadiga.
   4. Baixa autoestima.
   5. Concentração pobre ou dificuldade em tomar decisões.
   6. Sentimentos de desesperança.
C. Durante o período de dois anos (um ano para crianças ou adolescentes) de perturbação, o indivíduo jamais esteve sem os sintomas dos Critérios A e B por mais de dois meses.
D. Os critérios para um transtorno depressivo maior podem estar continuamente presentes por dois anos.
E. Jamais houve um episódio maníaco ou um episódio hipomaníaco e jamais foram satisfeitos os critérios para transtorno ciclotímico.
F. A perturbação não é mais bem explicada por um transtorno esquizoafetivo persistente, esquizofrenia, transtorno delirante, outro transtorno do espectro da esquizofrenia e outro transtorno psicótico especificado ou transtorno do espectro da esquizofrenia e outro transtorno psicótico não especificado.
G. Os sintomas não se devem aos efeitos fisiológicos de uma substância (p. ex., droga de abuso, medicamento) ou a outra condição médica (p. ex., hipotireoidismo).
H. Os sintomas causam sofrimento clinicamente significativo ou prejuízo no funcionamento social, profissional ou em outras áreas importantes da vida do indivíduo.
   Nota: Como os critérios para um episódio depressivo maior incluem quatro sintomas que estão ausentes da lista de sintomas para transtorno depressivo persistente (distimia), um número muito limitado de indivíduos terá sintomas depressivos que persistiram por mais de dois anos, mas não irá satisfazer os critérios para transtorno depressivo persistente. Caso tenham sido satisfeitos todos os critérios para um episódio depressivo maior em algum momento durante o episódio atual da doença, tais indivíduos devem receber diagnóstico de transtorno depressivo maior. De forma alternativa, um diagnóstico de outro transtorno depressivo especificado ou transtorno depressivo não especificado é justificado.

Especificar se:
   Com sintomas ansiosos (p. 184)
   Com características mistas (p. 184-185)
   Com características melancólicas (p. 185)
   Com características atípicas (p. 185-186)
   Com características psicóticas congruentes com o humor (p. 186)
   Com características psicóticas incongruentes com o humor (p. 186)
   Com início no periparto (p. 186-187)
Especificar se:
   Em remissão parcial (p. 188)
   Em remissão completa (p. 188)
Especificar se:
   Início precoce: Se o início ocorre antes dos 21 anos de idade.
   Início tardio: Se o início ocorre aos 21 anos ou mais.
Especificar se (para os dois anos mais recentes de transtorno depressivo persistente):
   Com síndrome distímica pura: Não foram satisfeitos todos os critérios para um episódio depressivo maior pelo menos nos dois anos precedentes.
   Com episódio depressivo maior persistente: Foram satisfeitos todos os critérios para um episódio depressivo maior durante o período precedente de dois anos.
   Com episódios depressivos maiores intermitentes, com episódio atual: São satisfeitos atualmente todos os critérios para um episódio depressivo maior, mas houve períodos de pelo menos oito semanas pelo menos nos dois anos precedentes com sintomas abaixo do limiar para um episódio depressivo maior completo.
   Com episódios depressivos maiores intermitentes, sem episódio atual: Não são satisfeitos atualmente todos os critérios para um episódio depressivo maior, mas houve um ou mais episódios depressivos maiores pelo menos nos dois anos precedentes.
Especificar a gravidade atual:
   Leve (p. 188)
   Moderada (p. 188)
   Grave (p. 188)

Reimpressa, com permissão, de *Diagnostic and Statistical Manual of Mental Disorders*, Fifth Edition (Copyright ©2013) American Psychiatric Association. Todos os direitos reservados. Páginas referentes ao DSM-5

TABELA 8.2-2
Atributos, recursos e vulnerabilidades dos temperamentos depressivo e hipertímico

Depressivo	Hipertímico
Triste, incapaz de sentir prazer, queixoso	Alegre e exuberante
Sem senso de humor	Articulado e jocoso
Pessimista e dado a ruminação	Otimista demais e descuidado
Predisposto a culpa, com baixa autoestima, preocupado com inadequação e fracasso	Superconfiante, seguro, fanfarrão e grandioso
Introvertido, com vida social restrita	Extrovertido e em busca de pessoas
Lento, vivendo uma vida sem ação	Com alto nível de energia, cheio de planos
Poucos interesses, mas constantes	Versátil, com amplos interesses
Passivo	Superenvolvido e intrometido
Confiável, dedicado e devoto	Desinibido e à procura de estímulos

(Cortesia de Hagop S. Akiskal, M.D.)

tem sido relatada em condições neurológicas, incluindo acidentes vasculares cerebrais. De acordo com uma recente conferência da Organização Mundial da Saúde (OMS), essa condição agrava o prognóstico da doença neurológica subjacente e, portanto, merece tratamento farmacológico.

Estudos prospectivos com crianças revelaram um curso episódico de distimia com remissões, exacerbações e complicações eventuais por episódios depressivos maiores, 15 a 20% dos quais podem até progredir para episódios hipomaníacos, maníacos ou mistos na pós-puberdade. Pessoas com distimia manifestada clinicamente na vida adulta tendem a seguir um curso unipolar crônico que pode ou não ser complicado por depressão maior. É pouco provável que desenvolvam hipomania ou mania espontânea. Contudo, quando tratadas com antidepressivos, algumas podem apresentar mudanças hipomaníacas breves, que tendem a desaparecer quando a dose do antidepressivo é diminuída.

Diagnóstico diferencial

O diagnóstico diferencial para distimia é essencialmente idêntico ao do transtorno depressivo maior. Muitas substâncias e doenças clínicas podem causar sintomas depressivos crônicos. Dois transtornos são de particular importância para se considerar no diagnóstico diferencial da distimia – transtornos depressivo menor e depressivo breve recorrente.

Transtorno depressivo menor. Esse transtorno (discutido na Seção 8.1) caracteriza-se por episódios de sintomas depressivos menos graves do que os observados no depressivo maior. A diferença entre distimia e transtorno depressivo menor é basicamente a natureza episódica dos sintomas neste último. Entre os episódios, os pacientes com transtorno depressivo menor têm um estado de humor eutímico, enquanto aqueles com distimia quase não têm períodos eutímicos.

Transtorno depressivo breve recorrente. Esse transtorno (discutido na Seção 8.1) caracteriza-se por períodos breves (menos de duas semanas) durante os quais episódios depressivos estão presentes. Pacientes com o transtorno satisfariam os critérios diagnósticos para transtorno depressivo maior se seus episódios durassem mais tempo. Esses pacientes diferem daqueles com distimia em dois pontos: eles têm um transtorno episódico, e seus sintomas são mais graves.

Depressão dupla. Estima-se que 40% dos pacientes com transtorno depressivo maior também satisfaçam os critérios para distimia, uma combinação muitas vezes referida como *depressão dupla*. Os dados disponíveis apoiam a conclusão de que indivíduos com depressão dupla têm um prognóstico pior do que aqueles com somente transtorno depressivo maior. O tratamento deve ser direcionado para ambas as condições, uma vez que a resolução dos sintomas do episódio depressivo maior ainda deixa esses indivíduos com comprometimento psiquiátrico significativo.

Abuso de álcool e substâncias. Pacientes com distimia costumam satisfazer os critérios para um transtorno relacionado a substâncias. Essa comorbidade pode ter lógica; esses pacientes tendem a desenvolver métodos para lidar com seu estado depressivo crônico que envolvem abuso de substâncias. Portanto, têm mais probabilidade de utilizar álcool e estimulantes como cocaína ou maconha, sendo que a escolha talvez dependa principalmente de seu contexto social. A presença de um diagnóstico comórbido de abuso de substâncias representa um dilema diagnóstico para os médicos; o uso prolongado de muitas substâncias pode resultar em um quadro de sintomas indistinguível do da distimia.

Curso e prognóstico

Cerca de 50% dos pacientes com distimia vivenciam um início insidioso de sintomas antes dos 25 anos de idade. Apesar do início precoce, eles costumam sofrer com os sintomas por uma década antes de procurar ajuda psiquiátrica e podem considerar o transtorno simplesmente parte da vida. Esses indivíduos estão em risco tanto para transtorno depressivo maior quanto para transtorno bipolar I. Estudos de indivíduos com diagnóstico de distimia indicam que cerca de 20% progrediram para transtorno depressivo maior; 15%, para transtorno bipolar II; e, menos de 5%, para transtorno bipolar I.

O prognóstico de pacientes com distimia varia. Agentes antidepressivos e tipos específicos de psicoterapias (p. ex., terapias cognitiva e comportamental) têm efeitos positivos no curso e no prognóstico do transtorno. Dados disponíveis sobre os tratamentos anteriormente disponíveis indicam que apenas 10 a 15% dos pacientes se encontram em remissão um ano após o diagnóstico inicial. Cerca de 25% de todos os pacientes com distimia nunca alcançam remissão completa. De modo geral, contudo, o prognóstico é bom com tratamento.

Tratamento

Historicamente, indivíduos com distimia ou não recebiam tratamento, ou eram vistos como candidatos para psicoterapia de longo prazo orientada ao *insight*. Os dados atuais oferecem mais apoio objetivo para terapias cognitiva, comportamental e farmacológica. A combinação de terapia farmacológica e alguma forma de psicoterapia pode ser o tratamento mais eficaz para o transtorno.

Terapia cognitiva. É a técnica na qual os pacientes aprendem novas formas de pensar e de se comportar para substituir atitudes negativas defeituosas em relação a si próprios, ao mundo e ao futuro. É um programa de terapia de curto prazo orientada aos problemas atuais e a sua resolução.

Terapia comportamental. A terapia comportamental para os transtornos depressivos baseia-se na teoria de que a depressão é causada pela perda de reforços positivos como resultado de separação, morte ou mudanças súbitas no ambiente. Os vários métodos de tratamento focalizam objetivos específicos para aumentar a atividade, proporcionar experiências agradáveis e ensinar os pacientes a relaxar. Alterar o comportamento pessoal em indivíduos deprimidos parece ser a maneira mais eficiente de mudar os pensamentos e sentimentos depressivos associados. A terapia comportamental costuma ser utilizada para tratar o desamparo instruído de alguns pacientes que parecem enfrentar os desafios da vida diária com um sentimento de impotência.

Psicoterapia (psicanalítica) orientada ao *insight*. A psicoterapia orientada ao *insight* individual é o método de tratamento mais comum para distimia, e muitos médicos o consideram a melhor escolha. A abordagem psicoterapêutica tenta relacionar o desenvolvimento e a manutenção de sintomas depressivos e aspectos da personalidade mal-adaptativos a conflitos não resolvidos da primeira infância. O *insight* quanto aos equivalentes depressivos (p. ex., abuso de substâncias) ou a desapontamentos da infância como antecedentes da depressão no adulto pode ser obtido por meio do tratamento. Relacionamentos ambivalentes atuais com pais, amigos ou outras pessoas na vida do paciente são examinados. A compreensão dos pacientes de como tentam satisfazer uma necessidade excessiva de aprovação externa como contrapartida para sua baixa autoestima e um superego severo é um objetivo importante dessa terapia.

Terapia interpessoal. Na terapia interpessoal para os transtornos depressivos, as experiências interpessoais atuais do paciente e suas formas de lidar com o estresse são examinadas para reduzir os sintomas depressivos e melhorar sua autoestima. Essa terapia dura aproximadamente 12 a 16 sessões semanais e pode ser combinada com medicamentos antidepressivos.

Terapias familiar e de grupo. A terapia familiar pode ajudar tanto o paciente como sua família a lidar com os sintomas do transtorno, especialmente quando uma síndrome subafetiva de base biológica parece estar presente. A terapia de grupo pode ajudar pacientes reclusos a aprender novas formas de superar seus problemas interpessoais em situações sociais.

Farmacoterapia. Devido às crenças teóricas de longa data e que costumam ser mantidas de que a distimia é primariamente uma condição determinada por fatores psicológicos, vários médicos evitam prescrever antidepressivos; entretanto, muitos estudos demonstraram sucesso terapêutico com esses agentes. Em geral, os dados indicam que os inibidores seletivos da recaptação de serotonina (ISRSs), a venlafaxina e a bupropiona são tratamentos eficazes para pacientes com distimia. Os inibidores da monoaminoxidase (IMAOs) são eficazes em um subgrupo de pacientes com o transtorno, o qual também pode responder ao uso criterioso de anfetaminas.

Hospitalização. A hospitalização em geral não é indicada para pacientes com distimia, mas sintomas particularmente graves, incapacitação social ou profissional acentuada, a necessidade de procedimentos diagnósticos extensivos e ideação suicida são todos indicações para hospitalização.

TRANSTORNO CICLOTÍMICO

O transtorno ciclotímico é sintomaticamente uma forma leve do transtorno bipolar II, caracterizado por episódios de hipomania e depressão leve. No DSM-5, é definido como um "distúrbio do humor crônico e flutuante", com muitos períodos de hipomania e de depressão. Ele se diferencia do transtorno bipolar II, que é caracterizado pela presença de episódios depressivos maiores (não menores) e de episódios hipomaníacos. Assim como a distimia, a inclusão do transtorno ciclotímico nos transtornos do humor implica uma relação, provavelmente biológica, com o transtorno bipolar I. Alguns psiquiatras, entretanto, consideram que o transtorno ciclotímico não tem um componente biológico, sendo resultado de relações objetais caóticas no início da vida.

A conceituação contemporânea do transtorno ciclotímico baseia-se, em alguma medida, nas observações de Emil Kraepelin e Kurt Schneider de que de um terço a dois terços dos pacientes com transtornos do humor exibem transtornos da personalidade. Kraepelin descreveu quatro tipos de transtornos da personalidade: depressiva (sombria), maníaca (alegre e desinibida), irritável (lábil e explosiva) e ciclotímica. Ele descreveu a personalidade irritável sendo, ao mesmo tempo, depressiva e maníaca, e a personalidade ciclotímica, a alternância das personalidades depressiva e maníaca.

Epidemiologia

Indivíduos com transtorno ciclotímico podem constituir de 3 a 5% de todos os pacientes ambulatoriais psiquiátricos, de modo particular, talvez, aqueles com queixas significativas de dificuldades conjugais e interpessoais. Na população em geral, a prevalência ao longo da vida desse transtorno é estimada em cerca de 1%. Essa estimativa é provavelmente mais baixa do que a prevalência real, porque, assim como os pacientes com transtorno bipolar I, estes podem não estar conscientes de que têm um problema psiquiátrico. O transtorno ciclotímico, como a distimia, muitas vezes coexiste com o transtorno da personalidade *borderline*. Estima-se que 10% dos pacientes ambulatoriais e 20% dos hospitalizados com transtorno da personalidade *borderline* têm um diagnóstico coexistente de transtorno ciclotímico. A razão mulher-para-homem do transtorno ciclotímico é de cerca de 3 para 2, e 50 a 75% de todos os pacientes têm um início entre as idades de 15 e 25 anos. As famílias de pessoas com o transtorno muitas vezes têm membros com transtorno relacionado a substâncias.

Etiologia

Assim como no caso do transtorno distímico, há controvérsia sobre se o transtorno ciclotímico tem relação com os transtornos do humor, biológica ou psicologicamente. Alguns pesquisadores postularam que o transtorno ciclotímico tem uma relação mais próxima com o transtorno da personalidade *borderline* do que com os transtornos do humor. Apesar dessas controvérsias, a preponderância de dados biológicos e genéticos favorece a ideia de que ele seja, de fato, um transtorno do humor.

Fatores biológicos. Cerca de 30% de todos os pacientes com transtorno ciclotímico têm histórias familiares positivas para transtorno bipolar I; essa taxa é semelhante à de pacientes com transtorno bipolar I. Além disso, as linhagens de famílias com transtorno bipolar I com frequência contêm gerações de pacientes com transtorno bipolar I ligados por uma geração com transtorno ciclotímico. De forma inversa, a prevalência do transtorno ciclotímico em parentes de pacientes com transtorno bipolar I é muito mais alta do que a prevalência do transtorno ciclotímico em parentes de pacientes com outros transtornos mentais ou em pessoas mentalmente saudáveis. As observações de que em torno de um terço dos indivíduos com transtorno ciclotímico desenvolve, em sequência, transtorno depressivo maior, de que eles são particularmente sensíveis a hipomania induzida por antidepressivos e de que cerca de 60% respondem ao lítio oferecem apoio adicional à ideia do transtorno ciclotímico como uma forma leve ou atenuada de transtorno bipolar II.

Fatores psicossociais. A maioria das teorias psicodinâmicas postula que o desenvolvimento do transtorno ciclotímico se deve a traumas e fixações durante o estágio oral do desenvolvimento infantil. Para Freud, o estado ciclotímico é uma tentativa do ego de subjugar um superego severo e punitivo. A hipomania é explicada psicodinamicamente como a falta de autocrítica e ausência de inibições que ocorrem quando uma pessoa deprimida se livra do peso de um superego severo em excesso. O principal mecanismo de defesa na hipomania é a negação, pela qual o paciente evita os problemas externos e os sentimentos internos de depressão.

Indivíduos com transtorno ciclotímico caracterizam-se por períodos de depressão alternados com períodos de hipomania. A exploração psicanalítica revela que essas pessoas se defendem contra temas depressivos subjacentes com seus períodos eufóricos ou hipomaníacos. A hipomania costuma ser desencadeada por uma perda interpessoal profunda. A falsa euforia gerada nessas circunstâncias é uma forma de negar a dependência dos objetos de amor, descartando, ao mesmo tempo, qualquer agressão ou tendência destrutiva que possa ter contribuído para a perda da pessoa amada.

Diagnóstico e características clínicas

Embora muitos indivíduos procurem ajuda psiquiátrica para a depressão, seus problemas muitas vezes estão relacionados ao caos que os episódios maníacos causaram. Os médicos devem considerar o diagnóstico de transtorno ciclotímico quando a pessoa apresenta o que pode parecer problemas comportamentais sociopáticos. Dificuldades conjugais e instabilidade nos relacionamentos são queixas comuns porque essas pessoas tendem a ser promíscuas e irritáveis quando estão nos estados maníacos ou mistos. Embora haja relatos empíricos de aumento da produtividade e da criatividade nos estados hipomaníacos, a maioria dos médicos relata que seus pacientes se tornam desorganizados e ineficientes no trabalho e na escola durante esses períodos.

Os critérios diagnósticos do DSM-5 para transtorno ciclotímico estipulam que o paciente nunca tenha satisfeito os critérios para um episódio depressivo maior e não satisfaça os critérios para um episódio maníaco durante os primeiros dois anos do distúrbio. Os critérios também requerem a presença mais ou menos constante de sintomas por dois anos (ou um ano, para crianças e adolescentes).

Sinais e sintomas. Os sintomas de transtorno ciclotímico são idênticos aos de transtorno bipolar II, exceto por serem menos graves. Ocasionalmente, entretanto, os sintomas podem ser iguais em gravidade, mas com duração mais curta do que a observada no transtorno bipolar II. Cerca de metade de todos os pacientes com transtorno ciclotímico tem depressão como seu sintoma principal, sendo mais propensos a procurar ajuda psiquiátrica quando deprimidos. Alguns indivíduos com esse transtorno têm sobretudo sintomas hipomaníacos e menos probabilidade de consultar um psiquiatra do que aqueles principalmente deprimidos. Quase todos têm períodos de sintomas mistos com irritabilidade acentuada.

A maior parte das pessoas com transtorno ciclotímico atendida por psiquiatras não obtém êxito na vida profissional e social como resultado de seu transtorno, mas algumas têm grandes conquistas, porque trabalham por longas horas e necessitam de pouco sono. A capacidade que algumas pessoas têm de controlar os sintomas do transtorno com sucesso depende de vários atributos individuais, sociais e culturais.

A vida da maioria dos pacientes com transtorno ciclotímico é difícil. Os ciclos do transtorno tendem a ser muito mais curtos do que os do transtorno bipolar I. No transtorno ciclotímico, as mudanças de humor são irregulares e repentinas e, por vezes, ocorrem no espaço de horas. A natureza imprevisível das mudanças do humor produz grande tensão. Os pacientes, muitas vezes, sentem que seus estados de humor estão fora de controle. Em períodos irritáveis, mistos, eles podem se envolver em discórdias com amigos, familiares ou colaboradores sem qualquer provocação.

> O Sr. B., um homem solteiro de 25 anos, veio para avaliação devido a irritabilidade, insônia, nervosismo e excesso de energia. Ele relatou que esses episódios duravam de alguns dias a algumas semanas e se alternavam com períodos mais longos de se sentir desanimado, abatido e desgastado com pensamentos de suicídio. Relatou ter estado desse jeito por tanto tempo quanto pode lembrar e nunca foi tratado para seus sintomas. Negou uso de drogas e disse que "apenas ocasionalmente tomava uma bebida para relaxar".
> Na infância, o Sr. B. passou de uma família adotiva para outra e era uma criança irresponsável e encrenqueira. Com frequência fugia de casa, faltava à escola e cometia crimes menores. Ele fugiu de sua última família adotiva aos 16 anos e vagou pela cidade desde então, fazendo biscates ocasionais. Quando ficava inquieto em um local ou emprego, rapidamente mudava para o seguinte. Não tinha amigos próximos porque iniciava e terminava amizades com rapidez.

Abuso de substâncias. O abuso de álcool e de outras substâncias é comum em pacientes com transtorno ciclotímico, que usam as substâncias para se automedicar (com álcool, benzodiazepínicos e maconha) ou para obter uma estimulação ainda maior (com cocaína, anfetaminas e alucinógenos) quando estão maníacos. Cerca de 5 a 10% de todos os pacientes com o transtorno têm dependência de substâncias. As pessoas com essa condição muitas vezes têm uma história de mudanças geográficas múltiplas, envolvimentos em cultos religiosos e diletantismo.

Diagnóstico diferencial

Quando um diagnóstico de transtorno ciclotímico está sendo considerado, todas as causas possíveis de depressão e mania, clínicas e relacionadas a substâncias, como convulsões e determinadas drogas (cocaína, anfetamina e esteroides), devem ser consideradas. Transtornos da personalidade *borderline*, antissocial, histriônica e narcisista também devem ser levados em consideração no diagnóstico. Pode ser difícil diferenciar o transtorno de déficit de atenção/hiperatividade do transtorno ciclotímico em crianças e adolescentes. Uma tentativa com estimulantes ajuda a maioria dos pacientes com TDAH e exacerba os sintomas da maior parte dos pacientes com transtorno ciclotímico. A categoria diagnóstica de transtorno bipolar II (discutida na Seção 8.1) caracteriza-se pela combinação de episódios depressivos maiores e episódios hipomaníacos.

Curso e prognóstico

Alguns pacientes com transtorno ciclotímico são caracterizados por terem sido crianças sensíveis, hiperativas ou mal-humoradas. O início dos sintomas mais evidentes do transtorno costuma ocorrer de forma insidiosa na adolescência ou no início da segunda década.

O surgimento de sintomas nessas épocas prejudica o desempenho na escola e a capacidade de estabelecer amizades com os colegas. As reações das pessoas ao transtorno variam; as que usam estratégias de enfrentamento ou apresentam defesas do ego adaptativas têm desfechos melhores do que aquelas com estratégias de enfrentamento deficientes. Cerca de um terço de todos os pacientes com transtorno ciclotímico desenvolve um transtorno do humor maior, com mais frequência transtorno bipolar II.

Tratamento

Terapia biológica. Os estabilizadores do humor e os medicamentos antimaníacos são a primeira linha de tratamento para indivíduos com transtorno ciclotímico. Embora os dados experimentais sejam limitados a estudos com lítio, outros agentes antimaníacos – por exemplo, carbamazepina e valproato – são eficazes. As dosagens e as concentrações plasmáticas desses agentes devem ser as mesmas que para o transtorno bipolar I. O tratamento com antidepressivos para pacientes deprimidos com transtorno ciclotímico deve ser feito com cautela, porque estes têm mais suscetibilidade a episódios hipomaníacos ou maníacos induzidos por antidepressivos. Cerca de 40 a 50% de todos os pacientes com transtorno ciclotímico tratados com antidepressivos experimentam esses episódios.

Tratamento psicossocial. A psicoterapia para pacientes com transtorno ciclotímico deve ser direcionada a aumentar sua consciência acerca da própria condição e ajudá-los a desenvolver mecanismos de enfrentamento para as oscilações do humor. Os terapeutas geralmente precisam ajudar seus pacientes a reparar qualquer prejuízo, tanto relacionado ao trabalho quanto à família, causado durante episódios de hipomania. Em razão da natureza de longo prazo do transtorno ciclotímico, os pacientes muitas vezes requerem tratamento por toda a vida. Terapias familiares e de grupo podem ser sustentadoras, educativas e terapêuticas para os pacientes e para as pessoas envolvidas em suas vidas. O psiquiatra que conduz a psicoterapia é capaz de avaliar o grau de ciclotimia e, assim, providenciar sistemas de alerta precoce para evitar que ocorram ataques maníacos plenos.

REFERÊNCIAS

Epperson C. Premenstrual dysphoric disorder and the brain. *Am J Psychiatry.* 2013;170(3):248–252.

Fava GA, Rafanelli C, Tomba E, Guidi J, Grandi S. The sequential combination of cognitive behavioral treatment and well-being therapy in cyclothymic disorder. *Psychother Psychosom.* 2011;80:136.

Gitlin M, Frye MA. Maintenance therapies in bipolar disorders. *Bipolar Disord.* 2012;14(s2):51.

Helseth V, Samet S, Johnsen J, Bramness JG, Waal H. Independent or substance-induced mental disorders? An investigation of comorbidity in an acute psychiatric unit. *J Dual Diagn.* 2013;9(1):78–86.

Huprich SK, DeFife J, Westen D. Refining a complex diagnostic construct: Subtyping Dysthymia with the Shedler–Westen Assessment Procedure-II. *J Affect Disord.* 2014;152:186–192.

Khazaal Y, Gex-Fabry M, Nallet A, et al. Affective temperaments in alcohol and opiate addictions. *Psychiatr Q.* 2013;84(4):429–438..

Mechri A, Kerkeni N, Touati I, Bacha M, Gassab L. Association between cyclothymic temperament and clinical predictors of bipolarity in recurrent depressive patients. *J Affect Disord.* 2011;132:285.

Parker G, McCraw S, Fletcher K. Cyclothymia. *Depress Anxiety.* 2012;29:487.

Perugi G, Popovic D. Practical management of cyclothymia. In: Young AH, Ferrier IN, Michalak EE, eds. *Practical Management of Bipolar Disorders.* New York: Cambridge University Press; 2010:139.

Post RM, Altshuler LL. Mood disorders: Treatment of bipolar disorders. In: Sadock BJ, Sadock VA, Ruiz P, eds. *Kaplan & Sadock's Comprehensive Textbook of Psychiatry.* 9th edition. Vol. 2. Philadelphia: Lippincott Williams & Wilkins; 2009:1743.

Rubio JM, Olfson M, Villegas L, Perez-Fuentes G, Wang S, Blanco C. Quality of life following remission of mental disorders: Findings from the National Epidemiologic Survey on Alcohol and Related Conditions. *J Clin Psychiatry.* 2013;74(5):e445–e450.

Serretti A, Chiesa A, Calati R, et al. Influence of family history of major depression, bipolar disorder, and suicide on clinical features in patients with major depression and bipolar disorder. *Eur Arch Psychiatry Clin Neurosci.* 2013;263(2):93–103.

Tomba E, Rafanelli C, Grandi S, Guidi J, Fava GA. Clinical configuration of cyclothymic disturbances. *J Affect Disord.* 2012;139:244.

Totterdell P, Kellett S, Mansell W. Cognitive behavioural therapy for cyclothymia: Cognitive regulatory control as a mediator of mood change. *Behav Cogn Psychother.* 2012;40:412.

Vaingankar JA, Rekhi G, Subramaniam M, Abdin E, Chong SA. Age of onset of life-time mental disorders and treatment contact. *Social Psychiatry and Psychiatric Epidemiology.* 2013;48(5):835–843.

Van Meter AR, Youngstrom EA, Findling RL. Cyclothymic disorder: A critical review. *Clin Psychol Rev.* 2012;32:229.

9
Transtornos de ansiedade

▲ 9.1 Visão geral

A ansiedade representa um fenômeno fundamental em torno do qual diversas teorias psiquiátricas foram organizadas. Portanto, o termo "ansiedade" tem desempenhado um papel central na teoria psicodinâmica, bem como na pesquisa focada na neurociência e em várias escolas de pensamento fortemente influenciadas pelos princípios cognitivo-comportamentais. Os transtornos de ansiedade estão associados com morbidade significativa e com frequência são crônicos e resistentes a tratamento. Eles podem ser vistos como uma família de transtornos mentais relacionados, mas distintos, que inclui (1) transtorno de pânico, (2) agorafobia, (3) fobia específica, (4) transtorno de ansiedade social ou fobia e (5) transtorno de ansiedade generalizada. Cada um desses transtornos é discutido em detalhe nas seções que seguem.

Um aspecto fascinante dos transtornos de ansiedade é a extraordinária interação entre fatores genéticos e experiência. Existe pouca dúvida de que genes anormais predispõem a estados de ansiedade patológica; entretanto, as evidências indicam com clareza que acontecimentos de vida traumáticos e estresse também são etiologicamente importantes. Assim, o estudo desses transtornos apresenta uma oportunidade única de entender a relação entre natureza e criação na etiologia dos transtornos mentais.

ANSIEDADE NORMAL

Todo mundo experimenta ansiedade. Ela é caracterizada mais comumente como uma sensação difusa, desagradável e vaga de apreensão, muitas vezes acompanhada por sintomas autonômicos como cefaleia, perspiração, palpitações, aperto no peito, leve desconforto estomacal e inquietação, indicada por uma incapacidade de ficar sentado ou em pé por muito tempo. A gama de sintomas presentes durante a ansiedade tende a variar entre as pessoas (Tab. 9.1-1).

Medo *versus* ansiedade

A ansiedade é um sinal de alerta; indica um perigo iminente e capacita a pessoa a tomar medidas para lidar com a ameaça. O medo é um sinal de alerta semelhante, mas deve ser diferenciado da ansiedade. Ele é uma resposta a uma ameaça conhecida, externa, definida ou não conflituosa; a ansiedade é uma resposta a uma ameaça desconhecida, interna, vaga ou conflituosa. Essa distinção entre medo e ansiedade surgiu de forma acidental. Quando o primeiro tradutor de Freud traduziu mal *angst*, a palavra alemã para "medo", como ansiedade, o próprio Freud ignorou a distinção que associa a ansiedade com um objeto reprimido, inconsciente, e o medo com um objeto externo, conhecido. Pode ser difícil fazer essa distinção, porque o medo também pode ser devido a um objeto inconsciente, reprimido, interno, deslocado para outro objeto no mundo exterior. Por exemplo, um menino pode ter medo de cachorros latindo porque, na verdade, tem medo de seu pai e, inconscientemente, associa o pai a cachorros latindo.

Apesar disso, de acordo com formulações psicanalíticas pós-freudianas, a separação entre medo e ansiedade é psicologicamente justificável. A emoção causada por um carro que se aproxima com rapidez à medida que o indivíduo atravessa a rua difere do desconforto vago que pode ser experimentado ao conhecer uma pessoa nova em um ambiente estranho. A diferença psicológica principal entre as duas respostas emocionais é a condição súbita do medo e o caráter insidioso da ansiedade.

Em 1896, Charles Darwin deu a seguinte descrição psicofisiológica do medo agudo fundindo-se em terror:

> O medo é, por vezes, precedido de susto, e, embora diferentes, ambos levam os sentidos da visão e da audição a serem alertados de forma imediata. Em ambos os casos, os olhos e a boca ficam muito abertos, e as sobrancelhas, levantadas. O homem aterrorizado primeiro fica imóvel e sem respirar, como uma estátua, ou se agacha de forma instintiva como se fosse capaz de escapar de ser observado. O coração bate rápido e violentamente, de modo que palpita ou se debate contra as costelas; mas é controverso se assim trabalha com mais eficiência do que o habitual, de maneira a enviar uma quantidade maior de sangue para todas as partes do corpo; a pele fica pálida como durante um desmaio incipiente. Essa palidez da superfície, contudo, pode, em grande parte, ou exclusivamente, decorrer do centro vasomotor que é afetado a ponto de levar a uma contração das pequenas artérias da pele. Um exemplo da reação da pele sob a sensação de grande medo é observado na forma impressionante e inexplicável como o suor logo exsuda dela. Essa reação é mais notável porque a superfície fica fria, daí o termo "suor frio"; as glândulas sudoríparas são excitadas para a ação quando a superfície é aquecida. Também os pelos se põem eretos; e os músculos superficiais apresentam fasciculações. Em consonância com a ação perturbada do coração, a respiração acelera. As glândulas salivares atuam de forma imperfeita; a boca fica seca e, por vezes, abre e fecha. Observei também que, sob o medo leve, há uma forte tendência a bocejar. Um dos sintomas mais marcantes é o tremor de todos os músculos do corpo, e isso é observado primeiro nos lábios. Por esse motivo, e pela secura da boca, a voz se torna trêmula ou indistinta ou pode falhar completamente...
>
> À medida que o medo aumenta até a agonia do terror, são observados, como sob as emoções violentas, resultados variados. O coração pode bater de maneira acelerada ou falhar, levando a desmaio; há uma palidez mortal, a respiração é laboriosa, as asas das narinas ficam amplamente dilatadas; há suspiros e movimentos con-

TABELA 9.1-1
Manifestações periféricas de ansiedade
Diarreia
Vertigem
Hiperidrose
Reflexos aumentados
Palpitações
Dilatação da pupila
Inquietação (p. ex., marchar)
Síncope
Taquicardia
Formigamento das extremidades
Tremores
Perturbação estomacal ("borboletas")
Frequência, hesitação, urgência urinária

vulsivos dos lábios, tremor das bochechas, pigarrear na garganta; os globos oculares proeminentes e abertos fixam-se no objeto de terror; ou podem se movimentar de um lado para outro. Todos os músculos do corpo podem ficar rígidos ou apresentar movimentos convulsivos. As mãos ficam alternadamente crispadas e abertas, por vezes com movimentos espasmódicos. Os braços podem ficar estendidos, como para evitar algum perigo terrível, ou ser jogados de forma selvagem sobre a cabeça... Em outros casos, há uma súbita e incontrolável tendência a fugir; e isso é tão forte que mesmo os soldados mais audaciosos podem ser tomados por um pânico súbito.

A ansiedade é adaptativa?

Ansiedade e medo são ambos sinais de alerta e atuam como uma advertência de uma ameaça externa ou interna. A ansiedade pode ser conceituada como uma resposta normal e adaptativa que tem qualidades salva-vidas e adverte sobre ameaças de dano corporal, dor, impotência, possível punição ou frustração de necessidades sociais ou corporais; separação de entes queridos; ameaça ao sucesso ou à posição individual; e, por fim, sobre ameaças à unidade ou integridade. Ela impele o indivíduo a tomar as medidas necessárias para evitar a ameaça ou reduzir suas consequências. Essa preparação é acompanhada por aumento da atividade somática e autonômica controlada pela interação dos sistemas nervosos simpático e parassimpático. Exemplos de uma pessoa que evita as ameaças da vida diária incluem aplicar-se na preparação de um exame, agarrar uma bola atirada contra a cabeça, entrar no dormitório de forma sorrateira após a hora estabelecida para evitar punição, correr para pegar o último trem. Dessa forma, a ansiedade previne prejuízo ao alertar o indivíduo a realizar certos atos que evitam o perigo.

Estresse e ansiedade

Se um acontecimento é percebido ou não como estressante depende da natureza do acontecimento e dos recursos, das defesas psicológicas e dos mecanismos de enfrentamento da pessoa. Todas essas referências envolvem o ego, uma abstração coletiva para o processo pelo qual o indivíduo percebe, pensa e atua sobre os acontecimentos externos ou os impulsos internos. Uma pessoa cujo ego esteja funcionando de maneira apropriada está em equilíbrio adaptativo tanto com o mundo externo como com o interno; se o ego não estiver funcionando adequadamente e o desequilíbrio resultante continuar por tempo suficiente, o indivíduo experimentará ansiedade crônica.

Se o desequilíbrio for externo, entre as pressões do mundo e o ego do indivíduo, ou interno, entre os impulsos (p. ex., agressivos, sexuais ou dependentes) e a consciência, ocorrerá um conflito. Os conflitos de causas externas costumam ser interpessoais, enquanto os de causas internas são intrapsíquicos ou intrapessoais. É possível uma combinação dos dois, como no caso de empregados cujo patrão excessivamente exigente e crítico provoca impulsos que precisam ser controlados pelo medo de perder o emprego. Os conflitos interpessoais e intrapsíquicos tendem a ser mesclados. Pelo fato de os seres humanos serem sociais, seus principais conflitos são, em geral, com outras pessoas.

Sintomas de ansiedade

A experiência da ansiedade apresenta dois componentes: a percepção das sensações fisiológicas (como palpitações e suor) e a percepção do estar nervoso ou assustado. Um sentimento de vergonha pode aumentar a ansiedade – "os outros perceberão que estou assustado". A maioria das pessoas fica atônita ao verificar que os outros não se dão conta de sua ansiedade ou, se o fazem, não apreciam sua intensidade.

Além dos efeitos motores e viscerais, a ansiedade afeta o pensamento, a percepção e o aprendizado. Tende a produzir confusão e distorções da percepção, não apenas do tempo e do espaço, mas também das pessoas e dos significados dos acontecimentos. Essas distorções podem interferir no aprendizado ao diminuir a concentração, reduzir a memória e perturbar a capacidade de fazer relações.

Um aspecto importante das emoções é seu efeito sobre a atenção seletiva. Os indivíduos ansiosos ficam predispostos a selecionar certos aspectos de seu ambiente e subestimar outros em seu esforço para provar que se justifica considerar sua situação aterradora. Se, de maneira equivocada, justificam seu medo, aumentam a ansiedade pela resposta seletiva e estabelecem um círculo vicioso de ansiedade, percepções distorcidas e ansiedade aumentada. Se, como alternativa, se tranquilizam por meio de pensamentos seletivos, a ansiedade apropriada pode ser reduzida, e eles podem deixar de tomar as precauções necessárias.

ANSIEDADE PATOLÓGICA

Epidemiologia

Os transtornos de ansiedade constituem um dos grupos mais comuns de doenças psiquiátricas. O Estudo Americano de Comorbidade (National Comorbidity Study) relatou que 1 em cada 4 pessoas satisfaz o critério diagnóstico de pelo menos um transtorno de ansiedade e que há uma taxa de prevalência em 12 meses de 17,7%. As mulheres (com prevalência durante a vida de 30,5%) têm mais probabilidade de ter um transtorno de ansiedade do que os homens (prevalência durante a vida de 19,2%). Por fim, sua prevalência diminui com o *status* socioeconômico mais alto.

Contribuições das ciências psicológicas

Três principais escolas de teoria psicológica – psicanalítica, comportamental e existencial – contribuíram com teorias sobre as causas da ansiedade. Cada uma tem utilidade tanto conceitual como prática no tratamento dos transtornos de ansiedade.

Teorias psicanalíticas. Embora Freud originalmente acreditasse que a ansiedade derivava do acúmulo fisiológico de libido, acabou redefinindo-a como um sinal da presença de perigo no inconsciente. Ela era percebida como resultado de conflito psíquico entre desejos sexuais ou agressivos inconscientes, com as ameaças correspondentes do superego e da realidade externa. Em resposta a esse sinal, o ego mobilizava mecanismos de defesa para evitar que pensamentos e sentimentos inconscientes inaceitáveis emergissem para a percepção consciente. Em seu artigo clássico *Inibições, sintomas e ansiedade*, Freud afirma que "era a ansiedade que produzia a repressão, e não, como eu antes acreditava, a repressão que produzia a ansiedade". Hoje, muitos neurobiologistas continuam a corroborar várias das ideias e teorias originais de Freud. Um exemplo é o papel da amígdala, que facilita a resposta de medo sem qualquer referência à memória consciente e fundamenta o conceito de Freud de um sistema de memória inconsciente para respostas de ansiedade. Uma das consequências infelizes de considerar os sintomas de ansiedade um transtorno, em vez de um sinal, é que as fontes subjacentes de ansiedade podem ser ignoradas. De um ponto de vista psicodinâmico, o objetivo do tratamento não é necessariamente eliminar toda a ansiedade, mas aumentar a tolerância a ela, isto é, a capacidade de experimentá-la e utilizá-la como um sinal para investigar o conflito subjacente que a criou. A ansiedade aparece como resposta a várias situações durante o ciclo de vida, e, embora agentes psicofarmacológicos possam melhorar os sintomas, nada podem fazer para tratar a situação de vida ou seus correlatos internos que induziram o estado de ansiedade. No seguinte caso, uma fantasia perturbadora precipitou um ataque de ansiedade.

> Um homem casado, de 32 anos, foi encaminhado para terapia por ansiedade grave e incapacitante, que se manifestava clinicamente como surtos repetidos de ataques agudos de pânico. A princípio, ele não tinha ideia alguma do que tinha precipitado seus ataques, nem eles eram associados com qualquer conteúdo mental consciente. Nas primeiras semanas de tratamento, ele passou a maior parte do tempo tentando impressionar o médico com o quanto tinha trabalhado duro e como tinha funcionado efetivamente antes de ficar doente. Ao mesmo tempo, descreveu o quanto tinha medo de fracassar em um novo negócio de risco que tinha iniciado. Um dia, com ansiedade aguda óbvia que quase o impedia de falar, revelou uma fantasia que subitamente havia estalado em sua mente um ou dois dias antes e tinha levado a um grave ataque de ansiedade. Ele tinha tido a imagem de uma grande estaca atravessando seu pênis. Também recordou que, quando tinha 7 anos, ficava fascinado pelas roupas de sua mãe e que, em uma ocasião, quando ela não estava em casa, vestiu-se com elas. Quando adulto, era fascinado por roupas íntimas femininas, e às vezes, se sentia impelido pelo desejo de vesti-las. Ele nunca tinha se rendido ao impulso, mas, naquelas ocasiões, quando a ideia entrava em sua consciência, era esmagado por ansiedade aguda e pânico.

Para compreender plenamente a ansiedade de um determinado paciente de um ponto de vista psicodinâmico, muitas vezes é útil relacionar a ansiedade a questões do desenvolvimento. No nível mais inicial, pode estar presente a ansiedade de desintegração. Esta deriva do medo de que o *self* se fragmente porque os outros não estão respondendo com a afirmação e a validação necessárias. A ansiedade persecutória pode estar associada com a percepção de que o *self* está sendo invadido ou aniquilado por uma força malévola externa. Outra fonte de ansiedade envolve uma criança que teme perder o amor ou a aprovação de um dos genitores ou do objeto de amor. A teoria da ansiedade de castração, de Freud, está ligada à fase edípica do desenvolvimento em meninos, na qual uma figura paterna poderosa, em geral o pai, pode danificar os genitais do menino ou provocar dano corporal de outra forma. No nível mais maduro, a ansiedade do superego está relacionada a sentimentos de culpa sobre não satisfazer padrões internalizados de comportamento moral, derivados dos pais. Muitas vezes, uma entrevista psicodinâmica pode elucidar o principal nível de ansiedade que o paciente está enfrentando. Alguma ansiedade está obviamente relacionada a conflitos múltiplos em vários níveis do desenvolvimento.

Teorias comportamentais. As teorias comportamentais ou de aprendizagem da ansiedade postulam que a ansiedade é uma resposta condicionada a um estímulo específico do ambiente. Em um modelo de condicionamento clássico, uma menina criada por um pai abusivo, por exemplo, pode se tornar ansiosa assim que enxerga esse pai. Por meio de generalização, ela pode passar a desconfiar de todos os homens. No modelo de aprendizagem social, uma criança pode desenvolver uma resposta de ansiedade imitando a ansiedade no ambiente, por exemplo, em casos de pais ansiosos.

Teorias existenciais. As teorias existenciais da ansiedade fornecem modelos para ansiedade generalizada, na qual não há um estímulo específico identificável para a sensação crônica de ansiedade. O conceito central da teoria existencial é o de que as pessoas experimentam sentimentos de viver em um universo sem objetivo. A ansiedade é sua resposta ao vazio de sentido e existência. Essas preocupações existenciais podem ter aumentado desde o desenvolvimento das armas nucleares e do terrorismo biológico.

Contribuições das ciências biológicas

Sistema nervoso autônomo. A estimulação do sistema nervoso autônomo causa certos sintomas – cardiovasculares (p. ex., taquicardia), musculares (p. ex., cefaleia), gastrintestinais (p. ex., diarreia) e respiratórios (p. ex., taquipneia). Os sistemas nervosos autônomos de alguns pacientes com transtorno de ansiedade, sobretudo aqueles com transtorno de pânico, exibem tônus simpático aumentado, se adaptam lentamente a estímulos repetidos e respondem de maneira excessiva a estímulos moderados.

Neurotransmissores. Os três principais neurotransmissores associados a ansiedade, com base em estudos com animais e em respostas a tratamento medicamentoso, são a norepinefrina (NE), a serotonina e o ácido γ-aminobutírico (GABA). Boa parte da informação das ciências básicas sobre essa condição vem de experimentação com animais envolvendo paradigmas de comportamento e agentes psicoativos. Um desses experimentos foi o teste do conflito, em que o animal é apresentado, ao mesmo tempo, a estímulos positivos (p. ex., alimento) e negativos (p. ex., choque elétrico). Os medicamentos ansiolíticos (p. ex., benzodiazepínicos) tendem a facilitar a adaptação do animal a essa situação, enquanto outros (p. ex., as anfetaminas) perturbam ainda mais suas respostas comportamentais.

NOREPINEFRINA. Os sintomas crônicos vivenciados por pacientes com transtorno de ansiedade, como ataques de pânico, insônia, sobressalto e hiperexcitação autonômica, são característicos de aumento da função noradrenérgica. A teoria geral sobre seu papel nos transtornos de ansiedade é a de que os pacientes afetados podem ter um sistema noradrenérgico com problemas de regulação, com surtos ocasionais de atividade. Os corpos celulares desse sistema estão localizados principalmente no *locus ceruleus* na ponte rostral e projetam seus axônios para o córtex cerebral, o sistema límbico, o tronco cerebral e a medula espinal. Experimentos em primatas demonstraram que a estimulação do *locus ceruleus* produz uma resposta de medo e que a ablação dessa mesma área inibe ou bloqueia completamente a capacidade dos animais de formar uma resposta de medo.

Estudos com humanos verificaram que, em pacientes com transtorno de pânico, os agonistas dos receptores β-adrenérgicos (p. ex., o isoproterenol) e os antagonistas dos receptores α_2-adrenérgicos (p. ex., a ioimbina) podem provocar ataques de pânico frequentes e graves. De forma inversa, a clonidina, um agonista dos receptores α2, reduz os sintomas de ansiedade em algumas situações experimentais e terapêuticas. Um achado menos consistente é o de que pacientes com transtornos de ansiedade, particularmente transtorno de pânico, apresentam níveis elevados do metabólito noradrenérgico 3-metóxi-4-hidroxifenilglicol (MHPG) no líquido cerebrospinal (LCS) e na urina.

EIXO HIPOTALÂMICO-HIPOFISÁRIO-SUPRARRENAL. Evidências consistentes indicam que muitas formas de estresse psicológico aumentam a síntese e a liberação de cortisol. O cortisol serve para mobilizar e reabastecer os estoques de energia e contribui para aumentar o alerta, a vigilância, a atenção focada e a formação de memória; inibe o crescimento e o sistema reprodutivo; e contém a resposta imune. A secreção excessiva e contínua dessa substância pode ter efeitos adversos graves, entre eles hipertensão, osteoporose, imunossupressão, resistência a insulina, dislipidemia, distúrbios de coagulação e, por fim, aterosclerose e doença cardiovascular. Alterações na função do eixo HHS foram demonstradas no TEPT. Em pacientes com transtorno de pânico, respostas de hormônio adrenocorticotrófico (ACTH) embotadas ao fator liberador de corticotrofina (CRF) foram relatadas em alguns estudos e não em outros.

HORMÔNIO LIBERADOR DE CORTICOTROFINA (CRH). Um dos mais importantes mediadores da resposta de estresse, o CRH coordena as mudanças comportamentais e fisiológicas adaptativas que ocorrem durante esse estado. Os níveis hipotalâmicos de CRH são aumentados pelo estresse, resultando em ativação do eixo HHS e aumento da liberação de cortisol e desidroepiandrosterona (DHEA). O CRH também inibe uma variedade de funções neurovegetativas, como ingestão de alimento, atividade sexual, e programas endócrinos para crescimento e reprodução.

SEROTONINA. A identificação de muitos tipos de receptores estimulou a pesquisa sobre o papel da serotonina na patogênese dos transtornos de ansiedade. Diferentes tipos de estresse agudo resultam do aumento no *turnover* de 5-hidroxitriptamina (5-HT) no córtex pré-frontal, no *nucleus accumbens*, na amígdala e no hipotálamo lateral. O interesse nessa relação foi motivado, inicialmente, pela observação de que os antidepressivos serotonérgicos têm efeitos terapêuticos em alguns transtornos de ansiedade – por exemplo, clomipramina no transtorno obsessivo-compulsivo (TOC). A eficiência da buspirona, um agonista dos receptores 5-HT$_{1A}$ para a serotonina, no tratamento dos transtornos de ansiedade também sugere a possibilidade de uma associação entre serotonina e ansiedade. Os corpos celulares da maioria dos neurônios serotonérgicos estão localizados nos núcleos da rafe do tronco cerebral rostral e se projetam para o córtex cerebral, o sistema límbico (em especial para a amígdala e o hipocampo) e o hipotálamo. Vários relatos indicam que a meta-clorofenilpiperazina (mCPP), uma droga com efeitos serotonérgicos e noradrenérgicos múltiplos, e a fenfluramina, que causa a liberação de serotonina, provocam aumento da ansiedade em pacientes com transtornos de ansiedade; e muitos relatos empíricos indicam que alucinógenos e estimulantes serotonérgicos – por exemplo, a dietilamida do ácido lisérgico (LSD) e a 3,4-metilenodioximetanfetamina (MDMA) – estão associados com o desenvolvimento tanto de ansiedade aguda, quanto crônica em indivíduos que utilizam essas drogas. Estudos clínicos da função de 5-HT nos transtornos de ansiedade tiveram resultados mistos. Um estudo verificou que pacientes com transtorno de pânico tinham níveis mais baixos de 5-HT circulante comparados com participantes de controle. Portanto, até o momento nenhum padrão claro de anormalidade na função de 5-HT no transtorno de pânico surgiu da análise de elementos do sangue periférico.

GABA. O papel do GABA nos transtornos de ansiedade é apoiado com mais força pela eficácia incontestável dos benzodiazepínicos, que aumentam sua atividade no receptor tipo A de GABA, no tratamento de alguns tipos de transtornos de ansiedade. Embora os benzodiazepínicos de baixa potência sejam mais eficazes para os sintomas de transtorno de ansiedade generalizada, os de alta potência, como alprazolam e clonazepam, são eficazes no tratamento do transtorno de pânico. Estudos com primatas verificaram que os sintomas no sistema nervoso autônomo dos transtornos de ansiedade são induzidos quando se administra um agonista inverso dos benzodiazepínicos, o ácido β-carbolino-3-carboxílico (BCCE). Este também causa ansiedade em voluntários sadios. Um antagonista dos benzodiazepínicos, o flumazenil, causa ataques de pânico frequentes e graves em pacientes com o transtorno. Esses dados levaram pesquisadores a cogitar a hipótese de que alguns pacientes com transtornos de ansiedade apresentam funcionamento anormal de seus receptores GABA$_A$, embora essa conexão não tenha sido demonstrada diretamente.

APLYSIA. Um modelo de neurotransmissores para o transtorno de ansiedade se baseia no estudo da *Aplysia californica*, realizado pelo vencedor do Prêmio Nobel Dr. Eric Kandel. A *aplysia* é um caramujo marinho que reage ao perigo se afastando, se recolhendo para sua concha e reduzindo seu comportamento alimentar. Tais comportamentos podem ser condicionados classicamente, de modo que o caramujo responda a um estímulo neutro como se fosse um estímulo perigoso. O animal também pode ser sensibilizado por choques aleatórios, a fim de que exiba uma resposta de fuga na ausência de perigo real. Paralelos já foram traçados entre condicionamento clássico e ansiedade fóbica em humanos. A *aplysia* condicionada de forma clássica exibe mudanças mensuráveis da facilitação pré-sináptica, resultando na liberação de maiores quantidades de neurotransmissores. Embora o caramujo marinho seja um animal simples, esse trabalho mostra uma abordagem experimental a um processo neuroquímico complexo, potencialmente envolvido nos transtornos de ansiedade em humanos.

NEUROPEPTÍDEO Y. O NPY é um peptídeo de 36 aminoácidos altamente preservado, que está entre os mais abundantes encontrados no cérebro de mamíferos. A evidência que sugere o envolvimento da amígdala nos efeitos ansiolíticos do NPY é robusta, e é provável que ocorra por meio do receptor NPY-Y1. O NPY tem efeitos contrarreguladores sobre os sistemas do CRH e LC-NE em locais do cérebro importantes na expressão de ansiedade, medo e depressão. Estudos preliminares com soldados de operações especiais sob estresse de treinamento extremo indicam que altos níveis de NPY estão associados com melhor desempenho.

GALANINA. A galanina é um peptídeo que, em seres humanos, contém 30 aminoácidos. Foi demonstrado seu envolvimento em uma série de funções fisiológicas e comportamentais, incluindo aprendizagem e memória, controle da dor, ingestão de alimento, controle neuroendócrino, regulação cardiovascular e, mais recentemente, ansiedade. Um denso sistema de fibras imunorreativas de galanina que se origina no LC inerva estruturas do prosencéfalo e do mesencéfalo, incluindo o hipocampo, o hipotálamo, a amígdala e o córtex pré-frontal. Estudos com ratos demonstraram que a administração central de galanina modula comportamentos relacionados a ansiedade. Os agonistas dos receptores de galanina e do NPY podem ser novos alvos para o desenvolvimento de drogas ansiolíticas.

Estudos de imagens cerebrais. Uma variedade de estudos de imagens cerebrais, quase sempre conduzidos em um transtorno de ansiedade específico, produziu vários caminhos possíveis para o entendimento desses transtornos. Estudos estruturais – por exemplo, imagens de tomografia computadorizada (TC) e de ressonância magnética (RM) – mostram ocasionalmente aumento no tamanho dos ventrículos cerebrais. Em um estudo, o aumento foi correlacionado à duração do tempo em que os pacientes estiveram usando benzodiazepínicos. Em um estudo com RM, foi observado um defeito específico no lobo temporal direito em pacientes com transtorno de pânico. Vários outros estudos de imagens cerebrais relataram achados anormais no hemisfério direito, mas não no esquerdo; isso sugere que alguns tipos de assimetrias cerebrais podem ser importantes para o desenvolvimento de sintomas de transtorno de ansiedade em pacientes específicos. Estudos de imagens cerebrais funcionais (IRMf) – por exemplo, tomografia por emissão de pósitrons (PET), tomografia por emissão de fóton único (SPECT) e eletrencefalografia (EEG) – de pacientes com transtornos de ansiedade relataram, de forma variável, anormalidades no córtex frontal, em áreas occipitais e temporais e, em um estudo sobre transtorno de pânico, no giro para-hipocampal. Vários estudos de neuroimagens funcionais implicaram o núcleo caudado na fisiopatologia do TOC. No transtorno de estresse pós-traumático, estudos de IRMf encontraram atividade aumentada na amígdala, uma região cerebral associada com medo (ver Lâmina Colorida 9.1-1). Uma interpretação conservadora desses dados é a de que alguns pacientes com transtornos de ansiedade têm uma condição patológica cerebral funcional demonstrável e a de que ela pode ser causalmente relevante aos seus sintomas desses transtornos.

Estudos genéticos. Há evidência sólida de que pelo menos algum componente genético contribui para o desenvolvimento dos transtornos de ansiedade. A hereditariedade tem sido reconhecida como um fator predisponente no desenvolvimento desses transtornos. Quase metade dos pacientes com transtorno de pânico tem, no mínimo, um parente afetado. As taxas para outros transtornos de ansiedade, embora não tão elevadas, também indicam uma frequência mais alta da doença em parentes em primeiro grau de pacientes afetados em comparação com parentes de pessoas não afetadas. Embora estudos de adoção com transtornos de ansiedade não tenham sido relatados, os dados de registros de gêmeos também apoiam a hipótese de que essa condição seja, pelo menos em parte, determinada geneticamente. Existe clara ligação entre a genética e os transtornos de ansiedade, mas nenhum deles tem probabilidade de ser resultado de uma anormalidade mendeliana simples. Um relato atribuiu 4% da variabilidade intrínseca da ansiedade na população em geral a um variante polimórfico do gene para o transportador de serotonina, que é o sítio de ação de muitos medicamentos serotonérgicos. Pessoas com essa variante produzem menos transportador e têm níveis mais altos de ansiedade.

Em 2005, uma equipe de cientistas do National Institute of Mental Health, liderada pelo ganhador do prêmio Nobel Dr. Eric Kandel, demonstrou que a desativação de um gene na central do medo do cérebro cria camundongos que não são perturbados por situações que normalmente desencadeariam respostas de medo instintivas ou aprendidas. O gene codifica para a *stathmin*, uma proteína fundamental para a amígdala formar memórias de medo. Camundongos com desativação da *stathmin* apresentaram menos ansiedade quando ouviram um som que tinha sido previamente associado com um choque, o que indica menos medo aprendido. Os camundongos com o gene desativado também eram mais suscetíveis a explorar espaços abertos e ambientes de labirinto novos, um reflexo de menos medo inato. Kandel sugere que camundongos com *stathmin* desativada podem ser usados como um modelo de estados de ansiedade de transtornos mentais com componentes de medo inato e aprendido: esses animais poderiam ser usados para desenvolver novos agentes antiansiedade. Ainda precisa ser confirmado se essa proteína é expressa de forma semelhante e se é fundamental para a ansiedade na amígdala humana.

Considerações neuroanatômicas. O *locus ceruleus* e os núcleos da rafe projetam-se principalmente para o sistema límbico e para o córtex cerebral. Em combinação com dados de estudos de imagens cerebrais, essas áreas têm-se tornado o foco de muita elaboração de hipóteses sobre os substratos neuroanatômicos dos transtornos de ansiedade.

SISTEMA LÍMBICO. Além de receber inervação noradrenérgica e serotonérgica, o sistema límbico contém, ainda, alta concentração de receptores $GABA_A$. Estudos de ablação e estimulação em primatas não humanos também implicaram o sistema límbico na geração de respostas de ansiedade e medo. Duas áreas do sistema límbico receberam atenção especial na literatura: aumento da atividade na via septo-hipocampal, que pode levar a ansiedade, e o giro do cíngulo, implicado particularmente na fisiopatologia do TOC.

CÓRTEX CEREBRAL. O córtex cerebral frontal conecta-se com a região para-hipocampal, o giro do cíngulo e o hipotálamo e, dessa forma, pode estar envolvido na produção dos transtornos de ansiedade. O córtex temporal também foi implicado no local fisiopatológico dos transtornos. Essa associação baseia-se, em parte, na semelhança da apresentação clínica e da eletrofisiologia entre alguns pacientes com epilepsia do lobo temporal e pacientes com TOC.

REFERÊNCIAS

Bulbena A, Gago J, Pailhez G, Sperry L, Fullana MA, Vilarroya O. Joint hypermobility syndrome is a risk factor trait for anxiety disorders: A 15-year follow-up cohort study. *Gen Hosp Psychiatry.* 2011;33:363.

Craske MG, Rauch SL, Ursano R, Prenoveau J, Pine DS, Zinbarg RE. What is an anxiety disorder? *Depress Anxiety.* 2009;26:1066.

Fergus TA, Valentiner DP, McGrath PB, Jencius S. Shame- and guilt-proneness: Relationships with anxiety disorder symptoms in a clinical sample. *J Anxiety Disord.* 2010;24:811.

Goodwin RD, Stein DJ. Anxiety disorders and drug dependence: Evidence on sequence and specificity among adults. *Psych Clin Neurosci.* 2013;67:167.

Kravitz HM, Schott LL, Joffe H, Cyranowski JM, Bromberger JT. Do anxiety symptoms predict major depressive disorder in midlife women? The Study of Women's Health Across the Nation (SWAN) Mental Health Study (MHS). *Psychol Med.* 2014:1–10.

McKay D, Storch EA, eds. *Handbook of Treating Variants and Complications in Anxiety Disorders.* New York: Springer Science+Business Media; 2013.

McLean CP, Asnaani A, Litz BT, Hofmann SG. Gender differences in anxiety disorders: Prevalence, course of illness, comorbidity and burden of illness. *J Psychiatr Res.* 2011;45:1027.

Naragon-Gainey K, Gallagher MW, Brown TA. A longitudinal examination of psychosocial impairment across the anxiety disorders. *Psycholog Med.* 2013;43:1475.

Nebel-Schwalm MS, Davis III TE. Nature and etiological models of anxiety disorders. In: McKay D, Storch EA, eds. *Handbook of Treating Variants and Complications in Anxiety Disorders.* New York: Springer Science+Business Media; 2013:3.

Pacheco-Unguetti AP, Acosta A, Marqués E, Lupiáñez J. Alterations of the attentional networks in patients with anxiety disorders. *J Anxiety Disord.* 2011;25:888.

Pine DS. Anxiety disorders: Introduction and overview. In: Sadock BJ, Sadock VA, Ruiz P, eds. *Kaplan & Sadock's Comprehensive Textbook of Psychiatry.* 9th edition. Philadelphia: Lippincott Williams & Wilkins; 2009:1839.

Schanche E. The transdiagnostic phenomenon of self-criticism. *Psychotherapy.* 2013;50:316.

Shin LM, Davis FC, Van Elzakker MB, Dahlgren MK, Dubois SJ. Neuroimaging predictors of treatment response in anxiety disorders. *Bio Mood Anxiety Dis.* 2013;3:15.

Stein DJ, Hollander E, Rothbaum BO, eds. *Textbook of Anxiety Disorders.* 2nd edition. Arlington, VA: American Psychiatric Publishing; 2009.

Stein DJ, Nesse RM. Threat detection, precautionary responses, and anxiety disorders. *Neurosci Biobehav Rev.* 2011;35:1075.

Taylor S, Abramowitz JS, McKay D. Non-adherence and non-response in the treatment of anxiety disorders. *J Anxiety Disord.* 2012;26:583.

Uebelacker L, Weisberg R, Millman M, Yen S, Keller M. Prospective study of risk factors for suicidal behavior in individuals with anxiety disorders. *Psychological Med.* 2013;43:1465.

▲ 9.2 Transtorno de pânico

Um ataque intenso agudo de ansiedade acompanhado por sentimentos de desgraça iminente é conhecido como *transtorno de pânico*. A ansiedade é caracterizada por períodos distintos de medo intenso que podem variar de vários ataques durante um dia a apenas poucos ataques durante um ano. Os pacientes com o transtorno apresentam-se com uma série de condições comórbidas, mais comumente agorafobia, que se refere a medo ou ansiedade em relação a lugares dos quais a saída poderia ser difícil.

HISTÓRIA

A ideia do transtorno de pânico pode ter suas raízes no conceito da síndrome do coração irritável, que o médico Jacob Mendes DaCosta (1833-1900) observou em soldados na Guerra Civil Americana. A síndrome de DaCosta incluía muitos sintomas psicológicos e somáticos que desde então foram incluídos entre os critérios diagnósticos para transtorno de pânico. Em 1895, Sigmund Freud introduziu o conceito de neurose de ansiedade, consistindo em sintomas psicológicos e somáticos agudos e crônicos.

EPIDEMIOLOGIA

A prevalência de transtorno de ao longo da vida pânico está na variação de 1 a 4%, com a prevalência em 6 meses de aproximadamente 0,5 a 1,0%, e de 3 a 5,6% para ataques de pânico. As mulheres têm três vezes mais probabilidade de serem afetadas do que os homens, ainda que o subdiagnóstico de transtorno de pânico em homens possa contribuir para a distribuição distorcida. São poucas as diferenças entre hispânicos, brancos e negros. O único fator social identificado como contribuindo para o desenvolvimento desse transtorno é história recente de divórcio ou separação. O transtorno costuma surgir na idade adulta jovem – a idade média de apresentação é em torno dos 25 anos –, mas tanto transtorno de pânico como agorafobia podem se desenvolver em qualquer idade. O transtorno de pânico tem sido relatado em crianças e adolescentes, embora seja provavelmente subdiagnosticado nesses grupos.

COMORBIDADE

Dos pacientes com transtorno de pânico, 91% têm pelo menos outro transtorno psiquiátrico. Cerca de um terço das pessoas com transtornos de pânico já tinham transtorno depressivo maior antes de seu início; e em torno de dois terços experimentam transtorno de pânico pela primeira vez durante ou após o início de depressão maior.

Outros transtornos também ocorrem comumente em pessoas com transtorno de pânico. Entre aquelas com a condição, 15 a 30% também têm transtorno de ansiedade social ou fobia social, 2 a 20% têm fobia específica, 15 a 30% têm transtorno de ansiedade generalizada, 2 a 10% têm TEPT, e até 30% têm TOC. Outras condições comórbidas comuns são hipocondria ou transtorno de ansiedade relacionado a doenças, transtornos da personalidade e transtornos relacionados a substâncias.

ETIOLOGIA

Fatores biológicos

A pesquisa sobre as bases biológicas do transtorno de pânico produziu uma variedade de achados; uma interpretação é a de que os sintomas estão relacionados a uma série de anormalidades biológicas na estrutura e na função do cérebro. A maioria dos trabalhos utilizou estimulantes biológicos para induzir os ataques de pânico em pacientes com o transtorno. Evidências consideráveis indicam que a regulação anormal dos sistemas noradrenérgicos também está envolvida na fisiopatologia do transtorno. Esses e outros estudos produziram hipóteses que implicam a desregulação dos sistemas nervosos periférico e central em sua fisiopatologia. Foi relatado que o sistema nervoso autônomo de alguns pacientes exibe aumento do tônus simpático, adapta-se lentamente a estímulos repetidos e responde de maneira excessiva a estímulos moderados. Estudos do estado neuroendócrino demonstraram várias anormalidades, embora tenham sido inconsistentes em seus achados.

Os principais sistemas de neurotransmissores implicados são os da norepinefrina, da serotonina e do GABA. A disfunção serotonérgica é bem evidente no transtorno de pânico, e vários estudos com medicamentos mistos agonistas e antagonistas da serotonina revelaram aumento dos níveis de ansiedade. Essas respostas podem ser causadas por hipersensibilidade pós-sináptica a serotonina no transtorno de pânico. Evidências pré-clínicas sugerem que a atenuação da transmissão GABAérgica inibidora local na amígdala basolateral, no mesencéfalo e no hipotálamo pode desencadear respostas fisiológicas semelhantes a ansiedade. Os dados biológicos conduziram a um foco no tronco cerebral (em particular nos neurônios noradrenérgicos do *locus ceruleus* e nos neurônios serotonérgicos dos núcleos da rafe mediana), no sistema límbico (possivelmente responsável pela geração da ansiedade antecipatória) e no córtex pré-frontal (possivelmente responsável pela geração de esquiva fóbica). Entre os vários neurotransmissores envolvidos, o sistema noradrenérgico também tem atraído muita atenção, com os receptores α_2-adrenérgicos pré-sinápticos, em particular, desempenhando um papel significativo. Pacientes com transtorno de pânico são sensíveis aos efeitos ansiogênicos da ioimbina, além de terem respostas exageradas a MHPG e cortisol e cardiovasculares. Eles foram identificados por provocações farmacológicas com o agonista dos receptores α_2 clonidina e o antagonista dos receptores α_2 ioimbina, que estimulam o disparo do *locus ceruleus* e induzem taxas elevadas de atividade semelhante a pânico em pacientes com transtorno de pânico.

Substâncias indutoras de pânico. As substâncias indutoras de pânico (por vezes denominadas *panicogênicas*) induzem ataques na maioria dos pacientes com transtorno de pânico e em uma proporção muito menor de indivíduos sem o transtorno ou sem história de ataques de pânico. As substâncias indutoras de pânico chamadas de respiratórias causam estimulação respiratória e mudança no equilíbrio acidobásico. Elas incluem dióxido de carbono (misturas de 5 a 35%), lactato de sódio e bicarbonato. As substâncias indutoras de pânico neuroquímicas que atuam por meio de sistemas neurotransmissores específicos incluem a ioimbina, um antagonista dos receptores α_2-adrenérgicos; a mCPP, um agente com efeitos serotonérgicos múltiplos; medicamentos m-Carolines; agonistas inversos dos receptores $GABA_B$; o flumazenil, um antagonista dos receptores $GABA_B$; a colecistocinina; e a cafeína. O isoproterenol também induz pânico, embora seu mecanismo de ação na indução dos ataques não seja bem entendido. As substâncias indutoras de pânico respiratórias podem atuar inicialmente nos barorreceptores cardiovasculares periféricos e retransmitir seus sinais por aferentes vagais para o núcleo do trato solitário e, a seguir, para o núcleo paragigantocelular da medula. A hiperventilação em pacientes com transtorno de pânico pode ser causada por um sistema de alarme pelo qual o aumento das concentrações de Pco_2 e de lactato cerebral ativa de forma prematura um sensor fisiológico de asfixia. Presume-se que as substâncias neuroquímicas indutoras de pânico afetem diretamente sobretudo os receptores noradrenérgicos, serotonérgicos e GABAérgicos do SNC.

Imagens cerebrais. Estudos de imagens cerebrais estruturais, por exemplo, RM, em pacientes com transtorno de pânico implicaram o envolvimento patológico dos lobos temporais, em particular o hipocampo e a amígdala. Um estudo por RM relatou anormalidades, especialmente atrofia cortical, no lobo temporal direito desses pacientes. Estudos de imagens cerebrais funcionais, por exemplo, tomografia por emissão de pósitrons (PET), implicaram a desregulação do fluxo sanguíneo cerebral (FSC) (aumento menor ou diminuição real no FSC). De maneira específica, transtornos de ansiedade e ataques de pânico estão associados com vasoconstrição cerebral, que pode resultar em sintomas do SNC, como tonturas, e em sintomas do sistema nervoso periférico que podem ser induzidos por hiperventilação e por hipocapnia. A maioria dos estudos de imagens cerebrais funcionais utilizou uma substância indutora de pânico específica (p. ex., lactato, cafeína ou ioimbina) em combinação com PET ou SPECT para avaliar os efeitos da substância indutora de pânico e o ataque de pânico induzido sobre o fluxo sanguíneo cerebral.

Prolapso da válvula mitral. Mesmo tendo havido grande interesse na associação entre prolapso da válvula mitral e transtorno de pânico, a pesquisa desfez quase completamente qualquer significância ou relevância clínica. O prolapso da válvula mitral é uma síndrome heterogênea que consiste em prolapso de uma das lâminas da válvula mitral, resultando em um estalido (*click*) mesossistólico na ausculta cardíaca. Estudos verificaram que a prevalência de transtorno de pânico em pacientes com prolapso da válvula mitral é a mesma do transtorno em pacientes sem a condição.

Fatores genéticos

Vários estudos verificaram que os parentes em primeiro grau de pacientes com transtorno de pânico têm um risco 4 a 8 vezes maior para o transtorno do que os parentes em primeiro grau de outros pacientes psiquiátricos. Os estudos de gêmeos conduzidos até o momento em geral relataram que os monozigóticos têm mais probabilidade de serem concordantes para o transtorno de pânico do que os dizigóticos. Nesse ponto, não existem dados que indiquem uma associação entre uma localização específica nos cromossomos ou um modo de transmissão e esse transtorno.

Fatores psicossociais

Teorias psicanalíticas foram desenvolvidas para explicar a patogênese do transtorno de pânico. Elas conceituam os ataques de pânico como tendo origem em uma defesa malsucedida contra impulsos provocadores de ansiedade. O que era anteriormente uma leve ansiedade-sinal se torna um sentimento esmagador de apreensão, junto com sintomas somáticos.

Muitos pacientes descrevem os ataques surgindo do nada, como se não houvesse fatores psicológicos envolvidos, mas a exploração psicodinâmica com frequência revela um gatilho psicológico claro para o ataque de pânico. Embora os ataques de pânico sejam neurofisiologicamente correlacionados com o *locus ceruleus*, seu início costuma estar associado a fatores ambientais ou psicológicos. Os pacientes têm uma incidência mais alta de acontecimentos de vida estressantes (sobretudo perdas) nos meses anteriores ao início do transtorno de pânico do que indivíduos-controle. Além disso, os pacientes normalmente experimentam mais tensão sobre os acontecimentos da vida do que os controles.

A hipótese de que acontecimentos psicológicos estressantes produzem alterações neurofisiológicas no transtorno de pânico é apoiada pelo estudo de mulheres gêmeas. A separação da mãe cedo na vida tinha claramente mais probabilidade de resultar em transtorno de pânico do que a separação do pai na coorte de 1.018 pares de gêmeas. Outro fator etiológico em pacientes mulheres adultas parece ser o abuso físico e sexual na infância. Cerca de 60% das mulheres com ataques de pânico apresentam história de abuso sexual, comparadas com 31% daquelas com outros transtornos de ansiedade. O apoio adicional para mecanismos psicológicos e transtorno de pânico pode ser inferido de um estudo em que os pacientes receberam um tratamento bem-sucedido com terapia cognitiva. Antes da terapia, eles responderam à indução de ataques de pânico com lactato. Após terapia cognitiva bem-sucedida, a infusão não produziu mais ataques.

A pesquisa indica que a causa dos ataques de pânico provavelmente envolva um significado inconsciente de acontecimentos estressantes e que sua patogenia pode estar relacionada a fatores neurofisiológicos desencadeados por reações psicológicas. Os médicos psicodinâmicos devem sempre fazer uma investigação exaustiva sobre possíveis gatilhos quando avaliarem um paciente com transtorno de pânico. A psicodinâmica desse transtorno está resumida na Tabela 9.2-1.

TABELA 9.2-1
Temas psicodinâmicos no transtorno de pânico

1. Dificuldade de tolerar raiva.
2. Separação física ou emocional de pessoa significativa tanto na infância como na vida adulta.
3. Pode ser desencadeado por situações de aumento de responsabilidade no trabalho.
4. Percepção dos pais como controladores, assustadores, críticos e exigentes.
5. Representações internas de relacionamentos envolvendo abuso sexual ou físico.
6. Sensação crônica de se sentir em uma armadilha.
7. Círculo vicioso de raiva relacionada a comportamento de rejeição dos pais seguida pela ansiedade de que a fantasia destruirá o elo com os pais.
8. Falha da função da ansiedade-sinal no ego relacionada a fragmentação do *self* e a confusão dos limites *self*-outro.
9. Mecanismos de defesa típicos: formação de reação, anulação, somatização, exteriorização.

DIAGNÓSTICO

Ataques de pânico

Um ataque de pânico é um período súbito de intenso medo ou apreensão que pode durar de minutos a horas. Ele pode ocorrer também em outros transtornos mentais, particularmente na fobia específica, na fobia social e no TEPT. Ataques inesperados ocorrem a qualquer momento e não estão associados a um estímulo situacional identificável, mas não precisam se apresentar dessa forma. Em pacientes com fobia social e específica, eles costumam ser esperados ou indicados por um estímulo específico reconhecido. Alguns não se encaixam com facilidade na distinção entre inesperado e esperado, sendo referidos como *ataques de pânico predispostos por situações*. Eles podem ou não ocorrer quando um paciente é exposto a um gatilho específico, ou podem ocorrer tanto imediatamente após exposição quanto após uma considerável demora.

Transtorno de pânico

Os critérios diagnósticos para transtorno de pânico da quinta edição do *Manual diagnóstico e estatístico de transtornos mentais* (DSM-5) são listados na Tabela 9.2-2. Alguns levantamentos da comunidade indicaram que ataques de pânico são comuns, e uma questão importante no desenvolvimento dos critérios diagnósticos para esse transtorno foi determinar um número ou uma frequência limiar de ataques de pânico requeridos para satisfazer o diagnóstico. Estabelecer um limiar muito baixo resulta no diagnóstico de transtorno de pânico em pacientes que não têm um comprometimento por um ataque de pânico ocasional; estabelecer um limiar muito alto resulta em uma situação na qual pacientes que estão comprometidos por seus ataques de pânico não satisfazem os critérios diagnósticos.

CARACTERÍSTICAS CLÍNICAS

Com frequência, o primeiro ataque de pânico é completamente espontâneo, embora muitos possam estar relacionados com excitação, esforço físico, atividade sexual ou trauma emocional moderado. Os médicos devem tentar avaliar qualquer hábito ou situação que costume preceder os ataques de um paciente. Essas atividades podem incluir uso de cafeína, álcool, nicotina ou outras substâncias; padrões incomuns do sono e de alimentação; e situações ambientais específicas, como iluminação desagradável no trabalho.

O ataque com frequência começa com um período de 10 minutos de sintomas rapidamente crescentes. Os principais sintomas mentais são medo extremo e uma sensação de morte e tragédia iminentes. Os pacientes em geral não podem designar a fonte de seu medo; podem se sentir confusos e ter problemas para se concentrar. Os sintomas físicos costumam incluir taquicardia, palpitações, dispneia e sudorese. Os pacientes tentam sair de qualquer situação em que estejam e procurar auxílio. O ataque dura, em média, de 20 a 30 minutos e raramente mais de uma hora. O exame formal do estado mental durante o ataque de pânico pode revelar ruminação, dificuldade de fala (p. ex., gagueira) e comprometimento da memória. É possível experimentar depressão ou despersonalização durante um ataque. Os sintomas podem desaparecer de forma rápida ou gradual. Entre os ataques, os pacientes podem manifestar ansiedade antecipatória de terem um novo ataque. A distinção entre ansiedade antecipatória e transtorno de ansiedade generalizada pode ser difícil, embora aqueles com transtorno de pânico com ansiedade antecipatória possam designar o foco de sua ansiedade.

Preocupações somáticas de morte por problemas cardíacos ou respiratórios podem ser o principal foco da atenção do indivíduo durante os ataques. Eles podem acreditar que as palpitações e a

TABELA 9.2-2
Critérios diagnósticos do DSM-5 para transtorno de pânico

A. Ataques de pânico recorrentes e inesperados. Um ataque de pânico é um surto abrupto de medo intenso ou desconforto intenso que alcança um pico em minutos e durante o qual ocorrem quatro (ou mais) dos seguintes sintomas:
   Nota: O surto abrupto pode ocorrer a partir de um estado calmo ou de um estado ansioso.
   1. Palpitações, coração acelerado, taquicardia.
   2. Sudorese.
   3. Tremores ou abalos.
   4. Sensações de falta de ar ou sufocamento.
   5. Sensações de asfixia.
   6. Dor ou desconforto torácico.
   7. Náusea ou desconforto abdominal.
   8. Sensação de tontura, instabilidade, vertigem ou desmaio.
   9. Calafrios ou ondas de calor.
   10. Parestesias (anestesia ou sensações de formigamento).
   11. Desrealização (sensações de irrealidade) ou despersonalização (sensação de estar distanciado de si mesmo).
   12. Medo de perder o controle ou "enlouquecer".
   13. Medo de morrer.
   Nota: Podem ser vistos sintomas específicos da cultura (p. ex., tinido, dor na nuca, cefaleia, gritos ou choro incontrolável). Esses sintomas não devem contar como um dos quatro sintomas exigidos.

B. Pelo menos um dos ataques foi seguido de um mês (ou mais) de uma ou de ambas as seguintes características:
   1. Apreensão ou preocupação persistente acerca de ataques de pânico adicionais ou sobre suas consequências (p. ex., perder o controle, ter um ataque cardíaco, "enlouquecer").
   2. Uma mudança desadaptativa significativa no comportamento relacionada aos ataques (p. ex., comportamentos que têm por finalidade evitar ter ataques de pânico, como a esquiva de exercícios ou situações desconhecidas).

C. A perturbação não é consequência dos efeitos psicológicos de uma substância (p. ex., droga de abuso, medicamento) ou de outra condição médica (p. ex., hipertireoidismo, doenças cardiopulmonares).

D. A perturbação não é mais bem explicada por outro transtorno mental (p. ex., os ataques de pânico não ocorrem apenas em resposta a situações sociais temidas, como no transtorno de ansiedade social; em resposta a objetos ou situações fóbicas circunscritas, como na fobia específica; em resposta a obsessões, como no transtorno obsessivo-compulsivo; em resposta à evocação de eventos traumáticos, como no transtorno de estresse pós-traumático; ou em resposta à separação de figuras de apego, como no transtorno de ansiedade de separação).

Reimpressa, com permissão, de *Diagnostic and Statistical Manual of Mental Disorders*, Fifth Edition (Copyright ©2013) American Psychiatric Association. Todos os direitos reservados.

dor no peito indicam que estão para morrer. Até 20% deles de fato têm episódios de síncope durante os ataques de pânico. É possível ver em prontos-socorros indivíduos jovens (na faixa dos 20 anos), fisicamente sadios e mesmo assim insistindo em que podem morrer de um ataque cardíaco. Em vez de logo diagnosticar hipocondria, o médico deve considerar o diagnóstico de transtorno de pânico. A hiperventilação pode produzir alcalose respiratória e outros sintomas. A antiga recomendação de respirar dentro de um saco de papel às vezes ajuda, porque reduz a alcalose.

A Sra. K. era uma mulher de 35 anos que procurou inicialmente o pronto-socorro do centro médico de uma grande universidade. Ela relatou que, quando se encontrava sentada em sua mesa no trabalho, de repente experimentou dificuldades para respirar, tontura, taquicardia, tremor e uma sensação de terror de que estivesse morrendo de um ataque cardíaco. Um colega a levou para o pronto-socorro, onde recebeu uma avaliação médica completa, incluindo eletrocardiografia e exame de sangue de rotina, que não revelaram qualquer sinal de doença cardiovascular, pulmonar ou outra. Subsequentemente, ela foi encaminhada para avaliação psiquiátrica, em que revelou que tinha vivenciado dois outros episódios durante o mês anterior, uma vez enquanto dirigia do trabalho para casa e outra quando tomava o café da manhã. Entretanto, não tinha procurado atendimento médico, porque os sintomas tinham-se resolvido relativamente rápido ambas as vezes, e ela se preocupou com a possibilidade de, se fosse ao hospital sem apresentar sintomas, "as pessoas pensarem que sou louca". A Sra. K. aceitou com relutância o número de telefone de um psiquiatra local, mas não o procurou até ter vivenciado um quarto episódio de natureza semelhante. (Cortesia de Erin B. McClure-Tone, Ph.D., e Daniel S. Pine, M.D.)

TABELA 9.2-3
Diagnóstico diferencial orgânico para transtorno de pânico

Doenças cardiovasculares

Anemia	Hipertensão
Angina	Prolapso da válvula mitral
Insuficiência cardíaca congestiva	Infarto do miocárdio
Estados β-adrenérgicos hiperativos	Taquicardia atrial paradoxal

Doenças pulmonares

Asma	Embolia pulmonar
Hiperventilação	

Doenças neurológicas

Doença cerebrovascular	Enxaqueca
Epilepsia	Esclerose múltipla
Doença de Huntington	Acidente vascular isquêmico transitório
Infecção	
Doença de Ménière	Tumor
	Doença de Wilson

Doenças endócrinas

Doença de Addison	Hipoglicemia
Síndrome carcinoide	Hipoparatireoidismo
Síndrome de Cushing	Distúrbios da menopausa
Diabetes	Feocromocitoma
Hipertireoidismo	Síndrome pré-menstrual

Intoxicações por drogas

Anfetamina	Alucinógenos
Nitrito de amilo	Maconha
Anticolinérgicos	Nicotina
Cocaína	Teofilina

Abstinência de drogas

Álcool	Opiáceos e opioides
Anti-hipertensivos	Sedativo-hipnóticos

Outras condições

Anafilaxia	Infecções sistêmicas
Deficiência de B_{12}	Lúpus eritematoso sistêmico
Desequilíbrios eletrolíticos	Arterite temporal
Intoxicação por metais pesados	Uremia

Sintomas associados

Sintomas depressivos com frequência estão presentes no transtorno de pânico, e em alguns pacientes, um transtorno depressivo coexiste com o transtorno de pânico. Alguns estudos verificaram que o risco de suicídio durante a vida nesse grupo é mais alto do que em pessoas sem transtorno mental. Os médicos devem estar atentos para o risco de suicídio. Além da agorafobia, outras fobias e transtorno obsessivo-compulsivo (TOC) podem coexistir com o transtorno de pânico. As consequências psicossociais do transtorno de pânico, além da discórdia conjugal, podem incluir tempo perdido no trabalho, dificuldades financeiras relacionadas à perda do trabalho e abuso de álcool e outras substâncias.

DIAGNÓSTICO DIFERENCIAL

Transtorno de pânico

O diagnóstico diferencial para um paciente com transtorno de pânico inclui vários distúrbios médicos (Tab. 9.2-3), bem como muitos outros transtornos mentais.

Distúrbios médicos

O transtorno de pânico deve ser diferenciado de uma série de condições médicas que produzem sintomatologia semelhante. Os ataques de pânico estão associados com uma variedade de distúrbios endocrinológicos, incluindo estados hipo e hipertireoidianos, hiperparatireoidismo e feocromocitomas. Hipoglicemia episódica associada com insulinomas também pode produzir estados semelhantes a pânico, assim como os processos neuropatológicos primários. Estes incluem transtornos convulsivos, disfunção vestibular, neoplasmas ou os efeitos sobre o SNC de substâncias prescritas ou ilícitas. Por fim, distúrbios dos sistemas cardíaco e pulmonar, incluindo arritmias, doença pulmonar obstrutiva crônica e asma, podem produzir sintomas autonômicos e aumento da ansiedade que podem ser difíceis de diferenciar de transtorno de pânico. Indícios de uma etiologia médica subjacente aos sintomas de pânico incluem a presença de características atípicas durante os ataques de pânico, como ataxia, alterações na consciência ou descontrole da bexiga; início de transtorno de pânico relativamente tarde na vida; e sinais e sintomas físicos indicativos de um problema clínico.

Transtornos mentais

O transtorno de pânico também deve ser diferenciado de uma série de transtornos psiquiátricos, em particular outros transtornos de ansiedade. Ataques de pânico ocorrem em muitos transtornos de ansiedade, entre eles fobia social e específica. Pânico também pode ocorrer no TEPT e no TOC. O segredo para diagnosticar de maneira correta o transtorno de pânico e diferenciar a condição de outros transtornos de ansiedade envolve a documentação de ataques de pânico espontâneos recorrentes em algum momento na doença. A diferenciação de transtorno de ansiedade generalizada também pode ser difícil. Classicamente, os ataques de pânico são caracterizados por seu início rápido (em minutos) e duração curta (em geral menos de 10 a 15 minutos), em comparação com a ansiedade associada com o transtorno de ansiedade generalizada, que surge e se dissipa mais lentamente. Entretanto, pode ser difícil fazer essa distinção, porque a ansiedade em torno dos ataques de pânico pode ser mais difusa e mais lenta para se dissipar do que o normal. Visto que a ansiedade é um concomitante frequente de muitos outros transtornos psiquiátricos, incluindo as psicoses e os transtornos afetivos, a discriminação entre transtorno de pânico e muitos outros transtornos também pode ser difícil.

Fobia específica e fobia social

Às vezes, é difícil distinguir entre transtorno de pânico, por um lado, e fobias específica e social, por outro. Alguns pacientes que vivenciam um único ataque de pânico em uma situação específica (p. ex., um elevador) podem acabar tendo evitação de longa duração contra esse local específico, independentemente de se tiveram outro ataque de pânico. Esses pacientes satisfazem os critérios diagnósticos para uma fobia específica, e os médicos devem usar seu julgamento sobre qual é o diagnóstico mais apropriado. Em outro exemplo, uma pessoa que vivencia um ou mais ataques de pânico pode, então, ter medo de falar em público. Embora o quadro clínico seja quase idêntico ao da fobia social, um diagnóstico de fobia social é excluído porque a esquiva da situação pública é baseada no medo de ter um ataque de pânico, e não no medo de falar em público em si.

CURSO E PROGNÓSTICO

O transtorno de pânico geralmente tem seu início no fim da adolescência ou no início da vida adulta, ainda que possa ocorrer durante a infância, o início da adolescência e a meia-idade. Alguns dados implicam aumento de estressores psicossociais com o início do transtorno, embora nenhum destes possa ser identificado com muita clareza na maioria dos casos.

O transtorno de pânico em geral é crônico, ainda que seu curso seja variável tanto entre pacientes como em um único paciente. Os estudos de acompanhamento a longo prazo disponíveis são difíceis de interpretar, porque não foram controlados para os efeitos do tratamento. Apesar disso, cerca de 30 a 40% dos pacientes parecem ficar livres de sintomas no acompanhamento a longo prazo, em torno de 50% têm sintomas suficientemente leves para não afetar sua vida de modo significativo, e 10 a 20% continuam a ter sintomas relevantes.

Após o primeiro ou segundo ataque de pânico, os indivíduos podem ficar bastante despreocupados em relação à condição; com ataques repetidos, contudo, os sintomas podem se tornar a principal preocupação. As pessoas podem tentar manter os ataques de pânico em segredo e, assim, preocupam seus familiares e amigos com as mudanças inexplicáveis no comportamento. A frequência e a gravidade dos ataques podem oscilar. Eles podem ocorrer várias vezes por dia ou menos de uma vez por mês. A ingestão excessiva de cafeína ou nicotina pode exacerbar os sintomas.

A depressão pode complicar o quadro de sintomas em 40 a 80% de todos os pacientes, conforme estimado por vários estudos. Embora não sejam propensos a falar sobre ideação suicida, os pacientes apresentam maior risco para cometer suicídio. A dependência de álcool e de outras substâncias ocorre em cerca de 20 a 40% dos pacientes, e também pode se desenvolver um transtorno obsessivo-compulsivo. As interações na família e o desempenho na escola e no trabalho costumam ser afetados. Aqueles com bom desempenho pré-mórbido e sintomas de duração breve tendem a ter bom prognóstico.

TRATAMENTO

Com tratamento, a maioria dos pacientes exibe uma melhora importante nos sintomas de transtorno de pânico e agorafobia. Os dois tratamentos mais eficazes são a farmacoterapia e a terapia cognitivo-comportamental. As terapias familiar e de grupo podem ajudar os indivíduos afetados e suas famílias a ajustarem-se ao transtorno e às dificuldades psicossociais que ele possa ter precipitado.

Farmacoterapia

Visão geral. Alprazolam e paroxetina são os dois medicamentos aprovados pela Food and Drug Administration (FDA) para o tratamento do transtorno de pânico. Em geral, a experiência está mostrando superioridade dos inibidores seletivos da recaptação de serotonina (ISRSs) e da clomipramina sobre os benzodiazepínicos, os inibidores da monoaminoxidase (IMAOs) e os medicamentos tricíclicos e tetracíclicos, em termos de eficácia e tolerância de efeitos adversos. Alguns relatos sugeriram um papel para a venlafaxina, e a buspirona tem sido sugerida como um medicamento auxiliar em alguns casos. A venlafaxina é aprovada pela FDA para o tratamento do transtorno de ansiedade generalizada e pode ser útil no transtorno de pânico combinado com depressão. Não foi verificado que antagonistas dos receptores β-adrenérgicos sejam particularmente úteis para o transtorno de pânico. Uma abordagem conservadora é iniciar o tratamento com paroxetina, sertralina, citalopram ou fluvoxamina no transtorno de pânico isolado. Se o controle rápido de sintomas graves for desejado, um tratamento breve com alprazolam deve ser iniciado junto com o ISRS, seguido pela redução gradativa da utilização do benzodiazepínico. Na utilização de longo prazo, a fluoxetina é um agente eficiente para o transtorno de pânico com depressão comórbida, embora suas propriedades ativadoras iniciais possam imitar os sintomas de pânico nas primeiras semanas e ela possa ser mal tolerada nesse esquema. O clonazepam pode ser prescrito para pacientes que antecipam uma situação em que pode ocorrer pânico (0,5-1 mg conforme necessidade). As doses habituais dos medicamentos antipânico estão listadas na Tabela 9.2-4.

Inibidores seletivos da recaptação de serotonina. Todos os ISRSs são eficientes para o transtorno de pânico. A paroxetina e a paroxetina CR têm efeitos sedativos e tendem a acalmar os pacientes de imediato, o que leva a maior adesão e a menos interrupções, mas isso deve ser contrabalançado com seu potencial de ganho de peso. O citalopram, o escitalopram, a fluvoxamina e a sertralina são as seguintes mais bem toleradas. Relatos empíricos sugerem que indivíduos com transtorno de pânico são particularmente sensíveis aos efeitos ativadores dos ISRSs, em especial da fluoxetina, portanto eles devem ser administrados em pequenas doses iniciais, elevadas pouco a pouco. Na dose terapêutica – por exemplo, 20 mg por dia de paroxetina –, alguns pacientes podem experimentar aumento da sedação. Uma abordagem para pacientes com transtorno de pânico é administrar 5 a 10 mg/dia de paroxetina ou 12,5 a 25 mg de paroxetina CR por 1 a 2 semanas e, então, aumentar a dose em 10 mg/dia de paroxetina ou 12,5 mg de paroxetina CR a cada 1 a 2 semanas, até o máximo de 60 mg de paroxetina ou 62,5 mg de paroxetina CR. Caso a sedação se torne intolerável, reduzir a dose para 10 mg/dia de paroxetina ou 12,5 mg de paroxetina CR e mudar para 10 mg/dia de fluoxetina e elevá-la lentamente. Outras estratégias podem ser utilizadas com base na experiência do clínico.

Benzodiazepínicos. Esses agentes têm o início de ação mais rápido contra o pânico, por vezes na primeira semana, e podem ser utilizados por períodos longos sem o desenvolvimento de tolerância aos efeitos antipânico. O alprazolam tem sido o mais utilizado para o transtorno de pânico, mas estudos controlados demonstraram eficácia igual para o lorazepam, e relatos de caso também indicaram que o clonazepam pode ser eficaz. Alguns pacientes utilizam benzodiazepínicos quando se defrontam com um estímulo fóbico. Eles

TABELA 9.2-4
Doses recomendadas de medicamentos antipânico (doses diárias, a menos que indicado de outra forma)

Medicamento	Início (mg)	Manutenção (mg)
ISRSs		
Paroxetina	5-10	20-60
Paroxetina CR	12,5-25	62,5
Fluoxetina	2-5	20-60
Sertralina	12,5-25	50-200
Fluvoxamina	12,5	100-150
Citalopram	10	20-40
Escitalopram	10	20
Antidepressivos tricíclicos		
Clomipramina	5-12,5	50-125
Imipramina	10-25	150-500
Desipramina	10-25	150-200
Benzodiazepínicos		
Alprazolam	0,25-0,5 3x/dia	0,5-2 3x/dia
Clonazepam	0,25-0,5 2x/dia	0,5-2 2x/dia
Diazepam	2-5 2x/dia	5-30 2x/dia
Lorazepam	0,25-0,5 2x/dia	0,5-2 2x/dia
IMAOs		
Fenelzina	15 2x/dia	15-45 2x/dia
Tranilcipromina	10 2x/dia	10-30 2x/dia
IRMAs		
Moclobemida	50	300-600
Brofaromina	50	150-200
Antidepressivos atípicos		
Venlafaxina	6,25-25	50-150
Venlafaxina XR	37,5	150-225
Outros agentes		
Ácido valproico	125 2x/dia	500-750 2x/dia
Inositol	6.000 2x/dia	6.000 2x/dia

IMAOs, inibidores da monoaminoxidase; IRMAs, inibidores reversíveis da monoaminoxidase tipo A; ISRSs; inibidores seletivos da recaptação de serotonina;

podem ser razoavelmente empregados como primeiro agente para o tratamento do transtorno de pânico enquanto a dose de um medicamento serotonérgico estiver sendo titulada lentamente para uma dose terapêutica. Após 4 a 12 semanas, o uso dos benzodiazepínicos pode ser reduzido pouco a pouco (ao longo de 4 a 10 semanas), enquanto o medicamento serotonérgico é continuado. A maior reserva entre os médicos relativa ao uso dos benzodiazepínicos para o transtorno de pânico é o potencial para dependência, comprometimento cognitivo e abuso, em especial após a utilização a longo prazo. Os pacientes devem ser instruídos a não dirigir ou operar equipamentos perigosos enquanto estiverem utilizando esses agentes. Embora eles provoquem uma sensação de bem-estar, sua interrupção gera uma síndrome de abstinência bem documentada e desagradável. Relatos empíricos e pequenas séries de casos indicam que a adição de alprazolam é uma das mais difíceis de superar, podendo requerer um programa abrangente de desintoxicação. A dose do benzodiazepínico deve ser reduzida lenta e gradativamente, e os efeitos esperados da retirada devem ser explicados em detalhes ao paciente.

Medicamentos tricíclicos e tetracíclicos. Atualmente, os ISRSs são considerados os agentes de primeira linha para o tratamento de transtorno do pânico. Entretanto, dados mostram que entre os medicamentos tricíclicos, a clomipramina e a imipramina são os mais eficazes no tratamento desse transtorno. A experiência clínica indica que as doses devem ser aumentadas aos poucos, para evitar a estimulação excessiva, e que o benefício clínico completo necessita de dosagens totais, que podem não ser atingidas por 8 a 12 semanas. Alguns dados apoiam a eficácia da desipramina, e menos evidências sugerem um papel para a maprotilina, a trazodona, a nortriptilina, a amitriptilina e a doxepina. Os medicamentos tricíclicos não são tão utilizados quanto os ISRSs, porque, em geral, têm efeitos adversos mais graves nas doses mais altas necessárias para o tratamento eficaz do transtorno.

Inibidores da monoaminoxidase. Dados consistentes apoiam a eficácia da fenelzina, e alguns também apoiam o uso da tranilcipromina. Os IMAOs parecem ter menos probabilidade de causar estimulação excessiva do que os ISRSs e os tricíclicos, mas podem requerer doses totais por pelo menos 8 a 12 semanas para serem eficazes. A necessidade de restrições dietéticas tem limitado a utilização de IMAOs, sobretudo desde o aparecimento dos ISRSs.

Falta de resposta ao tratamento. Se os pacientes deixam de responder a uma classe de medicamentos, outra deve ser tentada. Dados recentes defendem a eficácia da venlafaxina. A combinação de um ISRS ou um tricíclico e um benzodiazepínico ou de um ISRS e lítio ou um medicamento tricíclico pode ser tentada. Relatos de caso sugeriram a eficácia da carbamazepina, do valproato e de inibidores dos canais de cálcio. A buspirona pode ter um papel na potenciação de outros agentes, mas tem pouca eficácia por si própria. Os médicos devem reavaliar o paciente, particularmente no sentido de estabelecer a presença de condições comórbidas como depressão e uso de álcool ou outras substâncias.

Duração da farmacoterapia. Uma vez eficaz, o tratamento farmacológico, em geral, deve continuar por 8 a 12 meses. Dados indicam que o transtorno de pânico é uma condição crônica, talvez para toda a vida, que tem recorrência quando o tratamento é interrompido. Estudos relataram que 30 a 90% dos indivíduos com a condição que receberam tratamento bem-sucedido têm uma recaída quando a medicação é interrompida. Os pacientes podem ter mais probabilidade de recaída se estiverem recebendo benzodiazepínicos e se esse tratamento for interrompido de uma forma que cause sintomas de abstinência.

Terapias cognitiva e comportamental

As terapias cognitiva e comportamental são tratamentos eficazes para o transtorno de pânico. Vários relatos concluíram que elas são superiores a apenas farmacoterapia; outros concluíram o oposto. Muitos estudos e relatos verificaram que a combinação de terapia cognitiva ou terapia comportamental com farmacoterapia é mais eficaz do que cada abordagem isolada. Diversos estudos que incluíram acompanhamento a longo prazo de pacientes que receberam terapia cognitiva ou comportamental indicam que as terapias são eficazes para produzir a remissão duradoura dos sintomas.

Terapia cognitiva. Os dois focos principais da terapia cognitiva para transtorno de pânico são a instrução sobre as falsas crenças do paciente e a informação sobre os ataques de pânico. O primeiro ponto se concentra na tendência do paciente a interpretar de forma equivocada sensações corporais leves como indicativos iminentes de ataques de pânico, tragédia ou morte. O segundo inclui explicações de que, quando os ataques de pânico ocorrem, são de tempo limitado e não ameaçam a vida.

REFERÊNCIAS

Cougle JR, Feldner MT, Keough ME, Hawkins KA, Fitch KE. Comorbid panic attacks among individuals with posttraumatic stress disorder: Associations with traumatic event exposure history, symptoms, and impairment. *J Anxiety Disord.* 2010;24:183.

Fentz HN, Hoffart A, Jensen MB, Arendt M, O'Toole MS, Rosenberg NK, Hougaard E. Mechanisms of change in cognitive behaviour therapy for panic disorder: the role of panic self-efficacy and catastrophic misinterpretations. *Behav Res Ther.* 2013;51:579–587.

Funayama T, Furukawa TA, Nakano Y, Noda Y, Ogawa S, Watanabe N, Chen J, Noguchi Y. In-situation safety behaviors among patients with panic disorder: descriptive and correlational study. *Psych Clin Neurosci.* 2013;67:332–339.

Hodges LM, Fyer AJ, Weissman MM, Logue MW, Haghighi F, Evgrafov O, Rotondo A, Knowles JA, Hamilton SP. Evidence for Linkage and Association of GABRB3 and GABRA5 to Panic Disorder. *Neuropsychopharmacology.* 2014.

McClure-Tone EB, Pine DS. Clinical features of the anxiety disorders. In: Sadock BJ, Sadock VA, Ruiz P, eds. *Kaplan & Sadock's Comprehensive Textbook of Psychiatry.* 9th edition. Philadelphia: Lippincott Williams & Wilkins; 2009:1844.

McTeague LM, Lang PJ, Laplante MC, Bradley MM. Aversive imagery in panic disorder: Agoraphobia severity, comorbidity, and defensive physiology. *Biol Psychiatry.* 2011;70:415.

Nardi AE, Valença AM, Freire RC, Amrein R, Sardinha A, Levitan MN, Nascimento I, de-Melo-Neto VL, King AL, de O. e Silva AC, Veras AB, Dias GP, Soares-Filho GL, da Costa RT, Mezzasalma MA, de Carvalho MR, de Cerqueira AC, Hallak JE, Crippa JA, Versiani M. Randomized, open naturalistic, acute treatment of panic disorder with clonazepam or paroxetine. *J Clin Psychopharmacol.* 2011;31:259.

Noel JM, Curtis JL. The pharmacological management of stress reactions. In: Everly GS Jr, Lating JM. *A Clinical Guide to the Treatment of the Human Stress Response.* New York: Springer Science+Business Media; 2013:317.

Onur E, Alkın T, Sheridan MJ, Wise TN. Alexithymia and emotional intelligence in patients with panic disorder, generalized anxiety disorder and major depressive disorder. *Psych Quart.* 2013;84:303.

Otto MW, Tolin DF, Simon NM, Pearlson GD, Basden S, Meunier SA, Hofmann SG, Eisenmenger K, Krystal JH, Pollack MH. Efficacy of D-cycloserine for enhancing response to cognitive-behavior therapy for panic disorder. *Biol Psychiatry.* 2010;67:365.

Pilecki B, Arentoft A, McKay D. An evidence-based causal model of panic disorder. *J Anxiety Disord.* 2011;25:381.

Spatola CAM, Scaini S, Pesenti-Gritti P, Medland SE, Moruzzi S, Ogliari A, Tambs K, Battaglia M. Gene–environment interactions in panic disorder and CO2 sensitivity: Effects of events occurring early in life. *Am J Med Gen.* 2011;156:79.

Thorpe GL, Sigmon ST, Yoon KL. Agoraphobia and panic disorder. In: Ramachandran VS, ed. *Encyclopedia of Human Behavior.* 2nd edition. Burlington, MA: Academic Press; 2012:68.

Wuyek LA, Antony MM, McCabe RE. Psychometric properties of the panic disorder severity scale: Clinician-administered and self-report versions. *Clin Psychol Psychother.* 2011;18:234.

▲ 9.3 Agorafobia

Agorafobia refere-se a um medo ou uma ansiedade em relação a lugares dos quais a fuga possa ser difícil. É possível que seja a mais incapacitante das fobias, porque pode interferir de maneira significativa na capacidade de uma pessoa funcionar no trabalho e em situações sociais fora de casa. Nos Estados Unidos, a maioria dos pesquisadores do transtorno de pânico acredita que a agorafobia quase sempre se desenvolve como uma complicação em pacientes com esse transtorno. Ou seja, acredita-se que o medo de ter um ataque de pânico em um lugar público do qual a fuga seria angustiante e difícil é que cause a agorafobia. Embora frequentemente coexista com o transtorno de pânico, o DSM-5 classifica a agorafobia como uma condição separada que pode ou não ser comórbida com esse transtorno.

HISTÓRIA

O termo *agorafobia* foi criado em 1871 para descrever a condição de pacientes que temiam se aventurar sozinhos em lugares públicos. O termo é derivado das palavras gregas *agora* e *phobos*, que significam "medo de estar em espaços abertos ou no meio de uma multidão".

EPIDEMIOLOGIA

A prevalência de agorafobia ao longo da vida é um pouco controversa, variando entre 2 e 6% entre os estudos. De acordo com o DSM-5, pessoas com mais de 65 anos têm uma taxa de prevalência de agorafobia de 0,4%, mas isso pode ser uma estimativa baixa. O principal fator que leva a essa ampla variação de estimativas diz respeito à discordância sobre a conceituação da relação da agorafobia com o transtorno de pânico. Embora os estudos de agorafobia no contexto psiquiátrico tenham relatado que pelo menos três quartos dos pacientes afetados também têm transtorno de pânico, estudos de agorafobia em amostras da comunidade revelaram que até metade dos pacientes tem agorafobia sem transtorno de pânico. As razões para esses achados divergentes são desconhecidas, mas provavelmente envolvem diferenças nas técnicas de averiguação. Em muitos casos, o início da agorafobia segue-se a um acontecimento traumático.

DIAGNÓSTICO E CARACTERÍSTICAS CLÍNICAS

Os critérios diagnósticos do DSM-5 para agorafobia estipulam um medo ou uma ansiedade acentuados em relação a pelo menos uma situação de dois ou mais de cinco grupos de situações: (1) utilizar transporte público (p. ex., ônibus, trem, carros, aviões), (2) estar em um espaço aberto (p. ex., parque, *shopping center*, estacionamento), (3) estar em um espaço fechado (p. ex., lojas, elevadores, cinemas), (4) estar no meio de uma multidão ou ficar em pé em uma fila, ou (5) ficar sozinho fora de casa. O medo ou a ansiedade devem ser persistentes e durar pelo menos seis meses (Tab. 9.3-1).

Indivíduos com agorafobia evitam de forma rígida situações nas quais seria difícil obter ajuda. Eles preferem estar acompanhados por um amigo ou familiar em ruas movimentadas, lojas superlotadas, espaços fechados (p. ex., túneis, elevadores) e veículos fechados (p. ex., metrô, ônibus, aviões). Podem insistir em ser acompanhados toda vez que saem de casa. O comportamento pode resultar em conflito conjugal, que pode ser mal diagnosticado como o problema principal. Pessoas gravemente afetadas podem se recusar a sair de casa. Em especial antes de um diagnóstico correto ser feito, elas podem ficar aterrorizadas por achar que estão ficando loucas.

A Sra. W. era uma mulher casada de 33 anos. Ela procurou uma clínica de tratamento de ansiedade relatando que sentia como se estivesse tendo um ataque cardíaco sempre que saía de casa. Seu transtorno tinha começado oito anos antes, enquanto frequentava uma aula de ioga, quando subitamente percebeu um aumento nos batimentos cardíacos, sentiu uma dor lancinante no peito e teve dificuldade para respirar. Ela começou a suar e a tremer e ficou tonta. Foi imediatamente para o pronto-socorro, onde foi feito um eletrocardiograma. Nenhuma anormalidade foi detectada. Ao longo dos meses seguintes, a Sra. W. vivenciou ataques semelhantes,

Transtornos de ansiedade

TABELA 9.3-1
Critérios diagnósticos do DSM-5 para agorafobia

A. Medo ou ansiedade marcantes acerca de duas (ou mais) das cinco situações seguintes:
   1. Uso de transporte público (p. ex., automóveis, ônibus, trens, navios, aviões).
   2. Permanecer em espaços abertos (p. ex., áreas de estacionamentos, mercados, pontes).
   3. Permanecer em locais fechados (p. ex., lojas, teatros, cinemas).
   4. Permanecer em uma fila ou ficar em meio a uma multidão.
   5. Sair de casa sozinho.
B. O indivíduo tem medo ou evita essas situações devido a pensamentos de que pode ser difícil escapar ou de que o auxílio pode não estar disponível no caso de desenvolver sintomas do tipo pânico ou outros sintomas incapacitantes ou constrangedores (p. ex., medo de cair nos idosos; medo de incontinência).
C. As situações agorafóbicas quase sempre provocam medo ou ansiedade.
D. As situações agorafóbicas são ativamente evitadas, requerem a presença de uma companhia ou são suportadas com intenso medo ou ansiedade.
E. O medo ou ansiedade é desproporcional ao perigo real apresentado pelas situações agorafóbicas e ao contexto sociocultural.
F. O medo, ansiedade ou esquiva é persistente, geralmente durando mais de seis meses.
G. O medo, ansiedade ou esquiva causa sofrimento clinicamente significativo ou prejuízo no funcionamento social, profissional ou em outras áreas importantes da vida do indivíduo.
H. Se outra condição médica (p. ex. doença inflamatória intestinal, doença de Parkinson) está presente, o medo, ansiedade ou esquiva é claramente excessivo.
I. O medo, ansiedade ou esquiva não é mais bem explicado pelos sintomas de outro transtorno mental – por exemplo, os sintomas não estão restritos a fobia específica, tipo situacional; não envolvem apenas situações sociais (como no transtorno de ansiedade social); e não estão relacionados exclusivamente a obsessões (como no transtorno obsessivo-compulsivo), percepção de defeitos ou falhas na aparência física (como no transtorno dismórfico corporal) ou medo de separação (como no transtorno de ansiedade de separação).

Nota: A agorafobia é diagnosticada independentemente da presença de transtorno de pânico. Se a apresentação de um indivíduo satisfaz os critérios para transtorno de pânico e agorafobia, ambos os diagnósticos devem ser dados.

Reimpressa, com permissão, de *Diagnostic and Statistical Manual of Mental Disorders*, Fifth Edition (Copyright ©2013) American Psychiatric Association. Todos os direitos reservados.

---

de 15 a 30 minutos de duração, cerca de quatro vezes por mês. Com frequência procurava o conselho médico após cada episódio, e nenhuma anormalidade era detectada. Após vivenciar alguns desses ataques, passou a ter medo de que eles ocorressem longe de casa e não saía a menos que absolutamente necessário; nesse caso, precisava levar seu telefone celular ou estar acompanhada por alguém. Mesmo assim, evitava lugares superlotados, como *shopping centers*, cinemas e bancos, onde as saídas rápidas às vezes são bloqueadas. Seus sintomas e a esquiva dominavam sua vida, embora tivesse consciência de que eram irracionais e excessivos. Ela tinha uma depressão leve e inquietação e dificuldade para dormir.

DIAGNÓSTICO DIFERENCIAL

O diagnóstico diferencial para agorafobia inclui todos os transtornos clínicos que possam causar ansiedade ou depressão. O diagnóstico diferencial psiquiátrico inclui transtorno depressivo maior, esquizofrenia, transtorno da personalidade paranoide, transtorno da personalidade esquiva e transtorno da personalidade dependente.

CURSO E PROGNÓSTICO

Acredita-se que a maioria dos casos de agorafobia seja causada por transtorno de pânico. Quando esse transtorno é tratado, a agorafobia muitas vezes melhora com o tempo. Para uma redução rápida e completa dessa condição, a terapia comportamental é, às vezes, indicada. Agorafobia sem uma história de transtorno de pânico é frequentemente incapacitante e crônica, e os transtornos depressivos e a dependência de álcool muitas vezes complicam seu curso.

TRATAMENTO

Farmacoterapia

Benzodiazepínicos. Estes são os agentes com início de ação mais rápido contra pânico. Alguns pacientes os utilizam conforme necessário quando se defrontam com um estímulo fóbico. Alprazolam e lorazepam são os mais frequentemente prescritos. O clonazepam também demonstrou ser eficaz. As maiores reservas entre os médicos em relação à administração de benzodiazepínicos são o potencial para dependência, comprometimento cognitivo e abuso, sobretudo com uso a longo prazo. Entretanto, quando usados de forma apropriada sob supervisão médica, esses medicamentos são eficazes e, em geral, bem tolerados. Os efeitos colaterais mais comuns são tontura e sedação leves, que costumam ser atenuados pelo tempo ou pela mudança da dose. Deve-se ter cautela ao usar maquinário pesado ou perigoso ou ao dirigir, especialmente no início do tratamento ou quando a dose é mudada. Os benzodiazepínicos não devem ser utilizados em combinação com álcool, porque podem intensificar seus efeitos. É melhor evitá-los também em indivíduos com história de abuso de álcool ou substâncias, a menos que existam razões inevitáveis para seu uso, como falha em responder a outras classes de medicamentos.

Inibidores seletivos da recaptação de serotonina. Foi demonstrado que os ISRSs ajudam a reduzir ou prevenir recaídas de várias formas de ansiedade, incluindo agorafobia. As doses efetivas são essencialmente as mesmas que para o tratamento de depressão, embora seja costumeiro iniciar com doses mais baixas do que na depressão para minimizar um efeito ansiolítico inicial, que é quase sempre de curta duração, e elevá-las de modo gradual até uma dose terapêutica. As principais vantagens dos antidepressivos ISRSs incluem seu melhor perfil de segurança na superdosagem e carga de efeitos colaterais mais tolerável. Os efeitos colaterais comuns da maioria dos ISRSs são distúrbio do sono, sedação, vertigem, náusea e diarreia; muitos desses efeitos adversos melhoram com o uso continuado. Outro efeito colateral bastante relatado dos ISRSs é disfunção sexual (i.e., diminuição da libido, ejaculação retardada em homens, orgasmo retardado em mulheres), que raramente melhora com o tempo ou com uma mudança para outro ISRS (ou de um ISRS para um inibidor da recaptação de serotonina-norepinefrina [IRSN]). As estratégias propostas para combater a disfunção sexual em pacientes que recebem ISRSs incluem uso adjuvante de ioimbina, bupropiona ou mirtazapina; redução da dose; ou uso adjuvante de sildenafil. Outra questão a ser considerada ao prescrever um ISRS é a possibilidade de uma síndrome de descontinuação se esses medicamentos forem interrompidos de forma repentina. Os sintomas dessa condição comumente relatados, que tendem a ocorrer 2 a 4 dias após a cessação do medicamento, incluem aumento da ansiedade, irritabilidade, tristeza, tontura ou vertigem, mal-estar, distúrbio do sono e dificuldades de concentração. Essa síndrome de descontinuação é mais comum entre ISRSs com meias-vidas mais curtas (p. ex., paroxetina).

Medicamentos tricíclicos e tetracíclicos. Embora os ISRSs sejam considerados os agentes de primeira linha para o tratamento de transtornos de pânico com ou sem agorafobia, os medicamentos tricíclicos clomipramina e imipramina são os mais eficazes no tratamento desses transtornos. As dosagens devem ser elevadas gradual e lentamente para evitar estimulação excessiva (p. ex., síndrome de "nervosismo"), e o benefício clínico total requer dosagens plenas e pode não ser alcançado por 8 a 12 semanas. O monitoramento terapêutico de fármacos pode ser útil para assegurar que o paciente esteja em uma dose adequada do medicamento, enquanto se evitam problemas de toxicidade. Os outros efeitos adversos a esses antidepressivos estão relacionados a seus efeitos sobre o limiar convulsivo, bem como a efeitos cardíacos anticolinérgicos e potencialmente danosos, em particular na superdosagem.

Psicoterapia

Psicoterapia de apoio. A psicoterapia de apoio envolve o uso de conceitos psicodinâmicos e uma aliança terapêutica para promover o enfrentamento adaptativo. As defesas adaptativas são encorajadas e fortalecidas, e as mal-adaptativas são desencorajadas. O terapeuta auxilia no teste de realidade e pode oferecer conselho em relação ao comportamento.

Psicoterapia orientada ao *insight*. Nessa psicoterapia, o objetivo é aumentar o desenvolvimento de *insight* do paciente a respeito dos conflitos psicológicos, que, se não resolvidos, podem se manifestar como sintomas comportamentais.

Terapia comportamental. Nessa terapia, o pressuposto básico é o de que a mudança pode ocorrer sem o desenvolvimento de *insight* psicológico das causas subjacentes. As técnicas incluem reforço positivo e negativo, dessensibilização sistemática, inundação, implosão, exposição gradual, prevenção de resposta, interrupção de pensamento, técnicas de relaxamento, terapia de controle do pânico, automonitoração e hipnose.

Terapia cognitiva. Essa é terapia baseada na premissa de que o comportamento mal-adaptativo é secundário a distorções em como as pessoas se percebem e em como os outros as percebem. O tratamento é de curto prazo e interativo, com atribuição de lição de casa e tarefas a serem realizadas entre as sessões enfocando a correção de suposições e cognições distorcidas. A ênfase é em confrontar e examinar situações que evocam ansiedade interpessoal e depressão leve associada.

Terapia virtual. Foram desenvolvidos programas de computador que permitem que os pacientes se vejam como avatares que são, então, colocados em espaços abertos ou superlotados (p. ex., um supermercado). À medida que se identificam com os avatares em sessões virtuais repetidas, eles são capazes de dominar sua ansiedade por meio de descondicionamento.

REFERÊNCIAS

Chambless DL, Sharpless BA, Rodriguez D, McCarthy KS, Milrod BL, Khalsa SR, Barber JP. Psychometric properties of the mobility inventory for agoraphobia: Convergent, discriminant, and criterion-related validity. *Behav Therapy*. 2011;42:689.

Croft A, Hackmann A. Agoraphobia: An outreach treatment programme. *Behav Cogn Psychother*. 2013;41:359.

Huppert JD, Kivity Y, Barlow DH, Gorman JM, Shear MK, Woods SW. Therapist effects and the outcome–alliance correlation in cognitive behavioral therapy for panic disorder with agoraphobia. *Behav Res Ther*. 2014;52:26–34.

McCabe RE, Gifford S. Psychological treatment of panic disorder and agoraphobia. In: Anthony MM, Stein MB, eds. *Oxford Handbook of Anxiety and Related Disorders*. New York: Oxford University Press; 2009:308.

McClure-Tone EB, Pine DS. Clinical features of the anxiety disorders. In: Sadock BJ, Sadock VA, Ruiz P, eds. *Kaplan & Sadock's Comprehensive Textbook of Psychiatry*. 9th edition. Philadelphia: Lippincott Williams & Wilkins; 2009:1844.

Meyerbroker K, Morina N, Kerkhof G, Emmelkamp PM. Virtual reality exposure treatment of agoraphobia: a comparison of computer automatic virtual environment and head-mounted display. *Stud Health Technol Inform*. 2011;167:51.

Nay W, Brown R, Roberson-Nay R. Longitudinal course of panic disorder with and without agoraphobia using the National Epidemiologic Survey on Alcohol and Related Conditions (NESARC). *Psych Res*. 2013;208:54.

Perna G, Daccò S, Menotti R, Caldirola D. Antianxiety medications for the treatment of complex agoraphobia: Pharmacological interventions for a behavioral condition. *Neuropsychiatr Dis Treat*. 2011;7:621.

Pollack MH, Simon NM. Pharmacotherapy for panic disorder and agoraphobia. In: Anthony MM, Stein MB, eds. *Oxford Handbook of Anxiety and Related Disorders*. New York: Oxford University Press; 2009:295.

Ritchie K, Norton J, Mann A, Carriere I, Ancelin M-L. Late-onset agoraphobia: General population incidence and evidence for clinical subtype. *Am J Psych*. 2013;170:790.

Vögele C, Ehlers A, Meyer AH, Frank M, Hahlweg K, Margraf J. Cognitive mediation of clinical improvement after intensive exposure therapy of agoraphobia and social phobia. *Depress Anxiety*. 2010;27:294.

Wittchen HU, Gloster AT, Beesdo-Baum K, Fava GA, Craske MG. Agoraphobia: A review of the diagnostic classificatory position and criteria. *Depress Anxiety*. 2010;27:113.

▲ 9.4 Fobia específica

O termo *fobia* refere-se a um medo excessivo de objeto, circunstância ou situação específicos. A fobia específica é um medo intenso e persistente de um objeto ou de uma situação. O diagnóstico de fobia específica requer o desenvolvimento de ansiedade intensa, mesmo a ponto de pânico, quando da exposição ao objeto temido. Pessoas com essa fobia podem antecipar lesões, tal como serem mordidas por um cão, ou podem ficar em pânico ante o pensamento de perder o controle; por exemplo, se têm medo de andar de elevador, também podem se preocupar com a possibilidade de desmaiar após a porta se fechar.

EPIDEMIOLOGIA

As fobias são um dos transtornos mentais mais comum nos Estados Unidos, onde se estima que aproximadamente 5 a 10% da população seja afetada por esses transtornos perturbadores e, às vezes, incapacitantes. A prevalência ao longo da vida de fobia específica é de cerca de 10%. É o transtorno mais comum entre as mulheres e o segundo mais comum entre os homens, atrás apenas dos transtornos relacionados a substâncias. Sua prevalência em seis meses é de 5 a 10 por 100 pessoas (Tab. 9.4-1). As taxas de fobias específicas em mulheres (14 a 16%) eram o dobro das dos homens (5 a 7%), embora a proporção seja mais próxima de 1 para 1 para o medo de sangue, injeção ou ferimentos. (Os tipos de fobias são discutidos a seguir nesta seção.) A idade de pico para o início das fobias do tipo ambiente natural e do tipo sangue-injeção-ferimentos é dos 5 aos 9 anos, ainda que possa ocorrer mais tarde. No entanto, a idade de pico para o início das fobias do tipo situacional (exceto para medo de altura) é mais alta, em torno dos 20 anos, idade mais próxima daquela para princípio de

TABELA 9.4-1
Taxas de prevalência ao longo da vida de fobia específica

Local	Homens (%)	Mulheres (%)	Total (%)
Estados Unidos (Levantamento Nacional de Comorbidade)	6,7	15,7	11,3
Estados Unidos (Estudo Área de Captação Epidemiológica)	7,7	14,4	11,2
Porto Rico	7,6	9,6	8,6
Edmonton, Canadá	4,6	9,8	7,2
Coreia	2,6	7,9	5,4
Zurique, Suíça	5,2	16,1	10,7
Holanda	6,6	13,6	10,1

agorafobia. Os objetos e as situações temidos nas fobias específicas (listadas em frequência descendente de aparecimento) são animais, tempestades, altura, doença, ferimento e morte.

COMORBIDADE

Os relatos de comorbidade na fobia específica variam de 50 a 80%. Os transtornos comórbidos comuns com fobia específica incluem os de ansiedade, de humor e relacionados a substâncias.

ETIOLOGIA

Princípios gerais das fobias

Fatores comportamentais. Em 1920, John B. Watson escreveu um artigo denominado *Conditioned Emotional Reactions* (*Reações emocionais condicionadas*), no qual relatou suas experiências com o Pequeno Albert, uma criança com medo de ratos e coelhos. Diferentemente do caso analisado por Freud do Pequeno Hans, que tinha sintomas fóbicos (de cavalos) no curso natural de seu amadurecimento, as dificuldades do Pequeno Albert eram o resultado direto do experimento científico de dois psicólogos que usaram técnicas que tinham induzido, com êxito, respostas condicionadas em animais de laboratório.

A hipótese de Watson invocou o modelo tradicional pavloviano de estímulo-resposta do reflexo condicionado para explicar o surgimento da fobia: a ansiedade é desencadeada por um estímulo naturalmente assustador que ocorre em contiguidade com um segundo estímulo inerentemente neutro. Como resultado da contiguidade, sobretudo quando os dois estímulos são pareados em ocasiões sucessivas, o estímulo neutro original se torna capaz de desencadear ansiedade por si próprio. Assim, passa a ser um estímulo condicionado para produção de ansiedade.

Na teoria clássica de estímulo-resposta, o estímulo condicionado de modo gradual perde sua potência para desencadear uma resposta se não for reforçado pela repetição periódica do estímulo não condicionado. Nas fobias, a atenuação da resposta ao estímulo não ocorre; o sintoma pode durar anos sem qualquer reforço externo aparente. A teoria do condicionamento operante fornece um modelo para explicar esse fenômeno: a ansiedade é um impulso que motiva o organismo a fazer o que puder para evitar o afeto doloroso. No curso desse comportamento aleatório, o organismo aprende que certas ações permitem que ele evite o estímulo provocador de ansiedade. Esses padrões de esquiva permanecem estáveis por longos períodos como resultado do reforço que recebem a partir de sua capacidade de diminuir a ansiedade. Esse modelo é facilmente aplicável às fobias, uma vez que a esquiva do objeto ou da situação que provoca ansiedade desempenha um papel central. O comportamento de esquiva torna-se fixo como um sintoma estável devido a sua eficiência em proteger o indivíduo da ansiedade fóbica.

A teoria da aprendizagem é particularmente relevante para as fobias e fornece explicações simples e inteligíveis para muitas características dos sintomas fóbicos. Entretanto, os críticos contestam o fato de a teoria do aprendizado lidar, na maior parte, com mecanismos superficiais de formação de sintomas, sendo menos útil do que as teorias psicanalíticas no esclarecimento de alguns dos processos psíquicos subjacentes envolvidos.

Fatores psicanalíticos. A formulação de Sigmund Freud da neurose fóbica ainda é a explicação analítica para a fobia específica e a fobia social. Freud hipotetizou que a principal função da ansiedade é sinalizar para o ego que um impulso inconsciente proibido está forçando sua expressão para a consciência, a fim de que fortaleça e reúna suas defesas contra a força instintiva ameaçadora. Freud considerava a fobia – histeria de ansiedade, como continuou a denominá-la – o resultado de conflitos centrados em uma situação edípica da infância não resolvida. Em vista de os impulsos sexuais continuarem a ter uma forte coloração incestuosa em adultos, a ativação sexual pode reavivar uma ansiedade que é, caracteristicamente, um medo de castração. Quando a repressão deixa de ser bem-sucedida em sua totalidade, o ego precisa convocar defesas auxiliares. Em pacientes com fobias, a principal delas é o deslocamento; isto é, o conflito sexual é deslocado da pessoa que o evoca para um objeto ou uma situação aparentemente sem importância, que passa a ter, então, o poder de despertar uma constelação de afetos, um dos quais se denomina *ansiedade-sinal*. O objeto ou a situação fóbica podem ter uma conexão associativa direta com a fonte primária do conflito e, assim, simbolizá-lo (mecanismo de defesa de simbolização).

Além disso, a situação ou o objeto costumam ser algo que o indivíduo pode evitar; com o mecanismo de defesa adicional de esquiva, o indivíduo pode se livrar do sofrimento da ansiedade grave. O resultado final é que a combinação de três defesas (repressão, deslocamento e simbolização) pode eliminar a ansiedade. Contudo, ela é controlada ao custo de se criar uma neurose fóbica. Freud discutiu pela primeira vez a formulação teórica da formação de fobias em sua famosa história do caso do Pequeno Hans, um menino de 5 anos que temia cavalos.

Embora os psiquiatras tenham seguido os pensamentos de Freud de que as fobias são o resultado da ansiedade de castração, teóricos recentes sugeriram que outros tipos de ansiedade podem estar envolvidos. Na agorafobia, por exemplo, a ansiedade de separação claramente tem um papel-chave, e, na eritrofobia (medo do vermelho, que pode se manifestar no medo de enrubescer), o elemento de vergonha implica envolvimento de ansiedade do superego. Observações clínicas levaram à visão de que a ansiedade associada às fobias tem uma variedade de fontes e nuances.

As fobias ilustram a interação entre uma diátese genética constitucional e estressores ambientais. Estudos longitudinais sugerem que certas crianças são predispostas a fobias porque nascem com um temperamento específico, conhecido como inibição comportamental com o não familiar, mas um estresse crônico ambiental deve atuar sobre a predisposição do temperamento para criar uma fobia plenamente desenvolvida. Estressores, como a morte ou a separação de um dos genitores, crítica ou humilhação por irmãos mais velhos, bem como violência em casa, podem ativar a diátese latente na criança, que, então, se torna sintomática. Uma visão geral das características psicodinâmicas das fobias é resumida na Tabela 9.4-2.

TABELA 9.4-2
Temas psicodinâmicos nas fobias

- Os principais mecanismos de defesa incluem deslocamento, projeção e esquiva.
- Estressores ambientais, incluindo humilhação e crítica de um irmão mais velho, brigas dos pais, ou perda ou separação dos pais, interagem com uma diátese genético-constitucional.
- Um padrão característico de relações objetais internas é exteriorizado em situações sociais, no caso da fobia social.
- A antecipação de humilhação, crítica e ridículo é projetada nos indivíduos no ambiente.
- Vergonha e embaraço são os principais estados afetivos.
- Os membros da família podem encorajar o comportamento fóbico e servir como obstáculos a qualquer plano de tratamento.
- A autoexposição à situação temida é o princípio básico do tratamento.

ATITUDE CONTRAFÓBICA. Otto Fenichel chamou atenção para o fato de que a ansiedade fóbica pode estar oculta sob atitudes e comportamentos que representam a negação tanto de que o objeto ou a situação temidos são perigosos como de que a pessoa os teme. Em vez de ser uma vítima passiva de circunstâncias externas, o indivíduo inverte a situação e tenta confrontar e dominar qualquer coisa que seja temida. Indivíduos com atitudes contrafóbicas procuram situações de perigo e se envolvem nelas com entusiasmo. Os devotados de esportes potencialmente perigosos, como saltos de paraquedas e escaladas de montanhas, podem estar exibindo um comportamento contrafóbico. Esses padrões podem ser secundários a ansiedade fóbica ou ser meios normais de lidar com uma situação realisticamente perigosa. Os brinquedos das crianças podem exibir elementos contrafóbicos, como quando brincam de médico e aplicam em uma boneca a injeção que receberam mais cedo naquele dia no consultório do pediatra. Esse padrão de comportamento pode envolver o mecanismo de defesa relacionado de identificação com o agressor.

Fobia específica

O desenvolvimento de uma fobia específica pode resultar da associação de um objeto ou da situação específicos com as emoções de medo e pânico. Foram postulados vários mecanismos para essa relação. Em geral, uma tendência não específica de experimentar medo ou ansiedade forma a cortina de fundo; quando um evento específico (p. ex., dirigir) é associado a uma experiência emocional (um acidente), o indivíduo fica suscetível a uma relação emocional permanente entre dirigir ou veículos e medo ou ansiedade. A experiência emocional por si só pode decorrer de um incidente externo, como acidente de trânsito, ou de um incidente interno, mais comumente um ataque de pânico. Embora o indivíduo possa nunca mais experimentar um ataque de pânico e não satisfazer os critérios diagnósticos para transtorno de pânico, pode ter um medo generalizado de dirigir, e não um medo expresso de ter um ataque de pânico enquanto dirige. Outros mecanismos de associação entre o objeto e as emoções fóbicas incluem a modelagem, na qual o indivíduo observa a reação de outros (p. ex., um dos genitores), e a transferência de informação, na qual a pessoa é ensinada ou advertida sobre os perigos de objetos específicos (p. ex., cobras venenosas).

Fatores genéticos. As fobias específicas tendem a ocorrer em famílias. A incidência familiar do tipo sangue-injeção-ferimentos é particularmente alta. Estudos relataram que de dois terços a três quartos das pessoas afetadas têm pelo menos um parente em primeiro grau com fobia específica do mesmo tipo, mas os estudos necessários de gêmeos e de adoção ainda não foram conduzidos para excluir uma contribuição da transmissão não genética.

DIAGNÓSTICO

O DSM-5 inclui tipos distintos de fobia específica: tipo animal, tipo ambiente natural (p. ex., tempestades), tipo sangue-injeção-ferimentos (p. ex., agulhas), tipo situacional (p. ex., carros, elevadores, aviões) e outro tipo (para fobias específicas que não se enquadram nos quatro tipos anteriores). O aspecto fundamental de cada tipo de fobia é que os sintomas de medo ocorrem apenas na presença de um objeto específico (Tab. 9.4-3). O tipo sangue-injeção-ferimentos é diferenciado dos outros, porque bradicardia e hipotensão com frequência seguem a taquicardia inicial, que é comum a todas as fobias. O tipo sangue-injeção-ferimento de fobia específica tende a afetar, em especial, muitos membros e gerações

TABELA 9.4-3
Critérios diagnósticos do DSM-5 para fobia específica

A. Medo ou ansiedade acentuados acerca de um objeto ou situação (p. ex., voar, alturas, animais, tomar uma injeção, ver sangue).
   Nota: Em crianças, o medo ou ansiedade pode ser expresso por choro, ataques de raiva, imobilidade ou comportamento de agarrar-se.
B. O objeto ou situação fóbica quase invariavelmente provoca uma resposta imediata de medo ou ansiedade.
C. O objeto ou situação fóbica é ativamente evitado ou suportado com intensa ansiedade ou sofrimento.
D. O medo ou ansiedade é desproporcional em relação ao perigo real imposto pelo objeto ou situação específica e ao contexto sociocultural.
E. O medo, ansiedade ou esquiva é persistente, geralmente com duração mínima de seis meses.
F. O medo, ansiedade ou esquiva causa sofrimento clinicamente significativo ou prejuízo no funcionamento social, profissional ou em outras áreas importantes da vida do indivíduo.
G. A perturbação não é mais bem explicada pelos sintomas de outro transtorno mental, incluindo medo, ansiedade e esquiva de situações associadas a sintomas do tipo pânico ou outros sintomas incapacitantes (como na agorafobia); objetos ou situações relacionados a obsessões (como no transtorno obsessivo-compulsivo); evocação de eventos traumáticos (como no transtorno de estresse pós-traumático); separação de casa ou de figuras de apego (como no transtorno de ansiedade de separação); ou situações sociais (como no transtorno de ansiedade social).

Especificar se:
Código baseado no estímulo fóbico:
   300.29 (F40.218) Animal (p. ex., aranhas, insetos, cães).
   300.29 (F40.228) Ambiente natural (p. ex., alturas, tempestades, água).
   300.29 (F40.23x) Sangue-injeção-ferimentos (p. ex., agulhas, procedimentos médicos invasivos).
   Nota para codificação: Escolher o código específico da CID-10-MC como segue: **F40.230** medo de sangue; **F40.231** medo de injeções e transfusões; **F40.232** medo de outros cuidados médicos; ou **F40.233** medo de ferimentos.
   300.29 (F40.248) Situacional: (p. ex., aviões, elevadores, locais fechados).
   300.29 (F40.298) Outro: (p. ex., situações que podem levar a asfixia ou vômitos; em crianças, p. ex., sons altos ou personagens vestidos com trajes de fantasia).
Nota para codificação: Quando está presente mais de um estímulo fóbico, codificar todos os códigos da CID-10-MC que se aplicam (p. ex., para medo de cobras e de voar, F40.218 fobia específica, animal e F40.248 fobia específica, situacional).

Reimpressa, com permissão, de *Diagnostic and Statistical Manual of Mental Disorders*, Fifth Edition (Copyright ©2013) American Psychiatric Association. Todos os direitos reservados.

TABELA 9.4-4
Fobias

Acrofobia	Medo de altura
Agorafobia	Medo de espaços abertos
Ailurofobia	Medo de gatos
Hidrofobia	Medo de água
Claustrofobia	Medo de espaços fechados
Cinofobia	Medo de cães
Misofobia	Medo de sujeira e germes
Pirofobia	Medo de fogo
Xenofobia	Medo de estranhos
Zoofobia	Medo de animais

de uma família. Um tipo relatado recentemente é a fobia de espaço, na qual as pessoas temem cair quando não há apoio próximo, como uma parede ou uma cadeira. Alguns dados indicam que elas podem ter disfunção do hemisfério direito, o que resulta em possível comprometimento visuoespacial. Os transtornos do equilíbrio devem ser excluídos nesses pacientes.

As fobias têm sido classificadas tradicionalmente de acordo com o medo específico por meio de prefixos gregos ou latinos, como indicado na Tabela 9.4-4. Outras fobias que estão relacionadas com mudanças na sociedade são o medo de campos eletromagnéticos, de micro-ondas e da sociedade como um todo (amoxofobia).

> O Sr. S. era um advogado bem-sucedido que se apresentou para tratamento após sua firma, para a qual anteriormente era capaz de ir caminhando de casa, ter mudado para um novo local ao qual ele podia chegar apenas de carro. Ele relatou que ficava "aterrorizado" por ter de dirigir, sobretudo em rodovias. Até mesmo o pensamento de entrar em um carro o levava à preocupação de que morreria em um acidente. Seus pensamentos eram associados a um medo intenso e a inúmeros sintomas somáticos, incluindo coração acelerado, náusea e sudorese. Embora o pensamento de dirigir fosse aterrorizante em si, o Sr. S. ficava praticamente incapacitado quando dirigia em estradas movimentadas, com frequência tendo que estacionar para vomitar. (Cortesia de Erin B. McClure-Tone, Ph.D., e Daniel S. Pine, M.D.)

CARACTERÍSTICAS CLÍNICAS

As fobias são caracterizadas pelo desencadeamento de ansiedade grave quando as pessoas são expostas a situações ou objetos específicos ou mesmo quando antecipam a exposição às situações ou aos objetos. A exposição ao estímulo fóbico ou sua antecipação quase invariavelmente resultam em um ataque de pânico em indivíduos suscetíveis.

Pessoas com fobias, por definição, tentam evitar o estímulo fóbico; algumas passam muito trabalho para evitar situações que provocam ansiedade. Por exemplo, um paciente fóbico pode atravessar os Estados Unidos de ônibus, em vez de voar, a fim de não entrar em contato com seu objeto da fobia, o avião. Talvez como outra forma de evitar o estresse do estímulo fóbico, muitos indivíduos têm transtornos relacionados a substâncias, particularmente transtorno por uso de álcool. Além disso, estima-se que um terço dos pacientes com fobia social tenha transtorno depressivo maior.

O principal achado no exame do estado mental é a presença de um medo irracional e egodistônico de uma situação, uma atividade ou um objeto específicos; os pacientes são capazes de descrever como evitam o contato com a fobia. Com frequência, é encontrada depressão no exame do estado mental, a qual pode estar presente em até um terço de todos os casos.

Diagnóstico diferencial

As condições médicas não psiquiátricas que podem resultar no desenvolvimento de uma fobia incluem uso de substâncias (em particular alucinógenos e simpatomiméticos), tumores do SNC e doenças cerebrovasculares. Nesses casos, sintomas fóbicos são improváveis na ausência de outros achados sugestivos nos exames físico, neurológico e mental. A esquizofrenia também está no diagnóstico diferencial de fobia específica, porque os pacientes que a apresentam podem ter sintomas fóbicos como parte de suas psicoses. Entretanto, diferentemente dos pacientes com esquizofrenia, aqueles com fobia têm consciência da irracionalidade de seus medos e não apresentam a qualidade bizarra e os outros sintomas psicóticos que acompanham a esquizofrenia.

No diagnóstico diferencial de fobia específica, os médicos devem considerar transtorno de pânico, agorafobia e transtorno da personalidade esquiva. A diferenciação entre transtorno de pânico, agorafobia, fobia social e fobia específica pode ser difícil em casos individuais. Em geral, porém, pacientes com fobia específica tendem a experimentar ansiedade assim que se defrontam com o estímulo fóbico. Além disso, a ansiedade ou o pânico são limitados à situação identificada; os pacientes não são ansiosos a esse nível quando não estão diante do estímulo fóbico ou quando não o antecipam.

Outros diagnósticos a considerar no diagnóstico diferencial de fobia específica são hipocondria, TOC e transtorno da personalidade paranoide. Enquanto a hipocondria é o medo de ter uma doença, a fobia específica do tipo doença é o medo de contrair a doença. Alguns indivíduos com TOC manifestam comportamento que não pode ser diferenciado do de uma pessoa com fobia específica. Por exemplo, enquanto pacientes com TOC podem evitar facas porque têm pensamentos compulsivos sobre matar seus filhos, os com fobia específica de facas podem evitá-las por medo de se cortarem. Pacientes com transtorno da personalidade paranoide têm um medo generalizado que os diferencia daqueles com fobia específica.

CURSO E PROGNÓSTICO

A fobia específica exibe uma idade de início bimodal, com um pico na infância para fobia de animais, fobia de ambiente natural e fobia de sangue-injeção-ferimentos, e um pico no início da idade adulta para outras fobias, como a do tipo situacional. Existem dados epidemiológicos prospectivos limitados sobre o curso natural de fobias específicas. Em razão de os pacientes com essa condição raramente se apresentarem para tratamento, a pesquisa sobre seu curso clínico é limitada. A informação limitada disponível sugere que a maioria das fobias específicas que começam na infância e continuam até a vida adulta persiste por muitos anos. Acredita-se que a gravidade da condição permaneça relativamente constante, sem o curso oscilante observado em outros transtornos de ansiedade.

TRATAMENTO

Fobias

Terapia comportamental. O tratamento mais estudado e mais eficaz para as fobias provavelmente seja a terapia comportamental. As características fundamentais do tratamento bem-sucedido são: (1) compromisso do paciente com o tratamento;

(2) problemas e objetivos identificados com clareza; e (3) estratégias alternativas disponíveis para lidar com os sentimentos. Uma variedade de técnicas de tratamento comportamental tem sido utilizada, a mais comum sendo a dessensibilização sistemática, um método desenvolvido por Joseph Wolpe. Nesse método, o paciente é exposto em série a uma lista predeterminada de estímulos que provocam ansiedade, graduada em uma hierarquia do menos ao mais assustador. Por meio do uso de medicamentos antiansiedade, hipnose e instrução de relaxamento muscular, os pacientes são ensinados a como autoinduzir um repouso mental e físico. Após terem dominado essas técnicas, eles são ensinados a utilizá-las para induzir relaxamento quando em contato com o estímulo que provoca ansiedade. À medida que se tornam dessensibilizados para cada estímulo na escala, os pacientes progridem para o estímulo seguinte, até que aquilo que gerava o máximo de ansiedade não produza mais desconforto.

Outras técnicas comportamentais utilizadas mais recentemente envolvem exposição intensiva ao estímulo fóbico tanto por meio da imaginação quanto por meio de dessensibilização *in vivo*. Na inundação imaginária, os pacientes são expostos ao estímulo fóbico por tanto tempo quanto possam tolerar o medo, até chegar ao ponto em que não o sintam mais. A inundação (também conhecida como implosão) *in vivo* requer que o paciente experimente uma ansiedade semelhante por meio da exposição ao estímulo fóbico real.

Psicoterapia orientada ao *insight*. No início do desenvolvimento da psicanálise e das psicoterapias de orientação dinâmica, os teóricos acreditavam que esses métodos eram os tratamentos de escolha para a neurose fóbica, que se pensava então ser originada de conflitos edípicos. Logo em seguida, entretanto, os terapeutas reconheceram que, apesar do progresso em revelar e analisar os conflitos inconscientes, os pacientes com frequência não conseguiam perder seus sintomas fóbicos. Além disso, ao continuar a evitar as situações fóbicas, excluíam um grau significativo de ansiedade e suas associações relacionadas ao processo analítico. Tanto Freud como seu aluno Sandor Ferenczi reconheceram que, para haver progresso na análise desses sintomas, os terapeutas tinham que ir além em seu papel analítico e incentivar ativamente os indivíduos fóbicos a procurar a situação fóbica e experimentar a ansiedade e o *insight* resultantes. Desde então, os psiquiatras têm, em geral, concordado que é necessário um grau de atividade por parte do terapeuta para tratar a ansiedade fóbica com sucesso. A decisão de aplicar as técnicas de terapia psicodinâmica orientada ao *insight* deve se basear não na presença de sintomas fóbicos isoladamente, mas em indicações positivas da estrutura do ego e dos padrões de vida do paciente para a utilização desse método de tratamento. Essa abordagem capacita o paciente a compreender a origem da fobia, o fenômeno do ganho secundário e o papel da resistência, bem como o incentiva a procurar formas sadias de lidar com os estímulos provocadores de ansiedade.

Terapia virtual. Uma série de simulações de transtornos fóbicos geradas por computador foi desenvolvida. Os pacientes são expostos ou interagem com o objeto ou a situação fóbicos na tela do computador. Existem inúmeros programas como esses, e outros estão sendo desenvolvidos. Taxas de sucesso variáveis foram relatadas, mas a terapia virtual para transtorno fóbico está na vanguarda do uso de computadores para tratar doenças mentais.

Outras modalidades terapêuticas. A hipnose, a terapia de apoio e a terapia familiar podem ser úteis no tratamento dos transtornos fóbicos. A primeira é utilizada para aumentar a sugestão do terapeuta de que o objeto fóbico não é perigoso, sendo possível ensinar a auto-hipnose ao paciente como método de relaxamento quando confrontado com esse objeto. A psicoterapia de apoio e a terapia familiar são, por vezes, úteis para ajudar o indivíduo a confrontar ativamente o objeto fóbico durante o tratamento. A terapia familiar não só inclui o auxílio da família no tratamento como também a ajuda a compreender da natureza do problema do paciente.

Fobia específica

Um tratamento comum para fobia específica é a terapia de exposição. Nesse método, os terapeutas dessensibilizam o paciente mediante uma série de exposições graduais, passo a passo, ao estímulo fóbico e ensinam-lhe várias técnicas para lidar com a ansiedade, incluindo relaxamento, controle da respiração e abordagens cognitivas. As abordagens cognitivas incluem o reforço da percepção de que o estímulo fóbico é, na verdade, seguro. As características fundamentais da terapia comportamental bem-sucedida são o compromisso do paciente com o tratamento, problemas e objetivos claramente identificados e estratégias alternativas para lidar com os sentimentos evocados. Na situação especial da fobia de sangue-injeção-ferimentos, alguns terapeutas recomendam aos pacientes que retesem seus corpos e permaneçam sentados durante a exposição para evitar a possibilidade do desmaio por uma reação vasovagal ao estímulo fóbico. Antagonistas dos receptores β-adrenérgicos podem ser úteis no tratamento de fobia específica, em especial quando associada com ataques de pânico. A farmacoterapia (p. ex., benzodiazepínicos), a psicoterapia ou a terapia combinada dirigida aos ataques também podem ser benéficas.

REFERÊNCIAS

Britton JC, Gold AL, Deckersbach T, Rauch SL. Functional MRI study of specific animal phobia using an event-related emotional counting stroop paradigm. *Depress Anxiety*. 2009;26:796.

Coelho CM, Purkis H. The origins of specific phobias: Influential theories and current perspectives. *Rev Gen Psychology*. 2009;13:335.

Gamble AL, Harvey AG, Rapee RM. Specific phobia. In: Stein DJ, Hollander E, Rothbaum BO, eds. *Textbook of Anxiety Disorders*. 2nd Edition. Arlington, VA: American Psychiatric Publishing; 2009:525.

Hamm AO. Specific phobias. *Psychiatr Clin North Am*. 2009;32(3):577.

Ipser JC, Singh L, Stein DJ. Meta-analysis of functional brain imaging in specific phobia. *Psych Clin Neurosci*. 2013;67:311.

Lipka J, Miltner WR, Straube T. Vigilance for threat interacts with amygdala responses to subliminal threat cues in specific phobia. *Biol Psychiatry*. 2011;70:472.

McClure-Tone EB, Pine DS. Clinical features of the anxiety disorders. In: Sadock BJ, Sadock VA, Ruiz P, eds. *Kaplan & Sadock's Comprehensive Textbook of Psychiatry*. 9th edition. Philadelphia: Lippincott Williams & Wilkins; 2009;1844.

McTeague LM, Lang PJ, Wangelin BC, Laplante MC, Bradley MM. Defensive mobilization in specific phobia: Fear specificity, negative affectivity, and diagnostic prominence. *Biol Psychiatry*. 2012;72:8.

Podinǎ IR, Kosterb EHW, Philippotc P, Dethierc V, David DO. Optimal attentional focus during exposure in specific phobia: A meta-analysis. *Clin Psychol Rev*. 2013;33:1172.

Price K, Veale D, Brewin CR. Intrusive imagery in people with a specific phobia of vomiting. *J Behav Ther Exp Psychiatry*. 2012;43:672.

Salas MM, Brooks AJ, Rowe JE. The immediate effect of a brief energy psychology intervention (Emotional Freedom Techniques) on specific phobias: A pilot study. *Exposure*. 2011;7:155.

Simos G, Hofmann SG, Öst L-G, Reuterskiöld L. Specific phobias. In: Simos G, Hofmann SG, eds. *CBT For Anxiety Disorders: A Practitioner Book*. Malden, MA: Wiley-Blackwell;2013:107.

Trumpf J, Margraf J, Vriends N, Meyer AH, Becker ES. Predictors of specific phobia in young women: A prospective community study. *J Anxiety Disord*. 2010;24:87.

Van Houtm C, Laine M, BoomsmA D, Ligthart L, van Wijk A, De Jongh A. A review and meta-analysis of the heritability of specific phobia subtypes and corresponding fears. *J Anxiety Disord*. 2013;27:379.

Waters AM, Bradley BP, Mogg K. Biased attention to threat in paediatric anxiety disorders (generalized anxiety disorder, social phobia, specific phobia, separation anxiety disorder) as a function of 'distress' versus 'fear' diagnostic categorization. *Psychol Med*. 2014;1–10.

Zimmerman M, Dalrymple K, Chelminski I, Young D, Galione JN. Recognition of irrationality of fear and the diagnosis of social anxiety disorder and specific phobia in adults: Implications for criteria revision in DSM-5. *Depress Anxiety*. 2010;27:1044.

▲ 9.5 Transtorno de ansiedade social (fobia social)

O transtorno de ansiedade social (também referido como fobia social) envolve o medo de situações sociais, incluindo aquelas que envolvem escrutínio ou contato com estranhos. O termo *ansiedade social* reflete a diferenciação entre transtorno de ansiedade social e fobia específica, que é o medo intenso e persistente de um objeto ou uma situação. As pessoas com transtorno de ansiedade social temem se embaraçar em situações sociais (i.e., reuniões sociais, apresentações orais, encontro com pessoas novas). Elas podem ter medos específicos de realizar determinadas atividades, como comer ou falar na frente dos outros, ou podem experimentar um medo vago e inespecífico de "embaraçar-se". Em ambos os casos, o medo no transtorno de ansiedade social é do embaraço que pode ocorrer na situação, não da situação em si.

EPIDEMIOLOGIA

Vários estudos relataram uma prevalência ao longo da vida variando de 3 a 13% para transtorno de ansiedade social. A prevalência em seis meses é de aproximadamente 2 a 3 por 100 pessoas (Tab. 9.5-1). Em estudos epidemiológicos, as mulheres são afetadas com mais frequência do que os homens, mas, em amostras clínicas, o inverso

TABELA 9.5-1
Taxas de prevalência ao longo da vida de transtorno de ansiedade social

Local	Homens (%)	Mulheres (%)	Total (%)
Estados Unidos (Levantamento Nacional de Co-morbidade)	11,1	15,5	13,3
Estados Unidos (Estudo Área de Captação Epidemiológica)	2,1	3,1	2,6
Edmonton, Canadá	1,3	2,1	1,7
Porto Rico	0,8	1,1	1,0
Coreia	0,1	1,0	0,5
Zurique, Suíça	3,7	7,3	5,6
Taiwan	0,2	1,0	0,6
Holanda	5,9	9,7	7,8

muitas vezes é verdadeiro. As razões para essas observações variáveis são desconhecidas. A idade de pico de início para transtorno de ansiedade social é na adolescência, embora seja comum dos 5 aos 35 anos.

COMORBIDADE

As pessoas com transtorno de ansiedade social podem ter história de outros transtornos de ansiedade, transtornos do humor, transtornos relacionados a substâncias e bulimia nervosa.

ETIOLOGIA

Vários estudos relataram que algumas crianças possivelmente tenham um traço caracterizado por um padrão consistente de inibição comportamental. Esse traço pode ser mais comum nos filhos de pais com transtorno de pânico e pode se desenvolver para timidez grave à medida que crescem. Pelo menos algumas pessoas com transtorno de ansiedade social podem ter exibido inibição comportamental durante a infância. Talvez associados com esse traço, que se acredita ter uma base biológica, estejam os dados baseados em estudos psicológicos que indicam que os pais de pessoas com transtorno de ansiedade social, como um grupo, foram menos carinhosos, mais rejeitadores e mais superprotetores de seus filhos do que outros pais. Alguns estudos sobre esse transtorno têm feito referência ao espectro de dominância a submissão observado no reino animal. Por exemplo, enquanto humanos dominantes podem tender a andar com o nariz empinado e a fazer contato pelo olhar, humanos submissos podem tender a andar com a cabeça baixa e a evitar contato pelo olhar.

Fatores neuroquímicos

O sucesso dos tratamentos farmacológicos na fobia social gerou duas hipóteses neuroquímicas específicas sobre dois tipos de transtorno de ansiedade social. Especificamente, a utilização de antagonistas dos receptores β-adrenérgicos – por exemplo, propranolol – para as fobias de desempenho (p. ex., falar em público) levou ao desenvolvimento de uma teoria adrenérgica para essas fobias. Pacientes com fobias de desempenho podem liberar mais norepinefrina ou epinefrina, tanto central como perifericamente, do que pessoas não fóbicas, ou podem ser sensíveis a um nível normal de estimulação adrenérgica. A observação de que os IMAOs podem ser mais eficazes do que os medicamentos tricíclicos no tratamento do transtorno de ansiedade social generalizada, em combinação com dados pré-clínicos, levou alguns investigadores à hipótese de que a atividade dopaminérgica está relacionada à patogênese do transtorno. Um estudo mostrou concentrações de ácido homovanílico bastante diminuídas. Uma abordagem que utilizou SPECT demonstrou redução da densidade de locais de recaptação de dopamina estriatal. Portanto, alguma evidência sugere uma disfunção dopaminérgica no transtorno de ansiedade social.

Fatores genéticos

Parentes em primeiro grau de pessoas com transtorno de ansiedade social têm cerca de três vezes mais probabilidade de ser afetados com a condição do que parentes em primeiro grau de indivíduos sem transtornos mentais. Alguns dados preliminares indicam que gêmeos monozigóticos concordam com mais frequência do que dizigóticos, embora no transtorno de ansiedade social seja particularmente importante estudar gêmeos criados separados para ajudar a controlar para fatores ambientais.

DIAGNÓSTICO E CARACTERÍSTICAS CLÍNICAS

Os critérios diagnósticos do DSM-5 para transtorno de ansiedade social são listados na Tabela 9.5-2. O médico deve reconhecer que pelo menos algum grau de ansiedade social ou de constrangimento é comum na população em geral. Estudos da comunidade sugerem que cerca de um terço de todas as pessoas se considera muito mais ansiosa do que outras em situações sociais. Além disso, essas preocupações podem parecer particularmente aumentadas durante certos estágios do desenvolvimento, como na adolescência, ou após transições de vida, como casamento ou mudanças de emprego, associadas com novas demandas por interação social. Essa ansiedade apenas se torna transtorno de ansiedade social quando ela impede um indivíduo de participar de atividades desejadas ou causa sofrimento acentuado durante elas. O DSM-5 também inclui um especificador diagnóstico de somente desempenho, para pessoas que têm fobia social extrema especificamente em relação a falar ou se apresentar em público.

TABELA 9.5-2
Critérios diagnósticos do DSM-5 para transtorno de ansiedade social

A. Medo ou ansiedade acentuados acerca de uma ou mais situações sociais em que o indivíduo é exposto a possível avaliação por outras pessoas. Exemplos incluem interações sociais (p. ex., manter uma conversa, encontrar pessoas que não são familiares), ser observado (p. ex., comendo ou bebendo) e situações de desempenho diante de outros (p. ex., proferir palestras).
  Nota: Em crianças, a ansiedade deve ocorrer em contextos que envolvem seus pares, e não apenas em interações com adultos.
B. O indivíduo teme agir de forma a demonstrar sintomas de ansiedade que serão avaliados negativamente (i.e., será humilhante ou constrangedor; provocará a rejeição ou ofenderá a outros).
C. As situações sociais quase sempre provocam medo ou ansiedade.
  Nota: Em crianças, o medo ou ansiedade pode ser expresso chorando, com ataques de raiva, imobilidade, comportamento de agarrar-se, encolhendo-se ou fracassando em falar em situações sociais.
D. As situações sociais são evitadas ou suportadas com intenso medo ou ansiedade.
E. O medo ou ansiedade é desproporcional à ameaça real apresentada pela situação social e o contexto sociocultural.
F. O medo, ansiedade ou esquiva é persistente, geralmente durando mais de seis meses.
G. O medo, ansiedade ou esquiva causa sofrimento clinicamente significativo ou prejuízo no funcionamento social, profissional ou em outras áreas importantes da vida do indivíduo.
H. O medo, ansiedade ou esquiva não é consequência dos efeitos fisiológicos de uma substância (p. ex., droga de abuso, medicamento) ou de outra condição médica.
I. O medo, ansiedade ou esquiva não é mais bem explicado pelos sintomas de outro transtorno mental, como transtorno de pânico, transtorno dismórfico corporal ou transtorno do espectro autista.
J. Se outra condição médica (p. ex., doença de Parkinson, obesidade, desfiguração por queimaduras ou ferimentos) está presente, o medo, ansiedade ou esquiva é claramente não relacionado ou é excessivo.

Especificar se:
  Somente desempenho: Se o medo está restrito à fala ou ao desempenho em público.

Reimpressa, com permissão, de *Diagnostic and Statistical Manual of Mental Disorders*, Fifth Edition (Copyright ©2013) American Psychiatric Association. Todos os direitos reservados.

A Srta. B. era uma programadora de computadores de 29 anos que se apresentou para tratamento após lhe ter sido oferecida uma promoção para um cargo de gerência em sua firma. Embora desejasse o aumento e a maior responsabilidade que viriam com o novo trabalho, que ela tinha concordado em tentar como um estágio, relatou que estava relutante em aceitar o cargo porque ele exigia interações frequentes com empregados de outras divisões da empresa, bem como falar em público ocasionalmente. Declarou que sempre tinha-se sentido nervosa no meio de pessoas novas, que lhe preocupavam porque pensava que pudessem ridicularizá-la por "dizer coisas idiotas" ou por cometer gafes sociais. Também relatou se sentir "aterrorizada" em falar diante de grupos. Esses medos ainda não tinham interferido em sua vida social e em seu desempenho no trabalho. Entretanto, desde que iniciou seu estágio, a Srta. B. revelou que eles tinham-se tornado um problema. Ela notou que, quando tinha de interagir com os outros, seu coração acelerava, sua boca ficava seca e ela se sentia suada. Nas reuniões, tinha pensamentos súbitos de que iria dizer alguma coisa muito boba ou cometer uma gafe terrível que fariam as pessoas rir. Como consequência, tinha faltado a várias reuniões importantes e saído mais cedo de outras. (Cortesia de Erin B. McClure-Tone, Ph.D., e Daniel S. Pine, M.D.)

DIAGNÓSTICO DIFERENCIAL

O transtorno de ansiedade social precisa ser diferenciado do medo adequado e da timidez normal. As considerações diagnósticas diferenciais para esse transtorno são agorafobia, transtorno de pânico, transtorno da personalidade esquiva, transtorno depressivo maior e transtorno da personalidade esquizoide. Um indivíduo com agorafobia sente-se, muitas vezes, confortado pela presença de outra pessoa em uma situação que provoque ansiedade, mas um com transtorno de ansiedade social fica mais ansioso pela presença de outra pessoa. Enquanto falta de ar, tontura, sensação de sufocação e medo de morrer são comuns no transtorno de pânico e na agorafobia, os sintomas associados com transtorno de ansiedade social geralmente envolvem rubor, tensão muscular e ansiedade em relação a escrutínio. A diferenciação entre transtorno de ansiedade social e transtorno da personalidade esquiva pode ser difícil e exigir entrevistas e histórias psiquiátricas extensivas.

A esquiva de situações sociais, muitas vezes, pode ser um sintoma na depressão, mas uma entrevista psiquiátrica com o paciente provavelmente revelará uma ampla constelação de sintomas depressivos. Em pacientes com transtorno da personalidade esquizoide, a falta de interesse em socializar, não o medo de socializar, leva ao comportamento social esquivo.

CURSO E PROGNÓSTICO

O transtorno de ansiedade social tende a começar no fim da infância ou início da adolescência. Achados epidemiológicos prospectivos existentes indicam que esse transtorno costuma ser crônico, embora os pacientes cujos sintomas sofrem remissão tendem a permanecer bem. Estudos epidemiológicos retrospectivos, bem como estudos clínicos prospectivos, sugerem que o transtorno pode perturbar profundamente a vida de um indivíduo ao longo de muitos anos. Isso pode incluir problemas nas realizações acadêmicas e interferência no desempenho profissional e desenvolvimento social.

TRATAMENTO

Tanto a psicoterapia como a farmacoterapia são úteis no tratamento do transtorno de ansiedade social. Alguns estudos indicam que a utilização de ambas produz resultados melhores do que cada tratamento isoladamente, ainda que o achado possa não ser aplicável a todas as situações e a todos os pacientes.

Os medicamentos eficazes no tratamento do transtorno de ansiedade social incluem 1) ISRSs, 2) os benzodiazepínicos, 3) venlafaxina e 4) buspirona. A maioria dos médicos considera os ISRSs o tratamento de primeira linha para pacientes com formas de transtorno de ansiedade social mais generalizada. Os benzodiazepínicos alprazolam e clonazepam também são eficazes nesse transtorno. A buspirona mostrou efeitos adicionais quando utilizada para potencilizar o tratamento com ISRSs.

Em casos graves, tem sido relatado o tratamento bem-sucedido com IMAOs irreversíveis, como a fenelzina, e também com os reversíveis, como a moclobemida e a brofaromina, que não estão disponíveis nos Estados Unidos. As doses terapêuticas da fenelzina variam de 45 a 90 mg ao dia, com taxas de resposta variando de 50 a 70%; aproximadamente 5 a 6 semanas são necessárias para avaliar sua eficácia.

O tratamento do transtorno de ansiedade social associado com situações de desempenho muitas vezes envolve a utilização de antagonistas β-adrenérgicos um pouco antes da exposição a um estímulo fóbico. Os dois compostos mais amplamente utilizados são atenolol, 50 a 100 mg administrados cerca de 1 hora antes do desempenho, ou propranolol, 20 a 40 mg. Outra opção para ajudar na ansiedade de desempenho é um benzodiazepínico de ação relativamente curta ou intermediária, tal como lorazepam ou alprazolam. Técnicas cognitiva, comportamental e de exposição também são úteis nessas situações.

A psicoterapia para o transtorno de ansiedade social em geral envolve uma combinação de métodos comportamentais e cognitivos, incluindo retreinamento cognitivo, dessensibilização, treinos durante as sessões e uma variedade de recomendações de tarefas de casa.

REFERÊNCIAS

Baillie AJ, Sannibale C, Stapinski LA, Teesson M, Rapee RM, Haber PS. An investigator-blinded, randomized study to compare the efficacy of combined CBT for alcohol use disorders and social anxiety disorder versus CBT focused on alcohol alone in adults with comorbid disorders: The Combined Alcohol Social Phobia (CASP) trial protocol. *BMC Psychiatry.* 2013;13:199.

Blanco C, Schneier FR, Vesga-Lopez O, Liebowitz MR. Pharmacotherapy for social anxiety disorder. In: Stein DJ, Hollander E, Rothbaum BO, eds. *Textbook of Anxiety Disorders.* 2nd edition. Arlington, VA: American Psychiatric Publishing; 2009:471.

Doehrmann O, Ghosh SS, Polli FE, Reynolds GO, Horn F, Keshavan A, Triantafyllou C, Saygin ZM, Whitfield-Gabrieli S, Hofmann SG, Pollack M, Gabriel JD. Treatment response in social anxiety disorder from functional magnetic resonance imaging. *JAMA Psych.* 2013;70:87.

Essex MJ, Klein MH, Slattery MJ, Goldsmith HH, Kalin NH. Early risk factors and developmental pathways to chronic high inhibition and social anxiety disorder in adolescence. *Am J Psychiatry.* 2010;167:40.

Goldin PR, Ziv M, Jazaieri H, Hahn K, Heimberg R, Gross JJ. Impact of cognitive behavioral therapy for social anxiety disorder on the neural dynamics of cognitive reappraisal of negative self-beliefs: Randomized clinical trial. *JAMA.* 2013;70:1048.

Hofmann SG, Asnaani A, Hinton DE. Cultural aspects in social anxiety and social anxiety disorder. *Depress Anxiety.* 2010;27:1117.

Hofmann SG, DiBartolo PM. *Social Anxiety: Clinical, Developmental, and Social Perspectives.* 2nd edition. San Diego: Academic Press; 2010.

Hofmann SG, Smits JAJ, Rosenfield D, Simon N, Otto MW, Meuret AE, Marques L, Fang A, Tart C, Pollack MH. D-Cycloserine as an augmentation strategy with cognitive-behavioral therapy for social anxiety disorder. *Am J Psych.* 2013;170:751.

Leichsenring F, Salzer S, Beutel ME, Herpertz S. Psychodynamic therapy and cognitive-behavioral therapy in social anxiety disorder: A multicenter randomized controlled trial. *Am J Psych.* 2013;170:759.

McClure-Tone EB, Pine DS. Clinical features of the anxiety disorders. In: Sadock BJ, Sadock VA, Ruiz P, eds. *Kaplan & Sadock's Comprehensive Textbook of Psychiatry.* 9th edition. Philadelphia: Lippincott Williams & Wilkins; 2009:1844.

Morreale M, Tancer ME, Uhde TW. Pathogenesis of social anxiety disorder. In: Stein DJ, Hollander E, Rothbaum BO, eds. *Textbook of Anxiety Disorders.* 2nd edition. Arlington, VA: American Psychiatric Publishing; 2009:453.

Penttinen H, Wahlström J. Progress in assimilation of problematic experience in group therapy for social phobia: A subgroup analysis. *J Contemp Psychother.* 2013;43:123.

Pollack MH, Van Ameringen M, Simon NM, Worthington JW, Hoge EA, Keshaviah A, Stein, MB. A double-blind randomized controlled trial of augmentation and switch strategies for refractory social anxiety disorder. *Am J Psychiatry.* 2014; 171(1):44–53.

Teo AR, Lerrigo R, Rogers MA. The role of social isolation in social anxiety disorder: A systematic review and meta-analysis. *J Anxiety Disorders.* 2013;27:353.

Yuen EK, Herbert JD, Forman EM, Goetter EM, Juarascio AS, Rabin S, Goodwin C, Bouchard S. Acceptance based behavior therapy for social anxiety disorder through videoconferencing. *J Anxiety Disorders.* 2013;27:389.

▲ 9.6 Transtorno de ansiedade generalizada

A ansiedade pode ser conceituada como uma resposta normal e adaptativa a ameaça que prepara o organismo para fuga ou luta. Pessoas que parecem ansiosas com tudo, entretanto, têm a probabilidade de serem classificadas com transtorno de ansiedade generalizada. Este é definido como ansiedade e preocupação excessivas com vários eventos ou atividades na maior parte dos dias durante um período de pelo menos seis meses. A preocupação é difícil de controlar e está associada com sintomas somáticos, como tensão muscular, irritabilidade, dificuldade para dormir e inquietação. A ansiedade não está relacionada a aspectos de outro transtorno, não é causada por uso de substância ou por uma condição clínica geral e não ocorre apenas durante um transtorno do humor ou psiquiátrico. Ela é difícil de controlar, é subjetivamente perturbadora e compromete áreas importantes da vida da pessoa.

EPIDEMIOLOGIA

O transtorno de ansiedade generalizada é uma condição comum; estimativas razoáveis para sua prevalência de um ano variam de 3 a 8%. A proporção de mulheres para homens com o transtorno é de aproximadamente 2 para 1, mas a proporção de mulheres para homens que está recebendo tratamento hospitalar para o transtorno é de 1 para 1. A prevalência ao longo da vida é próxima de 5%, com o estudo Epidemiological Catchment Area (ECA; Área de Captação Epidemiológica) sugerindo uma prevalência de até 8%. Em clínicas de transtorno de ansiedade, cerca de 25% dos pacientes têm transtorno de ansiedade generalizada. O transtorno, em geral, começa no fim da adolescência ou início da vida adulta, embora seja comum ver casos em adultos mais velhos. Além disso, alguma evidência indica que a prevalência do transtorno de ansiedade generalizada é particularmente alta em contextos de cuidados primários.

COMORBIDADE

É provável que o transtorno de ansiedade generalizada seja o que coexiste com mais frequência com outro transtorno mental, em geral fobia social, fobia específica, transtorno de pânico ou transtorno depressivo. Talvez 50 a 90% dos pacientes com transtorno de ansiedade generalizada tenham outro transtorno mental. Até 25% dos pacientes experimentam, por fim, transtorno de pânico. O transtorno de ansiedade generalizada é diferenciado do transtorno de pânico pela ausência de ataques espontâneos. Uma porcentagem adicional alta de pacientes tende a apresentar transtorno depressivo maior. Outros transtornos comuns associados com o de ansiedade generalizada são o distímico e os relacionados a substâncias.

ETIOLOGIA

A causa do transtorno de ansiedade generalizada não é conhecida. Como definido nos dias atuais, o transtorno provavelmente afete um grupo heterogêneo de pessoas. Talvez pelo fato de que um certo grau de ansiedade seja normal e adaptativo, é difícil diferenciar a ansiedade normal da patológica, bem como fatores causadores biológicos de fatores psicossociais. É provável que ambos os fatores atuem em conjunto.

Fatores biológicos

A eficácia terapêutica dos benzodiazepínicos e das uzaspironas (p. ex., buspirona) tem-se focalizado na pesquisa biológica sobre os sistemas neurotransmissores do ácido γ-aminobutírico e da serotonina. Embora se saiba que os benzodiazepínicos (que são agonistas de receptores benzodiazepínicos) reduzem a ansiedade, o flumazenil (um antagonista dos receptores benzodiazepínicos de benzodiazepínicos) e as β-carbolinas (agonistas reversos dos receptores de benzodiazepínicos) induzem-na. Ainda que não haja dados convincentes indicando que esses receptores sejam anormais em pacientes com transtorno de ansiedade generalizada, alguns pesquisadores se concentraram no lobo occipital, que tem a concentração mais alta de receptores benzodiazepínicos no cérebro. Outras áreas do cérebro que têm sido, por hipótese, envolvidas nesse transtorno são os gânglios da base, o sistema límbico e o córtex frontal. Visto que a buspirona é um agonista no receptor 5-HT$_{1A}$ de serotonina, existe a hipótese de que a regulação do sistema da serotonina no transtorno de ansiedade generalizada seja anormal. Outros sistemas de neurotransmissores que têm sido objeto de pesquisa incluem a norepinefrina, o glutamato e os sistemas da colecistocinina. Alguma evidência indica que pacientes com o transtorno podem ter uma sensibilidade menor de seus receptores α$_2$-adrenérgicos, como indicado pela liberação embotada do hormônio do crescimento após infusão de clonidina.

Estudos de imagens cerebrais de pacientes com transtorno de ansiedade generalizada revelaram achados significativos. Um estudo por PET relatou uma taxa metabólica mais baixa nos gânglios da base e na substância branca de pacientes com o transtorno do que em controles normais. Alguns estudos genéticos também foram conduzidos nessa área. Um deles verificou que poderia existir uma relação genética entre transtorno de ansiedade generalizada e transtorno depressivo em mulheres. Outro demonstrou um componente genético distinto, porém difícil de quantificar, no transtorno de ansiedade generalizada. Cerca de 25% dos parentes em primeiro grau de pacientes com esse transtorno também são afetados. Os parentes masculinos têm probabilidade de desenvolver um transtorno por uso de álcool. Alguns estudos de gêmeos relatam uma taxa de concordância de 50% em gêmeos monozigóticos e de 15% nos dizigóticos. A Tabela 9.6-1 lista os riscos genéticos relativos em transtornos de ansiedade selecionados.

Uma variedade de anormalidades no eletrencefalograma (EEG) foi observada no ritmo alfa e nos potenciais evocados. Estu-

TABELA 9.6-1
Riscos familiares relativos em transtornos de ansiedade selecionados

Transtorno	Prevalência na população (%)	Risco familiar relativo[a]
Transtorno de pânico	1-3	2-20
Transtorno de ansiedade generalizada	3-5	6
Transtorno obsessivo-compulsivo	1-3	3-5

[a]Razão de risco para parentes de casos *versus* risco para parentes de controles.

dos de EEG do sono relataram aumento da descontinuidade do sono, redução do sono delta, redução do estágio 1 e diminuição do sono de movimentos oculares rápidos. Essas alterações em sua arquitetura diferem daquelas observadas nos transtornos depressivos.

Fatores psicossociais

As duas principais escolas de pensamento sobre fatores psicossociais que levam ao desenvolvimento de transtorno de ansiedade generalizada são a cognitivo-comportamental e a psicanalítica. De acordo com a escola cognitivo-comportamental, indivíduos com transtorno de ansiedade generalizada respondem de forma incorreta e imprecisa aos perigos percebidos. Isso é gerado pela atenção seletiva a detalhes negativos no ambiente, por distorções no processamento de informações e por uma visão global negativa sobre a própria capacidade de enfrentar os problemas. A escola psicanalítica postula a hipótese de que a ansiedade é um sintoma de conflitos inconscientes não resolvidos. Sigmund Freud apresentou pela primeira vez essa teoria psicológica em 1909, com sua descrição do Pequeno Hans; antes disso, ele havia conceituado a ansiedade como tendo uma base fisiológica. Um exemplo da teoria freudiana aplicada à ansiedade geral pode ser observado no seguinte caso:

> A Sra. B., uma mulher casada de 26 anos, foi internada para avaliação de ansiedade persistente que tinha começado oito meses antes e estava se tornando cada vez mais incapacitante. Especialmente perturbadora para a paciente era a intromissão espontânea de imagens intermitentes, em sua mente, de seu pai e ela, nus, presos em um abraço sexual. As imagens não eram apenas assustadoras; elas a intrigavam demais, porque sempre sentira intensa aversão por seu pai. Não o sentia apenas como um "veneno"; tentava evitar qualquer contato e tinha dificuldade para conversar com ele se fosse forçada a estar em sua companhia.
>
> À medida que descrevia a dificuldade de seu relacionamento com o pai, a paciente lembrou de repente que sua ansiedade havia começado em uma época em que seu pai estava aparentemente sendo mais intrusivo do que nunca ao tentar ajudá-la e também ajudar seu marido durante um período de dificuldades financeiras.
>
> Enquanto continuava a insultar o pai, ela subitamente comentou que sua mãe lhe tinha dito que ele "tinha sido bom para mim quando eu era pequena e costumava me cantar canções e me colocar no colo, mas eu não lembro. Eu lembro apenas de quando ele era mau comigo. Eu só me sinto bem quando ele é desprezível do jeito que sempre foi. Eu simplesmente não saberia o que fazer se ele fosse bom para mim". O médico, então, comentou "Parece como se uma parte de você quisesse ser próxima do seu pai". Em resposta, a paciente caiu em soluços agitados e exclamou: "Eu não

sei como ser próxima do meu pai! Estou muito velha para me preocupar com meu pai agora!".

Quando a paciente recuperou sua compostura, lembrou-se de um acontecimento no qual nunca mais havia pensado desde que ele ocorrera, 15 anos antes. Quando tinha 11 anos, enquanto estava na sala com o pai, tivera a imagem mental repentina de estar abraçada nele sexualmente. Aterrorizada, correu para a cozinha para encontrar a mãe. Essa imagem não havia se repetido até o início da doença atual, e o incidente tinha permanecido esquecido até sua lembrança durante a entrevista. Seu surgimento na consciência amplificou a história da doença da paciente e revelou um colapso transitório anterior dos mesmos sintomas que ela tinha vivenciado quando adulta. Após se acalmar, lembrou de outras memórias até então esquecidas. Ela havia dormido no quarto dos pais até os 6 anos. Nesse período, seu pai, em uma ocasião, a tinha levado para a cama e lhe contado histórias e, em outra, tinha gritado com ela de forma irritada enquanto ela estava no berço.

Durante a entrevista clínica, no dia seguinte, a paciente revelou um fato que havia esquecido em seu relato anterior de sua doença: entre o fim do período em que seu pai tinha-se mostrado amigável e que a havia perturbado profundamente e a noite anterior ao início súbito de seus sintomas, ela tinha tido um pesadelo. Estava em um zoológico. Era noite, e ouviu ruídos estranhos na escuridão. Ela perguntou a um funcionário que estava perto que sons eram aqueles. "Oh", o funcionário respondeu de modo casual, "são apenas os animais acasalando". Ela, então, percebeu um elefante grande e cinza deitado de lado na grama na frente dela. Enquanto olhava para ele, percebeu a criatura movendo a perna esquerda para cima e para baixo como se estivesse tentando ficar em pé. Naquele momento, ela despertou do sonho com uma sensação de terror e, depois, durante a manhã, teve o primeiro episódio da imagem assustadora da atividade sexual com seu pai.

Em associação direta com o sonho, a paciente lembrou uma memória de infância, há muito esquecida, de um incidente que tinha ocorrido quando tinha 4 ou 5 anos. Ela tinha acordado uma noite, enquanto estava no berço no quarto dos pais, para observá-los tendo uma relação sexual. Eles subitamente a viram observando e se separaram num salto. A paciente lembrou ter visto sua mãe puxar as cobertas de modo apressado para cobrir sua nudez. Seu pai, enquanto isso, virou-se metade de costas, metade de seu lado esquerdo. Ela percebeu sua ereção e então o viu levantar sua perna esquerda tentando se sentar, enquanto gritava irritado pra que voltasse a dormir.

Não foi fácil para a paciente comunicar essas memórias. Falava de forma hesitante, em voz baixa, e estava visivelmente envergonhada e ansiosa durante toda a narrativa do sonho e suas associações. Ela descarregou uma grande emoção, mas, após fazê-lo, pareceu bastante relaxada, aliviada e calma. Em seu retorno para a ala psiquiátrica, foi observada alegre e extrovertida com os funcionários e outros pacientes. O fato a destacar foi que ela não experimentou mais ansiedade alguma e não teve recorrência das imagens sexuais envolvendo seu pai que antes tinham sido tão angustiantes. A paciente recebeu alta um pouco mais tarde após uma nova série de entrevistas psicoterapêuticas e, quando foi vista em uma visita de acompanhamento dois meses depois, relatou calma e conforto emocional continuado, sem reincidência dos sintomas psiquiátricos.

DIAGNÓSTICO

O transtorno de ansiedade generalizada é caracterizado por um padrão de preocupação e ansiedade frequentes, persistentes, desproporcional ao impacto do acontecimento ou da circunstância que é o foco da preocupação. A distinção entre transtorno de ansiedade generalizada e ansiedade normal é enfatizada pela utilização da palavra "excessiva" nos critérios e pela especificação de que os sintomas causam prejuízo ou sofrimento significativos. Os critérios diagnósticos do DSM-5 para transtorno de ansiedade generalizada são listados na Tabela 9.6-2.

CARACTERÍSTICAS CLÍNICAS

As características essenciais do transtorno de ansiedade generalizada são ansiedade e preocupação contínuas e excessivas acompanhadas por tensão ou inquietação motora. A ansiedade é excessiva e interfere em outros aspectos da vida da pessoa. Esse padrão deve ocorrer na maioria dos dias por pelo menos seis meses. A tensão motora manifesta-se mais comumente como tremor, inquietação e cefaleias.

Indivíduos com transtorno de ansiedade generalizada costumam procurar um clínico geral ou internista em busca de ajuda para um sintoma somático. De forma alternativa, procuram um es-

TABELA 9.6-2
Critérios diagnósticos do DSM-5 para transtorno de ansiedade generalizada

A. Ansiedade e preocupação excessivas (expectativa apreensiva), ocorrendo na maioria dos dias por pelo menos seis meses, com diversos eventos ou atividades (tais como desempenho escolar ou profissional).
B. O indivíduo considera difícil controlar a preocupação.
C. A ansiedade e a preocupação estão associadas com três (ou mais) dos seguintes seis sintomas (com pelo menos alguns deles presentes na maioria dos dias nos últimos seis meses).
   Nota: Apenas um item é exigido para crianças.
   1. Inquietação ou sensação de estar com os nervos à flor da pele.
   2. Fatigabilidade.
   3. Dificuldade em concentrar-se ou sensações de "branco" na mente.
   4. Irritabilidade.
   5. Tensão muscular.
   6. Perturbação do sono (dificuldade em conciliar ou manter o sono, ou sono insatisfatório e inquieto).
D. A ansiedade, a preocupação ou os sintomas físicos causam sofrimento clinicamente significativo ou prejuízo no funcionamento social, profissional ou em outras áreas importantes da vida do indivíduo.
E. A perturbação não se deve aos efeitos fisiológicos de uma substância (p. ex., droga de abuso, medicamento) ou a outra condição médica (p. ex., hipertireoidismo).
F. A perturbação não é mais bem explicada por outro transtorno mental (p. ex., ansiedade ou preocupação quanto a ter ataques de pânico no transtorno de pânico, avaliação negativa no transtorno de ansiedade social [fobia social], contaminação ou outras obsessões no transtorno obsessivo-compulsivo, separação das figuras de apego no transtorno de ansiedade de separação, lembranças de eventos traumáticos no transtorno de estresse pós-traumático, ganho de peso na anorexia nervosa, queixas físicas no transtorno de sintomas somáticos, percepção de problemas na aparência no transtorno dismórfico corporal, ter uma doença séria no transtorno de ansiedade de doença ou o conteúdo de crenças delirantes na esquizofrenia ou transtorno delirante).

Reimpressa, com permissão, de *Diagnostic and Statistical Manual of Mental Disorders*, Fifth Edition (Copyright ©2013) American Psychiatric Association. Todos os direitos reservados.

pecialista para um sintoma específico (p. ex., diarreia crônica). Um distúrbio médico, não psiquiátrico, específico raras vezes é encontrado, e os pacientes variam em seu comportamento de busca por um médico. Alguns aceitam um diagnóstico de transtorno de ansiedade generalizada e o tratamento apropriado; outros buscam consultas médicas adicionais para seus problemas.

> O Sr. G. era um professor de 28 anos, casado, bem-sucedido, que se apresentou para uma avaliação psiquiátrica a fim de tratar sintomas crescentes de preocupação e ansiedade. Ele havia notado que, durante o ano anterior, tinha-se tornado muito preocupado com seu desempenho no trabalho. Por exemplo, mesmo que sempre tivesse sido um palestrante respeitado e popular, estava cada vez mais preocupado com sua capacidade de envolver os alunos e transmitir o material de maneira eficiente. De modo semelhante, embora sempre tivesse sido financeiramente seguro, crescia a preocupação de que pudesse ficar sem dinheiro devido a despesas inesperadas. O Sr. G. notou sintomas somáticos frequentes que acompanhavam suas preocupações. Por exemplo, com frequência se sentia tenso e irritável no trabalho e quando estava com sua família e tinha dificuldade para se distrair das preocupações com os desafios do dia seguinte. Relatou se sentir cada vez mais inquieto, especialmente à noite, quando suas preocupações o impediam de dormir. (Cortesia de Erin B. McClure-Tone, Ph.D., e Daniel S. Pine, M.D.)

DIAGNÓSTICO DIFERENCIAL

Assim como os outros transtornos de ansiedade, o transtorno de ansiedade generalizada deve ser diferenciado de transtornos clínicos e de transtornos psiquiátricos. Transtornos neurológicos, endocrinológicos, metabólicos e relacionados a medicamentos, semelhantes àqueles considerados no diagnóstico diferencial de transtorno de pânico, devem ser considerados no diagnóstico de transtorno de ansiedade generalizada. Transtornos de ansiedade de coocorrência comum também devem ser considerados, incluindo transtorno de pânico, fobias, TOC e TEPT. Para satisfazer os critérios para transtorno de ansiedade generalizada, os pacientes devem exibir a síndrome completa, e seus sintomas também não podem ser explicados pela presença de um transtorno de ansiedade comórbido. Para diagnosticar esse transtorno no contexto de outros transtornos de ansiedade, é muito importante documentar a ansiedade ou a preocupação relativa às circunstâncias ou aos tópicos que ou não estão relacionados, ou estão minimamente relacionados, a outros transtornos. O diagnóstico apropriado envolve estabelecer em definitivo a presença de transtorno de ansiedade generalizada e diagnosticar de maneira adequada outros transtornos de ansiedade. Pacientes com transtorno de ansiedade generalizada com frequência desenvolvem transtorno depressivo maior. Como resultado, essa condição também deve ser reconhecida e diferenciada. O segredo para um diagnóstico correto é documentar a ansiedade ou a preocupação que não estejam relacionadas ao transtorno depressivo.

CURSO E PROGNÓSTICO

É difícil de especificar a idade de início; a maioria dos pacientes com o transtorno relata apresentar estados ansiosos desde que podem se lembrar. Em geral, eles chegam à atenção de um médico na faixa dos 20 anos, ainda que esse primeiro contato possa ocorrer em qualquer idade. Apenas um terço dos pacientes com transtornos de ansiedade generalizada procura tratamento psiquiátrico. Muitos vão a clínicos gerais, internistas, cardiologistas, pneumologistas ou gastrenterologistas, procurando tratamento para os componentes somáticos do transtorno. Em vista da alta incidência de comorbidade mental, é difícil prever o curso clínico e o prognóstico. Apesar disso, alguns dados indicam que acontecimentos da vida estão associados com o início do transtorno de ansiedade generalizada: a ocorrência de vários acontecimentos negativos aumenta a probabilidade de desenvolvimento do transtorno. Por definição, esse transtorno é uma condição crônica que pode durar a vida toda.

TRATAMENTO

O tratamento mais eficaz para transtorno de ansiedade generalizada provavelmente seja um que combine psicoterapia, farmacoterapia e abordagens de apoio. Ele pode durar um período significativo, dependendo do profissional envolvido, seja um clínico, um psiquiatra, seja o médico da família ou outro especialista.

Psicoterapia

As principais abordagens terapêuticas ao transtorno de ansiedade generalizada são a cognitivo-comportamental, a de apoio e a orientada ao *insight*. Os dados sobre os méritos relativos dessas abordagens ainda são limitados, embora os estudos mais sofisticados tenham examinado a técnica cognitivo-comportamental, que parece ter eficácia tanto a curto quanto a longo prazo. As abordagens cognitivas tratam diretamente as distorções cognitivas hipotéticas, e as comportamentais tratam os sintomas somáticos. As principais técnicas utilizadas nas abordagens comportamentais são o relaxamento e o *biofeedback*. Alguns dados preliminares indicam que a combinação de abordagens cognitivas e comportamentais é mais eficaz do que cada uma utilizada de forma isolada. A terapia de apoio oferece encorajamento e conforto para os pacientes, ainda que sua eficácia a longo prazo seja duvidosa. A psicoterapia orientada ao *insight* enfoca a revelação de conflitos inconscientes e a identificação de forças do ego. Seus benefícios são referidos em muitos relatos de caso empíricos, mas faltam estudos amplos controlados.

A maioria dos pacientes experimenta uma redução acentuada da ansiedade quando lhes é dada a oportunidade de discutir suas dificuldades com um médico preocupado e empático. Se os médicos descobrem situações externas que sejam provocadoras de ansiedade, podem ser capazes – sozinhos ou com o auxílio do paciente e da família – de modificar o ambiente e, assim, reduzir as pressões estressantes. A diminuição dos sintomas por vezes permite que os pacientes se comportem de forma eficiente em seu trabalho diário e em seus relacionamentos, obtendo novas recompensas e gratificações, que por si só são terapêuticas.

De acordo com a perspectiva psicanalítica, a ansiedade, às vezes sinaliza, uma perturbação inconsciente que merece investigação. A ansiedade pode ser normal, adaptativa, mal-adaptativa, muito intensa ou muito leve, dependendo das circunstâncias. Ela surge em inúmeras situações ao longo do ciclo de vida; em muitos casos, o alívio dos sintomas não é o curso de ação mais apropriado.

Para pacientes psicologicamente dispostos e motivados a compreender as fontes de sua ansiedade, a psicoterapia pode ser o tratamento de escolha. A terapia psicodinâmica prossegue com a suposição de que a ansiedade pode aumentar com o tratamento eficaz. O objetivo da abordagem dinâmica pode ser aumentar a tolerância à ansiedade (a capacidade de experimentá-la sem ter de descarregá-la), e não eliminá-la. A pesquisa empírica indica que muitos pacientes com tratamento psicoterapêutico bem-sucedido podem continuar a experimentar ansiedade após seu término, mas o aumento do domínio do ego possibilita a utilização dos sintomas de ansiedade como um sinal para refletir esforços internos e para expandir sua percepção e compreensão. Uma abordagem psicodinâmica aos pacientes com transtorno de ansiedade generalizada envolve uma busca por seus medos subjacentes.

> B., um homem de 28 anos com história de transtorno de ansiedade generalizada, foi um adolescente que abusava de álcool, agora frequentando o Alcoólicos Anônimos (AA). Devido aos efeitos colaterais sexuais, ele não estava disposto a tomar antidepressivos ISRSs, a buspirona não tinha sido eficaz e a gabapentina era demasiado sedativa. O clonazepam era eficaz, mas sua participação continuada no AA levou a pressões desse grupo para que abandonasse os benzodiazepínicos. Em parte devido a essas pressões, B. buscou terapia psicodinâmica com um psiquiatra. Quando o psiquiatra sugeriu que começasse a diminuir o clonazepam, ele recusou, preocupado com a possibilidade de ficar mais ansioso. O terapeuta sugeriu que poderia ser útil trazer essa ansiedade para as sessões se o objetivo deles fosse realmente saber mais sobre ela.
>
> Com uma dose diminuída de clonazepam, a ansiedade de B. aumentou. Ele se queixava de que seu terapeuta não era empático, fazendo-o sofrer com a ansiedade enquanto observava e nada fazia. À medida que o tratamento se desdobrava, o terapeuta ficou sabendo que B. tinha sido muito próximo de sua mãe, que, junto com ele, tinha sido o alvo de críticas de seu pai alcoolista, malvado, irritável, frequentemente ausente. A mãe de B. tinha feito cirurgia e quimioterapia contra um câncer de mama quando ele tinha 10 anos. Foi um pouco depois disso que seus sintomas de ansiedade começaram.
>
> Quando o clonazepam foi descontinuado, houve um acesso de raiva de B. contra o terapeuta por fazê-lo sofrer tanto. O terapeuta aceitou a raiva de B. com tranquilidade, observando que havia pedido que ele suportasse mais ansiedade, enquanto o deixava sozinho e por conta própria a maior parte da semana. Quando sugeriu que B. tinha encontrado nele seu pai ausente e sádico, B. achou que isso fazia sentido e começou a confiar mais no terapeuta. O paciente disse que percebia que o terapeuta tinha suportado e entendido sua raiva sem necessidade de retaliação e que estava comprometido com o plano de tratamento que tinham combinado desde o início. À medida que a aliança se aprofundava, B. se esforçava para colocar em palavras sua experiência de ansiedade. Ele falou mais de sua ligação com a mãe e da forma como se apegava a ela para apoiá-la, pressionando-se contra seu amplo peito, enquanto seu pai se enfurecia com os dois quando estava bêbado, às vezes sugerindo que o apego de B. a ela não era natural e era inspirado pela luxúria.
>
> Em uma sessão, B. relatou um sonho no qual assistia com passividade, congelado por medo e culpa e incapaz de se mover, um homem assassinar e desmembrar uma mulher nua. As associações de B. ao sonho levaram a memórias dolorosas da cirurgia desfigurante da mãe e a sua culpa por não ter sido capaz de impedir seu pai de criticá-la com raiva tanto antes quanto depois da cirurgia. B. então, acrescentou que havia outra parte do sonho que deixara de fora por vergonha. Ele tinha ficado sexualmente excitado durante o sonho. De forma repentina relatou um pensamento intrusivo que o perturbava – um pensamento de que o câncer de mama tinha acontecido porque ele tinha sido incapaz de proteger sua mãe e porque tinha ficado excitado com seus seios. Ele chorou pela primeira vez na terapia. Ao longo do tempo, o terapeuta e o paciente exploraram o sonho e seus pensamentos intrusivos, entendendo que B. se sentia culpado por ter causado a doença e a cirurgia desfigurante de sua mãe não apenas porque não pode protegê-la da raiva de seu pai, mas também porque se sentia culpado e envergonhado por sua atração pelos seios da mãe. Ele falou de como a acusação do pai bêbado sobre luxúria em relação a sua mãe estava certa. Temia, também, que seria desfigurado devido a uma doença ou um acidente, talvez por castração, pelo que tinha feito à mãe. Não foi fácil para B. explorar esses sentimentos, mas, quando o fez, sua ansiedade diminuiu. (Cortesia de Eric M. Plakun, M.D.)

Farmacoterapia

A decisão de prescrever um ansiolítico a pacientes com transtorno de ansiedade generalizada em raros casos deve ser tomada na primeira visita. Em vista de sua natureza de longo prazo, o plano de tratamento deve ser cogitado com cuidado. As três principais opções de medicamentos a serem consideradas para o tratamento desse transtorno são os benzodiazepínicos, os ISRSs, a buspirona e a venlafaxina. Outros agentes que podem ser úteis são os tricíclicos (p. ex., a imipramina), os anti-histamínicos e os antagonistas β-adrenérgicos (p. ex., o propranolol) (Tab. 9.6-3).

Embora o tratamento medicamentoso do transtorno de ansiedade generalizada seja, às vezes, considerado uma intervenção de 6 a 12 meses, alguma evidência indica que ele deve ser a longo prazo, talvez por toda a vida. Cerca de 25% dos pacientes têm uma recaída no primeiro mês após a interrupção do tratamento, e 60 a 80% a têm ao longo do ano seguinte. Ainda que alguns pacientes se tornem dependentes de benzodiazepínicos, raramente se desenvolve tolerância aos efeitos terapêuticos dos benzodiazepínicos, da buspirona, da venlafaxina ou dos ISRSs.

TABELA 9.6-3
Medicamentos comuns para o tratamento de ansiedade recorrente

Medicamento	Dose inicial recomendada	Dose diária (mg)[a]
Antidepressivos[b]		
Fluoxetina	5 mg/dia	20-80
Fluvoxamina	50 mg/dia	100-300
Paroxetina	10 mg/dia	20-50
	12,5 mg/dia	25-75
Sertralina	25-50 mg/dia	50-200
Citalopram	10 mg/dia	20-60
Escitalopram	5 mg/dia	10-30
Venlafaxina	37,5 mg/dia	75-225
Fenelzina	15 mg/dia	45-90
Benzodiazepínicos[c]		
Alprazolam	0,25 mg 3×/dia	1-4[e]
Clonazepam	0,25 mg 2×/dia	1-3
Lorazepam	0,5 mg 3×/dia	2-6[e]
Azapirona[d]		
Buspirona	7,5 mg 2×/dia	30-60

Todos, com exceção da fenelzina, são úteis como tratamento primário para transtorno obsessivo-compulsivo.
[a]Alguns indivíduos necessitarão de doses mais altas ou mais baixas do que as listadas aqui.
[b]Útil como tratamento primário para transtorno de pânico (no qual doses iniciais mais baixas geralmente são utilizadas) com ou sem agorafobia, transtornos de ansiedade generalizada, de ansiedade social e de estresse pós-traumático.
[c]Útil como tratamento primário para transtorno de pânico com ou sem agorafobia, transtorno de ansiedade generalizada e transtorno de ansiedade social generalizada. Pode ser adjuvante útil para os antidepressivos no tratamento dos transtornos de estresse pós-traumático ou obsessivo-compulsivo.
[d]Útil como tratamento primário para transtorno de ansiedade generalizada.
[e]A dose diária total é dividida entre 2 a 4 doses por dia.

Benzodiazepínicos. Os benzodiazepínicos têm sido os medicamentos de escolha no transtorno de ansiedade generalizada. Podem ser prescritos conforme necessário, de modo que os pacientes tomem um benzodiazepínico de ação rápida quando se sintam particularmente ansiosos. A abordagem alternativa é prescrevê-los por um período limitado, durante o qual abordagens psicossociais são implementadas.

Vários problemas estão associados com o uso de benzodiazepínicos nesse transtorno. Cerca de 25 a 30% de todos os pacientes deixam de responder, e pode ocorrer tolerância e dependência. Alguns também experimentam comprometimento da vigília e, portanto, correm risco de sofrer acidentes envolvendo automóveis e maquinário.

A decisão clínica de iniciar o tratamento com um benzodiazepínico deve ser considerada de forma específica. O diagnóstico, os sintomas-alvo e a duração do tratamento devem ser definidos, e a informação, compartilhada com o paciente. O tratamento para a maioria das condições de ansiedade dura de 2 a 6 semanas, seguidas por 1 a 2 semanas de redução gradativa da utilização do medicamento antes de sua interrupção. O erro clínico mais comum no tratamento com esses fármacos é continuá-lo por tempo indefinido.

Para o tratamento da ansiedade, é habitual começar administrando o medicamento no extremo mais baixo da variação terapêutica e aumentar a dose para atingir a resposta terapêutica. A utilização de um benzodiazepínico com uma meia-vida intermediária (8 a 15 horas) pode evitar alguns efeitos adversos associados aos agentes com meias-vidas mais longas, e a utilização de doses divididas evita o desenvolvimento de efeitos adversos associados a picos elevados dos níveis plasmáticos. A melhora produzida por essa classe pode ir além do simples efeito ansiolítico. Por exemplo, pode levar os pacientes a encararem várias ocorrências sob um ângulo positivo. Os medicamentos também podem ter uma leve ação desinibidora, semelhante à observada após a ingestão de pequenas quantidades de álcool.

Buspirona. A buspirona é um agonista parcial dos receptores $5-HT_{1A}$ e pode ser mais eficaz em 60 a 80% dos pacientes com transtorno de ansiedade generalizada. Dados indicam que essa substância é mais eficaz na redução de sintomas cognitivos do que na de sintomas somáticos. A evidência também indica que pacientes que se submeteram previamente a tratamento com benzodiazepínicos podem não responder à buspirona. Isso pode decorrer da ausência de alguns dos efeitos não ansiolíticos, os quais são próprios dos benzodiazepínicos (como o relaxamento muscular e a sensação adicional de bem-estar). A maior desvantagem da buspirona é que seus efeitos levam de 2 a 3 semanas para se tornarem evidentes, em contraste com os efeitos ansiolíticos quase imediatos dos benzodiazepínicos. Uma abordagem é iniciar o uso de ambos os grupos ao mesmo tempo e, então, reduzir de forma gradual a utilização dos benzodiazepínicos até a retirada, após 2 a 3 semanas, momento em que a buspirona deve ter atingido seus efeitos máximos. Alguns estudos relataram, ainda, que o tratamento combinado pode ser mais eficaz do que cada medicamento isoladamente. A buspirona não é um tratamento eficaz para a abstinência de benzodiazepínicos.

Venlafaxina. A venlafaxina é eficaz no tratamento de insônia, má concentração, inquietação, irritabilidade e tensão muscular excessiva associadas com o transtorno de ansiedade generalizada. É um inibidor não seletivo da recaptação de três aminas biogênicas – serotonina, norepinefrina e, em menor grau, dopamina.

Inibidores seletivos da recaptação de serotonina. Os ISRSs podem ser eficazes especialmente para pacientes com depressão mórbida. A desvantagem maior dos ISRSs, sobretudo da fluoxetina, é que eles podem aumentar a ansiedade de forma transitória e causar estados agitados. Por essa razão, os ISRSs sertralina, citalopram ou paroxetina são escolhas melhores para pacientes com transtorno de alta ansiedade. É razoável iniciar o tratamento com sertralina, citalopram ou paroxetina em associação com um benzodiazepínico e, então, reduzir gradualmente o uso do benzodiazapínico após 2 a 3 semanas. Estudos adicionais são necessários para determinar se os ISRSs são tão eficazes para o transtorno de ansiedade generalizada como o são para transtorno de pânico ou para TOC.

Outros medicamentos. Se o tratamento farmacológico convencional (p. ex., com buspirona ou um benzodiazepínico) for ineficaz ou não completamente eficaz, então uma reavaliação clínica é indicada para excluir condições comórbidas, como depressão, ou para compreender melhor os estressores do ambiente do paciente. Outros medicamentos que se provaram úteis para o tratamento de transtorno de ansiedade generalizada incluem os tricíclicos e os tetracíclicos. Os antagonistas dos receptores β-adrenérgicos podem reduzir as manifestações somáticas da ansiedade, mas não a condição subjacente, e sua utilização costuma ser limitada a manifestações situacionais, como a ansiedade de desempenho.

REFERÊNCIAS

Cuijpers, P., Sijbrandij, M., Koole, S., Huibers, M., Berking, M., & Andersson, G. Psychological treatment of generalized anxiety disorder: A meta-analysis. *Clin Psychol Rev.* 2014.

Etkin A, Prater KE, Hoeft F, Menon V, Schatzberg AF. Failure of anterior cingulate activation and connectivity with the amygdala during implicit regulation of emotional processing in generalized anxiety disorder. *Am J Psychiatry.* 2010;167:545.

Goodwin RD, Stein DJ. Anxiety disorders and drug dependence: Evidence on sequence and specificity among adults. *Psych Clin Neurosci.* 2013;67:167.

Hill N, Joubert L, Epstein I. Encouraging self-management in chronically ill patients with comorbid symptoms of depression and anxiety: An emergency department study and response. *Soc Work Health Care.* 2013;52:207.

Lenze EJ, Mantella RC, Shi P, Goate AM, Nowotny P, Butters MA, Andreescu C, Thompson PA, Rollman BL. Elevated cortisol in older adults with generalized anxiety disorder is reduced by treatment: A placebo-controlled evaluation of escitalopram. *Am J Geriatric Psychiatry.* 2011;19:482.

Lorenz RA, Jackson CW, Saltz M. Adjunctive use of atypical antipsychotics for treatment-resistant generalized anxiety disorder. *Pharmacotherapy.* 2010;30:942.

Maslowsky J, Mogg K, Bradley BP, McClure-Tone E, Ernst M, Pine DS, Monk CS. A preliminary investigation of neural correlates of treatment in adolescents with generalized anxiety disorder. *J Child Adolescent Psychcopharm.* 2010;20:105.

McClure-Tone EB, Pine DS. Clinical features of the anxiety disorders. In: Sadock BJ, Sadock VA, Ruiz P, eds. *Kaplan & Sadock's Comprehensive Textbook of Psychiatry.* 9th edition. Philadelphia: Lippincott Williams & Wilkins; 2009:1844.

Newman MG, Castonguay LG, Borkovec TD, Fisher AJ, Boswell JF, Szkodny LE, Nordberg SS. A randomized controlled trial of cognitive-behavioral therapy for generalized anxiety disorder with integrated techniques from emotion-focused and interpersonal therapies. *J Consult Clin Psychol.* 2011;79:171.

Newman MG, Przeworski A, Fisher AJ, Borkovec TD. Diagnostic comorbidity in adults with generalized anxiety disorder: Impact of comorbidity on psychotherapy outcome and impact of psychotherapy on comorbid diagnoses. *Behav Ther.* 2010;41:59.

Ouimet AJ, Covin R, Dozois DJA. Generalized anxiety disorder. In: Sturmey P, Hersen M, eds. *Handbook of Evidence-Based Practice in Clinical Psychology. Vol 2: Adult Disorders.* Hoboken: John Wiley & Sons; 2012:651.

Ritter MR, Blackmore MA, Heimberg RG. Generalized anxiety disorder. In: McKay D, Abramowitz JS, Taylor S, eds. *Cognitive Behavioral Therapy for Refractory Cases: Turing Failure Into Success.* Washington, DC: American Psychological Association; 2010.

Uebelacker L, Weisberg R, Millman M, Yen S, Keller M. Prospective study on risk factors for suicidal behavior in individuals with anxiety disorders. *Psychol Med.* 2013;43:1465.

▲ 9.7 Outros transtornos de ansiedade

TRANSTORNO DE ANSIEDADE DEVIDO A OUTRA CONDIÇÃO MÉDICA

Muitas condições médicas estão associadas com ansiedade. Os sintomas podem incluir ataques de pânico, ansiedade generalizada e outros sinais de sofrimento. Em todos os casos, os sinais e sintomas serão devidos aos efeitos fisiológicos diretos da condição médica.

Epidemiologia

A ocorrência de sintomas de ansiedade relacionados a condições médicas gerais é comum, embora a incidência do transtorno varie para cada condição específica.

Etiologia

Uma ampla variedade de condições médicas pode causar sintomas semelhantes aos de transtornos de ansiedade (Tab. 9.7-1). Hipertireoidismo, hipotireoidismo, hipoparatireoidismo e deficiência de vitamina B_{12}, frequentemente, estão associados com sintomas de ansiedade. Um feocromocitoma produz epinefrina, que pode causar episódios paroxísticos de sintomas de ansiedade. Outras condições, como arritmia cardíaca, podem produzir sintomas fisiológicos de transtorno de pânico. A hipoglicemia também pode imitar os sintomas de um transtorno de ansiedade. As diferentes condições médicas que podem causar sintomas de ansiedade o fazem por meio de um mecanismo comum que envolve tanto o sistema noradrenérgico como o sistema serotonérgico. Cada uma delas é caracterizada por ansiedade proeminente que surge como resultado direto de alguma perturbação fisiológica subjacente.

Diagnóstico

O diagnóstico de transtorno de ansiedade devido a outra condição médica requer a presença de sintomas de um transtorno de ansiedade causado por uma ou mais doenças clínicas. O DSM-5 sugere que os médicos especifiquem se o transtorno é caracterizado por sintomas de ansiedade generalizada ou por ataques de pânico.

Os médicos devem suspeitar ainda mais do diagnóstico quando a ansiedade crônica ou paroxística estiver associada com uma doença física conhecida por causar esses sintomas em alguns pacientes. Acessos paroxísticos de hipertensão em um paciente ansioso podem indicar uma avaliação para feocromocitoma. Uma avaliação médica geral pode revelar diabetes, tumor suprarrenal, doença tireoidiana ou uma condição neurológica. Por exemplo, alguns pacientes com epilepsia parcial complexa têm episódios de ansiedade extrema ou medo como a única manifestação da atividade epiléptica.

Características clínicas

Os sintomas de um transtorno de ansiedade devido a uma condição médica geral podem ser idênticos aos dos transtornos de ansiedade primários. Uma síndrome semelhante ao transtorno de pânico é o quadro clínico mais comum, e uma síndrome semelhante a fobia é a ocorrência menos comum.

Ataques de pânico. Indivíduos que têm miocardiopatia podem apresentar a incidência mais alta de transtorno de pânico

TABELA 9.7-1
Transtornos associados com ansiedade

Doenças neurológicas
  Neoplasias cerebrais
  Traumatismo cerebral e síndromes pós-concussivas
  Doença cerebrovascular
  Hemorragia subaracnoide
  Enxaqueca
  Encefalite
  Sífilis cerebral
  Esclerose múltipla
  Doença de Wilson
  Doença de Huntington
  Epilepsia
Condições sistêmicas
  Hipoxia
    Doença cardiovascular
    Arritmias cardíacas
    Insuficiência pulmonar
    Anemia
Distúrbios endócrinos
  Disfunção hipofisária
  Disfunção tireoidiana
  Disfunção paratireoidiana
  Disfunção suprarrenal
  Feocromocitoma
  Doenças virilizantes das mulheres
Doenças inflamatórias
  Lúpus eritematoso
  Artrite reumatoide
  Poliarterite nodosa
  Arterite temporal
Estados de deficiência
  Deficiência de vitamina B_{12}
  Pelagra
Condições diversas
  Hipoglicemia
  Síndrome carcinoide
  Doenças malignas sistêmicas
  Síndrome pré-menstrual
  Doenças febris e infecções crônicas
  Porfiria
  Mononucleose infecciosa
  Síndrome pós-hepatite
  Uremia
Condições tóxicas
  Abstinência de álcool e drogas
  Anfetaminas
  Agentes simpatomiméticos
  Agentes vasopressores
  Cafeína e abstinência de cafeína
  Penicilina
  Sulfonamidas
  Cannabis
  Mercúrio
  Arsênico
  Fósforo
  Organofosfatos
  Dissulfeto de carbono
  Benzeno
  Intolerância a aspirina

(Adaptada com permissão de Cumming JL. *Clinical Neuropsychiatry*. Orlando, FL: Grune & Stratton; 1985:214.)

secundário a uma condição médica geral. Um estudo relatou que 83% dos pacientes com miocardiopatia que aguardam por um transplante têm sintomas de transtorno de pânico. O aumento do tônus noradrenérgico nesses indivíduos pode ser o estímulo que provoca os ataques de pânico. Em alguns estudos, cerca de 25% das pessoas com doença de Parkinson e doença pulmonar obstrutiva crônica relatam sintomas de transtorno de pânico. Outras condições médicas associadas a esse transtorno incluem dor crônica, cirrose biliar primária e epilepsia, particularmente quando o foco é no giro para-hipocampal direito.

Ansiedade generalizada. Uma alta prevalência de sintomas de transtorno de ansiedade generalizada foi relatada em pacientes com síndrome de Sjögren, e essa taxa pode ter relação com os efeitos dessa síndrome sobre as funções corticais e subcorticais e sobre a função da tireoide. A prevalência mais alta de sintomas de transtorno de ansiedade generalizada em uma doença médica geral parece ser na doença de Graves (hipertireoidismo), em que até dois terços de todos os pacientes satisfazem os critérios para transtorno de ansiedade generalizada.

> Um engenheiro químico aposentado, de 86 anos, buscou ajuda para o início de uma série de ataques ao longo dos quatro meses anteriores nos quais experimentou apreensão acentuada, inquietação, uma sensação de que "as paredes estavam desmoronando", e a necessidade de "obter ar" para aliviar sua sensação de desconforto. Esses eventos em geral ocorriam durante a noite e o despertavam do sono profundo. Para sentir-se melhor, precisava esticar a cabeça para fora de uma janela aberta, independentemente do frio que estivesse fazendo. Seus sintomas melhoravam de modo gradual ao longo de 15 a 20 minutos, mas a resolução completa levava um dia inteiro. Em resposta a um questionamento direto, o paciente relatou sudorese, tontura e falta de ar durante esses episódios. Imaginava que morreria se não pudesse abrir a janela. Ele negava palpitações, sensações de sufocamento, parestesia e náusea. O paciente lembrava de uma série de ataques semelhantes quase 30 anos antes durante um período de tempo no qual precisava viajar com frequência e consequentemente ficava longe de casa devido a obrigações profissionais. Ele negava humor deprimido, anedonia, disfunções de sono recentes, alteração no apetite ou no peso, diminuição da energia e sentimentos de inutilidade. Sua história médica era notável por uma hemorragia do gânglio da base direito seis meses antes. Tinha história de hipertensão, diabetes limítrofe e hipertrofia prostática benigna. Os resultados de exames laboratoriais foram essencialmente normais.
>
> Um diagnóstico de transtorno de ansiedade devido a AVC, com ataques de pânico, foi feito. Foi prescrito alprazolam, 0,5 mg, por via oral, duas vezes por dia, se necessário, para os ataques de pânico, e escitalopram, 10 mg por dia. Em uma consulta de acompanhamento, o paciente relatou resolução completa de seus sintomas de ansiedade. Continuou tomando o escitalopram, mas não necessitou mais do alprazolam. (Cortesia de LL Lavery, M.D., e EM Whyte, M.D.)

Fobias. Sintomas de fobia parecem ser incomuns, embora um estudo tenha relatado uma prevalência de 17% de sintomas de fobia social em pacientes com doença de Parkinson. Pessoas mais velhas com dificuldades de equilíbrio muitas vezes se queixam de medo de cair, que pode ser expresso por relutância ou medo de caminhar.

Exames laboratoriais

Uma avaliação específica é necessária quando um transtorno de ansiedade devido a outra condição médica está sendo considerado como parte do diagnóstico diferencial. Se possível, os exames devem ser selecionados para considerar diagnósticos específicos sugeridos pelos sintomas somáticos dos pacientes (se presentes).

Os exames a serem considerados incluem hemograma completo, eletrólitos, glicose, nitrogênio da ureia sanguínea, creatinina, testes da função hepática, cálcio, magnésio, fósforo, testes da função tireoidiana e toxicologia urinária. Ocasionalmente, outros exames podem ser indicados, para excluir feocromocitoma (p. ex., catecolaminas urinárias), um transtorno convulsivo (p. ex., EEG), arritmia cardíaca (p. ex., monitoramento por Holter) e doença pulmonar (oximetria, gases sanguíneos arteriais). As imagens cerebrais podem ser úteis para excluir transtorno desmielinizante, tumor, AVC ou hidrocefalia e são importantes sobretudo se o indivíduo ansioso relatar sintomas neurológicos (p. ex., cefaleia, alterações motoras ou sensoriais e tontura), embora essas queixas possam representar manifestações somáticas de transtornos de ansiedade primários. Uma punção lombar pode ser apropriada se existir suspeita de uma causa inflamatória ou infecciosa.

Diagnóstico diferencial

A ansiedade, como sintoma, pode estar associada com muitos transtornos psiquiátricos, além dos próprios transtornos de ansiedade. Um exame do estado mental é necessário para determinar a presença de sintomas de humor ou sintomas psicóticos que possam sugerir outro diagnóstico psiquiátrico. Para o médico concluir que se trata de transtorno de ansiedade devido a uma condição médica geral, o paciente deve claramente ter ansiedade como o sintoma predominante e apresentar uma condição específica não psiquiátrica. Para determinar o grau em que uma condição médica geral está causando a ansiedade, o médico deve avaliar a linha do tempo entre a condição e os sintomas de ansiedade, a idade de início (transtornos de ansiedade primários em geral têm seu início antes dos 35 anos) e a história familiar do paciente tanto de transtorno de ansiedade quanto de condições médicas gerais relevantes (p. ex., hipertireoidismo). Um diagnóstico de transtorno de adaptação com ansiedade também deve ser considerado no diagnóstico diferencial.

Curso e prognóstico

A experiência contínua de ansiedade pode ser incapacitante e interferir em todos os aspectos da vida, incluindo os funcionamentos social, ocupacional e psicológico. Um aumento súbito do nível de ansiedade pode impelir a pessoa afetada a procurar ajuda médica ou psiquiátrica mais rapidamente do que quando o início é insidioso. O tratamento ou a remoção da causa médica primária da ansiedade em geral inicia um curso claro de melhora dos sintomas do transtorno de ansiedade. Em alguns casos, entretanto, os sintomas continuam mesmo após a condição primária ter sido tratada (p. ex., após um episódio de encefalite). Alguns sintomas persistem por um tempo mais longo do que outros. Quando sintomas de transtorno de ansiedade estão presentes por um período significativo após a doença clínica ter sido tratada, os sintomas remanescentes devem ser tratados como se fossem primários – isto é, com psicoterapia, farmacoterapia ou ambas.

Tratamento

A abordagem primária para transtorno de ansiedade devido a uma condição médica geral é o tratamento da condição subjacente. Se o paciente também apresentar transtorno por uso de álcool ou de outras substâncias, este também deve ser tratado para obter o controle dos sintomas de transtorno de ansiedade. Se a remoção da condição médica primária não reverter o quadro, devem-se seguir as diretrizes de tratamento para o transtorno mental específico. Em geral, técnicas de modificação comportamental, agentes ansiolíticos e antidepressivos serotonérgicos têm sido as modalidades mais eficazes de tratamento.

TRANSTORNO DE ANSIEDADE INDUZIDO POR SUBSTÂNCIAS

Esse transtorno é o resultado direto de uma substância tóxica, incluindo drogas de abuso, medicamentos, venenos e álcool, entre outras.

Epidemiologia

O transtorno de ansiedade induzido por substâncias é uma condição comum, seja como resultado de ingestão das chamadas drogas recreativas, seja em decorrência da utilização de medicamentos prescritos.

Etiologia

Uma ampla variedade de substâncias pode causar sintomas de ansiedade capazes de imitar qualquer um dos transtornos de ansiedade do DSM-5. Embora os simpatomiméticos como a anfetamina, a cocaína e a cafeína tenham sido associados com a produção de sintomas de transtorno de ansiedade, muitos medicamentos serotonérgicos (p. ex., LSD e MDMA) também podem causar síndromes de ansiedade tanto crônicas como agudas. Inúmeros medicamentos prescritos também estão associados com a produção de sintomas de transtorno de ansiedade em pessoas suscetíveis.

Diagnóstico

Os critérios diagnósticos para transtorno de ansiedade induzido por substâncias requerem a presença de ansiedade ou de ataques de pânico proeminentes. As diretrizes do DSM-5 estabelecem que os sintomas devem ter-se desenvolvido durante o uso de uma substância ou no período de um mês da cessação de seu uso; entretanto, os médicos podem ter dificuldade para determinar a relação entre a exposição à substância e os sintomas de ansiedade. A estrutura do diagnóstico inclui a especificação (1) da substância (p. ex., cocaína), (2) do estado durante o início (p. ex., intoxicação) e (3) do padrão específico de sintomas (p. ex., ataques de pânico).

Características clínicas

As características clínicas associadas do transtorno de ansiedade induzido por substâncias variam de acordo com a substância envolvida. Mesmo o uso infrequente de psicoestimulantes pode resultar em sintomas de transtorno de ansiedade em algumas pessoas. Comprometimentos cognitivos na compreensão, no cálculo e na memória podem estar associados com esses sintomas. Esses déficits cognitivos costumam ser reversíveis quando a utilização da substância é interrompida.

Praticamente todos que bebem álcool, em pelo menos algumas ocasiões, utilizam-no para reduzir a ansiedade, com mais frequência a ansiedade social. Em contrapartida, estudos controlados verificaram que os efeitos do álcool sobre a ansiedade são variáveis e podem ser afetados de maneira significativa pelo gênero, pela quantidade ingerida e pelas atitudes culturais. Apesar disso, os transtornos por uso de álcool e os relacionados a outras substâncias costumam estar associados com transtornos de ansiedade. Os por uso de álcool são quatro vezes mais comuns entre pacientes com transtorno de pânico do que na população em geral e cerca de 2,5 vezes mais comuns entre indivíduos com fobias. Vários estudos relataram dados indicando que pode existir uma diátese genética tanto para transtornos de ansiedade como para transtornos por uso de álcool em algumas famílias.

Diagnóstico diferencial

O diagnóstico diferencial para transtorno de ansiedade induzido por substâncias inclui transtornos de ansiedade primários; transtorno de ansiedade devido a uma condição médica geral (para a qual o paciente pode estar recebendo um medicamento implicado); e transtornos do humor, que costumam ser acompanhados por sintomas de ansiedade. Transtornos da personalidade e simulação devem ser considerados no diagnóstico diferencial, particularmente em alguns prontos-socorros de áreas urbanas.

Curso e prognóstico

O curso e o prognóstico geralmente dependem da remoção da substância envolvida e da capacidade do indivíduo afetado de reduzir sua utilização a longo prazo. Os efeitos ansiogênicos da maioria dos medicamentos são reversíveis. Quando a ansiedade não é revertida com a interrupção do medicamento, os médicos devem reconsiderar o diagnóstico de transtorno de ansiedade induzido por substâncias ou considerar a possibilidade de que a substância tenha causado dano cerebral irreversível.

Tratamento

O tratamento primário para transtorno de ansiedade induzido por substâncias é a remoção da substância que o esteja causando. Em seguida, deve-se buscar um tratamento alternativo se a substância era um medicamento indicado para fins terapêuticos, limitar a exposição do paciente se a substância foi introduzida por meio de exposição no ambiente ou tratar o transtorno relacionado a substâncias subjacente. Se os sintomas de ansiedade persistirem mesmo após a interrupção do uso da substância, pode ser apropriado o tratamento com as modalidades psicoterapêuticas ou farmacoterapêuticas adequadas.

TRANSTORNO MISTO DE ANSIEDADE E DEPRESSÃO

Esse transtorno descreve pacientes com sintomas tanto de ansiedade quanto de depressão que não satisfazem os critérios diagnósticos para um transtorno de ansiedade e um transtorno do humor. A combinação de sintomas de ansiedade e depressão resulta em comprometimento funcional significativo para a pessoa afetada. A condição pode ser particularmente prevalente nos consultórios de clínicos gerais e em clínicas ambulatoriais de saúde mental. Seus oponentes, no entanto, têm argumentado que a disponibilidade do diagnóstico pode desencorajar os médicos a dedicarem o tempo necessário para obter uma história psiquiátrica completa a fim de diferenciar transtornos depressivos verdadeiros de transtornos de ansiedade verdadeiros. Na Europa e, em especial, na China, muitos desses pacientes recebem o diagnóstico de neurastenia.

Epidemiologia

É comum a coexistência de transtorno depressivo maior e transtorno de pânico. Até dois terços de todos os pacientes com sintomas depressivos apresentam sintomas de ansiedade proeminentes, e um terço pode satisfazer os critérios diagnósticos para transtorno de pânico. Os pesquisadores relataram que 20 a 90% de todos os pacientes com transtorno de pânico têm episódios de transtorno depressivo maior. Esses dados sugerem que a coexistência de sintomas depressivos e de ansiedade, nenhum dos quais satisfazendo os critérios diagnósticos para outros transtornos depressivos ou de ansiedade, pode ser comum. Atualmente, entretanto, dados epidemiológicos formais sobre o transtorno misto de ansiedade e depressão não estão disponíveis. Apesar disso, alguns médicos e pesquisadores estimaram que sua prevalência na população em geral é de até 10% e de até 50% em clínicas de cuidados primários, ainda que estimativas conservadoras sugiram uma prevalência de cerca de 1% na população em geral.

Etiologia

Quatro linhas principais de evidência sugerem que os sintomas de ansiedade e depressão estão causalmente ligados em alguns pacientes afetados. Primeiro, vários pesquisadores relataram achados neuroendócrinos similares, em particular transtorno de pânico, incluindo resposta embotada do cortisol ao hormônio adrenocorticotrópico, do hormônio do crescimento à clonidina e do hormônio estimulador da tireoide e da prolactina ao hormônio liberador da tireotrofina. Segundo, vários pesquisadores sugeriram que a hiperatividade do sistema noradrenérgico é causalmente relevante para alguns pacientes com transtornos depressivos e com transtorno de pânico. De maneira específica, esses estudos encontraram concentrações elevadas do metabólito da norepinefina (MHPG) na urina, no plasma e no líquido cerebrospinal (LCS) de pacientes deprimidos e de pacientes com transtorno de pânico que estavam experimentando ativamente um ataque de pânico. Como em outros transtornos de ansiedade ou depressivos, a serotonina e o GABA também podem estar causalmente envolvidos no transtorno misto de ansiedade e depressão. Terceiro, muitos estudos verificaram que os medicamentos serotonérgicos, como a fluoxetina e a clomipramina, são úteis no tratamento tanto de transtornos depressivos como de ansiedade. Quarto, uma série de estudos de famílias relatou dados indicando que os sintomas de ansiedade e depressivos têm ligação genética pelo menos em algumas famílias.

Diagnóstico

Os critérios diagnósticos para transtorno misto de ansiedade e depressão requerem a presença de sintomas subsindrômicos tanto de ansiedade como de depressão e de alguns sintomas autonômicos, como tremor, palpitações, boca seca e a sensação de "reviravolta" no estômago. Alguns estudos preliminares indicaram que a sensibilidade dos clínicos gerais à síndrome de transtorno misto de ansiedade e depressão é baixa, embora essa falta de reconhecimento possa refletir a ausência de um rótulo diagnóstico apropriado para os pacientes.

Características clínicas

As características clínicas do transtorno misto de ansiedade e depressão combinam sintomas dos transtornos de ansiedade com alguns sintomas dos transtorno depressivos. Além disso, os sintomas de hiperatividade do sistema nervoso autônomo, como queixas gastrintestinais, são comuns e contribuem para a alta frequência com que os pacientes são vistos em clínicas médicas ambulatoriais.

Diagnóstico diferencial

O diagnóstico diferencial inclui outros transtornos de ansiedade e depressivos e transtornos da personalidade. Entre os transtornos de ansiedade, o de ansiedade generalizada é o que tem mais probabilidade de se superpor ao transtorno misto. Entre os transtornos do humor, o distímico e o depressivo menor são os que mais se superpõem ao transtorno misto de ansiedade e depressão. Entre os transtornos da personalidade, os tipos esquivo, dependente e obsessivo-compulsivo podem ter sintomas que se assemelham aos do transtorno misto de ansiedade e depressão. Um diagnóstico de transtorno somatoforme também deve ser considerado. Somente uma história psiquiátrica, um exame do estado mental e um conhecimento operacional dos critérios específicos podem ajudar os médicos a diferenciar entre essas condições. Os sinais prodrômicos da esquizofrenia podem se apresentar como um quadro misto de ansiedade e depressão crescentes com consequente início de sintomas psicóticos.

Curso e prognóstico

Com base nos dados clínicos até o momento, os pacientes parecem ter igual probabilidade de apresentar sintomas proeminentes de ansiedade, depressão ou uma mistura igual dos dois sintomas no início. Durante o curso da doença, esses sintomas podem alternar-se em sua predominância. O prognóstico não é conhecido.

Tratamento

Pelo fato de não estarem disponíveis estudos adequados comparando as modalidades de tratamento para transtorno misto de ansiedade e depressão, os médicos têm mais probabilidade de fornecer um tratamento com base nos sintomas presentes, na gravidade e em seu próprio nível de experiência com as várias modalidades de tratamento. As abordagens psicoterapêuticas podem envolver intervenções de tempo limitado, como terapia cognitiva ou modificação do comportamento, embora alguns médicos utilizem uma abordagem psicoterapêutica menos estruturada, como a psicoterapia orientada ao *insight*. A farmacoterapia para o transtorno misto de ansiedade e depressão pode incluir medicamentos ansiolíticos ou antidepressivos ou ambos. Entre os medicamentos ansiolíticos, alguns dados indicam que o uso de triazolobenzodiazepínicos (p. ex., alprazolam) pode ser indicado devido a sua eficácia no tratamento da depressão associada com ansiedade. Um medicamento que afeta os receptores $5-HT_{1A}$, como a buspirona, também pode ser indicado. Quanto aos antidepressivos, apesar das teorias noradrenérgicas ligando os transtornos de ansiedade e os transtornos depressivos, os antidepressivos serotonérgicos podem ser mais eficazes no tratamento do transtorno misto. A venlafaxina é um antidepressivo eficaz aprovado pela FDA para o tratamento de depressão, bem como para o transtorno de ansiedade generalizada, sendo o medicamento de escolha no transtorno combinado.

REFERÊNCIAS

Algeria AA, Hasin DS, Nunes EV, Liu SM, Davies C, Grand BF, Blanco C. Comorbidity of generalized anxiety disorder and substance use disorders: Results from the National Epidemiologic Survey on Alcohol and Related Conditions. *J Clin Psychiatry.* 2010;71:1187.

Beard C, Weisberg RB, Keller MB. Health-related quality of life across the anxiety disorders: Findings from a sample of primary care patients. *J Anxiety Disord.* 2010;24:559.

Campbell-Sills L, Stein MB, Sherbourne CD, Craske MG, Sullivan G, Golinelli D, Lang AJ, Chavira DA, Bystritsky A, Rose RD, Welch SS, Kallenberg GA, Roy-Byrne P. Effects of medical comorbidity on anxiety treatment outcomes in primary care. *Psychosom Med.* 2013; 75:713.

Comer JS, Blanco C, Hasin DS, Liu SM, Grant BF, Turner JB, Olfson M. Health-related quality of life across the anxiety disorders. *J Clin Psych.* 2011;72:43.

Galbraith, T., Heimberg, RG, Wang, S., Schneier, FR, & Blanco, C. Comorbidity of social anxiety disorder and antisocial personality disorder in the National Epidemiological Survey on Alcohol and Related Conditions (NESARC). *J Anxiety Disord.* 2014;28(1):57–66.

Goodwin RD, Stein DJ. Anxiety disorders and drug dependence: Evidence on sequence and specificity among adults. *Psych Clin Neurosci.* 2013;67:167.

Hill N, Joubert L, Epstein I. Encouraging self-management in chronically ill patients with comorbid symptoms of depression and anxiety: An emergency department study and response. *Soc Work Health Care.* 2013;52:207.

Kroenke K, Outcalt S, Krebs E, Bair MJ, Wu J, Chumbler N, Yu Z. Association between anxiety, health-related quality of life and functional impairment in primary care patients with chronic pain. *Gen Hosp Psych.* 2013; 35:359.

McClure-Tone EB, Pine DS. Clinical features of anxiety disorders. In: Sadock BJ, Sadock VA, Ruiz P, eds. *Kaplan & Sadock's Comprehensive Textbook of Psychiatry.* 9th edition. Philadelphia: Lippincott Williams & Wilkins; 2009:1844.

Pao M, Bosk A. Anxiety in medically ill children/adolescents. *Depress Anxiety.* 2011;28:40.

Pontone GM, Williams JR, Anderson K, Chase G, Goldstein S, Grill S, Hirsch ES, Lehmann S, Little JT, Margolis RL, Rabins PV, Weiss H, Marsh L. Prevalence of anxiety disorders and anxiety subtypes in patients with Parkinson's disease. *Mov Disord.* 2009;24:1333.

Roy-Byrne P, Craske MG, Sullivan G, Rose RD, Edlund MJ, Lang AJ, Bystritsky A, Welch SS, Chavira DA, Golinelli D, Campbell-Sills L, Sherbourne CD, Stein MB. Delivery of evidence-based treatment for multiple anxiety disorders in primary care: A randomized controlled trial. *JAMA.* 2010;303: 1921.

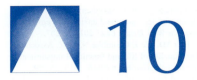

Transtorno obsessivo-compulsivo e transtornos relacionados

▲ 10.1 Transtorno obsessivo-compulsivo

O transtorno obsessivo-compulsivo (TOC) é representado por um grupo diverso de sintomas que incluem pensamentos intrusivos, rituais, preocupações e compulsões. Essas obsessões ou compulsões recorrentes causam sofrimento grave à pessoa. Elas consomem tempo e interferem significativamente em sua rotina normal, em seu funcionamento ocupacional, em atividades sociais ou nos relacionamentos. Um indivíduo com TOC pode ter uma obsessão, uma compulsão ou ambos.

Uma obsessão é um pensamento, um sentimento, uma ideia ou uma sensação recorrentes ou intrusivos. Diferentemente de uma obsessão, que é um evento mental, uma compulsão é um comportamento. De forma específica, uma compulsão é um comportamento consciente, padronizado e recorrente, como contar, verificar ou evitar. Um indivíduo com TOC percebe a irracionalidade da obsessão e sente que tanto ela quanto a compulsão são egodistônicas (i.e., comportamentos indesejados).

Apesar de poder ser realizado em uma tentativa de reduzir a ansiedade associada com a obsessão, o ato compulsivo nem sempre tem sucesso nisso. A conclusão do ato compulsivo pode não afetar a ansiedade e até aumentar sua intensidade. A ansiedade também é aumentada quando uma pessoa resiste em executar uma compulsão. Diversas condições de TOC são descritas nesta seção e nas que seguem (Seções 10.2–10.5).

EPIDEMIOLOGIA

As taxas de TOC são bastante consistentes, com uma prevalência vitalícia na população em geral estimada em 2 a 3%. Alguns pesquisadores avaliaram que o transtorno é encontrado em até 10% dos pacientes ambulatoriais de clínicas psiquiátricas. Esses números fazem do TOC o quarto diagnóstico psiquiátrico mais comum depois da fobia, de transtornos relacionados a substâncias e do transtorno depressivo maior. Estudos epidemiológicos na Europa, na Ásia e na África confirmaram esses índices em diferentes culturas.

Entre adultos, homens e mulheres são igualmente afetados, mas, entre adolescentes, os meninos costumam ser mais afetados do que as garotas. A idade média de início é por volta dos 20 anos, apesar de os homens apresentarem uma idade um pouco menor de início (média de 19 anos, aproximadamente) do que as mulheres (média de 22 anos, aproximadamente). Em geral, os sintomas de cerca de dois terços das pessoas afetadas têm início antes dos 25 anos, e os sintomas de menos de 15% têm início após os 35 anos. O início do transtorno pode ocorrer na adolescência e na infância, em alguns casos até aos 2 anos de idade. Pessoas solteiras costumam ser mais afetadas por TOC do que as casadas, apesar de esse achado provavelmente refletir a dificuldade de pessoas com o transtorno de manter um relacionamento. O TOC ocorre com menor frequência entre negros do que entre brancos, mas é possível que o acesso à assistência médica, e não diferenças de prevalência, explique essa variação.

COMORBIDADE

Pessoas com TOC são comumente afetadas por outros transtornos clínicos. A prevalência vitalícia de transtorno depressivo maior em pessoas com TOC é de cerca de 67%, e, de fobia social, de 25%. Outros diagnósticos psiquiátricos comórbidos comuns em pacientes com TOC incluem transtornos por uso de álcool, transtorno de ansiedade generalizada, fobia específica, transtorno de pânico, transtornos alimentares e da personalidade. O TOC exibe uma semelhança superficial com o transtorno da personalidade obsessivo-compulsiva, que é associado com uma preocupação obsessiva por detalhes, perfeccionismo e outros traços semelhantes de personalidade. A incidência de transtorno de Tourette em pacientes com TOC é de 5 a 7%, e de 20 a 30% dos pacientes com TOC têm história de tiques.

ETIOLOGIA

Fatores biológicos

Neurotransmissores

SISTEMA SEROTONÉRGICO. Os muitos ensaios clínicos que foram conduzidos sustentam a hipótese de que a desregulação da serotonina está envolvida na formação do sintoma de obsessões e compulsões no transtorno. Os dados mostram que fármacos serotonérgicos são mais eficazes no tratamento do TOC do que fármacos que afetam outros sistemas neurotransmissores, mas ainda não está claro se a serotonina está envolvida no TOC. Estudos clínicos avaliaram concentrações de líquido cerebrospinal (LCS) de metabólitos da serotonina (p. ex., ácido 5-hidróxi-idolacético [5-HIAA]) e afini-

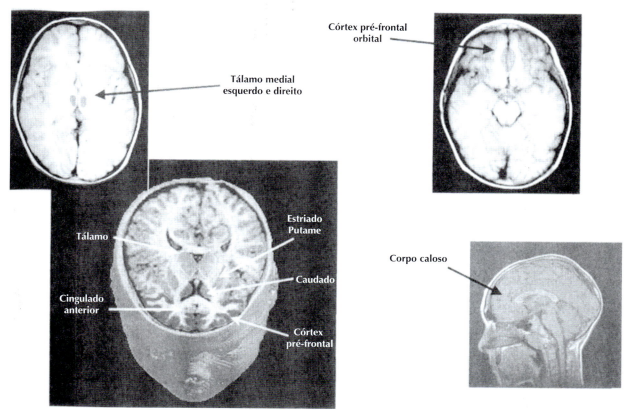

FIGURA 10.1-1
Regiões cerebrais implicadas na fisiopatologia do transtorno obsessivo-compulsivo. (Extraída de Rosenberg DR, MacMillan SN, Moore GJ. Brain anatomy and chemistry may predict treatment response in paediatric obsessive-compulsive disorder. In J Neuropsychopharmacol. 2001; 4:179, com permissão.)

dades e diversos locais de adesão plaquetária de imipramina tritiada, que se liga aos locais de recaptação da serotonina, e relataram diversos achados dessas medidas em pacientes com TOC. Em um estudo focado no sistema serotonérgico, a concentração de 5-HIAA no LCS diminuiu após tratamento com clomipramina.

SISTEMA NORADRENÉRGICO. Atualmente, há menos evidências para a disfunção do sistema noradrenérgico no TOC. Relatos informais demonstram melhoras em sintomas de TOC com o uso de clonidina oral (Catapres), um fármaco que reduz a quantidade de norepinefrina liberada dos terminais nervosos pré-sinápticos.

NEUROIMUNOLOGIA. Existe algum interesse em uma ligação positiva entre infecção estreptocócica e TOC. Infecção estreptocócica de grupo Aβ-hemolítico pode causar febre reumática, e aproximadamente 10 a 30% dos pacientes desenvolvem coreia de Sydenham e exibem sintomas obsessivo-compulsivos.

Estudos de tomografia cerebral. A neuroimagem em pacientes com TOC produziu dados convergentes implicando funções alteradas no circuito neural entre o córtex orbitofrontal, o caudado e o tálamo. Vários estudos funcionais de tomografia cerebral – por exemplo, tomografia por emissão de pósitrons (PET) – demonstraram atividade aumentada (p. ex., metabolismo e fluxo sanguíneo) nos lobos frontais, nos gânglios da base (especialmente o caudado) e no cíngulo de pacientes com TOC. O envolvimento dessas áreas na patologia do TOC aparece mais associado com rotas corticos- triatais do que com as rotas da amígdala, que são o foco atual de muitas pesquisas sobre transtorno de ansiedade. Relata-se que tratamentos farmacológicos e comportamentais podem reverter essas anormalidades (Fig. 10.1-1). Dados de estudos de tomografia cerebral funcional são congruentes com os dados de estudos de tomografia cerebral estrutural. Os estudos de tomografia computadorizada (TC), assim como os de ressonância magnética (RM), encontraram caudados bilateralmente menores em pacientes com TOC. Tanto os resultados dos estudos de tomografia cerebral funcional quanto os dos de tomografia cerebral estrutural também são compatíveis com a observação de que os procedimentos neurológicos que envolvem o cíngulo, às vezes, são tratamentos efetivos para o TOC. Um estudo de RM recente relatou aumento no tempo de relaxamento de T1 no córtex frontal, um achado congruente com a localização de anormalidades descobertas em estudos de PET.

Genética. Dados genéticos disponíveis sobre o TOC sustentam a hipótese de que o transtorno tem um componente genético significativo. Familiares de probandos com TOC consistentemente têm uma probabilidade 3 a 5 vezes maior de apresentar características de TOC do que famílias de probandos-controle. Os dados, contudo, ainda não distinguem os fatores herdáveis da influência de efeitos culturais e comportamentais na transmissão do transtorno. Estudos de concordância para o transtorno com gêmeos encontraram índices de concordância bem mais altos para os monozigóticos do que para dizigóticos. Alguns estudos também demonstram índices aumentados para diversas condições entre familiares de probandos de TOC, entre os quais transtorno de ansiedade generalizada, transtornos de tique, transtorno dismórfico corporal, hipocondríase, transtornos alimentares e hábitos como roer unhas.

Outros dados biológicos. Estudos eletrofisiológicos, estudos de eletrencefalograma (EEG) do sono e estudos neuroendócrinos contribuíram com dados que indicam algumas semelhanças entre transtornos depressivos e TOC. Uma incidência mais alta que o normal de anormalidades não específicas no EEG ocorre em pacientes com TOC. Estudos de EEG do sono encontraram anormalidades semelhantes às dos transtornos depressivos, tais como latência reduzida do movimento rápido dos olhos. Estudos neuroendócrinos também produziram algumas analogias a transtornos depressivos, tais como não supressão no teste de supressão de dexametasona em cerca de um terço dos pacientes e secreção reduzida do hormônio do crescimento com infusões de clonidina.

Conforme mencionado, estudos sugeriram uma possível ligação entre um subconjunto de casos de TOC e certos tipos de síndromes de tique motor (i.e., transtorno de Tourette e tiques motores crônicos). Um índice mais alto de TOC, transtorno de Tourette e tiques motores crônicos é encontrado em familiares de pacientes com transtorno de Tourette quando comparados a familiares de controles, quer tivessem TOC ou não. A maioria dos estudos familiares de probandos com TOC encontrou índices mais elevados de transtorno de Tourette e tiques motores crônicos apenas entre os familiares de probandos com TOC que também têm alguma forma de transtorno de tique. Evidências também sugerem cotransmissão de transtorno de Tourette, TOC e tiques motores crônicos nas famílias.

Fatores comportamentais

De acordo com teóricos da aprendizagem, as obsessões são estímulos condicionados. Um estímulo relativamente neutro se torna associado com medo ou ansiedade por meio de um processo de condicionamento replicante ao ser associado com eventos que sejam nocivos ou que produzam ansiedade. Assim, objetos e pensamentos que antes eram neutros se tornam estímulos condicionados capazes de provocar ansiedade e desconforto.

Compulsões são estabelecidas de maneira diferente. Quando descobre que determinada ação reduz a ansiedade associada a um pensamento obsessivo, uma pessoa desenvolve estratégias ativas de evitação, na forma de compulsões ou comportamentos ritualísticos, para controlar a ansiedade. Gradualmente, devido a sua eficácia na redução de um ímpeto secundário doloroso (ansiedade), as estratégias de evitação se fixam como padrões aprendidos de comportamentos compulsivos. A teoria da aprendizagem oferece conceitos úteis para a explicação de certos aspectos dos fenômenos obsessivo-compulsivos, como, por exemplo, a capacidade de ideias produzirem ansiedade (mesmo não sendo, elas mesmas, assustadoras) e o estabelecimento de padrões compulsivos de comportamento.

Fatores psicossociais

Fatores de personalidade. O TOC difere do transtorno da personalidade obsessivo-compulsiva, que está associado com uma preocupação obsessiva com detalhes, perfeccionismo e outros traços semelhantes. A maioria das pessoas com TOC não tem sintomas compulsivos pré-mórbidos, e tais traços de personalidade não são nem necessários, nem suficientes para o desenvolvimento de TOC. Somente cerca de 15 a 35% dos pacientes com TOC têm traços obsessivos pré-mórbidos.

Fatores psicodinâmicos. As ideias psicodinâmicas podem ser muito úteis para compreender problemas de adesão ao tratamento, dificuldades interpessoais e problemas de personalidade que acompanham o transtorno do Eixo I. Muitos pacientes com TOC podem se recusar a cooperar com tratamentos efetivos, como inibidores seletivos da recaptação de serotonina (ISRSs) e terapia comportamental. Apesar de os sintomas do TOC poderem ser biologicamente motivados, significados psicodinâmicos podem estar associados a eles. Os pacientes podem se sentir motivados a manter a sintomatologia em razão dos ganhos secundários. Por exemplo, um paciente cuja mãe fique em casa para cuidar dele pode desejar de forma inconsciente permanecer com esses sintomas de TOC porque eles mantêm a atenção de sua mãe.

Outra contribuição da compreensão psicodinâmica envolve as dimensões interpessoais. Estudos demonstraram que familiares acomodam o paciente por meio da participação ativa em rituais ou com modificações significativas de suas rotinas diárias. Essa forma de acomodação familiar está correlacionada com estresse na família, atitudes de rejeição com relação ao paciente e parco funcionamento familiar. Com frequência, os familiares se esforçam para reduzir a ansiedade do paciente ou controlar suas expressões de raiva. Esse padrão de relacionamento pode ficar internalizado e ser recriado quando ele entra em um ambiente de tratamento. Ao observar padrões recorrentes de relacionamentos interpessoais de uma perspectiva psicodinâmica, os pacientes aprendem como sua doença afeta os outros.

Por fim, outra contribuição do pensamento psicodinâmico é o reconhecimento dos precipitadores que iniciam ou exacerbam os sintomas. Frequentemente, as dificuldades interpessoais aumentam a ansiedade do paciente e, assim, acabam por também aumentar sua sintomatologia. Pesquisas sugerem que o TOC possa ser precipitado por diversos estressores ambientais, sobretudo aqueles que envolvem gravidez, nascimento ou o cuidado de crianças. Compreender os estressores pode ajudar o médico em um plano de tratamento geral que reduza os próprios eventos estressores ou seu significado para o paciente.

SIGMUND FREUD. Na teoria psicanalítica clássica, o TOC foi cunhado como *neurose obsessivo-compulsiva*, sendo considerado uma regressão da fase edipiana à fase psicossexual anal do desenvolvimento. Quando se sentem ameaçados com ansiedade pela retaliação a impulsos inconscientes ou pela perda do amor de um objeto significativo, pacientes com TOC retraem-se da posição edipiana e regridem a um estágio emocional intensamente ambivalente associado à fase anal. A ambivalência é conectada ao desdobramento da fusão fluida entre os impulsos sexuais e agressivos característicos da fase edipiana. A coexistência de amor e ódio pela mesma pessoa deixa o indivíduo paralisado com dúvida e indecisão.

Um exemplo de como Freud via os sintomas do TOC é descrito por Otto Fenichel no estudo de caso aqui apresentado.

> Um paciente, que não fora analisado, reclamou, na primeira entrevista de que sofria da compulsão de olhar para trás constantemente, por medo de que pudesse ter deixado algo importante atrás dele. Essas ideias eram predominantes. Ele podia ter deixado uma moeda no chão; podia ter pisado em um inseto; ou um inseto podia ter caído de costas e precisado de ajuda. Também tinha medo de tocar em tudo e, sempre que tocava em um objeto, precisava se convencer de que não o havia destruído. Ele não tinha ocupação, pois essas graves compulsões perturbavam todas as suas atividades de trabalho; no entanto, tinha uma paixão: limpar casas. Ele gostava de visitar os vizinhos e limpar suas casas, só por diversão. Outro

sintoma foi descrito pelo paciente como "consciência das roupas"; ele estava sempre preocupado a respeito de se seu terno servia ou não. Também afirmou que a sexualidade não exercia um papel importante em sua vida. Tinha relações sexuais 2 a 3 vezes por ano apenas, e exclusivamente com garotas por quem não tinha qualquer interesse pessoal. Mais tarde, mencionou outro sintoma. Quando criança, considerava sua mãe nojenta e tinha um medo terrível de encostar nela. Não havia nenhum motivo real por trás desse nojo, pois a mãe havia sido uma boa pessoa.

No quadro clínico deste estudo de caso, Freud acreditava que a necessidade de estar limpo e de não tocar estava relacionada com a sexualidade anal, e o nojo pela mãe seria uma reação a medos incestuosos.

Uma das características marcantes dos indivíduos com TOC é o grau em que se preocupam com agressividade ou limpeza, seja abertamente no conteúdo de seus sintomas seja nas associações que jazem por trás deles. A psicogênese do TOC, portanto, pode estar em distúrbios do crescimento normal e do desenvolvimento relacionado à fase anal-sádica.

Ambivalência. A ambivalência é uma característica importante das crianças sadias durante a fase anal-sádica do desenvolvimento; elas sentem tanto amor quanto ódio mortal pelo mesmo objeto, às vezes de forma simultânea. Indivíduos com TOC costumam sentir conscientemente amor e ódio em relação a um objeto. Esse conflito de emoções opostas é evidente nos padrões comportamentais dos pacientes e nas dúvidas paralisantes diante de escolhas.

Pensamento mágico. No pensamento mágico, a regressão revela modos iniciantes de pensamento, em vez de impulsos; ou seja, funções do ego, assim como do *id*, são afetadas pela regressão. Inerente ao pensamento mágico é a onipotência do pensamento. As pessoas acreditam que, simplesmente por pensarem algo sobre um evento no mundo exterior, podem fazer o evento ocorrer sem ações físicas intermediárias. Esse sentimento lhes dá medo de ter um pensamento agressivo (Fig. 10.1-2).

DIAGNÓSTICO E CARACTERÍSTICAS CLÍNICAS

Como parte dos critérios diagnósticos do TOC, o DSM-5 permite aos médicos que indiquem se o TOC do paciente é caracterizado por *insight* bom ou razoável, *insight* pobre ou *insight* ausente (Tab. 10.1-1). Pacientes com *insight* bom ou razoável reconhecem que suas ideias do TOC definitiva ou provavelmente não são verdadeiras, ou podem ou não ser verdadeiras. Os com *insight* pobre acreditam que suas ideias do TOC são provavelmente verdadeiras, e aqueles com *insight* ausente estão convencidos de que suas ideias são verdadeiras.

Indivíduos com TOC com frequência levam suas reclamações ao médico, em vez de ao psiquiatra (Tab. 10.1-2). A maioria das pessoas com esse transtorno tem tanto obsessões quanto compulsões (até 75%, em alguns levantamentos). Alguns pesquisadores e clínicos acreditam que o número pode ficar muito mais perto dos 100% se os pacientes forem cuidadosamente avaliados para a presença de compulsões mentais além das comportamentais. Por exemplo, uma obsessão sobre ferir uma criança pode ser seguida de uma compulsão mental para repetir uma prece específica determinado número de vezes. Outros pesquisadores e clínicos, contudo, creem que alguns pacientes de fato têm apenas pensamentos obsessivos, sem compul-

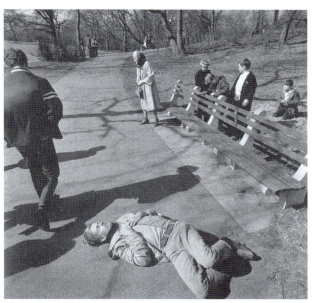

FIGURA 10.1-2
No pensamento mágico, acredita-se que pensar seja igual a fazer, que desejar a morte uma pessoa fará isso acontecer, como simbolizado nesta ilustração. (Cortesia de Arthur Tress.)

sões. Tais pacientes provavelmente terão pensamentos repetitivos de um ato sexual ou agressivo que lhes seja repreensível. Para esclarecer, é melhor conceituar as obsessões como pensamentos, e as compulsões, como comportamentos.

Obsessões e compulsões são as características essenciais do TOC. Uma ideia ou um impulso se impõem com insistência e de forma persistente na percepção consciente da pessoa. Típicas obsessões associadas com TOC incluem pensamentos sobre contaminação ("Minhas mãos estão sujas") ou dúvidas ("Esqueci de desligar o fogão").

Uma sensação de terrível ansiedade acompanha a manifestação central, e a característica-chave de uma compulsão é que ela reduz a ansiedade associada com a obsessão. A obsessão ou a compulsão são estranhas ao ego; ou seja, são sentidas como algo fora da experiência pessoal do indivíduo como ser psicológico. Não importa o quão vívida ou persuasiva seja a obsessão ou a compulsão, a pessoa normalmente a reconhece como algo absurdo e irracional. A pessoa que sofre das obsessões e compulsões, em geral, sente um forte desejo de resistir a elas. Ainda assim, quase metade de todos os pacientes oferece pouca resistência às compulsões, apesar de cerca de 80% acreditarem que elas sejam irracionais. Às vezes, os pacientes supervalorizam as obsessões e as compulsões; por exemplo, podem insistir que limpeza compulsiva é moralmente correta, mesmo que tenham perdido seus empregos devido ao tempo em que passam se limpando.

Padrões de sintomas

A apresentação das obsessões e das compulsões é heterogênea em adultos (Tab. 10.1-3) e em crianças e adolescentes (Tab. 10.1-4). Os sintomas individuais de um paciente podem se sobrepor e mudar com o tempo, mas o TOC tem quatro padrões principais de sintomas.

Contaminação. O padrão mais comum é uma obsessão de contaminação, seguida de lavagem ou acompanhada de evitação compulsiva do objeto que se presume contaminado. O objeto temido costuma ser difícil de evitar (p. ex., fezes, urina, pó ou germes). Os pacientes

TABELA 10.1-1
Critérios diagnósticos do DSM-5 para transtorno obsessivo-compulsivo

A. Presença de obsessões, compulsões ou ambas:
   Obsessões são definidas por (1) e (2):
   1. Pensamentos, impulsos ou imagens recorrentes e persistentes que são vivenciados, em algum momento durante a perturbação, como intrusivos e indesejados e que na maioria dos indivíduos causam acentuada ansiedade ou sofrimento.
   2. O indivíduo tenta ignorar ou suprimir tais pensamentos, impulsos ou imagens ou neutralizá-los com algum outro pensamento ou ação.
   As compulsões são definidas por (1) e (2):
   1. Comportamentos repetitivos (p. ex., lavar as mãos, organizar, verificar) ou atos mentais (p. ex., orar, contar ou repetir palavras em silêncio) que o indivíduo se sente compelido a executar em resposta a uma obsessão ou de acordo com regras que devem ser rigidamente aplicadas.
   2. Os comportamentos ou os atos mentais visam prevenir ou reduzir a ansiedade ou o sofrimento ou evitar algum evento ou situação temida; entretanto, esses comportamentos ou atos mentais não têm uma conexão realista com o que visam neutralizar ou evitar ou são claramente excessivos.
   Nota: Crianças pequenas podem não ser capazes de enunciar os objetivos desses comportamentos ou atos mentais.
B. As obsessões ou compulsões tomam tempo (p. ex., tomam mais de uma hora por dia) ou causam sofrimento clinicamente significativo ou prejuízo no funcionamento social, profissional ou em outras áreas importantes da vida do indivíduo.
C. Os sintomas obsessivo-compulsivos não se devem aos efeitos fisiológicos de uma substância (p. ex., droga de abuso, medicamento) ou a outra condição médica.
D. A perturbação não é mais bem explicada pelos sintomas de outro transtorno mental (p. ex., preocupações excessivas, como no transtorno de ansiedade generalizada; preocupação com a aparência, como no transtorno dismórfico corporal; dificuldade de descartar ou se desfazer de pertences, como no transtorno de acumulação; arrancar os cabelos, como na tricotilomania [transtorno de arrancar o cabelo]; beliscar a pele, como no transtorno de escoriação [skin-picking]; estereotipias, como no transtorno de movimento estereotipado; comportamento alimentar ritualizado, como nos transtornos alimentares; preocupação com substâncias ou jogo, como nos transtornos relacionados a substâncias e transtornos aditivos; preocupação com ter uma doença, como no transtorno de ansiedade de doença; impulsos ou fantasias sexuais, como nos transtornos parafílicos; impulsos, como nos transtornos disruptivos, do controle de impulsos e da conduta; ruminações de culpa, como no transtorno depressivo maior; inserção de pensamento ou preocupações delirantes, como nos transtornos do espectro da esquizofrenia e outros transtornos psicóticos; ou padrões repetitivos de comportamento, como no transtorno do espectro autista).

Especificar se:
   Com *insight* bom ou razoável: O indivíduo reconhece que as crenças do transtorno obsessivo-compulsivo são definitiva ou provavelmente não verdadeiras ou que podem ou não ser verdadeiras.
   Com *insight* pobre: O indivíduo acredita que as crenças do transtorno obsessivo-compulsivo são provavelmente verdadeiras.
   Com *insight* ausente/crenças delirantes: O indivíduo está completamente convencido de que as crenças do transtorno obsessivo-compulsivo são verdadeiras.
Especificar se:
   Relacionado a tique: O indivíduo tem história atual ou passada de um transtorno de tique.

(Reimpressa, com permissão, de *Diagnostic and Statistical Manual of Mental Disorders*, Fifth Edition (Copyright ©2013). American Psychiatric Association. Todos os direitos reservados.)

TABELA 10.1-2
Especialistas clínicos não psiquiátricos que mais veem pacientes com transtorno obsessivo-compulsivo

Especialista	Problema
Dermatologista	Mãos rachadas, aparência eczematoide
Médico familiar	Familiar lava-se excessivamente, pode mencionar familiar com compulsão por contar ou por verificar
Oncologista, internista de doenças infecciosas	Crença insistente de que a pessoa adquiriu síndrome da imunodeficiência
Neurologista	Transtorno obsessivo-compulsivo associado com transtorno de Tourette, lesão encefálica, coreias, outras lesões ou transtornos dos gânglios da base
Neurocirurgião	Transtorno obsessivo-compulsivo grave e intratável
Obstetra	Transtorno obsessivo-compulsivo pós-parto
Pediatra	Preocupação dos pais com o comportamento do filho, normalmente se lava em excesso
Cardiologista pediatra	Transtorno obsessivo-compulsivo secundário a coreia de Sydenham
Cirurgião plástico	Consultas repetidas para características "anormais"
Dentista	Lesões nas gengivas por escovação excessiva

(Extraída de Rapoport JL. The neurobiology of obsessive-compulsive disorder. *AMA*. 1988;260:2889, com permissão.)

podem literalmente arrancar a pele das mãos se lavando demais ou não conseguir sair de casa por medo dos germes. Apesar de a ansiedade ser a resposta emocional mais comum ao objeto temido, vergonha e nojo obsessivos também são frequentes. Indivíduos com obsessão por contaminação costumam acreditar que ela se espalha de objeto para objeto ou de pessoa para pessoa com mínimo contato.

Dúvida patológica. O segundo padrão mais comum é uma obsessão de dúvida, seguida de uma compulsão por ficar verificando. A obsessão costuma implicar algum perigo de violência (p. ex., esquecer de desligar o fogão ou de trancar uma porta). A verificação pode envolver múltiplas viagens de volta para casa para verificar o fogão, por exemplo. Esses indivíduos têm dúvidas obsessivas sobre si mesmos e sempre se sentem culpados achando que esqueceram ou cometeram algo.

Pensamentos intrusivos. No terceiro padrão mais comum, há pensamentos obsessivos intrusivos sem uma compulsão. Tais obsessões costumam ser pensamentos repetitivos de um ato agressivo ou sexual repreensível para o paciente. Os pacientes obcecados com pensamentos de atos sexuais ou agressivos podem se reportar à polícia ou se confessar a um padre. As ideias suicidas também podem ser obsessivas, mas uma avaliação cuidadosa sobre os riscos de suicídio deve sempre ser feita.

Simetria. O quarto padrão mais comum é a necessidade de simetria ou precisão, que pode levar a uma compulsão de lentidão. Os pacientes podem literalmente levar horas para terminar uma refeição ou fazer a barba.

TABELA 10.1-3
Sintomas obsessivo-compulsivos em adultos

Variável	%
Obsessões (N = 200)	
Contaminação	45
Dúvida patológica	42
Somática	36
Necessidade de simetria	31
Agressiva	28
Sexual	26
Outra	13
Múltiplas obsessões	60
Compulsões (N = 200)	
Verificação	63
Lavar as mãos	50
Contar	36
Necessidade de perguntar ou de confessar	31
Simetria e precisão	28
Acumulação	18
Múltiplas comparações	48
Curso de doença (N = 100)[a]	
Tipo	
Contínuo	85
Deteriorante	10
Episódico	2
Não presente	71
Presente	29

[a]Idade de início: homens, 17,5 ± 6,8 anos; mulheres, 20,8 ± 8,5 anos.
(Extraída de Rasmussen SA, Eiser JL. The epidemiology and differential diagnosis of obsessive-compulsive disorder. *J Clin Psychiatry*. 1992;53[4 Suppl]: 6, com permissão.)

Outros padrões de sintomas. Obsessões religiosas e acúmulo compulsivo são comuns em pacientes com TOC. Puxar o cabelo e roer as unhas de maneira compulsiva são padrões comportamentais relacionados ao TOC. A masturbação também pode ser compulsiva.

Exame do estado mental

Em exames do estado mental, indivíduos com TOC podem exibir sintomas de transtornos depressivos. Tais sintomas estão presentes em cerca de 50% dos pacientes. Alguns com TOC têm traços de caráter que sugerem transtorno da personalidade obsessivo-compulsiva (p. ex., necessidade excessiva de precisão e arrumação), mas não são a maioria. Indivíduos com TOC, especialmente os homens, têm maior índice de celibato. Os casados têm maior incidência de desacordo matrimonial do que a norma.

> A Sra. K foi indicada para avaliação psiquiátrica por seu clínico geral. Na entrevista, ela descreveu uma longa história de rituais de verificação que a fizeram perder vários empregos e prejudicaram diversos relacionamentos. Relatou, por exemplo, que, como costumava achar que não havia trancado a porta do carro, era difícil sair do automóvel até que tivesse verificado repetidamente todas as maçanetas. Ela havia quebrado várias maçanetas com o vigor de sua verificação, tendo chegado com até uma hora de atraso a seu trabalho porque ficava checando o carro. De modo semelhante, tinha pensamentos recorrentes de que havia deixado a porta do apartamento aberta e voltava várias vezes por dia para verificar a porta antes de sair para trabalhar. Disse que verificar as portas reduzia sua ansiedade sobre segurança. Mesmo tendo relatado que já havia tentado sair do carro ou do apartamento sem verificar a porta (p.ex., quando já estava atrasada para o trabalho), ela descobriu que ficava tão preocupada que roubassem seu carro ou invadissem seu apartamento que tinha dificuldades de ir a qualquer lugar. A Sra. K. revelou que sua obsessão com segurança se tornara tão extrema ao longo dos últimos três meses que ela havia perdido o emprego por seus constantes atrasos. Reconhecia a natureza irracional de suas preocupações obsessivas, mas não conseguia ignorá-las. (Cortesia de Erin B. McClure-Tone, Ph.D., e Daniel S. Pine, M.D.)

TABELA 10.1-4
Obsessões e compulsões para 70 pacientes consecutivos, crianças e adolescentes

Principais sintomas	Número (%) relatam sintomas na entrevista inicial[a]
Obsessão	
Preocupação ou nojo dos dejetos ou das secreções corporais (urina, fezes, saliva), de poeira, germes, toxinas do ambiente	30 (43)
Medo de que algo terrível aconteça (incêndio, morte ou doença de um ente querido) consigo ou com outros	18 (24)
Preocupação ou necessidade de simetria, ordem ou exatidão	12 (17)
Escrupulosidade (rezas ou preocupações religiosas excessivas distantes da realidade do paciente)	9 (13)
Números da sorte e do azar	6 (8)
Imagens, impulsos ou pensamentos sexuais perversos ou proibidos	3 (4)
Sons, palavras ou músicas sem sentido e intrusivos	1 (1)
Compulsão	
Lavar as mãos, tomar banho, escovar os dentes ou arrumar-se de maneira excessiva ou ritualizada	60 (85)
Repetição de rituais (p. ex., entrar e sair pela porta, sentar e levantar da cadeira)	36 (51)
Verificar portas, fogão, aparelhos domésticos, freio do carro	32 (46)
Limpar e outros rituais para remover contato com outros contaminantes	16 (23)
Tocar	14 (20)
Ordenar e organizar	12 (17)
Medidas para impedir perigo para si e os outros (p. ex., pendurar as roupas de determinada maneira)	11 (16)
Contar	13 (18)
Acumular e coletar	8 (11)
Rituais variados (p. ex., lamber, cuspir, vestir-se de maneira específica)	18 (26)

[a]Múltiplos sintomas registrados, então o total excede 70.
(Extraída de Rapoport JL. The neurobiology of obsessive-compulsive disorder. *JAMA*. 1988;260:2889, com permissão.)

DIAGNÓSTICO DIFERENCIAL

Condições médicas

Diversas condições médicas primárias podem produzir síndromes muito semelhantes ao TOC. O conceito do TOC como transtorno dos gânglios da base é derivado da semelhança fenomenológica entre TOC idiopático e transtornos semelhantes ao TOC que se associam a doenças do gânglio da base, tais como coreia de Sydenham e doença de Huntington. Sinais neurológicos dessa patologia dos gânglios da base devem ser avaliados ao se considerar o diagnóstico de TOC em pacientes que se apresentarem para tratamento psiquiátrico. Deve-se notar, também, que o TOC se desenvolve frequentemente antes dos 30 anos, e TOC com novo início em indivíduos mais velhos deve levantar perguntas quanto às possíveis contribuições neurológicas para o transtorno.

Transtorno de Tourette

O TOC apresenta forte relação com o transtorno de Tourette, visto que as duas condições com frequência coocorrem, ambas em indivíduos ao longo do tempo e nas famílias. Cerca de 90% das pessoas com transtorno de Tourette apresentam sintomas compulsivos, e até dois terços enquadram-se nos critérios diagnósticos para TOC.

Em sua forma clássica, o transtorno de Tourette está associado com um padrão de tiques vocais e motores recorrentes que apresentam apenas uma leve semelhança com o TOC. Entretanto, os ímpetos premonitórios que precedem os tiques costumam se assemelhar enormemente às obsessões, e muitos dos tiques motores mais complicados são muito parecidos com as compulsões.

Outros transtornos psiquiátricos

O comportamento obsessivo-compulsivo é visto em diversos outros transtornos psiquiátricos; o médico deve sempre excluir essas condições ao diagnosticar TOC. Este exibe semelhança superficial com o transtorno da personalidade obsessiva-compulsiva, que está relacionado com uma preocupação obsessiva com detalhes, perfeccionismo e outros traços de personalidade semelhantes. As condições são facilmente diferenciadas, visto que o TOC está associado com uma verdadeira síndrome de obsessão e de compulsões.

Os sintomas psicóticos costumam levar a pensamentos obsessivos e comportamentos compulsivos que podem ser difíceis de diferenciar do TOC com *insight* pobre, no qual a obsessão se aproxima da psicose. As chaves para diferenciar o TOC da psicose são: (1) pacientes com TOC quase sempre podem reconhecer a natureza insensata de seus sintomas, e (2) doenças psicóticas são, em geral, associadas com diversos outros atributos que não são característicos do TOC. De modo semelhante, o TOC pode ser difícil de diferenciar da depressão, porque os dois transtornos costumam ocorrer comorbidamente, e a depressão maior costuma estar associada com pensamentos obsessivos que, às vezes, beiram a verdadeiras obsessões, como as que caracterizam o TOC. As duas condições são mais fáceis de diferenciar por seus cursos. Os sintomas obsessivos associados com depressão só são encontrados na presença de um episódio depressivo, enquanto o TOC verdadeiro persiste apesar da remissão da depressão.

CURSO E PROGNÓSTICO

Mais de 50% dos indivíduos com TOC têm um início súbito dos sintomas. Esse início, para cerca de 50 a 70% deles, ocorre após um evento estressante, como uma gestação, um problema sexual ou a morte de um parente. Como muitas pessoas conseguem manter seus sintomas em segredo, costumam demorar de 5 a 10 anos até chegar à atenção psiquiátrica, apesar de o atraso provavelmente estar mais reduzido devido à maior consciência que se tem sobre o transtorno. O curso costuma ser longo e variável; alguns pacientes passam por um curso flutuante, e outros passam por um constante.

Cerca de 20 a 30% dos pacientes apresentam grande melhora dos sintomas, e 40 a 50% têm melhora moderada. Os 20 a 40% restantes continuam doentes, ou seus sintomas pioram.

Em torno de um terço dos pacientes com TOC tem transtorno depressivo maior, e o suicídio é um risco para todos os que apresentam TOC. Um prognóstico pobre é indicado por ceder (em vez de resistir) às compulsões, início na infância, compulsões bizarras, necessidade de hospitalização, um transtorno depressivo maior coexistente, crenças delirantes, presença de ideias supervalorizadas (i.e., alguma aceitação das obsessões e das compulsões) e presença de um transtorno da personalidade (especialmente da personalidade esquizotípica). Um bom prognóstico é indicado por bom ajuste social e ocupacional, presença de um evento precipitante e pela natureza episódica desses sintomas. O conteúdo das obsessões não parece estar relacionado ao prognóstico.

TRATAMENTO

Havendo cada vez mais evidências de que o TOC é, em grande parte, determinado por fatores biológicos, a teoria psicanalítica clássica tem perdido espaço. Além do mais, como os sintomas do TOC parecem ser altamente refratários a psicoterapia e psicanálise psicodinâmicas, os tratamentos farmacológicos e comportamentais se tornaram comuns. Entretanto, os fatores psicodinâmicos podem ser de benefício considerável na compreensão do que precipita as exacerbações do transtorno e na abordagem de formas diversas de resistência ao tratamento, tais como a não adesão à medicação.

Muitos pacientes com TOC resistem com tenacidade aos esforços de tratamento. Eles podem se recusar a usar a medicação e resistir à realização das tarefas terapêuticas e de outras atividades prescritas por terapeutas comportamentais. Os sintomas obsessivo-compulsivos em si, independentemente do embasamento biológico, podem ter importantes significados psicológicos que causam a relutância dos pacientes em abrir mão deles. A exploração psicodinâmica da resistência de um paciente ao tratamento pode melhorar a adesão.

Estudos bem controlados verificaram que a farmacoterapia, a terapia comportamental, ou uma combinação de ambas, são efetivas na redução significativa dos sintomas dos indivíduos com TOC. A decisão sobre qual terapia usar se baseia no julgamento e na experiência médicos, além de na aceitação do paciente das várias modalidades.

Farmacoterapia

A eficácia da farmacoterapia no TOC foi provada em muitos ensaios clínicos, sendo aumentada pela observação de que os estudos encontram uma resposta ao placebo de apenas 5%.

Os fármacos, alguns dos quais usados para tratar transtornos depressivos ou outros transtornos mentais, podem ser administrados em sua dosagem habitual. Os efeitos iniciais costumam ser vistos após 4 a 6 semanas de tratamento, apesar de 8 a 16 semanas normalmente serem necessárias para se obter o máximo benefício terapêutico. O tratamento com drogas antidepressivas ainda é controverso, e uma proporção significativa de pacientes com TOC que respondem a tratamento com antidepressivos parece ter recaída se a farmacoterapia for descontinuada.

A abordagem-padrão é iniciar o tratamento com um ISRS ou clomipramina e depois passar a outras estratégias farmacológicas se as drogas específicas serotonérgicas não forem efetivas. As drogas serotonérgicas aumentaram a porcentagem de pacientes com TOC que tendem a responder melhor ao tratamento em um índice de 50 a 70%.

Inibidores seletivos da recaptação de serotonina. Cada ISRS disponível nos Estados Unidos – fluoxetina, fluvoxamina (Luvox), paroxetina, sertralina, citalopram – foi aprovado pela US Food and Drug Administration (FDA) para tratamento do TOC. Doses mais altas foram frequentemente necessárias para um efeito benéfico, como 80 mg de fluoxetina por dia. Embora os ISRSs possam causar perturbação do sono, náusea e diarreia, dores de cabeça, ansiedade e inquietação, esses efeitos adversos costumam ser transitórios, causando menos trabalho do que os efeitos adversos associados com as drogas tricíclicas, tais como clomipramina. Os melhores desfechos clínicos ocorrem quando os ISRSs são usados em combinação com terapia comportamental.

Clomipramina. De todas as drogas tricíclicas e tetracíclicas, a clomipramina é a mais seletiva para recaptação de serotonina *versus* recaptação de norepinefrina, sendo excedida nisso apenas pelos ISRSs. A potência de recaptação de serotonina da clomipramina é excedida apenas pela sertralina e pela paroxetina. A clomipramina foi a primeira droga a ser aprovada pela FDA para o tratamento do TOC. Sua dosagem deve ser titulada para cima por 2 ou 3 semanas para evitar efeitos gastrintestinais adversos e hipotensão ortostática, e, como ocorre com as outras drogas tricíclicas, causa sedação e efeitos anticolinérgicos significativos, incluindo boca seca e constipação. Como acontece com os ISRSs, os melhores desfechos são resultado de uma combinação de farmacoterapia e terapia comportamental.

Outras drogas. Se o tratamento com clomipramina ou com um ISRS não obtiver sucesso, muitos terapeutas aumentam a primeira droga com a adição de valproato, lítio ou carbamazepina. Outras drogas que podem ser experimentadas no tratamento para TOC são venlafaxina, pindolol e os inibidores de monoaminoxidase (IMAO), especialmente fenelzina. Outros agentes farmacológicos para o tratamento de pacientes não responsivos incluem buspirona, 5-hidroxitriptamina (5-HT), L-triptofano e clonazepam. A adição de um antipsicótico atípico, como a risperidona, ajudou em alguns casos.

Terapia comportamental

Apesar de poucas comparações terem sido feitas, a terapia comportamental é tão efetiva quanto as farmacoterapias no TOC, sendo que alguns dados indicam que os efeitos benéficos são mais duradouros com a terapia comportamental. Muitos clínicos, portanto, consideram essa terapia o tratamento de escolha para o TOC. Ela pode ser conduzida tanto em cenários ambulatoriais quanto de internação. As principais abordagens comportamentais no TOC são a exposição e a prevenção de resposta. Dessensibilização, prevenção de pensamentos, inundação, terapia implosiva e condicionamento aversivo também foram usados em pacientes com TOC. Na terapia comportamental, os pacientes devem estar realmente comprometidos com sua melhora.

Psicoterapia

Na ausência de estudos adequados de psicoterapia orientada por *insight* para TOC, é difícil fazer qualquer generalização válida sobre sua efetividade, apesar de haver relatos informais de sucessos. Analistas individuais observaram alterações marcantes e duradouras para melhor em pacientes com transtorno da personalidade obsessivo-compulsiva, sobretudo quando conseguem aceitar os impulsos agressivos subjacentes a seus traços característicos. Da mesma forma, analistas e psiquiatras orientados dinamicamente verificaram melhoras sintomáticas consistentes em pacientes com TOC no curso da análise ou da psicoterapia de *insight* prolongado.

O Sr. P., um homem passivo, por volta dos 30 anos, emocionalmente distante, educado e quieto em excesso, tinha transtorno obsessivo-compulsivo e buscava psicoterapia psicodinâmica porque estava tendo dificuldades no trabalho e com relacionamentos. Ele tinha rituais de contagem e uma compulsão por estar sempre verificando se não havia facas afiadas expostas nem sapatos pendurados em cabides ou alinhados no roupeiro. Em sessões, costumava ficar falando sem parar sobre detalhes aparentemente vazios a respeito de seu trabalho. A terapeuta ficou com sono em determinado momento, enquanto o ouvia. Ele percebeu isso e, com sentimento incomum em sua voz, perguntou: "Doutora, com licença, a senhora está ouvindo?". A isso, ela respondeu: "Não, acho que não. E você?". O Sr. P. pediu desculpas por tê-la entediado.

Esse incidente levou a uma discussão direta entre eles sobre a maneira como essa recontagem obsessiva, circunstancial e emocionalmente vazia acerca de detalhes era uma forma de resistência, à qual a terapeuta se juntou ao ficar com sono durante a sessão. Eles iriam trabalhar na terapia juntos ou não?

Em sessões subsequentes, o Sr. P. esforçou-se para falar mais sobre a origem de seus sintomas, que começaram com um ritual de beijar cada genitor nove vezes toda noite ou não conseguia dormir. Em uma ocasião, enquanto explicava isso, cometeu um ato falho, substituindo a palavra "beijar" por "chutar". Quando ouviu isso, a terapeuta lhe perguntou se havia percebido o ato falho. Ele insistiu que não poderia ter cometido esse erro, aumentando seus protestos por um ou dois minutos, enquanto ficava mais triste e começava a chorar. Então, acusou a terapeuta de mentir a respeito do ato falho para fazê-lo parecer mau e, em um surto de raiva, lembrou do quão magoado e insultado se sentira quando a terapeuta havia ficado com sono na sessão.

Surpreso com a intensidade de seus sentimentos, o Sr. P. lembrou-se de quando começara sua necessidade de beijar os pais de maneira ritualizada antes de dormir. Foi depois que ele ganhara um cachorrinho novo. Seu pai, controlador e intrusivo, chutava o amado cachorrinho, que havia sujado a casa diversas vezes. Ele chorou quando lembrou de sua raiva e repulsa pelo pai quando reconfortou seu cachorrinho mais tarde, sozinho. Recordou-se de mostrar várias vezes a lâmina de seu canivete para o cachorro, prometendo que usaria no pai caso tentasse machucá-lo novamente. Pouco depois do incidente do chute, o pai do paciente decidiu que já estava farto da sujeira do cachorro e decidiu mandá-lo embora quando o filho estava na escola. Este ficou em luto por um tempo, mas logo assumiu uma maneira séria, tímida e passiva de ser.

O Sr. P. respondeu ao que aprendera sobre suas compulsões tentando suprimi-las de forma ativa e ficou mais ansioso. Conforme foram explorando sua ansiedade, surgiam memórias de problemas do paciente com os pais relacionados ao banheiro antes de o cachorrinho entrar em sua vida, quando recebia enemas regulares de seu pai para controlar a frequência com que defecava. Apesar de amar o pai, também sentia raiva dele por tirar seu cachorro sem lhe dar a chance de se despedir e pela experiência intrusiva e aterrorizante dos enemas, ao mesmo tempo que também ficava furioso com sua mãe por não interferir. Também se sentia humilhado por ter sofrido esse tipo de intrusão em seu corpo e por ter deixado seu cachorro ser mandado embora depois de prometer que o protegeria.

O significado dos rituais específicos do Sr. P. com facas e sapatos ficou aparente durante o curso da terapia como resultado de sua reação ao lapso da terapeuta em sentir sono e pelo ato falho que revelou a agressividade por trás da passividade e da conformidade. Ele precisava se certificar de que não havia lâminas de facas expostas porque elas representavam a ameaça de um ataque aterrorizante de seu pai ou seu fracasso igualmente aterrorizante de proteger o cachorrinho que amava, mas perdeu. De modo semelhante, sua necessidade compulsiva de colocar os sapatos de maneira adequada nas caixas estava ligada a um esforço de afastar a memória e impedir a recorrência de que seu animalzinho fosse chutado e ferido por um sapato pesado. Depois que isso ficou esclarecido, ele tentou controlar seus rituais e começou a desenvolver ansiedade, e, com ela, surgiram memórias de conflitos anteriores com os pais acerca de seus hábitos de uso do banheiro. (Cortesia de E. M. Plakun, M.D.)

A terapia de apoio, sem dúvida, tem seu lugar, especialmente para aqueles com TOC que, apesar de terem sintomas e graus variados de gravidade, são capazes de trabalhar e de fazer ajustes sociais. Com contato contínuo e regular com um profissional interessado, simpático e encorajador, os pacientes podem conseguir funcionar devido a esse auxílio, sem o qual seus sintomas os deixariam incapacitados. Algumas vezes, quando rituais obsessivos e a ansiedade alcançam intensidade intolerável, é necessário hospitalizá-los até que a proteção de uma instituição e a remoção de estressores ambientais diminuam os sintomas a um nível tolerável.

Os familiares com frequência entram em desespero devido ao comportamento do indivíduo. Quaisquer esforços psicoterapêuticos devem incluir atenção aos familiares, com o fornecimento de apoio emocional, tranquilização, explicação e conselhos sobre como lidar com o paciente e lhe dar respostas.

Outras terapias

A terapia familiar costuma ser útil no apoio à família, ajudando a reduzir problemas matrimoniais devido ao transtorno e promovendo uma aliança no tratamento com os familiares pelo bem do paciente. A terapia em grupo é útil como sistema de apoio para alguns indivíduos.

Para casos extremos, que resistem a tratamento e são cronicamente debilitantes, a eletroconvulsoterapia (ECT) e a psicocirurgia devem ser consideradas. A ECT deve ser testada antes da cirurgia. Um procedimento psicocirúrgico para TOC é a cingulotomia, que pode ter sucesso no tratamento de casos graves e sem resposta. Outros procedimentos cirúrgicos (p. ex., tractotomia subcaudal, também conhecida como *capsulotomia*) também foram úteis para esse propósito.

Estimulação cerebral profunda (ECP)

Técnicas cirúrgicas não ablativas envolvendo eletrodos em vários núcleos da base estão sendo investigadas para o tratamento de TOC e transtorno de Tourette. A ECP é realizada com técnicas estereotáticas orientadas por RM em que eletrodos são implantados no cérebro. Complicações nessa intervenção incluem infecção, hemorragia ou o desenvolvimento de convulsões, que são quase sempre controladas por tratamento com fenitoína. Alguns pacientes que não respondem a psicocirurgia apenas, nem a farmacoterapia ou terapia comportamental antes da operação, respondem a farmacoterapia ou terapia comportamental após a psicocirurgia.

TRANSTORNO OBSESSIVO-COMPULSIVO OU TRANSTORNO RELACIONADO DEVIDO A OUTRA CONDIÇÃO MÉDICA

Muitas condições médicas podem ser o resultado de sintomas obsessivo-compulsivos (i.e., puxar o cabelo, arranhar a pele). O diagnóstico de transtorno obsessivo-compulsivo ou relacionado atribuídos a outras condições é usado quando os sintomas obsessivo-compulsivos se desenvolvem no contexto de uma condição médica identificável.

Sintomas semelhantes a TOC foram relatados em crianças após infecção estreptocócica de grupo Aβ-hemolítico, tendo sido chamados de *transtornos pediátricos neuropsiquiátricos autoimunes associados a estreptococo* (PANDAS). Acredita-se que sejam o resultado de um processo autoimune que leva a inflamação dos gânglios da base que perturba o funcionamento do eixo córtico-estriatal-talâmico. Para mais informações, veja a Seção 31.14-TOC na infância e na adolescência.

TRANSTORNO OBSESSIVO-COMPULSIVO OU TRANSTORNO RELACIONADO INDUZIDO POR SUBSTÂNCIA

O transtorno obsessivo-compulsivo ou transtorno relacionado induzido por substância é caracterizado pelo surgimento de sintomas obsessivo-compulsivos ou relacionados como resultado de uma substância, entre as quais drogas, medicamentos e álcool. Os sintomas apresentam-se ou durante o uso da substância ou no período de um mês após uso, intoxicação ou abstinência. Os sintomas não podem ser mais bem explicados por um transtorno obsessivo-compulsivo específico ou relacionado ou por outra condição médica. A perturbação não pode ocorrer exclusivamente durante o curso de *delirium*.

OUTRO TRANSTORNO OBSESSIVO-COMPULSIVO OU TRANSTORNO RELACIONADO ESPECIFICADO

Essa categoria é reservada a pacientes que apresentam sintomas característicos do transtorno obsessivo-compulsivo ou transtorno relacionado, mas que não se encaixam em todos os critérios de nenhum transtorno obsessivo-compulsivo específico ou relacionado. Esse diagnóstico é adequado em três situações: (1) uma apresentação atípica, (2) outra síndrome não listada no DSM-5 e (3) as informações apresentadas são insuficientes para fazer um diagnóstico completo de transtorno obsessivo-compulsivo ou relacionado.

Síndrome de referência olfativa

A síndrome de referência olfativa é caracterizada por uma falsa crença do indivíduo de que tem um odor corporal ruim que não é percebido pelos outros. A preocupação leva a comportamentos repetitivos, tais como lavar o corpo ou trocar de roupa. Ele pode ter *insight* bom, razoável, pobre ou ausente no comportamento. A síndrome é predominante entre homens solteiros. A idade média de início é 25 anos. A crença de um odor subjetivo que não existe externamente pode chegar ao nível de um delírio somático, sendo que, nesse caso, deve ser considerado um diagnóstico de transtorno delirante. A síndrome foi bem documentada na literatura psiquiátrica, em geral classificada como um delírio da percepção. Se ela precisa ou não de uma categoria diagnóstica especial está aberto a debate.

Ao avaliar um indivíduo com síndrome de referência olfativa, é importante excluir as causas somáticas. Alguns pacientes com epilepsia do lobo temporal podem reclamar de sentir odores ruins. Irritações locais do hipocampo devidas a tumores hipofisários também podem causar sensações olfativas. Pacientes com inflamação dos seios frontais, etmoidais ou esfenoidais também podem ter um senso subjetivo de odores desagradáveis. A síndrome de referência olfativa está inclusa na designação "outro especificado" para transtorno obsessivo-compulsivo e relacionado do DSM-5.

REFERÊNCIAS

Cicek E, Cicek IE, Kayhan F, Uguz F, Kaya N. Quality of life, family burden and associated factors in relatives with obsessive-compulsive disorder. *Gen Hosp Psychiatry.* 2013;35(3):253–258.

Endrass T, Schuermann B, Kaufmann C, Spielberg R, Kniesche R, Kathmann N. Performance monitoring and error significance in patients with obsessive-compulsive disorder. *Biol Psychol.* 2010;84:257.

Gillan CM, Papmeyer M, Morein-Zamir S, Sahakian BJ, Fineberg NA, Robbins TW, de Wit S. Disruption in the balance between goal-directed behavior and habit learning in obsessive-compulsive disorder. *Am J Psychiatry.* 2011;168:718.

Goes F, McCusker M, Bienvenu O, Mackinnon DF, Mondimore FM, Schweizer B; National Institute of Mental Health Genetics Initiative Bipolar Disorder Consortium, Depaulo JR, Potash JB. Co-morbid anxiety disorders in bipolar disorder and major depression: Familial aggregation and clinical characteristics of co-morbid panic disorder, social phobia, specific phobia and obsessive-compulsive disorder. *Psychol Med.* 2012;42(7):1449–1459.

Levy HC, McLean CP, Yadin E, Foa EB. Characteristics of individuals seeking treatment for obsessive-compulsive disorder. *Behav Ther.* 2013;44(3):408–416.

Markarian Y, Larson MJ, Aldea MA, Baldwin SA, Good D, Berkeljon A, Murphy TK, Storch EA, McKay D. Multiple pathways to functional impairment in obsessive-compulsive disorder. *Clin Psychol Rev.* 2010;30:78.

McClure-Tone EB, Pine DS. Clinical features of the anxiety disorders. In: Sadock BJ, Sadock VA, Ruiz P, eds. *Kaplan & Sadock's Comprehensive Textbook of Psychiatry*. 9th ed. Philadelphia: Lippincott Williams & Wilkins; 2009:1844.

Nestadt G, Di C, Riddle M, Grados MA, Greenberg BD, Fyer AJ, McCracken JT, Rauch SL, Murphy DL, Rasmussen SA, Cullen B, Pinto A, Knowles JA, Piacentini J, Pauls DL, Bienvenu OJ, Wang Y, Liang KY, Samuels JF, Roche KB. Obsessive-compulsive disorder: Subclassification based on co-morbidity. *Psychol Med.* 2009;39(9):1491–1501.

Peng ZW, Xu T, Miao GD, He QH, Zhao Q, Dazzan P, Chan RC. Neurological soft signs in obsessive-compulsive disorder: The effect of co-morbid psychosis and evidence for familiality. *Prog Neuropsychopharmacol Biol Psychiatry.* 2012;39(1):200–205.

Piallat B, Polosan M, Fraix V, Goetz L, David O, Fenoy A, Torres N, Quesada JL, Seigneuret E, Pollak P, Krack P, Bougerol T, Benabid AL, Chabardès S. Subthalamic neuronal firing in obsessive-compulsive disorder and Parkinson disease. *Ann Neurol.* 2011;69:793.

Riesel A, Endrass T, Kaufmann C, Kathmann N. Overactive error-related brain activity as a candidate endophenotype for obsessive-compulsive disorder: Evidence from unaffected first-degree relatives. *Am J Psychiatry.* 2011;168:317.

Smith AH, Wetterneck CT, Hart JM, Short MB, Björgvinsson T. Differences in obsessional beliefs and emotion appraisal in obsessive-compulsive symptom presentation. *J Obsessive Compulsive Relat Disord.* 2012;1:54.

Steketee G, Siev J, Fama JM, Keshaviah A, Chosak A, Wilhelm S. Predictors of treatment outcome in modular cognitive therapy for obsessive-compulsive disorder. *Depress Anxiety.* 2011;28:333.

Via E, Cardoner N, Pujol J, Alonso P, López-Solà M, Real E, Contreras-Rodríguez O, Deus J, Segalàs C, Menchón JM, Soriano-Mas C, Harrison BJ. Amygdala activation and symptom dimensions in obsessive-compulsive disorder. *Brit J Psychiatry.* 2014;204(1), 61–68.

Wahl K, Huelle JO, Zurowski B, Kordon A. Managing obsessive thoughts during brief exposure: An experimental study comparing mindfulness-based strategies and distraction in obsessive-compulsive disorder. *Cogn Ther Res.* 2013;37(4):752–761.

Whittal ML, Robichaud M. Obsessive-compulsive disorder. In: Hofmann SG, Reinecke MA, eds. *Cognitive-behavioral Therapy with Adults: A Guide to Empirically-Informed Assessment and Intervention*. New York: Cambridge University Press; 2010:92.

Williams M, Powers MB, Foa EB. Obsessive-compulsive disorder. In: Sturmey P, Hersen M, eds. *Handbook of Evidence-Based Practice in Clinical Psychology*. Hoboken, NJ: Wiley; 2012:313.

▲ 10.2 Transtorno dismórfico corporal

O transtorno dismórfico corporal é caracterizado pela preocupação com um defeito imaginado na aparência que causa sofrimento clinicamente significativo e prejuízo em importantes áreas do funcionamento. Se uma pequena anomalia física estiver de fato presente, a preocupação da pessoa com ela é excessiva e incômoda.

O transtorno foi reconhecido e chamado de *dismorfofobia*, há mais de 100 anos, por Emil Kraepelin, que o considerava uma neurose compulsiva; Pierre Janet o chamava de *obsession de la honte du corps* (obsessão de vergonha do corpo). Freud escreveu sobre a condição em sua descrição do Homem-Lobo, que se preocupava em excesso com seu nariz. Apesar de a dismorfofobia ter sido amplamente reconhecida e estudada na Europa, foi apenas com a publicação do DSM-III, em 1980, que ela, como um exemplo de transtorno somatoforme típico, foi mencionada de maneira específica nos critérios diagnósticos dos Estados Unidos. Na quarta revisão do DSM (DSM-IV-TR), a condição ficou conhecida como transtorno dismórfico corporal, porque os editores do DSM acreditavam que o termo *dismorfofobia* implicava erroneamente a presença de um padrão comportamental de evitação fóbica. No DSM-5, o transtorno dismórfico corporal está incluso nos transtornos do espectro obsessivo-compulsivo devido às suas semelhanças com o transtorno obsessivo-compulsivo (TOC).

EPIDEMIOLOGIA

O transtorno dismórfico corporal é uma condição pouco estudada, em parte porque os pacientes tendem mais a procurar dermatologistas, internistas ou cirurgiões plásticos do que psiquiatras para tratar essa condição. Um estudo de um grupo de universitários verificou que mais de 50% tinham ao menos alguma preocupação com um aspecto em particular de sua aparência, e, em cerca de 25% dos alunos, a preocupação tinha ao menos um efeito significativo em seus sentimentos e funcionamento. O DSM-5 relata uma prevalência de 2,4% nos Estados Unidos.

Dados disponíveis indicam que a idade mais comum de início é entre os 15 e 30 anos e que as mulheres costumam ser mais afetadas do que os homens. Os indivíduos afetados também tendem a ser solteiros. O transtorno dismórfico corporal coexiste comumente com outros transtornos mentais. Um estudo observou que mais de 90% dos pacientes com transtorno dismórfico corporal haviam tido algum episódio depressivo maior ao longo de sua vida; em torno de 70% haviam tido um transtorno de ansiedade; e cerca de 30% haviam tido um transtorno psicótico.

ETIOLOGIA

A causa do transtorno dismórfico corporal é desconhecida. A alta comorbidade com transtornos depressivos, uma história familiar maior do que a esperada de transtornos do humor e TOC e a responsividade relatada da condição a drogas específicas de serotonérgicas indicam que, pelo menos em alguns pacientes, a fisiopatologia do transtorno pode envolver a serotonina e estar relacionada a outros transtornos mentais. Conceitos estereotipados de beleza enfatizados em certas famílias e na cultura podem afetar significativamente os indivíduos com transtorno dismórfico corporal. Em modelos psicodinâmicos, esse transtorno é visto como o reflexo do deslocamento de um conflito sexual ou emocional a uma parte do corpo relacionada. Tal associação ocorre por meio dos mecanismos de defesa de repressão, dissociação, distorção, simbolização e projeção.

DIAGNÓSTICO

Os critérios diagnósticos do DSM-5 para transtorno dismórfico corporal estipulam preocupação com um defeito percebido na aparência ou ênfase excessiva em um pequeno defeito. Ele também estabelece que, em algum momento do curso do transtorno, o indivíduo realizará comportamentos compulsivos (i.e., olhar-se no espelho, arrumar-se em excesso) ou atos mentais (p. ex., comparar sua aparência à dos outros). A preocupação causa sofrimento emocional significativo aos pacientes ou grande prejuízo em seu funcionamento em áreas importantes.

CARACTERÍSTICAS CLÍNICAS

As preocupações mais comuns (Tab. 10.2-1) envolvem defeitos faciais, em especial os relacionados a partes específicas (p. ex., o nariz). Às vezes, a preocupação é vaga e difícil de compreender, como uma preocupação extrema com um "queixo amassado". Um estudo relatou que, em média, os pacientes tinham preocupações com quatro regiões do corpo durante o curso do transtorno. Outras partes de preocupação com o corpo eram cabelo, seios e genitália. Uma variante proposta do transtorno dismórfico entre homens é o desejo de "aumentar" e desenvolver grande massa muscular, o que pode interferir na vida cotidiana, na manutenção do emprego ou na saúde. A parte do corpo específica pode mudar durante o período em que o paciente é afetado pelo transtorno. Sintomas associados comuns incluem ideias delirantes ou delírios de referência (em geral sobre as pessoas percebendo o tal defeito corporal), olhar-se no espelho constantemente ou evitar superfícies reflexivas e tentativas de esconder a deformidade presumida (com maquiagem ou roupas). Os efeitos na vida da pessoa podem ser significativos; quase todos os pacientes afetados evitam exposição social e ocupacional. Até um terço dos pacientes pode se manter em casa por medo de ser ridicularizado pelas supostas deformidades, e aproximadamente um quinto deles tenta o suicídio. Como discutido, diagnósticos comórbidos de transtornos depressivos e de ansiedade são comuns, os pacientes também podem apresentar traços de TOC, transtorno esquizoide e transtorno da personalidade narcisista.

TABELA 10.2-1
Localização de defeitos imaginados em 30 pacientes com transtorno dismórfico corporal[a]

Local	N	%
Cabelo[b]	19	63
Nariz	15	50
Pele[c]	15	50
Olhos	8	27
Cabeça, face[d]	6	20
Estrutura corporal geral, estrutura óssea	6	20
Lábios	5	17
Queixo	5	17
Estômago, cintura	5	17
Dentes	4	13
Pernas, joelhos	4	13
Seios, músculos peitorais	3	10
Rosto feio (geral)	3	10
Orelhas	2	7
Bochechas	2	7
Nádegas	2	7
Pênis	2	7
Braços, pulsos	2	7
Pescoço	1	3
Testa	1	3
Músculos faciais	1	3
Ombros	1	3
Quadris	1	3

[a]O total é maior do que 100% porque a maioria dos pacientes tem "defeitos" em mais de um local.
[b]Envolvia crescimento capilar em 15 casos; crescimento da barba, em 2; e outro cabelo corporal, em 3.
[c]Envolvia acne em 7 casos; linhas faciais, em 3; e outras preocupações com a pele, em 7.
[d]Envolvia preocupações com a forma em 5 casos e tamanho em 1.
(Extraída de Phillips KA, McElroy SL, Keck PE Jr, Pope HG, Hudson JL. Body dysmorphic disorder: 30 cases of imagined ugliness. *Am J Psychiatry*. 1993;150:303, com permissão.)

> A Sra. R., mulher solteira de 28 anos, apresentou-se com a reclamação de que era "horrível" e de que sentia que os outros riam dela devido a sua feiura. Na verdade, ela era uma mulher atraente. Começou a se preocupar com sua aparência quando tinha 13, idade em que ficou obcecada por seus "defeitos faciais" (p. ex., seu nariz era muito gordo, seus olhos, muito distantes). Até esse momento, R. era confiante, boa aluna e socialmente ativa. Contudo, sua fixação em seu rosto a fez se retirar do convívio social e ter dificuldades de se concentrar na escola, o que, por sua vez, teve efeitos negativos em suas notas.
>
> A Sra. R. abandonou o ensino médio e o completou a distância devido a sua preocupação. Ela começou a notar "manchas" e cabelos em seu rosto. Olhava-se com frequência em espelhos e outras superfícies reflexivas (p. ex., colheres, janelas). Percebeu que pensava sobre seus defeitos durante quase o dia todo, todos os dias. Apesar dos comentários reconfortantes de sua família e outras pessoas, não se convencia de que não havia coisa alguma errada com sua aparência.

DIAGNÓSTICO DIFERENCIAL

O diagnóstico de transtorno dismórfico corporal não deve ser feito se a preocupação corporal excessiva for mais bem explicada por outro transtorno psiquiátrico. Preocupação corporal excessiva costuma ser restrita a preocupações com estar gordo, na anorexia nervosa; com o desconforto ou com a sensação de que há algo errado com características sexuais primárias ou secundárias, no transtorno da identidade de gênero; e com cognições congruentes de humor envolvendo aparência que ocorre exclusivamente durante um episódio depressivo maior. Indivíduos com transtorno da personalidade evitativa ou com fobia social podem se preocupar com constrangimentos devido a defeitos imaginários ou reais na aparência, mas essa preocupação não costuma ser proeminente, persistente, estressante ou comprometedora. Taijin kyofusho, um diagnóstico no Japão, é semelhante a fobia social, mas tem algumas características que são mais compatíveis com transtorno dismórfico corporal, como a crença de que a pessoa tem um odor desagradável ou partes do corpo que são ofensivas aos outros. Apesar de indivíduos com transtorno dismórfico corporal terem preocupações obsessivas sobre sua aparência e comportamentos compulsivos associados (p. ex., olhar-se no espelho), um diagnóstico separado ou adicional de TOC só é feito quando as obsessões ou as compulsões não se restringem a preocupações com a aparência e são egodistônicas. Um diagnóstico adicional de transtorno delirante, tipo somático, pode ser feito em pessoas com transtorno dismórfico corporal apenas se suas preocupações com o defeito imaginado na aparência tiverem intensidade delirante. Diferentemente de preocupações normais com a aparência, a obsessão com relação a ela e com defeitos imaginados, no transtorno dismórfico corporal, e o comportamento alterado devido a essas obsessões consomem tempo excessivo e estão associados com sofrimento ou prejuízo significativos.

CURSO E PROGNÓSTICO

O transtorno dismórfico corporal normalmente começa durante a adolescência, apesar de poder começar mais tarde, após uma insatisfação prolongada com o corpo. A idade de início não é bem compreendida, porque há variação entre o início dos sintomas e a busca do tratamento. O início pode ser gradual ou súbito. O transtorno em geral tem um curso longo e ondulante, com poucos intervalos sem sintomas. A parte do corpo em que a preocupação se foca pode permanecer a mesma ou mudar ao longo do tempo.

TRATAMENTO

O tratamento de pacientes com transtorno dismórfico corporal com procedimentos cirúrgicos, dermatológicos, dentais e outros procedimentos médicos para tratar os supostos defeitos quase invariavelmente não dá resultado. Apesar de relatos de que drogas tricíclicas, inibidores de monoaminoxidase (IMAOs) e pimozida são úteis em alguns casos individuais, outros dados indicam que drogas específicas serotonérgicas – por exemplo, clomipramina e fluoxetina, reduzem (Prozac) – os sintomas em pelo menos 50% dos casos. Qualquer paciente com um transtorno mental coexistente, tal como o depressivo ou o de ansiedade, deve ser tratado com a farmacoterapia e a psicoterapia adequadas. Não se sabe por quanto tempo o tratamento deve ser continuado após os sintomas do transtorno dismórfico corporal terem entrado em remissão. O aumento de inibidores seletivos da recaptação de serotonina (ISRSs) com clomipramina, buspirona, lítio, metilfenidato ou antipsicóticos pode melhorar a frequência de resposta.

RELAÇÃO COM CIRURGIA PLÁSTICA

Existem poucos dados sobre o número de indivíduos com transtorno dismórfico corporal que busca cirurgia plástica. Um estudo relatou que apenas 2% dos pacientes em uma clínica de cirurgia plástica tinham o diagnóstico, mas o DSM-5 afirma que o número varia de 7 a 8%. A porcentagem geral, no entanto, pode ser muito mais elevada. Os pedidos cirúrgicos são variados: remoção de papadas, rugas ou inchaços no rosto; rinoplastia; redução ou aumento de seios; e aumento peniano. Homens que requerem aumento peniano e mulheres que pedem cirurgia cosmética dos lábios vaginais ou da boca costumam sofrer desse transtorno. Comumente associada com a crença sobre a aparência está uma expectativa irreal de quantas cirurgias serão necessárias para corrigir o defeito. Conforme a realidade vai se impondo, a pessoa percebe que os problemas de vida não serão resolvidos alterando algum defeito cosmético percebido. Em uma situação ideal, esses pacientes irão buscar psicoterapia para compreender a verdadeira natureza de seus sentimentos neuróticos de inadequação. Sem isso, podem pôr para fora suas expectativas não realizadas e sua raiva processando seus cirurgiões (que têm as mais altas taxas de processo por negligência de qualquer especialidade) ou desenvolvendo uma depressão clínica.

REFERÊNCIAS

Body dysmorphic disorder. In: *Diagnostic and Statistical Manual of Mental Disorders*. 5th ed. Washington, DC: American Psychiatric Association; 2013:242.

Conrado LA, Hounie AG, Diniz JB, Fossaluza V, Torres AR, Miguel EC, Rivitti EA. Body dysmorphic disorder among dermatologic patients: Prevalence and clinical features. *J Am Acad Derm*. 2010;63:235.

Escobar JI. Somatoform disorders. In: Sadock BJ, Sadock VA, Ruiz P, eds. *Kaplan & Sadock's Comprehensive Textbook of Psychiatry*. 9th ed. Baltimore: Lippincott Williams & Wilkins; 2009:1927.

Fang A, Hofmann SG. Relationship between social anxiety disorder and body dysmorphic disorder. *Clin Psychol Rev*. 2010;30:1040.

Feusner JD, Arienzo D, Li W, Zhan L, Gadelkarim J, Thompson PM, Leow AD. White matter microstructure in body dysmorphic disorder and its clinical correlates. *Psychiatry Res*. 2013;211(2):132–140.

Greenberg JL, Falkenstein M, Reuman L, Fama J, Marques L, Wilhelm S. The phenomenology of self-reported body dysmorphic disorder by proxy. *Body Image*. 2013;10(2):243–246.

Kelly MM, Didie ER, Phillips KA. Personal and appearance-based rejection sensitivity in body dysmorphic disorder. *Body Image*. 2014;11(3), 260–265.

Mancuso SG, Knoesen NP, Castle DJ. Delusional versus nondelusional body dysmorphic disorder. *Compr Psychiatry*. 2010;51.177.

Park LE, Calogero RM, Young AF, Diraddo AM. Appearance-based rejection sensitivity predicts body dysmorphic disorder symptoms and cosmetic surgery acceptance. *J Soc Clin Psychol*. 2010;29:489.

Philips KA, Pinto A, Hart AS, Coles ME, Eisen JL, Menard W, Rasmussen SA. A comparison of insight in body dysmorphic disorder and obsessive-compulsive disorder. *J Psych Res*. 2012;46:1293.

Prazeres AM, Nascimento AL, Fontenelle LF. Cognitive-behavioral therapy for body dysmorphic disorder: A review of its efficacy. *Neuropsychiatr Dis Treat*. 2013;9:307–316.

Smith AK, Mittal V. Delusions of body image in the prodrome. *Schizophr Res*. 2013;146(1–3):366–367.

Wilhelm S, Philips KA, Steketee G. *Cognitive Behavioral Therapy for Body Dysmorphic Disorder: A Treatment Manual*. New York: Guilford; 2013.

▲ 10.3 Transtorno de acumulação

Acumulação compulsiva é um fenômeno comum e frequentemente debilitante associado com prejuízo em funções como alimentar-se, dormir e se arrumar. A acumulação pode resultar em problemas de saúde e de higiene, em particular quando o acúmulo de animais está envolvido, e pode levar à morte, por incêndio ou queda.

O transtorno é caracterizado pela aquisição sem descarte de coisas que são consideradas de pouco valor, resultando no amontoamento excessivo dos espaços de moradia. A acumulação, originalmente, era considerada um subtipo de transtorno obsessivo-compulsivo (TOC), mas agora é considerada uma entidade diagnóstica separada. Ela costuma ser motivada por um medo obsessivo de perder itens importantes que a pessoa acredita poderem vir a ser úteis em algum momento futuro, por crenças distorcidas sobre a importância de posses e por um apego emocional extremo a elas.

EPIDEMIOLOGIA

Acredita-se que a acumulação ocorra em cerca de 2 a 5% da população, apesar de alguns estudos terem encontrado prevalência vitalícia de até 14%. Ela ocorre igualmente entre homens e mulheres, é mais comum entre pessoas solteiras e é associada com ansiedade social, recolhimento e com traços de personalidade dependente. Pode começar na adolescência, persistindo por toda a vida.

COMORBIDADE

A comorbidade mais significativa é encontrada entre o transtorno de acumulação e o TOC, com até 30% dos pacientes com TOC apresentando transtorno de acumulação.

Estudos encontraram uma associação entre acumulação e compras compulsivas. Comprar ou adquirir coisas desnecessárias (incluindo receber presentes) pode ser uma fonte de conforto para acumuladores, muitos dos quais guardam itens extra para uma suposta, mas irracional, necessidade futura. Aproximadamente metade de todos os compradores compulsivos exibe um alto nível de acumulação; contudo, até 20% dos acumuladores não exibem sinais de compra excessiva.

Além do TOC, a acumulação é associada com altos índices de transtorno da personalidade. Estes incluem tipos dependente, evitativo, esquizotípico e paranoide.

Déficits de atenção e da função executiva que ocorrem na acumulação podem se assemelhar aos vistos no transtorno de déficit de atenção/hiperatividade (TDAH). Em um estudo, 20% dos pacientes com acumulação encaixavam-se nos critérios para TDAH. Esse achado está correlacionado com o fato de pacientes com TOC com sintomas de acumulação apresentarem uma taxa 10 vezes maior de desenvolver TDAH do que os que não têm.

Comportamentos de acumulação são relativamente comuns entre pacientes com esquizofrenia, tendo sido notados também na demência e em outros transtornos neurocognitivos. Um estudo encontrou acumulação em 20% dos pacientes com demência e em 14% dos com lesão cerebral. Início de acumulação foi relatado em casos de demência frontotemporal, e ela pode surgir após cirurgia, resultando em defeitos nos córtices pré-frontal e orbitofrontal. Em um estudo de pacientes com lesões focais do telencéfalo, 15% exibiram um início súbito, grave e persistente de comportamento de acúmulo.

Outros transtornos associados com acumulação incluem transtornos alimentares, depressão, transtornos de ansiedade, transtornos por uso de substâncias (particularmente dependência de álcool), cleptomania e jogo compulsivo. Entre os transtornos de ansiedade, a acumulação é mais associada com o de ansiedade generalizada (27%) e com o de ansiedade social (14%).

ETIOLOGIA

Pouco se sabe a respeito da etiologia do transtorno de acumulação. Pesquisas demonstraram um aspecto familiar desse transtorno, com cerca de 80% dos acumuladores relatando ao menos um parente em primeiro grau com comportamento de acumulação. Pesquisas biológicas demonstraram menor metabolismo nos córtices cingulado posterior e occipital dos acumuladores, o que também pode dar conta de diversos problemas cognitivos entre esses indivíduos, como déficits de atenção e de tomadas de decisão. Um estudo de genética molecular da acumulação encontrou uma conexão entre o comportamento acumulativo e marcadores nos cromossomos 4q, 5q e 17q. Outro estudo observou que o gene catecol-O-metiltransferase (*COMT*) no cromossomo 22q11.21 pode contribuir para a suscetibilidade genética a acumulação.

DIAGNÓSTICO

O transtorno de acumulação é caracterizado por (1) aquisição e não descarte de uma grande quantidade de posses consideradas inúteis ou de pouco valor; (2) áreas habitadas amontoadas de coisas, impedindo atividades normais; (3) sofrimento significativo e prejuízo no funcionamento devido à acumulação. O DSM-5 inclui especificadores diagnósticos relacionados ao *insight*, que pode ser considerado pobre, razoável ou bom. Alguns pacientes estão completamente inconscientes de toda a extensão do problema e resistem ao tratamento. Às vezes, crenças delirantes sobre os itens acumulados estão presentes.

CARACTERÍSTICAS CLÍNICAS

A acumulação é motivada pelo medo de perder itens que o paciente acredita serem necessários mais tarde e pela crença distorcida de um apego emocional às posses. A maioria dos acumuladores não percebe seu comportamento como um problema. Na verdade, muitos o percebem como uma parte razoável de sua identidade. A maior parte deles acumula posses de forma passiva, em vez de intencional, e, assim, entulho se acumula ao longo do tempo. Itens acumulados comuns incluem jornais, cartas, revistas, roupas velhas, sacolas, livros, listas e notas. A acumulação é um risco não só para o paciente, mas também para os outros a seu redor. Ao entulho acumulado por indivíduos com esse transtorno foi atribuída morte por incêndio ou por esmagamento. Ele também pode atrair infestações, que podem ser um risco para a saúde, tanto da pessoa afetada quanto dos outros residentes. Muitos são despejados de suas casas ou ameaçados de despejo como resultado de sua acumulação. Em casos graves, ela pode interferir no trabalho, nas interações sociais e nas atividades básicas, como alimentação e sono.

A natureza patológica da acumulação vem de sua incapacidade de organizar as posses e mantê-las ordenadas. Muitos acumulam para não ter de tomar decisões sobre descartar itens. Pacientes com transtorno de acumulação também supervalorizam a importância de lembrar de informações e de posses. Por exemplo, um acumulador guarda jornais e revistas velhos porque acredita que, se forem descartados, aquelas informações serão perdidas e nunca mais poderão ser recuperadas. Além disso, eles acreditam que, se esquecerem informações, sofrerão graves consequências, por isso preferem manter suas posses à vista para não esquecê-las.

A Sra. T., mulher solteira de 55 anos, apresentou-se a um terapeuta acompanhada de seu filho adulto, que expressou preocupações com a incapacidade da mãe de "jogar coisas fora". Relatou que a casa da Sra. T. era extremamente entulhada de "coisas desnecessárias". Entretanto, sempre que tentava ajudá-la a "organizar as coisas", ficava agitada e começava a discutir. Ela confirmou a reclamação do filho e declarou ter essa dificuldade desde que conseguia lembrar, mas nunca a viu como um problema.

Ao longo dos últimos cinco anos, a casa da Sra. T. ficou cada vez mais entulhada, a ponto de ficar difícil transitar por ela. Ela conseguia manter a cozinha e o banheiro relativamente livres, mas o resto da casa estava cheio de caixas e sacolas com papéis, revistas, roupas e presentes e bugigangas variados. A sala era a mais afetada. Seu filho não conseguia mais visitar a mãe devido à dificuldade de se mover e aos poucos espaços para se sentarem de maneira confortável. Essa, a Sra. T. admite, tem sido uma grande fonte de depressão para ela. Disse que costumava gostar de receber sua família e amigos, especialmente nos feriados, mas não tinha convidados há anos porque sentia que sua casa "não era mais adequada para receber companhia". Ela fez algumas tentativas de limpar a casa, mas não conseguia descartar a maioria dos itens. Quando lhe perguntavam por que ficava com eles, ela respondia: "Eu posso precisar deles mais tarde".

DIAGNÓSTICO DIFERENCIAL

O diagnóstico de transtorno de acumulação não deve ser feito se a aquisição excessiva e a incapacidade de descartar as posses forem mais bem explicadas por outra condição clínica ou psiquiátrica. Até recentemente, a acumulação era considerada um sintoma de TOC e transtorno da personalidade obsessivo-compulsiva. Contudo, há algumas grandes diferenças. Os pacientes com transtorno de acumulação não exibem alguns dos sintomas clássicos do TOC, como pensamentos intrusivos recorrentes ou rituais intrusivos. Diferentemente do TOC, os sintomas da acumulação pioram com o tempo, os rituais não são fixos, e as obsessões com sujeira ou contaminação são ausentes. Pacientes com TOC têm um *insight* melhor de sua condição. Os sintomas costumam ser egodistônicos, enquanto no transtorno de acumulação eles são egossintônicos. O comportamento de acumulação raramente é repetitivo e não é visto como intrusivo ou angustiante para o acumulador. A angústia vem sobretudo da perspectiva de descartar itens e se manifesta mais como culpa e raiva do que como ansiedade. O transtorno de acumulação também tende a ser menos responsivo aos tratamentos clássicos de TOC, tais como terapia de exposição, terapia cognitivo-comportamental (TCC) e inibidores seletivos da recaptação de serotonina (ISRSs).

Alguns relatos de caso mostram o início desse comportamento em pacientes após sofrerem lesões cerebrais. A acumulação associada com lesões cerebrais tem menos propósito do que a acumulação motivada por apego emocional ou por uma alta valorização intrínseca das posses. Trata-se de um sintoma comum em demência moderada a grave. Em casos de demência, a acumulação costuma estar relacionada com uma prevalência mais alta de comportamento repetitivo, ocultação, inspeção, furto e hiperfagia. O início do comportamento, em geral, coincide com o início da demência, começando de maneira organizada e ficando cada vez mais desorganizado com o progresso da doença. O início da demência em uma pessoa que acumulou durante toda a sua vida pode agravar o comportamento de acumulação.

A acumulação pode ser vinculada à esquizofrenia. Está mais ligada com casos graves e é vista como um comportamento repetitivo associado com delírios, autonegligência e imundice. O transtorno bipolar é excluído pela ausência de alterações graves de humor.

CURSO E PROGNÓSTICO

O transtorno é uma condição crônica com um curso resistente a tratamento. Os afetados não costumam buscar tratamento antes dos 40 ou 50 anos, mesmo que a acumulação tenha começado na adolescência. Os sintomas podem flutuar ao longo do curso da doença, mas remissão completa é rara. Os indivíduos têm muito pouco *insight* acerca de seu comportamento e costumam buscar tratamento sob pressão dos outros. Alguns começam a acumular em resposta a um evento estressante, enquanto outros relatam um progresso lento e estável ao longo da vida. Os primeiros têm uma idade de início mais tardia do que os outros. Aqueles com idade de início mais cedo têm um curso mais longo e crônico.

TRATAMENTO

O transtorno de acumulação é difícil de tratar. Apesar de exibir semelhanças com o TOC, os tratamentos efetivos para este não demonstraram muitos benefícios para pacientes com transtorno de acumulação. Em um estudo, apenas 18% dos pacientes responderam a medicação e TCC. Os desafios impostos por esses pacientes ao típico tratamento com TCC incluem *insight* pobre para o comportamento, baixa motivação e resistência ao tratamento.

O tratamento mais eficaz para o transtorno é um modelo cognitivo-comportamental que inclui treinamento em tomar decisões e categorizar; exposição e habituação ao descarte; e reestruturação cognitiva. Isso inclui sessões em casa e no consultório. O papel do terapeuta, nesse modelo, é auxiliar no desenvolvimento de habilidades de tomadas de decisão, oferecer *feedback* sobre o comportamento normal de guardar coisas e identificar e desafiar as crenças errôneas do paciente sobre as posses. O objetivo do tratamento é livrar-se de uma quantidade significativa de posses, tornando o espaço da moradia habitável, e oferecer ao paciente as habilidades para manter um balanço positivo entre a quantidade de posses e o espaço habitável. Estudos demonstraram 25 a 34% de redução em comportamentos de acumulação por meio desse método. A reestruturação desse método para intervenções em grupo e *on-line* atualmente está sendo avaliada e tem se mostrado muito promissora.

Os estudos de tratamento farmacológico com ISRSs demonstraram resultados mistos. Alguns exibiram uma resposta negativa em pacientes acumuladores, comparados com não acumuladores, enquanto outros não encontraram diferença significativa entre os dois grupos.

REFERÊNCIAS

DiMauro J, Genova M, Tolin DF, Kurtz MM. Cognitive remediation for neuropsychological impairment in hoarding disorder: A pilot study. *J Obsessive-Compulsive and Related Disorders*. 2014;3(2), 132–138.
Frost RO, Steketee G, Tolin DF. Comorbidity in hoarding disorder. *Depress Anxiety*. 2011;28:876.
Frost RO, Tolin DF, Steketee G, Fitch KE, Selbo-Bruns A. Excessive acquisition in hoarding. *J Anxiety Disord*. 2009;23:632.
Grisham JR, Norberg MM, Williams AD, Certoma SP, Kadib R. Categorization and cognitive deficits in compulsive hoarding. *Behav Res Ther*. 2010;48:886.
Hall BJ, Tolin DF, Frost RO, Steketee G. An exploration of comorbid symptoms and clinical correlates of clinically significant hoarding symptoms. *Depress Anxiety*. 2013;30(1):67–76.
Hoarding disorder. In: *Diagnostic and Statistical Manual of Mental Disorders*. 5th ed. Washington, DC: American Psychiatric Association; 2013:247.
Iervolino AC, Perroud N, Fullana MA, Guipponi M, Cherkas L, Collier DA, Mataix-Cols D. Prevalence and heritability of compulsive hoarding: A twin study. *Am J Psychiatry*. 2009;116:1156.
Mataix-Cols D, Billotti D, de la Cruz L, Nordsletten A. The London field trial for hoarding disorder. *Psychol Med*. 2013;43(4):837–847.
Timpano KR, Rasmussen J, Exner C, Rief W, Schmidt NB, Wilhelm S. Hoarding and the multi-faceted construct of impulsivity: A cross-cultural investigation. *J Psychiatr Res*. 2013;47(3):363–370.
Tolin DF, Villavicencio A. Inattention, but not obsessive-compulsive disorder, predicts the core features of hoarding disorder. *Behav Res Ther*. 2011;49:120.

▲ 10.4 Tricotilomania (transtorno de arrancar o cabelo)

O transtorno de arrancar o cabelo é crônico e caracterizado por puxar o cabelo repetitivamente, levando a perdas de cabelo variadas que podem ser visíveis aos outros. Também é conhecido como *tricotilomania*, um termo cunhado pelo dermatologista francês Francois Hallopeau, em 1889. O transtorno já foi considerado raro, e pouco foi descrito sobre ele além da fenomenologia. Atualmente, é considerado mais comum. Ele é semelhante ao transtorno obsessivo-compulsivo e ao transtorno do controle de impulsos, porque há aumento da tensão antes de puxar o cabelo e alívio da tensão ou gratificação após tê-lo puxado.

EPIDEMIOLOGIA

A prevalência de tricotilomania pode ser subestimada devido à vergonha e ao segredo que a acompanham. O diagnóstico engloba pelo menos duas categorias de tricotilomania que diferem em incidência, gravidade, idade da apresentação e frequência de gênero. Outros subconjuntos podem existir.

A forma mais grave e crônica do transtorno normalmente começa no início até meados da adolescência, com uma prevalência vitalícia variando de 0,6 até 3,4% na população em geral, apresentando uma proporção de mulheres para homens de até 10 para 1. O número de homens pode até ser mais alto, já que eles são mais propensos a esconder que puxam o cabelo do que as mulheres. Um paciente com tricotilomania crônica tende a ser filho único ou o mais velho na família.

Um tipo infantil de tricotilomania também ocorre em meninas e meninos. Diz-se que é mais comum do que a síndrome dos adolescentes ou jovens adultos e costuma ser menos grave, dermatológica e psicologicamente.

Estima-se que 35 a 45% dos pacientes com tricotilomania em algum momento, mastiguem ou engulam o cabelo que puxam. Desse grupo, cerca de um terço desenvolve bezoares potencialmente perigosos (bolas de cabelo que se acumulam no trato alimentar).

COMORBIDADE

Encontra-se comorbidade significativa entre tricotilomania e transtorno obsessivo-compulsivo (TOC), transtornos de ansiedade, transtorno de Tourette, transtornos depressivos, transtornos alimentares e diversos transtornos da personalidade – particularmente obsessivo-compulsiva e da personalidade narcisista. Entre as comorbidades, não é encontrado o transtorno por abuso de substância com a mesma frequência que jogo patológico, cleptomania e outros transtornos de impulsos.

ETIOLOGIA

Apesar de a tricotilomania ser considerada multideterminada, seu início foi ligado a situações estressantes em mais de um quarto dos casos. Distúrbios em relacionamentos entre mãe e filho, medo de ser deixado sozinho e perda de objeto recente costumam ser citados como fatores críticos que contribuem para a condição. Abuso de substância pode encorajar o desenvolvimento do transtorno. As dinâmicas depressivas costumam ser citadas como fatores de predisposição, mas nenhum traço de personalidade ou transtorno caracteriza esses pacientes. Alguns veem a autoestimulação como o principal objetivo da tricotilomania.

Os familiares de indivíduos com tricotilomania costumam ter história de tiques, transtornos do controle de impulsos e sintomas obsessivo-compulsivos, sustentando ainda mais uma possível predisposição genética.

Um estudo observou a neurobiologia da tricotilomania e encontrou um volume menor das áreas de putame esquerdo e lenticular esquerdo. Um estudo mais recente da genética da tricotilomania relatou uma relação entre a serotonina 2A (5-HT2A), o gene receptor de polimorfismo (T102C) e a tricotilomania. Contudo, como esses estudos examinaram relativamente poucos sujeitos, esses achados precisam ser replicados em uma amostra maior para determinar o papel das anormalidades dos gânglios da base e da serotonina na etiologia desse transtorno.

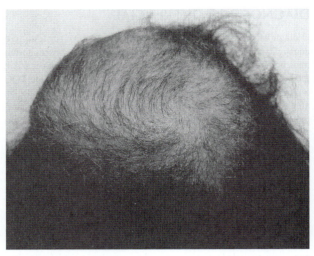

FIGURA 10.4-1
Tricotilomania (transtorno de arrancar o cabelo). Note os achados típicos de uma área de alopecia incompleta envolvendo o escalpo frontal e o vértice do escalpo. (Extraída de Sadock BJ, Sadock VA, Ruiz P, eds. *Kaplan & Sadock's Comprehensive Textbook of Psychiatry*. 9th ed. Philadelphia: Lippincott Williams & Wilkins; 2009, com permissão.)

DIAGNÓSTICO E CARACTERÍSTICAS CLÍNICAS

O DSM-5 apresenta critérios diagnósticos para tricotilomania. Antes de se envolver com o comportamento, os indivíduos afetados podem experimentar sensações crescentes de tensão seguidas de uma liberação de gratificação ao puxar o cabelo. Todas as áreas do corpo podem ser afetadas, mas a mais comum é o escalpo (Fig. 10.4-1). Outras áreas envolvidas são as sobrancelhas, os cílios e a barba; tronco, axilas e áreas púbicas costumam ser menos envolvidas (Fig. 10.4-2).

Foram descritos dois tipos do transtorno. *Tricotilomania focada* é o uso de um ato intencional para controlar experiências pessoais desagradáveis, tais como uma necessidade, sensação cor-

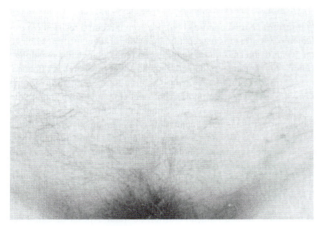

FIGURA 10.4-2
Exemplo de alguém arrancando pelos pubianos devido a tricotilomania.

poral (p. ex., coceira ou queimação) ou pensamento. No entanto, a *tricotilomania automática* ocorre além da percepção da pessoa e frequentemente durante atividades sedentárias. A maioria dos pacientes tem uma combinação desses dois tipos.

A perda de cabelo é caracterizada por filamentos curtos e quebrados, que surgem junto de cabelos longos e normais nas áreas afetadas. Não há anormalidades de pelo ou do escalpo presentes. Puxar o cabelo não é relatado como algo doloroso, apesar de prurido ou formigamento poderem ocorrer na área envolvida. A tricofagia, colocar o cabelo na boca, pode vir após arrancá-lo. Complicações da tricofagia podem incluir tricobezoares, subnutrição e obstrução intestinal. Os pacientes costumam negar o comportamento e com frequência tentam esconder a alopecia resultante. Batidas na cabeça, unhas roídas, arranhões, escoriações e outros atos de automutilação podem estar presentes.

> A Sra. C., uma mulher solteira de 27 anos, foi a uma clínica local reclamando que arrancava o cabelo persistentemente. Iniciou aos 11 anos, quando começou a puxar o cabelo em sua nuca. Ficava mexendo no cabelo sem parar até não haver mais nada ali. Por sorte, seu cabelo era longo, então ninguém notava a falta de cabelo na nuca. Ao longo dos anos, isso foi progredindo até que começou a puxar o cabelo da cabeça toda, deixando pequenas faixas carecas. Ela as cobria de maneira estratégica, penteando o restante do cabelo, ou com cachecóis e chapéus. Apesar de seu hábito, ela era bem normal. Tirava boas notas na faculdade e estava a um ano de concluir seu mestrado.
>
> O hábito da Sra. C. era constante, ocorrendo todos os dias, frequentemente sem ela notar. Ela podia estar apenas lendo um texto das aulas e sua mão acabava indo parar em sua cabeça para encontrar cabelo e puxar. Logo, ela notava uma pequena pilha de cabelos ao lado do livro ou em seu colo, indicando que ela estava arrancando cabelo há um tempo. Sempre que tentava se impedir de puxar o cabelo, ela ficava cada vez mais nervosa e ansiosa, até que voltava a arrancar. Essas sessões mexendo no cabelo podiam durar de 10 minutos a 1 hora.

PATOLOGIA E EXAMES DE LABORATÓRIO

Se necessário, o diagnóstico clínico de tricotilomania pode ser confirmado por biópsia da pele do escalpo. Em pacientes com tricobezoar, a contagem sanguínea pode revelar leve leucocitose e anemia hipocrômica devida a perda de sangue. Estudos químicos e radiológicos adequados também devem ser realizados, dependendo da localização suspeita do bezoar e do impacto no trato gastrintestinal (GI).

DIAGNÓSTICO DIFERENCIAL

A tricotilomania pode ser uma condição benigna ou ocorrer no contexto de vários transtornos mentais. As fenomenologias da tricotilomania e do TOC se sobrepõem. Assim como o TOC, a tricotilomania em geral é crônica e reconhecida pelos pacientes como algo indesejável. Diferentemente daqueles que sofrem de TOC, os afetados por tricotilomania não têm pensamentos obsessivos, e a atividade compulsiva se limita a um ato, arrancar o cabelo. Indivíduos com transtorno factício buscam ativamente atenção médica e o papel de paciente, simulando de modo deliberado a doença com esse fim em mente. Aqueles que simulam ou que sofrem de transtorno factício podem se mutilar para receber atenção médica, mas não reconhecem a natureza autoinfligida das lesões. Pacientes com transtorno do movimento estereotipado têm movimentos estereotipados e rítmicos e costumam não parecer perturbados por seu comportamento. Uma biópsia pode ser necessária para fazer a distinção entre tricotilomania e alopecia areata e *tinea capitis*.

CURSO E PROGNÓSTICO

A idade média de início da tricotilomania é no começo da adolescência, com mais frequência antes dos 17 anos, mas já foram relatados inícios muito mais tardios. O curso do transtorno não é bem conhecido; ocorre tanto a forma crônica quanto a remissiva. Um início precoce (antes dos 6 anos) tende a entrar em remissão mais prontamente e a responder a sugestões, suporte e estratégias comportamentais. Início tardio (após os 13 anos) está associado com um prognóstico mais pobre em comparação à forma de início precoce. Cerca de um terço das pessoas que se apresenta para tratamento relata duração de um ano ou menos, enquanto, em alguns casos, o transtorno persiste por mais de duas décadas.

TRATAMENTO

Não existe consenso a respeito da melhor modalidade de tratamento para a tricotilomania. O tratamento costuma envolver psiquiatras e dermatologistas em um esforço conjunto. Métodos psicofarmacológicos que foram usados para tratar transtornos psicodermatológicos incluem típicos esteroides tópicos e hidroxizina hidroclorídrica, um ansiolítico com propriedades anti-histamínicas; antidepressivos; e antipsicóticos. Relatos de caso iniciais demonstraram a eficácia dos ISRSs para a tricotilomania. Pacientes que respondem mal aos ISRSs podem melhorar com aumento da dose de pimozida, um receptor antagonista dopaminérgico. Outros medicamentos que revelaram eficiência no tratamento desse transtorno incluem fluvoxamina, citalopram, venlafaxina, naltrexona e lítio. Um relato de sucesso do tratamento com lítio citou o possível efeito da droga na agressividade, impulsividade e instabilidade do humor como explicação. Em um estudo, pacientes que usavam naltrexona tiveram redução na gravidade dos sintomas. Os relatos de caso também indicam sucesso no tratamento com buspirona, clonazepam e trazodona.

Tratamentos comportamentais de sucesso, tais como *biofeedback*, automonitoramento, dessensibilização e reversão de hábito, foram relatados, mas a maioria dos estudos se baseou em casos individuais ou em uma pequena série de casos com períodos relativamente curtos de acompanhamento. A tricotilomania crônica tem sido tratada com sucesso com psicoterapia orientada pelo *insight*. A hipnoterapia foi mencionada como potencialmente eficaz no tratamento de transtornos dermatológicos em que fatores psicológicos possam estar envolvidos; já se demonstrou que a pele é suscetível à sugestão hipnótica.

REFERÊNCIAS

Bloch MH. Trichotillomania and other impulsive-control disorders. In: Hudak R, Dougherty DD, eds. *Clinical Obsessive-Compulsive Disorders in Adults and Children.* New York: Cambridge University Press; 2011:207.

Grant JE, Stein DJ, Woods DW, Keuthen NJ, eds. *Trichotillomania, Skin Picking, and Other Body-Focused Repetitive Behaviors.* Arlington, VA: American Psychiatric Publishing; 2011.

Keuthen NJ, Rothbaum BO, Falkenstein MJ, Meunier S, Timpano KR, Jenike MA, Welch SS. DBT-enhanced habit reversal treatment for trichotillomania: 3-and 6-month follow-up results. *Depress Anxiety.* 2011;28:310.

Klipstein KG, Berman L. Bupropion XL for the sustained treatment of trichotillomania. *J Clin Psychopharm.* 2012;32:298.

Kumar B. The mind-body connection: An integrated approach to the diagnosis of colonic trichobezoar. *Int J Psychiatry Med*. 2011;41:263.

Lee HJ, Franklin SA, Turkel JE, Goetz AR, Woods DW. Facilitated attentional disengagement from hair-related cues among individuals diagnosed with trichotillomania: An investigation based on the exogenous cueing paradigm. *J Obsess Compul Relat Disord*. 2012;1:8.

Leombruni P, Gastaldi F. Oxcarbazepine for the treatment of trichotillomania. *Clin Neuropharm*. 2010:33:107.

Lochner C, Seedat S, Stein DJ. Chronic hair-pulling: Phenomenology-based subtypes. *J Anxiety Disord*. 2010;24:196.

McDonald KE. Trichotillomania: Identification and treatment. *J Counsel Dev*. 2012;90:421.

Moeller FG. Impulse-control disorders not elsewhere classified. In: Sadock BJ, Sadock VA, Ruiz P, eds. *Kaplan & Sadock's Comprehensive Textbook of Psychiatry*. 9th ed. Baltimore: Lippincott Williams & Wilkins; 2009:2178.

Panza KE, Pittenger C, Bloch MH. Age and gender correlates of pulling in pediatric trichotillomania. *J Am Acad Child Adolesc Psychiatry*. 2013;52(3):241–249.

Roos A, Fouche J-P, Stein DJ, Lochner C. White matter integrity in hair-pulling disorder (trichotillomania). *Psychiatry Res*. 2013;211(3):246–250.

Walther MR, Ricketts EJ, Conelea CA, Woods DW. Recent advances in the understanding and treatment of trichotillomania. *J Cogn Psychother*. 2010;24:46.

Walther MR, Snorrason I, Flessner CA, Franklin ME, Burkel R, Woods DW. The Trichotillomania Impact Project in Young Children (TIP-YC): Clinical Characteristics, Comorbidity, Functional Impairment and Treatment Utilization. *Child Psychiatry & Hum Dev*. 2014;45(1), 24–31.

White MP, Koran LM. Open-label trial of aripiprazole in the treatment of trichotillomania. *Clin Psychopharm*. 2011;31:503.

Woods DW. Treating trichotillomania across the lifespan. *J Am Acad Child Adolesc Psychiatry*. 2013;52(3):223–224.

▲ 10.5 Transtorno de escoriação (*skin-picking*)

O transtorno de escoriação, ou *skin-picking*, é caracterizado pelo comportamento compulsivo e repetitivo de beliscar a pele. Ele pode causar danos graves à pele e resultar na necessidade de vários tratamentos dermatológicos. Ao longo da história, o transtorno de escoriação teve muitos nomes: síndrome de arranhão da pele, escoriação emocional, artefato nervoso de arranhação, epidermotilomania e escoriação para-artificial.

EPIDEMIOLOGIA

O transtorno de escoriação tem uma prevalência vitalícia de 1 a 5% na população em geral e de cerca de 12% na população psiquiátrica adolescente, ocorrendo em 2% dos pacientes com outros transtornos dermatológicos. É mais prevalente em mulheres do que em homens.

COMORBIDADE

A natureza repetitiva do comportamento de escoriação é semelhante aos rituais compulsivos repetitivos encontrados no transtorno obsessivo-compulsivo, sendo o transtorno de escoriação relacionado com índices mais altos de TOC. Além disso, pacientes com TOC podem ter obsessões com contaminação e anormalidades de pele, podendo se preocupar com ter uma pele lisa, tez perfeita e limpeza. Outras condições comórbidas incluem tricotilomania (38%), dependência de substâncias (38%), transtorno depressivo maior (32 a 58%), transtorno de ansiedade (23 a 56%) e transtorno dismórfico corporal (27 a 45%). Um estudo relatou associação de transtornos da personalidade *borderline* e obsessivo-compulsiva (71%) em pacientes com transtorno de escoriação.

ETIOLOGIA

A causa do comportamento de beliscar a pele é desconhecida; contudo, várias teorias foram postuladas. Alguns teóricos especulam que esse comportamento seja uma manifestação de raiva reprimida contra pais autoritários. Esses indivíduos beliscam a pele e realizam outros atos autodestrutivos para se afirmarem. Eles podem se beliscar como um meio de aliviar o estresse. Por exemplo, esse comportamento esteve associado com conflitos maritais, a morte de entes queridos e gestações indesejadas. De acordo com a teoria psicanalítica, a pele é um órgão erótico, e arranhá-la ou beliscá-la, levando a escoriações, pode ser uma fonte de prazer erótico. Nesse sentido, ele foi considerado um equivalente masturbatório. Os pacientes podem não estar cientes dessas relações, presumidamente no inconsciente. Muitos começam a se arranhar no início do aparecimento de condições dermatológicas, como a acne, e continuam se beliscando mesmo depois do fim da condição.

Teorizou-se que anormalidades no metabolismo de serotonina, dopamina e glutamato sejam uma causa neuroquímica subjacente do transtorno, mas mais pesquisas são necessárias.

DIAGNÓSTICO

Os critérios diagnósticos do DSM-5 para o transtorno de escoriação requerem arranhões recorrentes, que resultam em lesões de pele e tentativas repetidas de reduzir ou parar com os arranhões. Estes devem causar níveis significativos de sofrimento ou prejuízo funcional. O comportamento de beliscar a pele não pode ser atribuído a outra condição médica ou mental e não pode ser o resultado de um transtorno por uso de substâncias (p. ex., uso de cocaína ou de metanfetaminas).

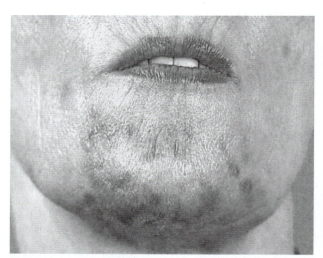

FIGURA 10.5-1
Transtorno de escoriação. Múltiplas máculas e erosões com crosta, eritematosas e pigmentadas no queixo. (Extraída de Sadock BJ, Sadock VA, Ruiz P. *Kaplan & Sadock's Comprehensive Textbook of Psychiatry*. 9th ed. Philadelphia: Lippincott Williams & Wilkins; 2009, com permissão.)

CARACTERÍSTICAS CLÍNICAS

O rosto é o local mais comum das escoriações (Fig. 10.5-1). Outros locais comuns são as pernas, os braços, o tronco, as mãos, as cutículas, os dedos e o escalpo. Apesar do relato da maioria dos pacientes sobre ter uma área principal de arranhões, muitas vezes eles arranham outros locais, para que a área primária se cure. Em casos graves, os arranhões na pele podem resultar em desfiguração física e consequências médicas que requerem intervenções clínicas ou cirúrgicas (p. ex., enxertos de pele ou radiocirurgia).

Os pacientes podem sentir tensão antes de arranhar, e alívio e gratificação depois. Muitos reconhecem o ato de arranhar como um meio de aliviar o estresse, a tensão e outros sentimentos negativos. Apesar do alívio sentido ao arranhar, eles frequentemente se sentem culpados ou constrangidos por seu comportamento. Até 87% dos pacientes revelam constrangimento, e até 58% relatam evitar situações sociais. Muitos usam curativos, maquiagem ou roupas para esconder as escoriações. Dos indivíduos com transtorno de escoriação, 15% confessam ideias de suicídio devido a seu comportamento, e 12% já o tentaram.

> A Sra. J., uma mulher solteira de 22 anos, foi ao psiquiatra por requisição de seu dermatologista, devido aos arranhões compulsivos na pele de sua face. Ela se beliscava diariamente até três vezes ao dia, em sessões que duravam de 20 minutos a mais de uma hora. Tinha graves cicatrizes e lesões na face. Foi ao médico seis meses antes, quando uma das lesões infeccionou.
>
> A Sra. J. começou a arranhar o rosto quando tinha 11 anos, no início da puberdade. A princípio, só arranhava a acne que se formava em seu rosto, mas a necessidade de arranhar foi ficando cada vez mais forte, e ela começou a arranhar partes lisas de sua pele. Devido às cicatrizes e às lesões tornou-se cada vez mais reclusa, evitando toda atividade social. Relatou sentir grande tensão antes de se arranhar, e somente depois de faze-lo é que sentia alívio.

DIAGNÓSTICO DIFERENCIAL

O diagnóstico de transtorno de escoriação não pode ser feito se o comportamento for mais bem explicado por outra condição médica ou psicológica. Muitas condições médicas e farmacológicas podem resultar na necessidade de coçar e de beliscar a pele. Estas incluem eczema, psoríase, diabetes, doença de bexiga ou fígado, doença de Hodgkin, policitemia vera ou lúpus sistêmico. O comportamento de beliscar a pele também pode ser visto na síndrome de Prader-Willi (97%). Um exame físico completo é essencial antes do diagnóstico psiquiátrico.

O transtorno de escoriação é semelhante ao TOC e está associado a altos índices de TOC comórbido. Eles diferem em alguns aspectos. O transtorno de escoriação é prevalente em mulheres, enquanto a prevalência de TOC é igual para os dois sexos. As compulsões associadas com o TOC costumam ser motivadas por pensamentos intrusivos, diferentemente da compulsão de beliscar a pele. Apesar de, em geral, reduzir a ansiedade, o ato de arranhar a pele também dá prazer ao paciente, o que raramente ocorre no TOC. Arranhões de pele no TOC costumam ser o resultado de obsessões com contaminação ou com anormalidades de pele.

Arranhões de pele com frequência são vistos no transtorno dismórfico corporal. Em um estudo, 45% dos pacientes com esse transtorno relatam transtorno de escoriação vitalício, e 37% dizem ter tido transtorno de escoriação secundário ao transtorno dismórfico corporal. Os arranhões de pele nesse transtorno são focados sobretudo na remoção ou minimalização de imperfeições que o paciente acredita ter em sua aparência.

Os transtornos por uso de substâncias frequentemente coocorrem com o de escoriação. O uso de metanfetamina e de cocaína pode causar sensação de que há algo se arrastando pelo corpo ou sob a pele (formigamento), o que pode resultar nos arranhões. Para se fazer o diagnóstico do transtorno de escoriação, contudo, os arranhões de pele não podem ser o efeito do uso de substâncias.

Dermatite factícia

A dermatite factícia, ou *dermatitis artefacta*, é um transtorno em que a pele é o alvo de lesões autoinfligidas, e o indivíduo usa métodos mais elaborados do que simples escoriação para autoinduzir as lesões. Ela é vista em 0,3% dos pacientes dermatológicos e tem uma proporção de 8 mulheres para 1 homem. Pode se apresentar em qualquer idade, mas é mais frequente em adolescentes e jovens adultos. Pode causar um agravamento da dermatose, provocando diversas lesões de pele, incluindo bolhas, úlceras, eritema, edema e púrpura. A morfologia das lesões da dermatite factícia costuma ser bizarra e linear, com cantos claros, angulados ou geométricos. A presença de pele completamente normal e não afetada adjacente a lesões de aspecto horrível é uma pista para o diagnóstico dessa dermatite (Fig. 10.5-2). Além disso, a descrição do paciente da história da lesão de pele costuma ser vaga e com poucos detalhes acerca da aparência e da evolução das lesões.

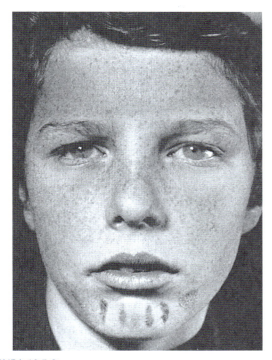

FIGURA 10.5-2
Lesões autoproduzidas típicas com crosta. (Extraída de Douthwaite AH, ed. *French's Index of Differential Diagnosis*. 7th ed. Baltimore: Williams & Wilkins; 1954, com permissão.)

CURSO E PROGNÓSTICO

O surgimento do transtorno de escoriação ocorre ou no início da vida adulta, ou entre os 30 e 45 anos. Também já foi registrado em crianças com menos de 10 anos. A idade média de início se dá entre os 12 e os 16 anos. Pode haver um intervalo de tempo entre o começo e o diagnóstico. Como há poucas informações disponíveis sobre o diagnóstico, muitos ainda não sabem que ele pode ser tratado. Muitas vezes, as pessoas não buscam tratamento até que uma grave condição dermatológica ou clínica se desenvolva.

Via de regra, os sintomas vêm e vão ao longo da vida do paciente. Aproximadamente 44% das mulheres relatam que a quantidade de escoriações coincide com seu ciclo menstrual.

TRATAMENTO

O transtorno de escoriação é difícil de tratar, além de haver poucos dados sobre tratamentos eficazes. A maioria dos pacientes não busca ativamente tratamento devido a vergonha ou porque acredita que sua condição é intratável. Há suporte para o uso de ISRSs. Estudos que comparam a fluoxetina com placebo demonstraram que esse fármaco é superior na redução de escoriações. O opioide antagonista naltrexona já provou reduzir a necessidade de arranhar, de modo particular em pacientes que sentem prazer com o comportamento. Os agentes glutamatérgicos e a lamotrigina também demonstraram eficácia. Os tratamentos não farmacológicos incluem reversão de hábitos e breve terapia cognitivo-comportamental (TCC).

A terapia efetiva requer tanto tratamento psicológico quanto somático. Em alguns casos, impedir mecanicamente os arranhões de pele por meio de diferentes medidas de proteção pode ser útil em um esforço de quebrar o ciclo. A psicoterapia, ao mesmo tempo, lida com os fatores emocionais subjacentes.

REFERÊNCIAS

Grant JE, Odlaug BL, Chamberlain SR, Keuthen NJ, Lochner C, Stein DJ. Skin picking disorder. *Am J Psychiatry*. 2012;169(11):1143–1149.

Grant JE, Odlaug BL, Hampshire A, Schreiber LR, Chamberlain SR. White matter abnormalities in skin picking disorder: A diffusion tensor imaging study. *Neuropsychopharmacology*. 2013;38(5):763–769.

Grant JE, Odlaug BL, Kim SW. A clinical comparison of pathologic skin picking and obsessive-compulsive disorder. *Compr Psychiatry*. 2010;51:347.

Miller JL, Angulo M. An open-label pilot study of N-acetylcysteine for skin-picking in Prader–Willi syndrome. *Am J Med Gen*. 2014;164(2):421–424.

Odlaug BL, Grant JE. Pathological skin-picking. *Am J Drug Alcohol Abuse*. 2010; 36:296.

Odlaug BL, Kim SW, Grant JE. Quality of life and clinical severity in pathological skin picking and trichotillomania. *J Anxiety Disord*. 2010;24:823.

Schuck K, Keijsers GP, Rinck M. The effects of brief cognitive-behaviour therapy for pathological skin picking: A randomized comparison to wait-list control. *Behav Res Ther*. 2011;49:11.

Snorrason I, Smari J, Ólafsson RP. Emotion regulation in pathological skin picking: Findings from a non-treatment seeking sample. *J Behav Ther Exp Psychiatry*. 2010;41:238.

Snorrason I, Stein D, Woods D. Classification of excoriation (skin picking) disorder: Current status and future directions. *Acta Psychiatr Scand*. 2013; 128(5):406–407.

11 Transtornos relacionados a trauma e a estressores

▲ 11.1 Transtorno de estresse pós-traumático e transtorno de estresse agudo

O transtorno de estresse pós-traumático (TEPT) e o transtorno de estresse agudo são marcados por aumento do estresse e da ansiedade após exposição a um evento traumático ou estressante. Esses eventos podem incluir ser testemunha ou estar envolvido em um acidente ou crime violento, combate militar ou agressão, ser sequestrado, estar envolvido em um desastre natural, ser diagnosticado com uma doença com risco de morte ou vivenciar abuso físico ou sexual sistemáticos. A pessoa reage à experiência com medo e impotência, revive persistentemente o acontecido e tenta evitar lembrar-se dele. O evento pode ser revivido em sonhos e em pensamentos ao quando desperto (*flashbacks*).

Os estressores que causam transtorno de estresse agudo e TEPT são suficientemente devastadores para afetar quase todas as pessoas. Eles podem surgir de experiências na guerra, tortura (discutida em detalhes a seguir), catástrofes naturais, agressão, estupro e acidentes graves, como, por exemplo, em carros e em edifícios em chamas. As pessoas revivenciam o evento traumático em seus sonhos e em seus pensamentos diários; são persistentes em evitar qualquer coisa que o traga à mente e experimentam um entorpecimento da responsividade junto com um estado de hipervigilância. Outros sintomas são depressão, ansiedade e dificuldades cognitivas, como falta de concentração.

A associação entre síndromes mentais agudas e eventos traumáticos já é reconhecida há mais de 200 anos. Observações de síndromes relacionadas a trauma foram documentadas após a Guerra Civil, e os primeiros autores psicanalíticos, incluindo Sigmund Freud, mencionaram uma relação entre neurose e trauma. Um interesse considerável pelos transtornos mentais pós-traumáticos foi estimulado por observações de "fadiga de batalha", "choque de bombardeios" e "coração de soldado" na I e II Guerra Mundiais. Além do mais, a crescente documentação de reações mentais ao Holocausto, a uma série de desastres naturais e a atentados contribuiu para o reconhecimento crescente de uma íntima relação entre trauma e psicopatologia.

EPIDEMIOLOGIA

A incidência de TEPT durante a vida é estimada em 9 a 15%, e sua prevalência durante a vida é estimada em 8% da população em geral, embora um adicional de 5 a 15% possam experimentar formas subclínicas do transtorno. A taxa de prevalência durante a vida é de 10% em mulheres e de 4% em homens. De acordo com o National Vietnam Veterans Readjustment Study (NVVRS), 30% dos homens desenvolvem TEPT completo depois de ter servido na guerra, e um adicional de 22,5% desenvolvem TEPT parcial, ficando apenas um pouco aquém do limiar para se qualificar para o transtorno. Entre os veteranos da guerra no Iraque e no Afeganistão, 13% receberam o diagnóstico de TEPT.

Embora o TEPT possa aparecer em qualquer idade, é mais prevalente em adultos jovens, porque estes tendem a se expor mais a situações precipitantes. Crianças também podem ter o transtorno (veja a Seção 31.11b). Homens e mulheres diferem no tipo de traumas aos quais são expostos. Historicamente, o trauma nos homens costumava ser experiência de combate, e o trauma mais frequente nas mulheres era agressão ou estupro. O transtorno tem mais probabilidade de ocorrer em pessoas solteiras, divorciadas, viúvas, socialmente retraídas ou de nível socioeconômico baixo, mas qualquer um pode ser afetado, ninguém é imune. Entretanto, os fatores de risco mais importantes para esse transtorno são a gravidade, a duração e a proximidade da exposição de uma pessoa ao trauma real. Parece existir um padrão familiar para o transtorno, e parentes biológicos em primeiro grau de pessoas com história de depressão correm risco aumentado de desenvolver TEPT após um evento traumático.

COMORBIDADE

As taxas de comorbidade são altas em pacientes com TEPT, com cerca de dois terços tendo pelo menos dois outros transtornos. As condições comórbidas comuns incluem transtornos depressivos, relacionados ao uso de substância, transtornos de ansiedade e bipolares. Transtornos comórbidos deixam as pessoas mais vulneráveis ao desenvolvimento de TEPT.

ETIOLOGIA

Estressor

Por definição, um estressor é o fator causativo principal no desenvolvimento de TEPT. No entanto, nem todos experimentam o transtorno após um evento traumático. O estressor isoladamente não é suficiente para causar o transtorno. A resposta ao evento traumático precisa envolver medo intenso ou terror. Os clínicos também devem considerar fatores biológicos e psicossociais preexistentes e eventos que aconteceram antes e depois do trauma. Por exemplo, um membro de um grupo que participou de um desastre pode, às vezes, lidar melhor com o trauma porque os outros também compartilharam a experiência. O significado subjetivo do estressor para uma pessoa também é importante. Por exemplo, sobreviventes de uma catástrofe podem experimentar sentimentos de culpa (culpa do sobrevivente) que podem predispor ou exacerbar um TEPT.

> Três semanas depois de um descarrilamento de trem, um analista de orçamentos de 42 anos se apresentou na clínica de saúde mental. Mencionou que estava envergonhado em procurar atendimento, já que anteriormente tinha sido bombeiro, mas achava que precisava de "uma confirmação de que o que eu estou vivenciando é normal". Ele relatou que, desde o acidente, vinha se sentindo nervoso e muito ansioso. Tinha alguma dificuldade em focar sua atenção no trabalho e lembranças intrusivas ocasionais de "como o chão tremeu; o 'estouro' tremendo e depois os gritos quando o trem tombou". Revelou que havia falado com cinco colegas de trabalho que também estavam no trem, e três admitiram sintomas semelhantes. Entretanto, eles disseram que estavam melhorando. Ele estava mais preocupado com a frequência dos episódios emotivos, por vezes desencadeados ao ouvir o nome de um amigo machucado com gravidade, mas que, outras vezes, ocorriam "sem razão particular". Além disso, observou que, quando evacuou o trem, a equipe de resgate lhe deu orientações explícitas sobre para onde deveria se dirigir, e, embora tivesse obedecido, agora se sentia extremamente culpado por não ter voltado para auxiliar no resgate dos outros. Relatou uma modesta redução no apetite e negou perda de peso, mas informou que havia parado com a corrida durante seu intervalo de almoço. Ele teve dificuldade em conciliar o sono, então começou a consumir "um cálice ou dois" de vinho antes de ir para a cama, para ajudá-lo a dormir. Não se sentia descansado ao acordar. Negou ideação suicida ou qualquer sintoma psicótico. Sua irmã havia tomado antidepressivos vários anos atrás, mas ele não queria medicação. Temia que os efeitos colaterais reduzissem ainda mais sua capacidade de funcionamento no trabalho e o fizessem ganhar peso. (Cortesia de D.M. Benedek, M.D., R.J. Ursano, M.D., e H.C. Holloway, M.D.)

Fatores de risco

Mesmo quando se defronta com um trauma devastador, a maior parte das pessoas não experimenta sintomas de TEPT. O National Comorbidity Study verificou que 60% dos homens e 50% das mulheres haviam experimentado algum trauma significativo, enquanto a prevalência de TEPT durante a vida foi, conforme já mencionado, de apenas 8%. Igualmente, eventos que podem parecer mundanos ou menos catastróficos para a maioria das pessoas podem produzir TEPT em algumas. Evidências indicam uma relação dose-resposta entre o grau do trauma e a probabilidade dos sintomas. A Tabela 11.1-1 resume os fatores de vulnerabilidade que parecem desempenhar papéis etiológicos no transtorno.

Fatores psicodinâmicos

O modelo psicodinâmico do TEPT levanta a hipótese de que o trauma reativou um conflito psicológico previamente adormecido, mas não resolvido. A revivência do trauma de infância resulta em regressão e no uso dos mecanismos de defesa de repressão, negação, formação reativa e anulação. De acordo com Freud, ocorre uma cisão

TABELA 11.1-1
Fatores de vulnerabilidade predisponentes no transtorno de estresse pós-traumático

Presença de trauma na infância

Traços de transtorno da personalidade *borderline*, paranoide, dependente ou antissocial

Sistema de apoio familiar ou dos pares inadequado

Sexo feminino

Vulnerabilidade genética a doença psiquiátrica

Mudanças de vida estressantes recentes

Percepção de um *locus* de controle externo (causa natural) em vez de um interno (causa humana)

Ingestão excessiva de álcool recentemente

na consciência em pacientes que relataram história de trauma sexual infantil. Um conflito preexistente pode ser simbolicamente despertado pelo novo evento traumático. O ego revivencia e, assim, tenta dominar e reduzir a ansiedade. Os temas psicodinâmicos no TEPT estão resumidos na Tabela 11.1-2. As pessoas que sofrem de alexitimia, a incapacidade de identificar ou verbalizar estados emocionais, são incapazes de se acalmar quando em situações de estresse.

Fatores cognitivo-comportamentais

O modelo cognitivo do TEPT postula que as pessoas afetadas não conseguem processar ou racionalizar o trauma que precipitou o transtorno. Elas continuam a experimentar o estresse e tentam evitar experimentá-lo por meio de técnicas de evitação. Congruente com sua capacidade parcial de elaborar cognitivamente o fato, as pessoas experimentam períodos alternados de reconhecimento e bloqueio do evento. Acredita-se que a tentativa do cérebro de processar a quantidade massiva de informação provocada pelo trauma produza esses períodos alternados. O modelo comportamental do TEPT enfatiza duas fases em seu desenvolvimento. Primeiro, o trauma (o estímulo não condicionado) que produz uma resposta de medo é associado, por meio do condicionamento clássico, a um estímulo condicionado (lembretes do trauma, como visões, cheiros ou sons). Segundo, por intermédio da aprendizagem instrumental, estímulos condicionados despertam a resposta de medo independente do estímulo não condicionado original, e as pessoas desenvolvem um padrão de evitação

TABELA 11.1-2
Temas psicodinâmicos no transtorno de estresse pós-traumático

O significado subjetivo de um estressor pode determinar sua traumatogenicidade.

Eventos traumáticos podem encontrar ressonância em traumas infantis.

A incapacidade de regular o afeto pode resultar de um trauma.

Somatização e alexitimia podem estar entre os efeitos posteriores do trauma.

As defesas comuns utilizadas incluem negação, minimização, cisão, identificação projetiva, dissociação e culpa (como defesa contra o desamparo subjacente).

O modo de relação objetal envolve projeção e introjeção dos seguintes papéis: salvador onipotente, abusador e vítima.

do estímulo condicionado e do estímulo não condicionado. Algumas pessoas também recebem ganhos secundários do mundo externo, em geral compensação financeira, maior atenção ou simpatia e a satisfação das necessidades de dependência. Esses ganhos reforçam o transtorno e sua persistência.

Fatores biológicos

As teorias biológicas do TEPT desenvolveram-se a partir de estudos pré-clínicos de modelos animais de estresse e de medidas das variáveis biológicas em populações clínicas com o transtorno. Muitos sistemas neurotransmissores foram implicados pelos dois conjuntos de dados. Modelos pré-clínicos de impotência aprendida, *kindling* e sensibilização em animais resultaram em teorias sobre norepinefrina, dopamina, opioides endógenos e receptores benzodiazepínicos e o eixo hipotalâmico-hipofisário-suprarrenal (HHS). Em populações clínicas, os dados apoiaram as hipóteses de que os sistemas noradrenérgico e opioide endógeno, assim como o eixo HHS, são hiperativos em pelo menos alguns pacientes com TEPT. Outros achados biológicos importantes são atividade aumentada e responsividade do sistema nervoso autônomo, conforme evidenciado por leituras elevadas do ritmo cardíaco e pressão arterial e pela arquitetura anormal do sono (p. ex., fragmentação do sono e aumento na latência do sono). Alguns pesquisadores sugeriram uma semelhança entre TEPT e dois outros transtornos psiquiátricos: transtorno depressivo maior e transtorno de pânico.

Sistema noradrenérgico. Soldados com sintomas semelhantes aos do TEPT exibem nervosismo, aumento na pressão arterial e no ritmo cardíaco, palpitações, sudorese, rubor e tremores – sintomas associados a drogas adrenérgicas. Estudos encontraram concentrações aumentadas de epinefrina na urina de 24 horas em veteranos com TEPT e concentrações aumentadas de catecolamina em garotas abusadas sexualmente. Além disso, receptores plasmáticos adrenérgicos α_2 e de linfócitos β são regulados para baixo no TEPT, talvez em resposta a concentrações de catecolaminas cronicamente elevadas. Cerca de 30 a 40% dos pacientes com TEPT relatam *flashbacks* após a administração de ioimbina. Esses achados são uma forte evidência de função alterada no sistema noradrenérgico no TEPT.

Sistema opioide. A anormalidade no sistema opioide é sugerida por baixas concentrações plasmáticas de β-endorfina no TEPT. Veteranos de combate com TEPT demonstram uma resposta analgésica reversível da naloxona a estímulos relacionados ao combate, levantando a possibilidade de hiper-regulação do sistema opioide semelhante à do eixo HHS. Um estudo mostrou que o nalmefene, um antagonista dos receptores opioides, foi útil na redução de sintomas de TEPT em veteranos de combate.

Fator liberador de corticotrofina e o eixo HHS. Vários fatores apontam para a disfunção do eixo HHS. Estudos demonstraram baixas concentrações plasmáticas e urinárias de cortisol livre no TEPT. Mais receptores glicocorticoides são encontrados nos linfócitos, e o desafio com fator liberador de corticotrofina (CRF) produz uma resposta brusca da corticotrofina (ACTH). Além disso, a supressão do cortisol pelo desafio com dexametasona em baixa dose é intensificada no TEPT. Isso indica hiper-regulação do eixo HHS no TEPT. Alguns estudos também revelaram hipersupressão do cortisol em pacientes expostos a trauma que desenvolvem TEPT, comparados àqueles expostos a trauma que não o desenvolvem, indicando que ele pode ter relação específica com o TEPT, e não apenas com o trauma. De modo geral, essa hiper-regulação do eixo HHS difere da atividade neuroendócrina que costuma ser observada durante estresse e em outros transtornos, como a depressão. Recentemente, o papel do hipocampo no TEPT tem recebido maior atenção, embora o tema permaneça controverso. Estudos com animais demonstraram que o estresse está associado a alterações estruturais no hipocampo, e estudos de veteranos de combate com TEPT revelaram um volume médio mais baixo na região hipocampal do cérebro. Também foram demonstradas alterações estruturais na amígdala, uma área associada ao medo.

DIAGNÓSTICO

Os critérios da 5ª edição do *Manual diagnóstico e estatístico de transtornos mentais* (DSM-5) para TEPT (Tab. 11.1-3) especificam que os sintomas de intrusão, evitação, alternâncias de humor e cognição e hiperexcitação devem durar mais de um mês. O diagnóstico do DSM-5 de TEPT permite ao médico especificar se os sintomas ocorrem em crianças em idade pré-escolar ou se ocorrem com sintomas dissociativos (despersonalização/desrealização). Para pacientes cujos sintomas estiveram presentes por menos de um mês, o diagnóstico apropriado pode ser transtorno de estresse agudo (Tab. 11.1-4).

> A Sra. M. procurou tratamento para sintomas que desenvolveu na sequência de uma agressão que havia ocorrido seis semanas antes de sua avaliação psiquiátrica. Quando saía do trabalho tarde da noite, foi atacada em um estacionamento próximo ao hospital em que trabalhava. Ela foi estuprada e muito agredida, mas conseguiu escapar e chamar ajuda. No encaminhamento, relatou pensamentos intrusivos a respeito da agressão, incluindo pesadelos com o evento e visões intrusivas recorrentes de seu agressor. Contou que agora pega o ônibus para o trabalho a fim de evitar a cena do ataque e que teve que mudar seu horário para que não tivesse que sair do prédio depois de escurecer. Além disso, relatou que tinha dificuldades em interagir com homens, sobretudo com aqueles parecidos com seu atacante, e, consequentemente, evitava tais interações sempre que possível. A Sra. M. descreveu aumento na irritabilidade, dificuldade em permanecer dormindo à noite, pouca concentração e foco aumentado em seu ambiente, em particular após escurecer. (Cortesia de Erin B. McClure-Tone, Ph.D., e Daniel S. Pine, M.D.)

CARACTERÍSTICAS CLÍNICAS

Indivíduos com TEPT apresentam sintomas em três domínios: sintomas intrusivos após o trauma, evitação de estímulos associados ao trauma e experiência de sintomas de aumento da excitação autonômica, como maior reação de sobressalto. *Flashbacks*, nos quais o indivíduo age e sente como se o trauma estivesse ocorrendo novamente, representam um sintoma clássico de intrusão. Outros sintomas intrusivos incluem lembranças ou sonhos com sofrimento e reações de estresse fisiológicas ou psicológicas à exposição a estímulos que tenham ligação com o trauma. Um indivíduo deve exibir pelo menos um sintoma intrusivo para satisfazer os critérios para TEPT. Os sintomas de esquiva associados ao TEPT incluem esforços para evitar pensamentos ou atividades relacionadas ao trauma, anedonia, capacidade reduzida de lembrar-se de acontecimentos relacionados ao trauma, afeto embotado, sentimentos de distanciamento e desrealização e uma sensação de futuro abreviado. Os sintomas de excitação aumentada incluem insônia, irritabilidade, hipervigilância e sobressalto exagerado.

TABELA 11.1-3
Critérios diagnósticos do DSM-5 para transtorno de estresse pós-traumático

Nota: Os critérios a seguir aplicam-se a adultos, adolescentes e crianças acima de 6 anos de idade. Para crianças com menos de 6 anos, consulte os critérios correspondentes a seguir.

A. Exposição a episódio concreto ou ameaça de morte, lesão grave ou violência sexual em uma (ou mais) das seguintes formas:
   1. Vivenciar diretamente o evento traumático.
   2. Testemunhar pessoalmente o evento traumático ocorrido com outras pessoas.
   3. Saber que o evento traumático ocorreu com familiar ou amigo próximo. Nos casos de episódio concreto ou ameaça de morte envolvendo um familiar ou amigo, é preciso que o evento tenha sido violento ou acidental.
   4. Ser exposto de forma repetida ou extrema a detalhes aversivos do evento traumático (p. ex., socorristas que recolhem restos de corpos humanos; policiais repetidamente expostos a detalhes de abuso infantil).
      Nota: O Critério A4 não se aplica à exposição por meio de mídia eletrônica, televisão, filmes ou fotografias, a menos que tal exposição esteja relacionada ao trabalho.

B. Presença de um (ou mais) dos seguintes sintomas intrusivos associados ao evento traumático, começando depois de sua ocorrência:
   1. Lembranças intrusivas angustiantes, recorrentes e involuntárias do evento traumático.
      Nota: Em crianças acima de 6 anos de idade, pode ocorrer brincadeira repetitiva na qual temas ou aspectos do evento traumático são expressos.
   2. Sonhos angustiantes recorrentes nos quais o conteúdo e/ou o sentimento do sonho estão relacionados ao evento traumático.
      Nota: Em crianças, pode haver pesadelos sem conteúdo identificável.
   3. Reações dissociativas (p. ex., *flashbacks*) nas quais o indivíduo sente ou age como se o evento traumático estivesse ocorrendo novamente. (Essas reações podem ocorrer em um *continuum*, com a expressão mais extrema na forma de uma perda completa de percepção do ambiente ao redor.)
      Nota: Em crianças, a reencenação específica do trauma pode ocorrer na brincadeira.
   4. Sofrimento psicológico intenso ou prolongado ante a exposição a sinais internos ou externos que simbolizem ou se assemelhem a algum aspecto do evento traumático.
   5. Reações fisiológicas intensas a sinais internos ou externos que simbolizem ou se assemelhem a algum aspecto do evento traumático.

C. Evitação persistente de estímulos associados ao evento traumático, começando após a ocorrência do evento, conforme evidenciado por um ou ambos dos seguintes aspectos:
   1. Evitação ou esforços para evitar recordações, pensamentos ou sentimentos angustiantes acerca de ou associados de perto ao evento traumático.
   2. Evitação ou esforços para evitar lembranças externas (pessoas, lugares, conversas, atividades, objetos, situações) que despertem recordações, pensamentos ou sentimentos angustiantes acerca de ou associados de perto ao evento traumático.

D. Alterações negativas em cognições e no humor associadas ao evento traumático começando ou piorando depois da ocorrência de tal evento, conforme evidenciado por dois (ou mais) dos seguintes aspectos:
   1. Incapacidade de recordar algum aspecto importante do evento traumático (geralmente devido a amnésia dissociativa, e não a outros fatores, como traumatismo craniano, álcool ou drogas).
   2. Crenças ou expectativas negativas persistentes e exageradas a respeito de si mesmo, dos outros e do mundo (p. ex., "Sou mau", "Não se deve confiar em ninguém", "O mundo é perigoso", "Todo o meu sistema nervoso está arruinado para sempre").
   3. Cognições distorcidas persistentes a respeito da causa ou das consequências do evento traumático que levam o indivíduo a culpar a si mesmo ou os outros.
   4. Estado emocional negativo persistente (p. ex., medo, pavor, raiva, culpa ou vergonha).
   5. Interesse ou participação bastante diminuída em atividades significativas.
   6. Sentimentos de distanciamento e alienação em relação aos outros.
   7. Incapacidade persistente de sentir emoções positivas (p. ex., incapacidade de vivenciar sentimentos de felicidade, satisfação ou amor).

E. Alterações marcantes na excitação e na reatividade associadas ao evento traumático, começando ou piorando após o evento, conforme evidenciado por dois (ou mais) dos seguintes aspectos:
   1. Comportamento irritadiço e surtos de raiva (com pouca ou nenhuma provocação) geralmente expressos sob a forma de agressão verbal ou física em relação a pessoas e objetos.
   2. Comportamento imprudente ou autodestrutivo.
   3. Hipervigilância.
   4. Resposta de sobressalto exagerada.
   5. Problemas de concentração.
   6. Perturbação do sono (p. ex., dificuldade para iniciar ou manter o sono, ou sono agitado).

F. A perturbação (Critérios B, C, D e E) dura mais de um mês.

G. A perturbação causa sofrimento clinicamente significativo e prejuízo social, profissional ou em outras áreas importantes da vida do indivíduo.

H. A perturbação não se deve aos efeitos fisiológicos de uma substância (p. ex., medicamento, álcool) ou a outra condição médica.

Determinar o subtipo:

Com sintomas dissociativos: Os sintomas do indivíduo satisfazem os critérios de transtorno de estresse pós-traumático, e, além disso, em resposta ao estressor, o indivíduo tem sintomas persistentes ou recorrentes de:

1. **Despersonalização:** Experiências persistentes ou recorrentes de sentir-se separado e como se fosse um observador externo dos processos mentais ou do corpo (p. ex., sensação de estar em um sonho; sensação de irrealidade de si mesmo ou do corpo ou como se estivesse em câmera lenta).
2. **Desrealização:** Experiências persistentes ou recorrentes de irrealidade do ambiente ao redor (p. ex., o mundo ao redor do indivíduo é sentido como irreal, onírico, distante ou distorcido).

   Nota: Para usar esse subtipo, os sintomas dissociativos não podem ser atribuíveis aos efeitos fisiológicos de uma substância (p. ex., apagões, comportamento durante intoxicação alcoólica) ou a outra condição médica (p. ex., convulsões parciais complexas).

Especificar se:

Com expressão tardia: Se todos os critérios diagnósticos não forem atendidos até pelo menos seis meses depois do evento (embora a manifestação inicial e a expressão de alguns sintomas possam ser imediatas).

(continua)

TABELA 11.1-3
Critérios diagnósticos do DSM-5 para transtorno de estresse pós-traumático (*continuação*)

Transtorno de estresse pós-traumático em crianças de 6 anos ou menos
A. Em crianças de 6 anos ou menos, exposição a episódio concreto ou ameaça de morte, lesão grave ou violência sexual em uma (ou mais) das seguintes formas:
  1. Vivenciar diretamente o evento traumático.
  2. Testemunhar pessoalmente o evento ocorrido com outras pessoas, especialmemte cuidadores primários.
    Nota: O testemunho não inclui eventos vistos apenas em mídia eletrônica, televisão, filmes ou fotografias.
  3. Saber que o evento traumático ocorreu com pai/mãe ou cuidador.
B. Presença de um (ou mais) dos seguintes sintomas intrusivos associados ao evento traumático, começando depois de sua ocorrência:
  1. Lembranças intrusivas angustiantes, recorrentes e involuntárias do evento traumático.
    Nota: Lembranças espontâneas e intrusivas podem não parecer necessariamente angustiantes e podem ser expressas como reencenação em brincadeiras.
  2. Sonhos angustiantes recorrentes nos quais o conteúdo e/ou a emoção do sonho estão relacionados ao evento traumático.
    Nota: Pode não ser possível determinar que o conteúdo assustador está relacionado ao evento traumático.
  3. Reações dissociativas (p. ex., *flashbacks*) nas quais a criança sente ou age como se o evento traumático estivesse acontecendo novamente. (Essas reações podem ocorrer em um *continuum*, com a expressão mais extrema manifestada como uma perda completa da percepção do ambiente ao redor.) Essa reencenação específica do trauma pode ocorrer na brincadeira.
  4. Sofrimento psicológico intenso ou prolongado ante a exposição a sinais internos ou externos que simbolizem ou se assemelhem a algum aspecto do evento traumático.
  5. Reações fisiológicas intensas a lembranças do evento traumático.
C. Um (ou mais) dos seguintes sintomas, representando evitação persistente de estímulos associados ao evento traumático ou alterações negativas em cognições e no humor associadas ao evento traumático, deve estar presente, começando depois do evento ou piorando após sua ocorrência.

Evitação persistente de estímulos
  1. Evitação ou esforços para evitar atividades, lugares ou lembranças físicas que despertem recordações do evento traumático.
  2. Evitação ou esforços para evitar pessoas, conversas ou situações interpessoais que despertem recordações do evento traumático.

Alterações negativas em cognições
  3. Frequência substancialmente maior de estados emocionais negativos (p. ex., medo, culpa, tristeza, vergonha, confusão).
  4. Interesse ou participação bastante diminuídos em atividades significativas, incluindo redução do brincar.
  5. Comportamento socialmente retraído.
  6. Redução persistente na expressão de emoções positivas.
D. Alterações na excitação e na reatividade associadas ao evento traumático, começando ou piorando depois de sua ocorrência, conforme evidenciado por dois (ou mais) dos seguintes aspectos:
  1. Comportamento irritadiço ou surtos de raiva (com pouca ou nenhuma provocação) geralmente manifestados como agressão verbal ou física em relação a pessoas ou objetos (incluindo acessos de raiva extremos).
  2. Hipervigilância.
  3. Respostas de sobressalto exageradas.
  4. Problemas de concentração.
  5. Perturbação do sono (p. ex., dificuldade em iniciar ou manter o sono, ou sono agitado).
E. A perturbação dura mais de um mês.
F. A perturbação causa sofrimento clinicamente significativo ou prejuízo nas relações com pais, irmãos, amigos ou outros cuidadores ou no comportamento na escola.
G. A perturbação não se deve aos efeitos fisiológicos de uma substância (p. ex., medicamento ou álcool) ou a outra condição médica.

Determinar o subtipo:
Com sintomas dissociativos: Os sintomas do indivíduo satisfazem os critérios para transtorno de estresse pós-traumático, e o indivíduo sofre sintomas persistentes ou recorrentes de:
1. **Despersonalização:** Experiências persistentes ou recorrentes de sentir-se separado e como se fosse um observador externo dos processos mentais ou do corpo (p. ex., sensação de estar em um sonho; sensação de irrealidade de si mesmo ou do corpo ou como se estivesse em câmera lenta).
2. **Desrealização:** Experiências persistentes ou recorrentes de irrealidade do ambiente ao redor (p. ex., o mundo ao redor do indivíduo é sentido como irreal, onírico, distante ou distorcido).
  Nota: Para usar esse subtipo, é preciso que os sintomas dissociativos não sejam atribuíveis aos efeitos fisiológicos de uma substância (p. ex., apagões) ou a outra condição médica (p. ex., convulsões parciais complexas).

Especificar se:
Com expressão tardia: Se todos os critérios diagnósticos não forem atendidos até pelo menos seis meses depois do evento (embora a manifestação inicial e a expressão de alguns sintomas possam ser imediatas).

(Reproduzida, com permissão, do *Diagnostic and Statistical Manual of Mental Disorders*, Fifth Edition (Copyright ©2013). American Psychiatric Association. Todos os direitos reservados.)

TABELA 11.1-4
Critérios diagnósticos do DSM-5 para transtorno de estresse agudo

A. Exposição a episódio concreto ou ameaça de morte, lesão grave ou violação sexual em uma (ou mais) das seguintes formas:
   1. Vivenciar diretamente o evento traumático.
   2. Testemunhar pessoalmente o evento ocorrido a outras pessoas.
   3. Saber que o evento ocorreu com familiar ou amigo próximo. **Nota:** Nos casos de morte ou ameaça de morte de um familiar ou amigo, é preciso que o evento tenha sido violento ou acidental.
   4. Ser exposto de forma repetida ou extrema a detalhes aversivos do evento traumático (p. ex., socorristas que recolhem restos de corpos humanos, policiais repetidamente expostos a detalhes de abuso infantil).
      Nota: Isso não se aplica à exposição por intermédio de mídia eletrônica, televisão, filmes ou fotografias, a menos que tal exposição esteja relacionada ao trabalho.
B. Presença de nove (ou mais) dos seguintes sintomas de qualquer uma das cinco categorias de intrusão, humor negativo, dissociação, evitação e excitação, começando ou piorando depois da ocorrência do evento traumático:

Sintomas de intrusão
   1. Lembranças angustiantes recorrentes, involuntárias e intrusivas do evento traumático. **Nota:** Em crianças, pode ocorrer a brincadeira repetitiva na qual temas ou aspectos do evento traumático são expressos.
   2. Sonhos angustiantes recorrentes nos quais o conteúdo e/ou o afeto do sonho estão relacionados ao evento. **Nota:** Em crianças, pode haver pesadelos sem conteúdo identificável.
   3. Reações dissociativas (p. ex., *flashbacks*) nas quais o indivíduo sente ou age como se o evento traumático estivesse acontecendo novamente. (Essas reações podem ocorrer em um *continuum*, com a expressão mais extrema sendo uma perda completa de percepção do ambiente ao redor.) **Nota:** Em crianças, a reencenação específica do trauma pode ocorrer nas brincadeiras.
   4. Sofrimento psicológico intenso ou prolongado ou reações fisiológicas acentuadas em resposta a sinais internos ou externos que simbolizem ou se assemelhem a algum aspecto do evento traumático.

Humor negativo
   5. Incapacidade persistente de vivenciar emoções positivas (p. ex., incapacidade de vivenciar sentimentos de felicidade, satisfação ou amor).

Sintomas dissociativos
   6. Senso de realidade alterado acerca de si mesmo ou do ambiente ao redor (p. ex., ver-se a partir da perspectiva de outra pessoa, estar entorpecido, sentir-se como se estivesse em câmera lenta).
   7. Incapacidade de recordar um aspecto importante do evento traumático (geralmente devido a amnésia dissociativa, e não a outros fatores, como traumatismo craniano, álcool ou drogas).

Sintomas de evitação
   8. Esforços para evitar recordações, pensamentos ou sentimentos angustiantes acerca do, ou fortemente relacionados ao, evento traumático.
   9. Esforços para evitar lembranças (pessoas, lugares, conversas, atividades, objetos, situações) que despertem recordações, pensamentos ou sentimentos angustiantes acerca do, ou fortemente relacionados ao, evento traumático.

Sintomas de excitação
   10. Perturbação do sono (p. ex., dificuldade de iniciar ou manter o sono, sono agitado).
   11. Comportamento irritadiço e surtos de raiva (com pouca ou nenhuma provocação) geralmente expressos como agressão verbal ou física em relação a pessoas ou objetos.
   12. Hipervigilância.
   13. Problemas de concentração.
   14. Resposta de sobressalto exagerada.
C. A duração da perturbação (sintomas do Critério B) é de três dias a um mês depois do trauma.
   Nota: Os sintomas começam geralmente logo após o trauma, mas é preciso que persistam no mínimo três dias e até um mês para satisfazerem os critérios do transtorno.
D. A perturbação causa sofrimento clinicamente significativo e prejuízo no funcionamento social, profissional ou em outras áreas importantes da vida do indivíduo.
E. A perturbação não se deve aos efeitos fisiológicos de uma substância (p. ex., medicamento ou álcool) ou a outra condição médica (p. ex., lesão cerebral traumática leve) e não é mais bem explicada por um transtorno psicótico breve.

(Reproduzida, com permissão, do *Diagnostic and Statistical Manual of Mental Disorders*, Fifth Edition (Copyright ©2013). American Psychiatric Association. Todos os direitos reservados.)

Um homem de 40 anos assistiu ao ataque terrorista de 11 de setembro de 2001 ao World Trade Center na televisão. Imediatamente depois, desenvolveu sentimentos de pânico associados a pensamentos de que iria morrer. O pânico desapareceu em poucas horas; entretanto, nas noites seguintes, ele teve pesadelos com pensamentos obsessivos sobre morte. O paciente procurou consulta e relatou ao psiquiatra que sua esposa havia morrido na queda de um avião 20 anos atrás. Descreveu ter aceitado a perda "normalmente" e estava consciente da probabilidade de seus sintomas atuais estarem relacionados àquele evento traumático.

Em uma exploração de forma mais detalhada em psicoterapia breve, reconheceu que suas reações à morte da esposa foram abafadas e que sua relação com ela era ambivalente. Na época de sua morte, ele estava considerando a possibilidade de divórcio e com frequência desejava a morte dela. Ele nunca elaborou completamente o processo de luto pela esposa, e sua reação catastrófica ao ataque terrorista estava relacionada, em parte, a esses sentimentos suprimidos. Ele conseguiu reconhecer seus sentimentos de culpa em relação à esposa e sua necessidade de punição manifestada pelo pensamento de que iria morrer.

Síndrome da Guerra do Golfo

Na Guerra do Golfo Pérsico contra o Iraque, que começou em 1990 e terminou em 1991, cerca de 700 mil soldados norte-americanos serviram nas forças de coalisão. Quando retornaram, mais de 100 mil veteranos norte-americanos relataram um vasto leque de problemas de saúde, incluindo irritabilidade, fadiga crônica, falta de ar, dor muscular e nas articulações, enxaquecas, distúrbios digestivos, erupções cutâneas, perda de cabelo, esquecimento e dificuldades de concentração. Coletivamente, esses sintomas foram denominados *síndrome da Guerra do Golfo*. O Departamento de Defesa norte-americano reconhece que até 20 mil tropas que serviram na área de combate podem ter sido expostas a armas químicas, e as melhores evidências indicam que a condição é um transtorno que, em alguns casos, pode ter sido precipitado pela exposição a uma toxina não identificada (Tab. 11.1-5). Um estudo da perda da memória encontrou alterações estruturais no lobo parietal direito e danos aos gânglios da base com disfunção dos neurotransmissores associada. Um número significativo de veteranos desenvolveu esclerose lateral amiotrófica (ELA), provavelmente como resultado de mutações genéticas.

Em um editorial de 1997, no *Journal of the American Medical Association*, a relação entre a síndrome da Guerra do Golfo Pérsico e estresse foi mencionada da seguinte forma:

> Os médicos precisam admitir que muitos veteranos da Guerra do Golfo estão vivenciando transtornos relacionados ao estresse e às consequências físicas do estresse. Essas condições não devem ser ocultadas ou negadas, mas, ao contrário, são entidades bem reconhecidas que já foram amplamente estudadas em sobreviventes de guerras passadas, em especial o conflito no Vietnã. Como médicos, não devemos aceitar um diagnóstico de transtorno relacionado ao estresse em veteranos antes de excluir fatores físicos tratáveis, mas, ao mesmo tempo, precisamos reconhecer a presença disseminada de doenças ligadas ao estresse, como hipertensão, fibromialgia e fadiga crônica, entre veteranos da Guerra do Golfo Pérsico e manejar essas doenças de maneira apropriada. Como nação, precisamos ir além da ideia falaciosa de que as doenças da mente não são reais ou são vergonhosas e reconhecer que mente e corpo estão inextricavelmente ligados.

Além disso, milhares de veteranos da Guerra do Golfo desenvolveram TEPT, e a diferenciação entre os dois transtornos se revelou difícil de ser feita. O TEPT é causado por estresse psicológico, e presume-se que a síndrome da Guerra do Golfo seja causada por estressores biológicos ambientais. Os sinais e sintomas com frequência se sobrepõem, e ambas as condições podem existir ao mesmo tempo.

11/09/01

Em 11 se setembro de 2001, uma atividade terrorista destruiu o World Trade Center, na cidade de Nova York, e causou danos ao Pentágono, em Washington (Fig.11.1-1). Isso resultou em mais de 3.500 mortos e feridos e deixou muitos cidadãos com necessidade de intervenção terapêutica. Um levantamento encontrou uma taxa de prevalência de 11,4% para TEPT e de 9,7% para depressão nos cidadãos norte-americanos um mês depois do 11 de setembro. Estima-se que mais de 25 mil pessoas sofrem de sintomas de TEPT relacionados aos ataques de 11 de setembro além do marco de um ano.

Iraque e Afeganistão

Em outubro de 2001, os Estados Unidos, junto com a Austrália, o Canadá e o Reino Unido, iniciaram a invasão do Afeganistão na sequência dos ataques de 11 de setembro de 2001. A retirada das Forças norte-americanas estava programada para o fim de 2014. Em 20 de março de 2003, as Forças norte-americanas, junto com seus aliados, invadiram o Iraque, marcando, assim, o início da Guerra do Iraque, a qual oficialmente terminou em 15 de dezembro de 2011.

Estima-se que ambas as guerras foram responsáveis por 17% dos soldados que retornaram terem desenvolvido TEPT. A taxa de

TABELA 11.1-5
Síndromes associadas a exposição tóxica[a]

Síndrome	Características	Possíveis toxinas
1	Prejuízo cognitivo	Repelente de insetos contendo N, N'-dietil-m-toluamida (DEET[b]) absorvido através da pele
2	Confusão-ataxia	Exposição a armas químicas (p. ex., sarin)
3	Artromioneuropatia	Repelente de insetos contendo DEET em combinação com piridostigmina[c]

[a] As três síndromes envolviam um grupo relativamente pequeno (N = 249) de veteranos e estão baseadas nas descrições e seleção autorreportadas. (Os dados são de R.W. Haley e T.L. Kurt.)
[b] O DEET é um composto de carbonato usado como repelente de insetos. Concentrações acima de 30% de DEET são neurotóxicas em crianças. O repelente militar contém 75%. (O composto está disponível em concentrações de 100% como um preparado não regulamentado de venda livre em geral comercializado em lojas de esportes.)
[c] A maioria das tropas norte-americanas tomou piridostigmina em baixa dose (Mestinon, 30 mg, de 8 em 8 horas) por cerca de 5 dias, em 1991, para se proteger conta a exposição ao agente nervoso soman.

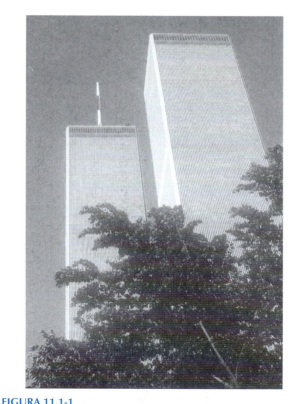

FIGURA 11.1-1
O World Trade Center, em Nova York, antes de 11/09/01. (Cortesia de Kimsamoon, Inc.)

TEPT é mais elevada em soldados do sexo feminino. As mulheres representam 11% daqueles que serviram no Iraque e no Afeganistão e 14% dos pacientes nos hospitais e nas clínicas da Administração dos Veteranos. As mulheres soldados têm maior propensão a buscar ajuda do que os homens soldados. A taxa de suicídio para o pessoal no serviço ativo nessas duas guerras assumiu proporções epidêmicas, com a probabilidade de suicídio sendo o dobro em relação à da população em geral.

O traumatismo craniencefálico (TCE), resultado de trauma craniano direto ou indireto, causa alterações na estrutura bruta ou microscópica do cérebro, com os sinais e sintomas associados dependendo da localização da lesão. Na maioria dos casos de TCE, também haverá sinais e sintomas de TEPT, complicando o quadro. De acordo com o Departamento de Assuntos de Veteranos, 19% dos veteranos podem ter TCE.

Desastres naturais

Tsunami. Em 26 de dezembro de 2004, um *tsunami* massivo atingiu as praias da Indonésia, do Sri Lanka, do sul da Índia e da Tailândia e causou graves danos e mortes até a costa da África e da África do Sul. O *tsunami* provocou cerca de 300 mil mortes e deixou mais de 1 milhão de pessoas sem suas casas. Muitos sobreviventes continuam a viver com medo e apresentam sinais de TEPT; os pescadores têm medo de se aventurar no mar, as crianças têm medo de brincar nas praias onde antigamente se divertiam, e muitas famílias têm problemas para dormir com medo de outro evento semelhante.

Furacão. Em agosto de 2005, um furacão categoria 5, que recebeu o nome Katrina, devastou o Golfo do México, as Bahamas, o sul da Flórida, a Louisiana, o Mississipi e o Alabama. Seus fortes ventos e chuva torrencial romperam o sistema de diques de Nova Orleans, Louisiana, causando grandes inundações. Mais de 1.300 pessoas morreram, e dezenas de milhares ficaram ilhadas. Em outubro de 2012, o Furacão Sandy chegou à costa leste dos Estados Unidos e, na área metropolitana de Nova York-Nova Jersey, causou quase 150 mortes, com uma estimativa de 650 mil casas danificadas ou destruídas. Acredita-se que mais de 50 mil pessoas tenham desenvolvido TEPT completo como consequência.

Terremoto. Em 12 de janeiro de 2010, um terremoto de magnitude 7,0 atingiu Porto Príncipe, capital da República do Haiti, que tinha uma população de cerca de 3 milhões de habitantes. Em torno de 316 mil pessoas morreram, 300 mil se feriram, e 1 milhão ficou ao desabrigada. O governo do Haiti também estimou que 250 mil residências e 30 mil prédios comerciais desabaram ou foram gravemente danificados, deixando 10 milhões de metros cúbicos de escombros.

Em 11 de março de 2011, um terremoto de magnitude 9,0 atingiu o nordeste do Japão, causando um *tusunami* de 10 metros que alcançou a costa oeste dos Estados Unidos, fazendo dele o quinto maior terremoto desde 1900. O resultado foi aproximadamente 15.700 mortos, 4.700 desaparecidos e 5.700 feridos. Também levou o Japão a sua segunda recessão em três anos e desencadeou o maior desastre nuclear do mundo desde Chernobyl, em 1986.

Desenvolveu-se TEPT entre aqueles que vivenciaram esses desastres, cuja extensão total ainda não está determinada. Alguns estimam que entre 50 e 75% dos sobreviventes experimentaram algum ou todos os sinais e sintomas de TEPT.

Tortura

A tortura física e psicológica intencional de uma pessoa por outra pode produzir efeitos emocionalmente nefastos comparáveis a, e até piores do que, aqueles vistos em combates e outros tipos de trauma. Conforme definido pelas Nações Unidas, tortura é uma prática deliberada de dor ou sofrimento mental graves, em geral por meio de tratamento ou punição cruel, desumana ou degradante. Essa definição ampla inclui várias formas de violência interpessoal, desde abuso doméstico crônico até genocídio em ampla escala. De acordo com a Anistia Internacional, a tortura é comum e disseminada na maioria dos 150 países por todo o mundo nos quais foram documentadas violações dos direitos humanos. Cifras recentes estimam que entre 5 e 35% dos 14 milhões de refugiados no mundo já tiveram pelo menos uma experiência de tortura, e esses números nem mesmo contabilizam as consequências dos conflitos políticos, regionais e religiosos atuais em várias partes do mundo onde a tortura ainda é praticada.

DIAGNÓSTICO DIFERENCIAL

Visto que os indivíduos com frequência exibem reações complexas ao trauma, o clínico também deve ser cuidadoso ao excluir outras síndromes quando avalia aqueles que se apresentam logo após o evento. É muito importante reconhecer fatores médicos que contribuíram para a sintomatologia pós-traumática que são potencialmente tratáveis, em especial traumatismo craniano durante o trauma. Os fatores médicos contribuintes em geral podem ser detectados por meio de uma história minuciosa e do exame físico. Outras considerações orgânicas que podem causar e exacerbar os sintomas são epilepsia, transtornos associados ao uso de álcool e outros relacionados ao uso de substância. Intoxicação aguda ou abstinência de algumas substâncias também podem se apresentar como um quadro clínico difícil de ser distinguido do transtorno até que os efeitos da substância ou da abstinência tenham passado.

Os sintomas de TEPT podem ser difíceis de distinguir daqueles dos transtornos de pânico e de ansiedade generalizada porque todas as três síndromes estão associadas a ansiedade proeminente e excitação autonômica. O segredo para diagnosticar corretamente TEPT envolve um exame cuidadoso do tempo decorrido entre o evento traumático e o surgimento dos sintomas. O TEPT também está associado a revivência e evitação de um trauma, características que em geral não estão presentes nos transtornos de pânico ou de ansiedade generalizada. Depressão maior também é um concomitante frequente de TEPT. Embora, via de regra, as duas síndromes não sejam difíceis de distinguir fenomenologicamente, é importante observar a presença de depressão comórbida porque isso pode influenciar o tratamento do TEPT. Esse transtorno deve ser diferenciado de uma série de transtornos relacionados que podem exibir semelhanças fenomenológicas, incluindo o da personalidade *borderline*, os dissociativos e factícios. O transtorno da personalidade *borderline* pode ser difícil de distinguir do TEPT. Os dois podem coexistir ou até mesmo ser causalmente relacionados. Indivíduos com transtornos dissociativos não costumam ter o grau de comportamento de evitação, hiperexcitação autonômica ou a história de trauma que os pacientes com TEPT reportam.

CURSO E PROGNÓSTICO

O TEPT em geral se desenvolve algum tempo depois do trauma. O tempo que leva para se manifestar pode variar de 1 semana a 30 dias. Os sintomas podem flutuar ao longo do tempo e ser mais intensos durante períodos de estresse. Se não forem tratados, cerca de 30% dos pacientes se recuperam completamente, 40% continuam a ter sintomas leves, 20% continuam a tê-los moderados, e 10% permanecem inalterados ou pioram. Após um ano, cerca de 50% dos pacientes irão se recuperar. O início rápido dos sintomas, sua curta duração (menos de 6 meses), o bom funcionamento pré-mórbido, o forte suporte social e a ausência de outros transtornos psiquiátricos, clínicos ou relacionados a substância ou outros fatores de risco configuram um bom prognóstico.

Em geral, pessoas muito jovens ou muito velhas têm maior dificuldade com eventos traumáticos do que aquelas na meia-idade. Por exemplo, cerca de 80% das crianças pequenas que sofrem queimaduras apresentam sintomas de TEPT 1 ou 2 anos depois do dano inicial; apenas 30% dos adultos que sofrem esse tipo de dano têm sintomas de TEPT depois de 1 ano. Possivelmente, as crianças pequenas ainda não tenham mecanismos adequados de enfrentamento para lidar com os insultos físicos e emocionais do trauma. Da mesma forma, é provável que pessoas idosas tenham mecanismos mais rígidos do que adultos jovens e sejam menos capazes de formar uma abordagem flexível para lidar com os efeitos do trauma. Além do mais, os efeitos traumáticos podem ser exacerbados pelas incapacidades físicas características do fim da vida, em particular deficiências dos sistemas nervoso e cardiovascular, como redução no fluxo sanguíneo cerebral, dificuldades de visão, palpitações e arritmias. Uma doença psiquiátrica preexistente, seja um transtorno da personalidade ou uma condição mais grave, também potencializa os efeitos de determinados estressores. O TEPT comórbido com outros transtornos é frequentemente mais grave e talvez mais crônico e pode influenciar o desenvolvimento, a gravidade e a duração do TEPT. Em geral, os indivíduos que têm uma boa rede de apoio social têm menos probabilidade de ter o transtorno e experimentar suas formas mais graves e mais chance de se recuperar com mais rapidez.

TRATAMENTO

Quando um clínico se defronta com um paciente que vivenciou um trauma significativo, as principais abordagens são apoio, encorajamento para discutir o evento e educação sobre uma variedade de mecanismos de enfrentamento (p. ex., relaxamento). Ao encorajar as pessoas a falarem sobre o que aconteceu, é imperativo que o clínico lhes permita avaçar conforme seu próprio ritmo. Algumas não estarão dispostas a falar até que o evento tenha passado, e sua vontade deve ser respeitada. Pressionar uma pessoa que está relutante em falar sobre um trauma provavelmente aumente, em vez de reduzir, o risco de desenvolvimento de TEPT. O uso de sedativos e hipnóticos também pode ser útil em alguns casos. Quando um paciente passou por um acontecimento traumático e desenvolveu TEPT, a ênfase deve ser na educação sobre o transtorno e seu tratamento, tanto farmacológico quanto psicoterápico. O clínico também deve trabalhar para acabar com o estigma da noção de doença mental e TEPT. Um apoio adicional para o paciente e a família poderá ser obtido por meio de grupos de apoio locais ou nacionais para pessoas com TEPT.

Farmacoterapia

Inibidores seletivos da recaptação de serotonina (ISRSs), como sertralina e paroxetina, são considerados tratamentos de primeira linha para TEPT devido a seus índices de eficácia, tolerabilidade e segurança. Os ISRSs reduzem os grupos de sintomas de TEPT e são eficazes na melhora de sintomas peculiares ao transtorno, não somente daqueles semelhantes aos de depressão ou outros transtornos de ansiedade. A buspirona é serotonérgica e também pode ser útil.

A eficácia da imipramina e da amitriptilina, duas substâncias tricíclicas, no tratamento de TEPT é apoiada por inúmeros ensaios clínicos bem controlados. Embora alguns ensaios de ambas as substâncias tenham tido resultados negativos, a maioria deles teve falhas graves no desenho, incluindo uma duração muito curta. As dosagens de imipramina e amitriptilina devem ser as mesmas que as usadas para tratar transtornos depressivos, e um ensaio adequado deve durar pelo menos oito semanas. Os pacientes que respondem bem devem provavelmente continuar a farmacoterapia por pelo menos um ano antes que seja tentada a retirada da droga. Alguns estudos indicam que a farmacoterapia é mais efetiva no tratamento de depressão, ansiedade e hiperexcitação do que no tratamento de evitação, negação e entorpecimento emocional.

Outras substâncias que podem ser úteis no tratamento de TEPT incluem os inibidores da monoaminoxidase (IMAOs) (p. ex., fenelzina), trazodona e os anticonvulsivantes (p. ex., carbamazepina, valproato). Alguns estudos também revelaram melhoras no TEPT em pacientes tratados com inibidores reversíveis da monoaminoxidase (IRMAOs). O uso de clonidina e propranolol, que são agentes antiadrenérgicos, é sugerido pelas teorias sobre a hiperatividade noradrenérgica no transtorno. Quase não existem dados positivos referentes ao uso de substâncias antipsicóticas no transtorno, portanto o uso de fármacos como haloperidol deve ser reservado para o controle de curto prazo de agressão grave e agitação. Existem pesquisas em andamento sobre o uso de antagonistas dos receptores opioides durante eventos traumáticos como prevenção contra o desenvolvimento de TEPT.

Psicoterapia

A psicoterapia psicodinâmica pode ser útil no tratamento de muitos indivíduos com TEPT. Em alguns casos, a reconstrução dos eventos traumáticos com a associada ab-reação e catarse pode ser terapêutica, mas a psicoterapia deve ser individualizada, porque reviver o trauma oprime completamente algumas pessoas.

As intervenções psicoterápicas para TEPT incluem terapia comportamental, terapia cognitiva e hipnose. Muitos clínicos defendem psicoterapia com tempo limitado para as vítimas de trauma. Essa terapia em geral tem uma abordagem cognitiva e também proporciona apoio e segurança. A natureza de curta duração da psicoterapia minimiza o risco de dependência e cronicidade, mas questões relativas a suspeição, paranoia e confiança frequentemente afetam a adesão de forma adversa. Os terapeutas devem ultrapassar a negação dos pacientes do evento traumático, encorajá-los a relaxar e afastá-los da fonte de estresse. Os pacientes devem ser incentivados a dormir, usando-se medicação, caso seja necessário. Deve ser dado apoio pelas pessoas de seu ambiente (p. ex., amigos e parentes). Os pacientes devem ser encorajados a rever e abreagir sentimentos associados ao evento traumático e planejar a recuperação futura. A ab-reação – vivenciar as emoções associadas ao evento – pode ser útil para alguns. A entrevista com amobarbital tem sido usada para facilitar esse processo.

A psicoterapia após acontecimentos traumáticos deve seguir um modelo de intervenção em crise com apoio, educação e desenvolvimento de mecanismos de enfrentamento e aceitação do evento. Depois que se desenvolveu TEPT, duas principais abordagens terapêuticas podem ser seguidas. A primeira é a terapia de exposição, na qual o paciente revive o evento traumático por meio de técnicas de imaginação ou exposição *in vivo*. As exposições podem ser intensas, como na terapia implosiva, ou graduais, como na dessensibilização sistemática. A segunda abordagem é ensinar ao paciente técnicas e abordagens cognitivas para enfrentamento do estresse. Alguns dados preliminares indicam que, embora as técnicas de manejo do estresse sejam efetivas mais rapidamente do que as de exposição, os resultados das técnicas de exposição são mais duradouros.

Outra técnica psicoterápica mais recente e polêmica é a dessensibilização e o reprocessamento por meio dos movimentos oculares (EMDR), em que o paciente foca no movimento lateral dos dedos do clínico enquanto mantém uma imagem mental da experiência traumática. A crença geral é a de que os sintomas podem ser aliviados à medida que os pacientes elaboram o evento traumático enquanto estão em um estado de relaxamento profundo. Os proponentes desse tratamento declaram que ele é efetivo e, talvez, mais eficaz do que outros tratamentos para TEPT e que é preferido tanto pelos clínicos quanto pelos pacientes que o experimentaram.

Além das técnicas de terapia individual, terapia de grupo e terapia familiar também foram reportadas como eficazes nos casos de TEPT. As vantagens da terapia de grupo incluem o compartilhamento das experiências traumáticas e o apoio dos outros membros do grupo. Essa terapia foi bem-sucedida sobretudo com veteranos do Vietnã e sobreviventes de desastres catastróficos, como terremotos. A terapia familiar com frequência ajuda a manter o casamento durante períodos de exacerbação dos sintomas. Poderá ser necessária hospitalização quando os sintomas forem particularmente graves ou quando existir risco de suicídio ou outra forma de violência.

TRANSTORNO RELACIONADO A TRAUMA OU A ESTRESSORES NÃO ESPECIFICADO

No DSM-5, a categoria "transtorno relacionado a trauma ou a estressores não especificado" é usada para pacientes que desenvolvem sintomas emocionais ou comportamentais em resposta a um estressor identificável, mas não satisfazem todos os critérios de outro transtorno relacionado a trauma ou a estressores especificado (p. ex., transtorno de estresse agudo, TEPT ou transtorno de adaptação). Os sintomas não satisfazem os critérios para outro distúrbio médico ou transtorno mental e não são uma exacerbação de um transtorno mental preexistente. Os sintomas também não podem ser atribuídos aos efeitos fisiológicos diretos de uma substância. Veja a Seção 11.2 para uma discussão dos transtornos de adaptação.

REFERÊNCIAS

Alexander S, Kuntz S. PTSD-related sleep disturbances: Is there evidence-based treatment? *JAAPA*. 2012;25:44.
Barnes JB, Dickstein BD, Maguen S, Neria Y, Litz BT. The distinctiveness of prolonged grief and posttraumatic stress disorder in adults bereaved by the attacks of September 11th. *J Affect Disord*. 2012;136:366.
Benedek DM, Ursano RJ, Holloway HC. Disaster psychology: Disaster, terrorism, and war. In: Sadock BJ, Sadock VA, Ruiz P, eds. *Kaplan & Sadock's Comprehensive Textbook of Psychiatry*. 9th ed. Philadelphia: Lippincott Williams & Wilkins; 2009:2187.
Biggs QM, Fullerton CS, Reeves JJ, Grieger TA, Reissman D, Ursano RJ. Acute stress disorder, depression, and tobacco use in disaster workers following 9/11. *Am J Orthopsychiatry*. 2010;80:586.
Bryant RA. Acute stress disorder as a predictor of posttraumatic stress disorder: A systematic review. *J Clin Psychiatry*. 2011;72:233.
Cloitre M, Garvert DW, Brewin CR, Bryant RA, Maercker A. Evidence for proposed ICD-11 PTSD and complex PTSD: A latent profile analysis. *Eur J Psychotraumatol*. 2013;4.
Elklit A, Christiansen DM. Acute stress disorder and posttraumatic stress disorder in rape victims. *J Interper Viol*. 2010;25(8):1470–1488.
Fareed A, Eilender P, Haber M, Bremner J, Whitfield N, Drexler K. Comorbid posttraumatic stress disorder and opiate addiction: A literature review. *J Addict Dis*. 2013;32(2):168–179.
Forneris CA, Gartlehner G, Brownley KA, Gaynes BN, Sonis J, Coker-Schwimmer E, Jonas DE, Greenblatt A, Wilkins TM, Woodell CL, Lohr KN. Interventions to prevent post-traumatic stress disorder: A systematic review. *Am J Prev Med*. 2013;44(6):635–650.
Jamieson JP, Mendes WB, Nock MK. Improving acute stress responses: The power of reappraisal. *Curr Dir Psychol Sci*. 2013;22(1):51–56.
Jovanovic T, Sakoman AJ, Kozarić-Kovačić D, Meštrović AH, Duncan EJ, Davis M, Norrholm SD. Acute stress disorder versus chronic posttraumatic stress disorder: Inhibition of fear as a function of time since trauma. *Depress Anxiety*. 2013;30(3):217–224.
Le QA, Doctor JN, Zoellner LA, Feeny NC. Cost-Effectiveness of prolonged exposure therapy versus pharmacotherapy and treatment choice in posttraumatic stress disorder (the optimizing PTSD treatment trial): a doubly randomized preference trial. *J Clin Psychiatry*. 2014;75(3):222–230.
McNally RJ. Posttraumatic stress disorder. In: Sadock BJ, Sadock VA, Ruiz P, eds. *Kaplan & Sadock's Comprehensive Textbook of Psychiatry*. 9th ed. Philadelphia: Lippincott Williams & Wilkins; 2009:2650.
Panagioti M, Gooding PA, Tarrier N. Hopelessness, defeat, and entrapment in posttraumatic stress disorder: Their association with suicidal behavior and severity of depression. *J Nerv Ment Dis*. 2012;200:676.
Ponniah K, Hollon SD. Empirically supported psychological treatments for adult acute stress disorder and posttraumatic stress disorder: A review. *Depress Anxiety*. 2009;26:1086.
Sones HM, Thorp SR, Raskind M. Prevention of posttraumatic stress disorder. *Psychiatr Clin North Am*. 2011;34:79.
Zantvoord JB, Diehle J, Lindauer RJ. Using neurobiological measures to predict and assess treatment outcome of psychotherapy in posttraumatic stress disorder: Systematic review. *Psychother Psychosom*. 2013;82(3):142–151.

▲ 11.2 Transtornos de adaptação

A categoria diagnóstica dos transtornos de adaptação é amplamente utilizada entre os clínicos na prática. Os transtornos de adaptação são caracterizados por uma resposta emocional a um evento estressante. Ele é uma das poucas entidades diagnósticas nas quais um evento estressante externo está associado ao desenvolvimento de sintomas. Em geral, o estressor envolve problemas financeiros, uma doença clínica ou problemas de relacionamento. O complexo de sintomas que se desenvolve pode envolver afeto ansioso ou depressivo ou se apresentar com uma perturbação da conduta. Por definição, os sintomas devem se iniciar no período de três meses após o estressor. Uma variedade de subtipos de transtorno de adaptação é identificada no DSM-5. Estes incluem transtorno de adaptação com humor deprimido, com ansiedade, com um misto de ansiedade e depressão, com perturbação da conduta, com perturbação mista das emoções e da conduta, com características de transtorno de estresse agudo ou transtorno de estresse pós-traumático (TEPT), luto e tipo não especificado.

EPIDEMIOLOGIA

Estima-se que a prevalência do transtorno seja de 2 a 8% da população em geral. As mulheres são diagnosticadas com o transtorno duas vezes mais que os homens, e mulheres solteiras costumam ser excessivamente representadas como em maior risco. Em crianças e adolescentes, meninos e meninas são diagnosticados de igual forma com transtorno de adaptação. Os transtornos podem ocorrer em qualquer idade, mas são mais frequentes em adolescentes. Entre adolescentes de ambos os sexos, os estresses precipitantes comuns são problemas escolares, rejeição e divórcio parental e abuso de substância. Entre adultos, os mais comuns são problemas conjugais, divórcio, mudança para um novo ambiente e problemas financeiros.

Transtornos de adaptação são um dos diagnósticos psiquiátricos mais corriqueiros para distúrbios de pacientes hospitalizados por problemas clínicos ou cirúrgicos. Em um estudo, 5% das pessoas admitidas em um hospital durante um período de três anos foram classificadas com um transtorno de adaptação. Até 50% das que apresentam problemas médicos ou estressores específicos foram diagnosticadas com transtornos de adaptação. Além disso, 10 a 30% dos pacientes ambulatoriais em saúde mental e até 50% dos internados em hospitais gerais encaminhados para consultas mentais foram diagnosticados com transtornos de adaptação.

ETIOLOGIA

Por definição, um transtorno de adaptação é precipitado por um ou mais estressores. A gravidade do estressor ou dos estressores nem sempre prediz a gravidade do transtorno; a gravidade do estressor é uma função complexa de grau, quantidade, duração, reversibilidade, ambiente e contexto pessoal. Por exemplo, a perda de um dos genitores é diferente para uma criança de 10 e para uma pessoa de 40 anos. A organização da personalidade e as normas e os valores culturais ou grupais também contribuem para essas respostas desproporcionais aos estressores.

Os estressores podem ser únicos, como um divórcio ou a perda do emprego, ou múltiplos, como a morte de uma pessoa importante para o indivíduo, que coincide com a doença física e a perda de um emprego do próprio paciente. Os estressores podem ser recorrentes, como dificuldades sazonais nos negócios, ou contínuos, como doença crônica ou pobreza. Uma relação familiar com discórdia pode produzir um transtorno de adaptação que afete o sistema familiar inteiro, ou o transtorno pode estar limitado a um paciente que talvez tenha sido vítima de um crime ou que tenha uma doença física. Algumas vezes, ocorrem transtornos de adaptação no contexto de um grupo ou uma comunidade, e os estressores afetam várias pessoas, como em um desastre natural ou em perseguição racial, social ou religiosa. Estágios desenvolvimentais específicos, como entrada na escola, saída de casa, casamento, tornar-se pai, não atingir os objetivos ocupacionais, saída de casa do último filho e aposentadoria, estão frequentemente associados aos transtornos de adaptação.

Fatores psicodinâmicos

Fundamental para entender os transtornos de adaptação é o conhecimento de três fatores: a natureza do estressor, os significados conscientes e inconscientes do estressor e a vulnerabilidade preexistente do paciente. Um transtorno da personalidade ou um comprometimento orgânico concomitante podem tornar uma pessoa vulnerável a transtornos de adaptação. A vulnerabilidade também está associada à perda de um dos genitores durante a infância ou a ter sido criado por uma família disfuncional. O apoio real ou percebido de relacionamentos importantes pode afetar as respostas comportamentais e emocionais aos estressores.

Vários pesquisadores psicanalíticos apontaram que o mesmo estresse pode produzir uma gama de respostas em várias pessoas. Durante toda sua vida, Sigmund Freud esteve interessado em entender por que os estresses da vida cotidiana produzem doença em algumas pessoas e não em outras, por que uma doença assume uma determinada forma e por que algumas experiências, e não outras, predispõem uma pessoa a psicopatologia. Ele atribuía um peso considerável aos fatores constitucionais e considerava que eles interagiam com as experiências na vida de uma pessoa para produzir fixação.

A pesquisa psicanalítica enfatizou o papel da mãe e do ambiente de criação na capacidade posterior de uma pessoa de responder ao estresse. De particular importância foi o conceito de Donald Winnicott de mãe suficientemente boa, uma pessoa que se adapta às necessidades do filho e dá sustentação suficiente que possibilite à criança em crescimento tolerar as frustrações na vida.

Os clínicos devem realizar uma exploração detalhada da experiência que um paciente tem do estressor. Certos pacientes costumam colocar toda a responsabilidade em um evento específico quando um evento menos óbvio pode ter tido um significado psicológico mais relevante para o paciente. Acontecimentos atuais podem despertar traumas passados ou decepções da infância; portanto, os pacientes devem ser encorajados a pensar em como a situação atual se relaciona a eventos passados similares.

Durante todo o desenvolvimento inicial, cada criança elabora um conjunto único de mecanismos de defesa para lidar com eventos estressantes. Devido a maiores quantidades de trauma ou maior vulnerabilidade constitucional, algumas crianças apresentam constelações defensivas menos maduras do que outras. Essa desvantagem pode ocasionar que, quando adultas, elas reajam com um funcionamento bastante prejudicado quando se defrontam com uma perda, um divórcio ou um revés financeiro; aquelas que desenvolveram mecanismos de defesa maduros são menos vulneráveis e reagem com mais rapidez ao estressor. A resiliência também é determinada de forma crucial pela natureza das relações precoces dos filhos com seus pais. Estudos do trauma indicam repetidamente que relações apoiadoras e afetivas impedem que incidentes traumáticos causem danos psicológicos permanentes.

Os clínicos psicodinâmicos devem levar em consideração a relação entre um estressor e o ciclo vital desenvolvimental humano. Quando saem de casa para ir para a faculdade, por exemplo, os adolescentes estão em alto risco desenvolvimental de reagir com um quadro sintomático temporário. De forma similar, se o jovem que sai de casa é o último filho na família, os pais podem ficar bastante vulneráveis a uma reação de transtorno de adaptação. Além do mais, pessoas de meia-idade que estão se defrontando com a própria mortalidade podem ser especialmente sensíveis aos efeitos da perda ou da morte.

Família e fatores genéticos

Alguns estudos sugerem que certas pessoas parecem estar concomitantemente em maior risco de ocorrência desses eventos vitais adversos e de desenvolvimento de patologia depois que eles ocorrem. Resultados de um estudo com mais de 2 mil pares de gêmeos indicam que acontecimentos vitais e estressores estão modestamente correlacionados em pares de gêmeos, com gêmeos monozigóticos apresentando maior concordância do que os dizigóticos. Os fatores ambientais e genéticos familiares respondiam por cerca de 20% da variância naquele estudo. Outro estudo com gêmeos, que examinou as contribuições genéticas para os sintomas de TEPT (não necessariamente no nível do transtorno completo e, portanto, relevantes para transtorno de adaptação), também concluiu que a probabilidade de desenvolvimento de sintomas em resposta a eventos vitais traumáticos está, em parte, sob o controle genético.

DIAGNÓSTICO E CARACTERÍSTICAS CLÍNICAS

Embora, por definição, os transtornos de adaptação ocorram após um estressor, nem sempre os sintomas se iniciam imediatamente. Podem decorrer até três meses entre um estressor e o surgimento de sintomas. Estes nem sempre diminuem assim que o estressor cessa; se ele continuar, o transtorno poderá ser crônico. O transtorno pode ocorrer em qualquer idade, e seus sintomas variam de modo considerável, com características depressivas, de ansiedade e mistas sendo mais comuns em adultos. Os sintomas físicos, que são mais comuns em crianças e idosos, podem ocorrer em qualquer faixa etária. As manifestações também podem incluir comportamento violento e direção perigosa, beber excessivo, não cumprimento de responsabilidades legais, retraimento, sinais vegetativos, insônia e comportamento suicida.

As apresentações clínicas do transtorno de adaptação podem variar amplamente. O DSM-5 lista seis transtornos de adaptação, incluindo uma categoria não especificada (Tab. 11.2-1).

**TABELA 11.2-1
Critérios diagnósticos do DSM-5 para transtornos de adaptação**

A. Desenvolvimento de sintomas emocionais ou comportamentais em resposta a um estressor ou estressores identificáveis ocorrendo dentro de três meses do início do estressor ou estressores.
B. Esses sintomas ou comportamentos são clinicamente significativos, conforme evidenciado por um ou mais dos seguintes aspectos:
   1. Sofrimento intenso desproporcional à gravidade ou à intensidade do estressor, considerando-se o contexto cultural e os fatores culturais que poderiam influenciar a gravidade e a apresentação dos sintomas.
   2. Prejuízo significativo no funcionamento social, profissional ou em outras áreas importantes da vida do indivíduo.
C. A perturbação relacionada ao estresse não satisfaz os critérios de outro transtorno mental e não é meramente uma exacerbação de um transtorno mental preexistente.
D. Os sintomas não representam luto normal.
E. Uma vez que o estressor ou suas consequências tenham cedido, os sintomas não persistem por mais de seis meses.

Determinar o subtipo:
309.0 (F43.21) Com humor deprimido: Humor deprimido, choro fácil ou sentimentos de desesperança são predominantes.
309.24 (F43.22) Com ansiedade: Nervosismo, preocupação, inquietação ou ansiedade de separação são predominantes.
309.28 (F43.23) Com misto de ansiedade e depressão: Predomina uma combinação de depressão e ansiedade.
309.3 (F43.24) Com perturbação da conduta: Predomina a pertubação da conduta.
309.4 (F43.25): Com perturbação mista das emoções e da conduta: Tanto sintomas emocionais (p. ex., depressão, ansiedade) como perturbação da conduta são predominantes.
309.9 (F43.20): Não especificado: Para reações mal-adaptativas que não são classificáveis como um dos subtipos específicos do transtorno de adaptação.

(Reproduzida, com permissão, de *Diagnostic and Statistical Manual of Mental Disorders*, Fifth Edition (Copyright ©2013). American Psychiatric Association. Todos os direitos reservados.)

Uma mulher casada de 48 anos, gozando de boa saúde, sem dificuldades psiquiátricas prévias, se apresentou ao pronto-socorro relatando ter tomado uma superdosagem de anti-histamínicos um pouco antes de chegar ao local. Segundo ela, seus problemas começaram dois meses antes, logo depois que seu marido inesperadamente lhe pediu o divórcio. Sentiu-se traída depois de ter dedicado boa parte de seu casamento de 20 anos a ser esposa, mãe e dona de casa. Ficava triste e chorosa por vezes e, em algumas ocasiões, tinha dificuldade para dormir. Fora isso, não apresentava sintomas vegetativos e tinha uma boa convivência com a família e amigos. Ela ficou desesperada e suicida quando se deu conta de que "ele não me amava mais". Após uma intervenção em crise no contexto de emergência, respondeu bem a psicoterapia individual por um período de três meses. Ocasionalmente, precisou de benzodiazepínicos para ansiedade durante o período de tratamento. No momento de sua alta, havia retornado a seu funcionamento habitual. Aceitou a possibilidade de uma vida após o divórcio e estava explorando suas melhores opções diante das circunstâncias. (Cortesia de Jeffrey W. Katzman, M.D., e Cynthia M.A. Geppert, M.D., Ph.D., M.P.H.)

Transtorno de adaptação com humor deprimido

No transtorno de adaptação com humor deprimido, as manifestações predominantes são humor deprimido, tristeza e falta de esperança. Esse tipo deve ser distinguido do transtorno depressivo maior e do luto não complicado. Adolescentes com esse tipo de transtorno de adaptação correm maior risco de transtorno depressivo maior na idade adulta jovem.

Transtorno de adaptação com ansiedade

Sintomas de ansiedade, como palpitações, nervosismo e agitação, estão presentes no transtorno de adaptação com ansiedade, que deve ser diferenciado dos transtornos de ansiedade.

Transtorno de adaptação com misto de ansiedade e depressão

No transtorno de adaptação com misto de ansiedade e depressão, os pacientes exibem características de ansiedade e depressão que não satisfazem os critérios para transtorno de ansiedade ou transtorno depressivo já estabelecido.

Transtorno de adaptação com perturbação da conduta

No transtorno de adaptação com perturbação da conduta, a manifestação predominante envolve conduta em que os direitos das outras pessoas são violados ou normas e regras sociais apropriadas à idade são ignoradas. Exemplos de comportamento dessa categoria são evasão escolar, vandalismo, direção perigosa e brigas. A categoria deve ser diferenciada dos transtornos da conduta e da personalidade antissocial.

Transtorno de adaptação com perturbação mista das emoções e da conduta

Às vezes, ocorre uma combinação de perturbações das emoções e da conduta. Os clínicos são encorajados a tentar fazer um ou o outro diagnóstico por razões de clareza.

Transtorno de adaptação não especificado

O transtorno de adaptação não especificado é uma categoria residual para reações mal-adaptativas típicas do estresse. Exemplos incluem respostas inapropriadas ao diagnóstico de doença física, como negação massiva, não adesão grave ao tratamento e afastamento social, sem humor deprimido ou ansioso significativo.

DIAGNÓSTICO DIFERENCIAL

Embora o luto não complicado com frequência produza funcionamento social e profissional temporariamente prejudicado, a disfunção do indivíduo permanece nos limites esperados de uma reação à perda de uma pessoa amada e, assim, não é considerado transtorno de adaptação. Veja a Seção 34.1 para uma discussão mais aprofundada do luto.

Outros transtornos dos quais o transtorno de adaptação deve ser diferenciado incluem os transtornos depressivo maior, psicótico breve, de ansiedade generalizada, relacionado ao uso de substâncias, da conduta e TEPT. Esses diagnósticos devem receber prioridade em todos os casos que satisfaçam os seus critérios, mesmo na presença de um estressor ou grupo de estressores que serviram como precipitantes. Os pacientes com um transtorno de adaptação têm comprometimento do funcionamento social ou profissional e apresentam sintomas que vão além da reação normal e esperada ao estressor. Como não existe um critério absoluto que ajude a distinguir um transtorno de adaptação de outra condição, é necessário o julgamento clínico. Alguns pacientes podem satisfazer os critérios de ambos, transtorno de adaptação e transtorno da personalidade. Se o de adaptação acompanhar uma doença física, o clínico deve se assegurar de que os sintomas não sejam uma continuação ou outra manifestação da doença ou de seu tratamento.

Transtornos de estresse agudo e pós-traumático

A presença de um estressor é uma exigência nos diagnósticos de transtorno de adaptação, TEPT e transtorno de estresse agudo. O TEPT e o transtorno de estresse agudo têm a natureza do estressor mais bem caracterizada e são acompanhados de uma constelação de sintomas afetivos e autonômicos definidos. No entanto, o estressor no transtorno de adaptação pode ter qualquer grau de gravidade, com uma ampla variação dos possíveis sintomas. Quando a resposta a um estressor extremo não corresponde ao limiar de estresse agudo ou transtorno pós-traumático, o diagnóstico de transtorno de adaptação é apropriado. O TEPT é discutido mais detalhadamente na Seção 11.1.

CURSO E PROGNÓSTICO

Com tratamento apropriado, o prognóstico global de um transtorno de adaptação é em geral favorável. A maioria dos pacientes retorna a seu nível de funcionamento anterior em três meses. Algumas pessoas (em particular adolescentes) que recebem o diagnóstico de um transtorno de adaptação tardio têm transtornos do humor ou relacionados ao uso de substância. Adolescentes em geral precisam de um tempo mais longo de recuperação do que adultos.

As pesquisas nos últimos cinco anos revelaram um risco de suicídio, sobretudo em adolescentes com transtorno de adaptação, que ainda não havia sido devidamente reconhecido. Um estudo recente de 119 pacientes com transtorno de adaptação indicou que 60% tinham tentativas de suicídio documentadas no hospital, e 50% deles haviam tentado suicídio logo antes de sua hospitalização. Diagnósticos comórbidos de abuso de substâncias e transtorno da personalidade contribuíram para o perfil de risco de suicídio. Um estudo dos antecedentes, da patologia e dos fatores relacionados ao tratamento de adolescentes suicidas identificou que aqueles com transtorno de adaptação e suicidalidade tinham mais probabilidade de ter feito tentativas (até 25%), de exibir agitação psicomotora e ter humor disfórico, de ter vivido o suicídio de outra pessoa como um estressor, de ter funcionamento psicossocial deficiente quando da entrada no tratamento e de ter recebido atendimento psiquiátrico prévio.

> Um aluno do ensino médio de 16 anos experimentou rejeição em seu primeiro relacionamento sério. Nas semanas seguintes ao fim do relacionamento, começou a exibir humor disfórico acompanhado de ansiedade e agitação psicomotora. Ele havia recebido aconselhamento no ensino fundamental quando seus pais se divorciaram, começou a usar álcool e maconha e sido suspenso no primeiro ano por brigar. Um mês depois do rompimento, começou a falar para seus pais que a vida não valia mais a pena sem a ex--namorada. Dois meses depois, seus pais chegaram do trabalho e o encontraram enforcado na garagem com um bilhete dizendo que não poderia seguir em frente sozinho. (Cortesia de J.W. Katzman, M.D., e C.M. A. Geppert, M.D., Ph.D., M.P.H.)

TRATAMENTO

Psicoterapia

A psicoterapia continua sendo o tratamento de escolha para transtornos de adaptação. A terapia de grupo pode ser particularmente útil para pacientes que tiveram estresses similares – por exemplo, um grupo de pessoas aposentadas ou pacientes realizando diálise renal. A psicoterapia individual oferece a oportunidade de explorar o significado do estressor para o paciente de forma que traumas anteriores possam ser elaborados. Depois de uma terapia bem-sucedida, os pacientes às vezes emergem de um transtorno de adaptação mais fortes do que no período pré-mórbido, embora nenhuma patologia fosse evidente durante aquele período. Visto que um estressor pode ser claramente definido nos transtornos de adaptação, acredita-se com frequência que não seja indicada psicoterapia e que o transtorno irá ceder de maneira espontânea. Esse ponto de vista, no entanto, ignora o fato de que muitas pessoas expostas ao mesmo estressor experimentam diferentes sintomas, e, nos transtornos de adaptação, a resposta é patológica. A psicoterapia pode ajudar as pessoas a se adaptarem aos estressores que não são reversíveis ou limitados no tempo e servir com uma intervenção preventiva se o estressor não ceder.

Os psiquiatras que tratam transtornos de adaptação devem estar atentos sobretudo aos problemas do ganho secundário. O papel de doente pode ser gratificante para algumas pessoas normalmente sadias que tiveram pouca experiência com o potencial que a doença tem de liberá-las de responsabilidades. Assim, os pacientes podem encontrar na atenção, empatia e compreensão dos terapeutas, que são necessárias para o sucesso do tratamento, uma gratificação por si só, e os terapeutas podem, dessa forma, reforçar os sintomas dos pacientes. Tais considerações devem ser avaliadas antes de se iniciar psicoterapia intensiva; quando um ganho secundário já foi estabelecido, a terapia se torna difícil. Pacientes com um transtorno de adaptação que inclui uma perturbação da conduta podem ter dificuldades com a lei, as autoridades ou a escola. Os psiquiatras não devem tentar salvá-los das consequências de suas ações. Com muita frequência, essa benevolência só reforça meios socialmente inaceitáveis de redução da tensão e impede a aquisição de *insight* e o subsequente crescimento emocional. Nesses casos, a terapia familiar pode ajudar.

Intervenção em crise

Intervenção em crise e manejo de caso são tratamentos de curta duração que visam ajudar as pessoas com transtornos de adaptação a resolverem suas situações rapidamente por meio de técnicas de apoio, sugestão, tranquilização, modificação ambiental e até mesmo hospitalização, se necessário. A frequência e a duração das consultas para apoio à situação de crise variam de acordo com as necessidades do paciente; sessões diárias poderão ser necessárias, algumas vezes 2 ou 3 vezes por dia. A flexibilidade é essencial nessa abordagem.

Farmacoterapia

Nenhum estudo avaliou a eficácia das intervenções farmacológicas em indivíduos com transtorno de adaptação, mas poderá ser adequado usar medicação para tratar sintomas específicos por um curto espaço de tempo. O uso criterioso de medicamentos pode ajudar pacientes com esses transtornos, mas eles devem ser prescritos por curtos períodos. Dependendo do tipo de transtorno de adaptação, um paciente pode responder a um agente antiansiedade ou a um antidepressivo. Indivíduos com ansiedade grave beirando o pânico podem se beneficiar de ansiolíticos, como diazepam, e aqueles em estados de abstinência ou inibidos podem ser ajudados por um curso curto de medicação psicoestimulante. Podem ser usadas substâncias antipsicóticas se houver sinais de descompensação ou psicose iminente. Inibidores seletivos da recaptação de serotonina se revelaram úteis no tratamento de sintomas de luto traumático. Recentemente, tem havido aumento no uso de antidepressivos para complementar a psicoterapia em indivíduos com transtornos de adaptação. No entanto, a intervenção farmacológica nessa população em geral é mais usada para complementar a psicoterapia do que para servir como modalidade principal.

Referências

Busch AB, Yoon F, Barry CL, Azzone V, Normand SL, Goldman HH, Huskamp HA. The effects of mental health parity on spending and utilization for bipolar, major depression, and adjustment disorders. *Am J Psychiatry.* 2013;170(2):180–187.

Chen PF, Chen CS, Chen CC, Lung FW. Alexithymia as a screening index for male conscripts with adjustment disorder. *Psychiatr Q.* 2011;82:139.

Daniels J. The perils of "adjustment disorder" as a diagnostic category. *J Humanistic Counsel.* 2009;48:77.

Giltaij H, Sterkenburg P, Schuengel C. Psychiatric diagnostic screening of social maladaptive behaviour in children with mild intellectual disability: Differentiating disordered attachment and pervasive developmental disorder behaviour. *J Intellect Disabil Res.* 2013.

Katzman JW, Geppert CMA. Adjustment disorders. In: Sadock BJ, Sadock VA, Ruiz P, eds. *Kaplan & Sadock's Comprehensive Textbook of Psychiatry.* 9th ed. Philadelphia: Lippincott Williams & Wilkins; 2009:2187.

Kim-Cohen J, Turkewitz R. Resilience and measured gene-environment interactions. *Dev Psychopathol.* 2012;24(4):1297–1306.

Li M, Hales S, Rodin GM. Adjustment disorders. In: Holland JC, Breitbart WS, Jacobsen PB, Lederberg MS, Loscalzo MJ, McCorkle RS, eds. *Psycho-oncology.* 2nd ed. New York: Oxford University Press; 2010:303.

Regier DA, Kuhl EA, Kupfer DJ. The DSM-5: Classification and criteria changes. *World Psychiatry.* 2013;12(2):92–98.

Schuengel C, Schipper JC, Sterkenburg PS, Kef S. Attachment, intellectual disabilities and mental health: Research, assessment and intervention. *J Appl Res Intellect Dis.* 2013;26(1):34–46.

Schulze T, Maercker A, Horn AB. Mental health and multimorbidity: psychosocial adjustment as an important process for quality of life. *Gerontology.* 2014;60(3):249–254.

Simon NM. Treating complicated grief. *JAMA.* 2013;310(4):416–423.

Strain JJ, Diefenbache A. The adjustment disorders: The conundrums of the diagnoses. *Compr Psychiatry.* 2008;49:121.

Strain JJ, Friedman MJ. Considering adjustment disorders as stress response syndromes for DSM-5. *Depress Anxiety.* 2011;28:818.

Zimmerman M, Martinez JH, Dalrymple K, Chelminski I, Young D. "Subthreshold" depression: Is the distinction between depressive disorder not otherwise specified and adjustment disorder valid? *J Clin Psychiatry.* 2013;74(5):470–476.

12
Transtornos dissociativos

Em psiquiatria, a *dissociação* é definida como um mecanismo de defesa inconsciente envolvendo a segregação de qualquer grupo de processos mentais ou comportamentais do resto da atividade psíquica da pessoa. Os transtornos dissociativos envolvem esse mecanismo de modo que haja uma interrupção em uma ou mais funções mentais, tais como memória, identidade, percepção, consciência ou comportamento motor. O transtorno pode ser repentino ou gradual, transitório ou crônico, e os sinais e sintomas costumam ser causados por trauma psicológico.

A amnésia gerada por conflito intrapsíquico é codificada diferentemente daquela gerada por uma condição médica, como a encefalite. No último caso, de acordo com a quinta edição do *Manual diagnóstico e estatístico de transtornos mentais* (DSM-5), um diagnóstico de transtorno neurocognitivo devido a uma condição médica seria feito; no entanto, no primeiro caso, o diagnóstico seria de amnésia dissociativa. (Veja a Seção 21.4, que aborda transtornos neurocognitivos gerados por outra condição médica [transtorno amnéstico], para uma discussão mais aprofundada desse assunto.)

AMNÉSIA DISSOCIATIVA

Os critérios diagnósticos do DSM-5 para a amnésia dissociativa estão listados na Tabela 12-1. A principal característica dessa amnésia é uma incapacidade de lembrar de informações pessoais importantes, normalmente de natureza traumática ou estressante, que é extensa demais para ser explicada por esquecimento habitual. E, como já mencionado, o transtorno não é resultado dos efeitos fisiológicos diretos de uma substância ou de uma condição médica neurológica ou geral. Os diferentes tipos de amnésia dissociativa estão listados na Tabela 12-2.

> Um homem de 45 anos, canhoto, que trabalha como despachante de ônibus, foi visto em uma unidade médica em uma consulta psiquiátrica. Ele foi admitido com um episódio de desconforto no peito, tontura e fraqueza no braço esquerdo. Apresentava história de hipertensão e de uma admissão médica no ano anterior por dor torácica isquêmica, apesar de não ter sofrido infarto do miocárdio. Foi marcada uma consulta psiquiátrica porque o paciente reclamou de perda de memória dos últimos 12 anos, comportando-se e respondendo ao ambiente como se fosse 12 anos atrás (p. ex., ele não reconheceu seu filho de 8 anos, insistia que não estava casado e não apresentava memória de eventos atuais, tal como o nome do presidente atual). Achados físicos e de laboratório não apresentaram alterações, dada a linha de base do paciente. O exame de tomografia computadorizada (TC) foi normal.
>
> No exame do estado mental, ele exibiu função intelectual intacta, mas insistia que a data era de 12 anos atrás, negando lembranças de sua história pessoal subsequente e de eventos dos últimos 12 anos. Ficou perplexo com a contradição entre sua memória e as circunstâncias presentes. Descreveu uma história familiar de surras brutais e disciplina física. Ele era um veterano de guerra condecorado, apesar de descrever episódios amnésticos para algumas de suas experiências de combate. No exército, havia sido campeão de boxe, reconhecido por sua poderosa mão esquerda.
>
> Ele foi educado sobre seu transtorno e recebeu a sugestão de que sua memória poderia voltar, talvez à noite durante o sono ou, quem sabe, ao longo de um período maior de tempo. Se essa estratégia não obtivesse êxito, foram propostas hipnose ou uma entrevista com amobarbital. (Adaptado de um caso de Richard J. Loewenstein, M.D., e Frank W. Putnam, M.D.)

Epidemiologia

A amnésia dissociativa foi relatada em cerca de 2 a 6% da população em geral. Não há diferenças conhecidas na incidência em homens ou mulheres. Os casos costumam começar a ser relatados no fim da adolescência e na vida adulta. Ela pode ser especialmente difícil de avaliar em crianças pré-adolescentes devido a sua habilidade mais limitada de descrever experiências subjetivas.

Etiologia

Em muitos casos de amnésia dissociativa aguda, o ambiente psicossocial no qual a amnésia se desenvolve apresenta intenso conflito, com o paciente sentindo variações intoleráveis de vergonha, culpa, desespero, raiva e depressão. Esses sentimentos normalmente resultam de conflitos por impulsos ou necessidades inaceitáveis, como compulsões sexuais, suicidas ou violentas de grande intensidade. Experiências traumáticas, como abuso físico ou sexual, podem induzir o transtorno. Em alguns casos, o trauma é causado pela traição de um ente querido e de confiança (trauma de traição). Acredita-se que essa traição influencie a forma como o evento é processado e lembrado.

Diagnóstico e características clínicas

Apresentação clássica. O transtorno clássico é uma perturbação aberta, florida e dramática que frequentemente resulta no paciente sendo logo encaminhado à atenção médica, sobretudo por sintomas relacionados ao transtorno dissociativo. Costuma ser encontrado naqueles que sofreram trauma agudo extremo. No entanto, também é comum se desenvolver no contexto de estresse emocional ou conflito

TABELA 12-1
Critérios diagnósticos do DSM-5 para amnésia dissociativa

A. Incapacidade de recordar informações autobiográficas importantes, geralmente de natureza traumática ou estressante, incompatível com o esquecimento normal.
   Nota: A amnésia dissociativa consiste mais frequentemente em amnésia localizada ou seletiva de um evento ou eventos específicos ou amnésia generalizada da identidade e da história de vida.
B. Os sintomas causam sofrimento clinicamente significativo ou prejuízo no funcionamento social, profissional ou em outras áreas importantes do funcionamento.
C. A perturbação não é atribuível aos efeitos fisiológicos de uma substância (p. ex., álcool ou outra droga de abuso, um medicamento) ou a uma condição neurológica ou médica (p. ex., convulsões complexas parciais, amnésia global transitória, sequelas de traumatismo craniano/lesão cerebral traumática, outra condição neurológica).
D. A perturbação não é mais bem explicada por transtorno dissociativo de identidade, transtorno de estresse pós-traumático, transtorno de estresse agudo, transtorno de sintomas somáticos ou transtorno neurocognitivo maior ou menor.
   Nota para codificação: O código para amnésia dissociativa sem fuga dissociativa é **300.12 (F44.0)**. O código para amnésia com fuga dissociativa é **300.13 (F44.1)**.
Especificar se:
   300.13 (F44.1) Com fuga dissociativa: Viagem aparentemente proposital ou perambulação sem rumo associada a amnésia de identidade ou de outras informações autobiográficas importantes.

(Reimpressa, com permissão, de *Diagnostic and Statistical Manual of Mental Disorders*, Fifth Edition (Copyright ©2013). American Psychiatric Association. Todos os direitos reservados.)

intrapsíquico profundo. Os pacientes podem apresentar sintomas somatoformes ou de conversão intercorrentes, alterações de consciência, depersonalização, desrealização, estados de transe, regressão espontânea de idade e até amnésia dissociativa anterógrada contínua. Depressão e ideação suicida são relatadas em muitos casos. Não há perfil de personalidade ou história de antecedentes consistentemente relatados nesses pacientes, apesar de uma história pessoal ou familiar de sintomas dissociativos ou somatoformes apresentar predisposição individual a desenvolver amnésia aguda durante circunstâncias traumáticas. Muitos deles têm histórias anteriores de abuso ou trauma

TABELA 12-2
Tipos de amnésia dissociativa

Amnésia localizada: Incapacidade de lembrar de eventos relacionados a um período circunscrito de tempo
Amnésia seletiva: Habilidade de lembrar de alguns, mas não todos, os eventos ocorridos durante um período circunscrito de tempo
Amnésia generalizada: Incapacidade de lembrar da vida inteira
Amnésia contínua: Incapacidade de lembrar de eventos sucessivos enquanto ocorrem
Amnésia sistematizada: Incapacidade de lembrar de uma categoria de informação, tal como todas as memórias relacionadas à própria família ou a uma pessoa específica

TABELA 12-3
Perguntas de exame do estado mental para amnésia dissociativa

Se as respostas forem positivas, peça para o paciente descrever o evento.
Certifique-se de especificar que os sintomas não ocorreram durante um episódio de intoxicação.
(1) Você sofre blecautes? Apagões? Lapsos de memória?
(2) Você perde tempo? Tem falhas na sua experiência do tempo?
(3) Você já viajou uma distância considerável sem memória de como fez isso ou aonde foi exatamente?
(4) As pessoas lhe dizem coisas que você disse, mas que você não lembra?
(5) Você encontra objetos em suas posses (como roupas, itens pessoais, compras no carrinho, livros, ferramentas, equipamentos, joias, veículos, armas, e assim por diante) que não lembra de ter adquirido? Itens estranhos? Itens que uma criança poderia ter? Brinquedos? Animais de pelúcia?
(6) Você já ouviu ou encontrou evidências de que tem talentos ou habilidades que não sabia que tinha? Por exemplo, talentos musicais, artísticos, literários, atléticos ou outros? O seu gosto parece flutuar muito? Por exemplo, preferência por comidas, hábitos pessoais, gosto por músicas ou roupas, e assim por diante.
(7) Você tem falhas na memória de sua vida? Não lembra partes da memória de sua vida? Não tem memória de alguns eventos importantes de sua vida? Por exemplo, casamentos, aniversários, formaturas, gravidezes, nascimentos, e assim por diante.
(8) Você perde noção ou se desconecta de conversas ou sessões de terapia enquanto elas ocorrem? Percebe que, enquanto está ouvindo alguém falar, você não ouve coisa alguma ou parte do que foi dito?
(9) Qual é o período mais longo de tempo que você perdeu? Minutos? Horas? Dias? Semanas? Meses? Anos? Descreva.

(Adaptada de Loewenstein RJ. An office mental status examination for chronic complex dissociative symptoms and multiple personality disorder. *Psychiatr Clin North Am.* 1991;14:567–604, com permissão.)

adulto ou infantil. Em casos de guerra, bem como em outras formas de transtorno de estresse pós-traumático relacionado a combate, a variável mais importante no desenvolvimento de sintomas dissociativos parece ser a intensidade do combate. A Tabela 12-3 apresenta a avaliação de estado mental da amnésia dissociativa.

Apresentação não clássica. Esses indivíduos frequentemente procuram tratamento para diversos sintomas, tais como depressão ou mudanças de humor, abuso de substâncias, perturbação do sono, sintomas somatoformes, ansiedade e pânico, impulsos e atos suicidas e automutilatórios, estouros violentos, problemas de alimentação e problemas interpessoais. O comportamento automutilatório e violento nesses pacientes também pode vir acompanhado de amnésia. A amnésia também pode ocorrer para *flashbacks* ou episódios de reexperiência comportamental relacionados a trauma.

Diagnóstico diferencial

O diagnóstico diferencial da amnésia dissociativa está listado na Tabela 12-4.

Esquecimento comum e amnésia não patológica. O esquecimento comum é um fenômeno benigno e não relacionado a eventos estressantes. Na amnésia dissociativa, a perda de memória

TABELA 12-4
Diagnóstico diferencial da amnésia dissociativa

Esquecimento comum	Transtorno de estresse agudo
Declínio cognitivo relacionado à idade	Transtorno de estresse pós-traumático
Formas não patológicas de amnésia	Transtorno de sintomas somáticos
Amnésia infantil	Episódio psicótico
Amnésia do sono ou sonho	Falta de memória para episódio psicótico quando retorna ao estado não psicótico
Amnésia hipnótica	
Demência	Episódio de transtorno do humor
Delirium	Falta de memória para aspectos do episódio de mania quando deprimido e vice-versa ou quando eutímico
Transtornos amnésticos	
Transtornos neurológicos com perda de memória discreta	Transtorno factício
Amnésia pós-traumática	Simulação
Amnésia global transitória	Sintomas ou transtornos psicofisiológicos
Amnésia relacionada a transtornos convulsivos	Asma e problemas de respiração
Amnésia relacionada a substâncias	Transtorno pré-menstrual
Álcool	Síndrome do intestino irritável
Sedativos-hipnóticos	Doença do refluxo gastresofágico
Agentes anticolinérgicos	Memória somática
Esteroides	Sintomas afetivos
Maconha	Humor deprimido, disforia ou anedonia
Analgésicos narcóticos	Breves mudanças de humor ou instabilidade de humor
Psicodélicos	Pensamentos suicidas e tentativas de automutilação
Fenilciclidina	Culpa e culpa do sobrevivente
Metildopa	Sentimentos de abandono e de desesperança
Pentazocina	Sintomas obsessivo-compulsivos
Agentes β-bloqueadores hipoglicêmicos	Ruminações sobre trauma
Carbonato de lítio	Contagem e canto compulsivo
Muitos outros	Ordenação
Outros transtornos dissociativos	Lavagem
Fuga dissociativa	Verificação
Transtorno dissociativo de identidade	
Transtorno dissociativo não especificado	

é mais extensiva do que na não patológica. Outras formas não patológicas de amnésia foram descritas, tais como amnésia infantil, amnésia para sono e sonhos e amnésia hipnótica.

Demência, *delirium* e transtornos amnésticos devidos a condições médicas. Em pacientes com demência, *delirium* e transtornos amnésticos devidos a condições médicas, a perda de memória de informações pessoais é incorporada em um conjunto mais extenso de problemas cognitivos, linguísticos, comportamentais e de memória. Perda de memória sobre a identidade pessoal não costuma ser encontrada sem evidência de uma perturbação marcante em muitos domínios da função cognitiva. As causas dos transtornos amnésticos orgânicos incluem psicose de Korsakoff, acidente vascular cerebral (AVC), amnésia pós-operatória, amnésia pós-infecciosa, amnésia anóxica e amnésia global transitória. A eletroconvulsoterapia (ECT) também pode causar uma amnésia temporária marcante, assim como problemas persistentes de memória, em alguns casos. Aqui, contudo, a perda de memória para experiências autobiográficas não tem relação com experiências traumáticas ou graves e parece envolver muitos tipos de experiências pessoais, especialmente aquelas que ocorrem pouco antes ou durante os tratamentos de ECT.

Amnésia pós-traumática. Na amnésia pós-traumática causada por lesão cerebral, uma história clara de trauma físico, um período de inconsciência ou amnésia, ou ambos, costumam ser vistos, e há evidências clínicas objetivas de lesão cerebral.

Transtornos convulsivos. Na maioria dos casos de convulsão, a apresentação clínica difere significativamente da amnésia dissociativa, com eventos e sequelas claros. Pacientes com episódios convulsivos pseudoepilépticos também podem ter sintomas dissociativos, tais como amnésia, e uma história antecedente de trauma psicológico. Raramente, pacientes com convulsões parciais complexas recorrentes apresentam comportamento estranho, problemas de memória, irritabilidade ou violência contínuos, o que gera um quebra-cabeças de diagnóstico diferencial. Em alguns desses casos, o diagnóstico pode ser esclarecido apenas por telemetria ou monitoramento ambulatorial eletrencefalográfico (EEG).

Amnésia relacionada a substâncias. Diversas substâncias e intoxicantes foram implicados na produção de amnésia. Agentes ofensivos comuns estão listados na Tabela 12-4.

Amnésia global transitória. A amnésia global transitória pode ser confundida com a dissociativa, sobretudo porque eventos estressantes podem preceder o transtorno. Na amnésia global transitória, contudo, há o início súbito da amnésia anterógrada completa e de habilidades de aprendizagem; amnésia retrógrada pronunciada; preservação da memória de identidade pessoal; consciência ansiosa da perda de memória com questionamento repetido e com frequência perseverante; comportamento geral normal; falta de anormalidades neurológicas gritantes na maioria dos casos; e rápido retorno à função cognitiva-base, com amnésia retrógrada curta persistente. O paciente costuma ter mais de 50 anos e apresenta fatores de risco para doença cerebrovascular, apesar de epilepsia e enxaqueca terem sido etiologicamente implicadas em alguns casos.

Transtornos dissociativos de identidade. Indivíduos com transtorno dissociativo de identidade podem apresentar formas agudas de amnésia e episódios de fuga. Esses pacientes, contudo, são caracterizados por diversos sintomas, sendo apenas alguns encontrados em pacientes com amnésia dissociativa. Em relação à amnésia, a maioria das pessoas com transtorno dissociativo de identidade e com transtorno dissociativo não especificado com características de transtorno dissociativo de identidade relata múltiplas formas de amnésia complexa, incluindo blecautes recorrentes, fugas, posses inexplicadas e flutuações de habilidades, hábitos e conhecimento.

Transtorno de estresse agudo, transtorno de estresse pós-traumático e transtorno de sintomas somáticos. As formas de amnésia dissociativa, em sua maioria, são mais bem conceitualizadas como parte de um grupo de transtornos de espectro traumático que inclui os transtornos de estresse agudo, de estresse pós-traumático (TEPT) e de sintomas somáticos. Muitos pacientes com amnésia dissociativa cumprem todos ou parte dos critérios diagnósticos para transtornos de estresse agudo ou uma combinação dos três. A amnésia é um sintoma-critério de cada um desses últimos transtornos.

Simulação e amnésia factícia. Não existe maneira absoluta de diferenciar a amnésia dissociativa da amnésia factícia ou da simulação. Simuladores já se mostraram capazes de continuar seu fingimento mesmo durante entrevistas facilitadas por hipnose ou barbitúricos. Um paciente que chega à atenção médica buscando recuperar memórias reprimidas como principal reclamação provavelmente tenha um transtorno factício ou esteve sujeito a influências sugestivas. A maior parte desses indivíduos, na verdade, não descreve amnésia legítima quando cuidadosamente questionados, mas com frequência insistem terem sido abusados quando crianças para explicar sua infelicidade ou disfunção atual.

Curso e prognóstico

Pouco se sabe sobre o curso clínico da amnésia dissociativa. A amnésia dissociativa aguda costuma se resolver de maneira espontânea quando a pessoa é afastada com segurança das circunstâncias traumáticas. No outro extremo, alguns pacientes desenvolvem formas crônicas de amnésia localizada generalizada, contínua ou grave, sendo profundamente deficientes e exigindo altos níveis de apoio social, tais como monitoramento em uma casa de repouso ou cuidado familiar intenso. Os médicos devem tentar lhes restaurar as memórias perdidas à consciência assim que possível; do contrário, a memória reprimida pode formar um núcleo na mente inconsciente, levando a episódios amnésicos futuros.

Tratamento

Terapia cognitiva. A terapia cognitiva pode ter benefícios específicos para indivíduos com transtornos traumáticos. Identificar as distorções cognitivas específicas que se baseiam no trauma pode proporcionar uma entrada na memória autobiográfica para a qual o paciente sofre a amnésia. Conforme ele se torna apto a corrigir distorções cognitivas, particularmente sobre o significado de traumas anteriores, memórias mais detalhadas dos eventos traumáticos podem surgir.

Hipnose. A hipnose pode ser utilizada de diversas maneiras diferentes no tratamento da amnésia dissociativa. De modo específico, as intervenções hipnóticas podem ser usadas para conter, modular e titular a intensidade dos sintomas; facilitar a lembrança controlada de memórias dissociadas; proporcionar apoio e fortalecer o ego do paciente; e, por fim, promover o trabalho e a integração do material dissociado.

Além disso, o indivíduo pode aprender a auto-hipnose para aplicar técnicas de contenção e de tranquilização em sua vida cotidiana. O uso bem-sucedido de técnicas de contenção, sejam elas facilitadas por hipnose ou não, também aumenta a noção do paciente de que pode exercer maior controle sobre a alternância entre sintomas intrusivos e amnésia.

Terapias somáticas. Não há farmacoterapia conhecida para amnésia dissociativa além das entrevistas facilitadas por fármacos. Diversos agentes foram usados para esse propósito, incluindo amobarbital sódico, tiopental, benzodiazepínicos orais e anfetaminas.

Entrevistas facilitadas por fármacos com uso de amobarbital ou diazepam intravenosos são utilizadas sobretudo em amnésias agudas e reações de conversão, entre outras indicações, em geral em serviços hospitalares médicos e psiquiátricos. Esse procedimento também é ocasionalmente útil em casos refratários de amnésia crônica dissociativa quando os pacientes não respondem a outras intervenções. O material descoberto em uma entrevista facilitada por fármacos precisa ser processado pelo paciente em seu estado consciente habitual.

Psicoterapia em grupo. As psicoterapias em grupo por tempo limitado ou por longos períodos já se mostraram úteis para veteranos de guerra com TEPT e para sobreviventes de abuso infantil. Durante as sessões em grupo, os pacientes podem recuperar memórias para as quais têm amnésia. Intervenções de apoio pelos membros do grupo ou pelo terapeuta (ou por ambos) podem facilitar a integração e o domínio do material dissociado.

TRANSTORNO DE DESPERSONALIZAÇÃO/DESREALIZAÇÃO

A despersonalização é definida como o sentimento persistente ou recorrente de desapego ou de estranhamento do próprio eu. O indivíduo pode relatar se sentir como um autômato ou como se estivesse se assistindo em um filme (Fig. 12-1). A desrealização tem alguma relação e se refere a sentimentos de irrealidade ou de afastamento do próprio ambiente. O paciente pode descrever sua percepção do mundo exterior como um ambiente no qual falta lucidez ou emoção, como se estivesse em um sonho ou morto (Fig. 12-2).

A definição atual do DSM-5 do transtorno de despersonalização pode ser vista na Tabela 12-5.

Epidemiologia

Experiências transitórias de despersonalização e desrealização são extremamente comuns em populações sadias e clínicas. Esses são os sintomas psiquiátricos mais relatados, depois de depressão e ansiedade. Uma pesquisa encontrou uma prevalência em um ano de 19% na população em geral. Tais experiências são comuns em pacientes com convulsões e enxaqueca; também podem ocorrer com o uso de drogas psicodélicas, em especial maconha, dietilamida do ácido lisérgico (LSD) e mescalina, e, com menos frequência, como efeito colateral de alguns fármacos, como os agentes anticolinérgicos.

Essas experiências foram descritas após certos tipos de meditação, hipnose profunda, observação estendida em um espelho ou cristal e experiências de privação sensorial. Também são comuns

Transtornos dissociativos

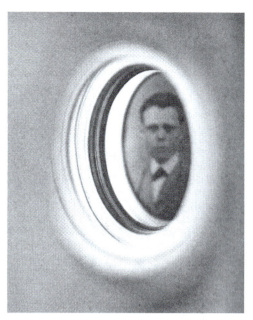

FIGURA 12-1
Os estados dissociativos são caracterizados por sentimentos de irrealidade, conforme evocados por esta fotografia. (Cortesia de Arthur Tress.)

TABELA 12-5
Critérios diagnósticos do DSM-5 para transtorno de despersonalização/desrealização

A. Presença de experiências persistentes ou recorrentes de despersonalização, desrealização ou ambas:
  1. **Despersonalização:** Experiências de irrealidade, distanciamento ou de ser um observador externo dos próprios pensamentos, sentimentos, sensações, corpo ou ações (p. ex., alterações da percepção, senso distorcido do tempo, sensação de irrealidade ou senso de si mesmo irreal ou ausente, anestesia emocional e/ou física).
  2. **Desrealização:** Experiências de irrealidade ou distanciamento em relação ao ambiente ao redor (p. ex., indivíduos ou objetos são vivenciados como irreais, oníricos, nebulosos, inertes ou visualmente distorcidos).
B. Durante as experiências de despersonalização ou desrealização, o teste de realidade permanece intacto.
C. Os sintomas causam sofrimento clinicamente significativo ou prejuízo no funcionamento social, profissional ou em outras áreas importantes da vida do indivíduo.
D. A perturbação não é atribuível aos efeitos fisiológicos de uma substância (p. ex., droga de abuso, medicamento) ou a outra condição médica (p. ex., convulsões).
E. A perturbação não é mais bem explicada por outro transtorno mental, como esquizofrenia, transtorno de pânico, transtorno depressivo maior, transtorno de estresse agudo, transtorno de estresse pós-traumático ou outro transtorno dissociativo.

(Reimpressa, com permissão, de *Diagnostic and Statistical Manual of Mental Disorders*, Fifth Edition (Copyright ©2013). American Psychiatric Association. Todos os direitos reservados.)

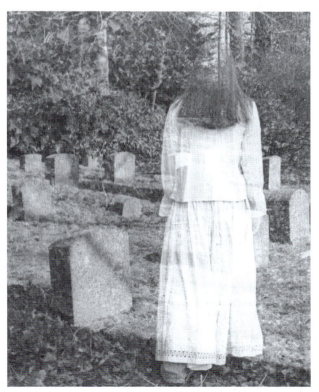

FIGURA 12-2
A despersonalização/desrealização é vivenciada como uma sensação de irrealidade do próprio ambiente e do seu eu, conforme evocado nesta fotografia de dupla exposição. (Cortesia de Hayley R. Weinberg.)

após lesões leves ou moderadas na cabeça, em que há pouca ou nenhuma perda de consciência, mas são bem menos prováveis se a inconsciência durar mais de 30 minutos. Ainda, são observadas após experiências potencialmente fatais, com ou sem lesão corporal grave. A despersonalização é encontrada de 2 a 4 vezes mais em mulheres do que em homens.

Etiologia

Psicodinâmica. As formulações psicodinâmicas tradicionais enfatizavam a desintegração do ego ou viam a despersonalização como uma resposta afetiva em defesa do ego. Essas explicações destacam o papel de experiências extremamente dolorosas ou de impulsos conflitivos como eventos provocadores.

Estresse traumático. Uma proporção substancial, via de regra de um terço a metade, dos pacientes em casos de despersonalização clínica relata histórias de trauma significativo. Diversos estudos de vítimas de acidentes verificaram que até 60% dos que sofreram experiências potencialmente fatais relataram ao menos despersonalização transitória durante o evento ou logo depois. Estudos do treinamento militar relataram que sintomas de despersonalização e desrealização costumam ser evocados por estresse e fadiga, e que estão inversamente relacionados ao desempenho.

Teorias neurobiológicas. A associação da despersonalização com enxaquecas e maconha, sua resposta em geral favorável aos inibidores seletivos da recaptação de serotonina (ISRSs) e o aumento nos sintomas de despersonalização visto com a depleção de

L-triptofano, um precursor de serotonina, apontam para um grande envolvimento da serotonina. A despersonalização é o sintoma dissociativo primário elicitado pelos estudos de questionamento de fármacos descritos na seção sobre teorias neurobiológicas da dissociação. Esses estudos implicam fortemente o subtipo do receptor de glutamato N-metil-D-aspartato (NMDA) como central para a origem dos sintomas de despersonalização.

Diagnóstico e características clínicas

Diversos componentes distintos compõem a experiência da despersonalização, incluindo um senso de (1) alterações corporais, (2) dualidade do eu como observador e ator, (3) distanciamento dos outros e (4) distanciamento das próprias emoções. Os pacientes que vivenciam a despersonalização com frequência têm grandes dificuldades para expressar o que estão sentindo. Tentando expressar seu sofrimento subjetivo com frases banais, tais como "Eu me sinto morto", "Nada parece real" ou "Estou fora de mim", os pacientes despersonalizados podem não transmitir de forma adequada o sofrimento que passam. Enquanto reclamam amargamente sobre como isso arruína suas vidas, eles ainda assim podem parecer bastante tranquilos.

> A Srta. R. era uma estudante solteira de 27 anos com mestrado em biologia. Ela reclamava sobre episódios intermitentes de "afastamento", normalmente associados com situações sociais provocadoras de ansiedade. Quando questionada sobre um episódio recente, falou sobre quando se apresentou em um seminário. "De repente, estava falando, mas não parecia que era eu quem estava falando. Foi muito desconcertante. Eu tinha esta sensação, 'quem está falando?'. Parecia que eu estava vendo outra pessoa falar. Ouvindo palavras que saíam da minha boca, mas que não era eu dizendo. Não era eu. Isso continuou por um tempo. Eu estava calma, me sentia até em paz. Era como se estivesse bem distante. Em algum lugar no fundo da sala, só me observando. Mas a pessoa que estava falando nem se parecia muito comigo. Era como se eu estivesse vendo outra pessoa." A sensação durou o resto do dia e persistiu até o próximo, durante o qual foi se dissipando de modo gradual. Ela achava que conseguia se lembrar de experiências semelhantes durante o ensino médio, mas tinha certeza de que ocorreram pelo menos uma vez por ano durante a faculdade. Quando criança, a Srta. R. relatava sofrer frequentemente de ansiedade intensa ao ouvir ou testemunhar discussões violentas e brigas físicas periódicas entre seus pais. Além disso, a família estava sujeita a muitos deslocamentos e mudanças imprevisíveis devido às intermitentes dificuldades de seu pai com dinheiro e emprego. As ansiedades da paciente não se reduziram quando os pais se divorciaram, no fim de sua adolescência. Seu pai mudou-se para longe e teve pouco contato com ela. Seu relacionamento com a mãe tornou-se cada vez mais raivoso, crítico e conflituoso. Ela não tinha certeza se havia passado por despersonalização durante a infância, quando ouvia a briga dos pais. (Adaptado de um caso de Richard J. Loewenstein, M.D., e Frank W. Putnam, M.D.)

Diagnóstico diferencial

A diversidade de condições associadas com a despersonalização complica o diagnóstico diferencial desse transtorno. A despersonalização pode resultar de uma condição médica ou neurológica, da intoxicação ou da abstinência de drogas ilícitas, como efeito colateral de medicamentos, ou pode estar associada com ataques de pânico, fobias, TEPT ou transtorno de estresse agudo, esquizofrenia ou outro transtorno dissociativo. Uma avaliação médica e neurológica completa é essencial, incluindo estudos de laboratório, um EEG e qualquer exame de drogas indicado. A despersonalização relacionada a drogas costuma ser transitória, mas a despersonalização persistente pode acompanhar um episódio de intoxicação com diversas substâncias, entre elas maconha, cocaína e outros psicoestimulantes. Diversas condições neurológicas, incluindo transtornos convulsivos, tumores cerebrais, síndrome pós-concussiva, anormalidades metabólicas, enxaqueca, vertigem e doença de Ménière, foram relatadas como causas. A despersonalização causada por condições orgânicas tende a ser principalmente sensorial, sem as descrições elaboradas e sentidos personalizados comuns a etiologias psiquiátricas.

Curso e prognóstico

A despersonalização após experiências traumáticas ou intoxicação costuma entrar em remissão de maneira espontânea após a remoção das circunstâncias traumáticas ou o fim do episódio de intoxicação. Aquela que acompanha transtornos do humor, psicóticos ou outros transtornos de ansiedade frequentemente entra em remissão com o tratamento definitivo dessas condições.

O transtorno de despersonalização em si pode ter um curso episódico, de relapso e de remissão, ou crônico. Muitos pacientes com despersonalização crônica podem ter um curso caracterizado por grave prejuízo no funcionamento ocupacional, social e pessoal. A idade média de início costuma ser no fim da adolescência ou no início da vida adulta, na maioria dos casos.

Tratamento

Os médicos que trabalham com pacientes que apresentam transtorno de despersonalização/desrealização com frequência os consideram um grupo particularmente refratário ao tratamento. Algumas evidências sistemáticas indicam que os antidepressivos ISRSs, como a fluoxetina, podem ajudar esses pacientes. No entanto, dois estudos duplos-cegos recentes, controlados para placebo, não encontraram eficácia para a fluvoxamina e a lamotrigina, nessa ordem, para o tratamento de despersonalização. Alguns indivíduos respondem, na melhor das hipóteses, esporádica e parcialmente aos grupos habituais de fármacos, isolados ou combinados: antidepressivos, estabilizadores do humor, neurolépticos típicos e atípicos, anticonvulsivantes, e assim por diante.

Muitos tipos diferentes de psicoterapia foram usados para tratar o transtorno de despersonalização: psicodinâmica, cognitiva, cognitivo-comportamental, hipnoterapêutica e de apoio. Muitos desses pacientes não têm uma resposta robusta a esses tipos específicos de psicoterapia-padrão. Estratégias de administração do estresse, técnicas de distração, redução de estímulos sensoriais, treino de relaxamento e exercícios físicos também podem ajudar alguns indivíduos.

FUGA DISSOCIATIVA

A fuga dissociativa foi suprimida como uma das principais categorias diagnósticas do DSM-5 e agora é diagnosticada como um subtipo (especificador) da amnésia dissociativa. Ela pode ser vista em pacientes tanto com amnésia dissociativa quanto com transtorno dissociativo de identidade. O transtorno continua sendo um diagnóstico distinto na 10ª edição da *Classificação internacional de doenças e problemas relacionados à saúde*, (CID-10) e é discutido como uma entidade à parte no *Compêndio* devido a sua relevância clínica.

A fuga dissociativa é descrita como uma viagem súbita e repentina para longe de casa ou do seu lugar de vivência costumeiro, com incapacidade de lembrar de parte ou de todo o passado. Isso vem acompanhado de confusão sobre a própria personalidade ou até da apropriação de uma nova identidade. O episódio não se deve aos efeitos fisiológicos diretos de uma substância ou de uma condição médica geral. Os sintomas devem causar sofrimento clinicamente significativo ou prejuízo no funcionamento social, profissional ou em outras áreas importantes do funcionamento.

Etiologia

Circunstâncias traumáticas (i.e., estupro, combate, abuso sexual infantil recorrente, deslocamentos sociais massivos, desastres naturais), que levam a um estado de consciência alterado dominado por um desejo de fuga são as causas subjacentes da maioria dos episódios de fuga. Em alguns casos, vê-se uma história de antecedentes semelhante, apesar de um trauma psicológico não estar presente no início do episódio de fuga. Nesses casos, em vez de (ou além de) perigos ou traumas externos, os pacientes costumam estar lutando contra emoções ou impulsos extremos (i.e., medo, culpa, vergonha ou impulsos sexuais, suicidas ou violentos de grande intensidade) que estão em conflito com os ideais de sua consciência ou seu ego.

Epidemiologia

Acredita-se que o transtorno seja mais comum durante desastres naturais, tempos de guerra ou períodos de grande deslocamento social ou violência, apesar de não haver dados sistemáticos neste momento. Não existem informações adequadas para demonstrar algum viés de gênero para esse transtorno; contudo, a maior parte dos casos descreve homens, principalmente no exército. A fuga dissociativa costuma ser descrita em adultos.

Diagnóstico e características clínicas

A fuga dissociativa é descrita como um transtorno capaz de durar de minutos a meses. Alguns pacientes relatam múltiplas fugas. Na maioria dos casos em que isso foi descrito, um transtorno dissociativo mais crônico, como um transtorno dissociativo de identidade, não foi excluído.

Em alguns casos extremos de TEPT, os pesadelos podem acabar com uma fuga real, em que o paciente corre para outra parte da casa ou foge para fora. Crianças ou adolescentes podem ser mais limitados do que adultos em sua habilidade de fuga. Portanto, as fugas nessa população podem ser breves e envolver apenas distâncias menores.

> Uma adolescente sofria abusos sexuais constantes por seu pai alcoolista e outro amigo da família. Ela era ameaçada, com o abuso a seus irmãos mais novos se contasse a qualquer um sobre o que ocorria. A garota passou a ter pensamentos suicidas, mas sentia que precisava continuar viva para proteger os irmãos. Ela fugiu de casa após ser estuprada por seu pai e vários amigos dele como uma forma de "presente de aniversário" a um deles. Viajou para outra parte da cidade onde já havia morado com a ideia de que iria encontrar sua avó, com quem havia vivido antes dos abusos começarem. Viajou por transporte público e andou pelas ruas, aparentemente sem chamar atenção. Após cerca de 8 horas, foi parada pela polícia em uma patrulha. Quando questionada, não conseguia se lembrar de eventos recentes nem dar seu endereço atual, insistindo que morava com sua avó. Em um exame psiquiátrico inicial, ela estava consciente de sua identidade, mas acreditava que eram dois anos antes, informando sua idade como se tivesse dois anos a menos e insistindo que nenhum dos eventos recentes havia ocorrido. (Cortesia de Richard J. Loewenstein, M.D., e Frank W. Putnam, M.D.)

Após o término da fuga, o paciente pode sofrer de perplexidade, confusão, transe, despersonalização, desrealização e sintomas de conversão, além de amnésia. Alguns podem terminar a fuga com um episódio de amnésia dissociativa generalizada.

Conforme começa a ficar menos dissociado, o indivíduo com fuga dissociativa pode exibir sintomas de transtorno do humor, ideias intensas de suicídio e sintomas de TEPT ou de transtorno de ansiedade. Nos casos clássicos, uma outra identidade é criada sob cujos auspícios o paciente vive por um período de tempo. Muitos desses casos anteriores são mais bem classificados como transtorno dissociativo de identidade ou, usando o DSM-5, como outro transtorno dissociativo especificado com características de transtorno dissociativo de identidade.

Diagnóstico diferencial

Indivíduos com amnésia dissociativa podem vagar confusos durante um episódio de amnésia. Na fuga dissociativa, contudo, há uma fuga *propositada* do lar ou do local de vivência costumeiro do indivíduo, normalmente preocupado com uma única ideia que vem acompanhada de um desejo de fugir.

Pacientes com transtorno dissociativo de identidade podem apresentar sintomas de fuga dissociativa, que costumam ser recorrentes ao longo de suas vidas. Esses pacientes apresentam múltiplas formas de amnésias complexas e, em geral, múltiplas outras identidades que se desenvolvem, começando na infância.

Em convulsões parciais complexas, pacientes já exibiram comportamentos de fuga perambulatória ou semipropositais, ou ambos, durante convulsões em estados pós-ictais, para os quais ocorre amnésia subsequente. Contudo, os pacientes convulsivos em uma fuga epiléptica frequentemente exibem comportamento anormal, incluindo confusão, perseverança e movimentos anormais ou repetitivos. Outras características das convulsões costumam ser relatadas na história clínica, tais como uma aura, anormalidades motoras, comportamento estereotipado, alterações de percepção, incontinência e estado pós-ictal. EEGs seriais ou telemétricos, ou ambos, costumam mostrar as anormalidades associadas com patologia comportamental.

O comportamento divagante durante diversas condições médicas, transtornos tóxicos e relacionados a substâncias, *delirium*, demência e síndromes amnésicas orgânicas poderia ser confundido, teoricamente, com fuga dissociativa. Na maioria dos casos, contudo, os transtornos somáticos, tóxicos, neurológicos ou relacionados a substâncias podem ser incluídos pela história, exame físico, testes de laboratório ou rastreamento toxicológico. O uso de álcool ou de substâncias pode estar envolvido na precipitação de um episódio de fuga dissociativa.

As fugas divagantes e propositais podem ocorrer durante a fase maníaca do transtorno bipolar ou esquizoafetivo. Pacientes que são maníacos podem não se lembrar de comportamentos que ocorreram no estado eutímico ou deprimido, e vice-versa. Na fuga proposital devida a mania, porém, o indivíduo costuma estar preocupado com ideias grandiosas e chamar atenção para si mesmo em razão de seu comportamento inadequado. Não ocorre apropriação de uma identidade alternativa.

De maneira semelhante, o comportamento peripatético pode ocorrer em alguns pacientes com esquizofrenia. As memórias dos eventos durante episódios divagantes nesses pacientes podem ser difíceis de verificar devido a seu transtorno de pensamento. Pacientes com fuga dissociativa, entretanto, não demonstram um transtorno de pensamento psicótico ou outros sintomas de psicose.

A simulação da fuga dissociativa pode ocorrer em indivíduos que estão tentando fugir de uma situação envolvendo dificuldades legais, financeiras ou pessoais, bem como em soldados que estão tentando evitar combate ou outros deveres militares desagradáveis. Não há teste, bateria de testes ou conjunto de experimentos que sejam capazes de distinguir invariavelmente os sintomas dissociativos da simulação. A simulação de sintomas dissociativos, tais como relatos de amnésia para fuga proposital durante um episódio de comportamento antissocial, pode ser mantida mesmo durante entrevistas facilitadas por hipnose ou por fármacos. Muitos indivíduos que simulam confessam de forma espontânea ou quando confrontados. No contexto forense, o examinador deve sempre considerar cuidadosamente o diagnóstico de simulação quando se alega fuga.

Curso e prognóstico

A maioria das fugas é relativamente breve, durando de horas a dias. A maior parte dos indivíduos parece se recuperar, apesar de amnésia dissociativa refratária poder persistir em casos raros. Alguns estudos descreveram fugas recorrentes na maioria dos indivíduos que apresentam um episódio de fuga dissociativa. Não há dados sistemáticos modernos que tentem diferenciar essa fuga do transtorno dissociativo de identidade com fugas recorrentes.

Tratamento

A fuga dissociativa costuma ser tratada com uma psicoterapia eclética, orientada psicodinamicamente, que se concentra em ajudar o paciente a recuperar a memória da identidade e da experiência recente. A hipnoterapia e as entrevistas facilitadas por fármacos são técnicas adjuntas frequentemente necessárias para auxiliar a recuperação de memória. Os pacientes podem precisar de tratamento médico para lesões sofridas durante a fuga, assim como de alimento e descanso.

Os médicos devem estar preparados para a emergência de ideias e impulsos suicidas ou autodestrutivos, conforme as circunstâncias traumáticas ou estressantes pré-fuga forem reveladas. A hospitalização psiquiátrica pode ser indicada se o paciente for ambulatorial.

Os problemas familiares, sexuais, ocupacionais ou legais que faziam parte da matriz original que gerou o episódio de fuga podem ser substancialmente exacerbados quando a identidade original do paciente e sua situação de vida forem revelados. Assim, tratamento familiar e intervenções de serviços sociais podem ser necessários para ajudar a resolver essas dificuldades complexas.

Quando a fuga dissociativa envolve a apropriação de uma nova identidade, é útil conceitualizar essa identidade como algo psicologicamente vital para a proteção da pessoa. Experiências traumáticas, memórias, cognições, identificações, emoções, ambições, autopercepções, ou uma combinação destas, tornaram-se tão conflituosas e, ainda assim, tão definitivas que a pessoa só consegue resolvê-las incorporando-as em uma outra identidade. O objetivo terapêutico, nesses casos, não é nem a supressão da nova identidade, nem uma explicação fascinada de todos os seus atributos. Assim como no transtorno dissociativo de identidade, o clínico deve apreciar a importância da informação psicodinâmica contida na outra personalidade e a intensidade das forças psicológicas que necessitaram de sua criação. Nesses casos, o desfecho terapêutico mais desejável é a fusão das identidades, com a pessoa trabalhando por meio das memórias das experiências que precipitaram a fuga e integrando-as.

TRANSTORNO DISSOCIATIVO DE IDENTIDADE

O transtorno dissociativo de identidade, anteriormente chamado de transtorno de múltiplas personalidades, tem sido o transtorno dissociativo mais pesquisado de todos. Ele se caracteriza pela presença de duas ou mais identidades distintas ou estados de personalidade. As identidades ou os estados de personalidade, às vezes chamados de *alters, autoestados, alter identidade* ou *partes*, entre outros termos, diferem uns dos outros na forma como cada um se apresenta com um padrão próprio de percepção, relacionamento e pensamento sobre o ambiente e o eu; em suma, sua própria personalidade. Trata-se da psicopatologia dissociativa paradigmática, já que os sintomas de todos os outros transtornos dissociativos são em geral encontrados em pacientes com transtorno dissociativo de identidade: amnésia, fuga, despersonalização, desrealização e sintomas semelhantes.

Até cerca de 1800, pessoas com transtorno dissociativo de identidade eram encaradas como se sofressem de vários estados de possessão. No início do século XIX, Benjamin Rush baseou-se em relatos clínicos de outros e forneceu uma descrição clínica da fenomenologia do transtorno dissociativo de identidade. Subsequentemente, Jean-Martin Charcot e Pierre Janet descreveram os sintomas do transtorno e reconheceram sua natureza dissociativa. Tanto Sigmund Freud quanto Eugen Bleuler reconheceram os sintomas, apesar de Freud ter-lhes atribuído mecanismos psicodinâmicos e Bleuler tê-los considerado um reflexo da esquizofrenia. Talvez em razão de uma maior apreciação do problema do abuso físico e sexual infantil, e talvez devido aos casos descritos na mídia popular (*As três máscaras de Eva, Sybil*), a conscientização sobre o transtorno dissociativo de identidade aumentou.

Epidemiologia

São poucos os dados existentes sobre o transtorno dissociativo de identidade. Estudos clínicos reportam proporção de mulheres para homens de 5 para 1 e de 9 para 1, em casos diagnosticados.

Etiologia

O transtorno dissociativo de identidade é fortemente ligado a experiências graves de trauma infantil, via de regra maus-tratos. Os índices de trauma infantil grave para pacientes crianças e adultos com transtorno dissociativo de identidade variam de 85 a 97% dos casos. Abuso físico e sexual são relatados com maior frequência como fontes de trauma infantil. A contribuição de fatores genéticos só está sendo sistematicamente avaliada agora, mas estudos preliminares não encontraram evidências de contribuição genética significativa.

Diagnóstico e características clínicas

A característica principal no diagnóstico deste transtorno é a presença de dois ou mais estados distintos de personalidade. No entanto, há muitos outros sinais e sintomas que definem o transtorno, e, em

TABELA 12-6
Sintomas frequentemente observados em associação ao transtorno dissociativo de identidade

Sintomas do transtorno de estresse pós-traumático
    Sintomas intrusivos
    Excitabilidade aumentada
    Sintomas de evitação e torpor
Sintomas somáticos
    Sintomas pseudoneurológicos e de conversão
    Episódios tipo convulsão
    Sintomas de dor
    Dor de cabeça, abdominal, musculoesquelética e pélvica
    Sintomas ou transtornos psicofisiológicos
    Asma e problemas respiratórios
    Transtornos pré-menstruais
    Síndrome do intestino irritável
    Doença do refluxo gastresofágico
    Memória somática
Sintomas afetivos
    Humor deprimido, disforia ou anedonia
    Breves mudanças de humor ou instabilidade de humor
    Pensamentos suicidas e tentativas de automutilação
    Sentimentos de abandono e de desesperança
Sintomas obsessivo-compulsivos
    Ruminações sobre trauma
    Contagem e canto compulsivos
    Ordenação
    Lavagem
    Verificação

TABELA 12-7
Perguntas de exame do estado mental para sintomas do processo do transtorno dissociativo de identidade

Se as respostas forem positivas, peça para o paciente descrever o evento.
Certifique-se de especificar que os sintomas não ocorreram durante um episódio de intoxicação.

(1) Seu comportamento é muito diferente em uma situação comparada com outra, de modo que você quase se sente como duas pessoas diferentes?
(2) Você sente que há mais de um de você? Mais do que uma parte de você? Ao seu lado? Eles parecem estar em conflito ou em uma luta?
(3) Essa parte (ou partes) de você tem (têm) suas próprias maneiras de pensar, perceber e de se relacionar com o mundo e com o eu? Tem (têm) suas próprias memórias, seus próprios pensamentos e sentimentos?
(4) Mais de uma dessas entidades assume controle do seu comportamento?
(5) Você tem pensamentos ou sentimentos (ou ambos) que vêm de dentro de você (ou de fora) que não consegue explicar? Que não se parecem com pensamentos ou sentimentos que você teria? Que se parecem com pensamentos ou sentimentos que não estão sob seu controle (influência passiva)?
(6) Você já sentiu que o seu corpo estava envolvido em um comportamento que não parecia estar sob o seu controle? Por exemplo, dizendo coisas, indo a lugares, comprando coisas, escrevendo, desenhando ou criando coisas, ferindo você mesmo e os outros, e assim por diante? Que o seu corpo parecia não pertencer a você?
(7) Você sente que precisa lutar contra outra parte de você que parece querer fazer ou dizer algo que você não deseja fazer ou dizer?
(8) Você sente que há uma força (pressão, parte) dentro de você que tenta impedi-lo de fazer ou dizer algo?
(9) Você ouve vozes, sons ou conversas em sua mente? Que parecem estar discutindo com você? Comentando sobre o que você faz? Dizendo para você fazer ou não certas coisas? Para você se machucar ou machucar os outros? Que parecem estar alertando-o ou tentando protegê-lo? Que tentam reconfortá-lo, apoiá-lo ou tranquilizá-lo? Que dão informações importantes sobre coisas? Que discutem ou dizem coisas que não têm nada a ver com você? Que têm nomes? Homens? Mulheres? Crianças?
(10) Eu gostaria de falar com essa parte (lado, aspecto, faceta) de você (da mente) que é chamada de "a furiosa" (a Janie, a que foi a Atlantic City no fim de semana e gastou muito dinheiro, etc.). Essa parte pode vir à tona, por favor?
(11) Você costuma sentir como se estivesse fora de si mesmo? Dentro de si mesmo? Ao seu lado, observando-se como se fosse outra pessoa?
(12) Você se sente desconectado de si mesmo ou de seu corpo, como se você (ou o seu corpo) não fosse real?
(13) Você costuma sentir que o mundo ao seu redor não é real? Como se você estivesse em uma névoa ou atordoado? Como se estivesse pintado? Bidimensional?
(14) Você se olha no espelho e não reconhece quem vê? Vê outra pessoa lá?

(Adaptada de Loewenstein RJ. An office mental status examination for a chronic complex dissociative symptoms and multiple personality disorder. *Psychiatr Clin North Am.* 1991;14:567, com permissão.)

---

razão da grande diversidade, isso torna o diagnóstico difícil. Eles estão listados na Tabela 12-6, que descreve os muitos outros sintomas associados comumente encontrados em pacientes com transtorno dissociativo de identidade.

Exame do estado mental. Um exame do estado mental cuidadoso e detalhado é essencial para realizar o diagnóstico. É fácil confundir pacientes que apresentam esse transtorno com pessoas sofrendo de esquizofrenia, transtorno da personalidade *borderline* ou simplesmente simulando. A Tabela 12-7 lista as perguntas que os clínicos devem formular para realizar o diagnóstico.

Memória e sintomas de amnésia. Perturbações dissociativas de memória se manifestam de várias maneiras básicas e são com frequência observadas em ambientes clínicos. Como parte do exame do estado mental geral, os médicos devem rotineiramente perguntar sobre experiências de perda do tempo, períodos de apagão e grandes falhas de continuidade na memória de informações pessoais. Experiências de perda do tempo dissociativas são muito extensas para serem explicadas pelo esquecimento normal e em geral têm um início e um fim bem demarcados.

Pacientes com transtorno dissociativo costumam relatar falhas significativas na memória autobiográfica, especialmente para eventos da infância. Essas falhas costumam ser bem demarcadas e não se enquadram no declínio normal na memória autobiográfica para idades mais jovens.

> A Sra. A., uma mulher casada de 33 anos, bibliotecária, apresentou-se à atenção psiquiátrica após descobrir sua filha de 5 anos "brincando de médico" com várias crianças do bairro. Apesar de esse evento não ter tido grandes consequências, começou a sentir medo de que sua filha fosse molestada. A paciente foi vista por seu internista e foi tratada com um agente ansiolítico e antidepressivos, mas com poucas melhoras. Ela buscou consulta psiquiátrica com diversos médicos, mas, uma vez mais, os cursos antidepressivos, os agentes ansiolíticos e a psicoterapia de apoio não resultaram em melhora. Após a morte de seu pai devido a complicações do alcoolismo, a paciente se tornou mais sintomática. Ele havia se distanciado da família desde que a Sra. A. tinha cerca de 12 anos, devido à bebida e a seu comportamento antissocial associado.
>
> Hospitalização psiquiátrica foi precipitada pela prisão da paciente por má conduta pública em uma cidade próxima. Foi encontrada em um hotel, com roupas reveladoras, envolvida em uma discussão com um homem. Ela negou ter conhecimento de como havia parado no hotel, apesar de o homem insistir que ela teria ido até lá sob um nome diferente para um encontro sexual voluntário.
>
> Quando do exame psiquiátrico, a paciente descreveu amnésia para os primeiros 12 anos de sua vida, com a sensação de que "a vida começara aos 12 anos". Relatou que se lembrava de ter uma companheira imaginária, uma senhora negra, que lhe dava conselhos e fazia companhia. Revelou que ouvia outras vozes em sua cabeça: várias mulheres e crianças, assim como a voz de seu pai, falando com ela repetidamente de maneira depreciativa. Declarou que grande parte de sua vida desde os 12 anos também fora pontuada por episódios de amnésia: no trabalho, em seu casamento, no nascimento de seus filhos e na vida sexual com o marido. Relatou alterações confusas em habilidades; por exemplo, ouvia com frequência que tocava bem piano, mas não tinha consciência de que sabia tocar. Seu marido contou que ela sempre fora "esquecida" de conversas e atividades familiares. Ele também comentou que às vezes ela falava como uma criança; às vezes, adotava um sotaque do sul e, outras vezes, ficava brava e provocativa. Ela frequentemente não tinha memória desses episódios.
>
> Questionada mais de perto sobre sua infância, a paciente pareceu entrar em um transe e disse: "Eu não quero ser trancada num armário", com voz de criança. Questionamentos a respeito provocaram rápidas alterações de estado entre *alter* identidades que diferiam em idade manifesta, tom de voz e conhecimento da história da paciente. Uma falava de maneira brava e cheia de xingamentos e parecia irritável e preocupada com a sexualidade. Ela discutiu o episódio do homem no hotel e afirmou que foi quem organizou tudo. Gradualmente, os *alters* descreveram uma história de caos familiar, brutalidade e negligência durante os primeiros 12 anos de vida, até que sua mãe, também uma alcoolista, ficou sóbria e fugiu do marido, levando os filhos com ela. A paciente, nas *alter* identidades, descreveu episódios de abuso físico e sexual e de tormenta emocional por seu pai, seus irmãos e sua mãe.
>
> Após a avaliação dos familiares, a mãe dela também se enquadrou em critérios diagnósticos para transtorno dissociativo de identidade, assim como sua irmã mais velha, que também havia sido molestada. Um irmão enquadrou-se nos critérios diagnósticos para TEPT, depressão maior e dependência de álcool. (Adaptada de um caso de Richard J. Loewenstein, M.D., e Frank W. Putnam, M.D.)

Alterações dissociativas na identidade. Alterações dissociativas clínicas na identidade podem começar a se manifestar por estranhas referências a si mesmo em primeira pessoa do plural ou terceira pessoa. Além disso, os pacientes podem se referir a si mesmos usando seu primeiro nome ou fazendo autorreferências despersonalizadas, tais como "o corpo", ao se descreverem e falarem de outros. Eles frequentemente descrevem um profundo senso de divisão interna concretizada ou de conflitos internos personalizados entre partes de si. Em algumas instâncias, essas partes podem ter nomes próprios ou podem ser designadas por seu efeito ou sua função predominante, por exemplo, "o furioso" ou "a esposa". Os pacientes podem mudar de repente a forma como se referem aos outros, por exemplo, "o filho" em vez de "meu filho".

Outros sintomas associados. A maioria dos pacientes com transtorno dissociativo de identidade se enquadra nos critérios diagnósticos para um transtorno do humor, em geral um dos transtornos do espectro depressivo. Alterações rápidas e frequentes de humor são comuns, mas elas costumam ser causadas por fenômenos dissociativos de estresse pós-traumático, e não por um verdadeiro transtorno cíclico do humor. Pode haver sobreposição considerável entre sintomas de ansiedade do TEPT, sono perturbado e sintomas de transtorno do humor e disforia.

Traços de personalidade obsessivo-compulsivos são comuns no transtorno dissociativo de identidade, e sintomas do transtorno obsessivo-compulsivo (TOC) intercorrentes são frequentemente encontrados em pacientes com transtorno dissociativo de identidade, com um subgrupo manifestando sintomas graves de TOC. Os sintomas do TOC costumam ter uma qualidade pós-traumática: verificar várias vezes para se certificar de que ninguém possa entrar na casa ou no quarto, lavar-se compulsivamente para aliviar a sensação de sujeira devido a abuso e contar ou cantar mentalmente repetidas vezes para se distrair da ansiedade de sofrer abuso, por exemplo.

Apresentações em crianças e em adolescentes. As crianças e os adolescentes manifestam os mesmos sintomas dissociativos principais e fenômenos clínicos secundários que os adultos. As diferenças relacionadas à idade em autonomia e estilo de vida, contudo, podem influenciar significativamente a expressão dos sintomas dissociativos nos jovens. As crianças pequenas, em especial, têm uma noção de tempo menos linear e menos contínua e com frequência não são capazes de autoidentificar descontinuidades dissociativas em seu comportamento. Muitas vezes, informantes adicionais, como professores e parentes, estão disponíveis para ajudar a documentar comportamentos dissociativos.

Diversos fenômenos normais da infância, como um companheiro imaginário e devaneios elaborados, devem ser diferenciados da dissociação patológica nas crianças menores. A apresentação clínica pode ser a de um companheiro imaginário elaborado ou autônomo, que assume o controle do comportamento da criança, frequentemente vivenciado por meio de experiências de influência passiva ou pseudoalucinações auditivas, ou ambas, que comandam o comportamento da criança de certas formas.

Diagnóstico diferencial

A Tabela 12-8 lista os transtornos mais comuns que devem ser diferenciados do transtorno dissociativo de identidade.

Transtorno dissociativo de identidade factício, imitativo e simulado. Relata-se que os indicadores de *transtorno dissociativo de identidade* falsificado ou *imitativo* incluem indicadores típicos de outras apresentações factícias ou simuladas. Estes incluem exagero de sintomas, mentiras, uso de sintomas para isentar-se de comportamento antissocial (p. ex., amnésia apenas para mau comportamento), amplificação de sintomas quando sob observação, recusa em permitir contatos colaterais, problemas legais e mitomania. Os pacientes com transtorno dissociativo de identidade

TABELA 12-8
Diagnóstico diferencial do transtorno dissociativo de identidade

Comorbidade *versus* diagnóstico diferencial
Transtornos do humor
Transtornos psicóticos
Transtornos de ansiedade
Transtorno de estresse pós-traumático
Transtornos da personalidade
Transtornos neurocognitivos
Transtornos neurológicos e transtornos convulsivos
Transtornos de sintomas somáticos
Transtornos factícios
Simulação
Outros transtornos dissociativos
Fenômenos de transe profundo

genuíno costumam se sentir confusos, conflituosos, envergonhados e preocupados com seus sintomas e história de trauma. Aqueles sem o transtorno genuíno em geral apresentam pouca disforia quanto a esse transtorno.

Curso e prognóstico

Pouco se sabe sobre o histórico natural do transtorno dissociativo de identidade não tratado. Acredita-se que alguns indivíduos nessa situação continuem a se envolver em relacionamentos abusivos ou subculturas violentas, ou ambos, que possam resultar no trauma de seus filhos, com o potencial de transmissão adicional do transtorno à família. Muitos autores acreditam que uma porcentagem dos pacientes com transtorno dissociativo de identidade não tratado ou não diagnosticado morra por suicídio ou como resultado de seus comportamentos de alto risco.

O prognóstico é pior em pacientes com transtornos mentais orgânicos comórbidos, transtornos psicóticos (transtorno não dissociativo de identidade, pseudopsicose) e doenças clínicas graves. Abuso refratário de substâncias e transtornos alimentares também sugerem um prognóstico mais pobre. Outros fatores que normalmente indicam um desfecho mais pobre incluem características significativas de personalidade antissocial, atividade criminosa atual, abuso contínuo e vitimização atual, com a recusa de deixar relacionamentos abusivos. Traumas adultos repetidos com episódios recentes de transtorno de estresse agudo podem complicar o curso clínico.

Tratamento

Psicoterapia. Para ter sucesso com o paciente que apresenta transtorno dissociativo de identidade, a psicoterapia requer que o médico se sinta confortável com diversas intervenções psicoterapêuticas e esteja disposto a trabalhar ativamente para estruturar o tratamento. Essas modalidades incluem psicoterapia psicanalítica, terapia cognitiva, terapia comportamental, hipnoterapia e uma familiaridade com psicoterapia e com o manejo psicofarmacológico do paciente traumatizado. Conforto com tratamento familiar e teoria de sistemas é útil ao trabalhar com um paciente que sente subjetivamente que é um sistema complexo de identidades, com alianças, relacionamentos familiares e conflitos intragrupo. Fundamentos em trabalho com indivíduos que apresentam transtornos de sintomas somáticos também podem ajudar a compreender os diversos sintomas somáticos com os quais essas pessoas em geral se apresentam.

Terapia cognitiva. Muitas distorções cognitivas associadas com transtornos dissociativos de identidade respondem lentamente a técnicas de terapia cognitiva, e intervenções bem-sucedidas podem levar a disforia adicional. Um subgrupo de pacientes com transtorno dissociativo de identidade não progride além de um tratamento de apoio a longo prazo inteiramente direcionado à estabilização de suas múltiplas dificuldades multiaxiais. Uma vez que possam ser tratados, esses pacientes requerem um tratamento a longo prazo com foco na contenção dos sintomas e na administração de sua disfunção geral de vida, como seria o caso com qualquer outro paciente psiquiátrico com doença grave e persistente.

Hipnose. As intervenções hipnoterapêuticas frequentemente podem aliviar impulsos autodestrutivos ou reduzir sintomas, tais como *flashbacks*, alucinações dissociativas e experiências de influência passiva. Ensinar auto-hipnose ao paciente pode ajudar com crises fora das sessões. A hipnose pode ser útil para acessar estados de *alter* personalidades específicos e seus afetos e memórias. Ela também é empregada para criar estados de relaxamento mental, nos quais eventos negativos podem ser examinados sem grande ansiedade. Os médicos que utilizam a hipnose devem ser treinados em seu uso em populações com trauma. Eles devem estar cientes das controvérsias atuais sobre o impacto da hipnose no relato preciso das memórias e devem usar consentimento informado adequado para tal.

Intervenções psicofarmacológicas. Os medicamentos antidepressivos costumam ser importantes na redução da depressão e na estabilização do humor. Diversos sintomas de TEPT, sobretudo os intrusivos e de excitabilidade aumentada, são parcialmente responsivos aos medicamentos. Os médicos relatam algum sucesso com ISRSs, antidepressivos tricíclicos e inaladores monoaminoxidase, β-bloqueadores, clonidina, anticonvulsivantes e benzodiazepínicos na redução de sintomas intrusivos, excitabilidade aumentada e ansiedade em pacientes com transtorno dissociativo de identidade. Pesquisas recentes apontam que o α_1-adrenérgico antagonista prazosina possa ser útil para pesadelos de TEPT. Relatos de caso indicam que a agressividade pode responder a carbamazepina em alguns indivíduos se anormalidades no EEG estiverem presentes. Pacientes com sintomas obsessivo-compulsivos podem responder a antidepressivos com eficácia antiobsessiva. Estudos abertos relatam que a naltrexona pode ajudar a melhorar os comportamentos recorrentes de um subconjunto de pacientes traumatizados.

Os neurolépticos atípicos, tais como risperidona, quetiapina, ziprasidona e olanzapina, podem ser mais efetivos e mais bem tolerados do que os neurolépticos típicos para ansiedade extrema e sintomas intrusivos de TEPT em pacientes com transtorno dissociativo de identidade. Algumas vezes, um paciente extremamente desorganizado, arrasado e cronicamente doente com transtorno dissociativo de identidade que não respondeu aos testes de outros neurolépticos responde de maneira favorável a um teste de clozapina.

Eletroconvulsoterapia. Para alguns pacientes, a ECT ajuda a melhorar transtornos refratários do humor sem piorar problemas dissociativos de memória. A experiência clínica em cuidados terciários para pacientes gravemente doentes com transtorno dissociativo de identidade sugere que um quadro clínico de depressão maior com características melancólicas refratárias e persistentes ao longo de todos os estados alterados prediz uma resposta positiva à ECT.

TABELA 12-9
Medicamentos para sintomas associados no transtorno dissociativo de identidade

Medicamentos e tratamentos somáticos para transtorno de estresse pós-traumático (TEPT), transtornos do humor, transtornos de ansiedade e transtorno obsessivo-compulsivo (TOC)
- Inibidores seletivos da recaptação de serotonina (sem agente preferido, exceto para sintomas de TOC)
- Fluvoxamina (para apresentação de TOC)
- Clomipramina (para apresentação de TOC)
- Antidepressivos tricíclicos
- Inibidores da monoaminoxidase (se o paciente puder manter uma dieta segura)
- Eletroconvulsoterapia (para depressão refratária com características melancólicas persistentes ao longo de todos os *alters* do transtorno dissociativo de identidade)
- Estabilizadores do humor (mais útil para TEPT e ansiedade do que para mudanças do humor)
- Divalproato
- Lamotrigina
- Benzodiazepínicos orais ou intramusculares

Medicamentos para problemas de sono
- Baixa dose de trazodona
- Baixa dose de mirtazapina
- Baixa dose de antidepressivos tricíclicos
- Baixa dose de neurolépticos
- Benzodiazepínicos (frequentemente menos úteis para problemas de sono nessa população)
- Zolpidem
- Agentes anticolinérgicos (difenidramina, hidroxizina)

Medicamentos para autoferimentos, adições
- Naltrexona

No entanto, essa resposta costuma ser apenas parcial, como é típico da maioria dos tratamentos somáticos de sucesso na população com esse transtorno.

Sintomas-alvo e tratamentos somáticos para transtorno dissociativo de identidade estão listados na Tabela 12-9.

Tratamentos adjuntos

Terapia em grupo. Em grupos de terapia que incluem pacientes de psiquiatria geral, o surgimento de *alter* personalidades pode atrapalhar o processo do grupo ao gerar fascínio excessivo ou assustar outros pacientes. Relata-se que os grupos de terapia compostos apenas de pacientes com transtorno dissociativo de identidade são mais bem-sucedidos, embora os grupos devam ser cuidadosamente estruturados, ter limites firmes e se focar, de maneira geral, nas questões mais imediatas sobre como lidar e se adaptar à situação.

Terapia de família. Terapias de famílias ou de casais costumam ser mais importantes para a estabilização a longo prazo e para tratar processos familiares e conjugais patológicos que são comuns em pacientes com transtorno dissociativo de identidade e seus familiares. A educação da família e demais interessados sobre esse transtorno e seu tratamento pode ajudar os membros da família a lidarem de modo mais efetivo com o transtorno e com os sintomas de TEPT em seus entes queridos. Intervenções em grupo para educar ou apoiar familiares também oferecem benefício. A terapia sexual pode ser uma parte importante do tratamento dos casais, porque indivíduos com o transtorno podem ficar intensamente fóbicos de manter contato íntimo por períodos de tempo, e os cônjuges podem não ter muita ideia de como lidar com isso de maneira produtiva.

Grupos de mútua ajuda. Pacientes com transtorno dissociativo de identidade em geral apresentam desfecho negativo para grupos de mútua ajuda ou grupos de 12 passos para sobreviventes de incesto. Diversas questões problemáticas podem surgir, incluindo intensificação dos sintomas de TEPT devido à discussão do material traumático sem salvaguardas clínicas, exploração do paciente com transtorno dissociativo de identidade por membros predatórios, contaminação da memória do paciente por discussões do trauma pelo grupo e um sentimento de alienação até dos outros pacientes que sofreram trauma e dissociação.

Terapias expressivas e ocupacionais. Terapias expressivas e ocupacionais, como a arteterapia e a terapia de movimento, provaram ser particularmente úteis no tratamento de pacientes com transtorno dissociativo de identidade. A arteterapia pode ser usada para ajudar a conter e estruturar o transtorno dissociativo de identidade grave e sintomas de TEPT, assim como para permitir a esses indivíduos maneiras mais seguras de expressar seus pensamentos, sentimentos, imagens mentais e conflitos, os quais podem ter dificuldades de verbalizar. A terapia de movimento pode facilitar a normalização das sensações corporais e da imagem corporal para esses pacientes gravemente traumatizados. A terapia ocupacional pode auxiliar o paciente com atividades focadas e estruturadas que podem ser completadas com sucesso, bem como ajudar no foco e na administração dos sintomas.

Dessensibilização e reprocessamento por movimentos oculares (EMDR). A EMDR foi recentemente proposta como tratamento adjunto de TEPT. Há discordâncias na literatura quanto à utilidade e à eficácia dessa modalidade de tratamento, e estudos publicados sobre sua eficácia são discrepantes. Não foram realizados estudos sistemáticos em pessoas com transtorno dissociativo de identidade usando EMDR. Relatos de caso sugerem que algumas pessoas com esse transtorno podem ser desestabilizadas por procedimentos de EMDR, em especial aquelas com TEPT agudo e com sintomas dissociativos. Algumas autoridades acreditam que a EMDR possa ser usada como um adjunto útil para fases posteriores de tratamento em pacientes ambulatoriais com essa condição bem estabilizados. As diretrizes para o tratamento dessa condição, da International Society for the Study of Trauma and Dissociation preconizam que a EMDR só pode ser usada nessa população por médicos que realizaram treinamento avançado de EMDR, têm conhecimento e habilidade no tratamento fásico de trauma para transtornos dissociativos e receberam supervisão no uso de EMDR em transtorno dissociativo de identidade.

OUTRO TRANSTORNO DISSOCIATIVO ESPECIFICADO OU NÃO ESPECIFICADO

A categoria transtorno dissociativo cobre todas as condições caracterizadas por uma resposta dissociativa primária que não cumprem os critérios diagnósticos para um dos outros transtornos dissociativos do DSM-5.

Transtorno dissociativo de transe

O transtorno dissociativo de transe manifesta-se por uma alteração temporária e marcante no estado de consciência ou pela perda do senso costumeiro de identidade pessoal sem ser substituído por um senso alternado de identidade. Uma variação disso, o transe de possessão, envolve alternâncias únicas ou episódicas no estado de consciência, caracterizadas pela troca da identidade costumeira da pessoa por uma nova identidade, em geral atribuída a um espírito, poder divino, divindade ou outra pessoa. Nesse estado possuído, o indivíduo exibe comportamentos estereotipados e culturalmente determinados ou sente que está sendo controlado pela entidade possuidora. Deve haver amnésia parcial ou total para o evento. O estado de transe ou possessão não deve ser parte de uma prática cultural ou religiosamente aceita, devendo causar sofrimento ou prejuízo funcional em um ou mais domínios habituais. Por fim, o estado dissociativo de transe não deve ocorrer apenas durante o curso de um transtorno psicótico nem ser o resultado do uso de qualquer substância ou de uma condição médica geral.

Lavagem cerebral

O DSM-5 descreve esse transtorno dissociativo como uma "perturbação de identidade devido a persuasão coerciva intensa e prolongada". A lavagem cerebral costuma ocorrer em um cenário de reforma política, como foi amplamente descrito na Revolução Cultural na China comunista, prisões de guerra, tortura de dissidentes políticos, reféns terroristas e, mais comum no Ocidente, doutrinação em cultos totalitários. Ela implica que, sob condições adequadas de estresse e coerção, os indivíduos podem passar a acatar as demandas de quem está no poder, passando, assim, por grandes alterações em sua personalidade, suas crenças e seus comportamentos. Pessoas sujeitas a tais condições podem sofrer danos consideráveis, incluindo perda da saúde e da vida, e costumam manifestar diversos sintomas pós-traumáticos e dissociativos.

O primeiro estágio no processo coercivo foi comparado à criação artificial de uma crise de identidade, com o surgimento de uma nova pseudoidentidade que manifesta características de um estado dissociativo. Sob circunstâncias de dependência extrema e maligna, enorme vulnerabilidade e perigo à própria existência, os indivíduos desenvolvem um estado caracterizado por extrema idealização de seus captores, com subsequente identificação com o agressor e externalização do superego, adaptação regressiva conhecida como *infantilismo traumático*, paralisia da vontade e um estado de medo paralisante. As técnicas coercivas que costumam ser utilizadas para induzir tal estado na vítima foram amplamente descritas e incluem isolamento do sujeito, degradação, controle sobre todas as comunicações e funções diárias, indução de medo e confusão, pressão dos pares, atribuição de rotinas repetitivas e monótonas, imprevisibilidade dos suprimentos do ambiente, renúncia de relacionamentos e valores passados e privações variadas. Apesar de abuso físico e sexual, tortura, privação sensorial extrema e negligência física poderem ser parte desse processo, eles não são necessários para definir um processo coercivo. Como resultado, as vítimas manifestam extensa sintomatologia pós-traumática e dissociativa, incluindo alteração drástica da identidade, dos valores e das crenças; redução de flexibilidade cognitiva com regressão a percepções simplísticas de bem contra o mal e de dominação contra submissão; torpor da experiência e entorpecimento dos efeitos; estados de transe e responsividade reduzida ao ambiente; e, em alguns casos, sintomas dissociativos mais graves, tais como amnésia, despersonalização e alterações de identidade.

O tratamento de vítimas de coerção pode variar consideravelmente, dependendo de sua origem específica, das circunstâncias envolvidas e do cenário em que se busca ajuda. Apesar de não haver estudos sistemáticos nesse domínio, os princípios básicos envolvem validação da experiência traumática e das técnicas coercivas usadas, reenquadramento cognitivo dos eventos, exploração de psicopatologia e vulnerabilidades preexistentes (quando aplicável) e técnicas gerais usadas no tratamento de estados pós-traumáticos e dissociativos. Além disso, intervenções e terapias de família podem ser necessárias, ao menos em casos de doutrinamento em cultos, porque coerção e perturbação significativas costumam ocorrer.

Síndrome da memória recuperada

Sob hipnose ou durante psicoterapia, o paciente pode recuperar uma memória de uma experiência ou de um conflito doloroso (sobretudo de abuso físico ou sexual) que é etiologicamente significativa. Quando o material reprimido volta à consciência, a pessoa pode não recordar a experiência, mas revivê-la, acompanhada pela resposta afetiva adequada (um processo chamado de *ab-reação*). Se o evento relembrado nunca aconteceu, mas a pessoa acredita ser verdade e reage de acordo, ele fica conhecido como *síndrome da falsa memória*.

A síndrome levou a processos envolvendo acusações de abuso infantil. Entretanto, Thomas E. Gutheil descreve a memória como um "fino cordão – insuficientemente forte para aguentar o peso de um caso legal". Mesmo que a memória do abuso seja real, o perpetrador não é a pessoa presente, mas a pessoa do passado. Gutheil não acredita que o litígio costume servir aos objetivos psicológicos do paciente. As atenções clínicas provavelmente deveriam tentar ajudá-lo a superar o papel limitador e restritivo de vítima e transcender seus traumas passados, trabalhando-os para tentar prosseguir com sua vida.

Síndrome de Ganser

A síndrome de Ganser é uma condição mal compreendida caracterizada pelo fornecimento de respostas aproximadas (paralogia) junto com um enevoamento da consciência com frequência acompanhado de alucinações e outros sintomas dissociativos, somatoformes ou de conversão.

Epidemiologia. Foram relatados casos em diversas culturas, mas a frequência geral de tais relatos caiu com o tempo. Os homens superam as mulheres em aproximadamente 2 para 1. Três dos primeiros quatro casos de Ganser acometeram prisioneiros, levando alguns autores a considerá-la um transtorno das populações penais e, portanto, um indicador de simulação em potencial.

Etiologia. Alguns casos relatados identificam estressores precipitantes, tais como conflitos pessoais e reveses financeiros, enquanto outros notam síndromes cerebrais orgânicas, lesões encefálicas, convulsões ou doenças psiquiátricas. Explicações psicodinâmicas são comuns na literatura mais antiga, mas etiologias orgânicas são enfatizadas em estudos de caso mais recentes. Especula-se que os insultos orgânicos possam agir como estressores agudos, precipitando a síndrome em indivíduos vulneráveis. Alguns pacientes relataram histórias significativas de maus-tratos infantis e adversidade.

Diagnóstico e características clínicas. O sintoma de *passar pela* (*vorbeigehen*) resposta correta devido a uma resposta relacionada, mas incorreta, é a marca da síndrome de Ganser. As respostas aproximadas costumam estar erradas por pouco, mas apresentam uma relação evidente com a pergunta, indicando que ela foi compreendida. Quando perguntaram a uma mulher de 25 anos quantos anos tinha, ela respondeu: "Eu não tenho 5". Se lhe pedissem para realizar contas simples (p. ex., 2 + 2 = 5); para fornecer informações gerais (a capital dos Estados Unidos é Nova York); para identificar objetos simples (um lápis é uma chave); ou para nomear as cores (verde é cinza), o paciente com síndrome de Ganser daria respostas errôneas, mas compreensíveis.

Um enevoamento da consciência também ocorre, normalmente manifesto por desorientação, amnésia, perda de informações pessoais e algum prejuízo da noção de realidade. Alucinações visuais e auditivas ocorrem em cerca de metade dos casos. Exames neurológicos podem revelar o que Ganser chamava de *stigmata histérica*, por exemplo, uma analgesia não neurológica ou hiperalgesia alternante. A síndrome deve ser acompanhada de outros sintomas dissociativos, como amnésias, sintomas de conversão ou comportamentos do tipo transe.

Diagnóstico diferencial. Dada a história frequente de síndromes cerebrais orgânicas, convulsões, traumas encefálicos e psicose na síndrome de Ganser, indica-se uma avaliação neurológica e clínica completa. Diagnósticos diferenciais incluem demência orgânica, pseudodêmencia depressiva, a confabulação da síndrome de Korsakoff, disfasias orgânicas e psicoses reativas. Pacientes com transtorno dissociativo de identidade ocasionalmente também podem exibir sintomas do tipo Ganser.

Tratamento. Não foram conduzidos estudos de tratamentos sistemáticos, dada a raridade dessa condição. Na maioria dos relatos de caso, o paciente foi hospitalizado e recebeu um ambiente protetor e solidário. Em alguns casos, foi verificado que baixas doses de medicamentos antipsicóticos foram benéficas. Confrontação ou interpretações das respostas aproximadas dos pacientes não são produtivas, mas explorações de possíveis estressores podem ajudar. Hipnose e narcossíntese de amobarbital também foram usadas com sucesso para ajudar pacientes a revelar os estressores subjacentes que precederam o desenvolvimento da síndrome, com cessação concomitante dos sintomas de Ganser. Em geral, um retorno relativamente rápido ao funcionamento ocorre no período de dias, apesar de alguns casos necessitarem de um mês ou mais para serem resolvidos. O indivíduo costuma ficar amnésico para o período da síndrome.

REFERÊNCIAS

Anderson MC, Ochsner KN, Kuhl B, Cooper J, Robertson E, Gabrieli SW, Glover GH, Gabrieli JDE. Neural systems underlying the suppression of unwanted memories. *Science*. 2004;303:232–235.

Biswas J, Chu JA, Perez DL, Gutheil TG. From the neuropsychiatric to the analytic: Three perspectives on dissociative identity disorder. *Harvard Rev Psychiatry*. 2013;21(1):41–51.

Farina B, Liotti G. Does a dissociative psychopathological dimension exist? A review on dissociative processes and symptoms in developmental trauma spectrum disorders. *Clin Neuropsychiatry*. 2013;10(1):11–18.

Foote B, Smolin Y, Kaplan M, Legatt ME, Lipschitz D. Prevalence of dissociative disorders in psychiatric outpatients. *Am J Psychiatry*. 2006;163(4):623–629.

Hunter ECM, Baker D, Phillips ML, Sierra M, David AS. Cognitive-behaviour therapy for depersonalization disorder: An open study. *Behav Res Ther*. 2005; 43:1121–1130.

Isaac M, Chand PK. Dissociative and conversion disorder: Defining boundaries. *Curr Opin Psychiatry*. 2006;19:61–66.

Lanius RA, Williamson PC, Densmore M, Boksman K, Neufeld RWJ, Gati JS, Menon R. The nature of traumatic memories: A 4-T fMRI functional connectivity analysis. *Am J Psychiatry*. 2004;161:36–44.

Maaranen P, Tanskanen A, Honkalampi K, Haatainen K, Hintikka J, Viinamaki H. Factors associated with pathological dissociation in the general population. *Aust N Z J Psychiatry*. 2005;39:387–394.

Markowitsch HJ. Psychogenic amnesia. *Neuroimage*. 2003;20:S132–S138.

Martinez-Taboas A, Dorahy M, Sar V, Middleton W, Kruger C. Growing not dwindling: International research on the worldwide phenomenon of dissociative disorders. *J Nerv Ment Dis*. 2013;201(4):353–354.

Middleton W. Owning the past, claiming the present: Perspectives on the treatment of dissociative patients. *Australas Psychiatry*. 2005;13:40–49.

Reinders AA, Nijenhuis ERS, Paans AMJ, Korf J, Willemsen ATM, den Boer JA. One brain, two selves. *Neuroimage*. 2003;20:2119–2125.

Simeon D, Knutelska M, Nelson D, Guralnik O. Feeling unreal: A depersonalization disorder update of 117 cases. *J Clin Psychiatry*. 2003;64:990–997.

Simeon D, Loewenstein RJ. Dissociative disorders. In: Sadock BJ, Sadock VA, eds. *Kaplan & Sadock's Comprehensive Textbook of Psychiatry*. 9th ed. Vol. 1. Philadelphia: Lippincott Williams & Wilkins; 2009;1965.

Vermetten E, Spiegel D. Trauma and dissociation: Implications for borderline personality disorder. *Curr Psychiatry Rep*. 2014;16(2):1–10.

13
Medicina psicossomática

▲ 13.1 Introdução e visão geral

A medicina psicossomática tem sido uma área de interesse no campo da psiquiatria há mais de 50 anos. O termo *psicossomático* é derivado das palavras gregas *psique* (alma) e *soma* (corpo). O termo refere-se literalmente a como a mente afeta o corpo. É lamentável que esse termo venha sendo usado, pelo menos pelo público leigo, para descrever um indivíduo com queixas médicas que não têm causa física e estão "apenas em sua cabeça". Em parte devido a essa conceituação equivocada, em 1980, o *Manual diagnóstico e estatístico de transtornos mentais* (DSM), da American Psychiatric Association, suprimiu o termo "transtornos psicofisiológicos" (ou psicossomáticos) e o substituiu por "fatores psicológicos que afetam as condições físicas" (veja a Seção 13.5), e o termo não reapareceu em edições posteriores, incluindo a edição mais recente (DSM-5). No entanto, ele continua a ser usado por pesquisadores e é encontrado nos títulos dos principais periódicos da área (p. ex., *Psychosomatic Medicine, Psychosomatics* e *Journal of Psychosomatic Research*). Também é usado pelas principais organizações norte-americanas da área (Academy of Psychosomatic Medicine e American Psychosomatic Society), bem como por organizações internacionais (p. ex., European Association for Consultation Liaison Psychiatry and Psychosomatics). Em 2003, o American Board of Medical Specialties e o American Board of Psychiatric and Neurology aprovaram a especialidade de medicina psicossomática. Essa decisão reconheceu a importância da área e também trouxe o termo *psicossomático* de volta ao uso comum.

HISTÓRIA

Conforme Edward Shorter discute de forma detalhada em seu resumo da história da doença psicossomática, as formas como a doença se apresenta variam ao longo do tempo porque os pacientes escolhem inconscientemente os sintomas que representam as verdadeiras doenças somáticas. Em consequência, as apresentações psicossomáticas têm variado durante o curso da história recente. Antes de 1800, os médicos não realizavam avaliações clínicas e não conseguiam distinguir doença somática de psicogênica. Por isso, diagnósticos de histeria e hipocondria podiam facilmente ser feitos na presença de doenças clínicas reais e não sugeriam qualquer apresentação específica da doença.

Sigmund Freud foi o principal teórico que reuniu psique e soma. Ele demonstrou a importância das emoções na produção de transtornos mentais e dos distúrbios somáticos. Suas primeiras formulações psicanalíticas detalhavam o papel do determinismo psíquico nas reações conversivas somáticas. Usando a visão de Freud, inúmeros profissionais, nas primeiras décadas do século XX, tentaram expandir o conhecimento da relação entre psique e soma. A influência de vários impulsos pré-genitais não resolvidos no tecido de órgãos adultos foi proposta por Karl Abraham, em 1927, a aplicação da ideia de reação conversiva dos órgãos sob controle do sistema nervoso autônomo foi descrita por Sándor Ferenczi, em 1926, e a associação de um significado simbólico a febre e hemorragia foi sugerida por Georg Groddeck, em 1929.

No século XX, os sintomas de somatização mudaram de predominantemente neurológicos (p. ex., paralisia histérica) para sintomas como fadiga e dor crônica. Edward Shorter atribui essa mudança a três causas: (1) as melhorias nas técnicas diagnósticas médicas facilitaram a exclusão de causas orgânicas para doença neurológica; (2) o paradigma do sistema nervoso central (SNC) desapareceu; e (3) os papéis sociais mudaram (p. ex., o desaparecimento da noção histórica de que é esperado que mulheres "fracas" tenham episódios de desmaio e paralisia).

Ainda que os sintomas neurológicos histéricos tenham permanecido relativamente menos comuns no século XXI, explicações associadas ao SNC para dor crônica e fadiga estão ganhando proeminência. Por exemplo, pesquisas sobre a função cerebral demonstraram disfunção cerebral e possivelmente contribuições genéticas entre alguns indivíduos com fibromialgia e síndrome de fadiga crônica. Essas síndromes, embora ainda consideradas por alguns como representantes de variantes da somatização, são hoje diagnósticos médicos estabelecidos. As principais tendências conceituais na história da medicina psicossomática estão descritas na Tabela 13.1-1.

TENDÊNCIAS ATUAIS

A prática da medicina psicossomática evoluiu consideravelmente desde suas origens clínicas e passou a focar as doenças psiquiátricas que ocorrem no contexto de cuidados da saúde física. Em grande parte, essa evolução ocorreu em razão da crescente complexidade da medicina, do maior conhecimento da relação entre doença clínica e doença psiquiátrica e de um maior reconhecimento de mente e corpo como uma entidade única. Uma consequência importante foi a concessão do *status* de subespecialidade à medicina psicossomática. A atenção clínica agora é prestada em inúmeros contextos de cuidados à saúde e utiliza um conjunto de ferramentas diagnósticas em constante expansão, além de muitas intervenções somáticas e psicoterápicas efetivas. As pesquisas nessa área progrediram para incluir uma maior compreensão da relação entre condições clínicas crônicas e transtornos psiquiátricos e examinaram as relações fisiopatológicas, a epidemiologia dos problemas clínicos e psiquiátricos comórbidos e o papel que intervenções específicas desempenham nos resultados fisiológicos, clínicos e econômicos (Tab. 13.1-2).

A morbidade psiquiátrica é muito comum em pacientes com condições clínicas, com uma prevalência variando de 20 a 67%, dependendo da doença. Pacientes no hospital geral têm taxa mais

TABELA 13.1-1
Principais tendências conceituais na história da medicina psicossomática

I. Psicanalítica

   Sigmund Freud (1900): Na histeria de conversão, ocorre um envolvimento somático de origem psicogênica – p. ex., paralisia de uma extremidade. A histeria de conversão sempre tem uma causa psíquica primária e um significado; isto é, representa a expressão simbólica substitutiva de um conflito inconsciente. Ela envolve órgãos inervados somente pelo sistema nervoso neuromuscular voluntário ou sensório-motor. A energia psíquica represada é descarregada por meio de escapes fisiológicos.

   Sándor Ferenczi (1910): O conceito de histeria de conversão é aplicado a órgãos inervados pelo sistema nervoso autônomo; p. ex., a hemorragia da colite ulcerativa pode ser descrita como representante de uma fantasia psíquica específica.

   Georg Groddeck (1910): Considera-se que doenças claramente orgânicas, como febre e hemorragia, tenham significados psíquicos primários; isto é, elas são interpretadas como sintomas conversivos que representam a expressão de fantasias inconscientes.

   Franz Alexander (1934, 1968): Os sintomas psicossomáticos ocorrem somente em órgãos inervados pelo sistema nervoso autônomo e não têm significado psíquico específico (como a histeria de conversão), mas são o resultado final de estados fisiológicos prolongados, que são os acompanhamentos fisiológicos de certos conflitos inconscientes reprimidos específicos. Apresentou a primeira conceitualização do modelo biopsicossocial.

   Helen Flanders Dunbar (1936): Imagens específicas da personalidade consciente estão associadas com doenças psicossomáticas específicas, uma ideia similar à teoria do tipo coronariano A, de Meyer Friedman, de 1959.

   Peter Sifneos, John C. Nemiah (1970): Elaboraram o conceito de alexitimia. Paradas desenvolvimentais na capacidade e na habilidade de expressar afeto relacionado ao conflito resultam na formação do sintoma psicossomático. Conceito de "alexitimia" modificado posteriormente por Stoudemire, que defendia o termo "somatotimia", enfatizando as influências culturais no uso da linguagem somática e dos sintomas somáticos para expressar sofrimento afetivo.

II. Psicofisiológica

   Walter Cannon (1927): Demonstrou os concomitantes fisiológicos de algumas emoções e o papel importante do sistema nervoso autônomo na produção dessas reações. O conceito está baseado nos *designs* comportamentais experimentais pavlovianos.

   Harold Wolff (1943): Tentou correlacionar o estresse vital à resposta fisiológica usando testes laboratoriais objetivos. A alteração fisiológica, se prolongada, pode levar a alteração estrutural. Ele estabeleceu o paradigma de pesquisa básico para os campos da psicoimunologia, psicocardiologia e psiconeuroendocrinologia.

   Hans Selye (1945): Em condições de estresse, desenvolve-se uma síndrome de adaptação geral. Os hormônios adrenocorticais são responsáveis pela reação fisiológica.

   Meyer Friedman (1959): Teoria da personalidade tipo A como um fator de risco para doença cardiovascular. O conceito básico foi introduzido por Helen Flanders Dunbar em 1936.

   Robert Ader (2007): Na década de 1970, estabeleceu os conceitos básicos e os métodos de pesquisa para o campo da psiconeuroimunologia.

III. Sociocultural

   Karen Horney (1939), James Halliday (1948): Enfatizaram a influência da cultura no desenvolvimento da doença psicossomática. Acreditavam que a cultura influencia a mãe, que, por sua vez, afeta o filho em sua relação com a criança – p. ex., amamentação, criação dos filhos, transmissão de ansiedade.

   Thomas Holmes, Richard Rahe (1975): Correlacionaram a gravidade e o número de eventos vitais estressantes recentes com a probabilidade de doença.

IV. Teoria dos sistemas

   Adolph Meyer (1958): Formulou a abordagem psicobiológica de avaliação do paciente que enfatiza a avaliação integrada dos aspectos desenvolvimentais, psicológicos, sociais, ambientais e biológicos da condição do paciente. O conceito básico do modelo biopsicossocial está implícito em sua abordagem.

   Zbigniew Lipowski (1970): É necessária uma abordagem total da doença psicossomática. Fatores externos (ecológicos, infecciosos, culturais, ambientais), internos (emocionais), genéticos, somáticos e constitucionais, bem como a história passada e presente, são importantes e devem ser estudados por pesquisadores que trabalham nos vários campos em que são treinados.

   George Engel (1977): Cunhou o termo "biopsicossocial" derivado da teoria dos sistemas gerais e baseou-se nas ideias conceituais introduzidas muito antes por Alexander e Meyer.

   Leon Eisenberg (1995): Pesquisas psiquiátricas contemporâneas demonstram que a interação mente-cérebro responde a vetores biológicos e sociais, ao mesmo tempo em que é construída por eles. As principais rotas cerebrais são especificadas no genoma; conexões detalhadas são moldadas pelas experiências socialmente mediadas no mundo e, consequentemente, as refletem.

alta de transtornos psiquiátricos quando comparados com amostras na comunidade ou pacientes em cuidados primários ambulatoriais. Por exemplo, comparados com amostras na comunidade, transtornos depressivos no hospital geral são duas vezes mais comuns, e abuso de substância é 2 a 3 vezes mais comum. Ocorre *delirium* em 18% dos pacientes. Igualmente, taxas elevadas são encontradas em cuidados primários e cuidados continuados.

A morbidade psiquiátrica tem graves efeitos em pacientes clinicamente doentes e é com frequência um fator de risco para suas condições clínicas. Está bem definido que depressão é um fator de risco e um indicador de mau prognóstico em doença arterial coronariana. A doença psiquiátrica piora a morbidade e mortalidade cardíacas em pacientes com história de infarto do miocárdio, diminui o controle glicêmico nos diabéticos e reduz o retorno ao funcionamento naqueles que sofreram AVC. Transtornos depressivos e de ansiedade compõem a incapacidade associada ao AVC. No contexto de doença neurovegetativa, como Parkinson ou Alzheimer, depressão, psicose e distúrbios comportamentais são preditores significativos de declínio no funcionamento, institucionalização e sobrecarga para o cuidador. Pacientes hospitalizados com *delirium*

TABELA 13.1-2
Resumo dos problemas clínicos em medicina psicossomática

Tipo de problema clínico	Exemplo
Sintomas psiquiátricos secundários a uma condição clínica	*Delirium*, demência
Sintomas psiquiátricos como uma reação a condição clínica ou tratamento	Ansiedade relacionada a quimioterapia, depressão relacionada a amputação de membro
Complicações psiquiátricas de condições clínicas e tratamentos	Depressão secundária a tratamento com interferon
Fatores psicológicos que precipitam sintomas clínicos	Transtornos somatoformes
Complicações clínicas de condições psiquiátricas ou tratamento	Síndrome neuroléptica maligna, abstinência aguda de álcool ou outra substância
Coocorrência de condições clínicas e psiquiátricas	Recorrência de transtorno depressivo no contexto de tratamento para câncer (as condições ocorrem de maneira independente); esquizofrenia em um paciente com doença renal em estágio terminal
Avaliação psiquiátrica/psicossocial	Avaliação da capacidade; avaliação antes da realização de transplante de órgão

têm uma probabilidade bem menor de melhorar seu funcionamento, comparados com os que não o apresentam. O *delirium* está associado a resultados piores após cirurgia, mesmo depois de controlada a gravidade da doença clínica.

Além disso, depressão e outros transtornos mentais impactam significativamente a qualidade de vida e a capacidade dos pacientes de aderir aos regimes de tratamento (p. ex., em indivíduos com diabetes melito). Os transtornos psiquiátricos estão associados a não adesão à terapia antirretroviral, afetando de forma adversa a sobrevivência de pacientes infectados com o vírus da imunodeficiência humana (HIV). Transtornos psiquiátricos pioram o prognóstico e a qualidade de vida de pacientes com câncer. Esses transtornos também estão associados a não adesão tanto às orientações de sexo seguro e quanto ao uso de agulhas estéreis em usuários de drogas injetáveis infectados pelo HIV, tendo, assim, importantes implicações na saúde pública.

PROCESSO DE AVALIAÇÃO EM MEDICINA PSICOSSOMÁTICA

A avaliação psiquiátrica no contexto médico inclui uma avaliação psiquiátrica-padrão, além de um foco particular na história médica e no contexto dos cuidados em saúde mental. Além da obtenção de uma história psiquiátrica completa, incluindo histórias passadas, familiar, do desenvolvimento e um exame dos sistemas, a história médica e o tratamento atual devem ser examinados e documentados. Deve ser realizado um exame completo do estado mental, incluindo um exame cognitivo, e componentes de um exame neurológico e físico podem ser indicados dependendo da natureza do problema apresentado.

Outro objetivo importante da avaliação psiquiátrica é obter uma melhor compreensão da experiência que o paciente tem de sua doença. Em muitos casos, este se torna o foco central da avaliação psiquiátrica e das intervenções. É frequentemente útil desenvolver uma compreensão da história desenvolvimental e pessoal do paciente, além dos principais conflitos dinâmicos, os quais, por sua vez, podem ajudar a compreender melhor a experiência do paciente a respeito de sua doença. Essa avaliação pode incluir o uso dos conceitos de estresse, traços de personalidade, estratégias de enfrentamento e mecanismos de defesa. As observações e hipóteses que são desenvolvidas podem auxiliar a guiar a psicoterapia do paciente com o objetivo de diminuir o sofrimento e também ser úteis para a equipe médica de cuidados primários em suas interações com o paciente.

Por fim, deve ser feito um relatório completo sintetizando as informações, incluindo recomendações específicas de avaliações adicionais e para a intervenção. Em situação ideal, o relatório deve ser acompanhado por uma discussão com o médico que fez o encaminhamento.

TRATAMENTOS USADOS EM MEDICINA PSICOSSOMÁTICA

Inúmeras intervenções têm sido usadas com sucesso em medicina psicossomática. Deve ser dada atenção específica à doença clínica e aos tratamentos quando são feitas recomendações de medicamentos psicotrópicos. A psicoterapia também desempenha um papel importante em medicina psicossomática e pode variar em sua estrutura e resultados quando comparada à terapia que ocorre em uma prática de saúde mental.

As recomendações de psicofármacos devem levar em consideração vários fatores importantes. Além de direcionar a atenção para os sintomas ativos de um paciente, considerando a história da doença e os tratamentos, e avaliar o perfil dos efeitos colaterais de um medicamento em particular, existem vários outros fatores que devem ser observados relativos à doença e ao tratamento clínico do paciente. É essencial que sejam avaliadas as interações potenciais entre as substâncias e as contraindicações para o uso de agentes psicotrópicos potenciais. Como a maioria dos medicamentos psicotrópicos usados é metabolizada no fígado, o conhecimento da função hepática é importante. A avaliação geral dos efeitos colaterais, como ganho de peso, risco do desenvolvimento de diabetes e risco cardiovascular, deve ser considerada na escolha dos medicamentos. Além disso, também é importante incorporar o conhecimento de dados recentes que descrevam a eficácia e os riscos específicos envolvidos para pacientes com coocorrência de problemas psiquiátricos e físicos. Por exemplo, um conhecimento mais aprofundado dos efeitos colaterais de medicamentos antipsicóticos levantou questionamentos quanto a seu uso em pacientes com demência.

O uso de intervenções psicossociais também requer adaptação quando utilizadas nessa população. Os métodos e os objetivos da intervenção psicossocial usada em pacientes clinicamente doentes são com frequência determinados pela consideração de início da doença, etiologia, curso, prognóstico, tratamento e compreensão da natureza dos sintomas psiquiátricos apresentados, além de pelo conhecimento das habilidades de enfrentamento existentes e das redes de apoio social. Entretanto, existem muitos dados sobre a eficácia das intervenções psicossociais na abordagem de uma série de problemas identificados, atentando que tais intervenções, em muitos casos, estão associadas a uma variedade de resultados clínicos positivos.

REFERÊNCIAS

Ader R, ed. *Psychoneuroimmunology*. 4th ed. New York: Elsevier; 2007.
Alexander F. *Psychosomatic Medicine: Its Principles and Application*. New York: Norton; 1950.
Cannon WB. *The Wisdom of the Body*. New York: Norton; 1932.

Chaturvedi SK, Desai G. Measurement and assessment of somatic symptoms. *Int Rev Psychiatry.* 2013;25(1):31–40.

Escobar J. Somatoform disorders. In: Sadock BJ, Sadock VA, eds. *Kaplan & Sadock's Comprehensive Textbook of Psychiatry.* 9th ed. Vol. 1. Philadelphia: Lippincott William & Wilkins; 2009:1927.

Fava GA, Sonino N. The clinical domains of psychosomatic medicine. *J Clin Psychiatry.* 2005;66:849–858.

Goodwin RD, Olfson M, Shea S, Lantigua RA, Carrasquilo O, Gameroff MJ, Weissman MM. Asthma and mental disorders in primary care. *Gen Hosp Psychiatry.* 2004;25:479–483.

Hamilton JC, Eger M, Razzak S, Feldman MD, Hallmark N, Cheek S. Somatoform, factitious, and related diagnoses in the National Hospital Discharge Survey: Addressing the proposed DSM-5 revision. *Psychosomatics.* 2013;54(2):142–148.

Kaplan HI. History of psychosomatic medicine. In: Sadock BJ, Sadock VA, eds: *Kaplan and Sadock's Comprehensive Textbook of Psychiatry.* 8th ed. Philadelphia: Lippincott Williams & Wilkins; 2005:2105.

Lesperance F, Frasure-Smith N, Theroux P, Irwin M. The association between major depression and levels of soluble intercellular adhesion molecule 1, interleukin-6, and C-reactive protein in patients with recent acute coronary syndromes. *Am J Psychiatry.* 2004;161:271–277.

Lipsitt DR. Consultation-liaison psychiatry and psychosomatic medicine: The company they keep. *Psychosom Med.* 2001;63:896.

Matthews KA, Gump BB, Harris KF, Haney TL, Barefoot JC. Hostile behaviors predict cardiovascular mortality among men enrolled in the multiple risk factor intervention trial. *Circulation.* 2004;109:66–70.

Palta P, Samuel LJ, Miller ER, Szanton SL. Depression and oxidative stress: Results from a meta-analysis of observational studies. *Psychosom Med.* 2014;76(1):12–19.

Schrag AE, Mehta AR, Bhatia KP, Brown RJ, Frackowiak RS, Trimble MR, Ward NS, Rowe JB. The functional neuroimaging correlates of psychogenic versus organic dystonia. *Brain.* 2013;136(3):770–781.

Shorter E. *From Paralysis to Fatigue: A History of Psychosomatic Illness in the Modern Era.* New York: Free Press; 1992.

▲ 13.2 Transtorno de sintomas somáticos

O transtorno de sintomas somáticos, também conhecido como hipocondria, é caracterizado por seis meses ou mais de uma preocupação geral e não delirante com temores de ter, ou a ideia de que tem, uma doença grave com base na falsa interpretação de sintomas corporais. Essa preocupação causa sofrimento significativo e prejuízo na vida do indivíduo e não é justificada por outro transtorno psiquiátrico ou clínico. Um subgrupo de indivíduos com transtorno somatoforme tem pouco *insight* a respeito da presença desse transtorno.

EPIDEMIOLOGIA

Em populações da clínica médica geral, a prevalência reportada de seis meses desse transtorno é de 4 a 6%, mas pode ser de até 15%. Homens e mulheres são igualmente afetados. Embora o início dos sintomas possa ocorrer em qualquer idade, o transtorno aparece com mais frequência em pessoas entre 20 e 30 anos. Algumas evidências indicam que esse diagnóstico é mais comum entre negros do que entre brancos, mas posição social, grau de instrução, gênero e estado civil parecem não afetar o diagnóstico. As queixas relacionadas a esse transtorno reportadamente ocorrem em cerca de 3% dos estudantes de medicina, em geral nos primeiros dois anos, mas costumam ser transitórias.

ETIOLOGIA

As pessoas com esse transtorno aumentam e amplificam suas sensações somáticas e têm baixos limiares e baixa tolerância ao desconforto físico. Por exemplo, o que as pessoas normalmente percebem como pressão abdominal, aquelas com transtorno de sintomas somáticos experimentam como dor abdominal. Elas se concentram nas sensações corporais, interpretam-nas de forma errônea e ficam alarmadas com elas devido a um esquema cognitivo defeituoso.

O transtorno de sintomas somáticos também pode ser entendido em termos de um modelo de aprendizagem social. Seus sintomas são vistos como um pedido de admissão ao papel de doente feito por uma pessoa que está enfrentando problemas aparentemente insuperáveis e insolúveis. O papel de doente oferece um escape que lhe possibilita evitar obrigações desagradáveis, adiar desafios indesejados e ser dispensada dos deveres e das obrigações habituais.

O transtorno de sintomas somáticos é, às vezes, uma variante de outros transtornos mentais, entre os quais os depressivos e de ansiedade estão mais frequentemente incluídos. Estima-se que 80% dos pacientes que o apresentam tenham transtornos depressivos ou de ansiedade coexistentes. Aqueles que satisfazem os critérios diagnósticos para transtorno de sintomas somáticos podem ser subtipos somatizantes desses outros transtornos.

A escola de pensamento psicodinâmico sustenta que desejos agressivos e hostis em relação a outras pessoas são transferidos (por meio de repressão e deslocamento) para queixas físicas. A raiva dos pacientes com esse transtorno origina-se de decepções, rejeições e perdas no passado, mas eles a expressam no presente reivindicando a ajuda e a preocupação de outras pessoas e depois rejeitando-as como ineficientes.

Esse transtorno também é visto como uma defesa contra a culpa, um sentimento de maldade inata, uma expressão da baixa autoestima e um sinal de egocentrismo excessivo. Assim, a dor e o sofrimento somáticos significam redenção e expiação (desfazer) e podem ser experimentados como uma punição merecida por transgressões passadas (reais ou imaginárias) e por um sentimento de maldade e pecaminosidade da pessoa.

DIAGNÓSTICO

De acordo com a 5ª edição do *Manual diagnóstico e estatístico de transtornos mentais* (DSM-5), os critérios diagnósticos para transtorno de sintomas somáticos requerem que os pacientes estejam preocupados com a falsa crença de que têm uma doença grave, com base em sua falsa interpretação de sinais ou sensações físicos (Tab. 13.2-1). A crença deve durar pelo menos seis meses, apesar da ausência de achados patológicos em exames médicos e neurológicos. Os critérios diagnósticos também requerem que a crença não tenha a intensidade de um delírio (diagnosticado de modo mais apropriado como transtorno delirante) e não esteja restrita a um sofrimento em relação à aparência (diagnosticado de modo mais apropriado como transtorno dismórfico corporal). Os sintomas do transtorno de sintomas somáticos devem ser suficientemente intensos para causar sofrimento emocional ou prejuízo na capacidade do indivíduo de funcionamento em áreas importantes da vida. Os clínicos podem especificar a presença de *insight* deficiente; os pacientes não reconhecem de forma consistente que suas preocupações com a doença sejam excessivas.

CARACTERÍSTICAS CLÍNICAS

Indivíduos com transtorno de sintomas somáticos acreditam que têm uma doença grave ainda não detectada, e não é possível serem persuadidos do contrário. Eles mantêm uma crença de que têm uma doença em particular ou, à medida que o tempo avança, podem transferir sua crença para outra doença. As convicções persistem apesar dos resultados laboratoriais negativos, do curso benigno da doença alegada ao longo do tempo e das devidas garantias por parte dos médicos. No entanto, suas crenças não são suficientemente fixas para que sejam delírios. O transtorno de sintomas somáticos é, com

TABELA 13.2-1
Critérios diagnósticos do DSM-5 para transtorno de sintomas somáticos

A. Um ou mais sintomas somáticos que causam aflição ou resultam em perturbação significativa da vida diária.
B. Pensamentos, sentimentos ou comportamentos excessivos relacionados aos sintomas somáticos ou associados a preocupações com a saúde manifestados por pelo menos um dos seguintes:
   1. Pensamentos desproporcionais e persistentes acerca da gravidade dos próprios sintomas.
   2. Nível de ansiedade persistentemente elevado acerca da saúde e dos sintomas.
   3. Tempo e energia excessivos dedicados a esses sintomas ou a preocupações a respeito da saúde.
C. Embora algum dos sintomas somáticos possa não estar continuamente presente, a condição de estar sintomático é persistente (em geral mais de seis meses).

Especificar se:
Com dor predominante (anteriormente transtorno doloroso): Este especificador é para indivíduos cujos sintomas somáticos envolvem predominantemente dor.

Especificar se:
Persistente: Um curso persistente é caracterizado por sintomas graves, prejuízo marcante e longa duração (mais de seis meses).

Especificar a gravidade atual:
Leve: Apenas um dos sintomas especificados no Critério B é satisfeito.
Moderada: Dois ou mais sintomas especificados no Critério B são satisfeitos.
Grave: Dois ou mais sintomas especificados no Critério B são satisfeitos, além da presença de múltiplas queixas somáticas (ou um sintoma somático muito grave).

(Reimpressa, com permissão, de *Diagnostic and Statistical Manual of Mental Disorders*, Fifth Edition (Copyright ©2013). American Psychiatric Association. Todos os direitos reservados.)

---

frequência, acompanhado de sintomas de depressão e ansiedade e costuma coexistir com um transtorno depressivo ou de ansiedade.

Um caso grave de transtorno de sintomas somáticos que destaca aspectos do diagnóstico, prognóstico e manejo é descrito no estudo de caso.

O Sr. K., um homem branco com pouco mais de 30 anos, consultou um clínico geral queixando-se de problemas gastrintestinais. Os principais sintomas apresentados eram uma longa lista de sintomas físicos e preocupações relacionadas principalmente ao sistema gastrintestinal. Estes incluíam dor abdominal, cólicas no quadrante inferior esquerdo, inchaço, sensação persistente de plenitude no estômago horas depois de comer, intolerância alimentar, constipação, diminuição na resistência física, palpitações e sensação de que "a pele está ficando amarela" e "não recebendo oxigênio suficiente". Um exame dos sistemas apresentou distúrbios de praticamente todo o sistema orgânico, incluindo visão cansada e nublada, dor de garganta e "bolo" na garganta, palpitações, batimento cardíaco irregular, tontura, dificuldade de respirar e fraqueza geral.

O paciente relatou que os sintomas se iniciaram antes dos 30 anos. Por mais de uma década, tem sido visto por psiquiatras, clínicos gerais e todos os tipos de especialistas médicos, incluindo cirurgiões. Ele usava a internet constantemente e viajava muito em busca de avaliações de especialistas, procurando novos procedimentos e avaliações diagnósticas. Já se submetera a repetidas colonoscopias, sigmoidoscopias e tomografias computadorizadas (TC), estudos de imagem por ressonância magnética (RM) e ultrassonografia do abdome os quais não conseguiram encontrar qualquer patologia. Ele estava incapacitado e não conseguia trabalhar há mais de dois anos devido a sua condição.

Cerca de três anos antes de sua visita à clínica médica, suas queixas abdominais e sua crença estabelecida de que tinha uma obstrução intestinal levaram a uma intervenção cirúrgica exploratória pela primeira vez, aparentemente com achados negativos. Entretanto, de acordo com o paciente, a cirurgia "piorou ainda mais as coisas", e, desde então, foi operado em pelo menos cinco outras ocasiões. Durante essas cirurgias, submeteu-se a colectomias e ileostomias subtotais devido a possíveis "aderências" para excluir obstrução "mecânica". No entanto, os registros disponíveis de algumas das cirurgias não exibem qualquer patologia específica que não seja "constipação intratável". As amostras da patologia também foram inconclusivas.

O exame físico mostrou um homem bem desenvolvido e bem nutrido, que estava afebril. Os exames físico e neurológico completos foram normais, exceto pelo exame do abdome, que revelou cicatrizes abdominais múltiplas. Uma ileostomia direita estava presente, com fezes macias na bolsa e ruídos intestinais ativos. Não havia sensibilidade pontual nem distensão abdominal. Durante o exame, o paciente apontou uma área de "rigidez" no quadrante inferior esquerdo que acreditava ser "um músculo apertado estrangulando seus intestinos". Contudo, o exame não apresentou qualquer massa palpável. A pele e as extremidades estavam nos limites normais, e todas as articulações tinham ampla mobilidade e nenhum inchaço. A musculatura era bem desenvolvida. O exame neurológico estava nos limites normais. O paciente foi agendado para breves consultas mensais com o médico de cuidados primários, durante as quais o médico realizava rápidos exames físicos, tranquilizava o paciente e permitia que falasse sobre os "estressores". O médico evitou testes ou procedimentos diagnósticos invasivos, não prescreveu medicamentos e evitou dizer ao paciente que os sintomas eram mentais ou que "estavam na sua cabeça". O médico de cuidados primários, então, o encaminhou de volta ao psiquiatra.

O psiquiatra confirmou uma longa lista de sintomas físicos que começaram antes dos 30 anos, a maioria dos quais continuava sem explicação médica. O exame psiquiátrico revelou alguns sintomas de ansiedade, incluindo apreensão, tensão, inquietação e componentes somáticos, como rubor e palpitações, que pareciam particularmente proeminentes diante de situações sociais. Possíveis sintomas de depressão incluíam disforia leve, baixa energia e distúrbios do sono, todos os quais o paciente atribuía a seus problemas "médicos". O exame do estado mental mostrou que o humor do Sr. K. era um tanto sombrio e pessimista, embora ele negasse se sentir triste ou deprimido. O afeto era irritável. Ele estava somaticamente focado e tinha pouco *insight* psicológico, se é que tinha algum. O exame revelou a presença de alguns estressores vitais (desemprego, problemas financeiros e questões familiares) que logo foram ignorados por ele como se não tivessem importância. Mesmo continuando a negar que tivesse algum problema psiquiátrico ou alguma necessidade de intervenção ou tratamento psiquiátrico, concordou com algumas consultas regulares para continuar a avaliar sua situação. Recusou-se a envolver qualquer pessoa de sua família nesse processo. Os esforços para engajar o paciente em uma terapia formal, como a cognitivo-comportamental (TCC), ou em um tratamento medicamentoso, foram inúteis, portanto ele era visto somente para "psicoterapia de apoio", com a expectativa de desenvolver *rapport* e evitar complicações iatrogênicas adicionais.

Durante o período de *follow-up*, o paciente foi operado pelo menos mais uma vez e continuou a se queixar de inchaço abdomi-

> nal e constipação, dependendo de laxativos. A crença de que havia obstrução mecânica dos intestinos continuou a ser firmemente defendida por ele e beirava o delírio. A única medicação que aceitava era uma baixa dose de benzodiazepínico para ansiedade. Ele continuou a monitorar sua função intestinal 24 horas por dia e a procurar a avaliação de especialistas proeminentes, viajando até renomados centros de especialidades distantes de sua casa em busca de soluções. (Cortesia de J. I. Escobar, M.D.)

Embora o DSM-5 especifique que os sintomas devem estar presentes por pelo menos seis meses, podem ocorrer manifestações transitórias após estresses importantes, com mais frequência morte ou doença grave de alguém importante para o paciente ou doença grave (talvez com risco de morte) que foi resolvida, mas que o deixa temporariamente afetado logo em seguida. Estados que duram menos de seis meses são diagnosticados no DSM-5 como "Outros transtornos de sintomas somáticos especificados e relacionados". As respostas de transtorno de sintomas somáticos transitório a estresse externo, em geral, têm remissão quando o estresse é resolvido, mas podem se tornar crônicas se reforçadas por pessoas no sistema social do paciente ou por profissionais da saúde.

DIAGNÓSTICO DIFERENCIAL

O transtorno de sintomas somáticos deve ser diferenciado de condições médicas não psiquiátricas, sobretudo aquelas que apresentam sintomas não necessariamente diagnosticados com facilidade. Tais doenças incluem aids, endocrinopatias, miastenia grave, esclerose múltipla, doenças degenerativas do sistema nervoso, lúpus sistêmico eritematoso e distúrbios neoplásicos ocultos.

O transtorno de sintomas somáticos é diferenciado de transtorno de ansiedade de doença (um novo diagnóstico no DSM-5, discutido na Seção 13.3) pela ênfase deste último no medo de ter uma doença em vez de uma preocupação com muitos sintomas. Pacientes com esse transtorno costumam se queixar de menos sintomas do que aqueles com transtorno de sintomas somáticos; sua principal preocupação é com a possibilidade de adoecer.

O transtorno conversivo é agudo e em geral transitório e, via de regra, envolve um sintoma, em vez de uma doença em particular. A presença ou a ausência de *belle indifférence* é uma característica duvidosa por meio da qual diferenciar as duas condições. Pacientes com transtorno dismórfico corporal desejam parecer normais, mas acreditam que os outros notem que não são, enquanto aqueles com transtorno de sintomas somáticos procuram atenção para suas doenças presumidas.

Também pode ocorrer transtorno de sintomas somáticos em pacientes que apresentam transtornos depressivos e de ansiedade. Aqueles com transtorno de pânico podem se queixar de estarem afetados por uma doença (p. ex., problemas cardíacos), mas o questionamento atento durante a história médica costuma descobrir os sintomas clássicos de ataque de pânico. Crenças de transtorno delirante ocorrem na esquizofrenia e em outros transtornos psicóticos, mas podem ser diferenciadas de transtorno de sintomas somáticos por sua intensidade delirante e pela presença de outros sintomas psicóticos. Além disso, os delírios somáticos de pacientes com esquizofrenia tendem a ser bizarros e idiossincrásicos e a estar em desacordo com seu meio cultural, conforme ilustrado no caso a seguir.

> Um homem de 52 anos queixava-se: "meu intestino está apodrecendo". Mesmo depois de uma avaliação médica abrangente, ele não conseguiu ser tranquilizado de que não estava doente.

O transtorno de sintomas somáticos é distinguido de transtorno factício com sintomas físicos e de simulação porque os pacientes com aquele transtorno realmente sentem, e não simulam, os sintomas que relatam.

CURSO E PROGNÓSTICO

O curso do transtorno é, em geral, episódico; os episódios duram de meses a anos e são separados por períodos de repouso igualmente longos. Pode haver uma associação óbvia entre exacerbações dos sintomas somáticos e os estressores psicossociais. Embora não tenham sido reportados estudos grandes bem conduzidos, estima-se que um terço a metade de todos os pacientes com transtorno de sintomas somáticos acabem tendo melhora significativa. Um bom prognóstico está associado a *status* socioeconômico alto, ansiedade ou depressão responsivas ao tratamento, início repentino dos sintomas, ausência de um transtorno da personalidade e ausência de uma condição médica não psiquiátrica relacionada. A maioria das crianças com o transtorno recupera-se no fim da adolescência ou no início da idade adulta.

TRATAMENTO

Pacientes com transtorno de sintomas somáticos costumam resistir ao tratamento psiquiátrico, embora alguns o aceitem se ocorrer em um contexto médico e focar na redução do estresse e na educação para enfrentamento de doença crônica. Psicoterapia em grupo frequentemente os beneficia, em parte porque oferece suporte e interação sociais que parecem reduzir sua ansiedade. Outras formas de psicoterapia, como a individual orientada para o *insight*, a comportamental, a cognitiva e a hipnose, podem ser úteis.

Exames físicos frequentes, agendados com regularidade, ajudam a tranquilizar os pacientes em relação ao fato de seus médicos não os estarem abandonando e de suas queixas estarem sendo levadas a sério. No entanto, procedimentos diagnósticos e terapêuticos invasivos só devem ser realizados quando evidências objetivas assim exigirem. Sempre que possível, o clínico deve evitar tratar achados ambíguos ou incidentais ao exame físico.

A farmacoterapia alivia um transtorno de sintomas somáticos somente quando o paciente apresenta uma condição subjacente responsiva a drogas, como um transtorno de ansiedade ou um depressivo. Quando o transtorno de sintomas somáticos é secundário a outro transtorno mental primário, este deve ser tratado por si só. Quando o transtorno é uma reação situacional transitória, os clínicos devem ajudar os pacientes a enfrentar o estresse sem reforçar seu comportamento doentio e o uso que fazem do papel de doente como uma solução para seus problemas.

OUTRO TRANSTORNO DE SINTOMAS SOMÁTICOS ESPECIFICADO OU NÃO ESPECIFICADO

Essa categoria do DSM-5 é usada para descrever condições caracterizadas por um ou mais sintomas físicos inexplicáveis com pelo menos seis meses de duração, os quais estão abaixo do limiar para um diagnóstico de transtorno de sintomas somáticos. Os sintomas não são causados ou completamente explicados por outra condição clínica, psiquiátrica ou relacionada ao uso de substância e causam sofrimento significativo ou incapacidade.

Dois tipos de padrões sintomáticos podem ser vistos em pacientes com outro transtorno de sintomas somáticos especificado ou não especificado: aqueles que têm relação com o sistema nervoso autônomo e os que envolvem sensações de fadiga ou fraqueza. No que por vezes é referido como *transtorno de excitação autonômica*, alguns indivíduos são afetados com sintomas que estão limitados às funções corporais inervadas pelo sistema nervoso autônomo. Esses pacientes têm queixas relativas aos sistemas cardiovascular, respiratório, gastrintestinal, urogenital e dermatológico. Outras pessoas reclamam de fadiga mental e física, fraqueza física e exaustão e incapacidade de realizar muitas atividades rotineiras devido a seus sintomas. Alguns clínicos acreditam que essa síndrome seja a neurastenia, um diagnóstico usado principalmente na Europa e na Ásia. A síndrome pode se sobrepor à síndrome da fadiga crônica; vários relatos de pesquisa levantaram a hipótese de que esta última envolva fatores psiquiátricos, virológicos e imunológicos. (Veja o Cap. 14, que discute a síndrome da fadiga crônica em profundidade.) Outras condições inclusas nessa categoria não especificada de transtorno de sintomas somáticos são pseudociese (discutida no Cap. 27) e condições que não satisfazem o critério de seis meses para outros transtornos de sintomas somáticos.

Referências

Dimsdale JE, Creed F, Escobar J, Sharpe M, Wulsin L, Barsky A, Lee S, Irwin MR, Levenson J. Somatic symptom disorder: An important change in DSM. *J Psychosom Res.* 2013;75(3):223–228.

Frances A. The new somatic symptom disorder in DSM-5 risks mislabeling many people as mentally ill. *BMJ.* 2013;346:f1580.

Halder SL, Locke GR 3rd, Talley NJ, Fett SL, Zinsmeister AR, Melton LJ 3rd. Impact of functional gastrointestinal disorders on health-related quality of life: A population-based case-control study. *Aliment Pharmacol Ther.* 2004;19:233.

Karvonen JT, Veijola J, Jokelainen J, Laksy K, Jarvelin M-R, Joukamaa M. Somatization disorder in the young adult population. *Gen Hosp Psychiatry.* 2004;26:9–12.

Keefe FJ, Abernethy AP, Campbell LC. Psychological approaches to understanding and treating disease-related pain. *Annu Rev Psychol.* 2005;56:601–630.

Matthews SC, Camacho A, Mills PJ, Dimsdale JE. The internet for medical information about cancer: Help or hindrance? *Psychosomatics.* 2003;44:100–103.

Prior KN, Bond MJ. Somatic symptom disorders and illness behaviour: Current perspectives. *Int Rev Psychiatry.* 2013;25(1):5–18.

Rief W, Martin A. How to use the new DSM-5 somatic symptom disorder diagnosis in research and practice: a critical evaluation and a proposal for modifications. *Annu Rev Clin Psychol.* 2014;10:339–67.

Sirri L, Fava GA. Diagnostic criteria for psychosomatic research and somatic symptom disorders. *Int Rev Psychiatry.* 2013;25(1):19–30.

Smith TW. Hostility and health: Current status of psychosomatic hypothesis. In: Salovey P, Rothman AJ, eds. *Social Psychology of Health.* New York: Psychology Press; 2003:325–341.

Somashekar B, Jainer A, Wuntakal B. Psychopharmacotherapy of somatic symptoms disorders. *Int Rev Psychiatry.* 2013;25(1):107–115.

Tomenson B, Essau C, Jacobi F, Ladwig KH, Leiknes KA, Lieb R, Meinlschmidt G, McBeth J, Rosmalen J, Rief W, Sumathipala A, Creed F, EURASMUS Population Based Study Group. Total somatic symptom score as a predictor of health outcome in somatic symptom disorders. *Br J Psychiatry.* 2013;203(5):373–380.

▲ 13.3 Transtorno de ansiedade de doença

O transtorno de ansiedade de doença é um diagnóstico novo no DSM-5 que se aplica àquelas pessoas que são preocupadas com ter ou contrair uma doença. É uma variante do transtorno de sintomas somáticos (hipocondria), referido na Seção 13.2. Conforme descrito no DSM-5, a maioria dos indivíduos com hipocondria é agora classificada com transtorno de sintomas somáticos; entretanto, em uma minoria dos casos, em vez disso se aplica o diagnóstico de transtorno de ansiedade de doença. Na descrição do diagnóstico diferencial entre os dois, de acordo com o DSM-5, o transtorno de sintomas somáticos é diagnosticado quando esses sintomas estão presentes, enquanto no de ansiedade de doença existe pouco ou nenhum sintoma somático e as pessoas estão "principalmente preocupadas com a ideia de estarem doentes". O diagnóstico também pode ser usado para pessoas que, de fato, têm uma doença clínica, mas cuja ansiedade é desproporcional ao diagnóstico, e que imaginam o pior resultado possível.

EPIDEMIOLOGIA

A prevalência desse transtorno é desconhecida, exceto pelo uso de dados relativos à hipocondria, que mostram uma prevalência de 4 a 6% em uma população de clínica médica geral. Em outros levantamentos, até 15% das pessoas na população em geral se preocupam com ficar doentes e incapacitadas, como consequência. É esperado que o transtorno seja diagnosticado com maior frequência em idosos do que em pessoas mais jovens. Não existem evidências até o momento de que o diagnóstico seja mais comum entre diferentes raças ou de que gênero, condição social, nível de instrução e estado civil afetem o diagnóstico.

ETIOLOGIA

A etiologia é desconhecida. O modelo da aprendizagem social descrito para o transtorno de sintomas somáticos também pode ser aplicado a esse transtorno. Nesse construto, o medo de doença é encarado como um pedido para desempenhar o papel de doente feito por alguém que está enfrentando problemas aparentemente insuperáveis e insolúveis. O papel de doente proporciona uma fuga que permite ao paciente ser dispensado dos deveres e das obrigações habituais.

A visão da escola de pensamento psicodinâmica sobre este transtorno é similar à relativa ao transtorno de sintomas somáticos. Desejos agressivos e hostis em relação a outras pessoas são transferidos para queixas físicas menores ou para o medo de doença física. A raiva dos pacientes com transtorno de ansiedade de doença, como naqueles com hipocondria, se origina de decepções, rejeições e perdas do passado. Igualmente, o medo de doença é visto como uma defesa contra a culpa, um sentimento de maldade inata, uma expressão da baixa autoestima e um sinal de egoísmo excessivo. A doença temida também pode ser encarada como punição por transgressões passadas reais ou imaginárias. A natureza das relações do paciente com outras pessoas significativas em sua vida também pode ser relevante. Um pai que morreu por uma doença específica, por exemplo, pode ser o estímulo para o medo de desenvolver essa doença na descendência daquele pai. O tipo de medo também pode ser simbólico de conflitos inconscientes que estão refletidos no tipo de doença que amedronta a pessoa ou no sistema orgânico escolhido (p. ex., coração, rins).

DIAGNÓSTICO

Os principais critérios diagnósticos do DSM-5 para transtorno de ansiedade de doença são as preocupações dos pacientes com a falsa crença de que têm ou irão desenvolver uma doença grave e a existência de poucos sinais ou sintomas físicos, ou de nenhum (Tab. 13.3-1). A crença deve durar pelo menos seis meses, e não existem achados patológicos nos exames médicos ou neurológicos. A crença não pode ter a intensidade de um delírio (diagnosticada de modo mais apropriado como transtorno delirante) e não pode ser um sofrimento com a aparência (mais bem diagnosticada como transtorno dismórfico corporal). Ansiedade acerca da doença deve ser incapacitante e causar sofrimento emocional ou prejuízo na capacidade de funcionamento do indivíduo em áreas importantes da vida. Algumas pessoas com o transtorno podem consultar médicos (o tipo que busca cuidados), enquanto outras podem não procurá-los (o tipo que evita cuidados). A maioria dos pacientes, no entanto, faz visitas repetidas a médicos e outros profissionais da saúde.

TABELA 13.3-1
Critérios diagnósticos do DSM-5 para transtorno de ansiedade de doença

A. Preocupação com ter ou contrair uma doença grave.

B. Sintomas somáticos não estão presentes ou, se estiverem, são de intensidade apenas leve. Se outra condição médica está presente ou se há risco elevado de desenvolver uma condição médica (p. ex., presença de forte história familiar), a preocupação é claramente excessiva ou desproporcional.

C. Há alto nível de ansiedade com relação à saúde, e o indivíduo é facilmente alarmado a respeito do estado de saúde pessoal.

D. O indivíduo tem comportamentos excessivos relacionados à saúde (p. ex., verificações repetidas do corpo procurando sinais de doença) ou exibe evitação mal-adaptativa (p. ex., evita consultas médicas e hospitais).

E. Preocupação relacionada a doença presente há pelo menos seis meses, mas a doença específica que é temida pode mudar nesse período.

F. A preocupação relacionada a doença não é mais bem explicada por outro transtorno mental, como transtorno de sintomas somáticos, transtorno de pânico, transtorno de ansiedade generalizada, transtorno dismórfico corporal, transtorno obsessivo-compulsivo ou transtorno delirante, tipo somático.

Especificar se:
Tipo busca de cuidado: O cuidado médico, incluindo consultas ao médico ou realização de exames e procedimentos, é utilizado com frequência.
Tipo evitação de cuidado: O cuidado médico raramente é utilizado.

(Reimpressa, com permissão, de *Diagnostic and Statistical Manual of Mental Disorders*, Fifth Edition (Copyright ©2013). American Psychiatric Association. Todos os direitos reservados.)

CARACTERÍSTICAS CLÍNICAS

Os pacientes com transtorno de ansiedade de doença, assim como aqueles com problemas de sintomas somáticos, acreditam que têm uma doença grave que ainda não foi diagnosticada e não podem ser persuadidos do contrário. Mantém uma crença de que têm uma doença em particular ou, à medida que o tempo passa, podem transferir sua crença para outra doença. Suas convicções persistem apesar dos resultados laboratoriais negativos, do curso benigno da doença alegada e da devida tranquilização por parte dos médicos. A preocupação com a doença interfere em sua interação com a família, amigos e colegas de trabalho. Frequentemente, são viciados em realizar pesquisas na internet sobre sua doença temida, inferindo o pior das informações (ou desinformações) que lá encontram.

DIAGNÓSTICO DIFERENCIAL

O transtorno de ansiedade de doença deve ser diferenciado de outras condições clínicas. Com muita frequência, esses pacientes são rejeitados como "queixosos crônicos", e não são realizados exames médicos mais criteriosos. Indivíduos com transtorno de ansiedade de doença são diferenciados daqueles com transtornos de sintomas somáticos pela ênfase que é dada, naquele transtorno, ao medo de ter uma doença *versus* a ênfase, no caso do transtorno de sintomas somáticos, na preocupação associada a muitos sintomas; mas ambos podem existir em graus variados em cada um dos transtornos. Indivíduos com transtorno de ansiedade de doença costumam se queixar de menos sintomas do que os com transtorno de sintomas somáticos. Esse transtorno, em geral, tem início antes dos 30 anos, enquanto o de ansiedade de doença tem uma idade menos específica de início. O transtorno conversivo é agudo, geralmente transitório e, via de regra, envolve um sintoma, em vez de uma doença em particular. O transtorno doloroso é crônico, como na hipocondria, mas os sintomas estão limitados a queixas de dor. O medo de doença também pode ocorrer em pessoas com transtornos depressivos e de ansiedade. Se um indivíduo satisfizer todos os critérios diagnósticos para transtorno de ansiedade de doença e outro transtorno mental importante, como o depressivo maior ou o de ansiedade generalizada, deverá receber os dois diagnósticos. Pacientes com transtorno de pânico podem, a princípio, se queixar de que estão afetados por uma doença (p. ex., problemas cardíacos), mas um questionamento cuidadoso durante a coleta da história médica revela os sintomas clássicos de um ataque de pânico. Crenças delirantes ocorrem na esquizofrenia e em outros transtornos psicóticos, mas eles podem ser diferenciados do transtorno de ansiedade de doença por sua intensidade delirante e pela presença de outros sintomas psicóticos. Além disso, os delírios somáticos de pacientes com esquizofrenia tendem a ser bizarros e idiossincrásicos e a estar em desacordo com seu meio cultural.

O transtorno de ansiedade de doença pode ser diferenciado do obsessivo-compulsivo pela singularidade das crenças e pela ausência de traços comportamentais compulsivos; mas com frequência existe uma qualidade obsessiva no medo dos pacientes.

CURSO E PROGNÓSTICO

Visto que o transtorno só foi descrito recentemente, não existem dados fidedignos sobre o prognóstico, mas pode-se tomar como base os dados sobre o curso do transtorno de sintomas somáticos, que costuma ser episódico; os episódios duram desde meses até anos e são separados por períodos de repouso igualmente longos. Assim como ocorre com a hipocondria, um bom prognóstico está associado a *status* socioeconômico alto, ansiedade ou depressão responsivas ao tratamento, início repentino dos sintomas, ausência de um transtorno da personalidade e de uma condição médica não psiquiátrica relacionada.

TRATAMENTO

Assim como que acontece com o transtorno de sintomas somáticos, pacientes com transtorno de ansiedade de doença em geral resistem ao tratamento psiquiátrico, embora alguns o aceitem se ele ocorrer em um contexto médico e focar na redução do estresse e na educação para enfrentamento de doença crônica. Psicoterapia de grupo pode ser útil especialmente se o grupo for homogêneo, com indivíduos que sofram do mesmo transtorno. Outras formas de psicoterapia, como a individual orientada para o *insight*, a comportamental, a cognitiva e a hipnose, podem ser úteis.

O papel dos exames médicos físicos agendados com regularidade é controverso. Alguns pacientes podem se beneficiar por serem tranquilizados de que suas queixas estão sendo levadas a sério e de que não têm a doença que temem. Outros, no entanto, são resistentes a consultar um médico ou, se o fazem, relutam em aceitar o fato de que não há coisa alguma com que se preocupar. Procedimentos diagnósticos e terapêuticos invasivos somente devem ser realizados quando evidências objetivas assim exigirem. Sempre que possível, o clínico deve evitar tratar achados ambíguos ou incidentais ao exame físico.

A farmacoterapia pode ser útil no alívio da ansiedade gerada pelo medo que o paciente tem de doença, especialmente se for uma doença que implique risco de morte; mas é apenas paliativa e não proporciona alívio duradouro. Este só pode derivar de um programa psicoterápico eficaz que seja aceitável para o paciente, ao qual ele esteja disposto e do qual seja capaz de participar.

Referências

Blumenfield M, Strain JJ. *Psychosomatic Medicine.* Philadelphia: Lippincott Williams & Wilkins; 2006.

Brakoulias V. DSM-5 bids farewell to hypochondriasis and welcomes somatic symptom disorder and illness anxiety disorder. *Aust N Z J Psychiatry.* 2014 Feb 26. [Epub ahead of print].

Brody S. Hypochondriasis: Attentional, sensory, and cognitive factors. *Psychosomatics.* 2013;54(1):98.

El-Gabalawy R, Mackenzie CS, Thibodeau MA, Asmundson GJG, Sareen J. Health anxiety disorders in older adults: Conceptualizing complex conditions in late life. *Clin Psychol Rev.* 2013;33(8):1096–1105.

Escobar JI, Gara MA, Diaz-Martinez A, Interian A, Warman M. Effectiveness of a time-limited, cognitive behavior therapy–type intervention among primary care patients with medically unexplained symptoms. *Ann Fam Med.* 2007;5:328–335.

Gropalis M, Bleichhardt G, Hiller W, Witthoft M. Specificity and modifiability of cognitive biases in hypochondriasis. *J Consult Clin Psychol.* 2013;81(3):558–565.

Hirsch JK, Walker KL, Chang EC, Lyness JM. Illness burden and symptoms of anxiety in older adults: Optimism and pessimism as moderators. *Int Psychogeriatr.* 2012;24(10):1614–1621.

Höfling V, Weck F. Assessing bodily preoccupations is sufficient: Clinically effective screening for hypochondriasis. *J Psychosom Res.* 2013;75(6):526–531.

Holmes TH, Rahe RH. The social readjustment rating scale. *J Psychosom Res.* 1967;11:213–218.

Kroenke K, Sharpe M, Sykes R. Revising the classification of somatoform disorders: Key questions and preliminary recommendations. *Psychosomatics.* 2007;48:277–285.

Lee S, Lam IM, Kwok KP, Leung C. A community-based epidemiological study of health anxiety and generalized anxiety disorder. *J Anxiety Disord.* 2014;28(2):187–194.

Muschalla B, Glatz J, Linden M. Heart-related anxieties in relation to general anxiety and severity of illness in cardiology patients. *Psychol Health Med.* 2014;19(1):83–92.

Noyes R Jr, Stuart SP, Langbehn DR, Happel RL, Longley SL, Muller BA, Yagla SJ. Test of an interpersonal model of hypochondriasis. *Psychosom Med.* 2003;65:292–300.

Starcevic V. Hypochondriasis and health anxiety: conceptual challenges. *Br J Psychiatry.* 2013;202(1):7–8.

Voigt K, Wollburg E, Weinmann N, Herzog A, Meyer B, Langs G, Löwe B. Predictive validity and clinical utility of DSM-5 Somatic Symptom Disorder: Prospective 1-year follow-up study. *J Psychosom Res.* 2013;75(4):358–361.

▲ 13.4 Transtorno de sintomas neurológicos funcionais (transtorno conversivo)

O transtorno conversivo, também denominado transtorno de sintomas neurológicos funcionais, no DSM-5, é uma doença de sintomas ou déficits que afetam funções motoras ou sensoriais voluntárias, sugerindo outra condição clínica, mas que aparenta ser causada por fatores psicológicos, pois é precedida por conflitos ou outros estressores. Os sintomas ou déficits do transtorno conversivo não são produzidos de modo intencional e não são causados pelo uso de substância, não estão limitados a sintomas dolorosos ou sexuais, e o ganho é primariamente psicológico, e não social, financeiro ou legal (Tab. 13.4-1).

A síndrome hoje conhecida como *transtorno conversivo* foi originalmente combinada com a síndrome chamada de *transtorno de somatização* e foi referida como histeria, reação conversiva ou reação dissociativa. Paul Briquet e Jean-Martin Charcot contribuíram para o desenvolvimento do conceito de transtorno conversivo observando a influência da hereditariedade no sintoma e a associação comum com um evento traumático. O termo "conversão" foi introduzido por Sigmund Freud, que, com base em seu trabalho com Anna O, formulou a hipótese de que os sintomas do transtorno conversivo refletem conflitos inconscientes.

TABELA 13.4-1
Sintomas comuns do transtorno conversivo

Sintomas motores	Déficits sensoriais
Movimentos involuntários	Anestesia, especialmente das extremidades
Tiques	Anestesia na linha média
Blefarospasmo	Cegueira
Torcicolo	Visão de túnel
Opistótono	Surdez
Convulsões	**Sintomas viscerais**
Marcha anormal	Vômito psicogênico
Quedas	Pseudociese
Astasia-abasia	Globo faríngeo
Paralisia	Desmaio ou síncope
Fraqueza	Retenção urinária
Afonia	Diarreia

(Cortesia de Frederick G. Guggenheim, M.D.)

EPIDEMIOLOGIA

Alguns sintomas do transtorno conversivo que não são suficientemente graves para justificar o diagnóstico podem ocorrer em até um terço da população em geral em algum momento durante suas vidas. As taxas reportadas desse transtorno variam de 11 em 100 mil a 300 em 100 mil em amostras da população em geral. Entre populações específicas, sua ocorrência pode ser ainda mais alta, talvez fazendo dele o transtorno de sintomas somáticos mais comum em algumas populações. Vários estudos reportaram que 5 a 15% das consultas psiquiátricas em um hospital geral e 25 a 30% das internações em um hospital para veteranos de guerra envolvem pacientes com diagnóstico de transtorno conversivo.

A proporção de homens e mulheres entre os pacientes adultos é de pelo menos 2 para 1 até 10 para 1; entre as crianças, é vista uma predominância ainda maior em meninas. Os sintomas são mais comuns no lado esquerdo do que no lado direito do corpo em mulheres. Mulheres que apresentam sintomas conversivos têm maior probabilidade de desenvolver posteriormente transtorno de sintomas somáticos do que aquelas que não os tiveram. Existe uma associação entre transtorno conversivo e transtorno da personalidade antissocial em homens. Homens com transtorno conversivo com frequência estiveram envolvidos em acidentes ocupacionais ou militares. O início do transtorno se dá geralmente no fim da infância até o início da idade adulta, sendo raro antes dos 10 anos de idade ou após os 35 anos, mas já foi relatado o início na década dos 90 anos. Quando os sintomas sugerem um transtorno conversivo com início na meia-idade ou na velhice, a probabilidade de uma condição neurológica ou outra condição clínica oculta é alta. Sintomas conversivos em crianças com menos de 10 anos costumam estar limitados a problemas com a marcha ou convulsões.

Dados indicam que o transtorno conversivo é mais comum entre as populações rurais, pessoas com baixo grau de instrução, com baixo quociente de inteligência, em grupos com nível socioeconômico baixo e em militares que foram expostos a situações de combate. Esse transtorno é mais comumente associado a diagnósticos comórbidos de transtorno depressivo maior, transtornos de ansiedade e esquizofrenia e apresenta frequência aumentada em parentes de probandos que o apresentam. Dados limitados sugerem que sintomas conversivos são mais observados em parentes de pessoas com transtorno conversivo. Foi reportado um risco aumentado de sua ocorrência em pares de gêmeos monozigóticos, mas não nos dizigóticos.

COMORBIDADE

Frequentemente ocorrem distúrbios clínicos e, sobretudo, neurológicos entre pacientes com transtornos conversivos. O que costuma ser visto nessas condições neurológicas ou clínicas comórbidas é uma elaboração dos sintomas provenientes da lesão orgânica original.

Transtornos depressivos, de ansiedade e de sintomas somáticos são especialmente observados por sua associação com o transtorno conversivo. Este é relatado na esquizofrenia, mas isso é incomum. Estudos de pacientes internados em um hospital psiquiátrico por transtorno conversivo revelam, quando o estudo é mais aprofundado, que um quarto até metade deles têm um transtorno do humor clinicamente significativo ou esquizofrenia.

Transtornos da personalidade também acompanham com frequência um transtorno conversivo, em especial o tipo histriônico (em 5 a 21% dos casos) e o tipo passivo-dependente (9 a 40% dos casos). Entretanto, podem ocorrer transtornos conversivos em pessoas sem predisposição para um problema clínico, neurológico ou psiquiátrico.

ETIOLOGIA

Fatores psicanalíticos

De acordo com a teoria psicanalítica, o transtorno conversivo é causado pela repressão de um conflito intrapsíquico inconsciente e pela conversão da ansiedade em um sintoma físico. O conflito acontece entre um impulso instintivo (p. ex., agressão ou sexualidade) e a proibição de sua expressão. Os sintomas possibilitam a expressão parcial do desejo ou ímpeto proibidos, mas a disfarçam, de modo que os pacientes podem evitar o confronto consciente com seus impulsos inaceitáveis; isto é, o sintoma do transtorno conversivo tem uma relação simbólica com o conflito inconsciente – por exemplo, vaginismo protege a paciente de expressar desejos sexuais inaceitáveis. Esses sintomas também permitem aos pacientes comunicarem sua necessidade de atenção e de tratamento especiais. Os sintomas podem funcionar como um meio não verbal de controlar ou manipular os outros.

Teoria da aprendizagem

Em termos da teoria da aprendizagem condicionada, um sintoma conversivo pode ser visto como um comportamento aprendido condicionado classicamente; os sintomas de doença, aprendidos na infância, são suscitados como um meio de enfrentamento de uma situação que de outra forma seria impossível.

Fatores biológicos

Cada vez mais os dados implicam fatores biológicos e neuropsicológicos no desenvolvimento de sintomas de transtorno conversivo. Estudos preliminares de imagem cerebral encontraram hipometabolismo do hemisfério dominante e hipermetabolismo do hemisfério não dominante e envolveram uma comunicação prejudicada entre os hemisférios na causa desse transtorno. Os sintomas podem ser causados por uma excitação cortical excessiva que desencadeia circuitos de retorno negativo entre o córtex cerebral e a formação reticular do tronco encefálico. Por sua vez, níveis elevados de débito corticofugal inibem a consciência do paciente da sensação corporal, o que pode explicar os déficits sensoriais observados em alguns indivíduos afetados. Testes neuropsicológicos, algumas vezes, revelam prejuízos sutis na comunicação verbal, na memória, na vigilância e na atenção, bem como incongruência afetiva nesses pacientes.

DIAGNÓSTICO

O DSM-5 limita o diagnóstico de transtorno conversivo àqueles sintomas que afetam uma função motora ou sensorial voluntária, isto é, sintomas neurológicos. Os médicos não conseguem explicar os sintomas neurológicos unicamente com base em uma condição neurológica conhecida.

O diagnóstico de transtorno conversivo requer que os clínicos encontrem uma associação necessária e crítica entre a causa dos sintomas neurológicos e fatores psicológicos, embora os sintomas não possam resultar de simulação ou transtorno factício. O diagnóstico de transtorno conversivo também exclui sintomas de dor e disfunção sexual e sintomas que ocorrem somente no transtorno de sintomas somáticos. O DSM-5 permite a especificação do tipo de sintoma ou déficit visto no transtorno conversivo – por exemplo, com fraqueza ou paralisia, com movimentos anormais ou com ataques ou convulsões.

CARACTERÍSTICAS CLÍNICAS

Paralisia, cegueira e mutismo são os sintomas mais comuns no transtorno conversivo. Ele pode estar mais comumente associado a transtorno da personalidade passivo-agressiva, dependente, antissocial e histriônica. Sintomas de transtornos depressivo e de ansiedade com frequência acompanham os sintomas do transtorno conversivo, e os pacientes afetados estão em risco de suicídio.

O Sr. J. é um homem solteiro de 28 anos que é empregado em uma fábrica. Ele foi trazido à emergência por seu pai, queixando-se de ter perdido a visão enquanto estava sentado no banco traseiro a caminho de casa depois de uma reunião familiar. Havia jogado voleibol no encontro, mas não teve nenhum ferimento, a não ser quando foi atingido pela bola na cabeça algumas vezes. Como de costume, havia relutado em jogar voleibol por falta de habilidades atléticas e foi colocado em um time na última hora. Recorda que teve alguns problemas para enxergar durante o jogo, mas só perdeu a visão depois que estava no carro a caminho de casa. Quando chegou ao pronto-socorro, sua visão estava melhorando, embora ainda se queixasse de desfocagem e diplopia leve. A visão dupla pôde ser atenuada fazendo-o focar em objetos a diferentes distâncias.

Ao exame, o Sr. J. estava absolutamente cooperativo, um pouco inseguro sobre o porquê de isso ter ocorrido e um pouco indolente. O exame das pupilas, oculomotor e sensório-motor geral foi normal. Depois da liberação médica, foi encaminhado a um centro de saúde mental para avaliação complementar.

No centro de saúde mental, o paciente tornou a contar a mesma história que havia relatado no pronto-socorro e ainda estava acompanhado pelo pai. Começou a recontar como sua visão começou a voltar ao normal quando seu pai parou o carro no acostamento e começou a conversar com ele sobre os acontecimentos do dia. Falou para o pai sobre como tinha-se sentido embaraçado e em conflito sobre jogar voleibol e como tinha achado que de fato deveria jogar devido às pressões externas. A história mais detalhada do paciente e de seu pai revelou que esse jovem era tímido quando adolescente, particularmente em relação à participação atlética. Ele nunca havia tido outro episódio de perda visual. Contou que se sentia ansioso e por vezes não se sentia bem em seu corpo durante as atividades atléticas.

A discussão com o paciente no centro de saúde mental focou no papel potencial de fatores psicológicos e sociais na perda aguda da visão. Ele ficou bastante perplexo com isso, mas também foi receptivo à discussão. Afirmou ter certeza de que começou a enxergar e a se sentir melhor quando seu pai parou o carro no acostamento da estrada e conversou com ele. Os médicos admitiram não saber a causa da perda da visão e que isso provavelmente não voltaria a acontecer. O jovem e seu pai ficaram satisfeitos com a avaliação clínica e psiquiátrica e concordaram em retornar para atendimento caso voltassem a ocorrer os sintomas. O paciente foi agendado para um *follow-up* na clínica psiquiátrica em nível ambulatorial. (Cortesia de Michael A. Hollifield, M.D.)

Sintomas sensoriais

No transtorno conversivo, anestesia e parestesia são comuns, especialmente das extremidades. Todas as modalidades sensoriais podem estar envolvidas, e a distribuição do transtorno costuma ser incompatível com doença neurológica central ou periférica. Assim, os clínicos podem ver a característica anestesia tipo meia-e-luva das mãos ou dos pés ou a hemianestesia do corpo começando precisamente ao longo da linha média.

Os sintomas do transtorno conversivo envolvem os órgãos dos sentidos e podem produzir surdez, cegueira e visão de túnel. Esses sintomas podem ser unilaterais ou bilaterais, mas a avaliação neurológica revela caminhos sensoriais intactos. Na cegueira do transtorno conversivo, por exemplo, os pacientes circulam sem colidir ou se machucar, suas pupilas reagem à luz, e seus potenciais corticais evocados são normais.

Sintomas motores

Os sintomas motores do transtorno conversivo incluem movimentos anormais, distúrbio da marcha, fraqueza e paralisia. Tremores rítmicos grosseiros, movimentos coreiformes, tiques e espasmos podem estar presentes. Os movimentos costumam piorar quando a atenção é voltada para eles. Um distúrbio da marcha visto no transtorno conversivo é *astasia-abasia*, que é uma marcha extremamente atáxica e cambaleante acompanhada por movimentos truncais grosseiros, irregulares, movimentos espasmódicos truncais e de balanço dos braços. Os pacientes com os sintomas raramente caem; se isso ocorre, em geral não se machucam.

Outros distúrbios motores comuns são paralisia e paresia envolvendo um, dois ou os quatro membros, embora a distribuição dos músculos afetados não se conforme aos caminhos neurais. Os reflexos permanecem normais; os pacientes não têm fasciculações ou atrofia muscular (exceto depois de paralisia conversiva de longa data); os achados eletromiográficos são normais.

Sintomas convulsivos

Pseudoconvulsão é outro sintoma no transtorno conversivo. Os clínicos podem achar difícil diferenciar uma pseudoconvulsão de uma verdadeira convulsão por meio da observação clínica isolada. Além do mais, aproximadamente um terço das pseudoconvulsões também tem um transtorno epiléptico coexistente. Morder a língua, incontinência urinária e lesões após uma queda podem ocorrer em pseudoconvulsões, embora esses sintomas em geral não estejam presentes. O reflexo pupilar e de mordedura é mantido após uma pseudoconvulsão, e os pacientes não têm aumento pós-convulsão nas concentrações de prolactina.

Outras características associadas

Vários sintomas psicológicos também foram associados ao transtorno conversivo.

Ganho primário. Os pacientes obtêm ganho primário ao manter os conflitos internos fora de sua consciência. Os sintomas têm valor simbólico; representam um conflito psicológico inconsciente.

Ganho secundário. Os pacientes acumulam vantagens e benefícios tangíveis como resultado de estarem doentes; por exemplo, ser dispensado de obrigações e situações vitais difíceis, recebendo apoio e assistência que de outra forma não estariam disponíveis e controlando o comportamento de outras pessoas.

La belle indifférence. *La belle indifférence* é uma atitude inapropriadamente arrogante de um paciente em relação a sintomas graves; isto é, ele parece estar despreocupado com o que parece ser um prejuízo importante. A indiferença branda também é vista em alguns pacientes médicos com doença grave que desenvolvem uma atitude estoica. A presença ou ausência de *la belle indifférence* não é patognomônica de transtorno conversivo, mas com frequência está associada à condição.

Identificação. Pacientes com transtorno conversivo podem moldar seus sintomas de forma inconsciente conforme os de alguém importante para eles. Por exemplo, um genitor ou uma pessoa que morreu recentemente podem servir como modelo para um transtorno conversivo. Durante a reação de luto patológico, as pessoas enlutadas costumam ter sintomas do morto.

DIAGNÓSTICO DIFERENCIAL

Um dos problemas principais no diagnóstico do transtorno conversivo é a dificuldade de descartar definitivamente uma condição clínica. Problemas médicos não psiquiátricos concomitantes são comuns em pacientes hospitalizados com transtorno conversivo, e evidências de um distúrbio neurológico atual ou prévio ou uma doença sistêmica que afete o cérebro foram reportados em 18 a 64% desses pacientes. Estima-se que 25 a 50% dos indivíduos classificados com transtorno conversivo acabem recebendo diagnósticos de problemas médicos neurológicos ou não psiquiátricos que poderiam ter causado seus primeiros sintomas. Dessa forma, é essencial uma avaliação clínica e neurológica minuciosas em todos os casos. Se puderem ser resolvidos por meio de sugestão, hipnose ou amobarbital parenteral ou lorazepam, os sintomas provavelmente são o resultado de transtorno conversivo.

Distúrbios neurológicos (p. ex., demência e outras doenças degenerativas), tumores cerebrais e doença dos gânglios da base devem ser considerados no diagnóstico diferencial. Por exemplo, fraqueza pode ser confundida com miastenia grave, polimiosite, miopatias adquiridas ou esclerose múltipla. Neurite óptica pode ser diagnosticada erroneamente como cegueira relacionada a transtorno conversivo. Outras doenças que podem causar confusão nos sintomas são a síndrome de Guillain-Barré, a doença de Creutzfeldt-Jakob, a paralisia periódica e as manifestações neurológicas precoces da aids. Ocorrem sintomas de transtorno conversivo na esquizofrenia e em transtornos depressivos e de ansiedade, porém esses outros transtornos estão associados a seus próprios sintomas distintos que, por fim, possibilitam o diagnóstico diferencial.

Sintomas sensório-motores também ocorrem no transtorno de sintomas somáticos, mas ele é uma doença crônica que começa no início da vida e inclui sintomas em muitos outros sistemas orgânicos. Na hipocondria, as pessoas não têm perda real ou distorção da função; as queixas somáticas são crônicas e não estão limitadas aos sintomas neurológicos, e as atitudes e crenças hipocondríacas características estão presentes. Se os sintomas do indivíduo estiverem limitados à dor, pode ser diagnosticado transtorno doloroso. Pacientes cujas queixas estão limitadas à função sexual são classificados com uma disfunção sexual em vez de com transtorno conversivo.

Tanto na simulação quanto no transtorno factício, os sintomas estão sob o controle voluntário consciente. A história de um simulador é, em geral, mais inconsistente e contraditória do que a de um paciente com transtorno conversivo, e o comportamento fraudulento simulador é claramente direcionado para o objetivo.

A Tabela 13.4-2 lista exemplos de testes importantes que são relevantes para sintomas de transtorno conversivo.

CURSO E PROGNÓSTICO

O surgimento do transtorno conversivo costuma ser agudo, mas a sintomatologia também pode ir se manifestando em um crescendo. Os sintomas ou déficits são, em geral, de curta duração, e cerca de 95% dos casos agudos têm remissão espontânea, geralmente em duas semanas em pacientes hospitalizados. Se os sintomas estão presentes há seis meses ou mais, o prognóstico para sua resolução é menos do que 50% e vai diminuindo conforme o tempo que estiverem presentes. Ocorre recorrência em um quinto a um quarto das pessoas no espaço de um ano do episódio. Assim, um episódio é um preditor de episódios futuros. É esperado bom prognóstico se houver início agudo, presença de estressores claramente identificáveis na época do início, intervalo curto entre o início e a instituição do tratamento e inteligência acima da média. Paralisia, afonia e cegueira estão associadas a bom prognóstico, enquanto tremor e convulsões são fatores para mau prognóstico.

TRATAMENTO

A resolução do sintoma do transtorno conversivo é, em geral, espontânea, embora provavelmente seja facilitada por terapia de apoio orientada para o *insight* ou terapia comportamental. A característica mais importante da terapia é uma relação com um terapeuta atencioso e confiável. Com pacientes resistentes à ideia de psicoterapia, os médicos podem sugerir que esta se concentre nos temas de estresse e enfrentamento. Dizer a esses pacientes que seus sintomas são imaginários com frequência os faz piorar. Hipnose, ansiolíticos e exercícios de relaxamento corporal são eficazes em alguns casos. Amobarbital

TABELA 13.4-2
Achados característicos ao exame físico no transtorno conversivo

Condição	Teste	Achados conversivos
Anestesia	Mapas de dermátomos	A perda sensorial não se adapta ao padrão de distribuição reconhecido
Hemianestesia	Verificar a linha média	Separação rígida da metade do corpo
Astasia-abasia	Caminhar, dançar	Com sugestão, aqueles que não podem caminhar ainda conseguem dançar; alteração dos achados sensoriais e motores com sugestão
Paralisia, paresia	Deixar cair a mão paralisada sobre a face	A mão cai próximo à face, não sobre ela
	Teste de Hoover	Pressão observada na mão do examinador sob a perna paralisada quando tenta elevar a perna reta
	Verificar a força motora	Fraqueza irrisória
Coma	O examinador tenta abrir os olhos	Resiste à abertura; o olhar fixo está afastado do médico
	Manobra oculocefálica	Os olhos permanecem imóveis, não se movendo de um lado para o outro
Afonia	Pedir que tussa	Som da tosse essencialmente normal indica que as cordas vocais estão se fechando
Espirros intratáveis	Observar	Curtos grunhidos nasais com pouco ou nenhum espirro na fase inspiratória; pouca ou nenhuma aerossolização das secreções: expressão facial mínima; olhos abertos; interrompe quando dorme; diminui quando sozinho
Síncope	Teste de inclinação da cabeça para cima	A magnitude das alterações nos sinais vitais e a estase venosa não explicam a continuidade dos sintomas
Visão de túnel	Campos visuais	Mudança no padrão com múltiplos exames
Cegueira monocular profunda	Sinal de oscilação da lanterna (Marcus Gunn)	Ausência de defeito pupilar aferente
	Campos visuais binoculares	Visão suficiente no "olho ruim" exclui demarcação de mancha cega fisiológica normal no olho bom
Cegueira bilateral grave	"Mexa com os dedos, só estou testando a coordenação"	O paciente pode começar a imitar novos movimentos antes de perceber o lapso
	Flash ou luz brilhante repentina	O paciente hesita
	"Olhe para sua mão"	O paciente não olha para a mão
	"Toque seus dedos indicadores"	Mesmo cegos, os pacientes conseguem realizar essa propriocepção

(Cortesia de Frederick G. Guggenheim, M.D.)

ou lorazepam parenteral podem ser úteis na obtenção de informações adicionais da história, sobretudo quando o indivíduo recentemente vivenciou um evento traumático. As abordagens psicodinâmicas incluem psicanálise e psicoterapia orientada para o *insight*, nas quais os pacientes exploram conflitos intrapsíquicos e o simbolismo dos sintomas do transtorno conversivo. Formas breves e diretas de psicoterapia de curta duração também já foram usadas para tratar o transtorno. Quanto mais longa a duração do papel de doente desses pacientes e quanto mais regrediram, mais difícil será o tratamento.

Referências

Ani C, Reading R, Lynn R, Forlee S, Garralda E. Incidence and 12-month outcome of non-transient childhood conversion disorder in the UK and Ireland. *Br J Psychiatry*. 2013;202(6):413–418.

Bryant RA, Das P. The neural circuitry of conversion disorder and its recovery. *J Abnorm Psychology*. 2012;121(1):289.

Carson AJ, Brown R, David AS, Duncan R, Edwards MJ, Goldstein LH, Grunewald R, Howlett S, Kanaan R, Mellers J, Nicholson TR, Reuber M, Schrag AE, Stone J, Voon V; UK-FNS. Functional (conversion) neurological symptoms: Research since the millennium. *J Neurol Neurosurg Psychiatry*. 2012;83(8):842–850.

Daum C, Aybek S. Validity of the "drift without pronation" sign in conversion disorder. *BMC Neurol*. 2013;13:31.

Edwards MJ, Stone J, Nielsen G. Physiotherapists and patients with functional (psychogenic) motor symptoms: A survey of attitudes and interest. *J Neurol Neurosurg Psychiatry*. 2012;83(6):655–658.

Guz H, Doganay Z, Ozkan A, Colak E, Tomac A, Sarisoy G. Conversion and somatization disorders: Dissociative symptoms and other characteristics. *J Psychosom Res*. 2004;56:287–291.

Krasnik C, Grant C. Conversion disorder: Not a malingering matter. *Paediatr Child Health*. 2012;17(5):246.

Martinez MS, Fristad MA. Conversion from bipolar disorder not otherwise specified (BP-NOS) to bipolar I or II in youth with family history as a predictor of conversion. *J Affect Disord*. 2013;148(2–3):431–434.

McCormack R, Moriarty J, Mellers JD, Shotbolt P, Pastena R, Landes N, Goldstein L, Fleminger S, David AS. Specialist inpatient treatment for severe motor conversion disorder: a retrospective comparative study. *J Neurol Neurosurg Psychiatry*. 2013.

Nicholson TR, Aybek S, Kempton MJ, Daly EM, Murphy DG, David AS, Kanaan RA. A structural MRI study of motor conversion disorder: evidence of reduction in thalamic volume. *J Neurol Neurosurg Psychiatry*. 2014;85(2):227–229.

Stone J, Smyth R, Carson A, Lewis S, Prescott R, Warlow C, Sharpe M. Systematic review of misdiagnosis of conversion symptoms and "hysteria." *BMJ*. 2005;331(7523):989.

Tezcan E, Atmaca M, Kuloglu M, Gecici O, Buyukbayram A, Tutkun H. Dissociative disorders in Turkish inpatients with conversion disorder. *Comp Psychiatry*. 2003;44:324.

▲ 13.5 Fatores psicológicos que afetam outras condições médicas

A medicina psicossomática tem sido uma área específica de estudo no campo da psiquiatria. Ela está baseada em dois pressupostos básicos: existe uma unidade de mente e corpo; e fatores psicossociais devem ser levados em conta quando se consideram os estados da doença.

Conceitos derivados do campo da medicina psicossomática influenciaram a emergência da medicina complementar e alternativa (MCA), que se baseia fortemente no exame dos fatores psicológicos na manutenção da saúde, e o campo da medicina holística, com sua ênfase no exame e no tratamento do paciente como um todo, não apenas de sua doença. Os conceitos da medicina psicossomática também influenciaram o campo da medicina comportamental, que integra as ciências do comportamento e a abordagem biomédica para prevenção, diagnóstico e tratamento da doença. Os conceitos psicossomáticos contribuíram muito para essas abordagens dos cuidados médicos.

Os conceitos da medicina psicossomática estão inclusos na entidade diagnóstica "Fatores psicológicos que afetam outras condições médicas". Essa categoria abrange transtornos físicos causados ou afetados de forma adversa por fatores emocionais ou psicológicos. Sempre deve estar presente uma condição clínica para que seja feito o diagnóstico.

CLASSIFICAÇÃO

Os critérios diagnósticos para "Fatores psicológicos que afetam outras condições médicas" excluíram (1) transtornos mentais clássicos que têm sintomas físicos como parte do transtorno (p. ex., transtorno conversivo, no qual um sintoma físico é produzido por um conflito psicológico); (2) transtorno de sintomas somáticos, no qual os sintomas físicos não estão baseados em patologia orgânica; (3) hipocondria, em que os pacientes têm uma preocupação exagerada com sua saúde; (4) queixas físicas que frequentemente estão associadas a transtornos mentais (p. ex., transtorno distímico, que costuma ter acompanhamentos somáticos, como fraqueza muscular, astenia, fadiga e exaustão); e (5) queixas físicas associadas a transtornos relacionados ao uso de substâncias (p. ex., tosse associada com dependência de nicotina).

TEORIA DO ESTRESSE

Estresse pode ser descrito como uma circunstância que perturba, ou provavelmente irá perturbar, o funcionamento fisiológico ou psicológico de uma pessoa. Na década de 1920, Walter Cannon (1871-1945) conduziu o primeiro estudo sistemático da relação entre estresse e doença. Ele demonstrou que a estimulação do sistema nervoso autônomo, em particular o sistema simpático, preparava o organismo para a resposta de "luta ou fuga", caracterizada por hipertensão, taquicardia e aumento no débito cardíaco. Isso era útil no animal, que podia lutar ou fugir, mas, na pessoa, que não podia nenhum dos dois, em virtude de ser civilizada, o estresse subsequente resultava em doença (p. ex., produzia um transtorno cardiovascular).

Na década de 1950, Harold Wolff (1898-1962) observou que a fisiologia do trato gastrintestinal (GI) parecia estar correlacionada a estados emocionais específicos. A hiperfunção estava associada com hostilidade, e a hipofunção, com tristeza. Wolff considerava essas reações inespecíficas e acreditava que a reação do paciente era determinada pela situação vital geral e pela avaliação perceptual do evento estressante. Anteriormente, William Beaumont (1785-1853), um cirurgião militar norte-americano, teve um paciente chamado Alexis St. Martin, que se tornou famoso devido a um ferimento por tiro que resultou em uma fístula gástrica permanente. Beaumont observou que, durante estados emocionais fortemente carregados, a mucosa podia se tornar hiperêmica ou esbranquiçada, indicando que o fluxo sanguíneo até o estômago era influenciado pelas emoções.

Hans Selye (1907-1982) desenvolveu um modelo de estresse que denominou *síndrome de adaptação geral*. Esta consistia em três fases: (1) a reação de alarme; (2) o estágio de resistência; e (3) o estágio de exaustão, no qual a adaptação ou a resistência adquirida eram perdidas. Ele considerou o estresse uma resposta corporal inespecífica a uma demanda causada por condições agradáveis ou desagradáveis. Selye acreditava que o estresse, por definição, nem sempre precisava ser desagradável. Chamou o estresse desagradável de sofrimento. A aceitação dos dois tipos de estresse requer adaptação.

O corpo reage ao estresse – nesse sentido definido como qualquer coisa (real, simbólica ou imaginada) que ameace a sobrevivência de um indivíduo – pondo em movimento um conjunto de respostas que busca reduzir o impacto do estressor e recuperar a homeostase. Muito é conhecido sobre a resposta fisiológica ao estresse agudo, mas consideravelmente menos é sabido sobre a resposta ao estresse crônico. Muitos estressores ocorrem por um período de tempo prolongado ou têm repercussões de longa duração. Por exemplo, a perda de um cônjuge pode ser seguida por meses ou anos de solidão, e uma agressão sexual violenta pode ser seguida por anos de apreensão e preocupação. Respostas neuroendócrinas e imunes a tais eventos explicam por que e como o estresse pode ter efeitos prejudiciais.

Respostas dos neurotransmissores ao estresse

Os estressores ativam sistemas noradrenérgicos no cérebro (mais notadamente no *locus ceruleus*) e causam a liberação de catecolaminas do sistema nervoso autônomo. Também ativam sistemas serotonérgicos, conforme evidenciado pelo aumento na circulação da serotonina. Evidências recentes sugerem que, embora os glicocorticoides tenham uma tendência a melhorar o funcionamento global da serotonina, podem existir diferenças na regulação glicocorticoide de subtipos de receptores de serotonina, o que pode ter implicações para o funcionamento serotonérgico na depressão e em doenças relacionadas. Por exemplo, os glicocorticoides podem aumentar ações mediadas pela serotonina 5-hidroxitriptamina (5-HT$_2$), contribuindo, assim, para a intensificação de ações desses tipos de receptores que foram implicados na fisiopatologia do transtorno depressivo maior. O estresse também aumenta a neurotransmissão dopaminérgica nos caminhos meso-pré-frontais.

Neurotransmissores aminoácidos e peptidérgicos também estão intricadamente envolvidos na resposta ao estresse. Estudos mostraram que o fator liberador de corticotrofina (CRF) (como neurotransmissor, não como regulador hormonal do funcionamento do eixo hipotalâmico-hipofisário-suprarrenal [HHS]), o glutamato (por meio de receptores *N*-metil-D-aspartato) e o ácido γ-aminobutírico (GABA) desempenham papéis importantes na geração de resposta ao estresse ou na modulação de outros sistemas responsivos ao estresse, como os circuitos cerebrais dopaminérgico e noradrenérgico.

Respostas endócrinas ao estresse

Em resposta ao estresse, o CRF é secretado pelo hipotálamo para o sistema porta hipotálamo-hipofisário. O CRF atua na hipófise anterior para desencadear a liberação do hormônio adrenocorticotrófico (ACTH). Depois que é liberado, o ACTH atua no córtex suprarrenal para estimular a síntese e a liberação de glicocorticoides. Estes têm inúmeros efeitos no corpo, mas suas ações podem ser resumidas em poucas palavras como promover o uso de energia, aumentar a atividade cardiovascular (a serviço da resposta de luta e fuga) e inibir funções como crescimento, reprodução e imunidade.

Esse eixo HHS está sujeito ao controle rigoroso de *feedback* negativo de seus próprios produtos finais (i.e., ACTH e cortisol) em múltiplos níveis, incluindo a hipófise anterior, o hipotálamo e regiões cerebrais supra-hipotalâmicas, como o hipocampo. Além do CRF, existem inúmeros secretagogos (i. é, substâncias que estimulam a liberação de ACTH) que podem evitar a liberação do CRF e agir diretamente para iniciar a cascata de glicocorticoides. Exemplos de tais secretagogos incluem catecolaminas, vasopressina e ocitocina. É interessante observar que estressores diferentes (p. ex., estresse pelo frio vs. hipotensão) desencadeiam padrões diferentes de liberação de secretagogos, mais uma vez demonstrando que a noção de uma resposta uniforme ao estresse de um estressor genérico é uma supersimplificação.

Resposta imune ao estresse

Parte da resposta ao estresse consiste na inibição do funcionamento imune pelos glicocorticoides. Essa inibição pode refletir uma ação compensatória do eixo HHS para atenuar outros efeitos fisiológicos do estresse. No entanto, o estresse também pode causar ativação imune por meio de uma variedade de caminhos. O próprio CRF pode estimular a liberação de norepinefrina via receptores do CRF localizados no *locus ceruleus*, o qual ativa o sistema nervoso simpático, central e perifericamente, e aumenta a liberação de epinefrina da medula suprarrenal. Além disso, ligações diretas de neurônios com norepinefrina fazem sinapse com células-alvo imunes. Assim, diante de estressores, também ocorre ativação imune profunda, incluindo a liberação de fatores imunes humorais (citocinas), como a interleucina-1 (IL-1) e IL-6. Essas citocinas podem causar maior liberação do CRF, o que, em teoria, serve para aumentar os efeitos dos glicocorticoides e, assim, autolimitar a ativação imune.

Eventos na vida

Um evento ou uma situação na vida, favoráveis ou desfavoráveis (sofrimento de Selye), frequentemente ocorrendo por acaso, geram desafios aos quais a pessoa precisa responder de forma adequada. Thomas Holmes e Richard Rahe construíram uma escala de classificação de reajuste social depois de pedirem a centenas de pessoas de diferentes origens classificassem o grau relativo de ajustamento exigido por eventos de mudança na vida. Holmes e Rahe listaram 43 eventos associados a quantidades variáveis de perturbação e estresse na vida de pessoas comuns e atribuíram a cada um deles um determinado número de unidades: por exemplo, morte do cônjuge, 100 unidades de mudança na vida; divórcio, 73 unidades; separações conjugais, 65 unidades; e morte de um membro próximo da família, 63 unidades. O acúmulo de 200 ou mais unidades de mudança na vida em um único ano aumenta o risco de desenvolvimento de um transtorno psicossomático naquele ano. É interessante observar que pessoas que enfrentam estresses gerais de forma otimista, em vez de pessimista, são menos sujeitas a experimentar problemas psicossomáticos; caso isso aconteça, elas têm mais condições de se recuperarem facilmente (Tab. 13.5-1).

Fatores de estresse específicos e inespecíficos

Além dos estresses da vida, como divórcio ou morte do cônjuge, alguns pesquisadores sugeriram que personalidades e conflitos específicos estão associados a certas doenças psicossomáticas. Uma personalidade específica ou um conflito inconsciente específico podem contribuir para o desenvolvimento de um problema psicossomático específico. Pesquisadores identificaram incialmente tipos específicos de personalidade em conexão com doença coronariana. Um indivíduo com uma personalidade coronariana é uma pessoa determinada, competitiva, agressiva, que é predisposta a doença arterial coronariana. Meyer Friedman e Ray Rosenman foram os primeiros a definir dois tipos: (1) personalidade tipo A – semelhante à personalidade coronariana – e (2) tipo B – calma, relaxada e não suscetível a doença coronariana.

Franz Alexander foi um importante proponente da teoria de que conflitos inconscientes específicos estão associados a problemas psicossomáticos específicos. Por exemplo, acreditava-se que pessoas suscetíveis a ter úlcera péptica tinham fortes necessidades de dependência não gratificadas; que pessoas com hipertensão essencial tinham impulsos hostis a respeito dos quais se sentiam culpadas. Pacientes com asma brônquica tinham problemas com ansiedade de separação. A teoria do estresse específico já não é mais considerada

TABELA 13.5-1
Escala de classificação do reajustamento social

Evento na vida	Valor médio
1. Morte do cônjuge	100
2. Divórcio	73
3. Separação conjugal do parceiro	65
4. Detenção na cadeia ou em outra instituição	63
5. Morte de um membro próximo da família	63
6. Lesão pessoal ou doença importante	53
7. Casamento	50
8. Ser demitido do emprego	47
9. Reconciliação conjugal com o parceiro	45
10. Aposentadoria	45
11. Alteração importante na saúde ou no comportamento de um membro da família	44
12. Gravidez	40
13. Dificuldades sexuais	39
14. Entrada de um novo membro na família (por meio de nascimento, adoção, um idoso que vem morar junto, etc.)	39
15. Readaptações importantes nos negócios (fusão, reorganização, falência, etc.)	39

(De Holmes T. Life situations, emotions and disease. *Psychosom Med.* 1978;9:747, com permissão.)

um indicador confiável de quem irá desenvolver qual transtorno; hoje, a teoria do estresse não específico é mais aceitável para a maioria dos estudiosos da área. Entretanto, estresse crônico, em geral com a variável interveniente da ansiedade, predispõe certas pessoas a condições psicossomáticas. O órgão vulnerável pode estar em qualquer parte do corpo. Algumas pessoas são "reatoras estomacais", outras são "reatoras cardiovasculares", "reatoras dermatológicas", e assim por diante. A diátese ou a suscetibilidade de um sistema orgânico para reagir ao estresse são provavelmente de origem genética, mas também podem resultar de vulnerabilidade adquirida (p. ex., pulmões enfraquecidos pelo tabagismo). De acordo com a teoria psicanalítica, a escolha de uma região afligida é determinada por fatores inconscientes, um conceito conhecido como *adequação somática*. Por exemplo, Freud relatou sobre um paciente do sexo masculino com medo de impulsos homossexuais que desenvolveu prurido anal e uma mulher com culpa pela masturbação que desenvolveu vulvodínia.

Outro fator não específico é o conceito de alexitimia, desenvolvido por Peter Sifneos e John Nemiah, segundo o qual as pessoas não conseguem expressar sentimentos porque não têm conhecimento do próprio humor. Tais pacientes desenvolvem estados de tensão que os deixam suscetíveis ao desenvolvimento de doenças somáticas.

SISTEMAS ORGÂNICOS ESPECÍFICOS

Sistema gastrintestinal

Os distúrbios GI estão no topo da classificação das doenças clínicas associadas com consulta psiquiátrica. Essa hierarquia reflete a alta prevalência de distúrbios GI e a ligação entre transtornos psiquiátricos e sintomas somáticos GI. Uma proporção significativa dos distúrbios GI é de distúrbios funcionais. Fatores psicológicos e psiquiátricos comumente influenciam o início, a gravidade e os resultados nos distúrbios GI funcionais.

Distúrbios gastrintestinais funcionais. A Tabela 13.5-2 descreve o espectro dos distúrbios GI funcionais, que podem incluir sintomas identificados no trato GI.

A história de caso aqui apresentada ilustra a relação entre doença psiquiátrica, doença GI e distúrbios GI.

> Um calouro, atleta *cross-country* na universidade, foi encaminhado para consulta psiquiátrica com queixas de arrotos frequentes e ansiedade. O paciente tinha sido um corredor de sucesso no ensino médio, mas se esforçou muito em sua adaptação inicial ao atletismo universitário. Seu desempenho estava abaixo de seu nível quando estava no ensino médio. A consulta com um gastrenterologista não encontrou uma causa física para suas queixas.
>
> Na consulta psiquiátrica, o paciente referiu ansiedade acerca de sua capacidade de competir em nível universitário. Muitos corredores mais talentosos estavam praticando e correspondendo ao que ele anteriormente vivenciara. Ele relatou uma necessidade de arrotar com frequência e sensação de plenitude abdominal. Quando tentava correr, disse ter dificuldade para respirar, e a sensação de excesso de gases no estômago o impedia de respirar fundo. Confessou preocupação significativa com insônia e se sentia "tenso" durante o dia. Não havia história de uso de álcool ou drogas ou de história psiquiátrica prévia.
>
> Outras informações da entrevista eram compatíveis com aerofagia e transtorno de adaptação com ansiedade. Ele foi encaminhado para treino de relaxamento e psicoterapia breve para tratar seus sintomas-alvo de ansiedade. A terapia focou na redução de seu medo de fracassar como atleta universitário e na redução das cognições disfuncionais acerca de seu desempenho. O terapeuta informou à equipe técnica que a ansiedade pelo desempenho contribuía bastante para os sintomas do paciente. Foram dadas sugestões à equipe técnica para reduzir a ansiedade pelo desempenho nesse atleta. Foi prescrito citalopram, 20 mg.
>
> Durante as seis semanas seguintes, o paciente relatou melhora relevante na respiração, na sensação de plenitude abdominal, na ansiedade e no distúrbio do sono. Sua corrida começou a melhorar, mas ainda não havia voltado ao nível de desempenho esperado. Seus treinadores, no entanto, estavam felizes com sua melhora e otimistas quanto a sua probabilidade de, no futuro, dar uma contribuição para o time. (Cortesia de William R. Yates, M.D.)

Extensos relatos na literatura atestam a ligação entre estresse, ansiedade e responsividade fisiológica do sistema GI. A ansiedade pode produzir distúrbios na função GI por meio de um mecanismo central ou via efeitos humorais, como a liberação das catecolaminas. Estudos da estimulação elétrica sugerem que respostas autonômicas simpáticas podem ser geradas no hipotálamo lateral, uma região com interações neurais dentro do prosencéfalo límbico. Respostas autonômicas parassimpáticas também influenciam a função GI. Os impulsos parassimpáticos originam-se no hipotálamo periventricular e lateral e viajam até o núcleo motor dorsal do vago, o principal caminho de saída parassimpática. O vago é modulado pelo sistema límbico ligando um caminho de resposta entre emoções-intestino.

O estresse agudo pode induzir respostas fisiológicas em vários órgãos-alvo GI. No esôfago, um estresse agudo aumenta o tônus em repouso do esfíncter esofágico superior e a amplitude da contração no esôfago distal. Tais respostas fisiológicas podem resultar em sintomas compatíveis com globo ou síndrome de espasmo esofágico. No estômago, um estresse agudo induz redução na atividade motora antral, com potencial de produzir náusea funcional e vômitos. No intestino delgado, pode ocorrer redução no funcionamento motor migrante,

TABELA 13.5-2
Distúrbios gastrintestinais funcionais

Distúrbios esofágicos funcionais

Globo	Nódulo na garganta, resposta transitória comum a sofrimento emocional
Ruminação	Regurgitação repetitiva de conteúdos gástricos
Dor torácica não cardíaca	Dor torácica semelhante a angina considerada de origem esofágica; as anormalidades motoras incluem contrações esofágicas de alta amplitude não específicas, sobretudo no esôfago distal (esôfago em quebra-nozes), e espasmos motores esofágicos difusos; sintomas particularmente sensíveis a sofrimento emocional
Azia funcional	Refluxo ácido sem anormalidade anatômica ou esofagite
Disfagia funcional	Dificuldade para engolir sólidos ou líquidos na ausência de anormalidade anatômica; pode estar presente distúrbio motor esofágico intermitente
Distúrbio esofágico funcional não especificado	Outros sintomas esofágicos não especificados

Distúrbio gastroduodenal funcional

Dispepsia funcional	Sintomas localizados no epigástrio incluem dor, inchaço, saciedade precoce, náusea ou vômitos, frequentemente associados a azia
Aerofagia	Deglutição repetitiva do ar e arroto

Distúrbio intestinal funcional

Síndrome do intestino irritável	Veja discussão no texto.
Turbulência	Inchaço, plenitude, borborigmos e flatulência
Constipação funcional	Uma ampla gama de padrões difíceis de classificar; em geral menos de três movimentos intestinais por semana com fezes duras, causando desconforto na defecação; dor abdominal está variavelmente presente; diarreia sugere diagnóstico de síndrome do intestino irritável
Diarreia funcional	Fezes soltas ou aguadas mais de 75% das vezes, com frequência com urgência ou incontinência, que podem ou não causar dor, mas sem outros aspectos da síndrome do intestino irritável
Distúrbio intestinal funcional não especificado	Categoria geral para sintomas que não são suficientes para permitir um diagnóstico claro de outro distúrbio funcional; inclui dor abdominal sintomática isolada com ou sem mudança nos hábitos fecais, muco, urgência, fezes congestionadas ou soltas, distensão, azia ou borborigmo

Dor abdominal funcional

Dor abdominal funcional	Dor abdominal difusa sem sintomas que são diagnósticos de síndrome do intestino irritável
Dor biliar funcional	Dor no quadrante superior direito; discinesia do esfíncter de Oddi, fibrose ou outras anormalidades anatômicas comumente identificadas

Distúrbio anorretal funcional

Incontinência funcional	Em geral associada a impactação fecal; deve ser diferenciada de condições anatômicas (cicatrização) ou neurológicas do reto
Dor anorretal funcional	Dor retal crônica, intensa e persistente (síndrome do elevador), ou dor aguda intermitente durante segundos a minutos que desaparece completamente (proctalgia fugaz)
Defecação obstruída	Causada por assoalho pélvico espástico (dissinergia do assoalho pélvico; mais comum em mulheres jovens e de meia-idade)
Disquezia	Dificuldade com a evacuação

(Adaptada de Drossman DA, Thompson WG, Talley NJ, Funch-Jensen P, Janssens J, Whitehead WE. Identification of sub-groups of functional gastrointestinal disorders. *Gastroenterol Int*. 1990;3:159, com permissão.)

enquanto, no intestino grosso, a atividade mioelétrica e a motilidade podem ser aumentadas diante de estresse agudo. Esses efeitos nos intestinos delgado e grosso podem ser responsáveis pelos sintomas intestinais associados com síndrome do intestino irritável (SII).

Indivíduos com anormalidades na contração e síndromes esofágicas funcionais demonstram altas taxas de comorbidade psiquiátrica. Os sintomas esofágicos funcionais incluem globo, disfagia, dor torácica e regurgitação. Esses sintomas podem ocorrer em conjunto com anormalidades na contração dos músculos lisos esofágicos no esôfago. Nem todos os que apresentam sintomas esofágicos funcionais exibem anormalidades na contração. Os transtornos de ansiedade ocuparam um lugar de destaque em um estudo da comorbidade psiquiátrica no espasmo esofágico funcional, estando presentes em 67% dos sujeitos encaminhados a um laboratório de motilidade GI para testes. O transtorno de ansiedade generalizada encabeçava a lista dos diagnósticos de transtorno de ansiedade nessa série. Muitos nesse estudo já tinham sintomas de transtorno de ansiedade antes do início dos sintomas esofágicos. Isso sugere que esse transtorno pode induzir alterações fisiológicas no esôfago, que podem produzir sintomas esofágicos funcionais.

Úlcera péptica. *Úlcera péptica* refere-se a ulceração da mucosa envolvendo o estômago distal ou o duodeno proximal. Os sintomas de úlcera péptica incluem dor epigástrica corrosiva ou com ardência que ocorre 1 a 3 horas após as refeições e é aliviada por alimentos ou antiácidos. Os sintomas que acompanham podem incluir náusea, vômitos, dispepsia ou sinais de hemorragia GI, como hematêmese ou melena. As lesões geralmente são pequenas, com menos de 1 cm de diâmetro.

As primeiras teorias identificaram excesso de secreção de ácido gástrico como o fator etiológico mais importante. Infecção pela bactéria *Helicobacter pylori* foi associada a 95 a 99% das úlceras duodenais e a 70 a 90% das úlceras gástricas. Terapia com antibióticos voltada para *H. pylori* resulta em cicatrização e taxas de cura muito maiores do que a terapia com antiácidos e bloqueador histamínico.

Os primeiros estudos da úlcera péptica sugeriram um papel de fatores psicológicos na produção da vulnerabilidade à úlcera. Acreditava-se que esse efeito fosse mediado pelo aumento na excreção de ácido gástrico com o estresse psicológico. Estudos com prisioneiros de guerra durante a II Guerra Mundial documentaram taxas de formação de úlcera péptica duas vezes mais altas do que nos controles. Evidências recentes de um papel primário da *H. pylori* no início da úlcera péptica sugerem que fatores psicossociais desempenham um papel fundamental na expressão clínica dos sintomas. Eventos estressantes na vida também podem reduzir as respostas imunes, resultando em uma maior vulnerabilidade à infecção com a bactéria. Não existe consenso sobre os transtornos psiquiátricos específicos relacionados com úlcera péptica.

Colite ulcerativa. Colite ulcerativa é uma doença intestinal inflamatória que afeta sobretudo o intestino grosso. Sua causa é desconhecida. O sintoma predominante é diarreia com sangue. As manifestações extracolônicas podem incluir uveíte, irite, doenças cutâneas e colangite esclerosante primária. O diagnóstico é feito principalmente por meio de colonoscopia ou proctoscopia. A ressecção cirúrgica de porções do intestino grosso ou de todo o intestino pode resultar em cura para alguns pacientes.

Para determinados pacientes, fatores psiquiátricos podem desempenhar um papel-chave na apresentação e na complexidade de distúrbios como a colite ulcerativa. Alguns profissionais relataram uma maior prevalência de personalidades dependentes nesses pacientes. No entanto, não podem ser feitas generalizações sobre os mecanismos psicológicos dessa doença.

Doença de Crohn. Trata-se de uma doença inflamatória do intestino que afeta em especial o intestino delgado e o colo. Seus sintomas comuns incluem diarreia, dor abdominal e perda de peso.

Visto que a doença de Crohn é crônica, a maioria dos estudos de comorbidade psiquiátrica foca em transtornos psiquiátricos que ocorrem após o início do distúrbio. Um estudo dos sintomas psiquiátricos em pacientes com doença de Crohn antes do início dos sintomas encontrou altas taxas (23%) de transtorno de pânico preexistente, comparados com sujeitos-controle e sujeitos com colite ulcerativa. Não ocorreu comorbidade psiquiátrica preexistente estatisticamente significativa nesse estudo. Estudos longitudinais e estudos retrospectivos detalhados em distúrbios GI crônicos podem ser úteis para classificar transtorno psiquiátrico como um fator de risco, uma consequência ou uma associação casual com um distúrbio GI específico.

Efeitos colaterais de drogas psicotrópicas na função gastrintestinal. Drogas psicotrópicas podem produzir alterações significativas na função GI, resultando em efeitos adversos. Esses efeitos GI adversos podem produzir vários desafios clínicos. Em primeiro lugar, os pacientes podem optar por descontinuar o tratamento necessário devido aos efeitos colaterais GI. Em segundo, os médicos que fazem a prescrição precisam considerar a possibilidade de doença GI grave ou a exacerbação de distúrbios GI funcionais quando se desenvolvem sintomas induzidos pela droga.

Os clínicos precisam examinar com atenção o perfil dos efeitos colaterais de drogas psicotrópicas específicas ao tratarem pacientes com distúrbios GI.

É encontrada serotonina no intestino, e inibidores seletivos da recaptação de serotonina (ISRSs) podem produzir sintomas GI importantes. Esses efeitos GI adversos tendem a ser observados no início da terapia e estão relacionados à dose, com doses mais altas produzindo taxas mais altas de efeitos adversos. Náusea e diarreia são efeitos adversos significativos no perfil das composições dos ISRSs.

Os antidepressivos tricíclicos (ATCs) padrão também produzem efeitos GI, em especial boca seca e constipação. Esses efeitos parecem estar principalmente relacionados ao efeito anticolinérgico das composições dos tricíclicos.

Tratamento

TRATAMENTO PSICOTRÓPICO. O uso de drogas psicotrópicas é comum no tratamento de uma variedade de distúrbios GI. Esse tratamento é complicado por perturbações na motilidade e na absorção gástricas, e o metabolismo está relacionado ao distúrbio GI subjacente. Muitos efeitos GI de drogas psicotrópicas podem ser usados para efeitos terapêuticos com distúrbios GI funcionais. Um exemplo de um efeito colateral benéfico seria o uso de ATCs para reduzir a motilidade gástrica em SII com diarreia. Os efeitos colaterais GI de psicotrópicos, no entanto, podem exacerbar um distúrbio GI. Um exemplo de um efeito adverso potencial seria a prescrição de ATCs para tratar um paciente deprimido com refluxo gastresofágico.

O tratamento com drogas psicotrópicas é complicado por doença hepática aguda e crônica. A maioria desses agentes é metabolizada no fígado. Muitos deles podem estar associados a hepatotoxicidade. Quando ocorrem alterações agudas na função hepática com ATCs, carbamazepina ou antipsicóticos, poderá ser necessário descontinuar as drogas. Durante períodos de descontinuação, podem ser usados lorazepam ou lítio, porque são excretados pelos rins. Também pode ser usada eletroconvulsoterapia (ECT) no indivíduo com doença hepática, embora o anestesista precise escolher cuidadosamente os agentes anestésicos que tenham um risco mínimo de hepatotoxicidade.

PSICOTERAPIA. A psicoterapia pode ser um componente-chave na abordagem de cuidados em etapas do tratamento de SII e outros distúrbios GI funcionais. Foram usados múltiplos modelos diferentes de psicoterapia. Estes incluem psicoterapia de curta duração, de orientação dinâmica, individual; psicoterapia de apoio; hipnoterapia; técnicas de relaxamento; e terapia cognitiva.

FARMACOTERAPIA E MANEJO PSICOTERÁPICO COMBINADOS. A combinação de farmacoterapia e psicoterapia está recebendo cada vez mais atenção em estudos de eficácia para uma variedade de transtornos. Muitos distúrbios GI apresentam aos clínicos oportunidades de considerar opções de terapia combinada. Como a tolerância GI pode estar limitada nessas populações, as estratégias de reforço psicoterápico crescem em importância.

Distúrbios cardiovasculares

Esses distúrbios são a causa principal de morte nos Estados Unidos e no mundo industrializado. Depressão, ansiedade, comportamento tipo A, hostilidade, raiva e estresse mental agudo foram avaliados como fatores de risco para o desenvolvimento e a expressão de doença coronariana. Afeto negativo em geral, baixo nível socioeconômico e pouco suporte social demonstraram ter relações significativas com cada um desses fatores psicológicos individuais, e alguns pesquisadores propuseram essas últimas características como indicadores mais promissores de risco psicológico. Dados do Estudo do Envelhecimento Normativo, com 498 homens com idade média de 60 anos, demonstraram uma relação dose-resposta entre emoções negativas, uma combinação de ansiedade e sintomas de depressão e a incidência de doença coronariana. Contudo, no momento, as evidências mais fortes disponíveis referem-se à depressão.

Estudos de pacientes com doença arterial coronariana (DAC) preexistente também demonstram um risco quase duplicado de consequências adversas relacionadas com doença coronariana, incluindo infarto do miocárdio (IM), procedimentos de revascularização para angina instável e morte, em associação com depressão. Depressão grave seis meses após cirurgia de *bypass* da artéria coronária por enxerto (CABG) ou a persistência de sintomas de depressão, mesmo moderados, iniciando antes da cirurgia até os seis meses de *follow-up* pós-operatório, são preditores de risco aumentado de morte durante cinco anos de *follow-up*.

Padrão de comportamento tipo A, raiva e hostilidade.
A relação entre um padrão de comportamento caracterizado pelo fácil surgimento de raiva, impaciência, agressão, esforço competitivo e urgência de tempo (tipo A) e DAC demonstrou o padrão do tipo A ligado a um risco quase duplicado de incidente IM e mortalidade relacionada a DAC. Terapia de grupo para modificar um padrão de comportamento do tipo A foi associada a redução na reinfartação e na mortalidade em um estudo de 4,5 anos de pacientes com IM prévio. A terapia para modificação do comportamento do tipo A também demonstrou reduzir os episódios de isquemia silenciosa no monitoramento eletrocardiográfico (ECG) ambulatorial.

Hostilidade é um componente central do conceito do tipo A. Baixa hostilidade está associada a baixo risco de DAC em estudos de populações no ambiente de trabalho. Alta hostilidade está ligada a aumento no risco de morte em 16 anos de *follow-up* de sobreviventes de um IM prévio. Além disso, a hostilidade está relacionada a vários processos fisiológicos, os quais, por sua vez, estão associados a DAC, como redução na modulação parassimpática da frequência cardíaca e aumentos nas catecolaminas circulantes, na calcificação coronariana e nos níveis lipídicos durante conflito interpessoal. No entanto, a submissão revelou-se um fator protetor contra risco de DAC em mulheres. A função dos receptores adrenérgicos é regulada para baixo em homens hostis, possivelmente uma resposta adaptativa ao aumento no impulso simpático e à produção excessiva e crônica de catecolaminas causada por raiva crônica e frequente.

Gerenciamento do estresse.
Uma metanálise recente de 23 ensaios randomizados, controlados, avaliou o impacto adicional do tratamento psicossocial na reabilitação a partir de DAC documentada. Treinamento de relaxamento, gerenciamento do estresse e suporte do grupo social foram as modalidades predominantes de intervenção psicossocial. Ansiedade, depressão, fatores de risco biológicos, mortalidade e eventos cardíacos recorrentes foram os pontos finais estudados. Esses estudos incluíram um total de 2.024 pacientes nos grupos de intervenção e 1.156 sujeitos nos grupos-controle. Os indivíduos com tratamento psicossocial tiveram maiores reduções no sofrimento emocional, na pressão arterial sistólica, na frequência cardíaca e no nível de colesterol no sangue do que os sujeitos da comparação. Aqueles que não receberam intervenção psicossocial tiveram taxas de 70% a mais na mortalidade e 84% a mais de eventos cardíacos recorrentes durante dois anos de *follow-up*. A reabilitação cardíaca pode reduzir altos níveis de hostilidade, bem como sintomas de ansiedade e depressão, em pacientes após IM. Uma revisão metanalítica de programas psicoeducacionais para pacientes com DAC concluiu que estes levaram a melhora substancial na pressão arterial, no colesterol, no peso corporal, no comportamento de fumar, nos exercícios físicos e nos hábitos alimentares e a redução de 29% de IM e de 34% na mortalidade, sem atingir efeitos significativos no humor e na ansiedade. Esses programas incluíram componentes de educação em saúde e gerenciamento do estresse.

Arritmias cardíacas e morte súbita cardíaca.
Uma visão geral abrangente das arritmias cardíacas está além do escopo desta seção. Entre os muitos subtipos de arritmia cardíaca, de maior importância para os psiquiatras são a disfunção do nó sinusal e distúrbios na condução atrioventricular (AV) que resultam em bradiarritmias e taquiarritmias, que podem ser letais ou sintomáticas, embora benignas.

Uma vez que a modulação cardíaca autonômica é profundamente sensível ao estresse emocional agudo, como raiva, medo ou tristeza intensa, não é de causar surpresa que emoções agudas possam estimular arritmias. Na verdade, casos de morte súbita cardíaca relacionada a estresse emocional súbito foram observados ao longo da história em todas as culturas. Dois estudos demonstraram que, além da depressão, um alto nível de sintomas de ansiedade eleva 2 a 5 vezes mais o risco de eventos coronarianos em pacientes após IM, na comparação com pacientes não ansiosos. Níveis altos de sintomas de ansiedade estão associados a uma triplicação no risco de morte súbita cardíaca.

Transplante cardíaco.
O transplante cardíaco está disponível para cerca de 2.500 pacientes anualmente nos Estados Unidos. Ele oferece em torno de 75% de sobrevivência em cinco anos para pacientes com insuficiência cardíaca grave, que, de outra forma, têm menos de 50% de sobrevivência em dois anos. Os candidatos a transplante cardíaco, via de regra, experimentam uma série de desafios adaptativos à medida que avançam no processo de avaliação, espera, manejo perioperatório, recuperação pós-operatória e adaptação de longo prazo à vida com um transplante. Esses estágios de adaptação costumam despertar ansiedade, depressão, elação e elaboração do luto. Transtornos do humor são comuns em receptores de transplante, em parte devido a terapia crônica com prednisona.

Hipertensão.
Hipertensão é uma doença caracterizada por pressão arterial elevada de 140/90 mmHg ou acima disso. Ela é primária (hipertensão essencial de etiologia desconhecida) ou secundária a uma doença clínica conhecida. Alguns pacientes têm pressão arterial lábil (p. ex., hipertensão "do jaleco branco", em que ocorrem elevações apenas no consultório de um médico, relacionadas à ansiedade). Os perfis de personalidade associados com hipertensão essencial incluem pessoas que têm uma disposição geral para ser agressivas ou que tentam se controlar sem sucesso. O psicanalista Otto Fenichel observou que a elevação na hipertensão essencial está provavelmente conectada à situação mental de pessoas que aprenderam que agressividade é ruim e precisam viver em um mundo para o qual é necessária uma grande quantidade de agressividade.

Síncope vasovagal.
A síncope vasovagal é caracterizada por perda súbita da consciência (desmaio) causada por uma resposta vasodepressora que diminui a perfusão cerebral. A atividade autonômica simpática é inibida, e a atividade do nervo vago parassimpático é aumentada; o resultado é débito cardíaco reduzido, diminuição da resistência vascular periférica, vasodilatação e bradicardia. Essa reação reduz o enchimento ventricular, diminui o suprimento sanguíneo do cérebro e leva a hipoxia cerebral e perda da consciência. Visto que os pacientes com síncope vasomotora em geral se colocam, ou

caem, em uma posição prona, o débito cardíaco reduzido é corrigido. Elevar as pernas do paciente ajuda a corrigir o desequilíbrio fisiológico. Quando a síncope está relacionada a hipotensão ortostática como um efeito adverso de medicação psicotrópica, os pacientes devem ser aconselhados a mudar devagar da posição sentada para se colocarem em pé. Os desencadeantes fisiológicos específicos da síncope vasovagal não foram identificados, mas situações agudamente estressantes são fatores etiológicos conhecidos.

Sistema respiratório

O sofrimento psicológico pode se tornar manifesto na respiração perturbada, como na taquipneia vista em transtornos de ansiedade ou na respiração com suspiros no paciente deprimido ou ansioso. Distúrbios na respiração podem igualmente perturbar um sentimento de calma psíquica, como no terror de um paciente asmático com obstrução grave das vias aéreas ou hipoxemia acentuada.

Asma. A asma é uma doença episódica, crônica, caracterizada por estreitamento da árvore traqueobrônquica. Os sintomas incluem tosse, chiado, aperto no peito e dispneia. Sintomas noturnos e exacerbações são comuns. Embora indivíduos asmáticos sejam caracterizados como pessoas com necessidades excessivas de dependência, não foi identificado um tipo de personalidade específico; entretanto, até 30% dessas pessoas satisfazem os critérios para transtorno de pânico ou agorafobia. O medo de dispneia pode desencadear diretamente ataques de asma, e altos níveis de ansiedade estão ligados a taxas aumentadas de hospitalização e mortalidade relacionadas com essa doença. Certos traços de personalidade em pacientes com asma estão associados com maior uso de corticosteroides e broncodilatadores e com hospitalizações mais prolongadas do que seria previsto apenas para função pulmonar. Esses traços incluem medo intenso, labilidade emocional, sensibilidade a rejeição e falta de persistência em situações difíceis.

Membros da família de pacientes com asma grave tendem a apresentar taxas de prevalência mais elevadas do que o previsto de transtornos do humor, transtorno de estresse pós-traumático, uso de substâncias e transtorno da personalidade antissocial. Ainda não se sabe como essas condições contribuem para a gênese ou a manutenção da asma em um paciente. O ambiente familiar e social atual interage com uma predisposição genética para asma, influenciando o momento e a gravidade do quadro clínico. Essa interação pode ser especialmente insidiosa em adolescentes cuja necessidade e medo de separação emocional da família com frequência ficam enredados em batalhas sobre adesão à medicação e outros modos de autocuidados diligentes.

Síndrome de hiperventilação. Pacientes com síndrome de hiperventilação respiram rápida e profundamente por vários minutos, muitas vezes sem terem consciência de que estão fazendo isso. Eles logo se queixam de sensação de sufocação, ansiedade, tontura e vertigem. Tetania, palpitações, dor crônica e parestesias na boca e nos dedos das mãos e dos pés são sintomas associados. Por fim, pode ocorrer síncope. Os sintomas são causados por uma perda excessiva de CO_2, resultando em alcalose respiratória. A vasoconstrição cerebral resulta de baixo nível de Pco_2 no tecido cerebral.

O ataque pode ser abortado fazendo o paciente respirar dentro de um saco de papel (não plástico) ou segurar a respiração pelo maior tempo possível, o que eleva o Pco_2 plasmático. Outra técnica de tratamento útil é fazê-lo hiperventilar deliberadamente por 1 ou 2 minutos e depois lhe descrever a síndrome. Isso também pode ser tranquilizador para pessoas que temem ter uma doença progressiva, senão fatal.

Doença pulmonar obstrutiva crônica. *Doença pulmonar obstrutiva crônica* (DPOC) refere-se a um espectro de distúrbios caracterizados por três aspectos fisiopatológicos: (1) tosse crônica e produção de escarro; (2) enfisema em geral associado a tabagismo ou deficiência de α_1-antitripsina; e (3) inflamação, que produz fibrose e estreitamento das vias aéreas. Assim como para a asma, as taxas de prevalência para transtorno de pânico e transtornos de ansiedade são maiores entre pacientes com DPOC. Transtornos de ansiedade ocorrem com taxas de 16 a 34%, que são maiores do que a taxa de 15% para a população em geral. As taxas de prevalência de transtorno de pânico entre pacientes com DPOC variam de 8 a 24%, sendo mais elevadas do que a prevalência geral, de 1,5%.

Pacientes com DPOC podem se beneficiar do uso de agentes simpatomiméticos inalados, mas dois pontos merecem ênfase. Primeiro, o uso de altas doses pode produzir hipocalemia. Segundo, sintomas refratários podem levar a uso excessivo de antagonistas α_2, que têm uma alta incidência de efeitos colaterais, incluindo tremor, ansiedade e interferência no sono.

> Uma mulher de 59 anos, fumante, com DPOC reconhecida, apresentou-se ao pronto-socorro com fadiga crônica e dispneia e uma síndrome aguda de humor deprimido, ideação suicida e confusão. Ela morava sozinha e tinha esvaziado seu tanque suplementar de oxigênio, que apenas algumas vezes usava, em uma baixa taxa de fluxo. Uma semana antes, para tratar mais agressivamente a piora da paciente na produção de escarro, seu pneumologista havia alterado o corticosteroide de 10 mg de prednisona para 10 mg de dexametasona ao dia. Os gases no sangue arterial revelaram hipoxemia e hipercapnia moderadas e acidose respiratória crônica compensada – todas essencialmente inalteradas desde estudos anteriores. Ao exame, a paciente parecia agitada e não sabia especificar a data, o dia da semana ou o nome de seu médico. O psiquiatra que a atendeu considerou um provável *delirium* e solicitou verificação dos eletrólitos séricos, que revelaram glicose sanguínea de 580 mg/dL. O psiquiatra fez um diagnóstico de transtorno mental orgânico e perturbação do humor secundária devida a hiperglicemia grave. A mudança para um corticosteroide de alta potência com intensa atividade glicocorticoide havia provocado a elevação massiva do açúcar no sangue e, nessa paciente idosa com pouca oxigenação, resultou em *delirium* e perturbação do humor. A paciente foi hospitalizada e tratada para a hiperglicemia com solução salina intravenosa (IV) e pequenas doses de insulina. No dia seguinte, seu estado mental retornou ao normal, e a ideação suicida e o humor deprimido haviam desaparecido. (Cortesia de Michael G. Moran, M.D.)

Sistema endócrino

É importante conhecer os distúrbios endócrinos, não só porque são disseminados, mas também porque podem produzir sintomas indistinguíveis de doenças psiquiátricas. As manifestações físicas de doença endócrina fornecem indícios para o diagnóstico, mas nem sempre estão presentes. O efeito de endocrinopatias na sintomatologia psiquiátrica foi estudado particularmente para problemas da tireoide e das glândulas suprarrenais. Sabe-se menos sobre as sequelas psiquiátricas de outros distúrbios endócrinos, como os reprodutivos, acromegalia, tumores secretores de prolactina (PRL) e hiperparatireoidismo.

Hipertireoidismo. O hipertireoidismo, ou tireotoxicose, resulta da superprodução de hormônio da tireoide pela glândula tireoide.

A causa mais comum é bócio exoftálmico, também denominado doença de Grave (veja a Lâmina Colorida 13.5-1). Bócio nodular tóxico causa outros 10% de casos entre pessoas de meia-idade e idosas. Os sinais físicos de hipertireoidismo incluem pulso aumentado, arritmias, pressão arterial elevada, tremor fino, intolerância ao calor, sudorese excessiva, perda de peso, taquicardia, irregularidades menstruais, fraqueza muscular e exoftalmia. As características psiquiátricas incluem nervosismo, fadiga, insônia, labilidade do humor e disforia. A fala pode ser pressionada, e os indivíduos podem exibir um nível de atividade aumentado. Os sintomas cognitivos incluem déficit de atenção, memória recente prejudicada e uma resposta de alarme exagerada. Pacientes com hipertireoidismo grave podem exibir alucinações visuais, ideação paranoide e *delirium*. Embora alguns sintomas dessa doença se pareçam com os do episódio maníaco, raramente foi observada uma associação entre hipertireoidismo e mania; contudo, as duas condições podem existir no mesmo paciente.

Os tratamentos para doença de Grave são (1) propiltiouracil (PTU) e drogas antitireoide, (2) iodo radiativo (RAI) e (3) tireoidectomia cirúrgica. Antagonistas dos receptores β-adrenérgicos (p. ex., propranolol) podem proporcionar alívio sintomático. O tratamento de bócio nodular da tireoide consiste em antagonistas dos receptores β-adrenérgicos e RAI. O tratamento de tireoidite constitui-se em um breve curso (algumas semanas) de antagonistas dos receptores β-adrenérgicos, porque essa condição tem um ciclo de vida curto. Para pacientes com sintomas psicóticos, antipsicóticos de potência média são preferíveis a drogas de baixa potência porque estas podem piorar a taquicardia. Drogas tricíclicas devem ser usadas com cautela, se forem usadas, pela mesma razão. Pacientes deprimidos frequentemente respondem aos ISRSs. Em geral, os sintomas psiquiátricos se resolvem com o tratamento bem-sucedido do hipertireoidismo.

Hipotireoidismo. O hipotireoidismo resulta da síntese inadequada do hormônio da tireoide e é classificado como manifesto ou subclínico. No hipotireoidismo manifesto, as concentrações do hormônio da tireoide são anormalmente baixas, os níveis do hormônio estimulador da tireoide (TSH) são elevados, e os pacientes são sintomáticos; no hipotireoidismo subclínico, os pacientes têm concentrações normais do hormônio da tireoide, mas níveis de TSH elevados.

Os sintomas psiquiátricos dessa condição incluem humor deprimido, apatia, memória prejudicada e outros defeitos cognitivos. Além disso, o hipotireoidismo pode contribuir para depressão refratária ao tratamento. Uma síndrome psicótica de alucinações auditivas e paranoia, *loucura mixedematosa*, foi descrita em alguns pacientes. É necessário tratamento psiquiátrico urgente para aqueles que apresentam sintomas psiquiátricos graves (p. ex., psicose ou depressão suicida). Agentes psicotrópicos devem ser inicialmente administrados em doses baixas porque a taxa metabólica reduzida dos indivíduos com hipotireoidismo pode reduzir o colapso e resultar em concentrações mais elevadas de medicamentos no sangue.

HIPOTIREOIDISMO SUBCLÍNICO. O hipotireoidismo subclínico pode produzir sintomas depressivos e déficits cognitivos, embora sejam menos graves do que os produzidos pelo hipotireoidismo manifesto. A prevalência de depressão durante a vida em pacientes com condição subclínica é aproximadamente o dobro da encontrada na população em geral. Esses pacientes exibem uma taxa mais baixa de resposta a antidepressivos e uma maior probabilidade de responder a aumento de liotironina do que os eutiroideos com depressão.

Diabetes melito. O diabetes melito é uma disfunção do metabolismo e do sistema vascular manifestado por distúrbios no processamento da glicose, dos lipídeos e das proteínas no corpo. Resulta da secreção ou ação prejudicadas da insulina. É também um grave efeito colateral de longo prazo de drogas antagonistas de serotonina e dopamina (ASDs) usadas para tratar psicose. A hereditariedade e a história familiar são importantes no início do diabetes; entretanto, o início súbito com frequência está associado a estresse emocional, que perturba o equilíbrio homeostático em pessoas que são predispostas à doença. Os fatores psicológicos que parecem ser significativos são aqueles que provocam sentimentos de frustração, solidão e desânimo. Indivíduos com diabetes habitualmente precisam manter algum controle alimentar sobre sua doença. Quando estão deprimidos e desanimados, eles costumam comer em excesso ou beber de forma autodestrutiva, fazendo seu diabetes sair do controle. Essa reação é comum sobretudo em pacientes com diabetes juvenil, ou tipo 1. Expressões como "oral", "dependente", "buscando atenção materna" e "excessivamente passivo" já foram aplicadas a pessoas com essa condição.

A psicoterapia de apoio ajuda a obter cooperação no manejo médico dessa doença complexa. Os terapeutas devem encorajar os pacientes a levar uma vida o mais normal possível, reconhecendo que têm uma doença crônica, mas administrável. Em pacientes com diabetes conhecido, a cetoacidose pode produzir alguma violência e confusão. É mais comum hipoglicemia (em geral ocorrendo quando um paciente com diabetes bebe álcool) produzir estados críticos de ansiedade, confusão e perturbação no comportamento. Um comportamento inapropriado causado por hipoglicemia deve ser distinguido do causado por bebedeira simples.

Distúrbios suprarrenais

Síndrome de Cushing. A síndrome de Cushing espontânea resulta da hiperfunção adrenocortical e pode se desenvolver devido a secreção excessiva de ACTH (que estimula a glândula suprarrenal a produzir cortisol) ou devido a patologia suprarrenal (p. ex., um tumor suprarrenal produtor de cortisol). A doença de Cushing, a forma mais comum da síndrome de Cushing espontânea, resulta da secreção hipofisária excessiva de ACTH, via de regra de um adenoma hipofisário.

As características clínicas da doença de Cushing incluem uma "face de lua cheia", ou rosto redondo, devido ao acúmulo de tecido adiposo em torno do arco zigomático. A obesidade truncal, uma aparência de corcova de búfalo, resulta da deposição de tecido adiposo cervicodorsal. Os efeitos catabólicos do cortisol na proteína produzem desgaste muscular, cicatrização lenta de feridas, machucados fáceis e afinamento da pele, originando estrias abdominais (Fig. 13.5-2). Os ossos tornam-se osteoporóticos, por vezes resultando em fraturas patológicas e perda de altura. Sintomas psiquiátricos são comuns e variam desde depressão grave até elação com ou sem evidência de características psicóticas.

O tratamento de tumores produtores de ACTH hipofisário envolve ressecção cirúrgica ou irradiação da hipófise. Às vezes, são usados medicamentos que antagonizam a produção de cortisol (p. ex., metirapona) ou suprimem ACTH (p. ex., antagonistas da serotonina, como ciproeptadina), mas seu sucesso é limitado.

Hipercortisolismo. Os sintomas psiquiátricos são inúmeros. A maioria dos pacientes experimenta fadiga, e aproximadamente 75% relatam humor deprimido. Destes, cerca de 60% experimentam depressão moderada ou grave. A gravidade da depressão não parece ser influenciada pela etiologia subjacente à síndrome de Cushing.

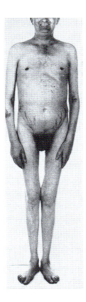

FIGURA 13.5-2
Síndrome de Cushing. Pernas finas devido a atrofia dos músculos da coxa. Alguma obesidade abdominal, com estrias acentuadas. (De Douithwaite AH, ed. *Fench's Index of Differential Diagnosis*. 7th ed. Baltimore: Williams & Wilkins; 1954, com permissão.)

Sintomas depressivos ocorrem com mais frequência em pacientes do sexo feminino do que nos do sexo masculino com síndrome de Cushing.

Labilidade emocional, irritabilidade, diminuição da libido, ansiedade e hipersensibilidade a estímulos são comuns. Também foram relatados sintomas somáticos e escores elevados de neuroticismo no Inventário da Personalidade de Eysenck, com melhora significativa após a normalização dos níveis de cortisol. Pode-se desenvolver retraimento social em consequência da vergonha pela aparência física. Estima-se que paranoia, alucinações e despersonalização ocorram em 5 a 15% dos casos. As alterações cognitivas são comuns, com 83% dos pacientes experimentando déficits de concentração e memória. A gravidade desses déficits está correlacionada com os níveis plasmáticos de cortisol e ACTH.

Sintomas maníacos e psicóticos ocorrem muito menos frequentemente do que depressão, com uma taxa de 3 a 8% dos pacientes, mas aumentando para até 40% naqueles com carcinomas suprarrenais. No entanto, em casos de hipercortisolismo iatrogênico e carcinomas suprarrenais, mania e psicose podem predominar. Os problemas psiquiátricos em pacientes tratados com prednisona tendem a aparecer nas primeiras duas semanas de tratamento, e sua ocorrência é mais comum em mulheres do que em homens.

A suspensão dos esteroides também pode produzir transtornos psiquiátricos, em particular depressão, fraqueza, anorexia e artralgia. Outros sintomas de abstinência induzida por esteroides incluem labilidade emocional, comprometimento da memória e *delirium*. Foi observado que os sintomas de abstinência persistem por até oito semanas após a suspensão dos corticosteroides.

Pacientes que apresentam labilidade emocional ou depressão em associação com fraqueza muscular, obesidade, diabetes, machucados fáceis, estrias cutâneas, acne, hipertensão e, nas mulheres, hirsutismo e oligomenorreia ou amenorreia se beneficiam de uma avaliação endocrinológica.

Hiperprolactinemia. A prolactina, produzida pela hipófise anterior, estimula a produção do leite materno e modula o comportamento materno. Sua produção é inibida pela dopamina (também conhecida como fator inibidor da prolactina), produzida pelos neurônios tuberoinfundibulares do núcleo arqueado do hipotálamo. As concentrações normais (5 a 25 ng/mL em mulheres e 5 a 10 ng/mL em homens) flutuam durante o dia, atingindo seu pico durante o sono. Exercícios e estresse emocional podem aumentar a concentração de prolactina. Medicamentos que bloqueiam a ação da dopamina (p. ex., antipsicóticos) elevam a concentração de prolactina em até 20 vezes. Todos os antipsicóticos parecem igualmente aumentar as concentrações de prolactina, com exceção da clozapina e da olanzapina. Outros fármacos que podem aumentar as concentrações de prolactina incluem os contraceptivos orais, estrogênios, drogas tricíclicas, antidepressivos serotonérgicos e propranolol. Hipotireoidismo eleva a concentração de prolactina porque o hormônio liberador de tireotrofina (TRH) estimula a liberação da prolactina. Ocorre hiperprolactinemia fisiológica em mulheres grávidas e nas que estão amamentando; a estimulação dos mamilos também aumenta as concentrações de prolactina.

Experiências traumáticas na infância, como ser separado dos pais ou viver com um genitor alcoolista, foram relatadas como fatores que predispõem a hiperprolactinemia. Eventos estressantes na vida também estão associados com galactorreia, mesmo na ausência de aumento nas concentrações de prolactina. Baixos níveis dessa substância estão relacionados a decréscimo na libido. Hiperprolactinemia pode causar disfunção sexual, como transtorno erétil e anorgasmia.

Doenças de pele

Os problemas psicocutâneos abrangem uma ampla variedade de doenças dermatológicas que podem ser afetadas pela presença de sintomas psiquiátricos ou estresse e doenças psiquiátricas nas quais a pele é o alvo do pensamento, do comportamento ou da percepção perturbados. Embora há muitos anos existam suspeitas da ligação entre estresse e vários problemas dermatológicos, poucos estudos bem controlados de tratamentos desses problemas avaliaram se a redução do estresse ou o tratamento de comorbidade psiquiátrica melhoram seus resultados. Mesmo que evidências das interações entre os sistemas nervoso, imune e endócrino tenham melhorado a compreensão dos problemas psicocutâneos, ainda são necessários mais estudos dessas condições frequentemente debilitantes e de seu tratamento.

Dermatite atópica. Dermatite atópica (também denominada *eczema atópico* ou *neurodermatite*) é um distúrbio cutâneo caracterizado por prurido e inflamação (eczema) que costuma iniciar como uma erupção maculopapular, prurítica, eritematosa. Pacientes com dermatite atópica tendem a ser mais ansiosos e deprimidos do que os grupos de controle clínico e livre de doença. Ansiedade ou depressão exacerbam essa dermatite, provocando o comportamento de coçar, e os sintomas depressivos parecem amplificar a percepção da coceira. Estudos de crianças com dermatite atópica identificaram que aquelas com problemas de comportamento tinham doença mais grave. Em famílias que encorajavam a independência, as crianças tinham sintomas menos importantes, enquanto a superproteção parental reforçava o comportamento de coçar.

Psoríase. Psoríase é uma doença de pele crônica e reincidente, com lesões caracterizadas por escamas prateadas com um eritema brilhante homogêneo sob as escamas. É difícil controlar os efeitos adversos da psoríase na qualidade de vida. A doença pode levar a estresse, que, por sua vez, pode desencadear mais psoríase. Pacientes que relatam o surgimento da doença em razão de estresse frequentemente descrevem esse estresse resultando da desfiguração estética e do estigma social da psoríase, e não de eventos estressantes importantes na vida. O estresse relacionado com a psoríase pode ter mais a ver com dificuldades sociais inerentes nas relações interpessoais dos indivíduos afetados do que com a gravidade ou cronicidade da doença.

Estudos controlados revelaram que pacientes com psoríase têm altos níveis de ansiedade e depressão e comorbidade significativa com uma ampla gama de transtornos da personalidade, incluindo os das personalidades esquizoide, evitativa, passivo-agressiva e obsessivo-compulsiva. O autorrelato dos pacientes da gravidade da psoríase correlacionava-se diretamente com depressão e ideação suicida, e depressão comórbida reduziu o limiar para prurido em pacientes com esse problema. O consumo pesado de álcool (mais de 80 g diários de etanol) por pacientes do sexo masculino com psoríase pode predizer um mau resultado do tratamento.

Escoriação psicogênica. Escoriações psicogênicas (também denominadas *prurido psicogênico*) são lesões causadas pelo comportamento de coçar ou beliscar em resposta a uma coceira ou sensação cutânea ou pela ânsia em remover uma irregularidade na pele causada por dermatoses preexistentes, como acne. As lesões costumam ser encontradas em áreas que o paciente pode alcançar com facilidade (p. ex., o rosto, parte superior das costas e extremidades superiores e inferiores) e têm alguns milímetros de diâmetro, com crosta ou cicatrizadas, com hipopigmentação ou hiperpigmentação pós-inflamatórias ocasionais. O comportamento na escoriação psicogênica por vezes se assemelha a um transtorno obsessivo-compulsivo, uma vez que é repetitivo, ritualístico e redutor da tensão, e os pacientes tentam (frequentemente sem sucesso) resistir à escoriação. A pele é uma zona erógena importante, e Freud acreditava ser suscetível a impulsos sexuais inconscientes.

Prurido localizado

PRURIDO ANAL. A investigação do prurido anal em geral resulta em uma história de irritação local (p. ex., vermes, secreção irritante, infecção fúngica) ou fatores sistêmicos gerais (p. ex., deficiências nutricionais, intoxicação com drogas). Contudo, depois de seguir um curso normal, o prurido anal com frequência não responde às medidas terapêuticas e adquire vida própria, aparentemente perpetuada pelo comportamento de coçar ou pela inflamação sobreposta. Essa é uma queixa penosa que costuma interferir no trabalho e nas atividades sociais. A investigação de muitos pacientes com o problema revelou que, muitas vezes, desvios da personalidade precedem a condição e que transtornos emocionais frequentemente a precipitam e a mantêm.

PRURIDO VULVAR. Como ocorre com o prurido anal, causas físicas específicas, localizadas ou generalizadas, podem ser demonstráveis no prurido vulvar, e a presença de psicopatologia notória não reduz de forma alguma a necessidade de investigação médica adequada. Em alguns indivíduos, o prazer derivado de esfregar e coçar é consciente – eles o percebem como uma forma simbólica de masturbação –, porém, com maior frequência, o elemento do prazer é suprimido. Algumas pessoas podem apresentar uma longa história de frustração sexual, que em geral foi intensificada na época de início do prurido.

Hiperidrose. Estados de medo, raiva e tensão podem induzir aumento na secreção de suor, que aparece principalmente na palma das mãos, na sola dos pés e nas axilas. A sensibilidade do suor em resposta a emoção serve como base para a medida do suor por meio de resposta galvânica da pele (uma ferramenta importante da pesquisa psicossomática), *biofeedback* e polígrafo (teste do detector de mentiras). Em condições de estresse emocional prolongado, o suor excessivo (hiperidrose) pode levar a alterações cutâneas secundárias, erupções, bolhas e infecções; portanto, essa disfunção pode se encontrar subjacente a várias outras condições dermatológicas que não estejam primariamente relacionadas às emoções. Em essência, essa condição pode ser encarada como um fenômeno de ansiedade mediado pelo sistema nervoso autônomo e deve ser diferenciada de estados de hiperidrose induzidos por drogas.

Urticária. Fatores psiquiátricos foram implicados no desenvolvimento de alguns tipos de urticária. A maioria dos estudos psiquiátricos focou na urticária idiopática crônica. As primeiras teorias psicodinâmicas sobre esse problema foram abandonadas porque não pôde ser provada qualquer associação entre um conflito de personalidade específico e urticária. No entanto, indivíduos com a forma idiopática, crônica, são frequentemente deprimidos e ansiosos, e as mulheres têm maior probabilidade de experimentar sintomas psiquiátricos significativos. Se os sintomas psiquiátricos resultam da urticária ou são um fator causal contribuinte em seu desenvolvimento ou sua exacerbação, ainda não está claro. Estudos controlados encontraram uma associação entre eventos estressantes na vida e o início da urticária. O estresse pode levar à secreção de neuropeptídeos, como o peptídeo intestinal vasoativo e a substância P, o que pode causar vasodilatação e contribuir para o desenvolvimento de urticária papular.

Sistema musculoesquelético

Os distúrbios musculoesqueléticos são um grupo diverso de síndromes e doenças que têm a presença de sintomas musculares e articulares como seu denominador comum. A relevância desses distúrbios para os psiquiatras é a correlação consistentemente observada com a doença psiquiátrica. Muitos pacientes com um problema musculoesquelético exibem sintomas e sinais adicionais que sugerem a presença de um transtorno psiquiátrico concomitante. Essas condições psiquiátricas comórbidas podem ser o resultado da resposta psicológica do indivíduo à perda e ao desconforto imposto pela doença ou podem ser produzidas pelo efeito do processo da doença no sistema nervoso central (SNC).

Artrite reumatoide. Artrite reumatoide é uma doença caracterizada por dor musculoesquelética crônica originária de inflamação nas articulações. Seus fatores causativos significativos são hereditários, alérgicos, imunológicos e psicológicos.

O estresse pode predispor à artrite reumatoide e a outras doenças autoimunes por meio da supressão imune. Depressão é comórbida com artrite reumatoide em cerca de 20% dos indivíduos. Aqueles que ficam deprimidos têm maior probabilidade de ser solteiros, de ter uma duração mais longa da doença e de ter uma maior ocorrência de comorbidade clínica. Indivíduos com artrite reumatoide e depressão costumam demonstrar pior estado funcional e relatam mais frequentemente dores nas articulações, experiência de dor pronunciada, uso do sistema de saúde, dias acamados e incapacidade de trabalhar do que aqueles com medidas objetivas semelhantes de atividade artrítica sem depressão.

Agentes psicotrópicos podem ser úteis para uso em alguns pacientes. O sono, que é com frequência perturbado pela dor, pode ser auxiliado pela combinação de droga anti-inflamatória não esteroide (AINE) e trazodona ou mirtazapina, com o alerta de devida cautela em relação a hipotensão ortostática. Drogas tricíclicas exercem efeitos anti-inflamatórios leves independentemente de seu benefício na alteração do humor; no entanto, os efeitos anticolinérgicos (proeminentes entre as drogas tricíclicas e também presentes em alguns agentes serotonérgicos) podem agravar as membranas secas orais e oculares em alguns pacientes com o transtorno.

Lúpus eritematoso sistêmico. O lúpus eritematoso sistêmico é uma doença do tecido conectivo, de etiologia incerta, caracterizada por episódios recorrentes de inflamação destrutiva de diversos órgãos, incluindo a pele, as articulações, os rins, os vasos sanguíneos e o SNC. Essa doença é muito imprevisível, com frequência incapacitante e potencialmente desfigurante, e seu tratamento requer a administração de drogas que podem ser tóxicas. O psiquiatra pode auxiliar na promoção de interações positivas entre os pacientes e a equipe de tratamento, garantindo uma atitude tolerante por parte desses profissionais. Psicoterapia de apoio pode ajudar os pacientes a adquirir o conhecimento e a maturidade necessários para lidar com o distúrbio da forma mais eficaz possível.

Lombalgia. A lombalgia afeta quase 15 milhões de norte-americanos e é um dos principais motivos de dias perdidos no trabalho e de indenizações por incapacidade pagas pelas companhias de seguro. Os sinais e sintomas variam de paciente para paciente, com mais frequência consistindo em dor excruciante, movimentos restringidos, parestesias e fraqueza ou dormência, todos os quais podendo ser acompanhados de ansiedade, medo ou até mesmo pânico. As áreas mais afetadas são as regiões lombar inferior, lombossacral ou sacroilíaca. É frequentemente acompanhada por ciática, com a dor irradiando para baixo até uma ou ambas as nádegas ou acompanhando a distribuição do nervo ciático. Embora a lombalgia possa ser causada por um disco intervertebral rompido, uma fratura nas costas, defeitos congênitos na parte inferior da coluna ou uma tensão no músculo ligamentoso, muitos casos são psicossomáticos. Os médicos que fazem o exame devem estar alertas particularmente aos pacientes que apresentam história de trauma menor nas costas seguido de dor grave incapacitante. Pacientes com lombalgia costumam relatar que a dor começou na época do trauma ou estresse psicológico, mas outros (talvez 50%) desenvolvem dor de modo gradual por um período de meses. A reação dos pacientes à dor é desproporcionalmente emocional, com ansiedade excessiva e depressão. Além do mais, a dor raramente segue uma distribuição neuroanatômica normal e pode variar em localização e intensidade.

O tratamento inclui educar os pacientes sobre o componente fisiológico (vasoespasmo) e ajudá-los a compreender o trabalho da mente e dos conflitos inconscientes que se originam de afetos inconscientes, em especial da raiva. O paciente compreende que a mente está substituindo a dor emocional pela dor física de modo que a mente consciente não tenha que lidar com o conflito. A atividade física deve ser retomada o mais rápido possível, com tratamentos como manipulação espinal e sessões obrigatórias de fisioterapia usadas minimamente.

Fibromialgia. A fibromialgia é caracterizada por dor e rigidez dos tecidos moles, como músculos, ligamentos e tendões. As áreas locais de sensibilidade são referidas como "pontos acionadores". As áreas cervical e torácica são afetadas com mais frequência, mas a dor pode estar localizada nos braços, nos ombros, na lombar ou nas pernas. Ela é mais comum em mulheres do que em homens. A etiologia é desconhecida; no entanto, costuma ser precipitada por estresse, que causa espasmo arterial localizado e interfere na perfusão de oxigênio nas áreas afetadas. O resultado é dor, com os sintomas associados de ansiedade, fadiga e incapacidade de dormir devido à dor. Não existem achados laboratoriais patognomônicos. O diagnóstico é feito após a exclusão de doença reumática ou hipotireoidismo. É comum encontrar fibromialgia presente na síndrome da fadiga crônica e nos transtornos depressivos.

Analgésicos, como aspirina e acetaminofeno, são úteis para a dor. Alguns indivíduos podem responder a AINEs. Pacientes com casos mais graves podem responder a injeções de um anestésico (p. ex., procaína) nas áreas afetadas; injeções de esteroides costumam ser injustificadas. A relação entre estresse, espasmos e dor ainda precisa ser explicada. Exercícios de relaxamento e massagem dos pontos acionadores também podem ser úteis. Antidepressivos, especialmente sertralina, demonstraram resultados encorajadores. Psicoterapia pode se justificar para pacientes que conseguem ter *insight* da natureza da doença e também os ajuda a identificar e lidar com os estressores psicossociais.

Dores de cabeça

Dores de cabeça são o sintoma neurológico mais comum e uma das queixas médicas mais habituais. A cada ano, cerca de 80% da população tem pelo menos uma dor de cabeça, e 10 a 20% vão a médicos tendo a dor de cabeça como sua queixa principal. Essas dores também são uma causa importante de absenteísmo do trabalho e evitação de atividades sociais e pessoais.

A maioria das dores de cabeça não está associada a doença orgânica significativa; muitas pessoas são suscetíveis a elas em momentos de estresse emocional. Além disso, em muitos transtornos psiquiátricos, incluindo ansiedade e transtornos depressivos, a dor de cabeça costuma ser um sintoma proeminente. Indivíduos com dores de cabeça são frequentemente encaminhados a psiquiatras por médicos de cuidados primários e neurologistas depois de exaustivos exames biomédicos, que, via de regra, incluem imagem por ressonância magnética (RM) da cabeça. A maior parte dos exames para queixas comuns de dor de cabeça tem resultados negativos, e tais resultados podem ser frustrantes para o paciente e para o médico. Médicos não muito versados em medicina psicológica podem tentar tranquilizar tais pacientes dizendo-lhes que não têm nenhuma doença. Entretanto, essa tranquilização pode ter o efeito oposto – pode aumentar a ansiedade e até mesmo gerar uma divergência quanto à natureza real ou imaginária da dor. O estresse psicológico costuma exacerbar as dores de cabeça, independentemente de sua causa subjacente primária ser física ou psicológica.

Enxaqueca (vascular) e cefaleia em salvas. A enxaqueca (vascular) é um transtorno paroxístico caracterizado por dores de cabeça unilaterais recorrentes, com ou sem distúrbios visuais e gastrintestinais relacionados (p. ex. náusea, vômitos e fotofobia). É provável que sejam causadas por um distúrbio funcional na circulação craniana. Podem ser precipitadas por estrogênio no ciclo menstrual, o que pode justificar sua prevalência mais alta em mulheres. Estresse também é um fator precipitante, e muitas pessoas com enxaqueca são controladoras em excesso, perfeccionistas e incapazes de suprimir a raiva. As cefaleias em salvas estão relacionadas às enxaquecas. Elas são unilaterais, ocorrem até oito vezes por dia e estão associadas a miose, ptose e diaforese.

Enxaquecas e cefaleias em salvas são mais bem tratadas durante o período prodrômico com tartarato de ergotamina e analgésicos. A administração profilática de propranolol ou verapamil é útil quando as dores de cabeça são frequentes. Sumatriptano é indicado para o tratamento de curto prazo da enxaqueca e pode abortar os ataques. Os ISRSs também são úteis para profilaxia. A realização de psicoterapia para diminuir os efeitos do conflito e do estresse, além de certas técnicas comportamentais (p. ex., *biofeedback*), apresentou bons resultados.

Cefaleias tensionais (contração muscular). O estresse emocional com frequência está associado a contração prolongada dos músculos da cabeça e do pescoço, o que, ocorrendo durante várias horas, pode contrair os vasos sanguíneos e resultar em isquemia. Uma dor incômoda e persistente, por vezes parecendo uma fita apertada, muitas vezes começa na reação suboccipital e pode se espalhar pela cabeça. O couro cabeludo pode se mostrar sensível ao toque, e, em contraste com a enxaqueca, a dor de cabeça costuma ser bilateral e não está relacionada a sintomas precursores, náusea ou vômitos. As cefaleias tensionais podem ser episódicas ou crônicas e precisam ser diferenciadas das dores de cabeça de enxaqueca, sobretudo com e sem aura.

As cefaleias tensionais estão frequentemente associadas a ansiedade e depressão e ocorrem em algum grau em cerca de 80% das pessoas durante períodos de estresse emocional. Personalidades tensas, muito ansiosas e competitivas têm especial suscetibilidade ao transtorno. No estágio inicial, as pessoas podem ser tratadas com agentes antiansiedade, relaxantes musculares e massagem ou aplicação de calor na cabeça e no pescoço; antidepressivos podem ser prescritos quando uma depressão subjacente estiver presente. A psicoterapia é um tratamento eficaz para pessoas cronicamente afetadas por cefaleias tensionais. Aprender a evitar e a lidar melhor com a tensão é a abordagem de manejo de longo prazo mais eficaz. *Biofeedback* usando eletromiograma (EMG) dos músculos frontais ou temporais pode ajudar alguns indivíduos. Exercícios de relaxamento e meditação também beneficiam certos pacientes.

TRATAMENTO DE DISTÚRBIOS PSICOSSOMÁTICOS

Um papel importante dos psiquiatras e de outros médicos que trabalham com pacientes apresentando transtornos psiquiátricos é a mobilização do indivíduo para mudar o comportamento de forma a otimizar o processo de cura. Isso pode requerer uma mudança geral no estilo de vida (p. ex., parar de fumar). A ocorrência disso depende bastante da qualidade da relação entre médico e paciente. A falha do médico em estabelecer um bom *rapport* justifica, em grande parte, a ineficácia em conseguir que os pacientes mudem.

Idealmente, médico e paciente colaboram e decidem sobre um curso de ação. Por vezes, isso pode parecer uma negociação na qual médico e paciente discutem várias opções e chegam a um compromisso sobre um objetivo estabelecido.

Gerenciamento do estresse e terapia de relaxamento

Os métodos da terapia cognitivo-comportamental estão cada vez mais sendo usados para ajudar os indivíduos a gerenciar melhor suas respostas a eventos estressantes na vida. Esses métodos de tratamento estão baseados na noção de que as avaliações cognitivas sobre eventos estressantes e os esforços para seu enfrentamento relacionados a essas avaliações desempenham um papel importante na determinação da resposta ao estresse. As abordagens da terapia cognitivo-comportamental para o gerenciamento do estresse têm três objetivos principais: (1) ajudar os indivíduos a ter maior percepção das próprias avaliações cognitivas de eventos estressantes, (2) educá-los sobre como suas avaliações de eventos estressantes podem influenciar respostas emocionais e comportamentais negativas e auxiliá-los a conceitualizar suas habilidades para alterar essas avaliações e (3) ensinar como desenvolver e manter o uso de uma variedade de habilidades cognitivas e comportamentais eficazes para gerenciamento do estresse.

Treinamento em gerenciamento do estresse. Cinco habilidades formam a essência de quase todos os programas de gerenciamento do estresse: auto-observação, reestruturação cognitiva, treino de relaxamento, gerenciamento do tempo e solução de problemas.

AUTO-OBSERVAÇÃO. É usado um formato de agenda diária, solicitando-se ao paciente que faça registros de como respondeu a eventos desafiantes ou estressantes que ocorreram a cada dia. Um estresse em particular (p. ex., uma discussão com o cônjuge) pode precipitar um sinal ou sintoma (p. ex., dor no pescoço).

REESTRUTURAÇÃO COGNITIVA. Isso ajuda os participantes a perceber, e a mudar, seus pensamentos, crenças e expectativas mal-adaptativos. Os pacientes aprendem a substituir pressupostos negativos por positivos.

EXERCÍCIOS DE RELAXAMENTO. Edmund Jacobson desenvolveu, em 1938, um método denominado *relaxamento muscular progressivo* para ensinar relaxamento sem o uso de instrumentação, como ocorre no *biofeedback*. Os pacientes são ensinados a relaxar grupos musculares, como aqueles envolvidos em "cefaleias tensionais". Quando encontravam e tomavam consciência de situações que causavam tensão em seus músculos, eram treinados para relaxar. Esse método é um tipo de dessensibilização sistemática – um tipo de terapia comportamental.

Hipnose. A hipnose é eficaz na cessação do tabagismo e no incremento da mudança alimentar. É usada em combinação com imaginário aversivo (p. ex., o gosto detestável dos cigarros). Alguns pacientes exibem uma taxa de recaída moderadamente alta e podem precisar repetir os programas de terapia hipnótica (em geral 3 a 4 sessões).

Biofeedback. Neal Miller publicou, em 1969, seu trabalho pioneiro "Learning of Visceral and Glandular Responses" (Aprendizagem de respostas viscerais e glandulares), no qual relatou que, em animais, várias respostas viscerais reguladas pelo sistema nervoso autônomo involuntário podiam ser modificadas por meio da aprendizagem do condicionamento operante realizado em laboratório. Isso conduziu à ideia de que o ser humano é capaz de aprender a controlar certas respostas fisiológicas involuntárias (denominadas *biofeedback*), como vasoconstrição dos vasos sanguíneos, ritmo e frequência cardíacos. Essas alterações fisiológicas parecem desempenhar um papel significativo no desenvolvimento e no tratamento ou na cura de certos distúrbios psicossomáticos.

O *biofeedback* e suas técnicas relacionadas têm sido úteis em cefaleias tensionais, enxaquecas e doença de Raynaud. Embora as técnicas de *feedback* tenham inicialmente produzido resultados encorajadores no tratamento da hipertensão essencial, a terapia de relaxamento produziu efeitos a longo prazo mais significativos do que o *biofeedback*.

GERENCIAMENTO DO TEMPO. Os métodos de gerenciamento do tempo são concebidos para auxiliar os indivíduos a recuperar um senso de equilíbrio em suas vidas. O primeiro passo no treinamento de habilidades para gerenciamento do tempo é direcionado para destacar a percepção dos padrões atuais de uso do tempo. Para atingir esse objetivo, os indivíduos devem ser convidados a manter um registro de como passam seu tempo todos os dias, anotando a quantidade de tempo passado em categorias importantes, como trabalho, família, exercícios ou atividades de lazer. Ou, então, pode-se pedir que listem as áreas importantes em suas vidas e depois façam duas estimativas de tempo: (1) a quantidade de tempo que atualmente passam envolvidos nessas atividades e (2) a quantidade de tempo que gostariam de passar nessas atividades. Com frequência, é encontrada uma diferença substancial no tempo que os indivíduos gostariam de despender em atividades importantes e a quantidade de tempo que realmente passam desempenhando-as. Com a identificação dessa diferença, surge uma maior motivação para fazer mudanças.

SOLUÇÃO DE PROBLEMAS. O passo final é a solução de problemas, no qual o paciente procura aplicar a melhor solução à situação-problema e depois avalia seu progresso com o terapeuta.

Referências

Calvillo-King L, Arnold D, Eubank KJ, Lo M, Yunyongying P, Halm EA. Impact of social factors on risk of readmission or mortality in pneumonia and heart failure: systematic review. *J Gen Intern Med.* 2013;28(2):269–282.

Creed F. Gastrointestinal disorders. In: Sadock BJ, Sadock VA, eds. *Kaplan & Sadock's Comprehensive Textbook of Psychiatry.* 9th ed. Vol. 2. Philadelphia: Lippincott Williams & Wilkins; 2009:2263.

Desan P. Psychosomatic medicine revisited. *Primary Psychiatry.* 2005;12:35.

Drossman DA, Toner BB, Whitehead WE, Diamant NE, Dalton CB, Duncan S, Emmott S, Proffitt V, Akman D, Frusciante K, Le T, Meyer K, Bradshaw B, Mikula K, Morris CB, Blackman CJ, Hu Y, Jia H, Li JZ, Koch GG, Bangdiwala SI. Cognitive-behavioral therapy versus education and desipramine versus placebo for moderate to severe functional bowel disorders. *Gastroenterology.* 2003;125:19.

Enck P, Bingel U, Schedlowski M, Rief W. The placebo response in medicine: Minimize, maximize or personalize? *Nat Rev Drug Discov.* 2013;12(3):191–204.

Guidi J, Rafanelli C, Roncuzzi R, Sirri L, Fava GA. Assessing psychological factors affecting medical conditions: Comparison between different proposals. *Gen Hosp Psychiatry.* 2013;35(2):141–146.

Halder SL, Locke GR 3rd, Talley NJ, Fett SL, Zinsmeister AR, Melton LJ 3rd. Impact of functional gastrointestinal disorders on health-related quality of life: A population-based case-control study. *Aliment Pharmacol Ther.* 2004;19:233.

Holwerda TJ, Deeg DJ, Beekman AT, van Tilburg TG, Stek ML, Jonker C, Schoevers RA. Feelings of loneliness, but not social isolation, predict dementia onset: results from the Amsterdam Study of the Elderly (AMSTEL). *J Neurol Neurosurg Psychiatry.* 2014;85(2):135–142.

Maeda U, Shen BJ, Schwarz ER, Farrell KA, Mallon S. Self-efficacy mediates the associations of social support and depression with treatment adherence in heart failure patients. *Int J Behav Med.* 2013;20(1):88–96.

McLean DE, Bowen S, Drezner K, Rowe A, Sherman P, Schroeder S, Redlener K. Asthma among homeless children: Undercounting and undertreating the underserved. *Arch Pediatr Adolesc Med.* 2004;158:244–249.

Moran MG. Respiratory disorders. In: Sadock BJ, Sadock VA, eds. *Kaplan & Sadock's Comprehensive Textbook of Psychiatry.* 9th ed. Vol. 2. Philadelphia: Lippincott Williams & Wilkins; 2009:2289.

Poricelli P, Affatati V, Bellomo A, De Carne M, Todarello O, Taylor GJ. Alexithymia and psychopathology in patients with psychiatric and functional gastrointestinal disorders. *Psychother Psychosom.* 2004;73:84.

Rietveld S, Creer TL. Psychiatric factors in asthma: Implications for diagnosis and therapy. *Am J Respir Med.* 2004;2:1–10.

Shapiro PA, Lawson RW. Cardiovascular disorders. In: Sadock BJ, Sadock VA, eds. *Kaplan & Sadock's Comprehensive Textbook of Psychiatry.* 9th ed. Vol. 2. Philadelphia: Lippincott Williams & Wilkins; 2009:2250.

Singh JA, Lewallen DG. Medical and psychological comorbidity predicts poor pain outcomes after total knee arthroplasty. *Rheumatology.* 2013;52(5):916–923.

Smith TW. Hostility and health: Current status of psychosomatic hypothesis. In: Salovey P, Rothman AJ, eds. *Social Psychology of Health.* New York: Psychology Press; 2003:325–341.

▲ 13.6 Transtorno factício

Pacientes com transtorno factício simulam, induzem ou agravam a doença para receber atenção médica, independentemente de estarem ou não doentes. Por conseguinte, podem infligir lesões dolorosas, deformantes ou até mesmo com perigo de morte a si mesmos, a seus filhos ou a outros dependentes. A motivação primária não é evitar obrigações, obter ganho financeiro ou qualquer coisa concreta. A motivação é apenas receber cuidados médicos e participar do sistema de saúde.

Os transtornos factícios podem provocar morbidade significativa ou até mesmo mortalidade. Portanto, mesmo que as queixas apresentadas sejam falsificadas, as necessidades clínicas e psiquiátricas desses indivíduos devem ser levadas a sério. Por exemplo, uma técnica do centro cirúrgico, filha de um médico, injetou em si mesma repetidas vezes, *Pseudomonas*, o que causou múltiplos ataques de sepse e insuficiência renal bilateral, que a levaram à morte. Tais mortes não são incomuns. Em um artigo de 1951, em *Lancet*, Richard Asher cunhou o termo "síndrome de Münchausen" para se referir a uma síndrome na qual os pacientes enfeitam sua história pessoal, fabricam sintomas cronicamente para obter internação hospitalar e peregrinam de hospital em hospital. A síndrome recebeu o nome do barão Hieronymus Friedrich Freiherr von Münchausen (1720-1797), um oficial da cavalaria alemã (Fig. 13.6-1).

EPIDEMIOLOGIA

Não existem dados epidemiológicos abrangentes sobre o transtorno factício. Estudos limitados indicam que indivíduos com esse trans-

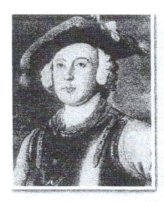 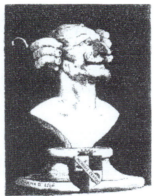

FIGURA 13.6-1
Barão Karl Friedrich Hieronymus von Münchausen (1720-1797).
Esquerda: O barão usa armadura militar em seu retrato de 1750, feito por G. Bruckner. Um nobre que serviu no exército russo na guerra contra os turcos, o barão divertia os amigos exagerando em histórias de suas aventuras na guerra depois de se aposentar. Suas histórias ganharam fama quando publicadas por Rudolph E. Raspe. **Direita**: O barão aparece como uma caricatura em desenho do século XIX feito pelo artista Gustave Doré. Assim como o barão, pacientes com transtorno factício são pessoas reais que merecem respeito, mesmo que frequentemente se apresentem como caricaturas. (O retrato é cortesia de Bernhar Wiebel, http://www.Muenchhausen.ch. O retrato verdadeiro foi perdido na II Guerra Mundial. Caricatura de Gustave Doré. *The Adventures of Baron Münchausen, One Hundred and Sixty Illustrations by Gustave Doré.* New York: Pantheon Books; 1944.)

torno podem representar aproximadamente 0,8 a 1% dos pacientes que consultam a psiquiatria. Casos de sinais e sintomas psicológicos simulados são relatados com muito menos frequência do que casos de sinais e sintomas físicos. Um banco de dados de pessoas que simulam doenças foi elaborado para alertar os hospitais sobre tais pacientes, muitos dos quais viajam de um lugar para outro, buscam hospitalização usando nomes diferentes ou simulam doenças diferentes.

Em torno de dois terços dos pacientes com síndrome de Münchausen são homens. Eles tendem a ser brancos, de meia-idade, desempregados, não casados e sem vínculos sociais ou familiares significativos. Entre os pacientes diagnosticados com transtorno factício com sinais e sintomas físicos, preponderam as mulheres, que superam os homens em uma proporção de 3 para 1. Elas, em geral, têm entre 20 e 40 anos, com uma história de emprego ou educação em ocupações de enfermagem ou de assistência à saúde. Os transtornos factícios físicos costumam começar em pacientes na década dos 20 ou 30 anos, embora a literatura contenha casos que variam de 4 a 79 anos.

O transtorno factício por procuração (denominado transtorno factício imposto a outro no DSM-5 é mais comumente perpetrado por mulheres contra bebês ou crianças pequenas. Raro ou pouco reconhecido, o transtorno representa menos de 0,04%, ou 1.000 em 3 milhões, de casos de abuso infantil relatados nos Estados Unidos a cada ano. No entanto, existe uma carência de bons dados epidemiológicos. Esse transtorno é discutido a seguir.

COMORBIDADE

Muitas pessoas diagnosticadas com transtorno factício têm diagnósticos psiquiátricos comórbidos (p. ex., transtornos do humor, da personalidade ou relacionados ao uso de substâncias.)

ETIOLOGIA

Fatores psicossociais

Os fundamentos psicodinâmicos do transtorno factício são pouco conhecidos porque é difícil engajar os pacientes em um processo psicoterápico exploratório. Eles podem insistir que seus sintomas são físicos e que, portanto, um tratamento psicologicamente orientado é desnecessário. Relatos de caso empíricos indicam que muitos deles sofreram abuso ou privação na infância, resultando em hospitalizações frequentes durante os primeiros anos do desenvolvimento. Em tais circunstâncias, uma internação hospitalar pode ter sido considerada uma fuga de uma situação traumática em casa, e o paciente pode ter encontrado uma série de cuidadores (p. ex., médicos, enfermeiros e funcionários do hospital) amáveis e atenciosos. Além do mais, as famílias de origem dos pacientes incluíam uma mãe rejeitadora ou um pai ausente. A história habitual revela que o indivíduo percebe um ou ambos os genitores como figuras de rejeição e incapazes de formar relacionamentos próximos. A reprodução de uma doença genuína, portanto, é usada para recriar o vínculo positivo desejado entre pais e filho. Os transtornos são uma forma de compulsão à repetição, repetindo o conflito básico de necessidade e busca de aceitação e amor, ao mesmo tempo com a expectativa de que isso não vá acontecer. Então, o paciente transforma os médicos e os membros da equipe em pais rejeitadores.

Indivíduos que procuram procedimentos dolorosos, como operações cirúrgicas e testes diagnósticos invasivos, podem ter uma constituição de personalidade masoquista em que a dor serve como punição por pecados passados, imaginados ou reais. Alguns podem tentar dominar o passado e o trauma inicial de uma doença clínica grave ou hospitalização assumindo o papel de paciente e revivendo a experiência dolorosa e assustadora repetidamente por meio de múltiplas hospitalizações. Indivíduos que simulam doenças psiquiátricas podem ter tido um parente que foi hospitalizado com a doença que estão simulando. Pela identificação, esperam se reunir com o parente de uma forma mágica.

Muitos pacientes têm uma formação deficiente da identidade e uma autoimagem perturbada, que são características de uma pessoa com transtorno da personalidade *borderline*. Alguns têm personalidades com falso *self* que assumiram a identidade daqueles a sua volta. Se forem profissionais da saúde, com frequência esses indivíduos não são capazes de se diferenciar dos pacientes com quem entram em contato. A cooperação ou o encorajamento de outras pessoas para que simulem uma doença factícia ocorre em uma variante rara desse transtorno. Embora a maioria dos pacientes aja sozinha, amigos ou parentes participam na fabricação da doença em alguns casos.

Os mecanismos de defesa significativos são repressão, identificação com o agressor, regressão e simbolização.

Fatores biológicos

Alguns pesquisadores propuseram que uma disfunção cerebral possa ser um fator nos transtornos factícios. Já foi levantada a hipótese de que uma deficiência no processamento da informação contribua para a *pseudologia fantástica* e o comportamento aberrante dos pacientes com transtorno de Münchausen; entretanto, não foi estabelecido nenhum padrão genético, e estudos eletrencefalográficos (EEG) não observaram anormalidades específicas em pacientes com transtornos factícios.

DIAGNÓSTICO E CARACTERÍSTICAS CLÍNICAS

Transtorno factício é a imitação de sinais e sintomas físicos ou psicológicos. Os indícios que despertam suspeita do transtorno são apresentados na Tabela 13.6-1. O exame psiquiátrico deve enfati-

TABELA 13.6-1
Sinais que devem despertar suspeita de transtorno factício

Apresentação dramática incomum de sintomas que desafiam a compreensão clínica ou psiquiátrica convencional
Os sintomas não respondem apropriadamente a tratamento ou medicamentos habituais
Emergência de sintomas novos e incomuns quando outros sintomas se resolvem
Avidez para se submeter a procedimentos ou testes ou para relatar os sintomas
Relutância em permitir acesso a fontes colaterais de informação (i.e., recusa em assinar a liberação de informações ou em dar informações de contato para a família e amigos)
Extensa história médica ou evidências de múltiplas cirurgias
Alergias a muitos medicamentos
Profissão médica
Não recebe muitas visitas
Capacidade de prever a progressão incomum dos sintomas ou resposta incomum ao tratamento

(Tabela elaborada por Dora L. Wang, M.D., Seth Powsner, M.D., e Stuart J. Eisendrath, M.D.)

zar a proteção das informações dos amigos, parentes ou de outros informantes, porque as entrevistas com fontes externas confiáveis frequentemente revelam a falsa natureza da doença do paciente. Embora seja demorada e enfadonha, a verificação de todos os fatos apresentados por ele sobre hospitalizações prévias e assistência médica é essencial.

A avaliação psiquiátrica é solicitada com base em uma consulta em cerca de 50% dos casos, em geral depois que é levantada a suspeita de uma doença simulada. O psiquiatra frequentemente é chamado para confirmar o diagnóstico de transtorno factício. Diante dessas circunstâncias, é necessário evitar um questionamento acusatório que possa provocar truculência, evasão ou fuga do hospital. Pode existir o perigo de provocar franca psicose se for usada uma confrontação vigorosa; em alguns casos, a doença simulada serve a uma função adaptativa e é uma tentativa desesperada de evitar maior desintegração.

O transtorno factício foi dividido em dois grupos, dependendo dos tipos de sinais ou sintomas simulados. Existe um transtorno marcado por sintomas psicológicos, e outro, por sintomas físicos. Ambos podem ocorrer em conjunto. No DSM-5, não é feita distinção entre os dois, e o transtorno é dividido entre o que "é imposto a si" e o que "é imposto a outro" (transtorno factício por procuração). Na discussão a seguir, o quadro clínico de cada um dos sintomas psicológicos ou físicos é considerado de forma separada.

Transtorno factício com sinais e sintomas predominantemente psicológicos

Alguns pacientes apresentam sintomas psiquiátricos que são considerados uma simulação. Essa determinação pode ser difícil e com frequência só é feita depois de uma investigação prolongada. Os sintomas simulados costumam incluir depressão, alucinações, sintomas dissociativos e conversivos e comportamento bizarro. Uma vez que a condição não melhora depois que são administradas as medidas terapêuticas de rotina, o paciente pode receber grandes doses de drogas psicoativas e submeter-se a eletroconvuloterapia.

Os sintomas psicológicos factícios se parecem com o fenômeno da pseudossimulação, conceitualizado como satisfazendo a necessidade de manter uma autoimagem intacta, a qual seria abalada se fossem admitidos problemas psicológicos que estão além da capacidade da pessoa de dominá-los por meio do esforço consciente. Nesse caso, o engano é um artifício transitório de apoio ao ego.

Achados recentes indicam que sintomas psicóticos factícios são mais comuns do que anteriormente se suspeitava. A presença de psicose simulada como característica de outros transtornos, como os do humor, indica um mau prognóstico global.

Pacientes internados que são psicóticos e nos quais é constatado transtorno factício em que predominam sinais e sintomas psicológicos – ou seja, apenas sintomas psicológicos simulados – em geral têm um diagnóstico concomitante de transtorno da personalidade *borderline*. Nesses casos, o resultado parece ser pior do que o do transtorno bipolar I ou esquizoafetivo.

Os pacientes parecem deprimidos e podem explicar sua depressão apresentando uma história falsa de morte recente de um amigo ou parente significativo. Os elementos da história que podem sugerir luto factício incluem uma morte violenta em circunstâncias dramáticas e a pessoa morta sendo uma criança ou um adulto jovem. Outros pacientes podem descrever perda de memória recente ou remota ou alucinações auditivas e visuais.

Com o fim de produzir sintomas, alguns podem usar substâncias psicoativas, como estimulantes, para produzir inquietação e insônia, ou alucinógenos, para produzir distorções da realidade. As combinações de substâncias psicoativas podem produzir apresentações muito incomuns.

Outros sintomas, que também aparecem no tipo físico de transtorno factício, incluem pseudologia fantástica e impostura. Na pseudologia fantástica, um material factual limitado é misturado com extensas fantasias exuberantes. O interesse do ouvinte agrada o paciente e, dessa forma, reforça o sintoma. A história ou os sintomas não são as únicas distorções da verdade. Os pacientes frequentemente fazem relatos falsos e conflitantes sobre outras áreas de suas vidas (p. ex., podem afirmar a morte de um dos pais, jogar com a compaixão dos outros). A impostura costuma estar relacionada à mentira nesses casos. Muitos pacientes assumem a identidade de uma pessoa de prestígio. Os homens, por exemplo, relatam terem sido heróis de guerra e atribuem suas cicatrizes cirúrgicas a ferimentos sofridos durante uma batalha ou em outras façanhas dramáticas e perigosas. Também podem dizer que têm laços com figuras altamente conceituadas ou renomadas.

A Tabela 13.6-2 lista as várias síndromes simuladas por pacientes que querem ser considerados portadores de uma doença mental.

TABELA 13.6-2
Apresentações no transtorno factício com sinais e sintomas predominantemente psicológicos

Luto	Transtorno alimentar
Depressão	Amnésia
Transtorno de estresse pós--traumático	Transtorno relacionado ao uso de substância
Transtorno doloroso	Parafilias
Psicose	Hipersonia
Transtorno bipolar I	Transexualismo
Transtorno dissociativo de identidade	

(Adaptada de Feldman MD, Eisendrath SJ. *The Spectrum of Factitious Disorders*. Washington, DC: American Psychiatric Press; 1996, com permissão.)

> A Sra. MA tinha 24 anos quando se apresentou pela primeira vez, em 1973, depois de uma *overdose*. Relatou uma história de *overdoses* recorrentes e tentativas de cortar os pulsos desde 1969 e, quando da internação, afirmava que era controlada pela mente de sua irmã, que ficava lhe dizendo para tirar a própria vida. Sua história familiar era negativa.
>
> Ela foi pega carregando em sua bolsa uma lista dos principais sintomas de Schneider; comportava-se de forma bizarra, pegando objetos imaginários do cesto de lixo e abrindo portas imaginárias na sala de espera. Admitia alucinações visuais e apresentava quatro dos principais sintomas de sua lista, mas seu estado mental reverteu ao normal depois de dois dias. Quando foi apresentada em um estudo de caso, a visão de consenso foi de que havia simulado esquizofrenia, mas tinha um grave transtorno da personalidade; contudo, o médico a cargo do caso discordou da visão geral, acreditando que ela era genuinamente psicótica.
>
> No *follow-up*, sua visão foi confirmada. Ela foi internada em 1975 e se encontrava muda, catatônica, com pensamento em grave desordem, e o diagnóstico foi mudado para doença esquizofrênica. A paciente tem sido acompanhada com regularidade desde então e agora apresenta o quadro de um estado esquizofrênico leve; usa medicação regularmente, mas ainda se queixa de alucinações auditivas, ouvindo a voz de sua irmã morta. Ela é uma paciente-dia. (Cortesia de Dora Wang, M.D., Deepa N. Nadiga, M.D., e James J. Jenson, M.D.)

Transtorno factício crônico com sinais e sintomas predominantemente físicos

O transtorno factício com sinais e sintomas predominantemente físicos é o tipo mais conhecido da síndrome de Münchausen. Também foi denominado adição a hospitais, adição policirúrgica – produzindo o assim chamado abdome de tábua de lavar – e síndrome do paciente profissional, entre outros nomes.

A característica essencial dos indivíduos com esse transtorno é sua capacidade de apresentar sintomas físicos de forma tão competente que podem ser internados e permanecer em um hospital. Para apoiar sua história, podem simular sintomas que sugerem um distúrbio envolvendo algum sistema orgânico. Eles são familiarizados com os diagnósticos da maioria dos transtornos que habitualmente requerem hospitalização ou medicação e podem fornecer histórias excelentes capazes de enganar até mesmo clínicos experientes. São inúmeras as apresentações clínicas, que incluem hematomas, hemoptise, dor abdominal, febre, hipoglicemia, síndromes semelhantes a lúpus, náusea, vômitos, vertigem e convulsões. A urina é contaminada com sangue ou fezes; são tomados anticoagulantes para estimular distúrbios hemorrágicos; é usada insulina para produzir hipoglicemia; e assim por diante. Tais pessoas com frequência insistem em cirurgia e alegam aderências devido a procedimentos cirúrgicos prévios. Eles podem adquirir um abdome em "grelha" ou semelhante a uma tábua de lavar em consequência de inúmeros procedimentos. São comuns queixas de dor, sobretudo simulando cólica renal, com os pacientes querendo receber narcóticos. Em aproximadamente metade dos casos relatados, esses pacientes demandam tratamento com medicamentos específicos, em geral analgésicos. Depois de hospitalizados, continuam a ser exigentes e difíceis. Uma vez que cada teste retorna com um resultado negativo, eles podem acusar os médicos de incompetência, ameaçando ação judicial, e se tornam, de modo geral, ofensivos. Alguns deixam o hospital de repente, pouco antes de acharem que serão confrontados com seu comportamento simulador. Então, procuram outro hospital na mesma ou em outra cidade e recomeçam o ciclo. Os fatores predisponentes específicos são problemas verdadeiros durante a infância que exigiram um extenso tratamento médico, ressentimento com a profissão médica, emprego como profissional paramédico e uma relação importante com um médico no passado. Veja a Lâmina Colorida 13.6-2 para dermatite factícia.

Transtorno factício com sinais e sintomas psicológicos combinados

Nas formas combinadas de transtorno factício, estão presentes sinais e sintomas psicológicos e físicos. Em um relato representativo, um paciente alternava entre simulação de demência, luto, estupro e convulsões.

A Tabela 13.6-3 apresenta uma visão abrangente de uma variedade de sinais e sintomas que podem ser simulados e confundidos com uma doença genuína. Ela também inclui o meio de simulação e os métodos possíveis de detecção.

Transtorno factício por procuração

Nesse diagnóstico, uma pessoa produz intencionalmente sinais ou sintomas físicos em outra pessoa que está sob seus cuidados, daí o diagnóstico do DSM-5 de transtorno factício imposto a outro. Um objetivo aparente do comportamento é que o cuidador assuma de maneira indireta o papel de doente; outro objetivo é se aliviar do papel de cuidador fazendo o filho ser hospitalizado. O caso mais comum de transtorno factício por procuração envolve uma mãe que engana a equipe médica fazendo-os acreditar que seu filho está doente. O embuste pode envolver uma história médica falsa, a contaminação de amostras laboratoriais, alteração de registros ou indução de lesões e doença na criança.

> BC, uma menina de 1 mês de idade, foi admitida para avaliação de febre. Foi solicitada consulta psiquiátrica devido a inconsistências no relato das informações médicas feito pela mãe, apesar de sua apresentação como uma mãe informada e atenta que trabalhava como técnica em um serviço de emergência médica. A mãe de BC informou sobre seu diagnóstico de câncer ovariano quando estava com três meses de gravidez. Relatou ter passado por uma histerectomia durante sua cesariana e que vinha fazendo radioterapia no hospital local desde o nascimento da criança. O pediatra telefonou para esse hospital com a permissão da mãe e ficou sabendo que ela teve um cisto de corpo lúteo removido aos três meses de gestação e hidronefrose leve, mas sem câncer ou histerectomia. A mãe de BC, quando confrontada com isso, disse apenas que poderia precisar de um transplante de rim para a hidronefrose.
>
> Com a exploração mais aprofundada, foi descoberto que a mãe havia levado os filhos a inúmeros prontos-socorros, fornecendo histórias erradas que desencadeavam testagens excessivas. Em uma das consultas, disse aos médicos que seu filho de 2 anos tinha lúpus e hipergamaglobulinemia e, em outra consulta, que ele tinha asma e convulsões. Ela também buscou um procedimento cirúrgico estético para ele, indo contra as recomendações de seu pediatra.
>
> Os clínicos suspeitaram de que a mãe de BC fabricasse os sintomas de modo intencional, por exemplo, aquecendo o termômetro, e de que ela não os induzisse ativamente em seus filhos. Ela era assídua nas consultas médicas e as crianças pareciam saudáveis e bem cuidadas, apesar de seu comportamento factício. A mãe negou história psiquiátrica, mas deu permissão para que os clínicos fizessem contato com o hospital psiquiátrico local, o qual revelou sua história de depressão, anorexia, transtorno doloroso e tentativa de suicídio que resultou em uma hospitalização psiquiátrica. Posteriormente, ela se submeteu a psicoterapia e farmacoterapia, que interrompeu alguns meses antes dessa apresentação. Durante a internação de BC por causa da febre, sua mãe concordou em retomar o tratamento psiquiátrico. Foi feito um encaminhamento ao serviço social, e o pediatra decidiu agendar consultas regulares de acompanhamento para as crianças.

PATOLOGIA E EXAMES LABORATORIAIS

A testagem psicológica pode revelar patologia subjacente em pacientes individuais. As características que estão super-representadas naqueles com transtorno factício incluem quociente de inteligência normal ou acima da média, ausência de um transtorno do pensamento formal, frágil sentimento de identidade, incluindo confusão sobre a identidade sexual, ajustamento sexual deficiente, baixa tolerância à frustração, fortes necessidades de dependência e narcisismo. Um perfil de teste inválido e elevações de todas as escalas clínicas no Inventário Multifásico de Personalidade de Minnesota-1 (MMPI-2) indicam uma tentativa de parecer mais perturbado do que é o caso (*fake bad*).

Nenhum teste laboratorial ou de patologia é diagnóstico de transtornos factícios, embora possam ajudar a confirmar o diagnóstico demonstrando a simulação. Entretanto, certos testes (p. ex., rastreamento de drogas) podem ajudar a confirmar ou excluir transtornos mentais ou distúrbios clínicos específicos.

TABELA 13.6-3
Apresentações do transtorno factício com sinais e sintomas predominantemente físicos com os meios de simulação e métodos possíveis de detecção

Apresentação	Meios de simulação que foram relatados	Métodos possíveis de detecção
Autoimune		
Síndrome de Goodpasture	História falsa, adicionando sangue à urina	Lavagem broncoalveolar negativa para células com hemossiderina
Lúpus eritematoso sistêmico	Erupção cutânea malar simulada por meio de cosméticos, simulação de dor muscular	Teste de anticorpos antinucleares, possibilidade de remoção da erupção
Dermatológica		
Queimaduras	Agentes químicos, como limpador de fogão	Forma antinatural das lesões, estrias deixadas por substâncias químicas, lesão menor nos dedos
Escoriações	Autoinfligidas	Encontradas em partes acessíveis do corpo, ou uma preponderância de lesões no lado esquerdo em uma pessoa destra
Lesões	Injeção de material exógeno, como talco, leite ou gasolina	Marcas de punção deixadas por agulhas, descoberta de seringas
Endócrina		
Síndrome de Cushing	Ingestão de esteroides	Evidências de uso de esteroides exógenos
Hipertireoidismo	Ingestão de tireotoxina ou L-iodotironina	A absorção de I-131 é suprimida na doença factícia e reduzida na doença de Graves
Hipoglicemia ou insulinoma	(1) Injeção de insulina (2) Ingestão de hipoglicêmicos orais	(1) Relação entre insulina e C-peptídeo maior do que 1, detecção de anticorpos anti-insulina no soro (2) Níveis séricos de medicação hipoglicêmica
Feocromocitoma	Injeção de epinefrina ou metaraminol	A análise das catecolaminas urinárias pode revelar apenas epinefrina ou outros achados suspeitos
Gastrintestinal		
Diarreia	Ingestão de fenolftaleína ou óleo de rícino	Testagem das fezes para laxativos, aumento no peso das fezes
Hemoptise	Contaminação da amostra de escarro, trauma autoinduzido, como cortes na língua	Coleta da amostra em observação, exame da boca
Colite ulcerativa	Laceração do colo com agulha de tricô	
Hematológica		
Anemia aplástica	Autoadministração de agentes quimioterápicos para suprimir a medula óssea	Consulta com hematologia ou oncologia
Anemia	Flebotomia autoinduzida	Estudo do sangue
Coagulopatia	Ingestão de varfarina ou outros anticoagulantes	
Doença infecciosa		
Abscesso abdominal	Injeção de fezes na parede abdominal	Patógenos incomuns nos testes microbiológicos
Síndrome da imunodeficiência adquirida (aids)	História falsa	Informações colaterais
Neoplásica		
Câncer	História médica e familiar falsa, raspar a cabeça para simular quimioterapia	Informações colaterais, exame
Neurológica		
Paraplegia ou quadriplegia	Fingimento, história fictícia	Estudos de imagem, eletromiografia
Convulsões	Fingimento, história fictícia	Videoeletrencefalograma
Obstetrícia/ginecologia		
Hemorragia anteparto	Feridas de punção vaginal, uso de sangue falso	Exame, análise do sangue
Gravidez ectópica	Simulação de dor abdominal, autoinjeção de gonadotrofina coriônica humana	Ultrassonografia
Menorragia	Uso de sangue roubado	Tipo sanguíneo
Placenta prévia	Uso intravaginal de alfinete de chapéu	Exame
Parto prematuro	Simulação de contrações uterinas, manipulação do tocodinamômetro	Exame
Ruptura prematura das membranas	Excreção de urina na vagina	Exame do líquido
Doença trofoblástica	Adição de gonadotrofina coriônica humana à urina	

(continua)

TABELA 13.6-3
Apresentações do transtorno factício com sinais e sintomas predominantemente físicos com os meios de simulação e métodos possíveis de detecção (*continuação*)

Apresentação	Meios de simulação que foram relatados	Métodos possíveis de detecção
Hemorragia vaginal	Automutilação com as unhas, lixas de unha, alvejante, facas, pinças, pegadores de nozes, vidro, lápis	Exame
Corrimento vaginal	Aplicação de cinzas de cigarro na roupa íntima	Exame
Sistêmica		
Febre	Aquecer o termômetro aproximando-o de uma lâmpada ou outra fonte de calor, beber líquidos quentes, fricção da boca ou do esfincter anal, registros falsos, injeção de pirógenos como fezes, vacinas, hormônio da tireoide ou toxoide tetânico	Medir a temperatura em dois locais diferentes (oral e anal), registrando a temperatura da urina que acabou de ser excretada, a aparência de pele fria apesar das leituras altas no termômetro, contagem normal de glóbulos brancos, temperaturas incomumente altas ou inconsistentes
Urinária		
Bacteriúria	Contaminação da uretra ou da amostra	Patógeno incomum
Hematúria	Contaminação da amostra com sangue ou carne, ingestão de varfarina, corpos estranhos na bexiga (alfinetes)	Coleta de amostra sob observação
Proteinúria	Inserção de proteína do ovo na uretra	
Cálculos	Simulação de cólica renal, apresentação de cálculos feitos de materiais exógenos ou inserção deles na uretra	Relatório da patologia

DIAGNÓSTICO DIFERENCIAL

Qualquer condição em que sinais e sintomas físicos sejam proeminentes deve ser considerada no diagnóstico diferencial, e a possibilidade de doença física autêntica ou concomitante sempre deve ser explorada. Além disso, uma história de muitas cirurgias em pacientes com transtorno factício pode predispô-los a complicações ou doenças reais, necessitando até mesmo de mais cirurgias. O transtorno factício encontra-se em um *continuum* entre os transtornos de sintomas somáticos e a simulação, sendo o objetivo assumir o papel de doente. Por um lado, ele é inconsciente e não volitivo e, por outro, é consciente e intencional (simulação).

Transtornos conversivos

Um transtorno factício é diferenciado de transtorno conversivo pela produção voluntária dos sintomas factícios, pelo curso extremo de múltiplas hospitalizações e pela aparente disposição das pessoas com transtorno factício de se submeterem a um número extraordinário de procedimentos mutiladores. As que apresentam transtorno conversivo em geral não são familiarizadas com a terminologia médica e as rotinas hospitalares, e seus sintomas têm uma relação temporal direta com conflitos emocionais específicos ou fazem uma referência simbólica a eles.

Hipocondria ou transtorno de ansiedade de doença diferem do transtorno factício pelo fato de o paciente hipocondríaco não iniciar de forma voluntária a produção de sintomas e a hipocondria, via de regra, ter um início em idade mais avançada. Como ocorre com o transtorno conversivo, indivíduos com hipocondria não costumam se submeter a procedimentos potencialmente mutiladores.

Transtornos da personalidade

Devido a sua mentira patológica, falta de relacionamentos próximos com outras pessoas, comportamento hostil e manipulador e abuso de substância e história criminal associadas, os indivíduos com transtorno factício com frequência são classificados com transtorno da personalidade antissocial. Entretanto, as pessoas antissociais não se voluntariam para procedimentos invasivos ou recorrem a um estilo de vida marcado por hospitalizações repetidas ou de longa duração.

Em razão de sua busca de atenção e de um talento ocasional para o drama, os pacientes com transtorno factício podem ser classificados com um transtorno da personalidade histriônica. Mas nem todos têm um talento dramático; muitos são retraídos e sem graça.

A consideração do estilo de vida caótico do paciente, sua história de relações interpessoais perturbadas, crise de identidade, abuso de substância, atos de automutilação e táticas manipuladoras podem levar ao diagnóstico de transtorno da personalidade *borderline*. Pessoas com transtorno factício não costumam ter as excentricidades do vestir, de pensamento ou de comunicação que caracterizam os pacientes com transtornos da personalidade esquizotípica.

Esquizofrenia

O diagnóstico de esquizofrenia com frequência tem base no estilo de vida bizarro admitido do paciente, mas aqueles com transtorno factício em geral não satisfazem os critérios diagnósticos para esquizofrenia, a menos que tenham o delírio fixo de que estão realmente doentes e ajam de acordo com essa crença procurando hospitalização. Tal prática parece ser uma exceção; poucos pacientes com transtorno factício apresentam evidências de perturbações graves do pensamento ou delírios bizarros.

Simulação

Transtornos factícios devem ser distinguidos de simulação. Os simuladores têm um objetivo ambiental óbvio e reconhecível na produção dos sinais e sintomas. Eles podem procurar hospitalização para obter uma indenização financeira, fugir da polícia, evitar o trabalho ou meramente obter cama e comida grátis para a noite, mas sempre têm um fim aparente para seu comportamento. Além do mais, esses pacientes costumam conseguir parar de produzir seus sinais e sintomas quanto não são mais considerados tão proveitosos ou quando o risco se torna grande demais.

Abuso de substância

Embora possam ter uma história complicada de abuso de substância, pacientes com transtornos factícios devem ser considerados não apenas abusadores de substância, mas com diagnósticos coexistentes.

Síndrome de Ganser

A síndrome de Ganser, uma condição controversa associada com mais frequência a presidiários, é caracterizada pelo uso de respostas aproximadas. Pessoas com a síndrome respondem a perguntas simples com respostas surpreendentemente incorretas. Por exemplo, quando perguntada sobre a cor de um carro azul, a pessoa responde "vermelho" ou "2 mais 2 igual a 5". Essa síndrome pode ser uma variante da simulação, uma vez que os pacientes evitam punição ou a responsabilidade por suas ações. Ela pode ser classificada no DSM-5 como um tipo de transtorno dissociativo e, na *Classificação internacional de doenças e problemas relacionados à saúde* (CID-10), é classificada como outro transtorno dissociativo ou transtorno conversivo. Em contrapartida, indivíduos com transtorno factício com sinais e sintomas em que predominam os aspectos psicológicos podem *intencionalmente* dar respostas aproximadas.

CURSO E PROGNÓSTICO

Via de regra, os transtornos factícios começam no início da idade adulta, embora possam aparecer durante a infância ou adolescência. O início do transtorno ou de episódios discretos de busca de tratamento pode se seguir a uma doença, perda, rejeição ou um abandono real. De modo habitual, o paciente ou um parente próximo tiveram uma hospitalização na infância ou no início da adolescência por uma doença física genuína. Depois disso, um longo padrão de hospitalizações sucessivas se inicia insidiosamente e evolui. À medida que o transtorno progride, o indivíduo vai adquirindo conhecimentos sobre medicina e hospitais. O início do transtorno naqueles que tiveram hospitalizações precoces por doença real é mais precoce do que em geral é relatado.

Os transtornos factícios são incapacitantes para o paciente e com frequência produzem trauma grave ou reações desfavoráveis relacionadas ao tratamento. É óbvio que um curso de hospitalizações repetidas e de longa duração seja incompatível com um trabalho vocacional significativo e a manutenção de relações interpessoais. O prognóstico, na maioria dos casos, é reservado. Alguns pacientes ocasionalmente passam um tempo na prisão, em geral por crimes menores, como arrombamento, vadiagem ou conduta desordeira. Também podem ter uma história de hospitalização psiquiátrica intermitente.

Ainda que não haja dados adequados disponíveis sobre o desfecho final para os pacientes, é provável que alguns deles morram em consequência de medicação, instrumentação ou cirurgia desnecessárias. Em vista da simulação frequentemente especializada dos pacientes e dos riscos que assumem, alguns podem morrer sem que tenha havido suspeita do transtorno. As possíveis características que indicam um prognóstico favorável são (1) a presença de uma personalidade depressivo-masoquista; (2) funcionamento em nível fronteiriço, não continuamente psicótico; e (3) os atributos de um transtorno da personalidade antissocial com sintomas mínimos.

TRATAMENTO

Nenhuma terapia específica tem sido efetiva no tratamento de transtornos factícios. É um paradoxo clínico que pacientes com os transtornos simulem doença grave e procurem e se submetam a um tratamento desnecessário, ao mesmo tempo que negam a si mesmos e aos outros sua verdadeira doença e, assim, evitam um tratamento possível para ela. Por fim, os pacientes fogem da terapia, deixando o hospital de repente ou não comparecendo às consultas de acompanhamento.

O tratamento, assim, é mais bem focado no manejo em vez de na cura. As diretrizes para o tratamento e manejo do transtorno factício são apresentadas na Tabela 13.6-4. Seus três objetivos principais são (1) reduzir o risco de morbidade e mortalidade, (2) abordar as necessidades emocionais subjacentes ou o diagnóstico psiquiátrico subjacente ao comportamento de doença factícia e (3) estar atento às questões éticas e legais. Talvez o fator mais importante no manejo bem-sucedido seja um reconhecimento precoce do transtorno por parte do médico. Dessa forma, os médicos podem prevenir inúmeros procedimentos diagnósticos dolorosos e potencialmente perigosos para esses pacientes. Uma boa ligação entre os psiquiatras e a equipe médica ou cirúrgica é fundamental. Embora tenham sido relatados na literatura alguns casos de psicoterapia individual, não existe consenso sobre a melhor abordagem. Em geral, trabalhar em colaboração com o médico de cuidados primários do paciente é mais eficaz do que trabalhar com ele de maneira isolada.

As reações pessoais dos médicos e dos membros da equipe são muito importantes no tratamento e no estabelecimento de uma aliança de trabalho com esses pacientes, os quais invariavelmente evocam sentimentos de inutilidade, perplexidade, traição, hostilidade e até mesmo desprezo. Em essência, os membros da equipe são forçados a abandonar um elemento básico de sua relação com os pacientes – aceitar a veracidade das afirmações do paciente. Uma intervenção psiquiátrica apropriada é sugerir à equipe formas de permanecerem atentos ao fato de que, mesmo que a doença seja factícia, o indivíduo está doente.

Os médicos devem tentar não sentir ressentimento quando os pacientes humilham sua destreza diagnóstica e evitar qualquer situação de desmascaramento que os coloque na posição de adversários e precipite sua fuga do hospital. A equipe não deve realizar

TABELA 13.6-4
Diretrizes para manejo e tratamento do transtorno factício

A procura ativa de um diagnóstico rápido pode minimizar o risco de morbidade e mortalidade.

Minimize o dano. Evite testes e procedimentos desnecessários, especialmente se invasivos. Trate de acordo com o julgamento clínico, tendo em mente que queixas subjetivas podem ser enganadoras.

Reuniões interdisciplinares regulares para reduzir conflito e cisão na equipe. Maneje a contratransferência da equipe.

Considere a facilitação da cura por meio do uso da técnica duplo-cega ou de estratégias comportamentais, como auto-hipnose ou *biofeedback*.

Conduza o paciente em direção ao tratamento psiquiátrico de uma maneira empática, sem confrontação, sem embaraços. Evite confrontação direta agressiva.

Trate as perturbações psiquiátricas subjacentes, como os transtornos do Eixo I e Eixo II. Na psicoterapia, aborde estratégias de enfrentamento e conflitos emocionais.

Indique um prestador de atenção primária como coordenador de todo o tratamento clínico e psiquiátrico.

Considere a inclusão de profissionais para gerenciamento de risco e bioética desde o início.

Considere a indicação de um guardião para decisões clínicas e psiquiátricas.

Considere um processo por fraude como um desincentivo comportamental.

procedimentos desnecessários ou dar alta repentina aos pacientes, atitudes que são manifestações de raiva.

Os clínicos envolvidos com indivíduos que apresentam transtornos factícios podem sentir raiva dos pacientes porque eles mentem e os enganam. Portanto, os terapeutas devem estar atentos a contratransferência sempre que suspeitarem de transtorno factício. Com frequência, o diagnóstico é incerto, porque uma causa física definitiva não pode ser inteiramente descartada. Embora o uso de confrontação seja controverso, em algum momento do tratamento os pacientes devem ser levados a enfrentar a realidade. A maioria deles apenas abandona o tratamento quando seus métodos de obtenção de atenção são identificados e expostos. Em alguns casos, os clínicos devem reformular o transtorno factício como um pedido de ajuda, de modo que os pacientes não vejam as respostas do profissional como punitivas. Um papel importante dos psiquiatras que trabalham com pessoas que apresentam transtornos factícios é ajudar outros membros da equipe no hospital a lidar com sua indignação por terem sido ludibriados. A educação sobre o transtorno e uma tentativa de entender as motivações do paciente podem ajudar os membros da equipe a manter sua conduta profissional diante de frustração extrema.

Em casos de transtorno factício por procuração, já foi obtida intervenção legal em várias situações, em particular com crianças. A insensatez do transtorno e a negação de falsa atuação por parte dos pais são obstáculos ao sucesso de uma ação na justiça e frequentemente tornam impossível a obtenção de provas conclusivas. Em tais casos, os serviços de assistência à criança devem ser notificados, e devem ser feitos arranjos para o monitoramento constante da saúde da criança (veja a Tab. 13.6-5 para intervenções em transtorno factício pediátrico por procuração).

A farmacoterapia dos transtornos factícios é de uso limitado. Transtornos mentais importantes, como esquizofrenia, irão responder a medicação antipsicótica; no entanto, em todos os casos, a medicação deve ser administrada com cautela, devido a seu potencial para abuso. Os ISRSs podem ser úteis na redução do comportamento impulsivo quando este é um componente maior na atuação do comportamento factício.

TABELA 13.6-5
Intervenções para transtorno factício pediátrico por procuração

O pediatra deve servir como "guardião" para a utilização de cuidados médicos. Todos os outros médicos coordenam os cuidados com o guardião.

Os serviços de proteção à criança devem ser informados sempre que uma criança for prejudicada.

Psicoterapia de família e/ou psicoterapia individual devem ser instituídas para o genitor perpetrador e o filho.

As companhias de seguro de saúde, autoridades escolares e outras fontes não médicas devem ser convocadas a relatar possível uso médico para o médico guardião. A permissão de um dos genitores ou dos serviços de proteção à criança deve ser obtida primeiro.

Deve ser considerada a possibilidade de internar a criança em uma instituição hospitalar integral ou parcial para facilitar o monitoramento diagnóstico dos sintomas e instituir um plano de tratamento.

Poderá ser necessário colocar a criança em outra família. Há possibilidade de o genitor perpetrador ser afastado do filho por meio de um processo criminal e encarceramento.

(Tabela elaborada por Dora L. Wang, M.D., Seth Powsner, M.D., e Stuart J. Eisendrath, M.D.)

REFERÊNCIAS

Adshead G, Brooke B, eds. *Munchausen's Syndrome by Proxy: Current Issues in Assessment, Treatment and Research.* London: Imperial College Press; 2001.

Aduan RP, Fauci AS, Dale DD. Factitious fever and self-induced infection: A report of 32 cases and review of the literature. *Ann Intern Med.* 1979;90:230.

Bass C, Taylor M. Recovery from chronic factitious disorder (Munchausen's syndrome): A personal account. *Personal Ment Health.* 2013;7(1):80–83.

Eisendrath SJ. Factitious physical disorders: Treatment without confrontation. *Psychosomatics.* 1989;30:383.

Frye EM, Feldman MD. Factitious disorder by proxy in educational settings: A review. *Educ Psychol Rev.* 2012;24(1):47–61.

Joest K, Feldmann RE Jr, Bohus M. [Dialectical behavior therapy (DBT) in a patient with factitious disorder: Therapist's and patient's perspective]. *Psychiatr Prax.* 2012;39(3):140.

Kinns H, Housley D, Freedman DB. Munchausen syndrome and factitious disorder: The role of the laboratory in its detection and diagnosis. *Ann Clin Biochem.* 2013;50(3):194–203.

Phillips MR, Ward NG, Ries RK. Factitious mourning: Painless patienthood. *Am J Psychiatry.* 1983;147:1057.

Rogers R, Bagby RM, Rector N. Diagnostic legitimacy of factitious disorder with psychological symptoms. *Am J Psychiatry.* 1989;146:1312.

Wang D, Powsner S, Eisendrath ST. Factitious disorders. In: Sadock BJ, Sadock VA, eds. *Kaplan & Sadock's Comprehensive Textbook of Psychiatry.* 9th ed. Vol. 1. Philadelphia: Lippincott Williams & Wilkins; 2009:1949.

▲ 13.7 Transtorno doloroso

No DSM-IV, o transtorno doloroso garantiu sua própria categoria diagnóstica, mas no DSM-5 ele é diagnosticado como uma variante do transtorno de sintomas somáticos. Sua importância é tal, no entanto, que se justifica sua discussão separada nesse manual.

Um transtorno doloroso é caracterizado pela presença de, e o foco na, dor em uma ou mais partes do corpo e é suficientemente grave para receber atenção clínica. Fatores psicológicos são necessários na gênese, gravidade ou manutenção da dor, que causa sofrimento significativo, prejuízos ou ambos. O médico não deve julgar a dor como "inapropriada" ou "indo além do que seria o esperado". Em vez disso, o foco fenomenológico e o diagnóstico residem na importância dos fatores psicológicos e no grau do prejuízo causado pela dor. O transtorno já foi chamado de transtorno doloroso somatoforme, doloroso psicogênico, doloroso idiopático e doloroso atípico. O transtorno doloroso é diagnosticado como transtorno de sintomas somáticos não especificado no DSM-5 ou pode ser designado como um "especificador" nessa categorização.

EPIDEMIOLOGIA

A prevalência do transtorno doloroso parece ser comum. Um trabalho recente indica que a prevalência em seis meses e ao longo da vida é de cerca de 5 e 12%, respectivamente. Estima-se que 10 a 15% dos adultos nos Estados Unidos tenham alguma forma de incapacidade no trabalho devido a dor nas costas em um determinado ano. Em torno de 3% das pessoas em um hospital geral têm dor persistente, com pelo menos um dia por mês com restrição da atividade devido à dor.

O transtorno doloroso pode se iniciar em qualquer idade. A proporção entre os gêneros é desconhecida. Ele está associado a outros transtornos psiquiátricos, em especial os afetivos e os de ansiedade. A dor crônica parece estar mais frequentemente relacionada a transtornos depressivos, e a dor aguda, aos de ansiedade. Os transtornos psiquiátricos associados podem preceder o transtorno doloroso, podem coocorrer com ele ou resultar dele. Transtornos depressivos, dependência de álcool e dor crônica podem ser mais comuns em parentes de indivíduos com transtorno doloroso crônico. Indivíduos cuja dor esteja associada a depressão grave e aqueles cuja dor esteja relacionada a uma doença terminal, como câncer, estão em risco aumentado de suicídio. Podem existir diferenças em como os vários grupos étnicos e culturais respondem à dor, mas a utilidade dos fatores culturais para o clínico permanece obscura em relação ao tratamento de indivíduos com transtorno doloroso devido à falta de dados confiáveis e à alta variabilidade individual.

ETIOLOGIA

Fatores psicodinâmicos

Pessoas que têm dores no corpo e dores sem causas físicas identificáveis e adequadas podem estar expressando simbolicamente um conflito intrapsíquico por meio do corpo. Os que sofrem de alexitimia, que não conseguem articular em palavras seus estados emocionais internos, expressam seus sentimentos com o corpo. Outros indivíduos podem, inconscientemente, considerar a dor emocional como um sinal de fraqueza e falta de legitimidade. Deslocando o problema para o corpo, eles podem sentir que têm uma alegação legítima para a satisfação de suas necessidades de dependência. O significado simbólico dos distúrbios corporais também pode estar relacionado com expiação de pecados percebidos, com expiação da culpa ou com agressão reprimida. Muitos pacientes têm dor intratável irresponsiva porque estão convencidos de que merecem sofrer.

A dor pode funcionar como um método para obtenção de amor, uma punição por delitos e uma forma de expiar a culpa e um sentimento inato de maldade. Entre os mecanismos de defesa usados por pacientes com transtorno doloroso estão deslocamento, substituição e repressão. A identificação tem sua contribuição quando um paciente assume o papel de um objeto de amor ambivalente que também tem dor, como um dos genitores.

Fatores comportamentais

Os comportamentos dolorosos são reforçados quando recompensados e são inibidos quando ignorados ou punidos. Por exemplo, sintomas de dor moderada podem se tornar intensos quando acompanhados pelo comportamento solícito e atencioso de outras pessoas, por ganho financeiro ou pela esquiva bem-sucedida de atividades desagradáveis.

Fatores interpessoais

Dor intratável foi conceitualizada como um meio de manipulação e obtenção de vantagem nas relações interpessoais, como, por exemplo, assegurar a dedicação de um membro da família ou estabilizar um casamento frágil. Esse ganho secundário é mais importante para pacientes com transtorno doloroso.

Fatores biológicos

O córtex cerebral pode inibir o disparo das fibras dolorosas aferentes. A serotonina é provavelmente o principal neurotransmissor nos caminhos inibitórios descendentes, e as endorfinas também desempenham um papel na modulação da dor pelo sistema nervoso central. A deficiência de endorfina parece se correlacionar com o aumento na entrada de estímulos sensoriais. Alguns indivíduos têm transtorno doloroso, em vez de outro transtorno mental, devido às anormalidades estruturais ou químicas sensoriais e límbicas que os predispõem a experimentar dor.

DIAGNÓSTICO E CARACTERÍSTICAS CLÍNICAS

Os pacientes com transtorno doloroso não formam um grupo uniforme, mas uma coleção heterogênea de pessoas com dor lombar, dor de cabeça, dor facial atípica, dor pélvica crônica e outros tipos de dor. A dor pode ser pós-traumática, neuropática, neurológica, iatrogênica ou musculoesquelética; para satisfazer um diagnóstico de transtorno doloroso, no entanto, o transtorno deve ter um fator psicológico julgado como significativamente envolvido nos sintomas de dor e suas ramificações.

Pacientes com transtorno doloroso com frequência têm longas histórias de cuidados médicos e cirúrgicos. Eles visitam muitos médicos, solicitam muitos medicamentos e podem ser especialmente insistentes em seu desejo por cirurgia. De fato, podem viver preocupados com sua dor e se referem a ela como a fonte de todo seu sofrimento. Tais pacientes costumam negar qualquer outra fonte de disforia emocional e insistem em que sua vida é feliz, exceto por sua dor. Seu quadro clínico pode ser complicado por transtornos relacionados a substâncias, porque tentam reduzir a dor por meio do uso de álcool e outras substâncias.

Pelo menos um estudo correlacionou o número de sintomas dolorosos à probabilidade e à gravidade de sintomas de transtornos de sintomas somáticos, depressivo e de ansiedade. O transtorno depressivo maior está presente em cerca de 25 a 50% dos pacientes com transtorno doloroso, e sintomas de transtornos distímico ou depressivo são relatados em 60 a 100% dos pacientes. Alguns pesquisadores acreditam que a dor crônica seja quase sempre uma variante de um transtorno depressivo, uma forma mascarada ou somatizada de depressão. Os sintomas depressivos mais proeminentes em pessoas com transtorno doloroso são anergia, anedonia, diminuição da libido, insônia e irritabilidade; variação diurna do humor, perda de peso e retardo psicomotor parecem ser menos comuns.

> Um contador de 54 anos procurou seu médico de família com queixas de dor intensa nas costas que apareceu repentinamente enquanto tentava erguer um móvel pesado em casa. Ao exame, não apresentou sinais neurológicos, mas não conseguia se endireitar na posição ereta.
>
> O paciente foi encaminhado para exame de imagem por ressonância magnética (RM), que não revelou anormalidades estruturais. Ele foi aconselhado a fazer várias sessões com um fisioterapeuta para tratar o que foi diagnosticado como "esforço na coluna", mas, à medida que a terapia progredia, sua dor se tornava mais forte, e ele se queixava de tensão muscular no pescoço, além da dor nas costas, e passava a maior parte de seus dias sentado em uma cadeira ou deitado sobre o estrado da cama.
>
> Por fim, o paciente foi encaminhado a um psiquiatra e falou sobre o estresse que estava vivenciando no trabalho desde que um assistente em quem confiava foi demitido porque sua empresa precisava reduzir o pessoal. Sua carga de trabalho havia aumentado tremendamente como consequência disso. A formulação feita pelo psiquiatra foi a de que o paciente estava "somatizando" sua raiva, transformando o afeto intenso em uma dor que lhe possibilitava escapar da situação estressante. Foi iniciado um trabalho de psicoeducação no qual essa dinâmica foi explorada. Igualmente importante foi afirmá-lo no trabalho, explicando que a carga que esperavam que ele carregasse era excessiva e que precisava de ajuda. Quando isso foi obtido, sua dor nas costas desapareceu em uma questão de dias.

DIAGNÓSTICO DIFERENCIAL

Uma dor apenas física pode ser difícil de distinguir de uma dor apenas psicogênica, sobretudo porque as duas não são mutuamente excludentes. A dor física flutua em intensidade e é muito sensível a influências emocionais, cognitivas, atencionais e situacionais. É provável que uma dor que não varie e seja insensível a qualquer desses fatores seja psicogênica. Quando a dor não aumenta e diminui e não é aliviada nem temporariamente com distração ou analgésicos, os clínicos podem suspeitar de um importante componente psicogênico.

O transtorno doloroso deve ser distinguido de outros transtornos de sintomas somáticos, embora possa haver uma sobreposição. Pessoas com preocupações hipocondríacas podem se queixar de dor, e aspectos da apresentação clínica da hipocondria, como preocupação com o corpo e convicção de doença, também podem estar presentes naqueles com transtorno doloroso. Indivíduos com hipocondria têm tendência a exibir mais sintomas do que os que apresentam transtorno doloroso, e seus sintomas tendem a flutuar mais do que nos pacientes com transtorno doloroso. O transtorno conversivo costuma ser de curta duração, enquanto o doloroso é crônico. Além disso, dor não é, por definição, um sintoma no transtorno conversivo. Pacientes simuladores fornecem falsos relatos de forma consciente, e suas queixas costumam estar conectadas a objetivos claramente reconhecíveis.

O diagnóstico diferencial pode ser difícil porque os pacientes com transtorno doloroso com frequência recebem indenização por incapacidade ou algum ganho por meio de litígio. Dores de cabeça por contração muscular (tensão), por exemplo, têm um mecanismo fisiopatológico responsável pela dor e, portanto, não são diagnosticadas como transtorno doloroso. Entretanto, os que têm esse transtorno não estão fingindo sentir dor. Como em todos esses transtornos, os sintomas não são imaginários.

CURSO E PROGNÓSTICO

A dor no transtorno doloroso costuma se iniciar de repente e aumentar em gravidade durante algumas semanas ou alguns meses. O prognóstico varia, embora o transtorno doloroso possa, com frequência, ser crônico, penoso e completamente incapacitante. Transtornos dolorosos agudos têm um prognóstico mais favorável do que os crônicos. Uma ampla gama de variabilidade é vista no início e no curso do transtorno doloroso crônico. Em muitos casos, a dor já está presente há anos no momento em que o indivíduo chega ao consultório médico, devido à relutância do paciente e à tendência dos médicos a ver a dor como um transtorno psiquiátrico. Pessoas com transtorno doloroso que retomam a participação em atividades regularmente programadas, apesar da dor, têm um prognóstico mais favorável do que aquelas que permitem a transformação da dor no fator determinante de seu estilo de vida.

TRATAMENTO

Visto que pode ser impossível reduzir a dor, a abordagem do tratamento deve se direcionar para a reabilitação. O clínico deve discutir o assunto relativo aos fatores psicológicos no início do tratamento e dizer com franqueza aos pacientes que esses fatores são importantes na causa e nas consequências tanto da dor física quanto da psicogênica. O terapeuta também deve explicar como vários circuitos cerebrais envolvidos nas emoções (p. ex., o sistema límbico) podem influenciar as vias sensoriais da dor. Por exemplo, pessoas que batem com a cabeça quando estão felizes durante uma festa parecem sentir menos dor do que quando a batem estando irritadas e no trabalho. No entanto, o terapeuta deve ser capaz de compreender que as experiências de dor do paciente são reais.

Farmacoterapia

De modo geral, medicamentos analgésicos não beneficiam pacientes com transtorno doloroso. Além disso, abuso e dependência de substâncias costumam ser problemas importantes para esses pacientes, que recebem tratamento analgésico de longa duração. Sedativos e agentes antiansiedade não são especialmente benéficos e também estão sujeitos a abuso, mau uso e efeitos adversos.

Antidepressivos, como os tricíclicos e os ISRSs, são os agentes farmacológicos mais eficazes. Ainda permanece controverso se os antidepressivos reduzem a dor por meio de sua ação antidepressiva ou se exercem um efeito analgésico direto independente (possivelmente estimulando vias eferentes inibitórias da dor). O sucesso dos ISRSs apoia a hipótese de que a serotonina seja importante na fisiopatologia do transtorno. As anfetaminas, que têm efeitos analgésicos, podem beneficiar alguns pacientes, em especial quando usadas como um adjunto dos ISRSs, porém as dosagens devem ser monitoradas com muita atenção.

Psicoterapia

Alguns dados sobre os resultados indicam que a psicoterapia psicodinâmica pode beneficiar pacientes com transtorno doloroso. O primeiro passo na psicoterapia é desenvolver uma aliança terapêutica sólida por meio da empatia com o sofrimento do paciente. Os clínicos não devem confrontar os pacientes que somatizam com comentários como "Isso é tudo coisa da sua cabeça". Para o paciente, a dor é real, e o médico deve reconhecer essa realidade, mesmo que entenda que ela seja em grande parte, de origem intrapsíquica. Um ponto de partida útil nos aspectos emocionais da dor é examinar suas ramificações interpessoais na vida do paciente. Em terapia conjugal, por exemplo, o psicoterapeuta pode rapidamente chegar à origem da dor psicológica e à função das queixas físicas em relações significativas. A terapia cognitiva já foi usada para alterar pensamentos negativos e para estimular uma atitude positiva.

Outras terapias

O *biofeedback* pode ser útil no tratamento do transtorno doloroso, em particular com dor de enxaqueca, dor miofascial e estados de tensão muscular, como dores de cabeça tensionais. Hipnose, estimulação nervosa transcutânea e estimulação da coluna dorsal também já foram usadas. Bloqueios nervosos e procedimentos cirúrgicos ablativos são eficazes para alguns pacientes com transtorno doloroso, mas esses procedimentos precisam ser repetidos, porque a dor retorna depois de 6 a 18 meses.

Programas de controle da dor

Por vezes, pode ser necessário retirar os indivíduos de seu ambiente habitual e colocá-los em um programa ou uma clínica ambulatorial ou em internação que faça um atendimento abrangente para o controle da dor. As unidades multidisciplinares para a dor utilizam muitas modalidades, como terapia cognitiva, comportamental e de grupo. Elas oferecem amplo condicionamento físico por meio de fisioterapia e exercícios e também avaliação vocacional e reabilitação. Os transtornos mentais concomitantes são diagnosticados e tratados, e os pacientes que são dependentes de analgésicos e hipnóticos são desintoxicados. Os programas de tratamento multimodais em regime de internação relatam resultados encorajadores.

REFERÊNCIAS

Adshead G, Brooke B, eds. *Munchausen's Syndrome by Proxy: Current Issues in Assessment, Treatment and Research.* London: Imperial College Press; 2001.

Aduan RP, Fauci AS, Dale DD. Factitious fever and self-induced infection: A report of 32 cases and review of the literature. *Ann Intern Med.* 1979;90:230.

Bass C, Taylor M. Recovery from chronic factitious disorder (Munchausen's syndrome): A personal account. *Personal Ment Health.* 2013;7(1):80–83.

Eisendrath SJ. Factitious physical disorders: Treatment without confrontation. *Psychosomatics.* 1989;30:383.

Frye EM, Feldman MD. Factitious disorder by proxy in educational settings: A review. *Educ Psychol Rev.* 2012;24(1):47–61.

Joest K, Feldmann RE Jr, Bohus M. [Dialectical behavior therapy (DBT) in a patient with factitious disorder: Therapist's and patient's perspective]. *Psychiatr Prax.* 2012;39(3):140.

Kinns H, Housley D, Freedman DB. Munchausen syndrome and factitious disorder: The role of the laboratory in its detection and diagnosis. *Ann Clin Biochem.* 2013;50(3):194–203.

Phillips MR, Ward NG, Ries RK. Factitious mourning: Painless patienthood. *Am J Psychiatry.* 1983;147:1057.

Rogers R, Bagby RM, Rector N. Diagnostic legitimacy of factitious disorder with psychological symptoms. *Am J Psychiatry.* 1989;146:1312.

Wang D, Powsner S, Eisendrath ST. Factitious disorders. In: Sadock BJ, Sadock VA, eds. *Kaplan & Sadock's Comprehensive Textbook of Psychiatry.* 9th ed. Vol. 1. Philadelphia: Lippincott Williams & Wilkins; 2009:1949.

▲ 13.8 Psiquiatria conciliar/de ligação

Psiquiatria conciliar/de ligação (C/L) é o estudo, a prática e o ensino da relação entre os transtornos clínicos e psiquiátricos. Na psiquiatria C/L, os psiquiatras servem como consultores de colegas médicos (outro psiquiatra ou, mais comumente, um médico não psiquiatra) ou de outros profissionais da saúde mental (psicólogo, assistente social ou enfermeiro psiquiátrico). Além disso, os psiquiatras C/L fazem consultas referentes a pacientes em contextos clínicos ou cirúrgicos e acompanham o tratamento psiquiátrico, quando necessário. A psiquiatria C/L está associada a todos os serviços diagnósticos, terapêuticos, de pesquisa e ensino que os psiquiatras realizam no hospital geral e serve como uma ponte entre a psiquiatria e outras especialidades.

Nas enfermarias clínicas do hospital, os psiquiatras C/L desempenham muitos papéis: entrevistador habilidoso e breve, bom psiquiatra e terapeuta, professor e médico versado que conhece os aspectos clínicos do caso. Esses psiquiatras C/L fazem parte da equipe médica que contribui de forma única para o tratamento médico total do paciente. A abrangência da psiquiatria C/L é descrita na Tabela 13.8-1.

DIAGNÓSTICO

O conhecimento do diagnóstico psiquiátrico é essencial para os psiquiatras C/L. Tanto demência quanto *delirium* frequentemente complicam uma doença clínica, sobretudo entre os pacientes hospitalizados. Ocorre *delirium* em 15 a 30% desses pacientes. Psicoses e outros transtornos mentais frequentemente complicam o tratamento de doença clínica, e o comportamento de doença desviante, como suicídio, é um problema comum em pacientes que são organicamente doentes. Os psiquiatras C/L devem ter conhecimento das muitas doenças clínicas que podem ter sintomas psiquiátricos. A prevalência de doença mental ao longo da vida em pacientes com doença física crônica é de mais de 40%, em particular com abuso de substância e transtornos do humor e de ansiedade. Entrevistas e observações clínicas seriais são os instrumentos para diagnóstico do psiquiatra C/L. Os objetivos do diagnóstico são identificar (1) transtornos mentais e as respostas psicológicas à doença física, (2) as características da personalidade dos pacientes e (3) as técnicas de enfrentamento características de cada um para recomendar a intervenção terapêutica mais apropriada às suas necessidades.

TABELA 13.8-1
Abrangência da psiquiatria conciliar/de ligação

1. Entender o impacto da doença clínica e o sistema no qual é tratada e como isso afeta a apresentação, a experiência e o impacto da morbidade psiquiátrica e psicossocial.
2. Conduzir uma avaliação biopsicossociocultural, criar uma formulação e implantar um tratamento apropriado no contexto do hospital geral, incluindo comunicação efetiva com o resto da equipe de tratamento.
3. Avaliar as reações à doença e diferenciar a apresentação de depressão e ansiedade no contexto médico.
4. Entender as trajetórias combinadas da doença e as questões desenvolvimentais da pessoa com problemas de saúde mental e doença mental.
5. Capacidade de avaliar e tratar transtornos de sintomas somáticos e transtornos relacionados".
6. Capacidade de avaliar e manejar transtornos neurocognitivos comuns, com ênfase particular no *delirium*.
7. Entender as necessidades particulares de populações especiais com morbidade psiquiátrica e psicossocial no contexto médico, incluindo jovens, idosos, indígenas e aqueles com deficiências intelectuais.
8. Avaliar e manejar apresentações agudas e emergenciais de morbidade psiquiátrica no contexto médico geral.

(De Royal Australia and New Zealand College of Psychiatry, com permissão.)

TRATAMENTO

A principal contribuição dos psiquiatras C/L para o tratamento médico é uma análise abrangente da resposta do paciente à doença, dos recursos psicológicos e sociais, do estilo de enfrentamento e da doença psiquiátrica, caso haja alguma. Ao discutir o plano, o psiquiatra C/L apresenta sua avaliação do paciente aos profissionais da saúde não psiquiatras. As recomendações do psiquiatra devem ser diretrizes de ação claras e concretas. O psiquiatra C/L pode recomendar uma terapia específica, sugerir áreas para maior investigação médica, informar médicos e enfermeiros sobre seus papéis nos cuidados psicossociais ao paciente, recomendar uma transferência para uma instituição psiquiátrica para tratamento psiquiátrico de longo prazo ou sugerir ou realizar psicoterapia breve na enfermaria médica.

Os psiquiatras C/L precisam lidar com uma ampla gama de transtornos psiquiátricos, sendo os sintomas mais comuns ansiedade, depressão e desorientação. Problemas com o tratamento correspondem a 50% das solicitações de consulta feitas ao psiquiatra.

Problemas comuns em C/L

Tentativa ou ameaça de suicídio. As taxas de suicídio são mais elevadas em pessoas com doença clínica do que naquelas sem problemas clínicos ou cirúrgicos. Fatores de alto risco para suicídio são homens acima de 45 anos, falta de suporte social, dependência de álcool, tentativa de suicídio prévia ou doença clínica catastrófica, especialmente se acompanhada de dor intensa. Se estiver presente risco de suicídio, o paciente deverá ser transferido para uma unidade psiquiátrica, ou deverão ser iniciados cuidados de enfermagem 24 horas.

Depressão. Conforme mencionado, o risco de suicídio deve ser avaliado em todos os pacientes depressivos. Depressão sem ideação suicida não é incomum em indivíduos hospitalizados, e o tratamento com medicamentos antidepressivos pode ser iniciado, se necessário. Deve ser feita uma avaliação cuidadosa das interações medicamentosas antes de ser feita a prescrição, o que deve ser realizado em colaboração com o médico de cuidados primários do paciente. Antidepressivos devem ser empregados com cautela em pacientes cardíacos devido aos efeitos colaterais de condução e hipotensão ortostática.

Agitação. Agitação está frequentemente relacionada à presença de um transtorno cognitivo ou associada com suspensão de drogas (p. ex., opioides, álcool, hipnóticos sedativos). Os medicamentos antipsicóticos (p. ex., haloperidol) são muito úteis para agitação excessiva. Restrições físicas devem ser usadas com grande cautela e somente como último recurso. O paciente deve ser examinado quanto a alucinações de comando ou ideação paranoide às quais esteja respondendo de maneira agitada. Reações tóxicas aos medicamentos que causam agitação sempre devem ser descartadas.

Alucinações. A causa mais comum de alucinações é *delirium tremens*, que em geral começa 3 a 4 dias após a hospitalização. Pacientes em unidades de tratamento intensivo (UTI) que experimentam isolamento sensorial podem responder com atividade alucinatória. Condições como transtorno psicótico breve, esquizofrenia e transtornos neurocognitivos estão associadas a alucinações e respondem com rapidez a medicamentos antipsicóticos. Formigamento, levando o paciente a acreditar que insetos estão rastejando sobre sua pele, está frequentemente associado a cocainismo.

Transtornos do sono-vigília. Uma causa comum de insônia em pacientes hospitalizados é dor, a qual, quando tratada, resolve o problema para dormir. Despertar muito cedo pela manhã está associado a depressão, e a dificuldade em adormecer está relacionada a ansiedade. Dependendo da causa, agentes antiansiedade ou antidepressivos podem ser prescritos.

Confusão. *Delirium* é a causa mais comum de confusão e desorientação entre pacientes hospitalizados em hospitais gerais. As causas são inúmeras e estão relacionadas a estado metabólico, achados neurológicos, abuso de substância e doença mental, entre muitas outras. Podem ser usadas pequenas doses de antipsicóticos quando ocorrer agitação maior em conjunção com o estado confuso; no entanto, sedativos, como benzodiazepínicos, podem piorar a condição e causar síndrome do pôr do sol (ataxia, desorientação). Se a privação sensorial for um fator contribuinte, o ambiente poderá ser modificado de modo que o paciente tenha sinais sensoriais (p. ex., rádio, relógio, sem cortinas em volta da cama). A Tabela 13.8-2 lista as causas prováveis de estados confusionais que requerem atenção urgente.

Não adesão ou recusa a consentir com o procedimento. Questões como não adesão e recusa a consentir com um procedimento podem, às vezes, ser rastreadas até a relação do paciente e seu médico assistente, a qual deve ser explorada. Uma transferência negativa em relação ao médico é uma causa comum de não adesão. Os pacientes que temem a medicação ou um procedimento com frequência respondem bem a educação e tranquilização. Aqueles cuja recusa em dar consentimento está relacionada a prejuízo no julgamento podem ser declarados incompetentes, mas somente por um juiz. Transtorno cognitivo é a principal causa de prejuízo no julgamento em indivíduos hospitalizados.

Sem base orgânica para os sintomas. O psiquiatra C/L é muitas vezes chamado quando o médico não consegue encontrar evidências de doença clínica ou cirúrgica que justifiquem os sintomas do paciente. Nesses casos, devem ser consideradas várias condições psiquiátricas, incluindo transtornos conversivo, de sintomas somáticos, factícios e simulação. Anestesia em luva-e-bota com sintomas do sistema nervoso autônomo é vista no transtorno conversivo; estão presentes muitas queixas corporais no transtorno de sintomas somáticos; ocorre desejo de estar no hospital no transtorno factício; e ganho secundário óbvio é observado em pacientes que estão simulando (p. ex., casos de indenização).

Psiquiatria C/L em situações especiais

Unidades de tratamento intensivo. Todas as UTIs lidam com pacientes que experimentam ansiedade, depressão e *delirium*. As UTIs também impõem estresse alto demais à equipe e aos pacientes, o qual está relacionado à intensidade dos problemas. Os pacientes e também os membros da equipe com frequência presenciam paradas cardíacas, mortes e desastres médicos, o que os deixa autonomicamente excitados e psicologicamente defensivos. Os enfermeiros de UTI e seus pacientes experimentam níveis bastante altos de ansiedade e depressão. Em consequência, são comuns esgotamento e altas taxas de rotatividade.

O problema do estresse entre a equipe da UTI recebe muita atenção, sobretudo na literatura de enfermagem. Muito menos atenção é dada à equipe de funcionários, em especial àqueles no serviço de cirurgia. Todas as pessoas nas UTIs devem ser capazes de lidar de maneira direta com seus sentimentos sobre suas experiências extraordinárias e circunstâncias emocionais e físicas difíceis. Grupos de apoio regulares nos quais as pessoas podem discutir seus sentimentos são importantes para a equipe da UTI e os demais funcionários. Esses grupos protegem os membros da equipe da morbidade psiquiátrica previsível que alguns poderiam experimentar e também protegem seus pacientes da perda da concentração, da redução de energia e de comunicações psicomotoras retardadas que, se não fosse assim, alguns membros da equipe exibiriam.

Unidades de hemodiálise. As unidades de hemodiálise apresentam um paradigma de contextos de tratamento médico modernos e complexos. Os pacientes estão enfrentando uma doença debilitante, limitante e para toda a vida; eles são totalmente dependentes de um grupo multidisciplinar de cuidadores para ter acesso a uma máquina que controla seu bem-estar. A diálise é agendada três vezes por semana e leva de 4 a 6 horas; dessa forma, perturba toda a rotina prévia de vida dos pacientes.

Nesse contexto, antes de tudo, os pacientes lutam contra a doença. Invariavelmente, contudo, também precisam se adaptar a um nível de dependência de outras pessoas talvez nunca antes experimentado desde sua infância. De modo previsível, os que entram em diálise lutam por sua independência; regridem a estados da infância; demonstram negação ao agir contra as ordens médicas (quebrando sua dieta ou faltando às sessões); demonstram raiva direcionada contra os membros da equipe; negociam e se defendem; ou se tornam infantilizados e obsequiosos. No entanto, é mais frequente serem receptivos e corajosos. As determinantes das respostas dos pacientes para que entrem em diálise incluem estilos de personalidade e experiências prévias com essa ou outra doença crônica. Pacientes que tiveram tempo para reagir e se adaptar a sua insuficiência renal crônica se defrontam com menos trabalho psicológico de adaptação do que aqueles com insuficiência renal recente e dependência da máquina.

TABELA 13.8-2
Alguns sinais de causas de estados confusionais agudos que demandam atenção urgente

Distúrbios metabólicos
1. Hipoglicemia: história de diabetes ou alcoolismo; nível reduzido de consciência, instável, suado, talvez combativo
2. Hiperglicemia: história de diabetes; queixas de aumento da sede e da urina ou sintomas semelhantes a gripe
3. Hiponatremia: doença subjacente, como câncer de pulmão, AVC recente, infecções pulmonares crônicas, insuficiência cardíaca, cirrose, uso de diuréticos
4. Hipernatremia: desidratação em razão de ingestão inadequada de líquidos ou perda excessiva de líquidos sem reposição
5. Hipercalcemia: transtorno subjacente, como câncer metastático nos ossos, sarcoidose, câncer das células pulmonares e renais, mieloma múltiplo e/ou imobilização prolongada
6. Hipoxia: suprimento inadequado de oxigênio no cérebro devido a função pulmonar ou cardíaca deficiente ou envenenamento por monóxido de carbono
7. Hipercarbia: história de doença pulmonar crônica; pode usar oxigênio em casa
8. Encefalopatia hepática: história de doença hepática crônica ou alcoolismo; provavelmente icterícia; ascite
9. Uremia: história de doença renal, aumento da próstata, incapacidade recente de passagem da urina
10. Deficiência de tiamina (encefalopatia de Wernicke): graus variáveis de oftalmoplegia, ataxia e perturbação mental; história de deficiência nutricional secundária a alcoolismo, em particular de tiamina; como a tiamina restante no corpo é rapidamente usada quando o paciente recebe glicose intravenosa, um alcoolista deve receber de imediato tiamina intramuscular antes da infusão de glicose para prevenir precipitação dessa encefalopatia; se não tratada, a condição progride rapidamente para um distúrbio de memória permanente (síndrome de Korsakoff) e, em alguns casos avançados, morte
11. Hipotireoidismo: história de fadiga progressiva, constipação, sensibilidade ao frio, ganho de peso, engrossamento do cabelo e da pele, lentidão mental; o exame mostra temperatura anormalmente baixa e coração aumentado e pulso baixo; pode ser precipitado pelos efeitos do lítio na função da tireoide
12. Hipertireoidismo: o paciente pode ser hiperativo ou apático; a história pode revelar perda rápida de peso, diarreia, intolerância ao calor e instabilidade emocional; o exame mostra bócio, cabelo fino sedoso, pele quente e úmida, proptose e olhar arregalado, tremor fino, pulso rápido ou irregular; em pacientes idosos, podem estar aparentes fraqueza e insuficiência cardíaca

Doença sistêmica
1. Débito cardíaco reduzido devido a várias causas, como insuficiência cardíaca congestiva, arritmia, embolia pulmonar e infarto do miocárdio; infarto do miocárdio agudo apresenta confusão como principal sintoma em 13% das pessoas idosas; pacientes idosos não se queixam de dor típica; frequentemente se queixam de indigestão; os sinais vitais podem ser anormais e o paciente pode parecer doente (coloração acinzentada, fraco, nauseado, suado) e confuso
2. Pneumonia: história recente de um resfriado, ficando acamado e fazendo aspiração; febre pode não estar aparente, mas taquicardia ou hipotensão são evidentes ao exame dos sinais vitais
3. Infecção no trato urinário: sobretudo em pacientes com cateteres urinários colocados, hipertrofia prostática, diabetes, bexiga neurogênica
4. Anemia: especialmente com perda aguda de sangue (lesão, sangramento intestinal), doença crônica, malignidade gastrintestinal oculta
5. Emergências cirúrgicas agudas: infarto do intestino, apendicite e vólvulo são comuns e com frequência presentes somente com confusão e nenhuma outra queixa
6. Hipertensão: aumento sustentado ou rápido na pressão arterial pode causar encefalopatia; costuma haver história de pressão arterial elevada; pode ocorrer em pacientes que fazem uso de antidepressivos inibidores da MAO que ingeriram alimento contendo tiramina
7. Vasculites: p. ex., lúpus eritematoso sistêmico; surge confusão a partir de envolvimento cerebral ou tratamento com esteroides
8. Doença e infecção febril podem causar confusão no idoso

Distúrbios do sistema nervoso central
1. Hematoma subdural e epidural: pode ou não ter história de trauma cerebral; estado mental flutuante frequentemente presente; pode não ter sinais neurológicos focais
2. Convulsão: convulsão não testemunhada pode ser sugerida se o paciente foi encontrado no chão com evidência de incontinência ou vômito; história de problema convulsivo ou alcoolismo
3. AVC: história de ataques isquêmicos transitórios ou AVC; pode não ter sinais, exceto confusão
4. Infecção: meningite (bacteriana, fúngica ou tuberculosa), encefalite viral
5. Tumor primário ou metastático: com uma massa crescente, a pressão intracraniana elevada pode causar compressão local de estruturas vitais ou herniação do cérebro; em idosos, a atrofia cerebral permite mais espaço dentro do crânio de forma que os sintomas não aparecem até que a massa esteja consideravelmente grande
6. Hidrocefalia de pressão normal: apresenta uma tríade de distúrbio da marcha, incontinência e demência; a cirurgia pode ser curativa

Drogas e medicação
1. Quase todos os medicamentos são capazes de causar confusão em idosos; os mais comumente implicados incluem aqueles com fortes efeitos anticolinérgicos (medicamentos antidepressivos, antipsicóticos e antiparkinsonianos e muitas preparações sem prescrição médica), sedativos hipnóticos (barbitúricos, benzodiazepínicos), medicamentos cardíacos (digoxina, propranolol, lidocaína, quinidina), anti-hipertensivos, anticonvulsivantes, cimetidina, analgésicos não narcóticos e narcóticos e corticosteroides
2. Álcool: ocorre intoxicação e síndrome de abstinência em pacientes jovens, mas a saúde debilitada dos idosos pode colocar os pacientes geriátricos em maior risco
3. Abuso de droga: muito menos comum em idosos, mas ocorre intoxicação crônica com brometos, tranquilizantes menores (em especial meprobamato, barbitúricos)

(De SL Minden. Elderly psychiatric emergengy pacients. In: Bassuk EL, Birk AW, eds. *Emergency Psychiatry*. New York: Plenum; 1984:360, com permissão.)

Embora pouco tenha sido escrito sobre os fatores sociais, os efeitos da cultura na reação à diálise e ao manejo da unidade de diálise são considerados importantes. As unidades são administradas com pulso firme, o que é coerente com o manejo dos pacientes; existem contingências claras para falhas no comportamento; e apoio psicológico adequado encontra-se disponível para os membros da equipe, que tendem a produzir os melhores resultados.

As complicações do tratamento com diálise podem incluir problemas psiquiátricos como depressão, e suicídio não é raro. Os problemas sexuais podem ser neurogênicos, psicogênicos ou relacionados a disfunção gonadal e atrofia testicular. Demência na diálise é uma condição rara que evidencia perda da memória, desorientação, distonias e convulsões. O transtorno ocorre em pacientes que vêm recebendo tratamento com diálise há muitos anos. A causa é desconhecida.

O tratamento psicológico de pacientes em diálise enquadra-se em duas áreas. Primeiro, é importante a preparação cuidadosa antes da diálise, incluindo o trabalho de adaptação à doença crônica, especialmente diante de negação e expectativas irrealistas. Antes da diálise, todos os pacientes devem passar por uma avaliação psicossocial. Segundo, depois de estarem inseridos em um programa de diálise, precisam de investigações em períodos específicos sobre a adaptação que não encorajem a dependência ou o papel de doente. Os membros da equipe devem ser sensíveis à probabilidade de depressão e problemas sexuais. Sessões em grupo funcionam bem para apoio, e grupos de mútua ajuda para os pacientes recuperam uma rede social útil, a autoestima e o autodomínio. Quando necessário, drogas tricíclicas ou fenotiazinas podem ser usadas para indivíduos em diálise. A assistência psiquiátrica é mais eficaz quando breve e orientada para o problema.

O uso de unidades de diálise caseiras melhorou a atitude em relação ao tratamento. Pacientes tratados em casa conseguem integrar o tratamento a sua vida diária com mais facilidade e se sentem mais autônomos e menos dependentes dos outros para seus cuidados do que aqueles que são tratados no hospital.

Unidades cirúrgicas. Alguns cirurgiões acreditam que pacientes que esperam morrer durante uma cirurgia frequentemente morrerão. Essa crença agora parece ser menos supersticiosa do que parecia. Chase Patterson Kimball e outros estudaram o ajustamento psicológico pré-mórbido de pacientes programados para cirurgia e demonstraram que aqueles apresentando depressão ou ansiedade evidentes e os que as negam têm maior risco de morbidade e mortalidade do que aqueles que, com depressão ou ansiedade similares, conseguem expressá-las. Resultados ainda melhores ocorrem nas pessoas com uma atitude positiva em relação a uma cirurgia iminente. Os fatores que contribuem para um melhor resultado da cirurgia são consentimento informado e educação, de forma que os pacientes saibam o que podem esperar sentir, onde estarão (p. ex., é útil mostrar aos pacientes a sala de recuperação), qual perda de função esperar, os tubos e aparelhos que estarão colocados e como lidar com a dor prevista. Se o paciente não puder falar ou enxergar após a cirurgia, será útil explicar antes dela o que poderá fazer para compensar essas perdas. Se estados pós-operatórios como confusão, *delirium* e dor puderem ser previstos, estes deverão ser discutidos com o paciente antecipadamente para que não os experimente como injustificados ou como sinais de perigo.

Questões relativas a transplante. Os programas de transplante têm-se expandido na última década, e os psiquiatras C/L desempenham um papel importante ao ajudarem os pacientes e suas famílias a lidar com os muitos aspectos psicossociais envolvidos: (1) quais e quando as pessoas em uma lista de espera irão receber órgãos, (2) ansiedade acerca do procedimento, (3) medo da morte, (4) rejeição do órgão e (5) adaptação à vida depois do sucesso do transplante. Após o procedimento, os pacientes necessitam de cuidados complexos, e obter adesão à medicação poderá ser difícil sem psicoterapia de apoio. Isso é particularmente relevante para indivíduos que receberam transplante de fígado em consequência de hepatite C provocada por comportamento sexual promíscuo e viciados em drogas que usam agulhas contaminadas.

Terapia em grupo com pessoas que já passaram por procedimentos de transplante similares beneficia os membros, os quais conseguem se apoiar mutuamente e compartilhar informações e sentimentos sobre estressores particulares relativos a sua doença. Os grupos podem ser conduzidos ou supervisionados pelo psiquiatra. Os psiquiatras devem estar atentos sobretudo a complicações psiquiátricas. No espaço de um ano do transplante, quase 20% dos pacientes experimentam depressão maior ou transtorno de adaptação com humor depressivo. Em tais casos, é importante a avaliação de ideação e risco de suicídio. Além da depressão, outros 10% experimentam sinais de transtorno de estresse pós-traumático, com pesadelos e ataques de ansiedade relacionados ao procedimento. Outras questões referem-se ao fato de o órgão transplantado ser proveniente de um cadáver ou de um doador vivo que pode ou não ter relação com o paciente. Sessões de consulta pré-transplante com os doadores potenciais de órgãos os ajudam a lidar com medos associados à cirurgia e preocupações sobre quem receberá seu órgão doado. Algumas vezes, doador e receptor podem ser aconselhados juntos, como em casos em que um irmão está doando um rim para outro. Grupos de apoio de pares com doadores e receptores também já foram usados para facilitar o enfrentamento de questões relativas ao transplante.

PSICO-ONCOLOGIA

A psico-oncologia procura estudar o impacto do câncer no funcionamento psicológico e o papel que variáveis psicológicas e comportamentais desempenham no risco de câncer e na sobrevivência. Uma característica da pesquisa em psico-oncologia tem sido estudos de intervenção que procuram influenciar o curso da doença em pacientes com câncer. Um estudo de referência realizado por David Spiegel identificou que mulheres com câncer de mama metastático que receberam terapia de grupo semanal sobreviveram, em média, 18 meses mais do que as pacientes-controle designadas de forma aleatória para cuidados rotineiros. Em outro estudo, pacientes com melanoma maligno que receberam intervenção estruturada de grupo exibiram uma recorrência de câncer mais baixa estatisticamente significativa e uma taxa mais baixa de mortalidade do que aqueles que não receberam essa terapia. Pacientes com melanoma maligno que receberam intervenção de grupo também exibiram linfócitos granulares e células *natural killer* (NK) bem maiores, assim como indicações de acréscimo na atividade das células NK, sugerindo um aumento na resposta imune. Outro estudo usou uma intervenção comportamental em grupo (relaxamento, imaginário guiado e treinamento em *biofeedback*) para pacientes com câncer de mama, que demonstraram maior atividade das células NK e respostas de linfócitos estimulados com mitógeno do que os controles.

Uma vez que novos protocolos de tratamento, em muitos casos, transformaram o câncer de uma doença incurável para uma doença crônica e frequentemente curável, os aspectos psiquiátricos do câncer – as reações ao diagnóstico e ao tratamento – são cada vez mais importantes. Pelo menos metade das pessoas que o contraem nos Estados Unidos a cada ano está viva cinco anos depois. Nos dias atuais, um número estimado de 3 milhões de sobreviventes de câncer não tem evidência da doença.

Aproximadamente metade de todos os pacientes com câncer tem transtornos mentais. Os grupos maiores são aqueles com transtorno de adaptação (68%), e transtorno depressivo (13%) e *delirium* (8%) são os diagnósticos seguintes mais comuns. A maioria desses transtornos é considerada reativa ao conhecimento de ter câncer.

Quando as pessoas tomam conhecimento de que têm câncer, suas reações psicológicas incluem medo da morte, de desfiguramento e incapacidade; medo de abandono e perda da independência; medo de perturbação nas relações, no desempenho de seu papel e em sua posição financeira; e negação, ansiedade, raiva e culpa. Embora pensamentos e desejos suicidas sejam frequentes nessas pessoas, a verdadeira incidência de suicídio é apenas ligeiramente maior do que na população em geral.

Os psiquiatras devem fazer uma avaliação minuciosa dos problemas psiquiátricos e clínicos em cada paciente. Deve ser dada atenção especial a fatores familiares, em particular conflitos intrafamiliares e abandono e exaustão da família.

REFERÊNCIAS

Copello A, Walsh K, Graham H, Tobin D, Griffith E, Day E, Birchwood M. A consultation-liaison service on integrated treatment: A program description. *J Dual Diagn.* 2013;9(2):149–157.

Dew MA, DiMartini AD, De Vito Dabbs A, Myaskovsky L, Steel J. Rates and risk factors for nonadherence to the medical regimen after adult solid organ transplantation. *Transplantation.* 2007;83(7):858–873.

DiMartini A, Crone C, Fireman M, Dew MA. Psychiatric aspects of organ transplantation in critical care. *Crit Care Clin.* 2008;24:949–981.

Dobbels F, Verleden G, Dupont L, Vanhaecke J, De Geest S. To transplant or not? The importance of psychosocial and behavioural factors before lung transplantation. *Chronic Respir Dis.* 2006;3(1):39–47.

Grover S, Kate N. Somatic symptoms in consultation-liaison psychiatry. *Int Rev Psychiatry.* 2013;25(1):52–64.

Jorsh MS. Somatoform disorders: The role of consultation liaison psychiatry. *Int Rev Psychiatry.* 2006;18:61–65.

Laugharne R, Flynn A. Personality disorders in consultation-liaison psychiatry. *Curr Opin Psychiatry.* 2013;26(1):84–89.

Lipowski ZJ. Review of consultation psychiatry and psychosomatic medicine: I. General principles. *Psychosom Med.* 1967;29:153–171.

Lipsitt DR. Consultation-liaison psychiatry and psychosomatic medicine: The company they keep. *Psychosom Med.* 2001;63:896–909.

Miller AH, ed. Mechanisms of psychosocial effects on disease: Implications for cancer control. *Brain Behav Immun.* 2003;17(Suppl 1):1–135.

Musselman DL, Betan E, Larsen H, Phillips LS. Relationship of depression to diabetes types 1 and 2: Epidemiology, biology, and treatment. *Biol Psychiatry.* 2003;54:317–329.

Novack DH. Realizing Engel's vision: Psychosomatic medicine and the education of physician-healers. *Psychosom Med.* 2003;65:925–930.

Olbrisch ME, Benedict SM, Ashe K, Levenson J. Psychological assessment and care of organ transplant patients. *J Consult Clin Psychol.* 2002;70:771–783.

Stark D, Kiely M, Smith A, Velikova G, House A, Selby P. Anxiety disorders in cancer patients: Their nature, associations, and relation to quality of life. *J Clin Oncol.* 2002;20:3137–3148.

Strain JJ, Strain JJ, Mustafa S, Sultana K, Cartagena-Rochas A, Guillermo Flores LR, Smith G, Mayou R, Carvalho S, Chiu NM, Zimmerman P, Fraguas R Jr., Lyons J, Tsopolis N, Malt U. Consultation-liaison psychiatry literature database: 2003 update and national lists. *Gen Hosp Psychiatry.* 2003;25:377–378.

Wood R, Wand A. The effectiveness of Consultation-Liaison Psychiatry in the general hospital setting: A systematic review. 2014; 76(3):175–192.

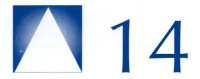

Síndrome da fadiga crônica e fibromialgia

SÍNDROME DA FADIGA CRÔNICA

A síndrome da fadiga crônica (SFC) (chamada de *encefalomielite miálgica* no Reino Unido e no Canadá) é caracterizada por seis meses ou mais de fadiga grave e debilitante, frequentemente acompanhada de mialgia, dores de cabeça, faringite, febre baixa, reclamações cognitivas, sintomas gastrintestinais e nódulos linfáticos frágeis. Continua a busca por uma causa infecciosa para essa síndrome, devido à alta porcentagem de pacientes que relatam início repentino após doença grave tipo gripe.

A síndrome da fadiga crônica debilitante tem sido uma importante síndrome clínica para a psiquiatria e a neurologia desde o período pós-Guerra de Secessão, no século XIX. Nessa época, a condição era conhecida como neurastenia ou astenia neurocirculatória. A frequência do transtorno diminuiu em meados do século XX, mas ele reapareceu nos Estados Unidos na década de 1980. Em 1988, os Centros de Controle e Prevenção de Doenças dos Estados Unidos (CDC) definiram critérios diagnósticos específicos para a SFC. O transtorno é citado na *Classificação internacional de doenças e problemas relacionados à saúde*, 10ª edição (CID-10), como uma condição mal definida de etiologia desconhecida sob o título "Mal-estar e Fadiga", sendo subdividida em astenia e deficiência não especificada.

Epidemiologia

A incidência e a prevalência exatas da SFC são desconhecidas, mas a incidência varia de 0,007 a 2,8% na população adulta em geral. A doença é observada principalmente em jovens adultos (dos 20 aos 40 anos). Também ocorre em crianças e em adolescentes, mas com incidência menor. As mulheres também apresentam duas vezes mais chances de serem afetadas do que os homens.

Nos Estados Unidos, estudos mostram que cerca de 25% da população adulta em geral sente fadiga com duração de duas semanas ou mais. Quando ela persiste além dos seis meses, é definida como fadiga crônica. Os sintomas da fadiga crônica costumam coexistir com outras doenças, tais como fibromialgia, síndrome do intestino irritável e transtorno da articulação temporomandibular.

Etiologia

A causa do transtorno é desconhecida. O diagnóstico só pode ser feito depois de todas as outras causas clínicas e psiquiátricas da doença de fadiga crônica terem sido excluídas. Estudos científicos não validaram sinais patognomônicos ou testes diagnósticos para essa condição.

Os pesquisadores tentaram implicar o vírus Epstein-Barr (EBV) na origem etiológica da SFC. No entanto, a infecção por EBV é associada com anticorpos específicos e linfocitose atípica, que estão ausentes na SFC. Os resultados dos testes para outros agentes virais, como os enterovírus, herpesvírus e retrovírus, foram negativos. Alguns pesquisadores encontraram marcadores não específicos de anormalidades imunes em pacientes com SFC, por exemplo, respostas de proliferação reduzida de linfócitos sanguíneos, mas essas respostas são semelhantes às detectadas em alguns pacientes com depressão maior.

Diversos relatos demonstraram perturbações no eixo hipotalâmico-hipofisário-suprarrenal (HHS) em pacientes apresentando SFC com hipocortisolismo. Em razão disso, o cortisol exógeno tem sido usado para reduzir a fadiga, mas com resultados ambíguos. Citocinas como o interferon (IFN)-α e a interleucina (IL)-6 estão sendo investigadas como possíveis fatores etiológicos. Foram descobertos níveis elevados dessas substâncias no cérebro de alguns pacientes com SFC.

Alguns estudos de ressonância magnética (RM) encontraram uma redução volumétrica nas matérias cinza e branca regionais em pacientes com a síndrome.

A SFC pode ser familiar. Em um estudo, a correlação entre pares de gêmeos para gêmeos monozigóticos foi mais de 2,5 vezes maior do que na correlação entre gêmeos dizigóticos. Contudo, são necessários mais estudos.

Diagnóstico e características clínicas

Em razão de a SFC não ter características patognomônicas, o diagnóstico é difícil. Os médicos devem tentar delinear o maior número de sinais e sintomas possível para facilitar o processo. Apesar de a fadiga crônica ser a reclamação mais comum, a maioria dos pacientes tem muitos outros sintomas (Tab. 14-1). Conforme o desenrolar da história do paciente, os médicos costumam pensar em diversos estados de doença que se enquadram na variedade de transtornos neurológicos, metabólicos ou psiquiátricos que expliquem o sofrimento daquele indivíduo. Na maioria dos casos, porém, não surge qualquer imagem clara de transtorno algum a partir apenas da história.

O exame físico também é uma fonte inconfiável de certeza diagnóstica. Além da fadiga, por exemplo, os pacientes podem reclamar de calor ou de frio com temperatura corporal normal, enquanto outros podem reclamar de sensibilidade dos nódulos linfáticos na ausência de aumento destes. Esses e outros achados ambíguos não confirmam nem excluem o transtorno.

Os critérios diagnósticos dos CDC para a SFC, que estão listados na Tabela 14-2, incluem fadiga por pelo menos seis meses, prejuízo de memória ou concentração, dor de garganta, aumento ou sensibilidade dos nódulos linfáticos, dor muscular, artralgias, dor de cabeça, problemas para dormir e mal-estar após atividade física. A fadiga, o sintoma mais óbvio, é caracterizada por severa exaustão física e mental, suficiente para causar redução de 50% nas atividades do indivíduo. O início costuma ser gradual, mas alguns pacientes apresentam início agudo, semelhante a gripe.

**TABELA 14-1
Sinais e sintomas relatados por pacientes com síndrome da fadiga crônica**

Fadiga ou exaustão	Visão dupla
Dor de cabeça	Sensibilidade a luzes brilhantes
Mal-estar	Dormência e/ou formigamento nas extremidades
Perda de memória recente	
Dor muscular	Episódios de desmaio
Dificuldade de concentração	Vertigem
Dor nas articulações	Tontura
Depressão	Falta de coordenação
Dor abdominal	Insônia
Dor nos nódulos linfáticos	Febre ou sensação de febre
Dor de garganta	Calafrios
Falta de repouso no sono	Suores noturnos
Fraqueza muscular	Ganho de peso
Gosto amargo ou metálico	Alergias
Problema de equilíbrio	Sensibilidades químicas
Diarreia	Palpitações
Constipação	Falta de fôlego
Inchaço	Erupção no rosto e nas bochechas
Ataques de pânico	Intumescimento das extremidades ou das pálpebras
Dor nos olhos	
Coceira nos olhos	Queimação ao urinar
Visão borrada	Disfunção sexual
	Perda de cabelo

Em alguns casos, há uma correlação entre SFC e hipotensão neuralmente mediada, uma disfunção do sistema nervoso autônomo. Foi sugerido que pacientes com sintomas de SFC passem por um teste de inclinação ortostática para delinear sintomas atribuíveis a hipotensão para que possam ser encaminhados à farmacoterapia adequada.

> Uma mulher de 55 anos é indicada a um especialista em doença neuromuscular por seu médico para avaliação e tratamento da fadiga crônica. Os sintomas duraram cerca de dois anos e depois pioraram. Sua principal reclamação é uma fadiga debilitante, a qual chama de "fraqueza". Ela também tem sensações de dor nos músculos e nas articulações, que é exacerbada sempre que "se força" a ficar mais ativa. Medicina interna e avaliações reumatológicas completas não forneceram achados definidos, exceto uma elevação persistentemente baixa da taxa de sedimentação, a cerca de 35 mm. Ela está tomando prednisona, 20 mg por dia, e deseja prosseguir com esse medicamento, mas o reumatologista é contra. Isso gerou conflito entre ela e o médico, e ele recusou-se a realizar novas consultas para receitar esse fármaco. Seu médico queria encaminhá-la a um psiquiatra, mas ela recusou.
>
> A paciente tinha bons modos, vestia-se com elegância e falava de maneira articulada. Era moderadamente obesa e se movia devagar, até com esforço, ao entrar no consultório. Ela iniciou a entrevista e controlou os estágios iniciais da interação explicando que precisava tomar prednisona, ou ia "morrer". Antes de começar a utilizar prednisona diariamente, cerca de um ano atrás, ela estava quase imóvel; sentava-se em casa, em uma cadeira grande, exigia cuidado constante do marido, que era um advogado proeminente na cidade. "Isso quase arruinou sua carreira", ela explicou. "Ele

**TABELA 14-2
Critérios dos Centros de Controle e Prevenção de Doenças para a síndrome da fadiga crônica**

A. Fadiga grave não explicada por mais de seis meses:
   (1) Com início novo ou definido
   (2) Não devida a esforço contínuo
   (3) Não resolvida com repouso
   (4) Com comprometimento funcional

B. Presença de quatro ou mais dos novos sintomas a seguir:
   (1) Memória ou concentração prejudicadas
   (2) Dor de garganta
   (3) Sensibilidade dos nódulos linfáticos
   (4) Dor muscular
   (5) Dor em diversas articulações
   (6) Novo padrão de dores de cabeça
   (7) Sono sem repouso
   (8) Mal-estar pós-esforço físico com duração maior do que 24 horas

> não podia trabalhar. Tinha que vir para casa cuidar de mim várias vezes ao dia."
>
> Enquanto falava, durante os estágios iniciais da entrevista, o tema entrou nas questões psicossomáticas.
>
> "Não diga que está tudo na minha cabeça", ela disse vigorosamente. "Porque não está", completou. "É verdade que eu tive algumas... dificuldades quando era mais nova", continuou. "Mas isso não tem nada a ver com o que está acontecendo agora." Ela parou e encarou o médico nos olhos. "Olhe para mim!", ela disse. "Eu pareço deprimida para você? Eu pareço ansiosa? Eu pareço um paciente psiquiátrico?" O médico teve de admitir que ela não exibia sinais nem sintomas psiquiátricos claros e presentes.
>
> A julgar pela história médica da paciente, estava claro que era bastante saudável, exceto pelos sintomas neuropsiquiátricos da fadiga. Além da prednisona, ela tomava um medicamento inibidor seletivo da recaptação de serotonina (ISRS), em pequenas doses, e outro para dormir, todas as noites, além de um inibidor da enzima de conversão da angiotensina (IECA), para hipertensão.
>
> A paciente não demonstrou sinais de exaustão que sugerissem estressores incomuns ou marcadores de psicopatologia. Apesar de não ter uma carreira fora de casa, ela costumava ser bem ativa na comunidade como voluntária ou membro de diversos comitês. Seu relacionamento com o advogado era seu segundo casamento, e eles estavam juntos havia 20 anos. Seus sintomas de fadiga desenvolveram-se insidiosamente ao longo dos últimos 2 a 3 anos e tornaram-se tão profundos que ela deixou todas as atividades comunitárias para ficar em casa. Mesmo com a prednisona, que afirmou ter "realizado milagres", a paciente não havia retornado a seu nível de funcionamento pré-mórbido em termos de sair de casa e continuar seu trabalho de voluntária ou de membro de comitês comunitários. (Adaptado de Randolph B. Schiffer, M.D., e James W. Albers, M.D., Ph.D.)

Diagnóstico diferencial

A fadiga crônica deve ser diferenciada de distúrbios endócrinos (p. ex., hipotireoidismo), neurológicos (p. ex., esclerose múltipla [EM]), infecciosos (p. ex., síndrome da imunodeficiência adquirida [aids], mononucleose infecciosa) e transtornos psiquiátricos (p. ex., transtornos depressivos). O processo de avaliação é complexo, e um esquema diagnóstico está listado na Tabela 14-3.

TABELA 14-3
Abordagem à avaliação da fadiga crônica

Histórico
- Registre as circunstâncias médicas e psicossociais no início dos sintomas.
- Avalie a saúde física e psicológica anterior.
- Busque pistas de problemas médicos subjacentes (p. ex., febre, perda de peso, dispneia).
- Avalie o impacto dos sintomas no estilo de vida do paciente.

Os sintomas característicos da síndrome da fadiga crônica (SFC) incluem fadiga, mialgia, artralgia, memória e concentração prejudicadas e sono sem descanso.

Exame físico
- Busque anormalidades que sugiram um problema médico subjacente:
    - Hipotireoidismo
    - Hepatite crônica
    - Anemia crônica
    - Doença neuromuscular
    - Síndrome da apneia do sono
    - Malignidade oculta, etc.

O exame físico em pacientes com SFC não costuma apresentar anormalidades.

Investigação de laboratório
- Testes de rastreamento:
    - Urinálise
    - Contagem sanguínea e diferencial
    - Taxa de sedimentação dos eritrócitos
    - Testes de função renal
    - Investigações adicionais conforme indicação (p. ex., estudo do sono)

O diagnóstico de SFC é principalmente de exclusão de condições alternativas.

Exame do estado mental
- História pregressa ou familiar de transtorno psiquiátrico, notavelmente depressão ou ansiedade
- História pregressa de episódios frequentes de sintomas sem explicação médica
- História pregressa de abuso de álcool ou de substância
- Sintomas atuais: depressão, ansiedade, pensamentos autodestrutivos e uso de fármacos sem receita médica
- Sinais atuais de retardo psicomotor
- Analise o sistema de apoio psicossocial

Pacientes com SFC têm sintomas de depressão, mas não culpa, ideias de suicídio ou retardo psicomotor perceptível.

- Testes de função hepática
- Cálcio, fosfato
- Glicose sanguínea aleatória
- Testes de função da tireoide (incluindo nível de hormônio estimulador da tireoide [TSH])

Síndrome da fadiga crônica
- *Fadiga não explicada, persistente ou com recaídas, com duração de seis ou mais meses consecutivos* que seja de início novo ou definido; não é o resultado de esforço contínuo; não é aliviada substancialmente com repouso; e resulta em redução significativa de níveis anteriores de atividades ocupacionais, sociais ou pessoais; e

Presença de mais quatro dos sintomas a seguir simultaneamente: (1) comprometimento da memória de curto prazo ou da concentração; (2) dor de garganta; (3) nódulos linfáticos cervicais ou axilares sensíveis; (4) dor muscular ou multiarticular; (5) dores de cabeça; (6) sono sem descanso; e (7) mal-estar pós-esforço físico.

(Extraída de Hickie JB, Lloyd AR, Wakefield D. Chronic fatigue syndrome: Current perspectives on evaluation and management. *Med J Aust.* 1995;163:315, com permissão.)

Até 80% dos pacientes com SFC enquadram-se nos critérios diagnósticos para depressão maior. A correlação é tão alta que muitos psiquiatras acreditam que todos os casos dessa síndrome sejam transtornos depressivos, mas esses pacientes raramente relatam sentimentos de culpa, ideias de suicídio ou anedonia e exibem pouca ou nenhuma perda de peso. Também, em geral, não se encontra nenhuma história familiar de depressão ou outra carga genética para transtornos psiquiátricos, e poucos, se algum, eventos estressantes ocorreram na vida do paciente que pudessem precipitar ou dar conta de uma doença depressiva. Além disso, apesar de alguns indivíduos responderem aos medicamentos antidepressivos, muitos acabam se tornando refratários a todos os agentes psicofarmacológicos. Independentemente do rótulo diagnóstico, contudo, a comorbidade depressiva requer tratamento com antidepressivos, terapia cognitivo-comportamental ou uma combinação de ambos.

Curso e prognóstico

Recuperação espontânea é rara em pacientes com SFC, mas melhoras ocorrem. Atualmente, a maioria dos relatos sobre o curso e o prognóstico se baseia em pequenas amostras. Em um estudo, 63% dos pacientes com a síndrome, acompanhados por até quatro anos, relataram melhoras. Indivíduos com melhor prognóstico não tiveram doença psiquiátrica prévia ou concomitante, são capazes de manter contatos sociais e continuam a trabalhar, mesmo que em nível reduzido.

Tratamento

O tratamento da SFC é principalmente de apoio. Primeiro, os médicos devem estabelecer vínculo e não rejeitar as reclamações dos pacientes como algo sem fundamento. As reclamações não são imaginárias. Um exame médico cuidadoso faz-se necessário, e uma avaliação psiquiátrica é indicada, tendo ambos o objetivo de excluir outras causas dos sintomas.

Não há tratamento médico eficaz conhecido. Os agentes antivirais e os corticosteroides não são úteis, apesar de alguns pacientes terem exibido redução na fadiga com o medicamento antiviral amantadina. O tratamento sintomático (p. ex., analgésicos para artralgias e dor muscular) é a abordagem habitual, mas anti-inflamatórios não esteroides (AINEs) não são eficazes. Os pacientes devem ser encorajados a continuar suas atividades diárias e a resistir à fadiga o máximo possível. Uma carga de trabalho reduzida é muito melhor do que ausência de trabalho. Diversos estudos relataram um efeito positivo com terapia de exercícios dosados.

Tratamento psiquiátrico é desejável, sobretudo quando a depressão se faz presente. Em muitos casos, os sintomas melhoram bastante quando os pacientes realizam psicoterapia. Terapia cognitivo-comportamental é especialmente útil. A terapia busca ajudar os pacientes a superar e a corrigir ideias equivocadas, como o medo de que qualquer atividade que provoque fadiga piore a doença. Os agentes farmacológicos, em especial os antidepressivos com qualidades não sedativas, como a bupropiona, podem ser úteis. Relatou-se que a nefazodona reduzia dor e melhorava o sono e a memória em alguns pacientes. Analépticos (p. ex., anfetamina ou metilfenidato) podem ajudar a reduzir a fadiga. A Tabela 14-4 contém recomendações para uma abordagem geral à farmacoterapia.

Grupos de mútua ajuda auxiliaram pacientes com SFC. Eles se beneficiam da dinâmica de grupo, de dar esperança, oferecer identificação, compartilhar experiências e fornecer informações. A coesão dos membros nesses grupos também aumenta a autoestima, que normalmente é baixa nesses indivíduos, que costumam sentir que seus médicos não os levam a sério. Por esse motivo, muitas pessoas com a síndrome usam vitaminas, minerais e produtos herbáceos variados ou métodos de tratamento que se encaixam na categoria de medicina alternativa. Nem estes, nem outros tônicos gerais não identificados foram revisados por pares na literatura médica e são de pouca ou nenhuma ajuda.

FIBROMIALGIA

A fibromialgia é caracterizada por dor e rigidez dos tecidos moles, como músculos, ligamentos e tendões. As áreas locais de sensibilidade são conhecidas como "pontos de ativação". As áreas cervical e torácica são as mais afetadas, mas a dor pode se localizar nos braços, nos ombros, na região lombar ou nas pernas.

Comorbidade

Há uma sobreposição significativa de comorbidades entre pacientes com fibromialgia e transtornos psiquiátricos, como depressão, pânico e ansiedade e transtorno de estresse pós-traumático (TEPT). A fibromialgia costuma estar presente na SFC e nos transtornos depressivos. O início da comorbidade psiquiátrica costuma ocorrer mais de um ano antes do início da fibromialgia.

Há também comorbidade relevante entre pacientes com fibromialgia e problemas reumatológicos, como artrite reumatoide, lúpus sistêmico e outros. Contudo, a sintomatologia da fibromialgia não se correlaciona bem com atividade de doença das condições clínicas associadas quando tais doenças estão presentes.

Epidemiologia

A fibromialgia costuma afetar mais mulheres (3%) do que homens (1%), sobretudo aquelas em idade economicamente ativa. Na verdade, o diagnóstico de fibromialgia está associado com incapacidade de trabalhar a taxas de até 50% em cenários de atenção primária. Há cerca de 5 milhões de norte-americanos de 18 anos ou mais com a doença.

Etiologia

A etiologia da fibromialgia ainda não está clara. Contudo, ela costuma ser precipitada pelo estresse, que causa espasmos arteriais localizados, interferindo na perfusão de oxigênio nas áreas afetadas.

Diagnóstico e características clínicas

O diagnóstico de fibromialgia é feito após a exclusão de doença reumática ou hipotireoidismo. De acordo com os critérios de 2010 do American College of Rheumatology, os pacientes devem ter dor espalhada, por pelo menos três meses, em pontos frágeis predefinidos quando da apalpação. Os sintomas dessa doença são quase sempre mais amplos do que apenas dor e incluem reclamações de fadiga, fraqueza muscular, perturbação do sono e debilidade de certos domínios cognitivos, como a concentração (Tab. 14-5).

Tratamento

Diversos medicamentos psicotrópicos costumam ser prescritos para fibromialgia, especialmente antidepressivos. A pregabalina, um agente antiepiléptico, foi aprovada pela Food and Drug Administration (FDA), nos Estados Unidos, para o tratamento de dor associada com fibromialgia. Uma típica dosagem de pregabalina consiste em 150 mg três vezes ao dia. Um amplo espectro de outros analgésicos, incluindo aspirina e acetaminofeno, é prescrito para esses pacientes. Alguns podem responder aos AINEs. Pacientes com casos mais graves podem responder a injeções de um anestésico (p. ex., procaína) na área afetada; injeções de esteroides costumam ser contraindica-

TABELA 14-4
Recomendações para uma farmacoterapia criteriosa da fadiga crônica

▶ Estabeleça uma estrutura de tratamento colaborativa entre paciente e médico.
▶ Evite encerrar o diagnóstico prematuramente.
▶ Determine qual fármaco sem receita médica o paciente já está tomando por conta própria e avalie de perto sua interação com o medicamento proposto.
▶ Discuta o papel dos medicamentos e identifique objetivos claros de tratamento:
  Síndromes psiquiátricas
  Domínios de sofrimento sintomático (p. ex., dor musculoesquelética, baixa qualidade de sono, fadiga, mudanças cognitivas subjetivas e sintomas de humor ou ansiedade)
▶ A escolha do agente deve se basear em:
  Perfil do efeito colateral previsto
  Preferência do paciente
  Contraindicações médicas ao uso de um medicamento específico
▶ Comece a terapia na menor dose possível, aumentando-a gradualmente; observe e discuta os efeitos colaterais durante o tratamento, esclarecendo questões de preocupação médica significativas.
▶ Experimente um ensaio completo da dose ideal conhecida do medicamento ou até o efeito clínico máximo ficar evidente.
▶ Deve ocorrer discussão contínua da resposta específica do paciente, esclarecendo suas expectativas sobre o tratamento.
▶ Não continue o tratamento indefinidamente sem evidência de resposta clínica clara; se necessário, descontinue-o e reavalie durante um estado sem influência de fármacos.
▶ Evite a polifarmácia; avalie a resposta ao tratamento de um agente por vez.
▶ Enquadre a farmacoterapia com respeito a outros aspectos do plano de tratamento; use os medicamentos como cenário de um contexto para a estrutura de tratamento multidimensional.

(Extraída de Demitrack MA. Psychopharmacological principles in the treatment of chronic fatigue syndrome. In: Demitrack MA, Abbey SE, eds. *Chronic Fatigue Syndrome*. New York: Guilford; 1996:281, com permissão.)

TABELA 14-5
Critérios diagnósticos de fibromialgia do American College of Rheumatology

O paciente satisfaz os critérios diagnósticos para fibromialgia se as três condições seguintes forem cumpridas:
1. Índice de dor generalizada (WPI) ≥ 7 e escala de gravidade dos sintomas (SS) ≥ 5 ou WPI 3-6 e escala SS ≥ 9.
2. Os sintomas têm estado presentes em níveis semelhantes há pelo menos três meses.
3. O paciente não apresenta outro problema que possa explicar a dor.

Determinação
1. WPI: note as áreas em que sentiu dor na última semana. Em quantas áreas sentiu dor? A pontuação varia de 0 a 19.

Ombro, esquerdo	Quadril (nádega, trocanter), esquerdo	Mandíbula, esquerda	Costas, superior
Ombro, direito	Quadril (nádega, trocanter), direito	Mandíbula, direita	Costas, inferior
Braço superior, esquerdo	Perna superior, esquerda	Tórax	Pescoço
Braço superior, direito	Perna superior, direita	Abdome	
Antebraço, esquerdo	Perna inferior, esquerda		
Antebraço, direito	Perna inferior, direita		

2. Escala SS:
   Fadiga
   Acorda sem descanso
   Sintomas cognitivos
   Para cada um dos três sintomas anteriores, indique o nível de gravidade na última semana usando a escala a seguir:
   0 = sem problema
   1 = poucos sintomas
   2 = problemas moderados, consideráveis, frequentemente presentes e/ou em nível moderado
   3 = grave: problemas constantes, contínuos, com consequências para a qualidade de vida
   Considerando os sintomas somáticos em geral, indique se o paciente apresenta*:
   0 = nenhum sintoma
   1 = poucos sintomas
   2 = número moderado de sintomas
   3 = grande quantidade de sintomas

A pontuação na escala SS é a soma da gravidade dos três sintomas (fadiga, acordar sem descanso, sintomas cognitivos) mais a extensão (gravidade) dos sintomas somáticos em geral. A pontuação final varia de 0 a 12.

*Sintomas somáticos que podem ser considerados: dor muscular, síndrome do intestino irritável, fadiga/cansaço, pensar no problema ou lembrar-se dele, fraqueza muscular, dor de cabeça, dores/cãibras no abdome, dormência/formigamento, tontura, insônia, depressão, constipação, dor no abdome superior, náusea, nervosismo, dor no peito, visão enevoada, febre, diarreia, boca seca, coceira, ofegância, fenômeno de Raynaud, urticária/coceira, zumbido nos ouvidos, vômitos, azia, úlceras orais, perda/mudança de gosto, convulsões, olhos secos, perda de fôlego, perda de apetite, erupção, sensibilidade ao sol, dificuldades de audição, facilidade de gerar hematomas, perda de cabelo, urinação frequente, urinação dolorosa e espasmos da bexiga.
(Extraída de Wolfe F, Clauw DJ, Ftzcharles MA, Goldenberg DL, Katz RS, Mease P, Russell AS, Russell IJ, Winfield JB, Yunus MB. The American College of Rheumatology preliminary diagnostic criteria for fibromyalgia and measurement of symptom severity. *Arthritis Care Res*. 2010;62(5):607, com permissão.)

das. O ISRS e antidepressivo duloxetina, um inibidor da recaptação de serotonina-epinefrina (IRSN), já foi relatado como eficaz no tratamento de pacientes com esse problema. A experiência indica, contudo, que os benefícios dessas terapias não são nem duradouros, nem associados com a volta ao trabalho.

Planos de tratamento não farmacológicos normalmente incluem regimes de exercícios dosados e programas de reabilitação, com benefícios sintomáticos modestos. A massagem dos pontos de ativação também pode ser útil. A psicoterapia ajuda os pacientes a compreender a natureza do distúrbio, além de ajudá-los a identificar e lidar com estressores psicossociais.

REFERÊNCIAS

Alonso-Blanco C, Fernández-de-las-Peñas C, Morales-Cabezas M, Zarco-Moreno P, HY Ge, Florez-García M. Multiple active myofascial trigger points reproduce the overall spontaneous pain pattern in women with fibromyalgia and are related to widespread mechanical hypersensitivity. *Clin J Pain*. 2011;27:405.

Chang CM, Warren JL, Engels EA. Chronic fatigue syndrome and subsequent risk of cancer among elderly US adults. *Cancer*. 2012;118:5929.

Dansie EJ, Furberg H, Afari N, Buchwald D, Edwards K, Goldberg J, Schur E, Sullivan PF. Conditions comorbid with chronic fatigue in a population-based sample. *Psychosomatics*. 2012;53:44.

Katz BZ, Shiraishi Y, Mears CJ, Binns HJ, Taylor R. Chronic fatigue syndrome after infectious mononucleosis in adolescents. *Pediatrics*. 2009;124:189.

Martínez-Martínez LA, Mora T, Vargas A, Fuentes-Iniestra M, Martínez-Lavín M. Sympathetic nervous system dysfunction in fibromyalgia, chronic fatigue syndrome, irritable bowel syndrome, and interstitial cystitis: a review of case-control studies. JCR: *J Clin Rheumatol*. 2014;20(3):146–150.

Newton JL, Sheth A, Shin J, Pairman J, Wilton K, Burt JA, Jones DEJ. Lower ambulatory blood pressure in chronic fatigue syndrome. *Psychosom Med*. 2009;71:361.

Nickel JC, Tripp DA, Pontari M, Moldwin R, Mayer R, Carr LK, Doggweiler R, Yang CC, Mishra N, Nordling J. Interstitial cystitis/painful bladder syndrome and associated medical conditions with an emphasis on irritable bowel syndrome, fibromyalgia and chronic fatigue syndrome. *J Urol*. 2010;184:1358.

Robinson ME, Craggs JG, Price DD, Perlstein WM, Staud R. Gray matter volumes of pain-related brain areas are decreased in fibromyalgia syndrome. *J Pain*. 2011;12:436.

Schiffer RB, Albers JW. Neuropsychiatric aspects of neuromuscular disease. In: Sadock BJ, Sadock VA, Ruiz P, eds. *Kaplan & Sadock's Comprehensive Textbook of Psychiatry*. 9th ed. Philadelphia: Lippincott Williams & Wilkins; 2009:566.

Siler AC, Gardner H, Yanit K, Cushman T, McDonagh M. Systematic review of the comparative effectiveness of antiepileptic drugs for fibromyalgia. *J Pain*. 2011;12:407.

Traynor LM, Thiessen CN, Traynor AP. Pharmacotherapy of fibromyalgia. *Am J Health Syst Pharm*. 2011;68:1307.

White AT, Light AR, Hughen RW, Van Haitsma TA, Light KC. Differences in metabolite-detecting, adrenergic, and immune gene expression after moderate exercise in patients with chronic fatigue syndrome, patients with multiple sclerosis, and healthy controls. *Psychosom Med*. 2012;74:46.

15 Transtornos alimentares

▲ 15.1 Anorexia nervosa

A expressão *anorexia nervosa* é derivada do termo grego para "perda do apetite" e de uma palavra latina implicando origem nervosa. A anorexia nervosa é uma síndrome caracterizada por três critérios essenciais. O primeiro é uma inanição autoinduzida até um grau significativo – um *comportamento*. O segundo é uma busca incessante por magreza ou um medo mórbido de engordar– uma *psicopatologia*. O terceiro critério é a presença de sinais e sintomas resultantes da inanição – uma *sintomatologia fisiológica*. Essa síndrome, com frequência, mas nem sempre, está associada a distúrbios da imagem corporal, à percepção do indivíduo de que ele é angustiantemente grande apesar da inanição médica óbvia. A distorção da imagem corporal é perturbadora quando presente, mas não patognomônica, invariável ou necessária para o diagnóstico. Existem dois subtipos de anorexia nervosa: restritiva e compulsão alimentar purgativa. O tema em ambos é a ênfase altamente desproporcional colocada na magreza como uma fonte vital, às vezes a única fonte, de autoestima, sendo o peso e, até certo ponto, a forma física transformados na preocupação principal e desgastante que toma conta dos pensamentos, humor e comportamentos durante o dia inteiro.

Aproximadamente metade das pessoas anoréxicas irá perder peso reduzindo de forma drástica sua ingestão alimentar. A outra metade não só fará dieta como também se envolverá com regularidade em compulsão alimentar seguida de comportamentos purgativos. Alguns pacientes rotineiramente purgam depois de ingerir pequenas quantidades de comida. A anorexia nervosa é muito mais prevalente em mulheres do que em homens e em geral tem seu início na adolescência. As hipóteses de um transtorno psicológico subjacente em mulheres jovens com a síndrome incluem conflitos em torno da transição da juventude para a idade adulta. Questões psicológicas relacionadas a sentimentos de desamparo e dificuldade em estabelecer autonomia também foram sugeridas como contribuintes para o desenvolvimento da condição. Podem ocorrer sintomas bulímicos como um transtorno separado (bulimia nervosa, que será discutida na Seção 15.2) ou como parte da anorexia nervosa. As pessoas com um dos transtornos são excessivamente preocupadas com o peso, alimentos e a forma do corpo. O desfecho da anorexia nervosa varia de uma recuperação espontânea a um curso com aumento e diminuição na intensidade até a morte.

EPIDEMIOLOGIA

A anorexia nervosa foi reportada mais frequentemente durante as últimas décadas, com relatos crescentes do transtorno em meninas e meninos pré-púberes. A época mais comum de início é na metade da adolescência, mas até 5% dos pacientes anoréxicos têm o início do transtorno no começo da década dos 20 anos. A idade mais comum de início é entre 14 e 18 anos. Estima-se que a anorexia nervosa ocorra em aproximadamente 0,5 a 1% das meninas adolescentes. É 10 a 20 vezes mais frequente em mulheres do que em homens. A prevalência de mulheres jovens com alguns sintomas de anorexia nervosa que não preenchem os critérios diagnósticos é estimada em cerca de 5%. Embora o transtorno tenha sido inicialmente reportado com mais frequência entre as classes mais altas, estudos epidemiológicos recentes não mostram essa distribuição. Ele parece ser mais frequente em países desenvolvidos e pode ser mais observado entre mulheres jovens em profissões que requerem magreza, como modelo ou bailarina.

COMORBIDADE

A Tabela 15.1-1 lista as condições psiquiátricas comórbidas associadas com anorexia nervosa. De modo geral, essa condição está associada a depressão em 65% dos casos, fobia social em 35% dos casos, e transtorno obsessivo-compulsivo em 25% dos casos.

ETIOLOGIA

Fatores biológicos, sociais e psicológicos estão implicados nas causas de anorexia nervosa. Algumas evidências apontam para taxas mais elevadas de concordância nos gêmeos homozigóticos do que nos gêmeos dizigóticos. Irmãs de pacientes com anorexia nervosa têm probabilidade de ser afetadas, porém essa associação pode refletir influências sociais mais do que fatores genéticos. Transtornos do humor mais graves são mais comuns em membros da família do que na população em geral. Neuroquimicamente, *turnover* e atividade reduzida da norepinefrina são sugeridos pelos níveis reduzidos de 3-metóxi-4-hidroxifenilglicol (MHPG) na urina e no líquido cerebrospinal (LCS) de alguns pacientes com anorexia nervosa. Uma relação inversa é vista entre MHPG e depressão nesses pacientes; um aumento no MHPG está associado a uma redução na depressão.

Fatores biológicos

Opioides endógenos podem contribuir para a negação da fome em indivíduos com anorexia nervosa. Estudos preliminares mostram ganho de peso substancial em alguns pacientes que recebem antagonistas opiáceos. A inanição acarreta muitas alterações bioquímicas, algumas das quais também estão presentes na depressão, como hipercortisolemia e não supressão pela dexametasona. A função da tireoide também é suprimida. Essas anormalidades são corrigidas pela realimentação. A inanição pode produzir amenorreia, que reflete a redução nos níveis hormonais (hormônios luteinizante, folículo-estimulante e liberador de gonadotrofina). Algumas pacientes com anorexia nervosa, no entanto, podem se tornar amenorreicas antes de uma perda de peso significativa. Vários estudos de tomografia

TABELA 15.1-1
Condições psiquiátricas comórbidas associadas com anorexia nervosa

Diagnóstico	Anorexia nervosa tipo restritivo (%)	Anorexia nervosa tipo compulsão alimentar purgativa (%)
Qualquer transtorno afetivo	57	100
Transtorno depressivo intermitente	29	44
Depressão maior	57	66
Depressão menor	0	11
Mania/hipomania	0	33
Qualquer transtorno de ansiedade	57	67
Transtorno fóbico	43	11
Transtorno de pânico	29	22
Transtorno de ansiedade generalizada	14	11
Transtorno obsessivo-compulsivo	14	56
Abuso/dependência de substância	14	33
Droga	14	22
Álcool	0	33
Esquizofrenia	0	0
Qualquer codiagnóstico	71	100
3 ou mais codiagnósticos	71	100
Mulher	100	89
Solteiro	71	89
Idade (x ± DP)	23,6 ± 10,8	25,0 ± 6,4
Nº de codiagnósticos (x ± DP)	2,3 ± 2,5	3,8 ± 1,4

DP, desvio-padrão.

TABELA 15.1-2
Alterações neuroendócrinas na anorexia nervosa e inanição experimental

Hormônio	Anorexia nervosa	Perda de peso
Hormônio liberador da corticotrofina (CRH)	Aumentado	Aumentado
Níveis plasmáticos de cortisol	Levemente aumentados	Levemente aumentados
Diferença do cortisol diurno	Embotada	Embotada
Hormônio luteinizante (LH)	Reduzido, padrão pré-púbere	Reduzido
Hormônio folículo-estimulante (FSH)	Reduzido, padrão pré-púbere	Reduzido
Hormônio do crescimento (GH)	Regulação deficiente	Mesmo
	Níveis basais aumentados e resposta limitada a sondas farmacológicas	
Somatomedina C	Reduzida	Reduzida
Tiroxina (T_4)	Normal ou levemente reduzida	Normal ou levemente reduzida
Tri-iodotironina (T_3)	Levemente reduzida	Levemente reduzida
T_3 reverso	Levemente aumentado	Levemente aumentado
Hormônio estimulador da tireotrofina (TSH)	Normal	Normal
Resposta do TSH ao hormônio liberador de tireotrofina (TRH)	Retardada ou embotada	Retardada ou embotada
Insulina	Liberação retardada	–
C-peptídeo	Reduzido	–
Vasopressina	Secreção desacoplada de desafio osmótico	–
Serotonina	Função aumentada com recuperação do peso	
Norepinefrina	*Turnover* reduzido	*Turnover* reduzido
Dopamina	Resposta embotada a sondas farmacológicas	–

computadorizada (TC) revelam espaços aumentados com LCS (sulcos e ventrículos aumentada) em pacientes anoréxicos durante a inanição, um achado que é revertido pelo ganho de peso. Em um estudo com tomografia por emissão de pósitrons (PET), o metabolismo do núcleo caudado era mais alto no estado anoréxico do que depois da realimentação.

Alguns autores propuseram uma disfunção no eixo hipotalâmico-hipofisário (neuroendócrina). Alguns estudos apresentaram evidências de disfunção na serotonina, dopamina e norepinefrina, três neurotransmissores envolvidos na regulação do comportamento de alimentação no núcleo paraventricular do hipotálamo. Outros fatores humorais que podem estar envolvidos incluem o fator liberador de corticotrofina (CRH), o neuropeptídeo Y, o hormônio liberador de gonadotrofina e o hormônio estimulador da tireoide. A Tabela 15.1-2 lista as alterações neuroendócrinas associadas com anorexia nervosa.

Fatores sociais

Indivíduos com anorexia nervosa encontram apoio para suas práticas na ênfase que a sociedade coloca na magreza e no exercício. Não existe uma constelação familiar específica para esse problema, mas algumas evidências indicam que esses indivíduos têm relações próximas, mas problemáticas, com seus pais. As famílias de crianças que apresentam transtornos alimentares, especialmente os subtipos de compulsão alimentar purgativa, podem exibir hostilidade, caos e isolamento e baixos níveis de conforto e empatia. Um adolescente com um transtorno alimentar grave pode tender a desviar sua atenção de relações conjugais tensas.

Interesses vocacionais e não vocacionais interagem com outros fatores de vulnerabilidade para aumentar a probabilidade de desenvolvimento de transtornos alimentares. Em mulheres jovens, a participação em escolas de *ballet* rigorosas aumenta a possibilidade de desenvolvimento de anorexia nervosa em pelo menos sete vezes. Em meninos do ensino médio, a luta está associada a uma prevalência de 17% para síndromes de transtorno alimentar completo ou parcial durante a temporada de lutas, com uma minoria desenvolvendo um transtorno alimentar e não melhorando de maneira espontânea no fim do treinamento. Embora essas atividades atléticas provavelmente selecionem, antes de tudo, jovens perfeccionistas e perseverantes, as pressões relativas ao peso e à forma do corpo geradas nesses meios sociais reforçam a probabilidade de que esses fatores predisponentes sejam canalizados para transtornos alimentares.

Uma orientação *gay* em homens é um fator predisponente comprovado, não em razão da orientação sexual propriamente, mas porque as normas de magreza, ainda que magreza muscular, são muito fortes na comunidade *gay*, apenas um pouco menos do que para mulheres heterossexuais. No entanto, uma orientação lésbica pode ser um pouco mais protetora porque as comunidades lésbicas são mais tolerantes quanto a pesos mais elevados e a uma distribuição natural mais normativa da forma corporal do que suas contrapartidas heterossexuais femininas.

Fatores psicológicos e psicodinâmicos

A anorexia nervosa parece ser uma reação à demanda de que os adolescentes se comportem de forma mais independente e aumentem seu funcionamento social e sexual. Indivíduos com o transtorno substituem as preocupações adolescentes normais por outras preocupações, que são semelhantes a obsessões, com a alimentação e o ganho de peso. Esses indivíduos carecem de um senso de autonomia e individualidade. Muitos deles experimentam seu corpo como, de certa forma, sob o controle de seus pais, de modo que sua autoinanição pode ser um esforço para obter validação como uma pessoa única e especial. Somente por meio de atos de extraordinária autodisciplina é que um indivíduo anoréxico pode desenvolver um senso de autonomia e individualidade.

Os clínicos psicanalíticos que tratam pacientes com anorexia nervosa concordam que esses jovens pacientes não conseguiram se separar psicologicamente de suas mães. O corpo pode ser percebido como se fosse habitado pela introjeção de uma mãe intrusiva e não empática. A inanição pode, de modo inconsciente, ter o significado de parar o crescimento desse objeto interno intrusivo e, assim, destruí-lo. Com frequência, um processo de identificação projetiva está envolvido nas interações entre o paciente e sua família. Muitos pacientes anoréxicos acham que os desejos orais são ávidos e inaceitáveis, portanto esses desejos são projetivamente repudiados. Outras teorias focaram em fantasias de gravidez oral. Os pais respondem à recusa a se alimentar com desespero, controlando se o paciente está de fato comendo. Este pode, então, vê-los como pessoas que têm desejos inaceitáveis e objetivamente rejeitá-los; ou seja, outras pessoas podem ser vorazes e governadas pelo desejo, mas não o paciente.

DIAGNÓSTICO E CARACTERÍSTICAS CLÍNICAS

O início da anorexia nervosa costuma ocorrer entre 10 e 30 anos de idade. Ela está presente quando (1) o indivíduo voluntariamente reduz e mantém um grau doentio de perda de peso ou não consegue ganhar peso proporcional ao crescimento; (2) o indivíduo experimenta um medo intenso de engordar, tem uma busca incessante por magreza apesar da inanição médica óbvia, ou ambos; (3) o indivíduo experimenta sintomatologia médica significativa relacionada à inanição, de forma frequente, mas não exclusiva, funcionamento anormal do hormônio reprodutivo, mas também hipotermia, bradicardia, ortostase e reservas de gordura corporal severamente reduzidas; e (4) os comportamentos e a psicopatologia estão presentes por pelo menos três meses. Os critérios diagnósticos da 5ª edição do *Manual diagnóstico e estatístico de transtornos mentais* (DSM-5) para anorexia nervosa são apresentados na Tabela 15.1-3.

Um medo intenso de ganhar peso e ficar obeso está presente em todos os indivíduos com o transtorno e, sem dúvida, nenhuma contribui para a falta de interesse em, e até mesmo resistência a terapia. Um comportamento mais aberrante direcionado para a perda de peso ocorre em segredo. Pessoas com anorexia nervosa em geral se recusam a fazer refeições com sua família ou em lugares públicos. Elas perdem peso reduzindo drasticamente sua ingestão alimentar total, com diminuição desproporcional dos alimentos com alto teor de carboidratos e gordura.

TABELA 15.1-3
Critérios diagnósticos do DSM-5 para anorexia nervosa

A. Restrição da ingesta calórica em relação às necessidades, levando a um peso corporal significativamente baixo no contexto de idade, gênero, trajetória do desenvolvimento e saúde física. *Peso significativamente baixo* é definido como um peso inferior ao peso mínimo normal ou, no caso de crianças e adolescentes, menor do que o minimamente esperado.
B. Medo intenso de ganhar peso ou de engordar, ou comportamento persistente que interfere no ganho de peso, mesmo estando com peso significativamente baixo.
C. Perturbação no modo como o próprio peso ou a forma corporal são vivenciados, influência indevida do peso ou da forma corporal na autoavaliação ou ausência persistente de reconhecimento da gravidade do baixo peso corporal atual.

Nota para codificação: O código da CID-9-MC para anorexia nervosa é 307.1, atribuído independentemente do subtipo. O código da CID-10-MC depende do subtipo (ver a seguir).

Determinar o subtipo:
(F50.01) Tipo restritivo: Durante os últimos três meses, o indivíduo não se envolveu em episódios recorrentes de compulsão alimentar ou comportamento purgativo (i.e., vômitos autoinduzidos ou uso indevido de laxantes, diuréticos ou enemas). Esse subtipo descreve apresentações nas quais a perda de peso seja conseguida essencialmente por meio de dieta, jejum e/ou exercício excessivo.
(F50.02) Tipo compulsão alimentar purgativa: Nos últimos três meses, o indivíduo se envolveu em episódios recorrentes de compulsão alimentar purgativa (i.e., vômitos autoinduzidos ou uso indevido de laxantes, diuréticos ou enemas).

Especificar se:
Em remissão parcial: Depois de terem sido preenchidos previamente todos os critérios para anorexia nervosa, o Critério A (baixo peso corporal) não foi mais satisfeito por um período sustentado, porém ou o Critério B (medo intenso de ganhar peso ou de engordar ou comportamento que interfere no ganho de peso), ou o Critério C (perturbações na autopercepção do peso e da forma) ainda está presente.
Em remissão completa: Depois de terem sido preenchidos previamente todos os critérios para anorexia nervosa, nenhum dos critérios foi mais satisfeito por um período sustentado.

Especificar a gravidade atual:
O nível mínimo de gravidade baseia-se, em adultos, no índice de massa corporal (IMC) atual ou, para crianças e adolescentes, no percentil do IMC. Os intervalos abaixo são derivados das categorias da Organização Mundial da Saúde para baixo peso em adultos; para crianças e adolescentes, os percentis do IMC correspondentes devem ser usados. O nível de gravidade pode ser aumentado de maneira a refletir sintomas clínicos, o grau de incapacidade funcional e a necessidade de supervisão.

Leve: IMC ≥ 17 kg/m²
Moderada: IMC 16-16,99 kg/m²
Grave: IMC 15-15,99 kg/m²
Extrema: IMC < 15 kg/m²

(Reproduzida, com permissão, de *Diagnostic and Statistical Manual of Mental Disorders*, Fifth Edition (Copyright ©2013). American Psychiatric Association. Todos os direitos reservados.)

Como já foi mencionado, o termo *anorexia* é errôneo porque a perda do apetite costuma ser rara até o fim do transtorno. Uma evidência de que os pacientes estão constantemente pensando em

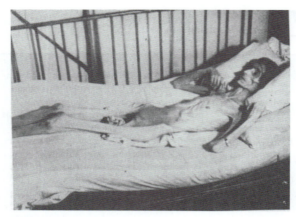

FIGURA 15.1-1
Uma paciente com anorexia nervosa. (Cortesia de Katherine Halmi, M.D.)

comida é sua paixão por colecionar receitas e a preparação de refeições para outras pessoas. Alguns não conseguem controlar de forma contínua sua restrição voluntária da ingestão alimentar e, por isso, têm ataques de compulsão alimentar. Esses ataques, via de regra, ocorrem em segredo e em geral à noite e com frequência são seguidos de vômito autoinduzido. Os pacientes abusam de laxantes e diuréticos para perder peso, e exercícios ritualísticos, andar de bicicleta, caminhar e correr excessivamente são atividades comuns.

Pacientes com o transtorno exibem comportamento peculiar em relação à comida. Escondem comida por toda a casa e frequentemente carregam grandes quantidades de doces nos bolsos e em bolsas. Quando estão fazendo as refeições, tentam se livrar da comida em seus guardanapos ou escondem nos bolsos. Cortam a carne em pequenos pedaços e passam grande parte do tempo reorganizando-os no prato. Se forem confrontados por seu comportamento peculiar, costumam negar que ele seja estranho ou então se recusam categoricamente a discutir o assunto.

Comportamento obsessivo-compulsivo, depressão e ansiedade são outros sintomas psiquiátricos de anorexia nervosa observados clinicamente de forma mais frequente. Os pacientes tendem a ser rígidos e perfeccionistas, e queixas somáticas, sobretudo desconforto epigástrico, são comuns. Pode ocorrer roubo compulsivo, em geral de doces e laxantes, mas ocasionalmente de roupas ou outros itens.

Um pobre ajustamento sexual é com frequência descrito em pacientes com o transtorno. Muitos adolescentes com anorexia nervosa têm seu desenvolvimento psicossocial atrasado; em adultos, interesse por sexo acentuadamente reduzido costuma acompanhar o início do problema. Uma minoria dos pacientes anoréxicos tem história pré-mórbida de promiscuidade, abuso de substância ou ambos, mas durante o transtorno apresentam redução no interesse por sexo.

Os pacientes em geral recebem atenção médica quando sua perda de peso se torna aparente. À medida que ela fica mais profunda, aparecem sinais físicos, como hipotermia (em torno de 35° C), edema dependente, bradicardia, hipotensão e lanugem (aparecimento de pelo semelhante ao do período neonatal), e os pacientes apresentam uma variedade de alterações metabólicas (Fig. 15.1-1). Algumas pacientes com anorexia nervosa recebem atenção médica devido a amenorreia, que frequentemente surge antes que a perda de peso seja perceptível. Alguns pacientes induzem vômito ou abusam de purgativos e diuréticos; tal comportamento é motivo de preocupação relacionada com alcalose hipocalêmica. Também pode ser observado prejuízo na eliminação de água (diurese).

Alterações eletrocardiográficas (ECG), como o achatamento ou a inversão da onda T, depressão do segmento ST e prolongamento do intervalo QT, foram observadas no estágio emaciado da anorexia nervosa. As alterações no ECG também podem resultar da perda de potássio, o que pode levar à morte. Dilatação gástrica é uma complicação rara desse transtorno. Em alguns pacientes, a aortografia apresentou uma síndrome da artéria mesentérica superior. Outras complicações médicas dos transtornos alimentares estão listadas na Tabela 15.1-4.

SUBTIPOS

A anorexia nervosa foi dividida em dois subtipos clínicos: a categoria de restrição alimentar e a categoria de purgação. Na categoria de restrição alimentar, presente em cerca de 50% dos casos, a ingestão alimentar é muito restrita (em geral com tentativas de consumir menos de 300 a 500 calorias por dia e nenhum grama de gordura), e o paciente pode ser incansável e compulsivamente hiperativo, com lesões esportivas por esforço excessivo. No subtipo purgativo, os indivíduos alternam tentativas de dieta rigorosa com compulsão intermitente ou episódios de purgação. A purgação representa uma compensação secundária para as calorias indesejadas, muitas vezes realizada por meio de vômito autoinduzido, com frequência por uso de laxantes, menos frequentemente por diuréticos, e algumas vezes com eméticos. Existem casos de purgação repetitiva sem compulsão alimentar prévia, após a ingestão de bem poucas calorias. Ambos os tipos podem ser socialmente isolados e com sintomas de transtorno depressivo e diminuição do interesse sexual. Exercício em excesso e traços perfeccionistas também são comuns em ambos os tipos.

Uma nova categoria diagnóstica no DSM-5 é o transtorno de compulsão alimentar (veja a Seção 15.3), caracterizado por ataques episódicos com a ingestão de quantidades excessivas de comida, mas sem purgação ou comportamento compensatório similar.

Aqueles que praticam compulsão alimentar e purgação compartilham muitas características com as pessoas que têm bulimia nervosa sem anorexia nervosa. Indivíduos com compulsão e purgação são propensos a ter famílias nas quais alguns membros são obesos, e eles mesmos têm histórias de maior peso corporal antes do transtorno do que as pessoas com o tipo restritivo. Pessoas com compulsão alimentar-purgação têm maior probabilidade de estar associadas a abuso de substância, transtornos do controle de impulsos e transtornos da personalidade. As que apresentam anorexia nervosa restritiva costumam ter traços obsessivo-compulsivos em relação a comida e outros assuntos. Algumas com anorexia nervosa podem purgar, mas não têm compulsão.

Pessoas com anorexia nervosa têm altas taxas de transtorno depressivo maior comórbido; foi relatado transtorno depressivo maior ou transtorno distímico em até 50% dos pacientes com anorexia nervosa. A taxa de suicídio é mais alta em pessoas com anorexia nervosa do tipo compulsão alimentar-purgação do que naquelas com o tipo restritivo.

Indivíduos com anorexia nervosa são frequentemente reservados, negam seus sintomas e resistem ao tratamento. Em quase todos os casos, os parentes ou amigos próximos precisam confirmar a história do paciente. O exame do estado mental costuma mostrar um indivíduo alerta, com conhecimentos sobre o tema da nutrição e que é preocupado com alimentos e peso.

O paciente deve passar por um exame físico geral e neurológico completo. Se estiver vomitando, uma alcalose hipocalêmica pode estar presente. Uma vez que a maioria dos pacientes está desidratada, os níveis de eletrólitos séricos devem ser determinados no início e periodicamente. Poderá ser necessária hospitalização para lidar com as complicações clínicas.

TABELA 15.1-4
Complicações médicas dos transtornos alimentares

Transtorno e sistema afetado	Consequência
Anorexia nervosa	
Sinais vitais	Bradicardia, hipotensão com acentuadas alterações ortostáticas, hipotermia, poiquilotermia
Geral	Atrofia muscular, perda de gordura corporal
Sistema nervoso central	Atrofia cerebral generalizada, com ventrículos aumentados, diminuição da massa cortical, convulsões, eletrencefalograma anormal
Cardiovascular	Edema periférico (inanição), diminuição no diâmetro cardíaco, estreitamento da parede ventricular esquerda, resposta reduzida às demandas de exercícios, síndrome da artéria mesentérica superior
Renal	Azotemia pré-renal
Hematológico	Anemia resultante de inanição, leucopenia, medula óssea hipocelular
Gastrintestinal	Esvaziamento gástrico retardado, dilatação gástrica, lipase e lactase intestinal reduzidas
Metabólico	Hipercolesterolemia, hipoglicemia não sintomática, enzimas hepáticas elevadas, densidade mineral óssea reduzida
Endócrino	Baixo nível de hormônio luteinizante e de hormônio folículo-estimulante, baixo nível de estrogênio ou testosterona, tiroxina baixa/normal, baixa tri-iodotironina, tri-iodotironina reversa aumentada, cortisol elevado, hormônio do crescimento elevado, diabetes insípido parcial, prolactina aumentada
Bulimia nervosa e compulsão alimentar e anorexia nervosa tipo purgativa	
Metabólico	Alcalose e acidose hipocalêmica, hipocloremia, desidratação
Renal	Azotemia pré-renal, insuficiência renal aguda e crônica
Cardiovascular	Arritmias, toxicidade miocárdica por emetina (ipeca)
Dentário	Perda do esmalte na superfície da língua, múltiplas cáries
Gastrintestinal	Glândulas parótidas inchadas, níveis elevados de amilase sérica, distensão gástrica, síndrome do intestino irritável, melanose coli devida a abuso de laxantes
Musculoesquelético	Cãibras, tetania

Uma mulher jovem que pesava 10% acima do peso médio, mas saudável em outros aspectos, funcionando bem e aplicada ao trabalho como estudante universitária, ingressou na equipe de atletismo, começou a treinar horas por dia, muito mais do que seus companheiros de equipe, começou a se perceber como gorda e achava que seu desempenho melhoraria se perdesse peso. Ela iniciou dieta e reduziu seu peso para 87% do "peso ideal" para sua idade de acordo com as tabelas tradicionais. Quando atingiu seu ponto máximo de perda de peso, seu desempenho na verdade decaiu, e ela se esforçou ainda mais em seu regime de treinamento. Começou a se sentir apática e morbidamente temerosa de engordar. Sua ingestão alimentar tornou-se restritiva, e parou de comer qualquer coisa que contivesse gordura. Seus ciclos menstruais tornaram-se limitados e infrequentes, mas não cessaram. (Cortesia de Arnold E. Andersen, M.D., e Joel Yager, M.D.)

PATOLOGIA E EXAMES LABORATORIAIS

Um hemograma completo com frequência revela leucopenia com linfocitose relativa em pacientes emaciadas com anorexia nervosa. Se estiver presente compulsão alimentar e purgação, a determinação dos eletrólitos séricos revela alcalose hipocalêmica. As concentrações séricas de glicemia de jejum são frequentemente baixas durante a fase emaciada, e as concentrações séricas de amilase salivar costumam ser elevadas se a paciente estiver vomitando. O ECG pode apresentar alterações no segmento ST e na onda T, que são, em geral, secundárias a distúrbios eletrolíticos; pacientes emaciadas têm hipotensão e bradicardia. Garotas jovens podem ter um nível alto de colesterol sérico. Todos esses valores voltam ao normal com reabilitação nutricional e cessação dos comportamentos de purga. As alterações endócrinas que podem ocorrer, como amenorreia, hipotireoidismo leve e hipersecreção do hormônio liberador da corticotrofina, são causadas pela condição abaixo do peso e voltam ao normal com o ganho de peso.

DIAGNÓSTICO DIFERENCIAL

O diagnóstico diferencial de anorexia nervosa é complicado pela negação dos sintomas por parte das pacientes, pelo sigilo em torno de seus rituais alimentares bizarros e por sua resistência em procurar tratamento. Assim, pode ser difícil identificar o mecanismo da perda de peso e os pensamentos ruminativos associados da paciente sobre distorções da imagem corporal.

Os clínicos devem averiguar se a paciente tem alguma doença clínica que possa justificar a perda de peso (p. ex., tumor cerebral ou câncer). Perda de peso, comportamentos alimentares peculiares e vômitos podem ocorrer em diversos transtornos mentais. Os transtornos depressivos e a anorexia nervosa têm várias características em comum, como sentimentos depressivos, crises de choro, distúrbios do sono, ruminações obsessivas e pensamentos suicidas ocasionais. Os dois transtornos, no entanto, têm várias características distintivas. De modo geral, uma paciente com um transtorno depressivo tem apetite reduzido, enquanto uma com anorexia nervosa afirma ter apetite normal e sentir fome; somente nos estágios graves dessa doença as pacientes realmente têm redução no apetite. Em contraste com a agitação depressiva, a hiperatividade vista na anorexia nervosa é planejada e ritualística. A preocupação com receitas, o conteúdo calórico dos alimentos e o preparo de banquetes *gourmet* é típica de pacientes com anorexia nervosa, mas está ausente nos que sofrem de um transtorno depressivo. Nos transtornos depressivos, os pacientes não têm medo intenso da obesidade ou perturbação da imagem corporal.

Flutuações no peso, vômitos e manejo peculiar do alimento podem ocorrer no transtorno de sintomas sintomáticos. Em raras ocasiões, uma paciente preenche os critérios diagnósticos tanto para transtorno de sintomas somáticos como para anorexia nervosa; nesse caso, os dois diagnósticos devem ser feitos. De modo geral, a perda de peso no transtorno de sintomas somáticos não é tão grave quanto na anorexia nervosa, nem uma paciente com transtorno de sintomas somáticos expressa um temor mórbido de se tornar obesa, como é comum naquelas com anorexia nervosa. Amenorreia por três meses ou mais é incomum no transtorno de sintomas somáticos.

Em pacientes com esquizofrenia, os delírios sobre comida raramente estão relacionados ao conteúdo calórico. É mais provável que acredite que o alimento esteja envenenado. Indivíduos com esquizofrenia raramente têm preocupação com a possibilidade de se tornarem obesos e não apresentam a hiperatividade que é vista naqueles com anorexia nervosa. Pacientes com esquizofrenia têm hábitos alimentares bizarros, mas não a síndrome inteira da anorexia nervosa.

A anorexia nervosa deve ser diferenciada da bulimia nervosa, um transtorno no qual ocorre compulsão alimentar episódica, seguida de humor deprimido, pensamentos autodepreciativos e vômito autoinduzido, enquanto os pacientes mantêm seu peso em uma variação normal. Pacientes com bulimia nervosa raramente perdem 15% de seu peso, mas as duas condições com frequência coexistem.

São encontradas condições raras de etiologia desconhecida nas quais a hiperatividade do nervo vago causa alterações nos padrões alimentares que estão associadas com perda de peso, às vezes em grau elevado. Em tais casos, são observados bradicardia, hipotensão e outros sinais e sintomas parassimpatomiméticos. Visto que o nervo vago está relacionado ao sistema nervoso entérico, comer pode estar associado a desconforto gástrico, como náusea ou inchaço. Os pacientes geralmente não perdem o apetite. O tratamento é sintomático, e drogas anticolinérgicas podem reverter a hipotensão e a bradicardia, que podem representar risco de morte.

CURSO E PROGNÓSTICO

O curso da anorexia nervosa varia enormemente – recuperação espontânea sem tratamento, recuperação depois de uma variedade de tratamentos, um curso flutuante de ganhos de peso seguido por recaída e um curso de deterioração gradual resultando em morte causada por complicações da inanição. Um estudo que examinou os subtipos de pacientes com o transtorno verificou que aquelas com o tipo restritivo pareciam ter menos probabilidade de se recuperar do que as com o tipo compulsão alimentar-purgação. A resposta de curto prazo das pacientes a quase todos os programas de tratamento hospitalar é boa. No entanto, aquelas que recuperaram peso suficiente com frequência continuam a ter preocupação com alimentos e com seu peso corporal, têm relações sociais pobres e exibem depressão. Em geral, o prognóstico não é bom. Estudos mostraram uma variação nas taxas de mortalidade de 5 a 18%.

Os indicadores de um resultado favorável são admissão da fome, redução da negação e imaturidade e melhora na autoestima. Fatores como neuroticismo infantil, conflito parental, bulimia nervosa, vômitos, abuso de laxativos e várias manifestações comportamentais (p. ex., sintomas obsessivo-compulsivos, histéricos, depressivos, psicossomáticos, neuróticos e de negação) foram relacionados a um mau prognóstico em alguns estudos.

Estudos de resultados em 10 anos nos Estados Unidos mostraram que cerca de um quarto das pacientes têm recuperação completa e que outra metade melhora de forma marcante com um funcionamento razoavelmente bom. O outro um quarto inclui uma taxa global de 7% de mortalidade e aquelas que estão funcionando de maneira precária com uma condição crônica de peso insuficiente. Estudos suecos e ingleses durante um período de 20 e 30 anos mostram uma taxa de mortalidade de 18%. Aproximadamente metade das pacientes com anorexia nervosa acabará tendo os sintomas de bulimia, geralmente no primeiro ano após o início da anorexia.

TRATAMENTO

Em vista das complicadas implicações psicológicas e médicas da anorexia nervosa, é recomendado um plano de tratamento abrangente, incluindo hospitalização, quando necessário, e terapia individual e familiar. São usadas abordagens comportamental, interpessoal e cognitiva, e, em muitos casos, pode ser indicada medicação.

Hospitalização

A primeira preocupação no tratamento de anorexia nervosa é recuperar o estado nutricional das pacientes. Desidratação, inanição e desequilíbrio eletrolítico podem comprometer gravemente a saúde e, em alguns casos, levar à morte. A decisão de hospitalizar uma paciente está baseada em sua condição médica e na quantidade de estrutura necessária para assegurar sua cooperação. Em geral, pacientes com anorexia nervosa que estejam 20% abaixo do peso esperado para sua altura são recomendadas para programas com internação hospitalar, e aquelas com peso 30% abaixo do esperado requerem hospitalização psiquiátrica por 2 a 6 meses.

Os programas com internação psiquiátrica para pacientes com anorexia nervosa geralmente usam uma combinação de uma abordagem de manejo comportamental, psicoterapia individual, educação e terapia familiar e, em alguns casos, medicamentos psicotrópicos. O sucesso do tratamento é promovido pela habilidade dos membros da equipe de manter uma abordagem firme, mas apoiadora, das pacientes, com frequência por meio de uma combinação de reforçadores positivos (elogio) e reforçadores negativos (restrição de exercícios). O programa precisa ter alguma flexibilidade para uma individualização do tratamento que atenda às necessidades e capacidades cognitivas das pacientes. Estas deverão se tornar participantes abertas ao tratamento para que haja sucesso a longo prazo.

A maioria das pacientes não está interessada em tratamento psiquiátrico e até mesmo resiste a ele; elas são trazidas contrariadas ao consultório médico por parentes ou amigos angustiados. As pacientes raramente aceitam a recomendação de hospitalização sem discutir ou criticar o programa proposto. Enfatizar os benefícios, como o alívio da insônia e dos sinais e sintomas depressivos, pode ajudar a convencê-las a se internar de forma voluntária. O apoio e a confiança dos parentes nos médicos e na equipe de tratamento são essenciais quando devem ser executadas recomendações rigorosas. As famílias devem ser alertadas de que as pacientes irão resistir à internação e, durante as primeiras semanas de tratamento, farão apelos dramáticos para obter o apoio familiar a fim de serem liberadas do programa hospitalar. Internação compulsória ou involuntária deve ser feita somente quando houver risco de morte em razão de complicações da desnutrição. Em raras ocasiões, as pacientes provam que a opinião do médico sobre o provável fracasso do tratamento ambulatorial está errada. Elas podem ganhar uma quantidade específica de peso a cada consulta ambulatorial, mas esse comportamento é incomum, e um período de cuidados hospitalares geralmente é necessário.

Manejo hospitalar. As considerações a seguir aplicam-se ao manejo geral de pacientes com anorexia nervosa durante um programa de tratamento com hospitalização. As pacientes devem ser pesadas diariamente, no início da manhã, depois de esvaziarem a bexiga. A ingestão diária de líquidos e o débito urinário devem ser registrados. Se estiverem ocorrendo vômitos, a equipe médica deve monitorar os níveis séricos de eletrólitos regularmente e estar atenta ao desenvolvimento de hipocalemia. Como o alimento é com frequência regurgitado depois das refeições, a equipe deve controlar o vômito tornando o banheiro inacessível por pelo menos 2 horas após as refeições ou com o acompanhamento de um atendente no banheiro para impedir a oportunidade de vomitar. A constipação nessas pacientes é melhorada quando começam a comer normalmente. Algumas vezes, podem ser dados amaciantes de fezes, mas nunca laxativos. Se ocorrer diarreia, isso em geral significa que as pacientes estão fazendo uso clandestino de laxativos. Devido à rara complicação de dilatação do estômago e à possibilidade de sobrecarga circulatória quando as pacientes começam a ingestão imediata de uma quantidade enorme de calorias, a equipe hospitar deve lhes dar cerca de 500 calorias acima da quantidade necessária para manter seu peso atual (via de regra 1.500 a 2.000 calorias por dia). É aconselhável distribuir essas calorias em seis refeições iguais durante todo o dia, de modo que as pacientes não precisem comer uma grande quantidade de alimento de uma só vez. Pode ser recomendável lhes dar um suplemento alimentar líquido, como Sustagen, porque assim podem ficar menos apreensivas com o fato de ganharem peso lentamente com a fórmula do que ingerindo comida. Depois que recebem alta do hospital, os clínicos costumam achar necessário continuar com supervisão ambulatorial dos problemas identificados nas pacientes e em suas famílias.

Psicoterapia

Terapia cognitivo-comportamental. Os princípios da terapia cognitivo-comportamental podem ser aplicados tanto no contexto hospitalar quanto no ambulatorial e se revelaram eficazes para indução do ganho de peso. O monitoramento é um componente essencial dessa terapia. As pacientes são ensinadas a monitorar sua ingestão alimentar, seus sentimentos e emoções, seus comportamentos de compulsão e purga e seus problemas nas relações interpessoais. Aprendem a reestruturação cognitiva para identificar pensamentos automáticos e desafiar suas crenças pessoais. A solução de problemas é um método específico em que aprendem a refletir e a criar estratégias para lidar com seus problemas interpessoais e relacionados à comida. A vulnerabilidade das pacientes em depender do comportamento anoréxico como um meio de enfrentamento pode ser trabalhada se conseguirem aprender a usar essas técnicas de forma eficaz.

Psicoterapia dinâmica. A psicoterapia dinâmica suportiva-expressiva é por vezes usada no tratamento de pacientes com anorexia nervosa, mas sua resistência pode tornar o processo difícil e trabalhoso. Uma vez que as pacientes encaram seus sintomas como a essência de sua excepcionalidade, os terapeutas devem evitar o investimento excessivo em tentar mudar o comportamento alimentar. A fase inicial do processo psicoterápico deve ser direcionada para o desenvolvimento de uma aliança terapêutica. As pacientes podem vivenciar interpretações precoces como se outra pessoa estivesse lhes dizendo o que realmente sentem e, assim, minimizando e invalidando suas próprias experiências. No entanto, os terapeutas que empatizam com o ponto de vista das pacientes e assumem um interesse ativo no que elas pensam e sentem lhes transmitem a noção de que sua autonomia é respeitada. Acima de tudo, os psicoterapeutas devem ser flexíveis, persistentes e estáveis diante das tendências das pacientes a frustrar os esforços empregados para ajudá-las.

Terapia familiar. Uma análise familiar deve ser realizada com todos os pacientes com anorexia nervosa que morem com suas famílias, o que é usado como uma base para um julgamento clínico sobre o tipo de terapia ou aconselhamento familiar recomendado. Em alguns casos, a terapia de família não é possível, mas aspectos das relações familiares poderão ser abordados na terapia individual. Algumas vezes, sessões de aconselhamento breves com os membros da família imediata é a dimensão necessária da terapia familiar. Em um estudo controlado de terapia de família em Londres, pacientes anoréxicas com menos de 18 anos se beneficiaram da terapia familiar, enquanto aquelas com mais de 18 anos tiveram piores resultados do que com a terapia-controle. Não foram relatados estudos controlados sobre a combinação de terapia individual e de família; contudo, na prática, a maioria dos clínicos realiza terapia individual e alguma forma de aconselhamento familiar no manejo de pacientes com anorexia nervosa.

Farmacoterapia

Estudos farmacológicos ainda não identificaram medicamentos que produzam uma melhora definitiva dos sintomas centrais da anorexia nervosa. Alguns relatos apoiam o uso de ciproeptadina, uma droga com propriedades anti-histamínicas e antisserotonérgicas, para pacientes com o tipo restritivo de anorexia nervosa. Também foi reportado algum benefício com amitriptilina. Outros medicamentos que foram experimentados por pacientes com anorexia nervosa com resultados variáveis incluem clomipramina, pimozida e clorpromazina. Ensaios de fluoxetina resultaram em alguns relatos de ganho de peso, e agentes serotonérgicos podem produzir respostas positivas em alguns casos. Em pacientes com anorexia nervosa e transtornos depressivos coexistentes, a condição depressiva deve ser tratada. Existem preocupações acerca do uso de drogas tricíclicas em pacientes deprimidas e de baixo peso com anorexia nervosa, que podem ser vulneráveis a hipotensão, arritmia cardíaca e desidratação. Depois que foi atingido um estado nutricional adequado, o risco de efeitos adversos graves por drogas tricíclicas pode reduzir; em algumas pacientes, a depressão melhora com o ganho de peso e com o estado nutricional normalizado.

REFERÊNCIAS

Andersen AE, Yager J. Eating disorders. In: Sadock BJ, Sadock VA, Ruiz P, eds. *Kaplan & Sadock's Comprehensive Textbook of Psychiatry.* 9th ed. Philadelphia: Lippincott Williams & Wilkins; 2009:2128.

Birmingham CL, Treasure J. *Medical Management of Eating Disorders.* 2nd ed. New York: Cambridge University Press; 2010.

Blechert J, Ansorge U, Tuschen-Caffier B. A body-related dot-probe task reveals distinct attentional patterns for bulimia nervosa and anorexia nervosa. *J Abnorm Psychol.* 2010;119:575.

Brown LM, Clegg DJ. Estrogen and leptin regulation of endocrinological features of anorexia nervosa. *Neuropsychopharmacol Rev.* 2013;38:237.

Engel SG, Wonderlich SA, Crosby RD, Mitchell JE, Crow S, Peterson CB, Le Grange D, Simonich HK, Cao L, Lavender JM, Gordon KH. The role of affect in the maintenance of anorexia nervosa: Evidence from a naturalistic assessment of momentary behaviors and emotion. *J Abnorm Psychol.* 2013;122(3):709–719.

Fallon P, Wisniewski L. A system of evidenced-based techniques and collaborative clinical interventions with a chronically ill patient. *Int J Eat Disord.* 2013;46(5):501–506.

Fazeli PK, Misra M, Goldstein M, Miller KK, Klibanski A. Fibroblast growth factor-21 may mediate growth hormone resistance in anorexia nervosa. *J Clin Endocrinol Metab.* 2010;95:369.

Fladung AK, Grön G, Grammer K, Herrnberger B, Schilly E, Grasteit S, Wolf RC, Walter H, von Wietersheim J. A neural signature of anorexia nervosa in the ventral striatal reward system. *Am J Psych.* 2009;167:206.

Frank GKW, Reynolds JR, Shott ME, Jappe L, Yang TT, Tregellas JR, O'Reilly RC. Anorexia nervosa and obesity are associated with opposite brain reward response. *Neuropsychopharmacology.* 2012;37:2031.

Friederich HC, Herzog W. Cognitive-behavioral flexibility in anorexia nervosa. In: Adan RAH, Kaye WH, eds. *Behavioral Neurobiology of Eating Disorders.* New York: Springer; 2011:111.

Germain N, Galusca B, Grouselle D, Frere D, Billard S, Epelbaum J, Estour B. Ghrelin and obestatin circadian levels differentiate bingeing-purging from restrictive anorexia nervosa. *J Clin Endocrinol Metab.* 2010;95:3057.

Hay P. A systematic review of evidence for psychological treatments in eating disorders: 2005–2012. *Int J Eat Disord.* 2013;46(5):462–469.

Kishi T, Kafantaris V, Sunday S, Sheridan EM, Correll CU. Are antipsychotics effective for the treatment of anorexia nervosa? Results from a systematic review and meta-analysis. *J Clin Psychiatry.* 2012;73:e757.

Kumar KK, Tung S, Iqbal J. Bone loss in anorexia nervosa: Leptin, serotonin, and the sympathetic nervous system. *Ann New York Acad Sci.* 2010;1211:51.

Locke J, Grange DL. *Treatment Manual for Anorexia Nervosa.* 2nd ed. New York: Guilford; 2013.

Lopez C, Davies H, Tchanturia K. Neuropsychological inefficiences in anorexia nervosa targeted in clinical practice: The development of a module of cognitive remediation therapy. In: Fox J, Goss K, eds. *Eating and Its Disorders.* Hoboken, NJ: Wiley; 2012:185.

Versini A, Ramoz N, Strat YL, Scherag S, Ehrlich S, Boni C, Hinney A, Hebebrand J, Romo L, Guelfi JD, Gorwood P. Estrogen receptor 1 gene (ESR1) is associated with restrictive anorexia nervosa. *Neuropsychopharmacology.* 2010;35:1818.

Zipfel S, et al. Focal psychodynamic therapy, cognitive behaviour therapy, and optimised treatment as usual in outpatients with anorexia nervosa (ANTOP study): randomised controlled trial. *Lancet.* 2014;383(9912):127–137.

▲ 15.2 Bulimia nervosa

A bulimia nervosa é caracterizada por episódios de compulsão alimentar combinados com formas inapropriadas de interromper o ganho de peso. O desconforto físico – por exemplo, dor abdominal ou náusea – interrompe a compulsão alimentar, que é frequentemente acompanhada de sentimentos de culpa, depressão ou autoindignação. Diferentemente dos pacientes com anorexia nervosa, aquelas com bulimia nervosa em geral mantêm um peso corporal normal.

A expressão *bulimia nervosa* deriva dos termos para "fome de boi", em grego, e "envolvimento nervoso", em latim. Para algumas pacientes, a bulimia nervosa pode representar uma tentativa fracassada de anorexia nervosa, compartilhando o objetivo de ficarem muito magras, mas ocorrendo em pessoas com menos capacidade de manter uma semi-inanição prolongada ou fome extrema, como as que apresentam anorexia nervosa restritiva clássica. Para outras, a compulsão alimentar representa episódios de "ingestão forçada" de ceder aos ataques de fome gerados pelo esforço de restringir a ingestão visando manter um nível de magreza socialmente desejável. Outras, ainda, usam a compulsão alimentar como um meio de se automedicar em momentos de sofrimento emocional. Independentemente da razão, a compulsão alimentar provoca pânico quando os indivíduos percebem que sua ingestão alimentar está fora de controle. A compulsão alimentar indesejada leva a tentativas secundárias de evitar o ganho de peso temido por meio de uma variedade de comportamentos compensatórios, como purgação ou exercícios em excesso.

EPIDEMIOLOGIA

Bulimia nervosa é mais prevalente do que anorexia nervosa. As estimativas de bulimia variam de 1 a 4% em mulheres jovens. Conforme ocorre com a anorexia nervosa, a bulimia nervosa é mais comum em mulheres do que em homens, mas seu início costuma ser mais no fim da adolescência comparado ao início da anorexia. O início também pode ocorrer no começo da idade adulta. Cerca de 20% das estudantes universitárias experimentam sintomas bulímicos transitórios em algum momento durante a época da universidade. Embora a bulimia esteja frequentemente presente em mulheres jovens com peso normal, elas por vezes têm uma história de obesidade. Em países industrializados, a prevalência é de cerca de 1% na população em geral. Nos Estados Unidos, essa condição pode ser mais prevalente entre as hispânicas e as negras do que entre as brancas não hispânicas.

ETIOLOGIA
Fatores biológicos

Alguns pesquisadores tentaram associar os ciclos de compulsão e purgação a vários neurotransmissores. Como os antidepressivos frequentemente beneficiam pacientes com bulimia nervosa, e como a serotonina foi associada à saciedade, a serotonina e a norepinefrina foram implicadas. Visto que os níveis plasmáticos de endorfina são elevados em algumas pacientes com bulimia nervosa que vomitam, o sentimento de bem-estar após o vômito que algumas delas experimentam pode ser mediado pela elevação dos níveis de endorfina. É encontrada frequência aumentada de bulimia nervosa em parentes em primeiro grau de pessoas com o transtorno.

Pesquisas recentes usando exame de imagem por ressonância magnética (RM) sugerem que o comer excessivo na bulimia nervosa pode resultar de uma percepção exagerada dos sinais de fome relacionados ao gosto doce mediados pela região insular anterior direita do cérebro.

Fatores sociais

Pacientes com bulimia nervosa, assim como aquelas com anorexia nervosa, tendem a ser pessoas com alto desempenho e a responder às pressões sociais de ser esbeltas. Assim como aquelas com anorexia nervosa, muitas com bulimia nervosa são deprimidas e têm maior depressão familiar, mas as famílias das que têm bulimia são em geral menos próximas e com mais conflitos do que as daquelas com anorexia. As que sofrem com bulimia descrevem seus pais como negligentes ou rejeitadores.

Fatores psicológicos

Pacientes com bulimia nervosa, assim como aquelas com anorexia nervosa, têm dificuldades com as demandas da adolescência, mas as com bulimia nervosa são mais extrovertidas, irritadas e impulsivas do que aquelas com anorexia. Dependência de álcool, furtos em lojas e labilidade emocional (incluindo tentativas de suicídio) estão associados com bulimia. Essas pessoas em geral experimentam seu hábito de comer descontrolado como mais egodistônico do que as com anorexia e procuram ajuda mais prontamente.

Pacientes com bulimia nervosa carecem do controle do superego e da força de ego das suas contrapartidas com anorexia nervosa. Suas dificuldades no controle dos impulsos são com frequência manifestadas por dependência de substância e relações sexuais autodestrutivas, além de pela compulsão alimentar e purga que caracterizam o transtorno. Muitas pacientes com bulimia nervosa têm história de dificuldades de separação dos cuidadores, manifestadas pela ausência de objetos transicionais durante seus primeiros anos na infância. Alguns clínicos observaram que essas pacientes usam o próprio corpo como objeto transicional. O esforço pela separação de uma figura materna é encenado na ambivalência em relação à comida; comer representa um desejo de se fundir com o cuidador, e regurgitar expressa inconscientemente um desejo de separação.

DIAGNÓSTICO E CARACTERÍSTICAS CLÍNICAS

A bulimia nervosa está presente quando (1) episódios de compulsão alimentar ocorrem com relativa frequência (uma vez por semana ou mais) por pelo menos três meses; (2) são praticados comportamentos compensatórios depois da compulsão alimentar para impedir o ganho de peso, sobretudo vômito autoinduzido, abuso de laxativos, diuréticos, enemas, abuso de eméticos (80% dos casos) e, menos comumente, dieta severa com exercícios extenuantes (20% dos casos); (3) o peso não é reduzido de forma drástica como na anorexia nervosa; e (4) a paciente tem um medo mórbido de obesidade, um

TABELA 15.2-1
Critérios diagnósticos do DSM-5 para bulimia nervosa

A. Episódios recorrentes de compulsão alimentar. Um episódio de compulsão alimentar é caracterizado pelos seguintes aspectos:
   1. Ingestão, em um período de tempo determinado (p. ex., dentro de cada período de duas horas), de uma quantidade de alimento definitivamente maior do que a maioria dos indivíduos consumiria no mesmo período sob circunstâncias semelhantes.
   2. Sensação de falta de controle sobre a ingestão durante o episódio (p. ex., sentimento de não conseguir parar de comer ou controlar o que e o quanto está ingerindo).
B. Comportamentos compensatórios inapropriados recorrentes a fim de impedir o ganho de peso, como vômitos autoinduzidos; uso indevido de laxantes, diuréticos ou outros medicamentos; jejum; ou exercício em excesso.
C. A compulsão alimentar e os comportamentos compensatórios inapropriados ocorrem, em média, no mínimo uma vez por semana durante três meses.
D. A autoavaliação é indevidamente influenciada pela forma e pelo peso corporais.
E. A perturbação não ocorre exclusivamente durante episódios de anorexia nervosa.

Especificar se:
Em remissão parcial: Depois de todos os critérios para bulimia nervosa terem sido previamente preenchidos, alguns, mas não todos os critérios, foram preenchidos por um período de tempo sustentado.
Em remissão completa: Depois de todos os critérios para bulimia nervosa terem sido previamente preenchidos, nenhum dos critérios foi preenchido por um período de tempo sustentado.

Especificar a gravidade atual:
O nível mínimo de gravide baseia-se na frequência dos comportamentos compensatórios (ver a seguir). O nível de gravidade pode ser elevado de maneira a refletir outros sintomas e o grau de incapacidade funcional.
Leve: Média de 1 a 3 episódios de comportamentos compensatórios inapropriados por semana.
Moderada: Média de 4 a 7 episódios de comportamentos compensatórios inapropriados por semana.
Grave: Média de 8 a 13 episódios de comportamentos compensatórios inapropriados por semana.
Extrema: Média de 14 ou mais comportamentos compensatórios inapropriados por semana.

(Reproduzida, com permissão, de *Diagnostic and Statistical Manual of Mental Disorders*. Fifth Edition (Copyright ©2013). American Psychiatric Association. Todos os direitos reservados.)

ímpeto incessante pela magreza, ou ambos, e uma autoavaliação desproporcional que depende do peso e da forma corporal. Ao fazer um diagnóstico de bulimia nervosa, os clínicos devem explorar a possibilidade de que a paciente tenha passado por um episódio anterior breve ou prolongado de anorexia nervosa, que está presente em aproximadamente metade daquelas com bulimia nervosa. A compulsão alimentar em geral precede o comportamento de vomitar em cerca de um ano. Os critérios diagnósticos do DSM-5 para bulimia nervosa estão listados na Tabela 15.2-1.

Os vômitos são comuns e costumam ser induzidos pela inserção de um dedo no fundo da garganta, embora algumas pacientes consigam vomitar quando querem. O vômito reduz a dor abdominal e a sensação de inchaço e permite que continuem a comer sem medo de ganhar peso. O conteúdo ácido do vômito pode causar danos ao esmalte dos dentes, um achado nada incomum em pessoas com o transtorno. Depressão, por vezes denominada *angústia pós-compulsão*, frequentemente se segue ao episódio. Durante os episódios de compulsão alimentar, as pacientes comem doces, alimentos com alto teor calórico e, em geral, macios ou texturizados, como bolos e massas. Algumas preferem alimentos volumosos sem levar em conta o sabor. O alimento é comido rapidamente às escondidas e às vezes nem mesmo é mastigado.

Annie é uma mulher holandesa de 26 anos que trabalha como enfermeira em um hospital municipal e mora sozinha. Ela acordava à noite, ia até a cozinha e começava a comer qualquer alimento que estivesse ao alcance das mãos. Só parava depois de uma hora ou duas, quando não conseguia encontrar mais comida. As crises de ingestão excessiva continuaram por cinco anos, até que ela consultou o clínico geral, que a encaminhou para tratamento psiquiátrico ambulatorial para uma depressão relacionada às crises de compulsão. Essas crises de ingestão excessiva, descontrolada, eram precedidas de uma sensação de grande tensão e seguidas de relaxamento, embora isso estivesse associado a vergonha e aflição. Durante o ano anterior a seu encaminhamento, a frequência da ingestão excessiva tinha aumentado para duas ou três vezes por semana. A crise costumava aparecer à noite, depois de apenas algumas horas de sono. Após comer tudo o que conseguia encontrar, ela se sentia inchada, mas não vomitava. Tentava se livrar da comida tomando grandes quantidades de laxantes. Seu peso era instável, mas conseguia mantê-lo dentro dos limites normais apenas fazendo jejuns entre as crises de ingestão excessiva. Annie desprezava a obesidade, mas nunca tinha sido realmente magra. Suas crises de ingestão excessiva a faziam se sentir cada vez mais desanimada e aflita. Ela pensou até mesmo em cometer suicídio ingerindo uma superdosagem dos comprimidos para dormir que o clínico geral havia prescrito em razão de seu sono interrompido. Annie conseguia realizar seu trabalho adequadamente e havia tirado apenas alguns dias de licença médica.

Annie foi criada em um vilarejo, onde seu pai era professor. Depois do ensino médio, ela se formou enfermeira e teve vários empregos em alas geriátricas. Sempre foi muito sensível, temerosa de críticas e com baixa autoestima. Esforçava-se muito para corresponder às expectativas e se sentia frustrada diante de pequenas críticas. Apaixonou-se mais de uma vez, mas nunca se atreveu a envolver-se porque temia rejeição e possivelmente um relacionamento sexual. Tinha apenas alguns amigos mais próximos porque tinha dificuldade em se envolver em relacionamentos mais íntimos. Com frequência, sentia-se tensa e desconfiada quando estava em grupo. Evitava ir a reuniões ou festas porque temia ser criticada ou rejeitada.

Ao exame, Annie parecia quieta e reticente. Seu humor era levemente deprimido, e ela chorou em silêncio quando descreveu suas dificuldades. Não houve suspeita de características psicóticas. Ela era saudável em outros aspectos e tinha peso na média. Percebia o próprio peso como um pouco acima do que preferia ter. Disse ter medo de se tornar obesa. (Cortesia da *Statistical International Classification of Diseases and Problems Related to Health*, 10th ed. Casebook)

A maioria das pacientes com bulimia nervosa está em sua variação normal de peso, mas algumas podem estar abaixo do peso ou com sobrepeso. Essas pacientes são preocupadas com sua imagem corporal e aparência, com a forma como os outros as veem e com sua atratividade sexual. A maioria é sexualmente ativa, em comparação com as pacientes que apresentam anorexia nervosa, que não são interessadas em sexo. Pica e discussões durante as refeições são por vezes reveladas nas histórias de pacientes com bulimia nervosa.

A bulimia nervosa ocorre em pessoas com altas taxas de transtornos do humor e transtornos do controle de impulsos. Também é reportada a ocorrência de bulimia naquelas em risco de transtornos relacionados ao uso de substância e a uma variedade de transtornos da personalidade. Pacientes com essa condição também têm taxas mais elevadas de transtornos de ansiedade, transtorno bipolar I, transtornos dissociativos e história de abuso sexual.

Subtipos

Evidências indicam que as pessoas bulímicas que purgam diferem daquelas com compulsão alimentar que não purgam, uma vez que estas últimas tendem a ter menor perturbação da imagem corporal e menos ansiedade em relação à alimentação. Aquelas com bulimia nervosa que não purgam tendem a ser obesas. Também existem diferenças fisiológicas entre pessoas com bulimia que purgam e aquelas que não purgam. Devido a todas essas diferenças, o diagnóstico de bulimia nervosa é dividido em subtipos: tipo purgativo, para aquelas que regularmente se engajam em vômito autoinduzido ou no uso de laxantes ou diuréticos, e tipo não purgativo, para aquelas que usam dieta restritiva, jejum ou exercícios vigorosos, mas não se engajam com regularidade em purga. As pacientes que purgam podem ter um curso diferente daquelas que têm compulsão alimentar e depois fazem dieta ou exercícios.

Pacientes com o tipo purgativo podem estar em risco para certas complicações médicas, como hipocalemia por vômito ou abuso de laxativos e alcalose hipoclorêmica. Aquelas que vomitam repetidamente estão em risco de rupturas gástricas ou esofágicas, embora essas complicações sejam raras.

PATOLOGIA E EXAMES LABORATORIAIS

A bulimia nervosa pode resultar em anormalidades eletrolíticas e graus variados de inanição, ainda que isso possa não ser tão óbvio quando em pacientes de baixo peso com anorexia. Portanto, mesmo pacientes de peso normal com bulimia nervosa devem se submeter a estudos laboratoriais de eletrólitos e metabolismo. Em geral, a função da tireoide permanece intacta na bulimia nervosa, mas as pacientes podem apresentar não supressão em um teste de supressão da dexametasona. Desidratação e distúrbios eletrolíticos têm grandes chances de ocorrer em pacientes com bulimia nervosa que purgam regularmente. Essas pacientes costumam exibir hipomagnesemia e hiperamilasemia. Embora não seja uma característica diagnóstica central, muitas pacientes com esse transtorno têm distúrbios menstruais. Hipotensão e bradicardia ocorrem em alguns casos.

DIAGNÓSTICO DIFERENCIAL

O diagnóstico de bulimia nervosa não pode ser feito se os comportamentos de compulsão alimentar e purgação ocorrerem exclusivamente durante episódios de anorexia nervosa. Em tais casos, o diagnóstico será anorexia nervosa, tipo compulsão alimentar purgativa.

Os clínicos devem se certificar de que as pacientes não têm doença neurológica, como convulsões equivalentes a epilepsia, tumores do sistema nervoso central, síndrome de Klüver-Bucy ou síndrome de Kleine-Levin. As características patológicas manifestadas pela síndrome de Klüver-Bucy são agnosia visual, lamber e morder, exame de objetos por meio da boca, incapacidade de ignorar qualquer estímulo, comportamento sexual alterado (hipersexualidade) e hábitos alimentares alterados, em especial hiperfagia. A síndrome é extremamente rara e é improvável que cause um problema no diagnóstico diferencial. A síndrome de Klein-Levin consiste em hipersonia periódica durante de 2 a 3 semanas e hiperfagia. Como na bulimia nervosa, o início costuma ocorrer durante a adolescência, mas a síndrome é mais comum em homens do que em mulheres.

Pacientes com bulimia nervosa que têm transtorno afetivo sazonal concomitante e padrões de depressão atípica (com ingestão excessiva e sono excessivo em meses com pouca luz) podem manifestar piora sazonal com características de bulimia nervosa e depressivas. Nesses casos, os ataques costumam ser muito mais graves durante os meses do inverno. Terapia com luz brilhante (10.000 lux por 30 minutos no início da manhã, a 45 a 55 cm dos olhos) pode ser um componente útil do tratamento abrangente de um transtorno alimentar com transtorno afetivo sazonal.

Algumas pacientes com bulimia nervosa – talvez 15% – apresentam múltiplos comportamentos compulsivos comórbidos, incluindo abuso de substância, e falta de capacidade de se controlar em áreas diversas, como na administração do próprio dinheiro (resultando em compras impulsivas e compulsivas) e em relações sexuais (muitas vezes resultando em vínculos passionais breves e promiscuidade). Elas exibem automutilação, emoções caóticas e padrões de sono caóticos. Com frequência, satisfazem os critérios para transtorno da personalidade *borderline* e outros transtornos mistos da personalidade e, não raramente, transtorno bipolar II.

CURSO E PROGNÓSTICO

A bulimia nervosa é caracterizada por taxas mais elevadas de recuperação parcial e completa em comparação com a anorexia nervosa. Conforme observado na seção de tratamento, aquelas que são tratadas apresentam melhores resultados do que as que não o são. As pacientes que não são tratadas tendem a permanecer crônicas ou, com o tempo, podem apresentar pequenos graus de melhora, mas em geral inexpressivos. Em um estudo, com *follow-up* de 10 anos, de pacientes que previamente haviam participado de programas de tratamento, o número de mulheres que continuaram a preencher todos os critérios para bulimia nervosa declinou à medida que a duração do *follow-up* aumentou. Em torno de 30% continuaram a se engajar em compulsão alimentar ou comportamentos de purgação recorrentes. História de uso de substância e duração mais longa do transtorno na apresentação prediziam piores resultados. Cerca de 40% das mulheres estavam completamente recuperadas no *follow-up*. A taxa de mortalidade para bulimia nervosa foi estimada em 2% por década, de acordo com o DSM-5.

TRATAMENTO

A maioria das pacientes com bulimia nervosa não complicada não requer hospitalização. Em geral, essas pacientes não são tão sigilosas em relação a seus sintomas quanto as com anorexia nervosa. Assim, o tratamento ambulatorial em geral não é difícil, mas a psicoterapia é com frequência turbulenta e pode ser prolongada. Algumas pacientes obesas com bulimia que fizeram psicoterapia prolongada têm resultados surpreendentemente bons. Em alguns casos – quando a compulsão alimentar está fora de controle, o tratamento ambulatorial não funciona ou a paciente exibe sintomas adicionais, como suicidalidade e abuso de substância –, a hospitalização pode se fazer necessária. Além disso, distúrbios eletrolíticos e metabólicos resultantes de purgação intensa podem precisar de atendimento hospitalar.

Psicoterapia

Terapia cognitivo-comportamental. A terapia cognitivo-comportamental (TCC) deve ser considerada o tratamento de referência, de primeira linha, para bulimia nervosa. Os dados que apoiam a eficácia da TCC estão baseados na adesão estrita a tratamentos implementados com rigor, altamente detalhados e de acordo com o manual, que incluem cerca de 18 a 20 sessões por 5 a 6 meses. A TCC implementa inúmeros procedimentos cognitivos e comportamentais para (1) interromper o ciclo comportamental autossustentável de compulsão alimentar e dieta e (2) alterar as cognições disfuncionais do indivíduo; crenças sobre comida, peso, imagem corporal; e autoconceito global.

Psicoterapia dinâmica. O tratamento psicodinâmico de pacientes com bulimia nervosa tem tido sucesso limitado. As formulações psicodinâmicas revelaram uma tendência a concretizar mecanismos de defesa introjetivos e projetivos. De forma análoga à cisão, as pacientes dividem o alimento em duas categorias: itens que são nutritivos e aqueles que não são saudáveis. O alimento designado como nutritivo pode ser ingerido e retido porque, de forma inconsciente, simboliza boas introjeções, mas alimentos sem qualidade estão inconscientemente associados a más introjeções e, portanto, são expelidos por meio de vômito, com a fantasia inconsciente de que toda a destrutividade, o ódio e a maldade estão sendo evacuados. As pacientes podem se sentir temporariamente bem depois de vomitar devido à evacuação fantasiada, mas o sentimento associado de "estar tudo bem" dura pouco porque tem como base uma combinação instável de cisão e projeção.

Outras modalidades. Ensaios controlados mostraram que uma variedade de novas formas de administrar e facilitar a terapia cognitivo-comportamental é eficaz para bulimia nervosa. Algumas foram incorporadas a programas de "cuidados graduais", incluindo plataformas baseadas na internet, programas facilitados por computador, programas melhorados por *e-mail* e administração de terapia cognitivo-comportamental via telemedicina até áreas remotas.

Farmacoterapia

Medicamentos antidepressivos, entre eles os inibidores seletivos da recaptação de serotonina (ISRSs), como a fluoxetina, revelaram-se úteis no tratamento da bulimia. Esse fato pode estar baseado na elevação dos níveis centrais de 5-hidroxitriptamina. Medicamentos antidepressivos podem reduzir compulsão alimentar e purgação independentemente da presença de transtorno do humor. Dessa forma, os antidepressivos têm sido usados com sucesso para ciclos de compulsão-purga particularmente difíceis que não respondem a psicoterapia isolada. Imipramina, desipramina, trazodona e inibidores da monoaminoxidase (IMAOs) têm sido úteis. Em geral, a maioria dos antidepressivos tem sido efetiva em dosagens que costumam ser usadas no tratamento de transtornos depressivos. No entanto, as dosagens de fluoxetina eficazes na redução da compulsão alimentar podem ser mais elevadas (60 a 80 mg por dia) do que aquelas utilizadas para os transtornos depressivos. O medicamento é útil em pacientes com transtornos depressivos e bulimia nervosa comórbidos. Carbamazepina e lítio não apresentaram resultados expressivos como tratamento para compulsão alimentar, mas foram usados no tratamento de bulimia nervosa com transtornos do humor comórbidos, como transtorno bipolar I. Evidências indicam que o uso de antidepressivos de forma isolada resulta em uma taxa de 22% de abstinência da compulsão alimentar e purgação; outros estudos mostram que TCC e medicamentos são a combinação mais eficaz.

Referências

Andersen AE, Yager J. Eating disorders. In: Sadock BJ, Sadock VA, Ruiz P, eds. *Kaplan & Sadock's Comprehensive Textbook of Psychiatry.* 9th ed. Philadelphia: Lippincott Williams & Wilkins; 2009:2128.

Glasner-Edwards S, Mooney LJ, Marinelli-Casey P, Ang A, Rawson R. Bulimia nervosa among methamphetamine dependent adults: Association with outcomes 3 years after treatment. *Eat Disord.* 2011;19:259.

Hildebrandt T, Alfano L, Tricamo M, Pfaff DW. Conceptualizing the role of estrogens and serotonin in the development and maintenance of bulimia nervosa. *Clin Psychol Rev.* 2010;30:655.

Levitan RD, Kaplan AS, Davis C, Lam RW, Kennedy JL. A season-of-birth/DRD4 interaction predicts maximal body mass index in women with bulimia nervosa. *Neuropsychopharmacology.* 2010;35:1729.

Lowe MR, Witt AA, Grossman SL. Dieting in bulimia nervosa is associated with increased food restriction and psychopathology but decreased binge eating. *Eat Behav.* 2013;14(3):342–347.

Oberndorfer TA, Frank GKW. Altered insula response to sweet taste processing after recovery from anorexia and bulimia nervosa. *Am J Psychiatry.* 2013;170(10):1143–1151.

Poulsen, S., Lunn, S., Daniel, SI, Folke, S., Mathiesen, BB, Katznelson, H., Fairburn, CG. A randomized controlled trial of psychoanalytic psychotherapy or cognitive-behavioral therapy for bulimia nervosa. *Am J Psychiatry.* 2014;171(1):109–116.

Sandberg K, Erford BT. Choosing assessment instruments for bulimia practice and outcome research. *J Counsel Dev.* 2013;91(3):359–366.

Wolfe BE, Hannon-Engel SL, Mitchell JE. Bulimia nervosa in DSM-5. *Psych Annals.* 2012;42:406.

Zimmerli EJ, Devlin MJ, Kissileff HR, Walsh BT. The development of satiation in bulimia nervosa. *Physiol Behav.* 2010;100:346.

Zunker C, Peterson CB, Crosby RD, Cao L, Engel SG, Mitchell JE, Wonderlich SA. Ecological momentary assessment of bulimia nervosa: Does dietary restriction predict binge eating? *Behav Res Ther.* 2011;49(10):714.

▲ 15.3 Transtorno de compulsão alimentar e outros transtornos alimentares

TRANSTORNO DE COMPULSÃO ALIMENTAR

Indivíduos com transtorno de compulsão alimentar se engajam em compulsão alimentar recorrente durante a qual ingerem uma quantidade anormalmente grande de comida em um curto período de tempo. Diferentemente da bulimia nervosa, pacientes com esse transtorno não têm comportamento compensatório inapropriado após um episódio de compulsão alimentar (p. ex., uso de laxante). Os episódios de compulsão alimentar com frequência ocorrem privadamente, em geral incluem alimentos com denso conteúdo calórico, e, ao acontecerem, a pessoa sente que não consegue controlar sua ingestão.

Epidemiologia

O transtorno de compulsão alimentar é o transtorno alimentar mais comum. Ele aparece em aproximadamente 25% dos pacientes que procuram atenção médica para obesidade e em 50 a 75% daqueles com obesidade grave (índice de massa corporal [IMC] acima de 40). É mais comum em mulheres (4%) do que em homens (2%).

Etiologia

A causa do transtorno de compulsão alimentar é desconhecida. Estilos de personalidade impulsiva e extrovertida estão associados ao transtorno, assim como pessoas que começam uma dieta com teor muito baixo de calorias. Também pode ocorrer compulsão alimentar durante períodos de estresse. Ela pode ser usada para reduzir a ansiedade ou aliviar humor deprimido.

Diagnóstico e características clínicas

Para o diagnóstico de transtorno de compulsão alimentar, os episódios de compulsão devem ser caracterizados por quatro aspectos: (1) comer de modo mais rápido do que o normal e até se sentir desconfortavelmente saturado, (2) comer grandes quantidades de alimento na ausência da sensação física de fome, (3) comer sozinho e (4) sentir-se culpado ou desgostoso com o episódio. Esses episódios devem ocorrer ao menos uma vez por semana durante três meses. As diretrizes do DSM-5 são apresentadas na Tabela 15.3-1.

Aproximadamente metade dos indivíduos com transtorno de compulsão alimentar é obesa. Além disso, indivíduos obesos com transtorno de compulsão alimentar têm um início mais precoce de obesidade do que aqueles sem o transtorno. Existe maior probabilidade de pacientes com esse transtorno terem uma história de peso instável com episódios frequentes de oscilação do peso (ganho ou perda de mais de 10 kg). O transtorno pode estar associado a insônia, menarca precoce, dor no pescoço ou no ombro e na região lombar, dor muscular crônica e transtornos metabólicos.

Diagnóstico diferencial

Transtorno de compulsão alimentar e bulimia nervosa compartilham a mesma característica central de compulsão alimentar recorrente. Entretanto, o transtorno de compulsão alimentar é distinto da bulimia nervosa porque os pacientes com transtorno de compulsão alimentar não reportam comportamento compensatório recorrente como vômito, abuso de laxante ou dieta excessiva. Esse transtorno é distinto da anorexia nervosa porque os pacientes não exibem um ímpeto excessivo por magreza e têm peso normal ou são obesos.

A prevalência do transtorno de compulsão alimentar é mais elevada em populações acima do peso (3%) do que na população em geral (aproximadamente 2%). No entanto, existem algumas distinções. Indivíduos obesos com transtorno de compulsão alimentar têm maior ingestão calórica durante episódios de compulsão e não compulsão, maior patologia do transtorno alimentar (i.e., mais ingestão emocional, hábitos alimentares caóticos) e taxas mais altas de transtornos psiquiátricos comórbidos. Esse transtorno também é mais prevalente nas famílias do que a obesidade.

Curso e prognóstico

Pouco se sabe sobre o curso do transtorno compulsivo alimentar. Obesidade grave é um efeito de longo prazo em mais de 3% dos indivíduos com o transtorno. Um estudo prospectivo em mulheres na comunidade com transtorno de compulsão alimentar sugeriu que, com cinco anos de *follow-up*, menos de um quinto da amostra ainda tinha sintomas de transtorno alimentar clinicamente significativos.

Tratamento

Psicoterapia. A TCC é o tratamento psicológico mais efetivo para o transtorno de compulsão alimentar. Ela demonstrou levar a reduções na compulsão alimentar e nos problemas associados (p. ex., depressão); contudo, estudos não apresentaram perda de peso acentuada em consequência dessa terapia, e TCC combinada com tratamentos psicofarmacológicos, como ISRSs, mostra melhores resultados do que isoladamente. Exercícios também demonstraram reduzir a compulsão alimentar quando associados com TCC. A psicoterapia interpessoal também demonstrou ser eficaz no tratamento do transtorno compulsivo alimentar; entretanto, a terapia foca mais nos problemas interpessoais que contribuem para o transtorno em vez de nos distúrbios do comportamento alimentar.

Grupos de mútua ajuda. Grupos de mútua ajuda, como os Comedores Compulsivos Anônimos (CCA), revelaram-se úteis para pacientes com transtorno de compulsão alimentar. Para o tratamento de obesidade moderada, organizações como os Vigilantes do Peso podem ser extremamente úteis e não envolvem modismos comuns ou soluções rápidas.

TABELA 15.3-1
Critérios diagnósticos do DSM-5 para transtorno de compulsão alimentar

A. Episódios recorrentes de compulsão alimentar. Um episódio de compulsão alimentar é caracterizado pelos seguintes aspectos:
  1. Ingestão, em um período determinado (p. ex., dentro de cada período de duas horas) de uma quantidade de alimento definitivamente maior do que a maioria das pessoas consumiria no mesmo período sob circunstâncias semelhantes.
  2. Sensação de falta de controle sobre a ingestão durante o episódio (p. ex., sentimento de não conseguir parar de comer ou controlar o que e o quanto se está ingerindo).
B. Os episódios de compulsão alimentar estão associados a três (ou mais) dos seguintes aspectos:
  1. Comer mais rapidamente do que o normal.
  2. Comer até se sentir desconfortavelmente cheio.
  3. Comer grandes quantidades de alimento na ausência da sensação física de fome.
  4. Comer sozinho por vergonha do quanto se está comendo.
  5. Sentir-se desgostoso de si mesmo, deprimido ou muito culpado em seguida.
C. Sofrimento marcante em virtude da compulsão alimentar.
D. Os episódios de compulsão alimentar ocorrem, em média, ao menos uma vez por semana durante três meses.
E. A compulsão alimentar não está associada ao uso recorrente de comportamento compensatório inapropriado como na bulimia nervosa e não ocorre exclusivamente durante o curso de bulimia nervosa ou anorexia nervosa.

Especificar se:
Em remissão parcial: Depois de terem sido previamente satisfeitos os critérios plenos do transtorno de compulsão alimentar, a hiperfagia ocorre a uma frequência média inferior a um episódio por semana por um período de tempo sustentado.
Em remissão completa: Depois de terem sido previamente satisfeitos os critérios plenos do transtorno de compulsão alimentar, nenhum dos critérios é mais satisfeito por um período de tempo sustentado.

Especificar a gravidade atual:
O nível mínimo de gravidade baseia-se na frequência de episódios de compulsão alimentar (ver a seguir). O nível de gravidade pode ser ampliado de maneira a refletir outros sintomas e o grau de incapacidade funcional.
  Leve: 1 a 3 episódios de compulsão alimentar por semana.
  Moderada: 4 a 7 episódios de compulsão alimentar por semana.
  Grave: 8 a 13 episódios de compulsão alimentar por semana.
  Extrema: 14 ou mais episódios de compulsão alimentar por semana.

(Reproduzida, com permissão, de *Diagnostic and Statistical Manual of Mental Disorders*, Fifth Edition (Copyright ©2013). American Psychiatric Association. Todos os direitos reservados.)

Farmacoterapia. Sintomas de compulsão alimentar podem se beneficiar de tratamento medicamentoso com diversos ISRSs, desipramina, imipramina e sibutramina. Os medicamentos ISRSs que demonstraram melhora no humor e na compulsão alimentar incluem fluvoxamina, citalopram e sertralina. Alguns estudos mostraram que tratamento com ISRSs em alta dose (p. ex., fluoxetina 60 a 100 mg) com frequência resultava inicialmente em perda de peso. No entanto, a perda de peso em geral tinha curta duração, mesmo quando o medicamento era continuado, e o peso sempre retornava quando era descontinuado. Anfetamina e drogas semelhantes a anfetamina podem ajudar, mas são de pouca utilidade a longo prazo.

A maioria, mas não todos os estudos, mostra que o medicamento adicionado à TCC é mais eficaz do que o medicamento isoladamente. Por exemplo, estudos indicam que a TCC teve melhores resultados do que fluvoxamina ou desipramina como monoterapia para o transtorno de compulsão alimentar; entretanto, quando TCC foi usada em combinação com esses agentes, foi constatada maior melhora em termos de perda de peso, comparada ao uso isolado de TCC.

OUTRO TRANSTORNO ALIMENTAR ESPECIFICADO

A categoria diagnóstica "outro transtorno alimentar especificado" pode ser usada para condições alimentares que podem causar sofrimento, mas que não satisfazem plenamente os critérios para um transtorno alimentar classificado. As condições inclusas nessa categoria incluem a síndrome do comer noturno, o transtorno de purgação e formas abaixo do limiar da anorexia nervosa, da bulimia nervosa e do transtorno de compulsão alimentar.

Síndrome do comer noturno

A síndrome do comer noturno é caracterizada pelo consumo excessivo de alimentos depois de uma refeição noturna. O indivíduo em geral tem pouco apetite durante o dia e sofre de insônia.

Epidemiologia. A síndrome do comer noturno ocorre em aproximadamente 2% da população em geral; no entanto, tem uma prevalência mais elevada entre pacientes com insônia, obesidade (10 a 15%), transtornos alimentares e outros transtornos psiquiátricos. O transtorno em geral começa no início da idade adulta.

Etiologia. Pouco se sabe sobre a causa da síndrome do comer noturno; entretanto, os hormônios melatonina, leptina, grelina e cortisol foram estudados em sua relação com a síndrome. Ela também parece ocorrer nas famílias. Os pacientes com a síndrome têm probabilidade cinco vezes maior de ter um parente em primeiro grau com a mesma condição.

Diagnóstico e características clínicas

O diagnóstico da síndrome do comer noturno inclui episódios recorrentes de hiperfagia ou ingestão noturna; falta de desejo por comida pela manhã; e insônia. Os sintomas devem persistir por pelo menos três meses e não podem ser secundários a outra condição clínica ou mental.

Pacientes com a síndrome do comer noturno em geral consomem uma grande porção de sua ingestão calórica diária após a refeição da noite. Eles também têm maior probabilidade de acordar durante a noite e de comer ao acordar. A ingestão noturna tende a ocorrer durante o sono do movimento não rápido dos olhos (não REM) e costuma ser de curta duração. Os pacientes também têm tendência a baixa eficiência do sono e acreditam que só conseguem dormir se comerem. Humor deprimido é comum entre eles, especialmente durante a noite e a madrugada.

Diagnóstico diferencial. A síndrome do comer noturno é comum entre pacientes com outros transtornos alimentares, em particular bulimia nervosa e transtorno de compulsão alimentar. Embora possa ser encontrado na bulimia e no transtorno de compulsão alimentar, o comer noturno é um sinal característico dessa síndrome. Além disso, a quantidade de alimento consumida durante os episódios de ingestão, via de regra, é mais baixa na síndrome do comer noturno do que na bulimia nervosa e no transtorno de compulsão alimentar. Diferentemente de outros transtornos alimentares, indivíduos com a síndrome do comer noturno não são excessivamente preocupados com imagem corporal e peso. Eles também têm maior risco de obesidade e síndrome metabólica.

O transtorno alimentar relacionado ao sono é caracterizado por episódios recorrentes de ingestão involuntária durante a noite. Esses episódios podem provocar graves consequências, como ingestão de alimentos ou substâncias não comestíveis, comportamentos perigosos ao procurar ou preparar o alimento e lesão relacionada ao sono. Os episódios de ingestão em geral ocorrem depois que o indivíduo já foi dormir e podem acontecer enquanto está inconsciente ou dormindo. O transtorno alimentar relacionado ao sono também tem alta comorbidade com sonambulismo, síndrome das pernas inquietas e apneia obstrutiva do sono, condições que raramente são encontradas entre pacientes com a síndrome do comer noturno. Episódios de transtorno alimentar relacionado ao sono foram reportados depois do uso de certos medicamentos, como zolpidem, triazolam, olanzapina e risperidona.

Curso e prognóstico. A idade de início da síndrome do comer noturno oscila entre o fim da adolescência e o fim da década dos 20 anos e tem um curso duradouro, com períodos de remissão com o tratamento. Pacientes que experimentam pobre qualidade de sono têm mais probabilidade de desenvolver diabetes, obesidade, hipertensão e doença cardiovascular.

Tratamento. Vários estudos apresentaram resultados positivos em pacientes tratados com ISRSs, os quais mostraram melhoras no despertar durante a noite, na ingestão noturna e na ingestão calórica tarde da noite. A perda de peso e a redução na ingestão noturna foram associadas a uma adição de topiramato aos regimes medicamentosos.

Em pacientes com depressão maior e síndrome do comer noturno comórbidas, a terapia com luz brilhante demonstrou reduzir o humor deprimido. A TCC também se mostrou útil.

Transtorno de purgação

O transtorno de purgação é caracterizado pelo comportamento recorrente de purgação depois de consumir uma pequena quantidade de alimento em pessoas de peso normal que têm uma visão distorcida de seu peso ou de sua imagem corporal. O comportamento de purgação inclui vômito autoinduzido e abuso de laxantes, enemas e diuréticos. Para fazer o diagnóstico, o comportamento não deve estar associado com anorexia nervosa. O transtorno de purgação é diferenciado da bulimia nervosa porque o comportamento de purgação ocorre depois da ingestão de pequenas quantidades de comida ou líquido, e não em consequência de um episódio de ingestão compulsiva. Os episódios de ingestão compulsiva devem ocorrer pelo menos uma vez por semana durante um período de três meses antes que o diagnóstico seja feito.

REFERÊNCIAS

Brown TA, Keel PK, Striegel RH. Feeding and eating conditions not elsewhere classified (NEC) in DSM-5. *Psych Annals*. 2012;42:421.

De Young KP, Lavender JM, Wilson GT, Wonderlich SA. Binge eating disorder in DSM-5. *Psych Annals*. 2012;42:410.

Friborg, O., Martinussen, M., Kaiser, S., Overgård, KT, Martinsen, EW, Schmierer, P., Rosenvinge, JH, Personality disorders in eating disorder not otherwise specified and binge eating disorder: a meta-analysis of comorbidity studies. *J Nerv Ment Dis*. 2014;202(2):119–125.

Gianini LM, White MA, Masheb RM. Eating pathology, emotion regulation, and emotional overeating in obese adults with binge eating disorder. *Eat Behav*. 2013;14(3):309–313.

Goldschmidt AB, Grange DL, Powers P, Crow SJ, Hill LL, Peterson CB, Crosby RD, Mitchell JE. Eating disorder symptomatology in normal-weight vs. obese individuals with binge eating disorder. *Obesity*. 2011;19:1515.

Perez M, Warren CS. The relationship between quality of life, binge-eating disorder, and obesity status in an ethnically diverse sample. *Obesity*. 2012;20:879.

Pollert GA, Engel SG, Schreiber-Gregory DN, Crosby RD, Cao L, Wonderlich SA, Tanofsky-Kraff M, Mitchell JE. The role of eating and emotion in binge eating disorder and loss of control eating. *Int J Eat Disord*. 2013;46(3):233–238.

Schwitzer AM. Diagnosing, conceptualizing, and treating eating disorders not otherwise specified: A comprehensive practice model. *J Counsel Dev*. 2012;90:281.

Striegel-Moore RH, Franko DL. Should binge eating disorder be included in the DSM-V? A critical review of the state of the evidence. *Annu Rev Clin Psychol*. 2008;4:305.

Tanofsky-Kraff M, Bulik CM, Marcus MD, Striegel RH, Wilfley DE, Wonderlich SA, Hudson JI. Binge eating disorder: The next generation of research. *Int J Eat Disord*. 2013;46(3):193–207.

Vander Wal JS. Night eating syndrome: A critical review of the literature. *Clin Psychol Rev*. 2012;32:49.

Wadden TA, Faulconbridge LF, Jones-Corneille LR, Sarwer DB, Fabricatore AN, Thomas JG, Wilson GT, Alexander MG, Pulcini ME, Webb VL, Williams NN. Binge eating disorder and the outcome of bariatric surgery at one year: A prospective, observational study. *Obes Res*. 2011;19:1220.

▲ 15.4 Obesidade e síndrome metabólica

Obesidade é uma doença crônica manifestada pelo excesso de gordura corporal. Ela é geralmente medida por meio do *índice de massa corporal* (IMC), mas um método mais preciso é a análise da composição corporal, também conhecida como *análise da impedância biométrica* (BIA). O excesso de gordura corporal em geral resulta de uma maior quantidade de calorias ingeridas do que queimadas. Em indivíduos saudáveis, a gordura corporal – que é diferente do IMC – varia de acordo com o gênero. Ela oscila de 10 a 13% de gordura essencial até 25 a 31%, em média, do peso corporal nas mulheres. Nos homens, oscila de 2 a 5% de gordura essencial até 18 a 24%, em média. A epidemia mundial de obesidade resultou em um aumento alarmante na morbidade e mortalidade associadas. Embora seja, em grande parte, física, a manifestação da obesidade e seus estados comórbidos tem ramificações psicológicas devastadoras. O diagnóstico de obesidade usando o IMC é discutido mais adiante.

COMORBIDADE

Evidências mostram uma correlação entre obesidade e transtornos psiquiátricos. De fato, entre os indivíduos obesos que procuram tratamento, existe uma maior prevalência de doença psiquiátrica mórbida, de 40 a 60%. Os transtornos associados a obesidade incluem transtornos alimentares (particularmente transtorno de compulsão alimentar), por uso de substância, psicóticos (esquizofrenia), do humor, de ansiedade, da personalidade, de déficit de atenção/hiperatividade (TDAH) e de estresse pós-traumático (TEPT).

Existem dois transtornos alimentares que podem estar associados a obesidade: bulimia nervosa e transtorno de compulsão alimentar. Estes são distintos em suas características clínicas e apresentam algumas semelhanças. Ambos estão associados a psicopatologia significativa e precisam de uma abordagem multimodal para assegurar o sucesso. É importante observar que nem todos os pacientes com bulimia nervosa são obesos; eles podem ter sobrepeso ou peso normal. Veja as Seções 15.2 e 15.3 para uma discussão mais aprofundada da bulimia nervosa e do transtorno de compulsão alimentar, respectivamente.

EPIDEMIOLOGIA

As taxas de obesidade continuam a crescer em proporções epidêmicas nos Estados Unidos e em outras nações industrializadas, representando uma grave ameaça de saúde pública para milhões de pessoas. Nos Estados Unidos, aproximadamente 36% dos adultos são obesos. A prevalência de obesidade é mais alta nas populações de minorias, de modo particular entre mulheres negras não hispânicas. Mais de metade desses indivíduos, acima de 40 anos de idade, é obesa, e mais de 80% estão acima do peso. A prevalência de obesidade em adolescentes nos Estados Unidos também aumentou de 15%, no ano 2000 para cerca de 35%, em 2012, enquanto as taxas de prevalência para crianças acima do peso entre 6 e 11 anos variam de 14 a 25% nos últimos anos.

A obesidade também tem efeitos econômicos. Em nível individual, os gastos médicos são aproximadamente 42% maiores com uma pessoa obesa, comparados aos gastos com uma pessoa de peso normal. Em nível nacional, os custos atribuídos ao sobrepeso (IMC 25 a 29,9) e à obesidade (IMC acima de 30) correspondem a 9,1% dos custos com assistência médica nos Estados Unidos, e, se a tendência atual continuar, a obesidade representará 16% dos custos com assistência à saúde nos Estados Unidos até 2030.

ETIOLOGIA

Pessoas sem etiologia médica acumulam gordura ingerindo mais calorias do que são gastas como energia; assim, a ingestão calórica excede sua dissipação. Para reduzir a gordura corporal, devem ser consumidas menos calorias ou devem ser queimadas mais calorias. Um erro de não mais do que 10% na ingestão ou queima provocaria uma alteração de cerca de 13 kg no peso corporal em um ano.

Saciedade

Saciedade é a sensação que resulta quando a fome é satisfeita. As pessoas param de comer no fim de uma refeição porque se reabasteceram dos nutrientes que tinham se esgotado. Ficam com fome novamente quando os nutrientes recuperados por refeições anteriores são mais uma vez esgotados. Parece plausível que um sinal metabólico, derivado do alimento que foi absorvido, seja transportado pelo sangue até o cérebro, onde ativa células receptoras, provavelmente no hipotálamo, para produzir saciedade. Alguns estudos mostraram evidências de disfunção no envolvimento da serotonina, da dopamina e da norepinefrina na regulação do comportamento alimentar no hipotálamo. Outros fatores hormonais que podem estar envolvidos incluem o fator liberador de corticotrofina (CRF), o neuropeptídeo Y, o hormônio liberador da gonadotrofina e o hormônio estimulador da tireoide. Uma substância recentemente encontrada, a obestatina, que é produzida no estômago, é um hormônio que, em experimentos com animais, produz saciedade e pode ter uso potencial como um agente para perda de peso em humanos. A fome resulta de um decréscimo na potência dos sinais metabólicos, secundário ao esgotamento de nutrientes essenciais.

Os receptores canabinoides estão relacionados ao apetite e são estimulados com o uso de *Cannabis* (maconha). Foi desenvolvido um antagonista inverso do receptor canabinoide que bloqueia o apetite.

Ocorre saciedade logo após o início de uma refeição e antes que o conteúdo calórico total da refeição tenha sido absorvido; portanto, a saciedade é apenas um mecanismo regulatório que controla a ingestão alimentar. O apetite, definido como o desejo por alimentos, também está envolvido. Uma pessoa com fome pode comer até a satisfação plena se houver comida disponível, mas o apetite também pode induzir uma pessoa a comer além do ponto de saciedade. O apetite pode ser aumentado por fatores psicológicos, como pensamentos ou sentimentos, e um apetite anormal pode resultar em um aumento anormal na ingestão alimentar. A ingestão também é afetada pelos receptores canabinoides, os quais, quando estimulados, aumentam o apetite. A maconha age sobre esse receptor, o que explica a "larica" associada ao uso da maconha. Uma substância chamada rimonabant é um agonista inverso do receptor canabinoide, significando que ela bloqueia o apetite. Ela foi retirada do mercado devido aos efeitos adversos; entretanto, em teoria, os agonistas inversos do receptor canabinoide podem ter uso clínico.

O sistema olfatório pode desempenhar um papel na saciedade. Experimentos demonstraram que a forte estimulação dos bulbos olfatórios no nariz com o cheiro de comida por meio do uso de um inalador saturado com um aroma particular produz saciedade por aquela comida. Isso pode ter implicações para a terapia da obesidade.

Fatores genéticos

A existência de inúmeras formas de obesidade herdada em animais e a facilidade com que a adiposidade pode ser produzida pela reprodução seletiva deixam claro que fatores genéticos desempenham um papel na obesidade. Deve-se presumir que esses fatores também sejam importantes na obesidade humana.

Cerca de 80% dos indivíduos obesos têm história familiar de obesidade. Esse fato pode ser explicado não só pelos fatores genéticos como também, em parte, pela identificação com pais obesos e aprendizagem de métodos orais para o enfrentamento da ansiedade. No entanto, estudos mostram que gêmeos idênticos criados separados podem ser ambos obesos, uma observação que sugere um papel da hereditariedade. Até o momento, não foi encontrado um marcador genético da obesidade. A Tabela 15.4-1 lista os fatores genéticos que afetam o peso corporal.

Fatores desenvolvimentais

No início da vida, o tecido adiposo cresce pelo aumento no número e no tamanho das células. Depois que o número de adipócitos foi definido, não parece ser suscetível a mudanças. A obesidade que se inicia no começo da vida é caracterizada por tecido adiposo com um número aumentado de adipócitos de tamanho aumentado. A obesidade que se inicia na vida adulta, no entanto, resulta unicamente de um aumento no tamanho dos adipócitos. Em ambos os casos, a redução do peso produz redução no tamanho das células. O grande número e o tamanho dos adipócitos em pacientes com diabetes juvenil pode ser um fator importante em suas dificuldades amplamente reconhecidas com a redução de peso e a persistência da obesidade.

A distribuição e a quantidade de gordura variam nos indivíduos, e a gordura em diferentes partes do corpo tem características diferentes. As células de gordura em torno da cintura, dos flancos e do abdome (a chamada "barriguinha") são mais ativas metabolicamente do que as que se encontram nas coxas e nos glúteos. O primeiro padrão é mais comum em homens e tem maior correlação com doença cardiovascular do que este último. As mulheres, cuja distribuição da gordura está nas coxas e nos glúteos, podem se tornar obcecadas por produtos milagrosos que são anunciados para reduzir a gordura nessas áreas (a chamada "celulite", que não é um termo médico), porém não existe preparado aplicável externamente para reduzir esse padrão de gordura. Os homens com gordura abdominal podem tentar reduzir a medida de sua cintura com aparelhos que exercitam os músculos abdominais, mas o exercício não tem nenhum efeito sobre esse tipo de gordura.

Um hormônio denominado leptina, que é composto por células adiposas, atua como um termostato da gordura. Quando o nível sanguíneo de leptina é baixo, mais gordura é consumida; quando alto, menos gordura é consumida. Mais pesquisas são necessárias para determinar se isso pode levar a novas formas de administrar a obesidade.

Fatores relacionados com atividade física

A redução acentuada na atividade física em sociedades prósperas parece ser o fator principal no aumento da obesidade como um problema de saúde pública. A inatividade física restringe o gasto de energia e pode contribuir para o aumento da ingestão alimentar. Embora a ingestão ali-

TABELA 15.4-1
Fatores genéticos que afetam o peso corporal

Descrição do fator genético	
Leptina	Altamente expressa em áreas do hipotálamo que controlam o comportamento de alimentação, a fome, a temperatura corporal e o gasto de energia. Os mecanismos pelos quais a leptina suprime a ingestão alimentar e exerce seus efeitos no metabolismo são, em grande parte, desconhecidos.
Neuropeptídeo Y	Sintetizado em muitas áreas do cérebro; é um estimulador potente do comportamento de alimentação. A leptina parece suprimir a ingestão alimentar, em parte, pela inibição da expressão do neuropeptídeo Y.
Grelina	Um peptídeo acilado com 28 aminoácidos secretado essencialmente pelo estômago. A grelina circula no sangue e ativa os neurônios do neuropeptídeo Y no núcleo arqueado hipotalâmico, estimulando, assim, a ingestão alimentar.
Melanocortina	Atua em certos neurônios hipotalâmicos que inibem a alimentação. Perturbações direcionadas do receptor de melanocortina-4 em ratos estão associadas ao desenvolvimento de obesidade.
Carboxipeptidase E	Enzima necessária para o processamento da pró-insulina e talvez de outros hormônios, como o neuropeptídeo Y. Ratos com mutações nesse gene gradualmente tornam-se obesos à medida que envelhecem e desenvolvem hiperglicemia, que pode ser suprimida pelo tratamento com insulina.
Proteínas desacopladoras mitocondriais	Inicialmente descobertas na gordura marrom e depois identificadas na gordura branca e nas células musculares. Podem desempenhar um papel importante no gasto de energia e na regulação do peso corporal.
Proteína tubby	Altamente expressa no núcleo paraventricular do hipotálamo e em outras regiões do cérebro. Ratos com mutações de ocorrência natural ou geneticamente modificada no gene tubby mostram início agudo de obesidade, mas os mecanismos envolvidos não são conhecidos.

(Adaptada de Comuzzie AG, Williams JT, Martin LJ, Blanger J. Searching for genes underlying normal variation in human adiposity. *J Mol Med*. 2001;79:57.)

TABELA 15.4-2
Doenças que podem explicar alguns casos de obesidade

Obesidades genéticas (dismórficas)
   Autossômica recessiva
   Ligada ao X
   Cromossômica (p. ex., síndrome de Prader-Willi)
Obesidades neuroendócrinas
   Síndromes hipotalâmicas
   Síndrome de Cushing
   Hipotireoidismo
   Síndrome do ovário policístico (síndrome de Stein-Leventhal)
   Pseudo-hipoparatireoidismo
   Hipogonadismo
   Deficiência do hormônio do crescimento
   Insulinoma e hiperinsulinismo
Obesidades iatrogênicas
   Drogas (psiquiátricas)
   Cirurgia hipotalâmica (neuroendócrina)

(Adaptada de Bray GA. An approach to the classification and evaluation of obesity. In: Björntorp P, Brodoff BN, eds. *Obesity*. Philadelphia: Lippincott Williams & Wilkins, 1992.)

mentar aumente com o aumento no gasto de energia devido a uma ampla gama de demandas energéticas, a ingestão não diminui proporcionalmente quando a atividade física cai abaixo de um determinado nível mínimo.

Fatores relacionados com lesão cerebral

A destruição do hipotálamo ventromedial pode produzir obesidade em animais, mas essa é provavelmente uma causa muito rara de obesidade em humanos. Existem evidências de que o sistema nervoso central, particularmente nas áreas hipotalâmicas lateral e ventromedial, se ajusta à ingestão alimentar em resposta às mudanças nas demandas de energia de forma a manter as reservas de gordura em uma linha básica por meio de um ponto definido específico. Esse ponto definido varia de uma pessoa para outra e depende da altura e da compleição corporal.

Fatores relacionados à saúde

Em apenas um pequeno número de casos, a obesidade é consequência de doença identificável. Tais casos incluem uma variedade de transtornos genéticos raros, como a síndrome de Prader-Willi, além de anormalidades neuroendócrinas (Tab. 15.4-2). A obesidade hipotalâmica resulta de danos à região ventromedial do hipotálamo (VMH), que foi estudada amplamente em animais de laboratório e é um centro conhecido de regulação do apetite e do peso. Em humanos, os danos à VMH podem resultar de trauma, cirurgia, malignidade ou doença inflamatória.

Algumas formas de depressão, em particular o transtorno afetivo sazonal, estão associadas ao ganho de peso. A maioria das pessoas que vivem em climas sazonais relata aumento no apetite e no peso durante os meses de outono e inverno, com decréscimo na primavera e no verão. Pacientes deprimidos em geral perdem peso, mas alguns ganham.

Outros fatores clínicos

Uma variedade de transtornos clínicos está associada com obesidade. A doença de Cushing está associada a uma distribuição de gordura característica e face de lua cheia (Fig. 15.4-1). Mixedema está relacionado com ganho de peso, embora não invariavelmente. Outros transtornos neuroendócrinos incluem distrofia adiposo-genital (síndrome de Fröhlich), que é caracterizada por obesidade e anormalidades sexuais e esqueléticas.

Drogas psicotrópicas

O uso prolongado de medicamentos esteroides está vinculado a ganho de peso significativo, como ocorre com o uso de diversos agentes psicotrópicos. Pacientes tratados para depressão maior, distúrbios psicóticos e transtorno bipolar costumam ganhar de 3 a 10 quilos, tendo ganhos ainda maiores com o uso crônico. Isso pode produzir a chamada síndrome metabólica discutida mais adiante.

Fatores psicológicos

Embora os fatores psicológicos sejam evidentemente cruciais para o desenvolvimento de obesidade, não se sabe como eles resultam nessa condição. O mecanismo de regulação alimentar é suscetível a influência ambiental, e fatores culturais, familiares e psicodinâmicos demonstraram contribuir para o desenvolvimento de obesidade. Ainda que muitos pesquisadores tenham proposto que histórias familiares específicas, fatores precipitantes, estruturas de personalidade ou conflitos inconscientes causem obesidade, pessoas acima do peso podem padecer de qualquer transtorno psiquiátrico possível e são provenientes de uma variedade de ambientes perturbados. Muitos pacientes obesos são pessoas emocionalmente perturbadas que, devido à viabilidade do mecanismo de ingestão excessiva em seus ambientes, aprenderam a usar a hiperfagia como um meio de enfrentamento dos problemas psicológicos. Alguns podem apresentar sinais de transtorno mental grave quando atingem o peso normal porque já não têm mais aquele mecanismo de enfrentamento.

DIAGNÓSTICO E CARACTERÍSTICAS CLÍNICAS

O diagnóstico de obesidade, se feito de uma forma sofisticada, envolve a avaliação da gordura corporal. Como isso raramente é prático, recomenda-se o uso da altura e do peso para calcular o IMC.

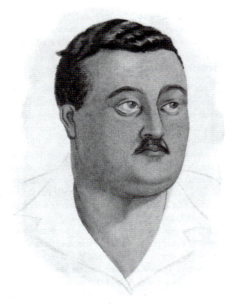

FIGURA 15.4-1
Síndrome de Cushing. "Rosto de lua cheia" com boca de "peixe-sol". (De Douthwait AH, ed. *French's Index of Differential Diagnosis*. 7th ed. Baltimore: Williams & Wilkins; 1954:513, com permissão.)

Magro | Saudável | Gordo | Obesidade | Obesidade Mórbida

ALTURA Centímetros \ PESO kg	45,5	47,7	50,1	52,3	54,5	56,8	59,1	61,4	63,6	65,9	68,2	70,5	72,7	75,0	77,3	79,5	81,8	84,1	86,4	88,6	90,9	93,2	95,5	97,7
152	19	20	21	22	23	24	25	26	27	28	29	30	31	32	33	34	35	36	37	38	39	40	41	42
154	18	19	20	21	22	23	24	25	26	27	28	29	30	31	32	33	34	35	36	36	37	38	39	40
157	18	19	20	21	22	22	23	24	25	26	27	28	29	30	31	32	33	33	34	35	36	37	38	39
160	17	18	19	20	21	22	23	24	24	25	26	27	28	29	30	31	32	32	33	34	35	36	37	38
163	17	18	18	19	20	21	22	23	23	24	25	26	27	28	29	30	31	31	32	33	34	35	36	37
165	16	17	18	19	20	20	21	22	22	24	25	25	26	27	28	29	30	30	31	32	33	34	35	35
167	16	17	17	18	19	20	21	21	22	23	24	25	25	26	27	28	29	29	30	31	32	33	34	34
170	15	16	17	18	18	19	20	21	21	22	23	24	25	25	26	27	28	29	29	30	31	32	33	33
173	15	16	16	17	18	19	19	20	20	22	22	23	24	25	25	26	27	28	28	29	30	31	32	32
175	14	15	16	17	17	18	19	20	20	21	22	22	23	24	25	25	26	27	28	28	29	30	31	31
178	14	15	15	16	17	18	18	19	19	21	21	22	23	23	24	25	25	26	27	28	28	29	30	30
180	14	14	15	16	16	17	18	18	18	20	21	21	22	23	23	24	25	25	26	27	28	28	29	30
183	13	14	14	15	16	17	17	18	18	19	20	21	21	22	23	23	24	25	25	26	27	27	28	29
186	13	13	14	15	15	16	17	17	17	18	19	20	21	21	22	23	23	24	25	25	26	27	27	28
188	12	13	14	15	15	16	16	17	17	18	19	19	20	21	21	22	23	23	24	25	25	26	27	27
190	12	13	13	14	15	15	16	16	16	17	18	19	20	20	21	21	22	23	23	24	25	25	26	26
193	12	12	13	14	14	15	15	16	16	17	18	18	19	20	20	21	22	22	23	24	24	25	25	26

FIGURA 15.4-2
Quadro do índice de massa corporal (IMC). Para determinar o IMC, encontre o peso do paciente, na parte superior do gráfico, e sua altura, à esquerda. Siga as duas categorias até o meio do gráfico até que elas se cruzem. Esse ponto representa o IMC do paciente.

A Figura 15.4-2 apresenta um quadro para a determinação do IMC a partir da altura e do peso.

Na maioria dos casos de obesidade, não é possível identificar a etiologia precisa, dada a profusão das possíveis causas e suas interações. Casos de obesidade secundária (descritos na Tab. 15.4-3) são raros, mas não devem ser negligenciados.

Os padrões alimentares habituais de muitas pessoas obesas com frequência parecem semelhantes aos padrões encontrados na obesidade experimental. Saciedade prejudicada é um problema particularmente importante. Pessoas obesas parecem ter suscetibilidade descomedida aos sinais de comida em seu ambiente, à palatabilidade dos alimentos e à incapacidade de parar de comer se o alimento estiver disponível. Pessoas obesas costumam ser suscetíveis a todos os tipos de estímulos externos à ingestão alimentar, mas permanecem relativamente irresponsivas aos sinais internos habituais de fome. Algumas não conseguem distinguir entre fome e outros tipos de disforia.

TABELA 15.4-3
Medicamentos psiquiátricos e alterações o peso corporal

Tendência a aumentar o apetite e peso corporal		
Maior	**Intermediária**	**Menor**
Drogas antidepressivas		
Amitriptilina	Doxepina	Amoxapina
	Imipramina	Desipramina
	Mirtazapina	Trazodona
	Nortriptilina	Tranilcipromina
		Fluoxetina[a]
	Fenelzina	Sertralina[a]
		Bupropiona[a]
	Trimipramina	Venlafaxina[a]
Estabilizadores do humor		
Lítio	Carbamazepina	Topiramato
Ácido valproico		
Drogas antipsicóticas		
Clorpromazina	Haloperidol	Ziprasidona
		Aripiprazol
Clozapina	Trifluoperazina	Molindona[a]
Tioridazina	Perfenazina	
Mesoridazina	Tiotixeno	
Olanzapina	Flufenazina	
Sertindol		
Risperidona		

[a] Pode reduzir o apetite e facilitar a perda de peso.
(Adaptada de Allison DB, Mentore JL, Heo M, Chandler LP, Capeller JC, Infante MC, Weiden PJ. Antipsychotic-induced weight gain: A comprehensive research synthesis. *Am J Psychiatry.* 1999;156:1686; e Bernstein JG. Management of psychotropic drug-induced obesity. In: Bjorntorp P, Brodoff BN, eds. *Obesity*. Philadelphia: Lippincott Williams & Wilkins; 1992.)

DIAGNÓSTICO DIFERENCIAL

Outras síndromes

A síndrome do comer noturno, em que as pessoas comem excessivamente depois que já fizeram sua refeição noturna, parece ser precipitada por circunstâncias estressantes na vida e, depois de presente, tende a recorrer até que o estresse seja amenizado. O comer noturno também pode ocorrer em consequência do uso de sedativos para dormir, os quais podem produzir sonambulismo e ingestão alimentar. Isso foi reportado por pacientes com o uso de zolpidem. (Veja a Seção 15.3 para uma discussão mais detalhada da síndrome do comer noturno.)

O transtorno de compulsão alimentar é caracterizado pela ingestão compulsiva e repentina de quantidades muito grandes de alimento em um curto período de tempo, em geral com grande agitação subsequente e autocondenação. A compulsão alimentar também parece representar uma reação ao estresse. Em contraste com a síndrome do comer noturno, esses ataques de ingestão alimentar excessiva não são periódicos e estão associados com muito mais frequência a circunstâncias precipitantes específicas. A síndrome de Pickwick existe quando uma pessoa está 100% acima do peso desejável e tem patologia respiratória e cardiovascular associada.

Transtorno dismórfico corporal (dismorfofobia)

Algumas pessoas obesas sentem que seus corpos são grotescos e repugnantes e que as outras pessoas as veem com hostilidade e desprezo. Esse sentimento está intimamente relacionado à autoconsciência e ao funcionamento social prejudicado. Pessoas obesas emocionalmente sadias não têm distúrbios da imagem corporal, e apenas uma minoria das pessoas obesas neuróticas tem tais distúrbios. O transtorno está limitado sobretudo a pessoas que são obesas desde a infância; mesmo entre elas, menos de metade sofre do transtorno. (Veja a Seção 10.2 para uma discussão completa do transtorno dismórfico corporal.)

CURSO E PROGNÓSTICO

Efeitos na saúde

A obesidade tem efeitos adversos na saúde e está associada a uma ampla gama de doenças (Tab. 15.4-4). Existe uma forte correlação entre obesidade e transtornos cardiovasculares. A hipertensão (pressão arterial acima de 140/90 mmHg) é três vezes mais elevada em pessoas que estão acima do peso, e a hipercolesterolemia (colesterol no sangue acima de 240 mg/dL) é duas vezes mais comum. Estudos mostram que a pressão arterial e os níveis de colesterol podem ser reduzidos com a redução do peso. O diabetes, que apresenta claros determinantes genéticos, pode frequentemente ser revertido com a redução do peso, em especial o diabetes tipo 2 (diabetes melito de início tardio ou não insulino-dependente).

De acordo com dados do National Intitutes of Health, homens obesos, independentemente do hábito de fumar, têm maior mortalidade por câncer de colo, reto e próstata do que homens de peso normal. Mulheres obesas têm maior mortalidade por câncer de bexiga, vesícula biliar, mama (pós-menopausa), útero (incluindo colo do útero e endométrio) e ovários do que mulheres de peso normal.

Longevidade

Estudos fidedignos indicam que, quanto mais sobrepeso tem a pessoa, maior será seu risco de morte. Uma pessoa que reduz o peso

TABELA 15.4-4
Problemas de saúde provavelmente causados ou exacerbados pela obesidade

Coração
  Doença cardíaca coronariana prematura
  Hipertrofia ventricular esquerda
  Angina de peito
  Morte súbita (arritmia ventricular)
  Insuficiência cardíaca congestiva
Sistema vascular
  Hipertensão
  Distúrbio cerebrovascular (infarto cerebral ou hemorragia)
  Estase venosa (com edema nas extremidades inferiores, veias varicosas)
Sistema respiratório
  Apneia do sono obstrutiva
  Síndrome de Pickwick (hipoventilação alveolar)
  Policitemia secundária
  Hipertrofia ventricular direita (por vezes levando a insuficiência)
Sistema hepatobiliar
  Colelitíase e colecistite
  Esteatose hepática
Funções hormonais e metabólicas
  Diabetes melito (dependente de insulina)
  Gota (hiperuricemia)
  Hiperlipidemias (hipertrigliceridemia e hipercolesterolemia)
Rins
  Proteinúria e, em obesidade muito grave, nefrose
  Trombose da veia renal
Articulações, músculos e tecido conectivo
  Osteoartrite dos joelhos
  Esporão do calcanhar
  Osteoartrose da coluna vertebral (em mulheres)
  Agravamento de falhas posturais preexistentes
Neoplasia
  Em mulheres: risco aumentado de câncer de endométrio, mama, colo do útero, ovários, bexiga e passagens biliares
  Em homens: risco aumentado de câncer de colo, reto e próstata

(Reproduzida de Vanitallie TB. Obesity: Adverse effects on health and longevity. *Am J Clin Nutr.* 1979;32:2723, com permissão.)

até níveis aceitáveis tem um declínio na mortalidade até as taxas normais. A redução do peso pode ser uma medida de salvamento da vida de pacientes com obesidade extrema, definida como peso duas vezes acima do peso recomendável. Tais pacientes podem ter insuficiência cardiorrespiratória, sobretudo quando estão dormindo (apneia do sono).

Inúmeros estudos demonstraram que a redução em 30% ou mais na ingestão calórica em animais de laboratório, jovens ou de meia-idade, impede ou retarda doenças crônicas relacionadas à idade e prolonga significativamente o tempo de vida. Os mecanismos pelos quais esse efeito é mediado não são conhecidos, mas podem incluir reduções na taxa metabólica, estresse oxidativo e inflamação; melhora na sensibilidade a insulina; e alterações na função neuroendócrina e do sistema nervoso simpático. Ainda não se sabe se a restrição calórica de longa duração com nutrição adequada desacelera o envelhecimento em humanos.

Prognóstico

O prognóstico para redução do peso é reservado, e o curso da obesidade tende a progressão inexorável. Dos pacientes que perdem quantidades significativas de peso, 90% acabam recuperando. O prognóstico é particularmente ruim para aqueles que se tornam obesos na infância. Obesidade com início na juventude tende a ser mais grave, mais resistente ao tratamento e é mais provável que esteja associada a perturbação emocional do que a obesidade adulta.

Discriminação com o obeso. Indivíduos com sobrepeso e obesos estão sujeitos a preconceito e discriminação significativos nos Estados Unidos e em outras nações industrializadas. Em uma cultura em que os ideais de beleza exaltam a magreza e são altamente irrealistas, as pessoas acima do peso são acusadas por sua condição e estão sujeitas a provocações, preconceito e discriminação (por vezes denominada *gordofobia*). A renda e o poder aquisitivo são prejudicados em pessoas acima do peso, e condições sociais desfavoráveis, como a ausência de relações românticas, são mais comuns. Além disso, os indivíduos obesos se defrontam com acesso limitado aos cuidados de saúde e podem receber diagnósticos e tratamento tendenciosos por parte das operadoras de saúde clínica e mental.

TRATAMENTO

Conforme mencionado, muitos pacientes tratados rotineiramente para obesidade podem desenvolver ansiedade ou depressão. Foi relatada alta incidência de transtornos emocionais entre pessoas obesas submetidas a tratamento hospitalar de longo prazo com jejum ou com rigorosa restrição calórica. Pacientes obesos com psicopatologia extensa, aqueles com história de transtorno emocional durante a dieta e aqueles em meio a uma crise vital devem tentar redução do peso com cautela e com supervisão atenta.

Dieta

A base da redução de peso é simples – estabelecer um déficit calórico com a ingestão calórica abaixo do débito. A forma mais simples de reduzir a ingestão calórica é por meio de uma dieta de baixas calorias. Essa estratégia requer uma quantidade adequada de ingestão de proteína com ingestão balanceada de carboidratos e gordura e deve ser feita com supervisão médica. Os melhores efeitos a longo prazo são atingidos com uma dieta balanceada que contenha alimentos prontamente acessíveis. Para a maioria das pessoas, a dieta redutora mais satisfatória consiste em seus alimentos habituais em quantidades determinadas com o auxílio de tabelas dos valores alimentares, que estão disponíveis em livros tradicionais sobre dieta. Essa dieta oferece a melhor chance de manutenção da perda de peso a longo prazo. Gorduras totais não modificadas são usadas para perda de peso a curto prazo, mas têm morbidade associada, incluindo hipotensão ortostática, diurese de sódio e balanço de nitrogênio prejudicado.

Dietas cetogênicas são dietas com alto teor gorduroso e proteico usadas para promover perda de peso. Elas têm alto conteúdo de colesterol e produzem cetose, que está associada a náusea, hipotensão e letargia. Muitas pessoas obesas acham tentador usar uma dieta nova ou até mesmo bizarra. A Tabela 15.4-5 contém detalhes e comparações dos vários tipos de dietas. Seja qual for a eficácia, essas dietas podem ter, em grande parte, resultados devido à sua monotonia. Quando uma pessoa interrompe uma dieta e retorna à alimentação habitual, os incentivos para comer em excesso são multiplicados.

Em geral, o melhor método de perda de peso é uma dieta balanceada de 1.100 a 1.200 calorias. Ela pode ser seguida por longos períodos, mas deve ser suplementada com vitaminas, particularmente ferro, ácido fólico, zinco e vitamina B_6.

TABELA 15.4-5
Tipos de dietas

Tipo de dieta	Déficit calórico	Perda de peso	Medidas suplementares importantes	Conteúdo
Dieta de baixas calorias	–500 a –1.000 cal/dia	0,5-1 kg/sem	O registro da dieta é muito importante para o sucesso	Carboidrato 55% Proteína 15% Gordura < 30%
Dieta de muito baixas calorias	800 cal/dia	15-25% em 8-12 sem	Suporte e monitoramento dos eletrólitos	Proteína 70-100 g/dia substituição total de vitaminas/minerais/eletrólitos
Jejum	< 200 cal/dia	50% da perda de peso é peso da água	Perigoso e não é mais feito	Líquidos
Dietas populares 1. Dieta de South Beach/ New Diet Revolution/ Zone diet	< 30 g de carb/dia	9 kg em 6 meses	Difícil de acompanhar por um longo período de tempo. Efeitos cardíacos ou renais precisam ser avaliados	Alta gordura, baixo carboidrato
2. Vigilantes do Peso/ Jenny Craig/Nutrisystem	O objetivo é oferecer uma grande variedade de opções, mantendo um balanço energético negativo	½-1 kg/sem	Demonstrou reduzir colesterol e pressão arterial	Gorduras modificadas, redução balanceada de nutrientes, 20-30% de gordura, 15-20% de proteína, 55-60% de carboidrato
3. Programa Ornish/Programa Pritikin	Principalmente dieta vegetariana, sem cafeína, sem restrição calórica, apenas um tipo de alimento	–	Combina meditação, redução do estresse e cessação do tabagismo	Gordura muito baixa, <10-19% calorias de gordura/20% proteína e 70% carboidratos complexos, como frutas e grãos

Exercício

O aumento na atividade física é uma parte importante de um regime para perda de peso. Como o gasto calórico na maioria das formas de atividade física é diretamente proporcional ao peso corporal, as pessoas obesas gastam mais calorias do que as de peso normal com a mesma quantidade de atividade. Além do mais, o aumento na atividade física pode, na verdade, reduzir a ingestão alimentar por pessoas antes sedentárias. Essa combinação de aumento no gasto calórico e decréscimo na ingestão alimentar faz do aumento da atividade física um aspecto altamente recomendável de qualquer programa de redução de peso. O exercício também ajuda a manter a perda de peso. Ele é essencial no tratamento da síndrome metabólica.

Mudança no estilo de vida

Uma mudança no estilo de vida capacita o paciente a estabelecer objetivos no manejo do peso. As estratégias simples de modificação do estilo de vida que devem ser encorajadas incluem:

Comportamento pessoal durante uma refeição:

- ▶ Comer lentamente e saborear cada porção
- ▶ Mastigar 30 vezes antes de engolir
- ▶ Largar o garfo entre as mastigações
- ▶ Retardar a ingestão por 2 a 3 minutos e conversar
- ▶ Adiar um lanche por 10 minutos
- ▶ Servir a comida em um prato menor
- ▶ Dividir as porções ao meio para que seja permitida outra porção

Reduzir os estímulos alimentares:

- ▶ Comer somente em um local designado
- ▶ Sair da mesa assim que terminar de comer
- ▶ Não combinar a alimentação com outras atividades (p. ex., ler ou assistir à televisão)
- ▶ Não colocar travessas de comida na mesa
- ▶ Estocar em casa opções de alimentos mais saudáveis
- ▶ Fazer compras de alimentos depois de uma refeição completa
- ▶ Planejar as refeições
- ▶ Fazer um diário alimentar para associar a ingestão a episódios de fome e não fome
- ▶ Substituir os lanches por outras atividades

Farmacoterapia

Vários medicamentos, alguns mais eficazes que outros, são usados para tratar obesidade. A Tabela 15.4-6 lista os medicamentos atualmente disponíveis para esse uso. O tratamento medicamentoso é eficaz porque suprime o apetite, mas pode-se desenvolver tolerância a esse efeito após algumas semanas de uso. Pode ser usado um período experimental inicial de quatro semanas com um medicamento específico; a seguir, se o paciente responder com perda de peso, o medicamento poderá ser continuado para ver se ocorre o desenvolvimento de tolerância. Se continuar efetivo, poderá ser utilizado por um período de tempo mais longo até que seja alcançado o peso desejado.

Orlistat. Um medicamento para perda de peso aprovado pela Food and Drug Administration (FDA) para uso a longo prazo é o orlistat, um inibidor seletivo da lipase gástrica e pancreática que reduz a absorção da gordura da dieta (que é, então, excretada nas fezes). Em ensaios clínicos, o orlistat (120 mg, três vezes ao dia), em combinação com uma dieta com baixas calorias, induziu perdas de aproximadamente 10% do peso inicial nos seis primeiros meses, as quais foram, em geral, mantidas de forma satisfatória por períodos de até 24 meses. Devido a seu mecanismo de ação periférica, o orlistat, de modo geral, está livre dos efeitos no sistema nervoso central (i.e., aumento nos batimentos cardíacos, boca seca, insônia) que estão associados à maioria dos medicamentos para perda de peso. Seus principais efeitos adversos são gastrintestinais; os pacientes precisam consumir 30% ou menos calorias de gordura para prevenir eventos adversos que incluem fezes oleosas, flatulência com secreção e urgência fecal.

Sibutramina. A sibutramina é uma β-feniletilamina que inibe a recaptação de serotonina e norepinefrina (e dopamina até certo ponto). Foi aprovada pela FDA em 1997 para perda de peso e manutenção da perda de peso (i.e., uso prolongado).

Lorcaserina. A lorcaserina foi aprovada pela FDA para tratamento da obesidade em adultos. Trata-se de um agonista seletivo da serotonina que suprime o apetite e reduz a ingestão alimentar. Um ensaio duplo-cego, controlado com placebo, mostrou que pacientes obesos perderam aproximadamente 4% mais de seu peso corporal em um ano enquanto usavam lorcaserina, comparados com os con-

TABELA 15.4-6
Medicamentos comuns para o tratamento da obesidade

Nome genérico	Variação habitual da dosagem (mg/dia)
Anfetamina e dextroanfetamina	12,5-20
Metanfetamina	10-15
Benzofetamina	75-150
Fendimetrazina	105
Hidrocloreto de fentermina	18,75-37,5
Resina	15-30
Hidrocloreto de dietilpropiona	75
Mazindol	3-9
Sibutramina	10-15
Orlistat	360
Lorcaserina	10 duas vezes ao dia
Fentermina-topiramato	3,75-15 fentermina
	23-92 topiramato

troles. Além disso, a perda de peso foi mantida em 70% dos pacientes que a usaram por dois anos. Outro ensaio mostrou que indivíduos obesos que receberam lorcaserina 10 mg 1 a 2 vezes por dia junto com programas nutricionais e de exercícios perderam 6% de seu peso corporal depois de um ano. A dosagem recomendada é de 10 mg duas vezes ao dia. Se o paciente não obtém redução de 5% de seu peso corporal em 12 semanas de intervenção, o tratamento com esse fármaco deve ser descontinuado. Os efeitos colaterais do fármaco incluem cefaleias, tontura, fadiga, náusea, boca seca e constipação. Efeitos colaterais raros, mas graves, incluem um desequilíbrio químico (síndrome da serotonérgica), pensamentos suicidas, problemas psiquiátricos e problemas com a memória ou a compreensão. Gestantes não devem utilizá-lo.

Fentermina-topiramato. A fentermina-topiramato foi aprovada pela FDA para tratamento de manejo do peso junto com dieta e exercício. Ela combina doses mais baixas de fentermina de liberação imediata, um fármaco para perda de peso prescrito para uso de curta duração, e topiramato com liberação controlada, um anticonvulsivante. Os pacientes devem iniciar com a dose mais baixa (3,75 mg de fentermina/23 mg de topiramato de liberação estendida) e depois aumentar para a dose recomendada (7,5 mg/46 mg). Em algumas circunstâncias, os pacientes podem ter sua dose aumentada para a dose mais alta (15 mg/92 mg). Em ensaios clínicos, os pacientes demonstraram uma média de perda de peso variando de 7% (dose mais baixa) a 9% (dose recomendada), em comparação com aqueles recebendo placebo. Os efeitos colaterais incluem parestesia, boca seca, paladar alterado, aumento na frequência cardíaca, possíveis defeitos congênitos e problemas psiquiátricos (depressão, pensamentos suicidas, memória e concentração prejudicadas). Se não houver uma redução de 3% no peso corporal depois de 12 semanas usando a dose recomendada, a dosagem poderá ser aumentada para a mais alta. Se não houver uma redução de 5% no peso corporal depois de 12 semanas com a dose mais alta, o tratamento com o fármaco deve ser descontinuado.

Cirurgia

Gastroplastia. A gastroplastia vertical com bandagem (GVB) é uma operação unicamente restritiva que envolve a criação de um pequeno reservatório, ou bolsa gástrica, medindo 12 a 20 mL de volume, que esvazia os resíduos do estômago por meio de uma saída calibrada ou com bandagem. Em média, os pacientes perdem cerca de 18 a 22 quilos do peso corporal em excesso entre o primeiro e segundo ano pós-operatórios. Podem ocorrer vômitos, desequilíbrio eletrolítico e obstrução. Uma síndrome denominada *dumping*, que consiste em palpitações, fraqueza e sudorese, pode se seguir aos procedimentos cirúrgicos em alguns pacientes se ingerirem grandes quantidades de carboidratos em uma única refeição. Devido a essas complicações, atualmente a GVB só é realizada em poucos centros nos Estados Unidos.

Bypass gástrico. Desde o início da década de 1990, o *bypass* gástrico (Fig. 15.4-3) substituiu em grande parte a GVB como a operação de escolha. O procedimento envolve a divisão do estômago em duas bolsas – uma pequena bolsa superior e uma bolsa "remanescente" inferior maior – e, então, o rearranjo do intestino delgado para se conectar a ambas. A perda de peso esperada é, em média, 70% do excesso de peso corporal, com a perda máxima ocorrendo aos três anos após a operação (Fig. 15.4-4). As principais complicações dessa cirurgia ocorrem principalmente durante o período perioperatório.

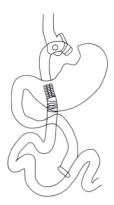

FIGURA 15.4-3
Bypass gástrico em Y de Roux (De Sadock BJ, Sadock VA, Ruiz P, eds. *Kaplan & Sadock Comprehensive Textbook of Psychiatry*. 9th ed. Philadelphia: Lippincott Williams & Wilkins; 2009, com permissão.)

A mortalidade é menor que 0,5% e é, sobretudo, devida a embolia pulmonar ou sepse secundária a um vazamento anastomótico. Deficiências de vitamina B_{12} e ferro podem estar presentes e requerem suplementação oral. Todos os pacientes precisam tomar multivitaminas no pós-operatório e ser acompanhados a intervalos regulares para avaliação nutricional. Cerca de 10 a 15% deles não conseguirão atingir uma perda de peso relevante ou irão recuperar uma quantidade significativa do peso perdido depois de 2 ou 3 anos. Isso, em geral, se deve ao consumo de carboidratos, como batatas fritas ou outros salgadinhos. O tratamento psicológico de comportamentos alimentares anormais é essencial para prevenir o ganho de peso.

Bandagem gástrica. A banda gástrica ajustável laparoscópica foi aprovada pela FDA em 2002 e é uma das operações menos invasivas para obesidade, porque não envolve cortes do estômago ou do intestino. O procedimento envolve a colocação de uma banda em torno da parte superior do estômago, criando um estômago menor acima da banda e um estômago maior abaixo dela (Fig. 15.4-5). O estômago menor permite que o paciente se sinta satisfeito mais rapidamente, reduzindo, assim, a quantidade de alimento ingerida. A perda de peso média é em torno de 37 a 50% do peso corporal em excesso. As complicações estão relacionadas a movimento da banda, erosão, mau funcionamento e deslizamento (formação de hérnia no estômago pela banda). A melhora no *design* da banda e as técnicas mais recentes de colocação parecem estar reduzindo as complicações.

Outros métodos. A remoção cirúrgica de gordura (lipectomia) não tem efeito de longo prazo na perda de peso, assim como a lipoaspiração, que tem valor apenas por motivos estéticos. Atualmente, é recomendada cirurgia bariátrica em indivíduos que têm complicações de saúde graves relacionadas com obesidade e IMC acima de 35 kg/m² (ou IMC acima de 40 kg/m² na ausência de complicações de saúde importantes). Antes da cirurgia, os candidatos devem ter tentado perder peso usando opções mais tradicionais e mais seguras de dieta, exercícios e medicamentos para perda de peso.

Psicoterapia

Os problemas psicológicos das pessoas obesas variam, e não existe um tipo de personalidade em particular que seja mais propenso

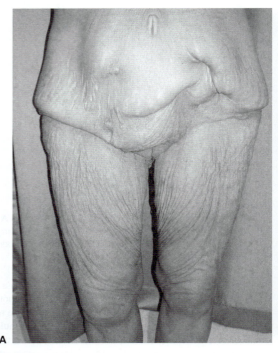 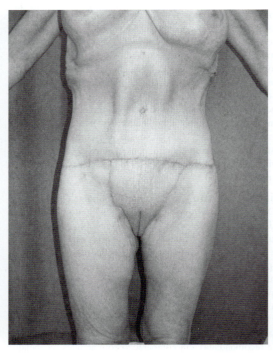

FIGURA 15.4-4
A. Fotografia pré-operatória de uma mulher que perdeu 63 quilos após cirurgia de *bypass* gástrico laparoscópico com deflação significativa e má qualidade da pele. **B.** Fotografia pós-operatória após *lifting* vertical estendido da coxa demonstra maior firmeza da pele e melhora extraordinária na aparência da coxa. (De Sadock BJ, Sadock VA, Ruiz P, eds. *Kaplan & Sadock's Comprehensive Textbook of Psychiatry*. 9th ed. Philadelphia: Lippincott Williams & Wilkins; 2009, com permissão.)

a obesidade. Alguns pacientes respondem a terapia psicodinâmica orientada para o *insight*, mas esse tratamento não tem tido muito sucesso. A descoberta das causas inconscientes da ingestão excessiva pode não alterar o comportamento das pessoas que comem demais em resposta ao estresse, embora possa servir para acrescentar outros métodos de tratamento. Anos depois de uma psicoterapia de sucesso, muitas pessoas que comem em excesso continuam a fazê-lo diante de situações de estresse. As pessoas obesas parecem particularmente vulneráveis à dependência excessiva de um terapeuta, e a regressão desmedida que pode ocorrer durante essas psicoterapias deve ser monitorada com cuidado.

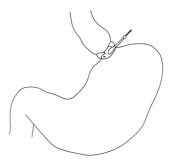

FIGURA 15.4-5
Banda gástrica laparoscópica ajustável. (De Sadock BJ, Sadock VA, Ruiz P, eds. *Kaplan & Sadock's Comprehensive Textbook of Psychiatry*. 9th ed. Philadelphia: Lippincott Williams & Wilkins; 2009, com permissão.)

Modificação do comportamento tem sido a mais bem-sucedida de todas as abordagens terapêuticas para obesidade e é considerada o método de escolha. Os pacientes são ensinados a reconhecer sinais externos que estão associados à alimentação e a fazer registros diários dos alimentos consumidos em circunstâncias particulares, como quando estão no cinema ou assistindo à televisão, ou durante certos estados emocionais, como ansiedade ou depressão. Eles também são ensinados a desenvolver novos padrões alimentares, como comer devagar, mastigar bem a comida, não ler enquanto comem e não comer entre as refeições ou quando não estão sentados. Terapias de condicionamento operante que usam recompensas, como o elogio ou roupas novas, para reforçar a perda de peso também tiveram sucesso. A terapia de grupo ajuda a manter a motivação, a promover a identificação entre os membros que perderam peso e a fornecer educação sobre nutrição.

Abordagem abrangente

O National Heart, Lung, and Blood Institute formulou recomendações fundamentais para pacientes e o público referentes a perda de peso. Essas recomendações estão listadas na Tabela 15.4-7.

SÍNDROME METABÓLICA

A síndrome metabólica consiste em um grupo de anormalidades metabólicas associadas à obesidade e que contribui para um risco aumentado de doença cardiovascular e diabetes tipo 2. A síndrome é diagnosticada quando um paciente tem três ou mais dos seguintes fatores de risco: (1) obesidade abdominal, (2) nível alto de triglicerídeos, (3) nível baixo de colesterol HDL, (4) hipertensão e (5) nível

TABELA 15.4-7
Recomendações fundamentais para um peso saudável

- Perda de peso para baixar a pressão arterial elevada em pessoas com sobrepeso ou obesas com hipertensão.
- Perda de peso para baixar níveis elevados de colesterol total, lipoproteína de baixa densidade (colesterol LDL) e triglicerídeos e elevar níveis baixos de lipoproteína de alta densidade (colesterol HDL) em pessoas com sobrepeso ou obesas com dislipidemia.
- Perda de peso para baixar níveis elevados de glicose no sangue em pessoas com sobrepeso ou obesas com diabetes tipo 2.
- Usar o índice de massa corporal (IMC) para classificar sobrepeso e obesidade e estimar o risco relativo de doença, comparados com o peso normal.
- A circunferência da cintura deve ser usada para avaliar o conteúdo de gordura abdominal.
- O objetivo inicial da terapia para perda de peso deve ser reduzir o peso corporal em aproximadamente 10% da linha de base. Com o sucesso, e se justificado, poderá ser tentada uma perda adicional.
- A perda de peso deve ser cerca de ½ a 1 kg por semana por um período de 6 meses, com a estratégia posterior baseada na quantidade de peso perdido.
- Dietas de baixa caloria (DBC) para perda de peso em pessoas com sobrepeso e obesas. Reduzir a gordura como parte de uma DBC é uma maneira prática de reduzir calorias.
- Reduzir apenas a gordura alimentar sem reduzir calorias não é suficiente para a perda de peso. Entretanto, a redução da gordura alimentar, junto com a redução de carboidratos na dieta, pode ajudar a reduzir calorias.
- Uma dieta planejada individualmente para ajudar a criar um déficit de 500 a 1.000 kcal/dia deve ser parte integrante de qualquer programa que vise atingir uma perda de peso de ½ a 1 kg por semana.
- A atividade física deve fazer parte de uma terapia abrangente para perda de peso e um programa de controle do peso porque (1) contribui de forma modesta para a perda de peso em adultos com sobrepeso ou obesos, (2) pode reduzir a gordura abdominal, (3) aumenta a aptidão cardiorrespiratória e (4) pode ajudar na manutenção da perda de peso.
- A atividade física deve ser parte integrante da terapia para perda de peso e manutenção do peso. No início, devem ser encorajados níveis moderados de atividade física por 30 a 45 minutos, 3 a 5 dias por semana. Todos os adultos devem estabelecer um objetivo a longo prazo de acrescentar pelo menos 30 minutos ou mais de atividade física de intensidade moderada na maioria dos dias da semana, ou preferencialmente em todos.
- É recomendada a combinação de uma dieta de calorias reduzidas e o aumento da atividade física porque isso produz uma perda de peso que também pode resultar em redução na gordura abdominal e em aumento na aptidão cardiorrespiratória.
- Terapia comportamental é um adjunto útil quando incorporada ao tratamento para perda de peso e manutenção do peso.
- A terapia para perda de peso e manutenção do peso deve empregar a combinação de DBCs, aumento da atividade física e terapia comportamental.
- Depois do sucesso na perda de peso, a probabilidade de manutenção dessa perda é reforçada por um programa que consiste em terapia alimentar, atividade física e terapia comportamental, o qual deve ser continuado indefinidamente. Também pode ser usada terapia medicamentosa. No entanto, ainda não foi estabelecida a segurança e a eficácia dos medicamentos além de 1 ano de tratamento.
- Um programa de manutenção do peso deve ser uma prioridade após os 6 meses iniciais de terapia para perda de peso.

(Formulada pelo Obesity Education Institute, National Institute of Health.)

---

elevado de glicose sanguínea de jejum. A Tabela 15.4-8 lista os critérios conforme apresentados pela Organização Mundial da Saúde (OMS). Acredita-se que a síndrome ocorra em cerca de 30% da população norte-americana, mas também é muito conhecida em outros países industrializados em todo o mundo.

A causa da síndrome é desconhecida, mas obesidade, resistência a insulina e vulnerabilidade genética estão envolvidas. O tratamento implica perda de peso, exercícios e o uso de estatinas e anti-hipertensivos, quando necessário, para reduzir os níveis lipídicos e a pressão arterial, respectivamente. Devido ao risco aumentado de mortalidade, é importante que a síndrome seja reconhecida de forma precoce e tratada.

Medicamentos antipsicóticos de segunda geração (atípicos) foram considerados uma causa de síndrome metabólica. Em pacientes com esquizofrenia, o tratamento com esses medicamentos pode causar aumento rápido no peso corporal nos primeiros meses de terapia, o que pode continuar por mais de um ano. Além disso, resistência a insulina originando diabetes tipo 2 foi associada a um perfil lipídico aterogênico.

Clozapina e olanzapina são as duas drogas mais implicadas, mas outros antipsicóticos atípicos também podem estar envolvidos.

Pacientes com a prescrição de medicamentos antipsicóticos de segunda geração devem ser monitorados periodicamente com hemoglobina A1c e níveis glicêmicos de jejum no sangue no início do tratamento e durante seu curso. Os perfis lipídicos também devem ser obtidos. A Tabela 15.4-9 lista procedimentos de rastreamento para pacientes que estão utilizando esses medicamentos.

As reações psicológicas à síndrome metabólica dependem dos sinais e sintomas experimentados pelo paciente. Aqueles que

TABELA 15.4-8
Critérios clínicos da Organização Mundial da Saúde para síndrome metabólica

Resistência a insulina, identificada por 1 dos seguintes:
- Diabetes tipo 2
- Glicemia de jejum alterada
- Tolerância a glicose prejudicada
- Ou, para aqueles com níveis glicêmicos de jejum normais (< 100 mg/dL), absorção da glicose abaixo do menor quartil para a população em investigação sob condições hiperinsulinêmicas, euglicêmicas

Mais algum dos seguintes:
- Medicamento anti-hipertensivo e/ou hipertensão (≥140 mmHg sistólico ou ≥ 90 mmHg diastólico)
- Triglicerídeos plasmáticos ≥ 150 mg/dL (≥ 1,7 mmol/L)
- IMC > 30 kg/m² e/ou relação cintura:quadril > 0,9 em homens, > 0,85 em mulheres
- Taxa de excreção de albumina urinária ≥ 20 µg/min ou razão albumina:creatina ≥ 30 mg/g

TABELA 15.4-9
Rastreamento dos pacientes antes de prescrever antipsicóticos

- História pessoal de obesidade
- História familiar de obesidade
- Diabetes
- Dislipidemias
- Hipertensão
- Doença cardiovascular
- Índice de massa corporal
- Circunferência da cintura na altura do umbigo
- Pressão arterial
- Glicose plasmática de jejum
- Perfil lipídico de jejum

(Dados da American Diabetes Association; 2004.)

sofrem essencialmente de obesidade precisam lidar com questões de autoestima por estarem com sobrepeso, além do estresse por participarem de programas para perda de peso. Em muitos casos de obesidade, a ingestão alimentar é uma forma de satisfazer necessidades profundas de dependência. Quando é perdido peso, alguns indivíduos ficam deprimidos ou ansiosos. Foram reportados casos de psicose em alguns pacientes significativamente obesos durante ou depois do processo de perda de uma grande quantidade de peso. Outras discrepâncias metabólicas, em particular variações do açúcar no sangue, podem vir acompanhadas de irritabilidade ou outras alterações do humor. Por fim, fadiga é uma ocorrência comum em pacientes com essa síndrome. À medida que a condição melhora, sobretudo se exercícios fizerem parte do regime, a fadiga, por fim, diminui, mas os pacientes podem ser mal diagnosticados com transtorno distímico ou síndrome da fadiga crônica se não forem consideradas as causas metabólicas da fadiga.

REFERÊNCIAS

Abraham S, Rubino D, Sinaii N, Ramsey S, Nieman L. Cortisol, obesity, and the metabolic syndrome: A cross-sectional study of obese subjects and review of the literature. *Obesity.* 2013;21(1):E105–E117.

Adams TD, Davidson LE, Litwin SE, Kolotkin RL, LaMonte MJ, Pendleton RC, Strong MB, Vinik R, Wanner NA, Hopkins PN, Gress RE, Walker JM, Cloward TV, Nuttall RT, Hammoud A, Greenwood JLJ, Crosby RD, McKinlay R, Simper SC, Smith SC, Hunt, SC. Health benefits of gastric bypass surgery after 6 years. *JAMA.* 2012;308(11):1122.

Chugh PK, Sharma S. Recent advances in the pathophysiology and pharmacological treatment of obesity. *J Clin Pharm Ther.* 2012;37:525.

Jurd R. TiNS special issue: Neural control of appetite. *Trend Neurosci.* 2013;36(2):63–64.

Kabra DG, Kabra UD, Tschöp MH, Hofmann S. Pharmacological treatment of obesity. In: Shiromani P, Horvath T, Redline S, Van Cauter E, eds. *Sleep Loss and Obesity: Intersecting Epidemics.* New York: Springer; 2012:203.

Landsberg L, Aronne LJ, Beilin LJ, Burke V, Igel LI, Lloyd-Jones D, Sowers J. Obesity-related hypertension: Pathogenesis, cardiovascular risk, and treatment—A position paper of the Obesity Society and the American Society of Hypertension. *Obesity.* 2013;21(1):8–24.

Marcus MD, Wildes JE. Obesity in DSM-5. *Psych Annal.* 2012;42:431.

Miller LE. Lorcaserin for weight loss: Insights into US Food and Drug Administration approval. *J Acad Nutr Diet.* 2013;113:25.

Neovius M, Narbro K, Keating C, Peltonen M, Sjöholm K, gren G, Sjöström L, Carlsson L. Health care use during 20 years following bariatric surgery. *JAMA.* 2012;308(11):1132.

Palfreyman Z, Haycraft E, Meyer C. Unintentional role models: Links between maternal eating psychopathology and the modelling of eating behaviours. *Eur Eat Disord Rev.* 2013;21(3):195–201.

Pike KM. Classification, culture, and complexity: A global look at the diagnosis of eating disorders: Commentary on Wildes and Marcus: Incorporating dimensions into the classification of eating disorders. *Int J Eat Disord.* 2013;46(5):408–411.

Shen XL, Jia FJ, Song N, Xie JX, Jiang H. Protection of MES23. 5 dopaminergic cells by obestatin is mediated by proliferative rather than anti-apoptotic action. *Neurosci Bull.* 2014; 30(1), 118–124.

Vaidya V, Steele KE, Schweitzer M, Shermack MA. Obesity. In: Sadock BJ, Sadock VA, Ruiz P, eds. *Kaplan & Sadock's Comprehensive Textbook of Psychiatry.* 9th ed. Philadelphia: Lippincott Williams & Wilkins; 2009:2273.

16 Sono normal e transtornos do sono-vigília

▲ 16.1 Sono normal

O sono é um dos comportamentos humanos mais significativos, ocupando aproximadamente um terço da vida. Trata-se de um comportamento universal demonstrado em toda espécie animal estudada, de insetos a mamíferos. É um processo que o cérebro requer para um funcionamento adequado. Privação prolongada do sono leva a prejuízos físicos e cognitivos graves, podendo levar à morte. Ele pode parecer um processo passivo, mas costuma estar associado com alto grau de ativação cerebral. Existem diversos tipos distintos de sono que diferem quantitativa e qualitativamente. Cada tipo tem características únicas, importância funcional e mecanismos regulatórios. Privar uma pessoa seletivamente de um tipo específico de sono produz rebote compensatório quando o indivíduo pode dormir à vontade. O sono é relevante sobretudo para a psiquiatria, visto que perturbações do sono podem ocorrer em praticamente todas as doenças psiquiátricas e costumam fazer parte dos critérios diagnósticos para transtornos específicos.

Os gregos antigos atribuíam a necessidade de dormir ao deus Hypnos (sono) e a seu filho, Morfeu, também uma criatura da noite, que trazia sonhos em forma humana. Os sonhos exerceram um importante papel na psicanálise. Freud acreditava que os sonhos fossem a "estrada real para o inconsciente". Eles figuraram em destaque na arte e na literatura desde a antiguidade até os dias atuais.

ELETROFISIOLOGIA DO SONO

O sono é composto de dois estados fisiológicos: sono não REM e sono REM. No sono não REM, que é composto dos estágios 1 a 4, a maioria das funções físicas é nitidamente menor do que na vigília. O sono REM é um tipo de sono qualitativamente diferente, caracterizado por altos níveis de atividade cerebral e fisiológica semelhantes aos da vigília. Cerca de 90 minutos após o início do sono, o não REM passa ao primeiro episódio REM da noite. A latência de 90 minutos do REM é um achado consistente em adultos sadios; encurtamento da latência do REM ocorre em transtornos como narcolepsia e transtornos depressivos.

Para aplicações clínicas e de pesquisa, o sono é em geral classificado em períodos de 30 segundos, com estágios definidos pela pontuação visual de três parâmetros: eletrencefalograma (EEG), eletro-oculograma (EOG) e eletromiograma (EMG) registrados abaixo do queixo. O EOG registra os movimentos rápidos conjugados dos olhos, que são a característica identificadora do estado do sono (pouco ou nenhum movimento dos olhos ocorre no sono não REM); o padrão de EEG consiste em atividade rápida, aleatória e de baixa voltagem, com ondas de serrote (Fig. 16.1-1); o EMG mostra uma redução marcante no tônus muscular. Os critérios definidos por Allan Rechtschaffen e Anthony Kales em 1968 são aceitos na prática clínica e em pesquisas ao redor do mundo (Tab. 16.1-1).

Em pessoas sadias, o sono não REM é um estado hipoativo em relação à vigília. A frequência cardíaca costuma baixar a 5 a 10 batidas por minuto abaixo do nível de repouso acordado e é muito regular. A respiração é afetada da mesma forma, e a pressão arterial também tende a baixar, com poucas variações minuto a minuto. O potencial muscular em repouso da musculatura corporal é mais baixo no sono REM do que quando desperto. Movimentos corporais episódicos e involuntários estão presentes no sono não REM. Há muito poucos, ou nenhum, REM, e raramente há ereções penianas nos homens. O fluxo sanguíneo pela maioria dos tecidos, incluindo o cerebral, é ligeiramente reduzido.

As porções mais profundas do sono não REM (estágios 3 e 4) às vezes são associadas com características incomuns de despertar. Quando as pessoas são acordadas de 30 minutos a 1 hora após o início do sono (em geral no sono com ondas lentas), elas estão desorientadas, e seu pensamento é desorganizado. Breves despertares do sono com ondas lentas também estão associados com amnésia para eventos que ocorrem durante o despertar. A desorganização durante o despertar dos estágios 3 ou 4 pode resultar em problemas específicos, incluindo enurese, sonambulismo e pesadelos ou terrores noturnos do estágio 4.

Mensurações poligráficas durante o sono REM demonstram padrões irregulares, às vezes semelhantes aos padrões de excitação quando desperto. Se os pesquisadores não estivessem cientes do estágio comportamental e acabassem gravando diversas medidas fisiológicas (além do tônus muscular) durante períodos REM, certamente concluiriam que a pessoa ou o animal estudados estariam em um estágio desperto ativo. Em razão dessa observação, o sono REM também foi chamado de *sono paradoxal*. Pulso, respiração e pressão arterial nos seres humanos ficam todos elevados durante o sono REM (muito mais do que no não REM e frequentemente mais elevados do que quando acordados). Ainda mais impressionante do que o nível ou a frequência é a variabilidade minuto a minuto. O oxigênio no cérebro aumenta durante o sono REM. A resposta ventilatória aos níveis mais elevados de dióxido de carbono (CO_2) é deprimida durante o sono REM, de modo que nenhum aumento no volume corrente ocorre conforme aumenta a pressão parcial do dióxido de carbono (Pco_2). A termorregulação fica alterada durante o sono REM. Diferentemente da condição homeotérmica da regulação de temperaturas durante o estado desperto ou o sono não REM, uma condição pecilotérmica (um estado em que a temperatura do animal varia com as alterações na temperatura do ambiente) prevalece durante o sono REM. A pecilotermia, que é uma característica dos répteis, resulta em uma incapacidade de responder a alterações na temperatura ambiente com tremores ou suores, dependendo de qual seja a resposta apropriada para manter a temperatura do corpo. Quase todo período REM em

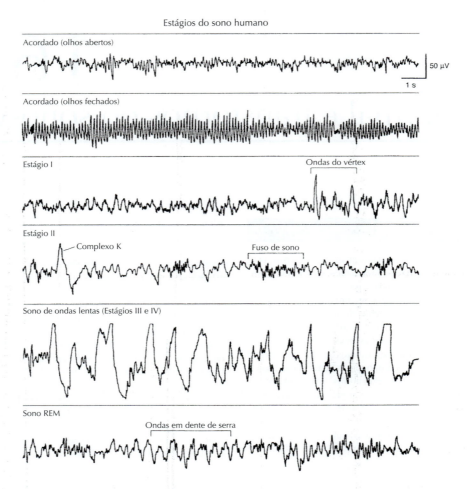

FIGURA 16.1-1
Padrões de eletrencefalograma para estágios do sono e da vigília dos seres humanos. REM, movimento rápido dos olhos. (Extraída de Butkov N. *Atlas of Clinical Polysomnography.* Medford, OR: Synapse Media; 1996, com permissão.)

 TABELA 16.1-1
Estágios do sono – critérios eletrofisiológicos

	Eletrencefalograma	Eletro-oculograma	Eletromiograma
Acordado	Atividade de baixa voltagem e frequência mista; atividade alfa (8-13 cps) com olhos fechados	Movimentos dos olhos e piscadas dos olhos	Atividade tônica e movimentos musculares elevados
Não REM			
Estágio I	Atividade de baixa voltagem e frequência mista; atividade teta (3-7 cps), ondas agudas do vértex	Movimentos lentos dos olhos	Atividade tônica ligeiramente reduzida em comparação com estágio desperto
Estágio II	Frequência mista de baixa voltagem com fusos de sono (complexos de 12-14 cps) e complexos K (onda aguda negativa, seguida de onda lenta positiva)	Nenhum movimento ocular	Baixa atividade tônica
Estágio III	Ondas lentas (≤ 2 cps) de alta amplitude (≥ 75 mV) ocupando de 20 a 50% do período	Nenhum movimento ocular	Baixa atividade tônica
Estágio IV	Ondas lentas de alta amplitude ocupando >50% do período	Nenhum movimento ocular	Baixa atividade tônica
Sono REM	Atividade de baixa voltagem e frequência mista; ondas em dente de serra, atividade teta e atividade alfa lenta	REMs	Atonia com contrações fásicas

cps, ciclos por segundo; REM, movimento rápido dos olhos.
(Critérios extraídos de Rechtschaffen A, Kales A. *A Manual of Standardized Terminology, Techniques, and Scoring System for Sleep Stages of Human Subjects.* UCLA, Los Angeles: Brain Information Service/Brain Research Institute; 1968, com permissão.)

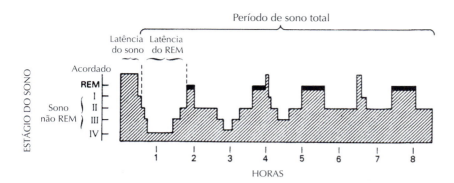

FIGURA 16.1-2
Padrão de sono em um sujeito jovem e saudável. REM, movimento rápido dos olhos. (Extraída de Gillian JC, Seifritz E, Zoltoltoski RK, Salin-Pascual RJ. Basic science of sleep. In: Sadock BJ, Sadock VA, eds. *Kaplan & Sadock's Comprehensive Textbook of Psychiatry.* 7th ed. Vol. 1. Philadelphia: Lippincott Williams & Wilkins; 2000:199, com permissão.)

homens é acompanhado de ereção peniana parcial ou completa. Esse achado é clinicamente significativo na avaliação das causas da impotência; o estudo da tumescência peniana noturna é um dos exames laboratoriais do sono mais requisitados. Outra alteração física que ocorre durante o sono REM é a quase total paralisia dos músculos esqueléticos (posturais). Em razão dessa inibição motora, o movimento corporal é ausente durante o sono REM. Provavelmente a característica mais distinta do sono REM sejam os sonhos. Pessoas despertadas durante esse período com frequência (de 60 a 90% das vezes) relatam que estavam sonhando. Os sonhos que ocorrem durante o sono REM costumam ser abstratos e surreais. Eles também ocorrem durante o sono não REM, mas costumam ser lúcidos e propositados.

A natureza cíclica do sono é regular e confiável; um período REM ocorre a cada 90 ou 100 minutos durante a noite (Fig. 16.1-2). O primeiro período REM tende a ser o mais curto, normalmente durando menos de 10 minutos; períodos REM posteriores podem durar até 15 a 40 minutos cada. A maioria dos períodos REM acontece no último terço da noite, enquanto a maior parte do estágio 4 do sono se dá no primeiro terço da noite.

Esses padrões de sono mudam ao longo da vida da pessoa. No período neonatal, o sono REM representa mais de 50% do período total do sono, e o padrão EEG passa do estado alerta diretamente ao estado REM sem passar pelos estágios 1 a 4. Os recém-nascidos dormem cerca de 16 horas por dia, com breves períodos despertos. Aos 4 meses, o padrão muda, de modo que a porcentagem total de sono REM cai para menos de 40%, e o sono ocorre com um período inicial não REM. No início da vida adulta, a distribuição dos estágios do sono é como segue:

NÃO REM (75%)
Estágio 1: 5%
Estágio 2: 45%
Estágio 3: 12%
Estágio 4: 13%
REM (25%)

Essa distribuição permanece relativamente constante na velhice, apesar de haver uma redução tanto no sono de ondas lentas quanto no sono REM nos idosos.

REGULAÇÃO DO SONO

A maioria dos pesquisadores acredita que não exista apenas um centro simples de controle do sono, mas um pequeno número de sistemas ou centros interconectados que se localizam no tronco encefálico e que se ativam e se inibem mutuamente. Muitos estudos também sustentam o papel da serotonina na regulação do sono. A inibição da síntese de serotonina ou a destruição do núcleo de rafe dorsal do tronco cerebral, que contém quase todos os corpos serotonérgicos do cérebro, reduzem o sono por um período considerável. A síntese e a liberação de serotonina por neurônios serotonérgicos são influenciadas pela disponibilidade dos aminoácidos precursores desse neurotransmissor, tal como L-triptofano. A ingestão de grandes quantidades de L-triptofano (1 a 15 g) reduz a latência do sono e o despertar noturno. No entanto, a deficiência dessa substância é associada com menos tempo de sono REM. Os neurônios que contêm norepinefrina, com corpos celulares localizados no *locus ceruleus*, exercem um importante papel no controle dos padrões de sono normais. Drogas e intervenções que aumentam o disparo desses neurônios noradrenérgicos reduzem nitidamente o sono REM (neurônios REM-off) e aumentam a vigília. Nos seres humanos com eletrodos implantados (para controle de espasmos), a estimulação elétrica do *locus ceruleus* perturba profundamente todos os parâmetros do sono.

A acetilcolina no cérebro também está envolvida no sono, em particular na produção do sono REM. Em estudos com animais, a injeção de agonistas muscarínicos colinérgicos nos neurônios da formação reticular pontina (neurônios REM-on) resulta em uma mudança do estado desperto ao sono REM. Perturbações na atividade colinérgica central estão associadas com alterações do sono observadas no transtorno depressivo maior. Comparados com pessoas saudáveis ou com controles psiquiátricos não deprimidos, os pacientes que estão deprimidos apresentam perturbações nítidas dos padrões de sono REM. Essas perturbações incluem latência encurtada de REM (60 minutos ou menos), uma porcentagem maior de sono REM e uma mudança na distribuição de REM da última metade à primeira metade da noite. A administração de um agonista muscarínico, como a arecolina, a pacientes deprimidos durante o primeiro ou segundo períodos não REM resulta em um início rápido do sono REM. A depressão pode estar associada com supersensibilidade subjacente a acetilcolina. Fármacos que podem reduzir o sono REM, como os antidepressivos, produzem efeitos benéficos na depressão. De fato, cerca de metade dos pacientes com transtorno depressivo maior apresenta melhora temporária quando é privada de sono ou quando o sono é restringido. No entanto, a reserpina, um dos poucos fármacos que aumentam o sono REM, também produz depressão. Pacientes com demência do tipo Alzheimer apresentam perturbação do sono caracterizada por sono REM e sono de ondas lentas reduzidos. A perda de neurônios colinérgicos na porção basal do prosencéfalo foi apontada como causa dessas mudanças.

A secreção de melatonina da glândula pineal é inibida por luz clara, então as concentrações séricas mais baixas de melatonina ocorrem durante o dia. O núcleo supraquiasmático do hipotálamo pode agir como o local anatômico de um marca-passo circadiano que regula a secreção de melatonina e a condução do cérebro a um ciclo sono-vigília de 24 horas. Evidências mostram que a dopamina tem um efeito de alerta. Drogas que aumentam concentrações de dopamina no cérebro tendem a produzir excitação e vigília. Por sua vez, bloqueadores de dopamina, como a pimozida e as fenotiazinas, tendem a aumentar o tempo de sono. Uma suposta tendência homeostática para dormir, talvez na forma de uma substância endógena – processo S –, pode se acumular durante períodos de vigília e induzir o sono. Outro componente – processo C – pode agir como um regulador da temperatura corporal e da duração do sono.

FUNÇÕES DO SONO

As funções do sono foram examinadas de diversas maneiras. A maioria dos pesquisadores conclui que o sono exerce uma função homeostática restaurativa e parece ser essencial ao funcionamento normal da termorregulação e da conservação de energia. Como o sono não REM aumenta após exercício e fome, esse estágio pode estar associado com a satisfação de necessidades metabólicas.

Privação de sono

Períodos prolongados de privação do sono podem levar a desorganização do ego, alucinações e delírios. Privar as pessoas de sono REM acordando-as no início desses ciclos aumenta o número de períodos REM e a quantidade de sono REM (aumento de rebote) quando podem dormir sem interrupções. Pacientes privados de REM podem exibir irritabilidade e letargia. Em estudos com ratos, a privação de sono produz uma síndrome que inclui aparência debilitada, lesões de pele, aumento de ingesta alimentar, perda de peso, aumento de gasto de energia, redução na temperatura corporal e morte. As alterações neuroendócrinas incluem aumento de norepinefrina e redução dos níveis de tiroxina no sangue.

Necessidade de sono

Algumas pessoas têm sono naturalmente curto, necessitando de menos de 6 horas de sono por noite para funcionar de maneira adequada. Pessoas com sono longo precisam dormir mais de 9 horas por noite para funcionamento adequado. Estas têm mais períodos REM e mais movimentos rápidos dos olhos em cada período (conhecidos como *densidade REM*) do que aquelas que têm sono curto. Às vezes, esses movimentos são considerados uma medida da intensidade do sono REM e estão relacionados com a vivacidade do sonho. Pessoas com sono curto costumam ser eficientes, ambiciosas, socialmente adaptadas e satisfeitas. Pessoas com sono longo tendem a ser um pouco deprimidas, ansiosas e socialmente retraídas. A necessidade de sono aumenta com o trabalho físico, exercício, doença, gravidez, estresse mental geral e atividade mental aumentada. Os períodos REM aumentam após estímulos psicológicos fortes, como situações difíceis de aprendizado e estresse, e após o uso de fármacos ou drogas que reduzem as catecolaminas do cérebro.

Ritmo sono-vigília

Sem pistas externas, o relógio natural do corpo segue um ciclo de 25 horas. A influência de fatores externos (como o ciclo dia-noite, rotinas diárias, períodos de refeição e outros sincronizadores externos) habitua a pessoa ao relógio de 24 horas. O sono também é influenciado por ritmos biológicos. Em um período de 24 horas, os adultos dormem uma ou duas vezes. Esse ritmo não está presente ao nascimento, desenvolvendo-se ao longo dos primeiros 2 anos de vida. Algumas mulheres exibem alterações no padrão de sono durante fases do ciclo menstrual. Sonecas em diferentes períodos do dia diferem bastante em suas proporções de sono REM e não REM. Em alguém que dorme normalmente à noite, uma soneca na manhã ou ao meio dia inclui bastante sono REM, enquanto uma soneca no meio da tarde ou no início da noite tem muito menos sono REM. Um ciclo circadiano aparentemente afeta a tendência a ter sono REM. Os padrões de sono não são os mesmos do ponto de vista fisiológico quando as pessoas dormem de dia ou durante o período em que estão acostumadas a ficar acordadas; os efeitos psicológicos e comportamentais do sono também diferem. Em um mundo de indústrias e comunicações que costuma funcionar 24 horas por dia, essas interações estão se tornando cada vez mais significativas. Mesmo em pessoas que trabalham à noite, interferências com os diversos ritmos podem produzir problemas. O exemplo mais comum é o *jet lag*, em que, após viajarem do leste ao oeste, as pessoas tentam convencer seus corpos a dormir em um período fora de sincronia com alguns ciclos corporais. A maioria das pessoas adapta-se em alguns dias, mas algumas precisam de mais tempo. Particularidades no corpo dessas pessoas parecem envolver perturbação e interferência no ciclo de longo prazo.

REFERÊNCIAS

Barclay NL, Gregory AM. Quantitative genetic research on sleep: A review of normal sleep, sleep disturbances and associated emotional, behavioural, and health-related difficulties. *Sleep Med Rev.* 2013;17(1):29–40.

Benca RM, Cirelli C, Rattenborg NC, Tononi G. Basic science of sleep. In: Sadock BJ, Sadock VA, eds. *Kaplan & Sadock's Comprehensive Textbook of Psychiatry.* 8th ed. Vol. 1. Philadelphia: Lippincott Williams & Wilkins; 2005:280.

Genderson MR, Rana BK, Panizzon MS, Grant MD, Toomey R, Jacobson KC, Xian H, Cronin-Golomb A, Franz CE, Kremen WS, Lyons MJ. Genetic and environmental influences on sleep quality in middle aged men: A twin study. *J Sleep Res.* 2013;22(5):519–526.

Gillin JC, Seifritz E, Zoltoski RK, Salin-Pascual R. Basic science of sleep. In: Sadock BJ, Sadock VA, eds. *Kaplan & Sadock's Comprehensive Textbook of Psychiatry.* 7th ed. Vol. 1. Philadelphia: Lippincott Williams & Wilkins; 2000:199.

Jenni OG. How much sleep is "normal" in children and adolescents? Normal sleep duration in children and adolescents. *JAMA Pediatr.* 2013;167(1):91–92.

Potts KJ, Butterfield DT, Sims P, Henderson M, Shames CB. Cost savings associated with an education campaign on the diagnosis and management of sleep-disordered breathing: A retrospective, claims-based US study. *Popul Health Manag.* 2013;16(1):7–13.

Richardson GS. The human circadian system in normal and disordered sleep. *J Clin Psychiatry.* 2005;66(Suppl 9):3–9.

Rosipal R, Lewandowski A, Dorffner G. In search of objective components for sleep quality indexing in normal sleep. *Biol Psychology.* 2013;94(1):210–220.

Roth T. Characteristics and determinants of normal sleep. *J Clin Psychol.* 2004;65(Suppl 16):8–11.

Thomas SJ, Lichstein KL, Taylor DJ, Riedel BW, Bush AJ. Epidemiology of bedtime, arising time, and time in bed: Analysis of age, gender, and ethnicity. *Behav Sleep Med.* 2014;12(3):169–182.

Wright KP, Lowry CA, Lebourgeois MK. Circadian and wakefulness-sleep modulation of cognition in humans. *Front Mol Neurosci.* 2012;5:50.

▲ 16.2 Transtornos do sono-vigília

O sono é regulado por diversos mecanismos básicos, e, quando esses sistemas param de funcionar de maneira correta, ocorrem os transtornos do sono. A princípio, os mais interessados nos transtornos do sono eram psiquiatras, psicólogos e neurologistas. As últimas três décadas viram descobertas que transformaram a medicina do sono em uma área verdadeiramente multidisciplinar. Pesquisas que ilustram as consequências médicas da respiração perturbada do sono atraíram muitos especialistas em medicina interna e pneumologia para o campo. As pesquisas endocrinológicas e de ritmos circadianos relacionadas ao transtorno do sono-vigília passaram da bancada do laboratório para a beira do leito. Ainda assim, a seriedade dos transtornos do sono continua sendo pouco reconhecida pelo público em geral e pela ampla maioria dos clínicos.

Os transtornos do sono são perigosos e caros para tratar. Pesquisas de apneia obstrutiva do sono verificam sua contribuição para hipertensão, insuficiência cardíaca e AVC. As pesquisas ligam muitas catástrofes industriais de importância à sonolência. A sonolência é uma condição grave e potencialmente letal que afeta não apenas o indivíduo, mas sua família, seus colegas e a sociedade em geral. De fato, acidentes com veículos automotores relacionados a sono representam uma grande preocupação de segurança pública, sendo que alguns estados nos Estados Unidos decretaram estatutos criminais para dissuadir as pessoas de dirigir com sono. Os transtornos do sono representam um custo anual direto estimado em 16 bilhões de dólares nos Estados Unidos, com os custos indiretos podendo chegar a mais de 100 bilhões de dólares. A Tabela 16.2-1 lista os termos usados nesta seção para diagnosticar e descrever os transtornos do sono.

CLASSIFICAÇÃO DOS TRANSTORNOS DO SONO NO DSM-5

A 5ª edição do *Manual diagnóstico e estatístico de transtornos mentais* (DSM-5), da American Psychiatric Association (APA), lista 10 transtornos ou grupos de transtornos como transtornos do sono-vigília. Classifica os transtornos do sono com base nos critérios diagnósticos clínicos e na etiologia presumida. Esses transtornos descritos no DSM-5 representam apenas uma fração dos transtornos do sono conhecidos; eles estabelecem uma estrutura de avaliação clínica. As classificações dos transtornos do sono-vigília de acordo com o DSM-5 incluem os seguintes:

1. Transtorno de insônia
2. Transtorno de hipersonolência
3. Narcolepsia
4. Transtornos do sono relacionados à respiração
   a. Apneia e hipopneia obstrutivas do sono
   b. Apneia central do sono
      i. Apneia central do sono tipo idiopática
      ii. Respiração de Cheyne-Stokes
      iii. Apneia central do sono comórbida com uso de opioides
   c. Hipoventilação relacionada ao sono
5. Transtornos do sono-vigília do ritmo circadiano:
   a. Tipo fase do sono atrasada
   b. Tipo fase do sono avançada
   c. Tipo sono-vigília irregular
   d. Tipo sono-vigília não de 24 horas
   e. Tipo trabalho em turnos
   f. Tipo não especificado
6. Parassonias
7. Transtornos de despertar do sono não REM
   a. Tipo sonambulismo
   b. Tipo terror no sono
8. Transtorno do pesadelo
9. Transtorno comportamental do sono REM
10. Síndrome das pernas inquietas
11. Transtorno do sono induzido por substância/medicamento

Outros sistemas de classificação

ICSD-2. Um sistema diferente de classificação dos transtornos do sono-vigília, usado pela American Sleep Disorders Association, está publicado na 2ª edição da *International Classification of Sleep Disorders: Diagnostic and Coding Manual* (ICSD-2). A ICSD-2 oferece um sistema de classificação detalhado e abrangente dos transtornos do sono-vigília. A Tabela 16.2-2 apresenta um resumo dessa classificação.

CID-10. A 10ª revisão da *Classificação internacional de doenças e problemas relacionados à saúde* (CID-10), da Organização Mundial da Saúde (OMS), inclui muitas das (mas não todas) classificações diagnósticas da ICSD-2. Além disso, seus esquemas organizacionais diferem do DSM-5 e costumam juntar múltiplas entidades nosológicas em uma única classificação diagnóstica. O tema dos transtornos do sono cobre apenas o tipo não orgânico na CID-10. Esses transtornos são classificados como dissonias, condições psicogênicas "em que as perturbações predominantes... [estão] na quantidade, qualidade ou no período do sono" devido a causas emocionais, e parassonias, "eventos episódicos anormais que ocorrem durante o sono". As dissonias incluem insônia, hipersonia e transtorno dos horários do sono-vigília. As parassonias da infância estão relacionadas ao desenvolvimento; as da vida adulta são psicogênicas e incluem sonambulismo, terrores no sono e pesadelos. Transtornos do sono de origem orgânica; transtornos não psicogênicos, como narcolepsia e cataplexia; e apneia do sono e transtornos de movimentos episódicos são discutidos em outras categorias.

A CID-10 observa que os transtornos do sono frequentemente são sintomas de outros transtornos, mas, mesmo quando não são, os transtornos específicos do sono devem ser diagnosticados junto com tantos outros diagnósticos relevantes quantos forem necessários para descrever a "psicopatologia e/ou a fisiopatologia envolvidas em cada caso". A Tabela 16.2-3 apresenta os critérios da CID-10 para transtornos não orgânicos do sono.

TRANSTORNO DE INSÔNIA

A *insônia* é definida como uma dificuldade de iniciar ou manter o sono. É a reclamação mais comum do sono, podendo ser transitória ou persistente. Levantamentos populacionais demonstram um índice de prevalência em 1 ano de 30 a 45% nos adultos.

O DSM-5 define o transtorno de insônia como insatisfação com a quantidade ou qualidade do sono associada com um ou mais dos sintomas a seguir: dificuldade de iniciar o sono; dificuldade de manter o sono, acordando com frequência ou tendo problemas para voltar a dormir; e acordar cedo de manhã sem conseguir voltar a dormir (Tab.16.2-4).

Atualmente se reconhece que a insônia pode ser uma condição independente. No passado, os médicos eram advertidos a tratar a causa da insônia, em vez de os sintomas. Havia uma noção implícita de que, ao fazer isso, os problemas de sono melhorariam. A

TABELA 16.2-1
Medidas polissonográficas comuns

Latência do sono: período de tempo desde o apagar das luzes até o surgimento do estágio 2 do sono

Despertar cedo na manhã: tempo continuamente acordado desde o último estágio do sono até o fim do registro de sono (em geral às 7h)

Eficiência do sono: período total dormido ou período total do registro do sono × 100

Índice de apneia: número de apneias maiores do que 10 segundos por hora de sono

Índice de mioclono noturno: número de movimento periódicos da perna por hora

Latência do movimento rápido dos olhos (REM): período de tempo desde o início do sono até o primeiro período REM da noite

Período REM no início do sono: sono REM nos primeiros 10 minutos do sono

TABELA 16.2-2
Classificação dos transtornos do sono-vigília na segunda edição da *International Classification of Sleep Disorders* (ICSD-2)

I. Insônia
  1. Insônia de Ajustamento (Insônia Aguda)
  2. Insônia Psicofisiológica
  3. Insônia Paradoxal
  4. Insônia Idiopática
  5. Insônia Devida a Transtorno Mental
  6. Higiene Inadequada do Sono
  7. Insônia Comportamental da Infância
  8. Insônia Devida a Droga ou Substância
  9. Insônia Devida a Condição Clínica
  10. Insônia Não Devida a Substância ou Condição Fisiológica Conhecida, Não Especificada (*Insônia Não Orgânica*, SOE)
  11. Insônia Fisiológica (*Orgânica*), Não Especificada
II. Transtornos Respiratórios Relacionados ao Sono
  A. Síndromes de Apneia Central do Sono
    1. Apneia Central do Sono Primária
    2. Apneia Central do Sono Devida a Padrão de Respiração de Cheyne-Stokes
    3. Apneia Central do Sono Devida a Respiração Periódica de Altitudes Elevadas
    4. Apneia Central do Sono Devida a Condição Médica Que Não Cheyne-Stokes
    5. Apneia Central do Sono Devida a Droga ou Substância
    6. Apneia do Sono Primária da Infância
  B. Síndromes de Apneia Obstrutiva do Sono
    7. Apneia Obstrutiva do Sono, Adulta
    8. Apneia Obstrutiva do Sono, Pediátrica
  C. Síndromes da Hipoventilação/Hipoxemia Relacionadas ao Sono
    9. Hipoventilação Alveolar Não Obstrutiva Relacionada ao Sono, Idiopática
    10. Síndrome da Hipoventilação Alveolar Central Congênita
  D. Hipoventilação/Hipoxemia Relacionadas ao Sono Devidas a Condição Clínica
    11. Hipoventilação/Hipoxemia Relacionadas ao Sono Devidas a Patologia Parênquima-Pulmonar ou Vascular
    12. Hipoventilação/Hipoxemia Relacionadas ao Sono Devidas a Obstrução da Via Aérea Inferior
    13. Hipoventilação/Hipoxemia Relacionadas ao Sono Devidas a Distúrbio Neuromuscular ou na Parede Torácica
  E. Outro Transtorno Respiratório Relacionado ao Sono
    14. Transtorno Respiratório Relacionado ao Sono/Apneia do Sono, Não Especificados
III. Hipersonia de Origem Central Não Devida a Transtorno do Sono do Ritmo Circadiano, Transtorno Respiratório Relacionado ao Sono ou Outra Causa de Perturbação do Sono Noturno
  1. Narcolepsia com Cataplexia
  2. Narcolepsia sem Cataplexia
  3. Narcolepsia Devida a Condição Clínica
  4. Narcolepsia, Não Especificada
  5. Hipersonia Recorrente
    Síndrome de Kleine-Levin
    Hipersonia Relacionada a Menstruação
  6. Hipersonia Idiopática com Longo Tempo de Sono
  7. Hipersonia Idiopática sem Longo Tempo de Sono
  8. Síndrome de Sono Insuficiente Induzida Comportamentalmente
  9. Hipersonia Devida a Condição Clínica
  10. Hipersonia Devida a Droga ou Substância
  11. Hipersonia Não Devida a Uso de Substância ou Condição Fisiológica Conhecida
    (Hipersonia Não Orgânica, SOE)
  12. Hipersonia Fisiológica (Orgânica), Não Especificada
IV. Transtornos do Sono do Ritmo Circadiano
  1. Transtornos do Sono do Ritmo Circadiano, Tipo Fase do Sono Atrasada
  2. Transtornos do Sono do Ritmo Circadiano, Tipo Fase do Sono Avançada
  3. Transtornos do Sono do Ritmo Circadiano, Sono-Vigília Irregular
  4. Transtornos do Sono do Ritmo Circadiano, Tipo Livre Curso
  5. Transtornos do Sono do Ritmo Circadiano, Tipo *Jet lag* (Transtorno de *Jet lag*)
  6. Transtornos do Sono do Ritmo Circadiano, Tipo Trabalho em Turnos (*Transtorno de Trabalho em Turnos*)
  7. Transtorno do Sono do Ritmo Circadiano Devido a Condição Clínica
  8. Outro Transtorno do Sono do Ritmo Circadiano
  9. Outro Transtorno do Sono do Ritmo Circadiano Devido a Uso de Droga ou de Substância
V. Parassonias
  A. Transtornos de Despertar (do Sono Não REM)
    1. Despertares Confusionais
    2. Sonambulismo
    3. Terrores do Sono
  B. Parassonias Normalmente Associadas com Sono REM
    4. Transtorno Comportamental do Sono REM (incluindo Transtorno de Sobreposição de Parassonia e *Status Dissociatus*)
    5. Paralisia do Sono Isolada Recorrente
    6. Transtorno de Pesadelo
  C. Outras Parassonias
    7. Transtorno Dissociativo Relacionado ao Sono
    8. Enurese do Sono
    9. Gemido Relacionado ao Sono (Catatrenia)
    10. Síndrome da Cabeça Explosiva
    11. Alucinações Relacionadas ao Sono
    12. Transtorno Alimentar Relacionado ao Sono
    13. Parassonia, Não Especificada
    14. Parassonia Devida a Droga ou Substância
    15. Parassonia Devida a Condição Clínica
VI. Transtornos do Movimento Relacionados ao Sono
  1. Síndrome das Pernas Inquietas
  2. Transtorno do Movimento Periódico dos Membros
  3. Cãibras das Pernas Relacionadas ao Sono
  4. Bruxismo Relacionado ao Sono
  5. Movimento Rítmico Relacionado ao Sono
  6. Transtorno do Movimento Relacionado ao Sono, Não Especificado
  7. Transtorno do Movimento Relacionado ao Sono Devido a Droga ou Substância
  8. Transtorno do Movimento Relacionado ao Sono Devido a Condição Clínica
VII. Sintomas Isolados, Variantes Aparentemente Normais e Questões Não Resolvidas
  1. Sono Longo
  2. Sono Curto
  3. Ronco
  4. Sonilóquio
  5. Mioclonias do Início do Sono
  6. Mioclonia Benigna do Sono da Infância
  7. Tremor Hipnagógico do Pé e Alterâncias de Ativação dos Músculos das Pernas Durante o Sono
  8. Mioclonias Propriospinais no Início do Sono
  9. Mioclonia Fragmentária Excessiva
VIII. Outros Transtornos do Sono
  1. Outros Transtornos Fisiológicos do Sono (Orgânicos)
  2. Outro Transtorno do Sono Não Devido a Substância ou Condições Fisiológicas Conhecidas
  3. Transtorno Ambiental do Sono

SOE, sem outra explicação.

TABELA 16.2-3
Critérios diagnósticos da CID-10 para transtornos não orgânicos do sono

Nota: Uma classificação mais abrangente dos transtornos do sono está disponível (*International Classification of Sleep Disorders*[a]), mas é preciso notar que ela está organizada de forma diferente da CID-10.

Para alguns propósitos de pesquisa, nos quais grupos particularmente homogêneos de transtornos do sono são requeridos, quatro ou mais eventos que ocorrem em um período de 1 ano podem ser considerados critério para uso de categorias de sonambulismo, terrores noturnos e pesadelos.

Insônia não orgânica
A. O indivíduo reclama de dificuldades para dormir, para manter o sono ou de não descansar durante o sono.
B. A perturbação do sono ocorre pelo menos 3 vezes por semana, durante pelo menos 1 mês.
C. A perturbação do sono resulta em sofrimento pessoal significativo ou em interferência no funcionamento pessoal na vida cotidiana.
D. Não há causa orgânica conhecida, tal como uma condição neurológica ou outra condição clínica, transtorno por uso de substância psicoativa ou medicamento.

Hipersonia não orgânica
A. O indivíduo reclama de sonolência excessiva durante o dia ou de ataques de sono ou transição prolongada até o estado completo de vigília após acordar (embriagues do sono), que não pode ser explicada por quantidade inadequada de sono.
B. Essa perturbação do sono ocorre quase todos os dias, por pelo menos 1 mês, ou recorrentemente por períodos mais curtos e causa sofrimento significativo ou interferência no funcionamento pessoal na vida cotidiana.
C. Não há sintomas auxiliares de narcolepsia (cataplexia, paralisia do sono, alucinações hipnagógicas) nem evidências clínicas de apneia do sono (cessação de respiração noturna, roncos intermitentes típicos, etc.).
D. Não há causa orgânica conhecida, tal como uma condição neurológica ou outra condição clínica, transtorno por uso de substância psicoativa ou medicamento.

Transtorno não orgânico do horário de sono-vigília
A. O padrão de sono-vigília do indivíduo fica fora de sincronia com os horários desejados de sono-vigília, conforme impostos pelas demandas sociais e compartilhados pela maioria das pessoas no ambiente do indivíduo.
B. Como resultado da perturbação dos horários de sono-vigília, o indivíduo sofre de insônia durante a maior parte do período de sono ou de hipersonia durante o período acordado, quase todos os dias, por pelo menos 1 mês, ou recorrentemente por períodos mais curtos de tempo.
C. A quantidade, a qualidade e o período de sono insatisfatórios causam sofrimento pessoal ou interferência nítida no funcionamento pessoal na vida cotidiana.
D. Não há causa orgânica conhecida, tal como uma condição neurológica ou outra condição clínica, transtorno por uso de substância psicoativa ou medicamento.

Sonambulismo
A. O sintoma predominante são episódios repetidos (dois ou mais) de levantar da cama, em geral durante o primeiro terço do sono noturno, e caminhar entre alguns minutos até meia hora.
B. Durante um episódio, o indivíduo apresenta-se com o olhar fixo e o rosto vazio, praticamente não responde aos esforços de comunicação por parte de outras pessoas e pode ser acordado apenas com dificuldade considerável.
C. Ao despertar (seja durante o episódio ou na manhã seguinte), o indivíduo tem amnésia para o episódio.
D. Em alguns minutos após despertar do episódio, não há prejuízo de atividade mental ou de comportamento, apesar da possibilidade de um período inicialmente curto de confusão ou desorientação.
E. Não há evidência de um transtorno mental orgânico, tal como demência, ou um transtorno físico, como epilepsia.

Terrores do sono (*terrores noturnos*)
A. Episódios repetidos (dois ou mais) em que o indivíduo levanta do sono com um grito de pânico e ansiedade intensa, motilidade corporal e hiperatividade autônoma (tal como taquicardia, palpitações, respiração rápida e suor).
B. Os episódios ocorrem principalmente durante o primeiro terço do sono.
C. O episódio dura menos de 10 minutos.
D. Se outros tentam reconfortar o indivíduo durante o episódio, há falta de resposta seguida de desorientação e movimentos perseverativos.
E. O indivíduo tem memória limitada do evento.
F. Não há causa orgânica conhecida, tal como uma condição neurológica ou outra condição clínica, transtorno por uso de substância psicoativa ou medicamento.

Pesadelos
A. O indivíduo acorda do sono noturno ou da soneca com memória vívida e detalhada ou sonhos assustadoramente intensos, em geral envolvendo ameaças à sobrevivência, à segurança ou à autoestima. O despertar pode ocorrer durante qualquer parte do período de sono, mas via de regra durante a segunda metade.
B. Ao despertar dos sonhos assustadores, o indivíduo torna-se rapidamente orientado e alerta.
C. A experiência do sonho em si e a perturbação do sono resultante dos despertares associados com os episódios causam sofrimento significativo ao indivíduo.
D. Não há causa orgânica conhecida, tal como uma condição neurológica ou outra condição clínica, transtorno por uso de substância psicoativa ou medicamento.

Outros transtornos não orgânicos do sono
Transtorno não orgânico do sono, não especificado

[a]Diagnostic Classification Steering Committee. *International Classification of Sleep Disorders: Diagnostic and Coding Manual*. Rochester, MN: American Sleep Disorders Association; 1990.
(Extraída de World Health Organization. *The ICD-10 Classification of Mental and Behavioural Disorders: Diagnostic Criteria for Research*. Copyright, World Health Organization, Geneva, 1993, com permissões.)

TABELA 16.2-4
Critérios diagnósticos do DSM-5 para transtorno de insônia

A. Queixas de insatisfação predominantes com a quantidade ou a qualidade do sono associadas a um (ou mais) dos seguintes sintomas:
   1. Dificuldade para iniciar o sono (em crianças, pode se manifestar como dificuldade para iniciar o sono sem intervenção de cuidadores).
   2. Dificuldade para manter o sono, que se caracteriza por despertares frequentes ou por problemas para retornar ao sono depois de cada despertar (em crianças, pode se manifestar como dificuldade para retornar ao sono sem intervenção de cuidadores).
   3. Despertar antes do horário habitual com incapacidade de retornar ao sono.
B. A perturbação do sono causa sofrimento clinicamente significativo e prejuízo no funcionamento social, profissional, educacional, acadêmico, comportamental ou em outras áreas importantes da vida do indivíduo.
C. As dificuldades relacionadas ao sono ocorrem pelo menos três noites por semana.
D. As dificuldades relacionadas ao sono permanecem durante pelo menos três meses.
E. As dificuldades relacionadas ao sono ocorrem a despeito de oportunidades adequadas para dormir.
F. A insônia não é mais bem explicada ou não ocorre exclusivamente durante o curso de outro transtorno do sono-vigília (p. ex., narcolepsia, transtorno do sono relacionado à respiração, transtorno do sono-vigília do ritmo circadiano, parassonia).
G. A insônia não é atribuída aos efeitos fisiológicos de alguma substância (p. ex., abuso de drogas ilícitas, medicamentos).
H. A coexistência de transtornos mentais e de condições médicas não explica adequadamente a queixa predominante de insônia.

Especificar se:
Com comorbidade mental causada por transtorno não relacionado ao sono, incluindo transtornos por uso de substâncias
Com outra comorbidade médica
Com outro transtorno do sono
Nota para codificação: O código 780.52 (G47.00) aplica-se a todos os três especificadores. Codificar também o transtorno mental associado relevante, condição médica ou qualquer outro transtorno do sono imediatamente depois do código do transtorno de insônia, a fim de indicar a associação.

Especificar se:
Episódico: Os sintomas duram pelo menos um mês, porém menos que três meses.
Persistente: Os sintomas duram três meses ou mais.
Recorrente: Dois (ou mais) episódios dentro do espaço de um ano.

Nota: Insônia aguda e insônia de curto prazo (p. ex., sintomas durando menos de três meses, porém que atendem todos os critérios relacionados a frequência, intensidade, sofrimento e/ou prejuízos) devem ser codificadas como outro transtorno de insônia especificado.

(Reimpressa, com permissão, de *Diagnostic and Statistical Manual of Mental Disorders*, Fifth Edition (Copyright ©2013). American Psychiatric Association. Todos os direitos reservados.)

experiência clínica sugere que não. Por consequência, os terapeutas atuais preferem oferecer alívio e administrar os sintomas. No passado, argumentava-se que, se a insônia estava relacionada com a depressão, tratar a insônia ocultaria a depressão e, assim, interferiria no tratamento dessa doença. Isso não parece acontecer.

Descritivamente, a insônia pode ser categorizada em termos de como afeta o sono (p. ex., insônia da fase inicial do sono, insônia de manutenção do sono, ou despertar antes do horário normal). A insônia também pode ser classificada de acordo com sua duração (p. ex., transitória, de curto prazo e de longo prazo). De acordo com o levantamento realizado pela consultoria Gallup, aproximadamente um terço da população dos Estados Unidos tem várias crises graves de insônia por ano; contudo, em 9% da população geral, a insônia é uma condição crônica. Indivíduos com insônia crônica têm mais que o dobro de acidentes com veículos automotores do que a população geral, mas apenas 5% daqueles com insônia crônica buscam assistência médica ou ajuda para sua falta de sono. Ainda assim, 40% ou mais desses indivíduos se automedicam com fármacos sem prescrição médica, álcool ou ambos.

Um breve período de insônia costuma ser associado com ansiedade, seja como sequela de uma experiência de ansiedade, seja como antecipação de uma experiência provocadora de ansiedade (p. ex., uma prova ou uma entrevista de emprego). Em algumas pessoas, a insônia transitória desse tipo pode estar relacionada a mágoa, perda ou praticamente qualquer mudança ou estresse na vida. A condição não costuma ser grave, apesar de um episódio psicótico ou uma depressão grave às vezes começarem com insônia aguda.

Tratamento específico para a condição nem sempre é necessário. Quando o tratamento com medicação hipnótica é indicado, tanto o médico quanto o paciente devem estar cientes de que o tratamento é de curto prazo e de que alguns sintomas, incluindo uma breve recorrência da insônia, podem ser esperados quando da descontinuação dos medicamentos.

A insônia persistente é composta de um grupo bastante comum de condições em que o problema é a dificuldade de pegar no sono ou de continuar dormindo. Essa insônia envolve dois problemas que às vezes podem ser separados, mas que costumam estar interligados: tensão e ansiedade somatizadas e uma resposta associativa condicionada. Os pacientes costumam não ter outras queixas além da insônia. Eles podem não sentir ansiedade propriamente dita, mas descarregá-la por meio de canais psicológicos; podem reclamar sobretudo de sentimentos apreensivos ou de pensamentos ruminantes que parecem impedi-los de pegar no sono. Às vezes (mas nem sempre), um paciente descreve a exacerbação da condição em momentos de estresse no trabalho ou em casa e sua remissão durante as férias.

A percepção inadequada do estado de sono (também conhecida como *insônia subjetiva*) é caracterizada por uma dissociação entre a experiência de dormir do indivíduo e as medidas poligráficas objetivas do sono. A verdadeira causa dessa dissociação ainda não é compreendida, ainda que pareça ser um caso específico de um fenômeno geral visto em muitas áreas da medicina. A percepção inadequada do estado de sono é diagnosticada quando um paciente reclama de dificuldades para iniciar ou manter o sono e não é possível encontrar evidências objetivas de perturbação do sono. Por exemplo, um paciente dormindo no laboratório relata levar mais de 1 hora para dormir, acordar mais de 30 vezes e dormir menos de 2 horas a noite inteira. Contudo, a polissonografia mostra o início do sono ocorrendo em 15 minutos, poucos despertares, uma eficiência de 90% do sono e tempo total de mais de 7 horas de sono. A percepção inadequada do estado de sono ocorre em indivíduos que estão aparentemente livres de psicopatologia ou pode representar um delírio somático ou hipocondria. Alguns pacientes com percepção inadequada do estado de sono apresentam características obsessivas em relação a funções somáticas. A percepção inadequada do estado de sono de curto prazo pode ocorrer durante períodos de estresse, e alguns clínicos acreditam que possa ser o resultado de transtornos depressivos ou de ansiedade latentes ou tratados de forma ineficiente. Reclassificar cognitivamente, atenuar as preocupações com o sono, ou ambos, pode ajudar. É interessante notar que os ansiolíticos podem reduzir profundamente a percepção da falta de sono sem grandes alterações fisiológicas no sono.

A insônia psicofisiológica em geral se apresenta como uma reclamação primária da dificuldade em pegar no sono. Os pacientes podem descrever essa situação afirmando que tem ocorrido por anos e costumam negar que esteja associada a períodos estressantes de suas vidas. Objetos associados com o sono (p. ex., a cama, o quarto) também se tornam estímulos condicionados que evocam a insônia. Assim, a insônia psicofisiológica às vezes é chamada de *insônia condicionada*. A insônia psicofisiológica com frequência ocorre em combinação com outras causas de insônia, incluindo episódios de estresse e transtornos de ansiedade, síndrome de fase do sono atrasada e uso e abstinência de drogas hipnóticas. Diferentemente da insônia dos pacientes com transtornos psiquiátricos, a adaptação no tempo diurno costuma ser boa. O trabalho e os relacionamentos são satisfatórios; contudo, pode haver cansaço extremo. Outras características incluem: (1) preocupação excessiva com não conseguir dormir; (2) esforçar-se demais para dormir; (3) ruminação, incapacidade de esvaziar a mente ao tentar dormir; (4) tensão muscular aumentada ao tentar dormir; (5) outras manifestações somáticas de ansiedade; (6) conseguir dormir melhor longe da própria cama; e (7) ser capaz de dormir quando não tenta (p. ex., assistindo à televisão). A reclamação com o sono torna-se fixa ao longo do tempo. É interessante notar que muitos pacientes com insônia psicofisiológica dormem bem no laboratório.

A Sra. W., uma mulher branca, divorciada, de 41 anos, apresentou-se com uma reclamação de dois anos e meio de falta de sono. Ela tinha alguma dificuldade para dormir (de 30 a 45 minutos de latência de início do sono) e acordava a cada 1 ou 2 horas após o início do sono. Esses períodos despertos podiam durar de 15 minutos a várias horas, e ela estimava cerca de 4 horas e meia de sono por noite, em média. Raramente tirava sonecas durante o dia, apesar da sensação de cansaço e irritação. Descreveu seu problema de sono da seguinte maneira: "Parece que nunca entro em sono profundo. Nunca tive um sono pesado, mas agora qualquer barulho leve me acorda. Às vezes, tenho dificuldade de fazer minha cabeça desligar". Ela via o quarto como um lugar desagradável onde não conseguia dormir, e disse: "Eu tentei ficar na casa de um amigo, onde é quieto, mas não conseguia dormir por causa do silêncio".

Às vezes, a Sra. W. não tinha certeza se estava acordada ou dormindo. Ela costumava observar o relógio (para saber o tempo em que ficava acordada), mas parou de fazer isso quando percebeu que estava contribuindo para o problema. De acordo com ela, a insônia não tinha relação com mudanças de estação, ciclo menstrual ou mudança de fuso horário. Sua higiene geral do sono era boa. Seu apetite e sua libido estavam inalterados. Ela negava perturbações do humor, exceto pela frustração e preocupação com a falta de sono e seus efeitos no trabalho. Seu trabalho envolvia olhar por um microscópio por 6 horas em um dia de trabalho de 9 horas, documentando meticulosamente seus achados. Seu desempenho no trabalho não piorou, mas agora precisava "verificar de novo" para garantir sua precisão.

Ela se descrevia como uma pessoa preocupada, com uma personalidade tipo A. Não sabia como relaxar. Por exemplo, nas férias, continuava preocupada com as coisas que poderiam dar errado. Não conseguia nem começar a descansar até que tivesse chegado a seu destino, feito o *check-in* e carregado as malas. E, mesmo assim, não conseguia relaxar.

Sua história médica era normal, exceto pela tonsilectomia (aos 16 anos), enxaquecas (constantes) e hipercolesterolemia (controlada com dieta). Ela tomava naproxeno conforme necessário para sua dor de cabeça. Não tomava bebidas cafeinadas ou bebidas alcoólicas e não fumava. Também não usava drogas recreativas e não fumava.

O problema com a insônia começou após sua relocação em uma nova cidade e um novo emprego. Ela atribuía a insônia ao bairro barulhento onde morava. Buscou tratamento 18 meses antes. Seu médico familiar diagnosticou depressão, e ela começou a tomar fluoxetina, o que a fazia "subir pelas paredes". Anti-histamínicos foram testados a seguir, com resultados semelhantes. Então, mudou para doses baixas de trazodona (para dormir) e desenvolveu náusea. Após essas intervenções, buscou outras opiniões médicas. Zolpidem, 5 mg, foi prescrito, mas ela se sentia dopada e, na descontinuação, experimentou efeitos de abstinência. Outro médico familiar diagnosticou "transtorno de ansiedade não especificado" e iniciou buspirona, uma experiência que ela descreveu que "era como se um *alien* estivesse tentando sair pela minha pele". A buspirona foi descontinuada. Paroxetina foi testada durante oito semanas, sem efeito. Por fim, um psiquiatra foi consultado, o qual diagnosticou transtorno de déficit de atenção adulto (sem hiperatividade) e sugeriu tratamento com metilfenidato. Nesse momento, a paciente estava convencida de que um estimulante não ajudaria sua insônia e exigiu uma indicação para o centro de transtornos do sono.

Os sintomas da Sra. W. encaixavam-se na ampla categoria da insônia, tendo começado depois de ela ter-se mudado de cidade. O transtorno ambiental do sono (ruído) e o de adaptação do sono (emprego, cidade e apartamento novos) foram diagnósticos iniciais possíveis. No entanto, um problema mais crônico e endógeno havia entrado em operação. A Sra. W. era muito preocupada e meticulosa, mas não chegava ao critério diagnóstico de transtornos de ansiedade ou transtornos da personalidade. A dissonia associada com transtorno do humor deve ser considerada em qualquer paciente com problemas de manutenção do sono e de acordar antes do horário habitual. Contudo, essa paciente não apresentava outros sinais significativos de depressão. Infelizmente, muitos pacientes são mal diagnosticados com depressão ou "depressão mascarada" com base apenas em uma reclamação de insônia, sendo tratados de forma equivocada com antidepressivos. O trabalho da Sra. W. exigia longas horas de concentração. Seu desempenho havia sido superior por muitos anos, apesar da insônia. Assim, um diagnóstico de transtorno de déficit de atenção era improvável. A insônia idiopática implica uma reclamação desde a infância, o que ela negava.

O diagnóstico provável seria insônia psicofisiológica (IPF). Pode ter havido alguma percepção inadequada do estado de sono (às vezes ela não tinha certeza se estava dormindo ou acordada), mas isso não explicava de maneira adequada sua constelação de sintomas. Um plano de tratamento inicial deveria incluir mais documentação do padrão do sono usando um registro do sono. Tratamentos comportamentais possivelmente beneficiariam a paciente. Medicamentos com efeitos sedativos às vezes podem ser úteis durante o tratamento inicial da IPF. Porém, até o momento, eles haviam feito mais mal do que bem para a paciente. É provável que tratá-la fosse um desafio. (Cortesia de Max Hirshkowitz, Ph.D., Rhoda G. Seplowitz-Hafkin, M.D., e Amir Sharafkhaneh, M.D., Ph.D.)

A insônia idiopática costuma começar nos estágios iniciais da vida, às vezes no nascimento, e continua ao longo dela. Como o nome implica, sua causa é desconhecida; causas suspeitas incluem desequilíbrio neuroquímico na formação reticular do tronco cerebral, regulação prejudicada nos geradores de sono do tronco cerebral (p. ex., núcleos de rafe, *locus ceruleus*) ou disfunção do prosencéfalo basal. O tratamento é difícil, mas higiene aprimorada do sono, terapia de relaxamento e uso prudente de medicamentos hipnóticos podem ajudar.

A insônia primária é diagnosticada quando a principal queixa é de sono não reparador ou de dificuldade para iniciar ou manter o sono e a reclamação continua por pelo menos um mês (de acordo com a CID-10, a perturbação deve ocorrer ao menos três vezes por semana por um mês). O termo *primária* indica que a insônia é independente de qualquer condição física ou mental. A insônia primária costuma ser caracterizada por dificuldade de pegar no sono e por despertar repetitivo. Excitação fisiológica ou psicológica aumentada noturna e condicionamento negativo para dormir costumam ser evidentes. Pacientes com insônia primária geralmente estão preocupados com conseguir dormir o bastante. Quanto mais tentam dormir, maior sua frustração e mais difícil fica adormecer.

Tratando a insônia

Tratamento farmacológico. A insônia primária é comumente tratada com benzodiazepínicos, zolpidem, eszopiclona, zaleplon e outros hipnóticos. Drogas hipnóticas devem ser usadas com cuidado. Em geral, medicamentos para dormir não devem ser prescritos por mais de duas semanas, em razão da tolerância e da abstinência que podem resultar. Por muitos anos, os bendiazepínicos foram os medicamentos sedativo-hipnóticos mais prescritos para tratar insônia. Os agonistas dos receptores benzodiazepínicos representam o padrão atual dos medicamentos sedativo-hipnóticos usados para esse tratamento. Os medicamentos para dormir de longa ação (p. ex., flurazepam, quazepam) são melhores para insônia no meio da noite; os fármacos de curta ação (p. ex., zolpidem, triazolam) são úteis para pessoas que têm dificuldade para pegar no sono. O agonista do receptor da melatonina ramelteon também foi aprovado para o tratamento de insônia. Antidepressivos sedativos, tais como trazodona, também são frequentemente prescritos como auxílios para dormir.

Diversos medicamentos sem prescrição médica usados para dormir também estão disponíveis. Fórmulas sem prescrição incluem anti-histamínicos sedativos, precursores de proteínas e outras substâncias. O L-triptofano era popular e estava disponível em lojas de alimentos saudáveis até que um surto de eosinofilia o fez ser retirado das prateleiras. A melatonina é o principal dos suplementos alimentares autoadministrados famosos por aliviarem a insônia. Ela é um hormônio endógeno produzido pela glândula pineal ligado à regulação do sono. A administração de melatonina exógena, contudo, mostrou resultados mistos na pesquisa clínica.

Medicamentos prescritos são testados com rigor em ensaios clínicos; portanto, têm vantagem sobre os medicamentos sem prescrição médica, que praticamente não foram testados. Para obter aprovação da U.S. Food and Drug Administration (FDA) como hipnótico, o fármaco deve ser seguro e efetivo. A maioria dos medicamentos hipnóticos é aprovada para uso de curto prazo, e não de longo prazo. Exceções incluem zolpidem, eszopiclona e ramelteon, todos aprovados para terapias de longo prazo. Quando usados de modo apropriado, os hipnóticos podem oferecer alívio imediato e adequado para a falta de sono. No entanto, a insônia normalmente retorna quando da descontinuação do medicamento.

Terapia cognitivo-comportamental

A terapia cognitivo-comportamental (TCC) como modalidade de tratamento usa uma combinação de técnicas cognitivas e comportamentais para superar comportamentos disfuncionais, percepções errôneas e ideias distorcidas sobre o sono. As técnicas comportamentais incluem higiene universal do sono, terapia de controle de estímulo, terapia de restrição do sono, terapias de relaxamento e *biofeedback*.

Os estudos exibem repetidamente uma melhora significativa e prolongada nos sintomas do sono, incluindo número e duração de despertares e latência do sono, a partir da TCC. Os benefícios de curto prazo são semelhantes aos dos medicamentos, mas a TCC tende a ter benefícios duradouros até 36 meses após o tratamento. Com a cessação dos medicamentos, a insônia com frequência retorna e às vezes é acompanhada por insônia de rebote. A TCC não demonstrou efeitos adversos. Não há diretrizes quanto a "melhor prática" em relação à duração e à quantidade de sessões.

A TCC, contudo, também tem seus limites. A maioria dos dados não compara a eficácia dos componentes individuais dessa terapia. No entanto, a educação da higiene do sono isolada produz efeitos insignificantes no sono. Além disso, não há estudos que demonstrem evidências de eficácia maior com a combinação dos componentes mencionados ou o que a terapia cognitiva acrescenta ao componente comportamental. Intuitivamente, parece que a abordagem multicomponente trata das muitas variáveis que contribuem para a insônia.

Os efeitos da TCC exigem mais tempo para serem sentidos do que os medicamentos. Em geral, quando finalmente buscam tratamento para insônia, os indivíduos estão desesperados. Isso dificulta convencê-los a experimentar uma terapia que pode levar várias semanas antes de proporcionar algum alívio. Além do mais, os pacientes não assumem um papel passivo nesse tipo de terapia; eles devem ser participantes ativos. Muitos indivíduos não só desejam um "conserto rápido", como também querem passar por algum procedimento ou tomar algum medicamento, em vez de se envolver em um processo terapêutico. Para que a TCC seja efetiva, os pacientes devem se comprometer a comparecer a múltiplas sessões, além de estar abertos à ideia de que modificar seus pensamentos e comportamentos sobre o sono pode melhorar os sintomas da insônia. O modelo de "conserto rápido" é mais familiar aos médicos da atenção primária, enquanto os psiquiatras estão acostumados a uma resposta lenta de antidepressivos e outros psicotrópicos. Portanto, os psiquiatras podem estar mais dispostos a recomendar a TCC. Outra barreira para médicos usarem a TCC na prática clínica é que oferecer essa terapia para insônia requer comprometimento por mais tempo do que prescrever medicamentos.

Apesar de a TCC estar firmemente concentrada em questões cognitivas e comportamentais, ajuda a estendê-la até a esfera psicodinâmica. Para alguns pacientes com dificuldades de longo prazo para dormir, ser um insone passa a ser uma parte importante da sua identidade. Pode haver um ganho primário ou secundário nessa identificação. É a resposta emocional negativa (i.e., raiva pela incapacidade de controlar o próprio sono, sentir-se um fracassado por não conseguir dormir) à insônia que contribui para sua cronicidade. Em geral, esses indivíduos tendem a internalizar em vez de expressar as emoções, sentem necessidade maior de controle, sentem dificuldades interpessoais e apresentam descontentamento significativo com eventos passados. Para esse subconjunto de pessoas, se a resposta emocional não for tratada, é provável que a resposta à TCC seja limitada, ou que haja uma recaída da insônia ao longo do tempo. O clínico capaz de perceber a tendência do paciente de ver algo como fracasso, em vez de desafio, estará mais preparado para interceptar barreiras ao tratamento.

Higiene universal do sono. Um achado comum é o de que o estilo de vida do paciente leva a perturbações do sono. Isso costuma ser expresso como *higiene do sono inadequada*, referindo-se a um problema em seguir práticas geralmente aceitas que ajudam a dormir. Isso inclui, por exemplo, manter horários regulares para deitar e levantar, evitar cafeína excessiva, não fazer refeições pesadas antes de deitar e fazer exercícios adequados. Muitos comportamentos podem interferir no sono, aumentando a excitação do sistema nervoso perto da hora de dormir ou alterando os ritmos circadianos.

O foco da higiene universal do sono são os componentes ambientais e de estilo de vida modificáveis que podem interferir no sono, assim como comportamentos que podem melhorá-lo. O tratamento deve focalizar 1 a 3 áreas problemáticas por vez. Especialmente porque alguns desses comportamentos são difíceis de mudar, apenas 1 ou 2 itens escolhidos pelo paciente e pelo médico devem ser tratados. Isso dá ao paciente a melhor chance de uma intervenção bem-sucedida. Sobrecarregar o paciente com muitas mudanças em seu estilo de vida ou regimes complexos dificilmente dá certo. Algumas "regras" são instrutivas. As orientações para melhorar o sono estão listadas na Tabela 16.2-5. Com frequência, algumas pequenas alterações nos hábitos ou no ambiente onde o paciente dorme podem ser eficazes. O médico, contudo, precisa passar tempo revendo toda a rotina do paciente quanto a sua regularidade. Em alguns aspectos, a essência da insônia é sua variabilidade. As mudanças diárias no comportamento e as mudanças na gravidade da insônia podem ocultar os fatores responsáveis pelo problema. Um programa explicado com cuidado sobre a higiene do sono, com acompanhamento, representa uma intervenção razoavelmente barata, mas efetiva. Além do mais, melhorar os hábitos de sono pode aumentar o sono, mesmo que a principal causa da insônia seja física.

Terapia de controle de estímulo. A terapia de controle de estímulo é um paradigma de descondicionamento desenvolvido por Richard Bootzin e colaboradores na Universidade do Arizona. Esse tratamento busca quebrar o ciclo de problemas que costumam estar associados com dificuldades para dormir. Ao tentar descondicionar aquilo que sabota o sono, essa terapia ajuda a reduzir os fatores primários e reativos envolvidos na insônia. As regras buscam aumentar os estímulos do sono e reduzir as associações com a insônia. As instruções são simples, mas devem ser seguidas de modo consistente. A *primeira* regra é: vá para a cama quando estiver com sono para maximizar o sucesso. *Segundo*: use a cama apenas para dormir. Não assista à televisão na cama, não leia, não coma e não converse ao telefone quando estiver na cama. *Terceiro*: não deite na cama e fique frustrado caso não consiga dormir. Após alguns minutos (não olhe para o relógio), levante-se, vá para outra sala e faça algo não estimulante até que a sonolência retorne. O objetivo é associar a cama com início rápido do sono. A regra três deve ser repetida tanto quanto necessário. A *quarta e última* instrução é reforçar os mecanismos básicos dos ciclos circadianos de sono-vigília; ou seja, despertar no mesmo horário todas as manhãs (independentemente do tempo deitado, do período de sono ou do dia da semana) e evitar por completo os cochilos. A terapia de controle de estímulo funciona; entretanto, os resultados podem não ser vistos nas primeiras semanas ou no primeiro mês. Se praticada continuamente, os surtos de insônia diminuem tanto em frequência quanto em gravidade.

TABELA 16.2-5
O que fazer e o que evitar na boa higiene do sono

	Fazer	Evitar
Manter horários regulares para deitar e levantar	✓	
Se estiver com fome, fazer um lanche leve antes de deitar	✓	
Manter uma rotina regular de exercício	✓	
Dar-se aproximadamente 1 hora para relaxar antes de ir para a cama	✓	
Se estiver preocupado com algo na hora de deitar, anotar e lidar com isso de manhã	✓	
Manter o quarto com temperatura agradável	✓	
Manter o quarto escuro	✓	
Manter o quarto silencioso	✓	
Tirar sonecas		✓
Olhar para o relógio para saber o quão ruim é a insônia		✓
Exercitar-se logo antes de deitar para ficar bem cansado		✓
Assistir à televisão na cama quando não conseguir dormir		✓
Fazer refeições pesadas antes de deitar para ajudar a dormir		✓
Beber café à tarde e à noite		✓
Se não conseguir dormir, fumar um cigarro		✓
Ingerir bebidas alcóolicas para ajudar a dormir		✓
Ler na cama quando não conseguir dormir		✓
Alimentar-se na cama		✓
Exercitar-se na cama		✓
Falar ao telefone na cama		✓

Terapia de restrição do sono. A terapia de restrição do sono é uma estratégia criada para aumentar a eficiência do sono reduzindo-se a quantidade de tempo gasta acordado enquanto se está na cama. Desenvolvida por Arthur Spielman, essa terapia dirige-se especificamente aos indivíduos que ficam deitados na cama sem conseguir dormir. Restringir o tempo na cama pode ajudar a consolidar o sono. Se o paciente relatar apenas 5 horas de um período programado de 8 horas na cama, pode-se reduzir o tempo na cama. No entanto, aconselha-se não reduzir o tempo na cama para menos de 4 horas por noite e avisar o paciente sobre os males da sonolência durante o dia. Deve-se evitar dormir em outros períodos durante o dia, exceto nos idosos, que podem tirar uma soneca de 30 minutos. O clínico, então, monitora a eficiência do sono (tempo dormido como uma porcentagem do tempo na cama). Quando a eficiência do sono alcança 85% (medida por mais de cinco noites), o tempo na cama aumenta em 15 minutos. A terapia de restrição do sono produz um declínio gradual e regular no despertar noturno.

Terapia de relaxamento e *biofeedback*. O aspecto mais importante da terapia de relaxamento é que ela deve ser realizada de maneira adequada. Auto-hipnose, relaxamento progressivo, imagem guiada e exercícios de respiração profunda são todos efetivos se produzirem relaxamento. O objetivo é encontrar a melhor técnica para cada paciente, embora nem todos precisem de ajuda para relaxar. O *relaxamento muscular progressivo* é especialmente útil para aqueles que sentem tensão muscular. Estes devem tensionar (de 5 a 6 segundos) e depois relaxar (20 a 30 segundos) intencionalmente grupos musculares começando na cabeça e terminando nos pés. Os pacientes devem observar a diferença entre tensão e relaxamento. A *imagem guiada* os faz visualizar uma cena prazerosa e relaxante, envolvendo todos os seus sentidos. Os *exercícios de respiração* são praticados por pelo menos 20 minutos por dia por duas semanas. Quando dominada, a técnica deve ser usada quando se estiver deitado, por 30 minutos. Se não funcionar, o paciente deve tentar de novo outra noite. É importante que a técnica não fique associada com a incapacidade de dormir.

O paciente é instruído a realizar *respiração abdominal* como segue. Ele deve ficar confortável com cada passo antes de passar para o próximo:

Primeiro, na posição supinada, o paciente deve respirar normalmente pelo nariz ou pela boca, o que for mais confortável, e prestar atenção a seu padrão de respiração.

Segundo, enquanto mantém esse ritmo, o paciente deve começar a respirar mais com seu abdome e menos com seu peito.

Terceiro, o paciente deve pausar por meio segundo após cada ciclo respiratório (inspira e expira) e avaliar a respiração. Qual é a sensação? Foi suave? Em algum momento, cada respiração se torna uniforme e suave.

Quarto, o paciente deve encontrar um lugar em que possa sentir melhor o ar entrando e saindo. Concentrar-se nesse momento e no ar entrando e saindo.

Quinto, o paciente deve visualizar pensamentos intrusivos como se estivessem flutuando para longe; se tiver muitos pensamentos, parar de praticar e tentar novamente mais tarde.

O *biofeedback* proporciona estímulos para marcadores fisiológicos de relaxamento e pode aumentar a autoconsciência. Uma máquina é usada para mensurar a tensão muscular na testa ou a temperatura dos dedos. A temperatura dos dedos sobe quando a pessoa fica mais relaxada. Os pacientes requerem treinamento cuidadoso e adequado; simplesmente dar uma fita com instrução não basta. É melhor dominar as técnicas durante o dia por várias semanas antes de aplicá-las ao problema de sono, e isso pode ser mais bem realizado fora da cama. Quando forem aplicadas na cama, as técnicas já devem estar automatizadas. As técnicas de relaxamento podem ser prontamente combinadas com as terapias de higiene do sono e de controle de estímulo. Às vezes, elas servem para distrair o paciente da preocupação com a incapacidade de dormir. As ruminações fomentam a insônia, e, se for distraída, a pessoa pode dormir melhor.

Treinamento cognitivo. Esse tratamento efetivo e validado para diversas condições psiquiátricas, incluindo depressão maior e ansiedade generalizada, foi adaptado para uso com a insônia. O aspecto cognitivo do tratamento da insônia visa à resposta emocional negativa a uma avaliação da situação do sono. Acredita-se que a resposta emocional negativa produza excitação emocional, o que, por sua vez, contribui para perpetuar a insônia. As pessoas que têm cognições mal-adaptativas tendem a exagerar as consequências negativas da insônia. "Deve haver algo de muito errado comigo, se não consigo dormir em 40 minutos". Elas também são propensas a ter expectativas irreais quanto às suas necessidades de sono: "Se eu não dormir 8 horas por noite, meu dia todo estará arruinado". O primeiro passo é identificar essas cognições, desafiar sua validade e, por fim, substituí-las por cognições mais adaptativas.

DH era um homem de 42 anos com uma história de cinco anos de insônia. Ele identificou a perda de seu emprego e o nascimento de um bebê com cólicas frequentes como os fatores precipitadores de sua incapacidade de dormir. Contudo, mesmo depois de encontrar uma nova posição, com horário e salário melhores, e com seu filho dormindo a noite toda, DH continuou tendo dificuldades para pegar no sono. Os fatores perpetuadores incluíam dor lombar e sua esposa com distúrbio dos movimentos periódicos dos membros. Ele relatou passar de 8 a 9 horas na cama por noite, dormindo apenas 4 a 5 horas intermitentemente. Assistia a uma hora de televisão na cama antes de apagar as luzes para dormir e ficava horas vendo os minutos passarem. Ele não acordava se sentindo descansado e, quando seu despertador tocava, com frequência já estava acordado e tinha pensamentos como: "Eu mal dormi essa última noite. Eu deveria conseguir dormir mais. Deve ter alguma coisa errada comigo. Que maravilha, agora vou ficar cansado demais para me concentrar hoje".

Exemplos de pensamentos mal-adaptativos: "Eu deveria conseguir dormir mais". Essa é uma avaliação equivocada da habilidade de dormir e pode estar relacionada à necessidade de controle do sono. Essa necessidade de controle interfere na habilidade de ter uma atitude mais relaxada com algumas poucas horas de descanso a menos. Esses pensamentos podem levar a sentimentos de frustração e perigo. "Que maravilha, agora vou ficar cansado demais para me concentrar hoje." Essa é uma má atribuição do prejuízo diurno devido à falta de sono. DH também estava supervalorizando o negativo e ignorando o positivo com seu pensamento "preto e branco" e "tudo ou nada". Será que ele estava cansado demais para se concentrar em algumas coisas, mas não em todas? Será que essa incapacidade de concentração não se deveria a diversos outros fatores? "Deve ter alguma coisa errada comigo [para eu não conseguir dormir o bastante]." Esse é um raciocínio emotivo e catastrófico: só porque uma pessoa tem um sentimento, não significa que sua ideia ou sensação sejam verdade. Uma crença muito forte de que a falta de sono pode afetar negativamente a saúde física e mental pode gerar pensamentos catastróficos. (Cortesia de Max Hirshkowitz, Ph.D., Rhoda G. Seplowitz-Hafkin, M.D., e Amir Sharafkhaneh, M.D., Ph.D.)

Intenção paradoxal. Essa é uma técnica cognitiva com evidências conflitantes em relação a sua eficácia. Na prática clínica, a adesão costuma ser uma barreira, mas funciona para um número limitado de pacientes. A teoria é a de que a ansiedade com o desempenho interfere no início do sono. Assim, quando o paciente tenta ficar acordado o máximo possível, em vez de tentar cair no sono, a ansiedade de desempenho é reduzida e a latência do sono aumenta.

TRANSTORNO DE HIPERSONOLÊNCIA

A sonolência excessiva (hipersonolência) é uma condição grave, debilitante, potencialmente fatal e não transmissível. Ela afeta não só o indivíduo afligido como também sua família, seus colegas de trabalho e o público em geral. A sonolência pode ser consequência de (1) sono insuficiente, (2) disfunção neurológica básica nos sistemas cerebrais reguladores do sono, (3) sono perturbado ou (4) fase do ritmo circadiano de um indivíduo. Um questionário da história do sono costuma ajudar a diagnosticar o transtorno do sono (Tab. 16.2-6). A dívida do sono produzida por sono insuficiente é cumulativa. Se uma pessoa reduz a duração do sono em 1 a 2 horas por noite e continuar com esse regime por uma semana, a sonolência irá alcançar níveis patológicos. Quando a dívida de sono é adicionada à perturbação do sono ou a uma disfunção neurológica básica nos mecanismos do sono, há um risco aumentado de que o indivíduo pegue no sono

TABELA 16.2-6
Questionário da história do sono

Nome do paciente _____
Data _____
Marque as caixas adequadas ou dê respostas curtas para as perguntas a seguir:

	Sim	Não
1. Você sente sono ou tem ataques de sono durante o dia?	☐	☐
2. Você tira sonecas durante o dia?	☐	☐
3. Você tem problemas de concentração durante o dia?	☐	☐
4. Você tem problemas para pegar no sono quando se deita na cama?	☐	☐
5. Você acorda durante a noite?	☐	☐
6. Você acorda mais de uma vez?	☐	☐
7. Você acorda muito cedo de manhã?	☐	☐

8. Há quanto tempo você tem problemas para dormir?
   O que você acha que precipitou esse problema?
   _____
   _____
   _____

9. Como você descreveria seu sono noturno habitual (horas de sono, qualidade do sono, etc.)?
   _____
   _____

	Sim	Não
10. Sua programação de dormir e acordar no fim de semana difere do restante dos dias?	☐	☐
11. Há outras pessoas na sua casa que interrompem seu sono?	☐	☐
12. Você costuma acordar à noite devido a dor ou vontade de usar o banheiro?	☐	☐
13. Seu trabalho exige trocas de turno ou viagens?	☐	☐
14. Você toma bebidas cafeinadas (café, chá ou refrigerantes)?	☐	☐

15. Além da dificuldade de dormir, você tem outros problemas médicos?
    _____
    _____
    _____

16. Quais medicamentos para dormir, com prescrição médica ou não, você toma? (Inclua a dosagem, a frequência com que toma e por quantos meses ou anos você tomou.)
    _____
    _____
    _____

17. Quais outros medicamentos, com prescrição médica ou não, você utiliza com regularidade? (Novamente, inclua a dosagem, a frequência e a duração.)
    _____
    _____
    _____

	Sim	Não
18. Você já sofreu de depressão, ansiedade ou problemas semelhantes?	☐	☐
19. Você ronca?	☐	☐

Perguntas para o parceiro

	Sim	Não
1. Seu parceiro ronca?	☐	☐
2. Seu parceiro parece parar de respirar repetidamente durante a noite?	☐	☐
3. Seu parceiro move as pernas ou chuta você enquanto dorme?	☐	☐
4. Você já teve problemas para dormir? Explique.	☐	☐

_____
_____
_____

inesperadamente. O início do sono, nessas circunstâncias, caracteristicamente ocorre sem aviso. A sonolência pode ser episódica e ocorrer como ataques irresistíveis de sono, ocorrer de manhã como embriaguez de sono ou ser crônica. Fadiga, cansaço e sonolência são termos empregados pela maioria das pessoas como sinônimos; contudo, é possível estar cansado, mas sem sono; ter sono, mas não estar cansado; ou estar com sono e cansado. Nesta seção, o termo *sonolência* irá referir-se à propensão a pegar no sono e, quando extrema, à incapacidade de se manter acordado.

A sonolência afeta adversamente a atenção, a concentração, a memória e os processos cognitivos mais elevados. Resultados graves da sonolência incluem fracasso escolar, perda de emprego, acidentes com veículos automotores e desastres industriais. A indústria de transportes, incluindo rodoviária, ferroviária, marítima e aérea, tem particular tendência a sofrer acidentes relacionados a sono. Há muitos transtornos do sono associados com sonolência excessiva durante o dia; porém, o transtorno respiratório associado ao sono é, de longe, a dissonia mais comum vista nos centros de transtornos do sono.

A hipersonia primária é diagnosticada quando não se pode encontrar outra causa para sonolência excessiva que ocorre por pelo menos um mês. Algumas pessoas têm sono longo e, como as pessoas com sono curto, apresentam variação normal. Seu sono, apesar de longo, é normal em arquitetura e psicologia. A eficiência do sono e os horários de sono-vigília são normais. Esse padrão não traz reclamações com a qualidade do sono, sonolência durante o dia ou dificuldades com o humor ao acordar, motivação e desempenho. O sono longo pode ser um padrão vitalício e parece ter uma incidência familiar. Muitas pessoas apresentam sono variável, podendo ter sono longo em certos períodos da vida.

Alguns indivíduos têm reclamações subjetivas de sentir sono sem apresentar achados objetivos. Eles não tendem a pegar no sono com mais frequência que o normal nem têm outros sinais objetivos. Os médicos devem tentar excluir causas claras da sonolência excessiva.

Tipos de hipersonia

Síndrome de Kleine-Levin. A síndrome de Kleine-Levin é uma condição relativamente rara, consistindo em períodos recorrentes de sono prolongado (do qual os pacientes podem ser despertados) com períodos intercalados de sono normal e vigília alerta. Durante os episódios hipersônicos, períodos despertos costumam ser marcados por retração de contato social e retorno à cama na primeira oportunidade. Essa síndrome é a hipersonia recorrente mais reconhecida, apesar de ser incomum. Ela afeta sobretudo homens no início da adolescência; contudo, pode ocorrer posteriormente na vida e em mulheres. Com poucas exceções, o primeiro ataque surge entre as idades de 10 e 21 anos. Exemplos raros de início na quarta e quinta décadas de vida também foram relatados. Em sua forma clássica, os episódios recorrentes são associados com sonolência extrema (períodos de sono de 18 a 20 horas), alimentação voraz, hipersexualidade e desinibição (p. ex., agressão). Os episódios costumam durar de alguns dias a várias semanas e aparecem de 1 a 10 vezes por ano. Uma forma hipersonolenta monossomática pode ocorrer. A frequência do antígeno leucocitário humano (HLA) é aumentada em indivíduos com essa síndrome.

Hipersonia relacionada à menstruação. Em algumas mulheres, episódios recorrentes de hipersonia estão relacionados ao ciclo menstrual, em que elas apresentam episódios intermitentes de hipersonia marcante no início (ou pouco tempo antes) da menstruação. Os sintomas costumam durar por uma semana, resolvendo-se com a menstruação. Anormalidades não específicas de eletrencefalograma (EEG) similares às associadas com síndrome de Kleine-Levin foram documentadas em várias instâncias. Fatores endócrinos provavelmente estão envolvidos, mas nenhuma anormalidade específica em medidas de labortatório foi relatada. O tratamento com contraceptivos orais é efetivo, então se acredita que o transtorno seja secundário a um desequilíbrio hormonal.

Hipersonia idiopática. A hipersonia idiopática (HI) apresenta-se de várias formas. Ela pode estar associada com períodos de sono muito longos, após os quais o indivíduo continua com sono. Também pode ocorrer sem períodos de sono longo. Essa hipersonia é um transtorno de sonolência excessiva em que os pacientes não apresentam os sintomas auxiliares relacionados com narcolepsia. Diferentemente da narcolepsia, o sono costuma ser bem preservado, e a eficiência do sono permanece alta, mesmo em formas associadas com horários de sono muito prolongados (12 horas ou mais). Além do mais, o paciente adormece logo se recebe a oportunidade de cochilar no dia seguinte. Com frequência, há grande quantidade de sono com ondas lentas; contudo, o padrão de sono no EEG é essencialmente o mesmo que o encontrado em indivíduos sadios que são privados do sono. Diferentemente dos indivíduos privados de sono, o padrão de sono não se modifica até mesmo após várias noites de sono estendido. Como o nome indica, a etiologia da hipersonia idiopática não é conhecida; no entanto, presume-se uma causa no sistema nervoso central. Três categorias gerais foram desenvolvidas. O subgrupo 1 inclui indivíduos que são positivos para HLA-Cw2, têm disfunções no sistema nervoso autônomo e outros familiares afetados. O subgrupo 2 inclui pacientes com infecção pós-viral (p. ex., síndrome de Guillain-Barré [polineuropatia ascendente], mononucleose e pneumonia viral atípica). Os pertencentes ao subgrupo 3 não são familiares nem são pós-virais (i.e., verdadeiramente idiopáticos).

A idade de início costuma ser dos 15 aos 30 anos, e a hipersonia torna-se um problema vitalício. Além do sono noturno prolongado, não perturbado e não revigorante, a HI está associada com longos cochilos não revigorantes, dificuldade para despertar, embriaguez de sono e comportamentos automáticos com amnésia. Outros sintomas que sugerem disfunção do sistema nervoso autônomo são típicos, incluindo enxaquecas, desmaios, síncope, hipotensão ortostática e fenômenos do tipo Raynaud com mãos e pés gelados.

Alguns pacientes com HI dormem menos de 10 horas por noite, têm dificuldade para despertar, acordam não revigorados e até confusos e podem tirar cochilos não intencionais e não revigorantes durante o dia por conta de sua sonolência. O início do transtorno costuma ser antes dos 25 anos, tendo um curso persistente e implacável.

> Um contador de 60 anos reclamava de sonolência excessiva e relatava ter de tirar em torno de cinco cochilos de meia hora ao longo do dia. Acordava se sentindo revigorado, mas, a menos que cochilasse, não conseguia trabalhar. Ele não abusava de substâncias, e a narcolepsia foi excluída, mas, no histórico, relatou que tanto seu pai quanto seu avô paterno apresentavam esse padrão de sono. Ele foi examinado em um laboratório de sono e teve uma polissonografia normal, com 10 horas de sono ininterrupto. Presumiu-se que uma predisposição genética a hipersonolência fosse a causa desses sintomas. Ele obteve algum alívio com pequenas doses de anfetamina (2,5 mg), que usava quando não podia tirar seus cochilos normais devido a obrigações específicas do trabalho.

Síndrome do sono insuficiente induzida por comportamento. A síndrome do sono insuficiente surge da não observância do indivíduo aos horários de sono-vigília. Ela costuma ser subclínica e ocorre em uma grande proporção da população. O indivíduo tende a não buscar ajuda médica, visto que está ciente da causa de sua sonolência. No entanto, o sono insuficiente é um assassino insidioso, estando relacionado a muitos acidentes veiculares e industriais. Quando um indivíduo vai se privando cada vez mais de sono, em algum momento, sua dívida de sono terá de ser paga. A sonolência excessiva associada com sono insuficiente pode ser provocada por uma refeição pesada, ingestão de pequenas doses de álcool, um ambiente quente e atividade sedentária. A síndrome do sono insuficiente é diagnosticada quando um indivíduo não reserva quantidade de tempo suficiente para dormir e, como resultado, sofre de sonolência ao longo do dia, fadiga, perda de concentração, prejuízo de memória, irritabilidade e problemas de humor. Frequentemente, a pessoa dorme de menos ou dorme demais, tira sonecas e aumenta os períodos de sono no fim de semana. Apesar de bebidas cafeinadas serem, em geral, autoadministradas, o tratamento adequado envolve o aumento da duração e da regularidade do sono. Estudos recentes indicam que transtornos metabólicos e resistência à insulina podem ser o resultado de sono insuficiente crônico.

Hipersonia devida a condição clínica. Condições clínicas conhecidas por causarem hipersonia incluem trauma encefálico, AVC, encefalite, doença de Parkinson, condições inflamatórias, doenças genéticas e doenças neurodegenerativas.

Hipersonia devida a droga ou substância. A sonolência pode ser causada por uso ou abuso de hipnóticos sedativos, anti-histamínicos sedativos, antiepilépticos, neurolépticos e apioides analgésicos. A hipersonia também pode ser provocada por abstinência de estimulantes tradicionais (cocaína, anfetaminas), cafeína ou nicotina.

Tratando hipersonia

A hipersonia causada por sono insuficiente é tratada estendendo-se e regularizando-se o período de sono. Se, contudo, for resultado de narcolepsia, condições clínicas ou hipersonia idiopática, a sonolência costuma ser manejada farmacologicamente. Não há cura para essas condições, mas os sintomas são tratados com a substância promotora de vigília modafinil (primeira linha de tratamento) ou psicoestimulantes tradicionais, como anfetaminas e seus derivados (se modafinil falhar). Para narcolepsia (discutida a seguir), fármacos de supressão do sono REM (p. ex., muitos antidepressivos) são usados para tratar a cataplexia. Essa abordagem faz uso das propriedades anticolinérgicas supressoras de REM desses fármacos. Como a cataplexia é, presumivelmente, uma intrusão dos fenômenos do sono REM no estado de vigília, o raciocínio é claro. Muitos relatos indicam que a imipramina e a protriptilina são bastante efetivas para reduzir ou eliminar a cataplexia. Os inibidores seletivos da recaptação de serotonina (ISRSs) ganharam popularidade por estar associados com menos efeitos colaterais do que os antidepressivos tricíclicos. Mais recentemente, o oxibato de sódio provou ser de extrema eficácia para reduzir a cataplexia, mesmo em casos refratários a outros tratamentos. Estudos também sugerem que o oxibato de sódio ajude a melhorar o sono e alivie um pouco da sonolência associada com a narcolepsia. Apesar de as farmacoterapias serem os tratamentos de primeira escolha, a abordagem de tratamento geral deve incluir cochilos programados, ajuste de estilo de vida, aconselhamento psicológico, intervalos dos fármacos para reduzir a tolerância (se forem usados estimulantes) e monitoramento cuidadoso de uso de medicamentos além do prescrito, da saúde geral e do estado cardíaco.

NARCOLEPSIA

A narcolepsia é uma condição caracterizada por sonolência excessiva, assim como sintomas auxiliares que representam a intrusão de aspectos do sono REM no estado de vigília (Tab. 16.2-7). Os ataques de sono da narcolepsia representam episódios de sonolência irresistível, podendo levar a 10 a 20 minutos de sono, após os quais o paciente se sente revigorado, pelo menos brevemente. Eles podem ocorrer em momentos impróprios (p. ex., enquanto come, conversa, dirige ou faz sexo). O sono REM inclui alucinações hipnagógicas e hipnopômpicas, cataplexia e paralisia do sono. A aparência do sono REM em 10 minutos após o início do sono (períodos REM de início de sono) também é considerada evidência de narcolepsia. O transtorno pode ser perigoso porque pode levar a acidentes automotivos e industriais.

A narcolepsia não é tão rara quanto já se acreditou. Estima-se que ocorra em 0,02 a 0,16% dos adultos e que exiba certa ocorrência familiar. A narcolepsia não é nem um tipo de epilepsia, nem uma perturbação psicogênica. É uma anormalidade dos mecanismos do sono (especificamente, mecanismos de inibição do REM) e foi estudada em cães, ovelhas e seres humanos. A narcolepsia pode ocorrer em qualquer idade, mas costuma ter início na adolescência ou no início da vida adulta, em geral antes dos 30 anos. O transtorno pode progredir lentamente ou alcançar uma estabilidade que se mantém por toda a vida.

Os sintomas mais comum são os ataques de sono: as pessoas não conseguem evitar pegar no sono. Com frequência associada ao problema (perto de 50% dos casos de longo prazo) está a cataplexia, uma perda repentina de tônus muscular, como abertura de mandíbula, queda da cabeça, fraqueza dos joelhos ou paralisia de todos os músculos esqueléticos com queda. Os pacientes em geral permanecem acordados durante episódios breves de cataplexia; os episódios longos normalmente se fundem com o sono e exibem sinais eletrencefalográficos do sono REM.

Outros sintomas incluem alucinações hipnagógicas ou hipnopômpicas, que são experiências perceptivas vívidas, auditivas ou visuais, ocorrendo no início do sono ou ao despertar. As pessoas costumam ficar momentaneamente assustadas, mas em 1 a 2 minutos voltam a seu estado mental normal e se conscientizam de que não havia nada ali.

Outro sintoma incomum é a paralisia do sono, que ocorre com mais frequência ao despertar de manhã; durante os episódios, as pessoas parecem estar acordadas e conscientes, mas são incapazes de mover um músculo. Se persistir por mais de alguns segundos, como costuma ocorrer na narcolepsia, o sintoma pode ficar muito desconfortável. (Episódios isolados breves de paralisia do sono ocorrem em muitas pessoas não narcolépticas.) Indivíduos com narcolepsia relatam adormecer rapidamente à noite, mas costumam ter sono fragmentado.

Quando o diagnóstico não é clinicamente claro, um registro polissonográfico noturno revela um período característico REM no início do sono (Fig. 16.2-1). Um exame de múltipla latência do sono durante o dia (diversos cochilos registrados a intervalos de 2 horas) exibe rápido início do sono e normalmente um ou mais períodos REM. Um tipo de antígeno leucocitário humano, o HLA-DR2, é encontrado em 90 a 100% dos pacientes com narcolepsia e em apenas 10 a 35% das pessoas não afetadas. Um estudo recente demonstrou que pacientes com narcolepsia são deficientes no neurotransmissor hipocretina, que estimula o apetite e a vigília. Outro estudo verificou que o número de neurônios de hipocretina (células Hrct) em narcolépticos é 85 a 95% menor do que em cérebros não narcolépticos.

A narcolepsia é o exemplo prototípico de sonolência produzida por uma disfunção básica dos mecanismos do sono no sistema nervoso central. A etiologia vem de uma disfunção e um déficit de hipocretina de origem genética motivados. Acredita-se que o sistema de hipocretina exerça um papel fundamental na narcolepsia. Em um modelo canino

TABELA 16.2-7
Critérios diagnósticos do DSM-5 para narcolepsia

A. Períodos recorrentes de necessidade irresistível de dormir, cair no sono ou cochilar em um mesmo dia. Esses períodos devem estar ocorrendo pelo menos três vezes por semana nos últimos três meses.

B. Presença de pelo menos um entre os seguintes sintomas:
 1. Episódio de cataplexia, definido como (a) ou (b), que ocorre pelo menos algumas vezes por mês:
    a. Em indivíduos com doença de longa duração, episódios breves (variando de segundos a minutos) de perda bilateral de tônus muscular, com manutenção da consciência, precipitados por risadas ou brincadeiras.
    b. Em crianças ou em indivíduos dentro de seis meses a partir do início, episódios espontâneos de caretas ou abertura da mandíbula com projeção da língua ou hipotonia global, sem nenhum desencadeante emocional óbvio.
 2. Deficiência de hipocretina, medida usando os valores de imunorreatividade da hipocretina-1 no líquido cerebrospinal (LCS) (inferior ou igual a um terço dos valores obtidos em testes feitos em indivíduos saudáveis usando o mesmo teste ou inferior ou igual a 110 pg/mL). Níveis baixos de hipocretina-1 no LCS não devem ser observados no contexto de inflamação, infecção ou lesão cerebral aguda.
 3. Polissonografia do sono noturno demonstrando latência do sono REM inferior ou igual a 15 minutos ou teste de latência múltipla do sono demonstrando média de latência do sono inferior ou igual a 8 minutos e dois ou mais períodos de REM no início do sono.

Determinar o subtipo:
 347.00 (G47.419) Narcolepsia sem cataplexia, porém com deficiência de hipocretina: Os requisitos do Critério B de níveis baixos de hipocretina-1 no LCS e de resultado positivo na polissonografia/teste de latência múltipla do sono são atendidos, porém sem presença de cataplexia (o Critério B1 não é atendido).
 347.01 (G47.411) Narcolepsia com cataplexia, porém sem deficiência de hipocretina: Neste subtipo raro (menos de 5% dos casos de narcolepsia), os requisitos do Critério B de cataplexia e de resultado positivo na polissonografia/teste de latência múltipla do sono são atendidos, porém os níveis de hipocretina-1 no LCS são normais (o Critério B2 não é atendido).
 347.00 (G47.419) Ataxia cerebelar dominante autossômica, surdez e narcolepsia: Este subtipo é causado por mutações do axônio 21 DNA (citosina-5)-metiltransferase-1 e caracteriza-se pelo início tardio (idade de 30 a 40 anos) da narcolepsia (com níveis baixos ou intermediários de hipocretina-1 no LCS), surdez, ataxia cerebelar e, por fim, demência.
 347.00 (G47.419) Narcolepsia autossômica dominante, obesidade e diabetes tipo 2: Condições como narcolepsia, obesidade, diabetes tipo 2 e níveis baixos de hipocretina-1 no LCS foram descritas em casos raros e estão associadas a uma mutação no gene para a glicoproteína da mielina de oligodendrócitos.
 347.10 (G47.429) Narcolepsia secundária a outra condição médica: Este subtipo se refere à narcolepsia que se desenvolve depois de condições médicas que produzem infecção (p. ex., doença de Whipple, sarcoidose), trauma ou destruição tumoral de neurônios produtores de hipocretina.
 Nota para codificação (CID-9-MC somente para o código 347.10): Codificar primeiramente a condição subjacente (p. ex., 040.2 doença de Whipple; 347.10 narcolepsia secundária à doença de Whipple).

Especificar a gravidade atual:
 Leve: A cataplexia é infrequente (menos de uma vez por semana), necessidade de cochilos apenas uma ou duas vezes por dia, e sono noturno menos fragmentado.
 Moderada: Cataplexia uma vez por dia ou em intervalos de alguns dias, sono noturno fragmentado e necessidade de vários cochilos por dia.
 Grave: Cataplexia resistente a medicamentos, com múltiplos ataques diários, sonolência quase constante e sono noturno fragmentado (i.e., movimentos, insônia e sonhos vívidos).

(Reimpressa, com permissão, de *Diagnostic and Statistical Manual of Mental Disorders*, Fifth Edition (Copyright ©2013). American Psychiatric Association. Todos os direitos reservados.)

---

da narcolepsia, mutações do receptor-2 da hipocretina foram associadas ao mau funcionamento desse receptor. Na narcolepsia humana com indivíduos positivos para HLA-DQB1*0602, os níveis do receptor-1 de hipocretina são indetectáveis no líquido cerebrospinal (LCS). Uma forte associação entre narcolepsia e HLAs específicos sugere um processo autoimune que danifica células que contêm hipocretina no sistema nervoso central (SNC).

A forma clássica da narcolepsia (*narcolepsia com cataplexia*) é caracterizada por quatro sintomas: (1) sonolência excessiva durante o dia, (2) cataplexia, (3) paralisia do sono e (4) alucinações hipnagógicas. Pacientes com narcolepsia costumam ter arquitetura normal do sono, em que o sono REM ocorre logo depois do início do sono, tanto à noite quanto em cochilos ao longo do dia (Fig. 16.2-2). Isso, em conexão com os quatro sintomas, faz parecer que a narcolepsia seja uma síndrome de intrusão do sono REM possivelmente resultante da disfunção dos mecanismos geradores do sono REM. As características dos quatro sintomas combinam com as do sono REM. A paralisia do sono é semelhante à atonia muscular que ocorre durante o sono REM. As alucinações hipnagógicas são "sonhos" vívidos que surgem enquanto o paciente ainda está consciente ou parcialmente consciente. Contudo, nem todos os indivíduos apresentam todos os sintomas. Estima-se que a narcolepsia atinja de 10 a 60 indivíduos por 10 mil. Os sintomas em geral aparecem na segunda década da vida. Emoções fortes costumam agir como "ativadores" da cataplexia. Ativadores emocionais comuns incluem risadas e raiva. A gravidade da cataplexia varia bastante, de fraqueza transitória nos joelhos a paralisia total enquanto o paciente está consciente. Os episódios podem durar de segundos a minutos. Normalmente, o paciente não consegue falar e pode cair no chão. O sono noturno tende a ser fragmentado, e pode haver bastante perturbação do sono. Os indivíduos podem sentir depressão em relação à narcolepsia, especialmente quando não é tratada. Isolamento social, dificuldade com os estudos e o trabalho e medo de dirigir contribuem para a sensação de perda experimentada pelos que sofrem desse transtorno.

Sono normal e transtornos do sono-vigília

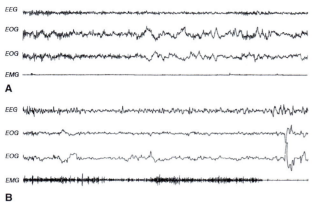

FIGURA 16.2-1
Traçado poligráfico comparando início de sono normal com o de um paciente com narcolepsia. Cada painel ilustra aproximadamente 30 segundos de registro polissonográfico, começando com vigília relaxada. **A**: A progressão normal do sono, mostrando uma redução da atividade alfa no eletrencefalograma (EEG) e o desenvolvimento de movimentos lentos de rolagem dos olhos. **B**: A redução esperada de atividade alfa no EEG associada com aumento de atividade teta e o aparecimento de alguns movimentos lentos dos olhos. Contudo, no período de 25 segundos (canto direito), uma rápida perda de tônus muscular ocorre, acompanhada de movimentos rápidos dos olhos. Esse aparecimento de sono REM no início do sono caracteriza a narcolepsia e faz parte dos critérios diagnósticos. EMG, eletromiograma; EOG, eletro-oculograma. (Cortesia de Constance A. Moore, M.D., Robert W. Williams, M.D., e Max Hirshkowitz, Ph.D.)

Tratando a narcolepsia

Não existe cura para a narcolepsia, mas é possível administrar os sintomas. Um regime de cochilos forçados em um período específico do dia às vezes ajuda os pacientes com essa condição, e, em alguns casos, o regime sozinho, sem medicação, chega perto de curá-la. Quando a medicação é requerida, os estimulantes são os mais usados.

O modafinil, um receptor agonista α_1-adrenérgico, foi aprovado pela FDA para reduzir o número de ataques de sono e para melhorar o desempenho psicomotor na narcolepsia. Essa observação sugere o envolvimento de mecanismos noradrenérgicos no transtorno. O modafinil não tem alguns dos efeitos adversos dos psicoestimulantes tradicionais. Ainda assim, o clínico deve monitorar seu uso e estar atento ao desenvolvimento de tolerância pelo paciente.

Os especialistas do sono frequentemente prescrevem fármacos tricíclicos ou ISRSs para reduzir a cataplexia. Essa abordagem faz uso das capacidades de suprimir o sono REM desses fármacos. Como a cataplexia é presumivelmente uma intrusão de fenômenos do sono REM no estado de vigília, o raciocínio é claro. Muitos relatos indicam que a imipramina, o modafinil e a fluoxetina são efetivos na redução ou na eliminação da cateplexia. Apesar de a farmacoterapia ser o tratamento de escolha, a abordagem terapêutica geral deve incluir sonecas programadas, ajuste do estilo de vida, aconselhamento psicológico, intervalos dos medicamentos para reduzir a tolerância e monitoramento cuidadoso do uso dos medicamentos além do prescrito, da saúde geral e do estado cardíaco.

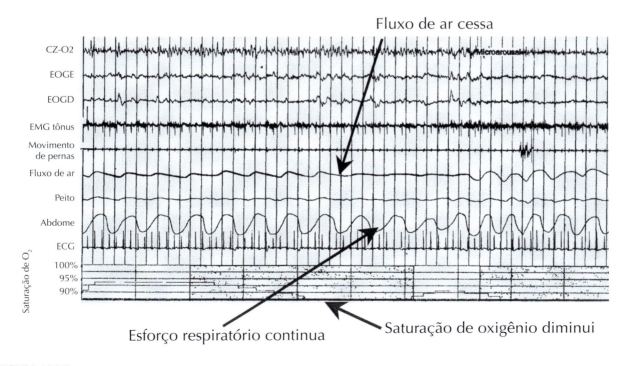

FIGURA 16.2-2
Exemplo de um evento obstrutivo de apneia do sono no polissonograma. CZ-O2, canal de eletrencefalograma; ECG, eletrocardiograma; EMG, eletromiograma; EOGE, eletro-oculograma esquerdo; EOGD, eletro-oculograma direito.

TRANSTORNOS DO SONO RELACIONADOS À RESPIRAÇÃO

A respiração perturbada do sono inclui condições que variam de síndrome da resistência da via aérea superior a apneia do sono obstrutiva grave. Os comprometimentos respiratórios relacionados ao sono, como a apneia (ausência de fluxo de ar) e a hipopneia (redução do fluxo de ar), costumam ser causados por obstrução das vias aéreas; contudo, às vezes, a redução respiratória é o resultado de alterações centrais (no tronco cerebral) no controle ventilatório, de fatores metabólicos ou de insuficiência cardíaca. Cada evento respiratório prejudicado pelo sono pode ser classificado como central, obstrutivo ou misto. A apneia central refere-se a esforço respiratório reduzido ou ausente. No DSM-5, três transtornos estão inclusos na categoria de transtornos do sono relacionados à respiração: apneia e hipopneia obstrutivas do sono, apneia central do sono e hipoventilação relacionada ao sono.

Apneia e hipopneia obstrutivas do sono

Apneia e hipopneia obstrutivas do sono, também conhecidas como apneia obstrutiva do sono (AOS), são caracterizadas por obstrução repetitiva ou parcial da via aérea superior durante o sono. Conforme a pessoa adormece, a resistência das vias aéreas aumenta. Em alguns indivíduos, isso leva a um esforço respiratório aumentado ou a oclusão das vias aéreas. Esses períodos de obstrução funcional da via aérea superior resultam na redução de saturação arterial de oxigênio e despertar transitório, após o que a respiração (ao menos por um curto período) recomeça normalmente. Um episódio de *apneia* do sono é definido como cessação de respiração por 10 segundos ou mais durante o sono. Durante um episódio de apneia obstrutiva, o esforço respiratório continua, mas o fluxo de ar cessa devido a perda de patência aérea. Uma redução na respiração de pelo menos 10 segundos é chamada de *hipopneia*. Obstruções parciais (hipopneia) podem causar despertar e fragmentação do sono. Uma redução consequente da ventilação pode reduzir as concentrações de oxi-hemoglobina. Fatores de predisposição a AOS incluem ser do sexo masculino, alcançar a meia-idade, ser obeso ou ter micrognatia, retrognatia, anormalidades nasofaríngeas, hipotireoidismo e acromegalia.

Uma revisão com mais de 4 milhões de registros da Veterans Health Administration (VHA) encontrou uma prevalência de 2,91% de apneia do sono nessa população. Diagnósticos comórbidos incluem hipertensão (60,1%), obesidade (30,5%), diabetes melito (32,9%) e doença cardiovascular, incluindo angina e infarto do miocárdio (27,6%), insuficiência cardíaca (13,5%) e AVC, incluindo ataques isquêmicos transitórios (5,7%). A comorbidade psiquiátrica no grupo de apneia do sono foi significativamente mais elevada ($P < 0,0001$) do que no grupo sem essa condição para os diagnósticos de transtornos do humor, de ansiedade e de estresse pós-traumático, psicose e demência. Há várias teorias sobre os motivos dessa associação. Os transtornos psiquiátricos podem ser uma consequência da apneia do sono (e de sono perturbado e hipoxia). No entanto, os transtornos psiquiátricos podem predispor as pessoas a desenvolver perturbação do sono, como a apneia do sono.

Diagnóstico. Características clínicas associadas com AOS e hipopneia incluem sonolência excessiva, ronco, obesidade, sono inquieto, despertar noturno engasgado ou em busca de ar, boca seca pela manhã, dores de cabeça de manhã e suor noturno pesado. Os pacientes também podem apresentar hipertensão, problemas de ereção, depressão, insuficiência cardíaca, noctúria, policitemia e comprometimento da memória como resultado de apneia e hipopneia obstrutivas do sono. Episódios desses transtornos podem ocorrer em qualquer estágio do sono, mas são mais típicos durante o sono REM, o estágio 1 não REM e o estágio 2 não REM.

No polissonograma, episódios de AOS em adultos são caracterizados por múltiplos períodos de pelo menos 10 segundos de duração em que o fluxo aéreo oral cessa completa (uma apneia) ou parcialmente (uma hipopneia), enquanto a expansão abdominal e torácica indica esforços contínuos do diafragma e dos músculos acessórios da respiração para que o ar passe pela obstrução (veja Fig. 16.2-2). A saturação de oxigênio arterial diminui, e com frequência se observa bradicardia, que pode ser acompanhada de outras arritmias, como contrações ventriculares prematuras. Ao final, ocorre um reflexo de despertar, visto como um sinal de vigília e possivelmente como um artefato motor dos canais de EEG. Nesse momento, o paciente pode ser visto realizando nítidos movimentos breves de agitação na cama.

De acordo com o manual de classificação da American Academy of Sleep Medicine, os registros polissonográficos são avaliados para eventos de acordo com as regras a seguir. A obstrução das vias aéreas que produz cessação completa da respiração por 10 segundos ou mais é classificada como apneia. Obstruções parciais com consequentes quedas na saturação de oxigênio são designadas como hipopneia (4% ou mais de queda é requerida pelas regras do Medicare), e obstruções parciais sem queda significativa da saturação do oxigênio, mas finalizadas com despertar, são classificadas como episódios de despertar, relacionados a esforço respiratório (RERA). O número de episódios de apneia por hora de sono é chamado de *índice de apneia* (IA), o número de episódios de apneia mais hipopneia por hora é chamado de *índice de apneia mais hipopneia* (IAH), e o número de episódios de apneia mais hipopneia mais RERA é chamado de *índice de perturbação respiratória* (IPR).

Tratamento. Diversos tratamentos estão disponíveis para apneia e hipopneia obstrutivas do sono, incluindo perda de peso, intervenção cirúrgica, pressão positiva das vias aéreas e aparelhos orais. A perda de peso ajuda muitos pacientes. Contudo, uma vez que perder peso e se manter assim é difícil e sem garantias, o médico prudente deve recomendar perda de peso, mas também confiar em outras terapias.

Tratamentos cirúrgicos agressivos foram desenvolvidos assim que as consequências fisiopatológicas e potencialmente fatais da AOS foram reconhecidas. A primeira intervenção cirúrgica foi projetada para criar uma via aérea desobstruída; assim, no fim da década de 1970, traqueostomias eram realizadas em indivíduos com apneia grave. Não há dúvidas de que a traqueostomia consiga criar uma via aérea. Apesar de não ser mais o tratamento de primeira escolha, ela continua sendo o padrão contra o qual terapias mais novas e mais refinadas são julgadas. Abordagens cirúrgicas de segunda geração tentam corrigir obstruções e malformações das vias aéreas. Estudos iniciais de uvulopalatofaringoplastia (UPFP) indicavam que a modificação do palato mole efetivamente aliviava a maior parte da apneia do sono. Resultados de acompanhamento posteriores foram menos impressionantes. Cerca de 30 a 50% dos pacientes com apneia do sono podem se beneficiar da UPFP. Esses pacientes provavelmente são aqueles com obstrução orofaríngea; assim, a atenção cuidadosa aos critérios de seleção deve melhorar o desfecho. No entanto, se a obstrução ocorrer no espaço aéreo posterior (EAP), a cirurgia maxilomandibular pode ser apropriada. Em pacientes retrognáticos ou naqueles com cefalometria revelando comprometimento do EAP, mover a mandíbula para a frente pode alcançar uma impressionante normalização da respiração durante o sono.

Pressão positiva na via aérea (PAP) é o tratamento preferido da respiração perturbada do sono (Fig. 16.2-3). O aparato da PAP consiste em um ventilador mecânico, uma máscara nasal ou oronasal e um tubo que conecte os dois. O fluxo de ar na máscara faz pressão positiva que compensa o colapso orofaríngeo produzido pela pressão torácica inspiratória negativa. Desse modo, ele age como uma tala pneumática, mantendo, assim, a via aérea. Quando a pressão está adequadamente titulada, até a apneia do sono mais grave pode ser aliviada. Os resultados costumam ser extraordinários. Os aparelhos PAP vêm em diversas variedades. Os mais comuns são os sistemas que oferecem pressão positiva contínua na via aérea (CPAP). Para indivíduos que acham difícil exalar contra pressão contínua, a pressão positiva na via aérea binível (BPAP) pode oferecer uma solução. Os dispositivos BPAP têm configurações de pressão expiratórias e inspiratórias diferentes. Mais recentemente, sistemas que sentem mudanças na resistência aérea dos pacientes e ajustam a pressão positiva na via aérea (PAP) de forma automática têm ganhado popularidade. Esses sistemas PAP, em teoria, devem ser capazes de se adaptar a mudanças nos requerimentos de pressão produzidas por privação do sono, medicamentos, mudanças de peso, estágio do sono, doença e envelhecimento. Por fim, sistemas de servoventilação e binível ciclados a tempo também foram desenvolvidos, mas enquadram-se na categoria de sistemas de ventilação não invasiva com pressão positiva (PVPNI), que são mais adequados para tratamento de outras doenças pulmonares e problemas respiratórios nas doenças neuromusculares. A tremenda eficácia e notável segurança das terapias PAP tornaram-nas o padrão de cuidado para pacientes que toleram dormir com a máquina. O principal desafio terapêutico é a utilização. Educar o paciente e fazer o acompanhamento sistemático é essencial. Quando surgem problemas com a máscara e com a pressão, abafamento nasal e outras barreiras ao uso noturno rotineiro, eles devem ser remediados rapidamente para garantir a adesão ao tratamento. Quando usada de maneira adequada, o sucesso da terapia PAP transformou as intervenções cirúrgicas em opções secundárias, às quais se recorre somente após fracasso, rejeição ou não adesão à PAP.

Aparelhos orais representam outra opção terapêutica que está ganhando popularidade. Diversos aparelhos orais também foram desenvolvidos para tratar o ronco e parecem ser benéficos para casos leves e moderados de AOS. A abordagem geral é manipular a posição da mandíbula, levantar o palato ou reter a língua. Ensaios clínicos randomizados indicam que alguns aparelhos orais melhoram suficientemente a patência das vias aéreas para tratar pacientes com apneia do sono. Contudo, naqueles com AOS grave, a melhora nem sempre atinge níveis satisfatórios; portanto, avaliações de acompanhamento são necessárias.

Em alguns pacientes, a respiração perturbada do sono ocorre apenas na posição supinada. Nessas situações, impedi-los de dormir sobre as costas pode produzir resultados benéficos. Bolas de tênis costuradas ou colocadas nos bolsos de trás do pijama ou tacos de isopor podem ajudar a alcançar esse objetivo. Apesar de essas intervenções serem consideradas úteis na prática clínica, ensaios clínicos de grande escala dessa abordagem não foram realizados.

Por fim, as farmacoterapias foram tentadas para AOS, mas sem sucesso. Originalmente, acreditava-se que o acetato de medroxiprogesterona ajudasse, mas seu uso hoje é raro. De maneira semelhante, antidepressivos tricíclicos às vezes diminuem a gravidade da apneia reduzindo o sono REM, o estágio do sono em que a apneia do sono é mais frequente. Relatou-se que a teofilina reduz a apneia, mas mais estudos são necessários. Também houve estudos com animais sugerindo que a mirtazapina e compostos semelhantes com ação serotonérgica pré-sináptica melhoram a respiração; todavia, estudos com seres humanos foram desapontadores. A única farmacoterapia aprovada para uso em pacientes com AOS é o modafinil, uma substância que promove a vigília. O modafinil, porém, não trata a fisiopatologia da oclusão das vias aéreas, sendo usado como um adjunto para o tratamento da sonolência residual que persiste em cerca de 8 a 12% dos pacientes corretamente tratados e com o uso adequado da terapia PAP.

Apneia central do sono

A apneia central do sono (ACS), que tende a ocorrer nos idosos, é resultado da falha periódica dos mecanismos do SNC que estimulam a respiração. A ACS é definida como ausência de respiração devido à falta do esforço respiratório. Trata-se de um transtorno do controle ventilatório em que episódios repetidos de apneia ocorrem em um padrão intermitente ou periódico durante o sono causados por variabilidade no esforço respiratório. A princípio, ensinava-se que a AOS resultava em queixa de sonolência excessiva, enquanto a ACS se manifestava como insônia, mas séries de casos posteriores mostraram que ambos os sintomas podem aparecer em ambos os transtornos. As características polissonográficas da ACS são semelhantes às da AOS, exceto que, durante os episódios de apneia, uma cessação do esforço respiratório é vista na expansão abdominal e torácica. O DSM-5 especifica três subtipos de ACS; ACS idiopática, padrão de respiração de Cheyne-Stokes e ACS comórbida com uso de opioides. No entanto, há diversas etiologias diferentes que podem resultar em esforço respiratório reduzido, incluindo, além dos três subtipos citados, altitude elevada, lesões no tronco cerebral, condições clínicas específicas, drogas ou determinadas substâncias e anormalidades congênitas.

ACS idiopática. Há uma forma idiopática da ACS. Os pacientes em geral têm pressão parcial de CO_2 arterial ($PaCO_2$) normal baixa enquanto acordados e apresentam uma resposta ventilatória elevada ao CO_2. Eles apresentam sonolência durante o dia, insônia ou acor-

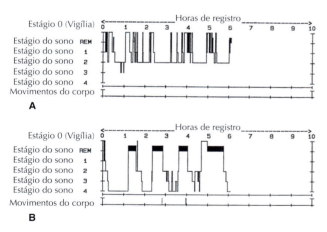

FIGURA 16.2-3
Histograma de estágio do sono ilustrando a melhora imediata e extraordinária na arquitetura do sono produzida pelo tratamento de apneia obstrutiva do sono com pressão positiva contínua na via aérea (CPAP). **A**: Ilustra o padrão anormal de sono em uma noite em que o paciente teve mais de 200 episódios de apneia obstrutiva do sono. O sono é perturbado por despertares frequentes enquanto o sono REM e de ondas lentas (estágios 3 e 4) é praticamente ausente. **B**: Dados do mesmo paciente sendo tratado com CPAP na noite seguinte. Normalização da continuidade do sono com massivo rebote de sono REM e ondas lentas fica evidente. (Cortesia de Constance A. Moore, M.D., Robert L. Williams, M.D., e Max Hirshkowitz, Ph.D.)

dam com falta de ar. Cessações respiratórias durante o sono ocorrem independentemente do esforço ventilatório. A polissonografia revela cinco ou mais apneias centrais por hora de sono.

Respiração de Cheyne-Stokes. A respiração de Cheyne-Stokes é um padrão respiratório único que consiste em hiperpneias prolongadas durante as quais o volume corrente gradualmente aumenta e diminui em um padrão de crescendo-decrescendo. As hiperpneias alternam-se com episódios de apneia e hipopneia que estão associados com esforço ventilatório reduzido. Esse padrão é mais comum em homens mais velhos com insuficiência cardíaca congestiva ou AVC. Assim como na ACS primária, o paciente apresenta sonolência diurna, insônia e despertar com falta de ar. A polissonografia revela 10 ou mais episódios de apneia e hipopneia centrais por hora de sono.

ACS comórbida com uso de opioides. Trata-se de um terceiro tipo de ACS no DSM-5, especificado se o transtorno por uso de opioides estiver presente. Existe uma associação com uso crônico de medicamentos opioides de longa ação e comprometimento do controle neuromuscular respiratório levando a ACS.

ACS devida a alta altitude. A apneia central no início do sono é universal em elevações acima de 7.600 m, mas pode ocorrer a 5.000 m (especialmente com rápida elevação). Esse subtipo não está mais incluso no DSM-5, mas ainda pode ter significância clínica. Períodos de apneia central alternam-se com períodos de hiperpneia em um ciclo de 12 a 34 segundos. Essa é uma extensão do controle respiratório normal no início do sono em que os receptores pH medulares elevam seu ponto de ativação e requerem um pH mais baixo para responder. Em altitudes elevadas, a hiperventilação causa alcalose hipocápnica, que reduz a ventilação durante o sono. A arquitetura do sono pode sofrer alterações, com duração maior dos estágio 1 e 2 e menor do sono de ondas lentas. O sono REM pode não ser afetado. Essa condição pode ser tratada com acetazolamida, que reduz o pH do soro e aumenta a respiração. Os efeitos colaterais da acetazolamida incluem acidose metabólica, desequilíbrio eletrolítico, anafilaxia, síndrome de Stevens-Johnson, necrólise epidérmica tóxica e agranulocitose. Reações comuns incluem, mas não se limitam a, fadiga, anorexia, alterações da gustação, poliúria, diarreia, melena, zumbido e fotossensibilidade.

ACS devida a condição clínica não sendo Cheyne-Stokes. Essa forma de ACS costuma ser causada por lesão no tronco cerebral associada com uma ampla gama de etiologias variáveis. Doenças cardíacas e renais também podem ocorrer na apneia central. Os critérios diagnósticos requerem frequência polissonograficamente verificada de 10 ou mais apneias e hipopneias centrais por hora de sono com um padrão respiratório de crescendo-decrescendo acompanhado de despertares e sono fragmentado.

ACS devida a uso de droga ou de substância. Episódios de apneia central podem ser provocados por diversas drogas ou combinações de drogas, notavelmente os opiáceos de efeito prolongado. Contudo, outras substâncias ou medicamentos também foram associados com alterações no controle muscular levando a ACS. Os critérios diagnósticos são o índice de apneia central (número de episódios por hora) de cinco ou mais, e o paciente deve estar tomando medicamento(s) há pelo menos dois meses.

Apneia do sono primária da infância. Essa forma de ACS envolve apneias ou hipopneias prolongadas com hipoxemia concomitante, bradicardia ou ambas. Essa condição aflige recém-nascidos prematuros, presumivelmente porque seu tronco cerebral ainda não está completamente desenvolvido. A condição pode ser exacerbada por outros problemas médicos, que comprometem ainda mais o estado fisiológico e de desenvolvimento do bebê.

Hipoventilação relacionada ao sono

Hipoventilação idiopática. Pacientes com hipoventilação idiopática têm pulmões normais e uma redução na ventilação alveolar, resultando em dessaturação de oxigênio arterial relacionada ao sono, provavelmente devido ao enfraquecimento da quimiorresponsividade. Eles não apresentam doença pulmonar, obesidade, cifoescoliose ou outras condições estruturais que possam causar hipoventilação. A polissonografia revela episódios de respiração superficial com duração maior do que 10 segundos associados com dessaturação de oxigênio arterial e despertar frequente do sono relacionado com as perturbações respiratórias ou variações na frequência cardíaca. Os pacientes com frequência reclamam de sonolência diurna excessiva, despertar frequente do sono ou insônia.

Síndrome da hipoventilação alveolar central congênita. Popularmente chamada de maldição de Ondine, a parassonia de hipoventilação alveolar central congênita não pode ser explicada por doença pulmonar primária ou fraqueza muscular ventilatória. A hipoventilação relacionada ao sono resulta da falha em controlar de maneira automática a respiração. Apesar de estar presente no nascimento, a síndrome de hipoventilação central congênita pode não ser inicialmente reconhecida. Em formas graves, o tratamento exige suporte ventilatório contínuo.

Hipoventilação comórbida relacionada ao sono. A hipoventilação comórbida relacionada ao sono ocorre quando a hipoventilação é uma consequência de uma condição clínica, como, por exemplo, patologia vascular ou do parênquima pulmonar, obstrução das vias aéreas inferiores ou distúrbios neuromusculares ou torácicos.

HIPOVENTILAÇÃO RELACIONADA AO SONO DEVIDA A PATOLOGIA VASCULAR OU DO PARÊNQUIMA PULMONAR. Doença pulmonar parenquimal ou doença vascular são a causa primária da hipoxemia. Incluem doenças pulmonares intersticiais, formas idiopática e secundária de hipertensão pulmonar, fibrose cística (que afeta o parênquima pulmonar e a via aérea inferior) e hemoglobinopatias, como anemia falciforme. A hipoxemia noturna pode levar a hipertensão pulmonar arterial, *cor pulmonale* e disfunção neurocognitiva. Estudos do sono revelam dessaturação prolongada da oxi-hemoglobina durante o sono, ocorrendo na ausência de episódios detectáveis de apneia ou hipopneia.

HIPOVENTILAÇÃO RELACIONADA AO SONO DEVIDA A OBSTRUÇÃO DAS VIAS AÉREAS INFERIORES. É diagnosticada por uma relação volume expirado no primeio segundo (VEF1)/capacidade vital forçada (CVF) menor que 70% do valor previsto nos testes de função pulmonar (TFPs). A doença pulmonar obstrutiva crônica (DPOC), incluindo enfisema e bronquite crônica, a deficiência de α-1-antitripsina, a bronquiectasia e a fibrose cística representam a maioria dos transtornos que causam essa perturbação do sono. A hipoxemia noturna pode levar a hipertensão pulmonar arterial e *cor pulmonale*. A hipoxemia prolongada também pode causar dano ao cérebro. Estudos do sono revelam que saturação prolongada da oxi-hemoglobina durante o sono ocorre na ausência de episódios detectáveis de apneia ou hipopneia.

HIPOVENTILAÇÃO RELACIONADA AO SONO DEVIDA A DISTÚRBIOS NEUROMUSCULARES E TORÁCICOS. Miastenia grave e esclerose lateral amiotrófica (ELA) ocorrendo junto com AOS podem exacerbar a hipoxemia produzida pelos distúrbios neuromusculares e torácicos.

TRANSTORNOS DO SONO DO RITMO CIRCADIANO

Os transtornos do sono do ritmo circadiano incluem uma ampla variedade de condições que envolvem um desequilíbrio entre o período de sono desejado e o real. Essa coleção de transtornos do sono compartilha a mesma etiologia subjacente – uma dessincronia entre o relógio biológico circadiano interno do indivíduo e o ciclo de sono-vigília desejado ou convencional. O marca-passo circadiano ("aproximadamente 1 dia") localiza-se no núcleo supraquiasmático (NSQ). Os disparos do NSQ oscilam com um padrão quase sinusoidal, sendo seu período de 24 horas, e a produção se correlaciona com as flutuações diárias na temperatura corporal. Os padrões de disparo do NSQ persistem mesmo nas preparações de *cerveau isolé* (um animal com seu mesencéfalo transeccionado). Diferenças entre o relógio circadiano e os horários desejados podem surgir de uma relação imprópria entre eles, de viagens por diferentes fusos horários ou de disfunções no ritmo biológico básico.

Em circunstâncias normais, o marca-passo circadiano interno é reiniciado todos os dias pela luz brilhante, convenções sociais, estimulantes e atividade. Em casos nos quais esses fatores não conseguem reentrar no ritmo circadiano, ocorrem os transtornos do sono do ritmo circadiano. O DSM-5 lista seis tipos desses transtornos: tipos fase do sono atrasada, fase do sono avançada, sono-vigília irregular, sono-vigília não de 24 horas, trabalho em turnos e não especificado. Tipo *jet lag* e "devido a uma condição clínica" não foram incluídos no DSM-5, mas estão presentes em outros sistemas de classificação, como o ICSD-2.

Tipo fase do sono atrasada

O transtorno circadiano tipo fase do sono atrasada ocorre quando o relógio biológico é mais lento do que as 24 horas ou se inicia mais tarde do que o horário desejado. Isso produz um atraso no ciclo de sonolência-vigília. Indivíduos com fase do sono atrasada são mais alertas no fim da tarde e no início da noite, ficam acordados até tarde e se sentem mais cansados de manhã. Essas pessoas costumam ser chamadas de notívagas.

Tipo fase do sono avançada

A fase do sono avançada ocorre quando o ritmo circadiano se inicia mais cedo. Portanto, o ciclo de sonolência é avançado em relação ao relógio. Indivíduos com fase do sono avançada ficam sonolentos no fim da tarde e querem ir deitar mais cedo e acordar mais cedo e se sentem mais alertas cedo de manhã.

Tipo sono-vigília irregular

O padrão de sono-vigília irregular ocorre quando o ritmo circadiano de sono-vigília está ausente ou é reduzido de forma patológica. O padrão de sono-vigília é temporariamente desorganizado, e o tempo de sono e vigília é imprevisível. Indivíduos com essa condição têm uma quantidade normal de sono durante um período de 24 horas; no entanto, ele é fragmentado em três ou mais episódios que estão presentes de maneira irregular. Há sintomas de insônia à noite e sonolência excessiva durante o dia. Cochilos longos durante o dia e vigília inadequada à noite estão presentes. Exceto em circunstâncias incomuns, as atividades da vida cotidiana são bastante prejudicadas. Uma história de reclusão ou isolamento pode estar associada com esse transtorno, porque exposição reduzida a estímulos externos pode contribuir para os sintomas. O tipo sono-vigília irregular é em geral relacionado com transtornos neurodegenerativos, tais como doença de Alzheimer e alguns transtornos do neurodesenvolvimento em crianças.

Tipo sono-vigília não de 24 horas (corrida livre)

Quando o marca-passo circadiano de sono-vigília tem um ciclo maior ou menor do que 24 horas e não reinicia a cada manhã, a pessoa pode desenvolver esse tipo de transtorno do ritmo circadiano, tais como pessoas cegas ou com problemas de visão. Em circunstâncias normais, a ressincronização desse ritmo ocorre diariamente em resposta ao ciclo dia-noite. Os problemas ficam cada vez maiores quando as diferenças entre o relógio interno e o ambiental crescem. Se o relógio circadiano tiver um ciclo maior do que 24 horas e não reiniciar todos os dias, o indivíduo passará por insônia da fase inicial do sono e sonolência diurna. Os problemas de sono atingem o ápice quando os relógios circadiano e ambiental estão a 12 horas um do outro e então começam a se aproximar, simulando uma resolução progressiva e uma fase avançada do sono. Em algum momento, os relógios entram em consonância, e o ciclo de sono-vigília fica normal por alguns dias, após os quais os ciclos de insônia e hipersonia recomeçam. Por esse motivo, o transtorno do sono-vigília não de 24 horas foi chamado de *insônia periódica* e de *sonolência excessiva periódica*. Lesão cerebral traumática (LCT) foi associada com tipo sono-vigília não de 24 horas. A cegueira é um fator de risco conhecido. Tanto em indivíduos cegos quanto nos com visão, a mensuração sequencial dos marcadores de fase, como melatonina, pode ajudar a determinar a fase circadiana. A fototerapia e a melatonina estão sendo experimentadas como tratamentos para esse transtorno.

Tipo trabalho em turnos

Muitos serviços exigem operação 24 horas (p. ex., transporte, serviços de saúde). De modo semelhante, quando as culturas ocidentais começaram a intensificar a exploração do capital, a mineração e a manufatura, tornaram-se indústrias 24 horas. O número de indivíduos com trabalho por turno tem aumentado gradualmente há décadas. Trabalhadores por turnos sofrem de insônia, sonolência excessiva ou ambas. Alguns indivíduos precisam de pouco tempo para se ajustar à mudança de turno, enquanto outros têm grande dificuldade. Rotação frequente de turnos se soma ao problema. Além do mais, para se adequar às demandas sociais, os trabalhadores por turnos com frequência adotam os horários-padrão de sono-vigília nos fins de semana e feriados. Mesmo aqueles indivíduos que tentam se manter no horário dos turnos costumam reter um ritmo circadiano dessincronizado com o turno. O resultado pode ser insônia grave ao tentar dormir e sonolência excessiva ao tentar permanecer acordado. O resultado é uma profunda privação do sono, enquanto o ritmo circadiano continua desequilibrado com os horários de sono-vigília. O ponto baixo natural no ritmo de sono-vigília ocorre em torno das 3 às 5h da manhã. O interessante é que esse é justamente o horário em que os acidentes industriais e de transporte acontecem, como consequência direta da sonolência. Apesar de não ser claro, o DSM-5 parece indicar que os indivíduos que sentem *jet lag* estão inclusos nesse subtipo, notando que, apesar das diferentes etiologias, os que viajam por muitos fusos horários costumam sentir efeitos semelhantes aos do transtorno do trabalho por turnos.

Tipo *jet lag*

Removido do DSM-5, o *jet lag* ainda é reconhecido como um transtorno do ritmo circadiano do sono pelo ICSD-2. Com o advento das viagens aéreas em alta velocidade, uma dessincronização induzida entre os relógios circadiano e ambiental tornou-se possível. Assim, o termo *jet lag* entrou em uso. Quando um indivíduo viaja rapidamente entre muitos fusos horários, ou a fase circadiana avança, ou um atraso de fase é induzido, dependendo da direção da viagem. Em geral, o deslocamento em um ou dois fusos não produz um problema prolongado; contudo, viagens entre continentes podem ser marcadas por grandes dificuldades de ajuste da rotina de sono-vigília. Indivíduos que viajam com frequência a negócios podem ficar bastante prejudicados na hora em que precisam tomar decisões importantes. Além do mais, os "notívagos" sentem mais dificuldades para se ajustar a viagens a leste, porque a ressincronização requer avanço de fase. De mesma forma, aqueles que acordam mais cedo têm mais dificuldades quando viajam a oeste. O número de fusos horários cruzados é um fator crítico. Normalmente, indivíduos saudáveis podem se adaptar com facilidade a uma ou duas mudanças de fuso por dia; logo, o ajuste natural a um deslocamento de 8 horas pode levar quatro dias ou mais.

Devido a uma condição clínica

Durante doenças que os mantêm de cama, durante hospitalizações e em algumas formas de demência, os indivíduos costumam dormir à vontade. Isso resulta em padrões caóticos de sono-vigília que afetam adversamente o ritmo circadiano. A quebra no ciclo de sono-vigília pode ser ainda mais exacerbada por medicamentos com propriedades sedativas. O sono em pacientes nas unidades de tratamento intensivo é perturbado por barulho, luz e pelos procedimentos terapêuticos e de monitoramento realizados. O padrão de sono-vigília desorganizado resultante pode produzir um transtorno do sono significativo. Além disso, abuso de drogas recreativas (p. ex., metanfetamina e 3,4-metilenedioximetanfetamina [*ecstasy*]) está associado com indivíduos acordados à noite toda por vários dias consecutivos. Esses episódios de vigília prolongada produzem períodos de profunda hipersonia.

Tratamento dos transtornos do sono do ritmo circadiano

A cronoterapia é uma técnica usada para reiniciar o relógio biológico. Ela envolve retardar progressivamente a fase da pessoa até que o oscilador circadiano esteja sincronizado com os horários de sono-vigília pretendidos. Quando os indivíduos são privados de pistas ambientais e vão dormir quando sentem sono, o "dia" típico dura de 25 a 26 horas. Isso sugere que adultos jovens e de meia-idade tenham uma propensão a atrasos de fase. Assim, acredita-se que atrasar fases todas as noites em 2 a 3 horas seja mais fácil do que avançar fases, porque esse método se aproveita de uma tendência natural. Interromper o atraso de fases no momento adequado e manter a sincronia desejada pode ser um desafio. O paciente também precisa lidar com um horário de sono-vigília estranho por grande parte da semana durante a terapia (o que pode interferir nas aulas ou no trabalho). Por esses motivos, nos últimos anos, o desenvolvimento da fototerapia superou a cronoterapia.

Fototerapia. As pesquisas sobre transtornos do sono indicam que expor um indivíduo a luzes brilhantes (acima de 10 mil lux) pode alterar o ritmo biológico endógeno. Com a exposição a luzes brilhantes no tempo certo, o relógio biológico pode ser interrompido e reiniciado. Exposição a luz modifica o ponto de ativação do relógio biológico. Usando a temperatura corporal como marcador fisiológico, é possível usar luzes brilhantes para produzir atraso de fases quando a temperatura atinge o ponto mais baixo. Entretanto, a exposição a luz após a temperatura baixar produz avanço de fases. Quanto mais perto do ponto de inflexão (ponto baixo da temperatura) se apresenta a luz, mais robusta é a resposta na alteração de ciclos. Portanto, a terapia de luzes brilhantes no início da manhã pode ser usada para avançar de fase em indivíduos com síndrome da fase do sono atrasada. De modo semelhante, a exposição a luzes brilhantes de noite pode ajudar os pacientes com síndrome da fase do sono avançada. Mais recentemente se descobriu que a parte azul do espectro da luz é o ingrediente crucial no estabelecimento e na mudança de fases. A fototerapia está sendo aplicada para reiniciar o ritmo circadiano de profissionais que trabalham em turnos alternados, astronautas e pessoas que sofrem de *jet lag*.

Melatonina. O uso experimental da melatonina para tratar o transtorno do ritmo circadiano em cegos, por exemplo, tipo sono-vigília não de 24 horas (apresentado anteriormente), obteve sucesso. Pesquisadores propõem que a secreção de melatonina aja como o substrato biológico para o oscilador circadiano interno. Em circunstâncias normais, os níveis de melatonina começam a subir ao anoitecer e permanecem elevados até o amanhecer. A luz brilhante suprime a liberação dessa substância. De certa forma, ela é o sinal de escuro no cérebro. Como tal, pode ser usada clinicamente para manejar pacientes com visão e ciclos de sono-vigília perturbados. Ela está disponível sem prescrição médica. Uma forma prescrita de melatonina pode ser encontrada na Europa, e um agonista de melatonina sintético (ramelteon) está disponível nos Estados Unidos. O ramelteon é aprovado pela FDA para o tratamento de pacientes com insônia da fase inicial do sono, mas é usado *off label* para todo o espectro de transtornos do ritmo circadiano do sono. De interesse, o único medicamento aprovado para transtorno do sono tipo trabalho em turnos é o composto de promoção da vigília, modafinil. Esse fármaco é aprovado para o tratamento de sonolência que ocorre durante trabalhos no turno da noite.

PARASSONIAS

As parassonias também são chamadas de transtornos de despertar parcial. Em geral, elas são uma coletânea diversa de transtornos do sono caracterizados por fenômenos fisiológicos ou comportamentais que surgem durante o sono ou que são potencializados por ele. Uma estrutura conceitual propõe que muitas parassonias são sobreposições ou intrusões de um estado básico de sono-vigília em outro. Vigília, sono não REM e sono REM podem ser caracterizados como três estados básicos que diferem em sua organização neurológica. Durante a vigília, tanto o corpo quanto o cérebro ficam ativos. No sono não REM, tanto o corpo quanto o cérebro ficam muito menos ativos.

O sono REM, contudo, associa um corpo atônico com um cérebro ativo (capaz de criar sonhos fantasiosos elaborados). O fluxo sanguíneo regional cerebral, a ressonância magnética (RM) e outros estudos de imagem confirmam ativação aumentada do cérebro durante o sono REM. Sem dúvida parece que, em algumas parassonias, há violações de limites entre estados. Por exemplo, sonabulismo e terrores noturnos envolvem comportamentos momentâneos ou parcialmente despertos que ocorrem no sono não REM (ondas lentas). De modo semelhante, a paralisia do sono isolada é a persistência da atonia do sono REM na transição à vigília, enquanto o transtorno do sono REM é a falha do mecanismo, criando atonia paralítica de tal modo que os indivíduos vivenciam seu sono no sentido literal.

A frequência de parassonias significativas é variável, e a significância clínica tem mais a ver com as consequências médicas ou com o nível evocado de sofrimentos do que com a frequência dos eventos anormais. Por exemplo, o transtorno do comportamento do sono REM bianual, em que o paciente se fere com gravidade enquanto vivencia um sonho, é mais urgente clinicamente do que o bruxismo semanal. De modo similar, pesadelos mensais recorrentes que provocam insônia grave e medo de dormir podem ser mais angustiantes do que os terrores noturnos da mesma frequência (ao menos para o paciente). As irregularidades da ocorrência da maioria das parassonias torna-as difíceis de documentar no laboratório do sono. Estudos do sono, todavia, costumam ser conduzidos para estabelecer um diagnóstico diferencial e excluir que o comportamento incomum seja secundário a convulsão, respiração perturbada do sono ou outro transtorno do sono.

Transtornos de despertar do sono não REM

Sonambulismo. Veja a Tabela 16.2-8 para os critérios diagnósticos do DSM-5 para transtornos do despertar do sono não REM. O sonambulismo em sua forma clássica, conforme implica o nome, é uma condição em que um indivíduo levanta da cama e deambula sem despertar por completo, podendo se envolver em diversos comportamentos complexos enquanto inconsciente. O sonambulismo ocorre durante o sono de ondas lentas e coloca-se no meio de um *continuum* da parassonia que varia de "despertar confuso" a "terror do sono". A caminhada sonâmbula costuma ter seu início perto do fim do primeiro ou segundo episódio de sono de ondas lentas. A privação do sono e a interrupção do sono de ondas lentas parecem exacerbar, ou até provocar, o sonambulismo em indivíduos suscetíveis. Episódios de sonambulismo podem variar desde se sentar e tentar caminhar até conduzir uma sequência de ações semipropositadas. O sonâmbulo frequentemente consegue interagir com o ambiente (p. ex., evita tropeçar em objetos). Contudo, pode interagir com o ambiente de maneira inadequada, o que às vezes resulta em ferimentos (p. ex., sair por uma janela ou andar pela estrada). Há casos em que os sonâmbulos cometeram atos de violência. Um indivíduo que está sonâmbulo é difícil de ser acordado. Quando acorda, costuma parecer confuso. É melhor tentar levar os sonâmbulos de volta para a cama gentilmente, em vez de tentar acordá-los agarrando, sacudindo ou gritando. Em seu estado de confusão, eles podem pensar que estão sendo atacados e podem agir com violência para se defender. Sonambulismo em adultos é raro, tem um padrão familiar e pode ocorrer como uma parassonia primária ou secundária de outro transtorno do sono (p. ex., apneia do sono). No entanto, ele é muito comum em crianças e tem seu pico entre as idades de 4 e 8 anos. Após a adolescência, ele costuma desaparecer espontaneamente. Episódios diários ou semanais de sonambulismo associados com ferimentos físicos do paciente são considerados graves. Existem formas "especializadas" de sonambulismo, em particular comportamento alimentar relacionado ao sono e sexsônia.

ALIMENTAÇÃO RELACIONADA AO SONO. Ocorre quando um indivíduo tem episódios de ingestão de alimentos durante o sono com graus variados de amnésia. Os indivíduos podem encontrar evidências desses episódios na manhã seguinte, com pouca ou nenhuma memória de terem comido.

SEXSÔNIA. Comportamento sexual relacionado ao sono, ou sexsônia, é quando uma pessoa se envolve em atividades sexuais (p. ex., masturbação, carícias, relação sexual) durante o sono, sem consciência.

Terrores do sono. O transtorno de terror do sono consiste em um despertar no primeiro terço da noite durante o sono profundo não REM (estágios 3 e 4). Ele é caracterizado por um despertar repentino com medo intenso. Normalmente começa com um grito ou choro agudo e é acompanhado de manifestações comportamentais de intensa ansiedade beirando o pânico. Correlatos autônomos e comportamentais de medo, via de regra, marcam a experiência. Em um caso típico de terrores noturnos, não há sinal de epilepsia do lobo temporal ou de outros transtornos epilépticos, seja clinicamente, seja em registros de EEG (Fig. 16.2-4). Um indivíduo que sofre de terror do sono em geral se senta na cama, não responde a estímulos e, se acordado, fica confuso ou desorientado. Vocalizações podem ocorrer, mas elas costumam ser incoerentes. Independentemente da intensidade desses eventos, costuma existir amnésia para os episódios. Assim como o sonambulismo, esses episódios costumam surgir no sono de ondas lentas. Febre e abstinência dos depressores do SNC

TABELA 16.2-8
Critérios diagnósticos do DSM-5 para transtornos de despertar do sono não REM

A. Episódios recorrentes de despertares incompletos, em geral ocorrendo durante o primeiro terço do episódio de sono principal, acompanhados de uma entre as seguintes alternativas:
   1. **Sonambulismo:** Episódios repetidos de levantar-se da cama durante o sono e deambular. Durante o sonambulismo, o indivíduo se apresenta com o olhar fixo e o rosto vazio, praticamente não responde aos esforços de comunicação por parte de outras pessoas e pode ser acordado apenas com muita dificuldade.
   2. **Terrores no sono:** Em geral, episódios recorrentes de despertares súbitos provocados por terror que iniciam com um grito de pânico. O medo é intenso, com sinais de estimulação autonômica como midríase, taquicardia, respiração rápida e sudorese durante cada episódio. Há relativa ausência de resposta aos esforços de outras pessoas para confortar o indivíduo durante os episódios.
B. Há pouca ou nenhuma lembrança de imagens oníricas (p. ex., apenas uma cena visual).
C. Presença de amnésia em relação ao episódio.
D. Os episódios causam sofrimento clinicamente significativo ou prejuízo no funcionamento social, profissional ou em outras áreas importantes da vida do indivíduo.
E. A perturbação não é atribuída aos efeitos fisiológicos de alguma substância (p. ex., abuso de drogas ou uso de algum medicamento).
F. A coexistência de outros transtornos mentais e médicos não explica os episódios de sonambulismo ou de terrores no sono.

Nota para codificação: Para a CID-9-MC, o código **307.46** aplica-se a todos os subtipos.
Para a CID-10-MC, o código baseia-se no subtipo.

Determinar o subtipo:
307.46 (F51.3) Tipo sonambulismo
  Especificar se:
  Com alimentação relacionada ao sono
  Com comportamento sexual relacionado ao sono (sexsônia)
307.46 (F51.4) Tipo terror no sono

(Reimpressa, com permissão, de *Diagnostic and Statistical Manual of Mental Disorders*, Fifth Edition (Copyright ©2013). American Psychiatric Association. Todos os direitos reservados.)

potencializam os episódios de terror. Diferentemente dos pesadelos, em que uma sequência elaborada de sonhos se desdobra, os terrores noturnos podem ser desprovidos de imagens ou conter apenas fragmentos de imagens muito breves, mas assustadoramente vívidos, embora às vezes sejam estáticos. Às vezes, são chamados de *pavor nocturnus*, íncubus ou terror noturno, tendo sido relatado um padrão familiar. Assim como acontece com outras parassonias do sono de ondas lentas, a privação do sono pode provocar ou exacerbar terrores do sono. A psicopatologia é raramente associada com os terrores do sono em crianças; porém, uma história de experiências traumáticas ou de problemas psiquiátricos com frequência é comórbida em adultos com esse transtorno. A gravidade varia de menos de uma vez por mês a ocorrências quase diárias (com ferimento do paciente ou de outras pessoas).

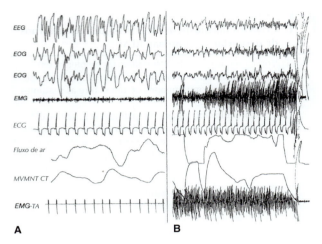

FIGURA 16.2-4
Polissonograma de um terror do sono. **A**: Aproximadamente 14 segundos de traçado ocorrendo imediatamente antes do terror do sono. Atividade de ondas lentas proeminente no eletrencefalograma (EEG) e outras características do estágio 4 do sono são vistas. **B**: O despertar, acompanhado de taquicardia e movimento. Atividade do EEG é ambígua, e o paciente acabou desconectando seus eletrodos conforme se movia na cama (visível na extrema direita). Apesar de o paciente estar gritando e se mostrar muito agitado, não houve relato de sonho. Na manhã, havia pouca lembrança de que algo havia ocorrido durante a noite. TA, tibial anterior; ECG, eletrocardiograma; EMG, eletromiograma; EOG, eletro-oculograma; MVMNT CT, movimento da caixa torácica. (Cortesia de Constance A. Moore, M.D., Robert L. Williams, M.D., e Max Hirshkowitz, Ph.D.)

Parassonias normalmente associadas com sono REM

Transtorno do comportamento do sono REM *(incluindo transtorno da sobreposição de parassonias e status dissociatus)*. O transtorno do comportamento REM (TCR) envolve a falha do paciente em ter atonia (paralisia do sono) durante o estágio REM do sono. O resultado é que ele literalmente vivencia o sonho. Em circunstâncias normais, fica imobilizado pela hipopolarização relacionada ao REM dos neurônios motores alfa e gama. Sem a paralisia ou com atonia intermitente, ocorrem socos, chutes, pulos e corridas da cama durante tentativas de vivenciar o sonho. A atividade foi correlacionada com imagens dos sonhos, e, diferentemente do sonambulismo, o indivíduo parece não ter ciência do ambiente em que se encontra, agindo de acordo com as informações sensoriais do sonho. Assim, um sonâmbulo pode ir calmamente até a janela do quarto, abri-la e sair. Por sua vez, uma pessoa com transtorno do comportamento do sono REM provavelmente se atiraria no vidro da janela achando que se tratava de um lago visualizado no sonho. Os pacientes e seus parceiros com frequência demonstram ferimentos, que podem chegar a ser graves (p. ex., lacerações, fraturas). Uma ampla variedade de drogas e condições comórbidas pode precipitar ou piorar o TCR. Nos animais, o TCR presumido pode ser produzido com lesões bilaterais do *peri-locus ceruleus*. Em seres humanos, sugere-se que o TCR possa ser o resultado de lesões hemisféricas difusas, anormalidades talâmicas hemisféricas ou lesões do tronco cerebral. O clonazepam foi usado com sucesso para tratar esse transtorno.

Paralisia do sono isolada recorrente. A paralisia do sono é, conforme o nome define, uma incapacidade de realizar movimento voluntários durante o sono. Ela se torna uma parassonia quando ocorre na fase inicial do sono ou ao despertar, um período em que o indivíduo está em parte consciente e ciente dos seus arredores. Essa incapacidade de se mover pode ser extremamente angustiante, sobretudo quando associada com a sensação de que há um intruso na casa ou quando alucinações hipnagógicas estão acontecendo. A paralisia do sono é um dos quatro sintomas relacionados com narcolepsia; contudo, sabe-se que ela ocorre (com ou sem hipnagogia) em indivíduos que não têm nem cataplexia, nem sonolência diurna excessiva. Apesar de poder ser assustadora, a paralisia do sono é uma característica normal do sono REM que brevemente invade a vigília. Ela pode durar de um a vários minutos. É interessante que a ocorrência dessa paralisia com hipnagogia pode explicar várias experiências em que o paciente é confrontado ou atacado por algum tipo de criatura. A descrição comum é a de que uma "presença" foi sentida por perto, o indivíduo ficou paralisado, e a criatura fala, ataca ou senta no peito da pessoa que dorme e, então, some. Seja ela chamada de íncubus, "velha bruxa", vampiro, opressão fantasmagórica (*kanashibari*, em japonês) ou encontro alienígena, podem ser vistos elementos comuns na paralisia do sono. Acredita-se que sono irregular, privação do sono, estresse psicológico e trabalho em turnos aumentem a probabilidade de ocorrência da paralisia do sono. A paralisia ocasional do sono ocorre em 7 a 8% dos jovens adultos. Estima-se que pelo menos uma experiência de paralisia do sono durante a vida varie de 25 a 50%. Higiene melhorada do sono e garantia de sono suficiente são terapias de primeira linha. Às vezes, se o indivíduo faz movimentos rápidos dos olhos voluntariamente ou é tocado por outra pessoa, o episódio termina.

Transtorno do pesadelo. Os pesadelos são sonhos assustadores ou aterrorizantes. Também chamados de *ataques de ansiedade dos sonhos*, produzem ativação simpática que acaba por despertar o indivíduo. Pesadelos ocorrem no sono REM e costumam evoluir de um sonho longo e complicado que se torna cada vez mais assustador. Quando desperta, a pessoa costuma se lembrar do sonho (diferentemente dos terrores do sono). Alguns pesadelos são recorrentes, e existem relatos de que, quando ocorrem em associação com transtorno de estresse pós-traumático, podem ser lembranças do próprio evento. Comuns em crianças dos 3 aos 6 anos (estimativas de prevalência variam de 10 a 50%), os pesadelos são raros em adultos (1% ou menos). Pesadelos frequentes e angustiantes às vezes são responsáveis pela insônia porque o indivíduo tem medo de dormir. Em termos freudianos, o pesadelo é um exemplo do fracasso do processo de sonho que desarma o conteúdo emocional do sonho ao disfarçá-lo simbolicamente, preservando, assim, o sono. A maioria dos pacientes afligidos por pesadelos está livre de condições psiquiátricas. Ainda assim, indivíduos com risco de sofrer pesadelos incluem aqueles com transtornos da personalidade esquizotípica, *borderline* e esquizoide, assim como aqueles que sofrem de esquizofrenia. Ter limites frágeis torna esses indivíduos mais vulneráveis; além do mais, eles podem apresentar risco de esquizofrenia. Eventos traumáticos são conhecidos por induzir pesadelos, às vezes imediatamente, mas também com atraso. Os pesadelos podem persistir por muitos anos. Diversos medicamentos são conhecidos por poderem provocar pesadelos, entre eles L-DOPA e bloqueadores β-adrenérgicos, assim como abstinência de medicamentos de supressão de REM. Por fim, abuso de drogas ou de álcool está associado com pesadelos.

Pesadelos frequentes costumam produzir insônia tipo "medo de dormir". Por sua vez, a insônia pode provocar privação do sono, que é conhecida por exacerbar os pesadelos. Dessa maneira, cria-se um círculo vicioso. Tratamento usando técnicas comportamentais pode ser útil. Higiene universal do sono, terapia de controle de estímulo, terapia de sonhos lúcidos e terapia cognitiva também podem melhorar o sono e reduzir pesadelos. Em pacientes com transtorno de estresse pós-traumático relacionado a pesadelos, a nefazodona (um antidepressivo atípico) também aumenta os benefícios terapêuticos. Os benzodiazepínicos também podem ser úteis; entretanto, ainda são necessários mais ensaios controlados.

Evidências do uso de prazosina, um antagonista do receptor do sistema nervoso central α-1, no tratamento de pesadelos relacionados a transtorno de estresse pós-traumático estão crescendo. A prazosina aumentou significativamente o tempo total de sono e o tempo de sono REM e reduziu de forma relevante pesadelos relacionados a trauma e despertares angustiados.

Outras parassonias

Enurese do sono. A enurese do sono é um transtorno em que o indivíduo urina durante o sono enquanto está na cama. *Molhar a cama*, como costuma ser chamado, tem formas primárias e secundárias. Em crianças, a enurese primária do sono é a continuação de molhar a cama desde a infância. A enurese secundária refere-se à recaída depois de ter aprendido a usar o banheiro e ter havido um período em que a criança permanecia seca. Em geral, após aprender a usar o banheiro, a criança espontaneamente deixa de molhar a cama antes dos 6 anos. A prevalência declina de maneira progressiva de 30% aos 4 anos a 10% aos 6 anos, a 5% aos 10 anos e a 3% aos 12 anos.

A enurese primária parental aumenta a probabilidade de que as crianças também terão enurese. Um único gene recessivo é suspeito. A enurese secundária em crianças pode ocorrer com o nascimento de um irmão e representar um "grito de atenção". A enurese secundária também pode estar associada com convulsões noturnas, privação do sono e anomalias urológicas. Nos adultos, a enurese do sono às vezes é vista em pacientes com respiração perturbada do sono. Na maioria dos casos, vergonha, constrangimento e culpa são as consequências mais graves. Ainda assim, se não for tratada, a enurese do sono pode deixar cicatrizes psicossociais. Diversos medicamentos foram usados para tratá-la, incluindo imipramina, cloridrato de oxibutinina e vasopressina sintética. Tratamentos comportamentais, incluindo treinamento da bexiga, usando dispositivos de condicionamento (*bell and pad*) e restrição de fluidos, demonstraram sucesso quando administrados adequadamente. Outros tratamentos incluem psicoterapia, estratégias motivacionais e hipnoterapia.

Gemido relacionado ao sono (catatrenia). Esse transtorno é uma condição crônica caracterizada por gemidos frequentemente altos, os quais podem ocorrer em qualquer estágio do sono. A parassonia pode começar durante a infância, mas em geral permanece oculta até a criança ter de dividir um quarto. A catatrenia não está relacionada a nenhuma anormalidade psiquiátrica ou fisiológica. Não há tratamento conhecido, e não há relatos de melhora com terapia CPAP. A polissonografia com monitoramento dos sons respiratórios revela sons durante a exalação e disritmia respiratória.

Alucinações relacionadas ao sono. As alucinações relacionadas ao sono costumam ser imagens visuais que ocorrem no início (hipnagógico) ou ao despertar (hipnopômpico) do sono. Às vezes difíceis de diferenciar dos sonhos, elas são comuns em pacientes com narcolepsia. Alucinações complexas são raras e costumam acontecer com despertar repentino e sem memória do sonho. As imagens tendem a ser vívidas e imóveis, persistindo por vários minutos (normalmente desaparecendo quando uma luz é acesa), e podem ser assustadoras.

Transtorno alimentar relacionado ao sono. A perturbação envolve uma incapacidade de voltar a dormir depois de acordar, a menos que o indivíduo tenha algo para comer ou beber. Após fazer isso, o retorno ao sono é normal. A síndrome de alimentação (bebida) noturna afeta predominantemente bebês e crianças; contudo, já foram relatados casos em adultos. Acredita-se que esteja associada com problemas de amamentação. Um bebê toma de 120 a 240 mL ou mais toda vez que acorda. Bebês também se molham em excesso. Eles devem conseguir passar a noite dormindo sem se alimentar após os 6 meses; no entanto, em indivíduos afetados, isso não acontece. O transtorno invariavelmente faz o cuidador ser privado de sono. Em adultos, a alimentação noturna pode estar condicionada a despertar. Comer pode virar uma obsessão, e várias pequenas refeições podem ser feitas durante a noite. O indivíduo pode estar inconsciente quanto à atividade, e o ganho de peso pode se tornar um problema.

Parassonia devido a uso de droga ou de substância e parassonia devida a condições clínicas. Muitas drogas e substâncias podem dar início a parassonias, particularmente aqueles agentes que deixam o sono mais leve; contudo, o álcool é notório na produção do sonambulismo (mesmo em indivíduos que tomaram comprimidos para dormir). O TCR pode ser provocado ou piorado por biperideno, antidepressivos tricíclicos, inibidores da monoaminoxidase (IMAOs), cafeína, venlafaxina, selegilina e agonistas da serotonina. Também pode ocorrer durante abstinência de álcool, meprobamato, pentazocina e nitrazepam. Medicamentos conhecidos por provocar pesadelos incluem L-DOPA e β-bloqueadores. Pesadelos também podem ser causados por rebote do sono REM induzido por drogas (p. ex., abstinência de drogas supressoras de REM, tais como anfetaminas) e abuso ou abstinência de álcool.

Os transtornos convulsivos devem estar sempre no topo de todas as listas de diagnósticos diferenciais para a maioria das parassonias. De fato, as diretrizes da American Academy of Sleep Medicine quanto a indicação para polissonografia incluem exames de sono para excluir convulsões quando se diagnosticam terror do sono, sonambulismo, TCR, pesadelos e outras parassonias. Transtornos respiratórios relacionados ao sono também podem levar a sonambulismo, enurese, terror noturno, despertar confuso e pesadelos. O TCR é associado a diversas condições neurológicas, incluindo doença de Parkinson, demência, paralisia supranuclear progressiva, síndrome de Shy-Drager (um transtorno do movimento com sintomas de despertar autônomo), narcolepsia e outras.

A Srta. R., uma mulher branca de 20 anos, foi encaminhada com sintomas de falar, murmurar e gritar durante o sono. Ao menos duas vezes por semana, ela gritava no sono. Sentia-se incomodada com sonolência excessiva e por pegar no sono em momentos inadequados, como durante conversas. Quando inativa, sentia-se cansada e com sono, mesmo depois de dormir 8 horas. No entanto, tinha energia quando se sentia motivada e levava uma vida vigorosa. Certa vez, acordou fora de seu apartamento, e sua colega de quarto teve de deixá-la entrar, pois havia se trancado do lado de fora. Ela não se lembrava do episódio de sonambulismo ou de outras caminhadas noturnas, mas às vezes se lembrava de gritar. De sua história, os gritos pareciam ocorrer no sono leve, mas ela raramente se lembrava de algum pensamento ou sonho. No entanto, apresentava uma história de pesadelos ocasionais e de bruxismo. Ela usava um aparelho dentário para proteger os dentes. Notaram-se chutes e ronco leve, sem engasgo ou sufocamento. Ela também reclamava de chutar durante o sono. Seus horários de sono-vigília eram irregulares, e ela tinha uma média de 5 a 7 horas de sono por noite. Às vezes, acordava com dor de cabeça de manhã.

Sua história de saúde incluía uma internação por convulsões febris e cirurgia oftalmológica por estrabismo, na infância, e tonsilectomia, quando adolescente. Afora isso, sua saúde era excelente. A paciente não fumava tabaco nem bebia álcool.

Pela história, a Srta. R. apresentava uma ou mais das parassonias. Soniloquismo não requer um estudo do sono, mas havia a presença de sonambulismo. A polissonografia com EEG clínico é indicada para excluir transtorno convulsivo noturno não reconhecido ou outros fatores orgânicos que induzem sonambulismo. O sonambulismo é comum, não sendo necessariamente considerado anormal nas crianças pequenas; contudo, no adulto, ele é raro e merece avaliação cuidadosa. É provável que a sonolência diurna excessiva da Srta. R. se devesse a sono insuficiente (de 5 a 7 horas por noite) e talvez a perturbações relacionadas a parassonia. De interesse, muitas parassonias são exacerbadas por privação do sono, assim como o transtorno convulsivo noturno.

Foram realizados estudos do sono usando polissonografia de laboratório completa e acompanhada. O estudo de EEG clínico não revelou nenhuma atividade EEG anormal significativa basal, durante fotoestimulação ou hiperventilação. Uma montagem EEG estendida foi usada durante o estudo do sono. A qualidade geral do sono estava dentro da variação normal. A eficiência do sono era de 96%, e a latência era de 1 minuto. A porcentagem de sono REM era elevada (31%), e a latência era menor que o normal (57 minutos). O sono de ondas lentas foi normal em porcentagem, mas a atividade delta no EEG apresentou altitude muito elevada. O padrão macroarquitetônico geral do sono sugeriu rebote da privação do sono.

Em contraste, a microarquitetura do sono continha muitas características anormais. Houve surtos paroxísticos de alta amplitude no EEG. Foram notados fusos de sono prolongados demais, e complexos K rítmicos foram observados (Fig. 16.2-5). Houve um despertar durante o sono de ondas lentas, com descargas de EEG rítmicas alternando-se com ondas agudas. Ondas agudas e espículas ocorreram várias vezes; no entanto, era difícil localizar o foco (possivelmente o lobo temporal direito). Havia movimentos corporais frequentes, com espasmos do corpo todo, a maioria ocorrendo no sono não REM. Houve episódios de gemidos durante o sono de ondas lentas e risadas durante o estágio 2 do sono, os quais foram seguidos por surtos de teta de alta amplitude e sono REM. Foram observados movimentos frequentes e momentos de despertar durante o sono REM, mas sem espículas relacionadas ao REM ou a ondas agudas. Atividade EEG do tipo convulsão foi notada durante a noite e ocorreu predominantemente durante o sono de ondas lentas. No entanto, a paciente não tentou deambular. Atividade de ondas lentas e agudas aumentou durante os últimos 45 minutos do estudo do sono.

A paciente não exibiu nenhum problema respiratório relacionado com o sono, e a saturação de oxigênio teve seu nadir em 90%. Ela não exibiu movimentos periódicos dos membros durante o sono, e características poligráficas associadas com síndrome das pernas inquietas estavam ausentes. (Cortesia de Max Hirshkowitz, Ph.D., Rhoda G. Seplowitz-Hafkin, M.D., e Amir Sharafkhaneh, M.D., Ph.D.)

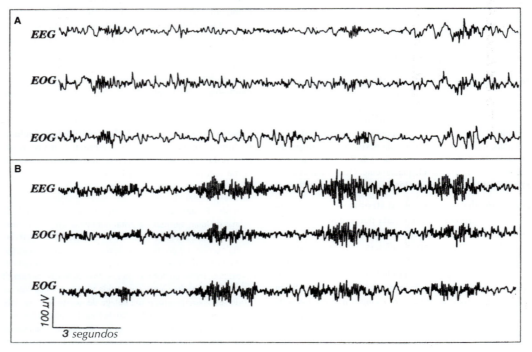

FIGURA 16.2-5
Traçados comparando atividade normal do fuso do sono durante o estágio 2 (A) com a atividade de um paciente que utiliza benzodiazepínicos cronicamente (B). Esse paciente havia sido tratado com benzodiazepínicos por mais de uma década e agora estava tomando uma dose extremamente alta antes de ser visto no centro de transtornos do sono. O sono se apresentava grosseiramente alterado. A aberração mais evidente era o grande aumento em frequência, magnitude e duração da atividade do fuso de sono no eletrencefalograma (EEG) (veja painel B). Além disso, o sono de ondas lentas estava ausente, o estágio 2 estava elevado demais, e os fusos até se intrometiam no sono REM. EOG, eletro-oculograma. Nota: Este exemplo não é do paciente descrito no caso. (Cortesia de Max Hirshkowitz, Ph.D., Rhoda G. Seplowitz-Hafkin, M.D., e Amir Sharafkhaneh, M.D., Ph.D.)

TRANSTORNOS DO MOVIMENTO RELACIONADOS AO SONO

Síndrome das pernas inquietas

A síndrome das pernas inquietas (SPI) (também conhecida como *síndrome de Ekbom*) é uma sensação subjetiva e desconfortável dos membros, normalmente das pernas, que às vezes é descrita como um "estranho formigamento", e da necessidade irresistível de movê-las quando em repouso ou enquanto se tenta dormir. Os pacientes com frequência relatam sensação de formigas andando na pele e nas pernas. Ela tende a piorar à noite, e mover as pernas ou caminhar ajuda a aliviar o desconforto (Fig. 16.2-6). Assim, quando está na cama relaxando, o indivíduo é perturbado por essas sensações. Então, mexe as pernas e, uma vez mais, tenta dormir. Esse ciclo continua por horas e resulta em insônia profunda. Uma força-tarefa do National Institutes of Health estabeleceu critérios para o diagnóstico da SPI. Uremia, neuropatias e anemia ferropriva ou por deficiência de ácido fólico podem produzir SPI secundária. A SPI também é relatada em associação com fibromialgia, artrite reumatoide, diabetes, doenças da tireoide e DPOC. Uma história detalhada e exames físicos são partes importantes da investigação da SPI. Além disso, o nível de ferritina deve ser verificado em todos os pacientes com sintomas consistentes de SPI. Farmacologicamente, os agonistas dopaminérgicos pramipexol e ropinirol são aprovados pela FDA e representam os tratamentos indicados. Outros agentes usados para tratar SPI incluem precursores da dopamina (p. ex., levodopa), benzodiazepínicos, opiáceos e fármacos antiepilépticos (p. ex., gabapentina). Tratamentos não farmacológicos incluem evitar o uso de álcool perto da hora de dormir, massagear as partes afetadas das pernas, tomar banhos quentes, aplicar calor ou frio às áreas afetadas e realizar exercícios moderados.

Transtorno do movimento periódico dos membros

O transtorno do movimento periódico dos membros (TMPM), anteriormente chamado de *mioclono noturno*, envolve movimentos breves, estereotípicos, repetitivos e não epileptiformes dos membros, em geral das pernas. Ocorre sobretudo no sono não REM e envolve a extensão do hálux. Flexão do tornozelo, do joelho e do quadril também pode ocorrer. Esses movimentos variam de 0,5 a 5 segundos de duração e ocorrem a cada 20 a 40 segundos. Os movimentos das pernas costumam estar associados com breve despertar e, como resultado, perturbar a arquitetura do sono (embora isso nem sempre ocorra). A prevalência de TMPM aumenta com a idade e pode ocorrer em associação com deficiência de folato, doença renal, anemia e uso de antidepressivos. A farmacoterapia para TMPM associado com SPI é a mesma da SPI. Ensaios clínicos da farmacoterapia para outras formas de TMPM ainda são poucos. Contudo, os benzodiazepínicos, em especial o clonazepam e os opiáceos, melhoram o sono de pacientes com esse transtorno.

Cãibras das pernas relacionadas ao sono

Cãibras noturnas das pernas são muito semelhantes àquelas que ocorrem durante o dia. Elas normalmente afetam a panturrilha e são contrações musculares dolorosas. A dor acorda o paciente e, portanto, perturba o sono. Transtornos metabólicos, deficiências de minerais, desequilíbrios eletrolíticos, diabetes e gravidez são precipitadores conhecidos. O motivo por que alguns indivíduos sofrem cãibras repetidas nas pernas durante o sono, mas não durante o dia, não é conhecido.

Bruxismo relacionado ao sono

O bruxismo relacionado ao sono é diagnosticado quando um indivíduo range os dentes enquanto dorme. Anteriormente classificado como uma parassonia, o bruxismo do sono pode produzir desgaste anormal e dano aos dentes, provocar dor nos dentes e na mandíbula ou gerar sons desagradáveis e altos que perturbam o parceiro. Às vezes, dor facial atípica e dor de cabeça resultam disso. Mais de 85% da população pode apresentar bruxismo uma vez ou outra; no entanto, ele só é clinicamente significativo em cerca de 5% dos casos. Ranger dos dentes ocorre em qualquer estágio do sono, mas parece ser mais comum na transição do sono, no estágio 2 e durante o sono REM. Algumas evidências indicam que o ranger de dentes durante o sono REM é mais comumente associado com desgaste ou dano dentário. O bruxismo do sono não parece ser exacerbado por maloclusão dentária e piora durante períodos

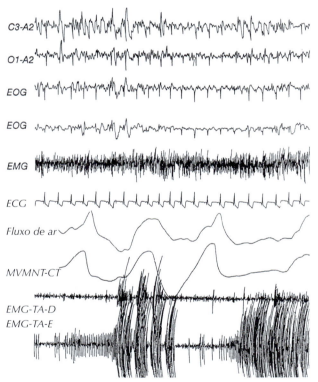

FIGURA 16.2-6
Síndrome das pernas inquietas. Este paciente se apresentou com queixas de sensações desconfortáveis de formigamento nas pernas quando tentava dormir. Os pacientes costumam relatar necessidade de mover as pernas para dar fim à sensação. Esta figura mostra um padrão bilateral de atividade das pernas no eletromiograma (EMG); entretanto, a descarga tibial anterior esquerda é mais pronunciada (EMG-TA-E) do que a direita (EMG-TA-D). Esse padrão continuou por mais de 1 hora enquanto o paciente tentava dormir; note que a atividade aguda no encefalograma (EEG) central e occipital (C3–A2 e O1–A2, respectivamente) e no eletro-oculograma (EOG) é um artefato eletrocardiográfico (ECG), e não uma anormalidade do EEG. (Cortesia de Constance A. Moore, M.D., Robert L. Williams, M.D., e Max Hirshkowitz, Ph.D.)

de estresse. Pesquisadores que estudam o bruxismo do sono relataram que muitos pacientes parecem ranger os dentes com frequência menor quando dormem no laboratório; portanto, estudos repetidos podem ser necessários para documentar o transtorno. No entanto, o bruxismo frequentemente aparece em registros polissonográficos feitos com outros propósitos (Fig. 16.2-7). Esse transtorno pode ser secundário a transtornos respiratórios relacionados ao sono, uso de psicoestimulantes (p. ex., anfetamina, cocaína), ingestão de álcool e tratamentos com ISRSs. O diagnóstico diferencial deve excluir convulsões noturnas. O bruxismo do sono pode ocorrer de modo infrequente (mensalmente), de forma regular (semanalmente) ou com frequência (toda noite). A gravidade é julgada com base na perturbação do sono, na dor subsequente e no dano dentário. O tratamento habitual envolve fazer o paciente usar um aparelho oral para proteger os dentes durante o sono. Existem dois tipos de aparelhos: o macio (guarda da boca) costuma ser usado em curto prazo, enquanto o duro, de acrílico (placa de mordida), é usado por um período maior e requer acompanhamento regular. Relaxamento, *biofeedback*, hipnose, fisioterapia e gerenciamento de estresse também são usados para tratar o bruxismo. Diversas farmacoterapias foram experimentadas (benzodiazepínicos, relaxantes musculares, agonistas dopaminérgicos e propranolol), mas os dados de desfecho não estão disponíveis.

Transtorno do movimento rítmico relacionado ao sono

Este transtorno do sono é marcado por movimentos repetitivos e rítmicos que costumam envolver a cabeça e o pescoço. Ocorrendo em geral na transição da vigília para o sono, também pode continuar durante o sono leve. Anteriormente classificado como uma parassonia, o transtorno do movimento rítmico relacionado ao sono tem muitas denominações, entre elas *jactatio capitis nocturna*, balanço do corpo e *rhythmie du sommeil*. Grande parte dos bebês apresenta balanço do corpo. Alguns médicos acreditam que esse balanço desenvolva um efeito calmante da estimulação vestibular. Se o movimento rítmico persistir até a infância e envolver balançar a cabeça, o risco de lesões aumenta. A proporção de homens para mulheres é de 4 para 1. A gravidade varia de menos de um episódio por semana a episódios todas as noites, produzindo lesões.

Transtorno do movimento relacionado ao sono devido a uso de droga ou de substância e transtorno do movimento relacionado ao sono devido a condição clínica

Diversas drogas, substâncias e condições comórbidas podem produzir ou exacerbar transtornos do movimento relacionados ao sono. Estimulantes podem produzir transtornos do movimento rítmico e bruxismo. Antidepressivos (incluindo a maioria dos tricíclicos e dos ISRSs), antieméticos, lítio, bloqueadores de canais de cálcio, anti-histamínicos e neurolépticos podem provocar sintomas de pernas inquietas e transtorno do movimento periódico dos membros. Doenças neurológicas que estão associadas com transtornos do movimento diurno também podem estar associadas com transtornos do movimento relacionado ao sono. Estresse, ansiedade e privação do sono podem levar ao desenvolvimento de bruxismo.

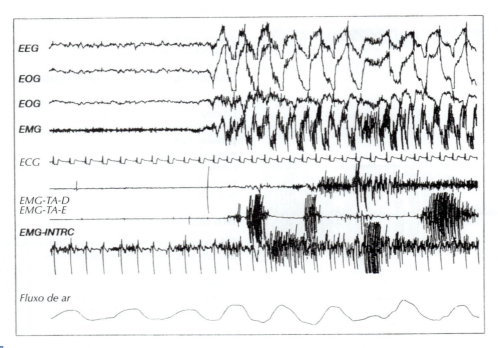

FIGURA 16.2-7
Bruxismo relacionado ao sono. Aproximadamente 25 segundos de traçados obtidos de um paciente durante um episódio de bruxismo. O bruxismo pode ocorrer durante qualquer estágio do sono ou da vigília. O padrão de interferência dos canais de eletrencefalograma (EEG), eletro-oculograma (EOG) e eletromiograma (EMG) é típico e reflete o movimento rítmico da mandíbula e o ranger dos dentes. O paciente teve muitos episódios como este, alguns dos quais o fizeram despertar. Dano aos dentes observável e dor na mandíbula foram notados. TA-E, tibial anterior esquerda; TA-D, tibial anterior direita; ECG, eletrocardiograma; INTRC, intercostal. (Extraída de Sadock BJ, Sadock VA, Ruiz P, eds. *Kaplan & Sadock's Comprehensive Textbook of Psychiatry*. 9th ed. Philadelphia: Lippincott Williams & Wilkins; 2009.)

SINTOMAS ISOLADOS, VARIANTES APARENTEMENTE NORMAIS E QUESTÕES EM ABERTO

Sono longo

Alguns indivíduos sentem sono quando têm o que a maioria das pessoas considera uma quantidade normal de sono; contudo, quando têm a chance de dormir de 10 a 12 horas, eles se sentem descansados. Esses indivíduos têm sono longo. Esse padrão de precisar de mais do que a quantidade normal de sono costuma estar presente desde a infância. A polissonografia pode ajudar a diferenciar uma pessoa com sono longo de alguém com hipersonia idiopática. Pode haver disfunção associada do sistema nervoso autônomo ou evidências polissonográficas de porcentagem mais elevada de sono de ondas lentas em pacientes com hipersonia idiopática.

Sono curto

Pessoas que se enquadram na categoria de sono curto requerem menos de 5 horas de sono por período de 24 horas para manter o funcionamento e o humor normal diurno. Isso parece ocorrer em famílias, mas os genes específicos são desconhecidos.

Ronco

Ronco primário consiste em ronco alto na ausência de episódios recorrentes de apneia ou de hipopneia. O som pode perturbar bastante o parceiro a ponto de eles passarem a dormir em quartos separados. Para ser classificado como ronco primário, o indivíduo não pode sofrer de sonolência excessiva. O ronco pode ficar mais alto durante o sono REM. Diversos aparelhos dentários foram desenvolvidos para reduzir os roncos (veja "Tratamento" em "Transtornos do Sono Relacionados à Respiração").

Sonilóquio

Como o nome define, em sua forma clássica, o sonilóquio envolve falar de modo inconsciente durante o sono. Ele é raramente reconhecido em um indivíduo, a menos que incomode o parceiro. O sonilóquio pode ser induzido por febre, estresse ou ao conversar com a pessoa que está dormindo. Ele pode acompanhar terror do sono, sonambulismo, despertar confuso, AOS e transtorno comportamental do sono REM.

Espasmo hipnagógico

Os espasmos hipnagógicos são contrações musculares breves e repentinas que ocorrem na transição entre a vigília e o sono em 60 a 70% dos adultos. As contrações costumam envolver as pernas; no entanto, às vezes há movimento nos braços e na cabeça. Também chamado de "espasmo hípnico", costuma ser benigno. Contudo, pode interferir na habilidade de adormecer e pode vir acompanhado de sensações de queda, alucinação de estar voando ou um estalido alto. Em casos graves, o início do sono produz insônia profunda na fase inicial do sono.

Mioclono benigno do sono da infância

Anteriormente chamado de mioclono perinatal benigno do sono, este transtorno é caracterizado pela contração assíncrona dos membros e do tronco durante o sono tranquilo em neonatos. Essa parassonia benigna e aparentemente rara em geral começa na primeira semana de vida e pode durar alguns dias ou vários meses. Nenhum tratamento é recomendado.

Tremor hipnagógico do pé e ativação alternante da musculatura das pernas durante o sono

O tremor hipnagógico do pé (THP) ocorre na fase inicial ou durante os estágios 1 e 2 do sono. Ele consiste em um movimento rítmico dos dedos ou dos pés por segundos ou minutos. A ativação alternante da musculatura das pernas (AAMP) consiste na breve ativação da tibial anterior em uma perna e depois na outra.

Mioclono propriospinal no início do sono

Este é um transtorno do movimento mediado pela medula espinal que às vezes é associado com lesões na medula. Os movimentos aparecem durante períodos de relaxamento na vigília e podem interferir na fase inicial do sono. Eles começam nos músculos abdominais e troncais e progridem para o pescoço e os músculos proximais dos membros. O tratamento com clonazepam ou anticonvulsivantes pode ser efetivo.

Mioclono fragmentário excessivo

Esses pequenos movimentos ou contrações musculares dos dedos das mãos, dos pés e dos cantos da boca são involuntários e podem ocorrer durante o sono ou a vigília. Apesar de não haver movimento visível, o paciente costuma estar ciente dos espasmos. Em pacientes com apneia, os espasmos podem piorar durante períodos de hipoxemia.

OUTROS TRANSTORNOS DO SONO

Outros transtornos fisiológicos do sono (orgânicos)

Esta categoria é para transtornos do sono que não se encaixam em nenhuma outra classificação da ICSD-2. Os transtornos desta categoria têm, supostamente, uma etiologia clínica ou fisiológica, mesmo que essa etiologia não seja conhecida no momento do diagnóstico.

Outro transtorno do sono não causado por uso de substância ou condições fisiológicas conhecidas

Esta categoria é para transtornos do sono que não se encaixam em nenhuma outra classificação da ICSD-2 e provavelmente se devam a fatores psiquiátricos ou comportamentais.

Transtorno ambiental do sono

Este é um transtorno do sono secundário a fatores ambientais que levam a insônia ou sonolência diurna (em razão de insônia ou sono pobre). Barulho, calor, frio, ruídos do parceiro, atividade do parceiro ou perigo percebido podem induzir um transtorno ambiental do sono. A insônia ou a hipersonia são causadas diretamente pelo fator ambiental. Um exemplo de fator ambiental é um vizinho que toca música alto toda noite. O início, o curso e o término do problema estão correlacionados com a introdução, a presença e a remoção do fator ou dos fatores específicos. Assim, o tratamento envolve a identificação e a remoção do fator ambiental.

FERRAMENTAS NA MEDICINA DO SONO

Entrevista clínica

Uma entrevista clínica cuidadosa e completa é uma das partes mais informativas do acompanhamento do paciente para transtornos do sono. A hora habitual de dormir e acordar, tanto para a semana quanto para os fins de semana, a frequência, a duração e o revigoramento das sonecas e o nível geral de sonolência são bons tópicos para começar. Problemas específicos do sono relacionados à dificuldade de iniciar e manter o sono são importantes, incluindo se há ruminação na hora de dormir, medo de não conseguir dormir ou preocupação excessiva quando tenta dormir. Movimentos das pernas, sensações nas pernas, câibras nas pernas, ranger de dentes, vivenciar os sonhos (com ou sem ferimentos) e outros movimentos devem ser investigados. Dores de cabeça matinais, secura na boca pela manhã, refluxo noturno, hiperidrose, noctúria, enurese, mordidas na língua à noite, pesadelos, terrores do sono e outros problemas relacionados do sono devem ser revistos. Perguntar sobre a presença de animais de estimação e se eles dormem no quarto (ou na cama) pode ser importante em alguns casos.

Polissonografia

A polissonografia é a gravação contínua, assistida e abrangente das alterações biofisiológicas que ocorrem durante o sono. Cada segmento de 30 segundos do registro é considerado uma "época". Uma polissonografia costuma ser registrada à noite e dura entre 6 e 8 horas. Atividade das ondas cerebrais, movimento dos olhos, atividade eletromiográfica submentoniana, fluxo nasal-oral, esforço respiratório, saturação de oxi-hemoglobina, ritmo cardíaco e movimentos das pernas durante o sono são mensurados. A posição do corpo costuma ser notada, e sons de roncos podem ser gravados. A atividade das ondas cerebrais, os movimentos dos olhos e o eletromiograma submentoniano são importantes para identificar os estágios do sono. A tensão muscular e os movimentos ficam reduzidos com sono mais profundo e também podem ser úteis no diagnóstico do transtorno do movimento periódico dos membros e da síndrome das pernas inquietas. Fluxo de ar nasal, esforço respiratório e saturação de oxi-hemoglobina são essenciais no diagnóstico da apneia do sono e de outros transtornos respiratórios a ele relacionados.

Recomendações para polissonografia incluem (1) diagnóstico de transtornos respiratórios relacionados ao sono, (2) titulação da pressão aérea positiva e avaliação da eficácia do tratamento e (3) avaliação de comportamentos relacionados ao sono que são violentos ou que podem causar mal ao paciente ou a seu parceiro. A polissonografia também pode ser usada para diagnosticar parassonias atípicas, problemas relacionados ao sono secundários a transtornos neuromusculares, transtorno do movimento periódico dos membros e despertar secundário a transtorno convulsivo. Além disso, pacientes com sonolência diurna excessiva ou aqueles que acordam sem ar devem ser indicados para polissonografia. Um estudo do sono não é necessário para diagnosticar SPI.

Indicações para polissonografia devem ser consideradas em casos em que a falta de sono tenha estado presente por seis meses ou mais e por pelo menos quatro noites por semana. A polissonografia também deve ser considerada quando a insônia não respondeu a terapia comportamental ou a farmacoterapia, quando medicamentos que promovem o sono são contraindicados ou quando uma causa clínica ou psiquiátrica foi excluída. A indicação também deve ser feita se o tratamento de uma comorbidade clínica ou psiquiátrica subjacente não conseguiu resolver a insônia.

A polissonografia também é recomendada para avaliar a qualidade e a quantidade do sono na noite anterior a um teste múltiplo de latência do sono, conduzido para diagnosticar narcolepsia.

Teste de latência múltipla do sono

O teste de latência múltipla do sono (TLMS) é indicado para diagnosticar narcolepsia. Começando 2 horas após acordar de manhã, são oferecidas sonecas de 20 minutos durante as quais o paciente é instruído a se permitir dormir, sem resistir ao sono. Atividade encefalográfica, eletro-oculográfica e eletromiografia submentoniana são registradas para determinar o estágio do sono. A latência para dormir é usada para avaliar o nível de sonolência, e o aparecimento do sono REM em duas ou mais oportunidades confirma a narcolepsia, em especial quando outros sintomas auxiliares estão presentes (p. ex., cataplexia, paralisia do sono, hipnagogia e sonolência excessiva). Se o paciente pegar no sono em uma das oportunidades, a soneca é encerrada 15 minutos após seu início. Se ele não dormir, a sessão é encerrada após 20 minutos de gravação. Cinco oportunidades de soneca são oferecidas em intervalos de 2 horas ao longo do dia.

Teste de manutenção da vigília

Com procedimentos semelhantes ao TLMS, o teste de manutenção da vigília (TMV) oferece sessões de teste de 40 minutos em intervalos de 2 horas ao longo do dia, mas o paciente é instruído a tentar permanecer acordado. Essa técnica é usada para avaliar os desfechos de tratamento, sendo às vezes requerida como parte de um "teste de aptidão". Os pacientes sentam-se em uma cadeira confortável ou na cama, apoiados em um travesseiro, em uma sala escura, enquanto os registros são feitos. A primeira época do estágio 2, 3 ou 4 do sono ou REM ou três épocas consecutivas do estágio 1 marcam início inequívoco do sono. Pegar no sono durante o TMV indica algum grau de sonolência. Ao todo, 59% dos voluntários (presumivelmente sadios) permanecem acordados durante os 40 minutos inteiros em todos os quatro exames (usando critérios de sono inequívocos). Qualquer latência do sono de menos de 8 minutos é anormal. A latência do sono que varia de 8 a 40 minutos é de significância desconhecida. A latência média do sono (primeira época do sono) é de 30,4 ± 11,2 minutos, e o intervalo de confiança superior de 95% é de 40 minutos.

Actigrafia

Um actígrafo é um aparelho que mede e registra movimento. Ele costuma ser usado no pulso (como um relógio) e pode ser usado como uma medida geral do ciclo de sono-vigília. Dependendo do modelo e das configurações, ele pode realizar registros contínuos por dias ou semanas. Pode ser especialmente útil para avaliar insônia, transtornos do ritmo circadiano, transtornos do movimento e uma ampla gama de eventos raros.

Teste de sono domiciliar

Recentemente aprovado pela Medicare, o teste de sono domiciliar envolve gravar um número limitado de parâmetros cardiopulmonares para avaliar transtornos respiratórios relacionados ao sono nos pacientes. Esse teste é muito mais barato do que a polissonografia. Em geral, fluxo de ar, esforço respiratório, ritmo cardíaco, sons de ronco e oximetria são registrados. Diversos dispositivos comercialmente disponíveis são capazes de detectar apneia do sono em pacientes com fisiopatologia moderada a grave. Estudos negativos são problemáticos porque o teste de sono domiciliar é menos sensível do que a polissonografia completa em laboratório. Pacientes com testes negativos, excetuando-se sintomas ou comorbidade evidentes, devem realizar um estudo do sono em laboratório. Além disso, o teste de sono domiciliar não examina todo o espectro de transtornos do sono; portanto, sintomas residuais após um diagnóstico de transtorno respiratório com esse método precisam ser cuidadosamente acompanhados.

Referências

Bianchi MT, Thomas RJ. Technical advances in the characterization of the complexity of sleep and sleep disorders. *Prog Neuropsychopharmacol Biol Psychiatry*. 2013;45:277–286.

Iber C, Ancoli-Israel S, Chesson A, Quan SF for the American Academy of Sleep Medicine. *The AASM Manual for the Scoring of Sleep and Associated Events: Rules, Terminology and Technical Specifications*. Westchester, IL: American Academy of Sleep Medicine; 2007.

The International Classification of Sleep Disorders. 2nd ed. Rochester, MN: American Sleep Disorders Association, 2005.

Kryger MH, Roth T, Dement WC, eds. *Principles and Practice of Sleep Medicine*. 4th ed. Philadelphia: Saunders; 2005.

Manfredini D, Winocur E, Guarda-Nardini L, Lobbezoo F. Epidemiology of bruxism in adults: A systematic review of the literature. *J Orofac Pain*. 2013;27:99–110.

Ohayon MM, Mahowald MW, Dauvilliers Y, Krystal AD, Léger D. Prevalence and comorbidity of nocturnal wandering in the US adult general population. *Neurology*. 2012;78(20):1583–1589.

Ohayon MM, Reynolds CF III, Dauvilliers Y. Excessive sleep duration and quality of life. *Ann Neurol*. 2013;73(6):785–794.

Pressman MR, Orr WC, eds. *Understanding Sleep: The Evaluation and Treatment of Sleep Disorders*. Washington, DC: American Psychological Association; 1997.

Qaseem A, Holty JE, Owens DK, Dallas P, Starkey M, Shekelle P, for the Clinical Guidelines Committee of the American College of Physicians. Management of obstructive sleep apnea in adults: A clinical practice guideline from the American College of Physicians. *Ann Intern Med*. 2013;159(7):471–483.

Saper CB, Scammell, TE. Emerging therapeutics in sleep. *Annals of neurology*. 2013;74(3):435–440.

Younes, MK, Ostrowski M, Hanly P, Raneri J. Agreement between manual and automatic scoring of polysomnograms in a broad spectrum of sleep disorders. *Am J Respir Crit Care Med*. 2014;189:A3593.

17 Sexualidade humana e disfunções sexuais

▲ 17.1 Sexualidade normal

A sexualidade sempre foi uma área de interesse para a comunidade médica. Na Era Clássica, Hipócrates se referiu ao clitóris como o local da excitação sexual feminina, o primeiro médico, com registros históricos, que fez essa avaliação. Na Idade Média, os médicos islâmicos recomendavam o coito interrompido como uma forma de controle da natalidade. No fim da Renascença e início da Reforma Protestante, foi desenvolvido um envoltório de linho como preservativo, não para o controle da natalidade, mas como proteção contra a sífilis. Durante a Era Vitoriana, sexólogos como Havelock Ellis (Fig. 17.1-1) e Richard von Krafft-Ebing (Fig. 17.1-2) apresentaram perspectivas divergentes sobre o comportamento sexual. Durante aquele mesmo período, Sigmund Freud desenvolveu suas teorias inovadoras sobre a libido, a sexualidade infantil e os efeitos do impulso sexual no comportamento humano. Na Era Moderna, as pesquisas de Alfred Kinsey, o trabalho de William Masters e Virginia Johnson e o desenvolvimento de drogas que previnem a concepção, auxiliam a ereção e substituem os hormônios que diminuem com a menopausa e com o envelhecimento contribuíram para o desenvolvimento de uma era de liberalidade sexual. O sexo também sempre foi foco constante de curiosidade e interesse da humanidade em geral. Descrições do comportamento sexual existem desde a época dos desenhos nas cavernas pré-históricas, passando pelas ilustrações anatômicas do intercurso sexual feitas por Leonardo da Vinci até os *sites* pornográficos atuais na internet.

A sexualidade é determinada pela anatomia, fisiologia, a cultura em que uma pessoa vive, suas relações com as outras pessoas e as experiências desenvolvimentais durante o ciclo de vida. Ela inclui a percepção de ser homem ou mulher e pensamentos e fantasias privados, além do comportamento. Para a pessoa comum, a atração sexual por outra pessoa e a paixão e o amor que se seguem estão profundamente associados a sentimentos de felicidade íntima.

O comportamento sexual normal traz prazer ao indivíduo e a seu parceiro e envolve a estimulação de órgãos sexuais primários, incluindo o coito; ele é desprovido de sentimentos inapropriados de culpa ou ansiedade e não é compulsivo. O entendimento da sociedade sobre o que define o comportamento sexual normal é inconstante e varia de época para época, refletindo os costumes culturais do momento.

TERMOS

A sexualidade e a personalidade estão tão entrelaçadas que falar da sexualidade como uma entidade separada é praticamente impossível. O termo *psicossexual*, portanto, é usado para descrever o desenvolvimento e o funcionamento da personalidade na forma como estes são afetados pela sexualidade. O termo *psicossexual* aplica-se a mais do que sentimentos e comportamento sexual e não é um sinônimo de *libido* no sentido freudiano mais amplo.

A generalização de Freud de que todos os impulsos e as atividades prazerosas são originalmente sexuais provocou nas pessoas leigas uma visão um tanto distorcida dos conceitos sexuais e apresentou aos psiquiatras um quadro confuso da motivação. Por exemplo, algumas atividades orais são direcionadas à obtenção de comida, e outras são direcionadas à obtenção de gratificação sexual. Ambas as atividades buscam o prazer e usam o mesmo órgão, mas não são, como Freud defendeu, necessariamente sexuais. Rotular todos os comportamentos de busca do prazer como sexuais torna impossível especificar as motivações precisas. As pessoas também podem usar as atividades sexuais para gratificação de necessidades não sexuais, como dependência, agressão, poder e *status*. Embora impulsos sexuais e não sexuais possam, em conjunto, motivar o comportamento, a análise do comportamento depende do conhecimento das motivações individuais subjacentes e suas interações.

SEXUALIDADE INFANTIL

Antes de Freud descrever os efeitos das experiências infantis na personalidade dos adultos, a universalidade da atividade sexual e a aprendizagem sexual das crianças não eram reconhecidas. A maior parte das experiências de aprendizagem sexual na infância ocorre sem o conhecimento dos pais, mas o reconhecimento do sexo do filho influencia o comportamento parental. Os bebês do sexo masculino, por exemplo, tendem a ser manuseados mais vigorosamente, e os do sexo feminino, a ser mais acarinhados. O pai passa mais tempo com seus filhos do que com suas filhas quando bebês e também é propenso a estar mais atento às preocupações adolescentes dos filhos do que às ansiedades das filhas. Os meninos têm maior probabilidade de ser fisicamente castigados do que as meninas. O sexo do filho afeta a tolerância parental à agressão e reforça ou tenta extinguir atividades e interesses intelectuais, estéticos e esportivos.

A observação de crianças revela que o manuseio genital no bebê faz parte do desenvolvimento normal. De acordo com Harry Harlow, a interação com a mãe e com os pares é necessária para o desenvolvimento do comportamento sexual efetivo nos macacos, um achado que tem relevância para a socialização normal das crianças. Durante um período crítico no desenvolvimento, os bebês têm especial suscetibilidade a certos estímulos; posteriormente, poderão ser imunes a eles. A relação detalhada entre os períodos críticos e o desenvolvimento sexual ainda não foi estabelecida; os estágios psicossexuais do desenvolvimento de Freud – oral, anal, fálico, latência e genital – provavelmente ofereçam uma abordagem ampla.

Sexualidade humana e disfunções sexuais **565**

Identidade sexual e identidade de gênero

Identidade sexual é o padrão das características sexuais biológicas de uma pessoa: cromossomos, genitália externa, genitália interna, composição hormonal, gônadas e características sexuais secundárias. No desenvolvimento normal, essas características formam um padrão coeso que não deixa dúvidas na pessoa quanto a seu sexo. Identidade de gênero é o sentimento de masculinidade ou feminilidade em uma pessoa. Identidade sexual e identidade de gênero são interativas. Influências genéticas e os hormônios afetam o comportamento, e o ambiente afeta a produção hormonal e a expressão genética (Tab. 17.1-1).

Identidade sexual. Estudos embriológicos modernos mostraram que todos os embriões de mamíferos, sejam eles masculinos (genótipo XY), sejam eles femininos (genótipo XX), do ponto de vista genético, são anatomicamente do sexo feminino durante os primeiros estágios da vida fetal. A diferenciação do masculino a partir do feminino resulta da ação dos andrógenos fetais; a ação se inicia em torno da sexta semana de vida embrionária e é concluída no fim do terceiro mês (Fig. 17.1-3). Pesquisas recentes detiveram-se nos papéis possíveis de genes-chave no desenvolvimento sexual fetal. Um testículo desenvolve-se como resultado da ação de SRY e SOX9, e um ovário se desenvolve na ausência dessa ação. DAX1 contribui para o desenvolvimento fetal de ambos os sexos, e é necessária a ação de WNT4 para o desenvolvimento de dutos mullerianos no feto feminino. Outros estudos explicaram os efeitos dos hormônios fetais na masculinização ou feminização do cérebro. Em animais, a estimulação hormonal

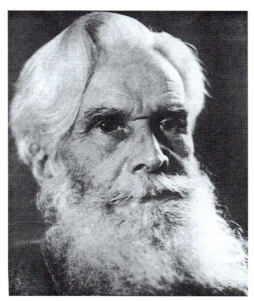

FIGURA 17.1-1
Havelock Ellis. (Cortesia da NYU School of Medicine.)

FATORES PSICOSSEXUAIS

A sexualidade depende de quatro fatores psicossexuais inter-relacionados: identidade sexual, identidade de gênero, orientação sexual e comportamento sexual. Esses fatores afetam o crescimento, o desenvolvimento e o funcionamento da personalidade. Sexualidade é mais do que sexo físico, com ou sem coito, e menos do que todos os comportamentos direcionados para a obtenção de prazer.

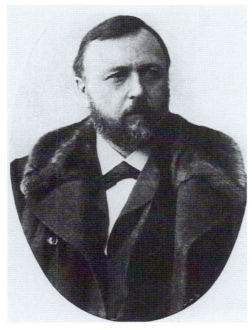

FIGURA 17.1-2
Richard von Krafft-Ebing. (Cortesia da NYU School of Medicine.)

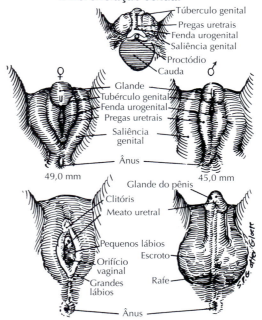

FIGURA 17.1-3
Diferenciação da genitália externa masculina e feminina a partir dos primórdios indiferenciados. A diferenciação masculina ocorre somente na presença de estimulação androgênica, ocorrendo durante as 12 primeiras semanas de vida fetal. (Reproduzida de van Wyk e Grumbach, 1968; de Brobeck JR, ed. *Best & Taylor's Physiological Basis of Medical Practice,* 9th ed. Baltimore: Williams & Wilkins; 1973, com permissão.)

TABELA 17.1-1
Classificação dos transtornos intersexuais[a]

Síndrome	Descrição
Hiperplasia suprarrenal virilizante (síndrome adrenogenital)	Resulta do excesso de andrógenos no feto com genótipo XX; transtorno intersexo feminino mais comum; associado a clitóris aumentado, lábios fundidos, hirsutismo na adolescência
Síndrome de Turner	Resulta da ausência do segundo cromossomo sexual feminino (XO); associada a pescoço alado, nanismo, cúbito valgo; sem produção de hormônios sexuais; infértil
Síndrome de Klinefelter	O genótipo é XX; *habitus* masculino presente com pênis pequeno e testículos rudimentares devido a baixa produção de andrógenos; libido fraca; em geral designado como homem
Síndrome de insensibilidade aos andrógenos (síndrome testicular feminizante)	Transtorno recessivo congênito ligado ao X que resulta na incapacidade dos tecidos de responder aos andrógenos; os genitais externos parecem femininos, e testículos estão presentes, mas há criptorquidia; na forma extrema, o paciente tem mamas, genitais externos normais, vagina cega curta e ausência de pelos púbicos e axilares
Defeitos enzimáticos no genótipo XY (p. ex., deficiência de 5-α-redutase, deficiência de 17-hidroxiesteroide)	Interrupção congênita na produção de testosterona que resulta em genitália ambígua e *habitus* feminino
Hermafroditismo	O hermafrodita autêntico é raro e caracterizado pela presença de testículos e ovários na mesma pessoa (pode ser 46 XX ou 46 XY)
Pseudo-hermafroditismo	Em geral resultado de defeito enzimático ou endócrino (p. ex., hiperplasia suprarrenal) em pessoas com cromossomos normais; pseudo-hermafroditas do sexo feminino têm genitais de aparência masculina, mas são XX; pseudo-hermafroditas do sexo masculino têm testículos rudimentares, genitais externos e são XY

[a] Os transtornos intersexuais incluem uma variedade de síndromes que resultam em pessoas com aspectos anatômicos ou psicológicos marcantes do sexo oposto.

pré-natal do cérebro é necessária para o comportamento reprodutivo e copulativo masculino e feminino. O feto também é vulnerável a andrógenos administrados exogenamente durante esse período. Por exemplo, se uma mulher grávida recebe andrógenos exógenos suficientes, seu feto feminino que têm ovários pode desenvolver genitália externa semelhante à de um feto masculino (Fig. 17.1-4).

No passado, recém-nascidos com genitália ambígua recebiam sua identidade sexual ao nascimento. A teoria subjacente a essa ação era de que os pais e o bebê sentiriam menos confusão e que a criança aceitaria o sexo designado e desenvolveria mais facilmente um sentimento estável de ser homem ou mulher. Embora isso funcionasse para algumas crianças, outras desenvolviam uma identidade de gê-

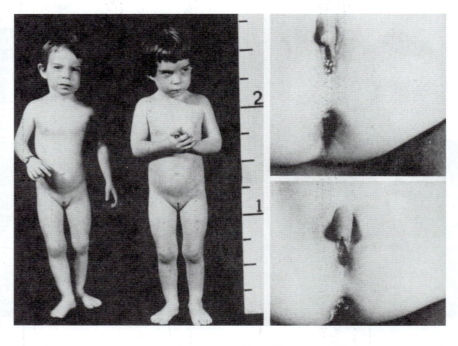

FIGURA 17.1-4
Gêmeas nascidas de uma mãe que recebeu testosterona durante a gravidez. Observe o clitóris aumentado em cada criança. (Cortesia de Robert B. Greenblatt, M.D., e Virginia McNamarra, M.D.)

nero contrária a seu sexo atribuído. Por exemplo, um bebê designado como do sexo feminino ao nascimento poderia se sentir do sexo masculino durante a infância e, mais enfaticamente, na puberdade. Em alguns casos, esse conflito provocava depressão e até mesmo suicídio. A prática atual costuma permitir que a criança se desenvolva com ambiguidade, o que possibilita que um sentimento de identidade de gênero evolua à medida que a criança cresce. A identidade de gênero é, então, mais congruente com a noção emocional da criança de masculinidade ou feminilidade. Idealmente, a família recebe apoio de uma equipe médica composta de um pediatra, um endocrinologista e um psiquiatra ao longo de seu processo de desenvolvimento.

Identidade de gênero. Em bebês com identidade sexual não ambígua, quase todos têm uma firme convicção de que "Eu sou homem" ou "Eu sou mulher" por volta dos 2 a 3 anos de idade. No entanto, mesmo que a masculinidade e feminilidade se desenvolvam normalmente, as pessoas ainda precisam desenvolver um sentimento de masculinidade ou feminilidade.

Identidade de gênero, de acordo com Robert Stoller, "conota aspectos psicológicos do comportamento relacionados à masculinidade ou feminilidade". Stoller considera o gênero social e o sexo biológico: "Mais frequentemente os dois são bastante congruentes, isto é, os homens tendem a ser masculinos e as mulheres femininas". Porém, sexo e gênero podem se desenvolver de formas conflitantes ou até mesmo opostas. A identidade de gênero resulta de uma série quase infinita de sinais derivados de experiências com os membros da família, professores, amigos e colegas de trabalho e a partir de fenômenos culturais. As características físicas derivadas do sexo biológico de uma pessoa – como físico, forma corporal e dimensões físicas – se inter-relacionam com um sistema intricado de estímulos, incluindo recompensas e punições e os rótulos de gênero parentais, para estabelecer a identidade de gênero.

Assim, a formação da identidade de gênero se origina das atitudes parentais e culturais, da genitália externa do bebê e de uma influência genética, que é fisiologicamente ativa por volta da sexta semana de vida fetal. Ainda que as influências familiares, culturais e biológicas possam complicar o estabelecimento de um sentimento de masculinidade ou feminilidade, as pessoas em geral desenvolvem um sentimento bastante seguro de identificação com seu sexo biológico – uma identidade de gênero estável.

PAPEL DE GÊNERO. Relacionado à identidade de gênero e, em parte, derivado dela está o comportamento associado ao papel de gênero. John Money e Anke Ehrhardt descreveram o comportamento associado ao papel de gênero como todas aquelas coisas que uma pessoa diz ou faz para se mostrar com o *status* de menino ou homem, menina ou mulher, respectivamente. Um papel de gênero não é estabelecido ao nascimento, mas é desenvolvido de forma cumulativa por meio de (1) experiências encontradas e negociadas mediante aprendizagem casual e não planejada, (2) instrução e inculcação explícitas e (3) espontaneamente juntar 2 mais 2 para às vezes dar 4 e às vezes 5. O resultado costuma ser uma congruência da identidade de gênero com papel de gênero. Embora os atributos biológicos sejam significativos, o fator principal na aquisição do papel apropriado ao sexo de uma pessoa é o aprendizado.

Pesquisas sobre as diferenças sexuais no comportamento das crianças revelam mais semelhanças psicológicas do que diferenças. As meninas, no entanto, são menos suscetíveis a crises de raiva após os 18 meses do que os meninos, e os meninos em geral são mais agressivos física e verbalmente do que as meninas dos 2 anos em diante. As garotinhas e os garotinhos são de modo igual ativos, mas os meninos são estimulados com mais facilidade a explosões repentinas de atividade quando estão em grupos. Alguns pesquisadores especulam que, embora a agressão seja um comportamento aprendido, os hormônios masculinos podem ter sensibilizado as organizações neurais dos meninos para absorverem essas lições mais facilmente do que as meninas.

Os papéis de gênero das pessoas podem ser opostos a sua identidade de gênero. As pessoas podem se identificar com o próprio sexo e ainda assim adotar a vestimenta, o corte de cabelo ou outras características do sexo oposto. Ou elas podem se identificar com o sexo oposto e ainda assim, por conveniência, adotar muitas características comportamentais do próprio sexo. Uma discussão mais aprofundada sobre as questões de gênero pode ser encontrada no Capítulo 18.

Orientação sexual

Orientação sexual descreve o objeto dos impulsos sexuais de uma pessoa: heterossexual (sexo oposto), homossexual (mesmo sexo) ou bissexual (ambos os sexos). Um grupo de pessoas definiu-se como "assexuais" e afirma isso como uma identidade positiva. Alguns pesquisadores acreditam que essa falta de atração por um objeto seja uma manifestação de um transtorno do desejo. Outras pessoas não querem absolutamente definir sua orientação sexual e evitam rótulos. Outras, ainda, se descrevem como polissexuais ou pansexuais.

Comportamento sexual

Sistema nervoso central e comportamento sexual
O CÉREBRO
Córtex. O córtex participa do controle dos impulsos sexuais e do processamento dos estímulos sexuais que podem levar a atividade sexual. Em estudos com homens jovens, algumas áreas do cérebro demonstraram ser mais ativas durante a estimulação sexual do que outras. Estas incluem o córtex orbitofrontal, que está envolvido nas emoções; o córtex cingulado anterior esquerdo, que está implicado no controle hormonal e na excitação sexual; e o núcleo caudado direito, cuja atividade é um fator que define se a atividade sexual se segue à excitação.

Sistema límbico. Em todos os mamíferos, o sistema límbico está diretamente envolvido com elementos do funcionamento sexual. A estimulação química ou elétrica da parte inferior do septo e a área pré-óptica contígua, a fímbria do hipocampo, os corpos mamilares e os núcleos talâmicos provocam ereções penianas.

Estudos do cérebro em mulheres revelaram que as áreas ativadas pelas emoções de medo ou ansiedade estão particularmente quiescentes quando a mulher experimenta um orgasmo.

Tronco encefálico. Partes do tronco encefálico exercem controle inibitório e excitatório sobre os reflexos sexuais da medula espinal. O núcleo paragigantocelular projeta-se de maneira direta até os neurônios pélvicos eferentes na medula espinal lombossacra, aparentemente fazendo-os secretar serotonina, a qual sabidamente inibe o orgasmo. A coluna lombossacra também recebe projeções de outros núcleos serotonérgicos no tronco encefálico.

Neurotransmissores cerebrais. Muitos neurotransmissores, incluindo dopamina, epinefrina, norepinefrina e serotonina, são produzidos no cérebro e afetam a função sexual. Por exemplo, presume-se que um aumento na dopamina aumente a libido. A serotonina, produzida na ponte superior e no tronco encefálico, exerce um efeito inibitório na função sexual. A oxitocina é liberada com o orgasmo, e acredita-se que reforce as atividades prazerosas.

MEDULA ESPINAL. A excitação e o clímax sexual são, em última análise, organizados no nível espinal. Estímulos sensoriais relacionados à função sexual são transmitidos via aferentes dos nervos pudendo, pélvico e hipogástrico. Vários experimentos separados indicam que os reflexos sexuais são mediados pelos neurônios da medula espinal na região cinzenta central dos segmentos lombossacros.

Respostas fisiológicas. A resposta sexual é uma verdadeira experiência psicofisiológica. A excitação é desencadeada por estímulos psicológicos e físicos; níveis de tensão são experimentados tanto fisiológica quanto emocionalmente; e, com o orgasmo, em geral ocorre uma percepção subjetiva de um pico de reação física e relaxamento junto com um sentimento de bem-estar. O desenvolvimento psicossexual, as atitudes psicológicas em relação à sexualidade e as atitudes em relação ao parceiro sexual estão diretamente envolvidos e afetam a fisiologia da resposta sexual humana.

Via de regra, homens e mulheres experimentam uma sequência de respostas fisiológicas à estimulação sexual. Na primeira descrição detalhada dessas respostas, Masters e Johnson observaram que o processo fisiológico envolve níveis crescentes de vasocongestão e miotomia (tumescência) e a posterior liberação da atividade vascular e do tônus muscular em consequência do orgasmo (detumescência). As Tabelas 17.1-2 e 17.1-3 descrevem os ciclos de respostas fisiológicas masculinas e femininas. É importante lembrar que a sequência de respostas pode se sobrepor e flutuar. Uma fantasia sexual ou o desejo de ter relações sexuais com frequência precedem as respostas fisiológicas de excitação, orgasmo e resolução, sobretudo no homem. Além disso, as experiências subjetivas de uma pessoa são tão importantes para a satisfação sexual quanto a resposta fisiológica objetiva. As Figuras 17.1-5 e 17.1-6 ilustram vários padrões possíveis nas fases das respostas sexuais masculina e feminina, respectivamente.

TABELA 17.1-2
Ciclo da resposta sexual masculina[a]

Órgão	Fase de excitação	Fase orgástica	Fase de resolução
	Dura vários minutos até várias horas; excitação aumentada antes do orgasmo, 30 segundos a 3 minutos	3 a 15 segundos	10 a 15 minutos; se não houver orgasmo, ½ a 1 dia
Pele	Logo antes do orgasmo: rubor sexual aparece de forma inconsistente; ocorre erupção maculopapular no abdome e se espalha para a parede torácica anterior, a face e o pescoço e pode incluir os ombros e antebraços	Rubor bem desenvolvido	Rubor desaparece na ordem inversa de aparecimento; camada de transpiração aparece de forma inconsistente nas solas dos pés e palmas das mãos
Pênis	Ereção em 10 a 30 segundos causada por vasocongestão dos corpos eréteis dos corpos cavernosos da haste; pode ocorrer perda da ereção com a introdução de estímulo assexual, ruído alto; com o aumento da excitação, o tamanho da glande e o diâmetro da haste peniana aumentam ainda mais	Ejaculação; fase de emissão marcada por 3 a 4 contrações de 0,8 segundos do canal, das vesículas seminais, da próstata; ejaculação propriamente marcada por contrações da uretra de 0,8 segundos e jato ejaculatório de 30 a 50 cm aos 18 anos, decrescendo com a idade até o vazamento aos 70 anos	Ereção: involução parcial em 5 a 10 segundos com período refratário variável; detumescência total em 5 a 30 minutos
Escroto e testículos	Enrijecimento e elevação do saco escrotal e elevação dos testículos; com o aumento da excitação, 50% de aumento no tamanho dos testículos, em comparação com o estado não estimulado, e achatamento contra o períneo, sinalizando ejaculação iminente	Sem alterações	Diminuição até o tamanho habitual devido à perda da vasocongestão; descida testicular e escrotal em 5 a 30 minutos após o orgasmo; a involução pode levar várias horas se não ocorrer liberação orgástica
Glândulas de Cowper	2 a 3 gotas de líquido mucoide que contêm esperma viável são secretadas durante o aumento da excitação	Sem alterações	Sem alterações
Outros	Mamas: ereção inconsistente dos mamilos com o aumento da excitação antes do orgasmo Miotonia: contrações semiespásticas dos músculos da face, abdominais e intercostais Taquicardia: até 175 batimentos por minuto Pressão arterial: elevação na sistólica de 20 a 80 mm; na diastólica, de 10 a 40 mm Respiração: aumentada	Perda do controle muscular voluntário Reto: contrações rítmicas do esfíncter Frequência cardíaca: até 180 batimentos por minuto Pressão arterial: até 40 a 100 mm sistólica; 20 a 50 mm diastólica Respiração: até 40 respirações por minuto	Retorno ao estado basal em 5 a 10 minutos Um período refratário segue-se ao orgasmo, durante o qual o homem não consegue ficar excitado até a ereção e é irresponsivo à estimulação. A duração do período refratário depende da idade e da situação

[a] Uma fase de desejo consistindo em fantasias sexuais e vontade de praticar sexo precede a fase de excitação.
(Tabela elaborada por Virginia Sadock, M.D.)

TABELA 17.1-3
Ciclo da resposta sexual feminina[a]

Órgão	Fase de excitação	Fase orgástica	Fase de resolução
	Dura vários minutos até várias horas; aumento da excitação antes do orgasmo, 30 segundos a 3 minutos	3 a 15 segundos	10 a 15 minutos; se não houver orgasmo, ½ a 1 dia
Pele	Logo antes do orgasmo: rubor sexual aparece de forma inconsistente; ocorre erupção maculopapular no abdome e se espalha para a parede torácica anterior, a face e o pescoço; pode incluir os ombros e antebraços	Rubor bem desenvolvido	O rubor desaparece na ordem inversa do aparecimento; camada de transpiração aparece de forma inconsistente nas solas dos pés e palmas das mãos
Mamas	Ereção dos mamilos em dois terços das mulheres, congestão venosa e aumento da aréola; o tamanho aumenta até um quarto em relação ao normal	Mamas podem ficar trêmulas	Retornam ao normal em cerca de 30 minutos
Clitóris	Aumento no diâmetro da glande e haste; logo antes do orgasmo, a haste se retrai até o prepúcio	Sem alterações	A haste retorna à posição normal em 5 a 10 segundos; detumescência em 5 a 30 minutos; se não houver orgasmo, a detumescência leva várias horas
Grandes lábios	Nulípara: elevados e achatados contra o períneo Multípara: congestão e edema	Sem alterações	Nulípara: volta ao tamanho normal em 1 a 2 minutos Multípara: volta ao tamanho normal em 10 a 15 minutos
Pequenos lábios	Tamanho aumentado 2 a 3 vezes em relação ao normal; muda para rosa, vermelho, vermelho forte antes do orgasmo	Contrações dos pequenos lábios proximais	Voltam ao normal em 5 minutos
Vagina	A cor muda para púrpura escura; aparece transudato vaginal 10 a 30 segundos depois da excitação; alongamento e balonamento da vagina; seu terço inferior se contrai antes do orgasmo	3 a 15 contrações do terço inferior da vagina a intervalos de 0,8 segundos	A ejaculação forma piscina seminal nos dois terços superiores da vagina; a congestão desaparece em segundos ou, se não houver orgasmo, em 20 a 30 minutos
Útero	Sobe até a falsa pélvis; começam contrações semelhantes às do parto quando aumenta a excitação logo antes do orgasmo	Contrações durante o orgasmo	As contrações cessam, e o útero desce até a posição normal
Outros	Miotonia Algumas gotas de secreção mucoide das glândulas de Bartholin durante o aumento da excitação O colo do útero incha um pouco e é passivamente elevado com o útero	Perda do controle muscular voluntário Reto: contrações rítmicas do esfíncter Hiperventilação e taquicardia	Volta ao estado basal em segundos a minutos A cor e o tamanho do colo do útero voltam ao normal, e o colo do útero desce até a piscina seminal

[a] Uma fase de desejo consistindo em fantasias sexuais e vontade de praticar sexo precede a fase de excitação.
(Tabela elaborada por Virginia Sadock, M.D.)

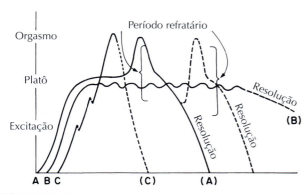

FIGURA 17.1-5
Resposta sexual masculina. Um homem pode experimentar algum desses padrões (**A**, **B** ou **C**) durante uma experiência sexual em particular. (De Walker JI, ed. *Essentials of Clinical Psychiatry*. Philadelphia: JB Lippincott; 1985:276, com permissão.)

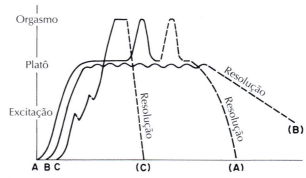

FIGURA 17.1-6
Resposta sexual feminina. Uma mulher pode experimentar algum desses padrões (**A**, **B** ou **C**) durante uma experiência sexual em particular. (De Walker JI, ed. *Essentials of Clinical Psychiatry*. Philadelphia: JB Lippincott; 1985:276, com permissão.)

HORMÔNIOS E COMPORTAMENTO SEXUAL

Em geral, substâncias que aumentam os níveis de dopamina no cérebro aumentam o desejo, enquanto aquelas que elevam a serotonina diminuem o desejo. A testosterona aumenta a libido tanto no homem quanto na mulher, embora o estrogênio seja um fator-chave na lubrificação envolvida na excitação feminina e possa aumentar, na mulher, a sensibilidade à estimulação. Estudos recentes indicam que o estrogênio também é um fator na resposta sexual masculina e que um decréscimo desse hormônio nos homens de meia-idade resulta em maior acúmulo de gordura, assim como nas mulheres. A progesterona deprime levemente o desejo em homens e mulheres, bem como o excesso de prolactina e cortisol. A oxitocina está envolvida nas sensações prazerosas durante o sexo e é encontrada em níveis mais elevados em homens e mulheres após o orgasmo.

DIFERENÇAS DE GÊNERO NO DESEJO E NOS ESTÍMULOS ERÓTICOS

Impulsos sexuais e desejo existem em homens e mulheres. Quando se mede o desejo pela frequência de pensamentos sexuais espontâneos, interesse em participar de atividade sexual e prontidão para sinais sugestivos sexuais, os homens em geral têm um nível básico de desejo mais alto do que as mulheres, o que pode ser biologicamente determinado. Motivações para ter relações sexuais, além do desejo, existem tanto nos homens quanto nas mulheres, mas parecem ser mais variadas e prevalentes nas mulheres. Nelas, essas motivações podem incluir um desejo de reforçar o vínculo com o parceiro, a necessidade de um sentimento de intimidade, uma forma de impedir que o homem se afaste ou um desejo de agradar o parceiro.

Embora fantasias sexuais explícitas sejam comuns a ambos os sexos, os estímulos externos para as fantasias com frequência diferem para homens e mulheres. Muitos homens respondem sexualmente a estímulos visuais de mulheres nuas ou com pouca roupa. As mulheres relatam responder sexualmente a histórias românticas, como um herói exemplar cuja paixão pela heroína o impele a um compromisso com ela para toda a vida. Um fator complicador é que o sentimento subjetivo de excitação de uma mulher nem sempre é congruente com seu estado fisiológico de excitação. De maneira específica, seu sentimento de excitação pode refletir uma prontidão para ser excitada em vez de uma lubrificação fisiológica. No entanto, ela pode experimentar sinais de excitação, incluindo lubrificação vaginal, sem estar consciente desses sinais. Essa situação raramente ocorre em homens.

MASTURBAÇÃO

A masturbação é, em geral, um precursor normal do comportamento sexual relacionado ao objeto. Nenhuma outra forma de atividade sexual tem sido mais frequentemente discutida, mais frontalmente condenada e mais universalmente praticada do que a masturbação. Pesquisas feitas por Kinsey sobre a prevalência da masturbação indicaram que quase todos os homens e três quartos de todas as mulheres se masturbam alguma vez durante suas vidas.

Estudos longitudinais do desenvolvimento mostram que a autoestimulação sexual é comum no bebê e na infância. Assim como aprendem a explorar as funções de seus dedos e boca, os bebês aprendem a fazer o mesmo com sua genitália. Aproximadamente entre 15 e 19 meses de idade, ambos os sexos iniciam a autoestimulação genital. Sensações prazerosas resultam do toque suave na região genital. Essas sensações, associadas ao desejo comum de exploração do corpo, produzem um interesse normal no prazer masturbatório nessa época. As crianças também desenvolvem maior interesse pela genitália dos outros – os pais, outras crianças e até mesmo animais. À medida que a criança adquire companheiros de brincadeiras, a curiosidade sobre a própria genitália e as dos outros motiva episódios de exibicionismo ou exploração genital. Tais experiências, a não ser que bloqueadas pelo medo com culpa, contribuem para o prazer continuado a partir da estimulação sexual.

Com a aproximação da puberdade, a exacerbação dos hormônios sexuais e o desenvolvimento de características sexuais secundárias, a curiosidade sexual intensifica-se e a masturbação aumenta. Os adolescentes são fisicamente capazes de coito e orgasmo, mas em geral são inibidos por restrições sociais. As pressões duais e com frequência conflitantes do estabelecimento de suas identidades sexuais e o controle de seus impulsos sexuais produzem uma forte tensão sexual fisiológica nos adolescentes que demanda liberação, e a masturbação é uma forma normal de reduzir as tensões sexuais. Via de regra, os homens aprendem a se masturbar até o orgasmo mais cedo do que as mulheres e se masturbam mais frequentemente. Uma diferença emocional significativa entre o adolescente e o jovem com alguns anos a menos é a presença de fantasias de coito durante a masturbação no adolescente. Essas fantasias são um adjunto importante para o desenvolvimento da identidade sexual; na segurança comparativa da imaginação, o adolescente aprende a desempenhar o papel sexual adulto. Essa atividade autoerótica costuma ser mantida até o início da idade adulta, quando é normalmente substituída pelo coito.

Os casais em uma relação sexual não abandonam por inteiro a masturbação. Quando o coito é insatisfatório ou é inviável devido a doença ou ausência do parceiro, a autoestimulação muitas vezes serve a um propósito adaptativo, combinando prazer sensual e liberação da tensão.

Kinsey relatou que, quando as mulheres se masturbam, a maioria prefere a estimulação clitoriana. Masters e Johnson referiram que as mulheres preferem a haste do clitóris à glande porque esta é hipersensível a estimulação intensa. A maioria dos homens masturba-se massageando vigorosamente a haste peniana e a glande.

Vários estudos constataram que nos homens o orgasmo pela masturbação elevava de forma significativa o antígeno prostático específico (PSA) no soro. Os pacientes do sexo masculino agendados para testes do PSA devem ser aconselhados a não se masturbarem (ou manterem relações sexuais) por pelo menos sete dias antes do exame.

Tabus morais contra a masturbação geraram mitos de que essa prática causa doença mental ou diminuição da potência sexual. Nenhuma evidência específica apoia tais afirmações. A masturbação é um sintoma psicopatológico somente quando se torna uma compulsão que vai além do controle intencional de uma pessoa. Portanto, ela é um sintoma de perturbação emocional não por ser sexual, mas porque é compulsiva. A masturbação é provavelmente um aspecto universal do desenvolvimento psicossexual e, na maioria dos casos, é adaptativa.

COITO

A primeira relação sexual é um rito de passagem para homens e mulheres. Nos Estados Unidos, a maioria esmagadora das pessoas teve relações sexuais no início da idade adulta, no começo da década dos 20 anos. Em um estudo de pessoas entre 18 e 59 anos, mais de 95% incluíram o coito em sua última interação sexual.

O homem jovem que tem uma relação sexual pela primeira vez está vulnerável em seu orgulho e autoestima. Mitos culturais ainda perpetuam a ideia de que ele deve ser capaz de ter uma ereção sem, ou com pouca, estimulação e de que deve ter um domínio fácil da situação, mesmo que este seja um ato que nunca praticou antes. A pressão cultural sobre a mulher quanto a sua primeira relação sexual reflete a ambivalência cultural remanescente sobre a perda da virgindade, apesar da atual era de liberalidade sexual. Isso é demonstrado na estatística de que apenas 50% das mulheres jovens usam contracepção durante sua primeira relação sexual, e, desses 50%, um número ainda menor usa a contracepção de forma constante depois disso. Mulheres jovens com história de masturbação têm mais probabilidade de encarar a relação sexual com antecipação positiva e confiança.

Na última década, a relação sexual tem feito parte do repertório de adultos idosos devido ao desenvolvimento de fármacos do tipo sildenafil, que facilitam a ereção em homens, e cremes enriquecidos com hormônios ou pílulas de hormônio, que compensam a atrofia vaginal em mulheres na pós-menopausa. Antes do desenvolvimento dessas substâncias, muitos adultos idosos desfrutavam de jogos sexuais gratificantes, excluindo o coito.

HOMOSSEXUALIDADE

Em 1973, a homossexualidade foi eliminada como categoria diagnóstica pela American Psychiatric Association e, em 1980, foi removida do *Manual diagnóstico e estatístico de transtornos mentais* (DSM). A 10ª revisão da *Classificação internacional de doenças e problemas relacionados à saúde* (CID-10) expressa: "A orientação sexual isoladamente não deve ser considerada um transtorno". Essa mudança reflete uma alteração na compreensão da homossexualidade, que agora é considerada uma variante de frequência regular da sexualidade humana, e não como um transtorno patológico. Conforme manifestado por David Hawkins, "A presença da homossexualidade não parece ser uma questão de escolha; a expressão dela é que é uma questão de escolha".

Definição

O termo *homossexualidade* frequentemente descreve o comportamento manifesto, a orientação sexual e o sentimento de identidade pessoal ou social de um indivíduo. Muitas pessoas preferem identificar a orientação sexual usando termos como *lésbicas* e *gays*, em vez de *homossexual*, que pode implicar patologia e etiologia baseadas em sua origem como um termo médico, e se referem ao comportamento sexual com termos como *mesmo sexo* e *masculino-feminino*. Hawkins disse que os termos *gay* e *lésbica* fazem referência a uma combinação de identidade autopercebida e identidade social; eles refletem o sentimento de pertencimento de uma pessoa a um grupo social que é igualmente rotulado. Homofobia é uma atitude negativa e um medo em relação à homossexualidade ou a homossexuais. Heterossexismo é a crença de que uma relação heterossexual é preferível a todas as outras; isso implica discriminação contra aqueles que praticam outras formas de sexualidade.

Prevalência

Pesquisas recentes reportam taxas de homossexualidade em 2 a 4% da população. Um levantamento de 1994, feito pelo US Bureau of the Census, concluiu que a taxa de prevalência masculina para homossexualidade é de 2 a 3%. Um estudo de 1989, da Universidade de Chicago, mostrou que menos de 1% de ambos os sexos é exclusivamente homossexual. O Instituto Alan Guttmacher identificou, em 1993, que 1% dos homens relataram atividade exclusivamente com o mesmo sexo no ano anterior e que 2% referiram história de experiências homossexuais.

Alguns *gays* e lésbicas, em particular os primeiros, relatam terem reconhecido atração romântica por pessoas do mesmo sexo antes da puberdade. De acordo com os dados de Kinsey, cerca de metade de todos os meninos pré-púberes teve alguma experiência genital com um parceiro. Essas experiências são frequentemente exploratórias, sobretudo quando compartilhadas com um dos pares, não um adulto, e em geral não têm um forte componente afetivo. A maioria dos homens *gays* recorda o início da atração romântica e erótica por pessoas do mesmo sexo durante o início da adolescência. Para as mulheres, o início dos sentimentos românticos em relação a parceiras também pode ocorrer na pré-adolescência, mas o reconhecimento claro da preferência por uma pessoa do mesmo sexo costuma ocorrer na metade até o fim da adolescência ou no início da idade adulta. Mais lésbicas do que *gays* parecem ter tido experiências heterossexuais. Em um estudo, 56% das lésbicas haviam tido a experiência da relação sexual heterossexual antes de sua primeira experiência homossexual genital, comparadas com 19% dos *gays* que haviam experimentado primeiro relações heterossexuais. Em torno de 40% das lésbicas haviam tido relacionamentos heterossexuais ao longo do ano que antecedeu a pesquisa.

Aspectos teóricos

Fatores psicológicos. Os determinantes do comportamento homossexual são enigmáticos. Freud via esse comportamento como uma interrupção do desenvolvimento psicossexual e mencionava medo da castração e medo do engolfamento materno na fase pré-edípica do desenvolvimento psicossexual. De acordo com a teoria psicodinâmica, as situações no início da vida que podem resultar em comportamento homossexual masculino incluem uma forte fixação na mãe; falta de paternidade efetiva; inibição do desenvolvimento masculino por parte dos pais; fixação no estágio narcisista do desenvolvimento ou regressão a ele; e perdas na competição com irmãos e irmãs. A visão de Freud sobre as causas da homossexualidade feminina incluía a não resolução da inveja do pênis associada a conflitos edípicos não resolvidos.

Freud não considerava a homossexualidade uma doença mental. Em *Três ensaios sobre a teoria da sexualidade*, ele escreveu que a homossexualidade "é encontrada em pessoas que não exibem outros desvios graves cuja eficiência está perfeita e que são na verdade distinguidas pelo desenvolvimento intelectual especialmente alto e cultura ética". Em *Carta a uma mãe norte-americana,* Freud escreveu: "A homossexualidade não é certamente alguma vantagem, mas não é qualquer coisa de que se envergonhar, nenhum vício, nenhuma degradação; ela não pode ser classificada como uma doença; consideramos ser uma variação das funções sexuais, produzida por uma certa interrupção do desenvolvimento sexual".

Novos conceitos dos fatores psicanalíticos. Alguns psicanalistas desenvolveram novas formulações psicodinâmicas que contrastam com a teoria psicanalítica clássica. De acordo com Richard Isay, homens *gays* descreveram fantasias com pessoas do mesmo sexo que ocorreram quando tinham 3 a 5 anos de idade, aproximadamente na mesma idade em que os heterossexuais têm fantasias entre homem-mulher. Isay indica que as fantasias eróticas com pessoas do mesmo sexo em *gays* estão centradas no pai ou em seu substituto.

A percepção da criança e a exposição a esses sentimentos eróticos podem explicar esse comportamento "atípico" mais sigiloso do que os outros meninos, autoisolamento e emocionalidade excessiva. Alguns traços "femininos" também podem ser causados pela identificação com a mãe ou sua substituta. Tais características em geral se desenvolvem como uma forma de atrair o amor e a atenção do pai de forma semelhante a como o menino heterossexual se espelha em seu pai para ganhar a atenção de sua mãe.

A psicodinâmica da homossexualidade em mulheres pode ser semelhante. A garotinha não abandona sua fixação original na mãe como objeto de amor e continua a procurá-la na idade adulta.

Fatores biológicos. Estudos recentes indicam que componentes genéticos e biológicos contribuem para a orientação sexual. Os *gays* exibem níveis mais baixos de andrógenos circulatórios do que os homens heterossexuais. Os hormônios pré-natais parecem desempenhar um papel na organização do sistema nervoso central: acredita-se que a presença efetiva de andrógenos na vida pré-natal possa contribuir para uma orientação homossexual nas mulheres e que uma deficiência desses andrógenos (ou a insensibilidade dos tecidos a eles) possa conduzir a uma orientação homossexual nos homens. As meninas pré-adolescentes expostas a grandes quantidades de andrógenos antes do nascimento são não caracteristicamente agressivas, e os meninos expostos a um excesso de hormônios femininos *in utero* são menos atléticos, menos assertivos e menos agressivos do que os outros meninos. Mulheres com hiperadrenocorticalismo são lésbicas e bissexuais em maior proporção do que as mulheres na população em geral.

Estudos genéticos mostraram maior incidência de concordância homossexual entre gêmeos monozigóticos do que entre os dizigóticos; esses resultados sugerem uma predisposição genética, mas estudos cromossômicos não conseguiram diferenciar homossexuais de heterossexuais. *Gays* apresentam uma distribuição familiar; eles têm mais irmãos que são *gays* do que os homens heterossexuais. Um estudo constatou que 33 dos 40 pares de irmãos *gays* compartilhavam um marcador genético na metade inferior do cromossomo X. Outro estudo identificou que um grupo de células no hipotálamo era menor em mulheres e em homens *gays* do que em homens heterossexuais. Nenhum desses estudos foi replicado.

Padrões de comportamento sexual. As características comportamentais de *gays* e lésbicas são tão variadas quanto as dos heterossexuais. *Gays* e lésbicas engajam-se nas mesmas práticas sexuais que os heterossexuais, com as diferenças óbvias impostas pela anatomia.

Muitos padrões de relacionamento contínuo ocorrem entre *gays* e lésbicas. Alguns pares do mesmo sexo vivem em um ambiente doméstico comum, seja monogamicamente ou como a relação principal, por décadas; outros costumam ter apenas contatos sexuais passageiros. Embora muitos *gays* formem relações estáveis, os relacionamentos entre homens parecem ser menos estáveis e mais passageiros do que os relacionamentos entre mulheres. Os casais *gays* estão sujeitos a discriminação civil e social e não têm o apoio social legal do casamento ou a capacidade biológica de procriação que une alguns casais heterossexuais incompatíveis em outros aspectos. Os casais de lésbicas parecem vivenciar menos estigmatização e têm relacionamentos monogâmicos ou o principal mais duradouros. No entanto, pesquisas de opinião encontraram mudanças nas atitudes dos norte-americanos em relação à homossexualidade, indicando maior aceitação dos homossexuais do que no passado. Essa aceitação está refletida nas leis em vários Estados que estendem privilégios civis rotineiramente reconhecidos para os cônjuges heterossexuais aos parceiros homossexuais, tais como privilégios de visitas hospitalares ou a possibilidade de adotarem crianças. Até 2014, 18 Estados haviam legalizado o casamento entre homossexuais. Um número maior de Estados reconhece como legal um casamento realizado nesses 18 Estados, mesmo que o casamento homossexual não seja legal no Estado de residência dos parceiros.

Psicopatologia. O leque de psicopatologias que pode ser encontrado entre lésbicas e *gays* com algum transtorno psiquiátrico é semelhante ao encontrado entre heterossexuais; entretanto, alguns estudos reportaram uma alta taxa de suicídio. O sofrimento que resulta somente do conflito entre os *gays* ou lésbicas e a estrutura dos valores sociais não é classificável como um transtorno. Se o sofrimento for suficientemente grave para justificar um diagnóstico, deve ser considerado transtorno de adaptação ou um transtorno depressivo. Alguns *gays* e lésbicas com transtorno depressivo maior podem experimentar culpa e autodepreciação que são direcionadas para sua orientação sexual; dessa forma, o desejo de reorientação sexual é apenas um sintoma do transtorno depressivo.

Assumindo a homossexualidade. De acordo com Rochelle Klinger e Robert Cabaj, assumir a homossexualidade é um "processo por meio do qual um indivíduo reconhece sua orientação sexual diante do estigma social e, com uma resolução bem-sucedida, aceita a si mesmo". Os autores dizem:

> O sucesso na assunção da homossexualidade envolve a aceitação pelo indivíduo de sua orientação sexual, integrando-a a todas as esferas (p. ex., social, profissional e familiar). Outra etapa que os indivíduos e casais por fim devem enfrentar é o grau da divulgação da orientação sexual para o mundo externo. Algum grau de divulgação será provavelmente necessário para o sucesso do processo de assunção.
>
> A dificuldade em negociar a assunção e divulgação da homossexualidade é uma causa comum das atribuições no relacionamento. Para cada pessoa, problemas na resolução do processo de divulgação da homossexualidade podem contribuir para a baixa autoestima causada pela homofobia internalizada e levam a efeitos deletérios em sua capacidade de funcionamento no relacionamento. Também pode surgir conflito em uma relação quando os parceiros discordam quanto ao grau de exposição.

AMOR E INTIMIDADE

Freud postulou que a saúde psicológica pode ser determinada pela capacidade de uma pessoa de funcionar bem em duas esferas, trabalho e amor. Um indivíduo capaz de dar e receber amor com um mínimo de medo e conflito tem a capacidade de desenvolver relações genuinamente íntimas com outros. O desejo de manter intimidade com o objeto de amor tipifica estar apaixonado. O amor maduro é marcado pela intimidade, que é um atributo especial do relacionamento entre duas pessoas. Quando envolvida em um relacionamento íntimo, a pessoa se esforça de forma ativa pelo crescimento e felicidade da pessoa amada. O sexo com frequência atua como um catalisador para a formação e manutenção de relações íntimas. A qualidade da intimidade em um relacionamento sexual maduro é o que Rollo May denominou "receptividade ativa", em que um indivíduo, quando está amando, se permite ser amado. May descreve o valor do amor sexual como uma expansão da autoconsciência, a experiência de ternura, um crescimento da autoafirmação e orgulho e, às vezes, no momento do orgasmo, a perda do sentimento de separação. Nesse contexto, sexo e amor são reciprocamente reforçadores e saudavelmente fundidos.

Algumas pessoas vivem conflitos que as impedem de fundir impulsos ternos e passionais. Isso pode inibir a expressão da sexualidade em um relacionamento, interfere nos sentimentos de intimidade com o outro e diminui o sentimento de adequação e autoestima de uma pessoa. Quando esses problemas são graves, podem impedir a formação de um relacionamento íntimo e o comprometimento com ele.

SEXO E O DIREITO

A medicina e o direito avaliam o impacto da sexualidade no indivíduo e na sociedade e determinam o que é um comportamento sadio ou legal. A adequação ou legalidade do comportamento sexual, no entanto, nem sempre é encarada da mesma maneira pelos profissionais dessas duas disciplinas. As questões na interface da ciência sexual e do direito com frequência são emocionalmente carregadas e refletem divisões culturais sobre costumes sexuais aceitáveis. Elas incluem aborto, pornografia, prostituição, educação sexual, o tratamento de agressores sexuais e o direito à privacidade sexual, entre outras questões. As leis referentes a esses assuntos (p. ex., criminalização do sexo oral ou anal com consentimento entre adultos ou a necessidade de permissão parental para menores que estão requerendo um aborto) variam de Estado para Estado.

COLETA DA HISTÓRIA SEXUAL

Uma história sexual fornece informações importantes sobre os pacientes, independentemente da presença de um transtorno sexual ou de essa ser, ou não, a queixa principal do paciente. As informações podem ser obtidas de modo gradual, por meio de perguntas de final aberto. A descrição na Tabela 17.1-4 apresenta um guia para os tópicos a serem incluídos e uma estrutura que pode ser usada quando o tempo for limitado.

TABELA 17.1-4
Coleta da história sexual

I. Dados de identificação
   A. Idade
   B. Sexo
   C. Ocupação
   D. *Status* do relacionamento – solteiro, casado, número de vezes casado anteriormente, separado, divorciado, coabitando, envolvimento sério, encontros casuais (a dificuldade de formar ou manter relacionamentos deve ser avaliada durante toda a entrevista)
   E. Orientação sexual – heterossexual, homossexual ou bissexual (isso também pode ser averiguado no fim da entrevista)

II. Funcionamento atual
   A. Insatisfatório a altamente satisfatório
   B. Se insatisfatório, por quê?
   C. Sentimento em relação à satisfação do parceiro
   D. Disfunções? – p. ex., falta de desejo, transtorno erétil, interesse/excitação femininos inibidos, anorgasmia, ejaculação precoce, ejaculação retardada, dor associada ao ato sexual (disfunção discutida a seguir)
      1. Início – ao longo da vida ou adquirida
         a. Se adquirida, quando?
         b. O início coincidiu com uso de droga (medicamentos ou drogas recreativas ilegais), estresses na vida (p. ex., perda do emprego, nascimento de um filho), dificuldades interpessoais?
      2. Generalizada – ocorre na maioria das situações ou com a maioria dos pacientes
      3. Situacional
         a. Somente com o parceiro atual
         b. Em uma relação de compromisso
         c. Somente com masturbação
         d. Em circunstância socialmente proibida (p. ex., um caso)
         e. Em circunstância definível (p. ex., muito tarde da noite, na casa dos pais, quando o parceiro iniciou o jogo sexual)
   E. Frequência – sexo com parceiro (jogos sexuais com coito e sem coito)
   F. Desejo/libido – com que frequência são experimentados sentimentos, pensamentos, fantasias, sonhos (por dia, semana, etc.)?
   G. Descrição da interação sexual típica
      1. Maneira de iniciar ou convidar (p. ex., verbal ou física? É sempre a mesma pessoa que inicia?)
      2. Presença, tipo e extensão das preliminares (p. ex., beijos, carícias, estimulação manual ou oral dos genitais)
      3. Coito? Posições usadas?
      4. Verbalização durante o sexo? Em caso afirmativo, de que tipo?
      5. Pós-coito? (se o ato sexual é concluído ou perturbado pela disfunção); atividades típicas (p. ex., abraça, conversa, retorna às atividades diárias, dorme)
      6. Sentimento após o sexo: relaxado, tenso, irritado, carinhoso
   H. Compulsão sexual? – intrusão de pensamentos sexuais ou participação em atividades sexuais até um grau que interfere nas relações ou no trabalho, requer artifícios e pode colocar o paciente em perigo

III. História sexual passada
   A. Sexualidade infantil
      1. Atitudes parentais em relação a sexo – grau de abertura ou reserva (avaliar pudor incomum ou sedução)
      2. Atitudes dos pais em relação a nudez e recato
      3. Aprendizado sobre sexo
         a. Por meio dos pais? (iniciado por perguntas do filho ou informação voluntária dos pais? Qual dos genitores? Qual era a idade do filho?) assuntos abordados (p. ex., gravidez, nascimento, relação sexual, menstruação, polução noturna, masturbação)
         b. Por meio de livros, revistas ou amigos da escola ou por meio de grupo religioso?
         c. Informações incorretas significativas
         d. Sentimento sobre as informações
      4. Viu ou ouviu a cena primária – reação?
      5. Viu jogos sexuais ou relações sexuais de outra pessoa além dos pais
      6. Viu sexo entre animais de estimação ou outros animais
   B. Atividades sexuais na infância
      1. Autoestimulação genital antes da adolescência; idade? Reação se descoberto?
      2. Consciência de si como menino ou menina; atividades sensuais no banheiro? (em relação a urina, fezes, odor, enemas)
      3. Jogos ou exploração sexual com outra criança (brincar de médico) – tipo de atividade (p. ex., olhar, toque manual, toque genital); reações ou consequências se descoberto (por quem)?

(*continua*)

TABELA 17.1-4
Coleta da história sexual (*continuação*)

IV. Adolescência
   A. Idade de início da puberdade – desenvolvimento dos caracteres sexuais secundários, idade da menarca para a menina, polução noturna ou primeira ejaculação para o menino (preparação para e reação)
   B. Sentimento de si como feminino ou masculino – imagem corporal, aceitação pelos pares (sexo oposto e mesmo sexo), sentimento de ser atraente sexualmente, início de fantasias de coito
   C. Atividades sexuais
      1. Masturbação – idade de início; alguma vez foi punido ou proibido? Método usado, fantasias que acompanham, frequência (as perguntas sobre masturbação e fantasias estão entre as mais sensíveis para os pacientes responderem)
      2. Atividades homossexuais – contínuas ou raras e episódios experimentais, abordado por outros? Se homossexual, teve alguma experiência heterossexual?
      3. Namoro – casual ou firme, descrição da primeira paixão, fascínio ou primeiro amor
      4. Experiências de beijos, amassos, carícias ("ficar" ou ter relações sexuais sem compromisso), idade de início, frequência, número de parceiros, circunstâncias, tipo(s) de atividade(s)
      5. Orgasmo – quando teve pela primeira vez? (pode não ter tido durante a adolescência), com masturbação, durante o sono ou com parceiro? Com relação sexual ou outro jogo sexual? Frequência?
      6. Primeira relação sexual – idade, circunstâncias, parceiro, reações (pode não ter experimentado durante a adolescência); contracepção e/ou precauções usadas para sexo seguro

V. Atividades sexuais adultas (podem ser experimentadas por alguns adolescentes)
   A. Sexo antes do casamento
      1. Tipos de experiências de jogos sexuais – frequência de interações sexuais, tipos e número de parceiros
      2. Contracepção e/ou precauções usadas para sexo seguro
      3. Primeira relação sexual (se não experimentou na adolescência), idade, circunstâncias, parceiro
      4. Coabitação – idade de início, duração, descrição do parceiro, fidelidade sexual, tipos de atividade sexual, frequência, satisfação, número de relacionamentos com coabitação, razões para o(s) rompimento(s)
      5. Noivado – idade, atividade durante o período de noivado com o(a) noivo(a), com outros; duração do noivado
   B. Casamento (se ocorreram múltiplos casamentos, explorar a atividade sexual, razões para o casamento e razões para o divórcio em cada casamento)
      1. Tipos e frequência da interação sexual – descrever uma interação sexual típica (ver item anterior), satisfação com a vida sexual? Visão dos sentimentos do parceiro
      2. Primeira experiência sexual com o cônjuge – quando? Quais foram as circunstâncias? Foi satisfatório? Decepcionante?
      3. Lua de mel – condições, duração, agradável ou desagradável, sexualmente ativa, frequência? Problemas? Compatibilidade?
      4. Efeito das gravidezes e filhos no sexo conjugal
      5. Sexo extraconjugal – número de incidentes, parceiro; vínculo emocional com parceiros extraconjugais? Sentimentos em relação ao sexo extraconjugal
      6. Masturbação pós-conjugal – frequência? Efeito no sexo conjugal?
      7. Sexo extraconjugal do parceiro – efeito no entrevistado
      8. Sexo a três ou sexo múltiplo (troca de casais)
      9. Áreas de conflito no casamento (p. ex., paternidade, finanças, divisão de responsabilidades, prioridades)

VI. Sexo após viuvez, separação, divórcio – celibato, orgasmos durante o sono, masturbação, jogo sexual sem penetração, relação sexual (número de parceiros e relação com os parceiros), outros

VII. Questões especiais
   A. História de estupro, incesto, abuso sexual ou físico
   B. Abuso por parte do cônjuge (atual)
   C. Doença crônica (física ou psiquiátrica)
   D. História ou presença de doenças sexualmente transmissíveis
   E. Problemas de fertilidade
   F. Abortos espontâneos, abortos provocados ou gravidezes indesejadas ou ilegítimas
   G. Conflito de identidade de gênero – (p. ex., transexualismo, usar roupas do sexo oposto)
   H. Parafilias – (p. ex., fetiches, voyeurismo, sadomasoquismo)

REFERÊNCIAS

Arnold P, Agate RJ, Carruth LL. Hormonal and nonhormonal mechanisms of sexual differentiation of the brain. In: Legato M, ed. *Principles of Gender Specific Medicine*. San Diego: Elsevier Science; 2004:84.

Bancroft J. Alfred C. Kinsey and the politics of sex research. *Ann Rev Sex Res*. 2004;15:1–39.

Drescher J, Stein TS, Byne WM. Homosexuality, gay and lesbian identities and homosexual behavior. In: Sadock BJ, Sadock VA, eds. *Kaplan & Sadock's Comprehensive Textbook of Psychiatry*. 9th ed. Vol. 1. Philadelphia: Lippincott Williams & Wilkins; 2009:2060.

Federman DD. Current concepts: The biology of human sex differences. *N Engl J Med*. 2006;354(14):1507.

Freud S. Letter to an American mother. *Am J Psychiatry*. 1951;102:786.

Freud S. General theory of the neuroses. In: *Standard Edition of the Complete Psychological Works of Sigmund Freud*. Vol. 16. London: Hogarth Press; 1966:241.

Gutmann P. About confusions of the mind due to abnormal conditions to the sexual organs. *Hist Psychiatry*. 2006;17:107–111.

Hines M. *Brain Gender*. New York: Oxford University Press; 2004.

Humphreys TP. Cognitive frameworks of virginity and first intercourse. *J Sex Res*. 2013;50:664–675.

Kristen PN, Kristen NJ. The mediating role of sexual and nonsexual communication between relationship and sexual satisfaction in a sample of college age heterosexual couples. *J Sex Marital Ther*. 2013;39:410–427

Lowenstein L, Mustafa S, Burke Y. Pregnancy and normal sexual function. Are they compatible? *J Sex Med.* 2013;10(3):621–622.

Melby T. Asexuality: Is it a sexual orientation? *Contemporary Sexuality.* 2005;39(11):1.

Patrick K, Heywood W, Simpson JM, Pitts MK, Richters J, Shelley JM, Smith AM. Demographic predictors of consistency and change in heterosexuals' attitudes toward homosexual behavior over a two-year period. *J Sex Res.* 2013;50:611–619.

Person E. As the wheel turns: A centennial reflection on Freud's three essays on the theory of sexuality. *J Am Psychoanal Assoc.* 2005;53:1257–1282.

Puppo, V. Comment on 'New findings and concepts about the G-spot in normal and absent vagina: Precautions possibly needed for preservation of the G-spot and sexuality during surgery'. *J Obstet Gynaecol Res.* 2014; 40(2):639–640.

Sadock VA. Normal human sexuality and sexual dysfunctions. In: Sadock BJ, Sadock VA, eds. *Kaplan & Sadock's Comprehensive Textbook of Psychiatry.* 9th ed. Vol. 1. Philadelphia: Lippincott Williams & Wilkins; 2009:2027.

van Lankveld J. Does "normal" sexual functioning exist? INTRODUCTION. *J Sex Res.* 2013;50(3–4):205–206.

▲ 17.2 Disfunções sexuais

As características essenciais das disfunções sexuais são incapacidade de responder à estimulação sexual ou experiência de dor durante o ato sexual. Disfunção sexual pode ser definida pela perturbação no sentimento subjetivo do prazer ou desejo, em geral associada ao sexo, ou pelo desempenho objetivo. De acordo com a 10ª revisão da *Classificação internacional de doenças e problemas relacionados à saúde* (CID-10), disfunção sexual se refere à incapacidade de uma pessoa de "participar de um relacionamento sexual como gostaria".

No *Manual diagnóstico e estatístico de transtornos mentais*, 5ª edição (DSM-5), as disfunções sexuais incluem transtorno do desejo sexual masculino hipoativo, transtorno do interesse/excitação sexual feminino, transtorno erétil, transtorno do orgasmo feminino, ejaculação retardada, ejaculação prematura (precoce), transtorno da dor gênito-pélvica/penetração, disfunção sexual induzida por substância/medicamento, outra disfunção sexual especificada e disfunção sexual não especificada. Disfunções sexuais são diagnosticadas apenas quando fazem parte importante do quadro clínico. Se existir mais de uma disfunção, todas elas devem ser diagnosticadas. As disfunções sexuais podem ser permanentes ou adquiridas, generalizadas ou situacionais, e resultam de fatores psicológicos, fatores fisiológicos, fatores combinados e inúmeros estressores, incluindo normas culturais proibitivas, problemas de saúde e problemas do parceiro e conflitos no relacionamento. Se a disfunção for atribuível inteiramente a uma condição médica geral, uso de substância ou efeitos adversos de medicamento, então será diagnosticada disfunção sexual devida a uma condição médica geral ou disfunção sexual induzida por substância. No DSM-5, a especificação da gravidade da disfunção é indicada pela anotação sobre o sofrimento do paciente é leve, se moderado ou grave.

As disfunções sexuais com frequência estão associadas a outros transtornos mentais, como transtornos depressivos, de ansiedade, da personalidade e esquizofrenia. Em muitos casos, uma disfunção sexual pode ser diagnosticada junto com outro transtorno psiquiátrico. Se a disfunção for principalmente atribuível a um transtorno psiquiátrico subjacente, apenas o transtorno subjacente deve ser diagnosticado. As disfunções sexuais costumam ser autoperpetuantes, com os pacientes cada vez mais sujeitos a constante ansiedade pelo desempenho e uma concomitante incapacidade de experimentar prazer. Nos relacionamentos, o parceiro sexualmente funcional costuma reagir com sofrimento ou raiva devido a sentimentos de privação ou a um sentimento de que não é atraente o suficiente ou não é um parceiro sexual adequado. Em tais casos, o clínico deve considerar se o problema precedeu as dificuldades de relacionamento ou se originou delas e avaliar se um diagnóstico de disfunção sexual relevante para problemas de relacionamento é mais apropriado.

TABELA 17.2-1
Critérios diagnósticos do DSM-5 para transtorno do desejo sexual masculino hipoativo

A. Pensamentos ou fantasias sexuais/eróticas e desejo para atividade sexual deficientes (ou ausentes) de forma persistente ou recorrente. O julgamento da deficiência é feito pelo clínico, levando em conta fatores que afetam o funcionamento sexual, tais como idade e contextos gerais e socioculturais da vida do indivíduo.

B. Os sintomas do Critério A persistem por um período mínimo de aproximadamente seis meses.

C. Os sintomas do Critério A causam sofrimento clinicamente significativo para o indivíduo.

D. A disfunção sexual não é mais bem explicada por um transtorno mental não sexual ou como consequência de uma perturbação grave do relacionamento ou de outros estressores importantes e não é atribuível aos efeitos de alguma substância ou medicamento ou a outra condição médica.

Determinar o subtipo:
  Ao longo da vida: A perturbação esteve presente desde que o indivíduo se tornou sexualmente ativo.
  Adquirido: A perturbação iniciou depois de um período de função sexual relativamente normal.

Determinar o subtipo:
  Generalizado: Não se limita a determinados tipos de estimulação, situações ou parceiros.
  Situacional: Ocorre somente com determinados tipos de estimulação, situações ou parceiros.

Especificar a gravidade atual:
  Leve: Evidência de sofrimento leve em relação aos sintomas do Critério A.
  Moderada: Evidência de sofrimento moderado em relação aos sintomas do Critério A.
  Grave: Evidência de sofrimento grave ou extremo em relação aos sintomas do Critério A.

Reproduzida, com permissão, de *Diagnostic and Statistical Manual of Mental Disorders*, Fifth Edition (Copyright ©2013). American Psychiatric Association. Todos os direitos reservados.

DESEJO, INTERESSE E TRANSTORNOS DA EXCITAÇÃO

Transtorno do desejo sexual masculino hipoativo

Esta disfunção é caracterizada por uma deficiência ou ausência de fantasias sexuais e desejo pela atividade sexual por um período mínimo de aproximadamente seis meses (Tab. 17.2-1). Os homens para quem essa condição é permanente nunca experimentaram muitos pensamentos eróticos/sexuais espontâneos. Pensamento sexual espontâneo mínimo ou desejo mínimo por sexo antes de experiências sexuais não são considerados um transtorno diagnosticável em mulheres, principalmente se o desejo for desencadeado durante o encontro sexual. A prevalência reportada de baixo desejo é maior nos extremos mais jovem e mais velho do espectro etário, com apenas 2% dos homens entre 16 e 44 anos sendo afetados por esse transtorno. Existem relatos de que 6% dos homens entre 18 e 24 anos e 40% entre 66 e 74 anos têm problemas com o desejo sexual. Alguns homens podem confundir redução no desejo com redução na atividade. Seus pensamentos e fantasias eróticos não estão diminuídos, mas não mais atuam em conformidade devido a problemas de saúde, indisponibilidade de um parceiro ou outra disfunção sexual, como transtorno erétil.

Uma variedade de fatores causativos está associada ao baixo desejo sexual. Pacientes com problemas de desejo com frequência usam a inibição do desejo defensivamente para se proteger contra temores inconscientes em relação ao sexo. Sigmund Freud conceitualizou o baixo desejo sexual como o resultado da inibição durante a fase fálica do desenvolvimento psicossexual e de conflitos edípicos não resolvidos. Alguns homens, fixados no estágio fálico do desenvolvimento, temem a vagina e acreditam que serão castrados caso se aproximem dela. Freud denominou esse conceito *vagina dentada*; sua teoria era de que os homens evitam o contato com a vagina quando acreditam inconscientemente que ela tenha dentes. A falta de desejo pode também resultar de estresse crônico, ansiedade ou depressão.

A abstinência de sexo por um período de tempo prolongado por vezes resulta na supressão dos impulsos sexuais. A perda do desejo também pode ser uma expressão de hostilidade com o parceiro ou um sinal da deterioração de um relacionamento. A presença de desejo depende de vários fatores: impulso biológico, autoestima adequada, capacidade de aceitar a si mesmo como uma pessoa sexual, a disponibilidade de um parceiro apropriado e um bom relacionamento com o parceiro em áreas não sexuais. Danos ou a ausência de algum desses fatores podem diminuir o desejo.

Ao fazer o diagnóstico, os clínicos precisam avaliar a idade do paciente, sua saúde geral, o regime medicamentoso e estresses na vida. O clínico deve procurar estabelecer o interesse sexual basal antes de o transtorno ter iniciado. A necessidade de contato e satisfação sexuais varia entre as pessoas e ao longo do tempo em uma determinada pessoa. O diagnóstico não deve ser feito a menos que a falta de desejo seja uma fonte de sofrimento para o paciente.

Transtorno do interesse/excitação sexual feminino

A combinação de interesse (ou desejo) e excitação em uma categoria disfuncional reflete o reconhecimento de que as mulheres necessariamente não avançam de forma gradual do desejo até a excitação, mas com frequência experimentam desejo de forma sincronizada, ou mesmo depois, do início de sentimentos de excitação. Isso é verdadeiro em particular para mulheres em relações duradouras. Como corolário, as mulheres que experimentam disfunção sexual podem vivenciar a incapacidade de sentir interesse ou excitação, ou ambos, e costumam ter dificuldade em atingir o orgasmo ou sentem dor associada. Algumas podem experimentar disfunções ao longo de todo o espectro de resposta/prazer sexual. As queixas nessa categoria disfuncional apresentam-se de forma variada, tais como decréscimo ou escassez de sentimentos, pensamentos ou fantasias eróticos; redução no impulso para iniciar o sexo; receptividade diminuída ou ausente às aproximações do parceiro; ou incapacidade de responder à estimulação do parceiro (Tab. 17.2-2).

Um fator complicador nesse diagnóstico é que um sentimento subjetivo de excitação frequentemente está pouco correlacionado à lubrificação genital tanto em mulheres sadias quanto disfuncionais. Portanto, as queixas de ausência de prazer são suficientes para esse diagnóstico mesmo quando lubrificação e congestão vaginal estão presentes. Uma mulher que se queixa da ausência de excitação pode ter lubrificação vaginal, mas pode não experimentar um sentimento subjetivo de excitação. Alguns estudos usando imagem por ressonância magnética funcional (RMf) revelaram baixa correlação entre a ativação cerebral em áreas que controlam a resposta genital e avaliações simultâneas de excitação subjetiva. Estudos fisiológicos das disfunções sexuais indicam que um padrão hormonal pode contribuir para a responsividade em mulheres que têm disfunção da excitação. William

TABELA 17.2-2
Critérios diagnósticos do DSM-5 para transtorno do interesse/excitação sexual feminino

A. Ausência ou redução significativa do interesse ou da excitação sexual, manifestada por pelo menos três dos seguintes:
  1. Ausência ou redução do interesse pela atividade sexual.
  2. Ausência ou redução dos pensamentos ou fantasias sexuais/eróticas.
  3. Nenhuma iniciativa ou iniciativa reduzida de atividade sexual e, geralmente, ausência de receptividade às tentativas de iniciativa feitas pelo parceiro.
  4. Ausência ou redução na excitação/prazer sexual durante a atividade sexual em quase todos ou em todos (aproximadamente 75 a 100%) os encontros sexuais (em contextos situacionais identificados ou, se generalizado, em todos os contextos).
  5. Ausência ou redução do interesse/excitação sexual em resposta a quaisquer indicações sexuais ou eróticas, internas ou externas (p. ex., escritas, verbais, visuais).
  6. Ausência ou redução de sensações genitais ou não genitais durante a atividade sexual em quase todos ou em todos (aproximadamente 75 a 100%) os encontros sexuais (em contextos situacionais identificados ou, se generalizado, em todos os contextos).
B. Os sintomas do Critério A persistem por um período mínimo de aproximadamente seis meses.
C. Os sintomas do Critério A causam sofrimento clinicamente significativo para a mulher.
D. A disfunção sexual não é mais bem explicada por um transtorno mental não sexual ou como consequência de uma perturbação grave do relacionamento (p. ex., violência do parceiro) ou de outros estressores importantes e não é atribuível aos efeitos de alguma substância/medicamento ou a outra condição médica.

Determinar o subtipo:
  Ao longo da vida: A perturbação esteve presente desde que a mulher se tornou sexualmente ativa.
  Adquirido: A perturbação iniciou depois de um período de função sexual relativamente normal.
Determinar o subtipo:
  Generalizado: Não se limita a determinados tipos de estimulação, situações ou parceiros.
  Situacional: Ocorre somente com determinados tipos de estimulação, situações ou parceiros.
Especificar a gravidade atual:
  Leve: Evidência de sofrimento leve em relação aos sintomas do Critério A.
  Moderada: Evidência de sofrimento moderado em relação aos sintomas do Critério A.
  Grave: Evidência de sofrimento grave ou extremo em relação aos sintomas do Critério A.

Reproduzida, com permissão, de *Diagnostic and Statistical Manual of Mental Disorders*, Fifth Edtion (Copyright ©2013). American Psychiatric Associetion. Todos os direitos reservados.

Masters e Virginia Johnson identificaram que as mulheres têm desejo por sexo particularmente antes do início da menstruação. Outras mulheres relatam sentir maior excitação sexual logo após a menstruação ou na época da ovulação. As alterações nos níveis de testosterona, estrogênio, prolactina e tiroxina foram implicadas no transtorno da excitação sexual feminino. Além disso, medicamentos com propriedades anti-histamínicas ou anticolinérgicas causam redução na lubrificação vaginal.

TABELA 17.2-3
Critérios diagnósticos do DSM-5 para transtorno erétil

A. Pelo menos um dos três sintomas a seguir deve ser vivenciado em quase todas ou em todas as ocasiões (aproximadamente 75 a 100%) de atividade sexual (em contextos situacionais identificados ou, se generalizado, em todos os contextos):
   1. Dificuldade acentuada em obter ereção durante a atividade sexual.
   2. Dificuldade acentuada em manter uma ereção até o fim da atividade sexual.
   3. Diminuição acentuada na rigidez erétil.
B. Os sintomas do Critério A persistem por um período mínimo de aproximadamente seis meses.
C. Os sintomas do Critério A causam sofrimento clinicamente significativo.
D. A disfunção sexual não é mais bem explicada por um transtorno mental não sexual ou como consequência de uma perturbação grave do relacionamento ou de outros estressores importantes e não é atribuível aos efeitos de alguma substância/medicamento ou a outra condição médica.

Determinar o subtipo:
Ao longo da vida: A perturbação esteve presente desde que o indivíduo se tornou sexualmente ativo.
Adquirido: A perturbação iniciou depois de um período de função sexual relativamente normal.

Determinar o subtipo:
Generalizado: Não se limita a determinados tipos de estimulação, situações ou parceiros.
Situacional: Ocorre somente com determinados tipos de estimulação, situações ou parceiros.

Especificar a gravidade atual:
Leve: Evidência de sofrimento leve em relação aos sintomas do Critério A.
Moderada: Evidência de sofrimento moderado em relação aos sintomas do Critério A.
Grave: Evidência de sofrimento grave ou extremo em relação aos sintomas do Critério A.

Reproduzida, com permissão, de *Diagnostic and Statistical Manual of Mental Disorders*, Fifth Edition (Copyright ©2013). American Psychiatric Association. Todos os direitos reservados.

Fatores como estresses, envelhecimento, menopausa, estimulação sexual adequada, saúde geral e regime medicamentoso devem ser avaliados antes de ser feito o diagnóstico. Problemas de relacionamento são bastante relevantes para o transtorno do interesse/excitação adquirido. Em um estudo de casais com interação sexual acentuadamente reduzida, a etiologia mais prevalente foi discórdia conjugal.

Transtorno erétil

O transtorno erétil foi historicamente denominado *impotência*. O termo foi abandonado por uma designação mais médica, mas também porque era considerado pejorativo e tinha conotação negativa para o homem com o problema. Entretanto, ele descreve com precisão os sentimentos de impotência, desamparo e a baixa autoestima resultantes vivenciados com frequência por homens com essa disfunção (Tab. 17.2-3). Um homem com transtorno erétil ao longo da vida nunca conseguiu obter uma ereção suficiente para penetração. No transtorno erétil adquirido, um homem conseguiu ter sucesso na penetração em alguma época de sua vida sexual, mas posteriormente não foi mais capaz de fazer isso. No transtorno erétil situacional, um homem é capaz de ter relações sexuais em certas circunstâncias, mas não em outras; por exemplo, ele pode ter um funcionamento eficiente com uma prostituta, mas não é capaz de ter uma ereção quando está com sua parceira.

Transtorno erétil adquirido foi reportado em 10 a 20% de todos os homens. Essa é a queixa principal de mais de 50% de todos os homens tratados para transtornos sexuais. Transtorno erétil ao longo da vida é raro; ocorre em cerca de 1% dos homens com menos de 35 anos. A incidência de transtorno erétil aumenta com a idade. Foi reportado variando entre 2 e 8% da população jovem adulta. Alfred Kinsey relatou que 75% de todos os homens eram impotentes aos 80 anos. Existe uma incidência reportada de 40 a 50% em homens entre 60 e 70 anos. Todos os homens com mais de 40 anos, afirmam Masters e Johnson, têm medo de impotência, o que os pesquisadores acreditavam refletir o medo masculino de perda da virilidade com o avanço da idade. O transtorno erétil, no entanto, não é universal em homens que estão envelhecendo; ter um parceiro sexual disponível está relacionado à continuidade da potência, assim como uma história de atividade sexual com padrão consistente e a ausência de doença vascular, neurológica ou endócrina. A disfunção erétil antes de sua primeira relação sexual é temida por 20% dos homens; a incidência reportada de disfunção erétil real durante a primeira relação sexual é de 8%. Conforme expressou Stephen Levine, o primeiro encontro sexual "é uma corrida de cavalos entre a excitação e a ansiedade".

O transtorno erétil pode ser orgânico ou psicológico, ou uma combinação de ambos, mas, em homens jovens e de meia-idade, a causa é geralmente psicológica. Uma boa coleta da história é de grande importância na determinação da causa da disfunção. Se um homem relata ter ereções espontâneas em momentos em que não planeja ter relações sexuais, tem ereções matinais ou tem boas ereções com a masturbação ou com outras parceiras que não a habitual, as causas orgânicas desse transtorno erétil podem ser consideradas irrelevantes, e podem ser evitados procedimentos diagnósticos dispendiosos. O transtorno erétil causado por uma condição clínica geral ou uma substância farmacológica é discutido posteriormente nesta seção.

Freud atribuiu um tipo de transtorno erétil a uma incapacidade de conciliar sentimentos de afeição por uma mulher com os sentimentos de desejo por ela. Os homens com esses sentimentos conflitantes podem funcionar somente com mulheres a quem veem como degradadas (complexo de Madonna-puta). Outros fatores que foram citados como contribuintes para a impotência incluem superego punitivo, incapacidade de confiar e sentimentos de inadequação ou um sentimento de ser indesejável como parceiro. Um homem pode não conseguir expressar um impulso sexual em razão de medo, ansiedade, raiva ou proibição moral. Em um relacionamento duradouro, o transtorno pode refletir dificuldades entre os parceiros, sobretudo quando o homem não consegue comunicar seus sentimentos ou sua raiva de forma direta e construtiva. Além disso, episódios de transtorno erétil são reforçadores, com o homem se tornando cada vez mais ansioso antes de cada encontro sexual.

> O Sr. Y. procurou terapia depois que sua esposa se queixou da ausência de interação sexual. O paciente evita o sexo devido a sua disfunção erétil frequente e aos sentimentos penosos de inadequação que tinha depois de seus "fracassos". Ele se apresentou como um homem articulado, educado e autoacusador.
>
> Ele era fiel à esposa, mas masturbava-se com frequência. Suas fantasias envolviam componentes sádicos explícitos, incluindo pendurar e morder mulheres. O contraste entre suas fantasias raivosas e agressivas e seu comportamento carinhoso e atencioso com sua esposa simbolizava seus conflitos em relação a sua sexualidade, sua masculinidade e seus sentimentos confusos em relação às mulheres. Ele foi diagnosticado com transtorno erétil, tipo situacional.

TABELA 17.2-4
Critérios diagnósticos do DSM-5 para transtorno do orgasmo feminino

A. Presença de qualquer um dos sintomas a seguir, vivenciado em quase todas ou em todas as ocasiões (aproximadamente 75 a 100%) de atividade sexual (em contextos situacionais identificados ou, se generalizado, em todos os contextos):
   1. Retardo acentuado, infrequência acentuada ou ausência de orgasmo.
   2. Intensidade muito reduzida de sensações orgásmicas.
B. Os sintomas do Critério A persistem por um período mínimo de aproximadamente seis meses.
C. Os sintomas do Critério A causam sofrimento clinicamente significativo no indivíduo.
D. A disfunção sexual não é mais bem explicada por um transtorno mental não sexual ou como consequência de uma perturbação grave do relacionamento (p. ex., violência do parceiro) ou de outros estressores importantes e não é atribuível aos efeitos de alguma substância/medicamento ou a outra condição médica.

Determinar o subtipo:
Ao longo da vida: A perturbação esteve presente desde que a mulher se tornou sexualmente ativa.
Adquirido: A perturbação iniciou depois de um período de função sexual relativamente normal.

Determinar o subtipo:
Generalizado: Não se limita a determinados tipos de estimulação, situações ou parceiros.
Situacional: Ocorre somente com determinados tipos de estimulação, situações ou parceiros.

Especificar se:
Nunca experimentou um orgasmo em nenhuma situação.
Especificar a gravidade atual:
Leve: Evidência de sofrimento leve em relação aos sintomas do Critério A.
Moderada: Evidência de sofrimento moderado em relação aos sintomas do Critério A.
Grave: Evidência de sofrimento grave ou extremo em relação aos sintomas do Critério A.

Reproduzida, com permissão, de *Diagnostic and Statistical Manual of Mental Disorders*, Fifth Edition (Copyright ©2013). American Psychiatric Association. Todos os direitos reservados.

TRANSTORNOS DO ORGASMO

Transtorno do orgasmo feminino

O transtorno do orgasmo feminino, por vezes chamado de *orgasmo feminino inibido ou anorgasmia*, é definido como a inibição recorrente ou persistente do orgasmo feminino, conforme manifestado pelo retardo repetitivo ou pela ausência de orgasmo depois de uma fase de excitação sexual que um clínico julgue ser adequada em foco, intensidade e duração – em suma, a incapacidade de uma mulher de atingir o orgasmo por meio de masturbação ou coito (Tab. 17.2-4). As mulheres que não atingem o orgasmo por meio de um desses métodos não são necessariamente classificadas como anorgásmicas, embora possa ser postulada alguma inibição sexual. A queixa é relatada pela própria mulher. Entretanto, algumas mulheres anorgásmicas não apresentam sofrimento pela ausência de clímax e sentem prazer com a atividade sexual. Nesse último caso, uma mulher pode apresentar essa queixa porque seu parceiro está preocupado com sua ausência de orgasmo.

Pesquisas sobre a fisiologia da resposta sexual feminina demonstraram que os orgasmos causados pela estimulação clitoriana e aqueles causados pela estimulação vaginal são fisiologicamente idênticos. A teoria de Freud de que as mulheres devem abandonar a sensibilidade clitoriana pela sensibilidade vaginal para atingir a maturidade sexual é agora considerada incorreta, mas algumas mulheres relatam que obtêm um sentimento especial de satisfação com um orgasmo precipitado pela relação sexual. Alguns pesquisadores atribuem essa satisfação ao sentimento psicológico de intimidade gerado pelo ato do coito, mas outros mantêm que o orgasmo por meio do coito é uma experiência fisiologicamente diferente. Muitas mulheres atingem o orgasmo durante o coito por meio de uma combinação de estimulação clitoriana manual e estimulação vaginal peniana.

Uma mulher com transtorno do orgasmo feminino ao longo da vida nunca experimentou orgasmo mediante algum tipo de estimulação. Uma mulher com transtorno do orgasmo adquirido já experimentou pelo menos um orgasmo, independentemente das circunstâncias ou meio de estimulação, seja pela masturbação, seja enquanto sonha durante o sono. Estudos mostraram que as mulheres atingem o orgasmo de modo mais consistente com masturbação do que com o sexo com um parceiro. Kinsey descobriu que 5% das mulheres casadas com mais de 35 anos nunca tinham atingido o orgasmo por nenhum meio. A incidência de nunca ter experimentado orgasmos é reportada como 10% entre todas as mulheres. A incidência de orgasmos aumenta com a idade. De acordo com Kinsey, o primeiro orgasmo ocorre durante a adolescência em cerca de 50% das mulheres em consequência de masturbação ou carícia sexual pelo parceiro; as demais em geral atingem o orgasmo à medida que ficam mais velhas. O transtorno do orgasmo feminino ao longo da vida é mais comum entre mulheres não casadas do que entre as casadas. O aumento do potencial orgástico em mulheres com mais de 35 anos foi explicado com base na menor inibição psicológica, maior experiência sexual, ou ambas.

O transtorno do orgasmo feminino adquirido é uma queixa comum nas populações clínicas. Um estabelecimento para tratamento clínico reportou ter cerca de quatro vezes mais mulheres não orgásticas em sua prática do que pacientes do sexo feminino com todos os outros transtornos sexuais. Em outro estudo, 46% das mulheres se queixavam de dificuldade em atingir o orgasmo. Inibição da excitação e problemas orgásticos frequentemente ocorrem juntos. A prevalência global do transtorno do orgasmo feminino por todas as causas é estimada em cerca de 30%. Um estudo recente com gêmeos sugere que a disfunção do orgasmo em algumas mulheres tem uma base genética e não pode ser atribuído apenas a diferenças psicológicas. Esse estudo estimou uma herdabilidade da dificuldade para atingir o orgasmo com relação sexual de 34% e uma herdabilidade de 45% em mulheres que não conseguiam atingir o clímax com masturbação.

Inúmeros fatores psicológicos estão associados ao transtorno do orgasmo feminino. Eles incluem o medo de gravidez, rejeição por um parceiro sexual e danos à vagina; hostilidade em relação aos homens; imagem corporal prejudicada; e sentimentos de culpa quanto aos impulsos sexuais. Algumas mulheres comparam o orgasmo à perda do controle ou a impulsos agressivos, destrutivos ou violentos; seu temor desses impulsos pode ser expresso pela inibição da excitação ou do orgasmo. As expectativas culturais e restrições sociais em relação às mulheres também são relevantes. Muitas mulheres cresceram acreditando que o prazer sexual não é um direito natural das assim chamadas "mulheres decentes". As mulheres não orgásticas podem, em outros aspectos, não ter sintomas ou podem vivenciar frustrações de várias outras maneiras; podem ter queixas pélvicas, como dor no baixo ventre, coceira e corrimento vaginal, além de tensão, irritabilidade e fadiga aumentadas.

TABELA 17.2-5
Critérios diagnósticos do DSM-5 para ejaculação retardada

A. Qualquer um dos seguintes sintomas deve ser vivenciado em quase todas ou em todas as ocasiões (aproximadamente 75 a 100%) da atividade sexual com parceira (em contextos situacionais identificados ou, se generalizada, em todos os contextos), sem que o indivíduo deseje o retardo:
   1. Retardo acentuado na ejaculação.
   2. Baixa frequência marcante ou ausência de ejaculação.
B. Os sintomas do Critério A persistem por um período mínimo de aproximadamente seis meses.
C. Os sintomas do Critério A causam sofrimento clinicamente significativo ao indivíduo.
D. A disfunção sexual não é mais bem explicada por um transtorno mental não sexual ou como consequência de uma perturbação grave do relacionamento ou de outros estressores importantes e não é atribuível aos efeitos de alguma substância/medicamento ou a outra condição médica.

Determinar o subtipo:
Ao longo da vida: A perturbação esteve presente desde que o indivíduo se tornou sexualmente ativo.
Adquirida: A perturbação iniciou depois de um período de função sexual relativamente normal.

Determinar o subtipo:
Generalizada: Não se limita a determinados tipos de estimulação, situações ou parceiros.
Situacional: Ocorre somente com determinados tipos de estimulação, situações ou parceiros.

Especificar a gravidade atual:
Leve: Evidência de sofrimento leve em relação aos sintomas do Critério A.
Moderada: Evidência de sofrimento moderado em relação aos sintomas do Critério A.
Grave: Evidência de sofrimento grave ou extremo em relação aos sintomas do Critério A.

Reproduzida, com permissão, de *Diagnostic and Statistical Manual of Mental Disorders*, Fifth Edition (Copyright ©2013). American Psychiatric Association. Todos os direitos reservados.

Ejaculação retardada

Na ejaculação retardada, por vezes denominada *ejaculação atrasada*, um homem consegue ejacular durante o coito com grande dificuldade, quando consegue (Tab. 17.2-5). O problema raramente está presente na masturbação, mas aparece durante o sexo com uma parceira. Um homem com ejaculação retardada ao longo da vida nunca foi capaz de ejacular durante atividade sexual com uma parceira. O problema é em geral mais pronunciado durante atividade coital. O transtorno é diagnosticado como adquirido se ele se desenvolver depois de um funcionamento previamente normal. Alguns pesquisadores acreditam que orgasmo e ejaculação devam ser diferenciados, sobretudo no caso de homens que ejaculam, mas se queixam de uma sensação de prazer diminuída ou ausente durante a experiência orgástica (anedonia orgástica).

A incidência do transtorno do orgasmo masculino é muito mais baixa do que a incidência de ejaculação precoce ou transtorno erétil. Masters e Johnson relataram uma incidência de ejaculação retardada de apenas 3,8% em um grupo de 447 homens com disfunções sexuais. Foi reportada uma prevalência geral de 5%. No entanto, na última década, tem sido visto um crescimento na apresentação desse transtorno em programas de terapia sexual. Isso tem sido atribuído ao uso crescente de antidepressivos, os quais podem ter um efeito colateral de ejaculação retardada, além de ao alto índice de uso de *sites* de pornografia. Esses *sites* oferecem um nível de estimulação envolvendo uma variedade tal de pessoas e atos que podem dificultar que o homem se estimule com uma atividade mais típica com uma parceira. Estudos recentes de adolescentes do sexo masculino que os utilizam com frequência antes de vivenciar uma interação sexual relataram que esses adolescentes não desenvolvem sinapses neuronais que irão possibilitar respostas às interações habituais com uma parceira com prazer suficiente que lhes permita atingir o clímax.

Ejaculação retardada ao longo da vida indica psicopatologia grave. Um homem pode ser proveniente de um ambiente rígido e puritano; pode perceber o sexo como pecaminoso e os genitais como sujos; e pode ter desejos conscientes ou inconscientes de incesto e culpa. Ele geralmente tem dificuldade com intimidade em áreas que vão além das relações sexuais. Em alguns casos, a condição é agravada por um transtorno de déficit de atenção/hiperatividade. A distratibilidade de um homem impede excitação suficiente para que ocorra o clímax.

Em um relacionamento duradouro, o transtorno de ejaculação retardada adquirido com frequência reflete dificuldades interpessoais. O transtorno pode ser a forma que o homem encontrou para lidar com mudanças reais ou fantasias em um relacionamento, tais como planos de gravidez em relação aos quais ele é ambivalente, a perda da atração sexual pela parceira ou demandas da parceira por um maior comprometimento quando expressas pelo desempenho sexual. Em alguns homens, a incapacidade de ejacular reflete hostilidade não manifestada em relação a uma mulher. O problema é mais comum entre homens com transtorno obsessivo-compulsivo (TOC) do que entre outros.

> Um casal apresentou-se com o homem sendo o paciente identificado; ele não conseguia ejacular com relação sexual. Ele sempre teve dificuldades para atingir o clímax, exceto em raras circunstâncias. Ejaculou uma vez quando estava com duas mulheres ao mesmo tempo e uma vez quando estava experimentando cocaína. No momento, não estava usando nenhuma substância, exceto pelo uso moderado de álcool. Esse paciente estava comprometido com seu casamento, embora tivesse experiências sexuais extraconjugais. Não ejaculava com o coito também nessas situações, ainda que conseguisse atingir o clímax com sexo oral. Declarou que tinha mais interesse na "conquista" do que em sexo propriamente. Conseguia atingir o clímax com masturbação, apesar de raras vezes se masturbar, mas ia a casas de massagem. Tinha problemas com raiva das mulheres e considerava sua esposa excessivamente crítica.
>
> Ele tinha dificuldades em executar qualquer exercício que lhe exigisse dar prazer à esposa. Seu problema em dar também lhe dificultava desfrutar do prazer mútuo. Era mais fácil ser quem recebia a estimulação. Devido aos problemas desse paciente com impulsividade, narcisismo e dependência, foi necessário combinar psicoterapia introspectiva com um regime de exercícios comportamentais.
>
> O paciente recebeu o diagnóstico de ejaculação retardada, tipo ao longo da vida.

Ejaculação prematura (precoce)

Na ejaculação prematura, os homens, de forma persistente ou recorrente, atingem o orgasmo e a ejaculação antes do momento desejado. O diagnóstico é feito quando um homem ejacula com regularidade antes ou em cerca de 1 minuto após a penetração vaginal. O DSM-5 se refere apenas a "penetração vaginal" em seus critérios diagnósticos, mesmo sendo inteiramente possível que o transtorno ocorra em homens homossexuais que não se engajem em penetração vaginal. O DSM-5 define o transtorno como leve se a ejaculação ocorrer em torno de 30 segundos a 1 minuto após a penetração vaginal; moderado,

TABELA 17.2-6
Critérios do DSM-5 para ejaculação prematura (precoce)

A. Padrão persistente ou recorrente de ejaculação que ocorre durante a atividade sexual com parceira dentro de aproximadamente um minuto após a penetração vaginal e antes do momento desejado pelo indivíduo.
   Nota: Embora o diagnóstico de ejaculação prematura (precoce) também possa ser aplicado a indivíduos envolvidos em atividades sexuais não vaginais, não foram estabelecidos critérios específicos para o tempo de duração dessas atividades.
B. Os sintomas do Critério A devem estar presentes por pelo menos seis meses e devem ser experimentados em quase todas as ocasiões (aproximadamente 75 a 100%) de atividade sexual (em contextos situacionais identificados ou, caso generalizado, em todos os contextos).
C. Os sintomas do Critério A causam sofrimento clinicamente significativo para o indivíduo.
D. A disfunção sexual não é mais bem explicada por um transtorno mental não sexual ou como consequência de uma perturbação grave do relacionamento ou de outros estressores importantes e não é atribuível aos efeitos de alguma substância ou medicamento ou a outra condição médica.

Determinar o subtipo:
   Ao longo da vida: A perturbação esteve presente desde que o indivíduo se tornou sexualmente ativo.
   Adquirida: A perturbação iniciou depois de um período de função sexual relativamente normal.
Determinar o subtipo:
   Generalizada: Não se limita a determinados tipos de estimulação, situações ou parceiros.
   Situacional: Ocorre somente com determinados tipos de estimulação, situações ou parceiros.
Especificar a gravidade atual:
   Leve: A ejaculação ocorre dentro de aproximadamente 30 segundos a 1 minuto após a penetração vaginal.
   Moderada: A ejaculação ocorre dentro de aproximadamente 15 a 30 segundos após a penetração vaginal.
   Grave: A ejaculação ocorre antes da atividade sexual, no início da atividade sexual ou dentro de 15 segundos após a penetração vaginal.

Reproduzida, com permissão, de *Diagnostic and Statistical Manual of Mental Disorders*, Fifth Edition (Copyright ©2013). American Psychiatric Association. Todos os direitos reservados.

se ocorrer aproximadamente 15 a 30 segundos da penetração vaginal; e grave, quando ocorrer no início da atividade sexual ou em até 15 segundos após a penetração vaginal. Uma dificuldade com esses identificadores envolve as distorções temporais que os pacientes fazem ao superestimar ou subestimar o tempo entre a penetração e o clímax. Os clínicos precisam levar em consideração os fatores que afetam a duração da fase de excitação da resposta sexual, como idade, a novidade do parceiro sexual e a frequência do coito (Tab. 17.2-6). Assim como ocorre com outras disfunções sexuais, a ejaculação prematura não é diagnosticada quando é causada exclusivamente por fatores orgânicos ou quando é sintomática de outra síndrome psiquiátrica clínica.

A ejaculação prematura costuma ser mais relatada entre homens com curso superior do que entre aqueles com menos instrução. Acredita-se que a queixa esteja relacionada a sua preocupação com a satisfação da parceira, mas a verdadeira causa dessa frequência aumentada ainda não foi determinada. Ejaculação prematura é a queixa principal de cerca de 35 a 40% dos homens tratados para transtorno sexual. No DSM-5, os autores afirmam que o transtorno, com seu parâmetro de tempo recentemente definido, seria agora um diagnóstico preciso para apenas 1 a 3% dos homens. Alguns pesquisadores dividem os homens com ejaculação prematura em dois grupos: aqueles com predisposição fisiológica ao clímax com rapidez devido ao tempo de latência neural mais curto e aqueles com uma causa psicogênica ou comportamente condicionada. A dificuldade no controle ejaculatório pode estar associada a ansiedade quanto ao ato sexual, com temores inconscientes em relação à vagina ou com condicionamento cultural negativo. Homens cujos contatos sexuais ocorreram em grande parte com prostitutas que exigiam que o ato sexual fosse rápido ou aconteceram em situações nas quais a descoberta seria embaraçosa (p. ex., em um quarto de dormitório compartilhado ou na casa dos pais) podem ter sido condicionados a atingir logo o orgasmo. Em homens jovens e inexperientes que têm o problema, ele pode se resolver com o tempo. Em relacionamentos duradouros, a parceira tem uma grande influência sobre um ejaculador prematuro, e um casamento estressante exacerba o transtorno. Os antecedentes desenvolvimentais e a psicodinâmica encontrada na ejaculação prematura e no transtorno erétil são semelhantes.

TRANSTORNOS DA DOR SEXUAL

Transtorno da dor gênito-pélvica/penetração

No DSM-5, este transtorno se refere a uma ou mais das queixas a seguir, das quais duas ou mais podem ocorrer juntas: dificuldade em manter relações sexuais; dor gênito-pélvica; medo de dor na penetração; e contração dos músculos do assoalho pélvico. Antigamente, esses transtornos da dor eram diagnosticados como *dispareunia* ou *vaginismo*. Esses diagnósticos anteriores podiam coexistir ou um poderia originar o outro, sendo compreensível a possibilidade de provocar medo de dor com o sexo. Assim, é adequado reuni-los em uma categoria diagnóstica. No entanto, para fins de discussão clínica, as categorias distintas de dispareunia e vaginismo continuam sendo clinicamente úteis.

Dispareunia. Dispareunia é uma dor genital recorrente ou persistente que ocorre antes, durante ou depois da relação sexual. Está relacionada, e frequentemente coincide com vaginismo. Episódios repetidos de vaginismo podem originar dispareunia, e vice-versa; em qualquer dos casos, devem ser descartadas causas somáticas. Não deve ser diagnosticado um transtorno da dor quando for encontrada uma base orgânica para a dor ou quando for causada por falta de lubrificação. O DSM-5 menciona que 15% das mulheres na América do Norte relatam dor recorrente durante a relação sexual.

Na maioria dos casos, fatores dinâmicos são considerados causativos. Dor pélvica crônica é uma queixa comum em mulheres com uma história de estupro ou abuso sexual infantil. O coito doloroso pode resultar de tensão e ansiedade em relação ao sexo, que fazem as mulheres contrair de maneira involuntária os músculos do assoalho pélvico. A dor é real e torna a relação sexual desagradável ou insuportável. A antecipação de mais dor pode levar a mulher a evitar por completo o coito. Se o parceiro continuar a relação sexual independentemente do estado de prontidão da mulher, a condição é agravada. Ocorre aumento no relato de dispareunia na pós-menopausa devido a modificações fisiológicas na vagina induzidas pelas alterações hormonais; entretanto, queixas específicas de dificuldade em manter relações sexuais ocorrem com mais frequência em mulheres na pré-menopausa. É observado um aumento de dispareunia na população de mulheres imediatamente após o parto, porém isso costuma ser temporário. A dispareunia pode se apresentar como uma das quatro queixas listadas no transtorno da dor gênito-pélvica/penetração e deve ser diagnosticada como transtorno da dor gênito-pélvica/penetração.

Vaginismo. Definido como a constrição do terço externo da vagina devido a estreitamento ou espasmo involuntário da musculatura do assoalho pélvico, o vaginismo interfere na inserção do pênis e na relação sexual. Essa resposta pode ocorrer durante um exame ginecológico quando a constrição vaginal involuntária impede a introdução do espéculo na vagina. O diagnóstico não é feito quando a disfunção é causada exclusivamente por fatores orgânicos ou quando é sintomática de outro transtorno mental.

O vaginismo pode ser completo, ou seja, não é possível a penetração da vagina, seja pelo pênis, seja pelos dedos, um espéculo durante exame ginecológico ou mesmo que a mulher tente usar o menor absorvente interno. Muitas mulheres que descobrem essa queixa quando se tornam sexualmente ativas já tinham antes evitado o uso de absorvente interno. Em uma forma menos grave de vaginismo, o estreitamento da musculatura do assoalho pélvico dificulta a penetração, mas não a torna impossível. A penetração pode ser atingida com o espéculo de menor tamanho ou com os dedos menores. Em casos leves, os músculos relaxam após a dificuldade inicial com a penetração, e a mulher pode continuar com o jogo sexual, às vezes até mesmo com coito.

> A Srta. B. era uma mulher de 27 anos que se apresentou para terapia devido à incapacidade de ter relações sexuais. Ela descreveu episódios com um namorado recente nos quais ele havia tentado penetração vaginal, mas não conseguiu penetrar. O namorado não tinha disfunção erétil. Ela tinha desejo e conseguia atingir o orgasmo por meio de estimulação manual ou oral. Durante quase um ano inteiro, ambos tiveram jogos sexuais sem penetração. No entanto, ele se queixava cada vez mais de sua frustração pela falta de relação sexual, da qual havia desfrutado em relacionamentos anteriores. A Srta. B. tinha um medo consciente da penetração e de ir ao ginecologista, embora conseguisse usar absorventes internos quando menstruava. Ela foi diagnosticada com transtorno da dor gênito-pélvica/penetração, do tipo ao longo da vida.

O vaginismo é menos prevalente do que o transtorno do orgasmo feminino. Acomete com mais frequência mulheres com nível de instrução alto e de grupos socioeconômicos elevados. Mulheres com vaginismo podem conscientemente desejar ter relações sexuais, mas no inconsciente desejam impedir que um pênis penetre em seus corpos. Um trauma sexual, como estupro, pode causar vaginismo. A antecipação da dor na primeira experiência sexual também pode causá-lo. Os clínicos têm observado que uma criação religiosa rígida na qual o sexo está associado a pecado é frequente nessas pacientes. Outras mulheres têm problemas nas relações diádicas; se a mulher se sente emocionalmente abusada pelo parceiro, pode protestar por meio dessa forma não verbal. Algumas mulheres que vivenciaram dor significativa na infância devido a intervenções cirúrgicas ou dentárias se tornam cautelosas quanto a qualquer violação da integridade corporal e desenvolvem vaginismo. O vaginismo pode se apresentar como qualquer uma das quatro queixas incluídas no transtorno da dor gênito-pélvica/penetração e deve ser diagnosticado como transtorno da dor gênito-pélvica/penetração.

DISFUNÇÃO SEXUAL DEVIDA A UMA CONDIÇÃO MÉDICA GERAL

Transtorno erétil devido a uma condição médica geral

A incidência do transtorno erétil psicológico, por oposição ao orgânico, tem sido foco de muitos estudos. As estatísticas indicam que 20 a 50% dos homens com transtorno erétil têm uma base orgânica para o problema. Uma etiologia fisiológica é mais provável em homens com mais de 50 anos e a causa mais provável em homens acima de 60 anos. As causas orgânicas do transtorno erétil estão listadas na Tabela 17.2-7. Os efeitos colaterais de medicamentos podem prejudicar o funcionamento sexual masculino de várias maneiras (Tab. 17.2-8). A castração (remoção dos testículos) nem sempre causa disfunção sexual porque ainda pode ocorrer ereção. Um arco reflexo, acionado quando é estimulada a parte interna da coxa, atravessa o centro erétil da medula sacral para ser responsável pelo fenômeno.

Inúmeros procedimentos, não invasivos e invasivos, são usados para ajudar a diferenciar transtorno erétil devido a uma causa orgânica de transtorno erétil funcional. Os procedimentos incluem monitorar a tumescência peniana noturna (ereções que ocorrem durante o sono), normalmente associada ao movimento rápido dos olhos; monitorar a tumescência com um medidor de tensão; medir a pressão arterial no pênis com um pletismógrafo peniano ou um fluxômetro por ultrassom (Doppler), ambos avaliando o fluxo sanguíneo na artéria pudenda interna; e medir o tempo de latência do nervo pudendo. Outros testes diagnósticos que delineiam as bases orgânicas para impotência incluem testes de tolerância à glicose, exames hormonais plasmáticos, testes da função hepática e da tireoide, determinações da prolactina e do hormônio folículo-estimulante (FHS) e exames cistométricos. Os estudos diagnósticos invasivos incluem arteriografia peniana, cavernosonografia e cintilografia peniana. Os procedimentos invasivos requerem interpretação por especialistas e são usados somente para pacientes que são candidatos a procedimentos vasculares reconstrutivos.

Dispareunia devida a uma condição médica geral

Estima-se que 30% de todos os procedimentos cirúrgicos na área genital feminina resultem em dispareunia temporária. Além disso, 30 a 40% das mulheres com a queixa que são atendidas em clínicas de terapia sexual têm patologia pélvica. As anormalidades orgânicas que originam dispareunia e vaginismo incluem remanescentes himenais irritados ou infectados, cicatrizes de episiotomia, infecção na glândula de Bartholin, várias formas de vaginite e cervicite, endometriose e adenomiose. Dor pós-coito foi relatada por mulheres com miomatose, endometriose e adenomiose e é atribuída às contrações uterinas durante o orgasmo. Mulheres na pós-menopausa podem ter dispareunia resultante de afinamento da mucosa vaginal e redução da lubrificação.

Duas condições que não estão imediatamente aparentes ao exame físico que produzem dispareunia são vestibulite vulvar e cistite intersticial. A primeira pode apresentar dor vulvar crônica, e a última produz dor com mais intensidade após o orgasmo. A dispareunia também pode ocorrer em homens, mas é incomum e em geral está associada a uma condição orgânica, como doença de Peyronie, que consiste em placas escleróticas no pênis que causam curvatura peniana.

Transtorno do desejo sexual masculino hipoativo e transtorno do interesse/excitação sexual feminino devidos a uma condição médica geral

O desejo sexual comumente diminui depois de doenças importantes ou cirurgia, em particular quando a imagem corporal é afetada após procedimentos como mastectomia, ileostomia, histerectomia e prostatectomia. Doenças que enfraquecem a energia de uma pessoa, condições crônicas que requerem adaptação física e psicológica e doenças graves que levam uma pessoa a depressão podem reduzir acentuadamente o desejo sexual.

Em alguns casos, correlatos bioquímicos estão associados ao transtorno do desejo sexual hipoativo (Tab. 17.2-9). Um estudo recente

TABELA 17.2-7
Doenças e outras condições médicas implicadas no transtorno erétil

Doenças infecciosas e parasitárias	Transtornos neurológicos
Elefantíase	Esclerose múltipla
Caxumba	Mielite transversa
Doença cardiovascular [a]	Doença de Parkinson
Doença arterioesclerótica	Epilepsia do lobo temporal
Aneurisma aórtico	Doenças traumáticas e neoplásicas da medula espinal
Síndrome de Leriche	Tumor do sistema nervoso central
Insuficiência cardíaca	Esclerose lateral amiotrófica
Distúrbios renais e urológicos	Neuropatia periférica
Doença de Peyronie	Paresia geral
Insuficiência renal crônica	*Tabes dorsalis*
Hidrocele e varicocele	Fatores farmacológicos
Distúrbios hepáticos	Álcool e outras drogas que induzem dependência (heroína, metadona, morfina, cocaína, anfetaminas e barbitúricos)
Cirrose (em geral associada com dependência de álcool)	Medicamentos (drogas psicotrópicas, anti-hipertensivas, estrogênios e antiandrógenos)
Distúrbios pulmonares	
Insuficiência respiratória	
Genética	Envenenamento
Síndrome de Klinefelter	Chumbo (plumbismo)
Anormalidades vasculares e estruturais penianas congênitas	Herbicidas
Distúrbios nutricionais	Procedimentos cirúrgicos[a]
Desnutrição	Prostatectomia perineal
Deficiências vitamínicas	Ressecção do colo abdominoperineal
Obesidade	Simpatectomia (frequentemente interfere na ejaculação)
Distúrbios endócrinos [a]	Cirurgia da aorta ilíaca
Diabetes melito	Cistectomia radical
Disfunção do eixo hipófise-suprarrenal-testículos	Linfadenectomia retroperineal
Acromegalia	Diversos
Doença de Addison	Radioterapia
Adenoma cromófobo	Fratura pélvica
Neoplasia suprarrenal	Qualquer doença sistêmica grave ou condição debilitante
Mixedema	
Hipertireoidismo	

[a] Em uma estimativa nos Estados Unidos, 2 milhões de homens são impotentes por terem diabetes; um adicional de 300 mil são impotentes devido a outras doenças endócrinas; 1,5 milhão é impotente em consequência de doença vascular; 180 mil, devido a esclerose múltipla; 400 mil, em razão de traumas e fraturas que levam a fraturas pélvicas ou lesões na medula espinal; e outros 650 mil são impotentes em consequência de cirurgia radical, incluindo prostatectomias, colostomias e cistectomias.

encontrou níveis acentuadamente mais baixos de testosterona sérica em homens que se queixam de baixo desejo do que nos controles sadios em determinada situação em um laboratório do sono. Drogas que deprimem o sistema nervoso central (SNC) ou reduzem a produção de testosterona podem diminuir o desejo.

Outra disfunção sexual masculina devida a uma condição médica geral

A ejaculação retardada pode ter causas fisiológicas e ocorrer após cirurgia no trato geniturinário, como prostatectomia. Também pode estar associada a doença de Parkinson e outros problemas neurológicos envolvendo as seções lombar ou sacra da medula espinal. O fármaco anti-hipertensivo guanetidina monossulfato, a metildopa, as fenotiazinas, os agentes tricíclicos e os inibidores seletivos da recaptação de serotonina (ISRSs), entre outros medicamentos, foram implicados na ejaculação retardada. Além disso, ejaculação retardada deve ser diferenciada de ejaculação retrógrada, em que ocorre ejaculação, mas o líquido seminal recua para a bexiga. A ejaculação retrógrada sempre tem uma causa orgânica. Ela pode se desenvolver depois de cirurgia geniturinária e também está associada a medicamentos que apresentam efeitos adversos anticolinérgicos, como as fenotiazinas.

Outra disfunção sexual feminina devida a uma condição médica geral

Algumas condições médicas – especificamente doenças endócrinas como hipotireoidismo, diabetes melito e hiperprolactinemia – podem afetar a capacidade de uma mulher de ter orgasmos. Vários fármacos também afetam essa capacidade de algumas mulheres (Tab. 17.2-10). Medicamentos anti-hipertensivos, estimulantes do SNC, agentes tricíclicos, ISRSs e, frequentemente, inibidores da monoaminoxidase (IMAOs) interferem na capacidade orgástica feminina. No entanto, um estudo de mulheres tomando IMAOs constatou que, depois de 16 a 18 semanas de farmacoterapia, o efeito adverso do medicamento desaparecia e as mulheres conseguiam voltar a experimentar orgasmos, embora continuassem tomando a mesma dose da substância.

Disfunção sexual induzida por substância/medicamento

O diagnóstico de disfunção sexual induzida por substância é usado quando evidências de intoxicação por substância ou abstinência estão aparentes na história, no exame físico ou nos achados laboratoriais. A perturbação da função sexual deve ser predominante no

TABELA 17.2-8
Alguns agentes farmacológicos implicados nas disfunções sexuais masculinas

Droga	Prejudica ereção	Prejudica ejaculação
Drogas psiquiátricas		
Drogas cíclicas[a]		
Imipramina	+	+
Protriptilina	+	+
Clomipramina	+	+
Desipramina	+	+
Amitriptilina	+	+
Trazodona[b]	−	−
Inibidores da monoaminoxidase		
Tranilcipromina	+	
Fenelzina	+	+
Pargilina	−	+
Isocarboxazida	−	+
Outras drogas com ação no humor		
Lítio	+	
Anfetaminas	+	+
Fluoxetina[e]	−	+
Antipsicóticos[c]		
Flufenazina	+	
Tioridazina	+	+
Clorprotixeno	−	+
Mezoridazina	−	+
Ferfenazina	−	+
Trifluoperazina	−	+
Reserpina	+	+
Haloperidol	−	+
Agentes ansiolíticos[d]		
Clordiazepóxido)	−	+
Drogas anti-hipertensivas		
Clonidina	+	
Metildopa	+	+
Espironolactona	+	−
Hidroclorotiazida	+	−
Guanetidina	+	+
Substâncias comumente abusadas		
Álcool	+	+
Barbitúricos	+	+
Cannabis	+	−
Cocaína	+	+
Heroína	+	+
Metadona	+	−
Morfina	+	+
Drogas variadas		
Agentes antiparkinsonianos	+	+
Clofibrato	+	−
Digoxina	+	−
Glutetimida	+	+
Indometacina	+	−
Fentolamina	−	+
Propranolol	+	−

[a] A incidência de transtorno erétil associado ao uso de drogas tricíclicas é baixa.
[b] Trazodona foi causativa em alguns casos de priapismo.
[c] Prejuízo da função sexual não é uma complicação do uso de antipsicóticos. Ocasionalmente ocorreu priapismo em associação com o uso de antipsicóticos.
[d] Existem relatos de benzodiazepínicos reduzindo a libido, mas, em alguns pacientes, a diminuição da ansiedade causada por essas drogas estimula a função sexual.
[e] Todos os ISRSs podem produzir disfunção sexual, mais comumente em homens.

quadro clínico. Ocorre disfunção sexual clinicamente significativa logo após intoxicação por substância ou abstinência, ou após a exposição a um medicamento ou uma alteração no uso do medicamento. Substâncias específicas incluem álcool, anfetaminas ou substâncias relacionadas, cocaína, opioides, sedativos, hipnóticos ou ansiolíticos e outras.

O abuso de substâncias recreativas afeta a função sexual de várias maneiras. Em pequenas doses, muitas substâncias melhoram o desempenho sexual ao reduzirem a inibição ou ansiedade ou causando uma elevação temporária do humor. Com o uso continuado, no entanto, o ingurgitamento erétil e a capacidade orgástica e ejaculatória são prejudicados. O abuso de sedativos, ansiolíticos, hipnóticos e particularmente opiáceos e opioides quase sempre deprime o desejo. O álcool pode encorajar o início da atividade sexual removendo a inibição, mas também prejudica o desempenho. Cocaína e anfetaminas produzem os seguintes efeitos similares: embora nenhuma evidência direta indique que o impulso sexual é reforçado, os usuários, no início, têm sentimentos de aumento da energia e podem se tornar sexualmente ativos; por fim, ocorre a disfunção. Os homens em geral passam por dois estágios: uma experiência de ereção prolongada sem ejaculação e depois uma perda gradual da capacidade erétil.

Pacientes que estão se recuperando de dependência de substância podem precisar de terapia para retomar a função sexual, em parte devido à readaptação psicológica a um estado não dependente. Muitos abusadores de substância sempre tiveram dificuldades com interações sexuais. Outros que passaram anos cruciais de seu desenvolvimento sob a influência de uma substância perderam as experiências que lhes teriam possibilitado aprender habilidades sociais e sexuais.

Agentes farmacológicos implicados na disfunção sexual

Quase todos os agentes farmacológicos, sobretudo aqueles usados em psiquiatria, foram associados a um efeito na sexualidade. Nos homens, esses efeitos incluem redução do impulso sexual, falha erétil, redução no volume ejaculatório e ejaculação retardada ou retrógrada. Nas mulheres, podem ocorrer redução do impulso sexual, redução na lubrificação vaginal, orgasmo inibido ou retardado e contrações vaginais reduzidas ou ausentes. As drogas também podem melhorar as respostas sexuais e aumentar o impulso sexual, mas isso é menos comum do que os efeitos adversos. Os efeitos das drogas psicoativas são detalhados posteriormente nesta seção.

Drogas antipsicóticas. A maioria das drogas antipsicóticas é antagonista dos receptores de dopamina e também bloqueiam os receptores adrenérgicos e colinérgicos, explicando, assim, os efeitos sexuais adversos (Tab. 17.2-11). Clorpromazina e trifluoperazina são anticolinérgicos potentes e prejudicam a ereção e a ejaculação. Com algumas drogas, o líquido seminal recua até a bexiga em vez de ser expelido através da uretra peniana. Os pacientes ainda têm uma sensação de prazer, mas o orgasmo é seco. Quando urinam depois do orgasmo, a urina pode ser leitosa porque contém a ejaculação. A condição é inusitada, mas inofensiva. Paradoxalmente, alguns casos raros de priapismo foram reportados com antipsicóticos.

Drogas antidepressivas. Os antidepressivos tricíclicos e tetracíclicos apresentam efeitos anticolinérgicos que interferem na ereção e retardam a ejaculação. Uma vez que os efeitos anticolinérgicos variam entre os antidepressivos cíclicos, aqueles com menos efeitos (p. ex., desipramina) produzem menos efeitos sexuais adversos. Os efeitos dos tricíclicos e tetracíclicos não foram suficientemente documentados em mulheres; no entanto, poucas mulheres parecem se queixar de algum efeito.

TABELA 17.2-9
Neurofisiologia da disfunção sexual

	DA	5-HT	NE	ACh	Correlação clínica
Ereção	↑	°	α, β ↓ ↑	M	Antipsicóticos podem causar disfunção erétil (bloqueio de DA): agonistas de DA levam a intensificação da ereção e libido; priapismo com trazodona (α_1, bloqueio); β-bloqueadores podem levar à impotência
Ejaculação e orgasmo	°	± ↓	α_1 ↑	M	α-bloqueadores (drogas tricíclicas, IMAOs, tioridazina) podem causar prejuízo na ejaculação; agentes 5-HT podem inibir o orgasmo

↑facilita; ↓inibe ou reduz; ±alguns; ACh, acetilcolina; DA, dopamina; 5-HT, serotonina; M, modula; NE, norepinefrina; °mínimo.
(Reproduzida com permissão de Seagraves R. *Psychiatric Times*, 1990.)

Alguns homens relatam aumento na sensibilidade da glande que é prazeroso e não interfere na ereção, embora retarde a ejaculação. Em alguns casos, no entanto, o tricíclico causa ejaculação dolorosa, talvez em consequência da interferência na propulsão seminal, por sua vez causada pela interferência nas contrações dos músculos lisos da uretra, da próstata, do canal deferente e do epidídimo. Existem relatos de que a clomipramina aumenta o impulso sexual em algumas pessoas. A selegilina, um inibidor seletivo da MAO tipo B (MAO_B), e a bupropiona também demonstraram aumentar o impulso sexual, possivelmente pela atividade dopaminérgica e pelo aumento na produção de norepinefrina.

A venlafaxina e os ISRSs têm efeitos adversos mais frequentemente devido à elevação nos níveis de serotonina. Ocorrem diminuição do impulso sexual e dificuldade em atingir o orgasmo em ambos os sexos. A reversão dos efeitos negativos foi obtida com ciproeptadina, um anti-histamínico com efeitos antisserotonérgicos, e com metilfenidato, que tem efeitos adrenérgicos. A trazodona está associada com ocorrência rara de priapismo, o sintoma de ereção prolongada na ausência de estímulo sexual. Esse sintoma parece resultar do antagonismo α_2-adrenérgico da trazodona.

Os IMAOs afetam amplamente as aminas biogênicas. Assim, produzem ereção deficiente, secura vaginal e orgasmo inibido. A tranilcipromina tem um efeito paradoxal sexualmente estimulante em algumas pessoas, talvez em consequência de suas propriedades semelhantes a anfetamina.

> O Sr. W. apresentou-se com a queixa de incapacidade de atingir o orgasmo. Seu problema datava de 18 meses antes, época em que havia começado a usar fluoxetina. Antes disso, conseguia atingir o orgasmo por meio da masturbação e do coito com sua esposa.
>
> O Sr. W. experimentou vários outros ISRSs, além de venlafaxina, mas o efeito colateral da ejaculação retardada persistiu. Nenhum dos antídotos habituais para anorgasmia induzida por ISRS se mostrou efetivo, e o paciente, então, experimentou antidepressivos de outras classes. Ele conseguiu responder a bupropiona e clonazepam. Essa combinação tratou sua depressão e ansiedade, e sua ejaculação retardada se resolveu.
>
> Ele foi diagnosticado com ejaculação retardada induzida farmacologicamente.

TABELA 17.2-10
Alguns fármacos antipsicóticos implicados na inibição do orgasmo feminino[a]

Antidepressivos tricíclicos
    Imipramina
    Clomipramina
    Nortriptilina
Inibidores da monoaminoxidase
    Tranilcipromina
    Fenelzina
    Isocarboxazida
Antagonistas dos receptores de dopamina
    Tioridazina
    Trifluoperazina
Inibidores seletivos da recaptação de serotonina
    Fluoxetina
    Paroxetina
    Sertralina
    Fluvoxamina
    Citalopram

[a]A inter-relação entre a disfunção sexual feminina e o agente farmacológico foi avaliada em grau menor do que as reações masculinas. Existem relatos de que contraceptivos orais reduzem a libido em algumas mulheres e de que algumas drogas com efeitos colaterais anticolinérgicos podem prejudicar a excitação e o orgasmo. O uso prolongado de contraceptivos orais também pode causar alterações fisiológicas semelhantes a menopausa, resultando no transtorno da dor gênito-pélvica/penetração. Foi reportado que os benzodiazepínicos reduzem a libido, mas, em algumas pacientes, a diminuição da ansiedade causada por essas drogas melhora a função sexual. Existem relatos tanto de aumento quanto de decréscimo na libido com agentes psicoativos. É difícil separar esses efeitos colaterais da condição subjacente ou da melhora da condição. A disfunção sexual associada ao uso de uma substância desaparece quando ela é descontinuada.

EFEITOS GERAIS. Visto que a depressão está associada a decréscimo na libido, níveis variados de disfunção sexual e anedonia fazem parte do processo da doença. Alguns pacientes relatam melhora no funcionamento sexual à medida que sua depressão melhora em consequência da medicação antidepressiva. O fenômeno dificulta a avaliação dos efeitos colaterais sexuais; além do mais, esses efeitos podem desaparecer com o tempo, talvez porque um mecanismo homeostático das aminas biogênicas entre em jogo.

Lítio. O lítio regula o humor e, no estado maníaco, reduz a hipersexualidade, possivelmente por meio da atividade antagonista da dopamina. Em alguns pacientes, foi relatada ereção prejudicada.

Simpatomiméticos. Os psicoestimulantes, que são muitas vezes usados no tratamento da depressão, incluem anfetaminas, metilfenidato e pemolina, que aumentam os níveis plasmáticos de norepinefrina e dopamina. A libido é aumentada; no entanto, com o uso prolongado, os homens podem experimentar perda do desejo e das ereções.

Antagonistas dos receptores α-adrenérgicos e β-adrenérgicos. Os antagonistas dos receptores α-adrenérgicos e β-adrenérgicos são usados no tratamento de hipertensão, angina e certas arritmias cardíacas. Eles diminuem o controle tônico do nervo

TABELA 17.2-11
Questões diagnósticas relativas a sexo e algumas drogas antipsicóticas

Diagnóstico diferencial de disfunção sexual induzida por droga	Problema depois de iniciada terapia medicamentosa ou *overdose* da droga Problema não específico de situação ou parceiro Não um problema ao longo da vida ou recorrente Sem precipitante não farmacológico evidente Dissipa com a descontinuação da droga
Drogas antipsicóticas e problemas ejaculatórios	Perfenazina Clorpromazina Trifluoperazina Haloperidol Mesoridazina Clorprotixeno
Drogas antipsicóticas e priapismo	Perfenazina Mesoridazina Clorpromazina Tioridazina Flufenazina Molindona Risperidona Clozapina

(Tabela elaborada por R.T. Seagraves, M.D.)

simpático dos centros vasomotores no cérebro. Em consequência, podem causar impotência e redução no volume da ejaculação e produzem ejaculação retrógrada. Foram reportadas alterações na libido em ambos os sexos.

Foram feitas sugestões para o uso terapêutico dos efeitos colaterais das drogas. Assim, uma droga que retarda ou interfere na ejaculação (p. ex., fluoxetina) pode ser usada para tratar ejaculação prematura.

Anticolinérgicos. Os anticolinérgicos bloqueiam os receptores colinérgicos e incluem drogas como amantadina e benzotropina. Eles produzem secura das membranas mucosas (incluindo as da vagina) e transtorno erétil. No entanto, a amantadina pode reverter a disfunção orgástica induzida pelos ISRSs por seu efeito dopaminérgico.

Anti-histamínicos. Drogas como difenidramina têm atividade anticolinérgica e são levemente hipnóticas. Elas podem inibir a função sexual como consequência. A ciproeptadina, embora seja um anti-histamínico, também tem atividade potente como antagonista da serotonina. É usada para bloquear os efeitos sexuais serotonérgicos adversos produzidos pelos ISRSs, como orgasmo retardado.

Agentes ansiolíticos. A classe principal de ansiolíticos é a dos benzodiazepínicos (p. ex., diazepam). Eles agem sobre os receptores do ácido γ-aminobutírico (GABA), os quais se considera que estejam envolvidos na cognição, na memória e no controle motor. Uma vez que reduzem as concentrações plasmáticas de epinefrina, os benzodiazepínicos diminuem a ansiedade e, em consequência, melhoram a função sexual em pessoas inibidas pela ansiedade.

Álcool. O álcool suprime a atividade geral do SNC e, como consequência, pode produzir transtornos eréteis nos homens. Ele tem um efeito direto nas gônadas que reduz os níveis de testosterona nos homens; paradoxalmente, pode produzir uma leve elevação nos níveis de testosterona nas mulheres. Esse último achado pode explicar as mulheres que relatam aumento na libido depois de beber pequenas quantidades de álcool. O uso prolongado de álcool reduz a capacidade do fígado de metabolizar os compostos estrogênicos. Nos homens, isso produz sinais de feminização (como ginecomastia em consequência da atrofia testicular).

Opioides. Opioides, como a heroína, têm efeitos sexuais adversos, como falha erétil e redução da libido. A alteração de consciência pode melhorar a experiência sexual em usuários ocasionais.

Alucinógenos. Os alucinógenos incluem dietilamida do ácido lisérgico (LSD), fenciclidina (PCP), psilicibina (de alguns cogumelos) e mescalina (do cacto peyote). Além de induzir alucinações, as drogas causam perda do contato com a realidade e uma expansão e elevação da consciência. Alguns usuários relatam que a experiência sexual também é potencializada, mas outros experimentam ansiedade, *delirium* ou psicose, o que claramente interfere na função sexual.

Cannabis. O estado de consciência alterado produzido pela *Cannabis* pode melhorar o prazer sexual para algumas pessoas. Seu uso prolongado deprime os níveis de testosterona.

Barbitúricos e drogas de ação similar. Barbitúricos e drogas sedativo-hipnóticas de ação similar podem melhorar a responsividade sexual em pessoas que são sexualmente irresponsivas em consequência de ansiedade. Eles não têm efeito direto nos órgãos sexuais; entretanto, produzem uma alteração na consciência que algumas pessoas acham prazerosa. Essas drogas estão sujeitas a abuso, e seu uso pode ser fatal quando combinadas com álcool ou outros depressores do SNC.

A metaqualona adquiriu reputação como intensificadora sexual, o que de fato não tinha qualquer base biológica. Ela já não é mais comercializada nos Estados Unidos.

TRATAMENTO

Antes de 1970, o tratamento mais comum das disfunções sexuais era a psicoterapia individual. A teoria psicodinâmica clássica sustenta que a inadequação sexual tem suas raízes nos conflitos precoces do desenvolvimento, e o transtorno sexual é tratado como parte de uma perturbação emocional pervasiva. O tratamento focaliza a exploração dos conflitos inconscientes, da motivação, das fantasias e de várias dificuldades interpessoais. Um dos pressupostos da terapia é o de que a remoção dos conflitos permite que o impulso sexual se torne estruturalmente aceitável para o ego, e assim o paciente encontra meios apropriados de satisfação no ambiente. Os sintomas das disfunções sexuais, no entanto, com frequência se tornam secundariamente autônomos e continuam a persistir, mesmo quando outros problemas que emergiram da patologia dos pacientes foram resolvidos. A adição de técnicas comportamentais costuma ser necessária para curar o problema sexual.

Terapia sexual dual

A base teórica da terapia sexual dual é o conceito da unidade ou díade conjugal como objeto da terapia; a abordagem representou o principal avanço no diagnóstico e tratamento dos transtornos sexuais no século XX. A metodologia foi originada e desenvolvida por Masters e Johnson. Nessa terapia, o tratamento tem por base um conceito de que o casal deve ser tratado quando uma pessoa disfuncional estiver em um relacionamento. Como ambos estão envolvidos em uma situação sexualmente insatisfatória, os dois devem participar do programa terapêutico. O problema sexual com frequência reflete outras áreas de desarmonia ou mal-entendidos no relacionamento, de modo que este é tratado de modo integral, com ênfase no funcionamento sexual dos parceiros.

O aspecto fundamental do programa é a sessão de mesa-redonda na qual uma equipe terapêutica masculina e feminina esclarece, discute e trabalha os problemas com o casal. As sessões em quatro vias requerem a participação ativa dos pacientes. Terapeutas e pacientes discutem os aspectos psicológicos e fisiológicos do funcionamento sexual, e os terapeutas têm uma atitude educativa. Eles sugerem atividades sexuais específicas para o casal realizar na privacidade de sua casa. O objetivo da terapia é estabelecer ou restabelecer a comunicação na unidade do casal. O sexo é enfatizado como uma função natural que floresce no clima doméstico apropriado, e a melhora na comunicação é encorajada para esse fim. Em uma variação dessa terapia que se mostrou efetiva, um terapeuta pode tratar o casal. O tratamento é de curta duração e tem orientação comportamental. Os terapeutas procuram refletir a situação como a veem, em vez de interpretar a dinâmica subjacente. Um quadro sem distorções do relacionamento apresentado pelos terapeutas frequentemente corrige a visão míope e estreita que cada um dos parceiros tem. Essa nova perspectiva pode interromper o padrão destrutivo de relacionamento do casal e encorajar uma comunicação melhor e mais eficiente. São prescritos exercícios específicos ao casal para tratar seus problemas específicos. A inadequação sexual costuma envolver falta de informação, informações distorcidas e medo quanto ao desempenho. Portanto, o casal é especificamente proibido de realizar outros jogos sexuais que não sejam os prescritos pelos terapeutas. Os primeiros exercícios em geral estão centrados no despertar da consciência sensorial do toque, olhar, som e olfato. No início, a relação sexual é proibida, e o casal aprende a dar e receber prazer corporal sem a pressão do desempenho ou penetração. Ao mesmo tempo, aprendem a se comunicar de forma não verbal de uma maneira mutuamente satisfatória e aprendem que as preliminares são uma alternativa prazerosa para a relação sexual e o orgasmo.

Durante os exercícios com foco sensorial, o casal recebe um grande reforço para reduzir a ansiedade. Eles são estimulados a usar fantasias para distraí-los das preocupações quanto ao desempenho (expectativa). As necessidades tanto do parceiro disfuncional quanto do parceiro não disfuncional são levadas em consideração. Se um dos parceiros fica sexualmente excitado pelos exercícios, o outro é encorajado a levá-lo ao orgasmo por meio de estimulação manual ou oral. É incentivada a comunicação aberta entre os parceiros, além da expressão das necessidades mútuas. Resistências, como a alegação de fadiga ou de não ter tempo suficiente para realizar os exercícios, são comuns e devem ser manejadas pelos terapeutas. Surgem com frequência questões relacionadas à imagem corporal, ao medo de ser tocado e à dificuldade em se tocar. A estimulação genital, por fim, é acrescentada à estimulação corporal geral. O casal é instruído, em sequência, a experimentar várias posições para a relação sexual, sem necessariamente concluir o ato, e a usar variedades de técnicas de estimulação antes de serem orientados a ter a relação sexual.

As sessões de terapia ocorrem após cada novo período de exercícios, e são discutidos problemas e satisfações, tanto sexuais quanto em outras áreas da vida do casal. Instruções específicas e a introdução de novos exercícios direcionados para o progresso daquele casal em particular são examinados em cada sessão. De modo gradual, o casal adquire confiança e aprende a se comunicar verbal e sexualmente. A terapia sexual dual é mais eficaz quando a disfunção sexual existe separada de outra psicopatologia.

Técnicas e exercícios específicos

Várias técnicas são usadas para tratar as várias disfunções sexuais. Em casos de vaginismo, a mulher é aconselhada a dilatar sua abertura vaginal com os dedos ou dilatadores com graduações de tamanho. Os dilatadores também são usados para tratar casos de dispareunia. Algumas vezes, o tratamento é coordenado com psicoterapeutas especialmente treinados que trabalham com os pacientes para ajudá-los a relaxar seus músculos perianais.

Em casos de ejaculação prematura, um exercício conhecido como a técnica de compressão é usado para aumentar o limiar da excitabilidade peniana. Nesse exercício, o homem ou a mulher estimulam o pênis ereto até as primeiras sensações de ejaculação iminente. Nesse momento, a mulher comprime energicamente a borda da coroa da glande, a ereção é diminuída e a ejaculação é inibida. O programa de exercícios aumenta o limiar da sensação de inevitabilidade ejaculatória e permite ao homem focar sem ansiedade nas sensações de excitação e desenvolver confiança em seu desempenho sexual. Uma variante do exercício é a técnica do *stop-start* desenvolvida por James H. Semans, na qual a mulher interrompe toda a estimulação do pênis quando o homem começa a ter a sensação de uma ejaculação iminente. Não é usada pressão. Pesquisas mostraram que a presença ou ausência de circuncisão não tem influência no controle ejaculatório de um homem; a glande é igualmente sensível nos dois estados. A terapia sexual tem tido mais sucesso no tratamento de ejaculação prematura.

Algumas vezes, é dito ao homem com um transtorno do desejo sexual ou transtorno erétil que se masturbe para comprovar que a ereção completa e a ejaculação são possíveis. A ejaculação retardada é manejada inicialmente por meio da ejaculação extravaginal e depois com a entrada gradual na vagina após a estimulação até um ponto próximo à ejaculação. O mais importante é que os primeiros exercícios proíbam a ejaculação para remover a pressão relativa ao clímax e permitir ao homem que mergulhe em si mesmo focalizando o próprio prazer sexual.

Em casos de transtorno do orgasmo feminino ao longo da vida, a mulher é orientada a se masturbar, às vezes usando um vibrador. A haste do clitóris é o ponto masturbatório preferido pelas mulheres, e o orgasmo depende da estimulação clitoriana adequada. Uma área anterior da parede da vagina foi identificada, em algumas mulheres, como o local de excitação sexual, conhecido como o *ponto G*, mas os relatos de um fenômeno ejaculatório no orgasmo em mulheres após a estimulação do ponto G não foram satisfatoriamente verificados.

Hipnoterapia

Os hipnoterapeutas focam especificamente na situação que produz ansiedade – ou seja, a interação sexual que resulta em disfunção. O uso bem-sucedido da hipnose possibilita aos pacientes que obtenham controle sobre o sintoma que vem reduzindo a autoestima e perturbando a homeostase psicológica. Em primeiro lugar, é obtida e encorajada a cooperação do paciente durante uma série de sessões não hipnóticas com o terapeuta. Essas discussões permitem o desenvolvimento de uma relação médico-paciente segura por parte do paciente e o estabelecimento de objetivos do tratamento mutuamente desejados. Durante esse tempo, o terapeuta avalia a capacidade do paciente para a experiência de transe. As sessões não hipnóticas também possibilitam ao clínico coletar uma história psiquiátrica e realizar um exame do estado mental antes de iniciar a hipnoterapia. O foco do tratamento é a remoção do sintoma e a alteração da atitude. O paciente é instruído a desenvolver meios alternativos para lidar com a situação que desperta ansiedade, o encontro sexual.

Além disso, os pacientes aprendem técnicas de relaxamento a serem usadas neles mesmos antes das relações sexuais. Com esses métodos para aliviar a ansiedade, as respostas psicológicas à estimulação sexual podem resultar mais prontamente em excitação prazerosa e descarga. São removidos os impedimentos psicológicos para a lubrificação vaginal, a ereção e os orgasmos, resultando em um funcionamento sexual normal.

A hipnose pode ser acrescentada a um programa básico de psicoterapia individual para acelerar os efeitos da intervenção psicoterápica.

Terapia comportamental

As abordagens comportamentais foram inicialmente concebidas para o tratamento de fobias, porém agora também são usadas para tratar outros problemas. Os terapeutas comportamentais pressupõem que a disfunção sexual seja um comportamento mal-adaptativo aprendido que faz os pacientes temerem a interação sexual. Usando técnicas tradicionais, o terapeuta organiza uma hierarquia das situações que despertam ansiedade, desde a menos ameaçadora (p. ex., o pensamento de beijar) até a mais ameaçadora (p. ex., o pensamento da penetração do pênis). O terapeuta comportamental possibilita ao paciente o domínio da ansiedade por meio de um programa-padrão de dessensibilização sistemática, que é concebido para inibir a resposta ansiosa aprendida por meio do encorajamento de comportamentos antitéticos para a ansiedade. O paciente primeiro lida com a situação que provoca menos ansiedade na fantasia e avança passo a passo até aquela que provoca mais ansiedade. Medicação, hipnose e treinamento especial no relaxamento muscular profundo são às vezes usados para ajudar no controle inicial da ansiedade.

O treinamento da assertividade é útil para ensinar os pacientes a expressar necessidades sexuais abertamente e sem medo. Os exercícios de assertividade são aplicados em conjunto com a terapia sexual; os pacientes são encorajados a fazer solicitações sexuais e a recusar o cumprimento dos pedidos que são percebidos como despropositados. Podem ser prescritos exercícios sexuais para que realizem em casa, e pode ser estabelecida uma hierarquia, começando pelas atividades que demonstraram ser mais prazerosas e bem-sucedidas no passado.

Uma variação do tratamento envolve a participação do parceiro sexual do paciente no programa de dessensibilização. O parceiro, em vez de o terapeuta, apresenta ao paciente itens com valor crescente de estimulação. Será necessário um parceiro cooperativo para ajudar o paciente a levar os ganhos alcançados durante as sessões do tratamento para a atividade sexual em casa.

Mindfulness

Mindfulness é uma técnica cognitiva que tem sido útil no tratamento da disfunção sexual. O paciente é direcionado para focar no momento e manter uma consciência das sensações – visual, tátil, auditiva e olfativa – que está vivenciando. O objetivo é distraí-lo da expectativa (ficar se observando) e centrá-lo em situações que levam à excitação e/ou ao orgasmo. A expectativa é a de que essa mudança no foco permita ao paciente mergulhar no prazer da experiência e se afastar do autojulgamento e da ansiedade pelo desempenho.

Terapia de grupo

A terapia de grupo tem sido usada para examinar problemas intrapsíquicos e interpessoais em indivíduos com transtornos sexuais. Um grupo terapêutico fornece um apoio sólido para um paciente que se sinta envergonhado, ansioso ou culpado em relação a um problema sexual particular. Trata-se de um fórum útil no qual é possível questionar mitos, corrigir falsas concepções e fornecer informações precisas sobre anatomia sexual, fisiologia e variedades de comportamentos.

Os grupos para tratamento de transtornos sexuais podem ser organizados de várias maneiras. Todos os membros podem compartilhar o mesmo problema, como ejaculação prematura. Todos podem ser do mesmo sexo com problemas sexuais diferentes; ou os grupos podem ser compostos de homens e mulheres que estão vivenciando vários problemas sexuais. A terapia de grupo pode ser um adjunto para outras formas de terapia ou a modalidade principal de tratamento. Os grupos organizados para tratar uma disfunção em particular são, em geral, de abordagem comportamental.

Grupos compostos de pessoas casadas com disfunções sexuais também têm sido eficazes. Um grupo oferece a oportunidade de reunir informações precisas, oferece validação consensual das preferências individuais e melhora a autoestima e autoaceitação. Técnicas como dramatização e psicodrama podem ser usadas no tratamento. Esses grupos não são indicados para casais quando um dos parceiros não é cooperativo, quando o paciente tem um transtorno depressivo grave ou psicose, quando acha repugnante o material audiovisual sexual explícito ou quando teme ou não gosta de grupos.

Terapia sexual de orientação analítica

Uma das modalidades de tratamento mais efetiva é o uso da terapia sexual integrada à psicoterapia de orientação psicodinâmica e psicanalítica. A terapia sexual é conduzida por um período de tempo mais longo do que o habitual, o que permite a aprendizagem ou reaprendizagem da satisfação sexual na realidade do dia a dia na vida dos pacientes. A adição de conceitualizações psicodinâmicas às técnicas comportamentais usadas para tratar disfunções sexuais permite o tratamento de pessoas com transtornos sexuais associados com outra psicopatologia.

O material e a dinâmica que emergem em pacientes na terapia sexual de orientação analítica são os mesmos que na terapia psicanalítica, como sonhos, medo de punição, sentimentos agressivos, dificuldade de confiar no parceiro, medo da intimidade, sentimentos edípicos e medo de mutilação genital. A abordagem combinada da terapia sexual de orientação analítica é usada pelo psiquiatra, que julga criteriosamente o momento ideal para a terapia sexual e a capacidade dos pacientes para tolerar a abordagem diretiva que focaliza suas dificuldades sexuais.

Tratamentos biológicos

Os tratamentos biológicos, incluindo farmacoterapia, cirurgia e dispositivos mecânicos, são usados para tratar casos específicos de transtorno sexual. A maioria dos avanços recentes envolve a disfunção sexual masculina. Estudos atuais estão em andamento para testar o tratamento biológico da disfunção sexual em mulheres.

Farmacoterapia. Os principais medicamentos novos para tratar disfunção sexual são sildenafil e seus similares (Tab. 17.2-12); fentolamina oral; alprostadil e medicamentos injetáveis; papaverina, prostaglandina E1, fentolamina ou alguma combinação dessas; e um alprostadil transuretral, todos eles usados para tratar transtorno erétil.

O sildenafil é um intensificador de óxido nítrico que facilita o influxo do sangue até o pênis necessário para uma ereção. A droga faz

TABELA 17.2-12
Farmacocinética dos inibidores da fosfodiesterase-5

	Sildenafil 100 mg	Vardenafil 20 mg	Tadalafil 20 mg
Concentração máxima	450 ng/mL	20,9 ng/mL	378 ng/mL
Tempo para concentração máxima	1 hora	0,7 hora	2 horas
Meia-vida	4 horas	3,9 horas	17,5 horas

(De Arnold LM, Vardenafil & Tadalafil: Options for erectile dysfunction. *Curr Psychiatr*. 2004;3(2):46).

efeito aproximadamente 1 hora após a ingestão, o qual pode durar até 4 horas. O sildenafil não é eficaz na ausência de estimulação sexual. Os eventos adversos mais comuns associados ao uso são cefaleias, rubor e dispepsia. Seu uso é contraindicado para pessoas que estão tomando nitratos orgânicos. A ação concomitante das duas drogas pode resultar em quedas repentinas, e por vezes fatais, na pressão arterial. O sildenafil não é eficaz em todos os casos de disfunção erétil. Esse medicamento não consegue produzir uma ereção suficientemente rígida para penetração em cerca de 50% dos homens que fizeram cirurgia radical de próstata ou naqueles com diabetes insulino-dependente de longa duração. Também é ineficaz em certos casos de dano neural.

Um pequeno número de pacientes desenvolveu neuropatia óptica isquêmica não arterítica (NAION) logo após o uso de sildenafil. Seis pacientes tiveram perda de visão em 24 horas após o uso do agente. Ambos os olhos foram afetados em um indivíduo. Todos os afetados tinham hipertensão, diabetes, colesterol elevado ou hiperlipidemia preexistente. Embora muito raramente, esse medicamento pode provocar NAION em indivíduos com um perfil de risco arteriosclerótico. Casos raros de perda auditiva foram descritos.

O uso de sildenafil em mulheres resulta em lubrificação vaginal, mas não em aumento do desejo. Relatos anedóticos, no entanto, descrevem mulheres que experimentaram excitação aumentada com esse fármaco.

A fentolamina e a apomorfina oral não estão aprovadas pela Food and Drug Administration dos Estados Unidos (FDA) no momento, mas mostraram-se eficazes como intensificadores da potência em homens com disfunção erétil mínima. A fentolamina reduz o tônus simpático e relaxa a musculatura lisa corpórea. Os eventos adversos incluem hipotensão, taquicardia e vertigem. Os efeitos da apomorfina são mediados pelo sistema nervoso autônomo e resultam em vasodilatação, que facilita o influxo do sangue até o pênis. Os eventos adversos incluem náusea e sudorese.

Em contraste com outros medicamentos orais, as formas injetável e transuretral de alprostadil agem localmente no pênis e podem produzir ereções na ausência de estimulação sexual. O alprostadil contém uma forma de prostaglandina E de ocorrência natural, um agente vasodilatador. Pode ser administrado por injeção direta nos corpos cavernosos ou pela inserção intrauretral de um grânulo através de uma cânula. A ereção firme produzida em 2 a 3 minutos após a administração da droga pode durar até 1 hora. Os efeitos adversos infrequentes e reversíveis das injeções incluem hematoma peniano e alterações nos resultados do teste da função hepática. Existem possíveis sequelas perigosas, incluindo priapismo e esclerose das pequenas veias do pênis. Os usuários de alprostadil transuretral algumas vezes se queixam de sensações de queimação no pênis.

Dois pequenos ensaios encontraram diferentes agentes tópicos eficazes no abrandamento da disfunção erétil. Um creme consiste em três substâncias vasoativas que são absorvidas pela pele: aminofilina, dinitrato de isossorbida e mesilato de codergocrina, que é uma mistura de alcaloides ergotamínicos. O outro é um gel contendo alprostadil e um ingrediente adicional que torna a camada externa da pele temporariamente mais permeável.

Além disso, um creme que incorpora alprostadil foi desenvolvido para tratar o transtorno da excitação sexual feminino; os resultados iniciais são promissores. Em um ensaio de mulheres na pós-menopausa com problemas de excitação que já se submeteram a terapia hormonal, o mesilato de fentolamina aplicado vaginalmente, um antagonista α-receptor, aumentou de maneira significativa a vasocongestão e proporcionou uma sensação subjetiva de excitação. Uma droga para aumentar o desejo em mulheres, a flibanserina, foi reapresentada para aprovação da FDA. Anteriormente, sua aprovação havia sido negada.

Os tratamentos farmacológicos descritos são úteis para disfunção da excitação devida a várias causas: neurogênica, insuficiência arterial, insuficiência venosa, psicogênica e mista. Quando associado com terapia sexual orientada para o *insight* ou comportamental, o uso de medicamentos pode reverter o transtorno de excitação psicogênico que é resistente à psicoterapia isoladamente, sendo que o objetivo final é o funcionamento sexual sem o auxílio farmacológico.

Outros agentes farmacológicos. Inúmeros outros agentes farmacológicos têm sido usados para tratar os vários transtornos sexuais. O metohexital sódico tem sido usado na terapia de dessensibilização. Agentes anti-ansiedade podem ter alguma aplicação nesses pacientes, embora essas drogas possam interferir na resposta sexual. Os efeitos colaterais dos antidepressivos, em particular os ISRSs e as drogas tricíclicas, têm sido usados para prolongar a resposta sexual em pacientes com ejaculação prematura. Essa abordagem é útil sobretudo em pacientes refratários a técnicas comportamentais que se incluem na categoria de ejaculadores prematuros fisiologicamente predispostos. Cremes anestésicos tópicos também foram relatados como úteis na redução do tempo de latência da ejaculação intravaginal (IELT) em casos de ejaculação prematura. O uso de antidepressivos é defendido no tratamento de pacientes que são fóbicos a sexo e naquelas com transtorno de estresse pós-traumático após estupro. A trazodona é um antidepressivo que melhora as ereções noturnas. Os riscos de usar esses medicamentos devem ser cuidadosamente avaliados e comparados com seus possíveis benefícios. A bromocriptina é usada no tratamento de hiperprolactinemia, que com frequência está associada ao hipogonadismo. Em tais pacientes, é necessário descartar a possibilidade de tumores hipofisários. A bromocriptina, um agonista da dopamina, pode melhorar a função sexual prejudicada por hiperprolactinemia.

Inúmeras substâncias têm fama popular como afrodisíacas; como, por exemplo, raiz de ginseng e ioimbina. Entretanto, os estudos não confirmaram nenhuma propriedade afrodisíaca. A iombina, um antagonista de α-receptor, pode causar dilatação da artéria peniana; porém, a Associação Americana de Urologia não recomenda seu uso para tratar disfunção erétil orgânica. Muitas drogas recreativas, incluindo cocaína, anfetaminas, álcool e maconha, são consideradas intensificadoras do desempenho sexual. Embora elas possam dar ao usuário um benefício inicial devido a seus efeitos de tranquilização, desinibição e elevação do humor, o uso constante ou prolongado de qualquer dessas substâncias prejudica o funcionamento sexual.

Existem relatos de que agentes dopaminérgicos aumentem a libido e melhorem a função sexual. Essas drogas incluem L-dopa, um precursor da dopamina, e bromocriptina, um agonista da dopamina. O antidepressivo bupropiona tem efeitos dopaminérgicos e aumentou o impulso sexual em alguns pacientes. A selegilina, um IMAO, é seletiva para MAO_B e é dopaminérgica. Ela melhora o funcionamento sexual em pessoas idosas.

TERAPIA HORMONAL. Os androgênios aumentam o impulso sexual em mulheres e homens com baixas concentrações de testosterona. As mulheres podem experimentar efeitos virilizantes, alguns dos quais irreversíveis (p. ex., engrossamento da voz). Em homens, o uso prolongado de androgênios produz hipertensão e aumento da próstata. A testosterona é mais eficaz quando ministrada por via parenteral, e preparados transdérmicos estão disponíveis.

Mulheres que usam estrogênios para terapia de reposição ou para contracepção relatam redução na libido; em tais casos, uma preparação combinada de estrogênio e testosterona foi utilizada com eficácia. O estrogênio previne o afinamento da membrana mucosa vaginal e facilita a lubrificação. Várias formas de estrogênio aplicado localmente – anéis vaginais, cremes vaginais e comprimidos vaginais – oferecem rotas alternativas de administração para tratar mulheres com problemas de excitação ou atrofia genital. Visto que os comprimidos, cremes e anéis não aumentam de forma significativa os níveis circulantes de estrogênio, esses mecanismos podem ser considerados para pacientes com câncer de mama com problemas de excitação.

ANTIANDROGÊNIOS E ANTIESTROGÊNIOS. Estrogênios e progesterona são antiandrogênios que foram estudados para tratar comportamento sexual compulsivo em homens, geralmente em agressores sexuais. O clomifeno e o tamoxifeno são antiestrogênios, e ambos estimulam a secreção do hormônio liberador de gonadotrofina (GnRH) e aumentam as concentrações de testosterona, aumentando, dessa forma, a libido. Mulheres que estão sendo tratadas para câncer de mama com tamoxifeno reportam aumento na libido. Entretanto, esse medicamento pode causar câncer uterino.

ABORDAGENS DE TRATAMENTO MECÂNICAS. Em pacientes do sexo masculino com arteriosclerose (especialmente da aorta distal, conhecida como síndrome de Leriche), a ereção pode ser perdida durante o movimento pélvico de penetração. A necessidade aumentada de sangue nos músculos glúteos e outros servidos pelas artérias ilíacas e hipogástrica retira (rouba) sangue da artéria pudenda e, assim, interfere no fluxo sanguíneo para o pênis. Pode ser obtido alívio pela redução do movimento pélvico, que também é auxiliado pela posição superior da mulher durante o coito.

BOMBA A VÁCUO. As bombas a vácuo são dispositivos mecânicos que pacientes sem doença vascular podem usar para obter ereções. O sangue enviado para o pênis após a criação do vácuo é mantido lá por um anel colocado em torno da base do pênis. O dispositivo não apresenta efeitos adversos, porém é complexo, e as parceiras precisam estar dispostas a aceitar seu uso. Algumas mulheres se queixam de que o pênis fica mais vermelho e mais frio do que quando a ereção é produzida por circunstâncias naturais e acham o processo e o resultado questionáveis.

Um dispositivo similar, denominado EROS, foi desenvolvido para criar ereções clitorianas em mulheres. Trata-se de um pequeno recipiente de sucção que se adapta à região clitoriana e envia sangue até o clitóris. Estudos relataram seu sucesso no tratamento do transtorno da excitação feminino. Vibradores usados para estimular a área clitoriana tiveram sucesso no tratamento de mulheres anorgásmicas.

Tratamento cirúrgico

PRÓTESES MASCULINAS. O tratamento cirúrgico é defendido com pouca frequência, mas próteses penianas estão disponíveis para homens com respostas eréteis inadequadas que são resistentes a outros métodos de tratamento ou que apresentam deficiências em razão de causas médicas. Os dois tipos principais de próteses são (1) uma prótese com haste semirrígida que produz uma ereção permanente que pode ser posicionada próximo ao corpo para ser ocultada e (2) um tipo inflável que é implantado com seu próprio reservatório e bomba para inflar e desinflar. Esse último tipo é projetado para simular o funcionamento fisiológico normal.

CIRURGIA VASCULAR. Quando está presente insuficiência vascular devido a arteriosclerose ou outro bloqueio, já foi experimentada cirurgia com *by-pass* das artérias penianas em casos selecionados, com algum sucesso.

Resultados

Demonstrar a eficácia da psicoterapia ambulatorial tradicional é tão difícil quando a terapia é orientada para problemas sexuais quanto é em geral. Quanto mais grave a psicopatologia associada a um problema de longa duração, tanto mais adversos provavelmente os resultados serão. Os resultados de diferentes métodos de tratamento variaram de modo considerável desde que Masters e Johnson relataram pela primeira vez resultados positivos para sua abordagem de tratamento, em 1970. Eles estudaram as taxas de insucesso de seus pacientes (definido como o fracasso em iniciar a reversão do sintoma básico da disfunção apresentada). Compararam as taxas iniciais de insucesso com achados de *follow-up* aos 5 anos para os mesmos casais. Embora alguns tenham criticado sua definição da porcentagem de sucessos presumidos, outros estudos confirmaram a eficácia da abordagem.

Os casos de tratamento mais difíceis envolvem casais com discórdia conjugal grave. Os transtornos do desejo são particularmente difíceis de tratar. Requerem terapia mais longa e mais intensiva do que alguns outros transtornos, e seus resultados variam de forma extraordinária.

Quando são usadas abordagens comportamentais, os critérios empíricos que predizem os resultados são mais facilmente isolados. Usando esses critérios, por exemplo, os casais que praticam com regularidade os exercícios prescritos parecem ter uma probabilidade muito maior de sucesso do que aqueles mais resistentes ou aqueles cuja interação envolve características sadomasoquistas ou depressivas ou mecanismos de culpa e projeção. A flexibilidade das atitudes também é um fator prognóstico positivo. De modo geral, os casais mais jovens tendem a completar a terapia sexual com maior frequência do que os casais mais velhos. Os casais cujas dificuldades de interação estão centradas em seus problemas sexuais também têm maior probabilidade de responder bem à terapia.

Embora, para disfunção sexual, a maioria dos terapeutas prefira tratar o casal, o tratamento individual também tem tido sucesso. Em geral, os métodos que demonstraram ser efetivos isoladamente ou em combinação incluem abordagens psicodinâmicas, o treinamento em habilidades sexuais comportamentais, dessensibilização sistemática, aconselhamento conjugal diretivo, abordagens psicodinâmicas tradicionais, terapia de grupo e farmacoterapia.

OUTRAS DISFUNÇÕES SEXUAIS ESPECIFICADAS

Muitos transtornos sexuais não são classificáveis como disfunções sexuais ou como parafilias. Esses transtornos não classificados são raros, pouco documentados, não classificados facilmente ou não descritos de maneira específica no DSM-5. A CID-10 tem uma categoria residual similar para problemas relacionados ao desenvolvimento ou preferência sexual.

Disforia pós-coito

A disforia pós-coito ocorre durante a fase de resolução da atividade sexual, quando as pessoas normalmente experimentam uma sensação de bem-estar geral e relaxamento muscular e psicológico. Algumas, no entanto, experimentam disforia pós-coito nesse momento e, depois de uma experiência sexual satisfatória em outros aspectos, ficam deprimidas, tensas, ansiosas e irritáveis e apresentam agitação psicomotora. Elas com frequência querem se afastar de seus parceiros e podem ser verbal ou até fisicamente abusivas. A incidência do transtorno é desconhecida, porém é mais comum em homens do que em mulheres. As causas são relacionadas à atitude da pessoa em relação ao sexo em geral e em relação ao parceiro em particular. O transtorno pode ocorrer em sexo adúltero e em contatos com prostitutas. O medo da síndrome da imunodeficiência adquirida (aids) faz algumas pessoas experimentarem essa disforia. O tratamento requer psicoterapia orientada para o *insight* para ajudá-las a entender os antecedentes inconscientes de seu comportamento e suas atitudes.

Problemas do casal

Às vezes, a queixa se origina da unidade conjugal ou casal, em vez de provir de uma disfunção individual. Por exemplo, um dos parceiros pode preferir sexo pela manhã, mas o outro funciona mais prontamente à noite, ou os parceiros têm frequências desiguais de desejo.

Casamento não consumado

Um casal envolvido em um casamento não consumado nunca teve relações sexuais e é em geral desinformado e inibido quanto à sexualidade. Os sentimentos dos parceiros de culpa, vergonha ou inadequação são aumentados por seu problema, e eles experimentam conflito entre sua necessidade de procurar ajuda e a de ocultar sua dificuldade. Os casais podem buscar auxílio para o problema depois de estarem casados há vários meses ou vários anos. Masters e Johnson relataram um casamento não consumado com a duração de 17 anos.

Muitas vezes, o casal não procura ajuda de maneira direta; a mulher pode revelar o problema a seu ginecologista durante uma consulta aparentemente direcionada a queixas vaginais vagas ou outras queixas somáticas. Ao examiná-la, o ginecologista encontra um hímen intacto. Em alguns casos, no entanto, a esposa pode ter se submetido a uma himenectomia para resolver o problema, mas a cirurgia pode agravar a situação sem solucionar o problema básico. O procedimento cirúrgico é outro estresse e em geral aumenta os sentimentos de inadequação do casal. A esposa pode se sentir usada, abusada ou mutilada, e a preocupação do marido sobre sua hombridade pode aumentar. Uma investigação feita por um médico que se sinta confortável para lidar com problemas sexuais pode representar a primeira abertura para uma discussão franca sobre o sofrimento do casal. Com frequência, o pretexto para a consulta médica é uma discussão dos métodos contraceptivos ou – ainda mais ironicamente – uma solicitação de investigação de infertilidade. Depois de apresentada, a queixa costuma ser tratada com sucesso. A duração do problema não afeta de forma significativa o prognóstico ou o resultado do caso.

As causas do casamento não consumado são variadas: falta de educação sexual, proibições sexuais excessivamente enfatizadas pelos pais ou pela sociedade, problemas de natureza edípica, imaturidade dos dois parceiros, dependência excessiva das famílias de origem e problemas na identificação sexual. Ortodoxia religiosa, com o controle rígido do desenvolvimento sexual e social, e a equiparação da sexualidade com pecado ou impureza também já foram citados como causa dominante. Muitas mulheres envolvidas em um casamento não consumado têm conceitos distorcidos sobre suas vaginas. Podem temer que ela seja pequena demais ou macia demais ou podem confundi-la com o reto e assim se sentir impuras. Os homens podem compartilhar essas distorções sobre a vagina e percebê-la como perigosa para eles. Igualmente, os dois parceiros podem ter distorções a respeito do pênis e percebê-lo como uma arma, como grande demais ou pequeno demais. Muitos pacientes podem ser ajudados com a simples educação sobre a anatomia e fisiologia genitais, com sugestões de autoexploração e com informações corretas vindas de um médico. O problema do casamento não consumado é mais bem tratado quando são atendidos os dois membros do casal. A terapia sexual dual envolvendo uma equipe de coterapeutas de ambos os sexos tem sido marcantemente efetiva. Outras formas de terapia conjunta, aconselhamento conjugal, psicoterapia tradicional ou individual e aconselhamento com um médico de família, ginecologista ou urologista sensíveis também são úteis.

Problemas de imagem corporal

Algumas pessoas têm vergonha do próprio corpo e sentimentos de inadequação relacionados a padrões autoimpostos de masculinidade ou feminilidade. Elas podem insistir em fazer sexo somente na escuridão total, não permitem que certas partes do corpo sejam vistas ou tocadas ou procuram procedimentos cirúrgicos desnecessários para lidar com suas inadequações imaginadas. Deve ser excluído transtorno dismórfico corporal.

Adição e compulsão sexual

O conceito de adição sexual desenvolveu-se durante as duas últimas décadas para referir pessoas que buscam compulsivamente experiências sexuais e cujo comportamento fica comprometido caso não consigam gratificar seus impulsos sexuais. O conceito de adição sexual derivou do modelo de adição de drogas, como heroína, ou adição a padrões comportamentais, como jogos de azar. Adição implica dependência psicológica, dependência física e a presença de uma síndrome de abstinência se a substância (p. ex. a droga) estiver indisponível ou o comportamento (p. ex., jogar) for frustrado.

No DSM-5, os termos *adição sexual* ou *sexualidade compulsiva* não são usados, tampouco este é um transtorno reconhecido ou aceito universalmente. Entretanto, o fenômeno de uma pessoa cuja vida gira em torno de comportamento e atividades de busca de sexo, que gasta um tempo excessivo com esse comportamento e que com frequência tenta parar com tal comportamento, mas não consegue fazê-lo, é bem conhecido dos clínicos. Essas pessoas apresentam tentativas repetidas e cada vez mais frequentes de ter uma experiência sexual, cuja privação origina sintomas de sofrimento. Adição sexual é um conceito útil heuristicamente, uma vez que pode alertar o clínico para que procure uma causa subjacente para o comportamento manifesto. Existe interesse em torná-la uma nova categoria diagnóstica oficial, o que é apoiado pelos autores.

Diagnóstico. Os dependentes de sexo não conseguem controlar seus impulsos sexuais, os quais podem envolver todo o espectro da fantasia ou do comportamento sexual. Em algum momento, a necessidade de atividade sexual aumenta, e o comportamento do indivíduo é motivado, em grande parte, pelo desejo persistente de vivenciar o ato sexual. A história em geral revela um padrão antigo desse comportamento, o qual a pessoa tentou cessar repetidas vezes, mas sem sucesso. Embora o indivíduo possa ter sentimentos de culpa e remorso depois do ato, esses sentimentos não são suficientes para impedir sua recorrência. Ele pode relatar que a necessidade de atuar é mais intensa durante períodos estressantes ou quando está zangado, deprimido, ansioso ou disfórico. A maioria dos atos culmina em um orgasmo sexual. Por fim, a atividade sexual interfere na vida social, vocacional ou conjugal da pessoa, a qual começa a se deteriorar. Os sinais de adição sexual estão listados na Tabela 17.2-13.

Tipos de padrões comportamentais. As parafilias constituem os padrões comportamentais mais frequentes no dependente de sexo. As características essenciais de uma parafilia são impulsos ou comportamentos sexuais recorrentes e intensos, incluindo exibicionismo, fetichismo, frotteurismo, sadomasoquismo, travestismo, voyeurismo e pedofilia. Elas estão associadas a sofrimento clinicamente significativo e quase de modo invariável interferem nos relacionamentos pessoais e com frequência causam complicações legais. No entanto, além das parafilias, a adição sexual também pode incluir um comportamento considerado normal, como coito e masturbação, exceto por ser promíscuo e descontrolado.

TABELA 17.2-13
Sinais de adição sexual

1. Comportamento fora de controle
2. Consequências adversas graves (médicas, legais, interpessoais) devido ao comportamento sexual
3. Busca persistente de comportamento sexual autodestrutivo ou de alto risco
4. Tentativas repetidas de limitar ou cessar o comportamento sexual
5. Obsessão e fantasia como mecanismo de enfrentamento primário
6. Necessidade de quantidades crescentes de atividade sexual
7. Alterações acentuadas do humor relacionadas à atividade sexual (p. ex., depressão, euforia)
8. Quantidade desmedida de tempo gasto na obtenção de sexo, sendo sexual ou se recuperando de experiência sexual
9. Interferência do comportamento sexual nas atividades sociais, profissionais ou recreativas

(Dados de Carnes P. *Don't call it love*. New York: Bantam Books; 1991.)

No século XIX, Krafft-Ebing relatou vários casos de desejo sexual anormalmente aumentado. Um deles envolvia um professor casado, de 36 anos, pai de sete filhos, que se masturbava repetidas vezes enquanto estava sentado em sua mesa na frente dos alunos, após o que "se penitenciava e se enchia de vergonha". Ele se satisfazia com coito 3 ou 4 vezes por dia, além do ato masturbatório repetido. Em outro caso, uma mulher jovem masturbava-se quase incessantemente e não conseguia controlar seus impulsos. Tinha relações sexuais frequentes com muitos homens, mas nem o coito, nem a masturbação eram suficientes, e ela por fim foi internada em uma instituição. Krafft-Ebing se referiu à condição como "hiperestesia sexual", que acreditava que pudesse ocorrer em pessoas normais em outros aspectos. Nesse caso, o clínico teria que diferenciar entre um diagnóstico de adição sexual ou transtorno da excitação genital persistente (PGAD). Esta não é uma categoria diagnóstica no DSM-5, mas tem recebido atenção por parte dos terapeutas sexuais. Mulheres com PGAD queixam-se de que sua sensação de excitação não é satisfeita pelo orgasmo ou orgasmos múltiplos. A contínua sensação de excitação é penosa, muito desconfortável, e existe um caso reportado de suicídio. Diferentemente das dependentes de sexo, as mulheres com PGAD não ficam satisfeitas com o orgasmo, física ou emocionalmente, nem mesmo por algum tempo. Alguns teóricos suspeitam de uma etiologia neurológica.

Em muitos casos, a adição sexual é o caminho final comum de uma variedade de outros transtornos. Além das parafilias que estão frequentemente presentes, o paciente pode ter associado um transtorno grave do humor ou esquizofrenia. Transtornos da personalidade antissocial ou da personalidade *borderline* são comuns.

DON JUANISMO. Alguns homens que parecem ser hipersexuais, segundo manifestado por sua necessidade de ter muitos encontros ou conquistas sexuais, usam suas atividades sexuais para mascarar sentimentos profundos de inferioridade. Alguns têm impulsos homossexuais inconscientes, os quais negam por meio de contatos sexuais compulsivos com mulheres. Depois de fazer sexo, a maioria dos Don Juans não se sente mais interessada na mulher. A condição é às vezes referida como *satiríase* ou *adição sexual*.

NINFOMANIA. Ninfomania significa o desejo excessivo ou patológico de uma mulher por coito. Dos poucos estudos científicos da condição, as pacientes que foram estudadas em geral tinham um ou mais transtornos sexuais, frequentemente incluindo transtorno do orgasmo feminino. A mulher muitas vezes tem medo intenso de perda do amor e, por meio de suas ações, tenta satisfazer suas necessidades de dependência em vez de gratificar seus impulsos sexuais. O transtorno é uma forma de adição sexual.

Comorbidade. Comorbidade (diagnóstico duplo) refere-se à presença de uma adição que coexiste com outro transtorno psiquiátrico. Por exemplo, 50% dos pacientes com transtorno relacionado ao uso de substância também têm um transtorno psiquiátrico adicional. Da mesma forma, muitos dependentes de sexo têm um transtorno psiquiátrico associado. Diagnóstico duplo implica que a doença psiquiátrica e a adição são transtornos separados; um não causa o outro. O diagnóstico de comorbidade costuma ser difícil de ser feito porque o comportamento aditivo (de todos os tipos) pode produzir ansiedade extrema e perturbações graves no humor e no afeto, em especial enquanto esse comportamento é tratado. Se, após um período de abstinência, os sintomas de um transtorno psiquiátrico permanecerem, a condição comórbida é reconhecida e diagnosticada com mais facilidade do que durante o período aditivo. Por fim, é encontrada alta correlação entre adição sexual e transtornos relacionados ao uso de substância (até 80% em alguns estudos), o que não só complica a tarefa do diagnóstico, mas também complica o tratamento.

Tratamento. Grupos de mútua ajuda apoiados no conceito dos 12 passos usado nos Alcoólicos Anônimos (AA) têm sido usados com sucesso com muitos aditos em sexo. Eles incluem grupos como Sexólicos Anônimos (SA), Dependentes de Amor e Sexo Anônimos (SLAA) e Dependentes de Sexo Anônimos (SAA). Os grupos diferem por alguns serem para homens ou mulheres ou para pessoas casadas ou casais. Todos defendem alguma abstinência do comportamento aditivo ou de sexo em geral. Estando presente um transtorno relacionado ao uso de substância, frequentemente o paciente também precisa de encaminhamento para o AA ou Narcóticos Anônimos (NA). Os pacientes podem se internar em uma unidade de tratamento quando não apresentam motivação suficiente para controlar seu comportamento de forma ambulatorial ou representar perigo para eles mesmos ou para os outros. Além disso, sintomas clínicos ou psiquiátricos graves podem precisar de controle rigoroso e tratamento mais bem desenvolvidos em um hospital.

Um empresário de 42 anos, casado, com dois filhos, era considerado um modelo de virtude em sua comunidade. Era ativo na sua igreja e no conselho de diversas organizações de caridade. No entanto, estava vivendo uma vida secreta e mentia para sua esposa, dizendo que estava em uma reunião do conselho quando na verdade estava frequentando casas de massagem para sexo pago. Por fim, estava se engajando no comportamento 4 a 5 vezes por dia e, embora muitas vezes tivesse tentado parar, não conseguia. Ele sabia que estava se prejudicando ao colocar sua reputação e seu casamento em risco.

O paciente se apresentou ao pronto-socorro psiquiátrico dizendo que preferia morrer a continuar com o comportamento descrito. Ele foi internado com um diagnóstico de transtorno depressivo maior e começou com uma dose diária de 20 mg de fluoxetina. Além disso, recebia 100 mg de medroxiprogesterona intramuscular uma vez por dia. Sua necessidade de masturbar-se diminuiu acentuadamente e cessou por inteiro no terceiro dia no hospital, assim como sua preocupação mental com sexo. A medroxiprogesterona foi descontinuada no sexto dia, quando ele recebeu alta. Ele continuou a tomar fluoxetina, associou-se a um grupo de SA e entrou em terapia individual e de casal. Seu comportamento aditivo cessou, ele estava tendo relações sexuais satisfatórias com sua esposa e não estava mais suicida ou deprimido.

Psicoterapia. A psicoterapia orientada para o *insight* pode ajudar os pacientes a entender a dinâmica de seus padrões comportamentais. A psicoterapia de apoio pode auxiliar na reparação dos danos interpessoais, sociais ou profissionais que ocorrem. A terapia cognitivo-comportamental auxilia o paciente a reconhecer estados disfóricos que precipitam o *acting out* sexual. A terapia conjugal ou a de casal pode ajudar na recuperação da autoestima, a qual está bastante prejudicada no momento em que o programa de tratamento é iniciado. Também é útil para os parceiros que precisam de ajuda para entender a doença e lidar com suas reações complexas à situação. Por fim, a psicoterapia pode ser de ajuda no tratamento de um transtorno psiquiátrico associado.

Farmacoterapia. A maioria dos especialistas em adição em geral evita o uso de agentes psicotrópicos, especialmente nos primeiros estágios do tratamento. As pessoas dependentes de substância têm tendência a abusar desses agentes, sobretudo daqueles com alto potencial de abuso, como os benzodiazepínicos. A farmacoterapia é de utilidade no tratamento de transtornos psiquiátricos associados, como transtorno depressivo maior e esquizofrenia.

Entretanto, determinados medicamentos podem ser de utilidade no tratamento da adição sexual devido a seus efeitos específicos na redução do impulso sexual. Os ISRSs reduzem a libido em algumas pessoas, um efeito colateral que é usado terapeuticamente. A masturbação compulsiva é um exemplo de padrão comportamental que pode se beneficiar dessa medicação. O acetato de medroxiprogesterona diminui a libido nos homens e, assim, facilita o controle do comportamento sexualmente aditivo.

O uso de antiandrogênios em mulheres para controlar a hipersexualidade não foi suficientemente testado, mas, visto que os compostos androgênicos contribuem para o impulso sexual nas mulheres, os antiandrogênios podem ser benéficos. Agentes antiandrogênicos (acetato de ciproterona) não estão disponíveis nos Estados Unidos, mas são usados na Europa com sucesso variável. O uso de medicações antiandrogênicas é controverso e contestado por clínicos que o encaram como uma castração química e acreditam que essa seja uma abordagem de tratamento inapropriada.

Sofrimento persistente e acentuado quanto à orientação sexual

O sofrimento quanto à orientação sexual é caracterizado por insatisfação com os padrões de excitação sexual e em geral é aplicado à insatisfação com padrões de excitação homossexual, um desejo de aumentar a excitação heterossexual e fortes sentimentos negativos sobre ser homossexual. Declarações ocasionais de que a vida seria mais fácil se o indivíduo não fosse homossexual não constituem sofrimento persistente e acentuado quanto à orientação sexual.

O tratamento desse tipo de sofrimento é controverso. Um estudo relatou que, com um mínimo de 350 horas de terapia psicanalítica, cerca de um terço de 100 homens bissexuais e *gays* obteve uma reorientação heterossexual aos 5 anos de *follow-up*; entretanto, esse estudo foi questionado. Terapia comportamental e técnicas de condicionamento por evitação também foram usadas, mas essas técnicas podem mudar o comportamento somente no ambiente do laboratório. Os fatores prognósticos que pesam a favor da reorientação heterossexual para homens incluem ter menos de 35 anos, alguma experiência de excitação heterossexual e sentir-se altamente motivado para a reorientação.

Outro estilo de intervenção, mais prevalente, é direcionado para habilitar pessoas com sofrimento persistente e acentuado quanto à orientação sexual a conviver confortavelmente com a homossexualidade sem vergonha, culpa, ansiedade ou depressão. Os centros de aconselhamento para *gays* estão envolvidos com pacientes que participam desses programas de tratamento. No momento, estudos sobre os resultados desses centros ainda não foram reportados em detalhes.

Poucos dados estão disponíveis sobre o tratamento de mulheres com sofrimento persistente e acentuado quanto à orientação sexual, e estes são primariamente estudos de caso único com resultados variados.

Transtorno da excitação genital persistente

O transtorno da excitação genital persistente (PGAD) era antes denominado síndrome de excitação sexual persistente. Foi diagnosticado em mulheres que se queixam de um sentimento constante de excitação sexual, que é desconfortável, exige descarga e interfere nos prazeres e nas atividades da vida. Essas mulheres se masturbam com frequência, às vezes incessantemente, porque o clímax proporciona alívio. Entretanto, o alívio é temporário, e a sensação de excitação logo retorna e permanece. A sensação de excitação, nesses casos, não é prazerosa nem excitante, e as mulheres não estão interessadas em uma experiência sexual, mas no alívio de seus sintomas. Algumas relataram masturbação tão frequente para aliviar a excitação que causaram grave irritação em sua genitália. Foi reportado um caso de tentativa de suicídio com essa síndrome, com a mulher declarado que não conseguia mais tolerar as sensações e que tinha se masturbado com tanta frequência que sua vulva estava em carne viva.

Krafft-Ebing relatou o caso de uma mulher jovem que se masturbava quase incessantemente e não conseguia controlar seus impulsos. Ela mantinha relações sexuais frequentes com muitos homens, mas nem o coito, nem a masturbação bastavam, e ela acabou sendo internada em uma instituição. Ele se referiu à condição como "hiperestesia sexual", que acreditava que pudesse ocorrer em pessoas normais em outros aspectos.

Esse caso teria que ser diferenciado de adição sexual (discutida anteriormente). O fator diferenciador seria se a mulher desejava um orgasmo em si e ansiava por uma relação sexual ou se estava procurando alívio da estimulação incessante e intolerável. Existem especulações de que esse transtorno se deva a um dano ou uma anomalia neural, mas a etiologia é desconhecida.

Orgasmo prematuro feminino

Faltam dados sobre o orgasmo prematuro feminino. Um caso de orgasmos espontâneos múltiplos sem estimulação sexual foi visto em uma mulher; a causa era um foco epileptogênico no lobo temporal. Foram reportados casos de mulheres tomando antidepressivos (p. ex., fluoxetina e clomipramina) que experimentam orgasmo espontâneo associado ao bocejo.

Cefaleia pós-coito

A cefaleia pós-coito, caracterizada por dor de cabeça imediatamente após o coito, pode durar várias horas. Ela costuma ser descrita como latejante e está localizada na área occipital ou frontal. A causa é desconhecida. Pode haver causas vasculares, por contração muscular (tensão) ou psicogênicas. O coito pode precipitar enxaqueca ou cefaleia em salvas em pessoas com predisposição.

Anedonia orgástica

Anedonia orgástica é uma condição na qual uma pessoa não tem a sensação física do orgasmo, mesmo que o componente fisiológico

(p. ex., ejaculação) permaneça intacto. Causas orgânicas, como lesões sacrais ou cefálicas que interferem nas vias aferentes da genitália até o córtex, devem ser excluídas. As causas psiquiátricas em geral estão relacionadas a culpa extrema por ter prazer sexual. Esses sentimentos produzem uma resposta dissociativa que isola da consciência o componente afetivo da experiência orgástica.

Dor masturbatória

As pessoas podem ter dor durante a masturbação. Causas orgânicas sempre devem ser excluídas; um pequeno corte vaginal ou doença de Peyronie precoce podem produzir uma sensação dolorosa. A condição deve ser diferenciada de masturbação compulsiva. As pessoas podem se masturbar até o ponto em que causam dano físico a seus genitais e acabam sentido dor durante atos masturbatórios posteriores. Tais casos constituem um transtorno sexual separado e devem ser assim classificados.

Certas práticas masturbatórias resultaram no que foi denominado asfixia autoerótica. As práticas envolvem as pessoas masturbando-se enquanto estão penduradas pelo pescoço para aumentar as sensações eróticas e a intensidade do orgasmo por meio do mecanismo de hipoxia leve. Embora tenham a intenção de se livrar do laço após o orgasmo, estima-se que 500 a 1.000 pessoas por ano se matem acidentalmente por enforcamento. A maior parte das pessoas que participam dessa prática é do sexo masculino; o travestismo está com frequência associado ao hábito, e a maioria das mortes ocorre entre adolescentes. Tais práticas masoquistas costumam estar relacionadas a transtornos mentais, como esquizofrenia e transtornos do humor graves.

REFERÊNCIAS

Basson R. Sexual desire and arousal disorders in women. *N Engl J Med.* 2006;354(15):1497.
Brotto LA. "Efficacy of psychological interventions for sexual dysfunction: A systematic review and meta-analysis": Comment. *J Sex Med.* 2013;10:1904–1906.
Fisher WA, Rosen RC, Mollen M, Brock G, Karlin G, Pommerville P, Goldstein I, Bangerter K, Bandel TJ, Derogatis LR, Sand M. Improving the sexual quality of life of couples affected by erectile dysfunction: A double-blind, randomized, placebo-controlled trial of vardenafil. *J Sex Med.* 2005;2(5):699.
Frohman EM. Sexual dysfunction in neurological disease. *Clin Neuropharmacol.* 2002;25:126.
Fugl-Meyer KS, Oberg K, Lundberg PO, Lewin B, Fugl-Meyer A. On orgasm, sexual techniques, and erotic perceptions in 18- to 74-year-old Swedish women. *J Sex Med.* 2006;3:56–68.
Gopalakrishnan R, Jacob KS, Kuruvilla A, Vasantharaj B, John JK. Sildenafil in the treatment of antipsychotic-induced erectile dysfunction: A randomized, double-blind, placebo-controlled, flexible-dose, two-way crossover trial. *Am J Psychiatry.* 2006;163:494–499.
Gross G, Blundo R. Viagra: Medical technology constructing aging masculinity. *Journal of Sociology & Social Welfare.* 2005;32:85–97.
Oliviera C. and Nobre PJ. The role of trait-affect, depression, and anxiety in women with sexual dysfunction: A pilot study. *J Sex Marital Ther.* 2013;39:436–452
Pauls RN, Kleeman SD, Karram MM. Female sexual dysfunction: Principles of diagnosis and therapy. *Obstet Gynecol Surv.* 2005;60(3):196–205.
Reichenpfader U, Gartlehner G, Morgan LC, Greenblatt A, Nussbaumer B, Hansen RA, Van Noord N, Lux L, Gaynes BN. Sexual dysfunction associated with second-generation antidepressants in patients with major depressive disorder: results from a systematic review with network meta-analysis. *Drug Saf.* 2014;37(1):19–31.
Rhoden EL, Morgentaler A. Risks of testosterone-replacement therapy and recommendations deficiency. *N Engl J Med.* 2004;350:482.
Rosen R, Shabsigh R, Berber M, Assalian P, Menza M, Rodriguez-Vela L, Porto R, Bangerter K, Seger M, Montorsi F, The Vardenafil Study Site Investigators. Efficacy and tolerability of vardenafil in men with mild depression and erectile dysfunction: The depression-related improvement with vardenafil for erectile response study. *Am J Psychiatry.* 2006;163:79–87.
Sadock VA. Normal human sexuality and sexual dysfunction. In: Sadock BJ, Sadock VA, eds. *Kaplan & Sadock's Comprehensive Textbook of Psychiatry.* 9th ed. Vol. 1. Philadelphia: Lippincott Williams & Wilkins; 2009:1902.
Sadock VA. Group psychotherapy of psychosexual dysfunctions. In: Kaplan HI, Sadock BJ, eds. *Comprehensive Group Psychotherapy.* Baltimore: Williams & Wilkins;1983:286.
Serretti A, Chiesa A. Sexual dysfunction and antidepressants: Identification, epidemiology, and treatment. *Directions in Psychiatry.* 2013;33:1–11
Woodward TL, Nowak NT, Balon R, Tancer M, Diamond MP. Brain activation patterns in women with acquired hypoactive desire disorder and women with normal function: A cross-sectional pilot study. *Fertil Steril.* 2013;100:1068–1076.

▲ 17.3 Transtornos parafílicos

Parafilias ou perversões são estímulos ou atos sexuais que apresentam desvios dos comportamentos sexuais normais, mas que são necessários para que algumas pessoas experimentem excitação e orgasmo. De acordo com o *Manual diagnóstico e estatístico de transtornos mentais*, 5ª edição (DSM-5), o termo "transtorno parafílico" é reservado para aqueles casos em que uma fantasia ou um impulso sexualmente desviante foi expresso de modo comportamental. Indivíduos com interesses parafílicos podem experimentar prazer sexual, mas são inibidos na resposta a estímulos normalmente considerados eróticos. A sexualidade da pessoa parafílica está sobretudo restrita a estímulos ou atos desviantes específicos. As pessoas que experimentam ocasionalmente comportamento parafílico (p. ex., episódio infrequente de dominação ou vestir fantasias), mas são capazes de responder a estímulos eróticos mais típicos, não são vistas como tendo transtornos parafílicos.

Os transtornos parafílicos podem variar de um comportamento quase normal até um comportamento destrutivo ou doloroso para a pessoa, para a pessoa e o parceiro e até um comportamento considerado destrutivo ou ameaçador à comunidade em geral. O DSM-5 lista pedofilia, frotteurismo, voyeurismo, exibicionismo, sadismo sexual, masoquismo sexual, fetichismo e travestismo com critérios diagnósticos explícitos em razão de sua ameaça aos outros e/ou porque são parafilias bastante comuns. Existem muitas outras que podem ser diagnosticadas. Uma parafilia é clinicamente significativa se a pessoa atuou essas fantasias ou se essas fantasias causam sofrimento acentuado ou dificuldades interpessoais ou problemas relacionados ao trabalho. Entretanto, quando a fantasia não foi atuada, o termo "transtorno parafílico" não deve ser aplicado. Nas parafilias já listadas, com exceção da pedofilia, são acrescentados os especificadores "em ambiente protegido" (quando a fantasia não pode ser facilmente atuada devido a circunstâncias como estar em uma instituição) ou "em remissão completa" (quando o paciente não atuou as fantasias por cinco anos e não ocorreu prejuízo no funcionamento interpessoal ou profissional em um ambiente não protegido por cinco anos).

Uma fantasia especial, com seus componentes inconscientes e conscientes, é o elemento patognomônico da parafilia, sendo excitação sexual e orgasmo fenômenos associados que *reforçam a fantasia ou o impulso*. A influência dessas fantasias e suas manifestações comportamentais frequentemente se estendem além da esfera sexual para invadir a vida das pessoas.

As principais funções do comportamento sexual humano são auxiliar nos vínculos, criar prazer mútuo em cooperação com um parceiro, expressar e estimular o amor entre duas pessoas e procriar. Os transtornos parafílicos implicam comportamentos divergentes, uma vez que esses atos envolvam agressão, vitimização e unilateralidade. Os comportamentos excluem ou prejudicam outras pessoas e perturbam as ligações potenciais entre as pessoas. Além do mais, os *scripts* sexuais parafílicos com frequência servem a outras funções psíquicas vitais. Eles podem aliviar a ansiedade, refrear agressão ou estabilizar a identidade.

EPIDEMIOLOGIA

As parafilias são praticadas por apenas uma pequena porcentagem da população, mas a natureza insistente e repetitiva do transtorno resulta em uma alta frequência desses atos. Dessa forma, uma grande proporção da população tem sido vitimizada por pessoas com transtornos parafílicos. Foi sugerido que a prevalência de parafilias seja significativamente mais alta do que o número de casos diagnosticados em instituições de clínica geral, com base no grande mercado comercial da parafernália pornográfica parafílica. Não se sabe como muitos dos consumidores desse material atuam as fantasias parafílicas ou não conseguem responder aos estímulos eróticos típicos.

Entre os casos identificados legalmente de transtornos parafílicos, a pedofilia é o mais comum. De todas as crianças, 10 a 20% foram molestadas até os 18 anos de idade. Como uma criança é o objeto, o ato é levado mais a sério e é feito maior esforço para monitorar o criminoso do que em outros transtornos parafílicos. Pessoas com exibicionismo que se exibem publicamente para crianças pequenas também costumam ser presas. Aquelas com voyeurismo podem ser presas, mas seu risco não é grande. Das mulheres adultas, 20% foram alvo de pessoas com exibicionismo ou voyeurismo. Masoquismo sexual e sadismo sexual estão sub-representados em todas as estimativas de prevalência. O sadismo sexual em geral chama atenção apenas em casos sensacionalistas de estupro, brutalidade e assassinato por luxúria. Os transtornos parafílicos excretórios são raramente reportados porque a atividade acontece, de modo habitual, entre adultos, com consentimento, ou entre prostituta e cliente. As pessoas com fetichismo em raras ocasiões são envolvidas pelo sistema legal. Aqueles com travestismo podem ser presos algumas vezes por perturbação da paz ou outros delitos se forem obviamente homens vestidos com roupas de mulheres, mas a prisão é mais comum entre aqueles com transtornos de identidade de gênero. Zoofilia como um verdadeiro transtorno parafílico é rara (Tab. 17.3-1).

TABELA 17.3-1
Frequência de atos parafílicos cometidos por pacientes com parafilia que procuram tratamento ambulatorial

Categoria diagnóstica	Pacientes com parafilia que procuram tratamento ambulatorial (%)	Atos parafílicos por paciente com parafilia[a]
Pedofilia	45	5
Exibicionismo	25	50
Voyeurismo	12	17
Frotterismo	6	30
Masoquismo sexual	3	36
Fetichismo transvéstico	3	25
Sadismo sexual	3	3
Fetichismo	2	3
Zoofilia	1	2

[a]Número médio.
(Cortesia de Gene G. Abel, M.D.)

Conforme em geral definido, as parafilias parecem ser, em grande parte, condições masculinas. O fetichismo quase sempre ocorre em homens. Mais de 50% de todas as parafilias têm seu início antes dos 18 anos. Pacientes com parafilia frequentemente têm 3 das 5 parafilias, seja de forma concomitante, seja em momentos diferentes. Esse padrão de ocorrência é especialmente o caso com exibicionismo, fetichismo, masoquismo sexual, sadismo sexual, fetichismo transvéstico, voyeurismo e zoofilia (veja a Tab. 17.3-1). A ocorrência de comportamento parafílico atinge o auge entre 15 e 25 anos e declina de maneira gradual. O DSM-5 sugere que a designação de parafilia seja reservada para aqueles que estão acima de 18 anos para evitar patologizar a curiosidade sexual normal e a experimentação ocasional na adolescência. Em homens com mais de 50 anos, atos parafílicos criminosos são raros. Aqueles que ocorrem são praticados isoladamente e com um parceiro cooperativo.

ETIOLOGIA

Fatores psicossociais

No modelo psicanalítico clássico, as pessoas com parafilia não conseguiram completar o processo normal do desenvolvimento em direção ao ajustamento sexual, mas o modelo foi modificado por novas abordagens psicanalíticas. O que distingue uma parafilia de outra é o método escolhido por uma pessoa (em geral homem) para lidar com a ansiedade causada pela ameaça de castração pelo pai e a separação da mãe. Embora sua manifestação seja bizarra, o comportamento resultante possibilita uma saída para os impulsos sexuais e agressivos que de outra forma teriam sido canalizados para o comportamento sexual normal.

A falha na resolução da crise edípica pela identificação com o pai agressor (para os meninos) ou a mãe agressora (para as meninas) resulta na identificação imprópria com o sexo oposto ou uma escolha imprópria do objeto para catexia libidinal. A teoria psicanalítica clássica sustenta que transexualismo e fetiche transvéstico são transtornos porque cada um envolve identificação com o genitor do sexo oposto em vez de com o genitor do mesmo sexo; por exemplo, acredita-se que um homem que se vista com roupas de mulher se identifique com sua mãe. Exibicionismo e voyeurismo podem ser tentativas de acalmar a ansiedade de castração porque a reação da vítima ou a excitação do voyeur reassegura à pessoa parafílica que o pênis está intacto. O fetichismo é uma tentativa de evitar a ansiedade deslocando os impulsos libidinais para objetos inapropriados. Uma pessoa com um fetiche por sapatos nega inconscientemente que as mulheres perderam seus pênis por meio da castração, vinculando a libido a um objeto fálico, o sapato, que simboliza o pênis feminino. As pessoas com pedofilia e sadismo sexual têm necessidade de dominar e controlar suas vítimas para compensar seus sentimentos de impotência durante a crise edípica. Alguns teóricos acreditam que escolher uma criança como objeto de amor seja um ato narcisista. Pessoas com masoquismo sexual superam seu medo de lesão e seu sentimento de impotência mostrando que são refratárias a danos. Outra teoria propõe que o masoquista dirige a agressão inerente a todas as parafilias para si mesmo. Embora desenvolvimentos recentes em psicanálise coloquem mais ênfase no tratamento dos mecanismos de defesa do que em traumas edípicos, a terapia psicanalítica para pacientes com parafilia permanece coerente com a teoria de Sigmund Freud.

Outras teorias atribuem a evolução de uma parafilia a experiências precoces que condicionam ou socializam as crianças para cometerem um ato parafílico. A primeira experiência sexual compartilhada pode ser importante nesse aspecto. Ser molestada quando criança pode predispor uma pessoa a aceitar o abuso continuado quando adulto ou, de maneira inversa, se tornar uma abusadora de outras pessoas. Além disso, experiências precoces de abuso que não são especificamente sexuais, como agressão, enemas ou humilhação verbal, podem ser sexualizadas por uma criança e formar a base para uma parafilia. Tais experiências podem resultar no desenvolvimento de uma *criança erotizada*.

> Um homem de 34 anos buscou tratamento com uma queixa principal de transtorno erétil. Ele frequentemente não conseguia obter ereção suficiente para o coito com sua esposa. O problema desaparecia sempre que ela estava disposta a realizar sua fantasia de submissão, amarrando-o com cordas, um cenário que ele desejava intensamente. O paciente explicou que se sentia livre para ser sexual quando estava amarrado porque isso o reassegurava de que podia se movimentar de forma vigorosa sem machucar a mulher. Além disso, trouxe uma história de ter sido amarrado "de brincadeira" quando era criança por uma babá, que, então, lhe fazia cócegas até que ele lhe implorasse para parar.

O começo de um transtorno parafílico pode resultar de pessoas usando como modelo para seu comportamento a conduta de outras pessoas que realizaram atos parafílicos, da simulação de comportamento sexual representado na mídia ou relembrando eventos do passado carregados emocionalmente, como ter sido molestado. A teoria da aprendizagem indica que fantasiar interesses parafílicos começa em idade precoce, e, como as fantasias e os pensamentos pessoais não são compartilhados com os outros (que poderiam bloqueá-los ou desencorajá-los), o uso e o mau uso de fantasias e impulsos parafílicos continuam inibidos até mais tarde na vida. Só então as pessoas começam a perceber que tais interesses e impulsos parafílicos são incompatíveis com as normas sociais. Nesse momento, no entanto, o uso repetitivo dessas fantasias tornou-se arraigado, e os pensamentos e comportamentos sexuais já se associaram ou ficaram condicionados às fantasias parafílicas.

Fatores biológicos

Diversos estudos identificaram achados orgânicos anormais em pessoas com parafilias. Nenhum deles usou amostras aleatórias dessas pessoas; em vez disso, investigaram amplamente pacientes com parafilia que foram encaminhados a grandes centros médicos. Entre esses pacientes, aqueles com achados orgânicos positivos incluíam 74% com níveis hormonais anormais, 27% com sinais neurológicos acentuados ou leves, 24% com anormalidades cromossômicas, 9% com convulsões, 9% com dislexia, 4% com estudo eletrencefalográfico (EEG) anormal, 4% com transtornos mentais importantes e 4% com deficiência mental. A questão é se essas anormalidades estão causalmente relacionadas a interesses parafílicos ou se são achados incidentais que não têm relevância para o desenvolvimento de parafilia.

Testes psicofisiológicos foram criados para medir o tamanho volumétrico do pênis em resposta a estímulos parafílicos e não parafílicos. Os procedimentos podem ser de utilidade no diagnóstico e no tratamento, mas são de validade diagnóstica questionável porque alguns homens são capazes de suprimir sua resposta erétil.

DIAGNÓSTICO E CARACTERÍSTICAS CLÍNICAS

No DSM-5, os critérios para transtorno parafílico requerem que o paciente tenha vivenciado excitação intensa e recorrente com sua fantasia desviante por pelo menos seis meses e tenha atuado o impulso parafílico. A presença de fantasia parafílica, no entanto, ainda pode causar sofrimento a um paciente, mesmo que não tenha havido qualquer elaboração comportamental. A fantasia que causa sofrimento contém material sexual incomum relativamente fixo e apresenta apenas pequenas variações. A excitação e o orgasmo dependem da elaboração mental, senão da encenação comportamental da fantasia. A atividade sexual é ritualizada ou estereotipada e faz uso de objetos degradados, desvalorizados ou desumanizados.

Exibicionismo

Exibicionismo é o impulso recorrente de expor os próprios genitais a um estranho ou a uma pessoa que não espera o fato. A excitação sexual ocorre como antecipação da exposição, e o orgasmo é provocado pela masturbação durante ou após o evento. Em quase 100% dos casos, os exibicionistas são homens que se expõem a mulheres. A dinâmica dos homens com exibicionismo é afirmar sua masculinidade mostrando seu pênis e observando as reações das vítimas – susto, surpresa e aversão. Nesse transtorno parafílico, os homens inconscientemente se sentem castrados e impotentes. As esposas de homens com exibicionismo com frequência substituem as mães a quem os homens eram apegados em excesso durante a infância ou, ao contrário, por quem eram rejeitados. Em outras parafilias relacionadas, os temas centrais envolvem derivativos de olhar ou mostrar.

> Um profissional abusador de substância afinal conseguiu atingir a sobriedade aos 33 anos de idade. Ao alcançar essa conquista, conheceu uma mulher e se casou, começou a trabalhar regularmente pela primeira vez na vida e conseguiu engravidar a esposa. Sua atividade sexual preferida tinha sido a masturbação em locais semipúblicos. O paciente tinha um forte sentimento de que sua mãe sempre o achara inadequado, não gostava de passar um tempo com ele e constantemente fazia comparações negativas entre ele e seu irmão mais moço "mimado". Ele recordava de várias vezes em que seu pai tentava explicar a antipatia de sua mãe: "É uma daquelas coisas, filho: a sua mãe não parece gostar de você." Sem o abuso de substância, ele abandonou seu exibicionismo, mas logo desenvolveu incapacidade sexual com sua esposa e se tornou "viciado" em sexo por telefone. (Cortesia de Stephen B. Levine, M.D.)

Os especificadores acrescentados ao transtorno exibicionista no DSM-5 diferenciam entre excitação pela exposição dos genitais a crianças pré-púberes, a indivíduos fisicamente maduros ou a ambos, crianças pré-púberes e indivíduos fisicamente maduros.

Fetichismo

No fetichismo, o foco sexual é em objetos (p. ex., sapatos, luvas, calcinhas e meias) que estão intimamente associados ao corpo humano ou a partes não genitais do corpo. Esse último foco é às vezes denominado parcialismo e é discutido mais adiante. O DSM-5 aplica o diagnóstico de transtorno fetichista ao parcialismo e vincula os seguintes especificadores desse transtorno: parte(s) do corpo; objetos inanimados; outros. O fetiche particular usado está associado a alguém intimamente envolvido com o paciente durante a infância e tem uma qualidade associada a essa pessoa amada, necessária ou até mesmo traumatizante. De modo habitual, o transtorno se inicia na adolescência, embora o fetiche possa ter-se estabelecido na infância. Depois de instituído, o transtorno tende a ser crônico.

A atividade sexual pode ser voltada para o fetiche em si (p. ex., masturbação com ou dentro de um sapato) ou o fetiche pode ser incorporado à relação sexual (p. ex., a exigência de que sejam usados sapatos de salto alto). O transtorno é encontrado quase exclusivamente em homens. De acordo com Freud, o fetiche serve como um símbolo do falo para pessoas com medo inconsciente de castração. Os teóricos da aprendizagem acreditam que o objeto esteja associado à estimulação sexual em estágio precoce.

> Um homem de 50 anos começou tratamento com a queixa principal de transtorno erétil que ocorria sobretudo com sua esposa. Ele estava sofrendo de uma depressão moderada relacionada a seus problemas conjugais e a problemas nos negócios. Não tinha problemas eréteis com mulheres que procurava em bares ou com quem marcava encontros nos bares. Os bares eram seu local preferido, em parte porque o fumo tinha sido proibido em outras áreas públicas em sua cidade, e o ato de uma mulher fumando um cigarro era necessário para sua excitação sexual. Sua história familiar incluía uma mãe alcoolista e um pai emocionalmente abusivo que era um fumante inveterado. Nas viagens de carro da família, o pai fumava com todas as janelas do carro levantadas. Se o paciente reclamasse de sentir náuseas, o pai lhe dizia "cale a boca". Recordava que se se sentia muito atraído por uma professora da escola dominical que fumava quando ele tinha 6 anos de idade. Fumou pela primeira vez quando tinha 13 anos se escondendo furtivamente atrás da casa. Seu primeiro cigarro foi roubado de um maço que estava sobre a mesa de cabeceira de sua mãe.

Frotteurismo

Frotteurismo costuma ser caracterizado por um homem esfregando seu pênis contra as nádegas ou outras partes de uma mulher totalmente vestida para que atinja o orgasmo. Outras vezes, ele pode usar as mãos para tocar em uma vítima que não consentiu. Os atos em geral ocorrem em locais cheios, em particular no metrô ou em ônibus. As pessoas com frotteurismo são extremamente passivas e isoladas, e essa é com frequência sua única fonte de gratificação sexual. A expressão da agressão nessa parafilia está bem clara.

Pedofilia

Pedofilia envolve impulsos sexuais recorrentes, ou excitação, direcionados para crianças até 13 anos de idade, por um período de pelo menos seis meses. As pessoas com pedofilia têm pelo menos 16 anos e são pelo menos 5 anos mais velhas do que as vítimas. Quando um perpetrador no fim da adolescência está envolvido em relacionamento sexual continuado com uma criança de 12 ou 13 anos, o diagnóstico não se justifica.

A maioria dos molestamentos de crianças envolve carícias genitais ou sexo oral. A penetração vaginal ou anal de crianças ocorre com pouca frequência, exceto em casos de incesto. Embora a maior parte das crianças vítimas que vêm a público seja de meninas, esse achado parece ser produto do processo de encaminhamento. Os agressores relatam que, quando tocam uma criança, a maioria (60%) das vítimas é de meninos. Essa cifra contrasta muito com as cifras da vitimização de crianças sem toque, como espiar pela janela e exibicionismo; 99% de todos esses casos são perpetrados contra meninas. O DSM-5 acrescenta os seguintes especificadores a um diagnóstico de transtorno pedofílico: atração sexual por indivíduos do sexo masculino; atração sexual por indivíduos do sexo feminino; ou atração sexual por ambos. Das pessoas com pedofilia, 95% são heterossexuais, e 50% haviam consumido álcool em excesso no momento do incidente. Além de sua pedofilia, um número significativo dos perpetradores está concomitantemente ou esteve previamente envolvido em exibicionismo, voyeurismo ou estupro.

O incesto está relacionado à pedofilia pela escolha frequente de uma criança imatura como objeto sexual, pelo elemento sutil ou explícito da coerção e, ocasionalmente, pela natureza preferencial da ligação adulto-criança.

> Um homem casado de 62 anos havia trabalhado como professor do 4º ano durante 26 anos antes de ser transferido para distritos escolares e, por fim, vários anos depois, perder misteriosamente seu segundo emprego. Foi encaminhado para ajuda depois que sua família descobriu que havia acariciado repetidas vezes os genitais das suas netas de 4 e 6 anos. Pai de cinco filhos, que não mantinha relações sexuais com sua esposa havia 30 anos, depois de contestar de forma categórica por ela fumar cigarros, ele era generoso, prestativo e cooperativo com os filhos e netas. Intelectualmente lento, ele preferia histórias em quadrinhos e tinha uma maneira encantadora de brincar com crianças pequenas "como se fosse uma delas". Segundo suas estimativas, ele havia tocado as nádegas e genitais de pelo menos 300 alunas, pensando apenas que elas não sabiam o que ele estava fazendo porque estava sendo afetivo e elas eram muito jovens para perceber o que estava acontecendo. Ele adorava a antecipação e a excitação de seu comportamento. Sua carreira como professor foi encerrada quando os pais se queixaram para o diretor. O diretor descobriu que aquele novo professor tinha sido transferido, não demitido, de seu antigo emprego pela mesma razão. O paciente havia tentado tocar a própria filha de 12 anos, que raivosamente o avisou para ficar longe dela, mas ele também tinha conseguido tocar as amigas dela e as filhas de seu melhor amigo quando elas se aproximaram da puberdade. (Cortesia de Stephen B. Levine, M.D.)

Masoquismo sexual

O masoquismo recebe esse nome em referência às atividades de Leopold von Sacher-Masoch, um novelista austríaco do século XIX cujos personagens sentiam prazer sexual ao serem abusados e dominados por mulheres. De acordo com o DSM-5, as pessoas com masoquismo sexual têm uma preocupação recorrente com impulsos e fantasias sexuais envolvendo o ato de serem humilhadas, espancadas, amarradas ou submetidas a sofrimento. Um especificador acrescentado a esse diagnóstico é "com asfixiofilia". Também denominada asfixia autoerótica, trata-se da prática de atingir ou aumentar a excitação sexual por meio da restrição da respiração. As práticas sexuais masoquistas são mais comuns entre homens do que entre mulheres. Freud acreditava que o masoquismo resultasse de fantasias destrutivas voltadas contra si. Em alguns casos, as pessoas só conseguem se permitir experimentar sentimentos sexuais quando ocorre punição pelos sentimentos. As pessoas com masoquismo sexual tiveram experiências na infância que as convenceram de que a dor é um pré-requisito para o prazer sexual. Aproximadamente 30% daqueles com masoquismo sexual também têm fantasias sádicas. O masoquismo moral envolve a necessidade de sofrer, mas não é acompanhado de fantasias sexuais.

> Uma mulher de 27 anos apresentou-se para entrevista com o diretor de um curso para que havia se candidatado e o qual estava ansiosa para cursar. Ela apareceu na entrevista na companhia de um homem que apresentou ao diretor dizendo: "Este é o meu amante". Quando questionada sobre esse comportamento incomum durante a entrevista, a candidata disse que seu companheiro havia ordenado que ela o trouxesse e fizesse aquela apresentação. Ela explicou, ainda, que fazia parte de um grupo que utilizava técnicas sadomasoquistas em seus jogos sexuais.

Sadismo sexual

O DSM-5 define sadismo sexual como a excitação sexual recorrente e intensa ocasionada pelo sofrimento físico e psicológico de outra pessoa. O indivíduo deve vivenciar esses sentimentos por pelo menos seis meses e deve ter colocado em prática as fantasias sádicas para receber um diagnóstico de transtorno de sadismo sexual. As pessoas que negam elaboração comportamental de suas fantasias parafílicas e que dizem não sofrer de angústia ou dificuldades interpessoais ou sociais como consequência de suas parafilias são designadas com interesse identificado por sadismo sexual.

O início do transtorno costuma ser antes dos 18 anos, e a maioria das pessoas com sadismo sexual é do sexo masculino. De acordo com a teoria psicanalítica, o sadismo é uma defesa contra o medo de castração; esses indivíduos fazem às outras pessoas aquilo que temem que lhes aconteça e obtêm prazer com a expressão de seus instintos agressivos. A denominação do transtorno provém do Marquês de Sade, um escritor e oficial do exército francês do século XVIII que foi várias vezes aprisionado por seus atos sexuais violentos contra mulheres. O sadismo sexual está relacionado ao estupro, embora o estupro seja mais adequadamente considerado uma expressão de poder. Alguns estupradores sádicos, no entanto, matam suas vítimas depois de fazerem sexo (os assim chamados assassinatos por luxúria). Em muitos casos, essas pessoas têm esquizofrenia subjacente. John Money acredita que os assassinos por luxúria sofrem de transtorno dissociativo e talvez tenham uma história de trauma encefálico. Ele lista cinco causas contribuintes para o sadismo sexual: predisposição hereditária, mau funcionamento hormonal, relações patológicas, história de abuso sexual e presença de outros transtornos mentais.

Voyeurismo

Voyeurismo, também conhecido como *escopofilia*, é a preocupação recorrente com fantasias e atos que envolvem a observação de pessoas que ignoram estar sendo observadas e que estão nuas, despindo-se ou em meio a atividade sexual. A masturbação até o orgasmo costuma acompanhar ou se segue ao evento. O primeiro ato voyeurista em geral ocorre durante a infância, e a parafilia é mais comum em homens. Quando pessoas com voyeurismo são presas, a acusação via de regra é de vadiagem.

Transvestismo

Transvestismo, anteriormente denominado fetichismo transvéstico, é descrito como fantasias e impulsos sexuais de se vestir com roupas do sexo oposto como um meio de excitação e como um adjunto da masturbação ou do coito. O diagnóstico é dado quando as fantasias transvésticas foram atuadas por pelo menos seis meses. O DSM-5 requer especificadores com um diagnóstico de transtorno transvéstico: com fetichismo é acrescentado se o paciente for excitado sexualmente por tecidos, materiais ou peças de vestuário; com autoginefilia é acrescentado se o paciente for sexualmente excitado por pensamentos ou imagens de si mesmo como mulher.

O transvestismo costuma se iniciar na infância ou no começo da adolescência. Com o passar dos anos, alguns homens com transvestismo querem se vestir e viver sempre como mulheres. Muito raramente, mulheres querem se vestir e viver como homens. Esses indivíduos são classificados, no DSM-5, como pessoas com transtorno transvéstico e disforia de gênero. Em geral, uma pessoa veste mais de um artigo do vestuário do sexo oposto; com frequência está envolvido um guarda-roupa inteiro. Quando um homem com transvestismo está travestido, a aparência de feminilidade pode ser impressionante, embora não seja, via de regra, até o grau encontrado no transexualismo. Quando não estão vestidos com roupas de mulheres, os homens com esse transtorno podem ter aparência e ocupação masculinas. O *cross-dressing* pode se apresentar em diversos graus, desde a forma solitária, deprimida, carregada de culpa, até uma afiliação social egossintônica a uma subcultura transvestida.

A síndrome clínica de transvestismo manifesta pode iniciar na latência, porém é mais frequentemente vista por volta da pubescência ou na adolescência. O comportamento explícito de se vestir com roupas do sexo oposto em geral não se inicia até que esteja bem estabelecida a mobilidade e uma independência relativa dos pais.

Outro transtorno parafílico especificado

Esta classificação inclui várias parafilias que causam sofrimento pessoal que tenham sido colocadas em prática por no mínimo seis meses e que não satisfaçam os critérios para nenhuma das categorias anteriormente mencionadas. A mesma definição se aplica ao transtorno parafílico não especificado, com a diferença de que o clínico opta por não especificar a parafilia particular por razões que podem incluir falta de informações suficientes para que seja feito um diagnóstico mais específico.

ESCATOLOGIA TELEFÔNICA E POR COMPUTADOR. A escatologia telefônica é caracterizada por telefonemas obscenos e envolve um parceiro inocente. Tensão e excitação iniciam-se em antecipação ao telefonema; o destinatário ouve enquanto o interlocutor (em geral homem) expõe verbalmente suas preocupações ou o induz a falar sobre sua atividade sexual. A conversa é acompanhada por masturbação, que é com frequência concluída depois que o contato é interrompido.

As pessoas também usam redes de computador interativas, às vezes de forma compulsiva, para enviar mensagens obscenas por correio eletrônico e transmitir mensagens e imagens de vídeo sexualmente explícitas. Devido ao anonimato dos usuários, que usam pseudônimos em salas de bate-papo, o sexo *on-line* ou por computador (*cybersex*) possibilita a algumas pessoas fazer o papel do sexo oposto ("flexão de gênero"), o que representa um método alternativo de expressão de fantasias transvésticas ou transexuais. Um perigo do *cybersex on-line* é que os pedófilos frequentemente fazem contato com crianças ou adolescentes que são atraídos por eles e então molestados. Muitos contatos *on-line* evoluem para ligações *off-line*. Embora algumas pessoas relatem que os encontros *off-line* evoluem para relacionamentos significativos, a maioria desses encontros é repleta de decepções e desilusões, já que a pessoa fantasiada não corresponde às expectativas inconscientes do parceiro ideal. Em outras situações, quando os adultos se encontram, pode ocorrer estupro e até mesmo homicídio.

NECROFILIA. Necrofilia é uma obsessão com a obtenção de gratificação sexual com cadáveres. A maioria das pessoas com esse transtorno encontra cadáveres em necrotérios, mas algumas são conhecidas por roubarem sepulturas ou até mesmo matarem para satisfazer seus impulsos sexuais. Nos poucos casos estudados, aqueles com necrofilia acreditavam que estavam infligindo a maior humilhação concebível às suas vítimas sem vida. De acordo com Richard von Krafft-Ebing, o diagnóstico de psicose é, sob todas as circunstâncias, justificado.

PARCIALISMO. As pessoas com o transtorno de parcialismo concentram sua atividade sexual em uma parte do corpo com exclusão de todas as outras. O contato boca-genitais – como *cunnillingus* (contato oral com os genitais externos de uma mulher), *fellatio* (contato oral com o pênis) e *anilingus* (contato oral com o ânus) – está normalmente associado às preliminares; Freud reconheceu as superfícies mucosas do corpo como erotogênicas e capazes de produzir sensação de prazer. No entanto, quando uma pessoa usa essas atividades como a única fonte de gratificação sexual e não consegue ter ou se recusa a ter coito, existe uma parafilia. Isso também é conhecido como *oralismo*.

ZOOFILIA. Na zoofilia, animais – que podem ser treinados a participar – são preferencialmente incorporados às fantasias de excitação ou atividades sexuais, incluindo relação sexual, masturbação e contato oral-genital. A zoofilia como uma parafilia organizada é rara. Para muitas pessoas, os animais são a maior fonte de intimidade, portanto não é de causar surpresa que uma ampla variedade de animais domésticos seja usada sensual ou sexualmente.

As relações sexuais com animais podem algumas vezes ser resultado da disponibilidade ou conveniência, sobretudo em partes do mundo onde as convenções rígidas impedem a sexualidade antes do casamento e em situações de isolamento forçado. No entanto, como a masturbação também está disponível em tais situações, uma predileção pelo contato com animais está provavelmente presente na zoofilia oportunista.

COPROFILIA E CLISMAFILIA. Coprofilia é o prazer sexual associado ao desejo de defecar sobre um parceiro, que o parceiro defeque sobre o indivíduo ou de comer fezes (coprofagia). Uma variante é dizer palavras obscenas (coprolalia). Essas parafilias estão associadas à fixação no estágio anal do desenvolvimento psicossexual. Igualmente, clismafilia, o uso de enemas como parte da estimulação sexual, está relacionada à fixação oral.

UROFILIA. Urofilia, uma forma de erotismo uretral, é o interesse no prazer sexual associado ao desejo de urinar sobre um parceiro ou que o parceiro urine sobre o indivíduo. Tanto em homens quanto em mulheres, o transtorno pode estar associado a técnicas masturbatórias envolvendo a inserção de objetos estranhos na uretra para estimulação sexual.

MASTURBAÇÃO. A masturbação é uma atividade normal comum em todos os estágios da vida, desde a infância até a velhice, mas esse ponto de vista nem sempre é aceito. Freud acreditava que a neurastenia era causada pela masturbação excessiva. No início dos anos de 1900, insanidade masturbatória era um diagnóstico comum nos hospitais para os criminalmente insanos, nos Estados Unidos. Masturbação pode ser definida como uma pessoa atingir o prazer sexual – que em geral resulta em orgasmo – sozinha (autoerotismo). Alfred Kinsey constatou que ela é mais prevalente em homens do que em mulheres, mas essa diferença não existe mais. A frequência da masturbação varia de 3 a 4 vezes por semana na adolescência e 1 a 2 vezes por semana na idade adulta. Ela é comum entre pessoas casadas; Kinsey relatou que a masturbação ocorria, em média, uma vez por mês entre pessoas casadas.

As técnicas de masturbação variam entre os sexos e entre as pessoas. A técnica mais comum é a estimulação direta do clitóris ou do pênis com a mão ou os dedos. Também pode ser usada estimulação indireta, como se esfregar contra um travesseiro ou apertando as coxas. Kinsey descobriu que 2% das mulheres conseguem atingir o orgasmo apenas da fantasia. É sabido que homens e mulheres inserem objetos na uretra para atingir o orgasmo. O vibrador manual é atualmente usado como um aparelho masturbatório para ambos os sexos.

A masturbação é anormal quando é o único tipo de atividade sexual realizada na idade adulta se um parceiro estiver ou poderia estar disponível, quando sua frequência indicar uma compulsão ou disfunção sexual ou quando for constantemente preferida ao sexo com um parceiro (Fig. 17.3-1).

HIPOXIFILIA. Hipoxifilia é o desejo de atingir um estado alterado de consciência secundário a hipoxia durante o orgasmo. As pessoas podem usar uma droga (p. ex., um nitrito volátil ou óxido nitroso) para produzir hipoxia. A asfixia autoerótica também está

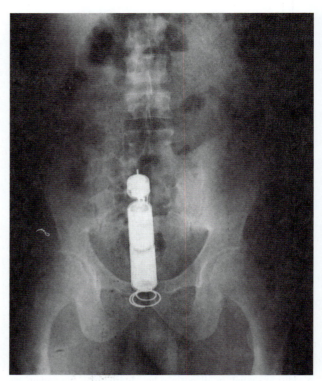

FIGURA 17.3-1
Um homem que se masturbava compulsivamente com um grande vibrador elétrico inserindo a cabeça do instrumento em seu ânus não conseguiu retirá-lo quando foi inserido muito fundo dentro do canal anal. (Cortesia de Stephen Baker, M.D.)

associada a estados hipóxicos, mas deve ser classificada como uma forma de masoquismo sexual.

DIAGNÓSTICO DIFERENCIAL

Os clínicos devem diferenciar uma parafilia de um ato experimental que não é recorrente ou compulsivo e que é realizado por seu caráter de novidade. A atividade parafílica inicia-se mais provavelmente durante a adolescência. Algumas parafilias (em especial os tipos bizarros) estão associadas a outros transtornos mentais, como esquizofrenia. Doenças cerebrais também podem liberar impulsos perversos.

CURSO E PROGNÓSTICO

A dificuldade de controle e cura dos transtornos parafílicos reside no fato de que é difícil as pessoas abandonarem o prazer sexual sem uma garantia de que novas rotas de gratificação sexual serão obtidas. Um mau prognóstico para esses transtornos está associado a início em estágio precoce, alta frequência dos atos, nenhuma culpa ou vergonha quanto ao ato e abuso de substância. O curso e o prognóstico são melhores quando os pacientes têm uma história de coito além da parafilia e quando buscam tratamento por conta própria, em vez de serem encaminhados por uma agência legal.

TRATAMENTO

Cinco tipos de intervenção psiquiátrica são usados para tratar pessoas com transtorno parafílico e interesses parafílicos: controle externo, redução dos impulsos sexuais, tratamento de condições comórbidas (p. ex., depressão ou ansiedade), terapia cognitivo-comportamental e psicoterapia dinâmica.

A prisão é um mecanismo de controle externo para crimes sexuais que em geral não contém um elemento de tratamento. Quando ocorre vitimização em uma família ou no ambiente de trabalho, o controle externo provém da informação sobre o problema aos supervisores, pares ou outros membros adultos da família, alertando-os para que eliminem as oportunidades em que o perpetrador possa colocar em prática seus impulsos.

Terapia medicamentosa, incluindo medicação antipsicótica ou antidepressiva, é indicada para o tratamento de esquizofrenia ou transtornos depressivos se a parafilia estiver associada a eles. Antiandrogênios, como acetato de ciproterona, na Europa, e acetato de medroxiprogesterona, nos Estados Unidos, podem reduzir o impulso de se comportar sexualmente, reduzindo os níveis séricos da testosterona até concentrações subnormais. Agentes serotonérgicos como a fluoxetina já foram usados com sucesso limitado em alguns pacientes com parafilia.

A terapia cognitivo-comportamental é usada para romper os padrões parafílicos aprendidos e modificar o comportamento para torná-lo socialmente aceitável. As intervenções incluem treinamento em habilidades sociais, educação sexual, reestruturação cognitiva (confrontar e destruir as racionalizações usadas para apoiar a vitimização dos outros) e o desenvolvimento de empatia pela vítima. Dessensibilização imaginária, técnicas de relaxamento e aprendizagem do que desencadeia o impulso parafílico de modo que esses estímulos possam ser evitados também são ensinados. No ensaio do comportamento aversivo modificado, os perpetradores são filmados colocando em prática sua parafilia com um manequim. Então, o paciente com transtorno parafílico é confrontado por um terapeuta e um grupo de outros transgressores que fazem perguntas sobre sentimentos, pensamentos, motivos associados ao ato e repetidamente tentam corrigir distorções cognitivas e apontar a ausência de empatia do paciente com a vítima.

A psicoterapia orientada para o *insight* é uma abordagem de tratamento de longa duração. Os pacientes têm a oportunidade de entender sua dinâmica e os eventos que fizeram a parafilia se desenvolver. Em particular, eles tomam consciência dos eventos diários que fazem atuar seus impulsos (p. ex., uma rejeição real ou fantasiada). O tratamento os ajuda a lidar de forma mais efetiva com os estresses da vida e reforça sua capacidade de se relacionar com um companheiro de vida. Além disso, a psicoterapia permite que os pacientes recuperem a autoestima, o que, por sua vez, lhes possibilita a aproximação de um parceiro de uma maneira sexual mais normal. A terapia sexual é um adjunto apropriado para o tratamento de indivíduos com disfunções sexuais específicas quando eles buscam atividades sexuais não desviantes.

Bons indicadores prognósticos incluem a presença de apenas uma parafilia, inteligência normal, ausência de abuso de substância, ausência de traços de personalidade antissocial não sexual e a presença de um vínculo adulto bem-sucedido. Os transtornos parafílicos, no entanto, continuam a ser desafios de tratamento significativos mesmo diante dessas circunstâncias.

REFERÊNCIAS

Carnes PJ, Murray R, Charpantier L. Addiction interaction disorder. In: Combs RH, ed. *Handbook of Addictive Disorders: A Practical Guide to Diagnosis and Treatment.* Hoboken, NJ: John Wiley & Sons; 2004:31.

Ceccarelli P. Perversion on the other side of the couch. *International Forum of Psychoanalysis.* 2005;14:176–182.

Charnigo R, Noar SM, Garnett C, Crosby R, Palmgreen P, Zimmerman RS. Sensation seeking and impulsivity. *J Sex Res.* 2013;50:480–488.

Chirban JT. Integrative strategies for treating internet sexuality: A case study of paraphilias. *Clinical Case Studies.* 2006;5:126–141.

Dimen M. Perversion is us? Eight notes. In: *Sexuality, Intimacy, Power.* Hillsdale, NJ: The Analytic Press; 2003:257–291.

Egan V, Parmar R. Dirty habits? Online pornography use, personality, obsessionality, and compulsivity. *J Sex Marital Ther.* 2013;39:394–409.

Jacobson L. On the use of "sexual addiction": The case for "perversion." *Contemp Psychoanal.* 2003;39:107–113.

Kafka MP. The monoamine hypothesis for the pathophysiology of paraphilic disorders: An update. *Ann N Y Acad Sci.* 2003;989:86.

Kafka MP, Hennen J. Hypersexual desire in males: Are males with paraphilias different from males with paraphilia-related disorders? *Sex Abuse.* 2003;15:307.

Nestler EJ, Malenka RC. The addicted brain. *Sci Am.* 2004;290:78.

Person ES. Paraphilias. In: Sadock BJ, Sadock VA, eds. *Kaplan & Sadock's Comprehensive Textbook of Psychiatry.* 9th ed. Vol. 1. Philadelphia: Lippincott Williams & Wilkins; 2009:1965.

Raymond NC, Coleman E, Miner MH. Psychiatric comorbidity and compulsive/impulsive traits in compulsive sexual behavior. *Compr Psychiatry.* 2003;44:370.

Richards AK. A fresh look at perversion. *J Am Psychoanal Assoc.* 2003;51:1199–1218.

Sadock VA. *Sexual Addiction in Substance Abuse, A Comprehensive Textbook.* Ruiz P, Strain E, eds. Lippincott William & Wilkins; 2011:393.

Simkovic M, Stulhofer A, Bozic J. Revisiting the association between pornography use and risky sexual behaviors: The role of early exposure to pornography and sexual sensation seeking. *J Sex Res.* 2013;50:633–641.

Yakeley J, Wood H. Paraphilias and paraphilic disorders: diagnosis, assessment and management. *Adv Psychiatr Treat.* 2014;20(3):202–213.

18
Disforia de gênero

O termo "disforia de gênero" aparece como um diagnóstico pela primeira vez na quinta edição do *Manual diagnóstico e estatístico de transtornos mentais* (DSM-5) para se referir àquelas pessoas com marcante incongruência entre seu gênero vivenciado ou expresso e aquele com o qual nasceram. Era conhecido como transtorno de identidade de gênero na edição anterior do DSM.

O termo "identidade de gênero" diz respeito à noção de que se tem de ser masculino ou feminino, que costuma corresponder ao sexo anatômico da pessoa. Pessoas com disforia de gênero expressam seu descontentamento com seu sexo como um desejo de ter o corpo do outro sexo ou de ser visto socialmente como uma pessoa do outro sexo.

Transgênero é um termo geral usado em referência àqueles que se identificam com um gênero diferente daquele com o qual nasceram (às vezes chamado de gênero designado). As pessoas transgênero são um grupo diversificado: há aquelas que desejam ter o corpo do outro sexo, conhecidas como transexuais; aquelas que sentem que estão entre gêneros, ou são de ambos, ou de nenhum gênero, conhecidas como *genderqueer*; e aquelas que vestem roupas tradicionalmente associadas com o outro gênero, mas que mantêm a mesma identidade de gênero de seu gênero designado, conhecidas como *crossdressers*. Contrariando a crença popular, a maioria dos indivíduos transgênero não passa por cirurgia genital. Alguns não desejam, e outros podem não ter recursos para pagar. As pessoas transgênero podem ser de qualquer orientação sexual. Por exemplo, um homem transgênero, designado mulher no nascimento, pode se identificar como *gay* (atração por outros homens), heterossexual (atração por mulheres) ou bissexual (atração tanto por homens quanto por mulheres).

No DSM-5, não há distinção do antigo termo diagnóstico *disforia de gênero* em função da idade. Contudo, os critérios para diagnósticos em crianças ou adolescentes são um pouco diferentes. Nas crianças, a disforia de gênero pode se manifestar como declarações de querer ser do outro sexo e como uma ampla gama de comportamentos típicos exibidos por crianças do outro sexo. A identidade de gênero cristaliza-se na maioria das pessoas por volta dos 2 ou 3 anos. Um especificador é anotado se estiver associada com o transtorno do desenvolvimento sexual.

EPIDEMIOLOGIA

Crianças

A maioria das crianças com disforia de gênero é encaminhada para avaliação clínica nos primeiros anos escolares. Os pais, no entanto, em geral relatam que os comportamentos de travestismo já eram aparentes antes dos 3 anos. Em uma amostra de meninos com menos de 12 anos que foram encaminhados por diversos problemas clínicos, 10% referiram o desejo de ser do sexo oposto. Para as meninas com menos de 12 anos que foram encaminhadas para avaliação clínica, o desejo de ser do sexo oposto foi referido por 5%. Entre as crianças encaminhadas por disforia de gênero, a proporção é de 4 a 5 meninos para cada menina, o que talvez se deva, em parte, ao estigma social dirigido aos garotos femininos. A proporção de sexo é igual em adolescentes encaminhados por disforia de gênero. Pesquisadores observaram que muitas crianças que demonstravam comportamento não conformista de gênero não se tornam adultos transgêneros; no entanto, muitas que mais tarde se revelam adultos transgêneros não eram identificadas como crianças não conformistas de gênero.

Adultos

As estimativas de disforia de gênero em adultos emanam de clínicas cirúrgicas/hormonais europeias, com prevalência de 1 em 11 mil homens e de 1 em 30 mil mulheres designadas. O DSM-5 relata uma proporção de prevalência que varia de 0,005 a 0,014% de pessoas designadas como masculinas e de 0,002 a 0,003% de pessoas designadas como femininas. A maioria dos centros clínicos aponta uma proporção de 3 a 5 pacientes masculinos para cada paciente feminina. A maior parte dos adultos com disforia de gênero relata ter-se sentido diferente de outras crianças do mesmo sexo que o seu, apesar de, em retrospecto, muitos não conseguirem identificar a fonte dessa diferença. Muitos relatam ter-se sentido transgênero desde os primeiros anos, com sua identificação transgênero se tornando cada vez mais profunda na adolescência e no início da vida adulta. Em geral, a prevalência de disforia masculina para feminina é maior do que a feminina para masculina. Um fator importante no diagnóstico é que há maior aceitação social de pessoas designadas do sexo feminino se vestindo e se comportando como homens do que com pessoas designadas do sexo masculino agindo como mulheres. Alguns pesquisadores especulam que 1 em cada 500 adultos possa cair em algum lugar do espectro transgênero, com base em informações populacionais, em vez de dados clínicos.

ETIOLOGIA

Fatores biológicos

Para os mamíferos, o estado de repouso dos tecidos é inicialmente feminino; conforme o feto se desenvolve, um macho é produzido apenas se o androgênio (deflagrado pelo cromossomo Y, que é responsável pelo desenvolvimento testicular) for introduzido. Sem os testículos e o androgênio, a genitália feminina externa se desenvolve. Assim, a masculinidade depende dos androgênios fetais e perinatais. O comportamento sexual em animais menos desenvolvidos é governado pelos esteroides sexuais, mas esse efeito diminui conforme o avanço na árvore evolutiva. Os esteroides sexuais influenciam a expressão do comportamento sexual em homens e mulheres maduros; ou seja, a testosterona pode aumentar a libido e a agressividade em mulheres, e o estrogênio pode diminuir a libido e a agressividade em homens. Porém, a masculinidade, a feminilidade e a identidade de gênero podem resultar mais de eventos pós-natais do que da organização hormonal pré-natal.

A teoria da organização cerebral refere-se à masculinização ou à feminilização do cérebro no útero. A testosterona afeta os neurônios que contribuem para a masculinização do cérebro em áreas como o hipotálamo. A questão de se a testosterona contribui para os chamados padrões comportamentais masculinos ou femininos continua sendo controversa.

As causas genéticas da disforia de gênero estão sendo estudadas, mas não foi identificado nenhum gene candidato, e variações cromossômicas são incomuns em populações transgêneras. Relatos de caso de gêmeos idênticos identificaram alguns pares que são concordantes para questões transgêneras, enquanto outros não são tão afetados.

Diversas outras abordagens para compreender a disforia de gênero estão em desenvolvimento. Elas incluem estudos de imagem que demonstraram mudanças em tratos de substância branca, fluxo sanguíneo cerebral e padrões de ativação cerebral em pacientes com disforia de gênero; entretanto, tais estudos não foram replicados. Um achado incidental é que pessoas transgênero tendem a ser canhotas, mas a significância disso é desconhecida.

Fatores psicossociais

As crianças normalmente desenvolvem uma identidade de gênero consonante com seu sexo designado. A formação dessa identidade é influenciada pela interação do temperamento da criança e as qualidades e atitudes dos pais. Existem papéis de gênero culturalmente aceitáveis: espera-se que os meninos não sejam afeminados, e as meninas não devem ser masculinas. Existem as brincadeiras de meninos (p. ex., polícia e ladrão) e os brinquedos de meninas (p. ex., bonecas e casas de bonecas). Esses papéis são aprendidos, apesar de alguns pesquisadores acreditarem que alguns meninos tenham temperamento delicado e sensível e que algumas meninas sejam agressivas e enérgicas (traços estereotípicos na cultura atual como femininos e masculinos, respectivamente). No entanto, maior tolerância por atividades entre gêneros desenvolveu-se nas últimas décadas.

Sigmund Freud acreditava que problemas de identidade de gênero fossem o resultado de conflitos das crianças no triângulo edipiano. Em sua visão, esses conflitos são motivados tanto por eventos familiares reais quanto por fantasias das crianças. Aquilo que interfere no fato de a criança amar o genitor do sexo oposto e se identificar com o genitor do mesmo sexo interfere no desenvolvimento da identidade de gênero normal.

Desde Freud, os psicanalistas postularam que a qualidade do relacionamento mãe-filho nos primeiros anos é essencial para o estabelecimento da identidade de gênero. Durante esse período, a mãe normalmente facilita a consciência e o orgulho da criança em relação a seu gênero: as crianças são valorizadas como meninos ou meninas. Analistas argumentam que uma mãe hostil e desvalorizadora possa resultar em problemas de gênero. Ao mesmo tempo, o processo de separação-individuação está se desenrolando. Quando os problemas de gênero ficam associados com problemas de separação-individuação, o resultado pode ser o uso da sexualidade para permanecer em relacionamentos caracterizados por alternâncias entre proximidade infantil desesperada e distanciamento hostil e desvalorizador.

Algumas crianças recebem a mensagem de que seriam mais valorizadas se adotassem a identidade de gênero do sexo oposto. Crianças rejeitadas ou abusadas podem agir com base nessa ideia. Problemas de identidade de gênero também podem ser causados pela morte da mãe, ausência estendida ou depressão, a que um garotinho pode reagir se identificando plenamente com ela – ou seja, tornando-se uma mãe para substituí-la.

O papel do pai também é importante nos primeiros anos, e sua presença em geral ajuda no processo de separação-individuação. Sem um pai, a mãe e o filho podem ficar excessivamente próximos. Para uma menina, o pai costuma ser o protótipo de objetos amorosos futuros; para um menino, o pai é o modelo de identificação masculina.

A teoria da aprendizagem postula que as crianças podem ser recompensadas ou punidas por pais e professores com base em seu comportamento de gênero, influenciando, assim, a forma como expressam sua identidade de gênero. As crianças também aprendem como rotular pessoas de acordo com o gênero e podem até aprender que o gênero não é ditado pela aparência superficial, tal como a roupa e o cabelo.

DIAGNÓSTICO E CARACTERÍSTICAS CLÍNICAS

Crianças

O DSM-5 define disforia de gênero em crianças como uma incongruência entre o gênero expresso e o designado, sendo o critério mais importante um desejo de pertencer a outro gênero ou a insistência de que se é de outro gênero (Tab. 18-1). Ao enfatizar a importância da autopercepção da criança, os criadores do diagnóstico tentam limitar seu uso àquelas crianças que claramente afirmam seu desejo de pertencer a outro gênero, em vez de englobar um grupo mais amplo de crianças que possam ser consideradas não conformistas de gênero por adultos. Entretanto, o comportamento da criança também deve levar a esse diagnóstico.

Muitas crianças com disforia de gênero priorizam roupas típicas do outro gênero, escolhem de preferência brincar com parceiros do outro gênero, gostam de jogos e brinquedos associados com o outro gênero e assumem papéis do outro gênero durante as brincadeiras. Para que um diagnóstico seja feito, essas características sociais devem ser acompanhadas por outros traços com menos tendência a ser socialmente influenciados, como um forte desejo de pertencer a outro gênero, aversão à própria anatomia sexual ou desejo de ter características sexuais primárias ou secundárias do gênero desejado. As crianças podem expressar um desejo de ter genitália diferente, afirmar que sua genitália vai mudar ou urinar na posição (em pé ou sentadas) típica do outro gênero. É importante observar que as características usadas para diagnosticar crianças com disforia de gênero devem ser acompanhadas por sofrimento clinicamente significativo ou prejuízo para a criança, e não apenas para os cuidadores adultos, que podem se sentir desconfortáveis com a não conformidade de gênero.

Diagnóstico diferencial das crianças

Crianças diagnosticadas com disforia de gênero, que apresentarão maiores chances de se identificarem como transgêneros quando adultas, diferenciam-se de outras crianças não conformistas de gênero por afirmações sobre alterações anatômicas desejadas, assim como pela persistência do diagnóstico ao longo do tempo. Crianças cuja disforia de gênero persiste ao longo do tempo podem fazer declarações repetidas sobre o desejo ou a crença de pertencerem ao outro gênero. Outras crianças não conformistas de gênero podem fazer essas declarações por curtos períodos, mas não repetidamente, ou podem não fazer esse tipo de declaração, preferindo roupas ou comportamentos associados com o outro gênero, porém mostrando-se felizes com seu gênero designado.

O diagnóstico de disforia de gênero não mais exclui, pessoas intersexuais, sendo usado um especificador nos casos em que os indivíduos intersexuais têm disforia de gênero em relação ao seu sexo designado no nascimento. Uma história médica é importante para fazer a distinção entre crianças com e sem condições intersexu-

TABELA 18-1
Critérios diagnósticos do DSM-5 para disforia de gênero

Disforia de gênero em crianças

A. Incongruência acentuada entre o gênero experimentado/expresso e o gênero designado de uma pessoa, com duração de pelo menos seis meses, manifestada por no mínimo seis dos seguintes (um deles deve ser o Critério A1):
   1. Forte desejo de pertencer ao outro gênero ou insistência de que um gênero é o outro (ou algum gênero alternativo diferente do designado).
   2. Em meninos (gênero designado), uma forte preferência por *cross-dressing* (travestismo) ou simulação de trajes femininos; em meninas (gênero designado), uma forte preferência por vestir somente roupas masculinas típicas e uma forte resistência a vestir roupas femininas típicas.
   3. Forte preferência por papéis transgêneros em brincadeiras de faz de conta ou de fantasias.
   4. Forte preferência por brinquedos, jogos ou atividades tipicamente usados ou preferidos pelo outro gênero.
   5. Forte preferência por brincar com pares do outro gênero.
   6. Em meninos (gênero designado), forte rejeição de brinquedos, jogos e atividades tipicamente masculinos e forte evitação de brincadeiras agressivas e competitivas; em meninas (gênero designado), forte rejeição a brinquedos, jogos e atividades tipicamente femininos.
   7. Forte rejeição à própria anatomia sexual.
   8. Forte desejo pelas características sexuais primárias e/ou secundárias que se enquadram no gênero expresso.

B. A condição está associada a sofrimento clinicamente significativo ou a prejuízo no funcionamento social, acadêmico ou em outras áreas importantes da vida do indivíduo.

Especificar se:
Com um transtorno do desenvolvimento sexual (p. ex., distúrbio adrenogenital congênito, como 255.2 [E25.0] hiperplasia adrenal congênita ou 259.50 [E34.50] síndrome de insensibilidade androgênica).
Nota para codificação: Codificar tanto o transtorno do desenvolvimento sexual como a disforia de gênero.

Disforia de Gênero em Adolescentes e Adultos

A. Incongruência acentuada entre o gênero experimentado/expresso e o gênero designado de uma pessoa, com duração de pelo menos seis meses, manifestada por no mínimo dois dos seguintes:
   1. Incongruência acentuada entre o gênero experimentado/expresso e as características sexuais primárias e/ou secundárias (ou, em adolescentes jovens, as características sexuais secundárias previstas).
   2. Forte desejo de livrar-se das próprias características sexuais primárias e/ou secundárias em razão de incongruência acentuada com o gênero experimentado/expresso (ou, em adolescentes jovens, desejo de impedir o desenvolvimento das características sexuais secundárias previstas).
   3. Forte desejo pelas características sexuais primárias e/ou secundárias do outro gênero.
   4. Forte desejo de pertencer ao outro gênero (ou a algum gênero alternativo diferente do designado).
   5. Forte desejo de ser tratado como o outro gênero (ou como algum gênero alternativo diferente do designado).
   6. Forte convicção de ter os sentimentos e reações típicos do outro gênero (ou de algum gênero alternativo diferente do designado).

B. A condição está associada a sofrimento clinicamente significativo ou prejuízo no funcionamento social, profissional ou em outras áreas importantes da vida do indivíduo.

Especificar se:
Com um transtorno do desenvolvimento sexual (p. ex., distúrbio adrenogenital congênito, como 255.2 [E25.0] hiperplasia adrenal congênita ou 259.50 [E34.50] síndrome de insensibilidade androgênica).
Nota para codificação: Codificar tanto o transtorno do desenvolvimento sexual como a disforia de gênero.

Especificar se:
Pós-transição: O indivíduo passou a viver em tempo integral como o gênero designado (com ou sem legalização de alteração de gênero) e passou por (ou está se preparando para) pelo menos um procedimento médico ou regime de tratamento transexual – qual seja, tratamento hormonal transexual regular ou cirurgia de redesignação de gênero, confirmando o gênero desejado (p. ex., penectomia, vaginoplastia em um menino designado; mastectomia ou faloplastia em uma menina designada).

Reimpressa, com permissão, de *Diagnostic and Statistical Manual of Mental Disorders*, Fifth Edition (Copyright ©2013). American Psychiatric Association. Todos os direitos reservados.

ais. Os padrões de cuidado para crianças intersexuais têm mudado de maneira extraordinária ao longo das últimas décadas, devido ao ativismo de adultos intersexuais e profissionais médicos e da saúde mental. Historicamente, bebês intersexuais costumavam estar sujeitos a procedimentos cirúrgicos precoces para criar aparências masculinas ou femininas mais padronizadas. Esses procedimentos tinham o potencial de causar disfunção sexual, como incapacidade de atingir o orgasmo e esterilidade permanente. Em época recente, essas práticas mudaram consideravelmente, de modo que mais pessoas intersexuais ganharam a chance de tomar decisões sobre seus corpos em momentos posteriores da vida.

Adolescentes e adultos

Adolescentes e adultos diagnosticados com disforia de gênero também devem demonstrar uma incongruência entre o gênero expresso e o atribuído. Além disso, devem cumprir pelo menos 2 de 6 critérios, metade dos quais está relacionada a suas características sexuais secundárias atuais (ou, no caso do início da adolescência, futuras) ou desejadas. Outros critérios incluem um forte desejo de pertencer ao outro gênero, ser tratados como o outro gênero ou a ideia de que têm os sentimentos e as reações do outro gênero (Tab. 18-1).

Na prática, a maioria dos adultos que consultam profissionais da saúde mental com relatos de preocupações de gênero tem consciência do conceito de identidade transgênero. Eles podem mostrar interesse na terapia para explorar questões de gênero ou podem estar entrando em contato para pedir uma carta de recomendação para tratamento hormonal ou cirurgia. A metáfora cultural "preso no corpo errado" não se aplica a todas, ou mesmo à maioria, das pessoas que se identificam como transgênero, então os médicos devem se certificar de usar abordagens abertas e afirmativas, utilizando pistas no discurso de seus pacientes.

Os critérios do DSM-5 são notavelmente abertos à ideia de que algumas pessoas não se enquadram no binarismo tradicional de gênero e que podem desejar pertencer a gêneros alternativos, como *genderqueer*. Assim como o diagnóstico na infância, o diagnóstico em adolescentes e adultos também requer que as pessoas diagnosticadas apresentem sofrimento pessoal ou prejuízo devido a seus sentimentos, em vez de terem seus comportamentos e identidades patologizados por outros quando não incomodam a pessoa em si. Os critérios para adolescentes e adultos também contém um especificador pós-transição, que pode ser usado para aquelas pessoas que vivem em seus gêneros afirmados. No entanto, elas devem ter passado ou estar se preparando para passar por pelo menos um procedimento clínico ou cirúrgico para que esse especificador seja aplicável.

Diagnóstico diferencial de adolescentes e adultos

Aqueles que se enquadram nos critérios para diagnóstico de disforia de gênero devem passar por sofrimento clínico ou prejuízo relacionado a sua identidade de gênero. Isso exclui do diagnóstico aqueles transgêneros ou não conformistas de gênero que não apresentam sofrimento clínico por suas identidades de gênero. Há certas doenças mentais em que a identidade transgênero pode ser um componente de pensamento delirante, tal como a *esquizofrenia*. Contudo, isso é extremamente raro e pode ser diferenciado da identidade transgênero ou da disforia de gênero por meio da diminuição dos sentimentos transgênero com o tratamento bem-sucedido da psicose *versus* a persistência desses sentimentos em períodos livres de psicose. O *transtorno dismórfico corporal* pode ser um diagnóstico diferencial para alguns pacientes que se apresentam com um desejo de trocar partes do corpo com gênero. Contudo, os que sofrem de transtorno dismórfico corporal em geral se concentram em uma parte do corpo porque acreditam que ela seja anormal, e não por um desejo de alterar seu gênero designado. O capítulo sobre *Transtornos Parafílicos* do DSM-5 contém o diagnóstico de *transtorno transvéstico*, que é definido como excitação sexual intensa e recorrente de se travestir que causa sofrimento ou prejuízo clinicamente significativo. Esse diagnóstico é diferenciado da disforia de gênero pelo fato de a identidade de gênero do paciente ser compatível com seu gênero designado no nascimento e porque a excitação sexual ligada ao *cross-dressing* interfere em sua vida pessoal.

CURSO E PROGNÓSTICO

Crianças

As crianças em geral começam a desenvolver uma noção da sua identidade de gênero por volta dos 3 anos. Nesse momento, podem desenvolver comportamentos e interesses de gênero, e algumas podem começar a expressar um desejo de pertencer ao outro gênero. Costuma ser por volta da idade escolar que elas são levadas a consultas clínicas, visto que é quando começam a interagir de maneira mais intensa com colegas e a ser observadas pelos adultos e outros cuidadores. Algumas crianças que serão identificadas posteriormente como adultos transgênero não exibem comportamentos consistentes com outro gênero nessa idade. Alguns dizem depois que se esforçaram para parecer pessoas típicas de seu gênero designado, enquanto outros negam lembrar de preocupações com identidade de gênero. Próximo da puberdade, muitas crianças diagnosticadas com disforia de gênero começam a exibir níveis maiores de ansiedade, relacionados às mudanças de seus corpos.

Crianças diagnosticadas com disforia de gênero não necessariamente se identificarão como adultos transgêneros. Diversos estudos demonstraram que mais de metade das pessoas diagnosticadas com transtorno de identidade de gênero, com base no DSM-IV, mais tarde se identificou com seu gênero designado no nascimento quando atingiu a idade adulta. Já foi mostrado que aquelas crianças que passam a se identificar como adultos transgênero apresentam disforia de gênero mais extrema quando crianças. Muitos estudos demonstram índices mais elevados de identidade *gay* e bissexual entre aqueles que eram não conformistas de gênero quando crianças.

Comorbidade em crianças

Crianças diagnosticadas com disforia de gênero exibem índices maiores do que as outras crianças de transtornos depressivos, de ansiedade e do controle de impulsos. Isso deve estar relacionado com o estigma enfrentado por essas crianças associado a seus comportamentos e suas identidades de gênero. Também há relatos de que as pessoas com esse diagnóstico apresentam maior probabilidade de cair no espectro de autismo. Alguns pesquisadores propõem que isso possa estar relacionado à exposição intrauterina a hormônios.

Adultos

Algumas pessoas diagnosticadas com disforia de gênero quando adultas lembram do desenvolvimento contínuo da identidade transgênero quando crianças. Nesses casos, algumas têm períodos em que escondem sua identidade de gênero, sendo que muitas escolhem atividades e empregos estereotípicos para convencerem a si e aos outros de que não têm identidades não conformistas de gênero. Outras não se lembram de problemas de identidade de gênero durante a infância. Comunidades lésbicas e *gays* costumam ser santuários para pessoas não conformistas de gênero, e algumas se identificam como *gay*, lésbica ou bissexual antes de se identificarem como transgênero.

Comorbidade em adultos

Adultos diagnosticados com disforia de gênero exibem índices mais elevados do que outros adultos de transtornos depressivos, de ansiedade, comportamentos suicidas e autodestrutivos e abuso de substância. Acredita-se que cerca de 40% dos indivíduos transgêneros apresentam pensamentos suicidas ao longo da vida. O modelo do estresse das minorias prevê aumentos em doenças mentais em grupos que são estigmatizados, discriminados, assediados e abusados a taxas mais elevadas do que outros. O DSM-5 relata que pessoas que apresentam disforia de gênero com início tardio podem mostrar maiores flutuações no alcance de seu sofrimento e maior ambivalência em relação à cirurgia de redefinição de sexo, além de maior insatisfação pós-cirurgia.

TRATAMENTO

Crianças

O tratamento de questões de identidade de gênero em crianças em geral consiste em terapia individual, de família e de grupo para que possam explorar seus interesses e suas identidades de gênero. Há alguns terapeutas que praticam terapia reparativa ou de conversão, que tenta alterar a identidade de gênero ou orientação sexual. Esse tipo de terapia é contrário às declarações de posicionamento da American Psychiatric Association e às diretrizes da American Academy of Child and Adolescent Psychiatry.

Adolescentes

À medida que crianças não conformistas de gênero se aproximam da puberdade, algumas demonstram medo e preocupação intensos quanto às mudanças físicas que estão antecipando ou pelas quais estão começando a passar. Além de oferecer psicoterapia, muitos clínicos usam as reações desses adolescentes aos primeiros sinais da puberdade como uma bússola para determinar se medicamentos bloqueadores da puberdade devem ser considerados. Esses medicamentos são agonistas do hormônio liberador de gonadotrofina (GnRH) que podem ser usados para bloquear temporariamente a liberação de hormônios que levam ao desenvolvimento de características sexuais secundárias, dando aos adolescentes e a suas famílias tempo para refletir sobre as melhores opções a serem seguidas. Os agonistas de GnRH foram usados por muitos anos em outras populações (p. ex., crianças com puberdade precoce) e são considerados seguros. Contudo, esses passos devem ser avaliados com cuidado.

Adultos

O tratamento de adultos que se identificam como transgênero pode incluir psicoterapia para explorar questões de gênero, tratamento hormonal ou tratamento cirúrgico. Intervenções hormonais e cirúrgicas podem diminuir a depressão e a aumentar qualidade de vida dessas pessoas.

Tratamento da saúde mental

O histórico de tratamentos precários e medicalização de pessoas transgênero por profissionais da saúde mental levou a uma redução no interesse por parte dessas pessoas em entrar em contato com a saúde mental. Muitos cirurgiões, e alguns médicos que prescrevem hormônios para transição, exigem uma carta de um profissional da saúde mental, então muitos indivíduos transgênero estão envolvidos com a saúde mental em um modelo facilitador. Muitas clínicas comunitárias já estão usando modelos de consentimento informado para o tratamento hormonal, reduzindo, assim, a necessidade de os profissionais da saúde mental exercerem essa função intermediária. Os padrões de cuidado da World Professional Association for Transgender Health (WPATH) para a saúde de pessoas transexuais, transgênero e não conformistas de gênero recentemente ficaram mais flexíveis e abertos a modelos de consentimento informado. Alguns profissionais da saúde mental estão se especializando em populações transgênero, e isso está aumentando a frequência da busca pela psicoterapia por parte dessas pessoas.

Hormônios

O tratamento hormonal de homens transgênero é alcançado sobretudo com testosterona, normalmente administrada por meio de injeções semanais ou a cada duas semanas. Alterações iniciais com terapia de testosterona incluem aumento de acne, massa muscular e libido, assim como cessação da menstruação, em geral nos primeiros meses. Mudanças subsequentes e mais permanentes incluem voz mais grave, aumento dos pelos corporais e do clitóris. O monitoramento inclui níveis de hemoglobinas/hematócritos, visto que a testosterona raramente pode causar aumento na contagem de hemoglobinas que possa levar a um acidente vascular cerebral. Assim como todos os hormônios esteroides, a testosterona é processada no fígado, então testes rotineiros da função hepática devem ser obtidos. Os médicos também devem monitorar o colesterol e fazer exames de diabetes, uma vez que o tratamento de testosterona pode aumentar a probabilidade de anormalidades lipídicas e diabetes. Aqueles que estão começando os tratamentos hormonais recebem rotineiramente orientações sobre fertilidade, já que a fertilidade futura pode ser afetada pela testosterona.

Mulheres transgênero podem usar estrogênio, bloqueadores de testosterona ou progesterona, frequentemente em combinação. Esses hormônios podem causar amaciamento da pele e redistribuição da gordura, assim como crescimento das mamas. O desenvolvimento de seios varia entre as pessoas, mas não costuma exceder o tamanho 42. Em geral, é recomendado utilizar hormônios por 18 a 24 meses antes de realizar cirurgia de aumento dos seios, permitindo que se desenvolvam até seu tamanho final. A libido pode diminuir, assim como as ereções e a ejaculação. Pelos corporais podem diminuir um pouco, mas com frequência não tanto quanto o desejado, fazendo muitas mulheres optarem pela eletrólise. Não há alteração na voz, visto que a testosterona já alterou as cordas vocais permanentemente, e muitas mulheres buscam treinamento vocal. Aquelas que utilizam estrogênio devem evitar fumar cigarros, porque essa combinação pode aumentar o risco de formação de coágulos. A pressão arterial deve ser monitorada, assim como a função hepática e o colesterol. Além disso, os médicos testam a prolactina rotineiramente, uma vez que esse hormônio pode aumentar na terapia de estrogênio, e, em casos raros, as mulheres transgênero podem desenvolver prolactinomas. Aconselhamento reprodutivo é muito importante antes de começar o tratamento com estrogênio, porque esterilidade permanente é quase sempre o desfecho.

Cirurgia

O número de pessoas que passam por cirurgia relacionada a gênero é muito menor do que o daquelas que utilizam hormônios. Algumas pessoas não desejam passar por cirurgias relacionadas a gênero. Outras não podem pagar por elas ou não estão convencidas de que ficarão satisfeitas com os resultados atualmente alcançáveis.

O tipo mais comum de cirurgia, tanto para homens-trans quanto para mulheres-trans, é a "cirurgia superior", ou torácica. Homens transgênero podem fazer cirurgia para construir um peito masculino. Mulheres transgênero fazem aumento dos seios.

"Cirurgia inferior" é menos comum. Homens transgênero podem fazer metoidioplastia, em que o clitóris é liberado de sua conexão ligamental com o corpo, e tecido é adicionado, aumentando seu comprimento e largura. Escrotoplastia, a colocação de implantes testiculares, é outra forma de criar genitália aparentemente masculina. Faloplastia, a criação de um pênis, é menos comum devido ao preço, por envolver múltiplos procedimentos, requerer doação de pele de outra parte do corpo e por ter funcionalidade limitada. A cirurgia inferior para mulheres costuma ser a vaginoplastia, também chamada de cirurgia de redesignação sexual (CRS). Nesse procedimento, os testículos são removidos, o pênis é reconstruído para formar um clitóris, e uma vagina é criada. Técnicas de vaginoplastia estão ficando cada vez melhores, mas o procedimento continua caro. Em razão disso, algumas mulheres, em especial aquelas com menos dinheiro, podem passar por orquiectomias, em que apenas os testículos são removidos. Isso pode ser feito em consultório, com anestesia local, sendo efetivo na redução substancial da produção de androgênios como a testosterona. Menos discutidas, mas importantes para muitas mulheres, são as cirurgias de feminização facial, que alteram as bochechas, a testa, o nariz e os lábios para criar uma aparência facial mais feminina. O rosto costuma ser usado pelas pessoas para reconhecer o gênero de outras pessoas, e ter feições associadas com o gênero afirmado pode facilitar a interação social e oferecer segurança contra assédio e violência. Homens transgênero raramente passam por cirurgia facial, visto que a testosterona via de regra faz o rosto parecer mais masculino.

Como a cirurgia é inacessível para muitos, há casos raros de autocirurgia, e algumas pessoas passam por cirurgias em condições inseguras. As mulheres podem injetar silicone industrial para produzir curvas corporais. A injeção de silicone sem a supervisão de um profissional médico pode resultar em mutilação corporal, infecção e até na formação de coágulos com silicone, podendo levar a embolia e a morte.

Outra especificada

A categoria *outra disforia de gênero especificada* pode ser usada em casos em que a apresentação cause sofrimento ou comprometimento clinicamente significativos, mas não se enquadre em todos os critérios para disforia de gênero. Se esse diagnóstico for usado, o clínico deve registrar o motivo específico pelo qual os critérios completos não foram preenchidos.

Não especificada

A categoria *disforia de gênero não especificada* pode ser aplicada quando não são cumpridos todos os critérios e o clínico opta por não especificar por quê.

CID-10/11

Na versão atual da *Classificação internacional de doenças e problemas relacionados à saúde* (CID-10), questões de identidade de gênero aparecem sob transtornos da personalidade e do comportamento adulto, na categoria transtornos da identidade de gênero (F64), e incluem cinco diagnósticos: transexualismo (F64.0), travestismo dual (F64.1), transtorno de identidade de gênero da infância (F64.2), outros transtornos de identidade de gênero (F64.3) e transtorno de identidade de gênero, não especificado (F64.4).

O Grupo de Trabalho sobre Classificação de Transtornos Sexuais e Saúde Sexual da CID recomenda que, para a CID-11, as preocupações de identidade de gênero sejam removidas das seções psicológicas e está considerando opções que listem essas preocupações em seu próprio capítulo separado, como diagnósticos clínicos, ou como parte de um novo capítulo sobre saúde sexual e transtornos sexuais.

> Uma mulher designada de 27 anos foi encaminhada para uma clínica de identidade de gênero, após relatar ter-se sentido diferente das outras garotas desde a infância, apesar de não saber, naquela época, identificar o porquê. Quando jovem, gostava de praticar esportes com meninos e meninas, mas geralmente preferia a companhia dos meninos. Preferia usar roupas unissex ou masculinas e resistia ao uso de saias e vestidos. Todos a chamavam de "machinho". Ela tentava esconder seus seios em desenvolvimento vestindo roupas largas e se inclinando para a frente. Sua menstruação era constrangedora, e sempre a lembravam de sua feminilidade, que estava se tornando cada vez mais alienante. Com o desenvolvimento da atração sexual, dirigia-se exclusivamente a mulheres. No fim da adolescência, teve uma experiência sexual com um homem, que considerou aversiva. Começou a socializar em círculos de lésbicas, porém não se sentia confortável lá nem se considerava lésbica, mas mais um homem. Para parceiros sexuais, desejava mulheres heterossexuais e queria ser considerada um homem pela parceira. Conforme os sentimentos disfóricos de gênero se tornaram cada vez mais pronunciados, ela consultou *websites* transexuais na internet e entrou em contato com um grupo de apoio para transexuais mulheres-para-homens. Então, deu início ao seu processo de acompanhamento clínico. Passou a viver como um homem, mudou seu nome e recebeu injeções de androgênio. Sua voz ficou mais grave, cresceram pelos corporais e faciais, a menstruação parou, e sua libido aumentou, junto com a hipertrofia clitoriana. Depois de dois anos, a paciente passou por mastectomia bilateral e está na lista de espera para faloplastia e histerectomia-ooforectomia. Seu emprego como homem continua, assim como seu relacionamento de três anos com uma mulher. A parceira tem um filho de um casamento anterior. (Adaptado do caso de Richard Green, M.D.)

Condições intersexuais

As condições intersexuais incluem diversas síndromes em que as pessoas nascem com anatomias que não correspondem a típicos corpos masculino e feminino.

Hiperplasia adrenal congênita. É uma condição em que um defeito enzimático na produção de cortisol suprarrenal, com início pré-natal, leva a superprodução de androgênios suprarrenais e, quando os cromossomos são XX, a virilização do feto feminino. Após o nascimento, o androgênio suprarrenal excessivo pode ser controlado por administração de esteroides.

A androgenização pode variar de alargamento leve do clitóris a genitália externa que parece um saco escrotal normal, testículos e um pênis; contudo, por trás desses genitais externos, estão uma vagina e um útero. Outras partes do corpo permanecem feminizadas (p. ex.. há desenvolvimento dos seios na puberdade). A maioria das pessoas com hiperplasia adrenal congênita é criada como mulheres, exceto em caso de virilização extrema. Se os pais não tiverem certeza sobre o sexo da criança, às vezes uma identidade intersexual é o resultado. A identidade de gênero normalmente reflete a criação, mas os hormônios podem ajudar a determinar o comportamento. Estudos demonstraram que crianças com transtorno sexual criadas como meninas tinham uma qualidade masculina mais forte do que no grupo-controle. As meninas com frequência tinham uma orientação heterossexual, mas índices mais elevados de comportamento bissexual ou homossexual eram relatados. Nas pessoas criadas como mulheres, em torno 5% exibem disforia grave de gênero, enquanto cerca de 12% dos homens designados apresentam disforia de gênero.

Síndrome de insensibilidade a androgênios. Essa síndrome era chamada de *feminização testicular*. Em pessoas com insensibilidade completa a androgênios e o cariótipo XY, as células dos tecidos são incapazes de usar a testosterona ou outros androgênios. Portanto, a pessoa parece ser uma menina normal no nascimento e é criada como mulher. Mais tarde, descobre-se que ela tem testículos criptorquídicos, que produzem a testosterona à qual os tecidos não respondem, e órgãos sexuais internos mínimos ou ausentes. Características sexuais secundárias na puberdade são femininas devido à quantidade pequena, mas suficiente, de estrogênio, que resulta da

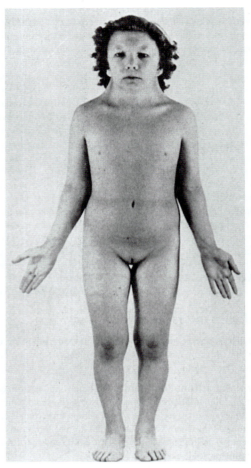

FIGURA 18-1
Síndrome de Turner em uma paciente de 23 anos. Note o pescoço com dobras, ângulo de inclinação aumentado, não desenvolvimento dos seios e falta de pelos pubianos. (Extraída de Douthwaite AH, ed. *French's Index of Differential Diagnosis*. 7th ed. Baltimore: Williams & Wilkins; 234.)

conversão da testosterona em estradiol. Os indivíduos costumam se sentir mulheres e são femininos. Contudo, alguns apresentam conflitos de gênero e sofrimento. Na insensibilidade parcial a androgênios, as pessoas podem apresentar diversas estruturas anatômicas e identidades de gênero.

SÍNDROME DE TURNER. Na síndrome de Turner, um cromossomo sexual está faltando, de modo que o cariótipo sexual é apenas X. Indivíduos com essa síndrome têm genitália feminina, baixa estatura e, às vezes anomalias, como peitoral em forma de escudo e excesso de pelo no pescoço. Como consequência dos ovários disfuncionais, eles requerem estrogênio exógeno para desenvolver características femininas secundárias. A identidade de gênero costuma ser feminina (Fig. 18-1).

SÍNDROME DE KLINEFELTER. Um cromossomo X extra está presente na síndrome de Klinefelter, de modo que o cariótipo fica XXy. No nascimento, indivíduos com a síndrome parecem ser meninos normais. Ginecomastia excessiva pode ocorrer na adolescência. Os testículos são pequenos, normalmente sem produção de esperma. Eles são altos, e o habitus é eunucoide. Relatos sugerem maior frequência de disforia de gênero.

Deficiência de 5-α-redutase. Na deficiência de 5-α-redutase, um defeito enzimático impede a conversão de testosterona em di-hidrotestosterona, que é necessária para a virilização pré-natal da genitália. No nascimento, a pessoa afetada parece ser mulher, apesar de alguma variação ser visível. Em gerações anteriores, antes da identificação do transtorno na infância ser comum, essas pessoas, criadas como meninas, virilizavam na puberdade e normalmente alteravam sua identidade de gênero para masculino. Esperava-se que as gerações posteriores virilizassem, então é possível que elas fossem criadas com gênero ambíguo. Mais de metade das pessoas com essa deficiência se identifica como adultos masculinos. Há relatos de um pequeno número de pacientes para quem a remoção dos testículos e a socialização como meninas resultou em identidade de gênero feminina.

Tratamento. Como as condições intersexuais estão presentes no nascimento, o tratamento deve ser imediato. O aparecimento de genitais em condições diversas costuma ser ambíguo, e deve-se tomar uma decisão sobre o sexo designado (menino ou menina) e como a criança deve ser criada.

Condições intersexuais devem ser tratadas o mais cedo possível, para que a família inteira possa ver a criança de maneira consistente e sem preocupações. Isso é particularmente importante porque os indivíduos intersexuais podem ter problemas de identidade de gênero devido a influências biológicas complicadas e confusão familiar sobre seu sexo. Quando as condições intersexuais são descobertas, uma equipe de especialistas pediátricos, urológicos e psiquiátricos trabalha com a família para determinar o sexo de criação com base em exames clínicos, estudos urológicos, coleta de saliva, análises cromossômicas e avaliações dos desejos dos pais.

A educação dos pais e a apresentação das diversas opções abertas a eles é essencial, porque os pais respondem à genitália do bebê de um modo que promove a formação da sua identidade de gênero. Apesar da possibilidade de o rótulo de menino ou menina ser designado ao bebê com base nos exames cromossômicos ou urológicos, os pais podem reagir à criança de acordo com uma designação de papel sexual, com margem para ajustar a designação de sexo caso a criança aja definitivamente como um membro do sexo diferente do que foi designado. Alguns estudos mostraram que um número igual de pessoas designadas como femininas no nascimento se tornam homens quando adultas, assim como aquelas designadas como masculinas optam por ser mulheres. Em geral, o sexo de criação é o melhor preditor de identidade de gênero posterior.

No passado, muitas crianças intersexuais passavam por procedimentos cirúrgicos em uma idade jovem para normalizar a aparência genital. É mais fácil designar cirurgicamente uma criança como feminina do que como masculina, visto que os procedimentos de conversão de feminino para masculino são muito mais avançados. Contudo, esse é um motivo insuficiente para designar uma pessoa cromossomicamente masculina como feminina.

Os padrões de cuidado relacionados a bebês intersexuais mudaram de modo considerável devido ao trabalho de pessoas intersexuais e seus aliados, de forma que não é mais recomendado que os bebês passem por procedimentos cirúrgicos imediatos. Em vez disso, as famílias são encorajadas a escolher um sexo de criação que seja flexível e esperar que a pessoa intersexual decida por conta própria mais tarde se quer fazer cirurgia. Cirurgias prematuras costumam ser evitadas hoje por poderem interferir na capacidade reprodutiva e no funcionamento sexual posterior.

Transtorno transvéstico

O *transtorno transvéstico* aparece na seção de *Transtornos Parafílicos* do DSM-5, sendo definido como um período de pelo menos seis meses de excitação sexual intensa e recorrente por se travestir que causa sofrimento ou comprometimento clinicamente significativos. Aqueles que se travestem são diversos, e muitos usam o travestismo como uma forma de entretenimento e prazer que não causa sofrimento e, portanto, não se enquadram nos critérios para o diagnóstico. O travestismo não implica disforia de gênero; muitas pessoas que se travestem o fazem enquanto mantêm uma identidade de gênero associada com seu gênero designado. Os *cross-dressers* não pensam necessariamente em se livrar de suas características sexuais primárias e secundárias nem em adquirir características sexuais do outro sexo. No entanto, há aqueles que podem ser diagnosticados tanto com disforia de gênero quanto com transtorno transvéstico.

A prevalência do transtorno transvéstico é desconhecida. É mais comum em homens e extremamente raro em mulheres, talvez devido à comparável maior aceitação de mulheres se vestindo com roupas típicas masculinas. Aqueles diagnosticados com transtorno transvéstico com frequência se lembram de um fascínio que tinham por roupas femininas na infância. Eles podem ter um período de *cross-dressing* relacionado a estresse que produz excitação sexual, mas também reduz tensão e ansiedade. Pode haver períodos em que o indivíduo compre diversas peças de roupa, vista-as para ter excitação sexual e, então, se sinta culpado e as jogue fora. O transtorno transvéstico pode coexistir com outros transtornos parafílicos, mais comumente o *transtorno do masoquismo sexual* e o *transtorno fetichista*.

Tratamento. Uma abordagem combinada, com psicoterapia e farmacoterapia, costuma ser útil no tratamento do transtorno transvéstico. Os fatores de estresse que precipitam o comportamento são identificados na terapia. O objetivo é ajudar os pacientes a lidar com os estressores adequadamente e, se possível, eliminá-los. A dinâmica intrapsíquica sobre as atitudes em relação a homens e mulheres é examinada, e conflitos inconscientes são identificados. Medicamentos, como agentes antiansiolíticos e antidepressivos, são usados para tratar os sintomas. Como o travestismo pode ocorrer impulsivamente, medicamentos que reforçam o controle de impulsos podem ser úteis, como a fluoxetina. Terapia comportamental e hipnose são métodos alternativos que podem ser benéficos para pacientes selecionados.

Preocupação com castração

Preocupação com castração não aparece no DSM-5, mas pode ser grave e potencialmente letal se a castração for realizada sem supervisão médica. Essa preocupação ocorre, às vezes, em pessoas que não desejam adquirir as características sexuais do outro sexo, mas podem se sentir desconfortáveis com seu sexo designado, e suas vidas são levadas com a fantasia de como seria se pertencessem ao outro gênero. Elas podem ser assexuais e não ter interesse sexual por homens nem mulheres.

REFERÊNCIAS

Adelson SL; American Academy of Child and Adolescent Psychiatry (AACAP) Committee on Quality Issues (CQI). Practice parameter on gay, lesbian, or bisexual sexual orientation, gender nonconformity, and gender discordance in children and adolescents. *J Am Acad Child Adolesc Psychiatry.* 2011;51(9):957–974.

Carmel T, Hopwood R, Dickey L. Mental health concerns. In: Erickson-Schroth L, ed. *Trans Bodies, Trans Selves.* New York: Oxford University Press; 2014.

Devor AH. Witnessing and mirroring: A fourteen stage model of transsexual identity formation. *Journal of Gay and Lesbian Psychotherapy.* 2004;8(1/2): 41–67.

Drescher J. Queer diagnoses: Parallels and contrasts in the history of homosexuality, gender variance, and the Diagnostic and Statistical Manual. *Arch Sex Behav.* 2009;39:427–460.

Drescher J, Cohen-Kettenis P, Winter S. Minding the body: Situating gender identity diagnoses in the ICD-11. *Int Rev Psychiatry,* 2012;24(6): 568–577.

Erickson-Schroth L. Update on the biology of transgender identity. *Journal of Gay & Lesbian Mental Health.* 2013;17(2):150–174.

Erickson-Schroth L, Gilbert MA, Smith TE. Sex and gender development. In: Erickson-Schroth L, ed. *Trans Bodies, Trans Selves.* New York: Oxford University Press.

Grant JM, Mottet LA, Tanis J, Harrison J, Herman JL, Keisling M. Injustice at every turn: A report of the national transgender discrimination survey, Washington, DC: National Center for Transgender Equality and National Gay and Lesbian Task Force; 2011. Retrieved from http://www.thetaskforce.org/reports_and_research/ntds

Green R. Gender identity disorders. In: Sadock BJ, Sadock VA, Ruiz P, eds. *Kaplan & Sadock's Comprehensive Textbook of Psychiatry.* 9th ed. Philadelphia: Lippincott Williams & Wilkins; 2009.

Lev AI. *Transgender emergence: Therapeutic guidelines for working with gender variant people and their families.* Binghamton, NY: The Haworth Press; 2004.

Meier SC, Labuski CM. The demographics of the transgender population. In: Baumle AK, ed. *International Handbook on the Demography of Sexuality.* New York: Springer; 2013.

Spack NP, Edwards-Leeper L, Feldman HA, Leibowitz S, Mandel F, Diamond DA, Vance SR. Children and adolescents with gender identity disorder referred to a pediatric medical center. *Pediatrics.* 2012;129(3):418–425.

Wallien MSC, Cohen-Kettenis P. Psychosexual outcome of gender dysphoric children. *J Am Acad Child Adolesc Psychiatry.* 2008;47(12):1413–1423.

Wylie K, Barrett J, Besser M, Bouman WP, Bridgman M, Clayton A, Green R, et al. Good practice guidelines for the assessment and treatment of adults with gender dysphoria. *Sexual and Relationship Therapy.* 2014;29(2):154–214.

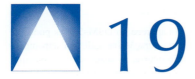

19
Transtornos disruptivos, do controle de impulsos e da conduta

Cinco condições compõem a categoria de *transtornos disruptivos, do controle de impulsos* e *da conduta*. Duas estão associadas à infância: (1) transtorno de oposição desafiante e (2) transtorno da conduta, sendo ambas discutidas no capítulo de psiquiatria da infância deste livro nas Seções 32.12d e 32.12e, respectivamente. As últimas três condições são o transtorno explosivo intermitente, a cleptomania e a piromania, que são discutidos em seções subsequentes deste capítulo. Cada transtorno é caracterizado pela incapacidade de resistir a um impulso, ímpeto ou uma tentação intensa de realizar um ato específico que é obviamente prejudicial para si e para os outros, ou ambos. Antes do evento, o indivíduo em geral sente tensão e excitação crescentes, às vezes – mas não consistentemente – misturados com prazer consciente pela antecipação. Completar a ação traz gratificação e alívio imediatos. Após um período de tempo variável, o indivíduo sente uma mistura de remorso, culpa, autorrepreensão e terror. Esses sentimentos podem ser provenientes de conflitos inconscientes obscuros ou da consciência do impacto do ato sobre os outros (incluindo a possibilidade de consequências legais graves em síndromes como cleptomania). A vergonha pelo segredo da atividade impulsiva repetida frequentemente se expande e invade a vida toda do indivíduo, podendo retardar o tratamento de maneira significativa.

ETIOLOGIA

Fatores psicodinâmicos, psicossociais e biológicos exercem um papel importante nos transtornos do controle de impulsos; contudo, o principal fator causal permanece desconhecido. Alguns desses transtornos podem ter mecanismos neurobiológicos subjacentes em comum. Fadiga, estimulação incessante e trauma psíquico podem reduzir a resistência da pessoa ao controle de impulsos.

Fatores psicodinâmicos

Um impulso é uma disposição a agir para diminuir um aumento de tensão causado por um acúmulo pulsional ou por uma insuficiência das defesas do ego. Os transtornos de impulsos têm em comum uma tentativa de evitar a experiência de afetos dolorosos ou sintomas incapacitantes por meio de atuações no ambiente. Em seu trabalho com adolescentes delinquentes, August Aichhorn descreveu o comportamento impulsivo como relacionado a um superego fraco e a estruturas frágeis do ego associados com trauma psíquico produzido por privações na infância.

Otto Fenichel associou o comportamento impulsivo a tentativas de dominar a ansiedade, a culpa, a depressão e outros afetos dolorosos por meio da ação. Ele achava que tais ações eram defesas contra perigos internos e que produziam gratificação agressiva ou sexual distorcida. Para observadores, os comportamentos impulsivos podem parecer irracionais e motivados por ganância, mas, na verdade, eles podem ser tentativas de encontrar alívio da dor.

Heinz Kohut considerou muitas formas de problemas de controle de impulsos, incluindo jogo, cleptomania e alguns comportamentos parafílicos, como algo relacionado a uma noção incompleta de si mesmo. Ele observou que, quando os indivíduos não recebem as respostas de validação e de afirmação que buscam das pessoas em relacionamentos significativos com elas, o *self* pode se fragmentar. Como uma forma de lidar com essa fragmentação e de retomar a sensação de coesão do *self*, as pessoas podem se envolver em comportamentos impulsivos que, para os outros, parecem autodestrutivos. As formulações de Kohut apresentam algumas semelhanças com a visão de Donald Winnicott, de que o comportamento impulsivo ou desviante nas crianças é uma forma de elas tentarem recapturar uma relação materna primitiva. Winnicott via esse comportamento como esperançoso, em que a criança procura por afirmação e pelo amor da mãe, em vez de abandonar qualquer tentativa de ganhar seu afeto.

Os indivíduos tentam dominar a ansiedade, a culpa, a depressão e outros afetos dolorosos por meio de ações, mas essas ações que buscam obter alívio raras vezes têm sucesso, mesmo temporariamente.

Fatores psicossociais

Os fatores psicossociais implicados causalmente nos transtornos do controle de impulsos estão relacionados a eventos no início da vida. A criança pode ter tido modelos identificatórios impróprios, como pais que tivessem dificuldades de controlar impulsos. Outros fatores psicossociais associados com os transtornos incluem exposição a violência em casa, abuso de álcool, promiscuidade e comportamento antissocial.

Fatores biológicos

Muitos pesquisadores se concentram em fatores orgânicos possíveis nos transtornos do controle de impulsos, em especial para pacientes com comportamento abertamente violento. Experimentos mostraram que atividades impulsivas e violentas estão associadas a regiões específicas do cérebro, como o sistema límbico, e que a inibição desses comportamentos está relacionada com outras regiões do cérebro. Foi encontrada uma relação entre níveis baixos de ácido 5-hidróxi-indolacético (5-HIAA) no líquido cerebrospinal (LCS) e agressão impulsiva. Certos hormônios, sobretudo a testosterona, também foram associados a comportamentos agressivos e violentos. Alguns relatos descreveram uma relação entre epilepsia do lobo temporal e certos comportamentos impulsivos violentos, assim como uma associação de comportamento agressivo em pacientes com histórias de traumatismo craniano com números maiores de internações hospitalares e outros antecedentes orgânicos potenciais. Uma alta incidência de dominação cerebral mista pode ser encontrada em algumas populações violentas.

Evidências consideráveis indicam que o sistema neurotransmissor da serotonina medeia sintomas evidentes em transtornos do controle de impulsos. Em indivíduos que cometeram suicídio, os níveis de 5-HIAA no trono encefálico e no LCS estavam diminuídos, e havia aumento dos receptores de serotonina. Os sistemas dopaminérgicos e noradrenérgicos também foram implicados na impulsividade.

Sintomas dos transtornos do controle de impulsos podem continuar na vida adulta em pessoas cujo transtorno tenha sido diagnosticado como transtorno de déficit de atenção/hiperatividade (TDAH) na infância. Deficiência mental, epilepsia e até síndromes cerebrais reversíveis – tanto vitalícias quanto adquiridas – têm sido implicadas em lapsos do controle de impulsos.

TRANSTORNO EXPLOSIVO INTERMITENTE

O transtorno explosivo intermitente manifesta-se como episódios discretos de perda do controle de impulsos agressivos; esses episódios podem resultar em ataques graves ou em destruição de propriedades. A agressividade expressa é completamente desproporcional a quaisquer estressores que possam ter iniciado os episódios. Os sintomas, que os pacientes podem descrever como surtos ou ataques, aparecem em minutos ou horas e, independentemente da duração, entram em remissão de forma espontânea e rápida. Após cada episódio, os pacientes em geral demonstram arrependimento genuíno e autorreprovação, e sinais de impulsividade e agressividade generalizadas são ausentes entre episódios. O diagnóstico de transtorno explosivo intermitente não deve ser feito se a perda de controle puder ser explicada por esquizofrenia, transtorno da personalidade antissocial ou *borderline*, TDAH, transtorno da conduta ou intoxicação por substância.

O termo *personalidade epileptoide* foi usado para expressar uma característica semelhante à das crises convulsivas dos surtos, que não são típicos do comportamento habitual do paciente, e transmitir a ideia de um processo orgânico associado, como, por exemplo, dano ao sistema nervoso central. Diversas características associadas sugerem a possibilidade de um estado epileptoide: a presença de auras; alterações pós-ictais no sensório, incluindo amnésia parcial ou irregular; e hipersensibilidade a estímulos luminosos, aurais ou oroauditivos.

Epidemiologia

O transtorno explosivo intermitente é pouco relatado. Ele parece ser mais comum em homens do que em mulheres. É provável que os homens sejam encontrados em instituições de correção, e as mulheres, em instalações psiquiátricas. Em um estudo, cerca de 2% de todas as pessoas admitidas em um hospital psiquiátrico universitário apresentavam transtornos que foram diagnosticados como transtorno explosivo intermitente, sendo 80% homens.

As evidências indicam que esse transtorno é mais comum em parentes biológicos em primeiro grau de pessoas com o transtorno do que na população em geral. Muitos fatores além da simples explicação genética podem ser responsáveis.

Comorbidade

Foram relatados altos índices de comportamento incendiário em pacientes com transtorno explosivo intermitente. Outros transtornos do controle de impulsos e de uso de substância, além de transtornos do humor, de ansiedade e transtornos alimentares, foram associados com transtorno explosivo intermitente.

Etiologia

Fatores psicodinâmicos. Psicanalistas sugeriram que surtos explosivos ocorram como uma defesa contra eventos que ferem o narcisismo do indivíduo. Explosões de raiva servem como distâncias interpessoais e protegem contra mais danos narcisistas.

Fatores psicossociais. Pacientes típicos foram descritos como homens fisicamente grandes, mas dependentes, cuja identidade masculina é pobre. Uma sensação de inutilidade e impotência ou de ser incapaz de mudar o ambiente costuma preceder um episódio de violência física, e um alto nível de ansiedade, culpa e depressão costuma acompanhar o episódio.

Um ambiente infantil desfavorável com frequência preenchido com dependência de álcool, surras e ameaças à vida é comum nesses pacientes. Fatores de predisposição na infância incluem trauma perinatal, convulsões infantis, traumatismo encefálico, encefalite, disfunção mínima no cérebro e hiperatividade. Os pesquisadores que se concentraram na psicogênese como causadora do episódio explosivo enfatizaram identificação com figuras paternas agressivas como símbolos do alvo da violência. Frustração, opressão e hostilidade na infância foram notadas como fatores de predisposição. Situações que são direta ou simbolicamente reminiscentes de privações prematuras (p. ex., pessoas que de maneira direta ou indireta evocam a imagem do pai frustrante) tornam-se alvos da hostilidade destrutiva.

Fatores biológicos. Alguns pesquisadores sugerem que uma perturbação na fisiologia cerebral, particularmente no sistema límbico, esteja envolvida na maioria dos casos de violência episódica. Evidências indicam que os neurônios serotonérgicos medeiam a inibição comportamental. A redução da transmissão serotonérgica, que pode ser induzida pela inibição da síntese da serotonina ou pela antagonização de seus efeitos, diminui o efeito da punição na regulação do comportamento. A restauração da atividade da serotonina, administrando-se seus precursores, como L-triptofano ou fármacos que aumentam os níveis sinápticos desse neurotransmissor, restauram o efeito comportamental da punição. A restauração da atividade serotonérgica pela administração de L-triptofano ou fármacos que aumentam os níveis sinápticos serotonérgicos parece recuperar o controle das tendências de violência episódica. Níveis baixos de 5-HIAA no LCS foram associados com agressão impulsiva. Altas concentrações de testosterona no LCS são associadas com agressividade e violência interpessoal em homens. Mostrou-se que agentes antiandrogênicos reduzem a agressividade.

Fatores familiares e genéticos. Parentes em primeiro grau de pacientes com transtorno explosivo intermitente apresentam índices mais elevados de transtornos do controle de impulsos, transtornos depressivos e transtornos por uso de substância. Parentes biológicos de pacientes afetados apresentaram maior tendência a ter história de temperamento explosivo ou explosões de raiva do que a população em geral.

Diagnóstico e características clínicas

O diagnóstico do transtorno explosivo intermitente deveria ser o resultado da investigação da história do indivíduo, revelando vários episódios de perda de controle associados com surtos agressivos (Tab. 19-1). Um episódio isolado não justifica o diagnóstico. As histórias em geral descrevem uma infância em uma atmosfera de dependência de álcool, violência e instabilidade emocional. As histórias de trabalho dos pacientes são pobres; eles revelam demissões, dificuldades materiais e problemas com a lei. A maioria deles buscou ajuda psiquiátrica no passado, mas sem melhoras. Ansiedade, culpa e depressão costumam acompanhar o surto, mas esse não é um achado constante. Exames neu-

**TABELA 19-1
Critérios diagnósticos do DSM-5 para transtorno explosivo intermitente**

A. Explosões comportamentais recorrentes representando uma falha em controlar impulsos agressivos, conforme manifestado por um dos seguintes aspectos:
   1. Agressão verbal (p. ex., acessos de raiva, injúrias, discussões ou agressões verbais) ou agressão física dirigida a propriedade, animais ou outros indivíduos, ocorrendo em uma média de duas vezes por semana, durante um período de três meses. A agressão física não resulta em danos ou destruição de propriedade nem em lesões físicas em animais ou em outros indivíduos.
   2. Três explosões comportamentais envolvendo danos ou destruição de propriedade e/ou agressão física envolvendo lesões físicas contra animais ou outros indivíduos ocorrendo dentro de um período de 12 meses.
B. A magnitude da agressividade expressa durante as explosões recorrentes é grosseiramente desproporcional em relação à provocação ou a quaisquer estressores psicossociais precipitantes.
C. As explosões de agressividade recorrentes não são premeditadas (i.e., são impulsivas e/ou decorrentes de raiva) e não têm por finalidade atingir algum objetivo tangível (p. ex., dinheiro, poder, intimidação).
D. As explosões de agressividade recorrentes causam sofrimento acentuado ao indivíduo ou prejuízo no funcionamento profissional ou interpessoal ou estão associadas a consequências financeiras ou legais.
E. A idade cronológica é de pelo menos 6 anos (ou nível de desenvolvimento equivalente).
F. As explosões de agressividade recorrentes não são mais bem explicadas por outro transtorno mental (p. ex., transtorno depressivo maior, transtorno bipolar, transtorno disruptivo da desregulação do humor, um transtorno psicótico, transtorno da personalidade antissocial, transtorno da personalidade *borderline*) e não são atribuíveis a outra condição médica (p. ex., traumatismo craniano, doença de Alzheimer) ou aos efeitos fisiológicos de uma substância (p. ex., droga de abuso, medicamento). No caso de crianças com idade entre 6 e 18 anos, o comportamento agressivo que ocorre como parte do transtorno de adaptação não deve ser considerado para esse diagnóstico.

Nota: Este diagnóstico pode ser feito em adição ao diagnóstico de transtorno de déficit de atenção/hiperatividade, transtorno da conduta, transtorno de oposição desafiante ou transtorno do espectro autista nos casos em que as explosões de agressividade impulsiva recorrentes excederem aquelas normalmente observadas nesses transtornos e justificarem atenção clínica independente.

Reimpressa, com permissão, de *Diagnostic and Statistical Manual of Mental Disorders*, Fifth Edition. (Copyright ©2013). American Psychiatric Association. Todos os direitos reservados.

---

rológicos às vezes mostram sinais suaves, como ambivalência esquerda-direita e reversão perceptual. Achados eletrencefalográficos (EEG), de modo geral, são normais, ou exibem alterações não específicas.

> Um agente imobiliário de 36 anos buscou assistência para sua dificuldade em lidar com a raiva. Ele era muito competente em seu trabalho, apesar de frequentemente perder clientes quando ficava com raiva devido à indecisão deles. Em diversas ocasiões, ele se tornava agressivo verbalmente, fazendo seus clientes encontrarem maneiras de sair de contratos de depósito. A agressividade impulsiva também levou ao término de vários relacionamentos, porque surtos repentinos continham acusações depreciativas contra suas namoradas. Isso costumava ocorrer na ausência de qualquer conflito claro. Em múltiplas ocasiões, o paciente ficava tão descontrolado que arremessava coisas pela sala, incluindo livros, sua mesa e os conteúdos da geladeira. Entre os episódios, era um indivíduo gentil e amável que tinha muitos amigos. Gostava de beber nos fins de semana e tinha um histórico de duas prisões por dirigir embriagado. Em uma dessas ocasiões, envolveu-se em uma disputa verbal com um policial. Ele tinha uma história de experimentação de drogas na faculdade que incluía cocaína e maconha.
>
> O exame do estado mental revelou um paciente cooperativo, de modo geral. Contudo, ficava bastante defensivo quando questionado sobre sua raiva e facilmente se sentia acusado e culpado pelo entrevistador por seu comportamento passado. Não tinha história clínica significativa nem sinais de problemas neurológicos. Ele nunca antes havia passado por tratamento psiquiátrico. O paciente não utilizava medicamentos. Negava quaisquer sintomas de transtorno do humor ou quaisquer outras atividades antissociais.
>
> O tratamento incluiu o uso de carbamazepina e uma combinação de psicoterapia de apoio e cognitivo-comportamental. Seus surtos de raiva melhoraram conforme ficou ciente de sinais de que estava prestes a perder o controle. Ele aprendeu técnicas para evitar confronto quando estivesse diante desses sinais de alerta. (Cortesia de Vivien K. Burt, M.D., Ph.D., e Jeffrey William Katzman, M.D.)

Achados físicos e exames de laboratório

Pessoas com o transtorno têm alta incidência de sinais neurológicos suaves (p. ex., reflexos assimétricos), achados de EEG não específicos, resultados de testes neuropsicológicos anormais (p. ex., dificuldades com letras invertidas) e suscetibilidade a acidentes. Exames laboratoriais (exames de função do fígado e da tireoide, glicose sanguínea em jejum, eletrólitos), urinálise (incluindo toxicologia) e serologia da sífilis podem ajudar a excluir outras causas de agressão. A ressonância magnética (RM) pode revelar alterações no córtex pré-frontal, o que está associado com perda do controle de impulsos.

Diagnóstico diferencial

O diagnóstico de transtorno explosivo intermitente pode ser feito apenas depois que os transtornos associados com a perda ocasional do controle de impulsos agressivos tenham sido excluídos como a causa primária. Esses outros transtornos incluem transtornos psicóticos, alterações de personalidade devidas a condição clínica geral, transtornos da personalidade antissocial ou *borderline* e intoxicação por substância (p. ex., álcool, barbitúricos, alucinógenos e anfetaminas), epilepsia, tumores cerebrais, doenças degenerativas e distúrbios endócrinos.

O transtorno da conduta pode ser diferenciado do explosivo intermitente por seu padrão de comportamento repetitivo e resistente, em oposição ao padrão episódico. O transtorno explosivo intermitente difere dos transtornos da personalidade antissocial e *borderline* porque nestes a agressividade e a impulsividade fazem parte do caráter do indivíduo e, portanto, estão presentes entre os surtos. Na esquizofrenia paranoica e catatônica, os pacientes podem exibir comportamentos violentos em resposta a ilusões e alucinações e demonstram grave prejuízo de noção de realidade. Pacientes hostis com mania podem ser impulsivos e agressivos, mas o diagnóstico subjacente costuma ser aparente pelos exames de seu estado mental e apresentações clínicas.

A síndrome de Amok é um episódio de comportamento violento agudo do qual a pessoa afirma ter amnésia. Essa síndrome costuma ser vista no sudeste asiático, embora já tenha sido relatada na América do Norte. Ela é diferenciada do transtorno explosivo intermitente porque apresenta um único episódio e características dissociativas proeminentes.

Curso e prognóstico

O transtorno explosivo intermitente pode começar em qualquer estágio da vida, mas normalmente aparece entre o fim da adolescência e o início da vida adulta. O início pode ser repentino ou insidioso, e o curso pode ser episódico ou crônico. Na maioria dos casos, a gravidade do transtorno diminui com o início da meia-idade, mas prejuízo orgânico maior pode levar a episódios frequentes e graves.

Tratamento

Uma abordagem farmacológica e psicoterapêutica combinada tem a melhor chance de sucesso. Entretanto, é difícil realizar psicoterapia com pacientes que sofrem de transtorno explosivo intermitente por causa de seus surtos de raiva. Terapeutas podem ter problemas com contratransferência e imposição de limites. Psicoterapia de grupo pode ajudar, e terapia familiar é útil, particularmente quando o paciente é um adolescente ou jovem adulto. O objetivo da terapia é fazer o paciente reconhecer e verbalizar os pensamentos ou sentimentos que precedem os surtos explosivos, em vez de agir de acordo com eles.

Anticonvulsivantes têm sido usados há bastante tempo, com resultados mistos, no tratamento dos pacientes. Relatou-se que lítio é útil na redução geral do comportamento agressivo, e carbamazepina, valproato ou divalproato e fenitoína são benéficos. Alguns clínicos também usaram outros anticonvulsivantes (p. ex., gabapentina). Benzodiazepínicos são usados ocasionalmente, mas há relatos de que produzem uma reação paradoxal de descontrole em alguns casos.

Antipsicóticos (p. ex., fenotiazinas e antagonistas de serotonina e dopamina) e drogas tricíclicas foram efetivos em alguns casos, mas os clínicos devem questionar se a esquizofrenia ou um transtorno do humor é o verdadeiro diagnóstico. Com uma probabilidade de atividade convulsiva subcortical, medicamentos que reduzem o limiar de convulsão podem agravar a situação. Inibidores seletivos da recaptação de serotonina (ISRSs), trazodona e buspirona são úteis para reduzir a impulsividade e a agressividade.

Propranolol e outros antagonistas de receptores β-adrenérgicos e inibidores de canais de cálcio também foram efetivos em alguns casos. Alguns neurocirurgiões realizaram tratamento operatório para violência e agressividade intratáveis. Não há evidências de que tal tratamento seja efetivo.

CLEPTOMANIA

A característica essencial da cleptomania é uma falha recorrente em resistir aos impulsos de furtar objetos desnecessários para uso pessoal ou em razão do valor monetário. Os objetos roubados costumam ser doados, devolvidos furtivamente ou guardados em local escondido. Pessoas com cleptomania costumam ter dinheiro para pagar pelos objetos que roubam por impulso.

Assim como nos outros transtornos do controle de impulsos, a cleptomania é caracterizada por tensão crescente antes do ato, seguida de gratificação e redução da tensão, com ou sem culpa, remorso ou depressão após o ato. O roubo não é premeditado nem envolve outros. Embora os roubos não ocorram quando prisão imediata é provável, pessoas com cleptomania nem sempre consideram suas chances de serem apreendidas, apesar de prisões repetidas levarem a dor e humilhação. Essas pessoas podem sentir culpa e ansiedade após o furto, mas não sentem raiva ou necessidade de vingança. Além do mais, quando o objeto roubado é o objetivo, o diagnóstico não é cleptomania; nesse transtorno, o ato de roubar em si mesmo é o objetivo.

Epidemiologia

A prevalência de cleptomania não é conhecida, mas estima-se que seja por volta de 0,6%. Ela varia de 3,8 a 24% nas pessoas presas por furtos em lojas. Há relatos de que ocorre em menos de 5% dos acusados de furtos em lojas. A proporção é de 1 homem para cada 3 mulheres em amostras clínicas.

Comorbidade

Afirma-se que pacientes com cleptomania tenham uma comorbidade vitalícia alta de transtornos do humor (normalmente, mas não com exclusividade, depressivo) e diversos transtornos de ansiedade. Condições associadas também incluem outros transtornos, como jogo patológico e compras compulsivas, transtornos alimentares e transtornos por uso de substância, em particular alcoolismo.

Etiologia

Fatores psicossociais. Os sintomas de cleptomania tendem a aparecer em momentos de estresse significativo, como, por exemplo, perdas, separações e términos de relacionamentos importantes. Alguns escritores psicanalíticos enfatizaram a expressão dos impulsos agressivos na cleptomania; outros discerniram um aspecto libidinoso. Aqueles concentrados no simbolismo veem significado no ato em si, no objeto roubado e na vítima do roubo.

Escritores analíticos focalizaram o roubo por crianças e adolescentes. Anna Freud apontava que os primeiros roubos da bolsa da mãe indicam que, em algum grau, todo furto tem suas raízes na unidade entre mãe e filho (ou mãe e bebê). Karl Abraham escreveu sobre o sentimento central de ser negligenciado, magoado ou desprezado. Um teórico estabeleceu sete categorias de roubo em crianças cronicamente atuadoras:

1. Como um meio de restaurar a relação mãe-bebê perdida.
2. Como um ato agressivo
3. Como uma defesa contra o medo de ser machucado (talvez uma busca de meninas por um pênis ou uma proteção contra a ansiedade de castração em meninos)
4. Como meio de buscar punição
5. Como meio de restaurar ou aumentar a autoestima
6. Em conexão com (e como uma reação a) um segredo da família
7. Como excitação (*angústia de desejo*) e um substituto para um ato sexual

Uma ou mais dessas categorias também podem se aplicar à cleptomania adulta.

Fatores biológicos. Doenças cerebrais e retardo mental têm sido associados com cleptomania, assim como com outros transtornos do controle de impulsos. Sinais neurológicos focais, atrofia cortical e ventrículos laterais aumentados foram encontrados em alguns pacientes. Perturbações no metabolismo de monoaminas, particularmente da serotonina, foram postuladas.

Fatores familiares e genéticos. Em um estudo, 7% dos parentes em primeiro grau apresentavam transtorno obsessivo-compulsivo (TOC).

Além disso, um índice maior de transtornos do humor foi relatado em membros familiares.

Diagnóstico e características clínicas

A característica essencial da cleptomania são os ímpetos ou impulsos recorrentes, intrusivos e irresistíveis de roubar objetos desnecessários. Pessoas com cleptomania podem também se preocupar com a possibilidade de ser apreendidas e manifestar sinais de depressão e ansiedade. Elas se sentem culpadas, envergonhadas e constrangidas por seu comportamento. Costumam ter problemas graves com relacionamentos interpessoais e frequentemente exibem sinais de perturbação da personalidade. Em um estudo de pacientes com cleptomania, a frequência de roubos variava de menos de 1 até 120 episódios por mês. A maioria desses pacientes roubava de lojas, mas também de parentes em suas próprias casas.

> Jane era uma executiva bem-sucedida de 42 anos proveniente de uma família rica. Ela se descrevia como alguém que "comprava até cair" e sempre havia conseguido bancar as roupas de marcas caras que amava. Desde a faculdade, suas compras "legítimas" tinham o acréscimo de calcinhas e sutiãs que "surrupiava" em lojas baratas. Ela não vestia os itens roubados; na verdade, considerava-os "vulgares", mas nunca conseguia se livrar deles, e tinha caixas cheias de *lingeries* afanadas em um depósito.
>
> Jane conseguiu se safar de problemas até os 30 anos, quando foi presa enquanto roubava meias-calças do mesmo mercado pela terceira vez nos últimos meses. Como exigência para sua condicional, foi encaminhada para um psiquiatra. Ela comparecia esporadicamente, e vários outros roubos ocorreram ao longo dos dois anos seguintes. Ela também sofria de depressão substancial, que tentava aliviar bebendo muito.
>
> Jane, por fim, começou a levar seu problema a sério após outra prisão precipitar um gesto suicida. Começou a marcar consultas regularmente e consentiu em tomar citalopram e naltrexona. Ela acredita que sua participação em um grupo dos Alcoólicos Anônimos (AA) para executivos sob alta pressão foi pelo menos tão efetiva quanto o uso de medicamentos (senão mais) no controle de seus roubos. (Cortesia de Harvey Roy Greenberg, M.D.)

Diagnóstico diferencial

Episódios de roubo, algumas vezes, ocorrem durante doença psicótica, como, por exemplo, mania aguda, depressão maior com características psicóticas ou esquizofrenia. O roubo psicótico é, sem dúvida, um produto de elevação patológica ou depressão de humor ou alucinações de comando ou delírios. O roubo em indivíduos com transtorno da personalidade antissocial é deliberadamente realizado para ganho pessoal, com algum grau de premeditação e planejamento, com frequência executado com outros. O roubo antissocial costuma envolver ameaça de violência ou violência de fato, sobretudo para evitar ser capturado. É notável a ausência de culpa e remorso, ou os pacientes parecem visualmente insinceros. Furtos tornaram-se uma epidemia nacional. Poucos ladrões de lojas têm cleptomania de verdade; em sua maioria são adolescentes ou adultos que roubam em pares ou pequenos grupos pela "emoção", assim como pelos bens, e não apresentam transtorno psiquiátrico maior. Intoxicação aguda com drogas ou álcool pode precipitar roubo em um indivíduo com outro transtorno psiquiátrico ou sem psicopatologia significativa. Pacientes com doença de Alzheimer ou outra doença mental orgânica podem sair da loja sem pagar, mas isso se deve mais ao esquecimento do que a qualquer intenção criminosa. Simular cleptomania é comum em tipos antissociais apreendidos, assim como em ladrões jovens não antissociais. Em caso de um perpetrador suficientemente inteligente, a versão fictícia pode ser difícil de distinguir do transtorno genuíno.

Curso e prognóstico

A cleptomania pode começar na infância, embora a maioria das crianças e dos adolescentes que roubam não se torne adultos cleptomaníacos. O início do transtorno costuma se dar no fim da adolescência. As mulheres têm mais tendência a se apresentar para avaliação ou tratamento psiquiátrico. Os homens são mais propensos a ser mandados para a prisão. Estes tendem a se apresentar com o transtorno por volta dos 50 anos; as mulheres, por volta dos 35 anos. Em casos latentes, novos surtos do transtorno podem ser precipitados por perda ou desapontamento.

O curso do transtorno vai e volta, mas tende a ser crônico. As pessoas, às vezes, têm surtos em que não conseguem resistir ao impulso de roubar, seguidos por períodos livres que duram semanas ou meses. A taxa de recuperação espontânea da cleptomania é desconhecida.

Prejuízo e complicações graves costumam ser secundários a ser apanhado, particularmente a ser preso. Muitas pessoas parecem nunca ter considerado com seriedade a possibilidade de enfrentar as consequências de suas ações, uma característica que concorda com algumas descrições de pacientes com cleptomania (às vezes, eles se sentem injustiçados e, portanto, teriam direito a roubar). Com frequência, o transtorno não prejudica o funcionamento social ou profissional.

O prognóstico com tratamento pode ser bom, mas poucos pacientes buscam ajuda por conta própria.

Tratamento

Visto que a cleptomania de verdade é rara, relatos de tratamento tendem a ser descrições de casos individuais ou uma série curta de casos. A psicoterapia e a psicanálise orientadas ao *insight* obtiveram sucesso, mas dependem das motivações do paciente. Aqueles que sentem culpa e vergonha podem ser ajudados por esse tipo de psicoterapia devido à grande motivação de alterar seu comportamento.

A terapia comportamental, incluindo dessensibilização sistemática, condicionamento aversivo e uma combinação de condicionamento aversivo e contingências sociais alteradas, obteve sucesso, mesmo quando não havia grande motivação. Os relatos citam estudos de acompanhamento de até dois anos. Os ISRSs, como fluoxetina e fluvoxamina, parecem ser eficazes em alguns pacientes cleptomaníacos. Relatos de caso indicaram tratamentos bem-sucedidos com drogas tricíclicas, trazodona, lítio, valproato, naltrexona e eletroconvulsoterapia.

PIROMANIA

A piromania é definida pela criação recorrente, deliberada e proposital de incêndios. Características associadas incluem tensão ou excitação afetiva antes de provocar um incêndio; fascínio, interesse, curiosidade ou atração por fogo e por atividades e equipamentos relacionados com extinção de incêndios; e prazer, gratificação ou alívio ao provocar incêndios ou quando testemunhando ou participando de suas consequências. Os indivíduos podem realizar preparos consideráveis antes de iniciar um incêndio. A piromania difere do incêndio criminoso porque o último é feito por ganho financeiro, vingança ou outros motivos, sendo planejado de antemão.

Epidemiologia

Não há informações disponíveis sobre a prevalência de piromania, mas apenas uma pequena porcentagem de adultos que provocam incêndio pode ser classificada como portadora do transtorno. Ele é encontrado com muito mais frequência em homens do que em mulheres, com uma relação homem-mulher de 8:1, aproximadamente. Mais de 40% dos incendiários presos têm menos de 18 anos.

Comorbidade

A piromania é significativamente associada com transtorno por abuso de substância (sobretudo alcoolismo); transtornos afetivos, depressivos ou bipolares; outros transtornos do controle de impulsos, como cleptomania em mulheres incendiárias; e diversas perturbações de personalidade. Transtorno de déficit de atenção/hiperatividade e deficiências de aprendizagem podem estar relacionadas com piromania infantil; essa constelação frequentemente persiste até a vida adulta. Pessoas que provocam incêndios tendem a apresentar leve retardo em relação à população em geral. Alguns estudos notaram uma incidência aumentada de transtornos por uso de álcool em pessoas que provocam incêndios. Elas também são propensas a ter uma história de traços antissociais, como falta às aulas, fugir de casa e delinquência. Enurese foi considerada um achado comum na história de causadores de incêndios, apesar de estudos controlados não terem conseguido confirmar isso. Estudos, contudo, encontraram uma associação entre crueldade com animais e comportamento incendiário. Provocar incêndios na infância e na adolescência costuma estar relacionado com TDAH ou transtornos de adaptação.

Etiologia

Psicossocial. Freud via o fogo como um símbolo da sexualidade. Ele acreditava que o calor irradiado pelo fogo evoca a mesma sensação que acompanha um estado de excitação sexual, e a forma e os movimentos das chamas sugerem um falo em atividade. Outros psicanalistas associaram a piromania com um desejo anormal de poder e prestígio social. Alguns pacientes com piromania são bombeiros voluntários que provocam incêndios para provar sua bravura, para forçar outros bombeiros a agir ou para demonstrar seu poder de extinguir as chamas. O ato incendiário é uma forma de colocar raiva ou frustração acumulada para fora, causadas por uma sensação de inferioridade social, física ou sexual. Vários estudos notaram que os pais de pacientes com piromania eram ausentes em casa. Assim, uma explicação é que provocar um incêndio representa um desejo de que o pai ausente volte para casa como salvador, para apagar o incêndio e salvar a vida da criança com uma existência difícil.

Mulheres incendiárias, além de serem em muito menor número do que os homens, não provocam incêndios para colocar os bombeiros em ação, como muitos homens fazem. Traços delinquentes bastante notados entre elas incluem promiscuidade sem prazer e furtos insignificantes, com frequência se aproximando da cleptomania.

Fatores biológicos. Níveis significativamente baixos de 5-HIAA e de 3-metóxi-4-hidroxifenilglicol (MHPG) no LCS foram encontrados nos incendiários, o que sugere possível envolvimento serotonérgico ou adrenérgico. A presença de hipoglicemia reativa, baseada em baixas concentrações de glicose no sangue em testes de tolerância à glicose, foi apresentada como uma causa da piromania. Contudo, são necessários mais estudos.

Diagnóstico e características clínicas

Pessoas com piromania costumam assistir a incêndios regularmente em seu bairro, com frequência provocam alarmes falsos e demonstram interesse pela parafernália dos bombeiros. Sua curiosidade é evidente, mas elas não demonstram remorso e podem ser indiferentes às consequências para a vida ou propriedade. Os incendiários podem obter satisfação da destruição resultante; muitas vezes, deixam pistas óbvias. Características comumente associadas incluem intoxicação por álcool, disfunções sociais, quociente de inteligência (QI) abaixo da média, frustração pessoal crônica e ressentimento contra figuras de autoridade. Alguns incendiários se sentem sexualmente excitados pelo fogo.

Diagnóstico diferencial

Os clínicos não devem ter muitos problemas para diferenciar a piromania e o fascínio que muitas crianças sentem por fósforos, isqueiros e fogo como parte da investigação normal de seus ambientes. A piromania também deve ser separada de atos incendiários de sabotagem executados por extremistas políticos ou por "incendiários pagos" criminosos.

Quando os incêndios ocorrem no transtorno da conduta e no transtorno da personalidade antissocial, trata-se de um ato deliberado, e não do fracasso em resistir a impulsos. Incêndios podem ser provocados para obter lucro, por sabotagem ou retaliação. Pacientes com esquizofrenia ou mania provocam incêndios em resposta a delírios ou alucinações. Pacientes com disfunção cerebral (p. ex., demência), retardo mental ou intoxicação por substância podem provocar incêndios devido a sua incapacidade de considerar as consequências do ato.

Curso e prognóstico. Embora o comportamento incendiário comece na infância, a idade típica de início da piromania é desconhecida. Quando o início se dá na adolescência ou na vida adulta, o comportamento incendiário tende a ser deliberadamente destrutivo. A provocação de incêndios na piromania é episódica e pode aumentar e diminuir em frequência. O prognóstico de crianças tratadas é bom, e remissão completa é um objetivo realista. O prognóstico para adultos é feito com cuidado, porque eles frequentemente negam suas ações, recusam-se a assumir responsabilidade, são dependentes de álcool e não têm *insight*.

Tratamento

Pouco foi escrito sobre o tratamento da piromania, e o tratamento de incendiários tem sido difícil devido a sua falta de motivação. Não existe tratamento único que se tenha provado efetivo; assim, diversas modalidades, incluindo abordagens comportamentais, devem ser experimentadas. Em razão da natureza recorrente da piromania, todo programa de tratamento deve incluir supervisão do paciente para impedir episódios repetidos de provocação de incêndios. Encarceramento pode ser o único método de prevenção de recorrência. A terapia comportamental pode ser administrada na instituição.

Incêndios provocados por crianças devem ser tratados com toda seriedade. Intervenções intensivas devem ser realizadas quando possível, mas como medidas terapêuticas e preventivas, e não como punição. No caso de crianças e adolescentes, o tratamento de piromania ou de provocação de incêndios deve incluir terapia de família.

OUTROS TRANSTORNOS ESPECIFICADOS OU NÃO ESPECIFICADOS

Esta é uma categoria diagnóstica residual do DSM-5 de transtornos que não se enquadram nos critérios dos descritos anteriormente. Alguns dos listados a seguir ficam no limite dos transtornos compulsivos e impulsivos. Distinções importantes, porém sutis, existem entre os dois termos. Um *impulso* é um estado de tensão que pode existir sem uma ação; uma *compulsão* é um estado de tensão que sempre tem um componente de ação. Os transtornos são classificados aqui como compulsões porque os indivíduos se sentem "obrigados" a atuar seu comportamento patológico; não podem resistir ao impulso de fazê-lo. Eles dão vazão a seus impulsos com a expectativa de receber prazer; as compulsões costumam ser egodistônicas; por exemplo, o paciente não gosta de ter de realizar o ato, embora se sinta obrigado a fazê-lo. Uma exceção à regra de que os impulsos estão associados com prazer envolve os casos em que os sentimentos de culpa acompanham o ato e perturbam o sentimento de prazer. De modo similar, nem todas as compulsões são egodistônicas; por exemplo, a compulsão por jogar certos *videogames* pode ter um componente de prazer. Tanto os comportamentos impulsivos quanto os compulsivos são caracterizados por sua natureza repetitiva; entretanto, atuar repetidamente os impulsos leva a prejuízo psicológico, enquanto o comportamento compulsivo nem sempre carrega esse risco. Devido à natureza repetitiva e prazerosa de muitos dos padrões comportamentais desse grupo de transtornos, eles costumam ser chamados de adições.

Compulsão por internet

Também chamada de *adição de internet*, essas pessoas passam quase todas as horas em que estão acordadas diante do computador. Seus padrões de uso são repetitivos e constantes, e elas não incapazes de resistir ao forte ímpeto de usar o computador ou "navegar na rede". Aditos de internet podem se dirigir a certos *sites* que preencham necessidades específicas (p. ex., compras, sexo, jogos interativos, entre outros). No DSM-5, há uma condição proposta para estudos mais aprofundados chamada de "transtorno do jogo pela internet", que se refere às pessoas que usam a internet continuamente para jogar, de um modo que interfira em suas relações sociais e seu desempenho no trabalho. Entretanto, como já mencionado, o transtorno não precisa se limitar a jogos. Outras atividades podem estar envolvidas.

Uso e abuso de internet. *Websites* e organizações oferecem oportunidades para pessoas com interesses semelhantes de se encontrarem e iniciarem relacionamentos. A internet tem sido útil para a formação de casais, com milhões de inscritos em serviços de namoro. As pessoas encontram-se na internet, apaixonam-se, e muitas até se casam. Durante esse processo, certa falsificação dos fatos não é incomum. Em *Second Life* e jogos semelhantes, espera-se certa invenção criativa das identidades. Isso pode se tornar problemático, podendo ser chamado de "abuso" de diversas maneiras.

VÍTIMAS. Esse embuste pode ganhar uma faceta maligna quando predadores sexuais enganam suas vítimas com identidades falsas para explorá-las e feri-las ao se encontrarem. Esses contatos não são regulados, sendo difíceis de detectar, exceto pelo monitoramento e pela verificação dos computadores utilizados. Há relatos semanais de menores que foram atraídos para situações potencialmente letais por predadores sexuais. Algumas vezes, há relatos de casais que se encontraram para casar e descobriram que haviam se esquecido de verificar detalhes cruciais, como o sexo um do outro.

Algumas pessoas que fazem pouco uso da internet ainda assim se tornam vítimas e enfrentam tratamento. O suicídio de um adolescente após ler inverdades digitadas pela mãe maliciosa de um colega (*cyberbullying*) inspirou leis para criminalizar tal comportamento. O roubo de identidade na internet também está ocorrendo em grandes proporções. Um problema pouco relatado, mas em franca expansão, é o roubo de identidade médica, mais difícil de detectar e remediar, com frequência exigindo a correção minuciosa dos registros.

A combinação de anonimato, conveniência e fuga promove esse meio de comunicação como foco de psicopatologia. Adição de internet é mencionada em 385 mil *websites*, um aumento de 180 vezes em quatro anos, sendo que as pessoas em risco sofrem de depressão, transtorno bipolar, ansiedade, baixa autoestima ou adição de substâncias, pelo menos previamente. Levantamentos *on-line* relataram que 4 a 10% dos usuários se encaixam nos critérios de "adição de internet", definida como a apresentação de pelo menos cinco dos sinais e sintomas a seguir: (1) preocupação com a internet; (2) aumento da quantidade de tempo gasto *on-line*; (3) incapacidade de reduzir o uso, com inquietação concomitante; (4) problemas de humor ou depressão; (5) ficar *on-line* mais tempo do que originalmente pretendido; (6) correr o risco de perder o emprego, relacionamento ou outra oportunidade devido ao uso da internet; e (7) mentir para esconder a extensão do uso da internet e/ou usá-la para fugir de sentimentos negativos. Levantamentos com a população em geral exibem uma prevalência de 0,3 a 0,7%, com taxas mais altas quando familiares são questionados. Os "aditos" passavam uma média de 38,5 horas por semana no computador, enquanto as outras pessoas tinham médias de 4,9 horas por semana; 40% tinham menos de 4 horas de sono por noite em razão do uso de internet. O prejuízo era evidente em índices maiores de divórcio, prejuízo vocacional, problemas legais e sofrimento pessoal. Subgrupos do uso de internet incluem (1) adição de sexo virtual (ver pornografia); (2) adição de relacionamentos virtuais (relacionamentos *on-line* tornam-se mais importantes do que aqueles do mundo físico); jogo *on-line* (jogos de azar, mercado de ações), comprar compulsivamente e outros; (3) sobrecarga de informações; (4) compulsão pela rede; e (5) adição de computador (não internet) (p. ex., jogos de computador). Cerca de 30% dos "aditos" relatam usar a internet para escapar de sentimentos negativos e porque ela está sempre disponível a um baixo custo. É possível perder dinheiro de verdade na internet, jogando constante e continuamente sem ser visto fazendo isso. Ganha-se mais dinheiro com sexo virtual do que vendendo qualquer outra coisa. As combinações são muitas, como nos 873 mil *sites* que mencionam "sexo virtual" e "cassino".

TRATAMENTO PARA ADITOS DE INTERNET. Um subconjunto de *websites* oferece uma chance de avaliar o próprio uso da internet como possivelmente patológico e fornece aconselhamento *on-line*, com alguns recomendando consultas presenciais como uma forma de se envolver menos com a internet. Uma ideia geral do que eles oferecem como possíveis fontes de ajuda *on-line* é o número de *sites* que mencionam "sexo virtual" (perto de 4 milhões), comparados aos que mencionam "adição de sexo virtual" (cerca de 20 mil). Há muitas menções e variantes do "Centro de Adição de Internet" frequentemente representado apenas por um médico com uma equipe auxiliar.

Compulsão por telefones celulares ou móveis

Algumas pessoas usam telefones móveis compulsivamente para chamar os outros: amigos, conhecidos ou sócios. Elas justificam sua necessidade de entrar em contato dando razões plausíveis para a ligação, mas conflitos subjacentes podem ser expressos no comportamento, como medo de ficar sozinho, necessidade de satisfazer dependência inconsciente ou desfazer um desejo hostil em direção a outra pessoa, entre outros (p. ex., "eu só quero saber se está tudo bem com você").

Automutilação repetitiva

Pessoas que se cortam repetidamente ou que fazem mal a seu corpo podem fazê-lo de maneira compulsiva. Em todos os casos, outro transtorno será encontrado. O comportamento parassuicida é comum no transtorno da personalidade *borderline*. Piercings e tatuagens compulsivas no corpo podem ser um sintoma de uma parafilia ou de um equivalente depressivo.

No DSM-5, há um diagnóstico proposto denominado "automutilação não suicida", para se referir a pessoas que ferem seus corpos de forma repetitiva, mas que, contudo, não desejam morrer, em contraste com as pessoas que se ferem com intenções suicidas. Há um ganho secundário para esse comportamento autodestrutivo, como ganhar atenção dos outros, o chamado "grito de ajuda", ou obter alívio de estados disfóricos. Foi postulado que cortar a pele ou infligir dor corporal possa liberar endorfinas ou aumentar os níveis de dopamina no cérebro, ambos os quais contribuem para um humor eutímico ou eufórico, aliviando, assim, estados mentais depressivos naqueles que praticam automutilação.

Comportamento sexual compulsivo

Algumas pessoas buscam gratificação sexual repetidas vezes, com frequência de maneiras perversas (p. ex., exibicionismo). Elas são incapazes de controlar seu comportamento e podem não ter sentimentos de culpa após um episódio. Às vezes chamada de *adição sexual*, essa condição é discutida extensivamente na Seção 17.2.

REFERÊNCIAS

Dannon PN. Topiramate for the treatment of kleptomania: A case series and review of the literature. *Clin Neuropharmacol.* 2003;26:1.

Grant JE, Kim SW, Potenza MN. Advances in the pharmacological treatment of pathological gambling. *J Gambl Stud.* 2003;19:85.

Grant JE, Potenza MN. Impulse control disorders: Clinical characteristics and pharmacological management. *Ann Clin Psychiatry.* 2004;16:27–34.

Greenberg HR. Impulse-control disorders not elsewhere classified. In: Sadock BJ, Sadock VA, eds. *Kaplan & Sadock's Comprehensive Textbook of Psychiatry.* 8th ed. Vol. 1. Philadelphia: Lippincott Williams & Wilkins; 2005:2035.

Hollander E, Baker BR, Kahn J, Stein DJ. Conceptualizing and assessing impulse-control disorders. In: Hollander E, Stein DJ, eds. *Clinical Manual of Impulse-Control Disorders.* Washington, DC: American Psychiatric Publishing; 2006:1–18.

Kuzma JM, Black DW. Disorders characterized by poor impulse control. *Ann Clin Psychiatry.* 2005;17:219–226.

Lyke J. A psychiatric perspective on the variety of impulsive behaviors. *PsychCRITIQUES.* 2006:51.

Mandy W, Skuse D, Steer C, St Pourcain B, Oliver BR. Oppositionality and socioemotional competence: Interacting risk factors in the development of childhood conduct disorder symptoms. *J Am Acad Child Adolesc Psychiatry.* 2013;52(7):718–727.

Moeller FG. Impulse-control disorders not elsewhere classified. In: Sadock BJ, Sadock VA, Ruiz P, eds. *Kaplan & Sadock's Comprehensive Textbook of Psychiatry.* 9th ed. Vol. 1. Philadelphia: Lippincott Williams & Wilkins; 2009:2178.

Olson SL, Sameroff AJ, Lansford JE, Sexton H, Davis-Kean P, Bates JE, Pettit GS, Dodge KA. Deconstructing the externalizing spectrum: Growth patterns of overt aggression, covert aggression, oppositional behavior, impulsivity/inattention, and emotion dysregulation between school entry and early adolescence. *Dev Psychopathol.* 2013;25(3):817–842.

Reimherr FW, Marchant BK, Olsen JL, Wender PH, Robison RJ. Oppositional defiant disorder in adults with ADHD. *J Attent Dis.* 2013;17(2):102–113.

Reist C, Nakamura K, Sagart E, Sokolski KN, Fujimoto KA. Impulsive aggressive behavior: Open-label treatment with citalopram. *J Clin Psychiatry.* 2003;64:81.

Stein DJ, Harvey B, Seedat S, Hollander E. Treatment of impulse-control disorders. In: Hollander E, Stein DJ, eds. *Clinical Manual of Impulse-Control Disorders.* Washington, DC: American Psychiatric Publishing; 2006:309–325.

Tavares H, Zilberman ML, el-Guebaly N. Are there cognitive and behavioural approaches specific to the treatment of pathological gambling? *Can J Psychiatry.* 2003;48:22.

Voon V, Rizos A, Chakravartty R, Mulholland N, Robinson S, Howell NA, Harrison N, Vivian G, Chaudhuri KR. Impulse control disorders in Parkinson's disease: decreased striatal dopamine transporter levels. *J Neurol Neurosurg Psychiatry.* 2014;85(2):148–152.

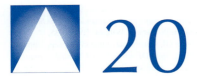

20
Transtornos relacionados a substâncias e transtornos aditivos

▲ 20.1 Introdução e visão geral

As drogas de uso mais comum fazem parte da existência humana há milhares de anos. O ópio, por exemplo, é usado para fins medicinais há, pelo menos, 3.500 anos; referências à *Cannabis* (maconha) de uso medicinal podem ser encontradas em antigos herbários chineses; o vinho é mencionado com frequência na Bíblia; e os povos nativos do hemisfério ocidental fumavam tabaco e mascavam folhas de coca. Com o descobrimento de novas drogas e o desenvolvimento de novas vias de administração, surgiram novos problemas relacionados a seu uso. Transtornos por uso de substâncias são condições psiquiátricas complexas em que, assim como em outros transtornos psiquiátricos, tanto os fatores biológicos como as circunstâncias ambientais têm relevância etiológica.

Este capítulo abrange a dependência e o abuso de substâncias com descrições dos fenômenos clínicos associados ao uso de 11 classes estabelecidas de agentes farmacológicos: álcool; anfetaminas ou similares; cafeína; *Cannabis*; cocaína, alucinógenos; inalantes; nicotina; opioides; fenciclidina (PCP) ou similares; e um grupo que inclui sedativos, hipnóticos e ansiolíticos. Uma décima segunda categoria inclui uma variedade de agentes que não figuram nas 11 classes estabelecidas, como esteroides anabolizantes e óxido nitroso.

TERMINOLOGIA

Vários termos vêm sendo usados para se referir ao abuso de drogas. Por exemplo, a expressão *dependência* é usada de duas formas quando se fala em transtornos por uso de substâncias. Na *dependência comportamental*, atividades de busca pela substância e evidências relacionadas de padrões de uso patológico ganham destaque, enquanto a *dependência física* se refere aos efeitos físicos (fisiológicos) de múltiplos episódios de uso de substância. A dependência psicológica, também denominada habituação, caracteriza-se por uma fissura (i.e., um desejo intenso) contínua ou intermitente pela substância para evitar um estado disfórico. Uma dependência de natureza comportamental, física e psicológica caracteriza os transtornos por uso de substância.

Também com relação à dependência estão associadas as palavras adição e adito. O vocábulo *adito* adquiriu conotação pejorativa nos Estados Unidos e ignora o conceito de abuso de substância como um distúrbio médico. *Adição* também foi banalizada pelo uso popular, como nas expressões norte-americanas de *adição por TV* e *adição por dinheiro*; contudo, o termo ainda tem seu valor. Há substratos neuroquímicos e neuroanatômicos comuns encontrados em todas as adições, sejam elas referentes a substâncias, jogo, sexo, roubo ou alimentação. Essas diversas adições podem apresentar efeitos semelhantes nas atividades de áreas de recompensa específicas no cérebro, como a área tegmentar ventral, *o locus ceruleus* e o *nucleus accumbens*.

Outros termos

Codependência. As expressões *coadição* e, mais comumente, *codependência* são usadas para designar os padrões comportamentais de membros da família que foram afetados significativamente pelo uso ou adição a substância de outro membro da família. As expressões têm sido utilizadas de diversas formas, e não há critérios estabelecidos para codependência.

Facilitação. A facilitação foi uma das primeiras características identificadas (e de maior consenso) da codependência ou coadição. Por vezes, familiares acham que têm pouco ou nenhum controle sobre os atos facilitadores. Seja devido a pressões sociais para proteger e dar apoio aos familiares, seja devido a interdependências patológicas, ou a ambos, o comportamento facilitador costuma resistir à modificação. Outras características da codependência incluem a falta de vontade de aceitar a noção de adição como doença. Os familiares continuam a agir como se o comportamento de uso de substância fosse voluntário e intencional (ou até mesmo por birra), e o usuário se preocupa mais com álcool e drogas do que com os membros da família, o que resulta em sentimentos de raiva, rejeição e fracasso. Além desses sentimentos, os familiares podem se sentir culpados e deprimidos porque o adito, na tentativa de negar a perda de controle sobre as drogas e para desviar o foco de preocupação de seu uso, frequentemente tenta colocar a responsabilidade pelo uso em outros membros da família, os quais costumam parecer dispostos a aceitar toda a culpa ou parte dela.

Negação. Familiares, assim como os próprios usuários de substâncias, costumam agir como se o uso de substância que causa problemas evidentes não constituisse um problema real, ou seja, sucumbem à negação. Os motivos para a relutância em aceitar o óbvio variam. Às vezes, a negação serve à autopreservação, no sentido de que, se os familiares acreditarem na existência de um problema com álcool ou drogas, eles passam a ser responsáveis.

Assim como ocorre com os próprios aditos, os familiares codependentes parecem relutantes em aceitar a ideia da necessidade de uma intervenção exterior e, apesar de fracassos repetidos, continuam a acreditar que maior força de vontade e maiores esforços de controle podem recuperar a tranquilidade. Quando novos esforços para a obtenção de controle fracassam, eles costumam atribuir o insucesso a si mesmos em vez de ao adito ou ao processo da doença, sendo o fracasso acompanhado de sentimentos de raiva, baixa autoestima e depressão. Um resumo de algumas expressões-chave relacionadas aos transtornos por uso de substância encontra-se na Tabela 20.1-1.

TABELA 20.1-1
Termos usados em transtornos relacionados a substâncias

Dependência O uso repetido de uma droga ou substância química, com ou sem dependência física. Dependência física indica um estado fisiológico alterado devido à administração repetida de uma droga, cuja cessação resulta em uma síndrome específica.

Abuso Uso de qualquer tipo de droga, em geral autoadministrada, de um modo que desvia dos padrões médicos ou aceitos socialmente.

Uso indevido Semelhante ao abuso, mas normalmente se aplica ao uso problemático de fármacos receitados por médicos.

Adição Uso repetido e crescente de uma substância, cuja privação faz surgir sintomas de sofrimento e compulsão irresistível de usar o agente novamente, e que leva, também, à deterioração física e mental.

Intoxicação Síndrome reversível causada por uma substância específica (p. ex., álcool) que afeta uma ou mais das seguintes funções mentais: memória, orientação, humor, discernimento e funcionamento comportamental, social ou profissional.

Abstinência Síndrome específica de cada substância que ocorre após a interrupção ou redução da quantidade da droga ou substância de uso regular durante um período prolongado. A síndrome se caracteriza por sinais e sintomas fisiológicos, além de alterações psicológicas, como perturbações no pensamento, sentimentos e comportamento. Também chamada de *síndrome de abstinência* ou *síndrome de descontinuação*.

Tolerância Fenômeno no qual, após a administração repetida, uma determinada dose da droga produz um efeito reduzido, ou doses cada vez maiores são necessárias para se obter o efeito observado com a dose original. A *tolerância comportamental* reflete a capacidade do indivíduo de desempenhar tarefas apesar dos efeitos da droga.

Tolerância cruzada Refere-se à capacidade de uma substância de ser substituída por outra, sendo que cada uma normalmente produz os mesmos efeitos fisiológicos e psicológicos (p. ex., diazepam e barbitúricos). Também conhecida como *dependência cruzada*.

Neuroadaptação Alterações neuroquímicas ou neurofisiológicas no corpo que resultam da administração repetida de uma droga. A neuroadaptação explica o fenômeno de tolerância. *Adaptação farmacocinética* se refere à adaptação do sistema de metabolização no corpo. *Adaptação celular ou farmacodinâmica* se refere à capacidade do sistema nervoso de funcionar apesar de níveis sanguíneos elevados da substância nociva.

Codependência Termo usado para se referir a familiares afetados ou que influenciam o comportamento do indivíduo que abusa de substância. Relacionado ao termo *facilitador*, que é a pessoa que contribui para o comportamento aditivo do indivíduo (p. ex., fornecer drogas diretamente ou os meios para adquiri-la). Facilitação também inclui a relutância de um familiar em aceitar a adição como um transtorno psiquiátrico ou negar que o indivíduo abusa de uma substância.

EPIDEMIOLOGIA

O National Institute of Drug Abuse (NIDA) e outros órgãos, como o National Survey of Drug Use and Health (NSDUH), conduzem levantamentos periódicos sobre o uso de drogas ilícitas nos Estados Unidos. Até 2012, estima-se que mais de 22 milhões de pessoas com idade superior a 12 anos (cerca de 10% da população total do país) foram classificadas como tendo um transtorno relacionado a substâncias. Desse grupo, quase 15 milhões eram dependentes ou abusavam de álcool (Fig. 20.1-1).

A Figura 20.1-2 mostra dados de levantamentos de anos anteriores sobre o percentual de respondentes que relataram usar diver-

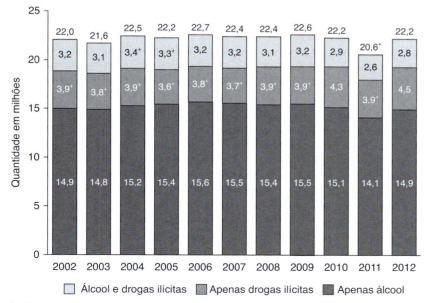

FIGURA 20.1-1
Dependência ou abuso de substância no ano anterior de indivíduos a partir dos 12 anos: 2002-2012. (Obtida de Substance Abuse and Mental Health Services Administration, *Results from the 2012 National Survey on Drug Use and Health: Summary of National Findings*, NSDUH Series H-46, HHS Publication No. (SMA) 13-4795. Rockville, MD: Substance Abuse and Mental Health Services Administration; 2013.)

+A diferença entre essa estimativa e a de 2012 é estatisticamente significativa no nível 0,05.
Nota: Devido a arredondamento, a soma total de cada barra pode não corresponder ao total geral.

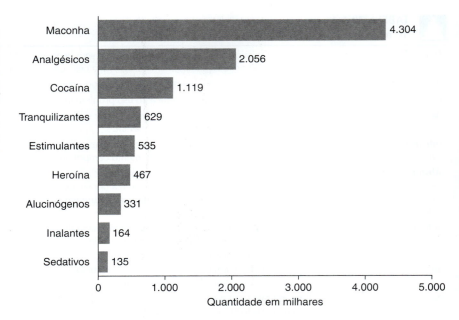

FIGURA 20.1-2
Dependência ou abuso de drogas ilícitas específicas no ano anterior de indivíduos a partir dos 12 anos: 2010. (Obtida de Substance Abuse and Mental Health Services Administration, *Results from the 2012 National Survey on Drug Use and Health: Summary of National Findings*, NSDUH Series H-46, HHS Publication No. (SMA) 13-4795. Rockville, MD: Substance Abuse and Mental Health Services Administration; 2013.)

sas drogas. Em 2012, 669 mil pessoas eram dependentes ou abusavam de heroína; 1,7% (4,3 milhões) abusava de maconha; 0,4% (1 milhão) abusava de cocaína; e 2 milhões foram classificados como dependentes ou fazendo abuso de analgésicos.

Com relação à idade do primeiro uso, aqueles que começaram a usar drogas mais cedo (até 14 anos) tiveram maior probabilidade de se tornar aditos do que os que começaram mais tarde. Comprovou-se o mesmo com todas as substâncias de abuso, mas especialmente com álcool. Entre os adultos a partir dos 21 anos cuja primeira experiência com álcool ocorreu até os 14 anos, 15% foram classificados como alcoolistas, em comparação a apenas 3% dos que consumiram álcool pela primeira vez a partir dos 21 anos.

Os índices de abuso também variaram conforme a faixa etária (Tab. 20.1-2). Em 2012, o índice de dependência ou abuso foi mais elevado entre adultos dos 18 aos 25 anos (19%), em comparação a jovens dos 12 aos 17 anos (6%) e a adultos a partir dos 26 anos (7%). Depois dos 21 anos, houve um declínio com a idade. Ao chegar à faixa etária dos 65 anos, apenas cerca de 1% dos indivíduos usaram uma substância ilícita no ano anterior, o que dá credibilidade à observação clínica de que há um "esgotamento" do adito com a idade.

A Tabela 20.1-3 resume os dados sobre as características demográficas dos indivíduos que fazem uso de drogas ilícitas. Mais homens do que mulheres usam drogas; o índice mais elevado de uso durante a vida se encontra entre índios norte-americanos ou nativos do Alasca; brancos são mais afetados que negros ou afro-americanos; indivíduos com algum tipo de formação acadêmica superior utilizam mais substâncias do que os com menor escolaridade; e os desempregados apresentam índices mais elevados do que indivíduos com emprego de meio período ou integral.

Os índices de dependência ou abuso de substância variam conforme a região nos Estados Unidos. Em 2010, os índices eram ligeiramente mais elevados no Oeste (9%) e no Meio-Oeste (9%) do que no Nordeste (8%) e no Sul (8%). Os índices foram semelhantes em pequenos e grandes distritos urbanos (ambos de 9%) e foram mais baixos em distritos totalmente rurais (7%). Também foram mais elevados entre indivíduos em liberdade condicional ou regime aberto (34 e 9%, respectivamente). A quantidade de indivíduos que dirigem sob a influência de drogas ou álcool está em declínio. O percentual de condução de veículos em estado de embriaguez diminuiu de 14%, em 2002, para 11%, em 2010, e dos indivíduos sob influência de drogas diminuiu de 5 para 4% durante o mesmo período. Um levantamento abrangente do uso de drogas e tendências nos Estados Unidos está disponível em www.samhsa.gov.

ETIOLOGIA

O modelo dos transtornos por uso de substâncias é o resultado de um processo no qual múltiplos fatores interagem e influenciam o comportamento do uso de drogas e a perda de discernimento com relação a decisões sobre a utilização de uma determinada substância. Embora as ações de uma droga específica sejam fundamentais no processo, não se presume que todos os indivíduos que se tornam dependentes de determinada droga experimentem seus efeitos de maneira similar ou que sejam motivados pelo mesmo conjunto de fatores. Ademais, presume-se que diferentes fatores possam ser mais ou menos importantes em estágios diferentes do processo. Dessa forma, a disponibilidade da droga, sua aceitação social e a pressão dos pares podem ser os determinantes principais da experimentação inicial, mas outros fatores, como personalidade e biologia individual, provavelmente sejam mais importantes para o modo pelo qual os efeitos de determinada droga são percebidos e o grau em que o seu uso repetido produz alterações no sistema nervoso central (SNC). Ainda outros fatores, incluindo as ações específicas da droga, podem ser determinantes primários da progressão do uso para dependência, enquanto outros podem influenciar a probabilidade de que o uso de drogas (1) conduza a efeitos adversos ou (2) ao sucesso da recuperação de dependência.

Afirmou-se que a adição é uma "doença cerebral", em que os processos cruciais que transformam o comportamento de uso voluntário de drogas em uso compulsivo são alterações na estrutura e neuroquímica no cérebro do usuário de droga. Atualmente, há evidências suficientes que indicam que essas alterações realmente ocorrem em regiões relevantes do cérebro. A pergunta que não foi respondida e que causa perplexidade é se tais alterações são tanto necessárias quanto suficientes para explicar o comportamento de uso de drogas. Há quem alegue que esse não é o caso, que a capacidade de indivíduos dependentes de drogas de modificar seu comportamento de uso em reação a reforços positivos ou contingências aversivas indica que a natureza da adição é mais complexa e exige a interação de múltiplos fatores.

TABELA 20.1-2
Uso de drogas ilícitas na vida, ano anterior e mês anterior, por faixa etária detalhada: percentuais, 2011 e 2012

Faixa etária	Vida 2011	Vida 2012	Ano anterior 2011	Ano anterior 2012	Mês anterior 2011	Mês anterior 2012
TOTAL	47,0	48,0	14,9[b]	16,0	8,7	9,2
12	9,2	8,1	5,3	5,0	2,7	2,5
13	14,0	12,9	8,7	8,8	3,9	4,6
14	20,1	19,1	14,5	13,3	6,8	6,8
15	29,4	27,1	22,9[b]	19,3	11,7a	9,5
16	36,3	34,8	28,3	27,5	15,9	14,7
17	41,8	42,1	32,1	32,4	18,6	18,4
18	47,2	49,3	36,7	38,4	22,4	22,5
19	52,1	52,2	39,0	38,2	23,7	24,3
20	58,3	58,3	40,6	42,4	25,2	25,0
21	56,6	58,8	35,0	37,7	21,5	21,4
22	60,3	60,9	36,4	37,6	21,2	22,6
23	60,5	61,0	33,6	32,2	20,8	18,1
24	60,2	61,3	30,1	32,8	17,7	19,2
25	62,0	61,2	28,8	30,2	18,2	17,1
26-29	59,0	61,7	23,5	26,4	14,9	14,6
30-34	60,0	60,0	19,6	21,5	11,1[a]	13,2
35-39	54,5	55,5	14,6	15,7	8,2	8,8
40-44	55,4	54,5	11,7	13,8	6,4	7,3
45-49	57,3	59,0	11,2[a]	13,4	6,7	7,7
50-54	61,9	60,7	10,9	12,1	6,7	7,2
55-59	56,0	56,8	9,5	10,8	6,0	6,6
60-64	41,9[a]	47,6	5,9	6,0	2,7	3,6
65 ou mais	16,5[a]	19,3	1,6	2,3	1,0	1,3

* Baixa precisão; sem estimativa relatada.
NOTA: Drogas ilícitas abrangem maconha/haxixe, cocaína (e também *crack*), heroína, alucinógenos, inalantes ou fármacos psicoterapêuticos com prescrição usados para fins não medicinais, incluindo dados das perguntas originais sobre metanfetamina, mas sem a inserção de novos itens da categoria de metanfetamina acrescentados em 2005 e 2006.
[a] A diferença entre essa estimativa e a estimativa de 2012 é estatisticamente significativa no nível 0,05.
[b] A diferença entre essa estimativa e a estimativa de 2012 é estatisticamente significativa no nível 0,01.
(De SAMHSA, Center for Behavioral Health Statistics and Quality, National Survey on Drug Use and Health, 2011 and 2012.)

TABELA 20.1-3
Uso de drogas ilícitas na vida, ano anterior e mês anterior em indivíduos a partir dos 18 anos, por características demográficas: percentuais, 2011 e 2012

Característica demográfica	Vida 2011	Vida 2012	Ano anterior 2011	Ano anterior 2012	Mês anterior 2011	Mês anterior 2012
TOTAL	56,9	57,8	35,2	36,3	21,4	21,3
SEXO						
Masculino	60,4	61,1	40,0	40,5	25,6	25,4
Feminino	53,5	54,4	30,4	32,1	17,2	17,3
Origem hispânica e raça						
Não hispânico ou latino	58,5	59,1	36,3[a]	37,9	22,1	22,5
Branco	61,4	61,7	37,9	38,8	23,0	22,6
Negro ou afro-americano	53.6	55.4	34.9	38.0	22.1	24.9
Índio norte-americano ou nativo do Alasca	72,6	70,2	44,0	*	22,2	18,0
Nativo do Havaí ou de outra Ilha do Pacífico	*	*	*	*	*	*
Asiático	37,9	36,5	22,5	22,0	12,7	11,1
Duas raças ou mais	61,5	67,0	37,2[a]	46,1	22,0[a]	31,0
Hispânico ou latino	50,8	52,7	30,9	30,3	18,9	17,0
Escolaridade						
< Ensino médio	56,0	57,8	36,4	38,9	23,5	25,0
Ensino médio completo	56,4	55,8	35,1	35,2	22,2	22,1
Ensino superior incompleto	58,4	59,7	37,5	37,9	22,4	21,6
Ensino superior completo	55,9	57,6	28,2[a]	32,1	14,7	15,0
Emprego atual						
Integral	60,0	60,6	33,0	34,5	19,6	20,4
Meio período	58,1	58,8	38,1	39,1	23,1	22,9
Desempregado	60,5	62,9	42,8	45,1	28,3	28,6
Outro[1]	48,8	48,7	30,8	31,3	18,4	17,2

* Baixa precisão; sem estimativa relatada.
NOTA: Drogas ilícitas incluem maconha/haxixe, cocaína (e também *crack*), heroína, alucinógenos, inalantes ou fármacos psicoterapêuticos com prescrição usados para fins não medicinais, com base em dados das perguntas originais, sem incluir novos itens da categoria de metanfetamina acrescentados em 2005 e 2006.
[a] A diferença entre essa estimativa e a estimativa de 2012 é estatisticamente significativa no nível 0,05.
[b] A diferença entre essa estimativa e a estimativa de 2012 é estatisticamente significativa no nível 0,01.
[1] A categoria "Outro tipo de emprego" inclui aposentados, deficientes, do lar, estudantes ou outras pessoas que não integram a força de trabalho.
(De SAMHSA, Office of Applied Studies, National Survey on Drug Use and Health, 2011 and 2012, com permissão.)

A Figura 20.1-3 ilustra como diversos fatores podem interagir no desenvolvimento da dependência de drogas. O elemento central é o próprio comportamento de uso. A decisão de usar uma droga é influenciada por situações sociais e psicológicas imediatas, bem como pela história mais remota do indivíduo. O uso da droga dá início a uma série de consequências que podem ser recompensadoras ou aversivas e que, por meio de um processo de aprendizado, podem resultar em uma probabilidade maior ou menor de que o comportamento seja repetido. No caso de algumas drogas, o uso também dá início a processos biológicos associados a tolerância, dependência física e (ausente na figura) sensibilização. Por sua vez, a tolerância pode reduzir alguns dos efeitos adversos da droga, permitindo ou requerendo o uso de doses maiores, o que pode, então, acelerar ou intensificar o desenvolvimento de dependência física. Além de determinado limiar, as qualidades aversivas de uma síndrome de abstinência proporcionam um motivo recorrente distinto para novo uso da droga. A sensibilização dos sistemas motivacionais pode aumentar a saliência de estímulos relacionados à droga.

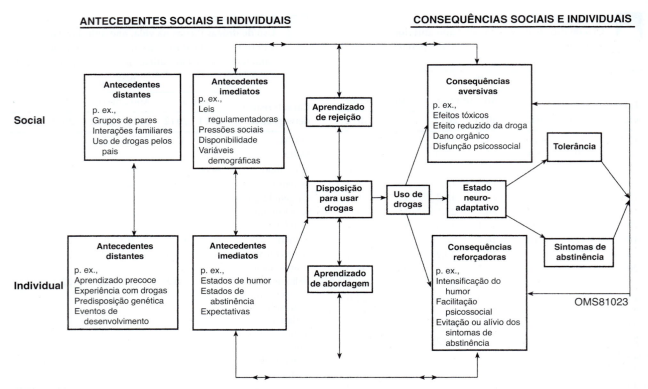

FIGURA 20.1-3
Modelo esquemático da Organização Mundial da Saúde para uso e dependência de drogas. (De Edwards G, Arif A, Hodgson R. Nomenclature and classification of drug-and alcohol-related problems. A WHO memorandum. *Bull WHO*. 1981;59:225, com permissão.)

Fatores psicodinâmicos

A extensão das teorias psicodinâmicas sobre abuso de substância reflete as diversas teorias que gozaram de popularidade durante os últimos cem anos. De acordo com as teorias clássicas, o abuso de substância é um equivalente masturbatório (alguns usuários de heroína descrevem o "barato" inicial como semelhante a um orgasmo sexual prolongado), uma defesa contra impulsos de ansiedade ou uma manifestação de regressão oral (i.e., dependência). Hipóteses psicodinâmicas recentes relacionam o uso de substância como uma expressão das funções de um ego perturbado (i.e., a incapacidade de lidar com a realidade). Como forma de automedicação, o álcool pode ser usado para controlar o pânico; os opioides, para diminuir a raiva; e anfetaminas, para aliviar a depressão. Alguns aditos apresentam grande dificuldade em reconhecer seus estados emocionais internos, uma condição denominada *alexitimia* (i.e., ser incapaz de encontrar palavras para descrever os próprios sentimentos).

Aprendizado e condicionamento. O uso de drogas, seja eventual, seja compulsivo, pode ser encarado como um comportamento mantido por suas consequências. As drogas podem reforçar comportamentos anteriores ao interromper um estado nocivo ou aversivo como dor, ansiedade ou depressão. Em algumas situações sociais, o uso de drogas, além de seus efeitos farmacológicos, pode funcionar como reforço se resulta em *status* especial ou aprovação de amigos. Cada uso da droga evoca reforço positivo rápido, seja como resultado do "barato" (a euforia induzida pela droga), seja como alívio da perturbação do afeto, alívio dos sintomas de abstinência ou uma combinação desses efeitos. Além disso, algumas drogas podem sensibilizar sistemas neurais quanto a seus efeitos de reforço. Por fim, a parafernália (agulhas, garrafas, maços de cigarro) e os comportamentos associados ao uso da substância podem se tornar reforços secundários, bem como indícios da disponibilidade da substância, e, na sua presença, aumentar a fissura ou o desejo de sentir seus efeitos.

Usuários de drogas reagem a estímulos relacionados a drogas com aumento de atividade nas regiões límbicas, incluindo a amígdala e o cingulado anterior. Essa ativação relacionada a drogas foi demonstrada com diversas substâncias, incluindo cocaína, opioides e cigarros (nicotina). Vale salientar que as mesmas regiões ativadas por estímulos relacionados à cocaína em seus usuários são ativadas por estímulos sexuais tanto em controles normais quanto em usuários de cocaína.

Além do reforço operante dos comportamentos de uso e de busca por drogas, outros mecanismos de aprendizado provavelmente contribuem para dependência e recaída. Fenômenos de abstinência de opioides e álcool podem ser condicionados (no sentido clássico ou pavloviano) a estímulos ambientais ou interoceptivos. Durante um longo período após a abstinência (de opioides, nicotina ou álcool), o adito exposto a estímulos ambientais anteriormente associados ao uso ou abstinência da substância pode experimentar abstinência condicionada, fissura condicionada ou ambas. O aumento do sentimento de desejo de consumo não é necessariamente acompanhado por sintomas de abstinência. O desejo de consumo mais intenso é despertado por condições associadas à disponibilidade ou ao uso da substância, como observar outra pessoa usar heroína ou acender um cigarro ou receber a oferta de drogas de um amigo. Esses fenômenos de aprendizado e condicionamento podem estar superpostos em todo tipo de psicopatologia preexistente, mas dificuldades preexistentes não são requisitos para o desenvolvimento de comportamento de busca pela substância intensamente reforçado.

Fatores genéticos

Fortes evidências de estudos com gêmeos, indivíduos adotados e irmãos que foram criados separadamente indicam que a causa do abuso de álcool tem um componente genético. Muitos dados menos conclusivos mostram que outros tipos de abuso ou de dependência de substância apresentam um padrão genético em seu desenvolvimento. Pesquisadores recentemente usaram polimorfismo no comprimento de fragmentos de restrição (RFLP) no estudo de abuso e dependência de substância e propuseram associações a genes que afetam a produção de dopamina.

Fatores neuroquímicos

Receptores e sistemas de receptores. Com exceção do álcool, pesquisadores identificaram neurotransmissores específicos ou receptores de neurotransmissores envolvidos com a maioria das substâncias de abuso. Alguns pesquisadores baseiam seus estudos nessas hipóteses. Os opioides, por exemplo, atuam sobre receptores opioides. Um indivíduo com atividade opioide endógena muito baixa (p. ex., baixas concentrações de endorfinas) ou com atividade excessiva de um antagonista de opioides endógeno pode correr risco de desenvolver dependência de opioide. Mesmo em um indivíduo com funcionamento normal de receptores endógenos e concentração de neurotransmissores, o uso prolongado de uma substância de abuso específica pode, por fim, modular sistemas de receptores no cérebro de forma que a presença da substância exógena é necessária para manter a homeostase. Um processo de nível de receptor dessa natureza pode ser o mecanismo para o desenvolvimento de tolerância no SNC. Contudo, tem sido difícil demonstrar modulação de liberação de neurotransmissor e funcionamento de receptores de neurotransmissores, e pesquisas recentes se concentram nos efeitos das substâncias sobre o sistema de segundo mensageiro e sobre a regulação de genes.

Vias e neurotransmissores

Os principais neurotransmissores possivelmente envolvidos no desenvolvimento de abuso e dependência de substância são os sistemas opioides, de catecolamina (particularmente dopamina) e de ácido γ-aminobutírico (GABA). Os neurônios dopaminérgicos na área tegmentar ventral são particularmente importantes. Esses neurônios se projetam para as regiões cortical e límbica, especialmente para o *nucleus accumbens*. Essa via provavelmente está envolvida com a sensação de recompensa e pode ser o mediador principal dos efeitos de substâncias como anfetamina e cocaína. O *locus ceruleus*, o maior grupo de neurônios adrenérgicos, provavelmente media os efeitos dos opiatos e dos opioides. Essas vias foram chamadas coletivamente de *circuito de recompensa do cérebro*.

COMORBIDADE

Comorbidade é a ocorrência de dois ou mais transtornos psiquiátricos em um único paciente ao mesmo tempo. Identifica-se uma prevalência elevada de transtornos psiquiátricos adicionais entre indivíduos que buscam tratamento para dependência de álcool, cocaína ou opioides; alguns estudos demonstraram que até 50% dos aditos apresentam um transtorno psiquiátrico comórbido. Embora indivíduos com problemas psiquiátricos que abusam de opioides, cocaína e álcool sejam mais propensos a buscar tratamento, os que não o fazem não estão necessariamente livres de problemas psiquiátricos comórbidos; esses indivíduos podem dispor de apoio social que possibilita que neguem o impacto que a droga causa em suas vidas. Dois estudos epidemiológicos de grandes proporções demonstraram que, mesmo entre amostras representativas da população, os indivíduos que satisfazem os critérios para abuso e dependência de álcool ou drogas (excluindo dependência de tabaco) também apresentam probabilidade muito maior de satisfazer os critérios para outros transtornos psiquiátricos.

Em diversos estudos, de 35 a 60% dos pacientes com abuso ou dependência de substância também satisfazem os critérios diagnósticos para transtorno da personalidade antissocial. Essa faixa fica ainda mais abrangente quando os pesquisadores incluem indivíduos que satisfazem todos os critérios diagnósticos para transtorno da personalidade antissocial, exceto o requisito de que os sintomas tenham se iniciado desde cedo. Ou seja, um percentual elevado de pacientes com diagnósticos de abuso ou dependência de substância apresenta padrão de comportamento antissocial, quer ele tenha estado presente antes do início do uso da substância, quer tenha se desenvolvido durante o curso do uso. Pacientes com diagnósticos de abuso ou dependência de substância que apresentam transtorno da personalidade antissocial tendem a usar mais substâncias ilegais, a apresentar maior psicopatologia, a estar menos satisfeitos com suas vidas e a ser mais impulsivos, isolados e deprimidos do que aqueles que apresentam apenas transtorno da personalidade antissocial.

Depressão e suicídio. Sintomas depressivos são comuns entre indivíduos com diagnóstico de abuso ou dependência de substância. Cerca de um terço a metade de todos os pacientes que apresentam abuso ou dependência de opioide e cerca de 40% daqueles com abuso ou dependência de álcool satisfazem os critérios para transtorno depressivo maior em algum momento da vida. O uso de substância também é um dos principais fatores precipitantes para suicídio. Indivíduos que abusam de substâncias têm probabilidade 20 vezes maior de morte em decorrência de suicídio do que a população em geral. Relata-se que cerca de 15% dos indivíduos com abuso ou dependência de álcool cometem suicídio. Essa frequência de suicídio perde apenas para a encontada em pacientes com transtorno depressivo maior.

CLASSIFICAÇÃO DIAGNÓSTICA

Há quatro categorias principais na 5ª edição do *Manual diagnóstico e estatístico de transtornos mentais* (DSM-5): (1) transtorno por uso de substância, (2) intoxicação por uso de substância, (3) abstinência de substância, (4) transtorno mental induzido por substância.

Transtorno por uso de substância

Transtorno por uso de substância é o termo diagnóstico aplicado à substância específica de abuso (p. ex., transtorno por uso de álcool, transtorno por uso de opioides) e que resulta de seu uso prolongado. Os pontos a seguir devem ser considerados ao realizar esse diagnóstico. Esses critérios se aplicam a todas as substâncias de abuso.

Um padrão problemático de uso da substância, levando a comprometimento ou sofrimento clinicamente significativos, manifestado por pelo menos dois dos seguintes critérios, ocorrendo durante um período de 12 meses:

1. Uso recorrente da substância, resultando no fracasso em desempenhar papéis relevantes no trabalho, na escola ou em casa (p. ex., ausências repetidas ao trabalho ou baixo desempenho profissional relacionados ao uso da substância; ausências, suspensões ou expulsões da escola relacionadas à substância; negligência dos filhos ou dos afazeres domésticos).
2. Uso recorrente da substância em situações nas quais isso representa perigo para a integridade física (p. ex., condução de veículos ou operação de máquinas durante prejuízo de julgamento decorrente do uso da substância).
3. Uso continuado da substância apesar de problemas sociais ou interpessoais persistentes ou recorrentes causados ou exacer-

bados por seus efeitos (p. ex., discussões com o cônjuge sobre as consequências da intoxicação; agressões físicas).
4. Tolerância, definida por qualquer um dos seguintes aspectos:
   a. Necessidade de quantidades progressivamente maiores da substância para atingir a intoxicação ou o efeito desejado.
   b. Efeito acentuadamente menor com o uso continuado da mesma quantidade da substância.
5. Abstinência, manifestada por qualquer um dos seguintes aspectos:
   a. Síndrome de abstinência característica da substância.
   b. A mesma substância (ou uma substância estreitamente relacionada) é consumida para aliviar ou evitar os sintomas de abstinência.
6. A substância é frequentemente consumida em maiores quantidades ou por um período mais longo do que o pretendido.
7. Existe um desejo persistente ou esforços malsucedidos no sentido de reduzir ou controlar o uso da substância.
8. Muito tempo é gasto em atividades necessárias para a obtenção da substância, na sua utilização ou na recuperação de seus efeitos.
9. Importantes atividades sociais, profissionais ou recreativas são abandonadas ou reduzidas em virtude do uso da substância.
10. O uso da substância é mantido apesar da consciência de ter um problema físico ou psicológico persistente ou recorrente que tende a ser causado ou exacerbado pela substância.
11. Fissura ou um forte desejo ou necessidade de usar uma substância específica.

Intoxicação por substância

Intoxicação por substância é o diagnóstico usado para descrever uma síndrome (p. ex., intoxicação por álcool ou embriaguez simples) caracterizada por sinais e sintomas específicos resultantes da ingestão ou exposição recente à substância. Uma descrição geral de intoxicação por substância inclui os seguintes pontos:

▶ O desenvolvimento de uma síndrome reversível específica de determinada substância que ocorreu devido a seu consumo (ou exposição) recente. **Nota:** substâncias diferentes podem produzir síndromes semelhantes ou idênticas.
▶ Mudanças comportamentais ou psicológicas clinicamente significativas decorrentes do efeito da substância sobre o SNC (p. ex., beligerância, labilidade do humor, prejuízo na cognição, julgamento prejudicado, prejuízo no funcionamento social ou ocupacional) que se desenvolvem durante ou logo após o uso da substância.
▶ Os sintomas não são atribuíveis a outra condição médica nem são mais bem explicados por outro transtorno mental.

Abstinência de substância

Abstinência de substância é o diagnóstico usado para descrever uma síndrome específica que resulta da interrupção abrupta do uso intenso e prolongado de uma substância (p. ex., abstinência de opioides). Uma descrição geral de abstinência de substância requer que os seguintes critérios sejam satisfeitos:

▶ O desenvolvimento de uma síndrome específica da substância devido à interrupção (ou redução) de seu uso intenso e prolongado.
▶ A síndrome específica da substância causa sofrimento clinicamente significativo ou prejuízo no funcionamento social, profissional ou em outras áreas importantes da vida do indivíduo.
▶ Os sintomas não se devem a uma condição médica geral nem são mais bem explicados por outro transtorno mental.

Na abordagem de cada substância nas seções a seguir, pode-se aplicar as tabelas genéricas listadas, adaptadas do DSM-5. Assim, em vez da palavra "substância", o médico deve indicar a substância ou droga específica que é usada ou que causou intoxicação ou abstinência.

TRATAMENTO E REABILITAÇÃO

Alguns indivíduos que desenvolvem problemas relacionados a substâncias se recuperam sem tratamento formal, especialmente quando vão ficando mais velhos. No caso de pacientes com transtornos menos graves, como adição de nicotina, intervenções relativamente breves costumam ser tão eficazes quanto tratamentos mais intensivos. Como essas intervenções breves não mudam o ambiente, não alteram mudanças cerebrais induzidas por drogas nem fornecem novas habilidades, uma mudança na motivação do paciente (alteração cognitiva) provavelmente tem o melhor impacto sobre o comportamento de uso de drogas. No caso de indivíduos que não têm essa reação ou cuja dependência é mais grave, várias intervenções descritas a seguir parecem ser eficazes.

Vale distinguir entre procedimentos ou técnicas específicas (p. ex., terapia individual, terapia familiar, terapia em grupo, prevenção de recaída e farmacoterapia) e programas de tratamento. A maioria dos programas utiliza uma quantidade específica de procedimentos e envolve várias especialidades profissionais, bem como indivíduos não profissionais que têm habilidades especiais ou experiência pessoal com o problema com substância que está sendo tratado. Os melhores programas de tratamento combinam procedimentos e disciplinas específicos que satisfazem as necessidades de cada paciente após uma avaliação criteriosa.

Nenhum sistema de classificação é geralmente aceito, seja para os procedimentos específicos usados em tratamento, seja para programas que usam uma variedade de combinações de procedimentos. Essa falta de terminologia padronizada para categorizar procedimentos e programas constitui um problema, mesmo quando o campo de interesse é delimitado do âmbito de problemas com substâncias em geral para o tratamento relacionado a uma única substância, como álcool, tabaco ou cocaína. Exceto em projetos de pesquisa atentamente monitorados, mesmo as definições de procedimentos específicos (p. ex., aconselhamento individual, terapia em grupo e manutenção com metadona) tendem a ser tão imprecisas que normalmente não se pode inferir nem sequer que tipos de intervenções são aplicados. Ainda assim, com finalidade descritiva, afirma-se que programas costumam ser agrupados de forma ampla com base em uma ou mais de suas características mais evidentes: se o programa se destina apenas a controlar abstinência aguda e as consequências de uso recente de drogas (desintoxicação) ou se está voltado para uma alteração comportamental de longo prazo; se o programa faz amplo uso de intervenções farmacológicas ou não; e se o programa se baseia em psicoterapia individual, Alcoólicos Anônimos (AA) ou outros programas de 12 passos, ou princípios de comunidade terapêutica. Por exemplo, órgãos governamentais de financiamento público recentemente categorizaram programas de tratamento para dependência de drogas como (1) manutenção com metadona (principalmente ambulatorial); (2) programas ambulatoriais sem fármacos; (3) comunidades terapêuticas; ou (4) programas de internação de curta duração.

Seleção do tratamento

Nem todas as intervenções são aplicáveis a todos os tipos de uso ou dependência de substâncias, e algumas das intervenções mais coercitivas usadas para drogas ilícitas não podem ser aplicadas a substâncias disponíveis legalmente, como o tabaco. Comportamentos aditivos não mudam abruptamente, e sim por meio de uma série de estágios. Propuseram-se cinco estágios nesse processo gradual: pré-contemplação, contemplação, preparação, ação e manutenção. Para alguns tipos de adições, a aliança terapêutica é intensificada quando a abordagem de tratamento é feita sob medida para o estágio de propensão para mudança em que o paciente se encontra. Intervenções para alguns transtornos por uso de drogas podem ter como componente importante um agente farmacológico específico — por exemplo, dissulfiram, naltrexona ou acamprosato para alcoolismo; metadona, acetato de levometadil ou buprenorfina para adição de heroína; e dispositivos de liberação de nicotina ou bupropiona para dependência de tabaco. Nem todas as intervenções podem ser úteis para profissionais de assistência médica. Por exemplo, vários infratores juvenis com histórico de uso ou dependência de drogas agora são colocados sob detenção em instalações especiais (fazendas disciplinares); outros programas para infratores (e às vezes para funcionários) valem-se quase exclusivamente do efeito intimidador de testes de urina frequentes; e um terceiro grupo baseia-se em conversão religiosa ou recomprometimento com um culto ou denominação religiosa específica. Em contraste com a grande quantidade de estudos que sugerem a validade de intervenções breves para o tabagismo e para o consumo problemático de álcool, poucos estudos controlados são conduzidos sobre intervenções breves para indivíduos que buscam tratamento para dependência de drogas ilícitas.

De modo geral, intervenções breves (p. ex., algumas semanas de desintoxicação, com ou sem internação hospitalar) usadas para indivíduos que são gravemente dependentes de opioides ilícitos têm efeitos limitados sobre o resultado medido alguns meses mais tarde. Reduções substanciais no uso de drogas ilícitas, em comportamentos antissociais e no sofrimento psiquiátrico entre pacientes dependentes de cocaína ou heroína têm probabilidade muito maior de ocorrer após o tratamento com duração mínima de três meses. Esse efeito de permanência em tratamento é observado em diversas modalidades, desde comunidades terapêuticas residenciais até programas ambulatoriais de manutenção com metadona. Embora alguns pacientes pareçam se beneficiar de alguns dias ou semanas de tratamento, um percentual representativo de usuários de drogas ilícitas abandona o tratamento (ou é dispensado dele) antes que tenha obtido benefícios significativos.

Pode-se atribuir parte da variação nos resultados de tratamento a diferenças nas características dos pacientes que o iniciam e a eventos e condições que se seguem a ele. Contudo, programas baseados em princípios filosóficos semelhantes e que usam o que parecem ser procedimentos terapêuticos similares têm grande variação quanto à eficácia. Algumas das diferenças entre programas semelhantes refletem o alcance e a intensidade dos serviços oferecidos. Programas com equipes com treinamento profissional que proporcionam serviços mais abrangentes para pacientes com dificuldades psiquiátricas mais severas têm mais chances de manter esses pacientes em tratamento e ajudá-los a fazer mudanças positivas. Diferenças nas habilidades de cada conselheiro e profissional podem ter grande influência sobre os resultados.

Tais generalizações sobre programas destinados a usuários de drogas ilícitas podem não ser válidas para aqueles que lidam com indivíduos que buscam tratamento para problemas com álcool, tabaco ou mesmo *Cannabis* não complicados pelo uso intenso. Nesses casos, períodos relativamente breves de aconselhamento individual ou em grupo podem produzir reduções duradouras no uso de drogas. Os resultados normalmente considerados em programas que lidam com drogas ilícitas em geral incluem medidas de funcionamento social, emprego e atividade criminosa, bem como redução do comportamento de uso de drogas.

Tratamento de comorbidade

O tratamento dos indivíduos com doenças mentais graves (sobretudo aqueles com esquizofrenia e transtornos esquizoafetivos) que também são dependentes de drogas continua a apresentar problemas para os clínicos. Apesar da criação de algumas instalações especiais que usam tanto fármacos antipsicóticos quanto princípios de comunidade terapêutica, a maioria dos órgãos especializados em adição tem dificuldade de tratar tais pacientes. De modo geral, o tratamento integrado em que a mesma equipe pode tratar tanto o transtorno psiquiátrico como a adição é mais eficaz do que qualquer um dos tratamentos em paralelo (um programa de saúde mental e um programa voltado para adição fornecendo cuidados ao mesmo tempo) ou que tratamento sequencial (tratar ou a adição, ou o transtorno psiquiátrico primeiro e, então, lidar com a condição comórbida).

Serviços e resultado

A extensão da assistência médica gerenciada do setor público levou a uma grande redução no uso de desintoxicação baseada em internação hospitalar e praticamente ao desaparecimento dos programas de reabilitação residencial para alcoolistas. Organizações de assistência médica gerenciada, no entanto, tendem a presumir que os cursos relativamente breves de aconselhamento ambulatorial que são eficazes com pacientes alcoolistas no setor privado também serão eficazes com pacientes dependentes de drogas ilícitas e que dispõem de apoio social mínimo. No momento, a tendência é fornecer os cuidados com o menor custo e em curto prazo e ignorar estudos que demonstram que mais serviços podem produzir melhores resultados em longo prazo.

O tratamento frequentemente vale o gasto social. Por exemplo, o tratamento de pacientes antissociais usuários de drogas ilícitas em contexto ambulatorial pode reduzir o comportamento antissocial e também índices de soroconversão do vírus HIV, o que mais do que compensa seu custo. Tratamentos no contexto carcerário podem reduzir custos após libertação associados ao uso de drogas e novas prisões. Apesar dessas evidências, existem problemas na manutenção do apoio público ao tratamento de dependência de substâncias tanto no setor público quanto no privado. Essa ausência de apoio sugere que esses problemas continuam a ser encarados, pelo menos em parte, como fracassos morais em vez de como problemas médicos.

REFERÊNCIAS

Bonder BR. Substance-related disorders. In: Bonder BR. *Psychopathology and Function*. 4thed. Thorofare, NJ: SLACK Inc.; 2010:103.

Clark R, Samnaliev M, McGovern MP. Impact of substance disorders on medical expenditures for Medicaid beneficiaries with behavioral health disorders. *Psychiatr Serv*. 2009;60:35.

Ersche KD, Jones PS, Williams GB, Turton AJ, Robbins TW, Bullmore ET: Abnormal brain structure implicated in stimulant drug addiction. *Science*. 2012; 335:601.

Fazel S, Långström N, Hjern A, Grann M, Lichtenstein P. Schizophrenia, substance abuse, and violent crime. *JAMA*. 2009;301(19):2016.

Frances RJ, Miller SI, Mack AH, eds. *Clinical Textbook of Addictive Disorders*. 3rd ed. New York: The Guildford Press; 2011.

Harper AD. Substance-related disorders. In: Thornhill J. 6th ed. Baltimore: Lippincott Williams & Wilkins; 2011:109.

Hasin DS, O'Brien CP, Auriacombe M: DSM-5 criteria for substance use disorders: Recommendations and rationale. *Am J Psychiatry*. 2013;170:834.

Hoblyn JC, Balt SL, Woodard SA, Brooks JO. Substance use disorders as risk factors for psychiatric hospitalization in bipolar disorder. *Psychiatr Serv*. 2009; 60:55.

Karoly HC, Harlaar N, Hutchison KE. Substance use disorders: A theory-driven approach to the integration of genetics and neuroimaging. *Annals N Y Acad Sci*. 2013;1282:71.

Krenek M, Maisto SA. Life events and treatment outcomes among individuals with substance use disorders: A narrative review. *Clin Psych Rev*. 2013;33:470.

Luoma JB, Kohlenberg BS, Hayes SC, Fletcher L. Slow and steady wins the race: A randomized clinical trial of acceptance and commitment therapy targeting shame in substance use disorders. *J Consult Clin Psychol*. 2012;80:43.

Mojtabai R, Chen LY, Kaufmann CN, Crum RM. Comparing barriers to mental health treatment and substance use disorder treatment among individuals with comorbid major depression and substance use disorders. *J Subst Abuse Treat*. 2014;46(2):268–273.

Strain EC, Anthony JC. Substance-related disorders: Introduction and overview. In: Sadock BJ, Sadock VA, Ruiz P, eds. *Kaplan & Sadock's Comprehensive Textbook of Psychiatry*. 9th ed. Philadelphia: Lippincott Williams & Wilkins; 2009:1237.

Unger JB. The most critical unresolved issues associated with race, ethnicity, culture, and substance use. *Subst Use Misuse*, 2012;47:390.

▲ 20.2 Transtornos relacionados ao álcool

O alcoolismo está entre os transtornos psiquiátricos mais comuns observados no mundo ocidental. Problemas relacionados ao álcool nos Estados Unidos contribuem para 2 milhões de ferimentos a cada ano, incluindo 22 mil mortes. Nos últimos anos, tem-se observado aumento de pesquisas clinicamente relevantes sobre abuso e dependência de álcool, incluindo informações sobre influências genéticas específicas, curso clínico dessas condições e o desenvolvimento de tratamentos novos e proveitosos.

O álcool é uma droga potente que causa alterações tanto agudas quanto crônicas em quase todos os sistemas neuroquímicos. Dessa forma, o abuso de álcool pode produzir sintomas psicológicos temporários graves, incluindo depressão, ansiedade e psicoses. Em longo prazo, níveis cada vez maiores de consumo de álcool podem produzir tolerância, bem como adaptação do corpo tão intensa que a interrupção do uso pode precipitar uma síndrome de abstinência normalmente caracterizada por insônia, evidência da hiperatividade do sistema nervoso autônomo e ansiedade. Portanto, em uma avaliação adequada dos problemas de vida e sintomas psiquiátricos em um paciente, o profissional deve considerar a possibilidade de que a situação clínica reflete os efeitos do álcool.

EPIDEMIOLOGIA

Psiquiatras precisam estar atentos ao alcoolismo porque se trata de uma condição comum; intoxicação e abstinência são semelhantes a vários transtornos psiquiátricos maiores, e o indivíduo usual com alcoolismo não se encaixa em estereótipos (i.e., os chamados "cachaceiros que bebem até cair").

Prevalência do consumo

Em algum momento durante a vida, 90% da população nos Estados Unidos consome álcool, sendo que a maioria começa a ingeri-lo entre o início e a metade da adolescência (Tab. 20.2-1). Até o fim do ensino médio, 80% dos estudantes consomem álcool, e mais de 60% ficam intoxicados. Em qualquer faixa etária, 2 em cada 3 homens consomem álcool, com uma proporção de ingestão persistente de aproximadamente 1,3 homem para 1,0 mulher, sendo que a prevalência mais elevada de consumo de álcool vai da metade para o fim da adolescência, ou do fim da adolescência até a metade da faixa dos 20 anos.

Homens e mulheres com educação superior e renda elevada têm mais chances de consumir álcool, e, entre as denominações religiosas, há maior proporção de judeus que o consomem, mas que apresentam os índices mais baixos de dependência da substância. Outras etnias, como irlandeses, têm índices mais elevados de problemas graves com álcool, mas também índices significativamente elevados de abstenção. Algumas estimativas demonstram que mais de 60% dos homens e mulheres em algumas tribos de índios norte-americanos e inuítes foram dependentes de álcool em algum momento. Nos Estados Unidos, o adulto médio consome 8,3 litros de álcool absoluto por ano, uma redução em relação aos 10,2 litros *per capita* em 1981.

O consumo de bebidas alcoólicas costuma ser considerado um hábito aceitável nos Estados Unidos. Cerca de 90% de todos os moradores desse país consumiram uma bebida alcoólica pelo menos uma vez na vida, e cerca de 51% de todos os adultos norte-americanos são usuários de álcool. Atrás de doenças cardíacas e câncer, transtornos relacionados ao álcool constituem o terceiro maior problema de saúde nos Estados Unidos atualmente. A cerveja responde por cerca de metade de todo o consumo de álcool; destilados, por cerca de um terço; e vinho, por cerca de um sexto. Aproximadamente 30 a 45% de todos os adultos nos Estados Unidos tiveram pelo menos um episódio temporário de problema relacionado ao álcool, geralmente um episódio amnésico induzido por álcool (p. ex., um apagão), condução de veículo motorizado em estado de embriaguez ou falta a aulas ou ao trabalho devido ao excesso de consumo. Cerca de 10% das mulheres e 20% dos homens satisfizeram os critérios diagnósticos para abuso de álcool durante a vida, e de 3 a 5% das mulheres e 10% dos homens satisfizeram os critérios para o diagnóstico mais grave de dependência de álcool durante a vida. Cerca de 200 mil mortes todo ano estão diretamente relacionadas ao abuso de álcool. As causas comuns de morte entre indivíduos com transtornos relacionados ao álcool são suicídio, câncer, doença cardíaca e doença hepática. Embora indivíduos envolvidos em acidentes automotivos letais nem sempre satisfaçam os critérios para um transtorno relacionado ao álcool, motoristas embriagados estão envolvidos em cerca de 50% de todas as mortes no trânsito, e essa porcentagem aumenta para em torno de 75% quando são considerados apenas acidentes com ocorrência tarde da noite. O uso de álcool e os transtornos relacionados ao álcool estão associados a cerca de 50% de todos os homicídios e 25% de todos os suicídios. O abuso de álcool reduz a expectativa de vida em cerca de 10 anos, e o álcool lidera o *ranking* de todas as substâncias em mortes relacionadas a esses agentes. A Tabela 20.2-2 lista outros dados epidemiológicos sobre o uso de álcool.

COMORBIDADE

Os diagnósticos psiquiátricos mais comumente associados aos transtornos relacionados ao álcool são transtornos relacionados a outra substância, transtorno da personalidade antissocial, transtornos do

TABELA 20.2-1
Epidemiologia do álcool

Condição	População (%)
Consumiu alguma vez	90
Consome atualmente	60-70
Problemas temporários	40+
Abuso[a]	Sexo masculino: 10+
	Sexo feminino: 5+
Dependência[a]	Sexo masculino: 10
	Sexo feminino: 3-5

[a]De 20 a 30% dos pacientes psiquiátricos.

TABELA 20.2-2
Dados epidemiológicos para transtornos relacionados ao álcool

Raça e etnia	▶ Brancos têm o índice mais elevado de uso de álcool
	▶ Hispânicos e negros têm índice semelhante de uso compulsivo, mas o índice é menor entre negros do que entre brancos
Gênero	▶ Homens têm muito mais probabilidade do que mulheres de desenvolver consumo compulsivo e consumo intenso
Região e urbanidade	▶ O uso de álcool é mais elevado nos Estados da região Oeste dos Estados Unidos e mais baixo nos Estados da região Sul
	▶ As regiões Centro-Norte e Nordeste têm índices semelhantes
	▶ O índice de uso de álcool no mês anterior foi de 56% em grandes centros urbanos, 52% em pequenos centros urbanos, e 46% em áreas não urbanizadas
	▶ Observa-se pouca variação entre os índices de consumo compulsivo e consumo intenso conforme a densidade populacional
Educação	▶ Aproximadamente 70% dos adultos com ensino superior completo são consumidores, em comparação com apenas 40% dos indivíduos com nível de escolaridade até ensino médio incompleto
	▶ Os índices de uso compulsivo de álcool são semelhantes em diferentes níveis de escolaridade
Classe socioeconômica	▶ Transtornos relacionados ao álcool aparecem em indivíduos de todas as classes socioeconômicas
	▶ Indivíduos que se encaixam no estereótipo de "mendigo cachaceiro" constituem menos de 5% das pessoas com transtornos relacionados ao álcool

humor e transtornos de ansiedade. Embora os dados sejam controversos, a maioria sugere que indivíduos com transtornos relacionados ao álcool apresentam um índice de suicídio acentuadamente mais elevado do que a população em geral.

Transtorno da personalidade antissocial

Relata-se com frequência uma associação entre transtorno da personalidade antissocial e transtornos relacionados ao álcool. Alguns estudos sugerem que o transtorno da personalidade antissocial é particularmente comum em homens com transtorno relacionado ao álcool e que pode antecedê-lo. Outros estudos, no entanto, sugerem que o transtorno da personalidade antissocial e transtornos relacionados ao álcool são entidades completamente distintas, não havendo uma relação causal.

Transtornos do humor

Aproximadamente 30 a 40% dos indivíduos com um transtorno relacionado ao álcool satisfazem os critérios diagnósticos para transtorno depressivo maior em algum momento da vida. Depressão é mais comum em mulheres do que em homens com esses transtornos. Vários estudos relataram que ela provavelmente ocorre em pacientes com transtornos relacionados ao álcool que apresentam um consumo diário elevado e história familiar de abuso de álcool. Indivíduos com transtornos relacionados ao álcool e transtorno depressivo maior correm grande risco de tentativa de suicídio e provavelmente apresentam outros diagnósticos de transtornos relacionados a substâncias. Alguns profissionais recomendam terapia com fármacos antidepressivos para sintomas depressivos que persistem após 2 a 3 semanas de sobriedade. Acredita-se que pacientes com transtorno bipolar tipo I corram risco de desenvolver um transtorno relacionado ao álcool; eles podem usar a substância como automedicação para seus episódios maníacos. Alguns estudos demonstraram que pessoas com ambos os diagnósticos, de transtorno relacionado ao álcool e transtorno depressivo, apresentam concentrações de metabólitos de dopamina (ácido homovanílico) e de ácido γ-aminobutírico (GABA) no líquido cerebrospinal (LCS).

Transtornos de ansiedade

Muitos indivíduos usam álcool devido a sua eficácia para aliviar a ansiedade. Embora a comorbidade entre transtornos relacionados ao álcool e transtornos do humor seja amplamente identificada, um fato menos conhecido é que 25 a 50% de todos os indivíduos com transtornos relacionados ao álcool também satisfazem os critérios diagnósticos para um transtorno de ansiedade. Fobias e transtorno de pânico são diagnósticos comórbidos particularmente frequentes nesses pacientes. Há dados que indicam que o álcool pode ser usado como tentativa de automedicar sintomas de agorafobia ou fobia social, mas um transtorno relacionado ao álcool provavelmente antecede o desenvolvimento de transtorno de pânico ou transtorno de ansiedade generalizada.

Suicídio

A maioria das estimativas da prevalência de suicídio entre indivíduos com transtornos relacionados ao álcool varia de 10 a 15%, embora o uso de álcool em si possa estar envolvido em um percentual muito mais elevado de suicídios. Alguns pesquisadores questionam se o índice de suicídio entre indivíduos com transtornos relacionados ao álcool é tão elevado quanto os números sugerem. Fatores que foram associados a suicídio entre indivíduos com transtornos relacionados ao álcool incluem a presença de um episódio depressivo maior, sistemas deficientes de apoio psicossocial, uma condição médica grave coexistente, desemprego e morar sozinho.

ETIOLOGIA

Muitos fatores influenciam a decisão de beber, o surgimento de dificuldades temporárias relacionadas ao álcool durante a adolescência e na faixa dos 20 anos e o desenvolvimento de dependência de álcool. O início da ingestão de álcool provavelmente depende, em grande parte, de fatores sociais, religiosos e psicológicos, embora características genéticas também possam estar presentes. Os fatores que influenciam a decisão de consumir álcool ou que contribuem para os problemas temporários, no entanto, podem ser diferentes daqueles que contribuem para o risco de problemas graves e recorrentes de dependência de álcool.

Uma interação semelhante entre influências genéticas e ambientais contribui para várias condições médicas e psiquiátricas, e, portanto, um exame desses fatores no alcoolismo oferece informações sobre transtornos genéticos de herança complexa de modo geral. Genes dominantes ou recessivos, embora sejam importantes, explicam apenas condições relativamente raras. A maioria dos transtornos apresenta algum grau de predisposição genética que normalmente se relaciona a uma série de características de influência genética diferente, sendo que cada qual aumenta ou reduz o risco para o transtorno.

Provavelmente várias influências genéticas se combinam para explicar cerca de 60% da proporção de risco para alcoolismo, sendo que o ambiente é responsável pela proporção restante da variação. As divisões sugeridas nesta seção, portanto, são mais heurísticas do que reais, porque existe a combinação de uma série de fatores psicológicos, socioculturais e biológicos, entre outros, por trás do desenvolvimento de problemas de vida graves e repetitivos relacionados ao álcool.

Teorias psicológicas

Várias teorias relacionam o uso de álcool à intenção de reduzir a tensão, aumentar os sentimentos de poder e reduzir os efeitos de dor psicológica. Talvez se tenha observado com maior interesse a percepção de que indivíduos com problemas relacionados ao álcool costumam relatar que ele diminui o sentimento de nervosismo e ajuda a lidar com os estresses diários da vida. As teorias psicológicas se baseiam, em parte, na observação, entre indivíduos não alcoolistas, de que a ingestão de baixas doses de álcool em um contexto social tenso ou após um dia difícil pode ser associada a uma sensação intensificada de bem-estar e uma facilidade de interações. No entanto, em doses elevadas, especialmente quando os níveis de álcool no sangue caem, a maioria das medições de tensão muscular e sentimentos psicológicos de nervosismo e tensão aumentam. Portanto, os efeitos relaxantes dessa droga podem ter impacto maior em usuários de leve a moderados, ou contribuir para o alívio dos sintomas de abstinência, mas desempenham um papel menor na causa do alcoolismo. As teorias que se concentram no potencial do álcool de intensificar os sentimentos de poder e de ser sexualmente atraente e de reduzir os efeitos da dor psicológica são difíceis de avaliar de forma conclusiva.

Teorias psicodinâmicas

Talvez os efeitos de desinibição ou redução de ansiedade com o consumo de baixas doses de álcool estejam relacionados à hipótese de que alguns indivíduos podem usar essa droga para ajudá-los a lidar com um superego severo e autopunitivo e a reduzir níveis inconscientes de estresse. Além disso, a teoria psicanalítica clássica postula que ao menos alguns indivíduos alcoolistas podem ter ficado fixados no estágio oral de desenvolvimento e usam o álcool para aliviar suas frustrações ao consumi-lo por via oral. Hipóteses que contemplam fases interrompidas de desenvolvimento psicossexual, embora sejam heuristicamente úteis, tiveram pouco efeito sobre as abordagens de tratamento mais frequentes e não constituem foco de pesquisas atuais. A maioria dos estudos também não foi capaz de documentar uma "personalidade aditiva" presente na maioria dos alcoolistas e associada a uma propensão à falta de controle do consumo de uma ampla variedade de substâncias e alimentos. Embora se observem pontuações patológicas em testes de personalidade durante intoxicação, abstinência e no início da recuperação, muitas dessas características não são encontradas antes do início do alcoolismo, e a maioria desaparece com a abstinência. Do mesmo modo, estudos prospectivos com filhos de alcoolistas sem outros transtornos concomitantes em geral documentam riscos elevados sobretudo para alcoolismo. Conforme descrito mais adiante neste livro, uma exceção parcial ocorre com os níveis extremos de impulsividade observados nos 15 a 20% de homens alcoolistas com transtorno da personalidade antissocial, porque apresentam riscos elevados de criminalidade, violência e dependência de múltiplas substâncias.

Teorias comportamentais

Expectativas quanto aos efeitos de recompensa do consumo de álcool, atitudes cognitivas voltadas para a responsabilidade pelo próprio comportamento e subsequentes reforços após a ingestão de álcool contribuem para a decisão de beber novamente após a primeira experiência com álcool e continuar seu consumo apesar dos problemas que a experiência origina. Essas questões são relevantes para a tentativa de modificar comportamentos de consumo de álcool na população em geral e contribuem para alguns aspectos importantes da reabilitação.

Teorias socioculturais

Teorias socioculturais costumam estar baseadas em extrapolações de grupos sociais que apresentam índices elevados e baixos de alcoolismo. Teóricos postulam que grupos étnicos, como judeus, que introduzem os filhos a níveis comedidos de consumo de álcool em uma atmosfera familiar e se abstêm de embriaguez apresentam baixos índices de alcoolismo. Acredita-se que alguns outros grupos, como irlandeses ou algumas tribos de índios norte-americanos com índices elevados de abstinência, mas com uma tradição de consumir álcool até a embriaguez entre usuários, apresentem índices elevados de alcoolismo. Essas teorias, no entanto, costumam depender de estereótipos muitas vezes equivocados, e há evidentes exceções a essas regras. Por exemplo, algumas teorias baseadas em observação de irlandeses e franceses previram incorretamente índices elevados de alcoolismo entre italianos.

Ainda assim, eventos ambientais, que supostamente incluem fatores culturais, explicam até 40% do risco de alcoolismo. Dessa forma, embora sejam de difícil estudo, é provável que atitudes culturais com relação ao consumo de álcool, embriaguez e responsabilidade pessoal por suas consequências sejam fatores importantes que contribuem para os índices de problemas relacionados ao álcool em uma sociedade. Na análise final, teorias sociais e psicológicas provavelmente têm grande relevância porque delineiam fatores que contribuem para o início do consumo de álcool, para o desenvolvimento de dificuldades de vida temporárias relacionadas ao seu consumo e até mesmo para o alcoolismo. O problema é como coletar dados relativamente definitivos para sustentar ou refutar as teorias.

História infantil

Pesquisadores identificaram vários fatores na história infantil de indivíduos que mais tarde desenvolveram transtornos relacionados ao álcool e em crianças com risco elevado de desenvolver um transtorno relacionado ao álcool porque um ou ambos os pais eram afetados. Em estudos experimentais, descobriu-se que crianças com risco elevado de transtornos relacionados ao álcool exibiam, em média, uma variedade de déficits em testes neurocognitivos, baixa amplitude da onda P300 em teste de potencial evocado e diversas anormalidades em registros de eletrencefalograma (EEG). Estudos com descendentes com alto risco na faixa dos 20 anos também demonstraram um efeito geralmente direto do álcool em comparação ao que foi observado em indivíduos cujos pais não foram diagnosticados com um transtorno relacionado ao álcool. Tais achados sugerem que, do ponto de vista biológico, uma função cerebral hereditária pode predispor um indivíduo a um transtorno relacionado ao álcool. Uma história infantil de transtorno de déficit de atenção/hiperatividade (TDAH), transtorno da conduta, ou ambos, aumenta o risco de a criança desenvolver um transtorno relacionado ao álcool na idade adulta. Transtornos da personalidade, particularmente transtorno da personalidade antissocial, conforme indicado anteriormente, também predispõem o indivíduo a um transtorno relacionado ao álcool.

Teorias genéticas

Importância das influências genéticas. A conclusão de que o alcoolismo sofre influência genética é defendida por quatro linhas de evidências. Em primeiro lugar, um risco 3 a 4 vezes maior para problemas graves com álcool é observado em parentes próximos de indivíduos alcoolistas. O índice de problemas com álcool aumenta com a quantidade de parentes alcoolistas, com a severidade de sua doença e com a proximidade da relação genética ao indivíduo estudado. As investigações familiares pouco fazem para diferenciar a importância de genética e ambiente, e a segunda abordagem, estudos com gêmeos, leva os dados um pouco além. A taxa de semelhança, ou concordância, para diversos problemas relacionados ao álcool é significativamente mais elevada em gêmeos idênticos de indivíduos alcoolistas do que em gêmeos fraternos na maioria das investigações, o que estima que os genes respondam por 60% da variação, sendo o restante relacionado a influências não compartilhadas, provavelmente ambientais, na idade adulta. Em terceiro, todos os estudos de adoção revelaram um risco significativamente maior de alcoolismo na descendência de pais alcoolistas, mesmo quando os filhos foram separados dos pais biológicos logo após o nascimento e criados sem conhecimento dos problemas da família biológica. O risco de dificuldades graves relacionadas ao álcool não é ainda mais intensificado quando se é criado em uma família adotiva alcoolista. Por fim, estudos com animais sustentam a importância de uma variedade de genes ainda a ser identificada na livre escolha do uso de álcool, níveis subsequentes de intoxicação e outras consequências.

EFEITOS DO ÁLCOOL

O termo *álcool* se refere a um grande grupo de moléculas orgânicas que têm um grupo de hidroxila (–OH) ligado a um átomo saturado de carbono. Álcool etílico, também denominado *etanol*, é a forma comum do álcool; às vezes referido como *álcool potável*, o álcool etílico é utilizado para ingestão. A fórmula química do etanol é $CH_3–CH_2–OH$.

O paladar e os sabores de bebidas alcoólicas resultam dos métodos de elaboração, os quais originam diversos congêneres no produto final, incluindo metanol, butanol, aldeídos, fenóis, taninos e traços de diversos metais. Embora os congêneres possam conferir alguns efeitos psicoativos diferenciais nas diversas bebidas alcoólicas, essas diferenças são mínimas em comparação aos efeitos do próprio etanol. Considera-se uma única dose a quantidade de 12 g de etanol, que é o conteúdo de 355 mL de cerveja (teor de 3,6% de etanol nos Estados Unidos), um copo de 118 mL de vinho não fortificado, ou 30 a 45 mL de destilado com 40% de etanol (p. ex., uísque ou gim). Contudo, ao calcular a ingestão de álcool do paciente, o clínico deve estar ciente de que há variação no teor alcoólico de cervejas, as quais estão disponíveis em embalagens com quantidades diferentes, de que copos de vinho variam de 60 a 175 mL e de que coquetéis em alguns bares e na maioria das residências contêm de 60 a 90 mL de destilados. Ainda assim, ao usar o tamanho moderado de bebidas alcoólicas, o clínico pode estimar que uma dose de álcool eleve o nível de álcool no sangue de um homem de 68 kg em 15 a 20 mg/dL, o que é aproximadamente a concentração de álcool que uma pessoa comum consegue metabolizar em 1 hora.

Possíveis efeitos benéficos do álcool foram divulgados, especialmente por seus fabricantes e distribuidores de álcool. Destinou-se atenção principalmente para alguns dados epidemiológicos que sugerem que 1 ou 2 cálices de vinho tinto por dia reduzem a incidência de doenças cardiovasculares; esses achados, no entanto, são extremamente controversos.

Absorção

Aproximadamente 10% do álcool consumido é absorvido a partir do estômago e o restante a partir do intestino delgado. O auge da concentração de álcool no sangue é atingido após 30 a 90 minutos e normalmente entre 45 e 60 minutos, dependendo se o álcool foi ingerido com o estômago vazio (o que intensifica a absorção). O tempo até o pico de concentração sanguínea também depende do tempo que levou para o álcool ser consumido; a ingestão rápida reduz o tempo até o pico de concentração, e a ingestão lenta aumenta. A absorção é mais rápida com bebidas que contêm de 15 a 30% de álcool. Há controvérsia sobre se a carbonação (p. ex., no champanha e em coquetéis com água gaseificada) intensifica a absorção do álcool.

O corpo dispõe de mecanismos de proteção contra grandes quantidades de álcool. Por exemplo, se a concentração de álcool no estômago se torna elevada demais, o corpo secreta muco e a válvula pilórica se fecha. Essas ações reduzem a absorção e impedem que o álcool passe para o intestino delgado, onde não há obstáculos significativos para a absorção. Dessa forma, uma grande quantidade de álcool pode permanecer sem absorção no estômago durante horas. Ademais, piloroespasmo costuma resultar em náusea e vômito.

Assim que o álcool é absorvido na circulação, ele é distribuído para todos os tecidos do corpo. Como ele se dissolve uniformemente na água corporal, tecidos contendo uma grande proporção de água recebem uma concentração elevada de álcool. Os efeitos intoxicantes são maiores quando a concentração de álcool no sangue aumenta do que quando se reduz (efeitos Mellanby). Por isso, a taxa de absorção influencia diretamente a resposta de intoxicação.

Metabolismo

Aproximadamente 90% do álcool absorvido é metabolizado por meio de oxidação no fígado; os 10% restantes são excretados inalterados pelos rins e pulmões. A taxa de oxidação pelo fígado é constante e independe das exigências de energia do corpo. O corpo pode metabolizar cerca de 15 mg/dL por hora, com uma variação de 10 a 34 mg/dL por hora. Ou seja, uma pessoa comum oxida 22 mL de 40% de álcool em uma hora. Em indivíduos com história de consumo excessivo de álcool, a suprarregulação das enzimas necessárias resulta em rápido metabolismo da substância.

O álcool é metabolizado por duas enzimas: álcool desidrogenase (ADH) e aldeído desidrogenase. A ADH catalisa a conversão de álcool em acetaldeído, que é um composto tóxico; a aldeído desidrogenase catalisa a conversão de acetaldeído em ácido acético. A aldeído desidrogenase é inibida por dissulfiram, frequentemente utilizado no tratamento de transtornos relacionados ao álcool. Alguns estudos demonstraram que mulheres apresentam uma concentração sanguínea de ADH menor do que homens, o que pode explicar a tendência de uma mulher ficar mais intoxicada que um homem após ingerir a mesma quantidade de álcool. A redução do funcionamento das enzimas metabolizadoras de álcool em alguns indivíduos asiáticos também pode levar a uma intoxicação mais fácil e a sintomas tóxicos.

Efeitos sobre o cérebro

Bioquímica. Em contraste com a maioria das outras substâncias de abuso com alvos receptores – como o receptor *N*-metil-D-aspartato (NMDA) de fenciclidina (PCP) –, não foi identificado nenhum alvo molecular como mediador para os efeitos do álcool. A antiga teoria sobre os efeitos bioquímicos do álcool é voltada para seus efeitos sobre as membranas dos neurônios. Dados apoiam a hipótese de que o álcool produz seus efeitos ao se intercalar nas membranas e, desse modo, aumentar a fluidez das membranas com o uso de curto prazo. Com o uso prolongado, no entanto, a teoria postula que as membranas se tornam rígidas ou endurecidas. A fluidez das membranas é essencial para o funcionamento normal dos receptores, dos canais iônicos e de outras proteínas funcionais ligadas a membranas. Em estudos recentes, pesquisadores tentaram identificar alvos moleculares específicos para os efeitos do álcool. Dedicou-se atenção aos efeitos do álcool em canais iônicos. Especificamente, estudos revelaram que atividades nos canais iônicos associadas aos receptores de acetilcolina nicotínica, serotonina 5-hidroxitriptamina3 ($5-HT_3$) e GABA tipo A ($GABA_A$) são intensificadas pelo álcool, enquanto atividades dos canais iônicos associadas aos receptores de glutamato e canais de cálcio disparados por voltagem são inibidas.

Efeitos comportamentais. Como resultado final das atividades moleculares, o álcool funciona como depressor, assim como os barbitúricos e benzodiazepínicos, com os quais o álcool apresenta, parcialmente, tolerância cruzada e dependência cruzada. Em um nível de 0,05% de álcool no sangue, pensamento, discernimento e inibição são relaxados e às vezes perturbados. Em uma concentração de 0,1%, atos motores voluntários normalmente se tornam perceptivelmente desajeitados. Na maioria dos Estados Unidos, a intoxicação legal varia de 0,1 a 0,15% de álcool no sangue. Em 0,2%, a depressão da função de toda a área motora do cérebro pode ser medida, e as partes do cérebro que controlam o comportamento emocional também são afetadas. Em 0,3%, o indivíduo normalmente fica confuso ou entra em estupor; em 0,4 a 0,5%, entra em coma. Em níveis mais elevados, os centros primitivos do cérebro que controlam a respiração e a frequência cardíaca são afetados, e ocorre morte secundária a depressão respiratória direta ou a aspiração de vômito. Indivíduos com histórias antigas de abuso de álcool, no entanto, podem tolerar concentrações muito mais elevadas do que pessoas com baixo consumo de álcool; sua tolerância à substância pode causar a impressão errônea de que estão menos intoxicados do que de fato estão.

Efeitos no sono. Embora o álcool consumido à noite normalmente aumente a facilidade em adormecer (redução da latência do sono), também tem efeitos adversos sobre a arquitetura do sono. Especificamente, o uso de álcool está associado a diminuição do sono do movimento rápido dos olhos (sono REM ou sono com sonhos) e do sono profundo (estágio 4) e maior fragmentação do sono, com episódios mais frequentes e mais longos de vigília. Portanto, a noção de que ingerir álcool ajuda a dormir é um mito.

Outros efeitos fisiológicos

Fígado. Os principais efeitos adversos do uso de álcool estão relacionados a lesões no fígado. O uso de álcool, mesmo que de curta duração, como episódios semanais de aumento de consumo, pode resultar em acúmulo de gorduras e proteínas, as quais produzem a aparência de um fígado gorduroso, às vezes encontrado em exames físicos como um fígado aumentado (hepatomegalia). A associação entre a infiltração de gorduras no fígado e lesões hepáticas graves ainda é incerta. O uso de álcool, no entanto, está associado ao desenvolvimento de hepatite alcoólica e cirrose hepática.

Sistema gastrintestinal. O consumo intenso de álcool em longo prazo está associado ao desenvolvimento de esofagite, gastrite, acloridria e úlceras gástricas. O desenvolvimento de varizes esofágicas pode acompanhar abuso de álcool particularmente intenso; a ruptura dessas varizes é uma emergência médica que costuma resultar em morte por hemorragia. Distúrbios do intestino delgado ocorrem eventualmente, e pancreatite, insuficiência pancreática e câncer pancreático também estão associados ao uso intenso da substância. A ingestão intensa de álcool pode interferir nos processos normais de digestão e absorção dos alimentos; como resultado, os alimentos consumidos são digeridos de forma inadequada. O abuso de álcool também parece inibir a capacidade do intestino de absorver diversos nutrientes, como vitaminas e aminoácidos. Esse efeito, em conjunto com hábitos alimentares com frequência inadequados dos indivíduos com transtornos relacionados ao álcool, pode causar graves deficiências vitamínicas, sobretudo das vitaminas do complexo B.

Outros sistemas corporais. A ingestão significativa de álcool foi associada a aumento da pressão arterial, desregulação do metabolismo de lipoproteínas e triglicerídeos e aumento do risco de infarto do miocárdio e de doença cerebrovascular. Demonstrou-se que ele afeta o coração de indivíduos não alcoolistas que normalmente não ingerem álcool, aumentando a descarga cardíaca em repouso, a frequência cardíaca e o consumo de oxigênio do miocárdio. Evidências indicam que a ingestão de álcool pode afetar de modo adverso o sistema hematopoiético e aumentar a incidência de câncer, especialmente na cabeça, no pescoço, no esôfago, no estômago, no fígado, no colo e no pulmão. Intoxicação aguda também pode estar associada a hipoglicemia, que, quando não identificada, pode ser responsável por parte das mortes súbitas de indivíduos intoxicados. Fraqueza muscular é outro efeito colateral do alcoolismo. Evidências recentes mostram que a ingestão de álcool aumenta a concentração sanguínea de estradiol em mulheres. O aumento de estradiol está correlacionado com o nível de álcool no sangue.

Testes laboratoriais. Os efeitos adversos do álcool aparecem em testes de laboratório comuns, que podem auxiliar no diagnóstico para identificar indivíduos com transtornos relacionados ao álcool. Os níveis de γ-glutamil (gama gt) transpeptidase são elevados em cerca de 80% dos indivíduos com transtornos relacionados ao álcool, e o volume corpuscular médio (VCM) é elevado em cerca de 60%, mais em mulheres do que em homens. Outros valores de testes laboratoriais que podem ter resultados elevados em associação ao abuso de álcool são os de ácido úrico, triglicerídeos, aspartato aminotransferase (AST) e alanina aminotransferase (ALT).

Interações medicamentosas

As interações entre álcool e outras substâncias podem ser perigosas e até mesmo fatais. Determinadas substâncias, como álcool e fenobarbital, são metabolizadas pelo fígado, e seu uso prolongado pode levar à aceleração do metabolismo. Quando o indivíduo com transtorno relacionado ao álcool está sóbrio, esse metabolismo acelerado o deixa excepcionalmente tolerante a vários fármacos, como sedativos e hipnóticos; durante a intoxicação, no entanto, esses fármacos competem com o álcool pelos mesmos mecanismos de desintoxicação, e concentrações potencialmente tóxicas de todas as substâncias envolvidas podem se acumular no sangue.

Os efeitos do álcool e de outros depressores do SNC costumam ser sinérgicos. Sedativos, hipnóticos e fármacos que proporcionam o alívio de dor, de náusea causada por movimento, de resfriados e de sintomas alérgicos devem ser usados com cautela por indivíduos com transtornos relacionados ao álcool. Narcóticos deprimem as áreas sensoriais do córtex cerebral e podem produzir analgesia, sedação, apatia, entorpecimento e sono; doses elevadas podem resultar em falência respiratória e morte. Aumentar a dosagem de fármacos sedativo-hipnóticos, como hidrato de cloral e benzodiazepínicos, especialmente quando combinados com álcool, produz uma gama de efeitos desde sedação, passando por prejuízo motor e intelectual, até estupor, coma e morte. Como sedativos e outros fármacos psicotrópicos podem potencializar os efeitos do álcool, deve-se instruir os pacientes sobre os perigos de se combinar depressores do SNC e álcool, sobretudo ao dirigir ou operar maquinário.

TRANSTORNOS

Transtorno por uso de álcool

Diagnóstico e características clínicas. No DSM-5, todos os transtornos por uso de substâncias usam os mesmos critérios gerais para dependência e abuso (veja a Seção 20.1). Uma necessidade de uso diário de grandes quantidades de álcool para o funcionamento adequado, um padrão regular de consumo intenso limitado a fins de semana e longos períodos de sobriedade intercalados por consumo compulsivo de ingestão intensa de álcool com duração de semanas ou meses são fortes indicativos da possibilidade de dependência e abuso de álcool. Os padrões de consumo costumam estar associados a determinados comportamentos: incapacidade de reduzir ou interromper o consumo; esforços repetidos para controlar ou reduzir o consumo excessivo mantendo-se abstêmio temporariamente ou para restringir a ingestão de álcool a determinados horários durante o dia; consumo compulsivo (permanecer intoxicado durante o dia por pelo menos dois dias); consumo eventual de um quinto de destilados (ou seu equivalente em vinho ou cerveja); períodos amnésticos referentes a eventos que ocorreram durante intoxicação (apagões); consumo continuado apesar de um distúrbio físico grave que o indivíduo sabe ser exacerbado pelo uso de álcool; e ingestão de álcool não potável, como combustível e produtos comerciais que contêm álcool. Além disso, indivíduos com dependência e abuso de álcool demonstram prejuízo no funcionamento social ou ocupacional devido ao uso da substância (p. ex., violência durante intoxicação, ausência no trabalho, perda do emprego), dificuldades legais (p. ex., prisão por embriaguez e acidentes de trânsito causados por embriaguez) e discussões ou dificuldades com familiares ou amigos sobre o consumo excessivo de álcool.

> Mark, um homem divorciado de 45 anos, foi examinado no setor de emergência de um hospital porque estava confuso e incapaz de cuidar de si mesmo nos três dias anteriores. Seu irmão, que o levara ao hospital, relatou que o paciente consumia grandes quantidades de cerveja e vinho diariamente havia mais de cinco anos. Sua vida doméstica e profissional era razoavelmente estável até o divórcio, cinco anos antes. O irmão indicou que o padrão de consumo de álcool de Mark desde o divórcio era de aproximadamente cinco cervejas e uma garrafa de vinho por dia. Mark costumava ter apagões decorrentes da bebida e frequentemente faltava ao trabalho, o que o levou a perder vários empregos nos últimos cinco anos. Como ele mal consegue se sustentar financeiramente fazendo biscates, há três dias ficou sem dinheiro e sem álcool, e começou a pedir esmolas nas ruas para comprar comida. Mark estava malnutrido, na melhor das hipóteses fazia uma refeição por dia e dependia da cerveja como fonte principal de alimento.
>
> Durante o exame, Mark intercalava momentos de apreensão e de simpatia superficial e tagarela. Encontrava-se bastante tenso e falava constantemente de modo incoerente e sem foco. Apresentou variações no reconhecimento do médico: algumas vezes o reconhecia, mas em outras ficava confuso e acreditava que o médico era seu outro irmão, que mora em outro Estado. Em duas ocasiões referiu-se ao médico pelo nome do irmão e perguntou-lhe quando havia chegado à cidade, evidentemente depois de ter perdido o fio condutor da entrevista até aquele momento. Apresentava forte tremor nas mãos durante repouso e estava desorientado quanto ao tempo. Acreditava que estava em um estacionamento em vez de no hospital. Tentativas de testes de memória e cálculos falharam porque seu foco de atenção mudava muito rapidamente.

Subtipos de dependência de álcool. Diversos pesquisadores tentaram dividir a dependência de álcool em subtipos baseados principalmente em características fenomenológicas. Uma classificação recente indica que a dependência de álcool tipo A se caracteriza por início tardio, poucos fatores de risco na infância, dependência relativamente leve, poucos problemas relacionados ao álcool e pouca psicopatologia. A dependência de álcool tipo B se caracteriza por muitos fatores de risco na infância, dependência grave, início precoce de problemas relacionados ao álcool, muita psicopatologia, história familiar de abuso de álcool, abuso frequente de várias substâncias, longa história de tratamento para o uso de álcool e várias situações de vida estressantes graves. Alguns pesquisadores descobriram que indivíduos do tipo A que são dependentes de álcool podem responder a psicoterapias, enquanto indivíduos do tipo B que são dependentes de álcool podem melhorar com treinamento de habilidades de enfrentamento.

Outras tentativas de classificar subtipos de dependência de álcool receberam reconhecimento razoavelmente extenso na literatura especializada. Um grupo de pesquisadores propôs três subtipos: consumidores problemáticos em estágio inicial, que ainda não desenvolveram síndromes completas de dependência de álcool; consumidores afiliados, propensos a beber diariamente em quantidades moderadas em contextos sociais; e consumidores esquizoides isolados, que apresentam dependência grave e ingerem álcool em ondas compulsivas e frequentemente sozinhos.

Outro pesquisador descreveu dependência de álcool gama, a qual se acredita ser comum nos Estados Unidos e representa a dependência de álcool observada entre indivíduos que são ativos nos Alcoólicos Anônimos (AA). Essa variante está voltada para problemas de controle em que os indivíduos são incapazes de interromper o consumo de álcool uma vez que ele foi iniciado. Quando o consumo é interrompido como resultado de deterioração da saúde ou dificuldade financeira, esses indivíduos conseguem se tornar abstêmios durante períodos variados de tempo. Na dependência de álcool delta, talvez mais comum na Europa do que nos Estados Unidos, indivíduos que são dependentes de álcool precisam ingerir uma determinada quantidade todos os dias, mas não estão cientes de falta de controle. O transtorno por uso de álcool pode não ser descoberto até que o indivíduo precise interromper o consumo por algum motivo e passe a exibir sintomas de abstinência.

Outro pesquisador sugeriu um *tipo I*, uma variedade de dependência de álcool *exclusivamente masculina*, caracterizada por início tardio, mais evidências de dependência psicológica do que física e a presença de sentimentos de culpa. O *tipo II*, dependência de álcool *exclusivamente masculina*, caracteriza-se pelo início muito precoce, busca espontânea por álcool para consumo e um conjunto de comportamentos socialmente perturbadores durante a intoxicação.

Outros quatro subtipos de alcoolismo também foram postulados em um estudo. O primeiro é o *alcoolismo antissocial*, em geral com predominância em homens, com prognóstico desfavorável, início precoce de problemas relacionados ao álcool e íntima associação com o transtorno da personalidade antissocial. O segundo é o *alcoolismo cumulativo de desenvolvimento*, em que a tendência primária para abuso de álcool é exacerbada com o tempo, ao passo que expectativas culturais propiciam mais oportunidades para a ingestão de álcool. O terceiro é o *alcoolismo de afeto negativo*, mais comum em mulheres do que em homens; conforme essa hipótese, mulheres têm propensão a usar o álcool para regulação do humor e para facilitar relacionamentos sociais. O quarto é o *alcoolismo limitado de desenvolvimento*, com períodos frequentes de consumo de grandes quantidades de álcool; esses períodos se tornam menos frequentes com a idade e com o aumento das expectativas da sociedade quanto ao trabalho e à família.

Intoxicação por álcool

Os critérios diagnósticos do DSM-5 para intoxicação por álcool (também denominada embriaguez simples) são baseados em evidências de ingestão recente de etanol, comportamento desadaptativo e pelo menos um dos vários correlatos fisiológicos possíveis de intoxicação (Tab. 20.2-3). Em uma abordagem conservadora para identificar níveis sanguíneos com probabilidade de ter efeitos significativos sobre a capacidade de dirigir, a definição legal de intoxicação, na maioria dos Estados Unidos, exige uma concentração sanguínea de 80 ou 100 mg de etanol por decilitro de sangue (mg/dL), o que equivale a 0,08 a 0,10 g/dL. O esquema a seguir oferece um cálculo aproximado dos níveis de prejuízo que provavelmente podem ser observados em diferentes concentrações de álcool no sangue, válido

TABELA 20.2-3
Sinais de intoxicação por álcool

1. Fala arrastada
2. Tontura
3. Incoordenação
4. Instabilidade na marcha
5. Nistagmo
6. Prejuízo na atenção ou memória
7. Estupor ou coma
8. Visão dupla

para a maioria das pessoas. Evidências de alterações comportamentais, lentidão gradual do desempenho motor e redução da capacidade de pensar claramente ocorrem em doses ainda baixas, como 20 a 30 mg/dL, conforme a Tabela 20.2-4. Concentrações sanguíneas entre 100 e 200 mg/dL provavelmente aumentam o prejuízo da coordenação e do discernimento até causar problemas graves de coordenação (ataxia), aumento da labilidade do humor e níveis progressivamente maiores de deterioração cognitiva. Qualquer indivíduo que não demonstre níveis significativos de prejuízo em desempenho motor e mental em aproximadamente 150 mg/dL provavelmente apresenta tolerância farmacodinâmica significativa. Nessa faixa, a maioria das pessoas sem tolerância significativa também experimenta náusea relativamente grave e vômito. Com concentração de álcool no sangue na casa dos 200 aos 300 mg/dL, a fala arrastada provavelmente se torna mais intensa, e o prejuízo de memória (*amnésia anterógrada* ou *apagões alcoólicos*) se torna pronunciado. Novos aumentos na concentração de álcool no sangue resultam em anestesia de primeiro nível, e o indivíduo não tolerante que atinge 400 mg/dL ou mais corre risco de falência respiratória, coma e morte.

Abstinência de álcool

A abstinência de álcool, mesmo sem *delirium*, pode ser grave; ela inclui convulsões e hiperatividade autonômica. Condições que podem predispor a sintomas de abstinência ou agravá-los incluem fadiga, desnutrição, doença física e depressão. Os critérios do DSM-5 para abstinência de álcool requerem a cessação ou redução do uso pesado e prolongado de álcool, bem como a presença de sintomas físicos ou neuropsiquiátricos específicos. O diagnóstico também permite a especificação "com perturbações da percepção". Um estudo de tomografia por emissão de pósitrons (PET) do fluxo sanguíneo durante a abstinência de álcool em indivíduos sadios exceto pela dependência da substância relatou um baixo índice global de atividade metabólica, embora, após exame mais detalhado dos dados, os autores tenham concluído que a atividade foi particularmente baixa nas áreas parietal esquerda e frontal direita.

O sinal clássico de abstinência de álcool é tremor, embora o espectro de sintomas possa se expandir para incluir sintomas psicóticos e de percepção (p. ex., delírios e alucinações), convulsões e os sintomas de *delirium tremens* (DTs), denominado *delirium* por álcool no DSM-5. Tremores (normalmente chamados de "tremedeira") se desenvolvem de 6 a 8 horas após a interrupção do consumo, convulsões, em 12 a 24 horas, e DTs, a qualquer momento durante as primeiras 72 horas, embora médicos devam estar atentos para o desenvolvimento de DTs durante a primeira semana de abstinência.

TABELA 20.2-4
Prejuízo provavelmente observável em diferentes concentrações de álcool no sangue

Nível	Prejuízo provável
20-30 mg/dL	Desempenho motor mais lento e redução da capacidade de raciocínio
30-80 mg/dL	Aumento dos problemas motores e cognitivos
80-200 mg/dL	Aumentos na incoordenação e de erros de julgamento Labilidade do humor Deterioração da cognição
200-300 mg/dL	Nistagmo, fala arrastada acentuada e apagões alcoólicos
> 300 mg/dL	Prejuízo dos sinais vitais e possível morte

A síndrome de abstinência às vezes não segue a progressão normal e, por exemplo, apresenta diretamente DTs.

O tremor da abstinência de álcool pode ser semelhante ou a um tremor fisiológico, com um tremor contínuo de grande amplitude superior a 8 Hz, ou a um tremor familiar, com explosões de atividade de tremor mais lentas do que 8 Hz. Outros sintomas de abstinência incluem irritabilidade geral, sintomas gastrintestinais (p. ex., náusea e vômito) e hiperatividade simpática autonômica, incluindo ansiedade, excitação, sudorese, rubor facial, midríase, taquicardia e hipertensão leve. Pacientes que passam por abstinência de álcool estão, de modo geral, alertas, mas podem se sobressaltar facilmente.

> O Sr. F., de 29 anos de idade, bebe intensamente há oito anos. Um dia após o trabalho, começou a beber com os amigos e o consumo se prolongou durante toda a noite. Ele adormeceu de madrugada e, ao acordar, teve um forte desejo de beber, resolvendo não ir ao trabalho. Bebeu vários *bloody marys* em vez de se alimentar, porque não tinha apetite. Foi a um bar local à tarde e consumiu grandes quantidades de cerveja. Naquela noite, encontrou alguns amigos e continuou a beber.
>
> Esse padrão de consumo continuou durante a semana seguinte. No início da semana posterior, ele tentou tomar uma xícara de café e descobriu que suas mãos tremiam tanto que não conseguia levar a bebida à boca. Por fim, conseguiu servir um pouco de vinho em um cálice e bebeu o quanto pôde. Suas mãos ficaram menos trêmulas, mas passou a sentir náusea e ânsia de vômito. Tentou beber várias vezes, mas não conseguia manter o álcool no estômago. Sentiu-se muito mal e ansioso, de forma que entrou em contato com seu médico, que recomendou que fosse ao hospital.
>
> Durante a avaliação, o Sr. F. estava alerta. Apresentava tremor das mãos acentuado de repouso e de intenção, e sua língua e pálpebras estavam trêmulas. Estava orientado e não apresentava prejuízo de memória. Ao ser indagado sobre o consumo de álcool, admitiu ter consumido várias doses, todos os dias, nos últimos oito anos, mas alegou que o hábito nunca havia interferido no trabalho ou em seu relacionamento com colegas de trabalho ou amigos. Negou ter qualquer tipo de efeito colateral ao consumo de álcool além de ressacas leves. Negou ter tido uma compulsão dessa natureza antes e ter que ingerir álcool diariamente para poder funcionar adequadamente. Admitiu, no entanto, que nunca havia tentado reduzir ou interromper o consumo.

Convulsões de abstinência. Convulsões associadas à abstinência de álcool têm características estereotipadas, generalizadas e são tônico-clônicas. Os pacientes costumam ter mais de uma convulsão 3 a 6 horas após a primeira ocorrência. Estado epiléptico é relativamente raro e ocorre em menos de 3% dos pacientes. Embora anticonvulsivantes não sejam necessários para o manejo de convulsões de abstinência, a causa da convulsão é difícil de estabelecer durante a primeira avaliação do paciente na sala de emergência; portanto, muitos pacientes com convulsões de abstinência recebem medicamentos anticonvulsivantes, os quais são descontinuados assim que a causa das convulsões é identificada. Atividade convulsiva em indivíduos com história conhecida de abuso de álcool ainda assim deve despertar no clínico a consideração de outros fatores causais, como lesões na cabeça, infecções do SNC, neoplasias do SNC e outras doenças cerebrovasculares; abuso de álcool grave de longa duração pode resultar em hipoglicemia, hiponatremia e hipomagnesemia – sendo que todas essas condições podem estar associadas a convulsões.

Tratamento. A principal medicação para o controle dos sintomas de abstinência de álcool são os benzodiazepínicos (Tab. 20.2-5). Vários estudos descobriram que eles ajudam a controlar a atividade

TABELA 20.2-5
Terapia farmacológica para intoxicação e abstinência de álcool

Problema clínico	Fármaco	Via de administração	Dosagem	Comentário
Tremor e agitação de leve a moderada	Clordiazepóxido Diazepam	Oral Oral	25-100 mg a cada 4-6 horas 5-20 mg a cada 4-6 horas	A dose inicial pode ser repetida a cada 2 horas até o paciente ficar calmo; doses subsequentes devem ser individualizadas e tituladas
Alucinose	Lorazepam	Oral	2-10 mg a cada 4-6 horas	
Agitação extrema	Clordiazepóxido	Intravenosa	0,5 mg/kg a 12,5 mg/min	Administrar até o paciente ficar calmo; doses subsequentes devem ser individualizadas e tituladas
Convulsões de abstinência	Diazepam	Intravenosa	0,15 mg/kg a 2,5 mg/min	
Delirium tremens	Lorazepam	Intravenosa	0,1 mg/kg a 2,0 mg/min	

(Adaptada de Koch-Weser J, Sellers EM, Kalant J. Alcohol intoxication and withdrawal. *N Engl J Med*. 1976;294:757.)

convulsiva, *delirium*, ansiedade, taquicardia, hipertensão, diaforese e tremor associado à abstinência de álcool. Os benzodiazepínicos podem ser ministrados por via oral ou parenteral; nem diazepam, nem clordiazepóxido, no entanto, devem ser administrados por via intramuscular (IM), devido a sua absorção errática por essa rota. Os médicos devem titular a dosagem do benzodiazepínico, começando com uma dosagem elevada, reduzindo-a conforme a recuperação do paciente. Devem ser administrados benzodiazepínicos suficientes para manter o paciente calmo e sedado, mas não a ponto de não poder ser despertado para que o clínico aplique os procedimentos adequados, incluindo exames neurológicos.

Embora benzodiazepínicos sejam o tratamento-padrão para abstinência de álcool, estudos demonstraram que a carbamazepina em doses diárias de 800 mg é tão eficaz quanto os benzodiazepínicos, com a vantagem adicional de mínima chance de abuso. O uso de carbamazepina está gradualmente se tornando comum nos Estados Unidos e na Europa. Antagonistas do receptor β-adrenérgico e clonidina também foram usados para bloquear os sintomas de hiperatividade simpática, mas nenhum desses fármacos constitui tratamento eficaz para convulsões ou *delirium*.

Delirium

Diagnóstico e características clínicas. Pacientes com sintomas reconhecidos de abstinência de álcool devem ser monitorados com atenção para impedir a progressão para *delirium* por abstinência de álcool, a forma mais grave da síndrome de abstinência, também conhecido como DTs. O *delirium* por abstinência de álcool é uma emergência médica que pode resultar em morbidade e mortalidade significativas. Pacientes com *delirium* são um perigo para si mesmos e para outros. Devido à imprevisibilidade de seu comportamento, esses pacientes podem ser agressivos ou suicidas, ou podem agir em resposta a alucinações ou pensamentos delirantes como se fossem perigos genuínos. Sem tratamento, o DTs tem um índice de mortalidade de 20%, geralmente como resultado de uma doença médica intercorrente, como pneumonia, doença renal, insuficiência hepática ou insuficiência cardíaca. Embora convulsões de abstinência normalmente antecedam o desenvolvimento de *delirium* por abstinência de álcool, o *delirium* também pode surgir inesperadamente. A característica fundamental da síndrome é *delirium* com ocorrência no período de uma semana depois da cessação ou redução da ingestão de álcool. Além dos sintomas de *delirium*, as características de *delirium* por intoxicação de álcool incluem hiperatividade autonômica, como taquicardia, diaforese, febre, ansiedade, insônia e hipertensão; distorções da percepção, mais frequentemente alucinações visuais ou táteis; e níveis flutuantes de atividade psicomotora, que vão de hiperexcitabilidade a letargia.

Aproximadamente 5% dos indivíduos com transtornos relacionados ao álcool que requerem hospitalização têm DTs. Como a síndrome normalmente se desenvolve no terceiro dia de internação, um paciente admitido devido a uma condição não relacionada pode inesperadamente ter um episódio de *delirium*, o primeiro sinal de um transtorno relacionado ao álcool não diagnosticado. Episódios de DTs costumam ter início na faixa dos 30 aos 40 anos de idade, após 5 a 15 anos de consumo intenso, geralmente do tipo compulsivo. Uma doença física (p. ex., hepatite ou pancreatite) predispõe à síndrome; um indivíduo que goza de boa saúde raramente tem DTs durante a abstinência de álcool.

> O Sr. R., um homem de 40 anos de idade, foi admitido no departamento de ortopedia de um hospital geral após cair em uma escadaria e quebrar a perna. No terceiro dia de internação, tornou-se cada vez mais nervoso e começou a tremer. Não conseguia dormir à noite, falava incoerentemente, e sua ansiedade era evidente. Ao ser indagado, negou problemas com álcool além de um eventual cálice de vinho.
>
> Ao ser questionada diretamente, sua esposa admitiu que o Sr. R. consumia grandes quantidades de vinho há mais de quatro anos. No ano anterior, seu consumo passou a ter início todas as noites quando chegava em casa do trabalho e só terminava quando adormecia. Na noite da internação, a queda ocorrera antes que ele pudesse consumir álcool.
>
> Algumas semanas antes da internação, a Sra. R. percebera que o marido não conseguia se lembrar nem de eventos importantes ocorridos no dia anterior. Ele sofrera um acidente de carro três anos antes, mas sem nenhuma lesão grave. O sr. R não apresentava nenhum outro problema grave de saúde. Seu relacionamento com a esposa se tornou muito difícil depois que ele começou a beber, e ela estava considerando seriamente pedir o divórcio. O paciente tinha um relacionamento tenso com seus quatro filhos e discutia com eles com frequência. Recentemente, os filhos tentavam evitá-lo o máximo possível.
>
> Durante o exame, a fala do Sr. R. estava desconexa e incoerente. Ele acreditava que ainda estava no escritório e tinha um trabalho a terminar. Às vezes, acreditava que os médicos e enfermeiras eram seus colegas na empresa. Por vezes, pegava insetos que conseguia ver em seus lençóis. Estava desorientado quanto ao tempo e ficava facilmente sobressaltado com barulhos fora do quarto. Suava em profusão e não conseguia segurar um copo sem derramar um pouco de seu conteúdo.

Tratamento. O melhor tratamento para DTs é prevenção. O paciente em abstinência de álcool que exibe fenômenos de descontinuação deve ser medicado com benzodiazepínicos, como 25 a 50 mg de clordiazepóxido a cada 2 a 4 horas até evidências de que esteja fora de perigo. Assim que o *delirium* surge, no entanto, 50 a 100 mg de clordiazepóxido devem ser ministrados a cada 4 horas VO, ou lorazepam deve ser administrado via intravenosa (IV) caso medicação oral não seja possível (Tab. 20.2-5). Medicamentos antipsicóticos que podem reduzir o limiar convulsivo devem ser evitados. Uma alimentação rica em calorias e carboidratos, complementada por multivitamínicos, também é importante.

Conter fisicamente o paciente com DTs é arriscado; ele pode lutar contra as contenções até um nível perigoso de exaustão. Quando está turbulento e fora de controle, pode-se usar uma sala de reclusão. A desidratação, frequentemente exacerbada por diaforese e febre, pode ser corrigida com administração oral ou intravenosa de líquidos. Anorexia, vômito e diarreia costumam ocorrer durante a abstinência. Medicamentos antipsicóticos devem ser evitados porque podem reduzir o limiar convulsivo. O surgimento de sintomas neurológicos focais, lateralidade de convulsões, aumento da pressão intracraniana ou evidências de fraturas no crânio ou outras indicações de patologia do SNC devem levar o clínico a examinar o paciente em busca de uma nova doença neurológica. Medicamentos anticonvulsivantes não benzodiazepínicos não ajudam a impedir nem tratar convulsões resultantes de abstinência de álcool, embora benzodiazepínicos costumem ser eficazes.

A psicoterapia de apoio no tratamento de DTs é fundamental. O paciente costuma ficar desnorteado, assustado e ansioso devido aos sintomas perturbadores, e o apoio verbal competente se faz imperativo.

Demência persistente induzida por álcool

Demência persistente induzida por álcool é um problema cognitivo de longo prazo, heterogêneo e pouco estudado, que pode se desenvolver no curso do alcoolismo. Observam-se reduções globais do funcionamento intelectual, das capacidades cognitivas e da memória, mas dificuldades na memória recente são consistentes com o prejuízo cognitivo global, uma observação que ajuda a distinguir essa condição do transtorno amnéstico persistente induzido por álcool. Há a tendência de melhora do funcionamento cerebral com a abstinência, mas talvez metade de todos os pacientes afetados apresente deficiências de longo prazo e até mesmo permanentes na memória e no pensamento. Aproximadamente 50 a 70% desses pacientes apresentarão evidência de aumento do tamanho dos ventrículos encefálicos e diminuição dos sulcos cerebrais, embora essas alterações pareçam ser parcial ou completamente reversíveis durante o primeiro ano de abstinência total.

Transtorno amnéstico persistente induzido por álcool

Diagnóstico e características clínicas. A característica fundamental do transtorno amnéstico persistente induzido por álcool é uma perturbação na memória de curto prazo causada pelo uso intenso de álcool. Como o transtorno geralmente ocorre em indivíduos que consomem álcool intensamente há vários anos, é raro em indivíduos com menos 35 anos de idade.

Síndrome de Wernicke-Korsakoff. A denominação clássica para transtorno amnéstico persistente induzido por álcool é composta por encefalopatia de Wernicke (um conjunto de sintomas agudos) e síndrome de Korsakoff (uma condição crônica). Enquanto a encefalopatia de Wernicke é totalmente reversível com tratamento, apenas 20% dos pacientes com síndrome de Korsakoff se recuperam. A conexão fisiopatológica entre as duas síndromes é deficiência de tiamina (vitamina B1), causada por maus hábitos nutricionais ou por problemas de absorção. A tiamina é um cofator de várias enzimas importantes e também pode estar envolvida na condução do potencial de ação ao longo do axônio e na transmissão sináptica. As lesões neuropatológicas são simétricas e paraventriculares, envolvendo corpos papilares, o tálamo, o hipotálamo, o mesencéfalo, a ponte, a medula, o fórnice e o cerebelo.

A encefalopatia de Wernicke, também chamada de *encefalopatia alcoólica*, é um transtorno neurológico agudo caracterizado por ataxia (que afeta principalmente a marcha), disfunção vestibular, confusão e uma variedade de anormalidades de motilidade ocular, incluindo nistagmo horizontal, paralisia orbital lateral e paralisia do olhar conjugado. Esses sinais oculares costumam ser bilaterais, mas não necessariamente simétricos. Outros sinais oculares podem incluir uma reação lenta à luz e anisocoria. A encefalopatia de Wernicke pode desaparecer espontaneamente em alguns dias ou semanas, ou pode progredir para síndrome de Korsakoff.

Tratamento. Nos estágios iniciais, a encefalopatia de Wernicke reage rapidamente a grandes doses de tiamina parenteral, que se acredita ser eficaz na prevenção da progressão para síndrome de Korsakoff. A dosagem de tiamina costuma ser iniciada em 100 mg via oral de 2 a 3 vezes por dia e continua durante 1 a 2 semanas. Em pacientes com transtornos relacionados ao álcool que recebem administração IV de solução de glicose, a boa prática recomenda incluir 100 mg de tiamina em cada litro de solução de glicose.

A síndrome de Korsakoff é a síndrome amnéstica crônica que pode se seguir à encefalopatia de Wernicke, e acredita-se que as duas síndromes possam ter relação fisiopatológica. As características principais da síndrome de Korsakoff são a síndrome de prejuízo mental (especialmente a memória recente) e amnésia anterógrada em um paciente alerta e responsivo. O paciente pode ou não apresentar o sintoma de confabulação. O tratamento da síndrome de Korsakoff também consiste em 100 mg de tiamina administrada via oral 2 a 3 vezes ao dia; o regime de tratamento deve continuar de 3 a 12 meses. Poucos pacientes que progridem para síndrome de Korsakoff chegam a se recuperar totalmente, embora vários apresentem melhoras em suas capacidades cognitivas com tiamina e apoio nutricional.

Apagões. Apagões são semelhantes a episódios de amnésia global transitória, uma vez que constituem episódios distintos de amnésia anterógrada que ocorrem em associação com intoxicação por álcool. Os períodos de amnésia podem ser particularmente aflitivos quando o indivíduo teme ter machucado alguém sem perceber ou tenha agido de forma imprudente enquanto intoxicado. Durante um apagão, o indivíduo retém a memória remota de modo relativamente intacto, mas experimenta um déficit específico na memória de curto prazo, que o impossibilita de relembrar eventos que ocorreram nos 5 ou 10 minutos anteriores. Como suas outras faculdades intelectuais se mantêm preservadas, ele pode desempenhar tarefas complexas e parecer normal ao observador casual. Os mecanismos neurobiológicos para apagões alcoólicos atualmente são conhecidos em nível molecular; o álcool bloqueia a consolidação de novas memórias em memórias antigas, um processo que, acredita-se, envolva o hipocampo e estruturas relacionadas do lobo temporal.

Transtorno psicótico induzido por álcool

Diagnóstico e características clínicas. Aproximadamente 3% dos indivíduos alcoolistas experimentam alucinações auditivas ou delírios paranoides no contexto do consumo pesado ou abstinência de álcool. As alucinações auditivas mais comuns são vozes, mas elas costumam ser desestruturadas. As vozes são caracteristicamente caluniosas, repreensivas ou ameaçadoras, embora alguns pacientes relatem que elas sejam agradáveis e não perturbadoras. As alucinações normalmente duram menos de uma semana, mas durante esse período frequentemente há prejuízo no teste de realidade. Depois do episódio, a maioria dos pacientes percebe a natureza alucinatória dos sintomas.

Alucinações após a abstinência de álcool são consideradas raras, e a síndrome é diferente do *delirium* por abstinência de álcool. As alucinações podem ocorrer em qualquer idade, mas normalmente surgem em indivíduos que abusam de álcool durante um longo período. Embora elas normalmente se resolvam no prazo de uma semana, algumas permanecem; nesses casos, o clínico deve considerar outros transtornos psicóticos no diagnóstico diferencial. Alucinações relacionadas à abstinência de álcool se diferenciam das alucinações de esquizofrenia devido à ausência de uma história de esquizofrenia clássica e devido a sua curta duração. Alucinações relacionadas à abstinência de álcool se diferenciam de DTs pela presença de um sensório claro no paciente.

> O Sr. G., um homem desempregado de 40 anos que mora sozinho em um JK, foi levado ao hospital por policiais. Ele havia chamado a polícia com a reclamação de que ouvia vozes masculinas na rua abaixo de sua janela que falavam sobre ele e ameaçavam matá-lo. Afirmou que toda vez que olhava pela janela os homens desapareciam.
> O Sr. G. tinha história de 15 anos de uso quase diário de álcool. Intoxicava-se todos os dias e costumava ter tremores ao acordar pela manhã. No dia anterior, bebera apenas um copo de cerveja, em vez dos quatro habituais, devido a problemas gastrintestinais. Estava totalmente alerta e orientado.

Tratamento. O tratamento para alucinações relacionadas à abstinência de álcool é muito semelhante ao tratamento de DTs – benzodiazepínicos, nutrição adequada e líquidos, caso necessário. Se esse regime não surtir efeito, ou para casos de longa duração, podem-se usar antipsicóticos.

Transtorno do humor induzido por álcool

A ingestão intensa de álcool ao longo de vários dias resulta em vários dos mesmos sintomas observados no transtorno depressivo maior, mas a intensa tristeza melhora acentuadamente no prazo de vários dias até um mês de abstinência. Um total de 80% dos indivíduos com alcoolismo relatam histórias de depressão intensa, sendo que 30 a 40% ficam deprimidos durante duas ou mais semanas em um dado momento. Contudo, apenas 10 a 15% dos alcoolistas apresentam depressão que satisfaz os critérios para transtorno depressivo maior sem consumo intenso de álcool.

Mesmo depressões graves induzidas por substâncias têm chances de melhora razoavelmente rápida com abstinência, sem medicação nem psicoterapia intensiva voltada para os sintomas depressivos. Uma abordagem lógica para essas condições induzidas por substâncias é ensinar ao paciente a melhor maneira de encarar e lidar com a tristeza temporária por meio de esclarecimento e tratamento cognitivo-comportamental e esperar para ver o que acontece durante um período mínimo de 2 a 4 semanas antes de dar início a um curso de antidepressivos.

> Uma consulta foi solicitada para uma mulher de 42 anos com dependência de álcool que reclamou de sintomas depressivos graves apesar de cinco dias de abstinência. Durante o estágio inicial da entrevista, ela indicou que "sempre esteve deprimida" e que sentia que "bebia para lidar com os sintomas da depressão". Sua queixa atual incluía tristeza acentuada que já persistia há várias semanas, dificuldades de concentração, insônia inicial e terminal e uma sensação de desesperança e culpa. Em um esforço para distinguir entre um transtorno do humor induzido por álcool e um episódio depressivo maior independente, obteve-se uma história baseada em uma linha de tempo. A história se concentrou na idade do início da dependência de álcool, períodos de abstinência que se prolongaram durante vários meses ou mais desde o início da dependência e as idades de ocorrência de episódios depressivos maiores evidentes com duração de várias semanas ou mais. Apesar das queixas originais da paciente, ficou evidente que não houve episódios depressivos maiores antes da metade da faixa dos 20 anos, quando a dependência de álcool havia se iniciado, e que durante um período de um ano de abstinência, relacionado ao período de gestação e neonatal de seu filho, seu humor havia melhorado significativamente. Estabeleceu-se um diagnóstico temporário de transtorno do humor induzido por álcool. Disponibilizou-se esclarecimento, tranquilização e terapia cognitiva para ajudar a paciente a lidar com os sintomas depressivos, mas não foram receitados antidepressivos. Os sintomas depressivos se mantiveram com a intensidade original durante vários dias e, então, começaram a melhorar. Após aproximadamente três semanas de abstinência, a paciente não satisfazia mais os critérios para episódio depressivo maior, embora demonstrasse oscilações de humor semelhantes a disfemia durante várias semanas mais. Esse caso é um exemplo razoavelmente típico de transtorno do humor induzido por álcool em um indivíduo com dependência de álcool. (Cortesia de Marc A. Schuckit, M.D.)

Transtorno de ansiedade induzido por álcool

Sintomas de ansiedade que satisfazem os critérios diagnósticos para transtorno de ansiedade induzido por álcool também são comuns no contexto de abstinência de álcool aguda e prolongada. Quase 80% dos alcoolistas relatam ataques de pânico durante pelo menos um episódio de abstinência aguda; suas queixas podem ser suficientemente intensas para que o clínico considere um diagnóstico de transtorno de pânico. De modo semelhante, durante as primeiras quatro semanas, mais ou menos, de abstinência, indivíduos com problemas graves com álcool ficam propensos a evitar situações sociais com medo de serem dominados por ansiedade (i.e., têm sintomas que se parecem com fobia social); seus problemas, às vezes, podem ser graves o suficiente a ponto de se parecerem com agorafobia. Contudo, quando sintomas psicológicos ou fisiológicos de ansiedade são observados em alcoolistas apenas no contexto de consumo intenso ou dentro das primeiras semanas ou primeiro mês de abstinência, provavelmente diminuem e desaparecem com o tempo.

> Uma mulher de 48 anos foi encaminhada para avaliação e tratamento de seu recente início de ataques de pânico. Esses episódios ocorriam 2 a 3 vezes por semana ao longo dos seis meses anteriores, sendo que cada um geralmente durava entre 10 e 20 minutos. Sintomas de pânico ocorriam independentemente dos níveis de estresse na vida e não podiam ser explicados por medicamentos ou condições médicas atuais. O exame incluiu uma avaliação dos resultados de testes laboratoriais, os quais revelaram nível de transferrina deficiente de carboidrato (CDT) de 28 U/L, nível de ácido úrico de 7,1 mg e valor de γ-glutamiltransferase de 47. Todos os outros exames de sangue estavam dentro dos limites normais.

> A idade típica de início de ataques de pânico aliada aos resultados dos exames de sangue encorajaram o clínico a investigar mais detalhadamente o padrão referente aos problemas de vida relacionados ao álcool junto à paciente e seu cônjuge, separadamente. Essa medida documentou uma história de dependência de álcool com início por volta dos 35 anos de idade, sem evidência de transtorno de pânico antes dessa data. A paciente também não teve ataques de pânico repetidos além de duas semanas de abstinência durante os frequentes períodos em que ficava sem beber, os quais normalmente duravam de 3 a 4 meses. Estabeleceu-se o diagnóstico de dependência de álcool com um transtorno de ansiedade induzido por álcool caracterizado por ataques de pânico; a paciente foi encorajada a permanecer abstêmia e foi tratada adequadamente para possíveis sintomas de abstinência. Ao longo das três semanas seguintes, após a redução gradual da dose de benzodiazepínicos usados para o tratamento da abstinência, os sintomas de pânico perderam a intensidade e desapareceram. (Cortesia de Marc A. Schuckit, M.D.)

Disfunção sexual induzida por álcool

O diagnóstico formal de sintomas de disfunção sexual associada a intoxicação por álcool é disfunção sexual induzida por álcool (veja a Seção 17.2).

Transtorno do sono induzido por álcool

Os critérios diagnósticos para transtornos do sono induzidos por álcool com início durante intoxicação por álcool ou abstinência de álcool são encontrados na seção de transtornos do sono (veja a Seção 16.2).

Transtorno relacionado ao álcool não especificado

O diagnóstico de transtorno relacionado ao álcool não especificado é usado para transtornos relacionados ao álcool que não satisfazem os critérios diagnósticos de nenhum dos demais diagnósticos.

Intoxicação por álcool idiossincrática

Discute-se a existência de uma entidade diagnóstica como intoxicação por álcool idiossincrática. Vários estudos bem controlados com indivíduos que supostamente apresentam o transtorno suscitaram questões sobre a validade da designação. A condição já foi chamada de intoxicação por álcool patológica, complexa, atípica e paranoide; todas essas expressões indicam que uma síndrome comportamental grave se desenvolve rapidamente depois que o indivíduo consome uma pequena quantidade de álcool que teria efeitos comportamentais mínimos sobre a maioria das pessoas. O diagnóstico é importante em foro jurídico, porque intoxicação por álcool não costuma ser um argumento aceito para julgar indivíduos não responsáveis por suas ações. A intoxicação por álcool idiossincrática, no entanto, pode ser usada em defesa de um indivíduo caso o advogado de defesa consiga argumentar com sucesso que o réu apresenta uma reação inesperada, idiossincrática e patológica a uma quantidade mínima de álcool.

Em relatos de caso, indivíduos com intoxicação por álcool idiossincrática são descritos como confusos e desorientados, com ilusões, delírios transitórios e alucinações visuais. Eles podem exibir grande aumento da atividade psicomotora e comportamento impulsivo e agressivo. Podem constituir perigo para outros e também podem exibir ideação suicida e fazer tentativas de suicídio. O transtorno, geralmente descrito como tendo duração de algumas horas, termina em sono prolongado, e as pessoas afetadas não conseguem se lembrar dos episódios ao despertar. A causa da condição é desconhecida, mas há relatos de que é mais comum em indivíduos com níveis elevados de ansiedade. Conforme uma hipótese, o álcool causa desorganização e perda de controle suficientes que liberam impulsos agressivos. Outra sugestão é que dano cerebral, particularmente encefalítico ou dano traumático, predispõe alguns indivíduos a uma intolerância para álcool e, assim, a apresentar comportamento anormal depois de ingerir apenas pequenas quantidades dessa substância. Outros fatores de predisposição podem incluir idade avançada, uso de fármacos sedativo-hipnóticos e sensação de fadiga. O comportamento do indivíduo durante a intoxicação tende a ser atípico; após o consumo de uma bebida com baixo teor alcoólico, uma pessoa quieta e tímida se torna beligerante e agressiva.

Ao tratar intoxicação por álcool idiossincrática, o clínico deve ajudar a proteger o paciente, impedindo-o de causar dano a si mesmo e a outros. Contenção física pode ser necessária, mas constitui uma tarefa difícil devido ao início abrupto da condição. Assim que o paciente for contido, a aplicação injetável de um fármaco antipsicótico, como haloperidol, é útil para controlar tentativas de agressão. Essa condição deve ser distinguida de outras causas de alteração comportamental repentina, como epilepsia parcial complexa. Há relatos de que alguns indivíduos com o transtorno mostraram picos de atividade do lobo temporal em EEG após ingerir pequenas quantidades de álcool.

Outros transtornos neurológicos relacionados ao álcool

Apenas as principais síndromes neuropsiquiátricas associadas ao uso de álcool foram abordadas aqui. A lista completa das síndromes neurológicas é extensa (Tab. 20.2-6). Encefalopatia pelagroide alcoólica é um diagnóstico potencialmente interessante para psiquiatras quando o paciente que aparenta ter síndrome de Wernicke-Korsakoff não reage ao tratamento com tiamina. Os sintomas de encefalopatia pelagroide alcoólica incluem confusão, turvamento da consciência, mioclonia, hipertonia de oposição, fadiga, apatia, irritabilidade, anorexia, insônia e, às vezes, *delirium*. O paciente apresenta deficiência de niacina (ácido nicotínico), e o tratamento específico é de 50 mg de niacina via oral quatro vezes por dia ou 25 mg via parenteral 2 a 3 vezes por dia.

Síndrome alcoólica fetal. Dados indicam que gestantes ou lactantes não devem ingerir álcool. A síndrome alcoólica fetal, a principal causa de deficiência intelectual nos Estados Unidos, ocorre quando a mãe que consome álcool expõe o feto ao álcool no útero. O álcool inibe o crescimento intrauterino e o desenvolvimento pós-natal. Microcefalia, malformações craniofaciais e falhas cardíacas e nos membros são comuns em bebês afetados. Baixa estatura na idade adulta e desenvolvimento de uma série de comportamentos desadaptativos adultos também foram associados à síndrome alcoólica fetal.

Mulheres com transtornos relacionados ao álcool apresentam um risco de 35% de dar à luz uma criança com imperfeições. Embora o mecanismo exato do dano ao feto seja desconhecido, ele parece resultar da exposição *in utero* a etanol e seus metabólitos; o álcool também pode causar desequilíbrios hormonais que aumentam o risco de anormalidades.

PROGNÓSTICO

Entre 10 e 40% dos indivíduos alcoolistas participam de algum tipo de programa formal de tratamento durante o curso de seus problemas

TABELA 20.2-6
Complicações neurológicas e clínicas do uso de álcool

Intoxicação por álcool	Doenças cardiovasculares
Intoxicação aguda	Miocardiopatia com possibilidade de êmbolos cardiogênicos e doença cerebrovascular
Intoxicação patológica (atípica, complexa, incomum)	Arritmias e pressão arterial anormal com propensão a doença cerebrovascular
Apagões	Distúrbios hematológicos
Síndromes de abstinência de álcool	Anemia, leucopenia, trombocitopenia (com possibilidade de doença cerebrovascular hemorrágica)
Tremores (tremedeira)	Doença infecciosa, especialmente meningite (particularmente pneumocócica e meningocócica)
Alucinose alcoólica	Hipotermia e hipertermia
Convulsões de abstinência	Hipotensão e hipertensão
Delirium tremens	Depressão respiratória e hipoxia associada
Doenças nutricionais do sistema nervoso secundárias ao abuso de álcool	Encefalopatias tóxicas, incluindo álcool e outras substâncias
Síndrome de Wernicke-Korsakoff	Desequilíbrios eletrolíticos com possibilidade de estados de confusão agudos e, raramente, sinais e sintomas neurológicos localizados
Degeneração cerebelar	Hipoglicemia
Neuropatia periférica	Hiperglicemia
Neuropatia óptica (ambliopia de tabaco e álcool)	Hiponatremia
Pelagra	Hipercalcemia
Doenças alcoólicas de patogênese indeterminada	Hipomagnesemia
Mielinólise pontina central	Hipofosfatemia
Doença de Marchiafava-Bignami	Aumento da incidência de traumatismo
Síndrome alcoólica fetal	Hematoma epidural, subdural e intracerebral
Miopatia	Lesão da medula espinal
Demência alcoólica	Transtornos convulsivos pós-traumáticos
Atrofia cerebral alcoólica	Neuropatias compressivas e lesões do plexo braquial (neuropatia radial)
Doenças sistêmicas devido ao álcool com complicações neurológicas secundárias	Hidrocefalia sintomática pós-traumática (hidrocefalia de pressão normal)
Doença hepática	Lesões musculares por esmagamento e síndromes compartimentais
Encefalopatia hepática	
Degeneração hepatocerebral crônica adquirida (não wilsoniana)	
Doenças gastrintestinais	
Síndromes de má absorção	
Síndromes pós-gastrectomia	
Possível encefalopatia pancreática	

(De Rubino FA. Neurologic complications of alcoholism. *Psychiatr Clin North Am*. 1992;15:361, com permissão.)

com o álcool. Há vários sinais prognósticos favoráveis. O primeiro é a ausência de transtorno da personalidade antissocial preexistente ou de um diagnóstico de abuso ou dependência de outra substância. O segundo são evidências de uma estabilidade geral na vida, com emprego, contato familiar próximo ininterrupto e ausência de problemas legais graves. Em terceiro lugar, se o paciente não interrompe ou abandona o curso integral da reabilitação inicial (talvez de 2 a 4 semanas), há boas chances de manter abstinência. A combinação desses três atributos antecipa uma chance de pelo menos 60% de um ano ou mais de abstinência. Poucos estudos documentaram o curso de longo prazo, mas pesquisadores concordam que um ano de abstinência está associado a boa chance de continuação da abstinência durante período prolongado. Entretanto, alcoolistas com problemas graves com drogas (especialmente uso de drogas intravenosas ou dependência de cocaína ou anfetaminas) e indivíduos sem-teto podem apresentar uma chance de apenas 10 a 15% de atingir um ano de abstinência.

Prever com precisão se algum indivíduo em particular conseguirá atingir ou manter abstinência é impossível, mas os fatores prognósticos enumerados anteriormente estão associados a maior probabilidade de abstinência. Os fatores que refletem estabilidade na vida, no entanto, provavelmente explicam apenas 20% ou menos do curso dos transtornos por uso de álcool. Muitas forças de difícil medição afetam o curso clínico desse transtorno de modo significativo; entre elas, provavelmente se podem incluir fatores intangíveis, como nível de motivação e qualidade do sistema de apoio social do paciente.

De modo geral, alcoolistas com transtornos psiquiátricos maiores independentes preexistentes – como transtorno da personalidade antissocial, esquizofrenia e transtorno bipolar tipo I – provavelmente irão desenvolver todo o curso de sua doença psiquiátrica independente comórbida. Portanto, por exemplo, o médico precisa tratar um paciente com transtorno bipolar tipo I que apresenta alcoolismo secundário com a psicoterapia adequada e lítio, usar técnicas psicológicas e comportamentais relevantes com o paciente com transtorno da personalidade antissocial, e oferecer os medicamentos antipsicóticos adequados em longo prazo para o paciente com esquizofrenia. O objetivo é minimizar os sintomas do transtorno psiquiátrico independente comórbido na esperança de que maior estabilidade na vida seja associada a melhor prognóstico para os problemas do paciente relacionados ao álcool.

TRATAMENTO E REABILITAÇÃO

Existem três medidas gerais envolvidas no tratamento do indivíduo alcoolista depois do diagnóstico do transtorno: intervenção, desintoxicação e reabilitação. Essas abordagens presumem que todos os esforços possíveis foram realizados para otimizar o atendimento médico e contemplar emergências psiquiátricas. Dessa forma, por exemplo, um alcoolista com sintomas de depressão suficientemente graves a ponto de estar em risco de suicídio exige internação durante vários dias até o desaparecimento da ideação suicida. Da mesma forma, um indivíduo com miocardiopatia, problemas hepáticos ou sangramento gastrintestinal necessita primeiramente de um tratamento adequado da emergência clínica.

O paciente com abuso ou dependência de álcool precisa, então, ficar face a face com a realidade do transtorno (intervenção), sofrer desintoxicação, caso necessário, e dar início à reabilitação. Os pontos principais dessas três medidas para uma pessoa alcoolista com síndromes psiquiátricas independentes comórbidas têm grande semelhança com as abordagens utilizadas com o indivíduo alcoolista primário sem síndromes psiquiátricas independentes. No primeiro caso, no entanto, os tratamentos são aplicados depois que o transtorno psiquiátrico foi estabilizado o máximo possível.

Intervenção

O objetivo da intervenção, que também já foi chamada de *confrontação*, é abrir caminho por meio dos sentimentos de negação e ajudar o paciente a reconhecer as consequências adversas que podem ocorrer se o transtorno não for tratado. A intervenção é um processo destinado a aumentar a motivação para o tratamento e a continuidade da abstinência.

Essa medida frequentemente envolve convencer o paciente de que ele é responsável por seus próprios atos e lembrá-lo de como o álcool gerou prejuízos significativos em sua vida. Com frequência, o psiquiatra tira vantagem da queixa principal do paciente, seja insônia, dificuldades com o desempenho sexual, seja incapacidade de lidar com os estresses da vida, depressão, ansiedade ou sintomas psicóticos. O psiquiatra pode, então, explicar como o álcool criou ou contribuiu para esses problemas e tranquilizar o paciente de que a abstinência é possível com um mínimo de desconforto.

> JP, um médico de 47 anos, foi confrontado com seus comportamentos relacionados ao álcool por sua mulher e pela filha de 21 anos. Elas contaram sobre sua fala arrastada durante várias ocasiões recentes quando a filha telefonava para casa e também apontaram para a grande quantidade de garrafas de vinho no lixo todas as semanas. A esposa de JP queixou-se das horas que ele passava sozinho em seu escritório e do hábito de continuar acordado depois que ela ia para a cama, deitando mais tarde com hálito de álcool. Ela também relatou sua preocupação com seu consumo de 10 ou 12 coquetéis em uma festa recente, com a tendência resultante de se isolar dos demais convidados. Ela então o lembrou de sua necessidade de incluir destilados na bagagem quando faziam viagens em que bebidas alcoólicas não eram de fácil obtenção e do tremor de suas mãos algumas manhãs depois de ficar embriagado na noite anterior. A família compartilhou sua preocupação diretamente com JP em um momento em que ele não estava ativamente intoxicado, enfatizando momentos e eventos específicos em que ocorreu prejuízo causado pelo álcool. Elas também marcaram uma consulta com um clínico em um programa de tratamento para álcool e drogas de forma que uma próxima medida pudesse ocorrer caso a intervenção fosse bem-sucedida. (Adaptado de Marc A. Schuckit, M.D.)

Um médico que faz intervenção com um paciente pode usar a mesma abordagem imparcial, porém persistente, cada vez que um prejuízo relacionado ao álcool for identificado. Na realidade, é a persistência, e não habilidades interpessoais excepcionais, que normalmente obtém resultados. Uma única intervenção raramente é suficiente. A maioria dos indivíduos alcoolistas precisa ser lembrada das várias vezes e maneiras como o álcool contribuiu para cada nova crise antes de considerar abstinência como uma opção de longo prazo.

Família

A família pode ser de grande auxílio na intervenção. Familiares precisam aprender a não proteger o paciente dos problemas causados pelo álcool; senão, ele pode não conseguir reunir a energia e a motivação necessárias para interromper o consumo. Além disso, durante o estágio de intervenção, a família pode sugerir que o paciente se encontre com pessoas que estão se recuperando do alcoolismo, talvez por meio dos AA, e familiares podem ir a encontros de grupos como o Al-Anon, voltado a familiares de alcoolistas. Esses grupos de apoio para famílias se reúnem várias vezes por semana e ajudam familiares e amigos a ver que não são os únicos com esses temores, preocupações e sentimentos de culpa. Participantes compartilham estratégias de enfrentamento e ajudam uns aos outros a encontrar recursos junto à comunidade. Os grupos podem prestar um grande auxílio para que familiares reconstruam suas vidas, mesmo se o indivíduo alcoolista se recusa a buscar ajuda.

Desintoxicação

A maioria dos indivíduos com dependência de álcool apresenta sintomas relativamente leves quando interrompe o consumo. Se o paciente gozar de saúde relativamente boa, estiver adequadamente alimentado e tiver um bom sistema de apoio social, a síndrome de abstinência depressora normalmente lembra uma gripe leve. Mesmo síndromes de abstinência intensas raramente chegam à gravidade dos sintomas descritos por alguns dos primeiros livros sobre o assunto.

O primeiro passo fundamental na desintoxicação é o exame físico. Na ausência de uma condição médica grave ou abuso combinado de outra substância, é pouco provável que haja abstinência de álcool grave. O segundo passo é proporcionar descanso, alimentação adequada e vitaminas, especialmente as que contêm tiamina.

Abstinência leve ou moderada. A abstinência ocorre porque o cérebro se adaptou fisicamente à presença de um depressor cerebral e não consegue funcionar de maneira adequada na ausência da substância. Administrar depressores cerebrais suficientes no primeiro dia para reduzir os sintomas e, então, reduzir a dosagem do fármaco até sua interrupção ao longo dos cinco dias seguintes proporciona, à maioria dos pacientes, o máximo de alívio com a menor possibilidade de desenvolver abstinência grave. Qualquer depressor – incluindo álcool, barbitúricos ou qualquer um dos benzodiazepínicos – pode funcionar, mas a maioria dos profissionais prefere um benzodiazepínico, devido a sua relativa segurança. Pode-se administrar um tratamento adequado seja com fármacos de ação breve (p. ex., lorazepam), seja com substâncias de ação prolongada (p. ex., clordiazepóxido e diazepam).

Um exemplo de tratamento é a administração de 25 mg de clordiazepóxido via oral 3 ou 4 vezes por dia no primeiro dia, com indicação de pular a dose se o paciente estiver dormindo ou se sentindo sonolento. Podem ser ministradas 1 ou 2 doses adicionais de 25 mg durante as primeiras 24 horas se o paciente estiver com tremores ou mostrar sinais de aumento de tremor ou disfunção autonômica. Qualquer que seja a dosagem de benzodiazepínicos necessária no primeiro dia, ela pode ser reduzida em 20% a cada dia subsequente, o que resulta em falta de necessidade da medicação após 4 ou 5 dias. Ao administrar um agente de ação prolongada, como clordiazepóxido, o clínico deve evitar produzir sonolência excessiva decorrente de sobremedicação; caso o paciente esteja sonolento, a próxima dose agendada deve ser omitida. Ao tomar um fármaco de ação breve, como lorazepam, o paciente não pode perder nenhuma dose, porque alterações rápidas nas concentrações de benzodiazepínicos no sangue podem precipitar abstinência grave.

Um programa com modelo social de desintoxicação poupa fundos ao evitar medicamentos enquanto se faz uso de apoios sociais. Esse regime menos oneroso financeiramente pode ajudar em síndromes de abstinência leves ou moderadas. Alguns também recomendaram antagonistas do receptor β-adrenérgico (p. ex., propranolol) ou agonistas do receptor α-adrenérgico (p. ex., clonidina), embora esses medicamentos não pareçam ser superiores aos benzodiazepínicos. Diferentemente dos depressores cerebrais, esses outros agentes pouco fazem para reduzir o risco de convulsões ou *delirium*.

Abstinência grave. Para aproximadamente 1% dos pacientes alcoolistas com extrema disfunção autonômica, agitação e confusão – ou seja, aqueles com *delirium* por abstinência alcoólica, ou DTs –, ainda não foi desenvolvido um tratamento ideal. O primeiro passo é questionar o motivo pelo qual uma síndrome de abstinência tão grave e relativamente incomum ocorreu; a resposta costuma estar relacionada a um problema médico concomitante grave que precisa de tratamento imediato. Os sintomas de abstinência podem, então, ser reduzidos ao mínimo por meio do uso de benzodiazepínicos (que, dependendo do caso, às vezes requerem doses elevadas) ou agentes antipsicóticos, como haloperidol. Novamente, no primeiro ou segundo dia, as doses são usadas para controlar o comportamento, e a medicação pode ser suspensa gradualmente até o quinto dia.

Outro 1% dos pacientes podem sofrer uma única convulsão tônico-clônica; apenas em casos raros há crises múltiplas, sendo que a incidência de pico ocorre no segundo dia de abstinência. Esses pacientes necessitam de avaliação neurológica, mas, na ausência de evidências de um transtorno convulsivo, eles não se beneficiam de fármacos anticonvulsivantes.

Abstinência prolongada. Sintomas de ansiedade, insônia e hiper-reatividade autonômica leve provavelmente continuam durante 2 a 6 meses após a cessação da abstinência aguda. Embora não pareça haver tratamentos farmacológicos apropriados para essa síndrome, é possível que alguns medicamentos usados para a fase de reabilitação, especialmente acamprosato, possam funcionar ao reduzir alguns desses sintomas. É importante advertir o paciente de que algum tipo de problema de sono ou sentimentos de nervosismo podem permanecer após a abstinência aguda e discutir abordagens cognitivas e comportamentais adequadas para ajudar o paciente a se sentir mais à vontade. Esses sintomas de abstinência prolongada podem aumentar a probabilidade de recaída.

Reabilitação

Para a maioria dos pacientes, a reabilitação inclui três componentes principais: (1) esforços contínuos para aumentar e manter níveis elevados de motivação para abstinência; (2) ajudar o paciente a se readaptar a um estilo de vida sem álcool; e (3) prevenção de recaída. Como essas medidas são tomadas no contexto de síndromes de abstinência aguda e prolongada, e crises de vida, o tratamento exige a constante reintrodução de recursos semelhantes que lembrem o paciente o quanto a abstinência é importante e que o ajudem a desenvolver novos sistemas de apoio diários e estilos de enfrentamento.

Não há conhecimento de nenhum evento de vida único, período de vida traumático ou transtorno psiquiátrico identificável que seja uma causa única de alcoolismo. Além disso, os efeitos de quaisquer causas de alcoolismo possivelmente foram diluídos pelos efeitos do álcool sobre o cérebro e pelos anos de um estilo de vida alterado, de forma que o alcoolismo assumiu vida própria. Isso é verdadeiro apesar da crença de muitos indivíduos alcoolistas de que a causa foi depressão, ansiedade, estresse de vida ou síndrome dolorosa. Pesquisas, dados de registros e relatos pessoais normalmente revelam que o álcool contribuiu para o transtorno do humor, acidente ou estresse de vida, e não o contrário.

A mesma abordagem de tratamento geral é usada em contextos ambulatoriais e de internação. A escolha do modo de internação intensiva, mais oneroso, costuma depender das evidências de outras síndromes psiquiátricas ou médicas graves, da ausência de grupos ambulatoriais próximos adequados e da história do paciente de fracasso em um sistema de cuidados ambulatorial. O processo de tratamento em qualquer um dos contextos envolve intervenção, melhora do funcionamento físico e psicológico, intensificação da motivação, colaboração da família e uso das primeiras 2 a 4 semanas de cuidados como um período intensivo de auxílio. Esses esforços devem ser seguidos por um período mínimo de 3 a 6 meses de cuidados ambulatoriais menos frequentes. A abordagem ambulatorial usa uma combinação de aconselhamento individual e em grupo, evitação criteriosa de medicamentos psicotrópicos, a menos que sejam necessários para transtornos independentes comórbidos e envolvimento em grupos de mútua ajuda, como os AA.

Aconselhamento. Os esforços de aconselhamento nos primeiros meses devem estar voltados para questões da vida diária com a finalidade de ajudar os pacientes a manter um nível elevado de motivação para abstinência e para melhorar seu funcionamento. Técnicas de psicoterapia que provocam ansiedade ou que exigem *insights* profundos não demonstraram nenhum benefício durante os primeiros meses de recuperação e, pelo menos teoricamente, podem, na realidade, prejudicar os esforços para manter a abstinência. Portanto, a abordagem se concentra nos esforços que provavelmente caracterizarão os primeiros 3 a 6 meses de cuidados.

Aconselhamento ou terapia pode ocorrer individualmente ou em grupo; poucos dados indicam que uma das duas abordagens seja superior à outra. A técnica usada dificilmente fará muita diferença e em geral se reduz a um aconselhamento diário simples, ou praticamente qualquer outra abordagem comportamental ou psicoterapêutica que se concentre no aqui e agora. Para obter o máximo de motivação, as sessões de tratamento devem explorar as consequências do consumo, o provável curso futuro de problemas de vida relacionados ao álcool, e a grande melhora que se pode esperar com a abstinência. Seja em um contexto de internação, seja ambulatorial, costuma ser aconselhamento individual ou em grupo pelo menos oferecido três vezes por semana, durante as primeiras 2 a 4 semanas, seguido por esforços menos intensos, talvez de uma vez por semana, durante os 3 a 6 meses seguintes.

Grande parte do tempo durante o aconselhamento é dedicada a como construir um estilo de vida sem álcool. Os tópicos cobrem a necessidade de um grupo de pares sóbrios, um plano para eventos sociais e recreativos sem consumo de álcool e abordagens para restabelecer comunicação com a família e os amigos.

O terceiro componente principal, a prevenção de recaídas, primeiramente identifica situações nas quais há grande risco de recaída. O conselheiro deve ajudar o paciente a desenvolver modos de enfrentamento para que sejam usados quando a fissura por álcool aumentar ou quando um evento ou estado emocional tornar mais provável a retomada do hábito de beber. Uma parte importante da prevenção de recaída é lembrar o paciente da atitude adequada para lidar com deslizes. Experiências de curto prazo com álcool nunca podem ser usadas como desculpa para retomar o hábito de ingestão regular de álcool. Os esforços para alcançar e manter um estilo de vida sóbrio não são um jogo no qual todos os benefícios são perdidos com o primeiro gole. Na verdade, a recuperação é um processo de tentativa e erro; o paciente faz uso dos deslizes que ocorrem para identificar situações de alto risco e para desenvolver técnicas de enfrentamento mais apropriadas.

A maioria dos esforços de tratamento identifica os efeitos que o alcoolismo tem sobre as pessoas importantes na vida do paciente, e um aspecto de destaque na recuperação envolve auxiliar familiares e amigos próximos a entender o alcoolismo e perceber que a reabilitação é um processo contínuo que dura de 6 a 12 meses ou mais. Aconselhamento para casais e família e grupos de apoio para parentes e amigos ajudam os indivíduos envolvidos a recons-

TABELA 20.2-7
Medicamentos para tratamento de dependência de álcool

	Dissulfiram	Naltrexona	Acamprosato
Ação	Inibe o metabolismo intermediário de álcool, causando um acúmulo de acetaldeído e uma reação de rubor, suor, náusea e taquicardia se o paciente ingerir álcool	Bloqueia os receptores opioides, resultando em redução da fissura e redução da recompensa ao ingerir álcool	Afeta os sistemas neurotransmissores de glutamato e GABA, mas sua ação relacionada ao álcool não está estabelecida
Contraindicações	Uso concomitante de álcool ou de preparações que contêm álcool ou metronidazol; doença arterial coronariana; doença miocárdica grave	Uso atual de opioides ou em abstinência aguda de opioides; necessidade antecipada de analgésicos opioides; hepatite aguda ou falência hepática	Prejuízo renal grave (CrCl* ≤ 30 mL/min)
Precauções	Impulsividade elevada – probabilidade de ingerir álcool durante o uso; psicoses (atual ou história); diabetes melito; epilepsia; disfunção hepática; hipotireoidismo; prejuízo renal; dermatite de contato com borracha	Outra doença hepática; prejuízo renal; história de tentativas de suicídio. Caso seja preciso analgesia com opioides, podem ser necessárias doses maiores, e depressão respiratória pode ser mais profunda e mais prolongada	Prejuízo renal moderado (ajuste de dose para CrCl* entre 30 e 50 mL/min); depressão ou suicidalidade
Reações adversas graves	Hepatite, neurite óptica; neuropatia periférica; reações psicóticas. Gravidez Categoria C	Precipita abstinência grave se o paciente for dependente de opioides; hepatotoxicidade (rara em doses habituais). Gravidez Categoria C	Ansiedade; depressão. Eventos raros incluem: tentativas de suicídio, insuficiência renal aguda, insuficiência cardíaca, oclusão arterial mesentérica, miocardiopatia, tromboflebite profunda e choque. Gravidez Categoria C
Efeitos colaterais comuns	Sabor residual metálico; dermatite	Náusea; dor abdominal; constipação; tontura; cefaleia; ansiedade; fadiga	Diarreia; flatulência; náusea; dor abdominal; cefaleia; dor nas costas, infecções; síndrome de gripe; calafrios; sonolência; redução da libido; amnésia; confusão
Exemplos de interações farmacológicas	Amitriptilina; anticoagulantes como varfarina; diazepam; isoniazida; metronidazol; fenitoína; teofilina; varfarina; qualquer fármaco sem prescrição que contenha álcool	Analgésicos opioides (bloqueia a ação); ioimbina (uso com naltrexona aumenta os efeitos negativos do fármaco)	Nenhuma interação clinicamente relevante conhecida
Dosagem adulta habitual	*Dose oral*: 250 mg ao dia (variação de 125 a 500 mg). *Antes da prescrição*: (1) advertir que o paciente não deve tomar dissulfiram durante pelo menos 12 horas após a ingestão de álcool e que uma reação entre dissulfiram e álcool pode ocorrer até 2 semanas após a última dose; e (2) advertir sobre álcool na dieta (p. ex., molhos e vinagres) e em medicamentos e artigos de higiene pessoal. *Acompanhamento*: monitorar testes de funcionamento hepático periodicamente	*Dose oral*: 50 mg ao dia. *Antes da prescrição*: avaliar o possível uso atual de opioide; considerar teste toxicológico de urina para opioides, incluindo opioides sintéticos Obter testes de funcionamento hepático *Acompanhamento*: monitorar testes de funcionamento hepático periodicamente	*Dose oral*: 666 mg (2 comprimidos de 333 mg) 3 vezes ao dia ou, no caso de pacientes com prejuízo renal moderado (CrCl* 30-50 mL/min), reduzir para 333 mg (1 comprimido) 3 vezes ao dia *Antes da prescrição*: estabelecer abstinência

* CrCl, *clearance* de creatinina; GABA, ácido γ-aminobutírico.

truir relacionamentos, a aprender como evitar proteger o paciente das consequências de consumo no futuro e a oferecer o máximo de apoio possível no programa de recuperação do paciente alcoolista.

Medicamentos. Caso a desintoxicação tenha sido finalizada e o paciente não integre os 10 a 15% de alcoolistas que apresentam um transtorno do humor independente, esquizofrenia ou transtorno de ansiedade, há poucas evidências que indiquem a prescrição de medicamentos psicotrópicos para o tratamento do alcoolismo. Níveis residuais de ansiedade e insônia como parte de uma reação a estresses de vida e abstinência prolongada devem ser tratados com abordagens de modificação de comportamento e tranquilização. Medicamentos para esses sintomas (incluindo benzodiazepínicos) têm probabilidade de perder sua eficácia muito mais rapidamente do que o desaparecimento da insônia; portanto, o paciente pode aumentar a dose e apresentar problemas subsequentes. Do mesmo modo, tristeza e e oscilações de humor podem se manter em níveis mais baixos durante vários meses. Experimentos clínicos controlados, no entanto, indicam que não há benefícios em prescrever medicamentos antidepressivos ou lítio para tratar o indivíduo alcoolista médio que não apresenta transtorno psiquiátrico independente ou de longa duração. O transtorno do humor irá se dissipar antes que os medicamentos possam fazer efeito, e pacientes que retomam o consumo de álcool durante o curso da medicação encaram perigos potenciais significativos. Sem evidências convincentes de que os medicamentos são eficazes, os perigos superam quaisquer benefícios potenciais de seu uso de rotina.

Uma possível exceção à recomendação contra o uso de medicamentos é o agente de sensibilização ao álcool dissulfiram. O dissulfiram é administrado em doses diárias de 250 mg antes que o paciente receba alta da primeira fase intensiva de reabilitação ambulatorial ou dos cuidados durante a internação. O objetivo é colocar o paciente em uma condição na qual a ingestão de álcool precipite uma reação física desconfortável, incluindo náusea, vômito e sensação de queimação na face e no estômago. Poucos dados comprovam que o dissulfiram é mais eficiente do que o placebo, contudo, provavelmente isso se deve ao fato de a maioria dos indivíduos interromper o curso do dissulfiram quando retoma o hábito de beber. Vários profissionais pararam de prescrever o agente de forma rotineira, em parte por reconhecerem os perigos associados ao próprio fármaco: alterações do humor, ocasiões raras de psicose, possibilidade de aumento de neuropatias periféricas e ocorrência relativamente rara de outras neuropatias significativas e hepatite potencialmente fatal. Ademais, pacientes com condições preexistentes, como doença cardíaca, trombose cerebral, diabetes e uma série de outras condições, não podem ser medicados com dissulfiram porque uma reação do álcool ao medicamento pode ser fatal.

Outras duas intervenções farmacológicas promissoras foram objeto de estudo recentemente. A primeira envolve o antagonista de opioides naltrexona, o qual, ao menos em teoria, se acredita apresentar a possibilidade de reduzir o desejo de consumo de álcool ou embotar os efeitos de recompensa do ato de beber. De qualquer modo, duas pesquisas relativamente pequenas (aproximadamente 90 pacientes medicados com o fármaco ativo nos estudos) e de curta duração (3 meses de tratamento ativo) que utilizaram 50 mg ao dia desse fármaco obtiveram resultados promissores. No entanto, uma avaliação do impacto total desse medicamento, irá exigir estudos mais prolongados e grupos relativamente maiores de pacientes mais heterogêneos.

O segundo medicamento que desperta interesse, acamprosato, foi testado em mais de 5 mil pacientes dependentes de álcool na Europa. Esse fármaco ainda não está disponível nos Estados Unidos. Usado em dosagens de aproximadamente 2.000 mg ao dia, esse medicamento esteve associado a cerca de 10 a 20% de resultados mais positivos do que o placebo quando usado no contexto dos regimes de tratamento comportamentais e psicológicos habituais para lidar com alcoolismo. O mecanismo de ação do acamprosato é desconhecido, mas pode agir direta ou indiretamente nos receptores GABA em sítios NMDA, cujos efeitos alteram o desenvolvimento de tolerância ou dependência física de álcool. Um resumo dos medicamentos usados para dependência de álcool é fornecido na Tabela 20.2-7.

Outro medicamento promissor para o tratamento de alcoolismo é o fármaco não benzodiazepínico ansiolítico buspirona, embora seu efeito sobre a reabilitação não apresente consistência entre estudos. Não há evidências de que antidepressivos, como inibidores seletivos da recaptação de serotonina (ISRSs), lítio ou medicamentos antipsicóticos, sejam significativamente eficazes no tratamento do alcoolismo.

Alcoólicos anônimos. Deve-se reconhecer a importância potencial de grupos de mútua ajuda como os AA. Membros dos AA dispõem de ajuda 24 horas por dia, associam-se a um grupo de pares sóbrios, aprendem que é possível participar de reuniões sociais sem ingerir álcool e ganham um modelo de recuperação ao observar as realizações dos membros sóbrios do grupo.

Aprender sobre os AA normalmente começa durante a reabilitação, seja ela de internação, seja ambulatorial. O clínico pode desempenhar um papel importante ao ajudar o paciente a entender as diferenças entre grupos específicos. Alguns são compostos apenas por homens ou mulheres, e outros são mistos; de alguns encontros participam principalmente operários e trabalhadores, enquanto outros encontros são destinados sobretudo a profissionais liberais; alguns grupos dão muita ênfase à religião, e outros são ecléticos. Pacientes com transtornos psiquiátricos coexistentes podem precisar de mais informações sobre os AA. O clínico deve lembrá-los de que alguns membros dos AA podem não compreender sua necessidade especial de medicamentos e deve preparar os pacientes com formas de enfrentamento se membros do grupo sugerirem, inadequadamente, que eles interrompam o curso da medicação. Embora seja difícil fazer uma avaliação usando controles duplos-cegos, a maioria dos estudos indica que a participação nos AA está associada a resultados melhores, e a inclusão dos AA aos programas de tratamento representa uma economia financeira.

Referências

Baillie AJ, Sannibale C, Stapinski LA, Teesson M, Rapee RM, Haber PS. An investigator-blinded randomized study to compare the efficacy of combined CBT for alcohol use disorders and social anxiety disorder versus CBT focused on alcohol alone in adults with comorbid disorders: The Combined Alcohol Social Phobia (CASP) trial protocol. *BMC Psych*. 2013;13:199.

Choo ED, McGregor AJ, Mello MJ, Baird J. Gender, violence and brief interventions for alcohol in the emergency department. *Drug Alcohol Depend*. 2013;127:115.

Incerti M, Vink J, Roberson R, Benassou I, Abebe D, Spong CY. Prevention of the alcohol-induced changes in brain-derived neurotrophic factor expression using neuroprotective peptides in a model of fetal alcohol syndrome. *Am J Obstet Gynecol*. 2010;202(5):457.

Jackson KM, Bucholz KK, Wood PK, Steinley D, Grant JD, Sher KJ. Towards the characterization and validation of alcohol use disorder subtypes: integrating consumption and symptom data. *Psychol Med*. 2014;44(01):143–159.

Johnson BA. Medication treatment of different types of alcoholism. *Am J Psychiatry*. 2010; 167:630.

Johnson BA, Marzani-Nissen G. Alcohol. Clinical Aspects. In: Johnson BA, ed. *Addiction Medicine: Science and Practice*. New York: Springer; 2011:381.

MacKillop J, Miranda R, Jr., Monti PM, Ray LA, Murphy JG, Rohsenow DJ, McGeary JE, Swift RM, Tidey JW, Gwaltney CJ. Alcohol demand, delayed reward discounting, and craving in relation to drinking and alcohol use disorders. *J Abnorm Psychol*. 2010;11:106.

Moberg CA, Curtin JJ. Alcohol selectively reduces anxiety but not fear: startle response during unpredictable versus predictable threat. *J Abnorm Psychol*. 2009;118(2):335.

Morgan T, White H, Mun E. Changes in drinking before a mandated brief intervention with college students. *J Stud Alcohol Drugs*. 2008;69:286.

Nilsen P. Brief alcohol intervention—where to from here? Challenges remain for research and practice. *Addiction*. 2010;105(6):954.

Oreskovich MR, Kaups KL, Balch CM, Hanks JB, Satele D, Sloan J, Meredith C, Buhl A, Dyrbye LN, Shanafelt TD. Prevalence of alcohol use disorders among American surgeons. *JAMA Arch Surg*. 2012;147(2):168.

Rasmussen C, Bisnaz J. Executive functioning in children with Fetal Alcohol Spectrum Disorders: Profiles and age-related differences. *Child Neuropsych*. 2009;15(3):201.

Schuckit MA. Alcohol-related disorders. In: Sadock BJ, Sadock VA, Ruiz P, eds. *Kaplan & Sadock's Comprehensive Textbook of Psychiatry*. 9th ed. Philadelphia: Lippincott Williams & Wilkins; 2009:1268.

Vergés A, Jackson KM, Bucholz KK, Grant JD, Trull TJ, Wood PK, Sher KJ. Deconstructing the age-prevalence curve of alcohol dependence: Why "maturing out" is only a small piece of the puzzle. *J Abnormal Psychol*. 2012;121:511.

▲ 20.3 Transtornos relacionados à cafeína

A cafeína é a substância psicoativa mais consumida no mundo. É encontrada em mais de 60 espécies de plantas e pertence à classe metilxantina de alcaloides, a qual também inclui teobromina (encontrada no chocolate) e teofilina (frequentemente usada no tratamento da asma). Nos Estados Unidos, 87% das crianças e adultos consomem alimentos e bebidas que contêm cafeína. A substância afeta diversos sistemas neurobiológicos e fisiológicos e produz efeitos psicológicos significativos. Ela não está associada a doenças potencialmente letais, mas seu uso pode resultar em sintomas e transtornos psiquiátricos. O uso frequente de cafeína, amplamente aceita nos hábitos diários, pode nos levar a subestimar o papel que ela pode desempenhar na vida de alguém e tornar a identificação de transtornos associados a ela particularmente difícil. Portanto, é importante que o profissional esteja familiarizado com a cafeína, seus efeitos e os problemas que podem estar associados a seu uso.

O uso de cafeína está associado a cinco transtornos: transtorno por uso de cafeína, intoxicação por cafeína, abstinência de cafeína, transtorno de ansiedade induzido por cafeína e transtorno do sono induzido por cafeína.

EPIDEMIOLOGIA

A cafeína está presente em bebidas, alimentos e medicamentos com e sem necessidade de prescrição médica (Tab. 20.3-1). Um adulto, nos Estados Unidos, consome, em média, cerca de 200 mg de cafeína diariamente, embora 20 a 30% de todos os adultos consumam mais de 500 mg ao dia. O uso *per capita* de café nos Estados Unidos é de 4,6 kg por ano. Uma xícara de café normalmente contém de 100 a 150 mg de cafeína; a de chá contém cerca de um terço dessa quantidade. Muitos medicamentos sem necessidade de prescrição médica contêm de um terço a metade da quantidade de cafeína de uma xícara de café, e alguns medicamentos para enxaqueca e estimulantes sem prescrição médica contêm mais cafeína do que uma xícara de café. Chocolate em pó e em barras, bem como refrigerantes, contêm quantidades significativas de cafeína, o suficiente para causar alguns sintomas de intoxicação em crianças pequenas quando ingerem um doce e 350 mL de refrigerante de cola.

O consumo de cafeína também varia de acordo com a idade. A média diária de ingestão da substância entre consumidores de todas as faixas etárias é de 2,79 mg/kg de peso corporal nos Estados Unidos. Uma quantidade substancial de cafeína é consumida até mesmo por crianças muito pequenas (p. ex., mais de 1 mg/kg em crianças entre 1 e 5 anos de idade). Em todo o mundo, estima-se que a média diária de consumo da substância *per capita* seja de aproximadamente 70 mg. Até 85% dos adultos consomem cafeína em algum momento do ano.

COMORBIDADE

Indivíduos com transtornos relacionados à cafeína têm maior probabilidade de apresentar outros transtornos relacionados a substâncias do que aqueles sem diagnóstico de transtornos relacionados à cafeína. Cerca de dois terços dos indivíduos que consomem grandes quantidades de cafeína diariamente também usam drogas ou fármacos sedativos e hipnóticos.

ETIOLOGIA

Depois da exposição à cafeína, seu consumo continuado pode ser influenciado por diversos fatores diferentes, como seus efeitos farmacológicos, os efeitos reforçadores, predisposição genética ao uso de cafeína e características pessoais do consumidor.

Neurofarmacologia

A cafeína, uma metilxantina, é mais potente do que a outra metilxantina de uso comum, a teofilina. A meia-vida da cafeína no corpo humano é

TABELA 20.3-1
Fontes comuns de cafeína e produtos descafeinados representativos

Fonte	Cafeína por unidade (mg)
Bebidas e alimentos (148-177 mL)	
Café passado	90-140
Café instantâneo	66-100
Chá (em folha ou sachê)	30-100
Achocolatado	5-50
Café descafeinado	2-4
Barra de chocolate ou 28 g de chocolate amargo	25-35
Refrigerantes (236-355 mL)	
Pepsi, Coca, Tab, Royal Crown Cola, Dr. Peeper, Mountain Dew	25-50
Canada Dry Ginger Ale, Coca Descafeinada, Pepsi Descafeinada, 7-Up, Sprite, Squirt, Tab Descafeinada	0
Medicamentos com prescrição médica (1 comprimido ou cápsula)	
Cafergot, Migralam	100
Anoquan, Aspir-code, BAC, Darvon, Fiorinal	32-50
Analgésicos e medicamentos para resfriados sem prescrição médica (1 comprimido ou cápsula)	
Excedrin	60
Composto de Aspirina, Anacin, B-C em pó, Capron, Cope, Dolor, Midol, Nilain, Norgesic, PAC, Trigesic, Vanquish	~30
Advil, Aspirina, Empirin, Midol 200, Nuprin, Pamprin	0
Estimulantes e inibidores de apetite sem prescrição médica (1 comprimido ou cápsula)	
Caffin-TD, Caffedrine	250
Vivarin, Ver	200
Quic-Pep	140-150
Amostant, Anorexin, Appedrine, Nodoz, Wakoz	100

(Adaptada da tabela formulada por Jerome H. Jaffe, M.D.)

de 3 a 10 horas, e o tempo até o pico da concentração é de 30 a 60 minutos. A cafeína cruza a barreira hematencefálica e age primariamente como antagonista dos receptores de adenosina. Esses receptores ativam uma proteína G inibitória (Gi) e, assim, inibem a formação do segundo mensageiro, adenosina monofosfato cíclico (cAMP). A ingestão de cafeína, portanto, resulta em um aumento nas concentrações de cAMP intraneuronal em neurônios com receptores de adenosina. Estima-se que três xícaras de café descarreguem tamanha quantidade de cafeína no cérebro que aproximadamente 50% dos receptores de adenosina ficam ocupados por cafeína. Vários experimentos indicam que a substância, especialmente em doses ou concentrações elevadas, pode afetar os neurônios noradrenérgicos e dopaminérgicos. Especificamente, a atividade dopaminérgica pode ser intensificada pela cafeína, uma hipótese que poderia explicar os relatos clínicos que associam sua ingestão a exacerbação dos sintomas psicóticos em pacientes com esquizofrenia. Especulou-se que a ativação de neurônios noradrenérgicos possa estar envolvida na mediação de alguns sintomas da abstinência de cafeína.

Efeitos subjetivos e reforço

Doses únicas baixas a moderadas de cafeína (i.e., 20 a 200 mg) podem produzir um perfil de efeitos subjetivos que costuma ser identificado como prazeroso. Por isso, estudos demonstraram que essas doses de cafeína resultam em aumento dos valores em medições como bem-estar, energia e concentração, bem como em motivação para trabalhar. Além disso, essas doses de cafeína produzem redução dos valores de sonolência ou cansaço. Doses na faixa dos 300 a 800 mg (equivalentes a várias xícaras de café passado ingeridas de uma só vez) produzem efeitos que costumam ser avaliados como desagradáveis, como ansiedade e nervosismo. Embora estudos com animais tenham apresentado, de modo geral, dificuldades em demonstrar que a cafeína funciona como reforçador, estudos bem controlados com seres humanos demonstraram que as pessoas preferem a cafeína em relação ao placebo quando a escolha foi feita sob condições experimentais controladas. Em usuários habituais, os efeitos de reforço da cafeína são potencializados pela habilidade de suprimir sintomas de abstinência mínimos após abstinência de um dia para o outro. Assim, o perfil dos efeitos subjetivos da cafeína e sua capacidade de funcionar como reforçador contribuem para seu uso regular.

Genética e uso de cafeína

Pode existir certa predisposição genética para o uso continuado de café após a exposição à substância. Investigações que compararam o uso de café ou de cafeína em gêmeos monozigóticos e dizigóticos demonstraram índices de concordância mais elevados para gêmeos monozigóticos quanto ao consumo total de cafeína, uso intenso, tolerância à cafeína, abstinência de cafeína e intoxicação por cafeína, com herdabilidades na faixa entre 35 e 77%. Modelos de equações estruturais de análise multivariada do uso de cafeína, tabaco e álcool sugerem um fator genético comum – uso de polissubstâncias – subjacente ao uso dessas três substâncias.

Idade, sexo e raça

A relação entre uso crônico de cafeína prolongado e características demográficas, como idade, sexo e raça, não foi amplamente estudada. Há evidências sugerindo que indivíduos de meia-idade podem usar mais cafeína, embora o uso por adolescentes não seja incomum. Nenhuma evidência conhecida indica que o uso seja diferente entre homens e mulheres, e nenhum dado se refere especificamente ao uso de cafeína por diferentes raças. Evidências sugerem que, tanto no caso de crianças quanto no de adultos nos Estados Unidos, brancos consomem mais cafeína do que negros.

Populações especiais

Fumantes consomem mais cafeína do que não fumantes. Essa observação pode refletir uma vulnerabilidade genética comum ao uso de cafeína e tabagismo. Ela também pode estar relacionada a índices maiores de eliminação de cafeína em fumantes. Estudos pré-clínicos e clínicos indicam que o uso regular de cafeína pode potencializar os efeitos reforçadores da nicotina.

O uso intenso e a dependência clínica de álcool também estão associados ao uso intenso e à dependência clínica de cafeína, embora um estudo tenha demonstrado que uma proporção maior de consumidores intensos de cafeína também faça uso de benzodiazepínicos. Vários estudos demonstraram, ainda, uso diário elevado de cafeína por pacientes psiquiátricos internados. Por exemplo, vários estudos descobriram que esses pacientes consomem o equivalente a cerca de cinco ou mais xícaras de café passado todos os dias. Por fim, o consumo diário elevado de cafeína também foi percebido em detentos.

Personalidade

Embora se tenham feito tentativas de associar o uso preferencial de cafeína a tipos específicos de personalidade, os resultados desses estudos não sugerem que haja um tipo específico de personalidade particularmente relacionado ao uso da substância.

Efeitos sobre o fluxo sanguíneo cerebral

A maioria dos estudos descobriu que a cafeína ocasiona vasoconstrição cerebral global, com uma diminuição resultante no fluxo de sangue no cérebro (FSC), embora esse efeito possa não ocorrer em indivíduos a partir dos 65 anos de idade. De acordo com um estudo recente, a tolerância não se desenvolve a esses efeitos vasoconstritores, e o FSC mostra um aumento no rebote após abstinência de cafeína. Alguns acreditam que o uso da substância pode causar uma constrição semelhante nas artérias coronárias e produzir angina na ausência de aterosclerose.

DIAGNÓSTICO

O diagnóstico de intoxicação por cafeína ou outros transtornos relacionados à substância depende principalmente de uma história abrangente da ingestão do paciente de produtos que contêm a substância. A história deve abordar se o paciente experimentou algum sintoma de abstinência de cafeína durante períodos nos quais seu consumo foi interrompido ou reduzido drasticamente. O diagnóstico diferencial para transtornos relacionados à cafeína deve incluir os seguintes diagnósticos psiquiátricos: transtorno de ansiedade generalizada, transtorno de pânico com agorafobia, transtorno bipolar tipo II, transtorno de déficit de atenção/hiperatividade (TDAH) e transtornos do sono. O diagnóstico diferencial deve incluir o abuso de medicamentos sem prescrição médica que contêm cafeína, esteroides anabolizantes e outros estimulantes, como anfetaminas e cocaína. Uma amostra de urina pode ser necessária para identificar essas substâncias. O diagnóstico diferencial também deve incluir hipertireoidismo e feocromocitoma.

Intoxicação por cafeína

Os critérios diagnósticos do DSM-5 para intoxicação por cafeína incluem o consumo recente da substância, geralmente superior a 250 mg. Estima-se que a incidência anual de intoxicação por cafeína seja de 10%, mas alguns clínicos e pesquisadores suspeitam que a incidência real seja muito mais elevada. Os sintomas comuns associados à intoxicação por cafeína incluem ansiedade, agitação psicomotora, inquietação, irritabilidade e queixas psicofisiológicas, como abalos musculares, rubor facial, náusea, diurese, perturbação gastrintestinal, suor excessivo, formigamento nos dedos de mãos e pés e insônia. O consumo superior a 1 g de cafeína pode produzir discurso com fluxo errático, confusão de pensamento, arritmias cardíacas, energia inesgotável, agitação acentuada, zumbido e alucinações visuais leves (*flashes* de luz). O consumo superior a 10 g de cafeína pode causar convulsões tônico-clônicas generalizadas, insuficiência respiratória e morte.

> A Sra. B., de 30 anos, consultou o médico devido a "ataques de ansiedade". Os ataques ocorriam da metade para o fim da tarde, quando a paciente ficava inquieta, nervosa e facilmente excitada, e, às vezes, percebia rubor facial, sudorese e, de acordo com os colegas de trabalho, "falava pelos cotovelos". Ao ser questionada, admitiu consumir de 6 a 7 xícaras de café todos os dias antes do horário em que os ataques costumavam ocorrer.

Abstinência de cafeína

O surgimento de sintomas de abstinência reflete a tolerância e a dependência fisiológica que se desenvolvem com o uso contínuo de cafeína. Vários estudos epidemiológicos relataram sintomas de abstinência em 50 a 75% de todos os usuários de cafeína estudados. Os sintomas mais comuns são cefaleia e fadiga; outros sintomas incluem ansiedade, irritabilidade, sintomas depressivos leves, prejuízo do desempenho psicomotor, náusea, vômito, fissura por cafeína e dor e rigidez musculares. A quantidade e a gravidade dos sintomas de abstinência estão correlacionadas à quantidade de cafeína ingerida e ao quão repentina é a abstinência. Sintomas de abstinência de cafeína se iniciam 12 a 24 horas após a última dose, atingindo seu auge em 24 a 48 horas e se resolvendo no prazo de uma semana.

A indução de abstinência de cafeína às vezes pode ser iatrogênica. Os médicos costumam solicitar a seus pacientes que interrompam a ingestão de cafeína antes de determinados procedimentos, como endoscopia, colonoscopia e cateterização cardíaca. Além disso, recomendam com frequência que pacientes com sintomas de ansiedade, arritmias cardíacas, esofagite, hérnias hiatais, doença da mama fibrocística e insônia interrompam o uso da substância. Alguns indivíduos simplesmente decidem que seria uma boa alternativa interromper o uso desses produtos. Em todas essas situações, deve-se reduzir gradualmente o uso desses produtos ao longo de um período de 7 a 14 dias, em vez de optar por uma interrupção abrupta.

> O Sr. F., um advogado de 43 anos, foi levado a uma consulta psiquiátrica por sua esposa. Ele vinha reclamando de fadiga, perda de motivação, sonolência, cefaleia, náusea e dificuldade de concentração. Seus sintomas ocorriam principalmente durante os fins de semana. Ele deixou de participar de atividades sociais durante os fins de semana devido a seus sintomas, o que deixara a Sra. F. preocupada, porque ele parecia bem nos demais dias. O Sr. F. gozava de boa saúde e não tinha história recente de problemas de saúde.
>
> Ele trabalhava em um escritório de advocacia bastante movimentado, e várias vezes trabalhava 60 horas semanais, raramente vendo sua família durante a semana. No trabalho, com frequência estava ansioso, inquieto e constantemente ocupado. Preocupava-se tanto com o trabalho que chegava a ter dificuldades em dormir à noite em dias de semana. Negou problemas conjugais ou familiares, além dos causados por seu desejo de não fazer nada durante o fim de semana.
>
> No trabalho, consumia cerca de 4 a 5 xícaras de café diariamente. Deixou de consumir café nos fins de semana porque achava que a cafeína poderia estar contribuindo para sua ansiedade e falta de sono.

Transtorno de ansiedade induzido por cafeína

A ansiedade relacionada ao uso de cafeína pode se parecer com o transtorno de ansiedade generalizada. O paciente com o transtorno pode ser percebido como "ligado", falante demais e irritável; pode se queixar de não dormir bem e de "estar com toda a corda". A cafeína pode induzir e exacerbar ataques de pânico em indivíduos com transtorno de pânico, e, embora uma associação causal entre a substância e esse transtorno ainda não tenha sido demonstrada, pacientes com transtorno de pânico devem evitar o consumo de cafeína.

> O Sr. B. era um estudante universitário afro-americano solteiro de 28 anos com boa saúde e sem história de avaliação ou tratamento psiquiátrico anteriores. Não estava sendo medicado, não fumava nem consumia álcool e não tinha história atual ou anterior de uso de drogas ilícitas.
>
> Sua queixa principal era de que havia começado a sentir uma "ansiedade" crescente ao trabalhar nas aulas de laboratório do curso universitário. Seu trabalho ia bem, seu orientador lhe dava apoio, e o relacionamento entre os dois era bom, e não conseguia identificar nenhum problema com a equipe nem com os colegas que pudesse explicar sua ansiedade. Ele vinha dedicando horas extras a seus estudos, mas achava o trabalho interessante, e, recentemente, seu primeiro artigo havia sido aceito para publicação.
>
> Apesar desses sucessos, relatou sentir uma "ansiedade crescente" no decorrer do dia. Percebera que, à tarde, começava a sentir palpitações, momentos repentinos de aceleração dos batimentos cardíacos, tremor nas mãos e uma sensação geral de "estar no limite". Também percebera uma energia nervosa à tarde. Essas experiências ocorriam diariamente e pareciam confinadas ao laboratório (embora admitisse que estava no laboratório todos os dias da semana).
>
> A análise da ingestão de cafeína do Sr. B. revelou que consumia quantidades excessivas de café. Os funcionários preparavam um tonel de café cafeinado todas as manhãs, e o Sr. B. costumava iniciar o dia com uma grande caneca de café. Durante a manhã, consumia de 3 a 4 canecas (o equivalente a cerca de 6 ou 8 xícaras de café de 175 mL) e prosseguia com esse nível de uso durante a tarde. Eventualmente, bebia uma latinha de refrigerante com cafeína. Não usava outras formas de cafeína regularmente. Ele estimava beber um total de 6 a 8 ou mais canecas de café por dia (no mínimo, 1.200 mg. de cafeína por dia). Quando se chamou a atenção para esse fato, ele percebeu que esse nível de consumo de cafeína era consideravelmente mais elevado do que em qualquer outro momento de sua vida. Admitiu que gostava do sabor do café e sentia uma onda de energia na manhã quando o bebia, o que o ajudava a começar o dia.
>
> O Sr. B. e seu médico desenvolveram um plano para reduzir progressivamente seu uso de cafeína. Ele conseguiu diminuir o consumo e obteve boa resolução de seus sintomas de ansiedade assim que seu uso diário de cafeína teve redução acentuada. (Cortesia de Laura M. Juliano, Ph.D., e Roland R. Griffiths, Ph.D.)

Transtorno do sono induzido por cafeína

A cafeína está associada a demora em adormecer, incapacidade de manter o sono e despertar cedo da manhã.

Transtorno por uso de cafeína

Um diagnóstico de transtorno por uso de cafeína pode ser estabelecido para alguns indivíduos com consumo problemático dessa substância. Ele está incluso na Seção III do DSM-5, que é reservada a condições para estudos posteriores. Nenhum estudo investigou o curso e o prognóstico de pacientes com diagnóstico de transtorno por uso de cafeína. Indivíduos com esse transtorno relataram uso continuado de cafeína apesar de esforços repetidos para descontinuá-lo.

> A Sra. G. era uma dona de casa, branca, de 35 anos, casada, com três filhos, com idades de 8, 6 e 2 anos. Ela não usava medicamentos com necessidade de prescrição médica, tomava complexos multivitamínicos e vitaminas C e E diariamente, não fumava e não tinha história de problemas psiquiátricos. Bebia quantidades moderadas de álcool nos fins de semana, havia fumado maconha na universidade, mas interrompera o uso desde então, e não tinha história de uso de outras drogas ilícitas.
>
> Havia começado a consumir bebidas com cafeína na universidade, e sua bebida preferida no momento era refrigerante de cola

dietético e cafeinado. A Sra. G. tomava seu primeiro refrigerante no início da manhã, logo após levantar da cama, o que apelidara jocosamente de "barato matinal". Consumia garrafas do refrigerante em intervalos regulares durante todo o dia, sendo que a última era ingerida na hora do jantar. Normalmente bebia de 4 a 5 garrafas de 600 mL de refrigerante dietético de cola cafeinado todos os dias.

Ela e o marido haviam discutido sobre seu uso do refrigerante no passado, pois o marido acreditava que ela não devia bebê-lo durante a gravidez. Contudo, ela continuou a fazê-lo durante cada uma das gestações. Apesar do desejo de interromper o consumo, não conseguiu fazê-lo. Descreveu um desejo intenso de beber refrigerantes com cafeína e que, se resistisse a ele, não conseguia pensar em outra coisa. Bebia os refrigerantes no carro e percebera que se atrapalhava para fazer a mudança de marcha enquanto segurava a bebida e a derramava. Percebera, também, que seus dentes haviam ficado amarelados, desconfiando que isso tivesse relação com sua tendência de fazer um bochecho com o refrigerante antes de engoli-lo. Quando foi solicitada a descrever algum momento em que interrompera o uso, relatou que a bebida havia acabado no dia em que um de seus filhos iria comemorar seu aniversário e que não teve tempo de sair de casa para repô-la. No início da tarde daquele dia, algumas horas antes da festa, sentiu extrema letargia, cefaleia grave, irritabilidade e fissura pelo refrigerante. Telefonou para o marido e informou-lhe que planejava cancelar a festa. Depois disso, foi ao mercado para comprar refrigerantes, sendo que, após ingerir duas garrafas, se sentiu bem o suficiente para oferecer a festa.

Embora tenha inicialmente manifestado interesse em reduzir ou interromper o uso de refrigerante com cafeína, a Sra. G. não se apresentou nas consultas de acompanhamento marcadas após sua primeira avaliação. Quando foi contatada em casa, relatou que havia buscado ajuda inicialmente a pedido do marido e que havia resolvido reduzir seu uso de cafeína por conta própria. (Cortesia de Eric Stain, M.D.)

Transtorno relacionado à cafeína não especificado

Essa categoria é usada para transtornos relacionados à cafeína que não satisfazem os critérios para transtorno por uso de cafeína, intoxicação por cafeína, abstinência de cafeína, transtorno de ansiedade induzido por cafeína ou transtorno do sono induzido por cafeína.

CARACTERÍSTICAS CLÍNICAS

Sinais e sintomas

Após a ingestão de 50 a 100 mg de cafeína, sintomas comuns incluem aumento do estado de alerta, sensação leve de bem-estar e sensação de melhora no desempenho verbal e motor. A ingestão de cafeína também está associada a diurese, estímulo do músculo cardíaco, aumento da peristalse intestinal, aumento da secreção gástrica ácida e aumento da pressão arterial (normalmente leve).

Uso de cafeína e doenças não psiquiátricas

Apesar de vários estudos terem examinado a relação entre o uso de cafeína e doenças físicas, não foi demonstrado de maneira conclusiva um risco à saúde significativo irreversível decorrente do uso de cafeína, como câncer, doença cardíaca e na reprodução humana. Ainda assim, o uso de cafeína costuma ser considerado contraindicado para várias condições, entre as quais transtorno de ansiedade generalizada, transtorno de pânico, insônia primária, refluxo gastresofágico e gravidez. Além disso, a capacidade moderada da cafeína de aumentar a pressão arterial e a elevação documentada de colesterol em compostos de café sem filtro despertaram atenção para a relação entre uso de cafeína e café e doenças cardiovasculares. Por fim, pode haver uma leve associação entre uso diário de cafeína mais elevado em mulheres e demora para concepção e peso ao nascer ligeiramente abaixo da média. No entanto, estudos não encontraram essas associações, e, quando são identificados efeitos, eles normalmente ocorrem com dosagens diárias relativamente elevadas de cafeína (p. ex., o equivalente a 5 xícaras de café passado ao dia). Para a mulher que pretende ficar grávida, especialmente se há algum tipo de dificuldade para concepção, pode ser útil considerar a interrupção do uso de cafeína. De modo semelhante, no caso de gestantes que têm um consumo de cafeína de moderado a elevado, justifica-se abordar o tema da redução do uso diário da substância.

TRATAMENTO

Analgésicos, como aspirina, quase sempre conseguem controlar as cefaleias e dores musculares que acompanham a abstinência de cafeína. Raramente os pacientes necessitam de benzodiazepínicos para o alívio de sintomas de abstinência. Caso sejam usados com esse objetivo, devem ser administrados em pequenas doses em um período curto de tempo, de cerca de 7 a 10 dias, no máximo.

O primeiro passo para reduzir ou eliminar o uso de cafeína é solicitar que o paciente especifique seu consumo diário da substância. A melhor maneira de determinar o uso é indicar que o paciente mantenha um diário alimentar. Ele deve reconhecer todas as fontes da substância em sua dieta, incluindo formas de cafeína (p. ex., bebidas, medicamentos), e registrar de modo preciso a quantidade consumida. Depois de vários dias escrevendo no diário, o paciente pode consultar o clínico, que analisará o diário e determinará a dose média diária de cafeína em miligramas.

Ambos devem, então, elaborar um cronograma de redução do consumo de cafeína. Esse cronograma deve envolver uma redução em incrementos de 10%, em intervalos de alguns dias. Como a cafeína costuma ser consumida em forma de bebida, o paciente pode usar um procedimento de substituição no qual uma bebida descafeinada passe a ser usada gradativamente. O diário deve ser mantido durante esse período, de forma que o progresso do paciente possa ser monitorado. A redução deve ser individualizada para cada paciente, de modo que a taxa de redução do consumo de cafeína gere o mínimo de sintomas de abstinência. O paciente deve evitar interromper o uso total de cafeína de forma abrupta, porque os sintomas de abstinência provavelmente irão se desenvolver com sua descontinuidade repentina.

REFERÊNCIAS

Bhorkar AA, Dandekar MP, Nakhate KT, Subhedar NK, Kokare DM. Involvement of the central melanocortin system in the effects of caffeine on anxiety-like behavior in mice. *Life Sci.* 2014;95(2):72–80.

Butt MS, Sultan MT. Coffee and its consumption: Benefits and risks. *Crit Rev Food Sci Nutr.* 2011;51:363.

Jonjev ZS, Bala G. High-energy drinks may provoke aortic dissection. *Coll Antropol.* 2013;37:227.

Juliano LM, Griffiths RR. Caffeine-related disorders. In: Sadock BJ, Sadock VA, Ruiz P, eds. *Kaplan & Sadock's Comprehensive Textbook of Psychiatry.* 9th ed. Philadelphia: Lippincott Williams & Wilkins; 2009:1296.

Kennedy DO, Haskell CF. Cerebral blood flow and behavioural effects of caffeine in habitual and non-habitual consumers of caffeine: A near infrared spectroscopy study. *Biol Psychol.* 2011;86:298.

Lieberman JA III, Sylvester L, Paik S. Excessive sleepiness and self-reported shift work disorder: an Internet survey of shift workers. *Postgrad Med.* 2013;125:162.

Ludden AB, Wolfson AR. Understanding adolescent caffeine use: Connecting use patterns with expectancies, reasons, and sleep. *Health Educ Behav.* 2010;37:330.

Mahoney CR, Brunyé TT, Giles GE. Caffeine effects on aggression and risky decision making. In: Kanarek RB, Lieberman HR, eds. *Diet, Brain, Behavior: Practical Implications*. Boca Raton: Taylor & Frances Group, LLC; 2012:293.

Reissig CJ, Strain EC, Griffiths RR. Caffeinated energy drinks—A growing problem. *Drug Alcohol Depend*. 2009;99:1.

Sepkowitz KA. Energy drinks and caffeine-related adverse effects. *JAMA*. 2013;309:243.

Stafford LD, Wright C, Yeomans MR. The drink remains the same: Implicit positive associations in high but not moderate or non-caffeine users. *Psychology Addict Behav*. 2010;24:274.

Yang A, Palmer AA, de Wit H. Genetics of caffeine consumption and responses to caffeine. *Psychopharmacology*. 2010;211:245.

▲ 20.4 Transtornos relacionados a *Cannabis*

A *Cannabis* é a droga ilegal mais utilizada no mundo, sendo que o número de usuários em 2012 foi estimado em 19 milhões. Ao longo dos últimos 30 anos, ela se tornou uma parte da cultura jovem na maioria das sociedades desenvolvidas, com o primeiro uso atualmente ocorrendo entre a metade e o fim da adolescência. Trata-se da quarta droga psicoativa de uso mais comum entre adultos nos Estados Unidos, depois de cafeína, álcool e nicotina.

PREPARAÇÕES DE *CANNABIS*

Preparações de *Cannabis* são obtidas a partir da planta *Cannabis sativa* (Fig. 20.4-1), usada na China, na Índia e no Oriente Médio há aproximadamente 8 mil anos, principalmente por suas fibras e, em segundo lugar, por suas propriedades medicinais. A planta tem formas masculina e feminina. A planta feminina contém as maiores concentrações de mais de 60 canabinoides, exclusivos da planta. O delta-9-tetraidrocanabinol (Δ-9-THC) é o principal canabinoide responsável pelos efeitos psicoativos da *Cannabis*. As formas mais potentes se originam das florescências das plantas ou do exsudato resinoso de coloração preta e marrom das folhas, chamado haxixe. A planta *Cannabis* costuma ser cortada, seca, picada e enrolada na forma de cigarros (também chamados "cigarrinhos do capeta" ou "fininhos"), que são fumados. Os nomes comuns para *Cannabis* são maconha, erva, bagulho, fumo, marijuana. Outros nomes podem descrever tipos de *Cannabis* de potência ou procedência variada, como *hemp*, manga-rosa, *ganja*, *skank*. A potência das preparações de maconha aumentou nos últimos anos devido à melhora das técnicas de agricultura usadas no cultivo, de forma que as plantas podem conter até 15 a 20% de THC.

EPIDEMIOLOGIA

Prevalência e tendências recentes

Com base no relatório do National Surveys on Drug Use and Health (NSDUH) de 2012, estima-se que 19 milhões de indivíduos a partir dos 12 anos de idade (7%) tenham usado maconha no mês anterior. Dessa faixa etária, 2,4 milhões iniciaram o uso durante o ano anterior, e 57% deles iniciaram o uso antes dos 18 anos de idade.

O levantamento *Monitoring the Future*, do governo norte-americano, junto a adolescentes em idade escolar indica aumentos recentes de uso durante a vida, anual, atual (nos últimos 30 dias) e diário de maconha por alunos do 8º e do 10º ano, continuando uma tendência que começou no início dos anos de 1990. Em 1996, 23% dos alunos do 8º ano e cerca de 40% dos alunos do 10º ano relataram ter usado maconha, e, em 1998 e 1999, mais de 25% dos indivíduos

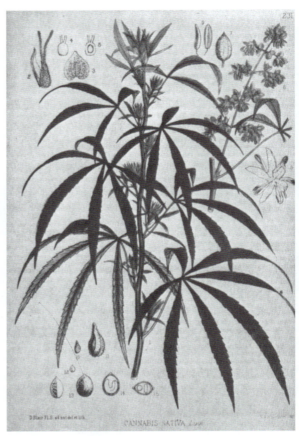

FIGURA 20.4-1
Maconha (*Cannabis sativa*).

que começaram a fumar maconha tinham 14 anos de idade ou menos. A média de idade era de 17 anos. Em 2012, aproximadamente 1% dos alunos do 8º ano, 4% dos alunos do 10º ano e 7% dos alunos do 12º ano relataram uso diário de maconha.

Correlatos demográficos

O índice do uso de maconha atual e no ano anterior por indivíduos do sexo masculino foi quase o dobro do índice para indivíduos do sexo feminino entre aqueles a partir dos 26 anos. Essa diferença entre homens e mulheres fica menor no caso de usuários mais jovens; dos 12 aos 17 anos, não há diferenças significativas.

Raça e etnia também estiveram relacionadas ao uso de maconha, mas a proporção varia conforme a faixa etária. Entre indivíduos dos 12 aos 17 anos, brancos apresentaram índices mais elevados de uso de maconha durante a vida e no ano anterior do que negros. Entre indivíduos dos 17 aos 34 anos de idade, brancos relataram níveis mais elevados de uso durante a vida do que negros e hispânicos. Já na faixa etária a partir dos 35 anos, brancos e negros relataram os mesmos níveis de uso. Os índices de uso durante a vida de adultos negros foram significativamente mais elevados do que os índices de hispânicos.

NEUROFARMACOLOGIA

Conforme indicado anteriormente, o principal componente da *Cannabis* é o Δ-9-THC; contudo, a planta contém mais de 400 componentes químicos, dos quais cerca de 60 estão quimicamente

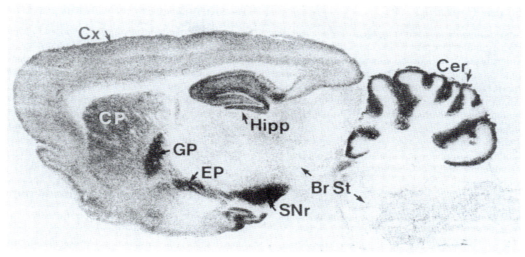

FIGURA 20.4-2
Autorradiografia da distribuição de receptores de canabinoides em corte sagital do cérebro de um rato. A ligação de ligantes triciados é densa no hipocampo (Hipp), no globo pálido (GP), no núcleo entopeduncular (EP), na parte reticulada da substância negra (SNr) e no cerebelo (Cer). A ligação é moderada no córtex cerebral (Cx) e no putame caudado (CP) e pouca no tronco encefálico (Br St) e na medula espinal. (De Howlett AC, Bidaut-Russell M, Devane WA, Melvin LS, Johnson MR, Herkenham M. The cannabinoid receptor: Biochemical anatomical, and behavioral characterization. *Trends Neurosci*. 1990;13:422, com permissão.)

relacionados ao Δ-9-THC. Em seres humanos, o Δ-9-THC é rapidamente convertido em 11-hidróxi-Δ-9-THC, o metabólito ativo no SNC.

Um receptor específico para os canabinóis foi identificado, clonado e caracterizado. O receptor canabinoide, um membro da família de receptores ligados à proteína G, está ligado à proteína G inibitória (Gi), a qual está ligada à adenilciclase de maneira inibitória. O receptor canabinoide é encontrado em suas concentrações mais elevadas nos gânglios basais, no hipocampo e no cerebelo, sendo que concentrações mais baixas encontram-se no córtex cerebral (Fig. 20.4-2). Esse receptor não é encontrado no tronco encefálico, um fato consistente com os efeitos mínimos da *Cannabis* sobre as funções respiratória e cardíaca. Estudos com animais demonstraram que os canabinoides afetam os neurônios de monoamina e ácido γ-aminobutírico (GABA).

De acordo com a maioria dos estudos, os animais não autoadministram canabinoides como fazem com a maioria das outras substâncias de abuso. Ademais, há controvérsia sobre se os canabinoides estimulam os centros de recompensa do cérebro, como os neurônios dopaminérgicos da área tegmentar ventral. Contudo, ocorre tolerância a *Cannabis*, e identificou-se dependência psicológica, embora as evidências para dependência fisiológica não tenham força. Em seres humanos, sintomas de abstinência limitam-se a aumentos moderados de irritabilidade, inquietação, insônia, anorexia e náusea leve; todos esses sintomas surgem apenas quando o indivíduo interrompe o uso de doses elevadas de *Cannabis*.

Ao se fumar *Cannabis*, os efeitos de euforia surgem em minutos, atingem o auge em aproximadamente 30 minutos e duram de 2 a 4 horas. Alguns efeitos motores e cognitivos podem durar de 5 a 12 horas. A *Cannabis* também pode ser ingerida por via oral quando misturada a alimentos, como bolos. O dobro ou triplo de *Cannabis* precisa ser ingerido por via oral para ter o mesmo efeito da inalação da sua fumaça. Muitas variáveis afetam suas propriedades psicoativas, incluindo a potência do tipo de *Cannabis* usado, a rota de administração, a técnica de fumo, os efeitos de pirólise sobre o conteúdo canabinoide, a dose, o local e a experiência anterior do usuário, suas expectativas e a vulnerabilidade biológica própria aos efeitos dos canabinoides.

DIAGNÓSTICO E CARACTERÍSTICAS CLÍNICAS

Os efeitos físicos mais comuns da *Cannabis* são a dilatação dos vasos sanguíneos da conjuntiva (olhos injetados) e taquicardia leve. Em doses elevadas, pode surgir hipotensão ortostática. Aumento do apetite – frequentemente chamado de "larica" – e boca seca são efeitos comuns da intoxicação por *Cannabis*. O fato de que não há casos evidentes documentados de morte causada por intoxicação com *Cannabis* por si só reflete a ausência de efeitos da substância sobre a frequência respiratória. Os efeitos adversos potenciais de maior gravidade são os causados pela inalação dos mesmos hidrocarbonos carcinogênicos presentes no tabaco convencional, sendo que dados indicam que indivíduos que fazem uso intenso de *Cannabis* correm risco de doença respiratória crônica e câncer de pulmão. A prática de fumar cigarros que contêm *Cannabis* até o final, as chamadas "pontas", aumenta ainda mais a assimilação de alcatrão (matéria particulada). Vários relatórios indicam que o uso de longo prazo de *Cannabis* está associado a atrofia cerebral, suscetibilidade a convulsões, dano cromossômico, doenças congênitas, prejuízo da reatividade imunológica, alteração nas concentrações de testosterona e desregulação do ciclo menstrual. Esses relatos, no entanto, não foram reproduzidos de forma conclusiva, e a associação entre tais achados e o uso de *Cannabis* não está estabelecida.

Transtorno por uso de *Cannabis*

O DSM-5 inclui o diagnóstico de transtorno por uso de *Cannabis*. Indivíduos que usam a substância diariamente ao longo de semanas a meses têm mais chances de se tornar dependentes. O risco de desenvolver dependência é de aproximadamente 1 entre 10 para qualquer pessoa que use a substância. Quanto mais cedo ocorre o primeiro uso, quanto maior a frequência e o período de tempo de consumo, maior o risco de dependência.

Intoxicação por *Cannabis*

A intoxicação por *Cannabis* normalmente intensifica a sensibilidade do usuário a estímulos externos, revela novos detalhes, faz as cores parecerem mais brilhantes e densas e causa a impressão subjetiva de lentidão do tempo. Em doses elevadas, usuários podem experimentar despersonalização e desrealização. Habilidades motoras ficam prejudicadas pelo uso de *Cannabis*, e o prejuízo dessas habilidades continua depois da dissipação dos efeitos subjetivos e eufóricos. Durante 8 a 12 horas após o uso da substância, o prejuízo nas habilidades motoras do usuário interfere na operação de veículos automotores e maquinário pesado. Ademais, esses efeitos são cumulativos aos efeitos do álcool, que normalmente é usado em combinação com *Cannabis*.

> O Sr. M. era um jovem de 20 anos desempregado que morava com os pais. Foi levado ao hospital por alguns amigos em estado de ansiedade e agitação. Havia saído à noite com amigos para ir a um restaurante e, após algumas cervejas, resolveu consumir *Cannabis*. Ele já havia fumado a substância em ocasiões anteriores, mas, dessa vez, ingeriu uma porção da substância, apesar das advertências dos amigos. Cerca de meia hora depois, pareceu tenso e ansioso e queixou-se de que tudo estava mudando. Ele conseguia ver o rosto de seus amigos aumentar para cerca de três vezes o tamanho natural. A sala ficou distorcida, e suas proporções e cores se alteravam continuamente. Pensava que os outros fregueses do restaurante falavam sobre ele e seus amigos de forma ameaçadora, então, repentinamente, correu para fora do local porque achava que estava em perigo. Ficou cada vez mais agitado e começou a correr no meio da rua, desviando-se do trânsito. Finalmente, os amigos conseguiram alcançá-lo. Contudo, não conseguiram acalmar sua ansiedade e tiveram dificuldade em convencê-lo a acompanhá-los até o hospital.
>
> Durante o exame, o Sr. M. parecia tenso e apreensivo, examinava a sala como se estivesse incomodado pelo ambiente, mas negou sintomas de percepção e não acreditava realmente que fosse alvo de perseguição. Estava totalmente ciente do ambiente, mas não mantinha atenção e nem sempre respondia às indagações. Não havia prejuízo acentuado de memória, e encontrava-se totalmente orientado.
>
> O exame físico revelou conjuntiva injetada e aumento da frequência cardíaca de 120 batimentos por minuto, mas, fora isso, não foram encontradas anormalidades. O exame neurológico também não revelou anormalidades. Após algumas horas, acalmou-se. Quando se sentiu recuperado, deixou o hospital com os amigos.

Delirium por intoxicação por *Cannabis*

O *delirium* associado à intoxicação por *Cannabis* se caracteriza por prejuízo acentuado da cognição e de desempenho de tarefas. Mesmo doses moderadas da substância prejudicam a memória, o tempo de reação, a percepção, a coordenação motora e a atenção. Doses elevadas que também prejudicam os níveis de consciência do usuário apresentam efeitos acentuados na cognição.

Abstinência de *Cannabis*

Estudos demonstraram que a cessação do consumo em indivíduos que usam *Cannabis* diariamente resulta em sintomas de abstinência no período de 1 a 2 semanas da interrupção. Sintomas de abstinência incluem irritabilidade, fissura por *Cannabis*, nervosismo, ansiedade, insônia, sonhos vívidos ou perturbadores, apetite reduzido, perda de peso, humor deprimido, inquietação, cefaleia, calafrios, dor estomacal, sudorese e tremores.

Transtorno psicótico induzido por *Cannabis*

Diagnostica-se transtorno psicótico induzido por *Cannabis* na presença de psicose induzida pela substância. Esse transtorno é raro, sendo a ideação paranoide transitória a ocorrência mais comum. Quadros floridos de psicose são ligeiramente mais comuns em países onde alguns indivíduos dispõem de acesso prolongado a *Cannabis* particularmente potente. Os episódios psicóticos às vezes são denominados como *hemp insanity* [loucura do cânhamo]. O uso de *Cannabis* raramente causa uma experiência de *bad trip* [viagem ruim], que costuma estar associada à intoxicação por alucinógeno. Quando há ocorrência de transtorno psicótico induzido por *Cannabis*, ele pode estar correlacionado a um transtorno da personalidade preexistente do indivíduo afetado.

Transtorno de ansiedade induzido por *Cannabis*

O transtorno de ansiedade induzido por *Cannabis* é um diagnóstico comum para intoxicação por *Cannabis* aguda que, em diversos indivíduos, induz estados de ansiedade breves frequentemente provocados por pensamentos paranoides. Nessas circunstâncias, ataques de pânico podem ocorrer, com base em temores mal definidos e desorganizados. O surgimento de sintomas de ansiedade está relacionado à dose e constitui a reação adversa mais frequente ao uso moderado da substância. Usuários inexperientes têm probabilidade muito maior de desenvolver sintomas de ansiedade do que aqueles experientes.

> Um homem casado, branco, de 35 anos, inexperiente no uso de *Cannabis*, ganhou dois cigarros de maconha de um amigo. Fumou o primeiro da mesma maneira que fumava cigarros normais (em cerca de 3 a 5 minutos). Sem perceber efeitos, fumou o segundo em seguida e do mesmo modo. No decorrer de 30 minutos, começou a experimentar aceleração cardíaca, boca seca, ansiedade crescente e a crença delirante de que sua garganta estava se fechando e que iria morrer. A crença induziu uma sensação ainda maior de pânico, e o paciente foi levado à emergência. A tranquilização de que ele não iria morrer não surtiu efeito. Foi sedado com diazepam, e um pouco de sua ansiedade diminuiu. Por fim, dormiu e, ao acordar, cerca de 5 horas depois, estava assintomático e com lembrança total dos eventos anteriores.

Transtorno relacionado a *Cannabis* não especificado

O DSM-5 inclui a categoria de transtorno relacionado a *Cannabis* não especificado para transtornos envolvendo a substância que não podem ser classificados como transtorno por uso de *Cannabis*, intoxicação por *Cannabis*, *delirium* por intoxicação por *Cannabis*, abstinência de *Cannabis*, transtorno psicótico induzido por *Cannabis* ou transtorno de ansiedade induzido por *Cannabis*. A intoxicação pela substância pode estar associada a sintomas depressivos, embora esses sintomas possam sugerir uso de longo prazo. Hipomania, contudo, é um sintoma comum na intoxicação por *Cannabis*.

Quando sintomas de transtorno do sono ou de disfunção sexual estão relacionados ao uso da substância, eles quase sempre se resolvem no período de dias ou de uma semana após a interrupção de seu uso.

Flashbacks. Há relatos de caso de indivíduos que experimentaram – por vezes de modo significativo – sensações relacionadas à intoxicação por *Cannabis* depois que os efeitos de curto prazo da substância desapareceram. O debate está voltado para identificar se *flashbacks* estão relacionados apenas ao uso da subsância ou ao uso concomitante de alucinógenos ou de *Cannabis* misturada com fenciclidina (PCP).

Prejuízo cognitivo. Evidências clínicas e de testes indicam que o uso prolongado de *Cannabis* pode produzir formas sutis de prejuízo cognitivo nas funções cognitivas mais elevadas de memória, atenção e organização e integração de informações complexas. Essas evidências sugerem que, quanto maior o período de uso intenso de *Cannabis*, mais pronunciado o prejuízo cognitivo. Ainda assim, como os prejuízos de desempenho são sutis, ainda precisa ser determinado o quanto eles são significativos para o funcionamento diário. Ainda é necessário investigar se esses prejuízos podem ser revertidos após um período extenso de abstinência de *Cannabis*.

Síndrome amotivacional. Uma síndrome controversa relacionada à *Cannabis* é a *síndrome amotivacional*. Discute-se ainda se a síndrome está relacionada ao uso de *Cannabis* ou se reflete traços caracterológicos em um subgrupo de indivíduos independentemente do uso de *Cannabis*. Tradicionalmente, a síndrome amotivacional está associada ao uso intenso de longo prazo e caracteriza-se pela relutância do indivíduo em persistir em uma tarefa – seja na escola, no trabalho, seja em qualquer contexto que exija atenção ou tenacidade prolongada. Os indivíduos são descritos como apáticos e sem energia, geralmente ganham peso ou parecem preguiçosos.

TRATAMENTO E REABILITAÇÃO

O tratamento do uso de *Cannabis* se baseia nos mesmos princípios que o tratamento para outras substâncias de abuso – abstinência e apoio. A abstinência pode ser alcançada por meio de intervenções diretas, como hospitalização, ou mediante monitoramento atento de base ambulatorial por meio de exames de urina, que podem detectar a presença de *Cannabis* até quatro semanas após o uso. Pode-se obter apoio por meio de psicoterapia individual, familiar e de grupo. Esclarecimento e informações devem ser o alicerce tanto para abstinência quanto para programas de apoio. Um paciente que não compreende os motivos lógicos para enfrentar um problema de abuso de substância tem pouca motivação para saná-lo. No caso de alguns indivíduos, um fármaco ansiolítico pode ser útil para alívio de curto prazo dos sintomas de abstinência. Para outros, o uso de *Cannabis* pode estar relacionado a um transtorno depressivo subjacente, que pode melhorar com um tratamento específico com antidepressivos.

Uso medicinal de maconha

A maconha é usada como erva medicinal há séculos, e a *Cannabis* foi citada na *US Pharmacopeia* até o fim do século XIX como remédio para ansiedade, depressão e distúrbios gastrintestinais, entre outras condições. Atualmente, é uma substância controlada com potencial elevado para abuso e sem uso médico reconhecido pela Agência de Combate às Drogas (DEA); contudo, ela é usada para tratar várias condições, como náusea decorrente de quimioterapia, esclerose múltipla (EM), dor crônica, aids, epilepsia e glaucoma. Em 1996, moradores da Califórnia aprovaram o California Compensation Use Act, que permitiu a moradores do Estado cultivar e usar maconha para essas condições médicas. Em 2001, no entanto, a Suprema Corte dos Estados Unidos determinou, por 8 votos a 0, que a fabricação e a distribuição de maconha são ilegais sob qualquer circunstância. Além disso, determinou que pacientes que usam maconha para fins medicinais devem sofrer ação penal. Contudo, em 2013, 20 Estados norte-americanos – Alasca, Arizona, Califórnia, Colorado, Connecticut, Delaware, Havaí, Illinois, Maine, Massachusetts, Michigan, Montana, Nevada, New Hampshire, Nova Jérsei, Novo México, Oregon, Rhode Island, Vermont e Washington – e o Distrito de Colúmbia aprovaram leis que isentam de punição criminal estadual pacientes que usam *Cannabis* sob a supervisão de um médico.

Além da determinação da Suprema Corte, periodicamente o governo federal tenta processar médicos que prescrevem a droga para uso medicinal com a ameaça de perda da licença ou prisão. Em um editorial sem meias-palavras, o *New England Journal of Medicine* afirmou veementemente que "as autoridades federais devem rescindir a proibição do uso medicinal de maconha para pacientes gravemente doentes e permitir que médicos decidam quais pacientes tratar". O editorial foi concluído com um comentário sobre o papel do médico: "alguns médicos terão a coragem de desafiar a proibição de maconha para os enfermos. No fim, seus atos irão forçar os tribunais a adjudicar entre os direitos daqueles às portas da morte e o poder absoluto de burocratas cujas decisões se baseiam mais em ideologia reflexiva e correção política do que em compaixão".

O dronabinol, uma forma sintética de THC, foi aprovado pela US Food and Drug Administration (FDA); alguns pesquisadores acreditam, no entanto, que a administração oral não é tão eficaz quanto fumar o produto total da planta. Em 2006, oficiais reguladores autorizaram o primeiro experimento clínico norte-americano para verificar a eficácia de Sativex, um aerossol oral constituído de extratos naturais de *Cannabis*, para o tratamento de dor causada por câncer. O sativex está disponível atualmente por meio de prescrição médica no Canadá e de forma limitada na Espanha e na Grã-Bretanha para pacientes com dor neuropática, esclerose múltipla e outras condições. Pode ser receitado nos Estados Unidos apenas com indulto especial fornecido pela FDA para uso em determinados pacientes. Em 2013, um produto chamado Epidiolex, que contém canabidiol, recebeu *status* de medicamento órfão* para o tratamento de determinados tipos raros e incuráveis de epilepsia em crianças.

REFERÊNCIAS

Agrawal A, Wetherill L, Dick DM, Xuei X, Hinrichs A, Hesselbrock V, Kramer J, Nurnberger Jr. JI, Schuckit M, Bierut LJ, Edenberg HJ, Foroud T. Evidence for association between polymorphisms in the cannabinoid receptor 1 (CNR1) gene and cannabis dependence. *Am J Med Genet*. 2009;150B:736.

Buckner JD, Silgado J, Schmidt NB. Marijuana craving during a public speaking challenge: Understanding marijuana use vulnerability among women and those with social anxiety disorder. *J Behav Ther Exp Psychiatry*. 2011;42:104.

Carter GT, Flanagan AM, Earleywine M, Abrams DI, Aggarwal SK, Grinspoon L. Cannabis in palliative medicine: Improving care and reducing opioid-related morbidity. *Am J Hosp Palliat Care*. 2011;28:297.

Cohen AS, Buckner JD, Najolia GM, Stewart DW. Cannabis and psychometrically-defined schizotypy: Use, problems and treatment considerations. *J Psychiatr Res*. 2011;45:548.

Crean RD, Crane NA, Mason BJ. An evidence-based review of acute and long-term effects of cannabis use on executive cognitive functions. *J Addict Med*. 2011;5:1.

Crean RD, Tapert SF, Minassian A, MacDonald K, Crane NA, Mason BJ. Effects of chronic, heavy cannabis use on executive functions. *J Addict Med*. 2011;5:9.

Ehlers CL, Gizer IR, Vieten C, Wilhelmsen KC. Linkage analyses of cannabis dependence, craving, and withdrawal in the San Francisco family study. *Am J Med Genet*. 2010;153B:802.

Fridberg DJ, Skosnik PD, Hetrick WP, O'Donnell BF. Neural correlates of performance monitoring in chronic cannabis users and cannabis-naïve controls. *J Psychopharm*. 2013;27:515.

Griffin O, Fritsch AL, Woodward VH, Mohn RS. Sifting through the hyperbole: One hundred year of marijuana coverage in *The New York Times*. *Deviant Behav*. 2013;34:767.

Hall WD, Degenhardt L. Cannabis-related disorders. In: Sadock BJ, Sadock VA, Ruiz P, eds. *Kaplan & Sadock's Comprehensive Textbook of Psychiatry*. 9th ed. Philadelphia: Lippincott Williams & Wilkins; 2009:1309.

Hurd YL, Michaelides M, Miller ML, Jutras-Aswad D. Trajectory of adolescent cannabis use on addiction vulnerability. *Neuropharmacology*. 2014;76:416–424.

Nickerson LD, Ravichandran C, Lundahl LH, Rodolico J, Dunlap S, Trksak GH, Lukas SE. Cue reactivity in cannabis-dependent adolescents. *Psychol Addict Behav*. 2011;25:168.

---

* N. de R. T.: redução de impostos e direito exclusivo de desenvolver o fármaco por sete anos dado pela FDA.

Pacek LR, Martins SS, Crum RM. The bidirectional relationships between alcohol, cannabis, co-occurring alcohol and cannabis use disorders with major depressive disorder: results from a national sample. *J Affect Disord*. 2013;148:188.

Svrakic DM, Lustman PJ, Mallya A, Lynn TA, Finney R, Svrakic NM. Legalization, decriminalization & medicinal use of cannabis: A scientific and public health perspective. *Mo Med*. 2012;109:90.

Vallée M, Vitiello S, Bellocchio L, Hébert-Chatelain E, Monlezun S, Martin-Garcia E, Kasanetz F, Baillie GL, Panin F, Cathala A, Roullot-Lacarrière V, Fabre S, Hurst DP, Lynch DL, Shore DM, Deroche-Gamonet V, Spampinato U, Revest JM, Maldonado R, Reggio PH, Ross RA, Marsicano G, Piazza PV. Pregnenolone can protect the brain from cannabis intoxication. *Science*. 2014;343(6166):94–8.

Van der Pol P, Liebregts N, d Graaf R. Mental health differences between frequent cannabis users with and without dependence and the general population. *Addiction*. 2013;108:1459.

Witton J, Reed KD. Cannabis and mental health. *Int J Clin Rev*. 2010;11:7.

▲ 20.5 Transtornos relacionados a alucinógenos

Alucinógenos, por definição, são intoxicantes. O uso de drogas alucinógenas está associado a ataques de pânico, transtorno persistente da percepção induzido por alucinógenos (*flashbacks*), psicose, *delirium* e transtornos do humor e de ansiedade. Alucinógenos vêm sendo usados há milhares de anos, e estados alucinogênicos induzidos por substâncias fazem parte de rituais sociais e religiosos. A descoberta da dietilamida do ácido lisérgico (LSD), em 1943, aumentou o uso e o mau uso dessas substâncias porque esses alucinógenos sintéticos são facilmente fabricados, vendidos a preços baixos e muito mais potentes do que seus equivalentes botânicos. Essas características fomentaram o abuso de alucinógenos sintéticos e o surgimento de vários transtornos psiquiátricos associados que atualmente são observados na prática psiquiátrica.

PREPARAÇÕES

Alucinógenos são substâncias naturais e sintéticas chamadas de *psicodélicos* ou *psicomiméticos* porque, além de induzirem alucinações, produzem perda de contato com a realidade e uma experiência de expansão e intensificação da consciência. Os alucinógenos estão classificados na Tabela I de substâncias controladas; a FDA decretou que eles envolvem potencial elevado de abuso e não têm uso medicinal.

Os alucinógenos clássicos de ocorrência natural são psilocibina (de alguns cogumelos) e mescalina (do cacto peiote); outros são harmina, harmalina, ibogaína e dimetiltriptamina (DMT). O alucinógeno sintético clássico é o LSD, sintetizado em 1938 por Albert Hoffman, que acidentalmente absorveu uma porção da droga e experimentou o primeiro episódio alucinógeno induzido pela substância. Alguns pesquisadores classificam anfetaminas substitutas, também chamadas de anfetaminas desenhadas (ou *designer*), como a 3,4-metilenodioxianfetamina (MDMA), como alucinógenos. Como a estrutura dessas drogas está relacionada à estrutura das anfetaminas, este livro as classifica como substâncias estimulantes, abordando-as na Seção 20.9. A Tabela 20.5-1 enumera alguns alucinógenos representativos.

A fenciclidina (PCP, 1-1 [fenilciclo-hexil] piperidina), também conhecida como *pó de anjo*, foi criada como um novo tipo de anestésico no fim da década de 1950. Essa droga e o composto estreitamente relacionado a ela, a cetamina, foram denominados como *anestésicos dissociativos*, porque produziam uma condição na qual os indivíduos permaneciam despertos, mas aparentemente sem sensibilidade ou dissociados do ambiente. A fenciclidina e a cetamina exercem seus efeitos comportamentais característicos por meio do bloqueio dos receptores do tipo N-metil-D-aspartato (NMDA) para o neurotransmissor excitatório glutamato. Sua intoxicação pode apresentar uma variedade de sintomas, desde ansiedade até psicose. A fenciclidina e a cetamina estão classificadas na Tabela II e na Tabela III de substâncias controladas, respectivamente. Embora sua farmacologia e seus efeitos clínicos sejam diferentes, o DSM-5 as inclui na categoria de alucinógenos devido a esses seus efeitos.

EPIDEMIOLOGIA

A incidência do uso de alucinógenos teve dois períodos notáveis de destaque. Entre 1965 e 1969, houve um aumento na quantidade estimada de novos usuários, impulsionado principalmente pelo uso de LSD. O segundo período de aumento no primeiro uso de alucinógenos ocorreu por volta de 1992 até 2000, insuflado sobretudo pelo aumento do uso de *ecstasy* (i.e., MDMA). Reduções do início de uso tanto de LSD como de *ecstasy* ficaram evidentes entre essa época e 2013, coincidindo com uma queda geral na incidência de alucinógenos de 1,6 milhão para 1,1 milhão.

O NSDUH revelou que aproximadamente 10% dos indivíduos a partir dos 12 anos de idade relataram uso na vida de alucinógenos. Desse grupo, 9% relataram uso na vida de LSD, 6% de *ecstasy* e 3% de PCP. Os índices mais elevados de uso atual estão na faixa dos 18 aos 25 anos de idade (2%), seguidos da faixa dos 12 aos 17 anos de idade (0,9%) e adultos a partir dos 25 anos (0,2%). Homens têm maior probabilidade do que mulheres de usar alucinógenos. Cerca de 331 mil indivíduos a partir dos 12 anos eram dependentes ou abusaram de alucinógenos no ano anterior.

O uso de alucinógenos é mais comum entre homens brancos jovens (15 a 25 anos de idade). A proporção de brancos para negros que relataram o uso de um alucinógeno é de 2:1; a proporção de brancos para hispânicos é de cerca de 1,5:1. Homens representam 62% dos indivíduos que usaram alucinógeno em algum momento e 75% daqueles que usaram um alucinógeno no mês anterior. Indivíduos de 26 a 34 anos de idade são os com uso mais elevado dessas substâncias, sendo que 16% usaram um alucinógeno pelo menos uma vez. Indivíduos de 18 a 25 anos de idade apresentam o índice mais elevado de uso recente de alucinógeno.

Fatores culturais influenciam o uso dessas substâncias; seu uso na região Oeste dos Estados Unidos é significativamente mais elevado do que na região Sul. O uso de alucinógenos está associado a menor morbidade e menor mortalidade do que o de determinadas substâncias. Por exemplo, um estudo revelou que apenas 1% das consultas de emergência em hospitais estiveram relacionadas a alucinógenos, em comparação a 40% relacionadas a problemas com cocaína. No entanto, dos indivíduos na emergência hospitalar por motivos relacionados a alucinógenos, mais de 50% tinham menos de 20 anos de idade. Ressurgimento da popularidade de alucinógenos tem sido relatado.

Fenciclidina

A fenciclidina e algumas substâncias relacionadas são consideravelmente fáceis de sintetizar em laboratórios ilegais e relativamente baratas para aquisição nas ruas. A qualidade variável dos laboratórios, contudo, resulta em uma gama de potência e pureza. O uso de PCP varia mais acentuadamente conforme a região geográfica. A maioria de seus usuários consome outras substâncias, especialmente álcool, mas também opiáceos, opioides, maconha, anfetaminas e cocaína. A PCP com frequência é acrescentada à maconha, causando efeitos prejudiciais graves nos usuários. O índice real de

TABELA 20.5-1
Visão geral de alucinógenos representativos

Agente	Local	Classificação química	Fontes biológicas	Rota comum	Dose típica	Duração dos efeitos	Reações adversas
Dietilamida do ácido lisérgico (LSD)	Distribuição global, semissintético	Indolalquilamina	Fungo no centeio gera ácido lisérgico	Oral	100 µg	6-12 horas	Abrangente, incluindo pandemia 1965-1975
Mescalina	Sudoeste dos EUA	Fenetilamina	Cacto peiote, *L. williamsii*	Oral	200-400 mg ou 4-6 botões de cacto	10-12 horas	Poucas ou nenhuma verificada
Metilenodioxianfetamina (MDA)	EUA, sintético	Fenetilamina	Sintético	Oral	80-160 mg	8-12 horas	Documentadas
Metilenodioximetanfetamina (MDMA)	EUA, sintético	Fenetilamina	Sintético	Oral	80-150 mg	4-6 horas	Documentadas
Psilocibina	Sul dos EUA, México, América do Sul	DMT fosforilada hidroxilada	Cogumelos com psilocibina	Oral	4-6 mg ou 5-10 g de cogumelo desidratado	4-6 horas	Psicose
Ibogaína	Centro-Oeste da África	Indolalquilamina	Tabernanthe iboga	Ingestão da raiz em pó	200-400 mg	8-48 horas	Excitação do SNC, morte?
Ayahuasca/Daime	Trópicos da América do Sul	Harmina, outras β-carbolinas	Casca ou folhas de *Banisteriopsis caapi*	Na forma de infusão	300-400 mg	4-8 horas	Nenhuma relatada
Dimetiltriptamina	América do Sul, sintético	Triptamina substituída	Folhas de *Virola calophylla*	Aspiração, IV	0,2 mg/kg IV	30 minutos	Nenhuma relatada
Ipomeia	Trópicos americanos e zonas quentes	Alcaloides do ácido D-lisérgico	Sementes de *I. violacea, T. corymbosa*	Oralmente como infusão	7-13 sementes	3 horas	*Delirium* tóxico
Noz-moscada e macis	Zonas quentes da Europa, África, Ásia	Miristicina e éteres aromáticos	Fruto de *M. fragrans*, espécie comercial	Oralmente ou aspiração	1 colher de chá, 5-15 g	Desconhecida	Semelhante a atropinismo, com convulsões, morte
Angico branco do morro/Yopo	Norte da América do Sul, Argentina	β-carbolinas e triptaminas	Favos de *Anadenanthera peregrina*	Fumo ou aspiração	Desconhecida	Desconhecida	Ataxia, alucinações, convulsões?
Bufotenina	Norte da América do Sul, Argentina	5-OH-dimetil-triptamina	Glândulas da pele de sapos; sementes de *A. peregrina*	Aspiração ou IV	Desconhecida	15 minutos	Nenhuma relatada
Fenciclidina (PCP)	EUA, sintético	1-fenilciclo-hexilpiperidina	Sintético	Oral, fumo, aspiração, IV	5-10 mg	4-6 horas	Psicóticas
Cetamina	EUA, sintético	(+/-)-2-(2-clorofenil)-2-(metilamino)-ciclo-hexanona	Sintético	Oral, aspiração, IV	Desconhecida	1-2 horas	Psicóticas

(Adaptada de Henry David Abraham, M.D.)

dependência e abuso de PCP é desconhecido, mas ela está associada a 3% das mortes em decorrência de abuso de substância e a 32% das consultas em emergências hospitalares relacionadas a substâncias nos Estados Unidos.

Nesse país, 2,5% dos indivíduos a partir dos 12 anos admitiram usar PCP. A prevalência ao longo da vida mais elevada foi na faixa dos 26 aos 34 anos (4%), enquanto a proporção mais elevada de uso no ano anterior (0,7%) se deu na faixa dos 12 aos 17 anos.

Algumas regiões de determinadas cidades apresentam índice de uso 10 vezes maior de PCP do que outras áreas. Seu uso mais elevado nos Estados Unidos ocorre em Washington DC, onde responde por 18% de todos os óbitos relacionados a substâncias e por mais de mil consultas de emergência hospitalar por ano. Em Los Angeles, Chicago e Baltimore, o número comparativo é de 6%. De modo geral, a maioria dos usuários tem entre 18 e 25 anos de idade, respondendo por 50% dos casos. Há mais probabilidade de que os pacientes sejam homens do que mulheres, especialmente em situações de emergência. Há o dobro de usuários brancos em relação a usuários negros, embora estes últimos respondam por mais visitas ao hospital em decorrência de transtornos relacionados ao uso do que brancos. O uso de PCP parece estar aumentando, e há relatos que indicam um aumento de 50%, especialmente em áreas urbanas.

NEUROFARMACOLOGIA

Embora a maioria das substâncias alucinogênicas varie quanto a seus efeitos farmacológicos, o LSD pode servir como protótipo desse tipo de substância. O efeito farmacodinâmico do LSD continua controverso, embora se concorde, de modo geral, que a droga atue sobre o sistema serotonérgico, seja como antagonista, seja como agonista. Dados atuais sugerem que o LSD atue como agonista parcial em receptores de serotonina pós-sinápticos.

A maioria dos alucinógenos é bem absorvida após ingestão oral, embora alguns sejam consumidos por meio de inalação, fumo ou injeção intravenosa. Tolerância a LSD e outros alucinógenos se desenvolve com rapidez e torna-se praticamente completa após 3 ou 4 dias de uso contínuo. A tolerância também reverte de modo rápido, em geral depois de 4 a 7 dias. Dependência física e sintomas de abstinência não ocorrem com alucinógenos, mas um usuário pode desenvolver dependência psicológica das experiências que induziram *insight* em episódios de uso das substâncias.

Fenciclidina

A fenciclidina e seus compostos relacionados são vendidos de diversas formas, como pó cristalino, pasta, forma líquida ou papel encharcado com a droga (cartela). A PCP geralmente é mais usada como aditivo em cigarros contendo *Cannabis* ou salsa. Usuários experientes relatam que os efeitos de 2 a 3 mg de PCP fumada ocorrem em cerca de 5 minutos e se estabilizam em 30 minutos. Sua biodisponibilidade é de aproximadamente 75% quando administrada via intravenosa e de cerca de 30% ao ser fumada. A meia-vida da PCP é de aproximadamente 20 horas, e a da cetamina é de cerca de 2 horas.

O efeito farmacodinâmico primário da PCP e da cetamina é como antagonista no subtipo NMDA de receptores de glutamato. A PCP se liga a um sítio inserido no canal de cálcio associado a NMDA e impede o influxo de íons de cálcio. Ela também ativa os neurônios dopaminérgicos da área tegmentar ventral, os quais se projetam para o córtex cerebral e o sistema límbico. A ativação desses neurônios normalmente está envolvida na mediação das qualidades de reforço da PCP.

Em seres humanos, ocorre tolerância aos efeitos da PCP, mas geralmente não há dependência física. No entanto, em animais que recebem mais PCP por quilo durante períodos mais prolongados do que a maioria dos humanos, ela induz dependência física, com sintomas de abstinência bem definidos de letargia, depressão e fissura. Sintomas físicos de abstinência em seres humanos são raros, provavelmente em função de dose e duração de uso. Embora dependência física de PCP seja rara, dependência psicológica tanto de PCP como de cetamina é comum, e alguns usuários se tornam dependentes do estado psicológico induzido pela PCP.

O fato a de PCP ser produzida em laboratórios ilegais contribui para o aumento da probabilidade da existência de impurezas no produto final. Um desses agentes contaminantes é o 1-piperideno-ciclo-hexano carbonitrito, que libera cianeto de hidrogênio em pequenas quantidades quando ingerido. Outro contaminante é a piperidina, que pode ser reconhecida por seu odor forte e desagradável.

DIAGNÓSTICO

Transtorno por uso de alucinógenos

O uso prolongado e constante de alucinógenos não é comum. Afirma-se que alguns usuários de PCP ficaram "cristalizados", uma síndrome caracterizada por pensamento entorpecido, reflexos diminuídos, perda de memória, perda de controle de impulsos, depressão, letargia e comprometimento da concentração. Embora ocorra dependência psicológica, ela é rara, em parte porque cada experiência com LSD é diferente e em parte porque não há certeza da obtenção de euforia.

> B., um jovem de 16 anos, filho de pais divorciados, foi admitido na unidade psiquiátrica de um hospital local. Ele havia cortado seu pulso com uma faca, rompendo os nervos e tendões da mão esquerda, e passou a noite perdendo intermitentemente a consciência. Pela manhã entrou em contato com a mãe de um amigo que morava nas redondezas, a qual o levou imediatamente ao hospital.
>
> B. tinha história de delinquência juvenil desde os 13 anos, quando começara a sair com garotos mais velhos da escola. Ele e os amigos praticavam pequenos furtos em lojas e roubos, fumavam maconha e tomavam LSD. Suas notas despencaram, e ele teve problemas na escola em duas ocasiões devido a brigas com outros alunos.
>
> No momento da internação, afirmou que não tinha intenção de cometer suicídio quando cortou o pulso. Depois de algumas perguntas, revelou que estava tomando ácido com amigos e, depois que eles saíram, pensou ouvir a sirene de carros de polícia se aproximando de sua casa. Como não queria ser preso, cortou o pulso e perdeu os sentidos. Negou sentir-se deprimido, embora tenha alegado que sua vida não tinha sentido e que achava que não faria diferença se ele vivesse ou morresse.

Intoxicação por alucinógenos

Intoxicação por alucinógenos se caracteriza por alterações comportamentais desadaptativas e perceptuais e por determinados sinais fisiológicos (Tab. 20.5-2). O diagnóstico diferencial inclui intoxicação anticolinérgica e por anfetaminas e abstinência de álcool. O tratamento mais indicado para intoxicação por alucinógenos é acalmar o paciente; durante esse processo, pode-se tranquilizá-lo explicando que os sintomas são induzidos pela droga, que ele não está ficando louco e que os sintomas irão se dissipar em breve. Em casos mais graves, antagonistas dopaminérgicos – por exemplo, haloperidol –

TABELA 20.5-2
Alterações fisiológicas causadas por alucinógenos

1. Midríase
2. Taquicardia
3. Sudorese
4. Palpitações
5. Visão borrada
6. Tremores
7. Incoordenação

ou benzodiazepínicos – por exemplo, diazepam – podem ser usados durante um período limitado. A intoxicação por alucinógenos normalmente não apresenta síndrome de abstinência.

A intoxicação por PCP de curto prazo pode ter complicações potencialmente graves, e deve-se, com frequência, considerá-la uma emergência psiquiátrica. Alguns pacientes podem ser levados à atenção psiquiátrica no período de horas após a ingestão de PCP, mas geralmente se passam de 2 a 3 dias antes que seja buscada ajuda psiquiátrica. Indivíduos que perdem a consciência são levados para obter ajuda antes daqueles que permanecem conscientes. A maioria dos pacientes se recupera totalmente em 1 a 2 dias, mas alguns permanecem psicóticos por um período que pode chegar a duas semanas. Pacientes que são observados primeiramente em coma costumam exibir desorientação, alucinações, confusão e dificuldade de se comunicar ao recobrar os sentidos. Esses sintomas também podem ser observados naqueles que não estão em coma, mas seus sintomas parecem ser menos graves do que os dos pacientes comatosos. Perturbações comportamentais às vezes são intensas; podem incluir masturbação em público, desnudamento, violência, incontinência urinária, choro e riso inapropriado. Pacientes com frequência apresentam amnésia que abrange todo o período da psicose. Um paciente do sexo masculino de 17 anos foi levado à emergência pela polícia após de ter sido encontrado desorientado na rua. Quando os policiais tentaram fazer-lhe perguntas, ele ficou cada vez mais agitado; ao tentarem contê-lo, tornou-se agressivo. Tentativas de questioná-lo ou de examiná-lo no setor de emergência provocaram aumento da agitação.

Inicialmente, era impossível determinar os sinais vitais ou obter uma amostra de sangue. Com base na observação de nistagmo horizontal, vertical e rotatório, cogitou-se um diagnóstico de intoxicação por PCP. Alguns minutos depois de ser colocado em uma sala de exames na penumbra, sua agitação se reduziu acentuadamente. A pressão arterial era de 170/100; outros sinais vitais estavam dentro dos limites normais. Obteve-se sangue para um exame toxicológico. O paciente concordou em tomar 20 mg de diazepam via oral. Cerca de meia hora depois, ele se encontrava menos agitado e pôde ser entrevistado, mas respondia às perguntas de forma fragmentada e estava ligeiramente disártrico. Afirmou que devia ter tomado inadvertidamente uma dose maior que a habitual de "pó de anjo", que relatou usar 1 ou 2 vezes por semana havia vários anos. Negou o uso de qualquer outra substância e história de transtorno mental. Estava desorientado quanto a tempo e lugar. O exame toxicológico qualitativo revelou apenas PCP, sem nenhum outro tipo de droga. Os resultados do exame neurológico estavam dentro dos limites normais, mas foram percebidos reflexos tendinosos profundos bruscos. Cerca de 90 minutos após sua chegada, sua temperatura, inicialmente normal, se elevou para 38°C, sua pressão arterial se elevou para 182/110, e sua reação a estímulos piorou. Ele foi colocado em leito hospitalar. Sua pressão arterial e seu nível de consciência continuaram a flutuar ao longo das 18 horas seguintes. Resultados de análises sanguíneas hematológicas e bioquímicas, assim como análises de urina, permaneceram dentro dos limites normais. Uma história obtida junto a familiares revelou que o paciente havia sido levado ao setor de emergência várias vezes nos últimos anos devido a complicações decorrentes do uso de PCP. Havia completado um programa de tratamento residencial de 30 dias e participado de vários programas ambulatoriais, mas sempre sofria recaídas. Ele recebeu alta depois que os sinais vitais e o nível de consciência permaneceram dentro dos limites normais durante 8 horas. No momento da alta, não havia mais nistagmo nem disartria. Efetivou-se um encaminhamento para um programa de tratamento ambulatorial. (Cortesia de Daniel C. Javitt, M.D., Ph.D., e Stephen R. Zukin, M.D.)

Transtorno persistente da percepção induzido por alucinógenos

Um indivíduo pode experimentar um *flashback* de sintomas alucinogênicos mesmo um longo tempo depois de consumir um alucinógeno. Essa síndrome é diagnosticada como *transtorno persistente da percepção induzido por alucinógenos* no DSM-5. De acordo com estudos, de 15 a 80% dos usuários de alucinógenos relatam ter experimentado *flashbacks*. O diagnóstico diferencial para *flashbacks* inclui enxaqueca, convulsões, anormalidades no sistema visual e transtorno de estresse pós-traumático. Os seguintes fatores podem desencadear um *flashback*: estresse emocional; privação sensorial, como monotonia ao dirigir; ou uso de outra substância psicoativa, como álcool ou maconha.

Flashbacks são recorrências espontâneas e transitórias da experiência induzida pela substância. A maioria consiste em episódios de distorção visual, alucinações geométricas, alucinações envolvendo sons ou vozes, falsas percepções de movimento em áreas periféricas, explosões de cores, trilha de imagens de objetos em movimento, pós-imagens positivas e halos, macropsia, micropsia, expansão do tempo, sintomas físicos ou revivência de emoção intensa. Os episódios costumam durar de poucos segundos a alguns minutos, mas às vezes podem ser mais prolongados. Com mais frequência, mesmo na presença de perturbações perceptuais distintas, o indivíduo tem *insight* sobre a natureza patológica da perturbação. Comportamento suicida, transtorno depressivo maior e transtorno de pânico são complicações potenciais.

Um universitário de 20 anos se apresentou com a queixa principal de enxergar o ar. A perturbação visual consistia em pontos brancos diminutos e numerosos demais para serem contados nos campos de visão central e periférico. Eles estavam presentes constantemente e eram acompanhados pela percepção de trilhas de objetos em movimento deixadas para trás ao passarem pelo campo visual do paciente. Assistir a uma partida de hóquei era difícil, pois os jogadores em roupas brilhantes deixavam rastros de suas próprias imagens contra o branco do gelo vários segundos por vez. O paciente também descreveu a falsa percepção de movimento em objetos estacionários, geralmente em seu campo visual periférico, halos ao redor de objetos e pós-imagens positivas e negativas. Outros sintomas incluíam depressão leve, cefaleia bitemporal diária e perda de concentração no ano anterior.

A síndrome visual havia surgido ao longo dos últimos três meses após experimentação com a droga alucinógena LCD-25 em três ocasiões distintas. Ele temia ter sofrido algum tipo de "dano cerebral" decorrente da experiência. Negou o uso em excesso de outros agentes, incluindo anfetaminas, fenciclidina, narcóticos e

> álcool. Havia fumado maconha duas vezes por semana durante um período de sete meses quando tinha 17 anos.
>
> O paciente havia consultado dois oftalmologistas, sendo que ambos confirmaram que os pontos brancos não eram "moscas volantes" (partículas de matéria que flutuam no humor vítreo do olho que podem causar a percepção de "pontos", geralmente sem relevância clínica ou diagnóstica). O exame neurológico também resultou negativo. O uso de medicamento anticonvulsivante resultou em melhora de 50% dos sintomas visuais do paciente e remissão de sua depressão.

Delirium por intoxicação por alucinógenos

Delirium por intoxicação por alucinógenos é um transtorno relativamente raro que se inicia durante a intoxicação em indivíduos que consumiram alucinógenos puros. Estima-se que 25% de todos os pacientes que chegam ao setor de emergência em decorrência de problemas relacionados a PCP podem satisfazer os critérios para *delirium* por intoxicação por alucinógenos. Contudo, essas substâncias costumam ser misturadas a outras, e os outros componentes ou suas interações com o alucinógeno podem produzir *delirium* clínico.

Transtornos psicóticos induzidos por alucinógenos

Caso haja sintomas psicóticos na presença de teste de realidade prejudicado, um diagnóstico de transtorno psicótico induzido por alucinógenos pode ser justificado. O efeito adverso mais comum de LSD e de substâncias relacionadas é uma *bad trip*, experiência que se assemelha a uma reação de pânico agudo a *Cannabis*, mas que pode ser mais grave; uma *bad trip* pode produzir eventualmente sintomas psicóticos verdadeiros. De modo geral, essa experiência termina quando os efeitos imediatos do alucinógeno se dissipam, mas seu curso é variável. Às vezes, um episódio psicótico prolongado é difícil de distinguir de um transtorno psicótico de origem não orgânica. Se uma psicose crônica depois do consumo da substância é resultado de sua ingestão, ou se não está relacionada a sua ingestão, ou se é o caso de uma combinação entre a ingestão e fatores predisponentes, é uma questão ainda a ser esclarecida.

Eventualmente, o transtorno psicótico é prolongado, uma reação que, acredita-se, é mais comum em indivíduos com transtorno da personalidade esquizoide preexistente e com personalidades pré-psicóticas, com equilíbrio instável do ego ou ansiedade em demasia. Esses indivíduos não conseguem lidar com as alterações na percepção, distorções da imagem corporal e material inconsciente simbólico estimulado pelo alucinógeno. O índice de instabilidade mental anterior em indivíduos hospitalizados devido a reações a LSD é elevado. Reações adversas ocorreram no fim da década de 1960, quando LSD era promovido como psicoterapia autoprescrita para crises emocionais na vida de indivíduos gravemente perturbados. Agora que essa prática é menos frequente, reações adversas prolongadas são menos comuns.

> Uma estudante de fotografia de 22 anos se apresentou no hospital com humor inadequado e pensamento bizarro. Ela não tinha história psiquiátrica anterior. Nove dias antes da admissão, havia ingerido 1 ou 2 cogumelos com psilocibina. Imediatamente após a ingestão, a paciente começou a dar risadinhas. Descreveu, então, sentir euforia, que progrediu para alucinações auditivas e crença na capacidade de transmitir seus pensamentos via meios de comunicação. Dois dias depois, repetiu a ingestão e continuou a exibir sintomas psicóticos até o dia da internação. Ao ser examinada, ouvia vozes dizendo-lhe que poderia se tornar presidente e relatou o som de "ovelhas chorando". Continuou a rir de modo inapropriado, virando a cabeça de um lado para o outro de forma bizarra e ritualizada. Continuou a descrever euforia, mas com uma sensação intermitente de desesperança em um contexto de bloqueio de pensamentos. Sua autodescrição era de que sentia-se "com sorte". Foi medicada com haloperidol, 10 mg duas vezes ao dia, juntamente com benzotropina, 1 mg três vezes ao dia, e carbonato de lítio, 300 mg, duas vezes ao dia. Com esse regime, sua psicose cedeu após cinco dias.

Transtorno do humor induzido por alucinógenos

Diferentemente do transtorno do humor induzido por cocaína e do transtorno do humor induzido por anfetaminas, nos quais, até certo ponto, se pode prever os sintomas, os sintomas de transtorno do humor que acompanham abuso de alucinógenos podem variar. O abuso pode fazer o indivíduo experimentar sintomas do tipo maníaco, com delírios de grandiosidade, ou sentimentos e ideias do tipo depressivo ou sintomas mistos. Assim como os sintomas do transtorno psicótico induzido por alucinógenos, os sintomas de transtorno do humor induzido por alucinógenos normalmente se resolvem após a eliminação da substância.

Transtorno de ansiedade induzido por alucinógenos

O transtorno de ansiedade induzido por alucinógenos também apresenta um padrão variado de sintomas, mas estão disponíveis poucos dados sobre esses padrões. Informalmente, profissionais do setor de emergência que tratam pacientes com transtornos relacionados a alucinógenos com frequência relatam transtorno de pânico com agorafobia. Ansiedade provavelmente é o sintoma mais comum que leva um indivíduo intoxicado por PCP a buscar ajuda no setor de emergência.

Transtorno relacionado a alucinógenos não especificado

Quando um paciente com transtorno relacionado a alucinógenos não satisfaz os critérios diagnósticos para nenhum dos transtornos relacionados a alucinógenos descritos, ele pode ser classificado como apresentando um transtorno relacionado a alucinógenos não especificado. O DSM-5 não inclui uma categoria diagnóstica para abstinência de alucinógenos, mas alguns clínicos relatam informalmente uma síndrome com depressão e ansiedade após a interrupção do uso frequente dessas substâncias. Essa síndrome pode se encaixar no diagnóstico de transtorno relacionado a alucinógenos não especificado.

CARACTERÍSTICAS CLÍNICAS

Dietilamida do ácido lisérgico

A LSD representa o protótipo de uma ampla classe de compostos alucinogênicas, com relações de estrutura e atividades bastante estudadas. A LSD é uma base sintética derivada do núcleo do ácido lisérgico a partir de alcaloides de ergotamina. Essa família de compostos foi descoberta em um fungo do centeio, sendo responsável por epidemias letais de ergotismo na Idade Média. Os compostos também estão presentes em baixas concentrações nas sementes de ipomeia. Diversos homólogos e análogos de LSD foram estudados. Nenhum deles tem potência superior à dessa substância.

Sintomas fisiológicos de LSD costumam ser poucos e relativamente leves. Pupilas dilatadas, aumento dos reflexos tendinosos profundos motores e tensão muscular, assim como incoordenação motora leve e ataxia, são comuns. Aumentos da frequência cardíaca, da respiração e da pressão arterial são moderados quanto a grau e variáveis, assim como náusea, redução do apetite e salivação.

A sequência normal de mudanças segue um padrão de sintomas somáticos, que surgem em primeiro lugar, então alterações no humor e na percepção e, por fim, alterações psicológicas, embora os efeitos se sobreponham e, dependendo do alucinógeno em questão, o tempo de início e fim varie. A intensidade dos efeitos da LSD em um usuário sem tolerância costuma ser proporcional à dose, sendo que 25 μg é a dose-limite aproximada.

A síndrome produzida por essa substância se assemelha à produzida por mescalina, psilocibina e por alguns análogos de anfetamina. A principal diferença entre LSD, psilocibina e mescalina é a potência. Uma dose de 1,5 μg/kg de LSD é mais ou menos equivalente a 225 μg/kg de psilocibina, a qual é equivalente a 5 mg/kg de mescalina. No caso da mescalina, o início dos sintomas é mais lento, e ocorrem mais náusea e vômitos, mas, de modo geral, os efeitos sobre a percepção são mais semelhantes do que diferentes.

Tolerância, especialmente aos efeitos sensoriais e outros efeitos psicológicos, é evidente já no segundo ou terceiro dia de uso consecutivo de LSD. São necessários de 4 a 6 dias sem o uso de LSD para diminuir significativamente a tolerância. Esta está associada ao uso frequente de todos os alucinógenos. Ocorre tolerância cruzada entre mescalina, psilocibina e LSD, mas não entre anfetamina e LSD, apesar da semelhança química entre anfetamina e mescalina.

Antigamente distribuída na forma de comprimidos, em estado líquido, em pó e em quadrados de gelatina, nos últimos anos, a LSD tem sido distribuída de forma mais comum em "cartelas". Folhas de papel são embebidas com LSD, passam pelo processo de secagem e são picotadas em quadrados. Desenhos populares são impressos no papel. Cada cartela pode chegar a conter algumas centenas de quadrados; um quadrado contendo de 30 a 75 μg de LSD é uma dose mastigável, mais ou menos. Raramente a ingestão excessiva é planejada, mas pode ocorrer por acidente.

O início de ação da LSD ocorre no prazo de 1 hora, chega ao pico em 2 a 4 horas e dura de 8 a 12 horas. Seus efeitos simpatomiméticos incluem tremores, taquicardia, hipertensão, hipertermia, sudorese, visão borrada e midríase. Pode ocorrer morte decorrente de patologia cardíaca ou cerebrovascular relacionada a hipertensão ou hipertermia com o uso do alucinógeno. Há relatos de uma síndrome semelhante à síndrome neuroléptica maligna associada à LSD. Morte também pode ser causada por lesão física, já que a substância prejudica o discernimento quanto ao tráfego ou à capacidade de voar, por exemplo. Os efeitos psicológicos normalmente são bem tolerados, mas quando o indivíduo não consegue lembrar de experiências ou ter ciência de que essas experiências são induzidas por substâncias, ele pode identificá-las como início de insanidade.

Com o uso de alucinógenos, a percepção torna tudo extraordinariamente brilhante e intenso. Cores e texturas parecem mais ricas, os contornos ficam mais bem definidos, a música adquire maior profundidade emocional, e odores e sabores se intensificam. Sinestesia é comum; cores podem ser ouvidas ou sons podem ser vistos. Mudanças na imagem do corpo e alterações na percepção de tempo e espaço também ocorrem. Alucinações costumam ser visuais, com frequência de formas e figuras geométricas, mas alucinações tanto auditivas quanto táteis às vezes ocorrem. Emoções se tornam extraordinariamente intensas e podem mudar abruptamente e com frequência; dois sentimentos aparentemente incompatíveis podem ser vivenciados ao mesmo tempo. Sugestionabilidade é grandemente intensificada, e sensibilidade ou distanciamento de outras pessoas pode surgir. Outras características comuns são o que parece ser uma consciência dos órgãos internos, a recuperação de memórias antigas perdidas, a liberação de material inconsciente em forma simbólica e regressão e aparente revivência de eventos passados, incluindo o nascimento. Reflexão introspectiva e sentimentos de *insight* de natureza religiosa ou filosófica são comuns. A sensação de *self* é bastante alterada, às vezes chegando ao ponto de despersonalização, de fusão com o mundo exterior, de separação de si do corpo ou dissolução total do ego em um êxtase místico.

Não há evidências claras de uma alteração drástica de personalidade ou de psicose crônica produzidas pelo uso prolongado de LSD por usuários moderados que, fora isso, não apresentam predisposição a essas condições. Alguns indivíduos que fazem uso intenso de alucinógenos, no entanto, podem experimentar ansiedade crônica ou depressão e podem se beneficiar de uma abordagem psicológica ou farmacológica voltada para o problema subjacente.

Muitos indivíduos defendem que uma única experiência com LSD lhes proporcionou aumento da capacidade criativa, novo *insight* psicológico, alívio de sintomas neuróticos ou psicossomáticos ou uma alteração desejável na personalidade. Nas décadas de 1950 e 1960, psiquiatras demonstraram grande interesse em LSD e substâncias relacionadas, tanto como modelos potenciais para psicose funcional quanto como possíveis agentes farmacoterápicos. A disponibilidade desses compostos para pesquisadores das neurociências básicas levou a muitos avanços científicos.

Fenetilaminas

Fenetilaminas são compostos com estruturas químicas semelhantes às estruturas dos neurotransmissores dopamina e norepinefrina. A mescalina (3,4,5-trimetoxifenetilamina), um alucinógeno clássico em todos os sentidos, foi o primeiro alucinógeno isolado a partir do cacto peiote, que cresce no sudoeste dos Estados Unidos e no norte do México. A farmacologia humana da mescalina foi caracterizada em 1896, e sua estrutura, verificada por meio de síntese 23 anos depois. Embora muitas plantas psicoativas tenham sido identificadas desde antes do registro da história, a mescalina foi o único alucinógeno cuja estrutura foi identificada até a descrição da LSD, em 1943.

Mescalina

A mescalina normalmente é consumida como "botões" de peiote, obtidos dos pequenos cactos verde-azulados *Lophophora williamsii* e *Lophophora diffusa*. Os botões são a parte superior carnosa, redonda e seca dos cactos. A mescalina é o alcaloide alucinogênico ativo nos botões. O uso de peiote é legal para membros da Native American Church em alguns Estados norte-americanos. Reações adversas ao peiote são raras durante o uso religioso estruturado. Dificilmente ele é consumido de forma casual, devido a seu sabor amargo e à experiência de náusea e vômito que às vezes antecede os efeitos alucinógenos.

Muitas variações estruturais de mescalina foram investigadas, e relações de atividade estruturais foram razoavelmente bem caracterizadas. Um análogo, a 2,5-dimetoxi-4-metilanfetamina (DOM), também conhecido como STP, uma anfetamina extraordinariamente potente com propriedades alucinógenas, teve um breve período de popularidade ilícita e notoriedade nos anos de 1960, mas parece ter desaparecido do mercado de drogas ilícitas.

Outra série de análogos de fenetilamina com propriedades alucinogênicas são as anfetaminas relacionadas à 3,4-metilenodioxianfetamina (MDA). Atualmente, o membro mais popular e, para a sociedade, o mais problemático dessa grande família de drogas é o MDMA, ou *ecstasy*, na realidade mais um estimulante relativamente leve do que um alucinógeno. O MDMA produz um estado alterado de consciência com alterações sensoriais e, o mais importante para alguns usuários, sensação de intensificação nas interações pessoais.

Muitas plantas contêm N,N-dimetiltriptamina (DMT), que também é encontrada normalmente em líquidos corporais de seres humanos em concentrações muito baixas. A administração de DMT por via parenteral, ou sua aspiração, pode resultar em um episódio alucinogênico breve e intenso. Assim como a mescalina no grupo das fenetilaminas, a DMT é um dos mais antigos e mais bem documentados, porém menos potente, alucinógenos de triptamina. Homólogos sintetizados de DMT foram avaliados em seres humanos, e as relações de atividade e estrutura foram razoavelmente bem descritas.

Análogos de psilocibina

Uma coleção incomum de triptaminas tem sua origem no reino dos fungos. O protótipo natural é a própria psilocibina, que, juntamente com homólogos relacionados, foi encontrada em mais de 100 espécies de cogumelos, em sua maioria do gênero *Psilocybe*.

A psilocibina normalmente é ingerida na forma de cogumelos. Muitas espécies de cogumelos que contêm a substância são encontradas em todo o planeta. Nos Estados Unidos, com o nome de chapéu de ouro (no Brasil, cogumelo-do-estrume), *Psilocybe cubensis* grandes crescem na Flórida e no Texas e são facilmente cultivados por meio de *kits* de cultivo anunciados em revistas voltadas para drogas e na internet. O pequeno *Psilocybe semilanceata* (chapéu da liberdade; no Brasil chamado de barrete frígio) cresce em gramados e campos de pasto no Noroeste da costa do Pacífico. A psilocibina permanece ativa quando os cogumelos são desidratados ou cozidos em omeletes ou outros alimentos.

Cogumelos de psilocibina são usados em atividades religiosas por indígenas mexicanos. Eles são valorizados na sociedade ocidental por usuários que preferem ingerir um cogumelo em vez de um produto químico sintético. Evidentemente, um dos riscos ao ingerir cogumelos selvagens é a identificação errônea e a ingestão de uma variedade venenosa. Em uma grande universidade norte-americana, 24% dos estudantes relataram usar cogumelos psicodélicos ou mescalina, em comparação com 17% que relataram uso de LSD. A psilocibina vendida como pílulas ou cápsulas, na realidade, normalmente contém PCP ou LSD.

No momento estão sendo conduzidos estudos em diversos centros médicos nos Estados Unidos (incluindo a New York University) para investigar o uso de psilocibina em pacientes com doenças terminais.

Relatos preliminares indicam que ela é útil para reduzir ansiedade mórbida com relação à morte e a morrer, podendo vir a desempenhar um papel importante na medicina de cuidados paliativos no futuro.

Fenciclidina

A quantidade de PCP varia enormemente de um cigarro potencializado com PCP para outro; 1 g pode ser usado para fazer de 4 até várias dúzias de cigarros. Uma quantidade de PCP inferior a 5 mg é considerada uma dose baixa, e doses acima de 10 mg são consideradas altas. A variabilidade da dose dificulta prever o efeito, embora o fumo de PCP seja a forma mais fácil e confiável que os usuários têm de ajustar a dose.

Indivíduos que acabaram de consumir PCP frequentemente ficam quietos, parecem estar alheios a tudo e relatam produção ativa de fantasias. Experimentam sensações de velocidade, euforia, calor corporal, formigamento, flutuação e tranquilidade e, eventualmente, sentimentos de despersonalização, isolamento e alienação. Às vezes, desenvolvem alucinações auditivas e visuais. Costumam apresentar alterações impressionantes da imagem corporal, distorção da percepção de espaço e tempo e delírios. Podem experimentar sentimentos intensificados de dependência, confusão e desorganização do pensamento. Podem também ficar solidários, sociáveis e falantes em um dado momento, mas hostis e negativos em outro. Ocasionalmente é relatada ansiedade, o sintoma de apresentação mais proeminente durante uma reação adversa. Nistagmo, hipertensão e hipertermia são efeitos comuns de PCP. Por vezes, observam-se movimentos de rolar a cabeça, dar pancadas, fazer caretas, rigidez muscular a estímulos, episódios repetidos de vômitos e fala cantada repetitiva.

Os efeitos de curto prazo duram de 3 a 6 horas e, às vezes, dão lugar a depressão leve, na qual o usuário se torna irritável, um tanto paranoide e eventualmente beligerante, irracionalmente agressivo, suicida ou homicida. Os efeitos podem durar vários dias. Às vezes, os usuários relatam que são necessários de 1 a 2 dias para a recuperação total; já exames laboratoriais mostram que a PCP pode permanecer no sangue e na urina do paciente durante um período superior a uma semana.

Cetamina

A cetamina é um agente anestésico dissociativo, originalmente derivado da PCP, que está disponível para uso medicinal em seres humanos e animais. Tornou-se uma droga de abuso, a partir de roubo de seus suprimentos. Está disponível na forma de pó ou em solução para uso intranasal, oral, como inalante ou (raramente) intravenoso. A cetamina funciona no nível do receptor de NMDA e, assim como a PCP, pode causar alucinações e um estado dissociativo em que o paciente desenvolve uma sensação alterada do corpo e da realidade e pouca preocupação com seu ambiente.

A cetamina causa estímulo cardiovascular, mas não depressão respiratória. Durante o exame físico, o paciente pode estar hipertenso e taquicárdico, apresentar aumento da salivação e nistagmo bidirecional ou rotatório, ou ambos. O início da ação se dá em segundos quando usada via intravenosa, e foram descritos analgesia com duração de 40 minutos e efeitos dissociativos que duram horas. O estado cardiovascular deve ser monitorado, e deve-se proporcionar cuidados de apoio. Uma reação distônica foi descrita, assim como *flashbacks*, mas uma complicação mais comum está relacionada à falta de preocupação com o ambiente ou com a segurança pessoal.

Os efeitos da cetamina têm duração inferior aos efeitos da PCP. O pico dos níveis de cetamina ocorre aproximadamente 20 minutos após injeção intramuscular. Depois da administração intranasal, a duração do efeito é de aproximadamente 1 hora. A cetamina sofre N-desmetilação pelo citocromo P450 (CYP) microssômico hepático, especialmente por CYP3A, em norcetamina. Cetamina, norcetamina e desidronorcetamina podem ser detectadas na urina, e suas meias-vidas são de 3, 4 e 7 horas, respectivamente. Níveis de cetamina e norcetamina na urina apresentam ampla variação de um indivíduo para o outro e podem alcançar de 10 a 7 mil ng/mL após a intoxicação. Até o momento, a relação entre níveis séricos de cetamina e sintomas clínicos não foi estudada formalmente. A cetamina costuma ser usada em combinação com outras drogas de abuso, especialmente cocaína, mas não parece interferir no metabolismo de cocaína, podendo intensificá-lo. A cetamina está sendo estudada para uso no tratamento de depressão.

OUTROS ALUCINÓGENOS

Catinonas

Catinonas são alcaloides semelhantes a anfetaminas encontrados em sua forma natural na planta *khât* e produzidos sinteticamente, conhecidos como "sais de banho". São estimulantes do SNC que causam uma liberação maciça de dopamina, e uma única dose pode durar até 8 horas. As catinonas produzem efeitos tóxicos de grandes proporções que podem levar a convulsões, acidentes vasculares e/ou morte. Alucinações e delírios são comuns. Quando engolidas, injetadas ou aspiradas, produzem o efeito eufórico desejado.

Ibogaína

A ibogaína é um alcaloide complexo encontrado no arbusto africano *Tabernanthe iboga*. É alucinógena na faixa de dosagem de 400 mg. A planta é originária da África e é usada tradicionalmente em cerimônias de iniciação religiosas. Embora não tenha sido um alucinógeno popular devido a seus efeitos somáticos desagradáveis quando consumida em doses alucinogênicas, pacientes expostos a ela podem vir a ter contato com um psiquiatra tendo em vista de suas propriedades terapêuticas, ainda em investigação, no tratamento da dependência química (opioides).

Ayahuasca

A ayahuasca (ou Daime, no Brasil), muito abordada em *websites* sobre alucinógenos, originalmente se refere a uma decocção de uma ou mais plantas da América do Sul. A substância contém os alcaloides harmalina e harmina. Esses dois alcaloides de β-carbolina têm propriedades alucinogênicas, mas as alterações no sensório visual resultantes são acompanhadas por náusea considerável. Tribos amazônicas nativas descobriram que acrescentar folhas de plantas que contêm quantidades substanciais de DMT intensifica acentuadamente o impacto visual e sacramental da ayahuasca. Apesar de nenhum componente individual da mistura de plantas com ayahuasca funcionar bem isoladamente, em combinação, provocam resultados extremamente eficazes como agente alucinogênico.

Nos últimos anos, a expressão *ayahuasca* evoluiu como termo menos específico para se referir a qualquer tipo de mistura de dois elementos alucinogênicos usados em combinação. Por exemplo, harmina e harmalina estão disponíveis como substâncias químicas puras e, quando consumidas juntamente com vários elementos botânicos que contêm DMT, resultam em uma mistura com propriedades alucinógenas, inicialmente intensas, mas em geral de curta duração.

Salvia divinorum

Indígenas do norte de Oaxaca, no México, usam a *Salvia divinorum* como fitoterápico e como sacramento sagrado, e ela atualmente é bastante debatida, anunciada e vendida na internet. Quando a planta é mastigada, ou suas folhas secas são fumadas, produz efeitos alucinógenos. Salvorin-A, o componente ativo na planta, é potente por via parenteral, ativo em doses de 250 μg quando fumado e de interesse científico e com potencial médico porque se liga ao receptor opioide κ.

TRATAMENTO

Intoxicação por alucinógenos

Um princípio básico de tratamento é proporcionar tranquilização e cuidados de apoio. O paciente que experimenta intoxicação intensa e desagradável por alucinógenos pode se beneficiar de um ambiente calmo, tranquilização verbal e do decorrer do tempo. Há probabilidade de um alívio mais rápido de ansiedade intensa após a administração oral de 20 mg de diazepam ou, se a administração oral for problemática, uma dose parenteral equivalente de benzodiazepínico. Ansiedade e outros sintomas geralmente se reduzem no prazo de 20 minutos da administração do medicamento, em comparação a horas com apenas apoio psicológico e ambiental, mas os sintomas de percepção podem persistir. O paciente talvez necessite de uma leve contenção se representar perigo para si ou para outros, mas contenções físicas devem ser evitadas, se possível. Medicamentos neurolépticos, especialmente se ministrados em doses excessivas, podem agravar os sintomas, sendo melhor evitá-los, a menos que o diagnóstico continue indeterminado e seja impossível manejar o comportamento de outra forma. A venda de doses mais baixas de LSD e uma abordagem mais sofisticada para o tratamento de destes eventos pelos próprios usuários de drogas se combinaram para reduzir o surgimento desse transtorno que já foi comum em centros de tratamento psiquiátrico.

Transtorno persistente da percepção induzido por alucinógenos

O tratamento para transtorno persistente da percepção induzido por alucinógenos é paliativo. O primeiro passo no processo é a identificação correta do transtorno; não é raro que o paciente consulte vários especialistas antes que o diagnóstico seja estabelecido. Abordagens farmacológicas incluem benzodiazepínicos de ação prolongada, como clonazepam, e, em menor grau, anticonvulsivantes, incluindo ácido valproico e carbamazepina. Hoje, não há um fármaco totalmente eficaz para acabar com os sintomas. Agentes antipsicóticos devem ser usados apenas no tratamento de psicoses induzidas por alucinógenos, porque podem apresentar um efeito paradoxal e exacerbar os sintomas. Uma segunda dimensão do tratamento é comportamental. O paciente deve ser instruído a evitar estímulo gratuito mediante o uso de fármacos sem prescrição médica, cafeína e álcool e evitar estressores físicos e emocionais. A fumaça da maconha é um intensificador particularmente forte do transtorno, mesmo quando inalada de forma passiva. Por fim, três condições comórbidas estão associadas ao transtorno persistente da percepção induzido por alucinógenos: transtorno de pânico, depressão maior e dependência de álcool. Todas essas condições exigem prevenção primária e intervenção imediata.

Psicose induzida por alucinógenos

O tratamento de psicose induzida por alucinógenos não é diferente do tratamento convencional para outros tipos de psicose. Além das medicações antipsicóticas, vários agentes são eficazes, incluindo carbonato de lítio, carbamazepina e eletroconvulsoterapia. Antidepressivos, benzodiazepínicos e anticonvulsivantes também podem contribuir para o tratamento. Uma particularidade desse transtorno é que, diferentemente da esquizofrenia, na qual se observam normalmente sintomas negativos e fraco relacionamento interpessoal, pacientes com psicose induzida por alucinógenos exibem os sintomas positivos de alucinações e delírios ao mesmo tempo que mantêm a capacidade de se relacionar com o psiquiatra. As terapias médicas mais bem utilizadas envolvem terapias de apoio, educacionais e de família. Os objetivos do tratamento são o controle dos sintomas, uso mínimo de instalações hospitalares, trabalho diário, desenvolvimento e preservação de relacionamentos sociais e manejo de doenças comórbidas, como dependência de álcool.

Fenciclidina

O tratamento de intoxicação por PCP visa reduzir os níveis sistêmicos da substância e tratar questões significativas de natureza médica, comportamental e psiquiátrica. No caso de intoxicação e de transtorno psicótico induzido por PCP, embora a resolução dos sintomas e sinais atuais seja de primeira ordem, o objetivo de longo prazo do tratamento é impedir a recaída. Os níveis de PCP podem flutuar ao longo de várias horas ou até mesmo dias, especialmente após a administração oral. Um período prolongado de observação clínica, portanto, é obrigatório antes de se chegar à conclusão de que não há mais possibilidade de complicações que ofereçam risco à vida.

A retenção de PCP ionizada no estômago levou à sugestão de sucção nasogástrica contínua como tratamento para intoxicação pela substância. Essa estratégia, no entanto, pode ser desnecessariamente intrusiva e induzir desequilíbrios eletrolíticos. A administração de carvão ativado é mais segura, e proporcionando ligação à PCP e redução de seus efeitos tóxicos em animais.

A retenção de PCP ionizada na urina levou à sugestão de acidificação urinária como auxiliar para eliminação da droga. Essa estratégia, no entanto, pode ser ineficaz e é potencialmente perigosa. Apenas uma pequena porção da PCP é excretada na urina, a acidose metabólica em si apresenta riscos significativos, e urina ácida pode aumentar o risco de falência renal secundária a rabdomiólise. Devido ao grande volume de distribuição de PCP, nem hemodiálise, nem hemoperfusão podem promover sua depuração de modo significativo.

Não existem fármacos conhecidos que funcionem como antagonistas diretos de PCP. Qualquer composto que se ligue ao receptor de PCP, o qual está localizado no canal iônico do receptor NMDA, bloquearia os fluxos de íon mediados pelo receptor NMDA como faz a própria PCP. Mecanismos dos receptores NMDA preveem que estratégias farmacológicas que promovem a ativação do receptor NMDA (p. ex., administração de um fármaco agonista do sítio de ligação da glicina) causariam a rápida dissociação de PCP de seus sítios de ligação. Nenhum experimento clínico com agonistas de NMDA para intoxicação por PCP ou cetamina em seres humanos foi colocado em prática até o momento. Portanto, o tratamento deve ser de apoio e direcionado a sintomas específicos e sinais de toxicidade. As medidas clássicas devem ser usadas para crises médicas, incluindo convulsões, hipotermia e crise hipertensiva.

Como a PCP prejudica o processamento sensorial, estímulos ambientais podem causar reações imprevisíveis, exageradas, distorcidas ou violentas. O pilar do tratamento, portanto, é a redução máxima de estímulos sensoriais em pacientes intoxicados por PCP. O paciente deve ser avaliado e tratado em um ambiente com o máximo de silêncio e isolamento. Contenções físicas de precaução são recomendadas por alguns especialistas, sendo que o risco de rabdomiólise ao se debater contra as contenções deve ser avaliado ante a possibilidade de evitar comportamento violento ou disruptivo. Sedação farmacológica pode ser obtida pela administração oral ou intramuscular (IM) de antipsicóticos ou benzodiazepínicos; não há evidências convincentes que indiquem que uma classe de medicamentos seja clinicamente superior a outra. Devido às ações anticolinérgicas da PCP em doses elevadas, neurolépticos com potentes propriedades anticolinérgicas intrínsecas devem ser evitados.

Referências

Bokor G, Anderson PD. Ketamine: An Update on Its Abuse. *J Pharm Pract*. 2014 Mar. [Epub ahead of print]
Catts VS, Catts SV. Psychotomimetic effects of PCP, LSD, and ecstasy: Pharmacological models of schizophrenia? In: Sachdev PS, Keshavan MS, eds. *Secondary Schizophrenia*. New York: Cambridge University Press; 2010:141.
Crane CA, Easton CJ, Devine S. The association between phencyclidine use and partner violence: An initial examination. *J Addictive Disord*. 2013;32:150.
Fantegrossi WE, Murnane KS, Reissig CJ. The behavioral pharmacology of hallucinogens. *Biochem Pharmacol*. 2008;75:17.
Fontanilla D, Johannessen D, Hajipour AR, Cozzi NV, Jackson MB, Ruoho AE. The hallucinogen N,N-dimethyltryptamine (DMT) is an endogenous sigma-1 receptor regulator. *Science*. 2009;323:934.
Geraci MJ, Peele J, McCoy SL, Elias B. Phencyclidine false positive induced by lamotrigine (Lamictal) on a rapid urine toxicology screen. *Int J Emerg Med*. 2010;3(4):327.
Javitt DC, Zukin SR. Phencyclidine (or phencyclidine-like)-related disorders. In: Sadock BJ, Sadock VA, Ruiz P, eds. *Kaplan & Sadock's Comprehensive Textbook of Psychiatry*. 9th ed. Philadelphia: Lippincott Williams & Wilkins; 2009:1387.
Jones RT. Hallucinogen-related disorders. In: Sadock BJ, Sadock VA, Ruiz P, eds. *Kaplan & Sadock's Comprehensive Textbook of Psychiatry*. 9th ed. Philadelphia: Lippincott Williams & Wilkins; 2009:1331.
MacLean KA, Johnson MW, Griffiths RR. Mystical experiences occasioned by the hallucinogen Psilocybin lead to increases in the personality domain of openness. *J Psychopharmacol*. 2011;25:1453.
Maisto SA, Galizo M, Conner GJ. Hallucinogens. In: *Drug Use and Abuse*. 6th ed. Belmont, CA: Wadsworth; 2011:283.
Saland SK, Rodefer JS. Environmental enrichment ameliorates phencyclidine-induced cognitive deficits. *Pharmacol Biochem Behav*. 2011;98(3):455.
Schatzberg AF, Cole JO, DeBattista C. Phencyclidine. In: *Manual of Clinical Psychopharmacology*. 7th ed. Arlington, VA: American Psychiatric Publishing; 2010:588.
Testa A, Giannuzzi R, Sollazzo F, Petrongolo L, Bernardini L, Dain S. Psychiatric emergencies (part II): psychiatric disorders coexisting with organic diseases. *Euro Rev Med Pharm Sci*. 2013;17:65.
Weaver MF, Schnoll SH. Ketamine and phencyclidine. In: Johnson BA, ed. *Addiction Medicine: Science and Practice*. Vol. 1. New York: Springer, LLC; 2011:603.
Wood KE. Exposure to bath salts and synthetic tetrahydrocannabinol from 2009 to 2012 in the United States. *J Pediatrics*. 2013;163:213.
Wu LT, Woody GE, Yang C, Li JH, Blazer DG. Recent national trends in Salvia divinorum use and substance-use disorders among recent and former *Salvia divinorum* users compared with nonusers. *Sub Abuse Rehab*. 2011;2:53.

▲ 20.6 Transtornos relacionados a inalantes

Drogas inalantes (também chamadas de *substâncias voláteis* ou *solventes*) são hidrocarbonetos voláteis que se tornam vapores gasosos em temperatura ambiente e são inalados pelo nariz ou pela boca para entrar no fluxo sanguíneo por via pulmonar. Esses compostos normalmente são encontrados em vários produtos de uso doméstico e se dividem em quatro classes comerciais: (1) solventes para colas e adesivos; (2) propelentes (p. ex., latas de tinta em aerossol, laquê para cabelos e creme de barbear); (3) diluentes (p. ex., para tintas e fluidos corretivos); e (4) combustíveis (p. ex., gasolina, propano). Acredita-se que esses fármacos compartilhem algumas propriedades farmacológicas apesar de suas diferenças químicas.

As pessoas, especialmente adolescentes, gostam de inalar esses produtos devido a seu efeito intoxicante. Inalantes estão associados a uma série de problemas, incluindo transtorno da conduta, transtornos do humor, suicidalidade e abuso ou negligência de natureza física e sexual. Em alguns casos, o uso precoce de inalantes por um tempo limitado pode indicar um problema de longo prazo de comportamentos externalizantes e propensão a correr riscos. Um subgrupo menor usa inalantes de forma crônica, e esse uso foi associado a múltiplas sequelas, incluindo patologia comportamental e orgânica graves decorrentes da toxicidade da droga.

O DSM-5 exclui gases anestésicos (p. ex., óxido nitroso e éter) e vasodilatadores de ação breve (p. ex., nitrato de amila) nos transtornos relacionados a inalantes, classificando-os como transtornos relacionados a outra substância (ou substância desconhecida). Essas substâncias são abordadas na Seção 20.12.

EPIDEMIOLOGIA

Substâncias inalantes são de fácil acesso, legais e baratas. Esses três fatores contribuem para o uso elevado de inalantes entre indivíduos pobres e indivíduos jovens. Aproximadamente 6% dos norte-americanos usaram inalantes pelo menos uma vez, e cerca de 1% faz uso atualmente. Entre jovens adultos dos 18 aos 25 anos de idade, 11% usaram inalantes pelo menos uma vez, e 2% eram usuários atuais. Entre adolescentes na faixa dos 12 aos 17 anos de idade, 7% haviam usado inalantes ao menos uma vez, e 1,2% era usuário atual.

Em um estudo com formandos do ensino médio, 18% relataram ter usado inalantes ao menos uma vez, e 2,7% relataram ter usado no mês anterior. Usuários brancos de inalantes são mais comuns do que usuários negros ou hispânicos. A maioria dos usuários (até 80%) é do sexo masculino. Há dados que sugerem que o uso de inalantes pode ser mais comum em comunidades nos subúrbios dos Estados Unidos do que nas comunidades urbanas.

O uso de inalantes responde por 1% de todas as mortes relacionadas a substâncias e por menos de 0,5% de todas as consultas hospitalares de emergência. Aproximadamente 20% das ocorrências em setor de emergência decorrentes de uso de inalantes envolvem indivíduos com idade inferior a 18 anos. O uso de inalantes entre adolescentes pode ser mais comum em famílias cujos pais ou irmãos mais velhos usam substâncias ilegais. Também está associado a aumento da probabilidade de transtorno da conduta ou transtorno da personalidade antissocial.

NEUROFARMACOLOGIA

Os inalantes mais usados por adolescentes norte-americanos são (em ordem decrescente) gasolina, cola (que normalmente contém tolueno), tinta em aerossol, solventes, líquidos de limpeza e outros tipos variados de aerossol. Inalar o vapor pelo nariz ou inspirar profundamente pela boca leva à absorção transpulmonar com acesso extremamente rápido ao cérebro. Respirar através de um pano encharcado com solvente, inalar os vapores de um saco que contém cola, inspirar profundamente vapores em um saco plástico ou respirar o vapor de gasolina são práticas comuns. Cerca de 15 a 20 inspirações de vapor com 1% de gasolina produzem várias horas de intoxicação. Concentrações de tolueno inaladas de um saco que contém cola podem chegar a 10 mil ppm, e vapores de vários tubos de cola podem ser inalados todos os dias. Como ilustração, um estudo com apenas 100 ppm de tolueno demonstrou que a exposição de 6 horas produziu um decréscimo temporário de desempenho neuropsicológico de aproximadamente 10%.

Os inalantes em geral agem como depressores do SNC. A tolerância a eles pode se desenvolver, embora os sintomas de abstinência costumem ser razoavelmente leves.

Inalantes são absorvidos rapidamente pelos pulmões e, em seguida, conduzidos ao cérebro. Os efeitos surgem em 5 minutos e podem durar de 30 minutos até várias horas, dependendo da substância inalada e da dose. As concentrações de várias substâncias inalantes no sangue aumentam quando usadas em combinação com álcool, talvez devido à competição por enzimas hepáticas. Embora cerca de um quinto de uma substância inalante seja excretado sem alterações pelos pulmões, o restante é metabolizado pelo fígado. Consegue-se detectar inalantes no sangue de 4 a 10 horas após o uso, e amostras de sangue devem ser obtidas no setor de emergência quando houver suspeita de seu uso.

De forma muito semelhante ao álcool, inalantes apresentam efeitos farmacodinâmicos que não são bem compreendidos. Como seus efeitos geralmente são semelhantes e aditivos aos efeitos de outros depressores do SNC (p. ex., etanol, barbitúricos e benzodiazepínicos), alguns pesquisadores sugeriram que eles funcionam por meio de fluidificação das membranas, mesmo mecanismo que se supõe ser um efeito farmacodinâmico do etanol.

DIAGNÓSTICO

Transtorno por uso de inalantes

A maioria das pessoas provavelmente usa inalantes durante um curto período de tempo sem desenvolver um padrão de uso de longo prazo que resulta em dependência e abuso. Ainda assim, dependência e abuso de inalantes ocorrem e são diagnosticados conforme o DSM-5 (ver p. 621).

Intoxicação por inalantes

Os critérios diagnósticos para intoxicação por inalantes especificam a presença de alterações comportamentais desadaptativas e pelo menos dois sintomas físicos. O estado de intoxicação costuma ser caracterizado por apatia, redução do funcionamento social e ocupacional, julgamento prejudicado e comportamento impulsivo ou agressivo e pode estar acompanhado de náusea, anorexia, nistagmo, reflexos diminuídos e diplopia. No caso de doses elevadas e exposições prolongadas, o estado neurológico do usuário pode progredir para estupor e perda dos sentidos, e, posteriormente, o indivíduo pode desenvolver amnésia do período de intoxicação. Às vezes, pode-se identificar um usuário recente de inalantes pelas erupções ao redor do nariz e da boca do paciente, odores incomuns em seu hálito, resíduo de substâncias inalantes em seu rosto, suas mãos ou roupas, e irritação de olhos, garganta, pulmões e nariz. O transtorno pode ser crônico, como no caso a seguir.

> Uma adolescente hispânica solteira de 16 anos foi encaminhada para avaliação em um programa de tratamento para uso de substâncias da universidade. A paciente havia sido condenada por roubo de carro e ameaça com arma, e sua família alegou que ela estava fora de controle. Aos 15 anos, já fazia uso regular de inalantes e intenso de álcool. Havia experimentado fluido corretivo de máquinas de escrever, água sanitária, limpador de azulejos, laquê, esmalte para unhas, cola e gasolina, mas preferia tinta em aerossol. Durante cerca de seis meses, aos 15 anos, cheirava tinta várias vezes ao dia, chegando a usar um máximo de oito latas de tinta aerossol por dia. A paciente afirmou: "apaga tudo". Por vezes, perdia a consciência e acreditava que a tinta havia prejudicado sua memória e a deixado "burra". (Cortesia de Thomas J. Crowley, M.D.)

Delirium por intoxicação por inalantes

Delirium pode ser induzido pelos efeitos dos próprios inalantes, pelas interações farmacodinâmicas com outras substâncias e pela hipoxia que pode estar associada ao inalante ou a seu método de inalação. Caso o *delirium* resulte em perturbações comportamentais graves, pode ser necessário tratamento de curta duração com um antagonista de receptores dopaminérgicos, como haloperidol. Deve-se evitar benzodiazepínicos devido ao risco de aumento da depressão respiratória do paciente.

Demência persistente induzida por inalantes

Assim como ocorre com o *delirium*, demência persistente induzida por inalantes pode resultar dos efeitos neurotóxicos dos próprios inalantes, dos efeitos neuróticos de metais (p. ex., chumbo) comumente usados nos inalantes ou dos efeitos de períodos frequentes e prolongados de hipoxia. A demência causada por inalantes tem chances de ser irreversível, com exceção dos casos mais leves.

Transtorno psicótico induzido por inalantes

Clínicos podem especificar alucinações ou delírios como sintomas predominantes. Estados paranoides provavelmente são as síndromes psicóticas mais comuns durante a intoxicação por inalantes.

Transtorno do humor induzido por inalantes e transtorno de ansiedade induzido por inalantes

Transtorno do humor induzido por inalantes e transtorno de ansiedade induzido por inalantes permitem a classificação de transtornos relacionados a inalantes caracterizados por sintomas proeminentes do humor e de ansiedade. Transtornos depressivos são os transtornos do humor mais comuns associados ao uso de inalantes, e transtornos de pânico e de ansiedade generalizada são os transtornos de ansiedade mais comuns.

Outros transtornos induzidos por inalantes

Outro transtorno induzido por inalantes é o diagnóstico recomendado pelo DSM-5 para transtornos relacionados a inalantes que não se encaixam nas categorias diagnósticas abordadas anteriormente.

CARACTERÍSTICAS CLÍNICAS

Em pequenas doses iniciais, os inalantes podem ser desinibidores e causar sensações de euforia e excitação, bem como sensações agradáveis de flutuar, efeitos pelos quais as pessoas supostamente usam essas substâncias. Doses elevadas de inalantes podem causar sintomas psicológicos de medo, ilusões sensoriais, alucinações auditivas e visuais, bem como distorções do tamanho do corpo. Os sintomas neurológicos podem incluir fala arrastada, redução na velocidade da fala e ataxia. O uso prolongado pode estar associado a irritabilidade, labilidade emocional e prejuízo da memória.

Alguns usuários chegam a desenvolver tolerância, e síndrome de abstinência pode acompanhar a interrupção do uso de inalantes. A síndrome de abstinência não ocorre com frequência, mas, quando acontece, pode ser caracterizada por perturbações do sono, irritabilidade, nervosismo, sudorese, náusea, vômito, taquicardia e (às vezes) delírios e alucinações.

Patologia dos órgãos e efeitos neurológicos

Inalantes estão associados a vários efeitos adversos potencialmente graves. O mais grave de todos é a morte, que pode resultar de depressão respiratória, arritmias cardíacas, asfixia, aspiração de vômito ou acidente ou lesão (p. ex., dirigir durante intoxicação com inalantes). Colocar um trapo encharcado com inalante e a própria cabeça em uma sacola plástica, um procedimento comum para usuários de inalantes, pode causar coma e sufocação.

Usuários crônicos de inalantes podem apresentar diversos problemas neurológicos. Imagens por tomografia computadorizada (TC) e por ressonância magnética (RM) revelam atrofia cerebral, cerebelar e do tronco encefálico com doença da matéria branca, uma leucoencefalopatia. Tomografia computadorizada por emissão de fóton único (SPECT) de adolescentes que anteriormente abusavam de solventes mostrou tanto aumento como redução do fluxo sanguíneo em diferentes áreas do cérebro. Vários estudos com pintores e funcionários da indústria que foram expostos a solventes durante longos períodos também encontraram evidências de atrofia cerebral em exames de TC, com diminuição do fluxo sanguíneo cerebral.

Sinais e sintomas neurológicos e comportamentais podem incluir perda da audição, neuropatia periférica, cefaleia, parestesias, sinais cerebelares, prejuízo motor persistente, parkinsonismo, apatia, má concentração, perda de memória, disfunção visuoespacial, comprometimento do processamento de material linguístico e encefalopatia por chumbo. Alterações na matéria branca, ou atrofia pontina identificada por RM, foram associadas a resultados inferiores em testes de quociente de inteligência (QI). A combinação de solventes orgânicos com concentrações elevadas de cobre, zinco e metais pesados foi associada ao desenvolvimento de atrofia cerebral, epilepsia do lobo temporal, QI reduzido e uma variedade de alterações em EEG.

Outros efeitos adversos graves associados ao uso de longo prazo de inalantes incluem doença hepática irreversível ou dano renal (acidose tubular) e dano muscular permanente associado a rabdomiólise. Efeitos adversos adicionais incluem sintomas cardiovasculares e pulmonares (p. ex., dor no peito e broncoespasmo), bem como sintomas gastrintestinais (GI) (p. ex., dor, náusea, vômitos e hematêmese). Há vários relatos clínicos de *embriopatia por tolueno*, com sinais semelhantes aos de síndrome alcoólica fetal, que incluem baixo peso ao nascer, microcefalia, encurtamento de fissuras palpebrais, rosto pequeno, orelhas de implantação baixa e outros sinais dismórficos. Relatos sobre esses bebês indicam desenvolvimento lento, hiperatividade e disfunção cerebelar. Não há evidências convincentes, no entanto, de que o tolueno, o inalante mais estudado, produza danos genéticos em células somáticas.

TRATAMENTO

A intoxicação por inalantes, assim como ocorre com a intoxicação por álcool, normalmente não exige atenção médica e se resolve espontaneamente. Contudo, os efeitos da intoxicação, como coma, broncoespasmo, laringospasmo, arritmias cardíacas, trauma ou queimaduras, precisam de tratamento. Caso contrário, os cuidados primários envolvem tranquilização, apoio discreto e atenção aos sinais vitais e ao nível de consciência. Fármacos sedativos, incluindo benzodiazepínicos, são contraindicados porque agravam a intoxicação por inalantes.

Não há um tratamento estabelecido para os problemas cognitivos e de memória de demência persistente induzida por inalantes. Programas abrangentes de apoio e serviços sociais são oferecidos para adultos sem-teto dependentes de inalantes em condições deterioradas. Os pacientes podem precisar de amplo apoio familiar ou das pessoas responsáveis por elas.

O curso e o tratamento do transtorno psicótico induzido por inalantes são semelhantes aos de intoxicação por inalantes. O transtorno é breve e dura de algumas horas (no mínimo) até poucas semanas após a intoxicação. Indica-se um tratamento diligente de complicações possivelmente letais como parada respiratória ou cardíaca, juntamente com manejo conservador da intoxicação em si. Confusão, pânico e psicose requerem atenção especial à segurança do paciente. Agitação grave pode exigir controle cauteloso com haloperidol (5 mg IM por 70 kg de peso corporal). Fármacos sedativos devem ser evitados porque podem agravar a psicose. Ansiedade e transtornos do humor induzidos por inalantes podem precipitar ideação suicida, possibilidade que deve ser avaliada cuidadosamente. Ansiolíticos e antidepressivos não ajudam na fase aguda do transtorno, mas podem ser úteis em casos de doença depressiva ou ansiedade coexistente.

Tratamento-dia e programas residenciais

Programas residenciais e de tratamento-dia vêm sendo usados com sucesso, especialmente no caso de adolescentes que abusam de inalantes (dependência de substância) em combinação com outros transtornos psiquiátricos. O tratamento contempla o estado comórbido, que, na maioria dos casos, é um transtorno da conduta ou, em outras ocasiões, transtorno de déficit de atenção/hiperatividade (TDAH), transtorno depressivo maior, transtorno distímico ou transtorno de estresse pós-traumático (TEPT). Volta-se a atenção, também, para experiências de abuso ou negligência, que são bastante comuns nesses pacientes. Usa-se terapia tanto em grupo como individual com ênfase comportamental, com recompensas imediatas para o progresso de objetivos definidos no tratamento e punições no caso de regressão a comportamentos anteriores. Os pacientes frequentam escolas no local com professores de educação especial, em conjunto com atividades recreativas planejadas, e os programas proporcionam orientação sobre controle de natalidade. A família do paciente, com frequência caótica, é envolvida em terapia familiar de modificação estrutural ou terapia multissistêmica, sendo que ambas gozam de bom respaldo empírico. Exige-se a participação em programas de 12 passos. As intervenções de tratamento são coordenadas de perto com intervenções realizadas por assistentes sociais da comunidade e supervisores de liberdade condicional. O progresso é monitorado por meio de amostras de urina e de respiração analisadas para a presença de álcool e outras drogas no início do programa terapêutico e, frequentemente, durante o tratamento.

O tratamento em geral dura de 3 a 12 meses. O término é considerado bem-sucedido se o jovem colocou em prática um plano para manter a abstinência; se demonstra menos comportamentos antissociais; se tem um plano para dar continuidade a qualquer tipo necessário de tratamento psiquiátrico (p. ex., tratamento para depressão comórbida), um plano para viver em um ambiente que lhe oferece apoio e é livre de drogas; interage com a família de forma mais produtiva; trabalha ou frequenta a escola; está associado a pares que não usam drogas e não são delinquentes.

REFERÊNCIAS

Balster RL, Cruz SL, Howard MO, Dell CA, Cottler LB. Classification of abused inhalants. *Addiction*. 2009;104:878.
Baltazar A, Hopkins G, McBride D, Vanderwaal C, Pepper S, Mackey S. Parental influence on inhalant use. *J Child Adolesc Substance Abuse*. 2013; 22(1):25–37.
Bender E. Troubling trends found in teen inhalant use. *Psychiatric News*. 2009;44:6.
Cairney S, O'Connor N, Dingwall KM. A prospective study of neurocognitive changes 15 years after chronic inhalant abuse. *Addiction*. Jun 2013;108(6):1107–1114.
Clark CT, Richards EM, Antoine DG II, Chisolm MS. Perinatal toluene use: Associated risks and considerations. *Addict Disord Treat*. 2011;10:1.
Garland EL, Howard MO. Adverse consequences of acute inhalant intoxication. *Exp Clin Psychopharmacol*. 2011;19:134.
Garland EL, Howard MO. Phenomenology of adolescent inhalant intoxication. *Exp Clin Psychopharmacol*. 2010;18:498.
Hall MT, Edwards JD, Howard MO. Accidental deaths due to inhalant misuse in North Carolina: 2000–2008. *Subst Use Misuse*. 2010;45:1330.
Howard MO, Bowen SE, Garland EL, Perron BE, Vaughn MG. Inhalant use and inhalant use disorders in the United States. *Addict Sci Clin Pract*. 2011;6:18.
Perron BE, Glass JE, Ahmedani BK, Vaughn MG, Roberts DE, Wu LT. The prevalence and clinical significance of inhalant withdrawal symptoms among a national sample. *Subst Abuse Rehabil*. 2011;2:69.
Perron BE, Howard MO, Maitra S, Vaughn MG. Prevalence, timing, and predictors of transitions from inhalant use to inhalant use disorders. *Drug Alcohol Depend*. 2009;100:277.
Perron BE, Mowbray O, Bier S, Vaughn MG, Krentzman A, Howard MO. Service use and treatment barriers among inhalant users. *J Psychoactive Drugs*. 2011;43:69.
Sakai JT, Crowley TJ. Inhalant-related disorder. In: Sadock BJ, Sadock, VA, Ruiz P, eds. *Kaplan & Sadock's Comprehensive Textbook of Psychiatry*. 9th ed. Philadelphia: Lippincott Williams & Wilkins; 2009:1341.
Sanchez ZM, Ribeiro LA, Moura YG, Noto AR, Martins SS. Inhalants as intermediate drugs between legal and illegal drugs among middle and high school students. *J Add Dis*. 2013;32(2):217–226.
Scott KD, Scott AA. Adolescent inhalant use and executive cognitive functioning. *Child Care Health Dev*. 2014;40(1):20–8.
Vilar-Lopez R, Takagi M, Lubman DI. The effects of inhalant misuse on attentional networks. *Develop Neuropsychol*. Feb 2013;38(2):126–136.

▲ 20.7 Transtornos relacionados a opioides

Opioides vêm sendo usados há milhares de anos com finalidades analgésicas e médicas, mas também têm uma longa história de uso inadequado devido a seus efeitos psicoativos. O uso indevido contínuo de opioides pode resultar em síndromes de abuso e dependência e causar perturbações no humor, no comportamento e na cognição similares às de outros transtornos psiquiátricos. Em países desenvolvidos, a droga opioide associada com maior frequência a abuso e dependência é a heroína; contudo, há crescente preocupação da saúde pública com opioides sob prescrição médica, que estão amplamente disponíveis, apresentam risco de abuso significativo e são usados cada vez mais com esse propósito. A adição a opioides afeta jovens e idosos, ricos e pobres, profissionais e desempregados. Ao longo das últimas décadas, houve avanços significativos no tratamento e na compreensão da dependência dessas substâncias. Aceita-se cada vez mais que a dependência de opioides seja um transtorno crônico passível de recaída, receptivo a tratamento médico e intervenção. A Tabela 20.7-1 enumera os vários opioides usados terapeuticamente nos Estados Unidos, com exceção da heroína.

A dependência de opioides é um grupo de sintomas fisiológicos, comportamentais e cognitivos que, juntos, indicam o uso contínuo e repetido de fármacos opioides, apesar de problemas significativos relacionados a esse uso. A dependência de fármacos, de modo geral, foi definida pela Organização Mundial da Saúde (OMS) como uma síndrome na qual o uso de um fármaco ou classe de fármacos assume prioridade muito maior para determinado indivíduo do que outros comportamentos que em outro momento já apresentaram valor mais elevado. Cada uma dessas definições breves tem como característica central a ênfase no comportamento de uso de drogas em si, em sua natureza desadaptativa e em como a escolha de se entregar a esse comportamento se modifica para ficar restrita ao resultado da interação com a substância ao longo do tempo.

TABELA 20.7-1
Opioides

Denominação registrada
Morfina
Heroína (diacetilmorfina)
Hidromorfona (di-hidromorfinona)
Oximorfona (di-hidro-hidroximorfinona)
Levorfanol
Metadona
Meperidina (petidina)
Fentanila
Codeína
Hidrocodona (di-hidrocodeinona)
Di-hidrocodeína
Oxicodona (di-hidro-hidroxicodeinona)
Propoxifeno
Buprenorfina
Pentazocina
Nalbufina
Butorfanol

Abuso de opioides é a expressão utilizada para designar um padrão de uso desadaptativo de um fármaco opioide que leva a prejuízo ou sofrimento clinicamente significativo em um período de 12 meses, mas cujos sintomas nunca satisfizeram os critérios para dependência de opioides.

Os transtornos induzidos por opioides incluem fenômenos comuns, como transtornos por uso de opioides, intoxicação por opioides, abstinência de opioides, transtorno do sono induzido por opioides e disfunção sexual induzida por opioides. *Delirium* por intoxicação por opioides eventualmente é observado em pacientes hospitalizados. Transtorno psicótico induzido por opioides, transtorno do humor induzido por opioides, e transtorno de ansiedade induzido por opioides, em contrapartida, são bastante raros com opioides mi (μ), mas foram observados com determinados agonistas opioides mistos agonistas-antagonistas que atuam em outros receptores. O diagnóstico de transtorno relacionado a opioides não especificado é usado para situações que não satisfazem os critérios para nenhum dos outros transtornos relacionados a opioides.

Além da morbidade e da mortalidade associadas diretamente aos transtornos relacionados a opioides, a associação entre a transmissão do vírus HIV e uso de opioides e opiatos por via intravenosa atualmente é reconhecida como uma das principais preocupações sanitárias nos Estados Unidos. As expressões *opiato* e *opioide* derivam da palavra ópio, o sumo da papoula de *ópio Papaver somniferum*, que contém aproximadamente 20 alcaloides de ópio, incluindo morfina.

Muitos opioides sintéticos são fabricados, incluindo meperidina, metadona, pentazocina e propoxifeno. A metadona é o padrão atual para o tratamento de dependência de opioides. Antagonistas de opioides foram sintetizados para tratar *overdose* e dependência de opioides. Essa classe de fármacos inclui naloxona, naltrexona, nalorfina, levalorfano e apomorfina. Compostos com atividade mista agonista e antagonista em receptores de opioides foram sintetizados e incluem a pentazocina, o butorfanol e a buprenorfina. Estudos revelaram que a buprenorfina é um tratamento eficaz para dependência de opioides.

EPIDEMIOLOGIA

Os índices de uso e dependência obtidos por levantamentos nacionais não refletem com precisão as flutuações no uso de drogas entre as populações de dependentes de opioides e dependentes de opioides prévios. Quando o abastecimento de heroína ilícita aumenta em pureza ou diminui de preço, o uso pela população vulnerável tende a aumentar, com incrementos subsequentes em consequências adversas (consultas hospitalares emergenciais) e solicitações de tratamento. A quantidade de usuários de heroína atualmente nos Estados Unidos está estimada entre 600 e 800 mil indivíduos. A quantidade estimada dos que utilizaram heroína em algum momento da vida é de aproximadamente 3 milhões.

Em 2010, estima-se que 140 mil pessoas usaram heroína pela primeira vez nos 12 meses anteriores. A média de idade do primeiro uso entre usuários recém-iniciados era de 21,3 anos em 2010. O uso de opioides nos Estados Unidos ressurgiu nos anos de 1990, sendo que os casos nas emergências hospitalares relacionados ao abuso de heroína dobraram entre 1990 e 1995. Esse aumento no uso de heroína foi associado a aumento da pureza da substância e redução do preço nas ruas. No fim da década de 1990, o uso de heroína aumentou entre indivíduos na faixa dos 18 aos 25 anos, e observou-se um breve surto no uso de oxicodona. Os métodos de administração alternativos à injeção, como fumo e aspiração, tornaram-se mais populares. Em 2010, a quantidade de novos usuários psiquiátricos não médicos de oxicodona foi de 598 mil, com média de idade ao primeiro uso de 22,8 anos. Dados de outros anos para comparação com início de uso de oxicodona no ano anterior não estão disponíveis, mas estimativas de início de uso de oxicodona no ano-calendário mostram um incremento contínuo na quantidade de pessoas que usaram o fármaco pela primeira vez desde 1995, ano em que se tornou disponível pela primeira vez, até 2004. A proporção de dependência de heroína entre homens e mulheres é de cerca de 3:1. Usuários de opioides em geral começam a usar substâncias na adolescência e no início da faixa dos 20 anos; atualmente, a maioria dos indivíduos com dependência de opioides se encontra nas faixas dos 30 e dos 40 anos de idade. A tendência é que a dependência entre em remissão a partir dos 40 anos de idade, sendo chamada de "amadurecimento". Muitas pessoas, no entanto, continuam dependentes de opioides durante 50 anos ou mais. Nos Estados Unidos, a população tende a passar por sua primeira experiência induzida por opioides no início da adolescência ou mesmo já com 10 anos de idade. A iniciação precoce na cultura das drogas é mais provável em comunidades nas quais o abuso de substâncias é desenfreado e em famílias em que os pais abusam de substâncias. O hábito de consumir heroína pode ter um custo por pessoa de centenas de dólares por dia; assim, um indivíduo com dependência de opioides precisa obter dinheiro por meio de atividades criminosas e prostituição. O envolvimento de pessoas com dependência de opioides em prostituição é um dos grandes responsáveis pela disseminação do HIV. A prevalência na vida para uso de heroína é de cerca de 1%, sendo que 0,2% utilizou a droga durante o ano anterior.

NEUROFARMACOLOGIA

Os efeitos primários dos fármacos opioides são mediados pelos receptores de opioides, os quais foram descobertos na primeira metade da década de 1970 (publicados em 1973). Os receptores μ de opioides estão envolvidos na regulação e mediação de analgesia, depressão respiratória, constipação e dependência química; os receptores κ de opioides, com analgesia, diurese e sedação; e os receptores Δ de opioides, com analgesia.

Em 1975, foram identificadas as encefalinas, dois pentapeptídeos endógenos com ação semelhante à dos opioides. Essa descoberta levou à identificação de três classes de opioides endógenos no cérebro, incluindo as endorfinas, as dinorfinas e as encefalinas. O termo "endorfina" (uma combinação de "endógeno" e "morfina") foi cunhado pelo Dr. Eric Simon, professor de psiquiatria na Faculdade de Medicina da New York University, um dos cientistas que descobriram os receptores de opioides, para ser utilizado como denominação genérica para todas as moléculas com atividade semelhante à da morfina encontradas no cérebro. Endorfinas estão envolvidas na transmissão neuronal e na supressão da dor. São liberadas de forma natural no corpo quando alguém sofre um ferimento físico ou se encontra extremamente estressado, e acredita-se que sejam responsáveis pela ausência de dor em ferimentos agudos.

Os opioides endógenos também apresentam interações significativas com outros sistemas neuronais, como o dos neurotransmissores dopaminérgicos e dos noradrenérgicos. Vários tipos de dados indicam que as propriedades de recompensa aditivas dos opioides são mediadas por meio da ativação dos neurônios dopaminérgicos da área tegmentar ventral que se projetam para o córtex cerebral e para o sistema límbico (Fig. 20.7-1).

A heroína, o opioide de abuso mais comum, é mais lipossolúvel do que a morfina, o que permite que cruze a barreira hematencefálica mais prontamente e apresente início mais rápido e agradável do que a morfina. A heroína foi introduzida pela primeira vez como

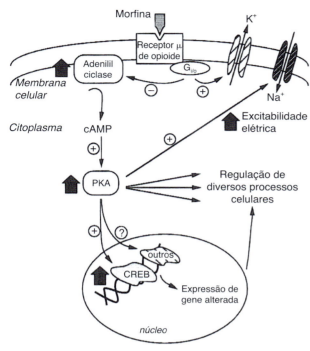

FIGURA 20.7-1
Repesentação esquemática ilustrando a ação de opioides no *locus ceruleus* (LC). Os opioides inibem de forma aguda os neurônios do LC ao aumentar a condutividade de um canal K^+ (*hachura clara*) via acoplamento com subtipos de G_i e/ou G_o e ao reduzir a corrente interna dependente de Na^+ (*hachura escura*) via acoplamento com $G_{i/o}$ e a consequente inibição de adenilil ciclase. Níveis reduzidos de cAMP diminuem PKA e a fosforilação do canal ou bomba responsável. A inibição da via de adenosina monofostato cíclico (cAMP) também reduz a fosforilação de diversas outras proteínas e, assim, afeta vários processos adicionais no neurônio. Por exemplo, ela reduz o estado de fosforilação de CREB, o qual pode dar início a algumas das alterações de maior duração no funcionamento do LC. As *setas grossas* apontadas para cima resumem os efeitos da administração repetida de morfina no LC. A administração repetida de morfina aumenta os níveis de adenilil ciclase, PKA e de várias fosfoproteínas, incluindo CREB. Essas mudanças contribuem para o fenótipo do estado de adição. Por exemplo, a excitabilidade intrínseca dos neurônios do LC é aumentada por meio da intensificação de atividade da rota cAMP e da corrente interna dependente de Na^+, o que contribui para tolerância, dependência e abstinência exibidas por esses neurônios. Esse estado fenotípico alterado parece ser mantido, em parte, pela suprarregulação da expressão de CREN (De Nestler EJ. Molecular mechanisms underlying opiate addiction: Implications for medications development. *Semin Neurosci*. 1997;9:84, com permissão.)

tratamento para adição a morfina, mas, na realidade, causa mais dependência do que ela. A codeína, que ocorre naturalmente em cerca de 0,5% dos alcaloides opiatos no ópio, é absorvida facilmente pelo trato GI, sendo transformada subsequentemente em morfina no corpo. Os resultados de pelo menos um estudo que usou PET sugerem que um efeito de todos os opioides é reduzir o fluxo sanguíneo cerebral em determinadas regiões encefálicas em indivíduos com dependência de opioides. Há evidências interessantes que indicam que as endorfinas estão envolvidas em outras adições, como a álcool, cocaína e canabinoides. O antagonista de opioides naltrexona se mostrou válido para mitigar a adição ao álcool.

A descoberta desse novo sistema neuromodulador endorfinérgico levou ao achado de um sistema canabinoide endógeno e estimulou vários laboratórios de renome a promover pesquisas para melhoria do manejo de dor e prevenção e tratamento de adição a narcóticos.

Tolerância e dependência

A tolerância a todas as ações de fármacos opioides não se desenvolve de maneira uniforme. A tolerância a algumas ações de opioides pode ser tão elevada que um aumento de 100 vezes na dose é necessário para produzir o efeito original. Por exemplo, pacientes terminais de câncer podem precisar de 200 a 300 mg por dia de morfina, enquanto uma dose de 60 mg pode facilmente ser fatal em um indivíduo que nunca usou opioides. Os sintomas de abstinência de opioides não surgem a menos que o indivíduo os tenha usado durante um tempo prolongado ou quando a interrupção do uso é abrupta, como ocorre funcionalmente quando se administra um antagonista de opioides. O uso de longo prazo de opioides resulta em alterações na quantidade e na sensibilidade de receptores de opioides, os quais mediam pelo menos alguns dos efeitos de tolerância e abstinência. Embora o uso de longo prazo esteja associado a aumento da sensibilidade dos neurônios dopaminérgicos, colinérgicos e serotonérgicos, o efeito de opioides sobre os neurônios noradrenérgicos provavelmente seja o mediador primário dos sintomas de abstinência de opioides. O uso de curto prazo de opioides aparentemente reduz a atividade dos neurônios noradrenérgicos no *locus ceruleus*; o uso de longo prazo ativa um mecanismo compensador homeostático no interior dos neurônios; e a abstinência de opioides resulta em hiperatividade de rebote. Essa hipótese também explica o motivo pelo qual a clonidina, um agonista do receptor α_2-adrenérgico que reduz a liberação de norepinefrina, é útil para o tratamento dos sintomas de abstinência de opioides.

COMORBIDADE

Cerca de 90% dos indivíduos com dependência de opioides apresentam outro transtorno psiquiátrico. Os diagnósticos psiquiátricos comórbidos mais comuns são transtorno depressivo maior, transtornos por uso de álcool, transtorno da personalidade antissocial e transtornos de ansiedade. Aproximadamente 15% dos indivíduos com dependência de opioides tentam cometer suicídio ao menos uma vez. A alta prevalência de comorbidade com outros diagnósticos psiquiátricos (Tab. 20.7-2) destaca a necessidade de desenvolver um programa de tratamento de base ampla que também contemple os transtornos psiquiátricos associados.

ETIOLOGIA

Fatores psicossociais

A dependência de opioides não se limita a baixo nível socioeconômico (NSE), embora a incidência de dependência de opioides seja maior nesses grupos do que em grupos com NSE mais alto. Fatores sociais associados a pobreza urbana provavelmente contribuem para dependência de opioides. Cerca de 50% dos usuários urbanos de heroína são filhos de pais e mães solteiros ou de pais separados e vêm de famílias nas quais pelo menos um outro membro apresenta um transtorno relacionado a substâncias. Crianças oriundas desse tipo de ambiente correm risco elevado de dependência de opioides, especialmente se também exibiram problemas comportamentais na escola ou outros indícios de transtorno da conduta.

TABELA 20.7-2
Transtornos psiquiátricos não relacionados a substâncias em usuários de opioides

Categoria diagnóstica[a]	Índices na vida % (índices atuais %) Homens (N = 378)	Mulheres (N = 338)	Total
Transtorno do humor	11,4 (2,1)	27,5 (5,3)	19,0 (3,6)
Transtorno depressivo maior	8,7 (1,3)	23,7 (5,3)	15,8 (3,2)
Transtorno distímico	2,4 (2,4)	4,4 (4,4)	3,4 (3,4)
Transtorno bipolar tipo I	0,8 (0,8)	0,0 (0,0)	0,4 (0,4)
Transtorno de ansiedade	6,1 (3,4)	10,7 (6,8)	8,2 (5,0)
Fobia simples	1,9 (1,9)	5,3 (3,6)	3,5 (2,7)
Fobia social	1,9 (0,8)	3,6 (2,7)	2,7 (1,7)
Transtorno de pânico	2,1 (0,3)	1,8 (0,9)	2,0 (0,6)
Agorafobia	0,0 (0,0)	0,6 (0,3)	0,3 (0,1)
Transtorno obsessivo-compulsivo	0,5 (0,5)	0,0 (0,0)	0,3 (0,3)
Transtorno de ansiedade generalizada	0,8 (0,8)	0,0 (0,0)	0,1 (0,1)
Transtornos alimentares	0,0 (0,0)	1,5 (0,0)	0,7 (0,0)
Bulimia nervosa	0,0 (0,0)	0,9 (0,0)	0,4 (0,0)
Anorexia nervosa	0,0 (0,0)	0,6 (0,0)	0,3 (0,0)
Esquizofrenia	0,0 (0,0)	0,3 (0,3)	0,1 (0,1)

[a]Múltiplos transtornos possíveis.
(Adaptada de Brooner RK, King VL, Kidorf M, Schmidt CW, Bigelow GE. Psychiatric and substance use comorbidity among treatment-seeking opioid abusers. *Arch Gen Psychiatry*. 1997;54:71.)

Há alguns padrões de comportamento que parecem ser particularmente pronunciados em adolescentes com dependência de opioides. Tais padrões foram denominados de *síndrome de comportamento de heroína*: depressão subjacente, com frequência de tipo agitado e quase sempre acompanhada de sintomas de ansiedade; impulsividade expressa por orientação passivo-agressiva; medo de fracassar; uso de heroína como agente ansiolítico para mascarar sentimentos de baixa autoestima, desesperança e agressividade; estratégias de enfrentamento limitadas e baixa tolerância à frustração, acompanhada pela necessidade de gratificação imediata; sensibilidade à disponibilidade eventual de drogas, com consciência aguçada da relação entre sentimentos de bem-estar e o ato de usar drogas; sentimentos de impotência comportamental neutralizados pela sensação de controle momentâneo sobre a vida por meio de substâncias; perturbações nos relacionamentos sociais e interpessoais com pares mantidas por experiências recíprocas com substâncias.

Fatores genéticos e biológicos

Atualmente, existem evidências para fatores de vulnerabilidade comuns e droga-específicos transmitidos geneticamente que aumentam as chances de um indivíduo desenvolver dependência química. Indivíduos que abusam de uma substância de uma categoria apresentam maior probabilidade de abusar de substâncias de outras categorias. Gêmeos monozigóticos têm maior probabilidade do que os dizigóticos de apresentar concordância para dependência de opioides. Técnicas de modelagem multivariada indicaram que a contribuição genética não só era elevada para abuso de heroína no grupo estudado, como também que uma proporção mais elevada da variância genética não era compartilhada com o fator de vulnerabilidade comum à dependência de drogas – ou seja, era específica para opioides.

Um indivíduo com transtorno relacionado a opioides pode ter hipoatividade do sistema opiato determinada geneticamente. Pesquisadores investigam a possibilidade de que essa hipoatividade seja causada por pouca quantidade de receptores de opioides, ou de que esses receptores sejam menos sensíveis, pela liberação de muito pouco opioide endógeno ou por concentrações extremamente elevadas de um suposto antagonista de opioide endógeno. Uma predisposição biológica para um transtorno relacionado a opioides pode também estar associada a um funcionamento anormal no sistema de neurotransmissores dopaminérgicos ou noradrenérgicos.

Teoria psicodinâmica

Na bibliografia de psicanálise, o comportamento de indivíduos com adição a narcóticos foi descrito em termos de fixação libidinal, com regressão aos níveis pré-genitais, orais ou, ainda, mais arcaicos do desenvolvimento psicossexual. A necessidade de explicar a relação entre abuso de drogas, mecanismos de defesa, controle de impulsos, perturbações afetivas e mecanismos de adaptação levou à mudança das formulações psicossexuais para formulações que enfatizam a psicologia do ego. Patologia grave do ego, que com frequência se acredita estar associada ao abuso de substância, é considerada como indício de perturbações profundas do desenvolvimento. Problemas da relação entre o ego e os afetos representam uma área de dificuldade relevante.

DIAGNÓSTICO

Transtorno por uso de opioides

Transtorno por uso de opioides é um padrão desadaptativo de uso de um opioide que leva a prejuízo ou sofrimento clinicamente significativo e ocorre durante um período de 12 meses.

> Um executivo de 42 anos de uma empresa de relações públicas foi encaminhado para consulta psiquiátrica por seu cirurgião, que o flagrou tentando contrabandear para dentro do hospital grandes quantidades de um xarope para tosse com codeína. O paciente era fumante inveterado havia 20 anos e tinha tosse seca crônica. Fora ao hospital para uma operação de hérnia e achava a dor da incisão insuportável quando tossia.
> Uma operação nas costas cinco anos antes levou seus médicos a prescreverem codeína para ajudar a aliviar a dor da incisão na época. No entanto, durante esses anos, o paciente continuou a usar comprimidos contendo codeína e aumentou seu consumo para 60 a 90 mg ao dia. Afirmou que frequentemente "tomava um punhado – não para me sentir bem, sabe, só para poder continuar levando a vida". Gastava uma quantidade considerável de tempo e esforços para criar um círculo de médicos e farmacêuticos para consultar pelo menos três vezes por semana afim de obter um novo suprimento de comprimidos. Havia tentado parar de usar codeína várias vezes, sem sucesso. Durante esse período, perdeu dois empregos devido ao estilo negligente de trabalho e estava divorciado da esposa havia 11 anos.

Intoxicação por opioides

Intoxicação por opioides inclui alterações desadaptativas de comportamento e sintomas físicos específicos do uso de opioides. De modo geral, humor alterado, retardo psicomotor, sonolência, fala arrastada e prejuízo de memória e atenção na presença de outros

TABELA 20.7-3
Critérios diagnósticos do DSM-5 para abstinência de opioides

A. Presença de qualquer um dos seguintes:
   1. Cessação (ou redução) do uso pesado e prolongado de opioides (i.e., algumas semanas ou mais).
   2. Administração de um antagonista de opioides após um período de uso de opioides.
B. Três (ou mais) dos seguintes sintomas, desenvolvidos no prazo de alguns minutos a alguns dias após o Critério A:
   1. Humor disfórico.
   2. Náusea ou vômito.
   3. Dores musculares.
   4. Lacrimejamento ou rinorreia.
   5. Midríase, piloereção ou sudorese.
   6. Diarreia.
   7. Bocejos.
   8. Febre.
   9. Insônia.
C. Os sinais ou sintomas do Critério B causam sofrimento clinicamente significativo ou prejuízo no funcionamento social, profissional ou em outras áreas importantes da vida do indivíduo.
D. Os sinais ou sintomas não são atribuíveis a outra condição médica nem são mais bem explicados por outro transtorno mental, incluindo intoxicação por ou abstinência de outra substância.

Nota para codificação: O código da CID-9-MC é 292.0. O código da CID-10-MC para abstinência de opioides é F11.23. Observe que o código da CID-10-MC indica a presença comórbida de um transtorno por uso de opioides moderado ou grave, refletindo o fato de que a abstinência de opioides pode ocorrer apenas na presença de um transtorno por uso de opioides moderado ou grave. Não é permitido codificar um transtorno por uso de opioides leve comórbido com abstinência de opioides.

Reimpressa, com permissão, do *Diagnostic and Statistical Manual of Mental Disorders*, Fifth Edition (Copyright © 2013). American Psychiatric Association. Todos os direitos reservados.

indicadores de uso recente de opioides sugerem fortemente um diagnóstico de intoxicação por opioides.

Abstinência de opioides

Os critérios diagnósticos para abstinência de opioides do DSM-5 estão listados na Tabela 20.7-3. A regra para definir o início e a duração dos sintomas de abstinência é que substâncias com ação de curta duração tendem a produzir síndromes de abstinência curtas e intensas, e substâncias com ação de longa duração produzem síndromes de abstinência prolongadas, porém leves. Uma exceção à regra é a abstinência precipitada por antagonista narcótico após dependência de opioides de duração prolongada, que pode ser grave.

Uma síndrome de abstinência pode ser precipitada pela administração de um antagonista de opioides. Os sintomas podem ter início segundos após a injeção intravenosa de um desses agentes e chegam ao pico em cerca de 1 hora. A fissura por opioide raramente ocorre no contexto de administração de analgésicos para dor devido a distúrbios de natureza física ou cirurgia. A síndrome de abstinência completa, incluindo fissura intensa por opioides, normalmente se dá apenas em decorrência de cessação abrupta do uso em indivíduos com dependência de opioides.

Morfina e heroína. A síndrome de abstinência de morfina e heroína tem início em 6 a 8 horas após a última dose, normalmente depois de um período de 1 a 2 semanas de uso contínuo ou após a administração de um antagonista narcótico. A síndrome de abstinência alcança sua intensidade máxima durante o segundo ou terceiro dia e se abranda durante os 7 a 10 dias seguintes, mas alguns sintomas podem persistir por seis meses ou mais.

Meperidina. A síndrome de abstinência de meperidina tem início rápido, alcança o ápice em 8 a 12 horas e termina em 4 a 5 dias.

Metadona. A abstinência de metadona normalmente se inicia de 1 a 3 dias após a última dose e termina em 10 a 14 dias.

Sintomas. A abstinência de opioides consiste em cãibras musculares graves e dores ósseas, diarreia intensa, cólicas abdominais, rinorreia, lacrimejamento, piloereção ou pele arrepiada, bocejo, febre, dilatação das pupilas, hipertensão, taquicardia e desregulação da temperatura, incluindo hipotermia e hipertermia. Indivíduos com dependência de opioides raramente morrem de abstinência de opioides, a menos que tenham uma doença física grave preexistente, como doença cardíaca. Sintomas residuais – como insônia, bradicardia, desregulação da temperatura e fissura por opioides – podem persistir por meses após a abstinência. Características associadas à abstinência de opioides incluem inquietação, irritabilidade, depressão, tremor, fraqueza, náusea e vômito. A qualquer momento durante a síndrome de abstinência, uma única injeção de morfina ou heroína elimina todos os sintomas.

Delirium por intoxicação por opioides

Delirium por intoxicação por opioides tem maior probabilidade de ocorrer quando os opioides são usados em doses elevadas, quando são misturados com outros compostos psicoativos ou quando são usados por um indivíduo com dano cerebral ou algum transtorno do SNC (p. ex., epilepsia) preexistente.

Transtorno psicótico induzido por opioides

Transtorno psicótico induzido por opioides pode ter início durante intoxicação por opioides. Clínicos podem especificar se os sintomas predominantes são alucinações ou delírios.

Transtorno do humor induzido por opioides

Transtorno do humor induzido por opioides pode ter início durante intoxicação por opioides. Sintomas desse transtorno podem ser de natureza maníaca, depressiva ou mista, dependendo da reação do indivíduo a opioides. Um indivíduo que busca atendimento psiquiátrico com transtorno do humor induzido por opioides normalmente apresenta sintomas mistos, combinando irritabilidade, expansividade e depressão.

Transtorno do sono induzido por opioides e disfunção sexual induzida por opioides

Hipersonia tem chances de ser mais comum com opioides do que insônia. A disfunção sexual com maior probabilidade de ocorrer é impotência.

Transtorno relacionado a opioides não especificado

O DSM-5 inclui diagnósticos para outros transtornos relacionados a opioides com sintomas de *delirium*, humor anormal, psicose, sono anormal e disfunção sexual. Situações clínicas que não se encaixam nessas categorias devem ser diagnosticadas como transtorno relacionado a opioides não especificado, de acordo com o DSM-5.

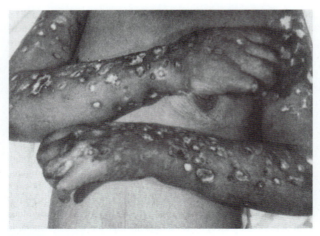

FIGURA 20.7-2
Skin popper – aquele que injeta a substância no tecido subcutâneo (como retratado na figura). Cicatrizes circulares afundadas, frequentemente com abscessos crônicos subjacentes, podem resultar de injeções subcutâneas ou intradérmicas (Cortesia de Michael Baden, M.D.)

CARACTERÍSTICAS CLÍNICAS

Opioides podem ser consumidos por via oral ou intranasal e injetados por via intravenosa ou subcutânea (Fig. 20.7-2). Causam adição subjetiva devido ao "barato" eufórico que os usuários experimentam, especialmente os que consomem as substâncias por via intravenosa. Os sintomas associados incluem sensação de calor, sensação de peso das extremidades, boca seca, coceira no rosto (especialmente no nariz) e rubor facial. A euforia inicial é seguida por um período de sedação. O uso de opioides pode induzir disforia, náusea e vômito em indivíduos que nunca os consumiram.

Os efeitos físicos dos opioides incluem depressão respiratória, miose, contração da musculatura lisa (incluindo ureteres e dutos biliares), constipação e alterações na pressão arterial, na frequência cardíaca e na temperatura corporal. Os efeitos depressores da respiração são mediados no nível do tronco encefálico.

Efeitos adversos

O efeito adverso mais comum e mais grave associado aos transtornos relacionados a opioides é a transmissão potencial de hepatite e de HIV pelo uso coletivo de agulhas contaminadas. O usuário pode experimentar reações alérgicas idiossincráticas a opioides, as quais resultam em choque anafilático, edema pulmonar e morte se não houver tratamento imediato e adequado. Outro efeito adverso grave é a interação medicamentosa idiossincrática entre meperidina e inibidores da monoaminoxidase (IMAOs), os quais podem produzir grande instabilidade autonômica, agitação psicomotora grave, coma, convulsões e morte. Por esse motivo, opioides e IMAOs não devem ser administrados em conjunto.

Overdose de opioides

Morte por *overdose* de um opioide normalmente se deve a parada respiratória decorrente do efeito depressor do fármaco sobre a respiração. Os sintomas de *overdose* incluem acentuada falta de reação, coma, respiração lenta, hipotermia, hipotensão e bradicardia. Quando o indivíduo se apresenta com o trio clínico de coma, miose e depressão respiratória, o clínico deve considerar *overdose* de opioides como diagnóstico primário. Ele também deve inspecionar o corpo do paciente em busca de marcas de agulhas em braços, pernas, tornozelos, virilha e até na veia dorsal do pênis.

Parkinsonismo induzido por MPTP

Em 1976, após o consumo de um opioide contaminado com metilfeniltetraidropiridina (MPTP), vários indivíduos desenvolveram uma síndrome de parkinsonismo irreversível. O mecanismo do efeito neurotóxico é o seguinte: a MPTP é convertida em 1-metil-4-fenilpiridínio (MPP+) pela enzima monoaminoxidase e então é assimilada pelos neurônios dopaminérgicos. Como se liga à melanina nos neurônios da substância negra, o MPP+ se concentra nesses neurônios e, por fim, mata as células. Estudos com imagem PET de pessoas que consumiram MPTP, mas que continuaram assintomáticas, demonstraram redução da quantidade de locais de ligação de dopamina na substância negra. Essa redução reflete perda de neurônios dopaminérgicos na região.

TRATAMENTO E REABILITAÇÃO

Tratamento de *overdose*

A primeira tarefa no tratamento de *overdose* é garantir a liberação das vias aéreas. Secreções na traqueia e faringe devem ser aspiradas; pode-se intubar a via aérea. O paciente deve receber ventilação mecânica até que naloxona, um antagonista opioide específico, possa ser administrada. A aplicação de naloxona via intravenosa deve ser lenta – inicialmente cerca de 0,8 mg por 70 kg de massa corporal. Sinais de melhora (aumento da frequência respiratória e dilatação das pupilas) devem ocorrer imediatamente. No caso de pacientes dependentes de opioides, naloxona demais pode produzir sinais de abstinência, bem como revés da superdosagem. Caso não ocorra uma reação à dose inicial, a administração de naloxona pode ser repetida após intervalos de alguns minutos. Antigamente, acreditava-se que, se não se observasse uma reação após 4 a 5 mg, a depressão do SNC provavelmente não fosse causada apenas por opioides. A duração da ação da naloxona é breve em comparação à duração da ação de vários opioides, como metadona e acetato de levometadil, e repetir a administração pode ser necessário para impedir a recorrência de toxicidade do opioide.

Abstinência e desintoxicação com supervisão médica

Agentes opioides para tratamento de abstinência de opioides

METADONA. A metadona é um narcótico sintético (um opioide) que substitui a heroína e pode ser administrado por via oral. Quando ministrado a aditos em substituição a sua substância de abuso habitual, ela suprime os sintomas de abstinência. Uma dose diária de 20 a 80 mg é suficiente para estabilizar o paciente, embora doses diárias de até 120 mg tenham sido usadas. A duração da ação da metadona ultrapassa 24 horas, assim, uma única dose ao dia é adequada. A manutenção com metadona é continuada até que o paciente possa interromper seu uso, que também causa dependência. Uma síndrome de abstinência ocorre com a retirada da metadona, mas o paciente consegue ser desintoxicado de metadona mais facilmente do que de heroína. Clonidina (0,1 a 0,3 mg 3 a 4 vezes por dia) normalmente é ministrada durante o período de desintoxicação.

A manutenção com metadona tem várias vantagens. Primeiramente, libera o indivíduo com dependência de opioide de usar heroína injetável e, dessa forma, reduz as chances de disseminar HIV por meio de agulhas contaminadas. Em segundo lugar, a metadona produz um mínimo de euforia e raramente causa sonolência ou depressão quando usada durante um longo período de tempo. Em terceiro, permite que o paciente se dedique a um trabalho assalariado em vez de a uma atividade criminosa. Sua principal desvantagem é que o paciente permanece dependente de um narcótico.

Outros substitutos de opioides

LEVOMETADIL (LAAM). O LAAM é um agonista opioide que suprime a abstinência de opioides. Contudo, não é mais utilizado porque houve pacientes que desenvolveram intervalo QT prolongado associado a arritmias potencialmente fatais (*torsades de pointes*).

BUPRENORFINA. Assim como metadona e LAAM, a buprenorfina é um agonista opioide, aprovado para dependência de opioides em 2002. Ela pode ser administrada de forma ambulatorial, mas os médicos que a prescrevem devem provar que receberam treinamento especial para seu uso. A buprenorfina, em uma dose diária de 8 a 10 mg, parece reduzir o uso de heroína. Também é eficaz em doses de três vezes por semana devido a sua dissociação lenta dos receptores de opioides. Depois de administração repetida, ela atenua ou bloqueia os efeitos subjetivos de opioides administrados por via parenteral, como heroína ou morfina. Uma leve síndrome de abstinência ocorre quando o fármaco é descontinuado após administração crônica.

Antagonistas opioides. Antagonistas opioides bloqueiam ou antagonizam os efeitos de opioides. Diferentemente da metadona, eles não exercem efeitos narcóticos e não causam dependência. Os antagonistas opioides incluem a naloxona, que é usada no tratamento de *overdose* de opioides porque reverte os efeitos de narcóticos, e a naltrexona, o antagonista de ação mais prolongada (72 horas). A teoria que defende o uso de um antagonista para transtornos relacionados a opioides é a de que o bloqueio dos efeitos agonistas opioides, especialmente euforia, desencoraja o comportamento de busca pela substância do indivíduo com dependência de opioides e, dessa forma, elimina o condicionamento desse comportamento. A maior fragilidade desse modelo de tratamento com antagonistas é a ausência de um mecanismo que obrigue o indivíduo a continuar a tomar o antagonista.

Gestantes com dependência de opioides

Adição neonatal é um problema relevante. Cerca de três quartos de todas as crianças nascidas de mães aditas passam por síndrome de abstinência.

Abstinência neonatal. Embora a abstinência de opioides raramente seja fatal para o adulto que, em outro contexto, é saudável, ela é nociva para o feto e pode levar a aborto espontâneo ou morte fetal. Manter a gestante dependente de opioides em um curso de baixa dosagem de metadona (10 a 40 mg ao dia) pode ser a opção menos nociva. Nessa dosagem, a abstinência neonatal costuma ser leve e pode ser manejada com baixas doses de paregórico. Se a gravidez tem início enquanto a mulher recebe doses elevadas de metadona, a dosagem deve ser reduzida lentamente (p. ex., 1 mg a cada 3 dias), e deve-se monitorar os movimentos fetais. Caso abstinência seja necessária ou desejada, ela é menos perigosa durante o segundo trimestre.

Transmissão fetal de aids. A aids é o outro grande risco ao qual o feto de uma gestante com dependência de opioides está sujeito. Gestantes podem transmitir HIV, o vírus causador da aids, para o feto por meio da circulação na placenta. Uma mãe soropositiva também pode transmitir o vírus para o filho pela amamentação. O uso de zidovudina isoladamente ou combinado com outros medicamentos anti-HIV na mulher soropositiva pode reduzir a incidência de HIV em recém-nascidos.

Psicoterapia

Todas as modalidades de psicoterapia são adequadas para o tratamento de transtornos relacionados a opioides. Psicoterapia individual, terapia comportamental, terapia cognitivo-comportamental, terapia familiar, grupos de apoio (p. ex., Narcóticos Anônimos [NA]) e treinamento de habilidades sociais podem ser eficazes para pacientes específicos. O treinamento de habilidades sociais deve ser enfatizado especialmente para pacientes com poucas habilidades sociais. Terapia familiar normalmente é indicada para aqueles que moram com membros da família.

Comunidades terapêuticas

Comunidades terapêuticas são residências onde todos os membros têm um problema de abuso. Abstinência é a norma; para ser admitido em uma dessas comunidades, o indivíduo deve demonstrar um alto nível de motivação. Os objetivos são realizar uma mudança completa de estilo de vida, incluindo abstinência de substâncias; desenvolver honestidade, responsabilidade e habilidades sociais úteis; bem como eliminar atitudes antissociais e comportamento criminoso.

As equipes que trabalham na maioria dessas comunidades são formadas por indivíduos que já tiveram dependência de substância e que fazem os candidatos passarem por um processo rigoroso de triagem para testar sua motivação. Enfatiza-se a mútua ajuda por meio de grupos de confronto e isolamento do mundo exterior e de amigos associados à vida com drogas. O protótipo da comunidade para indivíduos com dependência de substância é a Phoenix House*, onde os residentes vivem durante longos períodos (geralmente de 12 a 18 meses) enquanto recebem tratamento. Permite-se que eles retornem a seus ambientes anteriores apenas quando demonstram capacidade de lidar com cada vez mais responsabilidades dentro da comunidade terapêutica. Essas comunidades podem ser eficazes, mas exigem um grande número de funcionários e muita infraestrutura. Ademais, os índices de abandono são elevados: até 75% dos indivíduos que entram em comunidades terapêuticas deixam-nas no primeiro mês.

Educação e troca de agulhas. Embora o tratamento fundamental para os transtornos por uso de opioides seja encorajar o indivíduo a abster-se do uso, informações e esclarecimentos sobre a transmissão do HIV devem receber a mesma atenção. Deve-se prestar esclarecimento indivíduos com dependência de opioides que fazem uso de rotas de administração intravenosa ou subcutânea sobre as práticas disponíveis de sexo seguro. Programas de troca gratuita de agulhas costumam ser sujeitos a pressões políticas e sociais intensas, mas, onde são permitidos, devem estar disponíveis a indivíduos com dependência de opioides. Vários estudos indicaram que o compartilhamento de agulhas é comum quando a obtenção de agulhas limpas é difícil e também no caso de indivíduos com dificuldades legais, problemas graves com substâncias e sintomas psiquiátricos – precisamente as pessoas com maior probabilidade de estarem envolvidas na transmissão do HIV.

Narcóticos Anônimos

O Narcóticos Anônimos é um grupo de mútua ajuda de aditos abstinentes baseado no princípio dos 12 passos dos Alcoólicos Anônimos (AA). Esses grupos existem em grandes cidades e podem fornecer

---

* N. de R.T. No Brasil, esse modelo de tratamento também está disponível.

apoio em grupo. O resultado obtido entre pacientes tratados em programas de 12 passos costuma ser bom, mas o anonimato, que é o cerne desse modelo, torna difícil a avaliação detalhada de sua eficácia no tratamento da dependência de opioides.

REFERÊNCIAS

Barry DT, Beitel M, Cutter CJ, Joshi D, Falcioni J, Schottenfeld RS. Conventional and nonconventional pain treatment utilization among opioid dependent individuals with pain seeking methadone maintenance treatment: A needs assessment study. *J Addict Med*. 2010;4:81.
Bohnert ASB, Valenstein M, Bair MJ, Ganoczy D, McCarthy JF, Ilgen MA, Blow FC. Association between opioid prescribing patterns and opioid overdose-related deaths. *JAMA*. 2011;305:1315.
Comer SD, Sullivan MA, Whittington RA, Vosburg SK, Kowalczyk WJ. Abuse liability of prescription opioids compared to heroin in morphine-maintained heroin abusers. *Neuropsychopharmacology*. 2008;33(5):1179.
Gros DF, Milanak ME, Brady KT, Back SE. Frequency and severity of comorbid mood and anxiety disorders in prescription opioid dependence. *Am J Addict*. 2013;22(3):261–265.
Haller DL, Acosta MC. Characteristics of pain patients with opioid-use disorder. *Psychosomatics*. 2010;51:257.
Howe CQ, Sullivan MD. The missing 'P' in pain management: how the current opioid epidemic highlights the need for psychiatric services in chronic pain care. *Gen Hosp Psychiatry*. 2014;36(1):99–104.
Jones HE. Treating opioid use disorders during pregnancy: Historical, current, and future directions. *Substance Abuse*. 2013;34(2):89–91.
Ling W, Casadonte P, Bigelow G, Kampman KM, Patkar A, Bailey GL, Rosenthal RN, Beebe KL. Buprenorphine implants for treatment of opioid dependence. *JAMA*. 2010;304:1576.
Marino EN, Rosen KD, Gutierrez A, Eckmann M, Ramamurthy S, Potter JS. Impulsivity but not sensation seeking is associated with opioid analgesic misuse risk in patients with chronic pain. *Addict Beh*. 2013;38(5):2154–2157.
Martins SS, Keyes KM, Storr CL, Zhu H, Chilcoat HD. Pathways between nonmedical opioid use/dependence and psychiatric disorders: Results from the National Epidemiologic Survey on Alcohol and Related Conditions. *Drug Alcohol Depend*. 2009;103:16.
Oviedo-Joekes E, Brissette S, Marsh DC, Lauzon P, Guh D, Anis A, Schechter MT. Diacetylmorphine versus methadone for the treatment of opioid addiction. *N Engl J Med*. 2009;361:777.
Renner JA, Suzuki J. Opiates and prescription drugs. In: Johnson BA, ed. *Addiction Medicine: Science and Practice*. Vol. 1. New York: Springer, LLC; 2011:463.
Rich BA, Webster LR. A review of forensic implications of opioid prescribing with examples from malpractice cases involving opioid-related overdose. *Pain Med*. 2011;12:S59.
Smith HS, Kirsh KL, Passik SD. Chronic opioid therapy issues associated with opioid abuse potential. *J Opioid Manag*. 2009;5:287.
Strain EC, Lofwall MR, Jaffe JH. Opioid-related disorders. In: Sadock BJ, Sadock VA, Ruiz P, eds. *Kaplan & Sadock's Comprehensive Textbook of Psychiatry*. 9th ed. Philadelphia: Lippincott Williams & Wilkins; 2009:1360.
Unger A, Jung E, Winklbaur B, Fischer G. Gender issues in the pharmacotherapy of opioid-addicted women: Buprenorphine. *J Addict Dis*. 2010;29:217.
Webster LR, Dasgupta N. Obtaining adequate data to determine causes of opioid-related overdose deaths. *Pain Med*. 2011;12:S86.
Wu LT, Ringwalt CL, Yang C, Reeve BB, Pan JJ, Blazer DG. Construct and differential item functioning in the assessment of prescription opioid use disorders among American adolescents. *J Am Acad Child Adolesc Psychiatry*. 2009;48:563.

▲ 20.8 Transtornos relacionados a sedativos, hipnóticos ou ansiolíticos

Os fármacos abordados nesta seção são referidos como *ansiolíticos* ou *sedativo-hipnóticos*. Seus efeitos calmantes ou sedativos figuram em um *continuum* com seus efeitos hipnóticos ou indutores do sono. Além de suas indicações psiquiátricas, eles também são usados como adjuvantes anticonvulsivantes, relaxantes musculares, anestésicos e analgésicos. O álcool e todos os fármacos dessa classe têm tolerância cruzada, e seus efeitos são cumulativos. Dependência física e psicológica se desenvolve com esses fármacos, e todos estão associados a sintomas de abstinência. Na prática psiquiátrica e da medicina de adição, a classe de fármacos mais importante do ponto de vista clínico é composta por benzodiazepínicos.

Os três principais grupos de drogas associados a essa classe de transtornos relacionados a substâncias são os benzodiazepínicos, os barbitúricos e substâncias semelhantes a barbitúricos.

BENZODIAZEPÍNICOS

Muitos benzodiazepínicos, cuja diferença principal é o tempo de meia-vida, estão disponíveis nos Estados Unidos. Exemplos de benzodiazepínicos incluem: diazepam, flurazepam, oxazepam e clordiazepóxido. São usados principalmente como ansiolíticos, hipnóticos, anticonvulsivantes e anestésicos, bem como para o tratamento de abstinência de álcool. Após sua introdução nos Estados Unidos, nos anos de 1960, os benzodiazepínicos rapidamente se tornaram os fármacos com maior número de prescrições; cerca de 15% de toda a população norte-americana recebeu prescrição para seu uso. Contudo, a crescente consciência dos riscos de dependência de benzodiazepínicos e o aumento das exigências reguladoras, reduziram a quantidade de prescrições. A Agência de Combate às Drogas (DEA) classifica todos os benzodiazepínicos na Tabela IV de substâncias controladas.

O flunitrazepam, um benzodiazepínico usado no México, na América do Sul e na Europa, mas não disponível nos Estados Unidos, tornou-se uma droga de abuso. Misturado ao álcool, foi associado a comportamento sexual promíscuo e estupro. Os Estados Unidos proíbem a entrada de flunitrazepam em seu território. Apesar de seu uso indevido, continua sendo um ansiolítico padrão em vários países.

Sedativos não benzodiazepínicos, como zolpidem, zaleplona e eszopiclona – os chamados fármacos Z –, têm efeitos clínicos semelhantes aos benzodiazepínicos e também estão sujeitos a uso indevido e dependência.

BARBITÚRICOS

Antes da introdução dos benzodiazepínicos, barbitúricos eram receitados com frequência, mas, devido a seu potencial elevado de abuso, seu uso atualmente é mais raro. Secobarbital (conhecido popularmente nos Estados Unidos como *reds*, *red devils*, *seggies* e *downers*), pentobarbital (conhecido como *yellow jackets*, *yellows* e *nembies*) e uma combinação de secobarbital com amobarbital (conhecida como *reds and blues*, *rainbows*, *double trouble* e *tooies*) podem ser obtidos facilmente de traficantes nas ruas. Pentobarbital, secobarbital e amobarbital atualmente se enquadram na mesma lei federal que controla a morfina nos Estados Unidos.

O primeiro barbitúrico foi introduzido nos Estados Unidos em 1903. Barbital e fenobarbital, que foram introduzidos logo em seguida, são fármacos de ação prolongada, com meia-vida de 12 a 24 horas. O amobarbital é um barbitúrico de ação intermediária, com meia-vida de 6 a 12 horas. O pentobarbital e o secobarbital são barbitúricos de curta duração, com meia-vida de 3 a 6 horas. Embora sejam sedativos úteis e eficazes, os barbitúricos são altamente letais, sendo que uma dose apenas 10 vezes superior à dosagem normal causa coma e morte.

SUBSTÂNCIAS SEMELHANTES A BARBITÚRICOS

A substância semelhante a barbitúricos de abuso mais comum é a metaqualona, que não é mais fabricada nos Estados Unidos. Costuma ser usada por jovens que acreditam que a substância intensifica o prazer da atividade sexual. Indivíduos que fazem abuso de metaqualona normalmente tomam 1 ou 2 comprimidos padrão (em geral 300 mg por comprimido) para obter os efeitos desejados. Os nomes de rua para metaqualona incluem *mandrakes* (do preparado Mandrax, do Reino Unido) e *soapers* (a partir da marca Sopor). *Luding out* (originado da marca Quaalude) é como se chama a intoxicação com metaqualona, que costuma ser combinada com ingestão excessiva de álcool.

Outras substâncias semelhantes a barbitúricos incluem meprobamato, derivado de carbato cuja eficácia como ansiolítico é baixa, mas que tem efeito como relaxante muscular e é usado com essa finalidade; hidrato de cloral, hipnótico altamente tóxico ao sistema GI e que, quando combinado com álcool, ganha o nome de *mickey finn*; e etclorvinol, agente sedativo de ação rápida com propriedades anticonvulsivantes e de relaxamento muscular. Todas essas substâncias estão sujeitas a abuso.

EPIDEMIOLOGIA

Aproximadamente 6% dos indivíduos usaram ou sedativos, ou tranquilizantes de forma ilícita, incluindo 0,3% que relatou uso ilícito de sedativos no ano anterior e 0,1% que relatou o uso de sedativos no mês anterior. A faixa etária com prevalência ao longo da vida mais elevada de uso de sedativos (3%) ou tranquilizantes (6%) foi dos 26 aos 34 anos de idade, e indivíduos na faixa dos 18 aos 25 anos eram os com maior probabilidade de ter usado sedativos ou tranquilizantes no ano anterior. Cerca de um quarto a um terço de todos os atendimentos no setor de emergência relacionados a substâncias envolveram substâncias dessa classe. Os pacientes apresentam proporção de mulheres para homens de 3:1 e proporção de brancos para negros de 2:1. Alguns indivíduos usam benzodiazepínicos de forma isolada, mas aqueles que usam cocaína utilizam frequentemente benzodiazepínicos para reduzir os sintomas de abstinência, e os que fazem abuso de opioides os utilizam para intensificar os efeitos eufóricos dessas substâncias. Por serem de fácil obtenção, os benzodiazepínicos também são usados por pessoas que fazem abuso de estimulantes, alucinógenos e fenciclidina para reduzir a ansiedade que pode ser causada por essas substâncias.

Enquanto o abuso de barbitúricos é comum entre adultos mais velhos que apresentam longa história de abuso dessas substâncias, o abuso de benzodiazepínicos se concentra em um grupo mais jovem, geralmente com menos de 40 anos de idade. Esse grupo pode ter uma predominância masculina ligeiramente maior e uma proporção de brancos para negros de cerca de 2:1. Os benzodiazepínicos provavelmente não são objeto de abuso com a mesma frequência que outras substâncias com o objetivo de ficar "chapado" ou de induzir um sentimento de euforia. Ao contrário, são usados quando o indivíduo deseja experimentar uma sensação geral de relaxamento.

NEUROFARMACOLOGIA

Os principais efeitos de benzodiazepínicos, barbitúricos e substâncias similares a barbitúricos se dão sobre o complexo receptor ácido γ-aminobutírico (GABA) tipo A (GABA$_A$), que contém um canal iônico de cloreto, um local de ligação para GABA e um local de ligação bem definido para benzodiazepínicos. Acredita-se, também, que ocorra ligação dos barbitúricos e seus similares em algum lugar do complexo de receptores GABA$_A$. Quando um benzodiazepínico, um barbitúrico ou similar faz ligação no complexo, o efeito é aumentar a afinidade do receptor com seu neurotransmissor endógeno, GABA, e aumentar o fluxo de íons de cloreto pelo canal no neurônio. O influxo de íons de cloreto com carga negativa no neurônio é inibitório e hiperpolariza o neurônio relativo ao espaço extracelular.

Embora todas as substâncias dessa classe induzam tolerância e dependência física, os mecanismos por trás desses efeitos são mais bem compreendidos no caso dos benzodiazepínicos. Após o uso prolongado dessas substâncias, os efeitos sobre o receptor causados pelo agonista são atenuados. Especificamente, a estimulação GABA dos receptores GABA$_A$ resulta em menor influxo de cloretos do que o causado pela estimulação de GABA antes da administração do benzodiazepínico. A base para infrarregulação parece estar no acoplamento entre o sítio de ligação GABA e a ativação do canal iônico de cloreto. Essa redução na eficiência do acoplamento pode ser regulada dentro do próprio complexo de receptores GABA$_A$ ou por outros mecanismos neuronais.

DIAGNÓSTICO

Transtorno por uso de sedativos, hipnóticos ou ansiolíticos

Transtornos por uso de sedativos, hipnóticos ou ansiolíticos são diagnosticados de acordo com os critérios gerais do DSM-5 para transtorno por uso de substâncias (ver p. 621).

Intoxicação por sedativos, hipnóticos ou ansiolíticos

As síndromes de intoxicação induzidas por todos esses fármacos são semelhantes e incluem incoordenação, disartria, nistagmo, prejuízo na memória, marcha instável e, em casos graves, estupor, coma ou morte. A melhor maneira de confirmar o diagnóstico de intoxicação por uma das substâncias dessa classe é a partir de uma amostra de sangue para detecção da substância.

Benzodiazepínicos. A intoxicação por benzodiazepínicos pode estar associada a desinibição comportamental, com chance de comportamento hostil ou agressivo em algumas pessoas. Talvez o efeito seja mais comum quando os benzodiazepínicos são administrados em combinação com álcool. Intoxicação por benzodiazepínico está associada a menos euforia do que intoxicação por outros fármacos dessa classe. Essa característica explica o menor potencial de abuso e dependência de benzodiazepínicos do que de barbitúricos.

Barbitúricos e substâncias similares. Quando barbitúricos e seus similares são administrados em doses relativamente baixas, a síndrome clínica de intoxicação não se distingue da síndrome associada à intoxicação por álcool. Os sintomas incluem lentidão, incoordenação, dificuldade de pensamento, memória prejudicada, fala e compreensão lentas, discernimento falho, impulsos sexuais agressivos e desinibidos, foco de atenção limitado, labilidade emocional e traços básicos de personalidade exagerados. A lentidão normalmente se dissipa em questão de horas, mas, dependendo principalmente da meia-vida da substância de abuso, o prejuízo no julgamento, alteração do humor e o comprometimento das habilidades motoras podem continuar durante 12 a 24 horas. Outros sintomas potenciais são hostilidade, insistência em antagonismo verbal, morosidade e, eventualmente, ideação paranoide e suicida. Os efeitos neurológicos incluem nistagmo, diplopia, estrabismo, marcha atáxica, sinal de Romberg positivo, hipotonia e reflexos superficiais diminuídos.

Abstinência de sedativos, hipnóticos ou ansiolíticos

Benzodiazepínicos. A gravidade da síndrome de abstinência associada a benzodiazepínicos varia significativamente dependendo da dose média e da duração de uso, mas uma síndrome de abstinência leve pode se seguir mesmo com o uso por um curto período de tempo de doses relativamente baixas dessas substâncias. Uma síndrome de abstinência significativa pode ocorrer com a cessação de dosagens na faixa dos 40 mg ao dia no caso de diazepam, por exemplo, embora de 10 a 20 mg ao dia, durante um mês, também possa resultar em síndrome de abstinência quando a administração do fármaco é interrompida. O início dos sintomas de abstinência normalmente se dá de 2 a 3 dias após a interrupção do uso, mas, no caso de fármacos de ação prolongada, como diazepam, a latência anterior ao início pode ser de 5 ou 6 dias. Os sintomas incluem ansiedade, disforia, intolerância a luzes fortes e barulhos altos, náusea, sudorese, espasmos musculares e, às vezes, convulsões (geralmente em dosagens de 50 mg ou mais ao dia de diazepam). A Tabela 20.8-1 lista os sinais e sintomas de abstinência de benzodiazepínicos.

Barbitúricos e similares. A síndrome de abstinência para barbitúricos e similares varia de sintomas leves (p. ex., ansiedade, fraqueza, sudorese e insônia) a graves (p. ex., convulsões, *delirium*, colapso cardiovascular e morte). Indivíduos com hábito de abuso de fenobarbital na faixa de 400 mg ao dia podem experimentar sintomas de abstinência leves; aqueles que abusam da substância na faixa de 800 mg ao dia podem experimentar hipotensão ortostática, fraqueza, tremor e ansiedade grave. Aproximadamente 75% desses indivíduos apresentam convulsões relacionadas a abstinência. Usuários de doses superiores a 800 mg ao dia podem experimentar anorexia, *delirium*, alucinações e convulsões repetidas.

A maioria dos sintomas surge nos primeiros três dias de abstinência, e convulsões em geral ocorrem no segundo ou terceiro dia, quando os sintomas são piores. No caso de convulsões, elas sempre antecedem o desenvolvimento de *delirium*. Os sintomas raramente são observados mais de uma semana após a interrupção do consumo. Um transtorno psicótico, caso ocorra, tem início no período entre o terceiro e o oitavo dia. Os diversos sintomas associados costumam se dissipar no prazo de 2 a 3 dias, mas podem durar até duas semanas. O primeiro episódio da síndrome normalmente ocorre após 5 a 15 anos de uso intenso da substância.

TABELA 20.8-1
Sinais e sintomas da síndrome de descontinuação de benzodiazepínicos

Os seguintes sinais e sintomas podem ser observados quando a terapia com benzodiazepínicos é descontinuada; eles refletem o retorno dos sintomas originais de ansiedade (recorrência), agravamento dos sintomas originais de ansiedade (rebote) ou surgimento de novos sintomas (abstinência verdadeira):

▶ *Perturbações do humor e da cognição*
  Ansiedade, apreensão, disforia, pessimismo, irritabilidade, ruminação obsessiva e ideação paranoide
▶ *Perturbações do sono*
  Insônia, ciclo de sono-vigília alterado e sonolência diurna
▶ *Sinais e sintomas físicos*
  Taquicardia, pressão arterial elevada, hiper-reflexia, tensão muscular, agitação ou inquietação motora, tremor, mioclonia, dores nos músculos e articulações, náusea, coriza, diaforese, ataxia, zumbido e convulsões tônico-clônicas
▶ *Perturbações da percepção*
  Hiperacusia, despersonalização, visão borrada, ilusões e alucinações

Outros transtornos induzidos por sedativos, hipnóticos ou ansiolíticos

Delirium. *Delirium* indistinguível de *delirium tremens* associado à abstinência de álcool é observado com mais frequência na abstinência de barbitúricos do que na abstinência de benzodiazepínicos. *Delirium* associado a intoxicação pode ser observado seja com barbitúricos, seja com benzodiazepínicos se as dosagens forem suficientemente elevadas.

Demência persistente. A existência de demência persistente induzida por sedativos ou hipnóticos é controversa, porque não há certeza se uma demência persistente é causada pelo próprio uso da substância ou pelas características associadas ao seu uso.

Transtorno *amnéstico* persistente. Transtornos *amnésticos* associados a sedativos e hipnóticos podem ser subdiagnosticados. Uma exceção é o aumento da quantidade de relatos de episódios *amnésticos* associados ao uso de curto prazo de benzodiazepínicos com meia-vida de curta duração (p. ex., triazolam).

Transtornos psicóticos. Os sintomas psicóticos de abstinência de barbitúricos podem ser indistinguíveis dos sintomas de *delirium tremens* associados ao álcool. Agitação, delírios e alucinações costumam ser de natureza visual, mas pode haver ocorrência de características táteis ou aditivas que se desenvolvem depois de aproximadamente uma semana de abstinência. Sintomas psicóticos associados a intoxicação ou abstinência são mais comuns com barbitúricos do que com benzodiazepínicos. Eles são diagnosticados no DSM-5 como abstinência de sedativos, hipnóticos ou ansiolíticos com perturbações da percepção quando o teste de realidade estiver intacto (o indivíduo está ciente de que o fármaco está causando os sintomas psicóticos). Se o teste de realidade não estiver intacto (o indivíduo acredita que as alucinações são reais), um diagnóstico de transtorno psicótico induzido por substância/medicamento é mais adequado. Clínicos podem especificar, ainda, se os delírios ou alucinações são os sintomas predominantes, incluindo o tipo (p. ex., auditivo, visual ou tátil).

Outros transtornos. O uso de sedativos e hipnóticos também foi associado a transtornos do humor, de ansiedade e do sono e a disfunções sexuais.

Transtorno relacionado a sedativos, hipnóticos ou ansiolíticos não especificado. Quando nenhuma das características diagnósticas abordadas anteriormente é adequada para um indivíduo com transtorno relacionado a sedativos, hipnóticos ou ansiolíticos não satisfazendo os critérios diagnósticos para nenhum transtorno geral relacionado a substâncias (ver p. 621), o diagnóstico apropriado é transtorno relacionado a sedativos, hipnóticos ou ansiolíticos não especificado.

CARACTERÍSTICAS CLÍNICAS

Padrões de abuso

Uso oral. Todos os sedativos e hipnóticos podem ser tomados por via oral, seja ocasionalmente para obter um efeito específico com limite de tempo, seja regularmente para obter um estado de intoxicação constante, normalmente leve. O padrão de uso eventual está associado a jovens que consomem a substância para obter efeitos específicos – relaxamento por uma noite, intensificação das atividades sexuais e um período curto de euforia leve. A personalidade do usuário e suas expectativas quanto aos efeitos da substância e o contexto em que ela é consumida também afetam a experiência induzida pela substância. O padrão de uso regular está associado a indivíduos de meia-idade de classe média que normalmente conseguem a substância junto ao médico de família, prescrita para insônia ou ansiedade. Indivíduos que fazem abuso desse tipo precisam de receitas de vários médicos, e o padrão de abuso pode passar despercebido até que sinais evidentes de abuso ou dependência sejam notados pela família, pelos colegas de trabalho ou pelos médicos.

Uso intravenoso. Uma forma grave de abuso envolve o uso intravenoso dessa classe de substâncias. Os usuários são, em sua maioria, jovens adultos intimamente envolvidos com substâncias ilegais. O uso intravenoso de barbitúricos está associado a uma sensação agradável, tépida e letárgica, e os usuários podem estar mais inclinados ao uso de barbitúricos do que de opioides porque os primeiros são mais baratos. Os perigos físicos da forma injetável incluem transmissão do HIV, celulite, complicações vasculares e reações alérgicas a contaminantes. O uso intravenoso está associado a tolerância e dependência rápidas e profundas, bem como a uma síndrome de abstinência grave.

Overdose

Benzodiazepínicos. Diferentemente dos barbitúricos e similares, os benzodiazepínicos têm ampla margem de segurança quando usados em dose excessiva, uma característica que contribuiu significativamente para a rapidez de sua aceitação. A proporção de dose letal para dose eficaz é de cerca de 200 para 1 ou mais, dependendo do grau mínimo de depressão respiratória associado aos benzodiazepínicos. Uma lista de doses terapêuticas equivalentes de benzodiazepínicos consta na Tabela 20.8-2. Mesmo quando quantidades exorbitantes (superiores a 2 g) são ingeridas em tentativas de suicídio, os sintomas incluem apenas sonolência, letargia, ataxia, um pouco de confusão e leve depressão dos sinais vitais do indivíduo. Uma condição muito mais grave emerge quando são consumidos em *overdose* em combinação com outras substâncias sedativo-hipnóticas, como álcool. Nesses casos, pequenas doses de benzodiazepínicos podem causar a morte do indivíduo. A disponibilidade de flumazenil, um antagonista benzodiazepínico específico, reduziu a letalidade dessas substâncias. O flumazenil pode ser usado no setor de emergência para reverter os efeitos dos benzodiazepínicos.

Barbitúricos. Os barbitúricos são letais quando consumidos em *overdose* porque induzem depressão respiratória. Além das tentativas de suicídio intencionais, *overdoses* acidentais ou involuntárias são comuns. Barbitúricos mantidos no armário de medicamentos em casa constituem uma causa comum de *overdose* de droga fatal em crianças. Assim como os benzodiazepínicos, os efeitos letais dos barbitúricos são cumulativos com os efeitos de outros sedativos ou hipnóticos, incluindo álcool e benzodiazepínicos. A *overdose* de barbitúricos se caracteriza por indução a coma, parada respiratória, falência cardiovascular e morte.

A dose letal varia conforme a via de administração e o grau de tolerância para a substância após uma história de abuso prolongada. No caso dos barbitúricos cujo abuso é mais comum, a proporção da dose letal para a dose eficaz varia de 3:1 a 30:1. Usuários dependentes costumam usar uma dose diária média de 1,5 g de um barbitúrico de curta duração, e há relatos de indivíduos que chegam a consumir 2,5 g por dia durante meses.

A dose letal não é muito maior para o indivíduo que abusa da substância há muito tempo em comparação a um novo usuário. A tolerância se desenvolve rapidamente, a ponto de a retirada do fármaco se fazer necessária em ambiente hospitalar de modo a evitar morte acidental por *overdose*.

TABELA 20.8-2
Doses terapêuticas equivalentes aproximadas de benzodiazepínicos

Nome genérico	Dose (mg)
Alprazolam	1
Clordiazepóxido	25
Clonazepam	0,5-1,0
Clorazepato	15
Diazepam	10
Estazolam	1
Flurazepam	30
Lorazepam	2
Oxazepam	30
Temazepam	20
Triazolam	0,25
Quazepam	15
Zolpidem	10
Zaleplona	10

Substâncias similares a barbitúricos. As substâncias similares a barbitúricos variam quanto a letalidade e costumam ocupar um espaço intermediário entre a relativa segurança dos benzodiazepínicos e a alta letalidade dos barbitúricos. Uma *overdose* de metaqualona, por exemplo, pode resultar em inquietação, *delirium*, hipertonia, espasmos musculares, convulsões e, em doses muito elevadas, morte. Diferentemente dos barbitúricos, a metaqualona raramente causa depressão cardiovascular ou respiratória severa, e a maioria das fatalidades resulta de sua combinação com álcool.

TRATAMENTO E REABILITAÇÃO

Abstinência

Benzodiazepínicos. Como alguns benzodiazepínicos são eliminados lentamente do corpo, os sintomas de abstinência podem continuar a se desenvolver durante várias semanas. A fim de impedir convulsões e outros sintomas de abstinência, médicos devem reduzir a dosagem gradativamente. Vários relatos indicam que a carbamazepina pode ser útil no tratamento de abstinência de benzodiazepínicos. A Tabela 20.8-3 lista as diretrizes para tratamento de abstinência de benzodiazepínicos.

Barbitúricos. Para evitar morte súbita durante abstinência de barbitúricos, os médicos devem seguir diretrizes clínicas conservadoras. O profissional não deve administrar barbitúricos a um paciente em coma ou com intoxicação extrema. Deve tentar determinar a dose diária habitual de barbitúricos do paciente e, então, verificar a dosagem clinicamente. Por exemplo, um médico pode administrar uma dose de teste de 200 mg de pentobarbital a cada hora até que uma intoxicação leve, mas na qual os sintomas de abstinência estejam ausentes, ocorra (Tab. 20.8-4). Pode, então, reduzir gradativamente a dose diária total em uma taxa de 10% da dose diária total. Assim que a dosagem correta for determinada, um barbitúrico de ação prolongada pode ser usado para o período de desintoxicação. Durante esse processo, o paciente pode começar a experimentar sintomas de abstinência, e, nesse caso, deve-se reduzir o decréscimo diário pela metade.

Durante o procedimento de abstinência, pode ser usado fenobarbital no lugar de barbitúricos de curta ação de abuso mais comuns.

TABELA 20.8-3
Diretrizes para o tratamento de abstinência de benzodiazepínicos

1. Avaliar e tratar condições médicas e psiquiátricas concomitantes.
2. Obter a história de uso do fármaco e amostras de urina e sangue para exame a fim de detectar substâncias e álcool.
3. Determinar a dose necessária de benzodiazepínico ou barbitúrico para a estabilização, conforme a história, o quadro clínico, o exame de drogas e álcool e, (em alguns casos), provocação de dose.
4. Desintoxicação de dosagens supraterapêuticas:
   a. Hospitalizar no caso de indicações médicas ou psiquiátricas, pouco apoio social, dependência de polissubstância ou se o paciente não for confiável.
   b. Alguns clínicos recomendam a troca para benzodiazepínicos de ação mais prolongada para abstinência (p. ex., diazepam, clonazepam); outros aconselham estabilizar com a substância que o paciente estava tomando ou com fenobarbital.
   c. Após estabilização, reduzir a dosagem em 30% no segundo ou terceiro dia e avaliar a resposta, tendo em mente que os sintomas que ocorrem após a redução de benzodiazepínicos com meia-vida de eliminação curta (p. ex., lorazepam) surgem antes dos de meia-vida de eliminação mais longa (p. ex., diazepam).
   d. Reduzir a dosagem ainda mais, em 10 a 25% em intervalos de poucos dias, se houver tolerância.
   e. Usar outros medicamentos, se necessário – foram usados carbamazepina, antagonistas de receptores β-adrenérgicos, valproato, clonidina e antidepressivos sedativos, mas sua eficácia no tratamento de síndrome de abstinência não foi estabelecida.
5. Desintoxicação de dosagens terapêuticas:
   a. Iniciar com redução de 10 a 25% na dose e avaliar a reação.
   b. A dose, a duração da terapia e a gravidade da ansiedade influenciam a taxa de redução e a necessidade de medicamentos de apoio.
   c. A maioria dos pacientes que tomam doses terapêuticas tem descontinuação sem complicações.
6. Intervenções psicológicas podem ajudar os pacientes na desintoxicação e no manejo de ansiedade em longo prazo.

(Cortesia de Domenic A. Ciraulo, M.D., e Ofra Sarid-Segal, M.D.)

TABELA 20.8-4
Procedimento de teste de dose de pentobarbital para abstinência de barbitúricos

Sintomas após dose de teste de 200 mg de pentobarbital oral	Estimativa de dosagem (mg) de pentobarbital oral de 24 horas	Estimativa de dosagem (mg) de fenobarbital oral de 24 horas
Nível I: Adormecido, mas passível de ser despertado; sintomas de abstinência improváveis	0	0
Nível II: Sedação leve; paciente pode ter fala arrastada, ataxia, nistagmo	500-600	150-200
Nível III: Paciente sente-se confortável: não há evidência de sedação; pode apresentar nistagmo	800	250
Nível IV: Nenhum efeito do fármaco	1.000-1.200	300-600

Os efeitos de fenobarbital duram mais tempo, e, como os níveis sanguíneos de barbitúricos flutuam menos, ele não causa sinais tóxicos observáveis nem *overdose* grave. Uma dose adequada é de 30 mg de fenobarbital para cada 100 mg da substância de ação breve. O usuário deve ser mantido durante o período mínimo de dois dias nesse nível antes que a dose seja reduzida ainda mais. O regime é análogo à substituição de heroína por metadona.

Após o término do período de abstinência, o paciente precisa superar o desejo de retomar o uso da substância. Embora a substituição de barbitúricos por sedativos ou hipnóticos não barbitúricos tenha sido sugerida como medida terapêutica preventiva, ela frequentemente resulta na troca da dependência de uma substância por outra. Para que a interrupção do uso permaneça, é crucial o tratamento de acompanhamento, geralmente com auxílio psiquiátrico e apoio da comunidade. Caso contrário, é quase certo que o paciente retomará o uso de barbitúricos ou de outra substância que envolva os mesmos riscos.

Overdose

O tratamento de *overdose* dessa classe de substâncias envolve lavagem gástrica, carvão ativado e monitoramento criterioso dos sinais vitais e da atividade do SNC. Deve-se evitar que os pacientes que sofrem *overdose* e obtêm atendimento médico ainda despertos percam a consciência. É preciso induzir o vômito e administrar carvão ativado para retardar a absorção gástrica. Se o paciente estiver em coma, deve-se estabelecer uma linha intravenosa de líquidos, monitorar seus sinais vitais, inserir um tubo endotraqueal para manter uma via aérea desobstruída e proporcionar ventilação mecânica, se necessário. A hospitalização de um paciente em coma em unidade de cuidados intensivos normalmente é necessária durante os primeiros estágios de recuperação desse tipo de *overdose*.

OPINIÃO ESPECIALIZADA

O International Study of Expert Judgment on Therapeutic Use of Benzodiazepines and Other Psychotherapeutic Medications foi elaborado para coletar dados de forma sistemática sobre as opiniões de profissionais reconhecidos a respeito dos benefícios e riscos dos benzodiazepínicos e tratamentos alternativos de ansiedade. Esse estudo de levantamento de dados contemplou os riscos relativos dos benzodiazepínicos em comparação com outros agentes e os riscos comparativos dentro da classe. Um painel especializado avaliou o risco com base no potencial de um fármaco de produzir tolerância, sintomas de rebote, síndrome de abstinência e a facilidade de sua descontinuação.

Dois terços do painel de especialistas relataram que o uso de longo prazo de benzodiazepínicos para o tratamento de transtornos de ansiedade não representa risco elevado de dependência e abuso. Embora se tenha concordado que as propriedades farmacológicas do medicamento possam ser o fator que mais contribui para o desenvolvimento de sintomas de abstinência, não houve consenso quanto ao fato de benzodiazepínicos com meias-vidas mais breves ou mais longas apresentarem potencial de dependência semelhante. Houve um claro consenso de que as diferenças nos sintomas de abstinência são clinicamente irrelevantes com a redução gradual da dosagem.

Como diferenças na tendência de abuso entre vários benzodiazepínicos não foram demonstradas em seres humanos, e pelo fato de os benefícios do tratamento com benzodiazepínicos evidentemente superarem os riscos, a maioria dos médicos no painel de especialistas se opôs ao aumento de restrições à prescrição dessas substâncias.

Apesar dessa opinião de especialistas, órgãos estaduais e federais nos Estados Unidos tentaram restringir a distribuição de benzodiazepínicos por meio da exigência de formulários especiais. Por exemplo, no Estado de Nova York, por meio do uso de um novo programa de monitoramento de prescrições (PMP) recentemente decretado, chamado I-STOP, em vigor desde 27 de agosto de 2013, médicos não podem prescrever benzodiazepínicos sem antes realizarem uma busca em uma base de dados computadorizada que contém os nomes de todas as pessoas no estado que já receberam prescrição de benzodiazepínicos e outras substâncias controladas. As autoridades tomaram essa e outras medidas similares em uma tentativa de frear o abuso. Contudo, a maior parte do abuso resulta de fabricação e venda ilícitas, e do desvio de substâncias, especialmente para aditos de cocaína e opioides, e não das prescrições de médicos ou de companhias farmacêuticas legítimas. Esses programas não só não freiam o uso ilegal de medicamentos importantes como interferem na prática da medicina e na relação de confidencialidade entre médico e paciente.

REFERÊNCIAS

Auta J, Kadriu B, Giusti P, Costa E, Guidotti A. Anticonvulsant, anxiolytic, and non-sedating actions of imidazenil and other imidazo-benzodiazepine carboxamide derivatives. *Pharmacol Biochem Behav*. 2010;95(4):383.

Barceloux DG. Barbiturates (Amobarbital, Butalbital, Pentobarbital, Secobarbital). In: *Medical Toxicology of Drugs Abuse: Synthesized Chemicals and Psychoactive Plants*. Hoboken, NJ: John Wiley & Sons, Inc.; 2012:467.

Barnett SR, Riddle MA. Anxiolytics and sedative/hypnotics: Benzodiazepines, buspirone, and other. In: Martin A, Scahill L, Kratochvil C, eds. *Pediatric Psychopharmacology: Principles and Practice*. New York: Oxford University Press, Inc.; 2011:338.

Ciraulo DA, Sarid-Segal O. Sedative-, hypnotic-, or anxiolytic-related disorders. In: Sadock BJ, Sadock VA, Ruiz P, eds. *Kaplan & Sadock's Comprehensive Textbook of Psychiatry*. 9th ed. Philadelphia: Lippincott Williams & Wilkins; 2009:1397.

Hall MT, Howard MO, McCabe SE. Subtypes of adolescent sedative/anxiolytic misusers: A latent profile analysis. *Addict Behav*. 2010;35(10):882.

Hoque R, Chesson Jr. AL. Zolpidem-induced sleepwalking, sleep related eating disorder, and sleep-driving: Fluorine-18-flourodeoxyglucose positron emission tomography analysis, and a literature review of other unexpected clinical effects of zolpidem. *J Clin Sleep Med*. 2009;5(5):471.

Houston CM, McGee TP, MacKenzie G, Troyano-Cuturi K, Rodriguez PM, Kutsarova E, Diamanti E, Hosie AM, Frank NP, Brickley SG. Are extrasynaptic GABAA receptors important targets for sedative/hypnotic drugs? *J Neurosci*. 2012;32:3887.

Jann M, Kennedy WK, Lopez G. Benzodiazepines: a major component in unintentional prescription drug overdoses with opioid analgesics. *J Pharm Pract*. 2014;27(1):5–16.

Kohmura K, Iwamoto K, Aleksic B, Sasada K, Kawano N, Katayama H, Noda Y, Noda A, Iidaka T, Ozaki N. Effects of sedative antidepressants on prefrontal cortex activity during verbal fluency task in healthy subjects: A near-infrared spectroscopy study. *Psychopharmacology*. 2013;226(1):75–81.

López-Muñoz F, Álamo C, García-García P. The discovery of chlordiazepoxide and the clinical introduction of benzodiazepines: Half a century of anxiolytic drugs. *J Anxiety Disord*. 2011;25(4):554.

Spiegel D. Trance formations: Hypnosis in brain and body. *Depress Anxiety*. 2013;30(4):342–352.

Vinkers CH, Klanker M, Groenink L, Korte SM, Cook JM, Van Linn ML, Hopkins SC, Olivier B. Dissociating anxiolytic and sedative effects of GABAAergic drugs using temperature and locomotor responses to acute stress. *Psychopharamacology*. 2009;204(2):299.

Vogel M, Knopfli B, Schmid O, Prica M, Strasser J, Prieto L, Wiesbeck GA, Dursteler-Macfarland KM. Treatment or "high": Benzodiazepine use in patients on injectable heroin or oral opioids. *Addict Behav*. 2013;38(10):2477.

▲ 20.9 Transtornos relacionados a estimulantes

ANFETAMINAS

Anfetaminas e drogas similares estão entre as substâncias ilícitas mais usadas, perdendo apenas para *Cannabis*, nos Estados Unidos, na Ásia, no Reino Unido, na Austrália e em vários países da Europa Ocidental. A metanfetamina, um congênere de anfetamina, tornou-se ainda mais popular nos últimos anos.

O sulfato de anfetamina racêmico foi sintetizado pela primeira vez em 1887 e foi introduzido na prática clínica em 1932 como inalante sem prescrição médica para o tratamento de congestão nasal e asma. Em 1937, comprimidos de sulfato de anfetamina foram introduzidos para o tratamento de narcolepsia, parkinsonismo pós-encefalítico, depressão e letargia. Na década de 1970, vários fatores sociais e regulatórios começaram a refrear a ampla distribuição de anfetamina. As indicações aprovadas pela FDA para anfetamina limitam-se ao uso para TDAH e narcolepsia; contudo, elas também são usadas no tratamento de obesidade, depressão, distimia, síndrome de fadiga crônica, aids, demência, esclerose múltipla, fibromialgia e neurastenia.

Preparados

As principais anfetaminas atualmente disponíveis e em uso nos Estados Unidos são dextroanfetamina, metanfetamina, um sal misto de dextroanfetamina e anfetamina e o composto similar a anfetamina, metilfenidato. Esses fármacos ganharam apelidos nas ruas, como, por exemplo gelo, cristal, rebite ou bola. Como classe geral, anfetaminas são conhecidas como analépticos, simpatomiméticos, estimulantes e psicoestimulantes. As anfetaminas típicas são usadas para melhorar o desempenho e para induzir uma sensação de euforia, por exemplo, por estudantes que se preparam para provas, por motoristas de caminhão em viagens de longa distância, por pessoas de negócios que precisam cumprir prazos importantes, por atletas em competições e por soldados durante guerras. Embora não sejam tão aditivas quanto a cocaína, ainda assim são drogas e fármacos aditivos.

Outras substâncias semelhantes às anfetaminas são efedrina, pseudoefedrina e fenilpropanolamina (PPA). Elas, particularmente a PPA, podem exacerbar perigosamente a hipertensão, precipitar psicose tóxica, causar infarto intestinal ou resultar em morte. A margem de segurança da PPA é particularmente limitada, e 3 a 4 vezes a dose normal pode resultar em hipertensão com risco à vida. Em 2005, medicamentos contendo PPA foram recolhidos pela FDA, e, em 2006, foi proibida a venda de medicamentos sem prescrição médica contendo pseudoefedrina, os quais estavam sendo usados ilegalmente para fabricar metanfetamina.

Drogas semelhantes às anfetaminas com potencial de abuso também incluem fendimetrazina, que se encontra na Tabela II do Ato de Substâncias Controladas (CSA), e dietilpropiona, benzfetamina e fentermina, que estão inclusas nas Tabelas III e IV do CSA. Supõe-se que todas essas substâncias sejam capazes de produzir todos os transtornos induzidos por anfetaminas listados. A modafinila, usada no tratamento de narcolepsia, também tem efeitos estimulantes e euforizantes, mas sua toxicidade e probabilidade de produzir transtornos induzidos por anfetamina são desconhecidas.

A metanfetamina é uma forma potente de anfetamina, usada por inalação, fumo ou injeção intravenosa. Seus efeitos psicológicos duram horas e são descritos como particularmente fortes. Diferentemente da cocaína (veja abordagem mais adiante nesta seção), que precisa ser importada, a metanfetamina é uma droga sintética que pode ser manufaturada nacionalmente em laboratórios ilegais.

Outros agentes, chamados de *anfetaminas substituídas*, ou *designer*, são abordados separadamente mais adiante nesta seção.

Epidemiologia

O abuso de estimulantes semelhantes a anfetaminas é um dos maiores problemas de saúde pública e de manutenção da ordem pública nos Estados Unidos e em outros países, sobretudo devido ao consumo de metanfetamina. De acordo com o Community Epidemiology Work Group, o abuso dessa substância ocorre em níveis epidêmicos no Havaí, na Costa Oeste e em alguns Estados da região Sul dos Estados Unidos e continua a se espalhar na direção Leste. Em âmbito nacional, o índice de admissão para tratamento para dependência de metanfetamina mais que dobrou entre 1995 e 2012, e, no Oeste dos Estados Unidos, os índices de admissão para tratamento para dependência de metanfetamina são mais elevados do que os de cocaína ou heroína. De acordo com a National Association of Counties, quase metade (48%) dos 500 órgãos de manutenção da ordem pública regionais do país indica a metanfetamina como o principal problema com drogas, superior a cocaína (22%), maconha (22%) e heroína (2%) combinadas. De forma semelhante, quase 40% dos órgãos de manutenção da ordem pública nos âmbitos estadual e local identificam a metanfetamina como a droga que mais causa problemas, atrás apenas da cocaína, com um percentual superior ao de todas as outras.

Em âmbito global, o uso de estimulantes similares a anfetamina, incluindo a metanfetamina, também gera grande preocupação, figurando como a segunda substância de uso mais disseminado, depois da maconha, conforme um relatório do Escritório das Nações Unidas para Drogas e Crime. Segundo o National Survey on Drug Use and Health (NSDUH) de 2010, 353 mil indivíduos a partir dos 12 anos eram usuários atuais de metanfetamina (0,1%).

Neurofarmacologia

Todas as anfetaminas são rapidamente absorvidas por via oral e têm um rápido início de ação, em geral em 1 hora após o consumo oral. As anfetaminas clássicas também são administradas por via intravenosa e têm efeito quase imediato por essa rota. Anfetaminas sem prescrição médica e anfetaminas "desenhadas" (ou *designer*) também são inaladas ("cheiradas"). A tolerância se desenvolve tanto com as anfetaminas clássicas quanto com as desenhadas, embora os usuários costumem lidar com a tolerância por meio do consumo de uma quantidade maior da droga. Anfetaminas são menos aditivas do que cocaína, conforme evidências a partir de experimentos com ratos, nos quais nem todos os animais autoadministraram espontaneamente baixas doses de anfetamina.

As anfetaminas clássicas (i.e., dextroanfetamina, metanfetamina e metilfenidato) produzem seus efeitos primários ao causar a liberação de catecolaminas, especialmente dopamina, a partir dos terminais pré-sinápticos. Os efeitos são particularmente potentes para os neurônios dopaminérgicos que se projetam da área tegmentar ventral para o córtex cerebral e áreas límbicas. Esse caminho foi chamado de *via do circuito de recompensa*, e sua ativação provavelmente seja o principal mecanismo de adição no caso de anfetaminas. As anfetaminas desenhadas causam a liberação de catecolaminas (dopamina e norepinefrina) e de serotonina, o neurotransmissor envolvido na principal via neuroquímica para alucinógenos. Portanto, os efeitos clínicos de anfetaminas desenhadas são um misto dos efeitos de anfetaminas clássicas e de alucinógenos.

COCAÍNA

A cocaína vem sendo usada em seu estado natural há mais de 15 séculos. Nos Estados Unidos, ciclos de uso indevido disseminado de estimulantes e os problemas a eles associados ocorrem há mais de cem anos. Cocaína e transtornos por uso de cocaína se tornaram uma questão de saúde pública na década de 1980, quando uma epidemia do uso se espalhou pelo país. Graças à educação do público e a intervenções, o uso dessa substância, desde então, diminuiu. Contudo, índices elevados de problemas legais, psiquiátricos, médicos e sociais relacionados a ela ainda existem, e, assim, os transtornos relacionados à cocaína continuam sendo uma importante questão de saúde pública.

A cocaína é um alcaloide derivado da planta *Erythroxylum coca*, nativa da América do Sul, cujas folhas são mascadas pelos habitantes locais com a finalidade de obter seus efeitos estimulantes (Fig. 20.9-1). O alcaloide cocaína foi isolado pela primeira vez em 1855, e seu primeiro uso como anestésico local ocorreu em 1880. A substância ainda é usada como anestésico local, especialmente para cirurgias envolvendo olhos, nariz e/ou garganta, devido à utilidade de seus efeitos vasoconstritores e analgésicos. Em 1884, Sigmund Freud realizou um estudo sobre os efeitos farmacológicos gerais da cocaína e, durante um período de tempo, segundo seus biógrafos, sofreu adição à droga. Nas décadas de 1880 e 1890, apregoou-se a cocaína como cura para muitas doenças, e, em 1899, ela figurou no *Manual Merck*. Até 1903, foi o ingrediente ativo na bebida Coca-Cola. Contudo, em 1914, depois que seus efeitos adversos

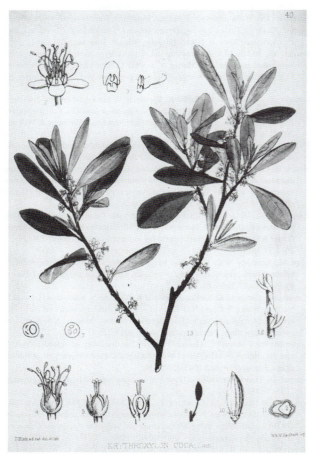

FIGURA 20.9-1
A cocaína é um alcaloide obtido de folhas de coca.

e aditivos foram identificados, a cocaína ganhou a classificação de narcótico, juntamente com a morfina e a heroína.

EPIDEMIOLOGIA

Uso de cocaína. Em 2012, 1,5 milhão (0,6%) de indivíduos a partir dos 12 anos de idade usaram cocaína no mês anterior. Indivíduos na faixa dos 18 aos 25 anos (1,5%) apresentaram índice mais elevado de uso de cocaína no mês anterior do que indivíduos a partir dos 26 anos (0,5%) e jovens dos 12 aos 17 anos (0,9%). Homens (0,8%) tiveram o dobro da probabilidade do que mulheres (0,4%) de ter usado cocaína no ano anterior. Asiáticos apresentaram o índice mais baixo de uso de cocaína no ano anterior (0,5%) em comparação com outros grupos raciais ou étnicos.

Abuso e dependência de cocaína. Em 2012, mais de 1 milhão (0,4%) de indivíduos a partir dos 12 anos satisfizeram os critérios diagnósticos para abuso ou dependência de cocaína no ano anterior. Indivíduos dos 18 aos 25 anos (0,9%) apresentaram o índice mais elevado de abuso ou dependência de cocaína no ano anterior, seguidos de indivíduos a partir dos 26 anos (0,4%) e jovens dos 12 aos 17 anos (0,2%). Homens (0,9%) tiveram mais do que o dobro de chances do que mulheres (0,4%) de satisfazer os critérios para abuso ou dependência de cocaína. Negros (1,1%) e hispânicos (0,9%) tiveram índices mais elevados de abuso ou dependência de cocaína do que brancos (0,5%), e o índice para asiáticos (0,1%) foi menor do que o de negros, hispânicos, brancos, índios americanos ou nativos do Alasca (1,2%) e indivíduos não hispânicos que se identificaram como tendo duas ou mais raças (0,9%).

Crack. Estima-se que 1,1 milhão (0,4%) de pessoas a partir dos 12 anos usaram *crack* no ano anterior, e 492 mil (0,2%) indivíduos usaram *crack* no mês anterior. Indivíduos dos 18 aos 25 anos (0,5%) apresentaram o índice mais elevado de uso dessa substância no ano anterior, seguidos de indivíduos a partir dos 26 anos (0,4%) e de jovens dos 12 aos 17 anos (0,1%). Homens (0,5%) tiveram o dobro de probabilidade do que mulheres (0,3%) de ter usado *crack* no ano anterior. Asiáticos tiveram o índice mais baixo de uso no ano anterior (0,1%) em comparação com outros grupos raciais ou étnicos. Negros (0,9%), brancos (0,4%), hispânicos ou latinos (0,3%) e indivíduos que se identificaram como tendo duas ou mais raças não hispânicas (0,9%) apresentaram índices mais elevados de uso de *crack* no ano anterior do que índios americanos ou nativos do Alasca (0,2%) e nativos do Havaí ou de outras ilhas do Pacífico (0,1%).

O uso atual de cocaína está em declínio, principalmente devido ao aumento da consciência de seus riscos e também de uma campanha pública abrangente sobre a substância e seus efeitos. Os efeitos na sociedade da diminuição do uso de cocaína, no entanto, tem sido neutralizados pelo uso frequente de *crack* nos últimos anos.

Comorbidade

Assim como no caso de outros transtornos relacionados a substâncias, transtornos relacionados à cocaína costumam estar acompanhados por outros transtornos psiquiátricos. O desenvolvimento de transtornos do humor e transtornos relacionados ao álcool normalmente se segue ao início de transtornos relacionados à cocaína, enquanto se acredita que transtornos de ansiedade, da personalidade antissocial e TDAH antecedam o desenvolvimento de transtornos relacionados à cocaína. A maioria dos estudos sobre comorbidade em pacientes com transtornos relacionados à cocaína demonstrou que os transtornos depressivo maior, bipolar tipo II, ciclotímico, de ansiedade e transtorno da personalidade antissocial são os diagnósticos psiquiátricos mais habitualmente associados. Os percentuais de comorbidade em usuários de cocaína constam na Tabela 20.9-1.

TABELA 20.9-1
Diagnósticos psiquiátricos adicionais entre usuários de cocaína que buscam tratamento (resultados de estudo diagnóstico sobre cocaína de New Haven, percentuais)

Diagnóstico psiquiátrico	Transtorno atual	Transtorno ao longo da vida
Depressão maior	4,7	30,5
Ciclotimia/hipertimia	19,9	19,9
Mania	0,0	3,7
Hipomania	2,0	7,4
Transtorno de pânico	0,3	1,7
Transtorno de ansiedade generalizada	3,7	7,0
Fobia	11,7	13,4
Esquizofrenia	0,0	0,3
Transtorno esquizoafetivo	0,3	1,0
Alcoolismo	28,9	61,7
Transtorno da personalidade antissocial	32,9	32,9
Transtorno de déficit de atenção/hiperatividade		34,9

(Adaptada de Rounsaville BJ, Anton SI, Caroll K, et al. Psychiatric diagnoses of treatment-seeking cocaine abusers. *Arch Gen Psychiatry*. 1991;48:43.)

Etiologia

Fatores genéticos. As evidências mais convincentes até o momento de uma influência genética sobre a dependência de cocaína são fruto de estudos com gêmeos. Gêmeos monozigóticos apresentam índices mais elevados de concordância para dependência de estimulantes (cocaína, anfetaminas e similares) do que dizigóticos. As análises indicam que fatores genéticos e fatores ambientais únicos (não compartilhados) contribuem quase igualmente para o desenvolvimento de dependência de estimulantes.

Fatores socioculturais. Fatores sociais, culturais e econômicos são fortes determinantes para o uso inicial, continuidade do uso e recaída. Uso excessivo é muito mais comum em países onde há grande disponibilidade de cocaína. Diferentes oportunidades econômicas podem influenciar determinados grupos mais do que outros a se dedicaram à venda de drogas ilícitas, e esta tem mais chances de ocorrer em comunidades conhecidas do que em comunidades onde o vendedor corre alto risco de prisão.

Aprendizado e condicionamento. Aprendizado e condicionamento também são considerados importantes para perpetuar o uso de cocaína. Cada inalação ou injeção de cocaína causa um "barato" e uma experiência eufórica que reforça o comportamento anterior de consumo. Além disso, indícios ambientais associados ao uso da substância ficam associados ao estado eufórico, de forma que, muito tempo após o período de cessação, esses indícios (p. ex., pó branco e acessórios) podem despertar memórias de estado eufórico e reacender a fissura por cocaína.

Nos indivíduos que fazem abuso de cocaína (mas não em controles sadios), os estímulos relacionados à substância ativam regiões cerebrais relacionados às memórias episódica e de trabalho e produzem excitação (dessincronização) no EEG. Aumento da atividade metabólica nas regiões relacionadas ao sistema límbico, como a amígdala, o giro para-hipocampal e o córtex pré-frontal dorsolateral, está correlacionado a relatos de fissura por cocaína, mas o grau de excitação no EEG não se correlaciona com este achado.

Fatores farmacológicos. Como resultado da ação sobre o SNC, a cocaína pode produzir sensações de alerta, euforia e bem-estar. Usuários podem experimentar redução do apetite e menor necessidade de dormir. O desempenho prejudicado por fadiga costuma melhorar. Alguns acreditam que a cocaína intensifica o desempenho sexual.

Neurofarmacologia

A principal ação farmacodinâmica da cocaína relacionada a seus efeitos comportamentais é o bloqueio competitivo da recaptação de dopamina pelo transportador dopaminérgico. Esse bloqueio aumenta a concentração de dopamina na fenda sináptica e resulta em aumento da ativação de ambos os receptores dopaminérgicos, tipo 1 (D_1) e tipo 2 (D_2). Os efeitos da cocaína sobre a atividade mediada pelos receptores D_3, D_4 e D_5 ainda não são bem compreendidos, mas ao menos um estudo pré-clínico envolveu o receptor D_3. Embora os efeitos comportamentais sejam atribuídos principalmente ao bloqueio da recaptação de dopamina, a cocaína também bloqueia a recaptação de norepinefrina e de serotonina. Os efeitos comportamentais relacionados a essas atividades recebem cada vez mais atenção na literatura científica. Os efeitos sobre o fluxo sanguíneo cerebral e o uso de glicose pelo cérebro também foram estudados. Resultados da maioria dos estudos geralmente demonstram que a cocaína está associada a uma redução do fluxo sanguíneo cerebral e possivelmente ao desenvolvimento de algumas áreas de redução do uso de glicose.

Os efeitos comportamentais da cocaína são sentidos quase de imediato e duram um período de tempo relativamente curto (30 a 60 minutos); assim, os usuários necessitam de doses repetidas da droga para manter as sensações provocadas pela intoxicação. Apesar dos efeitos comportamentais de curta duração, metabólitos da cocaína podem estar presentes no sangue e na urina até 10 dias após o uso.

A cocaína tem fortes qualidades aditivas. Devido à sua potência como reforçador positivo de comportamento, pode-se desenvolver dependência psicológica após um único uso. A administração repetida pode originar tanto tolerância como sensibilidade aos diversos efeitos da substância, o desenvolvimento de tolerância ou sensibilidade parece ser causado por diversos fatores, não podendo ser previsto. Dependência fisiológica ocorre, embora a abstinência de cocaína seja leve em comparação à abstinência de opiatos e opioides.

Pesquisadores recentemente relataram que PETs do cérebro de pacientes em tratamento para adição a cocaína mostram alta ativação no sistema dopaminérgico mesolímbico quando o usuário sente intenso desejo de usar a droga. Pesquisadores expuseram pacientes a indícios que haviam causado a fissura por cocaína anteriormente, e foram descritos sentimentos de desejo de consumo intenso pela droga, enquanto os exames de PET mostraram ativação em áreas desde a amígdala e do cingulado anterior até a ponta dos dois lobos temporais. Alguns pesquisadores alegam que o sistema dopaminérgico mesolímbico também fica ativo em pacientes com adição a nicotina, sendo que o mesmo sistema foi associado a fissura por heroína, morfina, anfetaminas, maconha e álcool.

Os receptores D_2 no sistema dopaminérgico mesolímbico foram identificados como responsáveis pela intensificação de atividade durante períodos de fissura. Relata-se que exames de PET de pacientes em recuperação de adição a cocaína mostram uma queda na atividade neuronal consistente com uma capacidade reduzida de receber dopamina. A diminuição dessa capacidade, embora se reduza com o tempo, é evidente durante um período que pode chegar a um ano e meio após a abstinência. O padrão de redução na atividade cerebral reflete o curso da fissura; entre a terceira e a quarta semana de abstinência, a atividade atinge seu nível mais baixo, e o risco de recaída, seu auge. Depois de um ano, o cérebro de ex-aditos está quase de volta ao normal, embora seja discutível se as células dopaminérgicas em algum momento retornam a um estado completamente normal.

Métodos de uso

Como traficantes costumam diluir o pó de cocaína com açúcar ou procaína, a droga comprada nas ruas apresenta grande variação de pureza. Às vezes, recebe um aditivo de anfetamina. O método mais comum de uso é inalar o pó triturado pelo nariz, uma prática chamada de "cheirar". Outros métodos de consumo de cocaína são injeção subcutânea ou intravenosa e fumo (*freebasing*). *Freebasing* envolve misturar cocaína das ruas com alcaloide puro extraído de cocaína (o *freebase*, ou base livre) para aumentar seus efeitos. Fumar também é o método usado para consumir cocaína em forma de *crack*. Inalação é o método menos perigoso de uso; injeção intravenosa e fumo, os mais perigosos. Os métodos mais diretos de consumo costumam estar associados a doenças cerebrovasculares, anormalidades cardíacas e morte. Embora a cocaína possa ser consumida por via oral, raramente é ingerida por essa rota de administração, a menos eficaz.

Crack. O *crack*, uma forma de cocaína de base livre, é extremamente potente. Ele é vendido em quantidades pequenas e prontas para o fumo, frequentemente chamadas de "pedras". É extremamente aditivo; mesmo 1 ou 2 experiências com a droga podem causar fissura intensa por consumir mais. Sabe-se que usuários apelam a comportamentos extremos para obter dinheiro para comprar mais *crack*. Relatos de setores de emergência em centros urbanos também associaram abuso de *crack* a casos extremos de violência.

DIAGNÓSTICO E CARACTERÍSTICAS CLÍNICAS

Transtorno por uso de estimulantes

Os critérios diagnósticos do DSM-5 para o transtorno por uso de estimulantes são semelhantes aos critérios usados para outros transtornos por uso de substâncias (ver p. 621).

A dependência de anfetamina pode resultar em uma queda vertiginosa das capacidades do indivíduo de lidar com obrigações e estresses relacionados ao trabalho e à família. Alguém que abusa de anfetaminas requer doses cada vez mais elevadas dessas substâncias para obter os mesmos efeitos, e sinais físicos de abuso de anfetaminas (p. ex., redução de peso e ideias paranoides) quase sempre se desenvolvem com abuso contínuo.

O Sr. H., um homem casado de 35 anos, foi admitido em um hospital psiquiátrico porque se sentia perseguido por membros de uma gangue que queriam matá-lo. Não conseguia explicar por que desejavam matá-lo, mas ouvia vozes de pessoas que suspeitava serem traficantes mafiosos que discutiam que deviam matá-lo. Ele usava metanfetamina havia vários anos, portanto já havia lidado com traficantes. O uso começou aos 27 anos, quando um amigo o convenceu a experimentar a droga. Após uma injeção de 20 mg, sentiu-se bem e forte, e seu cansaço e sonolência desapareceram. Depois de algumas tentativas, descobriu que não conseguia interromper o uso. Pensava constantemente sobre como obter a droga e começou a aumentar sua dosagem. Nas vezes em que não conseguia metanfetamina, sentia-se letárgico e sonolento, tornando-

-se irritável e disfórico. A esposa do Sr. H. descobriu seu hábito e tentou convencê-lo a parar de usar a droga. Ele havia perdido o emprego dois meses antes da admissão ao hospital devido a seu comportamento agressivo repetidas vezes direcionado a colegas de trabalho por achar que estavam tentando prejudicá-lo. Sem uma fonte de renda, o Sr. H. teve de reduzir o consumo de metanfetamina para um uso eventual. Por fim, decidiu parar de usar a droga quando sua esposa ameaçou divorciar-se. Depois que interrompeu o uso, passou a sentir-se muito cansado, parecia triste e ficava com frequência sentado em sua poltrona preferida, sem fazer nada. Após algumas semanas, disse à esposa que não queria sair de casa porque havia ouvido pela janela traficantes falando sobre ele. Queria que todas as portas e janelas ficassem trancadas e recusava-se a comer com medo de que a comida pudesse estar envenenada.

Durante o exame, o Sr. H. parecia retraído e dava respostas curtas às perguntas. Sua consciência estava clara, totalmente orientado, e não mostrou prejuízo acentuado de funções cognitivas. Testes físicos e neurológicos não mostraram anormalidades, exceto cicatrizes de picadas de agulha nos braços devido às injeções de metanfetamina. O EEG estava normal.

Sob os aspectos clínico e prático, pode-se suspeitar de transtorno por uso de cocaína em pacientes que evidenciam mudanças na personalidade sem explicação. Alterações comuns associadas a esse uso são irritabilidade, comprometimento da capacidade de concentração, comportamento compulsivo, insônia grave e perda de peso. Colegas de trabalho e membros da família podem perceber uma incapacidade geral e crescente do indivíduo de desempenhar as tarefas esperadas associadas ao trabalho e à vida familiar. O paciente pode mostrar novas evidências de aumento de dívidas ou incapacidade de pagar as contas a tempo porque grandes somas de dinheiro são usadas para adquirir cocaína. Indivíduos que fazem abuso da droga frequentemente se ausentam do trabalho ou de situações sociais a cada 30 a 60 minutos para encontrar um local isolado a fim de inalar mais cocaína. Devido a seus efeitos vasoconstritores, os usuários quase sempre desenvolvem congestão nasal, que tentam resolver se automedicando com descongestionantes nasais.

O Sr. D., um homem casado de 45 anos, foi encaminhado por seu terapeuta a um programa privado de tratamento ambulatorial para abuso de substâncias para avaliação e tratamento de um possível problema com cocaína. Segundo o terapeuta, a esposa do Sr. D. manifestou preocupação com um possível problema de abuso de substância em diversas ocasiões. Alguns dias antes, o paciente havia admitido ao terapeuta e à esposa que havia usado "ocasionalmente" cocaína no ano anterior. Sua esposa insistiu em um tratamento para o problema com drogas ou pediria o divórcio. O Sr. D. concordou relutantemente em fazer o tratamento, mas insistiu que seu uso de cocaína não era um problema e que se sentia capaz de interrompê-lo sem participar de um programa de tratamento.

Durante a entrevista de avaliação inicial, ele relatou que usava cocaína por via intranasal de 3 a 5 vezes por semana já havia um ano e meio. Em média, consumia um total de 1 a 2 g de cocaína semanalmente. O uso se dava principalmente no trabalho, no escritório ou no banheiro. Normalmente, começava a pensar na droga no trajeto de carro até o trabalho, pela manhã, e, quando estava no escritório, não conseguia evitar pensar na droga que estava na gaveta de sua escrivaninha. Apesar de suas tentativas de distrair-se e de adiar o uso, normalmente cheirava sua primeira carreira de cocaína na hora seguinte a sua chegada ao trabalho. Às vezes, cheirava mais 2 ou 3 carreiras ao longo do dia, mas, quando estava frustrado e estressado, chegava a cheirar 1 ou 2 carreiras de hora em hora desde a manhã até o fim da tarde. Raramente usava cocaína em casa e nunca na frente da esposa ou das três filhas. Às vezes, cheirava 1 ou 2 linhas à noite em um dia da semana ou nos fins de semana quando todos estavam fora de casa. Negou uso atual de álcool ou de outra substância ilícita. Negou história de abuso de álcool e história de problemas emocionais ou conjugais.

Intoxicação por estimulantes

Os critérios diagnósticos para intoxicação por estimulantes enfatizam os sinais e sintomas comportamentais e físicos do uso dessas substâncias (Tab. 20.9-2). Indivíduos usam estimulantes por seus efeitos característicos de elação, euforia, autoestima elevada e percepção de melhora em tarefas mentais e físicas. Com doses altas, os sintomas de intoxicação incluem agitação, irritabilidade, julgamento prejudicado, comportamento sexual impulsivo e potencialmente perigoso, agressividade, aumento generalizado da atividade psicomotora e, potencialmente, sintomas de mania. Os sintomas físicos principais associados são taquicardia, hipertensão e midríase.

A Sra. T., uma empresária casada de 45 anos, foi admitida em uma unidade de serviços psiquiátricos depois de um período de três meses durante o qual passou progressivamente a desconfiar dos outros e de parceiros comerciais. Ela tirava afirmações de terceiros de contexto, distorcia suas palavras e fazia comentários inadequadamente hostis e acusatórios. Em uma ocasião, atacou fisicamente uma colega de trabalho em um bar, acusando-a de ter um caso com seu marido e de conspirar com outros colegas para matá-la.

No ano anterior, a Sra. T. foi medicada com metilfenidato para narcolepsia devido a ataques de sono irresistíveis diários e episódios de perda repentina de tônus muscular decorrente de excitação emocional. Após ser medicada, ficou assintomática, passando a trabalhar de maneira eficiente e a ter uma vida social ativa com a família e os amigos.

Durante os cinco meses anteriores à admissão, a Sra. T. passou a fazer uso de doses cada vez maiores de metilfenidato para se manter alerta até tarde da noite devido a um aumento na quantidade de trabalho com o qual não conseguia lidar durante o dia. Ela relatou que, durante esse período, com frequência conseguia sentir o coração disparar e que tinha dificuldades em "parar quieta".

TABELA 20.9-2
Sinais e sintomas de intoxicação por estimulantes

- ▶ Midríase
- ▶ Agitação ou retardo psicomotor
- ▶ Taquicardia ou bradicardia
- ▶ Transpiração ou calafrios
- ▶ Arritmias cardíacas ou dor torácica
- ▶ Pressão arterial alta ou baixa
- ▶ Discinesias
- ▶ Distonias
- ▶ Perda de peso
- ▶ Náusea ou vômito
- ▶ Fraqueza muscular
- ▶ Depressão respiratória
- ▶ Confusão, convulsões ou coma

> O Sr. P., um jovem de 18 anos, foi levado de ambulância ao setor de emergência de um hospital no meio da noite. Estava acompanhado por um amigo, que chamou a ambulância porque acreditava que o Sr. P. fosse morrer. Ele estava agitado e não parava de discutir, sua respiração era irregular e rápida, o pulso estava acelerado, e as pupilas estavam dilatadas. Seu amigo finalmente admitiu que haviam usado uma grande quantidade de cocaína naquela noite.
>
> Quando sua mãe chegou ao hospital, a condição do Sr. P. havia melhorado um pouco, embora o fato de cantar a plenos pulmões tivesse causado uma comoção no setor de emergência. A mãe afirmou que o Sr. P. apresentava problemas de comportamento; era desobediente, ressentido e verbalmente agressivo. Havia sido preso algumas vezes por furto em lojas e por dirigir intoxicado. Ela suspeitava que o filho estivesse usando drogas devido a seu comportamento e porque o ouvira falar sobre drogas com os amigos; no entanto, não tinha provas concretas do uso.
>
> Em 24 horas, o Sr. P. estava bem e disposto a falar. Afirmou com orgulho que vinha usando álcool e diversas drogas regularmente desde os 13 anos de idade. Havia começado apenas com álcool e maconha, mas, assim que entrara no ensino médio, fez amigos mais velhos e experimentou outras substâncias, como ácido e cocaína. Quando completou 16 anos, já havia usado combinações de álcool, ácido, maconha e cocaína. Resolveu passar a usar apenas cocaína depois de um ano misturando as drogas.
>
> O Sr. P. frequentemente faltava às aulas e, quando ia à escola, em geral estava intoxicado. Conseguia financiar o hábito por diversos métodos, como pedir dinheiro emprestado a amigos sem intenção de devolvê-lo, roubar rádios de carros e furtar dinheiro de sua mãe.
>
> Apesar de admitir sem constrangimento o uso de drogas, negou ter um problema. Quando indagado sobre sua capacidade de controlar o uso, respondeu, defensivamente: "Claro que consigo. Sem problemas. Só não vejo por que cargas d'água pararia".

Abstinência de estimulantes

Depois da intoxicação por estimulantes, ocorre um colapso ("caída", "repé" ou *crash*), com sintomas de ansiedade, tremor, humor disfórico, letargia, fadiga, pesadelos (acompanhados por sono REM de rebote), cefaleia, suor excessivo, cãibras musculares, cólicas e fome insaciável. Os sintomas de abstinência geralmente atingem o ápice em 2 a 4 dias e se resolvem em uma semana. O sintoma mais grave é a depressão, que pode ser particularmente grave após o uso prolongado de doses elevadas de estimulantes, podendo estar associada a ideação ou comportamento suicidas. Um indivíduo no estado de abstinência pode sentir fissura forte e intensa por cocaína, especialmente porque seu uso pode eliminar os sintomas desagradáveis de abstinência. Pessoas que experimentam abstinência de cocaína costumam tentar se automedicar com álcool, sedativos, hipnóticos ou agentes ansiolíticos, como diazepam.

Delirium por intoxicação por estimulantes

O *delirium* associado ao uso de estimulantes geralmente resulta de doses elevadas de um estimulante ou de seu uso prolongado, sendo que a privação de sono decorrente afeta a apresentação clínica. A combinação de estimulantes com outras substâncias e seu uso por indivíduo com dano cerebral preexistente também podem causar o desenvolvimento de *delirium*. Não raro universitários que fazem uso de anfetaminas a fim de estudar para provas exibem esse tipo de *delirium*.

Transtorno psicótico induzido por estimulantes

A característica fundamental do transtorno psicótico induzido por estimulantes é a presença de delírios paranoides e alucinações, que podem ocorrer em até 50% dos usuários. Alucinações auditivas também são comuns, mas as visuais e táteis são menos comuns do que delírios paranoides. A sensação de insetos rastejando sob a pele (formigamento) associada ao uso de cocaína tem sido relatada. A presença desses sintomas depende da dose, da duração de uso e da sensibilidade do usuário à substância. Transtornos psicóticos induzidos por cocaína são mais comuns com o uso intravenoso e entre usuários de *crack*, e os sintomas psicóticos são mais comuns em homens do que em mulheres. O tratamento recomendado para transtorno psicótico induzido por anfetaminas é o uso de curto prazo de um medicamento antipsicótico, como haloperidol.

> O Sr. H., 20 anos, era um estudante universitário com bom funcionamento até as semanas das provas finais, quando passou a consumir grandes quantidades de cocaína porque achava que não estava preparado para as provas. Começou a ter crenças delirantes de que estava sendo seguido pela polícia e por um detetive a mando de seus pais para que o espionasse. Acreditava também que seu colega de quarto dava relatórios para o detetive sobre seus hábitos de estudo e sua vida social. Foi levado ao setor de emergência depois de ter ameaçado agredir seu colega de quarto se continuasse a mandar relatórios sobre ele.
>
> Durante a avaliação, o Sr. H. relatou falta de sono e alucinações auditivas que lhe contaram que seu colega conspirava contra ele. Encontrava-se bastante agitado e caminhava continuamente de um lado para outro. Depois da internação, foi medicado com antipsicóticos e medicamentos que o ajudaram a dormir, recuperando-se em três dias.

Transtorno do humor induzido por estimulantes

O DSM-5 permite diagnósticos de transtorno bipolar induzido por estimulantes e transtorno depressivo induzido por estimulantes, sendo que qualquer um deles pode ter início durante intoxicação ou abstinência. De modo geral, a intoxicação está associada a características maníacas ou de humor misto, enquanto a abstinência está associada a características de humor deprimido.

Transtorno de ansiedade induzido por estimulantes

O DSM-5 permite o diagnóstico de transtorno de ansiedade induzido por estimulantes. O início do transtorno pode ocorrer durante intoxicação ou abstinência. Estimulantes podem induzir sintomas similares aos de transtorno de pânico e fobias.

Transtorno obsessivo-compulsivo induzido por estimulantes

O DSM-5 permite o diagnóstico de transtorno obsessivo-compulsivo induzido por estimulantes. O início pode ocorrer durante a intoxicação ou a abstinência. Depois de doses elevadas de estimulantes, alguns indivíduos desenvolvem comportamentos ou rituais estereotipados de duração restrita (i.e., beliscar as roupas, ordenar e reordenar itens despropositadamente) que compartilham algumas características com o tipo de compulsões observadas no transtorno obsessivo-compulsivo.

Disfunção sexual induzida por estimulantes

O DSM-5 permite o diagnóstico de disfunção sexual induzida por estimulantes. Pode-se prescrever anfetaminas para melhorar os efeitos colaterais sexuais de agentes serotonérgicos como fluoxetina, mas estimulantes costumam ser utilizados de forma indevida para intensificar experiências sexuais. Doses elevadas e uso prolongado estão associados a transtorno erétil e outras disfunções sexuais.

Transtorno do sono induzido por estimulantes

Um transtorno do sono induzido por estimulantes pode ter início durante a intoxicação ou a abstinência, e a disfunção do sono pode variar dependendo do início. A intoxicação por estimulantes pode levar a insônia e privação do sono, enquanto indivíduos em abstinência dessas substâncias podem experimentar hipersonolência e pesadelos.

EFEITOS ADVERSOS

Anfetaminas

Físicos. O abuso de anfetaminas pode produzir efeitos adversos, sendo que os mais graves incluem efeitos cerebrovasculares, cardíacos e gastrintestinais. Entre as condições específicas potencialmente letais, estão infarto do miocárdio, hipertensão grave, doença cerebrovascular e colite isquêmica. Um contínuo de sintomas neurológicos, desde pequenas contrações musculares até tétano, passando por convulsões até coma e morte, está associado a doses cada vez mais elevadas de anfetaminas. O uso intravenoso pode transmitir HIV e hepatite e promover o desenvolvimento de abscessos pulmonares, endocardite e vasculite necrosante. Vários estudos demonstraram que indivíduos que abusam de anfetaminas pouco sabiam – ou não pensavam sobre – sobre práticas de sexo seguro e uso de preservativos. Os efeitos adversos sem risco de vida do abuso de anfetaminas incluem rubor, palidez, cianose, febre, cefaleia, taquicardia, palpitações, náusea, vômito, bruxismo (ranger de dentes), falta de ar, tremor e ataxia. Gestantes que usam anfetaminas costumam dar à luz bebês com baixo peso ao nascer, perímetro cefálico reduzido, prematuros e com retardo de crescimento.

Psicológicos. Os efeitos adversos psicológicos associados ao uso de anfetaminas incluem inquietação, disforia, insônia, irritabilidade, hostilidade e confusão. O uso de anfetaminas também induz sintomas de transtornos de ansiedade, como transtorno de ansiedade generalizada e transtorno de pânico, além de ideias de referência, delírios paranoides e alucinações.

Cocaína

Um efeito adverso comum associado ao uso de cocaína é a congestão nasal; inflamação grave, inchaço, sangramento e ulceração da mucosa nasal também podem ocorrer. O uso prolongado pode levar à perfuração dos septos nasais. *Freebasing* e o fumo de *crack* podem causar danos às passagens brônquicas e aos pulmões. O uso intravenoso de cocaína pode resultar em infecção, embolias e na transmissão do HIV. Complicações neurológicas menores decorrentes do uso de cocaína incluem o desenvolvimento de distonia aguda, tiques e cefaleias semelhantes a enxaqueca. As complicações maiores do uso de cocaína, no entanto, são cerebrovasculares, epilépticas e cardíacas. Em torno de dois terços desses efeitos tóxicos agudos ocorrem dentro do período de 1 hora da intoxicação, e cerca de um quinto, de 1 a 3 horas, e o restante ocorre até vários dias depois.

Efeitos cerebrovasculares. As doenças cerebrovasculares mais comuns associadas ao uso de cocaína são os infartos cerebrais não hemorrágicos. Quando chegam a acontecer infartos hemorrágicos, eles podem incluir hemorragias subaracnoides, intraparenquimatosas e intraventriculares. Ataques isquêmicos transitórios também foram associados ao uso de cocaína. Embora esses distúrbios vasculares normalmente afetem o cérebro, hemorragias da medula espinal também foram relatadas. O mecanismo fisiopatológico óbvio para esses distúrbios vasculares é a vasoconstrição, mas outros mecanismos fisiopatológicos também foram propostos.

Convulsões. As convulsões são a causa de 3 a 8% das emergências hospitalares relacionadas à cocaína. Ela é a substância de abuso mais comumente associada a convulsões; depois são as anfetaminas. Convulsões induzidas por cocaína costumam ser eventos únicos, embora convulsões múltiplas e estado de mal epiléptico também sejam possíveis. Uma complicação rara e facilmente diagnosticada de forma equivocada do uso de cocaína é estado de mal epiléptico parcial complexo, que deve ser levado em consideração como diagnóstico em um paciente que pareça apresentar um transtorno psicótico induzido por cocaína com um curso excepcionalmente flutuante. O risco de convulsões induzidas por cocaína é mais elevado em pacientes com história de epilepsia que utilizam altas doses da substância e também *crack*.

Efeitos cardíacos. Infartos do miocárdio e arritmias talvez sejam as anormalidades cardíacas induzidas por cocaína mais frequentes. Miocardiopatias podem se desenvolver com o uso prolongado de cocaína, e infartos cerebrais cardioembólicos podem ser uma complicação a mais da disfunção miocárdica induzida por cocaína.

Morte. Doses elevadas de cocaína estão associadas a convulsões, depressão respiratória, doenças cerebrovasculares e infarto do miocárdio – todos esses efeitos podem levar indivíduos que usam a droga à morte. Usuários podem experimentar sinais de alerta de síncope ou dor torácica e ignorá-los devido ao desejo irrefreável de consumir mais cocaína. Mortes também foram relatadas com a ingestão de *speedballs*, misturas de opioides com cocaína.

Outros agentes

Anfetaminas substituídas. A MDMA é um exemplo de uma série de anfetaminas substituídas que também inclui MDEA, MDA (3,4-metilenodioxianfetamina), DOB (2,5-dimetoxi-4-bromoanfetamina), PMA (parametoxianfetamina), entre outras. Essas drogas produzem efeitos subjetivos semelhantes aos de anfetamina e LSD, e, nesse sentido, a MDMA e análogos semelhantes podem representar uma categoria distinta de drogas.

Um derivado de metanfetamina que começou a ser usado nos anos de 1980, a MDMA não era tecnicamente sujeita a regulamentação legal na época. Embora tenha sido classificada como "droga desenhada" na crença de que havia sido sintetizada deliberadamente para ser liberada das regulamentações legais, na realidade, já havia sido sintetizada e patenteada em 1914. Vários psiquiatras a usavam como complemento a psicoterapia e haviam concluído que era benéfica. Em um dado momento, foi anunciada como legal e usada em psicoterapia devido a seus efeitos subjetivos. Contudo, nunca foi aprovada pela FDA. Seu uso suscitou questões tanto sobre sua segurança quanto a respeito de sua legalidade, porque os derivados de anfetamina relacionados, MDA, DOB e PMA, haviam causado uma série de mortes por *overdose*, e sabia-se que a MDA causava ampla destruição de terminais nervosos serotonérgicos no SNC. A Drug Enforcement Agency classificou a MDMA como uma droga na Tabela I do CSA, juntamente com LSD, heroína e maconha.

Apesar de seu *status* ilegal, a MDMA continua a ser produzida, distribuída e usada nos Estados Unidos, na Europa e na Austrália. Seu uso é comum na Austrália e no Reino Unido em grandes festas de dança (*raves*), populares entre adolescentes e jovens adultos.

MECANISMOS DE AÇÃO. As propriedades incomuns das drogas podem ser consequência das diferentes ações dos isômeros ópticos: os isômeros $R(-)$ produzem efeitos semelhantes aos da LSD, e as propriedades semelhantes a anfetaminas são ligadas a isômeros $S(+)$. As ações do tipo LSD, por sua vez, podem estar ligadas à capacidade de liberar serotonina. Os diversos derivados podem exibir diferenças significativas quanto a efeitos subjetivos e toxicidade. Em experimentos de laboratório animais autoadministram as drogas, o que sugere a proeminência de efeitos semelhantes aos de anfetaminas.

EFEITOS SUBJETIVOS. Depois de tomar a dose mais comum (100 a 150 mg), usuários de MDMA sentem humor elevado e, segundo vários relatos, aumento da autoconfiança e da sensibilidade sensorial; sensação de paz juntamente com *insight*, empatia e intimidade com os outros; e redução do apetite. Tanto dificuldade em concentrar-se quanto aumento da capacidade de concentração foram relatados. Há relatos também de reações disfóricas, efeitos psicotomiméticos e psicose. Doses mais elevadas aparentemente têm maior probabilidade de produzir efeitos psicotomiméticos. Efeitos simpatomiméticos de taquicardia, palpitação, aumento da pressão arterial, sudorese e bruxismo são comuns. Relata-se que os efeitos subjetivos se destacam durante cerca de 4 a 8 horas, mas podem não durar tanto tempo ou então durar ainda mais, dependendo da dose e da via de administração. A droga normalmente é consumida por via oral, mas também pode ser cheirada e injetada. Usuários relatam tanto taquifilaxia como um pouco de tolerância.

TOXICIDADE. Embora não seja tóxica como a MDA, diversas toxicidades somáticas foram atribuídas ao uso de MDMA, bem como *overdoses* fatais. Não parece ser neurotóxica quando injetada no cérebro de animais, mas é metabolizada em MDA tanto em animais quanto em seres humanos. Em animais, a MDMA produz danos seletivos e de longa duração aos terminais nervosos serotonérgicos. Não foi estabelecido se os níveis do metabólito MDA alcançados em seres humanos após as doses mais comuns de MDMA são suficientes para produzir danos prolongados. Usuários de MDMA mostram diferenças nas respostas neuroendócrinas a agonistas serotonérgicas, e estudos com ex-usuários de MDMA mostram reduções globais e regionais na ligação do transportador de serotonina, conforme medições realizadas por PET (Fig. 20.9-2).

Atualmente, não existem usos clínicos estabelecidos para MDMA, embora haja vários relatos, de antes de sua regulamentação, sobre seus efeitos benéficos como adjunto de psicoterapia.

Khat. As folhas frescas de *Catha edulis*, um arbusto nativo da África oriental, vêm sendo usadas como estimulante no Oriente Médio, na África e na Península Árabe há pelo menos mil anos. Também são amplamente utilizadas na Etiópia, no Quênia, na Somália e no Iêmen. Os efeitos de *khat*, semelhantes aos de anfetamina, foram reconhecidos há muito tempo, e, embora esforços para isolar o ingrediente ativo tenham ocorrido pela primeira vez no século XIX, foi apenas nos anos de 1970 que a catinona ($S[-]$ α-aminopropiofenona ou $S[-]$2-amino-1-fenil-1-propanona) foi identificada como a substância responsável. A catinona é um meio precursor que é convertido, por meio de enzimas, na planta, em substâncias menos ativas, norefedrina e catina (norpseudoefedrina), o que explica por que apenas as folhas frescas da planta são valorizadas por seus efeitos estimulantes. A catinona apresenta a maioria das ações sobre o SNC e periféricas de anfetamina e parece ter o mesmo mecanismo de ação. Em seres humanos, ela eleva o humor, reduz a fome e alivia a fadiga. Em doses elevadas, pode induzir uma psicose semelhante à de anfetamina. Como é absorvida por via oral após a mastigação da folha, e como o alcaloide é metabolizado de forma relativamente rápida, raramente se atingem níveis tóxicos elevados no sangue. A preocupação com o uso de *khat* está relacionada a suas propriedades aditivas, e não a sua toxicidade aguda. Estima-se que 5 milhões de doses sejam consumidas todos os dias, apesar da proibição de seu uso em vários países africanos e árabes.

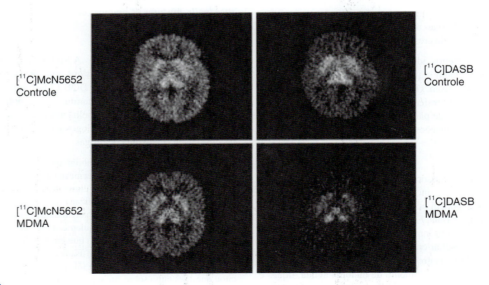

FIGURA 20.9-2
Imagens de tomografia por emissão de pósitrons (PET) obtidas de 75 a 95 minutos após a injeção de [^{11}C]McN5652 e [^{11}C]DASB em um sujeito representativo de controle e um sujeito representativo de 3,4-metilenodioximetanfetamina (MDMA), demonstrando as reduções da ligação de transportador de serotonina (SERT) no sujeito MDMA com ambos os radioligantes. Imagens de PET são normalizadas a um máximo comum. (Reimpressa a partir de McCann UD, Szabo Z, Seckin E, Rosenblatt P, Mathews WB. Quantitative PET studies of serotonin transporter MDMA users and controls using [^{11}C]McN5652 and [11^{C}]DASB. *Neuropsychopharmacology*. 2005;30[9]:1741, com permissão.)

Nos anos de 1990, vários laboratórios clandestinos começaram a sintetizar metcatinona, uma droga com ações semelhantes às da catinona. Conhecida por vários apelidos (p. ex., sais de banho, *CAT*, *goob* e *crank*), sua popularidade se deve sobretudo à facilidade de síntese a partir de efedrina ou pseudoefedrina, que eram amplamente disponíveis até serem submetidas a controles especiais. A metcatinona foi incluída na Tabela I do CSA. O padrão de uso, os efeitos adversos e as complicações são muito parecidos com os da anfetamina.

Drogas de clube. O uso de um determinado grupo de substâncias popularmente chamadas de *drogas de clube* costuma estar associado a danceterias, boates, bares e *raves*. O grupo inclui LSD, γ-hidroxibutirato (GHB), cetamina, metanfetamina, MDMA (*ecstasy*) ou *roofies* (flunitrazepam). Essas substâncias não se encontram todas na mesma classe de drogas e não produzem os mesmos efeitos físicos ou subjetivos. GHB, cetamina e flunitrazepam (Rohypnol) foram chamadas de *drogas de estupro* porque produzem efeitos de desorientação e sedação, e frequentemente os usuários não conseguem se lembrar do que ocorreu durante todo ou parte do episódio sob sua influência. Portanto, diz-se que elas podem ser colocadas de forma subreptícia em uma bebida, ou o indivíduo pode ser convencido a tomá-las e, então, não se lembrar claramente do que aconteceu após a ingestão.

Ocorrências envolvendo GHB, cetamina e Rohypnol são relativamente pouco relatadas em departamentos de emergência. Entre as drogas de clube, a metanfetamina é a substância que responde pela maior parte de admissões para tratamento.

TRATAMENTO E REABILITAÇÃO

Anfetaminas

O tratamento para transtornos relacionados a anfetaminas (ou similares) compartilha com os transtornos relacionados à cocaína a dificuldade de ajudar os pacientes a permanecerem abstêmios devido a seu grande poder de reforço e fissura. Uma combinação de internação e uso de vários métodos terapêuticos (psicoterapia individual, familiar e em grupo) normalmente é necessária para se obter abstinência de longa duração. O tratamento de transtornos induzidos por anfetaminas específicos (p. ex., transtorno psicótico induzido por anfetamina e transtorno de ansiedade induzido por anfetamina) com fármacos específicos (p. ex., antipsicóticos e ansiolíticos) pode ser necessário no curto prazo. Pode-se receitar antipsicóticos nos primeiros dias. Na ausência de psicose, diazepam é útil para tratar a agitação e a hiperatividade do paciente.

Os médicos devem estabelecer uma aliança terapêutica com os pacientes para lidar com a depressão e o transtorno da personalidade subjacentes. Como muitos pacientes são intensamente dependentes da droga, a psicoterapia pode ser muito difícil.

Condições comórbidas, como depressão, podem responder a medicamentos antidepressivos. Bupropiona talvez possa ser usada após ser alcançada a abstenção de anfetamina. Ela produz sensações de bem-estar enquanto esses pacientes lidam com a disforia que pode acompanhar a abstinência.

Cocaína

Desintoxicação. A síndrome de abstinência de cocaína é diferente da que acompanha opioides, álcool ou agentes sedativo-hipnóticos, porque não há perturbações fisiológicas que requeiram que a abstinência da droga se dê em contexto de internação hospitalar ou tratamento residencial. Portanto, de modo geral, é possível começar uma tentativa terapêutica de abstinência ambulatorial a fim de limitar o acesso a cocaína antes de decidir se é necessário um contexto mais intensivo ou controlado para pacientes que não conseguem interromper o uso sem ajuda. Pacientes em abstinência de cocaína normalmente experimentam fadiga, disforia, perturbação do sono e um pouco de fissura; alguns podem experimentar depressão. Nenhum agente farmacológico reduz de forma confiável a intensidade da síndrome de abstinência, mas a recuperação ao longo de 1 ou 2 semanas geralmente se dá sem ocorrências especiais. No entanto, pode levar mais tempo para que o sono, o humor e a função cognitiva sejam totalmente recuperados.

A maioria dos usuários de cocaína não se submete voluntariamente ao tratamento. Sua experiência com a substância é positiva demais, e os efeitos negativos são percebidos como mínimos, o que não justificaria a busca por tratamento. Os indivíduos que não buscam tratamento com frequência apresentam transtorno relacionado a polissubstâncias, menos consequências negativas associadas ao uso de cocaína, menos obrigações relacionadas ao trabalho ou à família e aumento do contato com o sistema legal e com atividades ilegais.

O maior obstáculo a superar no tratamento de transtornos relacionados à cocaína é a enorme fissura que o usuário sente pela droga. Embora estudos com animais tenham mostrado que ela é um poderoso indutor de autoadministração, também demonstraram que animais limitam seu uso de cocaína quando reforços negativos são associados experimentalmente ao consumo. Em seres humanos, reforços negativos podem assumir a forma de problemas relacionados ao trabalho ou à família decorrentes do uso de cocaína. Portanto, os profissionais devem assumir uma abordagem de tratamento ampla e incluir estratégias sociais, psicológicas e talvez biológicas no programa de tratamento.

Atingir a abstinência de cocaína em pacientes pode exigir hospitalização total ou parcial para retirá-los dos contextos sociais nos quais a obtiveram ou usaram. Testes de urina frequentes e não programados quase sempre são necessários para monitorar a continuação da abstinência, especialmente nas primeiras semanas e meses de tratamento. A terapia de prevenção a recaídas (TPR) inclui técnicas cognitivas e comportamentais, além de hospitalização se necessária, e tratamento ambulatorial, para atingir o objetivo de abstinência.

Terapias psicossociais. Intervenção psicossocial normalmente envolve as modalidades individual, em grupo e familiar. Na terapia individual, o terapeuta deve se concentrar na dinâmica que levou ao uso de cocaína, nos efeitos positivos percebidos do uso e em outras maneiras de obter esses efeitos. A terapia em grupo e os grupos de apoio, como os Narcóticos Anônimos, frequentemente se concentram no debate com outros indivíduos que usaram cocaína e no compartilhamento de experiências e métodos eficazes de enfrentamento. A terapia familiar costuma ser um componente fundamental da estratégia de tratamento. Questões comuns abordadas na terapia familiar são as formas como o comportamento anterior do paciente prejudicou a família e as reações dos familiares a tais comportamentos. Contudo, ela também deve se concentrar no futuro e em mudanças nas atividades familiares que possam ajudar o paciente a se manter longe da droga e a direcionar suas energias a diferentes objetivos. Essa abordagem pode ser usada no âmbito ambulatorial.

TERAPIA DE REDE. A terapia de rede (*network therapy*) foi desenvolvida como um tipo especializado de terapias individual e em grupo combinadas para assegurar maior sucesso no tratamento de pacientes aditos em consultório. A terapia de rede utiliza as abordagens psicodinâmica e cognitivo-comportamental associadas à terapia individual ao mesmo tempo que insere o paciente em uma rede de apoio em grupo. O grupo, composto pela família e por pares do paciente, é usado como rede terapêutica que une o paciente e o terapeuta nos intervalos das sessões de terapia. A abordagem promove a coesão do grupo como veículo para a participação do paciente no tratamento. Essa rede é gerenciada pelo terapeuta a fim de proporcionar coesão e apoio e promover adesão ao tratamento. Embora a terapia de rede não tenha recebido avaliação sistemática e controlada, é frequentemente aplicada na prática psiquiátrica por ser uma das poucas abordagens manualizadas elaboradas para uso por profissionais em consultório.

Adjuntos farmacológicos. Atualmente, nenhum tratamento farmacológico produz redução do uso de cocaína comparável à redução do uso de opioides observada quando usuários de heroína são tratados com metadona, acetato de levometadil (ORLAAM) (habitualmente chamado de L-α-acetilmetadol [LAAM]) ou buprenorfina. Uma variedade de agentes farmacológicos, cuja maioria é aprovada para outros usos, foi e está sendo testada clinicamente para o tratamento de dependência de cocaína e recaídas.

Usuários de cocaína que supostamente apresentam TDAH preexistente ou transtornos do humor foram tratados com metilfenidato e lítio, respectivamente. Esses fármacos apresentam pouco ou nenhum benefício para pacientes sem esses transtornos, e é preciso ater-se estritamente aos critérios diagnósticos máximos antes de usar qualquer um dos dois no tratamento de dependência de cocaína. Em pacientes com TDAH, formas de liberação lenta de metilfenidato podem ter menos chances de desencadear fissura por cocaína, mas o impacto desse tipo de farmacoterapia sobre o uso de cocaína ainda precisa ser demonstrado.

Muitos agentes farmacológicos foram explorados com base na premissa de que o uso de cocaína altera o funcionamento de vários sistemas de neurotransmissores, especialmente os transmissores dopaminérgicos e serotonérgicos que regulam o tom hedônico, e de que a cocaína induz um estado de relativa deficiência dopaminérgica. Embora as evidências dessas alterações no funcionamento dopaminérgico tenham-se multiplicado, ainda é difícil demonstrar que agentes teoricamente capazes de modificar o funcionamento dopaminérgico possam alterar o curso de tratamento.

Fármacos antidepressivos tricíclicos obtiveram alguns resultados positivos quando usados no início do tratamento de pacientes com um mínimo de dependência da droga; contudo, têm pouca ou nenhuma utilidade para induzir abstinência em casos moderados ou graves.

Outros antidepressivos também foram testados, mas não tiveram eficácia confirmada em estudos controlados, entre eles bupropiona, inibidores da monoaminoxidase (IMAOs), inibidores seletivos da recaptação de serotonina (ISRSs), antipsicóticos, lítio, diversos inibidores do canal de cálcio e anticonvulsivantes. Um estudo revelou que doses de 300 mg ao dia de fenitoína reduziram o uso de cocaína; mas requer replicações.

Vários agentes estão sendo desenvolvidos, mas ainda não foram testados em estudos com seres humanos. São agentes que, supõe-se, bloqueiam seletivamente ou estimulam subtipos de receptores dopaminérgicos (p. ex., agonistas seletivos D_1) e fármacos que conseguem bloquear seletivamente o acesso da cocaína aos transportadores de dopamina, mas que ainda permitem que os transportadores removam cocaína da sinapse. Outra abordagem se destina a impedir que a cocaína alcance o cérebro ao fazer uso de anticorpos que se liguem à droga na corrente sanguínea (uma "vacina anticocaína", por assim dizer). Esses anticorpos que se ligam à cocaína realmente reduzem seus efeitos reforçadores em modelos animais. Também em estudo estão anticorpos catalíticos que aceleram a hidrólise de cocaína e butirilcolinesterase (pseudocolinesterase), a qual parece hidrolisar a cocaína de forma seletiva e normalmente está presente no corpo.

O vigabatrin é um fármaco usado como tratamento de epilepsia pediátrica refratária, que parece funcionar elevando significativamente os níveis de ácido γ-aminobutírico (GABA) no cérebro. Em animais, percebeu-se que ele também atenua aumentos induzidos por cocaína, nicotina, heroína, álcool e metanfetamina na dopamina extracelular do *nucleus accumbens* e também os comportamentos de busca pela droga associados a essas mudanças bioquímicas. Estudos clínicos preliminares sugerem eficácia para o tratamento de dependência de cocaína e metanfetamina. Contudo, ainda são necessários experimentos clínicos em larga escala para essa indicação.

REFERÊNCIAS

Barceloux DG. Amphetamines and phenethylamine derivatives. In: *Medical Toxicology of Drug Abuse: Synthesized Chemicals and Psychoactive Plants*. Hoboken: John Wiley & Sons; 2012:3.

Bhargava S, Arora RR. Cocaine and cardiovascular complications. *Am J Ther*. 2011;18(4):e95.

Callaghan RC, Cunningham JK, Sajeev G, Kish SJ. Incidence of Parkinson's disease among hospital patients with methamphetamine-use disorders. *Mov Disord*. 2010;25(14):2333.

Gunderson EW, Kirkpatrick MG, Willing LM, Holstege CP. Substituted cathinone products: A new trend in "bath salts" and other designer stimulant drug use. *J Addict Med*. 2013;7(3):153–162.

Haney M. Neurobiology of stimulants. In: Galantar M, Kleber HD, eds. *Textbook of Substance Abuse Treatment*. 3rd ed. Washington, DC: American Psychiatric Publishing; 2008:143.

Kosten TR, Newton TF, De La Garza II R, Haile CN, eds. *Cocaine and Methamphetamine Dependence: Advances in Treatment*. Arlington: American Psychiatric Association; 2012.

Lee NK, Pohlman S, Baker A, Ferris J, Kay-Lambkin F. It's the thought that counts: Craving metacognitions and their role in abstinence from methamphetamine use. *J Subst Abuse Treat*. 2010;38(3):245.

Liu S, Lane SD, Schmitz JM, Waters AJ, Cunningham KA, Moeller FG. Relationship between attentional bias to cocaine-related stimuli and impulsivity in cocaine-dependent subjects. *Am J Drug Alcohol Abuse*. 2011;37(2):117.

Mahler SV, Hensley-Simon M, Tahsili-Fahadan P, LaLumiere RT, Thomas C, Fallon RV, Kalivas PW, Aston-Jones G. Modafinil attenuates reinstatement of cocaine seeking: role for cystine-glutamate exchange and metabotropic glutamate receptors. *Addiction Biology*, 2014;19(1):49–60.

Magdum SS. An overview of Khat. *Addict Disord Treat*. 2011;10(2):72.

Mahoney III JJ, Hawkins RY, De La Garza II R, Kalechstein AD, Newton TF. Relationship between gender and psychotic symptoms in cocaine-dependent and methamphetamine-dependent participants. *Gender Med*. 2010;7(5):414.

McCann UD. Amphetamine, methylphenidate, and excessive sleepiness. In: Thropy MJ, Billiard M, eds. *Sleepiness: Causes, Consequences, and Treatment*. New York: Cambridge University Press; 2011:401.

McCann UD, Ricaurte GA. Amphetamine (or Amphetamine-like)-related disorders. In: Sadock BJS, Sadock VA, Ruiz P, eds. *Kaplan & Sadock's Comprehensive Textbook of Psychiatry*. 9th ed. Philadelphia: Lippincott Williams & Wilkins; 2009:1288.

Moore EA. *The Amphetamine Debate: The Use of Adderall, Ritalin, and Related Drugs for Behavior Modification, Neuroenhancement, and Anti-Aging Purposes*. Jefferson, NC: McFarland & Co, Inc.; 2011.

Saleh T, Badshah A, Afzal K. Spontaneous acute subdural hematoma secondary to cocaine abuse. *South Med J*. 2010;103(7):714.

Todd G, Noyes C, Flavel SC, Della Vedova CB, Spyropoulos P, Chatterton B, Berg D, White JM. Illicit stimulant use is associated with abnormal substantia nigra morphology in humans. *PLoS One*. 2013;8(2):e56438.

Weiss RD, Iannucci RA: Cocaine-related disorders. In: Sadock BJ, Sadock VA, Ruiz P, eds. *Kaplan & Sadock's Comprehensive Textbook of Psychiatry*. 9th ed. Philadelphia: Lippincott Williams & Wilkins; 2009:1318.

Winhusen T, Lewis D, Adinoff B, Brigham G, Kropp F, Donovan DM, Seamans CL, Hodgkins CC, Dicenzo JC, Botero CL, Jones DR, Somoza E. Impulsivity is associated with treatment non-completion in cocaine- and methamphetamine-dependent patients but differs in nature as a function of stimulant-dependence diagnosis. *J Subst Abuse Treat*. 2013;44(5):541–547.

▲ 20.10 Transtornos relacionados ao tabaco

O transtorno por uso de tabaco está entre as dependências de substâncias mais prevalentes, mortais e caras. Também é um dos mais ignorados, especialmente por psiquiatras, porque, apesar de recentes pesquisas mostrarem traços comuns entre dependência de tabaco e outros transtornos por uso de substância, a dependência de tabaco difere da de outras substâncias de formas muito peculiares. O tabaco não causa problemas comportamentais, portanto, poucos indivíduos dependentes de tabaco buscam ou são encaminhados para tratamento psiquiátrico. O tabaco é uma droga legal, e a maioria das pessoas que interrompe seu consumo o faz sem tratamento. Assim, um ponto de vista comum, porém equivocado, é o de que a maioria dos fumantes não necessita de tratamento.

Vários eventos recentes podem reverter a relutância de psiquiatras em assumir uma posição ativa no tratamento da dependência de tabaco: (1) o crescente reconhecimento de que a maioria dos pacientes psiquiátricos é fumante e de que muitos morrem em decorrência da dependência de tabaco; (2) os demais fumantes terão cada vez mais probabilidade de apresentar problemas psiquiátricos, o que sugere que muitos precisem de tratamentos mais intensivos; e (3) o desenvolvimento de múltiplos agentes farmacológicos que auxiliam os fumantes a deixar o hábito.

EPIDEMIOLOGIA

O levantamento *Monitoring the Future* de 2004 concluiu que, apesar da demonstração do risco à saúde associado ao tabagismo, jovens norte-americanos continuam fumando. Contudo, índices de tabagismo nos últimos 30 dias entre estudantes do ensino médio caíram dos picos alcançados em 1996 entre alunos do 8º ano (21,0%) e do 10º ano (30,4%) e em 1997 entre alunos do último ano (36,5%) do ensino médio. Em 2011, os índices dos últimos 30 dias atingiram os menores níveis já registrados pelos levantamentos do *Monitoring the Future* junto a alunos do 8º ano (6,1%), do 10º ano (11,8%) e do 12º ano (18,7%), sendo que os alunos do 10º ano mostram o declínio mais significativo. Dos alunos do último ano do ensino médio, 19% relataram fumar durante o mês anterior ao levantamento.

A redução nos índices de tabagismo entre jovens norte-americanos corresponde a vários anos nos quais proporções maiores de adolescentes afirmaram acreditar que um "grande" risco à saúde está associado ao tabagismo e expressaram o quanto condenam o fumo de um ou mais maços de cigarro por dia. Essa desaprovação pessoal dos estudantes aumentou durante alguns anos. Em 2011, 88% dos alunos do 8º ano, 85,8% dos alunos do 10º ano e 83% dos alunos do 12º ano afirmaram que "desaprovam" ou "desaprovam veementemente" pessoas que fumam um ou mais maços de cigarro por dia. Além disso, alunos do 8º e do 10º ano relataram aumentos significativos na percepção do quanto é nocivo fumar um ou mais maços de cigarro por dia.

A Organização Mundial da Saúde (OMS) estima que haja 1 bilhão de fumantes em todo o mundo e que eles fumem 6 trilhões de cigarros por ano. A OMS também estima que o tabaco mate mais de 3 milhões de pessoas a cada ano. Embora a quantidade de fumantes nos Estados Unidos esteja diminuindo, em países em desenvolvimento, está aumentado. O índice de interrupção do tabagismo é mais elevado entre homens com nível maior de escolaridade e mais baixo entre mulheres, negros, adolescentes e indivíduos com baixos níveis de escolaridade.

A maneira mais comum de consumo do tabaco é fumando cigarros e, então, em ordem decrescente, charutos, rapé, fumo de mascar e cachimbos. Na população norte-americana, 3% atualmente usam rapé ou tabaco de mascar, e 6% dos jovens adultos na faixa dos 18 aos 25 anos de idade usam essas formas de tabaco.

Atualmente, 19,3% dos norte-americanos fumam. A média de idade de início do tabagismo é de 16 anos, e poucas pessoas começam a fumar depois dos 20 anos. Características de dependência parecem se desenvolver rapidamente. Programas de prevenção em sala de aula e outros programas para prevenir o início do uso são pouco eficazes, mas impostos elevados de fato reduzem o início do consumo.

Mais de 75% dos fumantes tentaram interromper o uso, e cerca de 40% tentam abandonar o hábito todos os anos. Em uma tentativa, apenas 30% continuam abstinentes por até dois dias, e apenas 5 a 10% abandonam o hábito permanentemente. A maioria dos fumantes faz de 5 a 10 tentativas, entretanto, no fim, 50% das "pessoas que já fumaram na vida" têm sucesso. No passado, 90% das tentativas bem-sucedidas de abandonar o hábito não envolviam tratamento. Com o surgimento de medicamentos sem necessidade de prescrição médica e não nicotínicos, em 1998, cerca de um terço de todas as tentativas envolveu o uso de medicamentos.

Em termos de diagnóstico de transtorno por uso de tabaco em si, aproximadamente 20% da população desenvolve dependência em algum momento, fazendo dele um dos transtornos psiquiátricos de maior prevalência. Cerca de 85% dos fumantes diários atuais são dependentes de tabaco. A abstinência ocorre em cerca de 50% dos fumantes que tentam abandonar o hábito.

Segundo os Centers of Disease Control and Prevention (CDC), diferenças regionais existem quanto ao tabagismo em todos os Estados Unidos. Os 13 Estados com prevalência mais elevada de tabagismo atual são Kentucky, Virgínia do Oeste, Oklahoma, Mississippi, Indiana, Missouri, Alabama, Louisiana, Nevada, Tennessee, Alasca, Carolina do Norte e Ohio. Os com menor prevalência são Utah, Califórnia, Washington, Massachusetts, Rohde Island, Distrito de Colúmbia, Havaí, Maryland, Connecticut, New Hampshire, Nova Jérsei e Arizona. Utah é o Estado com a menor prevalência em homens (10,6%) e mulheres (7,9%).

Escolaridade

O nível de escolaridade está correlacionado ao uso de tabaco. Entre adultos que não completaram o ensino médio, 37% fumavam cigarros, em comparação a apenas 17% dos com curso superior completo.

Pacientes psiquiátricos

Psiquiatras precisam estar particularmente atentos e informados sobre dependência de tabaco devido à grande proporção de pacientes psiquiátricos que fumam. Cerca de 50% de todos os pacientes psiquiátricos ambulatoriais, 70% dos pacientes ambulatoriais com transtorno bipolar tipo I, quase 90% dos pacientes ambulatoriais com esquizofrenia e 70% dos pacientes com transtorno por uso de substâncias fumam. Ademais, dados indicam que aqueles com transtornos depressivos ou transtornos de ansiedade são menos bem-sucedidos em suas tentativas de abandonar o hábito do que outras pessoas; assim, uma abordagem holística de saúde para esses pacientes provavelmente inclui ajudá-los a lidar com seu tabagismo juntamente com o transtorno mental primário. O elevado percentual de pacientes com esquizofrenia que fumam foi atribuído à capacidade do tabaco de reduzir sua sensibilidade extrema a estímulos sensoriais externos e a aumentar sua concentração. Nesse sentido, esses pacientes estão se automonitorando para aliviar o sofrimento.

Morte

A morte é o principal efeito adverso do tabagismo, sendo que o uso de tabaco está associado a aproximadamente 400 mil mortes prematuras a cada ano nos Estados Unidos – 25% de todas as mortes. As causas da morte incluem bronquite crônica e enfisema (51 mil mortes), câncer broncogênico (106 mil mortes), 35% dos infartos miocárdicos fatais (115 mil mortes), doença cerebrovascular, doença cardiovascular e quase todos os casos de doença pulmonar obstrutiva crônica e câncer de pulmão. O aumento do uso de tabaco de mascar e rapé (tabaco sem fumaça) foi associado ao desenvolvimento de câncer orofaríngeo, e o ressurgimento do fumo de charutos provavelmente irá conduzir a um aumento desse tipo de câncer.

Pesquisadores descobriram que 30% das mortes por câncer nos Estados Unidos são causadas pela fumaça do tabaco, o carcinógeno mais letal em todo o país. Tabagismo (principalmente de cigarros) causa câncer de pulmão, do trato respiratório superior, do esôfago, da vesícula urinária e do pâncreas e provavelmente do estômago, do fígado e dos rins. Fumantes têm oito vezes mais chances do que não fumantes de desenvolver câncer de pulmão, a neoplasia que ultrapassou o câncer de mama como causa principal de morte relacionada a câncer em mulheres. Mesmo o fumo passivo (abordado a seguir) causa milhares de mortes todos os anos nos Estados Unidos, aproximadamente a mesma quantidade de mortes causadas por exposição a radônio. Apesar dessas estatísticas impressionantes, os fumantes podem reduzir drasticamente suas chances de desenvolver cânceres relacionados ao tabagismo apenas abandonando o hábito.

NEUROFARMACOLOGIA

O componente psicoativo do tabaco é a nicotina, que afeta o SNC ao agir como agonista no subtipo nicotínico de receptores acetilcolinérgicos. Aproximadamente 25% da nicotina inalada durante o fumo alcança o fluxo sanguíneo, por meio do qual atinge o cérebro em 15 segundos. A meia-vida da nicotina é de cerca de 2 horas. Acredita-se que ela produza reforço positivo e propriedades aditivas ao ativar a via dopaminérgica que se projeta desde a área tegmentar ventral até o córtex cerebral e o sistema límbico. Além de ativar esse sistema dopaminérgico de recompensa, a nicotina causa aumento nas concentrações de norepinefrina e epinefrina circulantes e na liberação de vasopressina, β-endorfina, hormônio adrenocorticotrófico (ACTH) e cortisol. Acredita-se que esses hormônios contribuam para os efeitos estimuladores básicos da nicotina sobre o SNC.

DIAGNÓSTICO

Transtorno por uso de tabaco

O DSM-5 inclui um diagnóstico para transtorno por uso de tabaco caracterizado por fissura, uso persistente e recorrente, tolerância e abstinência se o uso for interrompido. O desenvolvimento de dependência de tabaco é rápido, provavelmente porque a nicotina ativa o sistema dopaminérgico da área tegmentar ventral, o mesmo sistema afetado por cocaína e anfetamina. O desenvolvimento de dependência é intensificado por fortes fatores sociais que encorajam o tabagismo em alguns contextos e pelos efeitos poderosos de campanhas publicitárias das companhias de tabaco. Um indivíduo tem mais chances de fumar se seus pais ou irmãos fumam e servem como modelo de vida. Vários estudos recentes também sugeriram uma diátese genética para dependência de tabaco. A maioria dos fumantes quer abandonar o hábito e fez várias tentativas, mas sem sucesso.

Abstinência de tabaco

O DSM-5 não tem critérios diagnósticos para intoxicação por tabaco, mas inclui uma categoria diagnóstica para abstinência de nicotina. Os sintomas de abstinência podem se desenvolver em 2 horas após o consumo do último cigarro; eles geralmente atingem o auge nas primeiras 24 a 48 horas e podem durar semanas ou meses. Os sintomas comuns incluem uma intensa fissura por tabaco, tensão, irritabilidade, dificuldade de concentração, sonolência e insônia paradoxal, redução da frequência cardíaca e da pressão arterial, aumento do apetite e ganho de peso, redução do desempenho motor e aumento da tensão muscular. Uma leve síndrome de abstinência de tabaco pode surgir quando o fumante passa a consumir cigarros com baixo teor de nicotina.

CARACTERÍSTICAS CLÍNICAS

Do aspecto comportamental, os efeitos estimuladores de nicotina produzem melhora na atenção, no aprendizado, no tempo de reação e na capacidade de resolver problemas. Usuários de tabaco também relatam que fumar cigarros eleva o humor, reduz a tensão e abranda sentimentos depressivos. Resultados de estudos sobre os efeitos de nicotina no fluxo sanguíneo cerebral (FSC) sugerem que exposição de curto prazo à substância aumenta o FSC sem alterar o metabolismo cerebral de oxigênio, mas exposição de longo prazo de nicotina reduz o FSC. Em contrapartida a seus efeitos estimulantes sobre o SNC, a nicotina atua como relaxante musculoesquelético.

Efeitos adversos

A nicotina é um alcaloide altamente tóxico. Doses de 60 mg em um adulto são fatais secundárias à paralisia respiratória; doses de 0,5 mg são transmitidas pelo fumo de um cigarro normal. Em baixas doses, os sinais e sintomas de toxicidade de nicotina incluem náusea, vômito, salivação, palidez (causada por vasoconstrição periférica), fraqueza, dor abdominal (causada por aumento da peristalse), diarreia, tontura, cefaleia, aumento da pressão arterial, taquicardia, tremor e suor frio. A toxicidade também está associada com incapacidade de concentração, confusão e perturbações sensoriais. A nicotina também está associada a redução da quantidade de sono REM do usuário. O uso de tabaco durante a gravidez foi associado a aumento da incidência de bebês de baixo peso e aumento da incidência de recém-nascidos com hipertensão pulmonar persistente.

Benefícios à saúde decorrentes da cessação do tabagismo

A cessação do tabagismo apresenta grandes benefícios imediatos para pessoas de todas as idades e benefícios para indivíduos com e sem doenças relacionadas ao tabagismo. Ex-fumantes vivem mais do que fumantes. A interrupção do tabagismo reduz o risco de câncer de pulmão e de outros cânceres, infarto miocárdico, doenças cerebrovasculares e doenças pulmonares crônicas. Mulheres que param de fumar antes da gravidez ou durante os primeiros 3 a 4 meses de gestação reduzem o risco dos bebês terem baixo peso ao nascer ao mesmo nível de risco daquelas que nunca fumaram. Os benefícios para a saúde decorrentes da cessação do tabagismo ultrapassam substancialmente os riscos de ganho de peso (em média de 2,3 kg) ou qualquer outro efeito psicológico adverso após o abandono do hábito.

TRATAMENTO

Estratégias para prevenir o uso de tabaco junto a crianças e adolescentes constam na Tabela 20.10-1. No caso daqueles que já fumam, os psiquiatras devem aconselhá-los a abandonar o hábito. No caso de pacientes que estão prontos para parar de fumar, o melhor é marcar uma data de início da interrupção. A maioria dos clínicos e dos fumantes prefere a cessação abrupta, mas, como não há dados que apontem a interrupção abrupta como melhor do que a interrupção gradual, a preferência do paciente por cessação gradativa deve ser respeitada. Um aconselhamento breve deve se concentrar na necessidade de medicamentos ou de terapia em grupo, preocupações com ganho de peso, situações de risco elevado, acabar com a pronta disponibilidade dos cigarros, e assim por diante. Como a recaída costuma ser rápida, a primeira chamada telefônica ou visita de

TABELA 20.10-1
Intervenções de atenção primária na prevenção do uso de tabaco junto a crianças e adolescentes

População	Crianças e adolescentes em idade escolar
Recomendação	Proporcionar intervenções para prevenir o início do uso de tabaco.
Avaliação de risco	Os fatores mais relevantes associados ao início do tabagismo em crianças e adolescentes são o tabagismo e a dependência de nicotina dos pais. Outros fatores incluem níveis baixos de monitoramento dos pais, fácil acesso a cigarros, percepção de que os pares fumam e exposição à promoção do tabaco.
Intervenções de aconselhamento comportamental	Intervenções de aconselhamento comportamental, como interação face a face ou por telefone com um funcionário do sistema de saúde, material impresso e aplicativos de computador, podem reduzir o risco do início de tabagismo em crianças e adolescentes em idade escolar. O tipo e a intensidade de intervenções comportamentais que surtem efeito variam substancialmente.
Balanço dos benefícios e danos	Há um benefício final moderado ao se fornecer intervenções de atenção primária para prevenir o uso de tabaco junto a crianças e adolescentes em idade escolar.
Outras recomendações relevantes da Força-tarefa de Serviços de Prevenção dos EUA (USPSTF)	A USPSTF fez recomendações sobre aconselhamento e intervenções para prevenção do uso de tabaco e de doenças causadas pela substância em adultos e gestantes. Essas recomendações estão disponíveis (em inglês) em www.uspreventiveservicestaskforce.org.

Para um resumo das evidências analisadas de forma sistemática na realização dessa recomendação, para a declaração completa de recomendações e para os documentos de apoio, acesse o *site* www.uspreventiveservicestaskforce.org.
(De *Primary Care Interventions to Prevent Tobacco Use in Children and Adolescents*, Topic Page, 2013. U.S. Preventive Services Task Force. http://www.uspreventiveservicestaskforce.org/uspstf/uspstbac.htm)

TABELA 20.10-2
Taxas de abandono do tabagismo por tipo de terapia

Terapia	Índice (%)
Iniciativa pessoal sem auxílio	5
Livros de autoajuda	10
Aconselhamento médico	10
Adesivo ou goma de mascar sem prescrição médica	15
Medicamentos e aconselhamento	20
Terapia comportamental isolada	20
Medicamentos e terapia em grupo	30

acompanhamento deve ocorrer 2 a 3 dias após a data de interrupção. Essas estratégias provaram atingir o dobro de sucesso dos índices de iniciativa pessoal sem auxílio (Tab. 20.10-2).

> A Sra. H., uma paciente de 45 anos com esquizofrenia, fumava 35 cigarros por dia. Ela havia iniciado o uso de cigarros por volta dos 20 anos de idade durante os estágios prodrômicos de sua primeira crise psicótica. Durante os primeiros 20 anos de tratamento, nenhum psiquiatra nem outro médico a aconselhou a parar de fumar.
>
> Quando a paciente tinha 43 anos de idade, seu clínico geral recomendou a cessação do tabagismo. Ela tentou parar sozinha, mas a iniciativa durou apenas 48 horas, em parte porque seus amigos e as pessoas com quem morava fumavam. Durante uma verificação de rotina de medicação, seu psiquiatra recomendou que ela parasse de fumar, e a Sra. H. descreveu suas tentativas anteriores. O psiquiatra e a paciente debateram formas de evitar fumantes, o que a fez anunciar sua intenção de abandonar o hábito e pedir aos amigos que tentassem não fumar perto dela e que oferecessem encorajamento para apoiar a decisão. O psiquiatra também percebeu que a Sra. H. havia se tornado irritável, ligeiramente deprimida e inquieta, e que tinha insônia nas tentativas anteriores de cessação, portanto recomendou medicamentos. A paciente optou por usar um adesivo de nicotina e goma de mascar de nicotina conforme a necessidade.
>
> O psiquiatra pediu que ela entrasse em contato dois dias após sua tentativa de parar de fumar. Naquele momento, a Sra. H. afirmou que o adesivo e a goma de mascar estavam ajudando. Uma semana depois, ela retornou após ter uma recaída e voltar a fumar. O psiquiatra a elogiou por ter conseguido interromper o hábito durante quatro dias e sugeriu que a ela o contatasse novamente caso desejasse abandonar o hábito novamente. Após sete meses, durante outra verificação de medicamentos, o psiquiatra pediu novamente que a paciente considerasse a cessação, mas ela se mostrou relutante.
>
> Após dois meses, a Sra. H. contatou-o novamente e manifestou o desejo de fazer outra tentativa. Dessa vez, ambos fizeram uma lista de várias atividades que ela poderia desenvolver para evitar ficar na presença de amigos fumantes. Ele telefonou ao namorado da Sra. H. e pediu-lhe que a ajudasse a parar de fumar; solicitou com enfermeiras do setor de internação que telefonassem para a paciente a fim de encorajá-la; e também a inscreveu em um grupo de apoio durante as quatro semanas seguintes. Dessa vez, o psiquiatra receitou o medicamento não nicotínico vareniclina. A Sra. H. teve acompanhamento de visitas de 15 minutos durante cada uma das primeiras três semanas. Ela teve dois "deslizes", mas não retomou o hábito, permanecendo uma ex-fumante. (Adaptado de John R. Hughes, M.D.)

Terapias psicossociais

A terapia comportamental é a terapia psicológica mais amplamente aceita e comprovada para o tabagismo. O treinamento de habilidades e prevenção de recaída identificam situações de alto risco e auxiliam no planejamento e na prática de habilidades de enfrentamento comportamentais ou cognitivas para as situações associadas ao tabagismo. O controle de estímulo envolve a eliminação de indícios no ambiente associados ao hábito de fumar. A terapia aversiva faz tabagistas fumarem repetida e rapidamente até sentirem náusea, associando o tabagismo a sensações desagradáveis ao invés de agradáveis. A terapia aversiva parece ser eficaz, mas exige uma boa aliança terapêutica e concordância do paciente.

Hipnose. Há pacientes que se beneficiam de uma série de sessões de hipnose. Sugestões sobre os benefícios de não fumar são fornecidas e assimiladas na estrutura cognitiva do paciente como resultado. Sugestões pós-hipnóticas que fazem os cigarros ter um sabor desagradável ou produzir náusea quando fumados também são usadas.

Terapias psicofarmacológicas

Terapias de reposição de nicotina. Todas as terapias de reposição de nicotina duplicam os índices de cessação, supostamente porque reduzem a abstinência de nicotina. Terapias de reposição usam um período curto de manutenção, de 6 a 12 semanas, frequentemente seguido por um período de redução gradativa de mais 6 a 12 semanas.

A goma de mascar de resina-nicotina é um produto sem prescrição médica que libera nicotina por meio da mastigação e da absorção bucal. Estão disponíveis uma variedade de 2 mg, para indivíduos que fumam menos de 25 cigarros por dia, e uma variedade de 4 mg, para os que fumam mais de 25 cigarros por dia. Os fumantes devem usar apenas 1 a 2 unidades da goma de mascar por hora até um máximo de 24 unidades por dia após a cessação abrupta. Concentrações sanguíneas venosas da goma são de um terço a metade dos níveis entre cigarros. Bebidas ácidas (café, chá, refrigerantes e sucos) não devem ser ingeridas antes, durante nem depois do uso da goma porque reduzem a absorção. A adesão à goma com frequência apresenta problemas. Os efeitos adversos são pouco relevantes e incluem sabor desagradável e mandíbula dolorida. Aproximadamente 20% dos indivíduos que abandonam o tabagismo usam a goma durante períodos longos, mas 2% a usam durante mais de um ano; o uso prolongado não parece causar danos. Sua principal vantagem é a capacidade de proporcionar alívio em situações de alto risco.

Pastilhas de nicotina liberam nicotina e também estão disponíveis em formulações de 2 e 4 mg; são úteis sobretudo para pacientes que fumam um cigarro imediatamente ao acordar. De modo geral, de 9 a 20 pastilhas por dia são usadas durante as primeiras seis semanas, com redução da dosagem após esse período. As pastilhas proporcionam o maior nível de nicotina de todos os produtos de reposição da substância. Os usuários precisam chupar a pastilha até que se dissolva, sem engoli-la. Os efeitos colaterais incluem insônia, náusea, azia, cefaleia e soluços.

Adesivos de nicotina, também vendidos sem necessidade de prescrição médica, estão disponíveis em preparações de 16 horas, sem redução gradual, e preparações de 24 ou 16 horas, com redução gradual. Os adesivos são administrados a cada manhã e produzem concentrações sanguíneas de cerca de metade das concentrações do tabagismo. Há bastante aceitação, e os efeitos adversos principais são erupções na pele e, com o uso de 24 horas, insônia. Utilizar a goma de mascar e os adesivos em situações de alto risco eleva os índices de sucesso de abandono do tabagismo em mais 5 a 10%. Não há estudos que determinem a eficácia relativa de adesivos de 24 ou 16 horas ou dos adesivos com ou sem redução gradual. Depois de 6 a 12 semanas, o adesivo é descontinuado, porque não é destinado a uso de longo prazo.

O *spray* nasal de nicotina, disponível apenas sob prescrição médica, produz concentrações de nicotina no sangue que são mais semelhantes às obtidas ao fumar cigarros e parece ser particularmente útil no caso de fumantes com alta dependência. O *spray*, no entanto, causa rinite, lacrimejamento e tosse em mais de 70% dos pacientes. Embora dados iniciais sugiram risco de abuso, novos experimentos não confirmaram essa hipótese.

O inalador de nicotina, um produto que exige prescrição médica, foi elaborado para suprir os pulmões com nicotina, mas, na realidade, a substância é absorvida na parte superior da garganta. Ele fornece 4 mg por cartucho, e os níveis resultantes de nicotina são baixos. Sua principal vantagem é proporcionar um substituto comportamental para o tabagismo. Ele duplica os índices de sucesso do abandono do hábito. Esses aparelhos requerem inspirações frequentes – cerca de 20 minutos para extrair 4 mg de nicotina – e apresentam efeitos adversos pouco relevantes.

Medicamentos não nicotínicos. A terapia não nicotínica pode ajudar fumantes com restrições filosóficas à noção de terapia de reposição e fumantes que não obtiveram sucesso com a terapia de reposição. A bupropiona é um medicamento antidepressivo com ações tanto dopaminérgicas quanto adrenérgicas. Inicia-se seu uso em 150 mg ao dia, durante três dias, com aumento para 150 mg duas vezes ao dia durante 6 a 12 semanas. Dosagens diárias de 300 mg duplicam os índices de abandono do hábito em fumantes com e sem história de depressão. Em um estudo, a combinação de bupropiona e adesivo de nicotina apresentou índices mais elevados do que um ou outro método isoladamente. Efeitos adversos incluem insônia e náusea, mas raramente são significativos. Não ocorreram convulsões em experimentos com tabagismo. Vale destacar que a nortriptilina parece ser eficaz para a cessação do tabagismo e é recomendada como segunda opção de fármaco.

A clonidina reduz a atividade simpática do *locus ceruleus*, e, dessa forma, acredita-se que aplaque os sintomas de abstinência. Seja administrada na forma de adesivo, seja por via oral, 0,2 a 0,4 mg diários de clonidina parecem duplicar os índices de cessação; contudo, a base de dados científica sobre a eficácia da clonidina não é nem tão extensa, nem tão confiável quanto para o método de reposição de nicotina; ademais, a clonidina pode causar sonolência e hipotensão. Alguns pacientes se beneficiam de terapia com benzodiazepínicos (10 a 30 mg por dia) para as primeiras 2 a 3 semanas de abstinência.

Uma vacina de nicotina que produz anticorpos específicos para a substância no cérebro está sendo pesquisada pelo National Institute on Drug Abuse (NIDA).

Terapias psicossocial e farmacológica combinadas

Vários estudos demonstraram que a combinação de reposição de nicotina com terapia comportamental aumenta os índices de abandono do tabagismo em comparação às mesmas terapias de forma isolada.

Ambiente sem fumo

O fumo passivo pode contribuir para morte por câncer de pulmão e doença coronariana em não fumantes adultos. Estima-se que, todos os anos, 3 mil mortes decorrentes de câncer de pulmão e 62 mil mortes decorrentes de doenças das artérias coronárias em adultos não fumantes sejam atribuídas ao fumo passivo. Entre crianças, o fumo passivo está implicado em síndrome de morte súbita infantil, baixo peso ao nascer, infecções crônicas do ouvido médio e doenças respiratórias (p. ex., asma, bronquite e pneumonia). Em 2010, um dos objetivos do programa nacional para saúde nos Estados Unidos foi reduzir o tabagismo entre adultos para 12% e a proporção de não fumantes expostos à fumaça de tabaco no ambiente para 45%.

A exposição involuntária à fumaça continua sendo um problema de saúde pública comum que pode ser prevenido pela adoção de políticas regulamentares adequadas. A proibição do fumo em áreas públicas reduz a exposição ao fumo passivo e a quantidade de cigarros consumidos por fumantes. O apoio para proibições em escolas e creches é quase universal, e há grande apoio para a proibição em ambientes fechados de trabalho e em restaurantes.* Políticas de ar puro em ambientes fechados são uma forma de mudar normas sociais sobre o tabagismo e reduzir seu consumo. Proibições ao fumo em áreas abertas, como parques públicos, estão aumentando, e, em 2006, um município na Califórnia vetou o tabagismo totalmente dentro dos

---

* N. de R.T. No Brasil, a Lei Antifumo (Lei nº 12.546, aprovada em 2011 e regulamentada em 2014) próibe o ato de fumar em locais de uso coletivo, públicos ou privados.

limites da cidade, com exceção de carros e lares de fumantes, contanto que as janelas permaneçam fechadas. Atualmente, mais de 600 municípios nos Estados Unidos têm leis de parques livres de fumo, entre eles a cidade de Nova York, que proibiu o fumo em todos os seus parques públicos, incluindo o famoso Central Park, em 2011.

REFERÊNCIAS

Arehart-Treichel J. Smoking high on list of suicide-risk factors. *Psychiatr News*. 2011;46:16.

Benowitz NL. Neurobiology of nicotine addiction: Implications for smoking cessation treatment. *Am J Med*. 2008;121:S3.

Blazer DG, Wu LT. Patterns of tobacco use and tobacco-related psychiatric morbidity and substance use among middle-aged and older adults in the United States. *Aging Men Health*. 2012;16:296.

Dome P, Lazary J, Kalapos MP, Rihmer Z. Smoking, nicotine and neuropsychiatric disorders. *Neurosci Biobehav Rev*. 2010;34:295.

Fiore M, Jean C, Baker T, Bailey W, Benowitz N: *Treating Tobacco Use and Dependence: Clinical Practice Guideline*. Washington, DC: US Public Health Service; 2008.

Hatsukami DK, Benowitz NL, Donny E, Henningfield J, Zeller M. Nicotine reduction: Strategic research plan. *Nicotine Tob Res*. 2013;15(6):1003–1013.

Hughes J. Nicotine-related disorders. In: Sadock BJ, Sadock VA, Ruiz P, eds. *Kaplan & Sadock's Comprehensive Textbook of Psychiatry*. 9th ed. Philadelphia: Lippincott Williams & Wilkins; 2009:1353.

Husten CG, Deyton LR. Understanding the Tobacco Control Act: Efforts by the US Food and Drug Administration to make tobacco-related morbidity and mortality part of the USA's past, not its future. *Lancet*. 2013;381(9877):1570–1580.

Lakhan SE, Kirchgessner A. Anti-inflammatory effects of nicotine in obesity and ulcerative colitis. *J Translation Med*. 2011;9:129.

Margerison-Zilko C, Cubbin C. Socioeconomic disparities in tobacco-related health outcomes across racial/ethnic groups in the United States: National Health Interview Survey 2010. *Nicotine Tob Res*. 2013;15(6):1161–1165.

Mushtaq N, Beebe LA, Vesely SK, Neas BR. A multiple motive/multi-dimensional approach to measure smokeless tobacco dependence. *Addictive Behaviors*, 2014; 39(3): 622–629.

Roman J. Nicotine-induced fibronectin expression might represent a common mechanism by which tobacco promotes lung cancer progression and obstructive airway disease. *Proc Am Thorac Soc*. 2012;9:85.

Warbrick T, Mobascher A, Brinkmeyer J, Musso F, Stoecker T, Shah NJ, Vossel S, Winterer G. Direction and magnitude of nicotine effects on the fMRI BOLD response are related to nicotine effects on behavioral performance. *Psychopharmacology*. 2011;215:333.

Weinberger AH, Desai RA, McKee SA. Nicotine withdrawal in U.S. smokers with current mood, anxiety, alcohol use, and substance use disorders. *Drug Alcohol Depend*. 2010;108:7.

Weinberger AH, Sofuoglu M. The impact of cigarette smoking on stimulant addiction. *Am J Drug Abuse*. 2009;35:12.

▲ 20.11 Abuso de esteroides anabólicos androgênicos

Os esteroides anabólicos androgênicos (EAAs), conhecidos simplesmente como anabolizantes, são uma família de hormônios que inclui a testosterona, o hormônio masculino natural. Esses esteroides, em conjunto com vários análogos sintéticos de testosterona, foram desenvolvidos ao longo dos últimos 70 anos (Tab. 20.11-1). Esses fármacos exibem diversos graus de efeitos anabolizantes (crescimento muscular) e androgênicos (masculinizantes); nenhuma dessas substâncias apresenta efeitos puramente anabólicos na ausência de efeitos androgênicos. É importante diferenciar EAAs (hormônios similares à testosterona) de corticosteroides (hormônios similares a cortisol, como hidrocortisona e prednisona). Corticosteroides são hormônios secretados pela glândula suprarrenal, e não pelos testículos. Os corticosteroides não têm propriedades geradoras de massa muscular e, portanto, apresentam pouco potencial para abuso; são amplamente receitados para tratar várias condições inflamatórias, como dermatite por toxicodendro ou asma. Os EAAs, em contrapartida, apresentam poucos usos médicos legítimos, como no tratamento de homens com hipogonadismo, na síndrome de definhamento associada à infecção por HIV e em algumas doenças específicas, como angioedema hereditário e anemia de Fanconi. No entanto, esses hormônios são amplamente usados de forma ilícita, sobretudo por meninos e homens jovens que buscam ganhar massa muscular e força, seja com finalidade atlética, seja simplesmente para melhorar a aparência.

Os EAAs não têm sua própria categoria diagnóstica no DSM-5; eles se encaixam nos transtornos relacionados a outras substâncias (ou substâncias desconhecidas).

TABELA 20.11-1
Exemplos de esteroides anabolizantes de uso comum

Compostos normalmente administrados por via oral
  Fluoximesterona
  Metandienona (anteriormente denominado metandrostenolona)
  Metiltestosterona
  Mibolerona
  Oxandrolona
  Oximetolona
  Mesterolona
  Estanozolol
Compostos normalmente administrados por via intramuscular
  Decanoato de nandrolona
  Fempropionato de nandrolona
  Enantato de metenolona
  Undecilenato de boldenona
  Estanozolol
  Ésteres mistos de testosterona
  Cipionato de testosterona
  Enantato de testosterona
  Propionato de testosterona
  Undecanoato de testosterona
  Acetato de trembolona
  Hexa-hidrobenzilcarbonato de trembolona

EPIDEMIOLOGIA

O uso de EAAs é bastante difundido entre homens nos Estados Unidos, sendo usados com frequência muito menor por mulheres. Aproximadamente 890 mil homens norte-americanos e cerca de 190 mil mulheres norte-americanas relataram ter usado EAAs em algum momento durante a vida. Estima-se que em torno de 286 mil homens e 26 mil mulheres usem esteroides a cada ano. Desse número, quase um terço, ou 98 mil, encontrava-se na faixa etária dos 12 aos 17 anos. Diversos estudos junto a estudantes do ensino médio nos Estados Unidos produziram estimativas ainda mais elevadas da prevalência de uso de esteroides anabolizantes entre adolescentes. Comparações de estudos com alunos do ensino médio estimam que 3 a 12% dos meninos e 0,5 a 2,0% das meninas usaram EAAs durante a vida.

Os atuais índices elevados de uso de esteroides entre indivíduos mais jovens parecem representar um deslocamento importante na epidemiologia do uso dessas substâncias. Na década de 1970, seu uso era bastante confinado a fisiculturistas de competição, outros atletas de elite de levantamento de peso e à elite de atletas de ou-

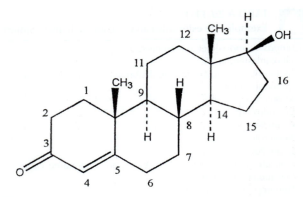

FIGURA 20.11-1
Estrutura molecular da testosterona.

tros esportes. Desde então, contudo, aparentemente uma quantidade cada vez maior de homens jovens e até mulheres jovens pode ter passado a usar essas substâncias unicamente para melhorar a aparência pessoal, sem quaisquer objetivos atléticos.

FARMACOLOGIA

Todos os fármacos esteroides – incluindo EAAs, estrogênios e corticosteroides – são sintetizados *in vivo* a partir do colesterol e se parecem com ele quanto a suas estruturas químicas. A testosterona tem uma estrutura química de 4 anéis contendo 19 átomos de carbono (Fig. 20.11-1)

As concentrações plasmáticas normais de testosterona para homens encontram-se na faixa entre 300 e 1.000 ng/dL. De modo geral, 200 mg de cipionato de testosterona administrados a cada duas semanas restauram as concentrações de testosterona fisiológica em um homem com hipogonadismo. Um homem sadio que inicia dosagens fisiológicas de testosterona não apresenta ganho em concentrações do hormônio porque EAAs administrados exogenamente cancelam a produção de testosterona endógena por meio de inibição de retorno do eixo hipotalâmico-hipofisário-gonadal. Em consequência, usuários ilícitos tomam doses superiores à dosagem terapêutica a fim de obter efeitos suprafisiológicos. A curva de dose-resposta para os efeitos anabolizantes pode ser logarítmica, o que poderia explicar o motivo pelo qual usuários ilícitos normalmente consomem doses de 10 a 100 vezes superiores à dosagem terapêutica. Doses dessa amplitude são mais facilmente atingidas ao combinar EAAs orais e injetáveis, uma prática comum entre usuários ilícitos de EAAs. A testosterona transdérmica, disponível sob prescrição médica para terapia de reposição de testosterona, também pode ser usada.

Indicações terapêuticas

Os EAAs são indicados principalmente para deficiência de testosterona (hipogonadismo masculino), angioedema hereditário (uma condição cutânea congênita) e algumas formas raras de anemia causadas por falência renal e da medula óssea. Em mulheres, EAAs são administrados, embora não como primeira opção, para câncer de mama com metástase, osteoporose, endometriose e como tratamento adjunto de sintomas da menopausa. Em homens, foram usados de forma experimental como contraceptivo masculino e para o tratamento de transtorno depressivo maior e transtornos sexuais em pacientes sem hipogonadismo. Recentemente, foram usados para tratar síndromes de definhamento associadas à aids. Estudos controlados também sugeriram que a testosterona tem efeitos antidepressivos em alguns homens soropositivos com transtorno depressivo maior e também como tratamento suplementar (potencialização) em alguns homens deprimidos com baixos níveis de testosterona endógena que são refratários a antidepressivos convencionais.

Reações adversas

Os efeitos médicos adversos mais comuns dos EAAs envolvem os sistemas cardiovascular, hepático, reprodutor e dermatológico.

Os EAAs produzem um perfil de colesterol adverso ao aumentarem os níveis de colesterol de lipoproteína de baixa densidade e reduzirem os níveis de colesterol de lipoproteína de alta densidade. O uso de doses altas de EAAs também pode ativar hemostasia e aumentar a pressão arterial. Há relatos de caso isolados de infarto do miocárdio, miocardiopatia, hipertrofia ventricular esquerda e acidente vascular cerebral entre usuários de EAAs, inclusive mortes.

Entre os efeitos endócrinos induzidos por EAAs em homens, estão atrofia testicular e esterilidade, ambos normalmente reversíveis após a descontinuação dos EAAs, e ginecomastia, que pode persistir até a remoção cirúrgica. Em mulheres, encolhimento do tecido mamário, irregularidade do ciclo menstrual (diminuição ou cessação) e masculinização (hipertrofia clitoriana, hirsutismo e voz grave) podem ocorrer. Os efeitos masculinizantes sobre mulheres podem ser irreversíveis. Andrógenos consumidos durante a gravidez podem causar masculinização de um feto do sexo feminino. Efeitos dermatológicos incluem acne e padrão de calvície masculina. O abuso de EAAs por crianças levou à preocupação de que o fechamento prematuro de epífise óssea induzido por EAAs possa causar baixa estatura. Outros efeitos adversos incomuns incluem edema das extremidades causado por retenção de líquidos, exacerbação de transtornos de tique, apneia do sono e policitemia.

ETIOLOGIA

O principal motivo para consumir EAAs de forma ilícita é melhorar o desempenho atlético ou então a aparência física. O consumo de EAAs é reforçado porque pode produzir os efeitos atléticos e físicos que o usuário deseja, especialmente quando combinados com a dieta e o treinamento adequados. O reforço continua graças à vitória em competições e à admiração social pela aparência física. Usuários de EAAs também percebem que podem treinar de modo mais intensivo e durante períodos maiores com menos fadiga e com redução do tempo de recuperação entre as sessões de atividade física.

Os efeitos drásticos dos EAAs sobre o aumento da massa muscular são ilustrados na Figura 20.11-2, que compara um fisiculturista "natural", que nunca utilizou essas substâncias, com um fisiculturista com altura e gordura corporais idênticas que fez uso intensivo de EAAs.

Embora as propriedades anabolizantes ou de desenvolvimento de massa muscular dos EAAs sejam evidentemente importantes para quem busca melhorar seu desempenho atlético e sua aparência física, os efeitos psicoativos também podem ser importantes no uso persistente e adito dessas substâncias. Informalmente, alguns usuários relatam sensações de poder, agressividade e euforia, que podem estar associadas ao hábito de consumir EAAs e reforçá-lo.

De modo geral, homens são mais propensos a consumir EAAs do que mulheres, e atletas têm maior probabilidade do que não atletas. Alguns levantadores de peso, tanto do sexo masculino como do feminino, podem apresentar dismorfia muscular, forma de transtorno dismórfico corporal em que o indivíduo acredita não ser suficientemente magro e musculoso.

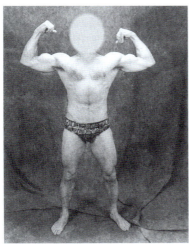 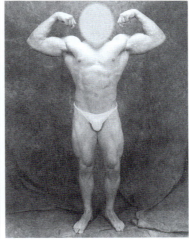

FIGURA 20.11-2
Efeitos físicos do uso de esteroides anabolizantes. As fotografias comparam um fisiculturista "natural" que nunca usou esteroides anabolizantes (esquerda) com um homem que usou grandes doses de esteroides anabolizantes ao longo de vários anos (direita). Os dois homens medem 1,70 m e têm 7% de gordura corporal. O homem à esquerda pesa 77 kg e representa aproximadamente o grau máximo de musculatura que se pode obter sem drogas. Seu índice de massa sem gordura é de 25,4 kg/m^2 conforme a fórmula de Elana Kouri e colaboradores. O homem à direita pesa 93,6 kg e tem um índice de massa sem gordura de 31,7 kg/m^2. Repare que a hipertrofia decorrente do uso de esteroides é particularmente acentuada na parte superior do corpo nos músculos peitoral, deltoide, trapézio e bíceps. Pode-se afirmar quase com certeza que todo homem significativamente mais musculoso que o homem à esquerda abusou de esteroides anabolizantes. (Cortesia de H.G. Pope, M.D.)

DIAGNÓSTICO E CARACTERÍSTICAS CLÍNICAS

Os esteroides podem, inicialmente, induzir euforia e hiperatividade. Após períodos de tempo relativamente curtos, no entanto, seu uso pode associar-se a aumento de raiva, excitação, irritabilidade, hostilidade, ansiedade, somatização e depressão (sobretudo durante épocas em que os esteroides não são usados). Vários estudos demonstraram que 2 a 15% dos indivíduos que abusam de esteroides anabolizantes experimentam episódios hipomaníacos ou maníacos, e um percentual menor pode ter sintomas claramente psicóticos. Também causa perturbação a correlação entre abuso de esteroides e violência (*roid rage*,* no linguajar dos usuários). Indivíduos que fazem abuso de esteroides sem registro de comportamento antissocial nem violência cometeram assassinatos e outros crimes violentos.

Esteroides são substâncias que causam adição. Quando o indivíduo que abusa interrompe o uso de esteroides, fica deprimido, ansioso e preocupado com o estado físico de seu corpo. Perceberam-se semelhanças entre a visão que atletas têm de seus músculos e a visão que pacientes com anorexia nervosa têm de seus corpos; para um observador, ambos os grupos parecem distorcer uma avaliação realista do corpo.

Adição iatrogênica deve ser considerada, tendo em vista a quantidade cada vez maior de pacientes geriátricos que recebem testosterona de seus médicos na tentativa de aumentar a libido e reverter alguns aspectos do envelhecimento.

O Sr. A. é um homem solteiro de 26 anos de idade. Mede 1,75 m e atualmente pesa 92,5 kg, sendo que sua gordura corporal é de 11%. Relata que começou a levantar pesos aos 17 anos, e, na época, pesava 70,3 kg. Cerca de dois anos depois de começar a levantar pesos, passou a tomar EAAs, que obtinha de um amigo na academia. Seu primeiro "ciclo" (curso) de EAAs, com duração de nove semanas, envolveu metandienona 30 mg ao dia, por via oral, e cipionato de testosterona, 600 mg por semana, por via intramuscular. Durante essas nove semanas, ganhou 9 kg de massa muscular. Ficou tão satisfeito com os resultados que tomou outros cinco ciclos de EAAs ao longo dos seis anos seguintes. Durante seu ciclo mais ambicioso, aproximadamente há um ano, usou cipionato de testosterona, 600 mg por semana; decanoato de nandrolona, 400 mg por semana; estanozolol, 12 mg por dia; e oxandrolona, 10 mg por dia.

Durante cada um dos ciclos, o Sr. A. percebeu euforia, irritabilidade e sentimentos de grandiosidade. Esses sintomas foram mais proeminentes durante o ciclo mais recente, quanto passou a se sentir "invencível". Nesse ciclo, também percebeu redução da necessidade de sono, pensamentos acelerados e tendência a gastar grandes quantidades de dinheiro. Por exemplo, adquiriu, de forma impulsiva, um sistema de som de 2.700 dólares quando sua realidade financeira não permitiria gastar mais do que 500 dólares. Também se tornou excepcionalmente irritável com sua namorada, tendo, em certa ocasião, socado o vidro da janela do carro durante uma discussão, atitude incoerente com sua personalidade normalmente afável. Terminando esse ciclo de EAA, ficou levemente deprimido durante cerca de dois meses.

O Sr. A. usou várias substâncias para perder peso ao preparar-se para competições de fisiculturismo; entre elas efedrina, anfetamina, tri-iodotironina e tiroxina. Recentemente, também começara a usar o agonista-antagonista opioide nalbufina por via intravenosa para tratar dores musculares decorrentes do levantamento de peso. Usou, ainda, opioides orais, como oxicodona de liberação controlada, pelo menos uma vez por semana. Às vezes, faz uso de opioides por via oral para tratar dores musculares, mas com frequência simplesmente para obter o "barato". Relata que o uso de nalbufina e de outros opioides é disseminado entre outros usuários de EAAs que conhece.

O Sr. A. exibe características típicas de dismorfia muscular. Verifica sua aparência dezenas de vezes em espelhos, quando enxerga

---

* N. de T.: *roid* = redução da palavra *steroid* (esteroide) e *rage* = fúria. Trocadilho que evoca *road* (estrada) *rage*, expressão comum para fúria descontrolada no trânsito.

seu reflexo em vitrines ou mesmo na parte de trás de colheres. Fica ansioso se perde mesmo que apenas um dia de treino na academia e reconhece que sua preocupação com o levantamento de peso lhe custou oportunidades tanto sociais quanto profissionais. Embora tenha um peito de 122 cm e bíceps com 48 cm, frequentemente recusou convites para ir à praia ou à piscina com medo de parecer pequeno demais ao se expor usando roupa de banho. Está ansioso porque perdeu um pouco de peso desde o fim de seu último ciclo de EAAs e mal pode esperar para retomar outro ciclo no futuro próximo. (Adaptado de Harrison G. Pope, Jr., M.D., e Kirk J. Brower, M.D.)

TRATAMENTO

A abstinência é o objetivo do tratamento recomendado para pacientes que manifestam abuso ou dependência de EAAs. Uma vez que os usuários abusam de outras substâncias aditivas (incluindo álcool), podem-se usar abordagens de tratamento para transtornos relacionados a substâncias. Mesmo assim, usuários de EAAs podem se diferenciar de pacientes com outras adições de várias formas, com repercussão no tratamento. Em primeiro lugar, os efeitos de euforia e reforço dos EAAs podem se tornar aparentes apenas depois de semanas ou meses de uso em conjunto com exercícios físicos intensivos. Quando comparados com drogas que causam reforço passivo e imediato, como cocaína, heroína e álcool, o uso de EAAs pode compreender um retardo maior de gratificação. Em segundo, usuários de EAAs podem manifestar comprometimento maior a valores aprovados culturalmente de preparo físico, sucesso, vitória e objetividade do que os de outras drogas ilícitas. Por fim, costumam estar obcecados por seus atributos físicos e podem depender excessivamente desses atributos para ter uma boa autoestima. O tratamento, portanto, depende de uma aliança terapêutica baseada em compreensão abrangente e sem julgamento dos valores do paciente e de suas motivações para o uso de EAAs.

Abstinência de EAAs

Terapia de apoio e monitoramento são essenciais para o tratamento de abstinência de EAAs porque podem ocorrer depressões suicidas. A hospitalização pode ser necessária quando a ideação suicida for grave. Os pacientes devem receber esclarecimentos sobre o possível curso de abstinência e ser tranquilizados de que os sintomas desaparecerão com o tempo e são manejáveis. O melhor é reservar agentes antidepressivos para pacientes cuja sintomatologia depressiva persista várias semanas depois da descontinuação de EAAs e que satisfaçam os critérios para transtorno depressivo maior. Os ISRSs são os agentes preferidos, devido a seu perfil favorável de efeitos adversos e sua eficácia na única série de relatos de caso de usuários de EAAs com transtorno depressivo maior tratados. Sintomas de abstinência de natureza física não oferecem letalidade e normalmente não requerem farmacoterapia. Anti-inflamatórios não esteroides (AINEs) podem ser úteis para tratar dor musculoesquelética e cefaleias.

TRANSTORNOS DO HUMOR INDUZIDOS POR ESTEROIDES ANABOLIZANTES

Irritabilidade, agressividade, hipomania e mania manifesta associadas ao uso de esteroides anabolizantes provavelmente representam uma das questões de saúde pública mais importantes associadas a essas substâncias. Embora atletas que fazem uso desses fármacos tenham há muito tempo reconhecido que síndromes de raiva e irritabilidade podem ser associadas ao uso de EAAs, essas síndromes não eram amplamente identificadas na literatura científica até o fim da década de 1980 e na década de 1990. Desde então, uma série de estudos de observação de campo com atletas sugeriu que alguns usuários de EAAs desenvolvem sintomas proeminentes de hipomania ou mesmo de mania durante o uso dessas substâncias.

Uma possível consequência grave de transtornos do humor induzidos por EAAs pode ser o comportamento violento e até mesmo homicida. Vários relatos publicados descreveram informalmente indivíduos sem história aparente de transtorno psiquiátrico, sem ficha criminal e sem história de violência que cometeram crimes violentos, inclusive assassinato, sob a influência de EAAs. Em vários casos, o uso foi citado em julgamentos criminais como possível fator atenuante na defesa desses indivíduos. Embora seja difícil estabelecer uma ligação causal nesses casos, evidências de uso de EAAs frequentemente são apresentadas no contexto forense como possível fator atenuante para comportamento criminoso.

Ocorrem sintomas depressivos induzidos por EAAs, e há risco de suicídio. Uma síndrome breve e autolimitante de depressão ocorre durante a abstinência dessas substâncias, provavelmente como resultado da depressão do eixo hipotalâmico-hipofisário-gonadal após administração de EAAs exógenos.

TRANSTORNO PSICÓTICO INDUZIDO POR ESTEROIDES ANABOLIZANTES

Sintomas psicóticos são raros em associação ao uso de esteroides anabolizantes, mas foram descritos em alguns casos, majoritariamente em indivíduos que faziam uso equivalente a mais de 1.000 mg de testosterona por semana. Com frequência, esses sintomas consistiram em delírios paranoides e de grandiosidade, em geral ocorrendo durante um episódio de mania, embora eventualmente sejam observados na ausência de uma síndrome maníaca manifesta. Na maioria dos casos relatados, os sintomas psicóticos desapareceram imediatamente (no prazo de algumas semanas) após a descontinuação do agente nocivo, embora tratamento temporário com agentes antipsicóticos às vezes tenha sido necessário.

OUTROS TRANSTORNOS RELACIONADOS A ESTEROIDES ANABOLIZANTES

Sintomas de transtornos de ansiedade, como transtorno de pânico e fobia social, podem ocorrer durante o uso de EAAs, podendo servir como "porta de entrada para o uso de agonistas ou antagonistas opioides, como nalbufina, ou para o uso manifesto de agonistas opioides, como heroína". Um estudo com homens internados para tratamento de dependência de substâncias em Massachusetts obteve achados semelhantes.

DESIDROEPIANDROSTERONA E ANDROSTENEDIONA

A desidroepiandrosterona (DHEA), um hormônio precursor tanto para estrogênios quanto para andrógenos, está disponível sem necessidade de prescrição médica. Nos últimos anos, observou-se interesse pela DHEA para melhorar a cognição, a depressão, o desejo sexual e o bem-estar geral em idosos. Alguns relatos sugerem que, em dosagens de 50 a 100 mg por dia, a DHEA aumenta a sensação de bem-estar físico e social em mulheres na faixa dos 40 aos 70 anos. Existem também relatos de efeitos androgênicos, incluindo hirsutismo irreversível, perda de cabelo, voz grave e outras sequelas indesejáveis. Além disso, a DHEA tem potencial, pelo menos teórico, de intensificar o crescimento de tumores em indivíduos com malignidades sensíveis a hormônios, como câncer de próstata, cervical e de mama. Apesar de gozar de significativa popularidade, há poucos dados controlados sobre a segurança ou eficácia da DHEA.

Referências

Achar S, Rostamian A, Narayan SM. Cardiac and metabolic effects of anabolic-androgenic steroid abuse on lipids, blood pressure, left ventricular dimensions, and rhythm. *Am J Cardiol*. 2010;106(6):893.

Baggish AL, Weiner RB, Kanayama G, Hudson JI, Picard MH, Hutter AM Jr., Pope HJ Jr.. Long-term anabolic-androgenic steroid use is associated with left ventricular dysfunction. *Circulation Heart Fail*. 2010;3:472.

Basile JR, Binmadi NO, Zhou H, Yang Y-H, Paoli A, Proia P. Supraphysiological doses of performance enhancing anabolic-androgenic steroids exert direct toxic effects on neuron-like cells. *Front Cell Neurosci*. 2013;7:69.

Caraci F, Pistarà V, Corsaro A, Tomasello F, Giuffrida ML, Sortino MA, Nicoletti F, Copani A. Neurotoxic properties of the anabolic androgenic steroids nandrolone and methandrostenolone in primary neuronal cultures. *J Neurosci Res*. 2011;89(4):592.

Driscoll MD, Arora A, Brennan ML. Intramuscular anabolic steroid injection leading to life-threatening clostridial myonecrosis: A case report. *J Bone Joint Surg*. 2001;93:1.

Herlitz LC, Markowitz GS, Farris AB, Schwimmer JA, Stokes MB, Kunis C, Colvin RB, D'Agati VD. Development of focal segmental glomerulosclerosis after anabolic steroid abuse. *J Am Soc Nephrol*. 2010;21:163.

Kanayama G, Brower KJ, Wood RI, Hudson JI, Pope HG Jr.. Issues for DSM-V: Clarifying the diagnostic criteria for anabolic–androgenic steroid dependence. *Am J Psychiatry*. 2009;166:642.

Kanayama G, Hudson JI, Pope HG. Demographic and psychiatric features of men with anabolic–androgenic steroid dependence: a comparative study. *Drug Alcohol Depend*. 2009;102:130.

Kanayama G, Hudson JI, Pope HG Jr.. Illicit anabolic–androgenic steroid use. *Horm Behav*. 2010;58:111.

Kanayama G, Hudson JI, Pope HG Jr.. Long-term psychiatric and medical consequences of anabolic–androgenic steroid abuse: a looming public health concern? *Drug Alcohol Depend*. 2008;98:1.

Kanayama G, Kean J, Hudson JI, Pope HG, Jr. Cognitive deficits in long-term anabolic-androgenic steroid users. *Drug Alcohol Depend*. 2013;130(1-3):208–214.

Larance B, Degenhardt L, Copeland J, Dillon P. Injecting risk behaviour and related harm among men who use performance- and image-enhancing drugs. *Drug Alcohol Rev*. 2008;27:679.

Pope HG Jr, Brower KJ. Anabolic-androgenic steroid abuse. In: Sadock BJ, Sadock VA, Ruiz P, eds. *Kaplan & Sadock's Comprehensive Textbook of Psychiatry*. 9th ed. Vol. 1. Philadelphia: Lippincott Williams & Wilkins; 2009:1419.

Pope HG, Brower KJ. Treatment of anabolic–androgenic steroid-related disorders. In: Galanter M, Kleber H, eds. *The American Psychiatric Publishing Textbook of Substance Abuse Treatment*. 4th ed. Washington, DC: American Psychiatric Publishing; 2008:237.

Pope HG Jr., Kanayama G, Hudson JI. Risk Factors for illicit anabolic-androgenic steroid use in male weightlifters: A cross-sectional cohort study. *Biol Psychiatry*. 2012;71:254.

Rodrigues R, Ramos S, Almeida N. Anabolic androgenic steroids in psychiatric practice. *Eur Neuropsychopharmacol*. 2012;22:S403.

Sagoe D, Molde H, Andreassen CS, Torsheim T, Pallesen S. The global epidemiology of anabolic-androgenic steroid use: A meta-analysis and meta-regression analysis. *Annals of Epidemiology*. 2014;24(5):383–398.

Santamarina RD, Besocke AG, Romano LM, Ioli PL, Gonorazky SE. Ischemic stroke related to anabolic abuse. *Clin Neuropharmacol*. 2008;31(2):80.

▲ 20.12 Transtorno por uso de outra substância e transtornos aditivos

Esta seção considera um conjunto variado de substâncias não incluídas nas seções anteriores que não são de fácil categorização e são difíceis de agrupar com outras substâncias. O DSM-5 inclui uma categoria diagnóstica para essas substâncias, denominada transtornos relacionados a outras substâncias (ou substâncias desconhecidas). Algumas delas são abordadas a seguir.

γ-HIDROXIBUTIRATO

O γ-hidroxibutirato (GHB), neurotransmissor sintetizado que ocorre naturalmente no cérebro, está relacionado à regulação do sono. O GHB aumenta os níveis de dopamina no cérebro. De modo geral, é um depressor do SNC com efeitos via sistema opioide endógeno. Ele é usado para induzir anestesia e sedação de longo prazo, mas sua duração de ação imprevisível limita seu uso. O GHB foi avaliado recentemente para o tratamento de abstinência de álcool, e de opioides e narcolepsia.

Até 1990, era vendido em lojas de alimentos naturais nos Estados Unidos, e fisiculturistas o utilizavam como alternativa a esteroides. Relatos indicam, entretanto, que ele é abusado devido a seus efeitos intoxicantes e suas propriedades de alteração da consciência. Recebeu várias denominações, como "GHB", "*ecstasy* líquido", "gina" ou "G", sendo vendido ilegalmente em diversas formas (p. ex., em pó ou líquido). Produtos químicos semelhantes, que o corpo converte em GHB, incluem γ-butirolactona (GBL) e 1,4-butanediol. Efeitos adversos incluem náusea, vômito, problemas respiratórios, convulsões, coma e morte. Há relatos de que abuso de GHB esteve associado a uma síndrome semelhante à síndrome de Wernicke-Korsakoff.

INALANTES DE NITRITO

Os inalantes de nitrito incluem nitritos de amila, butila e isobutila, todos chamados *poppers* no jargão popular (também "incenso líquido" no Brasil). As síndromes de intoxicação observadas com nitritos podem apresentar grande diferença das síndromes observadas com substâncias inalantes padrão, como fluido para isqueiros e cola para aeromodelismo. Os inalantes de nitrito são usados por indivíduos que buscam a leve euforia associada, percepção alterada do tempo, sensação de cabeça cheia e, possivelmente, intensificação de sensações sexuais. Os compostos de nitrito são usados por alguns homens homossexuais e usuários de outras drogas para acentuar o estímulo sexual durante o orgasmo e, em alguns casos, relaxar o esfíncter anal para penetração peniana. Sob essas circunstâncias, uma pessoa pode usar a substância desde poucas até dúzias de vezes no período de várias horas.

Reações adversas incluem uma síndrome tóxica caracterizada por náusea, vômito, cefaleia, hipotensão, sonolência e irritação do trato respiratório. Há evidências que indicam que os inalantes de nitrito podem afetar de forma adversa a função imunológica. Como sildenafil e seus congêneres são letais quando combinados com compostos de nitrito, indivíduos em risco devem ser alertados a nunca usá-los ao mesmo tempo.

ÓXIDO NITROSO

O óxido nitroso, normalmente conhecido como "gás do riso", é um agente anestésico amplamente disponível nos Estados Unidos que está sujeito a abuso devido a sua capacidade de produzir sensações de cabeça leve e de flutuação, algumas vezes de natureza agradável ou especificamente de natureza sexual. Com abuso de longo prazo, o uso de óxido nitroso foi associado a *delirium* e paranoia. Assistentes odontológicos do sexo feminino expostas a níveis elevados de óxido nitroso relataram ter sofrido redução na fertilidade.

> Um dentista de 35 anos sem história de problemas com outras substâncias queixou-se de problemas decorrentes de abuso de óxido nitroso durante 10 anos. Tudo começou com a experimentação da substância, que ele considerava inofensiva. Contudo, a intensidade do uso aumentou ao longo dos anos, até chegar ao uso quase diário durante meses. Sentia fissura antes das sessões de uso. En-

> tão, quando usava o gás sozinho em seu consultório, imediatamente sentia entorpecimento, mudança da temperatura corporal e da frequência cardíaca e alívio das sensações de depressão. "Coisas se passavam na minha cabeça. O tempo era apagado." Às vezes, adormecia. As sessões podiam durar alguns minutos ou até 8 horas. Terminavam quando a fissura e a euforia passavam. Tentou muitas vezes interromper ou reduzir o uso, e às vezes consultava um profissional para discutir o problema.

OUTRAS SUBSTÂNCIAS

Noz-moscada

A noz-moscada pode ser ingerida em diversas preparações. Quando consumida em doses suficientemente elevadas, pode induzir despersonalização, desrealização e sensação de peso nos membros. Em doses suficientemente elevadas, sementes de ipomeia podem produzir uma síndrome semelhante à observada com LSD, caracterizada por percepção sensorial alterada e leves alucinações visuais.

Nepeta

A nepeta pode produzir intoxicação similar à da *Cannabis* em baixas doses e intoxicação similar à da LSD em doses elevadas.

Noz-de-areca

A noz-de-areca, quando mascada, pode produzir euforia leve e sensação de flutuar no espaço.

Kava

A *kava*, derivada de uma planta de pimenta nativa do sul do Pacífico, produz sedação e falta de coordenação está associada a hepatite, anormalidades pulmonares e perda de peso.

Fármacos sem prescrição médica

Alguns indivíduos abusam de medicamentos com e sem prescrição médica, como cortisol, agentes antiparkinsonianos e anti-histamínicos.

Éfedra

A éfedra, uma substância natural encontrada em infusões, tem ação similar à da epinefrina, e seu abuso produz arritmia cardíaca e morte.

Chocolate

Uma possível substância de abuso que gera controvérsia é o chocolate, derivado da semente do cacau. A anandamida, um ingrediente do chocolate, estimula os mesmos receptores da maconha. Outros compostos no chocolate incluem triptofano, o precursor de serotonina, e fenilalanina, uma substância semelhante a anfetaminas, sendo que ambas melhoram o humor. Pessoas que se autodenominam "chocólatras" podem estar se automedicando devido a uma diátese depressiva.

TRANSTORNO RELACIONADO A POLISSUBSTÂNCIAS

Usuários de substâncias costumam abusar de mais de uma substância. Um diagnóstico de dependência é apropriado se, durante um período mínimo de 12 meses, o indivíduo usou repetidamente substâncias de pelo menos três categorias (sem incluir nicotina e cafeína), mesmo que os critérios diagnósticos para um transtorno relacionado a substância não sejam satisfeitos para nenhuma substância única, contanto que, durante esse período, os critérios para dependência de substância tenham sido satisfeitos para as substâncias consideradas como um grupo.

TRATAMENTO E REABILITAÇÃO

As formas de tratamento para as substâncias abordadas nesta seção variam de acordo com a substância, os padrões de abuso, a disponibilidade de sistemas de apoio psicossocial e as características individuais do paciente. Determinaram-se dois objetivos principais de tratamento para abuso de substância: o primeiro é a abstinência da substância, e o segundo é o bem-estar físico, psiquiátrico e psicossocial do paciente. Com frequência, os sistemas de apoio do paciente sofrem danos significativos durante períodos prolongados de abuso de substância. Para que um paciente interrompa com sucesso um padrão de abuso de substância, deve haver suportes psicossociais adequados para fomentar uma mudança difícil de comportamento.

Em alguns casos raros, pode ser necessário iniciar tratamento com internação. Embora o ambiente ambulatorial seja mais desejável do que a internação, as tentações disponíveis para um paciente ambulatorial podem representar um obstáculo de difícil transposição durante o início de tratamento. O tratamento com internação também é indicado no caso de sintomas graves de natureza médica ou psiquiátrica, história de insucesso com tratamentos ambulatoriais, ausência de apoios psicossociais ou história de abuso de substância particularmente grave ou prolongada. Depois de um período inicial de desintoxicação, o paciente necessita de um período prolongado de reabilitação. Durante o tratamento, terapias individual, familiar e em grupo podem ser eficazes. Esclarecimentos sobre o abuso de substância e apoio aos esforços do paciente são fatores essenciais para o tratamento.

REFERÊNCIAS

Bonano JS, Glennon RA, De Felice LJ, Banks ML, Negus SS. Abuse-related and abuse-limiting effects of methcathinone and the synthetic "bath salts" cathinone analogs methylenedioxypyrovalerone (MDPV), methylone and mephedrone on intracranial self-stimulation in rats. I. 2014;231(1):199–207.
Bryson EO, Hamza H. The drug seeking anesthesia care provider. *Int Anesthesiol Clin*. 2011;49:157.
Frances RJ, Miller SI, Mack AH, eds. *Clinical Textbook of Addictive Disorders*. 3rd ed. New York: The Guildford Press; 2011.
Sewell RA, Petrakis IL. Does gamma-hydroxybutyrate (GHB) have a role in the treatment of alcoholism? *Alcohol Alcohol*. 2011;46:1.
Sinha R. The clinical neurobiology of drug craving. *Curr Opin Neurobiol*. 2013;23(4):649–654.
Stein LAR, Lebeau R, Clair M, Martin R, Bryant M, Storti S, Monti P. A web-based study of gamma hydroxybutyrate (GHB): Patterns, experiences, and functions of use. *Am J Addict*. 2011;20:30.
Strain EC, Anthony JC. Substance-related disorders: Introduction and overview. In: Sadock BJ, Sadock VA, Ruiz P, eds. *Kaplan & Sadock's Comprehensive Textbook of Psychiatry*. 9th ed. Vol. 1. Philadelphia: Lippincott Williams & Wilkins; 2009:1237.
Szerman N, Martinez-Raga J, Peris. Rethinking dual disorders/pathology. *Addictive Disorders & Their Treatment*. 2013;12(1):1–4.

▲ 20.13 Transtorno do jogo

O transtorno do jogo se caracteriza por comportamento de jogo desadaptativo persistente e recorrente que causa problemas econômicos e perturbações significativas no funcionamento pessoal, social ou profissional. Aspectos do comportamento desadaptativo incluem: (1) preocupação com o jogo; (2) necessidade de apostar quantias de dinheiro cada vez maiores a fim de atingir a excitação desejada; (3) esforços repetidos e malsucedidos de controlar, diminuir ou interromper o hábito de jogar; (4) usar o jogo como forma de escapar de problemas; (5) fazer apostas para recuperar as perdas; (6) mentir para esconder a extensão do envolvimento com o jogo; (7) cometer atos ilegais para financiar as apostas; (8) colocar em risco ou perder relacionamentos pessoais ou oportunidades profissionais devido ao jogo; e (9) depender de outras pessoas para obter dinheiro a fim de saldar dívidas.

Edições anteriores do DSM incluem transtorno do jogo patológico na categoria de transtornos do controle de impulsos devido à obsessão ou compulsão a jogar. Contudo, os critérios para o transtorno são estruturados mais nos moldes de um transtorno relacionado a substâncias ou aditivo do que de um transtorno do controle de impulsos, com a necessidade de apostar quantias cada vez maiores de dinheiro para atingir a excitação necessária (tolerância) e sentimentos de irritabilidade e inquietação ao tentar reduzir ou interromper a prática do jogo (abstinência). O uso de substâncias é frequentemente comórbido ao jogo. Portanto, no DSM-5, o transtorno do jogo foi incluído na seção de transtornos por uso de substâncias e transtornos aditivos, sendo diagnosticado como um transtorno não relacionado a substâncias.

EPIDEMIOLOGIA

Embora ainda falte uma compilação de estatísticas de âmbito mundial, estudos locais excelentes nos Estados Unidos apontam para um índice de 3 a 5% de jogadores problemáticos na população em geral e um índice aproximado de 1% de indivíduos que satisfazem os critérios para transtorno do jogo. Jogo problemático é mais comum entre homens e jovens adultos do que em mulheres e adultos mais velhos; no entanto, percebeu-se um aumento entre pobres – particularmente minorias pobres –, adolescentes, aposentados idosos e mulheres. Para cada 3 jogadores patológicos atualmente, 1 é mulher: sugeriu-se que elas passaram a jogar mais devido a um aumento da presença feminina no ambiente de trabalho, o que lhes proporciona mais dinheiro. Esses grupos ainda não receberam a atenção devida em termos de pesquisa e tratamento. A prevalência de transtorno do jogo em indivíduos com um transtorno por uso de substância é mais elevada, sendo que vários levantamentos revelaram que índices de 10 a 18% dos pacientes com abuso de substância também são jogadores patológicos.

Como todos os tipos de jogos se tornaram cada vez mais acessíveis ao longo das últimas décadas, o índice de jogo normal e patológico sofreu um aumento impressionante, especialmente em locais onde o jogo é legalizado. Os tipos mais populares de jogo são loterias (62,2%), máquinas caça-níqueis ou bingo (48,9%), jogos de azar em cassinos (44,7%) e apostas em resultados esportivos (44,3%) (Tab. 20.13-1). As modalidades menos populares são a aposta em resultados de esportes com um agenciador ou por meio do sistema de aposta acumulada, o jogo pela internet e especulação em investimentos de alto risco.

Histórias na família de jogadores patológicos mostram uma prevalência maior de transtorno por abuso de substância (particularmente de alcoolismo) e de transtorno depressivo. Com frequência, um dos pais, ou um parente influente, foi jogador problemático ou patológico. O círculo familiar provavelmente é voltado para competição e materialismo, revelando uma intensa admiração por dinheiro e símbolos de sucesso associados. Sob esse ponto de visa, o jogo compulsivo já foi chamado de lado sombrio do sonho americano.

COMORBIDADE

Ocorre comorbidade significativa entre jogo patológico e transtornos do humor (especialmente depressão maior e bipolaridade) e ou-

TABELA 20.13-1
Prevalência na vida de tipos de jogo

Tipo de jogo	Prevalência (%)
A. Apostas em eventos esportivos	
Rateio de apostas no ambiente de trabalho (bolão)	44,3
Agente de apostas ou sistema de aposta acumulada (loteca)	5,8
Apostas em corrida de cavalos/cachorros ou rinha de galos (ou cães)	25,0
Jogo em cassinos	44,7
B. Outros tipos de jogos que envolvem algum aspecto de habilidade mental ou física	
Jogos envolvendo habilidade mental (p. ex., cartas)	35,8
Jogos envolvendo habilidade física (p. ex., bilhar)	22,7
Especular em investimentos de alto risco	8,4
Jogo pela internet	1,0
C. Tipos de jogos que envolvem sorte	
Loterias	62,2
Máquinas de jogo (p. ex., vídeo pôquer)	26,1
Caça-níqueis/Bingo/Raspadinhas	48,9

(Adaptada de Kessler RC, Hwang I, LaBrie R, Petuhova M, Sampson NA, Winters KC, Shaffer HJ. DSM-IV pathological gambling in the National Comorbidity Survey Replication. *Psychological Med*. 2008;38:1355, com permissão.)

tros transtornos por uso de substâncias e transtornos aditivos (com destaque para abuso de álcool e de estimulantes e dependência de cafeína e tabaco). Também existe comorbidade com TDAH (especialmente na infância), diversos transtornos da personalidade (com destaque para os transtornos da personalidade narcisista, antissocial e *borderline*) e transtornos disruptivos, do controle de impulsos e da conduta. Embora muitos jogadores patológicos apresentem traços de personalidade obsessiva, o transtorno obsessivo-compulsivo (TOC) totalmente manifesto não é comum nesse grupo.

ETIOLOGIA
Fatores psicossociais

Vários fatores podem predispor indivíduos a desenvolver o transtorno: perda de um dos pais por falecimento, separação, divórcio ou abandono antes de a criança completar 15 anos de idade; disciplina inadequada por parte dos pais (ausência, incoerência ou severidade); exposição e disponibilidade de atividades de jogo para adolescentes; ênfase familiar em símbolos materiais e financeiros; e ausência de ênfase familiar em poupar, planejar e ter um orçamento de gastos.

A teoria psicanalítica se concentrou em uma série de dificuldades essenciais de caráter. Sigmund Freud sugeriu que jogadores compulsivos apresentam um desejo inconsciente de perder e jogam para aliviar sentimentos inconscientes de culpa. Outra sugestão é a de que os jogadores são narcisistas cujas fantasias de grandiosidade e onipotência os levam a crer que podem controlar eventos e mesmo prever seus resultados. Teóricos da aprendizagem encaram o jogo descontrolado como resultado de percepções errôneas sobre o controle de impulsos.

Fatores biológicos

Vários estudos sugeriram que o comportamento de assumir riscos dos jogadores pode ter uma causa neurobiológica subjacente. Essas teorias baseiam-se nos sistemas de receptores serotonérgicos e noradrenérgicos. Jogadores patológicos do sexo masculino podem apresentar concentrações plasmáticas abaixo do normal de 3-metoxi-4-hidroxifenil glicol (MHPG), aumento das concentrações de MHPG no líquido cerebrospinal (LCS) e aumento da descarga urinária de epinefrina. Evidências também implicam disfunção na regulação de serotonina no jogador patológico. Jogadores crônicos apresentam baixa atividade de de monoaminoxidase nas plaquetas, um marcador de atividade serotonérgica, também associado a dificuldades com inibição. Novos estudos são necessários para confirmar esses achados.

DIAGNÓSTICO E CARACTERÍSTICAS CLÍNICAS

Além das características já descritas, o jogador patológico frequentemente parece confiante, um pouco ofensivo, cheio de energia e esbanjador. Com frequência, mostra sinais evidentes de estresse pessoal, ansiedade e depressão. Normalmente tem a atitude de que o dinheiro é tanto a causa quanto a solução para todos os seus problemas. Com o aumento do jogo, costuma ser forçado a mentir para obter dinheiro e continuar jogando, enquanto encobre a verdadeira extensão de seu hábito. Não faz nenhuma tentativa séria de planejamento financeiro ou de poupar dinheiro. Quando as fontes de empréstimo se esgotam, fica propenso a se entregar a comportamento antissocial para obter dinheiro para o jogo. Seu comportamento criminoso costuma ser de natureza não violenta, como falsificação, desfalque ou fraude, e conscientemente pretende devolver ou reembolsar o valor. As complicações incluem alienação dos familiares e conhecidos, perda de conquistas da vida, tentativas de suicídio e associação com grupos marginais e ilegais. A detenção por crimes não violentos pode levar à prisão.

> Gerry, 35 anos, era um ex-proprietário de uma loja de comércio de veículos. Dois de seus tios eram jogadores compulsivos, e seu avô paterno foi hospitalizado devido a doença depressiva maior. Ele jogava pôquer e frequentava regularmente o turfe desde os 15 anos. Havia abandonado a faculdade depois de alguns meses e se tornara vendedor de automóveis. Logo foi promovido a gerente de *showroom* e depois abriu seu próprio negócio. Aos 32 anos, já havia se tornado o proprietário multimilionário de uma rede de venda de veículos, casado e com dois filhos.
>
> Gerry continuou a jogar com frequência. Tinha sucesso apostando em esportes nos fins de semana e frequentemente ganhava em jogos de pôquer e buraco e em eventuais excursões a Las Vegas e Atlantic City.
>
> Quando sua esposa deu à luz uma criança natimorta, ele começou a frequentar cassinos com maior frequência, aumentando gradativamente o valor das apostas em jogos de vinte-e-um e dados. Suas apostas em esportes também aumentaram. Seus jogos em casa ficaram cada vez mais chatos – "o nível de ação era zero". Começou, então, a frequentar um salão local de pôquer ilegal onde as apostas eram altas.
>
> Ao longo de vários anos, Gerry entrou em uma curva descendente típica do jogo. Acumulou vários milhões de dólares em dívidas e mentia para a família e colegas de trabalho sobre onde ia. Retirou todos os fundos de contas bancárias pessoais e empresariais, incluindo o fundo de reserva dos filhos para a universidade, estourou os limites dos cartões de crédito e tomou empréstimos de agiotas a taxas exorbitantes. Ficou profundamente deprimido e pensou seriamente em se matar em um acidente de carro para que o seguro "tomasse conta da minha família depois que eu morresse".
>
> A situação desesperadora de Gerry foi revelada quando seu Porsche foi confiscado em um domingo pela manhã. Inicialmente, a esposa ameaçou divorciar-se. Contudo, um parente abastado interveio e o socorreu. Gerry prometeu que nunca mais jogaria e recomeçou a frequentar os Jogadores Anônimos, mas em dois meses retomou o hábito.
>
> Ao longo da década seguinte, Gerry sofreu outros quatro episódios de recuperação e recaída. A esposa divorciou-se, ele perdeu as lojas e teve de declarar falência. Por fim, inscreveu-se em um programa de recuperação de diagnóstico duplo, tendo sido diagnosticado com transtorno bipolar atípico. Seu tratamento incluiu encontros nos Jogadores Anônimos, aconselhamento individual e familiar, bem como farmacoterapia com bupropiona e lamotrigina.
>
> Gerry, por fim, se reconciliou com a esposa e a família. Voltou a vender carros, começou a levar uma vida mais humilde e continuou a participar dos encontros dos Jogadores Anônimos regularmente. Contudo, declarou enfaticamente que sempre se considera como estando a um passo de voltar a ser um "jogador decadente". (Cortesia de Harvey Roy Greenberg, M.D.)

TESTES PSICOLÓGICOS E EXAMES LABORATORIAIS

Pacientes do sexo masculino com transtorno do jogo exibiram anormalidades na atividade da MAO plaquetária. Pacientes com jogo patológico costumam exibir níveis elevados de impulsividade em testes neuropsicológicos. Estudos na Alemanha demonstraram aumento dos níveis de cortisol na saliva de jogadores enquanto jogam, o que pode explicar a euforia que ocorre durante a experiência e seu potencial aditivo.

DIAGNÓSTICO DIFERENCIAL

O jogo social se diferencia do jogo patológico no sentido de que o primeiro ocorre com amigos, em ocasiões especiais e com perdas aceitáveis e toleráveis predeterminadas. Quando o jogo é aspecto sintomático de um episódio maníaco, normalmente pode ser diferenciado do jogo patológico pela história de uma alteração acentuada no humor e pela perda de juízo crítico anterior à prática do jogo.

Mudanças do humor semelhantes a mania são comuns no jogo patológico, mas sempre acontecem quando o indivíduo ganha e normalmente são seguidas por episódios depressivos devido a perdas. Indivíduos com transtorno da personalidade antissocial podem ter problemas com o jogo. Quando os dois transtornos estiverem presentes, ambos devem ser diagnosticados.

CURSO E PROGNÓSTICO

Em homens, o jogo patológico geralmente tem início na adolescência, e, em mulheres, mais tarde na vida. O transtorno tem curso flutuante e tende a ser crônico. Observam-se quatro fases no jogo patológico:

1. A fase de vitória, que termina com um grande ganho, equivalente a praticamente um ano de salário, que cativa o paciente. Mulheres normalmente não têm um grande ganho, mas usam o jogo como uma fuga de seus problemas.
2. A fase de perda progressiva, na qual o paciente estrutura sua vida em função do jogo e, então, deixa de ser um excelen-

te jogador para se tornar um jogador tolo, que assume riscos consideráveis, liquida títulos de crédito, pede dinheiro emprestado, ausenta-se do trabalho e perde o emprego.
3. A fase de desespero, quando o paciente aposta alucinadamente quantidades exorbitantes de dinheiro, não paga as dívidas, envolve-se com agiotas, passa cheques sem fundos e possivelmente comete fraudes ou desvios de verbas.
4. O estágio de desesperança de aceitar que as perdas nunca poderão ser recuperadas, mas o jogo continua devido à associação com excitação. O transtorno pode levar até 15 anos para alcançar a última fase, mas, a partir desse momento, no prazo de 1 a 2 anos, a situação do paciente se deteriora completamente.

TRATAMENTO

Jogadores raramente se apresentam de forma voluntária para tratamento. Dificuldades legais, pressão familiar ou outras queixas psiquiátricas levam um jogador a buscar tratamento. O grupo Jogadores Anônimos foi fundado em Los Angeles em 1957 nos moldes dos AA (Tab. 20.13-2). É de fácil acesso, pelo menos em cidades grandes, e é um tratamento eficaz para o jogo em alguns pacientes. Trata-se de um método de terapia de grupo de inspiração que envolve confissão pública, pressão dos pares e a presença de jogadores redimidos (como os padrinhos no AA) disponíveis para ajudar os membros a resistir ao impulso de jogar. O índice de abandono, no entanto, é elevado. Em alguns casos, a hospitalização pode ajudar, ao remover o paciente de seu ambiente. A psicoterapia voltada para o *insight* não deve ser buscada até que o paciente tenha-se distanciado do jogo por um período de 3 meses. Nesse momento, pacientes que são jogadores patológicos se tornam candidatos excelentes a esse tipo de terapia. A terapia familiar costuma ajudar bastante. A terapia cognitivo-comportamental (p. ex., técnicas de relaxamento combinadas com visualização de esquiva do jogo) obteve um certo sucesso.

O tratamento psicofarmacológico, que antigamente não obtinha sucesso, hoje desempenha um papel significativo no manejo de jogadores patológicos. Agentes eficazes incluem antidepressivos, com destaque para ISRSs e bupropiona; estabilizadores do humor, incluindo lítio de liberação sustentada e antiepilépticos como topiramato; antipsicóticos atípicos; e agentes opioides como naltrexona. Em muitos pacientes, é difícil determinar se um antidepressivo ou estabilizador do humor alivia o desejo intenso de jogar diretamente ou por meio do tratamento de uma condição comórbida, especialmente no caso de transtornos depressivos ou bipolares.

Referências

Ashley LL, Boehlke KK. Pathological gambling: A general overview. *J Psychoactive Drugs*. 2012;44:27.
Bosco D, Plastino M, Colica C, Bosco F, Arianna S, Vecchio A, Galati F, Cristiano D, Consoli A, Consoli D. Opioid antagonist naltrexone for the treatment of pathological gambling in parkinson disease. *Clin Neuropharm*. 2012;35:118.
Cunningham-Williams RM, Gattis MN, Dore PM, Shi P, Spitznagel EL. Towards DSM-V: Considering other withdrawal-like symptoms of pathological gambling disorder. *Int J Methods Psychiatr Res*. 2009;18:13.
Greenberg HR. Pathological gambling. In: Sadock BJ, Sadock VA, Ruiz P, eds. *Kaplan & Sadock's Comprehensive Textbook of Psychiatry*. 9th ed. Philadelphia: Lippincott Williams & Wilkins; 2009:2661.
Hodgins DC. Reliability and validity of the Sheehan Disability Scale modified for pathological gambling. *BMC Psychiatry*. 2013;13:177.
Hodgins DC, Fick GH, Murray R, Cunningham JA. Internet-based interventions for disordered gamblers: Study protocol for a randomized controlled trial of online self-directed cognitive-behavioural motivational therapy. *BMC Public Health*. 2013;13:10.
Kessler RC, Hwang I, LaBrie R, Petuhova M, Sampson NA, Winters KC, Shaffer HJ. DSM-IV pathological gambling in the National Comorbidity Survey Replication. *Psychological Med*. 2008;38:1351.
Leeman RF, Potenza MN. Similarities and differences between pathological gambling and substance use disorders: a focus on impulsivity and compulsivity. *Psychopharmacology*. 2012;219:469.
Odlaug BL, Marsh PJ, Kim SW, Grant JE. Strategic vs nonstrategic gambling: Characteristics of pathological gamblers based on gambling preference. *Ann Clin Psychiatry*. 2011;3:105.
Oleski J, Cox BJ, Clara I, Hills A. Pathological gambling and the structure of common mental disorders. *J Nerv Ment Dis*. 2011;199:956.
Petry NM. Discounting of probabilistic rewards is associated with gambling abstinence in treatment-seeking pathological gamblers. *J Abnorm Psychol*. 2012;121:151.
Shaffer HJ, Martin R. Disordered gambling: Etiology, trajectory, and clinical considerations. *Annu Rev Clin Psychol*. 2011;7:483.
Toneatto T, Brands B, Selby P. A randomized, double-blind, placebo-controlled trial of naltrexone in the treatment of concurrent alcohol use disorder and pathological gambling. *Am J Addict*. 2009;18:219.
Wilson D, da Silva Lobo DS, Tavares H, Gentil V, Vallada H. Family-based association analysis of serotonin genes in pathological gambling disorder: Evidence of vulnerability risk in the 5HT-2A receptor gene. *J Mol Neurosci MN*. 2013;49(3):550–553.
Wynn J, Hudyma A, Hauptman E, Houston TN, Faragher JM. Treatment of problem gambling: development, status, and future. *Drugs and Alcohol Today*. 2014;14(1):6.

TABELA 20.13-2
Os 12 passos dos Jogadores Anônimos

1. Admitimos que éramos impotentes perante o jogo – que nossas vidas haviam se tornado ingovernáveis.
2. Passamos a acreditar que um Poder superior a nós mesmos poderia trazer-nos de volta a um modo normal de pensar e viver.
3. Tomamos a decisão de entregar nossa vontade e nossas vidas aos cuidados deste Poder de nosso entendimento.
4. Fizemos um minucioso e destemido inventário moral e financeiro de nós mesmos.
5. Admitimos a nós mesmos e a outro ser humano a natureza exata de nossas falhas.
6. Ficamos inteiramente dispostos a ter esses defeitos de caráter removidos.
7. Humildemente, pedimos ao Deus (de nosso entendimento) que removesse as nossas imperfeições.
8. Fizemos uma lista de todas as pessoas a quem prejudicamos e nos tornamos dispostos a fazer reparações a todos pelo mal causado.
9. Reparamos os danos causados diretamente a essas pessoas sempre que possível, exceto quando a reparação implicasse prejudicá-las ou a outras.
10. Continuamos a fazer um inventário pessoal e, quando estávamos errados, prontamente o admitimos.
11. Procuramos por meio da oração e meditação, melhorar nosso contato consciente com Deus como O entendíamos, pedindo somente pelo conhecimento de Sua vontade perante a nós e a capacidade de realizá-la.
12. Tendo feito um esforço para praticar estes princípios em todas as nossas questões, procuramos levar esta mensagem a outros jogadores compulsivos.

De Gamblers Anonymous. Disponível em http://www.gamblersanonymous.org/ga/content/recovery-program.

21
Transtornos neurocognitivos

▲ 21.1 Introdução e visão geral

Avanços nas técnicas diagnósticas de biologia molecular e no manejo de medicamentos trouxeram uma melhora significativa na capacidade de identificar e tratar transtornos cognitivos. A cognição inclui memória, linguagem, orientação, julgamento, condução de relações interpessoais, comportamento costumeiro (práxis) e resolução de problemas. Transtornos cognitivos refletem perturbações em uma dessas áreas (ou mais de uma) e frequentemente são complicados por sintomas comportamentais. Esse transtornos exemplificam a complexa interligação entre neurologia, medicina e psiquiatria, no sentido de que condições médicas ou neurológicas costumam levar a transtornos cognitivos, os quais, por sua vez, estão associados a sintomas comportamentais. Pode-se argumentar que, entre todas as condições psiquiátricas, os transtornos cognitivos são os que melhor exemplificam a forma como lesões biológicas resultam em sintomatologia comportamental. O clínico deve avaliar criteriosamente a história e o contexto da apresentação desses transtornos antes de estabelecer um diagnóstico e um plano de tratamento.

Essa distinção centenária entre transtornos orgânicos e funcionais está ultrapassada e foi removida da nomenclatura porque todo transtorno psiquiátrico tem um componente orgânico (i.e., biológico ou químico). Devido a essa reavaliação, determinou-se que o conceito de transtornos funcionais é equivocado, e as expressões *funcional* e seu oposto histórico, *orgânico*, não são mais utilizadas na nomenclatura atual do *Manual diagnóstico e estatístico de transtornos mentais* (DSM). Outro indício de que essa dicotomia não é mais válida é a recuperação do termo *neuropsiquiatria*, que enfatiza a subestrutura somática na qual se baseiam operações mentais e emoções; ela está voltada para os efeitos secundários psicopatológicos de disfunção cerebral conforme o observado em transtornos convulsivos, por exemplo. A neuropsiquiatria concentra-se nos aspectos psiquiátricos de transtornos neurológicos e no papel da disfunção cerebral nos transtornos psiquiátricos.

Os transtornos cognitivos tendem a desafiar a navalha de Occam, apresentando a clínicos e nosologistas a dificuldade de lidar com multiplicidade, comorbidade e limites indefinidos. Essas preocupações são mais evidenciadas quando se lida com idosos, o grupo demográfico que corre maior risco de sofrer transtornos cognitivos. Demências em idade avançada são, em particular, problemáticas sob esse aspecto. A demência existente, embora muitas vezes não identificada, é um dos maiores fatores de risco para o acréscimo de *delirium*. Ademais, certas demências, como demência com corpos de Lewy ou estágios avançados de doença de Alzheimer, podem ter apresentações clínicas praticamente indistinguíveis de *delirium* exceto pela época de início e pela ausência de uma fonte aguda identificável. Do mesmo modo, o curso de quase todos os sujeitos que desenvolvem demência progressiva é complicado pelo início de uma ou mais síndromes comportamentais distintas, incluindo ansiedade, depressão, problemas do sono, psicose e agressividade. Esses sintomas podem causar tanto sofrimento e incapacitação quanto o transtorno cognitivo primário. Algumas dessas síndromes comportamentais, como psicose, podem, elas mesmas, ser o resultado de biologias subjacentes independentes e se agregar ao processo neurodegenerativo primário.

Os limites entre determinados tipos de demência e entre demência e envelhecimento normal não são sempre bem definidos. Estudos neuropatológicos com amostras tanto clínicas quanto populacionais revelaram uma verdade surpreendente. A apresentação neuropatológica mais comum associada a demência revela mistos de patologias vasculares, de doença de Alzheimer e de corpos de Lewy. Síndromes puras são relativamente menos comuns, embora a demência costume ser atribuída a uma das patologias coexistentes. Estratégias voltadas para a compreensão ou reconciliação de múltiplas patologias no ambiente clínico são necessárias, ainda que atrasadas.

DEFINIÇÃO

Delirium

O *delirium* é caracterizado por confusão de curta duração e alterações na cognição. Existem quatro subcategorias baseadas em diversas causas: (1) condição médica geral (p. ex., infecção); (2) induzido por substância (p. ex., cocaína, opioides, fenciclidina [PCP]); (3) causas múltiplas (p. ex., lesão cerebral traumática e doença renal); e (4) outra etiologia ou etiologias múltiplas (p. ex., privação de sono, mediação). O *delirium* é abordado na Seção 21.2.

Demência (transtorno neurocognitivo maior)

A *demência*, também denominada transtorno neurocognitivo maior na 5ª edição do DSM (DSM-5), caracteriza-se por prejuízo grave na memória, no julgamento, na orientação e na cognição. As subcategorias são: (1) doença de Alzheimer, que normalmente ocorre em indivíduos com idade superior a 65 anos e se manifesta pela desorientação intelectual progressiva e demência, delírios ou depressão; (2) doença vascular, causada por trombose ou hemorragia dos vasos sanguíneos; (3) infecção por HIV; (4) lesão cerebral traumática; (5) degeneração lobar frontotemporal ou doença de Pick; (6) doença do príon, como doença de Creutzfeldt-Jakob, a qual é causada por um vírus transmissível de crescimento lento; (7) induzida por substância, causada por toxina ou medicamento (p. ex., vapores de gasolina, atropina); (8) etiologias múltiplas; e (9) não especificada.

No DSM-5, consta uma forma menos grave de demência denominada transtorno neurocognitivo leve. A demência é abordada na Seção 21.3.

Transtorno amnéstico

Transtornos amnésticos são classificados no DSM-5 como *transtornos neurocognitivos maiores devidos a outras condições médicas.* Caracterizam-se principalmente pelo prejuízo da memória junto com outros sintomas cognitivos. Podem ser decorrentes de (1) condições médicas (hipoxia); (2) toxinas ou medicamentos (p. ex., maconha, diazepam); e (3) causas desconhecidas. Esses transtornos são abordados na Seção 21.4.

AVALIAÇÃO CLÍNICA

Durante a obtenção da história, o clínico busca trazer à tona o desenvolvimento da doença. Transtornos cognitivos sutis, sintomas flutuantes e processos de avanço da doença podem ser identificados com sucesso. O clínico deve obter uma narrativa detalhada das mudanças na rotina diária do paciente envolvendo fatores como os cuidados consigo mesmo, as responsabilidades no emprego e hábitos de trabalho; preparo de refeições; compras e apoio pessoal; interações com amigos; *hobbies* e esportes; preferências de leitura; atividades religiosas, sociais e de lazer; e capacidade de manter as finanças pessoais. Compreender a vida anterior de cada paciente gera dados que servem como parâmetro de comparação com mudanças futuras, como atenção e concentração, capacidade intelectual, personalidade, habilidades motoras e humor e percepção. O examinador busca descobrir os objetivos pessoais que o paciente considera os mais importantes, ou fundamentais, para seu estilo de vida e tenta discernir como esses objetivos foram afetados pela condição clínica que começa a surgir. Esse método proporciona a oportunidade de avaliar tanto o impacto da doença como os parâmetros iniciais de cada paciente com a finalidade de monitorar os efeitos de terapias no futuro.

Exame do estado mental

Depois de obter uma história completa, a primeira ferramenta do clínico é a avaliação do estado mental do paciente. Assim como o exame físico, o exame do estado mental é um meio de fazer um levantamento das funções e capacidades a fim de permitir uma definição dos pontos fortes e fracos pessoais. Trata-se de uma avaliação estruturada de sinais e sintomas, que pode ser repetida, e que promove a comunicação de forma eficaz entre clínicos. Ele também estabelece a base para comparações futuras, que é essencial para a documentação da eficácia terapêutica, e permite comparações entre pacientes diferentes, com uma generalização de achados de um paciente para outro. A Tabela 21.1-1 lista os componentes de um exame do estado mental neuropsiquiátrico abrangente.

Cognição

Ao testar as funções cognitivas, o clínico deve avaliar a memória, as capacidades visuoespaciais e de construção, além de leitura, escrita, e habilidade matemática. A avaliação da capacidade de abstração também é importante, e, embora o desempenho em tarefas como interpretação de provérbios possa ser útil como um teste projetivo

TABELA 21.1-1
Exame do estado mental neuropsiquiátrico

A. Descrição Geral
   1. Aparência geral, vestimenta, auxílios sensoriais (óculos, aparelho de surdez)
   2. Nível de consciência e excitação
   3. Atenção ao ambiente
   4. Postura (em pé e sentado)
   5. Modo de andar
   6. Movimentos dos membros, do tronco e da face (espontâneos, em repouso e após instruções)
   7. Atitude geral (incluindo evidências de reações a estímulos internos)
   8. Reação ao examinador (contato visual, cooperação, capacidade de se concentrar no processo de entrevista)
   9. Idioma nativo ou principal
B. Linguagem e Fala
   1. Compreensão (palavras, frases, comandos simples e complexos e conceitos)
   2. Produção (espontaneidade, velocidade, fluência, melodia ou prosódia, volume, coerência, vocabulário, parafasia, complexidade de uso)
   3. Repetição
   4. Outros aspectos
      a. Nomeação de objetos
      b. Nomeação de cores
      c. Identificação de partes do corpo
      d. Efeitos ideomotores a ordens
C. Pensamento
   1. Forma (coerência e encadeamento)
   2. Conteúdo
      a. Ideias (obsessões, ideias supervalorizadas, delírios)
      b. Percepções (alucinações)
D. Humor e Afeto
   1. Estado do humor interno (espontâneo e suscitado; senso de humor)
   2. Perspectiva do futuro
   3. Ideias e planos suicidas
   4. Estado emocional demonstrado (congruência com o humor)
E. *Insight* e Julgamento
   1. *Insight*
      a. Autoavaliação e autoestima
      b. Compreensão das circunstâncias atuais
      c. Capacidade de descrever estados psicológico e físico pessoais
   2. Julgamento
      a. Avaliação e relacionamentos sociais maiores
      b. Compreensão dos papéis e responsabilidades pessoais
F. Cognição
   1. Memória
      a. Espontânea (conforme evidenciada pela entrevista)
      b. Testada (episódica, repetição imediata, demora de evocação, evocação a partir de indícios, reconhecimento; verbal, não verbal; explícita, implícita)
   2. Habilidades visuoespaciais
   3. Capacidade de construção
   4. Matemática
   5. Leitura
   6. Escrita
   7. Função sensorial fina (estereognose, grafestesia, discriminação de dois pontos)
   8. Gnosia digital
   9. Orientação de direita e esquerda
   10. "Funções executivas"
   11. Abstração

(Cortesia de Eric D. Caine, M.D., e Jeffrey M. Lyness, M.D.)

de cabeceira em alguns pacientes, a interpretação específica pode resultar de uma série de fatores, como baixo nível de escolaridade, baixa inteligência e incapacidade de compreender o conceito de provérbios, bem como de uma ampla gama de perturbações psicopatológicas primárias e secundárias.

PATOLOGIA E EXAMES LABORATORIAIS

Assim como ocorre em todos os exames médicos, avaliações psiquiátricas, como o exame do estado mental, devem ser interpretadas no contexto geral de uma avaliação clínica e laboratorial completa. Pacientes psiquiátricos e neuropsiquiátricos requerem exames físicos criteriosos, em especial quando há questões que envolvem condições etiologicamente relacionadas ou condições médicas comórbidas. Ao consultar médicos internistas ou médicos de outras áreas de especialização, o clínico deve fazer perguntas específicas para se concentrar no processo diagnóstico e usar a consulta do modo mais eficaz possível. De maneira específica, a maioria das doenças sistêmicas ou doenças encefálicas primárias que conduzem a perturbações psicopatológicas também se manifesta por meio de várias anormalidades periféricas ou centrais.

Busca-se, inicialmente, uma avaliação laboratorial de triagem, que pode ser seguida de vários testes de apoio para aumentar a especificidade do diagnóstico. A Tabela 21.1-2 lista esses procedimentos, e alguns deles são abordados a seguir.

ELETRENCEFALOGRAMA

O eletrencefalograma (EEG) é um exame de disfunção cerebral não invasivo e facilmente acessível que apresenta alta sensibilidade para diversos transtornos, mas com especificidade um pouco baixa. Além do uso reconhecido no caso de epilepsia, sua maior utilidade é detectar ritmos elétricos alterados associados a *delirium* leve, lesões expansivas e convulsões parciais, complexas, persistentes (nas quais o paciente permanece consciente, embora seu comportamento sofra prejuízo). O EEG também é sensível a estados tóxicos e metabólicos e seguidamente demonstra uma lentidão gradual e difusa da atividade cerebral. Esse exame é abordado na Seção 3.4, Eletrofisiologia.

TOMOGRAFIA COMPUTADORIZADA E RESSONÂNCIA MAGNÉTICA

A tomografia computadorizada (TC) e a geração de imagens por ressonância magnética (RM) provaram ser excelentes ferramentas de pesquisa neuropsiquiátrica. Recentes desenvolvimentos em RM permitem a medição direta de estruturas como o tálamo, os gânglios basais, o hipocampo e a amígdala, bem como das áreas temporais e apicais do cérebro e das estruturas da fossa posterior. De modo geral, a RM substituiu a TC como o método de geração de imagens mais útil e econômico em neuropsiquiatria. Pacientes com hematomas ou hemorragias cerebrais agudas precisam continuar sendo avaliados por meio de TC, mas esses pacientes são mais raros em contextos psiquiátricos. A RM faz uma melhor diferenciação da interligação entre a matéria cinzenta e a matéria branca e é útil para detectar uma série de tipos de lesões na matéria branca nas regiões periventriculares e subcorticais. A relevância fisiopatológica desses achados ainda precisa ser determinada. Anormalidades da matéria branca são detectadas em pacientes mais jovens com esclerose múltipla ou soropositivos para infecção por HIV e em pacientes mais velhos com hipertensão, demência vascular ou demência do tipo Alzheimer. A prevalência dessas anormalidades também aumenta em indivíduos saudáveis em processo de envelhecimento sem um processo de doença definido. Assim

TABELA 21.1-2
Exames laboratoriais de triagem

Exames gerais
 Hemograma completo
 Taxa de sedimentação de eritrócitos
 Eletrólitos
 Glicose
 Nitrogênio ureico no sangue e creatinina sérica
 Testes de função hepática
 Níveis séricos de cálcio e fósforo
 Testes da função tireoidiana
 Proteína sérica
 Níveis de todos os tipos de drogas/fármacos
 Urinálise
 Teste de gravidez para mulheres em idade fértil
 Eletrocardiografia

Exames laboratoriais de apoio
Sangue
 Culturas sanguíneas
 Teste de reagina plasmática rápida
 Teste de vírus da imunodeficiência humana (HIV) (ensaio de imunoadsorção enzimática [ELISA]) e Western blot
 Níveis séricos de metais pesados
 Níveis séricos de cobre
 Ceruloplasmina
 Níveis séricos de B_{12}, concentração de folato em eritrócitos
Urina
 Cultura
 Toxicologia
 Triagem de metais pesados
Eletrografia
 Eletrencefalograma
 Potenciais evocados
 Polissonografia
 Tumescência peniana noturna
Líquido cerebrospinal
 Glicose, proteína
 Contagem de células
 Culturas (bacteriana, viral, fúngica)
 Antígeno criptocócico
 Teste VDRL (Laboratório de Pesquisa sobre Doenças Venéreas)
Radiografia
 Tomografia computadorizada
 Ressonância magnética
 Tomografia por emissão de pósitrons
 Tomografia computadorizada por emissão de fóton único

(Cortesia de Eric D. Caine, M.D., e Jeffrey M. Lyness, M.D.)

como na TC, a maior utilidade da RM na avaliação de pacientes com demência surge da exclusão de diagnósticos (tumores, doença vascular), além do que a imagem pode demonstrar especificamente.

BIÓPSIA DO CÉREBRO

A biópsia cerebral por agulha é utilizada para diagnosticar vários transtornos: doença de Alzheimer, encefalopatias autoimunes e tumores. Ela é conduzida de modo estereotático e é indicada quando nenhuma outra técnica de exame, como RM ou punção lombar, foi suficiente para estabelecer um diagnóstico. O procedimento envolve risco de ocorrência de convulsões se houver formação de tecido cicatricial no local da biópsia.

TESTES NEUROPSICOLÓGICOS

Testes neuropsicológicos proporcionam uma avaliação padronizada, quantitativa e reproduzível das capacidades cognitivas de um paciente. Esses procedimentos podem ser úteis para avaliação inicial e periódica. Há testes disponíveis para avaliar capacidades que abrangem a ampla gama de áreas cognitivas, e muitos fornecem grupos normativos de comparação ou pontuações ajustadas com base em amostras normativas. O clínico que busca consultas neuropsicológicas deve ter uma compreensão aprofundada o bastante sobre os pontos fortes e fracos dos procedimentos selecionados para tirar o máximo proveito dos resultados obtidos.

REFERÊNCIAS

Balzer D. Neurocognitive disorders in DSM-5. *Am J Psych*. 2013;170:585.
Blanc-Lapierre A, Bouvier G, Gruber A, Leffondré K, Lebailly P, Fabrigoule C, Baldi I. Cognitive disorders and occupational exposure to organophosphates: Results from the PHYTONER Study. *Am J Epidemio*l. 2013;177:1086.
Bugnicourt J-M, Godefroy O, Chillon J-M, Choukroun G, Massy ZA. Cognitive disorders and dementia in CKD: The neglected kidney-brain axis. *J Am Soc Nephrol*. 2013;24:353.
Bugnicourt J-M, Guegan-Massardier E, Roussel M, Martinaud O, Canaple S, Triquenot-Bagan A, Wallon D, Lamy C, Leclercq C, Hannequin D, Godefroy O. Cognitive impairment after cerebral venous thrombosis: A two-center study. *J Neurol*. 2013;260:1324.
Fields J, Dumaop W, Langford TD, Rockenstein E, Masliah E. Role of neurotrophic factor alterations in the neurodegenerative process in HIV associated neurocognitive disorders. *J Neuroimmune Pharmacol*. 2014;9(2):102–116.
Jack CR Jr, Lowe VJ, Senjem ML, Weigand SD, Kemp BJ. 11C PiB and structural MRI provide complementary information in imaging of Alzheimer's disease and amnestic mild cognitive impairment. *Brain*. 2008;131:665.
Launer LJ. Epidemiologic insight into blood pressure and cognitive disorders. In: Yaffe K, ed. *Chronic Medical Disease and Cognitive Aging: Toward a Healthy Body and Brain*. New York: Oxford University Press; 2013:1.
Mayeux R, Reitz C, Brickman AM, Haan MN, Manly JJ, Glymour MM, Weiss CC, Yaffe K, Middleton L, Hendrie HC, Warren LH, Hayden KM, Welsh-Bohmer KA, Breitner JCS, Morris JC. Operationalizing diagnostic criteria for Alzheimer's disease and other age-related cognitive impairment—Part 1. *Alzheimer's Demen*. 2011;7:15.
Schneider JA, Arvanitakis Z, Bang W, Bennett DA. Mixed brain pathologies account for most dementia cases in community-dwelling older persons. *Neurology*. 2007;69:2197.
Sonnen JA, Larson EB, Crane PK, Haneuse S, Li G. Pathological correlates of dementia in a longitudinal, population-based sample of aging. *Ann Neurol*. 2007;62:406.
Sweet RA. Cognitive disorders: Introduction. In: Sadock BJ, Sadock VA, Ruiz P, eds. *Kaplan & Sadock's Comprehensive Textbook of Psychiatry*. 9th ed. Philadelphia Lippincott Williams & Wilkins; 2009:1152.
Verdelho A, Madureira S, Moleiro C, Ferro JM, Santos CO, Erkinjuntti T, Pantoni L, Fazekas F, Visser M, Waldemar G, Wallin A, Hennerici M, Inzitari D. White matter changes and diabetes predict cognitive decline in the elderly: The LADIS study. *Neurology*. 2010;75(2):160.
Weiner MF. Cognitive disorders as psychobiological processes. In: Weiner MF, Lipton AM. *The American Psychiatric Publishing Textbook of Alzheimer Disease and Other Dementias*. Arlington, VA: American Psychiatric Publishing; 2009:137.
Zarit SH, Zarit JM. Disorders of aging: Delirium, dementia and other cognitive problems. In: Zarit SH, Zarit JM. *Mental Disorders in Older Adults: Fundamentals of Assessment and Treatment*. 2nd ed. New York: Guilford Press; 2007:40.

▲ 21.2 Delirium

O *delirium* se caracteriza por um declínio agudo nos níveis tanto de consciência quanto de cognição, com particular comprometimento da atenção. Podendo ser letal, mas ainda potencialmente um transtorno reversível do sistema nervoso central (SNC), o *delirium* costuma envolver perturbações da percepção, atividade psicomotora anormal e prejuízo do ciclo de sono-vigília. A condição com frequência passa despercebida por profissionais do sistema de saúde. Parte do problema reside na múltipla nomenclatura da síndrome (Tab. 21.2-1)

TABELA 21.2-1
***Delirium* com outras denominações**

Psicose de unidade de tratamento intensivo
Estado confusional agudo
Insuficiência cerebral aguda
Encefalite
Encefalopatia
Estado metabólico tóxico
Toxicidade do sistema nervoso central
Encefalite paraneoplásica límbica
Confusão noturna (*sundowning*)
Insuficiência cerebral
Síndrome encefálica orgânica

O sintoma inconfundível do *delirium* é um prejuízo da consciência, que normalmente ocorre associado a prejuízos globais das funções cognitivas. Anormalidades do humor, na percepção e no comportamento são sintomas psiquiátricos comuns. Tremor, asterixe, nistagmo, incoordenação e incontinência urinária são sintomas neurológicos habituais. Em sua forma clássica, o *delirium* apresenta início repentino (horas ou dias), um curso breve e instável e melhora rápida quando o fator causativo é identificado e eliminado, mas cada um desses aspectos característicos pode variar de um indivíduo para outro. Médicos devem reconhecê-lo para identificar e tratar a causa subjacente e evitar o desenvolvimento de complicações relacionadas ao *delirium*, como ferimentos acidentais devido ao turvamento da consciência.

EPIDEMIOLOGIA

O *delirium* é um transtorno comum, sendo que grande parte da incidência e dos índices de prevalência é relatada em idosos. Em estudos com comunidades, 1% dos idosos a partir dos 55 anos o apresentam (13% do grupo a partir dos 85 anos na comunidade). Ele é relatado em 5 a 10% dos pacientes idosos atendidos em pronto-socorro. No momento da admissão nos setores médicos, entre 15 e 21% dos pacientes mais velhos satisfazem os critérios para casos com prevalência de *delirium*. Entre os pacientes sem o problema no momento da hospitalização, 5 a 30% acusaram sua incidência subsequente durante a internação. Relatou-se *delirium* em 10 a 15% dos pacientes cirúrgicos do público em geral, 30% dos pacientes em cirurgia cardíaca aberta e mais de 50% daqueles tratados para fratura do quadril. Ele ocorre em 70 a 87% dos pacientes em unidade de tratamento intensivo e em até 83% de todos os pacientes em cuidados de fim de vida. Um total de 60% dos indivíduos em casas de repouso ou em instalações de cuidados pós-agudos o apresentam. Estima-se que 21% dos pacientes com queimaduras graves e de 30 a 40% daqueles com aids tenham episódios de *delirium* quando são hospitalizados. O *delirium* desenvolve-se em 80% dos pacientes com doenças terminais. As causas de *delirium* pós-operatório incluem estresse decorrente da cirurgia, dor pós-operatória, insônia, medicação analgésica, desequilíbrio de eletrólitos, infecção, febre e perda de sangue. Sua incidência e seus índices de prevalência em todos os contextos constam na Tabela 21.2-2.

TABELA 21.2-2
Incidência e prevalência de *delirium* em múltiplos contextos

População	Faixa de prevalência (%)	Faixa de incidência (%)
Pacientes internados por motivos médicos gerais	10-30	3-16
Pacientes internados por motivos médicos e cirúrgicos	5-15	10-55
Pacientes internados por motivos cirúrgicos gerais	N/D	9-15 no pós-operatório
Pacientes em unidade de tratamento intensivo	16	16-83
Pacientes internados para cirurgias cardíacas	16-34	7-34
Pacientes de cirurgias ortopédicas	33	18-50
Setor de emergência	7-10	N/D
Pacientes com câncer em estágio terminal	23-28	83
Idosos internados	44	33

N/D, não disponível.

TABELA 21.2-3
Fatores predisponentes para *delirium*

Características demográficas
  Idade a partir dos 65 anos
  Sexo masculino
Estado cognitivo
  Demência
  Prejuízo cognitivo
  História de *delirium*
  Depressão
Estado funcional
  Dependência funcional
  Imobilidade
  História de quedas
  Baixo nível de atividade
Prejuízo sensorial
  Audição
  Visão
Redução de ingestão oral
  Desidratação
  Desnutrição
Fármacos/drogas
  Tratamento com fármacos psicoativos
  Tratamento com fármacos com propriedades anticolinérgicas
  Abuso de álcool
Condições clínicas coexistentes
  Doenças graves
  Doença hepática ou renal crônica
  Acidente vascular cerebral
  Doença neurológica
  Perturbações metabólicas
  Infecção por HIV
  Fraturas ou traumatismos
  Doenças terminais

(Adaptada de Inouye SK: Delirium in older persons. *N Engl J Med*. 2106;354(11):1157.)

TABELA 21.2-4
Fatores precipitantes de *delirium*

Fármacos/drogas
  Sedativo-hipnóticos
  Narcóticos
  Fármacos anticolinérgicos
  Tratamento com múltiplos fármacos
  Abstinência de álcool ou de outras drogas
Doenças neurológicas primárias
  Acidente vascular cerebral, hemisfério não dominante
  Sangramento intracraniano
  Meningite ou encefalite
Doenças intercorrentes
  Infecções
  Complicações iatrogênicas
  Doença aguda grave
  Hipoxia
  Choque
  Anemia
  Febre ou hipotermia
  Desidratação
  Estado nutricional deficiente
  Baixos níveis séricos de albumina
  Perturbações metabólicas
Cirurgia
  Cirurgia ortopédica
  Cirurgia cardíaca
  Ponte cardiopulmonar prolongada
  Cirurgia não cardíaca
Ambientais
  Internação em unidade de tratamento intensivo
  Uso de contenções físicas
  Uso de cateter urinário
  Uso de procedimentos múltiplos
  Dor
  Estresse emocional
  Privação do sono prolongada

(Adaptada de Inouye SK: Delirium in older persons. *N Engl J Med*. 2106;354(11):1157.)

O risco de *delirium* deve ser acomodado em duas categorias: fatores predisponentes e fatores precipitantes (Tabs. 21.2-3 e 21.2-4). Abordagens atuais ao *delirium* concentram-se majoritariamente nos fatores precipitantes e destinam pouca atenção aos fatores predisponentes. O manejo dos fatores predisponentes para *delirium* é essencial para reduzir futuros episódios e a morbidade e mortalidade a ele associadas.

Idade avançada é um dos maiores fatores de risco para o desenvolvimento de *delirium*. Aproximadamente 30 a 40% dos pacientes hospitalizados com idade superior a 65 anos têm um episódio de *delirium*, e outros 10 a 15% dos idosos o exibem no momento de internação hospitalar. Entre os moradores de casas de repouso acima dos 75 anos, 60% têm episódios repetidos. O sexo masculino também é um fator de risco independente para *delirium*.

Delirium é um sinal de prognóstico desfavorável. Os índices de internação triplicam no caso de pacientes a partir dos 65 anos que o exibem enquanto estão hospitalizados. Estima-se que o índice de mortalidade em três meses de pacientes que têm um episódio de *delirium* seja de 23 a 33%. O índice de mortalidade em um ano pode chegar a 50%. Pacientes idosos que experimentam *delirium* durante hospitalização têm um índice de mortalidade de 21 a 75% durante o período no hospital. Após a alta, até 15% desses indivíduos morrem no prazo de um mês, e 25% morrem no prazo de seis meses.

TABELA 21.2-5
Causas comuns de *delirium*

Distúrbio do sistema nervoso central	Convulsão (pós-ictal, estado não convulsivo, estado convulsivo)
	Enxaqueca
	Lesão cerebral traumática, tumor cerebral, hemorragia subaracnoide, hematoma subdural, hematoma epidural, abscesso, hemorragia intracerebral, hemorragia cerebelar, acidente vascular não hemorrágico, isquemia transitória
Distúrbio metabólico	Anormalidades de eletrólitos
	Diabetes, hipoglicemia, hiperglicemia ou resistência a insulina
Doença sistêmica	Infecção (p. ex., sepse, malária, erisipelas, viral, peste, doença de Lyme, sífilis ou abscesso)
	Traumatismo
	Mudança no estado dos líquidos (desidratação ou sobrecarga de volume)
	Deficiência nutricional
	Queimaduras
	Dor incontrolável
	Insolação
	Altitude elevada (normalmente superior a 5 mil metros)
Medicamentosa	Medicamentos analgésicos (p. ex., meperidina ou morfina durante o pós-operatório)
	Antibióticos, antivirais e antifúngicos
	Esteroides
	Anestesia
	Medicamentos para o coração
	Anti-hipertensivos
	Agentes antineoplásicos
	Agentes anticolinérgicos
	Síndrome neuroléptica maligna
Síndrome serotonérgica	
Preparados sem receita médica	Chás, infusões, fitoterápicos e suplementos nutricionais
Botânica	Figueira-do-diabo (*Datura stramonium*), oleandro (*Nerium oleander*), dedaleira (*Digitalis*), cicuta, comigo-ninguém-pode (*Caladium seguinum*) e cálice-da-morte (*Amanita phalloides*)
Cardíaca	Insuficiência cardíaca, arritmia, infarto do miocárdio, aparelho de assistência cardíaca, cirurgia do coração
Pulmonar	Doença pulmonar obstrutiva crônica, hipoxia, SIHAD, perturbação, distúrbio ácido-base
Endócrina	Crise suprarrenal ou insuficiência suprarrenal, anormalidade tireoidiana, anormalidade paratireoidiana
Hematológica	Anemia, leucemia, discrasia sanguínea, transplante de células-tronco
Renal	Falência renal, uremia, SIHAD
Hepática	Hepatite, cirrose, falência hepática
Neoplásica	Neoplasma (encefálico, metástase, síndrome paraneoplásica)
Drogas de abuso	Intoxicação e abstinência
Toxinas	Intoxicação e abstinência
	Metais pesados e alumínio

SIHAD, Síndrome de secreção inapropriada de hormônio antidiurético.

ETIOLOGIA

As principais causas de *delirium* são doenças do SNC (p. ex., epilepsia), doença sistêmica (p. ex., falência cardíaca) e intoxicação ou abstinência de agentes farmacológicos ou tóxicos (Tab. 21.2-5). Ao avaliar pacientes com *delirium*, o clínico deve presumir que todos os fármacos ou drogas que o paciente consumiu podem ser etiologicamente relevantes para o transtorno.

DIAGNÓSTICO E CARACTERÍSTICAS CLÍNICAS

Os critérios diagnósticos do DSM-5 para *delirium* estão listados na Tabela 21.2-6. A síndrome de *delirium* quase sempre é causada por uma ou mais perturbações sistêmicas ou encefálicas que afetam a função cerebral.

> A Sra. K., uma mulher de 70 anos, foi levada ao pronto-socorro por policiais. A polícia respondeu a denúncias de vizinhos de que a Sra. K. estava vagando pelo bairro e não cuidava de si mesma. Quando a encontraram em seu apartamento, estava suja, cheirava mal e vestia apenas um sutiã. Seu apartamento também estava imundo, cheio de lixo e comida podre.
>
> Ao ser entrevistada, a Sra. K. não olhava para o entrevistador, estava confusa e não respondia à maioria das perguntas. Sabia seu nome e endereço, mas não a data. Foi incapaz de descrever os acontecimentos que levaram a sua admissão.
>
> No dia seguinte, o psiquiatra supervisor tentou entrevistá-la. Sua expressão facial ainda não esboçava reação, e ela não sabia o mês nem o nome do hospital em que estava. Explicou que os vizinhos haviam chamado a polícia porque ela estava "doente" e que realmente se sentia doente e fraca, com dores no ombro. Relatou também que não se alimentava havia três dias. Negou já ter estado em um hospital psiquiátrico e ouvir vozes, mas admitiu ter consultado um psiquiatra uma vez porque tinha dificuldades para dormir. Disse que o médico receitara um medicamento, cujo nome não conseguia lembrar.

As características fundamentais de *delirium* incluem consciência alterada, como nível reduzido de consciência; atenção alterada, que pode incluir capacidade reduzida de concentrar, manter ou deslocar a atenção; prejuízo nos outros domínios do funcionamento cognitivo, que pode se manifestar como desorientação (em especial quanto a tempo e espaço) e diminuição da memória; início relativamente rápido (de horas a dias); curta duração (em geral de dias a semanas); e com frequência oscilações acentuadas e imprevisíveis quanto a gravidade e outras manifestações clínicas no decorrer do dia, às vezes piores à noite (confusão noturna), e que podem variar de períodos de lucidez a prejuízo cognitivo e desorganização graves.

Características clínicas associadas costumam estar presentes e podem ser proeminentes. Elas podem incluir desorganização de processos de pensamento (desde tangencialidade leve até incoerência manifesta), perturbações da percepção, como ilusões e alucinações, hiperatividade e hipoatividade psicomotora, distúrbio do ciclo de sono-vigília (frequentemente manifestado como sono fragmentado à noite, com ou sem sonolência diurna), alterações do humor (desde irritabilidade sutil até disforia, ansiedade ou mesmo euforia evidentes) e outras manifestações de função neurológica alterada (p. ex., hiperatividade ou instabilidade autonômica, espasmos mioclônicos e disartria). O EEG normalmente mostra lentidão difusa de atividade de segundo plano, embora pacientes com *delirium* causado por abstinência de álcool ou de sedativo-hipnóticos apresentem atividade rápida de baixa voltagem.

TABELA 21.2-6
Critérios diagnósticos do DSM-5 para *delirium*

A. Perturbação da atenção (i.e., capacidade reduzida para direcionar, focalizar, manter e mudar a atenção) e da consciência (menor orientação para o ambiente).
B. A perturbação se desenvolve em um período breve de tempo (normalmente de horas a poucos dias), representa uma mudança da atenção e da consciência basais e tende a oscilar quanto à gravidade ao longo de um dia.
C. Perturbação adicional na cognição (p. ex., déficit de memória, desorientação, linguagem, capacidade visuoespacial ou percepção).
D. As perturbações dos Critérios A e C não são mais bem explicadas por outro transtorno neurocognitivo preexistente, estabelecido ou em desenvolvimento e não ocorrem no contexto de um nível gravemente diminuído de estimulação, como no coma.
E. Há evidências a partir da história, do exame físico ou de achados laboratoriais de que a perturbação é uma consequência fisiológica direta de outra condição médica, intoxicação ou abstinência de substância (i.e., devido a uma droga de abuso ou a um medicamento), de exposição a uma toxina ou de que ela se deva a múltiplas etiologias.

Determinar o subtipo:

Delirium por intoxicação por substância: Este diagnóstico deve ser feito em vez de intoxicação por substância quando predominarem os sintomas dos Critérios A e C no quadro clínico e quando forem suficientemente graves para justificar atenção clínica.

Nota para codificação: Os códigos da CID-9-MC e da CID-10-MC para *delirium* por intoxicação por [substância específica] são indicados na tabela a seguir. Observar que o código da CID-10-MC depende de haver ou não transtorno comórbido por uso de substância presente para a mesma classe de substância. Se um transtorno leve por uso de substância é comórbido com o *delirium* por intoxicação por substância, o número da 4ª posição é "1", e o clínico deve registrar "transtorno leve por uso de [substância]" antes de *delirium* por intoxicação por substância (p. ex., "transtorno leve por uso de cocaína com *delirium* por intoxicação por cocaína"). Se um transtorno moderado a grave por uso de substância for comórbido com *delirium* por intoxicação por uso de substância, o número da 4ª posição é "2", e o clínico deve registrar "transtorno moderado por uso de [substância]", ou "transtorno grave por uso de [substância]", dependendo da gravidade do transtorno comórbido por uso de substância. Não existindo transtorno comórbido por uso de substância (p. ex., após uso único e exagerado da substância), o número da 4ª posição é "9", e o clínico deve registrar somente o *delirium* por intoxicação por substância.

	CID-9-MC	CID-10-MC Com transtorno por uso, leve	CID-10-MC Com transtorno por uso, moderado a grave	CID-10-MC Sem transtorno por uso
Álcool	291.0	F10.121	F10.221	F10.921
Cannabis	292.81	F12.121	F12.221	F12.921
Fenciclidina	292.81	F16.121	F16.221	F16.921
Outro alucinógeno	292.81	F16.121	F16.221	F16.921
Inalante	292.81	F18.121	F18.221	F18.921
Opioide	292.81	F11.121	F11.221	F11.921
Sedativo, hipnótico ou ansiolítico	292.81	F13.121	F13.221	F13.921
Anfetamina (ou outro estimulante)	292.81	F15.121	F15.221	F15.921
Cocaína	292.81	F14.121	F14.221	F14.921
Outra substância (ou substância desconhecida)	292.81	F19.121	F19.221	F19.921

Delirium por abstinência de substância: Este diagnóstico deve ser feito em vez de abstinência de substância quando os sintomas dos Critérios A e C predominarem no quadro clínico e quando forem suficientemente graves para justificar atenção clínica.

Código *delirium* por abstinência de [substância específica]: **291.0 (F10.231)** álcool; **292.0 (F11.23)** opioide; **292.0 (F13.231)** sedativo, hipnótico ou ansiolítico; **292.0 (F19.231)** outra substância/medicamento (ou substância/medicamento desconhecida).

Delirium induzido por medicamento: Este diagnóstico é aplicável quando os sintomas dos Critérios A e C aparecem como efeito colateral de um medicamento tomado conforme prescrição.

Nota para codificação: O código da CID-9-MC para *delirium* induzido por [medicamento específico] é **292.81**. O código da CID-10-MC depende do tipo de medicamento. Se for um opioide tomado conforme prescrição, o código é **F11.921**. Se o medicamento for sedativo, hipnótico ou ansiolítico tomado conforme prescrito, o código é **F13.921**. Se o medicamento for do tipo anfetamina ou outro estimulante tomado conforme prescrito, o código é **F15.921**. No caso de medicamentos que não se enquadram em nenhuma classe (p. ex., dexametasona) e nos casos em que se acredita que uma substância seja o fator etiológico, embora seja desconhecida sua classe específica, o código é **F19.921**.

293.0 (F05) *Delirium* devido a outra condição médica: Há evidências a partir da história, do exame físico ou de achados laboratoriais de que a perturbação é atribuível às consequências fisiológicas de outra condição médica.

Nota para codificação: Incluir o nome da outra condição médica no nome do *delirium* (p. ex., 293.0 [F05] *delirium* devido a encefalopatia hepática). A outra condição médica também deve ser codificada e listada em separado, imediatamente antes do *delirium* devido a outra condição médica (p. ex., 572.2 [K72.90] encefalopatia hepática; 293.0 [F05] *delirium* devido a encefalopatia hepática).

293.0 (F05) *Delirium* devido a múltiplas etiologias: Há evidências da história, do exame físico ou de achados laboratoriais de que o *delirium* tem mais de uma etiologia (p. ex., mais de uma condição médica etiológica; outra condição médica mais intoxicação por substância ou efeito colateral de medicamento).

Nota para codificação: Usar múltiplos códigos separados que reflitam etiologias específicas de *delirium* (p. ex., 572.2 [K72.90] encefalopatia hepática; 293.0 [F05] *delirium* devido a insuficiência hepática; 291.0 [F10.231]) *delirium* devido a abstinência de álcool. Observar que a condição médica etiológica aparece como um código separado que antecede o código do *delirium* e é substituído por *delirium* devido a condição médica de outra rubrica.

Especificar se:
Agudo: Duração de poucas horas a dias.
Persistente: Duração de semanas ou meses.

Especificar se:
Hiperativo: O indivíduo tem um nível hiperativo de atividade psicomotora que pode ser acompanhado de oscilação de humor, agitação e/ou recusa a cooperar com os cuidados médicos.
Hipoativo: O indivíduo tem um nível hipoativo de atividade psicomotora que pode estar acompanhado de lentidão e letargia que se aproxima do estupor.
Nível misto de atividade: O indivíduo tem um nível normal de atividade psicomotora mesmo com perturbação da atenção e da percepção. Inclui ainda pessoas cujo nível de atividade oscila rapidamente.

(Reimpressa, com permissão, de *Diagnostic and Statistical Manual of Mental Disorders*, Fifth Edition [Copyright © 2013]. American Psychiatric Association. Todos os direitos reservados.)

Postula-se que o principal neurotransmissor envolvido no *delirium* seja a acetilcolina e que a área neuroanatômica principal seja a formação reticular. A formação reticular da medula espinal é a principal área reguladora da atenção e da excitação; a principal via implicada no *delirium* é a via tegmentar dorsal, que se projeta desde a formação reticular mesencefálica até o teto e o tálamo. Diversos estudos relataram que vários fatores indutores de *delirium* resultam em redução da atividade de acetilcolina no cérebro. Uma das causas mais comuns de *delirium* é toxicidade decorrente da demasia de medicamentos receitados com atividade anticolinérgica. Pesquisadores sugeriram outros mecanismos fisiopatológicos para a síndrome. Em particular, o *delirium* relacionado com abstinência de álcool foi associado a hiperatividade do *locus ceruleus* e seus neurônios noradrenérgicos. Outros neurotransmissores que foram implicados são serotonina e glutamato.

EXAMES FÍSICOS E LABORATORIAIS

O *delirium* costuma ser diagnosticado à beira do leito do paciente e caracteriza-se pelo início repentino dos sintomas. Um exame do estado mental – como o Miniexame do Estado Mental, o exame do estado mental ou sinais neurológicos – pode ser usado para documentar o prejuízo cognitivo e fornecer um parâmetro para medir o curso clínico do paciente. O exame físico com frequência revela indícios para a causa do *delirium* (Tab. 21.2-7). A presença de uma doença física conhecida ou uma história de lesão cerebral traumática ou dependência de álcool ou de outra substância aumenta a probabilidade do diagnóstico.

A bateria de exames laboratoriais de um paciente com *delirium* deve incluir exames-padrão e investigações adicionais indicadas pela situação clínica (Tab. 21.2-8). No *delirium*, o EEG em geral mostra uma lentidão generalizada de atividade e pode ser útil para diferenciar *delirium* de depressão ou psicose. O EEG de um paciente delirante às vezes mostra áreas focais de hiperatividade. Em casos raros, pode ser difícil diferenciar *delirium* relacionado a epilepsia de *delirium* relacionado a outras causas.

DIAGNÓSTICO DIFERENCIAL

Delirium versus demência

Há uma série de características clínicas que ajudam a fazer a distinção entre *delirium* e demência (Tab. 21.2-9). Os principais pontos diferenciais entre ambos são o tempo de desenvolvimento da condição e a oscilação no nível de atenção no *delirium* em comparação com a atenção relativamente consistente na demência. O tempo de desenvolvimento dos sintomas costuma ser curto no *delirium*, e, com exceção de demência vascular causada por acidente vascular, o início de demência é gradual e insidioso. Embora as duas condições incluam prejuízo cognitivo, as alterações na demência são mais estáveis com o passar do tempo e, por exemplo, em geral não oscilam ao longo de um dia. Um paciente com demência costuma estar alerta; um paciente com *delirium* apresenta episódios de redução da consciência. Eventualmente, *delirium* ocorre em um paciente com demência, uma condição conhecida como *demência nebulosa*. Um diagnóstico duplo de *delirium* pode ser realizado quando houver uma história bem estabelecida de demência preexistente.

Delirium versus esquizofrenia ou depressão

Deve-se fazer a distinção também entre *delirium* e esquizofrenia ou transtorno depressivo. Alguns pacientes com transtornos psicóticos, em geral esquizofrenia ou episódios maníacos, podem apresentar períodos de comportamento extremamente desorganizado, de difícil distinção. De modo geral, no entanto, as alucinações e os delírios de indivíduos com esquizofrenia são mais constantes e mais bem organizados do que os daqueles com *delirium*. O paciente com esquizofrenia costuma não experimentar alteração em seu nível de consciência nem em sua orientação. Aquele com sintomas hipoativos de *delirium* pode parecer um pouco semelhante a uma pessoa gravemente deprimida, mas os dois podem ser diferenciados por meio de um EEG. Outros diagnósticos psiquiátricos a serem considerados no diagnóstico diferencial de *delirium* são os transtornos psicótico breve, esquizofreniforme e dissociativos. Um paciente com transtornos factícios pode tentar simular os sintomas de *delirium*, mas geralmente revela a natureza falsa de seus sintomas devido a inconsistências em seu exame do estado mental, e um EEG pode separar os dois diagnósticos com facilidade.

CURSO E PROGNÓSTICO

Embora o início de *delirium* costume ser repentino, sintomas prodrômicos (p. ex., inquietação e medo) podem ocorrer nos dias que antecedem o início de sintomas mais desenvolvidos. Os sintomas da perturbação costumam persistir enquanto os fatores causais relevantes estiverem presentes, embora o *delirium* em geral dure menos de uma semana. Após a identificação e a remoção dos fatores causais, os sintomas normalmente retrocedem ao longo de um período de 3 a 7 dias, ainda que alguns possam levar até duas semanas para se resolverem por completo. Quanto mais velho o paciente e maior o tempo em que permaneceu delirante, mais tempo leva para que o transtorno se dissipe. Lembranças do que ocorreu durante um *delirium*, após seu fim, costumam ser irregulares; o paciente pode se referir ao episódio como um sonho ruim ou um pesadelo mal lembrado. Conforme foi afirmado ao se abordar epidemiologia, a ocorrência de *delirium* está associada a um índice elevado de mortalidade no ano seguinte, sobretudo devido à natureza grave das condições médicas associadas que levam à perturbação.

Ainda não foi demonstrado em estudos com controle rigoroso se o *delirium* progride ou não para demência, embora muitos clínicos acreditem ter testemunhado esse progresso. No entanto, uma observação clínica que foi validada por estudos é a de que períodos de *delirium* às vezes são seguidos por depressão ou transtorno de estresse pós-traumático.

TRATAMENTO

Ao tratar *delirium*, o objetivo primário é abordar a causa subjacente. Quando a condição subjacente é toxicidade anticolinérgica, pode ser indicado o uso de salicilato de fisostigmina, de 1 a 2 mg por via intravenosa ou intramuscular, com repetição da dose em 15 a 30 minutos. Outro objetivo importante do tratamento é fornecer apoio físico, sensorial e ambiental. O apoio físico é necessário para que o paciente delirante não se veja em situações nas quais haja risco de acidentes. A pessoa com *delirium* não deve ter privação sensorial nem estímulo demasiado do ambiente. Normalmente, ela se beneficia da presença de um amigo ou parente no quarto ou de um cuidador regular. Imagens e decorações familiares, a presença de um relógio ou calendário e orientações regulares quanto a pessoa, lugar e tempo podem ajudá-la a ficar mais à vontade. Às vezes, pode ocorrer *delirium* em pessoas mais velhas que utilizam tapa-olhos após cirurgia de catarata ("*delirium* de tapa-olho"). Elas podem ser ajudadas ao serem feitos pequenos furos no tapa-olho para deixar entrar um pouco de estímulo ou ao remover de vez em quando um tapa-olho por vez durante a recuperação.

TABELA 21.2-7
Exame físico do paciente delirante

Parâmetro	Achado	Implicação clínica
1. Pulso	Bradicardia	Hipotireoidismo Síndrome de Stokes-Adams Aumento da pressão intracraniana
	Taquicardia	Hipertireoidismo Infecção Insuficiência cardíaca
2. Temperatura	Febre	Sepse Crise tireoidiana Vasculite
3. Pressão arterial	Hipotensão	Choque Hipotireoidismo Doença de Addison
	Hipertensão	Encefalopatia Massa intracraniana
4. Respiração	Taquipneia	Diabetes Pneumonia Insuficiência cardíaca Febre Acidose (metabólica)
	Superficial	Intoxicação por álcool ou outra substância
5. Vasos carotídeos	Ruídos anormais ou diminuição do pulso	Isquemia cerebral transitória
6. Couro cabeludo e rosto	Evidências de traumatismo	
7. Pescoço	Evidências de rigidez nucal	Meningite Hemorragia subaracnoide
8. Olhos	Papiledema	Tumor Encefalopatia hipertensiva
	Pupilas dilatadas	Ansiedade Hiperatividade autonômica (p. ex., *delirium tremens*)
9. Boca	Lacerações na língua ou nas bochechas	Evidências de convulsões tônico-clônicas generalizadas
10. Tireoide	Inchada	Hipertireoidismo
11. Coração	Arritmia	Débito cardíaco inadequado, possibilidade de êmbolos
	Cardiomegalia	Insuficiência cardíaca Doença hipertensiva
12. Pulmões	Congestão	Insuficiência pulmonar primária Edema pulmonar Pneumonia
13. Hálito	Álcool	
	Cetonas	Diabetes
14. Fígado	Inchaço	Cirrose Falência hepática
15. Sistema nervoso		
a. Reflexos – estiramento muscular	Assimetria com sinais de Babinski	Lesão expansiva Doença cerebrovascular Demência preexistente
	Reflexo do focinho	Massa frontal Oclusão da artéria cerebral posterior bilateral
b. Nervo abducente (nervo craniano VI)	Fraqueza no olhar lateral	Aumento da pressão intracraniana
c. Força dos membros	Assimétrica	Lesão expansiva Doença cerebrovascular
d. Autônomo	Hiperatividade	Ansiedade *Delirium*

(De Strub RL, Black FW. *Neurobehavioral Disorders: A Clinical Approach*. Philadelphia: FA Davis; 1981:121, com permissão.)

TABELA 21.2-8
Bateria de exames laboratoriais do paciente com *delirium*

Estudos-padrão
  Química do sangue (incluindo eletrólitos, índices renal e hepático e glicose)
  Hemograma completo com diferencial para células brancas
  Testes de função da tireoide
  Testes sorológicos para sífilis
  Teste de anticorpos para vírus da imunodeficiência humana (HIV)
  Urinálise
  Eletrocardiograma
  Eletrencefalograma
  Radiografia torácica
  Sangue e urina para presença de drogas
Testes adicionais quando indicado
  Culturas de sangue, urina e líquido cerebrospinal
  Concentrações de B_{12} e ácido fólico
  Tomografia computadorizada ou imagem por ressonância magnética do cérebro
  Punção lombar e exame do LCS

Farmacoterapia

Os dois principais sintomas de *delirium* que podem exigir tratamento farmacológico são psicose e insônia. Um fármaco de uso comum para psicose é haloperidol, um antipsicótico de butirofenona. Dependendo da idade, do peso e da condição física do indivíduo, a dose inicial pode variar de 2 a 6 mg por via intramuscular, repetidos em 1 hora se ele continuar agitado. Assim que o paciente se acalmar, deve-se iniciar a medicação na forma líquida concentrada ou em comprimidos. Duas doses orais diárias devem ser suficientes, sendo que dois terços da dose devem ser administrados na hora de dormir. Para obter o mesmo efeito terapêutico, a dose oral deve ser cerca de 1,5 vez a dose parenteral. A dose diária total eficaz de haloperidol pode ficar na faixa de 5 a 40 mg para a maioria dos pacientes com *delirium*. O haloperidol foi associado a prolongamento do intervalo QT. Os clínicos devem avaliar eletrocardiogramas da situação inicial e, então, periodicamente e também monitorar o estado cardíaco do paciente. O droperidol é uma butirofenona disponível com fórmula intravenosa (IV) alternativa, embora monitoramento criterioso possa ser a opção prudente nesse tratamento. A U. S. Food and Drug Administration (FDA) publicou uma advertência de tarja preta, porque casos de prolongamento de QT e de *torsades de pointes* foram relatados em pacientes medicados com droperidol. Devido a seu potencial para efeitos pró-arrítmicos graves e morte, ele deve ser usado apenas por aqueles que não reagem bem a outros tratamentos. Fenotiazinas devem ser evitadas em pacientes delirantes, porque esses fármacos estão associados a atividade anticolinérgica significativa.

O uso de antipsicóticos de segunda geração, como risperidona, clozapina, olanzapina, quetiapina, ziprasidona e aripiprazol, pode ser considerado para o manejo de *delirium*, mas experimentos clínicos com esses agentes para essa condição são limitados. A ziprasidona parece ter um efeito ativador e pode não ser adequada para seu manejo. A olanzapina está disponível para uso intramuscular (IM) e na forma de um preparado oral de desintegração rápida. Essas vias de administração podem ser preferíveis no caso de pacientes delirantes que não seguem a medicação ou que estão sedados demais para engolir comprimidos de modo seguro.

O melhor tratamento para insônia é o uso de benzodiazepínicos com meias-vidas curtas ou intermediárias (p. ex., lorazepam 1 a 2 mg na hora de dormir). Benzodiazepínicos com meias-vidas longas e barbitúricos devem ser evitados, a menos que façam parte do tratamento para o transtorno subjacente (p. ex., abstinência de álcool). Os clínicos devem estar cientes de que não há evidências conclusivas que defendam o uso de benzodiazepínicos em *delirium* não relacionado a álcool. Houve relatos de caso de melhora ou de remissão de estados delirantes causados por doenças clínicas intratáveis por meio de eletroconvulsoterapia (ECT); contudo, consideração de rotina de ECT para *delirium* não é aconselhada. Se o *delirium* for causado por dor grave ou dispneia, um médico não deve hesitar em prescrever opioides tanto por seus efeitos analgésicos quanto sedativos (Tab. 21.2-10).

Experimentos atuais estão em andamento para determinar se a dexmedetomidina é um medicamento mais eficaz do que o haloperidol no tratamento de agitação e *delirium* em pacientes sob ventilação mecânica em unidade de tratamento intensivo.

Tratamento em populações especiais

Doença de Parkinson. No caso dessa doença, os agentes antiparkinsonianos frequentemente estão implicados nas causas de *delirium*. Se houver demência coexistente, *delirium* tem o dobro de chances de se desenvolver em pacientes com doença de Parkinson e demência medicados com agentes antiparkinsonianos do que naqueles sem demência. A redução da dosagem do agente antiparkinsoniano precisa ser considerada contra um agravamento dos sintomas motores. Se esses agentes não puderem ser reduzidos ainda mais, recomenda-se clozapina. Caso o paciente não consiga tolerar clozapina ou o monitoramento sanguíneo necessário, devem ser considerados agentes antipsicóticos alternativos. A quetiapina não foi estudada de forma tão minuciosa quanto a clozapina e pode ter efeitos colaterais parkinsonianos, mas é usada na prática clínica para tratar psicose na doença de Parkinson.

Pacientes com doenças terminais. Quando *delirium* ocorre no contexto de uma doença terminal, questões sobre instruções

TABELA 21.2-9
Frequência das características clínicas de *delirium* em comparação com demência

Característica	Demência	*Delirium*
Início	Lento	Rápido
Duração	Meses a anos	Horas a semanas
Atenção	Mantida	Oscilante
Memória	Memória remota prejudicada	Memórias recente e imediata prejudicadas
Fala	Dificuldade de encontrar palavras	Incoerente (lenta ou rápida)
Ciclo de sono-vigília	Sono fragmentado	Perturbação frequente (p. ex., troca do dia pela noite)
Pensamentos	Empobrecidos	Desorganizados
Consciência	Inalterada	Reduzida
Alerta	Geralmente normal	Hipervigilante ou vigilância reduzida

(Adaptada de Lipowski ZJ. *Delirium: Acute Confusional States*. Oxford: Oxford University Press; 1990.)

TABELA 21.2-10
Tratamento farmacológico

Agente farmacológico	Dosagem	Efeitos colaterais	Comentários
Antipsicóticos típicos			
Haloperidol	0,5-1 mg via oral 2 vezes ao dia (também pode ser ministrado a cada 4-6 horas conforme necessário)	Efeitos colaterais extrapiramidais (EP) QTc prolongado	Fármaco de uso mais comum Pode ser administrado por via intramuscular
Antipsicóticos atípicos		Todos podem prolongar a duração de QTc	
Risperidona	0,5-1 mg ao dia	Preocupação com EP	Dados limitados sobre uso para *delirium*
Olanzapina	5-10 mg ao dia	Síndrome metabólica	Mortalidade mais elevada em pacientes com demência
Quetiapina	25-150 mg ao dia	Maior sedação	
Benzodiazepínicos			
Lorazepam	0,5-3 mg ao dia e conforme o necessário a cada 4 horas	Depressão respiratória, agitação paradoxal	Melhor uso para *delirium* secundário a abstinência de álcool ou de benzodiazepínicos Pode agravar o *delirium*

antecipadas e a existência de uma procuração para decisões sobre cuidados médicos se tornam mais relevantes. Esse cenário enfatiza a importância do desenvolvimento logo de início de instruções antecipadas para as tomadas de decisão a respeito dos cuidados com a saúde enquanto o indivíduo tem a capacidade de comunicar seus desejos em relação à extensão de testes diagnósticos agressivos no fim da vida. O foco pode mudar de uma busca agressiva pela etiologia do *delirium* para cuidados paliativos, conforto e assistência diante da morte.

REFERÊNCIAS

Caraceni A, Grassi L. *Delirium: Acute Confusional States in Palliative Medicine*. 2nd ed. New York: Oxford University Press; 2111.
Franco JG, Trzepacz PT, Meagher DJ, Kean J, Lee Y, Kim J-L, Kishi Y, Furlanetto LM, Negreiros D, Huang M-C, Chen C-H, Leonard M, de Pablo J. Three core domains of delirium validated using exploratory and confirmatory factor analyses. *Psychosomatics*. 2113;54:227.
Hosie A, Davidson PM, Agar M, Sanderson CR, Philips J. Delirium prevalence, incidence, and implications for screening in specialist palliative care inpatient settings: A systematic review. *Palliative Med*. 2113;27:486.
Juliebö V, Björo K, Krogseth M, Skovlund E, Ranhoff AH, Wyller TB. Risk factors for preoperative and postoperative delirium in elderly patients with hip fracture. *J Am Geriatr Soc*. 2109;57:1354.
Kiely DK, Marcantonio ER, Inouye SK, Shaffer ML, Bergmann MA, Yang FM, Fearing MA, Jones RN. Persistent delirium predicts greater mortality. *J Am Geriatr Soc*. 2109;57:55.
Maldonado JR, Wysong A, van der Starre PJA, Block T, Miller C, Reitz BA. Dexmedetomidine and the reduction of postoperative delirium after cardiac surgery. *Psychosomatics*. 2109;50:216.
Morandi A, McCurley J, Vasilevskis EE. Tools to detect delirium superimposed on dementia: A systematic review: Erratum. *J Am Ger Soc*. 2113;61:174.
O'Mahony R, Murthy L, Akunne A, Young J. Synopsis of the National Institute for Health and Clinical Excellence guideline for prevention of delirium. *Ann Intern Med*. 2111;154(11):746.
Pisani MA, Kong SYJ, Kasl SV, Murphy TE, Araujo KLB, Van Ness PH. Days of delirium are associated with 1-year mortality in an older intensive care unit population. *Am J Respir Crit Care*. 2109;180:1092.
Popeo DM. Delirium in older adults. *MT Sinai J Med*. 2111;78(4):571.
Singh Joy SD. Delirium directly related to cognitive impairment. *Am J Nurs*. 2111;111:65.
Solai LKK. Delirium. In: Sadock BJ, Sadock VA, Ruiz P, eds. *Kaplan & Sadock's Comprehensive Textbook of Psychiatry*. 9th ed. Philadelphia: Lippincott Williams & Wilkins; 2109:1153.
Thomas E, Smith JE, Forrester DA, Heider G, Jadotte YT, Holly C. The effectiveness of non-pharmacological multi-component interventions for the prevention of delirium in non-intensive care unit older adult hospitalized patients: a systematic review. *The JBI Database of Systematic Reviews and Implementation Reports*. 2014;12(4):180–232.
Witlox J, Eurelings LSM, de Jonghe JFM, Kalisvaart KJ, Eikelenboom P, van Gool WA. Delirium in elderly patients and the risk of postdischarge mortality, institutionalization, and dementia. *JAMA*. 2110;304(4):443.
Yang FM, Marcantonio ER, Inouye SK, Kiely DK, Rudolph JL, Fearing MA, Jones RN. Phenomenological subtypes of delirium in older persons: Patterns, prevalence, and prognosis. *Psychosomatics*. 2109;50:248.

▲ 21.3 Demência (transtorno neurocognitivo maior)

Demência refere-se a um processo de doença marcado pelo declínio cognitivo, mas com clareza de consciência. A demência não se refere a um baixo funcionamento intelectual, nem retardo mental, porque estas são condições de desenvolvimento e estáticas, e os déficits cognitivos na demência representam um declínio de níveis anteriores de funcionamento. A demência envolve múltiplos domínios cognitivos, e déficits cognitivos causam prejuízo significativo no funcionamento social e profissional. Existem vários tipos de demência com base na etiologia: doença de Alzheimer, demência com corpos de Lewy, demência vascular, demência frontotemporal, lesão cerebral traumática (LCT), HIV, doença do príon, doença de Parkinson e doença de Huntington. A demência também pode ser causada por outras condições médicas ou neurológicas ou produzida por várias substâncias (veja a Seção 21.4: Transtornos Amnésticos).

Os pontos clínicos críticos da demência são a identificação da síndrome e o exame clínico de sua causa. O transtorno pode ser progressivo ou estático; permanente ou reversível. Presume-se sempre uma causa subjacente, embora, em casos raros, seja impossível determinar uma causa específica. O potencial de reversão da demência está relacionado à condição patológica subjacente e à disponibilidade e aplicação de um tratamento eficaz. Aproximadamente 15% das pessoas com demência apresentam doenças reversíveis, se o tratamento for iniciado antes que ocorram danos irreparáveis.

EPIDEMIOLOGIA

Com o envelhecimento da população, a prevalência de demência aumenta. A prevalência de demência moderada a grave em diferentes grupos populacionais é de aproximadamente 5% na população em geral com idade superior a 65 anos, de 20 a 40% nessa população acima dos 85 anos, de 15 a 20% em consultórios médicos ambulatoriais e de 50% nas instalações de cuidados para casos crônicos.

De todos os pacientes com demência, 50 a 60% apresentam o tipo mais comum, a demência do tipo Alzheimer (doença de Alzheimer). Sua prevalência aumenta com o avanço da idade. Em indivíduos com 65 anos, homens apresentam um índice de prevalência de 0,6%, e mulheres, de 0,8%. Aos 90 anos, os índices são de 21%. Em todas essas estatísticas, de 40 a 60% dos casos são moderados a graves. Os índices de prevalência (homens para mulheres) são de 11 e 14% aos 85 anos, 21 e 25% aos 90 anos e 36 e 41% aos 95 anos. Pacientes com demência do tipo Alzheimer ocupam mais de 50% dos leitos de clínicas de repouso. Mais de 2 milhões de indivíduos com demência são cuidados nessas instalações. Até 2050, estima-se que haverá 14 milhões de norte-americanos com doença de Alzheimer e, portanto, mais de 18 milhões de pessoas com demência.

O segundo tipo mais comum é a demência vascular, que apresenta uma relação causal com doenças cerebrovasculares. Hipertensão predispõe o indivíduo à doença. A demência vascular responde por 15 a 30% de todos os casos de demência. Ela é a ocorrência mais comum em pessoas na faixa etária dos 60 e dos 70 anos e ocorre com maior frequência em homens do que em mulheres. Aproximadamente 10 a 15% dos pacientes apresentam demência vascular coexistente com demência do tipo Alzheimer.

Outras causas comuns de demência, cada uma com representação de 1 a 5% de todos os casos, incluem lesão cerebral traumática, demências relacionadas ao álcool e diversas relacionadas a transtornos do movimento, como doença de Huntington e doença de Parkinson. Visto ser uma síndrome bastante geral, a demência apresenta várias causas, e o médico deve se dedicar a um exame clínico cuidadoso de um paciente com demência para estabelecer sua causa.

ETIOLOGIA

As causas mais comuns de demência em indivíduos com idade superior a 65 anos são (1) doença de Alzheimer; (2) demência vascular; e (3) demência mista vascular e do tipo Alzheimer. Outras doenças que respondem por cerca de 10% do total incluem demência com corpos de Lewy; doença de Pick; demências frontotemporais; hidrocefalia de pressão normal (HPN); demência alcoólica; demência infecciosa, como HIV ou sífilis; e doença de Parkinson. Vários tipos de demência avaliados em contextos clínicos podem ser atribuídos a causas reversíveis, como anormalidades metabólicas (p. ex., hipotireoidismo), deficiências nutricionais (p. ex., deficiência de vitamina B_{12} ou de folato) ou síndrome de demência causada por depressão. Veja a Tabela 21.3-1 para uma análise de possíveis etiologias de demência.

Demência do tipo Alzheimer

Em 1907, Alois Alzheimer (Fig. 21.3-1) descreveu pela primeira vez a condição que mais tarde adquiriu seu nome. Ele descreveu uma mulher de 51 anos com um curso de quatro anos e meio de demência progressiva. O diagnóstico final de doença de Alzheimer requer exame neuropatológico do encéfalo; mesmo assim, demência do tipo Alzheimer é habitualmente diagnosticada no contexto clínico depois que outras causas de demência foram excluídas da consideração diagnóstica.

TABELA 21.3-1
Possíveis etiologias de demência

Demências degenerativas
  Doença de Alzheimer
  Demências frontotemporais (p. ex., doença de Pick)
  Doença de Parkinson
  Demência com corpos de Lewy
  Ferrocalcinose cerebral idiopática (doença de Fahr)
  Paralisia supranuclear progressiva
Diversas
  Doença de Huntington
  Doença de Wilson
  Leucodistrofia metacromática
  Neuroacantocitose
Psiquiátricas
  Pseudodemência de depressão
  Declínio cognitivo em esquizofrenia na velhice
Fisiológicas
  Hidrocefalia de pressão normal
Metabólicas
  Deficiências vitamínicas (p. ex., vitamina B_{12}, folato)
  Endocrinopatias (p. ex., hipotireoidismo)
  Perturbações metabólicas crônicas (p. ex., uremia)
Tumorais
  Primário ou metastático (p. ex., meningioma ou câncer de mama ou pulmão com metástase)
Traumáticas
  Demência pugilística, demência pós-traumática
  Hematoma subdural
Infecciosas
  Doenças do príon (p. ex., doença de Creutzfeldt-Jakob, encefalite espongiforme bovina, síndrome de Gerstmann-Sträussler)
  Síndrome da imunodeficiência adquirida (aids)
  Sífilis
Cardíacas, vasculares e anóxicas
  Infarto (único ou múltiplo, ou lacunar estratégico)
  Doença de Binswanger (encefalopatia arteriosclerótica subcortical)
  Insuficiência hemodinâmica (p. ex., hipoperfusão ou hipoxia)
Doenças desmielinizantes
  Esclerose múltipla
Fármacos/drogas e toxinas
  Álcool
  Metais pesados
  Irradiação
  Pseudodemência devida a medicamentos (p. ex, anticolinérgicos)
  Monóxido de carbono

Fatores genéticos. Embora a causa de demência do tipo Alzheimer continue desconhecida, houve progresso na compreensão da base molecular dos depósitos amiloides, que são a característica típica da neuropatologia do transtorno. Alguns estudos indicaram que até 40% dos pacientes apresentam história familiar de demência do tipo Alzheimer; portanto, supõe-se que fatores genéticos contribuam para seu desenvolvimento, pelo menos em alguns casos. Outro dado que aponta para influência genética é o índice de concordância para gêmeos monozigóticos, que é mais elevado do que o índice para gêmeos dizigóticos (43% em comparação a 8%, respectivamente). Em vários casos bem documentados, o transtorno foi transmitido

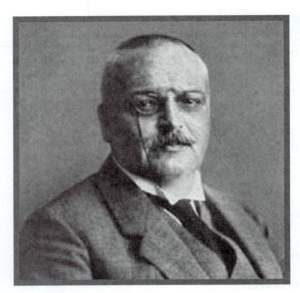

FIGURA 21.3-1
Alois Alzheimer (1864-1915), psiquiatra alemão, descreveu um tipo de demência senil que leva seu nome.

em famílias por meio de um gene dominante autossômico, ainda que essa transmissão seja rara. Demência do tipo Alzheimer exibiu ligação (*linkage*) aos cromossomos 1, 14 e 21.

PROTEÍNA PRECURSORA DO AMILOIDE. O gene para proteína precursora do amiloide encontra-se no braço longo do cromossomo 21. O processamento (*splicing*) diferencial resulta em quatro formas dessa proteína. A proteína β/A4, o elemento principal de placas senis, é um peptídeo de 42 aminoácidos, produto da degradação da proteína precursora do amiloide. Na síndrome de Down (trissomia 21), são encontradas três cópias do gene dessa proteína, e, em uma doença na qual se encontra uma mutação na altura do códon 717 no gene da proteína precursora do amiloide, um processo patológico resulta no depósito excessivo de proteína β/A4. Não se sabe se o processamento de proteína precursora do amiloide anormal é de relevância causal primária na doença de Alzheimer, mas muitos grupos de pesquisa estudam tanto o processamento metabólico normal dessa proteína quanto seu processamento em pacientes com demência do tipo Alzheimer na tentativa de responder a essa questão.

MÚLTIPLOS GENES E4. Um estudo implicou o gene E4 na origem da doença de Alzheimer. Pessoas com uma cópia do gene apresentam uma frequência três vezes maior de doença de Alzheimer do que aquelas sem o gene, e indivíduos com dois genes E4 apresentam uma frequência oito vezes maior do que aqueles sem o gene. Testes diagnósticos para esse gene não são recomendados atualmente porque ele é encontrado em pessoas sem demência e não é encontrado em todos os casos de demência.

Neuropatologia. A observação neuroanatômica macroscópica clássica do cérebro de um paciente com doença de Alzheimer mostra atrofia difusa com sulcos corticais achatados e ventrículos cerebrais aumentados. Os achados clássicos e microscópicos patognomônicos são placas senis, emaranhados neurofibrilares, perda neuronal (em especial no córtex e no hipocampo), perda sináptica (possivelmente até 50% no córtex) e degeneração granulovascular dos neurônios. Emaranhados neurofibrilares (Fig. 21.3-2) são compostos por elementos do citoesqueleto, sobretudo por proteína tau fosforilada, embora outras proteínas do citoesqueleto também estejam presentes. Esses emaranhados não se restringem à doença de Alzheimer; eles também ocorrem na síndrome de Down, na demência pugilística (síndrome do boxeador), no complexo parkinsonismo-demência de Guam, na doença de Hallervorden-Spatz e no cérebro de indivíduos normais durante o processo de envelhecimento. Emaranhados neurofibrilares costumam ser encontrados no córtex, no hipocampo, na substância negra e no *locus ceruleus*.

Placas senis, também chamadas de *placas amiloides* ou *neuríticas*, são fortes indicadores da doença de Alzheimer, embora também sejam observadas na síndrome de Down e, até certo ponto, no envelhecimento normal. Essas placas são compostas por uma proteína específica, β/A4, e astrócitos, processos neuronais distróficos e micróglia. A quantidade e a densidade de placas senis presentes *post-mortem* no cérebro foram correlacionadas à gravidade da doença que afetou o indivíduo em vida.

Neurotransmissores. Os neurotransmissores que estão envolvidos com maior frequência na condição fisiopatológica da doença de Alzheimer são acetilcolina e norepinefrina, e supõe-se que ambos sejam hipoativos na doença de Alzheimer. Vários estudos relataram dados consistentes com a hipótese de que a degeneração específica de neurônios colinérgicos esteja presente no núcleo basal de Meynert em indivíduos com essa doença. Outros dados que oferecem respaldo à ideia de um déficit colinérgico na doença de Alzheimer demonstraram redução das concentrações de acetilcolina e colina acetiltransferase no cérebro. Colina acetiltransferase é a enzima fundamental para a síntese de acetilcolina, e a redução das concentrações da primeira sugere uma diminuição da quantidade de neurônios colinérgicos presentes. Outra fundamentação da hipótese do déficit colinérgico origina-se da observação de que antagonistas colinérgicos, como escopolamina e atropina, prejudicam capacidades cognitivas, enquanto agonistas colinérgicos, como fisostigmina e arecolina, intensificam habilidades cognitivas. Redução da atividade de norepinefrina na doença de Alzheimer é sugerida pela diminuição da quantidade de neurônios que contêm norepinefrina no *locus ceruleus* encontrada em alguns exames patológicos do cérebro de indivíduos com doença de Alzheimer. Outros dois neurotransmissores envolvidos na condição fisiopatológica da doença são os peptídeos neuroativos somatostatina e corticotrofina; concentrações reduzidas de ambos foram relatadas em pessoas com doença de Alzheimer.

Outras causas. Outra teoria para explicar o desenvolvimento de doença de Alzheimer é que uma anormalidade na regulação do metabolismo da membrana fosfolipídica resulta em membranas menos fluidas – ou seja, mais rígidas – do que o normal. Vários pesquisadores estão usando imagens geradas por ressonância espectroscópica molecular para avaliar essa hipótese diretamente em pacientes com demência do tipo Alzheimer. Postulou-se também que toxicidade de alumínio possa ser um fator causativo devido aos níveis elevados de alumínio encontrados no cérebro de alguns pacientes com essa doença, mas ela não é mais considerada um fator etiológico relevante. Estímulo excessivo pelo transmissor glutamato, que pode danificar neurônios, é outra teoria para explicar a causa da doença.

Tauopatia familiar de múltiplos sistemas com demência pré-senil. Um tipo de demência recentemente descoberto, tauopatia familiar de múltiplos sistemas, compartilha algumas anormalidades cerebrais encontradas em indivíduos com doença de Alzheimer. Acredita-se que o gene que causa o transtorno seja encontrado no cromossomo 17. Os sintomas do transtorno incluem problemas com a memória de curto prazo e dificuldade em manter o equilíbrio e de caminhar. O início da doença ocorre nas faixas etárias dos 40 e dos 50 anos, e indivíduos que a apresentam vivem uma média de 11 anos após o início dos sintomas.

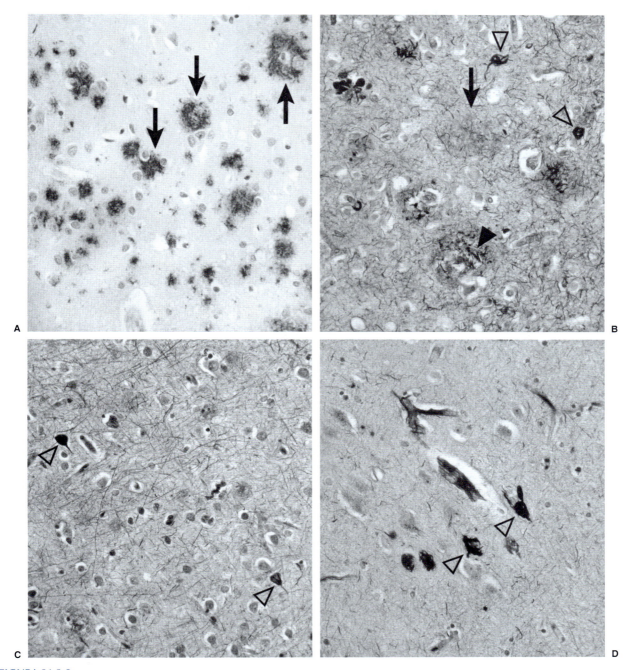

FIGURA 21.3-2
Microfotografias da neuropatologia da doença de Alzheimer. **(A)** O depósito de Aβ fibrilar insolúvel em placas tem início no neocórtex, aqui identificado por meio do uso de um anticorpo contra Aβ e que aparece como depósitos marrom-avermelhados (*setas*). **(B)** Mancha de Bielchowsky do neocórtex de um indivíduo que morreu em estágio avançado de doença de Alzheimer (estágio de Braak VI). As placas Aβ aparecem em tom marrom-escuro nessa preparação (*setas*), e pode-se observar que estão associadas a processos neuronais distróficos (*pontas de seta*) nos quais a agregação da proteína tau insolúvel associada a microtúbulos (MAPT) aparece como depósitos pretos. Essa patologia neurofibrilar também aparece extensivamente em todo o neurópilo, e podem ser observados vários emaranhados neurofibrilares (*pontas de seta vazadas*). **(C)** Mancha de Bielchowsky do neocórtex de um indivíduo que morreu em um estágio menos avançado da doença (estágio de Braak IV). Embora alguns emaranhados neurofibrilares ainda estejam evidentes (*pontas de seta vazadas*), o grau de patologia neurofibrilar no neurópilo é substancialmente menor. **(D)** Emaranhados neurofibrilares isolados (*pontas de seta vazadas*) no córtex entorrinal que podem ser observados no envelhecimento normal (mancha de Bielchowsky). Observe a ausência de placas Aβ e o envolvimento limitado do neurópilo. (Todas as imagens foram obtidas com ampliação de 200x e fornecidas por cortesia do Dr. Ronald L. Hamilton, Departament of Pathology, Division of Neuropathology, University of Pittsburgh School of Medicine.)

Assim como ocorre em pacientes com doença de Alzheimer, a proteína tau se acumula em neurônios e células gliais de indivíduos com tauopatia familiar de múltiplos sistemas. No fim, o acúmulo de proteínas mata as células do cérebro. O transtorno não está associado às placas senis observadas na doença de Alzheimer.

> O Sr. J., um empresário aposentado de 70 anos, foi levado ao serviço psiquiátrico devido ao encaminhamento por seu médico de família. A esposa alegou que o marido havia ficado tão esquecido que tinha medo de deixá-lo sozinho, até mesmo em casa. O Sr. J. havia se aposentado aos 62 anos, depois de passar por um declínio em seu desempenho no trabalho durante os cinco anos anteriores. Também deixara, pouco a pouco, de praticar *hobbies* que lhe davam prazer (fotografia, leitura, golfe) e ficou cada vez mais quieto. Contudo, sua falta crescente de memória passou praticamente despercebida em casa, até que um dia, enquanto caminhava em uma área que conhecia bem, não conseguiu encontrar o caminho de volta para casa. A partir de então, as falhas na memória começaram a aumentar. Ele se esquecia de consultas, colocava coisas em lugares diferentes e se perdia no bairro onde morava havia 40 anos. Passou a não reconhecer mais as pessoas, mesmo as que conhecia havia anos. Sua esposa começou a lhe dar banho e a vesti-lo, pois ele havia se esquecido como fazê-lo sozinho.
>
> Durante o exame, o Sr. J. estava desorientado quanto a tempo e lugar. Conseguia se lembrar apenas do próprio nome e de seu local de nascimento. Parecia perdido durante a entrevista e respondia apenas a perguntas com um dar de ombros ocasional. Quando solicitado a nomear objetos ou lembrar de palavras ou números, ele parecia ficar tenso e angustiado. Tinha dificuldade de seguir instruções e não conseguia se vestir nem se despir sozinho. Sua condição médica geral era boa. Seus exames laboratoriais revelaram anormalidades no EEG e nas imagens de TC.

Demência vascular

Supõe-se que a causa principal de demência vascular, anteriormente denominada *demência multi-infarto*, sejam múltiplas áreas de doença vascular cerebral que resultam em um padrão de sintomas de demência. A demência vascular é observada com maior frequência em homens, em especial aqueles com hipertensão ou outros fatores de risco cardiovascular preexistentes. O transtorno afeta sobretudo vasos cerebrais pequenos e médios, os quais sofrem infarto e produzem múltiplas lesões parenquimais espalhadas por amplas áreas do cérebro (Fig. 21.3-3). As causas dos infartos podem incluir a oclusão de vasos por placas arterioscleróticas ou tromboembolias de origens distantes (p. ex., valvas cardíacas). Um exame do paciente pode revelar ruídos carotídeos, anormalidades fundoscópicas ou câmaras cardíacas aumentadas (Fig. 21.3-4)

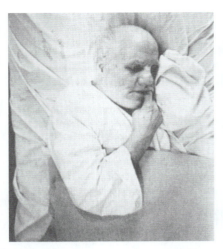

FIGURA 21.3-4
Pacientes com demência crônica geralmente precisam de cuidados assistenciais em seus anos de declínio. Comportamento regressivo, como chupar o dedo, é típico nesse estado. (Cortesia de Bill Stanton para Magnum Photos Inc.)

Doença de Binswanger. A doença de Binswanger (Fig. 21.3-5), também conhecida como *encefalopatia arteriosclerótica subcortical*, se caracteriza pela presença de diversos pequenos infartos da

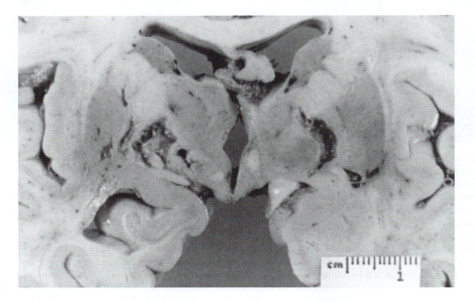

FIGURA 21.3-3
Aparência macroscópica do córtex cerebral em secção coronal de um paciente com demência vascular. Os múltiplos infartos lacunares bilaterais envolvem o tálamo, a cápsula interna e o globo pálido. (Cortesia de Daniel P. Perl, M.D.).

Transtornos neurocognitivos   709

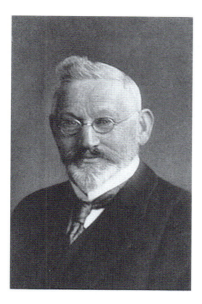

FIGURA 21.3-5
Otto Binswanger (1852-1929), psiquiatra suíço que descreveu uma condição que chamou de "encefalite subcortical crônica progressiva", atualmente conhecida como doença de Binswanger.

matéria branca que poupam as regiões corticais (Fig. 21.3-6). Embora essa doença tenha sido anteriormente considerada uma condição rara, o advento de técnicas de geração de imagens mais sofisticadas e potentes, como a RM, revelou que a condição é mais comum do que se acreditava.

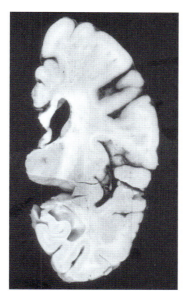

FIGURA 21.3-6
Doença de Binswanger. Corte transversal demonstra infarto em grande extensão da matéria branca subcortical, sem afetar a matéria cinzenta sobrejacente. (Cortesia de Dushyant Purohit, M.D., Neuropathology Division, Mount Sinai School of Medicine, New York, NY.)

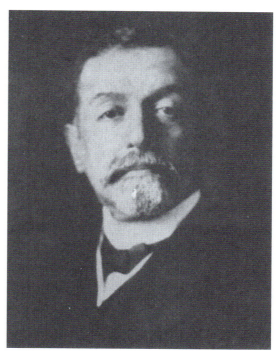

FIGURA 21.3-7
Arnold Pick (1851-1924), neurologista e psiquiatra tcheco que descreveu a demência frontotemporal e os corpos de Pick que são característicos do transtorno.

Demência frontotemporal (doença de Pick)

Em contraste com a distribuição parietal temporal dos achados patológicos na doença de Alzheimer, a doença de Pick (Fig. 21.3-7) caracteriza-se por uma preponderância de atrofia nas regiões frontotemporais. Essas regiões também têm perda neuronal; gliose; e corpos de Pick neuronais, os quais são massas de elementos do citoesqueleto. Os corpos de Pick são observados em alguns espécimes *post-mortem*, mas não são necessários para o diagnóstico. A causa dessa doença é desconhecida, mas ela compõe aproximadamente 5% de todas as demências irreversíveis. É mais comum em homens, em especial aqueles que têm um parente em primeiro grau com a condição. A doença de Pick é difícil de distinguir da demência do tipo Alzheimer, embora os estágios iniciais da primeira sejam caracterizados com mais frequência por alterações de personalidade e de comportamento, com preservação relativa de outras funções cognitivas, e em geral começa antes dos 75 anos de idade. Casos em família podem ter início mais cedo, e alguns estudos demonstraram que cerca de metade dos casos de doença de Pick é familiar (Fig. 21.3-8). Características da síndrome de Klüver-Bucy (p. ex., hipersexualidade, placidez e hiperoralidade) são muito mais comuns na doença de Pick do que na doença de Alzheimer.

Doença com corpos de Lewy

A doença com corpos de Lewy é uma demência clinicamente semelhante à doença de Alzheimer e costuma se caracterizar por alucinações, aspectos parkinsonianos e sinais extrapiramidais (Tab. 21.3-2). Corpos de inclusão de Lewy são encontrados no córtex cerebral (Fig. 21.3-9). A incidência exata é desconhecida. Esses pacientes com frequência têm síndrome de Capgras (paramnésia reduplicativa) como parte do quadro clínico.

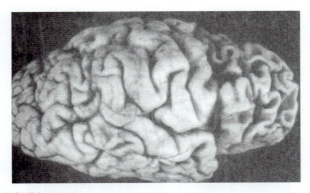

FIGURA 21.3-8
Patologia macroscópica da doença de Pick. A imagem demonstra a atrofia frontal e temporal acentuada que se observa nos casos de demência frontotemporal, como doença de Pick. (Cortesia de Dushyant Purohit, M.D., Neuropathology Divisioin, Mount Sinai School of Medicine, New York, NY.)

Doença de Huntington

A doença de Huntington (Fig. 21.3-10) costuma estar associada ao desenvolvimento de demência. A demência observada nessa doença é a do tipo subcortical, caracterizado por mais anormalidades motoras e menos anormalidades na linguagem do que no tipo cortical de demência (Tab. 21.3-3). A demência da doença de Huntington exibe lentidão psicomotora e dificuldade em executar tarefas complexas, mas memória, linguagem e *insight* permanecem relativamente intactos nos estágios iniciais e intermediários da doença. Contudo, com o avançar da enfermidade, a demência torna-se completa; as características que a distinguem da demência do tipo Alzheimer são a elevada incidência de depressão e psicose junto ao clássico transtorno do movimento coreoatetoide.

TABELA 21.3-2
Critérios clínicos para demência com corpos de Lewy (DCL)

O paciente deve apresentar declínio cognitivo suficiente a ponto de interferir em seu funcionamento social ou profissional. Destaca-se que, no início da doença, os sintomas de memória podem não ser tão proeminentes quanto os sintomas de atenção, habilidades frontossubcorticais e capacidade visuoespacial. Provável DCL exige um ou mais sintomas fundamentais, enquanto possível DCL exige apenas um sintoma fundamental.

Sintomas fundamentais
Níveis oscilantes de atenção e estado de alerta
Alucinações visuais recorrentes
Características parkinsonianas (roda dentada, bradicinesia e tremor em repouso)

Características de apoio
Quedas repetidas
Síncope
Sensibilidade a neurolépticos
Delírios sistematizados
Alucinações em outras modalidades (p. ex., auditivas, táteis)

(Adaptada de McKeith LG, Galasko D, Kosaka K. Consensus guidelines for the clinical and pathologic diagnosis of dementia with Lewy bodies (DLB): Report of the consortium on DLB international workshop. *Neurology*. 1996;47:1113–1124, com permissão.)

Doença de Parkinson

Assim como a doença de Huntington, o parkinsonismo é uma doença dos gânglios da base, normalmente associada a demência e depressão. Estima-se que 20 a 30% dos pacientes com parkinsonismo tenham demência, e outros 30 a 40% apresentem prejuízo mensurável das capacidades cognitivas. Os movimentos lentos de indivíduos com essa doença representam um paralelo com o pensamento lento de alguns pacientes afetados, uma característica que clínicos podem chamar de *bradifrenia* ou *bradipsiquismo*.

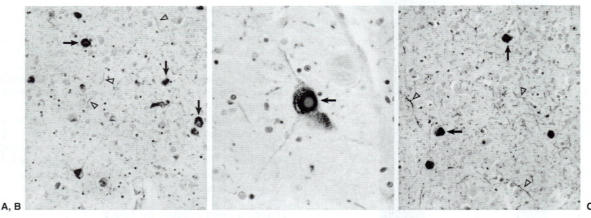

FIGURA 21.3-9
Microfotografias da patologia dos corpos de Lewy. **(A)** Acúmulo anormal de agregações de α-sinucleína demonstrado por imunocitoquímica na amígdala de um indivíduo com demência. Corpos de Lewy aparecem como inclusões intracelulares densas (*setas*), mas a mancha em processos neuronais pode ser observada em todo o neurópilo (*pontas das setas*). Em indivíduos nos quais a patologia dos corpos de Lewy ocorre concomitantemente à doença de Alzheimer, a amígdala é com frequência a única região afetada. **(B)** Aparência clássica de um corpo de Lewy (*seta*) em um grande neurônio pigmentado da substância negra. **(C)** Patologia dos corpos de Lewy no neocórtex. Tanto os corpos de Lewy (*setas*) como a marcação substancial de processos neuronais no neurópilo (*pontas das setas*) são evidentes (ampliação em [A] e [B] de 200x, em [C], de 400x. Todas as imagens fornecidas são cortesia do Dr. Ronald L. Hamilton, Departament of Pathology, Division of Neuropathology, University of Pittsburgh School of Medicine.)

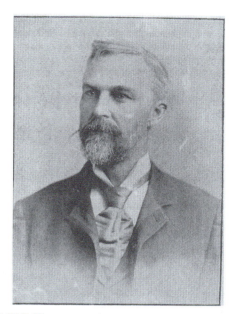

FIGURA 21.3-10
George Huntington (1850-1916), médico norte-americano que descreveu pela primeira vez a doença que leva seu nome, doença de Huntington.

O Sr. M., de 77 anos, se submeteu a um exame neurológico porque percebeu que sua memória estava falhando e que estava tendo dificuldade em se concentrar, o que atrapalhava seu trabalho. Ele se queixou de lentidão e de perder a linha de raciocínio. Sua esposa afirmou que ele estava ficando retraído e mais relutante em participar de atividades que costumavam lhe dar prazer. Ele negou outros sintomas de depressão além de se sentir levemente deprimido por apresentar essa diminuição de sua capacidade. Dois anos antes, o Sr. M. desenvolveu um tremor de repouso intermitente em sua mão direita e uma marcha arrastada. Embora um psiquiatra tivesse considerado um diagnóstico de doença de Parkinson, ele nunca foi confirmado por um neurologista e, portanto, nunca foi tratado.

Durante o exame neurológico inicial, a fala espontânea do Sr. M. era hesitante e um pouco confusa (disártrica). O exame do nervo craniano resultou normal. O tônus motor estava ligeiramente aumentado no pescoço e em todos os membros. Ele executou com lentidão movimentos alternados em suas mãos. Apresentava um ligeiro tremor intermitente em seu braço direito em repouso. Os reflexos estavam simétricos. Um exame neuropsicológico foi realizado três semanas depois. Descobriu-se que o Sr. M. demonstrava prejuízo da memória e em suas capacidades de nomeação e construção.

TABELA 21.3-3
Características de distinção entre demência subcortical e demência cortical

Característica	Demência subcortical	Demência cortical	Testes recomendados
Linguagem	Sem afasia (anomia, caso seja grave)	Afasia já no início	Teste FAS (fluência verbal para categorias fonêmicas); Teste de Nomeação de Boston; Subteste de vocabulário da WAIS-R (Escala Wechsler de Inteligência para Adultos Revisada)
Memória	Prejuízo na evocação (recordação) > reconhecimento (codificação)	Prejuízo na evocação e no reconhecimento	Escala Wechsler de Memória; Subteste de Substituição de Dígitos e Símbolos (*Digit Symbol*); Aprendizagem de Pares Associados (Brandt)
Atenção e lembrança imediata	Prejudicadas	Prejudicadas	Subteste de dígitos da WAIS-R
Habilidades visuoespaciais	Prejudicadas	Prejudicadas	Subtestes da WAIS de arranjo de figuras, arrumar objetos e cubos
Cálculo	Preservado até estágios avançados	Envolvido já no início	Miniexame do Estado Mental
Capacidades do sistema frontal (função executiva)	Afetadas desproporcionalmente	Grau do prejuízo consistente com outro envolvimento	Teste Wisconsin de Classificação de Cartas; teste *Odd-Man-Out* (item que não pertence ao grupo); teste de figuras absurdas
Velocidade de processamento cognitivo	Lenta já no início	Normal até estágios mais avançados da doença	Teste das trilhas A e B; Teste auditivo compassado de adição seriada (PASAT)
Personalidade	Apática, inerte	Despreocupada	MMPI (Inventário Multifásico da Personalidade de Minnesota)
Humor	Deprimido	Eutímico	Escalas de depressão de Beck e Hamilton
Fala	Disártrica	Articulada até estágios mais avançados	Fluência verbal (Rosen, 1980)
Postura	Curvada ou estendida	Ereta	
Coordenação	Comprometida	Normal até estágios mais avançados	
Velocidade e controle motores	Reduzidos	Normais	Batida de dedos; teste de inserção de pinos (*grooved pegboard*)
Movimentos acidentais	Coreia, tiques de tremores, distonia	Ausente (demência de Alzheimer – pouca mioclonia)	
Abstração	Prejudicada	Prejudicada	Teste de Categoria (Bateria de Halstead)

(De Pajeau AK, Román GC. HIV encephalopathy and dementia. In: J Biller, RG Kathol, eds. *The Psychiatric Clinics of North America: The Interface of Psychiatry and Neurology*. Vol. 15. Philadelphia: WB Saunders; 1992:457.)

Demência relacionada a HIV

A encefalopatia na infecção por HIV está associada a demência e é denominada *complexo de demência da síndrome da imunodeficiência adquirida* (aids), ou *demência de HIV*. Pacientes soropositivos experimentam demência em um índice anual de aproximadamente 14%. Estima-se que 75% dos pacientes com aids apresentem envolvimento do SNC no momento da necropsia. O desenvolvimento de demência em indivíduos soropositivos com frequência ocorre em paralelo ao surgimento de anormalidades parenquimatosas em varreduras de imagens por RM. Outras demências infecciosas são causadas por *Cryptococcus* ou *Treponema pallidum*.

O diagnóstico de complexo de demência da aids é estabelecido perante a confirmação da infecção por HIV e a exclusão de patologia alternativa para explicar o prejuízo cognitivo. A American Academy of Neurology AIDS Task Force desenvolveu critérios de pesquisa para o diagnóstico clínico dos transtornos do SNC em adultos e adolescentes (Tab. 21.3-4). Os critérios da força-tarefa para o complexo de demência da aids exigem evidências laboratoriais para HIV sistêmico, pelo menos dois déficits cognitivos e a presença de anormalidades motoras ou alterações na personalidade. Alterações na personalidade podem ser manifestadas por apatia, labilidade emocional ou desinibição comportamental. Esses critérios também requerem a ausência de turvamento da consciência ou evidências de outra etiologia que possa produzir o prejuízo cognitivo. Mudanças cognitivas, motoras e comportamentais são avaliadas por meio de exames físicos, neurológicos e psiquiátricos, além de testes neuropsicológicos.

Demência relacionada a lesão cerebral traumática

A demência pode ser uma sequela de traumatismo craniano. A chamada demência pugilística ocorre em boxeadores depois de traumas cranianos repetidos ao longo de vários anos. Ela se caracteriza por labilidade emocional, disartria e impulsividade. Foi também observada em jogadores profissionais de futebol americano que desenvolveram demência após repetidas concussões ao longo de vários anos.

> A Sra. S., de 75 anos, foi levada ao setor de emergência após ser encontrada vagando pelas ruas de sua vizinhança em um estado confuso e desorientado. Gozava de boa saúde até alguns meses antes quando o marido fora hospitalizado durante 10 dias para uma cirurgia de pequeno porte. Depois de um mês após o retorno do marido, ele e os dois filhos adultos, que não moram com os pais, relataram uma alteração perceptível no estado mental da Sra. S. Ela se tornou hiperativa e parecia dispor de energia em excesso, ficava agitada e irritável e tinha dificuldade em dormir à noite.
>
> Durante o exame, a Sra. S. estava desorientada quanto a tempo e lugar, agitada e confusa. Seu marido revelou, durante a entrevista, que, durante vários anos, ela sofrera de tonturas e sensação de cabeça leve ao ficar em pé e algumas vezes sofria quedas que, no entanto, nunca causaram danos maiores. Pouco antes do início de seus sintomas, a Sra. S. aparentemente sofrera uma queda à noite, e o marido a encontrara na manhã seguinte deitada próxima à cama em um estado de confusão. Devido a sua história de quedas, nenhum dos dois se deteve muito quanto ao ocorrido. Uma TC revelou a presença de hematoma subdural, que foi retirado. Após a intervenção, a confusão e a desorientação da Sra. S. se dissiparam, e ela retomou seu estado normal de funcionamento.

DIAGNÓSTICO E CARACTERÍSTICAS CLÍNICAS

Os critérios diagnósticos do DSM-5 constam nas Tabelas 21.3-5 e 21.3-6. O DSM-5 faz uma distinção entre transtorno cognitivo maior e transtorno cognitivo leve com base nos níveis de funcionamento, mas a etiologia subjacente é semelhante.

O diagnóstico de demência baseia-se no exame clínico, incluindo um exame do estado mental, e nas informações obtidas com a família, os amigos e os empregadores do paciente. Queixas de alteração na personalidade de um indivíduo com idade superior a 40 anos sugerem levar em consideração um diagnóstico de demência.

Os clínicos devem estar atentos a queixas do paciente sobre prejuízo intelectual e esquecimento, bem como a evidências de evasão, negação ou racionalização destinadas a encobrir déficits cognitivos. Sistematização excessiva, retraimento social ou uma tendência a relatar eventos em detalhes minuciosos podem ser características, e há possibilidade de explosões repentinas de raiva ou sarcasmo. A aparência e o comportamento do paciente devem ser observados. Labilidade de emoções; poucos cuidados com a aparência; comentários desinibidos, piadas tolas; ou expressão facial e modos apáticos ou vagos sugerem a presença de demência, especialmente quando manifestados junto com prejuízo da memória.

TABELA 21.3-4
Critérios para o diagnóstico clínico de complexo de demência associado a HIV tipo 1

Evidências laboratoriais de infecção pelo vírus da imunodeficiência humana (HIV) tipo 1 com confirmação por Western blot, reação em cadeia de polimerase ou cultura.

Anormalidade adquirida em pelo menos *duas* capacidades cognitivas durante um período mínimo de 1 mês: atenção e concentração, velocidade de processamento de informações, abstração e raciocínio, habilidades visuoespaciais, memória e aprendizado e fala e linguagem. O declínio deve ser verificado por meio de história confiável e exame do estado mental. Deve-se obter a história a partir de informante, e o exame deve ser complementado por testes neuropsicológicos.

A disfunção cognitiva causa prejuízo no funcionamento social ou profissional. O prejuízo não pode ser atribuído unicamente a doença sistêmica grave.

Ao menos *um* dos sintomas seguintes:

Anormalidade adquirida na função motora verificada por exame clínico (p. ex., lentidão de movimentos rápidos, marcha anormal, incoordenação, hiper-reflexia, hipertonia ou fraqueza), testes neuropsicológicos (p. ex., velocidade motora fina, destreza manual ou habilidades motoras de percepção) ou ambos.

Declínio na motivação ou no controle emocional ou alteração no comportamento social, os quais podem se caracterizar por apatia, inércia, irritabilidade, labilidade emocional ou um novo início de prejuízo no julgamento ou de desinibição.

Não ocorre exclusivamente no contexto de *delirium*.

Evidências de outra etiologia, incluindo infecção oportunista ativa no sistema nervoso central, malignidade, transtornos psiquiátricos (p. ex., depressão maior) ou abuso de substância, se presentes, não são a causa dos sintomas e sinais mencionados anteriormente.

(Adaptada de Working Group of the American Academy of Neurology AIDS Task Force: Nomenclature and research case definitions for neurologic manifestations of human immunodeficiency virus–type 1 (HIV-1) infection. *Neurology*. 1991;41:778–785, com permissão.)

TABELA 21.3-5
Critérios diagnósticos do DSM-5 para transtorno neurocognitivo maior (demência)

A. Evidências de declínio cognitivo importante a partir de nível anterior de desempenho em um ou mais domínios cognitivos (atenção complexa, função executiva, aprendizagem e memória, linguagem, perceptomotor ou cognição social) com base em:
  1. Preocupação do indivíduo, de um informante com conhecimento ou do clínico de que há declínio significativo na função cognitiva; e
  2. Prejuízo substancial no desempenho cognitivo, de preferência documentado por teste neuropsicológico padronizado ou, em sua falta, por outra investigação clínica quantificada.
B. Os déficits cognitivos não interferem na independência em atividades da vida diária (i.e., no mínimo, necessita de assistência em atividades instrumentais complexas da vida diária, tais como pagamento de contas ou controle medicamentoso).
C. Os déficits cognitivos não ocorrem exclusivamente no contexto de *delirium*.
D. Os déficits cognitivos não são mais bem explicados por outro transtorno mental (p. ex., transtorno depressivo maior, esquizofrenia).

Determinar o subtipo devido a:
  Doença de Alzheimer
  Degeneração lobar frontotemporal
  Doença com corpos de Lewy
  Doença vascular
  Lesão cerebral traumática
  Uso de substância/medicamento
  Infecção por HIV
  Doença do príon
  Doença de Parkinson
  Doença de Huntington
  Outra condição médica
  Múltiplas etiologias
  Não especificado

Nota para codificação: Código baseado na etiologia médica ou causado pelo uso de substância. Em alguns casos, necessita-se de código adicional para a condição médica etiológica, que preceder imediatamente o código diagnóstico quanto ao transtorno neurocognitivo maior.

Especificar:
  Sem perturbação comportamental: Se a perturbação cognitiva não está acompanhada por qualquer perturbação comportamental clinicamente significativa.
  Com perturbação comportamental (*especificar a perturbação*): Se a perturbação cognitiva está acompanhada por uma perturbação comportamental clinicamente significativa (p. ex., sintomas psicóticos, alteração do humor, agitação, apatia ou outros sintomas comportamentais).

Especificar gravidade atual:
  Leve: Dificuldades com as atividades instrumentais da vida diária (p. ex., trabalho doméstico, controle de dinheiro)
  Moderada: Dificuldades com as atividades básicas da vida diária (p. ex., alimentar-se, vestir-se)
  Grave: Totalmente dependente

(Reimpressa, com permissão, de *Diagnostic and Statistical Manual of Mental Disorders*, Fifth Edition [Copyright © 2013]. American Psychiatric Association. Todos os direitos reservados.)

O prejuízo da memória é, em geral, uma das primeiras características e a mais pronunciada, sobretudo em demências que envolvem o córtex, como a do tipo Alzheimer. No início do curso de demência, o prejuízo da memória é leve e normalmente mais acentuado no que se refere a eventos recentes. As pessoas esquecem números de telefone, conversas e acontecimentos do dia. No avanço da doença, o prejuízo de memória torna-se grave, e apenas as primeiras informações aprendidas (p. ex., o local de nascimento) são mantidas.

Uma vez que a memória é importante para a orientação quanto a pessoa, local e tempo, a orientação pode ser afetada progressivamente durante o curso de uma doença demencial. Por exemplo, indivíduos com demência podem se esquecer de como voltar para o quarto depois de ir ao banheiro. Contudo, não importa o quanto a desorientação pareça grave, o paciente não exibe prejuízo em seu nível de consciência.

Processos demenciais que afetam o córtex, em particular demência do tipo Alzheimer e demência vascular, podem atingir a capacidade de linguagem do paciente.

Alterações psiquiátricas e neurológicas

Personalidade. Alterações na personalidade de um indivíduo com demência são particularmente perturbadoras para sua família. Traços de personalidade preexistentes podem ser acentuados durante o desenvolvimento de uma demência. Pessoas com demência também podem se tornar introvertidas e parecer menos preocupadas do que eram antes com os efeitos que seu comportamento causa sobre os outros. Indivíduos com demência que têm delírios paranoides costumam ser hostis a familiares e cuidadores. Quando há envolvimento dos lobos frontal e temporal, a pessoa fica propensa a apresentar alterações profundas na personalidade e pode se tornar irritável e irascível.

Alucinações e delírios. Estima-se que 20 a 30% dos pacientes com demência (sobretudo aqueles com demência do tipo Alzheimer) têm alucinações, e 30 a 40% têm delírios, majoritariamente paranoides ou de perseguição de natureza não sistematizada, embora delírios complexos, prolongados e bem sistematizados também sejam relatados por esses pacientes. Agressividade física e outras formas de violência são comuns em indivíduos demenciados que também têm sintomas psicóticos.

Humor. Além de psicose e de alterações na personalidade, depressão e ansiedade são sintomas pronunciados em uma quantidade estimada em 40 a 50% dos pacientes com demência, embora a síndrome completa de transtorno depressivo possa estar presente em apenas 10 a 20%. Indivíduos com demência também podem exibir riso ou choro patológico – ou seja, extremos de emoções – sem provocação aparente.

TABELA 21.3-6
Critérios diagnósticos do DSM-5 para transtorno neurocognitivo maior ou leve devido à doença de Alzheimer

A. São atendidos os critérios para transtorno neurocognitivo maior ou leve.
B. Há surgimento insidioso e progressão gradual de prejuízo em um ou mais domínios cognitivos (no caso de transtorno neurocognitivo maior, pelo menos dois domínios devem estar prejudicados).
C. Os critérios são atendidos para doença de Alzheimer provável ou possível, do seguinte modo:

Para transtorno neurocognitivo maior:
  Provável doença de Alzheimer é diagnosticada se qualquer um dos seguintes está presente; caso contrário, deve ser diagnosticada **possível doença de Alzheimer**.
  1. Evidência de uma mutação genética causadora de doença de Alzheimer a partir de história familiar ou teste genético.
  2. Todos os três a seguir estão presentes:
     a. Evidências claras de declínio na memória e na aprendizagem e em pelo menos outro domínio cognitivo (com base em história detalhada ou testes neuropsicológicos em série).
     b. Declínio constantemente progressivo e gradual na cognição, sem platôs prolongados.
     c. Ausência de evidências de etiologia mista (i.e., ausência de outra doença neurodegenerativa ou cerebrovascular ou de outra doença ou condição neurológica, mental ou sistêmica provavelmente contribuindo para o declínio cognitivo).

Para transtorno neurocognitivo leve:
  Provável doença de Alzheimer é diagnosticada se há evidência de alguma mutação genética causadora de doença de Alzheimer, constatada em teste genético ou história familiar.
  Possível doença de Alzheimer é diagnosticada se não há evidência de mutação genética causadora de doença de Alzheimer, de acordo com teste genético ou história familiar, com presença de todos os três a seguir:
  1. Evidências claras de declínio na memória e na aprendizagem.
  2. Declínio constantemente progressivo e gradual na cognição, sem platôs prolongados.
  3. Ausência de evidências de etiologia mista (i.e., ausência de outra doença neurodegenerativa ou cerebrovascular ou de outra doença ou condição neurológica ou sistêmica provavelmente contribuindo para o declínio cognitivo).

D. A perturbação não é mais bem explicada por doença cerebrovascular, outra doença neurodegenerativa, efeitos de uma substância ou outro transtorno mental, neurológico ou sistêmico.

Nota para codificação: Em provável transtorno neurocognitivo maior devido à doença de Alzheimer, com perturbação comportamental, codificar primeiro **331.0 (G30.9)** doença de Alzheimer, seguida de **294.11 (F02.81)** transtorno neurocognitivo maior devido à doença de Alzheimer. Em provável transtorno neurocognitivo devido à doença de Alzheimer, sem perturbação comportamental, codificar primeiro **331.0 (G30.9)** doença de Alzheimer, seguida de **294.10 (F02.80)** transtorno neurocognitivo maior devido à doença de Alzheimer, sem perturbação comportamental.
Para possível transtorno neurocognitivo maior devido à doença de Alzheimer, codificar **331.9 (G31.9)** possível transtorno neurocognitivo maior. (**Nota:** *Não* usar o código adicional para doença de Alzheimer. Perturbação comportamental não pode ser codificada, embora deva ainda ser indicada por escrito.)
Para transtorno neurocognitivo leve devido à doença de Alzheimer, codificar **331.83 (G31.84)**. (**Nota:** *Não* usar o código adicional para doença de Alzheimer. Perturbação comportamental não pode ser codificada, embora deva ainda ser indicada por escrito.)

(Reimpressa, com permissão, de *Diagnostic and Statistical Manual of Mental Disorders*, Fifth Edition [Copyright © 2013]. American Psychiatric Association. Todos os direitos reservados.)

Alteração cognitiva. Além das afasias em indivíduos com demência, apraxias e agnosias também são comuns. Outros sinais neurológicos que podem ser associados a demência são convulsões, observadas em aproximadamente 10% dos pacientes com demência do tipo Alzheimer e em 20% daqueles com demência vascular e apresentações neurológicas atípicas, como síndromes do lobo parietal não dominante. Reflexos primitivos, como os reflexos de preensão palmar e plantar, do focinho, de sucção e palmo-mentoniano, podem estar presentes durante o exame neurológico, e espasmos mioclônicos estão presentes em 5 a 10% dos pacientes.

Pacientes com demência vascular podem apresentar sintomas neurológicos adicionais, como cefaleias, tontura, desmaio, fraqueza, sinais neurológicos focais e perturbações do sono, possivelmente atribuíveis ao local da doença cerebrovascular. Paralisia pseudobulbar, disartria e disfagia também são mais comuns em demência vascular do que em outras condições demenciais.

Reação catastrófica. Indivíduos com demência também exibem diminuição da capacidade de aplicar o que Kurt Goldstein chamou de "atitude abstrata". A pessoa tem uma dificuldade generalizada de, a partir de uma única ocasião, formar conceitos e perceber semelhanças e diferenças entre conceitos. Há, ainda, o comprometimento da capacidade de resolver problemas, raciocinar logicamente e fazer julgamentos legítimos. Goldstein também descreveu uma reação catastrófica caracterizada por agitação secundária à consciência subjetiva de déficits intelectuais em circunstâncias estressantes. O indivíduo em geral tenta compensar as deficiências ao usar estratégias para evitar a demonstração de insucesso de desempenho intelectual; ele pode mudar de assunto, fazer uma piada ou desviar a atenção do entrevistador. Ausência de julgamento ou baixo controle de impulsos são comuns, de modo especial em demências que afetam majoritariamente os lobos frontais. Exemplos desses prejuízos incluem linguagem tosca, piadas inadequadas, negligência da aparência e da higiene pessoais e uma indiferença às regras convencionais de conduta social.

Síndrome de confusão noturna (*Sundowning*). A síndrome de confusão noturna caracteriza-se por sonolência, confusão, ataxia e quedas acidentais. Ela ocorre em idosos sedados em demasia e em pacientes com demência que reagem de modo adverso mesmo a uma pequena dose de fármaco psicoativo. A síndrome também ocorre em pacientes demenciados quando estímulos externos, como luz e indícios de orientação interpessoal, se reduzem.

Demência vascular

Os sintomas gerais de demência vascular são os mesmos de demência do tipo Alzheimer, mas o diagnóstico da primeira requer evidências clínicas ou laboratoriais que ofereçam respaldo à causa vascular da demência. Essa demência apresenta maior probabilidade de exibir deterioração gradual e decrescente do que a doença de Alzheimer.

Demência persistente induzida por substância

Para facilitar o raciocínio do clínico quanto ao diagnóstico diferencial, demência persistente induzida por substância está listada em dois locais, com as demências e com os transtornos relacionados a substância. As substâncias específicas que possibilitam referência cruzada são álcool, inalantes, sedativos, hipnóticos ou ansiolíticos e outras substâncias ou substâncias desconhecidas.

Demência persistente induzida por álcool. A fim de estabelecer o diagnóstico de demência persistente induzida por álcool, é necessário satisfazer os critérios para demência. Visto que amnésia também pode ocorrer no contexto de psicose de Korsakoff, é importante fazer a distinção entre prejuízo da memória acompanhado por outros déficits cognitivos (i.e., demência) e amnésia causada por deficiência de tiamina. No entanto, para complicar a situação, evidências também indicam que outras funções cognitivas, como atenção e concentração, podem ficar prejudicadas na síndrome de Wernicke-Korsakoff. Além disso, o abuso de álcool costuma estar associado a alterações de humor, de forma que baixo nível de concentração e outros sintomas cognitivos frequentemente observados no contexto de depressão maior também devem ser descartados. Índices de prevalência diferem de modo considerável conforme a população estudada e os critérios diagnósticos utilizados, mas estima-se que demência relacionada a álcool responda por cerca de 4% das demências.

PATOLOGIA, ACHADOS FÍSICOS E EXAMES LABORATORIAIS

Uma bateria de exames laboratoriais abrangente deve ser realizada ao se avaliar um paciente com demência. Os objetivos são detectar causas reversíveis de demência e fornecer um diagnóstico definitivo ao paciente e a sua família. A gama de possíveis causas de demência exige uso seletivo de testes laboratoriais. A avaliação deve seguir suspeitas clínicas com embasamento na história do paciente e nos resultados de exames físicos e do estado mental. O contínuo aperfeiçoamento das técnicas de geração de imagens, em especial de RM, possibilitou a diferenciação entre demência do tipo Alzheimer e demência vascular, em alguns casos, um pouco mais facilmente do que no passado. Uma área ativa de pesquisa é o uso de tomografia computadorizada por emissão de fóton único (SPECT) para detectar padrões de metabolismo cerebral em diversos tipos de demências; o uso de imagens de SPECT logo poderá ajudar no diagnóstico diferencial clínico de doenças demenciais.

Um exame físico geral é um componente de rotina da bateria de exames para demência. Ele pode revelar evidências de doença sistêmica que cause disfunção cerebral, como aumento do fígado e encefalopatia hepática, ou pode demonstrar doença sistêmica relacionada a processos específicos do SNC. A detecção de sarcoma de Kaposi, por exemplo, deve alertar o clínico para a provável presença de aids e a possibilidade associada de complexo de demência da aids. Achados neurológicos focais, como hiper-reflexia assimétrica ou fraqueza, são observados com maior frequência em doenças vasculares do que em doenças degenerativas. Sinais de lobo frontal e reflexos primitivos ocorrem em diversos transtornos e costumam indicar uma progressão maior.

DIAGNÓSTICO DIFERENCIAL

Demência do tipo Alzheimer *versus* demência vascular

Classicamente, a demência vascular se distingue de demência do tipo Alzheimer pela deterioração gradual que pode acompanhar doença cerebrovascular ao longo do tempo. Embora a deterioração progressiva e insidiosa possa não ser aparente em todos os casos, sintomas neurológicos focais são mais comuns em demência vascular do que na do tipo Alzheimer, assim como os fatores-padrão de risco de doença cerebrovascular.

Demência vascular *versus* ataques isquêmicos transitórios

Ataques isquêmicos transitórios (AITs) são episódios breves de disfunção neurológica focal que duram menos de 24 horas (em geral de 5 a 15 minutos). Embora vários mecanismos possam ser responsáveis, os episódios com frequência são o resultado de microembolização de lesão arterial intracraniana proximal que produz isquemia cerebral transitória, e os episódios normalmente se resolvem sem alteração patológica relevante do tecido parenquimatoso. Em torno de um terço dos indivíduos com AITs sem tratamento experimenta um infarto cerebral mais tarde; portanto, a identificação de AITs é uma estratégia clínica importante para prevenir infarto cerebral.

O clínico deve distinguir episódios envolvendo o sistema vertebrobasilar dos que envolvem o sistema arterial carotídeo. De modo geral, sintomas de doença vertebrobasilar refletem uma perturbação funcional transitória tanto no tronco encefálico quanto no lobo occipital; os sintomas de distribuição carotídea refletem anormalidade unilateral retiniana ou hemisférica. Terapia anticoagulante, fármacos aglutinantes antiplaquetários, como aspirina, e cirurgia vascular reconstrutiva extracraniana e intracraniana são eficazes para reduzir o risco de infarto em pacientes com AITs.

Delirium

De modo geral, distingue-se *delirium* por seu início rápido, curta duração, oscilação do prejuízo cognitivo no decorrer do dia; exacerbação noturna dos sintomas; perturbação acentuada do ciclo de sono-vigília; e perturbações proeminentes na atenção e na percepção.

Depressão

Alguns pacientes com depressão têm sintomas de prejuízo cognitivo difíceis de serem distinguidos dos sintomas de demência. O quadro clínico às vezes é chamado de pseudodemência, embora o termo *disfunção cognitiva relacionada a depressão* seja preferível e mais descritivo (Tab. 21.3-7). Pacientes com essa disfunção em geral apresentam sintomas depressivos proeminentes e com frequência uma história de episódios depressivos.

Transtorno factício

Indivíduos que tentam simular perda de memória, como no transtorno factício, o fazem de modo errático e inconsistente. Na demência verdadeira, a memória de tempo e lugar é perdida antes da memória para pessoa, e a memória recente se perde antes da memória remota.

TABELA 21.3-7
Principais características clínicas de diferenciação entre pseudodemência e demência

Pseudodemência	Demência
Curso clínico e história	
Família sempre ciente da disfunção e de sua gravidade	Família com frequência não está ciente da disfunção e de sua gravidade
Início pode ser datado com certa precisão	Início pode ser datado apenas em amplos períodos de tempo
Sintomas de curta duração antes da busca por atendimento médico	Sintomas normalmente têm duração longa antes da busca por atendimento médico
Progressão rápida dos sintomas após início	Progressão lenta de sintomas durante o curso
História de disfunção psiquiátrica anterior é comum	História de disfunção psiquiátrica anterior é incomum
Queixas e comportamento clínico	
Pacientes normalmente se queixam muito da perda de cognição	Pacientes normalmente se queixam pouco da perda cognitiva
Queixas dos pacientes sobre a disfunção cognitiva costumam ser detalhadas	Queixas dos pacientes sobre a disfunção cognitiva costumam ser vagas
Pacientes enfatizam a deficiência	Pacientes escondem a deficiência
Pacientes destacam insucessos	Pacientes se orgulham de suas realizações, mesmo que sejam triviais
Pacientes fazem pouco esforço para desempenhar mesmo tarefas simples	Pacientes se esforçam para desempenhar tarefas
	Pacientes se valem de lembretes, calendários e outros métodos para manter a rotina
Pacientes normalmente transmitem um forte sentimento de angústia	Pacientes normalmente parecem despreocupados
Mudança afetiva é com frequência global	Afeto é lábil e superficial
Perda de habilidades sociais seguidamente ocorre já no início e é proeminente	Habilidades sociais costumam ser mantidas
Comportamento com frequência é incongruente com a gravidade da disfunção cognitiva	Comportamento normalmente compatível com a gravidade da disfunção cognitiva
Intensificação noturna da disfunção é rara	Intensificação noturna da disfunção é comum
Características clínicas relacionadas a disfunções de memória, cognitivas e intelectuais	
Atenção e concentração costumam estar bem preservadas	Atenção e concentração costumam ser falhas
"Não sei" é uma resposta típica	Respostas quase certas são frequentes
Em testes de orientação, os pacientes costumam responder "não sei"	Em testes de orientação, os pacientes costumam trocar o que é raro pelo que é comum
Perda de memória para eventos recentes e remotos costuma ser grave	Perda de memória para eventos recentes costuma ser mais grave do que para eventos remotos
Lacunas de memória para períodos ou eventos específicos são comuns	Lacunas de memória para períodos específicos são incomuns[a]
Variabilidade acentuada no desempenho em tarefas de dificuldade semelhante	Desempenho consistentemente fraco em tarefas de dificuldade semelhante

[a]Exceto quando causadas por *delirium*, trauma, convulsões, e assim por diante.
(Reimpressa, com permissão, de Wells CE. Pseudodementia. *Am J Psychiatry*. 1979;136:898.)

Esquizofrenia

Embora esquizofrenia possa ser associada a um prejuízo intelectual adquirido, seus sintomas são muito menos graves do que os sintomas relacionados de psicose e de transtorno do pensamento observados na demência.

Envelhecimento normal

O envelhecimento não está necessariamente associado a um declínio cognitivo significativo, mas problemas menores de memória podem ocorrer como parte normal do processo. Essas ocorrências normais às vezes são chamadas de *esquecimento senescente benigno*, *prejuízo de memória associado à idade* ou *senescência benigna normal relacionada à idade*. Elas se diferenciam da demência por sua gravidade menor e porque não interferem de forma significativa no comportamento social ou ocupacional do indivíduo. Veja a Seção 21.6 para a abordagem sobre prejuízo cognitivo leve.

Outros transtornos

Deficiência intelectual, que não inclui prejuízo de memória, ocorre na infância. Transtorno amnéstico caracteriza-se por perda de memória delimitada, e não há deterioração. Depressão maior, na qual a memória está prejudicada, reage a medicamentos antidepressivos. Simulação e transtorno epifisário devem ser descartados, mas são pouco prováveis.

CURSO E PROGNÓSTICO

O curso clássico de demência é um início na faixa dos 50 ou 60 anos, com deterioração gradual ao longo de 5 a 10 anos, levando, por fim, à morte. A idade de início e a rapidez da deterioração variam conforme o tipo de demência e as características das categorias diagnósticas individuais. A expectativa de sobrevivência média para pacientes com demência do tipo Alzheimer fica em torno de oito anos, com alcance de 1 a 20 anos. Dados sugerem que, em indivíduos com início precoce de demência ou com história familiar de demência, a doença provavelmente desenvolva um curso rápido. Em um estudo recente com 821 indivíduos com doença de Alzheimer, o tempo médio de sobrevivência foi de 3 anos e meio. Depois do diagnóstico de demência, o paciente deve passar por uma bateria completa de exames médicos e neurológicos, porque de 10 a 15% deles apresentam uma condição potencialmente reversível se o tratamento for iniciado antes que ocorra dano cerebral permanente.

O curso mais comum de demência se inicia com uma série de sinais sutis que pode, à primeira vista, ser ignorada tanto pelo paciente como pelas pessoas próximas. Um início gradual de sintomas costuma estar associado com mais frequência a demência do tipo Alzheimer, demência vascular, endocrinopatias, tumores cerebrais e transtornos metabólicos. De maneira alternativa, o início de demência em decorrência de lesão cerebral traumática, parada cardíaca com hipoxia cerebral ou encefalite pode ser repentino. Embora sejam sutis, os sintomas da fase inicial de demência se tornam mais evidentes com o avanço do processo, e os familiares podem, então, levar o indivíduo ao médico. Pessoas com demência podem ser sensíveis ao uso de benzodiazepínicos ou álcool, os quais podem precipitar comportamento agitado, agressivo ou psicótico. Nos estágios terminais de demência, o paciente torna-se uma sombra do que costumava ser – profundamente desorientado, incoerente, amnésico e com incontinência urinária e fecal.

Com tratamento psicossocial e farmacológico, e talvez devido às propriedades autocurativas do cérebro, os sintomas de demência podem ter um progresso lento durante um período de tempo ou até mesmo recuar um pouco. A regressão dos sintomas, sem dúvida, é uma possibilidade em demências reversíveis (demências causadas por hipotireoidismo, HPN e tumores cerebrais) depois que o tratamento é iniciado. O curso da demência varia desde um avanço constante (observado com frequência na demência do tipo Alzheimer) a uma demência que se agrava aceleradamente (observada em geral na demência vascular) até uma demência estável (como pode ser visto na demência relacionada a lesão cerebral traumática).

Determinantes psicossociais

A gravidade e o curso de demência podem ser afetados por fatores psicossociais. Quanto maior a inteligência e a escolaridade pré-mórbidas do indivíduo, melhor sua capacidade de compensar déficits intelectuais. Pessoas que apresentam um início rápido usam menos defesas do que as que experimentam um início insidioso. Ansiedade e depressão podem intensificar e agravar os sintomas. Pseudodemência ocorre em pessoas deprimidas que se queixam de prejuízo na memória, mas que, na realidade, têm um transtorno depressivo. Quando a depressão é tratada, as deficiências cognitivas desaparecem.

TRATAMENTO

O primeiro passo no tratamento de demência é a verificação do diagnóstico. O diagnóstico preciso é imperativo porque a progressão pode ser interrompida e mesmo revertida se a terapia apropriada for proporcionada. Medidas preventivas são importantes, especialmente no caso de demência vascular. Essas medidas podem incluir mudanças na dieta, na rotina de exercícios e no controle de diabetes e hipertensão. Agentes farmacológicos podem incluir anti-hipertensivos, anticoagulantes ou antiplaquetários. O controle da pressão arterial deve ter como objetivo se manter na parte superior da faixa de normalidade, porque foi demonstrado que isso melhora a função cognitiva em pacientes com demência vascular. Demonstrou-se que a pressão arterial abaixo da faixa de normalidade prejudica ainda mais a função cognitiva em pacientes demenciados. A escolha do agente anti-hipertensivo pode ser relevante, uma vez que antagonistas dos receptores β-adrenérgicos foram associados a aumento do prejuízo cognitivo. Inibidores da enzima conversora de angiotensina (ECA) e diuréticos não foram correlacionados a aumento do prejuízo cognitivo, e acredita-se que reduzam a pressão arterial sem afetar o fluxo sanguíneo cerebral, o qual se supõe estar correlacionado à função cognitiva. A remoção cirúrgica de placas carotídeas pode prevenir eventos vasculares subsequentes em pacientes criteriosamente selecionados. A abordagem de tratamento geral a pacientes com demência é fornecer cuidados médicos de apoio, apoio emocional para o indivíduo e sua família e o tratamento farmacológico para os sintomas específicos, incluindo comportamento disruptivo.

Terapias psicossociais

A deterioração das faculdades mentais não tem significado psicológico relevante para os indivíduos com demência. A experiência da sensação de continuidade ao longo do tempo depende da memória. A memória recente é perdida antes da memória remota na maioria dos casos de demência, e muitas pessoas sentem muita angústia ao se lembrarem com clareza de como costumavam funcionar, ao mesmo tempo que observam sua deterioração evidente. No nível mais fundamental, o *self* é um produto de funcionamento cerebral. A identidade do indivíduo começa a desaparecer com o avanço da doença, e ele consegue se lembrar cada vez menos de seu passado. Reações emocionais que vão desde depressão até ansiedade grave e terror catastrófico podem derivar da tomada de consciência de que o senso de *self* está desaparecendo.

O indivíduo costuma se beneficiar de uma psicoterapia de apoio e de esclarecimento na qual a natureza e o curso de sua doença são explicados de forma clara. Ele também pode ter o benefício da assistência em seu pesar e da aceitação da extensão de sua deficiência, assim como da atenção voltada para questões de autoestima. Todas as áreas de funcionamento intacto devem ser exploradas ao máximo por meio de ajuda ao paciente em identificar atividades nas quais o funcionamento bem-sucedido seja possível. Uma avaliação psicodinâmica de funções deficientes do ego e de limitações cognitivas também pode ser útil. O clínico pode ajudar o paciente a encontrar meios de lidar com as funções deficientes do ego, como manter calendários para problemas com orientação, fazer tabelas com horários para ajudar a estruturar atividades e fazer anotações para lidar com problemas de memória.

Intervenções psicodinâmicas com familiares de pacientes com demência podem ser de grande valia. As pessoas que tomam conta de um paciente precisam lidar com sentimentos de culpa, pesar, raiva e exaustão ao testemunharem a deterioração gradativa de um membro da família. Um problema comum entre os cuidadores envolve seu autossacrifício para cuidar do paciente. O ressentimento que se desenvolve paulatinamente desse autossacrifício costuma ser reprimido devido aos sentimentos de culpa que produz. O clínico pode ajudar o cuidador a compreender a mistura complexa de sentimentos associados ao ver um ente querido definhar e pode fornecer compreensão, bem como permissão para expressar esses sentimentos. O clínico também deve estar ciente da tendência do cuidador a culpar-se ou a responsabilizar os outros pelas doenças do paciente e deve perceber o papel que o paciente com demência desempenha na vida dos familiares.

Farmacoterapia

O clínico pode prescrever benzodiazepínicos para insônia e ansiedade, antidepressivos para depressão e antipsicóticos para delírios e alucinações, mas deve estar ciente dos possíveis efeitos idiossincráticos do fármaco em idosos (p. ex., excitação paradoxal, confusão e aumento da sedação). De modo geral, devem-se evitar fármacos com atividade anticolinérgica elevada.

Donepezila, rivastigmina, galantamina e tacrina são inibidores da colinesterase usados para tratar prejuízos cognitivos de leve a moderados na doença de Alzheimer. Eles reduzem a inativação do neurotransmissor acetilcolina e, assim, potencializam o neurotransmissor colinérgico, que, por sua vez, produz uma melhora modesta na memória e no pensamento direcionado a objetivos. Esses fármacos são mais úteis para indivíduos com perda de memória de leve a moderada com suficiente preservação de seus neurônios colinérgicos do prosencéfalo basal, a fim de que possam tirar proveito do aumento da neurotransmissão colinérgica.

A donepezila é bem tolerada, e seu uso é disseminado. A tacrina é raramente usada, devido a seu potencial hepatotóxico. Há menos dados clínicos disponíveis sobre rivastigmina e galantamina, as quais parecem ser mais propensas a causar efeitos adversos gastrintestinais (GI) e neuropsiquiátricos do que a donepezila. Nenhum desses medicamentos impede a degeneração neuronal progressiva do transtorno. Informações sobre prescrição de inibidores anticolinesterase podem ser encontradas na Seção 36.14.

A memantina protege neurônios de quantidades excessivas de glutamato, as quais podem ser neurotóxicas. O fármaco, às vezes, é combinado com donepezila, e existiram casos em que houve melhora da demência com seu uso.

Outras abordagens de tratamento. Outros fármacos que estão sendo testados para intensificação da atividade cognitiva incluem intensificadores metabólicos cerebrais gerais, inibidores do canal de cálcio e agentes serotonérgicos. Alguns estudos demonstraram que a selegilina, um inibidor seletivo da monoaminoxidase tipo B (MAO_B), pode retardar o avanço dessa doença. A ondansetrona, um antagonista do receptor $5-HT_3$, está sendo pesquisada.

A terapia de reposição de estrogênio pode reduzir o risco de declínio cognitivo em mulheres após a menopausa; no entanto, mais estudos são necessários para confirmar esse efeito. Estudos sobre medicamentos complementares e alternativos com ginkgo e outros fitoterápicos são necessários para determinar se eles têm um efeito positivo sobre a cognição. Surgiram relatos de pacientes que usaram agentes anti-inflamatórios não esteroides e apresentaram menor risco de desenvolvimento de doença de Alzheimer. Não foi comprovado se a vitamina E ajuda a prevenir a doença.

REFERÊNCIAS

Bondi MW, Salmon DP, Kaszniak AW. The neuropsychology of dementia. In: Grant I, Adams KM, eds. *Neuropsychological Assessment of Neuropsychiatric and Neuromedical Disorders*. 3rd ed. New York: Oxford University Press; 2009:159.
Brand BL, Stadnik R. What contributes to predicting change in the treatment of dissociation: Initial levels of dissociation, PTSD, or overall distress? *J Trauma Dissociation*. 2013;14:328.
Clare L, Whitaker CJ, Nelis SM, et al. Self-concept in early stage dementia: Profile, course, correlates, predictors and implications for quality of life. *Int J Geriatr Psychiatry*. 2013;28(5):494–503.
Craft S. The role of metabolic disorders in Alzheimer disease and vascular dementia. *Arch Neurol*. 2009;66(3):300.
Elvish R, Lever S-J, Johnstone J, Cawley R, Keady J. Psychological interventions for carers of people with dementia: A systematic review of quantitative and qualitative evidence. *Counsel Psychother Res*. 2013;13(2):106–125.
Goldman J, Stebbins G, Merkitch D, Dinh V, Bernard B, DeToledo-Morrell L, Goetz C. Hallucinations and dementia in Parkinson's disease: clinically related but structurally distinct (P5. 257). *Neurology*. 2014;82(10 Supplement):P5-257.
Graff-Radford NR, Woodruff BK. Frontotemporal dementia. *Semin Neurol*. 2007;27:48.
Hansen KF, Karenlina K, Sakamoto K, Wayman GA, Impey S, Obrietan K. miRNA-132: A dynamic regulator of cognitive capacity. *Brain Structure Function*. 2013;218:817.
Insausti R, Annese J, Amaral DG, Squire LR. Human amnesia and the medial temporal lobe illuminated by neuropsychological and neurohistological findings for patient E.P. *Proc Natl Acad Sci U S A*. 2013;110:E1953.
Kemp PM, Holmes C. Imaging in dementia with Lewy bodies: A review. *Nucl Med Commun*. 2007;28:511.
McLaren AN, LaMantia MA, Callahan CM. Systematic review of non-pharmacologic interventions to delay functional decline in community-dwelling patients with dementia. *Aging & Ment Health*. 2013;17(6):655–666.
Mitchell SL, Teno JM, Kiely DK, Shaffer ML, Jones RN, Prigerson HG, Volicer L, Given JL, Hamel MB. The clinical course of advanced dementia. *N Engl J Med*. 2009;361:1529.
Nervi A, Reitz C, Tang MX, Santana V, Piriz A, Reyes D, Lantigua R, Medrano M, Jiménez-Velázquez IZ, Lee, JH, Mayeux M. Familial aggregation of dementia with Lewy bodies. *Arch Neurol*. 2011;68(1):90.
Nguyen TP, Soukup VM, Gelman BB. Persistent hijacking of brain proteasomes in HIV-associated dementia. *Am J Pathol*. 2010;176:893.
Panza F, Frisardi V, Capurso C, D'Introno A, Colacicco AM, Imbimbo BP, Santamato A, Vendemiale G, Seripa D, Pilotto A, Capurso A, Solfrizzi V. Late-life depression, mild cognitive impairment, and dementia: Possible continuum? *Am J Geriatr Psychiatry*. 2010;18(2):98.
Richards SS, Sweet RA. Dementia. In: Sadock BJ, Sadock VA, Ruiz P, eds. *Kaplan & Sadock's Comprehensive Textbook of Psychiatry*. 9th edition. Philadelphia: Lippincott Williams & Wilkins; 2009: 1167.
Watson PD, Voss JL, Warren DE, Tranel D, Cohen NJ. Spatial reconstruction by patients with hippocampal damage is dominated by relational memory errors. *Hippocampus*. 2013;23:570.

▲ 21.4 Transtorno neurocognitivo maior ou leve devido a outra condição médica (transtornos amnésticos)

Os transtornos amnésticos são codificados no DSM-5 como "transtorno neurocognitivo maior ou leve devido a outra condição médica". Todos esses transtornos causam prejuízo na memória como sinal ou sintoma principal, embora outros sinais de declínio cognitivo possam coexistir. Os autores desta obra acreditam que o transtorno amnéstico seja uma categoria descritiva de doença clinicamente útil, mas ele está codificado no DSM-5 como transtorno neurocognitivo devido a outra condição médica, sendo essa condição específica indicada.

Os transtornos amnésticos são uma categoria ampla que resulta de uma variedade de doenças e condições cuja queixa principal seja a amnésia. A síndrome é definida principalmente pelo prejuízo na capacidade de criar novas memórias. Há três etiologias diferentes: transtornos amnésticos causados por uma condição médica geral (p. ex., lesão cerebral traumática), transtorno amnéstico persistente induzido por substância (p. ex., causado por envenenamento por monóxido de carbono ou consumo crônico de álcool) e transtorno amnéstico não especificado, para casos nos quais a etiologia não possa ser determinada com certeza.

EPIDEMIOLOGIA

Não há estudos adequados que relatem a incidência ou prevalência de transtornos amnésticos. A amnésia é encontrada com maior frequência nos transtornos por uso de álcool e em lesões na cabeça. Na prática geral e em hospitais, a frequência de amnésia relacionada ao abuso crônico de álcool diminuiu, e a frequência de amnésia relacionada a traumatismo craniano aumentou.

ETIOLOGIA

As principais estruturas neuroanatômicas envolvidas na memória e no desenvolvimento de um transtorno amnéstico são estruturas diencefálicas específicas, como os núcleos dorsomedial e da linha média do tálamo, e estruturas do lobo temporal médio, como o hipocampo, os corpos mamilares e a amígdala. Embora a amnésia costume ser o resultado de danos bilaterais nessas estruturas, alguns casos de dano unilateral resultam em um transtorno amnéstico, e evidências indicam que o hemisfério esquerdo pode ser mais crítico do que o direito no desenvolvimento de transtornos de memória. Muitos estudos com animais sobre memória e amnésia sugeriram que outras áreas do cérebro também possam participar nos sintomas que acompanham amnésia. O envolvimento do lobo frontal pode resultar em sintomas como confabulação e apatia, os quais podem ser observados em pacientes com transtornos amnésticos.

Transtornos amnésticos têm várias causas potenciais (Tab. 21.4-1). Deficiência de tiamina, hipoglicemia, hipoxia (incluindo envenenamento por monóxido de carbono) e encefalite por herpes simples são propensas a causar dano nos lobos temporais, especialmente nos hipocampos, e, portanto, podem estar associadas ao desenvolvimento de transtornos amnésticos. De modo semelhante, quando tumores, doenças cerebrovasculares, procedimentos cirúrgicos ou placas de esclerose múltipla envolvem as regiões diencefálicas ou temporais do cérebro, os sintomas de um transtorno amnéstico podem surgir. Lesões gerais no cérebro, causadas por, por exemplo, convulsões, ECT e lesão cerebral traumática também podem resultar em prejuízo na memória. Supõe-se que amnésia global transitória seja um transtorno cerebrovascular que envolve o prejuízo temporário no fluxo sanguíneo por meio das artérias vertebrobasilares.

Vários fármacos e drogas foram associados ao desenvolvimento de amnésia, e os clínicos devem reavaliar todos os fármacos administrados, incluindo aqueles sem prescrição médica, no exame diagnóstico do paciente com amnésia. Benzodiazepínicos são os medicamentos de prescrição de uso mais comum relacionados a amnésia. Todos os benzodiazepínicos podem ser relacionados com amnésia, sobretudo se forem combinados com álcool. Quando triazolam é usado em doses até 0,25 mg, que geralmente equivalem a doses-padrão de outros benzodiazepínicos, não há uma relação mais frequente entre amnésia e triazolam do que com outros benzodiazepínicos. Há relatos de amnésia anterógrada com álcool em doses mais elevadas.

DIAGNÓSTICO

A identificação de transtorno amnéstico ocorre quando há prejuízo na capacidade de aprender novas informações ou incapacidade de evocar informações aprendidas anteriormente, o que resulta em prejuízo significativo ao funcionamento social ou profissional e é causado por uma condição médica geral (incluindo trauma físico). O transtorno amnéstico pode ser transitório, com duração de horas a dias, ou crônico, com duração de semanas ou meses. Estabelece-se um diagnóstico de transtorno amnéstico persistente induzido por substância quando evidências indicam haver uma relação causal entre os sintomas e o uso de uma substância. O DSM-5 indica diagnósticos específicos inseridos nos transtornos relacionados com substâncias: transtorno induzido por álcool; transtorno induzido por sedativos, hipnóticos ou ansiolíticos; e transtorno induzido por outra substância ou substância desconhecida.

CARACTERÍSTICAS CLÍNICAS E SUBTIPOS

O sintoma central dos transtornos amnésticos é o desenvolvimento de um transtorno de memória caracterizado pelo comprometimento da capacidade de assimilar novas informações (amnésia anterógrada) e pela incapacidade de evocar conhecimento anteriormente lembrado (amnésia retrógrada). O sintoma precisa resultar em problemas significativos para o paciente em seu funcionamento social ou profissional. O ponto de partida em que o paciente passa a ser amnéstico pode iniciar no momento exato do trauma ou incluir um período anterior a ele. A memória do tempo durante a lesão física (p. ex., durante um evento cerebrovascular) também pode ser perdida.

A memória de curto prazo e a memória recente geralmente ficam comprometidas. O paciente pode não lembrar o que comeu no café da manhã ou no almoço, o nome do hospital ou de seus médicos. Em alguns pacientes, a amnésia é tão profunda que eles não conseguem se orientar quanto a lugar e tempo, embora a orientação quanto a pessoa raramente se perca em transtornos amnésticos. A memória de informações assimiladas em excesso ou de eventos do passado remoto, como experiências da infância, é boa, mas a memória de eventos do passado menos remoto (ao longo da última década) fica comprometida. A memória imediata (testada, por exemplo, ao se solicitar ao paciente que repita seis números) permanece intacta. Com a melhora, ele pode experimentar uma redução gradual do tempo durante o qual a memória foi perdida, embora alguns pacientes experimentem uma melhora gradual nas lembranças de todo o período.

O início dos sintomas pode ser repentino, como no caso de traumatismo, eventos cerebrovasculares e exposição a elementos químicos neurotóxicos, ou gradual, como no caso de deficiência nutricional e de tumores cerebrais. A amnésia pode ter curta duração.

Diversos outros sintomas podem ser associados a transtornos amnésticos. No caso de pessoas com outros prejuízos cognitivos, um diagnóstico de demência ou *delirium* é mais adequado do que o diagnóstico de um transtorno amnéstico. Alterações tanto sutis quanto evidentes na personalidade podem acompanhar os sintomas de prejuízo à memória nesses transtornos. O paciente pode ficar

TABELA 21.4-1
Principais causas de transtornos amnésticos

Deficiência de tiamina (síndrome de Korsakoff)
Hipoglicemia
Condições cerebrais principais
   Convulsões
   Traumatismo craniano (fechado e penetrante)
   Tumores cerebrais (especialmente no tálamo e no lobo temporal)
   Doenças cerebrovasculares (sobretudo no tálamo e no lobo temporal)
   Procedimentos cirúrgicos no cérebro
   Encefalite por herpes simples
   Hipoxia (incluindo tentativas de enforcamento não fatais e envenenamento por monóxido de carbono)
   Amnésia global transitória
   Eletroconvulsoterapia
   Esclerose múltipla
Causas relacionadas a substâncias
   Transtornos por uso de álcool
   Neurotoxinas
   Benzodiazepínicos (e outros sedativo-hipnóticos)
   Diversas preparações sem receita médica

apático, apresentar falta de iniciativa, ter episódios espontâneos de agitação ou parecer amigável ou afável em demasia. Indivíduos com transtornos amnésticos também podem parecer surpresos e confusos e tentar disfarçar sua confusão com respostas fantasiosas a perguntas. De modo característico, essas pessoas não têm bom *insight* sobre sua condição neuropsiquiátrica.

> Uma sobrevivente do Holocausto de 73 anos foi admitida na unidade psiquiátrica de uma clínica de repouso local. Ela havia nascido na Alemanha em uma família de classe média. Sua escolaridade foi interrompida devido a sua internação em um campo de concentração. Ela imigrou para Israel depois de ser libertada do campo de concentração e, mais tarde, para os Estados Unidos, onde se casou e constituiu família. No estado pré-mórbido, foi descrita como uma mulher tranquila, inteligente e afetuosa que falava diversas línguas. Aos 55 anos, sofreu exposição significativa a monóxido de carbono quando uma linha de gás vazou enquanto ela e o marido dormiam. O marido morreu de envenenamento, mas a paciente sobreviveu após um período em coma. Depois de estabilizada, passou a exibir problemas cognitivos e comportamentais significativos. Tinha dificuldade em assimilar novas informações e fazer planos adequados. Manteve a capacidade de desempenhar atividades da vida diária, mas não era confiável para pagar contas, comprar alimentos, cozinhar ou fazer limpezas, apesar de aparentemente ter mantido a capacidade intelectual de realizar essas tarefas. Ela foi admitida em uma clínica de repouso depois de vários anos difíceis em casa e na casa de parentes. Na clínica, conseguiu aprender a transitar pelas instalações. Exibia pouco interesse nas atividades em grupo planejadas, *hobbies*, leituras ou televisão. Tinha problemas comportamentais frequentes. Assediava a equipe repetidas vezes para obter doces e lanches e insultava os funcionários enfaticamente com ofensas de natureza racial e comentários depreciativos quanto ao peso e ao modo de vestir. Em uma ocasião, arranhou os carros de diversos funcionários com uma chave. Testes neuropsicológicos demonstraram déficits graves em evocação tardia e desempenho intacto em medições de linguagem e conhecimento geral, como formação de conceitos e flexibilidade cognitiva. Foi observado que ela respondia imediatamente a limites e recompensas estabelecidos, mas os déficits na memória impediam a incorporação de longo prazo dessas regras. O manejo envolveu desenvolvimento de um plano comportamental que poderia ser executado na clínica de repouso e experimentos empíricos com fármacos destinados a uma melhora da irritabilidade.

Doenças cerebrovasculares

Doenças cerebrovasculares que afetam o hipocampo envolvem as artérias basilares e cerebrais posteriores e suas ramificações. Infartos raramente se limitam ao hipocampo; com frequência envolvem os lobos occipitais ou parietais. Assim, sintomas comuns que acompanham doenças cerebrovasculares nessa região são sinais neurológicos focais abrangendo a visão ou modalidades sensoriais. Doenças cerebrovasculares que afetam o tálamo medial bilateral, em particular as áreas anteriores, costumam estar associadas a sintomas de transtornos amnésticos. Alguns estudos de caso relatam esses transtornos a partir da ruptura de um aneurisma da artéria comunicante anterior, resultando em infarto da região do prosencéfalo basal.

Esclerose múltipla

O processo fisiopatológico de esclerose múltipla envolve a formação aparentemente aleatória de placas no parênquima cerebral. Quando as placas ocorrem no lobo temporal e nas regiões diencefálicas, podem surgir sintomas de comprometimento da memória. Na realidade, as queixas cognitivas mais comuns em pacientes com esclerose múltipla envolvem prejuízo à memória, que ocorre em 40 a 60% deles. Em geral, a memória de dígitos é normal, mas evocações imediata e retardada de informações ficam comprometidas. O prejuízo à memória pode afetar material tanto verbal quanto não verbal.

Síndrome de Korsakoff

Trata-se de uma síndrome amnéstica causada por deficiência de tiamina, associada com mais frequência aos maus hábitos nutricionais dos abusadores crônicos de álcool. Outras causas de desnutrição (p. ex., inanição), carcinoma gástrico, hemodiálise, hiperêmese gravídica, hiperalimentação prolongada por via intravenosa e plicatura gástrica também podem resultar em deficiência de tiamina. A síndrome de Korsakoff costuma estar vinculada com encefalopatia de Wernicke, que é a síndrome associada de confusão, ataxia e oftalmoplegia. Em pacientes com esses sintomas relacionados a deficiência de tiamina, os achados neuropatológicos incluem hiperplasia dos vasos sanguíneos pequenos com eventuais hemorragias, hipertrofia de astrócitos e alterações sutis nos axônios neuronais. Embora o *delirium* se dissipe no prazo aproximado de um mês, a síndrome amnéstica pode acompanhar ou seguir a encefalopatia de Wernicke não tratada em cerca de 85% de todos os casos.

Indivíduos com síndrome de Korsakoff normalmente também demonstram uma mudança na personalidade, de forma que exibem falta de iniciativa, redução da espontaneidade e perda de interesse ou preocupação. Essas mudanças parecem ser do tipo lobo frontal, semelhantes às alterações na personalidade atribuídas a pacientes com lesões ou degeneração desse lobo. De fato, esses indivíduos costumam demonstrar déficits nas funções executivas em tarefas neuropsicológicas que envolvem atenção, planejamento, deslocamento de conjunto e raciocínio de inferência, compatíveis com lesões de padrão frontal. Por esse motivo, a síndrome de Korsakoff não é um transtorno amnéstico puro, ainda que certamente seja um paradigma válido para as apresentações clínicas mais comuns da síndrome amnéstica.

O início da síndrome de Korsakoff pode ser gradual. A memória recente tende a ser mais afetada do que a remota, mas essa característica pode variar. Confabulação, apatia e passividade costumam ser sintomas proeminentes na síndrome. Com tratamento, o paciente pode permanecer amnésico durante um período de até três meses e, então, apresentar uma melhora gradativa ao longo do ano seguinte. A administração de tiamina pode prevenir o desenvolvimento de sintomas amnésicos adicionais, mas é raro o tratamento reverter sintomas amnésicos graves quando estes estão presentes. Aproximadamente um terço a um quarto de todos os pacientes se recupera por completo, e cerca de um quarto de todos os pacientes não apresenta melhora de seus sintomas.

Apagões alcoólicos

Alguns indivíduos com abuso de álcool grave podem exibir a síndrome normalmente denominada de apagão alcoólico. Em geral, esses indivíduos despertam pela manhã com a consciência de serem incapazes de relembrar um período da noite anterior, durante o qual estavam intoxicados. Às vezes, comportamentos específicos (esconder dinheiro em um local secreto e provocar brigas) estão associados aos apagões.

Eletroconvulsoterapia

Tratamentos de eletroconvulsoterapia costumam estar associados com amnésia retrógrada durante um período de vários minutos antes do tratamento e com amnésia anterógrada após o tratamento. A amnésia anterógrada normalmente se resolve em 5 horas. Déficits leves de memória podem permanecer durante 1 a 2 meses após um curso de tratamentos com ECT, mas os sintomas se resolvem por completo de 6 a 9 meses após o tratamento.

Lesão cerebral

Lesões cerebrais (tanto fechadas quanto penetrantes) podem resultar em uma ampla gama de sintomas neuropsiquiátricos, incluindo demência, depressão, alteração na personalidade e transtornos amnésticos. Esses transtornos causados por lesões cerebrais geralmente estão associados a um período de amnésia retrógrada até o momento do incidente traumático e amnésia do próprio incidente traumático. A gravidade da lesão cerebral está um pouco correlacionada com a duração e a gravidade da síndrome amnéstica, mas a melhor correlação de melhora é o grau de recuperação clínica na amnésia durante a primeira semana depois que o paciente recobra a consciência.

Amnésia global transitória

A amnésia global transitória caracteriza-se pela perda repentina da capacidade de evocar eventos recentes ou de lembrar novas informações. A síndrome costuma incluir confusão leve e perda de *insight* sobre o problema; sensório claro; e, algumas vezes, a incapacidade de desempenhar tarefas complexas anteriormente triviais. Os episódios duram de 6 a 24 horas. Estudos sugerem que a amnésia global transitória ocorra em 5 a 10 casos a cada 100 mil pessoas por ano, embora, em pacientes com idade superior a 50 anos, o índice possa chegar a 30 casos a cada 100 mil pessoas por ano. A fisiopatologia é desconhecida, mas provavelmente envolva isquemia do lobo temporal e das regiões diencefálicas do cérebro. Vários estudos com pacientes utilizando SPECT demonstraram redução do fluxo sanguíneo nas regiões temporal e parietotemporal, em especial no hemisfério esquerdo. Indivíduos com amnésia global transitória quase universalmente experimentam melhora total, embora um estudo tenha revelado que cerca de 20% deles podem ter episódio recorrente, e outro estudo revelou que em torno de 7% podem ter epilepsia. Indivíduos com esse tipo de amnésia se distinguem daqueles com ataques isquêmicos transitórios no sentido de que menos indivíduos têm diabetes, hipercolesterolemia e hipertrigliceridemia, e um número maior tem hipertensão e episódios de enxaqueca.

PATOLOGIA E EXAMES LABORATORIAIS

Podem-se obter achados laboratoriais diagnósticos de transtorno amnéstico por meio de testes neuropsicológicos quantitativos. Testes padronizados também estão disponíveis para avaliar a evocação de eventos históricos ou personagens públicos bem conhecidos para caracterizar a incapacidade do indivíduo de se lembrar de informações assimiladas anteriormente. O desempenho nesses testes varia de um indivíduo com transtorno amnéstico para outro. Déficits sutis em outras funções cognitivas podem ser percebidos em indivíduos com esse transtorno. Déficits de memória, no entanto, constituem a característica predominante do exame do estado mental e são os maiores responsáveis por quaisquer outros déficits funcionais. Nenhuma característica específica ou diagnóstica é detectável em estudos de imagens como RM ou TC. Porém, o dano de estruturas do lobo mediotemporal é comum e pode ser refletido no aumento do terceiro ventrículo ou dos cornos temporais ou na atrofia estrutural, detectados por RM.

DIAGNÓSTICO DIFERENCIAL

A Tabela 21.4-1 lista as principais causas de transtornos amnésticos. A fim de estabelecer o diagnóstico, o clínico deve obter a história do paciente, conduzir um exame físico completo e solicitar todos os testes laboratoriais adequados. Outros diagnósticos, contudo, podem ser confundidos com transtornos amnésticos.

Demência e *delirium*

Transtornos amnésticos podem se distinguir de *delirium* porque ocorrem na ausência de uma perturbação de consciência e surpreendem devido à relativa preservação de outros domínios cognitivos.

A Tabela 21.4-2 esboça as distinções fundamentais entre a demência de Alzheimer e os transtornos amnésticos. Ambos os transtornos podem ter início insidioso com progressão lenta, como na psicose de Korsakoff em um alcoolista crônico. Transtornos amnésticos, no entanto, também podem se desenvolver de modo súbito, como na encefalopatia de Wernicke, na amnésia global transitória ou em lesões anóxicas. Embora a demência de Alzheimer avance inexoravelmente, os transtornos amnésticos tendem a permanecer estáticos ou até a melhorar depois que a causa é removida. Em termos dos déficits reais de memória, o transtorno amnéstico e a doença de Alzheimer ainda são diferentes. Esta tem um impacto sobre a evocação, além da codificação e consolidação. Seus déficits vão além da memória e abrangem o conhecimento geral (memória semântica), a linguagem, a práxis e a função geral, que são poupados nos transtornos amnésticos. As demências associadas a doença de Parkinson, aids e outros transtornos subcorticais demonstram prejuízo desproporcional de evocação, mas codificação e consolidação relativamente intactos, e, assim, podem ser distinguidas dos transtornos amnésticos. As demências de padrão subcortical também são propensas a exibir sintomas motores, como bradicinesia, coreia ou tremores, que não são componentes desses transtornos.

Envelhecimento normal

Um pequeno prejuízo na memória pode acompanhar o envelhecimento normal, mas a exigência de que esse prejuízo cause prejuízo significativo no funcionamento social ou profissional deve excluir o envelhecimento normal do diagnóstico.

Transtornos dissociativos

Os transtornos dissociativos, às vezes, podem ser difíceis de diferenciar dos transtornos amnésticos. O indivíduo com transtorno dissociativo, no entanto, tem mais probabilidade de perder sua orientação de si mesmo, e os déficits de memória podem ser mais seletivos do que os de um indivíduo com transtorno amnéstico. Por exemplo, aqueles com

TABELA 21.4-2
Comparação das características de síndrome entre doença de Alzheimer e transtorno amnéstico

Característica	Demência de Alzheimer	Transtorno amnéstico
Início	Insidioso	Pode ser súbito
Curso	Deterioração progressiva	Estático ou melhora
Memória anterógrada	Comprometida	Comprometida
Memória retrógrada	Comprometida	Declínio gradual
Memória episódica	Comprometida	Comprometida
Memória semântica	Comprometida	Intacta
Linguagem	Comprometida	Intacta
Práxis ou função	Comprometida	Intacta

transtornos dissociativos podem não saber o próprio nome ou endereço, mas ainda conseguem assimilar novas informações e evocar memórias passadas selecionadas. Esses transtornos também costumam estar associados a eventos de vida emocionalmente estressantes envolvendo dinheiro, o sistema judiciário ou relacionamentos problemáticos.

Transtornos factícios

Pessoas com transtornos factícios que fingem ter um transtorno amnéstico costumam obter resultados inconsistentes em testes de memória e não têm evidências de uma causa identificável. Esses achados, junto com evidências de ganho primário ou secundário para a pessoa, devem sugerir um transtorno factício.

CURSO E PROGNÓSTICO

O curso de um transtorno amnéstico depende de sua etiologia e do tratamento, sobretudo do tratamento agudo. De modo geral, esse transtorno tem um curso estático. Observa-se pouca melhora ao longo do tempo, mas também não ocorre avanço da doença. As exceções são amnésias agudas, como amnésia global transitória, que se resolve totalmente em um prazo de horas a dias, e o transtorno amnéstico associado a lesão cerebral traumática, o qual melhora de forma constante nos meses que se seguem ao trauma. Amnésia secundária a processos que destroem tecido encefálico, como acidente vascular, tumor e infecção, é irreversível, embora, novamente, seja estática depois que a infecção ou isquemia aguda é estancada.

TRATAMENTO

A primeira abordagem para transtornos amnésticos é tratar a causa subjacente. Ainda que um indivíduo esteja amnésico, dicas de apoio sobre a data, a hora e sua localização podem ajudar a reduzir-lhe a ansiedade. Após a resolução do episódio amnésico, psicoterapia de algum tipo (cognitiva, psicodinâmica ou de apoio) pode ajudá-lo a incorporar a experiência amnésica em sua vida.

Psicoterapia

Intervenções psicodinâmicas podem ser de grande auxílio para pacientes que têm transtornos amnésticos resultantes de lesões cerebrais. Compreender o curso de recuperação nessas pessoas ajuda o clínico a tratar com delicadeza a ferida narcísica inerente a danos ao SNC.

A primeira fase de recuperação, na qual o paciente é incapaz de processar o que aconteceu porque as defesas do ego estão sobrecarregadas, exige que o clínico atue como um ego auxiliar de apoio que explica ao paciente o que está acontecendo e fornece funções ausentes do ego. Na segunda fase, quando a compreensão das implicações da lesão ocorre, o paciente pode ficar com raiva e se colocar no papel de vítima da injustiça do destino. Pode ver os outros, incluindo o clínico, como maus ou destrutivos, e este precisa conter essas projeções sem aplicar punições ou retaliações. O clínico pode construir uma aliança terapêutica com o paciente ao explicar lenta e claramente o que aconteceu e oferecer um esclarecimento para a experiência interna do paciente. A terceira fase é integrativa. Quando o paciente aceitar o que aconteceu, o clínico pode ajudá-lo a formar uma nova identidade ao conectar experiências atuais do *self* com experiências passadas. Sofrer pela perda de faculdades pode ser uma característica importante da terceira fase.

A maioria dos pacientes que se encontram amnésicos devido a uma lesão cerebral se entrega à negação. O clínico deve respeitar e ser empático com essa necessidade de negar a realidade do que aconteceu. Confrontos insensíveis e diretos destroem a aliança terapêutica e podem fazer o paciente se sentir atacado. Em uma abordagem sensível, o clínico ajuda-o a aceitar suas limitações cognitivas ao expô-lo pouco a pouco a esses déficits. Quando aceitar totalmente o que aconteceu, o paciente pode precisar de ajuda para se perdoar e perdoar quaisquer outras pessoas envolvidas, de forma que possa seguir com sua vida. O clínico também deve estar atento para não ser seduzido a pensar que todos os sintomas do paciente têm relação direta com a lesão cerebral. Uma avaliação de transtornos da personalidade preexistentes, como transtornos da personalidade *borderline*, antissocial e narcisista, deve fazer parte da avaliação geral; muitas pessoas com transtornos da personalidade se colocam em situações que as predispõem a lesões. Essas características de personalidade podem se tornar uma parte fundamental da psicoterapia psicodinâmica.

Recentemente, centros para reabilitação cognitiva foram estabelecidos, cujo ambiente terapêutico voltado para reabilitação tem a intenção de promover a recuperação de lesões cerebrais, em especial as resultantes de causas traumáticas. Apesar do custo elevado de cuidados nesses centros, que fornecem serviços institucionais tanto de longo prazo quanto diários, não há dados que definam a eficácia terapêutica para os grupos heterogêneos de pacientes que participam de tarefas como retenção de memória.

REFERÊNCIAS

Andreescu C, Aizenstein HJ. Amnestic disorders and mild cognitive impairment. In: Sadock BJ, Sadock VA, Ruiz P, eds. *Kaplan & Sadock's Comprehensive Textbook of Psychiatry*. 9th ed. Philadelphia: Lippincott Williams & Wilkins; 2009:1198.
Auyeunga M, Tsoi TH, Cheung CM, Fong DYT, Li R, Chan JKW, Lau KY. Association of diffusion weighted imaging abnormalities and recurrence in transient global amnesia. *J Clin Neurosci*. 2011;18:531.
Gerridzen IJ, Goossensen MA. Patients with Korsakoff syndrome in nursing homes: characteristics, comorbidity, and use of psychotropic drugs. *Int Psychogeriatr*. 2014;26(1):115–121.
Kearney H, Mallon P, Kavanagh E, Lawler L, Kelly P, O'Rourke K. Amnestic syndrome due to meningovascular neurosyphilis. *J Neurol*. 2010;257:669.
McLaren AN, LaMantia MA, Callahan CM. Systematic review of non-pharmacologic interventions to delay functional decline in community-dwelling patients with dementia. *Aging Mental Health*. 2013;17:655.
Purohit V, Rapaka R, Frankenheim J, Avila A, Sorensen R, Rutter J. National Institute on Drug Abuse symposium report: Drug of abuse, dopamine, and HIV-associated neurocognitive disorders/HIV-associated dementia. *J Neurovirol*. 2013;19:119.
Race E, Verfaellie M. Remote memory function and dysfunction in Korsakoff's syndrome. *Neuropsychol Rev*. 2012;22:105.
Rogalski EJ, Rademaker A, Harrison TM, Helenowski I, Johnson N, Bigio E, Mishra M, Weintraub S, Mesulam MM. ApoE E4 is a susceptibility factor in amnestic but not aphasic dementias. *Alzheimer Dis Assoc Disord*. 2011;25:159.
Tannenbaum C, Paquette A, Hilmer S, Holroyd-Leduc J, Carnahan R. A systematic review of amnestic and non-amnestic mild cognitive impairment induced by anticholinergic, antihistamine, GABAergic and opioid drugs. *Drug Aging*. 2012;29:639.
van Geldorp B, Bergmann HC, Robertson J, Wester AJ, Kessels RPC. The interaction of working memory performance and episodic memory formation in patients with Korsakoff's amnesia. *Brain Res*. 2012;1433:98.

▲ 21.5 Transtorno neurocognitivo e outros transtornos devidos a uma condição médica geral

Cada vez mais, as visões científicas de doenças mentais reconhecem que, sejam elas causadas por uma anomalia identificável (p. ex., tumor cerebral), uma perturbação de neurotransmissores de origem indeterminada (p. ex., esquizofrenia) ou uma consequência de criação ou ambiente desajustado (p. ex., transtorno da personalidade), todos os transtornos mentais, em última análise, compartilham um tema subjacente comum: aberração no funcionamento do cérebro. Tratamentos para essas condições, psicológicos ou biológicos, tentam restaurar a química normal do cérebro.

O diagnóstico diferencial de uma síndrome mental em um paciente deve sempre levar em consideração (1) qualquer tipo de condição clínica geral que ele possa apresentar e (2) qualquer tipo de substância, com ou sem receita médica, ou ilegal, que ele possa estar usando. Embora algumas condições médicas específicas com frequência tenham sido associadas a síndromes mentais, uma quantidade muito maior de condições médicas gerais foi relacionada a síndromes mentais em relatos de caso e estudos de pequena amplitude.

Os transtornos mentais causados por uma condição médica geral abrangem todo o espectro de categorias diagnósticas. Assim, um indivíduo pode apresentar qualquer tipo de transtorno: cognitivo, do humor, do sono, de ansiedade ou psicótico, para nomear alguns, que são causados ou agravados por uma condição médica. Nesta seção, são descritos os transtornos neurocognitivos devidos a uma condição médica geral, incluindo epilepsia, transtornos autoimunes e aids, dos quais o psiquiatra deve estar ciente.

TRANSTORNOS ESPECÍFICOS

Epilepsia

A epilepsia é a doença neurológica crônica mais comum na população em geral e afeta aproximadamente 1% da população nos Estados Unidos. Para psiquiatras, as principais preocupações com relação à epilepsia são a consideração de um diagnóstico dessa doença em pacientes psiquiátricos, as ramificações psicossociais desse diagnóstico para o paciente e os efeitos psicológicos e cognitivos dos fármacos anticonvulsivantes de uso mais comum. Com relação à primeira dessas preocupações, de 30 a 50% de todos os indivíduos com epilepsia apresentam dificuldades psiquiátricas em algum momento durante o curso de sua doença. Seu sintoma comportamental mais comum é uma alteração na personalidade. Psicose e violência ocorrem com muito menos frequência do que anteriormente se acreditava.

Definições. Uma convulsão é uma perturbação fisiopatológica paroxísmica transitória da função cerebral causada por uma descarga espontânea e excessiva de neurônios. Afirma-se que um paciente tem epilepsia se ele apresentar uma condição crônica caracterizada por convulsões recorrentes. A crise, ou evento ictal, é a convulsão em si. Os períodos não ictais são denominados pré-ictal, pós-ictal e interictal. Os sintomas durante o evento ictal são determinados principalmente pelo local de origem no cérebro para a convulsão e pelo padrão de disseminação da atividade convulsiva no cérebro. Sintomas interictais são influenciados pelo evento ictal e por outros fatores neuropsiquiátricos e psicossociais, tais como transtornos psiquiátricos ou neurológicos coexistentes, a presença de estressores psicossociais e traços de personalidade pré-mórbidos.

Classificação. As duas principais categorias de convulsões são parciais e generalizadas. Convulsões parciais envolvem atividade epileptiforme em regiões localizadas do cérebro. Convulsões generalizadas envolvem todo o cérebro (Fig. 21.5-1). Um sistema de classificação para convulsões é esboçado na Tabela 21.5-1.

CONVULSÕES GENERALIZADAS. Convulsões tônico-clônicas generalizadas exibem os sintomas clássicos de perda de consciência, movimentos tônico-clônicos generalizados dos membros, morder a

TABELA 21.5-1
Classificação internacional de convulsões epilépticas

I. Crises parciais (convulsões com início local)
   A. Crises parciais simples com sintomas elementares (geralmente sem prejuízo da consciência)
      1. Com sinais motores
      2. Com sintomas sensoriais
      3. Com sintomas autonômicos
      4. Formas complexas
   B. Crises parciais com sintomas complexos (geralmente com prejuízo da consciência; convulsões do lobo temporal ou psicomotoras)
      1. Apenas com prejuízo da consciência
      2. Com sintomas cognitivos
      3. Com sintomas de afeto
      4. Com sintomas psicossensoriais
      5. Com sintomas psicossensoriais (automatismos)
      6. Formas complexas
   C. Convulsões parciais secundariamente generalizadas
II. Crises generalizadas (bilateralmente simétricas e sem início local)
   A. Ausências (pequeno mal)
   B. Mioclonia
   C. Espasmos infantis
   D. Convulsões clônicas
   E. Convulsões tônicas
   F. Convulsões tônico-clônicas (grande mal)
   G. Convulsões atônicas
   H. Convulsões acinéticas
III. Convulsões unilaterais
IV. Crises não classificadas (devido a falta de dados)

(Adaptada de Gastaut H. Clinical and electroencephalographical classification of epileptic seizures. *Epilepsia*. 1970;11:102, com permissão.)

língua e incontinência. Embora o diagnóstico dos eventos ictais da convulsão seja relativamente fácil, o estado pós-ictal, caracterizado por uma recuperação lenta e gradativa da consciência e da cognição, algumas vezes apresenta um dilema diagnóstico para um psiquiatra no setor de emergência. O período de recuperação de uma convulsão tônico-clônica generalizada pode variar de alguns minutos a várias horas, e o quadro clínico é o de dissipação lenta de *delirium*. Os problemas psiquiátricos mais comuns associados a convulsões generalizadas envolvem ajudar o paciente a se adaptar a um transtorno neurológico crônico e avaliar os efeitos cognitivos ou comportamentais de fármacos anticonvulsivantes.

Convulsão de ausência (pequeno mal). Um tipo de convulsão generalizada difícil de ser diagnosticado por um psiquiatra é uma convulsão de ausência, ou de pequeno mal. Há a possibilidade de que a natureza epiléptica dos episódios não seja identificada, porque as manifestações motoras ou sensoriais características de epilepsia ou estão ausentes, ou são tão suaves que não despertam suspeitas. A epilepsia de pequeno mal normalmente tem início durante a infância, na faixa dos 5 aos 7 anos, e acaba na puberdade. Interrupções breves da consciência, durante as quais o paciente de repente perde o contato com o ambiente, são características de epilepsia de pequeno mal, mas ele não apresenta perda verdadeira de consciência e nenhum movimento convulsivo durante os episódios. O EEG produz um padrão característico de atividade de pico e onda de três por segundo (Fig. 21.5-2). Em raras ocasiões, a epilepsia de pequeno mal tem início na idade adulta e, nesse caso, pode se caracterizar por episódios ou *deliriums* psicóticos recorrentes que surgem e

FIGURA 21.5-1
Registro eletrencefalográfico durante convulsão tônico-clônica mostrando ondas rítmicas bem definidas e artefato muscular durante a fase tônica, descargas de onda e picos durante a fase clônica, e atenuação de atividade durante o estado pós-ictal. (Cortesia de Barbara F. Westmoreland, M.D.)

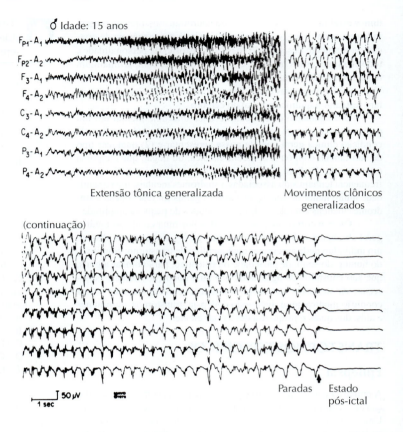

desaparecem subitamente. Os sintomas podem ser acompanhados por uma história de quedas ou desmaios.

CONVULSÕES PARCIAIS. Convulsões parciais (ou focais) são classificadas como simples (sem alterações na consciência) ou complexas (com alteração na consciência). Pouco mais de metade de todos os pacientes com convulsões parciais apresenta convulsões parciais complexas. Outras denominações usadas para convulsões parciais são epilepsia do lobo temporal, convulsões psicomotoras e epilepsia límbica; essas denominações, no entanto, não constituem uma descrição precisa da situação clínica. A epilepsia parcial complexa, a forma mais comum da doença em adultos, afeta aproximadamente 3 a cada 1.000 pessoas. Cerca de 30% dos pacientes

FIGURA 21.5-2
Epilepsia de pequeno mal caracterizada por atividade bilateral sincronizada de ondas lentas e picos de 3 Hz.

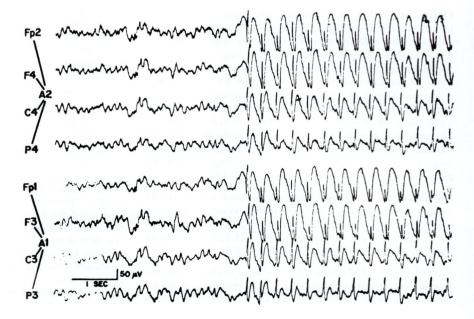

com convulsões parciais complexas apresentam uma doença mental maior, como depressão.

Sintomas

SINTOMAS PRÉ-ICTAIS. Eventos pré-ictais (auras) em epilepsia parcial complexa incluem sensações autonômicas (p. ex., estômago cheio, rubor e alterações na respiração); sensações cognitivas (p. ex., *déjà vu*, *jamais vu*, pensamento forçado, estados oníricos); estados afetivos (p. ex., medo, pânico, depressão, euforia); e, de hábito, automatismos (p. ex., estalar dos lábios, esfregações, mastigação).

SINTOMAS ICTAIS. Comportamento desinibido e desorganizado breve caracteriza o evento ictal. Embora alguns advogados de defesa aleguem o contrário, é raro um indivíduo exibir comportamento violento, organizado e dirigido durante uma crise epiléptica. Os sintomas cognitivos incluem amnésia do período durante a convulsão e um período de resolução de *delirium* após a convulsão. Pode-se encontrar um foco de convulsão em um EEG em 25 a 50% de todos os pacientes com epilepsia parcial complexa (Fig. 21.5-3). O uso de eletrodos temporais anteriores ou esfenoidais e de EEGs em indivíduos com privação de sono pode aumentar as chances de se encontrar uma anormalidade em EEG. Frequentemente, é possível obter vários EEGs normais de um paciente com epilepsia parcial complexa, portanto, EEGs normais não podem ser usados para descartar esse diagnóstico. O uso de registros de EEG de longo prazo (em geral de 24 a 72 horas) pode ajudar o clínico a detectar um foco convulsivo em alguns pacientes. A maioria dos estudos evidencia que o uso de sondas nasofaríngeas não acrescenta muito à sensibilidade de um EEG, mas, sem dúvida, contribui para o desconforto do paciente durante o procedimento.

Sintomas interictais

Perturbações da personalidade. As anormalidades psiquiátricas de relato mais frequente em pacientes com epilepsia são transtornos da personalidade, os quais são mais prováveis em pacientes com epilepsia originária do lobo temporal. As características mais comuns são religiosidade, uma experiência mais intensa de emoções – uma qualidade geralmente denominada *viscosidade de personalidade* – e mudanças no comportamento sexual. A síndrome em sua forma completa é bastante rara mesmo em indivíduos com convulsões parciais complexas com origem no lobo temporal. Muitos pacientes não são afetados por perturbações da personalidade; outros apresentam várias perturbações muitíssimo diferentes da síndrome clássica.

Uma religiosidade surpreendente pode se manifestar não apenas pelo aumento da participação em atividades manifestadamente religiosas como também por uma preocupação incomum com questões morais e éticas, preocupação com certo e errado e aumento do interesse em questões globais e filosóficas. As características hiper-religiosas, às vezes, podem parecer com os sintomas prodrômicos de esquizofrenia e resultar em um problema diagnóstico em adolescentes ou jovens adultos.

O sintoma de viscosidade da personalidade costuma ser mais perceptível durante uma conversa com o paciente, a qual tem chance de ser lenta, grave, ponderada, pedante, repleta de detalhes não essenciais e frequentemente circunstancial. O interlocutor pode ficar entediado, mas incapaz de encontrar uma forma gentil e bem-sucedida de livrar-se da conversa. As tendências de fala, com frequência espelhadas na escrita do paciente, resultam em um sintoma conhecido como *hipergrafia*, o qual alguns clínicos consideram praticamente patognomônico de epilepsia parcial complexa.

Alterações no comportamento sexual podem se manifestar por meio de hipersexualidade; desvios do interesse sexual, como fetichismo e travestismo; e, com maior frequência, hipossexualidade. Esta se ca-

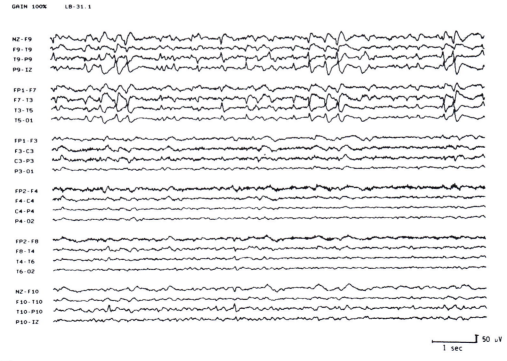

FIGURA 21.5-3
Encefalograma interictal em um paciente com convulsões parciais complexas revela frequentes descargas temporais esquerdas de pico e atividade rara de ondas bem definidas temporais direitas independentes (De Cascino GD. Complex partial seizures: clinical features and differential diagnosis. *Psychiatr Clin North Am*. 1992;15:377, com permissão.)

racteriza tanto por ausência de interesse em questões sexuais como por redução do excitamento sexual. Alguns pacientes com início de epilepsia parcial complexa antes da puberdade podem não conseguir alcançar um nível normal de interesse sexual após esse período de transição, embora essa característica talvez não os incomode. No caso de pacientes cujo início da epilepsia parcial complexa ocorra após a puberdade, a alteração no interesse sexual pode causar irritação e preocupação.

Sintomas psicóticos. Estados psicóticos interictais são mais comuns do que psicoses ictais. Episódios interictais semelhantes a esquizofrenia podem ocorrer em indivíduos com epilepsia, em particular quando a origem é no lobo temporal. Estima-se que 10% de todos os pacientes com epilepsia parcial complexa tenham sintomas psicóticos. Os fatores de risco para esses sintomas incluem sexo feminino, sinistrismo, início das convulsões durante a puberdade e lesão do lado esquerdo.

O início dos sintomas psicóticos em epilepsia é variável. Em geral, surgem em pacientes que sofrem de epilepsia há muito tempo, e seu início é antecedido pelo desenvolvimento de alterações na personalidade relacionadas à atividade cerebral epiléptica. Os sintomas mais característicos das psicoses são alucinações e delírios paranoides. O afeto dos pacientes normalmente continua afável e adequado, em contraste com as anormalidades de afeto observadas com frequência em pessoas com esquizofrenia. Os sintomas de transtorno do pensamento em pacientes com epilepsia psicótica são comumente os que envolvem conceitualização e circunstancialidade em vez dos sintomas esquizofrênicos clássicos de bloqueio e afrouxamento das associações.

Violência. A violência episódica tem configurado um problema em alguns indivíduos com epilepsia, sobretudo aguda com origem nos lobos frontal e temporal. Não é possível determinar se a violência é uma manifestação da própria convulsão ou se tem origem psicopatológica interictal. A maior parte das evidências indica a extrema raridade de violência como fenômeno ictal. Apenas em casos raros pode-se atribuir a violência em um paciente com epilepsia à convulsão em si.

Sintomas de transtornos do humor. Sintomas de transtorno do humor, como depressão e mania, são observados com menor frequência em epilepsia do que sintomas semelhantes a esquizofrenia. Quando ocorrem, esses sintomas de transtorno do humor costumam ser episódicos e surgem com maior frequência quando os focos epilépticos afetam o lobo temporal do hemisfério cerebral não dominante. A importância desses sintomas pode ser justificada pelo aumento de incidência de tentativas de suicídio entre indivíduos com epilepsia.

Diagnóstico. Um diagnóstico correto de epilepsia pode ser particularmente difícil quando os sintomas ictais e interictais são manifestações graves de sintomas psiquiátricos na ausência de alterações significativas na consciência e nas capacidades cognitivas. Portanto, os psiquiatras devem manter um nível elevado de suspeita durante a avaliação de um novo paciente e considerar a possibilidade de um transtorno epiléptico mesmo na ausência dos sinais e sintomas clássicos. Outro diagnóstico diferencial que deve ser considerado é a pseudoconvulsão, na qual o paciente tem um pouco de controle consciente sobre os sintomas que imitam uma convulsão (Tab. 21.5-2).

No caso de pacientes que tiveram diagnóstico prévio de epilepsia, o surgimento de novos sintomas psiquiátricos deve ser considerado uma possível evolução de seus sintomas epilépticos. O surgimento de sintomas psicóticos, sintomas de transtorno do humor, alterações na personalidade ou sintomas de ansiedade (p. ex., ataques de pânico) deve levar o clínico a avaliar o controle da epilepsia do paciente e investigar a presença de um transtorno mental independente. Nessas circunstâncias, o clínico deve verificar se o paciente segue adequadamente o regime com fármacos anticonvulsivantes e considerar se os sintomas psiquiátricos podem ser efeitos adversos dos próprios medicamentos. Quando surgem esses sintomas em

TABELA 21.5-2
Características de distinção entre pseudoconvulsões e convulsões epilépticas

Características	Convulsões epilépticas	Pseudoconvulsão
Características clínicas		
Convulsão noturna	Comum	Incomum
Aura estereotipada	Frequentemente	Não
Alterações cianóticas na pele durante convulsões	Comuns	Nenhuma
Lesão autoinfligida	Comum	Rara
Incontinência	Comum	Rara
Confusão pós-ictal	Presente	Ausente
Movimentos corporais	Tônicos ou clônicos ou ambos	Não estereotipados e assíncronos
Afetadas por sugestão	Não	Sim
Características de EEG		
Picos e ondas	Presentes	Ausentes
Lentidão pós-ictal	Presente	Ausente
Anormalidades interictais	Variáveis	Variáveis

EEG, eletrencefalograma.
(De Stevenson JM, King JH. Neuropsychiatric aspects of epilepsy and epileptic seizures. In: Hales RE, Yodofsky SC, eds. *American Psychiatric Press Textbook of Neuropsychiatry*. Washington, DC: American Psychiatric Press; 1987:220.)

um paciente com diagnóstico de epilepsia, ou no qual epilepsia foi considerada como diagnóstico no passado, o clínico deve obter os resultados de um ou mais exames de EEG.

No caso de pacientes que não foram diagnosticados anteriormente com epilepsia, há quatro características que devem aguçar a suspeita do clínico quanto a essa possibilidade: o início repentino de psicose em um indivíduo antes considerado psicologicamente saudável, o início súbito de *delirium* sem uma causa identificada, uma história de episódios semelhantes com início repentino e recuperação espontânea e uma história de quedas ou desmaios anteriores sem explicação.

Tratamento. Fármacos de primeira linha para convulsões tônico-clônicas generalizadas são valproato e fenitoína. Fármacos de primeira linha para convulsões parciais incluem carbamazepina, oxcarbazepina e fenitoína. Etossuximida e valproato são fármacos de primeira linha para convulsões de ausência (pequeno mal). Os fármacos usados para diversos tipos de convulsões constam na Tabela 21.5-3. Carbamazepina e ácido valproico podem ajudar a controlar os sintomas de irritabilidade e explosões de agressividade, assim como os fármacos antipsicóticos típicos. Psicoterapia, aconselhamento familiar e terapia de grupo podem ajudar a lidar com as questões psicossociais associadas com epilepsia. Além disso, o clínico deve estar ciente de que diversos fármacos antiepilépticos causam prejuízos cognitivos de leves a moderados e de que um ajuste da dosagem ou a mudança do medicamento devem ser considerados se os sintomas de prejuízo cognitivo forem um problema para o paciente.

Tumores cerebrais

Tumores cerebrais e doenças cerebrovasculares podem causar quase qualquer tipo de sintoma ou síndrome psiquiátrica, mas doenças

TABELA 21.5-3
Fármacos anticonvulsivantes mais usados

Fármaco	Uso	Dose de manutenção (mg/dia)
Carbamazepina	Tônico-clônicas generalizadas, parciais	600-1.200
Clonazepam	Ausência, mioclônicas atípicas	2-12
Etossuximida	Ausência	1.000-2.000
Gabapentina	Convulsões parciais complexas (potencialização)	900-3.600
Lamotrigina	Convulsões parciais complexas, generalizadas (potencialização)	300-500
Oxcarbazepina	Parciais	600-2.400
Fenobarbital	Tônico-clônicas generalizadas	100-200
Fenitoína	Tônico-clônicas generalizadas, parciais, estado de mal epiléptico	300-500
Primidona	Parciais	750-1.000
Tiagabina	Generalizadas	32-56
Topiramato	Convulsões parciais complexas (potencialização)	200-400
Valproato	Ausência, tônico-clônicas generalizadas mioclônicas acinéticas, convulsões parciais	750-1.000
Zonisamida	Generalizadas	400-600

cerebrovasculares, pela natureza de seu início e padrão de sintomas, são raramente diagnosticadas de forma equivocada como transtornos mentais. De modo geral, tumores estão associados a menos sinais e sintomas psicopatológicos do que doenças cerebrovasculares que afetam um volume semelhante de tecido encefálico. As duas abordagens fundamentais para o diagnóstico de qualquer das duas condições são uma história clínica abrangente e um exame neurológico completo. A obtenção de uma imagem cerebral adequada costuma ser o procedimento diagnóstico final; a imagem deve confirmar o diagnóstico clínico.

Características clínicas, curso e prognóstico. Sintomas mentais ocorrem em algum momento durante o curso da doença em aproximadamente 50% dos pacientes com tumores cerebrais. Em cerca de 80% desses pacientes com sintomas mentais, os tumores se situam nas regiões frontais ou límbicas do cérebro em vez de nas regiões parietais ou temporais. Enquanto meningiomas têm maiores chances de causar sintomas focais ao comprimir uma região limitada do córtex, gliomas têm chances de causar sintomas difusos. *Delirium* costuma ser com frequência um componente de tumores grandes, de crescimento rápido ou metastáticos. Se a história do paciente e o exame físico revelarem incontinência urinária ou fecal, deve-se suspeitar de tumor do lobo frontal; caso a história e o exame revelem anormalidades na memória e na fala, deve-se suspeitar de tumor do lobo temporal.

COGNIÇÃO. Prejuízo no funcionamento intelectual costuma acompanhar a presença de um tumor cerebral, independentemente de seu tipo ou localização.

HABILIDADES DE LINGUAGEM. Transtornos da função da linguagem podem ser graves, especialmente se o crescimento do tumor for rápido. Na realidade, defeitos na função da linguagem com frequência encobrem todos os outros sintomas mentais.

MEMÓRIA. Perda de memória é um sintoma frequente de tumores cerebrais. Pessoas com esses tumores exibem síndrome de Korsakoff e não retêm lembranças de eventos que ocorreram desde o início da doença. Eventos do passado imediato, mesmo que dolorosos, são perdidos. No entanto, os pacientes retêm memórias antigas e não percebem a perda da memória recente.

PERCEPÇÃO. Deficiências proeminentes na percepção costumam estar associadas a transtornos comportamentais, sobretudo porque o paciente precisa integrar percepções táteis, auditivas e visuais para seu funcionamento normal.

CONSCIÊNCIA. Alterações de consciência são sintomas tardios comuns de aumento da pressão intracraniana causados por um tumor cerebral. Tumores que surgem na porção superior do tronco encefálico podem produzir um sintoma sem paralelo, denominado *mutismo acinético*, ou *coma vígil*. O paciente fica imóvel e mudo, mas, ainda assim, alerta.

Cistos coloides. Embora não sejam tumores cerebrais, cistos coloides situados no terceiro ventrículo podem exercer pressão física sobre estruturas no interior do diencéfalo e produzir sintomas mentais como depressão, labilidade emocional, sintomas psicóticos e alterações na personalidade. Os sintomas neurológicos em geral associados são cefaleias intermitentes dependentes de posição.

Traumatismo craniano

Traumatismo craniano pode resultar em uma gama de sintomas mentais e levar a um diagnóstico de demência devido a lesão cerebral traumática ou de transtorno mental sem outra especificação devido a uma condição médica geral (p. ex., transtorno pós-concussional). A síndrome pós-concussiva continua controversa, porque se concentra na ampla gama de sintomas psiquiátricos, alguns deles graves, que podem se seguir ao que parece ser traumatismo craniano menor.

Fisiopatologia. Traumatismo craniano é uma situação clínica comum; estima-se que 2 milhões de incidentes envolvam traumatismo craniano a cada ano. Ocorre com mais frequência em indivíduos na faixa dos 15 aos 25 anos e apresenta uma predominância de homens sobre mulheres de aproximadamente 3:1. Estimativas gerais com base na gravidade do traumatismo craniano sugerem que quase todos os pacientes com ocorrências graves, mais de metade dos com ocorrência moderada e cerca de 10% em geral com ocorrências leves apresentem sequelas neuropsiquiátricas resultantes do traumatismo craniano. A ocorrência pode ser dividida, *grosso modo*, em traumatismo craniano penetrante (p. ex., trauma produzido por um projétil) e traumatismo contundente, no qual não há penetração física do crânio. O traumatismo contundente é muito mais comum do que o penetran-

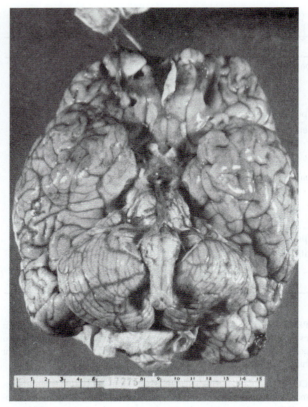

FIGURA 21.5-4
Contusão grave dos polos frontais resultou em sua atrofia e distorção. (Cortesia do Dr. H. M. Zimmerman.)

te. Acidentes com veículos automotores são responsáveis por mais de metade de todos os incidentes de traumatismo contundente do SNC; traumatismos cranianos relacionados a quedas, violência e esportes são responsáveis pela maioria dos casos restantes (Fig. 21.5-4)

Enquanto lesões cerebrais de ferimentos penetrantes em geral estão localizadas nas áreas diretamente afetadas pelo projétil, a lesão cerebral resultante de traumatismo contundente envolve vários mecanismos. Durante o trauma em si, a cabeça costuma se mover para trás e para a frente de forma violenta, de modo que o cérebro se choca repetidas vezes contra o crânio, já que a rápida desaceleração e aceleração de ambos não correspondem. Esses choques resultam em contusões focais, e o estiramento do parênquima encefálico produz lesões axonais difusas. Processos que se desenvolvem posteriormente, como edema e hemorragia, podem resultar em novos danos ao cérebro.

Sintomas. Os dois principais agrupamentos de sintomas relacionados a traumatismo craniano são os de prejuízo cognitivo e os de sequelas comportamentais. Depois de um período de amnésia pós-traumática, costuma haver um período de 6 a 12 meses de recuperação, após o qual quaisquer sintomas remanescentes provavelmente se tornem permanentes. Os problemas cognitivos mais comuns são redução da velocidade de processamento de informações, redução da atenção, aumento da distratibilidade, déficits na capacidade de resolução de problemas e de manter esforço constante e problemas com memória e aprendizado de novas informações. Também podem ocorrer diversas deficiências de linguagem.

Sob o aspecto comportamental, os sintomas principais envolvem depressão, aumento da impulsividade, aumento da agressividade e alterações na personalidade. Esses sintomas podem ser exacerbados ainda mais pelo uso de álcool, que frequentemente está envolvido no próprio evento causador do traumatismo craniano. Discute-se a forma como o caráter e os traços de personalidade preexistentes afetam o desenvolvimento de sintomas comportamentais após esse traumatismo. Os estudos necessários para responder a essa questão de forma definitiva ainda não foram realizados, mas há uma tendência de favorecimento a uma associação biológica e neuroanatômica entre o traumatismo craniano e as sequelas comportamentais.

Tratamento. O tratamento de transtornos cognitivos e comportamentais em pacientes com traumatismo craniano é basicamente semelhante às abordagens de tratamento usadas com outros pacientes com esses sintomas. Uma diferença é a de que pacientes com traumatismo craniano podem ser particularmente suscetíveis aos efeitos colaterais associados a fármacos psicotrópicos; portanto, o tratamento com esses agentes deve ser iniciado em dosagens mais baixas do que o de hábito, e elas devem ser ajustadas em acréscimos de forma mais lenta que o de costume. Antidepressivos-padrão podem ser usados para tratar depressão, e anticonvulsivantes ou antipsicóticos, para tratar agressividade e impulsividade. Outras abordagens aos sintomas incluem lítio, bloqueadores do canal de cálcio e antagonistas dos receptores β-adrenérgicos.

O clínico deve oferecer apoio ao paciente por meio de psicoterapia individual ou de grupo e auxiliar os principais cuidadores por meio de terapias de casais e de família. Pacientes com traumatismo craniano leve e moderado frequentemente voltam para o seio familiar e retomam seus empregos; portanto, todas as pessoas envolvidas precisam de ajuda para se ajustarem a possíveis alterações na personalidade e na capacidade mental do paciente.

Transtornos desmielinizantes

A esclerose múltipla (EM) é o principal transtorno desmielinizante. Outros dessa natureza incluem esclerose lateral amiotrófica (ELA), leucodistrofia metacromática, adrenoleucodistrofia, gangliosidoses, panencefalite esclerosante subaguda e doença de Kufs. Todos esses transtornos podem estar associados a sintomas neurológicos, cognitivos e comportamentais.

Esclerose múltipla. A EM se caracteriza por múltiplos episódios de sintomas, fisiopatologicamente relacionados a lesões multifocais na matéria branca do SNC (Fig. 21.5-5). A causa segue des-

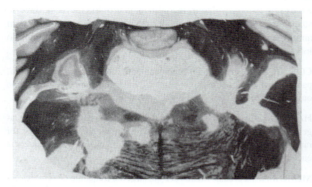

FIGURA 21.5-5
Esclerose múltipla. Zonas de desmielinização aparentemente amassadas são evidentes neste corte através do nível do quarto ventrículo. Mancha de mielina. Ampliação de 2,6 vezes. (Cortesia do Dr. H. M. Zimmerman.)

conhecida, mas estudos se concentram em infecções virais lentas e perturbações no sistema imunológico. Estima-se que a prevalência de EM no hemisfério ocidental seja de 50 a cada 100 mil habitantes. A doença é muito mais frequente em climas de baixa temperatura do que nas regiões tropicais e subtropicais e é mais comum em mulheres do que em homens; trata-se de uma doença com predominância entre jovem adultos. Na maioria dos pacientes, o início ocorre entre os 20 e 40 anos de idade.

Os sintomas neuropsiquiátricos de EM podem ser divididos em tipos cognitivo e comportamental. Relatos de pesquisa indicam que 30 a 50% dos indivíduos com EM apresentam prejuízo cognitivo leve e que em 20 a 30% deles esses prejuízos são graves. Embora evidências indiquem que pessoas com EM experimentam um declínio em sua inteligência geral, de modo habitual, a memória é a função cognitiva mais afetada. A gravidade do prejuízo à memória não parece estar correlacionada à gravidade dos sintomas neurológicos nem à duração da doença.

Os sintomas comportamentais associados com EM são variados e incluem euforia, depressão e mudanças na personalidade. Psicose é uma complicação rara. Em torno de 25% dos indivíduos com EM exibem humor eufórico que não é hipomaníaco, mas um pouco mais alegre do que a situação possa justificar, e não necessariamente condizente com sua disposição antes do início da EM. Apenas 10% dos pacientes com essa condição têm humor mantido e elevado, embora ainda não seja de fato hipomaníaco. Depressão, contudo, é comum; ela afeta de 25 a 50% das pessoas com a doença e resulta em um índice de suicídio mais elevado do que o observado na população em geral. Os fatores de risco para suicídio nessas pessoas são sexo masculino, início de EM antes dos 30 anos e diagnóstico relativamente recente do transtorno. As mudanças na personalidade também são comuns em pacientes com EM; elas afetam de 20 a 40% deles e costumam ser caracterizadas pelo aumento de irritabilidade ou apatia.

Esclerose lateral amiotrófica. A ELA é uma doença progressiva, não herdada, de atrofia muscular assimétrica. Seu início ocorre na idade adulta e avança ao longo de meses ou anos até envolver todos os músculos estriados, exceto os músculos cardíaco e ocular. Além da atrofia muscular, pacientes apresentam sinais de envolvimento do trato piramidal. A doença é rara e ocorre aproximadamente em 1,6 pessoa a cada 100 mil ao ano. Alguns pacientes apresentam demência concomitante. A doença avança com rapidez, e a morte ocorre em geral no prazo de quatro anos a partir do início.

Doenças infecciosas

Encefalite por herpes simples. A encefalite por herpes simples, o tipo mais comum de encefalite focal, afeta com mais frequência os lobos frontais e temporais. Os sintomas geralmente incluem anosmia, alucinações olfativas e gustativas e mudanças na personalidade, podendo também envolver comportamentos bizarros ou psicóticos. Também pode-se desenvolver epilepsia parcial complexa em pacientes com encefalite por herpes simples. Embora o índice de mortalidade da infecção tenha caído, muitos pacientes exibem mudanças na personalidade, sintomas de perda de memória e sintomas psicóticos.

Encefalite rábica. O período de incubação para a raiva vai de 10 dias a 1 ano, depois do qual os sintomas de inquietação, hiperatividade e agitação podem se desenvolver. A hidrofobia, presente em até 50% dos pacientes, se caracteriza por um medo intenso de beber água. O medo se desenvolve a partir de espasmos graves na laringe e no diafragma ao beber água. Quando se instala, a doença é fatal no período de dias ou semanas.

Neurossífilis. A neurossífilis (também denominada paresia geral) surge 10 a 15 anos após a infecção primária por *Treponema*. Com o advento da penicilina, a neurossífilis tornou-se um transtorno raro, embora a aids esteja associada com a reintrodução da neurossífilis à prática médica em alguns centros urbanos. Essa doença geralmente afeta os lobos frontais e resulta em alterações na personalidade, baixo discernimento, irritabilidade e redução dos cuidados consigo mesmo. Delírios de grandeza estão presentes em 10 a 20% dos pacientes afetados. A doença avança com o desenvolvimento de demência e tremor até que o indivíduo fique paralisado. Os sintomas neurológicos incluem pupilas de Argyll-Robertson, que são pequenas, irregulares, desiguais e sem reflexo fotomotor, tremor, disartria e hiper-reflexia. O exame do líquido cerebrospinal (LCS) exibe linfocitose, aumento de proteína e resultado positivo no teste de VDRL (Laboratório de Pesquisa para Doenças Venéreas).

Meningite crônica. Observa-se meningite crônica atualmente com mais frequência do que no passado, devido ao comprometimento do sistema imunológico de indivíduos com aids. Os agentes causativos comuns são *Mycobacterium tuberculosis*, *Cryptococcus* spp. e *Coccidioides* spp. Os sintomas habituais são cefaleia, prejuízo à memória, confusão e febre.

Panencefalite esclerosante subaguda. A panencefalite esclerosante subaguda é uma doença da infância e do início da adolescência, com uma proporção de 3:1 de homens para mulheres. O início normalmente segue ou uma infecção por sarampo, ou a vacinação contra sarampo. Os sintomas iniciais podem ser mudança no comportamento, ataques de mau humor, sonolência e alucinações, mas os sintomas clássicos de mioclonia, ataxia, convulsões e deterioração intelectual acabam se desenvolvendo. A doença avança inexoravelmente até estado de coma e morte no prazo de 1 a 2 anos.

Doença de Lyme. A doença de Lyme é causada pela infecção pelo espiroqueta *Borrelia burgdorferi*, transmitida pela mordida do carrapato do veado (*Ixodes scapularis*), o qual se alimenta de veados e camundongos infectados. Cerca de 16 mil casos são relatados todos os anos nos Estados Unidos.

Uma erupção característica na pele (Fig. 21.5-6) é encontrada no local da mordida do carrapato, seguida logo após por sintomas semelhantes aos da gripe. Prejuízo ao funcionamento cognitivo e mudanças no humor estão associados à doença e podem ser a queixa de apresentação, que pode incluir lapsos de memória, dificuldade de concentração, irritabilidade e depressão.

Não há um teste diagnóstico definitivo, e cerca de 50% dos pacientes se tornam soropositivos para *B. burgdorferi*. A vacina profilática nem sempre é eficaz e é alvo de controvérsia. O tratamento consiste em um curso de 14 a 21 dias de doxiciclina, que resulta em um índice de cura de 90%. Fármacos psicotrópicos específicos podem ser usados para tratar o sinal ou sintoma psiquiátrico (p. ex., diazepam para ansiedade). Sem tratamento, cerca de 60% dos indivíduos desenvolvem uma condição crônica. Esses pacientes podem receber um diagnóstico equivocado de depressão primária, em vez de secundária a uma condição médica. Grupos de apoio para pacientes com doença de Lyme crônica são importantes. Os membros do grupo proporcionam uns aos outros apoio emocional, que ajuda a melhorar sua qualidade de vida.

Doença do príon. A doença do príon consiste em um grupo de transtornos relacionados causados por uma proteína infecciosa, transmissível, conhecida como príon. Nesse grupo, estão doença de Creutzfeldt-Jakob (DCJ), transtorno de Gerstmann-Sträussler--Scheinker (GSS), insônia familiar fatal (IFF) e *kuru*. Uma variação

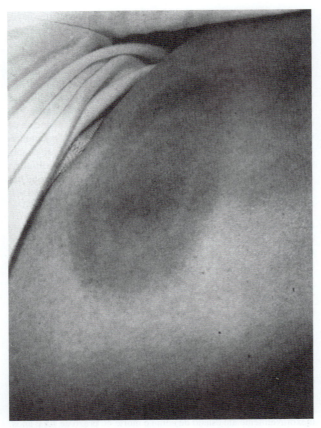

FIGURA 21.5-6
Eritema migrans (erupção papular) na coxa. (De Barbour R. Lyme disease. In: Hoeprich PD, Jordan MC, Ronald AR, eds. *Infectious Diseases: A Treatise of Infectious Processes*. Philadelphia: JB Lippincott; 1994:1329, com permissão.)

da DCJ (DCJv), também denominada "doença da vaca louca", surgiu em 1995 no Reino Unido e foi atribuída à transmissão da encefalopatia espongiforme bovina (EEB) do gado para seres humanos. De forma coletiva, esses transtornos também são conhecidos como *encefalopatia espongiforme subaguda,* devido a alterações neuropatológicas compartilhadas, que consistem em (1) vacuolização espongiforme; (2) perda neuronal; e (3) proliferação de astrócitos no córtex cerebral. Placas amiloides podem ou não estar presentes.

ETIOLOGIA. Príons são agentes transmissíveis, mas diferem de vírus por não apresentarem ácido nucleico. Príons são proteínas que sofreram mutação geradas a partir do gene humano sintetizador de proteína príon (PrP), o qual se localiza no braço curto do cromossomo 20. Não há uma ligação direta entre a doença do príon e a doença de Alzheimer, cuja localização foi identificada no cromossomo 21.

O PrP sofre mutação em um isoformo relacionado à doença PrP-Súper-C (PrP^{Sc}), o qual pode se replicar e é infeccioso. Supõe-se que as mudanças neuropatológicas que ocorrem na doença do príon sejam causadas pelos efeitos neurotóxicos diretos do PrP^{Sc}.

A doença do príon específica que se desenvolve depende do tipo de mutação que ocorre no PrP. Mutações em PrP 178N/129V causam DCJ; mutações em 178N/129M causam IFF; e mutações em 102L/129M causam GSS e *kuru*. Outras mutações do PrP foram descritas, e pesquisas nessa importante área de identificação genômica continuam. Algumas mutações são tanto totalmente penetrantes quanto dominantes autossômicas e explicam as formas herdadas de doença do príon. Por exemplo, tanto GSS quanto IFF são transtornos hereditários, e cerca de 10% dos casos de DCJ também são herdados. Testes pré-natais para gene PrP anormal estão disponíveis; no momento, discute-se se esse tipo de teste deve ser feito ou não de forma rotineira.

DOENÇA DE CREUTZFELDT-JAKOB. Descrita pela primeira vez em 1920, a DCJ é uma condição invariavelmente letal, de progressão rápida, que ocorre sobretudo em adultos a partir da meia-idade. Manifesta-se, a princípio, com sintomas de fadiga e semelhantes a gripe e prejuízo cognitivo. Com seu avanço, ocorrem achados neurológicos focais, como afasia e apraxia. As manifestações psiquiátricas são multiformes e incluem labilidade emocional, ansiedade, euforia, depressão, delírios, alucinações ou mudanças acentuadas na personalidade. A doença avança durante meses, conduzindo a demência, mutismo acinético, coma e morte.

Os índices de DCJ atingem 1 ou 2 casos a cada 1 milhão de pessoas por ano em todo o mundo. O agente infeccioso é autorreplicante e pode ser transmitido a seres humanos por meio da inoculação com tecido infectado e, às vezes, pela de ingestão de alimentos contaminados. Há relato de transmissão iatrogênica por meio de transplante de córnea ou dura-máter contaminadas, ou para crianças por meio de material contaminado de hormônio humano de crescimento obtido de indivíduos infectados. A transmissão neurocirúrgica também foi relatada. Familiares não correm risco maior de desenvolver a doença do que a população em geral, a menos que haja inoculação direta.

O diagnóstico exige exame patológico do córtex, o qual revela a clássica tríade de vacuolização espongiforme, perda de neurônios e proliferação de astrócitos. O córtex e os gânglios da base são os mais afetados. Um teste de imunoensaio para DCJ no LCS é um elemento promissor para dar respaldo ao diagnóstico; contudo, mais testes são necessários para confirmar essa hipótese. Embora não sejam específicas para a DCJ, anormalidades no EEG estão presentes em quase todos os pacientes e consistem em um ritmo de fundo lento e irregular com descargas complexas periódicas. Estudos com TC e RM podem revelar atrofia cortical mais tarde no curso da doença. A SPECT e a tomografia por emissão de pósitrons (PET) revelam redução heterogênea de captação em todo o córtex.

Não existe tratamento conhecido para DCJ. A morte normalmente ocorre no prazo de seis meses a partir do diagnóstico.

DCJ VARIANTE. Em 1997, uma variante da DCJ (DCJv) surgiu no Reino Unido. Todos os pacientes afetados morreram; eles eram jovens (abaixo dos 40 anos de idade), e nenhum apresentava fatores de risco de DCJ. Na necropsia, encontrou-se doença do príon. A doença foi atribuída à transmissão, no Reino Unido, de EEB entre bovinos e de bovinos para seres humanos na década de 1980. A EEB parece ter-se originado de alimentos contaminados por *scrapie* ovina ministrados ao gado. A *scrapie* é uma encefalopatia espongiforme encontrada em ovinos e caprinos que comprovadamente não causa doenças em seres humanos, mas que, no entanto, é transmissível para outras espécies animais.

A média de idade de início é de 29 anos, e cerca de 150 pessoas em todo o mundo foram infectadas até 2006. Os clínicos devem estar alertas para o diagnóstico em jovens com anormalidades psiquiátricas e de comportamento que apresentam sinais cerebelares como ataxia ou mioclonia. A apresentação psiquiátrica de DCJv não é específica. A maioria dos pacientes relatou depressão, retraimento, ansiedade e perturbação do sono. Delírios paranoides ocorreram. Alterações neuropatológicas são semelhantes às de DCJ, com o acréscimo de placas amiloides.

Dados epidemiológicos ainda estão sendo coletados. O período de incubação da DCJv e a quantidade de carne infectada necessária para causar a infecção são desconhecidos. Um paciente relatou ser vegetariano durante cinco anos antes que a doença fosse diagnosticada. A DCJv pode ser diagnosticada *ante-mortem* ao se examinarem as tonsilas com imunomarcação com Western blot para detectar PrP^{Sc} em tecido linfoide. O diagnóstico baseia-se no desenvolvimento de características neurodegenerativas progressivas em indivíduos que consumiram carne ou miolos contaminados. Não existe cura, e a morte geralmente ocorre durante o prazo de 2 a 3 anos após o diagnóstico. A prevenção depende do monitoramento criterioso do gado para a doença e da sua alimentação com grãos, em vez de com subprodutos derivados de carne.

KURU. O *kuru* é uma doença do príon epidêmica encontrada na Nova Guiné que foi causada por rituais funerais canibalescos nos quais os cérebros dos mortos eram ingeridos. Mulheres são mais afetadas pela doença do que homens, supostamente porque participam da cerimônia de forma mais intensa. A morte ocorre durante o prazo de dois anos depois do surgimento dos sintomas. Sinais e sintomas neuropsiquiátricos consistem em ataxia, coreia, estrabismo, *delirium* e demência. Mudanças patológicas são semelhantes às que ocorrem em outras doenças do príon: perda neuronal, lesões espongiformes e proliferação de astrócitos. O cerebelo é o mais afetado. A transmissão iatrogênica de *kuru* ocorre quando material cadavérico, como dura-máter e córneas, é transplantado em receptores sadios. Desde a cessação de canibalismo na Nova Guiné, a incidência da doença diminuiu de modo extraordinário.

DOENÇA DE GERSTMANN-STRÄUSSLER-SCHEINKER. Descrita pela primeira vez em 1928, a doença de GSS é uma síndrome neurodegenerativa caracterizada por ataxia, coreia e declínio cognitivo que conduz a demência. Ela é causada por uma mutação no gene PrP que é totalmente penetrante e autossômica dominante; portanto, a doença é hereditária, e as famílias afetadas foram identificadas ao longo de várias gerações. Testes genéticos podem confirmar a presença dos genes anormais antes do início da doença. Mudanças patológicas características da doença do príon estão presentes: lesões espongiformes, perda neuronal e proliferação de astrócitos. Placas amiloides foram encontradas no cerebelo. A doença começa entre os 30 e 40 anos e é fatal no prazo de cinco anos após seu início.

INSÔNIA FAMILIAR FATAL. A IFF é uma doença do príon hereditária que afeta principalmente o tálamo. Ocorre uma síndrome debilitante de insônia e disfunção do sistema nervoso autônomo consistindo em febre, sudorese, pressão arterial lábil e taquicardia. O início acontece na metade da vida adulta, e a morte em geral ocorre em um ano. Ainda não existe tratamento.

FUTURAS INVESTIGAÇÕES. Determinar como ocorre a mutação dos príons para produzir fenótipos de doença e determinar como elas são transmitidas entre diferentes espécies de mamíferos são as principais áreas de pesquisa. Medidas de saúde pública para impedir a transmissão de doenças animais para humanos são constantes e devem ser infatigáveis, em especial porque essas doenças são invariavelmente letais no prazo de apenas poucos anos a partir de seu início. Desenvolver intervenções genéticas que impeçam ou recuperem os danos ao gene normal do príon é a melhor esperança para cura. Os psiquiatras se deparam com a necessidade de manejo de casos de indivíduos que realmente têm a doença e de indivíduos com temores hipocondríacos de tê-la contraído. No caso de alguns pacientes, esses temores podem alcançar proporções delirantes. O tratamento é sintomático e envolve ansiolíticos, antidepressivos e psicoestimulantes, dependendo dos sintomas. Psicoterapia de apoio pode ser útil nos estágios iniciais para ajudar o paciente e a família a lidar com a doença.

Prevenir a transmissão involuntária de príons entre seres humanos ou de animais para seres humanos continua sendo a melhor forma de limitar o âmbito dessas doenças. No entanto, casos esporádicos de DCJ ainda irão surgir, devido à rara mutação espontânea da proteína de príon normal na forma anormal. No momento, pouco se pode oferecer a pacientes com doença do príon além de tratamento paliativo e apoio emocional.

Transtornos imunológicos

Os principais transtornos imunológicos na sociedade contemporânea são HIV e aids, mas outros transtornos imunológicos, como lúpus eritematoso e transtornos autoimunes que afetam os neurotransmissores cerebrais (abordados a seguir), também podem representar desafios diagnósticos e de tratamento para clínicos da saúde mental.

Infecção por HIV e aids

O HIV é um retrovírus relacionado aos vírus da leucemia humana de células T (HTLV) e aos retrovírus que infectam animais, incluindo primatas não humanos. Pelo menos dois tipos de HIV foram identificados, HIV-1 e HIV-2. O HIV-1 é o agente causativo da maioria das doenças relacionadas ao HIV; o HIV-2, no entanto, parece estar causando uma quantidade crescente de infecções na África. Outros tipos de HIV podem existir, os quais atualmente são classificados como HIV-O. O HIV está presente no sangue, no sêmen, nas secreções cervicais e vaginais e, em menor grau, na saliva, nas lágrimas, no leite materno e no LCS dos indivíduos infectados. O vírus é transmitido com maior frequência por meio do ato sexual ou pela transfusão de sangue contaminado de uma pessoa para outra. Funcionários da área da saúde devem estar cientes das diretrizes para a prática de sexo seguro e aconselhar seus pacientes a praticá-lo (Tab. 21.5-4). As diretrizes dos Centers for Disease Control and Prevention para a prevenção da disseminação do HIV constam na Tabela 21.5-5.

Depois da infecção por HIV, estima-se que a aids se desenvolva no prazo de 8 a 11 anos, embora esse tempo esteja aumentado gradativamente devido ao tratamento já no início do diagnóstico. Quando uma pessoa é infectada por HIV, o vírus se destina sobretudo aos linfócitos T4 (*helper*), os assim denominados linfócitos CD4+, com os quais o vírus estabelece uma ligação em razão de uma glicoproteína (gp120) na superfície viral com alta afinidade com o receptor CD4 nos linfócitos T4. Depois da ligação, o vírus injeta seu ácido ribonucleico (RNA) no linfócito infectado, onde o RNA é transcrito em ácido desoxirribonucleico (DNA) pela ação de transcriptase reversa. O DNA resultante pode, então, ser incorporado ao genoma da célula hospedeira e traduzido quando o linfócito é estimulado a se dividir. Depois que proteínas virais são produzidas por linfócitos, os diversos componentes do vírus se reúnem, e novos vírus maduros derivam da célula hospedeira.

Diagnóstico

TESTE SOROLÓGICO. Na atualidade, há técnicas amplamente difundidas para detectar a presença de anticorpos anti-HIV em seres humanos. O teste convencional usa sangue (tempo para o resultado de 3 a 10 dias), e o teste rápido usa uma amostra oral (tempo para o resultado de 20 minutos). Os dois testes são específicos e têm sensibilidade de 99,9%. Funcionários do sistema de saúde e seus pacientes precisam entender que a presença de anticorpos de HIV indica infecção, e não imunidade à infecção. Indivíduos com resultado positivo foram expostos ao vírus, têm o vírus no

TABELA 21.5-4
Diretrizes de sexo seguro para aids

Lembrar: toda atividade que permite a troca de fluidos corporais de uma pessoa pela boca, ânus, vagina, corrente sanguínea, cortes, feridas de outra pessoa é considerada perigosa.

Práticas de sexo seguro
Massagem, abraços, esfregação de um corpo no outro
Beijos sociais sem saliva
Masturbação
Pôr em prática fantasias sexuais (que não incluam práticas sexuais não seguras)
Uso de vibradores ou outros instrumentos (desde que não sejam compartilhados)

Práticas sexuais de baixo risco
Estas atividades não são consideradas totalmente seguras:
Beijo de língua (úmido) (sem feridas bucais)
Masturbação mútua
Penetração vaginal e anal com preservativo
Sexo oral masculino (felação) com preservativo
Sexo oral feminino (cunilíngua) com barreira
Contato externo com sêmen ou urina, contanto que não haja escoriações na pele

Práticas sexuais não seguras
Penetração vaginal ou anal sem preservativo
Sêmen, urina ou fezes na boca ou na vagina
Sexo oral sem proteção (felação ou cunilíngua)
Contato de qualquer tipo com sangue
Compartilhamento de instrumentos sexuais ou agulhas

AIDS, acquired immunodeficiency syndrome. (De Moffatt B, Spiegel J, Parrish S, Helquist M. *AIDS: A Self-Care Manual*. Santa Monica, CA: IBS Press; 1987:125, com permissão.)

TABELA 21.5-5
Diretrizes dos Centers for Disease Control and Prevention para a prevenção da transmissão do HIV de pessoas infectadas para pessoas não infectadas

Pessoas infectadas devem ser orientadas para impedir a disseminação da transmissão de HIV por meio das seguintes medidas:

1. Informar possíveis parceiros sexuais de sua infecção por HIV para que tomem as precauções necessárias. Abstenção de atividade sexual com outra pessoa é uma opção que eliminaria totalmente o risco dessa infecção transmitida sexualmente.
2. Proteger o parceiro durante qualquer tipo de atividade sexual ao tomar as precauções adequadas para impedir que este entre em contato com o sangue, o sêmen, a urina, as fezes, a saliva, as secreções cervicais ou secreções vaginais da pessoa infectada. Embora a eficácia dos preservativos para prevenir infecções por HIV ainda esteja sob estudo, seu uso regular deve reduzir a transmissão de HIV ao impedir a exposição ao sêmen e aos linfócitos infectados.
3. Informar parceiros sexuais passados e quaisquer pessoas com quem tenha compartilhado agulhas de sua potencial exposição a HIV e encorajá-los a buscar orientação e testes.
4. No caso de usuários de drogas intravenosas, inscrever-se ou continuar em programas para eliminar o abuso de substâncias por via IV. Agulhas, outros utensílios e drogas nunca devem ser compartilhados.
5. Nunca compartilhar escovas de dentes, lâminas ou outros itens que possam ser contaminados com sangue.
6. Evitar a doação de sangue, plasma, órgãos, tecidos ou sêmen.
7. Evitar gravidez até que se saiba mais sobre os riscos de transmitir HIV da mãe para o feto ou o recém-nascido.
8. Limpar e desinfetar superfícies que tiveram contato com sangue ou outros fluidos corporais conforme recomendações anteriores.
9. Informar médicos, dentistas e outros profissionais da área da saúde do estado de anticorpos ao buscar atenção médica, de forma que o paciente possa ser adequadamente avaliado.

HIV, vírus da imunodeficiência humana; IV, intravenosa.
(De Centers for Disease Control [CDC]). Additional recommendations to reduce sexual and drug abuse-related transmission of human T-lymphotropic virus type III/lymphadenopathy-associated virus. *MMWR Morb Mortal Wkly Rep.* 1986;35:152.)

---

corpo, têm o potencial de transmitir o vírus para outra pessoa e quase certamente irão desenvolver aids. Indivíduos com resultado negativo ou não foram expostos ao HIV e não estão infectados, ou foram expostos HIV, mas ainda não desenvolveram os anticorpos, o que é uma possibilidade se a exposição aconteceu há menos de um ano antes do teste. A soroconversão ocorre normalmente de 6 a 12 semanas após a infecção, embora, em casos raros, possa levar de 6 a 12 meses.

ORIENTAÇÃO. Ainda que determinados grupos de pessoas corram maior risco de contrair HIV e devam ser testados, qualquer pessoa que queira ser testada deve fazê-lo. O motivo para solicitar um teste deve ser determinado para detectar preocupações não faladas e motivações que possam merecer intervenção psicoterapêutica.

Práticas passadas que possam ter colocado o indivíduo em risco de infecção por HIV e práticas de sexo seguro devem ser discutidas. Durante o aconselhamento após o teste, o orientador deve explicar que um resultado negativo significa que praticar sexo seguro e evitar o compartilhamento de agulhas hipodérmicas são atitudes recomendadas para que a pessoa permaneça livre dessa infecção. Indivíduos com resultado positivo devem receber orientação sobre práticas seguras e opções potenciais de tratamento. Eles também podem precisar de intervenções psicoterapêuticas caso transtornos de ansiedade ou depressivos se desenvolvam depois da descoberta de que são soropositivos. Um indivíduo pode reagir a um resultado positivo do teste de HIV exibindo uma síndrome semelhante ao transtorno de estresse pós-traumático. Transtorno de adaptação com ansiedade ou humor deprimido pode surgir em até 25% dos indivíduos que recebem essa informação.

CONFIDENCIALIDADE. Ninguém deve ser submetido a um teste de HIV sem conhecimento e consentimento prévios, embora várias jurisdições e organizações, como as Forças Militares, atualmente exijam testes de HIV para todos os seus membros. Os resultados de um teste de HIV podem ser compartilhados com outros membros de uma equipe médica, mas a informação não pode ser repassada para qualquer outra pessoa exceto em circunstâncias especiais. O paciente deve ser aconselhado a não revelar o resultado do teste imediatamente para empregadores, amigos e familiares, já que a informação pode resultar em discriminação no trabalho, moradia e plano de seguro.

A principal exceção à restrição de divulgação é a necessidade de notificar parceiros sexuais potenciais e passados ou parceiros de uso de substância por via intravenosa. Se o médico responsável pelo tratamento souber que um paciente soropositivo está colocando outros em risco de infecção, deve ou tentar hospitalizar a pessoa infectada a sua revelia (para impedir perigo a terceiros), ou notificar a vítima em potencial. O clínico deve estar ciente da legislação que trata dessas questões, que varia de um Estado para outro (nos Estados Unidos). Essas diretrizes também se aplicam a internos em alas psiquiátricas quando se acredita que um paciente soropositivo seja ativo sexualmente com outros pacientes.

Características clínicas

FATORES NÃO NEUROLÓGICOS. Aproximadamente 30% dos indivíduos soropositivos experimentam uma síndrome semelhante a gripe de 3 a 6 semanas após ficarem infectados; a maioria nem percebe os sintomas de imediato, nem logo após a infecção. Essa síndrome inclui febre, mialgia, cefaleias, fadiga, sintomas gastrintestinais e, às vezes, uma erupção cutânea. Ela pode vir acompanhada por esplenomegalia e linfadenopatia.

A infecção mais comum em indivíduos afetados por HIV que têm aids é pneumonia por *Pneumocystis carinii*, que se caracteriza por uma tosse crônica não produtiva e dispneia, às vezes suficientemente grave a ponto de resultar em hipoxemia e seus efeitos cognitivos consequentes. Para psiquiatras, a importância dessas complicações não psiquiátricas e não neurológicas está em seus efeitos biológicos sobre o funcionamento cerebral do paciente (p. ex., hipoxia em pneumonia por *P. carinii*) e seus efeitos psicológicos sobre os humores e os estados de ansiedade do paciente.

FATORES NEUROLÓGICOS. Uma ampla gama de processos mórbidos pode afetar o cérebro de um paciente infectado por HIV (Tab. 21.5-6). As doenças que devem chamar atenção de funcionários do sistema de saúde mental são *transtorno neurocognitivo leve devido a infecção por HIV* e *demência associada a infecção por HIV*.

SÍNDROMES PSIQUIÁTRICAS. A demência associada a infecção por HIV apresenta-se com a tríade clássica de sintomas observada em outras demências subcorticais – prejuízo à memória e na velocidade psicomotora, sintomas depressivos e transtornos do movimento. O paciente pode perceber, inicialmente, ligeiros problemas de leitura, compreensão, memória e habilidades matemáticas, mas esses sintomas são sutis e podem passar despercebidos ou ser atribuídos a fadiga e doença. A Escala de Demência de HIV Modificada é um instrumento de triagem à beira do leito e pode ser administrado de forma serial para documentar o avanço da doença. O desenvolvimento de demência em pacientes infectados por HIV costuma ser sinal de prognóstico desfavorável, e 50 a 75% deles morrem no prazo de seis meses.

O transtorno neurocognitivo associado a infecção por HIV (também conhecido como encefalopatia por HIV) é caracterizado por funcionamento cognitivo prejudicado e atividade mental reduzida que interfere no funcionamento profissional, doméstico e social. Nenhum achado laboratorial é específico para o transtorno, e ele ocorre independentemente de depressão e ansiedade. A progressão para demência associada a infecção por HIV em geral ocorre, mas pode ser prevenida com tratamento imediato.

O *delirium* pode resultar das mesmas causas que levam à demência em pacientes com HIV. Os clínicos classificaram estados delirantes caracterizados tanto por aumento quanto por diminuição da atividade. Nesses pacientes, o *delirium* é provavelmente subdiagnosticado, mas deve sempre motivar uma bateria de exames médicos para determinar se houve início de um novo processo relacionado ao SNC.

Pacientes com infecção por HIV podem ter qualquer dos tipos de transtornos de ansiedade, mas os de ansiedade generalizada, de estresse pós-traumático e obsessivo-compulsivo (TOC) são particularmente comuns.

Transtorno de adaptação com ansiedade ou humor deprimido foi relatado em 5 a 20% dos indivíduos soropositivos. A incidência desse transtorno em pacientes infectados por HIV é mais elevada do que o comum em algumas populações específicas, como recrutas militares e presidiários.

A depressão é um problema significativo ao se lidar com HIV e aids. Aproximadamente 4 a 40% dos pacientes soropositivos satisfazem os critérios para transtornos depressivos. Depressão maior é um fator de risco para infecção por HIV devido a seu impacto sobre comportamento, intensificação de abuso de substância, exacerbação de comportamentos autodestrutivos e promoção de má escolha de parceiros para relacionamentos. A prevalência de transtornos depressivos antes da infecção por HIV pode ser mais elevada do que o normal em alguns grupos que correm risco de contrair o vírus. Comprovou-se que depressão atrapalha a eficácia do tratamento em indivíduos infectados. Pacientes com depressão maior correm maior risco de progressão da doença e morte. O HIV aumenta o risco de desenvolver depressão maior por meio de uma série de mecanismos, incluindo lesões diretas a áreas subcorticais do cérebro, estresse crônico, agravamento do isolamento social e desmoralização intensa. A depressão é mais elevada em mulheres do que em homens.

TABELA 21.5-6
Condições associadas com infecção pelo vírus HIV

Infecções bacterianas, múltiplas ou recorrentes[a]
Candidíase dos brônquios, traqueia ou pulmões
Candidíase esofágica
Câncer cervical invasivo[b]
Coccidioidomicose disseminada ou extrapulmonar
Criptococose, extrapulmonar
Criptosporidiose crônica intestinal (superior a 1 mês de duração)
Doença por citomegalovírus (que não do fígado, baço ou nódulos)
Retinite por citomegalovírus (com perda de visão)
Encefalopatia relacionada a HIV
Herpes simples, úlceras crônicas (superior a 1 mês de duração); ou bronquite, pulmonite ou esofagite
Histoplasmose, disseminada ou extrapulmonar
Isosporíase crônica intestinal (superior a 1 mês de duração)
Sarcoma de Kaposi
Pneumonia intersticial linfoide ou hiperplasia linfoide pulmonar[a]
Linfoma de Burkitt (ou termo equivalente)
Linfoma imunoblástico (ou termo equivalente)
Linfoma primário do cérebro
Mycobacterium avium complex ou *Mycobacterium kansasii*, disseminado ou extrapulmonar
Mycobacterium tuberculosis, qualquer localização (pulmonar[b] ou extrapulmonar)
Mycobacterium, outra espécie ou espécie não identificada, disseminado ou extrapulmonar
Pneumonia por *Pneumocystis carinii*
Pneumonia recorrente[b]
Leucoencefalopatia multifocal progressiva
Septicemia por *Salmonella* recorrente
Toxoplasmose cerebral
Síndrome de emaciação devida a HIV

[a]Crianças abaixo dos 13 anos de idade.
[b]Acrescentado na expansão de 1993 da definição de caso de monitoramento de aids para adolescentes e adultos.
(Adaptada de 1993 revised classification system for HIV infection and expanded surveillance, case definition for AIDS among adolescents and adults. *MMWR Recomm Rep.* 1992:41.)

Pode ocorrer mania em qualquer estágio da infecção por HIV em indivíduos com transtorno bipolar preexistente. A mania em pacientes com aids ocorre com maior frequência em estágios mais tardios da infecção por HIV e está associada a prejuízo cognitivo. Nesses casos, a mania apresenta um perfil clínico ligeiramente diferente da mania bipolar. O paciente tende a apresentar lentidão cognitiva ou demência, e irritabilidade é mais característica do que euforia. A mania em pacientes com aids costuma ser bastante grave em sua apresentação e maligna em seu curso. Ela parece ser mais crônica do que episódica, tem remissões espontâneas infrequentes, e, em geral, há recaída com a interrupção do tratamento. Uma apresentação clinicamente significativa é a crença delirante do paciente de que descobriu a cura para o HIV ou de que foi curado, o que pode resultar em comportamentos de alto risco e disseminação da infecção.

Abuso de substância é um vetor primário para a disseminação do HIV. Esse impacto é direcionado não apenas àqueles que usam drogas injetáveis e a seus parceiros sexuais, mas também àqueles que ficam desinibidos ou com prejuízo cognitivo prejudicado devido à intoxicação e são motivados pela adição a terem comportamentos impulsivos e práticas sexuais não seguras. O abuso de substância contínuo tem implicações graves para pacientes soropositivos. O acúmulo de sequelas médicas desse abuso crônico pode acelerar o processo de comprometimento do sistema imunológico e aumentar os fardos progressivos da própria infecção por HIV. Além dos efeitos físicos diretos causados por drogas, o uso ativo de substâncias está intimamente associado tanto à falta de adesão ao tratamento quanto à redução do acesso a medicamentos antirretrovirais. Ideação suicida e tentativas de suicídio podem aumentar em indivíduos com infecção por HIV e aids. Os fatores de risco de suicídio entre soropositivos são ter amigos que morreram em decorrência da doença, descoberta recente de ser soropositivo, recaídas, questões sociais difíceis relacionadas a homossexualidade, apoio social e financeiro inadequados e presença de demência ou *delirium*.

Sintomas psicóticos costumam ser complicações de estágios avançados da infecção por HIV. Eles exigem avaliação médica e neurológica imediata e costumam necessitar de manejo com medicamentos antipsicóticos.

Os "corretamente preocupados" são indivíduos em grupos de alto risco que, embora tenham testado negativo e estejam livres da doença, ficam ansiosos quanto à possibilidade de contrair o vírus. Alguns se tranquilizam ao obter repetidos resultados negativos dos testes, mas outros não conseguem ser tranquilizados. Seu estado de preocupação pode avançar rapidamente para transtorno de ansiedade generalizada, ataques de pânico, TOC e hipocondria.

Tratamento. A prevenção é a principal abordagem para a infecção por HIV. A prevenção primária envolve proteger os indivíduos da possibilidade de contaminação; a prevenção secundária diz respeito à modificação do curso da doença. Todas as pessoas com risco de infecção por HIV devem ser orientadas sobre práticas de sexo seguro e necessidade de evitar o compartilhamento de agulhas hipodérmicas contaminadas. A avaliação de pacientes infectados com HIV deve incluir uma história sexual e de abuso de substâncias completa, uma história psiquiátrica e uma avaliação dos sistemas de apoio disponíveis ao paciente.

FARMACOTERAPIA. Uma lista crescente de agentes que atuam em pontos diferentes na replicação viral aumentou a esperança de que o HIV possa ser suprimido permanentemente ou mesmo erradicado do corpo. Esses agentes se dividem em cinco classes maiores de fármacos. Inibidores da transcriptase reversa (ITRs) interferem na etapa crítica durante o ciclo de vida do HIV conhecido como transcrição reversa. Há dois tipos de ITRs: ITRs análogos de nucleosídeos/nucleotídeos (ITRANs), que são blocos de construção de DNA falhos, e ITRs não análogos de nucleosídeos (ITRNANs), os quais se ligam à transcriptase reversa (TR), interferindo em sua capacidade de converter o RNA do HIV em DNA de HIV. Inibidores da protease interferem na enzima protease que o HIV usa para produzir partículas virais infecciosas. Inibidores de fusão ou de entrada interferem na capacidade do vírus de se fundir com a membrana celular e, assim, bloqueiam sua entrada na célula hospedeira. Inibidores da integrase bloqueiam a integrase, a enzima que o HIV usa para integrar o material genético do vírus em sua célula hospedeira de destino. Produtos de combinação multifármacos combinam fármacos de mais de uma classe em um único produto. A mais comum dessa classe de fármacos é a terapia antirretroviral de alta atividade (HAART). A Tabela 21.5-7 lista os agentes disponíveis em cada uma dessas categorias.

Os agentes antirretrovirais podem ter vários efeitos adversos. De particular interesse para psiquiatras é o fato de que os inibidores da protease podem aumentar os níveis de determinados fármacos psicotrópicos, como bupropiona, meperidina, vários benzodiazepínicos e inibidores seletivos da recaptação de serotonina (ISRSs). Deve-se ter cautela ao receitar fármacos psicotrópicos para indivíduos sob tratamento com inibidores da protease.

PSICOTERAPIA. Os maiores temas psicodinâmicos relacionados com pacientes infectados por HIV envolvem culpar a si mesmo, autoestima e questões relativas à morte. Toda a gama de abordagens psicoterapêuticas pode ser apropriada para pacientes com transtornos relacionados a infecção por HIV. Terapia tanto individual quanto de grupo pode ser eficaz. A individual pode ser de curto ou longo prazo e pode ser de apoio, cognitiva, comportamental ou psicodinâmica. Técnicas de terapia de grupo podem variar desde psicodinâmicas até de natureza totalmente de apoio. Indica-se orientação direta quanto ao uso de substâncias e seus possíveis efeitos adversos sobre a saúde do paciente soropositivo. Tratamentos específicos para determinados transtornos relacionados a substâncias devem ser iniciados, caso necessários, para o bem-estar geral do paciente.

Lúpus eritematoso sistêmico. O lúpus eritematoso sistêmico (LES) é uma doença autoimune que envolve a inflamação de múltiplos sistemas de órgãos. O diagnóstico oficialmente aceito de LES exige que o paciente satisfaça 4 dos 11 critérios que foram definidos pela American Rheumatism Association. Entre 5 e 50% dos indivíduos com LES apresentam sintomas mentais na apresentação inicial, e cerca de 50% acabam mostrando manifestações neuropsiquiátricas. Os sintomas principais são depressão, insônia, labilidade emocional, nervosismo e confusão. O tratamento com esteroides normalmente induz mais complicações psiquiátricas, incluindo mania e psicose.

Distúrbios autoimunes que afetam neurotransmissores cerebrais

Foi identificado um grupo de distúrbios autoimunes envolvendo receptores que causa uma encefalite semelhante à esquizofrenia. Esse grupo inclui uma encefalite de antirreceptores de NMDA (N-metil--D-aspartato) que produz sintomas dissociativos, amnésia e alucinações vívidas. Ele ocorre majoritariamente em mulheres e foi descrito em um livro de memórias chamado *Insana: meu mês de loucura* (*Brain on Fire*). Não há tratamento, embora imunoglobulinas injetáveis tenham sido úteis. Existe recuperação, mas alguns pacientes podem precisar de cuidados intensivos prolongados.

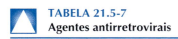

TABELA 21.5-7
Agentes antirretrovirais

Nomes genéricos	Abreviação comum
Inibidores da transcriptase reversa	
Inibidores da transcriptase reversa análogos de nucleosídeos/nucleotídeos	
Lamivudina e zidovudina	
Entricitabina	FTC
Lamivudina	3TC
Abacavir e lamivudina	
Zidovudina, azidotimidina	ZDV ou AZT
Abacavir, zidovudina e lamivudina	
Fumarato de tenofovir disoproxila e entricitabina	
Didanosina, didesoxi-inosina	ddl
Didanosina de liberação entérica	ddl EC
Fumarato de tenofovir disoproxila	TDF
Estavudina	d4t
Sulfato de abacavir	ABC
Inibidores da transcriptase reversa não análogos de nucleosídeos	
Rilpivirina	
Etravirina	
Delavirdina	DLV
Efavirenz	EFV
Nevirapina	NVP
Inibidores da protease	
Amprenavir	APV
Tipranavir	TPV
Indinavir	IDV
Mesilato de saquinavir	SQV
Lopinavir e ritonavir	LPV/RTV
Fosamprenavir cálcio	FOS-APV
Ritonavir	RTV
Darunavir	
Sulfato de atazanavir	ATV
Mesilato de delfinavir	NFV
Inibidores de fusão/entrada	
Enfuvirtida	T-20
Maraviroque	
Produtos de combinação multiclasse	
Efavirenz, entricitabina e fumarato de tenofovir disoproxila	
Entricitabina, rilpivirina e fumarato de tenofovir desoproxila	

Distúrbios endócrinos

Distúrbios da tireoide. O hipertireoidismo se caracteriza por confusão, ansiedade e uma síndrome depressiva agitada. Os pacientes também podem se queixar de ficar cansados com facilidade e de sentir fraqueza geral. Insônia, perda de peso apesar do aumento de apetite, tremores, palpitações e aumento da transpiração também são sintomas comuns. Sintomas psiquiátricos graves incluem comprometimento da memória, da orientação e do julgamento; excitação maníaca; delírios; e alucinações.

Em 1949, Irvin Asher denominou hipotireoidismo como "loucura de mixedema". Em sua forma mais grave, esse distúrbio se caracteriza por paranoia, depressão, hipomania e alucinações. Lentidão do pensamento e *delirium* também podem constituir sintomas. Os sintomas físicos incluem ganho de peso, voz grave, cabelo fino e seco, perda da sobrancelha lateral, inchaço facial, intolerância ao frio e prejuízo da audição. Aproximadamente 10% de todos os pacientes apresentam sintomas neuropsiquiátricos após terapia de reposição hormonal.

Distúrbios da paratireoide. A disfunção da glândula paratireoide resulta na regulação anormal do metabolismo de cálcio. A secreção excessiva de hormônio dessa glândula causa hipercalcemia, que pode resultar *delirium*, mudanças na personalidade e apatia em 50 a 60% das pessoas e prejuízos cognitivos em aproximadamente 25% delas. A excitabilidade neuromuscular, que depende da concentração adequada de íons de cálcio, é reduzida, e pode surgir fraqueza muscular.

A hipocalcemia pode ocorrer com distúrbios da paratireoide, podendo ocasionar sintomas neuropsiquiátricos de *delirium* e mudanças na personalidade. Se o nível de cálcio se reduzir de forma gradativa, o clínico pode testemunhar os sintomas psiquiátricos sem o tétano característico de hipocalcemia. Outros sintomas de hipocalcemia são formação de catarata, convulsões, sintomas extrapiramidais e aumento da pressão intracraniana.

Distúrbio das suprarrenais. Esses distúrbios perturbam a secreção normal de hormônios do córtex suprarrenal e produzem mudanças psicológicas e neurológicas significativas. Pacientes com insuficiência adrenocortical crônica (doença de Addison), que frequentemente é resultado de atrofia adrenocortical ou invasão granulomatosa causada por infecção tuberculosa ou fúngica, exibem sintomas mentais leves, como apatia, facilidade de fadiga, irritabilidade e depressão. Algumas vezes, confusão e reações psicóticas podem se desenvolver. A cortisona, ou um de seus derivados sintéticos, é eficaz para corrigir essas anormalidades.

Quantidades excessivas de cortisol produzidas endogenamente por um tumor adrenocortical ou hiperplasia (síndrome de Cushing) levam a um transtorno do humor secundário, uma síndrome de depressão agitada e, com frequência, suicídio. Redução da concentração e déficits de memória também podem estar presentes. Reações psicóticas, com sintomas semelhantes aos de esquizofrenia, são observadas em alguns pacientes. A administração de doses elevadas de corticosteroides exógenos costuma levar a um transtorno do humor secundário semelhante a mania. Depressão grave pode se seguir à conclusão da terapia com esteroides.

Distúrbios da hipófise. Pacientes com falência hipofisária total podem exibir sintomas psiquiátricos, em especial mulheres durante o pós-parto que sofreram hemorragia na hipófise, uma condição conhecida como *síndrome de Sheehan*. Os pacientes apresentam uma combinação de sintomas, sobretudo dos distúrbios da tireoide e das suprarrenais, e podem exibir praticamente qualquer tipo de sintoma psiquiátrico.

Distúrbios metabólicos

Uma causa comum de disfunção cerebral orgânica, a encefalopatia metabólica, pode produzir alterações nos processos mentais, no comportamento e nas funções neurológicas. O diagnóstico deve ser considerado sempre que alterações recentes e rápidas no comportamento, no pensamento e na consciência tiverem ocorrido. Os primeiros sinais provavelmente sejam prejuízo à memória, em especial à memória recente, e prejuízo à orientação. Alguns pacientes se tornam agitados, ansiosos e hiperativos; outros ficam silenciosos, retraídos e inativos. Com o avanço das encefalopatias metabólicas, confusão ou *delirium* dão lugar a diminuição de reação, estupor e, no fim, morte.

Encefalopatia hepática. Insuficiência hepática grave pode resultar em encefalopatia hepática, caracterizada por asterixe, hiperventilação, anormalidades em EEG e alterações na consciência, as quais podem ir de apatia a sonolência até coma. Os sintomas psiquiátricos associados são alterações na memória, nas habilidades intelectuais gerais e na personalidade.

Encefalopatia urêmica. Insuficiência renal está associada a alterações na memória, orientação e consciência. Inquietação, sensação de formigamento nos membros, espasmos musculares e soluços persistentes são sintomas associados. Em jovens com episódios breves de uremia, os sintomas neuropsiquiátricos tendem a ser reversíveis; em idosos com episódios longos, esses sintomas podem ser irreversíveis.

Encefalopatia hipoglicêmica. Encefalopatia hipoglicêmica pode ser causada pelo excesso de insulina, seja por produção endógena, seja por administração exógena. Os sintomas premonitórios, os quais não correm em todos os pacientes, incluem náusea, sudorese, taquicardia e sensações de fome, apreensão e inquietude. Com o avanço do distúrbio, podem se desenvolver desorientação, confusão e alucinações, bem como outros sintomas neurológicos e clínicos. Podem ocorrer estupor e coma, e uma demência residual e persistente, às vezes, pode constituir uma sequela neuropsiquiátrica grave dessa condição.

Cetoacidose diabética. A cetoacidose diabética tem início com sensações de fraqueza, facilidade de ficar cansado e prostração e aumento de poliúria e polidipsia. Surgem cefaleia e, às vezes, náusea e vômitos. Pacientes com diabetes melito apresentam mais probabilidade de desenvolver demência crônica com arteriosclerose geral.

Porfiria aguda intermitente. As porfirias são distúrbios da biossíntese de heme que resultam em acúmulo excessivo de porfirinas. A tríade de sintomas é dor abdominal aguda do tipo cólica; polineuropatia motora; e psicose. A porfiria aguda intermitente é um distúrbio autossômico dominante que afeta mais mulheres do que homens e cujo início ocorre entre os 20 e 50 anos de idade. Os sintomas psiquiátricos incluem ansiedade, insônia, labilidade do humor, depressão e psicose. Alguns estudos revelaram que entre 0,2 e 0,5% dos pacientes psiquiátricos crônicos podem ter porfirias não diagnosticadas. Barbitúricos precipitam ou agravam os ataques de porfiria aguda, e o uso desses fármacos, seja qual for o motivo, é absolutamente contraindicado em um indivíduo com porfiria aguda intermitente e em qualquer pessoa que tenha um parente com a doença.

Distúrbios nutricionais

Deficiência de niacina. A insuficiência alimentar de niacina (ácido nicotínico) e de seu precursor triptofano está associada a pelagra, uma doença de deficiência nutricional que ocorre em âmbito global, observada em associação com abuso de álcool, dietas vegetarianas e pobreza extrema e inanição. Seus sintomas neuropsiquiátricos incluem apatia, irritabilidade, insônia, depressão e *delirium*. Os sintomas clínicos incluem dermatite, neuropatias periféricas e diarreia. O curso de pelagra é descrito tradicionalmente com "cinco Ds": dermatite, diarreia, *delirium*, demência e decesso (morte). A reação ao tratamento com ácido nicotínico é rápida, mas a demência resultante de doença prolongada pode melhorar apenas de modo lento e incompleto.

Deficiência de tiamina. A deficiência de tiamina (vitamina B_1) leva a beribéri, caracterizado principalmente por mudanças neurológicas e cardiovasculares, e a síndrome de Wernicke-Korsakoff, associada com maior frequência ao abuso crônico de álcool. O beribéri ocorre sobretudo na Ásia e em regiões assoladas pela fome e pela pobreza. Os sintomas psiquiátricos incluem apatia, depressão, irritabilidade, nervosismo e baixa concentração; problemas graves de memória podem se desenvolver em casos de deficiência prolongada.

Deficiência de cobalamina. A deficiência de cobalamina (vitamina B_{12}) surge devido à incapacidade das células da mucosa gástrica de secretar uma substância específica, fator intrínseco, necessária para a absorção normal de vitamina B_{12} no íleo. O estado de deficiência se caracteriza pelo desenvolvimento de anemia megaloblástica macrocítica crônica (anemia perniciosa) e por manifestações neurológicas resultantes de mudanças degenerativas nos nervos periféricos, na medula espinal e no cérebro. As alterações neurológicas são observadas em cerca de 80% de todos os pacientes. Essas alterações são normalmente associadas a anemia megaloblástica, mas algumas vezes antecedem o início de anormalidades hematológicas.

Mudanças mentais, como apatia, depressão, irritabilidade e alterações bruscas de humor, são comuns. Em alguns indivíduos, encefalopatia e os sintomas associados de *delirium*, delírios, alucinações, demência, às vezes características paranoides, são proeminentes e também podem ser chamados de *loucura megaloblástica*. As manifestações neurológicas da deficiência de vitamina B_{12} podem ser interrompidas rápida e completamente por meio da administração contínua e logo de início de terapia vitamínica parenteral.

Toxinas

Toxinas ambientais estão se tornando cada vez mais uma ameaça grave para a saúde física e mental na sociedade contemporânea.

Mercúrio. O envenenamento por mercúrio pode ser causado tanto por mercúrio inorgânico quanto orgânico. O envenenamento por mercúrio inorgânico resulta na síndrome do "chapeleiro maluco" (anteriormente observada em trabalhadores da indústria de chapéus que amaciavam o feltro colocando-o na boca), com depressão, irritabilidade e psicose. Sintomas neurológicos associados são cefaleia, tremores e fraqueza. O envenenamento por mercúrio orgânico pode ser causado pelo consumo de peixes ou grãos contaminados e resultar em depressão, irritabilidade e prejuízo cognitivo. Sintomas relacionados são neuropatias sensoriais, ataxia cerebelar, disartria, parestesias e deficiências no campo visual. Em gestantes, esses envenenamentos causam desenvolvimento fetal anormal. Não existe uma terapia específica, embora terapia por quelação com dimercaprol tenha sido usada em envenenamento agudo.

Chumbo. O envenenamento por chumbo ocorre quando a quantidade de chumbo ingerida ultrapassa a capacidade de corpo de eliminá-la. Levam vários meses para que os sintomas tóxicos apareçam.

Os sinais e sintomas desse envenenamento dependem do nível de chumbo no sangue. Quando os níveis ultrapassam 200 mg/L, ocorrem sintomas de encefalopatia por chumbo grave, com tontura, incoordenação, ataxia, irritabilidade, inquietação, cefaleia e insônia. Mais tarde, surge *delirium* agitado, acompanhado por vômitos e perturbações visuais, que progridem para convulsões, letargia e coma.

O tratamento para encefalopatia por chumbo deve ser instaurado o mais rápido possível, mesmo sem confirmação laboratorial, devido à elevada taxa de mortalidade. O tratamento preferido para facilitar a excreção de chumbo é a administração intravenosa de edetato de cálcio dissódico (versenato de cálcio dissódico) diariamente durante cinco dias.

Manganês. O início de envenenamento por manganês (por vezes chamado de *loucura mangânica*) causa sintomas de cefaleia, irritabilidade, dores articulares e sonolência. Um quadro final surge de labilidade emocional, riso patológico, pesadelos, alucinações e atos compulsivos e impulsivos associados a períodos de confusão e agressividade. Lesões envolvendo os gânglios da base e o sistema piramidal resultam em dificuldade de marcha, rigidez, fala monótona ou sussurrada, tremores das extremidades e da língua, face inexpressiva, micrografia, distonia, disartria e perda de equilíbrio. Os efeitos psicológicos tendem a desaparecer 3 ou 4 meses depois da remoção do paciente do local de exposição, mas os sintomas neurológicos tendem a se manter estáveis ou a progredir. Não existe um tratamento específico para envenenamento por manganês além da remoção da fonte de envenenamento. O distúrbio é encontrado em pessoas que trabalham no refinamento de minérios, tijoleiros ou oleiros e fabricantes de revestimentos de aço.

Arsênico. O motivo mais comum de envenenamento crônico por arsênico é a exposição prolongada a herbicidas que contêm a substância ou a ingestão de água contaminada. O arsênico também é usado na manufatura de *chips* de computador à base de silício. Os primeiros sinais de toxicidade são pigmentação da pele, queixas gastrintestinais, disfunção renal e hepática, perda de cabelo e um odor de alho característico no hálito. A encefalopatia ocorre no final, com perdas motoras e sensoriais generalizadas. Terapia por quelação com dimercaprol foi usada com sucesso para tratar esse envenenamento.

REFERÊNCIAS

Boyd AD, Riba M. Depression and pancreatic cancer. *J Natl Compr Canc Netw*. 2007;5:113.
Carrico AW, Riley ED, Johnson MO, Charlebois ED, Neilands TB, Remien RH, Lightfoot MA, Steward WT, Weinhardt LS, Kelly JA, Rotheram-Borus MJ, Morin SF, Chesney MA. Psychiatric risk factors for HIV disease progression: The role of inconsistent patterns of antiretroviral therapy utilization. *J Acquir Immune Defic Syndr*. 2011;56:146.
Cahalan, S. *Brain on Fire*. Simon & Schuster, New York, 2013.
Clare L, Whitaker CJ, Nelis SM. Self-concept in early stage dementia: Profile, course, correlates, predictors and implications for quality of life. *Intern J Geriatric Psych*. 2013;28:494.
Cohen MA, Goforth HW, Lux JZ, Batista SM, Khalife S, Cozza KL, Soffer J, eds. *Handbook of AIDS Psychiatry*. New York: Oxford University Press; 2010.
Dalmau J, Clinical experience and laboratory investigations in paitents with anti-NDMAR encephalitis. *Lancet Neurology*. 2011;10:63–74.
Elvish R, Lever S-J, Johnstone J, Cawley R, Keady J. Psychological interventions for carers of people with dementia: A systematic review of quantitative and qualitative evidence. *Counseling Psychother Res*. 2013;13:106.
Goldstein BI, Fagiolini A, Houck P, Kupfer DJ. Cardiovascular disease and hypertension among adults with bipolar I disorder in the United States. *Bipolar Disord*. 2009;11(6):657.
Grossman CI, Gordon CM. Mental health considerations in secondary HIV prevention. *AIDS Behav*. 2010;14:263.
Gur RE, Yi JJ, McDonald-McGinn DM, Tang SX, Calkins ME, Whinna D, Souders MC, Savitt A, Zackai EH, Moberg PJ, Emanuel BS, Gur RC. Neurocognitive development in 22q11.2 deletion syndrome: comparison with youth having developmental delay and medical comorbidities. *Mol Psychiatry*. 2014;21. doi: 10.1038/mp.2013.189. [Epub ahead of print]
Iudicello JE, Woods SP, Cattie JE, Doyle K, Grant I. Risky decision-making in HIV-associated neurocognitive disorder (HAND). *Clin Neuropsychologist*. 2013;27:256.
Kennedy CA, Hill JM, Schleifer SJ. HIV/AIDS and substance use disorders. In: Frances RJ, Miller SI, Mack AH, eds. *Clinical Textbook of Addictive Disorders*. 3rd ed. New York: The Guildford Press; 2011:411.
Lavery LL, Whyte EM. Other cognitive and mental disorders due to a general medical condition. In: Sadock BJ, Sadock VA, Ruiz P, eds. *Kaplan & Sadock's Comprehensive Textbook of Psychiatry*. 9th ed. Philadelphia: Lippincott Williams & Wilkins; 2009:1207.
Martins IP, Lauterbach M, Luis H. Neurological subtle signs and cognitive development: A study in late childhood and adolescence. *Child Neuropsychol*. 2013;19:466.
Pressler SJ, Subramanian U, Kareken D, Perkins SM, Gradus-Pizlo I, Sauve MJ, Ding Y, Kim JS, Sloan R, Jaynes H, Shaw RM. Cognitive deficits in chronic heart failure. *Nurs Res*. 2010;59:127.
Price CC, Tanner JJ, Monk TG. Postoperative cognitive disorders. In: Mashour GA, Lydic R, eds. *Neuroscientific Foundations of Anesthesiology*. New York: Oxford University Press; 2011:255.
Rao V, Bertrand M, Rosenberg P, Makley M, Schretlen DJ, Brandt J, Mielke MM. Predictors of new-onset depression after mild traumatic brain injury. *J Neuropsychiatry Clin Neurosci*. 2010;22:100.

Simioni S, Cavassini M, Annoni JM, Rimbault-Abraham A, Bourquin I, Schiffer V, Calmy A, Chave JP, Giacobini E, Hirschel B, Du Pasquier R. Cognitive dysfunction in HIV patients despite long-standing suppression of viremia. *AIDS*. 2010;24:1243.

▲ 21.6 Prejuízo cognitivo leve

A última década testemunhou o aparecimento de um novo conceito, o de *prejuízo cognitivo leve* (PCL), que foi definido como a presença de um declínio cognitivo leve que não justifica o diagnóstico de demência, com preservação das atividades cotidianas básicas.

No DSM-5, o PCL foi classificado como *transtorno neurocognitivo leve devido a múltiplas etiologias* ou *transtorno neurocognitivo não especificado*. A condição provavelmente vá receber mais atenção em futuras revisões do DSM.

DEFINIÇÃO

Embora esteja em uso há mais de 25 anos, a expressão *prejuízo cognitivo leve* foi sugerida como categoria diagnóstica para preencher a lacuna entre as alterações cognitivas associadas ao envelhecimento e o prejuízo cognitivo que sugere demência. Os critérios propostos pelo Mayo Clinic Alzheimer's Disease Research Center (MCADRC) são: (1) queixa sobre memória, de preferência qualificada por um informante; (2) prejuízo objetivo da memória relacionado com a idade e escolaridade; (3) funcionamento cognitivo geral preservado; (4) atividades cotidianas intactas; e (5) sem demência (Tab. 21.6-1). Contudo, no momento, não há critérios diagnósticos internacionais para PCL.

Perspectiva histórica

O limite impreciso entre o declínio cognitivo relacionado ao envelhecimento normal e o prejuízo cognitivo relacionado a demência vem sendo descrito há várias décadas. Assim, em 1962, Kral introduziu os termos *esquecimento benigno da senescência* (esquecimento de fatos menos importantes e consciência de problemas) e *esquecimento maligno da senescência* (problemas de memória para eventos recentes e falta de consciência). Em 1986, o National Institute of Mental Health (NIMH) recomendou a expressão *prejuízo de memória associado à idade* para mudanças na memória normais relacionadas à idade. Em 1994, a International Psychogeriatrics Association [Associação Internacional de Psicogeriatria] apresentou o conceito de *declínio cognitivo associado à idade*, que descreveu déficits cognitivos que incluem (mas não se restringem a) prejuízo de memória na ausência de demência ou de outras condições cognitivas que a afetem. O *prejuízo cognitivo sem demência* foi introduzido em 1997 pelo Canadian Study of Health and Aging [Estudo Canadense sobre Saúde e Envelhecimento] para descrever a presença de prejuízo cognitivo não demenciado independentemente do processo subjacente (neurológico, psiquiátrico, clínico). Várias outras classificações, incluindo prejuízo de memória coerente com a idade e esquecimento

TABELA 21.6-1
Critérios originais para prejuízo cognitivo leve

1. Queixa de memória, preferivelmente qualificada por um informante
2. Prejuízo de memória em relação a idade e escolaridade
3. Funcionamento cognitivo geral preservado
4. Atividades cotidianas intactas
5. Sem demência

TABELA 21.6-2
Expressões relacionadas a prejuízo cognitivo leve

Expressão	Autor(es)	Ano	Critérios de inclusão	Observações
Esquecimento maligno da senescência (EMS)	VA Kral	1962	Dificuldades de memória para eventos recentes Ausência de consciência relativa ao déficit de memória	Acompanhamento de dois anos exibiu evolução mais rápida de pacientes com EMS para demência
Prejuízo de memória associado à idade (PMAI)	NIMH (Crook, Bartus e Ferris)	1986	Perturbações da memória relacionadas à idade que levam a (1) preocupação subjetiva; (2) problema funcional Inexistência de doença neurológica subjacente	Testes de memória foram validados em populações jovens, levando a índices elevados de PMAI em idosos
Declínio cognitivo associado à idade (DCAI)	Associação Internacional de Psicogeriatria e Organização Mundial da Saúde (Levy)	1994	Déficits cognitivos não satisfazem os critérios para demência	Não inclui prognóstico quanto a evolução para demência Inclui diversos tipos de declínio cognitivo (não exclusivamente declínio de memória)
Prejuízo cognitivo sem demência (PCSD)	Estudo Canadense sobre Saúde e Envelhecimento	1997	Idade a partir dos 65 anos	Inclui encefalopatias estáticas

de idade avançada, são definidas com base no desempenho em diversos testes cognitivos.

A atribuição de um local exato do PCL na nosologia psiquiátrica será um desafio. Com base na definição atual de PCL, prejuízo funcional é um critério de exclusão para a condição, mas o mesmo "prejuízo funcional" é um dos critérios-padrão para definir transtornos psiquiátricos. Novos avanços na identificação de marcadores biológicos para PCL provavelmente irão contribuir para uma conceitualização mais bem definida e, espera-se, para o tratamento de pacientes com demência prodrômica (Tab. 21.6-2).

EPIDEMIOLOGIA E ETIOLOGIA DE PCL

O reconhecimento de que a patologia da doença de Alzheimer pode existir no cérebro muito antes da presença de sintomas clínicos conduziu a atenção para os estágios pré-clínicos, com o propósito de caracterizar os prejuízos iniciais que estão associados a um maior risco de progressão para essa doença.

A expressão clínica de PCL pode ser encarada como um resultado da interação entre vários fatores de risco e vários fatores de proteção. Os fatores de risco mais significativos estão relacionados aos diferentes tipos de neurodegeneração observados nas demências. Eles são expressos clinicamente em diferentes subtipos de PCL, em especial os que estão associados a amnésia. Outros fatores de risco incluem a condição de portador do alelo ApoE4 e eventos cerebrovasculares na forma de acidente cerebrovascular ou de doença lacunar. Supõe-se também que a contribuição da exposição crônica a níveis elevados de cortisol, conforme observado na depressão em idade avançada, aumente o risco de prejuízo cognitivo por meio da redução do volume do hipocampo. A noção de "reserva cerebral" sugere que os efeitos do tamanho do cérebro e a densidade de neurônios protejam contra demência apesar da presença de neurodegeneração (uma quantidade maior de neurônios e um volume encefálico

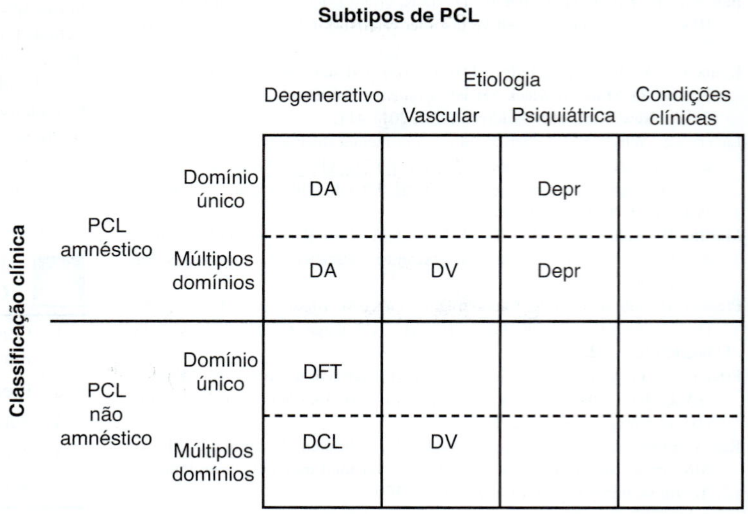

FIGURA 21.6-1
Resultado de fenótipos clínicos de prejuízo cognitivo leve (PCL) conforme etiologia presumida. DA, doença de Alzheimer; Depr, depressão; DCL, demência com corpos de Lewy; DFT, demência frontotemporal; DV, demência vascular. (Adaptada, com permissão, de Petersen RC, ed. *Mild Cognitive Impairment: Aging to Alzheimer's Disease*. New York: Oxford University Press; 2003.)

Subtipos de PCL

		Degenerativo	Vascular	Psiquiátrica	Condições clínicas
PCL amnéstico	Domínio único	DA		Depr	
PCL amnéstico	Múltiplos domínios	DA	DV	Depr	
PCL não amnéstico	Domínio único	DFT			
PCL não amnéstico	Múltiplos domínios	DCL	DV		

maior protegeriam contra as manifestações clínicas da doença de Alzheimer apesar da presença de neurodegeneração) (Fig. 21.6-1).

APRESENTAÇÃO CLÍNICA

O quadro clínico de PCL é uma decorrência dos critérios usados para defini-lo. O prejuízo da memória é necessário, mas é de difícil quantificação. Uma medida tem sido que a perda objetiva de memória ou de outro domínio cognitivo seja superior a 1,5 desvio-padrão abaixo da média para indivíduos com idade e escolaridade semelhantes. Há sugestões de que queixas subjetivas de perda de memória sejam usadas como marcadores, mas essa proposta corre o risco de excesso de diagnósticos falso-positivos.

Avaliação

Avaliação neuropsicológica. A maioria dos especialistas concorda que os primeiros déficits são percebidos na memória episódica (em contrapartida à memória semântica). Não há consenso entre eles quanto a quais testes de memória e quais limites utilizar. Há falta de regras, a pontuação de testes não tem distribuição normal e o desempenho nos testes sofre a influência de várias características demográficas. Vários especialistas propuseram que uma escala como a tarefa de evocação retardada, elaborada pelo Consortium to Establish a Registry for Alzheimer's Disease possa ser útil para detectar a doença de Alzheimer em seus estágios iniciais. Instrumentos breves do estado mental (p. ex., o Miniexame do Estado Mental) demonstram relativamente pouca sensibilidade para a detecção de problemas de memória em PCL.

Biomarcadores. Vários marcadores de progressão de PCL para doença de Alzheimer foram estudados na última década. Entre eles, a condição de portador do alelo E4 da apolipoproteína (APOE4) foi uma das variáveis de maior destaque. No caso de PCL amnéstico, demonstrou-se que o APOE4 constitui um fator de risco para uma progressão mais rápida para a doença de Alzheimer. Vários marcadores do LCS também foram identificados como possíveis previsores da progressão da doença: concentrações patologicamente baixas de $A\beta_{42}$ (a forma de 42 aminoácidos da proteína β-amiloide), bem como concentrações patologicamente elevadas de tau total (t-tau) e fosfo-tau (p-tau), podem diferenciar os primeiros estágios da doença de Alzheimer do envelhecimento normal. Localizar alterações na expressão de proteínas envolvidas nas vias patogênicas da doença de Alzheimer (abordagem proteômica) é outra abordagem utilizada para ajudar na detecção da doença em estágio inicial. Várias proteínas (cistatina C, β-2 microglobulina e polipeptídeos BEGF) foram detectadas por meio de novas técnicas, e atualmente há várias proteínas tanto do LCS quanto do sangue que estão implicadas na patologia da doença de Alzheimer.

Genética. O fato de PCL ser encarado como o estágio prodrômico de vários transtornos (doença de Alzheimer, demência vascular ou frontotemporal) sugere que genes diferentes estejam relacionados ao PCL. Descreveram-se quatro genes em relação à doença de Alzheimer: o gene da proteína precursora do amiloide (PPA), presenilina-1 (PSEN-1), presenilina-2 (PSEN-2) e o gene da apolipoproteína E (APOE). Como os primeiros três genes estão envolvidos em formas autossômicas dominantes da doença de Alzheimer, a busca por essas mutações terá pouco valor para o diagnóstico de PCL na população em geral. O gene APOE, um fator de risco genético para doença de Alzheimer, tanto precoce quanto de início tardio, foi estudado de forma mais aprofundada em relação a PCL, mas os resultados foram inconsistentes. Uma vez que a etiologia de PCL é heterogênea, é possível que uma quantidade muito grande de genes diferentes esteja por trás da patologia dessa perturbação. A maioria desses genes ainda está por ser descoberta.

Neuroimagem. Avanços em estudos de neuroimagem se destinam a desenvolver medidas que permitam a diferenciação entre PCL e envelhecimento saudável, bem como, no âmbito de PCL, quais indivíduos irão progredir para doença de Alzheimer e quais permanecerão estáveis com o tempo.

Estudos estruturais de PCL volumétrico demonstraram alterações desde cedo nas estruturas temporais mediais, incluindo atrofia neuronal, redução da densidade sináptica e perda neuronal geral. Atrofia do volume hipocampal e do córtex entorrinal foi descrita em PCL. Relatou-se, também, que atrofia da formação hipocampal in-

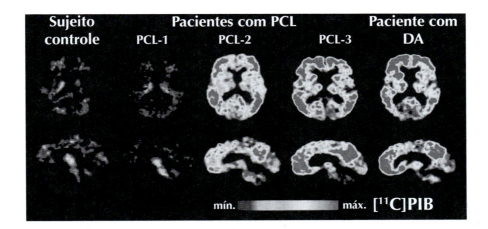

FIGURA 21.6-2
Imagens geradas a partir de tomografia por emissão de pósitrons obtidas com o agente de indicação de amiloide Composto B de Pittsburgh ([carbono-11]-PIB) em um indivíduo sadio com prejuízo cognitivo leve (PCL; *imagens centrais*) e um paciente com doença de Alzheimer (DA) leve (*extrema direita*).
Alguns pacientes com PCL apresentam níveis de amiloide semelhantes aos dos controles, outros os apresentam semelhantes aos da doença de Alzheimer, e outros, ainda, apresentam níveis intermediários. (Cortesia de William E. Klunk, M.D., University of Pittsburgh, Department of Psychiatry, Pittsburgh, PA. Todos os direitos mantidos.)

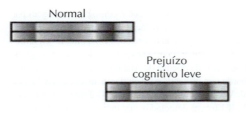

FIGURA 21.6-3
Continuum cognitivo mostrando sobreposição nos limites entre envelhecimento normal, prejuízo cognitivo leve e doença de Alzheimer. (Reimpressa, com permissão, de Petersen RC, ed. *Mild Cognitive Impairment: Aging to Alzheimer's Disease.* New York: Oxford University Press, 2003.)

dica a taxa de progressão de PCL para doença de Alzheimer. Técnicas de modelagem tridimensionais localizaram alterações na forma e nas regiões específicas de atrofia no interior do hipocampo. Outros métodos, como morfometsria baseada em tensores, permitem rastrear alterações no cérebro com detalhes, quantificar o crescimento de tecidos ou atrofia em todo o encéfalo e indicar a velocidade local de perda de tecido. Outras inovações em neuroimagem incluem relaxometria de RM, geração de imagens de depósitos de ferro, imagem por tensores de difusão e varredura de RM de alto campo.

Talvez o avanço mais promissor seja o advento dos radiofármacos para PET que visualizam placas amiloides e emaranhados neurofibrilares. Esses novos radiofármacos – Composto B de Pittsburgh (carbono-11-PIB) e fluorina-18-FDDNP – rastreiam alterações patológicas nos estágios pré-clínicos da doença de Alzheimer. Eles permitem que pesquisadores visualizem o processo patológico e também são usados para monitorar a progressão de PCL para doença de Alzheimer. Contudo, a carga de placas β-amiloides nem sempre se correlaciona aos estágios clínicos, porque alguns indivíduos com PCL podem apresentar uma carga mínima, semelhante à de controles saudáveis, e outros apresentam uma carga comparável à de participantes com doença de Alzheimer. Um único biomarcador provavelmente seja insuficiente para identificar essa doença incipiente. Portanto, a combinação de vários marcadores aumenta ainda mais a precisão da previsão, havendo a probabilidade de se tornar o procedimento-padrão conforme indicado por estudos recentes (combinação de redução de biomarcadores do fluxo sanguíneo cerebral (FSCr) e do LCS parietais como Aβ42, t-tau e p-tau) (Fig. 21.6-2).

Diagnóstico diferencial

O *continuum* cognitivo. O *continuum* cognitivo descreve o caminho sutil desde o declínio cognitivo relacionado à idade que passa por PCL até a demência. Conforme esse modelo, há uma sobreposição nas duas extremidades do PCL, o que indica a dificuldade de identificar os pontos de transição (Fig. 21.6-3). Na prática, diferenciar PCL do declínio cognitivo relacionado à idade está restrito principalmente a testes neuropsicológicos, que demonstram um declínio

TABELA 21.6-3
Experimentos de tratamento para prejuízo cognitivo leve

Estudo	Pacientes (n)	Duração	Resultado primário	Resultados	Obs.	Patrocinador
Donepezila + vitamina E (Thall et al., 1999)	769	3 anos	Conversão para DA	Parcialmente positivo (risco reduzido de desenvolvimento de DA no ramo ativo do grupo durante os primeiros 12 meses)	Estado PCL amnéstico e presença do alelo APOE4 previsor da taxa de progressão para DA	ADCS
Donepezila (Salloway et al., 2004)	269	24 semanas	ADAS-Cog pontuação total; NYU PTIR	Negativo	Resultados positivos em medições secundárias do resultado (ADAS-Cog13)	Pfizer (Grupo de Estudo Donepezila "401")
Rivastigmina (Feldman et al., 2007)	1.018	48 meses	Conversão para DA	Negativo		Novartis
Galantamina (Johnson e Johnson, 2004)	2.048	2 anos	Progressão de pontuação no CDR (de 0,5 para 1)	Negativo	Atenção avaliada por TSDS favoreceu galantamina em ambos os estudos	Johnson & Johnson
Rofecoxibe (Thall et al., 2005)	1.457	3–4 anos	Conversão para DA	Negativo	Resultado primário favoreceu placebo, enquanto resultados secundários (ADS-Cog, CDR) não fizeram distinção entre rofecoxibe e placebo	Merck
Piracetam	675	12 meses	Pontuação mista obtida de 8 testes	Negativo		UCB Pharma

DA, doença de Alzheimer; ADCS, Alzheimer Disease Cooperative Study [Estudo Cooperativo sobre a Doença de Alzheimer]; CDR, Clinical Dementia Rating [Escala de Demência Clínica]; TSDS, Teste de Substituição de Dígitos e Símbolos; PCL, prejuízo cognitivo leve; NYU PTIR, New York University Paragraph Test Immediate Recall [Teste de Evocação Imediata de Parágrafo da Universidade de Nova York].

cognitivo mais grave para idade mais avançada e menor escolaridade. A principal forma de diferenciação entre PCL e doença de Alzheimer fundamenta-se na ausência de prejuízo funcional no caso de PCL.

CURSO E PROGNÓSTICO

A taxa de progressão típica de pacientes com PCL para doença de Alzheimer é de 10 a 15% ao ano e está associada com perda gradual do funcionamento. Contudo, vários estudos indicaram que o diagnóstico não é estável nas duas direções; pode haver conversão dos pacientes para a doença de Alzheimer ou uma reversão de volta para o normal. Essa variabilidade do curso está relacionada à fonte heterogênea dos sujeitos (clínica ou da comunidade), bem como às diferenças de definição dos critérios usados por estudos diferentes. O PCL amnéstico foi associado a aumento da morbidade em comparação com sujeitos de referência.

TRATAMENTO

No momento, não há tratamentos aprovados pela FDA para PCL. No momento, o tratamento envolve triagem e diagnóstico adequados. O ideal seria que ele também incluísse melhora da perda de memória junto com a prevenção de maior declínio cognitivo em direção a demência. Relatou-se que programas de treinamento cognitivo foram levemente benéficos para compensar dificuldades de memória em PCL. O controle de fatores de risco vasculares (pressão alta, hipercolesterolemia, diabetes melito) pode ser um método preventivo útil para os casos de PCL subjacentes a patologia vascular. Hoje, ferramentas mais sensíveis (técnicas de geração de imagens ou biomarcadores) não estão disponíveis para triagem de PCL na população em geral.

No setor de cuidados médicos primários, o clínico deve manter uma suspeita elevada para queixas cognitivas subjetivas e corroborá-las com informações colaterais sempre que possível. Ademais, identificar causas reversíveis de prejuízo cognitivo (hipotireoidismo, deficiência de vitamina B_{12}, prejuízo cognitivo induzido por medicamentos, depressão) pode beneficiar ainda mais alguns dos casos de PCL de demência prodrômica.

Atualmente, não há evidências da eficácia de longo prazo de farmacoterapia para reverter PCL. Vários estudos epidemiológicos indicaram um risco reduzido de demência em pessoas medicadas com anti-hipertensivos, fármacos para a redução do colesterol, antioxidantes e anti-inflamatórios e terapia com estrogênio, mas não existem experimentos controlados e randômicos para verificar esses dados. Com relação a intensificadores cognitivos, até 2007, houve sete experimentos elaborados para PCL amnéstico, os quais obtiveram resultados ambíguos (Tab. 21.6-3). A maioria desses estudos enfrentou vários problemas, incluindo (1) obtenção de amostras homogêneas e identificação de beneficiários potenciais do tratamento; (2) tratamento de uma população mais ampla, o que levou a grandes percentuais de respostas negativas e efeitos colaterais problemáticos; e (3) tradução do construto do PCL em diversas culturas e idiomas e uso do diagnóstico para doença de Alzheimer como resultado primário, dada a variabilidade desse diagnóstico em países diferentes.

Avanços na detecção de PCL serão fundamentais para a identificação e o tratamento de indivíduos em estágios iniciais da doença de Alzheimer. Especialistas concordam que os tratamentos modificadores de doença para Alzheimer irão se concentrar em indivíduos com cognição intacta que correm riscos maiores. A área de identificação de biomarcadores sensíveis e específicos (marcadores biológicos e de neuroimagem) provavelmente irá testemunhar um desenvolvimento exponencial nos próximos anos.

REFERÊNCIAS

Aggarwal NT, Wilson RS, Beck TL, Bienias JL, Berry-Kravis E. The apolipoprotein E epsilon4 allele and incident Alzheimer's disease in persons with mild cognitive impairment. *Neurocase*. 2005;11:3.

Andreescu C, Aizenstein HJ. Amnestic disorders and mild cognitive impairment. In: Sadock BJ, Sadock VA, Ruiz P, eds. *Kaplan & Sadock's Comprehensive Textbook of Psychiatry*. 9th ed. Philadelphia: Lippincott Williams & Wilkins; 2009:1198.

Birks J, Flicker L. Donepezil for mild cognitive impairment. *Cochrane Database Syst Rev*. 2006;3:CD006104.

Breitner JC. Mild cognitive impairment and progression to dementia New findings. *Neurology*. 2014;82(4):e34–e35.

Doody RS, Ferris SH, Salloway S, Meuser TM, Murthy AK, Li C, Goldman R: Identifying amnestic mild cognitive impairment in primary care. *Clin Drug Invest*. 2011;31:483.

Edwards ER, Spira AP, Barnes DE, Yaffe K. Neuropsychiatric symptoms in mild cognitive impairment: Differences by subtype and progression to dementia. *Int J Geriatr Psychiatry*. 2009;24:716.

Gallagher D, Coen R, Kilroy D, Belinski K, Bruce I, Coakley D, Walsh B, Cunningham C, Lawlor BA. Anxiety and behavioural disturbance as markers of prodromal Alzheimer's disease in patients with mild cognitive impairment. *Int J Geriatr Psychiatry*. 2011;26:166.

Goldberg TE, Koppel J, Keehlisen L, Christen E, Dreses-Werringloer U, Conejero-Goldberg C, Gordon ML, Davies P. Performance-based measures of everyday function in mild cognitive impairment. *Am J Psychiatry*. 2010;167:845.

Hendrix SB, Welsh-Bohmer KA. Separation of cognitive domains to improve prediction of progression from mild cognitive impairment to Alzheimer's disease. *Alzheimer's Res Ther*. 2013;5:22.

Mecocci P, Polidori MC, Praticó D. Antioxidant clinical trials in mild cognitive impairment and Alzheimer's disease. In: Praticó D, Mecocci P, eds. *Studies on Alzheimer's disease*. New York: Springer Science+Business Media; 2013:223.

Pedersen KF, Larsen JP, Tysnes O-B, Alves G. Prognosis of mild cognitive impairment in early Parkinson disease: The Norwegian ParkWest Study. *JAMA Neurol*. 2013;70:580.

Roberts JS, Karlawish JH, Uhlmann WR, Petersen RC, Green RC. Mild cognitive impairment in clinical care. *Neurology*. 2010;75:425.

Rog LA, Fink JW. Mild cognitive impairment and normal aging. In: Ravdin LD, Katzen HL, eds. *Handbook on the Neuropsychology of Aging and Dementia*. New York: Springer Science+Business Media; 2013:239.

Smith CN, Squire LR. Severe retrograde amnesia in amnestic mild cognitive impairment is related to damage in lateral temporal cortex. *J Cogn Neurosci*. 2013;January:171.

Wang L, Goldstein FC, Veledar E, Levey AI, Lah JJ, Meltzer CC, Holder CA, Mao H. Alterations in cortical thickness and white matter integrity in mild cognitive impairment measured by whole-brain cortical thickness mapping and diffusion tensor imaging. *AJNR Am J Neuroradiol*. 2009;30:893.

Zola SM, Manzanares CM, Clopton P, Lah JJ, Levey AI. A behavioral task predicts conversion to mild cognitive impairment and Alzheimer's disease. *Am J Alzheimers Dis Other Demen*. 2013;28:179.

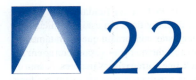

22
Transtornos da personalidade

A compreensão da personalidade e de seus transtornos é a distinção fundamental entre a psiquiatria e todos os outros ramos da medicina. Um indivíduo é um ser humano autoconsciente, como afirmou C. Robert Cloninger, e não "uma máquina sem consciência". Personalidade refere-se a todas as características de adaptação de formas únicas a ambientes internos e externos em constante modificação.

Transtornos da personalidade são comuns e crônicos. Eles ocorrem em 10 a 20% da população em geral, e sua duração é expressa em décadas. Aproximadamente 50% de todos os pacientes psiquiátricos apresentam um transtorno da personalidade, com frequência comórbido com outras síndromes clínicas. O transtorno da personalidade também é um fator predisponente para outros transtornos psiquiátricos (p. ex., uso de substância, suicídio, transtornos afetivos, do controle de impulsos, alimentares e de ansiedade), interferindo nos resultados de tratamento de várias síndromes clínicas e aumentando a incapacitação pessoal, a morbidade e a mortalidade desses pacientes.

Pessoas com transtorno da personalidade têm uma propensão muito maior a recusar auxílio psiquiátrico e a negar seus problemas do que indivíduos com transtornos de ansiedade, depressivos ou obsessivo-compulsivo. De modo geral, os sintomas de transtorno da personalidade são egossintônicos (i.e., aceitáveis ao ego, em contraste com egodistônicos) e aloplásticos (i.e., adaptam-se ao tentar alterar o ambiente externo em vez de a si mesmos). O comportamento mal-adaptativo de pessoas com transtornos da personalidade não lhes causa ansiedade. Uma vez que normalmente não identificam dor a partir do que os outros percebem como seus sintomas, eles costumam não estar interessados em tratamento e são resistentes a recuperação.

CLASSIFICAÇÃO

A 5ª edição do *Manual diagnóstico e estatístico de transtornos mentais* (DSM-5) define um transtorno da personalidade geral como um padrão persistente de experiência interna e comportamento que se desvia acentuadamente das expectativas da cultura do indivíduo; o padrão é inflexível; começa na adolescência ou no início da idade adulta; é estável ao longo do tempo; leva a sofrimento ou prejuízo; e se manifesta em pelos menos duas das quatro áreas seguintes: cognição, afetividade, funcionamento interpessoal ou controle de impulsos. Quando os traços de personalidade são rígidos e mal-adaptativos e produzem prejuízo funcional, ou sofrimento subjetivo, é possível diagnosticar um transtorno da personalidade.

Os subtipos de transtorno da personalidade classificados no DSM-5 são *esquizotípico*, *esquizoide*, e *paranoide* (Grupo A); *narcisista*, borderline, *antissocial* e *histriônico* (Grupo B); e *obsessivo-compulsivo*, *dependente* e *evitativo* (Grupo C). Os três grupos baseiam-se em semelhanças descritivas. O Grupo A inclui três transtornos da personalidade com características estranhas ou de afastamento (paranoide, esquizoide e esquizotípica). O Grupo B inclui quatro transtornos com características dramáticas, impulsivas ou erráticas (borderline, antissocial, narcisista e histriônica). O Grupo C inclui três transtornos que compartilham características de ansiedade e medo (evitativa, dependente e obsessivo-compulsiva). Indivíduos frequentemente exibem traços que não se limitam a um único transtorno da personalidade. Quando um paciente satisfaz os critérios para mais de um, o clínico deve diagnosticar cada um deles.

ETIOLOGIA

Fatores genéticos

As evidências mais fortes da contribuição de fatores genéticos para os transtornos da personalidade têm origem em mais de 15 mil pares de gêmeos nos Estados Unidos. A concordância desses transtornos entre gêmeos monozigóticos foi muito maior do que entre gêmeos dizigóticos. Ademais, segundo um estudo, gêmeos monozigóticos criados separados têm praticamente a mesma semelhança que gêmeos monozigóticos criados juntos. As semelhanças incluem múltiplas medidas de personalidade e temperamento, interesses ocupacionais e de lazer e atitudes sociais.

Os transtornos da personalidade do Grupo A são mais comuns em parentes biológicos de pacientes com esquizofrenia do que em grupos-controle. Há mais parentes com transtorno da personalidade esquizotípica em histórias familiares de pessoas com esquizofrenia do que em grupos-controle. Há uma correlação menor entre esquizofrenia e transtorno de personalidade paranoide ou esquizoide.

Os transtornos da personalidade do Grupo B aparentemente têm uma base genética. O da personalidade antissocial está relacionado a transtornos por uso de álcool. Depressão é comum nos antecedentes familiares de indivíduos com transtorno da personalidade *borderline*. Esses indivíduos têm mais parentes com transtorno do humor do que os grupos-controle, e pessoas com transtorno da personalidade *borderline* também costumam apresentar um transtorno do humor. Encontra-se uma forte associação entre o transtorno da personalidade histriônica e o de sintomas somáticos (síndrome de Briquet); pacientes com cada um desses transtornos demonstram uma sobreposição de sintomas.

Transtornos da personalidade do Grupo C também podem ter uma base genética. Pacientes com transtorno da personalidade evitativa costumam apresentar níveis elevados de ansiedade. Traços obsessivo-compulsivos são mais comuns em gêmeos monozigóticos do que em dizigóticos, e pacientes com transtorno da personalidade obsessivo-compulsiva mostram alguns sinais associados à depressão – por exemplo, período de latência reduzido do movimento rápido dos olhos (REM) e resultados anormais nos testes de supressão com dexametasona (TSD).

Fatores biológicos

Hormônios. Indivíduos que exibem traços impulsivos frequentemente também apresentam níveis elevados de testosterona, 17-estradiol e estrona. Em primatas não humanos, andrógenos aumentam a probabilidade de agressividade e de comportamento sexual, mas a função da testosterona na agressividade humana não está bem estabelecida. Resultados do TSD são anormais em alguns pacientes com transtorno da personalidade *borderline* que também apresentam sintomas depressivos.

Monoaminoxidase plaquetária. Baixos níveis plaquetários de monoaminoxidase (MAO) foram associados com atividade e sociabilidade em macacos. Estudantes universitários com baixos níveis plaquetários de MAO relatam passar mais tempo em atividades sociais do que aqueles com níveis plaquetários elevados de MAO. Identificaram-se também baixos níveis plaquetários de MAO em alguns pacientes com transtornos esquizotípicos.

Movimentos oculares de seguimento suave. Movimentos oculares de seguimento suave são sacádicos (i.e., irregulares) em pessoas introvertidas, que têm baixa autoestima e tendência ao retraimento e que apresentam transtorno da personalidade esquizotípica. Esses achados não têm aplicação clínica, mas indicam o papel da hereditariedade.

Neurotransmissores. Endorfinas apresentam efeitos semelhantes aos da morfina exógena, como analgesia e a supressão de excitação. Níveis elevados de endorfinas endógenas podem estar associados a indivíduos apáticos. Estudos de traços de personalidade e sistemas dopaminérgicos e serotonérgicos indicam uma função de ativação da excitação para esses neurotransmissores. Níveis de ácido 5-hidróxi-indolacético (5-HIAA), um metabólito de serotonina, são baixos em indivíduos que tentam suicídio e naqueles que são impulsivos e agressivos.

Níveis crescentes de serotonina com agentes serotonérgicos como fluoxetina podem produzir alterações drásticas em alguns traços de personalidade referentes ao caráter. Em muitas pessoas, a serotonina diminui depressão, impulsividade e ruminação e pode produzir uma sensação geral de bem-estar. Aumento das concentrações de dopamina no sistema nervoso central produzido por determinados psicoestimulantes (p. ex., anfetaminas) pode induzir euforia. Os efeitos de neurotransmissores sobre traços de personalidade geraram muito interesse e controvérsia a respeito de se eles são inatos ou adquiridos.

Eletrofisiologia. Mudanças na condução elétrica no eletrencefalograma (EEG) ocorrem em alguns pacientes com transtornos da personalidade, com maior frequência dos tipos antissocial e *borderline*; essas mudanças aparecem como atividade de ondas lentas em EEGs.

Fatores psicanalíticos

Sigmund Freud sugeriu que os traços de personalidade estão relacionados a uma fixação em um dos estágios psicossexuais de desenvolvimento. Por exemplo, indivíduos com um caráter oral são passivos e dependentes porque estão fixados no estágio oral, quando a dependência de outros para alimentação é proeminente. Indivíduos com um caráter anal são teimosos, parcimoniosos e altamente escrupulosos devido a dificuldades no treinamento para o uso do banheiro durante a fase anal.

Posteriormente, Wilhelm Reich cunhou a expressão *couraça do caráter* para descrever os estilos de defesa característicos do indivíduo para se proteger de impulsos internos e de ansiedade interpessoal em relacionamentos significativos. A teoria de Reich teve grande influência sobre os conceitos contemporâneos de personalidade e de transtornos da personalidade. Por exemplo, considera-se que a marca singular da personalidade de cada ser humano é, em grande parte, determinada por seus mecanismos de defesa característicos. Cada transtorno da personalidade apresenta um agrupamento de defesas que ajudam clínicos que usam psicodinâmica a identificar o tipo de patologia de caráter presente. Pessoas com transtorno da personalidade paranoide, por exemplo, usam projeção, enquanto o transtorno da personalidade esquizoide está associado a retraimento.

Quando as defesas funcionam, o indivíduo com transtorno da personalidade controla os sentimentos de ansiedade, depressão, raiva, vergonha, culpa e outros afetos. Seu comportamento é egossintônico; ou seja, não lhe causa sofrimento mesmo que possa afetar outras pessoas de forma adversa. Ele pode ficar relutante em se entregar a um processo de tratamento e, como suas defesas são importantes para o controle de afetos desagradáveis, não tem interesse em abrir mão delas.

Além das defesas características em transtornos da personalidade, outro aspecto fundamental são as relações objetais internas. Durante o desenvolvimento, padrões específicos do *self* em relação aos outros são internalizados. Por meio de introjeção, a criança internaliza um dos genitores ou outra pessoa significativa como uma presença interna que continua a ser sentida como objeto em vez de um *self*. Pela identificação, a criança internaliza pais e outras pessoas de tal forma que os traços do objeto externo são incorporados ao *self* e a criança "possui" os traços. Essas representações internas de *self* e de objeto são cruciais para o desenvolvimento da personalidade e, mediante exteriorização e identificação projetiva, se desenrolam em cenários interpessoais nos quais os outros são coagidos a desempenhar um papel na vida interior do indivíduo. Dessa forma, pessoas com um transtorno da personalidade também são identificadas por padrões específicos de relacionamentos interpessoais que se originam desses padrões internos de relações objetais.

Mecanismos de defesa. Para ajudar indivíduos com transtornos da personalidade, o psiquiatra deve compreender as defesas subjacentes do paciente, os processos mentais inconscientes que o ego usa para resolver conflitos entre os quatro princípios-guia da vida interior: instinto (desejo ou necessidade), realidade, pessoas importantes e consciência. Em sua eficácia máxima, especialmente entre indivíduos com transtornos da personalidade, as defesas podem abolir a ansiedade e a depressão no nível consciente. Assim, abandonar uma defesa aumenta a consciência de ansiedade e depressão – um dos maiores motivos pelos quais indivíduos com transtornos da personalidade relutam em alterar seu comportamento.

Embora indivíduos com transtornos da personalidade possam ser caracterizados por seu mecanismo dominante ou mais rígido, cada paciente usa várias defesas. Portanto, o manejo de mecanismos de defesa usados pelos pacientes com transtornos da personalidade é abordado a seguir como um tópico geral, e não como um aspecto de transtornos específicos. Muitas formulações aqui apresentadas no linguajar da psiquiatria psicanalítica podem ser traduzidas em princípios coerentes com as abordagens cognitiva e comportamental.

FANTASIA. Muitas pessoas classificadas como esquizoides – pessoas excêntricas, solitárias ou assustadas – buscam conforto e satisfação dentro de si mesmas criando vidas imaginárias, especialmente amigos imaginários. Em sua vasta dependência de fantasia, essas pessoas costumam aparentar indiferença excessiva. O terapeuta precisa entender que a insociabilidade desses pacientes é fruto de um medo de intimidade. Em vez de criticá-los ou de se sentir esnobado por sua rejeição, o terapeuta deve manter um interesse tranquilo, reconfortante e atencioso, sem insistir em reações recíprocas. A identificação do temor de intimidade do paciente e o respeito por seu estilo excêntrico são igualmente terapêuticos e úteis.

DISSOCIAÇÃO. Dissociação, ou negação, é uma substituição de afetos desagradáveis por agradáveis, como faz a personagem literária Poliana. Pessoas que fazem uso de dissociação com frequência são vistas como dramáticas e emocionalmente superficiais; elas podem ser caracterizadas como tendo uma personalidade histriônica. Esses indivíduos se comportam como adolescentes ansiosos que, para aplacar essa ansiedade, se expõem sem preocupações a perigos excitantes. Aceitá-los como exuberantes e sedutores é deixar de ver sua ansiedade, mas confrontá-los com suas vulnerabilidades e imperfeições os coloca ainda mais na defensiva. Visto que esses pacientes buscam reconhecimento de sua coragem e atração, o terapeuta não deve se comportar com circunspecção exagerada. Enquanto se mantém calmo e firme, o clínico deve estar ciente de que esses indivíduos costumam mentir sem perceber, mas que se beneficiam da exposição de suas próprias ansiedades e podem, durante o processo, "se lembrar" do que "esqueceram". Com frequência, a melhor forma para o terapeuta lidar com dissociação e negação é usar deslocamento. Desse modo, o clínico pode conversar com o paciente sobre uma questão de negação em uma circunstância não ameaçadora. Demonstrar empatia com o afeto negado sem confrontar o paciente diretamente com os fatos pode lhe permitir trazer por si mesmo os tópicos originais à tona.

ISOLAMENTO. Isolamento é característico de pessoas controladas e metódicas que costumam ser caracterizadas como tendo personalidade obsessivo-compulsiva. Diferentemente dos indivíduos com personalidade histriônica, as pessoas obsessivo-compulsivas lembram-se da verdade em detalhes, mas sem afeto. Em uma crise, o paciente pode demonstrar maior autocontrole, comportamento social excessivamente formal e teimosia. Suas tentativas de assumir o controle podem irritar o clínico ou deixá-lo ansioso. Com frequência, esses pacientes reagem bem a explicações precisas, sistemáticas e racionais e valorizam eficiência, limpeza e pontualidade tanto quanto valorizam a agilidade de resposta do clínico. Sempre que possível, o terapeuta deve permitir ao paciente que tenha controle sobre seus próprios cuidados e não deve medir forças com ele.

PROJEÇÃO. Na projeção, o paciente atribui seus próprios sentimentos inconfessos a outros. A excessiva censura e a sensibilidade a críticas do paciente podem soar, para o terapeuta, como uma preconceituosa e hipervigilante cobrança de injustiças, mas essa atitude não deve ser enfrentada de modo defensivo, nem ser discutida. Em vez disso, o clínico deve reconhecer com honestidade mesmo enganos de pouca importância que cometeu e falar sobre a possibilidade de dificuldades que ainda podem acontecer. É válido fazer uso de *honestidade austera* e demonstrar preocupação com os direitos do paciente bem como manter a mesma distância formal e atenciosa usada com pacientes com defesas de fantasia. O confronto assegura uma inimizade duradoura e uma entrevista de pouca duração. O terapeuta não precisa concordar com a coleta de injustiças do paciente, mas deve perguntar se ambos podem concordar que têm opiniões diferentes.

A técnica de contraprojeção é particularmente útil. O clínico reconhece e dá razão total aos sentimentos e às percepções dos pacientes paranoides; ele não argumenta contra as queixas dos pacientes nem as reforça, mas concorda que o mundo descrito por eles é concebível. O entrevistador pode falar sobre os reais motivos e sentimentos, atribuídos por engano a outra pessoa, e começar a sedimentar uma aliança com o paciente.

CISÃO. Na cisão, as pessoas que são alvo de sentimentos ambivalentes do paciente são divididas em boas e más. Por exemplo, em um contexto de internação, um paciente pode idealizar alguns membros da equipe e desmerecer outros. Esse comportamento de defesa pode ser altamente perturbador em uma ala hospitalar e, por fim, pode fazer a equipe se voltar contra o paciente. Quando membros da equipe já antecipam o processo, discutem-no em reuniões e confrontam o paciente de modo gentil com o fato de que ninguém é totalmente bom nem totalmente mau, é possível lidar de forma eficaz com o fenômeno de cisão.

AGRESSIVIDADE PASSIVA. Pessoas com defesa passivo-agressiva voltam sua raiva contra si mesmas. Em termos psicanalíticos, esse fenômeno é denominado *masoquismo* e inclui fracasso, procrastinação, comportamento tolo ou provocativo, ridicularização autodegradante e atos de autodestruição manifestos. A hostilidade nesse comportamento nunca está totalmente encoberta. De fato, em um mecanismo como o corte dos punhos, outras pessoas sentem a mesma intensidade de raiva como se elas próprias tivessem sido agredidas e veem o paciente como um sádico, não como um masoquista. A melhor maneira de o terapeuta lidar com a agressividade passiva é ajudar os pacientes a desafogar sua raiva.

ATUAÇÃO. Durante a atuação, os pacientes expressam diretamente desejos inconscientes ou conflitos por meio de ações para evitar tanto a consciência da ideia quanto do afeto que os acompanham. Ataques de raiva, agressões aparentemente sem motivo, abuso infantil e promiscuidade sem prazer são exemplos comuns. Uma vez que o comportamento ocorre fora da consciência reflexiva, a atuação com frequência parece ao observador estar desacompanhada de culpa, mas quando a atuação é impossível, o conflito por trás da defesa pode ficar acessível. Ao deparar-se com a atuação, seja ela de natureza agressiva ou sexual, o clínico, durante uma entrevista, deve reconhecer que o paciente perdeu o controle, que tudo o que o entrevistador disser provavelmente será mal interpretado e que atrair a atenção do paciente é fundamental. Dependendo das circunstâncias, a resposta do clínico pode ser "Como posso ajudá-lo se você continuar gritando?", ou, caso a perda de controle pareça aumentar, pode afirmar "Se você continuar gritando eu vou embora". Um entrevistador que se sinta ameaçado pelo paciente pode simplesmente sair e, se necessário, pedir auxílio aos seguranças ou à polícia.

IDENTIFICAÇÃO PROJETIVA. O mecanismo de defesa de identificação projetiva surge principalmente no transtorno da personalidade *borderline* e consiste em três passos. Primeiro, um aspecto do *self* é projetado sobre outra pessoa. O indivíduo que o projetou tenta, então, coagir a outra pessoa a se identificar com o que foi projetado. Por fim, é criado um sentimento de unidade ou união entre a pessoa que foi o alvo da projeção e a pessoa que a realizou.

TRANSTORNO DA PERSONALIDADE PARANOIDE

O indivíduo com transtorno da personalidade paranoide caracteriza-se por suspeita e desconfiança arraigadas em relação a pessoas em geral. Ele recusa a responsabilidade por seus próprios sentimentos e a atribui a outros. Costuma ser hostil, irritável e irascível. Intolerantes, colecionadores de injustiças, cônjuges patologicamente ciumentos e mal-humorados, litigiosos com frequência têm transtorno da personalidade paranoide.

Epidemiologia

Dados sugerem que a prevalência do transtorno da personalidade paranoide seja de 2 a 4% da população em geral. Indivíduos com o transtorno raramente buscam terapia por si mesmos; ao serem encaminhados para tratamento por um cônjuge ou empregador, conseguem se recompor e demonstrar falta de sofrimento. Parentes de pacientes com esquizofrenia demonstram uma incidência mais elevada de transtorno da personalidade paranoide do que participantes de grupos-controle. Há evidências que sugerem uma relação familiar mais específica com transtorno delirante do tipo persecutório. O transtorno é diagnosticado com maior frequência em homens do que em mulheres, em amostras clínicas. A prevalência entre indivíduos homossexuais não é mais elevada que o normal, como se pensava, mas acredita-se que seja mais elevada entre grupos de minorias, imigrantes e surdos do que na população em geral.

Diagnóstico

Durante o exame psiquiátrico, pacientes com transtorno da personalidade paranoide podem apresentar modos formais e agir perplexos por terem que buscar ajuda psiquiátrica. Tensão muscular, incapacidade de relaxar e necessidade de vasculhar o ambiente por pistas podem ser sinais evidentes, e seus modos são com frequência sérios e sem humor. Embora algumas bases de seus argumentos possam ser falsas, sua fala é dirigida a objetivos e lógica. Seu conteúdo de pensamento demonstra evidências de projeção, preconceito e, eventualmente, ideias de referência. Os critérios diagnósticos do DSM-5 são listados na Tabela 22-1.

Características clínicas

Os atributos inconfundíveis do transtorno da personalidade paranoide são suspeita e desconfiança excessivas em relação a outras pessoas expressas como uma tendência global de interpretar os atos dos outros como deliberadamente aviltantes, malévolos, ameaçadores, exploradores ou enganadores. Essa tendência começa no início da vida adulta e surge em diversos contextos. Quase de modo invariável, indivíduos com o transtorno esperam ser explorados ou lesados pelos outros de alguma forma. Eles com frequência questionam, sem qualquer justificativa, a lealdade ou integridade de caráter de amigos ou sócios. Essas pessoas costumam ser patologicamente ciumentas e, sem algum motivo, questionam a fidelidade de seus cônjuges ou parceiros sexuais. Indivíduos com esse transtorno exteriorizam suas próprias emoções e usam o mecanismo de defesa de projeção; atribuem a outros os impulsos e pensamentos que não podem aceitar em si mesmos. Ideias de referência e ilusões defendidas com argumentos lógicos são comuns.

Pessoas com transtorno da personalidade paranoide têm afeto restrito e parecem frias, sem emoção. Orgulham-se de sua racionalidade e objetividade, mas isso não corresponde à realidade. Demonstram ausência de afeição e impressionam-se e prestam bastante atenção a poder e nível hierárquico. Expressam desdém em relação a indivíduos que percebam como fracos, doentios, debilitados ou deficientes de alguma forma. Em situações sociais, essas pessoas podem transmitir uma ideia de profissionalismo e eficiência, mas costumam gerar medo e conflito em outras pessoas.

Diagnóstico diferencial

O transtorno da personalidade paranoide normalmente pode ser diferenciado do transtorno delirante devido à ausência de delírios fixos. Diferentemente de indivíduos com esquizofrenia paranoide, pessoas com transtornos da personalidade não têm alucinações nem um transtorno manifesto do pensamento. O transtorno da personalidade paranoide pode ser distinguido do transtorno da personalidade *borderline* porque pacientes paranoides raramente são capazes de desenvolver um envolvimento excessivo ou relacionamentos tumultuosos com outras pessoas. Pacientes com paranoia não têm a longa história de comportamento antissocial das pessoas com caráter antissocial. Indivíduos com transtorno da personalidade esquizoide são retraídos e indiferentes e não apresentam ideação paranoide.

Curso e prognóstico

Não foram conduzidos estudos adequados, sistemáticos e de longo prazo sobre o transtorno da personalidade paranoide. Em alguns, o transtorno é vitalício; em outros, um prenúncio de esquizofrenia. E, ainda em outros, traços paranoides cedem espaço para formação reativa, preocupação adequada com moralidade e preocupações altruísticas quando amadurecem ou quando há redução do estresse. De modo geral, contudo, indivíduos afetados têm problemas vitalícios de trabalho e convivência com outras pessoas. Problemas profissionais e conjugais são comuns.

Tratamento

Psicoterapia. A psicoterapia é o tratamento recomendado para indivíduos com transtorno da personalidade paranoide. Terapeutas devem tratar esses pacientes sempre de forma direta. Caso um terapeuta seja acusado de incoerência ou de alguma falha, como estar atrasado para uma consulta, sinceridade e desculpas são preferíveis a uma explicação defensiva. O terapeuta deve se lembrar de que confiança e tolerância a intimidade são áreas problemáticas para pessoas com esse transtorno. Portanto, psicoterapia individual exige um estilo profissional e não muito afetuoso do terapeuta. O uso zeloso demais de interpretação por parte do clínico – especialmente interpretação sobre sentimentos profundos de dependência, preocupações sexuais e desejos de intimidade – aumenta de forma significativa a

TABELA 22-1
Critérios diagnósticos do DSM-5 para transtorno da personalidade paranoide

A. Um padrão de desconfiança e suspeita difusa dos outros, de modo que suas motivações são interpretadas como malévolas, que surge no início da vida adulta e está presente em vários contextos, conforme indicado por quatro (ou mais) dos seguintes:
  1. Suspeita, sem embasamento suficiente, de estar sendo explorado, maltratado ou enganado por outros.
  2. Preocupa-se com dúvidas injustificadas acerca da lealdade ou da confiabilidade de amigos e sócios.
  3. Reluta em confiar nos outros devido a medo infundado de que as informações serão usadas maldosamente contra si.
  4. Percebe significados ocultos humilhantes ou ameaçadores em comentários ou eventos benignos.
  5. Guarda rancores de forma persistente (i.e., não perdoa insultos, injúrias ou desprezo).
  6. Percebe ataques a seu caráter ou reputação que não são percebidos pelos outros e reage com raiva ou contra-ataca rapidamente.
  7. Tem suspeitas recorrentes e injustificadas acerca da fidelidade do cônjuge ou parceiro sexual.

B. Não ocorre exclusivamente durante o curso de esquizofrenia, transtorno bipolar ou depressivo com sintomas psicóticos ou outro transtorno psicótico e não é atribuível aos efeitos fisiológicos de outra condição médica.

Nota: Se os critérios são atendidos antes do surgimento de esquizofrenia, acrescentar "pré-mórbido", isto é, "transtorno da personalidade paranoide (pré-mórbido)".

(Reimpressa, com permissão, de *Diagnostic and Statistical Manual of Mental Disorders*, Fifth Edition (Copyright © 2013). American Psychiatric Association. Todos os direitos reservados.)

desconfiança do paciente. Indivíduos paranoides não se saem bem em psicoterapia de grupo, embora ela possa ser útil para melhorar habilidades sociais e reduzir suspeitas por meio de psicodrama. Muitos não conseguem tolerar a intromissão da terapia comportamental, também usada para treinamento de habilidades sociais.

Por vezes, pacientes com transtorno da personalidade paranoide se comportam de forma tão ameaçadora que o terapeuta precisa controlar seus atos ou impor limites. Acusações delirantes devem ser abordadas de forma realista, mas delicada, e sem humilhar os pacientes. O indivíduo paranoide fica profundamente assustado quando sente que as pessoas que tentam ajudá-lo são fracas e desamparadas; portanto, o terapeuta nunca deve se oferecer para assumir o controle a menos que esteja disposto e seja capaz de fazê-lo.

Farmacoterapia. A farmacoterapia é útil para lidar com agitação e ansiedade. Na maioria dos casos, um agente ansiolítico como diazepam é o suficiente. Pode ser necessário, no entanto, usar um antipsicótico como haloperidol em pequenas doses e durante períodos curtos de tempo para o manejo de agitação grave ou pensamento quase delirante. O fármaco antipsicótico pimozida reduziu a ideação paranoide com sucesso em alguns pacientes.

TRANSTORNO DA PERSONALIDADE ESQUIZOIDE

O transtorno da personalidade esquizoide é caracterizado por um padrão vitalício de retraimento social. Indivíduos com esse transtorno costumam ser vistos pelos outros como excêntricos, isolados ou solitários. Seu desconforto com a interação humana, sua introversão e seu afeto frio e constrito são destaques.

Epidemiologia

A prevalência do transtorno da personalidade esquizoide não está estabelecida de forma definitiva, mas ele pode afetar 5% da população em geral. A proporção de gênero do transtorno é desconhecida; alguns estudos apontam uma proporção de homens para mulheres de 2:1. Indivíduos afetados tendem a se direcionar para trabalhos solitários que envolvam pouco ou nenhum contato com os outros. Muitos preferem trabalhar à noite, ao invés de turnos diurnos, para que não precisem lidar com muitas pessoas.

Diagnóstico

Em um exame psiquiátrico inicial, o paciente com transtorno da personalidade esquizoide pode parecer pouco à vontade. Ele raramente tolera contato visual, e o entrevistador pode supor que esse tipo de paciente esteja ansioso para que a entrevista termine. Seu afeto pode ser constrito, distante ou inadequadamente sério, mas, por trás da indiferença, o clínico sensível pode identificar medo. Esses indivíduos acham difícil não levar as coisas a sério: seus esforços para serem engraçados podem parecer adolescentes e fora de contexto. Sua fala é dirigida a objetivos, mas são propensos a fornecer respostas curtas às perguntas e evitar conversas espontâneas. Algumas vezes, podem usar figuras de linguagem incomuns, como uma metáfora estranha, e podem ficar fascinados por objetos inanimados ou construtos metafísicos. Seu conteúdo mental pode revelar um senso injustificado de intimidade com pessoas que não conhecem bem ou que passaram um longo tempo sem encontrar. Seu sensório é intacto, a memória funciona bem, e suas interpretações de provérbios são abstratas. Os critérios diagnósticos do DSM-5 são listados na Tabela 22-2.

Características clínicas

Pessoas com transtorno da personalidade esquizoide parecem frias e indiferentes; exibem um retraimento distante e demonstram falta de envolvimento com eventos diários e com as preocupações de terceiros. Parecem caladas, distantes, isoladas e insociáveis. Podem viver suas vidas com extraordinariamente pouca necessidade ou vontade de formar laços afetivos e são as últimas a perceber mudanças na moda popular.

As histórias de vida dessas pessoas refletem interesses solitários e sucesso em empregos solitários e não competitivos que outras pessoas acham difíceis de tolerar. Sua vida sexual pode existir apenas na fantasia, e podem adiar indefinidamente o amadurecimento da sexualidade. Homens podem não se casar porque são incapazes de atingir intimidade; mulheres podem concordar de forma passiva a se casar com um homem agressivo que deseje o casamento. Indivíduos com transtorno da personalidade esquizoide costumam revelar uma incapacidade vitalícia de expressar diretamente a raiva. Eles podem investir quantidades enormes de energia afetiva a interesses não humanos, como matemática e astronomia, e podem ser muito ligados a animais. Modismos de saúde e alimentação, correntes filosóficas e esquemas de melhora social, em especial os que não exigem envolvimento pessoal, costumam absorver sua atenção.

Embora pareçam pensar apenas em si mesmas e estar perdidas em devaneios, pessoas com transtorno da personalidade esquizoide apresentam capacidade normal de reconhecer a realidade. Uma vez que atos agressivos raras vezes são incluídos em seu repertório de reações habituais, elas lidam com a maioria das ameaças, reais ou imaginadas, por meio de fantasias de onipotência ou resignação. Costumam ser vistas como indiferentes, mas às vezes

TABELA 22-2
Critérios diagnósticos do DSM-5 para transtorno da personalidade esquizoide

A. Um padrão difuso de distanciamento das relações sociais e uma faixa restrita de expressão de emoções em contextos interpessoais que surgem no início da vida adulta e estão presentes em vários contextos, conforme indicado por quatro (ou mais) dos seguintes:
  1. Não deseja nem desfruta de relações íntimas, inclusive ser parte de uma família.
  2. Quase sempre opta por atividades solitárias.
  3. Manifesta pouco ou nenhum interesse em ter experiências sexuais com outra pessoa.
  4. Tem prazer em poucas atividades, por vezes em nenhuma.
  5. Não tem amigos próximos ou confidentes que não sejam os familiares de primeiro grau.
  6. Mostra-se indiferente ao elogio ou à crítica de outros.
  7. Demonstra frieza emocional, distanciamento ou embotamento afetivo.

B. Não ocorre exclusivamente durante o curso de esquizofrenia, transtorno bipolar ou depressivo com sintomas psicóticos, outro transtorno psicótico ou transtorno do espectro autista e não é atribuível aos efeitos psicológicos de outra condição médica.

Nota: Se os critérios são atendidos antes do surgimento de esquizofrenia, acrescentar "pré-mórbido", isto é, "transtorno da personalidade esquizoide (pré-mórbido)".

(Reimpressa, com permissão, de *Diagnostic and Statistical Manual of Mental Disorders*, Fifth Edition (Copyright © 2013). American Psychiatric Association. Todos os direitos reservados.)

conseguem conceber, desenvolver e proporcionar ao mundo ideias genuinamente originais e criativas.

Diagnóstico diferencial

O transtorno da personalidade esquizoide pode ser distinguido de esquizofrenia, transtorno delirante e transtorno afetivo com características psicóticas com base em períodos com sintomas psicóticos positivos, como delírios e alucinações, nestes últimos. Embora indivíduos com transtorno da personalidade paranoide compartilhem diversos traços com os da personalidade esquizoide, os primeiros exibem maior envolvimento social, uma história de comportamento verbal agressivo e uma maior tendência a projetar seus sentimentos nos outros. Mesmo que também apresentem o mesmo grau de constrição emocional, indivíduos com transtornos das personalidades obsessivo-compulsiva e evitativa experimentam a solidão como disfórica, têm uma história mais rica de relações objetais anteriores e não se entregam com a mesma frequência a devaneios autistas. Teoricamente, a principal distinção entre um paciente com transtorno da personalidade esquizotípica e um com transtorno da personalidade esquizoide é que o primeiro se assemelha mais a um paciente com esquizofrenia no que se refere a estranhezas de percepção, pensamento, comportamento e comunicação. Aqueles com transtorno da personalidade evitativa são isolados, mas têm um forte desejo de participar de atividades, uma característica ausente em indivíduos com transtorno da personalidade esquizoide. Distingue-se, ainda, do transtorno autista e da síndrome de Asperger por apresentar interações sociais prejudicadas e comportamentos e interesses estereotipados com ainda mais gravidade do que nesses dois transtornos.

Curso e prognóstico

O início do transtorno da personalidade esquizoide em geral ocorre no começo da infância ou na adolescência. Assim como todos os transtornos da personalidade, este tem longa duração, mas não é necessariamente vitalício. A proporção da incidência de esquizofrenia nesses pacientes é desconhecida.

Tratamento

Psicoterapia. O tratamento de pacientes com transtorno da personalidade esquizoide é semelhante àquele para indivíduos com transtorno da personalidade paranoide. Pessoas esquizoides têm tendência a introspecção; contudo, essas tendências são consistentes com as expectativas do psicoterapeuta, e esses pacientes podem se tornar devotados, ainda que distantes. Com o desenvolvimento de confiança, o paciente esquizoide pode, com bastante apreensão, revelar uma abundância de fantasias, amigos imaginários e temores de dependência insuportáveis – até mesmo de se fundir ao terapeuta.

No contexto de terapia grupal, pacientes com transtorno da personalidade esquizoide podem ficar calados durante longos períodos; ainda assim, ficam envolvidos. Esses pacientes devem ser protegidos contra ataques agressivos de outros membros do grupo devido a sua inclinação a permanecerem quietos. Com o tempo, os membros do grupo assumem importância para o indivíduo com o transtorno e podem proporcionar o único contato social em sua existência, que, de outra forma, é isolada.

Farmacoterapia. A farmacoterapia com pequenas doses de antipsicóticos, antidepressivos e psicoestimulantes beneficia alguns pacientes. Agentes serotonérgicos podem deixar o paciente menos sensível a rejeição. Benzodiazepínicos podem ajudar a diminuir a ansiedade interpessoal.

TRANSTORNO DA PERSONALIDADE ESQUIZOTÍPICA

Pessoas com transtorno da personalidade esquizotípica exibem características estranhas ou excêntricas impressionantes, mesmo para leigos. Pensamento mágico, noções peculiares, ideias de referência, ilusões e desrealização são parte do mundo cotidiano de uma pessoa com o transtorno.

Epidemiologia

O transtorno da personalidade esquizotípica ocorre em cerca de 3% da população. A proporção entre gêneros é desconhecida; no entanto, ele é diagnosticado com frequência em mulheres com síndrome do X frágil. O DSM-5 sugere que o transtorno possa ser ligeiramente mais comum no sexo masculino. Existe uma maior associação de casos entre parentes biológicos de pacientes com esquizofrenia do que entre controles e uma incidência maior entre gêmeos monozigóticos do que entre dizigóticos (33% em contrapartida a 4%, em um estudo).

Etiologia

Estudos de adoção, de família e de gêmeos demonstram um aumento de prevalência de características esquizotípicas nas famílias de indivíduos com esquizofrenia, especialmente quando as características esquizotípicas não foram associadas a sintomas afetivos comórbidos.

Diagnóstico

Diagnostica-se transtorno da personalidade esquizotípica com base nas peculiaridades de pensamento, comportamento e aparência do paciente. Obter a história pode ser uma tarefa difícil devido a sua forma incomum de comunicação. Os critérios diagnósticos do DSM-5 para esse transtorno são fornecidos na Tabela 22-3.

Características clínicas

Indivíduos com transtorno da personalidade esquizotípica exibem perturbação de pensamento e comunicação. Embora não haja transtorno do pensamento totalmente manifesto, sua fala pode ser distinta ou peculiar, pode fazer sentido apenas para eles mesmos e com frequência necessita de interpretação. Assim como ocorre com os afetados por esquizofrenia, o indivíduo com transtorno da personalidade esquizotípica pode desconhecer seus próprios sentimentos e ainda assim ter extrema sensibilidade e consciência a respeito dos sentimentos dos outros, sobretudo os negativos, como de raiva. Esses indivíduos podem ser supersticiosos ou alegar poderes de clarividência e acreditar ser dotados de poderes especiais de pensamento e *insight*. Seu mundo interior pode estar cheio de relacionamentos imaginários vívidos e temores e fantasias infantis. Eles podem admitir ilusões da percepção ou macropsia e confessar que outras pessoas parecem ser feitas de madeira e todas iguais.

Visto terem poucos relacionamentos interpessoais e poderem agir de forma inadequada, indivíduos com transtorno da personalidade esquizotípica são isolados e têm poucos ou nenhum amigo. O paciente pode exibir características de transtorno da personalidade *borderline*, e, de fato, ambos os diagnósticos podem ser estabelecidos. Sob estresse, pacientes com transtorno da personalidade esquizotípica podem sofrer descompensação e apresentar sintomas psicóticos, mas que costumam ser breves. Aqueles com casos graves do transtorno podem apresentar anedonia e depressão grave.

TABELA 22-3
Critérios diagnósticos do DSM-5 para transtorno da personalidade esquizotípica

A. Um padrão difuso de déficits sociais e interpessoais marcado por desconforto agudo e capacidade reduzida para relacionamentos íntimos, além de distorções cognitivas ou perceptivas e comportamento excêntrico, que surge no início da vida adulta e está presente em vários contextos, conforme indicado por cinco (ou mais) dos seguintes:
 1. Ideias de referência (excluindo delírios de referência).
 2. Crenças estranhas ou pensamento mágico que influenciam o comportamento e são inconsistentes com as normas subculturais (p. ex., superstições, crença em clarividência, telepatia ou "sexto sentido"; em crianças e adolescentes, fantasias ou preocupações bizarras).
 3. Experiências perceptivas incomuns, incluindo ilusões corporais.
 4. Pensamento e discurso estranhos (p. ex., vago, circunstancial, metafórico, excessivamente elaborado ou estereotipado).
 5. Desconfiança ou ideação paranoide.
 6. Afeto inadequado ou constrito.
 7. Comportamento ou aparência estranha, excêntrica ou peculiar.
 8. Ausência de amigos próximos ou confidentes que não sejam parentes de primeiro grau.
 9. Ansiedade social excessiva que não diminui com o convívio e que tende a estar associada mais a temores paranoides do que a julgamentos negativos sobre si mesmo.

B. Não ocorre exclusivamente durante o curso de esquizofrenia, transtorno bipolar ou depressivo com sintomas psicóticos, outro transtorno psicótico ou transtorno do espectro autista.

Nota: Se os critérios são atendidos antes do surgimento de esquizofrenia, acrescentar "pré-mórbido", isto é, "transtorno da personalidade esquizotípica (pré-mórbido)".

(Reimpressa, com permissão, de *Diagnostic and Statistical Manual of Mental Disorders*, Fifth Edition (Copyright © 2013). American Psychiatric Association. Todos os direitos reservados.)

Diagnóstico diferencial

Teoricamente, pessoas com transtorno da personalidade esquizotípica podem ser diferenciadas daquelas com transtornos de personalidades esquizoide e evitativa devido à presença de excentricidades em seu comportamento e pensamento, sua percepção e comunicação e, talvez, por uma história familiar evidente de esquizofrenia. Pacientes com o transtorno da personalidade esquizotípica podem ser distinguidos daqueles com esquizofrenia em razão da ausência de psicose. Caso surjam sintomas psicóticos, eles são breves e fragmentados. Alguns pacientes satisfazem os critérios para ambos os transtornos da personalidade, esquizotípica e *borderline*. Os que apresentam transtorno da personalidade paranoide se caracterizam por suspeita, mas não exibem o comportamento estranho daqueles com o subtipo esquizotípico.

Curso e prognóstico

De acordo com o pensamento clínico atual, a personalidade pré-mórbida do paciente com esquizofrenia é a esquizotípica. Alguns, no entanto, mantêm uma personalidade esquizotípica durante toda a vida e se casam e trabalham, apesar de suas excentricidades. Um estudo de longo prazo realizado por Thomas McGlashan relatou que 10% dos indivíduos com transtorno da personalidade esquizotípica acabaram cometendo suicídio.

Tratamento

Psicoterapia. Os princípios de tratamento do transtorno da personalidade esquizotípica não diferem dos usados no tratamento do transtorno da personalidade esquizoide, mas o clínico deve lidar com o primeiro com maior sensibilidade. Esses pacientes apresentam padrões de pensamento peculiares, e alguns estão envolvidos em cultos, estranhas práticas religiosas e o ocultismo. O terapeuta não deve ridicularizar essas peculiaridades nem criticar essas crenças ou atividades.

Farmacoterapia. Medicamentos antipsicóticos podem ser úteis para lidar com ideias de referência, ilusões e outros sintomas do transtorno e ser usados em conjunto com psicoterapia. Antidepressivos são válidos quando houver um componente depressivo da personalidade.

TRANSTORNO DA PERSONALIDADE ANTISSOCIAL

O transtorno da personalidade antissocial é uma incapacidade de se adequar às regras sociais que normalmente governam diversos aspectos do comportamento adolescente e adulto de um indivíduo. Embora se caracterize por atos contínuos de natureza antissocial ou criminosa, o transtorno não é sinônimo de criminalidade.

Epidemiologia

Os índices de prevalência de 12 meses do transtorno da personalidade antissocial encontram-se entre 0,2 e 3% de acordo com o DSM-5. Ele é mais comum em áreas urbanas pobres e entre residentes eventuais dessas áreas. A prevalência mais elevada é encontrada entre as amostras mais graves de homens com transtorno por uso de álcool (acima de 70%) e na população carcerária, na qual pode chegar a 75%. É muito mais comum em homens do que em mulheres. Meninos com o transtorno vêm de famílias maiores do que meninas afetadas. O início do transtorno ocorre antes dos 15 anos de idade. Meninas normalmente apresentam sintomas antes da puberdade, e meninos, ainda mais cedo. Um padrão familiar está presente; o transtorno é cinco vezes mais comum entre parentes em primeiro grau de homens com o transtorno do que entre participantes do grupo-controle.

Diagnóstico

Pacientes com transtorno da personalidade antissocial podem enganar até o clínico mais experiente. Durante a entrevista, podem parecer calmos e confiáveis, mas, sob o verniz (ou, para usar a expressão de Hervey Cleckley, a *máscara de sanidade*), escondem-se tensão, hostilidade, irritabilidade e fúria. Uma entrevista de estresse, na qual o paciente seja confrontado vigorosamente com incoerências em sua história, pode ser necessária para revelar a patologia.

Uma bateria de exames diagnósticos deve incluir testes neurológicos. Uma vez que os pacientes costumam demonstrar resultados de EEG anormais e leves sinais neurológicos que sugerem dano cerebral mínimo na infância, esses achados podem ser usados para confirmar a impressão clínica. Os critérios diagnósticos do DSM-5 são listados na Tabela 22-4.

Características clínicas

Indivíduos com transtorno da personalidade antissocial frequentemente podem parecer normais e até mesmo simpáticos e lisonjeiro. Suas histórias, no entanto, revelam perturbação do funcionamento ou várias áreas da vida. Mentiras, vadiagem, fuga de casa, roubos, brigas, abuso de substância e atividades ilegais são experiências típicas que os pa-

TABELA 22-4
Critérios diagnósticos do DSM-5 para transtorno da personalidade antissocial

A. Um padrão difuso de desconsideração e violação dos direitos das outras pessoas que ocorre desde os 15 anos de idade, conforme indicado por três (ou mais) dos seguintes:
 1. Fracasso em ajustar-se às normas sociais relativas a comportamentos legais, conforme indicado pela repetição de atos que constituem motivos de detenção.
 2. Tendência à falsidade, conforme indicado por mentiras repetidas, uso de nomes falsos ou de trapaça para ganho ou prazer pessoal.
 3. Impulsividade ou fracasso em fazer planos para o futuro.
 4. Irritabilidade e agressividade, conforme indicado por repetidas lutas corporais ou agressões físicas.
 5. Descaso pela segurança de si ou de outros.
 6. Irresponsabilidade reiterada, conforme indicado por falha repetida em manter uma conduta consistente no trabalho ou honrar obrigações financeiras.
 7. Ausência de remorso, conforme indicado pela indiferença ou racionalização em relação a ter ferido, maltratado ou roubado outras pessoas.
B. O indivíduo tem no mínimo 18 anos de idade.
C. Há evidências de transtorno da conduta com surgimento anterior aos 15 anos de idade.
D. A ocorrência de comportamento antissocial não se dá exclusivamente durante o curso de esquizofrenia ou transtorno bipolar.

(Reimpressa, com permissão, de *Diagnostic and Statistical Manual of Mental Disorders*, Fifth Edition (Copyright © 2013). American Psychiatric Association. Todos os direitos reservados.)

cientes relatam ter início já na infância. Eles costumam impressionar clínicos do sexo oposto com os aspectos sedutores e pitorescos de sua personalidade, mas clínicos do mesmo sexo podem vê-los como manipuladores e exigentes. Indivíduos com transtorno da personalidade antissocial não exibem ansiedade nem depressão, uma ausência que pode parecer amplamente incongruente com suas situações, embora ameaças de suicídio e preocupações somáticas possam ser comuns. Suas próprias explicações para seu comportamento antissocial fazem-no parecer gratuito, mas seu conteúdo mental revela a completa ausência de delírios e de outros sinais de pensamento irracional. Na realidade, eles com frequência têm um senso de realidade aguçado e costumam impressionar observadores com sua boa inteligência verbal.

Pessoas com esse transtorno são autênticas representantes dos vigaristas. Elas são extremamente manipuladoras e com frequência podem convencer os outros a participar de esquemas para obter dinheiro fácil ou para alcançar fama ou notoriedade. Esses esquemas podem, no fim, levar o incauto a ruína financeira ou constrangimento social, ou a ambos. Indivíduos com esse transtorno não falam a verdade, e não se pode confiar neles para executar qualquer tipo de tarefa ou aderir a qualquer padrão convencional de moralidade. Promiscuidade, abuso conjugal, abuso infantil e condução de veículos em estado de embriaguez são eventos comuns em suas vidas. Um achado de destaque é a ausência de remorso por tais atos; ou seja, eles parecem não ter uma consciência.

Diagnóstico diferencial

Transtorno da personalidade antissocial pode ser distinguido de comportamento ilegal no sentido de que o transtorno envolve diversas áreas da vida do indivíduo. Quando o comportamento ilegal visa apenas a ganhos e não está acompanhado pelos traços de personalidade rígidos, mal-adaptativos e persistentes de um transtorno da personalidade, ele é classificado pelo DSM-5 como comportamento criminoso não associado a um transtorno da personalidade.

Dorothy Lewis descobriu que muitas dessas pessoas apresentam um transtorno neurológico ou mental que passou despercebido ou que não foi diagnosticado. A diferenciação mais difícil de ser estabelecida é entre transtorno da personalidade antissocial e abuso de substância. Quando ambos se iniciam na infância e continuam na vida adulta, os dois transtornos devem ser diagnosticados. Quando, no entanto, o comportamento antissocial é evidentemente secundário a abuso pré-mórbido de álcool ou de outra substância, o diagnóstico de transtorno da personalidade antissocial não se justifica.

Ao diagnosticar transtorno da personalidade antissocial, o clínico deve compensar a distorção causada pelo nível socioeconômico, antecedentes culturais e sexo. Ademais, esse diagnóstico não se justifica quando deficiência intelectual, esquizofrenia ou mania podem explicar os sintomas.

Curso e prognóstico

Quando um transtorno da personalidade antissocial se desenvolve, segue um curso ininterrupto, sendo que o auge do comportamento antissocial normalmente ocorre no fim da adolescência. O prognóstico varia. Há relatos que indicam a redução dos sintomas com a idade. Muitos pacientes apresentam transtorno de sintomas somáticos e diversas queixas físicas. Transtornos depressivos, transtornos por uso de álcool e abuso de outra substância são comuns.

Tratamento

Psicoterapia. Caso sejam confinados (p. ex., internados em um hospital), pacientes com transtorno da personalidade antissocial frequentemente se tornam receptivos a psicoterapia. Quando o indivíduo sente que está entre pares, sua falta de motivação para mudança desaparece. Talvez, por esse motivo, grupos de mútua ajuda são mais úteis do que o cárcere para atenuar o transtorno.

Antes que o tratamento possa ter início, é fundamental estabelecer limites firmes. O terapeuta deve encontrar formas de lidar com o comportamento autodestrutivo do paciente. Para superar seu medo de intimidade, o terapeuta deve frustrar o desejo do indivíduo de se esquivar de encontros humanos sinceros. Ao fazê-lo, o terapeuta encara o desafio de separar controle de castigo e de separar auxílio e confrontação de isolamento social e represália.

Farmacoterapia. A farmacoterapia é usada para lidar com sintomas incapacitantes como ansiedade, raiva e depressão, mas, como os pacientes com frequência abusam de substâncias, os fármacos devem ser usados de forma criteriosa. Caso um paciente mostre evidências de transtorno de déficit de atenção/hiperatividade, psicoestimulantes como metilfenidato podem ser úteis. Foram realizadas tentativas de alterar o metabolismo de catecolamina com fármacos e de controlar o comportamento impulsivo com antiepilépticos, como carbamazepina ou valproato, por exemplo, especialmente quando foram identificadas formas de onda anormais no EEG. Antagonistas dos receptores β-adrenérgicos foram usados para reduzir agressividade.

TRANSTORNO DA PERSONALIDADE *BORDERLINE*

Indivíduos com transtorno da personalidade *borderline* encontram-se no limiar entre neurose e psicose e têm por característica afeto, humor, comportamento, relações objetais e autoimagem extraordinariamente instáveis. O transtorno também foi chamado de *esquizofrenia ambulatorial*, *personalidade "como se"* (expressão cunhada por Helene Deutsch), *esquizofrenia pseudoneurótica* (descrita por Paul Hoch e Phillip Politan) e *transtorno de caráter psicótico* (descrito por John Frosch). A 10ª revisão da *Classificação internacional de doenças* e problemas relacionados à saúde (CID-10) usa a denominação de *transtorno de personalidade emocionalmente instável*.

Epidemiologia

Não há estudos definitivos sobre prevalência, mas acredita-se que o transtorno da personalidade *borderline* esteja presente em 1 a 2% da população e seja duas vezes mais comum em mulheres do que em homens. Um aumento de prevalência do transtorno depressivo maior, de transtornos por uso de álcool e de abuso de substância é encontrado em parentes em primeiro grau de indivíduos com transtorno da personalidade *borderline*.

Diagnóstico

De acordo como DSM-5, o diagnóstico de transtorno da personalidade *borderline* pode ser estabelecido no início da idade adulta quando o paciente exibe pelo menos cinco dos critérios listados na Tabela 22-5. Estudos biológicos podem auxiliar o diagnóstico; alguns pacientes com transtorno da personalidade *borderline* mostram redução da latência REM e perturbações na continuidade do sono, resultados anormais no TSD e no teste de hormônio liberador de tireotrofina. Essas alterações, no entanto, também são observadas em algumas pessoas com transtornos depressivos.

Características clínicas

Indivíduos com transtorno da personalidade *borderline* quase sempre parecem estar em crise. Mudanças de humor são comuns. A pessoa pode estar inclinada a discussões em um momento, deprimida no momento seguinte e, mais tarde, se queixar de não ter sentimentos. Pode apresentar episódios psicóticos de curta duração (denominados episódios *micropsicóticos*) em vez de crises psicóticas totalmente manifestas, e seus sintomas psicóticos quase sempre são limitados, fugazes ou questionáveis. O comportamento do paciente com transtorno da personalidade *borderline* é de extrema imprevisibilidade, e é raro suas realizações estarem no mesmo nível de suas capacidades. A natureza dolorosa de sua vida reflete-se em atos autodestrutivos repetidos. Esse tipo de paciente pode cortar os pulsos e executar outras formas de automutilação para obter ajuda dos outros, para exprimir raiva ou para se anestesiar do afeto que o consome.

Uma vez que se sentem tanto dependentes quanto hostis, as pessoas com esse transtorno têm relacionamentos interpessoais tumultuosos. Elas podem ser dependentes das pessoas com quem têm intimidade e, quando se frustram, expressar uma grande raiva dirigida aos amigos mais íntimos. Essas pessoas não conseguem tolerar a ideia de ficar sozinhas e preferem uma busca frenética por companhia, sem importar o quanto ela lhe seja insatisfatória. Para mitigar a solidão, mesmo que por breves períodos, aceitam um estranho como amigo ou se comportam de forma promíscua. Costumam se queixar de sentimentos crônicos de vazio e tédio e da falta de um senso de identidade coerente (difusão de identidade); quando pressionadas, frequentemente reclamam de como se sentem sempre deprimidas, apesar do turbilhão de outros afetos.

Otto Kernberg descreveu o mecanismo de defesa de identificação projetiva que ocorre em pacientes com transtorno da personalidade *borderline*. Nesse mecanismo de defesa primitivo, aspectos intoleráveis do *self* são projetados no outro; a outra pessoa é induzida a desempenhar o papel projetado, e as duas pessoas agem em uníssono. O terapeuta deve estar ciente desse processo a fim de poder agir de forma neutra com esse tipo de paciente.

A maioria dos terapeutas concorda que esses pacientes demonstram capacidades de raciocínio normais em testes estruturados, como a Escala Wechsler de Inteligência para Adultos, e mostram processos aberrantes apenas em testes projetivos não estruturados, como o teste de Rorschach.

Do ponto de vista funcional, pacientes com transtorno da personalidade *borderline* distorcem seus relacionamentos caracterizando cada pessoa como totalmente boa ou totalmente má. Eles enxergam as pessoas ou como figuras de ligação afetuosas, ou como figuras sádicas odiosas que os privam de suas necessidades de segurança e ameaçam abandoná-los sempre que se sentem dependentes. Como resultado dessa cisão, a pessoa boa é idealizada, e a pessoa má, desvalorizada. Deslocamentos de fidelidade de uma pessoa ou um grupo para outros são frequentes. Alguns clínicos usam os conceitos de panfobia, pan-ansiedade, pan-ambivalência e sexualidade caótica para delinear as características desses pacientes.

Diagnóstico diferencial

O transtorno diferencia-se de esquizofrenia com base no fato de o paciente com personalidade *borderline* não apresentar episódios

TABELA 22-5
Critérios diagnósticos do DSM-5 para transtorno da personalidade *borderline*

Um padrão difuso de instabilidade das relações interpessoais, da autoimagem e dos afetos e de impulsividade acentuada que surge no início da vida adulta e está presente em vários contextos, conforme indicado por cinco (ou mais) dos seguintes:
1. Esforços desesperados para evitar abandono real ou imaginado. (**Nota:** Não incluir comportamento suicida ou de automutilação coberto pelo Critério 5.)
2. Um padrão de relacionamentos interpessoais instáveis e intensos caracterizado pela alternância entre extremos de idealização e desvalorização.
3. Perturbação da identidade: instabilidade acentuada e persistente da autoimagem ou da percepção de si mesmo.
4. Impulsividade em pelo menos duas áreas potencialmente autodestrutivas (p. ex., gastos, sexo, abuso de substância, direção irresponsável, compulsão alimentar). (**Nota:** Não incluir comportamento suicida ou de automutilação coberto pelo Critério 5.)
5. Recorrência de comportamento, gestos ou ameaças suicidas ou de comportamento automutilante.
6. Instabilidade afetiva devida a uma acentuada reatividade de humor (p. ex., disforia episódica, irritabilidade ou ansiedade intensa com duração geralmente de poucas horas e apenas raramente de mais de alguns dias).
7. Sentimentos crônicos de vazio.
8. Raiva intensa e inapropriada ou dificuldade em controlá-la (p. ex., mostras frequentes de irritação, raiva constante, brigas físicas recorrentes).
9. Ideação paranoide transitória associada a estresse ou sintomas dissociativos intensos.

(Reimpressa, com permissão, do *Diagnostic and Statistical Manual of Mental Disorders*, Fifth Edition (Copyright © 2013). American Psychiatric Association. Todos os direitos reservados.)

psicóticos prolongados, transtorno do pensamento e outros sinais clássicos de esquizofrenia. Pacientes com transtorno da personalidade esquizotípica exibem peculiaridades acentuadas de pensamento, ideação estranha e ideias de referência recorrentes. Aqueles com transtorno da personalidade paranoide caracterizam-se por suspeita extrema. Pacientes com transtorno da personalidade *borderline* em geral apresentam sentimentos crônicos de vazio e episódios psicóticos de curta duração; eles agem impulsivamente e buscam relacionamentos extraordinários; podem se mutilar e fazer tentativas de suicídio manipulativas.

Curso e prognóstico

O transtorno da personalidade *borderline* é razoavelmente estável; o paciente sofre pouca mudança ao longo do tempo. Estudos longitudinais mostram que não há progressão para esquizofrenia, mas os pacientes têm uma incidência elevada de episódios de transtorno depressivo maior. O diagnóstico costuma ser estabelecido antes dos 40 anos, quando as pessoas tentam fazer escolhas profissionais, conjugais, entre outras, e são incapazes de lidar com os estágios normais do ciclo da vida.

Tratamento

Psicoterapia. A psicoterapia para pacientes com transtorno da personalidade *borderline* é uma área intensamente pesquisada e se tornou o tratamento recomendado. Para a obtenção de melhores resultados, acrescentou-se farmacoterapia ao regime de tratamento.

A psicoterapia é difícil tanto para o paciente quanto para o terapeuta. O paciente regride com facilidade, age por impulso e demonstra transferências positivas ou negativas lábeis ou fixas, as quais são difíceis de analisar. Identificação projetiva também pode causar problemas de contratransferência quando o terapeuta não tem a percepção de que o paciente está inconscientemente tentando coagi-lo a desempenhar um comportamento específico. O mecanismo de defesa de cisão faz o paciente amar ou odiar o terapeuta de forma alternada, assim como as outras pessoas em seu ambiente. Uma abordagem voltada para a realidade é mais eficaz do que interpretações profundas do inconsciente.

Terapeutas usaram terapia comportamental para controlar os impulsos e as explosões de raiva dos pacientes e para reduzir sua sensibilidade a críticas e rejeição. O treinamento de habilidades sociais, sobretudo com reprodução de gravações em vídeo, permite ao paciente ver como suas ações afetam outras pessoas e, assim, melhorar seu comportamento interpessoal.

Indivíduos com transtorno da personalidade *borderline* costumam se sair bem em instalações hospitalares, onde recebem psicoterapia intensiva tanto individual quanto em grupo. Em um hospital, também podem interagir com membros treinados da equipe de diversas disciplinas, em que se proporcionam terapias ocupacionais, recreativas e vocacionais. Tais programas são particularmente úteis quando o ambiente em casa prejudica a reabilitação do paciente devido a conflitos intrafamiliares ou a outros estressores, como abuso dos pais. No ambiente protegido do hospital, pacientes que são impulsivos, autodestrutivos ou automutiladores em excesso podem receber limites, e seus atos podem ser observados. Sob circunstâncias ideais, eles permanecem no hospital até demonstrar melhora acentuada, em alguns casos podendo chegar a um ano. Os pacientes, então, podem ser encaminhados para sistemas especiais de apoio, como hospitais-dia, clínicas noturnas e casas de passagem (reabilitação).

TERAPIA COMPORTAMENTAL DIALÉTICA. Uma forma específica de psicoterapia, denominada terapia comportamental dialética (TCD), foi usada em pacientes com transtorno da personalidade *borderline*, especialmente nos casos de comportamento parassuicida, como cortes frequentes. Para uma abordagem mais aprofundada sobre TCD, veja a Seção 29.5 no Capítulo 29.

TRATAMENTO BASEADO NA MENTALIZAÇÃO. Outro tipo de psicoterapia para transtorno da personalidade *borderline* é chamado de terapia baseada na mentalização (TBM). A mentalização é um construto social que permite a uma pessoa estar atenta a seus estados mentais e aos dos outros; ela se origina da consciência do indivíduo dos processos mentais e dos estados subjetivos que surgem nas interações interpessoais. O TBM se baseia em uma teoria de que os sintomas da personalidade *borderline*, como dificuldade de regular emoções e de lidar com impulsividade, são resultado das capacidades reduzidas de mentalização do paciente. Portanto, acredita-se que a recuperação da mentalização o ajude a construir habilidades de relacionamento ao aprender a regular melhor seus pensamentos e sentimentos. Comprovou-se a eficácia do TBM para transtorno da personalidade *borderline* em vários experimentos de pesquisa randomizados e controlados.

PSICOTERAPIA FOCADA NA TRANSFERÊNCIA. A psicoterapia focada na transferência (PFT) é uma forma modificada de psicoterapia psicodinâmica usada para o tratamento do transtorno da personalidade *borderline* com base na teoria de relações objetais de Otto Kernberg. O terapeuta vale-se de dois processos principais ao trabalhar com o paciente: o primeiro é clarificação, na qual a transferência é analisada de forma mais direta do que na psicoterapia tradicional, de modo que o paciente se torne rapidamente consciente de suas distorções com relação ao terapeuta. O segundo é a confrontação, na qual o terapeuta indica como essas distorções de transferência interferem nas relações interpessoais com outros (objetos). O mecanismo de cisão usado pelo paciente *borderline* caracteriza-se pela existência de um objeto bom e um objeto mau e é utilizado como defesa contra a ansiedade. Caso a terapia tenha sucesso, a necessidade de cisão se reduz, as relações objetais melhoram, e um nível de funcionamento mais normal é alcançado. Estudos que compararam PFT, TCD, psicoterapia psicodinâmica e psicoterapia de apoio mostraram que todas são úteis e todas exibem graus variados de sucesso. Até o momento, não se chegou a um consenso sobre qual terapia é superior às outras.

Farmacoterapia. A farmacoterapia é útil para lidar com características específicas da personalidade que interferem no funcionamento geral do paciente. Usaram-se antipsicóticos para controlar raiva, hostilidade e episódios psicóticos breves. Antidepressivos melhoram o humor deprimido comum em indivíduos com transtorno da personalidade *borderline*. Inibidores da MAO (IMAOs) modularam com sucesso o comportamento impulsivo em alguns pacientes. Benzodiazepínicos, especialmente alprazolam, ajudam com ansiedade e depressão, mas alguns pacientes exibem desinibição com essa classe de fármacos. Anticonvulsivantes, como carbamazepina, podem melhorar o funcionamento global de algumas pessoas. Agentes serotonérgicos, como inibidores seletivos da recaptação de serotonina (ISRSs), foram úteis em alguns casos.

TRANSTORNO DA PERSONALIDADE HISTRIÔNICA

Pessoas com transtorno da personalidade histriônica são excitáveis e emotivas e comportam-se de forma dramática, florida e extrovertida. Contudo, junto com esses aspectos mais vistosos, costuma existir uma incapacidade de manter ligações profundas e duradouras.

Epidemiologia

Dados limitados de estudos com a população em geral sugerem uma prevalência do transtorno da personalidade histriônica de cerca de 1 a 3%. Índices em torno de 10 a 15% foram relatados em instalações de saúde ambulatoriais e de internação quando se usa uma avaliação estruturada. O transtorno é diagnosticado com maior frequência em mulheres do que em homens. Alguns estudos revelaram uma associação com transtorno de sintomas somáticos e transtornos por uso de álcool.

Diagnóstico

Em entrevistas, pacientes com transtorno da personalidade histriônica costumam ser cooperativos e ávidos por fornecer uma história detalhada. Gesticulações e exclamações dramáticas em seu discurso são comuns; eles cometem deslizes frequentes, e sua linguagem é pitoresca. Exibição afetiva é comum, mas, quando pressionados a reconhecer determinados sentimentos (p. ex., raiva, tristeza e desejos sexuais), podem reagir com surpresa, indignação ou negação. Os resultados do exame cognitivo costumam ser normais, embora uma falta de perseverança possa ser evidenciada em tarefas aritméticas ou de concentração, e o esquecimento do paciente de material com carga afetiva pode ser impressionante. Os critérios diagnósticos do DSM-5 são listados na Tabela 22-6.

Características clínicas

Pessoas com transtorno da personalidade histriônica exibem um grau elevado de comportamento de busca por atenção. Elas tendem a exagerar seus pensamentos e sentimentos e fazem tudo soar mais importante do que realmente é. Exibem ataques de raiva, choro e acusações quando não são o centro das atenções ou não estão recebendo elogios ou aprovação.

O comportamento sedutor é comum nos dois sexos. Fantasias sexuais envolvendo pessoas com as quais o paciente esteja envolvido são comuns, mas ele demonstra incoerência ao verbalizar essas fantasias e pode se comportar de forma tímida ou flertar em vez de ser sexualmente agressivo. Na realidade, pacientes histriônicos podem apresentar uma disfunção psicossexual; mulheres podem ser anorgásmicas, e homens podem ser impotentes. Sua necessidade de tranquilização é infinita. O paciente pode ceder a seus impulsos sexuais para se sentir seguro de ser atraente ao sexo oposto. Contudo, seus relacionamentos têm propensão a ser superficiais, e ele pode ser vaidoso, egocêntrico e volúvel. Sua forte necessidade de dependência torna-o crédulo e ingênuo.

As principais defesas de pacientes com transtorno da personalidade histriônica são repressão e dissociação. Em conformidade com essa característica, esses indivíduos não estão cientes de seus verdadeiros sentimentos e não conseguem explicar suas motivações. Sob estresse, o teste de realidade fica facilmente prejudicado.

Diagnóstico diferencial

A distinção entre transtorno da personalidade histriônica e transtorno da personalidade *borderline* é difícil, mas, neste último, tentativas de suicídio, difusão de identidade e episódios psicóticos breves são mais prováveis. Embora ambas as condições possam ser diagnosticadas no mesmo paciente, o clínico deve separá-las. O transtorno de sintomas somáticos (síndrome de Briquet) pode ocorrer em conjunto com o da personalidade histriônica. Pacientes com transtornos psicótico breve e dissociativos podem justificar um diagnóstico coexistente de transtorno da personalidade histriônica.

Curso e prognóstico

Com a idade, pessoas com transtorno da personalidade histriônica mostram menos sintomas, mas, como não têm a energia de anos anteriores, a diferença na quantidade de sintomas pode ser mais aparente do que real. Indivíduos com esse transtorno buscam sensações e podem ter problemas legais, fazer abuso de substâncias e agir de forma promíscua.

Tratamento

Psicoterapia. Pacientes com transtorno da personalidade histriônica costumam não estar cientes de seus próprios sentimentos reais; a clarificação de seus sentimentos interiores é um processo terapêutico importante. Psicoterapia e orientação psicanalítica, em grupo ou individual, provavelmente seja o tratamento mais indicado para essas pessoas.

Farmacoterapia. A farmacoterapia pode funcionar como tratamento adjunto quando direcionada aos sintomas (p. ex., uso de antidepressivos para depressão e queixas somáticas, agentes ansiolíticos para ansiedade, e antipsicóticos para desrealização e ilusões).

TRANSTORNO DA PERSONALIDADE NARCISISTA

Pessoas com transtorno da personalidade narcisista são caracterizadas por um senso aguçado de autoimportância, ausência de empatia e sentimentos grandiosos de serem únicas. Contudo, por trás dessas características, existe uma autoestima frágil e vulnerável às menores críticas.

Epidemiologia

Conforme o DSM-5, estimativas de prevalência desse transtorno variam de menos de 1 a 6% em amostras da comunidade. Pessoas

TABELA 22-6
Critérios diagnósticos do DSM-5 para transtorno da personalidade histriônica

Um padrão difuso de emocionalidade e busca de atenção em excesso que surge no início da vida adulta e está presente em vários contextos, conforme indicado por cinco (ou mais) dos seguintes:
1. Desconforto em situações em que não é o centro das atenções.
2. A interação com os outros é frequentemente caracterizada por comportamento sexualmente sedutor inadequado ou provocativo.
3. Exibe mudanças rápidas e expressão superficial das emoções.
4. Usa reiteradamente a aparência física para atrair a atenção para si.
5. Tem um estilo de discurso que é excessivamente impressionista e carente de detalhes.
6. Mostra autodramatização, teatralidade e expressão exagerada das emoções.
7. É sugestionável (i.e., facilmente influenciado pelos outros ou pelas circunstâncias).
8. Considera as relações pessoais mais íntimas do que na realidade são.

(Reimpressa, com permissão, de *Diagnostic and Statistical Manual of Mental Disorders*, Fifth Edition (Copyright © 2013). American Psychiatric Association. Todos os direitos reservados.)

afetadas podem transmitir uma ideia irrealista de onipotência, grandiosidade, beleza e talento a seus filhos e, assim, os filhos, de pais com essas características podem apresentar um risco acima do normal de desenvolver, eles próprios, o transtorno.

Diagnóstico

A Tabela 22-7 fornece os critérios diagnósticos do DSM-5 para transtorno da personalidade narcisista.

Características clínicas

Pessoas com transtorno da personalidade narcisista têm um sentimento de autoimportância grandioso; consideram-se especiais e esperam tratamento especial. Seu sentimento de merecimento é impressionante. Elas lidam mal com críticas e podem ficar com raiva quando alguém ousa criticá-las, ou podem parecer completamente indiferentes a críticas. Querem que as coisas sejam do seu jeito e com frequência têm ambição de obter fama e fortuna. Seus relacionamentos são pouco importantes, e podem deixar os outros furiosos por sua recusa em obedecer às regras convencionais de comportamento. A exploração interpessoal é frequente. Não conseguem demonstrar empatia e fingem simpatia apenas para atingir seus próprios objetivos egoístas. Devido a sua frágil autoestima, são suscetíveis a depressão. Dificuldades interpessoais, problemas profissionais, rejeição e perda estão entre os estresses que os narcisistas normalmente produzem com seu comportamento – estresses com os quais são as pessoas menos capazes de lidar.

TABELA 22-7
Critérios diagnósticos do DSM-5 para transtorno da personalidade narcisista

Um padrão difuso de grandiosidade (em fantasia ou comportamento), necessidade de admiração e falta de empatia que surge no início da vida adulta e está presente em vários contextos, conforme indicado por cinco (ou mais) dos seguintes:
1. Tem uma sensação grandiosa da própria importância (p. ex., exagera conquistas e talentos, espera ser reconhecido como superior sem que tenha as conquistas correspondentes).
2. É preocupado com fantasias de sucesso ilimitado, poder, brilho, beleza ou amor ideal.
3. Acredita ser "especial" e único e que pode ser somente compreendido por, ou associado a, outras pessoas (ou instituições) especiais ou com condição elevada.
4. Demanda admiração excessiva.
5. Apresenta um sentimento de possuir direitos (i.e., expectativas irracionais de tratamento especialmente favorável ou que estejam automaticamente de acordo com as próprias expectativas).
6. É explorador em relações interpessoais (i.e., tira vantagem de outros para atingir os próprios fins).
7. Carece de empatia: reluta em reconhecer ou identificar-se com os sentimentos e as necessidades dos outros.
8. É frequentemente invejoso em relação aos outros ou acredita que os outros o invejam.
9. Demonstra comportamentos ou atitudes arrogantes e insolentes.

(Reimpressa, com permissão, de *Diagnostic and Statistical Manual of Mental Disorders*, Fifth Edition (Copyright © 2013). American Psychiatric Association. Todos os direitos reservados.)

Diagnóstico diferencial

Os transtornos das personalidades *borderline*, histriônica e antissocial frequentemente acompanham o transtorno da personalidade narcisista, de modo que um diagnóstico diferencial é difícil. Pacientes narcisistas têm menos ansiedade do que aqueles com transtorno da personalidade *borderline* e são menos propensos a uma vida caótica e a tentativas de suicídio. Pacientes com transtorno da personalidade antissocial têm uma história de comportamento impulsivo muitas vezes associado a álcool ou a outra substância de abuso, o que gera problemas legais. Aqueles com transtorno da personalidade histriônica demonstram características de exibicionismo e manipulação interpessoal que se assemelham àquelas dos pacientes com transtorno da personalidade narcisista.

Curso e prognóstico

O transtorno da personalidade narcisista é crônico e difícil de tratar. Indivíduos com o transtorno devem lidar constantemente com golpes em seu narcisismo resultantes de seu próprio comportamento ou de sua experiência de vida. Eles lidam mal com o processo de envelhecimento, já que valorizam beleza, força e atributos da juventude, à qual se apegam de forma inadequada. Podem ser mais vulneráveis, portanto, a crises de meia-idade do que outros grupos.

Tratamento

Psicoterapia. Visto que os pacientes precisam renunciar a seu narcisismo para progredir, o tratamento do transtorno da personalidade narcisista é difícil. Psiquiatras como Kernberg e Heinz Kohut defendem o uso de abordagens psicanalíticas para efetuar mudanças, mas são necessárias pesquisas para validar o diagnóstico e determinar o melhor tratamento. Alguns clínicos defendem terapia de grupo para que seus pacientes aprendam a compartilhar e, sob circunstâncias ideais, possam desenvolver uma reação empática com os outros.

Farmacoterapia. Usou-se lítio em pacientes cujo quadro clínico incluía mudanças de humor. Uma vez que os pacientes com transtorno da personalidade narcisista têm baixa tolerância a rejeição e são suscetíveis a depressão, antidepressivos, especialmente fármacos serotonérgicos, também podem ser úteis.

TRANSTORNO DA PERSONALIDADE EVITATIVA

Indivíduos com transtorno da personalidade evitativa exibem sensibilidade extrema a rejeição e podem levar vidas socialmente retraídas. Embora sejam tímidos, não são associais e demonstram um grande desejo por companhia, mas precisam de garantias muito fortes de aceitação não crítica. Essas pessoas em geral são descritas com um complexo de inferioridade.

Epidemiologia

Sugere-se que a prevalência do transtorno seja de aproximadamente 2 a 3% da população em geral, de acordo com o DSM-5. Não há informações disponíveis sobre a proporção entre sexos ou sobre o padrão familiar. Crianças pequenas que foram classificadas com um temperamento tímido podem ser mais suscetíveis ao transtorno do que as que recebem uma pontuação elevada em escalas de abordagem de atividades.

**TABELA 22-8
Critérios diagnósticos do DSM-5 para transtorno da personalidade evitativa**

Um padrão difuso de inibição social, sentimentos de inadequação e hipersensibilidade a avaliação negativa que surge no início da vida adulta e está presente em vários contextos, conforme indicado por quatro (ou mais) dos seguintes:
1. Evita atividades profissionais que envolvam contato interpessoal significativo por medo de crítica, desaprovação ou rejeição.
2. Não se dispõe a envolver-se com pessoas, a menos que tenha certeza de que será recebido de forma positiva.
3. Mostra-se reservado em relacionamentos íntimos devido a medo de passar vergonha ou de ser ridicularizado.
4. Preocupa-se com críticas ou rejeição em situações sociais.
5. Inibe-se em situações interpessoais novas em razão de sentimentos de inadequação.
6. Vê a si mesmo como socialmente incapaz, sem atrativos pessoais ou inferior aos outros.
7. Reluta de forma incomum em assumir riscos pessoais ou se envolver em quaisquer novas atividades, pois estas podem ser constrangedoras.

(Reimpressa, com permissão, de *Diagnostic and Statistical Manual of Mental Disorders*, Fifth Edition (Copyright © 2013). American Psychiatric Association. Todos os direitos reservados.)

Diagnóstico

Em entrevistas clínicas, a característica mais evidente do paciente é a ansiedade acerca de falar com um entrevistador. Seu comportamento tenso e nervoso parece se expandir e se retrair conforme a percepção de ser apreciado ou não pelo entrevistador. Parece vulnerável aos comentários e às sugestões do entrevistador e pode encarar uma clarificação ou interpretação como crítica. Os critérios diagnósticos do DSM-5 para transtorno da personalidade evitativa são listados na Tabela 22-8.

Características clínicas

A hipersensibilidade à rejeição por outros é a característica clínica fundamental do transtorno da personalidade evitativa, e o traço principal da personalidade é a timidez. Essas pessoas desejam o afeto e a segurança da companhia humana, mas justificam sua esquiva a relacionamentos por meio de seu suposto medo de rejeição. Ao conversar com alguém, elas expressam incerteza, demonstram falta de autoconfiança e podem falar de modo discreto. Visto serem hipervigilantes quanto a rejeição, temem falar em público ou fazer pedidos a outras pessoas. Têm inclinação a interpretar mal os comentários dos outros como depreciativos ou ridicularizadores. A recusa de qualquer pedido as leva ao retraimento e se sentirem magoados.

Na esfera profissional, pacientes com transtorno da personalidade evitativa costumam assumir empregos que recebem pouca atenção. Eles raramente alcançam muito avanço pessoal ou exercem muita autoridade, mas parecem tímidos e ansiosos por agradar. Essas pessoas, em geral, não estão dispostas a começar relacionamentos a menos que recebam uma forte garantia de aceitação sem críticas. Por consequência, costumam não ter amigos íntimos nem confidentes.

Diagnóstico diferencial

Pacientes com transtorno da personalidade evitativa desejam interação social, ao contrário daqueles com transtorno da personalidade esquizoide, que desejam ficar sozinhos. Os evitativos não são tão exigentes, irritáveis ou imprevisíveis como indivíduos com personalidades *borderline* e histriônica. O transtorno da personalidade evitativa e o da personalidade dependente são semelhantes. Supõe-se que aqueles com o da personalidade dependente apresentem um temor maior de serem abandonados ou não amados do que aqueles com cuja personalidade é evitativa, mas o quadro clínico pode ser indistinguível.

Curso e prognóstico

Muitas pessoas com transtorno da personalidade evitativa são capazes de funcionar em um ambiente protegido. Algumas se casam, têm filhos e vivem suas vidas rodeadas apenas por membros da família. Caso seu sistema de apoio falhe, no entanto, ficam sujeitas a depressão, ansiedade e raiva. Esquivas fóbicas são comuns, e pacientes com o transtorno podem fornecer histórias de fobia social ou incorrer em fobia social durante o curso da doença.

Tratamento

Psicoterapia. O tratamento psicoterapêutico depende da solidificação de uma aliança com o paciente. Com o desenvolvimento da confiança, o terapeuta pode transmitir uma atitude de aceitação dos temores do paciente, especialmente o medo de rejeição. O terapeuta, por fim, encoraja-o a sair para o mundo e assumir o que parecem ser riscos enormes de humilhação, rejeição e fracasso. Contudo, o profissional deve ser cauteloso ao estabelecer tarefas para exercitar novas habilidades sociais fora da terapia; o fracasso pode reforçar uma autoestima já fraca. A terapia de grupo pode ajudar o paciente a compreender como sua sensibilidade a rejeição o afeta e atinge os outros. Treinamento de assertividade é uma forma de terapia comportamental que pode ensiná-lo a expressar abertamente suas necessidades e aumentar sua autoestima.

Farmacoterapia. Usa-se farmacoterapia para o manejo de ansiedade e depressão quando são associadas ao transtorno. Alguns pacientes se beneficiam de antagonistas de receptores β-adrenérgicos, como atenolol, para o manejo de hiperatividade do sistema nervoso autônomo, propensa a ser elevada em indivíduos com transtorno da personalidade evitativa, em especial quando lidam com situações que lhes inspiram temor. Agentes serotonérgicos podem ajudar com a sensibilidade a rejeição. Em teoria, fármacos dopaminérgicos podem gerar comportamento de busca por novidades; entretanto, o indivíduo deve estar psicologicamente preparado para os possíveis resultados de novas experiências.

TRANSTORNO DA PERSONALIDADE DEPENDENTE

Pessoas com transtorno da personalidade dependente subordinam suas próprias necessidades às necessidades de outros, fazem outra pessoas assumir responsabilidade por áreas importantes de suas vidas, não têm autoconfiança e podem experimentar desconforto intenso ao ficar sozinhas por mais do que breves períodos. O transtorno já foi denominado *personalidade passivo-dependente*. Freud descreveu uma dimensão oral de personalidade dependente caracterizada por dependência, pessimismo, medo de sexualidade, insegurança, passividade, sugestionabilidade e falta de perseverança. Sua descrição é semelhante à categorização do DSM-5 do transtorno da personalidade dependente.

Epidemiologia

O transtorno da personalidade dependente é mais comum em mulheres do que em homens. O DSM-5 relata uma prevalência estimada

TABELA 22-9
Critérios diagnósticos do DSM-5 para transtorno da personalidade dependente

Uma necessidade difusa e excessiva de ser cuidado que leva a comportamento de submissão e apego que surge no início da vida adulta e está presente em vários contextos, conforme indicado por cinco (ou mais) dos seguintes:
1. Tem dificuldades em tomar decisões cotidianas sem uma quantidade excessiva de conselhos e reasseguramento de outros.
2. Precisa que outros assumam responsabilidade pela maior parte das principais áreas de sua vida.
3. Tem dificuldades em manifestar desacordo com outros devido a medo de perder apoio ou aprovação. (**Nota:** Não incluir os medos reais de retaliação.)
4. Apresenta dificuldade em iniciar projetos ou fazer coisas por conta própria (devido mais a falta de autoconfiança em seu julgamento ou em suas capacidades do que a falta de motivação ou energia).
5. Vai a extremos para obter carinho e apoio de outros, a ponto de voluntariar-se para fazer coisas desagradáveis.
6. Sente-se desconfortável ou desamparado quando sozinho devido a temores exagerados de ser incapaz de cuidar de si mesmo.
7. Busca com urgência outro relacionamento como fonte de cuidado e amparo logo após o término de um relacionamento íntimo.
8. Tem preocupações irreais com medos de ser abandonado à própria sorte.

(Reimpressa, com permissão, de *Diagnostic and Statistical Manual of Mental Disorders*, Fifth Edition (Copyright © 2013). American Psychiatric Association. Todos os direitos reservados.)

em 0,6%. Um estudo diagnosticou 2,5% de todos os transtornos da personalidade como pertencendo a essa categoria. Ele é mais comum em crianças pequenas do que nas mais velhas. Pessoas com doenças físicas crônicas na infância podem ser mais suscetíveis ao transtorno.

Diagnóstico

Em entrevistas, o paciente parece ser complacente. Ele tenta cooperar, é receptivo a perguntas específicas e busca orientação. Os critérios diagnósticos do DSM-5 para transtorno da personalidade dependente são listados na Tabela 22-9.

Características clínicas

O transtorno da personalidade dependente caracteriza-se por um padrão global de comportamento dependente e submisso. Pessoas com o transtorno não conseguem tomar decisões sem uma quantidade excessiva de aconselhamento e tranquilização dos outros. Elas evitam posições de responsabilidade e ficam ansiosas se precisam assumir um papel de liderança. Preferem ser submissas. Quando deixadas sozinhas, encontram dificuldades de perseverar em tarefas, mas podem achar fácil executá-las para outra pessoa.

Visto que não gostam de ficar sozinhos, indivíduos com esse transtorno buscam outras pessoas de quem possam depender; seus relacionamentos, portanto, são distorcidos por sua necessidade de estar apegados à outra pessoa. Na *folie à deux* (transtorno psicótico compartilhado), um membro da dupla normalmente tem transtorno da personalidade dependente; o parceiro submisso assume o sistema delirante do parceiro mais agressivo e com maior autoafirmação, de quem depende.

Pessimismo, insegurança, passividade, temor de expressar sentimentos sexuais e agressivos tipificam o comportamento de indivíduos com transtorno da personalidade dependente. Um cônjuge abusivo, infiel ou alcoolista pode ser tolerado durante longos períodos de tempo para evitar a perturbação da sensação de apego.

Diagnóstico diferencial

Os traços de dependência são encontrados em vários transtornos psiquiátricos, de forma que o diagnóstico diferencial é difícil. Dependência é um fator proeminente em pacientes com transtornos das personalidades histriônica e *borderline*, mas indivíduos com transtorno da personalidade dependente costumam ter um relacionamento duradouro com outra pessoa, em vez de uma série de pessoas de quem dependam, e não são propensos a ser abertamente manipuladores. Pacientes com transtornos das personalidades esquizoide e esquizotípica podem ser indistinguíveis daqueles com transtorno da personalidade evitativa. O comportamento dependente também pode ocorrer em pessoas com agorafobia, mas estas tendem a apresentar um nível elevado de ansiedade manifesta ou até mesmo pânico.

Curso e prognóstico

Pouco se sabe sobre o curso do transtorno da personalidade dependente. O funcionamento ocupacional tende a ser comprometido porque os indivíduos com o transtorno não conseguem agir de modo independente e sem supervisão. Relacionamentos sociais são limitados às pessoas de quem dependem, e muitos sofrem abuso físico ou mental porque não conseguem se impor. Eles correm risco de desenvolver transtorno depressivo se perderem a pessoa de quem dependem, mas, com tratamento, o prognóstico é favorável.

Tratamento

Psicoterapia. O tratamento do transtorno da personalidade dependente costuma ser bem-sucedido. Terapias voltadas para o *insight* possibilitam ao paciente compreender os antecedentes de seu comportamento e, com o apoio de um terapeuta, ele pode se tornar mais independente, assertivo e autossuficiente. Terapia comportamental, treinamento de assertividade, terapia de família e terapia de grupo foram todas usadas com resultados bem-sucedidos em diversos casos.

Pode surgir uma armadilha durante o tratamento quando o terapeuta encoraja um paciente a mudar a dinâmica de um relacionamento patológico (p. ex., apoia uma esposa que sofre abuso físico a denunciar a situação à polícia). Nesse momento, o paciente pode ficar ansioso e incapaz de cooperar na terapia; ele pode se sentir dividido entre concordar com o terapeuta e perder uma relação externa patológica. O terapeuta deve mostrar grande respeito pelos sentimentos de apego desses pacientes, não importa o quanto esses sentimentos possam parecer patológicos.

Farmacoterapia. Tem-se usado farmacoterapia para lidar com sintomas específicos, como ansiedade e depressão, que são características comumente associadas a esse transtorno. Pacientes que experimentam ataques de pânico ou que têm níveis elevados de ansiedade de separação podem ser beneficiados do uso de imipramina. Benzodiazepínicos e agentes serotonérgicos também foram úteis. Caso a depressão de um paciente ou os sintomas de abstinência reajam a psicoestimulantes, eles podem ser usados.

TRANSTORNO DA PERSONALIDADE OBSESSIVO-COMPULSIVA

O transtorno da personalidade obsessivo-compulsiva é caracterizado por constrição emocional, organização, perseverança, teimosia e indecisão. A característica essencial do transtorno é um padrão global de perfeccionismo e inflexibilidade.

Epidemiologia

O DSM-5 relata uma prevalência estimada de 2 a 8%. O transtorno é mais comum em homens do que em mulheres e é diagnosticado com maior frequência em irmãos mais velhos. Também é mais observado em parentes biológicos em primeiro grau de pessoas com o transtorno do que na população em geral. Pacientes costumam ter antecedentes caracterizados por disciplina rígida. Freud postulou que o transtorno está associado a dificuldades no estágio anal do desenvolvimento psicossexual, geralmente por volta dos 2 anos, mas vários estudos não conseguiram validar essa teoria.

Diagnóstico

Em entrevistas, pacientes com transtorno da personalidade obsessivo-compulsiva podem ter uma atitude formal, rígida, distante. Seu afeto não é embotado nem plano, mas pode ser descrito como constrito. Não demonstram espontaneidade, e seu humor costuma ser sério. Esses pacientes podem ficar ansiosos por não estarem no controle da entrevista. Suas respostas a perguntas apresentam detalhamento incomum. Os mecanismos de defesa que usam são racionalização, isolamento, intelectualização, formação reativa e anulação. Os critérios diagnósticos do DSM-5 para transtorno da personalidade obsessivo-compulsiva são listados na Tabela 22-10.

Características clínicas

Pessoas com transtorno da personalidade obsessivo-compulsiva são obcecadas por regras, regulamentos, método, limpeza, organização, detalhes e desejo de alcançar a perfeição. Esses traços explicam a constrição geral de toda a personalidade. Elas insistem em que as regras devem ser seguidas de forma rígida e não conseguem tolerar o que consideram infrações. Correspondentemente, não apresentam flexibilidade e são intolerantes. São capazes de trabalhar durante muito tempo, contanto que seja um trabalho com rotina e que não exija mudanças às quais não possam se adaptar.

Indivíduos com esse transtorno têm habilidades interpessoais limitadas. São formais e sérios e costumam não ter senso de humor. Isolam pessoas, são incapazes de ceder e insistem para que os outros se submetam a suas necessidades. Contudo, anseiam por agradar pessoas que consideram mais poderosas que eles mesmos e executam os desejos dessas pessoas de forma autoritária. Como temem cometer erros, são indecisos e ruminam as tomadas de decisão. Embora um casamento estável e adequação profissional sejam comuns, indivíduos com o transtorno têm poucos amigos. Qualquer coisa que ameace a estabilidade percebida de sua rotina pode precipitar muita ansiedade que, de outra forma, está ligada aos rituais que impõem às suas vidas e tentam impor aos outros.

Diagnóstico diferencial

Quando obsessões ou compulsões recorrentes estão presentes, o diagnóstico de transtorno obsessivo-compulsivo deve ser considerado. Talvez a distinção mais difícil seja entre pacientes ambulatoriais com alguns traços obsessivo-compulsivos e aqueles com transtorno da personalidade obsessivo-compulsiva. O diagnóstico de transtorno da personalidade é reservado para indivíduos com prejuízos significativos em seu desempenho profissional ou social. Em alguns casos, transtorno delirante coexiste com transtornos da personalidade e deve ser considerado.

Curso e prognóstico

O curso da personalidade obsessivo-compulsiva é variável e imprevisível. De tempos em tempos, o indivíduo pode desenvolver obsessões ou compulsões no curso do transtorno. Alguns adolescentes se tornam adultos afetuosos, abertos e simpáticos; em outros, o transtorno pode ser o prenúncio tanto de esquizofrenia quanto – décadas mais tarde e exacerbado pelo processo de envelhecimento – de transtorno depressivo maior.

Indivíduos com transtorno da personalidade obsessivo-compulsiva podem prosperar em cargos que exijam trabalho metódico, dedutivo ou detalhado, mas são vulneráveis a mudanças inesperadas, e sua vida pessoal pode permanecer estéril. Transtornos depressivos, especialmente com início tardio, são comuns.

Tratamento

Psicoterapia. Diferentemente de pacientes com outros transtornos da personalidade, indivíduos com transtorno da personalidade obsessivo-compulsiva costumam estar cientes de seu sofrimento e buscam tratamento sozinhos. Com bastante treinamento e socialização, esses pacientes valorizam associação livre e terapia sem diretri-

TABELA 22-10
Critérios diagnósticos do DSM-5 para transtorno da personalidade obsessivo-compulsiva

Um padrão difuso de preocupação com ordem, perfeccionismo e controle mental e interpessoal à custa de flexibilidade, abertura e eficiência que surge no início da vida adulta e está presente em vários contextos, conforme indicado por quatro (ou mais) dos seguintes:
1. É tão preocupado com detalhes, regras, listas, ordem, organização ou horários a ponto de o objetivo principal da atividade ser perdido.
2. Demonstra perfeccionismo que interfere na conclusão de tarefas (p. ex., não consegue completar um projeto porque seus padrões próprios demasiadamente rígidos não são atingidos).
3. É excessivamente dedicado ao trabalho e à produtividade em detrimento de atividades de lazer e amizades (não explicado por uma óbvia necessidade financeira).
4. É excessivamente consciencioso, escrupuloso e inflexível quanto a assuntos de moralidade, ética e valores (não explicado por identificação cultural ou religiosa).
5. É incapaz de descartar objetos usados ou sem valor mesmo quando não têm valor sentimental.
6. Reluta em delegar tarefas ou trabalhar com outras pessoas a menos que elas se submetam à sua forma exata de fazer as coisas.
7. Adota um estilo miserável de gastos em relação a si e a outros; o dinheiro é visto como algo a ser acumulado para futuras catástrofes.
8. Exibe rigidez e teimosia.

(Reimpressa, com permissão, de *Diagnostic and Statistical Manual of Mental Disorders*, Fifth Edition (Copyright © 2013). American Psychiatric Association. Todos os direitos reservados.)

zes. O tratamento, no entanto, costuma ser prolongado e complexo, e problemas de contratransferência são frequentes.

Terapia de grupo e terapia comportamental eventualmente oferecem certas vantagens. Nos dois contextos, é fácil interromper os pacientes no meio de suas explicações ou interações mal-adaptativas. Impedir que seu comportamento habitual se complete eleva sua ansiedade e os deixa suscetíveis a aprender novas estratégias de enfrentamento. Os pacientes também podem receber recompensas diretas para mudanças em terapia de grupo, algo possível com menos frequência em psicoterapias individuais.

Farmacoterapia. Clonazepam, um benzodiazepínico com uso anticonvulsivante, reduziu os sintomas em pacientes com transtorno obsessivo-compulsivo. Desconhece-se sua utilidade para transtornos da personalidade. Clomipramina e agentes serotonérgicos como fluoxetina, normalmente em dosagens de 60 a 80 mg ao dia, podem ser úteis se sinais e sintomas obsessivo-compulsivos se manifestarem. A nefazodona pode beneficiar alguns pacientes.

OUTRO TRANSTORNO DA PERSONALIDADE ESPECIFICADO

No DSM-5, a categoria outro transtorno da personalidade especificado é reservada para transtornos que não se encaixam em nenhuma das categorias descritas, como personalidade passivo-agressiva e personalidade depressiva. Um espectro restrito de comportamento ou um traço particular – como oposicionismo, sadismo ou masoquismo – também pode ser incluído nessa categoria. Um paciente com características de mais de um transtorno da personalidade, mas sem os critérios completos de um transtorno específico, pode receber essa classificação.

Personalidade passivo-agressiva

Embora não seja mais um diagnóstico oficial, pessoas com esse tipo de personalidade não são raras. Elas se caracterizam por obstrucionismo velado, procrastinação, teimosia e ineficácia. Tal comportamento é uma manifestação de agressividade subjacente expressa passivamente.

Epidemiologia. Não há dados disponíveis sobre epidemiologia. Proporção entre gêneros, padrões familiares e prevalência não foram estudados de maneira adequada.

Características clínicas. Pacientes com personalidade passivo-agressiva costumam procrastinar, resistir a solicitações para desempenho adequado, encontram desculpas para atrasos e defeitos nas pessoas de quem dependem, mas ainda assim se recusam a se desvencilhar dos relacionamentos dependentes. Eles normalmente não têm assertividade e não são diretos quanto a suas próprias necessidades e seus desejos. Deixam de fazer as perguntas necessárias sobre o que se espera deles e podem ficar ansiosos quando forçados a obter sucesso ou quando sua defesa habitual de voltar sua raiva para si mesmos é removida.

Em relacionamentos interpessoais, essas pessoas tentam manipular para assumir uma posição de dependência, mas outras costumam experimentar esse comportamento passivo autoprejudicial como punitivo e manipulativo. Pessoas com esse tipo de personalidade esperam que outros façam suas tarefas e executem suas responsabilidades de rotina. Amigos e clínicos podem ficar enredados ao tentar apaziguar as várias reclamações de tratamento injusto. Os relacionamentos íntimos de indivíduos com personalidade passivo-agressiva, no entanto, raras vezes são tranquilos ou felizes. Como estão ligados a seu ressentimento mais prontamente do que a sua satisfação, eles podem jamais elaborar objetivos para encontrar divertimento na vida. Essas pessoas são destituídas de autoconfiança e em geral têm uma visão pessimista do futuro.

Diagnóstico diferencial. A personalidade passivo-agressiva deve ser diferenciada das personalidades histriônica e *borderline*. Pacientes passivo-agressivos, no entanto, são menos exagerados, dramáticos, afetivos e abertamente agressivos do que os que apresentam transtornos das personalidades histriônica e *borderline*.

Curso e prognóstico. Em um estudo de acompanhamento com média de 11 anos de 100 pacientes internados diagnosticados com transtorno passivo-agressivo, Ivor Small descobriu que o diagnóstico primário em 54 deles era de transtorno da personalidade passivo-agressiva; 18 também abusavam de álcool, e 30 podiam ser classificados clinicamente como deprimidos. Dos 73 ex-pacientes localizados, 58 (79%) tinham dificuldades psiquiátricas persistentes, e 9 (12%) foram considerados assintomáticos. A maioria parecia irritável, ansiosa e deprimida; havia grande quantidade de queixas somáticas. Apenas 32 (44%) tinham emprego em tempo integral como funcionários ou com trabalho doméstico. Embora negligência de responsabilidade e tentativas de suicídio fossem comuns, apenas um indivíduo cometeu suicídio nesse ínterim. Houve readmissão hospitalar no caso de 28 indivíduos (38%), mas apenas 3 receberam diagnóstico de esquizofrenia.

Tratamento. Pessoas com personalidade passivo-agressiva que recebem psicoterapia de apoio apresentam bons resultados, mas, para essas pessoas, ela é repleta de armadilhas. Satisfazer suas demandas, com frequência, reitera a patologia, mas recusá-las condena-as à rejeição. Sessões de terapia, portanto, podem se tornar um campo de batalha no qual o paciente deseja se tornar dependente. Com esses pacientes, o clínico precisa tratar atos suicidas como uma expressão velada de raiva, e não como perda objetal em transtorno depressivo maior. O terapeuta deve indicar as prováveis consequências de comportamentos passivo-agressivos conforme eles ocorrem. Esses confrontos podem ser mais úteis do que uma interpretação correta para a alteração do comportamento do paciente.

Antidepressivos devem ser receitados apenas quando há indicações clínicas de depressão e a possibilidade de suicídio. Caso contrário, não é indicado medicação.

Personalidade depressiva

Pessoas com personalidade depressiva são caracterizadas por traços vitalícios que se encaixam no espectro depressivo. Elas são pessimistas, anedônicas, presas ao dever, inseguras e cronicamente infelizes. A personalidade melancólica foi descrita no início do século XX por psiquiatras europeus como Ernst Kretschmer.

Epidemiologia. Não existem, hoje, dados epidemiológicos disponíveis; contudo, o tipo de personalidade depressiva parece ser comum, ocorrer igualmente em homens e mulheres e em famílias nas quais se encontram transtornos depressivos.

Etiologia. A causa da personalidade depressiva é desconhecida, mas os mesmos fatores envolvidos nos transtornos distímico e depressivo maior podem contribuir. As teorias psicológicas envolvem perda precoce, maus cuidados dos pais, superegos punitivos e sentimentos extremos de culpa. Teorias biológicas envolvem o eixo hipotalâmico-hipofisário-suprarrenal-tireoide, incluindo os sistemas de amina noradrenérgicos e serotonérgicos. Predisposição genética, conforme indicação dos estudos de Stella Chess sobre temperamento, também pode contribuir para o transtorno.

Características clínicas. O paciente com personalidade depressiva sente pouco do prazer normal de viver e tem a inclinação a ser solitário e solene, triste, submisso, pessimista e autodepreciativo. Ele é propenso a exprimir arrependimentos e sentimentos de inadequação e desesperança. Costuma ser meticuloso, perfeccionista, extremamente zeloso e obcecado com o trabalho e ter sentimentos agudos de responsabilidade e se desencoraja com facilidade sob novas condições. Ele tem medo de desaprovação; tende a sofrer em silêncio e talvez a chorar facilmente, embora em geral não na presença dos outros. Uma tendência a hesitação, indecisão e cautela revela um sentimento inerente de insegurança.

Mais recentemente, Hagop Akiskal descreveu sete grupos de traços depressivos: (1) calado, introvertido, passivo e não assertivo; (2) triste, pessimista, sério e incapaz de se divertir; (3) dotado de autocrítica, autocensura e autodepreciação; (4) cético, crítico aos outros e difícil de agradar; (5) consciencioso, responsável e autodisciplinado; (6) taciturno e dado a preocupações; e (7) obcecado com eventos negativos, sentimentos de inadequação e falhas pessoais.

Pacientes com personalidade depressiva queixam-se de sentimentos crônicos de infelicidade. Admitem ter baixa autoestima e dificuldade de encontrar algo em sua vida que lhes traga alegria, esperança ou otimismo. Autocríticos e depreciativos, são propensos a denegrirem-se, detratar seu trabalhos e seus relacionamentos com os outros. Sua fisionomia frequentemente reflete seu humor – má postura, expressão facial deprimida, voz rouca e retardo psicomotor.

Diagnóstico diferencial. O transtorno distímico é um transtorno do humor caracterizado por maiores flutuações no humor do que ocorre na personalidade depressiva. O transtorno distímico é episódico, pode ocorrer a qualquer momento e normalmente apresenta um estressor precipitante. A personalidade depressiva pode ser conceitualizada como parte de um espectro de condições afetivas nas quais os transtornos distímico e depressivo maior são variantes mais graves. Indivíduos com transtorno da personalidade evitativa são introvertidos e dependentes, mas são propensos a apresentar mais ansiedade do que depressão, comparados àqueles com personalidade depressiva.

Curso e prognóstico. Pacientes com personalidade depressiva podem correr grande risco de transtornos distímico e depressivo maior. Em um estudo realizado por Donald Klein e Gregory Mills, sujeitos com personalidade depressiva exibiram índices significativamente mais elevados de transtorno do humor atual, transtorno do humor vitalício, depressão maior e distimia do que sujeitos sem essa personalidade.

Tratamento. A psicoterapia é o tratamento mais indicado para personalidade depressiva. Os pacientes respondem a psicoterapia voltada para o *insight* e, como seu teste de realidade é bom, podem obter *insight* da psicodinâmica de sua doença e entender seus efeitos sobre seus relacionamentos interpessoais. É provável que o tratamento seja de longo prazo. A terapia cognitiva ajuda o paciente a compreender as manifestações cognitivas de sua baixa autoestima e seu pessimismo. Psicoterapia de grupo e terapia interpessoal também são úteis. Algumas pessoas respondem a medidas de mútua ajuda.

Abordagens psicofarmacológicas incluem o uso de antidepressivos, sobretudo agentes serotonérgicos como sertralina, 50 mg ao dia. Alguns pacientes reagem a pequenas dosagens de psicoestimulantes, como anfetamina, 5 a 15 mg ao dia. Em todos os casos, agentes psicofarmacológicos devem ser combinados com psicoterapia para atingir o máximo efeito.

Personalidade sadomasoquista

Alguns tipos de personalidade caracterizam-se por elementos de sadismo ou masoquismo, ou por uma combinação de ambos. A personalidade sadomasoquista está listada aqui porque é de grande interesse clínico e histórico na psiquiatria. Ela não constitui uma categoria diagnóstica oficial no DSM-5, mas pode ser diagnosticada como transtorno da personalidade sem outra classificação.

Sadismo é o desejo de causar dor a outros, seja por meio de abuso sexual, seja por meio de abuso físico ou psicológico geral. A denominação origina-se do Marquês de Sade, escritor de contos eróticos do fim do século XVIII que descreveu pessoas que sentiam prazer sexual ao infligir dor a outros. Freud acreditava que sádicos repelem ansiedade de castração e são capazes de alcançar prazer sexual apenas quando podem fazer em outros o que temem que seja feito a eles.

Masoquismo, expressão inspirada no novelista alemão do século XIX Leopold von Sacher-Masoch, é a obtenção de gratificação sexual ao infligir dor a si mesmo. Os masoquistas morais geralmente buscam humilhação e fracasso em vez de dor física. Freud acreditava que a capacidade do masoquista de atingir o orgasmo é perturbada pela ansiedade e por sentimentos de culpa com relação ao sexo, que são mitigados por sofrimento e punição.

Observações clínicas indicam que elementos tanto do comportamento sádico quanto do masoquista costumam estar presentes na mesma pessoa. O tratamento com psicoterapia voltada para o *insight*, incluindo psicanálise, foi eficaz em alguns casos. Como resultado da terapia, o paciente fica ciente da necessidade de autopunição secundária a culpa inconsciente e excessiva e identifica seus impulsos agressivos reprimidos, os quais se originaram no início da infância.

Personalidade sádica

A personalidade sádica não está inclusa no DSM-5, mas ainda aparece em livros especializados e pode ter uso descritivo. No início da idade adulta, pessoas com personalidade sádica exibem um padrão global de comportamento cruel, depreciativo e agressivo em relação aos outros. Crueldade física ou violência são usadas para causar dor às outras pessoas, sem outros objetivos, como agredir alguém para roubá-lo. Indivíduos com personalidade sádica gostam de humilhar ou depreciar pessoas na frente dos outros e, em geral, já trataram ou castigaram pessoas com uma dureza incomum, especialmente crianças. De modo geral, indivíduos sádicos são fascinados por violência, armas, ferimentos ou tortura. Para ser incluído nessa categoria, o indivíduo não pode ser motivado unicamente pelo desejo de obter excitação sexual com seu comportamento; caso seja essa a motivação, deve-se diagnosticar a parafilia de sadismo sexual.

MUDANÇA DE PERSONALIDADE DEVIDO A OUTRA CONDIÇÃO MÉDICA

Mudança de personalidade devido a outra condição médica é uma ocorrência relevante. A CID-10 inclui a categoria de transtornos da personalidade e comportamentais devido a doença, lesão e disfunção cerebrais, a qual abrange transtorno orgânico da personalidade, síndrome pós-encefalítica e síndrome pós-concussão. A mudança de personalidade devido a outra condição médica caracteriza-se por uma alteração acentuada no estilo da personalidade e em seus traços a partir de um nível de funcionamento anterior. Pacientes devem mostrar evidências de um fator causativo de origem orgânica anterior ao início da mudança de personalidade.

Etiologia

Dano estrutural ao cérebro normalmente é o motivo da mudança de personalidade, e traumatismo craniano provavelmente seja a causa mais comum. Neoplasias cerebrais e acidentes vasculares, sobretudo dos lobos temporais e frontais, também são causas comuns. As condições associadas com maior frequência à mudança de personalidade são listadas na Tabela 22-11.

Diagnóstico e características clínicas

Uma mudança de personalidade a partir de padrões anteriores de comportamento ou uma exacerbação das características anteriores da personalidade é perceptível. O prejuízo do controle da expressão de emoções e de impulsos é uma característica básica. Emoções costumam ser lábeis e superficiais, embora euforia ou apatia possam ser proeminentes. A euforia pode imitar hipomania, mas elação verdadeira está ausente, e o paciente pode admitir não se sentir realmente feliz. Sua excitação e bom humor condescendente soam falsos e tolos, em especial quando os lobos frontais estão envolvidos. Também associada ao dano aos lobos frontais, a chamada síndrome dos lobos frontais consiste em indiferença proeminente e apática, caracteriza-

TABELA 22-11
Condições médicas associadas a mudança de personalidade

Traumatismo craniano
Doenças cerebrovasculares
Tumores cerebrais
Epilepsia (particularmente epilepsia parcial complexa)
Doença de Huntington
Esclerose múltipla
Distúrbios endócrinos
Envenenamento por metais pesados (manganês, mercúrio)
Neurossífilis
Síndrome da imunodeficiência adquirida (aids)

---

da por ausência de preocupação com eventos no ambiente imediato. Explosões de raiva, que podem ocorrer com pouca ou nenhuma provocação, em especial após a ingestão de álcool, podem resultar em comportamento violento. A expressão de impulsos pode ser manifestada por meio de piadas inadequadas; modos rudes; avanços sexuais impróprios; e conduta antissocial, resultando em conflitos com a lei, tais como agressão a terceiros, contravenções sexuais e furtos em lojas. A habilidade de prever as consequências legais dos atos futuros é reduzida. Pessoas com epilepsia do lobo temporal em geral demonstram falta de senso de humor, hipergrafia, hiper-religiosidade e agressividade acentuada durante convulsões.

Indivíduos com mudança de personalidade devido a outra condição médica apresentam um sensório claro. Transtornos leves da função cognitiva com frequência são concomitantes, mas não levam a deterioração intelectual. Os pacientes podem ser desatentos, o que pode ser explicado por transtornos na memória recente. Contudo, com um pouco de estímulo, provavelmente lembrarão do que alegam ter esquecido. O diagnóstico deve ser suspeitado em pessoas que exibem mudanças acentuadas no comportamento ou na personalidade envolvendo labilidade emocional e prejuízo no controle de impulsos que não apresentam história de transtorno mental e cujas alterações na personalidade ocorram de forma súbita ou ao longo de um período de tempo relativamente curto.

Esteroides anabolizantes. Uma quantidade crescente de atletas de escolas e universidades e de fisiculturistas usa esteroides anabolizantes como um atalho para potencializar seu desenvolvimento físico. Esteroides anabolizantes incluem oximetolona, somatropina estanozolol e testosterona.

Não está claro se uma mudança de personalidade causada por abuso de esteroides seria mais bem diagnosticada como mudança de personalidade devido a outra condição médica ou como um dos transtornos por uso de outra substância (ou substância desconhecida). Menciona-se o caso aqui porque esteroides anabolizantes podem causar alterações persistentes de personalidade e comportamento. O abuso desses fármacos é abordado na Seção 12.13.

Diagnóstico diferencial

A demência envolve deterioração global nas capacidades intelectuais e de comportamento, das quais a mudança de personalidade é apenas uma categoria. Uma mudança de personalidade pode anunciar um transtorno cognitivo que, no fim irá evoluir para um quadro de demência. Nesses casos, assim que a deterioração começa a abranger memória significativa e déficits cognitivos, o diagnóstico do transtorno deixa de ser mudança de personalidade causada por outra condição médica e passa a ser demência. Ao diferenciar a síndrome específica de outros transtornos nos quais pode ocorrer mudança de personalidade – como esquizofrenia, transtornos delirante, do humor e do controle de impulsos –, o clínico deve considerar o mais importante, a presença de um fator causativo orgânico específico no transtorno da mudança de personalidade.

Curso e prognóstico

Tanto o curso quanto o prognóstico da mudança de personalidade devido a outra condição médica dependem de sua causa. Caso resulte de uma lesão estrutural no cérebro, o transtorno tende a ser persistente. Ele pode seguir um período de coma e *delirium* em casos de traumatismo craniano ou acidente vascular e pode ser permanente. A mudança de personalidade pode evoluir para demência em casos de tumor cerebral, esclerose múltipla e doença de Huntington. Mudanças de personalidade produzidas por intoxicação crônica, doença clínica ou terapia farmacológica (como levodopa para parkinsonismo) podem ser revertidas se a causa subjacente for tratada. Alguns pacientes precisam de cuidados assistenciais ou pelo menos supervisão intensa para satisfazer suas necessidades básicas, evitar conflitos repetidos com a lei e se protegerem e resguardar suas famílias da hostilidade de outros e das privações resultantes de atos impulsivos e malconsiderados.

Tratamento

O manejo do transtorno de mudança de personalidade envolve o tratamento da condição orgânica subjacente, quando possível. O tratamento psicofarmacológico de sintomas específicos pode ser indicado em alguns casos, como imipramina ou fluoxetina para depressão.

Pacientes com prejuízo cognitivo grave ou baixo controle comportamental podem precisar de orientação para evitar dificuldades no trabalho ou impedir constrangimento social. Via de regra, a família do paciente precisa de apoio emocional e de orientação concreta sobre como ajudar a reduzir a conduta indesejável do paciente. Deve-se evitar álcool, e compromissos sociais devem ser restringidos quando ele fica propenso a agir de maneira extremamente rude.

MODELO PSICOBIOLÓGICO DE TRATAMENTO

O modelo psicobiológico de tratamento combina psicoterapia e farmacoterapia e se baseia nas características estruturais, clínicas e supostamente neuroquímicas estabelecidas de temperamento e caráter. Farmacoterapia e psicoterapia podem ser adaptadas de forma sistemática à estrutura de personalidade e ao estágio de desenvolvimento de caráter de cada paciente – sem dúvida, uma vantagem excepcional sobre outras abordagens disponíveis.

O avanço mais recente é o tratamento farmacológico de transtornos da personalidade. Os sintomas-alvo são identificados, e são usados fármacos específicos com efeitos conhecidos sobre traços de personalidade (p. ex., evitação de danos). A Tabela 22-12 resume a seleção de fármacos para cada sintoma-alvo dos transtornos da personalidade.

Em seu livro *Ouvindo o Prozac*, Peter Kramer descreveu mudanças de personalidade drásticas quando níveis de serotonina são elevados por administração de fluoxetina, tais como redução da sensibilidade a rejeição, aumento da assertividade, melhora da autoestima e a capacidade de tolerar estresse. Essas mudanças de traços da personalidade ocorrem em pacientes em uma ampla gama de condições psiquiátricas, bem como em indivíduos sem transtornos mentais diagnosticáveis. Utilizar medicamentos para tratar traços específicos em uma pessoa que, sob outros aspectos, é saudável

TABELA 22-12
Farmacoterapia dos domínios de sintomas-alvo de transtornos da personalidade

Sintoma-alvo	Fármaco recomendado	Contraindicação[a]
I. Descontrole comportamental		
Agressividade ou impulsividade		
Agressividade afetiva (temperamento explosivo com EEG normal)	Lítio[a] Fármacos serotonérgicos[a] Anticonvulsivantes[a] Antipsicóticos de baixa dosagem	? Benzodiazepínicos Estimulantes
Agressividade predatória (hostilidade ou crueldade)	Antipsicóticos[a] Lítio Antagonistas dos receptores β-adrenérgicos	Benzodiazepínicos Estimulantes
Agressividade do tipo orgânico	Imipramina[a] Agonistas colinérgicos (donepezila)	
Agressividade ictal (EEG anormal)	Carbamazepina[a] Difenil-hidantoína[a] Benzodiazepínicos	Antipsicóticos Estimulantes
II. Desregulação do humor		
Labilidade emocional	Lítio[a] Antipsicóticos	? Fármacos tricíclicos
Depressão		
Depressão atípica, disforia	IMAOs[a] Fármacos serotonérgicos[a] Antipsicóticos	
Distanciamento emocional	Antagonistas serotonérgicos e dopaminérgicos[a] Antipsicóticos atípicos	? Fármacos tricíclicos
III. Ansiedade		
Cognitiva crônica	Fármacos serotonérgicos[a] IMAOs[a] Benzodiazepínicos	Estimulantes
Somática crônica	IMAOs[a] Antagonistas dos receptores β-adrenérgicos	
Ansiedade grave	Antipsicóticos de baixa dosagem IMAOs	
IV. Sintomas psicóticos		
Agudos e psicose	Antipsicóticos[a]	Estimulantes
Crônicos e sintomas tipo psicóticos de baixo nível	Antipsicóticos de baixa dosagem[a]	

[a]Fármaco recomendado ou principal contraindicação.
EEG, eletrencefalograma; IMAO, inibidor da monoaminoxidase.

(i.e., não satisfaz os critérios para um transtorno da personalidade totalmente manifesto) é uma medida controversa, chamada de "psicofarmacologia cosmética" por seus críticos.

Temperamento

Temperamento refere-se às propensões do corpo na modulação de respostas comportamentais condicionadas a estímulos físicos prescritivos. Condicionamento comportamental (i.e., aprendizado de procedimento) envolve sensações pré-semânticas que provocam emoções básicas, como medo ou raiva, independentes de reconhecimento consciente, observação descritiva, reflexão ou raciocínio. O trabalho pioneiro de A. Thomas e S. Chess conceitualizou temperamento como o componente estilístico ("como") do comportamento, diferenciado da motivação ("por quê") e do conteúdo ("o quê") do comportamento. Conceitos modernos de temperamento, no entanto, enfatizam seus aspectos emocionais, motivacionais e adaptativos. Especificamente, foram identificados quatro traços temperamentais principais e sujeitos a extensas pesquisas neurobiológicas, psicossociais e clínicas: evitação de danos, busca por novidade, dependência de recompensa e persistência. É impressionante que esse modelo de quatro fatores de temperamento possa, em retrospecto, ser visto como uma interpretação moderna dos quatro temperamentos antigos: indivíduos diferem quanto ao grau em que são melancólicos (evitação de danos), coléricos (busca por novidade), sanguíneos (dependência de recompensa) e fleumáticos (persistência). Contudo, compreende-se, hoje, que os quatro temperamentos são dimensões independentes de uma perspectiva genética que ocorrem em todas as combinações possíveis no mesmo indivíduo, em vez de serem categorias mutuamente excludentes.

Traços biológicos de caráter. Descreveram-se quatro traços de caráter, cada qual com determinados substratos neuroquímicos e neurofisiológicos. Eles compartilham uma fonte comum de covariação que é forte e invariável independentemente das mudanças no ambiente e de experiências anteriores. A Tabela 22-13 resume os conjuntos contrastantes de comportamentos que distinguem pontuações extremas nas quatro dimensões de comportamento. Observe que cada extremo dessas dimensões apresenta vantagens e desvantagens adaptativas específicas, de forma que nem pontuações altas, nem pontuações baixas inerentemente significam melhor adaptação. Cada uma das quatro dimensões de temperamento tem determinantes genéticos únicos de acordo com estudos de famílias e de gême-

TABELA 22-13
Descritores de indivíduos com pontuação alta ou baixa nas quatro dimensões do temperamento

Dimensão do temperamento	Descritores de variantes extremas	
	Alta	Baixa
Evitação de danos	Pessimista	Otimista
	Temeroso	Ousado
	Tímido	Extrovertido
	Cansa-se facilmente	Cheio de energia
Busca por novidade	Exploratório	Reservado
	Impulsivo	Deliberado
	Extravagante	Econômico
	Irritável	Estoico
Dependência de recompensa	Sentimental	Desapegado
	Aberto	Distante
	Simpático	Frio
	Afetuoso	Independente
Persistência	Diligente	Preguiçoso
	Determinado	Mimado
	Empolgado	Faz o mínimo necessário
	Perfeccionista	Pragmático

os, bem como estudos de associações genéticas com marcadores de DNA específicos. Alguns pesquisadores postulam que existem genes específicos para alguns traços, como o gene da busca por novidade.

EVITAÇÃO DE DANOS. A evitação de danos envolve uma propensão hereditária na inibição de comportamento em resposta a sinais de punição e não recompensa. Observa-se a evitação de danos como medo de incerteza, inibição social, timidez para com estranhos, tendência a cansar-se facilmente e preocupação pessimista em antecipação de problemas mesmo em situações que não preocupam outras pessoas. Indivíduos com baixa pontuação em evitação de danos são despreocupados, corajosos, cheios de energia, extrovertidos e otimistas mesmo em situações que preocupam a maioria das pessoas.

A psicobiologia de evitação de danos é complexa. Benzodiazepínicos desinibem a evitação por meio da inibição por ácido γ-aminobutírico (GABA) de neurônios serotonérgicos que se originam nos núcleos da rafe dorsal.

Uma experiência de tomografia por emissão de pósitrons (PET) no National Institute of Mental Health (NIMH) com [^{18}F]-desoxiglicose (FDG) com 31 voluntários adultos saudáveis durante uma tarefa de desempenho simples e contínua demonstrou que a evitação de danos foi associada ao aumento da atividade no circuito paralímbico, especificamente na amígdala e na ínsula direitas, no córtex orbitofrontal direito e no córtex pré-frontal medial esquerdo.

Concentrações plasmáticas elevadas de GABA também foram correlacionadas a evitação de danos. A concentração plasmática de GABA também esteve correlacionada a outras medidas de suscetibilidade a ansiedade e mostra alta correlação com a concentração de GABA no cérebro. Por fim, um gene no cromossomo 17q12 que regula a expressão do transportador de serotonina responde por 4 a 9% da variação total em evitação de danos. Esses achados respaldam a importância de ambas as projeções, de GABA e serotonérgicas, a partir da rafe dorsal subjacentes às diferenças individuais na inibição de comportamento medida por evitação de danos. Indivíduos medicados com fármacos serotonérgicos demonstram redução do comportamento de evitação de danos.

BUSCA POR NOVIDADE. A busca por novidade reflete uma propensão hereditária de iniciação ou ativação de uma abordagem apetitiva em reação a novidades, abordagem a sinais de recompensa, evitação ativa de sinais condicionados de punição e fuga de uma punição incondicionada (todas as quais, postula-se, apresentam covariação como parte de um sistema de aprendizado hereditário). A busca por novidade é observada como uma atividade exploratória em reação a novidade, impulsividade, extravagância ao lidar com indícios de recompensa e evitação ativa de frustração. Indivíduos com pontuação elevada em busca por novidade irritam-se e entediam-se facilmente, são curiosos, impulsivos, extravagantes e indisciplinados. Pessoas com pontuação baixa em busca por novidade são mais impassíveis, desinteressadas, resignadas, prudentes, moderadas, reservadas, metódicas e toleram melhor a monotonia.

Projeções dopaminérgicas têm um papel fundamental na busca por novidades. Esta envolve aumento da recaptação de dopamina nos terminais pré-sinápticos e, assim, exige estimulação frequente para manter níveis ideais de estimulação dopaminérgica pós-sináptica. A busca por novidade leva a diversos comportamentos de busca por prazer, incluindo tabagismo; isso pode explicar a frequente observação de baixa atividade de MAO tipo B (MAO$_B$) plaquetária, porque o tabagismo inibe a atividade plaquetária e encefálica da MAO$_B$.

Estudos com genes envolvidos na neurotransmissão de dopamina, como o gene transportador de dopamina (*DAT1*) e o gene receptor de dopamina tipo 4 (*DRD4*), forneceram evidências da associação com busca de novidade ou comportamento de assumir riscos.

DEPENDÊNCIA DE RECOMPENSA. A dependência de recompensa reflete a manutenção de comportamento em reação a indícios de recompensa social. Indivíduos com pontuação elevada nesse item são bondosos, sensíveis, socialmente dependentes e sociáveis. Indivíduos com essa pontuação baixa são práticos, calculistas, frios, socialmente insensíveis, indecisos e indiferentes quando sozinhos.

Acredita-se que projeções noradrenérgicas a partir do *locus ceruleus* e projeções serotonérgicas a partir da rafe mediana influenciem esse condicionamento a recompensa. Dependência de recompensa elevada está associada a aumento de atividade no tálamo. A concentração de 3-metóxi-4-hidroxifenilglicol (MHPG) é baixa em pessoas com dependência de recompensa elevada.

PERSISTÊNCIA. A persistência reflete a manutenção do comportamento apesar de frustração, fadiga e reforço intermitente. Pessoas altamente persistentes são trabalhadoras, perseverantes e ambiciosas, superam suas capacidades e tendem a intensificar seus esforços em antecipação a recompensas e encaram frustração e fadiga como desafios pessoais. Indivíduos com persistência baixa são indolentes, inativos, instáveis e erráticos; tendem a desistir com facilidade quando confrontados com frustração, raramente dão o máximo de si e manifestam pouca perseverança, mesmo em reação a recompensa intermitente.

Uma pesquisa recente com roedores relacionou a integridade do efeito de extinção do reforço parcial a conexões hipocampais e ao metabolismo do glutamato. A persistência pode ser intensificada por meio de psicoestimulantes.

Psicobiologia do temperamento. Traços de temperamento de evitação de danos, busca por novidade, dependência de recompensa e persistência são definidos como diferenças hereditárias subjacentes a respostas automáticas a perigo, novidade, aprovação social e recompensa intermitente, respectivamente. Os traços componentes ("facetas") de cada uma das quatro dimensões do tempe-

TABELA 22-14
Quatro sistemas cerebrais dissociáveis que influenciam os padrões de estímulo e resposta subjacentes ao temperamento

Sistema cerebral (dimensão da personalidade relacionada)	Neuromoduladores principais	Estímulos relevantes	Resposta comportamental
Inibição comportamental (evitação de danos)	GABA Serotonina (rafe dorsal)	Condicionamento aversivo (pareamento de EC e EI) Sinais condicionados para punição e não recompensa frustrante	Formação de EC aversivo Evitação passiva Extinção
Ativação comportamental (busca por novidade)	Dopamina	Novidade EC de recompensa EC ou EI de alívio de monotonia ou punição	Busca exploratória Abordagem apetitiva Evitação ativa Fuga
Apego social (dependência de recompensa)	Norepinefrina Serotonina (rafe mediana)	Condicionamento de recompensa (pareamento de EC e EI)	Formação de EC apetitivo
Reforço parcial (persistência)	Glutamato Serotonina (rafe dorsal)	Reforço intermitente (parcial)	Resistência a extinção

EC, estímulo condicionado; GABA, ácido γ-aminobutírico; EI, estímulo incondicionado.
Adaptada de Cloninger CR. A systematic method for clinical description and classification of personality variables. *Arch Gen Psychiatry*. 1987;44:573.

ramento apresentam características distintas de aprendizado e estão correlacionados com mais força uns com o outros do que com outros componentes do temperamento. O modelo neurobiológico mais abrangente de aprendizado em animais que foi relacionado sistematicamente à estrutura do temperamento humano está resumido na Tabela 22-14. Esse modelo distingue quatro sistemas cerebrais dissociáveis para inibição comportamental (evitação de danos), ativação comportamental (busca por novidade), apego social (dependência de recompensa) e reforço parcial (persistência).

Diferenças individuais em temperamento e emoções básicas modificam o processamento de informações sensoriais e moldam as primeiras características de aprendizado, em especial o condicionamento associativo de respostas comportamentais inconscientes. O temperamento é conceitualizado em termos de propensões hereditárias de emoção e aprendizagem que estão por trás da aquisição de hábitos e traços comportamentais automatizados com base em emoções observáveis desde cedo na vida e relativamente estáveis ao longo da expectativa de vida de um indivíduo.

Cada uma das quatro principais dimensões consiste em um traço quantitativo normalmente distribuído, com moderada hereditariedade, observável desde o início da infância, bastante estável com o passar do tempo e indicador moderado do comportamento adolescente e adulto. Estudos independentes e extensos realizados com gêmeos, nos Estados Unidos, na Austrália e no Japão, demonstraram que essas quatro dimensões são homogêneas do ponto de vista genético e herdadas independentemente umas das outras. Diferenças temperamentais, as quais não são muito estáveis no início, tendem a se estabilizar durante o segundo e o terceiro anos de vida. De modo correspondente, índices desses quatro traços de temperamento aos 10 a 11 anos foram moderadamente preditivos de traços de personalidade aos 15, 18 e 27 anos em uma amostra de grandes proporções de crianças suecas.

Demonstrou-se repetidas vezes que as quatro dimensões são universais em diferentes culturas, grupos étnicos e sistemas políticos em todos os continentes habitados. Em resumo, esses aspectos da personalidade são chamados de temperamento porque são hereditários, se manifestam no início da vida, são estáveis durante o desenvolvimento e são consistentes em diferentes culturas. Os traços de temperamento são semelhantes a uma inteligência cristalizada, no sentido de que não mostram as rápidas alterações com o avançar da idade ou de uma coorte de nascimento para outra que são observadas na inteligência fluida e nos traços de caráter.

REFERÊNCIAS

Bateman A, Fonagy P. 8-year follow-up of patients treated for borderline personality disorder: Mentalization-based treatment versus treatment as usual. *Focus*. 2013;11(2), 261–268.

Cloninger CR. *Feeling Good: The Science of Well Being*. New York: Oxford University Press; 2004.

Crawford TN, Cohen P, Johnson JG, Sneed Joel R, Brook JS. The course and psychosocial correlates of personality disorder symptoms in adolescence: Erikson's developmental theory revisited. *J Youth Adolesc*. 2004;33:373–387.

Forster C, Berthollier N, Rawlinson D. A Systematic Review of Potential Mechanisms of Change in Psychotherapeutic Interventions for Personality Disorder. *J Psychol Psychother*. 2014;4(133):2161–0487.

Helgeland MI, Kjelsberg E, Torgersen S. Continuities between emotional and disruptive behavior disorders in adolescence and personality disorders in adulthood. *Am J Psychiatry*. 2005;162:1941–1947.

Johnson JG, First MB, Cohen P, Skodol AE, Kasen S, Brook JS. Adverse outcomes associated with personality disorder not otherwise specified in a community sample. *Am J Psychiatry*. 2005;162:1926–1932.

Linehan MM, Comtois KA, Murray AM, Brown MZ, Gallop RJ, Heard HL, Korslund KE, Tutek DA, Reynolds SK, Lindenboim N. Two-year randomized controlled trial and follow-up of dialectical behavior therapy vs therapy by experts for suicidal behaviors and borderline personality disorder. *Arch Gen Psychiatry*. 2006;63(7):757–766.

Nickel MK, Muehlbacher M, Nickel C, Kettler C, Pedrosa Gil F, Bachler E, Buschmann W, Rother N, Fartacek R, Egger C, Anvar J, Rother WK, Loew TH, Kaplan P. Aripiprazole in the treatment of patients with borderline personality disorder: A double-blind, placebo-controlled study. *Am J Psychiatry*. 2006;163(5):833–838.

Ozkan M, Altindag A. Comorbid personality disorders in subjects with panic disorder: Do personality disorders increase clinical severity? *Compr Psychiatry*. 2005;46:20–26.

Pagan JL, Oltmanns TF, Whitmore MJ, Turkheimer E. Personality disorder not otherwise specified: Searching for an empirically based diagnostic threshold. *J Pers Disord*. 2005;19:674–689.

Papaioannou D, Brazier J, Parry G. How to measure quality of life for cost effectiveness analyses of personality disorders: A systematic review. *J Pers Disord*. 2013;27(3):383–401.

Schwarze C, Mobascher A, Pallasch B, et al. Prenatal adversity: A risk factor in borderline personality disorder? *Psychol Med*. 2013;43(6):1279–1291.

Sussman N. Borderline personality and bipolar disorders: Is there a connection? *Primary Psychiatry*. 2004;11:13.

Svrakic DM, Cloninger CR. Personality disorders. In: Sadock BJ, Sadock VA, eds. *Kaplan & Sadock's Comprehensive Textbook of Psychiatry*. 8th edition. Vol. 2. Philadelphia: Lippincott Williams & Wilkins; 2005:2063.

Witkiewitz K, King K, McMahon RJ, et al. Evidence for a multi-dimensional latent structural model of externalizing disorders. *J Abnorm Child Psychol*. 2013;41(2):223–237.

Zimmerman M, Rothschild L, Chelminski I. The prevalence of DSM-IV personality disorders in psychiatric outpatients. *Am J Psychiatry*. 2005;162:1911–1918.

23 Medicina psiquiátrica de emergência

▲ 23.1 Suicídio

O termo *suicídio* deriva da palavra em latim para "autoassassínio". Trata-se de um ato fatal que representa o desejo da pessoa de morrer. Contudo, há uma diferença entre pensar em suicídio e traduzi-lo em ação. Algumas pessoas planejam durante dias, semanas ou até mesmo anos antes agir, enquanto outras tomam suas vidas aparentemente movidas por um impulso, sem premeditação. Perdidas na definição encontram-se classificações errôneas intencionais de causa da morte, acidentes sem causa determinada e o chamado suicídio crônico (p. ex., mortes por meio de abuso de álcool e substâncias e má adesão consciente a regimes médicos para adição, obesidade e hipertensão). Para outras expressões na literatura especializada sobre suicídio, consulte a Tabela 23.1-1.

Em psiquiatria, suicídio é a emergência primária, sendo que homicídio e falha em diagnosticar doenças subjacentes potencialmente fatais representam outras emergências psiquiátricas menos comuns. O suicídio está para o psiquiatra como o câncer está para o médico internista – o psiquiatra pode proporcionar cuidados ideais, mas, ainda assim, o paciente pode cometer suicídio de qualquer modo. Portanto, o suicídio é impossível de prever, mas podem-se observar diversos indícios. Há também alguns padrões de cuidados aceitos de forma geral que facilitam a redução do risco e reduzem a probabilidade de sucesso de litígio caso a morte do paciente ocorra e um processo legal seja aberto. O ato de suicidar-se também precisa ser considerado em termos do legado devastador que deixa para as pessoas que sobreviveram ao suicídio de um ente querido, o impacto que tem sobre o médico que o tratava e as ramificações para os clínicos que cuidavam do falecido. Talvez o conceito mais importante relativo ao suicídio é que quase sempre ele resulta de doença mental, normalmente depressão, sendo receptivo a tratamento psicológico e farmacológico.

EPIDEMIOLOGIA

Há mais de 35 mil mortes por ano (cerca de 100 por dia) nos Estados Unidos atribuídas a suicídio, em contraste a aproximadamente 20 mil mortes anuais decorrentes de homicídio. Estima-se que haja uma proporção de 25 para 1 entre tentativas de suicídio e suicídios consumados. Embora se tenham observado mudanças significativas nas taxas de morte por suicídio em determinadas populações no último século (p. ex., aumento entre adolescentes e redução entre idosos), os índices permanecem razoavelmente constantes, com média de 12 a cada 100 mil em todo o século XX e na primeira década do século XXI. Atualmente, o suicídio figura na décima posição geral de causa de morte nos Estados Unidos, após doença cardíaca, câncer, doenças respiratórias crônicas, doenças cerebrovasculares, acidentes, doença de Alzheimer, diabetes, *influenza*, pneumonia e doença renal.

Os índices de suicídio nos Estados Unidos são o ponto médio dos índices em países industrializados. Em âmbito internacional, eles se encontram em uma faixa superior a 25 por 100 mil pessoas na na Lituânia, na Coreia do Sul, no Sri Lanka, na Rússia, na Bielorrússia e na Guiana, até inferior a 10 por 100 mil pessoas em Portugal, nos Países Baixos, na Austrália, na Espanha, na África do Sul, na Itália, no Egito e outros países.

Uma análise dos suicídios em cada estado na última década revelou que Nova Jérsei tem o índice mais baixo nos Estados Unidos para ambos os sexos e que Montana tem o índice mais elevado do país. Montana e Wyoming têm os índices mais elevados para homens, e Alasca e Idaho, para mulheres. O local de maior destaque de suicídios no mundo é a ponte Golden Gate, em São Francisco, onde, desde sua inauguração, em 1937, já foram cometidos 1.600 suicídios.

Fatores de risco

Diferenças de gênero. Homens cometem suicídio com frequência quatro vezes maior do que mulheres, independentemente de idade ou raça, nos Estados Unidos – apesar do fato de que mulheres fazem tentativas de suicídio ou têm pensamentos suicidas com frequência três vezes maior do que homens. Embora permaneça indeterminada, essa disparidade pode estar relacionada aos métodos usados. Homens têm maior probabilidade do que mulheres de cometerem suicídio com armas de fogo, por enforcamento ou pulando de locais altos. Mulheres, por sua vez, normalmente ingerem uma *overdose* de substâncias psicoativas ou veneno. O uso de armas de fogo entre mulheres, no entanto, está aumentando. Em Estados com leis de controle da posse de armas, o uso de armas de fogo diminuiu como método de suicídio. Em todo o mundo, o método mais comum de suicídio é o enforcamento.

Idade. Em todos os grupos, suicídio é ocorrência rara antes da puberdade. Os índices aumentam com a idade e destacam a relevância da crise de meia-idade. Entre homens, o suicídio atinge seu auge após os 45 anos; entre mulheres, a maior quantidade de suicídios consumados ocorre após os 55 anos. Índices de 29 por 100 mil na população ocorrem em homens a partir dos 65 anos. Pessoas mais velhas tentam cometer suicídio com menos frequência do que as mais jovens, mas obtêm sucesso com mais frequência. Embora representem apenas 13% da população total, idosos respondem por 16% dos suicídios.

O índice de suicídio, contudo, está aumentando entre jovens, sendo a terceira maior causa de morte na faixa etária dos 15 aos 24 anos, depois de acidentes e homicídios. As tentativas de suicídio nessa faixa etária estão entre 1 e 2 milhões anualmente. A maioria dos suicídios, nos dias de hoje, ocorre na faixa dos 35 aos 64 anos.

Raça. Os índices de suicídio entre homens brancos são cerca de 2 a 3 vezes maiores do que entre homens e mulheres afro-americanos em toda

TABELA 23.1-1
Expressões que abrangem ideação e comportamento suicidas

Tentativa de suicídio abortada: comportamento potencialmente autodestrutivo com evidências explícitas ou implícitas de que a pessoa pretendia morrer, mas a tentativa foi interrompida antes da ocorrência de danos físicos.

Automutilação deliberada: atos intencionais de causar dor, lesões ou destruição sem intenção de morrer.

Letalidade ou comportamento suicida: perigo objetivo de vida associado a método ou ação suicidas. Reparar que letalidade é diferente e pode nem sempre coincidir com a expectativa de um indivíduo do que é medicamente perigoso.

Ideação suicida: pensamento de servir como agente da própria morte; a gravidade pode variar dependendo da especificidade dos planos suicidas e do grau de intenção suicida.

Intenção suicida: expectativa subjetiva e desejo de que o ato autodestrutivo cause morte.

Tentativa de suicídio: comportamento autodestrutivo com resultado não fatal acompanhado por evidências explícitas ou implícitas de que a pessoa pretendia morrer.

Suicídio: morte autoinfligida com evidências explícitas ou implícitas de que a pessoa pretendia morrer.

---

a vida. Entre jovens que vivem nas zonas centrais de grandes cidades e alguns grupos de índios norte-americanos e nativos do Alasca, esses índices ultrapassam em grande número o índice nacional. Já entre imigrantes, são maiores do que entre a população nativa.

Religião. Historicamente, protestantes e judeus nos Estados Unidos apresentam índices de suicídio mais elevados do que católicos. Muçulmanos têm índices muito menores. O grau de ortodoxia e integração pode ser uma medida mais precisa de risco nessa categoria do que a simples afiliação religiosa institucional.

Estado civil. O casamento reduz significativamente o risco de suicídio, sobretudo quando a união gerou filhos. Pessoas solteiras que nunca se casaram registram quase o dobro do índice de suicídio de pessoas casadas. O divórcio aumenta o risco de suicídio, sendo que homens divorciados têm propensão três vezes maior de se matar do que mulheres divorciadas. Viúvas e viúvos também têm índices elevados. O suicídio ocorre com mais frequência do que o normal em pessoas socialmente isoladas e com história familiar de suicídio (tentativa ou consumado). Pessoas que cometem os chamados suicídios de aniversário tomam suas vidas no mesmo dia em que o fez um membro da família. Homens e mulheres homossexuais parecem apresentar índices de suicídio superiores aos dos heterossexuais.

Ocupação. Quanto maior o nível social do indivíduo, maior o risco de suicídio, mas uma queda do nível social também aumenta esse risco. O trabalho, de forma geral, protege contra o suicídio. Considera-se tradicionalmente que, entre as categorias profissionais, os médicos correm o maior risco. Outras ocupações de alto risco incluem policiais, dentistas, artistas, mecânicos, advogados e agentes de seguro. O suicídio é mais elevado entre desempregados do que entre pessoas empregadas, sendo que os índices aumentam durante recessões e depressões econômicas e diminuem durante épocas de menos desemprego e guerras.

SUICÍDIOS DE MÉDICOS. O peso das evidências atuais respalda a conclusão de que médicos de ambos os sexos nos Estados Unidos apresentam índices elevados de suicídio. Estima-se que cerca de 400 médicos cometam suicídio todos os anos nesse país. Dados do Reino Unido e dos países escandinavos mostram que o índice de suicídios de médicos homens é 2 a 3 vezes superior aos índices da população masculina em geral da mesma idade. Médicas apresentam risco mais elevado de suicídio que outras mulheres. Nos Estados Unidos, o índice anual de suicídio para médicas é de aproximadamente 41 por 100 mil, em comparação a 12 por 100 mil entre todas as mulheres brancas a partir dos 25 anos de idade. Estudos mostram que médicos que cometem suicídio têm um transtorno mental, com mais frequência transtorno depressivo, dependência de substância ou ambos. Médicos de ambos os sexos cometem suicídio com frequência significativamente maior por meio de *overdose* de substâncias e, com menos frequência, por meio de armas de fogo do que pessoas da população em geral; a facilidade para obter fármacos e o conhecimento sobre toxicidade são fatores importantes nesses casos. Nessa categoria, considera-se que psiquiatras corram o maior risco, seguidos por oftalmologistas e anestesistas, mas todas as especialidades são vulneráveis.

Clima. Não foi encontrada correlação sazonal significativa com suicídio. Suicídios aumentam ligeiramente na primavera e no outono, e, de forma contrária à crença popular, não em dezembro e na época de festas.

Saúde física. A relação de saúde física e doença com suicídio é significativa. Cuidados médicos anteriores parecem ser indicador de risco positivamente correlacionado a suicídio: cerca de um terço de todas as pessoas que cometem suicídio precisou de atenção médica no período de seis meses anterior à morte, e estima-se que doença física seja um importante fator que contribui para quase metade de todos os suicídios.

Fatores associados a doenças que contribuem tanto para suicídios quanto para tentativas de suicídio são perda de mobilidade, sobretudo quando a atividade física é importante para a profissão ou para recreação; deformação, especialmente entre mulheres; e dor crônica intratável. Pacientes em hemodiálise correm alto risco. Além dos efeitos diretos da doença, os efeitos secundários – como rompimento de relacionamentos e perda de emprego – são fatores prognósticos.

Determinados fármacos podem causar depressão, o que, em alguns casos, pode levar ao suicídio. Entre eles estão reserpina, corticosteroides, anti-hipertensivos e alguns agentes anticâncer. Doenças relacionadas ao álcool, como cirrose, estão associadas a índices mais elevados de suicídio.

Doença mental. Quase 95% de todas as pessoas que cometem suicídio ou que fazem tentativas de suicídio foram diagnosticadas com algum transtorno mental. Transtornos depressivos respondem por 80% dos casos, esquizofrenia, por 10%; e demência ou *delirium*, por 5%. Entre todas as pessoas com transtornos mentais, 25% também são dependentes de álcool e têm diagnóstico duplo. História de comportamento impulsivo ou de atos violentos aumenta o risco de suicídio, assim como hospitalização psiquiátrica anterior por qualquer motivo. Entre adultos que cometem suicídio, diferenças significativas entre jovens e idosos existem tanto para diagnósticos psiquiátricos quanto para estressores anteriores. Diagnósticos de abuso de substância e transtorno da personalidade antissocial ocorreram com mais frequência nos suicídios de pessoas com menos de 30 anos, e diagnósticos de transtornos do humor e transtornos cognitivos são mais frequentes nos suicídios a partir dos 30 anos. Estressores associados ao suicídio antes dos 30 anos são separação, rejeição, desemprego e problemas legais; estressores de doenças ocorreram com mais frequência entre vítimas de suicídio com mais de 30 anos.

Pacientes psiquiátricos. O risco de suicídio entre pacientes psiquiátricos é de 3 a 12 vezes maior do que entre não pacientes. O grau do risco varia, dependendo da idade, do sexo, do diagnóstico e da condição ambulatorial ou de internação. Pacientes psiquiátricos dos sexos masculino e feminino que foram internados em algum momento apresentam risco de suicídio 5 e 10 vezes maior, respectivamente, do que seus congêneres na população em geral. No caso de pacientes do sexo masculino e do sexo feminino que nunca foram internados para tratamento psiquiátrico, os riscos de suicídio são de 3 e 4 vezes maiores, respectivamente, do que seus congêneres na população em geral. O risco maior de suicídio para pacientes psiquiátricos que foram internados reflete que indivíduos com transtornos mentais graves tendem a ser hospitalizados – por exemplo, pacientes com transtorno depressivo que requerem eletroconvulsoterapia (ECT). O diagnóstico psiquiátrico com maior risco de suicídio em ambos os sexos é um transtorno do humor.

Os indivíduos na população em geral que cometem suicídio comumente estão na meia-idade ou são mais velhos, mas estudos relatam com frequência cada vez maior que pacientes psiquiátricos que cometem suicídio tendem a ser relativamente jovens. Em um estudo, a média de idade de suicídios de homens foi de 29,5 anos, e de mulheres, 38,4 anos. A relativa juventude desses casos de suicídio foi parcialmente atribuída a dois transtornos mentais crônicos de início precoce – esquizofrenia e transtorno depressivo maior recorrente –, que respondem por pouco mais da metade desses suicídios e, portanto, refletem uma idade e um padrão diagnóstico encontrados na maioria dos estudos sobre suicídio em pacientes psiquiátricos.

Um percentual pequeno, porém significativo, de pacientes psiquiátricos que cometem suicídio o faz enquanto está internado. A maioria não se mata na própria ala psiquiátrica, mas nas dependências do hospital, durante um passe ou licença de fim de semana ou quando estão ausentes sem licença. Em ambos os sexos, o risco é mais alto na primeira semana de admissão psiquiátrica; depois de 3 a 5 semanas, pacientes internados apresentam o mesmo risco que a população em geral. Os momentos de revezamento da equipe, em especial dos residentes psiquiátricos, são períodos associados a suicídios de pacientes. Epidemias de suicídio de pacientes internados tendem a estar associadas a períodos de mudança ideológica na ala e desorganização e desmoralização da equipe.

O período após a alta do hospital também é uma época de aumento do risco de suicídio. Um estudo de acompanhamento com 5 mil pacientes que receberam alta em um hospital psiquiátrico em Iowa mostrou que, nos primeiros três meses após a alta, o índice de suicídio de pacientes do sexo feminino foi 275 vezes maior que o de todas as mulheres de Iowa, e o índice de suicídio de pacientes do sexo masculino foi 70 vezes maior que o de todos os homens de Iowa. Estudos mostram que um terço ou mais dos pacientes deprimidos que cometem suicídio o faz no prazo de até seis meses após deixar o hospital; supõe-se que eles sofreram recaída.

Os principais grupos de risco são pacientes com transtornos depressivos, esquizofrenia e abuso de substância, bem como aqueles que são encaminhados para o setor de emergência com frequência. Pacientes, especialmente os diagnosticados com transtorno de pânico, que frequentam serviços de emergência também correm maior risco de suicídio. Portanto, os profissionais da área da saúde mental que trabalham em serviços de emergência devem ser bem treinados para avaliar risco de suicídio e tomar as medidas adequadas. Também devem estar cientes da necessidade de contatar pacientes em risco que não aparecem para consultas de acompanhamento.

TRANSTORNOS DEPRESSIVOS. Transtornos do humor são os mais associados a suicídio. Em torno de 60 a 70% das vítimas de suicídio sofriam depressão significativa no momento da morte. O risco em vida de morte por suicídio entre indivíduos com transtorno bipolar é de aproximadamente 15 a 20%, sendo que suicídio é mais provável durante estados deprimidos do que em estados maníacos.

Pacientes com transtornos depressivos cometem mais suicídio no início da doença do que mais tarde; mais homens deprimidos do que mulheres cometem suicídio; e a chance de que uma pessoa deprimida se mate aumenta se ela for solteira, separada, divorciada, viúva ou tenha sofrido luto recente. Pacientes com transtorno depressivo na comunidade que cometem suicídio tendem a ter meia-idade ou ser mais velhos.

Isolamento social intensifica as tendências suicidas entre pacientes deprimidos. Esse achado vai ao encontro dos dados de estudos epidemiológicos que demonstram que pessoas que cometem suicídio podem estar mal integradas à sociedade. Entre pacientes deprimidos, o suicídio provavelmente ocorre no início ou no fim de um episódio depressivo. Assim como para outros pacientes psiquiátricos, os meses após a alta hospitalar constituem o momento de maior risco.

Com relação ao tratamento ambulatorial, os pacientes suicidas mais deprimidos tiveram história de terapia; contudo, menos da metade estava sob tratamento psiquiátrico no momento do ato. Entre aqueles sob tratamento, estudos mostraram que este era insatisfatório. Por exemplo, a maioria dos pacientes medicados com antidepressivos recebeu prescrição de doses subterapêuticas da medicação.

ESQUIZOFRENIA. O risco de suicídio é elevado entre pacientes com esquizofrenia: até 10% cometem suicídio. Nos Estados Unidos, estima-se que 4 mil pacientes com o transtorno cometam suicídio todos os anos. A esquizofrenia se manifesta geralmente na adolescência ou no início da idade adulta, e a maioria desses pacientes que cometem suicídio o faz durante os primeiros anos da doença; portanto, são jovens.

Assim, os fatores de risco para suicídio entre pacientes com esquizofrenia são juventude, sexo masculino, estado civil solteiro, tentativa anterior de suicídio, vulnerabilidade a sintomas depressivos e alta recente do hospital. O fato de ter 3 ou 4 hospitalizações na faixa dos 20 anos provavelmente enfraquece a adaptação social, profissional e sexual de pacientes com esse transtorno possivelmente suicidas. Como consequência, vítimas potenciais de suicídio são provavelmente do sexo masculino, solteiras, desempregadas, socialmente isoladas e moram sozinhas – talvez em um quarto de solteiro. Após a alta de sua última hospitalização, podem experimentar uma nova adversidade ou retomar dificuldades ainda presentes. Como resultado, ficam abatidas, com sentimentos de impotência e desesperança, alcançam um estado deprimido e têm ideias suicidas, por fim, agindo de acordo com elas. Apenas uma pequena porcentagem comete suicídio devido a instruções originadas de alucinações ou da necessidade de escapar de delírios de perseguição. Até 50% dos suicídios cometidos por pacientes com esquizofrenia ocorrem durante as primeiras semanas e meses após a alta hospitalar; apenas uma minoria comete suicídio durante a internação.

DEPENDÊNCIA DE ÁLCOOL. Até 15% de todas as pessoas dependentes de álcool cometem suicídio. Estima-se que o índice de suicídio para alcoólicos seja de cerca de 270 por 100 mil anualmente; nos Estados Unidos, entre 7 mil e 13 mil dependentes de álcool cometem suicídio a cada ano.

Em torno de 80% de todas as vítimas de suicídio dependentes de álcool são do sexo masculino, um percentual que reflete bastante a proporção de gênero para dependência de álcool. Vítimas de suicídio dependentes de álcool normalmente são brancas, de meia-idade, não casadas, sem amigos, socialmente isoladas e com consumo atual de álcool. Até 40% fizeram uma tentativa anterior de suicídio. Até 40% de todos os suicídios cometidos por dependentes de álcool ocorrem no prazo de um ano a partir da última hospitalização; pacientes dependentes de álcool mais velhos correm risco mais específico durante o período após a alta.

Estudos mostram que muitos pacientes dependentes de álcool que por fim cometem suicídio são avaliados como deprimidos durante a hospitalização e até dois terços recebem avaliação de sintomas de transtorno do humor durante o período no qual cometem suicídio. Até 50% de todas as vítimas de suicídio dependentes de álcool experimentaram a perda de um relacionamento amoroso durante o ano anterior. Essas perdas interpessoais e outros tipos de eventos de vida indesejáveis são provavelmente causados pela dependência de álcool e contribuem para o desenvolvimento dos sintomas de transtorno do humor, que costumam estar presentes nas semanas e nos meses anteriores ao suicídio.

O maior grupo de pacientes dependentes de álcool do sexo masculino é composto por indivíduos com transtorno da personalidade antissocial associado. Estudos mostram que eles são particularmente propensos a tentar o suicídio; a abusar de outras substâncias; a exibir comportamentos impulsivos, agressivos e criminosos; e a estar entre vítimas de suicídio dependentes de álcool.

DEPENDÊNCIA DE OUTRA SUBSTÂNCIA. Estudos em diversos países encontraram aumento no risco de suicídio entre indivíduos que abusam de substâncias. O índice de suicídio para dependentes de heroína é cerca de 20 vezes maior do que para a população em geral. Garotas adolescentes que usam substâncias intravenosas também têm índice elevado de suicídio. A disponibilidade de uma quantidade letal de substâncias, o uso intravenoso, transtorno da personalidade antissocial

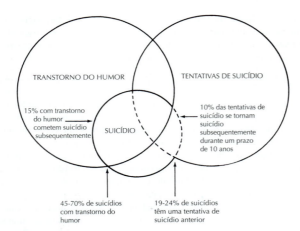

FIGURA 23.1-1
Diagrama de Venn com resumo dos dados sobre suicídio e sua relação com transtorno do humor e tentativas de suicídio. (Cortesia de Alec Roy, M.D.)

associado, estilo de vida caótico e impulsividade são alguns dos fatores que predispõem dependentes de substâncias ao comportamento suicida, em especial quando estão disfóricos, deprimidos ou intoxicados.

TRANSTORNOS DA PERSONALIDADE. Uma proporção elevada dos indivíduos que cometem suicídio tem diversas dificuldades ou transtornos da personalidade associados. Ter um transtorno da personalidade pode ser determinante de comportamento suicida sob diversos aspectos: ao predispor transtornos mentais maiores, como transtornos depressivos ou dependência de álcool; ao conduzir a dificuldades em relacionamentos e adaptação social; ao precipitar eventos de vida indesejados; ao prejudicar a capacidade de lidar com um distúrbio físico ou transtorno mental; e ao atrair pessoas ao seu redor ao conflito, incluindo familiares, médicos e membros da equipe hospitalar.

Estima-se que 5% dos pacientes com transtorno da personalidade antissocial cometem suicídio. Este é três vezes mais comum entre presidiários do que na população em geral. Mais de um terço dos presidiários que cometeram suicídio teve tratamento psiquiátrico anterior, e metade fez uma tentativa ou ameaça anterior de suicídio, com frequência nos seis meses anteriores.

TRANSTORNO DE ANSIEDADE. Tentativas de suicídio não consumadas são realizadas por quase 20% dos pacientes com transtorno de pânico e fobia social. Se depressão for uma característica associada, contudo, o risco de suicídio consumado aumenta.

Comportamento suicida anterior. Uma tentativa anterior de suicídio talvez seja o melhor indicador de que um paciente corre maior risco de suicídio. Estudos mostram que aproximadamente 40% dos pacientes deprimidos que cometem suicídio fizeram uma tentativa anterior. O risco de uma segunda tentativa é mais elevado no período de três meses a partir da primeira tentativa. A relação entre um transtorno do humor, suicídio consumado e tentativas de suicídio é apresentada na Figura 23.1-1.

Depressão está associada tanto a suicídio consumado como a tentativas graves de suicídio. A característica clínica associada com maior frequência à gravidade da intenção de morrer é um diagnóstico de transtorno depressivo. Essa evidência é demonstrada por estudos que relacionam as características clínicas de pacientes suicidas com diversas medidas da gravidade médica da tentativa ou da gravidade da intenção de morrer. A pontuação na intenção de morrer também está correlacionada de modo significativo tanto com pontuações de risco de suicídio quanto com quantidade e gravidade de sintomas depressivos. Pacientes com intenção elevada de suicídio costumam ser do sexo masculino, mais velhos, solteiros ou separados e morar sozinhos. Em outras palavras, pacientes deprimidos que tentam seriamente cometer suicídio se parecem mais com vítimas de suicídio consumado do que com pessoas que tentam cometer suicídio.

ETIOLOGIA

Fatores sociológicos

Teoria de Durkheim. A primeira grande contribuição para o estudo das influências sociais e culturais sobre o suicídio foi feita no fim do século XIX pelo sociólogo francês Émile Durkheim. Em uma tentativa de explicar padrões estatísticos, Durkheim dividiu o suicídio em três categorias sociais: egoísta, altruísta e anômica. O suicídio egoísta se aplica àqueles que não estão fortemente integrados a nenhum grupo social. A falta de integração familiar explica por que pessoas não casadas são mais vulneráveis a suicídio do que pessoas casadas e por que casais com filhos são o grupo mais protegido. Comunidades rurais têm maior integração social do que áreas urbanas e, portanto, menos suicídios. O protestantismo é uma religião menos gregária do que o catolicismo romano, portanto, protestantes apresentam um índice de suicídio mais elevado do que católicos.

A categoria altruísta se aplica àqueles indivíduos suscetíveis ao suicídio decorrente da integração excessiva ao grupo, sendo que o suicídio é o desdobramento da integração – por exemplo, um soldado japonês que sacrifica sua vida na batalha. O suicídio anômico se aplica a pessoas cuja integração à sociedade é perturbada, de forma que não conseguem seguir as regras convencionais de comportamento. A anomia explica por que uma mudança drástica na situação econômica deixa as pessoas mais vulneráveis do que eram antes da reviravolta econômica. Na teoria de Durkheim, anomia também se refere a instabilidade social e a um colapso geral dos padrões e valores da sociedade.

Fatores psicológicos

Teoria de Freud. Sigmund Freud forneceu o primeiro *insight* psicológico importante sobre suicídio. Ele descreveu apenas um paciente que realizou uma tentativa de suicídio, mas tratou de muitos pacientes deprimidos. Em seu ensaio "Luto e melancolia", declarou sua crença de que o suicídio representa agressividade voltada para dentro, contra um objeto de amor introjetado e catexizado de forma ambivalente. Freud duvidava que pudesse haver suicídio sem um desejo anterior reprimido de matar outra pessoa.

Teoria de Menninger. A partir das ideias de Freud, Karl Menninger, em *O homem contra si próprio*, concebeu o suicídio como um homicídio invertido devido à raiva do paciente contra outra pessoa. Esse assassinato retroflexo ou é voltado para dentro, ou é usado como desculpa para punição. Ele também descreveu um instinto de morte autodirecionada (conceito de Freud de Tânatos) e outros três componentes de hostilidade no suicídio: o desejo de matar, o desejo de ser morto e o desejo de morrer.

Teorias recentes. Suicidologistas contemporâneos não estão convencidos de que uma estrutura psicodinâmica ou de personalidade específica esteja associada a suicídio. Acreditam que se pode aprender muito sobre a psicodinâmica de pacientes suicidas a partir de suas fantasias sobre o que aconteceria e quais seriam as consequências se cometessem suicídio. Tais fantasias frequentemente incluem desejos de vingança, poder, controle ou castigo; reparação, sacrifícios ou restituição; fuga ou sono; resgate, renascimento, reunião com os mortos; ou uma vida nova. Os pacientes suicidas com maior probabilidade de atuar a partir de fantasias suicidas podem ter perdido um objeto amoroso ou sofrido uma ferida narcísica, podem experimentar afetos opressivos como raiva e culpa ou podem se identificar com uma vítima de suicídio. Dinâmicas de grupo estão por trás de suicídios em massa, como os ocorridos em Masada, Jonestown e pelo culto Heaven's Gate.

Indivíduos deprimidos podem tentar o suicídio precisamente quando parecem estar se recuperando da depressão. Uma tentativa de suicídio pode fazer uma depressão que já dura muito tempo desaparecer, especialmente se atende a necessidade do paciente de castigo. Igualmente relevante é o fato de que muitos pacientes suicidas usam uma obsessão com suicídio como forma de combater uma depressão intolerável e uma sensação de desesperança. Um estudo realizado por Aaron Beck mostrou que desesperança é um dos indicadores mais precisos de risco de suicídio de longo prazo.

Fatores biológicos. Serotonina central reduzida contribui para o comportamento suicida. Um grupo do Instituto Karolinska, na Suécia, foi o primeiro a perceber que baixas concentrações do metabólito de serotonina ácido 5-hidróxi-indolacético (5-HIAA) no fluido cerebrospinal (LCS) estavam associadas ao comportamento suicida. Esse achado foi replicado diversas vezes e com grupos diagnósticos diferentes. Estudos neuroquímicos *post-mortem* relataram reduções moderadas na própria serotonina ou no 5-HIAA seja no tronco encefálico, seja no córtex frontal de vítimas de suicídio. Estudos com receptores *post-mortem* revelaram alterações significativas nos locais de ligação de serotonina pré-sinápticos e pós-sinápticos em vítimas de suicídio. Juntos, esses estudos com LCS, neuroquímicos e com receptores respaldam a hipótese de que a redução na serotonina central está associada ao suicídio. Estudos recentes também relatam algumas alterações no sistema noradrenérgico de vítimas de suicídio.

Baixas concentrações de 5-HIAA no LCS também preveem futuro comportamento suicida. Por exemplo, o grupo Karolinska investigou suicídios consumados em uma amostra de 92 pacientes deprimidos que fizeram tentativas de suicídio. O grupo descobriu que 8 dos 11 pacientes que cometeram suicídio no prazo de um ano pertenciam ao subgrupo com concentrações abaixo da média de 5-HIAA no LCS. O risco de suicídio nesse subgrupo foi de 17%, em comparação com 7% entre os indivíduos com concentrações acima da média de 5-HIAA no LCS (Fig. 23.1-2). Ademais, a quantidade cumulativa de meses sobrevividos de pacientes durante o primeiro ano após a tentativa de suicídio foi significativamente menor no subgrupo com baixas concentrações de 5-HIAA. O grupo Karolinska concluiu que concentrações baixas de 5-HIAA no LCS preveem risco de suicídio de curto alcance no grupo de risco elevado de pacientes deprimidos que tentaram o suicídio. Baixas concentrações de 5-HIAA no LCS também foram encontradas em adolescentes que se mataram.

Fatores genéticos. O comportamento suicida, assim como outros transtornos psiquiátricos, segue tendência familiar. Em pacientes psiquiátricos, uma história familiar de suicídio aumenta o risco de tentativa de suicídio e de suicídio consumado na maioria dos grupos diagnósticos. Em medicina, as evidências mais fortes de contribuição de fatores genéticos se originam de estudos com gêmeos e de adoção e a partir da genética molecular. Tais estudos sobre suicídio são analisados a seguir.

Estudos com gêmeos. Um estudo de referência realizado em 1991 investigou 176 pares de gêmeos nos quais um dos irmãos havia cometido suicídio. Em nove desses pares de gêmeos, ambos haviam cometido suicídio. Desses nove pares concordantes para suicídio, sete estavam entre os 62 pares monozigóticos, enquanto dois pares concordantes para suicídio estavam ente os 114 pares de gêmeos dizigóticos. A diferença desse grupo de gêmeos quanto à concordância para suicídio (11,3 contra 1,8%) é estatisticamente significativa ($P < 0,01$).

Outro estudo reuniu um grupo de 35 pares de gêmeos nos quais um havia cometido suicídio e o gêmeo sobrevivente foi entrevistado. Dos 26 gêmeos monozigóticos sobreviventes, 10 haviam, eles mesmos, tentado o suicídio, em comparação com 0 dos 9 gêmeos dizigóticos sobreviventes ($P < 0,04$). Embora gêmeos monozigóticos e dizigóticos possam ter algumas experiências de desenvolvimento diferentes, esses resultados demonstram que pares de gêmeos monozigóticos têm concordância significativamente mais elevada tanto para suicídio como para tentativa de suicídio, o que sugere que fatores genéticos contribuem para o comportamento suicida.

Estudos com adoção dano-americanos. As evidências mais fortes que sugerem a presença de fatores genéticos no comportamento suicida têm origem em estudos com adoção realizados na Dinamarca. Uma triagem dos registros de causas da morte revelou que 57 dos 5.483 adotados em Copenhague cometeram suicídio. Eles foram combinados com controles adotados. Uma busca pelas causas da morte revelou que 12 dos 269 parentes biológicos dessas 57 vítimas de suicídio adotadas haviam cometido suicídio, em comparação a apenas 2 dos 369 parentes biológicos dos 57 controles adotados. Essa é uma diferença extremamente significativa para suicídio entre os dois grupos de parentes. Nenhum dos parentes por adoção do grupo suicida ou do grupo controle cometeu suicídio.

Em outro estudo, com 71 pessoas adotadas com transtorno do humor, vítimas de suicídio adotadas com uma crise situacional ou tentativa de suicídio impulsiva, ou ambos (especialmente), tinham mais parentes biológicos que haviam cometido suicídio do que os controles. Esse fato levou à sugestão de que um fator genético que reduz o limiar para comportamento suicida pode levar a incapacidade de controlar o comportamento impulsivo. Transtornos psiquiátricos ou estresse ambiental podem servir como "mecanismos potencializadores que alimentam ou desencadeiam o comportamento impulsivo, conduzindo-o para um resultado suicida".

Estudos de genética molecular. O triptofano hidroxilase (TPH) é uma enzima envolvida na biossíntese da serotonina. Um polimorfismo no gene *TPH* humano foi identificado, com dois alelos – U e L. Como baixas concentrações de 5-HIAA no LCS estão associadas

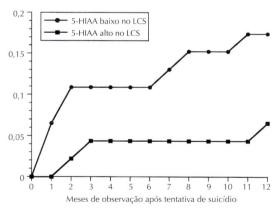

FIGURA 23.1-2
Risco de suicídio cumulativo durante o primeiro ano após tentativa de suicídio em pacientes com baixas concentrações em comparação com altas concentrações de ácido 5-hidróxi-indolacético (5-HIAA) no líquido cerebrospinal (LCS). Os círculos cheios indicam concentrações de 5-HIAA no LCS abaixo da média de amostras (87 nM). (De Nördstrom P, Samuelsson M, Asberg M, Träskman-Bendz L, Aberg-Wistedt A, Nordin C, Bertilsson L. CSF concentrations 5-HIAA predicts suicide risk after attempted suicide. *Suicide Life Threat Behav*. 1994;24:1, com permissão.)

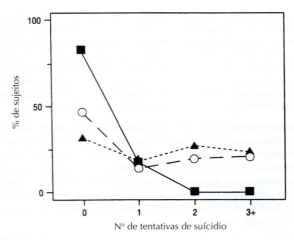

FIGURA 23.1-3
Relação entre o genótipo de triptofano hidroxilase (TPH) e história de vida de múltiplas tentativas de suicídio. Para cada genótipo, a fração de sujeitos com cada genótipo (UU, **quadrados**; UL, **círculos**; LL, **triângulos**) é assinalada na quantidade de tentativas de suicídio realizada durante a vida. (De Nielsen D, Goldman D, Virkkunen M, Tokola R, Rawlings R, Linnoila M. Suicidality and 5-hydroxyindole-acetic acid concentration associated with a tryptophan hydroxylase polymorphism. *Arch Gen Psychiatry*. 1994;51:34, com permissão.)

com comportamento suicida, postulou-se que esses indivíduos possam ter alterações em genes que controlam a síntese e o metabolismo da serotonina. Descobriu-se que alcoólicos impulsivos com baixas concentrações de 5-HIAA no LCS apresentavam mais genótipos LL e UL. Ademais, história de tentativas de suicídio foi associada de forma significativa com o genótipo TPH em todos os alcoólicos violentos; 34 de 36 sujeitos violentos que tentaram cometer suicídio apresentavam o genótipo UL ou LL. Portanto, concluiu-se que a presença do alelo L esteve associada com aumento do risco de tentativas de suicídio.

História de múltiplas tentativas de suicídio também foi encontrada com maior frequência em sujeitos com o genótipo LL e, em menor grau, entre aqueles com o genótipo UL (Fig. 23.1-3), o que levou à sugestão de associação do alelo L com comportamento suicida repetitivo. A presença de um alelo TPH*L pode indicar capacidade reduzida de hidroxilar triptofano em 5-hidroxitriptofano na síntese de serotonina, produzindo baixa metabolização da serotonina central e, assim, baixa concentração de 5-HIAA no LCS.

Comportamento parassuicida. *Parassuicídio* é um termo criado para descrever pacientes que causam danos a si mesmos por meio de automutilação (p. ex., cortes na pele), mas que normalmente não desejam morrer. Estudos mostram que cerca de 4% de todos os pacientes em hospitais psiquiátricos cortam a si mesmos; a proporção de mulheres para homens é de quase 3:1. Estima-se que a incidência de lesões autoinfligidas em pacientes psiquiátricos seja de mais de 50 vezes a observada na população em geral. Psiquiatras indicam que adeptos da prática o fazem ao longo de vários anos. Automutilação é encontrada em cerca de 30% de todos os indivíduos que abusam de substâncias por via oral e em 10% de todos os usuários de substâncias por via intravenosa internados em unidades de tratamento para usuários de substâncias.

Esses pacientes normalmente estão na faixa dos 20 anos e podem ser solteiros ou casados. A maioria se corta delicadamente, e não de forma grosseira, em geral em segredo, com uma lâmina de barbear, faca, vidro ou espelho quebrado. Os punhos, os braços, as coxas e as pernas são os locais cortados com maior frequência; o rosto, os seios e o abdome, mais raramente. A maioria das pessoas que se corta afirma não sentir dor e dá motivos para esse comportamento como raiva contra si mesmo ou outros, alívio de tensão e desejo de morrer. Em sua maioria, são classificadas como tendo transtornos da personalidade e são significativamente mais introvertidas, neuróticas e hostis do que os controles. Abuso de álcool e de outras substâncias é comum, e a maioria já tentou cometer suicídio. A automutilação é encarada como autodestruição localizada, como uma forma errada de lidar com impulsos agressivos causados pelo desejo inconsciente de punir a si mesmo ou um objeto introjetado.

PREVISÃO

O clínico deve avaliar o risco de suicídio de um paciente com base em exame clínico. Os itens preditivos associados ao risco de suicídio são listados na Tabela 23.1-2. Os suicídio é agrupado em fatores de alto risco e fatores de baixo risco (Tab. 23.1-3). Características de alto risco incluem idade acima dos 45 anos, gênero masculino,

 TABELA 23.1-2
Variáveis que intensificam o risco de suicídio em grupos vulneráveis

Abuso sexual
Adolescência e idade avançada
Alienação de propriedade pessoal
Alucinações
Aumento de agitação
Aumento de estresse
Ausência de planos futuros
Ausência de sono
Baixa autoestima
Comportamento criminoso
Delírios
Desemprego
Desesperança
Doença física ou deficiência
Doença psiquiátrica grave
Epidemia de suicídios
Estado civil divorciado, separado ou solteiro
Ganho secundário
Hipocondria
História familiar de suicídio
Homicídio
Identidade de gênero bissexual ou homossexual
Impulsividade
Insônia
Letalidade da tentativa anterior
Morar sozinho
Parto recente
Patologia familiar grave
Perda ou separação dos pais em tenra idade
Perda recente
Raça branca
Religião protestante, ou sem religião
Repressão como defesa
Sanções culturais para suicídio
Sexo masculino
Sinais de intenção de morrer
Tentativas anteriores que poderiam ter resultado em morte

(De Slaby AE. Outpatient management of suicidal patients in the era of managed care. *Prim Psychiatry*. 1995;Apr:43, com permissão.)

TABELA 23.1-3
Avaliação do risco de suicídio

Variável	Alto risco	Baixo risco
Perfil demográfico e social		
Idade	Mais de 45 anos	Menos de 45 anos
Sexo	Masculino	Feminino
Estado civil	Divorciado ou viúvo	Casado
Emprego	Desempregado	Empregado
Relacionamento interpessoal	Conflituoso	Estável
Antecedentes familiares	Caóticos ou conflituosos	Estáveis
Saúde		
Física	Doença crônica	Boa saúde
	Hipocondria	Sente-se saudável
	Consumo excessivo de substâncias	Baixo uso de substância
Mental	Depressão grave	Depressão leve
	Psicose	Neurose
	Transtorno da personalidade grave	Personalidade normal
	Abuso de substância	Bebedor social
	Desesperança	Otimismo
Atividade suicida		
Ideação suicida	Frequente, intensa, prolongada	Infrequente, baixa intensidade, transitória
Tentativa de suicídio	Várias tentativas	Primeira tentativa
	Planejada	Impulsiva
	Resgate improvável	Resgate inevitável
	Desejo inequívoco de morrer	Desejo primário por mudança
	Comunicação internalizada (autocensura)	Comunicação externalizada (raiva)
	Método letal e acessível	Método de baixa letalidade ou não prontamente acessível
Recursos		
Pessoais	Pouco êxito pessoal	Êxito pessoal satisfatório
	Insight pobre	Bom *insight*
	Afeto indisponível ou mal controlado	Afeto disponível e controlado de forma adequada
Sociais	*Rapport* pobre	Bom *rapport*
	Isolamento social	Socialmente integrado
	Família indiferente	Família preocupada

(De Adam K. Attempted suicide. *Psychiatr Clin North Am*. 1985;8:183, com permissão.)

dependência de álcool (o índice de suicídio é 50 vezes mais elevado em dependentes de álcool do que entre não dependentes), comportamento violento, comportamento suicida anterior e hospitalização psiquiátrica anterior.

É importante perguntar sobre sentimentos e comportamentos suicidas, frequentemente de modo direto. Perguntar a pacientes deprimidos se tiveram ou não pensamentos sobre querer se matar não introduz a ideia de suicídio; ao contrário, pode constituir a primeira oportunidade que o paciente tem de falar sobre ideação suicida que pode já estar presente há algum tempo.

A American Psychiatric Association (APA) desenvolveu diretrizes de prática para o tratamento de pacientes com comportamentos suicidas, e a Tabela 23.1-4 lista uma série de perguntas que podem ajudar o profissional a avaliar o risco de suicídio.

Tratamento

A maioria dos suicídios entre pacientes psiquiátricos pode ser prevenida, porque evidências indicam que uma avaliação ou um tratamento inadequados costumam estar associados a suicídio. Alguns pacientes experimentam sofrimento tão grande e intenso, ou tão crônico e impermeável a tratamento, que seus suicídios acabam sendo percebidos como inevitáveis. Tais pacientes, no entanto, são relativamente raros (veja a abordagem sobre suicídio inevitável a seguir).

Outros apresentam transtornos da personalidade graves, são extremamente impulsivos e cometem suicídio de forma espontânea, com frequência quando estão disfóricos, intoxicados ou ambos.

A avaliação do potencial de suicídio envolve a obtenção de uma história psiquiátrica completa; um exame minucioso do estado mental do paciente; e uma indagação sobre sintomas depressivos, pensamentos, intenções, planos e tentativas suicidas. Ausência de planos futuros, doar propriedades pessoais, fazer um testamento e ter sofrido uma perda recente são elementos que implicam aumento do risco de suicídio. A decisão de internar um paciente depende do diagnóstico, da gravidade da depressão e da ideação suicida, da capacidade de enfrentamento do paciente e da família, da situação de vida do paciente, da disponibilidade de suporte social e da ausência ou presença de fatores de risco para suicídio.

Tratamento de internação *versus* ambulatorial

Hospitalizar ou não um paciente com ideação suicida é a decisão clínica mais importante a ser tomada. Nem todos os pacientes exigem hospitalização; alguns podem ser tratados em contexto ambulatorial. Porém, ausência de um sistema de suporte social eficaz, história de comportamento impulsivo e plano de ação suicida são indicações para internação. Para decidir se um tratamento ambulatorial é possível, o clínico deve usar uma abordagem clínica simples e direta:

TABELA 23.1-4
Perguntas sobre sentimentos e comportamentos suicidas

Comece com perguntas voltadas para como o paciente se sente a respeito de viver

Alguma vez você já achou que a vida não vale a pena ser vivida?
Você alguma vez já desejou poder dormir e não acordar?

Prossiga com perguntas específicas que indagam sobre pensamentos sobre morte, danos para si mesmo ou suicídio

Recentemente você pensou sobre morte?
Alguma vez as coisas chegaram a um ponto em que você pensou em machucar a si mesmo?

No caso de indivíduos que têm pensamentos autolesivos ou de suicídio

Quando você percebeu ter esses pensamentos pela primeira vez?
O que o levou a ter esses pensamentos (p. ex., precipitantes interpessoais e psicossociais, incluindo perdas reais ou imaginárias; sintomas específicos como alterações do humor, anedonia, desesperança, ansiedade, agitação, psicose)?
Com que frequência esses pensamentos ocorreram, incluindo assiduidade, qualidade obsessiva, controlabilidade?
Você já chegou perto de agir com base nesses pensamentos?
Qual a possibilidade você acha que tem de ser motivado a agir por esses pensamentos no futuro?
Você alguma vez já começou a tentar se machucar (ou se matar), mas interrompeu o ato antes de concretizá-lo (p. ex., segurar uma faca ou arma contra o corpo, mas parar antes de agir, chegar à margem de uma ponte, sem saltar)?
O que você imagina que vá acontecer se você realmente se matar (p. ex., fuga, reunião com uma pessoa importante, renascimento, reações dos outros)?
Você já fez um plano específico para se machucar ou se matar (em caso positivo, o que o plano inclui)?
Você tem revólveres ou outras armas disponíveis?
Você já fez preparativos específicos (p. ex., comprar objetos específicos, escrever um bilhete ou um testamento, fazer ajustes financeiros, tomar medidas para evitar descoberta, ensaiar o plano)?
Você já conversou com alguém sobre seus planos?
Como você vê o futuro?
O que faria você se sentir mais (ou menos) esperançoso com relação ao futuro (p. ex., tratamento, reconciliação de um relacionamento, resolução de estressores)?
O que aumentaria (ou diminuiria) a possibilidade de você tentar se matar?
O que em sua vida o levaria a querer escapar da vida ou estar morto?
Que coisas na sua vida fazem você querer seguir vivendo?
Se você começasse a ter pensamentos de se machucar ou de se matar novamente, o que você faria?

No caso de indivíduos que tentaram cometer suicídio ou que se entregaram a ato(s) de automutilação, perguntas paralelas às da seção anterior podem ser dirigidas à(s) tentativa(s) anterior(es). Outras perguntas podem ser feitas em termos gerais, ou podem se referir ao método específico usado e podem incluir:

Você pode descrever o que aconteceu (p. ex., circunstâncias, precipitantes, visão do futuro, uso de álcool ou outras substâncias, método, intenção, gravidade da lesão)?
Que pensamentos você estava tendo antes que o levaram à tentativa?

O que você pensou que aconteceria (p. ex., dormir vs lesão vs morte, obter uma reação de alguém em particular)?
Havia outras pessoas presentes no momento?
Você buscou ajuda sozinho depois, ou alguém solicitou ajuda por você?
Você havia planejado ser descoberto, ou aconteceu por acidente?
Como você se sentiu depois (p. ex., alívio ou arrependimento por estar vivo)?
Você recebeu tratamento depois (p. ex., médico ou psiquiátrico, setor de emergência de internação ou ambulatorial)?
Você mudou o modo como encara as coisas, ou há algo diferente desde a tentativa?
Houve outros momentos em que você tentou se machucar (ou se matar)?

No caso de indivíduos com pensamentos ou tentativas de suicídio repetidos

Com que frequência você tentou se machucar (ou se matar)?
Quando foi a ocasião mais recente?
Você consegue descrever seus pensamentos quando estava considerando suicídio mais seriamente?
Quando foi sua tentativa mais grave de se machucar ou se matar?
O que o levou a fazê-lo, e o que aconteceu depois?

No caso de indivíduos com psicose, perguntar especificamente sobre alucinações e delírios

Você consegue descrever as vozes (p. ex., única ou várias, masculina ou feminina, interna ou externa, reconhecível ou não reconhecível)?
O que as vozes dizem (p. ex., observações positivas ou negativas ou ameaças)? (Se as observações forem de comando, determinar se elas são para atos inofensivos ou danosos; peça exemplos.)
Como você lida com as vozes (ou reage a elas)?
Você alguma vez já fez o que as vozes pedem? (O que fez com que você obedecesse às vozes? Se tentou resistir a elas, por que foi difícil?)
Houve momentos em que as vozes disseram para que você se machucasse ou se matasse? (Com que frequência? O que aconteceu?)
Você se preocupa com a possibilidade de ter uma doença grave ou de seu corpo estar apodrecendo?
Você está preocupado com sua situação financeira mesmo que outras pessoas lhe digam que não há com o que se preocupar?
Há algo sobre o qual você se sinta culpado, ou tenha se arrependido de ter feito?

Considere avaliar o potencial do paciente de machucar outros além de si mesmo

Há outras pessoas que você acredita que possam ser responsáveis pelo que você está passando (p. ex., ideias de perseguição, experiências de passividade)?
Você pensa em machucá-las?
Há outras pessoas que gostariam de morrer com você?
Há outras pessoas que você acha que não conseguiriam sobreviver sem você?

Perguntas diretas e específicas sobre suicídio são fundamentais para a avaliação de suicídio. O psiquiatra deve perguntar sobre pensamentos, planos e comportamentos suicidas. Aceitar uma resposta negativa para uma pergunta inicial sobre ideação suicida pode não ser suficiente para determinar risco verdadeiro de suicídio. Uma negação de ideação suicida incoerente com a apresentação do paciente ou sua sintomatologia depressiva atual pode indicar uma necessidade de questionamento adicional ou de obtenção de informações a partir de outras fontes. Essas perguntas podem ser úteis ao se indagar o paciente sobre aspectos específicos de pensamentos, planos e comportamento suicidas. (De *Practice Guidelines for Assessment and Treatment of the Suicidal Patient*. 2nd ed. *American Psychiatric Association Practice Guidelines for the Treatment of Psychiatric Disorders Compendium* [Copyright 2004], com permissão.)

perguntar aos pacientes que são considerados suicidas se concordam em chamá-los quando não estiverem mais seguros de sua capacidade de controlar seus impulsos suicidas. Pacientes que podem fazer esse tipo de acordo com um médico com quem têm uma relação reafirmam a crença de que têm força suficiente para controlar esses impulsos e buscar ajuda.

Em retribuição ao compromisso do paciente, o clínico deve estar disponível 24 horas por dia. Se o paciente considerado gravemente suicida não puder assumir esse compromisso, indica-se hospitalização de emergência imediata; tanto o paciente quanto sua família devem ser orientados a fazê-lo. Caso, no entanto, o paciente seja tratado de forma ambulatorial, o terapeuta deve tomar nota dos números de telefone de casa e do trabalho do paciente para referência de emergência. Eventualmente, um paciente desliga de forma inesperada durante uma chamada tarde da noite ou fornece apenas um nome para o serviço de resposta. Se recusar hospitalização, a família deve assumir a responsabilidade de estar com ele 24 horas por dia.

Segundo Edwin S. Shneidman, um clínico pode adotar diversas medidas preventivas práticas para lidar com uma pessoa suicida: reduzir a dor psicológica ao modificar o ambiente estressante do paciente, recrutar a ajuda do cônjuge, do empregador ou de um amigo; construir um suporte realista ao reconhecer que o paciente pode ter uma queixa legítima; e oferecer alternativas ao suicídio.

Muitos psiquiatras acreditam que todo paciente que tentou cometer suicídio, independentemente de sua letalidade, deve ser internado. Embora a maioria desses pacientes se interne voluntariamente, o perigo para si mesmo é uma das poucas indicações bem-definidas atualmente aceitáveis em todos os estados nos Estados Unidos para hospitalização involuntária. Em um hospital, o paciente pode receber medicação antidepressiva ou antipsicótica conforme indicado; terapia individual, terapia em grupo e terapia familiar estão disponíveis, e os pacientes recebem o suporte social do hospital e uma sensação de segurança. Outras medidas terapêuticas dependem dos diagnósticos subjacentes. Por exemplo, se dependência de álcool for um problema associado, o tratamento deve estar voltado para a mitigação dessa condição.

Embora pacientes classificados como agudamente suicidas possam ter prognósticos favoráveis, indivíduos cronicamente suicidas são difíceis de tratar e exaurem seus cuidadores. A observação constante por enfermeiros especiais, isolamento e contenções não conseguem impedir o suicídio quando o paciente está resoluto. Pode ser necessária eletroconvulsoterapia (ECT) para alguns pacientes com depressão grave, que podem precisar de vários cursos de tratamento.

Medidas úteis para o tratamento de pacientes deprimidos suicidas que estão internados incluem a sua inspeção e de seus pertences no momento da internação em busca de objetos que possam ser usados para suicídio e a repetição da busca em momentos de exacerbação da ideação suicida. O ideal é que indivíduos com depressão suicida sejam tratados em uma ala de acesso restrito onde as janelas sejam inquebráveis, e o quarto deve estar localizado próximo à estação de enfermagem, para otimizar a observação pelos funcionários. A equipe de tratamento deve avaliar o quanto devem restringir o paciente e se devem fazer checagens regulares ou usar de observação direta contínua.

Um tratamento intensivo com medicamento antidepressivo ou antipsicótico deve ser iniciado, dependendo do transtorno subjacente. Alguns medicamentos (p. ex., risperidona) têm efeitos tanto antipsicóticos quanto antidepressivos e são úteis quando o paciente apresenta sinais e sintomas de psicose e depressão.

Psicoterapia de apoio realizada por um psiquiatra demonstra preocupação para com o paciente e pode aliviar um pouco de seu intenso sofrimento. Alguns podem ser capazes de aceitar a ideia de que estão sofrendo de uma doença reconhecida e de que provavelmente irão se recuperar de forma completa. O paciente deve ser dissuadido de tomar decisões de vida importantes enquanto está deprimido e suicida, porque elas costumam ser determinadas de maneira mórbida e podem ser irrevogáveis. As consequências de más decisões podem causar ainda mais angústia e tormento depois da recuperação.

Pacientes que se recuperam de depressão suicida correm bastante risco. Com a dissipação da depressão, o indivíduo se sente cheio de energia e, portanto, pode colocar seus planos suicidas em ação (suicídio paradoxal). Uma complicação a mais é o efeito ativador de fármacos serotonérgicos, como fluoxetina, que são antidepressivos eficazes, especialmente em pacientes com depressão suicida. Tais agentes podem melhorar o retraimento psicomotor e, assim, permitir que o paciente aja a partir de impulsos suicidas, já que tem mais energia. Às vezes, sujeitos deprimidos, com ou sem tratamento, de modo repentino, parecem estar em paz consigo mesmos porque tomaram a decisão secreta de cometer suicídio. O clínico deve ficar particularmente desconfiado dessa alteração tão drástica, que pode ser o presságio de uma tentativa de suicídio. Embora seja raro, alguns pacientes mentem para seu psiquiatra sobre a intenção suicida e, assim, subvertem a avaliação clínica, por mais criteriosa que seja.

Um paciente pode cometer suicídio mesmo estando hospitalizado. De acordo com um levantamento, cerca de 1% de todos os suicídios foram cometidos por indivíduos que estavam sendo tratados em hospitais médicos-cirúrgicos ou psiquiátricos, mas o índice anual de suicídio em hospitais psiquiátricos é de apenas 0,003%.

A Tabela 23.1-5 lista as diretrizes para selecionar um local de tratamento para pacientes suicidas.

Fatores legais e éticos

Questões de responsabilidade civil a partir de suicídio em hospitais psiquiátricos com frequência envolvem inquérito sobre o grau de deterioração do paciente, a presença de sinais clínicos indicando risco durante a hospitalização e a consciência dos psiquiatras e membros da equipe desses sinais clínicos e suas reações a eles.

Cerca de metade dos casos nos quais ocorre suicídio enquanto o paciente está na unidade psiquiátrica acaba em ação judicial. Tribunais esperam que suicídios ocorram e não exigem índices zero, no entanto, exige-se avaliações periódicas para o risco de suicídio, elaboração de um plano de tratamento com nível elevado de segurança e fazer o plano de tratamento ser seguido pelos membros da equipe.

Atualmente, suicídio e tentativa de suicídio são vistos de diferentes formas, como crime doloso e contravenção, respectivamente; em alguns Estados norte-americanos, os atos não são considerados crimes, mas são ilegais de acordo com a lei e estatutos comuns. Auxiliar e instigar um suicídio acrescenta uma nova dimensão ao pantanoso terreno legal; algumas decisões em tribunal sustentaram que, embora nem suicídio nem tentativa de suicídio sejam passíveis de punição, qualquer um que auxilie no ato pode ser punido.

Estratégia nacional para prevenção do suicídio

Em 2001, o chefe da Saúde Pública dos Estados Unidos, David Satcher, organizou a Estratégia Nacional para Prevenção do Suicídio, sob os auspícios dos National Institutes of Health (NIH). O programa estabeleceu metas e objetivos específicos para reduzir o suicídio (Tab. 23.1-6).

TABELA 23.1-5
Diretrizes para a seleção de contexto de tratamento para pacientes em risco de suicídio ou comportamentos suicidas

Internação geralmente indicada: alto risco de suicídio
  Depois de uma tentativa de suicídio ou suicídio abortado se:
    Paciente estiver psicótico
    Tentativa foi violenta, quase fatal ou premeditada
    Precauções foram tomadas para evitar resgate ou descoberta
    Plano persistente e/ou intenção estiver presente
    Sofrimento aumentar ou o paciente se arrepender de ter sobrevivido
    Paciente do sexo masculino, acima de 45 anos, especialmente com início recente de doença psiquiátrica ou pensamento suicida
    Paciente tiver poucos familiares e/ou suporte social, incluindo situação de moradia instável
    Comportamento impulsivo atual, agitação grave, julgamento fraco ou recusa de ajuda forem evidentes
    Paciente tiver mudança no estado mental com uma etiologia metabólica, tóxica, infecciosa ou de outra natureza que exige mais exames em instalações estruturadas
  Na presença de ideação suicida com:
    Plano específico de alta letalidade
    Intenção suicida elevada
Internação pode ser necessária: risco moderado de suicídio
  Após tentativa de suicídio ou suicídio abortado, exceto em circunstâncias para as quais a internação é geralmente indicada na presença de ideação suicida com:
    Psicose
    Transtorno psiquiátrico maior
    Tentativas anteriores, especialmente se forem medicamente graves
    Possível contribuição de condição médica (p. ex., transtorno neurológico agudo, câncer, infecção)
    Ausência de reação ou incapacidade de cooperar com tratamento hospitalar parcial ou tratamento ambulatorial

  Necessidade de instalações supervisionadas para experimento com medicamentos ou eletroconvulsoterapia
  Necessidade de observação especializada, testes clínicos ou avaliações diagnósticas que exijam instalações estruturadas
  Família e/ou suporte social limitados, incluindo situação de moradia instável
  Falta de relação médico/paciente em andamento ou falta de acesso a acompanhamento ambulatorial oportuno
  Na ausência de tentativas de suicídio ou de ideação/plano/intenção suicidas relatados, mas com evidências a partir de avaliação psiquiátrica e/ou história de outras fontes que sugerem um alto nível de risco de suicídio e um aumento recente do risco
Liberação do pronto-socorro com recomendações para acompanhamento podem ser possíveis: risco menor
  Após uma tentativa de suicídio ou na presença de ideação/plano suicida quando:
    Suicidalidade é uma reação a eventos precipitantes (p. ex., fracasso em provas, dificuldades de relacionamento), especialmente se a visão que o paciente tem da situação tiver mudado desde sua chegada ao pronto-socorro
    Plano/método e intenção de baixa letalidade
    Paciente apresenta situação de moradia estável e suporte social
    Paciente é capaz de cooperar com recomendações para acompanhamento, e contato com o profissional da saúde, se possível, caso o paciente esteja sob tratamento
Tratamento ambulatorial pode ser mais proveitoso do que internação: menor risco de suicídio
  O paciente tem ideação suicida crônica e/ou automutilação sem tentativas anteriores com consequências médicas graves, se uma situação de moradia segura e de apoio estiver disponível e se o cuidado psiquiátrico ambulatorial estiver em andamento

O suicídio ocorre com pouca frequência, mesmo em populações de risco elevado. Essa raridade estatística faz a previsão de suicídio, com base em fatores de risco isolados ou combinados, ser impossível. Psiquiatras, no entanto, podem usar o conhecimento de fatores de risco de suicídio para ajudar a determinar o local adequado para o tratamento e planos individuais de tratamento. O objetivo da avaliação de risco de suicídio é clarificar a presença ou a ausência de risco e de fatores protetores e, então, estimar o risco de suicídio individual do paciente. O objetivo principal e contínuo dessa avaliação é reduzir o risco de suicídio do paciente.
(De *Practice Guidelines for Assessment and Treatment of the Suicidal Patient*, 2nd ed. *The American Psychiatric Association Practice Guidelines for the Treatment of Psychiatric Disorders Compendium* [Copyright 2004], com permissão.)

TABELA 23.1-6
Estratégias para previnir o suicídio

1. Promover a consciência de que o suicídio é um problema de saúde pública que pode ser prevenido
2. Desenvolver uma ampla base de apoio para a prevenção de suicídio
3. Desenvolver e implementar estratégias para reduzir o estigma associado a ser usuário de serviços de saúde mental, abuso de substância e prevenção de suicídio
4. Desenvolver e implementar programas de prevenção de suicídio
5. Promover esforços para reduzir o acesso a meios e métodos letais de danos a si mesmo
6. Implementar treinamento para identificação de comportamento de risco e promover tratamentos eficientes
7. Desenvolver e promover práticas clínicas e profissionais que surtam efeito
8. Melhorar o acesso e a conexão da comunidade a serviços de saúde mental e de abuso de substâncias
9. Melhorar o relato e a descrição de comportamento suicida, doença mental e abuso de substância na mídia de entretenimento e notícias
10. Promover e apoiar pesquisas sobre suicídio e prevenção de suicídio
11. Melhorar e expandir sistemas de monitoramento

A Estratégia Nacional para Prevenção do Suicídio cria uma estrutura para prevenção do suicídio em todo o país. Ela foi elaborada para encorajar e dar poder a grupos e indivíduos que trabalham em conjunto. Quanto mais forte e disseminado o apoio e a colaboração para a prevenção de suicídio, maiores as chances de sucesso para essa iniciativa em saúde pública. Suicídio e comportamentos suicidas podem ser reduzidos quando o público compreende melhor (1) até onde o suicídio é um problema; (2) as formas como ele pode ser prevenido; e (3) as contribuições para prevenção que podem ser feitas por indivíduos e grupos.

SUICÍDIOS ENVOLVENDO OUTRAS MORTES

Homicídio precipitado por vítima

O fenômeno de usar outras pessoas, em geral policiais, como instrumento para suicídio é bem conhecido por trabalhadores do sistema de manutenção da lei. Descrita por Marvin Wolfgang, a situação clássica é exemplificada por uma pessoa que realiza assalto à mão armada em um posto de gasolina ou loja de conveniências exibindo a arma e ameaçando usá-la contra a polícia quando o socorro chegar. Ao vê-la, os policiais atiram, acreditando agir em autodefesa. A psicologia dessas vítimas não foi determinada, exceto pelo fato de que, aparentemente, elas acreditam que essa seja a única forma que podem morrer.

Um homem branco divorciado de 25 anos, pai de meninos gêmeos de 3 anos, vinha ameaçando sua esposa, o que a levou a colocar uma ordem de restrição contra ele. Ainda assim, uma noite ele foi para sua casa munido de um revólver de brinquedo de aparência realista "para assustá-la". Ela se recusou a deixá-lo entrar e, quando ele começou a fazer confusão, chamou a polícia. Com a chegada de três policiais, ele se recusou a deixar o local, apontou a arma de brinquedo para eles e os desafiou a atirar. Eles sacaram seus revólveres, mandaram que ele largasse a "arma" (e ele obedeceu) e o contiveram. Levaram-no a um setor de emergência local, onde a nota de admissão da enfermaria indicou: "homem divorciado e em fúria ameaçou terceiros com um revólver de brinquedo". O psiquiatra de plantão fez uma breve entrevista; o paciente negou intenção suicida ou homicida, e concluiu-se que era seguro deixá-lo ir (como "problema situacional – questões conjugais"). No dia seguinte, ele cometeu suicídio usando monóxido de carbono. Embora não tenha sido um caso "consumado" de homicídio precipitado pela vítima, a equipe do hospital não conseguiu perceber que se tratava de uma "tentativa" de homicídio precipitado por vítima e era um ato de alto risco. A anotação de que ele "ameaçou terceiros com um revólver de brinquedo" trivializou a gravidade de apontar o que parecia ser uma arma de verdade para policiais e dizer para que eles atirassem. De fato, ele havia passado o controle dessa situação de risco de vida para a polícia, e apenas o autocontrole dos policiais impediu que ele fosse morto naquela noite.

Assassinato seguido de suicídio

Assassinatos seguidos de suicídio ganham atenção desproporcional porque são dramáticos e trágicos. A menos que se trate de um pacto entre dois adultos com consentimento mútuo, tais eventos comprovam a grande quantidade de agressividade inerente a muitos suicídios – além da depressão. Ademais, o que parece ser um pacto com frequência é, na realidade, mais uma coerção (ou assassinato puro e simples) do que um acordo verdadeiro entre iguais. Pactos são feitos com mais frequência por mulheres ou casais idosos.

Suicídios terroristas. O suicídio de homens-bomba representa uma categoria especial de assassinato combinado com suicídio, na qual não há dúvida sobre a disposição por parte da vítima e as vítimas são desconhecidas dos perpetradores, exceto em um sentido grupal genérico (p. ex., judeus, ocidentais). Alguns especialistas em suicídio não classificam essas ocorrências como suicídios "verdadeiros" porque eles diferem em vários domínios dos casos típicos (Tab. 23.1-7).

Embora muitos terroristas sejam recrutados entre as classes mais pobres e de menor escolaridade, é surpreendente que uma proporção extremamente grande de homens-bomba seja de classe média, com boa escolaridade e, possivelmente, de populações menos fundamentalistas. Como suicídio significa tomar a própria vida, é difícil excluir essas mortes terroristas dessa classificação.

SUICÍDIO INEVITÁVEL

Nem todos os suicídios podem ser prevenidos; alguns podem ser inevitáveis. Na realidade, mais de um terço de todos os suicídios consumados ocorre com pessoas que estão recebendo tratamento para um transtorno psiquiátrico, normalmente depressão, transtorno bipolar ou esquizofrenia. É razoável presumir que alguns desses pacientes receberam os melhores cuidados possíveis, mas que seus suicídios não poderiam ser prevenidos.

Alguns clínicos acreditam que encarar determinados suicídios como inevitáveis pode levar a niilismo terapêutico, outros acham que pode fazer clínicos e pacientes perderem as esperanças. No entanto,

TABELA 23.1-7
Diferenças entre suicídios de homens-bomba terroristas e suicídios típicos

	Homens-bomba terroristas	Suicídios típicos
Objetivo	Criar terror	Morte ou fuga
Expectativas	Entrar no paraíso	Morte
Motivação	Vingança e assassinato em massa	Tristeza ou fuga
Transtorno psicológico/ psiquiátrico	Raramente evidente	Presente na maioria dos casos

suicídio inevitável só pode ser determinado posteriormente, depois que todos os fatos conhecidos de um suicídio em particular passarem por análise e síntese. E, se ele não pode ser previsto, não há motivo para niilismo terapêutico ou para que os esforços de tratamento sejam influenciados de forma negativa; de fato, encarar alguns suicídios como possivelmente inevitáveis pode encorajar clínicos a aumentar seu zelo terapêutico para impedir, ou adiar, que o inevitável aconteça.

Certos critérios podem ser satisfeitos para que um suicídio específico seja considerado inevitável. O mais importante é uma forte história genética de suicídio de um ou mais membros da família, bem como forte carga genética para doença mental. Embora uma forte diátese genética para suicídio esteja associada a suicídio consumado, ela não é, em si e por si só, suficiente. Outros fatores de risco também devem estar presentes, ser numerosos e se situar no extremo de patologia profunda. Entre os diversos fatores de risco (conforme descrição anterior) estão história de abuso físico, emocional ou sexual, especialmente durante a infância; divórcio; desemprego; gênero masculino; alta recente de hospital psiquiátrico; tentativas de suicídio anteriores; alcoolismo ou abuso de outra substância; história de ataques de pânico; e presença de uma doença médica. Pensamentos suicidas persistentes, em especial quando combinados a um plano, são particularmente perigosos. Conforme mencionado, inevitabilidade presume que esses fatores de risco sejam numerosos, graves e presentes em diversos graus.

Por fim, para considerar suicídio um evento inevitável, o indivíduo deve ter recebido o mais elevado nível de tratamento, que precisa ter falhado. Inevitabilidade presume, entre diversos outros fatores, que tudo que poderia ter sido feito foi feito – de forma correta – e, ainda assim, o paciente morreu.

O caso de Ernest Hemingway pode ser um exemplo de suicídio inevitável. Incluindo Ernest, cinco pessoas cometeram suicídio na família Hemingway. Seu pai, o irmão, a irmã e a neta se mataram. Além disso, um de seus filhos sofreu de depressão maior e passou por vários cursos de ECT durante a vida.

Já no fim da vida, Hemingway foi hospitalizado diversas vezes devido a depressão acompanhada por tentativas de suicídio. Sua última internação foi em 1961 na Clínica Mayo, onde foi admitido em estado gravemente deprimido após mais uma tentativa de suicídio. Ele estava delirante (acreditava que as pessoas o seguiam com o propósito de matá-lo), apresentava dificuldades cognitivas que o impediam de escrever, estava fisicamente doente com doença cardiovascular e vinha bebendo intensamente. Ficou hospitalizado durante sete semanas, período em que foi tratado com antidepressivos, ECT e psicoterapia. Em 26 de junho de 1961, recebeu alta do hospital. Enquanto saía do local, em uma última conversa, alega-se que tenha dito: "Você e eu sabemos o que vou fazer comigo mesmo um dia".

> No dia 2 de julho de 1961, às 7h30min da manhã, seis dias após a alta, Hemingway colocou uma espingarda na cabeça e puxou o gatilho.
>
> Hemingway apresentava todos os determinantes biopsicológicos de um suicídio inevitável. Havia forte carga genética para suicídio, transtorno psiquiátrico grave caracterizado por delírios de perseguição, abuso de substância e outros fatores de risco, como ideação suicida profunda e tentativas anteriores de suicídio. Além disso, Hemingway havia sido vítima de trauma de infância grave, o que aumentou sua vulnerabilidade ao suicídio.

Até o momento, não há dados suficientes para prever a inevitabilidade de um suicídio em particular. O paradigma da inevitabilidade, no entanto, pode servir como estímulo para aumentar a análise da causa básica desse fenômeno. A história da medicina está repleta de transtornos que levam inexoravelmente à morte, mas que atualmente são curáveis, e o suicídio um dia poderá se juntar a eles.

SOBREVIVER AO SUICÍDIO

S*obreviventes de suicídio* são aqueles que perderam um ente querido para o suicídio e não alguém que tentou cometer suicídio e que, no entanto, sobreviveu. O preço pago pelos sobreviventes de suicídio parece ser maior do que o pago por outros tipos de morte, principalmente devido às grandes oportunidades para sentimento de culpa. Sobreviventes acham que o ente querido tomou sua própria vida de maneira intencional e com firme propósito e que, se tivessem feito algo diferente, a pessoa ainda estaria viva. Como o falecido não pode contradizê-los, os sobreviventes ficam à mercê de suas consciências, com frequência impiedosas.

O que mais corresponde à realidade, em geral, é que os falecidos não tinham um propósito tão firme assim e que eles mesmos foram vítimas de sua própria genética ou de experiências em vida que os predispuseram à depressão e ao suicídio. No caso específico de crianças, a perda de um dos pais para o suicídio causa o sentimento de abandono vergonhoso pelo qual a criança pode se culpar. Para os pais de filhos que se mataram, seu luto é intensificado não apenas por terem perdido uma parte de si mesmos, mas também por terem fracassado no que percebem ser sua responsabilidade pela totalidade de sentimentos de seu filho. Para proporcionar apoio mútuo, surgiram grupos de sobreviventes de suicídio em todos os Estados Unidos, geralmente conduzidos pelos próprios sobreviventes sem formação profissional. Terapeutas que perderam pacientes para o suicídio compõem outro grupo de sobreviventes – frequentemente ignorado e sem apoio, apesar de seu próprio sofrimento e sentimento de culpa consideráveis e intensificados pelo fantasma da possibilidade de que uma ação judicial seja colocada em prática.

REFERÊNCIAS

Allen MH, Abar BW, McCormick M, Barnes DH, Haukoos J, Garmel GM, Boudreaux ED. Screening for suicidal ideation and attempts among emergency department medical patients: Instrument and results from the Psychiatric Emergency Research Collaboration. *Suicide Life Threat Behav*. 2013;43:313.
Betz ME, Miller M, Barber C, Miller I, Sullivan AF, Camargo CA, Boudreaux ED. Lethal means restriction for suicide prevention: beliefs and behaviors of emergency department providers. *Depress Anxiety*. 2013;30:1013.
Betz ME, Sullivan AF, Manton AP, Espinola JA, Miller I, Camargo CA, Boudreaux ED. Knowledge, attitudes, and practices of emergency department providers in the care of suicidal patients. *Depress Anxiety*. 2013;30:1005.
Cha CB, Najmi S, Park JM, Finn CT, Nock MK. Attentional bias toward suicide-related stimuli predicts suicidal behavior. *J Abnorm Psychol*. 2010;119:616.
Figueroa S, Dalack GW. Exploring the impact of suicide on clinicians: A multidisciplinary retreat model. *J Psychiatr Pract*. 2013;19:72.
Kohli MA, Salyakina D, Pfennig A, Lucae S, Horstmann S, Menke A, Kloiber S, Hennings J, Bradley BB, Ressler KJ, Uhr M, Müller-Myhsok B, Holsboer F, Binder EB. Association of genetic variants in the neurotrophic receptor–encoding gene NTRK2 and a lifetime history of suicide attempts in depressed patients. *Arch Gen Psychiatry*. 2010;67(4):348.
Nordentoft M, Mortensen PB, Pedersen CB. Absolute risk of suicide after first hospital contact in mental disorder. *Arch Gen Psychiatry*. 2011;68(10):1058.
Patorno E, Bohn RL, Wahl PM, Avorn J, Patrick AR, Liu J, Schneeweiss S. Anticonvulsant medications and the risk of suicide, attempted suicide, or violent death. *JAMA*. 2010;303:1401.
Sadock BJ. Inevitable suicide: A new paradigm in psychiatry. *J Psychiatr Pract*. 2012;18:221.
Shirey KG. Suicide and HIV. In: Loue S, ed. *Mental Health Practitioner's Guide to HIV/AIDS*. New York: Springer Science+Business Media; 2013:405.
Simon RI, Hales RE, eds. *The American Psychiatric Publishing Textbook of Suicide Assessment and Management*. 2nd ed. Washington, DC: American Psychiatric Publishing; 2012.
Sudak HS. Suicide. In: Sadock BJ, Sadock VA, Ruiz P, eds. *Kaplan & Sadock's Comprehensive Textbook of Psychiatry*. 9th ed. Philadelphia: Lippincott Williams & Wilkins; 2009:2717.
Tidemalm D, Runeson B, Waern M, Frisell T, Carlström E, Lichtenstein P, Långström N. Familial clustering of suicide risk: A total population study of 11.4 million individuals. *Psychol Med*. 2011;41:2527.
Vaz JS, Kac G, Nardi AE, Hibbeln JR. Omega-6 fatty acids and greater likelihood of suicide risk and major depression in early pregnancy. *J Affect Disord*. 2014;152–154:76–82.
Vieta E. Suicide risk. In: *Managing Bipolar Disorder in Clinical Practice*. 3rd ed. New York: Springer Healthcare; 2013:63.

▲ 23.2 Emergências psiquiátricas em adultos

Uma emergência psiquiátrica é qualquer tipo de perturbação em pensamentos, sentimentos ou ações para os quais se faz necessária intervenção terapêutica imediata. Por diversos motivos – como a crescente incidência de violência, o aumento do reconhecimento do papel da doença médica no estado mental alterado e a epidemia de alcoolismo e de outros transtornos por uso de substância –, a quantidade de pacientes em situação de emergência está aumentando. O âmbito cada vez mais amplo da emergência psiquiátrica vai além da prática psiquiátrica geral para incluir problemas especializados, como abuso de substâncias, abuso de crianças e cônjuges, violência na forma de suicídio, homicídio e estupro e questões sociais, como condição de sem-teto, envelhecimento, competência e síndrome da imunodeficiência adquirida (aids). O psiquiatra de emergência deve estar atualizado em questões médico-legais e de assistência médica administrada. Esta seção fornece uma visão de emergências psiquiátricas de forma geral e em adultos, em particular. A Seção 23.3 trata de emergências psiquiátricas em crianças.

LOCAIS DE TRATAMENTO

A maioria das avaliações psiquiátricas de emergência é realizada por não psiquiatras no pronto-socorro geral, mas serviços psiquiátricos especializados ganham cada vez mais terreno. Independentemente do tipo de local, uma atmosfera de segurança e proteção deve prevalecer. Uma quantidade adequada de funcionários da equipe – incluindo psiquiatras, enfermeiros, ajudantes e assistentes sociais – deve estar presente em todos os momentos. Pessoal adicional para ajudar em épocas de superlotação deve estar disponível. Responsabilidades específicas, como o uso de contenções físicas, devem ser claramente definidas e praticadas por toda a equipe de emergência. Canais abertos de comunicação e linhas de autoridade são essenciais. A organização da equipe em times multidisciplinares é desejável.

Crianças e adolescentes recebem melhor atendimento em locais pediátricos (veja a Seção 23.3). A menos que haja risco de problemas comportamentais ou de que eles deixem o hospital contra orientações, não precisam ser encaminhados para o serviço de emergência psiquiátrica para adultos.

O acesso imediato ao setor de emergência médica e a serviços diagnósticos adequados é necessário porque um terço das condições médicas se apresenta com manifestações psiquiátricas. O espectro total das opções psicofarmacológicas deve estar disponível para o psiquiatra.

Violência no serviço de emergência não pode ser desculpada nem tolerada. O código de conduta esperado dos membros da equipe e dos pacientes deve ser exposto e explicado desde o momento da chegada ao paciente do setor de emergência. A segurança é mais bem administrada como questão clínica pela equipe clínica, e não por policiais ou seguranças. Sempre que possível, pacientes agitados e ameaçadores devem ser retirados da presença daqueles não agitados. Salas de isolamento e contenção devem estar situadas próximo à estação de enfermagem para observação atenta.

Toda a equipe deve compreender que pacientes em sofrimento físico e emocional estão fragilizados e que diversas expectativas e fantasias, com frequência distantes da realidade, influenciam suas reações ao tratamento. Por exemplo, um homem cujo teste de realidade está comprometido, levado pela polícia contra sua vontade, não irá compreender que o clínico quer ajudá-lo. Outros pacientes, influenciados por experiências anteriores de tratamento insatisfatórias, podem ser hostis. Um percentual elevado de pacientes acredita que psiquiatras conseguem ler pensamentos ou então só querem internar pacientes para isolá-los. Essas pessoas não veem o propósito de falar abertamente sobre seus problemas. Muitas têm uma compreensão imprecisa de seus direitos como pacientes. Todas as intervenções clínicas devem levar essas expectativas e atitudes em consideração para reduzir a possibilidade de mau entendimento e dos problemas que elas podem gerar.

EPIDEMIOLOGIA

Setores de emergência psiquiátrica são usados tanto por homens quanto por mulheres e mais por indivíduos solteiros do que casados. Aproximadamente 20% desses pacientes são suicidas, e cerca de 10% são violentos. Os diagnósticos mais comuns são transtornos do humor (incluindo transtornos depressivos e episódios maníacos), esquizofrenia e dependência de álcool. Cerca de 40% de todos os pacientes em setores de emergência psiquiátrica precisam de hospitalização. A maioria das ocorrências se dá durante a noite, mas a diferença de uso não se baseia no dia da semana ou do mês. Contrariando a crença popular, estudos não revelaram que o uso de serviços de emergência psiquiátrica aumente durante a lua cheia ou a época do Natal.

AVALIAÇÃO

O objetivo principal de uma avaliação psiquiátrica de emergência é avaliar em tempo hábil o paciente em crise. Com essa finalidade, o médico precisa fazer um diagnóstico inicial, identificar os fatores precipitantes e as necessidades imediatas e iniciar o tratamento ou encaminhar o paciente para o local de tratamento mais adequado. Considerando a natureza imprevisível do trabalho no setor de emergência, com muitos pacientes que apresentam queixas tanto físicas quanto emocionais, e tendo em vista o espaço limitado e a competição por serviços de apoio, uma abordagem pragmática se faz necessária. Às vezes, retirar o paciente do setor de emergência e conduzi-lo ao local de diagnóstico ou tratamento mais adequado é a melhor opção para ele. De modo geral, lida-se melhor com emergências médicas em outro local do sistema. Evitar a aglomeração de pacientes de emergência em um único local reduz a chance de agitação e violência.

A entrevista psiquiátrica padrão – composta por obtenção da história, exame do estado mental e, quando apropriado e dependendo das regras do pronto-socorro, exame físico total e testes de apoio – é a base fundamental da avaliação no setor de emergência. O psiquiatra do pronto-socorro, no entanto, deve estar preparado para introduzir modificações conforme necessário. Por exemplo, o profissional de plantão pode precisar estruturar a entrevista com um paciente maníaco incoerente, medicar ou conter um indivíduo agitado ou abster-se das regras normais de confidencialidade para avaliar o risco de suicídio em um adolescente. De modo geral, qualquer estratégia introduzida na sala de emergência para atingir o objetivo de avaliar o paciente é considerada coerente com a boa prática clínica, contanto que o raciocínio por trás dela seja documentado no registro médico.

O que constitui uma emergência psiquiátrica é altamente subjetivo. O setor de emergência serve, cada vez mais, como uma área de admissão, uma sala de espera, um centro de desintoxicação e um consultório médico privado. Condições médicas, como traumatismos cranianos, intoxicações agudas, estados de abstinência e encefalopatias de aids, podem se apresentar com manifestações psiquiátricas agudas. Os psiquiatras de emergência precisam fazer uma avaliação rápida e distinguir os pacientes que constituem verdadeiramente uma emergência psiquiátrica daqueles que não estão agudamente doentes e das emergências não psiquiátricas. Um sistema de triagem com psiquiatras, enfermeiros e assistentes sociais com treinamento psiquiátrico é uma forma eficiente e competente de identificar pacientes de emergência, urgência e não urgência, que podem, então, receber prioridade de cuidados (Fig. 23.2-1).

Em um modelo, todo paciente, ao entrar no setor de emergência, é avaliado por um enfermeiro de triagem na chegada para determinar a queixa principal, a condição clínica e os sinais vitais. O psiquiatra, então, se encontra brevemente com o paciente e com outras pessoas relevantes envolvidas no caso – familiares, técnicos de serviço de emergências médicas e polícia – para designá-lo a uma das três categorias – emergência, urgência, não urgência – ou para encaminhá-lo a um local de tratamento adequado, como o setor de emergências médicas. Atribuir essa tarefa a um clínico mais experiente garante a rápida identificação dos casos mais urgentes e problemáticos e a alocação adequada de recursos e responde à pergunta mais ouvida no setor de emergência: "Quando eu vou ver um médico?".

O psiquiatra, então, atribui a responsabilidade clínica de cada paciente à equipe apropriada. Como a avaliação com frequência pas-

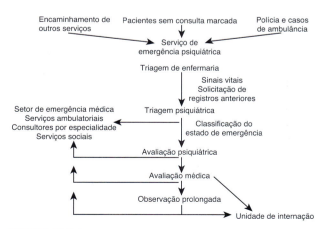

FIGURA 23.2-1
Avaliação e tratamento de emergências psiquiátricas.

sa de um turno para o outro, um procedimento criterioso de transferir responsabilidades e de passar informações adiante de ronda em ronda deve ser integrado ao sistema por meio de comunicados visuais, verbais e escritos. Uma solicitação de registros antigos deve ser feita automaticamente para cada paciente encaminhado ao setor de emergência. Cada caso deve ser julgado por seus próprios méritos, mas informações obtidas a partir de registros anteriores e de funcionários na área, bem como de familiares, podem ter importância crucial na avaliação de pacientes, especialmente quando eles estão psicóticos, assustados ou incapazes ou não dispostos a cooperar no fornecimento de uma história satisfatória.

Uma equipe multilíngue e um serviço de tradução que lista membros bilíngues da equipe devem estar prontamente disponíveis ao psiquiatra. O uso de amigos ou familiares do paciente como tradutores intérpretes não é desejável devido à possibilidade de negação ou distorção inconsciente ou deliberada do quadro clínico a partir de seu envolvimento com o paciente.

Uma avaliação inicial das necessidades biopsicossociais totais do paciente é ideal, mas seu estado de emergência, outros indivíduos esperando para serem atendidos e as restrições inerentes ao pronto-socorro frequentemente tornam essa avaliação total discutível. A avaliação de emergência deve levar em conta, pelo menos, as cinco questões a seguir antes que se decida um planejamento: (1) É seguro para o paciente estar no pronto-socorro?; (2) O problema é orgânico, funcional ou uma combinação dos dois?; (3) O paciente está psicótico?; (4) O paciente está suicida ou homicida?; (5) Até que ponto o paciente é capaz de cuidar de si mesmo? A Tabela 23.2-1 fornece uma estratégia geral para avaliar pacientes.

Segurança do paciente

O médico deve considerar a questão da segurança do paciente antes de avaliar cada um. A resposta deve contemplar questões da disposição física do setor de emergência, padrões de escalação de pessoal e sua comunicação e a população de pacientes. O psiquiatra deve, então, voltar sua atenção para si mesmo: ele está com disposição adequada para conduzir uma avaliação? Alguma particularidade no caso desperta reações de contratransferência? A autoavaliação deve continuar durante a avaliação do paciente. A segurança física e emocional do paciente tem prioridade sobre todas as outras considerações. Caso intervenções verbais fracassem ou sejam contraindicadas, o uso de medicamentos ou contenções deve ser levado em consideração e, caso necessário, solicitado. A forma mais segura contra ocorrências inconvenientes é a atenção criteriosa a um possível surto de agitação ou de comportamento disruptivo além dos limites aceitáveis.

Médica ou psiquiátrica?

A questão mais importante que o psiquiatra de emergência deve postular é se o problema é de natureza médica, psiquiátrica ou ambas. Condições médicas – como diabetes melito, doença da tireoide, intoxicações agudas, estados de abstinência, aids e traumatismos cranianos – podem se apresentar com alterações proeminentes do estado mental

TABELA 23.2-1
Estratégia geral na avaliação de pacientes

I. **Autoproteção**
   A. Saber o máximo possível sobre os pacientes antes de entrevistá-los.
   B. Deixar os procedimentos de contenção física para o pessoal treinado.
   C. Estar atento para riscos de violência iminente.
   D. Prestar atenção à segurança do ambiente físico (p. ex., acesso à porta, objetos no recinto).
   E. Ter outras pessoas presentes durante a avaliação, caso necessário.
   F. Dispor outras pessoas nas imediações.
   G. Desenvolver uma aliança com o paciente (p. ex., não confrontar nem ameaçar pacientes com psicoses paranoides).

II. **Prevenção de danos**
   A. Prevenir autoferimento e suicídio. Usar todos os métodos necessários para impedir que os pacientes causem ferimentos a si mesmos durante a avaliação.
   B. Prevenir violência contra terceiros. Durante a avaliação, analisar rapidamente o risco de violência que o paciente oferece. Caso seja significativo, considerar as seguintes opções:
      1. Informar ao paciente que violência não é aceitável.
      2. Abordar o paciente de maneira não ameaçadora.
      3. Estabelecer confiança e tranquilizar o paciente ou auxiliar no teste de realidade.
      4. Oferecer medicamento.
      5. Informar ao paciente que, caso necessário, serão utilizados contenção ou isolamento.
      6. Ter uma equipe pronta para conter o paciente.
      7. Quando os pacientes estiverem contidos, sempre observá-los com atenção e checar frequentemente seus sinais vitais. Isolar pacientes contidos de estímulos perturbadores. Planejar imediatamente uma nova abordagem – medicamento, tranquilização, avaliação médica.

III. **Descartar a possibilidade de transtornos cognitivos**
IV. **Descartar a possibilidade de psicose iminente**

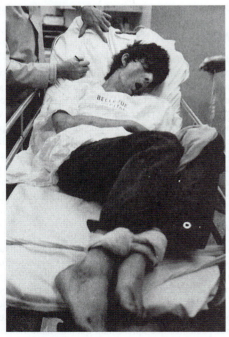

FIGURA 23.2-2
Ala de emergência do Hospital Bellevue: um adito encaminhado após ter uma *overdose*. (Cortesia de Leonard Freed para Magnum Photos, Inc.)

**TABELA 23.2-2
Características que indicam causa médica de um transtorno mental**

Início agudo (no prazo de horas ou minutos, com sintomas predominantes)
Primeiro episódio
Idade avançada
Doença ou lesão médica atual
Abuso significativo de substância
Perturbações não auditivas da percepção
Sintomas neurológicos – perda de consciência, convulsões, lesão na cabeça, mudança no padrão de cefaleia, mudança na visão
Sinais clássicos de estado mental – diminuição do estado de alerta, desorientação, prejuízo da memória, prejuízo da concentração e da atenção, discalculia, dificuldade de abstração (concretude)
Outros sinais de estado mental – transtornos da fala, do movimento ou da marcha
Apraxia de construção – dificuldades em desenhar um relógio, cubo, pentágonos em interseção, imagens do teste Bender-Gestalt

**TABELA 23.2-3
História, sinais e sintomas de risco suicida**

1. Tentativa anterior ou fantasia de suicídio
2. Ansiedade, depressão, exaustão
3. Disponibilidade de meios para suicídio
4. Preocupação com o efeito do suicídio sobre membros da família
5. Ideação suicida verbalizada
6. Elaboração de testamento, resignação após depressão agitada
7. Proximidade de crise de vida, como período de luto ou cirurgia iminente
8. História familiar de suicídio
9. Pessimismo ou desesperança generalizados

que imitam doenças psiquiátricas comuns (Fig. 23.2-2). Tais condições podem ser potencialmente letais se não tratadas de imediato. De modo geral, o tratamento de uma doença médica é mais definitivo e o prognóstico é melhor do que para um transtorno psiquiátrico funcional. O psiquiatra deve considerar todas as possibilidades causais.

Assim que a condição psiquiátrica do paciente for determinada, suas queixas podem não ser levadas a sério por profissionais que não são da área da saúde mental; no entanto, suas condições podem se deteriorar, especialmente se ele tiver uma síndrome do Eixo I. Devido a fatores como desinstitucionalização, condição de sem-teto e alcoolismo crônico, os pacientes com transtornos mentais correm grande risco de tuberculose, deficiência de vitaminas e outras condições que passam facilmente despercebidas, mas que são de fácil tratamento. Sintomas como paranoia, obsessão interna e psicose aguda podem tornar um diagnóstico médico de rotina extremamente difícil. Cada paciente deve ser avaliado levando em conta a possibilidade de que uma doença orgânica esteja combinada a uma doença psiquiátrica subjacente. Um jovem que chega ao setor de emergência intoxicado ou com abstinência de álcool duas ou três vezes em um mês pode um dia chegar com hematoma subdural devido a uma queda. A Tabela 23.2-2 lista características que indicam uma causa médica para um transtorno mental.

SITUAÇÕES ESPECÍFICAS NA ENTREVISTA

Psicose

Se o paciente está psicótico, isso se refere menos ao diagnóstico e mais à gravidade dos seus sintomas e o quanto eles causam perturbação em sua vida. O grau de retraimento da realidade objetiva, o nível de afetividade, o funcionamento intelectual e o grau de regressão são outros parâmetros importantes. Prejuízo em qualquer uma dessas áreas pode levar a dificuldades para conduzir uma avaliação. Outros resultados podem ser comportamento agitado e agressivo ou incapacidade em seguir as recomendações de tratamento. Um paciente paranoide e hipervigilante pode perceber de modo equivocado a oferta de ajuda de um membro da equipe como uma agressão e partir para o ataque em autodefesa. Alucinações auditivas de comando podem fazer o paciente negar sintomas e jogar receitas médicas no lixo logo após deixar o setor de emergência. O psiquiatra deve estar atento para as complicações que podem surgir com pacientes cujo teste de realidade esteja comprometido e, então, modificar sua abordagem de forma correspondente.

Toda a comunicação com o paciente deve ser simples e direta. Todas as intervenções clínicas devem ser explicadas de modo sucinto em uma linguagem que ele possa compreender. O psiquiatra não deve presumir que o paciente confia ou acredita nele ou até mesmo que deseje sua ajuda. O clínico deve estar preparado para estruturar ou para finalizar uma entrevista a fim de limitar o potencial para agitação e regressão.

Depressão e pacientes potencialmente suicidas

O clínico deve sempre perguntar sobre ideias suicidas como parte de todos os exames do estado mental, especialmente se o indivíduo estiver deprimido. O paciente pode não perceber que sintomas como acordar à noite e aumento de queixas somáticas estão relacionados a transtornos depressivos. O paciente deve ser perguntado diretamente: "Você está ou já esteve suicida?"; "Você deseja morrer?"; "Você se sente mal por pensar que pode machucar a si mesmo?". De cada 10 pessoas que acabam por tirar a própria vida, 8 mostram sinais de sua intenção. Admitir ter um plano de ação é um sinal particularmente perigoso. Quando um paciente que vem ameaçando suicídio se torna calado e menos agitado, isso é mau sinal. O clínico deve se preocupar especialmente com os fatores listados na Tabela 23.2-3.

Um bilhete suicida, uma história familiar de suicídio ou comportamento suicida anterior por parte do paciente aumentam o risco de suicídio. Evidências de impulsividade ou de pessimismo difuso com relação ao futuro também colocam o indivíduo em risco. Caso o médico decida que o paciente corre risco iminente de comportamento suicida, ele deve ser hospitalizado ou protegido de outra forma. Uma situação difícil surge quando o risco não parece ser imediato, mas o potencial para suicídio está presente enquanto o paciente permanecer deprimido. Caso o psiquiatra decida não internar o paciente imediatamente, deve insistir para que ele prometa telefonar sempre que a pressão por suicídio aumentar.

Pacientes violentos

Pacientes podem ser violentos por diversos motivos, e a entrevista deve tentar averiguar a causa subjacente desse comportamento, porque a causa determina a intervenção. O diagnóstico diferencial de comportamento violento inclui transtorno mental orgânico induzido por substância psicoativa, transtorno da personalidade antissocial, esquizofrenia catatônica, infecções médicas, neoplasias cerebrais, descompensação de transtorno da personalidade obsessivo-compulsiva, transtornos dissociativos, transtornos do controle de impulsos, transtornos sexuais, intoxicação por álcool idiossincrática, transtorno delirante, transtorno da personalidade paranoide, esquizofrenia, epilepsia do lobo temporal, transtorno bipolar e violência incontrolável secundária a estresse interpessoal. A entrevista psiquiátrica deve incluir perguntas que tentem separar os diferenciais para comportamento violento e questões voltadas para a previsão de violência.

Os melhores previsores de comportamento violento são: (1) ingestão excessiva de álcool; (2) história de atos violentos, com prisões ou atividade criminosa; e (3) história de abuso na infância. A Tabela 23.2-4 lista alguns dos fatores mais significativos ao avaliar e prever violência.

TABELA 23.2-4
Avaliação e previsão de comportamento violento

1. Sinais de violência iminente
    a. Atos muito recentes de violência, incluindo dano à propriedade
    b. Ameaças verbais ou físicas (intimidação)
    c. Portar armas ou outros objetos que possam ser usados como armas (p. ex., garfos, cinzeiros)
    d. Agitação psicomotora progressiva
    e. Intoxicação por álcool ou outra substância
    f. Aspectos paranoides em um paciente psicótico
    g. Alucinações auditivas de comando violentas – alguns pacientes são de alto risco
    h. Doenças cerebrais, globais ou com achados no lobo frontal; menos frequente com achados no lobo temporal (controverso)
    i. Excitação catatônica
    j. Determinados tipos de episódios maníacos
    k. Determinados tipos de episódios depressivos agitados
    l. Transtornos da personalidade propensos a raiva, violência ou falta de controle de impulsos

2. Avaliação do risco de violência
    a. Considerar violência nas formas de ideação, desejo, intenção, plano, disponibilidade de meios, implementação de plano e desejo de ajuda
    b. Considerar demografia – gênero (masculino), idade (15-24), situação socioeconômica (baixa), apoio social (pouco)
    c. Considerar a história do paciente: violência, atos antissociais não violentos, falta de controle de impulsos (p. ex., jogo, abuso de substância, suicídio ou autoferimento, psicose)
    d. Considerar estressores evidentes (p. ex., conflito conjugal, perda real ou simbólica)

Estupro e abuso sexual

Estupro é a coerção à força de uma vítima, contra sua vontade, de realizar um ato sexual, geralmente cópula, embora sexo anal e felação também possam ser atos de estupro. Assim como outros atos de violência, o estupro é uma emergência psiquiátrica que exige intervenção adequada imediata. Vítimas de estupro podem sofrer sequelas que duram para o resto da vida. O estupro é uma experiência potencialmente letal na qual a vítima quase sempre foi ameaçada com danos físicos, com frequência com uma arma. Além do estupro, outras formas de abuso sexual incluem manipulação genital com objetos estranhos, inflicção de dor e atividade sexual forçada.

A maioria dos estupradores é do sexo masculino, e a maioria das vítimas é do sexo feminino. Contudo, existe estupro de vítimas do sexo masculino, frequentemente em instituições em que homens são detidos (p. ex., penitenciárias). Mulheres na faixa dos 16 aos 24 anos estão na categoria de maior risco, mas já houve casos de vítimas do sexo feminino com apenas 15 meses ou então com 82 anos. Mais de um terço de todos os estupros é cometido por estupradores conhecidos da vítima, 7% por parentes próximos. Aproximadamente um quinto de todos os estupros envolve mais de um estuprador (estupro coletivo).

Reações típicas de vítimas tanto de estupro quanto de abuso sexual incluem vergonha, humilhação, ansiedade, confusão e revolta. Muitas vítimas imaginam se são parcialmente responsáveis e se de alguma forma provocaram a agressão. Na realidade, o comportamento da vítima é menos importante como precipitante de um estupro do que em casos de homicídio ou assalto. Vítimas de estupro e abuso sexual frequentemente ficam confusas depois do ocorrido. O clínico deve agir de forma tranquilizadora, sem julgamentos, e oferecer apoio e informar ao paciente sobre a disponibilidade de serviços médicos e legais e sobre centros que ajudam vítimas de estupro ao proporcionarem serviços multidisciplinares.

Se possível, uma médica deve avaliar a paciente, porque a vítima pode achar mais fácil falar com uma mulher do que com um homem. A avaliação deve ocorrer em particular. Quando estupro ou abuso sexual não é admitido abertamente, em geral é porque muitas vítimas hesitam em discutir a agressão e, assim, evitar o tópico. Se o paciente parece ansioso ao ser perguntado sobre história sexual e evita falar sobre o assunto, é importante validar sua evitação e reconhecer que a vítima de estupro sofreu um estresse inesperado e colocou sua vida em risco. Tanto por motivos legais quanto terapêuticos, é importante obter uma história completa e detalhada do ataque.

Com o consentimento por escrito do paciente, deve-se coletar evidências, como sêmen e pelos pubianos, que possam ser usadas para identificar o estuprador, bem como tirar fotografias das evidências, caso seja possível. O registro médico pode ser usado como evidência em processos criminais, portanto, a documentação objetiva de todos os aspectos da avaliação é essencial.

TRATAMENTO DE EMERGÊNCIAS

Psicoterapia

Em uma intervenção psiquiátrica de emergência, todas as tentativas são feitas para melhorar a autoestima do paciente. Empatia é fundamental para o processo de cura em uma emergência psiquiátrica. A aquisição de conhecimento de como forças biológicas, genéticas, situacionais, existenciais e de desenvolvimento convergem em um momento na história para criar uma emergência psiquiátrica é equivalente ao amadurecimento da habilidade em psiquiatria de emergência. O transtorno de adaptação, em todas as faixas etárias, pode resultar em explosões de raiva. Essas explosões são comuns em brigas conjugais, e a polícia com frequência é chamada pelos vizinhos perturbados pelos sons de uma discussão violenta. Essas brigas familiares devem ser abordadas com cautela, porque podem ser complicadas pelo uso de álcool e pela presença de armas perigosas. O casal em disputa com frequência volta sua fúria combinada a uma pessoa de fora desavisada. Uma ferida na autoestima é uma questão importante, e o clínico deve evitar atitudes condescendentes ou desdém e tentar se comunicar por meio de uma atitude de respeito e com uma preocupação conciliatória genuína.

No caso de violência familiar, o psiquiatra deve perceber a vulnerabilidade de determinados parentes próximos. Uma esposa ou um marido pode ter uma ligação masoquista ao cônjuge e provocar violência ao ridicularizar ou solapar a autoestima do parceiro. Esses relacionamentos costumam terminar no assassinato do parceiro que realizou a provocação e às vezes no suicídio do outro – a dinâmica por trás dos conhecidos pactos suicidas. Assim como muitos indivíduos suicidas, vários pacientes violentos precisam de hospitalização e geralmente aceitam a oferta de cuidados de internação com um senso de alívio.

Mais de um psicoterapeuta ou tipo de psicoterapia costuma ser usado na terapia de emergência. Por exemplo, um homem de 28 anos, deprimido e suicida após uma colostomia para colite intratável, cuja esposa ameaçava deixá-lo devido a sua irritabilidade e suas brigas constantes, pode ser encaminhado a um psiquiatra para psicoterapia de apoio e medicamento antidepressivo, para um terapeuta de casais com a esposa para melhorar seu funcionamento conjugal, e para um grupo de apoio de colostomia para aprender formas de enfrentamento. Os psiquiatras de emergência são pragmáticos; eles fazem uso de todo tipo necessário de intervenção terapêutica disponível para resolver a crise e facilitar a exploração e o crescimento de valores, tendo, em geral, menos preocupação com um relacionamento terapêutico. A terapia de emergência enfatiza como diversas modalidades psiquiátricas atuam de forma sinérgica para intensificar a recuperação.

Nenhuma abordagem única é apropriada para todas as pessoas em situações semelhantes. O que um médico pode dizer a um paciente e sua família que estão passando por uma emergência psiquiátrica, como tentativa de suicídio ou episódio esquizofrênico? Para alguns, um raciocínio genético ajuda; a informação de que uma doença tem um forte componente biológico alivia alguns indivíduos. Para outros, no entanto, essa abordagem destaca a ausência de controle e aumenta a depressão e a ansiedade. Todos se sentem impotentes porque nem a família, nem o paciente podem alterar o comportamento para reduzir a probabilidade de recorrência. Algumas pessoas podem se beneficiar de uma explicação em dinâmica familiar ou individual. Outros podem querer que alguém os escute; com o tempo, eles alcançam sua própria compreensão.

Em uma situação de emergência, como em qualquer outra situação psiquiátrica, quando um clínico não sabe o que dizer, a melhor abordagem é ouvir. Pessoas em crise revelam o quanto precisam de apoio, negação, desabafo e palavras para conceitualizar o significado de sua crise e descobrir caminhos para a resolução.

Farmacoterapia

As principais indicações para o uso de medicamentos psicotrópicos em um setor de emergência incluem comportamento violento ou agressivo, pânico ou ansiedade intensos e reações extrapiramidais, como distonia e acatisia na forma de efeitos adversos de fármacos psiquiátricos. O laringoespasmo é uma forma rara de distonia, e psiquiatras devem estar preparados para manter uma via aérea aberta com intubação, caso necessário.

Pessoas em estado paranoide ou de excitação catatônica precisam de tranquilização. Explosões episódicas de violência respondem a haloperidol, antagonistas dos receptores β-adrenérgicos (β-bloqueadores), carbamazepina e lítio. Se a história sugerir um transtorno convulsivo, deve-se realizar exames clínicos, para confirmar o diagnóstico, e uma avaliação para averiguar a causa. Se os achados forem positivos, inicia-se terapia anticonvulsivante ou realiza-se a cirurgia apropriada (p. ex., no caso de massa cerebral). Medidas conservadoras podem ser suficientes para intoxicação por drogas de abuso. Às vezes, fármacos como haloperidol (5 a 10 mg a cada meia hora ou uma hora) são necessários até que o paciente se estabilize. Benzodiazepínicos podem ser usados em vez (ou em conjunto) de antipsicóticos (para reduzir a dosagem de antipsicóticos). Quando uma droga de uso recreativo tem fortes propriedades anticolinérgicas, benzodiazepínicos são mais adequados do que antipsicóticos. Pessoas com respostas alérgicas ou aberrantes a antipsicóticos e benzodiazepínicos são tratadas com amobarbital (130 mg via oral ou intramuscular [IM]), paraldeído ou difenidramina (50 a 100 mg via oral ou IM).

Indivíduos violentos e que se debatem são controlados de modo mais eficaz por meio de um sedativo ou antipsicótico adequado. Diazepam (5 a 10 mg) ou lorazepam (2 a 4 mg) podem ser administrados lentamente via intravenosa (IV) ao longo de 2 minutos. Clínicos devem administrar medicamentos intravenosos com muita atenção, para evitar parada respiratória. Pacientes que precisam de medicação intramuscular podem ser sedados com haloperidol (5 a 10 mg via IM). Se o furor for causado por álcool ou for parte de uma perturbação psicomotora convulsiva, o sono produzido por uma quantidade relativamente pequena de um medicamento intravenoso pode durar horas. Ao despertar, o paciente costuma estar totalmente alerta e racional e apresentar amnésia total sobre o episódio violento.

Caso a perturbação seja parte de um processo psicótico e retorne assim que a medicação IV se dissipe, podem-se administrar medicamentos de forma contínua. Às vezes, é melhor usar pequenas doses IM ou doses orais em intervalos de meia ou uma hora (p. ex.,

TABELA 23.2-5
Uso de contenções

Preferivelmente cinco ou um mínimo de quatro pessoas devem ser usadas para conter o paciente. Contenções de couro são as mais seguras e confiáveis.
Explicar ao paciente por que ele vai ser contido.
Um membro da equipe deve sempre estar visível e tranquilizar o paciente que está sendo contido. Tranquilização ajuda a aliviar o medo de impotência, desamparo e perda de controle.
Pacientes devem ser contidos com as pernas afastadas, com um braço para um lado e o outro sobre a cabeça.
As contenções devem ser colocadas de forma que se possam administrar líquidos via intravenosa, caso seja necessário.
A cabeça do paciente deve ser elevada ligeiramente para reduzir sentimentos de vulnerabilidade e diminuir a possibilidade de aspiração.
As contenções devem ser checadas periodicamente para averiguar se estão seguras e confortáveis.
Depois que o paciente estiver contido, o clínico inicia o tratamento, usando intervenção verbal.
Mesmo sob contenções, a maioria dos pacientes ainda toma medicamentos antipsicóticos em formulação concentrada.
Depois que o paciente está sob controle, uma contenção por vez deve ser removida em intervalos de 5 minutos até que o paciente apresente apenas duas contenções. Ambas as contenções remanescentes devem ser removidas ao mesmo tempo, porque não se aconselha manter um paciente com apenas uma contenção.
Sempre documentar minuciosamente o motivo para o uso de contenções, o curso de tratamento e a reação do paciente ao tratamento durante a contenção.

(Dados de Dubin WR, Weiss KJ. Emergency psychiatry. In: Michaels R, Cooper A, Guze SB, et al., eds. *Psychiatry*. Vol. 2. Philadelphia: Lippincott; 1991.)

haloperidol, 2 a 5 mg; ou diazepam, 20 mg) até que o paciente esteja sob controle do que usar grandes doses inicialmente, as quais podem resultar em supermedicação. Assim que o comportamento perturbado fica sob controle, devem ser usadas doses cada vez menores e menos frequentes. Durante o tratamento preliminar, a pressão arterial e outros sinais vitais precisam ser monitorados.

Contenções físicas

Contenções físicas são usadas quando os pacientes são tão perigosos a si mesmos ou aos outros a ponto de constituir uma ameaça grave que não pode ser controlada de nenhuma outra forma. O paciente deve ser contido temporariamente, para receber medicação, ou durante longos períodos caso, não sejam usados medicamentos. Normalmente, indivíduos com contenções físicas ficam calmos após algum tempo. Em um nível psicodinâmico, esses pacientes podem até achar bom que o controle de seus impulsos seja proporcionado pelas contenções. A Tabela 23.2-5 fornece um resumo do uso de contenções.

Disposição

Em alguns casos, a opção habitual de admitir ou dar alta ao paciente não é considerada ideal. Suspeita de psicoses tóxicas, de descompensações breves em um paciente com transtorno da personalidade e reações de adaptação a eventos traumáticos, por exemplo, podem ser mais bem manejadas em um local onde seja possível fazer uma observação prolongada. Permitir ao paciente que fique mais tempo em um ambiente seguro pode resultar em melhora suficiente ou clarificação das questões que tornam o tratamento tradicional de internação desnecessário. Também pode poupá-lo do trauma e do estigma de uma internação psiquiátrica e liberar leitos para pacientes mais necessitados. Intervenção de crise para vítimas de estupro e outros traumas também pode ser realizada em um local de observação prolongada.

Quando a decisão é hospitalizar o paciente, é preferível fazê-lo de forma voluntária. Dar essa opção ao indivíduo lhe confere uma sensação de controle sobre a própria vida e participação nas decisões de tratamento. O paciente que evidentemente satisfaz os critérios de internação involuntária com base em periculosidade a si mesmo e a outros não pode deixar o hospital sem uma análise mais aprofundada e pode sempre ser convertido para a categoria de internação involuntária caso seja justificado.

Como a avaliação inicial costuma ser inconclusiva, o melhor é adiar o tratamento definitivo até que o paciente possa receber uma avaliação na unidade de internação ou no departamento ambulatorial. Quando o diagnóstico é evidente, no entanto, e a reação do indivíduo ao tratamento anterior for conhecida, nada se ganha com a demora. Por exemplo, um paciente com esquizofrenia crônica que sofreu descompensação depois de descontinuar o regime habitual de medicação antipsicótica se beneficia mais da retomada imediata do tratamento.

Mesmo se o paciente se sente à vontade em frequentar o setor de emergência quando precisa, o psiquiatra de emergência deve sempre encaminhá-lo ou redirecioná-lo para o local de tratamento mais adequado. Pacientes na clínica de psicofarmacologia que perderam suas consultas regulares devem receber apenas a medicação suficiente para mantê-los até que possam ser atendidos na clínica. Fornecer informações aos outros profissionais responsáveis pelo tratamento desses pacientes deve ser algo natural.

O pronto-socorro costuma ser a porta de entrada para o departamento de psiquiatria ou do hospital geral. As primeiras impressões são muito importantes. O tipo de atenção e preocupação demonstrado aos pacientes durante sua chegada afeta intensamente como reagirão aos membros da equipe e às recomendações de tratamento e até mesmo à conformidade ao tratamento muito tempo depois de deixarem o setor de emergência.

Documentação

No interesse de proporcionar bom atendimento, respeito pelos direitos do paciente, controle de custos e preocupações médico-legais, a documentação se tornou um ponto central para o médico do setor de emergência. O registro médico deve transmitir um quadro conciso do paciente, destacando todos os achados positivos e negativos pertinentes. Lacunas nas informações prestadas e o motivo de sua existência devem ser mencionados. Os nomes e números de telefone das partes interessadas devem ser anotados. Um diagnóstico provisório ou diferencial precisa ser feito. Recomendações ou um plano inicial de tratamento devem seguir claramente os achados decorrentes da história do paciente, do exame do estado mental e de outros testes diagnósticos e da avaliação médica. A escrita deve ser legível. O médico de emergência tem liberdade incomum do ponto de vista legal para fazer uma avaliação inicial adequada; contudo, todas as intervenções e decisões devem ser ponderadas, discutidas e documentadas nos registros.

Emergências psiquiátricas específicas

A Tabela 23.2-6 apresenta as emergências psiquiátricas comuns. Recomenda-se a consulta ao índice e a capítulos específicos deste livro para um debate minucioso de cada transtorno.

TABELA 23.2-6
Emergências psiquiátricas comuns

Síndrome	Manifestações de emergência	Questões de tratamento
Abstinência de clonidina	Irritabilidade; psicose; violência; convulsões	Sintomas se dissipam com tempo, mas antipsicóticos podem ser necessários; redução gradual da dosagem
Abstinência de substância	Dor abdominal; insônia, sonolência; *delirium*; convulsões; sintomas de discinesia tardia podem surgir; eclosão de sintomas maníacos ou esquizofrênicos	Sintomas de abstinência de drogas/fármacos psicotrópicas desaparecem com o tempo ou com a reinstituição da substância; sintomas de abstinência de antidepressivos podem ser tratados com sucesso com agentes anticolinérgicos, como atropina; retirada gradual de substâncias psicotrópicas ao longo de 2 a 4 semanas geralmente previne o desenvolvimento de sintomas
Abstinência simpatomimética	Paranoia; estados de confusão; depressão	A maioria dos sintomas se dissipa sem tratamento; antipsicóticos; antidepressivos caso necessários
Abuso de criança ou adulto	Sinais de trauma físico	Manejo de problemas médicos, avaliação psiquiátrica, notificação às autoridades
Abuso de tolueno	Ansiedade; confusão; prejuízo cognitivo	Dano neurológico é não progressivo e é reversível se o uso de tolueno for descontinuado cedo
Acatisia	Agitação, inquietação, desconforto muscular; disforia	Reduzir a dosagem de antipsicóticos; propranolol (30 a 120 mg ao dia); benzodiazepínicos; difenidramina via oral ou IV; benzotropina IM
Anorexia nervosa	Perda de 25% do peso corporal regular para idade e sexo	Hospitalização; eletrocardiograma (ECG), hidratação e eletrólitos; avaliação neuroendócrina
Agorafobia	Pânico; depressão	Alprazolam, 0,25 mg a 2 mg; propranolol; medicamentos antidepressivos
Agranulocitose (induzida por clozapina)	Febre alta, faringite, ulcerações orais e perianais	Descontinuar a medicação imediatamente; administrar fator estimulador de colônia de granulócitos
Comportamento homicida e agressivo	Agitação acentuada com ameaças verbais	Isolamento, contenções, medicação

(continua)

TABELA 23.2-6
Emergências psiquiátricas comuns (*continuação*)

Síndrome	Manifestações de emergência	Questões de tratamento
Crises adolescentes	Ideação ou tentativa suicidas; abuso de substância; absenteísmo escolar, problemas com a lei, gravidez, fuga de casa; transtornos alimentares; psicose	Avaliação de potencial suicida, grau de abuso de substância, dinâmica familiar; terapia familiar e individual voltada para crise; hospitalização, caso necessário; consulta com autoridades competentes
Crise de hipertensão	Reação hipertensa potencialmente letal secundária à ingestão de alimentos contendo tiramina em combinação com inibidores da monoaminoxidase (IMAOs); cefaleia, torcicolo, sudorese, náusea, vômito	Bloqueadores α-adrenérgicos (p. ex., fentolamina); nifedipino 10 mg por via oral; clorpromazina; certificar-se de que os sintomas não são secundários a hipotensão (efeito colateral de IMAOs tomados isoladamente)
Crises conjugais	Precipitante pode ser descoberta de caso extraconjugal, início de doença grave, anúncio de intenção de divórcio, ou problemas com filhos ou no trabalho; um ou os dois membros do casal pode estar em terapia e pode ter doença psiquiátrica; um cônjuge pode estar buscando hospitalização para o outro	Cada um deve ser entrevistado separadamente sobre casos extraconjugais, consultas com advogados referentes a divórcio e disposição a participar de terapia de longa duração voltada para crise para resolver o problema; histórias sexuais, financeiras e de tratamento psiquiátrico de ambos, avaliação psiquiátrica no momento da apresentação; pode ser precipitada pelo início de um transtorno do humor sem tratamento ou por sintomas afetivos causados por doença médica ou demência de início insidioso; encaminhamento para manejo de doença reduz o estresse imediato e aumenta a capacidade de enfrentamento do cônjuge mais saudável; filhos podem fornecer *insights* disponíveis apenas para alguém intimamente envolvido no sistema social
Deficiência de vitamina B_{12}	Confusão; mudanças no humor e de comportamento; ataxia	Tratamento com vitamina B_{12}
Delirium	Sensório oscilante; risco suicida e homicida; turvamento cognitivo; alucinações visuais, táteis e auditivas; paranoia	Avaliar todos os fatores potenciais de contribuição e tratar cada um da forma adequada; tranquilização, estruturação, dicas para orientação; benzodiazepínicos e antipsicóticos de alta potência devem ser usados em doses baixas, com extremo cuidado, devido a seu potencial de efeitos paradoxais e de aumentar a agitação
Demência	Incapaz de cuidar de si; explosões violentas; psicose; depressão e ideação suicida; confusão	Pequenas dosagens de antipsicóticos de alta potência; dicas para orientação; avaliação orgânica, incluindo uso de medicação; intervenção familiar
Discinesia tardia	Discinesia da boca, língua, rosto, pescoço e tórax; movimentos coreoatetoides das extremidades; normalmente surgem após tratamento prolongado com antipsicóticos, especialmente após redução na dosagem; incidência é mais elevada em idosos e em indivíduos com lesão cerebral; sintomas são intensificados por fármacos antiparkinsonianos e mascarados, mas não curados, por aumento nas dosagens de antipsicótico	Não há relatos de tratamento eficaz; pode ser prevenida ao se prescrever a menor quantidade possível de fármacos pelo menor tempo clinicamente possível e usar períodos livres de fármacos no caso de pacientes que precisam continuar com a medicação; reduzir ou descontinuar o fármaco ao primeiro sinal de movimentos de discinesia
Distonia aguda	Espasmo involuntário intenso dos músculos do pescoço, língua, rosto, mandíbula, olhos ou tronco	Reduzir a dosagem de antipsicóticos; benzotropina ou difenidramina IM
Emergências relacionadas ao álcool		
Abstinência de álcool	Irritabilidade, náusea, vômitos, insônia, mal-estar, hiperatividade autonômica, tremores	Manter hidratação e eletrólitos; sedação com benzodiazepínicos; contenções; monitoramento dos sinais vitais; 100 mg de tiamina IM
Convulsões alcoólicas	Convulsões tônico-clônicas; raramente, estado de mal epiléptico	Diazepam, fenitoína; prevenir com o uso de clordiazepóxido durante a desintoxicação
Delirium por álcool	Confusão, desorientação, consciência e percepção oscilantes, hiperatividade autonômica; pode ser fatal	Clordiazepóxido; pode ser acrescentado haloperidol para sintomas psicóticos, caso necessário
Demência persistente induzida por álcool	Confusão, agitação, impulsividade	Descartar outras causas para demência; sem tratamento eficaz; hospitalização, caso necessário
Encefalopatia de Wernicke	Perturbações oculomotoras, ataxia cerebelar, confusão mental	Tiamina, 100 mg IV ou IM, com administração de $MgSO_4$ antes da carga de glicose
Intoxicação por álcool	Comportamento desinibido, sedação em doses elevadas	Com o tempo e em um ambiente protegido, os sintomas se dissipam

(*continua*)

TABELA 23.2-6
Emergências psiquiátricas comuns (*continuação*)

Síndrome	Manifestações de emergência	Questões de tratamento
Intoxicação por álcool idiossincrática	Comportamento acentuado agressivo ou de ataque	Geralmente não há necessidade de tratamento além de ambiente protegido
Síndrome de Korsakoff	Estigmas alcoólicos, amnésia, confabulação	Não há tratamento eficaz; frequentemente institucionalização se faz necessária
Transtorno amnéstico persistente induzido por álcool	Confusão, perda de memória até mesmo para todos os dados de identificação pessoal	Hospitalização; hipnose; entrevista com amobarbital; descartar possibilidade de causa orgânica
Transtorno psicótico devido a álcool com alucinações	Alucinações auditivas (às vezes visuais) vívidas com afeto adequado ao conteúdo (frequentemente temeroso); sensório claro	Haloperidol para os sintomas psicóticos
Enxaqueca	Cefaleia pulsante unilateral	Sumatriptana 6 mg IM
Episódio depressivo maior com características psicóticas	Sintomas de episódio depressivo maior com delírios; agitação, culpa grave; ideias de referência; risco de suicídio e homicídio	Antipsicóticos com antidepressivos; avaliação do risco de suicídio e homicídio; hospitalização e ECT, caso necessário
Episódio maníaco	Comportamento violento, impulsivo; comportamento sexual ou de gastos indiscriminados; psicose; abuso de substância	Hospitalização; contenções caso necessário; tranquilização rápida com antipsicóticos; restauração dos níveis de lítio
Esquizofrenia	Autonegligência extrema; paranoia grave; ideação suicida ou agressividade; sintomas psicóticos extremos	Avaliação de potencial suicida e homicida; identificação de outra doença que não esquizofrenia; tranquilização rápida
Esquizofrenia catatônica	Perturbação psicomotora acentuada (excitação ou estupor); exaustão; pode ser fatal	Tranquilização rápida com antipsicóticos; monitoramento de sinais vitais; amobarbital pode liberar o paciente do mutismo catatônico ou do estupor, mas pode precipitar comportamento violento
Esquizofrenia em exacerbação	Retraimento; agitação; risco suicida e homicida	Avaliação de suicídio e homicídio; triagem para doenças médicas; contenções e tranquilização rápida, caso necessário; hospitalização caso necessário; reavaliação do regime farmacológico
Esquizofrenia paranoide	Alucinações de comando; ameaça para outros e para si mesmo	Tranquilização rápida; hospitalização; medicamentos de ação retardada e prolongada; pessoas ameaçadas devem ser avisadas e protegidas
Estupro	Nem todas as violações sexuais são denunciadas; reação silenciosa ao estupro se caracteriza por falta de apetite, perturbação do sono, ansiedade e, às vezes, agorafobia; longos períodos de silêncio, ansiedade crescente, gagueira, bloqueio e sintomas físicos durante a entrevista quando a história sexual é tomada; medo de violência e morte e de contrair uma doença sexualmente transmissível ou de estar grávida	O estupro é uma emergência psiquiátrica de grandes proporções; a vítima pode ter padrões persistentes de disfunção sexual; terapia voltada para crise, apoio social, desabafo, reforço de traços saudáveis e encorajamento para retomar o nível anterior de funcionamento o mais rápido possível; orientação legal, exame médico e testes minuciosos para identificar o agressor (p. ex., obter amostras de pelos pubianos com um pente fino, coleta de amostra vaginal para identificar antígenos sanguíneos no sêmen); se for mulher, metoxiprogesterona ou dietilestilbestrol via oral durante 5 dias para impedir gravidez; se a menstruação não tiver início em uma semana após a cessação do estrogênio, todas as alternativas à gravidez, incluindo aborto, devem ser oferecidas; caso a vítima tenha contraído uma doença venérea, antibióticos apropriados; permissão por escrito com testemunhas é exigida para que o médico examine, fotografe, obtenha espécimes e divulgue informações para as autoridades; obter consentimento, registrar a história nas próprias palavras do paciente, obter os testes necessários, registrar os resultados do exame, guardar todas as roupas, confirmar o diagnóstico e proporcionar proteção contra doença, trauma psíquico e gravidez; as reações de afeto de homens e mulheres ao estupro são relatadas de modo semelhante, embora homens hesitem mais em falar sobre agressão homossexual com medo de que se presuma que o ato tenha sido consentido
Fobias	Pânico, ansiedade, medo	Mesmo tratamento para transtorno de pânico
Fotossensibilidade	Suscetibilidade a queimadura solar secundária a medicamentos antipsicóticos	Paciente deve evitar a luz solar forte e usar bloqueadores solares com FPS elevado
Hipertermia	Excitação extrema ou estupor catatônico; temperatura extremamente elevada; hiperagitação violenta	Hidratação e resfriamento; pode ser reação a fármacos, então, descontinuar todos os fármacos; descartar possibilidade de infecção
Hiperventilação	Ansiedade, terror, turvamento da consciência; tontura, desmaio; visão borrada	Reverter a alcalose solicitando ao paciente que respire em um saco de papel; orientação ao paciente; agentes ansiolíticos
Hipotermia	Confusão; letargia; beligerância; baixa temperatura do corpo e tremores; sensação paradoxal de calor	Líquidos intravenosos e aquecimento, estado cardíaco deve ser monitorado com atenção; evitar álcool

(*continua*)

TABELA 23.2-6
Emergências psiquiátricas comuns (*continuação*)

Síndrome	Manifestações de emergência	Questões de tratamento
Histeria grupal	Grupos de pessoas que exibem pesar extremo ou outro comportamento disruptivo	O grupo é disperso com a ajuda de outros funcionários do sistema de saúde; desabafo, terapia voltada para crise; caso seja necessário, pequenas doses de benzodiazepínicos
Icterícia	Complicação incomum de uso de fenotiazina de baixa potência (p. ex., clorpromazina)	Mudar o fármaco para baixa dosagem de um agente de baixa potência em uma classe diferente
Incesto e abuso sexual de criança	Comportamento suicida; crises adolescentes; abuso de substância	Confirmação da acusação, proteção da vítima; contatar serviços sociais; avaliação médica e psiquiátrica; intervenção de crise
Insônia	Depressão e irritabilidade; agitação no início da manhã; sonhos assustadores; fadiga	Hipnóticos apenas durante um período breve (p. ex., triazolam, 0,25 a 0,5 mg, na hora de dormir); tratar o transtorno mental subjacente; regras de higiene do sono
Intoxicação anticolinérgica	Sintomas psicóticos, pele e boca secas, hiperpirexia, midríase, taquicardia, inquietação, alucinações visuais	Descontinuação da droga/fármaco, fisostigmina IV, 0,5 a 2 mg, para agitação grave ou febre, benzodiazepínicos; antipsicóticos são contraindicados
Intoxicação e abstinência de cocaína	Paranoia e violência; ansiedade grave; estado maníaco; *delirium*: psicose esquizofreniforme; taquicardia, hipertensão, infarto do miocárdio, doença cerebrovascular; depressão e ideação suicida	Antipsicóticos e benzodiazepínicos; antidepressivos ou eletroconvulsoterapia (ECT) para depressão de abstinência caso seja persistente; hospitalização
Intoxicação e abstinência de opioides	Intoxicação pode levar a coma e morte; abstinência não é potencialmente letal	Naloxona IV, antagonista de narcóticos; triagem de urina e soro; doenças psiquiátricas e médicas (p. ex., aids) podem complicar o quadro
Intoxicação ou abstinência de sedativos, hipnóticos ou ansiolíticos	Alterações no humor, comportamento, pensamento – *delirium*; desrealização e despersonalização; não tratada, pode ser fatal; convulsões	Naloxona para diferenciar de intoxicação por opioide; abstinência lenta com fenobarbital ou tiopental sódico ou benzodiazepínico; hospitalização
Intoxicação por anfetamina (ou substância relacionada)	Delírios, paranoia; violência; depressão (decorrente de abstinência); ansiedade, *delirium*	Antipsicóticos; contenções; hospitalização, caso necessário; sem necessidade de abstinência gradativa; antidepressivos podem ser necessários
Intoxicação por anticonvulsivantes	Psicose, *delirium*	Redução da dosagem de anticonvulsivante
Intoxicação por benzodiazepínicos	Sedação, sonolência e ataxia	Medidas de apoio; flumazenil, 7,5 a 45 mg ao dia, titulado conforme a necessidade; deve ser usado apenas por pessoal habilitado com equipamento de ressuscitação disponível
Intoxicação por brometo	*Delirium*; mania; depressão; psicose	Obter níveis séricos (> 50 mg ao dia); descontinuação do consumo de brometo; grandes quantidades de cloreto de sódio IV ou via oral; no caso de agitação, usar paraldeído ou antipsicótico
Intoxicação por cafeína	Ansiedade grave assemelhada a transtorno de pânico; mania; *delirium*; depressão agitada; perturbação do sono	Cessação do consumo de substâncias que contêm cafeína; benzodiazepínicos
Intoxicação por *Cannabis*	Delírios; pânico; disforia; prejuízo cognitivo	Benzodiazepínicos e antipsicóticos conforme necessário; avaliação de risco suicida ou homicida; sintomas costumam se dissipar com tempo e tranquilização
Intoxicação por fenciclidina (ou semelhante)	Psicose paranoide; pode levar à morte; perigo agudo a si e aos outros	Exame sérico e de urina; benzodiazepínicos podem interferir na excreção; antipsicóticos podem agravar os sintomas devido aos efeitos colaterais anticolinérgicos; monitoramento médico e hospitalização para intoxicação grave
Intoxicação por levodopa	Mania; depressão; transtorno esquizofreniforme, pode induzir ciclagem rápida em pacientes com transtorno bipolar tipo I	Dosagem mais baixa ou descontinuação do fármaco
Intoxicação por noz-moscada	Agitação; alucinações; cefaleias graves; dormência nas extremidades	Sintomas se dissipam sem tratamento após horas do uso
Intoxicação por reserpina	Episódios depressivos maiores; ideação suicida; pesadelos	Avaliação da ideação suicida; baixar dosagem ou mudar o fármaco; antidepressivos ou ECT podem ser indicados
Leucopenia e agranulocitose	Efeitos colaterais nos primeiros 2 meses de tratamento com antipsicóticos	Paciente deve entrar em contato imediatamente devido a dor de garganta, febre, etc., e obter hemograma imediatamente; descontinuar o fármaco; hospitalizar caso necessário
Luto	Sentimentos de culpa, irritabilidade; insônia; queixas somáticas	Deve ser diferenciado de transtorno depressivo maior; antidepressivos não são indicados; benzodiazepínicos para sono; encorajar desabafo
Morte súbita associada a antipsicóticos	Convulsões; asfixia; causas cardiovasculares; hipotensão postural; distonia laringo-faríngea; supressão de engasgo	Tratamentos médicos específicos

(*continua*)

TABELA 23.2-6
Emergências psiquiátricas comuns (*continuação*)

Síndrome	Manifestações de emergência	Questões de tratamento
Morte súbita de origem psicogênica	Infarto do miocárdio após estresse psíquico repentino; vodu e feitiços; desesperança, especialmente associada a doenças físicas graves	Tratamentos médicos específicos; curandeiros
Nitratos voláteis	Alternância de humor e comportamento; sensação de cabeça leve; cefaleia pulsante	Sintomas se dissipam com interrupção do uso
Pânico homossexual	Não é observado em homens e mulheres à vontade com sua orientação sexual; ocorre em indivíduos que negam veementemente ter impulsos homoeróticos; impulsos surgem por meio de conversa, oportunidade física ou brincadeira entre amigos do mesmo sexo, como lutas, dormir juntos ou tocar um ao outro no chuveiro ou na hidromassagem; a pessoa em pânico enxerga os outros como estando sexualmente interessados nela e se defende contra eles	Desabafo, estruturação ambiental e, em alguns casos, medicação para pânico agudo (p. ex., alprazolam, 0,25 a 2 mg) ou antipsicóticos podem ser necessários; clínico do sexo oposto deve avaliar o paciente sempre que possível, e a pessoa não deve ser tocada a não ser para exame de rotina; pacientes atacaram médicos que examinavam o abdome ou executaram um exame retal (p. ex., em um homem que guarda impulsos homossexuais pouco velados não integrados)
Parkinsonismo	Rigidez, tremor, bradicinesia, afeto plano, marcha arrastada, salivação, secundário a medicação antipsicótica	Fármaco antiparkinsoniano oral durante 4 semanas a 3 meses; reduzir a dosagem do antipsicótico
Priapismo (induzido por trazodona)	Ereção peniana persistente acompanhada por dor grave	Epinefrina intracorporal; drenagem mecânica ou cirúrgica
Prolapso da valva mitral	Associado a transtorno de pânico; dispneia e palpitações; medo e ansiedade	Ecocardiograma; alprazolam ou propranolol
Psicose pós-parto	O parto pode precipitar esquizofrenia, depressão, psicoses reativas e mania; sintomas do afeto são os mais comuns; o risco de suicídio se reduz durante a gravidez, mas aumenta no período pós-parto	O perigo para si e para os outros (incluindo o bebê) deve ser avaliado, e devem ser tomadas as precauções adequadas; doença médica que se apresenta com aberrações comportamentais está inclusa no diagnóstico diferencial e deve ser buscada e tratada; deve-se cuidar dos efeitos sobre o pai, a criança, os avós e outros filhos
Retinopatia pigmentar	Relatada com dosagens de tioridazina iguais ou superiores a 800 mg por dia	Manter dosagem de tioridazina abaixo de 800 mg ao dia
Síndrome da imunodeficiência adquirida (aids)	Alterações no comportamento secundárias a causas orgânicas; alterações no comportamento secundárias a medo e ansiedade, comportamento suicida	Manejo da doença neurológica e dos concomitantes psicológicos; reforço do apoio social
Síndrome neuroléptica maligna	Hipertermia; rigidez muscular; instabilidade autonômica; sintomas parkinsonianos; estupor catatônico; sinais neurológicos; 10 a 30% de letalidade; creatina fosfoquinase (CPK) elevada	Descontinuar antipsicótico; dantroleno IV; bromocriptina via oral; hidratação e resfriamento; monitoramento dos níveis de CPK
Suicídio	Ideação suicida; desesperança	Hospitalização, antidepressivos
Tireotoxicose	Taquicardia; disfunção gastrintestinal; hipertermia; pânico, ansiedade, agitação; mania; demência; psicose	Teste de função da tireoide (T_3, T_4, hormônio estimulador da tireoide [TSH]); consulta médica
Toxicidade de fenilpropanolamina	Psicose; paranoia; insônia; inquietação; nervosismo; cefaleia	Sintomas se dissipam com redução da dosagem ou descontinuação (encontrada em auxiliares para dietas sem prescrição médica e descongestionantes orais e nasais)
Toxicidade de lítio	Vômito; dor abdominal; diarreia copiosa; tremor grave, ataxia; coma; convulsões; confusão; disartria; sinais neurológicos focais	Lavagem com tubo de grosso calibre; diurese osmótica; consulta médica; pode precisar de tratamento de cuidados intensivos
Toxicidade de óxido nitroso	Euforia e sensação de cabeça leve	Sintomas se dissipam sem tratamento após horas do uso
Toxicidade de propranolol	Depressão profunda; estados de confusão	Reduzir dosagem ou descontinuar o fármaco; monitorar possibilidade de suicídio
Transtorno convulsivo	Confusão; ansiedade; desrealização e despersonalização; sentimentos de desastre iminente; alucinações olfativas ou gustativas; estado semelhante à fuga	EEG imediato; internação e EEGs com privação de sono e de 24 horas; descartar possibilidade de pseudoconvulsões; anticonvulsivantes
Transtorno da personalidade *borderline*	Ideação e gestos suicidas; ideações e gestos homicidas; abuso de substância; episódios micropsicóticos; queimaduras, marcas de cortes no corpo	Avaliação suicida e homicida (caso intensas, hospitalização); pequenas doses de antipsicóticos; plano de acompanhamento bem estabelecido

(*continua*)

TABELA 23.2-6
Emergências psiquiátricas comuns (*continuação*)

Síndrome	Manifestações de emergência	Questões de tratamento
Transtorno de estresse pós-traumático	Pânico, terror; ideação suicida; *flashbacks*	Tranquilização; encorajamento para reassumir responsabilidades; evitar hospitalização, se possível, para impedir condição crônica de invalidez; monitorar ideação suicida
Transtorno de pânico	Pânico, terror; início agudo	Deve-se diferenciar de outros transtornos que geram ansiedade, tanto médicos como psiquiátricos; ECG para descartar prolapso da valva mitral; propranolol (10 a 30 mg); alprazolam (0,25 a 2,0 mg); manejo de longo prazo pode incluir um antidepressivo
Transtorno delirante	Com frequência conduzido ao setor de emergência involuntariamente; ameaças dirigidas a outros	Antipsicóticos se o paciente concordar (IM, se necessário); intervenção familiar intensiva; hospitalização, caso necessário
Transtorno esquizoafetivo	Depressão grave; sintomas maníacos; paranoia	Avaliação de periculosidade para si ou outros; tranquilização rápida, caso necessário; tratamento de depressão (antidepressivos sozinhos podem intensificar os sintomas esquizofrênicos); uso de agentes antimaníacos
Transtorno explosivo intermitente	Explosões breves de violência; episódios periódicos de tentativas de suicídio	Benzodiazepínicos ou antipsicóticos em curto prazo; avaliação de longo prazo com tomografia computadorizada (TC), eletrencefalograma (EEG) durante privação de sono, curva de tolerância de glicose
Transtorno psicótico breve	Turbilhão emocional, labilidade extrema; prejuízo agudo do teste de realidade após estresse psicossocial evidente	Hospitalização costuma ser necessário; baixas doses de antipsicóticos podem ser necessárias, mas costuma se resolver espontaneamente
Transtorno psicótico induzido por alucinógeno com alucinações	Quadro de sintomas é resultado de interação do tipo de substância, da dose consumida, da duração da ação, da personalidade pré-mórbida do usuário, do contexto; pânico; agitação; psicose devida a atropina	Triagem sérica e de urina; descartar distúrbio médico ou transtorno mental subjacente; benzodiazepínicos (2 a 20 mg) via oral; apaziguação e orientação; tranquilização rápida; com frequência reage espontaneamente
Transtorno psicótico induzido por cimetidina	*Delirium*; delírios	Redução da dosagem ou descontinuação do fármaco
Transtorno psicótico induzido por fenelzina	Psicose e mania em pessoas predispostas	Reduzir a dosagem ou descontinuar o fármaco
Transtornos depressivos	Ideação e tentativa suicidas; autonegligência; abuso de substância	Avaliação de perigo para si mesmo; hospitalização, caso necessário, causas não psiquiátricas para a depressão devem ser avaliadas
Tremor perioral (coelho)	Tremor perioral (careta de coelho) que surge normalmente após terapia prolongada com antipsicóticos	Reduzir dosagem ou mudar para um medicamento de outra classe

REFERÊNCIAS

Agar L. Recognizing neuroleptic malignant syndrome in the emergency department: A case study. *Perspect Psychiatr Care*. 2010;46:143.

Baron DA, Dubin WR, Ning A. Other psychiatric emergencies. In: Sadock BJ, Sadock VA, eds. *Kaplan & Sadock's Comprehensive Textbook of Psychiatry*. 9th ed. Vol. 2. Philadelphia: Lippincott Williams & Wilkins; 2009:2732.

Bienvenu OJ, Neufeld KJ, Needham DM. Treatment of four psychiatric emergencies in the intensive care unit. *Crit Care Med*. 2012;40:2662.

Bruckner TA, Yonsu K, Chakravarthy B, Brown TT. Voluntary psychiatric emergencies in Los Angeles County after funding of California's Mental Health Services Act. *Psychiatr Serv*. 2012;63(8):808.

D'Onofrio G, Jauch E, Jagoda A, Allen MH, Anglin D, Barsan WG, Berger RP, Bobrow BJ, Boudreaux ED, Bushnell C, Chan YF, Currier G, Eggly S, Ichord R, Larkin GL, Laskowitz D, Neumar RW, Newman-Toker DE, Quinn J, Shear K, Todd KH, Zatzick D. NIH roundtable on opportunities to advance research on neurologic and psychiatric emergencies. *Ann Emerg Med*. 2010;56(5):551.

Douglass AM, Luo J, Baraff LJ. Emergency medicine and psychiatry agreement on diagnosis and disposition of emergency department patients with behavioral emergencies. *Acad Emerg Med*. 2011;18:368.

Georgieva I, Mulder CL, Wierdsma A. Patients' preference and experiences of forced medication and seclusion. *Psychiatr Q*. 2012;83:1.

Lin M-T, Burgess JF Jr, Carey K. The association between serious psychological distress and emergency department utilization among young adults in the USA. *Soc Psychiatry Psychiatr Epidemiol*. 2012;47:939.

Polevoi SK, Shim JJ, McCulloch CE, Grimes B, Govindarajan P. Marked reduction in length of stay for patients with psychiatric emergencies after implementation of a comanagement model. *Acad Emerg Med*. 2013;20:338.

Rodnitzky RL. Movement disorder emergencies. In: Roos KL, ed. *Neurology Emergencies*. New York: Springer Science+Business Media; 2012:259.

Sevransky JE, Bienvenu OJ, Neufeld KJ, Needham DM. Treatment of four psychiatric emergencies in the intensive care unit. *Crit Care Med*. 2012;40(9):2662.

Simpson SA, Joesch JM, West II, Pasic J. Risk for physical restraint or seclusion in the psychiatric emergency service (PES). *Gen Hosp Psychiatry*. 2014;36(1):113–118.

Weiss AP, Chang G, Rauch SL, Smallwood JA, Schechter M, Kosowsky J, Hazen E, Haimovici F, Gitlin DF, Finn CT, Orav EJ. Patient- and practice-related determinants of emergency department length of stay for patients with psychiatric illness. *Ann Emerg Med*. 2012;60:162.

Zun LS, ed. *Behavioral Emergencies for the Emergency Physician*. New York: Cambridge University Press; 2013.

▲ 23.3 Emergências psiquiátricas em crianças

Poucas crianças ou adolescentes buscam intervenção psiquiátrica sozinhas, mesmo durante uma crise; portanto, a maioria de suas avaliações de emergência é iniciada por pais, parentes, professores, terapeutas, médicos e funcionários de assistência social. Alguns encaminhamentos são para avaliação de situações potencialmente letais para a criança

TABELA 23.3-1
Fatores de risco familiares

Abuso físico e sexual

Crise familiar recente: perda de um dos pais, divórcio, perda do emprego, mudança de moradia

Disfunção familiar grave, incluindo doença mental dos pais

---

ou para outros, como comportamento suicida, abuso físico e comportamento violento ou homicida. Outros encaminhamentos urgentes, mas sem potencial letal, são exacerbações de transtornos psiquiátricos graves e bem definidos, como mania, depressão, quadro florido de psicose e encaminhamento escolar. Situações em que o diagnóstico é menos evidente ocorrem quando crianças e adolescentes apresentam uma história com ampla gama de comportamentos disruptivos e aberrantes e são acompanhadas por um adulto ansioso, que não sabe mais como agir e percebe os atos da criança como uma emergência, apesar da ausência de comportamento potencialmente letal de transtorno evidentemente psiquiátrico. Nesses casos, o espectro de fatores que contribui para o quadro não é claro de imediato, e o psiquiatra de emergência precisa avaliar toda a família ou o sistema envolvido com a criança. Estressores familiares e discordância entre os pais contribuem para a evolução de uma crise na criança. Por exemplo, avaliações imediatas às vezes são indicadas de forma legítima para uma criança que se encontra dividida entre pais litigantes ou em conflito aparentemente irreconciliável entre os pais e a escola, terapeuta ou assistente social quanto às necessidades da criança (Tab. 23.3-1).

Um local de emergência costuma ser o primeiro lugar em que um comportamento problemático crônico recebe uma avaliação inicial. Por exemplo, um problema identificado – como ataques de raiva graves, violência e comportamento destrutivo – pode ter estado presente durante meses ou até mesmo anos. Ainda assim, o contato inicial com o sistema de saúde mental no setor de emergência ou em um consultório privado pode ser a primeira oportunidade para a criança ou adolescente de revelar estressores subjacentes, como abuso físico ou sexual.

Em vista da relação integral de disfunção familiar grave com a perturbação comportamental na infância, o psiquiatra de emergência deve avaliar a discórdia familiar e o transtorno psiquiátrico em membros da família durante uma avaliação de urgência. Uma forma de realizar a avaliação é entrevistar a criança e cada membro da família, tanto separadamente quanto juntos, e obter uma história a partir de informantes externos à família sempre que possível. Pais sem custódia, terapeutas e professores podem acrescentar informações valiosas quanto ao funcionamento diário da criança. Muitas famílias, especialmente as que têm doença mental e disfunção grave, podem ter pouca ou nenhuma inclinação a buscar auxílio psiquiátrico que não seja de urgência; portanto, a avaliação de emergência se torna a única forma de fazê-las participar de um programa de tratamento psiquiátrico sistemático.

EMERGÊNCIAS POTENCIALMENTE LETAIS

Comportamento suicida

Avaliação. Comportamento suicida é o motivo mais comum para uma avaliação de emergência em adolescentes. Apesar do risco mínimo de suicídio consumado em uma criança com menos de 12 anos, ideação ou comportamento suicidas em uma criança de qualquer idade devem ser avaliados de maneira criteriosa, com particular atenção a sua condição psiquiátrica e à capacidade da família ou dos responsáveis de proporcionar supervisão adequada. A avaliação deve determinar as circunstâncias de ideação ou comportamento suicidas, sua letalidade e sua persistência. Uma avaliação da sensibilidade, do apoio e da competência da família deve ser realizada para averiguar sua capacidade de monitorar o potencial suicida da criança. Em última análise, durante o curso de uma avaliação de emergência, o psiquiatra deve decidir se a criança pode voltar para casa, para um ambiente seguro, e receber acompanhamento ambulatorial, ou se é necessário hospitalização. Uma história psiquiátrica, um exame do estado mental e uma avaliação do funcionamento da família ajudam a estabelecer o nível geral de risco.

Manejo. Quando houver ocorrência de comportamento autolesivo, o adolescente provavelmente precisará de hospitalização em uma unidade pediátrica para tratamento da lesão ou para observação de sequelas médicas após uma ingestão tóxica. Se não houver problemas médicos, o psiquiatra deve decidir se o adolescente necessita de internação psiquiátrica. Caso o paciente persista com ideação suicida e demonstre sinais de psicose, depressão grave (incluindo desesperança) ou ambivalência acentuada sobre suicídio, é indicada admissão psiquiátrica. Um adolescente que esteja consumindo drogas ou álcool não deve ser liberado até que se possa fazer uma avaliação quando ele estiver desintoxicado. Pacientes com perfis de alto risco – como sexo masculino no fim da adolescência, sobretudo na presença de transtornos de abuso de substância e de comportamento agressivo, e que tiveram depressão grave, ou que realizaram tentativas de suicídio anteriores, especialmente com armas letais – justificam hospitalização. Crianças mais jovens que realizaram tentativas de suicídio, mesmo quando de baixa letalidade, precisam de admissão psiquiátrica se a família for tão caótica, disfuncional e incompetente a ponto de deixar o tratamento de acompanhamento improvável.

Comportamento violento e traumas

Avaliação. A primeira tarefa em uma avaliação de emergência de uma criança ou adolescente violento é assegurar que tanto eles quanto os membros da equipe estejam fisicamente protegidos de modo que ninguém se machuque. Se a criança parecer se acalmar na área de emergência, o clínico pode indicar que ajudaria se ela pudesse recontar o que aconteceu e perguntar se consegue fazê-lo. Se a criança concordar e o clínico achar que ela tem bom controle, ele pode abordá-la com a equipe de apoio próxima. Caso contrário, o profissional pode dar vários minutos para que a criança se acalme antes de reavaliar a situação ou, no caso de um adolescente, sugerir que um medicamento o ajudará a relaxar.

Caso o adolescente esteja evidentemente belicoso, contenções físicas podem ser necessárias antes que se tente qualquer outra abordagem. Algumas crianças e adolescentes em fúria, que são levados para o setor de emergência por famílias que não sabem mais o que fazer, conseguem recuperar o controle sobre si mesmos sem o uso de contenções físicas ou farmacológicas. Crianças e adolescentes são mais propensos a se acalmar se forem abordados de forma não ameaçadora e tranquila e quando lhes é dada a chance de contar seu lado da história para um adulto que não os julgue. Nesse momento, o psiquiatra deve buscar qualquer transtorno psiquiátrico subjacente que possa estar mediando a agressividade. O profissional deve conversar com os familiares e outras pessoas que testemunharam o episódio para compreender o contexto do acontecimento e o grau em que a criança perdeu o controle.

Manejo. Crianças pré-púberes, na ausência de uma doença psiquiátrica maior, raramente precisam de medicamentos para mantê-las seguras, porque em geral são pequenas o suficiente para serem contidas fisicamente se começarem a machucar a si mesmas ou aos outros. Não é imediatamente necessário administrar medicamentos a uma criança ou adolescente que estava tendo um acesso de fúria, mas que se encontra em um estado calmo durante o exame. Adolescentes e crianças mais velhas que são agressivas, agitadas ao extremo ou manifestadamente autolesivas e que possam ser difíceis de subjugar fisicamente podem precisar de medicamentos antes que se possa dialogar com elas.

Crianças com história de ataques de raiva graves, repetidos e autolimitados podem não requerer admissão em um hospital se forem capazes de se acalmar durante o curso da avaliação. Ainda assim, o padrão ocorrerá novamente a menos que o tratamento ambulatorial contínuo para a criança e para a família seja providenciado. No caso de adolescentes que continuam a representar perigo para si mesmos ou para outros durante o período de avaliação, a internação hospitalar se faz necessária.

Provocação de incêndios

Avaliação. Uma sensação de emergência e pânico costuma envolver os pais de uma criança que provocou incêndio. Pais ou professores com frequência solicitam uma avaliação de emergência, mesmo no caso de crianças pequenas que acenderam fogo por acidente. Muitas crianças, durante o curso do desenvolvimento normal, se interessam por fogo, mas, na maioria dos casos, uma criança em idade escolar que provocou incêndio o fez de forma acidental ao brincar com fósforos e busca ajuda para apagá-lo. Quando uma criança tem forte interesse por brincar com fósforos, o nível de supervisão por parte dos membros da família deve ser esclarecido de forma que não ocorram incêndios acidentais. O clínico deve distinguir entre uma criança que causa um incêndio de forma acidental, ou mesmo de forma impulsiva, de uma criança que o faz de forma repetida com premeditação e em seguida deixa que o fogo prossiga sem fazer tentativas de extingui-lo. Na provocação repetida de incêndios, o risco é obviamente maior do que em ocorrências únicas, e o psiquiatra deve determinar se há psicopatologia subjacente na criança ou nos familiares. O profissional também deve avaliar as interações familiares, porque quaisquer fatores que interfiram na supervisão e comunicação efetivas – como níveis elevados de desacordo conjugal e estilos de criação severos e punitivos – podem impedir a intervenção adequada.

A provocação de incêndios compõe um trinômio de sintomas – enurese, crueldade com animais e provocação de incêndios – que se acreditava serem típicos de crianças com transtornos da conduta; contudo, nenhuma evidência indica que os três sintomas estejam verdadeiramente ligados, embora o transtorno da conduta seja o transtorno psiquiátrico que ocorre com maior frequência com provocação de incêndios patológica.

Manejo. O componente crítico do manejo e do tratamento para crianças que provocam incêndios é impedir novos incidentes durante o tratamento da psicopatologia subjacente. De modo geral, apenas a provocação de incêndios não é uma indicação para hospitalização, a menos que exista uma ameaça contínua de que o paciente provocará um novo incêndio. Os pais de crianças com esse padrão comportamental devem ser orientados enfaticamente para que a criança não seja deixada sozinha em casa e nunca seja responsabilizada por cuidar dos irmãos menores sem supervisão adulta direta. É provável que crianças que exibem um padrão de comportamentos agressivos concomitantes e outras formas de comportamento destrutivo tenham um resultado desfavorável. Deve-se estabelecer um tratamento ambulatorial para crianças que provocam incêndios repetidamente. Técnicas comportamentais que envolvem tanto a criança quanto a família ajudam a reduzir o risco de novas ocorrências, assim como reforço positivo para comportamentos alternativos.

Abuso infantil: físico e sexual

Avaliação. Abuso físico e sexual ocorre em meninas e meninos de todas as idades, em todos os grupos étnicos e em todos os níveis socioeconômicos. Os abusos variam bastante com relação à gravidade e à duração, mas qualquer forma de abuso contínuo constitui uma situação de emergência para a criança. Nenhuma síndrome psiquiátrica é condição *sine qua non* de abuso físico ou sexual mas medo, culpa, ansiedade, depressão e ambivalência quanto à revelação normalmente envolvem a criança vítima de abuso.

Crianças pequenas que sofrem abuso sexual podem exibir comportamento sexual precoce com pares e demonstrar um conhecimento sexual que reflete a exposição além de seu nível de desenvolvimento. Crianças que sofrem abuso sexual ou físico costumam exibir, elas mesmas, comportamentos sádicos e agressivos. É provável que crianças que sofrem abuso de qualquer natureza sejam ameaçadas com consequências graves e assustadoras pelo perpetrador se revelarem a situação a alguém. Com frequência, uma criança abusada que é vitimada por um membro da família é colocada em uma posição irreconciliável de ter que suportar o abuso contínuo silenciosamente ou desafiar o abusador ao revelar as experiências e ser responsável por destruir a família e correr o risco de que não acreditem nela ou que a família a abandone.

Em casos de suspeita de abuso, a criança e outros membros da família precisam ser entrevistados individualmente para lhes proporcionar a chance de falar em particular. Se possível, o clínico deve observar a criança individualmente com o pai e com a mãe para ter uma percepção da espontaneidade, da afetuosidade, do medo, da ansiedade ou de outra característica proeminente dos relacionamentos. No entanto, uma observação em geral não é suficiente para fazer um julgamento final sobre o relacionamento familiar; crianças que sofrem abuso quase sempre têm sentimentos mistos em relação ao genitor abusivo.

Indicadores físicos de abuso sexual em crianças incluem doenças sexualmente transmissíveis (p. ex., gonorreia); dor, irritação e coceira na genitália e no trato urinário; e desconforto ao sentar e caminhar. Em várias ocasiões de suspeita de abuso sexual, no entanto, não estão presentes evidências físicas. Portanto, uma história minuciosa é fundamental. O médico deve falar diretamente sobre as questões sem conduzir o paciente, porque crianças já assustadas podem ser facilmente influenciadas para validar o que acreditam que o examinador quer ouvir. Ademais, crianças que sofreram abuso com frequência desdizem tudo, ou parte do que revelaram, durante o curso da entrevista.

Usar bonecos anatomicamente corretos na avaliação de abuso sexual pode ajudar a criança a identificar partes do corpo e a mostrar o que aconteceu, mas nenhuma evidência conclusiva oferece respaldo à brincadeira sexual com bonecos como forma de validar abuso.

Negligência: insuficiência de crescimento

Avaliação. Na negligência infantil, a condição física, mental ou emocional da criança ficou comprometida devido à inabilidade dos pais ou cuidadores de proporcionar alimentação, moradia, educação ou supervisão adequadas. De modo semelhante ao abuso, qualquer forma de negligência contínua é uma situação de emergência para a criança. Pais que negligenciam seus filhos apresentam grande variação, que pode incluir pais muito jovens e alheios às necessidades emocionais e concretas de uma criança, pais com depressão e passividade significativa, pais que abusam de substância e pais com uma variedade de doenças mentais incapacitantes.

Em sua forma extrema, a negligência pode contribuir para insuficiência de crescimento, ou seja, uma criança, em geral com idade inferior a 1 ano, fica desnutrida na ausência de uma causa orgânica (Figs. 23.3-1 e 23.3-2). A insuficiência de crescimento costuma ocorrer sob circunstâncias nas quais a nutrição adequada está disponível, mas uma perturbação no relacionamento entre o cuidador e a criança resulta em uma criança que não se alimenta o suficiente para crescer e se desenvolver. Um padrão negativo pode existir entre a mãe e o filho no qual a criança recusa refeições e a mãe se sente rejeitada e, por fim, se retrai. Então, ela pode parar de oferecer alimentos com a frequência necessária para a criança. A observação de mãe e filho juntos pode revelar uma interação tensa e não espontânea, com retraimento de ambas as partes, resultando em uma aparência de apatia na mãe. Tanto a mãe quanto a criança podem parecer deprimidas.

Uma forma rara de insuficiência de crescimento em crianças mais velhas e que não são necessariamente desnutridas é a síndrome de nanismo psicossocial. Nela, observa-se retardo acentuado do crescimento, que acompanha um relacionamento perturbado entre o genitor e a

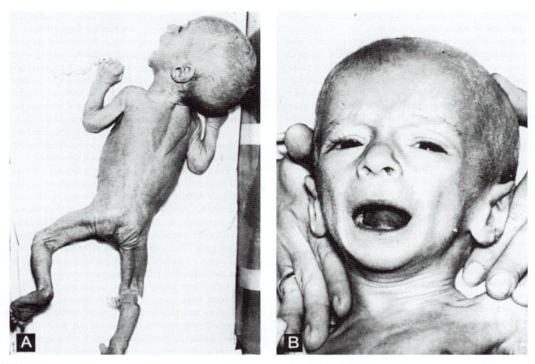

FIGURA 23.3-1
Um bebê de 3 meses de idade com insuficiência de crescimento secundária a privação calórica. O peso é de apenas 28 gramas acima do peso do nascimento. (Cortesia de Barbon Schmitt, M.D., Children's Hospital, Denver, CO.)

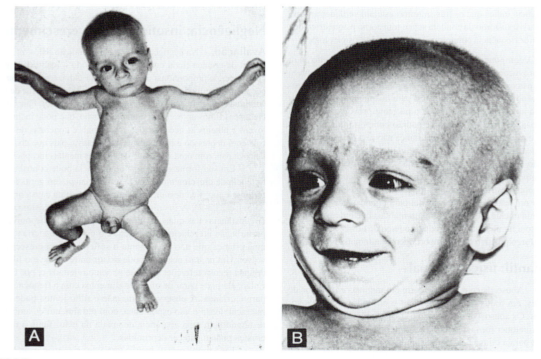

FIGURA 23.3-2
O mesmo bebê da Figura 23.3-1, depois de três semanas após a hospitalização. (Cortesia de Barbon Schmitt, M.D., Children's Hospital, Denver, CO.)

criança, junto com comportamentos sociais e alimentares bizarros por parte desta. Às vezes, esses comportamentos incluem comer restos em latas de lixo, beber água da privada, comer compulsivamente e vomitar, bem como redução da reação exterior à dor. Metade das crianças com essa síndrome apresenta diminuição do hormônio do crescimento. Assim que a criança é removida do ambiente problemático e colocada em outro local, como um hospital psiquiátrico, com supervisão adequada e orientação quanto a refeições, as anormalidades endócrinas normalizam e sua taxa de crescimento se acelera.

Manejo. Em casos de negligência infantil, assim como ocorre com abuso físico e sexual, a decisão mais importante a ser tomada durante a avaliação inicial é se a criança está segura no ambiente familiar. Sempre que houver suspeita de negligência, deve-se alertar a agência de assistência social local. Em casos leves, a decisão de encaminhar a família para serviços ambulatoriais, em contraposição à hospitalização da criança, depende da convicção do clínico de que a família é cooperativa e disposta a ser orientada e a participar do tratamento e de que a criança não corre perigo. Antes que uma criança negligenciada seja liberada do local de emergência, deve-se marcar uma consulta de acompanhamento.

A orientação da família deve ter início durante a avaliação; é necessário dizer a ela, de forma não ameaçadora, que insuficiência de crescimento pode ser letal, que toda a família precisa monitorar o progresso da criança e que todos receberão ajuda para superar os diversos obstáculos que interferem no bem-estar físico e emocional da criança.

Anorexia nervosa

A anorexia nervosa é cerca de 10 vezes mais frequente no sexo feminino do que no sexo masculino. Caracteriza-se pela recusa em manter o peso corporal, levando a um peso pelo menos 15% abaixo do esperado, devido a uma imagem corporal distorcida, por um medo persistente de se tornar gordo e pela ausência de pelo menos três ciclos menstruais. O transtorno normalmente tem início após a puberdade, mas pode ocorrer em crianças de 9 a 10 anos, nas quais não ocorre o ganho de peso esperado, mas a perda de 15% do peso corporal. O transtorno atinge proporções de emergência médica quando a perda de peso se aproxima de 30% do peso corporal ou quando as perturbações metabólicas ficam graves. Hospitalização, então, se torna necessária para controlar o processo contínuo de inanição, potencial desidratação e as complicações médicas de inanição, incluindo desequilíbrio de eletrólitos, arritmias cardíacas e mudanças hormonais.

Síndrome da imunodeficiência adquirida

Avaliação. A síndrome da imunodeficiência adquirida (aids), causada pelo vírus da imunodeficiência humana (HIV), ocorre em recém-nascidos por meio da transmissão perinatal da mãe infectada, em crianças e adolescentes, por meio de abuso sexual por um indivíduo infectado; e, em adolescentes, por meio de abuso de drogas injetáveis com uma pessoa infectada, de abuso de drogas com agulhas infectadas ou de atividades sexuais com parceiros infectados. Pacientes hemofílicos infantis e adolescentes podem contrair o vírus da aids por meio de transfusões de sangue infectado.

Crianças e adolescentes podem se apresentar para avaliações de emergência devido à insistência de um familiar ou amigo; em alguns casos, eles mesmos têm a iniciativa quando se deparam com ansiedade ou pânico decorrentes de comportamento de alto risco. A triagem de pessoas de alto risco pode levar ao tratamento de pacientes infectados assintomáticos com fármacos como azidotimidina (AZT) e possivelmente outros novos medicamentos que podem retardar o avanço da doença. Durante a avaliação dos riscos de infecção por HIV, pode-se iniciar um processo de orientação tanto com o paciente como com o restante da família, de forma que um adolescente que não está infectado, mas que exibe comportamento de alto risco, possa receber aconselhamento sobre esse comportamento e sobre práticas de sexo seguro.

Em crianças, o cérebro costuma ser o local primário para infecção por HIV; encefalite, diminuição do desenvolvimento cerebral e sintomas neuropsiquiátricos, como comprometimento da memória, da concentração e do intervalo de atenção, podem estar presentes antes que o diagnóstico seja estabelecido. O vírus pode estar presente no líquido cerebrospinal antes de aparecer na corrente sanguínea. Alterações na função cognitiva, desinibição de lobo frontal, retraimento social, lentidão do processamento de informações e apatia compõem alguns dos sintomas do complexo de demência da aids. Transtornos orgânicos do humor, transtorno orgânico da personalidade e psicose manifesta também podem ocorrer em pacientes infectados por HIV.

SITUAÇÕES URGENTES SEM POTENCIAL LETAL

Recusa em ir à escola

Avaliação. Recusa em ir à escola pode ocorrer em uma criança pequena que está começando a frequentá-la pela primeira vez ou em uma criança ou adolescente que está fazendo a transição para uma nova série ou escola, ou pode surgir em uma criança vulnerável sem um estressor externo evidente. Em qualquer caso, a recusa em ir à escola requer intervenção imediata, porque quanto mais tempo o padrão disfuncional durar, mais difícil será interrompê-lo.

Recusa em ir à escola geralmente está associada à ansiedade de separação, na qual o sofrimento da criança está relacionado às consequências de se separar do pai ou da mãe, de forma que ela resiste em ir à escola. Pode ocorrer também em crianças com fobia da escola, na qual o medo e o sofrimento são voltados para a instituição em si. Em qualquer um dos casos, ocorre uma ruptura grave na vida da criança. Embora ansiedade de separação leve seja universal, em especial em crianças muito pequenas que se deparam com a escola pela primeira vez, o tratamento é necessário quando a criança realmente não consegue ir à escola. Psicopatologia grave, incluindo transtornos de ansiedade e depressivos, costuma estar presente quando a recusa em ir à escola ocorre pela primeira vez em um adolescente. Crianças com transtorno de ansiedade de separação costumam apresentar preocupações extremas de que eventos catastróficos acontecerão com sua mãe, com a figura de apego ou com elas mesmas como resultado da separação. Crianças com transtorno de ansiedade de separação também podem exibir diversos outros medos e sintomas de depressão, incluindo queixas somáticas como cefaleias, dores de estômago e náusea. Ataques de raiva graves e apelos desesperados podem se seguir quando a preocupação de que um dos pais será machucado durante a separação são verbalizados com frequência; em adolescentes, as razões pelas quais se recusam a ir à escola costumam ser queixas físicas.

Como parte de uma avaliação urgente, o psiquiatra precisa determinar a duração da ausência do paciente na escola e avaliar a capacidade dos pais de participar de um plano de tratamento que envolverá diretrizes paternas para assegurar o retorno da criança à escola. Os pais de uma criança com transtorno de ansiedade de separação costumam exibir ansiedade de separação extrema ou outros transtornos de ansiedade que se combinam com o problema da criança. Quando os pais são incapazes de participar de um programa de tratamento em casa, deve-se considerar hospitalização.

Manejo. Quando a recusa em ir à escola causada por ansiedade de separação é identificada durante uma avaliação de emergência, o transtorno subjacente pode ser explicado à família, e uma intervenção pode ter início imediato. Em casos graves, no entanto, faz-se necessário um plano de longo prazo voltado para a família, de natureza multidimensional. Sempre que possível, uma criança com ansiedade de separação deve ser levada de volta para a escola no dia escolar seguinte, apesar do sofrimento, e uma pessoa de contato na própria escola (orientador, conselheiro ou professor) deve ser envolvida para ajudar a mantê-la na escola enquanto a parabeniza por tolerar a situação.

Quando a recusa em ir à escola vem ocorrendo há meses ou anos, ou quando os familiares não têm condições de cooperar, deve ser considerado um programa de tratamento para levar a criança de volta à escola a partir do hospital. Quando a ansiedade da criança não se reduz apenas com a utilização de métodos comportamentais, antidepressivos tricíclicos, como imipramina, são úteis. Medicamentos costumam ser receitados após a tentativa de uma intervenção comportamental, e não na avaliação inicial.

Síndrome de Münchausen por procuração

Avaliação. A síndrome de Münchausen por procuração é uma forma de abuso infantil na qual um dos genitores, normalmente a mãe, ou um cuidador, repetidamente induz ou mesmo inflige lesões ou causa doenças em uma criança, para a qual, então, busca intervenção médica, com frequência no pronto-socorro. Embora constitua uma ocorrência rara, mães que causam ferimentos com frequência têm um conhecimento anterior de medicina, o que leva a sintomas sofisticados; às vezes, envolvem-se em uma camaradagem inadequada com a equipe médica no que se refere ao tratamento da criança. Uma observação atenta pode revelar que as mães frequentemente não exibem sinais adequados de sofrimento ao ouvirem os detalhes dos sintomas médicos da criança. O estereótipo dessas mães é de se apresentarem como profissionais de sucesso de uma maneira que soa exagerada ou evidentemente falsa.

A doença que aparece na criança pode envolver qualquer sistema de órgãos, mas alguns sintomas são mais comuns: sangramento de um ou mais locais, incluindo trato gastrintestinal (GI), sistemas urogenital e respiratório, convulsões e depressão do sistema nervoso central (SNC). Às vezes, a doença é simulada, em vez de realmente causada.

OUTRAS PERTURBAÇÕES NA INFÂNCIA

Transtorno de estresse pós-traumático

Crianças sujeitadas a um evento catastrófico ou traumático podem se apresentar para uma avaliação imediata porque sentem medos extremos de que o trauma específico ocorra novamente ou um desconforto súbito em locais familiares, com pessoas conhecidas ou com situações que antes não causavam ansiedade. Semanas após um evento traumático, uma criança pode recriar o evento em brincadeiras, histórias e sonhos que diretamente revivem a situação aterrorizadora. Pode ocorrer uma sensação de reviver a experiência, incluindo alucinações de experiências de *flashback* (dissociativas), e memórias intrusivas do evento vêm e vão. Muitas crianças traumatizadas, ao longo do tempo, continuam a reproduzir partes do evento por meio de seus próprios comportamentos de vítima direcionados a outras pessoas, sem perceber que eles refletem suas próprias experiências traumáticas.

Transtornos dissociativos

Acredita-se que estados dissociativos – incluindo a forma extrema, transtorno de múltiplas personalidades – têm maior probabilidade de ocorrer em crianças que foram sujeitas a abuso físico, sexual ou emocional repetido. Crianças com sintomas dissociativos podem ser encaminhadas para avaliação porque membros da família, ou professores, percebem que às vezes elas parecem ficar fora da realidade ou distraídas, ou agir como pessoas diferentes. Estados dissociativos eventualmente são identificados durante a avaliação de comportamento violento e agressivo, em particular em pacientes que não se lembram de partes de seu próprio comportamento.

Quando uma criança com dissociação fica violenta, ou autodestrutiva, ou coloca os outros em perigo, a hospitalização se faz necessária. Uma variedade de métodos psicoterápicos foi usada no complexo tratamento de crianças com transtornos dissociativos, incluindo técnicas de brincadeira e, em alguns casos, hipnose.

REFERÊNCIAS

Ballard ED, Stanley IH, Horowitz LM, Cannon EA, Pao M, Bridge JA. Asking youth questions about suicide risk in the pediatric emergency department: Results from a qualitative analysis of patient opinions. *Clin Pediatr Emerg Med*. 2013;14:20.

Cashman M, Pasic J. Pediatric psychiatric disorders in the emergency department. In: Zun LS, ed. *Behavioral Emergencies for the Emergency Physician*. New York: Cambridge University Press; 2013:211.

Ceballos-Osorio J, Hong-McAtee I. Failure to thrive in a neonate: A life-threatening diagnosis to consider. *J Pediatr Heath Care*. 2013;27:56.

Dolan MA, Fein JA. Pediatric and adolescent mental health emergencies in the emergency medical services system. *Pediatrics*. 2011;127(5):e1356.

Flaherty LT. Models of psychiatric consultation to schools. In: Weist MD, Lever NA, Bradshaw CP, Owens JS, eds. *Handbook of School Mental Health: Issues in Clinical Child Psychology*. 2nd ed. New York: Springer Science+Business Media; 2014:283.

Frosch E, Kelly P. Issues in pediatric psychiatric emergency care. *Emerg Psychiatry*. 2013:193.

Gilbert SB. Beyond acting out: managing pediatric psychiatric emergencies in the emergency department. *Adv Emerg Nurs J*. 2012;34:147.

Ginnis KB, White EM, Ross AM, Wharff EA. Family-based crisis intervention in the emergency department: A new model of care. *J Child Fam Stud*. 2013;10.1007/s10826-013-9823-1.

Grupp-Phelan J, Delgado SV. Management of the suicidal pediatric patient: An emergency medicine problem. *Clin Pediatr Emerg Med*. 2013;14:12.

Hamm MP, Osmond M, Curran J, Scott S, Ali S, Hartling L, Gokiert R, Cappelli M, Hnatko G, Newton AS. A systematic review of crisis interventions used in the emergency department: recommendations for pediatric care and research. *Pediatr Emerg Care*. 2010;26:952.

Jaffee SR. Family violence and parent psychopathology: Implications for children's socioemotional development and resilience. In: Goldstein S, Brooks RB, eds. *Handbook of Resilience in Children*. 2nd ed. New York: Springer Science+Business Media; 2013:127.

Kalb LG, Stuart EA, Freedman B, Zablotsky B, Vasa R. Psychiatric-related emergency department visits among children with an autism spectrum disorder. *Pediatr Emerg Care*. 2012;28:1269.

Magallón-Neri EM, Canalda G, De la Fuente JE, Forns M, García R, González E, Castro-Fornieles J. The influence of personality disorders on the use of mental health services in adolescents with psychiatric disorders. *Compr Psychiatry*. 2012;53(5):509.

Maunder RG, Halpern J, Schwartz B, Gurevich M. Symptoms and responses to critical incidents in paramedics who have experienced childhood abuse and neglect. *Emerg Med J*. 2012;29:222.

Miller AB, Esposito-Smythers C, Weismoore JT, Renshaw KD. The relation between child maltreatment and adolescent suicidal behavior: A systematic review and critical examination of the literature. *Clin Child Fam Psychol Rev*. 2013;16:146.

Ougrin D, Tranah T, Leigh E, Taylor L, Asarnow JR. Practitioner review: Self-harm in adolescents. *J Child Psychol Psychiatry*. 2012;53:337.

Reading R. Weight faltering and failure to thrive in infancy and early childhood. *Child Care Health Devel*. 2013;39:151.

Tenenbein M. Urine Drug Screens in Pediatric Psychiatric Patients. *Pediatr Emerg Care*. 2014;30(2):136–137.

24
Medicina complementar e alternativa em psiquiatria

A ciência e a arte da "cura" e também o conceito de "doença" sempre foram influenciados de maneira significativa pelo contexto cultural no qual se desenvolveram. O que a maioria dos praticantes ocidentais de medicina concebe como "cuidados com a saúde", na realidade, ainda está engatinhando em comparação com diversas práticas destinadas à cura ou à melhora de doenças que se desenvolveram em todo o mundo há vários séculos. Grandes avanços em pesquisas biomédicas e no método científico, em geral ao longo do último século, levaram à descoberta de intervenções médicas revolucionárias que salvaram incontáveis vidas, particularmente por meio do tratamento de doenças infecciosas. Ainda assim, muitos profissionais e pacientes acham que os conceitos biológicos e reducionistas de doença e seu tratamento que guiam os cuidados médicos no Ocidente costumam menosprezar a contribuição de fatores psicossociais para a saúde e o bem-estar. A própria psiquiatria, supostamente a campeã entre as áreas médicas que tratam das etiologias psicossociais da doença, também se focaliza cada vez mais em fatores biológicos. Embora essa abordagem indubitavelmente tenha beneficiado pessoas com transtornos mentais e aumentado a consciência pública de que o cérebro não é um órgão menos físico do que o coração ou o fígado (suscetível a males que, às vezes, não são culpa de quem tem transtornos mentais), alguns profissionais da área da saúde mental preocupam-se com a possibilidade de os cuidados de "ouvir o paciente" se tornarem cada vez mais marginalizados. Afinal, tratar os aspectos psicossociais da saúde quase sempre leva mais tempo do que intervenções biológicas e, portanto, sob um ponto de vista limitado focado em resultados, costuma parecer ineficaz e dispendioso.

A expressão *medicina complementar e alternativa* (MCA) se refere às diversas práticas de tratamento ou prevenção de doenças cujos métodos e eficácia diferem do tratamento biomédico convencional e tradicional. Outras expressões usadas para descrever essas abordagens terapêuticas são *medicina integrativa* e *medicina holística*. Esse não é um conceito novo na área de psiquiatria. A ideia de enfatizar o paciente como um todo e a necessidade de contabilizar fatores psicossociais, ambientais e de estilo de vida na saúde e na doença é agrupada sob o título de medicina psicossomática ou de mente e corpo.

A medicina tradicional, conforme praticada nos Estados Unidos e em outros países ocidentais, baseia-se no método científico – o uso de experimentos para validar uma hipótese ou para determinar a probabilidade de que uma teoria esteja correta. A medicina tradicional presume que o corpo é um sistema biológico e fisiológico e que transtornos tenham uma causa que pode ser tratada com medicamentos, cirurgia e métodos tecnológicos complexos para produzir uma cura. Portanto, ela também é chamada de *biomedicina* ou *tecnomedicina*.

A medicina tradicional também é conhecida como *medicina alopática*. O termo *alopatia*, oriundo da palavra grega *allos* ("outro"), se refere ao uso de agentes ou medicamentos externos para neutralizar os sinais e os sintomas de doença; por exemplo, antipiréticos para tratar febre. A *alopatia* é o tipo de medicina ensinado em escolas de medicina nos Estados Unidos. Samuel Hahnemann (1755-1843), um médico alemão, cunhou a expressão para distingui-la da *homeopatia* (derivada da palavra grega *homos* ["mesmo"]), na qual substâncias especialmente formuladas, diferentemente da medicina alopática, são usadas. A alopatia é a forma mais prevalente de medicina praticada no mundo ocidental (a homeopatia será abordada mais detalhadamente mais adiante neste capítulo).

NATIONAL CENTER FOR COMPLEMENTARY MEDICINE AND ALTERNATIVE MEDICINE

A adoção amplamente disseminada de práticas da MCA levou o governo dos Estados Unidos a estabelecer o National Center for Complementary Medicine and Alternative Medicine (NCCAM), parte dos National Institutes of Health (NIH). A missão do NCCAM é avaliar a utilidade e a segurança de uma ampla gama de práticas de cura não relacionadas e não ortodoxas e fornecer explicações científicas para sua possível eficácia, treinar pesquisadores em MCA e divulgar informações para o público. O NCCAM propôs alterar seu nome para National Center for Research on Complementary and Integrative Health Care (NCRCI).

Em 2011, um estudo do NCCAM revelou que aproximadamente 40% dos norte-americanos usaram alguma forma de MCA durante um período de 12 meses. Quando orações foram incluídas, o percentual cresceu para mais de 60%. Rezar pela própria saúde teve o maior destaque, seguido por orações de outros para a saúde de alguém, produtos naturais, exercícios de respiração profunda, grupos de orações, meditação, cuidados quiropráticos, ioga, massagem e terapias baseadas na alimentação. Equinácea, ginseng, *Ginkgo biloba*, suplementos de alho, glicosamina e erva-de-são-joão estiveram entre os produtos naturais mais utilizados. Dores nas costas, de cabeça e no pescoço foram as tratadas com mais frequência. As práticas de MCA tiveram maior probabilidade de serem adotadas por pessoas com nível de escolaridade mais elevado, mulheres, ex-fumantes e aqueles que haviam sofrido hospitalização recente. A maioria dos usuários de práticas de MCA acreditou que os maiores benefícios foram alcançados em combinação com o tratamento convencional.

O NCCAM conduz experimentos clínicos no NIH e em instituições de pesquisa acadêmica para investigar os benefícios de diversas práticas de MCA sobre um espectro de doenças e transtornos, desde condições psiquiátricas a câncer, osteoporose e esclerose múltipla, entre outros.

TABELA 24-1
Práticas de medicina complementar e medicina alternativa

Sistemas médicos holísticos	Práticas de base biológica	Prática de base corporal e manipulativa
Medicina antroposófica	Tratamento celular	Acupressura ou acupuntura
Ayurveda	Terapia por quelação	Técnica Alexander
Medicina ambiental	Dietas	Aromaterapia
Homeopatia	Dieta Atkins	Terapia do campo biológico ("passes" ou cura a distância)
Medicina Kampo	Dieta macrobiótica	Quiropraxia
Medicina indígena norte-americana	Dieta Ornish	Método Feldenkrais
Naturopatia	Dieta Pritikin	Massoterapia
Medicina tibetana	Dieta vegetariana	Osteopatia
Intervenções de mente e corpo	Dieta da zona	Reflexologia
Arteterapia	Suplementos dietéticos	Rolfing
Biorretroalimentação (*Biofeedback*)	Terapia Gerson	Toque terapêutico
Dançaterapia	Fitoterápicos	Método Trager
Imagens guiadas	Equinácea	**Medicina energética**
Terapia do humor	Erva-de-são-joão	Tratamento de luz azul e fototerapia
Meditação	Extrato de *Ginkgo biloba*	Eletroacupuntura
Cura mental	Raiz de ginseng	Magnetoterapia
Terapia de vidas passadas	Suplementos de alho	Estimulação elétrica e estimulação neuromagnética
Oração e aconselhamento	Menta	Terapia de ressonância magnética
Psicoterapia	Terapia metabólica	*Qi gong*
Musicoterapia e terapia de som	Terapia ortomolecular	*Reiki*
Exercícios de ioga	Complementos nutricionais	Toque terapêutico
Medicina tradicional chinesa	Agentes oxidantes (ozônio, peróxido de hidrogênio)	Terapia de zona

Alguns estudos finalizados validaram que: a acupuntura é benéfica para tratar prejuízo funcional e dor osteoartrítica do joelho; não foi encontrado benefício profilático para doses baixas de *Echinacea angustifolia* na prevenção de sintomas de resfriado; a combinação de glicosamina e suplementos de sulfato de condroitina não proporciona alívio significativo para dor osteoartrítica na maioria dos casos, no entanto, é benéfica para um subgrupo menor com dor mais grave; a erva-de-são-joão (*Hypericum perforatum*) não é mais eficaz para o tratamento de depressão maior de gravidade moderada do que o placebo. Investiga-se, ainda, o uso de erva-de-são-joão como tratamento para transtorno de estresse pós-traumático (TEPT), ansiedade e depressão menor (ver "Fitoterapia" a seguir).

O NCCAM compilou uma classificação de práticas médicas alternativas elaborada para apoiar as pesquisas (Tab. 24-1). Incluir uma prática nessa classificação não significa que o método tenha respaldo. Na realidade, muitas práticas complementares e alternativas de saúde não se baseiam em princípios científicos conhecidos e são consideradas charlatanismo.

Vários sistemas de tratamento abordados neste capítulo existem há séculos, e seria presunçoso da parte de profissionais biomédicos tradicionais desprezá-los como se fossem inúteis. Ainda assim, sem evidências científicas rigorosas que provem sua eficácia, os médicos devem abordar muitos desses tratamentos com ceticismo. A influência da mente sobre o corpo e o efeito de fatores psicológicos sobre saúde e doença são bem conhecidos por médicos, especialmente por psiquiatras. A sugestão é um recurso potente, e o efeito placebo, bem estabelecido, no qual uma substância inerte é eficaz durante um transtorno, o que confirma a importância da interação entre mente e corpo na saúde e na doença.

Atualmente, mais da metade das escolas de medicina nos Estados Unidos oferece algum tipo de formação de medicina complementar e alternativa. Várias desenvolveram centros para pesquisa sobre medicina alternativa, com professores de medicina mente e corpo integrativa provenientes de especialidades tradicionais, como medicina interna e psiquiatria. Estima-se que essa tendência continue, com o objetivo de determinar quais, entre os diversos sistemas médicos alternativos existentes, têm mérito científico. Essas técnicas serão integradas à medicina tradicional apenas quando sobreviverem a experimentos clínicos rigorosos.

A seguir, são listadas, algumas das práticas complementares e alternativas de maior visibilidade que foram usadas no tratamento de condições definidas em termos gerais como psiquiátricas. A abordagem sobre terapias não deve ser considerada definitiva, pois novos métodos continuam a surgir. A quantidade de práticas de cura alternativas disponíveis nos Estados Unidos é desconhecida e provavelmente chega às centenas, e seus praticantes, a dezenas de milhares, e não há padrões nacionais para credenciar esses profissionais.

ACUPRESSURA E ACUPUNTURA

Acupressura e acupuntura são técnicas chinesas de cura mencionadas em textos médicos antigos que datam de 5 mil anos a.C. e continuam a ser uma intervenção médica importante no Oriente. Uma premissa básica da medicina chinesa é a crença de que a energia vital (*qi* ou *chi*) flui por vias específicas (meridianos) que apresentam cerca de 350 pontos principais (acupontos), cuja manipulação corrige desequilíbrios por meio de estimulação ou remoção de bloqueios para a circulação de energia. Outro conceito fundamental é a ideia de que dois campos de energia opostos (*yin* e *yang*) devem estar em equilíbrio para que a saúde seja mantida. Na acupressura, os acupontos são manipulados pelos dedos; na acupuntura, agulhas esterilizadas de prata ou ouro (algumas com diâmetro de um fio de cabelo) são inseridas na pele em profundidades variáveis (de 0,5 mm a 1,5 cm) e giradas ou deixadas no local durante períodos que podem variar, a fim de corrigir desequilíbrios da *qi*.

No Ocidente, acupressura e acupuntura são explicadas com base no estímulo de nervos que liberam neurotransmissores endógenos, endorfinas e encefalinas para ajudar a curar a doença. Os benefícios da acupuntura

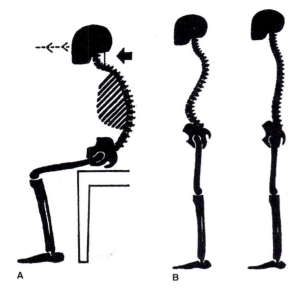

FIGURA 24-1
A. Posição da pelve, das costas, do pescoço e da cabeça na posição curvada. **B.** Postura em pé curvada (esquerda) e em equilíbrio (direita). (De Barlow W. *The Alexander Principle*. London: Gollancz; 1973, com permissão.)

foram validados sob uma série de condições, entre as quais manejo da dor, náusea e vômitos pós-operatórios, osteoartrite do joelho, fibromialgia e cefaleias. Outras condições tratadas com essas técnicas são asma, dismenorreia, dor cervical, insônia, ansiedade, depressão e abuso de substância, incluindo cessação de tabagismo (ver a descrição de moxabustão a seguir). A maioria das clínicas de manejo da dor no Reino Unido usa tratamento por acupuntura. Uma variação da acupuntura, a qual utiliza uma leve corrente elétrica para intensificar os efeitos terapêuticos (eletroacupuntura), é usada com maior frequência para analgesia ou durante cirurgias. A acupuntura aplicada ao pavilhão auricular (auriculopuntura) também é comum.

TÉCNICA ALEXANDER

A técnica Alexander foi desenvolvida por F. M. Alexander (1869- -1955), nascido na Tasmânia, que se tornou um famoso ator de teatro. Depois de desenvolver afonia, fez experimentos consigo mesmo mudando a postura do corpo e finalmente recobrou sua voz. Alexander desenvolveu uma teoria do uso adequado da musculatura corporal para ajudar a aliviar doenças somáticas e mentais. Sua abordagem é um processo educativo que reduz a tensão habitual e desnecessária nos movimentos diários (i. e., forçar o pescoço involuntariamente à frente do computador) ao melhorar a consciência sensorial e o controle consciente desses hábitos físicos desadaptativos (Fig. 24-1). O tratamento melhora os funcionamentos cardiovascular, respiratório e gastrintestinal, bem como o humor. Um pequeno e devotado grupo de praticantes da técnica Alexander pode ser encontrado nos Estados Unidos e em outras partes do mundo. Essa técnica é promissora como uma abordagem ao manejo da dor e se mostrou eficaz para o tratamento de dores crônicas nas costas em vários estudos independentes recentes.

MEDICINA ANTROPOSÓFICA

A medicina antroposófica é uma forma de cura desenvolvida pelo filósofo austríaco Rudolf Steiner (1861-1925). O processo envolve o uso da compreensão consciente, o qual Steiner chamou de antroposofia, ou a "sabedoria da vida". A antroposofia se concentra em exercícios mentais que permitem encontrar um equilíbrio entre mente e corpo para assegurar a manutenção da saúde. Steiner fundou uma escola de pensamento, representada nos Estados Unidos pela Rudolf Steiner School, a qual ensina a crianças esses conceitos e como eles se aplicam à civilização, além de um currículo escolar padrão.

AROMATERAPIA

A aromaterapia é o uso terapêutico de óleos vegetais. Nomeada pelo químico francês René-Maurice Gattefossé em 1928, a aromaterapia é uma das terapias alternativas que mais cresce nos Estados Unidos e na Europa. Os óleos vegetais essenciais são compostos orgânicos derivados do benzeno. Substâncias aromáticas eram usadas em civilizações antigas tanto como medicamentos quanto como perfumes. Atualmente, óleos vegetais são inalados por meio de nebulizadores ou absorvidos pela pele através de massagens (massagem aromaterapêutica). Óleos vegetais têm diversos efeitos terapêuticos – analgésicos, psicológicos, antimicrobianos –, alguns dos quais foram demonstrados cientificamente. Um estudo do NCCAM, por exemplo, revelou que o odor de lavanda ajuda a promover o sono. A aromaterapia é usada para reduzir estresse e ansiedade e para aliviar distúrbios gastrintestinais e musculoesqueléticos. Na psiquiatria, a estimulação olfativa tem sido usada para evocar sentimentos, memórias e emoções durante a psicoterapia. Pode causar irritação da pele ou reações alérgicas em algumas pessoas. A Tabela 24-2 lista os óleos essenciais e seus efeitos.

Feromônios são substâncias químicas secretadas e inaladas por seres humanos que afetam suas respostas fisiológicas e comportamentais, geralmente relacionadas ao sexo. Mulheres que são expostas ao odor de androstenol, que ocorre no suor da axila masculina, mostram aumento de trocas sociais com homens, excitação sexual acentuada e melhora do humor. O androstenol também afeta a duração e o momento do ciclo menstrual como resultado de mudanças no nível e na disponibilização do hormônio liberador de gonadotrofina (GnRH) e do hormônio luteinizante (LH). Feromônios femininos, conhecidos como copulinas, estão presentes no suor da axila feminina e nas secreções vaginais. Os homens percebem esses odores como mais agradáveis durante o ciclo ovulatório, quando estão mais voláteis. A sincronização do ciclo menstrual de mulheres que moram juntas (um fenômeno bem documentado) também está relacionada ao efeito das copulinas. A sinalização sexual olfativa está sendo amplamente investigada, e tais estudos ainda precisam demonstrar a existência de um potencial terapêutico.

AYURVEDA

Ayurveda significa "conhecimento da vida". A técnica se originou na Índia por volta de 3.000 a.C., e acredita-se que seja um dos sistemas médicos mais antigos e abrangentes no mundo. É semelhante à medicina chinesa em suas crenças sobre pontos de energia no corpo e que uma força vital (*prana*) deve estar em equilíbrio para manter a saúde. Praticantes de ayurveda diagnosticam uma doença ao examinarem o pulso, a urina e a temperatura do corpo. O tratamento se baseia em dieta, medicamentos, purificação, enemas e sangrias (veja também "Medicina tibetana" a seguir).

MÉTODO BATES

O método Bates, elaborado para tratar problemas de visão, foi desenvolvido por William H. Bates. Ele se destina a fortalecer naturalmente os músculos oculares e inclui os seguintes exercícios básicos: molhar os olhos fechados 20 vezes com água morna e, então, 20 vezes com água fria; focalizar alternadamente objetos próximos e distantes; focalizar um objeto enquanto balança o corpo suavemente;

TABELA 24-2
Aromaterapias comuns

Composto	Possíveis propriedades	Suposto uso psiquiátrico	Outros usos supostos	Aroma
Angélica	Sedativo, relaxante muscular, antibiótico, antifúngico	Anorexia, ansiedade, insônia	Espasmo gastrintestinal, úlceras, asma, gota, bronquite	Amadeirado, apimentado, doce
Manjericão	Antiespasmódico, ativo sobre o sistema nervoso simpático, narcótico, antiviral, repelente de insetos, afrodisíaco, anti-inflamatório, estimulante para o córtex suprarrenal, tratos gastrintestinal e urogenital, estimulador cerebral ou da memória, estimulante hepático	Fadiga, problemas de memória, depressão, ansiedade, *delirium*, alcoolismo	Prostatite, perda de cabelo, asma, espasmo coronariano, epilepsia	Quente, condimentado, doce, amadeirado
Bergamota	Antidepressivo, sedativo, antisséptico, anti-inflamatório	Depressão, hiperatividade, ansiedade, insônia	Acne, herpes labial, eczema, psoríase	Cítrico, floral
Incenso ou óleo de olíbano	Antitumoral, antidepressivo, expectorante, estimulante do sistema imunológico, anti-inflamatório	Depressão	Asma, bronquite, alívio da dor	Amadeirado, frutado
Gerânio (*P.g* ou *P.x a*) pelargonium	Estimulante pancreático, anti-inflamatório, antibiótico, relaxante, hemostático	Ansiedade, agitação, fadiga	Síndrome pré-menstrual (SPM), menopausa	Floral, seco
Jasmim	Antidepressivo, estimulante, analgésico	Depressão, estresse, fadiga	Problemas menstruais, cefaleias	Floral, almiscarado
Lavanda	Sedativo, relaxante muscular, anti-inflamatório	Depressão, *jet lag*, insônia, inquietação	Acne, queimaduras, soluços, úlceras	Pólvora, floral
Mandarina	Antiespasmódico, sedativo, hipnótico	Hiperatividade, ansiedade, insônia	Espasmo cardiovascular, dor, dispneia	Doce, frutado
Manjerona	Diurético, analgésico, espasmolítico, tônico para o sistema parassimpático	Ansiedade, desejo sexual excessivo, psicose, insônia	Hipertireoidismo, doença cardiovascular, vertigem, epilepsia	Amadeirado, quente, nucular
Melissa	Sedativo, anti-inflamatório, antiespasmódico	Raiva, agitação, insônia	Herpes, hipertensão, asma	Cítrico, herbáceo
Mirra	Anti-inflamatório, analgésico, antifúngico	Superexcitação sexual	Disenteria, hemorroidas	Frutado, limpo
Néroli	Antidepressivo, estimulante	Depressão, fadiga, insônia, ansiedade, depressão pós-parto	Hemorroidas, tuberculose	Floral, pólvora, condimentado
Espicanardo	Sedativo, antifúngico, antisséptico, repelente de insetos	Insônia, depressão, ansiedade	Psoríase, epilepsia	Terroso, amadeirado
Tuberosa	Ansiolítico, sedativo, analgésico	Agitação	Dor	Terroso, tropical

(Tabela elaborada por Marissa Kaminsky, M.D.)
Referências: Herbweb. Natural Resources Industries, Pure and Essential Oils from Nepal. http://www.msinp.com/herbs/index.html; Ontario Ministry of Agriculture, Food and Rural Affairs. http://www.omafra.gov.on.ca/english/index.html; Rose, Jeanne. *375 Essential Oils and Hydrosols*. Berkeley, CA: Frog, Ltd. North Atlantic Books, 1999; Schnaubelt Kurt. *Medical Aromatherapy*. Berkeley, CA: Frog, Ltd. North Atlantic Books, 1999.

lembrar objetos com a mente para facilitar sua percepção verdadeira na realidade; e fechar os olhos, cobrindo-os com as palmas das mãos em formato de concha (sem tocá-los) e se concentrar em pensamentos agradáveis. Os praticantes desse método alegam que indivíduos que precisam de óculos para corrigir erros de refração não precisarão mais usá-los se essas técnicas forem seguidas de maneira rigorosa.

BIOENERGÉTICA

A bioenergética, baseada na crença de que a energia contida produz padrões comportamentais desadaptativos, evoluiu do trabalho do psicanalista austríaco Wilhelm Reich (1897-1957), que estudou com Sigmund Freud. Reich acreditava que campos de energia eram movidos por impulsos sexuais chamados ergs e que orgasmos satisfatórios indicavam funcionamento saudável do corpo. Praticantes modernos procuram áreas de tensão muscular no corpo, as quais se acredita estarem associadas a memórias e a emoções reprimidas. Terapeutas tentam trazer essas repressões ao nível consciente por meio de diversas técnicas de relaxamento, incluindo massagem.

QUELAÇÃO

A terapia por quelação é um procedimento médico tradicional usado para tratar envenenamento acidental com metais pesados, como chumbo, arsênico e mercúrio. Um agente quelante (ácido etilenodiaminotetracético [EDTA]) é injetado na corrente sanguínea e se liga ao metal, que então é excretado do corpo. Como prática médica alternativa, a terapia por quelação é usada como forma preventiva

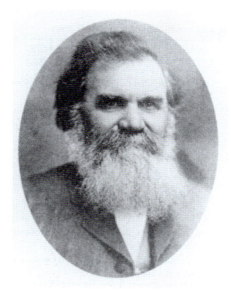

FIGURA 24-2
Daniel David Palmer (1845-1913), fundador da quiropraxia. (Reimpressa, com permissão, de Shealy CN, ed. *The Complete Family Guide to Alternative Medicine: An Illustrated Encyclopedia of Natural Healing*. New York: Barnes & Noble Books; 1996:39.)

para remover chumbo, cádmio e alumínio do corpo. Supõe-se que essas substâncias estejam associadas ao envelhecimento prematuro, à perda de memória e aos sintomas da doença de Alzheimer. A terapia por quelação também vem sendo usada para tratar aterosclerose e doença coronariana. Um estudo do NCCAM mostrou que tratamentos por quelação reduzem eventos cardiovasculares, como infarto do miocárdio, e morte em pacientes com diabetes; contudo, ela ainda não é aprovada pela U.S. Food and Drug Administration (FDA) como tratamento para essa condição.

QUIROPRAXIA

A quiropraxia está voltada para o diagnóstico e o tratamento de transtornos do sistema musculoesquelético, especialmente da coluna vertebral. Foi desenvolvida pelo canadense Daniel David Palmer (1845-1913) (Fig. 24-2), que se mudou para os Estados Unidos em 1895. Ele acreditava que se podia atribuir doenças ao desalinhamento da coluna, que causa anormalidade nas transmissões nervosas.

Quiropráticos estabelecem diagnósticos a partir de exame clínico e raios X. O tratamento envolve a manipulação manual de ossos, articulações e musculatura para restaurar o funcionamento biomecânico. A quiropraxia é a maior profissão da área da saúde alternativa independente no mundo ocidental, com mais de 50 mil profissionais nos Estados Unidos. Eles são reconhecidos pelo governo e por empresas de seguros e tratam mais de 20 milhões de pessoas por ano nos Estados Unidos.

HIDROCOLONTERAPIA

A hidrocolonterapia é uma técnica conhecida desde a antiguidade que consiste em lavar o colo intestinal com grandes quantidades de água, às vezes acrescida de minerais ou outras substâncias (p. ex., café). Trata-se de um método usado para eliminar a autointoxicação, um conceito originado no Pasteur Institute, na França, em 1908, o qual defende que a matéria fecal retida e alimentos não digeridos fermentam nos intestinos, produzindo toxinas que causam doenças. Máquinas especiais de hidroterapia do colo forçam líquidos através do reto para limpar o colo e, assim, eliminar as toxinas. A limpeza do colo por meio de laxantes poderosos e enemas é uma forma alternativa de obter o mesmo resultado. Relatos informais de melhora da saúde geral como resultado dessas práticas são comuns; contudo, há risco de desequilíbrio de eletrólitos e perfuração intestinal. Há pouca regulamentação da prática, embora em alguns Estados norte-americanos haja tentativas de monitorar terapeutas e equipamentos.

CROMOTERAPIA

Na cromoterapia, considera-se que diferentes cores afetam o humor, um conceito que vem sendo usado para tratar problemas de saúde específicos. Por exemplo, acredita-se que a cor azul seja sedativa, e a vermelha, excitatória. Um psicólogo suíço, Max Lüscher, desenvolveu um teste de cores no qual o humor de um sujeito em um momento específico é determinado ao expô-lo a cores diferentes. Lüscher também testou o efeito de cores sobre o sistema nervoso autônomo e descobriu que o vermelho puro é simpatomimético e pode causar aumento da pressão arterial e das frequências cardíaca e respiratória. A cor azul é parassimpatomimética e produz os efeitos opostos.

DANÇATERAPIA

A dançaterapia foi reconhecida formalmente em 1942, com a contratação da terapeuta de dança pioneira Marian Chace (1896-1970) no St. Elisabeth's Hospital, em Washington D.C. Os termos *dança* e *movimento* são usados como sinônimos; contudo, cada um descreve um ponto de vista. O *movimento* engloba o mundo do movimento físico, enquanto a *dança* é um ato criativo específico inserido nesse mundo. A American Dance Therapy Association define essa terapia como "o uso psicoterapêutico de movimento que aumenta a integração emocional e física do indivíduo". Sessões de dançaterapia têm quatro objetivos básicos: o desenvolvimento da percepção do corpo; a expressão de sentimentos; a promoção de interação e comunicação; e a integração das experiências físicas, emocionais e sociais que resultam em uma sensação de aumento de autoconfiança e satisfação.

DIETA E NUTRIÇÃO

Métodos nutricionais para prevenir ou curar doenças ocupam um local de destaque na medicina moderna, e sua eficácia foi comprovada por evidências científicas. O governo federal norte-americano estabeleceu a ingestão diária recomendada (IDR) para satisfazer as necessidades nutricionais de uma pessoa comum. A Tabela 24-3 descreve as recomendações para um homem sedentário de 40 anos. Encoraja-se o consumo de grãos integrais, carnes magras e vegetais verdes, e desencoraja-se a ingestão excessiva de produtos com açúcar não refinado. Críticos alegam que as diretrizes federais são influenciadas indevidamente pelas indústrias de carnes e laticínios. Nutricionistas e especialistas em dietas desenvolveram recomendações alternativas, especialmente para crianças, adolescentes, diabéticos e gestantes.

Há diversas alternativas de dietas, e programas especiais de suplementos vitamínicos e minerais foram desenvolvidos para lidar com doenças específicas ou processos corporais. Dietas com baixo teor de gordura foram recomendadas para o tratamento de doença cardiovascular e diabetes. A dieta Pritikin, desenvolvida por Nathan Pritikin, apresenta um teor baixíssimo de gordura (menos de 10% das calorias diárias) e um teor elevado de carboidratos complexos e de fibras. A dieta Ornish, desenvolvida pelo médico Dean Ornish, é vegetariana: sem carne, aves e peixes, e apenas 10% das calorias são

TABELA 24-3
Guia alimentar do United States Department of Agriculture para um homem sedentário de 40 anos

Grãos	Verduras	Frutas	Leite	Carne e feijão
225 gramas	3 xícaras	2 xícaras	3 xícaras	185 gramas
Metade dos grãos deve ser integral	Varie os tipos de verdura	Prefira frutas	Ingira alimentos ricos em cálcio	Proteína de origem magra
Tente consumir pelo menos **115 gramas** de grãos integrais por dia	Tente alcançar estas quantidades **por semana**: **Verduras verde-escuras** = 3 xícaras **Hortaliças alaranjadas** = 2 xícaras **Vagens e ervilhas secas** = 3 xícaras **Hortaliças com amido** = 6 xícaras **Outros vegetais** = 7 xícaras	Diversifique as frutas Não exagere o consumo de sucos	Prefira leites, iogurtes ou queijos sem gordura ou com baixo teor de gordura	Escolha carnes magras ou com baixo teor de gordura e de aves Diversifique sua rotina de proteínas – prefira mais peixe, feijões, ervilhas, nozes e sementes

Encontre um equilíbrio entre alimentação e atividade física.
Faça uma atividade física pelo menos **30 minutos** durante a maior parte da semana.

Seus resultados se baseiam em um padrão de 2.400 calorias.

Conheça seus limites de gorduras, açúcares e sódio.
Sua recomendação de óleos é de **7 colheres de chá por dia**.
Limite os extras – gorduras sólidas e açúcares – a **360 calorias por dia.**

(A partir do *website* do USDA: http://www.mypyramid.gov.)

obtidas de gordura. A dieta com poucos carboidratos e alto teor de proteínas desenvolvida por Robert Atkins, M.D. (1930-2003), comprovou sua eficácia para perda de peso a curto prazo, provavelmente devido ao aumento da adesão. Existe uma preocupação quanto ao risco de cetoacidose e à ausência de estudos de longo prazo sobre a saúde. Essa dieta também foi usada para tratar epilepsia refratária na infância. Todas essas dietas incluem um programa de exercícios, componente que comprovou aumentar o desempenho cardíaco. Estudos demonstraram que a perda de peso por si só pode reduzir o colesterol e a pressão arterial e eliminar a necessidade de fármacos em casos recém-diagnosticados de diabetes com início na idade adulta.

Dietas de outras culturas apresentam determinados benefícios à saúde. Na Ásia, as dietas têm baixo teor de gordura, e há menos incidência de doença cardíaca; dietas nos países mediterrâneos têm níveis elevados de azeite de oliva, alho e grãos e estão associadas a baixa incidência de câncer de colo e de doença cardíaca. Alergias alimentares foram associadas a várias condições: artrite, asma, hiperatividade e colite ulcerativa, entre outras.

SUPLEMENTOS DIETÉTICOS

Além de fitoterápicos (abordados a seguir), diversos suplementos dietéticos são usados para promover a saúde. São produtos que contêm vitaminas, minerais ou aminoácidos. Em vários casos, o suplemento é um extrato, metabólito ou uma combinação dos dois. Destinam-se a *suplementar* uma dieta saudável; não constituem uma dieta ou refeição. Suplementos dietéticos são conhecidos dos norte-americanos há muito tempo na forma de multivitamínicos, mas agora estão disponíveis em uma ampla gama de outros compostos que podem ser adquiridos em mercearias, farmácias, lojas de produtos naturais ou pela internet. As vendas anuais de suplementos dietéticos nos Estados Unidos ultrapassam os 20 bilhões de dólares. Entre os norte-americanos, 75% usam atualmente algum tipo de suplemento dietético de modo regular. Embora os benefícios medicinais sejam bem documentados no caso de alguns suplementos, especialmente vitaminas, outros têm grande variação quanto à segurança e à consistência. Como regra, suplementos não devem ser ingeridos por gestantes ou lactantes. Em psiquiatria, são usados para tratar um amplo espectro de doenças, incluindo transtornos cognitivos, do humor, psicóticos, do sono e da conduta; contudo, poucas evidências científicas oferecem respaldo para sua eficácia. A Tabela 24-4 lista alguns dos suplementos mais comuns que vêm sendo usados para tratar doenças psiquiátricas.

Há muito que a condição nutricional é considerada importante para a saúde mental, e deficiências de vitaminas podem produzir sintomas psiquiátricos. Deficiência grave de niacina resulta em pelagra, com sua tríade de lesões na pele, perturbações gastrintestinais e sintomas psiquiátricos. Os sintomas psiquiátricos incluem irritabilidade e instabilidade emocional, progredindo para depressão grave e, então, para desorientação, prejuízo da memória, alucinações e paranoia. Deficiência de ácido fólico está associada a depressão e demência, enquanto deficiência de vitamina B_{12} está associada a prejuízo cognitivo, depressão e outros sintomas afetivos. Desnutrição grave pode resultar em apatia e instabilidade emocional.

Em 1968, o eminente químico e ganhador do Prêmio Nobel Linus Pauling cunhou o termo *ortomolecular* para se referir à conexão entre a mente e a nutrição. Em seu livro *Orthomolecular Psychiatry*, artigos de pesquisa foram compilados para dar respaldo à noção de que o consumo muitas vezes superior à dose diária mínima recomendada de vitaminas é útil para o tratamento de esquizofrenia e de outros transtornos psiquiátricos. Conforme mencionado, algumas deficiências graves de vitaminas podem resultar em síndromes com um componente psiquiátrico; contudo, dados empíricos e uma força-tarefa da American Psychiatric Association (APA) não obtiveram evidências que defendam a noção de que esquizofrenia e outros transtornos respondam a terapias com vitaminas.

Tiamina, vitamina B_{12} e folato

Em sociedades industrializadas, deficiências graves de vitaminas são raramente encontradas, exceto em determinadas populações. Idosos, dependentes de álcool ou doentes crônicos que se submeteram a determinadas cirurgias gastrintestinais correm maior risco. Entre as formas de deficiência de vitaminas, a mais encontrada no setor de emergência costuma ser depleção aguda de tiamina decorrente de dependência de álcool. Enquanto as formas crônicas de deficiência de tiamina que levam ao beribéri são raramente observadas no mundo ocidental, a depleção fulminante de reservas já baixas de tiamina resulta em encefalopatia de Wernicke e síndrome de Korsakoff.

A encefalopatia de Wernicke costuma apresentar a tríade de ataxia, oftalmoplegia e confusão mental, mas confusão e marcha trôpega talvez sejam mais comuns. Embora a encefalopatia de Wernicke seja um

Medicina complementar e alternativa em psiquiatria 797

TABELA 24-4
Alguns suplementos dietéticos usados em psiquiatria

Nome	Ingredientes/ O que é?	Usos	Efeitos adversos	Interações	Dosagem	Comentários
Ácido docosa-hexaenoico (DHA)	Ácido graxo poli-insaturado ômega-3	TDAH, dislexia, prejuízo cognitivo, demência	Propriedades anticoagulantes, leve desconforto gastrintestinal	Varfarina	Varia conforme a indicação	Interromper o uso antes de cirurgia
Colina	Colina	Desenvolvimento cerebral fetal, condições maníacas, transtornos cognitivos, discinesia tardia, cânceres	Restrito em pacientes com trimetilaminúria genética primária, sudorese, hipotensão, depressão	Metotrexato, funciona com B₆, B₁₂ e ácido fólico no metabolismo de homocisteína	300-1.200 mg; doses superiores a 3 g estão associadas a odor corporal de peixe	Necessária para estrutura e funcionamento de todas as células
L-α-gliceril-fosforilcolina (α-GPC)	Derivado da lecitina de soja	Aumentar a secreção de hormônio do crescimento, transtornos cognitivos	Nenhum conhecido	Nenhuma conhecida	500 mg -1 g ao dia	Continua pouco compreendida
Fosfatidilcolina	Fosfolipídeo que é parte das membranas celulares	Condições maníacas, doença de Alzheimer e transtornos cognitivos, discinesia tardia	Diarreia, esteatorreia em indivíduos com má absorção, evitar no caso de síndrome dos anticorpos antifosfolipídicos	Nenhuma conhecida	3-9 g ao dia em doses divididas	Soja, girassol, sementes de colza são as principais fontes
Fosfatidilserina	Fosfolipídeo isolado de soja e gema do ovo	Prejuízo cognitivo, incluindo doença de Alzheimer, pode reverter problemas de memória	Evitar com síndrome dos anticorpos antifosfolipídicos, efeitos colaterais gastrintestinais	Nenhuma conhecida	Para variedade derivada da soja, 100 mg, três vezes ao dia	Tipo derivado do encéfalo bovino envolve o risco hipotético de encefalopatia espongiforme bovina
Zinco	Elemento metálico	Prejuízo do sistema imunológico, cura de ferimentos abertos, transtornos cognitivos, prevenção de defeitos do tubo neural	Desconforto gastrintestinal, doses elevadas podem causar deficiência de cobre, imunossupressão	Bisfosfonatos, quinolonas, tetraciclina, penicilamina, cobre, alimentos que contêm cisteína, cafeína, ferro	Dose típica de 15 mg por dia, efeitos adversos com dose superior a 30 mg	Alegações de que zinco pode prevenir e tratar o resfriado comum ganharam respaldo em alguns estudos, mas não em outros; mais pesquisas são necessárias
Acetil-L-carnitina	Éster acético de L-carnitina	Neuroproteção, doença de Alzheimer, síndrome de Down, acidentes vasculares, antienvelhecimento, depressão em pacientes geriátricos	Leve desconforto gastrintestinal, convulsões, aumento da agitação em alguns indivíduos com doença de Alzheimer	Análogos de nucleosídeos, ácido valproico e antibióticos que contêm ácido piválico	500 mg-2 g diariamente em doses divididas	Encontrado em pequenas quantidades em leite e carne
Huperzina A	Alcaloide vegetal derivado de licopódio chinês	Doença de Alzheimer, perda de memória relacionada à idade, transtornos inflamatórios	Convulsões, arritmias, asma, síndrome do intestino irritável	Inibidores da acetilcolinesterase e fármacos colinérgicos	60-200 mg ao dia	*Huperzia serrata* é usada na medicina popular chinesa para o tratamento de febres e inflamações
NADH (nicotinamida adenina dinucleotídeo)	Dinucleotídeo localizado na mitocôndria e no citosol das células	Doença de Parkinson, doença de Alzheimer, fadiga crônica, doença cardiovascular	Desconforto gastrintestinal	Nenhuma conhecida	5 mg ao dia ou 5 mg duas vezes ao dia	O precursor de NADH é o ácido nicotínico
S-adenosil-L-metionina (SAMe)	Metabólito do aminoácido essencial L-metionina	Elevação do humor, osteoartrite	Hipomania, movimento muscular hiperativo, cautela em pacientes com câncer	Nenhuma conhecida	200-1.600 mg ao dia em doses divididas	Vários experimentos demonstraram alguma eficácia no tratamento de depressão

(continua)

TABELA 24-4
Alguns suplementos dietéticos usados em psiquiatria (continuação)

Nome	Ingredientes/ O que é?	Usos	Efeitos adversos	Interações	Dosagem	Comentários
5-hidroxitriptofano (5-HTP)	Precursor imediato da serotonina	Depressão, obesidade, insônia, fibromialgia, cefaleias	Possível risco de síndrome serotonérgica em indivíduos com tumores carcinoides ou medicados com IMAOs	ISRSs, IMAOs, metildopa, erva-de-são-joão, fenoxibenzamina, antagonistas 5-HT, agonistas dos receptores 5-HT	100 mg-2 g ao dia, mais seguro com carbidopa	5-HTP juntamente com carbidopa é usado na Europa para o tratamento de depressão
Fenilalanina	Aminoácido essencial	Depressão, analgesia, vitiligo	Contraindicado a pacientes com PKU, pode exacerbar discinesia tardia ou hipertensão	IMAOs e fármacos neurolépticos	Possui duas apresentações: 500 mg-1,5 g ao dia para DL-fenilalanina; 375 mg-2,25 g para DL-fenilalanina	Encontrado em verduras, sucos, iogurte e missô (pasta de soja fermentada)
Mioinositol	Forma ativa nutricional principal de inositol	Depressão, ataques de pânico, TOC	Cautela em pacientes com transtorno bipolar, desconforto gastrintestinal	Possíveis efeitos aditivos com ISRSs e agonistas dos receptores 5-HT (sumatriptana)	12 g em doses divididas para depressão e ataques de pânico	Estudos não demonstraram eficácia no tratamento de doença de Alzheimer, transtornor do espectro autista, nem esquizofrenia
Vimpocetina	Derivado semissintético de vincamina (derivado vegetal)	Acidente vascular isquêmico cerebral, demências	Desconforto gastrintestinal, tontura, boca seca, taquicardia, hipotensão, rubor	Varfarina	5-10 mg ao dia com alimentos, não mais do que 20 mg ao dia	Usado na Europa, México e Japão como agente farmacêutico para transtornos cerebrovasculares e cognitivos
Família da vitamina E	Vitamina liposolúvel essencial, família composta por tocoferóis e tocotrienóis	Intensificador imunológico, antioxidante, alguns tipos de câncer, proteção contra doença cerebrovascular, transtornos neurológicos, diabetes, síndrome pré-menstrual	Pode aumentar sangramento em pessoas com essa propensão, possível aumento do risco de acidente vascular cerebral hemorrágico, tromboflebite	Varfarina, fármacos antiplaquetários, neomicina, pode ser aditivo com estatinas	Depende da formulação: tocotrienóis, 200-300 mg ao dia com alimentos; tocoferóis, 200 mg ao dia	Interromper o consumo de membros da família da vitamina E 1 mês antes de procedimentos cirúrgicos
Glicina	Aminoácido	Esquizofrenia, alívio de espasmos e convulsões	Evitar em indivíduos anúricos ou com insuficiência hepática	Aditivo com antiespasmódicos	1 g ao dia em doses divididas como suplemento; 40-90 g ao dia para esquizofrenia	
Melatonina	Hormônio da epífise	Insônia, perturbações do sono, jet lag, câncer	Pode inibir a ovulação em doses de 1 g, convulsões, tontura, depressão, cefaleia, amnésia	Aspirina, AINEs, betabloqueadores, isoniazida, fármacos/drogas sedativos, corticosteroides, valeriana, cava, 5-HTP, álcool	0,3-3 mg antes de dormir durante curtos períodos de tempo	A melatonina estabelece o tempo dos ritmos circadianos e regula as respostas sazonais
Óleo de peixe	Lipídeos encontrados em peixes	Transtorno bipolar, redução de triglicerídeos, hipertensão, redução de coágulos	Cautela em hemofílicos, leve desconforto gastrintestinal, excreções com odor de peixe	Cumadina, aspirina, AINEs, alho, ginkgo	Varia dependendo da forma e indicação – normalmente cerca de 3-5 g ao dia	Interromper antes de procedimentos cirúrgicos

TDAH, transtorno de déficit de atenção/hiperatividade; TOC, transtorno obsessivo-compulsivo; IMAOs, inibidores da monoaminoxidase; PKU, fenilcetonúria; ISRSs, inibidores seletivos de recaptação de serotonina; AINEs, anti-inflamatórios não esteroides; 5-HTP, 5-hidroxitriptofano.
(Tabela elaborada por Mercedes Blackstone, M.D.)

processo agudo, a síndrome de Korsakoff pode ser um resíduo permanente dessa encefalopatia. Pacientes com síndrome de Korsakoff exibem amnésia retrógrada e anterógrada bem circunscritas que resultam da destruição de corpos mamilares, e sintomas psicóticos também são relatados. A encefalopatia de Wernicke é uma emergência médica que reage ao tratamento de curto prazo com 50 mg de tiamina via intravenosa seguida por 250 mg de injeções intramusculares até que se obtenha uma dieta normal. O tratamento de deficiência aguda de tiamina sem complicações costuma envolver 100 mg administrados via oral, 1 a 3 vezes por dia.

A deficiência de vitamina B_{12}, ou anemia perniciosa, costuma ser observada em idosos, pacientes que sofreram cirurgia gástrica e pacientes deprimidos desnutridos. As apresentações psiquiátricas mais clássicas incluem apatia, mal-estar, humor deprimido, confusão e déficits de memória. Concentrações séricas de vitamina B_{12} de 150 mg/mL às vezes são associadas a esses sintomas. A deficiência de vitamina B_{12} é uma causa bastante comum de demência reversível e costuma ser considerada em avaliações de demência. O tratamento de anemia perniciosa normalmente envolve injeções intramusculares diárias de 1.000 mg de vitamina B_{12} durante aproximadamente uma semana, seguidas por doses de manutenção de 1.000 mg a cada 1 a 2 meses.

A deficiência de folato foi associada a depressão, paranoia, psicose, agitação e demência. Pode resultar de anorexia em pacientes deprimidos e também contribuir para depressão ao interferir na síntese de norepinefrina e serotonina. Esteve associada ao uso de anticonvulsivantes, particularmente fenitoína, primidona e fenobarbital, e esteroides sexuais, incluindo contraceptivos orais e reposição de estrogênio. A causa mais comum é a desnutrição associada a alcoolismo. Muitas deficiências de folato respondem a 1 mg de folato via oral ao dia; contudo, algumas formas mais graves podem exigir dosagens de 5 mg até três vezes ao dia. A deficiência de folato na gravidez está associada a defeitos do tubo neural (p. ex., espinha bífida, anencefalia).

> O Sr. S. foi diagnosticado com transtorno distímico por um psiquiatra quando estava na faixa dos 20 anos e começou a tomar sertralina. Depois de quatro semanas, seu humor melhorou drasticamente, mas passou a experimentar sudorese noturna e redução da libido. Ao longo dos anos seguintes, passou a tomar paroxetina, citalopram e fluoxetina. Embora seu humor tivesse melhorado, o mesmo não ocorreu com seu apetite sexual. O Sr. S. ouvira falar de uma clínica de saúde mental integrativa que oferecia medicamentos convencionais, fitoterápicos, acupuntura e *Reiki*. Ele foi entrevistado por um médico ocidental que também havia estudado medicina chinesa. O diagnóstico chinês de pulso indicou *qi* estagnada no fígado e foi consistente com seu diagnóstico ocidental de humor deprimido moderado. O médico solicitou exames de tireoide, hemograma e níveis de folato e vitamina B_{12} e sugeriu um plano de tratamento integrativo, incluindo suplementação com folato, B_{12}, ácidos graxos ômega-3 e S-adenosil-L-metionina (SAMe), exercícios regulares e acupuntura. O plano de tratamento inicial consistia em exercícios diários, SAMe (com titulação para 400 mg duas vezes ao dia), 5 mg de folato, 800 μg de B_{12} e ômega-3 (ácido eicosapentaenoico [EPA] 2 g por dia). Depois de três semanas, o Sr. S estava frustrado com a ausência de progresso, continuou deprimido e não havia iniciado seus exercícios. Seu nível de folato no sangue era baixo, e os outros exames estavam dentro dos limites normais. O paciente vinha tomando uma marca genérica e barata de SAMe e havia ficado em 200 mg por dia. Ele foi encorajado a seguir o plano de tratamento original. Após duas semanas, parecia mais disposto. Exercitava-se diariamente e tomava as vitaminas B e uma marca de boa qualidade de SAMe 400 mg duas vezes ao dia sem apresentar efeitos adversos significativos. (Adaptado de James H. Lake, M.D.)

MEDICINA AMBIENTAL

O campo de medicina ambiental começou a surgir nos anos de 1950, quando médicos como Theron Randolf, professor de alergia e imunologia na Northwestern University School of Medicine, começaram a examinar as reações alérgicas de alguns indivíduos a diversos alimentos. Outros estudaram os efeitos de poluentes na água e no ar sobre o corpo, e, por fim, a área se expandiu até incluir o ambiente total onde vivem seres humanos. Como resultado, a medicina ambiental atualmente está voltada para questões como aditivos alimentares; campos eletromagnéticos de fiações elétricas; fertilizantes e hormônios usados na produção de alimentos, micro-ondas de eletrodomésticos, como fornos de micro-ondas, televisores e telefones celulares; e radiação nuclear. Os praticantes de medicina ambiental acreditam que diversas pessoas são extremamente sensíveis a contaminantes ambientais que podem desencadear um processo de doença. Algumas questões são muito controversas. Por exemplo, apesar de alegações contrárias, estudos não conseguem demonstrar maior incidência de câncer em indivíduos expostos a campos eletromagnéticos; contudo, existe uma correlação entre índices mais elevados de câncer e moradia próxima de refinarias de petróleo e usinas químicas. A medicina ambiental é uma forma de medicina preventiva que se concentra no aumento da consciência individual dos perigos ambientais e no seu controle ou eliminação (veja também "Naturopatia" a seguir).

EXERCÍCIO

Exercícios melhoram a qualidade de vida por meio do melhor funcionamento físico, redução de morbidades e melhora da saúde mental. Os efeitos positivos do exercício sobre as funções do sistema imunológico são bem documentados. Esses benefícios se expandem para as áreas cognitiva e emocional e, assim, validam a conexão entre mente e corpo que é a base de diversas práticas físicas de MCA – ioga, *tai chi*, *qi gong*. Demonstrou-se que exercícios melhoram depressão, ansiedade e TEPT, bem como o funcionamento cognitivo e a autoestima, e reduzem os sintomas psicóticos de pessoas com esquizofrenia. Esses efeitos podem ser explicados do ponto de vista neuroquímico, porque exercícios promovem a secreção de neurotransmissores como serotonina, epinefrina e opioides endógenos. Estudos também associaram perda de peso com aumento da interação social, distração de estresse, prazer recreativo e domínio de desafios.

Exercícios oferecem diversos benefícios para pessoas com doenças mentais porque elas têm maior probabilidade de sofrer de condições médicas como obesidade, diabetes e hipertensão, têm estilos de vida sedentários e fumam. Estudos com adultos com esquizofrenia mostraram que um programa de exercícios moderados reduz o índice de massa corporal, melhora a condição física aeróbica, eleva a autoestima e resulta em menos sintomas psiquiátricos. Exercícios podem ser úteis para remediar o ganho de peso decorrente de medicamentos antipsicóticos e melhorar a adesão ao tratamento.

Embora atualmente seu potencial de uso não seja aproveitado, o exercício pode ser benéfico como intervenção terapêutica no contexto de cuidados com a saúde mental. Um programa estruturado de exercícios aeróbicos de sessões de 45 minutos três vezes por semana apresentou ganhos significativos no condicionamento cardiovascular, na autoestima e na qualidade de vida e ao alterar o humor e a depressão. Programas não estruturados beneficiaram indivíduos que aderiram ao regime de exercícios. Não foram encontradas desvantagens em exercícios moderados, e os ganhos de saúde são significativos.

MÉTODO FELDENKRAIS

O método Feldenkrais foi desenvolvido por Moshé Feldenkrais (1904-1984), um médico russo que desenvolveu uma teoria a partir do trabalho de Freud. Feldenkrais acreditava que o corpo deveria ser enfatizado tanto quanto a mente e que a propriocepção (sensações somáticas a partir de músculos e outros órgãos) poderia influenciar o comportamento. Para ele a postura e as posições do corpo refletiam conflitos; portanto, retreinar o corpo era parte de seu programa de tratamento. Praticantes do método Feldenkrais são ativos em todo o mundo. Aqueles que aprendem esse método são chamados de estudantes em vez de pacientes, para reforçar a visão de que o trabalho é principalmente um processo educativo. As lições em geral duram de 30 a 60 minutos e consistem em um movimento estruturado que envolve pensamento, sensação, movimento e imaginação. O método é usado para transtornos do sistema nervoso central, como esclerose múltipla, paralisia cerebral e acidente vascular cerebral. Idosos que usam o método alegam que conseguem manter ou recuperar sua capacidade de se mover sem esforço nem desconforto.

FITOTERAPIA

A fitoterapia utiliza plantas para curar doenças e manter a saúde. É provável que o sistema mais antigo conhecido de medicina teve sua origem na China, por volta de 4000 a.C. Textos antigos de medicina chinesa ainda estão em uso, e a medicina chinesa moderna utiliza plantas, além de outros métodos – como acupuntura, massagem, dieta e exercício –, para corrigir desequilíbrios no corpo. Um texto médico greco-romano de Pedânio Dioscórides, *De Materia Medica*, descreve o uso de mais de 500 plantas e ervas para curar doenças.

O declínio da fitoterapia no fim do século XX esteve relacionado a avanços científicos e tecnológicos que levaram ao uso de farmácos sintéticos; ainda assim, de acordo com algumas estimativas, pelo menos 25% dos medicamentos atuais são derivados de ingredientes ativos de plantas. Há muitos exemplos: digitálicos da dedaleira, efedrina de éfedra, morfina da papoula, paclitaxel do teixo e quinina da casca da árvore cinchona.

A fitoterapia vem se tornando cada vez mais popular. Aproximadamente 4 bilhões de dólares por ano são gastos em fitoterápicos nos Estados Unidos, os quais são classificados como suplementos dietéticos. Fitoterapeutas ocidentais usam plantas para tratar diversos transtornos relacionados aos sistemas respiratório, gastrintestinal, cardiovascular e nervoso; assim como ocorre com a maioria dos medicamentos com receita médica, essas plantas contêm compostos ativos que produzem efeitos fisiológicos. Em consequência, elas devem ser usadas em doses adequadas para que os resultados tóxicos sejam prevenidos. Fitoterápicos não são sujeitos à aprovação da FDA, e não há padrões de uniformização para controle de qualidade ou de potência nesses preparados. De fato, alguns não têm ingredientes ativos ou são adulterados. Produtores de suplementos fitoterápicos precisam comprovar apenas a segurança e a veracidade no rótulo, não a eficácia, para que possam ser vendidos. A indústria de fitoterápicos tenta regular a si mesma por meio de organizações como o Council for Responsible Nutrition e a American Herbal Association, mas, conforme a Federal Trade Commission, práticas fraudulentas e propaganda enganosa ainda existem. Em 2003, a FDA baniu produtos dietéticos baseados em éfedra (*ma huang*) devido a risco significativo para a saúde cardiovascular. Atualmente, está disponível um *Physicians Desk Reference** para fitoterápicos e suplementos nutricionais.

---

* N. do T.: publicação norte-americana de referência para médicos com dados dos medicamentos que exigem receita médica, fornecidos por seus fabricantes.

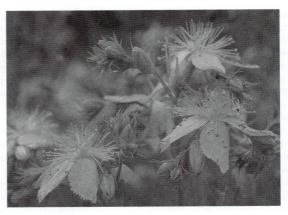

FIGURA 24-3
Erva-de-são-joão (*Hypericum perforatum*).

Um fitoterápico que despertou a atenção da psiquiatria ocidental é a erva-de-são-joão (*Hypericum*), para o tratamento de transtornos depressivos maiores (Fig. 24-3). Essa erva é usada na medicina popular há centenas de anos e ainda é utilizada de modo habitual na Europa. Na Alemanha, milhões de prescrições para *Hypericum* são obtidas anualmente e cobertas por seguro para os tratamentos de depressão, ansiedade e problemas de sono. Estudos compararam a erva-de-são-joão com placebo, fármacos tricíclicos e inibidores seletivos da recaptação de serotonina (ISRSs) e revelaram que extratos de *Hypericum* foram mais eficazes que o placebo no tratamento de depressão leve a moderada. Muitas dessas pesquisas não apresentaram rigor no diagnóstico de depressão, no tamanho da amostra e na avaliação da eficácia. Estudos foram patrocinados pelo NCCAM, e outros pesquisadores estão trabalhando para determinar os ingredientes ativos, a dosagem eficaz e as toxicidades associadas a essa planta e outros suplementos biologicamente derivados, por meio do uso de espectrometria e outras análises científicas.

> A Sra. J., uma professora aposentada de 68 anos com boa saúde, experimentou anedonia após a morte do marido, e seu psiquiatra lhe receitou um ISRS de baixa dosagem. Após várias semanas, seus sintomas começaram a melhorar. Uma manhã, em uma loja local de produtos orgânicos, ela perguntou se existiam produtos naturais para melhorar o humor. O gerente da loja lhe disse que a erva-de-são-joão "funciona como um ISRS". A paciente passou a tomar a dose diária recomendada de três cápsulas, cada uma com 300 mg de 0,3% de hipericina. Naquela noite, começou a se sentir ansiosa e não conseguia adormecer. Depois de várias horas bordando para passar o tempo, começou a suar em profusão. Ficou preocupada com sua saúde quando sentiu o coração acelerar. Dirigiu para o setor de emergência do hospital local. Durante o exame, observou-se que ela estava extremamente ansiosa e hiperativa, taquicárdica e levemente hipertensa. A Sra. J. foi medicada com um benzodiazepínico de ação breve e início rápido. Depois de 4 horas, a paciente relatou sentir-se calma, e seus sinais vitais retornaram ao normal. O médico do setor de emergência informou que, embora ela tivesse tomado apenas uma única dose diária de erva-de-são-joão, ela provavelmente havia sentido os efeitos colaterais de uma interação entre o extrato da planta e o ISRS. As interações conhecidas incluem reação maníaca e síndrome serotonérgica. A paciente concordou em descontinuar a erva-de-são-joão. Recebeu alta e marcou uma consulta de acompanhamento com seu psiquiatra para discutir as opções de tratamento.

Plantas psicoativas

Muitos fitoterápicos (do grego *phyto*, que significa "planta") têm propriedades psicoativas que são usadas, ou foram usadas, para tratar uma variedade de condições psiquiátricas. Efeitos adversos são possíveis, e interações tóxicas com outros fármacos podem ocorrer com todos os fitoterápicos. O clínico deve sempre tentar obter uma história do uso de plantas durante a avaliação psiquiátrica. A adulteração é comum, e não existe uma padronização consistente de preparações na maioria dos casos. Também não existem perfis de segurança e conhecimento de efeitos adversos para a maioria dessas substâncias, e muitas, senão todas, são secretadas no leite materno e são contraindicadas durante a amamentação, devendo ser evitadas durante a gravidez.

Muitas culturas usam alucinógenos, entre eles mescalina, psilocibina e claviceps, há milhares de anos para ganhar *insight* pessoal e espiritual. A dietilamida do ácido lisérgico (LSD), sintetizada nos anos de 1930, foi comercializada para psiquiatras e outros profissionais no fim da década de 1940, sob a marca registrada Delysid, como ferramenta para compreender psicose e para facilitar a psicoterapia. Relatou-se que o LSD ajudou os pacientes a capturar memórias reprimidas e lidar com ansiedade e permitiu que eles ganhassem *insight* por meio de uma análise do processo primário induzido pelo alucinógeno. Doses orais de 150 a 250 mg eram administradas eventualmente por psiquiatras durante a década de 1950 e no início dos anos de 1960 para facilitar a psicoterapia com alguns pacientes. Nos anos de 1960, Timothy Leary defendeu o uso disseminado de alucinógenos, mas as drogas foram proibidas por lei como substâncias controladas de classe I em 1965.

Embora não seja mais usado com propósito terapêutico nos Estados Unidos, o LSD cumpriu parte de seu objetivo inicial de explorar a psicose. Uma compreensão mais recente da farmacologia do LSD e de sua afinidade com receptores de serotonina (5-hidroxitriptamina [5-HT] tipo 2 (5-HT2) justificou o interesse em desenvolver antagonistas de serotonina-dopamina (antipsicóticos atípicos) com propriedades bloqueadoras do receptor 5-HT2. Recentemente, estudos usando metilenodioximetanfetamina (MDMA, *ecstasy*) foram aprovados pelo NIH para determinar se a psicoterapia é facilitada quando o paciente está sob a influência da droga, a qual pode afetar relacionamentos interpessoais de forma positiva ao promover sentimentos de empatia.

É importante não fazer julgamentos de valor quando se lida com pacientes que usam fitoterápicos. Essas substâncias são usadas por diversos motivos: (1) como parte da tradição cultural; (2) porque indivíduos desconfiam de médicos ou estão insatisfeitos com a medicina convencional; ou (3) porque a experiência proporciona alívio de sintomas. Se agentes psicotrópicos forem receitados, o clínico deve estar muito atento à possibilidade de efeitos adversos como resultado de interações medicamentosas, porque muitos fitoterápicos têm ingredientes que produzem mudanças fisiológicas no corpo. Mais de 200 fitoterápicos estão em uso; na Tabela 24-5, estão listados apenas os que têm propriedades psicoativas.

HOMEOPATIA

A cura homeopática foi desenvolvida no início do século XIX por Samuel Hahnemann, um médico alemão (Fig. 24-4). Ela se fundamenta no conceito de que a cura de si mesmo é uma característica básica da vida humana e que medicamentos especiais podem auxiliar nesse processo inerente. A farmacopeia homeopática é singular por diversos motivos. Em primeiro lugar, ela contém mais de 2 mil medicamentos, incluindo os originados de plantas, como acônito, fungo do centeio e heléboro; minerais, como prata, cobre, ouro e iodo; e animais, como veneno e extratos de tecidos de cobra e água-viva. Segundo, os medicamentos são preparados como tinturas (ou seja, misturados com 95% de álcool de cereais) ou como pílulas

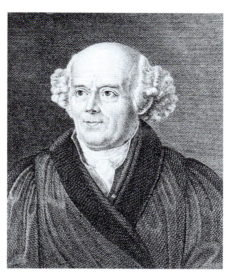

FIGURA 24-4
Samuel Hahnemann (1755-1843). (Da New York Academy of Medicine, Nova York, NY, com permissão.)

com excipientes de lactose. Por fim, sofrem dispersão em soluções infinitesimalmente diluídas, em proporções de 1 para 1.020.000, as quais impedem que o medicamento seja detectado por métodos químicos convencionais. Homeopatas alegam que o efeito terapêutico se baseia na "medicina molecular".

Hahnemann fundamentou seu tratamento farmacoterápico nas seguintes premissas: substâncias médicas despertam uma gama padrão de sinais e sintomas em pessoas saudáveis, e o medicamento cujo efeito nas pessoas sadias se parece mais com a doença sendo tratada é aquele com maior probabilidade de iniciar uma reação de cura. Portanto, um medicamento que produz náusea seria usado para tratar náusea, exceto pelo fato de ser administrado em quantidades diluídas. A lei dos semelhantes – *Similia similibus curantur* ("que o semelhante seja curado pelo semelhante") – levou à criação da palavra "homeopatia" ("experiências semelhantes"). Na medicina tradicional, considera-se que essas substâncias extremamente diluídas não tenham efeito, e não há estudos de pesquisa farmacológica que comprovem o contrário.

Escolas de medicina homeopática não são mais encontradas nos Estados Unidos (a última foi a Hahnemann University Medical School, que fechou em 1994); ainda assim, a prática de homeopatia vem crescendo em todo o mundo. Na Europa, ela é extremamente popular. Medicamentos homeopáticos são vendidos sem prescrição médica nos Estados Unidos e devem satisfazer os padrões de monografias na Farmacopeia Homeopática dos Estados Unidos (HPUS), a qual foi reconhecida pelo Food and Cosmetic Act como tendo autoridade equivalente à da Farmacopeia dos Estados Unidos (USP). Até o momento, não foram realizados estudos sobre os métodos homeopáticos pelo NCCAM.

TERAPIA DE MELATONINA E FOTOTERAPIA

A fototerapia se baseia no conceito de que seres humanos são sujeitos a ritmos circadianos (das palavras latinas *circa* ["ao redor de"] e *dies* ["dia"]) que afetam os processos fisiológicos de forma previsível. Há ciclos de 24 horas de descanso e atividade que incluem mudanças nos níveis de corticosteroides, excreção de eletrólitos e processos fisiológicos; por exemplo, a pressão arterial é mais elevada durante o dia do que durante a noite. Ao variar a exposição à luz, os ritmos circadianos podem ser alterados. A concentração

TABELA 24-5
Fitoterápicos com efeitos psicoativos

Nome	Ingredientes	Uso	Efeitos adversos[a]	Interações	Dosagem[a]	Comentários
Areca, noz-de-areca, noz-de-betel, *Areca catechu* L.	Arecolina, guvacolina	Para alteração da consciência com a finalidade de reduzir a dor e elevar o humor	Sobrecarga parassimpatomimética; aumento da salivação, tremores, bradicardia, espasmos, distúrbios gastrintestinais, aftas	Evitar com fármacos parassimpatomiméticos; compostos semelhantes a atropina reduzem o efeito	Indeterminada; 8-10 g é a dose tóxica para seres humanos	Usada ao mascar a noz; usada antigamente como bálsamo de mastigar para doença periodontal e como vermífugo; uso prolongado pode resultar em tumores malignos da cavidade oral
Aveia, *Avena sativa* L.	Flavonoides, oligossacarídeos e polissacarídeos	Ansiolítico, hipnótico; para estresse, insônia, abstinência de ópio e de tabaco	Obstrução intestinal ou outras síndromes relativas à motilidade intestinal, flatulência	Indeterminadas	3 g ao dia	Às vezes, a aveia é contaminada com aflatoxina, uma toxina fúngica associada a alguns tipos de câncer
Artemísia, *Artemisia vulgaris* L.	Lactonas sesquiterpênicas, flavonoides	Sedativo, antidepressivo, ansiolítico	Anafilaxia, dermatite de contato	Potencializa anticoagulantes	5-15 g ao dia	Pode estimular contrações uterinas
Beladona, *Atropa belladonna* L.	Atropina, escopolamina, flavonoides[b]	Ansiolítico	Taquicardia, arritmias, xerostomia, midríase, dificuldade com micção e constipação	Sinérgico com fármacos anticolinérgicos; evitar com antidepressivos tricíclicos, amantadina e quinidina	0,05-0,10 mg ao dia; dose única máxima é de 0,20 mg	Tem odor forte, paladar amargo e ardido e é venenosa
Camomila, *Matricaria chamomilla* L.	Flavonoides	Sedativo, ansiolítico	Reação alérgica	Indeterminadas	2-4 g ao dia	Pode ser GABAérgica
Cava, *Piperis methysticum* L.	Cavalactonas, cavapirona	Sedativo, hipnótico, antiespasmódico	Letargia, prejuízo da cognição, dermatite com uso prolongado não relatado	Sinérgica com ansiolíticos, álcool; evitar com levodopa e agentes dopaminérgicos	600-800 mg ao dia	Pode ser GABAérgica; contraindicada a pacientes com depressão endógena; pode aumentar o risco de suicídio
Cíclame europeu, *Cyclamen europaeum* L.	Triterpeno	Ansiolítico; para queixas menstruais	Pequenas doses (p. ex., 300 mg) podem levar a náusea, vômito e diarreia	Indeterminadas	Indeterminada	Doses elevadas podem levar a colapso respiratório
Cimicífuga, erva-de-são-cristóvão, *Cimicifuga racemosa* L.	Triterpenos, ácido isoferúlico	Para síndrome pré-menstrual, sintomas da menopausa, dismenorreia	Ganho de peso, distúrbios gastrintestinais	Possível interação adversa com hormônios masculinos ou femininos	1-2 g ao dia; mais de 5 g pode causar vômito, cefaleia, tontura, colapso cardiovascular	Efeitos semelhantes aos do estrogênio são questionáveis porque a raiz pode agir como bloqueador dos receptores de estrogênio
Coridália-oca, *Corydalis cava* L.	Alcaloides da isoquinolina	Sedativo, antidepressivo; para depressão leve	Alucinação, letargia	Indeterminadas	Indeterminada	Espasmos clônicos e tremor muscular com overdose

Éfedra, ma huang, *Ephedra sinica* L.	Efedrina, pseudoefedrina	Estimulante; para letargia, mal-estar, doenças do trato respiratório	Sobrecarga simpatomimética; arritmias, aumento da pressão arterial, cefaleia, irritabilidade, náusea, vômito	Sinérgica com simpatomiméticos, agentes serotonérgicos; evitar com IMAOs	1-2 g ao dia	Administrar durante períodos breves, já que podem ocorrer taquifilaxia e dependência; risco de isquemia miocárdica e acidente vascular cerebral (AVC). Proibida como suplemento dietético nos Estados Unidos.
Equinácea, *Echinacea purpurea* L.	Flavonoides, polissacarídeos, derivados do ácido cafeico, alcamidas	Estimula o sistema imunológico; para letargia, mal-estar, infecções respiratórias e do trato urinário inferior	Reação alérgica, febre, náusea, vômito	Indeterminadas	1-3 g ao dia	Uso em pacientes com HIV e aids é controverso; potencial para imunossupressão com uso prolongado. Estudada pelo NCCAM.
Erva-de-são-joão, hipérico, *Hypericum perforatum* L.	Hipericina, flavonoides, xantonas	Antidepressivo, sedativo, ansiolítico	Cefaleias, fotossensibilidade (pode ser grave), constipação	Relato de reação maníaca quando usada com sertralina; não combinar com ISRSs ou IMAOs: possibilidade de síndrome serotonérgica; não usar com álcool, opioides; descontinuar 5 dias antes de procedimentos cirúrgicos	100-950 mg ao dia	Sob investigação pelo NIH; pode agir como IMAO ou ISRS; experimento de 4 a 6 semanas para humores depressivos leves, caso não haja melhora aparente, deve-se tentar outra terapia
Escutelária, solidéu, *Scutellaria lateriflora* L.	Flavonoide, monoterpenos	Ansiolítico, sedativo, hipnótico	Prejuízo cognitivo, hepatotoxicidade	Pode ocorrer reação semelhante à do dissulfiram se usada com álcool	1-2 g ao dia	Há poucas informações para respaldar o uso dessa planta por seres humanos
Estragão, *Artemisia dracunculus* L.	Flavonoides, hidroxicumarinas	Hipnótico, estimulante do apetite	Indeterminados	Indeterminadas	Indeterminada	Há poucas informações para respaldar o uso dessa planta por seres humanos
Gatária, erva-gato, *Nepeta cataria* L.	Ácido valérico	Sedativo, antiespasmódico; para enxaquecas	Cefaleia, mal-estar, náusea, efeitos alucinógenos	Indeterminadas	Indeterminadas	*Delirium* produzido em crianças

(*continua*)

TABELA 24-5
Fitoterápicos com efeitos psicoativos (continuação)

Nome	Ingredientes	Uso	Efeitos adversos[a]	Interações	Dosagem[a]	Comentários
Ginkgo, *Ginkgo biloba* L.	Flavonoides, ginkgolideos A e B	Alívio sintomático de *delirium*, demência; melhora a concentração e déficits de memória; possível antídoto para disfunção sexual induzida por ISRSs	Reações alérgicas dermatológicas, desconforto gastrintestinal, espasmos musculares, cefaleia	Anticoagulante: usar com cautela devido a seu efeito inibidor sobre FAP; possível aumento de sangramento	120-240 mg ao dia	Estudos indicam melhora na cognição em pacientes com doença de Alzheimer após 4-5 semanas de uso, possivelmente devido ao aumento do fluxo sanguíneo
Ginseng, Panax ginseng L.	Triterpenos, ginsenosídeos	Estimulante; para fadiga, elevação do humor, sistema imunológico	Insônia, hipertonia, e edema (denominado síndrome de abuso de ginseng)	Não deve ser usado com sedativos, agentes hipnóticos, IMAOs, agentes antidiabéticos ou esteroides; tem ação anticoagulante (descontinuar 7 dias antes de procedimentos cirúrgicos)	1-2 g ao dia	Existem diversas variedades: coreano (mais valorizado), chinês, japonês, americano (*Panax quinquefolius*)
Jamelão, jambolão, *Syzygium cumini* L.	Ácido oleico, ácido mirístico, ácidos palmítico e linoleico, taninos	Ansiolítico, antidepressivo	Indeterminados	Indeterminadas	1-2 g ao dia	Na medicina popular, uma dose única é de 30 sementes (1,9 g) de pó
Laranja-amarga, *Citrus aurantium* L.	Flavonoides, limoneno	Sedativo, ansiolítico, hipnótico	Fotossensibilidade	Indeterminadas	Tintura 2-3 g ao dia; fármaco 4-6 g ao dia; extrato 1-2 g ao dia	Evidências contraditórias; há alegações de ação estimulante gástrica
Lavanda, alfazema, *Lavandula angustifolia* L.	Hidroxicumarina, taninos, ácido cafeico	Sedativo, hipnótico	Cefaleia, náusea, confusão	Sinérgica com outros sedativos	3-5 g ao dia	Pode causar morte em *overdose*
Lúpulo, *Humulus lupulus* L.	Humulona, lupulona	Sedativo, ansiolítico, hipnótico; para perturbações do humor, inquietação, flavonoides	Contraindicado a pacientes com tumores dependentes de estrogênios (mama, uterino, cervical)	Efeitos hipertérmicos com antipsicóticos de fenotiazina e com depressores do SNC	0,5 g ao dia	Pode reduzir os níveis plasmáticos de fármacos metabolizados pelo sistema CPY450
Maracujá, *Passiflora incarnata* L.	Flavonoides, glicosídeos cianogênicos	Ansiolítico, sedativo, hipnótico	Prejuízo cognitivo	Indeterminadas	4-8 g ao dia	*Overdose* causa depressão
Marroio-negro, *Ballota nigra* L.	Diterpenos, taninos	Sedativo	Arritmias, diarreia, hipoglicemia, possivelmente abortos espontâneos	Pode intensificar os efeitos de fármacos serotonérgicos e aumentar os efeitos hipoglicêmicos de fármacos	1-4 g ao dia	Pode causar aborto
Melissa, erva-cidreira, *Melissa officinalis* L.	Flavonoides, ácido cafeico, triterpenos	Hipnótico, ansiolítico, sedativo	Indeterminados	Potencializa depressão do SNC; reação adversa com hormônio da tireoide	8-10 g ao dia	

Medicina complementar e alternativa em psiquiatria 805

Planta	Componentes	Uso	Efeitos adversos	Interações	Dose	Comentários
Morango silvestre, *Fragaria vesca* L.	Flavonoides, taninos	Ansiolítico	Contraindicado no caso de alergia a morangos	Indeterminadas	1 g ao dia	Há poucas informações para respaldar o uso dessa planta por seres humanos
Noz-vômica, fava-de-santo-inácio, *Strychnos nux-vomica* L.	Alcaloides de indol; estricnina e brucina, polissacarídeos	Antidepressivo; para enxaqueca, sintomas da menopausa	Convulsões, dano hepático, morte; extremamente tóxica devido à estricnina	Indeterminadas	0,02-0,05 ao dia	Sintomas de envenenamento podem ocorrer após ingestão de uma fava; dose letal é de 1-2 g
Papoula-da-Califórnia, *Eschscholtzia californica* L.	Alcaloides da isoquinolina, glicosídeos cianogênicos	Sedativo, hipnótico, ansiolítico; para depressão	Letargia	Combinação de papoula-da-Califórnia, valeriana, erva-de-são-joão e flores de maracujá pode resultar em agitação	2 g ao dia	Documentação clínica ou experimental dos efeitos não está disponível
Pimpinela-escarlate, *Anagallis arvensis* L.	Flavonoides, triterpenos, cucurbitacinas, ácidos cafeicos	Antidepressivo	*Overdose* ou doses durante tempo prolongado podem levar a gastrenterite e nefrite	Indeterminadas	1,8 g de formulação em pó 4 vezes ao dia	Flores são venenosas
Urze, magriça, *Calluna vulgaris* L.	Flavonoides, catequina, triterpenos, β-sitosterol	Ansiolítico, hipnótico	Indeterminados	Indeterminadas	Indeterminada	Eficácia para usos alegados não está documentada
Valeriana, erva-de-são-jorge, *Valeriana officinalis* L.	Valepotriatos, ácido valerênico, ácido cafeico	Sedativo, relaxante muscular, hipnótico	Prejuízo cognitivo e motor, desconforto gastrintestinal, hepatotoxicidade; uso prolongado: alergia de contato, cefaleia, inquietação, insônia, midríase, disfunção cardíaca	Evitar o uso concomitante com álcool ou depressores do SNC	1-2 g ao dia	Pode ser quimicamente instável
Viburno americano, espinheiro-negro, *Viburnum prunifolium* L.	Escopoletina, flavonoides, ácidos cafeicos, triterpenos	Sedativo, ação antiespasmódica no útero; para dismenorreia	Indeterminados	Efeitos anticoagulantes intensificados	1-3 g ao dia	
Visco-branco, *Viscum album* L.	Flavonoides, triterpenos, lecitinas, polipeptídeos	Ansiolítico; para exaustão física e mental	Alega-se que os frutos têm efeitos eméticos e laxantes	Contraindicado a pacientes com infecções crônicas (p. ex., tuberculose)	10 g ao dia	Frutos causaram morte em crianças

[a]Não existem dados confiáveis, coerentes ou válidos quanto a dosagem ou efeitos adversos da maioria dos fitoterápicos.
[b]Flavonoides são comuns em diversas plantas. São produtos vegetais secundários que agem como antioxidantes (i.e., agentes que impedem a deterioração de material como DNA [ácido desoxirribonucleico] por meio de oxidação).
Aids, síndrome da imunodeficiência adquirida; SNC, sistema nervoso central; GABA, ácido γ-aminobutírico; HIV, síndrome da imunodeficiência humana; IMAOs, inibidores da monoamina oxidase; NIH, National Institutes of Health; FAP, fator ativador de plaquetas; ISRSs, inibidores seletivos da recaptação de serotonina; NCCAM, National Center for Complementary Medicine and Alternative Medicine.

do hormônio melatonina, produzido pela epífise, é mais elevada na corrente sanguínea à noite e é baixa ou ausente durante a luz do dia. Acredita-se que a melatonina regule o sono e que a melatonina exógena (disponível sem prescrição médica) produza sonolência em pessoas sadias. Terapia de luz intensa (acima de 2.500 lux) é um método comprovado para tratar transtorno depressivo com padrão sazonal, o que se observou durante os meses de inverno, quando as horas de luz do dia são reduzidas.

MACROBIÓTICA

A macrobiótica (das palavras gregas *makrós* ["longo"] e *bíos* ["vida"]) é uma prática de saúde que se concentra em viver em harmonia com a natureza, usando principalmente uma dieta equilibrada. A macrobiótica foi associada a patriarcas bíblicos, a sábios chineses e a etíopes, os quais, afirma-se, viviam 120 anos ou mais. Em 1797, um médico e filósofo alemão, Christoph W. Hufeland, escreveu um livro influente sobre dieta e saúde, *Macrobiotics or the Art of Prolonging Life*.

Alimentos macrobióticos são classificados como *yin* (frios e úmidos) e *yang* (quentes e secos); o objetivo é manter *yin* e *yang* em equilíbrio. A dieta consiste em 50% de grãos, 25% de verduras e hortaliças cozidas ou cruas, 10% de proteínas, 10% de sopa de verduras ou de peixe e 5% de chás e frutas. O uso prolongado da dieta pode resultar em deficiências de vitaminas e minerais.

MASSOTERAPIA

A massoterapia é um tratamento que envolve a manipulação de tecidos moles e das superfícies do corpo. Foi indicada para o tratamento de doenças há mais de 5 mil anos por médicos chineses, e Hipócrates a considerava um método de manutenção da saúde.

Acredita-se que a massagem afete o corpo de várias formas: aumenta a circulação sanguínea, melhora a circulação de linfa pelos vasos linfáticos, melhora o tônus do sistema musculoesquelético e tem um efeito tranquilizante sobre a mente. Técnicas de massagem foram descritas de diversas maneiras: alisar, amassar, beliscar, esfregar, calcar, golpear ou aplicar fricção. Massagens costumam ser feitas com as mãos e os dedos, mas aparelhos vibratórios e estimulação elétrica também são usados. Os diferentes tipos de massoterapia que evoluíram ao longo dos anos têm mais semelhanças do que diferenças. Entre eles, estão as massagens sueca, oriental, shiatsu e Esalen. Estudos comprovaram que a massagem é útil na redução de ansiedade e da percepção de dor. A maioria das pessoas que a experimenta acredita que ela seja física e mentalmente restauradora. Estudos do NCCAM demonstraram que a massoterapia pode ser benéfica no tratamento de dor, especialmente aquelas relacionadas a doenças articulares.

MEDITAÇÃO

A meditação é uma técnica que envolve entrar em um estado de transe ao concentrar os pensamentos em uma palavra ou som (um mantra), um objeto (p. ex., a chama de uma vela) ou um movimento (p. ex., um disco oscilante). Durante o transe, a pessoa experimenta um estado de tranquilidade. Um transe meditativo tem efeitos fisiológicos, todos associados com redução da ansiedade: as frequências cardíaca e respiratória ficam lentas, a pressão arterial se reduz, e as ondas cerebrais alfa aumentam.

A meditação transcendental (MT), desenvolvida pelo místico indiano Maharishi Mahesh Yogi, foi introduzida nos Estados Unidos nos anos de 1950. A MT usa mantras baseados em características pessoais para induzir um estado de transe. Na década de 1960, o médico Herbert Benson desenvolveu a resposta de relaxamento, a qual usava mantras e controle da respiração como tratamento para estresse e transtornos relacionados ao estresse.

Meditação *mindfulness*

O *mindfulness* (atenção plena) é uma técnica derivada das práticas budistas de meditação e consiste em prestar atenção ao presente e estar ciente dele usando todas as modalidades sensoriais. Conforme os pensamentos fluem pela mente durante a meditação, eles são vistos sem julgamentos de valor, aceitos pelo que são, reflexões de nossa "verdadeira natureza". Trata-se de um processo de autoexploração e autoinquisição. Estudos do NCCAM demonstraram alterações no cérebro, especialmente a ativação do lado esquerdo anterior, durante a meditação, também associada a uma melhora significativa dos sintomas subjetivos e objetivos de ansiedade e pânico. Uma pesquisa relatou melhora em mulheres com síndrome do intestino irritável.

Terapia cognitiva baseada em *mindfulness*

O conceito de *mindfulness* foi traduzido em um tipo de psicoterapia na qual terapeuta e paciente concentram-se no aqui e no agora, em vez de em eventos passados. Encoraja-se o paciente a se tornar ciente de como está se sentindo e o que está pensando no momento. Ao examinar a emoção que está sendo vivenciada sobre eventos ou conflitos atuais, ocorrem *insights* que levam à alteração de atitudes ou no comportamento.

MOXABUSTÃO

A moxabustão se fundamenta nas teorias da medicina oriental nas quais forças de energia são equilibradas ao se aplicar calor para estimular acupontos específicos. O calor é gerado pela queima de folhas secas de artemísia (*Artemisia vulgaris*, conhecida como *moxa*). Aplica-se o calor direta ou indiretamente. No método direto, a moxa seca é enrolada em pequenos cones e colocada sobre a pele. A ponta do cone é acesa e, então, apagada tão logo se sinta o calor. No método indireto, uma moxa acesa na forma de charuto é segurada próximo à pele sobre os acupontos.

A moxabustão é usada em transtornos musculoesqueléticos, artrite, asma e eczema. No entanto, assim como diversas outras terapias alternativas, não foram realizados experimentos científicos clínicos para comprovar sua eficácia.

NATUROPATIA

A naturopatia é um sistema de cuidados com a saúde destinado a assegurar uma mente e um corpo saudáveis com base na manutenção de uma nutrição saudável, ar e água sem contaminação por poluentes e exercícios regulares. O tratamento se fundamenta na crença de que o corpo tem o poder de curar a si mesmo; exige a participação ativa do indivíduo no programa de manutenção da saúde.

A naturopatia surgiu na Alemanha no fim do século XIX sob a orientação de Benedict Lust, que receitava hidroterapia (alternar uso de água quente e fria) como uma forma de cura natural. Lust foi aos Estados Unidos, tornou-se um médico osteopata e fundou a American School of Naturopathy, em 1902. Desde então, a medicina naturopática cresceu e se tornou uma forma de cuidados com a saúde, os quais usam um grupo eclético de métodos além da hidroterapia. Tais métodos incluem dieta especializada, homeopatia, inalação de ar ionizado, fomentação (aplicação de compressas quentes e frias), hidrocolonterapia e enemas, ingestão de água sem poluentes, ingestão de alimentos de cultivo orgânico, massoterapia, fitoterápicos e terapia de descanso. Médicos naturopatas têm autorização para exercer a atividade em diversos Estados norte-americanos (Alasca, Connecticut, New Hampshire, entre outros), mas, como não há regulamentação padrão da área, pessoas com pouca ou nenhuma formação profissional montam consultórios.

MEDICINA ORIENTAL

"Medicina oriental" é uma expressão abrangente que cobre as práticas médicas tradicionais da China, da Coreia, do Japão, do Vietnã, do Tibete e de outros países asiáticos. De modo geral, as técnicas da medicina oriental foram desenvolvidas primeiro na China e incluem acupuntura, moxabustão, fitoterapia, massagem, ventosas, *gua sha* (raspagem de toxinas), trabalho de respiração, *qi gong* (veja a seguir) e exercícios (*tai chi*). A medicina chinesa é um sistema coeso e independente de pensamento e prática fundamentado em textos antigos. Ela é resultado de um processo contínuo de pensamento crítico, extensa observação clínica e testes e representa uma exposição minuciosa de material por clínicos e teóricos respeitados. Tem raízes na filosofia, na lógica, na sensibilidade e em hábitos de civilização estranhos à civilização ocidental, e, portanto, sua compreensão por médicos ocidentais é difícil. A teoria básica é que uma força vital, chamada energia *qi*, flui nas pessoas de forma harmoniosa e equilibrada. Essa harmonia e equilíbrio representam a saúde. Quando a força vital não flui adequadamente, desarmonia e desequilíbrio, ou doença, são o resultado.

OSTEOPATIA

O âmbito da osteopatia é semelhante ao da medicina alopática e é mais bem indicado pelo fato de que doutores em osteopatia (DO) têm licença para a prática em todos os Estados norte-americanos e são aceitos em programas médicos, cirúrgicos e psiquiátricos e também em serviços militares na mesma base que doutores em medicina (MD); eles são qualificados para a prática em todos os ramos da medicina clínica e fazem os mesmos exames de licenciatura que os MDs. Sua formação médica é idêntica à de MDs, exceto pelo treinamento adicional de transtornos do sistema musculoesquelético, nos quais os DOs se consideram mais instruídos que os MDs.

Até 2012, havia 29 escolas médicas de osteopatia nos Estados Unidos. Aproximadamente 82 mil osteopatas tratam cerca de 30 milhões de pacientes por ano. A osteopatia foi desenvolvida por Andrew Taylor Still, M.D. (1828-1917), que fundou a American School of Osteopathy em Kirksville, Missouri (atualmente Kirskville College of Osteopathic Medicine), em 1892. A doença é encarada da mesma forma que na medicina alopática; contudo, confere-se ênfase especial para o alinhamento musculoesquelético como pré-requisito para a manutenção da saúde. Osteopatas podem se valer da manipulação de partes do corpo, especialmente do eixo vertebral craniossacral, como parte do plano de tratamento. A terapia de manipulação osteopática é percebida como um adjunto, e não um substituto de intervenções médica, cirúrgica e farmacológica.

OZONIOTERAPIA

O ozônio, que atua como antioxidante e desinfetante, é usado de maneira convencional para purificação da água e do ar e controle de odores. A ozonioterapia se baseia na premissa de que a maioria das doenças é causada por infecção viral e bacteriana, portanto, o ozônio é usado para tratar condições médicas que vão desde gripe até câncer e aids. Os primeiros geradores de ozônio foram desenvolvidos por Werner von Siemens, na Alemanha, em 1857, e ozônio foi usado de forma terapêutica para purificar o sangue em vários países europeus.

A ozonioterapia introduz ozônio no corpo de diversas formas. Entre elas, estão ingestão de água ozonizada; ensacamento de membros com ozônio, no qual este é bombeado em um saco hermético que cobre um braço ou uma perna; inalação de ozônio em bolhas por meio de azeite de oliva ou aplicação de azeite de oliva ozonizado; insuflações, em que um cateter é inserido no reto ou na vagina com administração de ozônio em uma taxa lenta de circulação; e auto-hemoterapia, na qual o próprio sangue ozonizado do indivíduo é reintroduzido no corpo.

TERAPIA DE VIDAS PASSADAS

Na terapia de vidas passadas, o processo de cura é auxiliado pelo contato com seres espirituais que, acredita-se, têm capacidade de reverter a doença e manter a saúde. Os espíritos são abordados por meio de estados alterados de consciência, denominados *mediunidade*, estados superiores de consciência e transmissões de seres espiritualmente evoluídos. A regressão a vidas passadas por meio de hipnose permite que um indivíduo experimente eventos da vida anterior (por meio de imagens).

> Um homem de 40 anos, gozando de boa saúde, com medo obsessivo da morte, foi encaminhado para um psiquiatra integrativo para lidar com sua preocupação em morrer. O paciente foi colocado em um estado de transe sob hipnose, e foi solicitado que imaginasse e descrevesse uma vida passada. Ele descreveu a si mesmo como um mercador de seda itinerante que viveu no século XVI na França. Era casado, tinha oito filhos e estava feliz com sua vida. Foi-lhe solicitado, então, que descrevesse sua morte. Tinha 90 anos quando morreu, rodeado pela família no leito de morte. Sabia que estava morrendo e descreveu o processo como "desaparecer tranquilamente". Após a sessão, seu medo de morrer diminuiu; quando ficava ansioso com relação à morte, lembrava-se da narrativa da vida passada e conseguia relaxar.

ORAÇÕES

O interesse global em cura pela fé, as histórias de cura em programas religiosos de TV e os milhões de romeiros esperançosos que visitam santuários em busca de alívio testemunham o crescente interesse e a prevalência de orações e espiritualidade no processo de cura. Alguns grupos religiosos fazem recomendações contrárias a terapias psiquiátricas convencionais e oferecem sua própria abordagem como a única alternativa válida para saúde mental e espiritual. Outros encaram a oração como uma forma de cura a distância, definida pela paranormal Elizabeth Targ como qualquer esforço puramente mental realizado por um indivíduo com a intenção de melhorar o bem-estar físico ou emocional de outra pessoa.

Há quem defenda o uso de orações compartilhadas, rezas silenciosas e orações a distância ou "intercessórias" (orar por outra pessoa com um propósito específico) para beneficiar pacientes. No entanto, até o momento, estudos são inconclusivos sobre o impacto de orações sobre resultados médicos. Levantamentos indicam que 92% de uma amostra de mulheres sem-teto em áreas urbanas centrais relatou uma ou mais práticas espirituais ou religiosas. Aproximadamente 48% relataram que orações estavam relacionadas de modo significativo ao menor uso de álcool ou de drogas, ou ambos, e menos preocupações e depressão perceptíveis. Pesquisas epidemiológicas recentes indicam que crenças e práticas religiosas estão negativamente correlacionadas com abuso de substância e positivamente correlacionadas com estado de saúde. Programas de 12 passos também têm um longo histórico de incorporação de sucesso de orações e espiritualidade no tratamento de comportamento aditivo. Crença pessoal em religião e frequência ativa em culto foram correlacionadas com uma redução moderada da incidência de depressão e hipertensão.

QI GONG

O *qi gong* chinês é praticado há mais de 2 mil anos. Em tradução direta, *qi gong* significa a habilidade ou o esforço (*gong*) de cultivar energia (*qi*). Trata-se de um sistema chinês de exercícios que atrai e direciona a energia vital (veja "Medicina Oriental"), permitindo que os praticantes intensifiquem sua saúde, previnam doenças e aumentem a vitalidade. *Qi gong* "estático" é praticado como uma meditação imóvel com ênfase na respiração e em pensamentos intencionais. *Qi gong* "dinâmico" envolve movimentos externos sob a direção consciente da mente. Estudos com eletrencefalogramas detectaram diferenças mensuráveis nos padrões cerebrais dos praticantes. Os supostos benefícios incluem aumento da produção de células imunológicas, redução de hipertensão e diminuição da incidência de quedas em idosos.

REFLEXOLOGIA

Reflexologia é a massagem suave dos pés, das mãos e das orelhas para estimular o poder de cura natural do corpo. Ela é usada para aliviar tensão ao remover depósitos cristalinos sob a pele que podem interferir no fluxo natural da energia do corpo. Reflexologistas acreditam que todas as partes do corpo podem ser mapeadas nas solas ou nas laterais dos pés; por exemplo, a ponta do segundo dedo do pé representa os olhos. Aplicar pressão em uma área específica do pé pode aliviar transtornos relacionados às partes do corpo representadas. Estudos do NCCAM demonstraram algum benefício em pacientes com síndrome do intestino irritável.

REIKI

Reiki é uma palavra japonesa com o significado geral de "cura" (*rei* significa "universal" ou "espiritual", e *ki* é "energia da força vital"). Foi desenvolvido por Mikao Usui em 1922 (Fig. 24-5). Os dois graus de cura por *Reiki* são os seguintes: praticantes de *Reiki* de primeiro grau usam luz, toque não manipulativo na cabeça e no tronco para precipitar um fluxo de energia curativa, chamada *Reiki*, obtida e direcionada no paciente conforme suas necessidades. A cura de segundo grau permite ao praticante acessar essa energia para cura a distância, quando o toque é impossível. O tratamento normalmente gera um sentimento quase imediato de relaxamento, o qual pode reduzir os efeitos bioquímicos de estresse prolongado. O *Reiki* de primeiro grau é aprendido facilmente e é um método utilizado para reduzir estresse, ansiedade, insônia e dor. Também é usado em asilos para manejo de dor, para auxiliar uma morte tranquila e para fornecer apoio emocional aos familiares, além de ser benéfico para doença cardiovascular como meio de reduzir a pressão arterial e arritmias cardíacas. O mecanismo de ação, no entanto, é desconhecido; o sistema nervoso autônomo está envolvido, especialmente os impulsos parassimpáticos.

ROLFING

Rolfing é um tipo de massagem desenvolvido por uma bioquímica norte-americana, Ida Rolf (1896-1979), para aliviar tensão muscular, tecidos conjuntivos e fáscias, que ela acreditava causarem doenças musculoesqueléticas, como artrite e fibromialgia. A terapia consiste em massagem profunda, por vezes dolorida, para produzir planos flexíveis entre grupos musculares em todo o corpo. Rolf des-

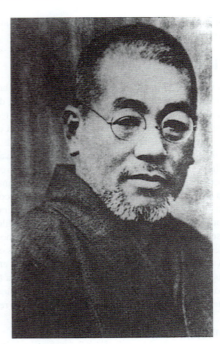

FIGURA 24-5
Mikao Usui (1865-1926), filósofo japonês criador da cura por *Reiki*.

cobriu que conseguia obter mudanças impressionantes na postura e na estrutura ao manipular o sistema miofascial do corpo; à medida que partes diferentes do corpo são massageadas, memórias antigas e estados emocionais costumam vir à tona. Nesse sentido, o Rolfing é uma experiência psicofisiológica. Não foram realizados estudos sobre essa técnica pelo NCCAM.

XAMANISMO

Um xamã (Fig. 24-6) é um indivíduo que, acredita-se, tem o poder de curar os enfermos e se comunicar com o mundo dos espíritos. Indivíduos com essa designação podem ser encontrados em várias partes do mundo, incluindo grupos autóctones das Américas (índios norte-americanos e nativos do Alasca). As qualificações de um curandeiro são determinadas por uma série de desafios de iniciação e ensino e "certificação" por anciões qualificados e reconhecidos. Práticas xamânicas costumam incluir cerimônias de purificação, como jejuns ou sudações, e as denominadas buscas da visão, que são acompanhadas por alucinações. Às vezes, a cerimônia é facilitada por sons ritmados, danças, dor ou privação física e uso de "ervas espirituais". Por meio desse processo, o xamã conduz a alma dos moribundos para a vida após a morte. Práticas xamânicas também são usadas para fornecer soluções para problemas pessoais ou sociais insolúveis.

SNOEZELEN

Este é o termo que denomina um sistema de estimulação multissensorial (p. ex., efeitos de luz, superfícies táteis, música de meditação e aroma de óleos essenciais) em geral conduzido em salas especiais durante 30 a 60 minutos por sessão. Surgiu nos Países Baixos, na área de transtornos do aprendizado e transtornos do espectro autista em crianças, mas foi adaptado para o uso em demência. A técnica também pode melhorar perturbações comportamentais como apatia,

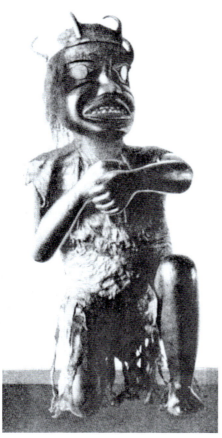

FIGURA 24-6
Estátua de madeira de um xamã, costa norte do Oceano Pacífico.

alterações do humor, inquietação ou comportamentos repetitivos. Um estudo demonstrou que o Snoezelen pode ser comparado a "terapia de reminiscência" (p. ex., usar jornais ou itens que provocam saudade para permitir que uma pessoa fale sobre memórias antigas) para agitação aguda em demência. A falta de disseminação e os custos potencialmente elevados para manter a terapia podem limitar sua aplicabilidade.

MUSICOTERAPIA E TERAPIA DO SOM

A terapia do som é uma técnica antiga na qual sons (p. ex., cânticos, tinir de sinos ou batidas de tambor) são usados para criar vibrações no corpo, às quais se atribuem poderes de cura. Praticantes alegam que se pode obter também uma sensação de relaxamento. A terapia do som é usada na Ayurveda para promover saúde, com alegação de redução de crescimento tumoral ao se usar determinados sons conhecidos como *Sama Veda*. A musicoterapia usa o som de instrumentos, como flauta, para obter resultados semelhantes. Na bíblia, Davi tentou tratar a depressão do rei Saul tocando harpa. O efeito de música e sons sobre processos psicofisiológicos está sendo pesquisado em diversos centros acadêmicos.

TAI CHI

Tai chi, ou *tai chi chuan*, é uma das artes de movimento asiáticas mais populares usadas no Ocidente. Essa antiga técnica chinesa se destina a aumentar a força vital no corpo por meio de uma série de movimentos circulares lentos. Trata-se de uma forma de meditação móvel e se fundamenta, assim como outros métodos chineses, na busca do equilíbrio perfeito entre as energias *yin* e *yang*.

O praticante executa sequências de movimentos que duram de 5 a 30 minutos. Uma sessão pode durar algumas horas e costuma ocorrer no início da manhã. Espera-se que o praticante se concentre na respiração e seja preciso na sincronização dos movimentos. Acredita-se que o *tai chi chuan* ajude principalmente na resolução de problemas e condições relacionados ao estresse, e, portanto, é usado em especial para tratar ansiedade, depressão, tensão muscular, pressão arterial elevada e outras condições cardiovasculares. Estudos do NCCAM demonstraram melhora em tolerância a exercícios em pacientes com doença cardiovascular que praticam *tai chi*.

TOQUE TERAPÊUTICO

O toque terapêutico é a técnica de cura com as mãos desenvolvida por uma enfermeira, Dolores Krieger, nos anos de 1970. Acredita-se que energia seja transferida por meio da imposição das mãos sobre partes específicas do corpo para auxiliar no processo de cura. O toque terapêutico ganhou popularidade na enfermagem, bem como entre alguns médicos. Estudos do NCCAM demonstraram que ele é benéfico para pacientes com dores cervicais crônicas.

MEDICINA TIBETANA

O sistema de saúde tibetano data aproximadamente do século XII d.C. Credita-se ao rei tibetano Songsten Gampo a criação da síntese de várias fontes mais antigas. Ela tem elementos dos sistemas de saúde árabe, indiano e chinês. No Tibete, sua prática está intimamente relacionada à religião e à mágica. Acredita-se que a doença seja o resultado de desequilíbrio entre os três componentes, ou humores, do organismo vivo: vento (respiração e movimento em geral), bile (relacionada à digestão e ao temperamento) e fleuma (relacionada ao sono, à mobilidade das articulações e à elasticidade da pele). O desequilíbrio pode ser causado pela ignorância dos princípios da saúde, agressões ambientais ou dieta inadequada. O tratamento consiste em restaurar o equilíbrio entre os diferentes humores por meio do uso de fitoterápicos e terapias acessórias, como massagem, moxabustão, acupuntura, dieta adequada, rituais religiosos e técnicas de purificação.

MÉTODO TRAGER

O método Trager, desenvolvido por Milton Trager, um médico de Chicago, é uma técnica de redução de movimento para auxiliar indivíduos que sofrem de poliomielite e outros transtornos neuromusculares. O paciente, normalmente em sessões de 60 a 90 minutos, é orientado a relaxar todos os músculos conscientes e a permitir que o inconsciente escolha movimentos corporais naturais e menos restritivos, conforme a orientação do profissional. Esse método é particularmente adequado para indivíduos com dores lombares e restrição grave de movimentos.

IOGA

A *ioga* (*yoking* ou "união" em sânscrito) é um sistema filosófico abrangente que tem o objetivo de preparar um indivíduo para a união com o ser supremo. A técnica da ioga, em seus primórdios, busca unir em equilíbrio todos os aspectos discrepantes do corpo, da mente e da personalidade. As primeiras evidências dessa prática datam de 5 mil anos atrás, na Índia, e ela vem sendo praticada como religião e sistema de saúde desde então. O Ocidente se familiarizou com a ioga por meio da prática de *Hatha Yoga* e da ênfase na coleção física de *asanas* (posturas). Outros aspectos do sistema, *pranayama* (exercícios de respiração) e *dhyana* (meditação), além de outras formas de ioga, ganham adeptos.

Estudos recentes com indivíduos com dor lombar crônica sugerem que as posições de ioga podem ajudar a reduzir a dor e a melhorar o funcionamento. Há relatos de outros benefícios para a saúde, como redução da frequência cardíaca, da pressão arterial, de ansiedade e depressão.

Segundo o National Health Interview Survey (NHIS) de 2007, a ioga é a sexta prática de saúde complementar de uso mais comum entre adultos. Mais de 13 milhões de adultos a praticam. Há diversos programas de treinamento para professores de ioga em todos os Estados Unidos. Esses programas têm duração de alguns dias a mais de dois anos. Padrões para treinamento de professores variam, e a certificação depende do estilo de ioga.

PSIQUIATRIA INTEGRATIVA

Um novo tipo de psiquiatria, chamado *psiquiatria integrativa*, incorpora seletivamente elementos da medicina complementar e alternativa em seus métodos. Enfatiza o tratamento em vez do diagnóstico e vê o paciente de forma holística, levando em consideração não apenas questões e interações de mente e corpo, mas também valores espirituais. A psiquiatria integrativa também está voltada para a prevenção de doença, enfatizada por fazer o paciente atentar para fatores de estilo de vida, como dieta e exercícios. A redução de estresse envolve o uso de ioga, meditação ou outros exercícios de relaxamento. Presta-se atenção a fatores de estresse relacionados a trabalho e relacionamentos interpessoais.

História

Há alguns anos, a hipnose e a biorretroalimentação eram consideradas terapias alternativas fora da prática psiquiátrica tradicional predominante. Hoje, essas técnicas estão incorporadas às práticas psiquiátricas padrão. A hipnose, por exemplo, é usada por profissionais para vários transtornos, e psiquiatras de orientação dinâmica usam hipnoterapia para permitir que um paciente recupere sentimentos e memórias que estão reprimidos e, de outro modo, indisponíveis para análise. Na metade do século XX, profissionais como Paul Schilder, em seu livro *A imagem do corpo*, descreveram como a fisiologia e a fisionomia de uma pessoa podem ser influenciadas por experiências psicológicas durante vários estágios de desenvolvimento. Mais recentemente, psiquiatras tradicionais, como Brian Weiss, descreveram seu uso de regressão a vidas passadas como um método terapêutico e um meio de acessar material inconsciente.

Métodos

Qualquer um dos métodos complementares descritos neste capítulo pode ser integrado na prática psicoterapêutica padrão, embora alguns se adaptem melhor que outros. Por exemplo, durante um tratamento com *Reiki*, o indivíduo fica propenso a se encontrar em um estado de relaxamento e pode ter nuances de sentimentos, imagens ou pensamentos que não seriam normalmente abordados. Em uma sessão de terapia integrativa, esses fenômenos mentais e físicos seriam verbalizados e sujeitos a análise e interpretação. De modo semelhante, um sujeito com regressão a vidas passadas pode ter uma narrativa detalhada sobre sua vida anterior, que seria examinada com atenção pelo psiquiatra integrativo quanto a sua relevância a experiências de vida atuais. A maioria dos psiquiatras integrativos vê essas narrativas como representações dinâmicas dos desejos e medos inconscientes do paciente; alguns as encaram como representações de vidas passadas reais. De qualquer modo, o material é usado para ajudar as pessoas a ganhar maior *insight* e compreensão sobre si mesmas e sobre sua vida atual.

Técnicas complementares e alternativas que envolvem a manipulação do corpo (p. ex., manipulação craniossacral, massagem ou técnica Alexander) são propícias para a terapia de psiquiatria integrativa. Conforme mencionado, a imagem que as pessoas têm de seu próprio corpo e sua postura (p. ex., curvada) é fortemente influenciada tanto pela genética quanto pelas experiências de vida. Expressão facial depressiva, pregas de Veraguth e outros correlatos fisiológicos do humor há muito são reconhecidos na literatura psiquiátrica. O psiquiatra integrativo usa esses e outros indicadores corporais para acessar conflitos neuróticos anteriormente não identificados. Indivíduos com transtornos de sintomas somáticos ou transtorno dismórfico corporal costumam obter proveito dessas abordagens, assim como aqueles com transtornos alimentares com grandes distorções de imagem corporal.

Qualquer técnica que envolva a manipulação de uma parte do corpo tem o potencial de evocar uma imagem, um pensamento ou um sentimento relacionado à experiência. Um indivíduo submetido a uma massagem nas costas pode ter uma miríade de associações à experiência que são examinadas na sessão. Algumas pessoas não toleram ser tocadas, uma característica quase sempre relacionada a uma experiência traumática no passado. A manipulação do corpo pode ser direcionada para a correção de anormalidades. Na técnica Alexander, presta-se muita atenção à postura e ao alinhamento do corpo. No decorrer de procedimentos corretivos, o sujeito pode ganhar compreensão e *insight* sobre o que originou a atitude postural defeituosa ou ineficiente.

Por fim, crenças espirituais derivadas dos pensamentos religioso judeu-cristão, oriental e indígena norte-americano podem ser integradas à psicoterapia tradicional. Profissionais como Alan Watts incorporaram zen-budismo à psicoterapia ocidental há mais de 50 anos. Psiquiatras trabalham com curandeiros indígenas norte-americanos para ajudar pacientes a reduzir ansiedade, especialmente com relação à morte.

Outras questões

Idealmente, o psiquiatra que pratica terapia integrativa deve receber formação em um ou mais métodos complementares que planeja empregar. Em alguns casos, um profissional complementar pode trabalhar em conjunto com o psiquiatra, especialmente se este não tiver a formação necessária em um método específico. Às vezes, o paciente pode ser especializado em uma área (p. ex., ioga) e buscar um psiquiatra integrativo para ampliar sua experiência. Psiquiatras integrativos podem usar plantas psicoativas e medicamentos homeopáticos de maneira isolada ou em conjunto com agentes psicofarmacológicos tradicionais, atentos à possibilidade de interações medicamentosas adversas.

Questões éticas

Os mesmos padrões que se aplicam à prática tradicional de psiquiatria e psicoterapia também são válidos para a psiquiatria integrativa. Como algumas das técnicas envolvem colocar as mãos sobre o paciente, ou colocá-lo em um estado mais dependente e vulnerável do que as técnicas tradicionais de psicoterapia, questões de limites devem ser avaliadas de maneira criteriosa. Atualmente, não há padrões de prática para esse método além daqueles que sempre existiram para médicos, incluindo não causar danos. Como na medicina complementar e alternativa, de forma geral, são necessários estudos criteriosos de resultados para que essa nova amálgama prove seu valor.

REFERÊNCIAS

Barry DT, Beitel M, Cutter CJ, Joshi D, Falcioni J, Schottenfeld RS. Conventional and nonconventional pain treatment utilization among opioid dependent individuals with pain seeking methadone maintenance treatment: A needs assessment study. *J Addict Med*. 2010;4:81.

Bystritsky A, Hovav S, Sherbourne C, Stein MB, Rose RD, Campbell-Sills L, Golinelli D, Sullivan G, Craske MG, Roy-Byrne PP. Use of complementary and alternative medicine in a large sample of anxiety patients. *Psychosomatics*. 2012;53:266.

Davidson JR, Crawford C, Ives JA, Jonas WB. Homeopathic treatments in psychiatry: A systematic review of randomized placebo-controlled studies. *J Clin Psychiatry*. 2011;72(6):795.

Davies RD. Wading through the flood of nontraditional therapies. *J Nerv Ment Dis*. 2013;201(7):636–637.

Freeman MP, Fava M, Lake JH, Trivedi MH, Wisner KL, Mischoulon D. Complementary and alternative medicine in major depressive disorder: The American Psychiatric Association task force report. *J Clin Psychiatry*. 2010;71:669.

Freeman MP, Mischoulon D, Tedeschini E, Goodness T, Cohen LS, Fava M, Papakostas GI. Complementary and alternative medicine for major depressive disorder: A meta-analysis of patient characteristics, placebo-response rates, and treatment outcomes relative to standard antidepressants. *J Clin Psychiatry*. 2010;71:682.

Lake JH. Nonconventional approaches in mental health care. In: Sadock BJ, Sadock VA, Ruiz P eds. *Kaplan & Sadock's Comprehensive Textbook of Psychiatry*. 9th ed. Vol. 2. Philadelphia: Lippincott Williams & Wilkins; 2009:2592.

Libby DJ, Pilver CE, Desai R. Complementary and alternative medicine in VA specialized PTSD treatment programs. *Psychiatr Serv*. 2012;63:1134.

Little P, Stuart B, Stokes M, Nicholls C, Roberts L, Preece S, Sharp D. Alexander Technique and Supervised Physiotherapy Exercises in Back Pain (ASPEN) Feasibility Trial. *J Altern Complement Med*. 2014;20(5):A60–A60.

Sarris J, Lake J, Hoenders R. Bipolar disorder and complementary medicine: Current evidence, safety issues, and clinical considerations. *J Altern Complement Med*. 2011;17:881.

Serby MJ, Burns SJ, Roane DM. Treatment of memory loss with herbal remedies. *Curr Treat Options Neurol*. 2011;13(5):520.

Upchurch DM, Rainisch BK. A sociobehavioral model of use of complementary and alternative medicine providers, products, and practices: Findings from the 2007 National Health Interview Survey. *J Evidence Based Complement Altern Med*. 2013;18(2):100–107.

Vandergrift A. Use of complementary therapies in hospice and palliative care. *Omega J Death Dying*. 2013;67(1–2):227–232.

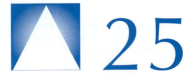

25
Outras condições que podem ser foco da atenção clínica

Na quinta edição do *Manual diagnóstico e estatístico de transtornos mentais* (DSM-5), em uma seção intitulada Outras Condições que Podem Ser Foco da Atenção Clínica, há uma lista de condições que não são transtornos mentais, mas que levam ao contato com o sistema de cuidados com a saúde mental. Em algumas ocasiões, uma dessas condições será indicada durante o curso de uma avaliação psiquiátrica (p. ex., divórcio), embora não se tenha descoberto nenhum transtorno mental. Em outros momentos, a avaliação diagnóstica revela ausência de transtorno mental, mas observa-se uma necessidade de indicar o motivo primário para o contato com o sistema de cuidados com a saúde mental (p. ex., condição de sem-teto).

Em alguns casos, pode-se descobrir um transtorno mental, mas o foco de atenção ou o tratamento está voltado para uma condição que não é causada por um transtorno mental. Por exemplo, um paciente com transtorno de ansiedade pode receber tratamento para um problema conjugal não relacionado ao transtorno em si.

A Tabela 25-1 lista as diversas condições que podem ser foco de atenção clínica ou que podem influenciar o diagnóstico, o tratamento ou o curso de um transtorno mental incluso no DSM-5. A lista de condições que compõem essa categoria abrange todo o ciclo de vida, desde o nascimento, passando pela infância, adolescência, idade adulta, até a idade avançada. Compreende, também, quase todas as circunstâncias concebíveis de vida, desde divórcio a problemas relacionados à prestação de serviço militar. Por um lado, elas representam as vicissitudes da vida, ou, como Shakespeare afirma, nas palavras de Hamlet, "pedradas e flechadas do destino feroz".* Cada uma das condições ou circunstâncias é capaz de contribuir profundamente para uma doença mental específica ou para a experiência humana em geral.

As condições discutidas neste capítulo incluem as seguintes: (1) simulação; (2) luto; (3) problemas profissionais; (4) comportamento antissocial adulto; (5) problema religioso ou espiritual; (6) problema de aculturação; (7) problema de fase da vida; (8) não adesão ao tratamento para um transtorno mental; e (9) problemas de relacionamento. Problemas relacionados a maus-tratos e abuso de crianças serão abordados na Seção 31.19c, e problemas relacionados a abuso físico e sexual de adultos, no Capítulo 26.

SIMULAÇÃO

Simulação é a falsificação deliberada de sintomas físicos ou psicológicos na tentativa de obter ganho secundário, como evitar serviço militar, evitar o trabalho, obter compensação financeira, fugir de processo criminal ou conseguir drogas. Sob determinadas circunstâncias, a simulação pode representar comportamento de adaptação – por exemplo, conforme mencionado a seguir, fingir doença enquanto em cativeiro inimigo em tempos de guerra.

A simulação deve ser fortemente suspeitada quando se perceber qualquer combinação dos seguintes elementos: (1) contexto médico-legal de apresentação (p. ex., o indivíduo é encaminhado ao clínico por um advogado para exame ou se encontra em cárcere); (2) discrepância evidente entre o estresse ou a incapacidade alegada pelo indivíduo e os achados objetivos; (3) falta de cooperação durante a avaliação diagnóstica e de adesão ao regime de tratamento prescrito; e (4) presença de transtorno da personalidade antissocial.

Epidemiologia

Estima-se uma prevalência de 1% de simulação entre pacientes de saúde mental na prática clínica civil, sendo que essa estimativa sobe para 5% em ambiente militar. Em contexto litigioso, durante entrevista de réu civil, estima-se prevalência muito mais alta de simulação – entre 10 e 20%. Aproximadamente 50% das crianças que se apresentam com transtornos da conduta são descritas como tendo questões graves relativas à mentira.

Embora não tenham sido relatados padrões familiares ou genéticos e não tenha sido esboçado um viés claro relativo a sexo ou idade de início, a simulação parece ser muito mais prevalente em determinadas populações militares, carcerárias e litigantes e, na sociedade ocidental, em homens desde a juventude até a meia-idade. Os transtornos associados incluem transtorno da conduta e transtornos de ansiedade, em crianças, e transtornos das personalidades antissocial, *borderline* e narcisista, em adultos.

Etiologia

Embora não tenham sido encontrados fatores biológicos relacionados de forma causal à simulação, sua frequente associação com o transtorno da personalidade antissocial desperta a possibilidade de que hipoexcitação seja um fator metabólico subjacente. Ainda assim, não se conhece atualmente nenhuma força predisponente de natureza genética, neurofisiológica, neuroquímica ou neuroendocrinológica.

Diagnóstico e características clínicas

Esquiva de responsabilidade, julgamento e punição criminais. Um criminoso pode fingir incompetência para evitar ir a julgamento; ele pode fingir insanidade no momento da perpetração

---
* N. de R.T.: Tradução de Millôr Fernandes.

TABELA 25-1
Condições que podem ser foco da atenção clínica

I) Problemas de Relacionamento
   1) Problemas Relacionados à Educação Familiar
      (i) Problema de Relacionamento entre Pais e Filhos
      (ii) Problema de Relacionamento com Irmão
      (iii) Educação Longe dos Pais
      (iv) Criança Afetada por Sofrimento na Relação dos Pais
   2) Outros Problemas Relacionados a Grupo de Apoio Primário
      (i) Sofrimento na Relação com o Cônjuge ou Parceiro Íntimo
      (ii) Ruptura da Família por Separação ou Divórcio
      (iii) Nível de Expressão Emocional Alto na Família
      (iv) Luto sem Complicações

II) Abuso e Negligência
   1) Problemas de Maus-tratos e Negligência Infantil
      (i) Abuso Físico Infantil
      (ii) Abuso Sexual Infantil
      (iii) Negligência Infantil
      (iv) Abuso Psicológico Infantil
   2) Problemas de Maus-tratos e Negligência de Adultos
      (i) Violência Física de Cônjuge ou Parceiro
      (ii) Violência Sexual de Cônjuge ou Parceiro
      (iii) Negligência de Cônjuge ou Parceiro
      (iv) Abuso Psicológico de Cônjuge ou Parceiro
      (v) Abuso de Adulto por Não Cônjuge ou Não Parceiro (p. ex., físico, sexual, psicológico)

III) Problemas Educacionais ou Profissionais
   1) Problemas Educacionais
   2) Problemas Profissionais
      (i) Problema Relacionado a Condição Atual de Preparação Militar
      (ii) Outro Problema Relacionado a Emprego (p. ex., mudança de emprego, perda do emprego, estresse)

IV) Problemas de Moradia e Econômicos
   1) Problemas de Moradia
      (i) Os Sem-teto
      (ii) Moradia Inadequada (p. ex., ausência de calefação ou eletricidade, infestação de insetos ou roedores)
      (iii) Desentendimento com Vizinho, Locatário ou Locador
      (iv) Problema Relacionado a Moradia em Instituição Especial (não inclui reação psicológica a mudança na situação de vida; veja Transtorno de Adaptação)
   2) Problemas Econômicos
      (i) Falta de Alimento Adequado ou de Água Potável para Consumo
      (ii) Pobreza Extrema
      (iii) Baixa Renda

V) Outros Problemas Relacionados ao Ambiente Social
   1) Problema Relacionado à Fase da Vida
   2) Dificuldade de Aculturação
   3) Exclusão ou Rejeição Social
   4) Alvo de Discriminação ou Perseguição Adversa

VI) Problemas Relacionados a Crimes ou Interação com o Sistema Legal (p. ex., Vítima de Crime, Prisão ou Outro Encarceramento, Problemas Relacionados à Liberação da Prisão)

VII) Outras Consultas de Serviços de Saúde para Aconselhamento e Opinião Médica (p. ex., Aconselhamento Sexual)

VIII) Problemas Relacionados a Outras Circunstâncias Psicossociais, Pessoais e Ambientais
   1) Problema Religioso ou Espiritual
   2) Vítima de Terrorismo ou Tortura
   3) Exposição a Desastre, Guerra ou Outras Hostilidades

IX) Outras Circunstâncias da História Pessoal
   1) Comportamento Antissocial Adulto
   2) Comportamento Antissocial de Criança ou Adolescente
   3) Problemas Relacionados a Acesso a Atendimento Médico ou Outro Atendimento de Saúde
   4) Não Adesão a Tratamento Médico (p. ex., Sobrepeso ou Obesidade, Simulação, Perambulação Associada a Algum Transtorno Mental)
   5) Funcionamento Intelectual *Borderline*

Adaptada de *Diagnostic and Statistical Manual of Mental Disorders*, Fifth Edition, American Psychiatric Association, 2013.

do crime, simular sintomas para receber uma pena mais branda ou tentar agir de forma incapacitante (incompetente) demais para ser executado.

Esquiva de serviço militar ou de encargos particularmente perigosos. Indivíduos podem fazer simulação para evitar recrutamento militar obrigatório e, após o ingresso, podem fingir doença para escapar de encargos árduos ou perigosos.

Ganho financeiro. Simuladores modernos podem buscar ganho financeiro na forma de seguro de incapacitação não merecido, benefícios para veteranos de guerra, compensações trabalhistas ou danos resultantes de suposta lesão psicológica.

Esquiva de trabalho, responsabilidade social e consequências sociais. Indivíduos podem se valer de simulação para escapar de circunstâncias profissionais ou sociais desagradáveis ou para evitar consequências sociais relacionadas a processos civis decorrentes de atos impróprios na sociedade ou no trabalho.

O proprietário de uma empresa fornecedora de equipamentos fotográficos que havia sido bem-sucedida declarou falência de forma considerada ilegal pelo governo. Em consequência, ele sofreu várias acusações de fraude. O advogado do réu alegou que seu cliente estava deprimido demais para cooperar e que, devido à depressão, havia sofrido perda de memória, o que inviabilizava a compreensão do que havia ocorrido e, portanto, tornava impossível montar uma defesa que não fosse destituída de significado. O psiquiatra forense do governo avaliou o réu para averiguar a natureza de sua depressão e determinar se a condição estava causando problemas cognitivos.

Ao ser indagado no início da avaliação sobre sua data de nascimento, ele respondeu "Faz diferença? Foi na década de 40 ou 50". De modo semelhante, ao ser questionado sobre seu local de nascimento, disse "algum lugar na Hungria". Mesmo ao ser pressionado para ser mais específico, recusou-se a dar mais detalhes. Ainda assim, em diversos momentos durante a avaliação, o réu respondeu com informações completas, com frequência detalhadas, sobre transações não relacionadas às quais estava sendo indiciado. A impressão do avaliador foi a de que o réu estava valendo-se de simulação de forma grosseira e inconsistente, incompatível com o tipo de redução das habilidades cognitivas que eventualmente acompanham depressão maior. (Adaptado de um caso de Mark J. Mills, J.D., M.D., e Mark S. Lipian, M.D., Ph.D.)

Facilitação de transferência da prisão para hospital. Presidiários podem usar simulação (se fazer de doente) com o objetivo de obter transferência para um hospital psiquiátrico, do qual esperam fugir ou cumprir uma "sentença mais tranquila". No entanto, o contexto carcerário também pode fazer surgir dissimulação (se fazer de bom); a perspectiva de passar um tempo indeterminado em uma instituição mental pode fazer um presidiário com sintomas psiquiátricos verdadeiros se esforçar para escondê-los.

Internação hospitalar. Em épocas de desinstitucionalização e falta de moradia, indivíduos podem usar simulação na tentativa de serem admitidos em um hospital psiquiátrico. Essas instituições podem ser vistas como uma forma de receber abrigo e alimentação gratuitos, um porto seguro para escapar da polícia ou refúgio de membros de gangues rivais ou de amigos drogados descontentes que tornaram a vida nas ruas ainda mais insuportável e perigosa do que normalmente é.

Um homem bem vestido e forte se apresentou ao setor de emergência psiquiátrica nas primeiras horas da manhã. Afirmou que "as vozes" estavam piores e que desejava ser readmitido no hospital. Quando o psiquiatra o contestou, ao observar que ele havia recebido alta naquela tarde, que tinha o hábito de deixar o hospital pela manhã e solicitar reinternação à noite e que, apesar de múltiplas hospitalizações, sua história de alucinações era recebida cada vez com mais dúvidas, o homem se tornou belicoso. Quando o psiquiatra ainda se recusou a admiti-lo, o paciente o pegou pelas roupas e o ameaçou, mas sem causar danos. O psiquiatra solicitou à segurança do hospital que escoltasse o paciente para fora das instalações, e este foi informado de que poderia solicitar readmissão a sua ala habitual durante o dia. Um contato subsequente com a ala frequentada pelo paciente revelou que seus diagnósticos eram de abuso de substância e falta de moradia; sua aparente esquizofrenia parecia nunca ter sido uma questão real em seu tratamento. (Cortesia de Mark J. Mills, J.D., M.D., e Mark S. Lipian, M.D., Ph.D.)

Busca por drogas. A simulação pode ser um esforço para obter determinados medicamentos, seja para uso pessoal, seja em presídios, como moeda de troca para cigarros, proteção ou outros favores fornecidos pelos colegas de cárcere.

A querelante, uma mulher na faixa dos 20 anos, lesionou-se enquanto dançava em uma casa noturna. Embora sua queixa inicialmente parecesse genuína, uma investigação gerou dúvida sobre o mecanismo da lesão que ela alegava – um fio elétrico mal posicionado sob o carpete a fizera resvalar. Ela alegou que o fato era verdade, apesar dos indícios de que ela deveria estar dançando de forma desajeitada que facilmente poderia ter causado problemas mesmo sem tropeçar.

Subsequentemente, ela buscou tratamento médico e cirúrgico para o rompimento da cartilagem de seu joelho lesionado. Apesar de a primeira cirurgia ter corrido bem, ela continuava a machucar o joelho com diversos "escorregões". Em consequência, solicitava analgésicos narcóticos. Uma análise minuciosa do registro médico revelou que ela vinha obtendo esses medicamentos de diversos profissionais e que aparentemente havia forjado pelo menos uma receita médica.

Ao analisar o caso antes da arbitragem legal, os consultores ortopédico e psiquiátrico determinaram que, embora a lesão inicial e a dor relatada fossem reais, a querelante conscientemente tirava proveito de suas lesões para obter os analgésicos narcóticos desejados. (Cortesia de Mark J. Mills, J.D., M.D., e Mark S. Lipian, M.D., Ph.D.)

Guarda do filho. Reduzir a importância das dificuldades ou fingir uma situação melhor para poder obter guarda dos filhos pode ocorrer quando uma parte justificadamente acusa a outra de ser um genitor incapaz devido a condições psicológicas. A parte acusada pode se sentir movida a diminuir a importância de sintomas ou a se apresentar em uma luz positiva para reduzir as chances de ser considerada incapaz e perder a guarda.

Diagnóstico diferencial

A simulação deve ser diferenciada de doença física ou psiquiátrica real que se suspeita ser fingida. Ademais, a possibilidade de simulação parcial, que é um exagero dos sintomas existentes, deve ser considerada. Também existe a possibilidade de atribuição equivocada de sintomas genuínos (p. ex., depressão) a uma causa ambiental incorreta (p. ex., assédio sexual em vez de ferida narcísica).

Deve-se ter em mente que um transtorno psiquiátrico real e simulação não são mutuamente excludentes.

TABELA 25-2
Fatores que auxiliam na diferenciação entre simulação e transtorno conversivo

1. Na simulação, o indivíduo tem maior probabilidade de aparentar suspeita, não cooperar, estar distante e pouco afável; é provável que indivíduos com transtorno conversivo sejam afáveis, cooperativos, simpáticos, confiáveis e demonstrem apego.

2. Simuladores podem tentar evitar avaliações diagnósticas e recusar o tratamento recomendado; pacientes com transtorno conversivo provavelmente acolherão a avaliação e o tratamento em "busca de uma resposta".

3. É provável que simuladores recusem oportunidades de emprego destinadas a contornar sua deficiência; pacientes com transtorno conversivo provavelmente irão aceitá-las.

4. Na simulação, há maior probabilidade de fornecer descrições extremamente detalhadas e exatas de eventos que precipitaram a "doença"; pacientes com transtorno conversivo têm mais chances de relatar lacunas na história, imprecisões e excentricidades.

Distingue-se transtorno factício de simulação pela motivação (papel de enfermo em oposição à dor tangível), enquanto os transtornos de sintomas somáticos não envolvem vontade consciente. No transtorno conversivo, assim como na simulação, sinais objetivos não podem explicar a experiência subjetiva, e a diferenciação entre os dois pode ser difícil. A Tabela 25-2 lista algumas variáveis que podem auxiliar na distinção entre essas condições.

Curso e prognóstico

A simulação persistirá enquanto o indivíduo acreditar que ela provavelmente produzirá a recompensa desejada. Na ausência de diagnósticos concomitantes, depois que a recompensa foi obtida, os sintomas simulados desaparecem. Em alguns locais organizados, como instalações militares ou presídios, ignorar o comportamento simulado pode resultar em seu desaparecimento, em especial se uma expectativa de continuação de desempenho produtivo, apesar das queixas, estiver clara. No caso de crianças, há maior probabilidade de que a simulação esteja associada a ansiedade ou a transtorno da conduta predisponente; dar a devida atenção ao surgimento desse problema pode reduzir a propensão da criança à simulação.

Tratamento

A postura adequada do psiquiatra é de neutralidade clínica. Ao se suspeitar de simulação, deve-se prosseguir com uma investigação diferencial criteriosa. Caso simulação pareça ser a condição mais provável na conclusão da avaliação diagnóstica, o paciente deve ser confrontado de modo firme, porém com tato, com o resultado aparente. Os motivos por trás da farsa, no entanto, devem ser evocados, e rotas alternativas para o resultado desejado devem ser exploradas. Transtornos psiquiátricos coexistentes devem ser avaliados por completo. A interação terapêutica (ou avaliativa) deve ser abandonada apenas se o paciente se recusar terminantemente a interagir com o médico sob quaisquer termos além da manipulação.

LUTO

O luto normal tem início imediatamente após ou durante os meses seguintes à perda de um ente querido. Os sinais e sintomas típicos incluem sentimentos de tristeza, preocupação com pensamentos sobre o falecido, choro, irritabilidade, insônia e dificuldades de concentração e em desempenhar funções do dia a dia. Dependendo do grupo cultural, o luto é limitado a um período variável, normalmente de seis meses, mas pode se prolongar. O luto normal, contudo, pode levar a um transtorno depressivo completo que exige tratamento. Alguns indivíduos em luto apresentam sintomas característicos de episódio depressivo maior, como humor deprimido, insônia, anorexia e perda de peso. A duração do pesar e do luto varia consideravelmente de um grupo cultural para outro e dentro do mesmo grupo cultural. O diagnóstico de transtorno depressivo em geral não é estabelecido a menos que os sintomas ainda estejam presentes dois meses após a perda. Contudo, a presença de determinados sintomas não característicos de uma reação de pesar "normal" pode ajudar a diferenciar luto de depressão. Esses sintomas incluem: (1) culpa por outras coisas que não incluem as atitudes tomadas ou não tomadas pelo sobrevivente na época da morte; (2) pensamentos sobre a morte outros que não o sentimento do sobrevivente de que seria melhor se ele estivesse morto ou de que ele deveria ter morrido junto com o falecido; (3) obsessão mórbida com falta de valor; (4) retardo psicomotor acentuado; (5) prejuízo funcional acentuado e prolongado; e (6) experiências alucinatórias outras que não a impressão de ouvir a voz ou ver o vulto da imagem do falecido.

PROBLEMAS PROFISSIONAIS

Problemas profissionais costumam surgir durante mudanças estressantes no trabalho – como entrar no mercado de trabalho ou mudar de cargo na mesma organização para um posto mais elevado devido ao bom desempenho ou para um posto paralelo devido à necessidade da empresa. O sofrimento ocorre especialmente se essas alterações não são buscadas e não houve treinamento preparatório, bem como durante demissões e ao aposentar-se, em especial se a aposentadoria for compulsória e a pessoa não estiver preparada. O sofrimento no trabalho pode ocorrer se as condições inicialmente acordadas mudarem para sobrecarga de trabalho, se houver falta de desafios e oportunidades para sentir satisfação, se um indivíduo se sentir incapaz de cumprir expectativas conflitantes, se sentir que as condições laborais o impedem de cumprir tarefas devido à falta de poder legítimo ou se o indivíduo acreditar trabalhar em uma hierarquia em que seus superiores são severos ou injustos.

Opções e mudanças de trabalho

Jovens adultos que não tenham indivíduos que sirvam de exemplo ou que não tenham orientação da família, mentores ou outras pessoas na comunidade que preencham essa função, costumam subestimar, com muita frequência, suas capacidades potenciais de aprender uma profissão ou conquistar um diploma universitário ou título de pós-graduação. Além disso, mulheres e membros de minorias frequentemente se sentem menos preparados para aceitar os desafios do trabalho, temem rejeição e não se candidatam para empregos para os quais são qualificados. Em contrapartida, homens, em áreas em que têm pouca representação, com frequência e cheios de confiança, avançam mais rapidamente na carreira (fenômeno "escada rolante de vidro"). Como parte das entrevistas iniciais para avaliação de problemas profissionais, o paciente deve ser encorajado a levar em consideração seus talentos que, até o momento, não haviam sido reconhecidos ou admitidos; sonhos e objetivos relacionados ao trabalho guardados há muito tempo, mas que ainda não foram expressos; sucessos reais no trabalho e durante a formação acadêmica; e motivação para arriscar-se a descobrir o que lhe causaria satisfação.

Minorias e indivíduos em empregos braçais com baixos salários frequentemente têm menos segurança no emprego. Reorganização empresarial e institucional, com consequente diminuição de vagas de trabalho, fechamento de instalações e mudança de local, afeta muitas pessoas e, em geral, deixa esses trabalhadores sem esperança e desamparados quanto a futuros empregos, dependentes de seguro-desemprego, frustrados e deprimidos.

Devido ao constante e, com frequência, repentino *downsizing* de corporações e empresas, homens e mulheres continuam a ter que enfrentar perda inesperada de emprego e aposentadoria prematura mesmo quando o aspecto financeiro não é importante. Além disso, homens, em especial, definem a si mesmos por seu papel no trabalho, e, portanto, essas mudanças lhes causam mais sofrimento profissional. Mulheres podem se adaptar mais rapidamente à aposentadoria, mas com frequência dispõem de menor segurança financeira do que homens (nos Estados Unidos, mulheres brancas ganham aproximadamente 80 centavos para cada dólar, e mulheres afro-americanas e hispânicas ganham ainda menos pelo mesmo trabalho); mulheres geralmente ocupam posições profissionais de *status* inferior, ficam viúvas com maior frequência do que homens e têm mais chances de cuidar de filhos, netos e parentes idosos. Elas também são maioria no grupo de pais solteiros que trabalham e entre trabalhadores pobres.

Estresse e local de trabalho

Mais de 30% das pessoas empregadas relatam que sofrem estresse no trabalho. O sofrimento no local de trabalho figura em pelo menos 15% das alegações de incapacidade profissional. O sofrimento esperado segue mudanças de trabalho identificadas e não controláveis – *downsizing*; fusões e aquisições; sobrecarga de trabalho; e tensões físicas crônicas, incluindo barulho, temperatura, lesões corporais e tensão resultante de trabalho com computador. Segundo um estudo, os 10 trabalhos mais estressantes em 1998 foram: (1) presidente dos Estados Unidos; (2) bombeiro; (3) executivo corporativo sênior; (4) piloto de corridas; (5) taxista; (6) cirurgião; (7) astronauta; (8) policial; (9) jogador de futebol americano; e (10) controlador de tráfego aéreo. Pessoas que trabalham com prazos de entrega ou horários rígidos, como motoristas de ônibus, estão sujeitos a hipertensão.

Frustração no trabalho também pode surgir de questões psicodinâmicas não reconhecidas (e, portanto, não resolvidas) de um trabalhador, como trabalhar de forma adequada com superiores sem se relacionar com um deles como uma figura paterna. Outras questões de desenvolvimento incluem problemas não resolvidos com competição, assertividade, inveja, medo de sucesso e incapacidade de se comunicar verbalmente de forma construtiva.

> Depois da tragédia envolvendo o World Trade Center, em 11 de setembro de 2001, um bombeiro casado de 32 anos, que estava viajando em férias com a esposa e os filhos naquele dia, começou a exibir mudança de comportamento em casa e no trabalho. Em casa, ele parecia não escutar os dois filhos e, em vez disso, se concentrava em eventos esportivos na televisão. No trabalho, também parecia mais concentrado em cozinhar as mesmas refeições para seus colegas e assistir à televisão do que interagir verbalmente com seus colegas remanescentes e o novo comandante. No transcorrer de vários meses, um capelão visitou a estação diversas vezes e conversou com os bombeiros sobre culpa de sobrevivente e sobre a tragédia do 11 de setembro, e o bombeiro passou a retomar parte de seus comportamentos anteriores mais saudáveis. (Cortesia de Leah J. Dickstein, M.D.)

Com frequência, conflitos no trabalho refletem problemas semelhantes na vida pessoal do indivíduo, e deve ocorrer encaminhamento para tratamento, a menos que haja *insight*. Alguns estudos revelaram que massoterapia, meditação e ioga em intervalos durante o dia de trabalho aliviam estresse quando realizadas de forma regular. Abordagens de terapia cognitiva também ajudaram pessoas a reduzir a pressão no trabalho.

Risco de suicídio

Algumas profissões – profissionais da saúde, trabalhadores do setor financeiro e policiais, o primeiro e o último grupo devido ao fácil acesso a fármacos letais e armas – atraem pessoas que correm risco elevado de suicídio e envolvem aumento do sofrimento crônico, que pode levar a índices mais elevados de suicídio.

Carreira e problemas de emprego de mulheres

A maioria das mulheres trabalha fora de casa devido à necessidade de sustentar a si ou a seus dependentes (crianças ou adultos) ou como parte de um casal que trabalha. Com o índice de divórcio estável em 50%, muitas mulheres se encontram financeiramente mais pobres após o divórcio do que quando se casaram, embora homens divorciados normalmente observem melhora em sua situação econômica. Apesar de mais de quatro décadas de desenvolvimento de conhecimento e preocupação com a condição feminina no local de trabalho, questões de gênero singulares, preconceitos e falta de adaptação a suas necessidades específicas em determinados estágios de vida (i.e., gravidez e pós-parto, responsabilidade principal pela saúde de crianças pequenas) continuam. Ainda assim, mulheres constituíram o maior grupo de novas pequenas empresas na década de 1990. Muitas deixaram grandes corporações em que não eram valorizadas por seus esforços devido a seu sexo. Mulheres experimentam problemas quando são as únicas representantes do sexo feminino em uma área dominada por homens. Apesar do crescente reconhecimento da necessidade de os homens assumirem responsabilidades na casa e na família, menos de 25% deles o faz de modo igualitário.

Mulheres em idade fértil e com filhos pequenos continuam a se encontrar em conflito com expectativas, oportunidades e responsabilidades pessoais no emprego. Instalações locais, de alta qualidade, com cuidados para dependentes, com funcionamento diário prolongado são raras e frequentemente ultrapassam o orçamento familiar. Questões majoritárias não resolvidas no trabalho específicas para mulheres em determinados estágios de vida envolvem flexibilidade de horários e opções remuneradas e não remuneradas de licença para cuidar de dependentes. Além dessas questões, mulheres na força de trabalho continuam a experimentar sofrimento após assédio sexual crônico, apesar de considerado ilegal e de receber atenção da mídia. Cada vez mais mulheres têm responsabilidades que envolvem viagens, horas extras, carga horária além do período diurno e sofrem violência pessoal no local de trabalho.

Em famílias em que ambos são profissionais, há maior propensão de a mulher abrir mão da carreira quando o homem decide se mudar devido a uma oportunidade de trabalho. Em consequência, a carreira da mulher é interrompida com maior frequência. Observa-se menor relutância, no entanto, ao fato de dois membros do relacionamento trabalharem na mesma organização do que anteriormente, ainda que em geral ocorra em departamentos diferentes. O sofrimento no trabalho também pode se originar de falhas contínuas em comunicação, especialmente quando se baseia em gêneros.

Adolescentes que trabalham

Com o aumento do desemprego, muitos adolescentes trabalham meio turno enquanto frequentam o ensino médio. Consequentemente, pode surgir estresse devido a menor interação entre pais e filhos e questões construtivas de educação familiar sobre o uso de sua renda, o tempo gasto longe de casa e comportamentos decorrentes da situação tanto dentro quanto fora de casa. Quando os pais, ou o genitor solteiro, e o adolescente trabalham fora de casa, seguidamente em horários diferentes, a comunicação verbal entre eles deve ser proativa, clara e contínua.

Trabalho em casa

Embora a maioria das mulheres com filhos em todas as faixas etárias precise trabalhar fora, às vezes elas podem estar em casa em tempo integral, ou em meio período, ou podem trabalhar em casa. Quando o parceiro trabalha em período integral fora de casa, podem se desenvolver problemas a partir das expectativas percebidas de um pelo outro. Mulheres que exclusivamente cuidam dos filhos e da casa podem ser vistas por seus parceiros não apenas como economicamente dependentes e inferiores, mas também como incompetentes e ignorantes dos estressores e das necessidades masculinos. Devem-se encorajar a escuta com respeito e a comunicação verbal.

Pessoas em organizações levam cada vez mais trabalho para casa quando aumentam as expectativas de sua função no emprego. A experiência de trabalhar em casa pode interferir (e realmente o faz) na vida e satisfação pessoais, o que pode ter ainda mais repercussões no trabalho.

Doença crônica

Com a melhora geral de tratamentos médicos e psiquiátricos para doenças crônicas, empregadores estão cada vez mais preocupados em criar facilidades para pacientes com síndrome da imunodeficiência adquirida (aids), diabetes melito e outros transtornos. Programas de assistência que oferecem orientação e esclarecimento sobre tópicos de saúde mental e geral provaram ser oportunos e de custo compensador.

Violência doméstica

Embora ocorra em casa, sinais e sintomas que interferem no trabalho costumam desencadear a identificação de pessoas que sofrem violência doméstica. Profissionais treinados devem indagar todos os indivíduos que passam por sofrimento no trabalho sobre violência doméstica e, quando indicado, encaminhá-los para assistência, a qual inclui segurança no local de trabalho.

Perda do emprego

Independentemente do motivo para a perda do emprego, a maioria das pessoas experimenta sofrimento, pelo menos temporariamente, incluindo sintomas normais de pesar, perda de autoestima, raiva, e sintomas reativos depressivos e de ansiedade, bem como sintomas somáticos e possivelmente o início ou aumento do abuso de substância ou de violência doméstica. Esclarecimentos e orientações no momento certo, programas de apoio e orientação vocacional devem ser instituídos. Acesso a tratamento deve ser disponibilizado caso seja indicado.

Reabilitação vocacional

Reabilitação costuma ser necessária para pessoas traumatizadas pelos estresses no local de trabalho, que precisaram de licença devido a motivos médicos ou psiquiátricos e que foram demitidas. Aconselhamento individual ou em grupo permite aos indivíduos melhorarem seus relacionamentos pessoais, elevarem a autoestima ou aprenderem novas habilidades de trabalho. Pacientes com esquizofrenia podem se beneficiar de *workshops* protegidos, nos quais desempenham trabalho voltado para seu nível de funcionamento. Alguns indivíduos com esquizofrenia ou transtorno do espectro autista se saem bem em funções repetitivas ou que precisam de preocupação obsessiva com detalhes.

COMPORTAMENTO ANTISSOCIAL ADULTO

Caracterizado por atividades de cunho ilegal, imoral, ou ambos, o comportamento antissocial normalmente tem início na infância e costuma persistir durante toda a vida. A expressão *comportamento antissocial*, de forma confusa, se aplica tanto às ações do indivíduo que não são decorrentes de transtorno mental quanto às ações realizadas por indivíduos que nunca passaram por uma bateria de exames neuropsiquiátricos para determinar a presença ou a ausência de um transtorno mental. Conforme indicou Dorothy Lewis, a expressão pode se aplicar ao comportamento de pessoas sadias que "lutam para ganhar a vida de forma desonesta".

Epidemiologia

Dependendo dos critérios e da amostra, as estimativas de prevalência de comportamento antissocial adulto variam de 5 a 15% da população. Em populações carcerárias, pesquisadores relatam prevalência de 20 a 80%. Homens respondem por mais comportamento antissocial adulto do que mulheres.

Etiologia

Comportamentos antissociais na idade adulta são característicos de muitas pessoas, desde aquelas sem psicopatologia demonstrável até aquelas com prejuízo grave e transtornos psicóticos, cognitivos e retardo mental, entre outras condições. Uma avaliação neuropsiquiátrica abrangente de adultos antissociais é indicada e pode revelar prejuízos neurológicos e psiquiátricos potencialmente tratáveis que podem facilmente passar despercebidos. Apenas na ausência de transtornos mentais os pacientes podem ser categorizados como exibindo comportamento antissocial adulto. O comportamento antissocial adulto pode ser influenciado por fatores genéticos e sociais.

Fatores genéticos. Dados que respaldam a transmissão genética de comportamento antissocial baseiam-se em estudos que revelaram um índice de concordância de 60% em gêmeos monozigóticos e de cerca de 30% em gêmeos dizigóticos. Estudos com adoção mostram índice elevado de comportamento antissocial nos parentes biológicos de indivíduos adotados identificados com comportamento antissocial e incidência elevada de comportamento antissocial nos filhos de pessoas com comportamento antissocial que foram deixados para adoção. Os períodos pré-natal e perinatal de pessoas que mais tarde exibiram comportamento antissocial geralmente estão associados a baixo peso ao nascer, retardo mental e exposição pré-natal a álcool e outras drogas de abuso.

Fatores sociais. Estudos demonstraram que, em vizinhanças nas quais predominam famílias com baixo nível socioeconômico (NSE), os filhos homens de trabalhadores não qualificados são mais propensos a cometer mais delitos e delitos criminosos mais graves do que os filhos homens de trabalhadores qualificados e de classe média, pelo menos durante a adolescência e o início da idade adulta. Esses dados não são claros no caso de mulheres, mas os achados geralmente são semelhantes em estudos realizados em países diferentes. Áreas de treinamento familiar são diferentes dependendo do NSE do grupo. Pais com NSE médio utilizam técnicas determinadas por amor na disciplina. Eles retiram afeição em vez de impor castigos físicos, como ocorre em grupos com baixo NSE. Atitudes negativas dos pais em relação ao comportamento agressivo, tentativas de refrear esse comportamento e capacidade de transmitir valores dos pais são mais características de grupos com NSE médio e alto do que de grupos com baixo NSE. O comportamento antissocial adulto está associado ao uso e abuso de álcool e de outras substâncias e à disponibilidade de revólveres.

Diagnóstico e características clínicas. O diagnóstico de comportamento antissocial adulto é de exclusão. Dependência de substância nesse tipo de comportamento normalmente dificulta a separação entre o comportamento antissocial relacionado primariamente à dependência de substância e os comportamentos desajustados que ocorrem antes do uso da substância ou durante episódios não relacionados à dependência de substância.

Durante as fases maníacas do transtorno bipolar tipo I, certos aspectos do comportamento, como impulso de viajar, promiscuidade

TABELA 25-3
Sintomas de comportamento antissocial adulto

Área da vida	Pacientes antissociais com problemas significativos na área (%)
Problemas no trabalho	85
Problemas conjugais	81
Dependência financeira	79
Detenções	75
Abuso de álcool	72
Problemas acadêmicos	71
Impulsividade	67
Comportamento sexual	64
Adolescência agitada	62
Vadiagem	60
Beligerância	58
Isolamento social	56
Registro militar (de alistados)	53
Ausência de culpa	40
Queixas somáticas	31
Uso de pseudônimos	29
Mentira patológica	16
Abuso de drogas	15
Tentativas de suicídio	11

(Dados de Robins L. *Deviant Children Grown Up: A Sociological and Psychiatric Study of Sociopathic Personality*. Baltimore: Williams & Wilkins; 1966.)

sexual e dificuldades financeiras, podem ser semelhantes ao comportamento antissocial adulto. Indivíduos com esquizofrenia podem ter episódios de comportamento antissocial adulto, mas o quadro de sintomas normalmente é claro, em especial quanto há transtorno de pensamento, delírios e alucinações durante o exame do estado mental.

Condições neurológicas podem estar associadas ao comportamento antissocial adulto, e indica-se o uso de exames neurológicos completos, bem como de eletrencefalogramas (EEGs), tomografia computadorizada (TC) e ressonância magnética (RM). Epilepsia de lobo temporal deve ser considerada no diagnóstico diferencial. Quando um diagnóstico bem definido de epilepsia de lobo temporal ou encefalite pode ser estabelecido, pode-se considerar que o transtorno contribui para o comportamento antissocial. Achados anormais em EEG são prevalentes entre delitos violentos: estima-se que 50% dos criminosos agressivos apresentem achados anormais em EEG.

Pessoas com comportamento antissocial adulto têm dificuldades no trabalho, no casamento e com questões financeiras, além de conflitos com diversas autoridades. Os sintomas de comportamento antissocial adulto são resumidos na Tabela 25-3 (o transtorno da personalidade antissocial é abordado no Cap. 22).

Tratamento

De modo geral, terapeutas são pessimistas quanto ao tratamento de comportamento antissocial adulto. Há pouca esperança de alterar um padrão que esteve presente quase continuamente ao longo da vida de uma pessoa. A psicoterapia não é eficaz, e não houve grandes avanços em tratamentos biológicos, incluindo medicamentos.

Os terapeutas demonstram maior entusiasmo pelo uso de comunidades terapêuticas e outras formas de tratamento em grupo, embora os dados forneçam pouca justificativa para otimismo. Muitos criminosos presos demonstraram alguma reação a abordagens de terapia em grupo. A história de violência, criminalidade e comportamento antissocial demonstrou que esses comportamentos parecem diminuir após os 40 anos. Reincidência em criminosos, que chega a alcançar 90% em alguns estudos, também se reduz na meia-idade.

Prevenção. Como o comportamento antissocial com frequência se inicia durante a infância, o foco principal deve ser a prevenção de delinquência. Todo tipo de medida que melhore a saúde física e mental de crianças em situação de desvantagem socioeconômica e de suas famílias tem chances de reduzir a delinquência e os crimes violentos. Com frequência, pessoas repetidamente violentas receberam várias lesões ao sistema nervoso central (SNC) no período pré-natal e durante toda a infância e adolescência. Consequentemente, devem-se desenvolver programas para educar os pais sobre os perigos que seus filhos correm de lesão ao SNC decorrente de maus-tratos, incluindo os efeitos de substâncias psicoativas sobre o cérebro durante o desenvolvimento fetal. Educação pública sobre os efeitos desinibidores do álcool que contribuem para comportamentos violentos (bem como para acidentes fatais com veículos) também pode ajudar a reduzir a criminalidade.

Em um relatório sobre violência e saúde pública do chefe da saúde pública nos Estados Unidos, o Committee on the Prevention of Assault and Homicide enfatizou a importância de desencorajar os castigos corporais em casa, proibindo-os nas escolas, e mesmo abolir a pena de morte pelo governo, afirmando que todas essas ocorrências são modelos sancionados para a violência. Desde então, a pena de morte foi instituída em Estados onde não existia antes, como Nova York. Nenhuma evidência indica que a pena de morte reduza a criminalidade em Estados que a adotam. Opositores da pena de morte a veem como "vingança", e não como punição.

Embora não haja um acordo quanto à contribuição da violência na mídia para crimes violentos, a propaganda potencial da mídia é universalmente reconhecida. O grau em que a mídia, como a televisão, pode ser usada para transmitir valores sociais positivos ainda não foi explorado. As diretrizes determinadas pela indústria televisiva para indicar a quantidade de sexo e violência em programas são uma tentativa de lidar com a questão; no entanto, um conteúdo programático que apoie valores tradicionais da sociedade seria benéfico.

As medidas de prevenção de maior sucesso no campo da medicina se originaram de programas de saúde públicos que envolvem a comunidade (p. ex., campanhas contra o tabagismo) e que detectam vulnerabilidades individuais (p. ex., monitoramento individual de pressão arterial). Estudos sobre comportamento antissocial adulto revelam a contribuição de amplos fatores culturais e constelações de vulnerabilidades biopsicossociais individuais. Programas de prevenção precisam identificar e tratar os dois tipos de fatores.

PROBLEMA RELIGIOSO OU ESPIRITUAL

Um problema religioso ou espiritual pode levar um indivíduo ao psiquiatra em diversas circunstâncias. Por exemplo, uma pessoa pode começar a questionar sua crença religiosa e decidir não discutir o problema com seu guia espiritual ou pode desejar se converter a uma religião diferente para poder se casar ou criar harmonia em um casamento no qual o casal tem orientações religiosas diferentes.

O psiquiatra deve capacitar e oferecer assistência ao paciente para que ele possa fazer a distinção entre pensamento ou experiência religiosa e psicopatologia e, caso isso configure um problema, encorajá-lo a resolver as questões de forma independente, ou com assistência. Imagens religiosas podem ser identificadas em doença mental quando o indivíduo afirma que recebeu comandos de Deus para realizar um ato perigoso ou grandioso.

> Experiência religiosa pode contribuir para a vida de uma pessoa de formas inesperadas, como no caso a seguir. Um cirurgião experiente e bem-sucedido, mas que há muito tempo se dedicava exclusivamente a seu consultório e suas responsabilidades acadêmicas, revelou para sua esposa, a quem seguidamente negligenciava, que, aos 9 anos de idade, fora abordado por seu líder religioso para um contato físico íntimo e, por fim, envolvera-se em atos sexuais ao longo de vários anos. Acreditando que era sua culpa, ele nunca contou nada a ninguém e resolvera não ter filhos. Depois de contar a experiência para a esposa, os dois começaram terapia familiar para enfrentar os estresses que a confissão causou ao casamento.

Seitas

Recentemente, seitas parecem ter-se tornado menos populares e atraentes a indivíduos ingênuos no fim da adolescência e início da idade adulta que buscam assistência para descobrir quem eles são enquanto lutam para desenvolver relacionamentos mais maduros com seus pais. Seitas são conduzidas por líderes carismáticos, frequentemente eles mesmos sem controle de si, com valores inadequados e com frequência antiéticos, mas que alegam oferecer aceitação e orientação para seus seguidores perturbados. Membros de seitas são controlados e forçados a renunciar a ligação com a família e com outras pessoas para seguir as diretrizes do líder da seita e suas necessidades pessoais. Esses jovens membros frequentemente vêm de famílias cultas que, então, buscam ajuda profissional para persuadir seus filhos a deixarem a seita e iniciarem terapia de desprogramação para devolver estabilidade psicológica pessoal a ex-integrantes da seita. A desprogramação e a adaptação de volta para a família, para a sociedade e para a vida independente são intensivas e prolongadas, e resultam em transtorno de estresse pós-traumático (TEPT), o qual deve ser reconhecido e tratado.

PROBLEMA DE ACULTURAÇÃO

Aculturação é o processo no qual uma pessoa sofre alterações de modos, costumes e maneira de vestir, entre outros aspectos, para se adaptar a uma cultura diferente da sua. O processo leva à assimilação, na qual o indivíduo se identifica com a nova cultura, geralmente sem conflito nem ambivalência. Em alguns casos, no entanto, uma mudança cultural de grandes proporções pode causar sofrimento grave, denominado *choque cultural*. Essa condição surge quando o indivíduo se encontra subitamente em uma nova cultura, na qual se sente totalmente diferente. Ele pode também sentir conflito sobre quais estilos de vida manter, mudar ou adotar. Crianças e jovens adultos imigrantes costumam se adaptar com maior facilidade do que os de meia-idade e idosos. Imigrantes mais jovens costumam aprender o novo idioma com mais facilidade e continuam a amadurecer na nova cultura, mas os mais velhos, já possuidores de maior estabilidade e de rotinas inalteradas em sua cultura anterior, têm mais dificuldades de adaptação. Choque cultural resultante de imigração é evidentemente diferente da mudança geográfica inquieta e contínua de pacientes psiquiátricos que é secundária à doença.

Pode ocorrer choque cultural no mesmo país, com mudanças geográficas, escolares e de trabalho, como se alistar no exército, experimentar transporte escolar, mudar-se para outro extremo do país, para uma vizinhança extremamente diferente ou da zona rural para uma metrópole. Sintomas reativos, que são compreensíveis, incluem ansiedade, depressão, isolamento, medo e uma sensação de perda de identidade durante a adaptação. Caso o indivíduo seja parte de uma família ou grupo que esteja fazendo essa transição, e a mudança geográfica seja positiva e tenha sido planejada, o estresse pode ser menor. Ademais, se determinadas tradições folclóricas culturais puderem ser mantidas com segurança enquanto as pessoas se integram à nova cultura, o estresse também se reduz.

Mudanças geográficas constantes decorrentes de oportunidades ou necessidade do trabalho envolvem um grande número de trabalhadores nos Estados Unidos. Participar de atividades na nova comunidade e tentar ativamente conhecer vizinhos e colegas de trabalho pode abrandar o choque cultural.

> Uma estudante universitária de 1º ano, de 18 anos, recebeu uma bolsa acadêmica de uma pequena faculdade no Sul com especialização em sua área de interesse. Percebeu, ao voltar para o Centro-Oeste para as férias de inverno, que se sentia desajustada entre suas colegas de dormitório. Elas eram gentis, mas em geral se mantinham distantes dela após as aulas. Em casa, falou sobre suas experiências com amigos da época do ensino médio, os quais responderam ter ouvido falar sobre essa dissonância cultural de seus pares nas faculdades do Centro-Oeste. A aluna voltou para a faculdade sentindo que não era culpa sua, nem fruto de sua imaginação, e lentamente começou a ser mais assertiva ao buscar contato com os outros, para que pudessem conhecê-la além das imagens estereotipadas, e então ela poderia fazer o mesmo.

Lavagem cerebral. Praticada pela primeira vez por comunistas chineses em prisioneiros norte-americanos durante a Guerra da Coreia, a *lavagem cerebral* é a criação deliberada de choque cultural. Indivíduos são isolados, intimidados e forçados a se sentir diferentes e deslocados para tiranizá-los e destruir suas capacidades de enfrentamento. Quando a pessoa parece estar mentalmente fraca e desamparada, os agressores impõem a ela novas ideias, que nunca seriam aceitas em seu estado normal. Assim como os indivíduos que se envolvem em seitas, ao serem liberados e voltarem para casa, indivíduos que sofreram lavagem cerebral e com TEPT precisam de tratamento de desprogramação, incluindo reeducação e psicoterapia de apoio contínua, tanto individual quanto em grupo. O tratamento costuma ser de longo prazo, para reconstruir uma autoestima saudável e habilidades de enfrentamento.

Prisioneiros de guerra e vítimas de tortura. Prisioneiros que sobrevivem à guerra ou a experiências de tortura o fazem graças à força interior desenvolvida no início da vida, a começar por uma família emocionalmente forte e afetuosa; se a pessoa vem de uma família perturbada, há mais chance de que ela cometa suicídio durante a prisão e a tortura. Prisioneiros precisam lidar constantemente com ansiedade, medo, isolamento da vida que conheciam e perda total de controle sobre suas vidas. Aqueles que parecem ter um melhor enfrentamento acreditam que devem sobreviver por um motivo (p. ex., para contar aos outros o que passaram ou encontrar e voltar para entes queridos). Prisioneiros com melhor enfrentamento descrevem viver simultaneamente em dois níveis – lidando com o aqui e agora para sobreviver à situação e mantendo conexões mentais constantes com seus valores e experiências anteriores e com as pessoas importantes para eles.

Além das dificuldades pessoais do prisioneiro sobrevivente, incluindo TEPT, se, e quando, seu comportamento de sobrevivência continuar, a família pode ser afetada pelo seu medo exagerado de policiais e de estranhos, pela superproteção e opressão dos filhos para substituir os entes queridos perdidos, pelo não compartilhamento do passado, pelo isolamento continuado das comunidades atuais ou pela raiva expressa de forma inadequada. Assim, outra geração (i.e., filhos de sobreviventes) pode ser afetada em seu desenvolvimento pessoal e funcionamento psicológico e pode precisar de avaliação e tratamento psiquiátrico (ver também o Cap. 11, Transtornos Relacionados a Trauma e a Estressores, para maior detalhamento desses tópicos).

> Uma senhora católica de 75 anos, sobrevivente da prisão Pawiak, em Varsóvia, Polônia, e de um campo de concentração após sua captura como membro da resistência na 2ª Guerra Mundial, afirmou que queria se tornar pintora. Durante o cativeiro, esculpiu a imagem de Nossa Senhora com um bebê em sua escova de dentes e mandou para sua mãe. Ela fez outros entalhes clandestinos para diversas mulheres em seu alojamento para que mandassem para suas famílias, o que agradou a todas. Depois da guerra, tornou-se uma escultora conhecida com exposições em toda a Europa. Muitas de suas obras de arte ensinam sobre sofrimento e respeito pelas pessoas de outras religiões e culturas.

PROBLEMA RELACIONADO À FASE DA VIDA

Problemas relacionados à fase da vida podem ocorrer em qualquer momento do ciclo de vida: o primeiro dia na escola quando criança, o divórcio dos pais durante a adolescência, começar a universidade no início da vida adulta, casar, ter filhos, sofrer uma doença, cuidar dos pais idosos, entre muitos outros. Embora adultos tenham noção de que eventos de vida irão se intrometer nos planos esperados no decorrer de sua existência, ocorrências negativas de grande porte, múltiplas, inesperadas, especialmente se forem crônicas, se sobrepõem à capacidade do indivíduo de se recuperar e funcionar de modo construtivo. Os problemas relacionados à fase da vida mais frequentes incluem mudanças de relacionamento, como a alteração em um relacionamento pessoal significativo ou sua perda, crises profissionais e paternidade.

Devido à socialização dos papéis de gênero e consequentes expectativas culturais, enquanto homens parecem externamente mais capazes de lidar com problemas relacionados às fases da vida, mulheres, grupos de baixo NSE e minorias parecem ser mais vulneráveis a experiências negativas, talvez porque sintam ter menos autonomia psicológica. Grandes mudanças na vida precipitam sofrimento na forma de ansiedade e sintomas depressivos, incapacidade de expressar emoções reativas diretamente e com frequência dificuldades de enfrentamento com responsabilidades contínuas ou da vida alterada.

Indivíduos com atitudes positivas, laços familiares e pessoais fortes, mecanismos de defesa e estilos de enfrentamento maduros, incluindo confiança básica em si e nos outros, boa habilidade de comunicação verbal, capacidade para pensamento criativo e positivo e capacidade de ser flexível, confiável e de ter energia parecem conseguir lidar melhor com problemas relacionados à fase da vida. Ademais, a capacidade de sublimação, condições financeiras e de emprego adequadas, valores sólidos e objetivos saudáveis e atingíveis podem permitir que as pessoas encarem, aceitem e lidem de forma realista com problemas e mudanças esperados e inesperados inerentes à vida.

NÃO ADESÃO A TRATAMENTO MÉDICO

Adesão é o grau no qual o paciente desempenha as recomendações do médico responsável pelo tratamento. Ela é fomentada quando o relacionamento entre médico e paciente é positivo; entretanto, mesmo nessas circunstâncias, o indivíduo pode ser relutante em concordar com a orientação médica. Na psiquiatria, uma das principais preocupações é a falta de adesão a medicamentos, o que pode resultar em efeitos colaterais desconfortáveis, gastos, julgamentos de valor pessoais e negação, entre outras consequências. Essa categoria deve ser usada apenas quando o problema for suficientemente grave a ponto de justificar atenção clínica independente.

PROBLEMAS DE RELACIONAMENTO

A saúde psicológica de um adulto e sua sensação de bem-estar dependem, em grau significativo, da qualidade de seus relacionamentos importantes – ou seja, dos padrões de interação com um parceiro e os filhos, pais e irmãos, amigos e colegas. Problemas na interação entre qualquer uma dessas pessoas significativas podem levar a sintomas clínicos e prejuízo no funcionamento entre um ou mais membros da unidade de relacionamento. Problemas de relacionamento podem ser foco da atenção clínica (1) quando a unidade de relacionamento for problemática e disfuncional, ou estiver sendo ameaçada por dissolução, e (2) quando os problemas de relacionamento antecedem, acompanham ou se seguem a outros transtornos psiquiátricos ou médicos. De fato, outros sintomas médicos ou psiquiátricos podem ser influenciados pelo contexto do relacionamento do paciente. Por sua vez, o funcionamento de uma unidade de relacionamento é afetado por doenças médicas ou psiquiátricas. Transtornos de relacionamento exigem uma abordagem clínica diferente da realizada com outros tipos de transtornos. Em vez de se concentrar principalmente na ligação entre sintomas, sinais e o funcionamento da mente individual, o clínico também deve observar as interações entre os indivíduos envolvidos e como elas estão relacionadas a outros sintomas médicos ou psiquiátricos de forma significativa.

Definição

Problemas de relacionamento são padrões de interação entre membros de uma unidade de relacionamento que estão associados a um funcionamento significativamente prejudicado em um ou mais membros. Portanto, podem-se ter problemas entre pais e filhos, relacionados a irmãos ou outros prejuízos em duplas ou trios. Às vezes, toda a unidade, como a própria família, pode ser problemática.

Epidemiologia

Não há números confiáveis disponíveis sobre a prevalência de problemas de relacionamento. Pode-se presumir que eles sejam onipresentes; contudo, a maioria dos problemas de relacionamento se resolve sem intervenção profissional. A natureza, a frequência e os efeitos do problema sobre as pessoas envolvidas são elementos que precisam ser considerados antes de um diagnóstico de problema de relacionamento ser estabelecido. Por exemplo, o divórcio, que ocorre em pouco menos de 50% dos casamentos, é um problema entre parceiros que se resolve por meio da solução legal de divórcio e não precisa ser diagnosticado como um problema de relacionamento. Se as pessoas não conseguirem resolver suas disputas e continuarem a viver juntas em um relacionamento sadomasoquista ou patologicamente deprimido, com infelicidade e abuso, então devem ser classificadas como tal. Problemas de relacionamento entre as pessoas envolvidas que não pode ser resolvido por amigos, família ou clero exigem intervenção profissional por psiquiatras, psicólogos clínicos, assistentes sociais e outros profissionais da área da saúde mental.

Problema de relacionamento associado a um transtorno mental ou condição médica geral

Quando um membro da família apresenta uma doença médica ou psiquiátrica, há repercussões em toda a unidade familiar. Estudos indicam que, enquanto relacionamentos gratificantes podem ter uma influência protetora da saúde, o sofrimento em um relacionamento tende a estar associado com aumento da incidência de doenças. A influência de sistemas de relacionamento sobre a saúde foi explicada por meio de mecanismos psicofisiológicos que unem emoções intensas geradas em sistemas de apego humanos à reatividade vascular e a processos imunológicos. Portanto, sintomas físicos ou psicológicos relacionados a estresse podem ser uma expressão de disfunção familiar.

Adultos seguidamente precisam assumir responsabilidade pelos cuidados com pais idosos enquanto ainda cuidam dos próprios filhos, e essa dupla obrigação pode gerar estresse. Quando adultos cuidam de seus pais, as duas partes devem se adaptar a uma inversão de seus papéis anteriores, e os cuidadores não apenas encaram a perda potencial de seus pais como também lidam com evidências de sua própria mortalidade.

Alguns cuidadores abusam de seus pais idosos, um problema que atualmente vem despertando atenção. Há mais probabilidade de abuso quando o filho responsável pelos cuidados tem problemas de abuso de substância, sofre revés econômico e não obtém alívio de seus deveres de cuidados ou quando o genitor está confinado a um leito ou tem uma doença crônica que exige atenção e cuidados constantes. O abuso ocorre com maior frequência em mulheres do que em homens e em pessoas com idade superior a 75 anos.

O desenvolvimento de uma doença crônica em um membro da família estressa o sistema familiar e requer a adaptação tanto do enfermo quanto dos outros familiares. A pessoa que ficou doente frequentemente encara a perda de autonomia, um crescente sentimento de vulnerabilidade e, às vezes, um regime médico exaustivo. Os outros familiares experimentam a perda da pessoa como ela era antes da doença e normalmente têm responsabilidades consideráveis quanto aos cuidados necessários – por exemplo, em doenças neurológicas debilitantes, incluindo demência do tipo Alzheimer, e em doenças como aids e câncer. Nesses casos, toda a família precisa lidar com o estresse da perspectiva de morte, além da doença atual. Algumas famílias usam a raiva gerada por essas situações para criar organizações de apoio, aumentar a consciência pública da doença e unir-se em prol do membro enfermo. Entretanto, doenças crônicas com frequência causam depressão nos familiares e podem fazê-los se retrair ou atacar uns aos outros. O fardo de cuidar de membros doentes da família recai, de maneira desproporcional, sobre as mulheres – mães, filhas e noras.

Doença emocional crônica também exige grandes adaptações da família. Por exemplo, familiares podem reagir com caos ou medo às produções psicóticas de um membro da família com esquizofrenia. A regressão, as emoções exageradas, as frequentes hospitalizações e a dependência econômica e social de uma pessoa com esquizofrenia podem estressar o sistema familiar. Membros da família podem reagir com sentimentos hostis (chamados de emoções expressas), que são associados a um prognóstico desfavorável para o indivíduo doente. De modo semelhante, um membro com transtorno bipolar tipo I pode tumultuar a família, especialmente durante os episódios maníacos.

A devastação familiar pode ocorrer quando a doença: (1) atinge de modo repentino uma pessoa anteriormente saudável; (2) ocorre mais cedo do que o esperado no ciclo de vida (espera-se algum grau de prejuízo físico na idade avançada, embora muitos idosos sejam saudáveis); (3) afeta a estabilidade econômica da família; e (4) quando pouco se pode fazer para melhorar ou facilitar a condição do familiar enfermo.

Problemas de relacionamento entre pais e filhos

A percepção das necessidades dos filhos varia muito entre os pais. Alguns identificam rapidamente os humores e as necessidades de seu filho, enquanto outros demoram a reagir. A reação dos pais interage com o temperamento dos filhos e afeta a qualidade do apego entre eles. O diagnóstico de problemas de relacionamento entre pais e filhos se aplica quando o foco da atenção clínica é um padrão de interação entre pais e filhos associado a um prejuízo clinicamente significativo no funcionamento individual ou familiar, ou com sintomas de relevância clínica. Exemplos incluem falta de comunicação, superproteção e disciplina inadequada.

Pesquisas sobre habilidades parentais isolaram duas dimensões majoritárias: (1) uma dimensão permissivo-restritiva e (2) uma dimensão afetuosa e de aceitação contra uma dimensão fria e hostil. Uma tipificação que separa os pais nessas dimensões distingue entre estilos parentais *autoritário* (restritivo e frio), *permissivo* (minimamente restritivo e de aceitação) e *autoritativo* (restritivo conforme a necessidade, mas também afetuoso e de aceitação). Filhos de pais autoritários são propensos a retração ou conflito; filhos de pais permissivos tendem a ser mais agressivos, impulsivos e a ter baixo rendimento; e filhos de pais autoritativos parecem funcionar no nível mais alto, tanto do ponto de vista social quanto cognitivo. Ainda assim, mudar do modo autoritário para o permissivo pode gerar um padrão de reforço negativo.

Dificuldades em diversas situações estressam a interação normal entre pais e filhos. Evidências consideráveis indicam que a discórdia conjugal gera problemas para os filhos, desde depressão e retraimento até transtorno da conduta e baixo rendimento escolar. Tal efeito negativo pode ser parcialmente mediado por meio da *triangulação* desses relacionamentos, um processo no qual pais em conflito tentam ganhar a afinidade e o apoio do filho, que é recrutado por um dos genitores como aliado na luta contra o parceiro. Divórcios e novos casamentos causam estresse na relação entre pais e filhos e podem criar conflitos dolorosos de lealdade. Padrastos e madrastas costumam ter dificuldade em assumir um papel parental e podem se ressentir do relacionamento especial que existe entre seu novo cônjuge e seus filhos de um casamento anterior. O ressentimento por parte do enteado e o favorecimento de um filho legítimo são as reações comuns nas fases iniciais de adaptação em uma nova família. O nascimento de uma nova criança pode causar tanto estresse familiar quanto felicidade, embora felicidade seja a emoção dominante na maioria das famílias. O nascimento de uma criança também pode ser problemático quando os pais adotaram o filho na crença de que eram estéreis. Famílias em que há apenas um genitor normalmente consistem em mãe e filhos, e seu relacionamento costuma ser afetado por problemas financeiros e emocionais.

Outra situação que pode causar problemas entre pais e filhos é o desenvolvimento de uma doença fatal, incapacitante ou crônica, como leucemia, epilepsia, anemia falciforme ou lesão na medula espinal, seja no genitor, seja no filho. O nascimento de uma criança com defeitos congênitos, como paralisia cerebral, cegueira ou surdez, também pode gerar esse tipo de problema. Essas situações, que não são raras, desafiam os recursos emocionais das partes envolvidas. Os pais e a criança devem encarar perda presente e potencial e adaptar seu cotidiano física, econômica e emocionalmente. Tais situações podem desgastar mesmo as famílias mais saudáveis e gerar problemas entre pais e filhos não apenas com a pessoa doente, mas também com os membros não afetados. Em uma família com uma criança gravemente doente, os pais podem se ressentir, preferir ou negligenciar os outros filhos porque a criança doente exige muito tempo e atenção.

Pais com filhos que têm transtornos emocionais encaram problemas específicos, dependendo da doença da criança. Em famílias com uma criança diagnosticada com esquizofrenia, o tratamento familiar é benéfico e melhora a adaptação social do paciente. De modo semelhante, a terapia familiar é útil quando a criança apresenta um transtorno do humor. Quando uma criança ou adolescente faz abuso de substâncias, o envolvimento da família é crucial para ajudar a controlar o comportamento de busca por drogas e para permitir que os demais membros verbalizem os sentimentos de frustração e raiva que, inevitavelmente, estão presentes.

Crises de desenvolvimento normais também podem estar relacionadas a problemas entre pais e filhos. Por exemplo, a adolescência é uma época de conflito frequente, pois o adolescente resiste às regras e exige maior autonomia ao mesmo tempo que desperta nos pais o desejo de controle e proteção por exibir comportamento imaturo e perigoso.

> Os pais de filhos com idades de 18, 15 e 11 anos se apresentaram aflitos com o comportamento do filho do meio. A família era unida e com relacionamentos satisfatórios entre todos os membros até seis meses antes da consulta. Na época, o filho de 15 anos começou a namorar uma menina cujo ambiente familiar era comparativamente menos controlado. Discussões frequentes começaram entre os pais e o filho quanto a sair à noite durante a semana, horário de voltar para casa e negligência com os deveres escolares. A hostilidade e a queda do desempenho escolar do filho desagradaram muito os pais. Eles não haviam experimentado conflitos semelhantes com o filho mais velho. O adolescente, no entanto, mantinha um bom relacionamento com os irmãos e os amigos, não tinha comportamentos problemáticos na escola, continuou a participar do time de basquetebol da escola e não fazia uso de substâncias.

Creches. A qualidade dos cuidados durante os três primeiros anos de vida é fundamental para o desenvolvimento neuropsicológico. O National Institute of Child Health and Human Development não considera que creches sejam prejudiciais para crianças, especialmente quando os cuidadores e professores proporcionam cuidados contínuos, empáticos e protetores. No entanto, nem todas as creches podem satisfazer esse nível de cuidados, em especial as localizadas em áreas urbanas pobres. Crianças que recebem cuidados inferiores ao ideal exibem redução nas habilidades intelectuais e verbais, que indica retardo do desenvolvimento neurocognitivo. Elas também podem se tornar irritáveis, ansiosas ou deprimidas, o que interfere na experiência de ligação entre pais e filhos. Também são menos assertivas e não sabem usar o banheiro de modo totalmente eficaz até os 5 anos de idade.

Atualmente, mais de 55% das mulheres integram o mercado de trabalho, muitas das quais não têm alternativa a não ser deixar os filhos em creches. Aproximadamente 50% dos estudantes de medicina são mulheres; poucos centros médicos, no entanto, contam com infraestrutura com creches no local para suas alunas ou funcionárias. De modo semelhante, empresas precisam fornecer, no ambiente de trabalho, cuidados de alta qualidade para os filhos de suas funcionárias. Essa abordagem não beneficia apenas as crianças; resultados econômicos positivos também irão advir da redução de absenteísmo, do aumento da produtividade e de mães trabalhadoras mais felizes. Tais programas têm o benefício extra de reduzir o estresse em casamentos.

Problema de relacionamento com o parceiro

Problema de relacionamento com o parceiro se caracteriza por comunicação negativa (p. ex., críticas), distorcida (p. ex., expectativas não realistas) ou ausência de comunicação (p. ex., retraimento), associadas a prejuízo clinicamente significativo no funcionamento individual ou familiar ou sintomas em um ou em ambos os parceiros.

Quando as pessoas têm problemas de relacionamento com o parceiro, o psiquiatra deve avaliar se o sofrimento do paciente deriva do relacionamento ou de um transtorno mental. Transtornos mentais são mais comuns em pessoas solteiras – aquelas que nunca se casaram, que enviuvaram, se separaram ou se divorciaram – do que entre pessoas casadas. O clínico deve avaliar histórias de desenvolvimento, de natureza sexual, profissional e de relacionamento para propósito de diagnóstico (a terapia de casais é abordada no Cap. 28, Seção 28.4).

O casamento requer um nível constante de adaptação dos dois parceiros. Em um casamento problemático, o terapeuta pode encorajar os parceiros a explorar áreas como o grau de comunicação entre eles, suas maneiras de resolver disputas, suas atitudes relativas a ter e criar filhos, o relacionamento com a família do outro, suas atitudes em relação à vida social, como lidam com as finanças e a interação sexual. O nascimento de uma criança, um aborto (causado ou espontâneo), pressão econômica, mudança de casa para outra região, episódios de doença, grandes mudanças na carreira e qualquer tipo de situação que envolva uma mudança significativa nos papéis conjugais podem precipitar períodos estressantes em um relacionamento. Doença de um filho causa grande tensão no casamento, e uniões nas quais um filho morreu devido a doença ou acidente com frequência costumam terminar em divórcio. Queixas de anorgasmia ou impotência durante toda a vida por parceiros conjugais costumam indicar problemas intrapsíquicos, embora a insatisfação sexual esteja envolvida em muitos casos de desajuste conjugal.

Adaptação aos papéis conjugais pode ser um problema quando os parceiros têm antecedentes diferentes e cresceram com sistemas de valores distintos. Por exemplo, membros de grupos de baixo NSE veem a esposa como a pessoa que toma a maioria das decisões na família e aceitam que castigos físicos sejam uma forma de disciplinar os filhos. Pessoas de classe média veem os processos de tomada de decisões de maneira compartilhada, sendo que o marido costuma ser o árbitro final, e preferem disciplinar os filhos verbalmente. Problemas envolvendo conflitos de valores, adaptação a novas funções e má comunicação são tratados de forma mais eficaz quando o terapeuta e os parceiros examinam o relacionamento, como na terapia de casais.

Levantamentos epidemiológicos demonstram que casamentos infelizes são um fator de risco para transtorno depressivo maior. Discórdia conjugal também afeta a saúde física. Por exemplo, em um estudo com mulheres na faixa dos 30 aos 65 anos com doença das artérias coronárias, o estresse conjugal agravou o prognóstico 2,9 vezes mais para eventos coronarianos recorrentes. O conflito conjugal também esteve associado a um risco relativo de morte 46% maior entre pacientes de hemodiálise do sexo feminino e a elevações nos níveis séricos de epinefrina, norepinefrina e corticotrofina tanto em homens quanto em mulheres. Em um estudo, altos níveis de comportamento conjugal hostil estiveram associados a cicatrização mais lenta de ferimentos, menor produção de citocinas pró-inflamatórias e produção mais elevada de citocina no sangue periférico. De modo geral, mulheres exibem maior reação fisiológica e psicológica a conflito do que homens.

Casamentos de médicos. Médicos têm um risco mais elevado de divórcio do que outros grupos profissionais. A incidência de divórcio entre médicos é de 25 a 30%. A escolha da especialidade influencia o divórcio. O índice mais elevado ocorreu em psiquiatras (50%), seguido por cirurgiões (33%) e médicos internistas, pediatras e patologistas (31%). A média de idade quando do primeiro casamento foi de 26 anos entre todos os grupos.

Não está claro por que médicos correm maior risco de divórcio. Os fatores implicados incluem o estresse de lidar com pacientes moribundos, a tomada de decisões de vida e morte, o trabalho com horas extras e o risco constante de litígio devido a erro médico. Tais estressores podem predispor médicos a uma variedade de doenças emocionais, sendo as mais comuns depressão e abuso de substância, incluindo alcoolismo. Esses profissionais em geral não conseguem lidar com as interações complexas exigidas para manter relacionamentos bem-sucedidos de qualquer tipo em longo prazo, e o casamento exige as maiores habilidades interpessoais.

Problema de relacionamento com irmão

Relacionamentos entre irmãos tendem a se caracterizar por competição, comparação e cooperação. Pode ocorrer rivalidade intensa entre irmãos com o nascimento de um filho, podendo persistir quando as crianças crescem, competem pela aprovação dos pais e medem suas conquistas comparando-se ao outro. Alianças entre irmãos são igualmente comuns. Eles podem aprender a proteger uns aos outros contra o controle ou a agressividade dos pais. Em lares com três filhos, um par normalmente tem um envolvimento mais próximo, deixando a outra criança de fora.

Problemas de relacionamento podem surgir quando irmãos não são tratados de forma igual, como, por exemplo, quando um filho é idealizado enquanto ao outro é atribuída a função de bode expiatório. Diferenças nos papéis de gênero e expectativas expressas pelos pais podem estar subjacentes à rivalidade entre irmãos. Relacionamentos entre pais e filhos também dependem da interação entre personalidades. O ressentimento de um filho dirigido a uma figura paterna ou materna, ou as próprias emoções sombrias renegadas de um filho, podem ser projetados em um irmão e alimentar um relacionamento de ódio intenso.

A condição geral de uma criança, ou outra condição médica ou psiquiátrica, sempre deixa tenso o relacionamento entre irmãos. A preocupação e a atenção dos pais com a criança doente podem despertar inveja nos irmãos. Além disso, deficiência crônica pode fazer a criança doente se sentir desvalorizada e rejeitada pelos irmãos, que, por sua vez, podem desenvolver um sentimento de superioridade e se sentir constrangidos por ter um irmão ou irmã deficiente. Relacionamentos entre gêmeos constituem uma área bastante estudada atualmente. Dados preliminares revelam que gêmeos são mais propensos a ter um relacionamento cooperativo do que competitivo. Se gêmeos idênticos devem ou não ser vestidos de forma diferente quando ainda são pequenos, na tentativa de assegurar uma identidade distinta, está aberto a debate, assim como a questão de se eles devem ou não frequentar salas de aula separadas quando iniciam a vida escolar.

Outros problemas de relacionamento

As pessoas, em todo seu ciclo de vida, podem se envolver em problemas de relacionamento com líderes e outros indivíduos em sua comunidade. Nesses relacionamentos, conflitos são comuns e podem gerar sintomas relacionados a estresse. Muitos problemas de relacionamento de crianças ocorrem no contexto escolar e envolvem seus pares. Prejuízo nos relacionamentos com pares podem ser a queixa principal nos transtornos de déficit de atenção ou da conduta, bem como em transtornos depressivos e outros transtornos psiquiátricos da infância, adolescência e da idade adulta.

Preconceitos raciais, étnicos, religiosos e ignorância causam problemas em relacionamentos interpessoais. No ambiente de trabalho e em comunidades em geral, o assédio sexual costuma ser uma combinação de interações sexuais inapropriadas, exibições inadequadas de abuso de poder e dominância e expressões de estereótipos negativos de gênero, principalmente dirigidas a mulheres e homens homossexuais, embora também seja voltadas para crianças e adolescentes de ambos os sexos.

REFERÊNCIAS

Barzilai-Pesach V, Sheiner EK, Sheiner E, Potashnik G, Shoham-Vardi I. The effect of women's occupational psychologic stress on outcome of fertility treatments. *J Occup Environ Med.* 2006;48(1):56–62.
Bhugra D. Migration and depression. Acta Psychiatr Scand Suppl. 2003;418:67–72.
Bogduk N. Diagnostic blocks: A truth serum for malingering. *Clin J Pain.* 2004;20(6):409–414.
Bosco SM, Harvey D. Effects of terror attacks on employment plans and anxiety levels of college students. *College Student J.* 2003;37:438–446.
Campagna AF. Sexual abuse of males: The SAM model of theory and practice. *J Am Acad Child Adolesc Psychiatry.* 2005;44(10):1064–1065.
Costigan CL, Cox MJ, Cauce AM. Work–parenting linkage among dual earner couples at the transition to parenthood. *J Fam Psychol.* 2003;17:397–408.
Dagan E, Gil S. BRCA1/2 mutation carriers: Psychological distress and ways of coping. *J Psychol Oncol.* 2004;22(3):93–106.
Guriel J, Fremouw W. Assessing malingered posttraumatic disorder: A critical review. *Clin Psychol Rev.* 2003;23(7):881–904.
Johnston D. What makes a difference to patients? *Int Rev Psychiatry.* 2013;25(3):319–328.
Langan J, Mercer SW, Smith DJ. Multimorbidity and mental health: Can psychiatry rise to the challenge? Br J Psychiatry. 2013;202(6):391–393.
Larrabee GJ. Detection of malingering using atypical performance patterns on standard neuropsychological tests. *Clin Neuropsychol.* 2003;17(3):410–425.
Mason AM, Cardell R, Armstrong M. Malingering psychosis: guidelines for assessment and management. *Perspect Psychiatr Care.* 2014;50(1):51–57.
Mills MJ, Lipian MS. Malingering. In: Sadock BJ, Sadock VA, eds. *Kaplan & Sadock's Comprehensive Textbook of Psychiatry.* 8th ed. Vol. 2. Philadelphia: Lippincott Williams & Wilkins. 2005:2247.
Ninivaggi FJ. Malingering. In: Sadock BJ, Sadock VA, eds. *Kaplan & Sadock's Comprehensive Textbook of Psychiatry.* 9th ed. Vol. 2. Baltimore: Lippincott Williams & Wilkins; 2009:2479.
O'Bryant SE, Hilsabeck RC, Fisher JM, McCaffrey RJ. Utility of the trail making test in the assessment of malingering in a sample of mild traumatic brain injury litigants. *Clin Neuropsychol.* 2003;17(1):69–74.
Stansfeld S, Pike C, McManus S, et al. Occupations, work characteristics and common mental disorder. *Psychol Med.* 2013;43(5):961–973.
Zierold KM, Anderson H. The relationship between work permits, injury, and safety training among working teenagers. *Am J Ind Med.* 2006;49(5):360–366.

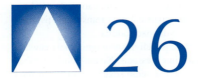

Abuso físico e sexual de adultos

A violência é uma importante questão de saúde pública nos Estados Unidos. A maioria dos norte-americanos é vítima de um crime violento em algum momento da vida. Além da mortalidade, a violência gera custos médicos, deficiências e sequelas psiquiátricas.

Agressões podem ser vistas como tendo duas variáveis. A primeira envolve a pessoa agredida, e a segunda, onde a agressão ocorre. Segundo esses parâmetros, a agressão pode ser classificada em diversas categorias, cujas mais comuns são crimes violentos (agressão com agravante ou simples, assalto), estupro, violência doméstica, violência no local de trabalho e tortura. A prevalência dos diferentes tipos de agressão costuma ser relatada com maior frequência por dois sistemas diferentes de coleta de dados: (1) o Uniform Crime Report (UCR), do Federal Bureau of Investigation, o qual coleta informações registradas em agências locais de combate ao crime; e (2) o National Crime Victimization Survey (NCVS), do Bureau of Justice Statistics, que cria estimativas da probabilidade de vitimação por diferentes tipos de agressão.

CRIME VIOLENTO

Define-se *crime violento* como assassinato premeditado e homicídio voluntário sem premeditação, assalto com uso de força ou ameaça, estupro com uso de força ou coerção e agressão com agravante. Essas categorias excluem agressão simples, que é definida como aquela realizada sem arma e na qual a vítima não é gravemente ferida. Agressão simples engloba acuação (perseguição), intimidação, coerção e trote.

Prevalência

Em 2011, o UCR relatou mais de 1,2 milhão de crimes violentos ocorridos nos Estados Unidos. Agressão com agravante respondeu por aproximadamente 750 mil desse total, e assaltos, por aproximadamente 350 mil. A tendência em 10 anos foi de redução em 16% de crimes violentos desde 2002. Agressão com agravante foi o crime violento mais relatado (62%), seguido por assaltos (29%), estupro com uso de força (7%) e assassinato premeditado (1%). Também em 2011, identificou-se que armas de fogo foram usadas em 21% das agressões com agravante e em 41% dos assaltos.

Fatores de risco

Há uma grande contribuição de gênero e idade para o risco de agressões de todos os tipos. Indivíduos do sexo masculino na faixa dos 15 aos 34 anos têm maior probabilidade de sofrer agressão do que o sexo feminino e uma chance 11 vezes maior de ser agredidos por estranhos do que por alguém que conhecem. Pesquisas sugerem que raça também é um fator importante, sendo que afro-americanos correm maior risco de violência e têm índice maior de óbito, que chega a ser 4 ou 5 vezes mais alto do que brancos na mesma faixa etária durante agressões com agravante. O NCVS revelou que homens e mulheres em lares com renda anual inferior a 15 mil dólares correm risco duas vezes maior de sofrer assalto e 1,5 vez maior de sofrer agressão física. A condição de sem-teto também provou ser um fator que eleva a quantidade de agressões físicas. Por fim, vários estudos demonstraram que abuso de substância aumenta o risco de vitimação.

ESTUPRO

Estupro é a coerção com uso de força de uma vítima a realizar ato sexual contra sua vontade, geralmente coito, embora sexo anal e oral também possam ser atos de estupro. A definição legal de estupro varia de um Estado norte-americano para o outro. Alguns o definem de forma mais restrita, enquanto outros descrevem qualquer tipo de crime sexual em graus variáveis de comportamento sexual impróprio ou agressão sexual. O estupro pode ocorrer entre parceiros casados ou entre indivíduos do mesmo sexo. Atos forçado de felação e de penetração anal, embora frequentemente acompanhem estupro, são legalmente considerados sodomia.

Em alguns Estados, a definição de estupro mudou para substituir a palavra *pessoa* por *mulher*. Na maioria dos Estados, o estupro em homens é legalmente definido como sodomia. Assim como outros crimes violentos, a agressão sexual está em declínio; contudo, a cada 2 minutos, alguém nos Estados Unidos sofre agressão sexual. Embora a maioria da população acredite na ideia de que o culpado é sempre um estranho, pesquisas mostraram que isso corresponde à verdade em apenas 26% de todos os casos.

Prevalência

Infelizmente, estatísticas precisas são difíceis de obter porque nem todas as ocorrências são registradas ou reconhecidas. A Rape, Abuse, and Incest National Network (RAINN) estima que mais da metade dos estupros não tenha registro. Embora, nos Estados Unidos, a quantidade de estupros tenha diminuído desde 1993, atualmente há uma média de 207.754 estupros e agressões sexuais por ano. A RAINN estima que 1 em cada 6 mulheres norte-americanas e 1 em cada 33 homens norte-americanos sejam vítimas de agressão sexual.

Além da falta de registros de ocorrências, há muitos estupros que não são reconhecidos pela vítima, que costuma se referir à agressão em termos mais condescendentes, como mal-entendido, apesar de satisfazer a definição legal de estupro. Pesquisas relatam que esse percentual é considerável: mais de 50% das agressões sexuais podem não ser reconhecidas e, portanto, não ser registradas. Pesquisas revelaram também que as vítimas que não reconhecem terem sido estupradas em geral acreditam que o estupro envolve duas pessoas que não se conhecem e maior uso de força, diferentemente da visão das pessoas que reconhecem terem sido agredidas sexualmente.

Estatísticas mostram que homens que cometem estupro se encontram na faixa dos 25 aos 44 anos de idade; 51% são brancos, com tendência de estuprar vítimas brancas, 47% são negros, com tendência de estuprar vítimas negras, e os 2% remanescentes são compostos por todas as outras raças. Álcool está envolvido em 34% de todos os casos com uso de força. Estupro homossexual é muito mais frequente entre homens do que entre mulheres e geralmente ocorre em instituições fechadas, como penitenciárias e hospitais de segurança máxima.

Fatores de risco

Embora as vítimas de estupro e de agressão sexual em geral sejam mulheres, estima-se que mais de 10% das vítimas sejam homens. Ademais, a maioria dos especialistas acredita que homens deixem de registrar ocorrências mais do que mulheres. Ainda assim, jovens do sexo feminino correm risco quatro vezes maior do que qualquer outro grupo de se tornar vítimas de agressão sexual. Pessoas estupradas podem pertencer a qualquer faixa etária. Há relatos de caso com vítimas desde apenas 15 meses de idade até 82 anos. Contudo, 80% das vítimas de estupro têm idade inferior a 30 anos, e as estatísticas do Departamento de Justiça dos Estados Unidos indicam que mulheres dos 16 aos 24 anos correm o maior risco de estupro no país. Ter

TABELA 26-1
Violence Against Women Act (VAWA)

O VAWA **melhorou a resposta da justiça penal** à violência contra a mulher ao:
- ▶ Responsabilizar estupradores por seus crimes ao fortalecer as penalidades federais para agressores sexuais reincidentes e ao criar uma "lei de amparo contra estupro" federal, que se destina a impedir que agressores usem a conduta sexual anterior da vítima contra ela durante um julgamento de estupro.
- ▶ Decretar que a vítima, independentemente de renda, não seja forçada a arcar com os custos de seus próprios exames de corpo de delito ou para execução de ordem de proteção.
- ▶ Manter a vítima a salvo ao exigir que a ordem de proteção à vítima seja reconhecida e executada em todas as jurisdições estaduais, tribais e territoriais dos Estados Unidos.
- ▶ Aumentar os índices de acusação, condenação e sentença de agressores ao ajudar comunidades a desenvolver unidades de manutenção da lei e de acusação e listagens de condenações por violência doméstica.
- ▶ Assegurar que a polícia responda a telefonemas indicando crise e que juízes compreendam as realidades de violência doméstica e sexual por meio do treinamento de funcionários da segurança pública, advogados de acusação e defesa e juízes; os fundos do VAWA treinam mais de 500 mil funcionários da segurança pública, advogados de acusação, juízes e outros funcionários todos os anos.
- ▶ Fornecer mais ferramentas para a proteção de mulheres em reservas indígenas ao criar um novo crime federal de agressor habitual e ao autorizar funcionários da segurança pública federal a ter voz de prisão sem mandado ao determinarem causa provável quando da averiguação de casos de violência doméstica.

O VAWA **assegurou que a vítima e sua família tenham acesso aos serviços necessários** para obter segurança e reconstruir suas vidas ao:
- ▶ Responder a chamadas urgentes de ajuda por meio da criação da National Domestic Violence Hotline, que atendeu mais de 3 milhões de chamadas e recebe mais de 22 mil telefonemas por mês; 92% das pessoas que usam o serviço indicam que é a primeira vez que pedem ajuda.
- ▶ Melhorar a segurança e reduzir a reincidência ao desenvolver respostas coordenadas com a comunidade que unem diversos grupos interessados para um trabalho em conjunto de prevenção e resposta à violência contra a mulher.
- ▶ Concentrar a atenção às necessidades de comunidades mal atendidas, incluindo a criação de assistência legal para imigrantes agredidas para que o agressor não utilize sua condição de imigrante para impedi-la de chamar a polícia ou de buscar proteção, e apoiar sistemas tribais de governo ao aumentar seu efetivo para proteger índias norte-americanas e nativas do Alasca.

O VAWA **gerou mudanças positivas**. Desde sua promulgação:
- ▶ Menos pessoas sofrem violência doméstica.
    - ▶ Entre 1993 e 2010, o índice de violência sofrida por parceiro íntimo caiu 67%.
    - ▶ Entre 1993 e 2007, o índice de homicídios de mulheres por parceiro íntimo caiu 35%, e o índice de homicídio de homens por parceiro íntimo caiu 46%.
- ▶ Mais vítimas registram ocorrência de violência doméstica e sexual na polícia, e os registros resultam em mais prisões.
- ▶ Estados reformularam suas leis para levar a violência contra a mulher mais a sério:
    - ▶ Todos os Estados reformularam leis que anteriormente consideravam estupro conjugal ou por pessoa conhecida um crime menor do que estupro por estranhos.
    - ▶ Todos os Estados aprovaram leis que conferem caráter de crime à acuação (perseguição).
    - ▶ Todos os Estados autorizaram voz de prisão sem mandado em casos de má conduta e violência doméstica nos quais o oficial que faz a averiguação determina a existência de causa provável.
    - ▶ Todos os Estados proporcionam sanções à violação de uma ordem civil de proteção.
    - ▶ Muitos Estados aprovaram leis que proíbem o uso de detector de mentiras em vítimas de estupro.
    - ▶ Mais de 35 Estados, o Distrito de Columbia e as Ilhas Virgens adotaram leis que tratam de violência doméstica e sexual e de acuação no local de trabalho. Elas apresentam grande variação e podem oferecer à vítima uma licença do trabalho para lidar com a violência em sua vida, proteger a vítima de discriminação no emprego relacionada à violência e fornecer seguro-desemprego para sobreviventes que precisam deixar seu emprego devido ao abuso.

(De U.S. Government Fact Sheet, Washington, D.C.)

sido vítima de abuso na infância ou de agressões anteriores aumenta a probabilidade de novas agressões de todos os tipos. A maioria dos estupros é premeditada, cerca de metade é cometida por estranhos e metade por homens conhecidos, em graus variáveis, das vítimas.

O Violence Against Women Act teve uma função importante para reduzir o estupro e outros tipos de violência (Tab. 26-1).

Perpetradores

De modo geral, o estupro é considerado um crime de poder e agressão, e não sexual. O estuprador pode ser categorizado em grupos distintos: sádico sexual, que se excita com a dor da vítima; predador explorador, que usa a vítima como objeto de gratificação de forma impulsiva; indecoroso, que acredita que nenhuma mulher dormiria com ele por vontade própria e é obcecado com fantasias sobre sexo; e aquele para quem o estupro é uma expressão deslocada de raiva e fúria. Entre todos os estupros, 7% são perpetrados por parentes próximos da vítima, e 10% envolvem mais de um agressor.

O estupro costuma acompanhar outro crime. Estupradores sempre ameaçam a vítima com os punhos, uma faca ou outra arma e frequentemente também a machucam de forma não sexual. A vítima pode ser espancada, ferida e morta.

Em casos de estupro masculino ou homossexual, a dinâmica é idêntica à do estupro heterossexual. O crime permite que o estuprador descarregue agressividade e se glorifique. A vítima costuma ser menor do que o estuprador, sempre é percebida como passiva e não máscula (mais fraca) e é usada como objeto. O estuprador que seleciona vítimas do sexo masculino pode ser heterossexual, bissexual ou homossexual. O ato mais comum é penetração anal da vítima; o segundo mais comum é felação.

COERÇÃO SEXUAL

Coerção sexual é uma expressão usada para incidentes nos quais uma pessoa domina a outra por força ou a compele a realizar um ato sexual.

ACUAÇÃO

Define-se *acuação* (perseguição) como um padrão de comportamento ameaçador ou de assédio junto com a ameaça de causar danos. A primeira lei norte-americana antiacuação foi aprovada em 1990 na Califórnia. Atualmente, a maioria dos Estados proíbe a acuação, embora alguns não intervenham a menos que ocorra um ato de violência. Em Estados com leis antiacuação, a pessoa pode ser presa com base em um padrão de assédio e ser acusada de má conduta ou delito. Alguns assediadores continuam a atividade durante anos; outros, durante apenas alguns meses. O tribunal pode exigir que assediadores se submetam a sessões de orientação. A melhor maneira de dissuasão é denunciar todos os assediadores às organizações de segurança pública. A maioria dos assediadores é composta por homens, mas mulheres assediadoras são tão propensas quanto homens a atacar suas vítimas de forma violenta.

ASSÉDIO SEXUAL

Assédio sexual se refere a avanços sexuais, solicitação de favores sexuais ou conduta verbal ou física de natureza sexual – todos repelidos pela vítima. Em mais de 95% dos casos, o perpetrador é homem, e a vítima, mulher. Caso um homem seja assediado, quase sempre é por outro homem. Uma mulher que assedia um homem é um evento extremamente raro. A vítima de assédio reage à experiência de diversas maneiras. Algumas culpam a si mesmas e ficam deprimidas; outras se tornam ansiosas e ficam com raiva. De modo geral, o assédio costuma ocorrer no local de trabalho, e muitas empresas desenvolveram procedimentos para lidar com o problema. Com frequência, no entanto, a vítima não está disposta a se expor e a registrar queixa devido ao medo de retaliação, de ser humilhada, de ser acusada de estar mentindo ou, enfim, de perder o emprego.

Há uma ampla gama de tipos de comportamentos que constituem assédio sexual, incluindo linguagem abusiva, solicitação de favores sexuais, jogos sexuais, olhares, massagens, entre outros. Para reduzir o assédio, as organizações podem distribuir materiais informativos. Empregados são obrigados a investigar todas as queixas. As respostas das empresas podem variar de uma advertência por escrito até a demissão do agressor.

VIOLÊNCIA DOMÉSTICA

Violência doméstica (também conhecida como *abuso conjugal*) é definida como agressão física no lar, onde um cônjuge é agredido repetidamente pelo outro. Estima-se que ela ocorra em 1 a cada 4 famílias nos Estados Unidos. Com frequência, ela se divide em duas categorias: "abuso de alta gravidade", o qual inclui sofrer ameaças ou lesões com uma arma, queimaduras, estrangulamento, espancamento ou chutes, resultando em fraturas, traumatismo craniano ou lesões internas; e "abuso de baixa gravidade", o qual inclui sofrer tapas, espancamento ou chutes sem lesões, mas também pode incluir contusões, pequenos cortes e torções.

Infelizmente, a violência doméstica não termina quando a mulher engravida. Na realidade, o departamento federal de saúde norte-americano identificou a gravidez como um período de alto risco de espancamento; 15 a 25% das mulheres grávidas sofrem abuso físico durante a gestação, com frequência causando defeitos congênitos. Além disso, mulheres grávidas e com gravidez recente têm mais chances de morrer por homicídio do que por qualquer outra causa.

Há também alguns relatos de esposas que espancam os maridos. Eles se queixam do medo de passar vexame se expuserem o problema; temem acusações de revide agressivo e costumam se sentir incapazes de deixar a situação devido a dificuldades financeiras. Abuso de marido também é relatado quando um homem idoso e frágil está casado com uma mulher muito mais jovem.

Prevalência

Estimativas da prevalência de violência doméstica nos Estados Unidos apresentam ampla variação, e diversos estudos incluem abuso psicológico ou emocional. Estimativas mundiais indicam que 1 em cada 3 mulheres sofreu algum tipo de abuso físico ou sexual de um parceiro doméstico. Um estudo baseado em diversas práticas de medicina interna revelou que aproximadamente 6% das mulheres sofreram violência doméstica no ano anterior à apresentação. Descobriu-se que, entre as mulheres que sofrem abuso no momento, 49% sofrem abuso de alta gravidade e 51% sofrem abuso de baixa gravidade.

Fatores de risco

A violência doméstica ocorre em famílias de todas as raças e religiões e em todos os níveis socioeconômicos. Qualquer pessoa em uma relação íntima corre esse risco. A violência doméstica está presente com mais frequência em famílias com problemas de abuso de substância, especialmente de álcool e de *crack*. Outro fator de risco é história de abuso na infância. Cerca de 50% das mulheres agredidas cresceram em lares violentos, e seu traço mais comum é o de dependência. É provável que homens abusivos também tenham vivido em lares violentos, onde testemunharam o espancamento ou eles mesmos sofreram abuso quando crianças.

Mulheres correm risco quando deixam um marido abusivo; elas têm uma chance 75% maior de morrer pelas mãos de seus agressores do que aquelas que permanecem na relação. O Estado de Nova York preparou um cartão de referência para médicos com a finalidade de alertá-los e orientá-los sobre violência doméstica (Tab. 26-2).

Perpetradores

Os perpetradores de violência doméstica têm representantes em todas as raças e níveis socioeconômicos. Contudo, ser vítima de abuso ou testemunhar abuso em casa aumenta o risco de que alguém se torne um abusador. O abuso de álcool costuma estar envolvido na maioria das agressões. O ato do próprio abuso é reforçador; uma vez que um homem bateu em sua esposa, ele provavelmente o fará de novo. Percebe-se que muitos abusadores são cativantes em público, mas cruéis na intimidade.

Um marido abusivo tende a ser imaturo, dependente e não assertivo e a sofrer de fortes sentimentos de inadequação. A agressividade é um comportamento de intimidação destinado a humilhar a esposa e elevar sua própria baixa autoestima. Maridos impacientes, impulsivos e abusivos deslocam fisicamente a agressividade provocada por outros para suas parceiras. É mais provável que o abuso ocorra quando o homem se sente ameaçado ou frustrado em casa, no trabalho ou diante de seus pares. A dinâmica inclui identificação com um agressor (pai, chefe), comportamento de teste ("Ela vai ficar comigo não importa o que eu faça?"), desejos distorcidos de expressar masculinidade e desumanização de mulheres. Assim como

TABELA 26-2
Cartão de referência para médicos

IDENTIFICAÇÃO E TRATAMENTO DE VÍTIMAS DE VIOLÊNCIA DOMÉSTICA COM BASE NAS DIRETRIZES DE DIAGNÓSTICO E TRATAMENTO PARA VIOLÊNCIA DOMÉSTICA DA AMERICAN MEDICAL ASSOCIATION

Se você tratar mulheres, seja em consultório particular, seja no hospital, há uma grande possibilidade de que esteja tratando algumas pacientes vítimas de violência doméstica.

A árvore de decisão a seguir foi elaborada para ajudá-lo a avaliar o risco que o paciente corre de sofrer violência doméstica e oferecer o auxílio necessário para quem dele necessita.

Identificação de vítimas de violência doméstica

Embora muitas mulheres vítimas de abuso não ofereçam informações espontaneamente, elas falarão sobre o assunto se forem perguntadas de forma simples e direta, sem julgamentos de valor e com garantia de confidencialidade. *A paciente deve ser entrevistada sozinha, sem a presença do parceiro.*

Você pode fazer um preâmbulo: "Como violência é muito comum na vida de muitas mulheres, passei a fazer perguntas de rotina sobre violência". Então, pode fazer uma pergunta direta, como: "Em algum momento seu parceiro bateu, chutou ou machucou você de alguma maneira ou a amedrontou?".

EM CASO DE RESPOSTA AFIRMATIVA, SUGEREM-SE AS SEGUINTES MEDIDAS:

1. *Encoraje a paciente a falar sobre o assunto:*
   "Você gostaria de falar sobre o que aconteceu?"
   "Como se sente a respeito do que aconteceu?"
   "O que gostaria de fazer a respeito?"

2. *Escute sem fazer julgamento de valor:*
   Isso tem dois propósitos: iniciar o processo de cura para a mulher e lhe dar uma ideia de que tipo de encaminhamento ela precisa.

3. *Valide a situação:*
   Vítimas de violência doméstica com frequência sofrem incredulidade dos outros, e o medo que relatam não ganha a devida importância. O médico pode expressar apoio por meio de frases simples como:
   ▶ "Você não está sozinha."
   ▶ "Você não merece ser tratada desse jeito."
   ▶ "Não é sua culpa."
   ▶ "Você não está louca."
   ▶ "O que aconteceu com você é crime."
   ▶ "Existe ajuda para você."

4. *Documente:*
   ▶ As queixas e os sintomas da paciente, bem como os resultados da observação e da avaliação (queixas devem ser descritas nas palavras da paciente sempre que possível).
   ▶ A história médica e traumatológica completa da paciente e a história social relevante.
   ▶ Uma descrição detalhada das lesões, incluindo tipo, quantidade, tamanho, localização, resolução, possíveis causas e explicações fornecidas.
   ▶ Uma opinião sobre se as lesões eram inconsistentes com a explicação da paciente.
   ▶ Resultados de todos os procedimentos laboratoriais pertinentes e outros procedimentos diagnósticos.
   ▶ Fotografias em cores e estudos de imagens, caso aplicáveis.
   ▶ Se a polícia for chamada, o nome do investigador e a ação tomada (a polícia deve ser chamada apenas ante a solicitação da paciente ou se ela apresentar uma lesão que deva ser denunciada).
   ▶ Abuso e negligência infantis são crimes que devem ser denunciados. Se você suspeitar que crianças na casa da paciente também estejam sofrendo abuso, é sua obrigação denunciar a situação ao Departamento de Serviço Social.

(continua)

TABELA 26-2
Cartão de referência para médicos (*Continuação*)

5. *Avalie o perigo para a sua paciente:*
   Avalie a segurança de sua paciente *antes que ela deixe as instalações médicas*. Os determinantes de risco mais importantes são o nível de medo da mulher e sua avaliação quanto à sua segurança imediata e futura. Discutir os seguintes indicadores com a paciente pode ajudá-lo a determinar se ela corre risco crescente:
   ▶ aumento na frequência ou na gravidade das agressões
   ▶ aumento de ameaças ou novas ameaças de homicídio ou suicídio do parceiro
   ▶ ameaças a seus filhos
   ▶ presença ou disponibilidade de arma de fogo

6. *Proporcione o encaminhamento a tratamento adequado e apoio:*
   ▶ Trate as lesões da paciente conforme o indicado. Ao receitar medicamentos, tenha em mente que substâncias que atrapalham a capacidade da paciente de proteger a si mesma ou de fugir de um parceiro violento podem colocar sua vida em perigo.
   ▶ Se sua paciente corre perigo iminente, determine se ela tem amigos ou familiares com quem possa ficar. Caso não haja essa opção, pergunte se ela deseja acesso imediato a um abrigo para mulheres que sofreram violência. Caso não haja abrigos disponíveis, ela pode ser internada no hospital?
   ▶ Caso ela não tenha acesso imediato a um abrigo, ofereça informações por escrito sobre abrigos e outros recursos na comunidade. Lembre-se de que pode ser perigoso para ela ter posse dessas informações. Não insista se ela demonstrar relutância em fazê-lo.
   ▶ Dê à paciente o número telefônico da linha direta para violência doméstica local ou a linha direta para violência doméstica gratuita. Pode ser mais seguro para sua paciente se você escrever o número em um receituário em branco ou em um cartão de consultas. Você pode dar a ela a oportunidade de telefonar de uma linha privada em seu consultório.

EM CASO DE RESPOSTA NEGATIVA OU SE A PACIENTE NÃO FALAR SOBRE O ASSUNTO:

1. *Esteja atento para achados clínicos que podem indicar abuso:*
   ▶ lesões na cabeça, pescoço, torso, seios, abdome ou genitália
   ▶ lesões bilaterais ou múltiplas
   ▶ demora entre início da lesão e busca por tratamento
   ▶ explicação inconsistente com o tipo de lesão
   ▶ qualquer lesão durante a gravidez, especialmente no abdome ou nos seios
   ▶ história anterior de traumatismo
   ▶ sintomas de dor crônica para os quais não há etiologia aparente
   ▶ sofrimento psicológico, como depressão, ideação suicida, ansiedade e transtornos do sono-vigília
   ▶ um parceiro que parece ser superprotetor ou que não deixa a mulher sozinha

2. *Se algum dos sinais clínicos anteriores estiver presente, é apropriado fazer perguntas mais específicas. Certifique-se de que o parceiro da paciente não esteja presente.* Alguns exemplos de perguntas que podem fornecer mais informações sobre a situação são:
   ▶ "Parece que alguém a machucou. Pode me contar como aconteceu?"
   ▶ "Às vezes, quando as pessoas fazem uma consulta com sintomas físicos como os seus, descobrimos que pode haver problemas em casa. Estamos preocupados que alguém possa estar machucando ou abusando de você. Isso está acontecendo?"
   ▶ "Às vezes, quando as pessoas se sentem como você agora, é porque elas foram machucadas ou sofreram abuso em casa. Isso está acontecendo com você?"

3. *Se a paciente responder SIM:*
   Consulte as sugestões para avaliação e tratamento que começam no outro lado deste cartão.
   Se a paciente responder NÃO:
   Se a paciente negar abuso, mas você tiver uma forte suspeita de que ele esteja ocorrendo, pode lhe dizer que seu consultório pode fornecer encaminhamento para programas locais, se ela decidir explorar essa opção no futuro.
   ▶ Você pode escrever o número da linha direta para violência doméstica em um receituário em branco ou em um cartão de consultas.
   Não julgue o sucesso da intervenção pela ação da paciente. Uma mulher corre maior risco de lesão grave ou mesmo homicídio quando tenta deixar um parceiro abusivo, e pode ser que ela leve um longo tempo até finalmente poder fazê-lo. É frustrante para o médico quando uma paciente permanece em uma situação de abuso. Fique tranquilo, pois, se você reconheceu e validou sua situação e ofereceu os encaminhamentos adequados, fez o que pôde para ajudá-la.

(De Office for Prevention of Domestic Violence, Medical Society of the State of New York, New York State Department of Health, com permissão.)

o estupro, a agressividade é considerada permissível quando uma mulher é percebida como propriedade.

Quando uma esposa que sofre abuso tenta deixar o marido, ele frequentemente dobra a intimidação e ameaça "pegá-la". Se ela tiver filhos pequenos, o problema aumenta. O marido abusivo faz um esforço consciente para isolar a esposa e fazer ela se sentir sem importância.

Alguns homens sentem remorso e culpa depois de um episódio de comportamento violento e se tornam particularmente amorosos. Se esse comportamento der esperanças à esposa, ela continuará com o parceiro até o próximo ciclo inevitável de violência.

VIOLÊNCIA NO LOCAL DE TRABALHO

Atos de violência no trabalho são definidos como agressão simples, agressão com agravante, assalto, abuso sexual/estupro e homicídio.

Prevalência

A violência no local de trabalho responde por aproximadamente 15% de todos os crimes violentos nos Estados Unidos. Segundo o NCVS, em 2009, houve 572 mil atos de violência cometidos contra pessoas no ambiente de trabalho. Durante o mesmo período, ocorreram mais de 500 homicídios relacionados ao trabalho. Cerca de 80% das agressões no local de trabalho não envolveram armas, e 80% dos homicídios no ambiente de trabalho envolveram armas de fogo. Com algumas variações, crimes violentos no local de trabalho baixaram 35% desde 2002.

Fatores de risco

Gênero e raça são importantes fatores de risco para violência no ambiente de trabalho. O índice para mulheres diminuiu 43% desde 2002, enquanto o índice para homens diminuiu aproximadamente 30%. Cerda de dois terços de todas as agressões no local de trabalho (excluindo-se estupro/agressão sexual) são cometidas contra homens. Os índices de crime no local de trabalho são mais elevados entre brancos do que nas outras raças.

Um importante componente da violência no local de trabalho é a relação entre o risco de violência e a profissão. O NCVS revelou que policiais correm o maior risco de vitimação (78 a cada 1 mil) e que constituíram 9% de todas as agressões no local de trabalho. Outras profissões de alto risco incluem seguranças (65 a cada 1 mil), agentes penitenciários (33 a cada 1 mil), *barman* (80 a cada 1 mil), professores de escola técnica/industrial (55 a cada 1 mil), cuidadores de pacientes com doença mental (38 a cada 1 mil), frentistas (30 a cada 1 mil) e profissionais da saúde mental (17 a cada 1 mil).

Perpetradores

Há várias características distintas entre agressores, entre as quais se destaca o gênero. Conforme relatos de vítimas, quatro quintos de todos os crimes violentos em local de trabalho são cometidos por homens, independentemente do gênero da vítima. A raça dos agressores com maior frequência é branca, seguida por negros, e a maioria dos ataques é inter-racial. Diferentemente da violência doméstica, cujo agressor é uma pessoa do convívio, a violência no local de trabalho costuma ser perpetrada por estranhos ou indivíduos pouco conhecidos. Saúde mental e ensino são as únicas áreas profissionais nas quais os ataques ocorrem com maior frequência pelas mãos de um perpetrador conhecido do que por um estranho.

SEQUELAS DE VIOLÊNCIA E AGRESSÃO

Sobreviventes de violência apresentam reações diversas, mas que são semelhantes às de pessoas expostas a outros tipos de trauma. Ademais, a gravidade das sequelas varia conforme o indivíduo. Contudo, vários estudos mostraram que muitas das pessoas que sofrem violência têm redução da saúde física e mental, resultando em maior utilização dos serviços de saúde.

As sequelas mais comuns relatadas após agressão sexual em mulheres são transtorno de estresse pós-traumático (TEPT), transtornos do humor, abuso de substância, transtornos alimentares e disfunções sexuais. Um dos fatores de maior proteção para o alívio do desenvolvimento de TEPT é apoio social. Além disso, a falta de apoio social e a percepção de ser tratado de forma diferente podem ser bastante prejudiciais ao sobrevivente, causando aumento dos sintomas de TEPT.

Violência doméstica foi associada a depressão, ansiedade, baixa autoestima, abuso de substância, disfunção sexual, transtorno gastrintestinal funcional, cefaleias, dor crônica e múltiplos sintomas somáticos. Sintomas físicos associados a abuso atual incluem perda de apetite, machucados frequentes ou graves, pesadelos, descarga vaginal, compulsão por comer ou vômito autoinduzido, diarreia, fraturas ósseas, torções ou cortes graves, dores na área pélvica ou genital, desmaios, dor abdominal, dor nos seios, cefaleias frequentes ou graves, dificuldade em urinar, dores no tórax, problemas de sono, falta de ar e constipação. Diversos estudos revelaram que sobreviventes de violência doméstica tentam suicídio com maior frequência do que pessoas que não sofreram violência.

Abuso de substância parece ser um fator significativo tanto para o sobrevivente quanto para o agressor. Trata-se de um fator de risco e de consequência de abuso.

A relação entre abuso na infância e na idade adulta é complexa. Abuso na infância é um fator de risco para abuso na idade adulta, e abuso infantil aumenta as sequelas físicas e mentais do abuso sofrido na idade adulta. Sobreviventes de agressão sexual ou de violência doméstica mais velhos e sem história de abuso na infância apresentam menos sintomas.

QUESTÕES DE TRATAMENTO

Avaliação inicial

Muitas vítimas de agressão inicialmente consultam um médico para o tratamento de suas lesões. Em prontos-socorros, os pacientes com frequência podem receber tratamento para suas lesões sem que a agressão seja identificada ou mencionada. Em consequência, é importante considerar quaisquer lesões preocupantes como indícios potenciais de agressão. No início, o paciente pode evitar falar sobre a causa das lesões que parecem estar relacionadas à agressão. Isso pode ser complicado ainda mais pela necessidade de completar tarefas específicas (i.e., *kit* estupro, documentação fotográfica, registro de preocupações legais), o que exige que o paciente descreva e reviva a agressão recente. Deve-se construir um vínculo com o paciente ao mesmo tempo que se prossegue com a avaliação completa. Para facilitar esse processo, é importante reduzir o estresse e a ansiedade da vítima quanto a falar sobre o evento. O processo de avaliação inicial deve ser explicado para o paciente antes de seu início. Permitir que o indivíduo tenha algum controle sobre o ritmo e o conteúdo da entrevista é preferível a deixá-lo sentir que não tem controle do processo. O crime pode representar um momento em que o paciente não teve controle, e sentimentos semelhantes na entrevista inicial podem desencadear respostas traumáticas ou ansiosas. Por fim, o médico deve permanecer em sintonia com as respostas não verbais que indicam desconforto e conduzir a entrevista de acordo. Ademais, quando o paciente revela violência doméstica, o ato deve ser documentado em sua ficha para acompanhamento subsequente e possível documentação legal necessária no futuro.

Segurança

Depois de uma agressão, é imperativo que uma avaliação de segurança seja executada. O paciente deve ser avaliado quanto a ideação suicida e homicida, relativa à agressão recentemente sofrida. A segurança quanto a nova ocorrência de agressão deve ser abordada, especialmente em um local onde o perpetrador era um ente querido ou um conhecido. Por fim, o paciente precisa passar por triagem para identificação de sintomas psicológicos graves que possam causar dificuldade para os cuidados consigo mesmo, como deterioração aguda do humor ou instabilidade afetiva, comportamentos autodestrutivos, sintomas dissociativos ou psicose. Caso a avaliação mostre que qualquer uma dessas áreas seja inadequada para garantir a segurança do paciente, deve-se desenvolver um plano de ação, que deve oferecer recursos para sua segurança física e um local para dormir, se recuperar e se alimentar.

Hospitalização

Caso não seja possível garantir a segurança do paciente, a hospitalização da vítima de agressão pode ser necessária. Indicações comuns para hospitalização incluem: (1) lesões médicas graves; (2) qualidade suicida ou homicida; (3) sintomas dissociativos ou psicóticos; (4) instabilidade do humor ou desregulação afetiva; (5) comportamentos autodestrutivos; e (6) continuidade de uma ameaça grave para a vida ou para o bem-estar do paciente. Se a vítima for admitida no hospital, um plano de tratamento multidisciplinar individualizado deve ser elaborado. Segurança, terapia ambiental, estabilização do humor e avaliação de medicamentos são as modalidades primárias de tratamento fornecido no hospital e refletem a natureza de estada breve da maioria das instalações psiquiátricas. Como a vítima de agressão provavelmente precisará de um tratamento mais prolongado do que o que pode ser fornecido pelo hospital, é importante que haja uma transição coordenada da condição de internação para a condição ambulatorial, na qual questões psiquiátricas, médicas e de assistência social sejam tratadas antes da alta.

Questões legais

Um médico que avalia uma vítima de agressão precisa seguir as exigências compulsórias de registro e relato do Estado da federação no qual exerce a profissão. A denúncia obrigatória de abuso infantil, abuso de crianças com deficiência de desenvolvimento e abuso de idosos existe em todos os Estados norte-americanos. Em casos de agressão secundária a violência doméstica, em geral não há exigência de denúncia compulsória. Contudo, muitos Estados exigem que os médicos relatem lesões graves decorrentes de atos de violência criminosa. Portanto, o contexto de lesão secundária a violência doméstica pode configurar uma situação de denúncia compulsória *de facto*.

Tratamento psicoterápico

Depois que a segurança do paciente foi assegurada e a avaliação inicial finalizada, há uma gama de intervenções psicológicas que podem ser iniciadas. Abordagens cognitivo-comportamentais são as técnicas mais pesquisadas que demonstram eficácia. A terapia de exposição é uma variante da terapia cognitivo-comportamental (TCC) que, demonstrou-se, ajuda a vítima a processar emocionalmente a agressão ao reduzir seu medo referente a lembranças que evocam o evento. Há evidências na literatura de que a TCC breve logo no início pode acelerar a recuperação de vítimas que manifestam TEPT agudo. Dessensibilização e reprocessamento por meio de movimentos oculares (EMDR) é outro tratamento alternativo para o processamento de lembranças que causam sofrimento. Essas psicoterapias individuais podem ser intensificadas com psicoterapia em grupo, arteterapia, dançaterapia e movimento, musicoterapia e abordagens voltadas para o corpo, se comprovadamente benéficas para o paciente.

Tratamento psicofarmacológico

Embora medicamentos não sejam recomendados para o tratamento agudo de todas as vítimas de agressão, eles podem ser proveitosos em determinadas circunstâncias. O clínico pode decidir medicar um paciente com ansiedade incapacitante, agressividade extrema voltada para si mesmo ou para outros, dissociação ou psicose imediatamente após a agressão. A segurança do paciente e daqueles a seu redor ajudará a decidir sobre a necessidade de intervenção farmacológica. Grande parte do tratamento com medicamentos será iniciada muito tempo após a agressão, se o paciente desenvolver sintomas de TEPT, depressão, ansiedade, transtorno obsessivo-compulsivo ou psicose. Embora medicamentos possam ser úteis para o manejo de sintomas, eles não devem ser vistos como substitutos de psicoterapia destinada à resolução de sintomas de trauma.

REFERÊNCIAS

Arnetz JE, Aranyos D, Ager J, Upfal MJ. Development and application of a population-based system for workplace violence surveillance in hospitals. *Am J Ind Med*. 2011;54:925.

Baltrushes N, Karnik NS. Victims of military sexual trauma—you see them, too. *J Fam Pract*. 2013;62(3):120–125.

Cannell MB, Manini T, Spence-Almaguer E, Maldonado-Molina M, Andresen EM. U.S. Population Estimates and Correlates of Sexual Abuse of Community-Dwelling Older Adults. *J Elder Abuse Negl*. 2014. [Epub ahead of print]

Chesney-Lind M, Pasko L. *The Female Offender: Girls, Women, and Crime*. 3rd ed. Thousand Oak, CA: Sage; 2013.

Chiu GR, Lutfey KE, Litman HJ, Link CL, Hall SA, McKinlay JB. Prevalence and overlap of childhood and adult physical, sexual, and emotional abuse: A descriptive analysis of results from the Boston Area Community Health (BACH) survey. *Violence Vict*. 2013;28(3):381–402.

Cramer RJ, McNiel DE, Holley SR, Shumway M, Boccellari A. Mental health in violent crime victims: Does sexual orientation matter? *Law Hum Behav*. 2012;36(2):87.

Dutton DG, Karakanta C. Depression as a risk marker for aggression: A critical review. *Aggress Violent Behav*. 2013;18(2):310–319.

Harrell, Erika. *Workplace Violence, 1993–2009: National Crime Victimization Survey and the Census of Fatal Occupational Injuries*. Washington, DC: Bureau of Justice Statistics; 2011.

Kashdan TB, DeWall C, Pond RS Jr, Silvia PJ, Lambert NM, Fincham FD, Savostyanova AA, Keller PS. Curiosity protects against interpersonal aggression: Cross-sectional, daily process, and behavioral evidence. *J Pers*. 2013;81(1):87–102.

Miller S. *After the Crime: The Power of Restorative Justice Dialogues between Victims and Violent Offenders*. New York: New York University Press; 2011.

Mueller S, Tschan F. Consequences of client-initiated workplace violence: The role of fear and perceived prevention. *J Occup Health Psychol*. 2011;16:217.

Parish B, Stromberg S. Physical and sexual abuse of adults. In: Sadock BJ, Sadock VA, Ruiz P, eds. *Kaplan & Sadock's Comprehensive Textbook of Psychiatry*. 9th ed. Baltimore: Lippincott Williams & Wilkins; 2009:2579.

Reagu S, Jones R, Kumari V, Taylor PJ. Angry affect and violence in the context of a psychotic illness: A systematic review and meta-analysis of the literature. *Schizophr Res*. 2013;146(1–3):46–52.

Reidy DE, Wilson LF, Sloan CA, Cohn AM, Smart LM, Zeichner A. Psychopathic traits and men's anger response to interpersonal conflict: A pilot study. *Pers Ind Diff*. 2013;55(8):957–961.

Shipley SL, Arrigo BA. Sexual offenses against adults. In: Sturmey P, McMurran M, eds. *Forensic Case Formulation*. Hoboken, NJ: Wiley; 2011:195.

Shorey RC, Brasfield H, Febres J, Stuart GL. The association between impulsivity, trait anger, and the perpetration of intimate partner and general violence among women arrested for domestic violence. *J Interpers Violence*. 2011;25:2681.

Walker S, Spohn C, Delone M. *The Color of Justice: Race, Ethnicity, and Crime in America*. 5th ed. Belmont, CA: Wadsworth; 2012.

27
Psiquiatria e medicina reprodutiva

Eventos e processos reprodutivos têm situações simultâneas tanto fisiológicas quanto psicológicas. Da mesma forma, estados psicológicos afetam a fisiologia reprodutiva e modulam os eventos reprodutivos. Este capítulo examina essas relações bidirecionais com o objetivo de introduzir conceitos fundamentais relacionados aos eventos reprodutivos clássicos, como menarca, gestação, parto, pós-parto e menopausa. Os campos da psiquiatria e da medicina reprodutiva continuam a definir os diversos mecanismos pelos quais psique e corpo interagem para determinar a saúde ginecológica e psicológica da mulher. Por exemplo, o transtorno disfórico pré-menstrual – os sintomas incapacitantes e as mudanças graves no humor, na cognição e no comportamento que ocorrem associados ao ciclo menstrual – exemplifica um transtorno somatopsíquico no qual as mudanças biológicas corporais desencadeiam alterações no estado psicológico. Em contrapartida, formas funcionais de ovulação hipotalâmica representam doença psicossomática que se origina no cérebro, mas que altera o funcionamento somático.

FISIOLOGIA REPRODUTIVA

Os processos fisiológicos associados à menarca, ao ciclo menstrual, à gravidez, ao pós-parto e à menopausa ocorrem no contexto da vida fisiológica e interpessoal da mulher e interagem com o funcionamento psicossocial durante a adolescência, o início da idade adulta, a meia-idade e a idade avançada. Os campos da psiquiatria e da medicina reprodutiva estão recém começando a identificar a complexidade dos diversos mecanismos pelos quais psique e corpo interagem para determinar a função ginecológica e psicológica da mulher. Este capítulo ilustra como os processos reprodutivos interagem com eventos psicossociais e se destina, por fim, a melhorar a abordagem a tratamentos tanto ginecológicos quanto psiquiátricos.

Ciclos menstruais

Os ciclos menstruais resultam diretamente dos ciclos ovarianos. Cada ciclo ovariano começa com o desenvolvimento de um grupo ou coorte de folículos, sendo que um deles se torna dominante. Os folículos são compostos por um oócito envolto em células da granulosa, as quais, por sua vez, são envoltas por células tecais.

A parte superior da Figura 27-1 mostra que o desenvolvimento folicular é iniciado pela liberação hipotalâmica de hormônios liberadores de gonadotrofina (GnRH), em uma frequência pulsante de aproximadamente um pulso a cada 90 minutos. O GnRH estimula a liberação de gonadotrofinas epifisárias, hormônio luteinizante (LH) e hormônio folículo-estimulante (FSH). Por sua vez, o LH estimula as células tecais ovarianas a sintetizarem e a secretarem andrógenos; o FSH induz o desenvolvimento de células da granulosa, incluindo a enzima aromatase, a qual converte os andrógenos produzidos pelas células tecais em estrógenos. Na presença de uma frequência de um pulso de GnRH a cada 90 minutos, a secreção de LH e FSH na fase folicular será regulada principalmente por retroalimentação de estradiol no nível da hipófise. A elevação das concentrações de estradiol suprime o FSH e, assim, limita a quantidade de folículos que se tornam oócitos maduros capazes de ovulação.

Conforme ilustrado no painel do meio da Figura 27-1, quando as concentrações de estradiol se elevam exponencialmente para ultrapassar um limiar crítico e permanecem elevadas durante um período mínimo de 36 horas, que é o padrão que um folículo totalmente maduro produz, uma descarga de LH é desencadeada, e o resultado é a ovulação (liberação do óvulo do saco folicular) aproximadamente 36 horas depois. Após esse processo, as células da granulosa se transformam em células lúteas secretoras de progesterona, e o folículo ovulado, então, passa a se chamar *corpo lúteo*, o qual secreta progesterona.

A Figura 27-1 exibe os níveis de LH, FSH, estradiol e progesterona durante todo o ciclo menstrual e os eventos foliculares correspondentes. Os tecidos aos quais se destinam os esteroides ovarianos incluem o endométrio, cuja sequência de desenvolvimento é ilustrada na parte inferior, e o gerador de pulso de GnRH hipotalâmico, cuja frequência, indicada no painel de cima à direita, fica drasticamente mais lenta devido à combinação de estrógeno e progesterona secretados durante a fase pós-ovulatória ou lútea do ciclo menstrual. Essa inibição de GnRH é seguida pela redução da secreção de LH e FSH de modo que um novo desenvolvimento folicular é impedido até a regressão do corpo lúteo. Quando as concentrações de progesterona diminuem, a pulsação de GnRH e a secreção de gonadotrofinas, especialmente de FSH, aumentam. As fases do ciclo menstrual podem ser chamadas de *folicular* e *lútea*, em referência aos eventos ovarianos, ou *proliferativa* e *secretora*, em referência aos eventos endometriais.

GRAVIDEZ

Biologia da gravidez

O primeiro sinal de provável gravidez é a ausência de menstruação durante uma semana. Outros indícios prováveis são aumento e sensibilidade dos seios, mudança no tamanho e na forma dos seios, náusea com ou sem vômitos (enjoos matinais), micção frequente e fadiga. Pode-se estabelecer um diagnóstico em 10 a 15 dias após a inseminação com teste de gonadotrofina coriônica humana (hCG), que é produzida pela placenta. O diagnóstico definitivo exige um nível dobrado de hCG e a presença de sons cardíacos fetais. A varredura de ultrassom transvaginal pode revelar um útero em gestação já nas primeiras quatro semanas após a inseminação, por meio da visualização do saco gestacional.

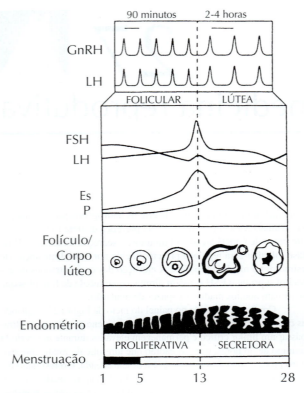

FIGURA 27-1
Representação esquemática do ciclo menstrual humano. Es, estradiol; FSH, hormônio folículo-estimulante; GnRH, hormônio liberador de gonadotrofina; LH, hormônio luteinizante; P, progesterona.

Estágios da gravidez

A gravidez costuma ser dividida em três trimestres, começando pelo primeiro dia do último ciclo menstrual e terminando com o parto. Durante o primeiro trimestre, a mulher precisa se adaptar a mudanças no corpo, como fadiga, náusea e vômitos, sensibilidade nos seios e labilidade do humor. O segundo trimestre costuma ser o mais recompensador – o retorno da energia e o fim da náusea e dos vômitos permitem que a mulher se sinta melhor e vivencie o entusiasmo de parecer grávida. O terceiro trimestre está associado a desconforto físico para muitas mulheres. Todos os sistemas – cardiovascular, renal, pulmonar, gastrintestinal e endócrino – passaram por mudanças profundas que podem produzir sopro cardíaco, ganho de peso, dispneia de esforço e azia. Algumas mulheres precisam de tranquilização de que essas mudanças não são evidências de doença e de que elas voltarão ao normal logo após o parto – geralmente após 4 a 6 semanas.

Psicologia da gravidez

Mulheres grávidas passam por mudanças psicológicas acentuadas. Suas atitudes com relação à gravidez refletem crenças arraigadas sobre todos os aspectos de reprodução, incluindo se a gravidez foi planejada e se o bebê é desejado. A relação com o pai da criança, a idade da mãe e sua noção de identidade também afetam sua reação à futura maternidade. Futuros pais também encaram desafios psicológicos.

Mulheres psicologicamente saudáveis costumam perceber a gravidez como um meio de autorrealização. Muitas relatam que a gravidez é um ato de criação que satisfaz uma necessidade fundamental. Outras usam a gravidez para reduzir as dúvidas sobre a própria feminilidade, ou para se certificarem de que podem funcionar como mulheres no sentido mais básico. Outras, ainda, encaram a gravidez de forma negativa; temem o parto ou se sentem incapazes de assumir o papel de mães.

Durante os primeiros estágios de seu próprio desenvolvimento, a mulher precisa passar pela experiência de se separar da própria mãe e de estabelecer uma identidade independente; essa experiência, mais tarde, afeta seu próprio sucesso na maternidade. Se a mãe da mulher não constituiu um bom exemplo, seu sentimento de competência maternal pode ficar prejudicado, e ela pode não ter autoconfiança antes e depois do parto. Os medos e as fantasias inconscientes da mulher durante o início da gravidez costumam girar em torno da ideia de fusão com sua própria mãe.

O apego psicológico ao feto tem início no útero, e, no começo do segundo semestre, a maioria das mulheres tem uma imagem mental do bebê. Mesmo antes do nascimento, o feto é encarado como um ser separado, dotado de uma personalidade pré-natal. Muitas mães conversam com seus filhos ainda no ventre. Evidências recentes sugerem que uma conversa emocional com o feto está relacionada não apenas à primeira ligação entre mãe e bebê como também aos esforços da mãe de ter uma gravidez saudável, por exemplo, ao abrir mão do tabagismo e do consumo de cafeína. Segundo teóricos psicanalistas, o filho por vir é uma tela em branco sobre a qual a mãe projeta suas esperanças e seus medos. Em raras ocasiões, essas projeções explicam estados patológicos no pós-parto, como o desejo da mãe de machucar seu bebê, a quem ela encara como uma parte odiada de si mesma. Normalmente, no entanto, parir satisfaz a necessidade da mulher de gerar e fomentar vida.

Pais também são profundamente afetados pela gravidez. Paternidade iminente requer uma síntese de questões de desenvolvimento como papel e identidade de gênero, separação ou individuação do próprio pai, sexualidade e, segundo a proposta de Erik Erikson, generatividade. Fantasias de gravidez em homens e desejos de parir em meninos refletem uma identificação com suas mães desde cedo, bem como o desejo de ser poderoso e criativo, atributos que identificam em suas genitoras. Para alguns homens, engravidar uma mulher é a comprovação de sua potência, uma dinâmica de destaque na paternidade adolescente.

Casamento e gravidez

Os futuros mãe-esposa e pai-marido precisam redefinir seus papéis como um casal e como indivíduos. Eles encaram readaptações em seus relacionamentos com amigos e parentes e precisam lidar com novas responsabilidades como cuidadores do recém-nascido e de um para com o outro. Ambos podem sentir ansiedade quanto a sua adequação como pais; um dos parceiros, ou ambos, pode ser consciente ou inconscientemente ambivalente sobre o acréscimo da criança à família e sobre os efeitos no relacionamento diádico (duas pessoas). O marido pode se sentir culpado pelo desconforto da esposa durante a gravidez e o parto, e alguns homens ficam com ciúmes ou inveja da experiência de gravidez. Acostumado a satisfazer as necessidades de dependência um do outro, o casal deve cuidar das necessidades constantes de um novo bebê e de uma criança em desenvolvimento. Embora a maioria dos casais reaja de forma positiva a essas demandas, isso não acontece com alguns casais. Em condições ideais, a decisão de se tornar pai ou mãe e de ter filhos deve ser de comum acordo, mas, às vezes, a paternidade é racionalizada como uma forma de obter intimidade em um casamento com conflitos ou de evitar ter que lidar com outros problemas.

Atitudes com mulheres grávidas. De modo geral, atitudes em relação a uma mulher grávida refletem uma diversidade de fatores: inteligência, temperamento, práticas culturais e mitos da sociedade e da subcultura na qual a pessoa nasceu. As reações de homens casados à gravidez costumam ser positivas. Para alguns homens, no entanto, as reações variam desde a sensação de orgulho deslocada de que eles são capazes de engravidar a mulher até o temor de aumento de responsabilidades e consequente término do relacionamento. O risco de sofrer abuso pelo marido ou namorado aumenta durante a gravidez, especialmente durante o primeiro trimestre. Um estudo revelou que 6% das mulheres grávidas sofrem abuso. O abuso doméstico é um acréscimo significativo ao custo dos cuidados com saúde durante a gravidez, e mulheres que sofrem abuso têm maior probabilidade de ter história de aborto natural ou espontâneo e morte neonatal do que aquelas que não o sofrem. Os motivos para abuso variam. Alguns homens temem ser negligenciados e não ter necessidades excessivas de dependência satisfeitas; outros podem ver o feto como um rival. Na maioria dos casos, no entanto, encontra-se história de abuso antes da gravidez.

Parceiros do mesmo sexo, casamento e gravidez

Existem casais de lésbicas que decidem que uma delas deve ficar grávida por meio de inseminação artificial. As atitudes da sociedade podem colocar pressão nessa combinação, mas, se as duas tiverem um relacionamento de confiança, a tendência é o fortalecimento dos laços afetivos ao se tornarem uma unidade familiar. Homens em relacionamentos homossexuais sérios estão gerando filhos por meio de inseminação artificial com mães substitutas. Estudos recentes indicam que não existem diferenças mensuráveis entre crianças criadas por casais do mesmo sexo e crianças criadas por pais heterossexuais no que diz respeito ao desenvolvimento de personalidade, desenvolvimento psicológico e identidade de gênero. Essas crianças também não são mais propensas a ser homossexuais.

Há mulheres solteiras, que nunca se casaram, que não desejam um relacionamento, mas que querem ficar grávidas e podem fazê-lo por meio de inseminação artificial ou natural. Elas constituem um grupo que acredita que a maternidade é a realização da identidade feminina, sem a qual suas vidas seriam incompletas. A maioria dessas mulheres considerou as consequências da condição de mãe solteira e se crê capacitada para lidar com os desafios inerentes a essa escolha.

Comportamento sexual

Os efeitos da gravidez sobre o comportamento sexual variam. Algumas mulheres vivenciam aumento do desejo sexual quando a vasocongestão pélvica produz um estado mais sensível sexualmente. Outras são mais receptivas do que antes da gestação porque não temem mais ficar grávidas. Algumas sentem redução do desejo ou perdem totalmente o interesse na atividade sexual. A libido pode diminuir devido a níveis mais elevados de estrógeno ou a sentimentos de não ser atraente. Evitar sexo também pode ser o resultado de desconforto físico ou de uma associação de maternidade com assexualidade. Homens com impotência psíquica veem a mulher grávida como objeto sagrado que não deve ser maculado pelo ato sexual. Tanto o homem quanto a mulher podem considerar de modo errôneo que o coito seja potencialmente danoso ao feto em desenvolvimento e, portanto, algo a ser evitado. Homens que se envolvem em casos extraconjugais durante a gravidez de suas mulheres em geral o fazem durante o último trimestre.

Coito. A maioria dos obstetras não proíbe o coito durante a gravidez. Alguns sugerem que se deixe de praticar a cópula de 4 a 5 semanas antes do parto. Na ocorrência de sangramento no início da gravidez, um obstetra pode proibir o coito temporariamente como medida terapêutica. Sangramento nos primeiros 20 dias de gestação ocorre em 20 a 25% das mulheres, e aproximadamente metade desse grupo sofre aborto espontâneo. Há relatos de óbito materno resultante da entrada de ar pela vagina durante a prática de cunilíngua; os óbitos supostamente resultam de êmbolos de ar na circulação placentária materna.

Parto

O medo de sentir dor e de se machucar durante o parto é universal e, até certo ponto, justificado. A preparação para o parto permite uma sensação de familiaridade e pode mitigar ansiedades, o que facilita a parturição. Apoio emocional contínuo durante o trabalho de parto reduz o índice de cesarianas e do uso de fórceps, a necessidade de anestesia, o uso de oxitocina e sua duração. Um parto tecnicamente difícil ou mesmo doloroso, no entanto, não parece influenciar a decisão de ter mais filhos.

A reação dos homens à gravidez e ao parto não foi muito estudada, mas a tendência recente de inclusão do pai no processo de nascimento tranquiliza suas ansiedades e promove uma sensação maior de participação. Pais não criam os filhos da mesma forma que mães, e novas mães às vezes precisam ser encorajadas a respeitar essas diferenças e ter uma visão positiva sobre elas.

Método Lamaze. Também conhecido como parto natural, o método Lamaze foi criado pelo obstetra francês Fernand Lamaze. Nesse método, a mulher fica totalmente consciente durante o trabalho de parto e o nascimento, sem uso de analgésicos ou anestesias. A mãe gestante e o pai assistem a aulas especiais, durante as quais aprendem exercícios de relaxamento e respiração elaborados para facilitar o processo do nascimento. Mulheres com esse treinamento costumam relatar dor mínima antes e durante o parto. Participar do processo de nascimento pode ajudar um pai receoso ou ambivalente a estabelecer um laço afetivo com seu filho recém-nascido.

Triagem pré-natal

A triagem pré-natal para malformações fetais potenciais ou reais é conduzida na maioria das mulheres grávidas. Ultrassonografias são não invasivas e podem detectar anormalidades fetais estruturais. A α-proteína (AFP) materna é medida entre 15 e 20 semanas, para a identificação de defeitos do tubo neural e síndrome de Down. A sensibilidade do teste para síndrome de Down aumenta quando é realizada uma triagem tripla (AFP, hCG e estriol). A amniocentese é indicada para mulheres acima dos 35 anos, com irmão ou genitor com uma anomalia cromossômica conhecida e com AFP anormal ou qualquer outro risco grave de transtorno genético. A amniocentese normalmente é realizada entre 16 e 18 semanas e tem risco de aborto espontâneo de 1 em cada 300 mulheres após o procedimento. No primeiro trimestre, pode ser realizada amostra da vilosidade coriônica (CVS), a qual revela as mesmas informações referentes à condição cromossômica, níveis de enzimas e padrões de DNA (ácido desoxirribonucleico). Com a CVS, há um risco de 1 em cada 100 mulheres sofrer aborto espontâneo após o procedimento.

Nos Estados Unidos, uma triagem no primeiro trimestre permite que a mulher opte pela interrupção da gravidez, que pode ser física e emocionalmente mais fácil para ela. Questões éticas profundas estão envolvidas quanto a abortar ou não um feto com um defeito conhecido. Algumas mulheres preferem não interromper a gestação e relatam um laço afetivo forte que dura a vida inteira da criança, que em geral morre antes dos pais.

Lactação

A lactação ocorre devido a uma complexa cascata psiconeuroendócrina desencadeada pelo declínio abrupto das concentrações de estrógeno e progesterona durante o parto. De modo geral, bebês devem ser alimentados conforme o necessário, em vez de seguir horários. A amamentação tem vários benefícios: a composição do leite materno fomenta o desenvolvimento neuronal oportuno, confere imunidade passiva e reduz as alergias alimentares na criança. Em culturas em nível de subsistência, nas quais se permite que a criança mame o quanto quiser (uma prática defendida por La Leche League, um grupo defensor da amamentação), a maioria dos desmames ocorre entre os 3 e 5 anos de idade por iniciativa da criança, caso não seja encorajada pela mãe a fazê-lo antes. Mulheres que decidem amamentar precisam de boa orientação e apoio social, cuja ausência pode levar a frustração e a sentimentos de inadequação. Mulheres não devem se sentir pressionadas ou coagidas a amamentar se se opuserem à prática ou se forem ambivalentes. Em longo prazo, não existe diferença perceptível na idade adulta entre crianças que foram amamentadas no peito ou por mamadeiras.

Uma descoberta incidental sobre a lactação é que algumas mulheres experimentam sensações sexuais durante o ato, que, em casos raros, pode levar ao orgasmo. No início da década de 1990, uma mulher que chamou uma linha direta de ajuda para falar desses sentimentos foi encarcerada e separada do bebê devido a alegações de abuso sexual. No final, o senso comum prevaleceu e mãe e filho foram reunidos.

Morte perinatal

A morte perinatal, definida como óbito ocorrido no período entre a 20ª semana de gestação e o primeiro mês de vida, inclui aborto espontâneo (interrupção involuntária da gravidez), morte fetal, natimorto e morte neonatal. Em anos anteriores, a forte ligação entre a mãe grávida ou nova mãe e o feto ou neonato era subestimada, mas a perda perinatal atualmente é reconhecida como um trauma significativo para ambos os pais. Pais que sofrem essa perda passam por um período de luto muito semelhante ao vivenciado com a perda de qualquer outro ente querido.

A morte fetal intrauterina, que pode ocorrer a qualquer momento durante a gestação, é uma experiência emocionalmente traumática. Nos primeiros meses de gravidez, a mulher normalmente não está consciente da morte fetal e a descobre apenas por meio de seu médico. Mais tarde, depois que os movimentos fetais e sons cardíacos foram vivenciados, a mulher pode ser capaz de detectar a morte fetal. Quando esse diagnóstico é recebido, a maioria das mulheres quer que o feto morto seja removido; dependendo do trimestre, pode-se induzir o trabalho de parto, ou a mulher pode ter que esperar pela expulsão espontânea dos conteúdos do útero. Muitos casais consideram relações sexuais durante o período de espera não apenas indesejáveis como também psicologicamente inaceitáveis.

Um sentimento de perda também acompanha o nascimento de uma criança natimorta e o aborto induzido de um feto anormal detectado por diagnóstico pré-natal. Conforme mencionado, o apego a uma criança ainda não nascida tem início antes do nascimento, e o pesar e o luto ocorrem após a perda a qualquer momento. O luto vivenciado após uma perda no terceiro semestre, contudo, geralmente é maior do que o vivenciado após uma perda do primeiro trimestre. Alguns pais não desejam ver a criança natimorta, e esse desejo deve ser respeitado. Outros desejam segurar o natimorto, o que pode ajudar no processo de luto. Uma gravidez subsequente pode reduzir sentimentos manifestos de pesar, mas não elimina a necessidade de luto. Chamados de filhos substitutos, crianças nascidas após esse evento correm risco de superproteção e problemas emocionais.

CONCEPÇÃO

Infertilidade

Infertilidade é a incapacidade de um casal em conceber após um ano de coito sem o uso de métodos contraceptivos. Nos Estados Unidos, aproximadamente 15% das pessoas casadas não conseguem ter filhos. No passado, culpava-se a mulher por não gerar filhos, e, com frequência, sentimentos de culpa, depressão e inadequação acompanhavam a percepção de ser estéril. Atualmente, sabe-se que as causas de infertilidade são atribuídas a homens em 40% dos casos, transtornos em mulheres, em 40%, e transtornos em ambos, em 20%. Histórias separadas obtidas para cada parceiro (Tab. 27-1) e testes de infertilidade (Tab. 27-2) normalmente revelam a causa específica; contudo, 10 a 20% dos casais não têm uma causa identificável.

A incapacidade de ter filhos pode gerar estresse psicológico grave em um ou em ambos os parceiros no casamento. Culpar a si mesmo aumenta a probabilidade de problemas psicológicos. A mulher – mas não o homem – corre maior risco de sofrimento psicológico se for mais velha e não tiver filhos biológicos. Caso um ou ambos os parceiros não queiram tirar proveito de técnicas reprodutivas assistidas, o casamento pode ficar instável. Uma avaliação psiquiátrica do casal pode ser recomendável. Falta de harmonia conjugal ou conflitos emocionais sobre intimidade, relações sexuais ou papéis de pai e mãe podem afetar diretamente a função endócrina e processos fisiológicos como ereção, ejaculação e ovulação. No entanto, não existem evidências de relações causais simples entre estresse e infertilidade.

Quando conflitos pré-existentes fazem surgir problemas de identidade, autoestima e culpa, a perturbação pode ser grave e se manifestar por meio de regressão, extrema dependência de um médico, companheiro ou genitor, raiva difusa, comportamento impulsivo ou depressão. O problema se torna mais complicado quando terapia hormonal é utilizada para tratar infertilidade, porque ela pode temporariamente aumentar a depressão em alguns pacientes. O humor e a cognição podem ser alterados por agentes farmacológicos usados para tratar transtornos de ovulação ou para superestimular os ovários.

Pessoas que têm dificuldade de concepção podem experimentar choque, incredulidade e um sentimento geral de desamparo e podem desenvolver uma obsessão compreensível com o problema. O envolvimento com os exames de infertilidade e a aquisição de informações sobre o tema podem ser uma defesa construtiva contra sentimentos de inadequação e os aspectos humilhantes e, por vezes, dolorosos do exame em si. Preocupações quanto a ser atraente e sexualmente desejável também são comuns. Os parceiros podem se sentir feios ou impotentes, e relatam-se episódios de disfunção sexual e perda de desejo. Esses problemas são agravados quando o casal define horários para relações sexuais de acordo com tabelas de temperatura e de ciclos de ovulação. Tratamentos para infertilidade (Tab. 27-3) são caros e tomam muito tempo e energia. Tanto homens quanto

TABELA 27-1
Consulta focada para exames de infertilidade

História médica	Parceira	Parceiro
História médica e revisão de sistemas	Problemas médicos e medicamentos atuais, alergias, hirsutismo, disfunção da tireoide, ganho de peso, diabetes melito	Problemas médicos e medicamentos atuais, alergias, função erétil, exposição a temperaturas elevadas
História cirúrgica	Cirurgia de tubas uterinas, gravidez ectópica, apendicectomia, cirurgia pélvica	Correção de hérnia, cirurgia testicular ou de varicocele
História sexual	Frequência das relações sexuais, relação temporal entre ato sexual e teste de ovulação, dispareunia	História de uso de contraceptivo, uso excessivo de lubrificantes
História de infertilidade	Fertilidade anterior, história de tratamentos de infertilidade, duração de infertilidade	Fertilidade ou infertilidade anterior
História social	Uso de tabaco, cafeína, tetra-hidrocanabinol (THC), drogas, exposição a quimioterapia ou radiação, estressores psicossociais	Uso de tabaco, cafeína, THC, drogas, exposição a quimioterapia ou radiação
História de desenvolvimento	Menarca, desenvolvimento dos seios, dismenorreia, história de doenças sexualmente transmissíveis, uso de contracepção anterior, exposição a dietilestilbestrol (DES), história de teste de Papanicolau anormal e tratamento subsequente	Grau de virilidade, infecções testiculares, traumatismo genital, criptorquidismo, desenvolvimento na puberdade, história de doenças sexualmente transmissíveis

(Adaptada de Frey KA, Patel KS. Initial evaluation and management of infertility. *Mayo Clin Proc*. 2004;79(11):1439–1443, com permissão.)

mulheres podem ficar oprimidos pela complexidade, pelos custos, por seu caráter invasivo e pela incerteza associada à intervenção médica.

Solteiros cientes de sua própria infertilidade podem se esquivar de relacionamentos com medo de ser rejeitados assim que seu "defeito" for revelado. Pessoas inférteis podem ter dificuldade em seus relacionamentos adultos com os próprios pais. A identificação e a igualdade que se originam do compartilhamento de paternidade/maternidade devem ser substituídas por reservas internas e outros aspectos generativos de suas vidas.

A intervenção profissional pode ser necessária para ajudar casais inférteis a expressar seus sentimentos e a passar pelo processo de luto pela perda de suas funções biológicas e pelos filhos que não podem ter. Casais que continuam inférteis devem lidar com uma perda real. Casais que decidem não ir atrás da paternidade podem desenvolver um sentimento renovado de amor, dedicação e identidade como um par. Outros podem precisar de ajuda para explorar as opções de inseminação pelo marido ou por doador, implante laboratorial e adoção.

TABELA 27-2
Testes para exames de infertilidade

Possível causa	Teste	Comentários
Anovulação	Gráfico de temperatura basal	Paciente precisa fazer todas as manhãs
	Biópsia do endométrio	Procedimento ambulatorial no fim da fase lútea
	Progesterona sérica	Um ou vários hemogramas
	Kit urinário de detecção de ovulação	Uso em casa em meados do ciclo para planejar o momento do ato sexual
	Ultrassom	Visualiza os folículos ovarianos e sua ruptura
Transtorno anatômico	Histerossalpingografia	Raio X durante a fase proliferativa, na qual uma tintura radiopaca é introduzida no útero pelo colo do útero para definir os contornos intrauterinos e a desobstrução das tubas
	Histerossonografia	Exame de ultrassom transvaginal com instilação de solução salina na cavidade uterina para definir contornos
	Laparoscopia diagnóstica	Visualização das superfícies externas de estruturas internas
	Histeroscopia	Visualiza a cavidade endometrial diretamente
Espermatogênese anormal	Análise do sêmen	Valor normal > 20 milhões/mL, volume de 2 mL, 60% motilidade
	Teste pós-coito	Durante meados do ciclo para observar interação entre esperma e muco cervical
Transtorno imunológico	Anticorpos antiespermatozoides	Teste do sêmen masculino
Azoospermia	Biópsia dos testículos	Determina a qualificação para injeções de esperma intracitoplásmicas
	Análise de frutose no sêmen	Determina se os ductos deferentes estão desobstruídos

(Adaptada de Beckmann CRB, Ling FW, Barzansky BM, Bates G, Herbert W: *Obstetrics and Gynecology for Medical Students*. Baltimore: Williams Wilkins; 1992.)

TABELA 27-3
Técnicas de reprodução assistida

Método	Comentários
Indução ou intensificação da ovulação (diversos agentes, especialmente gonadotrofinas recombinantes ou altamente purificadas)	Estimula o desenvolvimento multifolicular e a ovulação; pode produzir nascimentos múltiplos; usado no caso de anovulação, deficiência da fase lútea, infertilidade não explicada e reprodução assistida
Indução de espermatogênese	Usada em homens com hipogonadismo hipotalâmico idiopático de natureza funcional ou orgânica
Inseminação artificial	Esperma de doador é injetado na cavidade uterina ou nas tubas uterinas; o esperma do parceiro pode ser usado se for saudável
Transferência intrafalopiana de gameta	Transferência de oócitos coletados e esperma nas tubas uterinas; pode-se transferir também um zigoto; usada no caso de infertilidade decorrente de endometriose e infertilidade não explicada
Fertilização *in vitro* e transferência de embrião	Transferência de embriões em desenvolvimento para o útero após incubação extracorporal de esperma coletado com oócitos obtidos por meio de cirurgia laparoscópica ou por aspiração transvaginal guiada por ultrassom; usada no caso de oclusão das tubas uterinas ou disfunção espermática significativa; permite diagnóstico genético pré-implante
Injeção de esperma intracitoplásmica	Injeção *in vitro* de cabeça do espermatozoide ou DNA (ácido desoxirribonucleico) de espermatozoide para causar fertilização e produção de embriões para transferência a endométrio receptivo; pode ser usada mesmo se os espermatozoides forem quase inviáveis; causas genéticas de infertilidade masculina podem ser transmitidas para a prole
Doadores de gameta	Doação de esperma ou oócitos para outro casal; pode incluir apenas oócitos, apenas citoplasma do oócito para restaurar competência reprodutiva a um oócito envelhecido, apenas esperma de doador ou uma combinação; a transferência citoplásmica é considerada antiética e é ilegal em alguns Estados norte-americanos
Mãe substituta	Uma mãe substituta recebe embrião doado e gesta o bebê até seu nascimento; trata-se de uma técnica controversa com ramificações legais indefinidas

(Dados obtidos parcialmente de Susman V. *Pregnancy in Behavioral Sciences for Medical Students*. Baltimore: Williams & Wilkins; 1993. Tabela elaborada por S. L. Berga, M.D., B. L. Parry, M.D., e E. L. Moses-Kolko, M.D.)

PLANEJAMENTO FAMILIAR E CONTRACEPÇÃO

Planejamento familiar é o processo de escolher quando ter filhos e optar pela alternativa de tê-los. Uma forma de planejamento familiar é a contracepção, a prevenção de fecundação ou de fertilização do óvulo. A escolha de um método contraceptivo (Tab. 27-4) é uma decisão complexa que envolve a mulher e seu parceiro. Fatores que influenciam a decisão incluem a idade da mulher e sua condição médica, seu acesso a cuidados médicos, as crenças religiosas do casal e a necessidade de espontaneidade sexual. A mulher e seu parceiro podem avaliar os riscos e os benefícios das diversas formas de contracepção e tomar sua decisão com base no estilo de vida atual e outros fatores. O sucesso da tecnologia contraceptiva possibilitou que casais dedicados à carreira profissional retardem o momento de nascimento dos filhos para a faixa dos 30 e 40 anos. Essa demora, no entanto, pode aumentar os problemas de infertilidade. Consequentemente, muitas mulheres com carreira estabelecida sentem que seu relógio biológico está com as horas contadas e planejam ter filhos durante o início da faixa dos 30 anos para evitar o risco de não conseguir tê-los mais tarde.

Esterilização

Esterilização é um procedimento que impede um homem ou uma mulher de produzir descendentes. Na mulher, costuma ser salpingectomia, ligação das tubas uterinas, um procedimento de baixa morbidade e baixa mortalidade. O homem normalmente é esterilizado por meio de vasectomia, excisão de parte dos ductos deferentes, um procedimento muito mais simples do que a salpingectomia e de execução ambulatorial. A esterilização voluntária, especialmente vasectomia, se tornou a forma mais popular de controle da natalidade em casais com mais de 10 anos de casamento.

Uma pequena proporção de pacientes que opta por esterilização pode sofrer de síndrome neurótica pós-esterilização, a qual pode se manifestar por meio de hipocondria, dor, perda de libido, ausência de resposta sexual, depressão e preocupações quanto à masculinidade ou feminilidade. Um estudo com mulheres que se arrependeram de ter se submetido à esterilização relatou que elas optaram pelo procedimento quando estavam em um mau relacionamento, frequentemente com parceiros abusivos. O arrependimento é mais prevalente quando a mulher forma um novo relacionamento e deseja ter um filho com o novo parceiro. Consulta psiquiátrica pode ser necessária para separar pessoas que buscam esterilização por motivos irracionais ou psicóticos daquelas que tomaram a decisão após muita consideração.

Os procedimentos operacionais para a esterilização, ou seja, vasectomia e ligação das tubas uterinas, adquiriram menos importância do que no passado devido ao advento de contraceptivos e à relativa facilidade de se fazer um aborto. Ainda assim, procedimentos de esterilização ainda são escolhidos por homens e mulheres que, por diversas razões, querem abrir mão permanentemente de sua capacidade de ter filhos.

Aborto

Aborto induzido é a interrupção planejada da gravidez. Realiza-se aproximadamente 1,3 milhão de abortos nos Estados Unidos todos os anos – 246 abortos para cada mil nascidos vivos. Os diversos tipos de aborto são listados na Tabela 27-5. Ao longo da última década, a quantidade de abortos declinou em aproximadamente 15%. Especialistas em planejamento familiar acreditam

TABELA 27-4
Métodos contraceptivos atuais

Tipo	Eficácia[a]	Vantagens	Desvantagens	Complicações possíveis[b]
Agentes espermicidas	Moderada	Facilidade de uso e disponibilidade	Sujo e desordenado; perda de espontaneidade; requer planejamento antecipado	Reações alérgicas
Diafragma, capuz cervical	Moderada	Baixo custo; não interfere no ciclo menstrual	Requer familiaridade de uso; requer receita médica e colocação; pode interferir em espontaneidade; requer planejamento antecipado	Infecções recorrentes do trato urinário com diafragma; reações alérgicas a látex ou espermicida
Preservativo masculino	Moderada	Facilidade de uso e disponibilidade; protege contra infecções sexualmente transmissíveis	Pode interferir em espontaneidade; requer planejamento antecipado	Reações alérgicas a látex ou espermicida
Preservativo feminino	Moderada	Inconveniência de uso; protege contra infecções sexualmente transmissíveis	Pode interferir em espontaneidade; requer planejamento antecipado	Reações alérgicas a látex ou espermicida
Hormonal (suprime a ovulação e/ou impede o desenvolvimento endometrial)				
Contraceptivos orais, adesivos contraceptivos e anéis intravaginais	Alta	Protege contra câncer uterino e ovariano e algumas infecções sexualmente transmissíveis	Efeitos colaterais farmacológicos; exige uso diário ou semanal, independentemente da frequência de relações sexuais; devem ser receitados e monitorados por profissional da área da saúde	Depressão; sensibilidade nos seios; náusea; cefaleia; podem ser contraindicados com algumas condições médicas; podem ser tomados continuamente para obter maior supressão ovariana e amenorreia e para tratar condições médicas
Esteroides pós-coito	Alta	Podem ser usados após a relação sexual; baixo custo	Devem ser iniciados no prazo de 72 horas; requerem supervisão médica	Efeitos colaterais, especialmente náusea e cefaleia; não estão disponíveis universalmente
Implantes anticoncepcionais (tubos)	Alta	Dispositivo para implante que proporciona contracepção durante um período de até 1 ano; uma vez posicionado, não requer planejamento antecipado	Sangramento irregular e escapes devido aos efeitos endometriais e à supressão da função ovariana; deve ser colocado e removido cirurgicamente	Perda de massa óssea, depressão; outras sequelas médicas de alterações hormonais associadas não foram determinadas
Esteroides injetáveis	Alta	Progestina injetável ou combinação de estrógeno e progestina que impede a ovulação e suprime a atividade ovariana; ministrados via intramuscular em um intervalo que depende do produto	Retomada lenta da atividade ovariana após a última dose; não removível	Perda de massa óssea e depressão maior com injeções apenas de progestina devido à indução de maior hipoestrogenismo; outras consequências de hipoestrogenismo não foram determinadas
Antiprogestinas (RU-486)	Alta	Facilidade de uso; não interrompem o ciclo menstrual quando administradas na fase lútea; podem ser usadas pós-coito	Atualmente não estão disponíveis nos Estados Unidos; ciclos menstruais precisam ser previsíveis	Prejudica a implantação em vez de impedir a concepção
Esterilização				
Esterilização masculina (vasectomia)	Alta	Muito raro falhar; procedimento ambulatorial de 20 minutos	Morbidade em 1 a 2% dos pacientes inclui infecções e coágulos	Pode ser revertida em 80% dos casos; reação neurótica de impotência é rara; adotada por 10,4% dos homens
Esterilização feminina	Alta	Proteção de quase 100%; sem prejuízo para a função e o prazer sexuais	Procedimento mais complexo do que a vasectomia; reversão é complicada e difícil	Morbidade cirúrgica; adotada por 13,6% das mulheres
Outros				
Dispositivo intrauterino	Alta	Uma vez posicionado, não requer planejamento antecipado; prejudica a receptividade endometrial	Pode causar endometrite não bacteriana ou menstruação intensa; exige inserção profissional	Probabilidade de infecção pélvica pode aumentar e resultar em danos das tubas com infertilidade, perfuração uterina ou expulsão espontânea
Método Ogino-Knauss	Baixa	Sem custos	Imposição de tempo oportuno para o coito	Nenhuma
Planejamento familiar natural	Moderada	Facilmente disponível	Monitoramento atento do muco cervical e da temperatura corporal; imposição de tempo oportuno para o coito	Nenhuma
Coito interrompido	Baixa	Facilmente disponível	Dificuldade de execução	Nenhuma

[a]Estimativas de eficácia estão associadas ao uso, e não à teoria. Alta, chance inferior a 5% de falha na contracepção durante o primeiro ano de uso; moderada, chance inferior a 20%; baixa, chance superior a 20%.
[b]Outras complicações além de falha (gravidez).
(Tabela elaborada por S. L. Berga, M.D., B. L. Parry, M.D., e E. L. Moses-Kolko, M.D.)

**TABELA 27-5
Tipos de aborto**

Espontâneo	Expulsão espontânea dos produtos da concepção antes de viabilidade (500 g ou aproximadamente 24 semanas desde a última menstruação)
Recorrente	Três ou mais abortos espontâneos
Perdido	Desenvolvimento anormal de uma gravidez intrauterina; normalmente causado pela presença de ovo cego (gestação anembrionária) e ausência de desenvolvimento fetal
Ameaçado	Sangramento ou paralisia uterina e teste de gravidez positivo; deve ser distinguido de uma gravidez ectópica (geralmente tubária)
Incompleto	Passagem espontânea de parte dos produtos da concepção e retenção de fragmentos placentários que resultam em sangramento contínuo
Eletivo	Induzido por técnicas médicas ou cirúrgicas antes da viabilidade fetal; as técnicas incluem dilatação, evacuação e curetagem; curetagem por sucção; injeção no saco amniótico de solução salina ou de prostaglandinas; histerotomia; prostaglandinas com antiprogestinas (RU-486) ou metotrexato; indicações médicas incluem a detecção de anormalidades fetais por meio de ultrassom ou amniocentese

(Tabela elaborada por S. L. Berga, M.D., B. L. Parry, M.D., e E. L. Moses-Kolko, M.D.)

que maior disseminação de educação sexual e maior disponibilidade de métodos de contracepção fazem a quantidade de abortos se manter baixa. Em países ocidentais, a maioria das mulheres que faz aborto é jovem, solteira e primípara; em países emergentes, o aborto é mais comum entre mulheres casadas, com dois filhos ou mais.

**TABELA 27-7
Comparação entre interrupções médicas e cirúrgicas da gravidez**

Interrupção	Médica	Cirúrgica
Período	Até 9 semanas de gestação	Logo que a gravidez intrauterina for confirmada, a partir de 5 semanas
Anestesia	Não	Necessária
Efeitos colaterais	Dor, espera-se sangramento	Normalmente efeitos colaterais mínimos
Eficácia	92-98% de eficácia	98-99% de eficácia
Privacidade	Interrupção provavelmente ocorre em casa	Procedimento em local cirúrgico ou em consultório

(Adaptada de Brigham and Women's Hospital. *Contraception and Family Planning: A Guide to Counseling and Management*. Boston, MA: Brigham and Women's Hospital; 2005:15.)

De todos os abortos, 60% são realizados antes de oito semanas de gestação, 88% antes de 13 semanas, e 4,1% entre 16 e 20 semanas, sendo que 1,4% ocorre após 21 semanas. A Tabela 27-6 resume as técnicas de aborto mais comuns, e a Tabela 27-7 compara técnicas médicas e cirúrgicas de aborto.

O aborto se tornou uma questão política e filosófica nos Estados Unidos. O país se divide claramente entre grupos pró-vida e pró-escolha. Nos últimos anos, demonstrações populares antiaborto fizeram piquetes em frente a clínicas de aborto e provocaram confrontos inflamados com pacientes. A atmosfera de condenação moral e intimidação pode dificultar a decisão de interromper a gravidez.

Reações psicológicas ao aborto. Estudos recentes demonstram que a maioria das mulheres que faz aborto devido a uma gravidez indesejada (i.e., aborto induzido) estava satisfeita com sua

**TABELA 27-6
Técnicas abortivas**

Tipo	Benefícios	Riscos
Dilatação e evacuação cervical dos conteúdos uterinos por meio de curetagem ou aspiração a vácuo	Procedimento mais comum para interrupção da gravidez; pode ser realizado antes de 24 semanas de gestação	Perfuração uterina, aderências, hemorragia, infecção, remoção incompleta do feto e da placenta (todas as ocorrências são raras)
Aspiração menstrual (miniaborto)	Pode ser realizada até 1 a 3 semanas após a menstruação perdida	Zigoto implantado não é removido, perfuração uterina (rara), não identificar gravidez ectópica
Indução médica (dilatação cervical com laminária seguida por prostaglandina intravaginal ou oxitocina intravenosa)	Pode ser usada para aborto no segundo trimestre	Intoxicação por água, ruptura uterina, infecção
Soluções hiperosmóticas intra-amnióticas (aborto salino)	Pode ser usado para abortos no segundo trimestre	Crise hiperosmolar, insuficiência cardíaca, peritonite, hemorragia, intoxicação por água, necrose miometrial
Prostaglandina (via oral, intravaginal, cervical ou intra-amniótica)	Procedimento não invasivo; pode ser usado em conjunto com antiprogestinas (RU-486) ou metotrexato	Expulsão do feto vivo, falha em gravidez ectópica, hemorragia, aborto incompleto
Antiprogestinas (RU-486) com ou sem o uso concomitante de prostaglandina	Não cirúrgico; apenas no primeiro trimestre	Aborto incompleto, hemorragia
Metotrexato com ou sem uso de prostaglandina	Não cirúrgico; apenas no primeiro trimestre	Leucopenia, hemorragia, resultados incompletos

(Tabela elaborada por S. L. Berga, M.D., B. L. Parry, M.D., e E. L. Moses-Kolko, M.D.)

decisão e tem poucas ou nenhuma sequela psicológica negativa. No entanto, mulheres que sofreram aborto espontâneo relataram um índice elevado de reações disfóricas. A diferença pode ser explicada, em parte, pelo fato de que a maioria das mulheres que induziu aborto o fez porque não desejava a criança. Presume-se que mulheres que sofrem aborto espontâneo desejem seus bebês. Contudo, em longo prazo, cerca de 10% das mulheres que induziram aborto se arrependem de ter realizado o procedimento.

Abortos de segundo trimestre são psicologicamente mais traumáticos do que os de primeiro trimestre. O motivo mais comum para abortos tardios é a descoberta (por meio de amniocentese ou ultrassom) de um cariótipo anormal ou anomalia fetal. Portanto, abortos tardios em geral envolvem a perda de uma criança desejada com quem a mãe já havia estabelecido um laço afetivo.

Antes da legalização do aborto nos Estados Unidos, em 1973, muitas mulheres buscavam procedimentos ilegais, com frequência realizados sem esterilização e por pessoas sem treinamento. Morbidade e mortalidade consideráveis foram associadas a essas práticas, e mulheres a quem era negado o aborto às vezes optavam por suicídio em vez de pela continuação de uma gravidez indesejada. De modo geral, no entanto, o risco de suicídio é baixo em mulheres grávidas, mesmo entre as que não desejam um filho, mas que levam a gestação a termo. Quando uma mulher é forçada a carregar um feto até o nascimento, apesar do baixo risco de suicídio, aumenta o risco de infanticídio, abandono e negligência do recém-nascido indesejado.

O aborto também pode ser uma experiência significativa para homens. Se um homem tem um relacionamento íntimo com a mulher, ele pode desejar desempenhar um papel ativo no procedimento, acompanhando-a ao hospital ou à clínica de aborto e proporcionando apoio emocional. Pais podem vivenciar luto considerável pela interrupção de uma gravidez desejada.

Senescência reprodutiva

Homens e mulheres experimentam um declínio da capacidade de reprodução relacionado à idade, mas apenas as mulheres passam por interrupção total da função gonadal. A perda da capacidade de reprodução pode apresentar um desafio psicológico para as pessoas que não se conformam com a perda de fertilidade. Contudo, mesmo com a falência gonadal, a disponibilidade de oócitos e esperma de doadores significa que a gravidez pode ser iniciada em uma mulher na menopausa, com um útero intacto, que deseje buscar essa opção. Estudos mostraram que homens mais velhos podem desenvolver uma mutação genética nos espermatozoides, a qual aumenta a incidência de prole autista ou esquizofrênica.

Menopausa

A menopausa, o fim da ovulação, geralmente ocorre entre os 47 e 53 anos de idade. O hipoestrogenismo que se segue pode levar a ondas de calor, perturbações do sono, atrofia e secura vaginais e perturbações cognitivas e afetivas. Mulheres correm grande risco de osteoporose, demência e doença cardiovascular. A depressão na menopausa foi atribuída à "síndrome do ninho vazio". Muitas mulheres, no entanto, relatam aumento na sensação de bem-estar e desfrutam de oportunidades para alcançar objetivos que foram adiados devido à criação dos filhos.

ASPECTOS PSIQUIÁTRICOS DA GRAVIDEZ

Depressão pós-parto

Muitas mulheres experimentam sintomas afetivos durante o período pós-parto, de 4 a 6 semanas após a parturição. A maioria dessas mulheres relata sintomas compatíveis com *baby blues*, uma perturbação transitória do humor caracterizada por labilidade de humor, tristeza, disforia, confusão subjetiva e choro. Esses sentimentos, que podem durar vários dias, foram atribuídos a rápidas mudanças nos níveis hormonais, ao estresse de dar à luz e à consciência do aumento de responsabilidade inerente à maternidade. Nenhum tratamento profissional é necessário além de orientação e apoio para a nova mãe. Caso os sintomas persistam durante um período superior a duas semanas, indica-se avaliação para depressão pós-parto.

A depressão pós-parto (codificada como um subtipo de transtorno depressivo maior na 5ª edição do *Manual diagnóstico e estatístico de transtornos mentais* [DSM-5]) se caracteriza por humor deprimido, ansiedade excessiva, insônia e mudança no peso. O início costuma ocorrer durante as 12 semanas após o parto. Nenhuma evidência conclusiva indica que *baby blues* leve a um episódio subsequente de depressão. Vários estudos indicam, no entanto, que um episódio de depressão pós-parto aumenta o risco de ocorrências de depressão maior durante a vida. O tratamento de depressão pós-parto não é estudado de maneira aprofundada devido ao risco de transmitir antidepressivos a recém-nascidos durante a lactação. A Tabela 27-8 diferencia *baby blues* de depressão pós-parto.

Uma síndrome descrita nos pais é caracterizada por alterações no humor durante a gravidez da esposa ou após o nascimento do bebê. Esses pais são afetados por vários fatores: acréscimo de responsabilidade, redução do uso de sexo como válvula de escape, menos atenção da esposa e a crença de que a criança é um vínculo forçado em um casamento insatisfatório.

Psicose pós-parto

A psicose pós-parto (por vezes chamada *psicose puerperal*) é um exemplo de transtorno psicótico que ocorre em mulheres que deram à luz recentemente. A síndrome costuma ser caracterizada por depressão e delírios da mãe e pensamentos de causar danos a si mesma ou ao bebê. Essa ideação de suicídio ou infanticídio deve ser monitorada com atenção; embora seja raro, algumas mães colocam essas ideias em prática. Grande parte dos dados disponíveis sugere uma relação íntima entre psicose pós-parto e transtornos do humor, em particular transtorno bipolar e transtorno depressivo maior. Ela é codificada como um subtipo de transtorno bipolar no DSM-5.

A incidência de psicose pós-parto é de cerca de 1 a 2 a cada mil partos. Cerca de 50 a 60% das mulheres afetadas recém tiveram seu primeiro filho, e 50% dos casos envolvem partos associados a complicações perinatais não psiquiátricas. Cerca de 50% das mulheres afetadas apresentam história familiar de transtornos do humor. Os dados com maior respaldo indicam que um episódio de psicose pós-parto é essencialmente um episódio de um transtorno do humor, em geral de transtorno bipolar, mas, possivelmente, de um transtorno depressivo. Parentes de mulheres com psicose pós-parto apresentam incidência de transtornos do humor semelhante à incidência em parentes de pessoas com transtornos do humor. Até dois terços das pacientes apresentam um segundo episódio de transtorno afetivo subjacente durante o ano após o nascimento do bebê. O processo de nascimento talvez possa ser encarado como um estresse não específico que causa o desenvolvimento de um episódio de um transtorno maior do humor, talvez por meio de um mecanismo hormonal de grande amplitude.

Com frequência, os sintomas de psicose pós-parto podem iniciar no prazo de dias após o parto, embora o período médio até o início seja de 2 a 3 semanas. As pacientes costumam se queixar de fadiga, insônia e inquietação e podem ter episódios de choro e de labilidade emocional. Mais tarde, suspeita, confusão, incoerência,

TABELA 27-8
Comparação entre *baby blues* e depressão pós-parto

Característica	Baby blues	Depressão pós-parto
Incidência	30-75% das mulheres que dão à luz	10-15% das mulheres que dão à luz
Momento de início	3-5 dias após o parto	Durante o período de 3-6 meses após o parto
Duração	Dias a semanas	Meses a anos, caso não seja tratada
Estressores associados	Não	Sim, especialmente falta de apoio
Influência sociocultural	Não; presente em todas as culturas e níveis socioeconômicos	Forte associação
História de transtorno do humor	Sem associação	Forte associação
História familiar de transtorno do humor	Sem associação	Alguma associação
Choro	Sim	Sim
Labilidade do humor	Sim	Costuma estar presente, mas às vezes o humor é uniformemente deprimido
Anedonia	Não	Frequentemente
Perturbação do sono	Ocasionalmente	Quase sempre
Pensamentos suicidas	Não	Ocasionalmente
Pensamentos em machucar o bebê	Raramente	Frequentemente
Sentimentos de culpa, inadequação	Ausentes ou leves	Frequentemente presentes e excessivos

(De Miller LJ. How "baby blues" and postpartum depression differ. *Women's Psychiatric Health*. 1995:13, com permissão. Copyright 1995, The KSF Group.)

afirmações irracionais e preocupações obsessivas com a saúde do bebê e seu bem-estar podem estar presentes. Material delirante pode envolver a ideia de que o bebê está morto ou é defeituoso. A paciente pode negar o nascimento e expressar pensamentos de ser solteira, virgem, perseguida, influenciada ou perversa. Alucinações com conteúdo semelhante podem envolver vozes que dizem à paciente para matar o bebê ou a si mesma. Queixas quanto à incapacidade de se mover, ficar em pé ou caminhar também são comuns.

O início de sintomas psicóticos floridos costuma ser antecedido por sinais prodrômicos, como insônia, inquietação, agitação, labilidade do humor e déficits cognitivos leves. Assim que a psicose ocorre, a paciente pode constituir risco para si mesma ou para seu recém-nascido, dependendo do conteúdo de seu sistema delirante e de seu grau de agitação. Em um estudo, 5% das pacientes cometeram suicídio, e 4% cometeram infanticídio. Um resultado favorável está associado a uma boa adaptação pré-mórbida e a uma rede familiar de apoio. Novas gestações estão associadas a maior risco de um novo episódio, às vezes com probabilidade de até 50%.

Assim como qualquer outro transtorno psicótico, os clínicos devem considerar a possibilidade de um transtorno psicótico causado por uma condição médica geral ou induzido por substância. Possíveis condições médicas gerais incluem hipotireoidismo e síndrome de Cushing. O transtorno psicótico induzido por substância pode estar associado ao uso de analgésicos como pentazocina ou de fármacos anti-hipertensivos durante a gravidez. Outras causas médicas possíveis incluem infecções, toxemia e neoplasmas.

A psicose pós-parto é uma emergência psiquiátrica. Medicamentos antipsicóticos e lítio, frequentemente combinados com um antidepressivo, são os tratamentos recomendados. Nenhum agente farmacológico deve ser receitado para uma mulher durante a amamentação. Pacientes suicidas podem precisar de transferência para uma unidade psiquiátrica para ajudar a impedir uma tentativa de suicídio.

A mãe normalmente tira proveito do contato com seu bebê se assim o desejar, mas as visitas devem ser supervisionadas de modo atento, em especial se a mãe estiver obcecada em causar danos à criança. Indica-se psicoterapia após o período de psicose aguda, a qual costuma ser direcionada para auxiliar a paciente a aceitar e a se sentir confortável no papel de mãe.

Mudanças em fatores ambientais também podem ser indicadas, como aumento do apoio por parte do marido e de outras pessoas. A maioria dos estudos relata índices elevados de recuperação da doença em sua forma aguda.

> A Sra. Z. é uma professora de ensino médio de 30 anos que mora em Lagos, Nigéria. Ela é casada e tem cinco filhos. O nascimento de seu último filho foi complicado por hemorragia e sepse, e ela continuava hospitalizada no departamento de ginecologia 13 dias após o parto, quando sua ginecologista solicitou uma consulta psiquiátrica. A Sra. Z. estava agitada e parecia estupidificada. Afirmou ao psiquiatra: "Sou uma pecadora. Tenho que morrer. Minha vida acabou. Não posso ser uma boa cristã novamente. Preciso renascer. Jesus Cristo devia me ajudar. Ele não está me ajudando". Estabeleceu-se um diagnóstico de psicose pós-parto. Um fármaco antipsicótico, clorpromazina, foi receitado, e a paciente logo estava bem o bastante para voltar para casa. Após três semanas, ela foi reinternada, dessa vez na ala psiquiátrica, alegando que "teve uma visão dos espíritos" e que estava "lutando contra os espíritos". Seus parentes relataram que, em casa, ela ficava em jejum e "mantinha sentinela" durante as noites e não dormia. Ela havia reclamado aos vizinhos de que havia uma bruxa em sua casa. A bruxa se revelou ser sua mãe. O marido da Sra. Z., que estava estudando engenharia na Europa, voltou às pressas para casa e assumiu o comando do lar, mandou a sogra embora e supervisionou o tratamento da esposa. Ela melhorou rapidamente com medicação antidepressiva e teve alta em duas semanas. Sua melhora, no entanto, durou pouco. Ela se desfez dos medicamentos e começou a frequentar missas, seguindo os sacerdotes com perguntas sobre os evangelhos. Em uma semana, foi reinternada. Na ala hospitalar, acusou o psiquiatra de cegá-la com lanternas e de tirar fotografias suas, de abrir seu peito, usando-a como cobaia, de envenenar sua comida e de planejar enterrá-la viva. Ela alegou receber mensagens de Marte e Júpiter e anunciou

que havia uma revolta na cidade. Apertou sua Bíblia contra o peito e acusou todos os médicos de serem "adoradores de ídolos", invocou a ira de seu deus sobre todos eles. Depois de uma resistência considerável, a Sra. Z. finalmente foi convencida a aceitar tratamento eletroconvulsivo, ficando sem sintomas após seis tratamentos. Nesse momento, atribuiu sua doença a um parto difícil, à ausência de seu marido e a sua mãe irracional. Não viu mais necessidade de médicos, pediu a presença de seu pastor e começou a falar de sua doença como uma experiência religiosa semelhante à experiência de líderes religiosos históricos. Contudo, os sintomas não retornaram, e ela teve alta após seis semanas de hospitalização. (Cortesia de Bushra Naz, M.D., Laura J. Fochtmann, M.D., e Evelyn J. Bromet, Ph.D.)

Medicamentos psicotrópicos durante a gravidez

Não existem respostas definitivas sobre quais medicamentos psicotrópicos são os mais seguros durante a gestação e a lactação. Em pacientes com doença psiquiátrica com agravamento durante a gravidez, devem ser tentadas psicoterapia ambulatorial, hospitalização e terapia ambiental antes do uso de rotina de medicamentos psicotrópicos. Os riscos e os benefícios de tratamento com psicotrópicos em contraposição à doença psiquiátrica da mãe devem ser avaliados criteriosamente de um indivíduo para outro. Caso a paciente, seu psiquiatra e seu obstetra optem pela continuação dos medicamentos psiquiátricos durante a gestação, a dosagem deve ser calibrada para as alterações fisiológicas de cada trimestre. Embora nenhum medicamento antidepressivo tenha sido associado a morte intrauterina ou a defeitos congênitos maiores, tanto inibidores seletivos da recaptação de serotonina (ISRSs) quanto antidepressivos tricíclicos (ATCs) estão associados a uma síndrome perinatal transitória. Estudos demonstraram que a fluoxetina foi encontrada no líquido amniótico. Estabilizadores do humor estão associados a mais riscos teratogênicos consequentes, como anomalias cardíacas e defeitos do tubo neural, mas mulheres com transtorno bipolar correm risco significativo de recaída sem medicamentos de manutenção. O lítio foi associado a aumento de risco para anomalia de Ebstein, um deslocamento congênito para baixo da valva tricúspide para o ventrículo direito.

A Food and Drug Administration (FDA) classifica os fármacos em cinco categorias de risco para uso durante a gravidez. Essas categorias são codificadas como A, B, C, D e X (Tab. 27-9). De modo geral, todos os medicamentos que não são absolutamente essenciais devem ser evitados durante a gestação.

Teratogênicos

Teratogênicos são fármacos ou outros agentes que causam desenvolvimento fetal anormal. Infecções como catapora, toxoplasmose e herpes simples, entre outras, podem interferir no desenvolvimento normal. Gestantes que fumam estão sujeitas a parto prematuro, e defeitos congênitos são mais comuns em fumantes do que em não fumantes. Abuso de álcool está associado à síndrome alcoólica fetal (veja a Seção 20.2). Outras drogas de abuso, como cocaína e heroína, produzem recém-nascidos dependentes de drogas. De modo geral, gestantes não devem usar fármacos, com ou sem receita médica, e fitoterápicos. Fármacos administrados no terceiro trimestre raramente são teratogênicos. Retinoides (usados para tratar acne) tomados no início da gravidez estiveram associados a anormalidades fetais.

Transtorno disfórico pré-menstrual

O transtorno disfórico pré-menstrual (TDPM) é uma doença somatopsíquica desencadeada pela oscilação dos níveis de esteroides

TABELA 27-9
Escala de segurança farmacológica na gravidez da Food and Drug Administration

Categoria	Definição	Exemplos de fármacos
A	Ausência de risco para o feto em estudos controlados com seres humanos	Ferro
B	Ausência de risco para o feto em estudos com animais, mas sem estudos controlados com seres humanos, ou risco para o feto em animais, mas sem risco em estudos bem controlados com seres humanos	Acetaminofeno
C	Efeitos adversos para o feto em animais; sem disponibilidade de dados para seres humanos	Aspirina, haloperidol, clorpromazina
D	Risco observado para fetos humanos (pode ser usado em situação potencialmente letal)	Lítio, tetraciclina, etanol
X	Risco comprovado para fetos humanos (sem indicação para uso, mesmo em situações potencialmente letais)	Ácido valproico, talidomida

sexuais que acompanham um ciclo menstrual ovulatório. Ele ocorre cerca de uma semana antes do início da menstruação e se caracteriza por irritabilidade, labilidade emocional, cefaleia, ansiedade e depressão. Os sintomas somáticos incluem edema, ganho de peso, dor nos seios, síncope e parestesias. Os critérios diagnósticos para transtorno disfórico pré-menstrual segundo o DSM-5 são listados na Tabela 27-10. Aproximadamente 5% das mulheres apresentam o transtorno. O tratamento é sintomático e inclui analgésicos para dor e sedativos para ansiedade e insônia. A retenção de líquidos é aliviada com diuréticos.

A síndrome geralmente identificada envolve sintomas de humor (p. ex., labilidade, irritabilidade), de comportamento (p. ex., mudanças no padrão de alimentação, insônia) e físicos (p. ex., sensibilidade nos seios, edema e cefaleias). Esse padrão de sintomas ocorre em um momento específico durante o ciclo menstrual e se resolve durante algum tempo entre os ciclos. As mudanças hormonais que ocorrem durante o ciclo menstrual provavelmente estão envolvidas na produção de sintomas, embora a etiologia exata seja desconhecida.

Devido à ausência de um acordo geral quanto aos critérios diagnósticos, a epidemiologia de disforia pré-menstrual não é conhecida com certeza. Até 80% de todas as mulheres passam por algum tipo de alteração no humor, no sono ou de sintomas somáticos durante o período pré-menstrual, e cerca de 40% dessas mulheres apresentam, no mínimo, sintomas pré-menstruais de leves a moderados que as levam a buscar orientação médica. Apenas 3 a 7% das mulheres têm sintomas que satisfazem todos os critérios diagnósticos para TDPM.

Devido ao fato de a maioria das mulheres que experimenta alterações no afeto ou sintomas somáticos durante o período pré-menstrual apresentar prejuízo funcional grave, é importante distingui-las daquelas diagnosticadas com TDPM. Síndrome pré-menstrual (SPM) se diferencia de TDPM pela gravidade e pela

TABELA 27-10
Critérios do DSM-5 para transtorno disfórico pré-menstrual

A. Na maioria dos ciclos menstruais, pelo menos cinco sintomas devem estar presentes na semana final antes do início da menstruação, começar a *melhorar* poucos dias depois do início da menstruação e tornar-se *mínimos* ou ausentes na semana pós-menstrual.

B. Um (ou mais) dos seguintes sintomas deve estar presente:
  1. Labilidade afetiva acentuada (p. ex., mudanças de humor; sentir-se repentinamente triste ou chorosa ou sensibilidade aumentada à rejeição).
  2. Irritabilidade ou raiva acentuadas ou aumento nos conflitos interpessoais.
  3. Humor deprimido acentuado, sentimentos de desesperança ou pensamentos autodepreciativos.
  4. Ansiedade acentuada, tensão e/ou sentimentos de estar nervosa ou no limite.

C. Um (ou mais) dos seguintes sintomas deve adicionalmente estar presente para atingir um total de *cinco* sintomas quando combinados com os sintomas do Critério B.
  1. Interesse diminuído pelas atividades habituais (p. ex., trabalho, escola, amigos, passatempos).
  2. Sentimento subjetivo de dificuldade em se concentrar.
  3. Letargia, fadiga fácil ou falta de energia acentuada.
  4. Alteração acentuada do apetite; comer em demasia; ou avidez por alimentos específicos.
  5. Hipersonia ou insônia.
  6. Sentir-se sobrecarregada ou fora de controle.
  7. Sintomas físicos como sensibilidade ou inchaço das mamas, dor articular ou muscular, sensação de "inchaço" ou ganho de peso.

Nota: Os sintomas nos Critérios A-C devem ser satisfeitos para a maioria dos ciclos menstruais que ocorreram no ano precedente.

D. Os sintomas estão associados a sofrimento clinicamente significativo ou a interferência no trabalho, na escola, em atividades sociais habituais ou relações com outras pessoas (p. ex., esquiva de atividades sociais; diminuição da produtividade e eficiência no trabalho, na escola ou em casa).

E. A perturbação não é meramente uma exacerbação dos sintomas de outro transtorno, como transtorno depressivo maior, transtorno de pânico, transtorno depressivo persistente (distimia) ou um transtorno da personalidade (embora possa ser concomitante a qualquer um desses transtornos).

F. O Critério A deve ser confirmado por avaliações prospectivas diárias durante pelo menos dois ciclos sintomáticos. (**Nota:** O diagnóstico pode ser feito provisoriamente antes dessa confirmação.)

G. Os sintomas não são consequência dos efeitos fisiológicos de uma substância (p. ex., droga de abuso, medicamento, outro tratamento) ou de outra condição médica (p. ex., hipertireoidismo).

(Reimpressa, com permissão, do *Diagnostic and Statistical Manual of Mental Disorders*, Fifth Edition [Copyright © 2013]. American Psychiatric Association. Todos os direitos reservados.)

TABELA 27-11
Critérios diagnósticos para síndrome pré-menstrual

Sintomas afetivos	Sintomas somáticos
Depressão	Sensibilidade nos seios
Irritabilidade	Dilatação abdominal
Ansiedade	Cefaleia
Confusão	Inchaço das extremidades
Retraimento social	

(Adaptada de American College of Obstetricians and Gynecologists [ACOG] *Practice Bulletin #15*, April 2000, com permissão.)

O curso e o prognóstico do TDPM não foram estudados suficientemente a ponto de se obter conclusões razoáveis. Informalmente, quando o tratamento adequado não é iniciado, os sintomas têm propensão a ser crônicos. O tratamento do TDPM inclui apoio para a paciente para a presença e identificação dos sintomas. Relata-se que ISRSs (p. ex., fluoxetina) e alprazolam são eficazes, embora não haja comprovação conclusiva de eficácia do tratamento em vários experimentos bem controlados. Caso os sintomas estejam presentes durante todo o ciclo menstrual, sem alívio entre os ciclos, o clínico deve considerar um dos transtornos do humor não relacionados ao ciclo menstrual e transtornos de ansiedade. A presença de sintomas particularmente graves, mesmo que cíclicos, deve motivar o clínico a considerar outros transtornos do humor e transtornos de ansiedade. Um exame médico completo é necessário para descartar a possibilidade de outras condições médicas ou cirúrgicas que expliquem os sintomas (p. ex., endometriose).

OUTRAS QUESTÕES

Doenças sexualmente transmissíveis

Uma doença sexualmente transmissível (DST) é uma doença contagiosa adquirida como resultado de interação sexual física. Desde a década de 1950 até os anos de 1970, as infecções eram consideradas tratáveis e não eram potencialmente letais. Isso foi antes da identificação da síndrome da imunodeficiência adquirida (aids), que é causada pela infecção com o vírus da imunodeficiência humana (HIV) e atualmente é incurável, potencialmente letal e transmissível da mãe para o feto.

Uma sequela das DSTs, como gonorreia e clamídia, é a doença inflamatória pélvica (DIP). Sem tratamento, a DIP pode se desenvolver em abscessos tubário-ovarianos bilaterais e exigir histerectomia e salpingo-ooforectomia bilateral. Tratamento antibiótico imediato é recomendado para impedir o desenvolvimento dos abscessos e reduzir a probabilidade de infertilidade, dor pélvica crônica e gravidez ectópica de danos tubários. Essas infecções também podem levar à obstrução dos ductos deferentes e à prostatite crônica e, consequentemente, à infertilidade masculina.

Verrugas venéreas, ou papiloma vírus humano (HPV), podem ter consequências graves. Infecções genitais com determinados subtipos de HPV podem levar a mudanças pré-malignas do pênis, da vulva, da vagina e do colo do útero, e acredita-se que causem câncer do colo do útero.

Monogamia sexual e abstinência, que previnem a maioria das DSTs, são aconselhadas como medidas de saúde pública. Contudo, impulsos libidinosos podem ser difíceis de controlar e restringir. Portanto, medidas como uso de preservativos são fortemente recomendadas como plano alternativo de saúde pública. Os adolescentes, em

quantidade dos sintomas, bem como pelo grau em que o funcionamento é prejudicado. A Tabela 27-11 lista os critérios diagnósticos para SPM, na qual a paciente relata pelo menos um dos sintomas afetivos ou somáticos durante os cinco dias anteriores à menstruação, em cada um dos três ciclos menstruais anteriores.

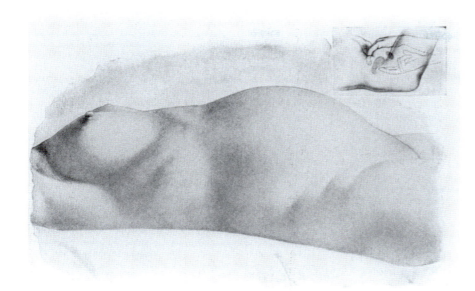

FIGURA 27-2
Distensão abdominal em paciente na 36ª semana. Exame bimanual revelou normalidade de tamanho e de posição do útero.

particular, precisam conhecer as consequências possíveis de atividade sexual com relação a DSTs e gravidez. Aconselhar adolescentes a permanecerem castos dificilmente será totalmente eficaz e pode ser contraproducente. Os riscos de ter relações sexuais podem ser esquecidos ou parecer mínimos em comparação à necessidade de afeto ou de fuga. Pessoas com baixa autoestima ou sob estresse podem encarar o sexo como um meio de fortalecerem sua autoimagem ou fugirem de seu estresse. As propriedades reforçadoras do sexo garantem que o problema das DSTs continuará. Estudos na Europa, especialmente nos Países Baixos, demonstraram que a fácil disponibilidade de preservativos (p. ex., em escolas) reduz tanto DSTs quanto gravidez indesejada.

Dor pélvica

A dor pélvica pode ter diversas causas, incluindo endometriose, aderências pélvicas, massas ovarianas ou dos anexos, hérnias e doença renal ou intestinal. Ela também pode ser secundária a causas psicogênicas, como culpa, fertilidade, ou medo de infertilidade, e perturbações emocionais associadas a incesto ou abuso sexual atual ou ocorrido no passado. A dor pélvica não deve ser atribuída a causas psicogênicas a menos que uma avaliação completa tenha descartado a possibilidade de causas orgânicas. Na maioria dos casos, a avaliação deve incluir uma laparoscopia de diagnóstico. Do mesmo modo, não se deve presumir que dispareunia ou dor durante as relações sexuais tenha origem psicogênica a menos que todas as causas anatômicas tenham sido descartadas.

Pseudociese

Pseudociese (falsa gravidez) é o desenvolvimento de sintomas clássicos de gravidez – amenorreia, náusea, aumento e pigmentação dos seios, distensão abdominal (Fig. 27-2) e dores de parto – em mulheres não grávidas. A pseudociese demonstra a capacidade da psique de dominar o corpo, provavelmente por meio de estímulo central no nível do hipotálamo. Acredita-se que processos psicológicos predisponentes incluam um desejo patológico e medo da gravidez; ambivalência ou conflito quanto a gênero, sexualidade ou ideia de ter filhos; e uma reação de luto à perda após aborto espontâneo, ligação tubária ou histerectomia. A paciente pode ter um delírio somático verdadeiro que não está sujeito a teste de realidade, mas com frequência um teste negativo de gravidez ou ultrassom pélvico leva à resolução da condição. Recomenda-se psicoterapia durante ou após a apresentação de pseudociese para avaliar e tratar a disfunção psicológica subjacente. Um evento relacionado, a *couvade* (ou recolhimento), ocorre em algumas culturas e consiste na simulação do parto pelo pai da criança, como se ele estivesse dando à luz. Nessas sociedades, a *couvade* é um fenômeno normal.

> A Srta. S., de 16 anos, acreditava ter ficado grávida após sua primeira experiência sexual, a qual ocorreu sem o uso de contraceptivos. Logo depois de ler sobre os sinais e sintomas de gravidez, sua menstruação se interrompeu. Ela relatou sentir formigamento nos seios, que acreditava terem ficado maiores. Relatou também náusea e vômitos matinais, que foram observados por sua mãe. Durante o exame, o útero estava maior, os seios estavam desenvolvidos com aréola escurecida e continham leite, e uma linha pigmentada foi observada do umbigo ao púbis. O abdome não estava aumentado, mas ela acreditava sentir movimento fetal. Um teste de gravidez teve resultado negativo, e a paciente foi informada do fato; no entanto, não conseguia ser dissuadida de sua crença em estar grávida. Começou a fazer psicoterapia, e, em dois meses, sua menstruação voltou, e ela aceitou que não estava grávida.

Hiperêmese gravídica

Hiperêmese gravídica se diferencia de náusea matinal no sentido de que os vômitos são crônicos, persistentes e frequentes, levando a cetose, acidose, perda de peso e desidratação. O prognóstico é excelente tanto para a mãe quanto para o feto com o tratamento imediato. A maioria das mulheres pode receber tratamento ambulatorial, com mudança para refeições menores, descontinuação de suplementos de ferro e evitando determinados alimentos. Em casos graves, a hospitalização pode ser necessária. Embora a causa seja desconhecida, pode haver um componente psicológico. Mulheres com história de anorexia nervosa ou bulimia nervosa correm risco de hiperêmese gravídica.

Pica

Pica é a ingestão repetida de substâncias não nutritivas, como sujeira, argila, goma, areia e fezes. Esse transtorno alimentar costuma ser observado com mais frequência em crianças pequenas, mas é comum em mulheres grávidas em algumas subculturas, sendo mais evidente entre afro-americanas em zonas rurais do sul dos Estados Unidos, as quais podem ingerir argila ou goma (preparado para engomar tecidos). A causa de pica é desconhecida, mas pode estar relacionada a deficiências nutricionais na mãe.

REFERÊNCIAS

Berga SL, Marcus MD, Loucks TL, Hlastala S, Ringham R, Krohn MA. Recovery of ovarian activity in women with functional hypothalamic amenorrhea who were treated with cognitive behavior therapy. *Fertil Steril.* 2003;80:976–981.

Berga SL, Parry PL, Cyranowski JM. Psychiatry and reproductive medicine. In: Sadock BJ, Sadock VA, eds. *Kaplan & Sadock's Comprehensive Textbook of Psychiatry.* 8th ed. Vol. 2. Philadelphia: Lippincott Williams & Wilkins; 2005:2293.

Bloch M, Rotenberg N, Koren D, Klein E. Risk factors for early postpartum depressive symptoms. *Gen Hosp Psychiatry.* 2006;28(1):3–8.

Dell DL. Premenstrual syndrome, premenstrual dysphoric disorder, and the premenstrual exacerbation of another disorder. *Clin Obstet Gynec.* 2004;47:571.

El Kissi Y, Romdhane AB, Hidar S, Bannour S, Ayoubi Idrissi K, Khairi H, Ben Hadj Ali B. General psychopathology, anxiety, depression and self-esteem in couples undergoing infertility treatment: a comparative study between men and women. *Eur J Obst Gynecol Reprod Biol.* 2013;167(2):185–189.

Goriely A, McGrath JJ, Hultman CM, Wilkie AO, Malaspina D. "Selfish spermatogonial selection": A novel mechanism for the association between advanced paternal age and neurodevelopmental disorders. *Am J Psychiatry.* 2013;170(6):599–608.

Grigoriadis S, VonderPorten EH, Mamisashvili L, Roerecke M, Rehm J, Dennis CL, Koren G, Steiner M, Mousmanis P, Cheung A, Ross LE. Antidepressant exposure during pregnancy and congenital malformations: Is there an association? A systematic review and meta-analysis of the best evidence. *J Clin Psychiatry.* 2013;74(4):e293–e308.

Kroll R, Rapkin AJ. Treatment of premenstrual disorders. *J Reprod Med.* 2006;51(4 Suppl):359–370.

Lamberg L. Risks and benefits key to psychotropic use during pregnancy and postpartum period. *JAMA.* 2005;294:1604–1608.

Nelson HD, Humphrey LL, Nygen P. Postmenopausal hormone replacement therapy: Scientific review. *JAMA.* 2002;288:882.

Rosenberg R, Greening D, Windell J. *Conquering Postpartum Depression: A Proven Plan for Recovery.* Cambridge, MA: Perseus; 2003.

Rupp HA, James TW, Ketterson ED, Sengelaub DR, Ditzen B, Heiman JR. Amygdala response to negative images in postpartum vs nulliparous women and intranasal oxytocin. *Soc Cogn Affect Neurosci.* 2014;9(1):48–54.

Seyfried LS, Marcus SM. Postpartum mood disorders. *Int Rev Psychiatry.* 2003;15:231–242.

Yonkers KA, Wisner KL, Stowe Z, Leibenluft E, Cohen L, Miller L, Manber R, Viguera A, Suppes T, Altshuler L. Management of bipolar disorder during pregnancy and the postpartum period. *Am J Psychiatry.* 2004;161:608–620.

28 Psicoterapias

▲ 28.1 Psicanálise e psicoterapia psicanalítica

Atualmente com a prática bastante disseminada, o tratamento psicanalítico abrange uma ampla gama de estratégias de descoberta usadas em diversos graus e combinações. Apesar dos limites indistintos inevitáveis de sua aplicação prática, a modalidade original de psicanálise clássica e os principais modos de psicoterapia psicanalítica (expressiva e de apoio) são esboçados neste capítulo (Tab. 28.1-1). A prática analítica em toda sua complexidade reside em um *continuum*. A técnica individual é sempre uma questão de ênfase, na medida em que o terapeuta regula o tratamento conforme as necessidades e as capacidades do paciente a cada momento.

Psicanálise é praticamente o sinônimo do nome de seu fundador, Sigmund Freud (Freud e suas teorias são abordados na Seção 4.1). Ela também é chamada de psicanálise "clássica" ou "ortodoxa" para distingui-la de variações mais recentes conhecidas como *psicoterapia psicanalítica* (abordada a seguir).

A psicanálise baseia-se na teoria de repressão sexual e mapeia os desejos libidinais infantis não realizados nas memórias inconscientes do indivíduo. Continua sendo um método insuperável para descobrir o significado e a motivação de comportamento, especialmente os elementos inconscientes que permeiam pensamentos e sentimentos.

PSICANÁLISE

Processo psicanalítico

O processo psicanalítico envolve trazer à tona memórias e sentimentos reprimidos por meio de um deslindamento de significados ocultos de material verbalizado e de formas involuntárias pelas quais o paciente evita conflitos subjacentes por meio de esquecimento defensivo e repetição do passado.

No processo geral de análise, conflitos neuróticos inconscientes são recuperados da memória e expressados verbalmente, revivenciados na transferência, reconstruídos pelo analista e, por fim, resolvidos por meio de compreensão. Freud se referia a esses processos como *recordar*, *repetir* e *elaborar*, que comportam a totalidade de lembrança, revivência e obtenção de *insight*. *Recordar* envolve a extensão da memória de volta para os primeiros eventos da infância, uma época no passado distante quando a neurose fundamental foi formada. A verdadeira reconstrução desses eventos se origina de reminiscências, associações e ligações autobiográficas de episódios do desenvolvimento. *Repetir* envolve mais do que apenas evocação mental; é uma reencenação emocional de interações anteriores com indivíduos significativos da vida do paciente. Essa reencenação ocorre em um contexto especial, em que o analista é visto como a figura do genitor projetada nele, um objeto fantasiado do passado com quem o paciente reproduz involuntariamente sentimentos e experiências esquecidos e não resolvidos da infância. Por fim, *elaborar* é uma integração tanto afetiva quanto cognitiva de memórias reprimidas que foram trazidas à consciência e por meio da qual o paciente é gradualmente libertado (curado da neurose). O curso analítico pode ser subdividido em três estágios principais (Tab. 28.1-2).

Indicações e contraindicações

De modo geral, todas as chamadas *psiconeuroses* são adequadas para psicanálise. Elas incluem transtornos de ansiedade, pensamento obsessivo, comportamento compulsivo, transtorno conversivo, disfunção sexual, estados depressivos e várias outras condições não psicóticas, como transtornos da personalidade. Sofrimento significativo deve estar presente de forma que o paciente esteja motivado a fazer os sacrifícios de tempo e de recursos financeiros exigidos pela psicanálise. Pacientes que começam análise devem ter um desejo genuíno de compreender a si mesmos, e não uma ânsia desesperada por alívio sintomático. Eles devem ser capazes de suportar frustração, ansiedade e outros fortes afetos que emergem na análise sem fuga ou atuação de seus sentimentos de forma autodestrutiva. Também devem ter um superego razoável e maduro que os permita serem sinceros com o analista. A inteligência deve ser, no mínimo, mediana, e, acima de tudo, eles devem ter uma orientação mental psicológica, no sentido de que possam pensar de forma abstrata e simbólica sobre os significados inconscientes de seu comportamento.

Muitas contraindicações para psicanálise são o lado oposto das indicações. Ausência de sofrimento, baixo controle de impulsos, incapacidade de tolerar frustração e ansiedade e baixa motivação para compreensão são contraindicações. A presença de extrema desonestidade ou transtorno da personalidade antissocial contraindica o tratamento analítico. Pensamento concreto ou ausência de orientação mental psicológica são outras contraindicações. Alguns indivíduos que normalmente têm uma capacidade de pensar psicologicamente não são candidatos à análise porque se encontram em meio a uma reviravolta de grandes proporções, ou crise de vida, como perda do emprego ou divórcio. Doença física grave também pode interferir na capacidade do indivíduo de investir em um processo de tratamento de longo prazo. Pessoas com baixa inteligência geralmente não compreendem o método ou não cooperam no processo. Idade superior a 40 anos já foi considerada contraindicação, mas atualmente analistas reconhecem que os pacientes são maleáveis e analisáveis nas faixas dos 60 e 70 anos. Uma última contraindicação é um relacionamento íntimo com o analista. Os profissionais devem

TABELA 28.1-1
Âmbito da prática psicanalítica: um *continuum* clínico[a]

Característica	Psicanálise	Psicoterapia psicanalítica — Modo expressivo	Psicoterapia psicanalítica — Modo de apoio
Frequência	Regular, 4 a 5 vezes por semana; "hora de 50 minutos"	Regular, 1 a 3 vezes por semana; de 30 a 60 minutos	Flexível, 1 vez ou menos por semana; ou conforme necessário, 30 a 60 minutos
Duração	Longo prazo; geralmente de 3 a 5 anos ou mais	Curto ou longo prazo; várias sessões de meses a anos	Curto ou longo prazo intermitente; sessão única ou durante a vida inteira
Enquadramento	Paciente principalmente no divã com analista fora do campo de visão	Paciente e terapeuta face a face; uso eventual do divã	Paciente e terapeuta face a face; contraindica-se uso do divã
Modus operandi	Análise sistemática de toda transferência positiva e negativa e resistência; enfoque primário no analista e em eventos durante a sessão; facilitação da neurose de transferência, encorajamento da regressão	Análise parcial de dinâmica e defesas; enfoque em eventos interpessoais atuais e transferência a terceiros fora das sessões; análise de transferência negativa; transferência positiva não é aprofundada, a menos que impeça o avanço; regressão limitada encorajada	Formação de aliança terapêutica e relacionamento objetal real; análise de transferência contraindicada com raras exceções; enfoque em eventos externos conscientes; regressão desencorajada
Papel do analista/terapeuta	Neutralidade absoluta; frustração do paciente; papel de refletor/espelho	Neutralidade modificada; gratificação implícita do paciente e maior atividade	Neutralidade suspensa/ gratificação explícita, orientação e revelação limitadas
Agentes de mudança	Predomínio do *insight*, em um ambiente relativamente isento	*Insight* dentro de ambiente mais empático; identificação com objeto benevolente	Ego auxiliar ou representante como substituto temporário; ambiente de acolhimento; *insight* na medida do possível
População de pacientes	Neuroses; psicopatologia de caráter leve	Neuroses; psicopatologia de caráter leve a moderado, particularmente transtornos narcisista e *borderline*	Transtornos de caráter graves, psicoses latentes ou manifestas, crises agudas, doença física
Requisitos do paciente	Alta motivação, orientação mental psicológica; bons relacionamentos objetais anteriores; capacidade de manter neurose de transferência; boa tolerância à frustração	Motivação de moderada a alta, orientação mental psicológica; capacidade de formar aliança terapêutica; alguma tolerância à frustração	Algum grau de motivação e capacidade de formar aliança terapêutica
Objetivos básicos	Reorganização estrutural da personalidade; resolução de conflitos inconscientes; *insight* sobre eventos intrapsíquicos; alívio de sintomas é um resultado indireto	Reorganização parcial da personalidade e das defesas; resolução de derivados pré-conscientes e conscientes dos conflitos; *insight* sobre eventos interpessoais atuais; melhora de relações objetais; alívio de sintoma é objetivo ou prelúdio para investigação mais aprofundada	Reintegração do *self* e capacidade de enfrentamento; estabilização ou restauração de equilíbrio preexistente; fortalecimento de defesas; melhor adaptação ou aceitação da patologia; alívio de sintomas e reestruturação ambiental como objetivos primários
Principais técnicas	Predomínio de método de livre associação; interpretação dinâmica total (incluindo confronto, clarificação e elaboração), com ênfase em reconstrução genética	Associação livre limitada; predomínio de confronto, clarificação e interpretação parcial, com ênfase em interpretação do aqui e agora e interpretação genética limitada	Método de associação livre contraindicado; sugestão (aconselhamento) predomina; ab-reação útil; confrontação, clarificação e interpretação com base no aqui e agora secundários; interpretação genética contraindicada
Tratamento adjunto	Essencialmente evitado; caso aplicado, todos os significados negativos e positivos são analisados de maneira minuciosa	Pode ser necessário (p. ex., fármacos psicotrópicos como medida temporária); caso aplicado, suas implicações negativas são exploradas e dissipadas	Frequentemente necessário (p. ex., fármacos psicotrópicos, terapia familiar de reabilitação ou hospitalização); caso aplicado, suas implicações positivas são enfatizadas

[a]Esta divisão não é categórica; todas as práticas residem em um *continuum* clínico.

evitar analisar amigos, parentes ou indivíduos com os quais tenham outros tipos de envolvimento.

Requisitos do paciente

Os requisitos mais importantes dos pacientes para psicanálise são listados na Tabela 28.1-3.

A Sra. M., uma mulher solteira de 29 anos que trabalhava em um cargo de baixo escalão em uma revista, se apresentou para consulta com as queixas principais de tristeza e sofrimento consideráveis com a reação de seus pais quando descobriram que ela havia tido um relacionamento homossexual. Ela também percebeu que estava trabalhando muito abaixo de seu potencial. Nunca havia buscado tratamento antes. Era evidentemente inteligente, sensível, reflexiva e perspicaz. Quando lhe foi apresentada a possibilidade de psicanálise, preocupou-se que

Psicoterapias 847

TABELA 28.1-2
Estágios de psicanálise

Estágio 1: o paciente se familiariza com os métodos, as rotinas e as exigências da análise, e uma aliança terapêutica realista é formada entre ele e o analista. As regras básicas são estabelecidas; o paciente descreve seus problemas; há alguma revisão da história, e ele ganha alívio inicial por meio de catarse e sensação de segurança antes de mergulhar mais profundamente na fonte da doença. O paciente é motivado principalmente pelo desejo de melhorar.

Estágio 2: a neurose de transferência emerge e substitui a neurose real do paciente, na qual o desejo por saúde entra em conflito direto com o desejo simultâneo de receber gratificação emocional do analista. Aos poucos, conflitos inconscientes vêm à tona; e há aumento de um apego irracional ao analista, com consequências concomitantes regressivas e dependentes desse laço; retorno de desenvolvimento a formas mais primitivas de relacionamento (às vezes comparado com o de uma mãe e seu bebê); e repetição de padrões de infância e lembrança de memórias traumáticas por meio de transferência de desejos libidinais não resolvidos ao analista.

Estágio 3: a fase do término é marcada pela dissolução do laço analítico, à medida que o paciente se prepara para deixá-lo. O apego irracional ao analista durante a neurose de transferência cedeu porque passou por processo de elaboração, e os aspectos mais racionais da psique governam, proporcionando maior controle e adaptação madura aos problemas do paciente. O término não é um evento absoluto, e o paciente invariavelmente precisa continuar a elaborar quaisquer problemas fora da situação de terapia sem o analista ou pode precisar de assistência intermitente depois que a análise foi tecnicamente encerrada.

(Cortesia de T. Byram Karasu, M.D.)

TABELA 28.1-3
Pré-requisitos para os pacientes de psicanálise

1. *Alta motivação.* O paciente precisa de forte motivação para perseverar ante os rigores de tratamento intenso e prolongado. O desejo por saúde e autocompreensão deve ultrapassar a necessidade neurótica por infelicidade. O indivíduo deve estar disposto a encarar questões de tempo e dinheiro e a suportar dor e frustração associadas ao sacrifício de um alívio rápido em favor de uma cura no futuro e de renunciar a ganhos secundários da doença.

2. *Capacidade de formar um relacionamento.* A capacidade de formar e manter um relacionamento objetal de confiança, assim como de separar-se, é essencial. O paciente também precisa suportar uma transferência frustrante e regressiva sem descompensação ou sem se tornar excessivamente apegado. Pacientes com história de relacionamentos interpessoais prejudicados ou transitórios que não conseguem estabelecer um vínculo viável com outro ser humano não são bons candidatos para psicanálise.

3. *Orientação mental psicológica e capacidade de* insight. Por ser um processo introspectivo, a psicanálise requer curiosidade sobre si mesmo e capacidade de autoescrutínio. Pessoas incapazes de articular e compreender seus pensamentos e sentimentos internos não conseguem lidar com conceitos analíticos fundamentais e seus significados. A incapacidade de examinar as próprias motivações e comportamentos impossibilita os benefícios do método analítico.

4. *Força do ego.* A força do ego é a capacidade integrativa de oscilar adequadamente entre dois polos opostos de funcionamento do ego: por um lado, o paciente deve ser capaz de refletir temporariamente, de abdicar da realidade em prol da fantasia e de ser dependente e passivo. Por outro lado, ele precisa ser capaz de aceitar regras analíticas, de integrar interpretações, de protelar decisões importantes, de deslocar perspectivas e se tornar um observador de seus processos intrapsíquicos e de funcionar em um relacionamento interpessoal mantido como um adulto responsável.

(Cortesia de T. Byram Karasu, M.D.)

---

isso significasse estar "mais doente". A Sra. M., no entanto, começou a ler Freud e percebeu que a análise, na verdade, era recomendada para pessoas com funcionamento mais elevado e ficou intrigada por isso. Concordou em ter quatro sessões de 50 minutos por semana.

Era a mais velha de três filhos e a única mulher. Seu pai, um profissional de sucesso, foi descrito como muito exigente e intrusivo, uma pessoa que nunca acreditava que algo fosse bom o suficiente. Ele sempre esperava que seus filhos fizessem trabalhos escolares extras como parte dos estudos regulares. A Sra. M., no entanto, tinha bastante orgulho das realizações do pai. Falou sobre sua mãe também em termos conflitantes: era dona de casa, fraca, e às vezes submissa ao poder do marido, mas também uma mulher forte, envolvida em trabalhos voluntários na comunidade e que chegava a se destacar ao falar em público.

Logo antes de começar a análise, a carteira da Sra. M. fora roubada. Na primeira sessão de análise, falou sobre perder todas as suas carteiras de identificação e como parecia estar começando a análise "com uma identidade totalmente nova". Inicialmente, hesitava em usar o divã porque queria observar as reações da analista, mas logo percebeu que podia fazer associações mais facilmente sem enxergá-la.

Com o avanço da análise, por meio de sonhos e associações livres, a Sra. M. começou a interessar-se pela analista. Ficou extremamente curiosa para saber sobre sua vida. O que surgiu de suas associações ao ver a agenda da analista sobre a mesa foi que se sentiu "encaixada". Sempre que a Sra. M. via outros pacientes, achava que o consultório era uma "linha de produção". Novas associações levaram-na a se sentir encaixada no horário de seus pais enquanto eles terminavam uma atividade e iniciavam outra. Sua resistência se manifestou nos atrasos frequentes de 15 minutos ou mais para suas sessões. Suas associações levaram-na a admitir que não queria que sua analista pensasse que estava "ávida demais". A Sra. M. conseguiu entender que precisava desvalorizar sua analista e sua importância para si como uma defesa contra uma transferência avassaladora positiva e mesmo erótica.

Por exemplo, ela queria melhorar sua aparência, de forma que a terapeuta, a quem ela chamava de "exemplo", lhe considerasse mais atraente. Sua transferência negativa, no entanto, nunca ia além da superfície, e menosprezava a analista ao imaginar que ela fosse uma "maníaca por grifes", que financiava seu guarda-roupa com os pagamentos dos pacientes.

Os conflitos quanto a sua orientação sexual eram uma preocupação central no curso da análise, especialmente porque seu pai era bastante homofóbico. Logo no início, a Sra. M. sentia incômodo e desconforto quando ia a um bar para lésbicas e, ao ser perguntada se se qualificava para o "desconto para lésbicas", respondia negativamente. Em um dado momento, começou a sair com vários homens, entre eles um psicólogo. A analista fez a interpretação da transferência, a qual a Sra. M. aceitou, de que um encontro com esse homem pareceria com um encontro com a analista e que dormir com ele seria equivalente a dormir com a analista. A Sra. M. também conseguiu

> perceber que sua escolha transitória de namorar um terapeuta foi uma concessão defensiva. Embora sua escolha de objeto homossexual fosse multideterminada, a paciente começou a perceber, por meio de seu trabalho na análise, que pelo menos parte de seus conflitos relacionados à homossexualidade era derivada de sua relação com o pai. Era um meio de atrair sua atenção e também de enfurecê-lo.
>
> Ao longo de quatro anos, a Sra. M. começou a se sair consideravelmente melhor no trabalho e foi promovida para um cargo coerente com seu potencial. Também foi capaz de lidar melhor com ambos os pais, em especial com seu pai, no tocante a sua orientação sexual. Ficou muito mais à vontade com sua "nova identidade" e teve um relacionamento com uma profissional liberal. Ao término da terapia, a Sra. M. e essa mulher estavam em um relacionamento sério e pensavam em adotar um filho. (Cortesia de T. Byram Karasu, M.D., e S. R. Karasu, M.D.)

Objetivos

Em termos de desenvolvimento, a psicanálise destina-se à remoção gradual de amnésias com origem no início da infância com base na premissa de que, quando as lacunas de memória tiverem sido preenchidas, a condição mórbida cessará porque o paciente não precisa mais repetir nem se manter fixado no passado. Ele deve ser mais capaz de se abster de padrões regressivos anteriores e de desenvolver novos padrões mais adaptativos, especialmente à medida que descobre os motivos por trás de seu comportamento. Um objetivo relacionado é que o paciente atinja certo grau de autocompreensão ou *insight*.

Os objetivos psicanalíticos costumam ser considerados intimidantes (p. ex., uma mudança total de personalidade), envolvendo a reorganização radical de velhos padrões de desenvolvimento com base em afetos primitivos e nas defesas entrincheiradas construídas contra eles. Os objetivos também podem ser um tanto vagos, por se enquadrarem em termos intrapsíquicos teóricos (p. ex., maior força do ego) ou conceitualmente ambíguos (resolução da neurose de transferência). Os critérios para psicanálise bem-sucedida podem ser vagos e subjetivos e são mais contemplados como destinos conceituais de tratamento que precisam ser traduzidos em termos mais realistas e práticos.

Na prática, os objetivos da psicanálise para qualquer paciente naturalmente variam, assim como as diversas manifestações das neuroses. A forma assumida pela neurose – relações objetais ou sexuais insatisfatórias, incapacidade de aproveitar a vida, desempenho abaixo das capacidades, medo de sucesso acadêmico ou no trabalho, ou ansiedade, culpa ou ideação depressiva excessivas – determina o foco de atenção e a direção geral do tratamento, bem como os objetivos específicos. Tais objetivos podem mudar a qualquer momento durante o curso da análise, especialmente devido ao fato de que vários anos de tratamento podem estar envolvidos.

Abordagem principal e técnicas

Estruturalmente, *psicanálise* em geral se refere a um tratamento individual (diádico), frequente (quatro ou cinco vezes por semana) e de longo prazo (vários anos). Essas três características são exemplos seguidos de Freud.

A disposição diádica é uma função direta da teoria freudiana de neurose como um fenômeno intrapsíquico, o qual ocorre dentro da pessoa enquanto impulsos instintivos buscam descarga de maneira contínua. Como conflitos dinâmicos devem ser resolvidos internamente para que a reorganização estrutural da personalidade ocorra, a memória e as percepções do indivíduo sobre o passado reprimido são centrais.

Freud inicialmente atendia seus pacientes seis dias por semana durante 1 hora por dia, uma rotina atualmente reduzida para quatro ou cinco sessões por semana da clássica hora de 50 minutos, a qual deixa tempo para que o analista faça anotações e organize pensamentos relevantes antes da consulta com o paciente seguinte. Longos intervalos entre sessões são evitados para que o dinamismo ganho ao revelar material conflitante não seja perdido e as defesas confrontadas não tenham tempo de se reorganizarem.

A crença de Freud de que a psicanálise leva tempo para ser bem-sucedida devido à lentidão com que as mudanças profundas ocorrem na mente ainda é válida. O processo pode se assemelhar a uma sensação fluida de tempo que é característica de nossos processos inconscientes. Ademais, como a psicanálise envolve a recapitulação detalhada de eventos presentes e passados, qualquer concessão de tempo apresenta o risco de perder o acompanhamento com a vida mental do paciente.

Instalações para a psicanálise. Assim como outras formas de psicoterapia, a psicanálise ocorre em um local profissional, separado das realidades da vida cotidiana, no qual é oferecido ao paciente um santuário temporário no qual pode aliviar a dor psíquica e revelar pensamentos íntimos a um especialista tolerante. O ambiente psicanalítico é elaborado para promover relaxamento e regressão. O local costuma ser espartano e sensorialmente neutro, e estímulos externos são reduzidos ao mínimo.

USO DO DIVÃ. O divã apresenta várias vantagens clínicas que são tanto reais quanto simbólicas: (1) a posição reclinada é relaxante porque está associada ao sono e, assim, facilita o controle consciente dos pensamentos por parte do paciente; (2) ele minimiza a influência intrusiva do analista, portanto, refreia deixas desnecessárias; (3) permite que o analista faça observações sobre o paciente sem interrupção; e (4) tem valor simbólico para ambos, um lembrete tangível do legado de Freud que dá credibilidade à identidade profissional do analista, sua fidelidade e habilidade. No entanto, a posição reclinada do paciente próxima ao analista também pode gerar ameaça e desconforto ao evocar ansiedades derivadas da primeira configuração de relação parental com que se parece fisicamente. Também pode ter significados pessoais – para alguns, um presságio de impulsos perigosos ou de submissão a uma figura de autoridade; para outros, um alívio do confronto realizado pelo analista (p. ex., medo de uso do divã e ânsia excessiva por deitar-se podem refletir resistência e, portanto, precisam ser analisadas). Embora o uso do divã seja um requisito para a técnica analítica, ele não é aplicado automaticamente, mas introduzido de forma gradual, podendo ser suspenso quando regressão adicional é desnecessária ou contraterapêutica.

REGRA FUNDAMENTAL. A regra fundamental de associação livre requer que o paciente conte ao analista tudo que vier em sua mente – não importa o quão desagradável, pouco importante ou sem sentido – e se deixe levar, como em uma conversa que leva a tópicos aparentemente não relacionados. Ela decididamente difere de uma conversa comum – em vez de conectar alusões pessoais por um fio condutor, pede-se ao paciente que revele todos os pensamentos e eventos censuráveis exatamente por opor-se a fazê-lo.

Essa diretriz representa um ideal, pois a associação livre não surge espontaneamente, é guiada e inibida por uma variedade de forças conscientes e inconscientes. O analista deve não apenas encorajar a livre associação por meio do local físico e de uma atitude sem julgamentos de valor em relação às verbalizações do paciente como também deve examinar precisamente essas ocasiões quando o fluxo de associações se reduz ou se interrompe – elas são tão importantes do ponto de vista analítico quanto o conteúdo das associações. O analista também deve estar alerta ao modo como cada paciente usa ou não a regra fundamental.

Além de seu propósito primário de evocar lembrança de memórias muito antigas e profundamente escondidas, a regra fundamental reflete a prioridade analítica calcada na verbalização, a qual traduz os pensamentos do paciente em palavras de modo que não sejam canalizadas de forma física ou comportamental. Como um fato concomitante direto da regra fundamental, que proíbe a ação em favor da expressão verbal, espera-se que o paciente adie fazer grandes mudanças de vida, como casar-se ou mudar de carreira, até que sejam discutidas e analisadas dentro do contexto do tratamento.

PRINCÍPIO DA ATENÇÃO FLUTUANTE. Como corolário recíproco da regra que os pacientes comunicam tudo que ocorre a eles sem críticas ou seleção, o princípio da atenção flutuante requer que o analista interrompa o julgamento e dê atenção imparcial a cada detalhe de forma igualitária. O método consiste simplesmente em não fazer esforço para se concentrar em algo específico, ao mesmo tempo que mantém uma atenção neutra e silenciosa a tudo que é falado.

ANALISTA COMO ESPELHO. Um segundo princípio é a recomendação de que o analista seja impenetrável ao paciente e, como um espelho, reflita apenas o que é mostrado. Aconselha-se que o analista seja uma tela em branco e não leve sua personalidade para o tratamento. Isso quer dizer que ele não deve levar seus próprios valores ou atitudes para o debate nem compartilhar reações pessoais ou conflitos mútuos com seus pacientes, embora possa, às vezes, se sentir tentado a fazê-lo. A intrusão da realidade ou de influências externas pode interromper ou influenciar as projeções inconscientes do paciente. A neutralidade também permite que o analista aceite, sem censura, todas as respostas proibidas ou repreensíveis.

REGRA DE ABSTINÊNCIA. A regra fundamental de abstinência não significa abstinência corporal nem sexual; ela se refere à frustração de necessidades emocionais e desejos que o paciente possa ter com relação ao analista ou parte da transferência. Ela permite que o paciente anseie por persistir e serve como força motriz para o trabalho analítico e motivação para mudança. Freud recomendou que o analista prosseguisse durante o tratamento em um estado de renúncia. O analista precisa negar ao paciente que anseia por amor a satisfação que ele almeja.

Limitações. No momento, as restrições predominantes ao tratamento costumam ser de ordem financeira, relacionadas ao custo elevado de tempo e fundos, tanto para pacientes quanto para o treinamento de futuros profissionais. Além disso, como as exigências clínicas enfatizam requisitos como orientação mental psicológica, capacidade verbal e cognitiva e situação de vida estável, a psicanálise pode ser restrita, de modo injustificado, a uma população de pacientes com vantagens diagnósticas, socioeconômicas ou intelectuais. Outras questões intrínsecas relacionam-se ao uso e mau uso de suas regras rigorosas, pelas quais a ênfase excessiva sobre a técnica pode interferir em um encontro humano autêntico entre analista e paciente, e ao principal risco de longo prazo de se tornar interminável, no qual a prolongação do tratamento pode se tornar um substituto para a vida. A reificação da tradição analítica clássica pode levar a uma aplicação mais aberta e flexível de seus princípios para satisfazer necessidades mutáveis. Também pode obstruir uma visão abrangente dos cuidados com o paciente que inclui uma maior consideração de outras modalidades de tratamento em conjunto ou como alternativa à psicanálise.

A Sra. A., uma estudante de medicina articulada e introspectiva de 25 anos, começou análise com queixa de ansiedade crônica e leve, disforia e um sentimento de inadequação, apesar de inteligência e desempenho acima da média. Ela também expressou dificuldade de ter relacionamentos de longa duração com homens.

A Sra. A. começou a fase inicial de análise com revelações entusiasmadas sobre si mesma, com relatos frequentes de sonhos e fantasias e idealização excessiva do analista; ela tentava agradá-lo sendo uma paciente boa e prestativa, assim como havia sido uma boa filha para seu pai (um professor universitário de medicina) ao cursar medicina.

Ao longo dos meses seguintes, a Sra. A. gradualmente desenvolveu um forte apego ao analista e se fixou em uma fase de preocupação excessiva com ele. Ao mesmo tempo, no entanto, começou a namorar um psiquiatra mais velho e a se queixar da frieza e da falta de respostas do analista, chegando mesmo a considerar abandonar a análise porque ele não satisfazia suas necessidades.

Durante o curso da análise, por meio de sonhos e associações, a Sra. A. evocou suas primeiras memórias de competição com a mãe pela atenção do pai e percebeu que, ao não conseguir obter a exclusividade de seu amor, tentou ser como ele. Conseguiu perceber também como seu crescente interesse em se tornar psiquiatra (em vez de seguir seu plano original de se especializar em pediatria), bem como sua escolha recente de homem para namorar, eram recapitulações do passado, em contrapartida ao analista. Assim que essa repetição de padrão foi identificada, a paciente começou a abrir mão de seu laço intensamente erótico e dependente com o analista, encarando-o de forma mais realista e começando a perceber as formas como sua presença silenciosa e a lembrança de sua mãe. Ela também ficou menos perturbada pelas semelhanças que compartilhava com a mãe e conseguiu se desconectar do pai de forma mais tranquila. Ao quinto ano de análise, estava casada e feliz com um colega, grávida, e era residente-chefe do setor de pediatria. Sua ansiedade agora estava atenuada e específica para a situação (ou seja, preocupava-se com a maternidade e o término da análise). (Cortesia de T. Byram Karasu, M.D.)

PSICOTERAPIA PSICANALÍTICA

A psicoterapia psicanalítica, que se baseia em formulações dinâmicas fundamentais e técnicas derivadas da psicanálise, é elaborada para ampliar seu âmbito. Em seu sentido mais restrito, é o uso apenas de métodos voltados para o *insight*. Da forma genérica aplicada hoje a um espectro clínico cada vez maior, ela incorpora uma combinação de medidas de descoberta e supressão.

As estratégias de psicoterapia psicanalítica atualmente variam de técnicas expressivas (voltada para *insight*, descoberta, evocativa ou interpretativa) a técnicas de apoio (voltada para relacionamento, sugestiva, supressiva ou repressiva). Embora esses dois métodos às vezes sejam considerados antitéticos, suas definições exatas e as distinções entre eles não são nem um pouco absolutas.

A duração da psicoterapia psicanalítica costuma ser mais curta e mais variável do que a psicanálise. O tratamento pode ser breve, até mesmo com um tempo limite inicialmente acordado ou fixo, ou pode se prolongar até uma quantidade menos definida de meses ou anos. O tratamento breve costuma ser usado principalmente para problemas selecionados ou conflito focais, enquanto o mais prolongado pode ser aplicado a condições mais crônicas ou para episódios intermitentes que exijam atenção contínua para lidar com conflito global ou descompensação recorrente. Diferentemente da psicanálise, a psicoterapia psicanalítica raramente usa o divã; paciente e terapeuta sentam-se frente a frente. Essa postura ajuda a impedir a regressão porque encoraja o paciente a olhar para o terapeuta como uma pessoa real de quem recebe pistas diretas, mas, ainda assim, ocorrem transferência e fantasia. Considera-se que o divã seja desnecessário porque o método de associação livre raramente é usado, exceto quando o terapeuta deseja obter acesso ao material de fantasia ou sonhos para elucidar uma questão específica.

Psicoterapia expressiva

Indicações e contraindicações. Do ponto de vista diagnóstico, a psicoterapia psicanalítica, em seu modo expressivo, é adequada para uma gama de psicopatologias com enfraquecimento do ego de leve a moderado, incluindo conflitos neuróticos, complexos de sintomas, condições reativas e toda a área de transtornos de caráter não psicótico, incluindo os transtornos do *self*, que estão entre os mais transitórios e menos profundos no espectro de gravidade da doença, como transtornos do comportamento narcisista e transtornos da personalidade narcisista. Ela compõe também um dos tratamentos recomendados para indivíduos com transtorno da personalidade *borderline*, embora variações especiais possam ser necessárias para lidar com as características turbulentas associadas da personalidade, os mecanismos de defesa primitivos, a tendência a episódios regressivos e o apego irracional ao analista.

> A Sra. B., uma mulher divorciada, inteligente e comunicativa de 34 anos, se apresentou com queixas de não ter reconhecimento no trabalho. Sempre brava e irritadiça, pensou em deixar o emprego e até mesmo a cidade. Sua vida social também estava sendo afetada de forma negativa; seu namorado ameaçara deixá-la devido a seu comportamento extremamente hostil e apegado demais (o mesmo motivo dado por seu ex-marido, quando a deixou nove anos antes, depois de apenas 16 meses de casamento).
>
> Seu passado incluía promiscuidade e experimentação de diversas drogas, e, atualmente, entregava-se ao consumo intenso de álcool nos fins de semana e eventualmente fumava maconha. Teve vários empregos e morou em diversas cidades. A mais velha de três filhos de uma família de classe média, veio de um lar infeliz e instável: seu irmão fora internado várias vezes em hospitais psiquiátricos; sua irmã havia saído de casa aos 16 anos após ficar grávida e ser forçada a se casar; e seus pais supercontroladores haviam sujeitado os filhos a abuso psicológico (e eventualmente físico), alternando entre brigas acaloradas e reconciliações arrebatadas.
>
> Inicialmente, a Sra. B. tentava conter sua ira durante o tratamento, mas ela com frequência vinha à tona e se alternava com um desamparo infantil; questionava o psiquiatra sobre sua qualificação, ridicularizava conceitos psicodinâmicos, constantemente se opunha a afirmações e solicitava conselhos práticos para então denegri-los ou deixar de segui-los. O psiquiatra não cedeu às suas provocações agressivas e investigou com ela a necessidade de tratá-lo de forma negativa. Sua reação foi questionar e testar a continuação da preocupação do terapeuta.
>
> Quando o namorado a deixou, ela tentou cometer suicídio (fez cortes superficiais nos punhos), foi hospitalizada temporariamente e, na alta, foi colocada em regime de seis meses com inibidores seletivos da recaptação de serotonina (ISRSs) para sua depressão menor, porém prolongada. O psiquiatra manteve a frequência regular de sessões, apesar de maiores solicitações da Sra. B. Embora estivesse perplexa pela constância do interesse do psiquiatra, começou a se sentir gradualmente segura o suficiente para expressar suas vulnerabilidades. Ao investigarem sua falta de comprometimento no emprego, com os amigos e na terapia, ela começou a entender o que sua raiva representava em termos do relacionamento abusivo de seus pais durante a infância e sua tendência a aplicá-lo em relacionamentos atuais. Com o encorajamento do psiquiatra, ela também começou a procurar trabalho e a fazer pequenos avanços em esforços voltados para relacionamentos. Ao término do segundo ano de tratamento, ela decidiu permanecer na cidade, continuar no mesmo emprego e dar prosseguimento à terapia. A Sra. B precisava vivenciar e praticar seu novo *self* ainda um pouco frágil, o que incluía maior intimidade em relacionamentos, mais habilidades profissionais e um sentimento de *self* mais coeso. (Cortesia de T. Byram Karasu, M.D.)

As pessoas mais indicadas para a abordagem de psicoterapia expressiva têm egos razoavelmente bem integrados e capacidade tanto de manter quanto de separar-se de uma ligação de dependência e confiança. Elas têm, até certo ponto, orientação mental psicológica e automotivação e, de modo geral, são capazes (ao menos temporariamente) de tolerar doses de frustração sem descompensação. Também devem ter capacidade de lidar com o ressurgimento de sentimentos dolorosos fora do momento da terapia sem contato adicional. Os pacientes devem ter certa capacidade de introspecção e controle de impulsos e ser capazes de reconhecer a distinção cognitiva entre fantasia e realidade.

Objetivos. Os objetivos gerais da psicoterapia expressiva são aumentar a autopercepção do paciente e melhorar as relações objetais por meio da investigação de percepções e eventos interpessoais atuais. Diferentemente da psicanálise, mudanças estruturais de grande porte na função do ego e nas defesas são modificadas devido às limitações do paciente. O objetivo é alcançar uma compreensão mais limitada e, portanto, selecionada e focalizada dos próprios problemas. Em vez de revelar motivos passados e profundamente ocultos e remontá-los a suas origens na infância, o ímpeto principal é lidar com os derivativos pré-conscientes ou conscientes de conflitos no que eles se tornam manifestos nas interações do presente. Embora se busque *insight*, ele é menos extenso; em vez de mergulhar em um nível genético, a maior ênfase é dada ao esclarecimento de padrões dinâmicos recentes e comportamentos desadaptativos no presente.

Abordagem principal e técnicas. O principal *modus operandi* envolve o estabelecimento de uma aliança terapêutica e identificação e interpretação de transferência negativa já em seu início. Encoraja-se regressão apenas limitada ou controlada, e manifestações de transferência positiva costumam não ser exploradas, a menos que impeçam o avanço terapêutico; mesmo assim, a ênfase é em esclarecer padrões dinâmicos e defesas atuais.

Limitações. Uma limitação geral da psicoterapia expressiva, assim como na psicanálise, é o problema de integração emocional de consciência cognitiva. O principal perigo para pacientes que estão no extremo mais desorganizado do espectro diagnóstico, contudo, pode ter menos a ver com a intelectualização excessiva, que às vezes é observada em pacientes neuróticos, do que com a ameaça de descompensação, ou atuação, decorrente de interpretações profundas ou frequentes que o paciente não consegue integrar adequadamente.

Alguns terapeutas não conseguem aceitar as limitações de uma abordagem modificada voltada para o *insight* e a aplicam de forma inadequada para modular as técnicas e os objetivos da psicanálise. Ênfase excessiva em sonhos e fantasias, esforços zelosos para o uso do divã, interpretações profundas indiscriminadas e focalização contínua na análise de transferência podem ter menos a ver com as necessidades do paciente do que com as necessidades de um terapeuta que não quer ou não consegue ser flexível.

A Sra. S. era uma mulher solteira e atraente de 30 anos que trabalhava como secretária quando se apresentou para uma consulta. Suas queixas, na época, eram de sentir "apenas raiva e tensão" e de uma incapacidade de se dedicar ao estudo de impostação de voz, "que é uma das coisas mais importantes para mim".

Ao obter a história, a terapeuta percebeu que a Sra. S. nunca completava nada: abandonara a universidade, nunca buscara qualificação em música, mudava de um emprego para outro e até mesmo de uma cidade para outra. O que inicialmente parecia ser uma mulher com interesses variados (p. ex., empregos de assistente de pesquisa, editora de textos *freelancer*, locutora de rádio de meio período, gerente de entrada de dados em uma empresa de *software* e, mais recentemente, secretária), na realidade, refletia um estilo de vida caótico e graves dificuldades de se comprometer com alguém ou com algo. Embora fosse evidentemente inteligente, a Sra. S. apresentava expectativas não realistas quanto à consulta. Por exemplo, depois da primeira sessão, afirmou se sentir bem após a consulta, mas achava que "não tinha revelações ainda". Devido a sua incapacidade de assumir um compromisso e a sua vida desorganizada, a terapeuta recomendou um curso de psicoterapia, inicialmente de duas vezes por semana, em vez de algo mais intenso, como psicanálise. A terapeuta também percebeu que a Sra. S. teria dificuldade com associações livres sem ficar desorganizada e achou que ela poderia regredir de forma improdutiva no divã sem contato visual.

A Sra. S. era a segunda mais velha de quatro filhos – dois irmãos e uma irmã menor, com quem mais competia e que evidentemente parecia ser a favorita da mãe. Ela descreveu sua mãe como uma professora universitária de sucesso que era exigente e crítica, como se sempre estivesse com a "sobrancelha levantada" em sinal de desaprovação. Por exemplo, para desgosto da mãe, a filha uma vez quis um sanduíche "com tudo dentro". A Sra. S. também ficou desapontada quando ganhou um item de bagagem em vez do conjunto completo como presente de Natal. Ela conseguiu aceitar a interpretação da terapeuta de que se sentia "parte de um conjunto" por ser uma de quatro irmãos. Inicialmente idealizava seu pai, que era ativo na paróquia da família, mas, por fim, o via como desapontador e rejeitado.

Seu terapeuta ideal seria "flexível", que para ela significava alguém que pudesse usar hipnose em uma sessão, psicoterapia na próxima e talvez análise em outra sessão. Na realidade, durante a primeira semana do início da terapia, a Sra. S. simultaneamente consultou um hipnoterapeuta, devido a dores no pescoço e tensão, fato que ela mencionou casualmente algumas semanas depois. Embora não tivesse prosseguido com as sessões de hipnose, fez consultas regulares com um quiroprático durante a maior parte do tratamento, algo que ela mencionou vários meses após o início da terapia. Afirmava querer "comportar-se da melhor forma possível" e "seguir as regras". Contudo, seu sentimento elevado de direitos e merecimento era evidente: ela esperava conseguir "preços baixos" em tudo, desde cortes de cabelo e reparos no carro até consultas médicas. Os honorários iniciais eram bastante reduzidos, e ela os pagava tardiamente e de má vontade.

Embora a visse apenas duas vezes por semana, a Sra. S. desenvolveu sentimentos intensos por sua terapeuta. Na maioria das vezes, ela sentia fúria quanto via evidências de outros pacientes da terapeuta, como pegadas no chão da sala de espera após uma tempestade de neve ou um cabide virado. Ela manifestou o desejo de guardar alguns pertences seus, como grampos de cabelo e laquê, no banheiro da terapeuta. Oscilava entre sentimentos de querer se mudar para o consultório e desejos de que a terapeuta não existisse. Por exemplo, antes de entrar em um voo, imaginou quem contaria à terapeuta se algo lhe acontecesse. Ela nunca havia dado o nome da terapeuta a ninguém, e seu nome não constava em sua agenda. A terapeuta interpretou que ela sentia um desejo simultâneo de desvalorizá-la e de não compartilhá-la com ninguém. Associações de um sonho com uma imagem de um colar de pérolas barrocas levaram a pensamentos de que essas pérolas – irregulares e imperfeitas –, defeituosas e até tortas, representavam como ela via a si mesma.

Nos anos seguintes, a Sra. S. conseguiu assumir o compromisso de ir à terapia regularmente, embora o curso tenha sido um pouco tumultuado, com muitas ameaças de desistir e sonegação de informações. Em um momento, ela tentara até provocar a terapeuta ao buscar uma consulta com outro profissional para poder "fofocar" sobre ela, assim como fofocava sobre seus irmãos. A terapeuta não reagiu à provocação e continuou a fornecer um ambiente seguro para que ela explorasse sua ambivalência à terapeuta e à situação terapêutica. A profissional também conseguiu conter a tendência da Sra. S. a regredir, especialmente com separações, ao fornecer seu telefone.

Na verdade, ela havia iniciado a terapia com o desejo inconsciente de se tornar uma cantora de renome mundial que conseguiria obter aprovação e elogios da mãe. Seu narcisismo e sentimento de merecimento exacerbado dificultaram o abandono da fantasia apesar de evidências repetidas de que ela não tinha talento o suficiente. Finalmente conseguiu chegar a uma solução conciliatória: começou a trabalhar com afinco como assistente de pesquisa para a mãe, que estava escrevendo um livro, e, conforme ficou mais centrada e organizada, chegou a pensar em escrever um livro sobre a igreja. (Cortesia de T. Byram Karasu, M.D., e S. R. Karasu, M.D.)

Psicoterapia de apoio

A psicoterapia de apoio se destina a criar um relacionamento terapêutico como um suporte ou ponte temporários para o paciente deficiente. Suas raízes encontram-se praticamente em todo o tipo de terapia que reconhece os efeitos benéficos do apoio emocional e de uma atmosfera estável e atenciosa no manejo de pacientes. Como uma atitude não específica em relação à doença mental, ela antecede a psiquiatria científica, com origens no tratamento moral do século XVIII, no qual, pela primeira vez, pacientes foram tratados com compreensão e gentileza em um ambiente humano, interpessoal e livre de contenções mecânicas.

A psicoterapia de apoio foi a principal forma usada na prática geral de medicina e reabilitação, frequentemente para intensificar medidas extraterapêuticas, como prescrição de medicamentos para suprimir sintomas, repouso para remover o paciente do excesso de estimulação ou hospitalização para proporcionar um ambiente terapêutico estruturado, proteção e controle. Ela pode ser aplicada como tratamento primário ou complementar. A perspectiva global de psicoterapia de apoio (em geral parte de uma abordagem de tratamento combinado) coloca maior ênfase etiológica nos eventos externos do que nos intrapsíquicos, em especial sobre influências estressantes ambientais e interpessoais em um *self* gravemente danificado.

Indicações e contraindicações. A psicoterapia de apoio costuma ser indicada para pacientes para os quais psicanálise clássica ou psicoterapia psicanalítica voltada para *insight* costumam ser contraindicadas – indivíduos com pouca força de ego e com alto potencial de descompensação. É mais favorável para pacientes nas seguintes áreas principais: (1) indivíduos em crise aguda ou em estado temporário de desorganização ou incapacidade de enfrentamento (incluindo aqueles que, de outro modo, poderiam ter bom funcionamento) cujas circunstâncias de vida intoleráveis produziram ansiedade extrema ou instabilidade repentina (p. ex., indivíduos em luto, com doença, passando por divórcio, perda do emprego, vítimas de crime, abuso, desastre natural ou acidente); (2) pacientes com patologia grave crônica com funcionamento frágil ou deficiente do ego (p. ex., aqueles com psicose latente, descontrole de impulsos ou perturbação de caráter grave); (3) pacientes cujos déficits cognitivos e sintomas físicos os deixam particularmente vulneráveis e, portanto, inadequados para uma abordagem voltada para o *insight* (p. ex., pessoas com distúrbios psicossomáticos ou medicamente doentes); e (4) indivíduos que não têm motivação psicológica, embora não sejam necessariamente resistentes, do ponto de vista caracterológico, a uma abordagem profunda (p. ex., pacientes que se apresentam para tratamento por pressão familiar ou de intervenção e estão interessados apenas em alívio imediato, ou aqueles que precisam de assistência em áreas problemáticas muito específicas de adaptação social como possível prelúdio para trabalho mais exploratório).

> O Sr. C., um homem casado de 50 anos, com dois filhos, proprietário de uma pequena empreiteira, foi encaminhado por seu médico internista após recuperação de cirurgia de ponte de safena devido a queixas físicas frequentes e sem fundamento. Ele estava tomando tranquilizantes de baixa intensidade em doses cada vez maiores, sem aderir a seu regime alimentar diário e evitando contato sexual com sua esposa, além de ter abandonado o grupo de terapia de pacientes em pós-operatório depois de apenas uma sessão.
>
> Ele chegou à sessão com 20 minutos de atraso, depois de ter "esquecido" as duas consultas anteriores. Estava extremamente ansioso, com frequência perdia a linha de raciocínio e estava semidelirante com relação à esposa e aos filhos, sugerindo que eles poderiam querer interná-lo. Em breves pinceladas, contou sua história de vida, incluindo sua origem em uma família de classe média rigorosa e trabalhadora, porém afetuosa, e a morte de sua mãe quando tinha 11 anos de idade. Passou a trabalhar na empresa do pai (e assumiu o controle após sua morte, dois anos antes), tendo os dois filhos como sócios. Descreveu a si mesmo como bem-sucedido no trabalho e no casamento e alegou que "o único teste que não passei foi o de estresse".
>
> O Sr. C. explicou a não adesão às restrições dietéticas como falta de força de vontade e seu contato constante com o médico internista como devido a problemas físicos reais ainda não diagnosticados. Rejeitou a ideia de adição a tranquilizantes, insistindo que poderia interromper seu uso a qualquer momento. Não tinha fantasias na vida, não se lembrava de sonhos, deixou claro que começou o tratamento apenas devido às instruções de seu médico internista e começava cada sessão afirmando que não tinha sobre o que falar.
>
> Depois de sugerir que o Sr. C. frequentava as sessões apenas para passar no "teste de sanidade" e que não havia motivo para que fosse internado, o psiquiatra o encorajou a descobrir os reais motivos para sua ansiedade. As sessões iniciais foram dedicadas a falar sobre sua condição médica e a fornecer fatos sobre cirurgia cardíaca e de ponte de safena. O terapeuta comparou sua condição à de uma casa mais antiga que recebeu um novo encanamento, na tentativa de amainar seus temores de morte iminente. Quando a ansiedade do Sr. C. se reduziu, ele ficou menos defensivo e mais acessível psicologicamente. À medida que o terapeuta começou a explorar sua dificuldade em aceitar ajuda, o Sr. C. foi capaz de falar sobre sua incapacidade de admitir problemas (i.e., fraquezas). O reconhecimento explícito do terapeuta da força do paciente em admitir suas fraquezas o encorajou a revelar mais informações sobre si mesmo – como havia ficado contente com a morte de seu pai e sua crença de que sua doença fosse um castigo. O psiquiatra também o encorajou a falar sobre sua culpa não realista e, ao mesmo tempo, o ajudou a reconhecer a suspeita dos filhos como um reflexo de seus próprios desejos com relação a seu pai e a falta de adesão a seu regime médico como um desejo de morrer para expiar sua culpa. Depois de solicitações contínuas do terapeuta, o Sr. C. retomou o trabalho. Aceitou se encontrar mensalmente com o psiquiatra e a reduzir o uso de tranquilizantes de maneira gradual. Concordou até com a possibilidade de se consultar com o psiquiatra para "análise profunda" no futuro, porque sua esposa agora reclamava de brincadeira de sua obsessão pela dieta, de seus regimes de exercícios seguidos rigorosamente e de suas atividades sexuais regulares. (Cortesia de T. Byram Karasu, M.D.)

Como o apoio compõe uma parte tácita de todas as modalidades terapêuticas, ele raramente é contraindicado dessa forma. A atitude típica considera pacientes de melhor funcionamento como inadequados não porque sofrerão danos decorrentes de uma abordagem de apoio, mas porque não serão suficientemente beneficiados por ela. Na tentativa de maximizar o potencial do paciente para maior crescimento e mudança, a terapia de apoio acaba sendo considerada relativamente restrita e superficial e, portanto, não é recomendada como tratamento preferencial se o indivíduo estiver disposto e for capaz de optar por uma abordagem mais aprofundada.

Objetivos. O objetivo geral do tratamento de apoio é a melhora ou o alívio de sintomas por meio de reestruturação comportamental ou ambiental dentro do sistema psíquico existente. Isso com frequência significa ajudar o paciente a se adaptar melhor a problemas e a viver de forma mais confortável com sua psicopatologia. Com a finalidade de restaurar um indivíduo desorganizado, frágil ou descompensado a um estado de relativo equilíbrio, o objetivo principal é suprimir ou controlar a sintomatologia e estabilizá-lo em uma atmosfera benigna protetora e tranquilizadora que se opõe a pressões avassaladoras externas e internas. O objetivo final é maximizar as capacidades integrativas ou adaptativas de forma que o paciente aumente sua capacidade de enfrentamento, ao mesmo tempo que reduz a vulnerabilidade ao reforçar vantagens e fortalecer defesas.

Abordagem principal e técnicas. A terapia de apoio utiliza diversos métodos, de maneira isolada ou combinada, incluindo liderança cordial, amigável e firme; gratificação parcial de necessidades de dependência; apoio no desenvolvimento final de independência legítima; ajuda para desenvolver atividades prazerosas (p. ex., *hobbies*); descanso e diversão adequados; remoção de tensão excessiva quando possível; hospitalização quando indicado; medicamentos para aliviar sintomas; e orientação e aconselhamento para lidar com questões atuais. Essa terapia usa técnicas para ajudar os pacientes a se sentirem seguros, aceitos, protegidos, encorajados, a salvo e não ansiosos.

Limitações. Como grande parte da terapia de apoio é destinada às realidades práticas do cotidiano e a lidar com o ambiente externo do paciente, ela pode ser vista como mais trivial e superficial do que abordagens aprofundadas. Devido às consultas intermitentes e menos frequentes, o compromisso pessoal pode não ser tão motivador por parte do paciente ou do terapeuta. Maior gravidade da doença (e possíveis psicoses) também torna esse tratamento potencialmente mais errático, exigente e frustrante. A necessidade do terapeuta de ter que lidar com outros membros da família, cuidadores ou instituições (tratamento auxiliar, hospitalização) pode se tornar uma complicação a mais, pois ele acaba servindo como um mediador para negociar com o mundo externo do paciente e com outros colegas de profissão. Por fim, o terapeuta de apoio deve ser capaz de aceitar limitações pessoais e os recursos psicológicos limitados do paciente e tolerar os esforços frequentemente sem recompensa até que se obtenham pequenas vitórias.

O Sr. W. era um empresário viúvo de 42 anos que foi encaminhado por seu internista devido à morte súbita da esposa, que sofreu hemorragia intracraniana cerca de dois meses antes. Tinha dois filhos, um menino e uma menina, com 10 e 8 anos, respectivamente.

O Sr. W. nunca havia consultado um psiquiatra antes e, quando chegou, admitiu que não sabia o que um psiquiatra poderia fazer por ele. Simplesmente tinha que superar a morte da esposa. Não tinha certeza se falar sobre algo poderia realmente ajudar. Estivera casado durante 15 anos. Admitia ter dificuldade para dormir, especialmente com despertares no meio da noite com considerável ansiedade em relação ao futuro. Um parente havia lhe dado comprimidos para ansiedade, que o ajudaram muito, mas ele ficou com medo de ficar dependente do fármaco. Também passou a beber mais do que achava que devia. Estava preocupado principalmente com criar os filhos sozinho e se sentia oprimido por essa responsabilidade. Estava começando a perceber que mãe maravilhosa sua esposa havia sido e como a havia criticado demais por passar muito tempo com os filhos. "Realmente precisa de muito esforço", afirmou.

O Sr. W. admitiu ter sentimentos de culpa. Um exemplo foi reconhecer ter a sensação de que agora poderia começar de novo. Estava um pouco inquieto com relação ao casamento pouco antes da morte da esposa e chegou a ser infiel durante um breve período no início do casamento. Sentia-se culpado também por pensar que, se estivesse acordado na noite da hemorragia da esposa, talvez pudesse ter salvado sua vida. Na verdade, não havia nada que ele pudesse ter feito.

O Sr. W. concordou em comparecer a algumas consultas para falar sobre sua esposa. Nesse momento, apenas dois meses após sua morte, ele parecia ter uma reação de luto descomplicado. Embora falasse com facilidade durante a sessão, estava evidentemente preocupado que pudesse "gostar demais de estar aqui". O terapeuta optou por não interpretar seus conflitos de dependência. O Sr. W. parecia ter boas habilidades de enfrentamento e usou humor como defesa de funcionamento elevado. Por exemplo, ao proferir o panegírico para sua esposa (que havia sido um membro bastante popular da paróquia), olhou a grande multidão a sua volta durante o serviço religioso e afirmou que nunca vira tantas pessoas na igreja antes, acrescentando: "Sinto muito, reverendo".

Depois de quatro sessões, o Sr. W. disse que se sentia melhor e não via mais a necessidade de novas consultas. Dormia melhor e havia parado de beber em demasia. O terapeuta sugeriu que ele poderia querer continuar a falar mais sobre sua culpa e sua vida, à medida que seguia adiante sem a esposa. O terapeuta também o tranquilizou de que parecia não haver mais nada que o Sr. W. pudesse ter feito para salvá-la. Encorajou-o a começar a sair em encontros quando se sentisse pronto, algo que os parentes da esposa evidentemente não encorajavam. No momento, contudo, o Sr. W. não estava interessado em continuar a terapia. Ficou grato ao terapeuta e achou que falar sobre a morte da esposa o havia ajudado. O terapeuta aceitou seu desejo de interromper as sessões, mas o encorajou a manter contato para lhe dizer como estava passando. (Cortesia de T. Byram Karasu, M.D., e S. R. Karasu, M.D.)

EXPERIÊNCIA EMOCIONAL CORRETIVA. O relacionamento entre terapeuta e paciente dá ao profissional a oportunidade de exibir um comportamento diferente do comportamento destrutivo ou improdutivo do genitor do paciente. Às vezes, essas experiências parecem neutralizar ou reverter alguns efeitos dos erros dos pais.

Se o paciente teve pais excessivamente autoritários, a atitude amigável, flexível, sem juízos de valor e não autoritária – mas por vezes firme e estabelecedora de limites – do terapeuta dá a ele uma oportunidade de se adaptar, se identificar e ser conduzido por uma nova figura paterna. Franz Alexander descreveu esse processo como uma experiência emocional corretiva. Ela se vale de elementos tanto da psicanálise quanto da psicoterapia psicanalítica.

REFERÊNCIAS

Buckley P. Revolution and evolution: A brief intellectual history of American psychoanalysis during the past two decades. *Am J Psychother*. 2003;57:1–17.

Canestri J. Some reflections on the use and meaning of conflict in contemporary psychoanalysis. *Psychoanal Q*. 2005;74(1):295–326.

Dodds J. Minding the ecological body: Neuropsychoanalysis and ecopsychoanalysis. *Front Psychol*. 2013;4:125.

Joannidis C. Psychoanalysis and psychoanalytic psychotherapy. *Psychoanal Psychother*. 2006;20(1):30–39.

Kandel ER. *Psychiatry, Psychoanalysis, and the New Biology of Mind*. Washington, DC: American Psychiatric Publishing; 2005.

Karasu TB. *The Art of Serenity*. New York: Simon and Schuster; 2003.

Karasu TB, Karasu SR. Psychoanalysis and psychoanalytic psychotherapy. In: Sadock BJ, Sadock VA, Ruiz P, eds. Kaplan & Sadock's *Comprehensive Textbook of Psychiatry*. 9th ed. Vol. 2. Philadelphia: Lippincott Williams & Wilkins; 2009:2746.

McWilliams N. *Psychoanalytic Psychotherapy: A Practitioner's Guide*. New York: Guilford; 2004.

Person ES, Cooper AM, Gabbard GO, eds. *The American Psychiatric Publishing Textbook of Psychoanalysis*. Washington, DC: American Psychiatric Publishing; 2005.

Roseneil S. Beyond 'the relationship between the individual and society': Broadening and deepening relational thinking in group analysis. *Group Anal*. 2013;46(2):196–210.

Shulman DG. The analyst's equilibrium, countertransferential management, and the action of psychoanalysis. *Psychoanal Rev*. 2005;92(3):469–478.

Siegel E. Psychoanalysis as a traditional form of knowledge: An inquiry into the methods of psychoanalysis. *Int J Appl Psychoanal Stud*. 2006;2(2):146–163.

Strenger C. *The Designed Self: Psychoanalysis and Contemporary Identities*. Hillsdale, NJ: Analytic Press; 2005.

Tummala-Narra P. Psychoanalytic applications in a diverse society. *Psychoanal Psychol*. 2013;30(3):471–487.

Unit P. Mentalization-based treatment for psychosis: Linking an attachment-based model to the psychotherapy for impaired mental state understanding in people with psychotic disorders. *Isr J Psychiatry Relat Sci*. 2014;51(1).

Varvin S. Which patients should avoid psychoanalysis, and which professionals should avoid psychoanalytic training? A critical evaluation. *Scand Psychoanal Rev*. 2003;26:109–122.

▲ 28.2 Psicoterapia psicodinâmica breve

O crescimento da psicoterapia, em geral, e das psicoterapias dinâmicas derivadas da estrutura psicanalítica, em particular, representa uma realização memorável na história da psiquiatria. A psicoterapia psicodinâmica breve ganhou ampla popularidade, em parte devido à grande pressão sobre profissionais da área da saúde para conter os custos de tratamento. Também é mais fácil avaliar a eficácia de tratamento ao comparar grupos de pessoas que fizeram terapia de curta duração para doenças mentais com grupos-controle do que mensurar os resultados de psicoterapia de longa duração. Portanto, terapias de curta duração foram objeto de várias pesquisas, especialmente sobre medidas de resultados, as quais identificaram sua efetividade. Outros métodos de curta duração incluem terapia interpessoal (abordada na Seção 28.10) e terapia cognitivo-comportamental (abordada na Seção 28.7).

A psicoterapia psicodinâmica breve é um tratamento de tempo limitado (10 a 12 sessões) que se baseia nas teorias de psicanálise e psicodinâmica. Ela é usada para ajudar pessoas com depressão, ansiedade, transtorno de estresse pós-traumático, entre outras perturbações. Há vários métodos, sendo que cada um tem suas próprias técnicas de tratamento e critérios específicos de seleção de pacientes; contudo, elas apresentam mais semelhanças do que diferenças.

Em 1946, Franz Alexander e Thomas French identificaram as características básicas da psicoterapia psicodinâmica breve. Eles descreveram uma experiência terapêutica elaborada para deixar o paciente à vontade, manipular a transferência e usar interpretações experimentais de maneira flexível. Alexander e French conceberam psicoterapia como uma experiência emocional corretiva capaz de reparar eventos traumáticos do passado e convencer o paciente de que novas formas de pensamento, sentimento e comportamento são possíveis. Mais ou menos na mesma época, Eric Lindemann estabeleceu um serviço de consultas no Massachusetts General Hospital, em Boston, para pessoas em crise. Ele desenvolveu novos métodos de tratamento para lidar com essas situações e, por fim, aplicou as técnicas a pessoas que não estavam em crise, mas que passavam por tipos diversos de sofrimento emocional. Desde então, o campo foi influenciado por vários profissionais, como David Malan, na Inglaterra, Peter Sifneos, nos Estados Unidos, e Habib Davanloo, no Canadá.

TIPOS

Psicoterapia focal breve (Tavistock-Malan)

A psicoterapia focal breve foi desenvolvida originalmente na década de 1950 pela equipe de Balint na Tavistock Clinic, em Londres. Malan, um membro da equipe, relatou os resultados da terapia. Seus critérios de seleção para o tratamento incluíam eliminar contraindicações absolutas, rejeitar pacientes para quem determinados perigos pareciam inevitáveis, avaliar com clareza a psicopatologia do paciente e determinar suas capacidades de considerar problemas em termos emocionais, encarar material perturbador, reagir a interpretações e suportar o estresse do tratamento. Malan descobriu que uma forte motivação invariavelmente estava correlacionada a um resultado bem-sucedido. Contraindicações ao tratamento eram tentativas de suicídio graves, dependência de substância, abuso crônico de álcool, sintomas obsessivos crônicos incapacitantes, sintomas fóbicos crônicos incapacitantes e atuação destrutiva ou autodestrutiva incontestável.

Requisitos e técnicas. Na rotina de Malan, o terapeuta deve identificar a transferência já no início e interpretá-la, bem como a transferência negativa. Ele deve, então, fazer a ligação entre as transferências e os relacionamentos do paciente com seus pais. Paciente e terapeuta devem estar dispostos a ficar profundamente envolvidos e a suportar a tensão resultante. O terapeuta deve formular um enfoque restrito e estabelecer uma data de término com antecedência, e o paciente deve elaborar o luto e a raiva com relação ao término. Um terapeuta experiente deve calcular cerca de 20 sessões como uma duração média para a terapia; um profissional em treinamento deve calcular em torno de 30 sessões. O próprio Malan não passava de 40 entrevistas com seus pacientes.

Psicoterapia de tempo limitado (Boston University-Mann)

Um modelo psicoterapêutico de exatamente 12 entrevistas com enfoque em uma questão central foi desenvolvido na Boston University por James Mann e colaboradores no início dos anos de 1970. Em contrapartida à ênfase de Malan em critérios bem definidos de seleção e rejeição, Mann não foi explícito quanto ao perfil dos candidatos para psicoterapia de tempo limitado. Mann considerou determinar o conflito central de um paciente de modo razoavelmente preciso e explorar as crises de amadurecimento de jovens com diversas queixas psicológicas e somáticas como as principais ênfases de sua teoria. As exceções de Mann, semelhantes a seus critérios de rejeição, incluem pessoas com transtorno depressivo maior que interfere no acordo de tratamento, pessoas com estados psicóticos agudos e pacientes desesperados que precisam, mas não conseguem tolerar, relações objetais.

Requisitos e técnicas. Os requisitos técnicos de Mann incluíam limitação rigorosa a 12 sessões, predominância de transferência positiva no início, especificação e adesão rigorosa a uma questão central envolvendo transferência, identificação positiva, tornar a separação um evento de amadurecimento para o paciente, perspectiva de terminação absoluta para evitar desenvolvimento de dependência, esclarecimento de experiências presentes e passadas e resistências, terapeutas ativos que apoiam e encorajam o paciente e educação do paciente por meio de informações diretas, reeducação e manipulação. Os conflitos prováveis incluem independência e dependência, atividade e passividade, luto não resolvido ou retardado e autoestima adequada e inadequada.

Psicoterapia dinâmica intensiva breve (McGill University-Davanloo)

Conforme conduzida por Davanloo na McGill University, a psicoterapia dinâmica intensiva breve abrange quase todas as variedades de psicoterapia breve e intervenção de crise. Os pacientes tratados na série de Davanloo são classificados como aqueles cujos conflitos psicológicos são predominantemente edipianos, aqueles cujos conflitos não são edipianos e aqueles cujos conflitos têm mais de um foco. Davanloo também elaborou uma técnica psicoterapêutica específica para indivíduos com problemas neuróticos graves e duradouros, especificamente aqueles com transtornos obsessivo-compulsivos e fobias incapacitantes.

Os critérios de seleção de Davanloo enfatizam a avaliação das funções do ego de importância primária para o trabalho psicoterapêutico: o estabelecimento de um foco psicoterapêutico; a formulação psicodinâmica dos problemas psicológicos do paciente; a capacidade de interagir emocionalmente com avaliadores; uma história de relacionamentos de troca com uma pessoa significativa na vida do paciente; a capacidade do indivíduo de vivenciar e tolerar ansiedade, culpa e depressão; as motivações do paciente para mudança, orientação mental psicológica e capacidade de responder à interpretação e a avaliadores de ligação com pessoas no presente e no passado. Tanto Malan quanto Davanloo enfatizaram as respostas do paciente à interpretação como um critério importante de seleção e prognóstico.

Requisitos e técnicas. Os destaques da abordagem psicoterapêutica de Davanloo são flexibilidade (o terapeuta deve adaptar a técnica às necessidades do paciente), controle, tendências regressivas do paciente, intervenção ativa para evitar que o paciente desenvolva dependência excessiva do terapeuta e *insight* intelectual e experiências emocionais do paciente na transferência. Essas experiências emocionais se tornam corretivas como resultado da interpretação.

Ana, uma mulher divorciada de 60 anos, buscou auxílio psiquiátrico após um episódio depressivo grave que durou vários meses. Esse episódio, um de muitos em sua vida, foi particularmente grave em termos de perda de energia, interesse e motivação, bem como em intensidade de sua tristeza e desejo de morrer. Apenas suas profundas convicções religiosas a impediram de agir motivada por esses desejos. Ana perdeu muito peso, tinha problemas para dormir, muitos pesadelos e dificuldade de concentração. Era invadida por sentimentos globais de ódio à mãe, que estava muito velha, doente e dependente dela, sendo incapaz de perdoá-la por tê-la abandonado em um orfanato quando tinha 5 ou 6 anos de idade.

Depois de uma avaliação minuciosa, a formulação dinâmica do problema de Ana foi representada da seguinte maneira:

1. *Problemas de vida:* episódios depressivos recorrentes repletos de sentimentos de culpa e autorrepreensão; problemas com homens envolvendo escolha de parceiros que normalmente são frios, distantes ou indisponíveis; distância emocional involuntária e dolorosa de seus filhos, amigos e outros relacionamentos íntimos; vida profissional improdutiva e não gratificante, apesar de dons intelectuais consideráveis.
2. *Dinâmica:* relacionamento ambivalente com a mãe, a quem culpa pela maioria das tragédias de sua vida; culpa e necessidade de punição em relação a seu ódio inexorável dirigido à mãe; reação patológica de luto pela perda de um relacionamento idealizado e perfeito com a mãe, a pessoa que ela lembra ter antes de ser colocada em um orfanato. A partir desse enfoque, flui uma convicção melancólica do fracasso inevitável de relacionamentos interpessoais.
3. *Focos patogênicos:* luto e incapacidade de elaborar a perda de sua mãe depois de ter sido colocada em um orfanato, acompanhados por fúria e culpa; luto patológico pela perda do pai, que, devido a alcoolismo grave, abandonou a família, uma atitude que levou a mãe a colocar os filhos em um orfanato para poder trabalhar e, por fim, recuperar sua guarda. Inconscientemente, Ana culpava a mãe pela catástrofe familiar e, assim, "protegia" uma visão idealizada do pai, por quem tinha um apego profundo.

Para Ana, a fase inicial de tratamento se concentrou no esclarecimento e na experiência de seus impulsos destrutivos em relação à mãe, os quais, à medida que foram elaborados, tornaram possível um pouco de empatia com a dolorosa situação de vida de sua mãe na época em que deixou Ana e suas irmãs no orfanato. A seguir, a terapia concentrou-se no pai de Ana. Sentimentos profundos de idealização, decepção, raiva e luto foram vivenciados com crescente clareza e intensidade, com frequência por meio de sentimentos deslocados na transferência e após superar uma resistência considerável. A última fase do tratamento permitiu o desenvolvimento de sentimentos realistas de empatia e apreciação por sua mãe, agora sem raiva ou distanciamento emocional, e o ressurgimento de sentimentos de alegria e esperança, bem como de ambição profissional. (Cortesia de M. Trujillo, M.D.)

Psicoterapia breve provocadora de ansiedade (Harvard University-Sifneos)

Sifneos desenvolveu a psicoterapia breve provocadora de ansiedade no Massachusetts General Hospital, em Boston, durante os anos de 1950. Ele usou os seguintes critérios para seleção: uma queixa principal restrita (sugerindo a capacidade do paciente de selecionar um entre uma variedade de problemas para receber prioridade e o seu desejo de resolvê-lo durante o tratamento), um relacionamento significativo ou de troca durante o início da infância, capacidade de interagir de modo flexível com um avaliador e de expressar sentimentos de forma adequada, sofisticação psicológica acima da média (implicando não apenas inteligência acima da média, mas também capacidade de responder a interpretações), uma formulação psicodinâmica específica (em geral um conjunto de conflitos psicológicos subjacentes às suas dificuldades e centralizados em um foco edipiano), um contrato entre terapeuta e paciente para trabalhar no foco especificado e a formulação de expectativas mínimas de resultado e motivação de boa a excelente para mudança, não apenas para alívio de sintomas.

Chris, um homem solteiro de 31 anos, buscou ajuda para um episódio depressivo precipitado pela perda de seu relacionamento com a namorada, Joanna. Ela rompeu o namoro depois de aproximadamente um ano, cansada da ética de trabalho inconstante e instabilidade emocional de Chris e de seu medo de assumir um compromisso com o futuro de seu relacionamento. Esse ciclo de paixão, crescente medo de assumir compromissos e perda de relacionamento havia se tornado um padrão na vida interpessoal de Chris. Sua vida profissional estava repleta de problemas semelhantes; perdia empregos com frequência devido a conflitos graves e confrontos ameaçadores com seus superiores. À medida que os conflitos surgiam tanto no trabalho como em casa, Chris costumava sofrer de ansiedade crescente e ataques de pânico episódicos. Depois da perda de cada relacionamento, ele normalmente enfrentava sentimentos depressivos moderados, às vezes acompanhados por ideação suicida.

Depois de uma avaliação, o holograma dinâmico de Chris foi representado da seguinte maneira:

1. *Problemas de vida:* episódios recorrentes de ansiedade e depressão; problemas no trabalho; relacionamentos interpessoais instáveis; conflito com figuras de autoridade; antagonismo e distância de pai, irmão e amigos do sexo masculino; temores de intimidade heterossexual e compromisso.
2. *Forças dinâmicas:* hostilidade contínua e inveja dirigida a outros homens, figuras de autoridade e pessoas bem-sucedidas; busca compulsiva e possessiva de objetos femininos de amor com uma incapacidade grave de considerar, satisfazer ou tolerar suas necessidades de independência.
3. *Focos patogênicos genéticos:* perda inconsciente de objetos maternos precipitada pelo nascimento de um irmão quando tinha 2 anos; luto não controlado por essa perda com um ímpeto compulsivo de experimentar possessão infantil de objetos de amor; hostilidade compulsiva voltada para outros percebidos como rivais.

A indagação ativa do terapeuta revelou novas confirmações da persistência de sentimentos sexuais reprimidos dirigidos a sua mãe e a presença de sentimentos hostis dirigidos a todos os rivais pelo afeto de sua mãe. Uma memória impregnada com sentimentos bastante viscerais surgiu nessa fase como resultado da indagação ativa do terapeuta. Nessa memória, Chris viu a si mesmo nos braços de sua mãe em um quarto escuro. Ele lembrava vividamente o intenso prazer do contato com a pele quente de sua mãe, a textura de suas roupas e o cheiro de seu perfume. Ao narrar a memória ao terapeuta, Chris ficou tão absorvido pela experiência que ficou intensamente ruborizado. Também descreveu a dolorosa interrupção desse momento de prazer quando seu pai abriu a porta repentinamente e inundou o recinto de luz, perturbando sua absorção prazerosa. Essa sequência cedeu à experiência de luto pela perda do laço intenso e exclusivo com sua mãe depois do nascimento do irmão e uma revivência de sentimentos de raiva, impotência e solidão. Tais sentimentos eram todos bastante familiares em sua vida atual quando suas ligações românticas eram ameaçadas ou perdidas. A ligação afetiva entre essa experiência na infância e seus problemas com intimidade no presente se tornou bastante óbvia para Chris, e a aceitação dessa conexão intensificou sua capacidade de elaborar esse componente essencial de sua patologia. Um conflito paralelo surgiu na transferência quando o paciente se ressentiu da "intrusão" das indagações do terapeuta nessa privacidade zelosamente guardada de sua fantasia primitiva de possessão material. (Cortesia de M. Trujillo, M.D.)

Requisitos e técnicas. O tratamento pode ser dividido em quatro fases principais: interação paciente-terapeuta, início da terapia, auge do tratamento e evidências de mudança e terminação. O terapeuta faz uso das técnicas a seguir durante as quatro fases.

INTERAÇÃO PACIENTE-TERAPEUTA. O terapeuta estabelece a aliança de trabalho ao usar a rápida identificação e os sentimentos positivos do paciente com relação a ele que surgem nessa fase. O uso criterioso de perguntas abertas e de escolha forçada permite que o terapeuta esboce e se concentre em um foco terapêutico. O profissional especifica as expectativas mínimas de resultado a serem alcançadas pela terapia.

INÍCIO DA TERAPIA. Durante a transferência, os sentimentos pelo terapeuta são esclarecidos logo que aparecem, uma técnica que leva ao estabelecimento de uma aliança terapêutica verdadeira.

AUGE DO TRATAMENTO. O auge do tratamento enfatiza a concentração ativa sobre os conflitos edipianos escolhidos como foco terapêutico; o uso repetido de perguntas e confrontos provocadores de ansiedade; a evitação de questões caracterológicas pré-genitais, as quais o paciente usa de forma defensiva para evitar lidar com as técnicas provocadoras de ansiedade do terapeuta; a evitação total de neurose de transferência; a demonstração repetitiva das formas neuróticas do paciente ou dos padrões de comportamento desadaptativo; a concentração no material carregado de ansiedade, mesmo antes de os mecanismos de defesa serem esclarecidos; as demonstrações repetidas de ligações de transferência com pais pelo uso de interpretações oportunas com base no material fornecido pelo paciente; o estabelecimento de uma experiência emocional corretiva; o encorajamento e apoio ao paciente, que se torna ansioso enquanto luta para entender os conflitos; os novos padrões de aprendizado e de resolução de problemas; e as apresentações e recapitulações repetidas da psicodinâmica do paciente até que os mecanismos de defesa usados para lidar com conflitos edipianos sejam compreendidos.

EVIDÊNCIAS DE MUDANÇA E TERMINAÇÃO DA PSICOTERAPIA. A fase final de terapia enfatiza a demonstração tangível no comportamento do paciente fora da terapia, evidências de que os padrões adaptativos de comportamento estão sendo usados, e início da conversa sobre a terminação do tratamento.

VISÃO GERAL E RESULTADOS

As técnicas compartilhadas de todas as psicoterapias breves descritas deixam para trás suas diferenças. Elas compartilham a aliança terapêutica ou interação dinâmica entre terapeuta e paciente, o uso de transferência, a interpretação ativa de um foco terapêutico ou questão central, as ligações repetitivas entre questões relativas aos pais e de transferência e a terminação rápida.

Os resultados desses tratamentos breves foram amplamente pesquisados. Diferentemente das ideias vigentes de que os fatores terapêuticos na psicoterapia são inespecíficos, estudos controlados e outros métodos de avaliação (p. ex., entrevistas com avaliadores imparciais, autoavaliações de pacientes) indicam a importância das técnicas específicas usadas. A capacidade de recuperação genuína em alguns pacientes é muito maior do que se acreditava. Um determinado tipo de paciente tratado com psicoterapia breve pode tirar grande proveio de uma elaboração prática de seu conflito nuclear na transferência. Tais indivíduos podem ser identificados com antecedência por meio de um processo de interação dinâmica, porque são responsivos, motivados e capazes de encarar sentimentos perturbadores, e porque se pode formular um foco restrito para eles. Quanto mais radical a técnica em termos de transferência, profundidade de interpretação e conexão com a infância, mais radicais serão os efeitos terapêuticos. No caso de alguns pacientes perturbados, um foco parcial escolhido de forma criteriosa pode ser terapeuticamente eficaz.

REFERÊNCIAS

Beutel ME, Höflich A, Kurth RA, Reimer CH. Who benefits from inpatient short-term psychotherapy in the long run? Patients' evaluations, outpatient after-care and determinants of outcome. *Psychol Psychother*. 2005;78(2):219–234.

Bianchi-DeMicheli F, Zutter AM. Intensive short-term dynamic sex therapy: A proposal. *J Sex Marital Ther*. 2005;31(1):57–72.

Book HE. *How to Practice Brief Psychodynamic Psychotherapy*. Washington, DC: American Psychological Association; 2003.

Davanloo H. *Basic Principles and Technique of Short Term Dynamic Psychotherapy*. New York: Spectrum; 1978.

Davanloo H. Intensive short-term dynamic psychotherapy. In: Sadock BJ, Sadock VA, eds. *Kaplan & Sadock's Comprehensive Textbook of Psychiatry*. 8th ed. Vol. 2. Philadelphia: Lippincott Williams & Wilkins; 2005:2628.

Fonagy P, Roth A, Higgitt A. Psychodynamic psychotherapies: Evidence-based practice and clinical wisdom. *Bull Menninger Clin*. 2005;69(1):1–58.

Heidari S, Lewis AJ, Allahyari A, Azadfallah P, Bertino MD. A pilot study of brief psychodynamic psychotherapy for depression and anxiety in young Iranian adults: The effect of attachment style on outcomes. *Psychoanal Psychol*. 2013;30(3):381–393.

Hersoug AG. Assessment of therapists' and patients' personality: Relationship to therapeutic technique and outcome in brief dynamic psychotherapy. *J Pers Assess*. 2004;83(3):191–200.

Keefe, J. R., McCarthy, K. S., Dinger, U., Zilcha-Mano, S., & Barber, J. P. A meta-analytic review of psychodynamic therapies for anxiety disorders. *Clin Psychol Rev*. 2014;34(4):309–323.

Leichsenring F, Rabung S, Leibing E. The efficacy of short-term psychodynamic psychotherapy in specific psychiatric disorders: A meta-analysis. *Arch Gen Psychiatry*. 2004;61(12):1208–1216.

McCullough L, Osborn KA. Short term dynamic psychotherapy goes to Hollywood: The treatment of performance anxiety in cinema. *J Clin Psychol*. 2004;60(8):841–852.

Peretz J. Treating affect phobia: A manual for short-term dynamic psychotherapy. *Psychother Res*. 2004;14(2):261–263.

Powers TA, Alonso A. Dynamic psychotherapy and the problem of time. *J Contemp Psychother*. 2004;34(2):125–139.

Price JL, Hilsenroth MJ, Callahan KL, Petretic-Jackson PA, Bonge D. A pilot study of psychodynamic psychotherapy for adult survivors of childhood sexual abuse. *Clin Psychol Psychother*. 2004;11(6):378–391.

Scheidt CE, Waller E, Endorf K, Schmidt S, König R, Zeeck A, Joos A, Lacour M. Is brief psychodynamic psychotherapy in primary fibromyalgia syndrome with concurrent depression an effective treatment? A randomized controlled trial. *Gen Hosp Psychiatry*. 2013;35(2):160–167.

Svartberg M, Stiles TC, Seltzer MH. Randomized, controlled trial of the effectiveness of short-term dynamic psychotherapy and cognitive therapy for cluster C personality disorders. *Am J Psychiatry*. 2004;161:810–817.

Trujillo SR. Intensive short-term dynamic psychotherapy. In: Sadock BJ, Sadock VA, Ruiz P, eds. *Kaplan & Sadock's Comprehensive Textbook of Psychiatry*. 9th ed. Vol. 2. Philadelphia: Lippincott Williams & Wilkins; 2009:2893.

▲ 28.3 Psicoterapia de grupo, psicoterapias individual e de grupo combinadas e psicodrama

A psicoterapia de grupo é uma modalidade que emprega um líder com treinamento profissional, o qual seleciona, compõe, organiza e lidera um agrupamento de membros para trabalharem juntos para atingir o máximo de objetivos de cada indivíduo e do grupo em si. Certas propriedades presentes em grupos, como apoio mútuo, podem ser canalizadas a fim de proporcionar alívio de sofrimento psicológico e apoio dos pares em oposição ao isolamento vivenciado por muitas pessoas que buscam auxílio psiquiátrico. De modo semelhante, pequenos grupos homogêneos proporcionam o contexto ideal para a divulgação de informações precisas sobre uma condição compartilhada pelos membros do grupo. Doença médica, abuso de substância e condições psiquiátricas graves crônicas e persistentes, incluindo esquizofrenia e transtornos afetivos maiores, são exemplos característicos.

Uma modalidade amplamente aceita de tratamento psiquiátrico, a psicoterapia de grupo utiliza forças terapêuticas dentro do grupo, interações construtivas entre os membros e intervenções de um líder treinado para mudar comportamentos, pensamentos e sentimentos desadaptativos de indivíduos com sofrimento emocional. Em uma época de restrições financeiras cada vez mais severas, em que se reduz a ênfase em psicoterapias individuais e se amplia o uso de abordagens psicofarmacológicas, mais pacientes vêm sendo tratados com psicoterapia de grupo do que com qualquer outra forma de terapia verbal. A terapia de grupo se aplica a locais de internação e ambulatoriais, trabalho institucional, unidades de hospitalização parcial, casas de passagem, centros comunitários e clínicas privadas. Também é amplamente usada por pessoas que não são profissionais da área da saúde mental como tratamento complementar para transtornos físicos. Os princípios dessa psicoterapia também foram aplicados com sucesso nas áreas de negócios e educação, na forma de treinamento, sensibilização e interpretação de papéis.

A psicoterapia de grupo é um tratamento no qual pessoas cuidadosamente selecionadas e emocionalmente doentes se encontram em um grupo orientado por um terapeuta treinado e ajudam umas às outras a promoverem mudanças em suas personalidades. Ao fazer uso de uma série de manobras técnicas e construtos teóricos, o líder direciona as interações dos membros do grupo para provocar mudanças.

CLASSIFICAÇÃO

Atualmente, a terapia de grupo conta com várias abordagens. Alguns clínicos trabalham com um quadro de referência psicanalítico. Outros usam técnicas de terapia, como a análise transacional, desenvolvida por Eric Berne, que enfatiza as interações no aqui e agora entre os membros do grupo; terapia comportamental em grupo, que depende de técnicas condicionantes baseadas na teoria da aprendizagem; Gestalt-terapia em grupo, criada a partir das teorias de Frederick Perls, que possibilita aos pacientes a ab-reação e expressão completa de si mesmos; e psicoterapia em grupo centrada na pessoa, desenvolvida por Carl Rogers, a qual se baseia na expressão sem julgamentos de valor de sentimentos entre os membros do grupo. A Tabela 28.3-1 esboça as principais abordagens das psicoterapias de grupo.

SELEÇÃO DE PACIENTES

Para determinar a adequação do paciente para psicoterapia de grupo, o terapeuta precisa de um grande volume de informações, as quais são obtidas em uma entrevista de triagem. O psiquiatra deve tomar a história psiquiátrica e realizar um exame do estado mental para obter certas informações dinâmicas, comportamentais e diagnósticas. A Tabela 28.3-2 esboça os critérios gerais para a seleção de pacientes para terapia de grupo.

Ansiedade relativa à autoridade

Pacientes cujo problema principal é seu relacionamento com figuras de autoridade e que ficam extremamente ansiosos na presença delas podem se sair bem em terapia de grupo porque se sentem mais à vontade e com mais chances de se sair bem do que em um contexto diádico (um a um). Pacientes com grande ansiedade relativa à autoridade podem ser bloqueados, ansiosos, resistentes e relutantes em verbalizar pensamentos e sentimentos em um contexto individual, em geral por medo da censura ou desaprovação do terapeuta. Portanto, eles podem aceitar de bom grado a sugestão de psicoterapia de grupo para evitar o escrutínio da situação diádica. Em contrapartida, se um paciente reage de forma negativa à sugestão ou resiste à ideia abertamente, o terapeuta deve considerar a possibilidade de que ele apresenta elevada ansiedade relativa aos pares.

Ansiedade relativa aos pares

Pacientes com condições como transtornos das personalidades *borderline* e esquizoide que tiveram relacionamentos destrutivos com seus grupos de pares ou que estiveram extremamente isolados do contato com grupos de pares geralmente reagem de forma negativa ou ansiosa quando colocados em um contexto grupal. Quando eles conseguem elaborar sua ansiedade, no entanto, a terapia de grupo pode ser benéfica.

> Robert começou a fazer terapia para tentar entender por que não conseguia manter relacionamentos íntimos ou duradouros. Um homem de negócios bem-sucedido e bonito, havia feito uma transição dolorosa e corajosa ao desligar-se de seus pais problemáticos e egocêntricos desde cedo. Embora causasse boa impressão inicial em seus empregos, sempre ficava perplexo e decepcionado quando seus superiores gradativamente perdiam interesse nele e seus colegas passavam a evitá-lo. Durante a terapia individual, ele era encantador e divertido, mas sentia-se facilmente atacado por menosprezos narcisistas percebidos e ficava com raiva e beligerante. Sugeriu-se psicoterapia de grupo quando seus sentimentos de transferência continuavam intensos e a terapia se encontrava em um impasse aparente. Inicialmente, Robert conquistou o grupo e se esforçou para ser o centro das atenções. Visivelmente irritado sempre que percebia que o líder do grupo prestava mais atenção a outros membros, Robert ficava crítico e hostil para com pessoas mais velhas no grupo e exibia pouca empatia pelos outros. Depois de confrontos repetidos e vigorosos do grupo sobre seu comportamento antagônico, ele gradualmente percebeu que estava repetindo padrões da infância em sua família, buscando desesperadamente a atenção de pais desamorosos e, então, se entregando a ataques violentos de fúria quando perdiam o interesse. (Cortesia de Normund Wong, M.D.)

TABELA 28.3-1
Comparação dos tipos de psicoterapia de grupo

Parâmetros	Terapia de grupo de apoio	Terapia de grupo de orientação analítica	Psicanálise de grupos	Análise transacional em grupo	Terapia comportamental em grupo
Frequência	1 vez por semana	1 a 3 vezes por semana	1 a 5 vezes por semana	1 a 3 vezes por semana	1 a 3 vezes por semana
Duração	Até 6 meses	1 a 3 anos ou mais	1 a 3 anos ou mais	1 a 3 anos	Até 6 meses
Indicações primárias	Transtornos psicóticos e de ansiedade	Transtornos de ansiedade, estados *borderline*, transtornos da personalidade	Transtornos de ansiedade, transtornos da personalidade	Transtornos de ansiedade e psicóticos	Fobias, passividade, problemas sexuais
Entrevista de triagem individual	Normalmente	Sempre	Sempre	Normalmente	Normalmente
Conteúdo de comunicação	Principalmente fatores ambientais	Situações de vida presentes e passadas, relacionamentos dentro e fora do grupo	Principalmente experiências de vida no passado, relacionamentos dentro do grupo	Principalmente relacionamentos dentro do grupo; raramente história; ênfase no aqui e agora	Sintomas específicos sem enfoque em causalidade
Transferência	Transferência positiva encorajada para promover melhor funcionamento	Transferências positivas e negativas evocadas e analisadas	Transferência de neurose evocada e analisada	Relacionamentos positivos estimulados, sentimentos negativos analisados	Relacionamentos positivos estimulados, sem exame de transferência
Sonhos	Não analisados	Analisados frequentemente	Sempre analisados e encorajados	Raramente analisados	Não usados
Dependência	Dependência dentro do grupo encorajada; membros têm grande dependência do líder	Dependência dentro do grupo encorajada; dependência variável do líder	Dependência dentro do grupo não encorajada; dependência variável do líder	Dependência dentro do grupo não encorajada; dependência do líder não encorajada	Dependência dentro do grupo não encorajada; extrema dependência do líder
Atividade do terapeuta	Fortalecer as defesas existentes, ativa, aconselhamento	Desafiar as defesas, ativa, dar conselhos ou resposta pessoal	Desafiar defesas, passiva, não dar conselhos nem resposta pessoal	Desafiar defesas, ativa, dar resposta pessoal em vez de conselhos	Criar novas defesas, ativa e direcionada
Interpretação	Sem interpretação de conflito inconsciente	Interpretação de conflito inconsciente	Ampla interpretação de conflito inconsciente	Interpretação de padrões comportamentais atuais no aqui e agora	Não usada
Principais processos de grupo	Universalização, teste de realidade	Coesão, transferência, teste de realidade	Transferência, desabafo, catarse, teste de realidade	Ab-reação, teste de realidade	Coesão, reforço, condicionamento
Socialização fora do grupo	Encorajada	Desencorajada de modo geral	Desencorajada	Variável	Desencorajada
Objetivos	Melhor adaptação ao ambiente	Reconstrução moderada de dinâmicas de personalidade	Ampla reconstrução de dinâmicas de personalidade	Alteração de comportamento por meio de mecanismo de controle consciente	Alívio de sintomas psiquiátricos específicos

TABELA 28.3-2
Papel do terapeuta na terapia de grupo

1. Tamanho do grupo
2. Frequência das sessões
3. Composição de pacientes
4. Confidencialidade
5. Objetivos
6. Preparação dos pacientes
7. Determinação dos processos do grupo

Diagnóstico

O diagnóstico dos transtornos do paciente é importante para determinar a melhor abordagem terapêutica e para avaliar suas motivações para o tratamento, sua capacidade de mudança e seus pontos fortes e fracos da estrutura da personalidade. Existem poucas contraindicações para terapia de grupo. Indivíduos antissociais em geral não se dão bem em um contexto de grupo heterogêneo porque não conseguem se adaptar aos padrões coletivos, mas, se o grupo for composto por outros pacientes antissociais, eles podem responder melhor a pares do que a pessoas que percebem como figuras de autoridade. Indivíduos deprimidos se beneficiam de terapia de grupo depois de estabelecerem um relacionamento de confiança com o terapeuta. Pacientes que estão ativamente suicidas ou gravemente deprimidos não devem ser tratados unicamente em um contexto de grupo. Pacientes maníacos são disruptivos, mas, quando sob controle farmacológico, se saem bem no contexto grupal. Pacientes delirantes e que possam incorporar o grupo em seu sistema delirante devem ser excluídos, assim como aqueles que constituem ameaça física aos demais devido a explosões incontroláveis de agressividade.

PREPARAÇÃO

Pacientes preparados por um terapeuta para a experiência em grupo tendem a continuar no tratamento durante mais tempo e relatam menor ansiedade inicial do que aqueles que não receberam preparação. A preparação consiste na explicação do terapeuta sobre o procedimento o mais detalhadamente possível e nas respostas às perguntas do paciente antes da primeira sessão.

ORGANIZAÇÃO ESTRUTURAL

A Tabela 28.3-2 resume algumas das tarefas fundamentais que um terapeuta de grupo deve assumir ao organizar um grupo.

Tamanho

A terapia de grupo é bem-sucedida com apenas 3 membros ou com até 15 pessoas, mas a maioria dos terapeutas considera de 8 a 10 membros o tamanho ideal. A interação pode ser insuficiente com menos membros, a menos que eles sejam particularmente loquazes. Com mais de 10 pessoas, a interação pode ser grande demais para que os membros ou o terapeuta consigam acompanhar.

Frequência e duração das sessões

A maioria dos psicoterapeutas de grupo conduz as sessões uma vez por semana. Manter a continuidade é importante. Quando há sessões alternadas, o grupo se encontra duas vezes por semana, uma com e outra sem o terapeuta. Sessões de grupo geralmente duram de 1 a 2 horas, mas o limite de tempo deve ser constante.

Maratonas de grupos eram muito populares na década de 1970, mas são muito menos comuns hoje. Em terapia de tempo ampliado (maratona de terapia de grupo), o grupo se encontra continuamente durante 12 a 72 horas. Imposição da proximidade de interação, durante as sessões mais prolongadas, e privação de sono rompem certas defesas do ego, liberam processos afetivos e teoricamente promovem comunicação aberta. Sessões prolongadas, no entanto, podem ser perigosas para pacientes com estruturas frágeis de ego, como indivíduos com esquizofrenia ou transtorno da personalidade *borderline*.

Grupos homogêneos ou grupos heterogêneos

A maioria dos terapeutas acredita que os grupos devem ser o mais heterogêneo quanto possível, para assegurar interação máxima. Membros com categorias diagnósticas diferentes e padrões de comportamento variados, de todas as raças, níveis sociais e escolaridade, de idades diversas e de ambos os sexos devem ser colocados juntos. Pacientes na faixa dos 20 aos 65 anos podem ser incluídos de forma eficaz no mesmo grupo. Diferenças de idade ajudam a desenvolver modelos de pais e filhos e de irmão e irmã, e os pacientes têm a oportunidade de reviver e retificar dificuldades interpessoais que podem ter parecido insuperáveis.

Crianças e adolescentes recebem melhor tratamento em grupos compostos principalmente por indivíduos em suas próprias faixas etárias. Alguns adolescentes são capazes de assimilar o material de um grupo adulto, independentemente do conteúdo, mas não devem ser privados de uma experiência construtiva entre pares que, de outro modo, não têm a oportunidade de usufruir.

Grupos abertos ou grupos fechados

Grupos fechados têm uma quantidade e uma composição definidas de pacientes. Se os membros saírem, não são aceitos novos integrantes. Em grupos abertos, a associação é fluida, e novos integrantes entram no grupo sempre que membros mais antigos o deixam.

MECANISMOS
Formação do grupo

Cada paciente encara a terapia de grupo de forma diferente, e, nesse sentido, grupos são microcosmos. O paciente usa habilidades adaptativas típicas, mecanismos de defesa e formas de se relacionar, e, quando essas táticas acabam sendo refletidas de volta para ele pelo grupo, ele aprende a ser introspectivo sobre o funcionamento de sua personalidade. Um processo inerente à formação do grupo requer que os pacientes suspendam suas formas anteriores de enfrentamento. Ao entrar no grupo, o paciente permite que suas funções executivas do ego – teste de realidade, adaptação e comando do ambiente e percepção – sejam assumidas, até certo ponto, pela avaliação coletiva proporcionada pela totalidade dos membros, incluindo o líder.

Fatores terapêuticos

A Tabela 28.3-3 esboça 20 fatores terapêuticos significativos que explicam a mudança pela psicoterapia de grupo.

PAPEL DO TERAPEUTA

Embora as opiniões sejam divergentes quanto ao papel ativo ou passivo do terapeuta do grupo, o consenso é de que seu papel é principalmente o de facilitador. Idealmente, os próprios membros do grupo são a fonte primária de cura e mudança. O ambiente produzido pela personalidade do terapeuta é um forte agente de mudança. O terapeuta é mais do que um especialista que aplica técnicas; ele exerce uma influência pessoal que explora variáveis como empatia, cordialidade e respeito.

PSICOTERAPIA DE GRUPO DE INTERNAÇÃO

A terapia de grupo é uma parte importante das experiências terapêuticas de pacientes hospitalizados. Grupos podem ser organizados de diversas formas em um setor. Em um encontro de comunidade, toda a unidade de internação se encontra com todos os membros da equipe (p. ex., psiquiatras, psicólogos e enfermeiros). Em encontros de equipe, 15 a 20 pacientes e membros do quadro de funcionários se reúnem; um grupo regular ou pequeno composto por 8 a 10 pacientes pode se encontrar com um ou dois terapeutas, como na terapia de grupo tradicional. Embora os objetivos de cada grupo variem, todos eles têm propósitos em comum: aumentar a consciência do paciente de si mesmo por meio de suas interações com os outros integrantes do grupo, os quais fornecem retorno sobre seu comportamento; proporcionar aos pacientes melhores habilidades interpessoais e so-

TABELA 28.3-3
20 fatores terapêuticos em psicoterapia de grupo

Fator	Definição
Ab-reação	Um processo pelo qual material reprimido, especialmente uma experiência ou conflito doloroso, é trazido de volta à consciência. Durante o processo, a pessoa não apenas evoca, mas revive o material, o qual é acompanhado pela resposta emocional adequada; a experiência normalmente resulta em *insight*.
Aceitação	O sentimento de ser aceito pelos outros membros do grupo; diferenças de opinião são toleradas, e não há censura.
Altruísmo	O ato de um membro ajudar outro; colocar a necessidade de outra pessoa acima da sua própria e aprender que há valor na doação. A expressão começou a ser usada por Auguste Comte (1798-1857), e Sigmund Freud acreditava que era um fator principal para o estabelecimento de coesão de grupo e sentimento de comunidade.
Aprendizagem	Os pacientes adquirem conhecimento sobre novas áreas, como habilidades sociais e comportamento sexual; eles recebem conselhos, obtêm orientação e tentam influenciar e são influenciados por outros membros do grupo.
Catarse	A expressão de ideias, pensamentos e material suprimido que é acompanhada por uma resposta emocional, produzindo um estado de alívio no paciente.
Coesão	O sentimento de que o grupo está trabalhando em conjunto com um objetivo comum; também chamado de sentimento de *we-ness* (unidade coletiva), que, acredita-se, seja o fator mais importante relacionado aos efeitos terapêuticos positivos.
Contágio	O processo pelo qual a expressão de emoção por um membro estimula a percepção de uma emoção semelhante em outro integrante.
Desabafo	A expressão de sentimentos, ideias ou eventos suprimidos a outros membros do grupo; o compartilhamento de segredos pessoais que aliviam uma sensação de pecado ou culpa (também chamado de *autorrevelação*).
Empatia	A capacidade de um membro do grupo de se colocar na estrutura psicológica de referência de outro integrante e, assim, compreender seu pensamento, sentimento ou comportamento.
Experiência familiar corretiva	O grupo recria a família de origem para alguns membros que conseguem elaborar conflitos originais psicologicamente por meio da interação do grupo (p. ex., rivalidade entre irmãos, raiva direcionada aos pais).
Identificação	Um mecanismo de defesa inconsciente no qual um indivíduo incorpora as características e as qualidades de outra pessoa ou objeto em seu sistema de ego.
Imitação	A emulação ou modelagem consciente do próprio comportamento conforme o comportamento de outro (também chamada de exemplo); também conhecida como terapia de espectador, quando um paciente aprende com o outro.
Insight	Percepção consciente e compreensão da própria psicodinâmica e sintomas de comportamento desadaptativo. A maioria dos terapeutas distingue dois tipos: (1) *insight* intelectual – conhecimento e percepção sem alterações no comportamento desadaptativo; (2) *insight* emocional – percepção e compreensão levam a mudanças positivas na personalidade e no comportamento.
Inspiração	O processo de transmitir uma sensação de otimismo aos membros do grupo; a habilidade de reconhecer que se tem a capacidade de superar problemas; também conhecida como instilação de esperança.
Interação	A troca livre e aberta de ideias e sentimentos entre os membros do grupo; interação eficaz é carregada emocionalmente.
Interpretação	O processo durante o qual o líder do grupo formula o significado ou a relevância da resistência, das defesas e dos símbolos de um indivíduo; o resultado é que o paciente tem uma estrutura cognitiva dentro da qual compreende seu comportamento.
Teste de realidade	Capacidade de avaliar de forma objetiva o mundo exterior ao *self*; inclui a capacidade de perceber a si e aos outros membros do grupo de forma precisa. *Ver também* Validação consensual.
Transferência	Projeção de sentimentos, pensamentos e desejos sobre o terapeuta, que passa a representar um objeto do passado do paciente. Essas reações, que talvez tenham sido adequadas para a condição prevalente no início da vida do paciente, são inadequadas e anacrônicas quando aplicadas ao terapeuta no presente. Pacientes no grupo também podem direcionar esses sentimentos uns aos outros, em um processo chamado de *transferências múltiplas*.
Universalização	A consciência do paciente de não ser o único com problemas; outros compartilham queixas semelhantes ou dificuldades no aprendizado; o paciente não é único.
Validação consensual	Confirmação de realidade ao comparar as próprias conceitualizações com as de outros membros do grupo; assim, distorções interpessoais são corrigidas. O termo foi introduzido por Harry Stack Sullivan; Trigant Burrow usou a expressão "observação consensual" para se referir ao mesmo fenômeno.

ciais; ajudar os membros a se adaptarem a um local de internação; e melhorar a comunicação entre pacientes e funcionários. Além disso, esse tipo de encontro em grupo é frequentado apenas pela equipe que trabalha na internação hospitalar e se destina a melhorar a comunicação entre funcionários e proporcionar apoio mútuo e encorajamento em seu trabalho diário com os pacientes. Encontros comunitários e da equipe são mais proveitosos para lidar com problemas de tratamento do paciente do que para fornecer terapia voltada para *insight*, a qual é o âmbito dos encontros de terapia de grupos pequenos.

Composição de grupo

Dois fatores fundamentais de grupos internados comuns a todas as terapias breves são a heterogeneidade dos membros e a rápida rotação de pacientes. Fora do hospital, os terapeutas têm uma grande clientela, entre a qual selecionam pacientes para terapia em grupo. No hospital, o profissional conta com uma quantidade limitada de pacientes para selecionar e se restringe àqueles que estão dispostos a participar e são adequados para uma experiência em pequeno grupo. Em determinados locais, a participação no grupo pode ser compulsória (p. ex., unidades de abuso de substância e de dependência de álcool), mas a participação compulsória não se aplica normalmente a uma unidade psiquiátrica geral. Na realidade, a maioria das experiências de grupo é mais produtiva quando os próprios pacientes decidem participar.

Uma quantidade maior de sessões é preferível a uma quantidade menor. Durante a estada hospitalar do paciente, os grupos podem se encontrar diariamente, para permitir a continuidade de interação e a retomada de assuntos de uma sessão para a outra. Um novo membro pode ser atualizado rapidamente pelo terapeuta durante uma consulta de orientação ou por um dos integrantes. Um paciente recém-internado frequentemente já fica sabendo de vários detalhes sobre o programa de pequenos grupos por outra pessoa antes de participar efetivamente da primeira sessão. Quanto menos frequentes as sessões em grupo, mais elas requerem que o terapeuta estruture e participe do grupo.

Grupos de pacientes internados ou ambulatoriais

Embora os fatores terapêuticos que explicam a mudança em pequenos grupos de pacientes internados sejam semelhantes aos de pacientes ambulatoriais, há diferenças qualitativas. Por exemplo, a rotatividade relativamente elevada de pacientes em grupos de internados complica o processo de coesão. Porém, o fato de todos os membros do grupo estarem juntos no hospital auxilia a coesão, assim como os esforços do terapeuta para fomentar o processo. Compartilhamento de informações, universalização e catarse são os principais fatores terapêuticos em ação nos grupos de internados. Embora o *insight* provavelmente ocorra em grupos de pacientes ambulatoriais devido a sua característica de longo prazo, alguns indivíduos podem obter uma nova compreensão de sua constituição psicológica dentro do confinamento de uma única sessão de grupo. Uma qualidade singular dos grupos de internos é o contato entre pacientes fora das sessões, que costuma ser frequente por viverem na mesma ala hospitalar. Verbalizar seus pensamentos e sentimentos sobre esses contatos nas sessões de terapia encoraja o aprendizado pessoal. Além disso, conflitos entre pacientes ou entre os pacientes e os funcionários podem ser antecipados e resolvidos.

> Um grupo de 12 pacientes psiquiátricos anteriormente internados que frequentava uma clínica onde seguiam acompanhamento clínico mensal se encontrava durante 1 hora antes de suas consultas individuais com o psiquiatra para revisar a situação social atual e a medicação. Todos haviam sido tratados pelo mesmo médico na ala hospitalar e conheciam uns aos outros. O psiquiatra que realizava as revisões de medicação também atuava como líder do grupo. Periodicamente, ele recebia assistência de um funcionário que também conhecia os pacientes. Havia café, e os pacientes costumavam levar doces e salgados. Eles socializavam uns com os outros durante 1 hora e com frequência trocavam ideias e dicas sobre oportunidades de emprego. Aqueles que não tinham carro pegavam carona com os outros. O grupo era aberto e tinha boa frequência. A maioria dos pacientes era solteira e tinha uma longa história de doença psicótica. Para a maioria deles, esse encontro era a única oportunidade que tinham de socialização e de estar entre pares. Frequentemente, ao saberem que alguém havia sofrido nova internação, muitos integrantes do grupo o visitavam no hospital. (Cortesia de Normund Wong, M.D.)

GRUPOS DE MÚTUA AJUDA

Grupos de mútua ajuda são compostos por indivíduos que estão tentando lidar com um problema específico ou crise de vida e normalmente são organizados tendo uma tarefa específica em mente. Esses grupos não tentam explorar psicodinâmicas individuais com grande aprofundamento nem mudar de modo significativo o funcionamento da personalidade, mas melhoraram a saúde emocional e o bem-estar de muitas pessoas.

Uma característica distintiva do grupo de mútua ajuda é sua homogeneidade. Os membros apresentam os mesmos transtornos e compartilham suas experiências – boas e ruins, bem ou malsucedidas. Ao fazê-lo, proporcionam ensinamentos uns aos outros, apoio mútuo e alívio ao sentimento de alienação normalmente vivenciado pelas pessoas atraídas a esse tipo de grupo.

Grupos de mútua ajuda enfatizam a coesão, que é excepcionalmente forte nessas associações. Como seus integrantes têm problemas e sintomas semelhantes, eles desenvolvem um laço emocional forte. Cada grupo pode ter suas características próprias, às quais os membros podem atribuir qualidades mágicas de cura. Exemplos de grupos de mútua ajuda são os Alcoólicos Anônimos (AA), os Jogadores Anônimos (JA) e os Comedores Compulsivos Anônimos (CCA).

O movimento de grupos de mútua ajuda atualmente está em ascendência. Esses grupos satisfazem as necessidades de seus membros ao proporcionar aceitação, apoio mútuo e ajuda para superar padrões desadaptativos de comportamento ou estados de sentimento que profissionais médicos e da saúde mental tradicional, de modo geral, não tiveram sucesso. Grupos de mútua ajuda e grupos de terapia começaram a convergir. Grupos de mútua ajuda possibilitaram a seus membros abandonar padrões de comportamento indesejado; grupos de terapia ajudaram seus membros a compreender como e por que eles ficaram do jeito que eram ou que são.

PSICOTERAPIA COMBINADA INDIVIDUAL E DE GRUPO

Na psicoterapia combinada individual e de grupo, os pacientes consultam o terapeuta individualmente e também participam de sessões de grupo. O terapeuta do grupo e das sessões individuais costuma ser a mesma pessoa. Os grupos podem variar de 3 a 15 membros, mas o tamanho mais proveitoso é de 8 a 10 integrantes. Os indivíduos devem frequentar todas as sessões de grupo. A frequência em sessões individuais também é importante, e faltas devem ser examinadas como parte do processo terapêutico.

A terapia combinada é uma modalidade de tratamento especial, não um sistema pelo qual a terapia individual é intensificada por uma sessão em grupo eventual ou por uma terapia de grupo na qual um participante encontra-se individualmente com um terapeuta de vez em quando. Trata-se de um plano contínuo no qual a integração significativa da experiência em grupo com as sessões individuais produz uma comunicação de retorno recíproca para ajudar a formar uma experiência terapêutica integrada. Embora o relacionamento individualizado médico-paciente torne possível um exame aprofundado da reação de transferência para alguns pacientes, ele pode não proporcionar a outros pacientes as experiências emocionais corretivas necessárias para a mudança terapêutica. O grupo fornece aos pacientes uma variedade de pessoas com quem eles podem ter reações de transferência. No microcosmo do grupo, o paciente pode reviver e elaborar influências familiares e outras influências importantes.

Técnicas

Diferentes técnicas baseadas em diversas teorias foram usadas no formato de terapia combinada. Alguns clínicos aumentam a frequência de sessões individuais para encorajar o surgimento de neurose de transferência. No modelo comportamental, sessões individuais são marcadas regularmente, mas tendem a ser menos frequentes do que em outras abordagens. O uso do divã ou de uma poltrona durante as sessões individuais depende da orientação do terapeuta. Técnicas como encontros alternados ou "pós-sessões" sem a presença do terapeuta podem ser usadas. Uma abordagem de terapia combinada, denominada *psicoterapia de grupo interativa estruturada*, seleciona um membro diferente do grupo como enfoque de cada sessão semanal, o qual é debatido de maneira aprofundada pelos demais.

Resultados

A maioria dos profissionais da área acredita que a terapia combinada tem as vantagens de ambos os contextos, diádico e de grupo, sem sacrificar suas qualidades. De modo geral, o índice de abandono na terapia combinada é mais baixo do que na terapia de grupo independente. Em vários casos, a terapia combinada parece trazer problemas à tona e resolvê-los mais rapidamente do que seria possível com qualquer um dos métodos de forma isolada.

PSICODRAMA

O psicodrama é um método de psicoterapia de grupo originado pelo psiquiatra vienense Jacob Moreno, no qual a constituição da personalidade, os relacionamentos interpessoais, os conflitos e os problemas emocionais são explorados por meio de métodos dramáticos especiais. A dramatização terapêutica de problemas emocionais inclui o protagonista, ou paciente, a pessoa que atua os problemas com a ajuda de egos auxiliares, pessoas que representam aspectos variados do paciente, e o diretor, psicodramaturgo ou terapeuta, que orienta os integrantes do drama em direção à aquisição de *insight*.

Papéis

Diretor. O diretor é o líder ou terapeuta e, portanto, deve ser um participante ativo. Ele tem a função catalítica de encorajar os membros do grupo a serem espontâneos. O diretor também deve estar disponível para satisfazer as necessidades do grupo sem impor seus valores. De todas as psicoterapias de grupo, o psicodrama é a que mais exige a participação do terapeuta.

Protagonista. O protagonista é o paciente em conflito. O indivíduo escolhe a situação a ser representada na cena dramática, ou o terapeuta o faz, se assim o paciente desejar.

Ego auxiliar. Um ego auxiliar é outro membro do grupo que representa algo ou alguém na experiência do protagonista. Os egos auxiliares ajudam a explicar a grande gama de efeitos terapêuticos disponíveis em psicodrama.

Grupo. Os membros do psicodrama e a audiência compõem o grupo. Alguns são participantes, e outros são observadores, mas todos se beneficiam da experiência, pois podem se identificar com os eventos que se desenrolam. O conceito de espontaneidade em psicodrama se refere à capacidade de cada membro do grupo, especialmente o protagonista, de vivenciar os pensamentos e os sentimentos do momento e de comunicar emoções da forma mais autêntica possível.

Técnicas

O psicodrama pode se concentrar em qualquer área especial de funcionamento (uma situação de sonho, familiar ou de comunidade), um papel simbólico, uma atitude inconsciente ou uma situação futura imaginada. Sintomas como delírios e alucinações também podem ser representados. Técnicas para avançar o processo terapêutico e aumentar a produtividade e a criatividade incluem o solilóquio (narração de pensamentos e sentimentos manifestos ou ocultos), a inversão de papéis (troca do papel de paciente pelo papel de uma pessoa significativa), o duplo (um ego auxiliar que atua como o paciente), o duplo múltiplo (vários egos atuando como o paciente o fez em diversas ocasiões) e a técnica do espelho (um ego imita o paciente e fala por ele). Outras técnicas incluem o uso de hipnose e de fármacos psicoativos para modificar o comportamento de atuação de diversas formas.

QUESTÕES ÉTICAS E LEGAIS

Confidencialidade

Exceto quando a revelação de informações é exigida por lei, o terapeuta de grupo fornece informações de forma legal e ética sobre os membros para terceiros apenas após obter o consentimento adequado do paciente. O profissional é obrigado a tomar as medidas necessárias para ser responsável para com a sociedade, bem como para com os pacientes, quando eles representam perigo para si ou para terceiros. As diretrizes para ética da American Group Psychotherapy Association afirmam que o terapeuta deve obter permissão específica para tratar com o terapeuta de encaminhamento ou com o terapeuta individual quando o paciente está em terapia conjugada.

Embora os membros do grupo, além do terapeuta, devam proteger a identidade dos outros integrantes e manter a confidencialidade, eles não são legalmente obrigados a fazê-lo. Durante a preparação de pacientes para a psicoterapia de grupo, o terapeuta deve instruir de forma rotineira os possíveis membros a preservar a natureza confidencial de todo o material discutido em grupo. Teoricamente, em um caso legal, pode-se solicitar a um membro do grupo que testemunhe contra outro, mas esse tipo de situação ainda não ocorreu.

O terapeuta deve exercer discernimento clínico e cautela ao colocar um paciente em um grupo se ele acreditar que o fardo de manter segredos será grande demais para alguns indivíduos potenciais ou se um possível integrante tem um segredo de tal magnitude ou infâmia que participar de um grupo não seria aconselhável.

Violência e agressividade

Embora relatos de violência e agressividade sejam raros, existe a possibilidade de que um membro do grupo ataque outro paciente ou o terapeuta. O ataque pode ocorrer dentro ou fora do grupo. A probabilidade desse evento pode ser reduzida por meio de uma seleção criteriosa dos membros do grupo. Pacientes com história comprovada de comportamento agressivo e pacientes psicóticos que representam possibilidade de violência não devem ser colocados em um grupo. Em instalações adequadas, nas quais a terapia de grupo é uma prática comum, devem-se tomar medidas de proteção adequadas para desencorajar qualquer tipo de perigo físico a terceiros – por exemplo, seguranças ou auxiliares podem atuar como observadores.

Comportamento sexual

Para terapeutas, ter relação sexual com um paciente ou ex-paciente é antiético; em vários Estados norte-americanos, esse comportamento é considerado um ato criminoso. No entanto, a questão é complicada na psicoterapia de grupo, porque os membros podem ter atividade sexual uns com os outros. Questões de gravidez, estupro e transmissão de aids por membro do grupo são problemas a serem debatidos. Caso um paciente sofra lesão como resultado de atividade sexual por membros do grupo, o terapeuta pode ser responsabilizado por não impedir esse comportamento. O terapeuta deve aconselhar possíveis membros do grupo que cada paciente é responsável por relatar qualquer tipo de contato sexual entre integrantes. O terapeuta não tem como antecipar todo tipo de encontro sexual no grupo nem de impedir que se formem relacionamentos dessa natureza, mas ele é obrigado a estabelecer diretrizes de comportamento aceitável. O profissional deve identificar indivíduos vulneráveis, apelativos ou sexuais durante o processo de seleção e preparação para o grupo. Pacientes sociopatas que exploram outros sexualmente devem ser informados de que esse comportamento é explicitamente inaceitável e de que deve ser verbalizado em vez de executado. O grupo deve ser conduzido de forma que o terapeuta não encoraje nem permita atividade sexual. Pacientes com aids são encorajados a revelar que são portadores do vírus. Para proteger os membros caso ocorram relacionamentos de natureza sexual, alguns terapeutas não aceitam pacientes com aids a menos que concordem em revelar sua condição. Nessas situações, o terapeuta discute a questão da aids com o paciente e com o grupo no qual ele vai ser colocado.

REFERÊNCIAS

Billow RM. Bonding in group: The therapist's contribution. *Int J Group Psychother*. 2003;53:83.
Burlingame GM, Fuhriman A, Mosier J. The differential effectiveness of group psychotherapy: A meta-analytic perspective. *Group Dynamics*. 2003;7:3.
Friedman R. Individual or group therapy? Indications for optimal therapy. *Group Anal*. 2013;46(2):164–170.
Higaki Y, Ueda S, Hatton H, Arikawa J, Kawamoto K, Kamo T, Kawasima M. The effects of group psychotherapy in the quality of life of adult patients with atopic dermatitis. *J Psychosom Res*. 2003;55:162.
Ogrodniczuk JS, Piper WE, Joyce AS. Treatment compliance in different types of group psychotherapy: Exploring the effect of age. *J Nerv Ment Dis*. 2006;194(4):287–293.
Paparella LR. Group psychotherapy and Parkinson's disease: When members and therapist share the diagnosis. *Int J Group Psychother*. 2004;54(3):401–409.
Scheidlinger S. Group psychotherapy and related helping groups today: An overview. *Am J Psychother*. 2004;58(3):265–280.
Segalla R. Selfish and unselfish behavior: Scene stealing and scene sharing in group psychotherapy. *Int J Group Psychother*. 2006;56(1):33–46.
Spitz H. Group psychotherapy. In: Sadock BJ, Sadock VA, Ruiz P, eds. *Kaplan & Sadock's Comprehensive Textbook of Psychiatry*. 9th ed. Vol. 2. Philadelphia: Lippincott Williams & Wilkins; 2009:2832.
Tyminski R. Long-term group psychotherapy for children with pervasive developmental disorders: Evidence for group development. *Int J Group Psychother*. 2005;55(2):189–210.
van der Spek N, Vos J, van Uden-Kraan CF, Breitbart W, Cuijpers P, Knipscheer-Kuipers K, Willemsen V, Tollenaar RA, van Asperen CJ, Verdonck-de Leeuw IM. Effectiveness and cost-effectiveness of meaning-centered group psychotherapy in cancer survivors: protocol of a randomized controlled trial. *BMC Psychiatry*. 2014;14:22.
Zoger S, Suedland J, Holgers K. Benefits from group psychotherapy in treatment of severe refractory tinnitus. *J Psychosom Res*. 2003;55:134.

▲ 28.4 Terapia familiar e terapia de casal

TERAPIA FAMILIAR

A família é a base sobre a qual a maioria das sociedades é construída. O estudo sobre famílias em diferentes culturas é objeto de fascínio e de interesse científico dos mais diversos pontos de vista, como sociologia, dinâmica de grupo, antropologia, etnia, raça, biologia evolucionista e, obviamente, da área da saúde mental. A confluência de informações obtidas em estudos com famílias estabeleceu o cenário a partir do qual a prática contemporânea de terapia familiar evoluiu.

A terapia familiar pode ser definida como qualquer esforço psicoterapêutico que se concentra explicitamente na alteração das interações entre membros da família e tenta melhorar seu funcionamento como uma unidade, ou seus subsistemas, e o funcionamento de cada integrante. Tanto terapia familiar quanto terapia de casal buscam alguma mudança no funcionamento das relações. Na maioria dos casos, elas também estão voltadas para outras mudanças, em geral no funcionamento de indivíduos específicos. A terapia familiar destinada a sanar um desacordo entre pais e seus filhos adultos é um exemplo do uso com enfoque em objetivos de relacionamento. A terapia familiar destinada a melhorar o modo como a família lida com esquizofrenia e a reduzir a emoção expressa é um exemplo de terapia familiar orientada a objetivos individuais (nesse caso, o funcionamento da pessoa com esquizofrenia), bem como a objetivos coletivos. Nos primórdios da terapia familiar, uma mudança no sistema familiar era vista como suficiente para transformar os indivíduos. Tratamentos mais recentes destinados a mudanças em indivíduos, bem como no sistema familiar, tendem a complementar as intervenções cujo enfoque está nas relações interpessoais com estratégias específicas voltadas para o comportamento individual.

Indicações

A presença de uma dificuldade de relacionamento é uma indicação evidente para terapia familiar e terapia de casal. Essas modalidades são os únicos tratamentos que demonstraram eficácia para problemas como desajuste conjugal, e demonstrou-se que outros métodos, como terapia individual, costumam ter efeitos deletérios sobre essas situações. Demonstrou-se também que terapias de casal e familiar têm um papel evidente e importante no tratamento de diversos transtornos psiquiátricos específicos, com frequência como um componente inserido em um tratamento que faz uso de diversos métodos.

Evidentemente, como em qualquer terapia, as indicações para terapia familiar e terapia de casal são amplas e variam de caso a caso. A terapia familiar é um mosaico terapêutico de ideias sobre os pilares da família, estabilidade individual e mudança, psicopatologia, problemas de convívio e ética de relacionamento. Uma melhor denominação de terapia familiar seria *terapia familiar sistêmica* (ou *terapia sistêmica*); nesse sentido, reflete uma visão básica de mundo, como uma metodologia clínica de tratamento. Para terapeutas com essa inclinação, todos os problemas clínicos envolvem componentes destacados de interação; assim, algum tipo de envolvimento da família (ou de pessoas importantes funcionalmente) na terapia sempre se justifica, mesmo em tratamentos que enfatizam problemas individuais.

Atualmente há uma ampla gama de transtornos clínicos e problemas comuns, incluindo transtornos em crianças, adolescentes e adultos, para os quais pesquisas demonstraram a eficácia dos métodos de tratamento familiar ou de casal. Em algumas ocasiões, intervenções familiares ou de casal provavelmente até sejam o tratamento mais indicado, e, no caso de vários transtornos, pesquisas defendem a ideia de que a intervenção familiar seja uma parte fundamental do tratamento.

Técnicas

Consulta inicial. A terapia familiar é suficientemente conhecida do público em geral a ponto de famílias com níveis elevados de conflito solicitarem-na especificamente. Quando a queixa inicial é sobre um membro específico, no entanto, pode ser necessário um trabalho pré-tratamento. Resistência subjacente a uma abordagem familiar costuma incluir medo dos pais de serem culpados pelas dificuldades do filho, de que toda a família seja declarada doente, de que um cônjuge se oponha e de que a discussão aberta do mau comportamento de um filho tenha influência negativa sobre seus irmãos. A recusa de um paciente adolescente, ou jovem adulto, de participar da terapia familiar com frequência é uma conivência mascarada com os medos de um ou de ambos os pais.

Técnica de entrevista. A característica especial de uma entrevista familiar nasce de dois fatos importantes. A família busca tratamento com sua história e dinâmica firmemente estabelecidas. Para o terapeuta familiar, a natureza preexistente do grupo, mais do que os sintomas, configura o problema clínico. Familiares normalmente vivem juntos e, em algum grau, dependem uns dos outros para seu bem-estar físico e emocional. O que vier à tona na sessão de terapia se torna conhecido por todos. Princípios fundamentais da técnica também se derivam desses fatos. Por exemplo, o terapeuta deve canalizar cuidadosamente a catarse de raiva de um membro da família direcionada a outro. A pessoa que é o objeto da raiva reagirá ao ataque, e a raiva se agravará em violência e romperá relacionamentos, sendo que um ou mais de um membro da família irá se retirar da terapia. Em outro exemplo, associação livre é inadequada porque pode encorajar uma pessoa a dominar a sessão. Portanto, o terapeuta deve sempre controlar e direcionar esse tipo de entrevista.

A Tabela 28.4-1 resume os princípios que norteiam o exame da história da família em uma tentativa de entender como a história comunica as interações familiares atuais.

Frequência e duração do tratamento. A menos que surja uma emergência, as sessões em geral não ocorrem mais do que uma vez por semana. Cada sessão, no entanto, pode requerer até 2 horas de duração. Sessões longas podem incluir um intervalo para dar ao terapeuta tempo de organizar o material e planejar uma resposta. Um horário flexível é necessário quando circunstâncias geográficas ou pessoais criam dificuldades físicas para unir a família. A duração do tratamento depende tanto da natureza do problema quanto do modelo terapêutico. Profissionais que fazem uso exclusivamente de modelos de resolução de problemas podem atingir seus objetivos em poucas sessões, enquanto aqueles que utilizam modelos voltados para o crescimento podem trabalhar com uma família durante anos e marcar sessões com longos intervalos. A Tabela 28.4-2 resume um modelo para terminação do tratamento.

Modelos de intervenção

Existem vários modelos de terapia familiar, e nenhum é superior aos outros. O modelo específico usado depende do treinamento recebido, do contexto no qual ocorre a terapia e da personalidade do terapeuta.

Modelos psicodinâmico-experienciais. Enfatizam o amadurecimento individual no contexto do sistema familiar e são livres de padrões inconscientes de ansiedade e de projeção calcados no passado. O terapeuta busca estabelecer uma ligação próxima com cada indivíduo, e as sessões se alternam entre as interações do terapeuta com os membros e as interações dos membros uns com os outros. A clareza de comunicação e sentimentos admitidos honestamente recebem alta prioridade. Com essa finalidade, os membros da família podem ser encorajados a mudar de lugar, a tocar uns aos outros e a fazer contato visual direto. O uso de metáforas, linguagem corporal e parapraxia ajuda a revelar o padrão inconsciente de relacionamentos familiares. O terapeuta também pode fazer uso de escultura familiar, na qual os membros dispõem uns aos outros em quadros vivos que representam sua visão pessoal de relacionamentos, passados ou presentes. O profissional interpreta a escultura viva e a modifica de forma a sugerir novos relacionamentos. Além disso, as respostas subjetivas do terapeuta à família ganham grande importância. Em momentos adequados, o terapeuta exprime essas respostas à família para formar outro arco de *feedback* da auto-observação e mudança.

Modelo de Bowen. Murray Bowen chamou seu modelo de sistemas familiares, mas, na área de terapia familiar, ele leva o nome de seu criador. A distinção do modelo de Bowen é a diferenciação da pessoa de sua família de origem, sua capacidade de ser seu verdadeiro eu ante as pressões familiares ou outras pressões que ameaçam a perda de amor ou a posição social. Famílias problemáticas são avaliadas em dois níveis: o grau de sua fusão emocional (*enmeshment*) em comparação ao grau de sua capacidade de diferenciação e a análise de triângulos emocionais no problema para o qual buscam ajuda.

Um triângulo emocional é definido como um sistema de três partes (e vários podem existir em uma família) disposto de tal maneira que a proximidade de dois membros expressa como amor ou conflito repetitivo tende a excluir o terceiro membro. Quando a terceira pessoa excluída tenta se unir a uma ou às outras duas, ou quando uma das partes envolvidas se desloca na direção da parte excluída, ativam-se cruzamentos emocionais. O papel do terapeuta é, primeiramente, estabilizar ou deslocar o triângulo "ativo" – o que produz os sintomas de apresentação – e, em segundo lugar, trabalhar com os membros da família com maior disponibilidade psicológica, individualmente, se necessário, para obter diferenciação pessoal suficiente de forma que o triângulo ativo não ocorra de novo. A fim de preservar sua neutralidade nos triângulos familiares, o terapeuta reduz o contato emocional com os membros da família.

Bowen também criou o *genograma*, uma ferramenta teórica que é um levantamento histórico da família, que alcança várias gerações anteriores.

Modelo estrutural. Em um modelo estrutural, as famílias são vistas como unidades, sistemas inter-relacionados avaliados em termos de alianças e cisões significativas entre membros da família, hierarquia de poder (pais responsáveis por filhos), clareza e firmeza de limites entre as gerações e tolerância familiar de uns pelos outros. O modelo estrutural usa terapia individual e terapia familiar concomitantemente.

Modelo geral de sistemas. Baseado na teoria geral de sistemas, esse modelo defende que famílias são sistemas e que toda ação em uma família produz uma reação em um ou mais membros. Famílias têm limites externos e regras internas. Presume-se que cada

TABELA 28.4-1
Lógica para cronologia da vida da família

O terapeuta familiar começa a sessão sabendo pouco ou nada sobre a família.
- O terapeuta pode saber quem o paciente identificado é, e quais sintomas ele manifesta, mas geralmente isso é tudo. Portanto, ele precisa conseguir pistas sobre o significado do sintoma.
- O terapeuta pode saber que há dor no relacionamento conjugal, mas precisa conseguir pistas sobre como ela se manifesta.
- O terapeuta precisa saber como os parceiros tentaram lidar com seus problemas.
- O terapeuta pode saber que ambos os parceiros operam a partir de modelos (do que observaram ocorrer entre seus próprios pais), mas precisa descobrir como esses modelos influenciaram as expectativas de cada um sobre como ser um parceiro e como ser um pai ou mãe.

O terapeuta familiar começa a sessão sabendo que a família, na realidade, teve uma história, mas isso costuma ser tudo.
- Cada família, como um grupo, passou ou vivenciou vários eventos. Determinados acontecimentos (p. ex., mortes, nascimentos, doença, mudança geográfica e mudança de emprego) ocorrem em quase todas as famílias.
- Determinados eventos afetam principalmente os parceiros, e os filhos são afetados apenas de maneira indireta (talvez eles ainda não fossem nascidos, ou fossem jovens demais para compreender totalmente a natureza de um evento da forma que afetou seus pais. Eles podem ter apenas sentido períodos de afastamento, distração, ansiedade ou irritação dos pais).
- O terapeuta pode tirar proveito das respostas a praticamente todas as perguntas feitas.

Os membros da família começam a terapia tomados por temor.
- A estruturação realizada pelo terapeuta reduz as ameaças. Ele informa "Estou no comando do que vai acontecer aqui. Vou providenciar para que nada catastrófico ocorra aqui".
- Todos os membros secretamente se sentem culpados pelo fato de que nada parece ter dado certo (apesar de abertamente culparem o paciente identificado ou o outro parceiro).
- O pai e a mãe precisam sentir que fizeram o possível como pais. Eles devem dizer ao terapeuta "esse é o motivo pelo qual fiz o que fiz. Isso é o que aconteceu comigo".
- Uma cronologia da vida familiar que lida com fatos, como nomes, datas, qualificação de relacionamentos e mudanças, parece agradar à família. Ela permite fazer perguntas relativamente não ameaçadoras, que os membros podem responder. Ela lida com a vida da forma que a família a compreende.

Os membros da família começam a terapia tomados por desespero.
A estruturação do terapeuta ajuda a estimular esperança.
- No que tange os membros da família, eventos passados fazem parte deles. Eles agora podem dizer ao terapeuta "Eu existo". E também podem dizer "Não sou apenas uma massa disforme de patologia. Consegui superar vários obstáculos".
- Se a família soubesse quais perguntas precisavam ser feitas, não haveria necessidade de terapia. Portanto, o terapeuta não fala "Contem-me o que vocês querem me contar". Os familiares simplesmente dirão ao terapeuta o que vêm dizendo a si mesmos há anos. As questões do terapeuta informam "eu sei o que perguntar. Assumo responsabilidade por entender vocês. Com isso vamos chegar a algum lugar".

O terapeuta familiar também sabe que, até certo ponto, a família se concentrou no paciente identificado para aliviar a dor conjugal. Ele também sabe que, até certo ponto, a família resistirá a todos os esforços para mudar esse enfoque. Uma cronologia da vida da família é uma forma eficaz e não ameaçadora de mudar a ênfase no membro "doente" ou "mau" da família para o relacionamento conjugal.

A cronologia da vida familiar tem outros propósitos úteis para a terapia, como fornecer a estrutura dentro da qual um processo de reeducação pode ocorrer. O terapeuta serve como um modelo para verificar informações ou corrigir técnicas de comunicação e fazer perguntas e obter respostas para começar o processo. Além disso, ao tomar a cronologia, ele pode introduzir, de forma relativamente não assustadora, alguns dos conceitos fundamentais para induzir mudança.

(Adaptada de Satir V. *Conjoint Family Therapy*. Palo Alto, CA: Science and Behavior; 1967:57, com permissão.)

TABELA 28.4-2
Critérios para terminação do tratamento

O tratamento está completo quando:
- os membros da família podem completar transações, verificar, perguntar
- conseguem interpretar hostilidade
- conseguem ver como os outros os veem
- conseguem ver como veem a si mesmos
- um membro consegue dizer aos outros como eles se manifestam
- um membro consegue dizer suas esperanças, temores e expectativas quanto aos outros
- conseguem discordar
- conseguem tomar decisões
- conseguem aprender com a prática
- conseguem se libertar dos efeitos danosos de modelos passados
- conseguem dar mensagens claras – ou seja, ter comportamento congruente – com um mínimo de diferença entre sentimentos e comunicação e com um mínimo de mensagens ocultas.

(Adaptada de Satir V. *Conjoint Family Therapy*. Palo Alto, CA: Science and Behavior; 1967:133, com permissão.)

membro cumpra uma função (p. ex., porta-voz, acusador, vítima, salvador, portador de sintomas, criador), a qual é relativamente estável, mas o membro que cumpre cada função pode variar. Algumas famílias tentam atribuir a função de bode expiatório a um membro ao culpá-lo por seus problemas (o paciente identificado). Caso o paciente identificado melhore, outro pode passar a cumprir esse papel. O modelo geral de sistemas se sobrepõe a alguns dos outros modelos apresentados, especialmente o de Bowen e o estrutural.

Modificações de técnicas

Terapia familiar em grupo. A terapia familiar em grupo combina várias famílias em um único grupo. As famílias compartilham problemas mútuos e comparam suas interações com as das demais. O tratamento de esquizofrenia foi eficaz em grupos com várias famílias. Pais de filhos com perturbações também podem se encontrar para compartilhar suas situações.

Terapia de rede social. Na terapia de rede social, a comunidade ou rede social de um paciente com perturbação se encontra com ele nas sessões de grupo. A rede inclui as pessoas com quem o paciente tem contato na vida diária, não apenas a família, mas também outros parentes, amigos, comerciantes, professores e colegas de trabalho.

Terapia paradoxal. Com a abordagem de terapia paradoxal, que evoluiu a partir do trabalho de Gregory Bateson, o terapeuta sugere que o paciente intencionalmente assuma um comportamento indesejado (denominado injunção paradoxal) e, por exemplo, evite um objeto fóbico ou realize um ritual compulsivo. Embora essa terapia e o uso de injunções paradoxais pareçam ser contraintuitivos, ela pode criar novos *insights* para alguns pacientes. É usada tanto em terapia individual quanto em terapia familiar.

Reformulação. A reformulação (*reframing*), também conhecida como *conotação positiva*, é a atribuição de uma referência positiva a todos os sentimentos ou comportamentos expressos de forma negativa. Quando o terapeuta tenta fazer os membros da família encararem o comportamento a partir de um novo ponto de referência, "essa criança é impossível" se torna "essa criança está tentando desesperadamente desviar sua atenção e protegê-los do que ela percebe como um casamento infeliz". É um processo importante que permite aos membros da família verem a si mesmos de novas formas que podem produzir mudança.

Objetivos

A terapia familiar tem vários objetivos: resolver ou reduzir o conflito patogênico e a ansiedade na matriz de relacionamentos interpessoais; intensificar a percepção e a satisfação pelos membros da família das necessidades emocionais uns dos outros; promover relacionamentos de função adequados entre os gêneros e as gerações; fortalecer a capacidade de membros individuais e da família como um todo para lidar com forças destrutivas dentro e fora do ambiente que os envolve; e influenciar a identidade e os valores familiares de forma que os membros se voltem em direção à saúde e ao crescimento. Por fim, destina-se a integrar famílias nos sistemas maiores de sociedade, família alargada e grupos comunitários e sistemas sociais, como escolas, instalações médicas e agências sociais, recreativas e de assistência.

TERAPIA DE CASAL (CONJUGAL)

A terapia de casal, ou terapia conjugal, é uma forma de psicoterapia elaborada para modificar psicologicamente a interação entre duas pessoas que estão em conflito com um ou vários parâmetros – social, emocional, sexual ou econômico. Na terapia de casal, uma pessoa treinada estabelece um contrato terapêutico com um casal-paciente e, por meio de tipos definidos de comunicação, tenta aliviar a perturbação, reverter ou alterar padrões desadaptativos de comportamento e encorajar crescimento e desenvolvimento da personalidade.

A orientação conjugal pode ser considerada mais restrita do que a terapia conjugal: apenas um conflito familiar específico é abordado, e a orientação é principalmente voltada para tarefas, elaboradas para resolver um problema específico, como a criação de filhos. A terapia conjugal, em contrapartida, enfatiza a reestruturação da interação de um casal e às vezes explora a psicodinâmica de cada parceiro. A terapia e a orientação enfatizam a ajuda a parceiros conjugais a lidar de forma eficaz com seus problemas. O mais importante é definir objetivos adequados e realistas, os quais podem envolver ampla reconstrução de união ou abordagens de resolução de problemas, ou uma combinação de ambos.

Tipos de terapias

Terapia individual. Na terapia individual, os parceiros podem consultar terapeutas diferentes, os quais não necessariamente se comunicam e podem nem se conhecer. O objetivo do tratamento é fortalecer as capacidades adaptativas de cada parceiro. Às vezes, apenas um dos parceiros está em tratamento, e, nesses casos, costuma ser proveitoso para a pessoa que não está em tratamento visitar o terapeuta. O parceiro visitante pode fornecer ao terapeuta dados sobre o paciente que, de outra forma, poderiam ter passado despercebidos; ansiedade manifesta ou oculta no parceiro que realiza a visita como resultado de mudança no paciente pode ser identificada e abordada; crenças irracionais sobre eventos de tratamento podem ser corrigidas; e tentativas conscientes ou inconscientes pelo parceiro de sabotar o tratamento do paciente podem ser examinadas.

Terapia de casal individual. Na terapia de casal individual, cada parceiro faz terapia, a qual ocorre concomitantemente, com o mesmo terapeuta, ou é colaborativa, com terapeutas diferentes.

Terapia conjunta. Na terapia conjugada, o método de tratamento mais comum em terapia de casal, um ou dois terapeutas tratam os parceiros em sessões conjuntas. A coterapia com terapeutas de ambos os sexos impede que um paciente em particular se sinta em desvantagem numérica quando confrontado por dois membros do sexo oposto.

Sessões conjuntas e individuais. Nessa modalidade, cada parceiro é tratado por um terapeuta diferente individualmente, com sessões conjuntas regulares, nas quais as quatro pessoas participam. Uma variação dessa modalidade é a entrevista de mesa-redonda, desenvolvida por William Masters e Virginia Johnson para o tratamento rápido de casais com disfunção sexual. Dois pacientes e dois terapeutas de sexo oposto se encontram regularmente.

Psicoterapia de grupo. A terapia de grupo para casais permite que uma variedade de dinâmicas grupais afete os participantes. Os grupos normalmente consistem em 3 a 4 casais e 1 ou 2 terapeutas. Os casais se identificam uns com os outros e reconhecem que têm problemas semelhantes; cada um recebe apoio e empatia dos membros do grupo. Eles exploram atitudes sexuais e têm oportunidade de obter novas informações a partir de seus grupos de pares, e cada um recebe comunicação de retorno específica sobre seu comportamento, seja negativo, seja positivo, o que pode ter mais significado e ser mais bem assimilado vindo de um membro não cônjuge neutro, por exemplo, do que do cônjuge ou do terapeuta.

Durante a fase intermediária de um grupo de casais composto por quatro casais, surgiu o tema de ter ou não filhos. Um casal acabara de sair de uma consulta ao ginecologista, o qual lhes disse que estavam ficando sem tempo devido à idade da esposa. A mulher não queria ter filhos, ao contrário de seu marido. Sua queixa quanto ao casamento era que a esposa nunca demonstrava seus sentimentos de amor para ele. Ele a achava desapegada, distante e sexualmente inibida.

O sentimento que prevalecia entre os outros casais com filhos era o de que as crianças apenas acrescentavam mais estresse a um relacionamento já estressado. Outro casal, no entanto, verbalizou seu ponto de vista diferente ao descrever como seus filhos haviam deixado suas vidas mais ricas.

Conforme a conversa sobre gravidez fluía, o líder do grupo percebeu uma comunicação não verbal entre o casal ambivalente. Sempre que o tom do grupo pendia a favor de ter filhos, a esposa pegava a mão do marido com ternura, o que tinha o efeito de impedi-lo de continuar com o assunto com medo da retirada da afeição que ele almejava. Tudo isso ocorreu sem palavras. Uma vez identificado, esse padrão não verbal repetitivo foi disponibilizado para exame no grupo, e os elementos de apoio fornecidos por outros membros e pelo líder encorajaram uma conversa franca, direta e aberta entre os parceiros, que, por fim, decidiram ir adiante e tentar ter um filho. (Cortesia de H. I. Spitz, M.D., e S. Spiz, ACSW.)

Terapia combinada. A terapia combinada se refere a todas ou qualquer uma das técnicas anteriores usadas ao mesmo tempo ou em combinação. Portanto, um casal-paciente pode começar o tratamento com um ou ambos os parceiros em psicoterapia individual, continuar em terapia conjunta com o parceiro e terminar a terapia após um curso de tratamento em um grupo de casais. O raciocínio por trás da terapia combinada é que nenhuma única abordagem a problemas conjugais provou ser superior às outras. Uma familiaridade com diversas abordagens, portanto, permite aos terapeutas uma flexibilidade que proporciona benefício máximo para casais em sofrimento.

Indicações

Qualquer que seja a técnica terapêutica específica, indica-se começar terapia de casal quando a terapia individual não conseguir resolver as dificuldades de relacionamento, quando o início do sofrimento em um ou em ambos os parceiros for evidentemente um problema de relacionamento e quando a terapia de casal é solicitada por um casal em conflito. Problemas de comunicação entre parceiros são uma das indicações de maior destaque para terapia de casal. Nesses casos, um cônjuge pode ser intimidado pelo outro, se tornar ansioso ao tentar falar sobre seus pensamentos ou sentimentos para o outro ou projetar expectativas inconscientes sobre o outro. A terapia é elaborada para permitir que cada parceiro enxergue o outro de forma realista.

Conflitos em uma ou em várias áreas, como a vida sexual, também são indicações para tratamento. De modo semelhante, dificuldade em estabelecer papéis satisfatórios de natureza social, econômica, emocional ou de paternidade sugere que o casal precisa de ajuda. Os clínicos devem avaliar todos os aspectos do relacionamento conjugal antes de tentar tratar um único problema, o qual pode ser um sintoma de um transtorno conjugal global.

Contraindicações

Contraindicações para terapia de casal incluem pacientes com formas graves de psicose, especialmente indivíduos com elementos psicóticos e aqueles em que o mecanismo homeostático do casamento é uma proteção contra psicose, casamentos nos quais um ou ambos os parceiros realmente querem o divórcio e casamentos nos quais um cônjuge se recusa a participar devido a ansiedade ou medo.

Objetivos

Nathan Ackerman definiu os objetivos de terapia de casal da seguinte forma: os objetivos de terapia para problemas de relacionamento entre parceiros são aliviar o sofrimento e incapacidade emocionais e promover os níveis de bem-estar de ambos os parceiros em conjunto e de cada um como indivíduo. Idealmente, o terapeuta se orienta para esses objetivos ao fortalecer as fontes compartilhadas para resolução de problemas, ao encorajar a substituição de controles e defesas patogênicos por controles e defesas adequados, ao intensificar tanto a imunidade contra os efeitos desintegradores de distúrbio emocional quanto a complementaridade do relacionamento e ao promover o crescimento do relacionamento e de cada parceiro.

Parte da tarefa do terapeuta é persuadir cada parceiro no relacionamento a assumir a responsabilidade de compreender a constituição psicodinâmica de personalidade. A responsabilidade de cada pessoa pelos efeitos de seu comportamento sobre sua própria vida, sobre a vida do parceiro e sobre as vidas dos outros no ambiente é enfatizada, e o resultado costuma ser uma compreensão profunda dos problemas que criaram a discórdia conjugal.

A terapia de casal não assegura a manutenção de nenhum casamento ou relacionamento. Na realidade, em determinadas ocasiões, ela pode mostrar aos parceiros que eles se encontram em uma união inviável que deve ser desfeita. Nesses casos, o casal pode continuar a se consultar com os terapeutas para elaborar as dificuldades de separação e a obtenção de um divórcio, um processo que foi chamado de *terapia de divórcio*.

REFERÊNCIAS

Dattilio FM, Piercy FP, Davis SD. The divide between "evidenced-based" approaches and practitioners of traditional theories of family therapy. *J Marital Fam Ther*. 2014;40(1):5–16.

Goldenberg I, Goldenberg H. *Family Therapy: An Overview*. 6th ed. Pacific Grove, CA: Brooks/Cole; 2004.

Gurman AS. Brief integrative marital therapy. In: Gurman AS, Jacobson NS, eds. *Clinical Handbook of Couple Therapy*. 3rd ed. New York: Guilford; 2003:180.

Gurman AS, Jacobson NS, eds. *Clinical Handbook of Couple Therapy*. 3rd ed. New York: Guilford; 2003.

Johnson SM, Greenman PS. The path to a secure bond: Emotionally focused couple therapy. *J Clin Psychol*. 2006;62(5):597–609.

Johnson SM, Whiffen VE, eds. *Attachment Processes in Couple and Family Therapy*. New York: Guilford; 2003.

McGoldrick M, Giordano J, Garcia-Preto N, eds. *Ethnicity and Family Therapy*. 3rd ed. New York: Guilford; 2005.

Nichols MP, Schwartz RC. *Family Therapy: Concepts and Methods*. 6th ed. Boston: Allyn & Bacon; 2004.

Nichols M, Tafuri S. Techniques of structural family assessment: A qualitative analysis of how experts promote a systemic perspective. *Fam Process*. 2013;52(2):207–215.

Snyder DK, Whisman MA, eds. *Treating Difficult Couples*. New York: Guilford; 2003.

Spitz HI, Spitz S. Family and couple therapy. In: Sadock BJ, Sadock VA, Ruiz P, eds. *Kaplan & Sadock's Comprehensive Textbook of Psychiatry*. 9th ed. Vol. 2. Philadelphia: Lippincott Williams & Wilkins; 2009:2845.

Walker MD. When clients want your help to "pray away the gay": Implications for couple and family therapists. *J Fem Fam Ther*. 2013;25(2):112–134.

▲ 28.5 Terapia comportamental dialética

A terapia comportamental dialética (TCD) é o tratamento psicossocial que recebeu mais apoio empírico para indivíduos com transtorno da personalidade *borderline*. O objetivo dominante de TCD é ajudar a criar uma vida que vale a pena ser vivida para pessoas que costumam sofrer tremendamente de problemas crônicos e globais em diversas áreas de suas vidas. A TCD é um tipo de psicoterapia desenvolvido originalmente para pacientes cronicamente autolesivos com transtorno da personalidade *borderline* e comportamento parassuicida. Nos últimos anos, seu uso foi ampliado para outras formas de doença mental. O método é eclético e se apropria de conceitos derivados de terapias de apoio, cognitiva e comportamental. Alguns elementos podem ser remontados à visão de Franz Alexander de terapia como uma experiência emocional corretiva e outros elementos de determinadas escolas filosóficas orientais (p. ex., zen).

As consultas são semanais, com o objetivo de melhorar as habilidades interpessoais do paciente e de reduzir o comportamento autodestrutivo usando técnicas que envolvem aconselhamento, metáfora, narração de histórias e confrontação, entre outras. Indivíduos com transtorno da personalidade *borderline*, em particular, recebem ajuda para lidar com os sentimentos ambivalentes que são característicos do transtorno. Marsha Linehan, Ph.D., desenvolveu o método de tratamento com base em sua teoria de que tais pacientes não conseguem identificar experiências emocionais e tolerar frustração ou rejeição. Assim como outras abordagens comportamentais, a TCD presume que todo comportamento (incluindo pensamentos e sentimentos) é aprendido e que pessoas com transtorno da personalidade *borderline* se comportam de forma a reforçar ou até mesmo recompensar seu comportamento, independentemente do quanto ele é desadaptativo.

FUNÇÕES DA TCD

Conforme descrição de sua criadora, há cinco "funções" essenciais no tratamento: (1) intensificar e ampliar o repertório do paciente de padrões de comportamento adaptativos; (2) melhorar a motivação do paciente a mudar por meio da redução do reforço do comportamento desadaptativo, incluindo pensamentos e emoções disfuncionais; (3) certificar-se de que novos padrões comportamentais se generalizem a partir do ambiente terapêutico para o ambiente natural; (4) estruturar o ambiente de forma que comportamentos eficazes, em vez de comportamentos disfuncionais, sejam reforçados; e (5) intensificar a motivação e capacidades do terapeuta de forma a atingir um tratamento eficaz. A Figura 28.5-1 ilustra como a TCD quebra o ciclo de comportamento problemático sendo usada para evitar sofrimento emocional.

As quatro instâncias de tratamento em TCD são: (1) treinamento de habilidades em grupo; (2) terapia individual; (3) consultas telefônicas; e (4) equipe de consulta. Estas são descritas a seguir. Outros tratamentos complementares usados são farmacoterapia e hospitalização, conforme a necessidade.

Treinamento de habilidades em grupo

No formato de grupo, o paciente aprende habilidades comportamentais, emocionais, cognitivas e interpessoais específicas. Diferentemente da terapia de grupo tradicional, observações sobre outras pessoas no grupo são desencorajadas. Em seu lugar, é usada uma abordagem didática, com exercícios específicos obtidos a partir de um manual de treinamento de habilidades, muitos dos quais são voltados para o controle de desregulação emocional e de comportamento impulsivo.

Terapia individual

Na TCD, as sessões ocorrem semanalmente, em geral de 50 a 60 minutos, durante as quais as habilidades aprendidas durante o treinamento em grupo são analisadas e eventos de vida da semana anterior são examinados. Volta-se a atenção especialmente para episódios de padrões de comportamento patológico que poderiam ter sido corrigidos se as habilidades aprendidas tivessem sido colocadas em prática. Encoraja-se o paciente a registrar seus pensamentos, sentimentos e comportamentos em cartões diários, que são analisados durante a sessão.

Consulta telefônica

Terapeutas ficam disponíveis 24 horas por dia para consulta telefônica. Encoraja-se o paciente a telefonar sempre que sentir estar prestes a ter uma crise que possa levar a comportamento lesivo a si mesmo ou a terceiros. Pretende-se que as chamadas sejam breves e que durem aproximadamente 10 minutos.

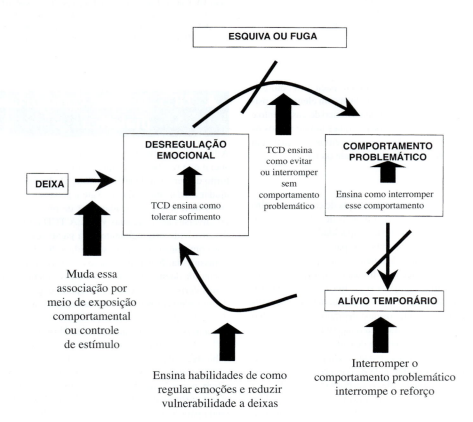

FIGURA 28.5-1
Como a terapia comportamental dialética (TCD) funciona.

TABELA 28.5-1
Acordos entre a equipe de consulta na terapia comportamental dialética

Encontros semanais de 1 a 2 horas.

Discussão de casos conforme a hierarquia do tratamento (i.e., comportamento autolesivo/potencialmente letal, comportamentos que interferem no tratamento ou na qualidade de vida).

Aceitação da filosofia dialética.

Consulta com o paciente sobre como interagir com outros terapeutas, mas não dizer a eles como interagir com o paciente.

Consistência de terapeutas um para com o outro (mesmo com o mesmo paciente) não é esperada.

Todos os terapeutas observam seus próprios limites sem medo de reações de julgamento de valor dos outros membros do grupo de atendimento.

Busca por interpretação empática não pejorativa do comportamento do paciente.

Todos os terapeutas estão sujeitos a errar.

Equipe de atendimento

Os terapeutas se encontram semanalmente para revisar seu trabalho com os pacientes. Ao fazê-lo, proporcionam apoio uns aos outros e mantêm a motivação para o trabalho. Os encontros permitem que comparem técnicas usadas e validem as que são mais eficazes (Tab. 28.5-1).

RESULTADOS

Vários estudos que avaliaram o efeito de TCD para pacientes com transtorno da personalidade *borderline* mostraram que essa terapia foi positiva. Os pacientes apresentaram baixo índice de abandono do tratamento; a incidência de comportamento parassuicida reduziu; autorrelato de afeto irascível diminuiu; e adaptação social e desempenho no trabalho melhoraram. O método atualmente está sendo aplicado a outros transtornos, incluindo abuso de substância, transtornos alimentares, esquizofrenia e transtorno de estresse pós-traumático.

REFERÊNCIAS

Bedics JD, Korslund KE, Sayrs JH, McFarr LM. The observation of essential clinical strategies during an individual session of dialectical behavior therapy. *Psychotherapy*. 2013;50(3):454–457.

Brown MZ, Comtois KA, Linehan MM. Reasons for suicide attempts and nonsuicidal self-injury in women with borderline personality disorder. *J Abnorm Psychol*. 2002;111:198.

Hadjiosif M. From strategy to process: Validation in dialectical behaviour therapy. *Counsel Psychol Rev*. 2013;28(1):72–80.

Harned MS, Korslund KE, Linehan MM. A pilot randomized controlled trial of Dialectical Behavior Therapy with and without the Dialectical Behavior Therapy Prolonged Exposure protocol for suicidal and self-injuring women with borderline personality disorder and PTSD. *Behav Res Ther*. 2014;55:7–17.

Krause ED, Mendelson T, Lynch TR. Childhood emotion invalidation and adult psychological distress: The mediating role of inhibition. *Child Abuse Negl*. 2003;27:199–213.

Lynch TL, Morse JQ, Mendelson T, Robins CJ. Dialectical behavior therapy for depressed older adults: A randomized pilot study. *Am J Geriatr Psychiatry*. 2003;11:33–45.

Rizvi SL, Steffel LM, Carson-Wong A. An overview of dialectical behavior therapy for professional psychologists. *Prof Psychol*. 2013;44(2):73–80.

Rosenthal MZ, Lynch TR. Dialectical behavior therapy. In: Sadock BJ, Sadock VA, Ruiz P, eds. *Kaplan & Sadock's Comprehensive Textbook of Psychiatry*. 9th ed. Vol. 2. Philadelphia: Lippincott Williams & Wilkins; 2009:2884.

▲ 28.6 Biorretroalimentação

A biorretroalimentação (*biofeedback*) envolve o registro e a exibição de pequenas alterações nos níveis fisiológicos do parâmetro de *feedback*. A exibição pode ocorrer por meio visual, como um grande medidor ou uma barra iluminada, ou por meio auditivo. Instrui-se o paciente a mudar os níveis do parâmetro, usando o *feedback* exibido como guia. A biorretroalimentação baseia-se na ideia de que o sistema nervoso autônomo pode se submeter ao controle voluntário por meio de condicionamento operante. Ela pode ser usada de maneira isolada ou em conjunto com relaxamento. Por exemplo, indivíduos com incontinência urinária usam biorretroalimentação isolada para recuperar o controle sobre a musculatura pélvica. A biorretroalimentação também é usada na reabilitação de transtornos neurológicos. Seus benefícios podem ser potencializados pelo relaxamento, que os pacientes são treinados para fazer.

TEORIA

Neal Miller demonstrou o potencial médico da biorretroalimentação ao mostrar que o sistema nervoso autônomo normalmente involuntário, pode ser condicionado operativamente pelo uso de *feedback* apropriado. Por meio de instrumentos, o indivíduo adquire informações sobre o estado de funções biológicas involuntárias, como temperatura da pele e condutividade elétrica, tensão muscular, pressão arterial, frequência cardíaca e atividade de ondas cerebrais. Assim, o paciente aprende a regular um ou mais estados biológicos que afetam os sintomas. Por exemplo, uma pessoa pode aprender a elevar a temperatura de suas mãos para reduzir a frequência de enxaquecas, palpitações ou angina peitoral. Supostamente, o sujeito reduz a ativação simpática e, de maneira voluntária, autorregula as tendências vasoconstritoras do músculo liso arterial.

MÉTODOS

Instrumentação

O instrumento usado para *feedback* depende do paciente e do problema específico. Os instrumentos mais eficientes são eletromiograma (EMG), que mede os potenciais elétricos das fibras musculares; eletrencefalograma (EEG), que mede as ondas alfa que ocorrem durante estados de relaxamento; sensor de resposta galvânica da pele (SRG), que mostra a redução da condutância da pele durante um estado de relaxamento; e termistor, que mede a temperatura da pele (a qual cai durante a tensão devido à vasoconstrição periférica). O paciente é conectado a um dos instrumentos que mede a função fisiológica e que traduz a medida em um sinal audível ou visual que ele utiliza, então, para medir suas respostas. Por exemplo, no tratamento de bruxismo, um EMG é ligado ao músculo masseter. O EMG emite um tom agudo quando o músculo está contraído, e um tom grave quando está em repouso. O paciente pode aprender a alterar o tom para indicar relaxamento. Os pacientes recebem *feedback* sobre o músculo masseter, o tom reforça o aprendizado, e a condição melhora – todos esses eventos interagem de maneira sinérgica.

Muitas aplicações clínicas menos específicas (p. ex., tratamento de insônia, dismenorreia e problemas de fala; melhora de desempenho atlético; tratamento de transtornos volitivos; atingir estados alterados de consciência; manejo de estresse; e psicoterapia complementar para tratar ansiedade associada a sintomas somáticos e transtornos relacionados) usam um modelo no qual a biorretroalimentação em EMG do músculo frontal é combinada com biorretroalimentação termal e instruções verbais para relaxamento progressivo. A Tabela 28.6-1 esboça algumas aplicações clínicas importantes da biorretroalimentação e mostra que uma ampla variedade de modalidades foi usada para tratar diversas condições.

Terapia de relaxamento

O relaxamento muscular é usado como um componente de programas de tratamento (p. ex., dessensibilização sistemática) ou como um tratamento em si (terapia de relaxamento). Caracteriza-se por: (1) imobilidade do corpo; (2) controle sobre o foco de atenção; (3) baixo tônus muscular; e (4) desenvolvimento de um estado mental específico, descrito como contemplativo, sem julgamentos de valor, desprendido ou consciente.

O relaxamento progressivo foi desenvolvido por Edmund Jacobson em 1929. Jacobson observou que, quando um indivíduo fica "relaxado", na acepção comum, os seguintes sinais clínicos revelam a presença de tensão residual: a respiração é ligeiramente irregular quanto à frequência ou à intensidade; a frequência cardíaca, embora frequentemente permaneça normal, em alguns momentos aumenta moderadamente em comparação a testes posteriores; atividades de reflexo voluntário ou local são reveladas em indícios muito tênues, como enrugamento da testa, careta, movimentos frequentes dos globos oculares ou piscadas rápidas, deslocamento inquieto da cabeça, de um membro ou mesmo de um dedo; e, por fim, a mente continua ativa, e, uma vez iniciada, a emoção opressiva ou de preocupação persistirá. É impressionante que um leve grau de tensão possa ser responsável por tudo isso.

TABELA 28.6-1
Aplicações de biorretroalimentação

Condição	Efeitos
Arritmias cardíacas	A biorretroalimentação específica do eletrocardiograma permitiu que pacientes baixassem a frequência de contrações ventriculares prematuras.
Asma	Relatou-se que a biorretroalimentação de eletromiograma (EMG) frontal e de resistência das vias áreas produziu relaxamento do pânico associado à asma, bem como melhora do índice de fluxo de ar.
Cefaleias tensionais	Cefaleias decorrentes de contração muscular são tratadas com maior frequência com dois grandes eletrodos ativos espaçados na testa para proporcionar informações visuais ou auditivas sobre os níveis de tensão muscular. A colocação frontal dos eletrodos é sensível à atividade EMG no que se refere aos músculos frontal e occipital, os quais o paciente aprende a relaxar.
Enxaqueca	A estratégia de biorretroalimentação mais comum com cefaleias clássicas ou vasculares comuns foi a biorretroalimentação térmica de um dedo acompanhada pelas frases de autossugestão autógenas de encorajamento de aquecimento das mãos e resfriamento da cabeça. Acredita-se que o mecanismo ajude a prevenir vasoconstrição arterial excessiva no cérebro, com frequência acompanhada por um sintoma prodrômico isquêmico, como escotomas cintilantes, seguidos por alargamentos de rebote das artérias e estiramento dos receptores de dor na parede dos vasos.
Epilepsia de grande mal	Uma série de procedimentos de biorretroalimentação com eletrencefalograma (EEG) foi usada de maneira experimental para suprimir a atividade convulsiva de modo profilático em pacientes que não respondem a medicamentos anticonvulsivantes. Os procedimentos permitem que o paciente intensifique o ritmo de ondas cerebrais sensório-motoras ou normalize a atividade cerebral conforme quantificada em mostradores de espectro de potência em tempo real.
Dor miofascial e da articulação temporomandibular	Níveis elevados de atividade EMG sobre os músculos potentes associados a ATMs foram reduzidos com o uso de biorretroalimentação em pacientes que travam a mandíbula ou que têm bruxismo.
Hiperatividade	Procedimentos de biorretroalimentação com EEG foram usados com crianças com transtorno de déficit de atenção/hiperatividade para treiná-las a reduzir sua inquietação motora.
Hipertensão idiopática e hipotensão ortostática	Uma variedade de procedimentos de biorretroalimentação específicos (diretos) e não específicos – incluindo *feedback* de pressão arterial, resposta galvânica da pele e *feedback* térmico de pés e mãos combinados com procedimentos de relaxamento – foi usada para ensinar pacientes a aumentar ou diminuir sua pressão arterial. Alguns dados de acompanhamento indicam que as alterações podem persistir durante anos e, com frequência, permitem a redução ou a eliminação de medicamentos anti-hipertensivos.
Incontinência fecal e enurese	A temporização da sequência dos esfíncteres anais internos e externos foi medida com o uso de cateteres retais de triplo lúmen que fornecerem *feedback* para pacientes incontinentes, permitindo que pudessem reestabelecer hábitos intestinais normais em uma quantidade relativamente pequena de sessões de biorretroalimentação. Um precursor real de biorretroalimentação datado de 1938 era um alarme para crianças com enurese noturna que disparava ao primeiro sinal de umidade (*bell and pad*).
Reabilitação neuromuscular	Aparelhos mecânicos ou uma medida da atividade muscular por meio de EMG exibida para o paciente aumentam a eficácia de terapias tradicionais, conforme documentado por histórias clínicas relativamente extensas de danos de nervos e músculos periféricos, torcicolo espasmódico, casos selecionados de discinesia tardia, paralisia cerebral e hemiplegias motoras neuronais superiores.
Síndrome de Raynaud	Mãos e pés frios são ocorrências concomitantes frequentes de ansiedade e também ocorrem na síndrome de Raynaud, causada por vasoespasmo do músculo liso arterial. Vários estudos relatam que o *feedback* térmico da mão, um procedimento de baixo custo e benigno em comparação com simpatectomia cirúrgica, é eficaz em aproximadamente 70% dos casos de síndrome de Raynaud.

TABELA 28.6-2
Esboço da sessão inicial de relaxamento progressivo, todos os grupos musculares

Grupo muscular	Instrução
Mão e antebraço dominantes	Feche o punho, agora
Bíceps e tríceps dominantes	Tensione o braço ao contrapor os músculos
Braço e antebraço não dominantes	Feche o punho, agora
Bíceps não dominante	Tensione o braço ao contrapor os músculos
Testa	Levante as sobrancelhas
Músculos orbitais e do nariz	Aperte os olhos e enrugue o nariz
Bochechas inferiores e mandíbula	Cerre os dentes e puxe os cantos da boca para trás
Pescoço e garganta	Tente encostar o queixo no peito, mas evite que isso aconteça ao contrapor os músculos na frente e atrás
Peito, ombros, dorsal superior	Respire fundo, segure e eleve as escápulas para cima (se estiver sentado) ou para trás (se estiver de costas)
Região abdominal	Endureça o abdome, como se fosse bater em si mesmo
Coxa dominante	Contraponha extensores e flexores
Perna inferior dominante	Flexione o pé dorsalmente
Pé dominante	Levante os dedos do pé (para baixo causa cãibra)
Coxa não dominante	Contraponha extensores e flexores
Panturrilha não dominante	Flexione o pé dorsalmente
Pé não dominante	Levante os dedos do pé (para baixo causa cãibra)

(Adaptada de Bernstein DA, Borkovec TD. *Progressive Relaxation Training: A Manual for the Helping Professions*. Champaign, IL: Research Press; 1973, com permissão.)

Aprender relaxamento, portanto, envolve melhorar a percepção muscular. Para desenvolver ainda mais a percepção muscular, o paciente aprende a isolar e a contrair músculos específicos ou grupos de músculos, um por vez. Por exemplo, a pessoa flexiona o antebraço enquanto o terapeuta o segura para observar o retesamento no músculo bíceps (Jacobson usou a palavra "retesamento" em vez de "tensão" para enfatizar o papel do indivíduo em tensionar os músculos). Assim que essa sensação era relatada, Jacobson dizia: "Foi você quem fez isso. O que queremos é o oposto disso – simplesmente não fazê-lo". O paciente era constantemente relembrado de que relaxamento envolve ausência de esforço. Na realidade, "fazer um esforço é estar tenso, e, portanto, significa não relaxar". Conforme a sessão avançava, a pessoa era instruída a se deixar levar cada vez mais, mesmo além do ponto em que a parte do corpo parecia totalmente relaxada.

O paciente continuava dessa forma com diferentes grupos musculares, frequentemente durante mais de 50 sessões. Por exemplo, uma sessão inteira podia ser dedicada a relaxar o músculo bíceps. Outra característica desse método é que as instruções eram dadas de maneira sucinta, de forma a não interferir na concentração do paciente nas sensações musculares; sugestões normalmente usadas hoje (p. ex., "seu braço está ficando solto") eram evitadas. Com frequência, os pacientes eram deixados sozinhos, enquanto o terapeuta atendia outras pessoas.

Em psiquiatria, a terapia de relaxamento é usada principalmente como um componente de programas multifacetados com uma ampla faixa de atuação. Seu uso em dessensibilização foi mencionado anteriormente. Exercícios respiratórios de relaxamento costumam ser úteis para pacientes com transtorno de pânico, especialmente quando se considera estarem relacionados à hiperventilação. No tratamento de pacientes com transtornos de ansiedade, o relaxamento pode servir como um estímulo determinante do momento (i. e., como um contexto de segurança no qual outra intervenção específica pode ser tentada com confiança).

Adaptação posterior do relaxamento muscular progressivo

Joseph Wolpe escolheu o relaxamento progressivo como uma resposta incompatível à ansiedade quando elaborou seu tratamento de dessensibilização sistemática (abordado a seguir). Para essa finalidade, o método de Jacobson era muito longo para ser prático, e Wolpe abreviou o programa para 20 minutos durante as primeiras seis sessões (dedicando o restante dessas sessões para outras atividades, como análise comportamental). Em uma modificação posterior do relaxamento progressivo, o paciente completava a tarefa com todos os grupos musculares em uma sessão. Os grupos musculares específicos e as instruções para esse tipo de relaxamento progressivo são listados na Tabela 28.6-2. Assim que o paciente dominava o procedimento (normalmente após três sessões), os grupos eram combinados em grupos maiores. Por fim, o paciente praticava relaxamento por evocação (i.e., sem tensionar os músculos).

Treinamento autógeno

O treinamento autógeno é um método de autossugestão que teve origem na Alemanha. Ele envolve fazer o paciente voltar sua atenção para áreas corporais específicas e ouvir a si mesmo pensar frases específicas que refletem um estado de relaxamento. Na versão alemã original, o paciente avançava por seis temas ao longo de diversas sessões. As seis áreas são listadas na Tabela 28.6-3, junto com as frases autógenas representativas. O relaxamento autógeno é uma modificação norte-americana do treinamento autógeno, no qual as seis áreas são abrangidas em uma sessão.

Tensão aplicada

A tensão aplicada é uma técnica oposta ao relaxamento; pode ser usada para neutralizar a resposta de desmaio. O tratamento dura mais de quatro sessões. Na primeira sessão, o paciente aprende a tensionar os

TABELA 28.6-3
Exemplos de frases autógenas

Tema	Exemplos de autoafirmações
Peso	"Meu braço esquerdo está pesado"
Calor	"Meu braço esquerdo está quente"
Regulação cardíaca	"Meus batimentos cardíacos estão calmos e regulares"
Ajuste respiratório	"Estou respirando"
Plexo solar	"Meu plexo solar está quente"
Testa	"Minha testa está fresca"

TABELA 28.6-4
Passos no relaxamento aplicado

Técnica	Instruções
Relaxamento progressivo	Sessão 1: mãos, braços, face, pescoço e ombros. Sessão 2: dorso, peito, abdome, respiração, quadris, pernas e pés.
Relaxamento apenas de liberação	Conforme o relaxamento progressivo, exceto pela omissão da fase de tensão; quando esse método for dominado, o paciente conseguirá relaxar em 5 a 7 minutos.
Relaxamento controlado por deixas	Um estímulo – a palavra *relaxar* – é apresentado imediatamente antes da expiração; o paciente se concentra em sua respiração enquanto ainda está em estado de relaxamento; o terapeuta fala a palavra *inspirar* imediatamente antes de cada inspiração e a palavra *relaxar* imediatamente antes de cada expiração; após em torno de cinco ciclos, o paciente fala mentalmente essas palavras (opcionalmente excluindo *inspirar*).
Relaxamento diferencial	O paciente pode permanecer relaxado e se mover ao mesmo tempo ao manter diferencialmente músculos não relacionados ao movimento em estado relaxado; depois de atingir um estado relaxado, o paciente levanta um braço, ou uma perna, ou olha a seu redor na sala, enquanto mantém os movimentos e a tensão em outras partes do corpo ao mínimo; o paciente também pratica relaxamento diferencial em outros locais, incluindo sentado em cadeiras diferentes, sentado à mesa enquanto escreve, ao falar ao telefone e ao caminhar.
Relaxamento rápido	O paciente relaxa ao fazer de 1 a 3 respirações com expirações lentas, pensando na palavra *relaxar* antes de cada uma delas e procurando áreas de tensão em seu corpo; com essa prática, o relaxamento ocorre em 20 a 30 segundos; ele é instruído a relaxar desse modo 15 a 20 vezes por dia em certos eventos predeterminados em seu ambiente natural (p. ex., quando olha para um relógio ou faz uma chamada telefônica. Como lembrete, pontos coloridos podem ser grudados no relógio ou no telefone. Depois de algum tempo, os pontos são trocados para uma cor diferente para manterem seu poder de evocação).
Treinamento de aplicação	O paciente relaxa antes de entrar na situação-alvo; ele permanece na situação de 10 a 15 minutos, usando sua habilidade de relaxamento como técnica de enfrentamento; pode inicialmente ser acompanhado pelo terapeuta; caso o problema do paciente seja ataques de pânico ou ansiedade generalizada, imagens ou exercícios físicos são usados para induzir sensações de medo, as quais, então, são usadas para treinamento de aplicação.

músculos dos braços, das pernas e do tórax durante 10 a 15 segundos (como se fossem halterofilistas). A tensão é mantida por tempo suficiente para desenvolver uma sensação de calor na face. Os pacientes, então, liberam a tensão, mas não avançam para um estado de relaxamento. A manobra é repetida cinco vezes em intervalos de meio minuto. Esse método pode ser intensificado com *feedback* da pressão arterial durante a contração muscular; aumento da pressão arterial sugere que a tensão muscular adequada foi alcançada. O paciente continua a praticar a técnica cinco vezes ao dia. Um efeito adverso do tratamento é que às vezes desenvolve-se cefaleia. Nesse caso, a intensidade da contração muscular e a frequência do tratamento são reduzidas.

Indivíduos com fobia de sangue e ferimentos demonstram uma resposta bifásica singular quando expostos a um estímulo fóbico. A primeira fase é associada a aumento da frequência cardíaca e da pressão arterial. Na segunda fase, no entanto, a pressão arterial cai subitamente, e o paciente desmaia. Para tratar o problema, uma série de imagens provocativas (p. ex., corpos mutilados) é exposta ao paciente. Ele é treinado a identificar os primeiros sinais de alerta de desmaio, como aversão, suor frio ou tontura, e a aplicar a resposta de tensão muscular aprendida rapidamente, dependente desses sinais de alerta. Também é possível usar tensão aplicada ao doar sangue ou ao assistir a uma cirurgia. A técnica de tensão isométrica eleva a pressão arterial, impedindo o desmaio.

Relaxamento aplicado

O relaxamento aplicado envolve provocar uma resposta de relaxamento durante a própria situação estressante. A abordagem anterior mostrou que esta não é uma atitude aconselhável imediatamente devido aos possíveis efeitos irônicos de relaxamento. Portanto, o paciente primeiro deve praticar relaxamento em circunstâncias não estressantes. O método desenvolvido por Lars-Göran Öst e colaboradores na Suécia foi comprovadamente eficaz para transtorno de pânico e transtorno de ansiedade generalizada. Estabelecer a resposta de relaxamento no ambiente natural do paciente consiste em sete fases de 1 a 2 sessões cada: relaxamento progressivo, relaxamento apenas de liberação, relaxamento controlado por deixas, relaxamento diferencial, relaxamento rápido, treinamento de aplicação e manutenção. Detalhes são fornecidos na Tabela 28.6-4.

RESULTADOS

A biorretroalimentação, o relaxamento progressivo e a tensão aplicada são métodos de tratamento comprovadamente eficazes para uma ampla gama de transtornos. Eles formam uma base de medicina comportamental na qual o paciente muda (ou aprende a mudar) o comportamento que contribui para a doença. Também constituem a base sobre a qual diversos procedimentos médicos alternativos e complementares obtêm sua eficácia (p. ex., ioga e Reiki) nos quais o relaxamento é um componente importante. O relaxamento também integra tratamentos mais populares, como a hipnose.

REFERÊNCIAS

Enger T, Gruzelier JH. EEG biofeedback of low beta band components: Frequency-specific effects on variables of attention and event-related brain potentials. *Clin Neurophysiol*. 2004;115:131–139.

Enriquez-Geppert S, Huster RJ, Herrmann CS. Boosting brain functions: Improving executive functions with behavioral training, neurostimulation, and neurofeedback. *Int J Psychophysiol*. 2013;88(1):1–16.

Jacob RG, Pelham WE. Behavior therapy. In: Sadock BJ, Sadock VA, eds. *Kaplan & Sadock's Comprehensive Textbook of Psychiatry*. 8th ed. Philadelphia: Lippincott Williams & Wilkins; 2005:2498.

Manko G, Olszewski H, Krawczynski M, Tlokinski W. Evaluation of differentiated neurotherapy programs for patients recovering from severe TBI and long term coma. *Acta Neuropsychol*. 2013;11(1):9–18.

Mitani S, Fujita M, Sakamoto S, Shirakawa T. Effect of autogenic training on cardiac autonomic nervous activity in high-risk fire service workers for posttraumatic stress disorder. *J Psychosom Res*. 2006;60(5):439–444.

Nanke A, Rief W. Biofeedback in somatoform disorders and related syndromes. *Curr Opin Psychiatry*. 2004;17(2):133–138.

Othmer S, Pollock V, Miller N. The subjective response to neurofeedback. In: Earleywine M, ed. *Mind-Altering Drugs: The Science of Subjective Experience*. New York: Oxford University Press; 2005:345.

Purohit MP, Wells RE, Zafonte R, Davis RB, Yeh GY, Phillips RS. Neuropsychiatry symptoms and the use of mind-body therapies. *J Clin Psychiatry*. 2013;74(6):e520–e526.

Ritz T, Dahme B, Roth WT. Behavioral interventions in asthma: Biofeedback techniques. *J Psychosom Res*. 2004;56(6):711–720.

Schoenberg PL, David AS. Biofeedback for psychiatric disorders: A systematic review. *Appl Psychophysiol Biofeedback*. 2014;39(2):109–135.

Schwartz MS, Andrasik F, eds. *Biofeedback: A Practitioner's Guide*. 3rd ed. New York: Guilford; 2003.

Scott WC, Kaiser D, Othmer S, Sideroff SI. Effects of an EEG biofeedback protocol on a mixed substance abusing population. *Am J Drug Alcohol Abuse*. 2005;31(3):455–469.

Seo JT, Choe JH, Lee WS, Kim KH. Efficacy of functional electrical stimulation-biofeedback with sexual cognitive-behavioral therapy as treatment of vaginismus. *Urology*. 2005;66(1):77–81.

Thornton KE, Carmody DP. Electroencephalogram biofeedback for reading disability and traumatic brain injury. *Child Adolesc Psychiatric Clin North Am*. 2005;14:137–162.

Yucha C, Gilbert C. *Evidence-Based Practice in Biofeedback and Neurofeedback*. Wheat Ridge, CO: Association for Applied Psychophysiology and Biofeedback; 2004.

▲ 28.7 Terapia cognitiva

Uma característica básica da teoria cognitiva de transtornos emocionais é sua ênfase na significação psicológica das crenças das pessoas sobre si mesmas, seu mundo pessoal (incluindo as pessoas em suas vidas) e seu futuro – a "tríade cognitiva". Quando as pessoas vivenciam sofrimento emocional desadaptativo excessivo, ele fica ligado às interpretações problemáticas, estereotípicas e tendenciosas pertinentes a essa tríade cognitiva de *self*, mundo e futuro. Por exemplo, pacientes clinicamente deprimidos podem ser propensos a acreditar que são incapazes e desamparados, a ver os outros como críticos e intolerantes e a ver o futuro como sombrio e insatisfatório. De modo semelhante, pacientes com transtornos de ansiedade podem ser propensos a ver a si mesmos como extremamente vulneráveis, enquanto outros são mais capazes, e o futuro provavelmente está pontilhado de desastres pessoais.

Embora os pontos de vista do paciente sejam falhos e disfuncionais, ainda assim eles tendem a se perpetuar por meio de processos cognitivos que os mantêm. A terapia cognitiva é de curto prazo e usa cooperação ativa entre paciente e terapeuta para alcançar objetivos terapêuticos, os quais são voltados para problemas atuais e sua resolução. A terapia cognitiva é usada com depressão, transtorno de pânico, transtorno obsessivo-compulsivo, transtornos da personalidade e transtornos de sintomas somáticos. Costuma ser conduzida individualmente, embora métodos em grupo às vezes sejam proveitosos. O terapeuta também pode ter que receitar fármacos em conjunto com a terapia.

O tratamento de depressão pode servir como paradigma da abordagem cognitiva. A terapia cognitiva pressupõe que percepção e experiência, de modo geral, sejam processos ativos que envolvam dados tanto de inspeção quanto de introspecção. As cognições do paciente representam uma síntese de estímulos internos e externos. A forma como o indivíduo avalia uma situação costuma estar evidente em suas cognições (pensamentos e imagens visuais). Essas cognições constituem seu fluxo de consciência ou campo fenomenológico, que reflete sua configuração de si mesmo, de seu mundo, de seu passado e de seu futuro.

Alterações no conteúdo de suas estruturas cognitivas subjacentes afetam seu estado de afeto e padrão de comportamento. Por meio de terapia psicológica, os pacientes podem se conscientizar de suas distorções cognitivas. A correção de construtos disfuncionais falhos pode levar à melhora clínica.

TEORIA COGNITIVA DE DEPRESSÃO

De acordo com a teoria cognitiva de depressão, disfunções cognitivas são a base da depressão, e mudanças afetivas e físicas, bem como outras características associadas de depressão, são consequências de disfunções cognitivas. Por exemplo, apatia e baixo nível de energia resultam da expectativa de insucesso em todas as áreas. De modo semelhante, paralisia da vontade se origina do pessimismo e dos sentimentos de desesperança do indivíduo. Do ponto de vista cognitivo, a depressão pode ser explicada pela tríade cognitiva, na qual os pensamentos negativos estão voltados para o *self*, o mundo e o futuro.

O objetivo da terapia é aliviar a depressão e impedir sua reincidência ao ajudar o paciente a identificar e a testar cognições negativas, a desenvolver esquemas alternativos e mais flexíveis e a treinar novas respostas tanto cognitivas quanto comportamentais. Mudar a forma como uma pessoa pensa pode aliviar o transtorno psiquiátrico.

ESTRATÉGIAS E TÉCNICAS

A terapia é relativamente curta e dura em torno de 25 semanas. Caso o paciente não melhore durante esse período, o diagnóstico deve ser reavaliado. A terapia de manutenção pode ser executada ao longo de anos. Assim como ocorre em outras psicoterapias, os atributos do terapeuta são importantes para seu sucesso. O terapeuta deve exalar cordialidade, compreender a experiência de vida de cada paciente e ser genuíno e honesto consigo mesmo e com o paciente. Ele deve ser capaz de se relacionar com o paciente de forma habilidosa e interativa. O terapeuta cognitivo estabelece o planejamento no início de cada sessão, atribui tarefas que devem ser realizadas entre as sessões e ensina novas habilidades. Terapeuta e paciente colaboram de forma ativa (Tab. 28.7-1). Os três componentes da terapia cognitiva são aspectos didáticos, técnicas cognitivas e técnicas comportamentais.

Aspectos didáticos

Os aspectos didáticos da terapia incluem explicar ao paciente a tríade cognitiva, os esquemas e a lógica falha. O terapeuta deve dizer ao paciente que eles irão formular hipóteses e testá-las ao longo do curso do tratamento. A terapia cognitiva exige uma explicação completa sobre a relação entre depressão, pensamento, afeto e comportamento, bem como o raciocínio por trás de todos os aspectos do tratamento. Tal explicação contrasta com as terapias de orientação psicanalítica, que requerem pouca explicação.

Técnicas cognitivas

A abordagem cognitiva da terapia inclui quatro processos: evocar pensamentos automáticos, testá-los, identificar as premissas subjacentes desadaptativas e testar sua validade.

TABELA 28.7-1 Psicoterapia cognitiva	
Objetivo	Identificar e alterar distorções cognitivas que mantêm os sintomas
Critérios de seleção	Principalmente usada em transtorno distímico Transtornos depressivos não endógenos Sintomas não mantidos por família patológica
Duração	Limite de tempo, geralmente de 15 a 25 semanas, encontros semanais
Técnicas	Empirismo cooperativo Estruturação e diretrizes Leituras designadas Dever de casa e técnicas comportamentais Identificação de crenças irracionais e pensamentos automáticos Identificação de atitudes e pressupostos subjacentes a pensamentos com viés negativo

(Reimpressa a partir de Ursano RJ, Silberman EK. Individual psychotherapies. In: Talbott JA, Hales RE, Yudofsky SC, eds. *The American Psychiatric Press Textbook of Psychiatry*. Washington, DC: American Psychiatric Press; 1988:872, com permissão.)

TABELA 28.7-2 Perfil cognitivo de transtornos psiquiátricos	
Transtorno	**Crença fundamental**
Transtorno depressivo	Visão negativa de *self*, da experiência e do futuro
Episódio hipomaníaco	Visão inflada de *self*, da experiência e do futuro
Transtornos de ansiedade	Medo de perigo físico ou psicológico
Transtorno de pânico	Interpretação equivocada catastrófica de experiências corporais e mentais
Fobias	Perigo em situações específicas e evitáveis
Transtorno da personalidade paranoide	Viés, interferência, e assim por diante, de natureza negativa por parte dos outros
Transtorno conversivo	Conceito de anormalidade motora ou sensorial
Transtorno obsessivo-compulsivo	Alerta e dúvidas repetidas sobre segurança, e atos repetitivos para afastar ameaças
Comportamento suicida	Desesperança e déficit em resolução de problemas
Anorexia nervosa	Medo de ser gordo ou disforme
Hipocondria	Atribuição de distúrbio médico grave

(Cortesia de Aaron Beck, M.D., e A. John Rush, M.D.)

Evocação de pensamentos automáticos. Pensamentos automáticos, também denominados *distorções cognitivas*, são cognições que interferem entre eventos externos e a reação emocional da pessoa. Por exemplo, a crença de que "pessoas irão rir de mim quando virem que eu jogo boliche mal" é um pensamento automático que ocorre a alguém que foi convidado a jogar boliche e que reagiu de forma negativa. Outro exemplo é o pensamento "ela não gosta de mim" quando alguém passa pelo corredor sem dizer "olá". Cada transtorno psicopatológico tem seu próprio perfil cognitivo específico de pensamento distorcido, o qual, se conhecido, fornece um modelo para intervenções cognitivas específicas (Tab. 28.7-2).

Teste de pensamentos automáticos. Ao atuar como um professor, o terapeuta auxilia o paciente a testar a validade de pensamentos automáticos. O objetivo é encorajá-lo a rejeitar pensamentos automáticos imprecisos ou exagerados após exame detalhado. Com frequência, o indivíduo culpa a si mesmo quando coisas que estão fora de seu controle dão errado. O terapeuta reanalisa toda a situação com o paciente e o ajuda a reatribuir a culpa ou a causa dos eventos desagradáveis. Criar explicações alternativas para eventos é outra forma de enfraquecer pensamentos automáticos imprecisos e distorcidos.

Identificação de premissas desadaptativas. À medida que paciente e terapeuta continuam a identificar pensamentos automáticos, padrões normalmente começam a ficar aparentes. Os padrões representam regras ou premissas gerais desadaptativas que orientam a vida do sujeito. Amostras dessas regras são "para ser feliz, preciso ser perfeito" e "se ninguém gosta de mim, não sou digno de amor". Tais regras inevitavelmente levam a decepções e fracasso e, por fim, à depressão (Fig. 28.7-1).

Teste da validade das premissas desadaptativas. Testar a exatidão das premissas desadaptativas é semelhante a testar a validade dos pensamentos automáticos. Em um teste particularmente eficaz, o terapeuta pede ao paciente que defenda a validade de suas premissas. Por exemplo, ele pode afirmar que deve sempre trabalhar em seu potencial máximo, e o terapeuta pode perguntar: "Por que isso é tão importante para você?". A Tabela 28.7-3 dá exemplos de algumas intervenções elaboradas para provocar, identificar, testar e corrigir as distorções cognitivas que levam ao afeto depressivo e a outros afetos dolorosos.

> Uma mulher se apresentou para terapia com problemas de controle de raiva. Ela havia enviado uma quantidade enorme de mensagens de voz e *e-mails* hostis a um colega, se indisposto com os vizinhos devido a suas queixas sobre barulho, e pediram-lhe que abandonasse o campeonato de boliche depois de duas brigas físicas com membros de outras equipes. Uma análise minuciosa dos pensamentos e das crenças da paciente envolvendo essas situações revelou um denominador comum de *falta de confiança* e *sentimento de merecimento*. Em cada uma das situações, ela acreditava que as pessoas que foram objeto de sua raiva fizeram de tudo para tratá-la mal. Além disso, tinha um sentimento exagerado de autoimportância representado por crenças como "eu não devia ter que lidar com essa gente e sua burrice" e "eu preciso mostrar para eles que não sou capacho". Para a paciente, sua raiva era justificada, já que estava tentando se defender do mau comportamento dos outros. Contudo, para um observador externo, a paciente era perigosamente imprevisível, que ficava ofendida por pouca coisa e cujo comportamento era afrontoso e indefensável. Durante a terapia, a princípio ela não estava receptiva a ver seu problema de raiva da forma recém-descrita. Contudo, à medida que aprendeu a identificar a ativação de seus esquemas de *desconfiança* e *sentimento de merecimento*, ficou mais disposta a considerar formas por meio das quais poderia modificar seus pontos de vista e comportamentos. Essa mudança positiva foi facilitada pelas respostas empáticas do terapeuta a histórias mais verossímeis da paciente envolvendo o tratamento inadequado que ela recebera de sua família, cujo comportamento abusivo lhe ensinara que nunca deveria confiar em ninguém nem tolerar ser tratada de forma inadequada outra vez. (Cortesia de C. F. Newman, Ph.D., e A. T. Beck, M.D.)

REGISTRO DE PENSAMENTO AUTOMÁTICO

Instruções: Quando você perceber seu humor piorar, pergunte a si mesmo **"O que está passando pela minha cabeça neste exato momento?"** e, logo que possível, anote o pensamento ou a imagem mental na coluna de Pensamentos Automáticos.

DATA/ HORA	SITUAÇÃO	PENSAMENTO(S) AUTOMÁTICO(S)	EMOÇÕES	RESPOSTA ALTERNATIVA	RESULTADO
	1. Qual evento, devaneio ou lembrança levou à emoção desagradável? 2. Quais (se houve) sensações de sofrimento físico você teve?	1. Qual(is) pensamento(s) e/ou imagem(ns) passaram por sua cabeça? 2. O quanto você acreditou em cada uma no momento?	1. Que emoção(ões) (tristeza, ansiedade, raiva, etc.) você sentiu no momento? 2. Qual foi a intensidade (0-100%) da emoção?	1. (opcional) Qual distorção cognitiva você fez? (p. ex., pensamento de tudo ou nada, leitura de mente, catastrofismo) 2. Use as perguntas no final para compor uma resposta ao(s) pensamento(s) automático(s). 3. Quanto você acredita em cada resposta?	1. Quanto você acredita agora em cada pensamento automático? 2. Que emoção(ões) você sente agora? Qual a intensidade (0-100%) desta emoção? 3. O que você fez ou irá fazer?
Sexta-feira 7h30min	Telefonei para Sally para sairmos juntos, conforme havíamos combinado. A secretária eletrônica atendeu. Tive uma sensação de desânimo	1. Todos saíram e se esqueceram de mim, porque não sou mais importante para eles (90% verossímil) 2. Fiquei de fora de novo (90% verossímil) 3. Vou ter que passar outra noite de sexta-feira sozinho (100% verossímil) 4. Não me encaixo em nenhum lugar nesse mundo (70% verossímil)	1. Raiva (intensidade de 60%) 2. Solidão (intensidade de 95%) 3. Depressão (intensidade de 95%)	Estou usando inferências, supergeneralizações, personalização e catastrofismo arbitrários. 1. Tudo pode ser um mal-entendido inocente (40% verossímil) 2. Passei muito tempo com Sally e os outros e sei que eles gostam de mim (60% verossímil) 3. Ficar sozinho em casa não é o fim do mundo (50% verossímil)	1. 30% 2. 10% 3. 50% 4. 0% Raiva (5%) Solidão (40%) Depressão (20%) Calma (70%) Volto a telefonar em uma hora caso Sally não entre em contato.

Perguntas para ajudar a compor uma resposta alternativa: (1) Qual a evidência de que o pensamento automático é verdadeiro? Não é verdadeiro? (2) Há uma explicação alternativa? (3) Qual a pior coisa que pode acontecer? Eu sobreviveria? Qual a melhor coisa que poderia acontecer? Qual o resultado mais realista? (4) Qual o efeito da minha crença no pensamento automático? Qual poderia ser o efeito de mudar meu pensamento? (5) O que eu deveria fazer a respeito? (6) Se _____ (nome de um amigo) estivesse nessa situação e tivesse esse pensamento, o que eu lhe diria?

© J.S. Beck, Ph.D., 1996

FIGURA 28.1
Amostra de registro de pensamentos automáticos.

Técnicas comportamentais

Técnicas comportamentais e cognitivas andam juntas; técnicas comportamentais testam e alteram cognições desadaptativas e imprecisas. Seus propósitos gerais são ajudar o paciente a compreender a imprecisão de suas premissas cognitivas e a aprender novas estratégias para lidar com suas questões.

Entre as técnicas comportamentais na terapia cognitiva, estão agendamento de atividades, domínio e prazer, realização gradativa de tarefas, ensaio cognitivo, treinamento de autossuficiência, interpretação de papéis (*role playing*) e técnicas de desvio de atenção. Uma das primeiras coisas feitas na terapia é marcar atividades de hora em hora. O paciente mantém um registro das atividades e as analisa com o terapeuta. Além de marcar atividades, pede-se ao pa-

TABELA 28.7-3
Erros cognitivos decorrentes de premissas

Erro cognitivo	Premissa	Intervenção
Supergeneralização	Se for verdade em um caso, se aplica a todos os casos mesmo que ligeiramente semelhantes.	Exposição à lógica falha. Estabelecer critérios de quais casos são semelhantes e em qual grau.
Abstração seletiva	Os únicos eventos que importam são fracassos, privações, etc. Devo medir o *self* por erros, fraquezas, etc.	Usar diário para identificar sucessos dos quais o paciente se esqueceu.
Responsabilidade excessiva (assumir causalidade pessoal)	Sou responsável por todas as coisas ruins, fracassos, etc.	Técnica de desatribuição.
Presumir causalidade temporal (prever sem evidências suficientes)	Se foi verdade no passado, sempre será verdade.	Expor lógica falha. Especificar fatores que poderiam influenciar o resultado além de eventos do passado.
Autorreferências	Sou o centro da atenção de todo mundo – especialmente meu mau desempenho. Sou a causa de infortúnios.	Estabelecer critérios para determinar quando o paciente é o foco de atenção e também os fatos prováveis que causam más experiências.
Catastrofismo	Sempre pensar o pior. É quase provável que aconteça com você.	Calcular probabilidades reais. Concentrar-se nas evidências de que o pior não aconteceu.
Pensamento dicotômico	Tudo se situa em extremos (preto ou branco, bom ou ruim).	Demonstrar que eventos podem ser avaliados em um *continuum*.

(De Beck AT, Rush AJ, Shaw BF, Emery G. *Cognitive Therapy of Depression*. New York: Guilford; 1979:48, com permissão.)

ciente que avalie a quantidade de domínio e de prazer que as atividades lhe conferem. Com frequência, o indivíduo fica surpreso ao descobrir que tem muito mais domínio de atividades e as desfruta muito mais do que havia pensado.

Para simplificar a situação e permitir miniconquistas, o terapeuta costuma dividir as tarefas em subtarefas, como em trabalhos com pontuação, para mostrar ao paciente que ele pode ser bem-sucedido. No ensaio cognitivo, o paciente imagina e ensaia os diversos passos para enfrentar um desafio e dominá-lo.

TABELA 28.7-4
Indicações para terapia cognitiva

Critérios que justificam a administração de terapia cognitiva de maneira isolada:
 Insucesso de resposta do uso adequado com dois antidepressivos
 Resposta parcial a dosagens adequadas de antidepressivos
 Insucesso de resposta ou apenas resposta parcial a outras psicoterapias
 Diagnóstico de distimia
 Humor variável reativo a eventos ambientais
 Humor variável correlacionado a cognições negativas
 Transtornos de sintomas somáticos leves (sono, apetite, peso, libidinal)
 Teste de realidade (i.e., sem alucinações nem delírios), intervalo de concentração e função da memória adequados
 Incapacidade de tolerar efeitos de medicamentos ou evidências de risco excessivo associado à farmacoterapia
Características que sugerem que a terapia cognitiva não é indicada como tratamento único:
 Evidências de coexistência com esquizofrenia, demência, transtornos relacionados a substâncias, retardo mental
 O paciente tem doença médica ou toma medicação com probabilidade de causar depressão
 Prejuízo óbvio da memória ou teste de realidade fraco (alucinações, delírios)
 História de episódio maníaco (transtorno bipolar tipo I)
 História de membro da família que reagiu a antidepressivo
 História de membro da família com transtorno bipolar tipo I
 Ausência de estresses ambientais precipitantes ou exacerbantes
 Poucas evidências de distorções cognitivas
 Presença de transtornos de sintomas somáticos graves (p. ex., transtorno doloroso)
Indicações para terapias combinadas (medicamentos e terapia cognitiva):
 Resposta parcial ou ausente ao tratamento com terapia cognitiva isolada
 Resposta parcial, porém incompleta, a farmacoterapia adequada isolada
 Baixa adesão ao regime de medicamentos
 Evidência de história de funcionamento desadaptativo crônico com síndrome depressiva intermitente
 Presença de transtornos de sintomas somáticos graves e distorções cognitivas acentuadas (p. ex., desesperança)
 Prejuízo de memória e concentração e dificuldade psicomotora acentuada
 Transtorno depressivo maior com perigo suicida
 História de parente em primeiro grau que respondeu a antidepressivos
 História de episódio maníaco em parente ou no paciente

(Adaptada de Beck AT, Rush AJ, Shaw BF, Emery G. *Cognitive Therapy of Depression*. New York: Guilford; 1979:42.)

O paciente (especialmente aqueles internados) é encorajado a se tornar autossuficiente ao fazer tarefas simples, como fazer a própria cama, suas próprias compras e preparar suas próprias refeições. Esse processo é chamado de treinamento de autossuficiência. A interpretação de papéis é uma técnica particularmente intensa e útil para provocar pensamentos automáticos e para aprender novos comportamentos. Técnicas de desvio de atenção são úteis para ajudar o paciente a passar por momentos difíceis e incluir atividade física, contato social, trabalho, lazer e imagens visuais.

A interrupção de imagens ou pensamentos pode tratar comportamento impulsivo ou obsessivo. Por exemplo, a pessoa imagina um sinal de pare com um policial próximo ou outra imagem que evoca inibição ao mesmo tempo que reconhece um impulso ou uma obsessão que é estranho ao ego. De modo semelhante, pode-se tratar obesidade ao fazer o paciente se visualizar magro, atlético, elegante e com boa definição muscular e, então, treiná-lo a evocar essa imagem sempre que tiver uma compulsão por comer. Hipnose ou treinamento autógeno podem intensificar esse imaginário. Em uma técnica denominada imagem guiada, o terapeuta encoraja o paciente a ter fantasias que podem ser interpretadas como satisfação de desejo ou tentativas de dominar afetos ou impulsos perturbadores.

EFICÁCIA

A terapia cognitiva pode ser usada de maneira isolada, no tratamento de transtornos depressivos de leves a moderados ou em conjunto com medicamentos antidepressivos para transtorno depressivo maior. Estudos demonstraram com clareza que a terapia cognitiva é eficaz e que, em alguns casos, é superior ou igual ao uso exclusivo de medicamentos. Trata-se, atualmente, de uma das intervenções psicoterapêuticas mais úteis disponíveis para transtornos depressivos e mostra-se promissora no tratamento de outros transtornos.

A terapia cognitiva também foi estudada como forma de aumentar a adesão a lítio por pacientes com transtorno bipolar tipo I e como adjunto no tratamento de abstinência de heroína. A Tabela 28.7-4 esboça os critérios de Beck para determinar quando a terapia cognitiva é indicada.

REFERÊNCIAS

Beck AT, Freeman A, Davis DD. *Cognitive Therapy of Personality Disorders*. 2nd ed. New York: Guilford; 2003.
Coelho HF, Canter PH, Ernst E. Mindfulness-based cognitive therapy: Evaluating current evidence and informing future research. *Psychol Conscious Theory Res Pract*. 2013;1(Suppl):97–107
Dobson KS. The science of CBT: Toward a metacognitive model of change? *Behav Ther*. 2013;44(2):224–227.
Ehde DM, Dillworth TM, Turner JA. Cognitive-behavioral therapy for individuals with chronic pain: Efficacy, innovations, and directions for research. *Am Psychol*. 2014;69(2):153.
Hollon SD. Does cognitive therapy have an enduring effect? *Cognit Ther Res*. 2003;27:71–75.
Lam DH, Watkins ER, Hayward P, Bright J, Wright K, Kerr N, Parr-Davis G, Pak S. A randomized controlled study of cognitive therapy for relapse prevention for bipolar affective disorder: Outcome of the first year. *Arch Gen Psychiatry*. 2003;60:145–152.
Leahy RL, ed. *Contemporary Cognitive Therapy: Theory, Research, and Practice*. New York: Guilford; 2004.
Mulder R, Chanen AM. Effectiveness of cognitive analytic therapy for personality disorders. *Br J Psychiatry*. 2013;202(2):89–90.
Newman CF, Beck AT. Cognitive therapy. In: Sadock BJ, Sadock VA, Ruiz P, eds. *Kaplan & Sadock's Comprehensive Textbook of Psychiatry*. 9th ed. Vol. 2. Philadelphia: Lippincott Williams & Wilkins; 2009:2857.
Rector NA, Seeman MV, Segal ZV. Cognitive therapy for schizophrenia: A preliminary randomized controlled trial. *Schiz Res*. 2003;63:1–11.

Reinecke MA, Clark DA. *Cognitive Therapy Across the Lifespan: Evidence and Practice*. Cambridge, UK: Cambridge University Press; 2003.

Sturmey P. On some recent claims for the efficacy of cognitive therapy for people with intellectual disabilities. *J Appl Res Intellect Disabil*. 2006;19:109–117.

▲ 28.8 Terapia comportamental

A noção de *comportamento* na *terapia comportamental* se refere às ações e às respostas observáveis de uma pessoa. A terapia comportamental envolve mudar o comportamento de pacientes para reduzir a disfunção e para melhorar a qualidade de vida. Inclui uma metodologia, chamada de *análise comportamental*, para a seleção estratégica de comportamentos a serem alterados, e uma tecnologia para efetuar tais mudanças, como modificação de antecedentes ou consequências, ou fornecimento de instruções. A terapia comportamental não apenas influenciou os cuidados com a saúde mental, mas também, sob a rubrica de medicina comportamental, fez progresso em outras especialidades médicas.

A terapia comportamental representa aplicações clínicas dos princípios desenvolvidos na teoria do aprendizado. A psicologia comportamental, ou behaviorismo, surgiu no início do século XX em reação ao método de introspecção que dominava a psicologia na época. John B. Watson, o pai do behaviorismo, havia inicialmente estudado a psicologia animal. Esse arcabouço de conhecimento permitiu um pequeno salto conceitual para argumentar que a psicologia deveria se voltar apenas para fenômenos publicamente observáveis (i.e., comportamento manifesto). De acordo com o pensamento behaviorista, como o conteúdo mental não é publicamente observável, ele não pode ser sujeitado à investigação científica rigorosa. Em consequência, os behavioristas desenvolveram o enfoque sobre comportamentos manifestos e suas influências ambientais.

Atualmente, diferentes escolas comportamentais continuam a compartilhar um enfoque no comportamento verificável. Visões comportamentais diferem das visões cognitivas ao defender que eventos físicos, em vez de mentais, controlam o comportamento. Segundo o behaviorismo, fenômenos mentais ou especulações sobre eles têm pouco ou nenhum interesse científico.

HISTÓRIA

Já no início da década de 1920, relatos espalhados sobre a aplicação de princípios do aprendizado para o tratamento de transtornos comportamentais começaram a surgir, mas eles tiveram pouco efeito sobre a psiquiatria e a psicologia clínicas tradicionais. Foi só a partir dos anos de 1960 que a terapia comportamental emergiu como uma abordagem sistemática e abrangente a transtornos psiquiátricos (comportamentais); na época, ela surgiu de maneira independente em três continentes. Joseph Wolpe e colaboradores em Joanesburgo, África do Sul, usavam técnicas pavlovianas para produzir e eliminar neuroses experimentais em gatos. A partir dessa pesquisa, Wolpe desenvolveu a dessensibilização sistemática, o protótipo de muitos procedimentos comportamentais atuais para o tratamento de ansiedade desadaptativa produzida por estímulos identificáveis no ambiente. Por volta da mesma época, um grupo no Institute of Psychiatry da University of London, especialmente Hans Jürgen Eysenck e M. B. Shapiro, enfatizou a importância de uma abordagem empírica experimental à compreensão e ao tratamento dos pacientes, usando paradigmas experimentais controlados e de caso único e teoria moderna do aprendizado. A terceira origem da terapia comportamental foi o trabalho inspirado pela pesquisa do psicólogo de Harvard B. F. Skinner. Os alunos de Skinner começaram a aplicar sua tecnologia de condicionamento operante, desenvolvida em laboratórios de condicionamento de animais, a seres humanos em contexto clínico.

DESSENSIBILIZAÇÃO SISTEMÁTICA

Desenvolvida por Wolpe, a dessensibilização sistemática baseia-se no princípio comportamental de contracondicionamento, no qual uma pessoa supera a ansiedade desadaptativa provocada por uma situação ou por um objeto ao se aproximar da situação temida gradativamente, em um estado psicofisiológico que inibe ansiedade. Na dessensibilização sistemática, o paciente atinge um estado de relaxamento total e, então, é exposto ao estímulo que provoca a resposta de ansiedade. A reação negativa de ansiedade é inibida pelo estado de relaxamento, um processo denominado *inibição recíproca*. Em vez de usar situações ou objetos reais que provocam o temor, paciente e terapeuta preparam uma hierarquia, ou lista, com pontuações das cenas provocadoras de ansiedade associadas aos medos do paciente. O estado aprendido de relaxamento e as cenas provocadoras de ansiedade são sistematicamente combinados no tratamento. Portanto, a dessensibilização sistemática consiste em três passos: treinamento de relaxamento, construção de uma hierarquia e dessensibilização do estímulo.

Treinamento de relaxamento

O relaxamento produz efeitos fisiológicos opostos aos da ansiedade: baixa frequência cardíaca, aumento do fluxo sanguíneo periférico e estabilidade neuromuscular. Uma grande variedade de métodos de relaxamento foi desenvolvida. Alguns, como ioga e zen, são conhecidos há séculos. A maioria dos métodos usa o chamado relaxamento progressivo, desenvolvido pelo psiquiatra Edmund Jacobson. O paciente relaxa os principais grupos musculares em uma ordem fixa, começando com os grupos musculares pequenos dos pés e avançando em direção à cabeça, ou vice-versa. Alguns clínicos usam hipnose para facilitar o relaxamento ou algum exercício gravado em áudio para permitir que o paciente o pratique sozinho. Imagens mentais é um método de relaxamento no qual o paciente é instruído a se imaginar em um local associado a memórias agradáveis e relaxantes. Essas imagens permitem ao indivíduo entrar em um estado de relaxamento ou vivenciar (nas palavras de Herbert Benson) a *resposta de relaxamento*.

As alterações fisiológicas que ocorrem durante o relaxamento são o oposto das induzidas pelas respostas de estresse adrenérgico que fazem parte de muitas emoções. Tensão muscular, frequências respiratória e cardíaca, pressão arterial e condutância da pele se reduzem. A temperatura dos dedos e o fluxo arterial para os dedos normalmente aumentam. O relaxamento aumenta as frequências respiratória e cardíaca de forma variável, um indício de tônus parassimpático.

Construção hierárquica

Ao construir uma hierarquia, o clínico determina todas as condições que provocam ansiedade, e, então, o paciente cria uma lista hierárquica de 10 a 12 cenas em ordem de aumento de ansiedade. Por exemplo, uma hierarquia acrofóbica pode começar com o paciente imaginando-se em pé próximo a uma janela no 2º andar e terminar no telhado de um prédio de 20 andares, debruçado sobre o parapeito e olhando para baixo. A Tabela 28.8-1 fornece um exemplo de construção hierárquica para medo de água e de altura.

Dessensibilização do estímulo

No passo final, denominado *dessensibilização*, o paciente avança sistematicamente pela lista desde a cena que provoca menos ansiedade até a de ansiedade máxima enquanto se encontra em um estado

TABELA 28.8-1
Construção hierárquica (menos ansiedade a ansiedade máxima): medo de água e altura

1. Tomar um banho de banheira em casa.
2. Tomar um banho de chuveiro em casa.
3. Ir para a parte rasa da piscina.
4. Começar a nadar na parte rasa da piscina, apenas nado peito.
5. Nadar na parte rasa, nado *crawl*.
6. Pular na piscina na parte rasa.
7. Pular na piscina e então fazer nado *crawl*.
8. Pular na parte rasa, primeiro nado peito, então nado *crawl*.
9. Lançar-se das barras e espalhar água.
10. Nadar no meio da piscina em uma profundidade de 160 cm.
11. Nadar na parte rasa e então na parte funda (312 cm).
12. Ir até a parte funda da piscina.
13. Olhar as pessoas saltarem dos trampolins.
14. Ficar de pé em um degrau na parte funda da piscina e dar um pequeno salto na água.
15. Nado costas na parte rasa da piscina.
16. Pular na água na parte rasa da piscina (mergulho de barriga).
17. Mergulho de barriga na parte funda da piscina.
18. Mergulho de competição na parte rasa da piscina.
19. Mergulho de competição na parte funda da piscina.
20. Nadar três vezes até a parte funda da piscina sem parar:
    a. nado peito
    b. nado *crawl*
    c. nado costas
21. Pular na piscina em uma profundidade de:
    a. 160 cm
    b. 183 cm
    c. 213 cm
22. Vários saltos em 183 cm e 213 cm, alternados, e, então, permanecer na profundidade de 213 cm.
23. Ir ao primeiro trampolim e pular na água.
24. Pular do primeiro trampolim e, então, mergulhar do primeiro trampolim.
25. Mergulhar do primeiro trampolim.
26. Pular do primeiro trampolim, pular do segundo trampolim e, então, mergulhar do primeiro trampolim.
27. Pular do primeiro, segundo e terceiro trampolins e, então, mergulhar do primeiro trampolim.
28. Pular do primeiro, segundo e terceiro trampolins e, então, mergulhar do primeiro e do segundo trampolins.
29. Pular do quarto trampolim e, então, mergulhar do segundo trampolim.
30. Pular do quinto trampolim e, então, mergulhar do terceiro trampolim.
31. Pular do quinto trampolim e, então, mergulhar do quarto trampolim.
32. Pular do trampolim mais alto e, então, mergulhar do quarto trampolim.
33. Pular do trampolim mais alto e, então, mergulhar do quinto trampolim.
34. Mergulhar do trampolim mais alto.
35. Estímulos aleatórios.
36. Olhar à volta antes de pular do terceiro trampolim.
37. Olhar à volta antes de pular do quarto trampolim.
38. Olhar à volta antes de pular do quinto trampolim.
39. Mergulhar do quinto trampolim e olhar à volta antes de mergulhar.
40. Mergulhar do trampolim mais alto e olhar à volta antes de mergulhar.

(De Kraft T. The use of behavior therapy in a psychotherapeutic context. In: Lazarus AA, ed. *Clinical Behavior Therapy*. New York: Brunner/Mazel; 1972:222, com permissão.)

de relaxamento profundo. A velocidade em que o paciente avança pela lista é determinada por suas respostas aos estímulos. Quando consegue imaginar vividamente a cena de ansiedade máxima da hierarquia com tranquilidade, o paciente sente pouca ansiedade na situação correspondente na vida real.

Uso adjunto de fármacos. Os clínicos têm usado diversos fármacos para acelerar o relaxamento, mas eles devem ser administrados com cautela e apenas por profissionais treinados e com experiência em possíveis efeitos adversos. O barbitúrico de ação ultrarrápida metoexital sódico ou diazepam é administrado via intravenosa em doses subanestésicas. Se os detalhes de procedimento forem seguidos à risca, quase todos os pacientes acham o procedimento agradável, com poucos efeitos colaterais desagradáveis. As vantagens de dessensibilização farmacológica são que o tempo do treinamento de relaxamento preliminar pode ser abreviado, quase todos os pacientes conseguem relaxar de forma adequada, e o tratamento em si parece prosseguir mais rapidamente do que sem os fármacos.

Indicações. A dessensibilização sistemática funciona melhor em casos de um estímulo provocador de ansiedade de fácil identificação. Fobias, obsessões, compulsões e determinados transtornos sexuais foram tratados com sucesso com essa técnica.

TERAPIA DE EXPOSIÇÃO

A terapia de exposição é semelhante à dessensibilização sistemática, porém, não há treinamento de relaxamento, e o tratamento normalmente ocorre em contextos de vida real. Isso significa que o indivíduo precisa ser levado a ter contato (i.e., ser exposto) com o estímulo para aprender de primeira mão que não haverá consequências perigosas. A exposição é gradativa e segue uma hierarquia. Pacientes com medo de gatos, por exemplo, podem progredir desde olhar a fotografia do animal até segurá-lo.

INUNDAÇÃO

A inundação (por vezes chamada de *implosão*) é semelhante à terapia de exposição, pois consiste em expor o paciente ao objeto temido *in vivo*; contudo, não há hierarquia. Ela se baseia na premissa de que fugir de uma experiência provocadora de ansiedade reforça a ansiedade por meio de condicionamento. Portanto, o clínico consegue acabar com a ansiedade e prevenir o comportamento condicionado de esquiva impedindo o paciente de fugir da situação. O paciente é encorajado a confrontar as situações temidas diretamente, sem uma escalada gradativa, como na dessensibilização sistemática ou na terapia de exposição. Não são usados exercícios de relaxamento, como na dessensibilização sistemática. O paciente vivencia medo, o qual se dissipa depois de algum tempo. O sucesso do procedimento depende de o paciente permanecer na situação geradora de medo até que se acalme e tenha uma sensação de domínio. Retirá-lo prematuramente da situação ou interromper a cena fantasiada de forma antecipada equivale a uma fuga, que reforça tanto a ansiedade condicionada quanto o comportamento de esquiva e produz o oposto do efeito desejado. Em uma variação, denominada *inundação imagética*, o objeto ou a situação temida é confrontado apenas na imaginação, não na vida real. Muitos pacientes recusam a inundação devido ao desconforto psicológico envolvido. Ela também é contraindicada quando ansiedade intensa pode ser danosa para o paciente (p. ex., pessoas com doença cardíaca ou adaptação psicológica frágil). A técnica funciona melhor com fobias específicas. Um exemplo de inundação *in vivo* é apresentado no estudo de caso.

> A paciente era uma mulher de 33 anos com ansiedade social de se alimentar em público. Especificamente, tinha medo de ser observada por outras pessoas ao mastigar e engolir, sobretudo em jantares comemorativos. Elaborou-se uma situação artificial na qual a paciente chegou à sessão com uma refeição já preparada e uma bebida. Ela entrou em uma sala de conferência onde cinco pessoas com roupas de trabalho já se encontravam sentadas à mesa. Foi instruída a consumir sua refeição em frente a elas. Entre as garfadas, foi instruída a olhar para elas com frequência, e elas foram instruídas a evitar encará-la nos olhos durante muito tempo. Ela não podia desviar sua atenção dos sintomas. Devia consumir a refeição lentamente, prestando atenção ao comportamento dos observadores e a seus sintomas de ansiedade (p. ex., boca seca ou dificuldade de engolir). Não foi permitida nenhuma interação verbal entre ela e os observadores. As pessoas à mesa olhavam para ela e observavam seu comportamento de mastigação e deglutição, às vezes escrevendo comentários em um caderno. Eventualmente, os observadores se comunicavam por sussurros, trocando bilhetes ou olhares e sorrisos de cumplicidade.
>
> A única outra comunicação ocorreu entre a paciente e o terapeuta e limitou-se à paciente informando suas unidades subjetivas de escala de sofrimento. A sessão durou 90 minutos. Nota: esta situação pode parecer bastante traumática. Como a sessão de exposição é longa e continua até que a pontuação de sofrimento baixe, o paciente fica dessensibilizado. (Cortesia de Rolf G. Jacob, M.D., e William H. Pelham, M.D.)

MODELAGEM PARTICIPANTE

Na modelagem participante, o paciente aprende um novo comportamento por imitação, primeiramente por meio de observação, sem precisar executá-lo até se sentir seguro. Assim como medos irracionais podem ser adquiridos por meio de aprendizado, eles podem ser desaprendidos ao se observar um modelo sem temores confrontar o objeto temido. A técnica tem sido útil com crianças fóbicas que são colocadas com outras crianças de sua idade e sexo que abordam o objeto ou a situação temida. Com adultos, o terapeuta pode descrever a atividade temida de maneira calma que o paciente possa identificar, ou pode atuar o processo de dominar a atividade temida com o paciente. Às vezes, uma hierarquia de atividades é estabelecida, sendo que a atividade que provoca menos ansiedade é enfrentada em primeiro lugar. A técnica de modelagem participante vem sendo usada com sucesso na agorafobia, em que o terapeuta acompanha o paciente na situação temida. Em uma variação do procedimento, chamada *ensaio comportamental*, problemas da vida real são encenados sob a observação ou a direção do terapeuta.

> O texto a seguir é um autorrelato de uma paciente com fobia de contaminação, que tem medo de tocar objetos por temer ser infectada ou contaminada. Ela descreve suas reações.
>
> [A terapeuta] começou a tocar em tudo muito lentamente. Ela me disse para segui-la e tocar em tudo que ela tocava. Era como se estivéssemos espalhando a contaminação. Ela tocou maçanetas, interruptores de luz, paredes, quadros e o madeirame. Abriu gavetas em cada quarto e tocou no que havia dentro. Abriu roupeiros e tocou as roupas penduradas nos cabides. Tocou as toalhas e os lençóis no armário. Passou pelos quartos das crianças pegando em bonecas, bichos de pelúcia, miniaturas, bonecos de *Star Wars*, *Transformers* e livros.
>
> [A terapeuta] conversava comigo suave e tranquilamente durante todo esse tempo. Eu estava ansiosa quando começamos, mas, à medida que continuávamos, meu nível de ansiedade foi baixando. Em um momento, quando comecei a pensar que o pior já havia passado, ela apontou para a porta do sótão e disse que íamos entrar. Eu disse "Não, tem ratos aí". Ela me disse que eu não queria ter um lugar em minha casa que fosse proibido. Concordei, mas fiquei muito ansiosa. Era muito difícil entrar no sótão. Comecei a tocar as caixas também, mas estava muito perturbada. Então, ela colocou as mãos no chão e queria que eu fizesse a mesma coisa. Eu disse "Não consigo. Simplesmente não consigo". [A terapeuta] disse "Sim, você consegue".
>
> [A terapeuta] passou várias horas comigo naquele dia. Antes de ir embora, ela me deu uma lista de coisas para fazer sozinha. Duas vezes por dia, eu devia andar pela casa tocando tudo o que ela tinha tocado comigo. Eu devia convidar uma amiga que tivesse um animal de estimação para me visitar e também amigos dos meus filhos que tivessem animais de estimação. (Cortesia de Rolf G. Jacobs, M.D., e William H. Pelham, M.D.)

EXPOSIÇÃO A ESTÍMULOS APRESENTADOS EM REALIDADE VIRTUAL

Avanços em tecnologia de informática tornaram possível apresentar deixas ambientais em realidade virtual para tratamento de exposição. Efeitos benéficos foram relatados com exposição de realidade virtual de pacientes com fobia de altura, medo de avião, fobia de aranhas e claustrofobia. Muitos trabalhos experimentais estão sendo feitos na área. Um modelo usa um avatar do paciente caminhando por um supermercado lotado cheio de outros avatares (incluindo um dos terapeutas) como forma de superar a agorafobia.

TREINAMENTO DE ASSERTIVIDADE

Assertividade é definida como comportamento assertivo que permite a uma pessoa agir em seu melhor interesse, defender a si mesma sem ansiedade indevida, exprimir sentimentos honestos sem desconforto e exercitar seus direitos pessoais sem negar os direitos de outros.

Dois tipos de situações com frequência demandam comportamentos assertivos: (1) situações sociais ou familiares, estabelecendo limites a amigos ou parentes intrometidos e (2) situações comerciais, como se opor a um vendedor insistente ou ser persistente ao devolver mercadorias defeituosas. Os primeiros programas de treinamento de assertividade costumavam definir comportamentos específicos como assertivos ou não assertivos. Por exemplo, indivíduos eram encorajados a se impor se alguém entrasse na sua frente na fila do caixa no supermercado. Atualmente, dedica-se maior atenção ao contexto, ou seja, o comportamento assertivo nessa situação depende das circunstâncias.

TREINAMENTO DE HABILIDADES SOCIAIS

Os sintomas negativos em pacientes com esquizofrenia constituem déficits comportamentais que vão além das dificuldades com assertividade. Eles têm comportamentos expressos de forma inadequada e controle de estímulos inapropriado de seus comportamentos sociais (i.e., não percebem deixas sociais). De forma semelhante, pacientes com depressão costumam vivenciar falta de reforço social devido à falta de habilidades sociais, e o treinamento dessas habilidades se revelou ser eficaz para depressão. Pacientes com fobia social também não adquiriram habilidades sociais na adolescência. Na realidade, seus comportamentos sociais defensivos (evitar contato visual, fazer afirmações breves e reduzir ao mínimo autoexposição) aumentam a probabilidade da rejeição que eles temem.

Programas de treinamento de habilidades sociais para pacientes com esquizofrenia abrangem habilidades nas seguintes áreas: conversação, manejo de conflito, assertividade, vida em comunidade, amizade e namoro, trabalho e vocação e manejo de medicamentos. Cada uma delas tem vários componentes. Por exemplo, habilidades de assertividade incluem fazer e recusar solicitações, fazer e responder a queixas, exprimir sentimentos desagradáveis, pedir informações, pedir desculpas, exprimir medo e recusar álcool e drogas. Cada componente envolve medidas específicas. Por exemplo, manejo de conflitos inclui habilidade de negociar, fazer concessões, desacordar com tato, responder a acusações falsas e abandonar situações demasiadamente estressantes. Uma situação na qual as habilidades do manejo de conflitos podem ser usadas é quando o paciente e um amigo decidem ir ao cinema, e os filmes escolhidos são diferentes.

Negociar e fazer concessões, por exemplo, envolve os seguintes passos:

1. Explicar o próprio ponto de vista de forma breve.
2. Ouvir o ponto de vista da outra pessoa.
3. Repetir o ponto de vista da outra pessoa.
4. Sugerir um consenso.

> Em sua consulta inicial, Phillip descreveu sintomas bastante graves de transtorno obsessivo-compulsivo (TOC). Ele tinha 23 anos e vivia em casa porque não conseguia mais trabalhar nem estudar. Seus dias eram tomados por comportamentos relacionados a verificações, repetições e colecionismo. Phillip não conseguia se desfazer de nada – guardava correspondência indesejada, lenços de papel e guardanapos usados, jornais e revistas velhos e todo tipo de recibos com medo de que pudesse perder algo importante. Passava diversas horas verificando seu lixo, seu carro e sua casa para se certificar de que não havia jogado fora nada importante. Ele também verificava tudo que escrevia (p. ex., cheques, testes e trabalhos escolares, cartas e e-mails) para ter certeza de que não havia cometido um erro e lia e relia livros, revistas e artigos para ter certeza de que compreendia o material escrito de forma adequada. Preocupava-se constantemente com a possibilidade de ter feito algo errado e de decepcionar seus pais. Também estava deprimido porque não conseguia funcionar bem na vida e tinha extrema ansiedade social que o aborrecia há anos, dificultando fazer e manter amigos.
>
> Ao fim da segunda sessão de Phillip, sua terapeuta estava começando a ter uma boa ideia da natureza geral e da gravidade de seus sintomas e de alguns dos fatores mantenedores. Contudo, para planejar o tratamento com mais detalhes e ter uma ideia melhor de como os sintomas ocorriam durante seu cotidiano, ela pediu a Phillip que mantivesse registros diários ao longo da semana seguinte usando um formulário que lhe havia preparado. O formulário tinha um espaço para registrar a quantidade de tempo gasto fazendo rituais a cada manhã, tarde e noite, bem como outro espaço para registrar mais detalhes sobre pelo menos um desses episódios a cada dia (p. ex., o que estava acontecendo antes, durante e após os rituais; ver a Tab. 28.8-2).
>
> A terapeuta determinou que as dificuldades com obsessões, rituais, depressão e temores sociais refletiam um medo fundamental de avaliação negativa. Phillip estava preocupado demais com a possibilidade de cometer erros, ser imperfeito e decepcionar os outros. Mesmo quando era criança, Phillip se preocupava com não se sair bem o bastante e tinha dificuldade de fazer amigos, temendo que os outros não fossem gostar dele. Seus pais, que eram extremamente ansiosos, cobriam-no de admiração quando fazia bem as coisas (p. ex., aprender a andar de bicicleta, ter boas notas na escola) e passavam muito tempo ensinando-lhe como melhorar seu desempenho quando uma atividade ou nota não estava perfeita. Quando Phillip assumiu mais responsabilidades na escola e em um emprego de meio período, ficou mais preocupado em fazer as coisas corretamente. Ele aprendeu que voltar e verificar seu trabalho aliviava sua ansiedade. Aprendeu também que guardar seus trabalhos para verificá-los mais tarde o assegurava de que seria capaz de consertar quaisquer erros que passaram despercebidos. Seus pais o ajudavam a reduzir sua ansiedade quando estava inseguro em relação ao trabalho dizendo-lhe que estava se saindo bem. Quando Phillip passou para o ensino fundamental, e mais tarde para o ensino médio, sua carga de trabalho e ansiedade aumentou gradualmente, mas ele conseguia lidar com a situação ao guardar coisas e fazer verificações de forma moderada. No entanto, quando começou a frequentar a faculdade, a carga de trabalho aumentou vertiginosamente, e ele se viu fazendo cada vez mais verificações e acumulando objetos para reduzir seu temor de cometer erros. Phillip começou a achar que esses comportamentos estavam ficando fora de controle, mas não conseguia interrompê-los. Precisava verificar e reverificar para ter certeza de que não estava cometendo erros. O ciclo de ansiedade/ritual/redução da ansiedade era tão reforçador que ele não conseguia parar. Precisava de ajuda para romper esse ciclo e tratar de seu medo persistente de avaliação negativa.
>
> A terapeuta de Phillip decidiu começar o tratamento com um curso de exposição e prevenção de resposta (EPR) para deixar suas obsessões e rituais sob controle e começar a tratar de seu medo fundamental de cometer erros e de ser avaliado de forma negativa. Ao levar em consideração que a depressão de Phillip havia se originado da incapacidade associada a seu TOC, a terapeuta esperava que um curso bem-sucedido de EPR também pudesse ajudar a reduzir seus sintomas depressivos. A EPR começou com uma visita em casa, onde a terapeuta o ajudou a completar atividades diárias comuns com adesão a seu plano de prevenção de resposta, o qual incluía os seguintes:
>
> ▶ Chega de verificações: depois de se alimentar, deixar a mesa imediatamente sem inspecionar o prato e as áreas adjacentes (incluindo sob a mesa e a cadeira) em busca de itens perdidos. Deixar o lavatório imediatamente após usá-lo, sem verificar a privada, o lixo e a pia em busca de itens perdidos. Ao deixar o carro, nada de verificar os assentos, assoalhos e janelas. Escrever tudo (papéis, cheques, etc.) apenas uma vez, sem verificar se letras e palavras estão corretas.
> ▶ Chega de repetições: nada de reler livros. Nada de olhar repetidamente para itens para se certificar de que nada foi perdido.
> ▶ Chega de guardar coisas: descartar lenços de papel imediatamente após o uso. Descartar lixo e correspondência indesejada imediatamente. Não olhar na lata do lixo em busca de itens perdidos.
>
> Pediu-se aos pais de Phillip que parassem de tranquilizá-lo e de fazer rituais por ele. Essa foi uma sessão muito difícil para Phillip e sua família, mas eles compreenderam a lógica de EPR e estavam dispostos a tentar de tudo.
>
> Durante as três semanas seguintes, Phillip e sua terapeuta se encontraram três vezes por semana para conduzir sessões de exposição *in vivo*, que o ajudaram a encarar seus temores fundamentais. Durante várias dessas sessões, ela pediu a Phillip que levasse itens colecionados de casa e que descartasse todos os objetos desnecessários durante a sessão de terapia. No início, essa medida criou enorme ansiedade, mas com o tempo Phillip foi capaz de jogar coisas fora com menos medo de perder algo importante. Ele também desenvolveu a capacidade de conduzir exposição autodirecionada em casa. Outras sessões de exposição envolveram escrever cartas e postá-las sem verificá-las, ler trechos de revistas e livros apenas uma vez e vasculhar em meio à correspondência indesejada para tomar decisões rápidas sobre o que guardar e o que descartar. Quando Phillip conseguiu assumir mais responsabilidade pela exposição autodirecionada em casa, a frequência das sessões se reduziu para duas vezes por semana e, então, para uma vez por semana. Depois de três meses de tratamento, as pontuações de Phillip na Escala Yale-Brown de Obsessões e Compulsões (Y-BOCS) e no Inventário de Depressão de Beck (IDB) haviam diminuído para 20 e 19, respectivamente, demonstrando uma melhora significativa nos sintomas obsessivo-compulsivos e na depressão. No entanto, sua pontuação no Inventário de Fobia Social e Ansiedade (IFSA) permaneceu relativamente inalterada, o que sugeriu que ele ainda estava passando por ansiedade social significativa.

TABELA 28.8-2
Monitoramento diário de rituais

A cada dia, registrar a quantidade de tempo gasto fazendo rituais de manhã, à tarde e à noite.

	Terça-feira	Quarta-feira	Quinta-feira	Sexta-feira	Sábado	Domingo	Segunda-feira
Manhã	2 h	1,5 h					
Tarde	3 h	2 h					
Noite	1,5 h	3 h					

Uma vez por dia, registrar os seguintes detalhes sobre um episódio de rituais:

Dia	Horário	Situação	Sentimento	Pensamentos (obsessões)	Tipo de ritual	Sentimentos após rituais
Sábado	8h	Terminei o café da manhã	Medo	Não devia ter jogado fora meu guardanapo	Verificar o lixo	Melhor
			Pavor	Posso ter deixado algo embaixo do prato	Olhar embaixo do prato	Por enquanto, acho que não perdi nada
			Preocupação	E se perdi algo importante?	Vasculhar para ver se perdi algo	
Domingo	14h	Na loja; assinei um cheque	Preocupação	Assinei meu nome direito?	Examinar o cheque	Ansioso porque não consegui acabar a verificação
			Ansiedade	Escrevi a quantia correta?	Seguir as linhas que escrevi	
				E se dei o cheque e ele estiver errado?	Ficar lá parado em pé	

(Cortesia de M. A. Stanley, Ph.D., e D. C. Beidel, Ph.D.)

A seguir, enquanto Phillip se esforçava para manter os ganhos obtidos por meio de EPR, ele e sua terapeuta conduziram atividades de interpretação de papéis para avaliar suas habilidades sociais. Era evidente que Phillip tinha extrema dificuldade em iniciar e manter conversas. Seu contato visual também era fraco em interações sociais. Portanto, a terapeuta elaborou um plano para ensino e prática de novas habilidades, o qual também envolvia novas exposições aos seus medos fundamentais, já que pediu a retomada de contato com velhos amigos, e identificação de atividades nas quais poderia conhecer pessoas novas. Ele praticava os comportamentos primeiramente durante a sessão com sua terapeuta e, então, desenvolveu uma hierarquia de situações sociais temidas nas quais poderia praticar seus novos comportamentos. Esses exercícios práticos também envolveram uma forma de exposição, pois foi solicitado a Phillip que fizesse contato social, o que produziu medo de avaliação negativa. Depois de mais três meses de tratamento com enfoque em treinamento de habilidades sociais (e exposição associada), a pontuação de Phillip na EYBOC e no IDB se reduziram ainda mais (Y-BOCS = 15; IDB = 13), e seu escore no IFS diminuiu para 100. Phillip voltou à faculdade para fazer uma disciplina, começou a passar pequenos períodos de tempo com amigos antigos e estava trabalhando como voluntário durante algumas horas por semana em sua igreja. (Cortesia de M. A. Stanley, Ph.D., e D. C. Beidel, Ph.D.)

TERAPIA DE AVERSÃO

Quando um estímulo desagradável (punição) é apresentado imediatamente após uma resposta comportamental específica, em teoria, a resposta acaba sendo inibida e extinta. Muitos tipos de estímulos desagradáveis são usados: choques elétricos, substâncias que envolvem vômito, castigo corporal e desaprovação social. O estímulo negativo é associado ao comportamento, que passa a ser suprimido. O comportamento indesejado pode desaparecer após uma série dessas sequências. A terapia de aversão foi usada para abuso de álcool, parafilias e outros comportamentos com qualidades impulsivas ou compulsivas, mas essa terapia é controversa por vários motivos. Por exemplo, punição nem sempre leva à redução esperada da resposta e às vezes pode ser positivamente reforçadora. A terapia de aversão foi usada com bons efeitos em algumas culturas no tratamento de aditos a opioides (Fig. 28.8-1).

DESSENSIBILIZAÇÃO E REPROCESSAMENTO POR MEIO DE MOVIMENTOS OCULARES

Movimentos oculares sacádicos são oscilações rápidas dos olhos que ocorrem quando uma pessoa rastreia um objeto que é movido de um lado para outro na linha de visão. Alguns estudos demonstraram que induzir esses movimentos enquanto a pessoa está imaginando ou pensando sobre um evento que gera ansiedade pode produzir um pensamento ou uma imagem positiva que resulta em redução da ansiedade. A dessensibilização e reprocessamento por meio de movimentos oculares foram usados em transtorno de estresse pós-traumático e fobias.

REFORÇO POSITIVO

Quando uma resposta comportamental é seguida por um evento geralmente recompensador, como alimento, evitação da dor ou elogio, ela tende a ser fortalecida e a ocorrer com maior frequência do que antes da recompensa. Esse princípio foi aplicado em uma grande variedade de situações. Em alas hospitalares de pacientes internados, indivíduos com transtornos mentais recebem uma recompensa por desempenhar um comportamento desejado, como fichas que podem usar para obter itens de alta qualidade ou determinados privilégios. O processo, conhecido como *economia de fichas*, alterou comportamentos com sucesso. A Tabela 28.8-3 fornece um resumo de algumas aplicações clínicas da terapia comportamental.

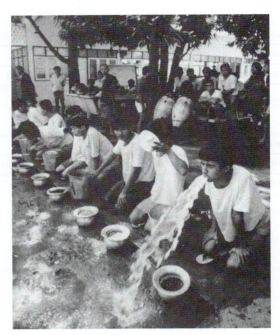

FIGURA 28.8-1
O tratamento de aditos no monastério de Tham Krabok, na Tailândia, resulta em um índice de sucesso de 70%, segundo seus registros. O tratamento gratuito de 10 dias começa com uma promessa a Buda de nunca usar narcóticos novamente. Então, os pacientes recebem um fitoterápico que os faz vomitar imediatamente. (De White PT, Raymer S. The poppy – for good and evil. *National Geographic*. 1985;167:187, com permissão.)

Charles era um executivo aposentado de 70 anos. Durante a vida, dera tudo de si ao trabalho. Embora tenha se casado e formado família, seu emprego sempre vinha primeiro. Ele ia para o escritório cedo e voltava tarde para casa. Adorava o que fazia – era estimulante e o fazia se sentir importante e útil. Contudo, à medida que foi ficando mais velho, seu desempenho deixou de ser o que era, e ele resolveu que era hora de se aposentar. Entretanto, seu humor ficou bastante baixo quando deixou de ter um emprego. Não tinha mais energia para se envolver com sua paróquia ou se dedicar a outros *hobbies*, portanto, ficava sentado o dia inteiro, sem nenhum contato social. Sua esposa e seu melhor amigo o encorajaram a conversar com alguém. O terapeuta sugeriu que tentassem ativação comportamental. Charles estava um pouco cético, pois parecia simples demais, mas precisava fazer algo. O terapeuta passou algum tempo com ele conversando sobre os tipos de atividade que o faziam se sentir bem e algumas das coisas que costumava gostar de fazer. Então, juntos fizeram uma lista das coisas que ele seria capaz de fazer – mesmo que não sentisse muita vontade de fazê-lo – simplesmente para ver o que aconteceria. A lista incluía procurar trabalho voluntário onde pudesse usar suas habilidades do emprego, passar mais tempo com a esposa em algumas das atividades que eles já haviam gostado de fazer (p. ex., assistir a filmes, sair para caminhadas) e recuperar um velho *hobby* da época da faculdade – pescaria. Charles inicialmente concordou em fazer algumas atividades fáceis – ir ao cinema uma vez por semana, fazer uma caminhada por semana e contatar o líder de atividades de sua paróquia sobre possíveis atividades voluntárias. Ficou surpreso ao descobrir que mesmo esse "trabalho de formiguinha" o ajudou a se sentir melhor. Ele teve a chance de conversar com outras pessoas e começou a perceber que, mesmo durante a aposentadoria, conseguia achar coisas úteis e divertidas para fazer. (Cortesia de M. A. Stanley, Ph.D., e D. C. Beidel, Ph.D.)

TABELA 28.8-3
Algumas aplicações clínicas comuns de terapia comportamental

Transtorno	Comentários
Agorafobia	Exposição gradual e inundação podem reduzir o medo de estar em lugares superlotados. Cerca de 60% dos pacientes tratados melhoram. Em alguns casos, o cônjuge pode servir como modelo enquanto acompanha o paciente na situação temida; contudo, o paciente não pode obter ganho secundário ao manter o cônjuge próximo enquanto exibe os sintomas.
Anorexia nervosa	Observar o comportamento alimentar; manejo de contingência, registrar o peso.
Bexiga tímida	Incapacidade de urinar em banheiro público; exercícios de relaxamento.
Bulimia nervosa	Registrar episódios bulímicos; diário de humores.
Comportamento Tipo A	Avaliação fisiológica, relaxamento muscular, biorretroalimentação (com eletromiograma [EMG]).
Dependência de álcool	A terapia de aversão, durante a qual se induz o paciente dependente de álcool a vomitar (adicionando um emético ao álcool) toda vez que uma bebida é ingerida, é eficaz no tratamento de dependência de álcool. Dissulfiram pode ser ministrado a pacientes dependentes de álcool quando estão livres da substância. Eles são advertidos das graves consequências fisiológicas do consumo alcoólico (p. ex., náusea, vômito, hipotensão, colapso) com o agente no sistema.
Disfunções sexuais	A terapia sexual, desenvolvida por William Masters e Virginia Johnson, é uma técnica usada para várias disfunções sexuais, em especial transtorno erétil masculino, transtornos do orgasmo e ejaculação precoce. São empregados relaxamento, dessensibilização e exposição gradual como técnicas primárias.
Esquizofrenia	O procedimento de economia de fichas, no qual fichas são concedidas por comportamento desejável e podem ser usadas para obter privilégios na enfermaria, tem sido útil no tratamento de pacientes com esquizofrenia internados. O treinamento de habilidades sociais ensina esses pacientes a interagirem com outros de maneira socialmente aceitável, de modo que o *feedback* negativo seja eliminado. Além disso, o comportamento agressivo de alguns pode ser diminuído por meio desses métodos.
Hiperventilação	Testes de hiperventilação; respiração controlada; observação direta.
Outras fobias	A dessensibilização sistemática vem sendo eficaz no tratamento de fobias como medo de altura, de animais e de aviões. Treinamento de habilidades sociais também é usado para timidez e medo de outras pessoas.
Parafilias	Choques elétricos ou outros estímulos desagradáveis podem ser aplicados no momento de um impulso parafílico, até que ele se dissipe. Os choques podem ser administrados pelo terapeuta ou pelo paciente. Os resultados são satisfatórios, mas devem ser reforçados em intervalos regulares.

TABELA 28.8-4
Lista de verificação de competência em habilidades sociais de comportamentos do terapeuta-treinador

1. Auxiliar ativamente o paciente a estabelecer e buscar objetivos interpessoais específicos.
2. Promover expectativas favoráveis, orientação terapêutica e motivação antes do início da interpretação de papéis.
3. Assistir o paciente a construir cenas possíveis em termos de "Qual emoção ou comunicação?"; "Quem é o alvo interpessoal?"; "Onde e quando?".
4. Estruturar a interpretação de papéis ao estabelecer a cena e ao atribuir papéis ao paciente e a substitutos.
5. Envolver o paciente no ensaio comportamental – fazê-lo interpretar papéis com outros.
6. Usar a si mesmo ou a outros membros do grupo para oferecer um modelo de alternativas adequadas para o paciente.
7. Preparar e dar as deixas para o paciente durante a interpretação de papéis.
8. Usar um estilo ativo de treinamento durante orientação e acompanhamento, sair fisicamente do assento e monitorar de perto e dar apoio ao paciente.
9. Dar ao paciente um retorno positivo para habilidades comportamentais verbais e não verbais específicas.
10. Identificar os déficits ou os excessos comportamentais verbais e não verbais e sugerir alternativas construtivas.
11. Ignorar ou suprimir comportamentos inadequados e disfuncionais.
12. Moldar melhoras comportamentais em incrementos pequenos e atingíveis.
13. Solicitar ou sugerir ao paciente um comportamento alternativo para uma situação problema que possa ser usado e praticado durante o ensaio comportamental ou a interpretação de papéis.
14. Avaliar déficits na percepção social e na resolução de problemas e remediá-los.
15. Fornecer tarefas de casa específicas atingíveis e funcionais.

(Cortesia de Robert Paul Liberman, M.D., e Jeffrey Bedell, Ph.D.)

RESULTADOS

A terapia comportamental foi usada com sucesso para uma variedade de transtornos (Tab. 28.8-3) e pode ser facilmente ensinada (Tab. 28.8-4). Ela requer menos tempo do que outras terapias, e seu custo de administração é menor. Embora seja útil para sintomas comportamentais restritos, o método não pode ser usado para tratar áreas globais de disfunção (p. ex., conflitos neuróticos e transtornos da personalidade). A controvérsia continua entre behavioristas e psicanalistas, a qual é resumida pela afirmação de Eysenck: "A teoria do aprendizado encara os sintomas neuróticos simplesmente como hábitos aprendidos; não há neurose subjacente aos sintomas, apenas o sintoma em si. Livre-se do sintoma e você elimina a neurose". Teóricos de orientação analítica criticaram a terapia comportamental ao indicarem que a simples remoção de sintoma pode levar a sua substituição: quando os sintomas não são vistos como consequências de conflitos internos, e sua causa fundamental não é tratada ou alterada, o resultado é a produção de novos sintomas. Se isso ocorre ou não, no entanto, ainda está aberto a debates.

MEDICINA COMPORTAMENTAL

A medicina comportamental utiliza os conceitos e métodos descritos anteriormente para tratar diversas doenças físicas. Enfatiza-se o papel do estresse e sua influência sobre o corpo, em especial no sistema endócrino. Tentativas de aliviar o estresse são realizadas com a expectativa de que ou o estado da doença irá amainar, ou a capacidade do paciente de tolerar o estado irá se fortalecer.

Um estudo mediu os efeitos do programa de medicina comportamental sobre os sintomas da aids. O grupo de tratamento recebeu treinamento em biorretroalimentação, imagens guiadas e hipnose. Os resultados incluíram reduções significativas em febre, fadiga, dor, cefaleia, náusea e insônia e aumento de vigor e robustez.

Outro estudo sobre resultados psicológicos e imunológicos de um programa de redução de estresse foi conduzido com pacientes com melanoma maligno. Os resultados incluíram aumento significativo nos grandes linfócitos granulares (definidos como CD57 com Leu-7) e nas células matadoras naturais (NK [do inglês *natural killer*]) (definidas como CD16 com Leu-11 e CD56 com NKH1), junto com indicações de aumento de atividade citotóxica NK. Perceberam-se também níveis significativamente mais baixos de sofrimento psicológico e níveis mais elevados de métodos de enfrentamento positivo em comparação com pacientes que não eram parte do grupo.

Muitas outras aplicações da terapia comportamental são usadas nos cuidados médicos. De modo geral, a maioria dos pacientes sente que se beneficia dessas intervenções, especialmente quanto a sua capacidade de lidar com doença crônica.

REFERÊNCIAS

Fjorback LO, Arendt M, Ornbol E, Walach H, Rehfeld E, Schröder A, Fink P. Mindfulness therapy for somatization disorder and functional somatic syndromes—randomized trial with one-year follow-up. *J Psychosom Res*. 2013;74(1):31–40.

Fjorback LO, Carstensen T, Arendt M, Ornbøl E, Walach H, Rehfeld E, Fink P. Mindfulness therapy for somatization disorder and functional somatic syndromes: Analysis of economic consequences alongside a randomized trial. *J Psychosom Res*. 2013;74(1):41–48.

Gilbert C. Clinical applications of breathing regulation—beyond anxiety management. *Behav Modif*. 2003;27:692.

Hanley GP, Iwata BA, McCord BE. Functional analysis of problem behavior, a review. *J Appl Behav Anal*. 2003;36:147.

Hans E, Hiller W. Effectiveness of and dropout from outpatient cognitive behavioral therapy for adult unipolar depression: A meta-analysis of nonrandomized effectiveness studies. *J Consult Clin Psychol*. 2013;81(1):75–88.

Harmon-Jones E. Anger and the behavioral approach system. *Pers Indiv Differ*. 2003;35:995.

Harvey AG, Bélanger L, Talbot L, Eidelman P, Beaulieu-Bonneau S, Fortier-Brochu E, Ivers H, Lamy M, Hein K, Soehner AM, Mérette C, Morin CM. Comparative efficacy of behavior therapy, cognitive therapy, and cognitive behavior therapy for chronic insomnia: A randomized controlled trial. *J Consult Clin Psychol*. 2014. [Epub ahead of print]

Harvey AG, Bryant RA, Tarrier N. Cognitive behaviour therapy for posttraumatic stress disorder. *Clin Psychol Rev*. 2003;23:501.

Haug TT, Blomhoff S, Hellstrom K, Holme I, Humble M, Madsbu HP, Wold JE. Exposure therapy and sertraline in social phobia: 1-year follow-up of a randomised controlled trial. *Br J Psychiatry*. 2003;182:312.

Havermans RC, Jansen ATM. Increasing the efficacy of cue exposure treatment in preventing relapse of addictive behavior. *Addict Behav*. 2003;28:989.

Hayes SC, Strosahl KD, Wilson KG. *Acceptance and Commitment Therapy: An Experiential Approach to Behavior Change*. New York: Guilford; 2003.

Moulds ML, Nixon RD. In vivo flooding for anxiety disorders: Proposing its utility in the treatment of posttraumatic stress disorder. *J Anxiety Disord*. 2006;20(4):498–509.

Stanley MA, Beidel DC. Behavior therapy. In: Sadock BJ, Sadock VA, Ruiz P, eds. *Kaplan & Sadock's Comprehensive Textbook of Psychiatry*. 9th ed. Vol. 2. Philadelphia: Lippincott Williams & Wilkins; 2009:2781.

van der Valk R, van de Waerdt S, Meijer CJ, van den Hout I, de Haan L. Feasibility of mindfulness-based therapy in patients recovering from a first psychotic episode: A pilot study. *Early Intervent Psychiatry*. 2013;7(1):64–70.

28.9 Hipnose

O conceito de hipnose evoca uma miríade de percepções entre clínicos e o público leigo. Até mesmo o termo *hipnose* pode ser enganoso, já que se origina da raiz grega *hypnos* (com o significado de "sono"). Na realidade, hipnose não é sono; ela se assemelha mais a um processo complexo que requer atenção alerta concentrada e receptiva. A hipnose é um meio poderoso de direcionar capacidades inatas de imaginação, geração de imagens e atenção. Muitas pessoas acreditam no mito de que o clínico projeta o transe hipnótico no paciente ou tem o poder de influenciá-lo. Na verdade, é o paciente que tem o dom hipnótico, e o papel do clínico é avaliar sua capacidade de descobri-lo e usá-lo de forma eficaz. A motivação do paciente, seu estilo de personalidade e sua predisposição biológica podem contribuir para a manifestação desse talento.

Durante o transe hipnótico, atenção e imaginação focais são intensificadas, e, simultaneamente, a consciência periférica se reduz. O transe pode ser induzido por um hipnotista por meio de procedimentos indutores formalizados, mas também pode ocorrer espontaneamente. A capacidade de ser hipnotizado e, de modo semelhante, a ocorrência de estados de transe espontâneos são traços que variam de um indivíduo para outro, mas que permanecem relativamente estáveis durante o ciclo de vida de uma pessoa.

HISTÓRIA

Descrições de estados de transe, de êxtase e dissociativos espontâneos abundam nas tradições religiosas, literárias e filosóficas tanto orientais quanto ocidentais. Franz Anton Mesmer (1734-1815) descreveu formalmente a hipnose pela primeira vez como uma modalidade terapêutica no século XVIII e acreditava que fosse o resultado de uma energia magnética ou um fluido invisível que o terapeuta canalizava até o paciente para corrigir desequilíbrios e restaurar a saúde. James Braid (1795-1860), um médico e cirurgião inglês, usava fixação e fechamento oculares para induzir estados de transe. Mais tarde, Jean-Martin Charcot (1825-1893) teorizou que o estado hipnótico era um fenômeno neurofisiológico indicativo de doença mental. Hippolyte Bernheim (1840-1919) acreditava que era uma função normal do cérebro.

No início da carreira, Sigmund Freud (1856-1939) usou a hipnose como parte de sua psicanálise e percebeu que os pacientes em transe conseguiam reviver eventos traumáticos, um processo ao qual chamou de *ab-reação*. Mais tarde, Freud trocou a hipnose pela associação livre porque queria minimizar a transferência que às vezes acompanha o estado de transe. No entanto, a troca não eliminou a ocorrência de transe espontâneo durante a análise.

A 1ª Guerra Mundial deixou muitos soldados traumatizados, e Ernst Simmel (1882-1947), um psicanalista alemão, desenvolveu uma técnica para acessar material reprimido, que chamou de *hipnoanálise*. Durante a 2ª Guerra Mundial, a hipnose desempenhou um papel de destaque no tratamento de dor, combate à fadiga e neurose. O reconhecimento formal da hipnose como modalidade terapêutica, no entanto, não ocorreu até a década de 1950. A British Medical Society recomendou seu ensino em escolas de medicina em 1955, e a American Medical Association e a American Psychiatric Association declararam oficialmente sua segurança e eficácia em 1958.

DEFINIÇÃO

A hipnose atualmente é compreendida como uma atividade normal da mente pela qual a atenção é mais concentrada, o julgamento crítico é parcialmente suspenso, e a consciência periférica se reduz. O estado de transe, sendo função da mente do sujeito, não pode ser projetado à força por uma pessoa externa. O hipnotista, no entanto, pode ajudar a alcançar esse estado e usar seu foco intenso e não crítico para facilitar a aceitação de novos pensamentos e sentimentos e, assim, acelerar a mudança terapêutica. Para o sujeito, a hipnose é tipificada por uma sensação de ausência de vontade, e os movimentos parecem ser automáticos.

CARACTERÍSTICA DE SER HIPNOTIZÁVEL

O grau da capacidade de ser hipnotizável de uma pessoa é um traço que permanece relativamente estável durante o ciclo de vida e que pode ser medido. O processo de hipnose se apropria dessa característica e a transforma no estado hipnótico. Experimentar o estado de concentração hipnótica requer a convergência de três componentes essenciais: absorção, dissociação e sugestionabilidade.

Absorção é a capacidade de reduzir a consciência periférica, resultando em maior atenção focal. Pode ser descrita metaforicamente como uma lente objetiva psicológica que aumenta a atenção ao pensamento ou à emoção determinados até a crescente exclusão de todo o contexto, mesmo incluindo orientação quanto a tempo e espaço.

Dissociação é separar da consciência os elementos da identidade, percepção, memória ou resposta motora do paciente enquanto a experiência hipnótica se aprofunda. O resultado é que componentes de autopercepção, tempo, percepção e atividade física podem ocorrer sem a tomada de conhecimento pela consciência do paciente e, portanto, podem parecer involuntários.

Sugestionabilidade é a tendência do paciente hipnotizado de aceitar sinais e informações com uma suspensão relativa do julgamento crítico normal; há controvérsia quanto à possibilidade de suspensão completa do julgamento crítico. Esse traço varia desde uma resposta quase compulsiva ao estímulo na pessoa altamente hipnotizável até uma sensação de automatismo no indivíduo menos hipnotizável.

QUANTIFICAÇÃO DA CAPACIDADE DE SER HIPNOTIZÁVEL

Quantificar o grau da capacidade de ser hipnotizável é útil no contexto clínico porque pode prever a eficácia da hipnose como modalidade terapêutica. A quantificação também fornece informações úteis sobre a forma como o paciente se relaciona consigo mesmo e com o ambiente social. Indivíduos altamente hipnotizáveis têm maior incidência de estados semelhantes a transes espontâneos e, portanto, podem ser indevidamente influenciados por ideias e emoções que não recebem autocrítica adequada.

CORRELATOS NEUROFISIOLÓGICOS DE HIPNOSE

O teste neurológico de indivíduos durante o estado de hipnose e de pessoas com grande capacidade de serem hipnotizáveis levou a achados interessantes, mas não foi demonstrado nenhum conjunto de mudanças específicas ou sensíveis para o estado de transe ou para a característica de ser hipnotizável.

Estudos eletrencefalográficos (EEG) demonstraram que pessoas hipnotizadas exibem padrões elétricos semelhantes aos daquelas totalmente despertas e atentas, e não como os encontrados durante o sono. Aumento da atividade alfa e da força teta na região frontal esquerda foi relatado em pacientes altamente hipnotizáveis em comparação com os que são menos hipnotizáveis; essas diferenças existem em estados de transe e fora de transe.

Estudos com tomografia por emissão de pósitrons (PET) que comparam o fluxo sanguíneo regional no cérebro de sujeitos hipnotizados e não hipnotizados fornecem mais evidências à hipótese de

TABELA 28.9-1
Indicadores de desenvolvimento de transe

Ideação autônoma
Tonicidade equilibrada (catalepsia)
Mudança da qualidade da voz
Conforto, relaxamento
Economia de movimentos
Mudanças/fechamento dos olhos
Características faciais neutras
Sentimento de afastamento
Sensação de bem-estar após o transe
Ausência de movimentos corporais
Ausência de resposta de sobressalto
Literalidade
Ideação objetiva e impessoal
Mudanças nas pupilas
Atenção de resposta
Retardo de reflexos:
   Deglutição
   Piscar dos olhos
Mudanças sensoriais, musculares e corporais
Lentidão do pulso
Lentidão e perda do reflexo de piscar
Lentidão da respiração
Fenômenos hipnóticos espontâneos:
   Amnésia
   Anestesia
   Catalepsia
   Regressão
Distorção de tempo
Intervalo entre comportamento motor e conceitual

(De Erickson M, Rossi EL, Rossi SI. *Hypnotic Realities: The Induction of Clinical Hypnosis and Forms of Indirect Suggestion*. New York: Irvington; 1976:98, com permissão.)

TABELA 28.9-2
Método de auto-hipnose derivado do perfil de indução hipnótica

Um, olhe para cima, em direção a suas sobrancelhas, totalmente para cima; dois, feche lentamente suas pálpebras e respire fundo; conte até três, expire, deixe seus olhos relaxarem e deixe seu corpo flutuar.

Enquanto se sente flutuar, deixe que uma mão se sinta como uma boia e deixe que ela flutue para cima. Enquanto ela flutua para cima, seu cotovelo se dobra e seu antebraço flutua para uma posição reta. Quando sua mão atingir essa posição, ela é o sinal para que você entre em um estado de meditação e aumente sua receptividade a novos pensamentos e sentimentos.

Nesse estado de meditação, você se concentra nesse sentimento imaginário de flutuação e, ao mesmo tempo, em seguir os pontos críticos (p. ex., os três pontos críticos para parar de fumar na abordagem seguinte).

Pense nas implicações desses pontos críticos e, então, retire-se deste estado de concentração chamado auto-hipnose ao contar regressivamente deste modo: três, prepare-se; dois, com suas pálpebras fechadas, vire seus olhos para cima (faça-o agora); e, um, deixe que suas pálpebras se abram lentamente. Então, quando seus olhos recuperarem o foco, lentamente feche o punho com a mão que está para cima, e, enquanto você abre seu punho lentamente, sua sensação e seu controle normais voltam. Deixe sua mão flutuar de volta para baixo. Este é o final do exercício, mas você pode manter uma sensação geral de sentir-se flutuando.

Ao realizar este exercício 10 vezes por dia, você pode flutuar a este estado de repouso leve. Dê a si mesmo essa ilha de tempo, 20 segundos, 10 vezes por dia, durante os quais você usa essa receptividade extra para regravar na mente esses pontos críticos. Pense sobre eles, flutue de volta para seu estado normal de consciência e então continue fazendo o que você normalmente faz.

(Cortesia de Herbert Spiegel, M.D., Marcia Greenleaf, Ph.D., e David Spiegel, M.D.)

---

que a hipnose exerce alguns de seus efeitos em modalidades inferiores do cérebro. Sugestões hipnóticas de acrescentar cores a uma imagem visual resultam em aumento do fluxo sanguíneo aos giros linguais e fusiformes, os centros de processamento de visão colorida do cérebro; sugestões de remoção de cor têm o efeito oposto. De modo semelhante, acredita-se que a intensidade e o desconforto de dor sejam processados por regiões diferentes do cérebro, porque diferentes áreas de redução de fluxo sanguíneo resultam quando cada uma dessas sensações é diminuída por meio de hipnose.

Na hipnose, o papel das regiões encefálicas anteriores, como os lobos frontais, foi demonstrado fisiologicamente pela correlação positiva entre as concentrações de ácido homovanílico no líquido cerebrospinal e o grau da capacidade de ser hipnotizável. O córtex frontal e os gânglios da base têm uma grande quantidade de neurônios que usam dopamina, cujo metabólito é o ácido homovanílico. Isso pode explicar por que a intensificação farmacológica da qualidade de ser hipnotizável, embora difícil, seja atingida principalmente por meio de agentes dopaminérgicos, como anfetamina. A maior ativação dos gânglios da base pode estar relacionada ao aumento do automatismo do comportamento motor hipnótico.

AVALIAÇÃO CLÍNICA DA CAPACIDADE HIPNÓTICA

Dois importantes procedimentos existem para avaliar clinicamente a capacidade hipnótica: a Escala de Suscetibilidade Hipnótica de Stanford e o Perfil de Indução Hipnótica (Tab. 28.9-2). A Escala de Suscetibilidade Hipnótica de Stanford é um teste extenso baseado em laboratório que foi modificado para avaliação clínica e requer aproximadamente 20 minutos para ser aplicado. Mede principalmente a aceitação comportamental e a sugestionabilidade. O Perfil de Indução Hipnótica é um teste mais breve que usa sinal de rolamento dos olhos como indicador biológico e mede o fluxo cognitivo, o qual diferencia pessoas sem capacidade hipnótica devido à patologia mental dos pacientes mentalmente sadios com algum tipo de capacidade hipnótica inerente (Fig. 28.9-1).

INDUÇÃO

Muitos protocolos diferentes de indução seguem os mesmos princípios e padrões básicos, mas podem ser mais adequados a pacientes com diferentes níveis de capacidade hipnotizável.

> *Médico:* respire longa e profundamente – inspire e expire; agora feche os olhos e relaxe. Preste atenção especialmente aos músculos dentro e ao redor dos olhos – relaxe-os até que parem de funcionar. Você está tentando? Isso. Se você realmente conseguiu relaxá-los, neste exato momento, não importa o quanto você tente, eles simplesmente não vão abrir. Teste-os. Quanto mais você tenta, mais rapidamente eles se unem, como se estivessem colados. Não tem problema!
>
> Agora você pode abrir os olhos; assim. Quando eu lhe disser, e não antes, abra e feche seus olhos mais uma vez, e, quando fechá-los desta vez, você vai estar 10 vezes mais relaxado do que está agora. Vá em frente, abra e feche, e sinta essa onda de relaxamento passar por seu corpo inteiro, do topo da cabeça até a ponta dos dedos. Muito bem!

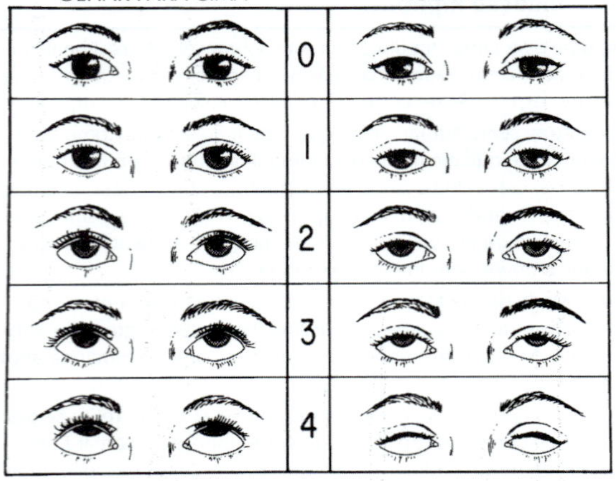

MOVIMENTO DE ROLAMENTO OCULAR PARA HIPNOSE

OLHAR PARA CIMA		ROLAMENTO
👁 👁	0	👁 👁
👁 👁	1	👁 👁
👁 👁	2	👁 👁
👁 👁	3	👁 👁
👁 👁	4	👁 👁

FIGURA 28.9-1
A administração do Perfil de Indução Hipnótica pode ser uma parte de rotina da visita e avaliação iniciais. O teste começa com o sinal de rolamento dos olhos, uma suposta medida de habilidade biológica de experimentar dissociação. No procedimento do teste para a medida do sinal de rolamento dos olhos, diz-se ao paciente: "Mantenha sua cabeça olhando para a frente. Enquanto você mantém a cabeça nesta posição, olhe para cima, em direção a suas sobrancelhas – agora em direção ao topo de sua cabeça [olhar para cima]. Enquanto continua a olhar para cima, feche as pálpebras lentamente [rolamento]". O olhar para cima e o rolamento recebem pontuação de 0 a 4 na escala ao observar a quantidade de esclera visível entre a pálpebra inferior e o limite inferior da córnea. Se ocorrer um cruzamento dos olhos, o grau recebe pontuação em uma escala de 1 a 3. A pontuação do cruzamento é acrescentada à pontuação do rolamento. Esse procedimento leva aproximadamente 5 segundos. O rolamento dos olhos é uma parte da indução hipnótica que também recebe pontuação como um indicador inicial do potencial para a experiência hipnótica. (Cortesia de Herbert Spiegel, M.D., Marcia Greenleaf, Ph.D., e Davig Spiegel, M.D.)

Agora, mais uma vez, abra e feche seus olhos, e, desta vez, quando fechá-los, você vai ficar duas vezes mais relaxado do que está agora. Bom.

Se você seguiu minhas sugestões, neste exato momento, quando eu levantar sua mão e deixá-la cair em seu colo, ela cairá como um pano úmido, pesada e mole. Muito bem.

Agora você está com um bom relaxamento físico, mas o relaxamento médico é composto por duas fases: física, que você tem agora, e mental, que vou mostrar como alcançar.

Quando eu pedir, e não antes, quero que você comece uma contagem regressiva a partir de 100. Sei que você sabe contar, não é isso que queremos. Simplesmente quero que relaxe mentalmente. Enquanto fala cada número, faça uma breve pausa até sentir uma onda de relaxamento cobrir todo seu corpo, desde o topo da cabeça até a ponta dos dedos. Quando sentir essa onda de relaxamento, então diga o próximo número, e, cada vez que você falar um número, duplicará o relaxamento que tinha antes de dizê-lo. Se fizer isso direito, uma coisa interessante acontecerá – à medida que você fala os números e relaxa, os números seguintes irão começar a desaparecer e a sumir de sua mente. Comande sua mente para dissipá-los. Agora, em voz alta e lentamente, comece a contagem regressiva a partir de 100.

Paciente: Cem.
Médico: Muito bem.
Paciente: Noventa e nove.

Médico: Agora faça eles começarem a desaparecer.
Paciente: Noventa e oito.
Médico: Agora eles estão sumindo, e, depois do próximo número, todos eles terão desaparecido. Faça-os desaparecer. Deixe-os ir embora.
Paciente: Noventa e sete.
Médico: E todos eles sumiram. Eles foram embora? Ótimo. Se ainda houver números escondidos em sua mente, levante a mão e deixe-a cair, e eles desaparecerão. (Cortesia de William Holt, M.D.)

INDICAÇÕES

O grau da capacidade do paciente de ser hipnotizável e a técnica de hipnose são clinicamente úteis no diagnóstico e no tratamento, respectivamente.

A existência de estados semelhantes a transes espontâneos na vida cotidiana e o potencial de indivíduos de aceitar emoções e informações sem uma postura crítica nesses estados fazem o grau da capacidade de ser hipnotizável de uma pessoa constituir um fator na forma como o mundo é visto e processado. Observa-se uma relação entre diversas condições e a qualidade de ser hipnotizável. Por exemplo, indivíduos com transtorno da personalidade paranoide encontram-se mais para baixo, e pacientes histriônicos mais para cima, no espectro da qualidade de ser hipnotizável. Indivíduos com identidade dissociativa são altamente hipnotizáveis. Pacientes com transtornos alimentares são difíceis de hipnotizar.

Um homem de 32 anos se apresentou ao setor de emergência com uma cefaleia grave. Sofria de enxaquecas crônicas e, desta vez, não conseguiu controlar a dor com propranolol. O setor de emergência reconheceu que ele tinha alta capacidade hipnótica. A imagem de uma bolsa de gelo sendo colocada em sua testa foi sugerida. Inicialmente, foi colocado um pouco de gelo de verdade em sua testa, para ajudar. O paciente conseguiu controlar sua dor completamente com essa imagem. Ele não precisou de narcóticos, como havia ocorrido em visitas anteriores. Várias semanas depois, durante uma consulta de acompanhamento, relatou ter conseguido usar a mesma estratégia para controlar e prevenir ataques de enxaqueca e não precisava mais depender de visitas frequentes ao setor de emergência para alívio da dor. (Cortesia de A. D. Axelrad, M.D., D. Brown, Ph.D., e H. J. Wain, Ph.D.)

Um paciente de 22 anos foi levado ao pronto-socorro com cegueira bilateral. Após uma avaliação oftalmológica, foi determinado que a cegueira era psicogênica. Depois da avaliação inicial por um psiquiatra, desenvolveu-se uma aliança terapêutica e foi usada hipnose para levar o paciente a um lugar seguro e de volta ao momento imediatamente anterior à cegueira. Depois de duas sessões, o paciente conseguiu descrever ver sua esposa em um relacionamento adúltero. Naquele momento, vocalizou um desejo de machucar sua mulher e o amante. Imediatamente após a vocalização, tornou-se amnésico do evento e cego. Ao descrever a história sob hipnose, recebeu a sugestão de que quando ficasse alerta "iria se lembrar apenas do que se sentiu à vontade em lembrar". Logo após ficar alerta, ele não tinha ideia do que havia ocorrido, e, cada dia depois que a intervenção hipnótica era iniciada, a raiva do paciente era reestruturada. Quando o paciente se sentiu à vontade, confrontou sua esposa. Ele percebeu que a amnésia estava sendo usada para impedi-lo de tomar uma atitude. O uso de uma abordagem de reestruturação cognitiva psicodinâmica em ambiente hipnótico o ajudou a ganhar controle e a compreender seus sintomas. O paciente e sua esposa foram encaminhados para aconselhamento conjugal. (Cortesia de A. D. Axelrad, M.D., D. Brown, Ph.D., e H. J. Wain, Ph.D.)

Do ponto de vista terapêutico, a eficácia da hipnose de facilitar a aceitação de novos pensamentos e sentimentos a torna útil para o tratamento de problemas habituais e manejo de sintomas. Tabagismo, alimentação excessiva, fobias, ansiedade, sintomas conversivos e dor crônica são indicações para hipnose. Eles podem ser tratados em uma única sessão, na qual o paciente aprende a promover auto-hipnose. A hipnose também pode ajudar em psicoterapia, especialmente para transtorno de estresse pós-traumático, e vem sendo usada para recuperação de memória.

Uma mulher de 29 anos foi encaminhada para avaliação e tratamento de dor facial contínua que não respondia aos métodos tradicionais de intervenção. A avaliação neurológica mostrou que não havia correlações físicas objetivas. Seu desempenho mediano superior no Perfil de Indução Hipnótica ofereceu ainda mais respaldo para a hipótese de um mecanismo psicológico para a dor. Inicialmente, a dor foi controlada por uma intervenção hipnótica, mas ela retornou 24 horas depois. Sua técnica auto-hipnótica deixou de ser eficaz. Decidiu-se investigar o significado da dor de maneira mais minuciosa. Foi usada regressão de idade sob hipnose, e a paciente retornou a uma época anterior à dor. Relatou que seu irmão havia sofrido ferimentos ao ser atropelado por um carro enquanto corria na rua. Ela estava encarregada de cuidar dele naquele momento, e seu pai ficou com tanta raiva que bateu nela. Recentemente, o cão de sua amiga fugira, e ela se sentiu responsável. Quando começou a identificar sua necessidade de punir a si mesma devido à culpa que sentia sobre o ocorrido, conseguiu entender seus sentimentos e reestruturou seus pensamentos de forma mais produtiva. Uma "ponte de afeto" também foi usada, e a paciente pediu para retornar à época anterior, quando se sentia culpada e foi punida. Então, conseguiu descrever seus sentimentos de ser espancada pelo pai alcoólico e abusivo. Continuou a ganhar *insight* e domínio sobre o passado e foi capaz de acabar com sua dor. (Cortesia de A. D. Axelrad, M.D., D. Brown, Ph.D., e H. J. Wain, Ph.D.)

Uma mulher casada de 42 anos, mãe de três filhos, foi sequestrada e trancada no porta-malas. Depois de libertar-se e fugir, seus raptores esfaquearam-na várias vezes, amarraram-na, colocaram-na de volta no porta-malas e atiraram-na penhasco abaixo. Por fim, ela conseguiu fugir e se arrastar até um lugar seguro. No fim, foi recolhida por um transeunte. Ela relatou que outras pessoas a viram deitada na estrada e pareciam ter medo de se aproximar. Por fim, chamaram o número de emergência, e ela foi levada a um hospital. Após a estabilização médica, recebeu alta e se viu tendo pesadelos, revivendo esquiva e tendo sintomas de hipervigilância. Foi encaminhada por seu internista para tratamento e começou a tomar 25 mg de sertralina, que foi aumentada para 50 mg quatro dias depois. Ela foi avaliada com o Perfil de Indução Hipnótica, e determinou-se que era hipnótica de alcance médio a alto. Foi-lhe ensinado a ir a um lugar seguro e a usar uma técnica de divisão de telas. Também ganhou permissão para descrever seus pesadelos, revivências, ansiedades e medos acachapantes que encarou durante o cativeiro, bem como seus sentimentos de abandono enquanto estava deitada na estrada. Recebeu reforço por sua engenhosidade em escapar do porta-malas. Seu sentimento de culpa pela captura foi reestruturado enquanto ela estava sob hipnose. Aprendeu a se acalmar e a reestruturar seus sentimentos negativos sobre impotência. Foi usada regressão temporal hipnótica para ajudá-la a dominar suas experiências e a facilitar a impressão de que se tratava de um filme ruim. Inicialmente, sua resposta de sobressalto foi usada como sinal para ela entrar em sua zona de conforto. A progressão temporal foi usada para ajudá-la a ensaiar o futuro. O tratamento usou o contexto de hipnose juntamente com abordagens de exposição, reestruturação cognitiva, psicodinâmica e farmacologia. (Cortesia de A. D. Axelrad, M.D., D. Brown, Ph.D., e H. J. Wain, Ph.D.)

CONTRAINDICAÇÕES

Não há perigos intrínsecos ao processo hipnótico. Contudo, devido ao aumento da dependência que o paciente hipnotizado desenvolve em relação ao terapeuta, pode ocorrer uma forte transferência, na qual o paciente exibe sentimentos pelo terapeuta que são inadequados ao tipo de relacionamento entre eles. Podem ocorrer fortes laços de apego, e é importante que eles sejam respeitados e interpretados de forma adequada. Emoções negativas também podem ser despertadas no paciente, em especial naqueles emocionalmente frágeis ou que têm teste de realidade pobre. Para reduzir a probabilidade dessa transferência negativa, deve-se ter cautela ao escolher pacientes que têm problemas com confiança básica, como pessoas paranoides ou que exigem níveis elevados de controle. O paciente hipnotizado também tem capacidade reduzida de avaliar criticamente sugestões hipnóticas, e, portanto, o hipnotista deve ter um forte sistema de valores éticos. Há controvérsia sobre a capacidade ou não do paciente de executar atos durante um estado de transe que, de outra forma, acharia repugnante ou seriam contrários a seu sistema moral.

REFERÊNCIAS

Altshuler KZ, Brenner AM. Other methods of psychotherapy. In: Sadock BJ, Sadock VA, Ruiz P, eds. *Kaplan & Sadock's Comprehensive Textbook of Psychiatry*. 9th ed. Vol. 2. Philadelphia: Lippincott Williams & Wilkins; 2009:2911.

Axelrad, DA, Brown, D, Wain, HJ. Hypnosis. In: Sadock BJ, Sadock VA, Ruiz P, eds. *Kaplan & Sadock's Comprehensive Textbook of Psychiatry*. 9th ed. Vol. 2. Philadelphia: Lippincott Williams & Wilkins; 2009:2804.

Faymonville ME, Roediger L, Del Fiore G, Delgueldre C, Phillips C, Lamy M, Luxen A, Maquet P, Laureys S. Increased cerebral functional connectivity underlying the antinociceptive effects of hypnosis. *Brain Res Cogn Brain Res*. 2003;17:255.

Finkelstein S. Rapid hypnotic inductions and therapeutic strategies in the dental setting. *Int J Clin Exp Hypn*. 2003;51:77.

Ginandes C, Brooks P, Sando W, Jones C, Aker J. Can medical hypnosis accelerate post-surgical wound healing? Results of a clinical trial. *Am J Clin Hypn*. 2003;45:333.

Gullickson T. Hypnosis and hypnotherapy with children. *PsycCRITIQUES*. 2004.

Liossi C, Hatira P. Clinical hypnosis in the alleviation of procedure-related pain in pediatric oncology patients. *Int J Clin Exp Hypn*. 2003;51:4.

Montgomery GH, David D, Kangas M, Green S, Sucala M, Bovbjerg DH, Hallquist MN, Schnur JB. Randomized controlled trial of a cognitive-behavioral therapy plus hypnosis intervention to control fatigue in patients undergoing radiotherapy for breast cancer. *J Clin Oncol*. 2014;32(6):557–563.

Patterson DR, Jensen MP. Hypnosis and clinical pain. *Psychol Bull*. 2003;129:495.

Ploghaus A, Becerra L, Borras C, Borsook D. Neural circuitry underlying pain modulation: Expectation, hypnosis, placebo. *Trend Cogn Sci*. 2003;7:197.

Raz A, Landzberg KS, Schweizer HR, Zephrani ZR, Shapiro T, Fan J, Posner MI. Posthypnotic suggestion and the modulation of Stroop interference under cycloplegia. *Conscious Cogn*. 2003;12:332.

Santarcangelo EL, Busse K, Carli G. Frequency of occurrence of the F wave in distal flexor muscles as a function of hypnotic susceptibility and hypnosis. *Brain Res Cogn Brain Res*. 2003;16:99.

Spiegel D. Negative and positive visual hypnotic hallucinations: Attending inside and out. *Int J Clin Exp Hypn*. 2003;51:130.

Spiegel H, Spiegel D. *Trance and Treatment: Clinical Uses of Hypnosis*. 2nd ed. Washington, DC: American Psychiatric Press; 2004.

28.10 Terapia interpessoal

A psicoterapia interpessoal (TIP), um tratamento de tempo limitado para transtorno depressivo maior, foi desenvolvida nos anos de 1970, definida em um manual e testada em experimentos clínicos randomizados por Gerald L. Klerman e Myrna Weissman. Foi formulada inicialmente como uma tentativa de representar a prática atual de psicoterapia para depressão. Ela pressupõe que o desenvolvimento e a manutenção de algumas doenças psiquiátricas ocorrem em um contexto social e interpessoal e que o início, a resposta ao tratamento e os resultados sejam influenciados pelos relacionamentos interpessoais entre o paciente e as pessoas significativas em sua vida. Seu objetivo geral é reduzir ou eliminar os sintomas psiquiátricos ao melhorar a qualidade dos relacionamentos interpessoais atuais do paciente e seu funcionamento social.

O curso típico da TIP é de 12 a 20 sessões ao longo de um período de 4 ou 5 meses. Desenvolve-se em três etapas definidas: (1) a fase inicial é dedicada a identificar a área problemática que será o alvo do tratamento; (2) a fase intermediária é dedicada a trabalhar na área (ou áreas) problemática identificada; e (3) a fase de tesrminação se concentra em consolidar os ganhos obtidos durante o tratamento e preparar o paciente para que trabalhe por conta própria no futuro (Tab. 28.10-1).

TABELA 28.10-1
Fases da psicoterapia interpessoal

Fase inicial: sessões 1 a 5
  Nomear a síndrome; fornecer informações sobre prevalência e características do transtorno
  Descrever a fundamentação e a natureza da psicoterapia interpessoal
  Conduzir o inventário interpessoal para identificar a área (ou áreas) problemática interpessoal associada ao início ou à manutenção dos sintomas psiquiátricos
  Analisar relacionamentos significativos, passados e presentes
  Identificar precipitantes interpessoais de episódios de sintomas psiquiátricos
  Selecionar e alcançar um consenso sobre a área (ou áreas) problemática da psicoterapia interpessoal e o plano de tratamento com o paciente
Fase intermediária: sessões 6 a 15
  Implementar estratégias específicas para a área (ou áreas) problemática identificada
  Encorajar e revisar o trabalho realizado com relação às metas específicas para a área problemática
  Apontar as conexões entre sintomas e eventos interpessoais durante a semana
  Trabalhar com o paciente para identificar e lidar com afetos negativos ou dolorosos associados a sua área problemática interpessoal
  Relatar questões sobre sintomas psiquiátricos para a área problemática interpessoal
Fase de terminação: sessões 16 a 20
  Falar explicitamente sobre a terminação
  Informar o paciente sobre o término do tratamento como um período de luto potencial; encorajá-lo a identificar as emoções associadas
  Revisar o progresso para fomentar sentimentos de conquista e competência
  Esboçar metas para o trabalho remanescente; identificar áreas e sinais de alerta que antecipam dificuldades futuras
  Formular planos específicos para a continuação de esforços após a terminação do tratamento

TÉCNICAS

Psicoterapia interpessoal individual

Fase inicial. As sessões de 1 a 5 normalmente constituem a fase inicial da TIP. Depois de avaliar os sintomas psiquiátricos atuais do paciente e obter uma história desses sintomas, o terapeuta estabelece o diagnóstico formal. Os dois, então, discutem o diagnóstico e o que se pode esperar do tratamento. Atribuir o papel de doente durante essa fase tem a dupla função de dar ao paciente tanto a permissão de recuperação quanto a responsabilidade por ela. O terapeuta explica o raciocínio por trás da TIP, destacando que a terapia se concentrará em identificar e alterar os padrões interpessoais disfuncionais relacionados à sintomatologia psiquiátrica. Para determinar o enfoque preciso do tratamento, o terapeuta conduz um inventário interpessoal com o paciente, o qual é a base para o desenvolvimento de uma formulação interpessoal. Nessa formulação, o terapeuta conecta a sintomatologia psiquiátrica do paciente a uma das quatro áreas interpessoais problemáticas – luto, déficits interpessoais, disputas de papéis interpessoais ou transição de papéis. A conformidade do paciente com a identificação da área problemática e o acordo de trabalhar nela são essenciais antes de iniciar a fase de tratamento intermediária.

Fase intermediária. A fase intermediária – em geral as sessões 6 a 15 – constitui o "trabalho" da terapia. Uma tarefa essencial durante essa fase é o fortalecimento das conexões estabelecidas pelo paciente durante as mudanças que ele está fazendo em sua vida interpessoal e em seus sintomas psiquiátricos. Durante a fase intermediária, o terapeuta implementa as estratégias de tratamento específicas para a área problemática identificada, conforme especificado na Tabela 28.10-2.

Fase de terminação. Na fase de terminação (em geral as sessões 16 a 20), o terapeuta discute a terminação com o paciente e o auxilia a compreender que o término do tratamento é uma época com potencial de luto. Durante essa fase, o paciente é encorajado a descrever mudanças específicas em seus sintomas psiquiátricos, em especial como elas se relacionam a melhoras na área (ou áreas) problemática identificada. O terapeuta também auxilia o paciente a avaliar e a consolidar ganhos, a detalhar planos para manter melhoras na área (ou áreas) problemática interpessoal identificada e a esboçar o trabalho restante para que o paciente prossiga sozinho. O indivíduo também é encorajado a identificar sinais de alerta de recorrência de sintomas e planos de ação.

> A Sra. G. é uma mulher de 51 anos que se apresentou para tratamento de transtorno de compulsão alimentar. Ela tem formação superior, é dona de seu próprio negócio e mãe divorciada de um filho adulto de 20 e poucos anos. Antes do tratamento, seu índice de massa corporal (IMC) era 42, e ela vinha apresentando compulsão alimentar aproximadamente 10 a 15 dias por mês nos últimos oito anos. Junto com seu diagnóstico atual de transtorno de compulsão alimentar, a Sra. G. lutava contra depressão maior recorrente.
>
> Durante a fase inicial, a Sra. G. e sua terapeuta começaram a analisar sua história e os eventos interpessoais que estavam associados a sua compulsão alimentar. A paciente compartilhou a informação de que havia começado a se alimentar em excesso e a ganhar peso aos 14 anos. Quando completou 18 anos, mudou-se para o exterior com seus pais. Logo após a mudança, seu pai deixou ela e a mãe e voltou para os Estados Unidos. A Sra. G. ficou furiosa com seu pai por deixá-las e ainda fica com raiva e chora quando fala sobre a separação. Ela e a mãe decidiram continuar morando no exterior porque ela havia começado a universidade e a mãe estava trabalhando. As duas desenvolveram fortes laços sociais e se sentiam à vontade no novo lar. Durante essa época, a Sra. G. continuou a ganhar peso e

TABELA 28.10-2
Tratamento de áreas problemáticas interpessoais

Área problemática	Descrição	Metas	Estratégias
Luto e perda	Depressão após a perda de um ente querido	Ajudar o paciente a passar pelo processo de luto Restabelecer interesse em novos relacionamentos	Explorar o relacionamento do paciente com o falecido; explorar sentimentos negativos e positivos associados à perda
Transição de papéis	Transições de fase de vida como adolescência, parto, envelhecimento; ou mudanças sociais/econômicas como casar-se, mudança na carreira, diagnóstico de uma doença médica	Lidar com a perda do papel antigo Afirmar aspectos positivos e negativos de novos papéis Desenvolver autoestima e domínio	Examinar todos os aspectos de papéis antigos e novos; examinar sentimentos sobre o que foi perdido; explorar sistema de apoio social e desenvolver novas habilidades
Disputa de papéis interpessoais	Conflito entre o paciente e outra pessoa	Identificar e modificar as expectativas e comunicação falha	Examinar como expectativas de papel estão relacionadas ao conflito; examinar formas de operar mudanças no relacionamento
Déficits interpessoais	Uma história de relacionamentos interpessoais inadequados ou que não oferecem apoio	Intensificar a qualidade de relacionamentos existentes; encorajar a formação de novos relacionamentos	Discutir sentimentos negativos e positivos relacionados ao terapeuta; examinar relacionamentos interpessoais paralelos na vida do paciente

Baseada em Treasure J, Schmidt U, van Furth E. *Handbook of Eating Disorders*. 2nd ed. Hoboken, NJ: John Wiley & Sons; 2003:258.

começou a fazer dietas. Logo após sua formatura da universidade, conheceu e se casou um estrangeiro e, aos 28 anos, teve seu único filho. Dois anos depois, ela e o marido passaram por um divórcio complicado. Embora a Sra. G. descrevesse essa época como terrível em sua vida, ela manteve laços fortes com seus amigos e sua mãe. Durante o período, começou a fazer dieta e atingiu seu menor peso na idade adulta. Aos 35 anos, quando a mãe morreu devido a uma condição cardíaca, a Sra. G. teve seu primeiro episódio de depressão maior, o qual foi tratado e resolvido com antidepressivos e um curso breve de psicoterapia. Embora ela tivesse ciclos anteriores de perda e recuperação de peso, não mostrava nenhum sinal de perturbação da alimentação a essa altura. Continuou a manter laços sociais fortes e gostava do relacionamento próximo com seu filho. Quando tinha cerca de 40 anos, uma crise econômica em seu país de adoção a forçou a voltar para os Estados Unidos. Depois de perder todas suas economias, ela passou por dificuldades financeiras enquanto procurava trabalho. Nessa época, sua compulsão alimentar e o ganho de peso começaram. Após um ano de mudança, seu filho decidiu voltar a viver com o pai (que era muito rico). A Sra. G. ficou zangada e sentiu-se traída. Ainda assim, quando seu filho a visitava, ela assumia um papel servil, com medo de perder sua afeição. Ele, por sua vez, se tornou exigente e crítico em relação a ela. Antes de buscar tratamento, seus sentimentos acentuados de isolamento e solidão estavam levando ao aumento da compulsão alimentar, da depressão e do ganho de peso.

Ao chegar à terceira sessão da fase inicial, a terapeuta começou a considerar qual área problemática seria o foco do restante do tratamento. A Sra. G. tinha uma história de perda de relacionamentos importantes e luto subsequente – a perda do pai, do marido, da mãe e, mais recentemente, do filho. Contudo, nenhuma dessas perdas esteve associada ao desenvolvimento dos problemas de compulsão alimentar (embora suas dietas estivessem claramente ligadas a seus sentimentos de raiva após o divórcio, e sua depressão estivesse intimamente ligada à morte da mãe). A raiva dirigida ao filho por voltar a viver com o inimigo foi claramente uma disputa de papéis, mas, ainda assim, a compulsão alimentar havia começado dois anos antes de sua partida (embora tivesse evidentemente se agravado depois que ele partiu). Como nenhuma dessas áreas problemáticas estava diretamente ligada ao início do transtorno alimentar, a terapeuta decidiu que o foco do tratamento seria auxiliá-la com o manejo de sua transição de papel. Sua mudança de volta para os Estados Unidos, com a perda subsequente de suas redes de apoio e de amizade, estava claramente associada ao início e à manutenção de sua compulsão alimentar. Durante a quarta sessão da fase inicial, a terapeuta da Sra. G. compartilhou com ela sua formulação do problema: "A partir do que você contou, sua compulsão alimentar começou depois da volta aos Estados Unidos. Depois dessa transição, você esteve mais isolada e solitária do que nunca. Parece que a compulsão alimentar foi uma forma de lidar com a transição e os sentimentos subsequentes de isolamento e solidão. Sua transição também teve um impacto negativo sobre o relacionamento com seu filho. Apesar de ser uma pessoa bastante sociável e de gostar da companhia dos outros, você ainda precisa desenvolver o tipo de apoio que tinha antes de se mudar. Embora tenha passado dificuldades com questões significativas durante o curso de sua vida – a partida do pai, a dor do divórcio e a morte da mãe –, seus amigos e sistemas de apoio sempre lhe deram sustentação. Se trabalharmos juntas para ajudá-la a encontrar e a desenvolver relacionamentos mais próximos e que lhe ofereçam apoio aqui, acredito que você será menos propensa a usar comida e compulsão alimentar como fonte de apoio ou conforto".

A Sra. G. concordou com a formulação e trabalhou com a terapeuta para estabelecer algumas metas de tratamento para ajudá-la a resolver a área problemática. Primeiramente, ela foi encorajada a se tornar mais consciente de seus sentimentos (especialmente isolamento e solidão) quando tinha compulsão alimentar e como essa compulsão parecia ser a forma como lidava com eles. Uma segunda meta foi que ela tomasse providências para aumentar seus contatos sociais e fazer mais amizades. A terceira meta, identificada como uma segunda área problemática, concentrou-se em ajudá-la a resolver a disputa de papéis com seu filho. Especificamente, a terapeuta desenvolveu uma meta com ela para ajudá-la a reestabelecer um papel de mãe mais claro com seu filho.

Durante a fase intermediária, a terapeuta ajudou a Sra. G. a lamentar a perda de seu papel anterior e do amplo apoio que ela teve uma vez. Elas trabalharam para identificar várias fontes de apoio e amizades que ela não havia percebido. Logo em seguida, a Sra. G. relatou um progresso significativo ao iniciar e estabelecer relacionamentos com outras pessoas. Essa mudança pareceu lhe dar confiança em seus novos papéis. Na realidade, ela havia começado a receber convites sociais. Estava mais em sintonia com as formas como dependia da comida, especialmente quando se sentia sozinha ou achava que os outros não lhe dedicavam tempo suficiente. A conexão entre a falta de contatos de apoio e a compulsão alimentar estava ficando bastante clara para ela nas sessões intermediárias. Durante essa fase, a terapeuta também a ajudou a estabelecer os limites adequados em seu relacionamento com seu filho adulto e a reconhecer suas respostas adultas em retorno. Ao chegar à fase de terminação, a Sra. G. relatou que não se sentia mais tão solitária e isolada e que sua compulsão alimentar havia desaparecido. Ela comentou como a qualidade de relacionamento com seu filho havia mudado drasticamente. Ele lhe dava mais apoio e respeito, a visitava com mais frequência e ficava com ela durante períodos maiores de tempo. Nas sessões finais, a Sra. G. falou sobre sua necessidade de deixar o passado para trás e de tocar a vida da forma como ela estava agora, assumindo seus novos papéis de modo mais integral. Colaborou intensamente com sua terapeuta para desenvolver um plano para manter os ganhos que havia obtido durante o tratamento e usou a sessão final para revisar suas conquistas. (Cortesia de D. E. Wilfley, Ph.D., e R. W. Guynn, M.D.)

Psicoterapia interpessoal em grupo

Uma abordagem recente no desenvolvimento contínuo da TIP foi seu uso no formato de grupo. A TIP aplicada a um grupo apresenta vários benefícios potenciais em comparação com tratamento individual. Por exemplo, um formato de grupo no qual a indicação para ser um integrante é a similaridade diagnóstica (p. ex., depressão, fobia social, transtornos alimentares) pode ajudar a aliviar as preocupações do paciente de que seja a única pessoa com um transtorno psiquiátrico específico, ao mesmo tempo que oferece um ambiente social para indivíduos que se tornaram isolados, retraídos ou desconectados dos outros. Ao se considerar a quantidade e os diferentes tipos de interações interpessoais em um contexto de grupo, as habilidades interpessoais desenvolvidas podem ser mais rapidamente transferíveis à vida social exterior do paciente do que os padrões de relacionamento abordados em um contexto individual. Ademais, uma modalidade grupal tem características terapêuticas que não estão presentes na psicoterapia individual (p. ex., aprendizado interpessoal). O formato de grupo também facilita a identificação de problemas comuns a vários pacientes e proporciona uma alternativa mais em conta ao tratamento individual. A Tabela 28.10-3 liga as fases da TIP aos estágios do desenvolvimento em grupo.

Cronologia e estrutura do tratamento. O curso típico de TIP em grupo dura 20 sessões ao longo de um período de cinco meses. Recomenda-se que o grupo tenha entre 6 e 9 membros, com um ou dois líderes, dependendo dos recursos e das necessidades de treinamento. Os três encontros individuais (antes, durante e após o processo em grupo), organizados em sequência para corresponder a pontos de tempo críticos nas três fases da TIP, em combinação com outras técnicas, foram elaborados para manter o enfoque exclusivo e estratégico nas áreas problemáticas interpessoais de cada paciente – a marca registrada da TIP.

Encontro anterior ao início do grupo. O encontro de pré-tratamento é fundamental para facilitar o trabalho individualizado com o paciente na primeira fase da TIP em grupo. O enfoque desse encontro de duas horas é identificar as áreas problemáticas interpessoais, estabelecer um contrato explícito de tratamento para trabalhar nas áreas problemáticas e preparar o paciente para o tratamento em grupo. Após identificar o problema (ou problemas) interpessoal do paciente (i.e., déficits interpessoais, disputa de papéis, transição de papéis ou luto), o terapeuta trabalha de modo colaborativo com ele para formular prescrições concretas para mudança, além de providências específicas que serão tomadas para melhorar relacionamentos sociais e padrões de relacionamento. As metas de tratamento devem ser expressas em uma linguagem específica e significativa para o paciente. Antes do início do grupo, cada integrante recebe um resumo por escrito de suas metas e é informado de que elas guiarão seu trabalho no grupo.

Outro elemento importante do encontro antes do início do grupo envolve preparar o paciente adequadamente para o tratamento em grupo, ou seja, ele é encorajado a imaginar o grupo como um "laboratório interpessoal", no qual pode experimentar novas abordagens e lidar com situações interpessoais desafiadoras. Nesse sentido, o paciente é informado sobre as habilidades interpessoais importantes que são aprendidas ao participar de um grupo (p. ex., confronto interpessoal, comunicação sincera, expressão de sentimentos) e é encorajado a aprender com os outros enquanto percebe a ocorrência das mudanças. O terapeuta enfatiza ao paciente a importância de manter seu trabalho no grupo voltado para a mudança em suas situações interpessoais atuais ou intensificar relacionamentos existentes importantes e não usar o grupo como uma rede social substituta.

Fase inicial. As primeiras cinco sessões do tratamento em grupo compreendem a fase inicial da TIP em grupo. Durante essa fase, o terapeuta trabalha para cultivar normas de grupo positivas e coesão do grupo, enquanto enfatiza os sintomas em comum entre membros e como eles serão abordados no contexto grupal. Os integrantes são encorajados a analisar suas metas com o grupo e a começar a

TABELA 28.10-3
Estágios de desenvolvimento de grupo em psicoterapia interpessoal (TIP)

Fases da TIP	Estágios de grupo	Processo do grupo	Técnica de grupo
Inicial: sessões 1 a 5; identificar áreas problemáticas interpessoais	Compromisso: sessões 1 a 2	Os membros lidam com ansiedade e compartilhamento de problemas; surge a necessidade de liderança	O terapeuta deve encorajar autorrevelação e compartilhamento de experiências
	Diferenciação: sessões 3 a 5	Conforme diferenças interpessoais emergem no grupo, os membros trabalham para o manejo de sentimentos negativos	Os membros compartilham seus sentimentos no contexto de atividades interpessoais fora do grupo
Intermediária: sessões 6 a 15; trabalhar com as metas	Trabalho: sessões 6 a 15	Os membros se dedicam a metas comuns e solucionam suas diferenças	As conexões entre os membros aumentam conforme compartilham experiências em comum. O terapeuta encoraja a prática de habilidades interpessoais recém-adquiridas
Final: sessões 16 a 20; consolidar o tratamento	Terminação: sessões 16 a 20	Os membros lidam com a perda e a separação conforme o grupo se desfaz	Estabelecimento de metas após deixar o grupo; lidar com sentimentos de perda e luto

Baseada em Wilfley DE, MacKenzie KR, Welch RR, et al. *Interpersonal Psychotherapy for Group.* New York: Basic Books; 2000:20.

fazer mudanças iniciais em suas respectivas áreas problemáticas interpessoais. À medida que os membros começam a experimentar as mudanças delineadas em suas metas, o terapeuta trabalha em colaboração com cada um para refinar e fazer alterações nas áreas-alvo antes do início da fase intermediária.

Fase intermediária. Durante a fase intermediária "de trabalho" da TIP em grupo (sessões 6 a 15), o terapeuta trabalha para facilitar as conexões entre membros à medida que eles compartilham o trabalho para atingir suas metas uns com os outros. Diferentemente de outras abordagens interativas em grupo, a psicoterapia interpessoal em grupo tem muito menos probabilidade de se concentrar em processos e relacionamentos intragrupais, a menos que sejam específicos para o trabalho em uma área problemática interpessoal de um membro (p. ex., déficits interpessoais). O terapeuta, no entanto, consistente e continuamente encoraja os membros a praticarem as habilidades interpessoais recém-adquiridas tanto dentro quanto fora do grupo. Como ocorre com a TIP individual, uma tarefa essencial durante a fase intermediária é fortalecer as conexões estabelecidas pelos membros entre as dificuldades em suas vidas interpessoais e seus problemas psiquiátricos.

ENCONTRO NA METADE DO TRATAMENTO. Ocorre em meados da fase intermediária (geralmente entre as sessões 10 e 11). Esse encontro oportuniza a condução de uma análise detalhada do progresso de cada membro do grupo em seus problemas individuais, bem como o refinamento de metas interpessoais. O terapeuta (ou terapeutas) refaz o contrato com os integrantes como forma de esquematizar e enfatizar o trabalho que ainda deve ser feito, tanto dentro quanto fora do grupo, antes da conclusão do tratamento.

Fase de terminação. Na fase de terminação (sessões 16 a 20), o terapeuta discute a terminação de forma explícita com os membros do grupo e começa a ajudá-los a reconhecer que o fim do tratamento é uma época propícia para sentimentos de luto e perda. O terapeuta auxilia os membros a reconhecerem seu próprio progresso e o progresso obtido pelos outros integrantes. Durante essa fase, os indivíduos são encorajados a descrever as mudanças específicas em seus sintomas psiquiátricos, especialmente no modo como se relacionam às melhoras na área (ou áreas) problemática identificada e nos relacionamentos. Embora seja comum os membros do grupo quererem continuar a se encontrar sozinhos, ou a ter reuniões frequentes, eles são encorajados a usar essa fase para dizer adeus formalmente uns aos outros e ao terapeuta. O profissional também faz uso desse momento para encorajá-los a detalharem seus planos para manter as melhorias em sua área problemática interpessoal e a delinear o trabalho que lhes resta.

ENCONTRO APÓS O TRATAMENTO. O encontro após o tratamento é marcado para uma semana após a última sessão. O terapeuta (ou terapeutas) usa esse encontro individual final para desenvolver um plano para a continuidade do trabalho de cada integrante em suas metas interpessoais. O profissional analisa a experiência em grupo e as mudanças que o paciente fez em sua área problemática interpessoal e seus relacionamentos significativos.

REFERÊNCIAS

Binder JL, Betan EJ. Essential activities in a session of brief dynamic/interpersonal psychotherapy. *Psychotherapy*. 2013;50(3):428–432.
Bolton P, Bass J, Neugebauer R, Verdeli H, Clougherty KF, Wickramaratne P, Speelman L, Ndogoni L, Weissman M. Group interpersonal psychotherapy for depression in rural Uganda: A randomized controlled trial. *JAMA*. 2003;289:3117.
Gilbert SE, Gordon KC. Interpersonal psychotherapy informed treatment for avoidant personality disorder with subsequent depression. *Clin Case Stud*. 2013;12(2):111–127.
Huibers MJ, van Breukelen G, Roelofs J, Hollon SD, Markowitz JC, van Os J, Arntz A, Peeters F. Predicting response to cognitive therapy and interpersonal therapy, with or without antidepressant medication, for major depression: a pragmatic trial in routine practice. *J Affect Disord*. 2014;152–154:146–154.
Markowitz JC. Interpersonal psychotherapy for chronic depression. *J Clin Psychol*. 2003;59:847.
Miller MD, Frank E, Cornes C, Houck PR, Reynolds CF 3rd. The value of maintenance interpersonal psychotherapy (IPT) in older adults with different IPT foci. *Am J Geriatr Psychiatry*. 2003;11:97.
Spinelli MG, Endicott J. Controlled clinical trial of interpersonal psychotherapy versus parenting education program for depressed pregnant women. *Am J Psychiatry*. 2003;160:555.
Swartz HA, Frank E, Shear MK, Thase ME, Fleming MA, Scott J. A pilot study of brief interpersonal psychotherapy for depression among women. *Psychiatr Serv*. 2004;55:448.
Wilfley DE. Interpersonal psychotherapy. In: Sadock BJ, Sadock VA, eds. *Kaplan & Sadock's Comprehensive Textbook of Psychiatry*. 8th ed. Vol. 2. Philadelphia: Lippincott Williams & Wilkins; 2005:2610.

▲ 28.11 Psicoterapia narrativa

Mais do que qualquer outra coisa, psiquiatras escutam histórias. Essas histórias impregnam o encontro clínico de tal forma que seria impossível imaginar uma consulta sem elas. No primeiro encontro entre o psiquiatra e o paciente, o psiquiatra começa com um convite aberto a uma história: "O que o traz aqui?" ou "O que parece ser o problema?". O paciente responde a essas perguntas contando sobre sua vida, seus problemas e quando eles começaram, o que parece tê-los causado, como eles geram dificuldades e que tipos de resolução ele tentou. Essas histórias podem ser rudimentares, ter funcionado apenas parcialmente e até ser carregadas de perplexidade e confusão. A pessoa pode estar perplexa o suficiente para responder: "Não sei por que vim" ou "Não tenho certeza do que está errado, minha família me mandou vir". Ainda assim, a resposta do paciente à questão inicial do psiquiatra sempre envolve uma história.

A psicoterapia narrativa surge desse interesse maior sobre as histórias clínicas. As principais fontes que conduzem à psicoterapia narrativa se originam de dois lados diferentes da psiquiatria: medicina narrativa e psicoterapia narrativa. Psiquiatras narrativos são profissionais que combinam a sabedoria desses dois domínios. Seguindo o exemplo da medicina narrativa, os psiquiatras narrativos reconhecem que pacientes psiquiátricos, assim como pacientes médicos, chegam ao clínico com histórias intensas para contar. A medicina narrativa contemporânea se desenvolveu a partir de 30 anos de trabalho em bioética e humanidades médicas dedicado à humanização do encontro clínico por meio de uma melhor compreensão das histórias do paciente. A expressão *medicina narrativa* foi cunhada por Rita Charon, internista e acadêmica literária, que a usou para descrever uma abordagem à medicina que usa narrativas para intensificar a compreensão científica da doença. A medicina narrativa reúne *insights* a partir de modelos médicos centrados em seres humanos, como o modelo biopsicossocial de George Engel e o modelo centrado na pessoa de Eric Cassel, com pesquisa e *insights* de fenomenologia, das ciências humanas e das ciências sociais interpretativas.

A medicina narrativa usa esses recursos para compreender melhor a experiência da doença, "para reconhecer, absorver, interpretar e se emocionar com as histórias de doença". Como defende Charon, quando o clínico tem competência narrativa, ele pode adentrar o contexto clínico com uma capacidade sutil de "escuta atenta..., adotando perspectivas que não as suas, seguindo o fio narrativo da história do outro, sendo curioso sobre os motivos e experiências de outras pessoas e tolerando a indefinição de histórias". Ela argumentou, ainda, que médicos *"precisam de treinamento rigoroso e disciplinado"* na leitura e na escrita narrativa não apenas para seu próprio bem (ajudá-los a lidar com as pressões e os traumas do trabalho clínico), mas também *"pelo bem do exercício de sua profissão"*. Sem essa competência narrativa, clínicos perdem a habilidade de entender completamente a experiência de doença de seus pacientes. Para Charon e outros profissionais da área, o estudo narrativo não é um mero adorno ao treinamento especializado de um médico; é uma ciência fundamental e básica que deve ser dominada para a prática médica.

Uma das maiores tarefas da medicina narrativa e, portanto, da psicoterapia narrativa é ser um bom ouvinte e conectar-se de maneira empática com a história do paciente. Um psiquiatra narrativo, assim como um médico narrativo, busca entender o paciente antes de tudo. Essa compreensão une paciente e clínico em uma experiência compartilhada do mundo do paciente e é muito mais do que uma explicação causal do problema A ou B que ele possa ter. Ela não abstrai simplesmente da situação da pessoa um rótulo categórico que agrupa problemas em uma grade abstrata bem conhecida. Pelo contrário, a compreensão narrativa sintoniza a singularidade do indivíduo e a impossibilidade de repetição da experiência e das dificuldades da pessoa. A compreensão narrativa, em suma, é uma apreciação profunda do indivíduo como um todo – como ele se sente, em um contexto em particular, passando por problemas específicos.

Além de seguir o exemplo dos colegas da medicina narrativa, o psiquiatra narrativo também deve seguir o exemplo dos colegas contemporâneos de psicoterapia narrativa. A história da psicoterapia narrativa remonta ao trabalho inicial de Sigmund Freud, no nascimento da psicanálise. Na época, Freud lamentou que seus relatos de caso soavam mais como narrativas ficcionais do que como ciência exata.

A motivação da psicoterapia narrativa contemporânea para retomar o papel da narrativa se origina, em parte, da retomada da narrativa de modo mais amplo nas ciências humanas, na psicologia e na ciência social e, em parte, da história da psicoterapia desde Freud. Em psicoterapia, o século passado foi de combate, em que uma facção após a outra se separou da psicanálise. As alternativas de destaque à psicanálise incluíram as terapias comportamental, humanística, familiar, cognitiva, feminista e interpessoal, entre várias outras. Todas essas cisões são caracterizadas por novas divisões dentro de cisões, que fragmentaram o campo da psicoterapia a ponto de atualmente contar com mais de 400 abordagens ativas à psicoterapia. As abordagens narrativas surgem como parte de uma tendência importante de desvio da fragmentação contínua e em direção a uma reintegração da psicoterapia. Essas abordagens são inestimáveis para a integração da psicoterapia porque proporcionam uma orientação metateórica a partir da qual se pode entender e praticar psicoterapia.

METÁFORA

A metáfora desempenha sua função ao permitir entender e experimentar uma coisa como se fosse outra. A metáfora seleciona, acentua e contextualiza aspectos de dois sistemas de ideias de forma que eles sejam vistos como semelhantes: "o homem se parece mais com lobos depois que a metáfora do lobo é usada, e lobos parecem ser mais humanos".

Compreender metáforas dessa forma conecta-se a um trabalho mais amplo na filosofia linguística continental, e esse trabalho, como um todo, reconfigura ideias padronizadas sobre verdade e objetividade. A metáfora nos permite contornar as armadilhas binárias entre relativismo (tudo pode) e realismo (há apenas uma forma correta ou verdadeira de descrever o mundo). Quando o papel da linguagem é compreendido como mediador entre os conceitos e o mundo, não faz mais sentido pensar nesses termos extremamente modernistas de ou uma coisa ou outra. Em vez de usar a distinção binária rígida entre verdadeiro e falso, torna-se possível pensar em uma linguagem pós-moderna de realismo semiótico e consequências multidimensionais.

ENREDO

O enredo funciona como a metáfora, no sentido de ordenar experiências e fornecer uma forma para narrativas. O enredo, ou o processo de criar uma trama, acrescenta duas dimensões fundamentais à metáfora: (1) une o que, de outra forma, seriam elementos separados e heterogêneos; e (2) organiza a compreensão e a experiência de tempo, ou o que poderia ser chamado de percepção temporal.

A função crítica do enredo para a narrativa é que ele cria uma síntese narrativa entre diversos eventos individuais e os une em uma única história, permitindo que se estabeleça uma conexão inteligível entre eles. É impressionante o fato de o enredo criar uma síntese entre eventos e elementos que são surpreendentemente incongruentes ou heterogêneos – que não parecem se encaixar.

O enredo também configura esses diversos elementos em uma ordem temporal, que pode ser de dois tipos. Primeiro, cada enredo é composto por uma série de incidentes, de *instantes atuais* teoricamente infinitos. Segundo, cada enredo se apodera desses instantes atuais infinitos, os coloca em sucessão e os organiza em uma experiência humanamente controlável.

PERSONAGEM

Na teoria narrativa, o conceito de personagem está diretamente ligado à controvérsia contemporânea que envolve o conceito relacionado – e há quem argumente que seja o mais básico – de identidade. A controvérsia sobre identidade pode ser compreendida como uma tensão entre as abordagens essencialista e não essencialista. Noções essencialistas de identidade afirmam que cada pessoa tem uma personalidade fixa, talvez determinada geneticamente, que autenticamente pertence àquela pessoa e que se encontra no âmago do seu ser. Esse "eu verdadeiro" ou "eu nuclear" pode ser distorcido ou recoberto, mas, ainda assim, continua em posição para a descoberta se o indivíduo se dedicar com paciência e perseverança à tarefa. Críticas não essencialistas, no entanto, desconstruíram esse ideal de identidade e sua noção de um eu integral, original e unificado. Uma das formas mais produtivas de se conduzir em meio à tensão entre as compreensões essencialistas e não essencialistas de identidade é estabelecer uma comparação entre identidade (na vida) e personagem (na ficção). Em vez de adotar uma lógica linear que compreende a identidade como um conceito mais fundamental de personagem, essa abordagem usa uma lógica circular para argumentar que pessoas entendem a si mesmas da mesma forma como entendem personagens.

Abordagens narrativas à identidade permitem que o indivíduo navegue pela tensão entre identidades essencialistas e não essencialistas porque a identidade narrativa permite um tipo de continuidade ao longo do tempo, uma relativa estabilidade do eu, sem implicar um núcleo substancial ou essencialista dessa estabilidade. As interpretações que as pessoas fazem de si mesmas usam as histórias culturais que as envolvem para contar uma história do eu que foge aos dois extremos de mudança aleatória e identidade absoluta. Dessa forma, uma identidade narrativa também é uma identificação cultural. A identificação de uma pessoa pode parecer original, mas ela a narra com os recursos de história, linguagem e cultura.

PSICOTERAPIA NARRATIVA

Com essa breve introdução à medicina narrativa, à psicoterapia narrativa e à teoria narrativa, é possível ampliar ainda mais o sentido da narrativa para a psiquiatria.

Felizmente, um dos aspectos mais úteis da teoria narrativa para a psiquiatria é que ela proporciona um fundamento lógico metateórico abrangente para a compreensão de como essas várias psicoterapias funcionam. De uma perspectiva narrativa, todas as terapias envolvem um processo de contar e recontar histórias. Não importa qual estilo de psicoterapia seja usado, o processo envolve uma apresentação inicial de problemas que o indivíduo não consegue resolver. Cliente e terapeuta trabalham em conjunto para acrescentar novas perspectivas a esses problemas, permitindo entendê-los de uma nova maneira. Essas perspectivas adicionais apresentam grande variedade, dependendo do estilo de psicoterapia usado. Em outras palavras, faz diferença se a terapia é psicodinâmica, cognitiva, humanística, feminista, espiritual ou expressiva. Do posto privilegiado da teoria narrativa, no entanto, o que essas diferentes abordagens têm em comum é que retrabalham ou "reescrevem" a história inicial do paciente em uma nova história, permitindo novos graus de flexibilidade para compreender o passado e proporcionando novas estratégias para se lançar ao futuro.

NOVOS RUMOS

Trabalhos recentes sobre medicina narrativa, psicoterapia narrativa e teoria narrativa abriram as portas para o desenvolvimento da psiquiatria narrativa. Tal desenvolvimento proporciona um corretivo crítico para a prática psiquiátrica contemporânea que ajuda a trazer a psiquiatria de volta de suas obsessões atuais com ciência e método científico. Esse corretivo não é um retorno à psicanálise nem destrói o avanço da psiquiatria científica. Quando os psiquiatras adotam a narrativa, eles não descartam suas outras habilidades e conhecimento. O deslocamento para a narrativa é, assim como qualquer outra coisa, uma mudança de atitude e uma abertura para novas fontes de informação. Ele começa a trazer à tona o fato de que o encontro clínico é um encontro humano e segue ao se abrir para colegas das áreas das humanidades, ciências sociais interpretativas e artes para ajudar a entender melhor esse encontro humano.

Acima de tudo, a psicoterapia narrativa se une a outros esforços contemporâneos em psiquiatria – como o momento de recuperação – para deixar os encontros clínicos muito mais colaborativos e voltados para o paciente. A psicoterapia narrativa, em seu âmago, reconhece que há muitas formas diferentes de contar a história de vida de alguém. A escolha entre diferentes opções é uma forma fundamental pela qual as pessoas criam sua identidade. Essas alternativas não devem ser reduzidas a seleções especializadas ou científicas porque são sempre escolhas pessoais e éticas. No fim, são escolhas sobre o tipo de vida que se quer ter.

Ademais, o clínico deve compreender o valor da biografia, da autobiografia e da literatura para desenvolver um repertório de estruturas e opções narrativas. No fim, a competência narrativa em psiquiatria significa ter extrema familiaridade com as muitas histórias possíveis de dor psíquica e diferença psíquica. Quanto mais histórias o clínico conhece, mais chances ele tem de ajudar seus pacientes a encontrar uma estrutura narrativa que funcione para eles.

Para pacientes e usuários do serviço em potencial, uma compreensão narrativa significa que há uma gama de possíveis terapeutas e soluções de cura que podem ser úteis. Uma abordagem válida para uma pessoa pode não ser a certa para outra. Deve haver um encaixe entre a abordagem e o indivíduo, que deve se sentir com autonomia para levar a sério suas intuições e sentimentos. Se a pessoa auxiliada não sente esse encaixe, ela provavelmente está certa. Pode muito bem haver outra abordagem que funcione melhor com suas propensões. No entanto, julgamento é fundamental. Experiências terapêuticas de todos os tipos podem ser frustrantes, lentas e incertas. Por exemplo, como saber quando uma abordagem não satisfaz as necessidades quando é algo que leva tempo, exige paciência e perseverança para ser útil? Da perspectiva narrativa, não existe um padrão ideal nem respostas simples. Apenas discernimento, sabedoria e tentativa e erro podem decidir.

REFERÊNCIAS

Adler JM, Harmeling LH, Walder-Biesanz I. Narrative meaning making is associated with sudden gains in psychotherapy clients' mental health under routine clinical conditions. *J Consult Clin Psychol.* 2013;81(5):839.

Alves D, Fernández-Navarro P, Baptista J, Ribeiro E, Sousa I, Gonçalves MM. Innovative moments in grief therapy: the meaning reconstruction approach and the processes of self-narrative transformation. *Psychother Res.* 2014;24(1):25–41.

Boudreau JD, Liben S, Fuks A. A faculty development workshop in narrative-based reflective writing. *Perspect Med Educ.* 2013;1(3):143–154.

Cassel E. The nature of suffering and the goals of medicine. *N Engl J Med.* 1982;306(11):639.

Charon R. Narrative and medicine. *N Engl J Med.* 2004;350(9):862.

Charon R. Narrative medicine: Attention, representation, affiliation. *Narrative.* 2005;13(3):261.

Charon R. *Narrative Medicine: Honoring the Stories of Illness.* Oxford: Oxford University Press; 2006.

Frank AW. Narrative psychiatry: How stories can shape clinical practice (review). *Lit Med.* 2012;30(1):193–197.

Gaines A, Schillace B. Meaning and medicine in a new key: Trauma, disability, and embodied discourse through cross-cultural narrative modes. *Cult Med Psychiatry.* 2013;37(4):580–586.

Hansen J. From hinge narrative to habit: Self-oriented narrative psychotherapy meets feminist phenomenological theories of embodiment. *Philos Psychiatry Psychol.* 2013;20(1):69–73.

Hazelton L. Improving clinical care through the stories we tell. *CMAJ.* 2012;184(10):1178.

Launer J. Narrative diagnosis. *Postgrad Med J.* 2012;88(1036):115–116.

Lewis B. *Moving beyond Prozac, DSM, and the New Psychiatry: The Birth of Postpsychiatry.* Ann Arbor: University of Michigan Press; 2006.

Lewis BL. Narrative psychiatry. In: Sadock BJ, Sadock VA, Ruiz P, eds. *Kaplan & Sadock's Comprehensive Textbook of Psychiatry.* 9th ed. Vol. 2. Philadelphia: Lippincott Williams & Wilkins; 2009:2932.

Teichman Y. Echoes of the trauma: Relational themes and emotions in children of Holocaust survivors. *Psychother Res.* 2013;23(1):117–119.

▲ 28.12 Reabilitação psiquiátrica

Reabilitação psiquiátrica se refere a uma ampla gama de intervenções elaboradas para ajudar pessoas com deficiências causadas por doença mental a melhorarem seu funcionamento e qualidade de vida ao permitir que adquiram as habilidades e o apoio necessário para conseguirem desempenhar com sucesso o papel de adulto e no ambiente de sua escolha. Papéis normativos de adulto incluem viver de forma independente, estudar, trabalhar em empregos competitivos, relacionar-se com a família, ter amigos e relacionamentos íntimos. A reabilitação psiquiátrica enfatiza a independência em vez da dependência de profissionais, a integração à comunidade em vez do isolamento em locais para pessoas com deficiências e as preferências do paciente em vez de objetivos profissionais.

REABILITAÇÃO PROFISSIONAL

Prejuízo do desempenho do papel vocacional é uma complicação comum relacionada à esquizofrenia. Estudos em todos os Estados Unidos mostram que menos de 15% dos pacientes com doenças mentais graves, como esquizofrenia, estão empregados. Ainda assim, pesquisas também mostram que emprego competitivo é um objetivo primário de 50 a 75% dos pacientes com esquizofrenia. Devido aos interesses do paciente e a fatores históricos, a reabilitação vocacional sempre foi uma parte central da reabilitação psiquiátrica.

> Antônio é um homem de 45 anos que foi cliente de um serviço de saúde mental durante mais de 10 anos. Ele participou do programa de tratamento diário de reabilitação até ser convertido em um programa de apoio ao emprego. Seu gerente de caso o encorajou a pensar na possibilidade de trabalhar meio período. Antônio respondeu que não conseguia trabalhar devido à esquizofrenia e também porque estava ajudando a criar seus dois filhos, e precisava estar em casa às 15h, quando eles voltavam da escola. O gerente de caso explicou para Antônio que conseguir um emprego não significava necessariamente trabalhar 40 horas por semana e que muitas pessoas no programa de apoio ao emprego estavam trabalhando em empregos de meio período e até mesmo em empregos que exigiam apenas algumas horas por semana.
>
> Antônio concordou em se encontrar com um dos especialistas em emprego para discutir a possibilidade de trabalhar. Ao longo das semanas seguintes, o especialista se encontrou com ele várias vezes, leu seu registro clínico e conversou com seu gerente de caso e seu psiquiatra. O especialista em emprego soube que Antônio adorava dirigir seu carro e também que ele tinha problemas de frequência em empregos anteriores porque se sentia desconsiderado. O especialista achou que Antônio era uma pessoa sociável e simpática.
>
> Antônio contou que estava disposto a fazer qualquer tipo de serviço. Não tinha um emprego específico em mente. Depois de discutir as opções com Antônio e com a equipe, o especialista sugeriu um emprego em Meals on Wheels, como motorista de tele-entrega. Antônio foi contratado e adorou sua função desde o início. Absenteísmo nunca foi um problema, porque ele gostava de dirigir e sabia que as pessoas contavam com ele para entregar suas refeições. O horário era perfeito (10h às 14h), de forma que ele podia estar em casa quando seus filhos voltavam da escola, e Antônio fez amizade com os outros funcionários. Contou a seu gerente de caso que era maravilhoso ter um salário para contribuir com as despesas novamente. O melhor de tudo, afirmou, era que seus filhos o viam sair para trabalhar como os pais de seus amigos. (Cortesia de Robert E. Drake, M.D., Ph.D., e Alan S. Bellack, Ph.D.)

REABILITAÇÃO DE HABILIDADES SOCIAIS

Disfunção social é uma característica que define a esquizofrenia. Uma pessoa com o transtorno tem dificuldade em cumprir funções sociais como trabalhador, cônjuge e amigo e também em satisfazer suas necessidades quando uma interação social se faz necessária (p. ex., negociar com comerciantes, solicitar ajuda para resolver problemas). A disfunção social é semi-independente de sintomatologia e desempenha um papel importante no curso e no resultado do transtorno. Conforme consta na Tabela 28.12-1, a competência social se baseia em três habilidades inerentes: (1) percepção social, ou habilidades de acolhimento; (2) cognição social, ou habilidades de processamento; e (3) resposta comportamental, ou habilidades expressivas. A percepção social é a capacidade de ler ou decodificar estímulos sociais com exatidão, o que inclui a detecção precisa de deixas de afeto, como expressões faciais e nuances de voz, gestos e postura corporal, bem como conteúdo verbal e informação contextual. A cognição social envolve a análise efetiva do estímulo social, a integração de informações atuais com informações históricas e o planejamento de uma resposta eficiente. Esse domínio também é chamado de *resolução social de problemas*.

Métodos

A principal modalidade do treinamento de habilidades sociais é a interpretação de papéis em conversas simuladas. Primeiro, o treinador fornece as instruções sobre como desempenhar a habilidade e, então, modela o comportamento para demonstrar como ela é executada. Depois de identificar uma situação social relevante na qual a habilidade pode ser usada, o paciente começa a interpretação de papéis com o treinador. Em seguida, o treinador dá *feedback* e reforço positivo, os quais são seguidos por sugestões sobre como melhorar a resposta. A sequência de interpretação de papéis seguida por *feedback* e reforço é repetida até que o paciente consiga executar a resposta de forma adequada. O treinamento costuma ser conduzido em pequenos grupos (6 a 8 pessoas), sendo que cada paciente pratica a interpretação de papéis durante 3 a 4 tentativas e dá *feedback* e reforço aos outros. O ensino é ajustado ao indivíduo – por exemplo, um membro do grupo com grande prejuízo pode simplesmente praticar dizer "não" a uma solicitação simples, enquanto

**TABELA 28.12-1
Componentes de habilidade social**

Comportamentos expressivos
   Conteúdo da fala
   Características paralinguísticas
   Volume da voz
   Cadência da fala
   Tom
   Entonação
Comportamentos não verbais
   Contato visual (olhos nos olhos)
   Postura
   Expressão facial
   Proxêmica
   Cinésica
Habilidades receptivas (percepção social)
   Atenção a deixas relevantes e sua interpretação
   Identificação de emoções
Habilidades de processamento
   Análise das exigências da situação
   Incorporação de informações contextuais relevantes
   Resolução social de problemas
Comportamentos interativos
   Momento oportuno de resposta
   Uso de reforçadores sociais
   Revezamento
Fatores situacionais
   "Inteligência" social (conhecimento de hábitos sociais e das exigências da situação específica)

outro com menor prejuízo cognitivo pode aprender a negociar e a fazer concessões.

> Richard era um homem branco, solteiro, que foi diagnosticado com esquizofrenia aos 22 anos, quando recém havia começado a faculdade. Foi hospitalizado durante um breve período, mas não conseguiu voltar a estudar e retornou para a casa dos pais. Participou de um programa de hospital-dia irregularmente ao longo dos seis anos seguintes, antes de ser encaminhado para o auxílio em conseguir um emprego e encontros amorosos.
> Richard perdeu um período fundamental do desenvolvimento adulto e nunca conseguiu aprender habilidades para namorar ou para obter ou manter um emprego. Ele tinha cuidados adequados com a aparência e não se apresentava como um paciente, mas parecia pouco à vontade em interações sociais. Dificilmente fazia contato visual, olhando para o chão ao falar, e não iniciava conversas, apenas reagia a perguntas com respostas curtas.
> Foi convidado a participar de um grupo de treinamento de habilidades sociais durante três meses com outras seis pessoas. O enfoque do grupo era habilidades de emprego. Ensinavam-se habilidades sociais fundamentais para obter e manter um emprego, tais como a forma de se comportar em entrevistas de emprego; como abordar um supervisor para entender como realizar uma tarefa ou para pedir ajuda com problemas relacionados ao trabalho; como e quando fazer solicitações ou explicar problemas, tais como chegar atrasado ao trabalho devido ao trânsito ou precisar sair mais cedo para ir a uma consulta médica; e socializar com os colegas. Simultaneamente, Richard se matriculou em um programa de apoio ao emprego e trabalhou com um gerente de caso para conseguir um emprego em suporte técnico para computadores. Encontrou um emprego de 24 horas por semana em uma pequena empresa e continuou a frequentar o grupo de habilidades, usando as sessões para trabalhar em questões interpessoais no trabalho, incluindo como participar de conversas casuais com os colegas e lidar com solicitações sem sentido de clientes.
> Quando o grupo de habilidades vocacionais terminou, Richard se matriculou em um grupo voltado para encontros amorosos com outros sete pacientes de ambos os sexos que tinham interesses semelhantes. Esse grupo se concentrou em encontrar alguém para namorar, etiqueta de encontros, convidar alguém para sair (ou receber um convite), conversas adequadas em encontros, interações sexuais e práticas de sexo seguro. Além da interpretação de papéis e debates, o grupo compartilhou ideias sobre como conhecer pessoas e o que fazer durante encontros.
> Richard respondeu bem ao tratamento. Ele continuava no emprego de técnico em computadores na consulta de acompanhamento, seis meses depois de ter concluído a participação no grupo de habilidades para namoro. Seu gerente de caso também relatou que ele tinha uma namorada, uma mulher que havia conhecido em seu grupo paroquial. Ele também havia demonstrado interesse em se matricular em aulas noturnas na faculdade. Continuava morando na casa dos pais, mas, pela primeira vez, estava considerando o que precisaria fazer para se mudar. (Cortesia de Robert E. Drake, M.D., Ph.D., e Alan S. Bellack, Ph.D.)

Objetivos

No contexto de tratamento, há quatro objetivos principais de treinamento de habilidades sociais: (1) melhora das habilidades sociais em situações específicas; (2) generalização moderada de habilidades adquiridas para situações semelhantes; (3) aquisição ou reaprendizado de habilidades sociais e de conversação; e (4) redução da ansiedade social. A aprendizagem, no entanto, é tediosa ou quase não existe quando os pacientes apresentam um quadro florido do transtorno com sintomas positivos e alto nível de perturbação.

Alguns achados limitam a aplicabilidade de treinamento de habilidades sociais. É mais difícil ensinar habilidades de conversação complexas do que ensinar respostas verbais e não verbais mais breves e discretas em situações sociais. Como os comportamentos complexos são mais críticos para gerar apoio social na comunidade, desenvolveram-se métodos para melhorar o aprendizado e a duração de habilidades de conversação. Esses métodos, que se concentram no treinamento de habilidades sociais e de processamento de informações, são discutidos a seguir.

Treinamento em habilidades de percepção social

Recentemente, realizaram-se esforços para desenvolver estratégias para treinar pacientes na identificação de afeto e deixas sociais. Indivíduos com transtornos psicóticos crônicos, como esquizofrenia, costumam ter dificuldade de perceber e interpretar as deixas afetivas e cognitivas sutis, que são elementos fundamentais de comunicação. As capacidades de percepção social são consideradas o primeiro passo para a resolução de problemas interpessoais de forma eficiente; dificuldades nessa área provavelmente levam a uma cascata de déficits em comportamento social. Treinar habilidades sociais em percepção social trata desses déficits e ajuda a proporcionar uma base para desenvolver habilidades sociais e de enfrentamento mais específicas.

> Apesar de frequentar diversas reuniões sociais, Matt sentia-se separado do resto do grupo. Ele relatou que esses eventos pareciam "uma salada de imagens e sons". Seu terapeuta, ao reconhecer sua dificuldade com a percepção social, lhe deu uma série de perguntas elaboradas para ajudá-lo a organizar e dar sentido aos estímulos sociais que encontrava. Por exemplo, quando Matt ficava confuso com a conversa que estava tendo com alguém, ele deveria se perguntar: "Qual é o objetivo dessa pessoa em curto prazo? Em qual nível de revelação eu me enquadro? Eu deveria estar falando agora ou escutando?". Identificar as regras e os objetivos de uma interação social em particular forneceu um gabarito para Matt identificar e reagir a uma maior variedade de deixas sociais e, assim, intensificar seu repertório comportamental. (Cortesia de Robert Paul Liberman, M.D., Alex Kopelowicz, M.D., e Thomas E. Smith, M.D.)

Modelo de treinamento de processamento de informações. Métodos de treinamento que seguem uma perspectiva cognitiva ensinam o paciente a usar um conjunto de regras gerativas que podem ser adaptadas para uso em diversas situações. Por exemplo, uma estratégia de resolução de problemas em seis etapas foi desenvolvida como um guia para ajudar o paciente a superar dilemas interpessoais: (1) adotar uma atitude de resolução de problemas; (2) identificar o problema; (3) pensar em soluções alternativas; (4) avaliar soluções e escolher uma para colocar em prática; (5) planejar sua implementação e executá-la; e (6) avaliar a eficiência do esforço e, caso seja ineficaz, escolher outra alternativa. Embora o processo de resolução de problemas linear, estruturado e em etapas ocorra intuitiva e inconscientemente em pessoas sadias, ele pode ser um auxílio interpessoal proveitoso para ajudar pacientes com prejuízo cognitivo a lidar com as informações necessárias para satisfazer suas necessidades sociais e pessoais.

TERAPIA AMBIENTAL

A esfera de ação do ambiente é um local de moradia, aprendizado ou trabalho. As características que definem o tratamento são o uso de uma equipe para proporcionar a terapia e o tempo que o paciente passa no ambiente. Adaptações recentes da terapia ambiental incluem programas de 24 horas situados em locais da comunidade frequentados por pacientes, os quais fornecem apoio *in vivo*, manejo de caso e treinamento em habilidades de vida.

    A maioria dos programas de terapia ambiental enfatiza a interação social e em grupos; regras e expectativas são mediadas por pressão dos pares para normalização da adaptação. Quando o paciente é visto como um ser humano responsável, o papel de paciente fica sem contornos definidos. A terapia ambiental enfatiza os direitos do paciente a ter objetivos e liberdade de movimento e relacionamento informal com os funcionários e também destaca a participação interdisciplinar e a comunicação clara e voltada para objetivos.

Economia de fichas

O uso de fichas, pontos ou créditos como reforçadores secundários ou generalizados pode ser visto como elemento normalizador em um hospital mental ou ambiente hospitalar diário com um programa que imita o uso de dinheiro na sociedade para satisfazer necessidades instrumentais. A economia de fichas estabelece as regras e a cultura de uma unidade de internação hospitalar ou programa de hospitalização parcial, oferecendo coerência e consistência para a equipe interdisciplinar enquanto luta para promover avanço terapêutico em pacientes difíceis. Contudo, esses programas são difíceis de serem instaurados, e sua disseminação sofreu prejuízo devido aos pré-requisitos organizacionais e aos recursos e recompensas adicionais necessários para criar um ambiente verdadeiramente de reforço positivo. A Tabela 28.12-2 lista comportamentos que podem ser reforçados por fichas.

REABILITAÇÃO COGNITIVA

O aumento do reconhecimento da prevalência e da importância de déficits cognitivos ao longo da última década estimulou a ampliação do interesse em estratégias de correção. Muito do trabalho nessa área se concentrou nas abordagens psicofarmacológicas, em especial na nova geração de antipsicóticos. Novas gerações de medicamentos parecem ter um efeito positivo sobre o teste de desempenho neurocognitivo, mas o tamanho de efeito para qualquer um dos medicamentos é de pequeno a médio, e poucas evidências indicam que esses medicamentos tenham um impacto clinicamente significativo sobre o funcionamento neurocognitivo na comunidade. Como resultado, surgiu um interesse paralelo no potencial para *reabilitação* ou *correção cognitiva*. Esse corpo de trabalho se distingue da terapia cognitivo-comportamental e da terapia cognitiva, as quais se concentram em reduzir os sintomas psicóticos.

    Um estudo do National Institutes of Health (NIH) revelou que pacientes com esquizofrenia não conseguiram se beneficiar de instruções explícitas e da prática do Teste Wisconsin de Classificação de Cartas (WCST), um instrumento amplamente usado de funcionamento executivo. O estudo foi ligado a dados que demonstraram que pacientes apresentavam redução no fluxo sanguíneo pré-frontal no córtex pré-frontal dorsolateral enquanto respondiam ao WCST, sugerindo que a esquizofrenia se caracterizava por uma anormalidade imodificável do córtex pré-frontal dorsolateral. O trabalho do NIH estimulou uma série de demonstrações laboratoriais, em grande parte bem-sucedidas, de que déficits de desempenho no WCST, embora disseminados, não são nem endêmicos da doença, nem imutáveis. Por exemplo, um estudo

TABELA 28.12-2
Contingências de reforço na economia de fichas usadas na Unidade de Pesquisa Clínica de Camarillo – UCLA[a]

Ganho de fichas	
Levantar-se da cama cedo e vestir-se a tempo	3
Completar as atividades da manhã da vida diária de modo satisfatório	3
Participar de forma satisfatória de um grupo de treinamento de habilidades sociais ou atividade de terapia recreativa	10
Participar de forma satisfatória de sessão de terapia comportamental individual	10
Participar de forma satisfatória de atividades de tempo de lazer (por atividade)	5
Satisfazer os critérios de verificação de vestimenta e higiene durante o dia (por verificação)	3
Tomar banho de forma satisfatória	3
Completar trabalhos ou tarefas na unidade (por trabalho oude tarefa)	4
Participar de reabilitação vocacional fora da unidade ou de atividade de educação adulta (por turno)	10
Multas de fichas	
Violar regra de tabagismo	5
Deitar no chão	5
Roubar	10
Falsificar cartão de crédito de fichas	10
Agredir ou destruir propriedade	20
Voltar tarde do direito de usufruir os jardins da unidade	20
Reforçadores disponíveis para fichas	
Cigarros	4
Bebidas (café, chá, refrigerantes, chocolate quente)	10
Petiscos (batatas *chips*, *pretzels*, sorvete, balas)	10
Direito aos jardins (por 30 minutos)	4
Tempo para música (por 30 minutos)	4
Tempo privado no quarto (por 30 minutos)	4
Videogame, mp3, TV particular (por 30 minutos)	4

[a] Esta economia de fichas usa um cartão que pode ser perfurado para documentar ganhos de fichas e aquisições. A economia de fichas tem três níveis, os quais diferem quanto ao imediatismo e ao tipo de reforço e privilégios. No nível mais elevado de desempenho, o paciente carrega consigo um "cartão de crédito" e tem acesso total a todos os privilégios e recompensas da unidade sem ter que pagar por eles com fichas.
(Cortesia de Robert Paul Liberman, M.D.)

demonstrou que o desempenho no WCST podia ser intensificado por reforço financeiro e instruções específicas. Outros laboratórios, desde então, produziram efeitos comparáveis e duradouros usando estratégias semelhantes de treinamento e apenas prática prolongada.

QUESTÕES ÉTICAS

A ética de se conduzir estratégias de reabilitação costuma ser a mesma para conduzir outras psicoterapias. Duas questões, no entanto, vêm à tona com regularidade: evitar a infantilização e manter a confidencialidade. A primeira se preocupa com o risco de ver o paciente como incapaz de tomar decisões adultas, como participar ou não da reabilitação, onde viver, trabalhar ou não e usar ou não drogas e álcool. Embora possa ser mais uma questão de valores do que de padrões éticos, a reabilitação psiquiátrica se baseia na premissa de que o profissional e o paciente estão em uma parceria para facilitar a recuperação e melhorar a qualidade de vida. O modelo básico envolve a colaboração e um processo compartilhado de tomada de decisão e não retrata o profissional como uma autoridade ou figura paterna. Quando o paciente faz o que parecem ser más escolhas, o profissional deve considerar seu direito de fazê-lo e se elas são ou não perigosas, e não se simplesmente são escolhas que ele próprio não faria. Se a escolha tiver potencial danoso real, um processo colaborativo de considerar alternativas tem mais chances de produzir boas escolhas do que uma abordagem autoritária e admonitória.

Não considerar o paciente um parceiro também leva a violações de confidencialidade. Às vezes, os profissionais pressupõem que são os principais árbitros de quais informações devem compartilhar com os pais, outros clínicos e outros órgãos. Na verdade, na maioria das circunstâncias que não envolvem a segurança do paciente ou de terceiros, o indivíduo deve ser o árbitro de quais informações devem ser compartilhadas e com quem. Por exemplo, no apoio ao emprego, o paciente sempre determina a revelação ou não de informações sobre sua doença aos empregadores.

REFERÊNCIAS

Becker DR, Drake RE. *A Working Life for People with Severe Mental Illness*. New York: Oxford University Press; 2003.
Blau G, Surges Tatum D, Goldberg CW, Viswanathan K, Karnik S, Aaronson W. Psychiatric rehabilitation practitioner perceptions of frequency and importance of performance domain scales. *Psychiatr Rehabil J*. 2014;37(1):24–30.
Drake RE, Bellack AS. Psychiatric rehabilitation. In: Sadock BJ, Sadock VA, eds. *Kaplan & Sadock's Comprehensive Textbook of Psychiatry*. 8th ed. Vol. 1. Philadelphia: Lippincott Williams & Wilkins; 2005:1476.
Ganju V. Implementation of evidence-based practices in state mental health systems: Implications for research and effectiveness studies. *Schizophr Bull*. 2003;29:125–131.
Moran GS, Nemec PB. Walking on the sunny side: What positive psychology can contribute to psychiatric rehabilitation concepts and practice. *Psychiatric Rehab J*. 2013;36(3):202–208.
Mueser KT, Noordsy DL, Drake RE, Fox L. *Integrated Treatment for Dual Disorders: Effective Intervention for Severe Mental Illness and Substance Abuse*. New York: Guilford; 2003.
Rudnick A, Eastwood D. Psychiatric rehabilitation education for physicians. *Psychiatric Rehab J*. 2013;36(2):126–127.
Twamley EW, Jeste DV, Bellack AS. A review of cognitive training in schizophrenia. *Schizophr Bull*. 2003;29(2):359–382.
Zisman-Ilani Y, Roe D, Flanagan EH, Rudnick A, Davidson L. Psychiatric diagnosis: What the recovery movement can offer the DSM-5 revision process. *Psychosis*. 2013;5(2):144–153.

▲ 28.13 Psicoterapia e farmacoterapia combinadas

O uso de fármacos psicotrópicos em combinação com psicoterapia se tornou amplamente disseminado. Na verdade, tornou-se o padrão para o cuidado com vários pacientes que consultam psiquiatras. Nessa abordagem terapêutica, a psicoterapia é intensificada com o uso de agentes farmacológicos. Não deve ser um sistema no qual o terapeuta se encontra com o paciente eventual ou irregularmente para monitorar os efeitos da medicação ou para tomar notas em uma escala de pontuação para avaliar o progresso ou os efeitos colaterais, mas um sistema no qual as duas terapias estão integradas e são sinérgicas. Em muitos casos, demonstrou-se que os resultados de terapia combinada são superiores aos de qualquer um dos tipos de terapia usados de forma isolada. A expressão *psicoterapia orientada por farmacoterapia* é usada por alguns profissionais para se referir à abordagem combinada. Os métodos de psicoterapia podem apresentar imensa variação, e todos podem ser combinados com farmacoterapia quando indicado.

INDICAÇÕES PARA TERAPIA COMBINADA

Uma das principais indicações para o uso de medicamentos ao conduzir psicoterapia, especialmente no caso de pacientes com transtornos mentais maiores, como esquizofrenia ou transtorno bipolar, é o fato de psicotrópicos reduzirem ansiedade e hostilidade, o que melhora a capacidade do paciente de se comunicar e de participar do processo terapêutico. Outra indicação para terapia combinada é aliviar o sofrimento quando os sinais e os sintomas do transtorno do paciente forem tão proeminentes a ponto de exigirem melhora mais rápida do que a psicoterapia isolada pode oferecer. Além disso, cada técnica pode facilitar a outra; a psicoterapia pode permitir que o paciente aceite um agente farmacológico necessário, e o fármaco psicoativo pode permitir que ele supere a resistência de começar ou continuar a psicoterapia (Tab. 28.13-1).

A redução de sintomas, especialmente de ansiedade, não diminui a motivação do paciente para psicanálise ou outra psicoterapia voltada para o *insight*. Na prática, a redução de sintomas induzida por fármacos melhora a comunicação e a motivação. Todas as terapias têm uma base cognitiva, e a ansiedade interfere de modo geral na capacidade de o paciente compreender a doença de maneira cognitiva. Fármacos que reduzem a ansiedade facilitam a compreensão cognitiva. Eles podem melhorar atenção, concentração, memória e aprendizado em pessoas que sofrem de transtornos de ansiedade.

QUANTIDADE DE CLÍNICOS NO TRATAMENTO

Qualquer quantidade de clínicos pode estar envolvida no tratamento de um transtorno psiquiátrico. Na *terapia com uma pessoa*, o psiquiatra providencia a psicoterapia individual e o tratamento com medicamentos. A terapia com mais pessoas é uma forma de tratamento na qual um terapeuta (que pode ser um psiquiatra, psicólogo ou assistente social) conduz a psicoterapia enquanto o outro terapeuta (sempre um psiquiatra) prescreve medicamentos. Outros terapeutas podem supervisionar terapia familiar, terapia de casal ou terapia de grupo. As expressões *coterapia* ou *terapia triangular* às vezes são usadas para descrever permutações de terapia com várias pessoas.

COMUNICAÇÃO ENTRE TERAPEUTAS

Sempre que mais de um clínico estiver envolvido no tratamento, deve haver troca de informações regularmente. Alguns pacientes

TABELA 28.13-1
Benefícios da terapia combinada

Melhora da adesão aos medicamentos
Melhor monitoramento da situação clínica
Redução da quantidade e da duração de internações
Redução do risco de recaída
Melhora do funcionamento social e ocupacional

dividem a transferência entre os dois; um terapeuta pode ser visto como generoso e protetor, e o outro pode ser visto como sonegador e distante. De modo semelhante, questões de contratransferência, como um terapeuta se identificar com a imagem idealizada ou desvalorizada do outro profissional, podem interferir na terapia. Essas questões precisam ser solucionadas, e os coterapeutas precisam ser compatíveis e respeitosos em relação à orientação do outro, de forma que o programa possa ser bem-sucedido.

Um terapeuta pode ter algumas preocupações quanto à qualidade da psicofarmacologia ou de que o regime existente precise ser reconsiderado. Por exemplo, um paciente pode não estar se dando bem com o medicamento, experimentar efeitos colaterais significativos ou demonstrar ausência de melhora suficiente. Alguns pacientes também podem estar tomando muitos medicamentos diferentes. Quando, e se, for considerado de interesse do paciente questionar o regime de medicação ou a habilidade do médico que o receitou, esses receios não devem ser compartilhados com o paciente antes de uma consulta com o médico que prescreveu a medicação.

Se o terapeuta ou farmacologista, depois de um esforço de boa-fé de compreender os métodos e o curso de tratamento, ainda estiver apreensivo com o tratamento, deve comunicar a seu colega que é válido obter uma segunda opinião. Então, essa sugestão pode ser feita ao paciente sem necessariamente causar preocupações indevidas. A comunicação entre os clínicos responsáveis pelo tratamento deve acontecer com a frequência necessária. Não há um padrão que a determine.

ORIENTAÇÕES DOS CLÍNICOS RESPONSÁVEIS PELO TRATAMENTO

A orientação do psiquiatra ou outro clínico responsável pelo tratamento influencia o processo terapêutico durante o tratamento combinado. Clínicos invariavelmente trazem um viés teórico para o contexto do tratamento. Alguns, por exemplo, são orientados, devido a preferências e treinamento, a praticar uma forma específica de psicoterapia, como psicanálise, terapia cognitivo-comportamental (TCC) ou terapia de grupo. Para esses clínicos, a psicoterapia é vista como modalidade principal de tratamento, sendo que os agentes farmacológicos são usados como terapia adjunta. Em contrapartida, para um psiquiatra com orientação psicofarmacológica, a psicoterapia é vista como uma intensificação do uso de medicamentos. Embora possa surgir desacordo quanto a qual abordagem represente o ingrediente mais ativo na resposta clínica, o uso ideal das duas modalidades deve ser complementar.

Além de ter amplo treinamento em mais de uma técnica psicanalítica ou psicoterapêutica, o psiquiatra que pratica psicoterapia com orientação farmacoterápica deve ter um conhecimento abrangente de psicofarmacologia. Esse conhecimento deve incluir a compreensão total das indicações para o uso de cada fármaco, das contraindicações, da farmacocinética e farmacodinâmica, das interações medicamentosas (com todos os agentes farmacológicos, não apenas os agentes psicoativos) e dos efeitos adversos de medicamentos. O psiquiatra deve ser capaz tanto de identificar os efeitos adversos quanto de tratá-los.

Médicos não psiquiatras costumam usar agentes psicoativos de forma imprecisa (doses pequenas ou grandes demais durante um curso muito curto ou muito longo) porque não têm o conhecimento psicofarmacológico necessário, nem treinamento ou experiência. Psicoterapeutas que trabalham com clínicos gerais devem compreender as limitações desses profissionais e devem buscar uma consulta com um psiquiatra caso o paciente não esteja respondendo ou tolerando o medicamento. Em algumas situações, é preferível que a psicoterapia e a farmacoterapia sejam aplicadas pelo mesmo clínico; contudo, com frequência, isso não é possível devido a uma série de motivos, incluindo disponibilidade do terapeuta, limitações de tempo e restrições financeiras, entre outros (Tab. 28.13-2).

TABELA 28.13-2
Situações clínicas nas quais é vantajoso um psiquiatra fornecer medicamentos e psicoterapia

Pacientes com esquizofrenia e outros transtornos psicóticos que não aderem à medicação prescrita

Pacientes com transtorno bipolar tipo I que negam a doença e não querem cooperar com o plano de tratamento

Pacientes com condições médicas graves ou instáveis

Pacientes com transtorno da personalidade *borderline* grave

Pacientes impulsivos e gravemente suicidas com possibilidade de precisarem de hospitalização

Pacientes com transtornos alimentares que apresentam problemas complicados de manejo

Pacientes que apresentam um quadro clínico no qual a necessidade de medicamentos é indeterminada e, portanto, requerem avaliação constante

Atitudes do terapeuta

Psiquiatras treinados primariamente como psicoterapeutas podem prescrever medicamentos de forma mais relutante do que os que têm uma orientação maior para a psiquiatria biológica. Em contrapartida, aqueles que veem a medicação como o tipo preferido de intervenção para a maioria dos transtornos psiquiátricos podem relutar em encaminhar pacientes para psicoterapia. Terapeutas pessimistas com o valor da psicoterapia ou que julgam mal a motivação do paciente podem prescrever medicamentos devido às suas próprias crenças; outros podem restringir o uso de medicamentos se sobrevalorizam psicoterapia ou subvalorizam tratamentos farmacológicos. Quando um paciente faz psicoterapia com alguém que não é o clínico que receita os medicamentos, é importante reconhecer a inclinação para o tipo de tratamento e evitar travar batalhas em defesa de opiniões que acabam colocando o paciente no meio de um conflito.

Fenômeno de vínculo

Em algum momento, o paciente pode ver a melhora com a terapia como resultado de um vínculo consciente ou inconsciente entre o agente psicofarmacológico e o terapeuta. Na verdade, depois da descontinuação de um medicamento, o paciente costuma levar um comprimido consigo para sentir-se tranquilo. Nesse sentido, o comprimido atua como objeto transicional entre o paciente e o terapeuta. Alguns pacientes com transtornos de ansiedade, por exemplo, podem levar consigo um único comprimido de benzodiazepínico, que é tomado quando acham que estão prestes a ter um ataque de ansiedade. Então, o paciente pode relatar que o ataque foi abortado – antes mesmo que o medicamento pudesse ser absorvido na circulação sanguínea. Em outros casos, o comprimido nunca é tomado, porque o paciente sabe que ele está disponível e fica tranquilizado. O fenômeno de vínculo normalmente não é observado a menos que o paciente esteja em uma transferência positiva com o terapeuta. De fato, o terapeuta pode usar esse fenômeno como vantagem ao sugerir que o paciente leve consigo o medicamento para usá-lo conforme necessário. No fim, o comportamento deve ser analisado, e frequentemente o paciente atribui propriedades mágicas ao terapeuta que, então, são transferidas para o medicamento. Alguns clínicos acreditam que o efeito seja o resultado de condicionamento. Depois de tentativas repetidas, simplesmente olhar para o medicamento pode reduzir a ansiedade. A transferência positiva também pode causar *cura da transferência* ou *fuga para saúde*, na qual o paciente se sente melhor em uma tentativa inconsciente de satisfazer as supostas expectativas do médico que receitou o fármaco. O terapeuta deve considerar esse fenômeno se o paciente relatar melhora rápida muito antes que um medicamento possa alcançar seu nível terapêutico.

> Rachel, uma mulher branca de 25 anos, se apresentou com sintomas depressivos e dor abdominal. Depois de uma avaliação médica e psiquiátrica minuciosa, foi diagnosticada com depressão maior de gravidade moderada e síndrome do intestino irritável. Começou um curso de TCC voltada para seu estilo de atribuição negativa e baixa autoestima e aprendeu técnicas de relaxamento e distração para sua dor. Depois de um período experimental de 12 semanas, teve remissão apenas parcial de seus sintomas e passou a ser medicada com um antidepressivo, citalopram, a 20 mg por dia. Seus sintomas depressivos cederam em um mês, e ela obteve um funcionamento melhor no trabalho, mas, socialmente, seu contato com pares continuou hesitante. A dor abdominal continuou, e ela começou a exibir um padrão de transtorno alimentar, restringindo seu consumo de modo rigoroso a 500 calorias por dia devido à "dor". Rachel perdeu 7 kg ao longo dos meses seguintes. Iniciou-se um plano comportamental intensivo voltado para a alimentação, e deu-se seguimento à investigação sobre suas cognições negativas relacionadas à alimentação, à dor, e a preocupações recentes de que iria recuperar o peso rapidamente demais e iria ficar "gorda". Ela não satisfez os critérios de perda de peso para anorexia nervosa, embora suas distorções cognitivas sobre sua imagem corporal fossem extremas. Essas novas preocupações resultaram em uma recaída em seus sintomas depressivos, incluindo ideação suicida, e sua dose de citalopram foi aumentada para 40 mg ao dia. Ela relatou acatisia grave com essa dosagem e se recusou a tomar medicamentos, incluindo um antidepressivo de outra classe. Rachel, no entanto, concordou em intensificar a frequência da terapia para duas vezes por semana, o que permitiu que ela explorasse alguns de seus conflitos, sentimentos e pensamentos que alimentavam sua doença refratária ao tratamento. Uma combinação de psicoterapia e hipnose foi usada para esse trabalho. Ao longo dos seis meses seguintes, Rachel revelou que havia sido abusada sexualmente quando criança e que sentia que não "merecia" viver ou se alimentar e que a dor servia para "puni-la" por ser má. Ela também admitiu resistir aos medicamentos "psicologicamente" porque sentia que não merecia melhorar. Seu *insight*, aliado às habilidades de enfrentamento que havia desenvolvido durante a terapia, resultou na redução dos sintomas depressivos, na melhora acentuada de seus hábitos alimentares, com normalização do peso, e na diminuição da dor abdominal. Ela manteve esses ganhos ao longo do ano seguinte, incluindo a normalização de seu funcionamento diário, uma promoção no trabalho e a capacidade de tolerar a intimidade com o namorado. (Cortesia de E. M. Szigethy, M.D., Ph.D., e E. S. Friedman, M.D.)

ADESÃO E EDUCAÇÃO DO PACIENTE

Adesão

Adesão é o grau em que o paciente executa as recomendações do médico. A adesão é fomentada quando o relacionamento entre médico e paciente é positivo, e a recusa do paciente em tomar os medicamentos pode proporcionar *insight* sobre uma situação de transferência negativa. Em alguns casos, o indivíduo atua sua hostilidade com a falta de adesão em vez de ficar ciente e desabafar seus sentimentos negativos com relação ao médico. A falta de adesão ao regime medicamentoso pode dar ao psiquiatra a primeira pista da presença de uma transferência negativa em um paciente que, de outra forma, é obediente e que parece ser agradável e cooperativo.

Educação

O paciente deve conhecer os sinais e os sintomas que se espera serem reduzidos pelo fármaco, o período de tempo durante o qual irá tomá-lo, os efeitos adversos esperados e inesperados e o plano de tratamento a ser seguido caso o fármaco não surta efeito. Embora alguns transtornos psiquiátricos interfiram na capacidade do paciente de entender essas informações, o psiquiatra deve informá-lo o máximo possível. A apresentação clara desse material costuma ser menos amedrontadora do que as fantasias do paciente sobre o tratamento farmacológico. O psiquiatra deve dizer ao paciente quando ele pode esperar a começar a receber os benefícios do fármaco. A informação é mais importante quando a pessoa apresenta um transtorno do humor e pode não perceber efeitos terapêuticos durante 3 a 4 semanas.

As atitudes ambivalentes de alguns pacientes com relação a fármacos costumam refletir a confusão sobre tratamento farmacológico que existe no campo da psiquiatria. Com frequência, as pessoas acreditam que tomar um fármaco psicoterápico significa que não têm controle sobre suas vidas ou que podem ficar dependentes e ter que tomá-lo para sempre. O psiquiatra deve explicar a diferença entre drogas de abuso que afetam o cérebro normal e fármacos psiquiátricos usados para tratar transtornos emocionais. Ele também deve salientar que antipsicóticos, antidepressivos e antimaníacos não são aditivos da mesma forma que heroína, por exemplo. A explicação clara e sincera sobre o tempo durante o qual o paciente deve ser medicado com o fármaco ajuda-o a se acostumar com a ideia de medicamentos de manutenção crônica, se esse for o plano de tratamento. Em alguns casos, o psiquiatra pode, adequadamente, conferir ao paciente responsabilidade cada vez maior por ajustar os medicamentos com o avanço do tratamento. Com frequência, essa atitude ajuda o paciente a se sentir menos controlado pelo fármaco e propicia um papel mais colaborativo com o terapeuta.

TEORIA DA ATRIBUIÇÃO

A teoria da atribuição se refere ao modo como as pessoas percebem as causas de comportamento. Conforme essa teoria, há chances de que as pessoas atribuam mudanças em seu próprio comportamento a eventos externos, mas com a tendência de atribuir o comportamento de outros a disposições internas, como traços de personalidade. Pesquisas sobre os efeitos de fármacos por defensores da teoria da atribuição mostraram que quando o paciente toma o medicamento e seu comportamento muda, ele atribui a mudança ao fármaco, e não às alterações que ocorrem em si mesmo. Desse modo, é desaconselhável descrever um fármaco como extremamente forte ou eficaz, porque, se ele tiver o efeito desejado, o paciente pode acreditar que esse foi o único motivo pelo qual melhorou; se o fármaco não funcionar, ele pode presumir que sua condição não tem cura. O melhor que o terapeuta pode fazer é apresentar o uso de fármacos e psicoterapia como complementares, ou adjuntos, em que nenhum deles age isoladamente e ambos são necessários para que ocorra a melhora ou a cura.

TRANSTORNOS MENTAIS

Transtornos depressivos

Alguns pacientes e clínicos temem que os medicamentos abafem a depressão e impeçam a psicoterapia. Ao contrário, medicamentos devem ser vistos como facilitadores para superar a anergia que inibe o processo de comunicação entre médico e paciente. O psiquiatra deve explicar ao paciente que a depressão interfere na atividade interpessoal de diversas maneiras. Por exemplo, ela produz retraimento e irritabilidade, os quais podem excluir pessoas significativas que, de outro modo, poderiam gratificar a forte necessidade de contar com os demais que compõe grande parte da psicodinâmica depressiva.

Se a medicação for interrompida, o psiquiatra deve ficar alerta para identificar sinais e sintomas de episódio depressivo maior recorrente. Pode ser necessário retomar o regime medicamentoso. Antes de fazê-lo, no entanto, deve-se analisar todo o tipo de estresse, especialmente rejeições, que poderia ter precipitado o transtorno depressivo maior recorrente. Um novo episódio de depressão pode ocorrer porque o paciente está em uma fase de transferência negativa, e o psiquiatra deve tentar provocar sentimentos negativos. Em muitos casos, o desabafo dos sentimentos de raiva dirigidos ao terapeuta sem uma reação de raiva pode servir como uma experiência emocional corretiva, e um episódio depressivo maior que precise de medicamentos pode, assim, ser evitado. A manutenção de pacientes depressivos com medicamentos costuma durar seis meses, ou até mais, após a melhora clínica. A interrupção da farmacoterapia antes desse período provavelmente resultará em recaída.

Comprovou-se que o tratamento combinado é superior a qualquer terapia usada de maneira isolada no tratamento de depressão maior. Ele está associado a melhora do funcionamento social e ocupacional e a mais qualidade de vida em comparação com qualquer tipo de terapia isoladamente.

Transtorno bipolar tipo I

Pacientes tratados com lítio ou sob outros tratamentos para transtorno bipolar tipo I costumam ser medicados durante um período indefinido de tempo para impedir episódios de mania ou depressão. A maioria dos psicoterapeutas insiste que indivíduos com transtorno bipolar tipo I sejam medicados antes de começarem algum tipo de terapia voltada para *insight*. Sem pré-medicação, a maioria dos pacientes com o transtorno não consegue fazer a aliança terapêutica necessária. Quando esses pacientes estão deprimidos, sua abulia perturba gravemente o fluxo de pensamentos, e as sessões não são produtivas. Quando estão maníacos, seu fluxo de associações pode ser rápido, e sua fala pode ter tanta pressão que o terapeuta pode ficar inundado de material e ser incapaz de realizar as interpretações adequadas ou de assimilar o material no quadro cognitivo perturbado do paciente.

A diretriz de prática da American Psychiatric Association (APA) para transtorno bipolar recomenda terapia combinada como melhor abordagem. Ela aumenta a adesão, reduz recaídas e também a necessidade de hospitalização.

Abuso de substância

Pacientes que fazem abuso de álcool ou drogas constituem o maior desafio da terapia combinada. Eles costumam ser impulsivos e, embora possam prometer não usar a substância, podem fazê-lo repetidamente. Além disso, com frequência sonegam informações ao psiquiatra sobre episódios de abuso. Por isso, alguns psiquiatras não prescrevem medicamentos para esses pacientes, especialmente substâncias com potencial elevado de abuso, como benzodiazepínicos, barbitúricos e anfetaminas. Fármacos sem potencial de abuso, como amitriptilina e fluoxetina, têm um papel importante no tratamento da ansiedade ou depressão que quase sempre acompanha transtornos relacionados a substâncias. O psiquiatra que conduz psicoterapia com esses pacientes não deve hesitar em solicitar testes de urina toxicológicos aleatoriamente.

Transtornos de ansiedade

Os transtornos de ansiedade englobam transtorno obsessivo-compulsivo (TOC), transtorno de estresse pós-traumático (TEPT), transtorno de ansiedade generalizada, transtornos fóbicos e transtorno de pânico com ou sem agorafobia. Muitos fármacos são eficazes para o manejo de sinais e sintomas que causam sofrimento. Assim que os sintomas são controlados com medicamentos, o paciente fica tranquilizado e se torna confiante de que o transtorno não irá deixá-lo incapacitado. O efeito é particularmente forte no transtorno de pânico, que com frequência está associado à ansiedade de antecipação ao ataque. A depressão também pode complicar o quadro de sintomas em pacientes com transtornos de ansiedade e precisa ser tratada tanto com fármacos como com psicoterapia. Estudos revelaram que pacientes com transtornos de ansiedade que recebem psicoterapia contínua têm menos chances de sofrer recaída em comparação com pacientes tratados unicamente com medicamentos.

Esquizofrenia e outros transtornos psicóticos

No espectro da esquizofrenia e outros transtornos psicóticos estão incluídos esquizofrenia, transtorno delirante, transtorno esquizoafetivo, transtorno esquizofreniforme e transtorno psicótico breve. O tratamento farmacológico para esses transtornos é sempre indicado, e a hospitalização costuma ser necessária com finalidade diagnóstica, para estabilizar os medicamentos, impedir perigo para si e para outros e estabelecer um programa psicossocial de tratamento que pode incluir psicoterapia individual. Na tentativa de psicoterapia individual, o terapeuta deve estabelecer um relacionamento de tratamento e uma aliança terapêutica com o paciente. O indivíduo com esquizofrenia se defende contra contato íntimo e confiança e com frequência se torna desconfiado, ansioso, hostil ou regride durante a terapia. Antes do surgimento de psicotrópicos, muitos psiquiatras temiam pela própria segurança quando trabalhavam com esses pacientes. De fato, ocorreram vários ataques.

A psicoterapia individual para esquizofrenia é um trabalho intensivo, caro e raramente tentado. O reconhecimento de que psicoterapia e farmacoterapia combinadas têm maior chance de sucesso do que qualquer um dos tipos de terapia isoladamente pode reverter essa situação. O psiquiatra que conduz a terapia combinada deve ser particularmente enfático e capaz de tolerar as manifestações bizarras da doença. Pacientes com esquizofrenia são extremamente sensíveis a rejeição, e a psicoterapia individual nunca deve ser iniciada a menos que o terapeuta esteja disposto a se comprometer totalmente com o processo.

OUTRAS QUESTÕES

Evidências sugerem que a terapia pode induzir mudanças físicas no sistema nervoso. Eric Kandel forneceu provas elegantes ao ganhar o Prêmio Nobel por demonstrar que estímulos ambientais produzem mudanças duradouras na arquitetura sináptica de organismos vivos. Estudos com imagens começaram a mostrar que pacientes que demonstram melhora clínica a partir de psicoterapia apresentam alterações no metabolismo cerebral semelhantes às observadas em pacientes tratados com sucesso com medicamentos.

Ainda assim, alguns pacientes têm boa resposta com apenas uma forma de tratamento. Mesmo com diagnósticos idênticos, nem todos respondem aos mesmos regimes de tratamento. O sucesso pode depender do conhecimento e da qualidade do clínico, bem como do benefício potencial de um fármaco específico.

Um verdadeiro dilema ao combinar tratamentos é o custo adicional direto de dois métodos. Embora um tratamento de sucesso resulte em menos custos para a sociedade, o valor do tratamento normalmente é definido de forma restrita pelo paciente como despesas financeiras e pelas empresas de seguro e de saúde como pagamentos ao médico ou ao hospital. No entanto, restrições impostas à frequência e ao custo de consultas a profissionais da saúde mental por empresas de cuidados com a saúde encorajam o uso de medicamentos em vez de psicoterapia.

REFERÊNCIAS

Anton RF, O'Malley SS, Ciraulo DA, Cisler RA, Couper D, Donovan DM, Gastfriend DR, Hosking JD, Johnson BA, LoCastro JS, Longabaugh R, Mason BJ, Mattson ME, Miller WR, Pettinati HM, Randall CL, Swift R, Weiss RD, Williams LD, Zweben A. Combined pharmacotherapies and behavioral interventions for alcohol dependence: The COMBINE study: A randomized controlled trial. *JAMA*. 2006;295:2003.
Arean PA, Cook BL. Psychotherapy and combined psychotherapy/pharmacotherapy for late life depression. *Biol Psychiatry*. 2002;52:293–303.
Beitman BD, Blinder BJ, Thase ME, Riba M, Safer DL. *Integrating Psychotherapy and Pharmacotherapy: Dissolving the Mind-Brain Barrier*. New York: Norton; 2003.
Blais MA, Malone JC, Stein MB, Slavin-Mulford J, O'Keefe SM, Renna M, Sinclair SJ. Treatment as usual (TAU) for depression: a comparison of psychotherapy, pharmacotherapy, and combined treatment at a large academic medical center. *Psychotherapy (Chic)*. 2013;50(1):110–118.
Brent DA, Birmhaher B. Adolescent depression. *N Engl J Med*. 2002;347:667–671.
Burnand Y, Andreoli A, Kolatte E, Venturini A, Rosset N. Psychodynamic psychotherapy and clomipramine in the treatment of major depression. *Psychiatr Serv*. 2002;53:585–590.
Friedman MA, Detweiler-Bedell JB, Leventhal HE, Horne R, Keitner GI, Miller IW. Combination psychotherapy and pharmacotherapy for the treatment of major depressive disorder. *Clin Psychol*. 2004;11:47–68.
Karon BP. *Effective Psychoanalytic Therapy of Schizophrenia and Other Severe Disorders*. Washington, DC: American Psychological Association; 2002.
Otto MW, Smits JAJ, Reese HE. Combination psychotherapy and pharmacotherapy for mood and anxiety disorders in adults: Review and analysis. *Clin Psychol*. 2005;12:72–86.
Overholser JC. Where has all the psyche gone? Searching for treatments that focus on psychological issues. *J Contemp Psychother*. 2003;33:49–61.
Peeters F, Huibers M, Roelofs J, van Breukelen G, Hollon SD, Markowitz JC, van Os J, Arntz A. The clinical effectiveness of evidence-based interventions for depression: A pragmatic trial in routine practice. *J Affect Disord*. 2013;145(3):349–355.
Preskorn SH. Psychopharmacology and psychotherapy: What's the connection? *J Psychiatr Pract*. 2006;12(1):41.
Ray WA, Daugherty JR, Meador KG. Effect of a mental health "carve-out" program on the continuity of antipsychotic therapy. *N Engl J Med*. 2003;348:1885–1894.
Schmidt NB. Combining psychotherapy and pharmacological service provision for anxiety pathology. *J Cogn Psychother*. 2005;19(4):307.
Szigethy, EM, Friedman, ES. Combined psychotherapy and pharmacology. In: Sadock BJ, Sadock VA, Ruiz P, eds. *Kaplan & Sadock's Comprehensive Textbook of Psychiatry*. 9th ed. Vol. 2. Philadelphia: Lippincott Williams & Wilkins; 2009:2923.
Szuhany KL, Kredlow MA, Otto MW. Combination Psychological and Pharmacological Treatments for Panic Disorder. *Int J Cogn Ther*. 2014;7(2):122–135.
Ver Eecke W. In understanding and treating schizophrenia: A rejoinder to the PORT report's condemnation of psychoanalysis. *J Am Acad Psychanal*. 2003;31:11–29.

▲ 28.14 Aconselhamento genético

Geneticistas médicos e conselheiros genéticos qualificados e com treinamento específico tradicionalmente fornecem aconselhamento genético a pacientes que precisam desse tipo de auxílio. Muitos psiquiatras, no entanto, também estão bem equipados para proporcionar informações e aconselhamento genéticos porque frequentemente têm conhecimento das necessidades e da história familiar de seus clientes e relacionamentos terapêuticos em andamento. A abordagem ideal para fornecer aconselhamento genético psiquiátrico é por meio de equipe multidisciplinar, com colaboração entre profissionais da área da genética e da saúde mental. Profissionais da área da genética com frequência buscam colaboração com um psiquiatra para pessoas com histórias psiquiátricas ou familiares difíceis. Eles também procuram colaboração ou referência para indivíduos com transtorno psiquiátrico; que têm dificuldades de se adaptar a um diagnóstico relacionado à genética; que precisam lidar com a morte de um familiar; ou que estão passando por uma dificuldade persistente para tomar uma decisão referente a um diagnóstico pré-natal ou teste genético. Eles também podem estar disponíveis para consulta profissional referente à avaliação de riscos, à coleta e à construção de histórias médicas familiares complicadas e à disponibilidade e às limitações de teste genético ou genômico.

DEFINIÇÕES

Aconselhamento genético é o processo de ajudar pessoas a compreender e a se adaptar às implicações médicas, psicológicas e familiares da contribuição genética à doença. Segundo a National Society of Genetic Counseling, ele incorpora três fatores: (1) interpretação de histórias familiares e médicas para avaliar a chance de ocorrência ou reocorrência de doenças; (2) educação relativa a hereditariedade, testes, manejo, prevenção, recursos e pesquisa; e (3) aconselhamento para promover escolhas esclarecidas e adaptação ao risco ou à condição. O processo visa reduzir estresse e facilitar adaptação, aumentar o sentimento de controle pessoal do indivíduo e facilitar a tomada de decisão esclarecida e o planejamento de vida.

O aconselhamento genético não se limita às considerações das contribuições genéticas de doenças; ele também considera os componentes *ambientais* da doença em questão junto com os componentes *genéticos*. A Tabela 28.14-1 lista a terminologia usada na área de aconselhamento genético. A Figura 28.14-1 ilustra uma história médica familiar complexa apresentada na forma de heredograma.

GENÉTICA E SAÚDE MENTAL

Transtornos podem ocorrer periodicamente em famílias por diversos motivos, incluindo funcionamento de genes (genes isolados *versus* poligenia) (Tab. 28.14-2), exposições ambientais compartilhadas, combinação de fatores genéticos e ambientais (multifatorial) e transmissão cultural. *Transtornos de gene único* são causados por defeitos em um gene específico e costumam ter padrões de herança simples e previsíveis. Em contrapartida, a maioria dos transtornos psiquiátricos tem etiologia *multifatorial*, influenciada por genes múltiplos e fatores ambientais, tornando sua previsão muito mais difícil.

TABELA 28.14-1
Terminologia genética

Acasalamento preferencial	Acasalamento não aleatório no qual indivíduos se acasalam preferencialmente com outros com traços semelhantes
Alelo	Uma das formas variantes de um gene em um *locus* ou local específico, em um cromossomo
Complexo (ou multifatorial)	Traços, doenças ou transtornos que resultam das interações entre fatores genéticos e ambientais
Consulente	Pessoa que busca aconselhamento genético
Familiar	Transtorno recorrente em uma família que pode resultar da combinação de genótipo e ambiente compartilhados
Fenótipo	Apresentação clínica do transtorno
Gene de maior efeito	Conforme encontrado em transtornos genéticos dominantes e recessivos, um gene que é capaz de causar um fenótipo independentemente, com pouca influência do ambiente ou de outras contribuições genéticas
Genoma	Todo o DNA (ácido desoxirribonucleico) dentro de uma célula ou organismo; nuclear e mitocondrial
Genótipo	Composição genética; com mais frequência refere-se à contribuição dos alelos em um *locus* específico
Herdabilidade	Proporção da variação fenotípica atribuível à variação genética
Parentes em primeiro grau	Parentes biológicos que compartilham 50% de sua composição genética (p. ex., pais, irmãos, filhos)
Parentes em segundo grau	Parentes biológicos que compartilham 25% de sua composição genética (p. ex., avós, netos, sobrinhos)
Poligenia	Traços resultantes da interação de vários genes
Pré-sintomático	Indivíduo não afetado que sabidamente porta mutação com alta probabilidade de resultar na expressão da doença
Probando	Pessoa afetada que leva a família à atenção médica
Risco absoluto	Risco de se desenvolver uma doença ao longo de um período específico de tempo (p. ex., o risco empírico para transtorno do espectro autista no irmão de um indivíduo com autismo idiopático é de aproximadamente 6 a 8%; termo relacionado: risco relativo)
Risco de morbidade, ou risco durante a vida	A probabilidade de que sujeitos sob estudo desenvolvam uma doença se viverem tempo suficiente; considera-se que um sujeito suscetível pode não ter início à época do exame ou pode morrer de outras causas antes do início
Risco de recorrência	Probabilidade de que um transtorno recorra em outros membros da família
Risco relativo	Risco de desenvolver a doença em comparação com um grupo de referência (p. ex., se a probabilidade de desenvolver autismo idiopático entre irmãos de uma pessoa afetada é de 6 a 8% em comparação com o risco na população em geral de 0,1%, então o risco relativo de transtorno do espectro autista em irmãos de um indivíduo afetado é de aproximadamente 70; termo relacionado: risco absoluto)
Suscetibilidade	Aumento do risco, devido à presença de alelo deletério, de desenvolver uma doença ou transtorno em comparação com a população em geral
Transtornos de espectro	Doença ou transtornos nos quais a expressão fenotípica se caracteriza por uma ampla faixa de variação (p. ex., transtorno do espectro autista)

TABELA 28.14-2
Exemplos de transtornos psiquiátricos com componente genético identificado em sua etiologia

Transtornos psicóticos: esquizofrenia, transtorno esquizoafetivo

Transtornos do humor: transtorno bipolar, depressão unipolar recorrente

Transtornos da personalidade: transtornos da personalidade antissocial, transtorno esquizotípico

Transtornos de ansiedade: transtorno de ansiedade generalizada, transtorno obsessivo-compulsivo, transtorno de pânico, fobia

Transtornos relacionados a substância: dependência e abuso de substância

Transtornos alimentares: anorexia nervosa, bulimia

Transtornos da infância: transtorno de déficit de atenção/hiperatividade, transtorno do espectro autista, transtornos de tique crônicos, incluindo transtorno de Tourette

Transtornos de memória: doença de Alzheimer

Existem dois fenômenos que complicam ainda mais o aconselhamento genético: penetrância e expressividade. *Penetrância* se refere à quantidade de indivíduos com um genótipo específico que também manifestam esse genótipo no nível fenotípico. Se todos os indivíduos portadores do gene dominante mostram um fenótipo do gene, diz-se que o gene é *totalmente penetrante*. Atualmente, existem apenas exemplos raros de genes para transtornos mentais que demonstram penetrância completa de sintomas na presença de um único gene. Um desses exemplos é a doença de Alzheimer familiar de início precoce que resulta de mutações na proteína precursora do amiloide (PPA) localizada no braço longo do cromossomo 21. Em contrapartida, *expressividade* se refere à extensão na qual um genótipo é expresso. No caso de expressividade variável, o traço pode variar quanto a sua expressão de leve a grave, mas nunca deixa de ser totalmente expresso em indivíduos portadores do gene. Acredita-se que os genes que resultam na maioria dos transtornos mentais regulem um amplo espectro de traços que demonstram a variabilidade de expressão (transtornos de espectro).

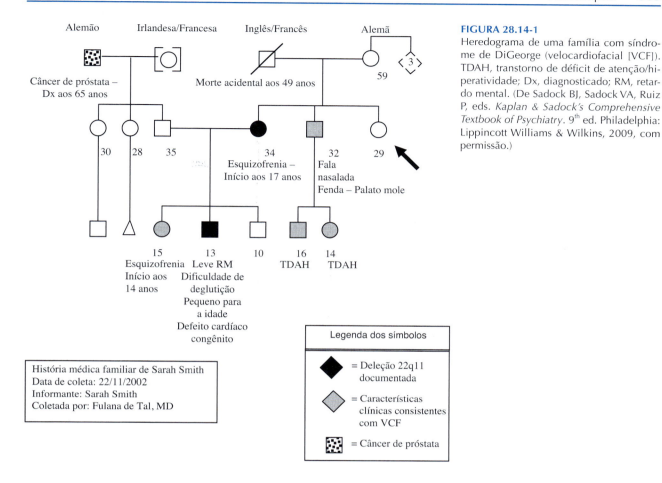

FIGURA 28.14-1
Heredograma de uma família com síndrome de DiGeorge (velocardiofacial [VCF]). TDAH, transtorno de déficit de atenção/hiperatividade; Dx, diagnosticado; RM, retardo mental. (De Sadock BJ, Sadock VA, Ruiz P, eds. *Kaplan & Sadock's Comprehensive Textbook of Psychiatry*. 9th ed. Philadelphia: Lippincott Williams & Wilkins, 2009, com permissão.)

 TABELA 28.14-3
Medidas e processos do aconselhamento genético

Solicitar e esclarecer as perguntas de apresentação e os objetivos do aconselhamento genético.
Coletar e analisar a história médica familiar.
Identificar os sistemas de apoio.
Verificar diagnósticos no probando e em outros membros da família afetados quando possível.
Tratar as questões e preocupações identificadas por meio do processo de aconselhamento genético.
Avaliar a capacidade emocional e intelectual do cliente antes de determinar a abordagem para a provisão de educação e aconselhamento.
Fornecer informações nos níveis cognitivos adequados.
Estar ciente de que o processamento de reações emocionais está interligado ao fornecimento de informações.
Avaliar o significado pessoal das informações e da disposição do cliente de negociar diversos riscos e fardos.
Quando aplicável, auxiliar o cliente a tomar uma decisão ao discutir as opções disponíveis; debater os benefícios e as limitações de cada alternativa.
Auxiliar o cliente com a adaptação à condição de risco na família.
Auxiliar a formular um plano que o cliente seja capaz de colocar em prática.
Proporcionar aconselhamento e apoio de acompanhamento.
Continuar a avaliar a compreensão do cliente e da família das informações e o efeito das informações, riscos ou decisões.

COMPONENTES DO PROCESSO DE ACONSELHAMENTO GENÉTICO

Solicitações para aconselhamento genético com frequência são iniciadas pelas perguntas do cliente ou de seus parentes sobre o transtorno presente na família. No caso de doença mental, as perguntas costumam ser apresentadas ao psiquiatra encarregado do caso. As questões do cliente são tratadas de modo mais eficaz por meio de um processo interativo que fornece informações ao cliente, e também ao profissional, pertinentes ao passo seguinte no processo de comunicação. Os componentes básicos de aconselhamento genético são descritos na Tabela 28.14-3.

Contratação

A contratação é uma etapa vital da sessão de aconselhamento genético psiquiátrico. Frequentemente, os objetivos da sessão irão variar com base nas histórias e no motivo (ou motivos) de preocupação do consulente. O fornecedor deve trabalhar com o consulente no início da sessão para estabelecer objetivos mútuos.

Documentação de diagnóstico, coleta e análise da história médica familiar

Uma história médica familiar (HMF) é obtida, e um heredograma de no mínimo três gerações é construído. A coleta da HMF tem início com a busca de informação pelo indivíduo. O *consulente* (ou cliente) é o indivíduo que busca as informações. *Probando* é o termo usado para iden-

TABELA 28.14-4
Tópicos incluídos na história médica familiar

A. Todo e qualquer diagnóstico psiquiátrico, seja durante a infância, idade adulta, seja pós-parto ou geriátrico
   1. Idade de início dos sintomas e do diagnóstico
   2. Avaliação subjetiva da gravidade da doença e da resposta ao tratamento
   3. Exposições ambientais potencialmente importantes (p. ex., trauma ao nascer, uso de *Cannabis*, lesão encefálica)
B. Indivíduos sintomáticos sem diagnóstico
   1. Sugerir uma avaliação psiquiátrica
C. Indivíduos sem diagnóstico tratados com medicamentos psiquiátricos
D. História de desenvolvimento (p. ex., o indivíduo atingiu todos os marcos adequados para idade, como vida independente e emprego, no caso de adultos?)
E. História social
F. Abuso de substância
G. Suicídio
H. Defeitos congênitos, retardo mental ou deficiências de aprendizado e condições médicas incomuns
I. Idade e sexo dos membros da família que correm risco (os quais podem ter um papel na avaliação de risco)

TABELA 28.14-5
Questões que podem atrapalhar a precisão da história familiar psiquiátrica

▶ Estigma e vergonha podem limitar o que o consulente está disposto a compartilhar.
▶ Estigma e vergonha podem limitar a história familiar compartilhada com o consulente por outros membros da família.
▶ Muitos indivíduos afetados não foram diagnosticados.
▶ Diagnósticos mudam ao longo do tempo por motivos que incluem o curso de evolução da doença do paciente, mudanças nos critérios diagnósticos e variação interprofissional no diagnóstico.
▶ Indivíduos altamente sintomáticos podem não ser capazes de fornecer uma história familiar abrangente e precisa.

tificar a pessoa afetada dentro da família que despertou atenção médica pela primeira vez. A HMF deve ser abrangente e incluir as seguintes informações: idade (ou data de nascimento) de cada membro da família, idade na qual o diagnóstico foi estabelecido no caso de indivíduos com o transtorno, perdas de gravidez (incluindo duração gestacional junto com a causa identificada, se conhecida), causa identificada e idade de membros familiares falecidos, e origem étnica (Tab. 28.14-4).

A confirmação ou clarificação do diagnóstico é fundamental para fornecer informações válidas durante a sessão, o que normalmente requer a obtenção de registros médicos para esclarecer ou confirmar o diagnóstico suspeito nos parentes. Dependendo da situação, testes genéticos podem ser disponibilizados para membros em risco de famílias com transtornos monogênicos. Entretanto, como o teste de DNA para a maioria dos transtornos mentais ainda não é uma opção, a avaliação de risco se baseia unicamente na análise da linhagem.

A coleta e a análise da HMF com o paciente pode provocar e evocar sentimentos intensos de tristeza, culpa, ansiedade ou raiva. Ademais, a apresentação gráfica da história familiar pode trazer à tona uma percepção mais concreta dos riscos de um indivíduo, portanto, é importante prestar atenção ao afeto do paciente durante todo o processo. Questões específicas que podem atrapalhar a precisão de uma história familiar psiquiátrica e intensificar o afeto do consulente relacionado à história da família estão listadas na Tabela 28.14-5.

Comunicação de risco e tomada de decisões

Indivíduos variam quanto a seu nível de compreensão dos riscos. A melhor forma de informar sobre os riscos é adotar uma abordagem equilibrada e precisa, personalizada ao máximo para o paciente. Há tentação de usar descrições não numéricas de probabilidade (p. ex., frequentemente, raramente, muito provavelmente); contudo, o significado dessas expressões é altamente subjetivo, e seu uso na sessão de aconselhamento genético introduz o potencial para tendenciosidade.

A forma ideal é apresentar os riscos de diversas formas, utilizando pistas das interações com o cliente que qualificam a abordagem. Alguns exemplos de abordagens para auxiliar o cliente a compreender os riscos incluem apresentá-los na forma de percentuais (25%) e riscos fracionais (probabilidade de 1 em cada 4). É importante enquadrar riscos da perspectiva de um resultado negativo e de um resultado positivo; por exemplo, há chance de 1% de que o teste irá resultar em uma complicação e 99% de chance de que não haverá complicação.

Devido ao alto índice de transtornos concomitantes e à ampla gama fenotípica de transtornos psiquiátricos, os pacientes devem ser informados sobre os riscos potenciais de transtornos além dos que os levaram a buscar aconselhamento genético. Um exemplo é o risco de parentes em primeiro grau de um indivíduo diagnosticado com transtorno bipolar. Nesse caso, o risco para esse transtorno aumenta nos parentes em primeiro grau, assim como os riscos de transtorno unipolar, transtorno esquizoafetivo e ciclotimia.

Deve-se deixar claro que os riscos são determinados a partir de populações, e não dos indivíduos, e, portanto, na melhor das hipóteses, são meras estimativas. A Tabela 28.14-6 fornece uma compilação de riscos recorrentes a partir de várias fontes referenciadas em obras especializadas.

ACONSELHAMENTO E APOIO PSICOSSOCIAL

Montar o cenário para a inclusão de questões psicológicas e emocionais pode ocorrer já no início do processo ao verbalizar a intenção de fornecer informações factuais, bem como promover uma discussão sobre a reação do cliente às informações. *Insight* sobre a perspectiva e as experiências do cliente com o transtorno, seus valores, crenças e dinâmica familiar pode começar a ser obtido ao se perguntar ao cliente o que o levou a buscar uma sessão de aconselhamento genético. Obter informações pessoais promove um contexto de relacionamento do qual o fornecedor pode avaliar preocupações e questões emocionais. A coleta da HMF também pode fornecer uma imagem das experiências do cliente e da família com o transtorno. A troca de informações que ocorre durante a coleta da HMF pode identificar o risco e as percepções, as crenças familiares ou os mitos que permeiam a relação com o transtorno e o sistema de apoio que existe no âmbito familiar.

TABELA 28.14-6
Riscos empíricos para transtornos mentais selecionados

Parente afetado	Esquizofrenia	Transtorno bipolar	Transtorno depressivo maior unipolar Homens	Transtorno depressivo maior unipolar Mulheres	Transtorno esquizoafetivo	Transtorno obsessivo-compulsivo	Transtorno de pânico	Transtorno de ansiedade generalizada	Dependência de álcool Homens	Dependência de álcool Mulheres	Fobia	Anorexia nervosa	TDAH
População em geral	1%[a]	0,8-1,6%[b,c,d,e]	1-15%[b,c]	2-23%[b,c]	0,5-<1%[b,c,d]	1,5-3%[a,p]	1,5-3,5%[a,n]	3,5%[a]	14%[a]	3%[a]	4-11%[a]	0,1%[a]	3-5%[f]
Primeiro grau (combinados)	9%[a]	5-20%[b,c,e]	9%[a]	18%[a]	1-10%[b,c,d]	17-25%[a,p]	15-25%[a,n]	20%[a]	27%[a]	5%[a]	12-31%[a]	5-10%[a]	15-60%[q]
Irmãos	9-16%[d,i,j,k]	5-20%[b,c,e,h,i]	5-30%[b,c,h,i]	5-30%[b,c,h,i]	—	25-35%[l]	—	—	—	—	—	—	17-25%[g]
Genitor	5-13%[g,i,j,k,o]	15%[c,d,e,h,m]	7-19%[h,i]	7-19%[h,i]	—	25-35%[l]	—	—	—	—	—	—	—
Ambos os genitores	45%[h,i]	50-75% para transtorno afetivo[b,d,h,i]	—	—	—	—	—	—	—	—	—	—	—
Segundo grau (combinados)	2-6%[h,i]	5%[h]	—	—	—	—	—	—	—	—	—	—	3-9%[q]
Tio(a)	1-4%[i,j]	—	—	—	—	—	—	—	—	—	—	—	—
Sobrinho(a)	2-4%[i,j,o]	—	—	—	—	—	—	—	—	—	—	—	—
Avô(ó)	2-8%[i,j]	—	—	—	—	—	—	—	—	—	—	—	—
Meio-irmão	4%[i,j]	—	—	—	—	—	—	—	—	—	—	—	—
Terceiro grau	—	—	—	—	—	—	—	—	—	—	—	—	—
Primo-irmão	2-6%[i,j]	—	—	—	—	—	—	—	—	—	—	—	—
Riscos de outros transtornos mentais	Transtornos de espectro (transtorno esquizoafetivo, transtorno da personalidade esquizotípica, transtorno da personalidade paranoide); PPG; RR de qualquer transtorno afetivo: ~20-30%	Transtorno unipolar, dependência de substância, transtorno esquizoafetivo, ciclotimia, transtorno de ansiedade, PPG; RR de qualquer transtorno afetivo: ~20-30%	Transtornos de ansiedade, dependência de álcool, distimia, TDAH	—	Esquizofrenia, outros transtornos psicóticos, transtorno bipolar, depressão unipolar, PPG; RR de transtorno do humor ou psicótico: ~30%	Transtorno de Tourette, tiques crônicos, depressão unipolar	—	Depressão maior unipolar	—	—	—	—	Depressão unipolar, transtorno bipolar, transtorno de oposição desafiante, transtorno da conduta, transtornos de ansiedade

(continua)

TABELA 28.14-6
Riscos empíricos para transtornos mentais selecionados (continuação)

	Esquizofrenia	Transtorno bipolar	Transtorno depressivo maior unipolar (Homens)	Transtorno depressivo maior unipolar (Mulheres)	Transtorno esquizoafetivo	Transtorno obsessivo-compulsivo	Transtorno de pânico	Transtorno de ansiedade generalizada	Dependência de álcool (Homens)	Dependência de álcool (Mulheres)	Fobia	Anorexia nervosa	TDAH
Notas	Início precoce e fenótipo grave podem aumentar RR	Início precoce pode aumentar RR; parentes do sexo feminino correm o maior risco para qualquer tipo de transtorno afetivo	—	Início precoce e episódios recorrentes podem aumentar RR em parentes em primeiro grau; proporção de homens para mulheres de 1:2-3	—	Início precoce pode aumentar RR	Início precoce pode aumentar RR	—	Homens pode ter maior sensibilidade a fatores de risco genéticos		—	—	RR é maior para parentes do sexo masculino do que para parentes do sexo feminino; continuidade dos sintomas na idade adulta pode indicar maior RR

TDAH, transtorno de déficit de atenção/hiperatividade; PPG, parente em primeiro grau; RR, risco de recorrência.

[a]Moldin SO. Psychiatric genetic counseling. In: Guze SB, ed. *Washington University Adult Psychiatry*. Mosby-Year Book; 1997.
[b]Duffy A, Grof P. The implications of genetic studies of major mood disorders for clinical practice. *J Clin Psychiatry*. 2000;61:630.
[c]Gershon ES. A family study of schizoaffective, bipolar I, bipolar II, unipolar and normal control probands. *Arch Gen Psychiatry*. 1982;39:1157.
[d]Gershon ES. A controlled family study of chronic psychosis. *Arch Gen Psychiatry*. 1988;45:328.
[e]Potash JB. Searching high and low: A review of the genetics of bipolar disorder. *Bipolar Disord*. 2000;2:8.
[f]Barkley RA. Attention deficit hyperactivity disorder. *Sci Am*. 1998;9:66.
[g]Biederman J. *Arch Gen Psychiatry*. 1992;49:728.
[h]Harper PS. *Practical Genetic Counseling*. 4th ed. Oxford: Butterworth-Heinemann; 1994:348.
[i]Numberger JJr, Berrettini W. *Psychiatric Genetics*. 1st ed. London: Chapman Hall; 1998:164.
[j]Hodgkinson KA. Genetic counseling for schizophrenia in the era of molecular genetics. *Can J Psychiatry*. 2001;46:123.
[k]Kendler KS, McGuire M. An epidemiologic, clinical and family study of simple schizophrenia in County Roscommon, Ireland. *Am J Psychiatry*. 1994;151:27.
[l]Rasmussen SA, Tsuang MT. The epidemiology of obsessive-compulsive disorder. *J Clin Psychiatry*. 1984;45:450-457.
[m]Goodwin FK, Jamison KR. *Manic Depressive Illness*. New York: Oxford University Press; 1990:938.
[n]Crowe RR, Noyes R, Pauls DL. A family study of panic disorder. *Arch Gen Psychiatry*. 1983;40:1065.
[o]Gottesman II, Shields J. *Schizophrenia: The Epigenetic Puzzle*. New York: Cambridge University Press; 1982.
[p]Swedo SE, Rapoport IL, Leonard H. Obsessive-compulsive disorder children and adolescence. *Arch Gen Psychiatry*. 1989;46:335.
[q]National Society of Genetic Counselors Psychiatric Special Interest Group. At a glance empiric risk data. Disponível em: www.nsgc.org/members_only/sig/sig_psyc_empiric.cfm.
Asarnow RF. Schizophrenia and schizophrenia spectrum personality disorders in the first-degree relatives of children with schizophrenia: The UCLA family study. *Arch Gen Psychiatry*. 2001;58:581.
Kendler KS, Gardner CO. The risk for psychiatric disorders in relatives of schizophrenic and control probands: A comparison of three independent studies. *Psychol Med*. 1997;27:411.
Kendler KS, Walsh D. Schizophreniform disorder, delusional disorder and psychotic disorder not otherwise specified: Clinical features, outcome and familial psychopathology. *Acta Psychiatry Scand*. 1995;91:370.
McGuffin P. The heritability of bipolar affective disorder and the genetic relationship to unipolar depression. *Arch Gen Psychiatry*. 2003;60:497.
National Institutes of Mental Health. Genetics and mental disorders. 1999. Disponível em: www.nimh.nih.gov/research/genetics.htm.

Um casal na faixa dos 30 anos com uma história de 10 anos de infertilidade estava tentando adotar uma criança havia vários anos. Recentemente, a agência de adoção informou sobre um bebê que estava sendo colocado em adoção porque a mãe biológica sofria de transtorno bipolar e acreditava não poder proporcionar os cuidados adequados para ele. A HMF coletada sobre o recém-nascido não identificou outras pessoas com transtornos mentais em sua família. O risco de reincidência para transtorno bipolar no recém-nascido era, portanto, estimado entre 5 e 20%, com riscos adicionais para outros transtornos mentais. O casal reagiu de formas bastante diferentes à estimativa de riscos. Na tentativa de ajudar a elucidar os fatores que contribuíram para seus sentimentos em relação aos riscos, o marido compartilhou a experiência que teve com um vizinho de infância que tinha "algum tipo de doença mental", relatando em detalhes o "tormento e a agonia" que a criança causou à família. Ao responder, a esposa compartilhou o fato de que uma colega de trabalho também tinha transtorno bipolar e "estava bem" com a ajuda de medicamentos. Ela, portanto, não achava que os riscos para transtornos mentais fossem causa para preocupação. O psiquiatra facilitou a discussão do casal sobre o espectro e o significado de doença mental, junto com os riscos de reocorrência no contexto de educação genética e durante a sessão de aconselhamento. Embora o casal não tivesse chegado a um acordo naquele encontro sobre o potencial para a adoção da criança, eles saíram convencidos de que as informações e o compartilhamento de experiências e perspectivas sobre transtornos mentais foram proveitosos. Concordaram em voltar em uma semana após considerar as questões na tentativa de chegar a uma decisão quanto à adoção. (Cortesia de Holly L. Peay, M.S., and Donald W. Hadley, M.S.)

DESAFIOS GERADOS POR TESTE GENÉTICO PRÉ-SINTOMÁTICO E DE SUSCETIBILIDADE

Os psiquiatras estarão na linha de frente das solicitações para teste e aconselhamento genético devido ao seu relacionamento estabelecido entre pacientes e famílias com transtornos mentais. A identificação desses riscos provavelmente ocorrerá antes da descoberta ou da disponibilidade de opções de prevenção. A opção de conhecer os riscos sem opções de prevenção faz surgir preocupações quanto ao impacto desse conhecimento sobre humor, ansiedade, sofrimento, autoimagem, decisões reprodutivas, decisões profissionais, relacionamentos familiares, segurança, emprego e, potencialmente, outras áreas da vida do indivíduo.

Um modelo para a provisão de teste genético pré-sintomático é fornecido por meio do protocolo desenvolvido para doença de Huntington (ver o *website* de Hereditary Disease Foundation em www.hdfoundation.org). Esse modelo recomenda conduzir sessões de informação, aconselhamento e avaliação ao longo de um período prolongado (3 a 4 meses), durante o qual são disponibilizadas informações, discutem-se questões e inicia-se o aconselhamento e, dessa forma, possibilita-se, o máximo de esclarecimento para uma tomada de decisão abalizada. O processo é executado de maneira mais adequada na ausência de outros eventos estressores (p. ex., morte de um familiar, diagnóstico da doença em outro membro da família, perda de emprego e divórcio).

Estudos sugerem que a maioria dos indivíduos que recebe informações sobre o aumento de seu risco para a doenças, em sua família, sofre significativamente mais ansiedade, depressão e sofrimento psicológico e tem uma percepção mais fraca de sua saúde em curto prazo (durante um mês após receber os resultados do teste) em comparação a seus níveis de avaliação inicial, mas sem diferença em longo prazo (até um ano após o recebimento dos resultados) em comparação com os níveis pré-teste. Devem-se fazer considerações também sobre o impacto dessas informações sobre o cônjuge, porque estudos preliminares sugeriram que ele pode sofrer níveis mais elevados de depressão relacionada ao diagnóstico pré-sintomático do que o cliente. Ademais, parceiros de indivíduos cujo resultado genético é positivo podem experimentar níveis mais elevados de pensamentos intrusivos, esquiva e desesperança a curto e longo prazo em comparação a seus valores de referência iniciais.

CONSIDERAÇÕES ÉTICAS, LEGAIS E SOCIAIS

Alguns indivíduos e famílias podem sofrer níveis significativos de estigma associados à identificação de um transtorno genético, uma situação já conhecida de pessoas e famílias com doença mental. O conhecimento de mais um componente hereditário pode acentuar o estigma. No entanto, ter uma base biológica identificada pode suplantar as percepções públicas atuais de que doença mental é, de alguma forma, um fracasso pessoal ou familiar de perspectivas morais, espirituais ou de atitude.

Com frequência surgem questões sobre a privacidade das informações genéticas de um indivíduo, a capacidade de empregadores ou de seguradoras de ter acesso a essas informações e seu potencial de uso contra o indivíduo ao privá-lo de seguro, elevar taxas a níveis não razoáveis, negar emprego e uma série de outras preocupações possíveis. Atualmente, não há leis federais abrangentes que protejam os cidadãos norte-americanos do potencial desses abusos, embora esforços relevantes continuem sendo feitos a esse respeito. A condição das leis existentes e das propostas de âmbito estadual e federal pode ser analisada por meio do *website* do National Human Genome Research Institute (www.genome.gov).

REFERÊNCIAS

Aatre RD, Day SM. Psychological issues in genetic testing for inherited cardiovascular diseases. *Circ Cardiovasc Genet*. 2011;4(1):81.

Alcalay RN, Caccappolo E, Mejia-Santana H, Tang MX, Rosado L, Ross BM, Verbitsky M, Kisselev S, Louis ED, Comella C, Colcher A, Jennings D, Nance MA, Bressman SB, Scott WK, Tanner C, Mickel S, Andrews H, Waters C, Fahn S, Cote L, Frucht S, Ford B, Rezak M, Novak K, Friedman JH, Pfeiffer R, Marsh L, Hiner B, Siderowf A, Ottman R, Marder K, Clark LN. Frequency of known mutations in early-onset Parkinson disease: implication for genetic counseling: The consortium on risk for early onset Parkinson disease study. *Arch Neurol*. 2010;67:1116.

Beattie MS, Copeland K, Fehniger J, Cheung E, Joseph G, Lee R, Luce J. Genetic counseling, cancer screening, breast cancer characteristics, and general health among a diverse population of BRCA genetic testers. *J Health Care Poor Underserved*. 2013;24(3):1150–1166.

Costain G, Esplen MJ, Toner B, Hodgkinson KA, Bassett AS. Evaluating genetic counseling for family members of individuals with schizophrenia in the molecular age. *Schizophr Bull*. 2014;40(1):88–99.

Finucane B. Genetic counseling for women with intellectual disabilities. In: LeRoy BS, Veach PM, Bartels DM, eds. *Genetic Counseling Practice: Advanced Concepts and Skills*. Hoboken, NJ: Wiley; 2010;281.

Goldman JS, Hahn SE, Catania JW, Larusse-Eckert S, Butson MB, Rumbaugh M, Strecker MN, Roberts JS, Burke W, Mayeux R, Bird T. Genetic counseling and testing for Alzheimer disease: Joint practice guidelines of the American College of Medical Genetics and the National Society of Genetic Counselors. *Genet Med*. 2011;13:597.

Hodgson J, Gaff C. Enhancing family communication about genetics: Ethical and professional dilemmas. *J Genet Couns*. 2013;22(1):16–21.

Klitzman R, Chung W, Marder K, Shanmugham A, Chin LJ, Stark M, Leu CS, Appelbaum PS. Attitudes and practices among internists concerning genetic testing. *J Genet Couns*. 2013;22:90.

Lawrence RE, Appelbaum PS. Genetic testing in psychiatry: A review of attitudes and beliefs. *Psychiatry*. 2011;74:315.

Mitchell PB, Meiser B, Wilde A, Fullerton J, Donald J, Wilhelm K, Schofield PR. Predictive and diagnostic genetic testing in psychiatry. *Psych Clin North Am.* 2010;33:225.

Monaco LC, Conway L, Valverde K, Austin JC. Exploring genetic counselors' perceptions of and attitudes towards schizophrenia. *Public Health Genomics.* 2010;13(1):21–26.

Moseley KL, Nasr SZ, Schuette JL, Campbell AD. Who counsels parents of newborns who are carriers of sickle cell anemia or cystic fibrosis? *J Genet Couns.* 2013;22(2):218–225.

Peay HL, Hadley DW. Genetic counseling for psychiatric disorders. In: Sadock BJ, Sadock VA, Ruiz P, eds. *Kaplan & Sadock's Comprehensive Textbook of Psychiatry.* 9th ed. Philadelphia: Lippincott Williams & Wilkins; 2009:2562.

Potokar DN, Stein CH, Darrah OA, Taylor BC, Sponheim SR. Knowledge and attitudes about personalized mental health genomics: Narratives from individuals coping with serious mental illness. *Comm Ment Health J.* 2012;48:584.

▲ 28.15 Terapia baseada em mentalização e *mindfulness*

Mentalização é um termo relativamente novo que foi definido como o processo de pensamento e sentimento sobre si mesmo e sobre outros. *Mindfulness* (atenção plena) é similar, exceto por se aplicar apenas a si mesmo. Nas duas modalidades, a pessoa tenta se manter atenta a pensamentos, sentimentos, afetos, humores e sensações somáticas, mas, na mentalização, o exercício também se prolonga à outra pessoa. Trata-se de uma transação interpessoal. As origens da terapia baseada em mentalização (TBM) foram atribuídas a dois psicólogos, Jon Allen e Peter Fonagy, e a um psiquiatra, Anthony Bateman, que descreveram o processo em seu livro *Mentalizing in Clinical Practice*, grande parte do qual formou a base para esta seção.

De um ponto de vista teórico, a TBM é eclética no sentido de combinar teorias de uma série de escolas analíticas e não analíticas de pensamento: Sigmund Freud e psicanálise; John Bowlby e teoria do apego; Aaron Beck e terapia cognitiva; Carl Rogers e terapia centrada na pessoa; e Gerald Klerman e terapia interpessoal. A amálgama dessas técnicas desenvolveu o método singular de tratamento conhecido como mentalização.

As origens do *mindfulness* remontam à filosofia budista, e o termo foi usado no século XIX para se referir a uma técnica meditativa na qual a pessoa permanecia no momento concentrada nos sentimentos e nos estados da mente mais íntimos. *Mindfulness* e mentalização dependem do mesmo processo: o indivíduo se concentra em estar no "aqui e agora". Há quem diferencie os dois métodos, afirmando que na TBM se está "atento ao *mindfulness*".

O novo enfoque de uma abordagem de *mindfulness* está no momento presente, na percepção da consciência sem julgamentos de valor, ou seja, perceber os próprios pensamentos e sentimentos no momento e aceitá-los sem julgá-los nem tentar mudá-los. Sob vários aspectos, o *mindfulness* é uma variação do automonitoramento, no qual o paciente presta atenção e aumenta a consciência de pensamentos, sentimentos e comportamentos. Contudo, o aumento da percepção desses fenômenos do ponto de vista do *mindfulness* não envolve analisá-los para determinar a melhor maneira de modificá-los. Em vez disso, pode-se pedir ao paciente que imagine seus pensamentos e sentimentos como se estivessem escritos em cartazes carregados por pessoas em uma passeata, ou como se fossem itens de bagagem em uma esteira rolante. Pede-se que ele observe os fenômenos internos sem reação.

ABORDAGENS TERAPÊUTICAS

Freud acreditava que toda ação é antecedida por pensamento (consciente ou inconsciente) e que, na mentalização, o terapeuta ajuda o paciente a "capturar" o pensamento de forma que as ações sejam compreendidas de maneira mais completa. Bowlby via o apego do bebê à mãe ou ao cuidador principal como a base para um sentimento de segurança mais tarde na vida. Na mentalização, o terapeuta depende de um apego seguro com o paciente para permitir que ele explore o mundo interior de emoções e o mundo exterior de ação, ambos provocadores de ansiedade. Beck propôs que as distorções cognitivas do *self* (p. ex., "ela não gosta de mim") poderiam ser invertidas por cognições positivas (p. ex., "eu não sei se ela gosta de mim; muitas pessoas gostam de mim"). O terapeuta de mentalização corrige distorções por meio de interpretação e ajuda o paciente a testar a validade de pensamentos negativos. O paciente é encorajado a usar o mecanismo de empatia para "se colocar na pele do outro" e vivenciar o que a pessoa pode estar pensando ou sentindo. É a antítese do egocentrismo. Klerman enfatizou distorções de transferência – um conceito freudiano – que interferem nas relações interpessoais. O terapeuta de mentalização tenta fortalecer a capacidade do paciente de ver o outro como ele realmente é, e não "ler a mente" ou fantasiar sobre o que a outra pessoa pensa. Rogers enfatizou a autonomia do paciente frente a frente com o terapeuta, que não deveria ser visto como onisciente e onipotente. O terapeuta de mentalização depende de certo grau de autorrevelação para reforçar esse conceito. Nesse sentido, o terapeuta serve como modelo para enfrentar as ansiedades da vida diária e as vicissitudes da vida. A tarefa do terapeuta não é julgar nem aconselhar. Ele assume uma "postura de mentalização", a qual é neutra e permite que o paciente resolva conflitos usando os recursos inatos que anteriormente não eram reconhecidos. A TBM também permite que o paciente mentalize o futuro ao antecipar eventos e suas reações a eles. Na TBM, a emoção é vivida de forma controlada e modulada, a qual pode ser uma experiência terapêutica valiosa para pessoas cujo afeto é restrito por medo. Fonagy descreveu o que chamou de *postura de mentalização* como "uma atitude de abertura, curiosidade e desejo de saber sobre o que está acontecendo na mente dos outros e na sua própria mente". Nesse sentido, o uso e o desenvolvimento de empatia são componentes fundamentais do processo.

Mindfulness é a prática de prestar atenção de uma forma específica – de propósito, no momento presente e sem julgamento de valor. Habilidades de *mindfulness* incluem a capacidade de observar, descrever e participar de maneira integral dos próprios atos, sem julgamento, com *mindfulness* e de modo eficaz. Alguns trabalhos sobre abordagens baseadas em *mindfulness* se concentram na redução do que é conhecido como *esquiva de experiências* ou relutância em vivenciar sentimentos, pensamentos e sensações negativos. Pessoas com perícia e muita prática em *mindfulness* são mais aptas a considerar seus pensamentos automáticos "com um pé atrás". Chateada devido a uma série de decepções interpessoais, uma pessoa pode pensar "eu nunca vou me permitir me importar com as pessoas outra vez". Contudo, ao examinar esse pensamento, ela logo conclui que essa afirmação não é realista nem construtiva. Ao contrário, reconhece que a dor emocional do momento está ligada a um pensamento tendencioso e que a solução para se recuperar desses eventos de vida negativos exige aprender com as situações difíceis e seguir adiante.

Abordagens de *mindfulness* visam melhorar a capacidade do paciente de regular suas emoções, e tolerar sofrimento pode, então, ser considerado, na realidade, por meio de exercícios de exposição. Embora técnicas que aumentem a percepção sem julgamento das sensações internas possam ser consideradas conflitantes com tentativas de mudar pensamentos em uma forma típica na terapia cognitiva, as técnicas podem ser consideradas comparáveis aos procedimentos baseados em exposição que ajudam pacientes a reduzir ansiedade e sofrimento associados a determinados tipos de pensamentos e imagens por meio de exposição repetida a esses pensamentos e imagens. A sobreposição entre tratamentos cognitivo-comportamentais e abordagens baseadas em *mindfulness* continua a ser debatida acaloradamente.

INDICAÇÕES

A mentalização foi aplicada a vários transtornos clínicos, incluindo transtorno do espectro autista. Nesse transtorno, tanto a criança quanto o adulto sofrem prejuízo social porque são menos sensíveis às deixas emocionais dadas pelos outros. Eles têm dificuldade de empatia, o que deixa as interações sociais desajeitadas e artificiais. A mentalização se concentra no ensino de empatia e na melhora da interação social.

Pacientes com transtorno da personalidade antissocial também podem se beneficiar da TBM. Esses pacientes são manipulativos, não pensam sobre o resultado de seus atos, são destituídos da capacidade de lealdade e são incapazes ou não desejam desenvolver empatia para com outros. A TBM se concentra nas questões fundamentais da psicopatologia. Se um apego seguro puder ser estabelecido entre o paciente e o terapeuta, a confiança básica ausente na pessoa antissocial pode ser desenvolvida pela primeira vez. A TBM também foi útil para pacientes com transtorno da personalidade *borderline*.

Demonstrou-se que tratamentos baseados em *mindfulness* são eficazes para uma ampla gama de problemas psicológicos, entre os quais transtorno da personalidade *borderline*, ansiedade, dor crônica, depressão e estresse. As abordagens também foram usadas para reduzir a disfunção em pacientes com condições médicas (p. ex., câncer, esclerose múltipla) e para aumentar o bem-estar de modo geral. Os pacientes também aprendem a desenvolver mais tolerância por sentimentos de ansiedade ou depressão e a reconhecer que esses estados costumam ser transitórios, o que pode permitir que eles lidem com conflitos com mais autoconfiança.

REFERÊNCIAS

Allen JG, Fonagy P, Bateman AW. *Mentalizing in Clinical Practice*. Arlington: American Psychiatric Pub; 2008.

Asen E, Fonagy P. Mentalization-based therapeutic interventions for families. *J Fam Ther*. 2012;34(4):347–370.

Bateman AW, Fonagy P. 8-Year follow-up of patients treated for borderline personality disorder: mentalization-based treatment versus treatment as usual. *FOCUS*. 2013;11(2):261–268.

Bateman AW, Fonagy P. Mentalization-based treatment of BPD. *J Person Disord*. 2004;18(1):36–51.

Brüne M, Dimaggio G, Edel MA. Mentalization-based group therapy for inpatients with borderline personality disorder: Preliminary findings. *Clin Neuropsychiatry*. 2013;10:196–201.

Davis TS. A literature review exploring the potential of mindfulness as a tool to develop skills and qualities for effective consultation. *Mindfulness*. 2013;1–13.

Hoffman CJ, Ersser SJ, Hopkinson JB Nicholls PJ, Harrington JE, Thomas PW. Effectiveness of mindfulness-based stress reduction in mood, breast-and endocrine-related quality of life, and well-being in stage 0 to III breast cancer: A randomized, controlled trial. *J Clin Oncol*. 2012;30(12):1335–1342.

Kabat-Zinn J. Mindfulness-based interventions in context: Past, present, and future. *Clin Psychol*. 2013;10(2):144–156.

Luyten P, Van Houdenhove B, Lemma A, Target M, Fonagy P. A mentalization-based approach to the understanding and treatment of functional somatic disorders. *Psychoanal Psychother*. 2012;26(2):121–140.

Miller JJ, Fletcher K, Kabat-Zinn J. Three-year follow-up and clinical implications of a mindfulness meditation-based stress reduction intervention in the treatment of anxiety disorders. *Gen Hospital Psychiatry*.1995;17(3):192–200.

Newman CF, Beck AT. Cognitive therapy. In: Sadock BJ, Sadock VA, Ruiz P, eds. *Kaplan & Sadock's Comprehensive Textbook of Psychiatry*. 9th ed. Vol. 2. Philadelphia: Lippincott Williams & Wilkins; 2009:2857.

Paulson S, Davidson R, Jha A, Kabat-Zinn J. Becoming conscious: the science of mindfulness. *Ann N Y Acad Sci*. 2013;1303(1):87–104.

Shaheen L. Mindfulness-based therapies in the treatment of somatization disorders: A meta-analysis (P7. 305). *Neurology*. 2014;82(10 Supplement):P7–305.

Slater P. Minding the child: Mentalization-based interventions with children, young people and their families. *J Child Psychother*. 2013;39(1):126–129.

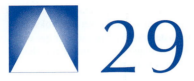

29 Tratamento psicofarmacológico

▲ 29.1 Princípios gerais da psicofarmacologia

Os avanços em psicofarmacologia continuam a ampliar de maneira impressionante os parâmetros de tratamentos psiquiátricos. Uma maior compreensão de como o cérebro funciona levou a agentes terapêuticos mais eficazes, menos tóxicos, mais bem tolerados e com objetivos mais direcionados. No entanto, com a crescente sofisticação e variedade de opções de tratamento, o clínico deve permanecer atento aos possíveis efeitos adversos, às interações medicamentosas (também com alimentos ou suplementos) e a como manejar o surgimento de consequências indesejadas ou inesperadas. Fármacos mais recentes podem acabar levando a efeitos colaterais que não são inicialmente reconhecidos. Manter-se informado sobre os achados das pesquisas mais recentes é cada vez mais importante, devido à abundância de novas descobertas. É necessária uma compreensão completa do manejo de efeitos colaterais induzidos por medicamentos (seja por meio do tratamento do efeito com outro agente, seja pela substituição por outro agente primário).

CLASSIFICAÇÃO

Medicamentos usados para tratar transtornos psiquiátricos são chamados de *fármacos psicotrópicos*. Esses fármacos costumam ser descritos por sua aplicação clínica principal, como, por exemplo, *antidepressivos*, *antipsicóticos*, *estabilizadores do humor*, *ansiolíticos*, *hipnóticos*, *intensificadores cognitivos* e *estimulantes*. Um problema com essa abordagem é que, em vários casos, eles podem ter mais de uma indicação. Por exemplo, fármacos como os inibidores seletivos da recaptação de serotonina (ISRSs) são tanto antidepressivos quanto ansiolíticos, e os antagonistas de serotonina e dopamina (ASDs) são tanto antipsicóticos quanto estabilizadores do humor.

Fármacos psicotrópicos também são classificados conforme a estrutura (p. ex., tricíclico), o mecanismo (p. ex., inibidor da monoaminoxidase [IMAO]), a história (p. ex., primeira geração, tradicional), a peculiaridade (p. ex., atípico) ou a indicação (p. ex., antidepressivo). Outro problema é que várias substâncias usadas para tratar condições médicas e neurológicas são utilizadas rotineiramente para tratar transtornos psiquiátricos.

Além disso, a terminologia de fármacos psicotrópicos pode ser confusa. Os primeiros agentes farmacológicos usados para tratar esquizofrenia eram chamados de *tranquilizantes*. Com o surgimento de novos medicamentos para terapia de ansiedade, fez-se uma distinção entre *tranquilizantes maiores* e *menores*. No início, antidepressivos eram antidepressivos tricíclicos (ATCs) ou IMAOs. Nas décadas de 1970 e 1980, à medida que começaram a ser desenvolvidos, novos fármacos antidepressivos foram sendo nomeados *antidepressivos de segunda* ou *terceira geração*. Mais recentemente, agentes mais antigos usados como tratamento para psicose ficaram conhecidos como neurolépticos *típicos*, *convencionais* ou *tradicionais*. Os mais recentes tornaram-se *neurolépticos atípicos*. Com a finalidade de eliminar grande parte dessa confusão, nesta seção, os fármacos são apresentados conforme o mecanismo de ação compartilhado ou de acordo com a semelhança de estrutura para proporcionar coerência, facilidade de referência e abrangência.

AÇÕES FARMACOLÓGICAS

Tanto fatores genéticos quanto ambientais influenciam a resposta individual e a tolerabilidade relacionadas a agentes psicotrópicos. Portanto, um fármaco que pode não ser eficaz em vários pacientes com um transtorno pode causar uma melhora impressionante nos sintomas de outros. Nesses casos, a identificação de características que podem prever os candidatos potenciais para um determinado medicamento se torna importante, mas com frequência continua sendo imprecisa.

Fármacos, mesmo os que pertencem à mesma classe, frequentemente se distinguem uns dos outros por diferenças sutis quanto a estrutura molecular, tipos de interações com sistemas de neurotransmissores, diferenças em farmacocinética, presença ou ausência de metabólitos ativos e ligação a proteínas. Essas diferenças, combinadas com a bioquímica do paciente, respondem pelo perfil de eficácia, tolerabilidade e segurança e pela proporção entre risco e benefício para o indivíduo. Essas variáveis múltiplas, algumas delas ainda pouco compreendidas, dificultam a previsão do efeito de um fármaco com certeza. Ainda assim, o conhecimento da natureza de cada propriedade aumenta a probabilidade de sucesso do tratamento. Os efeitos clínicos de medicamentos são mais bem compreendidos em termos de farmacocinética, que descreve *o que o corpo faz com o fármaco*, e farmacodinâmica, que descreve *o que o fármaco faz com o corpo*.

Farmacocinética e farmacodinâmica precisam ser vistas no contexto de variabilidade subjacente entre pacientes em relação a como os efeitos do fármaco são expressos clinicamente. Pacientes diferem quanto a sua resposta terapêutica ao medicamento e à manifestação de efeitos colaterais. Está cada vez mais claro que essas diferenças têm uma forte base genética. Pesquisas sobre farmacogenética tentam identificar o papel da genética na resposta a fármacos.

SELEÇÃO DE FÁRMACOS

Embora sejam semelhantes quanto à eficácia geral relativa ao transtorno indicado, todos os psicotrópicos aprovados pela FDA dos Estados Unidos variam de modo considerável quanto a farmacologia, eficácia e efeitos adversos em cada paciente. A capacidade de um fármaco de ser eficaz, portanto, só é parcialmente previsível e depende de variáveis relativas ao paciente ainda pouco compreendidas. Mesmo assim, é possível que alguns fármacos tenham um nicho no qual possam auxiliar de maneira precisa um subgrupo de pacientes, sem demonstrar qualquer tipo de superioridade geral de eficácia. Nenhum medicamento é eficiente de modo universal, e não há evidências que indiquem uma superioridade incontestável de um agente único como tratamento para qualquer tipo de transtorno psiquiátrico maior. A única exceção, a clozapina, foi aprovada pela FDA como tratamento para casos de esquizofrenia refratária a tratamento.

Decisões sobre seleção e uso de fármacos são tomadas de acordo com cada caso, dependendo do julgamento do médico. Outros fatores relativos à seleção de fármacos são suas características e a natureza da doença dos pacientes. Cada um desses componentes afeta a probabilidade de se obter um resultado bem-sucedido.

FATORES DOS FÁRMACOS

Farmacodinâmica

O tempo de duração e a intensidade dos efeitos de um fármaco são referidos como sua *farmacodinâmica*. As principais considerações farmacodinâmicas incluem mecanismos receptores, a curva dose-resposta, o índice terapêutico e o desenvolvimento dos fenômenos de tolerância, dependência e abstinência. O mecanismo de ação do medicamento está incluído na farmacodinâmica. A resposta clínica a um fármaco, incluindo reações adversas, resulta de uma interação entre ele e a suscetibilidade do paciente a suas ações. Estudos farmacogênicos começaram a identificar polimorfismos genéticos associados a diferenças individuais que definem as respostas ao tratamento e a sensibilidade a efeitos colaterais.

Mecanismos

Os mecanismos por meio dos quais a maioria dos fármacos psicotrópicos produz seus efeitos terapêuticos ainda são pouco compreendidos. Explicações oficiais são focalizadas nas formas como os fármacos alteram concentrações sinápticas de dopamina, serotonina, norepinefrina, histamina, ácido γ-aminobutírico (GABA) ou acetilcolina. Afirma-se que essas alterações resultam de funções antagonistas ou agonistas de receptores, interferências na recaptação do neurotransmissor, intensificação da liberação de neurotransmissores ou inibição de enzimas. Fármacos específicos estão associados a permutações ou combinações dessas ações. Por exemplo, um fármaco pode ser um agonista de um receptor e, assim, estimular a atividade biológica específica desse receptor, ou pode ser um antagonista e, portanto, inibir a atividade biológica. Alguns fármacos são agonistas parciais, porque não são capazes de ativar na totalidade um receptor específico. Alguns psicotrópicos também produzem efeitos clínicos por meio de mecanismos que não constituem interações com receptores. Por exemplo, o lítio pode agir inibindo de forma direta a enzima inositol-1-fosfatase. Alguns efeitos estão estreitamente ligados a um efeito sináptico específico. Por exemplo, a maioria dos medicamentos que tratam psicose compartilha a capacidade de bloquear o receptor de dopamina tipo 2 (D_2). De modo semelhante, agonistas de benzodiazepínicos se ligam a um complexo receptor que contém receptores de benzodiazepínicos e de GABA.

Outros exemplos que evidenciam a pouca compreensão dos mecanismos de ação de fármacos psicotrópicos são observações de que medicamentos não destinados diretamente a neurotransmissores de monoamina podem ter eficácia impressionante no tratamento de alguns transtornos psiquiátricos. Por exemplo, a cetamina, um agente anestésico que atua sobre glutamato, pode aliviar de maneira rápida e extraordinária os sintomas de depressão quando ministrada na forma de infusão lenta. Outro exemplo envolve o antibiótico minociclina, o qual, demonstrou-se, tem efeitos antidepressivos. Em conjunto com outros achados, isso sugere que o sistema imunológico e as respostas anti-inflamatórias podem ser subjacentes a alguns transtornos do humor.

Ainda assim, relatos de mecanismos de ação devem ser mantidos em perspectiva. Explicações de como fármacos psicotrópicos de fato funcionam que se concentram nos elementos sinápticos representam uma supersimplificação de uma série complexa de eventos. Se simplesmente a elevação ou redução dos níveis de atividade de neurotransmissores estão associadas aos efeitos clínicos de um fármaco, então todos os fármacos que causam essas alterações deveriam produzir benefícios equivalentes, o que não é o caso. Diversas ações obscuras e várias etapas distintas dos eventos em locais de recepção neuronal provavelmente sejam responsáveis pelos efeitos terapêuticos de fármacos psicotrópicos. Postula-se que esses *elementos em continuidade* representem os verdadeiros motivos pelos quais esses fármacos produzem melhora clínica. Um glossário de expressões relacionadas às interações entre fármacos e receptores é fornecido na Tabela 29.1-1.

EFEITOS COLATERAIS

Efeitos colaterais são um risco inevitável do tratamento farmacológico. Embora seja impossível ter um conhecimento enciclopédico de todos os efeitos adversos possíveis de fármacos, os clínicos que os prescrevem devem estar familiarizados com os mais comuns e também com aqueles que têm consequências médicas graves. Nenhum texto ou documento único, incluindo bulas, contém uma lista completa sobre possíveis eventos que exijam tratamento de emergência.

Considerações sobre efeitos colaterais incluem a probabilidade de sua ocorrência, seu impacto sobre a qualidade de vida do paciente, sua duração e sua causa. Assim como não há certeza de que um fármaco irá produzir melhora clínica em todos os pacientes, nenhum efeito colateral, não importa o quanto seja comum, ocorre em todos os pacientes. Quando problemas médicos concomitantes ou uma história de reação adversa semelhante colocam o paciente em maior risco para um efeito colateral, é lógico considerar a receita de um composto que não costume estar associado a essa reação adversa em particular.

Efeitos colaterais podem resultar da mesma ação farmacológica responsável pela atividade terapêutica de um fármaco ou de uma propriedade não relacionada. Em exemplos desse caso, alguns dos efeitos adversos mais comuns dos ATCs são causados pelo bloqueio de receptores muscarínicos de acetilcolina ou de receptores de histamina 2. Se um paciente for sensível a esses efeitos, devem ser receitados agentes alternativos sem essas propriedades. Quando forem manifestações do suposto mecanismo de ação do fármaco, os efeitos colaterais podem ser inevitáveis. Portanto, o bloqueio da recaptação de serotonina por ISRSs pode causar náusea e disfunção sexual. O bloqueio de D_2 por fármacos usados para tratar psicose pode causar efeitos colaterais extrapiramidais. A ação agonista de receptores benzodiazepínicos pode causar ataxia e sonolência diurna. Nesses casos, costuma-se usar medicamentos adicionais para que haja melhor tolerância do agente primário.

Curso de tempo

Efeitos adversos diferem em termos de início e duração. Alguns efeitos colaterais surgem já no início do tratamento e rapidamente dimi-

TABELA 29.1-1
Glossário de interações medicamentosas com receptores

Interação com o receptor	Definição	Exemplos e comentários
Agonista (agonista total)	Fármaco ou medicamento que se liga a um receptor específico e produz um efeito idêntico ao normalmente produzido pelo neurotransmissor que afeta esse receptor. Fármacos com frequência são elaborados como agonistas de receptores para tratar uma variedade de doenças e transtornos nos quais o neurotransmissor original está ausente ou em concentração reduzida.	Agonistas totais incluem opioides como morfina, metadona, oxicodona, hidrocodona, heroína, codeína, meperidina, propoxifeno e fentanila. Benzodiazepínicos atuam como agonistas no complexo receptor de GABA.
Antagonista	Um composto que se liga a um receptor que bloqueia ou reduz a ação de outra substância (agonista) no sítio do receptor envolvido. Antagonistas que competem com um agonista por um receptor são *antagonistas competitivos*. Aqueles que antagonizam por outros meios são *antagonistas não competitivos*.	O flumazenil é um antagonista competitivo do receptor de benzodiazepínico. Ele inibe competitivamente a atividade no sítio de reconhecimento de benzodiazepínicos no complexo de receptores de GABA/benzodiazepínicos. É o antagonista sintetizado mais puro. Fármacos usados no tratamento de esquizofrenia bloqueiam os receptores de dopamina 2. Exemplos de antagonistas de opioides incluem naltrexona e naloxona.
Agonista parcial (agonista misto)	Um composto que (mesmo quando ocupa totalmente um receptor) tem afinidade por um receptor, mas provoca uma resposta farmacológica parcial no receptor envolvido. Agonistas parciais costumam ser análogos estruturais de moléculas agonistas. Caso as concentrações do neurotransmissor estejam baixas, agonistas parciais podem se comportar como um agonista. Esse é o motivo pelo qual medicamentos às vezes são chamados de agonistas mistos.	A buprenorfina é um agonista parcial que produz efeitos típicos de um agonista de opioide e efeitos colaterais, como euforia e depressão respiratória, mas seus efeitos máximos são inferiores aos de agonistas totais como heroína e metadona. Quando usada em doses baixas, a buprenorfina produz efeito agonista suficiente para permitir que indivíduos aditos de opioides descontinuem o uso das drogas com menos sintomas de abstinência.
Agonista inverso	Um agonista inverso é um agente que se liga ao mesmo receptor que um agonista desse receptor, mas produz o efeito farmacológico oposto.	Vários agonistas inversos atualmente estão em desenvolvimento clínico. Um exemplo específico é o R015-4513, que é o agonista inverso da classe dos benzodiazepínicos. Tanto o R015-4513 como os benzodiazepínicos utilizam o mesmo sítio de ligação de GABA em neurônios, mas o R015-4513 tem o efeito oposto, produzindo ansiedade grave em vez dos efeitos ansiolíticos e sedativos associados a benzodiazepínicos. Descobriu-se que agonistas inversos de canabinoides reduzem o apetite, o oposto do efeito de fissura associado à *Cannabis*.

GABA, ácido γ-aminobutírico.
(Tabela elaborada por Norman Sussman, M.D.)

nuem. A náusea que ocorre com ISRSs ou venlafaxina e a sedação decorrente de mirtazapina são bons exemplos de efeitos colaterais iniciais e com limite de tempo. Efeitos colaterais que começam no início do tratamento, mas que são persistentes, incluem boca seca associada a inibição de recaptação noradrenérgica ou atividade muscarínica. Alguns efeitos colaterais surgem mais tarde durante o tratamento (*efeitos colaterais tardios*) e, às vezes, podem ser o oposto de eventos adversos iniciais. Por exemplo, pacientes em geral podem perder peso no início do tratamento com ISRSs, mas, ao longo do tempo, descobrem que ocorre uma inversão e acabam ganhando peso. De modo semelhante, ativação ou agitação iniciais podem ser seguidas por fadiga constante ou apatia. Uma vez que a maioria dos dados sobre novos fármacos é obtida a partir de estudos de curto prazo, geralmente com duração de oito semanas, efeitos colaterais em início de tratamento ganham maior representação nas bulas e descrições de informações de divulgação recente. É fundamental que o clínico acompanhe as cartas e editoriais de jornais e revistas especializados e outras fontes de informação para atualizar sua compreensão do verdadeiro perfil de efeitos colaterais de um fármaco.

Efeitos adversos diferem quanto a seu impacto sobre a adesão e o potencial de causar danos. Dependendo do limiar de tolerância do paciente para um determinado efeito colateral e seu impacto sobre sua qualidade de vida, efeitos colaterais podem levar a descontinuação do uso do fármaco. Exemplos de efeitos colaterais graves incluem agranulocitose (clozapina), síndrome de Stevens-Johnson (lamotrigina), falência hepática (nefazodona), acidente vascular cerebral (fenelzina) e bloqueio cardíaco (tioridazina). Em geral, o risco de efeitos colaterais potencialmente letais com psicotrópicos é baixo. Fármacos que exibem esse risco devem ser monitorados com mais atenção, e o médico que o prescreveu deve considerar se os possíveis benefícios clínicos justificam o risco extra. Qualquer fármaco com risco grave, conforme indicado pela tarja preta, costuma ter menor uso do que o caso contrário.

No caso do haloperidol e de outros antagonistas dos receptores de dopamina, complicações de longo prazo, como discinesia tardia, foram bem documentadas. Novas evidências também sugerem que o uso de antagonistas de dopamina está associado a um pequeno aumento do risco de câncer de mama, o qual está relacionado a doses cumulativas maiores. Em casos nos quais risco grave está associado a um fármaco, o monitoramento intensivo do tratamento medicamentoso se justifica. Visto que os psicotrópicos de uso mais disseminado, como os ISRSs e os antagonistas de serotonina e dopamina, estão em atividade desde os anos de 1980 e 1990, há menos certeza quanto a efeitos de longo prazo, mas não há evidências indicativas de que os efeitos colaterais não sejam apenas prolongamentos dos já evidentes durante a terapia inicial. Deve-se ter em mente também que a maioria dos fármacos usados no tratamento de problemas médicos crônicos não esteve em uso o tempo suficiente para dar certezas sobre efeitos adversos indesejados a longo prazo.

Ideação suicida e tratamento antidepressivo

A questão de suicídio associado a antidepressivos tornou-se matéria de primeira página. O resultado de uma metanálise sugere uma ligação entre o uso desses medicamentos e ideação suicida entre crianças, adolescentes e adultos até os 24 anos no curto prazo (4 a 16 semanas) em experimentos controlados com placebo envolvendo nove dos mais recentes fármacos antidepressivos. Os dados desses experimentos, abrangendo mais de 4.400 pacientes, sugeriram que o risco médio de pensamento ou comportamento suicida ao longo dos primeiros meses de tratamento em indivíduos medicados com antidepressivos foi de 4%, o dobro do risco de 2% com placebo. Não ocorreram suicídios durante esses experimentos. A análise também demonstrou que não houve aumento do risco de suicídio na faixa dos 25 aos 65 anos. Antidepressivos reduziram a qualidade suicida entre indivíduos acima dos 65 anos.

Após audiências públicas sobre o assunto, em outubro de 2004, a FDA solicitou o acréscimo de alertas de tarja preta – o alerta mais grave colocado na embalagem de medicamentos com receita médica – a todos os fármacos antidepressivos, tanto antigos quanto recentes. Essa ação despertou alarme entre pais e médicos e provocou uma explosão de propaganda por advogados especializados em erros médicos. O mais importante é que as receitas de antidepressivos para adolescentes diminuíram, enquanto para adultos se estabilizaram, após anos de crescimento.

Um estudo de grandes proporções envolvendo pacientes do mundo real publicado na edição de janeiro de 2006 do *American Journal of Psychiatry* despertou graves dúvidas sobre a veracidade da conexão entre antidepressivos e qualidade suicida e sobre a validade da decisão da FDA de acrescentar a tarja preta. O estudo examinou suicídios e hospitalizações decorrentes de tentativas de suicídio nos registros médicos de 65.103 membros de uma empresa de seguros sem fins lucrativos na região nordeste do Pacífico que cobre cerca de 500 mil pessoas, as quais foram medicadas com antidepressivos de 1992 a 2003. O estudo revelou que (1) antidepressivos mais recentes foram associados a uma redução mais rápida e maior do risco do que tipos mais antigos de antidepressivos, e (2) pacientes tiveram probabilidade significativamente maior de tentar ou cometer suicídio no mês anterior ao começo da farmacoterapia do que nos seis meses após seu início.

Essa não é a primeira vez que evidências confiáveis contradizem uma conexão significativa entre uso de antidepressivos e aumento do risco de suicídio. Nas audiências que levaram ao alerta de tarja preta, John Mann, da Columbia University, apresentou dados populacionais mostrando que, desde 1987, o ano antes da fluoxetina se tornar o primeiro ISRS comercializado, os índices de suicídio nos Estados Unidos haviam começado a cair e que certas áreas do país com os índices mais elevados de prescrição de ISRSs apresentavam o maior declínio de suicídios. Para cada aumento de 10% nos índices de prescrição, o índice de suicídio nos Estados Unidos caiu 3%.

Outro estudo, uma revisão de 588 arquivos de casos de pacientes na faixa dos 10 aos 19 anos, revelou que um aumento de 1% no uso de antidepressivos esteve associado a uma diminuição de 0,23 suicídios a cada 100 mil adolescentes por ano.

Uma questão mais importante, ao se levar em consideração o quanto o risco pode ser pequeno, caso realmente exista, é se, em resultado dos atos impensados da FDA ou não, alguns pacientes deprimidos estão recebendo um tratamento que possivelmente salve suas vidas. Achados epidemiológicos obtidos em diversos países, incluindo os Estados Unidos, mostraram que a redução da receita de antidepressivos para crianças e adolescentes deprimidos resultou em um aumento nos índices de suicídio nessas populações.

Efeitos colaterais associados a medicamentos mais recentes

Todos os medicamentos estão associados a efeitos colaterais. O clínico deve estar ciente desses efeitos, ser capaz de identificá-los e de tomar as medidas necessárias para tratá-los.

Sonolência. A sedação costuma ser um efeito planejado de vários fármacos psicotrópicos, especialmente quando usados para tratar insônia, ansiedade ou agitação. Contudo, sonolência diurna também pode ser um evento adverso indesejado. É importante que o clínico alerte o paciente quanto à possibilidade de sedação e documente que a pessoa foi alertada a usar cautela ao operar qualquer tipo de veículo ou equipamento mecânico. Um pouco de sonolência resulta da continuidade do efeito de hipnóticos à noite. Mesmo com fármacos como os ISRSs, que são ativadores para vários pacientes, a sonolência pode ser problemática. Em algumas ocasiões, ela resulta do prejuízo da qualidade do sono. O uso crônico de ISRSs pode fazer alguns pacientes terem uma sensação subjetiva de fadiga e/ou exaustão, ou pode haver ocorrências de bocejos, mesmo com quantidades adequadas de sono. O manejo de sonolência indesejada inclui o ajuste da dose ou do momento da administração, troca para medicamentos alternativos, acréscimo de pequenas doses de estimulantes ou acréscimo de modafinila.

Distúrbios gastrintestinais. Os maiores efeitos colaterais gastrintestinais (GIs) dos antidepressivos mais antigos e medicamentos antipsicóticos consistiam principalmente em constipação e boca seca, uma consequência de sua atividade antimuscarínica. A maioria dos fármacos mais recentes tem pouca atividade antimuscarínica, mas tem efeitos sobre o sistema serotonérgico. A maior parte da serotonina do corpo se encontra no trato GI, e fármacos serotonérgicos com frequência causam graus variados de dores estomacais, náuseas, flatulência e diarreia. Na maioria dos casos, esses efeitos colaterais são transitórios, mas algumas pessoas nunca se adaptam e precisam trocar para outra classe de fármaco. O uso inicial de doses mais baixas ou de preparados de liberação retardada é a estratégia mais eficaz para reduzir ao mínimo os efeitos colaterais GIs.

Transtornos do movimento. A introdução de antagonistas de serotonina e dopamina reduziu muito a incidência de transtornos do movimento induzidos por medicamentos, mas graus variados de parkinsonismo, acatisia e distonia relacionados à dosagem ainda acontecem. A risperidona é a que mais se parece com os agentes mais antigos no que diz respeito a esse tipo de efeito colateral. A olanzapina também causa mais efeitos extrapiramidais do que os experimentos clínicos sugeriram. O aripiprazol causa acatisia grave. Houve relatos raros de transtornos do movimento induzidos por ISRSs, variando de acatisia a discinesia tardia.

Disfunção sexual. O uso de fármacos psiquiátricos pode ser associado a disfunção sexual – redução da libido, ejaculação e ereção prejudicadas e inibição do orgasmo feminino. Nos experimentos clínicos com os ISRSs, a extensão dos efeitos colaterais sexuais foi em grande parte subestimada, porque os dados se baseavam em relatos espontâneos de pacientes. O índice de disfunção sexual nas informações originais que acompanharam fluoxetina, por exemplo, foi inferior a 5%. Em estudos subsequentes, nos quais as informações sobre efeitos colaterais de ordem sexual foram evocadas por meio de perguntas específicas, o índice de disfunção sexual associada a ISRSs se revelou entre 35 e 75%. Na prática clínica, dificilmente os pacientes relatam disfunção sexual ao médico de modo espontâneo, de forma que é importante perguntar sobre esse efeito colateral. Algumas disfunções sexuais também podem estar relacionadas ao transtorno psiquiátrico primário. Ainda assim, caso essa disfunção apareça depois do início da farmacoterapia, e a resposta primária ao tratamento tenha sido positiva, pode ser válido tentar tratar os sintomas. Desenvolveu-se uma longa lista de possíveis antídotos para esses efeitos colaterais, mas poucas intervenções são consistentemente eficazes e poucas têm mais do que evidências informais para respaldar seu uso. O clínico e o paciente devem considerar a possibilidade desse problema ao selecionar um fármaco e trocar o tratamento para outro com pouca ou nenhuma associação a disfunção sexual se esse efeito adverso for inaceitável para o paciente.

Ganho de peso. O ganho de peso acompanha o uso de diversos medicamentos psicotrópicos como resultado da retenção de líquidos, do aumento da ingestão calórica, da redução de exercícios ou do metabolismo alterado. O ganho de peso também pode ser um sintoma do transtorno, como em bulimia ou depressão atípica, ou sinal de recuperação de um episódio de doença. O aumento no peso corporal decorrente de tratamento é um motivo comum para falta de adesão a um regime farmacológico. Nenhum mecanismo específico foi identificado como causador de ganho de peso, e aparentemente os sistemas histaminérgico e serotonérgico mediam alterações no peso associadas a vários fármacos usados para tratar depressão e psicose. Relatou-se que a metformina facilita o emagrecimento entre pacientes cujo ganho de peso é atribuído ao uso de ISRSs e dopamina e ácido valproico. O valproato e também a olanzapina foram ligados ao desenvolvimento de resistência à insulina, o que pode induzir aumento de apetite, com subsequente ganho de peso. O ganho de peso é um efeito colateral digno de atenção de clozapina e de olanzapina. Fatores genéticos que regulam o peso corporal, bem como o problema relacionado de diabetes melito, parecem envolver o receptor 5-HT$_{2C}$. Há um polimorfismo genético da região promotora desse receptor, o qual indica ganho de peso significativamente menor em pacientes com o alelo variante do que naqueles sem esse alelo. Espera-se que fármacos com uma forte afinidade por 5-HT$_{2C}$ tenham um maior impacto sobre o peso corporal de pacientes com um polimorfismo da região promotora desse receptor.

Perda de peso. Perda de peso inicial está associada ao tratamento com ISRSs, mas costuma ser transitória, sendo grande parte do peso recuperada durante os primeiros meses. Comprovou-se que a bupropiona causa emagrecimento persistente. Quando combinada com mudanças de dieta e de estilo de vida, essa substância pode facilitar uma perda de peso mais significativa. O topiramato e a zonisamida, comercializados como tratamento para epilepsia, às vezes produzem uma perda de peso substancial e permanente.

Alterações de glicose. Aumento do risco de anormalidades de glicose, incluindo diabetes melito, está associado a aumento de peso durante terapia farmacológica com psicotrópicos. A clozapina e a olanzapina estão relacionadas a um risco maior de anormalidades nos níveis de glicose em jejum do que outros antagonistas de serotonina e dopamina, além de a diabetes hiperosmolar e cetoacidose. Essa desregulação da homeostase de glicose parece ser induzida por fármaco e aumenta o glucagon.

Hiponatremia. A hiponatremia está associada a tratamento com oxcarbazepina e ISRSs, especialmente em pacientes idosos. Confusão, agitação e letargia são sintomas comuns.

Prejuízo cognitivo. Prejuízo cognitivo é uma perturbação na capacidade de pensar. Alguns agentes, como os agonistas benzodiazepínicos, são reconhecidos como causa de prejuízo cognitivo. Outros psicotrópicos de uso disseminado, como ISRSs, lamotrigina, gabapentina, lítio, ATCs e bupropiona, no entanto, também estão associados com vários graus de prejuízo de memória e dificuldade em encontrar palavras. Em contraste com a amnésia anterógrada induzida por benzodiazepínicos, esses agentes causam um tipo mais sutil de desatenção. Fármacos com propriedades anticolinérgicas têm chances de agravar o desempenho da memória.

Sudorese. Transpiração grave não relacionada à temperatura do ambiente está associada a ATCs, ISRSs e venlafaxina. Esse efeito colateral com frequência é socialmente incapacitante. Podem-se fazer tentativas para tratá-lo com agentes alfa, como terazosina e oxibutinina.

Perturbações cardiovasculares. Agentes mais recentes têm menos probabilidade de apresentar efeitos cardíacos diretos. Muitos agentes mais antigos, como os ATCs e as fenotiazinas, afetavam a pressão arterial e a condução cardíaca. A tioridazina, que está em uso há décadas, comprovadamente prolonga o intervalo QTc de forma relacionada à dosagem e pode aumentar o risco de morte súbita ao retardar a repolarização ventricular e causar *torsades de pointes*. Fármacos mais recentes hoje são testados como rotina de forma minuciosa em busca de evidências de efeitos cardíacos. Um tratamento promissor para psicose, o sertindol, não foi comercializado porque a FDA teria solicitado um alerta de tarja preta. Leves efeitos de QTc percebidos com ziprasidona retardaram sua comercialização. A clozapina pode causar miocardite em casos raros, dos quais o clínico deve estar ciente.

Erupções cutâneas. Qualquer medicamento é uma fonte potencial de erupção medicamentosa. Alguns psicotrópicos, como carbamazepina e lamotrigina, foram relacionados a aumento do risco de dermatite descamante grave. Normalmente denominada síndrome de Stevens-Johnson, essa condição é uma reação sistêmica mediada pelo sistema imunológico, a qual pode ser fatal ou resultar em cicatrizes permanentes ou cegueira. Todos os pacientes devem ser informados sobre a gravidade potencial da ocorrência de lesões espalhadas acima do pescoço, que envolvem as membranas mucosas e que podem estar associadas a febre e linfadenopatia. Deve-se instruir o paciente, no momento em que o medicamento for receitado, a se dirigir imediatamente ao pronto-socorro se esses sintomas se manifestarem.

Respostas farmacológicas idiossincráticas e paradoxais

Reações idiossincráticas ocorrem em um percentual bastante pequeno de pacientes medicados. Elas não são relacionadas às propriedades farmacológicas conhecidas e muito provavelmente representam uma sensibilidade anormal de base genética ao fármaco. Uma resposta paradoxal representa a manifestação de um efeito clínico que é o oposto do esperado. Em março de 2007, a FDA relatou estados semelhantes a dissociação atribuídos a determinados hipnóticos sedativos. Eles incluíram comportamentos como sonambulismo, compulsão alimentar, ataques agressivos e condução noturna de veículo sem a consciência do paciente. A Tabela 29.1-2 lista os fármacos que exigem alerta no rótulo para esse efeito.

Índice terapêutico

O índice terapêutico é uma medida relativa da toxicidade ou segurança de um fármaco e é definido como a razão entre a mediana da dose tóxica e a mediana da dose efetiva. A mediana da dose tóxica é aquela com a qual 50% dos pacientes experimentam um efeito tóxico específico, e a mediana da dose efetiva é aquela com a qual 50% dos pacientes têm um efeito terapêutico específico. Quando o índice terapêutico é elevado, como no caso do haloperidol, isso se reflete na ampla gama das dosagens prescritas. Em contrapartida, o índice terapêutico de lítio é bastante baixo e, portanto, requer um monitoramento atento de seus níveis séricos nos pacientes que o utilizam.

Superdose

Segurança no caso de superdose é sempre considerada durante a seleção do fármaco. Quase todos os agentes mais recentes, no entanto, apresentam uma ampla margem de segurança quando há superdose. Em contrapartida, um estoque de um mês de ATCs pode ser fatal. Os pacientes deprimidos que eram medicados com ATCs eram o grupo de maior risco para tentativa de suicídio. Devido ao fato de mesmo os fármacos mais seguros, às vezes, poderem causar complicações médicas graves, especialmente quando combinados com outros agentes, o clínico deve reconhecer que o medicamento receitado pode ser usado em uma tentativa de cometer suicídio. Embora seja prudente passar receitas para pequenas quantidades, essa prática aumenta os custos do copagamento para o paciente. Na realidade, muitos programas de benefícios de farmácias encorajam a prescrição de um suprimento de três meses do medicamento.

Em casos nos quais o suicídio seja uma preocupação principal, deve ser feita uma tentativa para verificar se o medicamento não está sendo guardado para uma tentativa de *overdose* posterior.

TABELA 29.1-2
Sedativos hipnóticos citados pela Food and Drug Administration dos Estados Unidos

Fármaco	Fabricante
Zolpidem (Ambien/Ambien CR)	Sanofi Aventis
Butabarbital (Butisol Sodium)	MedPointe Pharmaceuticals
Pentobarbital e carbromal (Carbrital)	Parke-Davis
Flurazepam (Dalmane)	Valeant Pharmaceuticals
Quazepam (Doral)	Questcor Pharmaceuticals
Triazolam (Halcion)	Pfizer
Eszopiclona (Lunesta)	Sepracor
Etclorvinol (Placidyl)	Abbott
Estazolam (Prosom)	Abbott
Temazepam (Restoril)	Tyco Healthcare
Ramelteona (Rozerem)	Takeda
Secobarbital (Seconal)	Lilly
Zaleplona (Sonata)	King Pharmaceuticals

Contar comprimidos de forma aleatória ou solicitar a um membro da família que entregue ao paciente as doses diárias pode ajudar. Alguns pacientes tentam suicídio assim que começam a se recuperar. Quantidades maiores de medicamentos com índice terapêutico baixo devem ser receitadas criteriosamente. Outro motivo para limitar a quantidade de comprimidos receitada é a possibilidade de uma ingestão acidental de medicamentos por crianças na casa. Fármacos psicoterapêuticos devem ser mantidos em um local seguro.

Clínicos que trabalham em pronto-socorro devem saber quais fármacos podem passar por hemodiálise. As questões envolvidas são complexas e não se baseiam em uma única propriedade química da substância. Por exemplo, presume-se, de modo geral, que fármacos com baixa ligação a proteínas sejam bons candidatos para diálise. No entanto, a venlafaxina tem ligação a proteínas de apenas 27% e é uma molécula grande demais para passar por diálise. A hemodiálise é eficaz para o tratamento de superdose de ácido valproico.

Farmacocinética

Interações medicamentosas farmacocinéticas são os efeitos de fármacos sobre as concentrações plasmáticas uns dos outros, e *interações medicamentosas farmacodinâmicas* são os efeitos de fármacos sobre as atividades biológicas uns dos outros. Conceitos farmacocinéticos são usados para descrever e prever o curso de tempo das concentrações de fármacos em diferentes partes do corpo, como plasma, tecido adiposo e sistema nervoso central (SNC). De uma perspectiva clínica, os métodos farmacocinéticos podem explicar ou prever o início e a duração da atividade do fármaco e as interações medicamentosas que alteram seu metabolismo ou excreção.

Pesquisas farmacogenéticas concentram-se em encontrar os alelos variantes que alteram a farmacocinética e a farmacodinâmica dos medicamentos. Pesquisadores tentam identificar as diferenças genéticas na forma como as enzimas metabolizam psicotrópicos, bem como as proteínas do SNC diretamente envolvidas na ação do fármaco. É possível que a identificação de genótipos de pacientes facilite a previsão de uma resposta clínica a diferentes tipos de fármacos.

A maioria dos clínicos precisa consultar listas ou programas de computador para determinar quando possíveis interações podem ocorrer e, caso positivo, qual sua relevância clínica. Sempre que possível, é preferível usar um medicamento que produza risco mínimo de interações medicamentosas. Também é recomendado que o médico conheça os perfis de interação dos fármacos que costuma prescrever.

Exemplos de interações farmacocinéticas incluem um fármaco que cause o aumento ou a redução das concentrações de um composto administrado ao mesmo tempo. Esses tipos de interações também podem levar a concentrações alteradas de metabólitos. Em alguns casos, pode também haver interferência na conversão de um fármaco em seu metabólito ativo. Há uma enorme variabilidade de um paciente para outro com relação aos parâmetros farmacocinéticos, como absorção de fármacos e metabolismo. Outro tipo de interação é representado por interações que envolvem os rins. Medicamentos de uso comum, como inibidores da enzima conversora de angiotensina (ECA), fármacos anti-inflamatórios não esteroides (AINEs) e tiazidas, reduzem a depuração renal de lítio e aumentam a probabilidade de elevações graves dessa substância. Interações medicamentosas podem ocorrer de forma farmacocinética ou farmacodinâmica.

Usa-se atualmente a farmacogenética para estudar por que pacientes diferem quanto à forma como metabolizam fármacos. Naqueles que são metabolizadores ultrarrápidos ou rápidos, as concentrações de um fármaco podem ser mais baixas que o esperado.

FATORES RELACIONADOS AO PACIENTE

Resposta à medicação e sensibilidade a efeitos colaterais são influenciados por fatores relacionados ao paciente. Esse é o motivo pelo qual não existe uma abordagem única ao tratamento farmacológico. Variáveis relacionadas ao paciente incluem diagnóstico, fatores genéticos, estilo de vida, condição médica geral, transtornos concomitantes e história de resposta a fármacos. A atitude do paciente com relação a medicamentos em geral, aversão a determinados tipos de efeitos colaterais e preferência por um agente específico também precisam ser consideradas.

Diagnóstico

Insucesso em estabelecer o diagnóstico correto de um transtorno reduz a probabilidade de seleção ideal de fármacos. Erro diagnóstico não apenas pode resultar em perda de uma oportunidade como também pode, eventualmente, agravar os sintomas. Diagnosticar depressão unipolar de forma inadvertida em um paciente que esteja em uma fase deprimida de transtorno bipolar pode induzir mania ou ciclagem rápida. Fracasso do tratamento ou exacerbação de sintomas deve motivar uma reavaliação do diagnóstico de trabalho.

Resposta a tratamento anterior

Deve-se selecionar um fármaco específico de acordo com a história de resposta farmacológica do paciente (adesão, resposta terapêutica, efeitos adversos), a história familiar de resposta farmacológica, o perfil de efeitos adversos para o fármaco específico com relação ao paciente em particular e a prática habitual do médico que o prescreve. Se um medicamento foi eficaz anteriormente no tratamento do paciente ou de um membro da família, o mesmo fármaco deve voltar a ser usado. No entanto, por motivos que não são compreendidos, alguns pacientes não respondem a um agente que já teve eficácia comprovada quando começam um novo curso do mesmo fármaco. Uma história de efeitos adversos graves de um fármaco específico é um forte indicador da falta de adesão.

É proveitoso quando o paciente consegue se lembrar dos detalhes de tratamento com medicamentos psicotrópicos anteriores: os fármacos receitados, as dosagens, o período de tempo e as combinações. Devido a transtornos mentais, muitos indivíduos, porém, não relatam bem suas histórias. Caso possível, os registros médicos do paciente devem ser obtidos para confirmar seu relato. Membros da família são uma boa fonte de informações colaterais.

Resposta em familiares

Acredita-se, de modo geral, que respostas a fármacos se agrupam em famílias. Portanto, a resposta a um fármaco em um parente é um indicador de que o paciente também poderá se beneficiar da mesma medicação. Embora não haja evidências conclusivas que ofereçam respaldo para essa crença como fator a ser levado em consideração durante a seleção do fármaco, estudos confirmam que uma história de resposta positiva a tratamento com um fármaco deve ser considerada ao tomar decisões de tratamento.

Distúrbios médicos ou transtornos psiquiátricos concomitantes

A avaliação inicial deve obter informações sobre a coexistência de problemas médicos. Em alguns casos, um distúrbio médico pode ser responsável pelos sintomas. Pacientes com doença da tireoide que não receberam tratamento adequado podem parecer deprimidos. Apneia do sono produz depressão e prejuízo cognitivo. Condições raras, como síndrome de Kleine-Levin, podem imitar transtorno bipolar. Deve-se selecionar um fármaco que exacerbe o mínimo possível quaisquer problemas médicos preexistentes que um paciente específico possa apresentar.

Uso recreativo de drogas, consumo excessivo de álcool e ingestão frequente de bebidas que contêm cafeína podem complicar e até mesmo enfraquecer o tratamento com fármaco psicotrópico. Esses compostos têm propriedades psicoativas significativas e, em alguns casos, podem representar a fonte dos sintomas do paciente. É razoável pedir-lhe que se abstenha do uso dessas substâncias, pelo menos até que os benefícios do tratamento com o fármaco psicotrópico estejam comprovadamente estabelecidos. A reintrodução gradual de quantidades moderadas de álcool, chá e café pode, então, ocorrer. O próprio paciente pode observar se houve efeitos desfavoráveis em sua condição clínica.

CONSENTIMENTO LIVRE E ESCLARECIDO E ORIENTAÇÃO AO PACIENTE

Estabelecer confiança e proporcionar motivação para a adesão ao regime de medicação são componentes essenciais para o sucesso terapêutico. O paciente deve ser informado sobre as opções de tratamento e os prováveis efeitos colaterais e benefícios característicos de cada um. Sua preferência deve ser respeitada, a menos que uma vantagem irrefutável exista no tocante a eficácia, tolerabilidade ou segurança com um agente alternativo. Se um medicamento específico for recomendado, os motivos para essa recomendação devem ser explicados. Há maior probabilidade de adesão do paciente se ele compreender completamente os motivos pelos quais um agente específico foi receitado.

Uma forte aliança terapêutica entre o clínico e o paciente sempre é proveitosa. Devido à imprevisibilidade da resposta farmacológica, à ocorrência frequente de efeitos colaterais e à ambivalência subjacente relativa à medicação, ou ao medo de usá-la, um relacionamento positivo e de confiança serve para melhorar a adesão do paciente. Experimentos malsucedidos repetidos podem ser necessários antes que se possa observar uma resposta. A confiança do paciente no conhecimento e no julgamento do médico permite experimentos de medicação e regimes mais complexos, como o uso de vários medicamentos.

Discussões sobre a seleção de fármacos devem ser documentadas em notas, mas um consentimento livre e esclarecido assinado não é necessário. Surpreendentemente, pacientes esclarecidos sobre os possíveis efeitos adversos relatam uma incidência maior de efeitos colaterais, mas não apresentam índices mais elevados de descontinuação prematura.

A forma como o paciente e a família se comprometem com o plano de tratamento pode determinar seu sucesso. O significado psicodinâmico da farmacoterapia para o paciente e sua família e as influências ambientais, os estressores psicossociais e apoio devem ser explorados. Alguns pacientes podem ver o tratamento farmacoterápico como uma panaceia, e outros podem encará-lo como um inimigo. Com o consentimento do paciente, parentes e outros médicos devem ser esclarecidos sobre os motivos para o tratamento farmacoterápico e também sobre os benefícios esperados e os riscos potenciais.

DOSAGEM, DURAÇÃO E MONITORAMENTO

Dosagem

A dose clinicamente eficaz para tratamento depende das características do fármaco e de fatores relacionados ao paciente, tais como sensibilidade e capacidade de metabolizá-lo, problemas médicos coexistentes, uso concomitante com outros medicamentos e história de exposição a medicamentos anteriores.

Concentrações plasmáticas de vários psicotrópicos podem variar até 10 vezes. Portanto, até certo ponto, a dose ideal para um indivíduo só é determinada por tentativa e erro, guiada por evidências empíricas da faixa de dosagem normal do fármaco específico. Em alguns casos, pode ser útil testar o paciente para polimorfismos genéticos envolvendo enzimas hepáticas. Indivíduos que são metabolizadores ultrarrápidos de determinados fármacos podem precisar de doses mais elevadas que o habitual. Metabolizadores lentos podem apresentar efeitos colaterais e até mesmo toxicidade em doses bastante baixas.

Alguns fármacos demonstram uma relação evidente entre aumento na dose e resposta clínica. Essa curva dose-resposta estabelece a equivalência entre a concentração do fármaco e seus efeitos.

A *potência* de um fármaco refere-se à dose relativa necessária para atingir determinados efeitos, e não a sua eficácia. O haloperidol, por exemplo, é mais potente que a clorpromazina, porque aproximadamente 5 mg de haloperidol são necessários para atingir o mesmo efeito terapêutico que 100 mg de clorpromazina. Esses fármacos, no entanto, são equivalentes quanto a sua eficácia clínica – ou seja, a resposta clínica máxima atingível por meio da administração de um fármaco.

Fármacos devem ser usados em dosagens eficazes durante períodos suficientes. Embora a tolerabilidade e a segurança de um fármaco sempre sejam levadas em consideração, doses subterapêuticas e experimentos terapêuticos incompletos devem ser evitados. O uso de doses inadequadas simplesmente expõe o paciente ao risco de efeitos colaterais, sem proporcionar a probabilidade de benefício terapêutico. Em vista da ampla margem de segurança associada aos medicamentos receitados com maior frequência atualmente, existe mais risco de subdosagem do que de ultrapassar a faixa de dosagem recomendada.

O momento de dosagem costuma ter por base a meia-vida plasmática do fármaco e seu perfil de efeito colateral. Sedativos são administrados em sua totalidade à noite ou com doses diárias desproporcionais à noite. O oposto vale para fármacos ativadores. A frequência de dosagem é menos definida. A maioria dos regimes de dosagem de psicotrópicos, como uma vez por dia, em oposição a doses divididas, baseia-se em medições de concentrações plasmáticas, em vez de na ocupação de receptores no cérebro. Evidências indicam que existe uma dissociação significativa entre a cinética plasmática e o cérebro. Depender da cinética plasmática como base para regimes de dosagem leva à má compreensão da programação dos horários necessários.

Via de regra, psicotrópicos devem ter uso contínuo. As exceções são o uso de fármacos para insônia, agitação aguda e ansiedade situacional grave. Um erro comum é o uso de benzodiazepínicos de alta potência, como alprazolam e clonazepam, apenas depois do início de um ataque. Esses fármacos devem ser usados como parte de uma programação regular para prevenir ataques.

Alguns pacientes que experimentam disfunção sexual durante o tratamento com ISRSs fazem feriados do fármaco, ou seja, pulam uma dose diária de vez em quando para facilitar o desempenho sexual.

Foi verificado que regimes de dosagem intermitente de ISRSs são eficazes como tratamento de transtorno disfórico pré-menstrual. Os fármacos são administrados diariamente durante a fase lútea de duas semanas do ciclo menstrual.

Duração do tratamento

Uma pergunta comum do paciente costuma ser: "Durante quanto tempo terei que tomar o remédio?". A resposta depende de diversas variáveis, incluindo a natureza do problema, a duração de sintomas, a história familiar e o grau de tolerância do paciente e os benefícios da medicação. Pode-se lhe dar uma explicação razoável das probabilidades, mas ele deve ser informado de que o melhor é verificar primeiro se o fármaco funciona para ele e se os efeitos colaterais são aceitáveis. Uma discussão mais definitiva sobre a duração do tratamento pode ocorrer assim que o grau de sucesso estiver estabelecido. Mesmo pacientes com aversão filosófica ao uso de psicotrópicos podem optar por continuar com o medicamento indefinidamente se a magnitude da melhora tiver grandes proporções. A maior parte dos transtornos psiquiátricos tem índices elevados de cronicidade e recaída, e, portanto, o tratamento de longo prazo com frequência se faz necessário para impedir sua recorrência. Ainda assim, resta o fato de que psicotrópicos não curam o transtorno que tratam, e sim ajudam a controlar os sintomas.

O tratamento é conceitualmente dividido em três fases: o experimento terapêutico inicial, a continuação e a fase de manutenção. O período inicial de tratamento deve durar pelo menos várias semanas, devido à demora dos efeitos terapêuticos que caracteriza a maioria das classes de fármacos psicotrópicos. A duração necessária de um experimento terapêutico de um medicamento deve ser discutida já no início do tratamento, de forma que o paciente não desenvolva expectativas não realistas de uma melhora imediata dos sintomas. No início do curso da farmacoterapia, o paciente tem mais chances de sofrer efeitos colaterais do que alívio de seu transtorno. Em alguns casos, a medicação pode até exacerbar alguns sintomas. Os pacientes devem ser esclarecidos de que uma reação inicial fraca ao medicamento não é um indicador do resultado final do tratamento. Por exemplo, muitos pacientes com transtorno de pânico desenvolvem nervosismo ou aumento dos ataques de pânico depois de começarem o tratamento com tricíclicos ou ISRSs. Agonistas benzodiazepínicos são uma exceção à regra de demora do início clínico. Na maioria dos casos, seus efeitos hipnóticos e ansiolíticos ficam logo evidentes.

A continuidade do uso de medicação, no entanto, não fornece proteção absoluta contra recaída. A terapia de continuação proporciona efeitos protetores clínica e estatisticamente significativos contra a recaída. A duração ideal da terapia de continuação ou de manutenção é variável e depende da história clínica do paciente. Depressão maior crônica de início precoce, por exemplo, tem um curso mais grave e maior comorbidade do que depressão maior crônica de início tardio. Além do início precoce, uma história de múltiplos episódios anteriores e gravidade e duração de um episódio atual sugerem que um tratamento mais longo, ou até mesmo de duração indefinida, seja adequado.

Frequência de consultas

Até que uma resposta inequívoca ao tratamento ocorra, as consultas com o paciente devem ter a frequência estabelecida pelas circunstâncias. A frequência de consultas de acompanhamento ou monitoramento é determinada pelo julgamento clínico. Em pacientes gravemente doentes, isso significa várias vezes por semana. Aqueles em terapia de manutenção, mesmo estáveis, precisam de monitoramento, mas não há um consenso quanto à frequência de terapia de acompanhamento. Um intervalo razoável entre consultas pode ser de três meses, mas seis meses podem constituir um período adequado após um tratamento prolongado.

TESTES LABORATORIAIS E MONITORAMENTO TERAPÊUTICO SANGUÍNEO

Testes laboratoriais e monitoramento terapêutico sanguíneo devem se basear em circunstâncias clínicas e nos fármacos usados. Para os psicotrópicos de uso mais comum, testes de rotina não são necessários. Não há testes laboratoriais disponíveis atualmente que possam confirmar o diagnóstico de um transtorno mental.

Testes pré-tratamento são rotina como parte da bateria de exames para estabelecer valores de parâmetro e para descartar a existência de problemas médicos subjacentes que possam estar causando os sintomas psiquiátricos ou que possam complicar o tratamento farmacológico. Devem ser obtidos resultados de testes recentes. No caso de agentes conhecidos por causar alterações na condução cardíaca, um eletrocardiograma (ECG) pré-tratamento deve ser realizado antes de se iniciar o tratamento. Com lítio e clozapina, a possibilidade de alterações graves nas funções tireoidianas, renais, hepáticas ou hematológicas exige monitoramento contínuo e pré-tratamento com os testes laboratoriais adequados.

Devido ao resultado de achados tanto de relatos informais quanto de pesquisas que indicam eventual desregulação grave de glicose durante o tratamento principalmente com ASDs, a FDA sugeriu que pacientes tratados com antipsicóticos atípicos sejam monitorados para identificar o aparecimento de diabetes.

Há determinadas circunstâncias em que é necessário ou útil o uso de concentrações plasmáticas para monitorar a condição do paciente. Estas incluem o monitoramento de fármacos com índice terapêutico restrito, como lítio; fármacos com janela terapêutica, faixa de dosagem ideal para uma resposta terapêutica; combinações farmacológicas que possam levar a interações responsáveis por elevar as concentrações de medicamentos ou seus metabólitos, as quais podem causar toxicidade; toxicidade inexplicável em doses terapêuticas normais; e falha de resposta em um paciente que pode não ter adesão. O clínico não deve ter reservas quanto a solicitar testes toxicológicos de urina para um paciente que faça abuso de substância.

RESULTADOS DE TRATAMENTO

O objetivo do tratamento psicotrópico é eliminar todas as manifestações de um transtorno e, assim, possibilitar ao paciente a recuperação da capacidade de funcionamento e também de aproveitar a vida tão completamente quanto antes de ficar doente. Esse grau de melhora para abaixo do limiar sindrômico é definido como remissão.

Resposta e remissão

Remissão é o resultado preferido de tratamento, não apenas devido ao impacto imediato sobre o funcionamento e o estado mental, mas também em razão de novas evidências que indicam haver menos chances de pacientes em remissão passarem por recaída e recorrência de seu transtorno.

Pacientes que melhoram, mas não experimentam uma resolução total, são considerados respondedores. Eles podem exibir melhora significativa, mas continuam a mostrar sintomas. Em estudos sobre depressão, a *resposta* costuma ser definida como uma redução de 50% ou maior dos parâmetros iniciais em uma escala-padrão de pontuação, como a Escala de Avaliação de Depressão de Hamilton (HAM-D) ou a Escala de Avaliação de Depressão de Montgomery e Åsberg (MADRS). Define-se *remissão* como uma pontuação absoluta igual ou inferior a 7 na HAM-D, ou igual ou inferior a 10 na MADRS. Expectativas sobre o possível grau de melhora devem ser baseadas no que é conhecido sobre a capacidade de resposta de transtornos específicos à farmacoterapia. É mais provável que transtorno obsessivo-compulsivo (TOC) e esquizofrenia, por exemplo, sejam associados a manifestações residuais da doença do que depressão maior ou transtorno de pânico. A probabilidade de remissão total de TOC apenas com tratamento com ISRSs ao longo de um período de dois anos é inferior a 12%, e a de remissão parcial é de aproximadamente 47%.

Insucesso de tratamento

O plano inicial de tratamento deve prever a possibilidade de que a medicação seja ineficaz, por isso uma estratégia alternativa deve ser reservada. Insucessos repetidos com fármacos requerem a reavaliação do paciente. Em primeiro lugar, o diagnóstico original estava correto? Ao responder a essa pergunta, o clínico deve incluir a possibilidade de uma condição médica não diagnosticada ou do uso recreativo de drogas como causa dos sintomas psiquiátricos.

Em segundo, os sintomas observados estão relacionados ao transtorno original, ou na verdade são efeitos adversos do tratamento farmacoterápico? Alguns fármacos antipsicóticos, por exemplo, podem produzir acinesia, que se parece com retraimento psicótico, ou acatisia e síndrome neuroléptica maligna, as quais se assemelham a aumento de agitação psicótica. O uso prolongado de ISRSs pode produzir embotamento emocional, o qual imita depressão.

Intolerância a efeitos colaterais pode ser o motivo mais comum de insucesso do tratamento. Em terceiro lugar, o fármaco foi administrado na dosagem apropriada durante um período de tempo suficiente? Uma vez que a absorção e o metabolismo de fármacos podem apresentar grande variação em pacientes, é possível que o clínico precise medir os níveis plasmáticos de um fármaco para assegurar uma dosagem suficiente.

Como quarto questionamento, uma interação farmacocinética ou farmacodinâmica com outro fármaco que o paciente já utilizava pode ter reduzido a eficácia do fármaco recém-receitado?

Em quinto, o paciente administrou o medicamento conforme a orientação? Falta de adesão à medicação é um problema clínico comum que surge em resultado de regimes complexos de fármacos (mais de um em mais de uma dosagem diária), efeitos adversos (especialmente se não forem percebidos pelo clínico) e falta de informação do paciente sobre o plano de tratamento farmacoterápico. Ele pode descontinuar o medicamento quando se recupera, na crença de que está curado e não precisa mais dele.

Resistência ao tratamento

Alguns pacientes não conseguem responder a experimentos repetidos com a medicação. Não há um único fator que possa explicar a ineficácia das várias intervenções nesses casos. Quando isso ocorre, as estratégias incluem o uso de combinações de fármacos, terapia de alta dosagem e uso de fármacos não convencionais. Evidências limitadas estão disponíveis quanto aos índices razoavelmente bem-sucedidos associados a qualquer dessas estratégias.

Tolerância

O desenvolvimento de tolerância é caracterizado por uma necessidade, ao longo do tempo, de usar doses cada vez mais altas de um medicamento para manter o efeito clínico. Essa redução na resposta ao fármaco ocorre após doses repetidas. Tolerância também descreve diminuição da sensibilidade a seus efeitos adversos, como náusea, por exemplo. Esse fenômeno é usado como base para iniciar alguns fármacos em doses subterapêuticas, com o plano de adaptar a programação assim que o paciente passe a tolerar doses mais elevadas. A tolerância clínica parece representar alterações no SNC, como densidade ou configuração alterada dos receptores. Medicamentos com ações farmacológicas semelhantes costumam exibir tolerância cruzada.

Sensibilização

Manifestada clinicamente como o inverso de tolerância, afirma-se que a sensibilização ocorre quando a sensibilidade ao efeito de um fármaco aumenta com o tempo. Nesses casos, a mesma dose em geral produz efeitos mais pronunciados com o avanço do tratamento.

Abstinência

O desenvolvimento de adaptação fisiológica a um medicamento, com o risco subsequente de sintomas de abstinência, foi relatado com várias classes de fármacos psicotrópicos. De uma perspectiva técnica, a abstinência deve ser considerada um efeito colateral. A probabilidade e a gravidade dessas reações são remotas com a maioria dos fármacos e mais comuns com outros. Via de regra, quanto mais subitamente um fármaco for descontinuado, e mais breve for sua meia-vida de eliminação, maior a possibilidade de que sintomas de abstinência clinicamente significativos irão ocorrer. Ao usar alguns fármacos de ação breve, as reações de abstinência podem resultar da perda de doses e ocorrer durante intervalos diários entre doses. A redução gradativa de medicamentos após o uso prolongado é recomendada sempre que possível. Embora essa medida reduza o risco de reações de abstinência, não garante que essas reações não ocorram. Os sedativos hipnóticos e os opioides são os agentes associados com maior frequência a reações de descontinuação que causam sofrimento físico e mental. Em alguns casos, como no uso de barbitúricos, a abstinência pode ser fatal.

Diferenças marcantes são encontradas entre agentes, mesmo os da mesma classe, quanto à probabilidade e à gravidade dos efeitos de descontinuação. Por exemplo, entre os benzodiazepínicos, alprazolam e triazolam normalmente produzem sintomas de abstinência mais imediatos e intensos do que outros compostos. Entre ISRSs, há uma síndrome de abstinência bem descrita que parece ser mais frequente e grave com paroxetina; no entanto, ela pode ocorrer com qualquer ISRS. Mesmo a fluoxetina pode ser associada a sintomas de descontinuação, mas eles podem ser retardados e atenuados devido à longa meia-vida de eliminação de seu metabólito ativo. Essas manifestações são sutis e são atrasadas durante semanas após a última dose. A venlafaxina também produz uma síndrome de abstinência grave semelhante à de ISRSs.

Além da meia-vida, diversas variáveis podem influenciar a probabilidade e o grau dos sintomas de descontinuação. Mudanças no índice de metabolismo do fármaco, por exemplo, podem contribuir para o quadro. A paroxetina é metabolizada principalmente pela isoenzima (CYP) 2D6 do citocromo P450; contudo, ela também é um potente inibidor de CYP 2D6, o que resulta em autoinibição, uma inibição dependente de dose de seu próprio metabolismo, com aumento subsequente nas concentrações plasmáticas desse medicamento. Caso a dose de paroxetina seja reduzida ou o fármaco seja interrompido, o declínio em suas concentrações plasmáticas pode ser profundo e causar abstinência. A abstinência pode ocorrer em raros casos nos quais a dose de um fármaco não seja reduzida, mas um segundo agente, que vinha inibindo seu metabolismo, tenha sido interrompido. Por exemplo, o alprazolam é metabolizado por meio do sistema de enzimas CYP 3A3/4. A nefazodona inibe essa enzima. Se o paciente medicado com os dois agentes durante várias semanas descontinuar a nefazodona, isso pode levar a um aumento rápido na taxa de metabolismo de alprazolam e a uma queda consequente nas concentrações plasmáticas.

O desenvolvimento de versões de liberação sustentada de fármacos como alprazolam, paroxetina e venlafaxina não reduziu a gravidade de suas reações de abstinência. A meia-vida prolongada desses agentes resulta da demora de absorção, e não do prolongamento da fase de eliminação. A frequência da dosagem do fármaco é reduzida, mas não a taxa de declínio nas concentrações plasmáticas.

Baixa biodisponibilidade com um agente genérico pode responder por perda inesperada de efeito clínico no surgimento de sintomas de abstinência. A ocorrência desses eventos logo após a renovação da receita deve suscitar um exame do novo fármaco. Deve-se confirmar se a dose e o medicamento obtidos estão corretos. É difícil averiguar se medicamentos genéricos são de fato equivalentes, de forma que existe a possibilidade de diferenças quanto à potência estarem por trás de mudanças adversas na condição clínica.

Sintomas de abstinência invariavelmente ocorrem horas ou dias após a redução da dose ou descontinuação do fármaco. Eles se resolvem em algumas semanas, então a persistência de sintomas se opõe à abstinência. Embora estudos sobre depleção tenham mostrado um retorno rápido de sintomas, na prática clínica, sintomas psicóticos e de humor costumam não reaparecer repentinamente após um tratamento prolongado.

COMBINAÇÃO DE FÁRMACOS

Segundo as Diretrizes Profissionais da Associação Psiquiátrica Americana para o Tratamento de Transtornos Psiquiátricos (American Psychiatric Association Practice Guidelines for the Treatment of Psychiatric Disorders), "se possível, o uso de múltiplos agentes deve ser evitado" no tratamento de transtornos psiquiátricos. Ainda que a *monoterapia* represente o ideal, a *polimedicação*, o uso simultâneo de medicamentos psicotrópicos, é lugar comum desde a combinação de clorpromazina com reserpina no início da década de 1950. A prática de combinar fármacos e os méritos de diversas estratégias de *combinação* ou *intensificação* são debatidos de forma rotineira na literatura especializada e em convenções científicas. A quantidade média de medicamentos prescritos de forma simultânea aumentou nas últimas décadas. Entre pacientes psiquiátricos internados, a quantidade de psicotrópicos receitados é de aproximadamente três. Combinações fixas – fármacos que contêm mais de um ingrediente ativo – foram comercializadas com sucesso no passado, e pesquisas sobre novas combinações estão em andamento. Uma combinação fixa de fluoxetina e olanzapina foi aprovada para o tratamento de transtorno bipolar. O uso desses medicamentos pode aumentar a adesão do paciente ao simplificar o regime farmacológico. Um problema com a combinação de fármacos, no entanto, é que o clínico tem menos flexibilidade de ajuste da dosagem de um dos componentes; ou seja, o uso dessas combinações pode fazer dois fármacos serem administrados quando apenas um continuaria sendo necessário para a eficácia terapêutica (Tab. 29.1-3).

Às vezes, distingue-se entre terapia de potencialização e de combinação. Quando dois psicotrópicos com as mesmas indicações aprovadas são usados de modo concomitante, denomina-se *terapia de combinação*. Acrescentar um fármaco com outra indicação é chamado de *potencialização*. A intensificação costuma envolver o uso de um fármaco que não é primariamente considerado um psicotrópico. Por exemplo, ao tratar depressão, não é incomum acrescentar hormônio da tireoide a um antidepressivo aprovado.

Quase todos os pacientes com transtorno bipolar tomam mais de um agente psicotrópico. O tratamento de combinação com fármacos que tratam depressão e antagonista de receptores de dopamina ou antagonista de serotonina e dopamina há muito é tido como preferível para pacientes com depressão psicótica. De modo semelhante, ISRSs em geral produzem melhora parcial em pacientes com TOC, de forma que o acréscimo de um antagonista de serotonina e dopamina pode ser útil.

TABELA 29.1-3
Combinações de fármacos usados em psiquiatria

Ingredientes	Quantidade de cada	Dosagem recomendada	Indicações
Perfenazina e amitriptilina	Comprimido: 2:25, 4:25, 4:50, 2:10, 4:10	Terapia inicial: comprimido de 2:25 ou 4:25 qid Terapia de manutenção: comprimido de 2:25 ou 4:25 bid ou qid	Depressão e ansiedade associada
Dextroanfetamina e anfetamina	Comprimido: 5, 7,5, 10, 12,5, 15, 20, 30 mg Cápsula: 5, 10, 15, 20, 25, 30 mg	3 a 5 anos: 2,5 mg/dia; a partir de 6 anos: 5 mg/dia —	Transtorno de déficit de atenção/hiperatividade —
Clordiazepóxido e brometo de clidínio	Cápsula: 5:25	Uma ou duas cápsulas tid ou qid antes das refeições e na hora de dormir	Úlcera péptica, gastrite, duodenite, síndrome do intestino irritável, colite espástica e colite ulcerativa leve
Clordiazepóxido e amitriptilina	Comprimido: 5:12,5, 10:25	Comprimido de 5:12,5 tid ou qid; comprimido de 10:25 tid ou qid, inicialmente, então se pode aumentar para 56 comprimidos ao dia conforme necessário	Depressão e ansiedade associada
Olanzapina e fluoxetina	Cápsula 6:25, 6:50, 12:25, 12:50	Uma vez ao dia à noite em uma faixa de dosagem de olanzapina de 6 a 12 mg e de fluoxetina de 25 a 50 mg	Episódios depressivos associados ao transtorno bipolar tipo I

qid, quatro vezes ao dia; bid, duas vezes ao dia; tid, três vezes ao dia.

Medicamentos também podem ser combinados para combater efeitos colaterais, para tratar sintomas específicos e como uma medida temporária para a transição de um fármaco para outro. É uma prática comum acrescentar um novo medicamento sem a descontinuação de um anterior, sobretudo quando o primeiro proporcionou benefício parcial. Essa estratégia pode ser adotada como parte de um plano de transição de um agente que não está produzindo uma resposta satisfatória ou como uma tentativa de manter o paciente em terapia combinada.

As vantagens de combinar fármacos incluem trabalhar em cima da resposta existente, o que pode ser menos desmoralizante, e a possibilidade de que combinações produzam novos mecanismos que nenhum agente pode proporcionar sozinho. Uma limitação é que a falta de adesão e os efeitos adversos aumentam, e é possível que o clínico não consiga determinar se foi apenas o segundo fármaco ou a combinação dos dois que resultou em sucesso terapêutico ou em um efeito adverso específico. Combinar fármacos pode criar um amplo espectro de efeitos e também mudar a proporção de metabólitos.

PSICOTERAPIA E FARMACOTERAPIA COMBINADAS

Muitos psiquiatras acreditam que o melhor tratamento para o paciente seja uma combinação de medicamentos e psicoterapia. Estudos demonstraram que os resultados da terapia combinada são superiores aos de qualquer uma das duas isoladamente. Quando farmacoterapia e psicoterapia são usadas em conjunto, a abordagem deve ser coordenada, integrada e sinérgica. Se a psicoterapia e a farmacoterapia forem dirigidas por dois clínicos diferentes, eles devem se comunicar um com o outro de modo claro e frequente.

POPULAÇÕES ESPECIAIS

Embora todo paciente leve uma combinação única de variáveis demográficas e clínicas ao contexto clínico, determinadas populações de pacientes exigem uma consideração especial. Ao tratar jovens, idosos, pessoas com problemas médicos e mulheres que desejam ter filhos, estão grávidas ou amamentando, a consciência dos riscos associados à medicação assume uma importância maior. Dados obtidos a partir de experimentos clínicos têm valor limitado para orientar muitas decisões, porque as populações nesses estudos consistem em jovens adultos saudáveis e, até recentemente, excluíam muitas mulheres em idade fértil. Estudos com crianças e adolescentes tornaram-se mais comuns, portanto a compreensão dos efeitos de tratamento nessa população aumentou.

Crianças

Compreender a segurança e a eficácia da maioria dos fármacos psicotrópicos quando usados para tratar crianças se baseia mais na experiência clínica do que em evidências de um grande volume de dados de experimentos clínicos. Além do transtorno de déficit de atenção/hiperatividade (TDAH) e do TOC, fármacos psicotrópicos de uso comum não apresentam tarjas para uso pediátrico; portanto, resultados de estudos com adultos são extrapolados para crianças, o que não é necessariamente adequado devido às diferenças de desenvolvimento em farmacocinética e farmacodinâmica. Dosagem também é outra consideração especial no uso de fármacos com crianças. Embora o pequeno volume de distribuição recomende o uso de doses mais baixas do que as usadas com adultos, a taxa de metabolismo mais elevada de crianças sugere que uma proporção maior de miligramas do fármaco por quilo de peso corporal deva ser usada. Na prática, o melhor é começar com uma dose pequena e aumentá-la até que se observem efeitos clínicos. O clínico, no entanto, não deve hesitar em usar dosagens adultas em crianças se estas forem eficazes e os efeitos adversos forem aceitáveis.

A escassez de dados de pesquisas é um legado de muitos anos durante os quais os fabricantes evitaram conduzir experimentos em crianças devido a preocupações de responsabilização e à pequena amplitude de mercado, o que indica o potencial limitado de lucro representado por essa população. Para corrigir esse problema, a FDA

Modernization Act (FDAMA) [Lei de Modernização da FDA], de 1997, forneceu um encorajamento especial e incentivos para o estudo de fármacos de uso pediátrico.

Mulheres grávidas e lactantes

Não há garantias de que algum fármaco seja isento por completo de riscos durante a gravidez e a lactação. Nenhum medicamento psicotrópico é absolutamente contraindicado durante a gestação, embora fármacos com riscos conhecidos de defeitos congênitos, nascimento prematuro ou complicações neonatais devam ser evitados quando houver alternativas aceitáveis disponíveis.

Gestantes ou lactantes não participam de experimentos clínicos, e apenas em época recente mulheres em idade fértil passaram a participar desses estudos. Em consequência, existem grandes lacunas de conhecimento sobre os efeitos de agentes psicotrópicos sobre fetos em desenvolvimento e recém-nascidos. Muito do que se sabe é resultado de relatos informais ou de dados obtidos de registros. A regra básica é evitar administrar qualquer tipo de fármaco a uma mulher grávida (especialmente durante o primeiro trimestre) ou que esteja amamentando, a menos que o transtorno psiquiátrico da mãe seja grave e se determine que o valor terapêutico do fármaco supera os efeitos adversos teóricos sobre o feto ou recém-nascido. Uma mulher pode optar por continuar com a medicação, porque pode não querer arriscar uma possível recorrência de sintomas dolorosos ou incapacitantes.

Entre os novos antidepressivos, a paroxetina é o único que contém uma advertência da FDA, o resultado de maior risco de malformação cardíaca. Os agentes com o risco mais bem documentado de defeitos congênitos específicos são lítio, carbamazepina e valproato. A administração de lítio durante a gestação está associada a anomalia de Ebstein, uma anormalidade grave no desenvolvimento cardíaco, embora evidências recentes apontem que o risco não é tão grande como se imaginava. Carbamazepina e ácido valproico estão associados a defeitos do tubo neural, os quais podem ser prevenidos com o uso de folato durante a gravidez. A lamotrigina pode causar fenda palatina quando usada durante o primeiro trimestre. Alguns especialistas recomendam que todas as mulheres em idade fértil tratadas com psicotrópicos tomem suplemento de folato.

A administração de fármacos psicoterapêuticos no momento do parto ou próximo dele pode deixar o bebê sedado demais durante o nascimento, levando-o a necessitar de um respirador, ou torná-lo fisicamente dependente do fármaco, exigindo desintoxicação e tratamento de síndrome de abstinência. Há relatos de síndrome de abstinência neonatal associado ao uso de ISRSs em mulheres grávidas durante o terceiro trimestre. Eles também foram implicados na produção de hipertensão pulmonar em recém-nascidos.

Quase todos os fármacos psiquiátricos são secretados no leite materno; portanto, mães medicadas com esses agentes devem ser aconselhadas a não dar o peito a seus filhos.

Pacientes idosos

As duas principais preocupações ao tratar pacientes geriátricos com fármacos psicoterapêuticos são que idosos podem ser mais suscetíveis a efeitos adversos (em particular efeitos cardíacos) e podem metabolizar e excretar fármacos mais lentamente, então precisam de dosagens mais baixas dos medicamentos. Na prática, o clínico deve começar a tratar pacientes geriátricos com uma dose baixa, em geral cerca de metade da dose inicial de costume, a qual deve ser aumentada em pequenos incrementos, de forma mais lenta para adultos de meia-idade, até que se alcance um benefício clínico ou que surjam efeitos adversos inaceitáveis. Embora muitos desses pacientes precisem de uma dose pequena de medicação, outros necessitam de uma dose terapêutica total.

Pacientes idosos respondem por aproximadamente um terço de todo o uso de fármacos que exigem receita médica e também por um percentual substancial de preparações sem receita. Ainda mais significativa é a ocorrência de polimedicação. Levantamentos recentes revelaram que esses pacientes na comunidade utilizam aproximadamente entre 3 e 5 medicamentos e que idosos hospitalizados são tratados com uma média de 10 fármacos. Quase todos os pacientes em instalações de cuidados de longo prazo recebem um ou mais agentes psicotrópicos. Tendo em vista essas estatísticas, o clínico precisa considerar tipos potenciais e probabilidade de interações medicamentosas ao selecionar os agentes da farmacoterapia.

Demonstrou-se que psicotrópicos podem ter relação causal com quedas em idosos. A descontinuação desses medicamentos resulta em uma estimativa de risco de 40% de redução em quedas. Essa associação entre psicotrópicos e quedas e fratura de quadril podem ficar mais fracas à medida que novos agentes passam a ter uso mais disseminado. Via de regra, novas gerações de compostos produzem menos sedação indesejada, tontura, parkinsonismo e hipotensão postural.

Mudanças na depuração renal e no metabolismo hepático relacionadas à idade fazem ser mais importante adotar uma postura conservadora ao iniciar as doses da medicação, bem como a taxa de titulação de dose. Em qualquer das classes de agentes psicotrópicos, aqueles com consequências potencialmente graves, como hipotensão, anormalidades da condução cardíaca, atividade anticolinérgica e depressão respiratória, não são opções adequadas. Fármacos que causam prejuízo cognitivo, como benzodiazepínicos e anticolinérgicos, podem imitar ou exacerbar sintomas de demência. De modo semelhante, antagonistas dos receptores de dopamina podem agravar ou induzir doença de Parkinson, outro transtorno relacionado à idade. Alguns efeitos colaterais, como síndrome de secreção inapropriada de hormônio antidiurético associada a ISRSs (SIADH) e hiponatremia relacionada a oxcarbazepina, ocorrem com mais frequência em pacientes mais velhos.

Um dilema ético com idosos que apresentam condições médicas ou com demência é a questão de sua capacidade de fornecer consentimento livre e esclarecido antes do tratamento com fármacos psicotrópicos ou eletroconvulsoterapia (ECT).

Pacientes com condições médicas

Há considerações especiais, de ordem diagnóstica e terapêutica, ao se administrarem fármacos psiquiátricos a pacientes com condições médicas. O problema médico deve ser descartado como causa dos sintomas psiquiátricos. Por exemplo, pacientes com distúrbios neurológicos ou endócrinos ou infectados com o vírus da imunodeficiência humana (HIV) podem sofrer perturbações do humor e da cognição. Medicamentos comuns, como corticosteroides e levodopa, estão associados com indução de mania.

É melhor tratar um paciente com diabetes melito com um agente que não ofereça risco de ganho de peso ou de desregulação de glicose. Dependendo do diagnóstico, fármacos que podem tratar o transtorno psiquiátrico primário e também causar perda de peso, como bupropiona, topiramato e zonisamida, devem ser receitados para esses pacientes. Indivíduos com doença pulmonar obstrutiva não devem ser medicados com fármacos sedativos, os quais elevam o limiar de excitação e suprimem a respiração. Pacientes com problemas médicos também utilizam outros medicamentos, os quais podem resultar em interações farmacodinâmicas e farmacocinéticas. O tratamento combinado de um indutor de várias enzimas CYP com um fármaco que é substrato para essas enzimas pode resultar em níveis subterapêuticos, levando a um controle inadequado dos sintomas. O uso de rifampicina no tratamento de tuberculose aliado a carbamazepina é um exemplo dessa ocorrência. O emprego de medicamentos que inibem CYP 2D6, agentes como paroxetina e fluoxetina, pode prevenir a conversão de hidrocodona e outros opiáceos em uma forma analgésica ativa. Os AINEs também constituem uma causa rara de perturbações da percepção e de sintomas psicóticos.

Outras questões incluem um possível aumento da sensibilidade a efeitos adversos, incluindo aumento ou redução do metabolismo e da excreção do fármaco, e interações com outros medicamentos. Interações medicamentosas são uma preocupação evidente quando fármacos com uma faixa terapêutica restrita são usados. Qualquer alteração na taxa de metabolismo ou interferência na formação e eliminação de metabólitos pode influenciar profundamente a atividade do fármaco. De modo semelhante, interações que interferem no metabolismo do fármaco podem produzir aumento de efeitos colaterais e toxicidade.

Assim como ocorre no caso de crianças e idosos, a prática clínica mais sensata é começar com uma dosagem baixa e aumentá-la de modo gradual, observando o benefício clínico e os efeitos adversos. Determinar as concentrações plasmáticas do fármaco pode ser útil no caso desses pacientes, mas a identificação das concentrações sanguíneas terapêuticas para a maioria dos psicotrópicos não é necessária nem disponível rotineiramente.

Abuso de substância

Muitos pacientes que buscam ou precisam de tratamento para transtorno psiquiátrico fazem uso crônico de substâncias ilícitas ou ingerem quantidades excessivas de álcool. A maconha é a droga ilícita de uso mais comum nos Estados Unidos.

A descontinuação do uso crônico de droga ou álcool pode resultar não apenas em ânsia por consumo, mas também em sintomas de abstinência psiquiátricos e fisiológicos clinicamente significativos. Para vários pacientes, o sucesso do tratamento de seu transtorno psiquiátrico subjacente pode não ser possível na presença de uso continuado de maconha, cocaína e álcool. Se várias tentativas de medicação falharem, a hospitalização para desintoxicação pode ser necessária. Há poucas pesquisas, e não existe consenso sobre como usar agentes psicotrópicos em pacientes que fazem uso regular de cocaína, maconha ou outras drogas tidas como recreativas.

QUESTÕES DE REGULAMENTAÇÃO

A FDA tem a autoridade de aprovar um fármaco para uso clínico e de assegurar que no rótulo do produto constem informações verdadeiras e pertinentes a seu uso seguro e eficaz.

A bula aprovada pela FDA para fármacos comercializados é um adendo na embalagem que lista os possíveis efeitos colaterais, interações medicamentosas, necessidade de monitoramento especial e restrições de uso. Em alguns casos, essas reações adversas e perigos potenciais justificam um rótulo especial de alerta, chamado de tarja preta. A FDA normalmente negocia a linguagem do rótulo final com a empresa; contudo, quando esta se recusa a satisfazer as exigências da FDA, a agência pode iniciar um processo para remover o fármaco do uso clínico. Nos últimos anos, rótulos de alerta foram aplicados a classes inteiras de fármacos psicotrópicos, incluindo os antagonistas de serotonina e dopamina e antidepressivos como os ISRSs.

A bula também pode conter um trecho intitulado "Contraindicações". Essa seção descreve ocasiões nas quais o fármaco não deve ser usado porque o risco evidentemente supera o benefício. Caso não haja contraindicações conhecidas, essa seção indica "Nenhuma conhecida".

Uma seção de precauções pode conter os cuidados para a maioria dos indivíduos medicados com o fármaco, bem como para grupos específicos, como mulheres grávidas, lactantes ou crianças. Nessa seção, encontram-se as recomendações dirigidas aos pacientes para assegurar o uso seguro e eficaz do fármaco. Por exemplo, pode haver precauções sobre dirigir sob efeito do medicamento ou usar substâncias, como outros fármacos, alimentos ou álcool, que possam ter efeitos danosos durante o período em que ele for usado. A seção de precauções também fornece informações sobre testes laboratoriais necessários para controlar respostas ou identificar reações adversas ao fármaco ou sobre interações conhecidas com outros fármacos, alimentos ou ingredientes.

Cada bula apresenta uma seção de reações adversas, que lista a frequência de efeitos indesejáveis que podem estar associados ao uso de um fármaco. Causas de reações adversas podem incluir erros de medicação, como superdosagem, ou interações entre fármacos diferentes ou entre fármacos e determinados alimentos.

DOSAGENS E USOS NÃO APROVADOS

Atualmente é comum tratar transtornos psiquiátricos com fármacos aprovados para condições não psiquiátricas. Alguns exemplos incluem propranolol para ansiedade social e tratamento de tremor induzido por lítio; verapamil para mania e tratamento de crise hipertensiva induzida por IMAOs; levotiroxina para potencialização de antidepressivos; clonidina e guanfacina para TDAH e transtorno de estresse pós-traumático (TEPT); dextroanfetamina para potencialização antidepressiva; e riluzol para comportamento autolesivo. O uso de um fármaco além da recomendação oficial não é uma violação da lei nem um afastamento da boa prática médica. A FDA não limita o modo pelo qual um médico pode usar um fármaco aprovado. Medicamentos podem ser receitados por qualquer motivo comprovado como indicação médica para o bem do paciente. Assim que um fármaco é aprovado para uso comercial, o médico pode, como parte da prática médica, prescrever, em acordo com a lei, uma dosagem diferente para um paciente ou pode, de outra forma, diversificar as condições de uso das que são aprovadas na bula sem notificar a FDA nem solicitar sua aprovação.

Não seguir as informações na bula, por si, não impõe responsabilização e não deve impedir que um médico faça uso de bom julgamento clínico a serviço do paciente. Permite-se que clínicos usem um fármaco para indicações que não constam em sua bula oficial sem violar as regras da FDA. Esse fato, no entanto, não absolve o médico da responsabilidade de um resultado desfavorável do tratamento. O paciente ainda pode mover uma ação legal por possível erro médico com o raciocínio de que o fato de não seguir a bula aprovada pela FDA pode ser interpretado como desvio do padrão predominante de assistência.

Ao usar um fármaco para uma indicação não aprovada ou em uma dosagem fora da faixa normal de uso, a boa prática clínica supõe explicar ao paciente e documentar em seu boletim médico o motivo pelo qual o fármaco está sendo usado, em vez de um agente aprovado. Em caso de dúvida sobre um plano de uso de um fármaco para indicação fora do padrão, deve-se obter uma consulta com um colega.

Em alguns casos, um fármaco obteve uma aprovação limitada para uma indicação. Divalproex, quetiapina e risperidona, por exemplo, são aprovados pela FDA para o tratamento agudo, mas não de longo prazo, de mania. Ainda assim, esses medicamentos são usados rotineiramente para prevenção a longo prazo de recorrências de mania e transtorno bipolar. No caso da lamotrigina, ela foi aceita como agente de preferência para o tratamento de transtorno bipolar muito antes que a FDA a aprovasse para essa indicação.

PLACEBOS

Comprovou-se há muito tempo que substâncias farmacologicamente inativas produzem benefícios clínicos significativos. Um paciente que acredite na utilidade de um composto com frequência pode obter benefício considerável dele, sem importar se há conhecimento de que seja farmacologicamente ativo. No caso de muitos transtornos psiquiátricos, incluindo depressão, de leve a moderada, e alguns transtornos de ansiedade, uma quantidade muito superior a 30% dos pacientes pode exibir melhora significativa ou remissão dos sintomas com placebo. Para outras condições, como esquizofrenia, episódios maníacos e depressão psicótica, o índice de resposta do placebo é bastante baixo. Enquanto não há dúvida de que a sugestão seja importante para a eficácia de placebos (e de fármacos ativos), agentes inertes podem produzir efeitos biológicos. Por exemplo, analgesia induzida por placebo às vezes pode ser bloqueada por naloxona, sugerindo que endorfinas possam mediar a analgesia decorrente da administração de um placebo. É concebível que placebos também possam estimular fatores endógenos ansiolíticos e antidepressivos, resultando na melhora clínica em pacientes com transtornos de depressão e ansiedade.

Assim como podem produzir benefícios, os placebos também podem ter efeitos adversos. Em diversos estudos, é provável que alguns efeitos adversos sejam mais comuns com placebos do que com o fármaco ativo. Alguns pacientes não toleram placebos, apesar de eles supostamente serem inertes, e exibem efeitos adversos (chamados de o *fenômeno nocebo*). É fácil desconsiderar esses pacientes como sendo sugestionáveis demais; contudo, se fatores endógenos benéficos podem ser estimulados por placebos, talvez fatores endógenos tóxicos também possam ser produzidos.

É preciso cautela ao contemplar o uso de um placebo na prática clínica. Tratar um paciente com placebo sem seu consentimento pode arruinar sua confiança no médico se, e quando, for descoberto.

REFERÊNCIAS

Balk EM, Bonis PA, Moskowitz H, Schmid CH, Ioannidis JP. Correlation of quality measures with estimates of treatment effect in meta-analyses of randomized controlled trials. *JAMA*. 2002;287:2973.
Chuang DM. The antiapoptotic actions of mood stabilizers: Molecular mechanisms and therapeutic potentials. *Ann N Y Acad Sci*. 2005;1053:195–204.
DeVeaugh-Geiss J, March J, Shapiro M, Andreason PJ, Emslie G, Ford LM, Greenhill L, Murphy D, Prentice E, Roberts R, Silva S, Swanson JM, van Zwieten-Boot B, Vitiello B, Wagner KD, Mangum B. Child and adolescent psychopharmacology in the new millennium: A workshop for academia, industry, and government. *J Am Acad Child Adolesc Psychiatry*. 2006;45(3):261–270.
Fava GA, Tomba E, Tossani E. Innovative trends in the design of therapeutic trials in psychopharmacology and psychotherapy. *Prog Neuropsychopharmacol Biol Psychiatry*. 2013;40:306–311.
Kosky N. A possible association between high normal and high dose olanzapine and prolongation of the PR interval. *J Psychopharmacol*. 2002;16:181.
Lam RW, Wan DDC, Cohen NL, Kennedy SH. Combining antidepressants for treatment-resistant depression: A review. *J Clin Psychiatry*. 2002;63:685.
Lieberman JA, Stroup TS, McEvoy JP, Swartz MS, Rosenheck RA. Clinical Antipsychotic Trials of Intervention Effectiveness (CATIE) investigators. *N Engl J Med*. 2005;353:1209.
Liguori A. Psychopharmacology of attention: The impact of drugs in an age of increased distractions. *Exp Clin Psychopharmacol*. 2013;21(5):343–344.
Malizia AL. The role of emission tomography in pharmacokinetic and pharmacodynamic studies in clinical psychopharmacology. *J Psychopharmacol*. 2006;20(Suppl 4):100–107.
McGrath PJ, Stewart JW, Quitkin FM, Chen Y, Alpert JE. Predictors of relapse in a prospective study of fluoxetine treatment of major depression. *Am J Psychiatry*. 2006;163(9):1542.
Meyer JH, Ginovart N, Boovariwala A, Sagrati S, Hussey D. Elevated monoamine oxidase a levels in the brain: An explanation for the monoamine imbalance of major depression. *Arch Gen Psychiatry*. 2006;63:1209.
Moncrieff J. Magic bullets for mental disorders: The emergence of the concept of an "antipsychotic" drug. *J Hist Neurosci*. 2013;22(1):30–46.
Preskorn SH. Pharmacogenomics, informatics, and individual drug therapy in psychiatry: Past, present and future. *J Psychopharmacol*. 2006;20(Suppl 4):85–94.
Sussman N. General principles of psychopharmacology. In: Sadock BJ, Sadock VA, Ruiz P, eds. *Kaplan & Sadock's Comprehensive Textbook of Psychiatry*. 9th ed. Vol. 2. Philadelphia: Lippincott Williams & Wilkins; 2009:2965.
Wadsworth EJK, Moss SC, Simpson SA, Smith AP. Psychotropic medication use and accidents, injuries, and cognitive failures. *Hum Psychopharmacol*. 2005;20(6):391–400.
Zajecka J, Goldstein C. Combining and augmenting: Choosing the right therapies for treatment-resistant depression. *Psychiatr Ann*. 2005;35(12):994–1000.

▲ 29.2 Transtornos do movimento induzidos por medicamentos

Transtornos do movimento induzidos por medicamentos normalmente estão associados ao uso de fármacos psicotrópicos. Embora estejam relacionados com maior frequência a fármacos que bloqueiam receptores de dopamina tipo 2 (D_2), atividade motora anormal também pode ocorrer com outros tipos de medicamento. Às vezes, pode ser difícil determinar se movimentos motores anormais constituem um evento adverso ou um sintoma de transtorno subjacente. Por exemplo, ansiedade pode se parecer com acatisia, e abstinência de álcool ou benzodiazepínicos pode causar tremores. A American Psychiatric Association decidiu manter o termo *neuroléptico* ao discutir efeitos colaterais associados a fármacos usados para tratar psicose – os antagonistas dos receptores de dopamina (ARDs) e os antipsicóticos de segunda geração (ASGs). A lógica para a continuidade de uso do termo é que ele foi originalmente utilizado para descrever a tendência desses fármacos de causar movimentos anormais.

Os transtornos do movimento mais comuns relacionados a neurolépticos são parkinsonismo, distonia aguda e acatisia aguda. A síndrome neuroléptica maligna é uma condição potencialmente letal e com frequência diagnosticada de forma equivocada. A discinesia tardia induzida por neurolépticos é um efeito adverso de surgimento tardio desses fármacos e pode ser irreversível; dados recentes, no entanto, indicam que a síndrome, embora ainda grave e potencialmente incapacitante, é menos perniciosa do que se acreditava a princípio em pacientes medicados com ARDs. Os antipsicóticos mais recentes, os antagonistas de serotonina e dopamina (ASDs), bloqueiam a ligação a receptores de dopamina em grau muito menor, e, portanto, presume-se que tenham menor probabilidade de produzir esses transtornos do movimento. Ainda assim, o risco permanece, e vigilância ainda é necessária quando esses fármacos são receitados.

A Tabela 29.2-1 lista as medicações selecionadas associadas a transtornos do movimento e seu impacto sobre neurorreceptores relevantes.

TABELA 29.2-1
Seleção de medicamentos associados a transtornos do movimento: impacto sobre neurorreceptores relevantes

Tipo (Subtipo)	Nome	Bloqueio de D_2	Bloqueio de 5-HT_2	Bloqueio mACh
Antipsicóticos				
Fenotiazina (Alifático)	Clorpromazina	Baixo	Alto	Alto
Fenotiazina (Piperidinas)	Tioridazina	Baixo	Médio	Alto
	Mesoridazina	Baixo	Médio	Alto
Fenotiazina (Piperazinas)	Trifluoperazina	Médio	Médio	Médio
	Flufenazina	Alto	Baixo	Baixo
	Perfenazina	Alto	Médio	Baixo
Tioxantenos	Tiotixeno	Alto	Médio	Baixo
	Clorprotiveno	Médio	Alto	Médio
Dibenzoxazepinas	Loxapina	Médio	Alto	Baixo
Butirofenonas	Haloperidol	Alto	Baixo	Baixo
	Droperidol	Alto	Médio	—
Difenilbutilpiperidinas	Pimozida	Alto	Médio	Baixo
Di-hidroindolonas	Molindona	Médio	Baixo	Baixo
Dibenzodiazepínicos	Clozapina	Baixo	Alto	Alto
Benzisoxazol	Risperidona	Alto	Alto	Baixo
Tienobenzodiazepínicos	Olanzapina	Baixo	Alto	Alto
Dibenzotiazepínicos	Quetiapina	Baixo/médio	Baixo/médio	Baixo
Benzisotiazoevil	Ziprasidona	Médio	Alto	Baixo
Quinolonas	Aripiprazol	Alto (como agonista parcial)	Alto	Baixo
Psicotrópicos não antipsicóticos	Lítio	N/A	N/A	N/A
Anticonvulsivantes		Baixo	Baixo	Baixo
Antidepressivos		Baixo (exceto amoxapina)	(Varia)	(Varia)
Não psicóticos	Proclorperazina	Alto	Médio	Baixo
	Metoclopramida	Alto	Alto	—

D_2, dopamina tipo 2; 5-HT_2, 5-hidroxitriptamina tipo 2; mACh, acetilcolina muscarínica; N/A, não se aplica.
(Tabela adaptada de Jantcak PG, David JM, Preshorn SH, et al. *Principles and Practice of Psychopharmacotherapy*, 3rd ed. Philadelphia: Lippincott Williams & Wilkins; 2001, com permissão.)

PARKINSONISMO INDUZIDO POR NEUROLÉPTICOS E PARKINSONISMO INDUZIDO POR OUTROS MEDICAMENTOS

Diagnóstico, sinais e sintomas

Sintomas de parkinsonismo induzido por neuroléptico e parkinsonismo induzido por outros medicamentos incluem rigidez muscular (hipertonia plástica), rigidez da roda dentada, marcha arrastada, postura curvada e sialorreia. O tremor de "rolar pílulas" do parkinsonismo idiopático é raro, mas um tremor regular e lento semelhante ao tremor fundamental pode estar presente. A chamada *síndrome do coelho*, ou *mussitação*, é um tremor que afeta os lábios e os músculos periorais e constitui outro efeito parkinsoniano observado com antipsicóticos, tendo maior probabilidade de ocorrência mais tarde no decorrer do tratamento em comparação a outros tremores.

Epidemiologia

Efeitos adversos parkinsonianos ocorrem geralmente de 5 a 90 dias do início do tratamento. Pacientes idosos e do sexo feminino correm o maior risco de parkinsonismo induzido por neurolépticos, embora o transtorno possa ocorrer em qualquer idade.

Etiologia

O parkinsonismo induzido por neurolépticos é causado pelo bloqueio de receptores de dopamina tipo 2 (D_2) no caudado, na altura dos neurônios dopaminérgicos nigroestriatais. Todos os antipsicóticos podem causar os sintomas, especialmente fármacos de alta potência com baixos níveis de atividade anticolinérgica, com destaque para haloperidol.

Diagnóstico diferencial

Inclusos no diagnóstico diferencial estão parkinsonismo idiopático, outras causas orgânicas de parkinsonismo e depressão, que também pode estar associada a sintomas parkinsonianos. Atividade psicomotora reduzida e expressão facial embotada são sintomas de depressão e de parkinsonismo idiopático.

Tratamento

O parkinsonismo pode ser tratado com agentes anticolinérgicos, benzatropina, amantadina ou difenidramina (Tab. 29.2-2). Anticolinérgicos devem ser suspensos depois de 4 a 6 semanas para avaliar se há tolerância aos efeitos parkinsonianos; cerca de metade dos pacientes com parkinsonismo induzido por neurolépticos necessita de tratamento contínuo. Mesmo depois da retirada dos antipsicóticos,

TABELA 29.2-2
Tratamento farmacológico de transtornos extrapiramidais

Nome genérico	Dosagem diária habitual	Indicações
Anticolinérgicos		
Benzatropina	VO 0,5-2 mg tid; IM ou IV 1-2 mg	Distonia aguda, parkinsonismo, acinesia, acatisia
Biperideno	VO 2-6 mg tid; IM ou IV 2 mg	
Prociclidina	VO 2,5-5 mg bid-qid	
Triexifenidil	VO 2-5 mg tid	
Orfenadrina	VO 50-100 mg bid-qid; IV 60 mg	Síndrome do coelho
Anti-histamínicos		
Difenidramina	VO 25 mg qid; IM ou IV 25 mg	Distonia aguda, parkinsonismo, acinesia, síndrome do coelho
Amantadina	VO 100-200 mg bid	Parkinsonismo, acinesia, síndrome do coelho
Antagonistas β-adrenérgicos		
Propranolol	VO 20-40 mg tid	Acatisia, tremor
Antagonistas α-adrenérgicos		
Clonidina	VO 0,1 mg tid	Acatisia
Benzodiazepínicos		
Clonazepam	VO 1 mg bid	Acatisia, distonia aguda
Lorazepam	VO 1 mg tid	
Buspirona	VO 20-40 mg qid	Discinesia tardia
Vitamina E	VO 1.200-1.600 IU/dia	Discinesia tardia

VO, via oral; IM, intramuscular; IV intravenoso; qid, por dia; bid, duas vezes ao dia; tid, três vezes ao dia; qid, quatro vezes ao dia.

os sintomas parkinsonianos podem durar até duas semanas, ou até três meses em pacientes idosos. No caso desses pacientes, o clínico deve continuar com o fármaco anticolinérgico depois da interrupção do antipsicótico até que os sintomas parkinsonianos se resolvam completamente.

SÍNDROME NEUROLÉPTICA MALIGNA

Diagnóstico, sinais e sintomas

A *síndrome neuroléptica maligna* é uma complicação potencialmente letal que pode ocorrer a qualquer momento durante o curso do tratamento com antipsicóticos. Os sintomas motores e comportamentais incluem rigidez muscular e distonia, acinesia, mutismo, embotamento e agitação. Os sintomas autonômicos incluem hipertermia, diaforese e aumento do pulso e da pressão arterial. Resultados laboratoriais apresentam aumento da contagem de leucócitos e níveis mais elevados de creatinina fosfoquinase, enzimas hepáticas, mioglobina plasmática e mioglobinúria, algumas vezes associada a insuficiência renal.

Epidemiologia

De 0,01 a 0,02% dos pacientes tratados com antipsicóticos desenvolvem síndrome neuroléptica maligna. Homens são afetados com maior frequência do que mulheres, e a incidência é maior em pacientes jovens do que em idosos. A taxa de mortalidade pode alcançar 10 a 20% ou ser ainda maior com o uso de antipsicóticos de ação prolongada.

Curso e prognóstico

Os sintomas costumam evoluir ao longo de 24 a 72 horas, e a síndrome sem tratamento dura 10 a 14 dias. O diagnóstico costuma passar despercebido nos primeiros estágios, e o retraimento ou a agitação podem ser erroneamente considerados um reflexo da exacerbação da psicose.

Tratamento

Além da intervenção médica de apoio, os fármacos mais utilizados para a condição são dantroleno e bromocriptina, embora amantadina seja ocasionalmente usada (Tab. 29.2-3). Bromocriptina e amantadina têm efeitos diretos de ARD e podem servir para superar o bloqueio aos receptores de dopamina induzido por antipsicóticos. Deve ser usada a dosagem mínima eficaz do fármaco antipsicótico para reduzir a possibilidade de síndrome neuroléptica maligna. Antipsicóticos com efeitos anticolinérgicos parecem ter menos probabilidade de causar síndrome neuroléptica maligna. Usou-se eletroconvulsoterapia (ECT).

DISTONIA AGUDA INDUZIDA POR MEDICAMENTOS

Diagnóstico, sinais e sintomas

Distonias são contrações musculares breves ou prolongadas que resultam em movimentos ou posturas evidentemente anormais, incluindo crises oculogíricas, protrusão da língua, trismo, torcicolo, distonias laringofaríngeas e posturas distônicas dos membros e do tronco. Outras distonias incluem blefarospasmo e distonia glossofaríngea, sendo que esta resulta em disartria, disfagia e mesmo dificuldade em respirar, o que pode causar cianose. Crianças são particularmente mais propensas a exibir opistótono, escoliose, lordose e movimentos de contorção. A distonia pode ser dolorosa e assustadora e em geral resulta em não adesão a futuros regimes de tratamento farmacológico.

TABELA 29.2-3
Tratamento da síndrome neuroléptica maligna

Intervenção	Dosagem	Eficácia
Amantadina	200 a 400 mg/dia VO em doses divididas	Benéfica como monoterapia ou em combinação; reduz a mortalidade
Bromocriptina	2,5 mg VO bid ou tid, pode-se aumentar até um total de 45 mg/dia	Mortalidade reduzida como agente isolado ou em combinação
Levodopa/carbidopa	Levodopa 50 a 100 mg/dia IV na forma de infusão contínua	Relatos de caso de melhora expressiva
Eletroconvulsoterapia	Relatos de bons resultados com tratamento tanto unilateral quanto bilateral; resposta pode ocorrer já em três sessões	Eficaz quando há insucesso dos medicamentos; também pode tratar transtorno psiquiátrico subjacente
Dantroleno	1 mg/kg/dia durante 8 dias e então prosseguir com VO durante mais 7 dias	Benefícios podem ocorrer em minutos ou horas como agente isolado ou em combinação
Benzodiazepínicos	1 a 2 mg IM como dose de teste; caso seja eficaz, mudar para VO; considerar o uso se o transtorno subjacente apresentar sintomas catatônicos	Relatos de eficácia quando há insucesso de outros agentes
Medidas de apoio	Hidratação IV, cobertor de resfriamento, bolsas de gelo, enema de água gelada, oxigenação, antipiréticos	Frequentemente eficazes como primeira abordagem no início do episódio

VO, via oral; bid, duas vezes ao dia; tid, três vezes ao dia; IV, intravenosa; IM, intramuscular.
(Tabela adaptada de Davis JM, Caroif SN, Mann SC. Treatment of neuroleptic malignant syndrome. *Psychiatr Ann* 2000;30:325-331, com permissão.)

Epidemiologia

O desenvolvimento de sintomas distônicos agudos caracteriza-se pelo surgimento precoce no curso do tratamento com neurolépticos. Há incidência elevada de distonia aguda no sexo masculino, em pacientes com menos de 30 anos e naqueles medicados com dosagens elevadas de medicamentos de alta potência.

Etiologia

Embora seja mais comum com as doses intramusculares de antipsicóticos de alta potência, a distonia pode ocorrer com qualquer antipsicótico. Acredita-se que o mecanismo de ação seja hiperatividade dopaminérgica nos gânglios da base, a qual acontece quando os níveis do antipsicótico no sistema nervoso central (SNC) começam a diminuir entre as doses.

Diagnóstico diferencial

O diagnóstico diferencial inclui convulsões e discinesia tardia.

Curso e prognóstico

A distonia pode oscilar de maneira espontânea e responder a tranquilização, de modo que o clínico fica com a falsa impressão de que o movimento é histérico ou está totalmente sob controle consciente.

Tratamento

A profilaxia com anticolinérgicos ou fármacos relacionados (esboçados na Tab. 29.2-2) normalmente impede a distonia, mas os riscos do tratamento profilático depõem contra seu benefício. O tratamento com anticolinérgicos via intramuscular ou difenidramina via intravenosa ou intramuscular (50 mg) quase sempre alivia os sintomas. Há relatos de que diazepam (10 mg via intravenosa), amobarbital e benzoato sódico de cafeína e hipnose também sejam eficazes. Embora normalmente se desenvolva tolerância para os efeitos adversos, é prudente mudar de antipsicótico se o paciente tiver uma preocupação especial com a recorrência da reação.

ACATISIA AGUDA INDUZIDA POR MEDICAMENTOS

Diagnóstico, sinais e sintomas

Acatisia é a sensação subjetiva de inquietação, sinais objetivos de inquietação, ou ambos. Exemplos incluem sensação de ansiedade, incapacidade de relaxar, agitação, caminhar sem propósito, movimentos de balanço na posição sentada e alternância rápida entre as posições sentada e em pé. Essa condição está associada ao uso de uma ampla gama de fármacos psiquiátricos, incluindo antipsicóticos, antidepressivos e simpatomiméticos. Assim que for identificada e diagnosticada, a dose do antipsicótico deve ser reduzida para o nível de eficácia mínimo. A acatisia pode estar associada a um resultado desfavorável do tratamento.

Epidemiologia

Mulheres de meia-idade correm maior risco de acatisia, e o tempo do curso é semelhante ao do parkinsonismo induzido por neurolépticos.

Tratamento

As medidas básicas do tratamento de acatisia são reduzir a dosagem do medicamento, tentar intervenção com fármacos adequados e levar em consideração a substituição do neuroléptico. Os medicamentos mais eficazes são antagonistas dos receptores β-adrenérgicos, embora fármacos anticolinérgicos, benzodiazepínicos e ciproeptadina possam beneficiar alguns pacientes. Em alguns casos de acatisia, nenhum tratamento parece ser eficaz.

DISCINESIA TARDIA

Diagnóstico, sinais e sintomas

Discinesia tardia é um efeito retardado de antipsicóticos e raras vezes ocorre antes de seis meses de tratamento. O transtorno consiste em movimentos coreoatetoides irregulares, involuntários e anormais dos músculos da cabeça, dos membros e do tronco. A gravidade dos movimentos varia desde mínima – com frequência despercebidos pelo paciente e sua família – até extremamente incapacitante. Movimentos periorais são os mais comuns e incluem movimentos bruscos de torção e protrusão da língua, movimentos mastigatórios e laterais da mandíbula, contração dos lábios e caretas. Movimentos dos dedos e fechamento da mão em punho também são frequentes. Torcicolo, retrocolo, torção do tronco e protração pélvica ocorrem em casos graves. Nos casos mais sérios, os pacientes podem apresentar irregularidades de respiração e deglutição que resultam em aerofagia, eructação e grunhidos. Também há relatos de discinesia respiratória. A discinesia é exacerbada por estresse e desaparece durante o sono.

Epidemiologia

A discinesia tardia desenvolve-se em cerca de 10 a 20% dos indivíduos com tratamento superior a um ano. Cerca de 20 a 40% dos pacientes em hospitalização prolongada apresentam esse transtorno. Mulheres são mais propensas a ser afetadas que homens. Crianças, pessoas com idade superior aos 50 anos e aquelas com dano cerebral ou transtornos do humor também correm alto risco.

Curso e prognóstico

A remissão de discinesia tardia ocorre entre 5 e 40% de todos os casos; naqueles mais leves, os índices ficam entre 50 e 90%. Contudo, a perturbação tem menos probabilidade de remissão em idosos do que em pacientes jovens.

Tratamento

As três abordagens básicas à discinesia tardia são prevenção, diagnóstico e manejo. A melhor maneira de prevenir é utilizando antipsicóticos apenas quando sua indicação é evidente e nas dosagens mínimas de eficácia. Os antipsicóticos atípicos estão associados a menos discinesia tardia do que os mais antigos. A clozapina é o único antipsicótico a apresentar risco mínimo de discinesia tardia e pode até mesmo ajudar a melhorar os sintomas preexistentes do transtorno, um efeito atribuído a sua baixa afinidade a receptores D_2 e alta afinidade a antagonistas dos receptores 5-hidroxitriptamina (5-HT). Indivíduos medicados com antipsicóticos devem ser examinados regularmente para monitorar o surgimento de movimentos anormais, de preferência com o uso de uma escala de avaliação padronizada (Tab. 29.2-4). Os pacientes com frequência exibem exacerbação dos sintomas com a suspensão do ARD, enquanto a substituição por um ASD pode limitar os movimentos anormais sem agravar a progressão da discinesia.

Quando a discinesia tardia é identificada, o clínico deve levar em consideração reduzir a dose do antipsicótico ou mesmo interromper totalmente a medicação. Outra opção é substituí-la por clozapina ou por um dos novos ASDs. Em pacientes que não podem continuar sob medicação antipsicótica, a redução dos sintomas do transtorno do movimento e da psicose pode ser atingida de modo eficaz com lítio, carbamazepina ou benzodiazepínicos.

DISTONIA TARDIA E ACATISIA TARDIA

Eventualmente, distonia e acatisia surgem mais tarde no decorrer do tratamento. Esses sintomas podem persistir durante meses ou anos mesmo com a descontinuação do fármaco ou a redução da dosagem.

TREMOR POSTURAL INDUZIDO POR MEDICAMENTOS

Diagnóstico, sinais e sintomas

Tremor é uma alteração rítmica no movimento que costuma ser mais rápida que uma batida por segundo. Tremor fino (8 a 12 Hz) é o mais comum.

TABELA 29.2-4
Procedimento de exame com Escala de Movimentos Involuntários Anormais (EMIA)

Identificação do paciente	Data

Avaliado por

Antes ou depois de completar o procedimento de exame, observar o paciente discretamente em repouso (p. ex., na sala de espera). O assento a ser usado neste exame deve ser uma cadeira rígida e firme, sem braços.
Após observar o paciente, avaliá-lo em uma escala de 0 (nenhum), 1 (mínimo), 2 (leve), 3 (moderado) e 4 (grave) conforme a gravidade dos sintomas.
Perguntar ao paciente se há algo em sua boca (i.e., goma de mascar, balas) e, caso afirmativo, remover o item.
Perguntar ao paciente sobre a condição atual de seus dentes. Perguntar ao paciente se utiliza dentadura. Os dentes ou a dentadura incomodam o paciente no momento?
Perguntar ao paciente se ele percebe algum movimento na boca, na face, nas mãos ou nos pés. Em caso afirmativo, pedir que o descreva e indique o grau em que atualmente o incomoda ou interfere em suas atividades.
0 1 2 3 4 Solicitar ao paciente que se sente em uma cadeira com as mãos sobre os joelhos, as pernas ligeiramente afastadas e os pés planos sobre o chão (procurar movimento em todo o corpo durante esta posição).
0 1 2 3 4 Solicitar ao paciente que se sente com as mãos soltas sem apoio. Se for homem, entre as pernas; se for mulher e estiver usando um vestido, soltas passando por sobre os joelhos (observar as mãos e outras áreas do corpo).
0 1 2 3 4 Solicitar ao paciente que abra a boca (observar a língua em repouso dentro da boca). Repetir.
0 1 2 3 4 Solicitar ao paciente que coloque a língua para fora (observar anormalidades do movimento da língua). Repetir.
0 1 2 3 4 Solicitar ao paciente que toque o polegar com cada dedo o mais rápido possível durante 10 a 15 segundos: separadamente com a mão direita e, então, com a mão esquerda (observar movimentos faciais e das pernas).
0 1 2 3 4 Flexionar e estender os braços esquerdo e direito do paciente (um de cada vez).
0 1 2 3 4 Solicitar ao paciente que fique em pé (observar o perfil. Observar todas as áreas do corpo novamente, incluindo os quadris).
0 1 2 3 4 [a]Solicitar ao paciente que estenda os dois braços para a frente com as palmas viradas para baixo (observar o tórax, as pernas e a boca).
0 1 2 3 4 [a]Solicitar ao paciente que dê alguns passos, se vire e caminhe de volta para a cadeira (observar as mãos e a marcha). Repetir.

[a]Movimentos ativados.

Epidemiologia

De modo habitual, os tremores diminuem durante períodos de relaxamento e sono e aumentam com estresse e ansiedade.

Etiologia

Enquanto todos os diagnósticos citados incluem especificamente uma associação com um neuroléptico, uma gama de medicamentos psiquiátricos pode produzir tremor – destacam-se lítio, estimulantes, antidepressivos, cafeína e valproato.

Tratamento

O tratamento envolve quatro princípios:

1. Deve-se usar a menor dose possível do fármaco psiquiátrico.
2. Os pacientes devem reduzir o consumo de cafeína ao mínimo.
3. O fármaco psiquiátrico deve ser administrado na hora de dormir para minimizar a quantidade de tremor diurno.
4. Antagonistas dos receptores β-adrenérgicos (p. ex., propranolol) podem ser administrados para tratar tremores induzidos por fármacos.

OUTROS TRANSTORNOS DO MOVIMENTO INDUZIDOS POR MEDICAMENTOS

Mioclonia noturna

Mioclonia noturna consiste em contrações repentinas altamente estereotipadas de determinados músculos das pernas durante o sono. Os pacientes não têm consciência subjetiva desses espasmos. A condição pode estar presente em cerca de 40% dos indivíduos com mais de 65 anos. A causa é desconhecida, mas trata-se de um efeito colateral raro do uso de ISRSs.

Os movimentos repetitivos das pernas ocorrem a cada 20 a 60 segundos, com extensão do dedão e flexão do calcanhar, do joelho e do quadril. Despertares frequentes, sono não reparador e sonolência diurna são os sintomas principais. Não há um tratamento univer-

TABELA 29.2-5
Síndromes hipertérmicas centrais induzidas por medicamentos[a]

Condição (e mecanismo)	Causas medicamentosas habituais	Sintomas frequentes	Possível tratamento[b]	Curso clínico
Hipertermia (↓dissipação de calor) (↑produção de calor)	Atropina, lidocaína, meperidina Toxicidade de AINE, feocromocitoma, tireotoxicose	Hipertermia, diaforese, mal-estar	Acetaminofeno via retal (325 mg a cada 4 horas), diazepam oral ou retal (5 mg a cada 8 horas) para convulsões febris	Benigno, convulsões febris em crianças
Hipertermia maligna (↑produção de calor)	Bloqueadores da JNM (succinilcolina), halotano	Hipertermia, rigidez muscular, arritmias, isquemia[c], hipotensão, rabdomiólise; coagulação intravascular disseminada	Dantroleno sódico (1-2 mg/kg/min infusão IV)[d]	Familiar, 10% de mortalidade sem tratamento
Superdose de tricíclicos (↑produção de calor)	Antidepressivos tricíclicos, cocaína	Hipertermia, confusão, alucinações visuais, agitação, hiper-reflexia, relaxamento muscular, efeitos anticolinérgicos (pele seca, dilatação da pupila), arritmias	Bicarbonato de sódio (1 mEq/kg bolo IV) na presença de arritmias, fisostigmina (1-3 mg IV) com monitoramento cardíaco	Mortes decorrentes da falta de tratamento
Hiper-reflexia autonômica (↑produção de calor)	Estimulantes do SNC (anfetaminas)	Excitação por hipertermia, hiper-reflexia	Trimetafana (0,3-7 mg/min infusão IV)	Reversível
Catatonia letal (↓dissipação de calor)	Envenenamento por chumbo	Hipertermia, ansiedade intensa, comportamento destrutivo, psicose	Lorazepam (1-2 mg IV a cada 4 horas), antipsicóticos podem ser contraindicados	Alta mortalidade sem tratamento
Síndrome neuroléptica maligna (mista; hipotalâmica, ↓dissipação de calor, ↑produção de calor)	Antipsicóticos (neurolépticos), metildopa, reserpina	Hipertermia, rigidez muscular, diaforese (60%), leucocitose, *delirium*, rabdomiólise, elevação da CPK, desregulação autonômica, sintomas extrapiramidais	Bromocriptina (2-10 mg a cada 8 horas VO ou tubo nasogástrico), lisurida (0,02-0,1 mg/h infusão IV), carbidopa-levodopa (25/100 VO a cada 8 horas), dantroleno sódico (0,3-1 mg/kg IV a cada 6 horas)	Início rápido, 20% de mortalidade sem tratamento

AINE, anti-inflamatório não esteroide; JNM, junção neuromuscular; SNC, sistema nervoso central; CPK, creatina fosfoquinase; VO, via oral; IV, intravenosa.
[a]Negrito indica características que podem ser usadas para distinguir uma síndrome da outra.
[b]Lavagem gástrica e medidas de apoio, incluindo resfriamento, são necessárias na maioria dos casos.
[c]Consumo de oxigênio aumenta em 7% para cada aumento de 0,556° C na temperatura do corpo.
[d]Foi associada a lesão hepatocelular idiossincrática e a hipotensão grave em um caso.
(De Theoharides TC, Harris RS, Weckstein D. Neuroleptic malignant-like syndrome due to cyclobenzapine? [letter]. *J Clin Psychopharmacol* 1995;15:80, com permissão.)

salmente eficaz para mioclonia noturna. Tratamentos úteis incluem benzodiazepínicos, levodopa, quinina e, em casos raros, opioides.

Síndrome das pernas inquietas

Na *síndrome das pernas inquietas*, os indivíduos têm sensações profundas de formigamento no interior da panturrilha sempre que estão na posição sentada ou deitada. As disestesias raras vezes são dolorosas, mas provocam angústia por serem incessantes e causam uma vontade irresistível de mover as pernas; portanto, essa síndrome interfere no sono e no adormecer. Seu ápice ocorre na meia-idade, e a condição atinge 5% da população. A causa é desconhecida, mas trata-se de um efeito colateral raro de ISRSs.

Os sintomas são aliviados por movimento e por massagem nas pernas. Os agonistas dos receptores de dopamina ropinirol e pramipexol são eficazes no tratamento dessa síndrome. Outros tratamentos incluem benzodiazepínicos, levodopa, quinina, opioides, propranolol, valproato e carbamazepina.

SÍNDROMES HIPERTÉRMICAS

Todos os transtornos do movimento induzidos por medicamentos podem estar relacionadas a hipertermia. A Tabela 29.2-5 lista as diversas condições associadas a hipertermia.

REFERÊNCIAS

Ananth J, Parameswaran S, Gunatilake S, Burgoyne K, Sidhom T. Neuroleptic malignant syndrome and atypical antipsychotic drugs. *J Clin Psychiatry.* 2004;65(4):464.

Bai YM, Yu SC, Chen JY, Lin CY, Chou P. Risperidone for pre-existing severe tardive dyskinesia: A 48-week prospective follow-up study. *Int Clin Psychopharmacol.* 2005;20:79.

Bratti IM, Kane JM, Marder SR. Chronic restlessness with antipsychotics. *Am J Psychiatry.* 2007;164(11):1648.

Caroff SN, Mann SC, Campbell EC, Sullivan KA. Movement disorders associated with atypical antipsychotic drugs. *J Clin Psychiatry.* 2002;63(Suppl 4):12.

Damier P, Thobois S, Witjas T, Cuny E, Derost P. Bilateral deep brain stimulation of the globus pallidus to treat tardive dyskinesia. *Arch Gen Psychiatry.* 2007;64:170.

Dayalu P, Chou KL. Antipsychotic-induced extrapyramidal symptoms and their management. *Expert Opin Pharmacother.* 2008;9:1451.

Factor SA, Lang AE, Weiner WJ, eds. *Drug Induced Movement Disorders.* 2nd ed. Malden, MA: Blackwell Futura; 2005.

Gunes A, Dahl ML, Spina E, Scordo MG. Further evidence for the association between 5-HT2C receptor gene polymorphisms and extrapyramidal side effects in male schizophrenic patients. *Eur J Clin Pharmacol.* 2008;64:477.

Gunes A, Scordo MG, Jaanson P, Dahl ML. Serotonin and dopamine receptor gene polymorphisms and the risk of extrapyramidal side effects in perphenazine-treated schizophrenic patients. *Psychopharmacology.* 2007;190:479.

Guzey C, Scordo MG, Spina E, Landsem VM, Spigset O. Antipsychotic-induced extrapyramidal symptoms in patients with schizophrenia: Associations with dopamine and serotonin receptor and transporter polymorphisms. *Eur J Clin Pharmacol.* 2007; 63:233.

Janicak PG, Beedle D. Medication-induced movement disorders. In: Sadock BJ, Sadock VA, Ruiz P, eds. *Kaplan & Sadock's Comprehensive Textbook of Psychiatry.* 9th ed. Vol. 2. Philadelphia: Lippincott Williams & Wilkins; 2009:2996.

Janno S, Holi M, Tuisku K, Wahlbeck K. Prevalence of neuroleptic-induced movement disorders in chronic schizophrenic inpatients. *Am J Psychiatry.* 2004;161:160.

Koning JP, Tenback DE, van os J, Aleman A, Kahn RS, van Harten PN. Dyskinesia and parkinsonism in antipsychotic-naive patients with schizophrenia, first-degree relatives and healthy controls: A meta-analysis. *Schizophr Bull.* 2010:36(4):723–731.

Lee PE, Sykora K, Gill SS, Mamdani M, Marras C, Anderson G, Shulman KI, Stukel T, Normand SL, Rochon PA. Antipsychotic medications and drug-induced movement disorders other than parkinsonism: A population-based cohort study in older adults. *J Am Geriatr So*c. 2005;53(8):1374–1379.

Lencer R, Eismann G, Kasten M, Kabakci K, Geithe V. Family history of movement disorders as a predictor for neuroleptic-induced extrapyramidal symptoms. *Br J Psychiatry.* 2004;185:465.

Lyons KE, Pahwa R. Efficacy and tolerability of levetiracetam in Parkinson disease patients with levodopa-induced dyskinesia. *Clin Neuropharmacol.* 2006;29(3):148–153.

Meco G, Fabrizio E, Epifanio A, Morgante F, Valente M. Levetiracetam in tardive dyskinesia. *Clin Neuropharmacol.* 2006;29:265.

Miller del D, Caroff SN, Davis SM, Rosenheck RA, McEvoy JP. Clinical Antipsychotic Trials of Intervention Effectiveness (CATIE) investigators: Extrapyramidal side-effects of antipsychotics in a randomised trial. *Br J Psychiatry.* 2008;193:279.

Pappa S, Dazzan P. Spontaneous movement disorders in antipsychotic-naive patients with first-episode psychoses: A systematic review. *Psychol Med.* 2009;39:1065–1076.

Poyurovsky M, Pashinian A, Weizman R, Fuchs C, Weizman A. Low-dose mirtazapine: A new option in the treatment of antipsychotic-induced akathisia. A randomized, double-blind, placebo- and propranolol-controlled trial. *Biol Psychiatry.* 2006;59:1071.

Soares-Weiser K, Fernandez HH. Tardive dyskinesia. *Semin Neurol.* 2007;27:159.

Strous RD, Stryjer R, Maayan R, Gal G, Viglin D. Analysis of clinical symptomatology, extrapyramidal symptoms and neurocognitive dysfunction following dehydroepiandrosterone (DHEA) administration in olanzapine treated schizophrenia patients: A randomized, double-blind placebo controlled trial. *Psychoneuroendocrinology.* 2007;32:96.

Zarrouf FA, Bhanot V. Neuroleptic malignant syndrome: Don't let your guard down yet. *Curr Psychiatry.* 2007;6(8):89.

▲ 29.3 Agonistas dos receptores α_2-adrenérgicos, antagonistas dos receptores α_1-adrenérgicos: clonidina, guanfacina, prazosina e ioimbina

A clonidina foi inicialmente desenvolvida como medicamento anti-hipertensivo devido a seus efeitos noradrenérgicos. Trata-se de um agonista dos receptores α_2-adrenérgicos que reduz a norepinefrina plasmática. Foi estudada em diversas condições neurológicas e psiquiátricas, incluindo transtorno de déficit de atenção/hiperatividade (TDAH), transtornos de tique, abstinência de opioides e álcool e transtorno de estresse pós-traumático (TEPT). Sedação e hipotensão, seus efeitos comuns, restringem um pouco seu uso, e, em crianças, o fármaco é limitado por seus efeitos cardíacos. A guanfacina, outro agonista dos receptores α_2-adrenérgicos, tem preferência de uso devido a sua afinidade diferencial por determinados subtipos de receptores α_2-adrenérgicos, resultando em menos sedação e hipotensão. Contudo, há menos estudos clínicos sobre a guanfacina do que sobre a clonidina.

A prazosina é um antagonista α_1 pós-sináptico que reduz a pressão arterial (PA) por meio de vasodilatação. Esse agente demonstrou benefícios no tratamento de transtornos do sono associados a TEPT.

CLONIDINA E GUANFACINA

Ações farmacológicas

A guanfacina é um agonista dos receptores α_2 pré-sinápticos que inibe o fluxo simpático e causa vasodilatação de vasos sanguíneos. Sua comercialização destina-se ao tratamento de PA alta. Ela é mais seletiva e menos potente do que a clonidina, o outro agonista α_2 amplamente usado. A clonidina e a guanfacina são bem absorvidas a partir do trato gastrintestinal e alcançam níveis plasmáticos de pico de 1 a 3 horas após a administração oral. A meia-vida da clonidina é de 6 a 20 horas, e a da guanfacina é de 10 a 30 horas.

Os efeitos agonistas da clonidina e da guanfacina sobre os receptores α_2-adrenérgicos pré-sinápticos nos núcleos simpáticos do cérebro resultam em uma redução da quantidade de norepinefrina liberada dos terminais nervosos pré-sinápticos. Esse efeito serve, de modo geral, para fazer o tônus simpático do corpo retornar a um nível mais baixo e reduzir a excitação.

Indicações terapêuticas

Há consideravelmente mais experiência na psiquiatria clínica com clonidina do que com guanfacina. O uso de guanfacina para as mesmas indicações que respondem a clonidina gerou recente interesse devido à meia-vida mais longa de guanfacina e à relativa ausência de efeitos sedativos.

Abstinência de opioides, álcool, benzodiazepínicos ou nicotina. Clonidina e guanfacina são eficazes para reduzir os sintomas autonômicos da abstinência rápida de opioides (p. ex., hipertensão, taquicardia, pupilas dilatadas, sudorese, lacrimejamento e rinorreia), mas não as sensações subjetivas associadas. A administração de clonidina (0,1 a 0,2 mg 2 a 4 vezes ao dia) é iniciada antes da desintoxicação e então reduzida gradualmente até sua interrupção ao longo de 1 a 2 semanas (Tab. 29.3-1).

Clonidina e guanfacina podem reduzir sintomas de abstinência de álcool e de benzodiazepínicos, incluindo ansiedade, diarreia e taquicardia. Elas podem diminuir os sintomas de ânsia pela substância, de ansiedade e de irritabilidade causados pela abstinência de nicotina. A apresentação transdérmica de adesivo de clonidina está associada a uma melhor adesão a longo prazo com o propósito de desintoxicação, em comparação com sua apresentação em comprimidos.

Transtorno de Tourette. Clonidina e guanfacina são fármacos eficazes para o tratamento desse transtorno. A maioria dos clínicos inicia o tratamento para essa condição com os antagonistas de receptores de dopamina habituais, haloperidol e pimozida, e com os antagonistas de serotonina e dopamina risperidona e olanzapina. Contudo, caso haja preocupação com os efeitos adversos desses fármacos, o clínico pode iniciar o tratamento com clonidina ou guanfacina. A dose inicial de clonidina para crianças é de 0,05 mg ao dia; ela pode ser aumentada para 0,3 mg ao dia em doses divididas. Até 3 meses são necessários antes que os efeitos benéficos de clonidina possam ser observados em pacientes com transtorno de Tourette. Relatou-se um índice de resposta de até 70%.

Outros transtornos de tique. Clonidina e guanfacina reduzem a frequência e a gravidade de tiques em pessoas que apresentam transtorno de tique com ou sem TDAH comórbido.

Hiperatividade e agressividade em crianças. Clonidina e guanfacina podem ser alternativas úteis para o tratamento de TDAH. Elas são usadas em vez de simpatomiméticos e antidepressivos, os quais podem produzir agravamento paradoxal de hiperatividade em algumas crianças com deficiência intelectual, agressividade ou características do espectro do autismo. Esses fármacos podem melhorar o humor, reduzir o nível de atividade e melhorar a adaptação social. Algumas crianças prejudicadas podem responder de modo favorável a clonidina, mas outras podem simplesmente ficar sedadas. A dose inicial é de 0,05 mg ao dia, podendo ser elevada para 0,3 mg ao dia em doses divididas. A eficácia de clonidina e de guanfacina

TABELA 29.3-1
Protocolos de clonidina oral para desintoxicação de opioides

Clonidina 0,1-0,2 mg VO quatro vezes ao dia; suspender se PA sistólica inferior a 90 mmHG ou bradicardia; estabilizar durante 2-3 dias, então reduzir gradativamente ao longo de 5-10 dias

OU

Clonidina 0,1-0,2 mg VO q4-6h conforme necessário para sinais ou sintomas de abstinência; estabilizar durante 2-3 dias, então reduzir gradativamente ao longo de 5-10 dias

OU

Dose de teste com clonidina de 0,1-0,2 mg VO ou SL (para pacientes com peso superior a 90 kg); verificar PA após 1 hora. Se PA diastólica for superior a 70 mmHg e não houver sintomas de hipotensão, iniciar o tratamento da seguinte maneira:

Peso (kg)	Quantidade de adesivos de clonidina
< 50	1 adesivo
50-72,5	2 adesivos
72,5-90	2 adesivos
> 90	2 adesivos

OU

Dose de teste de clonidina oral de 0,1 mg; verificar PA após 1 hora (se PA sistólica for inferior a 90 mmHg, não administrar o adesivo)

Colocar dois adesivos de clonidina TTS-2 (ou três adesivos se o paciente pesar mais de 68 kg) em uma área sem pelos na parte superior do corpo, e então

Durante as primeiras 23 horas após a aplicação dos adesivos, administrar clonidina oral 0,2 mg q6h; então

Durante as 24 horas seguintes, administrar clonidina oral 0,1 mg q6h

Trocar os adesivos semanalmente

Após 2 semanas com dois adesivos, trocar para um adesivo (ou dois adesivos se o paciente pesar mais de 68 kg)

Depois de 1 semana com um adesivo, descontinuar o adesivo

PA, pressão arterial; VO, via oral; q, a cada; SL, sublingual; TTS, pela pele. (De American Society of Addiction Medicine. Detoxification: Principle and protocols. In: The Principles Update Series: Topics in Addiction Medicine, section 11. American Society of Addiction, 1997, com permissão.)

para o controle de hiperatividade e agressividade costuma se reduzir após vários meses de uso.

Clonidina e guanfacina podem ser combinadas com metilfenidato ou dextroanfetamina para tratar hiperatividade e desatenção, respectivamente. Uma pequena quantidade de casos de morte súbita de crianças medicadas com clonidina e metilfenidato foi relatada; contudo, não foi demonstrado de forma conclusiva que esses medicamentos tenham contribuído para as mortes. O clínico deve explicar à família que a eficácia e a segurança dessa combinação não foram investigadas em experimentos controlados. Aconselham-se avaliações cardiovasculares periódicas, incluindo sinais vitais e eletrocardiogramas se ela for usada.

Transtorno de estresse pós-traumático. Exacerbações agudas de TEPT podem estar associadas a sintomas hiperadrenérgicos, como hiperexcitação, resposta de sobressalto exagerada, insônia, pesadelos vívidos, taquicardia, agitação, hipertensão e transpiração. Relatos preliminares sugeriram que esses sintomas possam responder ao uso de clonidina ou, especialmente para o benefício de um dia para o outro, ao uso de guanfacina. Estudos mais recentes não conseguiram demonstrar que guanfacina produza melhora dos sintomas de TEPT.

Outros transtornos. Outras possíveis indicações para clonidina incluem outros transtornos de ansiedade (transtorno de pânico, fobias, transtornos obsessivo-compulsivo e de ansiedade generalizada) e mania, na qual ela pode ser sinérgica com lítio ou carbamazepina. Relatos informais indicaram a eficácia de clonidina para esquizofrenia e discinesia tardia. Um adesivo de clonidina pode reduzir a hipersalivação e a disfagia causadas por clozapina. Relatou-se eficácia do uso de baixa dosagem em transtornos persistentes da percepção causados por alucinógenos.

Precauções e reações adversas

Os efeitos adversos mais comuns associados a clonidina são secura na boca e nos olhos, fadiga, sedação, tontura, náusea, hipotensão e constipação, os quais resultam em descontinuação da terapia por cerca de 10% de todos os pacientes medicados com o fármaco. Algumas pessoas também experimentam disfunção sexual. Pode-se desenvolver tolerância a esses efeitos adversos. Um perfil adverso semelhante, porém mais leve, é observado com guanfacina, de modo especial em doses de 3 mg ou mais ao dia. Clonidina e guanfacina não devem ser tomadas por adultos com PA inferior a 90/60 mmHg ou com arritmias cardíacas, sobretudo bradicardia. O desenvolvimento de bradicardia justifica a descontinuação gradual do fármaco. Clonidina, em particular, está associada a sedação, à qual normalmente não ocorre tolerância. Efeitos adversos incomuns sobre o sistema nervoso central (SNC) causados por clonidina incluem insônia, ansiedade e depressão; efeitos adversos raros do SNC incluem sonhos, pesadelos, e alucinações vívidas. A retenção de líquidos relacionada à intervenção com clonidina pode ser tratada com diuréticos.

A apresentação de adesivo transdérmico de clonidina pode causar irritação da pele, a qual pode ser minimizada ao se alterarem os locais de aplicação.

Superdose. Pessoas que tomam uma superdose de clonidina podem apresentar coma e pupilas constritas, sintomas semelhantes a uma *overdose* de opioides. Outros sintomas são redução da PA, do pulso e da frequência respiratória. A superdose de guanfacina produz uma versão mais leve desses sintomas. Clonidina e guanfacina devem ser evitadas durante a gravidez e a lactação. Idosos são mais sensíveis ao fármaco do que jovens adultos. Crianças são suscetíveis aos mesmos efeitos adversos que adultos.

Abstinência. Descontinuação súbita de clonidina pode causar ansiedade, inquietação, transpiração, tremor, dor abdominal, palpitações, cefaleia e aumento expressivo na PA. Esses sintomas podem surgir 20 horas após a última dose de clonidina e também podem ser observados se uma ou duas doses forem perdidas. Um conjunto semelhante de sintomas eventualmente ocorre 2 a 4 dias após a descontinuação de guanfacina, mas o curso normal é o retorno gradual aos valores de parâmetro da PA ao longo de 2 a 4 dias. Devido à possibilidade de sintomas de descontinuação, as doses de clonidina e guanfacina devem ser reduzidas de forma gradativa.

Interações medicamentosas

Clonidina e guanfacina causam sedação, especialmente no início da terapia e quando são administradas com outros depressores ativos do SNC, como barbitúricos, álcool e benzodiazepínicos; o potencial para efeitos sedativos cumulativos deve ser levado em consideração. A redução de dose pode ser necessária para pacientes medicados com agentes que interfiram no nodo atrioventricular (AV) e a na condução do nó sinusal, como betabloqueadores, bloqueadores do canal de cálcio e *digitalis*. A combinação aumenta o risco de bloqueio AV e bradicardia. Clonidina não deve se administrada com ATCs, os quais podem inibir seus efeitos hipotensivos.

Interferências laboratoriais

Não há interferências laboratoriais conhecidas associadas ao uso de clonidina ou de guanfacina.

Dosagem e diretrizes clínicas

Clonidina está disponível em comprimidos de 0,1, 0,2 e 0,3 mg. A dosagem inicial costuma ser de 0,1 mg via oral duas vezes ao dia; ela pode ser elevada em 0,1 mg ao dia até um nível adequado (até 1,2 mg ao dia). Clonidina deve sempre ser reduzida gradativamente para evitar hipertensão de rebote, a qual pode ocorrer cerca de 20 horas após a última dose. A apresentação transdérmica semanal de clonidina está disponível nas potências de 0,1, 0,2 e 0,3 mg/dia. A dosagem inicial de rotina é o adesivo de 0,1 mg ao dia, o qual é trocado uma vez por semana, no caso de adultos, e a cada 5 dias com crianças; a dose pode ser aumentada conforme o necessário, a cada 1 ou 2 semanas. A transição da formulação oral para transdérmica deve ser gradual, com sobreposição de 3 a 4 dias.

Guanfacina está disponível em comprimidos de 1 e 2 mg. A dosagem inicial costuma ser de 1 mg antes de dormir e pode ser aumentada para 2 mg após 3 a 4 semanas, caso necessário. Independentemente da indicação para a qual clonidina ou guanfacina estejam sendo usadas, devem ser suspensas se o indivíduo se tornar hipotenso (PA inferior a 90/60 mmHG).

Uma formulação de liberação sustentada de guanfacina também está disponível. Essa formulação deve ser dosada uma vez ao dia. Os comprimidos não podem ser esmagados, mastigados, nem partidos antes da deglutição porque essas medidas aumentam sua taxa de liberação. Não deve ser administrada com refeições ricas em gordura devido ao aumento da exposição. A formulação de liberação sustentada não deve ser substituída por comprimidos de guanfacina de liberação imediata com base em miligrama por miligrama devido a seus perfis farmacocinéticos diferentes. No caso de mudança de guanfacina de liberação imediata, deve-se descontinuar o tratamento e titulá-lo com guanfacina de liberação prolongada conforme a seguinte programação recomendada:

1. Iniciar com uma dose de 1 mg ao dia e ajustar em incrementos que não ultrapassem mais de 1 mg/semana, tanto para monoterapia quanto para terapia adjunta a um psicoestimulante.
2. Manter a dose na faixa de 1 a 4 mg uma vez ao dia, dependendo da resposta clínica e tolerabilidade, tanto para monoterapia quanto para terapia adjunta a um psicoestimulante. Em experimentos clínicos, pacientes foram randomizados ou otimizados para doses de 1, 2, 3 ou 4 mg e receberam guanfacina de liberação sustentada uma vez ao dia pela manhã em experimentos de monoterapia e uma vez ao dia pela manhã ou à noite no experimento com terapia adjunta.
3. Em experimentos de monoterapia, melhoras clinicamente relevantes foram observadas com início em dosagens na faixa de 0,05 a 0,08 mg/kg uma vez ao dia. A eficácia aumentou com a elevação da dose ajustada ao peso (mg/kg). Se bem toleradas, doses de até 0,12 mg/kg ao dia podem proporcionar

mais benefícios. Doses acima de 4 mg/dia não foram estudadas sistematicamente em experimentos clínicos controlados.

4. No experimento adjunto, a maioria dos sujeitos atingiu doses ideais na faixa de 0,05 a 0,12 mg/kg ao dia.

Em experimentos clínicos, houve riscos relacionados a doses e exposição de várias reações adversas clinicamente significativas (p. ex., hipotensão, bradicardia, eventos sedativos). Portanto, deve-se considerar estabelecer uma dosagem de guanfacina de liberação prolongada com base em miligramas por quilos com a finalidade de equilibrar os benefícios potenciais relacionados à exposição e os riscos do tratamento.

IOIMBINA

A ioimbina é um antagonista dos receptores α_2-adrenérgicos usado como tratamento para transtorno erétil idiopático e induzido por medicamentos. Atualmente, sildenafil e seus congêneres e alprostadil são considerados mais eficazes para essa indicação do que ioimbina. Esse fármaco é derivado de um alcaloide encontrado nas árvores *Rubaceae* e árvores relacionadas e na planta *Rauwolfia serpentina*.

Ações farmacológicas

A ioimbina é absorvida de forma errática após a administração oral, sendo que a biodisponibilidade varia de 7 a 87%. Grande parte do metabolismo é hepático de primeira passagem. Esse fármaco afeta o sistema nervoso autônomo simpatomimético ao aumentar as concentrações plasmáticas de norepinefrina. Sua meia-vida é de 0,5 a 2 horas, e sua ação clínica é produzir aumento do tônus parassimpático (colinérgico).

Indicações terapêuticas

A ioimbina foi usada para tratar disfunção erétil. A ereção peniana foi ligada a atividade colinérgica e a bloqueio adrenérgico α_2, o que, em teoria, resulta em aumento do influxo sanguíneo peniano, redução do escoamento do sangue peniano, ou ambos. Relata-se que a ioimbina ajuda a combater a perda de desejo sexual e a inibição de orgasmo causada por alguns antidepressivos serotonérgicos (p. ex., inibidores seletivos da recaptação de serotonina). Não teve comprovação de utilidade para essas indicações em mulheres.

Precauções

Os efeitos colaterais da ioimbina incluem ansiedade, PA e frequência cardíaca elevadas, aumento da atividade psicomotora, irritabilidade, tremores, cefaleia, ruborização da pele, tontura, frequência urinária, náusea, vômito e sudorese. Pacientes com transtorno de pânico apresentam sensibilidade acentuada à ioimbina e experimentam aumento de ansiedade, da PA e da concentração plasmática de 3-metóxi-4-hidroxifenilglicol (MHPG).

A ioimbina deve ser usada com cautela em pacientes do sexo feminino e não deve ser usada naqueles com doença renal, doença cardíaca, glaucoma ou história de úlcera gástrica ou duodenal.

Interações medicamentosas

A ioimbina bloqueia os efeitos de clonidina, guanfacina e de outros agonistas dos receptores α_2.

Interferências laboratoriais

Não existem interferências laboratoriais associadas ao uso de ioimbina.

Dosagem e diretrizes clínicas

A ioimbina está disponível em comprimidos de 5,4 mg. Sua dosagem para o tratamento de transtorno erétil é de aproximadamente 16 mg diários administrados em doses que variam de 2,7 a 5,4 mg três vezes ao dia. No caso de efeitos adversos significativos, a dose primeiro deve ser reduzida e, então, novamente aumentada de forma gradativa. A ioimbina deve ser usada com critério em pacientes psiquiátricos, porque pode ter efeito adverso sobre sua condição mental. Como esse fármaco não tem efeito consistente sobre a disfunção erétil, seu uso continua controverso. Inibidores da fosfodiesterase-5 (PDE-5) são o tipo de medicamento recomendado para esse transtorno.

PRAZOSINA

A prazosina é um derivado de quinazolina e um exemplo de uma nova classe química de anti-hipertensivos. Trata-se de um antagonista de receptores α_1-adrenérgicos, ao contrário dos fármacos supramencionados, que são α_2-bloqueadores.

Ações farmacológicas

O mecanismo exato da ação hipotensora da prazosina é desconhecido, especialmente por causar supressão de pesadelos. Esse fármaco causa redução na resistência periférica total que está relacionada a sua ação como antagonista dos receptores α_1-adrenérgicos. A PA é diminuída em ambas as posições, de supino e em pé. Esse efeito é mais acentuado na PA diastólica. Após a administração oral, as concentrações plasmáticas humanas atingem seu auge em aproximadamente 3 horas, com uma meia-vida plasmática de 2 a 3 horas. Há alta ligação do fármaco a proteínas plasmáticas. Não se observou o desenvolvimento de tolerância durante terapia prolongada.

Ação terapêutica

A prazosina é usada em psiquiatria para suprimir pesadelos, sobretudo os associados a TEPT.

Precauções e reações adversas

Durante experimentos clínicos e experiência comercial subsequente, as reações mais frequentes foram tontura (10,3%); cefaleia (7,8%); sonolência (7,6%); falta de energia (6,9%); fraqueza (6,5%); palpitações (5,3%); e náusea (4,9%). Na maioria dos casos, os efeitos colaterais desapareceram com a continuação da terapia ou foram tolerados sem redução na dosagem do fármaco. Prazosina não deve ser usada em lactantes nem durante a gravidez.

Interações medicamentosas

Não foram relatadas interações medicamentosas adversas.

Interferências laboratoriais

Não foram relatadas interferências laboratoriais.

Dosagem e diretrizes clínicas

O fármaco é fornecido em cápsulas de 1, 2 e 5 mg e em *spray* nasal. As dosagens terapêuticas de uso mais comum variam de 6 a 15 mg diários administrados em doses divididas. Doses superiores a 20 mg não aumentam a eficácia. Ao acrescentar um diurético ou outro agente anti-hipertensivo, a dose deve ser reduzida para 1 ou 2 mg, três vezes ao dia, e, então, deve-se executar uma retitulação. O uso

TABELA 29.3-2
Agonistas dos receptores α_2-adrenérgicos usados em psiquiatria[a]

Fármaco	Apresentações	Dosagem inicial habitual para crianças	Faixa de dosagem habitual para crianças	Dosagem inicial habitual para adultos	Dosagem habitual para adultos
Clonidina em comprimidos	0,1; 0,2; 0,3 mg	0,05 mg/dia	Comprimidos de até 0,3 mg/dia em doses divididas	0,1-0,2 mg, 2 a 4 vezes ao dia (0,2-0,8 mg/dia)	0,3-1,2 mg/dia, 2 a 3 vezes ao dia (1,2 mg/dia é a dosagem máxima)
Clonidina, sistema transdérmico	0,1; 0,2; 0,3 mg/dia	0,05 mg/dia	Adesivo de até 0,3 mg/dia a cada 5 dias (0,5 mg/dia a cada 5 dias é a dosagem máxima)	0,1 mg/dia a cada 7 dias	Adesivo de 0,1 mg/dia por semana 0,6 mg/dia a cada 7 dias
Guanfacina	comprimidos de 1 e 2 mg	1 mg/dia à hora de dormir	1-2 mg/dia à hora de dormir (3 mg/dia é a dosagem máxima)	1 mg/dia à hora de dormir	1-2 mg à hora de dormir (3 mg/dia é a dosagem máxima)

[a]Dosagens para indicações clínicas, como hipertensão, variam.

concomitante com um inibidor da PDE-5 pode resultar em efeitos redutores da PA cumulativos e hipotensão sintomática; portanto, a terapia com o inibidor da PDE-5 deve ser iniciada com a menor dose possível em pacientes medicados com prazosina.

A Tabela 29.3-2 fornece um resumo dos agonistas dos receptores α_2-adrenérgicos usados em psiquiatria.

REFERÊNCIAS

Arnsten AFT, Li B. Neurobiology of executive functions: Catecholamine influences on prefrontal cortical functions. *Biol Psychiatry.* 2005;57:1377.
Biederman J, Melmed RD, Patel A, McBurnett K, Konow J, Lyne A, Scherer N. A randomized, double blind, placebo-controlled study of guanfacine extended release in children and adolescents with attention-deficit/hyperactivity disorder. *Pediatrics.* 2008;121(1):e73–e84.
Boehlein JK, Kinzie JD. Pharmacologic reduction of CNS noradrenergic activity in PTSD: The case for clonidine and prazosin. *J Psychiatr Pract.* 2007;13:72.
Hollander E, Petras JN. a2-Adrenergic receptor agonists: Clonidine and guanfacine. In: Sadock BJ, Sadock VA, Ruiz P, eds. *Kaplan & Sadock's Comprehensive Textbook of Psychiatry.* 9th ed. Vol. 2. Philadelphia: Lippincott Williams & Wilkins; 2009:3004.
Karachalios GN, Charalabopoulos A, Papalimneou V, Kiortsis D, Dimicco P. Withdrawal syndrome following cessation of antihypertensive drug therapy. *Int J Clin Pract.* 2005;5:562.
Kornfield R, Watson S, Higashi AS, Conti RM, Dusetzina SB, Garfield CF, Dorsey ER, Huskamp HA, Alexander GC. Effects of FDA advisories on the pharmacologic treatment of ADHD, 2004–2008. *Psychiatr Serv.* 2013;64(4):339–346.
Marsch LA, Bickel WK, Badger GJ, Stothart ME, Quesnel KJ. Comparison on pharmacological treatments for opioid-dependent adolescents: A randomized controlled trial. *Arch Gen Psychiatry.* 2005;62:1157.
Ming X, Gordon E, Kang N, Wagner GC. Use of clonidine in children with autism spectrum disorders. *Brain Dev.* 2008;30(7):454.
Myers SM. The status of pharmacotherapy for autism spectrum disorders. *Expert Opin Pharmacother.* 2007;8(11):1579.
Sallee F, Connor DF, Newcorn JH. A review of the rationale and clinical utilization of 2-adrenoceptor agonists for the treatment of attention-deficit/hyperactivity and related disorders. *J Child Adolesc Psychopharmacol.* 2013;23(5):308–319.

▲ 29.4 Antagonistas dos receptores β-adrenérgicos

Devido à inervação de muitos dos órgãos periféricos, senão da maioria, e da vascularização pela divisão simpática do sistema nervoso autônomo, suas funções são, em última análise, controladas em parte por uma das duas principais classes de receptores adrenérgicos: α-receptores (abordados na Seção 29.3) e β-receptores. Esses receptores são subdivididos ainda mais com base em sua ação e localização e se situam tanto perifericamente quanto no sistema nervoso central (SNC). Pouco depois de ser introduzido para uso em condições cardíacas, relatou-se que propranolol é útil para agitação, e seu uso em psiquiatria se disseminou com rapidez. Os cinco antagonistas de β-receptores de uso mais comum em psiquiatria são propranolol, nadolol, metoprolol, pindolol e atenolol (Tab. 29.4-1).

AÇÕES FARMACOLÓGICAS

Os antagonistas dos β-receptores diferem quanto a sua qualidade lipofílica, rotas metabólicas, seletividade de β-receptores, e meia-vida. A absorção dos antagonistas dos β-receptores a partir do trato gastrintestinal é variável. Os agentes que são mais solúveis em lipídeos (i.e., são lipofílicos) têm probabilidade de cruzar a barreira hematencefálica e penetrar o cérebro; os agentes que são menos lipofílicos têm menos chances de penetrar o cérebro. Quando os efeitos sobre o SNC são desejados, um fármaco lipofílico pode ser recomendado; quando se buscam apenas efeitos periféricos, pode ser indicado um fármaco menos lipofílico.

Enquanto propranolol, nadolol, pindolol e labetalol têm essencialmente potência igual tanto nos receptores β_1 quanto β_2, metoprolol e atenolol têm maior afinidade com o receptor β_1 do que com o receptor β_2. Seletividade para β_1 relativa confere poucos efeitos pulmonares e vasculares a esses fármacos, embora eles devam ser usados com cautela no caso de pessoas com asma porque retêm parte da atividade nos receptores β_2.

O pindolol tem efeitos simpatomiméticos além de seus efeitos β-antagonistas, os quais permitiram seu uso para potencialização de fármacos antidepressivos. Pindolol, propranolol e nadolol possuem atividade antagonista de baixa intensidade nos receptores de serotonina 5-HT_{1A}.

INDICAÇÕES TERAPÊUTICAS

Transtornos de ansiedade

O propranolol é útil para o tratamento de fobia social, principalmente fobia de desempenho (p. ex., ansiedade incapacitante antes

TABELA 29.4-1
Fármacos β-adrenérgicos usados em psiquiatria

Fármaco	Categoria de gravidez	Ligação a proteínas (%)	Lipofílico	ASI	Metabolismo	Seletividade de receptores	Meia-vida (horas)	Dosagem inicial habitual (mg)	Dosagem máxima habitual (mg)
Atenolol	D	6-16	Não		Renal	$\beta_1 > \beta_2$	6-9	50 UD	50-100 UD
Metoprolol	C	5-10	Sim		Hepático	$\beta_1 > \beta_2$	3-4	50 bid	75-150 bid
Nadolol	C	30	Não		Renal	$\beta_1 = \beta_2$	14-24	40 UD	80-240 UD
Propranolol	C	>90	Sim		Hepático	$\beta_1 = \beta_2$	3-6	10–20 bid/tid	80-140 tid
Pindolol	B	40	Sim	Mínima	Hepático	$\beta_1 > \beta_2$	3-4	5 tid/qid	60 bid/tid

ASI, atividade simpatomimética intrínseca; UD, uma vez ao dia; bid, duas vezes ao dia; tid, três vezes ao dia; qid, quatro vezes ao dia.

de uma apresentação musical). Dados também estão disponíveis para seu uso no tratamento dos transtornos de pânico, de estresse pós-traumático e de ansiedade generalizada. Na fobia social, a abordagem mais comum de tratamento é tomar 10 a 40 mg de propranolol 20 a 30 minutos antes da situação provocadora de ansiedade. Os antagonistas de β-receptores são menos eficazes para o tratamento de transtorno de pânico do que benzodiazepínicos ou ISRSs.

Tremor postural induzido por lítio

Os antagonistas de β-receptores são benéficos para tremor postural induzido por lítio e outros tremores posturais induzidos por medicamentos – por exemplo, aqueles causados por ATCs e valproato. A abordagem inicial a esse transtorno do movimento inclui a redução da dose de lítio, eliminar os fatores agravantes, como cafeína, e administrar lítio à hora de dormir. Caso essas intervenções sejam inadequadas, propranolol, na faixa de 20 a 160 mg diários administrado duas ou três vezes ao dia costuma ser eficaz para o tratamento de tremor postural induzido por lítio.

Acatisia aguda induzida por neuroléptico

Muitos estudos demonstraram que antagonistas dos β-receptores podem ser eficazes no tratamento de acatisia aguda induzida por neurolépticos. De modo geral, eles são mais eficazes nessa indicação do que anticolinérgicos e benzodiazepínicos. Os antagonistas de β-receptores não são eficazes no tratamento de transtornos do movimento induzidos por neurolépticos, como distonia aguda e parkinsonismo.

Agressividade e comportamento violento

Os antagonistas dos β-receptores podem ser eficazes na redução da quantidade de explosões violentas e de agressividade em pessoas com transtornos do controle de impulsos, esquizofrenia e agressividade associada a lesões cerebrais, como traumatismo, tumores, lesão anóxica, encefalite, dependência de álcool e transtornos degenerativos (p. ex., doença de Huntington).

Abstinência de álcool

Relata-se que o propranolol é útil como adjunto na terapia com benzodiazepínicos, mas não como agente único no tratamento de abstinência de álcool. Sugere-se a seguinte programação de doses: não usar propranolol para frequência cardíaca inferior a 50 batimentos por minuto; 50 mg de propranolol para frequência cardíaca entre 50 e 79 batimentos por minuto; e 100 mg de propranolol para uma frequência cardíaca igual ou superior a 80 batimentos por minuto.

Potencialização de antidepressivos

O pindolol é usado para potencializar e acelerar os efeitos antidepressivos de ISRSs, fármacos tricíclicos e eletroconvulsoterapia. Estudos de pequenas proporções demonstraram que pindolol administrado no início da terapia antidepressiva pode abreviar a latência habitual de 2 a 4 semanas da resposta antidepressiva em vários dias. Uma vez que os antagonistas de β-receptores apresentam a possibilidade de induzir depressão em algumas pessoas, as estratégias de potencialização com esses fármacos necessitam de maior clarificação em experimentos controlados.

Outros transtornos

Vários relatos de caso e estudos controlados relataram dados de que antagonistas de β-receptores podem ser moderadamente benéficos para indivíduos com esquizofrenia e sintomas maníacos. Eles também foram usados em alguns casos de gagueira (Tab. 29.4-2).

PRECAUÇÕES E REAÇÕES ADVERSAS

Os antagonistas de β-receptores são contraindicados para uso em pessoas com asma, diabetes dependente de insulina, insuficiência cardíaca congestiva, doença vascular significativa, angina persistente e hipertireoidismo. A contraindicação em diabéticos deve-se ao fato de que o fármaco antagoniza a resposta fisiológica normal a hipoglicemia. Os antagonistas desses β-receptores podem agravar defeitos da condução atrioventricular (AV) e levar a bloqueio cardíaco AV total e morte. Se o clínico decidir que a proporção entre risco e benefício justifica um experimento com antagonista de β-receptores em um indivíduo com essas condições médicas coexistentes, um agente seletivo para β_1 deve ser a primeira opção, e o paciente deve ser monitorado. Todos os antagonistas de β-receptores disponíveis atualmente são excretados no leite materno e devem ser administrados com cautela a lactantes.

Os efeitos adversos mais comuns dos antagonistas de β-receptores são hipotensão e bradicardia. Em indivíduos que correm risco de desenvolver esses efeitos adversos, uma dose de teste de 20 mg/dia de propranolol pode ser administrada para avaliar a reação ao fármaco. Depressão foi associada aos antagonistas de β-receptores

Tratamento psicofarmacológico   935

TABELA 29.4-2
Usos psiquiátricos para antagonistas dos receptores β-adrenérgicos

Decididamente eficaz
  Ansiedade de desempenho
  Tremor induzido por lítio
  Acatisia induzida por neurolépticos

Provavelmente eficaz
  Terapia adjunta para abstinência de álcool e outros transtornos relacionados a substâncias
  Terapia adjunta para comportamento agressivo ou violento

Possivelmente eficaz
  Potencialização de ação antipsicótica
  Potencialização de ação antidepressiva

TABELA 29.4-3
Efeitos adversos e toxicidade de antagonistas dos receptores β-adrenérgicos

Cardiovasculares
  Hipotensão
  Bradicardia
  Insuficiência cardíaca congestiva (em pacientes com função miocárdica comprometida)
Respiratórios
  Asma (menor risco com fármacos seletivos para β_1)
Metabólicos
  Agravamento de hipoglicemia em pacientes diabéticos que tomam insulina ou agentes orais
Gastrintestinais
  Náusea
  Diarreia
  Dor abdominal
Função sexual
  Impotência
Neuropsiquiátricos
  Lassidão
  Fadiga
  Disforia
  Insônia
  Pesadelos vívidos
  Depressão (raramente)
  Psicose (raramente)
Outros (raros)
  Fenômeno de Raynaud
  Doença de Peyronie
Síndrome de abstinência
  Agravamento de rebote de angina preexistente com a descontinuação de antagonistas dos receptores β-adrenérgicos

lipofílicos, como propranolol, mas supõe-se que seja uma ocorrência rara. Náusea, vômito, diarreia e constipação também podem ser causados pelo tratamento com esses agentes. Os antagonistas desses receptores podem embotar a cognição em algumas pessoas. Efeitos adversos graves do SNC (p. ex., agitação, confusão e alucinações) são raros. A Tabela 29.4-3 lista os possíveis efeitos adversos de antagonistas de β-receptores.

INTERAÇÕES MEDICAMENTOSAS

A administração concomitante de propranolol resulta em aumento das concentrações plasmáticas de antipsicóticos, anticonvulsivantes, teofilina e levotiroxina. Outros antagonistas de β-receptores que são eliminados pelos rins podem apresentar efeitos semelhantes sobre fármacos que também sejam eliminados pela via renal. Barbitúricos, fenitoína e tabagismo aumentam a eliminação de antagonistas de β-receptores que são metabolizados pelo fígado. Vários relatos associaram crises de hipertensão e bradicardia com a coadministração de antagonistas desses receptores e IMAOs. Depressão da contratilidade miocárdica e condução do nó AV podem ocorrer em decorrência da administração concomitante de um antagonista de β-receptor com inibidores do canal de cálcio.

INTERFERÊNCIAS LABORATORIAIS

Os antagonistas dos β-receptores não interferem em testes laboratoriais-padrão.

DOSAGEM E DIRETRIZES CLÍNICAS

O propranolol encontra-se disponível em comprimidos de 10, 20, 40, 60, 80 e 90 mg; soluções de 4, 8 e 80 mg/mL; e em cápsulas de liberação sustentada de 60, 80, 120 e 160 mg. O nadolol está disponível em comprimidos de 20, 40, 80, 120 e 160 mg. O pindolol é encontrado em comprimidos de 5 e 10 mg. A metoprolol pode ser obtido em comprimidos de 50 e 100 mg e em comprimidos de liberação sustentada de 50, 100 e 200 mg. O atenolol está disponível em comprimidos de 25, 50 e 100 mg. Existe acebutolol em cápsulas de 200 e 400 mg.

Para o tratamento de condições crônicas, a administração de propranolol costuma ser iniciada em 10 mg via oral, três vezes ao dia, ou 20 mg via oral, duas vezes ao dia. A dosagem pode ser elevada para 20 a 30 mg/dia até o surgimento de um efeito terapêutico. A dosagem deve ser estabilizada na faixa adequada para o transtorno sob tratamento. O tratamento de comportamento agressivo às vezes requer dosagens de até 80 mg/dia, e efeitos terapêuticos podem não ser observados até que a pessoa tenha sido medicada com a dosagem máxima durante 4 a 8 semanas. Para o tratamento de fobia social, prioritariamente do tipo de desempenho, o paciente deve tomar 10 a 40 mg de propranolol 20 a 30 minutos antes da apresentação.

Leituras de frequência cardíaca e pressão arterial (PA) devem ser feitas regularmente, e o fármaco deve ser suspenso se a frequência cardíaca for inferior a 50 batimentos por minuto ou se a PA sistólica estiver abaixo de 90 mmHg. O fármaco deve ser descontinuado por algum tempo se produzir sintomas graves de tontura, ataxia ou ruídos respiratórios. O tratamento com antagonistas de β-receptores nunca deve ser descontinuado de forma repentina. O propranolol deve ser reduzido gradativamente em 60 mg diários até que se alcance uma dosagem de 60 mg/dia, depois do que, deve ser reduzido em 10 a 20 mg/dia a cada 3 ou 4 dias.

As diretrizes clínicas para os outros fármacos listados neste capítulo são semelhantes àquelas para propranolol, levando-se em consideração as diferentes dosagens usadas. Por exemplo, se propranolol for receitado inicialmente em sua menor dose disponível (p. ex., 10 mg), então o mesmo deve ser feito com metoprolol (p. ex., 50 mg).

REFERÊNCIAS

Antonelli-Incalzi R, Pedone C. Respiratory effects of beta-adrenergic receptor blockers. *Curr Med Chem.* 2007;14(10):1121.
Baker JG. The selectivity of beta-adrenoceptor antagonists at the human beta1, beta2 and beta3 adrenoceptors. *Br J Pharmacol.* 2005;144(3):317.
Ballesteros J, Callado LF. Effectiveness of pindolol plus serotonin uptake inhibitors in depression: A meta-analysis of early and late outcomes from randomised controlled trials. *J Affect Disord.* 2004;79(1–3):137.
Compendium of Pharmaceuticals and Specialties. Ottawa: Canadian Pharmacist Association; 2007.
Das RK, Freeman TP, Kamboj SK. The effects of N-methyl D-aspartate and B-adrenergic receptor antagonists on the reconsolidation of reward memory: A meta-analysis. *Neurosci Biobehav Rev.* 2013;37(3):240–255.
de Quervain DJ, Aerni A, Roozendaal B. Preventive effect of beta-adrenoceptor blockade on glucocorticoid-induced memory retrieval deficits. *Am J Psychiatry.* 2007;164(6):967.
McAinsh J, Cruickshank JM. Beta-blockers and central nervous system side effects. *Pharmacol Ther.* 1990;46(2):163.
McIntyre RS. b-Adrenergic receptor antagonists. In: Sadock BJ, Sadock VA, Ruiz P, eds. *Kaplan & Sadock's Comprehensive Textbook of Psychiatry.* 9th ed. Vol. 2. Philadelphia: Lippincott Williams & Wilkins; 2009:3009.
Peskind ER, Tsuang DW, Bonner LT, Pascualy M, Riekse RG. Propranolol for disruptive behaviors in nursing home residents with probable or possible Alzheimer disease: A placebo-controlled study. *Alzheimer Dis Assoc Disord.* 2005;19(1):23.

▲ 29.5 Agentes anticolinérgicos

Fármacos anticolinérgicos bloqueiam a ação de atropina. Na prática clínica de psiquiatria, esses fármacos são usados principalmente para tratar transtornos do movimento induzidos por medicamentos, sobretudo parkinsonismo induzido por neurolépticos, distonia aguda induzida por neurolépticos e tremor postural induzido por medicamentos.

ANTICOLINÉRGICOS

Ações farmacológicas

Todos os fármacos anticolinérgicos são bem absorvidos a partir do trato gastrintestinal (GI) após a administração oral e todos são suficientemente lipofílicos para penetrar o sistema nervoso central (SNC). O triexifenidil e a benzatropina atingem concentrações plasmáticas de pico em 2 a 3 horas após a administração oral, e sua duração de ação é de 1 a 12 horas. A benzatropina é absorvida com rapidez tanto por administração intramuscular (IM) quanto intravenosa (IV); prefere-se a administração IM devido ao menor risco de efeitos adversos.

Todos os seis fármacos anticolinérgicos listados nesta seção (Tab. 29.5-1) bloqueiam os receptores muscarínicos de acetilcolina, e benzatropina possui um pouco de efeito anti-histaminérgico. Nenhum dos fármacos anticolinérgicos disponíveis possui efeitos sobre os receptores nicotínicos de acetilcolina. Desses medicamentos, o triexifenidil é o agente mais estimulante, e possivelmente atue por meio de neurônios dopaminérgicos, e a benzatropina é o menos estimulante; por isso é o menos associado a potencial de abuso.

Indicações terapêuticas

A indicação primária para o uso de anticolinérgicos na prática psiquiátrica é o tratamento de *parkinsonismo induzido por neurolépticos*, caracterizado por tremor, rigidez, rigidez da roda dentada, bradicinesia, sialorreia, postura curvada e festinação. Todos os anticolinérgicos disponíveis são igualmente eficazes para o tratamento de sintomas parkinsonianos. O parkinsonismo induzido por neurolépticos é mais comum em idosos e é observado com maior frequência com antagonistas dos receptores de dopamina de alta potência (ARDs) como, por exemplo, haloperidol. O início dos sintomas em geral ocorre após 2 ou 3 semanas de tratamento. Sua incidência é menor com os fármacos antipsicóticos mais recentes da classe de antagonistas de serotonina e dopamina (ASDs).

Outra indicação para o uso de anticolinérgicos é o tratamento de *distonia aguda induzida por neurolépticos*, a qual é mais comum em homens jovens. A síndrome costuma ocorrer no início do curso do tratamento; está normalmente associada a ARDs de alta potência (p. ex., haloperidol) e afeta com maior frequência os músculos do pescoço, da língua, da face e do dorso. Fármacos anticolinérgicos são eficazes tanto no tratamento de curta duração de distonias quanto na profilaxia contra distonias agudas induzidas por neurolépticos.

A *acatisia* se caracteriza por uma sensação subjetiva e objetiva de inquietação, ansiedade e agitação. Embora uma tentativa com anticolinérgicos para o tratamento de acatisia aguda induzida por neurolépticos seja razoável, esses fármacos geralmente não são considerados tão eficazes quanto os antagonistas de receptores β-adrenérgicos, benzodiazepínicos e clonidina.

Precauções e reações adversas

Os efeitos adversos dos fármacos anticolinérgicos resultam do bloqueio dos receptores muscarínicos de acetilcolina. Esses fármacos devem ser usados com cautela, ou não usados, em pessoas com hipertrofia prostática, retenção urinária e glaucoma de ângulo fechado. Esses fármacos eventualmente são usados como drogas de abuso devido a suas propriedades elevadoras do humor, com maior destaque para triexifenidil.

O efeito adverso mais grave associado com toxicidade anticolinérgica é a intoxicação anticolinérgica, a qual pode ser caracterizada por *delirium*, coma, convulsões, agitação, alucinações, hipotensão grave, taquicardia supraventricular e manifestações periféricas (rubor, midríase, pele seca, hipertermia e diminuição de sons intestinais). O tratamento deve começar com a descontinuação imediata de todos os fármacos anticolinérgicos. A síndrome de intoxicação anticolinérgica pode ser diagnosticada e tratada com fisostigmina, um inibidor de anticolinesterase, 1 a 2 mg IV (1 mg a cada 2 minutos) ou IM a cada 30 ou 60 minutos. Visto que pode levar a hipotensão grave e constrição brônquica, deve ser usada apenas em casos graves e quando houver monitoramento cardíaco de emergência e fisostigmina de sustentação da vida.

Interações medicamentosas

As interações medicamentosas mais comuns com anticolinérgicos ocorrem quando são administrados de modo concomitante com psicotrópicos que também possuam atividade anticolinérgica, como

TABELA 29.5-1
Fármacos anticolinérgicos

Nome genérico	Apresentação do comprimido	Injetável	Dosagem oral diária habitual	Dosagem intramuscular ou intravenosa de curto prazo
Benzatropina	0,5, 1, 2 mg	1 mg/mL	1-4 mg 1 a 3 vezes	1-2 mg
Biperideno	2 mg	5 mg/mL	2 mg 1 a 3 vezes	2 mg
Etopropazina	10, 50 mg	–	50-100 mg 1 a 3 vezes	–
Orfenadrina	100 mg	30 mg/mL	50-100 mg 3 vezes	60 mg IV administrados ao longo de 5 minutos
Prociclidina	5 mg	–	2,5-5 mg 3 vezes	–
Triexifenidil	2, 5 mg elixir 2 mg/5 mL	–	2-5 mg 2 a 4 vezes	–

IV, intravenosa.

ARDs, fármacos tricíclicos e tetracíclicos e IMAOs. Muitos outros fármacos que exigem receita médica e preparados para resfriados sem receita também induzem atividade anticolinérgica significativa. A coadministração desses medicamentos pode resultar em síndrome de intoxicação anticolinérgica potencialmente letal. Além disso, agentes anticolinérgicos podem retardar o esvaziamento gástrico e, assim, diminuir a absorção de fármacos que são degradados no estômago e via de regra absorvidos no duodeno (p. ex., levodopa e ARDs).

Interferências laboratoriais

Nenhuma interferência laboratorial foi associada a anticolinérgicos.

Dosagem e diretrizes clínicas

Os seis fármacos anticolinérgicos abordados neste capítulo estão disponíveis em uma variedade de apresentações (ver a Tab. 29.5-1).

Parkinsonismo induzido por neurolépticos. Para o tratamento de parkinsonismo induzido por neurolépticos, o equivalente a 1 a 3 mg de benzatropina devem ser administrados de uma a duas vezes ao dia. O fármaco anticolinérgico deve ser usado durante 4 a 8 semanas e, então, descontinuado para avaliar se o indivíduo ainda o necessita. Anticolinérgicos devem ser suspensos gradativamente ao longo de um período de 1 a 2 semanas.

O tratamento com anticolinérgicos como profilaxia contra o desenvolvimento de parkinsonismo induzido por neurolépticos não costuma ser indicado porque o início de seus sintomas em geral é leve e gradual o suficiente para permitir que o clínico inicie o tratamento apenas depois que ele for evidentemente indicado. No caso de homens jovens, a profilaxia pode ser indicada, no entanto, sobretudo se um ARD de alta potência estiver sendo usado. O clínico deve tentar descontinuar o agente antiparkinsoniano em 4 a 6 semanas para avaliar se a continuação de seu uso é necessária.

Distonia aguda induzida por neuroléptico. Para o tratamento de curto prazo e a profilaxia de distonia aguda induzida por neurolépticos, uma dose de 1 a 2 mg de benzatropina ou equivalente em outro fármaco deve ser administrada IM. A dose pode ser repetida em 20 a 30 minutos, conforme o necessário. Caso o indivíduo não melhore em mais 20 ou 30 minutos, um benzodiazepínico (p. ex., 1 mg IM ou IV de lorazepam) deve ser administrado. A distonia laríngea é uma emergência médica e deve ser tratada com benzatropina, até 4 mg em um período de 10 minutos, seguidos por 1 a 2 mg de lorazepam, administrados lentamente pela via IV.

Profilaxia contra distonias é indicada em pessoas que tiveram um episódio ou em pessoas de alto risco (homens jovens medicados com ARDs de alta potência). O tratamento profilático é ministrado durante 4 a 8 semanas e então reduzido de forma gradual ao longo de 1 a 2 semanas para permitir avaliar se a continuidade da medicação é necessária. O uso profilático de anticolinérgicos em pessoas que precisam de fármacos antipsicóticos se tornou uma questão irrelevante devido à disponibilidade de ASDs, que são relativamente livres de efeitos parkinsonianos.

Acatisia. Conforme mencionado, anticolinérgicos não são os fármacos recomendados para essa síndrome. Os antagonistas de receptores β-adrenérgicos, e talvez benzodiazepínicos e clonidina são fármacos preferíveis para a tentativa inicial.

REFERÊNCIAS

Ahmad S. Anticholinergics and amantadine. In: Sadock BJ, Sadock VA, Ruiz P, eds. *Kaplan & Sadock's Comprehensive Textbook of Psychiatry.* 9th ed. Vol. 2. Philadelphia: Lippincott Williams & Wilkins; 2009:3009.
Buhrich N, Weller A, Kevans P. Misuse of anticholinergic drugs by people with serious mental illness. *Psychiatr Serv.* 2000;51:928.
Caligiuri MR, Jeste DV, Lacro JP. Antipsychotic-induced movement disorders in the elderly: Epidemiology and treatment recommendations. *Drugs Aging.* 2000;17:363.
Dose M, Tempel HD: Abuse potential of anticholinergics. *Pharmacopsychiatry.* 2000;33:43.
Drimer T, Shahal B, Barak Y. Effects of discontinuation of long-term anticholinergic treatment in elderly schizophrenia patients. *Int Clin Pharmacol.* 2004; 19(1):27.
Miller CH, Fleischhacker WW. Managing antipsychotic-induced acute and chronic akathisia. *Drug Saf.* 2000;22:73.
Naicker P, Anoopkumar-Dukie S, Grant GD, Kavanagh JJ. The effects of antihistamines with varying anticholinergic properties on voluntary and involuntary movement. *Clin Neurophysiol.* 2013;124(9):1840–1845.

▲ 29.6 Anticonvulsivantes

Os anticonvulsivantes mais recentes descritos nesta seção foram desenvolvidos para o tratamento de epilepsia, mas foi observado que também têm efeitos benéficos em transtornos psiquiátricos. Além disso, esses agentes são usados como relaxantes musculoesqueléticos e para dor neurogênica. Esses fármacos possuem uma variedade de mecanismos, incluindo aumento da função do ácido γ-aminobutírico (GABAérgica) ou redução da função glutamatérgica. Este capítulo inclui seis dos anticonvulsivantes mais recentes: gabapentina, levetiracetam, pregabalina, tiagabina, topiramato e zonisamida, bem como um dos primeiros anticonvulsivantes usados, fenitoína. Carbamazepina, valproato, lamotrigina e oxcarbazepina são abordados em seções distintas.

Em 2008, a FDA dos EUA publicou um alerta de que esses fármacos podem aumentar o risco de ideação ou ato suicida em algumas pessoas, em comparação com placebo; contudo, o risco relativo de qualidade suicida foi mais elevado em pacientes com epilepsia, em comparação àqueles com transtornos psiquiátricos. No entanto, alguns dados publicados contradizem o alerta da FDA quanto ao uso de anticonvulsivantes e ao risco de pensamentos suicidas. Esses estudos indicam que anticonvulsivantes podem ter um efeito protetor contra pensamentos suicidas no transtorno bipolar. Ao ser considerado o aumento inerente do risco suicida em pessoas com transtorno bipolar, clínicos devem estar cientes desses alertas.

GABAPENTINA

A gabapentina foi introduzida pela primeira vez como um fármaco antiepiléptico e se descobriu que possuía efeitos sedativos úteis para o uso com transtornos psiquiátricos, especialmente insônia. Foi observado também que era benéfica para redução de dor neuropática, incluindo neuralgia pós-herpética. Ela é usada em transtornos de ansiedade (fobia social e transtorno de pânico), mas não como a intervenção principal em mania ou em transtornos do humor resistentes a tratamento.

Ações farmacológicas

Grande parte da gabapentina circula no sangue sem ligações e não é metabolizada de forma considerável em seres humanos. Sua eliminação inalterada ocorre por excreção renal e pode ser removida por hemodiálise. Alimentos afetam apenas moderadamente a taxa e a extensão de absorção. A depuração reduz-se em idosos e requer ajustes de dosagem. A gabapentina parece aumentar o GABA cerebral e também pode inibir a síntese de glutamato. Ela aumenta as concentrações sanguíneas totais de serotonina e modula os canais de cálcio para reduzir a liberação de monoamina. Tem atividade anticonvulsiva e também antiespasmódica e efeitos antinociceptivos na dor.

Indicações terapêuticas

Em neurologia, a gabapentina é usada para o tratamento de convulsões tanto gerais quanto parciais. Ela é eficaz para a redução da dor de neuralgia pós-herpética e outras síndromes dolorosas associadas a neuropatia diabética, dor de câncer neuropático, fibromialgia, meralgia parestésica, amputação e cefaleia. Revelou-se eficaz em alguns casos de prurido crônico.

Em psiquiatria, a gabapentina é usada como agente hipnótico devido a seus efeitos sedativos. Suas propriedades ansiolíticas beneficiam pacientes com ansiedade social e transtorno de pânico. Pode reduzir a ânsia pelo consumo de álcool em alguns indivíduos e melhorar o humor também; portanto, pode ter uso em pessoas deprimidas. Alguns pacientes bipolares se beneficiaram do uso de gabapentina como terapia adjunta com estabilizadores do humor.

Precauções e reações adversas

Efeitos adversos são leves, sendo os tipos mais comuns sonolência diurna, ataxia e fadiga, os quais costumam estar relacionados à dosagem. Superdose (mais de 45 g) foi associada a diplopia, fala arrastada, letargia e diarreia, mas todos os pacientes se recuperaram. O fármaco é classificado na categoria C da tabela de gravidez e é excretado no leite materno, portanto deve ser evitado em mulheres grávidas e lactantes.

Interações medicamentosas

A biodisponibilidade de gabapentina pode diminuir até 20% quando administrada com antiácidos. De modo geral, não há interações medicamentosas. O uso crônico não interfere na administração de lítio.

Interferências laboratoriais

A gabapentina não interfere em testes laboratoriais, embora haja relatos espontâneos de resultados falso-positivos ou positivos em triagem toxicológica para anfetaminas, barbitúricos, benzodiazepínicos e maconha.

Dosagens e diretrizes clínicas

A gabapentina é bem tolerada, e a dosagem pode ser aumentada para a faixa de manutenção em poucos dias. Uma abordagem geral é começar com 300 mg diários no primeiro dia, com aumento para 600 mg no segundo, 900 mg no terceiro, e assim subsequentemente até 1.800 mg/dia em doses divididas conforme o necessário para aliviar os sintomas. As doses diárias totais finais em geral ficam entre 1.200 e 2.400 mg/dia, mas algumas vezes se obtêm resultados com dosagens de apenas 200 a 300 mg/dia, de modo especial em idosos. A sedação costuma ser o fator limitante para determinar a dosagem. Alguns pacientes tomaram dosagens de até 4.800 mg por dia.

A gabapentina está disponível na forma de cápsulas de 100, 300 e 400 mg e de comprimidos de 600 e 800 mg. Também existe uma solução oral de 250 mg/5 mL. Embora a descontinuação súbita desse medicamento não cause efeitos de abstinência, o uso de todos os fármacos anticonvulsivantes deve ser gradualmente descontinuado.

TOPIRAMATO

O topiramato foi desenvolvido como anticonvulsivante e revelou ser útil para diversas condições psiquiátricas e neurológicas, incluindo prevenção de enxaquecas, tratamento de obesidade, bulimia, compulsão alimentar e dependência de álcool.

Ações farmacológicas

O topiramato tem efeitos GABAérgicos e aumenta o GABA cerebral em seres humanos. Tem biodisponibilidade oral de 80% e não é significativamente alterado por alimentos. A ligação com proteínas é de 15%, e cerca de 70% do fármaco é eliminado por meio de excreção renal. No caso de insuficiência renal, a depuração de topiramato reduz-se para 50%, de forma que a dosagem precisa ser diminuída. Sua meia-vida dura cerca de 24 horas.

Indicações terapêuticas

O topiramato é usado principalmente como medicamento antiepiléptico e mostrou ser superior a placebo como monoterapia em pacientes com transtornos convulsivos. Também é usado na prevenção de enxaquecas, interrupção do tabagismo, síndromes dolorosas (p. ex., lombalgia), transtorno de estresse pós-traumático (TEPT) e tremor essencial. O fármaco foi associado a perda de peso, e esse fato foi usado para combater o ganho de peso causado por diversos psicotrópicos. É utilizado também para obesidade geral e no tratamento de transtornos alimentares como bulimia e compulsão alimentar. Comportamento automutilador pode ser reduzido no transtorno da personalidade *borderline*. O tratamento de transtornos psicóticos revelou pouco ou nenhum benefício com topiramato. Em um estudo, a combinação de topiramato com bupropiona demonstrou um pouco de eficácia em depressão bipolar, mas experimentos duplos-cegos, controlados com placebo, não conseguiram mostrar eficácia da monoterapia de topiramato em mania aguda em adultos.

Precauções e reações adversas

Os efeitos adversos mais comuns de topiramato incluem parestesias, perda de peso, sonolência, anorexia, tontura e problemas de memória. Eventualmente ocorrem perturbações no sentido do paladar. Em diversos casos, os efeitos adversos são de leves a moderados e podem ser atenuados pela redução da dose. Não foram relatadas mortes com superdose. O fármaco afeta o equilíbrio acidobasico (baixo bicarbonato sérico), o qual pode estar associado com arritmias cardíacas e formação de cálculos renais em cerca de 1,5% dos casos. Pacientes medicados com o fármaco devem ser encorajados a ingerir bastante líquidos. Não se sabe se ele atravessa a placenta ou se está presente no leite materno, e deve ser evitado por mulheres grávidas e lactantes.

Interações medicamentosas

O topiramato apresenta poucas interações medicamentosas com outros fármacos anticonvulsivantes. Pode aumentar as concentrações de fenitoína em até 25% e de ácido valproico em 11%; não afeta as concentrações de carbamazepina, fenobarbital ou primidona. Suas concentrações são reduzidas em 40 a 48% com a administração concomitante de carbamazepina ou fenitoína. O topiramato não deve ser combinado com outros inibidores da anidrase carbônica, como acetazolamida ou diclorfenamida, porque pode aumentar o risco de nefrolitíase ou problemas relacionados ao calor (oligoidrose e hipertermia).

Interferências laboratoriais

O topiramato não interfere em nenhum teste laboratorial.

Dosagens e diretrizes clínicas

O topiramato está disponível na forma de comprimidos fracionados de 25, 100 e 200 mg. Para reduzir o risco de efeitos adversos cognitivos e sedativos, sua dosagem é titulada de forma gradativa ao longo de 8 semanas até um máximo de 200 mg duas vezes ao dia. O uso extraoficial desse fármaco normalmente é para terapia adjunta, com dose inicial de 25 mg à hora de dormir e incrementos semanais de 25 mg conforme necessário e tolerado. Doses finais na tentativa de promover perda de peso costumam ficar entre 75 e 150 mg/dia à hora de dormir. Doses superiores a 400 mg não estão associadas a aumento da eficácia. A dose inteira pode ser administrada à hora de dormir para tirar proveito dos efeitos sedativos. Pessoas com insuficiência renal devem reduzir as doses pela metade.

TIAGABINA

A tiagabina foi introduzida como tratamento para epilepsia em 1997 e se revelou eficaz em algumas condições psiquiátricas, incluindo mania aguda. Contudo, preocupações relativas a segurança (ver adiante) junto com a falta de dados controlados limitaram o seu uso em transtornos que não sejam epilepsia.

Ações farmacológicas

A tiagabina é bem absorvida com uma biodisponibilidade de quase 90% e tem ampla (96%) ligação com proteínas plasmáticas. Ela é um substrato do citocromo P450 (CYP)3A e é transformada extensivamente em metabólitos 5-oxo-tiagabina e glicuronídeos, sendo que apenas 2% são excretados inalterados na urina. O restante é excretado na forma de metabólitos nas fezes (65%) e na urina (25%). A tiagabina bloqueia a captação do neurotransmissor inibidor de aminoácidos GABA pelos neurônios e pela glia, intensificando a ação inibitória de GABA em ambos os receptores, $GABA_A$ e $GABA_B$, e presume-se que gere efeitos anticonvulsivantes e antinociceptivos, respectivamente. Apresenta leves efeitos bloqueadores sobre os receptores de histamina 1 (H_1), serotonina tipo 1B ($5-HT_{1B}$), benzodiazepínicos e do canal de cloro.

Indicações terapêuticas

A tiagabina raramente é usada com transtornos psiquiátricos e, quando isso ocorre, é apenas para transtorno de ansiedade generalizada e insônia. Sua indicação principal é epilepsia generalizada.

Precauções e reações adversas

A tiagabina pode causar convulsões de abstinência, problemas cognitivos ou neuropsiquiátricos (prejuízo da concentração, problemas de fala ou linguagem, sonolência e fadiga), estado epiléptico e morte súbita inesperada em epilepsia (MSIE). Superdosagem oral aguda desse medicamento foi associada a convulsões, estado epiléptico, coma, ataxia, confusão, sonolência, prejuízo na fala, agitação, letargia, mioclonia, estupor, tremores, desorientação, vômito, hostilidade, paralisia temporária e depressão respiratória. Relataram-se mortes com superdosagem de polimedicação envolvendo tiagabina. Casos de erupções graves podem ocorrer, incluindo síndrome de Stevens-Johnson.

    A tiagabina está classificada na categoria C de gravidez devido a perda fetal e teratogênese demonstradas em animais. Não se sabe se o fármaco é excretado no leite materno. Mulheres grávidas e lactantes não devem ser medicadas com ele.

Testes laboratoriais

A tiagabina não interfere em nenhum teste laboratorial.

Dosagem e administração

A tiagabina não deve ser dada em bolo nem iniciada com rapidez devido ao risco de efeitos adversos graves. Em adultos e adolescentes a partir dos 12 anos com epilepsia que também tomam indutores de enzimas, deve-se começar com uma dose de 4 mg/dia e aumentar em 4 mg/dia por semana ao longo do primeiro mês. A dose deve, então, ser aumentada semanalmente para 4 a 8 mg/dia durante a quinta e a sexta semanas, até 24 a 32 mg ao dia administrados em duas a quatro doses divididas na sexta semana. Em adultos (mas não em adolescentes), as doses de tiagabina podem ter ainda mais aumentos semanais de 4 a 8 mg/dia até 56 mg ao dia. As concentrações plasmáticas em pacientes com epilepsia em geral variam entre 20 e 100 ng/mL, mas não parecem estar relacionadas de forma sistemática a efeitos anticonvulsivos e portanto não são rotineiramente monitoradas.

LEVETIRACETAM

Inicialmente desenvolvido como um fármaco nootrópico (intensificador de memória), o levetiracetam provou ser um anticonvulsivante potente e passou a ser comercializado como tratamento para convulsões parciais. Ele é usado para tratar mania aguda e ansiedade e para intensificar a terapia com fármacos antidepressivos.

Ações farmacológicas

Os efeitos sobre o sistema nervoso central (SNC) são pouco compreendidos, mas ele parece intensificar a inibição de GABA de modo indireto. Sua absorção é rápida e completa, e as concentrações de pico ocorrem em 1 hora. Alimentos retardam a taxa e reduzem a quantidade de absorção. O levetiracetam não tem ligação significativa com proteínas plasmáticas e não é metabolizado por meio do sistema CYP hepático. Seu metabolismo envolve hidrólise do grupo acetamida. As concentrações séricas não estão correlacionadas aos efeitos terapêuticos.

Indicações terapêuticas

A principal indicação é para o tratamento de transtornos convulsivos, incluindo convulsões de início parcial, convulsões mioclônicas e epilepsia idiopática generalizada. Em psiquiatria, o levetiracetam é usado extraoficialmente para tratar mania aguda, como um auxiliar no tratamento para depressão maior e como agente ansiolítico.

Precauções e reações adversas

Os efeitos colaterais mais comuns de levetiracetam incluem sonolência, tontura, ataxia, diplopia, prejuízo de memória, apatia e parestesias. Alguns pacientes desenvolvem perturbações comportamentais durante o tratamento, e podem ocorrer alucinações. Pacientes suicidas podem ficar agitados. Não deve ser usado em mulheres grávidas ou lactantes.

Interações medicamentosas

Há poucas (ou nenhuma) interações com outros fármacos, incluindo outros anticonvulsivantes. Não há interação com lítio.

Interferências laboratoriais

Nenhuma interferência laboratorial foi relatada.

Dosagens e diretrizes clínicas

O fármaco encontra-se disponível em comprimidos de 250, 500, 750 e 1.000 mg; 500 mg em comprimidos de liberação prolongada; uma solução oral de 100 mg/mL e uma solução intravenosa de 100 mg/mL. Em epilepsia, a dose diária típica para adultos é de 1.000 mg.

Devido a sua depuração renal, as dosagens devem ser reduzidas em pacientes com função renal prejudicada.

ZONISAMIDA

Usada originalmente como anticonvulsivante para o tratamento de transtornos convulsivos, foi verificado que a zonisamida também é útil para transtorno bipolar, obesidade e transtorno de compulsão alimentar.

Ações farmacológicas

A zonisamida bloqueia os canais de sódio e pode causar potencialização fraca de atividade de dopamina e serotonina. Também inibe a anidrase carbônica. Há evidências sugerindo que ela possa bloquear os canais de cálcio. Esse medicamento é metabolizado pelo sistema hepático CYP 3A, de modo que agentes indutores de enzimas, como carbamazepina, álcool e fenobarbital, aumentam sua depuração e reduzem sua disponibilidade. A zonisamida não afeta o metabolismo de outros fármacos. Tem meia-vida longa de 60 horas, portanto é facilmente dosada uma vez ao dia, de preferência à noite.

Indicações terapêuticas

Seu uso principal é o tratamento de transtornos convulsivos generalizados e convulsões parciais refratárias. Em psiquiatria, estudos controlados revelaram sua utilidade para obesidade e transtorno de compulsão alimentar. Experimentos não controlados apontaram sua utilidade para transtorno bipolar, especialmente mania; contudo, mais estudos são necessários para corroborar essa indicação.

Precauções e reações adversas

A zonisamida é uma sulfonamida; logo, pode causar erupções e discrasias sanguíneas fatais, embora esses eventos sejam raros. Aproximadamente 4% dos pacientes desenvolvem cálculos renais. Os efeitos colaterais mais comuns são sonolência, prejuízo cognitivo, insônia, ataxia, nistagmo, parestesia, anormalidades na fala, constipação, diarreia, náusea e boca seca. Perda de peso também é um efeito colateral comum, o qual foi explorado como terapia para pacientes que ganharam peso durante o tratamento com psicotrópicos ou, conforme já mencionado, têm dificuldade contínua de controlar a ingestão de alimentos. Esse medicamento não deve ser usado em mulheres grávidas ou lactantes.

Interações medicamentosas

A zonisamida não inibe as isoenzimas CYP e não instiga interações medicamentosas. É importante não combinar inibidores da anidrase carbônica com esse fármaco devido ao aumento do risco de nefrolitíase relacionado a elevação dos níveis sanguíneos de ureia.

Interferências laboratoriais

Esse fármaco pode elevar a fosfatase alcalina hepática e aumentar o nitrogênio ureico no sangue e a creatinina.

Dosagens e diretrizes clínicas

A zonisamida está disponível em cápsulas de 100 e 200 mg. Em epilepsia, a faixa de dosagem é de 100 a 400 mg ao dia, sendo que os efeitos colaterais se tornam mais pronunciados em dosagens acima de 300 mg. Devido a sua meia-vida longa, pode ser administrada uma vez ao dia.

PREGABALINA

A pregabalina é farmacologicamente semelhantes à gabapentina. Acredita-se que funcione ao inibir a liberação de neurotransmissores excitatórios em excesso. Aumenta os níveis de GABA neuronal, sua afinidade de ligação é seis vezes maior do que a de gabapentina e tem uma meia-vida mais longa.

Ações farmacológicas

A pregabalina exibe farmacocinética linear. É rapidamente absorvida em proporção a sua dose. O tempo até a concentração plasmática máxima é de cerca de 1 hora, e depois leva de 24 a 48 horas para atingir estado de equilíbrio. Ela demonstra biodisponibilidade elevada e possui uma meia-vida de eliminação de cerca de 6,5 horas. Alimentos não afetam a absorção. A pregabalina não se liga a proteínas plasmáticas e é excretada quase inalterada (metabolismo < 2%) pelos rins. Não está sujeita ao metabolismo hepático e não induz nem inibe enzimas hepáticas como o sistema CYP. Pode ser necessária redução da dose em pacientes com depuração de creatinina inferior a 60 mL por minuto. Doses diárias devem ser reduzidas ainda mais em cerca de 50% para cada redução de 50% adicional na depuração de creatinina. Esse fármaco é altamente depurado por hemodiálise, de forma que doses adicionais podem ser necessárias para pacientes sob tratamento crônico de hemodiálise após cada intervenção.

Indicações terapêuticas

Este medicamento foi aprovado para o manejo de neuropatia diabética periférica e neuralgia pós-herpética e como tratamento adjunto para convulsões de início parcial. Seu benefício foi verificado para alguns pacientes com transtorno de ansiedade generalizada. Em estudos não se descobriu uma relação consistente entre dose e resposta, embora 300 mg de pregabalina ao dia tenham sido mais eficazes do que 150 ou 450 mg. Alguns pacientes com transtorno de pânico ou de ansiedade social podem se beneficiar desse fármaco, mas poucas evidências respaldam seu uso de rotina no tratamento de indivíduos com esses transtornos. Mais recentemente, foi aprovada para o tratamento de fibromialgia.

Precauções e reações adversas

Os eventos adversos mais comuns associados a pregabalina são tontura, sonolência, visão turva, edema periférico, amnésia ou perda de memória e tremores. Ela potencializa os efeitos sedativos de álcool, anti-histamínicos, benzodiazepínicos e outros depressores do SNC. Ainda falta comprovar se a pregabalina está associada a sintomas de abstinência semelhantes aos de benzodiazepínicos. Há poucos dados sobre seu uso durante a gravidez ou amamentação, e é melhor evitá-la nessas situações.

Interações medicamentosas

Devido à ausência de metabolismo hepático, a pregabalina não possui interações medicamentosas metabólicas.

Interferências laboratoriais

Não há efeitos sobre testes laboratoriais.

Dosagem e diretrizes clínicas

A dose recomendada para neuralgia pós-herpética é de 50 ou 100 mg via oral três vezes ao dia; para neuropatia diabética periférica, de 100 a 200 mg via oral três vezes ao dia. Pacientes com fibromialgia podem precisar de até 450 a 600 mg ao dia em doses divididas. A pregabalina está disponível em cápsulas de 25, 50, 75, 100, 150, 200, 225 e 300 mg.

FENITOÍNA

A fenitoína sódica é um fármaco antiepiléptico cuja estrutura química está relacionada à estrutura dos barbitúricos. Ela é indicada para o controle de convulsões tônico-clônicas (grande mal) e parciais complexas (psicomotoras, lobo temporal) e para a prevenção e o tratamento de convulsões que ocorrem durante ou após neurocirurgia. Estudos demonstraram eficácia comparável de fenitoína a outros anticonvulsivantes em transtorno bipolar, mas o clínico deve levar em consideração o perigo de hiperplasia gengival, leucopenia ou anemia e o perigo de toxicidade causado por farmacocinética não linear.

Ação farmacológica

De modo semelhante a outros anticonvulsivantes, a fenitoína causa bloqueio dos canais de sódio ativados por voltagem e, portanto, é eficaz como agente antimaníaco. A meia-vida plasmática após a administração oral dura uma média de 22 horas, com alcance de 7 a 42 horas. Atingem-se níveis terapêuticos em estado de equilíbrio em um período mínimo de 7 a 10 dias (5 a 7 meias-vidas) após o início da terapia, com doses recomendadas de 300 mg ao dia. O nível sérico deve ser obtido pelo menos de 5 a 7 meias-vidas após o início do tratamento. Ela é excretada na bile, a qual é reabsorvida a partir do trato intestinal e excretada na urina. Essa excreção urinária ocorre em parte por filtragem glomerular e por secreção tubular. Pequenas doses incrementais do fármaco podem aumentar a meia-vida e produzir elevações bastante substanciais em seus níveis séricos. Pacientes devem aderir rigorosamente à dosagem receitada, e recomenda-se o monitoramento serial dos níveis de fenitoína.

Indicações terapêuticas

Além de sua indicação para convulsões tônico-clônicas generalizadas (grande mal) e parciais complexas (psicomotoras, lobo temporal), a fenitoína também é usada para o tratamento de mania aguda no transtorno bipolar.

Precauções e reações adversas

As reações adversas de relato mais comum em terapia com fenitoína costumam estar relacionadas à dose e incluem nistagmo, ataxia, fala arrastada, diminuição da coordenação e confusão mental. Outros efeitos colaterais incluem tontura, insônia, nervosismo transitório, espasmos motores e cefaleias. Houve relatos raros de discinesias induzidas por fenitoína, semelhantes às induzidas por fenotiazina e outros fármacos neurolépticos. Efeitos colaterais mais graves são trombocitopenia, leucopenia, agranulocitose e pancitopenia, com ou sem supressão da medula óssea.

Uma série de relatos sugeriu o desenvolvimento de linfadenopatia (local ou generalizada), incluindo hiperplasia linfonodal benigna, pseudolinfoma, linfoma e doença de Hodgkin. Exposição pré-natal a fenitoína pode aumentar os riscos de malformações congênitas, e um transtorno hemorrágico potencialmente letal relacionado a níveis reduzidos de fatores de coagulação dependentes de vitamina K pode ocorrer em recém-nascidos expostos ao medicamento *in utero*. Hiperglicemia foi relatada com seu uso; além disso, o agente pode aumentar o nível sérico de glicose em pacientes com diabetes.

Interações medicamentosas

Consumo agudo de álcool, amiodarona, clordiazepóxido, cimetidina, diazepam, dissulfiram, estrógenos, fluoxetina, antagonistas H_2, isoniazida, metilfenidato, fenotiazinas, salicilatos e trazodona pode aumentar os níveis séricos de fenitoína. Fármacos e drogas que podem reduzir esses níveis incluem carbamazepina, abuso crônico de álcool e reserpina.

Interferências laboratoriais

Fenitoína pode reduzir as concentrações séricas de tiroxina. Ela pode causar aumento dos níveis séricos de glicose, fosfatase alcalina e γ-glutamil transpeptidase.

Dosagem e diretrizes clínicas

Pode-se iniciar a terapia com uma cápsula oral de 100 mg de ação prolongada três vezes ao dia; a seguir a dosagem pode ser ajustada para se adaptar a exigências individuais. Então, o paciente pode passar a tomar uma dose diária única, a qual é mais conveniente. Nesse caso, cápsulas de liberação prolongada podem ser usadas. Recomenda-se o monitoramento serial dos níveis de fenitoína, e a faixa normal costuma ser de 10 a 20 μg/mL.

REFERÊNCIAS

Bray GA, Hollander P, Klein S, Kushner R, Levy B. A 6-month randomized, placebo-controlled, dose-ranging trial of topiramate for weight loss in obesity. *Obes Res.* 2003;11(6):722.
Crofford LJ, Rowbotham MC, Mease PJ, Russell IJ, Dworkin RH. Pregabalin for the treatment of fibromyalgia syndrome: Results of a randomized, double-blind, placebo-controlled trial. *Arthritis Rheum.* 2005;52(4):1264.
Freeman R, Durso-Decruz E, Emir B. Efficacy, safety, and tolerability of pregabalin treatment for painful diabetic peripheral neuropathy: Findings from seven randomized, controlled trials across a range of doses. *Diabetes Care.* 2008;31:1448.
Frye MA, Ketter TA, Kimbrell TA, Dunn RT, Speer AM. A placebo-controlled study of lamotrigine and gabapentin monotherapy in refractory mood disorders. *J Clin Psychopharmacol.* 2000;20(6):607.
Gadde KM, Franciscy DM, Wagner HR 2nd, Krishnan KR. Zonisamide for weight loss in obese adults: A randomized controlled trial. *JAMA.* 2003;289(14):1820.
Grunze H, Erfurth A, Marcuse A, Amann B, Normann C. Tiagabine appears not to be efficacious in the treatment of acute mania. *J Clin Psychiatry.* 1999;60(11):759.
Hoopes SP, Reimherr FW, Hedges DW, Rosenthal NR, Kamin M. Treatment of bulimia nervosa with topiramate in a randomized, double-blind, placebo-controlled trial, part 1: Improvement in binge and purge measures. *J Clin Psychiatry.* 2003;64(11):1335.
Johnson BA, Rosenthal N, Capece JA. Improvement of physical health and quality of life of alcohol-dependent individuals with topiramate treatment: US multisite randomized controlled trial. *Arch Intern Med.* 2008;168:1188.
Johnson BA, Rosenthal N, Capece JA, Wiegand F, Mao L. Topiramate for treating alcohol dependence: A randomized controlled trial. *JAMA.* 2007;298(14):1641.
Ketter TA, Wang PW. Anticonvulsants: Gabapentin, levetiracetam, pregabalin, tiagabine, topiramate, zonisamide. In: Sadock BJ, Sadock VA, Ruiz P, eds. *Kaplan & Sadock's Comprehensive Textbook of Psychiatry.* 9th ed. Vol. 2. Philadelphia: Lippincott Williams & Wilkins; 2009:3021.
Klitgaard H. Epilepsy therapy: Anticonvulsants, lessons learned and unmet medical needs. *Expert Rev Neurother.* 2013;13(1):13–14.
Kushner SF, Khan A, Lane R, Olson WH. Topiramate monotherapy in the management of acute mania: Results of four double-blind placebo-controlled trials. *Bipolar Disord.* 2006;8(1):15.
McElroy SL, Hudson JI, Capece JA, Beyers K, Fisher AC. Topiramate for the treatment of binge eating disorder associated with obesity: A placebo-controlled study. *Biol Psychiatry.* 2007;61(9):1039.
McElroy SL, Kotwal R, Guerdjikova AI, Welge JA, Nelson EB. Zonisamide in the treatment of binge eating disorder with obesity: A randomized controlled trial. *J Clin Psychiatry.* 2006;67(12):1897.
Mease PJ, Russell IJ, Arnold LM. A randomized, double-blind, placebo-controlled, phase III trial of pregabalin in the treatment of patients with fibromyalgia. *J Rheumatol.* 2008;35:502.
Perucca P, Mula M. Antiepileptic drug effects on mood and behavior: Molecular targets. *Epilepsy Behav.* 2013;26(3):440–449.

▲ 29.7 Anti-histamínicos

Anti-histamínicos são usados com frequência no tratamento de diversos transtornos psiquiátricos devido a suas atividades sedativas e anticolinérgicas. Determinados anti-histamínicos (antagonistas dos receptores histamínicos H_1) são usados para tratar parkinsonismo e distonia aguda induzidos por neurolépticos e como hipnóticos e ansiolíticos. A difenidramina é utilizada para tratar parkinsonismo e distonia aguda induzidos por neurolépticos e, às vezes, como hipnótico. Cloridrato e pamoato de hidroxizina são usados como ansiolíticos. O uso de prometazina se deve a seus efeitos sedativos e ansiolíticos. A ciproeptadina trata anorexia nervosa e inibição do orgasmo masculino e feminino causada por agentes serotonérgicos. Os anti-histamínicos de uso mais comum em psiquiatria estão listados na Tabela 29.7-1. Bloqueadores de H_1 "não sedativos" de segunda geração, como fexofenadina, loratadina e cetirizina, são empregados com menos frequência na prática psiquiátrica. Os antagonistas de receptores H_2 mais recentes, como cimetidina, funcionam principalmente na mucosa gástrica, inibindo a secreção gástrica.

A Tabela 29.7-2 lista os fármacos anti-histamínicos não usados em psiquiatria, mas que podem ter efeitos adversos de natureza psiquiátrica ou interações medicamentosas.

AÇÕES FARMACOLÓGICAS

Os antagonistas H_1 usados em psiquiatria são bem absorvidos a partir do trato gastrintestinal (GI). Os efeitos antiparkinsonianos de difenidramina intramuscular (IM) têm início em 15 a 30 minutos, e seus efeitos sedativos atingem o ápice em 1 a 3 horas. Os efeitos sedativos de hidroxizina e prometazina têm início após 20 a 60 minutos e duram de 4 a 6 horas. Uma vez que todos os três fármacos são metabolizados no fígado, pessoas com doença hepática, como cirrose, podem obter concentrações plasmáticas elevadas com a administração de longo prazo. A ciproeptadina é bem absorvida após a administração oral, e seus metabólitos são excretados na urina.

A ativação dos receptores H_1 estimula a vigília; portanto, antagonismo dos receptores causa sedação. Todos os quatro agentes também possuem um pouco de atividade colinérgica antimuscarí-

TABELA 29.7-1
Antagonistas histamínicos de uso comum em psiquiatria

Nome genérico	Duração de ação (horas)
Difenidramina	4-6
Hidroxizina	6-24
Prometazina	4-6
Ciproeptadina	4-6

TABELA 29.7-2
Outros antagonistas histamínicos frequentemente receitados

Classe	Nome genérico
Antagonistas dos receptores histamínicos 1 de segunda geração	Cetirizina
	Loratadina
	Fexofenadina
Antagonistas dos receptores histamínicos 2	Nizatidina
	Famotidina
	Ranitidina
	Cimetidina

nica. Ciproeptadina é singular entre esses fármacos porque possui propriedades potentes tanto anti-histamínicas quanto antagonistas dos receptores 5-HT$_2$ de serotonina.

INDICAÇÕES TERAPÊUTICAS

Anti-histamínicos são úteis como tratamento para parkinsonismo, distonia aguda e acatisia induzidos por neurolépticos. Com esse propósito, constituem uma alternativa a anticolinérgicos e amantadina. Os anti-histamínicos são hipnóticos razoavelmente seguros, mas não superiores aos benzodiazepínicos, os quais foram muito mais estudados em termos de eficácia e segurança. Não há comprovação de que anti-histamínicos sejam eficazes como terapia ansiolítica de longo prazo, portanto, para esse tipo de tratamento, se dá preferência a benzodiazepínicos, buspirona ou ISRSs. A ciproeptadina, às vezes, é usada para tratar orgasmos prejudicados, especialmente orgasmo retardado resultante do tratamento com fármacos serotonérgicos.

Devido a sua propriedade de promover ganho de peso, ela pode ter algum proveito no tratamento de transtornos alimentares, como anorexia nervosa. Também pode reduzir pesadelos recorrentes com temas pós-traumáticos. A atividade antisserotonérgica desse fármaco pode combater a síndrome serotonérgica causada pelo uso concomitante de vários fármacos ativadores de serotonina, como ISRSs e IMAOs.

PRECAUÇÕES E REAÇÕES ADVERSAS

Anti-histamínicos estão normalmente associados a sedação, tontura e hipotensão, sendo que todas podem ser graves em idosos, os quais também têm chances de experimentar os efeitos anticolinérgicos desses fármacos. Excitação e agitação paradoxais são efeitos adversos observados em uma pequena quantidade de indivíduos. Baixa coordenação motora pode resultar em acidentes, por isso, o paciente deve ser alertado quanto a dirigir e operar maquinário perigoso sob efeito da medicação. Outros efeitos adversos comuns incluem sofrimento epigástrico, náusea, vômito, diarreia e constipação. Devido à leve atividade anticolinérgica, algumas pessoas experimentam boca seca, retenção urinária, visão turva e constipação. Também por esse motivo, anti-histamínicos devem ser usados apenas em doses muito baixas (ou não devem ser utilizados) por pessoas com glaucoma de ângulo fechado ou condições obstrutivas gastrintestinais, da próstata ou da vesícula urinária. Uma síndrome anticolinérgica central com psicose pode ser induzida por ciproeptadina ou por difenidramina. O uso de ciproeptadina em algumas pessoas esteve associado a ganho de peso, o que pode contribuir para a eficácia relatada em indivíduos com anorexia nervosa.

Além dos efeitos adversos já descritos, anti-histamínicos têm potencial para abuso. Sua coadministração com opioides pode aumentar a euforia sentida por pessoas com dependência da substância. Superdoses desses fármacos podem ser fatais. Anti-histamínicos são excretados no leite materno; por isso, seu uso deve ser evitado por lactantes. Devido ao potencial para teratogênese, mulheres grávidas devem evitar utilizá-los.

INTERAÇÕES MEDICAMENTOSAS

A propriedade sedativa de anti-histamínicos pode ser cumulativa com outros depressores do sistema nervoso central (SNC), como álcool, outros fármacos sedativo-hipnóticos e diversos psicotrópicos, incluindo fármacos tricíclicos e antagonistas dos receptores de dopamina (ARDs). A atividade anticolinérgica também pode ser cumulativa com a de outros fármacos da mesma classe e, às vezes, pode resultar em sintomas anticolinérgicos graves ou intoxicação.

INTERFERÊNCIAS LABORATORIAIS

Antagonistas H$_1$ podem eliminar o vergão e o enriquecimento que constituem a base de testes dermatológicos de alergia. A prometazina pode interferir em testes de gravidez e pode aumentar as concentrações sanguíneas de glicose. A difenidramina pode provocar um resultado falso-positivo em teste de urina para presença fenciclidina (PCP). O uso de hidroxizina pode acusar falsa elevação de resultados de determinados testes para a presença de 17-hidroxicorticosteroides.

DOSAGEM E DIRETRIZES CLÍNICAS

Anti-histamínicos estão disponíveis em diversas apresentações (Tab. 29.7-3). Injeções IM devem ser profundas, porque a administração superficial pode causar irritação local.

A administração intravenosa (IV) de 25 a 50 mg de difenidramina é um tratamento eficaz para distonia aguda induzida por neurolépticos, a qual pode desaparecer imediatamente. O tratamento com 25 mg três vezes ao dia – até 50 mg quatro vezes ao dia, se necessário – pode ser usado para tratar parkinsonismo induzido por neuroléptico, acinesia e movimentos bucais. É possível usar difenidramina como hipnótico em uma dose de 50 mg para insônia leve transitória.

Não foi comprovado que doses de 100 mg sejam superiores às de 50 mg, mas elas produzem mais efeitos anticolinérgicos do que doses de 50 mg.

A hidroxizina é usada mais frequentemente como ansiolítico de curta duração. Ela não deve ser administrada IV porque irrita os vasos sanguíneos. Doses de 50 a 100 mg administradas VO quatro vezes ao dia para tratamento de longa duração ou 50 a 100 mg IM a cada 4 a 6 horas para tratamento de curta duração costumam ser eficazes.

Anorgasmia induzida por ISRSs, às vezes, pode ser revertida com 4 a 16 mg diários de ciproeptadina por via oral 1 ou 2 horas antes da atividade sexual planejada. Vários relatos de caso e estudos de pequeno porte também indicaram que esse fármaco pode ter utilidade no tratamento de transtornos alimentares, como anorexia nervosa. A ciproeptadina está disponível em comprimidos de 4 mg e uma solução de 2 mg/5 mL. Crianças e idosos são mais sensíveis aos efeitos de anti-histamínicos do que jovens adultos.

TABELA 29.7-3
Dosagem e administração de antagonistas histamínicos comuns

Medicamento	Rota	Apresentação	Dosagem comum
Difenidramina	VO	Cápsulas e comprimidos: 25, 50 mg	Adultos: 25-50 mg 3 a 4 vezes ao dia
		Líquido: 12,5 mg/5 mL	Crianças: 5 mg/kg 3 a 4 vezes ao dia, sem exceder 300 mg/dia
	IM profunda ou IV	Solução: 10 ou 50 mg/mL	Idêntica à oral
Cloridrato de hidroxizina	VO	Comprimidos: 10, 25, 50 e 100 mg Xarope: 10 mg/5 mL	Adultos: 50-100 mg 3 a 4 vezes ao dia Crianças com menos de 6 anos: 2 mg/kg ao dia em doses divididas Crianças com mais de 6 anos: 12,5-25 mg 3 a 4 vezes ao dia
	IM	Solução: 25 ou 50 mg/mL	Idêntica à oral
Pamoato de hidroxizina	VO	Suspensão: 25 mg/mL Cápsulas: 25, 50 e 100 mg	Mesmas dosagens do cloridrato
Prometazina	VO	Comprimidos: 15,2, 25 e 50 mg	Adultos: 50-100 mg 3 a 4 vezes diariamente para sedação
		Xarope: 3,25 mg/5 mL	Crianças: 12,5-25,0 mg à noite para sedação
	Retal	Supositórios: 12,5, 25 e 50 mg	
	IM	Solução: 35 e 50 mg/mL	
Ciproeptadina	VO	Comprimidos: 4 mg	Adultos: 4-20 mg/dia
		Xarope: 2 mg/5 mL	Crianças 2-7 anos: 2 mg 2 a 3 vezes ao dia (máximo de 12 mg/dia) Crianças 7-14 anos: 4 mg 2 a 3 vezes ao dia (máximo de 16 mg/dia)

IM, intramuscular; IV, intravenosa; VO, via oral.

REFERÊNCIAS

Armstrong SC, Cozza KL. Antihistamines. Psychosomatics. 2003;44(5):430.
Brown RE, Stevens DR, Haas HL. The physiology of brain histamine. Prog Neurobiol. 2001;63(6):637.
Camelo-Nunes IC. New antihistamines: A critical view. J Pediatr (Rio J). 2006; 82[5 Suppl]:S173.
Davies AJ, Harindra V, McEwan A. Cardiotoxic effect with convulsions in terfenadine overdose. BMJ. 1989;298(6669):325.
Haas H, Panula P. The role of histamine and the tuberomammillary nucleus in the nervous system. Nat Rev Neurosci. 2003;4(2):121.
Linnet K, Ejsing TB. A review on the impact of P-glycoprotein on the penetration of drugs into the brain. Focus on psychotropic drugs. Eur Neuropsychopharmacol. 2008;18(3):157.
McIntyre RS. Antihistamines. In: Sadock BJ, Sadock VA, Ruiz P, eds. Kaplan & Sadock's Comprehensive Textbook of Psychiatry. 9th ed. Vol. 2. Philadelphia: Lippincott Williams & Wilkins; 2009:3033.
Montoro J, Sastre J, Bartra J, del Cuvillo A, Davila I. Effect of H1 antihistamines upon the central nervous system. J Investig Allergol Clin Immunol. 2006; 16[Suppl 1]:24.
Shapiro BJ, Lynch KL, Toochinda T, Lutnick A, Cheng HY, Kral AH. Promethazine misuse among methadone maintenance patients and community-based injection drug users. J Addict Med. 2013;7(2):96–101.
Simons FE. Advances in H1-antihistamines. N Engl J Med. 2004;351(21):2203.
Theunissen EL, Vermeeren A, Vuurman EF, Ramaekers JG. Stimulating effects of H1-antagonists. Curr Pharm Des. 2006;12(20):2501.
Welch MJ, Meltzer EO, Simons FE. H1-antihistamines and the central nervous system. Clin Allergy Immunol. 2002;17:337.
Yanai K, Tashiro M. The physiological and pathophysiological roles of neuronal histamine: An insight from human positron emission tomography studies. Pharmacol Ther. 2007;113(1):1.

▲ 29.8 Barbitúricos e fármacos de ação semelhante

O primeiro barbitúrico a ser usado em medicina foi o barbital, introduzido em 1903. Seguiram-se fenobarbital, amobarbital, pentobarbital, secobarbital e tiopental. Vários outros foram sintetizados, mas apenas alguns são usados clinicamente (Tab. 29.8-1). Diversos problemas estão associados a esses fármacos, incluindo abuso extremo e potencial de adição, uma faixa de alcance terapêutico restrita com baixo índice terapêutico e efeitos colaterais desfavoráveis. O uso de barbitúricos e de compostos semelhantes, como meprobamato, foi praticamente eliminado pelos benzodiazepínicos e hipnóticos, como zolpidem, eszopiclona e zaleplona, os quais apresentam potencial mais baixo de abuso e índice terapêutico mais elevado do que os barbitúricos. Mesmo assim, estes ainda têm um papel importante no tratamento de determinados transtornos mentais e convulsivos.

AÇÕES FARMACOLÓGICAS

Os barbitúricos são bem absorvidos após a administração oral. Sua ligação às proteínas plasmáticas é alta, mas a característica lipossolúvel varia. Os barbitúricos individuais são metabolizados pelo fígado e excretados pelos rins. As meias-vidas de barbitúricos específicos ficam na faixa de 1 a 120 horas. Eles também podem in-

TABELA 29.8-1
Dosagens de barbitúricos (adultos)

Fármaco	Apresentações disponíveis	Faixa de dose hipnótica	Faixa de dose anticonvulsivante
Amobarbital	200 mg	50-300 mg	65-500 mg IV
Aprobarbital	Elixir de 40 mg/5 mL	40-120 mg	Não estabelecida
Butabarbital	Comprimidos de 15, 30 e 50 mg. Elixir de 30 mg/5 mL	45-120 mg	Não estabelecida
Mefobarbital	Comprimidos de 32, 50 e 100 mg	100-200 mg	200-600 mg
Metoexital	500 mg/50 mL	1 mg/kg para eletroconvulsoterapia	Não estabelecida
Pentobarbital	Cápsulas de 50 e 100 mg	100-200 mg	100 mg IV, a cada minuto até 500 mg
	Injeção ou elixir de 50 mg/mL		
	Supositório de 30, 60, 120 e 200 mg		
Fenobarbital	Comprimidos variam de 15-100 mg	30-150 mg	100-300 mg IV, até 600 mg ao dia
	Elixir de 20 mg/5 mL		
	Injeção de 30 a 130 mg/mL		
Secobarbital	Cápsula de 100 mg, injeção de 50 mg/mL	100 mg	5,5 mg/kg IV

IV, intravenosa.

duzir enzimas hepáticas (citocromo P450, CYP), e assim reduzem os níveis tanto do barbitúrico como de outros fármacos administrados concomitantemente metabolizados pelo fígado. O mecanismo de ação dos barbitúricos envolve o complexo receptor de ácido γ-aminobutírico (GABA)-receptor benzodiazepínico-canal iônico de cloreto.

INDICAÇÕES TERAPÊUTICAS

Eletroconvulsoterapia

O metoexital é normalmente usado como agente anestésico para eletroconvulsoterapia (ECT). Ele tem riscos cardíacos mais baixos do que qualquer outro anestésico barbitúrico. Usado via intravenosa (IV), o metoexital produz inconsciência rápida e, devido a sua rapidez de redistribuição, possui uma duração breve de ação (5 a 7 minutos). A dosagem típica para ECT é de 0,7 a 1,2 mg/kg. Esse fármaco também pode ser usado para abortar convulsões prolongadas em ECT ou para limitar a agitação pós-ictal.

Convulsões

Fenobarbital, o barbitúrico de uso mais comum para tratar convulsões, tem indicações para o tratamento de convulsões tônico-clônicas generalizadas e convulsões parciais simples. Barbitúricos parenterais são usados no manejo de emergência de convulsões independentemente da causa. O fenobarbital intravenoso deve ser administrado com lentidão na proporção de 10 a 20 mg/kg para estado epiléptico.

Narcoanálise

O amobarbital é usado historicamente como auxiliar em várias condições clínicas, incluindo reações conversivas, catatonia, estupor histérico e mudez sem explicação, e para diferenciar estupor de depressão, esquizofrenia e lesões cerebrais estruturais.

A *entrevista de Amytal* é realizada colocando o paciente na posição reclinada e administrando amobarbital IV em 50 mg por minuto. A infusão é continuada até que se mantenha nistagmo lateral ou se perceba sonolência, via de regra em 75 a 150 mg. Depois disso, podem ser administrados 25 a 50 mg a cada 5 minutos para manter a narcose. Deve-se permitir que o paciente descanse durante 15 a 30 minutos após a entrevista antes de tentar caminhar.

Devido ao risco de laringoespasmo com amobarbital IV, o diazepam se tornou o fármaco recomendado para narcoanálise.

Sono

Os barbitúricos reduzem a latência do sono e a quantidade de despertares durante o sono, embora se desenvolva tolerância a esses efeitos geralmente no prazo de 2 semanas. A descontinuação desses agentes costuma levar a aumentos de rebote nas medições eletrencefalográficas do sono e a um agravamento da insônia.

ABSTINÊNCIA DE SEDATIVO-HIPNÓTICOS

Barbitúricos, às vezes, são usados para determinar o grau de tolerância a barbitúricos ou a outros hipnóticos para orientar a desintoxicação. Após a resolução da intoxicação, uma dose de teste de pentobarbital (200 mg) é administrada oralmente. Uma hora depois, o paciente é examinado. Tolerância e necessidades de dosagem são determinadas pelo grau em que o indivíduo é afetado. Caso ele não esteja sedado, mais 100 mg de pentobarbital podem ser administrados a cada 2 horas, até três vezes (máximo de 500 mg ao longo de 6 horas). A quantidade necessária para intoxicação leve corresponde à dose diária aproximada do barbitúrico utilizado. O fenobarbital (30 mg) pode então ser usado para cada 100 mg de pentobarbital. É possível dividir a dose diária exigida e retirar gradualmente em 10% ao dia, com ajustes feitos conforme os sinais de abstinência.

PRECAUÇÕES E REAÇÕES ADVERSAS

Alguns efeitos adversos de barbitúricos são semelhantes aos de benzodiazepínicos, incluindo disforia paradoxal, hiperatividade e desorganização cognitiva. Efeitos adversos raros associados ao uso de barbitúricos incluem o desenvolvimento de síndrome de Stevens-Johnson, anemia megaloblástica e neutropenia.

Antes do advento dos benzodiazepínicos, o uso disseminado de barbitúricos, como hipnóticos e ansiolíticos, tornava-nos a causa mais comum de reações de porfiria aguda. Ataques graves de porfiria diminuíram, em grande parte, porque os barbitúricos agora são prescritos raras vezes e contraindicados para pacientes com a doença.

Uma das principais diferenças entre barbitúricos e benzodiazepínicos é o baixo índice terapêutico dos barbitúricos. Uma superdose desses fármacos pode facilmente ser fatal. Além de índices terapêuticos restritos, estão associados a um risco significativo de potencial de abuso e ao desenvolvimento de tolerância e dependência. A intoxicação por barbitúricos manifesta-se por confusão, sonolência, irritabilidade, hiporreflexia ou arreflexia, ataxia e nistagmo. Seus sintomas de abstinência são semelhantes aos de abstinência de benzodiazepínicos, mas mais acentuados.

Uma dose 10 vezes superior à dose diária ou 1 g da maioria dos barbitúricos causa toxicidade grave; uma dose de 2 a 10 g geralmente é fatal. Manifestações de intoxicação por barbitúricos podem incluir *delirium*, confusão, excitação, cefaleia e depressão do sistema nervoso central (SNC) e respiratória, que vai desde sonolência até coma. Outras reações adversas incluem respiração de Cheyne-Stokes, choque, miose, oliguria, taquicardia, hipotensão, hipotermia, irritabilidade, hiporreflexia ou arreflexia, ataxia e nistagmo. O tratamento da superdosagem inclui indução de emese ou lavagem, carvão ativado e purgação salina; tratamento de apoio, incluindo manter a respiração e as vias respiratórias, e tratar choque conforme necessário; manter os sinais vitais e o equilíbrio de líquidos; alcalinização da urina, o que aumenta a excreção; diurese forçada se o funcionamento renal estiver normal ou hemodiálise em casos graves.

Devido a evidências de teratogênese, barbitúricos não devem ser usados por mulheres grávidas nem lactantes. Esses fármacos devem ser utilizados com cautela por pacientes com história de abuso de substância, depressão, diabetes, prejuízo hepático, doença renal, anemia grave, dor, hipertireoidismo ou hipoadrenalismo. Também são contraindicados em pacientes com porfiria intermitente aguda, prejuízo do impulso respiratório ou reserva respiratória limitada.

INTERAÇÕES MEDICAMENTOSAS

O principal motivo de preocupação no que se refere a interações medicamentosas é o perigo potencial dos efeitos de depressão respiratória. Barbitúricos devem ser usados de forma muito cautelosa com outros fármacos receitados que afetem o SNC (incluindo antipsicóticos e antidepressivos) e agentes do SNC sem receita médica (p. ex., álcool). Além disso, deve-se ter cautela ao prescrever barbitúricos para pacientes medicados com outros fármacos que sejam metabolizados no fígado, em especial os cardíacos e os anticonvulsivantes. Visto que os pacientes apresentam uma ampla gama de sensibilidades à indução de enzimas por barbitúricos, não é possível prever o grau em que o metabolismo de medicamentos administrados concomitantemente pode ser afetado. Fármacos cujo metabolismo é intensificado pela administração de barbitúricos incluem opioides, agentes antiarrítmicos, antibióticos, anticoagulantes, anticonvulsivantes, antidepressivos, antagonistas dos receptores β-adrenérgicos, antagonistas dos receptores de dopamina, contraceptivos e imunossupressores.

INTERFERÊNCIAS LABORATORIAIS

Não há interferências laboratoriais conhecidas associadas à administração de barbitúricos.

DOSAGEM E DIRETRIZES CLÍNICAS

Barbitúricos e outros fármacos descritos mais adiante começam a agir em 1 a 2 horas após a administração. As doses de barbitúricos variam, e o tratamento deve começar com doses baixas que são aumentadas para atingir um efeito clínico. Crianças e idosos são mais sensíveis a seus efeitos do que jovens adultos. Os barbitúricos de uso mais comum estão disponíveis em várias apresentações de dosagem. Aqueles com meias-vidas na faixa de 15 a 40 horas são preferíveis, porque fármacos de ação prolongada têm propensão a se acumularem no corpo. O clínico deve instruir o paciente claramente sobre os efeitos adversos e sobre o potencial de dependência associado a barbitúricos.

Embora seja raro em psiquiatria a necessidade de determinar as concentrações plasmáticas de barbitúricos, o monitoramento das concentrações de fenobarbital é uma prática-padrão quando o fármaco é usado como anticonvulsivante. As concentrações sanguíneas terapêuticas desse agente nessa indicação ficam na faixa de 15 a 40 mg/L, ainda que alguns pacientes possam sofrer efeitos adversos significativos com essas concentrações.

Há presença de barbitúricos em produtos combinados, com os quais o clínico deve estar familiarizado.

OUTROS FÁRMACOS DE AÇÃO SEMELHANTE

Inúmeros agentes que atuam de modo semelhante aos barbitúricos são usados no tratamento de ansiedade e insônia. Paraldeído, meprobamato e hidrato de cloral são três desses fármacos disponíveis. Esses medicamentos raramente são usados, devido a seu potencial para abuso e possíveis efeitos tóxicos.

Paraldeído

O paraldeído é um éter cíclico e foi usado pela primeira vez em 1882 como hipnótico. Também foi usado para tratar epilepsia, sintomas de abstinência de álcool e *delirium tremens*. Devido a seu baixo índice terapêutico, foi substituído por benzodiazepínicos e outros anticonvulsivantes.

Ações farmacológicas. É absorvido de forma rápida a partir do trato gastrintestinal (GI) e de injeções intramusculares (IM). É metabolizado principalmente em acetaldeído pelo fígado, e o fármaco não metabolizado é expirado pelos pulmões. As meias-vidas relatadas variam de 3,4 a 9,8 horas. O início de ação é em 15 a 30 minutos.

Indicações terapêuticas. Não é indicado como ansiolítico ou hipnótico e tem pouco uso na psicofarmacologia atual.

Precauções e reações adversas. O paraldeído frequentemente causa mau hálito devido à expiração do fármaco não metabolizado. Ele pode inflamar os capilares dos pulmões e causar tosse. Também pode causar tromboflebite local com uso IV. É possível que o paciente sinta náusea e vomite com o uso oral. Superdosagem leva a acidose metabólica e redução da descarga renal. Há risco de abuso entre drogaditos.

Interações medicamentosas. O dissulfiram inibe a desidrogenase de acetaldeído e reduz o metabolismo de paraldeído, levando a uma possível concentração tóxica da substância. O paraldeído apresenta efeitos sedativos cumulativos em combinação com outros depressores do SNC, como álcool ou benzodiazepínicos.

Interferências laboratoriais. O paraldeído pode interferir em testes para presença de metirapona, fentolamina em testes urinários para presença de 17-hidroxicorticosteroides.

Dosagem e diretrizes clínicas. O paraldeído está disponível em ampolas de 30 mL para uso oral, IV ou retal. Para convulsões em adultos, pode-se administrar até 12 mL (diluídos em uma solução a 10%) por meio de tubo gástrico a cada 4 horas. Para crianças, a dose oral é de 0,3 mg/kg.

Meprobamato

O meprobamato, um carbamato, foi introduzido pouco antes dos benzodiazepínicos, especificamente para tratar ansiedade. Também é usado como relaxante muscular.

Ações farmacológicas. O meprobamato é absorvido rapidamente a partir do trato GI e de injeções IM. É metabolizado sobretudo pelo fígado, e uma pequena porção é excretada inalterada na urina. A meia-vida plasmática fica em torno de 10 horas.

Indicações terapêuticas. É indicado para o tratamento de curto prazo de transtornos de ansiedade. Também é usado como hipnótico e é prescrito como relaxante muscular.

Precauções e reações adversas. Pode causar depressão do SNC e morte com superdose e apresenta o risco de abuso por pacientes com dependência de drogas ou álcool. Sua interrupção repentina após o uso prolongado pode levar a síndrome de abstinência, incluindo convulsões e alucinações. Também pode exacerbar porfiria intermitente aguda. Outros efeitos colaterais raros incluem reações de hipersensibilidade, ruídos respiratórios, urticária, excitação paradoxal e leucopenia. Não deve ser usado em pacientes com comprometimento da função hepática.

Interações medicamentosas. O meprobamato tem efeitos sedativos cumulativos em combinação com outros depressores do SNC, como álcool, barbitúricos ou benzodiazepínicos.

Interferências laboratoriais. Pode interferir com metirapona, fentolamina e testes urinários para 17-hidroxicorticosteroides.

Dosagem e diretrizes clínicas. O meprobamato está disponível em comprimidos de 200, 400 e 600 mg; cápsulas de liberação prolongada de 200 e 400 mg; e diversas combinações, por exemplo, aspirina, 325 mg e 200 mg de meprobamato para uso oral. Para adultos, a dose normal é de 400 a 800 mg duas vezes ao dia. Pacientes idosos e crianças dos 6 aos 12 anos precisam de metade da dose de adultos.

Hidrato de cloral

O hidrato de cloral é um agente hipnótico raramente usado em psiquiatria, porque há diversas opções alternativas mais seguras, como benzodiazepínicos.

Ações farmacológicas. O fármaco é bem absorvido a partir do trato GI. O composto precursor é metabolizado em minutos pelo fígado no metabólito ativo tricloroetanol, o qual possui meia-vida de 8 a 11 horas. Uma dose de hidrato de cloral induz sono em cerca de 30 a 60 minutos e o mantém durante 4 a 8 horas. Provavelmente potencialize a neurotransmissão GABAérgica, a qual suprime a excitabilidade neuronal.

Indicações terapêuticas. Sua principal indicação é induzir o sono. Ele não deve ser usado mais que 2 ou 3 dias porque tratamento de duração mais longa está associado a aumento da incidência e da gravidade dos efeitos adversos. Tolerância a seus efeitos hipnóticos desenvolve-se após 2 semanas de tratamento. Benzodiazepínicos são superiores a hidrato de cloral para todos os usos psiquiátricos.

Precauções e reações adversas. Apresenta efeitos adversos sobre o SNC, sistema GI e a pele. Doses elevadas (superiores a 4 g) podem estar associadas a estupor, confusão, ataxia, quedas ou coma. Os efeitos GI incluem irritação não específica, náusea, vômitos, flatulência e paladar desagradável. O uso prolongado e a superdosagem podem causar gastrite e úlceras gástricas. Além do desenvolvimento de tolerância, pode ocorrer dependência, com sintomas semelhantes aos de dependência de álcool. Visto que sua dose letal se encontra na faixa de 5.000 e 10.000 mg, o hidrato de cloral é uma escolha particularmente desfavorável para suicidas.

Interações medicamentosas. Em razão de interferência metabólica, o fármaco deve ser evitado de forma rigorosa com álcool, uma mistura famosa conhecida como *Mickey Finn*. O hidrato de cloral pode deslocar varfarina das proteínas plasmáticas e intensificar a atividade anticoagulante; essa combinação deve ser evitada.

Interferências laboratoriais. Sua administração pode levar a resultados falso-positivos para determinações de glicose na urina que usam sulfato de cobre (p. ex., Clinitest), mas não em testes que usam glicose oxidase (p. ex., Clinistix e Tes-Tape). Também pode interferir na determinação de catecolaminas urinárias em 17-hidroxicorticosteroides.

Dosagem e diretrizes clínicas. O hidrato de cloral encontra-se disponível em cápsulas de 500 mg; solução de 500 mg/5 mL; e supositórios retais de 324, 500 e 648 mg. Sua dose-padrão é de 500 a 2.000 mg na hora de dormir. Como o fármaco é irritante GI, deve ser administrado com excesso de água, leite, outros líquidos ou antiácidos para reduzir a irritação gástrica.

Propofol

O propofol é um agonista de $GABA_A$ usado como anestésico. Ele induz a liberação pré-sináptica de GABA e de dopamina (esta última possivelmente por meio de uma ação sobre os receptores de $GABA_B$) e é um agonista parcial nos receptores de dopamina D_2 e N-metil-D-aspartato (NMDA). Por sua extrema lipossolubilidade, ele cruza prontamente a barreira hematencefálica e induz anestesia em menos de 1 minuto. A rápida redistribuição a partir do SNC prontamente resulta em finalização de ação em 3 a 8 minutos depois que a infusão é descontinuada. Ele é bem tolerado quando usado para sedação consciente, mas possui um potencial para efeitos adversos agudos, incluindo depressão respiratória, apneia e bradiarritmias. Sua infusão prolongada pode causar acidose e miopatias mitocondriais. O excipiente usado para a infusão é uma emulsão de soja que pode ser meio de cultura para diversos organismos. Além disso, o excipiente pode prejudicar a função dos macrófagos e causar anormalidades hematológicas e lipídicas e reações anafiláticas.

Etomidato

O etomidato é um imidazol carboxilado que atua nas subunidades β_2 e β_3 do receptor de $GABA_A$. Tem início rápido (1 minuto) e duração breve (menos de 5 minutos) de ação. O veículo de propilenoglicol foi associado a acidose metabólica hiperosmolar. Possui propriedades tanto pró-convulsivantes quanto anticonvulsivantes e inibe a liberação de cortisol, com possíveis consequências adversas após o uso prolongado.

REFERÊNCIAS

Dubovsky SL. Barbiturates and similarly acting substances. In: Sadock BJ, Sadock VA, Ruiz P, eds. *Kaplan & Sadock's Comprehensive Textbook of Psychiatry.* 9th ed. Vol. 2. Philadelphia: Lippincott Williams & Wilkins; 2009:3038.

Bigal ME, Lipton RB. Excessive acute migraine medication use and migraine progression. *Neurology.* 2008;71:1821.

Chen HI, Malhotra NR, Oddo M, Heuer GG, Levine JM, Le Roux PD. Barbiturate infusion for intractable intracranial hypertension and its effect on brain oxygenation. *Neurosurgery.* 2008;63:880.

Flomenbaum NE, Goldfrank LR, Hoffman RS, Howland MA, Lewin NA. *Goldfrank's Toxicologic Emergencies.* 8th ed. New York: McGraw-Hill; 2006.

Hutto B, Fairchild A, Bright R. g-Hydroxybutyrate withdrawal and chloral hydrate. *Am J Psychiatry.* 2000;157:1706.

Koerner IK, Brambrink AM. Brain protection by anesthetic agents. *Curr Opin Anaesthesiol.* 2006;19:481.

McCarron MM, Schulze BW, Walberg CB, Thompson GA, Ansari A. Short acting barbiturate overdosage: Correlation of intoxication score with serum barbiturate concentration. *JAMA.* 1982;248:55.

Rosa MA, Rosa MO, Marcolin MA, Fregni F. Cardiovascular effects of anesthesia in ECT: A randomized, double-blind comparison of etomidate, propofol and thiopental. *J ECT.* 2007;23:6.

Silberstein SD, McCrory DC. Butalbital in the treatment of headache: History, pharmacology, and efficacy. *Headache.* 2001;41:953.

Smith MC, Riskin BJ. The clinical use of barbiturates in neurological disorders. *Drugs.* 1991;42:365.

Wheeler DS, Jensen RA, Poss WB. A randomized, blinded comparison of chloral hydrate and midazolam sedation in children undergoing echocardiography. *Clin Pediatr.* 2001;40:381.

▲ 29.9 Benzodiazepínicos e fármacos que atuam sobre os receptores de GABA

O primeiro benzodiazepínico a ser introduzido foi clordiazepóxido, em 1959. Em 1963, diazepam tornou-se disponível. Ao longo das três décadas seguintes, segurança e tolerabilidade superiores ajudaram os benzodiazepínicos a substituir os ansiolíticos e hipnóticos mais antigos, como barbitúricos e meprobamato. Dezenas de benzodiazepínicos e fármacos que atuam sobre os receptores benzodiazepínicos foram sintetizados e comercializados em todo o mundo. Muitos desses agentes não foram disponibilizados nos Estados Unidos, e alguns benzodiazepínicos foram descontinuados devido à falta de uso. A Tabela 29.9-1 lista os agentes atualmente disponíveis nos Estados Unidos.

Os benzodiazepínicos ganharam esse nome em razão de sua estrutura molecular. Eles compartilham um efeito comum sobre os receptores que foram chamados de receptores benzodiazepínicos, os quais, por sua vez, modulam a atividade do ácido γ-aminobutírico (GABA). Agonistas não benzodiazepínicos, como zolpidem, zaleplona e eszopiclona – os chamados "fármacos Z" –, são discutidos neste capítulo, porque seus efeitos clínicos resultam dos domínios de ligação localizados próximo aos receptores benzodiazepínicos. O flumazenil, um antagonista desses receptores usado para reverter a sedação induzida por benzodiazepínicos e no tratamento de emergência de superdosagem desses agentes, também é abordado aqui.

Uma vez que possuem um efeito sedativo ansiolítico rápido, benzodiazepínicos são usados com maior frequência para o tratamento agudo de insônia, ansiedade, agitação ou ansiedade associada a qualquer tipo de transtorno psiquiátrico. Além disso, são utilizados como anestésicos, anticonvulsivantes e relaxantes musculares e como o tratamento mais indicado para catatonia. Devido ao risco de dependência psicológica e física relacionada ao uso prolongado desses agentes, a avaliação ininterrupta deve fazer parte do tratamento de pacientes com necessidade clínica contínua desses fármacos. Na maioria dos casos, ao se levar em conta a natureza de seus transtornos, a melhor opção costuma ser o uso de benzodiazepínicos em conjunto com psicoterapia, e quando agentes alternativos foram experimentados e tiveram sua ineficácia comprovada ou tiveram baixa tolerância. Em diversas formas de transtornos crônicos de ansiedade, fármacos antidepressivos, como ISRSs e inibidores da recaptação de serotonina e norepinefrina (IRSNs), atualmente são usados como tratamentos primários, sendo que os benzodiazepínicos constituem tratamento adjunto. O abuso desses medicamentos é raro, em geral encontrado em pacientes que abusam de múltiplos medicamentos com receita e de drogas recreativas.

AÇÕES FARMACOLÓGICAS

Todos os benzodiazepínicos, com exceção de clorazepato, são absorvidos totalmente após a administração oral e atingem níveis séricos de pico em 30 minutos a 2 horas. O metabolismo de clorazepato no estômago o converte em desmetildiazepam, e só então ocorre sua completa absorção.

A absorção, a obtenção de concentrações de pico e o início de ação são mais rápidos no caso de diazepam, lorazepam, alprazolam, triazolam e estazolam. O início rápido de efeitos é importante para pessoas que tomam uma dose única de um benzodiazepínico para acalmar uma explosão episódica de ansiedade ou para dormir rapidamente. Vários benzodiazepínicos são eficazes após injeção intravenosa (IV), mas apenas lorazepam e midazolam têm absorção rápida e confiável após administração intramuscular (IM).

Diazepam, clordiazepóxido, clonazepam, clorazepato, flurazepam e quazepam têm meias-vidas plasmáticas de 30 horas a mais de 100 horas e, em termos técnicos, são descritos como benzodiazepínicos de ação prolongada. As meias-vidas plasmáticas desses compostos podem chegar a 200 horas em pessoas cujo metabolismo seja geneticamente lento. Visto que a obtenção de concentrações plasmáticas de estado de equilíbrio dos fármacos pode levar até 2 semanas, pode haver sintomas e sinais de toxicidade após apenas 7 a 10 dias de tratamento com uma dosagem que a princípio parecia estar na faixa terapêutica.

De uma perspectiva clínica, a meia-vida em si não determina necessariamente a duração da ação terapêutica no caso da maioria dos benzodiazepínicos. O fato de todos eles serem lipossolúveis em graus variados significa que esses fármacos e seus metabólitos ativos se ligam a proteínas plasmáticas. A extensão dessa ligação é proporcional a sua lipossolubilidade. A quantidade das ligações de proteína varia de 70 a 99%. A distribuição, o início e o término da ação após uma dose única, portanto, são em grande parte determinados pela lipossolubilidade do benzodiazepínico, e não por sua meia-vida de eliminação. Preparados com alta lipossolubilidade, como diazepam e alprazolam, são logo absorvidos a partir do trato GI e distribuídos rapidamente ao cérebro por difusão passiva junto a um gradiente de concentração, resultando em um rápido início de ação. Contudo, quando a concentração do medicamento aumenta no cérebro e se reduz na corrente sanguínea, o gradiente de concentração se inverte, e esses medicamentos deixam o cérebro com rapidez, resultando em uma interrupção repentina do efeito farmacológico. Fármacos com meias-vidas de eliminação mais longas,

TABELA 29.9-1
Preparações e doses de medicamentos disponíveis nos Estados Unidos que atuam sobre os receptores benzodiazepínicos

Medicamento	Equivalência de dose	Dose adulta habitual (mg)	Apresentação
Diazepam	5	2,5-40	Comprimidos de 2, 5 e 10 mg Comprimidos de liberação lenta de 15 mg
Clonazepam	0,25	0,5-4	Comprimidos de 0,5, 1 e 2 mg
Alprazolam	0,5	0,5-6	Comprimidos de 0,25, 0,5, 1 e 2 mg Comprimido de liberação sustentada de 1,5 mg
Lorazepam	1	0,5-6	Comprimidos de 0,5, 1 e 2 mg Solução parenteral de 4 mg/mL
Oxazepam	15	15-120	Cápsulas de 7,5, 10, 15 e 30 mg Comprimidos de 15 mg
Clordiazepóxido	25	10-100	Cápsulas e comprimidos de 5, 10 e 25 mg
Clorazepato	7,5	15-60	Comprimidos de 3,75, 7,5 e 15 mg Comprimidos de liberação lenta de 11,25 e 22,5 mg
Midazolam	0,25	1-50	Solução parenteral de 5 mg/mL Ampolas de 1, 2, 5 e 10 mL
Flurazepam	15	15-30	Cápsulas de 15 e 30 mg
Temazepam	15	7,5-30	Cápsulas de 7,5, 15 e 30 mg
Triazolam	0,125	0,125-0,250	Comprimidos de 0,125 e 0,250 mg
Estazolam	1	1-2	Comprimidos de 1 e 2 mg
Quazepam	5	7,5-15	Comprimidos de 7,5 e 15 mg
Zolpidem	10	5-10	Comprimidos de 5 e 10 mg
	5	6,25-12,5	Comprimidos de 6,25 e 12,5 mg
Zaleplona	10	5-20	Cápsulas de 5 e 10 mg
Eszopiclona	1	1-3	Comprimidos de 1, 2 e 3 mg
Flumazenil	0,05	0,2-0,5 por minuto	0,1 mg/mL Ampolas de 5 e 10 mL

como diazepam, podem permanecer na corrente sanguínea durante um período bem mais longo do que sua ação farmacológica real nos receptores benzodiazepínicos, porque a concentração no cérebro se reduz rapidamente abaixo do nível necessário para um efeito perceptível. Em contrapartida, lorazepam, que tem meia-vida de eliminação mais curta do que o diazepam, mas que é menos lipossolúvel, apresenta início de ação mais lento após uma dose única, porque o fármaco é absorvido e penetra no cérebro com mais lentidão. Porém, a duração de ação após uma dose única permanece mais tempo, porque demora mais para que o lorazepam deixe o cérebro e os níveis cerebrais fiquem abaixo da concentração que produz o efeito. Na dosagem crônica, algumas dessas diferenças não são tão aparentes, porque os níveis cerebrais estão em equilíbrio, com níveis sanguíneos de estado de equilíbrio mais consistentes, mas doses adicionais ainda produzem uma ação mais rápida e mais breve com diazepam do que com lorazepam. Benzodiazepínicos são amplamente disseminados no tecido adiposo. Em consequência, medicamentos podem persistir no corpo após a descontinuação durante mais tempo do que o previsto a partir de suas meias-vidas de eliminação. Além disso, a meia-vida dinâmica (i.e., duração de ação sobre o receptor) pode durar mais tempo do que a meia-vida de eliminação.

As vantagens de fármacos com meias-vidas longas sobre aqueles com meias-vidas breves incluem dosagem menos frequente, menor variação na concentração plasmática e fenômenos de abstinência menos graves. Entre as desvantagens, destacam-se acumulação do fármaco, aumento do risco de prejuízo psicomotor durante o dia e aumento da sedação diurna.

As meias-vidas de lorazepam, oxazepam, temazepam e estazolam estão entre 8 e 30 horas. O alprazolam tem meia-vida de 10 a 15 horas, e o triazolam apresenta a meia-vida mais breve (2 a 3 horas) de todos os benzodiazepínicos administrados por via oral. Acredita-se que insônia de rebote e amnésia anterógrada sejam problemas mais relacionados a fármacos com meia-vida breve do que aos com meia-vida longa.

Uma vez que a administração de medicamentos com mais frequência do que a meia-vida de eliminação leva a seu acúmulo, fármacos como diazepam e flurazepam se acumulam com dosagem diária e, por fim, resultam em aumento da sedação diurna.

Alguns benzodiazepínicos (p. ex., oxazepam) são conjugados diretamente por glicuronidação e são excretados, mas a maioria deles primeiro é oxidada por CYP 3A4 e CYP 2C19, em geral para ativar metabólitos, os quais podem, então, ser hidroxilados em outro metabólito ativo. Por exemplo, o diazepam é oxidado em desmetildiazepam, que, por sua vez, é hidroxilado para produzir oxazepam. Esses produtos passam por glicuronidação em metabólitos inativos. Vários benzodiazepínicos (p. ex., diazepam, clordiazepóxido) têm o mesmo metabólito ativo (desmetildiazepam), cuja meia-vida de eliminação é superior a 120 horas. O flurazepam, um benzodiazepínico lipossolúvel usado como hipnótico que tem uma meia-vida de eliminação curta, tem um metabólito ativo (desalquilflurazepam) com uma meia-vida superior a 100 horas. Esse é mais um motivo pelo qual a duração de ação de um benzodiazepínico pode não corresponder à meia-vida do fármaco precursor.

Zaleplona, zolpidem e eszopiclona são distintos estruturalmente e variam quanto a sua ligação às subunidades dos receptores de GABA. Benzodiazepínicos ativam todos os três locais de ligação entre GABA e benzodiazepínicos (GABA-BZ) dos receptores de $GABA_A$, os quais abrem os canais de cloro e reduzem a taxa de disparos neuronais e musculares. Zolpidem, zaleplona e eszopiclona têm seletividade para determinadas subunidades do receptor de GABA, o que pode explicar seus efeitos sedativos seletivos e relativa ausência de efeitos anticonvulsivantes e de relaxamento muscular.

Esses três fármacos são fácil e rapidamente absorvidos após administração oral, embora a absorção possa ser retardada em até 1 hora caso sejam tomados com alimentos. O zolpidem atinge concentrações plasmáticas de pico em 1,6 hora e tem meia-vida de 2,6 horas. A zaleplona as atinge em 1 hora, e sua meia-vida é de 1 hora. Caso administrados logo após uma refeição rica em gorduras ou pesada, o pico é retardado em cerca de 1 hora, reduzindo os efeitos de eszopiclona sobre início do sono. A fase terminal da meia-vida de eliminação é de aproximadamente 6 horas em adultos saudáveis. A ligação de eszopiclona a proteínas plasmáticas é fraca (52 a 59%).

O metabolismo rápido e a ausência de metabólitos ativos de zolpidem, zaleplona e eszopiclona evitam a acumulação de concentrações plasmáticas, em comparação ao uso prolongado de benzodiazepínicos.

INDICAÇÕES TERAPÊUTICAS

Insônia

Como a insônia pode ser um sintoma de transtorno físico ou psiquiátrico, hipnóticos não devem ser usados mais de 7 a 10 dias consecutivos sem uma investigação minuciosa de sua causa. Contudo, muitos pacientes têm dificuldades de sono há muito tempo e obtêm grande proveito do uso prolongado de agentes hipnóticos. Temazepam, flurazepam e triazolam são benzodiazepínicos cuja única indicação é insônia. Zolpidem, zaleplona e eszopiclona também são indicados apenas para insônia. Embora esses "fármacos Z" não estejam normalmente associados a insônia de rebote após a descontinuação de seu uso durante períodos curtos de tempo, alguns pacientes passam por dificuldades crescentes de sono nas primeiras noites após sua interrupção. O uso desses três fármacos durante períodos superiores a um mês não está associado ao surgimento posterior de efeitos adversos. Não foi observado o desenvolvimento de tolerância sob nenhum parâmetro de medição do sono ao longo de seis meses em experimentos clínicos com eszopiclona.

Flurazepam, temazepam, quazepam, estazolam e triazolam são benzodiazepínicos aprovados para uso como hipnóticos. Os hipnóticos benzodiazepínicos distinguem-se principalmente por suas meias-vidas; o flurazepam tem a meia-vida mais longa, e o triazolam, a mais curta. O flurazepam pode estar associado a prejuízo cognitivo menor no dia após sua administração, e o triazolam pode estar relacionado a leve ansiedade de rebote e amnésia anterógrada. O quazepam pode apresentar prejuízo diário quando usado durante muito tempo. Temazepam ou estazolam podem ser uma concessão razoável para a maioria dos adultos. O estazolam produz rápido início do sono e efeito hipnótico de 6 a 8 horas.

O γ-hidroxibutirato (GHB), que é aprovado para o tratamento de narcolepsia e melhora o sono de ondas lentas, também é um agonista do receptor de $GABA_A$, no qual se liga a receptores de GHB específicos. O GHB tem a capacidade tanto de reduzir a ânsia pelo consumo de drogas quanto de induzir dependência, abuso e ausência de convulsões como resultado de ações complexas sobre sistemas dopaminérgicos tegmentares.

Transtornos de ansiedade

Transtorno de ansiedade generalizada. Benzodiazepínicos são de extrema eficácia para o alívio de ansiedade associada ao transtorno de ansiedade generalizada (TAG). A maioria das pessoas deve ser tratada durante um período predeterminado, específico e relativamente curto. Contudo, como o TAG é um transtorno crônico com índice elevado de recorrência, alguns indivíduos podem precisar de tratamento de manutenção de longo prazo com benzodiazepínicos.

Transtorno de pânico. Alprazolam e clonazepam, ambos benzodiazepínicos de alta potência, são medicamentos utilizados com frequência para transtorno de pânico com ou sem agorafobia. Embora ISRSs também sejam indicados para o tratamento desse transtorno, os benzodiazepínicos têm a vantagem de funcionamento rápido sem causar disfunção sexual significativa e ganho de peso. Porém, ISRSs ainda costumam ser preferidos, porque focalizam condições comórbidas comuns, como depressão ou transtorno obsessivo-compulsivo (TOC). Benzodiazepínicos e ISRSs podem ser iniciados em conjunto para tratar sintomas agudos de pânico; o uso do benzodiazepínico pode ser gradativamente reduzido após 3 a 4 semanas depois que os benefícios terapêuticos do ISRS tiverem início.

Fobia social. O clonazepam provou ser um tratamento eficaz para fobia social. Além disso, vários outros benzodiazepínicos (p. ex., diazepam) foram usados como medicamentos adjuntos para esse tratamento.

Outros transtornos de ansiedade. Benzodiazepínicos são usados como terapia adjunta para tratamento de transtorno de adaptação com ansiedade, ansiedade patológica associada a eventos de vida (p. ex., após um acidente), TOC e transtorno de estresse pós-traumático.

Ansiedade associada a depressão. Pacientes deprimidos costumam sofrer ansiedade significativa, e fármacos antidepressivos inicialmente podem causar exacerbação desses sintomas. Por isso, benzodiazepínicos são indicados para o tratamento desse tipo de ansiedade.

Transtornos bipolares tipo I e tipo II

Clonazepam, lorazepam e alprazolam são eficazes no manejo de episódios de mania aguda e como adjuvantes à terapia de manutenção no lugar de antipsicóticos. Como um adjuvante de lítio ou lamotrigina, o clonazepam pode resultar em aumento do tempo entre ciclos e menos episódios depressivos. Benzodiazepínicos podem ajudar pacientes com transtorno bipolar a dormir melhor.

Catatonia

O lorazepam, às vezes em doses baixas (inferiores a 5 mg diários) e às vezes em doses muito elevadas (12 mg diários ou mais), é usado regularmente no tratamento de catatonia, que está associada com maior frequência a transtorno bipolar do que a esquizofrenia. Afirma-se que outros benzodiazepínicos também sejam úteis. Contudo, não existem experimentos controlados válidos de uso desses agentes com catatonia. A condição crônica não responde bem a eles. O tratamento definitivo para catatonia é a eletroconvulsoterapia.

Acatisia

O fármaco mais recomendado para acatisia costuma ser um antagonista dos receptores β-adrenérgicos. Todavia, benzodiazepínicos também são eficazes no tratamento de alguns pacientes com esse transtorno.

Doença de Parkinson

Alguns pacientes com doença de Parkinson idiopática, respondem ao uso de zolpidem de longo prazo com bradicinesia e rigidez. Doses de zolpidem de 10 mg quatro vezes ao dia podem ser toleradas sem sedação por vários anos.

Outras indicações psiquiátricas

Clordiazepóxido e clorazepato são usados no manejo dos sintomas de abstinência de álcool. Os benzodiazepínicos (especialmente lorazepam IM) são utilizados no controle de agitação induzida por substância e agitação psicótica em pronto-socorro. Foram usados benzodiazepínicos em vez de amobarbital para entrevista com auxílio de fármaco.

Flumazenil para superdosagem de benzodiazepínicos

O flumazenil é usado para reverter os efeitos adversos psicomotores, amnésicos e sedativos dos agonistas de receptores benzodiazepínicos, incluindo benzodiazepínicos, zolpidem e zaleplona. Ele é administrado por via IV e tem meia-vida de 7 a 15 minutos. Seus efeitos adversos mais comuns são náusea, vômito, tontura, agitação, labilidade emocional, vasodilatação cutânea, dor no local da injeção, fadiga, visão prejudicada e cefaleia. O efeito adverso grave mais comum associado a seu uso é a precipitação de convulsões, as quais têm maior probabilidade de ocorrência em indivíduos com transtornos convulsivos, em pessoas fisicamente dependentes de benzodiazepínicos e naquelas que ingeriram uma grande quantidade desses fármacos. O flumazenil, de forma isolada, pode prejudicar a evocação de memórias.

Em uma superdosagem de fármacos mistos, os efeitos tóxicos (p. ex., convulsões e arritmias cardíacas) de outros fármacos (p. ex., ATCs) podem surgir com a inversão dos efeitos de benzodiazepínicos causada por flumazenil. Por exemplo, convulsões causadas por uma superdose de ATCs podem ter sido parcialmente tratadas em uma pessoa que também tomou uma superdose de benzodiazepínicos. Utilizando flumazenil, as convulsões ou arritmias cardíacas induzidas por tricíclicos podem surgir e causar um resultado fatal. Esse medicamento não reverte os efeitos de etanol, barbitúricos ou opioides.

Para o manejo inicial de uma superdosagem de benzodiazepínicos, suspeitada ou identificada, recomenda-se uma dosagem inicial de flumazenil de 0,2 mg (2 mL) administrada por via IV ao longo de 30 segundos. Caso o estado de consciência desejado não seja obtido após esse tempo, uma nova dose de 0,3 mg (3 mL) pode ser administrada durante mais 30 segundos. Novas doses de 0,5 mg (5 mL) podem ser aplicadas ao longo de 30 segundos em intervalos de 1 minuto até uma dose cumulativa de 3,0 mg. O clínico não deve se precipitar para usar flumazenil. Uma via aérea segura e acesso IV devem ser estabelecidos antes da utilização do fármaco. O paciente deve ser despertado de maneira gradativa.

A maioria das pessoas com superdosagem de benzodiazepínicos responde a uma dose cumulativa de 1 a 3 mg de flumazenil; doses superiores a 3 mg não produzem efeitos adicionais confiáveis. Caso uma pessoa não tenha respondido em 5 minutos após receber uma dose cumulativa de 5 mg, é provável que a causa principal de sedação não seja um agonista de receptores de benzodiazepínicos, e o acréscimo de mais flumazenil dificilmente surtirá efeito.

A sedação pode retornar em 1 a 3% das pessoas tratadas com flumazenil. Ela pode ser prevenida ou tratada por meio de dosagens repetidas em intervalos de 20 minutos. Para repetir o tratamento, não se deve administrar mais de 1 mg (aplicado na forma de 0,5 mg por minuto) em nenhum momento, nem mais de 3 mg durante o período de 1 hora.

PRECAUÇÕES E REAÇÕES ADVERSAS

O efeito adverso mais comum dos benzodiazepínicos é sonolência, que ocorre em cerca de 10% de todas as pessoas. Devido a esse efeito, deve-se alertar o paciente a tomar cuidado ao dirigir ou ao operar maquinário perigoso quando estiver sob efeito da medicação. A sonolência pode se manifestar durante o dia após o uso de um benzodiazepínico para insônia na noite anterior, a chamada sedação diurna residual. Alguns indivíduos também experimentam ataxia (menos de 2%) e tontura (menos de 1%). Esses sintomas podem resultar em quedas e fraturas de quadril, sobretudo em idosos. Os efeitos adversos mais graves ocorrem quando outras substâncias sedativas, como álcool, são tomadas de modo concomitante. Essas combinações podem resultar em sonolência acentuada, desinibição ou mesmo depressão respiratória. Ocasionalmente, agonistas de receptores benzodiazepínicos podem causar déficits cognitivos leves que podem prejudicar o desempenho no trabalho. Indivíduos medicados com esses fármacos devem ser aconselhados a ter cautela ao dirigir ou a operar maquinário perigoso.

Benzodiazepínicos de alta potência, em especial triazolam, podem causar amnésia anterógrada. Um aumento paradoxal de agressividade foi relatado em pessoas com lesão cerebral preexistente. Reações alérgicas aos fármacos são raras, mas alguns estudos relataram erupções maculopapulares e coceira generalizada. Os sintomas de intoxicação por benzodiazepínicos incluem confusão, fala arrastada, ataxia, sonolência, dispneia e hiporreflexia.

O triazolam recebeu bastante atenção na mídia devido a uma suposta associação com manifestações comportamentais agressivas. Portanto, o fabricante recomenda que seu uso não ultrapasse 10 dias para o tratamento de insônia e que médicos avaliem de forma criteriosa o surgimento de quaisquer alterações comportamentais ou de pensamento anormal em pessoas tratadas com ele, considerando de forma adequada todas as causas potenciais. Esse fármaco foi banido na Grã-Bretanha em 1991.

O zolpidem também esteve associado a comportamento automático e amnésia.

Indivíduos com doença hepática e idosos têm maior probabilidade de apresentar efeitos adversos e toxicidade relacionados a benzodiazepínicos, incluindo coma hepático, em particular quando são administrados de modo repetitivo ou em doses elevadas. Benzodiazepínicos podem produzir prejuízo clinicamente significativo de respiração em pessoas com doença pulmonar obstrutiva crônica e apneia do sono. O alprazolam pode exercer um efeito estimulador do apetite direto e pode causar ganho de peso. Os benzodiazepínicos devem ser usados com cautela por pessoas com história de abuso de substância, transtornos cognitivos, doença renal, doença hepática, porfiria, depressão do sistema nervoso central (SNC) ou miastenia grave.

Há dados indicando que benzodiazepínicos são teratogênicos; portanto, seu uso durante a gravidez não é aconselhado. Ademais, se usado no terceiro trimestre, pode precipitar uma síndrome de abstinência em recém-nascidos. Os fármacos são secretados no leite materno em concentrações suficientes para afetar bebês. Benzodiazepínicos podem causar dispneia, bradicardia e sonolência em bebês que mamam no peito.

Zolpidem e zaleplona, de modo geral, são bem tolerados. Com doses de 10 mg diários de zolpidem e acima de 10 mg/dia de zaleplona, uma pequena quantidade de pessoas experimenta tontura, sonolência, dispepsia ou diarreia. Esses medicamentos são secretados no leite materno e, portanto, são contraindicados para uso por lactantes. Suas dosagens devem ser reduzidas em idosos e em pessoas com prejuízo hepático.

Em casos raros, o zolpidem pode causar alucinações e alterações no comportamento. A coadministração desse fármaco e ISRSs pode prolongar a duração de alucinações em pacientes suscetíveis.

A eszopiclona exibe uma relação entre dose e resposta em pacientes idosos para efeitos colaterais de dor, boca seca e paladar desagradável.

Tolerância, dependência e abstinência

Quando são usados durante períodos breves (1 a 2 semanas), em dosagens moderadas, os benzodiazepínicos normalmente não causam tolerância, dependência ou efeitos de abstinência significativos. Os de ação breve (p. ex., triazolam) podem ser uma exceção a essa regra, porque alguns indivíduos relataram aumento de ansiedade no dia após tomarem uma dose única do fármaco e, então, interromperem seu uso. Outros também revelaram tolerância a seus efeitos ansiolíticos e precisaram de doses maiores para manter a remissão clínica de sintomas.

O surgimento de uma síndrome de abstinência, também chamada de síndrome de descontinuação, depende da quantidade de tempo em que a pessoa foi medicada com benzodiazepínico, da dosagem, da velocidade de sua remoção gradativa e da meia-vida do composto. A síndrome de abstinência desses fármacos consiste em ansiedade, nervosismo, diaforese, inquietação, irritabilidade, fadiga, sensação de cabeça leve, tremor, insônia e fraqueza (Tab. 29.9-2). A descontinuação repentina de benzodiazepínicos, especialmente dos que têm meias-vidas curtas, está associada a sintomas graves de abstinência, os quais podem incluir depressão, paranoia, *delirium* e convulsões. Esses sintomas graves têm maior probabilidade de ocorrência se o flumazenil for usado para reversão rápida dos efeitos agonistas sobre os receptores benzodiazepínicos. Algumas características da síndrome podem ocorrer em até 90% das pessoas tratadas com os fármacos. O desenvolvimento de uma síndrome de abstinência grave é observado apenas em indivíduos que tomaram doses elevadas durante períodos longos. O surgimento da síndrome pode ser retardado durante 1 ou 2 semanas em pessoas que estavam sendo medicadas com benzodiazepínicos de meias-vidas longas. O alprazolam parece estar particularmente associado a síndrome de abstinência imediata e grave e deve ser descontinuado de maneira lenta e gradual.

Quando for necessário descontinuar a medicação, o fármaco deve ser retirado bem devagar (25% por semana); caso contrário, recorrência ou rebote de sintomas são prováveis. O monitoramento de quaisquer sintomas de abstinência (talvez com uma escala de avaliação padronizada) e apoio psicológico para o indivíduo são úteis para obter sucesso na descontinuação de benzodiazepínicos.

Relatou-se que o uso concomitante de carbamazepina durante a descontinuação permite uma abstinência mais rápida e mais bem tolerada do que apenas a redução gradual do fármaco. A faixa de dosagem de carbamazepina usada para facilitar a abstinência é de 400 a 500 mg ao dia. Alguns clínicos relatam dificuldade em reduzir gradativamente e descontinuar o alprazolam, sobretudo com pessoas que estavam recebendo doses elevadas durante longos períodos de tempo. Houve relatos de sucesso da descontinuação de alprazolam com a troca por clonazepam, que, então, passou a ser retirado de forma gradativa.

Zolpidem e zaleplona podem produzir uma síndrome de abstinência que dura um dia após o uso prolongado em dosagens terapêuticas mais elevadas. Em casos raros, pode ocorrer de uma pessoa medicada com zolpidem ajustar, por conta própria, a dosagem diária para 20 a 40 mg ao dia. A descontinuação súbita de uma dosagem assim tão elevada pode causar sintomas de abstinência durante quatro dias ou mais. Não se desenvolve tolerância aos efeitos sedativos de zolpidem e zaleplona.

INTERAÇÕES MEDICAMENTOSAS

A interação mais comum e potencialmente grave de agonistas dos receptores benzodiazepínicos é a ocorrência de sedação excessiva e depressão respiratória quando benzodiazepínicos, zolpidem ou zaleplona são administrados de modo concomitante com outros depressores do SNC, como álcool, barbitúricos, fármacos tricíclicos e tetracíclicos, antagonistas dos receptores de dopamina, opioides e anti-histamínicos. Ataxia e disartria têm probabilidade de ocorrer quando lítio, antipsicóticos e clonazepam são combinados. Relatou-se que a combinação de benzodiazepínicos e clozapina causa *delirium*, devendo ser evitada. Cimetidina, dissulfiram, isoniazida, estrógeno e contraceptivos orais aumentam a concentração plasmática de diazepam, clordiazepóxido, clorazepato e flurazepam. A cimetidina aumenta as concentrações plasmáticas de zaleplona. Contudo, antiácidos podem reduzir a absorção GI de benzodiazepínicos. As concentrações plasmáticas de triazolam e alprazolam aumentam até atingirem níveis potencialmente tóxicos devido a nefazodona e fluvoxamina. O fabricante de nefazodona recomenda que a dosagem de triazolam seja reduzida em 75%, e a de alprazolam, em 50%, quando administrados de forma simultânea com nefazodona. Preparados sem receita médica de cava, anunciados como "tranquilizante natural", podem potencializar a ação dos agonistas de receptores benzodiazepínicos por meio da superativação sinérgica dos receptores de GABA. A carbamazepina pode reduzir as concentrações plasmáticas de alprazolam, enquanto antiácidos e alimentos podem diminuir as de benzodiazepínicos, e tabagismo pode aumentar o metabolismo destes. Rifampina, fenitoína, carbamazepina e fenobarbital aumentam significativamente

TABELA 29.9-2
Sinais e sintomas de abstinência de benzodiazepínicos

Ansiedade	Tremor
Irritabilidade	Despersonalização
Insônia	Hiperestesia
Hiperacusia	Mioclonia
Náusea	*Delirium*
Dificuldade de concentração	Convulsões

o metabolismo de zaleplona. Os benzodiazepínicos podem aumentar as concentrações plasmáticas de fenitoína e digoxina. Os ISRSs podem prolongar e exacerbar a gravidade de alucinações induzidas por zolpidem. Relataram-se mortes quando lorazepam parenteral foi administrado com olanzapina parenteral.

As enzimas CYP 3A4 e CYP 2E1 estão envolvidas no metabolismo de eszopiclona. Esse fármaco não demonstrou potencial inibitório sobre CYP 450 1A2, 2A6, 2C9, 2C19, 2D6, 2E1 e 3A4 em hepatócitos humanos criopreservados. A coadministração de 3 mg de eszopiclona a sujeitos medicados com 400 mg de cetoconazol, um inibidor potente de CYP 3A4, resultou em um aumento de 2,2 vezes em exposição a eszopiclona.

INTERFERÊNCIAS LABORATORIAIS

Nenhuma interferência laboratorial está associada ao uso de benzodiazepínicos, zolpidem e zaleplona.

DOSAGEM E DIRETRIZES CLÍNICAS

A decisão clínica de tratar uma pessoa ansiosa com um benzodiazepínico deve ser considerada com cuidado. Causas médicas de ansiedade (p. ex., disfunção da tireoide, cafeinismo e medicamentos que exigem receita médica) devem ser descartadas. O uso desses agentes deve começar com uma dosagem baixa, e a pessoa deve ser informada sobre as propriedades sedativas do fármaco e seu potencial para abuso. A duração estimada da terapia deve ser decidida já no início, e a necessidade de sua continuação deve ser reavaliada ao menos uma vez ao mês devido aos problemas associados ao uso prolongado. Contudo, certas pessoas com transtornos de ansiedade não respondem a outros tratamentos que não sejam o uso a longo prazo de benzodiazepínicos.

Os benzodiazepínicos são encontrados em uma ampla gama de apresentações. O clonazepam está disponível em pastilhas que facilitam seu uso em pacientes que têm dificuldade de engolir comprimidos. Existe alprazolam em forma de liberação prolongada, a qual reduz a frequência de dosagem. Alguns benzodiazepínicos são mais potentes que outros, no sentido de que um composto requer uma dosagem relativamente menor do que a de outro para obter o mesmo efeito. Por exemplo, o clonazepam precisa de 0,25 mg para atingir o mesmo efeito que 5 mg de diazepam; portanto, o clonazepam é considerado um benzodiazepínico de alta potência. Em contrapartida, o oxazepam tem uma equivalência de dosagem aproximada de 15 mg e é um fármaco de baixa potência.

A zaleplona está disponível em cápsulas de 5 e 10 mg. Uma única dose de 10 mg é a dosagem habitual para adultos. Ela pode ser aumentada até um máximo de 20 mg conforme sua tolerância. Pode-se esperar que uma dose única de zaleplona proporcione 4 horas de sono com prejuízo residual mínimo. Para pessoas com mais de 65 anos ou indivíduos com prejuízo hepático, aconselha-se uma dose inicial de 5 mg.

A eszopiclona está disponível em comprimidos de 1, 2 e 3 mg. A dose inicial não deve ultrapassar 1 mg em pacientes com prejuízo hepático grave ou que estejam sendo medicados com inibidores potentes de CYP 3A4. A dose recomendada para melhorar o início do sono ou sua manutenção é de 2 a 3 mg para pacientes adultos (dos 18 aos 64 anos) e de 2 mg para adultos mais velhos (a partir dos 65 anos). A dose de 1 mg é para o início do sono em adultos mais velhos cuja queixa principal seja dificuldade em adormecer.

A Tabela 29.9-1 lista os preparados e as doses de medicamentos abordados neste capítulo.

REFERÊNCIAS

Bahmad FM Jr, Venosa AR, Oliveira CA. Benzodiazepines and GABAergics in treating severe disabling tinnitus of predominantly cochlear origin. *Int Tinnitus J.* 2006; 12:140.

Bannan N, Rooney S, O'Connor J. Zopiclone misuse: An update from Dublin. *Drug Alcohol Rev.* 2007;26:83.

Brands B, Blake J, Marsh DC, Sproule B, Jeypalan R, Li S. The impact of benzodiazepine use on methadone maintenance treatment outcomes. *J Addictive Disease.* 2008; 27:37.

Dubovsky SL. Benzodiazepine receptor agonists and antagonists. In: Sadock BJ, Sadock VA, Ruiz P, eds. *Kaplan & Sadock's Comprehensive Textbook of Psychiatry.* 9th edition. Vol. 2. Philadelphia: Lippincott Williams & Wilkins: 2009:3044.

Dell'osso B, Lader M. Do benzodiazepines still deserve a major role in the treatment of psychiatric disorders? A critical reappraisal. *Eur Psychiatry.* 2013;28(1):7–20.

Kaplan GB, Greenblatt DJ, Ehrenberg BL, Goddard JE, Harmatz JS. Differences in pharmacodynamics but not pharmacokinetics between subjects with panic disorder and healthy subjects after treatment with a single dose of alprazolam. *J Clin Psychopharmacol.* 2000;20:338.

Katsura M. Functional involvement of cerebral diazepam binding inhibitor (DBI) in the establishment of drug dependence. *Nippon Yakurigaku Zasshi.* 2001;117:159.

Korpi ER, Matilla MJ, Wisden W, Luddens H. GABA(A)-receptor subtypes: Clinical efficacy and selectivity of benzodiazepine site ligands. *Ann Med.* 1997;29:275.

Lemmer B. The sleep–wake cycle and sleeping pills. *Physiol Behav.* 2009;90:285.

Najib J. Eszopiclone, a nonbenzodiazepine sedative-hypnotic agent for the treatment of transient and chronic insomnia. *Clin Ther.* 2006;28:490.

▲ 29.10 Bupropiona

A bupropiona é um fármaco antidepressivo que inibe a recaptação de norepinefrina e possivelmente de dopamina. O mais importante é que ela não atua sobre o sistema serotonérgico, como os antidepressivos ISRSs, o que resulta em um perfil de efeitos colaterais caracterizado por baixo risco de disfunção sexual e sedação e com perda de peso moderada durante o tratamento agudo e prolongado. Não há síndrome de abstinência associada a sua descontinuação. Embora seja cada vez mais usada como monoterapia preferencial, um percentual significativo do uso de bupropiona ocorre como terapia complementar de outros antidepressivos, em geral ISRSs. A bupropiona é comercializada com o nome de Zyban para uso em regimes de cessação de tabagismo.

AÇÕES FARMACOLÓGICAS

A bupropiona está disponível em três apresentações: liberação imediata (tomada três vezes ao dia), liberação sustentada (duas vezes ao dia) e liberação prolongada (uma vez ao dia). As diferentes versões contêm o mesmo ingrediente ativo, mas diferem quanto a farmacocinética e dosagem. Houve relatos de inconsistências da bioequivalência entre várias versões registradas e genéricas desse medicamento. Quaisquer alterações com esse fármaco relativas a tolerabilidade ou eficácia em um paciente que estava tendo bons resultados deve suscitar uma investigação para saber se essas alterações correspondem à mudança para uma nova formulação.

A bupropiona de liberação imediata é bem absorvida a partir do trato GI. Suas concentrações plasmáticas de pico geralmente são alcançadas em 2 horas a partir da administração oral, e níveis de pico da versão de liberação sustentada são observados após 3 horas. A meia-vida média do composto é de 12 horas e pode variar de 8 a 40 horas. Níveis de pico de bupropiona de liberação prolongada ocorrem 5 horas após a ingestão, o que proporciona um tempo maior até a concentração plasmática máxima ($C_{máx}$), mas concentrações plasmáticas de pico e de vale comparáveis. A exposição de 24 horas que ocorre após a administração da versão de liberação prolongada de 300 mg uma vez ao dia é equivalente à proporcionada pela liberação sustentada de 150 mg duas vezes ao dia. Do ponto de vista clínico, isso permite que o fármaco seja tomado uma vez ao dia pela manhã. Os níveis plasmáticos também são reduzidos à noite, fazendo alguns pacientes terem menos chances de experimentar insônia relacionada ao tratamento.

Supõe-se que o mecanismo de ação para os efeitos antidepressivos de bupropiona envolva a inibição da recaptação de dopamina e norepinefrina. A bupropiona se liga ao transportador de dopamina no cérebro. Seus efeitos sobre a cessação do tabagismo podem estar relacionados a seus efeitos sobre as vias de recompensa dopaminérgicas ou à inibição dos receptores nicotínicos de acetilcolina.

INDICAÇÕES TERAPÊUTICAS

Depressão

Embora seja eclipsada pela preferência por ISRSs como tratamento para depressão maior, a eficácia terapêutica da bupropiona sobre a depressão está bem estabelecida tanto no contexto ambulatorial quanto de internação. As taxas observadas de resposta e remissão são comparáveis às observadas com os ISRSs. Revelou-se que a bupropiona impede episódios depressivos maiores sazonais em pacientes com história de padrão sazonal ou de transtorno afetivo.

Cessação de tabagismo

Sob a marca registrada Zyban, a bupropiona é indicada para uso em combinação com programas de modificação comportamental para cessação de tabagismo. A intenção é usá-la com pacientes que estão altamente motivados e que recebem algum tipo de apoio comportamental estrutural. Ela é mais eficaz quando combinada com substitutos de nicotina.

Transtornos bipolares

A bupropiona tem menos probabilidade que ATCs de precipitar mania em pessoas com transtorno bipolar tipo I e menos probabilidade que outros antidepressivos de exacerbar ou de induzir ciclagem rápida do transtorno bipolar tipo II; contudo, as evidências sobre seu uso no tratamento de pacientes com transtorno bipolar são limitadas.

Transtorno de déficit de atenção/hiperatividade

A bupropiona é usada como segunda opção de agente, depois de simpatomiméticos, para o tratamento de transtorno de déficit de atenção/hiperatividade (TDAH). Não foi comparada com medicamentos comprovadamente úteis para esse transtorno, como metilfenidato ou atomoxetina, para TDAH na infância e na idade adulta. A bupropiona é uma opção adequada para pessoas com TDAH e depressão comórbidos ou para pessoas com comorbidade de TDAH, transtorno da conduta ou abuso de substância. Também pode ser considerada para uso em pacientes que desenvolvem tiques quando tratados com psicoestimulantes.

Desintoxicação de cocaína

A bupropiona pode estar associada a um sentimento de euforia; portanto, pode ser contraindicada para pessoas com história de abuso de substância. Contudo, devido a seus efeitos dopaminérgicos, foi explorada como tratamento para reduzir a ânsia por consumo de cocaína em pessoas que interromperam o uso da substância. Os resultados foram inconclusivos, sendo que alguns pacientes demonstraram redução da ânsia pela droga e outros afirmaram que a ânsia aumentou.

Transtorno do desejo sexual hipoativo

A bupropiona costuma ser acrescentada a fármacos como ISRSs para combater os efeitos colaterais sexuais e pode ser útil como tratamento para indivíduos não deprimidos com transtorno do desejo sexual hipoativo. Ela pode melhorar a excitação sexual, a totalidade do orgasmo e a satisfação sexual.

PRECAUÇÕES E REAÇÕES ADVERSAS

Cefaleia, insônia, boca seca, tremor e náusea são os efeitos colaterais mais comuns. Inquietação, agitação e irritabilidade também podem ocorrer. Pacientes com ansiedade grave ou transtorno de pânico não devem ser medicados com bupropiona. Provavelmente devido a seus efeitos potencializadores sobre a neurotransmissão dopaminérgica, a bupropiona pode causar sintomas psicóticos, incluindo alucinações, delírios e catatonia, bem como *delirium*. O aspecto de maior destaque desse fármaco é a ausência de hipotensão ortostática induzida por medicamentos, ganho de peso, sonolência diurna e efeitos anticolinérgicos. Algumas pessoas, no entanto, podem experimentar boca seca ou constipação e perda de peso. Hipotensão pode ocorrer em alguns pacientes, mas a bupropiona não causa outras alterações cardiovasculares significativas nem laboratoriais. Ela exerce atividade simpatomimética, produzindo efeitos inotrópicos positivos sobre o miocárdio humano, um efeito que pode refletir liberação de catecolamina. Alguns pacientes sofrem prejuízo cognitivo, com maior destaque para a dificuldade de encontrar palavras.

A preocupação com convulsões tem desencorajado alguns médicos a prescrever bupropiona. O risco de convulsão é dependente da dose. Estudos mostram que, em dosagens de 300 mg ao dia, ou menos, de bupropiona de liberação sustentada, a incidência de convulsões é de 0,05%, a qual não é pior do que a incidência de convulsões com outros antidepressivos. O risco de convulsões aumenta para 0,1% com dosagens de 400 mg ao dia.

Houve relatos de que mudanças em formato de ondas em eletrencefalogramas (EEG) estiveram associadas ao uso desse medicamento. Aproximadamente 20% dos indivíduos tratados com esse medicamento exibem ondas em ponta, ondas agudas e lentidão focal. Há maior probabilidade de mulheres apresentarem ondas agudas do que homens. A presença desses formatos de onda em indivíduos cuja medicação sabidamente reduz o limiar convulsivo pode ser um fator de risco para desenvolver convulsões. Outros fatores de risco para convulsões incluem história de convulsões, uso de álcool, retirada recente de benzodiazepínicos, doença orgânica do cérebro, traumatismo craniano ou descargas epileptiformes pré-tratamento em EEG.

O uso de bupropiona por mulheres grávidas não está associado a risco específico de aumento na taxa de defeitos congênitos. O fármaco é secretado no leite materno, portanto, seu uso em lactantes deve se basear nas circunstâncias clínicas da paciente e no discernimento do clínico.

Poucas mortes foram relatadas após superdoses de bupropiona. Resultados desfavoráveis estão associados a casos de grandes doses e de superdose de agentes mistos. Convulsões ocorrem em cerca de um terço de todas as superdoses e dependem da dosagem, sendo que as pessoas apresentando convulsões ingeriram uma dose média significativamente mais elevada. Fatalidades podem envolver convulsões incontroláveis, bradicardia sinusal e parada cardíaca. Sintomas de envenenamento, com grande frequência, envolvem convulsões, taquicardia sinusal, hipertensão, sintomas GI, alucinações e agitação. Todas as convulsões costumam ser breves e autolimitantes. De modo geral, no entanto, a bupropiona é mais segura em casos de superdose do que outros antidepressivos, talvez com exceção de ISRSs.

INTERAÇÕES MEDICAMENTOSAS

Visto que a bupropiona é com frequência combinada com ISRSs ou venlafaxina, interações potenciais são significativas. Foi verificado que a bupropiona tem efeito sobre a farmacocinética da venlafaxina. Um estudo indicou um aumento relevante nos níveis de venlafaxina e uma consequente redução em seu metabólito principal, O-desmetilvenlafaxina, durante o tratamento combinado com bupropiona de liberação sustentada. A hidroxilação de bupropiona é fracamente inibida por venlafaxina. Não há relatos de alterações importantes nos níveis plasmáticos dos ISRSs paroxetina e fluoxetina. Contudo, alguns relatos de caso indicam que a combinação de bupropiona e fluoxetina pode estar associada a pânico, *delirium* ou convulsões. Em casos raros, a bupropiona em combinação com lítio pode causar toxicidade do SNC, incluindo convulsões.

Devido à possibilidade de indução de uma crise de hipertensão, a bupropiona não deve ser usada concomitantemente com IMAOs. Um período mínimo de 14 dias deve transcorrer após a descontinuação de um IMAO antes de se iniciar o tratamento com bupropiona. Em alguns casos, o acréscimo de bupropiona pode permitir que pessoas medicadas com antiparkinsonianos reduzam a dose de seu fármaco dopaminérgico. Contudo, *delirium*, sintomas psicóticos e movimentos discinéticos podem estar relacionados à coadministração de bupropiona e agentes dopaminérgicos como levodopa, pergolida, ropinirol, pramipexol, amantadina e bromocriptina. Bradicardia sinusal pode ocorrer quando a bupropiona é combinada com metoprolol.

A carbamazepina pode reduzir as concentrações plasmáticas de bupropiona, e esta pode aumentar as concentrações plasmáticas de ácido valproico.

Estudos de biotransformação *in vitro* de bupropiona revelaram que a formação de um metabólito ativo maior, a hidroxibupropiona, é mediada por CYP 2B6. A bupropiona têm um efeito inibitório significativo sobre CYP 2D6.

INTERFERÊNCIAS LABORATORIAIS

Foi divulgado um relato indicando que a bupropiona pode fornecer um resultado falso-positivo em triagens urinárias para anfetaminas. Não existem outros relatos sobre a evidência de interferências laboratoriais associadas ao tratamento com o fármaco. Mudanças não significativas clinicamente em eletrocardiogramas (batimentos prematuros e mudanças ST-T não específicas) e reduções na contagem de leucócitos (em cerca de 10%) foram relatadas em uma pequena quantidade de indivíduos.

DOSAGEM E DIRETRIZES CLÍNICAS

A bupropiona de liberação imediata é encontrada em comprimidos de 75, 100 e 150 mg; a de liberação sustentada está disponível em comprimidos de 100, 150, 200 e 300 mg; e a de liberação prolongada, em concentrações de 150 e 300 mg.

Houve problemas associados a uma das versões genéricas de liberação prolongada Budeprion XL 300 mg (Estados Unidos) em comprimidos, que demonstrou não ter a equivalência terapêutica de Wellbutrin XL, sendo removida do mercado.

O início da intervenção com bupropiona de liberação imediata no adulto mediano deve ser de 75 mg VO duas vezes ao dia. No quarto dia de tratamento, a dosagem pode ser aumentada para 100 mg três vezes ao dia. Como a dose recomendada é de 300 mg, o indivíduo deve ser mantido nessa dose durante várias semanas antes de aumentá-la. A dosagem máxima, 450 mg diários, deve ser administrada na forma de 150 mg três vezes ao dia. Devido ao risco de convulsões, aumentos nas doses nunca devem ultrapassar 100 mg em um período de três dias; uma dose única de bupropiona de liberação imediata nunca deve exceder 150 mg, e a dosagem diária total não deve ultrapassar 450 mg. O máximo de 400 mg da versão de liberação sustentada deve ser usado em um regime de duas vezes ao dia, seja por meio de 200 mg duas vezes ao dia, seja por meio de 300 mg pela manhã e 100 mg à tarde. Uma dosagem inicial da versão de liberação sustentada, de 100 mg uma vez ao dia, pode ser aumentada para 100 mg duas vezes ao dia após quatro dias, e, a partir de então, pode-se usar 150 mg duas vezes ao dia. Uma dose única de bupropiona de liberação sustentada nunca deve ultrapassar 300 mg. A dosagem máxima é de 200 mg duas vezes ao dia da formulação de liberação imediata ou de liberação prolongada. Uma vantagem da apresentação de liberação prolongada é que, após a titulação adequada, um total de 450 mg pode ser administrado de uma única vez pela manhã.

Para a interrupção do tabagismo, o paciente deve começar com uma dose de 150 mg diários de bupropiona de liberação sustentada 10 a 14 dias antes de parar de fumar. No quarto dia, a dosagem deve aumentar para 150 mg duas vezes ao dia. O tratamento geralmente dura de 7 a 12 dias.

REFERÊNCIAS

Clayton AH, Montejo AL. Major depressive disorder, antidepressants, and sexual dysfunction. *J Clin Psychiatry*. 2006;67(Suppl 6):33.

DeBattista C. Augmentation and combination strategies for depression. *J Psychopharmacol*. 2006;20(3 Suppl):11.

DeBattista C, Schatzberg AF. Bupropion. In: Sadock BJ, Sadock VA, Ruiz P, eds. *Kaplan & Sadock's Comprehensive Textbook of Psychiatry*. 9th edition. Vol. 2. Philadelphia: Lippincott Williams & Wilkins: 2009:3056.

DeBattista C, Solvason B, Poirier J, Kendrick E, Loraas E. A placebo-controlled, randomized, double-blind study of adjunctive bupropion sustained release in the treatment of SSRI-induced sexual dysfunction. *J Clin Psychiatry*. 2005; 66(7):844.

DeBattista C, Solvason HB, Poirier J, Kendrick E, Schatzberg AF. A prospective trial of bupropion SR augmentation of partial and non-responders to serotonergic antidepressants. *J Clin Psychopharmacol*. 2003;23(1):27.

DellaGioia N, Devine L, Pittman B, Hannestad J. Bupropion pre-treatment of endotoxin-induced depressive symptoms. *Brain Behav Immun*. 2013;31:197–204.

Fava M, Rush AJ, Wisniewski SR, Nierenberg AA, Alpert JE. A comparison of mirtazapine and nortriptyline following two consecutive failed medication treatments for depressed outpatients: A STAR*D report. *Am J Psychiatry*. 2006;163(7): 1161.

Foley KF, DeSanty KP, Kast RE. Bupropion: Pharmacology and therapeutic applications. *Expert Rev Neurother*. 2006;6(9):1249.

Perkins KA, Karelitz JL, Jao NC, Stratton E. Possible reinforcement enhancing effects of bupropion during initial smoking abstinence. *Nicotine Tob Res*. 2013;15(6):1141–1145.

Reeves RR, Ladner ME. Additional evidence of the abuse potential of bupropion. *J Clin Pharmacol*. 2013;33(4):584–585.

Wilens TE, Spencer TJ, Biederman J, Girard K, Doyle R. A controlled clinical trial of bupropion for attention deficit hyperactivity disorder in adults. *Am J Psychiatry*. 2001;158(2):282.

Zisook S, Rush AJ, Haight BR, Clines DC, Rockett CB. Use of bupropion in combination with serotonin reuptake inhibitors. *Biol Psychiatry*. 2006;59(3):203.

▲ 29.11 Buspirona

O cloridrato de buspirona é classificado como uma azapirona e é quimicamente distinto de outros agentes psicotrópicos. Ele atua sobre dois tipos de receptores, serotonina (5-HT) e dopamina (D). Tem alta afinidade com o receptor 5-HT$_{1A}$ de serotonina, agindo como um agonista ou agonista parcial, e afinidade moderada com o receptor D$_2$ de dopamina, agindo tanto como agonista quanto como antagonista. A indicação aprovada para esse fármaco psicotrópico é para o tratamento de TAG. A princípio, acreditava-se que fosse uma melhor alternativa ao grupo de fármacos benzodiazepínicos, porque não apresenta efeitos anticonvulsivantes nem de relaxamento muscular. Relatos continuam a surgir indicando que alguns pacientes têm proveito do acréscimo de buspirona a seu regime de antidepressivos. Seu uso para essa finalidade é mais comum do que seu uso como ansiolítico. Vale apontar que o fármaco antidepressivo vilazodona inibe a recaptação de 5-HT e atua como um agonista parcial do receptor 5-HT$_{1A}$.

AÇÕES FARMACOLÓGICAS

A buspirona é bem absorvida a partir do trato gastrintestinal, mas a absorção é retardada pela ingestão de alimentos. Níveis plasmáticos de pico são atingidos 40 a 90 minutos após a administração oral. Em doses de 10 a 40 mg, observa-se farmacocinética linear de dose única. Farmacocinética não linear é observada após várias doses. Devido a sua meia-vida breve (2 a 11 horas), a buspirona é dosada três vezes ao dia. Um metabólito ativo da buspirona, 1-pirimidinilpiperazina (1-PP), tem potência aproximadamente 20% menor do que a buspirona, mas é até 30% mais concentrado no cérebro do que o composto precursor. A meia-vida de eliminação de 1-PP é de 6 horas.

A buspirona não tem efeito sobre o canal iônico de cloro associado a GABA nem ao transportador da recaptação de serotonina, alvos de outros fármacos que são eficazes para TAG. A buspirona também tem afinidade com os receptores 5-HT$_2$ e de dopamina tipo 2 (D$_2$), embora a relevância desses efeitos nesses receptores seja desconhecida. Nos receptores D$_2$, ela tem propriedades tanto de agonista como de antagonista.

INDICAÇÕES TERAPÊUTICAS

Transtorno de ansiedade generalizada

A buspirona é um agente ansiolítico de espectro restrito, com eficácia comprovada apenas no tratamento de TAG. Diferentemente de ISRSs ou venlafaxina, a buspirona não é eficaz no tratamento de transtorno de pânico, TOC ou fobia social. No entanto, tem a vantagem sobre esses agentes de não causar disfunção sexual típica nem ganho de peso.

Algumas evidências sugerem que, em comparação com benzodiazepínicos, buspirona é, de modo geral, mais eficaz para os sintomas de raiva e hostilidade, igualmente eficaz para sintomas psíquicos de ansiedade e menos eficaz para sintomas somáticos de ansiedade. Seu benefício total é evidente apenas em doses acima de 30 mg diários. Em comparação com os benzodiazepínicos, tem um início retardado de ação, e efeitos eufóricos estão ausentes. Ao contrário dos benzodiazepínicos, não tem efeitos imediatos, e o paciente deve ser informado de que uma resposta clínica plena pode levar de 2 a 4 semanas. Caso uma resposta imediata seja necessária, o paciente pode começar a tomar um benzodiazepínico e, então, retirar o fármaco após o início dos efeitos da buspirona. Às vezes, os efeitos sedativos de benzodiazepínicos, que não ocorrem com a buspirona, são desejáveis; contudo, esses efeitos podem causar desempenho motor prejudicado e déficits cognitivos.

Outros transtornos

Diversos outros usos clínicos de buspirona foram relatados, mas a maioria não foi confirmada em experimentos controlados. Evidências da eficácia de buspirona de alta dosagem (30 a 90 mg diários) para transtornos depressivos são mistas. Ela parece ter uma atividade antidepressiva fraca, o que levou a seu uso como agente intensificador em pacientes que não obtiveram resultados com terapia antidepressiva-padrão. Em um estudo de grande porte, a intensificação de ISRSs com buspirona funcionou tanto quanto outras estratégias de uso comum. A buspirona, às vezes, é usada para potencializar ISRSs no tratamento de TOC. Há relatos de que pode ser benéfica contra o aumento da excitação e os *flashbacks* associados ao transtorno de estresse pós-traumático.

Uma vez que não atua sobre o complexo de canais iônicos de cálcio e GABA, a buspirona não é recomendada para o tratamento de abstinência de benzodiazepínicos, álcool ou sedativo-hipnóticos, exceto no tratamento de sintomas de ansiedade comórbidos.

Alguns experimentos indicam que a buspirona reduz agressividade e ansiedade em pessoas com doença cerebral orgânica ou lesão cerebral traumática. Ela também é usada para bruxismo induzido por ISRS e disfunção sexual, ânsia por nicotina e TDAH.

PRECAUÇÕES E REAÇÕES ADVERSAS

A buspirona não causa ganho de peso, disfunção sexual, sintomas de descontinuação ou perturbação significativa do sono. Também não produz sedação ou prejuízo cognitivo ou psicomotor. Seus efeitos adversos mais comuns são cefaleia, náusea, tontura e (raramente) insônia. Não há sedação associada a buspirona. Algumas pessoas podem relatar uma pequena sensação de inquietação, embora esse sintoma possa refletir um transtorno de ansiedade não totalmente tratado. Nenhuma morte foi relatada devido a superdoses de buspirona, e estima-se que a dose letal média seja de 160 a 550 vezes a dose diária recomendada. Esse fármaco deve ser usado com cautela por pessoas com prejuízo hepático e renal, mulheres grávidas e lactantes, mas pode ser usado com segurança por idosos.

INTERAÇÕES MEDICAMENTOSAS

A coadministração de buspirona e haloperidol resulta no aumento das concentrações sanguíneas de haloperidol. A buspirona não deve ser usada com IMAOs, para evitar episódios de hipertensão, e um período de eliminação de duas semanas deve transcorrer entre a descontinuação de um IMAO e o início do tratamento com buspirona. Fármacos ou alimentos que inibem CYP 3A4, como, por exemplo, eritromicina, itraconazol, nefazodona e suco de pomelo, aumentam as concentrações plasmáticas da buspirona.

INTERFERÊNCIAS LABORATORIAIS

Doses únicas de buspirona podem causar elevações transitórias nas concentrações de hormônio do crescimento, prolactina e cortisol, embora os efeitos não sejam clinicamente significativos.

DOSAGEM E DIRETRIZES CLÍNICAS

A buspirona está disponível em comprimidos de fração única de 5 e 10 mg e em comprimidos de fração tripla de 15 e 30 mg; o tratamento normalmente é iniciado com 5 mg VO três vezes ao dia ou 7,5 mg VO duas vezes ao dia. A dosagem pode ser aumentada em 5 mg a cada 2 a 4 dias até a faixa de dosagem habitual de 15 a 60 mg diários.

A buspirona não deve ser usada em pacientes com hipersensibilidade anterior ao fármaco, em casos de acidose metabólica associada a diabetes ou em pacientes com função hepática ou renal gravemente comprometida.

Substituição de benzodiazepínico por buspirona

A buspirona não apresenta tolerância cruzada com benzodiazepínicos, barbitúricos ou álcool. Um problema clínico comum, portanto, reside em como iniciar a terapia com buspirona em um indivíduo que já esteja sendo medicado com benzodiazepínicos. Existem duas alternativas. A primeira é iniciar o tratamento com buspirona gradualmente enquanto o benzodiazepínico é retirado. A segunda é começar o tratamento com buspirona e levar o paciente até uma dosagem terapêutica durante 2 a 3 semanas, enquanto ele ainda recebe a dosagem regular de benzodiazepínico, e, então, reduzi-la de forma gradativa. Pacientes que já foram medicados com benzodiazepínicos, em especial nos últimos meses, podem achar que a buspirona não seja tão eficaz no tratamento de sua ansiedade. Essa percepção pode ser explicada pela ausência dos efeitos sedativos e levemente eufóricos imediatos que acompanham os benzodiazepínicos. A coadministração de buspirona e benzodiazepínicos pode ser eficaz no tratamento de pessoas com transtornos de ansiedade que não responderam ao tratamento com um dos dois fármacos de maneira isolada.

REFERÊNCIAS

Appelberg BG, Syvalahti EK, Koskinen TE, Mehtonen OP, Muhonen TT, Naukkarinen HH. Patients with severe depression may benefit from buspirone augmentation of selective serotonin reuptake inhibitors: Results from a placebo-controlled, randomized, double-blind, placebo wash-in study. *J Clin Psychiatry*. 2001;62:448.
Benyamina A, Lecacheux M, Blecha L, Reynaud M, Lukasiewcz M. Pharmacotherapy and psychotherapy in cannabis withdrawal and dependence. *Expert Rev Neurother*. 2008;8:479.
Faber J, Sansone RA. Buspirone: A possible cause of alopecia. *Innov Clin Neurosci*. 2013;10(1):12–13.
Le Foll B, Boileau I. Repurposing buspirone for drug addiction treatment. *Int J Neuropsychopharmacol*. 2013;16(2):251–253.
Levitt AJ, Schaffer A, Lanctôt KL. Buspirone. In: Sadock BJ, Sadock VA, Ruiz P, eds. *Kaplan & Sadock's Comprehensive Textbook of Psychiatry*. 9th edition. Vol. 2. Philadelphia: Lippincott Williams & Wilkins: 2009:3060.

Myers RA, Plym MJ, Signor LJ, Lodge NJ. 1-(2-pyrimidinyl)-piperazine, a buspirone metabolite, modulates bladder function in the anesthetized rat. *Neurourol Urodyn*. 2004;23(7):709.
Navines R, Martin-Santos R, Gomez-Gil E, Martinez De Osaba MJ, Gasto C. Interaction between serotonin 5-Htla receptors and beta-endorphins modulates antidepressant response. *Prog Neuropsychopharmacol Biol Psychiatry*. 2008;32:1804.
Sempere T, Urbina M, Lima L. 5-HT1A and beta-adrenergic receptors regulate proliferation of rat blood lymphocytes. *Neuroimmunomodulation*. 2004;11(5):307.
Syvalahti E, Penttila J, Majasuo H, Palvimaki EP, Laakso A. Combined treatment with citalopram and buspirone: Effects on serotonin 5-HT2A and 5-HT2C receptors in the rat brain. *Pharmacopsychiatry*. 2006;39(1):1.
Van Oudenhove L, Kindt S, Vos R, Coulie B, Tack J. Influence of buspirone on gastric sensorimotor function in man. *Aliment Pharmacol Ther*. 2008;28:1326.
Wong H, Dockens RC, Pajor L, Yeola S, Grace JE Jr. 6-Hydroxybuspirone is a major active metabolite of buspirone: Assessment of pharmacokinetics and 5-hydroxytryptamine 1A receptor occupancy in rats. *Drug Metab Dispos*. 2007;35(8):1387.

▲ 29.12 Bloqueadores dos canais de cálcio

O íon cálcio intracelular regula a atividade de diversos neurotransmissores, como serotonina e dopamina, e essa ação pode explicar seu papel como agente de tratamento em transtornos do humor. Inibidores dos canais de cálcio são usados em psiquiatria como agentes antimaníacos para pessoas que são refratárias ou que não conseguem tolerar o tratamento com agentes estabilizadores do humor de primeira linha, como lítio, carbamazepina e divalproex. Os inibidores dos canais de cálcio incluem nifedipino, nimodipino, isradipino, anlodipino, nicardipino, nisoldipino, nitrendipino e verapamil. Eles são usados para o controle de mania e transtorno bipolar ultradiano (ciclagem do humor em menos de 24 horas).

Os resultados de um estudo genético de grande porte reacenderam o interesse pelos possíveis usos clínicos dos bloqueadores dos canais de cálcio (BCCs). Dois achados envolvendo genoma implicaram genes decodificadores de subunidades do canal de cálcio dependente de voltagem do tipo L como genes de suscetibilidade para transtorno bipolar, esquizofrenia, transtorno depressivo maior, TDAH e autismo.

AÇÕES FARMACOLÓGICAS

Os inibidores dos canais de cálcio são quase completamente absorvidos após o uso oral, com metabolismo hepático de primeira passagem significativo. Variações consideráveis intraindividuais e interindividuais são observadas nas concentrações plasmáticas dos fármacos após uma única dose. Níveis plasmáticos de pico da maioria desses agentes são obtidos em 30 minutos. O anlodipino não alcança níveis plasmáticos de pico antes de cerca de 6 horas. A meia-vida do verapamil após a primeira dose é de 2 a 8 horas, aumentando para 5 a 12 horas após os primeiros dias de terapia. As meias-vidas dos outros BCCs variam de 1 a 2 horas, para nimodipino e isradipino, até 30 a 50 horas, para anlodipino (Tab. 29.12-1).

O principal mecanismo de ação dos BCCs na doença bipolar é desconhecido. Os inibidores dos canais de cálcio abordados nesta seção inibem o influxo de cálcio nos neurônios por meio de canais de cálcio dependentes de voltagem (ação prolongada) do tipo L.

TABELA 29.12-1
Meias-vidas, dosagens e eficácia de inibidores dos canais de cálcio selecionados em transtornos psiquiátricos

	Verapamil	Nimodipino	Isradipino	Anlodipino
Meia-vida	Curta (5-12 horas)	Curta (1-2 horas)	Curta (1-2 horas)	Longa (30-50 horas)
Dosagem inicial	30 mg tid	30 mg tid	2,5 bid	5 mg MP
Dosagem diária de pico	480 mg	240-450 mg	20 mg	10-15 mg
Antimaníaco	++	++	++	*
Antidepressivo	±	+	+	*
Antiultradiano[†]	±	++	(++)	*

bid, duas vezes ao dia; MP, média potência; tid, três vezes ao dia.
* Sem estudos sistemáticos, apenas relatos de caso.
[†]Transtorno bipolar de ciclagem rápida.
Tabela adaptada de Robert M. Post, M.D.

INDICAÇÕES TERAPÊUTICAS

Transtorno bipolar

Foi demonstrado que nimodipino e verapamil são eficazes como terapia de manutenção em pessoas com doença bipolar. Pacientes que respondem a lítio parecem responder também ao tratamento com verapamil. O nimodipino pode ser útil para ciclagem ultradiana e depressão breve recorrente. O clínico deve iniciar o tratamento com um fármaco de ação breve, como nimodipino ou isradipino, começando com uma dosagem baixa e aumentando a cada 4 ou 5 dias até que se observe uma resposta clínica ou que surjam efeitos adversos. Quando os sintomas estiverem controlados, um fármaco de ação mais prolongada, como anlodipino, pode ser usado em substituição como terapia de manutenção. Insucesso de resposta a verapamil não exclui uma resposta favorável a um dos outros fármacos. O verapamil mostrou prevenir mania induzida por antidepressivos. Os BCCs podem ser combinados com outros agentes, como carbamazepina, em pacientes que apresentam resposta parcial a monoterapia.

Depressão

Nenhum dos BCCs é eficaz no tratamento para depressão, e podem, na verdade, impedir a resposta a antidepressivos.

Outras indicações psiquiátricas

O nifedipino é usado para tratar crises hipertensivas associadas ao uso de IMAOs. O isradipino pode reduzir a resposta subjetiva a metanfetamina. Inibidores dos canais de cálcio podem ser benéficos para transtorno de Tourette, doença de Huntington, transtorno de pânico, transtorno explosivo intermitente e discinesia tardia.

Outros usos clínicos

Esses fármacos são usados para tratar condições clínicas como angina, hipertensão, cefaleias de enxaqueca, fenômeno de Raynaud, espasmo esofágico, trabalho de parto prematuro e cefaleia. O verapamil tem atividade antiarrítmica e é usado para tratar arritmias superventriculares.

PRECAUÇÕES E REAÇÕES ADVERSAS

Os efeitos adversos mais comuns associados aos inibidores dos canais de cálcio são os que podem ser atribuídos a vasodilatação: tontura, cefaleia, taquicardia, náusea, disestesia e edema periférico. Verapamil e diltiazem, em particular, podem causar hipotensão, bradicardia e bloqueio cardíaco atrioventricular, o qual exige monitoramento intensivo e, às vezes, a descontinuação dos fármacos. Em todos os pacientes com doença cardiovascular, os medicamentos devem ser usados com cautela. Outros efeitos adversos comuns incluem constipação, fadiga, erupção cutânea, tosse e ruídos respiratórios. Efeitos adversos percebidos com diltiazem incluem hiperatividade, acatisia e parkinsonismo; com verapamil, *delirium*, hiperprolactinemia e galactorreia; com nimodipino, uma sensação subjetiva de aperto no peito e rubor da pele; e, com nifedipino, depressão. Os fármacos não foram avaliados quanto a segurança em mulheres grávidas, e o melhor é evitar seu uso. Visto serem secretados no leite materno, lactantes também devem evitá-los.

INTERAÇÕES MEDICAMENTOSAS

Todos os BCCs têm potencial para interações medicamentosas. Os tipos e os riscos dessas interações variam conforme o composto. O verapamil eleva os níveis séricos de carbamazepina, digoxina e outros substratos de CYP 3A4. Houve relatos de que verapamil e diltiazem, mas não nifedipino, precipitam neurotoxicidade induzida por carbamazepina. Inibidores dos canais de cálcio não devem ser usados por indivíduos medicados com antagonistas dos receptores β-adrenérgicos, hipotensivos (p. ex., diuréticos, vasodilatadores e inibidores de enzimas conversoras de angiotensina) ou fármacos antiarrítmicos (p. ex., quinidina e digoxina) sem consulta com um internista ou um cardiologista. Relatou-se que a cimetidina aumenta as concentrações plasmáticas de nifedipino e diltiazem. Alguns pacientes que são tratados com lítio e inibidores dos canais de cálcio concomitantemente podem correr maior risco de sinais e sintomas de neurotoxicidade, e já ocorreram mortes.

INTERFERÊNCIAS LABORATORIAIS

Nenhuma interferência laboratorial está associada ao uso de inibidores dos canais de cálcio.

DOSAGEM E DIRETRIZES CLÍNICAS

O verapamil está disponível em comprimidos de 40, 80 e 120 mg; comprimidos de liberação sustentada de 120, 180 e 240 mg; e cápsulas de liberação sustentada de 100, 120, 180, 200, 240, 300 e 360 mg. A dosagem inicial é de 40 mg VO três vezes ao dia, podendo ser aumentada em incrementos a cada 4 a 5 dias para até 80 a 120 mg três vezes ao dia. A pressão arterial, o pulso e o eletrocardiograma (em indivíduos a partir dos 40 anos ou com história de doença cardíaca) do paciente devem ser monitorados de modo rotineiro.

O nifedipino é encontrado em cápsulas de 10 e 20 mg e em comprimidos de liberação prolongada de 30, 60 e 90 mg. A administração deve iniciar com 10 mg VO 3 ou 4 vezes ao dia, podendo ser aumentada até uma dosagem máxima de 120 mg diários.

O nimodipino é apresentado em cápsulas de 30 mg. É utilizado em doses de 60 mg a cada 4 horas para transtorno bipolar de ciclagem ultrarrápida e, às vezes, brevemente em até 630 mg diários.

O isradipino está disponível em cápsulas de 2,5 e 5 mg, com um máximo de 20 mg diários. Uma apresentação de liberação prolongada desse fármaco foi descontinuada.

O anlodipino é encontrado em comprimidos de 2,5, 5 e 10 mg. A administração deve iniciar em 5 mg uma vez à noite e pode ser aumentada até uma dosagem máxima de 10 a 15 mg diários.

O diltiazem encontra-se disponível em comprimidos de 30, 60, 90 e 120 mg; cápsulas de liberação prolongada de 60, 90, 120, 180, 240, 300 e 360 mg; e em comprimidos de liberação prolongada de 60, 90, 120, 180, 240, 300 e 360 mg. A administração deve ter início com 30 mg VO quatro vezes ao dia e pode ser aumentada até um máximo de 360 mg diários.

Idosos são mais sensíveis aos inibidores dos canais de cálcio do que adultos jovens. Não há informações específicas disponíveis sobre o uso desses agentes em crianças.

REFERÊNCIAS

Bachmann RF, Schloesser RJ, Gould TD, Manji HK. Mood stabilizers target cellular plasticity and resilience cascades. Mol Neurobiol. 2005;32:173.
Dubovsky SL. Calcium channel inhibitors. In: Sadock BJ, Sadock VA, Ruiz P, eds. *Kaplan & Sadock's Comprehensive Textbook of Psychiatry*. 9th edition. Vol. 2. Philadelphia: Lippincott Williams & Wilkins: 2009:3065.
Dubovsky SL, Buzan RD, Thomas M, Kassner C, Cullum CM. Nicardipine improves the antidepressant action of ECT but does not improve cognition. *J ECT*. 2001;17:3.
Hasan M, Pulman J, Marson AG. Calcium antagonists as an add-on therapy for drug-resistant epilepsy. Cochrane Database Syst Rev. 2013;3:CD002750.
Ikeda A, Kato T. Biological predictors of lithium response in bipolar disorder. *Psychiatry Clin Neurosci*. 2003;57:243.
Kato T, Ishiwata M, Mori K, Washizuka S, Tajima O. Mechanisms of altered Ca2+ signaling in transformed lymphoblastoid cells from patients with bipolar disorder. *Int J Neuropsychopharmacol*. 2003;6:379.
Nahorski SR. Pharmacology of intracellular signaling pathways. *Br J Pharmacol*. 2006;147:S38.
Suzuki K, Kusumi I, Sasaki A, Koyama T. Serotonin-induced platelet intracellular calcium mobilization in various psychiatric disorders: Is it specific to bipolar disorder? *J Affect Disord*. 2001;64:291.
Triggle DJ. Calcium channel antagonists: Clinical uses—past, present and future. *Biochem Pharmacol*. 2007;74:1.
Wang HY, Friedman E. Increased association of brain protein kinase C with the receptor for activated C kinase-1 (RACK1) in bipolar affective disorder. *Biol Psychiatry*. 2001;50:364.
Wisner KL, Peindl KS, Perel JM, Hanusa BH, Piontek CM. Verapamil treatment for women with bipolar disorder. *Biol Psychiatry*. 2002;51:745.
Yingling DR, Utter G, Vengalil S, Mason B. Calcium channel blocker, nimodipine, for the treatment of bipolar disorder during pregnancy. *Am J Obstet Gynecol*. 2002;187:1711.

▲ 29.13 Carbamazepina e oxcarbazepina

A carbamazepina tem alguma semelhança estrutural com o ATC imipramina. Ela foi aprovada nos Estados Unidos para o tratamento de neuralgia do trigêmeo em 1968 e para epilepsia do lobo temporal (convulsões parciais complexas) em 1974. Vale observar que ela foi sintetizada pela primeira vez como um possível antidepressivo, mas, devido a seu perfil atípico em uma série de modelos com animais, foi desenvolvida, a princípio, para uso em transtornos dolorosos e convulsivos. Atualmente, é reconhecida na maioria das diretrizes como um estabilizador do humor de segunda linha útil para o tratamento e a prevenção de ambas as fases do transtorno bipolar afetivo. Uma fórmula de liberação sustentada de ação prolongada foi aprovada pela FDA dos Estados Unidos para o tratamento de mania aguda em 2002.

Um análogo da carbamazepina, a oxcarbazepina, foi comercializado como medicamento anticonvulsivo nos Estados Unidos em 2000, depois de ser usado como um tratamento para epilepsia pediátrica na Europa desde 1990. Devido a sua semelhança com a carbamazepina, muitos clínicos começaram a usá-lo como tratamento para pacientes com transtorno bipolar. Apesar de alguns relatos de que a oxcarbazepina tem propriedades estabilizadoras do humor, essa característica não foi confirmada em experimentos de grande porte e controlados com placebo.

CARBAMAZEPINA

Ações farmacológicas

A absorção da carbamazepina é lenta e imprevisível e é intensificada pelos alimentos. As concentrações plasmáticas de pico são atingidas em 2 a 8 horas após dose única, e níveis de estado de equilíbrio são alcançados após 2 a 4 dias com dosagem estável. Sua ligação com proteínas é de 70 a 80%, e sua meia-vida vai de 18 a 54 horas, com média de 26 horas. Contudo, com administração crônica, a meia-vida diminui para uma média de 12 horas, resultado da indução das enzimas hepáticas CYP 450 por carbamazepina, especificamente a autoindução do metabolismo desse fármaco. A indução de enzimas hepáticas atinge seu nível máximo após cerca de 3 a 5 semanas de terapia.

A farmacocinética da carbamazepina é diferente para suas duas formulações de ação prolongada, sendo que cada uma usa uma tecnologia um pouco diferente. Uma apresentação, Tegretol XR*, precisa de alimentos para assegurar tempo de trânsito gastrintestinal (GI) normal. A outra, Carbatrol*, vale-se de uma combinação de glóbulos de liberação intermediária, prolongada e bastante lenta, o que a torna adequada para a administração na hora de dormir.

A carbamazepina é metabolizada no fígado, e o metabólito 10,11-epóxido é ativo como anticonvulsivante. Sua atividade no tratamento dos transtornos bipolares é desconhecida. O uso de longo prazo de carbamazepina está associado a uma razão maior do epóxido em relação à molécula precursora.

Acredita-se que os efeitos anticonvulsivantes desse fármaco sejam mediados principalmente pela ligação a canais de sódio dependentes de voltagem no estado inativo prolongando sua inativação. Isso secundariamente reduz a ativação do canal de cálcio dependente de voltagem e, portanto, a transmissão sináptica. Outros efeitos incluem a redução de correntes pelos canais de receptores de glutamato e N-metil-D-aspartato (NMDA), antagonismo competitivo de receptores α_1 de adenosina e potencialização da neurotransmissão de catecolamina no sistema nervoso central (SNC). Ainda não se sabe se um ou todos esses mecanismos também resultam em estabilização do humor.

---

*N. de R. T.: Medicamento não disponível no Brasil.

Indicações terapêuticas

Transtorno bipolar

MANIA AGUDA. Os efeitos antimaníacos agudos da carbamazepina em geral ficam evidentes nos primeiros dias de tratamento. Cerca de 50 a 70% das pessoas respondem durante o período de 2 a 3 semanas após o início. Estudos indicam que ela pode ser particularmente eficaz em pessoas que não respondem a lítio, tais como indivíduos com mania disfórica, ciclagem rápida ou história familiar negativa de transtornos do humor. Os efeitos antimaníacos da carbamazepina podem – e costumam – ser intensificados pela administração concomitante de lítio, ácido valproico, hormônios da tireoide, antagonistas dos receptores de dopamina (ARDs) ou antagonistas de serotonina e dopamina (ASDs). Algumas pessoas podem responder a carbamazepina, mas não a lítio ou ácido valproico, e vice-versa.

PROFILAXIA. A carbamazepina é eficaz na prevenção de recaídas, sobretudo entre pacientes com transtorno bipolar tipo II, transtorno esquizoafetivo e mania disfórica.

DEPRESSÃO AGUDA. Um subgrupo de pacientes com depressão aguda refratários a tratamento responde bem a carbamazepina. Indivíduos com depressão episódica e menos crônica, mas mais grave, parecem responder melhor a carbamazepina. Mesmo assim, esse agente continua sendo um fármaco alternativo para pessoas deprimidas que não responderam a tratamentos convencionais, incluindo eletroconvulsoterapia (ECT).

Outros transtornos.

A carbamazepina ajuda a controlar os sintomas associados a abstinência aguda de álcool, embora benzodiazepínicos sejam mais eficazes para essa população. A carbamazepina foi sugerida como tratamento para o componente paroxístico recorrente do transtorno de estresse pós-traumático (TEPT). Estudos não controlados indicam que ela é eficaz para controlar comportamento impulsivo e agressivo em pessoas não psicóticas em todas as faixas etárias, incluindo crianças e idosos. Também é eficaz para controlar agitação não aguda e comportamento agressivo em pacientes com esquizofrenia e transtorno esquizoafetivo. Indivíduos com sintomas positivos proeminentes (p. ex., alucinações) podem ter chances de resposta, assim como pessoas que exibem explosões impulsivas de agressividade.

Precauções e reações adversas

A carbamazepina é relativamente bem tolerada. Efeitos colaterais leves sobre o sistema GI (náusea, vômito, perturbação gástrica, constipação, diarreia e anorexia) e o SNC (ataxia, sonolência) são os mais comuns. A gravidade desses efeitos adversos diminui quando a dosagem do medicamento é aumentada de forma lenta e mantida em sua concentração plasmática mínima para eficácia. Diferentemente de lítio e valproato (outros fármacos usados para o manejo do transtorno bipolar), a carbamazepina não parece causar ganho de peso. Devido aos fenômenos de autoindução, com consequentes reduções nas concentrações de carbamazepina, a tolerabilidade a efeitos colaterais pode melhorar com o decorrer do tempo. A maioria dos efeitos adversos está correlacionada a concentrações plasmáticas superiores a 9 μg/mL. Os efeitos colaterais mais raros, mas também mais graves, são discrasias sanguíneas, hepatite e graves reações cutâneas (Tab. 29.13-1).

Discrasias sanguíneas. Os efeitos hematológicos do fármaco não são relacionados à dosagem. Discrasias sanguíneas graves (anemia aplástica, agranulocitose) ocorrem em cerca de 1 em cada 125 mil indivíduos tratados com carbamazepina. Parece não haver uma correlação entre o grau de supressão benigna de leucócitos (leucopenia), que é observada em 1 a 2% dos indivíduos, e o surgimento de discrasias sanguíneas potencialmente letais. As pessoas devem ser alertadas de que o surgimento de sintomas como febre, dor de garganta, erupções cutâneas, petéquias, equimoses e sangramentos pode indicar discrasia grave e, devendo buscar sem demora assistência médica. O monitoramento hematológico de rotina em pacientes tratados com carbamazepina é recomendado a cada 3, 6, 9 e 12 meses. Se não houver evidências significativas de supressão da medula óssea até esse momento, diversos especialistas reduzem o intervalo do monitoramento. Contudo, mesmo um monitoramento assíduo pode não ser o bastante para detectar discrasias sanguíneas graves antes que causem os sintomas.

Hepatite. Durante as primeiras semanas de terapia, a carbamazepina pode causar tanto uma hepatite associada a aumento das enzimas hepáticas, especialmente transaminases, quanto colestase associada a bilirrubina elevada e fosfatase alcalina. Leves elevações de transaminase requerem apenas observação, mas elevações persistentes superiores ao triplo do limite máximo do normal indicam a necessidade de descontinuar o fármaco. Hepatite pode ocorrer novamente se o fármaco for reintroduzido, resultando em morte.

Efeitos dermatológicos. Aproximadamente 10 a 15% dos indivíduos medicados com carbamazepina desenvolvem erupção maculopapular benigna durante as primeiras três semanas de tratamento. Interromper a medicação em geral leva à resolução da erupção. Alguns pacientes podem experimentar síndromes dermatológicas potencialmente letais, incluindo dermatite esfoliativa, eritema multiforme, síndrome de Stevens-Johnson e necrólise epidérmica tóxica. O possível surgimento desses problemas dermatológicos graves leva a maioria dos clínicos a descontinuar o uso do fármaco em pessoas que apresentam qualquer tipo de erupção cutânea. O risco de erupção medicamentosa é quase o mesmo entre ácido valproico e carbamazepina nos primeiros dois meses de uso, mas é subsequentemente muito mais elevado para carbamazepina. Se esta parecer ser o único agente eficaz para uma pessoa apresentando uma erupção benigna com seu uso, pode-se fazer uma nova tentativa de utilizar o medicamento. Muitos pacientes podem retomar seu uso sem o ressurgimento da erupção. O pré-tratamento com prednisona

TABELA 29.13-1
Eventos adversos associados à carbamazepina

Efeitos adversos relacionados à dosagem	Efeitos adversos idiossincráticos
Visão dupla ou turva	Agranulocitose
Vertigem	Síndrome de Stevens-Johnson
Perturbações gastrintestinais	Anemia aplástica
Prejuízo do desempenho de tarefas	Falência hepática
	Erupção cutânea
Efeitos hematológicos	Pancreatite

(40 mg/dia) pode suprimir a erupção, embora outros sintomas de reação alérgica (p. ex., febre e pneumonite) possam se desenvolver mesmo com o pré-tratamento com esteroide.

Efeitos renais. A carbamazepina é usada eventualmente para tratar diabetes insípido não associado ao uso de lítio. Essa atividade resulta dos efeitos diretos ou indiretos no receptor de vasopressina. Ela também pode levar ao desenvolvimento de hiponatremia e intoxicação por água em alguns pacientes, sobretudo idosos, ou quando usada em doses elevadas.

Outros efeitos adversos. A carbamazepina reduz a condução cardíaca (embora o faça menos do que fármacos tricíclicos) e, portanto, pode exacerbar doença cardíaca preexistente. Deve ser usada com cautela em pessoas com glaucoma, hipertrofia prostática, diabetes ou história de abuso de álcool. Algumas vezes, ela ativa a função receptora de vasopressina, a qual resulta em uma condição semelhante a síndrome de secreção inapropriada do hormônio antidiurético, caracterizada por hiponatremia e, em casos raros, intoxicação por água. Esse é o oposto dos efeitos renais do lítio (i.e., diabetes insípido nefrogênico). No entanto, a potencialização de lítio com carbamazepina não reverte o efeito do lítio. O aparecimento de confusão, fraqueza grave ou cefaleia em uma pessoa medicada com carbamazepina requer a medição de eletrólitos séricos.

O uso desse fármaco, raras vezes, induz uma resposta de hipersensibilidade imunológica consistindo em febre, erupção cutânea, eosinofilia e possivelmente miocardite fatal.

Fenda palatina, hipoplasia das unhas, microcefalia e espinha bífida em crianças podem estar associadas ao uso materno de carbamazepina durante a gestação. Mulheres grávidas não devem usá-la a menos que seja absolutamente necessário. Todas as mulheres em idade fértil devem tomar de 1 a 4 mg de ácido fólico ao dia mesmo que não estejam tentando ficar grávidas. A carbamazepina é secretada no leite materno.

Interações medicamentosas

A carbamazepina reduz as concentrações séricas de vários fármacos em consequência de sua potente indução de CYP 3A4 hepática (Tab. 29.13-2). Frequentemente se indica o monitoramento de uma redução nos efeitos clínicos. Ela pode diminuir as concentrações sanguíneas de contraceptivos orais, resultando em sangramento intermenstrual e profilaxia duvidosa contra gravidez. Não deve ser administrada com IMAOs, os quais devem ser descontinuados pelo menos duas semanas antes de se iniciar o tratamento com carbamazepina. Suco de pomelo inibe seu metabolismo hepático. Quando se usam carbamazepina e valproato em combinação, a dosagem da carbamazepina deve ser reduzida, porque o valproato desloca a ligação da carbamazepina com proteínas, e pode ser necessário aumentar a dosagem do valproato.

Interferências laboratoriais

Níveis circulantes de tiroxina e tri-iodotironina estão associados a redução do hormônio estimulador da tireoide e podem estar relacionados ao tratamento. A carbamazepina também está associada a elevação no colesterol sérico total, sobretudo ao aumentar as lipoproteínas de alta densidade. Os efeitos de tireoide e colesterol não são clinicamente significativos. Ela pode interferir no teste de

TABELA 29.13-2
Carbamazepina: interações medicamentosas

Efeito da carbamazepina sobre as concentrações plasmáticas de agentes concomitantes	Agentes que podem afetar as concentrações plasmáticas da carbamazepina
A carbamazepina pode reduzir a concentração plasmática de:	Agentes que podem aumentar a concentração plasmática da carbamazepina:
Acetaminofeno	Alopurinol
Alprazolam	Cetoconazol
Amitriptilina	Cimetidina
Bupropiona	Claritromicina
Ciclosporina	Danazol
Clomipramina	Diltiazem
Clonazepam	Eritromicina
Clozapina	Fluoxetina
Contraceptivos hormonais	Fluvoxamina
Desipramina	Genfibrozila
Dicumarol	Isoniazida[a]
Doxepina	Itraconazol
Doxiciclina	Lamotrigina
Etossuximida	Loratadina
Felbamato	Macrolídeos
Fenitoína	Nefazodona
Fensuximida	Nicotinamida
Fentanila	Propoxifeno
Flufenazina	Terfenadina
Haloperidol	Troleandomicina
Imipramina	Valproato[a]
Lamotrigina	Verapamil
Metadona	Viloxazina
Metilprednisolona	Fármacos que podem reduzir as concentrações plasmáticas da carbamazepina:
Metsuximida	
Nimodipino	
Pancurônio	Carbamazepina (autoindução)
Primidona	Cisplatina
Teofilina	Cloridrato de doxorrubicina
Valproato	Felbamato
Varfarina	Fenobarbital
A carbamazepina pode aumentar as concentrações plasmáticas farmacológicas de:	Fenitoína
	Primidona
	Rifampina[b]
Clomipramina	Teofilina
Fenitoína	Valproato
Primidona	

[a] Aumento das concentrações do metabólito ativo 10,11-epóxido.
[b] Redução das concentrações da carbamazepina e aumento das concentrações do metabólito 10,11-epóxido.
(Tabela elaborada por Carlos A. Zarate, Jr., M.D., e Mauricio Tohen, M.D.)

supressão de dexametasona e também pode causar resultados falso--positivos em testes de gravidez.

Dosagem e administração

A dose almejada para atividade antimaníaca é de 1.200 mg diários, embora possa variar de modo considerável. A carbamazepina de liberação imediata precisa ser tomada três ou quatro vezes ao dia, o que leva a lapsos de adesão. Formulações de liberação prolongada, portanto, são preferidas porque podem ser tomadas uma ou duas vezes ao dia. Uma forma de carbamazepina de liberação prolongada, Carbatrol*, tem apresentação em cápsulas de 100, 200 e 300 mg. Outra forma, Equetro*, é idêntica a Carbatrol* e comercializada como tratamento para transtorno bipolar. Essas cápsulas contêm esferas minúsculas com três tipos diferentes de cobertura, de modo que dissolvem em momentos diferentes. As cápsulas não devem ser esmagadas nem mastigadas. No entanto, o conteúdo pode ser salpicado sobre alimentos, sem afetar suas qualidades de liberação prolongada. Essa formulação também pode ser tomada com as refeições. A dose diária total pode ser tomada na hora de dormir. A taxa de absorção é mais rápida quando administrada com uma refeição rica em gorduras. Outra fórmula de liberação prolongada de carbamazepina, Tegretol XR*, usa um sistema de liberação do fármaco diferente de Carbatrol* e está disponível em comprimidos de 100, 200 e 300 mg.

Doenças hematológicas, hepáticas e cardíacas preexistentes podem ser contraindicações relativas para o tratamento com carbamazepina. Pessoas com doença hepática precisam apenas de um terço a meia dosagem habitual; o clínico deve ter cautela ao elevar a dosagem em pessoas com essa condição e fazê-lo apenas de forma lenta e gradual. Exames de laboratório devem incluir um hemograma completo, com contagem de plaquetas, testes de função hepática, eletrólitos séricos e eletrocardiograma em indivíduos com mais de 40 anos ou com doença cardíaca preexistente. Um eletrencefalograma não é necessário antes do início do tratamento, mas pode ser útil em alguns casos para a documentação de mudanças objetivas correlacionadas à melhora clínica. A Tabela 29.13-3 apresenta um breve guia do usuário de carbamazepina para transtorno bipolar.

Monitoramento laboratorial de rotina

Níveis séricos para eficácia antimaníaca ainda não foram estabelecidos. A faixa de concentração sanguínea anticonvulsivante para carbamazepina é de 4 a 12 μg/mL, e essa faixa deve ser alcançada antes de se determinar que o fármaco não é eficaz no tratamento de um transtorno do humor. Uma supressão clinicamente não significativa da contagem de leucócitos em geral ocorre durante o tratamento com carbamazepina. Essa redução benigna pode ser revertida ao se acrescentar lítio, que intensifica o fator estimulador de novas células. Possíveis efeitos hematológicos graves da carbamazepina, como pancitopenia, agranulocitose e anemia aplástica, ocorrem em cerca de 1 em cada 125 mil pacientes. Avaliações laboratoriais completas do sangue podem ser realizadas a cada duas semanas durante os primeiros dois meses de tratamento e depois a cada três meses, mas a FDA revisou a bula do medicamento e sugere monitoramento sanguíneo conforme o julgamento do clínico. Os pacientes devem ser informados de que febre, dor de garganta, erupções cutâneas, petéquias, equimoses ou sangramentos incomuns podem apontar um problema hematológico, indicando que um médico deve ser notifi-

*N. de R. T.: Medicamento não disponível no Brasil.

TABELA 29.13-3
Carbamazepina na doença bipolar: um breve guia do usuário

1. Começar com dose baixa (200 mg) à hora de dormir durante depressão ou eutimia; doses mais altas (600–800 mg/dia em doses divididas) em pacientes maníacos.
2. Todas as dosagens à hora de dormir são razoáveis com carbamazepina de liberação prolongada.
3. Titular lentamente conforme a resposta do indivíduo ou o limiar de efeitos colaterais.
4. Autoindução e indução da enzima hepática CYP 450 (3A4) ocorrem em 2 a 3 semanas; doses ligeiramente mais altas podem ser necessárias ou toleradas nesse momento.
5. Alertar quanto a erupções benignas, as quais ocorrem em 5 a 10% das pessoas medicadas com o fármaco; avanço para erupções graves mais raras é imprevisível; portanto, o fármaco deve ser descontinuado se houver qualquer tipo de erupção.
6. Redução na contagem de células brancas benignas ocorre regularmente (em geral sem consequências).
7. Em casos raros, podem ocorrer agranulocitose e anemia aplástica (vários a cada milhão de novas exposições); alertar quanto ao surgimento de febre, dor de garganta, petéquias e sangramento da gengiva e para contatar um médico a fim de obter de uma contagem total de células sanguíneas.
8. Usar métodos de controle de natalidade adequados, incluindo uma dosagem mais elevada de estrogênio (já que carbamazepina reduz os níveis de estrogênio).
9. Evitar carbamazepina durante a gestação (0,5% de ocorrência de espinha bífida; aproximadamente 8% de ocorrências de outros resultados adversos graves).
10. Algumas pessoas respondem bem a carbamazepina e não a outros estabilizadores do humor (lítio) ou anticonvulsivantes (ácido valproico).
11. Tratamento de combinação costuma ser necessário para manter a remissão e prevenir a perda do efeito devido a tolerância.
12. Interações medicamentosas maiores associadas a aumento de carbamazepina e toxicidade potencial decorrente da inibição da enzima 3A4 incluem bloqueadores do canal de cálcio (isradipino e verapamil); eritromicina e antibióticos macrolídeos relacionados; e valproato.

cado. Essa abordagem é provavelmente mais eficaz do que o monitoramento sanguíneo frequente durante tratamento de longo prazo. Também foi sugerido que testes do funcionamento hepático e renal sejam conduzidos trimestralmente, embora o benefício dessa prática seja questionado. Parece ser razoável, contudo, avaliar a condição hematológica, junto com as funções hepática e renal, sempre que exames de rotina forem solicitados. Um protocolo de monitoramento é apresentado na Tabela 29.13-4.

O tratamento com carbamazepina deve ser descontinuado, e deve-se consultar um hematologista se for encontrado um dos seguintes valores em exames laboratoriais: contagem total de leucócitos abaixo de 3.000/mm^3, eritrócitos abaixo de 4,0X10^6/mm^3, neutrófilos abaixo de 1.500/mm^3, hematócrito abaixo de 32%, hemoglobina menor do que 11 g/100 mL, contagem de plaquetas abaixo de 100.000/mm^3, contagem de reticulócitos abaixo de 0,3% e concentração de íons séricos abaixo de 150 mg/100 mL.

TABELA 29.13-4
Monitoramento laboratorial de carbamazepina para transtornos psiquiátricos em adultos

	Avaliação inicial	Semanalmente até estabilidade	Mensalmente durante 6 meses	6 a 12 meses
HC	+	+	+	+
Bilirrubina	+		+	+
Alanina aminotransferase	+		+	+
Aspartato aminotransferase	+		+	+
Fosfatase alcalina	+		+	+
Nível de carbamazepina	+	+		+

HC, hemograma completo.

OXCARBAZEPINA

Embora seja estruturalmente relacionada à carbamazepina, a utilidade da oxcarbazepina como tratamento para mania não foi estabelecida em experimentos controlados.

Farmacocinética

A absorção é rápida e não é afetada por alimentos. As concentrações de pico ocorrem após cerca de 45 minutos. A meia-vida de eliminação do composto precursor é de 2 horas e permanece estável durante o tratamento prolongado. O monoidróxido tem meia-vida de 9 horas. Supõe-se que grande parte da atividade anticonvulsivante resulte desse derivado monoidróxido.

Efeitos colaterais

Os efeitos colaterais mais comuns são sedação e náusea. Efeitos colaterais menos frequentes são prejuízo cognitivo, ataxia, diplopia, nistagmo, tontura e tremor. Diferentemente da carbamazepina, a oxcarbazepina não apresenta aumento do risco de discrasias sanguíneas graves, portanto não há necessidade de monitoramento hematológico. A frequência de erupção cutânea benigna é menor do que a observada com a carbamazepina, e erupções graves são extremamente raras. Contudo, cerca de 25 a 30% dos pacientes que desenvolvem erupção alérgica ao tomarem carbamazepina também a desenvolvem com oxcarbazepina. O fármaco tem mais chances de causar hiponatremia do que a carbamazepina. Em torno de 3 a 5% dos pacientes medicados com oxcarbazepina desenvolvem esse efeito colateral. Aconselha-se obter concentrações séricas de sódio no início do curso do tratamento, porque a hiponatremia pode ser clinicamente silenciosa. Em casos graves, podem ocorrer confusão e convulsões.

Dosagem e administração

A dosagem de oxcarbazepina para transtorno bipolar não foi estabelecida. O fármaco está disponível em comprimidos de 150, 300 e 600 mg. A faixa de dosagem pode variar de 150 até 2.400 mg diários administrados em doses divididas, duas vezes ao dia. Em experimentos clínicos para mania, as doses normalmente usadas foram de 900 a 1.200 mg diários, com dose inicial de 150 ou 300 mg à noite.

Interações medicamentosas

Fármacos como fenobarbital e álcool, os quais induzem CYP 3A4, aumentam a depuração e reduzem as concentrações de oxcarbazepina. Esse medicamento induz CYP 3A4/5 e inibe CYP 2C19, o que pode afetar o metabolismo de fármacos que utilizam essa via. Mulheres que tomam contraceptivos orais devem ser alertadas a consultar seu ginecologista, porque a oxcarbazepina pode reduzir as concentrações do contraceptivo e diminuir sua eficácia.

REFERÊNCIAS

Alvarez G, Marsh W, Camacho IA, Gracia SL. Effectiveness and tolerability of carbamazepine vs. oxcarbazepine as mood stabilizers. *Clin Res Reg Affairs*. 2003;20:365.
Benedetti A, Lattanzi L, Pini S, Musetti L, Dell'Osso L. Oxcarbazepine as add-on treatment in patients with bipolar manic, mixed, or depressive episode. *J Affect Disord*. 2004;79:273.
Ghaemi NS, Ko JY, Katzow JJ. Oxcarbazepine treatment of refractory bipolar disorder: A retrospective chart review. *Bipolar Disord*. 2002;4(1):70.
Hartong EG, Moleman P, Hoogduin CA, Broekman TG, Nolen WA. Prophylactic efficacy of lithium versus carbamazepine in treatment-naive bipolar patients. *J Clin Psychiatry*. 2003;64:144.
Isojarvi JI, Huuskonen UE, Pakarinen AJ, Vuolteenaho O, Myllyla VV. The regulation of serum sodium after replacing carbamazepine with oxcarbazepine. *Epilepsia*. 2001;42(6):741.
Ketter TA, Wang PW, Becker OV, Nowakowska C, Yang YS. The diverse roles of anticonvulsants in bipolar disorders. *Ann Clin Psychiatry*. 2003;15:95.
Post RM, Frye MA. Carbamazepine. In: Sadock BJ, Sadock VA, Ruiz P, eds. *Kaplan & Sadock's Comprehensive Textbook of Psychiatry*. 9th ed. Vol. 2. Philadelphia: Lippincott Williams & Wilkins; 2009:3073.
Wagner KD, Kowatch RA, Emslie GJ, Findling RL, Wilens TE, McCague K. A double-blind, randomized, placebo-controlled trial of oxcarbazepine in the treatment of bipolar disorder in children and adolescents. *Am J Psychiatry*. 2006;163(7):1179.
Weisler RH, Kalai AK, Ketter TA. A multicenter, randomized, placebo-controlled trial of extended-release carbamazepine capsules as monotherapy for bipolar disorder patients with manic or mixed episodes. *J Clin Psychiatry*. 2004;65(4):478.
Zhang ZJ, Kang WH, Tan QR, Li Q, Gao CG, Zhang FG. Adjunctive herbal medicine with carbamazepine for bipolar disorders: A double-blind, randomized, placebo-controlled study. *J Psychiatr Res*. 2007;41(3–4):360.

▲ 29.14 Inibidores da colinesterase e memantina

Donepezila, rivastigmina e galantamina são inibidores da colinesterase usados para tratar prejuízo cognitivo de leve a moderado em demência do tipo Alzheimer. Eles reduzem a inativação do neurotransmissor acetilcolina e, assim, potencializam a neurotransmissão colinérgica, que, por sua vez, produz uma leve melhora na memória e no pensamento voltado para objetivos. A memantina não é um inibidor da colinesterase e produz seus efeitos por meio do bloqueio dos receptores de *N*-metil-D-aspartato (NMDA). Diferentemente dos inibidores da colinesterase, que são indicados para os estágios leve a moderado da doença de Alzheimer, a memantina é indicada para seus estágios moderados a graves. A tacrina, o primeiro inibidor da colinesterase a ser introduzido, não é mais usada devido a seus regimes de dosagem diária múltipla, seu potencial de hepatotoxicidade e a consequente necessidade de monitoramento laboratorial frequente. A prática clínica de rotina costuma combinar um inibidor da colinesterase com memantina, e estudos recentes demonstraram que essa combinação pode proporcionar uma resposta benéfica em comparação a farmacoterapia apenas com inibidor da colinesterase.

AÇÕES FARMACOLÓGICAS

A donepezila é absorvida totalmente a partir do trato gastrintestinal (GI). A concentração plasmática de pico é alcançada em cerca de 3 a 4 horas após a dosagem oral. Sua meia-vida é de 70 horas em idosos, e é tomada apenas uma vez ao dia. Níveis em estado de equilíbrio são alcançados em cerca de duas semanas. A presença de cirrose alcoólica estável reduz a depuração de donepezila em 20%. A rivastigmina é absorvida de forma rápida e completa a partir do trato GI e atinge concentrações plasmáticas de pico em 1 hora, mas o processo é retardado em até 90 minutos se for administrada com alimentos. Sua meia-vida é de 1 hora, mas, como permanece ligada a colinesterase, uma dose única é terapeuticamente ativa durante 10 horas, e é tomada duas vezes ao dia. A galantamina é um alcaloide semelhante à codeína que é extraído de narcisos da planta *Galanthus nivalis*. Sua absorção é rápida, e as concentrações máximas são atingidas depois de 30 minutos a 2 horas. Alimentos reduzem a concentração máxima em 25%. Sua meia-vida de eliminação é de quase 6 horas.

A tacrina é absorvida com rapidez a partir do trato GI. Concentrações plasmáticas de pico ocorrem cerca de 90 minutos após a dosagem oral. Sua meia-vida é de aproximadamente 2 a 4 horas, e, portanto, a dosagem deve ser de quatro vezes ao dia.

O mecanismo de ação principal dos inibidores da colinesterase é reversível e consiste na inibição da acetilcolinesterase e da butirilcolinesterase, as enzimas que catabolizam acetilcolina no sistema nervoso central (SNC). A inibição das enzimas aumenta as concentrações sinápticas de acetilcolina, em especial no hipocampo e no córtex cerebral. Diferentemente da tacrina, que é não seletiva para todas as formas de acetilcolinesterase, a donepezila parece ser seletivamente ativa no SNC e tem pouca atividade periférica. O perfil de efeitos colaterais favorável da donepezila parece estar correlacionado com sua falta de inibição de colinesterases no trato GI. A rivastigmina parece ter uma atividade um pouco mais periférica do que a donepezila e, portanto, tem maior probabilidade de causar efeitos adversos GI do que esta.

INDICAÇÕES TERAPÊUTICAS

Inibidores da colinesterase são eficazes para o tratamento de prejuízo cognitivo leve a moderado na demência to tipo Alzheimer. Com o uso de longo prazo, eles deixam o avanço da perda de memória mais lento e reduzem apatia, depressão, alucinações, ansiedade, euforia e comportamentos motores despropositados. A autonomia funcional é menos bem preservada. Algumas pessoas percebem melhora imediata em memória, humor, sintomas psicóticos e habilidades interpessoais. Outras percebem pouco benefício inicial, mas são capazes de manter suas faculdades cognitivas e adaptativas em um nível relativamente estável durante vários meses. Um benefício prático do uso de inibidores da colinesterase é um retardamento ou uma redução da necessidade de colocação do paciente em um lar de idosos.

Donepezila e rivastigmina podem ser benéficas para pacientes com doença de Parkinson e doença dos corpos de Lewy e para o tratamento de déficits cognitivos causados por lesão cerebral traumática. A donepezila está sendo estudada para o tratamento de prejuízo cognitivo leve menos grave do que o causado pela doença de Alzheimer. Pessoas com demência vascular podem responder a inibidores da acetilcolinesterase. Eventualmente, esses inibidores provocam uma reação catastrófica idiossincrática, com sinais de pesar e agitação, os quais são autolimitantes depois que o fármaco é descontinuado. O uso de inibidores da colinesterase para melhorar a cognição por indivíduos não demenciados deve ser desencorajado.

PRECAUÇÕES E REAÇÕES ADVERSAS

Donepezila

A donepezila costuma ser bem tolerada nas dosagens recomendadas. Menos de 3% das pessoas que a utilizam experimentam náusea, diarreia e vômito. Esses sintomas leves são mais comuns com uma dose de 10 mg do que com uma de 5 mg e, quando presentes, normalmente se resolvem após três semanas de uso contínuo. Esse fármaco pode causar perda de peso. O tratamento com donepezila esteve associado, com pouca frequência, a bradiarritmias, sobretudo em pessoas com doença cardíaca subjacente. Uma pequena quantidade de pessoas experimenta síncope.

Rivastigmina

A rivastigmina, em geral, é bem tolerada, mas as dosagens recomendadas podem precisar ser reduzidas no período inicial de tratamento para limitar os efeitos adversos GI e do SNC. Esses sintomas leves são mais comuns em dosagens acima de 6 mg diários e, quando presentes, normalmente se resolvem depois que a dosagem é reduzida. Os efeitos adversos mais comuns associados à rivastigmina são náusea, vômito, tontura, cefaleia, diarreia, dor abdominal, anorexia, fadiga e sonolência. Ela pode causar perda de peso, mas não parece causar anormalidades hepáticas, renais, hematológicas ou nos eletrólitos.

Galantamina

Os efeitos colaterais mais comuns da galantamina são tontura, cefaleia, náusea, vômitos, diarreia e anorexia. Esses efeitos costumam ser leves e transitórios.

Tacrina

A tacrina é o inibidor da colinesterase menos usado, mas exige mais detalhamento do que os outros porque é difícil de titular e usar e apresenta o risco de elevações potencialmente significativas nos níveis de transaminase hepática. Esses aumentos ocorrem em 25 a 30% das pessoas. Além da elevação dos níveis de transaminase, os efeitos adversos específicos mais comuns associados ao tratamento com tacrina são náusea, vômito, mialgia, anorexia e erupções cutâneas, mas foi observado que apenas náusea, vômito e anorexia estão evidentemente relacionados à dosagem. As elevações de transaminase, via de regra, desenvolvem-se durante as primeiras 6 a 12 semanas de tratamento, e eventos de mediação colinérgica estão relacionados à dosagem.

Hepatotoxicidade. A tacrina está associada a aumento das atividades plasmáticas de alanina aminotransferase (ALT) e de aspartato aminotransferase (AST). A medição de ALT é o indicador

TABELA 29.14-1
Incidência de efeitos colaterais maiores com inibidores da colinesterase (%)

Fármaco	Dose (mg/dia)	Náusea	Vômito	Diarreia	Tontura	Cãibras	Insônia
Donepezila	5	4	3	9	15	9	7
Donepezila	10	17	10	17	13	12	8
Rivastigmina	1-4	14	7	10	15	NR	NR
Rivastigmina	6-12	48	27	17	24	NR	NR
Galantamina	8	5,7	3,6	5	NR	NR	NR
Galantamina	16	13,3	6,1	12,2	NR	NR	NR
Galantamina	24	16,5	9,9	5,5	NR	NR	NR

NR, não relatado a partir de dados de experimentos clínicos; incidência inferior a 5%.

mais sensível dos efeitos hepáticos da tacrina. Em torno de 95% dos pacientes que desenvolvem níveis séricos elevados de ALT o fazem nas primeiras 18 semanas de tratamento. A duração média de tempo para que essas concentrações elevadas retornem ao normal após a interrupção do tratamento com tacrina é de quatro semanas.

No caso de monitoramento de rotina de enzimas hepáticas, as atividades de AST e ALT devem ser medidas semanalmente durante as primeiras 18 semanas, a cada mês ao longo do segundo período de quatro meses, e a cada três meses a partir de então. Avaliações semanais de AST e ALT devem ser realizadas durante um período mínimo de seis semanas após qualquer aumento na dosagem. Pacientes com atividade de ALT levemente aumentada devem receber monitoramento semanal e não voltar a receber tacrina até que a atividade de ALT volte à faixa de normalidade. Para qualquer paciente com atividade elevada de ALT e icterícia, o tratamento com tacrina deve ser interrompido, e ele não pode ser novamente medicado com o fármaco.

A Tabela 29.14-1 apresenta um resumo da incidência dos efeitos colaterais adversos principais associados a cada um dos inibidores da colinesterase.

Interações medicamentosas

Deve haver cautela ao usar os inibidores da colinesterase com fármacos que também apresentam atividade colinomimética, como succinilcolina e betanecol. É provável que a coadministração de inibidores da colinesterase e fármacos com atividade antagonista colinérgica (p. ex., fármacos tricíclicos) seja contraproducente. A paroxetina tem os efeitos anticolinérgicos mais acentuados de todos os novos fármacos antidepressivos e ansiolíticos e deve ser evitada por essa razão, além de por seu efeito inibidor sobre o metabolismo de alguns dos inibidores da colinesterase.

A donepezila sofre amplo metabolismo por ambas as isoenzimas, CYP 2D6 e 3A4. Esse metabolismo pode ser aumentado por fenitoína, carbamazepina, dexametasona, rifampina e fenobarbital. Agentes de uso comum, como paroxetina, cetoconazol e eritromicina, podem aumentar significativamente as concentrações da donepezila. Esse medicamento apresenta alta ligação a proteínas, mas não desloca outros fármacos ligados a proteínas, como furosemida, digoxina ou varfarina. A rivastigmina circula, em grande parte, sem ligação a proteínas séricas e não apresenta interações medicamentosas significativas.

Assim como a donepezila, a galantamina é metabolizada por ambas as isoenzimas, CYP 2D5 e 3A4, e, portanto, pode interagir com fármacos que inibem esses caminhos. Paroxetina e cetoconazol devem ser usados com grande cautela.

Interferências laboratoriais

Nenhuma interferência laboratorial foi associada ao uso de inibidores da colinesterase.

Dosagem e diretrizes clínicas

Antes do início da terapia com inibidores da colinesterase, causas potencialmente tratáveis de demência devem ser descartadas, e o diagnóstico de demência do tipo Alzheimer deve ser estabelecido.

A donepezila está disponível em comprimidos de 5 e 10 mg. O tratamento deve ser iniciado com 5 mg todas as noites. Caso seja bem tolerada, e identificado benefício após quatro semanas, a dosagem deve ser aumentada para uma dose de manutenção de 10 mg todas as noites. A absorção do fármaco não é afetada por refeições.

A rivastigmina é encontrada em cápsulas de 1,5, 3, 4, 5 e 6 mg. A dosagem inicial recomendada é de 1,5 mg duas vezes ao dia durante um período mínimo de duas semanas, depois do qual pode haver aumentos diários de 1,5 mg em intervalos de um período mínimo de duas semanas até obter uma dosagem final de 6 mg/dia, tomados em duas doses iguais. Caso seja tolerada, a dosagem pode ser titulada ainda mais, até um máximo de 6 mg duas vezes ao dia. O risco de eventos GI adversos pode ser reduzido administrando-se o fármaco com alimentos.

A galantamina está disponível em comprimidos de 4, 8 e 16 mg. O alcance da faixa de dosagem sugerida é de 16 a 32 mg diários duas vezes ao dia. A dose mais alta é, na realidade, mais bem tolerada do que a dose mais baixa. A dosagem inicial é de 8 mg ao dia e, depois de um período mínimo de quatro semanas, pode ser elevada. Todos os aumentos subsequentes da dosagem devem ocorrer em intervalos de quatro semanas e devem estar baseados na tolerabilidade do paciente.

A tacrina é encontrada em cápsulas de 10, 20, 30 e 40 mg. Antes do início do tratamento, deve ser realizado um exame completo tanto físico quanto laboratorial, com atenção específica para os testes de funcionamento hepático e índices hematológicos iniciais. O tratamento deve ser iniciado com 10 mg quatro vezes ao dia e então aumentado em incrementos de 10 mg por dose a cada seis semanas, até 160 mg diários. A tolerância do paciente a cada dosagem é indicada pela ausência de efeitos colaterais inaceitáveis e de elevação da atividade de ALT. A tacrina deve ser administrada quatro vezes ao dia – idealmente 1 hora antes das refeições, porque sua absorção é reduzida em cerca de 25% quando tomada nas primeiras 2 horas após as refeições. Caso esse fármaco seja usado, as diretrizes específicas para ALT induzida por tacrina mencionadas em Hepatoxidade devem ser seguidas.

MEMANTINA

Ações farmacológicas

A memantina é bem absorvida após a administração oral, sendo suas concentrações de pico alcançadas em cerca de 3 a 7 horas. Alimentos não têm efeitos sobre sua absorção. O fármaco tem farmacocinética linear sobre a faixa de dosagem, e sua meia-vida de eliminação terminal é de aproximadamente 60 a 80 horas. A ligação plasmática a proteínas é de 45%.

A memantina sofre pouco metabolismo, sendo a maior parte (57 a 82%) de uma dose administrada excretada sem alterações na urina; o restante é convertido sobretudo em três metabólitos polares: N-3,5-dimetil-gludantano, 6-hidróxi-memantina e 1-nitroso-3,5-dimetil-adamantano. Esses metabólitos têm mínima atividade antagonista dos receptores de NMDA. A memantina é um antagonista dos receptores NMDA com afinidade baixa a moderada. Acredita-se que a superexcitação dos receptores de NMDA pelo neurotransmissor glutamato possa ter uma função na doença de Alzheimer porque o glutamato desempenha um papel fundamental nas vias neurais relacionadas ao aprendizado e à memória. Excesso de glutamato superestimula os receptores de NMDA a permitir penetração demasiada de cálcio nas células nervosas, levando a morte celular inevitável na doença de Alzheimer. A memantina pode proteger as células contra o excesso de glutamato ao bloquear parcialmente os receptores de NMDA associados à transmissão anormal de glutamato ao mesmo tempo que permite uma transmissão fisiológica associada ao funcionamento celular normal.

Indicações terapêuticas

A memantina é a única terapia aprovada nos Estados Unidos para doença de Alzheimer de moderada a grave.

Precauções e reações adversas

A memantina é segura e bem tolerada. Os efeitos adversos mais comuns são tontura, cefaleia, constipação e confusão. Seu uso em indivíduos com prejuízo renal grave não é recomendado. Em um caso documentado de superdose com até 400 mg de memantina, o paciente experimentou inquietação, psicose, alucinações visuais, sonolência, estupor e perda de consciência, mas recuperou-se sem sequelas permanentes.

Interações medicamentosas

Estudos *in vitro* conduzidos com substratos marcadores das enzimas CYP 450 (CYP 1A2, 2A6, 2C9, 2D6, 2E1 e 3A4) demonstraram inibição mínima dessas enzimas por memantina. Não se esperam interações farmacocinéticas com fármacos metabolizados por essas enzimas.

Uma vez que a memantina é eliminada, em parte, por secreção tubular, a coadministração de fármacos que usam o mesmo sistema catiônico renal, incluindo hidroclorotiazida, triantereno, cimetidina, ranitidina, quinidina e nicotina, tem a possibilidade de resultar em níveis plasmáticos alterados dos dois agentes. A coadministração de memantina e uma combinação de hidroclorotiazida e triantereno não afetou a biodisponibilidade de memantina nem de triantereno, e a biodisponibilidade de hidroclorotiazida diminuiu em 20%.

O pH urinário é alterado pela dieta, por fármacos (p. ex., inibidores da anidrase carbônica, topiramato, bicarbonato de sódio) e pelo estado clínico do paciente (p. ex., acidose tubular renal ou infecções graves do trato urinário). A depuração de memantina é reduzida em cerca de 80% sob condições alcalinas de urina com pH 8. Assim, alterações no pH urinário voltadas para a condição alcalina podem levar a uma acumulação do fármaco com um possível aumento de efeitos adversos. Portanto, ela deve ser usada com cautela sob essas condições.

Interferências laboratoriais

Nenhuma interferência laboratorial foi associada ao uso de memantina.

Dosagem e diretrizes clínicas

A memantina está disponível em comprimidos de 5 e 10 mg, sendo recomendada dose inicial de 5 mg ao dia. A dose-alvo aconselhada é de 20 mg diários. O fármaco é administrado duas vezes ao dia em doses separadas, com incrementos semanais de 5 mg, dependendo da tolerabilidade.

Foi verificado que pacientes com doença de leve a moderada medicados com memantina em combinação com um inibidor da colinesterase não experimentaram um benefício maior na cognição ou no funcionamento geral do que os que foram medicados apenas com um inibidor da colinesterase.

REFERÊNCIAS

Auchus AP, Brasher HR, Salloway S, Korczyn AD, DeDeyn PP. Galantamine treatment of vascular dementia: A randomized trial. *Neurology*. 2007;69:448.

Black SE, Doody R, Li H, McRae T, Jambor KM. Donepezil preserves cognition and global function in patients with severe Alzheimer's disease. *Neurology*. 2007;69:459.

Cummings J, Lefevre G, Small G, Appel-Dingemanse S. Pharmacokinetic rationale for rivastigmine patch. *Neurology*. 2007;69(4 Suppl 1):S10.

Droogsma E, Veeger N, van Walderveen P, Niemarkt S, van Asselt D. Effect of treatment gaps in elderly patients with dementia treated with cholinesterase inhibitors. *Neurology*. 2013;80(17):1622.

Edwards K, Royall D, Hershey L, Lichter D, Ake A. Efficacy and safety of galantamine in patients with dementia with Lewy body: A 24-week open-label study. *Dement Geriatr Cogn Disord*. 2007;23:401.

Jann MW, Small GW. Cholinesterase Inhibitors. In: Sadock BJ, Sadock VA, Ruiz P, eds. *Kaplan & Sadock's Comprehensive Textbook of Psychiatry*. 9th ed. Vol. 2. Philadelphia: Lippincott Williams & Wilkins; 2009:3089.

Porsteinsson AP, Grossberg GT, Mintzer J, Memantine MEM MD 12 Study Group. Memantine treatment in patients with mild to moderate Alzheimer's disease already receiving a cholinesterase inhibitor: A randomized, double-blind, placebo-controlled trial. *Curr Alzheimer Res*. 2008;5:83.

Qassem A, Snow V, Cross JT Jr., Forcicea MA, Hopkins R Jr., Shekelle P, Adelman A, Mehr D, Schellhase K, Campos-Outcalt D, Santagoida P, Owens DK. Current pharmacologic treatment of dementia: A clinical practice guideline from the American College of Physicians and the American Academy of Family Physicians. *Ann Intern Med*. 2008;148:370.

Reisberg B, Doody R, Stoffer A, Schmidt F, Ferris S. A 24-week open label extension study on memantine in moderate to severe Alzheimer's disease. *Arch Neurol*. 2006;63:49.

Ritchie C, Zhinchin G. Low dose, high dose, or no dose: Better prescribing of cholinesterase inhibitors for Alzheimer's disease. *Int Psychogeriatr*. 2013;25(4):511–515.

Seltzer B. Donepezil: An update. *Expert Opin Pharmacother*. 2007;8:1011.

Wagle KC, Rowan PJ, Poon O-YI, Kunik ME, Taffet GE, Braun UK. Initiation of cholinesterase inhibitors in an inpatient setting. *Am J Alzheimer Dis Other Demen*. 2013;28(4):377–383.

▲ 29.15 Dissulfiram e acamprosato

Dissulfiram e acamprosato são fármacos usados para tratar dependência de álcool. O dissulfiram tem a reputação de ser um medicamento perigoso, adequado apenas para dependentes de álcool com alta motivação e supervisão rigorosa, devido às reações físicas graves que causa após a ingestão de álcool. Contudo, a experiência mostra que, nas doses recomendadas, é um medicamento aceitável e seguro para dependentes que buscam manter a abstinência. As propriedades que constituem seu efeito terapêutico principal (i.e., a capacidade de produzir sintomas desagradáveis após a ingestão de álcool, também conhecida como reação de dissulfiram/álcool) criaram a percepção de periculosidade.

Nos casos mais preocupantes, quando o dissulfiram é combinado com álcool, podem ocorrer condições clínicas graves, entre elas depressão respiratória, colapso cardiovascular, insuficiência cardíaca aguda, convulsões, perda de consciência e morte, em casos raros. Essas possíveis complicações, e também o desenvolvimento de medicamentos antialcoólicos alternativos, vêm sendo fatores limitantes para uma maior disseminação do uso desse medicamento. Diferentemente do dissulfiram, o acamprosato, o outro fármaco abordado nesta seção, não produz efeitos colaterais aversivos. Atualmente, sua prescrição é mais comum do que a de dissulfiram em contexto ambulatorial, mas este é receitado com maior frequência em contexto de internação, porque ajuda a facilitar a abstinência inicial.

Outros fármacos úteis para reduzir o consumo de álcool incluem naltrexona, nalmefeno, topiramato e gabapentina. Esses agentes são abordados em suas respectivas seções.

DISSULFIRAM

Ações farmacológicas

O dissulfiram é quase todo absorvido a partir do trato gastrintestinal (GI) após a administração oral. Estima-se que sua meia-vida seja de 60 a 120 horas, portanto, uma ou duas semanas podem ser necessárias até que o dissulfiram seja totalmente eliminado do corpo após a última dose.

O metabolismo do etanol ocorre por meio de oxidação por meio da álcool desidrogenase para a formação de acetaldeído, cuja metabolização continua para acetil-coenzima A (acetil-CoA) pela aldeído desidrogenase. O dissulfiram é um inibidor da aldeído desidrogenase que interfere no metabolismo do álcool ao produzir um aumento acentuado na concentração sanguínea de acetaldeído. O acúmulo dessa substância (em um nível até 10 vezes superior ao que ocorre durante o metabolismo normal do álcool) produz uma ampla gama de reações desagradáveis, denominadas *reação dissulfiram/álcool*, caracterizada por náusea, cefaleia pulsante, vômito, hipertensão, rubor, sudorese, sede, dispneia, taquicardia, dor no peito, vertigem e visão turva. A reação ocorre quase imediatamente após a ingestão de uma bebida alcoólica e pode durar de 30 minutos a 2 horas.

Concentrações sanguíneas em relação à ação. Concentrações plasmáticas de dissulfiram variam entre os indivíduos devido a uma série de fatores, mais acentuadamente idade e função hepática. De modo geral, foi comprovado que a gravidade da reação álcool/dissulfiram é proporcional às quantidades de dissulfiram e álcool ingeridas. Mesmo assim, os níveis plasmáticos de dissulfiram raras vezes são obtidos na prática clínica. A correlação positiva entre as concentrações plasmáticas de álcool e a intensidade da reação é descrita da seguinte forma: em indivíduos sensíveis, um pequeno aumento de 5 a 10 mg por 100 mL do nível de álcool no plasma pode produzir sintomas leves; sintomas totalmente desenvolvidos ocorrem em níveis alcoólicos de 50 mg por 100 mL; e níveis altos como 125 a 150 mg por 100 mL resultam em perda da consciência e coma.

Indicações terapêuticas

A indicação principal para o uso de dissulfiram é o tratamento de condicionamento aversivo para dependência de álcool. O medo de ter uma reação de dissulfiram/álcool ou a lembrança de ter tido essa reação serve para condicionar a pessoa a não usar álcool. Em geral, descrever em detalhes a gravidade e o quanto a reação é desagradável é suficiente para desencorajar o indivíduo a consumir a substância. O tratamento com dissulfiram deve ser combinado com outros tratamentos, como psicoterapia, terapia de grupo e grupos de apoio como Alcoólicos Anônimos (AA). A terapia com dissulfiram exige monitoramento criterioso, porque o paciente pode simplesmente decidir não tomar a medicação.

Precauções e reações adversas

Com consumo de álcool. A intensidade da reação dissulfiram/álcool varia de acordo com a pessoa. Em casos extremos, caracteriza-se por depressão respiratória, colapso cardiovascular, infarto do miocárdio, convulsões e morte. Portanto, o dissulfiram é contraindicado para pessoas com doença pulmonar ou cardiovascular significativa. Além disso, deve ser usado com cautela, ou não ser usado, por pessoas com nefrite, lesão cerebral, hipotireoidismo, diabetes, doença hepática, convulsões, dependência de múltiplas drogas ou eletrencefalograma anormal. A maioria das reações fatais ocorre em pessoas que tomam mais de 500 mg de dissulfiram diários e que consomem mais de 85 g de álcool. O tratamento de uma reação dissulfiram/álcool grave é principalmente de apoio, para impedir choque. Relatou-se que o uso de oxigênio, vitamina C intravenosa, efedrina e anti-histamínicos ajuda na recuperação.

Sem consumo de álcool. Os efeitos adversos do dissulfiram na ausência de álcool incluem fadiga, dermatite, impotência, neurite óptica, várias alterações mentais e dano hepático. Um metabólito do dissulfiram inibe a dopamina β-hidroxilase, a enzima que metaboliza dopamina em norepinefrina e epinefrina, e, desse modo, pode exacerbar a psicose em pessoas com transtornos psicóticos. Reações catatônicas também podem ocorrer.

Interações medicamentosas

O dissulfiram aumenta a concentração sanguínea de diazepam, paraldeído, fenitoína, cafeína, tetraidrocanabinol (o ingrediente ativo na maconha), barbitúricos, anticoagulantes, isoniazida e fármacos tricíclicos. Não deve ser administrado concomitantemente com paraldeído, porque este é metabolizado em acetaldeído no fígado.

Interferências laboratoriais

Em ocasiões raras, foi relatado que o dissulfiram interfere na incorporação de iodo-131 no iodo ligado a proteínas. O fármaco pode reduzir as concentrações urinárias de ácido homovanílico, o principal metabólito da dopamina, devido a sua inibição de dopamina hidroxilase.

Dosagem e diretrizes clínicas

O dissulfiram é disponibilizado em comprimidos de 250 e 500 mg. A dose inicial costuma ser de 500 mg diários VO durante a primeira ou as duas primeiras semanas, seguida por uma dosagem de manutenção de 250 mg ao dia. A dose não deve exceder 500 mg diários. A faixa da dosagem de manutenção é de 125 a 500 mg/dia.

Pessoas medicadas com dissulfiram devem ser informadas de que a ingestão mesmo de uma pequena quantidade de álcool irá causar uma reação dissulfiram/álcool, com todos os seus efeitos desagradáveis. Além disso, o paciente deve ser alertado a não ingerir qualquer preparado que contenha álcool, como pastilhas contra tosse, tônicos de qualquer tipo e alimentos e molhos que contenham álcool. Algumas reações ocorreram em pessoas que usaram loções, água de colônia ou perfumes e inalaram os vapores; portanto, o alerta deve ser explícito e deve incluir qualquer tipo de preparado de aplicação tópica que contenha álcool, como perfume.

O dissulfiram não deve ser administrado até que o indivíduo tenha se abstido do consumo de álcool durante um período mínimo de 12 horas. Deve-se alertar o paciente de que a reação dissulfiram/álcool pode ocorrer até uma ou duas semanas após a última dose de dissulfiram. Indivíduos medicados com esse fármaco devem portar sempre cartões de identificação descrevendo a reação dissulfiram/álcool, nos quais constem o nome e o telefone do médico que deve ser chamado.

ACAMPROSATO

Ações farmacológicas

O mecanismo de ação do acamprosato não é totalmente compreendido, mas acredita-se que ele antagonize a superatividade neuronal relacionada às ações do neurotransmissor excitatório glutamato. Em parte, isso pode ser o resultado de antagonismo dos receptores de N-metil-D-aspartato (NMDA).

Indicações

O acamprosato é usado para tratar indivíduos dependentes de álcool que tentam continuar abstêmios depois de ter interrompido o consumo da substância. Sua eficácia ao promover abstinência não foi demonstrada em pessoas que não passaram por desintoxicação e que não atingiram abstinência de álcool antes do início do tratamento.

Precauções e efeitos adversos

Os efeitos colaterais são observados, em sua maioria, no início do tratamento e costumam ser leves e transitórios. Os mais comuns são cefaleia, diarreia, flatulência, dor abdominal, parestesias e diversas reações cutâneas. Não ocorrem eventos adversos após a retirada repentina de acamprosato, mesmo depois de uso prolongado. Não há evidências de adição ao fármaco. Pacientes com prejuízo renal grave (depuração de creatinina inferior a 30 mL por minuto) não devem ser medicados com esse fármaco.

Interações medicamentosas

A ingestão concomitante de álcool e acamprosato não afeta a farmacocinética de nenhum dos dois. A administração de dissulfiram ou diazepam não afeta a farmacocinética do acamprosato. A coadministração de naltrexona com acamprosato produz aumento nas concentrações do acamprosato. Não se recomenda ajuste da dosagem nesses pacientes. A farmacocinética da naltrexona e de seu metabólito principal, 6-β-naltrexol, não foi afetada após a coadministração de acamprosato. Durante experimentos clínicos, pacientes medicados ao mesmo tempo com acamprosato e antidepressivos relataram com maior frequência tanto ganho quanto perda de peso, em comparação com aqueles que usaram qualquer dos dois medicamentos de forma isolada.

Interferências laboratoriais

Não houve comprovação de que o acamprosato interfira nos testes laboratoriais mais comuns.

Dosagem e diretrizes clínicas

Vale lembrar que o acamprosato não deve ser utilizado para tratar sintomas de abstinência de álcool. Ele só deve ser iniciado depois que o indivíduo conseguiu interromper o consumo. Os pacientes devem mostrar compromisso com a permanência da abstenção, e o tratamento deve ser parte de um programa de manejo abrangente que inclua orientação ou participação em um grupo de apoio.

Cada comprimido contém 333 mg de acamprosato de cálcio, o que é equivalente a 300 mg de acamprosato. A dose do fármaco varia de acordo com o paciente. A dose recomendada é de dois comprimidos de 333 mg (cada dose deve totalizar 666 mg) tomados três vezes ao dia. Embora a dosagem possa ser feita sem relação com as refeições, experimentos clínicos usaram-na com refeições, e esse método foi sugerido como um auxílio à adesão no caso de pacientes que consomem regularmente três refeições diárias. Uma dose menor pode ser eficaz em alguns pacientes. Quando uma dose for perdida, deve ser tomada tão logo quanto possível. Contudo, se for quase na hora da dose seguinte, deve-se pular a dose perdida e, então, retomar a administração regular das doses. Elas não devem ser duplicadas. No caso de pacientes com prejuízo renal moderado (depuração de creatinina de 30 a 50 mL por minuto), uma dosagem inicial de um comprimido de 333 mg três vezes ao dia é recomendada. Pessoas com insuficiência renal grave não devem tomar acamprosato.

REFERÊNCIAS

Ducharme LJ, Knudsen HK, Roman PM. Trends in the adoption of medications for alcohol dependence. *J Clin Psychopharmacol*. 2006;26(Suppl 1):S13.

Fuehrlein BS, Gold MS. Medication-assisted recovery in alcohol and opioid dependence. *Dir Psychiatry*. 2013;33(1):15–27.

Ivanov I. Disulfiram and acamprosate. In: Sadock BJ, Sadock VA, Ruiz P, eds. *Kaplan & Sadock's Comprehensive Textbook of Psychiatry*. 9th ed. Vol. 2. Philadelphia: Lippincott Williams & Wilkins; 2009:3099.

Johnson BA. Update on neuropharmacological treatments for alcoholism: Scientific basis and clinical findings. *Biochem Pharmacol*. 2008;75(1):34.

Laaksonen E, Koski-Jännes A, Salaspuro M, Ahtinen H, Alho H. A randomized, multicentre, open-label, comparative trial of disulfiram, naltrexone and acamprosate in the treatment of alcohol dependence. *Alcohol*. 2008;43(1):53.

Mann K, Kiefer F, Spanagel R, Littleton J. Acamprosate: Recent findings and future research directions. *Alcohol Clin Exp Res*. 2008;32(7):1105.

Niederhofer H, Staffen W. Naltrexone and disulfiram in patients with alcohol dependence and comorbid psychiatric disorders. *Biol Psychiatry*. 2005;57(10):1128.

Ritvo JI, Park C. The psychiatric management of patients with alcohol dependence. *Curr Treat Options Neurol*. 2007;9(5):381.

Vaglini F, Viaggi C, Piro V, Pardini C, Gerace C, Scarselli M. Acetaldehyde and parkinsonism: Role of CYP450 2E1. *Front Behav Neurosci*. 2013;7:71.

Weiss RD, Kueppenbender KD. Combining psychosocial treatment with pharmacotherapy for alcohol dependence. *J Clin Psychopharmacol*. 2006;26(Suppl 1):S37.

Weiss RD, O'malley SS, Hosking JD, Locastro JS, Swift R, COMBINE Study Research Group. Do patients with alcohol dependence respond to placebo? Results from the COMBINE Study. *J Stud Alcohol Drugs*. 2008;69(6):878.

Zarkin GA, Bray JW, Aldridge A, Mitra D, Mills MJ, Couper DJ, Cisler RA, COMBINE Cost-Effectiveness Research Group. Cost and cost-effectiveness of the COMBINE study in alcohol-dependent patients. *Arch Gen Psychiatry*. 2008;65(10):1214.

▲ 29.16 Agonistas e precursores dos receptores de dopamina

Os agonistas de dopamina ativam os receptores de dopamina na ausência da substância endógena, e seu uso é disseminado para tratar doença de Parkinson idiopática, hiperprolactinemia e determinados tumores hipofisários (prolactinoma). Visto que a dopamina estimula o coração e aumenta o fluxo sanguíneo para o fígado, rins e outros órgãos, baixos níveis de dopamina estão associados a pressão arterial e retorno venoso baixos. Fármacos agonistas de dopamina também são administrados para tratar choque e falência cardíaca congestiva.

Seu uso em psiquiatria foi limitado a tratar efeitos adversos de fármacos antipsicóticos, como parkinsonismo, sintomas extrapiramidais, acinesia, tremores periorais focais, hiperprolactinemia, galactorreia e síndrome neuroléptica maligna. Os fármacos dessa classe receitados com mais frequência são bromocriptina, levodopa (também chamada de L-Dopa), carbidopa-levodopa e amantadina. A amantadina é usada principalmente para o tratamento de transtornos do movimento induzidos por medicamentos, como parkinsonismo induzido por neurolépticos. Também é usada como agente antiviral para a profilaxia e o tratamento de infecção por *influenza* A e síndrome de Cotard, um transtorno neuropsiquiátrico raro no qual o indivíduo tem a crença delirante de estar morto. Há também alguns relatos sobre a contribuição da amantadina para a potencialização de medicamentos antidepressivos em pacientes com depressão resistente a tratamento.

Novos agonistas dos receptores de dopamina incluem ropinirol, pramipexol, apomorfina e pergolida. Entre esses fármacos, o pramipexol é o mais receitado em psiquiatria como intensificador de antidepressivos. Em 2007, a pergolida foi retirada do mercado devido ao risco de danos graves às valvas cardíacas do paciente. Em 2012, a FDA notificou profissionais da área da saúde sobre um possível aumento do risco de insuficiência cardíaca com pramipexol. Esse alerta baseou-se em estudos que sugeriram um potencial de risco de insuficiência cardíaca; contudo, é necessária uma análise mais aprofundada devido às limitações do estudo.

AÇÕES FARMACOLÓGICAS

A absorção da L-Dopa é rápida após a administração oral, e os níveis plasmáticos de pico são alcançados após 30 a 120 minutos. Sua meia-vida é de 90 minutos, e sua absorção pode ser bastante reduzida por alterações no pH gástrico e pela ingestão com refeições. Bromocriptina e ropinirol são absorvidos com rapidez, mas sofrem metabolismo de primeira passagem, de forma que apenas 30 a 55% da dose fica biodisponível. Concentrações de pico são atingidas em 1,5 a 3 horas após a administração oral. A meia-vida do ropinirol é de 6 horas. O pramipexol é rapidamente absorvido com pouco metabolismo de primeira passagem e atinge concentrações de pico em 2 horas. Sua meia-vida é de 8 horas. Formas orais de apomorfina foram estudadas, mas não estão disponíveis nos Estados Unidos. A injeção subcutânea desse fármaco resulta em uma distribuição sistêmica rápida e controlada, com farmacocinética linear em uma dose que vai de 2 a 8 mg.

Depois que penetra os neurônios dopaminérgicos do sistema nervoso central (SNC), a L-Dopa é convertida no neurotransmissor dopamina. Apomorfina, bromocriptina, ropinirol e pramipexol atuam diretamente sobre os receptores de dopamina. L-dopa, pramipexol e ropinirol ligam-se cerca de 20 vezes mais seletivamente a receptores de dopamina D_3 do que D_2; a proporção correspondente no caso da bromocriptina é menor do que 2 para 1. A apomorfina liga-se seletivamente a receptores D_1 e D_2, com pouca afinidade por receptores D_3 e D_4. L-Dopa, pramipexol e ropinirol não têm atividade significativa em receptores não dopaminérgicos, mas a bromocriptina se liga a serotonina 5-HT$_1$ e 5-HT$_2$ e aos receptores adrenérgicos α_1, α_2 e β.

INDICAÇÕES TERAPÊUTICAS

Transtornos do movimento induzidos por medicamentos

Na psiquiatria clínica atual, os agonistas dos receptores de dopamina são usados para o tratamento de parkinsonismo induzido por medicamentos, sintomas extrapiramidais, acinesia e tremores periorais focais. No entanto, seu uso foi bastante reduzido, porque a incidência de transtornos do movimento induzidos por medicamentos é muito menor com o uso dos antipsicóticos atípicos mais recentes (antagonistas de serotonina e dopamina). Os agonistas dos receptores de dopamina são eficazes no tratamento da síndrome das pernas inquietas idiopática e também podem ser úteis quando este for um efeito colateral de medicação. O ropinirol tem indicação para síndrome das pernas inquietas.

Para o tratamento de transtornos do movimento induzidos por medicamentos, a maioria dos clínicos faz uso de anticolinérgicos, amantadina e anti-histamínicos, porque são igualmente eficazes e desencadeiam menos efeitos adversos. A bromocriptina continua em uso no tratamento da síndrome neuroléptica maligna, entretanto, a incidência desse transtorno está se reduzindo junto com a redução do uso de antagonistas dos receptores de dopamina (ARDs).

Os agonistas dos receptores de dopamina também são usados para combater os efeitos hiperprolactinêmicos dos ARDs, os quais resultam nos efeitos colaterais de amenorreia e galactorreia.

Transtornos do humor

Há muito tempo, a bromocriptina é usada para intensificar a resposta a fármacos antidepressivos em pacientes refratários. Relata-se que o ropinirol é útil como intensificador de terapia antidepressiva e como tratamento para depressão bipolar tipo II resistente a medicamentos. Também pode ser benéfico no tratamento de disfunção sexual induzida por antidepressivos. O pramipexol costuma ser usado na potencialização de antidepressivos em depressão resistente a tratamento. Alguns estudos revelaram que o pramipexol é superior à sertralina no tratamento da depressão na doença de Parkinson, bem como na redução da anedonia em pessoas com essa doença.

Disfunção sexual

Os agonistas dos receptores de dopamina melhoram a disfunção erétil em alguns pacientes. Contudo, eles raramente são usados, porque com frequência causam efeitos adversos em dosagens terapêuticas. Agentes inibidores da fosfodiesterase-5 são mais bem tolerados e mais eficazes (veja a Seção 29.26).

PRECAUÇÕES E REAÇÕES ADVERSAS

Efeitos adversos são comuns com agonistas dos receptores de dopamina, portanto, limitam a utilidade desses fármacos. Eles dependem da dosagem e incluem náusea, vômito, hipotensão ortostática, cefaleia, tontura e arritmias cardíacas. Para reduzir o risco de hipotensão ortostática, a dosagem inicial de todos os agonistas dos receptores de dopamina deve ser bastante baixa, com aumentos progressivos em intervalos mínimos de uma semana. Esses fármacos devem ser usados com cautela em pessoas com hipertensão, doença cardiovascular e doença hepática. Após o uso de longo prazo, o paciente, especialmente se for idoso, pode experimentar movimentos coreiformes e distônicos e perturbações psiquiátricas, incluindo alucinações, delírios, confusão, depressão e mania, além de outras alterações comportamentais.

O uso prolongado de bromocriptina pode produzir fibrose retroperitoneal e pulmonar, efusões pleurais e espessamento da pleura.

De modo geral, ropinirol e pramipexol têm um perfil semelhante de efeitos adversos, porém mais leve do que L-Dopa e bromocriptina. Pramipexol e ropinirol podem causar ataques de sono irresistível que ocorrem repentinamente e já causaram acidentes com veículos automotores.

Os efeitos adversos mais comuns da apomorfina são bocejo, tontura, náusea, vômito, sonolência, bradicardia, síncope e transpiração. Também há relatos de alucinações. Os efeitos sedativos desse medicamento são exacerbados com o uso concomitante de álcool ou outros depressores do SNC.

Os agonistas dos receptores de dopamina são contraindicados durante a gravidez, sobretudo durante o aleitamento materno, porque inibem a lactação.

INTERAÇÕES MEDICAMENTOSAS

Os ARDs são capazes de reverter os efeitos dos agonistas dos receptores de dopamina, mas essa característica não costuma ser clinicamente significativa. Foi relatado que o uso concomitante de fármacos tricíclicos e agonistas dos receptores de dopamina causa sintomas de neurotoxicidade, como rigidez, agitação e tremor. Eles também podem potencializar os efeitos hipotensivos de diuréticos e de outros medicamentos hipertensivos. Os agonistas dos receptores de dopamina não devem ser usados em conjunto com IMAOs, incluindo selegilina, e os IMAOs devem ser descontinuados no mínimo duas semanas antes do início da terapia com esses agonistas.

Benzodiazepínicos, fenitoína e piridoxina podem interferir nos efeitos terapêuticos dos agonistas dos receptores de dopamina. Alcaloides do ergot e bromocriptina não devem ser usados ao mesmo tempo porque podem causar hipertensão e infarto do miocárdio. Progestinas, estrógenos e contraceptivos orais podem interferir nos efeitos da bromocriptina e elevar as concentrações plasmáticas do ropinirol. A ciproflaxacina pode elevar as concentrações plásmaticas do ropinirol, e a cimetidina, do pramipexol.

INTERFERÊNCIAS LABORATORIAIS

A administração de L-Dopa esteve associada a resultados falsos de elevação das concentrações plásmaticas e urinárias de ácido úrico, glicose urinária, cetonas urinárias e catecolaminas urinárias. Nenhuma interferência laboratorial esteve associada à administração dos outros agonistas dos receptores de dopamina.

DOSAGEM E DIRETRIZES CLÍNICAS

A Tabela 29.16-1 lista os diversos agonistas dos receptores de dopamina e suas apresentações. Para o tratamento de parkinsonismo

TABELA 29.16-1
Apresentações disponíveis de agonistas dos receptores de dopamina e carbidopa

Nome genérico	Apresentações
Amantadina	Cápsulas de 100 mg, xarope de 50 mg/5 mL (colher de chá)
Bromocriptina	Comprimidos de 2,5 e 5 mg
Carbidopa	25 mg[a]
Levodopa	Comprimidos de 100, 250 e 500 mg
Levodopa-carbidopa	Comprimidos de 100/10 mg, 100/25 mg e 250/25 mg Comprimidos de liberação prolongada de 100/25 mg e 200/50 mg
Pramipexol	Comprimidos de liberação prolongada de 0,125, 0,375, 0,75, 1,5, 3 e 4 mg
Ropinirol	Comprimidos de 0,25, 0,5, 1, 2 e 5 mg

[a]Medicamento disponível somente por meio do fabricante.

induzido por antipsicóticos, o clínico deve iniciar com uma dose de 100 mg de levodopa três vezes ao dia, que pode ser aumentada até que o indivíduo apresente melhora funcional. A dosagem máxima de L-Dopa é de 2.000 mg diários, mas a maioria das pessoas responde a dosagens inferiores a 1.000 mg ao dia. A dosagem do componente de carbidopa da fórmula de L-Dopa-carbidopa deve atingir um total mínimo de 75 mg ao dia.

A dosagem de bromocriptina para transtornos mentais é indeterminada, embora pareça ser prudente começar com uma dosagem baixa (1,25 mg duas vezes ao dia) e aumentá-la de forma gradativa. A bromocriptina costuma ser tomada com refeições para ajudar a reduzir a chance de náusea.

A dosagem inicial de pramipexol é de 0,125 mg três vezes ao dia, a qual é aumentada para 0,25 mg, três vezes ao dia, na segunda semana, e, então, em 0,25 mg por dose a cada semana até o aparecimento de benefício terapêutico ou de efeitos adversos. Pessoas com doença de Parkinson idiopática normalmente experimentam benefício em doses diárias totais de 1,5 mg, e a dosagem diária máxima é de 4,5 mg.

No caso do ropinirol, a dosagem inicial é de 0,25 mg três vezes ao dia, aumentada em 0,25 por dose a cada semana até uma dose diária total de 3 mg; depois, em 0,5 mg por dose a cada semana até uma dose diária total de 9 mg; e, então, em 1 mg por dose a cada semana, chegando ao máximo de 24 mg diários até o surgimento de benefício terapêutico ou de efeitos adversos. A dose diária média para pessoas com doença de Parkinson idiopática é de aproximadamente 16 mg.

A dose subcutânea recomendada de apomorfina em doença de Parkinson é de 0,2 a 0,6 mL durante episódios agudos de hipomobilidade, aplicados por meio de caneta injetora de dose calibrada. Ela pode ser administrada três vezes ao dia, com uma dose máxima de 0,6 mL cinco vezes ao dia.

AMANTADINA

A amantadina é um fármaco antiviral usado para profilaxia e tratamento de *influenza*. Descobriu-se que ela apresenta propriedades antiparkinsonianas, e atualmente ela é usada também para tratar esse transtorno, bem como para acinesias e outros sinais extrapiramidais, incluindo tremores periorais focais (síndrome do coelho).

Ações farmacológicas

A amantadina é bem absorvida a partir do trato GI após a administração oral, alcança concentrações plasmáticas de pico em torno de 2 a 3 horas, tem meia-vida de aproximadamente 12 a 18 horas e atinge concentrações de estado de equilíbrio após cerca de 4 a 5 dias de terapia. É excretada sem metabolização na urina. Suas concentrações plasmáticas podem ser duas vezes maiores em idosos do que em adultos. Pacientes com insuficiência renal acumulam o fármaco no corpo.

A amantadina intensifica a neurotransmissão dopaminérgica no SNC; contudo, o mecanismo exato para esse efeito é desconhecido. Ele pode envolver a liberação de dopamina a partir de vesículas pré-sinápticas, o bloqueio da recaptação de dopamina em terminais nervosos pré-sinápticos ou um efeito agonista sobre os receptores de dopamina pós-sinápticos.

Indicações terapêuticas

A indicação principal para o uso da amantadina em psiquiatria é tratar os sinais e os sintomas extrapiramidais, como parkinsonismo, acinesia e síndrome do coelho (tremor perioral focal do tipo coreoatetoide), causados pela administração de fármacos ARD ou ASD. Ela é tão eficaz quanto anticolinérgicos (p. ex., benzatropina) para essas indicações e resulta em melhora em quase metade dos indivíduos que seguem esse tratamento. Esse fármaco, no entanto, não é considerado, de modo geral, tão eficaz quanto anticolinérgicos para o tratamento de reações distônicas agudas e não é eficaz para o tratamento de discinesia tardia e acatisia.

A amantadina é uma alternativa razoável para indivíduos com sintomas extrapiramidais que sejam sensíveis a novos efeitos anticolinérgicos, sobretudo os que são medicados com um ARD de baixa potência ou idosos. Idosos são suscetíveis a efeitos adversos anticolinérgicos, tanto no SNC, como *delirium* anticolinérgico, quanto no sistema nervoso periférico, como retenção urinária. A amantadina está associada a menos prejuízo na memória do que os anticolinérgicos.

Foi relatado o benefício desse medicamento para o tratamento de alguns efeitos colaterais associados a inibidores seletivos da recaptação de serotonina, como letargia, fadiga, anorgasmia e inibição ejaculatória.

A amantadina é usada na prática médica geral para o tratamento de parkinsonismo de todas as causas, incluindo idiopático.

Precauções e efeitos adversos

Os efeitos mais frequentes da amantadina sobre o SNC são tontura leve, insônia e prejuízo da concentração (relacionado à dose), os quais ocorrem em 5 a 10% das pessoas. Irritabilidade, depressão, ansiedade, disartria e ataxia ocorrem em 1 a 5% dos indivíduos. Efeitos adversos do SNC mais graves, incluindo convulsões e sintomas psicóticos, foram relatados. Náusea é o efeito adverso periférico mais frequente da amantadina. Há também relatos de cefaleia, perda de apetite e manchas na pele.

Livedo reticular das pernas (uma descoloração púrpura da pele causada pela dilatação de vasos sanguíneos) foi verificado em até 5% dos indivíduos medicados com o fármaco durante um período superior a um mês. Ele normalmente se reduz com a elevação das pernas e se resolve em quase todos os casos quando o uso do fármaco é interrompido.

A amantadina é bastante contraindicada em pessoas com doença renal ou com transtorno convulsivo. Deve ser usada com cautela por pessoas com edema ou doença cardiovascular. Há evidências indicando que ela é teratogênica e, portanto, não deve ser tomada por mulheres grávidas ou lactantes, porque é excretada no leite materno.

Tentativas de suicídio com superdose de amantadina são potencialmente letais. Os sintomas podem incluir psicoses tóxicas (confusão, alucinações, agressividade) e parada cardiopulmonar. Indica-se tratamento de emergência iniciado com lavagem gástrica.

Interações medicamentosas

A coadministração de amantadina com fenelzina ou outros IMAOs pode resultar em aumento significativo na pressão arterial de repouso; com estimulantes do SNC, pode resultar em insônia, irritabilidade, nervosismo e possivelmente convulsões ou batimento cardíaco irregular. Esse medicamento não deve ser coadministrado com anticolinérgicos, porque efeitos colaterais indesejados – tais como confusão, alucinações, pesadelos, boca seca e visão turva – podem ser exacerbados.

Dosagem e diretrizes clínicas

A amantadina está disponível em cápsulas de 100 mg e xarope de 50 mg/5 mL. Sua dosagem inicial habitual é de 100 mg VO duas vezes ao dia, embora a dosagem possa ser aumentada com cautela até 200 mg VO duas vezes ao dia caso seja indicado. Ela deve ser usada em pessoas com prejuízo renal *apenas* depois de consulta com o médico que trata da condição renal. Se for bem-sucedida no tratamento de sintomas extrapiramidais induzidos por fármacos ou drogas, a amantadina deve ser continuada durante 4 a 6 semanas e, então, descontinuada para observar se a pessoa se tornou tolerante aos efeitos adversos neurológicos da medicação antipsicótica. Esse fármaco deve ser descontinuado lenta e gradativamente ao longo de 1 a 2 semanas depois da decisão por sua interrupção. Pessoas medicadas com amantadina não devem ingerir bebidas alcoólicas.

REFERÊNCIAS

Finnema SJ, Bang-Andersen B, Jørgensen M, Christoffersen CT, Gulyás B, Wikström HV, Farde L, Halldin C. The dopamine D1 receptor agonist (S)-[11C] N-methyl-NNC 01-0259 is not sensitive to changes in dopamine concentration—A positron emission tomography examination in the monkey brain. *Synapse*. 2013;67(9):586–595.

Javitt DC, Zukin SR, Heresco-Levy U, Umbricht D. Has an angel shown the way? Etiological and therapeutic implications of the PCP/NMDA model of schizophrenia. *Schizophr Bull*. 2012;38(5):958–966.

Melis M, Scheggi S, Carta G, Madeddu C, Lecca S, Luchicchi A, Cadeddu F, Frau R, Fattore L, Fadda P, Ennas MG, Castelli MP, Fratta W, Schilstrom B, Banni S, De Montis MG, Pistis M. PPARa regulates cholinergic-driven activity of midbrain dopamine neurons via a novel mechanism involving a7 nicotinic acetylcholine receptors. *J Neurosci*. 2013;33(14):6203–6211.

Monn JA, Valli MJ, Massey SM, Hao J, Reinhard MR, Bures MG, Heinz BA, Wang X, Carter JH, Getman BG, Stephenson GA, Herin M, Catlow JT, Swanson S, Johnson BG, McKinzie DL, Henry SS. Synthesis and pharmacological characterization of 4-substituted-2-aminobicyclo [3.1. 0] hexane-2,6-dicarboxylates: Identification of new potent and selective metabotropic glutamate 2/3 receptor agonists. *J Med Chem*. 2013;56(11):4442–4555.

Papanastasiou E, Stone JM, Shergill S. When the drugs don't work: the potential of glutamatergic antipsychotics in schizophrenia. *Br J Psychiatry*. 2013;202(2):91–93.

Tejeda HA, Shippenberg TS, Henriksson R. The dynorphin/k-opioid receptor system and its role in psychiatric disorders. *Cell Mol Life Sci*. 2012;69(6):857–896.

Wright JM, Dobosiewicz MR, Clarke PB. The role of dopaminergic transmission through D1-like and D2-like receptors in amphetamine-induced rat ultrasonic vocalizations. *Psychopharmacology*. 2013;225(4):853–868.

29.17 Antagonistas dos receptores de dopamina (antipsicóticos de primeira geração)

Os antagonistas dos receptores de dopamina (ARDs) representam o primeiro grupo de agentes eficazes para esquizofrenia e outras doenças psicóticas. O primeiro desses fármacos, a fenotiazina clorpromazina, foi introduzido no início dos anos de 1950. Outros ARDs são todos os antipsicóticos dos seguintes grupos: fenotiazinas, butirofenonas, tioxantenos, dibenzoxazepinas, di-hidroindóis e difenilbutilpiperidinas. Visto que esses agentes estão associados com síndromes extrapiramidais (SEPs) em dosagens clinicamente efetivas, novos fármacos antipsicóticos – os antagonistas de serotonina e dopamina (ASDs) –, de forma gradativa, substituíram os agentes mais antigos nos Estados Unidos. Os ASDs são diferentes dos primeiros fármacos pela baixa probabilidade de causarem efeitos colaterais extrapiramidais. Esses novos medicamentos apresentam outros riscos, entre os quais se destacam uma propensão a causar ganho de peso, elevações de lipídeos e diabetes. Portanto, um motivo para ainda considerar o uso dos ARDs é seu risco mais baixo de causar anormalidades metabólicas significativas. Os ARDs de potência média, como a perfenazina, se mostraram tão eficazes e bem tolerados quanto os ASDs. A produção de molindona, o ARD com o menor risco de efeitos colaterais metabólicos e de ganho de peso, foi descontinuada nos Estados Unidos.

AÇÕES FARMACOLÓGICAS

Todos os ARDs são bem absorvidos após administração oral, sendo as apresentações líquidas absorvidas de modo mais eficiente do que comprimidos ou cápsulas. As concentrações plasmáticas de pico costumam ser alcançadas de 1 a 4 horas após a administração oral e de 30 a 60 minutos após a parenteral. Tabagismo, café, antiácidos e alimentos interferem na absorção desses fármacos. O estado de equilíbrio é alcançado em cerca de 3 a 5 dias. Suas meias-vidas são de aproximadamente 24 horas. Todos podem ser administrados em uma dose oral diária, caso tolerada, depois que o paciente atingir uma condição estável. A maioria dos ARDs apresenta alta ligação a proteínas e é metabolizada pelas isoenzimas CYP 2D6 e 3A do citocromo P450. Contudo, há diferenças entre cada agente. A formulação parenteral dos ARDs resulta em um início de ação mais rápido e mais confiável. A biodisponibilidade também chega a ser 10 vezes mais elevada com a administração parenteral.

Fórmulas parenterais de ação tardia e prolongada de haloperidol e flufenazina estão disponíveis nos Estados Unidos. Esses agentes costumam ser administrados uma vez a cada 1 a 4 semanas, dependendo da dose e do paciente. Pode levar até seis meses de tratamento com fórmulas de ação retardada para alcançar níveis plasmáticos em estado de equilíbrio, indicando que a terapia oral deve ser continuada durante o primeiro mês do tratamento antipsicótico de ação retardada.

A atividade antipsicótica deriva da inibição da neurotransmissão dopaminérgica. Os ARDs são eficazes quando aproximadamente 72% dos receptores de dopamina D_2 no cérebro estão ocupados. Os ARDs também bloqueiam os receptores noradrenérgicos, colinérgicos e histaminérgicos, sendo que fármacos diferentes apresentam efeitos diferentes sobre esses sistemas de receptores.

TABELA 29.17-1
Fatores que influenciam a farmacocinética de antipsicóticos

Idade	Pacientes idosos podem demonstrar índices de depuração reduzidos.
Condição médica	Fluxo sanguíneo hepático diminuído pode reduzir a depuração. Doença hepática pode reduzir a depuração.
Indutores de enzimas	Carbamazepina, fenitoína, etambutol, barbitúricos.
Inibidores de depuração	Incluem ISRSs, ATCs, cimetidina, betabloqueadores, isoniazida, metilfenidato, eritromicina, triazolobenzodiazepínicos, ciprofloxacino e cetoconazol.
Mudanças na ligação de proteínas	Hipoalbuminemia pode ocorrer com desnutrição ou falência hepática.

ISRS, inibidor seletivo da recaptação de serotonina; ATC, antidepressivo tricíclico.
(Adaptada de Ereshefsky L. Pharmacokinetics and drug interactions: Update for new antipsychotics. *J Clin Psychiatry*, 1996, 57(Suppl 1)1:12–25.)

É possível fazer algumas generalizações sobre os ARDs conforme sua potência. Potência refere-se à quantidade do fármaco necessária para alcançar efeitos terapêuticos. Os de baixa potência, como clorpromazina e tioridazina, administrados em várias doses de 100 mg ao dia, normalmente produzem mais ganho de peso e sedação do que agentes de alta potência, como haloperidol e flufenazina, em geral administrados em doses inferiores a 10 mg diários. Agentes de alta potência também têm mais chances de causar SEPs. Alguns fatores que influenciam as ações farmacológicas de ARDs estão listados na Tabela 29.17-1.

INDICAÇÕES TERAPÊUTICAS

Diversos tipos de transtornos psiquiátricos e neurológicos podem se beneficiar do tratamento com ARDs. Algumas dessas indicações são mostradas na Tabela 29.17-2

TABELA 29.17-2
Indicações para antagonistas dos receptores de dopamina

Episódios psicóticos agudos em esquizofrenia e transtorno esquizoafetivo
Tratamento de manutenção em esquizofrenia e transtornos esquizoafetivo
Mania
Depressão com sintomas psicóticos
Transtorno delirante
Transtorno da personalidade *borderline*
Transtorno psicótico induzido por substância
Delirium e demência
Transtornos mentais causados por uma condição clínica
Esquizofrenia infantil
Transtorno global do desenvolvimento
Transtorno de Tourette
Doença de Huntington

Esquizofrenia e transtorno esquizoafetivo

Os ARDs são eficazes tanto no manejo de curto prazo quanto no de longo prazo de esquizofrenia e de transtorno esquizoafetivo. Em ambos, há redução dos sintomas agudos e prevenção de futuras exacerbações. Esses agentes produzem seus efeitos mais expressivos contra os sintomas positivos de esquizofrenia (p. ex., alucinações, delírios e agitação). Sintomas negativos (p. ex., retraimento emocional e ambivalência) têm menos chances de melhora significativa e podem parecer se agravar, porque esses fármacos produzem constrição da expressão facial e acinesia, efeitos colaterais que imitam os sintomas negativos.

Esquizofrenia e transtorno esquizoafetivo são caracterizados por remissão e recaída. Os ARDs aumentam o risco de ressurgimento de psicose em pacientes que se recuperaram enquanto estavam sendo medicados. Depois do primeiro episódio de psicose, o paciente deve ser mantido sob medicação durante 1 a 2 anos; depois de múltiplos episódios, de 2 a 5 anos.

Mania

Os ARDs são eficazes para o tratamento de sintomas psicóticos de mania aguda. Uma vez que agentes antimaníacos (p. ex., lítio) em geral têm um início de ação mais lento do que antipsicóticos no tratamento de sintomas agudos, uma prática comum é combinar inicialmente um ARD ou um ASD com lítio, divalproex, lamotrigina ou carbamazepina e, então, retirar o antipsicótico de modo gradual.

Depressão com sintomas psicóticos

A combinação entre um antipsicótico e um antidepressivo é um dos tratamentos recomendados para transtorno depressivo maior com características psicóticas; o outro é eletroconvulsoterapia (ECT).

Transtorno delirante

Pacientes com transtorno delirante frequentemente respondem de modo favorável ao tratamento com esses fármacos. Algumas pessoas com transtorno da personalidade *borderline*, que podem desenvolver pensamento paranoide no curso de seu transtorno, podem responder a fármacos antipsicóticos.

Agitação grave e comportamento violento

Pacientes com agitação grave e violentos, independentemente do diagnóstico, podem ser tratados com ARDs. Sintomas como irritabilidade extrema, falta de controle dos impulsos, hostilidade grave, hiperatividade evidente e agitação respondem ao tratamento de curta duração com esses fármacos. Crianças com deficiência mental, em especial aquelas com retardo mental profundo e transtorno autista, costumam ter episódios associados de violência, agressividade e agitação que respondem ao tratamento com fármacos antipsicóticos; contudo, a administração repetida de antipsicóticos para controlar comportamento disruptivo em crianças é controversa.

Transtorno de Tourette

Os ARDs são usados para tratar transtorno de Tourette, um transtorno neurocomportamental caracterizado por tiques motores e vocais. Haloperidol e pimozida são os fármacos de uso mais frequente, mas outros ARDs também são eficazes. Alguns clínicos preferem usar clonidina para esse transtorno, devido a seu risco mais baixo de efeitos colaterais de natureza neurológica.

Transtorno da personalidade *borderline*

Pacientes com transtorno da personalidade *borderline* que experimentam sintomas psicóticos transitórios, como perturbações da percepção, desconfiança, ideias de referência e agressividade, podem necessitar de tratamento com um ARD. O transtorno também está associado a instabilidade do humor, de forma que os pacientes devem ser avaliados para possível tratamento com agentes estabilizadores do humor.

Demência e *delirium*

Aproximadamente dois terços dos pacientes idosos agitados, com diversas formas de demência, melhoram com a administração de um ARD. Doses baixas de fármacos de alta potência (p. ex., 0,4 a 1 mg diários de haloperidol) são recomendadas. Os ARDs também são usados para tratar sintomas psicóticos e agitação associados a *delirium*. A causa do *delirium* deve ser determinada, porque *delirium* tóxico causado por agentes anticolinérgicos pode ser exacerbado por ARDs de baixa potência, os quais com frequência apresentam atividade antimuscarínica significativa. Ortostase, parkinsonismo e piora da cognição são os efeitos colaterais mais problemáticos nessa população idosa.

Transtorno psicótico induzido por substância

Intoxicação com cocaína, anfetaminas, álcool, fenciclidina ou outras drogas e fármacos pode causar sintomas psicóticos. Visto que esses sintomas costumam ser limitados por tempo, é preferível evitar o uso de um ARD, a menos que o paciente esteja gravemente agitado e agressivo. De modo habitual, benzodiazepínicos podem ser usados para acalmá-lo. Devem ser usados benzodiazepínicos, em vez de ARDs, em casos de intoxicação por fenciclidina. Quando o paciente está experimentando alucinações ou delírios como resultado de abstinência de álcool, ARDs podem aumentar o risco de convulsões.

Esquizofrenia infantil

Crianças com esquizofrenia beneficiam-se do tratamento com medicamentos antipsicóticos, embora bem menos pesquisas tenham sido dedicadas a essa população. Atualmente, estudos estão sendo realizados para determinar se a intervenção com medicamentos nos primeiros sinais de perturbação em crianças com risco genético de esquizofrenia pode prevenir o surgimento de um quadro mais significativo de sintomas. Deve haver consideração criteriosa devido aos efeitos colaterais, sobretudo os que envolvem cognição e vivacidade.

Outras indicações psiquiátricas e não psiquiátricas

Os ARDs reduzem a coreia nos primeiros estágios da doença de Huntington. Pacientes com essa doença podem desenvolver alucinações, delírios, mania ou hipomania. Esses e outros sintomas psiquiátricos respondem aos ARDs, devendo ser usados os de alta potência. Contudo, o clínico deve estar ciente de que pacientes com a forma rígida dessa doença podem experimentar SEP aguda. O uso de ARDs para tratar transtornos do controle de impulsos deve ser reservado para pacientes nos quais outras intervenções não funcionaram. Indivíduos com transtorno global do desenvolvimento podem exibir hiperatividade, gritos e agitação com beligerância. Alguns desses sintomas respondem a ARDs de alta potência, mas há poucas evidências de pesquisas que respaldem os benefícios para essas pessoas.

Os distúrbios neurológicos raros de balismo e hemibalismo (o qual afeta apenas um lado do corpo), caracterizados por movimentos propulsores dos membros para longe do corpo, também respondem ao tratamento com agentes antipsicóticos. Outras indicações variadas para o uso de ARDs incluem o tratamento de náusea, êmese, soluço intratável e prurido. Distúrbios endócrinos e epilepsia do lobo temporal podem estar associados a psicose, que responde ao tratamento antipsicótico.

Os efeitos colaterais mais comuns dos ARDs são neurológicos. Via de regra, fármacos de baixa potência causam mais efeitos adversos não neurológicos, e os de alta potência causam mais efeitos adversos neurológicos.

PRECAUÇÕES E REAÇÕES ADVERSAS

A Tabela 29.17-3 resume os eventos adversos mais frequentes associados ao uso de ARDs.

Síndrome neuroléptica maligna

Um efeito colateral potencialmente fatal do tratamento com ARD, a síndrome neuroléptica maligna, pode ocorrer a qualquer momento durante o curso da intervenção com ARD. Os sintomas incluem hipertemia extrema, rigidez muscular grave e distonia, acinesia, mutismo, confusão, agitação e aumento da frequência cardíaca e da pressão arterial. Achados laboratoriais incluem aumento da contagem de leucócitos e dos níveis de creatinina fosfoquinase, enzimas hepáticas, mioglobina plasmática e mioglobinúria, algumas vezes associados a insuficiência renal. Os sintomas normalmente evoluem ao longo de 24 a 72 horas, e a síndrome, sem tratamento, dura 10 a 14 dias. O diagnóstico costuma passar despercebido nos primeiros estágios, e o retraimento ou a agitação podem ser interpretados de forma equivocada como um reflexo do aumento da psicose. Homens são afetados com maior frequência do que mulheres, e é comum mais jovens afetados do que idosos. A taxa de mortalidade pode alcançar 20 a 30% ou até mais quando medicamentos de ação retardada estão envolvidos. Os índices também aumentam com o uso de doses elevadas de agentes de alta potência.

Caso haja suspeita de síndrome neuroléptica maligna, o ARD deve ser interrompido imediatamente, e as seguintes medidas devem ser tomadas: apoio médico de resfriamento; monitoramento dos sinais vitais, de eletrólitos, do equilíbrio de líquidos e da descarga renal; e tratamento sintomático da febre. Medicamentos antiparkinsonianos podem reduzir um pouco da rigidez muscular. O dantroleno, um relaxante muscular esquelético (0,8 a 2,5 mg/kg a cada 6 horas, até uma dosagem total de 10 mg/dia), pode ser útil no tratamento desse transtorno. Quando o indivíduo pode tomar medicamentos via oral, o dantroleno pode ser administrado em doses de 100 a 200 mg diários. Bromocriptina (20 a 30 mg/dia em quatro doses divididas) ou amantadina podem ser acrescentadas ao regime. O tratamento normalmente deve ser continuado durante 5 a 10 dias. Quando o tratamento farmacológico for reiniciado, o clínico deve considerar a troca para um fármaco de baixa potência ou um ASD, embora esses agentes – incluindo clozapina – também possam causar síndrome neuroléptica maligna.

Limiar convulsivo

Os ARDs podem baixar o limiar convulsivo. Acredita-se que clorpromazina, tioridazina e outros fármacos de baixa potência sejam mais epileptogênicos do que os de alta potência. O risco de induzir uma convulsão por meio da administração de medicamento deve ser

TABELA 29.17-3
Antagonistas dos receptores de dopamina: potência e efeitos adversos

Nome do fármaco	Classificação química	Equivalência terapêutica oral	Sedação	Autonômicos[a]	Reações extrapiramidais[b]
Pimozida[c]	Difenilbutilpiperidina	1,5	+	+	+++
Flufenazina	Fenotiazina: composto de piperazina	2	+	+	+++
Haloperidol	Butirofenona	2	+	+	+++
Tiotixeno	Tioxanteno	4	+	+	+++
Trifluoperazina	Fenotiazina: composto de piperazina	5	++	+	+++
Perfenazina	Fenotiazina: composto de piperazina	8	++	+	++/+++
Molindona	Di-hidroindolona	10	++	+	+
Loxapina	Dibenzoxazepina	10	++	+/++	++/+++
Proclorperazina[c]	Fenotiazina: composto de piperazina	15	++	+	+++
Acetofenazina	Fenotiazina: composto de piperazina	20	++	+	++/+++
Triflupromazina	Fenotiazina: composto alifático	25	+++	++/+++	++
Mesoridazina	Fenotiazina: composto de piperidina	50	+++	++	+
Clorpromazina	Fenotiazina: composto alifático	100	+++	+++	++
Clorprotixeno	Tioxanteno	100	+++	+++	+/++
Tioridazina	Fenotiazina: composto de piperidina	100	+++	+++	+

[a]Efeitos anti-α-adrenérgicos e anticolinérgicos.
[b]Excluindo-se discinesia tardia, que parece ser produzida em mesmo grau e frequência por todos os agentes com dosagens antipsicóticas de eficácia equivalente.
[c]A pimozida é usada principalmente no tratamento do transtorno de Tourette; a proclorperazina é raramente usada (ou não é usada) como agente antipsicótico.
(Tabela adaptada de American Medical Association. *AMA Drug Evaluations: Annual 1992*. Chicago: American Medical Association, 1992.)

levado em consideração quando o indivíduo já apresentar um transtorno convulsivo ou uma lesão cerebral.

Sedação

O bloqueio de receptores de histamina H_1 é a causa habitual de sedação associada a ARDs. A clorpromazina é o antipsicótico típico de maior sedação. As propriedades sedativas relativas dos fármacos estão resumidas na Tabela 29.17-3. A administração da dose total na hora de dormir normalmente elimina problemas decorrentes de sedação, e com frequência o paciente desenvolve tolerância a esse efeito adverso.

Efeitos anticolinérgicos centrais

Os sintomas de atividade anticolinérgica central envolvem agitação grave; desorientação quanto a tempo, pessoa e local; alucinações; convulsões; febre alta; e pupilas dilatadas. Estupor e coma podem se seguir. O tratamento de toxicidade anticolinérgica consiste na descontinuação do agente (ou agentes) causal, em supervisão médica intensiva e na administração de fisostigmina, 2 mg, por infusão intravenosa (IV) lenta, repetida no prazo de 1 hora, se necessário. Em demasia, a fisostigmina é perigosa, e sintomas de toxicidade desse agente incluem hipersalivação e sudorese. Sulfato de atropina (0,5 mg) pode reverter os efeitos de toxicidade da fisostigmina.

Efeitos cardíacos

Os ARDs reduzem a contratilidade cardíaca, perturbam a contratilidade enzimática em células cardíacas, aumentam os níveis de catecolaminas em circulação e prolongam o tempo de condução atrial e ventricular e períodos refratários. Os ARDs de baixa potência, em especial as fenotiazinas, costumam ser mais cardiotóxicos do que os de alta potência. Uma exceção é o haloperidol, que foi associado a ritmo cardíaco anormal, arritmias ventriculares, *torsades de pointes* e morte súbita quando injetado via IV. Pimozida, sulpirida e droperidol (uma butirofenona) também prolongam o intervalo QTc e foram claramente associados a *torsades de pointes* e morte súbita. Em um estudo, a tioridazina foi responsável por 28 (61%) das 46 mortes súbitas com uso de antipsicóticos. Em 15 desses casos, foi o único fármaco ingerido. A clorpromazina também causa prolongamento dos intervalos QT e PR, embotamento das ondas T e depressão do segmento ST. Esses fármacos, portanto, são indicados apenas quando outros agentes não surtiram efeito.

Morte súbita

Relatos eventuais de morte súbita cardíaca durante o tratamento com ARDs podem ser o resultado de arritmias cardíacas. Outras causas podem incluir convulsões, asfixia, hipertermia maligna, intermação e síndrome neuroléptica maligna. Contudo, não parece haver um aumento geral na incidência de morte súbita associado ao uso de antipsicóticos.

Hipotensão ortostática (postural)

A hipotensão ortostática (postural) é mais comum com fármacos de baixa potência, sobretudo clorpromazina, tioridazina e clorprotixeno. Ao se usarem ARDs de baixa potência via intramuscular (IM), o clínico deve medir a pressão arterial do paciente (deitado e em pé) antes e depois da primeira dose e durante os primeiros dias de tratamento.

A hipotensão ortostática é mediada por bloqueio adrenérgico e ocorre com maior frequência durante os primeiros dias de tratamento. Tolerância frequentemente se desenvolve a esse efeito colateral, e esse é o motivo pelo qual a dosagem inicial desses fármacos é mais baixa do que a dose terapêutica habitual. Desmaios ou quedas, embora sejam incomuns, podem resultar em lesões. O paciente deve ser alertado sobre esse efeito colateral e instruído a se levantar devagar após sentar-se e reclinar-se. Ele deve evitar cafeína e álcool, deve ingerir pelo menos 2 litros de líquidos diariamente e, caso não esteja em tratamento para hipertensão, acrescentar grandes quantidades de sal à dieta. Meias de compressão podem ajudar algumas pessoas.

Normalmente, o manejo da hipotensão pode ser fazer o paciente deitar com os pés mais elevados do que a cabeça e mover as pernas como em uma bicicleta. Expansão de volume ou agentes vasoconstritores, como norepinefrina, podem ser indicados em casos graves. Visto que a hipotensão é produzida por um bloqueio α-adrenérgico, os fármacos também bloqueiam as propriedades α-adrenérgicas estimuladoras da epinefrina, deixando os efeitos estimulantes β-adrenérgicos inalterados. Portanto, a administração de epinefrina resulta em um agravamento paradoxal da hipotensão e é contraindicada em casos de hipotensão induzida por antipsicóticos. Agentes vasoconstritores α-adrenérgicos puros, como metaraminol e norepinefrina, são os fármacos recomendados para o tratamento do distúrbio.

Efeitos hematológicos

Leucopenia temporária com contagem de leucócitos de cerca de 3.500 é um problema comum, mas não grave. Agranulocitose, um problema hematológico potencialmente letal, ocorre em cerca de 1 pessoa a cada 10 mil tratadas com ARDs. Púrpura trombocitopênica ou não trombocitopênica, anemias hemolíticas e pancitopenia podem ser ocorrências raras em pessoas tratadas com ARDs. Embora hemogramas completos de rotina não sejam indicados, se o paciente relatar dor de garganta e febre, um hemograma deve ser obtido de imediato para verificar a possibilidade de discrasia sanguínea grave. Se os valores indiciais sanguíneos forem baixos, a administração de ARDs deve ser interrompida, e o paciente deve ser transferido para uma instalação médica. A taxa de mortalidade para a complicação pode chegar a 30%.

Efeitos anticolinérgicos periféricos

Efeitos anticolinérgicos periféricos, que consistem em secura da boca e do nariz, visão turva, constipação, retenção urinária e midríase, são comuns, sobretudo com ARDs de baixa potência, como, por exemplo, clorpromazina, tioridazina e mesoridazina. Algumas pessoas também podem ter náusea e vômito.

Constipações devem ser tratadas com preparados laxantes comuns, mas constipação grave pode progredir para íleo paralítico. Uma redução na dosagem de ARD é recomendada nesses casos. A pilocarpina pode ser usada para tratar íleo paralítico, embora o alívio seja apenas temporário. O betanecol (20 a 40 mg/dia) pode ser útil em algumas pessoas com retenção urinária.

Ganho de peso está associado a maior mortalidade e morbidade e a falta de adesão à medicação. Os ARDs de baixa potência podem causar ganho de peso significativo, mas não tanto quanto o observado com os ASDs olanzapina e clozapina. Molindona e talvez loxapina parecem ter menor probabilidade de causar esse efeito.

Efeitos endócrinos

O bloqueio dos receptores de dopamina no trato tuberoinfundibular resulta no aumento da secreção de prolactina, o qual pode causar aumento dos seios, galactorreia, amenorreia e inibição do orgasmo em mulheres e impotência em homens. Os ASDs, com exceção da risperidona, não estão particularmente associados a aumento dos níveis de prolactina e podem ser os fármacos recomendados para pessoas que experimentam efeitos colaterais perturbadores do aumento da liberação de prolactina.

Efeitos sexuais adversos

Tanto homens quanto mulheres medicados com ARDs podem experimentar anorgasmia e redução da libido. Até 50% dos homens que tomam antipsicóticos relatam perturbações na ejaculação e na ereção. Sildenafil, vardenafil e tadalafil costumam ser usados para tratar disfunção orgásmica induzida por psicotrópicos, mas não foram estudados em combinação com ARDs. A tioridazina está particularmente associada com redução da libido e ejaculação retrógrada em homens. Priapismo e relatos de orgasmos dolorosos também foram descritos, ambos podendo ser resultantes da atividade antagonista α_1-adrenérgica.

Efeitos sobre a pele e os olhos

Dermatite alérgica e fotossensibilidade podem ocorrer, sobretudo com agentes de baixa potência. Erupções urticárias, maculopapulares, petequiais e edematosas podem ocorrer no início do tratamento, geralmente nas primeiras semanas, com remissão espontânea. A reação de fotossensibilidade que parece uma queimadura de sol grave também ocorre em algumas pessoas que tomam clorpromazina. O paciente deve ser alertado sobre esse efeito adverso, evitar a exposição solar superior a 30 a 60 minutos e usar filtro solar. O uso prolongado de clorpromazina está associado a descoloração azul-acinzentada das áreas da pele expostas à luz solar. As alterações cutâneas com frequência têm início com uma cor bronzeada ou marrom-dourada e avançam para cores como cinza ardósia, azul metálico e púrpura. Essas descolorações se resolvem quando o paciente passa a tomar outro medicamento.

Pigmentação retiniana irreversível está relacionada ao uso de tioridazina em dosagens superiores a 1.000 mg diários. Um sintoma inicial do efeito colateral pode, às vezes, ser confusão noturna relativa a dificuldade com a visão noturna. A pigmentação pode avançar mesmo depois da interrupção da administração de tioridazina e, por fim, resultar em cegueira. Esse é o motivo pelo qual a dosagem máxima recomendada de tioridazina é de 800 mg diários.

Os pacientes medicados com clorpromazina podem desenvolver uma pigmentação relativamente benigna dos olhos, caracterizada por depósitos marrom-esbranquiçados concentrados na lente anterior e na córnea posterior e visíveis apenas por meio de exame de lâmpada de fenda. Os depósitos podem progredir para grânulos brancos opacos e marrom-amarelados, em geral estrelados. Algumas vezes, a conjuntiva fica descolorida por um pigmento marrom. Não se observa dano retiniano, e a visão quase nunca fica prejudicada. Essa condição melhora gradualmente com a descontinuação do fármaco.

Icterícia

Elevações das enzimas hepáticas durante o tratamento com um ARD têm propensão a ser transitórias, sem relevância clínica. Quando a clorpromazina começou a ser usada, casos de icterícia obstrutiva ou colestática foram relatados, em geral no primeiro mês de tratamento e precedidos por sintomas de dor abdominal superior, náusea e vômito. Em seguida, surgiam febre, erupção cutânea, eosinofilia, bilirrubina na urina e aumentos nos níveis séricos de bilirrubina, fosfatase alcalina e transaminases hepáticas. Hoje, casos relatados são extremamente raros, mas, se houver ocorrência de icterícia, o medicamento deve ser descontinuado.

Superdoses

Superdoses, via de regra, consistem em efeitos colaterais exagerados dos ARDs. Sintomas e sinais incluem depressão do sistema nervoso central (SNC), SEP, midríase, rigidez, inquietação, redução dos reflexos tendinosos profundos, taquicardia e hipotensão. Os sintomas graves de superdose incluem *delirium*, coma, depressão respiratória e convulsões. O haloperidol pode estar entre os antipsicóticos típicos mais seguros no caso de superdosagem. Após uma superdose, a eletrencefalografia (EEG) mostra lentidão difusa e baixa voltagem. Superdosagem extrema pode levar a *delirium* e coma, com depressão respiratória e hipotensão. Superdoses potencialmente letais costumam envolver a ingestão de outros depressores do SNC, como álcool ou benzodiazepínicos.

Carvão ativado, se possível, e lavagem gástrica devem ser administrados se a superdose for recente. Eméticos não são indicados, porque as ações antieméticas dos ARDs inibem sua eficácia. Convulsões podem ser tratadas com diazepam IV ou fenitoína; hipotensão, com norepinefrina ou dopamina, mas não com epinefrina.

Gravidez e lactação

Existe pouca correlação entre o uso de antipsicóticos durante a gravidez e malformações congênitas. Apesar disso, eles devem ser evitados nesse período, em particular no primeiro trimestre, a não ser que o benefício se sobreponha ao risco. Fármacos de alta potência são preferíveis aos de baixa potência, porque estes estão associados a hipotensão.

Os ARDs são secretados no leite materno, embora em baixas concentrações. Mulheres que usam esses medicamentos não devem amamentar.

INTERAÇÕES MEDICAMENTOSAS

Muitas interações medicamentosas farmacocinéticas e farmacodinâmicas estão associadas a esses fármacos (Tab. 29.17-4). CYP 2D6 é a isoenzima hepática desenvolvida com mais frequência nas interações farmacocinéticas de ARDs. Outras interações medicamentosas comuns afetam a absorção desses fármacos.

Antiácidos, carvão ativado, colestiramina, caulim, pectina e cimetidina tomados no prazo de 2 horas após a administração do antipsicótico podem reduzir sua absorção. A atividade anticolinérgica cumulativa dos ARDs, anticolinérgicos e fármacos tricíclicos pode resultar em toxicidade anticolinérgica. Digoxina e esteroides, os quais reduzem a motilidade gástrica, podem aumentar a absorção dos ARDs.

Fenotiazinas, especialmente tioridazina, podem reduzir o metabolismo da fenitoína e causar concentrações tóxicas dessa substância. Barbitúricos podem aumentar o metabolismo dos ARDs.

Fármacos tricíclicos e ISRSs que inibem CYP 2D6 – paroxetina, fluoxetina e fluvoxamina – interagem com ARDs, resultando em aumento das concentrações plasmáticas de ambos os fármacos. Os efeitos anticolinérgicos, sedativos e hipotensivos dos medicamentos também podem ser cumulativos.

TABELA 29.17-4
Interações medicamentosas com antipsicóticos

Medicamento de interação	Mecanismo	Efeito clínico
Interações medicamentosas avaliadas de maior gravidade		
Antagonistas dos receptores β-adrenérgicos	Efeito farmacológico sinérgico; antipsicótico inibe o metabolismo de propranolol; antipsicótico aumenta concentrações plasmáticas	Hipotensão grave
Anticolinérgicos	Efeitos farmacodinâmicos	Redução do efeito antipsicótico
	Efeito anticolinérgico cumulativo	Toxicidade anticolinérgica
Barbitúricos	Fenobarbital induz metabolismo do antipsicótico	Redução das concentrações do antipsicótico
Carbamazepina	Induz o metabolismo do antipsicótico	Redução de até 50% nas concentrações do antipsicótico
Carvão	Reduz a absorção GI do antipsicótico e adsorve o fármaco durante a circulação êntero-hepática	Pode reduzir o efeito do antipsicótico ou causar toxicidade quando usado para tratar superdose ou para perturbações GI
Tabagismo	Indução de enzimas microssômicas	Redução das concentrações plasmáticas de agentes antipsicóticos
Epinefrina, norepinefrina	Antipsicótico antagoniza o efeito vasoconstritor	Hipotensão
Etanol	Depressão cumulativa do SNC	Prejuízo do estado psicomotor
Fluvoxamina	Fluvoxamina inibe o metabolismo de haloperidol e clozapina	Aumento das concentrações de haloperidol e clozapina
Guanetidina	Antipsicótico antagoniza a recaptação de guanetidina	Prejuízo do efeito anti-hipertensivo
Lítio	Desconhecido	Relatos raros de neurotoxicidade
Meperidina	Depressão cumulativa do SNC	Hipotensão e sedação
Interações medicamentosas avaliadas de gravidade menor ou moderada		
Anfetaminas, anoréticos	Efeito farmacológico reduzido de anfetamina	Redução do efeito de perda de peso; anfetaminas podem exacerbar psicose
IECAs	Crise hipotensiva cumulativa	Hipotensão, intolerância postural
Antiácidos que contêm alumínio	Complexo insolúvel formado no trato GI	Possível redução do efeito antipsicótico
AD não específico	Metabolismo reduzido do AD pela inibição competitiva	Aumento da concentração do AD
Benzodiazepínicos	Aumento do efeito farmacológico do benzodiazepínico	Depressão respiratória, estupor, hipotensão
Bromocriptina	Antipsicótico antagoniza a estimulação do receptor de dopamina	Aumento de prolactina
Bebidas com cafeína	Formam precipitação com soluções antipsicóticas	Possível redução do efeito antipsicótico
Cimetidina	Absorção e depuração reduzidas do antipsicótico	Efeito antipsicótico reduzido
Clonidina	Antipsicótico potencializa efeito hipotensivo α-adrenérgico	Hipotensão ou hipertensão
Dissulfiram	Prejudica o metabolismo antipsicótico	Aumento das concentrações do antipsicótico
Metildopa	Desconhecido	Elevação da PA
Fenitoína	Indução do metabolismo antipsicótico; redução do metabolismo da fenitoína	Redução das concentrações de antipsicótico: aumento dos níveis de fenitoína
ISRSs	Prejuízo do metabolismo do antipsicótico; interação farmacodinâmica	Início repentino de sintomas extrapiramidais
Ácido valproico	Antipsicótico inibe o metabolismo do ácido valproico	Aumento da meia-vida e dos níveis de ácido valproico

IECA, inibidor da enzima conversora de angiotensina; AD, antidepressivo; PA, pressão arterial; SNC, sistema nervoso central; GI, gastrintestinal; ISRS, inibidor seletivo da recaptação de serotonina.
(De Ereshosky L, Overman GP, Karp JK. Current psychotropic dosing and monitoring guidelines. *Prim Psychiatry*, 1996, 3:21, com permissão.)

Os antipsicóticos típicos podem inibir os efeitos hipotensivos de α-metildopa. Em contrapartida, podem ter um efeito cumulativo sobre alguns fármacos hipotensivos. Agentes antipsicóticos apresentam um efeito variável sobre os efeitos hipotensivos da clonidina. A coadministração de propranolol aumenta as concentrações sanguíneas de ambos os fármacos.

Os ARDs potencializam os efeitos depressores do SNC de sedativos, anti-histamínicos, opiáceos, opioides e álcool, sobretudo em pessoas com prejuízo da condição respiratória. Quando esses agentes são ingeridos com álcool, o risco de internação pode aumentar.

O tabagismo pode reduzir os níveis plasmáticos dos fármacos antipsicóticos típicos. A epinefrina tem um efeito hipotensivo paradoxal sobre pessoas medicadas com esse tipo de antipsicóticos. Esses fármacos podem reduzir a concentração sanguínea de varfarina, resultando em diminuição do tempo de sangramento. As fenotiazinas e a pimozida não devem ser coadministradas com outros agentes que prolonguem o intervalo QT. A tioridazina é contraindicada para pacientes medicados com fármacos que inibam a isoenzima CYP 2D6 ou para aqueles com níveis reduzidos de CYP 2D6.

INTERFERÊNCIAS LABORATORIAIS

A clorpromazina e a perfenazina podem causar resultados tanto falso-positivos quanto falso-negativos em testes de gravidez imunológicos e acusar falsamente elevação de valores de bilirrubina (com testes de tiras reagentes) e urobilinogênio (com teste reagente de Ehrlich). Esses fármacos também foram associados a um deslocamento anormal nos resultados de teste de tolerância a glicose, embora esse deslocamento possa refletir os efeitos desses fármacos sobre o sistema regulador de glicose. Foi relatado que as fenotiazinas interferem na medição de 17-cetosteroides e 17-hidroxicorticosteroides e produzem resultados falso-positivos em testes de fenilcetonúria.

DOSAGEM E DIRETRIZES CLÍNICAS

O uso de ARDs é contraindicado nas seguintes situações: (1) história de resposta alérgica grave; (2) possível ingestão de uma substância que irá interagir com o antipsicótico e induzir depressão do SNC (p. ex., álcool, opioides, barbitúricos e benzodiazepínicos) ou *delirium* anticolinérgico (p. ex., escopolamina e possivelmente fenciclidina [PCP]); (3) presença de uma anormalidade cardíaca grave; (4) risco elevado de convulsões; (5) presença de glaucoma de ângulo estreito ou hipertrofia prostática, caso um fármaco com atividade anticolinérgica elevada seja usado; e (6) presença ou história de discinesia tardia. Os antipsicóticos devem ser administrados com cautela em pessoas com doença hepática, porque o prejuízo do metabolismo hepático pode levar a concentrações plasmáticas elevadas. A avaliação habitual deve incluir um hemograma completo, com índice de contagem de leucócitos, testes de função hepática, e eletrocardiografia (ECG), sobretudo em mulheres com mais de 40 anos e homens com mais de 30 anos. Idosos e crianças são mais sensíveis aos efeitos colaterais do que adultos, de forma que a dosagem do fármaco deve ser ajustada de acordo com a pessoa.

Diversos pacientes podem responder a dosagens muito diferentes de antipsicóticos; portanto, não há uma dosagem estabelecida para qualquer fármaco antipsicótico específico. Devido aos efeitos colaterais, constitui prática clínica razoável iniciar a terapia com uma dosagem baixa e aumentá-la conforme o necessário. Vale lembrar que os efeitos máximos de uma dosagem específica podem não ficar evidentes em 4 a 6 semanas. As formulações e dosagens disponíveis dos ARDs são fornecidas na Tabela 29.17-5.

Tratamento breve

O equivalente a 5 a 20 mg de haloperidol é uma dose razoável para um adulto em estado agudo. Um idoso pode se beneficiar de uma quantidade de apenas 1 mg do medicamento. A administração de mais de 25 mg de clorpromazina em uma injeção pode resultar em hipotensão grave. A administração IM resulta em níveis plasmáticos de pico em cerca de 30 minutos, em comparação com os 90 minutos necessários com a administração oral. Doses de fármacos para administração IM são aproximadamente metade das ministradas por VO. No contexto de tratamento breve, o indivíduo deve ser observado 1 hora após a primeira dose da medicação. Depois disso, a maioria dos clínicos administra uma segunda dose ou um agente sedativo (p. ex., um benzodiazepínico), para obter um controle comportamental efetivo. Possíveis sedativos incluem lorazepam (2 mg IM) e amobarbital (50 a 250 mg IM).

Neuroleptização rápida

A neuroleptização rápida é a prática de administrar doses IM de hora em hora de medicamentos antipsicóticos até que a sedação acentuada seja alcançada. Contudo, várias pesquisas demonstraram que a simples espera de mais algumas horas depois da administração de uma dose provoca a mesma melhora clínica observada com doses repetidas. Mesmo assim, o clínico deve tomar cuidado para evitar que o paciente se torne violento enquanto estiver psicótico. Ele pode ajudar a prevenir episódios violentos com sedativos adjuntos ou usando temporariamente contenções físicas até que o indivíduo possa controlar seu comportamento.

Tratamento inicial

Um período total de seis semanas pode ser necessário para avaliar a extensão da melhora dos sintomas psicóticos. Entretanto, a agitação e a excitação costumam melhorar rapidamente com tratamento antipsicótico. Cerca de 75% das pessoas com história breve de doença mostram melhora significativa em sua psicose. Sintomas psicóticos, tanto positivos quanto negativos, em geral continuam a apresentar melhora de 3 a 12 meses após o início do tratamento.

Em torno de 5 mg de haloperidol ou 300 mg de clorpromazina costumam ser uma dose diária eficaz. Antigamente, doses muito mais elevadas eram usadas, mas as evidências mostram que elas resultavam em mais efeitos colaterais sem benefícios adicionais. Uma dose única diária em geral é administrada na hora de dormir para ajudar a induzir o sono e reduzir a incidência de efeitos adversos. Porém, dosagem na hora de dormir para idosos pode aumentar o risco de queda se eles se levantarem da cama à noite. Os efeitos sedativos de antipsicóticos típicos duram apenas algumas horas, diferentemente dos efeitos antipsicóticos, que duram de 1 a 3 dias.

Medicamentos intermitentes

Uma prática clínica comum é solicitar que os medicamentos sejam administrados intermitentemente de acordo com a necessidade (SN). Embora essa prática possa ser razoável durante os primeiros dias em que o indivíduo está hospitalizado, o período de tempo em que a pessoa recebe antipsicóticos, em vez de um aumento na dosagem, é o que produz a melhora terapêutica. Clínicos em serviços de internação podem se sentir pressionados por membros da equipe a prescrever antipsicóticos SN; essas receitas devem incluir sintomas específicos, a frequência com que o fármaco deve ser utilizado e quantas doses podem ser administradas por dia. O clínico pode optar por usar pequenas quantidades para as doses SN (p. ex., 2 mg de haloperidol) ou um benzodiazepínico em seu lugar (p. ex., 2 mg de lorazepam IM). Caso as doses SN de um antipsicótico sejam inevitáveis após a primeira semana de tratamento, o clínico pode considerar um aumento no padrão da dosagem diária do fármaco.

Tratamento de manutenção

Os primeiros 3 a 6 meses após um episódio psicótico costumam ser considerados um período de estabilização. Após esse período, a dosagem do antipsicótico pode ser reduzida em cerca de 20% a cada seis meses até que se encontre a dosagem eficaz mínima. Normalmente, o indivíduo é mantido sob medicação antipsicótica durante

TABELA 29.17-5
Antagonistas dos receptores de dopamina

Nome Genérico ou químico	Apresentação comercial (mg)	Cápsulas (mg)	Solução	Parenteral	Supositórios retais (mg)	Faixa de dosagem para os adultos (mg/dia) Aguda	Manutenção
Clorpromazina	10, 25, 50, 100, 200	30, 75, 150, 200, 300	10 mg/5 mL, 30 mg/mL, 100 mg/mL	25 mg/mL	25, 100	100-1.600 VO; 25-400 IM	50-400 VO
Proclorperazina	5, 10, 25	10, 15, 30	5 mg/5 mL	5 mg/mL	2,5, 5, 25	15-200 VO; 40-80 IM	15-60 VO
Perfenazina	2, 4, 8, 16	—	16 mg/5 mL	5 mg/mL	—	12-64 VO; 15-30 IM	8-24 VO
Trifluoperazina	1, 2, 5, 10	—	10 mg/mL	2 mg/mL	—	4-40 VO; 4-10 IM	5-20 VO
Flufenazina	1, 2,5, 5, 10	—	2,5 mg/5 mL, 5 mg/mL	2,5 mg/mL (apenas IM)	—	2,5-40 VO; 5-20 IM	1-15 VO 12,5-50 IM (decanoato ou enantato, semanal ou quinzenalmente)
Decanoato de flufenazina	—	—	—	—	—	—	—
Enantato de flufenazina	—	—	2,5 mg/mL	2,5 mg/mL	—	—	—
Tioridazina	10, 15, 25, 50, 100, 150, 200	—	25 mg/5 mL, 100 mg/5 mL, 30 mg/mL, 100 mg/mL	—	—	200-800 VO	100-300 VO
Mesoridazina	10, 25, 50, 100	—	25 mg/mL	25 mg/mL	—	100-400 VO; 25-200 IM	30-150 VO
Haloperidol	0,5, 1, 2, 5, 10, 20	—	2 mg/5 mL	5 mg/mL (apenas IM)	—	5-20 VO; 12,5-25 IM	1-10 VO
Decanoato de haloperidol	—	—	—	50 mg/mL, 100 mg/mL (apenas IM)	—	—	25-200 IM (decanoato, mensalmente)
Clorprotixeno	10, 25, 50, 100	—	100 mg/5 mL (suspensão)	12,5 mg/mL	—	75-600 VO; 75-200 IM	50-400
Tiotixeno	—	1, 2, 5, 10, 20	5 mg/mL	5 mg/mL (apenas IM), 20 mg/mL (apenas IM)	—	6-100 VO; 8-30 IM	6-30
Loxapina	—	5, 10, 25, 50	25 mg/5 mL	50 mg/mL	—	20-250 20-75 IM	20-100
Molindona	5, 10, 25, 50, 100	—	20 mg/mL	—	—	50-225	5-150
Pimozida	2	—	—	—	—	0,5-20	0,5-5

IM, intramuscular; VO, via oral.

1 a 2 anos após o primeiro episódio psicótico. O tratamento antipsicótico costuma ser continuado durante cinco anos após um segundo episódio, e a manutenção durante o resto da vida é considerada após o terceiro, embora tentativas de reduzir a dosagem diária possam ser feitas a cada 6 a 12 meses.

Fármacos antipsicóticos são eficazes para o controle dos sintomas psicóticos, mas o paciente pode declarar que prefere não tomar os medicamentos porque se sente melhor sem eles. O clínico deve discutir com ele o agente de manutenção considerando seus desejos, a gravidade da doença e a qualidade de seus sistemas de apoio. É essencial que o clínico conheça a vida do paciente o suficiente para tentar prever futuros estressores que possam requerer aumento da dosagem ou monitoramento atento da adesão.

Medicamentos de depósito de longa duração

Preparações de depósito de longa duração (*depot*) podem ser necessárias para superar problemas relativos à adesão. Apresentações IM costumam ser administradas uma vez a cada 1 a 4 semanas.

Existem duas preparações de *depot* disponíveis nos Estados Unidos, um decanoato e um enantato de flufenazina e uma formulação de decanoato de haloperidol. As preparações são injetadas via IM em uma área de tecido muscular de grande extensão, da qual elas são absorvidas lentamente pelo sangue. Formulações de decanoato podem ser ministradas com menos frequência do que as de enantato, porque são absorvidas de forma mais lenta. Embora estabilizar um indivíduo com preparação oral de fármacos específicos não seja necessário antes de iniciar a forma de *depot*, configura boa prática administrar pelo menos uma dose do medicamento VO para avaliar a possibilidade de um efeito adverso, como SEP grave ou uma reação alérgica.

É aceitável começar tanto com 12,5 mg (0,5 mL) de preparação de flufenazina quanto com 25 mg (0,5 mL) de decanoato de haloperidol. Caso surjam sintomas nas 2 a 4 semanas seguintes, o indivíduo pode ser tratado temporariamente com medicamentos orais adicionais ou com novas injeções de pequenas quantidades do medicamento de *depot*. Depois de 3 a 4 semanas, a injeção *depot* pode ser aumentada para uma dose única igual ao total das doses administradas durante o período inicial.

Um bom motivo para iniciar o tratamento com medicamento de ação prolongada com doses baixas é que a absorção das preparações pode ser mais rápida que o normal no início do tratamento, resultando em episódios assustadores de distonia que acabam por desencorajar a adesão ao medicamento. Alguns clínicos deixam o paciente sem fármacos durante 3 a 7 dias antes de iniciar o tratamento de *depot* e administram pequenas doses dessas preparações (3,125 mg de flufenazina ou 6,25 mg de haloperidol) com intervalo de alguns dias para evitar esses problemas iniciais.

CONCENTRAÇÕES PLASMÁTICAS

Diferenças genéticas entre pessoas e interações farmacocinéticas com outros fármacos influenciam o metabolismo dos antipsicóticos. Caso uma pessoa não tenha melhorado após 4 a 6 semanas de tratamento, a concentração plasmática do fármaco deve ser determinada, se possível. Depois de um paciente atingir uma dosagem específica durante um período no mínimo cinco vezes maior que a meia-vida do fármaco e, portanto, se aproximar das concentrações de estado de equilíbrio, obter os níveis sanguíneos pode ser útil. É prática-padrão obter amostras de plasma nos níveis de vale – imediatamente antes da administração da dose diária, em geral pelo menos 12 horas após a dose anterior e, com mais frequência, 20 a 24 horas após essa última dose. Na realidade, a maioria dos antipsicóticos não tem uma curva dose-resposta bem definida. O fármaco mais estudado é o haloperidol, que pode ter uma janela terapêutica que varia de 2 a 15 ng/mL. Outras faixas terapêuticas que foram razoavelmente bem documentadas são de 30 a 100 ng/mL, para clorpromazina, e 0,8 a 2,4 ng/mL, para perfenazina.

Indivíduos resistentes ao tratamento

Infelizmente, 10 a 35% das pessoas com esquizofrenia não obtêm benefícios significativos dos fármacos antipsicóticos. Resistência ao tratamento é insucesso em pelo menos dois experimentos adequados de antipsicóticos de duas classes farmacológicas diferentes. Vale determinar as concentrações plasmáticas desses indivíduos, porque é possível que sejam metabolizadores lentos ou rápidos ou que não estejam tomando o medicamento. Demonstrou-se, de forma conclusiva, que a clozapina é eficaz quando administrada em pacientes que tiveram insucesso em vários experimentos com ARDs.

Medicamentos adjuntos

É uma prática comum usar ARDs em conjunto com outros agentes psicotrópicos, seja para tratar efeitos colaterais, seja para melhorar ainda mais os sintomas. Em geral, a combinação envolve lítio ou outros agentes estabilizadores do humor, ISRSs ou benzodiazepínicos. Acreditava-se que fármacos antidepressivos exacerbassem psicose em pacientes com esquizofrenia. Provavelmente, essa observação envolvesse pacientes com transtorno bipolar que foram diagnosticados de modo equivocado com esquizofrenia. Inúmeras evidências indicam que os antidepressivos, na realidade, melhoram os sintomas de depressão em pacientes com esquizofrenia. Em alguns casos, anfetaminas podem ser acrescentadas aos ARDs, caso o paciente permaneça retraído e apático.

ESCOLHA DO FÁRMACO

Devido a sua eficácia comprovada no manejo de sintomas de psicose aguda e ao fato de que a administração profilática de medicamentos antiparkinsonianos impede ou minimiza anormalidades motoras agudas, os ARDs ainda têm seu valor, em especial na terapia de curto prazo. Há uma vantagem de custo considerável para um regime antiparkinsoniano com ARD comparado à monoterapia com um agente antipsicótico mais recente. Preocupações com o desenvolvimento de discinesia tardia induzida por ARDs são o maior empecilho ao uso de longo prazo desses fármacos, mas ainda não está claro se os ASDs estão completamente livres dessa complicação. Portanto, os ARDs ainda ocupam um papel importante no tratamento psiquiátrico. A intercambialidade entre ARDs não é previsível. Por motivos que não podem ser explicados, alguns pacientes respondem melhor a um fármaco do que a outro. A escolha de um ARD em particular deve ser baseada no perfil conhecido de efeitos adversos dos fármacos. Além de uma vantagem significativa em termos de custo do medicamento, a escolha atualmente seria um ASD. Caso se acredite que um ARD seja preferível, a escolha deve recair sobre um antipsicótico de alta potência, apesar de estar associado a mais efeitos adversos, sobretudo porque há uma incidência maior de outros efeitos adversos (p. ex., cardíacos, hipotensivos, epileptogênicos, sexuais e alérgicos) com os fármacos de baixa potência. Se sedação for uma meta desejada, um antipsicótico de baixa potência pode ser administrado em doses divididas, ou, então, um benzodiazepínico pode ser coadministrado.

Uma reação desagradável ou disfórica (uma sensação subjetiva de inquietação, supersedação ou distonia aguda) à primeira dose de um antipsicótico prevê uma resposta desfavorável no futuro e falta de adesão. O uso profilático de medicamentos antiparkinsonianos pode impedir essa reação. De modo geral, os clínicos devem estar atentos a efeitos colaterais graves e eventos adversos (descritos anteriormente), independentemente de qual fármaco seja usado.

REFERÊNCIAS

Cameron K, Kolanos R, Vekariya R, De Felice L, Glennon RA. "Mephedrone and methylenedioxypyrovalerone (MDPV), major constituents of "bath salts," produce opposite effects at the human dopamine transporter": Erratum. *Psychopharmacology*. 2013;227(3):501.

Dean AC, Groman SM, Morales AM, London ED. An evaluation of the evidence that methamphetamine abuse causes cognitive decline in humans. *Neuropsychopharmacology*. 2013;38(2):259–274.

Jones PB, Barnes TR, Davies L, Dunn G; Lloyd H. Randomized controlled trial of the effect on quality of life of second- vs first-generation antipsychotic drugs in schizophrenia: Cost Utility of the Latest Antipsychotic Drugs in Schizophrenia Study (CUtLASS 1). *Arch Gen Psychiatry*. 2006;63:1079.

Leucht S, Cores C, Arbter D, Engel R, Li C, Davis J. Second-generation versus first-generation antipsychotic drugs for schizophrenia: A meta-analysis. *Lancet*. 2009;373:31.

Leucht S, Pitschel-Walz G, Abraham D, Kissling W. Efficacy and extrapyramidal side-effects of the new antipsychotics olanzapine, quetiapine, risperidone, and sertindole compared to conventional antipsychotics and placebo. A meta-analysis of randomized controlled trials. *Schizophr Res*. 1999;35(1):51.

Lieberman JA, Stroup TS, McEvoy JP, Swartz MS, Rosenheck RA. Clinical Antipsychotic Trials of Intervention Effectiveness (CATIE) investigators. *N Engl J Med*. 2005;353:1209.

Marder SR, Essock SM, Miller AL, Buchanan RW, Davis JM. The Mount Sinai conference on the pharmacotherapy of schizophrenia. *Schizophr Bull*. 2002;28(1):5.

Pacciardi B, Mauri M, Cargioli C, Belli S, Cotugno B, Di Paolo L, Pini S. Issues in the management of acute agitation: how much current guidelines consider safety? *Front Psychiatry*. 2013;4:26.

Smith RC, Segman RH, Golcer-Dubner T, Pavlov V, Lerer B. Allelic variation in ApoC3, ApoA5 and LPL genes and first and second generation antipsychotic effects on serum lipids in patients with schizophrenia. *Pharmacogenomics J*. 2008;8:228.

van Kammen DP, Hurford I, Marder SR. First-generation antipsychotics. In: Sadock BJ, Sadock VA, Ruiz P, eds. *Kaplan & Sadock's Comprehensive Textbook of Psychiatry*. 9th ed. Vol. 2. Philadelphia: Lippincott Williams & Wilkins; 2009:3105.

Wu B-J, Chen H-K, Lee S-M. Do atypical antipsychotics really enhance smoking reduction more than typical ones? The effects of antipsychotics on smoking reduction in patients with schizophrenia. *J Clin Psychopharmacol*. 2013;33(3):319–328.

▲ 29.18 Lamotrigina

A lamotrigina foi desenvolvida como resultado da triagem de antagonistas de folato como anticonvulsivantes. Provou ser eficaz para epilepsia em vários modelos com animais, foi desenvolvida como um fármaco antiepiléptico e comercializada para o tratamento adjunto de convulsões parciais nos Estados Unidos em 1995. Experimentos iniciais, pós-mercadológicos, abertos e clínicos sugeriram eficácia em diversas condições neurológicas e psiquiátricas, associada com uma boa tolerabilidade (exceto o risco de erupção cutânea). Mais tarde, estudos duplos-cegos, controlados por placebo, revelaram sua utilidade para algumas (mas não todas) condições neurológicas e psiquiátricas relatadas em estudos abertos. Assim, pareceu eficaz como tratamento de manutenção para transtorno bipolar e foi aprovada com essa finalidade para transtorno bipolar tipo I em 2003. A lamotrigina também pareceu ter utilidade potencial na depressão bipolar aguda, mas a magnitude do efeito foi moderada demais para render um desempenho consistentemente superior comparada com placebo. Portanto, não recebeu aprovação para o tratamento desse transtorno. De modo similar, dados limitados sugeriram que ela poderia ser útil para o tratamento do transtorno bipolar de ciclagem rápida, mas não parecia ser eficaz como intervenção principal em mania aguda. Assim, o fármaco surgiu como um agente que parece "estabilizar o humor a partir de baixo", no sentido de que pode causar impacto máximo no componente depressivo dos transtornos bipolares.

AÇÕES FARMACOLÓGICAS

A lamotrigina é totalmente absorvida, tem biodisponibilidade de 98% e uma meia-vida plasmática de estado de equilíbrio de 25 horas. Contudo, sua taxa de metabolismo varia ao longo de um alcance de seis vezes, dependendo dos fármacos que forem coadministrados. A dosagem é aumentada lentamente até uma dose de manutenção de duas vezes ao dia. Alimentos não afetam sua absorção, e ela se liga em 55% a proteínas no plasma; 94% da lamotrigina e de seus metabólitos inativos são excretados na urina. Entre as ações bioquímicas mais bem definidas desse fármaco, estão o bloqueio de canais de sódio voltagem-dependentes, os quais, por sua vez, modulam a liberação de glutamato e aspartato e exercem um ligeiro efeito sobre os canais de cálcio. A lamotrigina aumenta com moderação as concentrações plasmáticas de serotonina, possivelmente por meio da inibição da recaptação desse neurotransmissor, e é um fraco inibidor dos receptores 5-HT$_3$.

INDICAÇÕES TERAPÊUTICAS

Transtorno bipolar

A lamotrigina é indicada no tratamento de transtorno bipolar e pode prolongar o tempo entre episódios de depressão e mania. É mais eficaz em prolongar os intervalos entre episódios depressivos do que maníacos. Também é eficaz como tratamento do transtorno bipolar de ciclagem rápida.

Outras indicações

Há relatos de benefício terapêutico no transtorno da personalidade *borderline* e no tratamento de diversas síndromes dolorosas.

PRECAUÇÕES E REAÇÕES ADVERSAS

A lamotrigina é impressionantemente bem tolerada. A ausência de sedação, ganho de peso e de outros efeitos metabólicos é digna de nota. Os efeitos adversos mais comuns – tontura, ataxia, sonolência, cefaleia, diplopia, visão turva e náusea – costumam ser leves. Relatos informais de prejuízo cognitivo e dor nas articulações ou nas costas são comuns.

O surgimento de uma erupção cutânea, que é comum e algumas vezes muito grave, é uma fonte de preocupação. Em torno de 8% dos pacientes que começam o tratamento com lamotrigina desenvolvem uma erupção maculopapular benigna durante os primeiros quatro meses de tratamento, e o fármaco deve ser descontinuado se isso ocorrer (ver Lâmina Colorida 29.18-1). Apesar de essas erupções serem benignas, há preocupação de que, em alguns casos, possam representar as primeiras manifestações da síndrome de Stevens-Johnson ou de necrólise epidérmica tóxica. Ainda assim, mesmo se o medicamento for descontinuado de imediato com o surgimento de erupção ou de outros sinais de reação de hipersensibilidade, como febre e linfadenopatia, isso pode não prevenir o desenvolvimento subsequente de uma erupção potencialmente letal ou desfiguração permanente.

Estimativas da ocorrência de erupções graves variam, dependendo da fonte de dados. Em alguns estudos, sua incidência foi de 0,08% em adultos medicados com lamotrigina como monoterapia inicial e de 0,13% em adultos que a receberam como terapia adjunta. Dados de registros alemães com base na prática clínica indicam que o risco de erupção pode ser de apenas 1 em 5 mil pacientes. O surgimento de qualquer tipo de erupção requer a descontinuação imediata da administração do fármaco.

Sabe-se que a probabilidade de surgir uma erupção aumenta se a dose inicial e a velocidade do aumento da dosagem ultrapassarem a recomendação. A administração concomitante de ácido valproico também aumenta o risco e deve ser evitada, se possível. Caso valproato seja usado, adota-se um regime de dosagem mais conservador. Crianças e adolescentes com menos de 16 anos parecem ser mais suscetíveis a erupção cutânea com lamotrigina. Se perder mais de quatro dias consecutivos de tratamento de lamotrigina, o paciente precisa reiniciar a terapia na dosagem inicial e titular o aumento como se não houvesse já seguido um regime com o medicamento.

TESTES DE LABORATÓRIO

Não há correlação comprovada entre as concentrações sanguíneas de lamotrigina e efeitos anticonvulsivos ou eficácia em transtornos bipolares. Testes de laboratório não são úteis para prever a ocorrência de eventos adversos.

INTERAÇÕES MEDICAMENTOSAS

A lamotrigina apresenta interações medicamentosas bem caracterizadas envolvendo outros anticonvulsivantes. A possivelmente mais grave envolve o uso concomitante de ácido valproico, o qual duplica as concentrações séricas da lamotrigina. O fármaco reduz a concentração plasmática de ácido valproico em 25%. A sertralina também aumenta as concentrações plasmáticas da lamotrigina, mas em menor grau. As concentrações da lamotrigina diminuem em 40 a 50% com a administração simultânea de carbamazepina, fenitoína ou fenobarbital. Combinações com outros anticonvulsivantes apresentam efeitos complexos sobre o tempo da concentração plasmática e a meia-vida plasmática da lamotrigina.

INTERFERÊNCIAS LABORATORIAIS

Lamotrigina e topiramato não interferem em nenhum tipo de teste laboratorial.

DOSAGEM E ADMINISTRAÇÃO

Nos experimentos clínicos que levaram à aprovação da lamotrigina como tratamento para transtorno bipolar, não houve aumento da eficácia consistente associado a doses acima de 200 mg diários. A maioria dos pacientes deve tomar entre 100 e 200 mg ao dia. Em epilepsia, o fármaco é administrado duas vezes ao dia, mas, no transtorno bipolar, a dose total pode ser tomada uma vez ao dia, pela manhã ou à noite, dependendo de sua ação sobre o paciente, se ativador ou sedativo.

A lamotrigina está disponível em comprimidos não fracionados de 25, 100, 150 e 200 mg. O principal determinante da dose a ser utilizada é a minimização do risco de erupções cutâneas. A lamotrigi-

TABELA 29.18-1
Dosagem de lamotrigina (mg/dia)

Tratamento	Semanas 1-2	Semanas 3-4	Semanas 4-5
Monoterapia de lamotrigina	25	50	100-200 (máx.: 500)
Lamotrigina + carbamazepina	50	100	200-500 (máx.: 700)
Lamotrigina + valproato	25 em dias alternados	25	50-200 (máx.: 200)

na não deve ser tomada por indivíduos com menos de 16 anos. Visto que o ácido valproico deixa a eliminação da lamotrigina acentuadamente mais lenta, a administração concomitante desses dois fármacos requer uma titulação muito mais lenta (Tab. 29.18-1). Pessoas com insuficiência renal devem ter como meta uma dose de manutenção mais baixa. O surgimento de erupções de qualquer natureza requer a descontinuação imediata do medicamento. Em geral, ele deve ser interrompido ao longo de duas semanas, a menos que surja uma erupção. Nesse caso, deve ser suspenso no decorrer de 1 a 2 dias.

Comprimidos de lamotrigina de desintegração oral estão disponíveis para pacientes com dificuldade de deglutição. Trata-se do único tratamento antiepiléptico que disponibiliza essa apresentação. Eles são fornecidos em concentrações de 25, 50, 100 e 200 mg e se equiparam à dose dos comprimidos de lamotrigina. Também existem comprimidos dispergentes mastigáveis de 2, 5 e 25 mg.

REFERÊNCIAS

Calabrese JR, Huffman RF, White RL. Lamotrigine in the acute treatment of bipolar depression: Results of five double-blind, placebo-controlled clinical trials. *Bipolar Disord*. 2008;10:323.

Delvendahl I, Lindemann H, Heidegger T, Normann C, Ziemann U, Mall V. Effects of lamotrigine on human motor cortex plasticity. *Clin Neurophysiol*. 2013;124(1):148–153.

Geddes JR, Calabrese JR, Goodwin GM. Lamotrigine for treatment of bipolar depression: Independent meta-analysis and meta-regression of individual patient data from five randomised trials. *Br J Psychiatry*. 2009;194:4.

Goldberg JF, Bowden CL, Calabrese JR. Six-month prospective life charting of mood symptoms with lamotrigine monotherapy versus placebo in rapid cycling bipolar disorder. *Biol Psychiatry*. 2008;63:125.

Ishioka M, Yasui-Furukori N, Hashimoto K, Sugawara N. Neuroleptic malignant syndrome induced by lamotrigine. Clin Neuropharmacol. 2013;36(4):131–132.

Ketter TA, Brooks JO, Hoblyn JC. Effectiveness of lamotrigine in bipolar disorder in a clinical setting. *J Psychiatr Res*. 2008;43:13.

Ketter TA, Greist JH, Graham JA, Roberts JN, Thompson TR. The effect of dermatologic precautions on the incidence of rash with addition of lamotrigine in the treatment of bipolar I disorder: A randomized trial. *J Clin Psychiatry*. 2006;67(3):400.

Ketter TA, Wang PW. Lamotrigine In: Sadock BJ, Sadock VA, Ruiz P, eds. *Kaplan & Sadock's Comprehensive Textbook of Psychiatry*. 9th ed. Vol. 2. Philadelphia: Lippincott Williams & Wilkins; 2009:3127.

Kozaric-Kovacic D, Eterovic M. Lamotrigine abolished aggression in a patient with treatment-resistant posttraumatic stress disorder. *Clin Neuropharmacol*. 2013;36(3):94–95.

Kremer I, Vass A, Gorelik I, Bar G, Blanaru M, Javitt DC. Placebo-controlled trial of lamotrigine added to conventional and atypical antipsychotics in schizophrenia. *Biol Psychiatry*. 2004;56(6):441.

Merideth CH. A single-center, double-blind, placebo-controlled evaluation of lamotrigine in the treatment of obesity in adults. *J Clin Psychiatry*. 2006;67(2):258.

Suppes T, Marangell LB, Bernstein IH A single blind comparison of lithium and lamotrigine for the treatment of bipolar II depression. *J Affect Disord.* 2008;111:334.

Tiihonen J, Hallikainen T, Ryynanen OP, Repo-Tiihonen E, Kotilainen I. Lamotrigine in treatment-resistant schizophrenia: A randomized placebo-controlled crossover trial. *Biol Psychiatry.* 2003;54(11):1241.

Trankner A, Sander C, Schonknecht P. A critical review of the recent literature and selected therapy guidelines since 2006 on the use of lamotrigine in bipolar disorder. *Neuropsychiatr Dis Treat.* 2013;9:101–111.

Tritt K, Nickel C, Lahmann C, Leiberich PK, Rother WK. Lamotrigine treatment of aggression in female borderline-patients: A randomized, double-blind, placebo-controlled study. *J Psychopharmacol.* 2005;19(3):287.

Zoccali R, Muscatello MR, Bruno A, Cambria R, Mico U. The effect of lamotrigine augmentation of clozapine in a sample of treatment-resistant schizophrenic patients: A double-blind, placebo-controlled study. *Schizophr Res.* 2007;93(1–3):109.

▲ 29.19 Lítio

A eficácia do lítio para mania e para o tratamento profilático de transtorno maníaco-depressivo foi estabelecida no início da década de 1950 como resultado da pesquisa realizada por John F. J. Cade, um psiquiatra australiano. Preocupações referentes à toxicidade limitaram a aceitação inicial do lítio nos Estados Unidos, mas seu uso aumentou gradativamente no fim da década de 1960. Foi apenas a partir de 1970 que a FDA aprovou sua indicação para o tratamento de mania. A única outra indicação aprovada pela FDA ocorreu em 1974, quando ele foi aceito como terapia de manutenção para pacientes com história de mania. Durante várias décadas, o lítio foi o único fármaco aprovado tanto para tratamento agudo como de manutenção. Ele também é usado como medicamento adjunto no tratamento de transtorno depressivo maior.

O lítio (Li), um íon monovalente, é um membro do grupo 1A de metais alcalinos na tabela periódica, um grupo que também inclui sódio, potássio, rubídio, césio e frâncio. O lítio existe na natureza nas formas ^{6}Li (7,42%) e ^{7}Li (92,58%). O isótopo deste último permite a captação de imagem de lítio por meio de espectroscopia de ressonância magnética. Cerca de 300 mg de lítio são contidos em 1.597 mg de carbonato de lítio (Li_2CO_3). A maior parte do lítio usado nos Estados Unidos é obtida a partir da mineração de lagos secos no Chile e na Argentina.

AÇÕES FARMACOLÓGICAS

O lítio é rápida e totalmente absorvido após administração oral, e suas concentrações séricas de pico ocorrem em 1 a 1,5 hora com preparados-padrão e em 4 a 4,5 horas com preparados de liberação lenta e de liberação controlada. O lítio não se liga a proteínas plasmáticas, não é metabolizado e é excretado pelos rins. A meia-vida plasmática inicial é de 1,3 dia e passa para 2,4 dias após a administração contínua superior a um ano. A barreira hematencefálica permite apenas a passagem lenta do lítio, motivo pelo qual uma única superdose não causa necessariamente toxicidade e pelo qual a intoxicação de longo prazo com lítio demora para se resolver. A meia-vida de eliminação do fármaco é de 18 a 24 horas em adultos jovens, mas é mais breve em crianças e mais prolongada em idosos. A depuração renal do lítio diminui com a insuficiência renal. Alcança-se equilíbrio após 5 a 7 dias de administração regular. Obesidade está associada a índices mais elevados de depuração do lítio. Sua excreção é complexa durante a gravidez; aumenta durante a gestação, mas reduz após o parto. Ele é excretado no leite materno e em quantidades significativas nas fezes e no suor. Concentrações tireoidianas e renais de lítio são mais elevadas do que os níveis séricos.

Uma explicação para os efeitos estabilizadores do humor do lítio ainda não foi descoberta. Teorias incluem a alteração do transporte de íons e efeitos sobre neurotransmissores e neuropeptídeos, vias de transdução de sinais e sistemas de segundo mensageiro.

INDICAÇÕES TERAPÊUTICAS

Transtorno bipolar tipo I

Episódios maníacos. O lítio controla a mania aguda e impede a recorrência em cerca de 80% das pessoas com transtorno bipolar tipo I e em um percentual um pouco menor de indivíduos com episódios mistos (mania e depressão), transtorno bipolar de ciclagem rápida ou alterações de humor em encefalopatia. Esse medicamento tem início de ação relativamente lento e exerce seus efeitos antimaníacos ao longo de 1 a 3 semanas. Portanto, um benzodiazepínico, um antagonista dos receptores de dopamina (ARD), um antagonista de serotonina e dopamina (ASD) ou ácido valproico em geral são administrados durante as primeiras semanas. Pacientes com mania mista ou disfórica, ciclagem rápida, abuso de substância comórbido ou organicidade não respondem tão bem ao lítio quanto os indivíduos com mania clássica.

Depressão bipolar. Comprovou-se que o lítio é eficaz no tratamento de depressão associada ao transtorno bipolar tipo I, assim como no papel de terapia adjunta para pacientes com transtorno depressivo maior grave. A potencialização da terapia de lítio com ácido valproico ou carbamazepina costuma ser bem tolerada, com pouco risco de precipitação de mania.

Quando um episódio depressivo ocorre em uma pessoa medicada com lítio de manutenção, o diagnóstico diferencial deve incluir hipotireoidismo induzido por lítio, abuso de substância e falta de adesão à terapia com lítio. Possíveis abordagens de tratamento incluem aumentar a concentração do fármaco (até 1 a 1,2 mEq/L); acrescentar suplemento de hormônio da tireoide (p. ex., 25 µg ao dia de liotironina), mesmo na presença de achados normais em testes de função da tireoide; potencialização com valproato ou carbamazepina; o uso criterioso de antidepressivos; ou eletroconvulsoterapia (ECT). Depois que o episódio depressivo agudo é resolvido, outras terapias devem ser retiradas de forma gradativa em prol da monoterapia de lítio, caso seja clinicamente tolerada.

Manutenção. O tratamento de manutenção com lítio reduz de maneira acentuada a frequência, a gravidade e a duração de episódios maníacos e depressivos em pessoas com transtorno bipolar tipo I. O medicamento fornece uma profilaxia muito mais eficaz para mania do que para depressão, e estratégias antidepressivas suplementares podem ser necessárias, de forma intermitente ou contínua. A manutenção com lítio é quase sempre indicada depois do primeiro episódio de transtorno bipolar tipo I, seja ele de depressão seja de mania, e deve ser considerada depois do primeiro episódio no caso de adolescentes ou para pessoas com história familiar desse transtorno. Outras pessoas que se beneficiam da manutenção com lítio são as que contam com sistemas de apoio fracos, não apresentaram fatores precipitantes para o primeiro episódio, correm alto risco de suicídio, tiveram um início repentino do primeiro episódio ou tiveram um primeiro episódio de mania. Estudos clínicos mostraram que lítio reduz a incidência de suicídio em pacientes com transtorno bipolar tipo I em seis ou sete vezes. É também um tratamento eficaz para pessoas com transtorno ciclotímico grave.

O início da terapia de manutenção após o primeiro episódio maníaco é considerado uma abordagem sensata com base em diversas observações. Em primeiro lugar, cada episódio de mania aumenta o risco de episódios subsequentes. Em segundo, entre as pessoas que respondem ao lítio, recaídas são 28 vezes mais prováveis depois que o uso do fármaco é descontinuado. Em terceiro, relatos de caso descrevem indivíduos que a princípio responderam ao lítio, o descontinuaram e, então, sofreram recaída e deixaram de responder em episódios subsequentes. O tratamento de manutenção continuado com esse agente costuma estar associado com aumento da eficácia e redução da mortalidade. Portanto, um episódio de depressão ou mania após um período curto de manutenção de lítio não representa necessariamente um insucesso do tratamento. Contudo, o tratamento com lítio isolado pode começar a perder sua eficácia após vários anos de uso bem-sucedido. Caso isso ocorra, o tratamento complementar com carbamazepina ou valproato pode ser útil.

As doses de manutenção de lítio com frequência podem ser ajustadas para atingir concentração plasmática um pouco mais baixa do que a necessária para o tratamento de mania aguda. Caso seu uso deva ser descontinuado, a dosagem deve ser reduzida lenta e gradativamente. A descontinuação repentina da terapia com lítio está associada a aumento do risco de recorrência de episódios maníacos e depressivos.

Transtorno depressivo maior

O lítio é efetivo no tratamento de longo prazo de depressão maior, mas não é mais eficaz do que fármacos antidepressivos. Seu papel mais comum nesse transtorno é como adjuvante ao uso de antidepressivos em pessoas que não responderam a esse tipo de fármaco isoladamente. Em torno de 50 a 60% dos indivíduos que não respondem a antidepressivos reagem o quando lítio, 300 mg três vezes ao dia, é acrescentado ao regime antidepressivo. Em alguns casos, uma resposta pode ser observada em alguns dias, mas com maior frequência são necessárias várias semanas para observar a eficácia do regime. A terapia isolada de lítio pode tratar de forma eficaz pessoas deprimidas que apresentam transtorno bipolar tipo I, mas que ainda não tiveram seu primeiro episódio maníaco. Foi relatado que esse fármaco é efetivo em pessoas com transtorno depressivo maior que apresenta ciclicidade acentuada.

Transtorno esquizoafetivo e esquizofrenia

Indivíduos com sintomas de humor proeminentes – tanto do tipo bipolar quanto do depressivo – com transtorno esquizoafetivo têm maior probabilidade de responder ao lítio do que os com sintomas psicóticos. Embora ASDs e ARDs sejam os tratamentos recomendados para transtorno esquizoafetivo, o lítio é um agente potencializador útil. Isso é especialmente verdadeiro para pessoas cujos sintomas são resistentes ao tratamento com ASDs e ARDs. A potencialização com lítio de um tratamento com ASD ou ARD pode ser eficaz para indivíduos com transtorno esquizoafetivo mesmo na ausência de um componente proeminente de transtorno do humor. Algumas pessoas com esquizofrenia impedidas de tomar fármacos antipsicóticos podem se beneficiar do tratamento apenas com lítio.

Outras indicações

Ao longo dos anos, surgiram relatos sobre o uso de lítio para tratar uma ampla gama de outras condições psiquiátricas e não psiquiátricas (Tabs. 29.19-1 e 29.19-2). A eficácia e a segurança do lítio para a maioria desses transtornos não foram confirmadas. O lítio apresenta

TABELA 29.19-1
Usos psiquiátricos do lítio

Histórico
  Mania gotosa
Bem estabelecido (aprovado pela FDA)
  Episódio maníaco
  Terapia de manutenção
Razoavelmente bem estabelecido
  Transtorno bipolar tipo I
  Episódio depressivo
  Transtorno bipolar tipo II
  Transtorno bipolar tipo I de ciclagem rápida
  Transtorno ciclotímico
  Transtorno depressivo maior
  Depressão aguda (como agente potencializador)
  Terapia de manutenção
  Transtorno esquizoafetivo
Evidências de benefício em grupos específicos
  Esquizofrenia
  Agressividade (episódica), comportamento explosivo e automutilação
  Transtorno da conduta em crianças e adolescentes
  Retardo mental
  Transtornos cognitivos
  Presidiários
Informais, controversos, não resolvidos ou duvidosos
  Transtorno por uso de álcool e transtornos relacionados a substâncias
  Abuso de cocaína
  Transtorno do humor induzido por substância com características maníacas
Transtorno obsessivo-compulsivo
Fobias
Transtorno de estresse pós-traumático
TDAH
Transtornos alimentares
Anorexia nervosa
Bulimia nervosa
Transtornos de controle dos impulsos
Síndrome de Kleine-Levin
Transtornos mentais causados por uma condição médica geral (p. ex., transtorno do humor causado por uma condição médica geral com características maníacas)
Catatonia periódica
Hipersonia periódica
Transtornos da personalidade (p. ex., antissocial, *borderline*, emocionalmente instável, esquizotípica)
Transtorno disfórico pré-menstrual
Transtornos sexuais
Travestismo
Exibicionismo
Hipersexualidade patológica

FDA, Food and Drug Administration; TDAH, transtorno de déficit de atenção/hiperatividade

TABELA 29.19-2
Usos não psiquiátricos do lítio[a]

Históricos
  Gota e outras diáteses de ácido úrico
  Brometo de lítio como anticonvulsivante
Neurológicos
  Epilepsia
  Cefaleia (em salvas crônica, hípnica, enxaqueca, particularmente cíclica)
  Doença de Ménière (sem respaldo de estudos controlados)
  Transtornos do movimento
  Doença de Huntington
  Hipercinesias induzidas por L-Dopa
  Efeito ioiô na doença de Parkinson (fenômeno *on-off*) (estudo controlado revelou redução de acinesia, mas desenvolvimento de discinesia em alguns casos)
  Torcicolo espasmódico
  Discinesia tardia (sem respaldo de estudos controlados, e há relatos de pseudoparkinsonismo)
  Transtorno de Tourette
  Dor (síndrome de dor facial, síndrome dolorosa do ombro, fibromialgia)
  Paralisia periódica (hipocalêmica e hipermagnesêmica, mas não hipercalêmica)
Hematológicos
  Anemia aplástica
  Câncer – induzido por quimioterapia ou por radioterapia
  Neutropenia (um estudo revelou aumento do risco de morte súbita em pacientes com transtorno cardiovascular preexistente)
  Neutropenia induzida por fármaco (p. ex., devido a carbamazepina, antipsicóticos, imunossupressores e zidovudina)
  Síndrome de Felty
  Leucemia
Endócrinos
  Câncer da tireoide como adjunto de iodo radioativo
  Tireotoxicose
  Síndrome da secreção inapropriada do hormônio antidiurético
Cardiovascular
  Agente antiarrítmico (apenas dados sobre animais)
Dermatológicos
  Herpes genital (estudos controlados respaldam uso tópico e oral)
  Dermatite eczematoide
  Dermatite seborreica (com respaldo de estudos controlados)
Gastrintestinais
  Vômito cíclico
  Úlceras gástricas
  Cólera pancreática
  Colite ulcerativa
Respiratórios
  Asma (estudo controlado não ofereceu respaldo)
  Fibrose cística
Outro
  Paresia espástica bovina

[a]Todos os usos listados aqui são experimentais e não têm o carimbo de aprovação da FDA. Há relatos conflitantes sobre vários deles – alguns apresentam achados negativos em estudos controlados, e poucos envolvem relatos de possíveis efeitos adversos.
L-Dopa, levodopa.

uma atividade antiagressiva que é distinta de seus efeitos sobre o humor. Explosões agressivas em pessoas com esquizofrenia, presidiários violentos e crianças com transtorno da conduta e agressividade ou automutilação em pessoas com retardo mental, às vezes, podem ser controlados com esse medicamento.

PRECAUÇÕES E EFEITOS ADVERSOS

Mais de 80% dos pacientes medicados com lítio experimentam efeitos colaterais. É importante minimizá-los por meio de monitoramento dos níveis sanguíneos do fármaco e do uso de intervenções farmacológicas adequadas para combater efeitos indesejados. Os efeitos adversos mais comuns estão resumidos na Tabela 29.19-3. A orientação do paciente pode ser um importante fator para reduzir a incidência e a gravidade de efeitos colaterais. Pacientes medicados com lítio devem ser alertados de que mudanças na água e no teor de sal no corpo podem afetar a quantidade excretada do fármaco, resultando em aumentos ou reduções em suas concentrações. A ingestão excessiva de sódio (p. ex., uma mudança considerável na dieta) reduz as concentrações do lítio. Em contrapartida, uma quantidade muito baixa de sódio (p. ex., dietas da moda) pode levá-lo a concentrações potencialmente tóxicas. Redução do líquido corporal (p. ex., transpiração excessiva) pode causar desidratação e intoxicação por lítio. Os pacientes devem relatar sempre que medicamentos forem prescritos por outro clínico, porque muitos agentes de uso comum podem afetar as concentrações do lítio.

TABELA 29.19-3
Efeitos adversos do lítio

Neurológicos
  Benignos, não tóxicos: disforia, ausência de espontaneidade, tempo de reação mais lento, dificuldades de memória
  Tremores: postural, extrapiramidal eventual
  Tóxicos: tremor lento, disartria, ataxia, irritabilidade neuromuscular, convulsões, coma, morte
  Diversos: neuropatia periférica, hipertensão intracraniana benigna, síndrome semelhante a miastenia grave, criatividade alterada, redução do limiar convulsivo
Endócrinos
  Tireoidianos: bócio, hipotireoidismo, exoftalmia, hipertireoidismo (raro)
  Paratireoidianos: hiperparatireoidismo, adenoma
Cardiovasculares
  Alterações benignas nas ondas T, disfunção do nó sinusal
Renais
  Defeito de concentração, alterações morfológicas, poliúria (diabetes insípido nefrogênico), TFG reduzida, síndrome nefrótica, acidose tubular renal
Dermatológicos
  Acne, queda de cabelo, psoríase, erupção cutânea
Gastrintestinais
  Perda do apetite, náusea, vômito, diarreia
Diversos
  Metabolismo alterado de carboidratos, ganho de peso, retenção de líquidos

TFG, taxa de filtração glomerular.

Efeitos cardíacos

O lítio pode causar lentidão e espaçamento difusos do espectro de frequência e potencialização e desorganização do ritmo basal em eletrocardiografia (ECG). Bradicardia e arritmias cardíacas podem ocorrer, sobretudo em pessoas com doença cardiovascular. Em ocasiões pouco frequentes, o lítio revela a síndrome de Brugada, um problema cardíaco hereditário com risco de morte que algumas pessoas podem ter sem saber. Ela pode causar um batimento cardíaco gravemente anormal e outros sintomas (como tontura grave, desmaio, respiração curta) que exigem atenção médica imediata. Antes de começar o tratamento com lítio, o clínico deve perguntar sobre condições cardíacas conhecidas, desmaios inexplicáveis e história familiar de problemas ou morte súbita inexplicável antes dos 45 anos.

Os efeitos cardíacos do lítio assemelham-se aos de hipocalemia no ECG. Eles são causados pelo deslocamento de potássio intracelular pelo íon de lítio. As alterações mais comuns no ECG são achatamento ou inversão das ondas T. As alterações são benignas e desaparecem depois que o lítio é excretado do corpo.

O lítio deprime a atividade de marca-passo do nó sinusal, às vezes resultando em disritmias sinusais, bloqueio cardíaco e episódios de síncope. O tratamento com esse medicamento, portanto, é contraindicado para pessoas com síndrome do nó sinusal. Em casos raros, arritmias ventriculares e insuficiência cardíaca congestiva foram associadas a essa terapia. A cardiotoxicidade por lítio é mais prevalente em pessoas com regime de baixo teor sódico, que tomam determinados diuréticos ou inibidores das enzimas conversoras de angiotensina (IECAs) e naquelas com desequilíbrio entre líquidos e eletrólitos ou qualquer tipo de insuficiência renal.

Efeitos gastrintestinais

Sintomas gastrintestinais (GI) – que incluem náusea, redução do apetite, vômito e diarreia – podem ser diminuídos por meio da divisão da dosagem, da administração de lítio com alimentos ou da troca para outro preparado do fármaco. A apresentação com menor probabilidade de causar diarreia é citrato de lítio. Alguns preparados contêm lactose, a qual pode causar diarreia em pessoas intolerantes à substância. Indivíduos medicados com a fórmula de liberação lenta de lítio que apresentam diarreia causada pelo medicamento não absorvido na parte inferior do trato GI podem experimentar esse problema com menos intensidade do que com preparados de liberação-padrão. A diarreia também pode responder a preparados antidiarreicos, como loperamida, subsalicilato de bismuto ou difenoxilato com atropina.

Ganho de peso

O ganho de peso resulta de um efeito pouco compreendido do lítio sobre o metabolismo de carboidratos. Também pode resultar de hipotireoidismo ou edema induzidos por lítio, assim como de consumo excessivo de refrigerantes e sucos para aplacar a sede provocada pelo medicamento.

Efeitos neurológicos

Tremor. Um tremor postural induzido por lítio pode ocorrer, geralmente de 8 a 12 Hz, e mais perceptível em mãos estendidas, sobretudo nos dedos, e durante tarefas que envolvam sintonia fina. Ele pode ser reduzido por meio de divisão da dose diária, uso de uma fórmula de liberação sustentada, diminuição da ingestão de cafeína, reavaliação do uso concomitante de outros medicamentos e tratamento ansiedade comórbida. Antagonistas dos receptores β-adrenérgicos, como propranolol, 30 a 120 mg diários em doses divididas, e primidona, 50 a 250 mg/dia, costumam ser eficazes na redução do tremor. Em pessoas com hipocalemia, um suplemento de potássio pode melhorar o tremor. Quando o indivíduo medicado com lítio apresenta um tremor grave, a possibilidade de toxicidade desse fármaco deve ser suspeitada e avaliada.

Efeitos cognitivos. O uso de lítio esteve associado a disforia, ausência de espontaneidade, redução do tempo de reação e prejuízo da memória. A presença desses sintomas deve ser examinada com atenção, porque eles costumam ser uma causa frequente para a falta de adesão. Nesse caso, o diagnóstico diferencial deve incluir transtornos depressivos, hipotireoidismo, hipercalcemia, outras doenças e outros fármacos ou drogas. Algumas pessoas, mas nem todas, relataram que fadiga e leve prejuízo cognitivo diminuem com o tempo.

Outros efeitos neurológicos. Efeitos adversos neurológicos incomuns incluem sintomas de parkinsonismo leve, ataxia e disartria, embora os últimos dois também possam ser atribuídos à intoxicação por lítio. Esse medicamento raramente é associado ao desenvolvimento de neuropatia periférica, hipertensão intracraniana benigna (pseudotumor cerebral), achados que se assemelham a miastenia grave e aumento do risco de convulsões.

Efeitos renais

O efeito renal adverso mais comum do lítio é poliúria com polidipsia secundária. O sintoma é um problema especialmente em 25 a 35% das pessoas medicadas com o fármaco, que podem ter uma descarga urinária superior a 3 L ao dia (faixa de referência: 1 a 2 L diários). A poliúria resulta sobretudo do antagonismo do lítio aos efeitos do hormônio antidiurético, causando, assim, diurese. Quando a poliúria é um problema significativo, a função renal do indivíduo deve ser avaliada e ter acompanhamento com coleta de urina de 24 horas para determinar a depuração de creatinina. O tratamento consiste em reposição de líquidos, uso da mínima dosagem eficaz de lítio e dosagem diária única do fármaco. O tratamento também pode envolver o uso de uma tiazida ou diurético poupador de potássio – por exemplo, amilorida, espironolactona, triantereno ou amilorida-hidroclorotiazida. Caso o tratamento com um diurético seja iniciado, a dosagem de lítio deve ser cortada pela metade, e o diurético não deve ser iniciado durante cinco dias porque provavelmente irá aumentar a retenção de lítio.

Os efeitos adversos renais mais graves, que são raros e relacionados com a administração contínua de lítio durante 10 anos ou mais, envolvem o surgimento de fibrose intersticial, associada a reduções graduais da taxa de filtração glomerular e aumento nas concentrações séricas de creatinina, e, raramente, falência renal. Algumas vezes, o lítio é vinculado com síndrome nefrótica e características de acidose tubular renal distal. Outro achado patológico em pacientes com nefropatia decorrente desse medicamento é a presença de microcistos. Imagens de ressonância magnética (RM) podem ser usadas para demonstrar microcistos renais secundários a nefropatia por lítio crônica e, portanto, evitar biópsia renal. É prudente que indivíduos medicados com esse agente verifiquem sua concentração sérica de creatinina, química da urina e volume de urina de 24 horas em intervalos de seis meses. Se houver elevação dos níveis de creatinina, deve ser considerado o monitoramento mais frequente e a obtenção de imagens de RM.

Efeitos tireoidianos

O lítio causa uma redução em geral benigna e frequentemente transitória nas concentrações dos hormônios da tireoide em circulação. Relatos atribuíram bócio (5% dos indivíduos), exoftalmia benigna reversível, hipertireoidismo e hipotireoidismo (7 a 10%) ao tratamento com esse agente. Hipotireoidismo induzido por esse fármaco é mais comum em mulheres (14%) do que em homens (4,5%). Elas correm o maior risco durante os primeiros dois anos de tratamento. Pessoas medicadas com lítio para o tratamento de transtorno bipolar têm o dobro de chances de experimentar hipotireoidismo se desenvolverem ciclagem rápida. Em torno de 50% das pessoas em tratamento de longo prazo apresentam anormalidades laboratoriais, como uma resposta anormal de hormônio liberador de tireotrofina, e cerca de 30% têm concentrações elevadas de hormônio estimulador da tireoide (TSH). Se sintomas de hipotireoidismo estiverem presentes, é indicada a reposição com levotiroxina. Mesmo na ausência desses sintomas, alguns clínicos a prescrevem para pacientes com concentrações significativamente elevadas de TSH. Em pessoas tratadas com lítio, as concentrações de TSH devem ser medidas a cada 6 a 12 meses. Hipotireoidismo deve ser considerado ao se avaliarem episódios depressivos que surgem durante a terapia com esse medicamento.

Efeitos dermatológicos

Efeitos dermatológicos podem depender da dose. Eles incluem erupções acneiformes, foliculares e maculopapulares; úlceras pré-tibiais; e agravamento de psoríase. Eventualmente, o agravamento da psoríase e as erupções acneiformes podem forçar a descontinuação do tratamento com lítio. Há relatos também de alopecia. Indivíduos que apresentam várias dessas condições respondem de modo favorável à mudança para outro preparado de lítio e às medidas dermatológicas de praxe. As concentrações de lítio devem ser monitoradas caso a tetraciclina seja usada para o tratamento de acne, porque ela pode aumentar a retenção do lítio.

Toxicidade do lítio e superdoses

Os sinais e sintomas iniciais de toxicidade do lítio incluem sintomas neurológicos, como tremor lento, disartria e ataxia; sintomas GI; alterações cardiovasculares; e disfunção renal. Os que aparecem mais tarde incluem prejuízo da consciência, fasciculações musculares, mioclonia, convulsões e coma. Sinais e sintomas da toxicidade do lítio são apresentados na Tabela 29.19-4. Os fatores de risco incluem ultrapassagem da dosagem recomendada, prejuízo renal, dieta de baixo teor de sódio, interação medicamentosa e desidratação. Idosos são mais vulneráveis aos efeitos do aumento das concentrações séricas desse medicamento. Quanto maiores o grau e a duração das concentrações elevadas, piores são os sintomas de toxicidade.

A toxicidade de lítio é uma emergência médica, com potencial para causar dano neuronal permanente e morte. Em casos de toxicidade (Tab. 29.19-5), o fármaco deve ser interrompido, e a desidratação, tratada. O lítio não absorvido pode ser removido do trato GI por meio da ingestão de poliestirenossulfonato de sódio ou solução de polietilenoglicol, mas não de carvão ativado. A ingestão de uma única dose excessiva pode criar aglomerados do medicamento no estômago, os quais podem ser removidos por lavagem gástrica com uma sonda gástrica de grosso calibre. O valor da diurese forçada ainda é discutido. Em casos graves, a hemodiálise remove com rapidez quantidades excessivas de lítio sérico. Concentrações séricas de lítio pós-diálise podem aumentar à medida que o medicamento é redistribuído dos tecidos para o sangue, de modo que pode ser necessário repetir a diálise. Melhora neurológica pode tardar vários dias após a depuração do lítio sérico, porque o fármaco cruza lentamente a barreira hematencefálica.

TABELA 29.19-4
Sinais e sintomas de toxicidade do lítio

1. Intoxicação leve a moderada (nível de lítio, 1,5-2,0 mEq/L)

Gastrintestinais	Vômito
	Dor abdominal
	Secura da boca
Neurológicos	Ataxia
	Tontura
	Fala arrastada
	Nistagmo
	Letargia ou excitação
	Fraqueza muscular

2. Intoxicação moderada a grave (nível de lítio: 2,0-2,5 mEq/L)

Gastrintestinais	Anorexia
	Náusea persistente e vômito
Neurológicos	Visão turva
	Fasciculações musculares
	Movimentos crônicos dos membros
	Reflexos tendinosos profundos hiperativos
	Movimentos coreoatetoides
	Convulsões
	Delirium
	Síncope
	Alterações eletrencefalográficas
	Estupor
	Coma
	Insuficiência circulatória (PA reduzida, arritmias cardíacas e anormalidades na condução)

3. Intoxicação por lítio grave (nível de lítio > 2,5 mEq/L)
   Convulsões generalizadas
   Oligúria e insuficiência renal
   Morte

Adolescentes

As concentrações séricas do lítio em adolescentes são semelhantes às de adultos. Ganho de peso e acne associados ao uso do medicamento podem ser particularmente problemáticos para adolescentes.

TABELA 29.19-5
Manejo da toxicidade do lítio

1. Entrar em contato com o médico ou dirigir-se ao pronto-socorro.
2. O lítio deve ser descontinuado.
3. Exame de sinais vitais e neurológico com exame formal completo do estado mental.
4. Testes de nível de lítio, eletrólitos séricos, função renal e ECG.
5. Êmese, lavagem gástrica e absorção com carvão ativado.
6. Qualquer paciente com nível sérico de lítio superior a 4 mEq/L deve passar por hemodiálise.

ECG, eletrocardiografia.

Idosos

O lítio é um fármaco seguro e eficaz para idosos. Contudo, o tratamento dessa população com lítio pode ser complicado pela presença de outras doenças, redução da função renal, por dietas especiais que afetem sua depuração e por maior sensibilidade geral ao fármaco. Idosos devem iniciar com doses baixas, que devem ser alteradas com menos frequência do que as de pessoas mais jovens, e deve ser previsto um tempo maior para que a excreção renal fique equilibrada com a absorção antes de presumir que o lítio tenha atingido suas concentrações de estado de equilíbrio.

Gestantes

O lítio não deve ser administrado a mulheres grávidas no primeiro trimestre devido ao risco de defeitos congênitos. As malformações mais comuns envolvem o sistema cardiovascular, sobretudo a anomalia das valvas tricúspides de Ebstein. O risco de malformação de Ebstein em fetos expostos ao lítio é de 1 em cada 1.000, o qual é 20 vezes maior do que na população em geral. A possibilidade de anomalias cardíacas fetais pode ser avaliada com ecocardiografia fetal. O risco teratogênico do lítio (4 a 12%) é mais alto do que para a população em geral (2 a 3%), mas parece ser mais baixo do que o associado ao uso de valproato ou carbamazepina. Uma mulher que continua a usar lítio durante a gravidez deve receber a dose eficaz mínima. A concentração materna do lítio deve ser monitorada com atenção durante a gravidez, e especialmente após o parto, devido à redução significativa de excreção renal de lítio à medida que a função renal retorna ao normal nos primeiros dias depois do nascimento. Hidratação adequada pode reduzir o risco de toxicidade do fármaco durante o parto. Profilaxia com lítio é recomendada para todas as mulheres com transtorno bipolar quando entram no período pós-parto. Ele é excretado no leite materno, por isso deve ser tomado por lactantes apenas depois de uma avaliação criteriosa dos possíveis riscos e benefícios. Sinais de toxicidade de lítio em bebês incluem letargia, cianose, reflexos anormais e, às vezes, hepatomegalia.

Efeitos diversos

O lítio deve ser usado com cautela em pessoas diabéticas, as quais devem monitorar atentamente suas concentrações sanguíneas de glicose para evitar cetoacidose diabética. Leucocitose reversível benigna está em geral associada a esse tratamento. Pessoas desidratadas, debilitadas e com doenças clínicas são mais suscetíveis a efeitos adversos e toxicidade.

INTERAÇÕES MEDICAMENTOSAS

As interações medicamentosas com lítio estão resumidas na Tabela 29.19-6.

O lítio normalmente é usado em conjunto com ARDs. Essa combinação costuma ser eficaz e segura. Contudo, a coadministra-

TABELA 29.19-6
Interações medicamentosas com lítio

Classe do fármaco	Reação
Antipsicóticos	Relatos de caso de encefalopatia, agravamento dos efeitos adversos extrapiramidais e síndrome neuroléptica maligna; relatos inconsistentes de alteração nas concentrações plasmáticas e de hemácias do lítio, do fármaco antipsicótico ou de ambos
Antidepressivos	Relatos eventuais de uma síndrome semelhante a síndrome serotonérgica com inibidores potentes da recaptação de serotonina
Anticonvulsivantes	Não há interações farmacocinéticas significativas com carbamazepina nem valproato; relatos de neurotoxicidade com carbamazepina; combinações são úteis para resistência ao tratamento
AINEs	Podem reduzir a depuração renal do lítio e aumentar sua concentração sérica; relato de toxicidade (exceção é aspirina)
Diuréticos	
Tiazidas	Redução da depuração renal do lítio e aumento da concentração sérica bem documentados; relato de toxicidade
Poupadores de potássio	Dados limitados; podem aumentar a concentração do lítio
De alça	Depuração do lítio inalterada (alguns relatos de caso indicam aumento de sua concentração)
Osmóticos (manitol, ureia)	Aumento da depuração renal do lítio e redução de sua concentração
Xantina (aminofilina, cafeína, teofilina)	Aumento da depuração renal do lítio e redução de sua concentração
Inibidores da anidrase carbônica (acetazolamida)	Aumento da depuração renal do lítio
IECAs	Relatos de redução da depuração do lítio, aumento das concentrações e toxicidade
Inibidores dos canais de cálcio	Relatos de caso de neurotoxicidade; sem interações farmacocinéticas consistentes
Diversos	
Succinilcolina, pancurônio	Relatos de bloqueio neuromuscular prolongado
Metronidazol	Aumento da concentração do lítio
Metildopa	Poucos relatos de neurotoxicidade
Bicarbonato de sódio	Aumento da depuração renal do lítio
Iodetos	Efeitos antitireoidianos cumulativos
Propranolol	Usado para tremor por lítio; possível ligeiro aumento em sua concentração

AINE, anti-inflamatório não esteroide; IECA, inibidor da enzima conversora de angiotensina.

ção de dosagens mais elevadas de um ARD com lítio pode resultar em um aumento sinérgico nos sintomas de efeitos colaterais neurológicos induzidos por esse agente e sintomas extrapiramidais neurolépticos. Em raras ocasiões, foi relatada encefalopatia com essa combinação.

A coadministração de lítio e carbamazepina, lamotrigina, valproato e clonazepam pode aumentar as concentrações de lítio e agravar os efeitos adversos neurológicos induzidos por ele. O tratamento com a combinação deve ser iniciado em dosagens ligeiramente menores do que as habituais, e estas devem ser aumentadas de forma gradativa. Alterações de um para outro tratamento para mania devem ser realizadas de maneira cautelosa, com o mínimo de sobreposição temporal possível entre os fármacos.

A maioria dos diuréticos (p. ex., tiazida e poupadores de potássio) pode aumentar as concentrações do lítio; quando o tratamento com esse tipo de diurético é interrompido, é possível que o clínico precise aumentar a dose diária de lítio. Diuréticos osmóticos e de alça, inibidores da anidrase carbônica e xantinas (incluindo cafeína) podem reduzir as concentrações de lítio a um patamar inferior às concentrações terapêuticas. Enquanto IECAs podem causar aumento nessas concentrações, os inibidores dos receptores de angiotensina II AT_1 losartana e irbesartana não as alteram. Uma ampla gama de fármacos anti-inflamatórios não esteroides (AINEs) pode reduzir a depuração do lítio e, assim, aumentar suas concentrações. Esses fármacos incluem indometacina, fenilbutazona, diclofenaco, cetoprofeno, oxifembutazona, ibuprofeno, piroxicam e naproxeno. Aspirina e sulindaco não afetam as concentrações de lítio.

A coadministração de lítio e quetiapina pode causar sonolência; afora isso, é bem tolerada. O uso concomitante com ziprasidona pode aumentar de forma moderada a incidência de tremor. Com inibidores dos canais de cálcio, o lítio deve ser evitado, devido à neurotoxicidade potencialmente fatal.

Um indivíduo medicado com lítio prestes a se submeter a ECT deve descontinuar o medicamento dois dias antes dessa terapia para reduzir o risco de *delirium*.

INTERFERÊNCIAS LABORATORIAIS

O lítio não interfere em testes laboratoriais, mas alterações induzidas por ele incluem aumento da contagem de leucócitos, redução da tiroxina sérica e elevação do cálcio sérico. Sangue coletado em tubos com anticoagulante lítio-heparina produzirá resultado de concentrações de lítio falsamente elevadas.

DOSAGEM E DIRETRIZES CLÍNICAS

Exame médico inicial

Todos os pacientes devem se submeter a exames de laboratório e físicos antes de começarem a usar lítio. Os testes laboratoriais devem incluir concentração sérica de creatinina (ou creatinina em urina de 24 horas, se o clínico tiver motivo de preocupação com relação à função renal), eletrólitos, função da tireoide (TSH, T_3 [tri-iodotironina], e T_4 [tiroxina]), hemograma completo, ECG e teste de gravidez para mulheres em idade fértil.

Recomendações de dosagem

As apresentações de lítio incluem cápsulas de 150, 300 e 600 mg, comprimidos de 300 mg, cápsulas de 450 mg de liberação controlada, todos contendo carbonato de lítio, e xarope de citrato de lítio de 8 mEq/5 mL.

A dosagem inicial para a maioria dos adultos é de 300 mg da formulação de liberação regular três vezes ao dia. Para idosos ou para pessoas com prejuízo renal, deve ser de 300 mg uma ou duas vezes ao dia. Após a estabilização, dosagens entre 900 e 1.200 mg/dia normalmente produzem uma concentração plasmática terapêutica de 0,6 a 1 mEq/L, e uma dose diária de 1.200 a 1.800 mg em geral produz uma concentração terapêutica de 0,8 a 1,2 mEq/L. A dosagem de manutenção pode ser administrada em duas ou três doses divididas da fórmula de liberação regular ou em uma única dose da fórmula de liberação prolongada equivalente à dosagem diária combinada da fórmula de liberação regular. O uso de doses divididas reduz a perturbação gástrica e evita concentrações de lítio únicas de pico elevado. A descontinuação desse fármaco deve ser gradual, para minimizar o risco de recorrência precoce de mania e para permitir a identificação dos primeiros sinais de recorrência.

Monitoramento laboratorial

A avaliação periódica da concentração sérica de lítio é um aspecto fundamental dos cuidados com o paciente, mas deve sempre estar combinada com um discernimento clínico sólido. Um relatório de laboratório que liste a faixa terapêutica em 0,5 a 1,5 mEq/L pode induzir o clínico a desconsiderar os primeiros sinais de intoxicação em pacientes cujos níveis sejam inferiores a 1,5 mEq/L. Toxicidade clínica, especialmente em idosos, foi bem documentada nessa faixa dita como terapêutica.

O monitoramento regular das concentrações séricas de lítio é essencial. Os níveis do medicamento devem ser obtidos a cada 2 a 6 meses, exceto quando há sinais de toxicidade, durante ajustes de dosagem e em indivíduos suspeitos de não aderir às dosagens receitadas. Nessas circunstâncias, as análises dos níveis podem ser semanais. Estudos de ECG tomados como parâmetro são fundamentais e devem ser repetidos anualmente.

Ao obter amostras de sangue para verificar os níveis de lítio, o paciente deve estar sob uma dosagem de estado de equilíbrio (de modo geral depois de cinco dias de dosagem constante), de preferência em um regime de duas ou três doses ao dia, e a amostra deve ser colhida 12 horas (± 30 minutos) após uma dosagem predeterminada. Concentrações de lítio 12 horas após a dose em pessoas tratadas com formulação de liberação prolongada costumam ser 30% mais elevadas do que as concentrações correspondentes obtidas a partir das pessoas que usam preparações de liberação regular. Uma vez que os dados disponíveis têm por base uma amostra da população após regime de dosagem múltipla, fórmulas de liberação regular administradas pelo menos duas vezes ao dia devem ser usadas para a determinação inicial das dosagens apropriadas. Fatores que podem causar flutuações em medidas de lítio incluem ingestão de sódio na dieta, estado do humor, nível de atividade, posição do corpo e uso de um tubo de ensaio inadequado para a amostra de sangue.

Valores de laboratório que não parecem corresponder à condição clínica podem resultar da coleta de sangue em um tubo de ensaio com um anticoagulante de lítio-heparina (o qual pode fornecer resultados falsos de elevação em até 1 mEq/L) ou do envelhecimento do eletrodo seletivo para íons de lítio (o que pode causar imprecisões de até 0,5 mEq/L). Depois que a dose diária for estabelecida, é sensato mudar para a fórmula de liberação prolongada administrada uma vez ao dia.

Concentrações séricas eficazes para mania são de 1,0 a 1,5 mEq/L, um nível associado a 1.800 mg/dia. A faixa recomendada para tratamento de manutenção é de 0,4 a 0,8 mEq/L, a qual normalmente é atingida com uma dose diária de 900 a 1.200 mg. Algumas pessoas não alcançarão benefício terapêutico com uma concentração de lítio de 1,5 mEq/L; ainda assim, não apresentarão sinais de toxicidade. No caso dessas pessoas, a titulação da dosagem de lítio para obter uma concentração superior a 1,5 mEq/L pode ser necessária. Alguns pacientes podem ser mantidos em concentrações inferiores a 0,4 mEq/L. Pode haver uma variação considerável de paciente para paciente, de forma que é melhor seguir a máxima "tratar o paciente, e não os resultados dos exames laboratoriais". A única forma de estabelecer uma dose ideal para um paciente pode ser por meio de tentativa e erro.

A bula norte-americana dos produtos de lítio lista as concentrações séricas eficazes para mania entre 1,0 e 1,5 mEq/L (em geral obtidas com 1.800 mg diários de carbonato de lítio) e para manutenção de longo prazo entre 0,6 e 1,2 mEq/L (geralmente obtidas com 900 a 1.200 mg diários de carbonato de lítio). A relação entre dose e nível sanguíneo pode variar de modo considerável de um paciente para outro. A probabilidade de atingir uma resposta com níveis superiores a 1,5 mEq/L costuma não compensar o aumento do risco de toxicidade, embora seja raro que um paciente tanto possa requerer quanto tolerar uma concentração sanguínea acima da normal.

O que constitui o extremo mais baixo da faixa de alcance terapêutico continua sendo motivo de discussão. Um estudo prospectivo de três anos revelou que pacientes mantidos em uma concentração entre 0,4 e 0,6 mEq/L (média de 0,54) tiveram chances 2,6 vezes maiores de recorrência do que os que mantiveram níveis entre 0,8 e 1,0 mEq/L (média de 0,83). Contudo, as maiores concentrações sanguíneas provocaram mais efeitos adversos e foram menos bem toleradas.

Caso não haja resposta após duas semanas em uma concentração que esteja começando a causar efeitos adversos, a pessoa deve reduzir o lítio gradativamente ao longo de 1 a 2 semanas e, então, tentar outros fármacos estabilizadores do humor.

Orientação ao paciente

O lítio tem um índice terapêutico restrito, e diversos fatores podem perturbar o equilíbrio entre suas concentrações bem toleradas e terapêuticas e as que produzem efeitos colaterais ou toxicidade. Portanto, é imperativo que pessoas medicadas com esse medicamento sejam esclarecidas sobre os sinais e sintomas de toxicidade, fatores que afetam seus níveis, como e quando obter testes laboratoriais e a importância de comunicação regular com o médico que prescreveu o tratamento. As concentrações de lítio podem ser perturbadas por fatores comuns, como transpiração excessiva devido ao calor ambiental ou a exercícios ou uso de agentes amplamente receitados, como IECAs ou fármacos anti-inflamatórios não esteroides (AINEs). As pessoas podem parar de tomar lítio porque se sentem bem ou porque experimentam efeitos colaterais. Elas devem ser aconselhadas a não descontinuar nem modificar seu regime com o fármaco. A Tabela 29.19-7 lista algumas instruções importantes para os pacientes.

TABELA 29.19-7
Instruções para pacientes medicados com lítio

O lítio pode ter uma eficácia impressionante no tratamento de seu transtorno. Se não for usado de forma adequada e monitorado com atenção, pode ser ineficaz e potencialmente perigoso. É importante ter as seguintes instruções em mente.

Dosagem

Tome lítio exatamente conforme a orientação de seu médico – nunca tome mais ou menos do que a dose receitada.

Não interrompa a medicação sem falar com seu médico.

Se perder uma dose, tome-o quanto antes. Se isso ocorrer em um período de até 4 horas da dose seguinte, pule a dose perdida (cerca de 6 horas no caso de preparados de liberação prolongada ou de liberação lenta). Nunca duplique as doses.

Exames de sangue

Siga a programação de exames de sangue com a regularidade recomendada.

Apesar da inconveniência e do desconforto, seus níveis sanguíneos de lítio, da função da tireoide e do estado dos rins precisam ser monitorados durante o tratamento.

Quando for verificar seus níveis de lítio, a última dose deve ter sido tomada 12 horas antes.

Uso de outros medicamentos

Não comece a tomar qualquer medicamento, com ou sem receita, sem falar antes com seu médico.

Mesmo fármacos como ibuprofeno e naproxeno podem aumentar significativamente os níveis de lítio.

Dieta e ingestão de líquidos

Evite mudanças repentinas em sua dieta ou ingestão de líquidos. Se começar uma dieta, é possível que seu médico precise aumentar a frequência dos exames de sangue.

Cafeína e álcool atuam como diuréticos e podem baixar suas concentrações de lítio.

Durante o tratamento com lítio, recomenda-se que você beba aproximadamente 1.900 a 2.800 mL de líquidos ao dia e use quantidades normais de sal.

Informe seu médico se iniciar ou interromper uma dieta de baixo teor de sódio.

Identificação de possíveis problemas

Se você fizer exercícios vigorosos ou tiver uma doença que cause transpiração, vômito ou diarreia, consulte seu médico, porque esses efeitos podem afetar os níveis de lítio.

Náusea, constipação, tremores, aumento da sede, frequência urinária, ganho de peso ou inchaço das extremidades devem ser relatados a seu médico.

Visão turva, confusão, perda de apetite, diarreia, vômito, fraqueza muscular, letargia, tremores, fala arrastada, tontura, perda de equilíbrio, incapacidade de urinar ou convulsões podem indicar toxicidade grave e exigem atenção médica imediata.

REFERÊNCIAS

Bauer M, Grof P, Müller-Oerlinghausen B. *Lithium in Neuropsychiatry: The Comprehensive Guide*. Oxon, UK: Informa UK; 2006.

Bearden CE, Thompson PM, Dalwani M, Hayashi KM, Lee AD. Greater cortical gray matter density in lithium-treated patients with bipolar disorder. *Biol Psychiatry*. 2007;62:7.

Cipriani A, Hawton K, Stockton S, Geddes JR. Lithium in the prevention of suicide in mood disorders: updated systematic review and meta-analysis. *BMJ* 2013; 346: f3646.

Cohen LS, Friedman JM, Jefferson JW, Johnson EM, Weiner ML. A reevaluation of risk of in utero exposure to lithium. *JAMA*. 1994;271:146.

Collins J, McFarland B. Divalproex, lithium and suicide among medicaid patients with bipolar disorder. *J Affect Dis*. 2008;107:23.

Cousins DA, Aribisala B, Ferrier I, Blamire AM. Lithium, gray matter, and magnetic resonance imaging signal. *Biol Psychiatry*. 2013;73(7):652–657.

Einat H, Manji HK. Cellular plasticity cascades: Genes-to-behavior pathways in animal models of bipolar disorder. *Biol Psychiatry*. 2006;59:1160.

Geddes JR, Burgess S, Hawton K, Jamison K, Goodwin GM. Long-term lithium therapy for bipolar disorder: Systematic review and meta-analysis of randomized controlled trials. *Am J Psychiatry*. 2004;161:217.

Goodwin FK, Jamison KR. *Manic-Depressive Illness*. 2nd ed. New York: Oxford University Press; 2007.
Goodwin GM, Bowden CL, Calabrese JR, Grunze H, Kasper S. A pooled analysis of 2 placebo-controlled 18-month trials of lamotrigine and lithium maintenance in bipolar I disorder. *J Clin Psychiatry*. 2004;65:432.
Harwood AJ. Lithium and bipolar mood disorder: The inositol-depletion hypothesis revisited. *Mol Psychiatry*. 2005;10:117.
Jefferson JW, Greist JH. Lithium. In: Sadock BJ, Sadock VA, Ruiz P, eds. *Kaplan & Sadock's Comprehensive Textbook of Psychiatry*. 9th ed. Vol. 2. Philadelphia: Lippincott Williams & Wilkins; 2009:3132
Livingston C, Rampes H. Lithium: A review of its metabolic adverse effects. *J Psychopharmacol*. 2006;20:347.
McClellan J, Kowatch R, Findling RL, Work Group on Quality Issues. Practice parameter for the assessment and treatment of children and adolescents with bipolar disorder. *J Am Acad Child Adolesc Psychiatry*. 2007;46:107.
Raedler TJ, Wiedemann K. Lithium-induced nephropathies. *Psychopharmacol Bull*. 2007;40:134.
Rowe MK, Wiest C, Chuang D-M. GSK-3 is a viable potential target for therapeutic intervention in bipolar disorder. *Neurosci Biobehav Rev*. 2007;31:920.
Shaltiel G, Chen G, Manji HK. Neurotrophic signaling cascades in the pathophysiology and treatment of bipolar disorder. *Curr Opin Pharmacol*. 2007;7:22.
Sienaert P, Geeraerts I, Wyckaert S. How to initiate lithium therapy: A systematic review of dose estimation and level prediction methods. *J Affect Dis*. 2013;146(1):15–33.
Viguera AC, Newport DJ, Ritchie J, Stowe Z, Whitfield T. Lithium in breast milk and nursing infants: Clinical implications. *Am J Psychiatry*. 2007;164:342.
Waring WS. Management of lithium toxicity. *Toxicol Rev*. 2006;25:221.
Yatham LN, Kennedy SH, O'Donovan C, Parikh S, MacQueen G. Canadian network for mood and anxiety treatments (CANMAT) guidelines for the management of patients with bipolar disorder; consensus and controversies. *Bipolar Disord*. 2005;7:5.

▲ 29.20 Agonistas de melatonina: ramelteona e melatonina

Há dois agonistas de receptores de melatonina disponíveis comercialmente nos Estados Unidos: (1) melatonina, um suplemento alimentar disponível em diversas preparações em lojas de alimentos naturais, mas que não está sujeito à regulação da FDA; e (2) ramelteona, um fármaco aprovado pela FDA para o tratamento de insônia caracterizada por dificuldade para iniciar o sono. Acredita-se que ambas, melatonina exógena e ramelteona, exerçam seus efeitos por meio de interação com os receptores centrais de melatonina.

RAMELTEONA

A ramelteona é um agonista dos receptores de melatonina usado para tratar insônia de início do sono. Diferentemente dos benzodiazepínicos, não tem afinidade apreciável com o complexo receptor de ácido γ-aminobutírico (GABA).

Ações farmacológicas

A ramelteona basicamente simula as propriedades de promoção de sono da melatonina e tem alta afinidade com receptores de melatonina MT1 e MT2 no cérebro. Acredita-se que esses receptores sejam fundamentais para a regulação do ciclo de sono-vigília do corpo.

A ramelteona é absorvida com rapidez e eliminada em uma faixa de dosagem de 4 a 64 mg. A concentração plasmática máxima ($C_{máx.}$) é alcançada em cerca de 45 minutos após a administração, e a meia-vida de eliminação é de 1 a 2,6 horas. Sua absorção total é de pelo menos de 84%, mas seu extenso metabolismo de primeira passagem resulta em uma biodisponibilidade em torno de 2%. Ela é metabolizada sobretudo por meio do citocromo P450 (CYP) 1A2 e é eliminada principalmente na urina. A repetição de dose única diária não parece resultar em acumulação, talvez devido a sua meia-vida breve.

Indicações terapêuticas

A ramelteona foi aprovada pela FDA para o tratamento de insônia caracterizada pela dificuldade em iniciar o sono. Possível uso fora da indicação gira em torno da aplicação em transtornos do ritmo circadiano, em particular *jet lag*, síndrome de fase do sono atrasada e transtorno do sono de trabalho em turnos.

Experimentos clínicos e estudos com animais não conseguiram demonstrar evidências de insônia de rebote como efeito de abstinência.

Precauções e eventos adversos

Cefaleia é o efeito colateral mais comum da ramelteona. Outros efeitos adversos podem incluir sonolência, fadiga, tontura, agravamento da insônia, depressão, náusea e diarreia. O fármaco não deve ser usado em pacientes com apneia do sono grave ou doença pulmonar obstrutiva crônica grave. Níveis de prolactina podem aumentar em mulheres. O fármaco deve ser usado com cautela, ou não ser usado, em lactantes e gestantes.

Foi verificado que esse medicamento, às vezes, reduz o cortisol sanguíneo e a testosterona e aumenta a prolactina. Pacientes do sexo feminino devem ser monitoradas para interrupção da menstruação e galactorreia, redução da libido e problemas de fertilidade. A segurança e a eficácia da ramelteona em crianças não foram estabelecidas.

Interações medicamentosas

CYP 1A2 é a principal isoenzima envolvida no metabolismo hepático da ramelteona. Assim, fluvoxamina e outros inibidores dessa enzima podem aumentar os efeitos colaterais desse fármaco.

A ramelteona deve ser administrada com cautela em pacientes medicados com inibidores de CYP 1A2; inibidores fortes de CYP 3A4, como cetoconazol; e inibidores fortes de CYP 2C, como fluconazol. Não foram encontradas interações significativas quando ela foi coadministrada com omeprazol, teofilina, dextrometorfano, midazolam, digoxina e varfarina.

Dosagem e diretrizes clínicas

A dose normal de ramelteona é de 8 mg administrada 30 minutos antes da hora de dormir. Ela não deve ser tomada com refeições ricas em gordura ou logo após sua ingestão.

MELATONINA

A melatonina (*N*-acetil-5-metoxitriptamina) é um hormônio produzido principalmente à noite na glândula pineal. Se ingerida, pode alcançar e ligar-se em locais de ligação a melatonina no cérebro de mamíferos, produzindo sonolência quando usada em doses elevadas. Ela está disponível como suplemento alimentar, não como medicamento. Poucos experimentos clínicos bem controlados foram conduzidos para determinar sua eficácia no tratamento de condições como insônia, *jet lag* e perturbações do sono relacionadas ao trabalho em turnos.

Ações farmacológicas

A secreção de melatonina é estimulada pelo escuro e inibida pela luz. Ela é sintetizada naturalmente a partir do aminoácido triptofano, o qual é convertido em serotonina e, por fim, em melatonina. Os núcleos supraquiasmáticos (NSQ) do hipotálamo apresentam receptores de melatonina, e ela pode ter uma ação direta sobre esses núcleos para influenciar ritmos circadianos, os quais são relevantes para *jet lag* e perturbações do sono. Além da glândula pineal, a melatonina também é produzida na retina e no trato gastrintestinal.

A melatonina tem meia-vida muito curta, de 0,5 a 6 minutos. As concentrações plasmáticas são determinadas pela dose administrada e pelo ritmo endógeno. Aproximadamente 90% da melatonina é depurada pelo metabolismo de primeira passagem por meio das vias CYP 1A1 e CYP 1A2. A eliminação ocorre sobretudo na urina.

A melatonina exógena interage com os receptores de melatonina que suprimem o disparo neuronal e promovem o sono. Não parece haver uma relação dose-resposta entre administrações exógenas de melatonina e efeitos sobre o sono.

Indicações terapêuticas

A melatonina não é regulada pela FDA. As pessoas usam melatonina exógena para lidar com dificuldades de sono (insônia, transtornos do ritmo circadiano), câncer (mama, próstata, colorretal), convulsões, depressão, ansiedade e transtorno afetivo sazonal. Alguns estudos sugerem que ela possa ter efeitos antioxidantes e propriedades antienvelhecimento.

Precauções e reações adversas

Eventos adversos associados à melatonina incluem fadiga, tontura, cefaleia, irritabilidade e sonolência. Desorientação, confusão, sonambulismo, sonhos vívidos e pesadelos também foram observados, com frequente resolução dos efeitos após a descontinuação da administração do agente.

A melatonina pode reduzir a fertilidade tanto em homens quanto em mulheres. Em homens, a melatonina exógena reduz a motilidade do esperma, e a administração prolongada provou inibir os níveis de aromatase testicular. Em mulheres, pode inibir a função ovariana e, por esse motivo, foi avaliada como contraceptivo, mas sem resultados conclusivos.

Interações medicamentosas

Como suplemento alimentar, a melatonina exógena não é regulada pela FDA e não foi sujeita ao mesmo tipo de estudos de interação medicamentosa realizados com a ramelteona. Sugere-se cautela ao coadministrá-la com anticoagulantes (p. ex., varfarina, aspirina e heparina), medicamentos anticonvulsivantes e aqueles que baixam a pressão arterial.

Interferências laboratoriais

Desconhece-se a interferência da melatonina em testes laboratoriais clínicos habituais.

Dosagem e administração

A melatonina sem prescrição médica está disponível nas seguintes apresentações: cápsulas de 1, 2,5, 3 e 5 mg; líquida de 1 mg/4 mL; pastilhas de 0,5 e 3 mg; comprimidos sublinguais de 2,5 mg; e comprimidos de liberação controlada de 1, 2 e 3 mg.

A recomendação-padrão é tomar a dose desejada na hora de dormir, mas há algumas evidências obtidas em experimentos clínicos indicando que a dosagem até 2 horas antes do horário habitual de ir para a cama pode produzir melhora no início do sono.

Agomelatina

A agomelatina é estruturalmente relacionada à melatonina e usada na Europa como tratamento para transtorno depressivo maior. Atua como um agonista nos receptores de melatonina (MT1 e MT2), agindo também como antagonista de serotonina. Uma análise dos dados de experimentos clínicos fez surgirem diversas questões sobre a eficácia e a segurança desse fármaco, que não é comercializado nos Estados Unidos no momento.

REFERÊNCIAS

Calvo JR, Gonzalez-Yanes C, Maldonado M. The role of melatonin in the cells of the innate immunity: A review. *J Pineal Res.* 2013;55(2):103-120.

Scharf MB, Lankford A. Melatonin receptor agonists: Ramelteon and melatonin. In: Sadock BJ, Sadock VA, Ruiz P, eds. *Kaplan & Sadock's Comprehensive Textbook of Psychiatry*. 9th ed. Vol. 2. Philadelphia: Lippincott Williams & Wilkins; 2009:3145.

Srinivasan V, Ohta Y, Espino J, A Pariente J, B Rodriguez A, Mohamed M, Zakaria R. Metabolic syndrome, its pathophysiology and the role of melatonin. *Recent Pat Endocr Metab Immune Drug Discov.* 2013;7(1):11-25.

DeMicco M, Wang-Weigand S, Zhang J. Long-term therapeutic effects of ramelteon treatment in adults with chronic insomnia: A 1-year study. *Sleep.* 2006;29[Suppl]:A234 [abstract].

Doghramji K. Melatonin and its receptors: A new class of sleep-promoting agents. *J Clin Sleep Med.* 2007;3[5 Suppl]:S17.

Erman M, Seiden D, Zammit G, Sainati S, Zhang J. An efficacy, safety, and dose-response study of ramelteon in patients with chronic primary insomnia. *Sleep Med.* 2006;7(1):17.

Johnson MW, Suess PE, Griffiths RR. Ramelteon: A novel hypnotic lacking abuse liability and sedative adverse effects. *Arch Gen Psychiatry.* 2006;63(10):1149.

Karim A, Bradford D, Siebert F, Zhao Z. Pharmacokinetic effect of multiple oral doses of donepezil on ramelteon, and vice versa, in healthy adults. *Sleep.* 2007;30[Suppl]:A244 [abstract].

Kato K, Hirai K, Nishiyama K, Uchikawa O, Fukatsu K. Neurochemical properties of ramelteon (TAK-375), a selective MT1/MT2 receptor agonist. *Neuropharmacology.* 2005;48(2):301.

Lieberman JA. Update on the safety considerations in the management of insomnia with hypnotics: Incorporating modified-release formulations into primary care. *Prim Care Companion J Clin Psychiatry.* 2007;9(1):25.

Mahajan B, Kaushal S, Chopra SC. Ramelteon: A new melatonin receptor agonist. *J Anaesth Clin Pharmacol.* 2008;24(4):463.

Mundey K, Benloucif S, Harsanyi K, Dubocovich ML, Zee PC. Phase-dependent treatment of delayed sleep phase syndrome with melatonin. *Sleep.* 2005;28(10):1271.

Natural Standard Research Collaboration. Melatonin. Medline Plus—Herbs and supplements 2007. Available from: http://www.nlm.nih.gov/medlineplus/druginfo/natural/patient-melatonin.html.

Norris ER, Karen B, Correll JR, Zemanek KJ, Lerman J, Primelo RA, Kaufmann MW. A double-blind, randomized, placebo-controlled trial of adjunctive ramelteon for the treatment of insomnia and mood stability in patients with euthymic bipolar disorder. *J Affect Disord.* Jan 10 2013;144(1-2):141-147.

Roth T, Seiden D, Sainati S, Wang-Weigand S, Zhang J. Effects of ramelteon on patient-reported sleep latency in older adults with chronic insomnia. *Sleep Med.* 2006;7(4):312.

Roth T, Stubbs C, Walsh JK. Ramelteon (TAK-375), a selective MT1/MT2-receptor agonist, reduces latency to persistent sleep in a model of transient insomnia related to a novel sleep environment. *Sleep.* 2005;28(3):303.

Turek FW, Gillette MU. Melatonin, sleep, and circadian rhythms: Rationale for development of specific melatonin agonists. *Sleep Med.* 2004;5(6):523.

Zammit G, Erman M, Wang-Weigand S, Sainati S, Zhang J. Evaluation of the efficacy and safety of ramelteon in subjects with chronic insomnia. *J Clin Sleep Med.* 2007;3(5):495.

▲ 29.21 Mirtazapina

A mirtazapina é o único fármaco usado para tratar depressão maior que aumenta tanto a norepinefrina quanto a serotonina por meio de um mecanismo alternativo ao bloqueio da recaptação (como no caso de agentes tricíclicos ou ISRSs) e a inibição da monoaminoxidase (como no caso de fenelzina ou tranilcipromina). Também tem maior probabilidade de reduzir náusea e diarreia em vez de causá-las, resultado de seus efeitos sobre os receptores serotonérgicos 5-HT$_3$. Seus efeitos colaterais característicos incluem aumento do apetite e sedação.

AÇÕES FARMACOLÓGICAS

A mirtazapina é administrada por VO e é rápida e totalmente absorvida. Sua meia-vida dura em torno de 30 horas. Atinge concentrações de pico em 2 horas após a ingestão, e estado de equilíbrio, depois de seis dias. A depuração plasmática pode ser reduzida em 30% em pessoas com prejuízo da função hepática e em até 50% naquelas com função renal prejudicada. Pode ser até 40% mais lenta em homens idosos e até 10% mais lenta em mulheres idosas.

O mecanismo de ação desse fármaco é o antagonismo aos receptores α_2-adrenérgicos pré-sinápticos e o bloqueio dos receptores serotonérgicos 5-HT$_2$ e 5-HT$_3$ pós-sinápticos. O antagonismo a receptores α_2-adrenérgicos causa aumento do disparo de neurônios de norepinefrina e serotonina. O forte antagonismo aos receptores serotonérgicos 5-HT$_2$ e 5-HT$_3$ serve para reduzir a ansiedade, aliviar insônia e estimular o apetite. A mirtazapina é um antagonista potente de receptores histamínicos H$_1$ e um antagonista moderadamente potente dos receptores α_1-adrenérgicos e muscarínico-colinérgicos.

INDICAÇÕES TERAPÊUTICAS

A mirtazapina é eficaz no tratamento da depressão. Ela é extremamente sedativa, o que a torna uma escolha sensata para uso em pacientes deprimidos com insônia grave ou de longa duração. Alguns pacientes acham bastante pronunciada a sedação diurna residual associada ao início do tratamento. Contudo, as propriedades sedativas mais extremas do fármaco geralmente se abrandam no decorrer da primeira semana. Combinada com a eventual tendência a causar apetite voraz, esse medicamento é benéfico para pacientes deprimidos com características melancólicas, como insônia, perda de peso e agitação. Pacientes idosos deprimidos são particularmente bons candidatos a recebê-la; jovens adultos têm maior probabilidade de se oporem a esse perfil de efeitos colaterais.

O bloqueio dos receptores 5-HT$_3$ por mirtazapina, um mecanismo associado a medicamentos utilizados no combate aos efeitos colaterais gastrintestinais graves de agentes quimioterápicos para tratar câncer, levou ao uso do fármaco em uma função semelhante. Nessa população, a sedação e a estimulação do apetite evidentemente podem ser encaradas como benéficas, em vez de como efeitos colaterais indesejados.

A mirtazapina costuma ser combinada com ISRSs ou venlafaxina para potencializar a resposta a antidepressivos ou para combater efeitos colaterais serotonérgicos desses fármacos, em especial náusea, agitação e insônia. Ela não apresenta interações farmacocinéticas com outros antidepressivos.

TABELA 29.21-1
Reações adversas relatadas com mirtazapina

Evento	Pacientes (%)
Sonolência	54
Boca seca	25
Aumento do apetite	17
Constipação	13
Ganho de peso	12
Tontura	7
Mialgia	5
Sonhos perturbadores	4

PRECAUÇÕES E REAÇÕES ADVERSAS

Sonolência, o efeito adverso mais comum da mirtazapina, ocorre em mais de 50% das pessoas (Tab. 29.21-1). Aquelas que começam a consumi-la devem, portanto, ter cautela ao dirigir ou operar maquinário perigoso e mesmo levantar da cama à noite. Esse efeito adverso é o motivo pelo qual quase sempre é administrada antes da hora de dormir. A mirtazapina potencializa os efeitos sedativos de outros depressores do SNC, por isso uma receita potencialmente sedativa ou fármacos sem prescrição médica e álcool devem ser evitados durante seu uso. O fármaco também causa tontura em 7% dos pacientes, mas não parece aumentar o risco de convulsões. Mania ou hipomania ocorreram em experimentos clínicos em um índice semelhante ao de outros medicamentos antidepressivos.

A mirtazapina aumenta o apetite em cerca de um terço dos pacientes. Também pode elevar a concentração sérica de colesterol em 20% ou mais acima do limite máximo considerado normal em 15% das pessoas e aumentar triglicerídeos para 500 mg/dL ou mais em 6% das pessoas. Elevações dos níveis de alanina transaminase para mais de três vezes o limite superior de normalidade foram observadas em 2% dos indivíduos tratados com esse fármaco, em contraposição a 0,3% dos sujeitos controlados com placebo.

Em um experimento limitado anterior à comercialização, a contagem absoluta de neutrófilos caiu para 500/mm^3 ou menos durante dois meses, a partir do início do uso, em 0,3% das pessoas, sendo que algumas desenvolveram infecções sintomáticas. Essa condição hematológica foi reversível em todos os casos e teve maior probabilidade de ocorrência quando outros fatores de risco para neutropenia estavam presentes. No entanto, aumentos na frequência de neutropenia, não foram relatados durante o longo período após a comercialização. Pessoas que desenvolvem febre, calafrios, dor de garganta, ulceração da membrana mucosa ou outros sinais de infecção devem ser logo avaliadas por um médico. No caso de baixa contagem de leucócitos, a mirtazapina deve ser descontinuada imediatamente, e o estado da doença infecciosa, acompanhado com atenção.

Algumas pessoas experimentam hipotensão ortostática quando tomam mirtazapina. Embora não existam dados referentes aos efeitos sobre o desenvolvimento fetal, esse medicamento deve ser usado com cautela durante a gestação.

O uso de mirtazapina por mulheres grávidas não foi estudado, mas, como ela pode ser excretada no leite materno, não deve ser tomada por lactantes. Devido ao risco de agranulocitose associado a seu uso, deve haver atenção a sinais de infecção. Em razão de seus efeitos sedativos, o paciente deve determinar o grau em que é afetado antes de conduzir veículos ou praticar outras atividades potencialmente perigosas.

INTERAÇÕES MEDICAMENTOSAS

A mirtazapina pode potencializar a sedação de álcool e benzodiazepínicos. Não deve ser usada antes que tenha transcorrido um intervalo de 14 dias do uso de um IMAO.

INTERFERÊNCIAS LABORATORIAIS

Ainda não foram descritas interferências laboratoriais por mirtazapina.

DOSAGEM E ADMINISTRAÇÃO

A mirtazapina está disponível em comprimidos fracionados de 15, 30 e 45 mg; e também em comprimidos de dissolução oral de 15, 30 e 45 mg, para pessoas que têm dificuldade de deglutição. Caso o paciente não responda à dose inicial de 15 mg antes do horário de dormir, a dose pode ser aumentada em incrementos de 15 mg a cada cinco dias até um máximo de 45 mg antes de dormir. Dosagens mais baixas podem ser necessárias para idosos ou para pessoas com insuficiência renal ou hepática.

REFERÊNCIAS

Banerjee S, Hellier J, Romeo R, et al. Study of the use of antidepressants for depression in dementia: the HTA-SADD trial—a multicentre, randomised, double-blind, placebo-controlled trial of the clinical effectiveness and cost-effectiveness of sertraline and mirtazapine. *Health Technol Assess.* 2013;17(7):1–166.

Cettomai D, McArthur JC. Mirtazapine use in human immunodeficiency virus-infected patients with progressive multifocal leukoencephalopathy. *Arch Neurol.* 2009;66(2):255.

Clayton AH, Montejo AL. Major depressive disorder, antidepressants, and sexual dysfunction. *J Clin Psychiatry.* 2006;67(Suppl 6):33.

Fava M, Rush AJ, Wisniewski SR, Nierenberg AA, Alpert JE. A comparison of mirtazapine and nortriptyline following two consecutive failed medication treatments for depressed outpatients: A STAR*D report. *Am J Psychiatry.* 2006;163(7):1161.

Kim SW, Shin IS, Kim JM, Park KH, Youn T, Yoon JS. Factors potentiating the risk of mirtazapine-associated restless legs syndrome. *Hum Psychopharmacol.* 2008;(7):615.

McGrath PJ, Stewart JW, Fava M, Trivedi MH, Wisniewski SR. Tranylcypromine versus venlafaxine plus mirtazapine following three failed antidepressant medication trials for depression: A STAR*D report. *Am J Psychiatry.* 2006;163(9):1531.

Papakostas GI, Homberger CH, Fava M. A meta-analysis of clinical trials comparing mirtazapine with selective serotonin reuptake inhibitors for the treatment of major depressive disorder. *J Psychopharmacol.* 2008;22(8):843.

Papakostas GI, Thase ME, Fava M, Nelson JC, Shelton RC. Are antidepressant drugs that combine serotonergic and noradrenergic mechanisms of action more effective than the selective serotonin reuptake inhibitors in treating major depressive disorder? A meta-analysis of studies of newer agents. *Biol Psychiatry.* 2007;62(11):1217.

Schatzberg AF, Kremer C, Rodrigues HE, Murphy GM Jr. Double-blind, randomized comparison of mirtazapine and paroxetine in elderly depressed patients. *Am J Geriatr Psychiatry.* 2002;10:541.

Schittecatte M, Dumont F, Machowski R, Fontaine E, Cornil C. Mirtazapine, but not fluvoxamine, normalizes the blunted REM sleep response to clonidine in depressed patients: Implications for subsensitivity of alpha(2)-adrenergic receptors in depression. *Psychiatry Res.* 2002;109:1.

Stenberg JH, Terevnikov V, Joffe M, et al. Predictors and mediators of add-on mirtazapine-induced cognitive enhancement in schizophrenia—a path model investigation. *Neuropharmacology.* 2013;64:248–253.

Thase ME. Mirtazapine. In: Sadock BJ, Sadock VA, Ruiz P, eds. *Kaplan & Sadock's Comprehensive Textbook of Psychiatry.* 9th edition. Vol. 2. Philadelphia:Lippincott Williams & Wilkins: 2009:3152.

▲ 29.22 Inibidores da monoaminoxidase

Introduzidos no fim dos anos de 1950, os IMAOs foram a primeira classe aprovada de fármacos antidepressivos. O primeiro desses fármacos, a isoniazida, tinha a finalidade de ser usado como tratamento de tuberculose, mas suas propriedades antidepressivas foram descobertas por acaso quando alguns pacientes experimentaram elevação do humor durante o tratamento. Apesar de sua eficiência, a prescrição de IMAOs como agentes de primeira linha sempre foi limitada pela preocupação com o desenvolvimento de hipertensão potencialmente letal e a necessidade consequente de uma dieta restrita. O uso de IMAOs caiu ainda mais após a introdução dos ISRSs e outros agentes recentes. Hoje eles estão relegados sobretudo a serem utilizados em casos resistentes ao tratamento. Portanto, a condição de segunda opção dos IMAOs tem menos a ver com as considerações sobre eficácia do que com preocupações com segurança. Os IMAOs disponíveis atualmente incluem fenelzina, isocarboxazida, tranilcipromina, rasagilina, moclobemida e selegilina.

No campo dos IMAOs antidepressivos, os avanços subsequentes envolvem a introdução de um inibidor seletivo reversível da MAO$_A$ (RIMA), moclobemida, no início dos anos de 1990 na maior parte do mundo, exceto nos Estados Unidos, e, em 2005, a introdução de um sistema transdérmico de liberação de selegilina, nos Estados Unidos, que é usado para o tratamento de parkinsonismo. Outros agentes RIMA, incluindo brofaromina e befloxatona, não foram submetidos para registro, apesar de resultados favoráveis em experimentos clínicos.

AÇÕES FARMACOLÓGICAS

Fenelzina, tranilcipromina e isocarboxazida são logo absorvidas após a administração oral e atingem concentrações plasmáticas em 2 horas. Enquanto suas meias-vidas plasmáticas ficam na faixa de 2 a 3 horas, suas meias-vidas nos tecidos são consideravelmente mais duradouras. Visto que inativam MAOs de forma irreversível, o efeito terapêutico de uma única dose de IMAOs irreversíveis pode persistir até duas semanas. O RIMA moclobemida é absorvido com rapidez e tem meia-vida de 0,5 a 3,5 horas. Por ser um inibidor reversível, a moclobemida apresenta um efeito clínico muito mais breve após uma dose única do que os IMAOs irreversíveis.

As enzimas MAO são encontradas na membrana externa das mitocôndrias, onde degradam neurotransmissores citoplasmáticos e extraneuronais da monoamina, como norepinefrina, serotonina, dopamina, epinefrina e tiramina. Os IMAOs agem sobre o SNC, o sistema nervoso simpático, o fígado e o trato GI. Há dois tipos de MAOs: MAO$_A$ e MAO$_B$. A MAO$_A$ metaboliza principalmente norepinefrina, serotonina e epinefrina; dopamina e tiramina são metabolizadas tanto por MAO$_A$ como por MAO$_B$.

As estruturas de fenelzina e tranilcipromina são semelhantes às de anfetaminas e apresentam efeitos farmacológicos semelhantes, pois aumentam a liberação de dopamina e norepinefrina, com efeitos estimulantes concomitantes sobre o cérebro.

INDICAÇÕES TERAPÊUTICAS

Os IMAOs são usados para o tratamento da depressão. Pesquisas indicam que a fenelzina é mais eficaz do que os ATCs em pacientes deprimidos com reatividade do humor, sensibilidade extrema a perda ou rejeição interpessoal, anergia proeminente, hiperfagia e hipersonia – uma constelação de sintomas conceitualizados como depressão atípica. Evidências também indicam que os IMAOs são mais eficazes do que os ATCs como tratamento de depressão bipolar.

Pacientes com transtorno de pânico e fobia social respondem bem a IMAOs. Esses agentes também foram usados para tratar bulimia nervosa, transtorno de estresse pós-traumático (TEPT), dor anginosa, dor facial atípica, enxaqueca, transtorno de déficit de atenção/hiperatividade (TDAH), hipotensão ortostática idiopática e depressão associada a lesão cerebral traumática.

PRECAUÇÕES E REAÇÕES ADVERSAS

Os efeitos adversos mais frequentes de IMAOs são hipotensão ortostática, insônia, ganho de peso, edema e disfunção sexual. A hipotensão ortostática pode levar a tontura e quedas, portanto, o incremento gradual da dosagem deve ser usado para determinar a dose máxima tolerada. Seu tratamento inclui evitar cafeína; ingerir 2 L de líquidos ao dia; acrescentar sal à dieta ou fazer o ajuste de fármacos anti-hipertensivos (se aplicável); usar meias de sustentação; e, em casos graves, realizar tratamento com fludrocortisona, um mineralocorticoide, 0,1 a 0,2 mg diários. A hipotensão ortostática associada ao uso de tranilcipromina normalmente pode ser aliviada mediante a divisão da dosagem diária.

Pode-se tratar a insônia fracionando-se a dose, não administrando-se o medicamento após o jantar e usando-se trazodona ou um benzodiazepínico hipnótico, caso necessário. Ganho de peso, edema e disfunção sexual em geral não respondem a nenhum tipo de tratamento e podem requerer a substituição por outro agente. Ao mudar de um IMAO para outro, o clínico deve reduzi-lo de forma gradativa e interromper seu uso durante 10 a 14 dias antes de iniciar a administração do outro fármaco.

Parestesias, mioclonia e dores musculares são observadas algumas vezes em pessoas tratadas com IMAOs. Parestesias podem ser secundárias a deficiência de piridoxina induzida por IMAO, a qual pode responder ao complemento com piridoxina, 50 a 150 mg, VO, todos os dias. Eventualmente, os indivíduos se queixam de se sentirem bêbados ou confusos, talvez uma indicação de que a dosagem deva ser reduzida e, então, voltar a ser aumentada de modo progressivo. Relatos de que IMAOs de hidrazina estão associados a efeitos hepatotóxicos são bastante incomuns. Os IMAOs são menos cardiotóxicos e menos epileptogênicos do que os fármacos tricíclicos e tetracíclicos.

Os efeitos adversos mais comuns do RIMA moclobemida são tontura, náusea e insônia ou perturbação do sono. Os RIMAs causam menos efeitos adversos GI do que os ISRSs. A moclobemida não provoca efeitos colaterais anticolinérgicos ou cardiovasculares, e não há relatos de interferência na função sexual.

Os IMAOs devem ser usados com cautela por pessoas com doença cardiovascular ou hipertireoidismo. Eles podem alterar a dosagem de um agente hipoglicêmico necessário por diabéticos. Também estiveram especificamente associados a indução de mania em indivíduos na fase de depressão do transtorno bipolar tipo I e do desencadeamento de uma descompensação psicótica em pessoas com esquizofrenia. Esses medicamentos são contraindicados durante a gravidez, embora dados sobre seu risco teratogênico sejam mínimos. Não devem ser tomados por lactantes, porque os fármacos podem ser transmitidos pelo leite materno.

Crise hipertensiva induzida por tiramina

O efeito colateral mais preocupante dos IMAOs é a crise hipertensiva induzida por tiramina. O aminoácido tiramina normalmente é transformado por meio do metabolismo GI. Contudo, os IMAOs desativam o metabolismo GI da tiramina alimentar e, assim, permitem que tiramina intacta penetre na circulação. Uma crise hipertensiva pode ocorrer em sequência como resultado de um potente efeito vasoconstritor do aminoácido. Alimentos contendo tiramina devem ser evitados durante duas semanas após a última dose de um IMAO irreversível para permitir a nova síntese de concentrações adequadas das enzimas MAO.

Por isso, alimentos ricos em tiramina (Tab. 29.22-1) ou outras aminas simpatomiméticas, como efedrina, pseudoefedrina ou dextrometorfano, devem ser evitados por indivíduos medicados com esses IMAOs. O paciente deve ser orientado a continuar com as restrições alimentares durante mais duas semanas após a interrupção do tratamento com esses fármacos para permitir que o corpo volte a

TABELA 29.22-1
Alimentos ricos em tiramina a serem evitados ao planejar dietas com inibidores da monoaminoxidase

Alto teor de tiramina* (≥ 2 mg de tiramina por porção)

Queijo: Stilton inglês, roquefort, branco (3 anos), extraenvelhecido, *cheddar* envelhecido, azul dinamarquês, muçarela, requeijão

Peixes, carnes curadas, salsichas; patês e órgãos, salame, mortadela, salsicha seca ao ar

Bebidas alcoólicas[†]: Licores e bebidas concentradas digestivas

Marmite (extrato de levedura concentrado)

Chucrute (Krakus)

Teor moderado de tiramina* (0,5-1,99 mg de tiramina por porção)

Queijo: gruyère suíço, münster, feta grego, parmesão, gorgonzola, molho de queijo roquefort, Black Diamond

Peixes, carnes curadas, salsicha, patês e órgãos: fígado de galinha (5 dias), mortadela; salsicha envelhecida, carne defumada; *mousse* de salmão

Bebidas alcoólicas: cerveja (355 mL) – Amstel, Export Draft, Blue Light, Guiness Extra Stout, Old Vienna, Canadian, Miller Light, Export, Heineken, Blue Wines (cada taça de 120 mL) – Rioja (vinho tinto)

Baixo teor de tiramina* (0,01 a > 0,49 mg de tiramina por porção)

Queijo: Brie, Camembert, Cambozola com ou sem casca

Peixes, carnes curadas, salsicha, órgãos e patês; arenque em conserva; peixe defumado; salsichão *kielbasa*; fígado de galinha, linguiça de fígado (< 2 dias)

Bebidas alcoólicas: vinhos tintos, xerez, uísque escocês[‡]

Outros: banana ou abacate (maduro ou não), casca de banana

* Qualquer alimento deixado para envelhecer ou apodrecer pode desenvolver tiramina espontaneamente por meio de fermentação.
† Álcool pode produzir ortostase profunda ao interagir com inibidores da monoaminoxidase (IMAOs), mas não pode produzir reações hipotensivas diretas.
‡ Vinhos brancos, gim e vodca não contêm teor de tiramina.
Tabela elaborada por Jonathan M. Himmelhoch, M.D.

sintetizar a enzima. Ferrão de abelhas pode causar uma crise hipertensiva. Além de hipertensão grave, outros sintomas podem incluir cefaleia, torcicolo, diaforese, náusea e vômito. Um paciente que os apresente deve buscar tratamento médico imediatamente.

Uma crise hipertensiva induzida por um IMAO deve ser tratada com antagonistas α-adrenérgicos – por exemplo, fentolamina ou clorpromazina. Esses fármacos reduzem a pressão arterial em 5 minutos. Furosemida IV pode ser usada para reduzir a carga de líquidos, e um antagonista de receptores β-adrenérgicos pode controlar a taquicardia. Uma dose sublingual de 10 mg de nifedipino pode ser administrada e repetida após 20 minutos. Os IMAOs não devem ser usados por pessoas com tireotoxicose ou feocromocitoma.

O risco de crises hipertensivas induzidas por tiramina é relativamente baixo em pessoas medicadas com RIMAs como moclobemida e befloxatona. Esses medicamentos apresentam atividade inibidora de MAO_B bastante baixa, e, como são reversíveis, a atividade normal de MAO_A existente retorna em 16 a 48 horas a partir da última dose de um RIMA. Uma recomendação alimentar sensata para pessoas medicadas com esses agentes é evitar o consumo de alimentos que contenham tiramina 1 hora antes e 2 horas depois de tomar o medicamento.

Crise hipertensiva espontânea não induzida por tiramina é uma ocorrência rara, em geral logo após a primeira exposição a um IMAO. Indivíduos que experimentam esse tipo de crise devem evitar totalmente IMAOs.

Abstinência

A interrupção repentina de doses regulares de IMAOs pode causar uma síndrome de descontinuação autolimitada que consiste em excitação, perturbações do humor e sintomas somáticos. Para evitá-la, ao descontinuar o uso de um IMAO, as dosagens devem ser reduzidas gradativamente ao longo de várias semanas.

Superdose

Com frequência, há um período assintomático de 1 a 6 horas após uma superdose de IMAO antes da ocorrência dos sintomas de toxicidade. A superdose de IMAO caracteriza-se por agitação que pode progredir até coma com hipertermia, hipertensão, taquipneia, taquicardia, pupilas dilatadas e reflexos tendinosos profundos hiperativos. Movimentos involuntários podem estar presentes, em especial na face e na mandíbula. A acidificação da urina acelera acentuadamente a excreção de IMAOs, e diálise pode ser útil. Fentolamina ou clorpromazina podem ser benéficas se hipertensão for um problema. A moclobemida isolada em superdosagem causa sintomas bem leves e reversíveis.

INTERAÇÕES MEDICAMENTOSAS

As principais interações medicamentosas envolvendo IMAOs estão listadas na Tabela 29.22-2. A maioria dos antidepressivos e também dos agentes precursores deve ser evitada. O indivíduo deve ser orientado a informar a seus outros médicos ou dentistas que está sendo medicado com um IMAO. Os IMAOs podem potencializar a ação de depressores do SNC, incluindo álcool e barbitúricos. Eles não devem ser coadministrados com fármacos serotonérgicos, como ISRSs e clomipramina, porque essa combinação pode desencadear uma síndrome serotonérgica. O uso de lítio ou triptofano com um IMAO irreversível também pode induzir essa síndrome. Os sintomas iniciais podem incluir tremor, hipertonicidade, mioclonia e sinais autonômicos, os quais podem progredir para alucinose, hipertermia

TABELA 29.22-2
Fármacos a serem evitados durante o tratamento com inibidores da monoaminoxidase

Nunca usar
  Antiasmáticos
  Anti-hipertensivos (metildopa, guanetidina, reserpina)
  Buspirona
  Levodopa
  Opioides (especialmente meperidina, dextrometorfano, propoxifeno, tramadol; morfina ou codeína podem ser menos perigosas)
  Medicamentos para resfriados, alergias ou sinusite que contenham dextrometorfano ou simpatomiméticos
  ISRSs, clomipramina, venlafaxina, sibutramina
  Simpatomiméticos (anfetaminas, cocaína, metilfenidato, dopamina, epinefrina, norepinefrina, isoproterenol, efedrina, pseudoefedrina, fenilpropanolamina)
  L-triptofano

Usar com cautela
  Anticolinérgicos
  Anti-histamínicos
  Dissulfiram
  Bromocriptina
  Hidralazina
  Sedativo-hipnóticos
  Hidrato de terpina com codeína
  Tricíclicos e tetracíclicos (evitar clomipramina)

IMAO, inibidor da monoaminoxidase; ISRS, inibidor seletivo da recaptação de serotonina.

e mesmo morte. Reações fatais ocorreram quando IMAOs foram combinados com meperidina ou fentanila.

Ao trocar um IMAO irreversível por qualquer outro tipo de fármaco antidepressivo, o indivíduo deve esperar pelo menos 14 dias após a última dose do IMAO antes de começar o uso do novo medicamento, a fim de permitir o reabastecimento das MAOs do corpo. Ao substituir um antidepressivo por um IMAO irreversível, deve esperar de 10 a 14 dias (ou cinco semanas, no caso de fluoxetina) antes de iniciar o IMAO, para evitar interações medicamentosas. Em contrapartida, a atividade da MAO se recupera totalmente 24 a 48 horas após a última dose de um RIMA.

Os efeitos dos IMAOs sobre as enzimas hepáticas são pouco estudados. A tranilcipromina inibe CYP 2C19. A moclobemida inibe CYP 2D6, CYP 2C19 e CYP 1A2 e é um substrato para 2C19.

Cimetidina e fluoxetina reduzem significativamente a eliminação de moclobemida. Doses moderadas de fluoxetina e moclobemida administradas de modo concomitante podem ser bem toleradas, sem interações farmacodinâmicas ou farmacocinéticas relevantes.

INTERFERÊNCIAS LABORATORIAIS

Os IMAOs podem reduzir as concentrações de glicose no sangue. Elevam artificialmente as concentrações de metanefrina urinária e podem causar resultado falso-positivo para feocromocitoma ou neuroblastoma. Há relatos da associação entre IMAOs e uma elevação falsa dos resultados de testes de função da tireoide.

TABELA 29.22-3
Formas de dosagem típicas e dosagens recomendadas para inibidores da monoaminoxidase atualmente disponíveis

Fármaco	Dose habitual (mg/dia)	Dose máxima (mg/dia)	Formulação de dosagem (oral)
Isocarboxazida	20-40	60	Comprimidos de 10 mg
Fenelzina	30-60	90	Comprimidos de 15 mg
Tranilcipromina	20-60	60	Comprimidos de 10 mg
Rasagilina	0,5-1,0	1	Comprimidos de 0,5 ou 1 mg
Selegilina	10	30	Comprimidos de 5 mg
Moclobemida	300-600	600	Comprimidos de 100 ou 150 mg

DOSAGEM E DIRETRIZES CLÍNICAS

Não há uma lógica definitiva para optar por um IMAO irreversível em detrimento de outro. A Tabela 29.22-3 lista os preparados de IMAOs e suas dosagens típicas. O uso de fenelzina deve começar com uma dose-teste de 15 mg no primeiro dia. A dosagem pode ser aumentada para 15 mg três vezes ao dia durante a primeira semana, depois acrescida de 15 mg ao dia a cada semana até que a dosagem de 90 mg diários, em doses divididas, seja alcançada no fim da quarta semana. O uso de tranilcipromina e isocarboxazida deve ser iniciado com uma dose-teste de 10 mg, podendo ser aumentada para 10 mg três vezes ao dia até o fim da primeira semana. Diversos clínicos e pesquisadores recomendaram limites máximos de 50 mg ao dia para isocarboxazida e 40 mg/dia para tranilcipromina. A administração de tranilcipromina em diversas doses diárias pequenas pode reduzir seus efeitos hipotensivos.

Embora a coadministração de IMAOs com ATCs, ISRSs ou lítio geralmente seja contraindicada, essas combinações foram usadas com sucesso e segurança para tratar pacientes com depressão refratária. Contudo, devem ser utilizadas com extrema cautela.

As concentrações séricas de transaminase hepática devem ser monitoradas periodicamente, devido ao potencial de hepatotoxicidade, sobretudo com fenelzina e isocarboxazida. Idosos podem ser mais sensíveis aos efeitos adversos de IMAOs do que adultos mais jovens. A atividade da MAO aumenta com a idade, portanto, dosagens de IMAO para idosos são as mesmas necessárias para adultos mais jovens. Seu uso em crianças foi muito pouco estudado.

Estudos sugeriram que a selegilina transdérmica apresente propriedades antidepressivas. Ainda que seja um inibidor do tipo B em doses baixas, esse fármaco se torna menos seletivo quando a dose é aumentada.

REFERÊNCIAS

Adli M, Pilhatsch M, Bauer M, Köberle U, Ricken R, Janssen G, Ulrich S, Bschor T. Safety of high-intensity treatment with the irreversible monoamine oxidase inhibitor tranylcypromine in patients with treatment-resistant depression. *Pharmacopsychiatry*. 2008;41:252.
Amsterdam JD, Bodkin JA. Selegiline transdermal system in the prevention of relapse of major depressive disorder: A 52-week, double-blind, placebo-substitution, parallel-group clinical trial. *J Clin Psychopharmacol*. 2006;26:579.
Balu DT, Hoshaw BA, Malberg JE. Differential regulation of central BDNF protein levels by antidepressant and non-antidepressant drug treatments. *Brain Res*. 2008;1211:37.
Baker GB, Sowa S, Todd KG. Amine oxidases and their inhibitors: What can they tell us about neuroprotection and the development of drugs for neuropsychiatric disorders? *J Psychiatr Neurosci*. 2007;32:313.
Elmer LW, Bertoni JM. The increasing role of monoamine oxidase type B inhibitors in Parkinson's disease therapy. *Expert Opin Pharmacother*. 2008;9:2759.
Frampton JE, Plosker GL, Masand PS. Selegiline transdermal system in the treatment of major depressive disorder. *Drugs*. 2007;67:257.
Goldberg JF, Thase ME. Monoamine oxidase inhibitors revisited: What you should know. *J Clin Psychiatry*. 2013;74(2):189–191.
Holt A, Berry MD, Boulton AA. On the binding of monoamine oxidase inhibitors to some sites distinct from the MAO active site, and effects thereby elicited. *Neurotoxicology*. 2004;25:251.
Kennedy SH, Holt A, Baker GB. Monoamine oxidase inhibitors. In: Sadock BJ, Sadock VA, Ruiz P, eds. *Kaplan & Sadock's Comprehensive Textbook of Psychiatry*. 9th edition. Vol. 2. Philadelphia: Lippincott Williams & Wilkins: 2009:3154.
Maruyama W, Naoi M. "70th birthday professor riederer" induction of glial cell line-derived and brain-derived neurotrophic factors by rasagiline and (-)deprenyl: A way to a disease-modifying therapy? *J Neural Transm*. 2013;120(1):83–89.
McGrath PJ, Stewart JW, Fava M, Trivedi MH, Wisniewski SR. Tranylcypromine versus venlafaxine plus mirtazapine following three failed antidepressant medication trials for depression: A STAR*D report. *Am J Psychiatry*. 2006;163:1531.
Nolen WA, Kupka RW, Hellemann G, Frye MA, Altshuler LL. Tranylcypromine vs. lamotrigine in the treatment of refractory bipolar depression: A failed but clinically useful study. *Acta Psychiatr Scand*. 2007;115:360.
Salsali M, Holt A, Baker GB. Inhibitory effects of the monoamine oxidase inhibitor tranylcypromine on the cytochrome P450 enzymes CYP2C19, CYP2C6, and CYP2D6. *Cell Mol Neurobiol*. 2004;24:63.
Stahl SM, Felker A. Monoamine oxidase inhibitors: a modern guide to an unrequited class of antidepressants. *CNS Spectr*. 2008;13:855.
Tulen JH, Volkers AC, van den Broek WW, Bruijn JA. Sustained effects of phenelzine and tranylcypromine on orthostatic challenge in antidepressant-refractory depression. *J Clin Psychopharmacol*. 2006;26:542.
Verena H, Mergl R, Allgaier AK, Kohnen R, Möller HJ. Treatment of depression with atypical features: A meta-analytic approach. Psychiatry Res. 2006;141:89.
Wood PL, Khan MA, Moskal JR, Todd KG, Tanay VAMI. Aldehyde load in ischemia-reperfusion injury: Neuroprotection by neutralization of reactive aldehydes with phenelzine. *Brain Res*. 2006;184.

▲ 29.23 Nefazodona e trazodona

Nefazodona e trazodona são fármacos estrutural e mecanicamente relacionados, ambos aprovados como tratamento para depressão. A nefazodona é um análogo da trazodona. Quando a nefazodona foi introduzida, em 1995, houve expectativas de que teria ampla utilização, porque não causava os efeitos colaterais sexuais nem perturbação do sono associados aos ISRSs seletivos. Embora não tivesse esses efeitos colaterais, foi verificado que produzia sedação problemática, náusea, tontura e perturbações visuais. Em consequência, a nefazodona nunca foi amplamente adotada na prática clínica. Esse fato, bem como relatos de casos raros de hepatotoxicidade fatal, levaram o fabricante original a descontinuar sua produção com marca registrada em 2004. A versão genérica do fármaco continua disponível nos Estados Unidos.

A trazodona recebeu aprovação da FDA em 1981 como tratamento para transtorno depressivo maior (TDM). Sua nova estrutura química triazolopiridina a distinguiu dos ATCs, e experimentos clínicos sugeriram melhor segurança e tolerabilidade em comparação com esses medicamentos. Havia grandes expectativas de que ela substituiria os fármacos mais antigos como a base para o tratamento da depressão. Contudo, a sedação extrema associada à trazodona, mesmo em doses subterapêuticas, limitou sua eficácia clínica. No entanto, suas propriedades soporíferas fizeram dela uma alternativa preferida aos hipnóticos-padrão como agente indutor do sono. Diferentemente dos tranquilizantes convencionais, a trazodona não é uma substância controlada.

Em 2010, a FDA aprovou uma formulação de liberação prolongada para uso diário único como tratamento para TDM em adultos. No experimento que levou à aprovação dessa fórmula, os eventos adversos mais comuns foram sonolência ou sedação, tontura, constipação e visão turva. Surpreendentemente, apenas 4% dos pacientes no grupo da trazodona descontinuaram o tratamento em razão da sonolência ou da sedação.

NEFAZODONA

Ações farmacológicas

A nefazodona é absorvida de forma rápida e completa, mas então é amplamente metabolizada, de modo que a biodisponibilidade de compostos ativos é de cerca de 20% da dose oral. Sua meia-vida é de 2 a 4 horas. Concentrações em estado de equilíbrio de nefazodona e de seu principal metabólito ativo, hidroxinefazodona, são alcançadas em 4 a 5 dias. Seu metabolismo em idosos, sobretudo mulheres, é de cerca de metade do observado em pessoas mais jovens; portanto, são recomendadas doses mais baixas para idosos. Um importante metabólito da nefazodona é a metaclorofenilpiperazina (mCPP), que apresenta efeitos serotonérgicos e pode causar enxaqueca, ansiedade e perda de peso.

Embora a nefazodona seja um inibidor da captação de serotonina e, mais fracamente, da recaptação de norepinefrina, acredita-se que seu antagonismo dos receptores serotonérgicos 5-HT$_A$ produza seus efeitos ansiolíticos e antidepressivos. Ela também é um antagonista leve dos receptores α_1-adrenérgicos, o que predispõe algumas pessoas a hipotensão ortostática, mas não é potente o suficiente para produzir priapismo.

Indicações terapêuticas

A nefazodona é efetiva para o tratamento de depressão maior. A dosagem eficaz habitual é de 300 a 600 mg diários. Em comparação direta com ISRSs, esse fármaco tem menor probabilidade de causar inibição de orgasmo ou redução do desejo sexual. Também é eficaz para o tratamento de transtorno de pânico e pânico com depressão comórbida ou sintomas depressivos, transtorno de ansiedade generalizada, transtorno disfórico pré-menstrual e para o manejo de dor crônica. Ela não é eficaz para o tratamento de TOC. A nefazodona aumenta o sono de movimento rápido dos olhos (REM), assim como a continuidade do sono. Também é útil para pacientes com TEPT e síndrome da fadiga crônica. Pode, ainda, ser eficaz no tratamento de pacientes que mostram resistência a outros fármacos antidepressivos.

Precauções e reações adversas

Os motivos mais comuns para descontinuar o uso de nefazodona são sedação, náusea, tontura, insônia, fraqueza e agitação. Muitos pacientes não relatam um efeito colateral específico, mas descrevem uma sensação vaga de se sentirem medicados. A nefazodona também causa rastros visuais, o que ocorre quando o paciente enxerga uma pós-imagem ao olhar para objetos que se movem ou quando move rapidamente sua cabeça.

A principal preocupação relativa à segurança com o uso desse medicamento é a intensa elevação de enzimas hepáticas e, em algumas ocasiões, falência hepática. Por esse motivo, são necessá-

TABELA 29.23-1
Reações adversas relatadas com nefazodona (300-600 mg ao dia)

Reação	Pacientes (%)
Cefaleia	36
Boca seca	25
Sonolência	25
Náusea	22
Tontura	17
Constipação	14
Insônia	11
Fraqueza	11
Sensação de cabeça leve	10
Visão turva	9
Dispepsia	9
Infecção	8
Confusão	7
Escotomas	7

rios testes frequentes da função hepática quando o paciente é tratado com nefazodona. Efeitos hepáticos podem ser observados no início do tratamento e têm mais chances de se desenvolverem quando ela é combinada com outros fármacos metabolizados no fígado.

Alguns pacientes medicados com nefazodona podem experimentar uma redução na pressão arterial que pode causar episódios de hipotensão postural. Portanto, ela deve ser usada com cautela por indivíduos que apresentem condições cardíacas subjacentes ou história de acidente vascular ou infarto agudo do miocárdio, desidratação ou hipovolemia ou por pessoas tratadas com medicamentos anti-hipertensivos. O paciente que trocou um ISRS por nefazodona pode experimentar aumento dos efeitos colaterais, possivelmente porque ela não proteja contra sintomas de abstinência de ISRSs. Um de seus metabólitos, a mCPP, pode até intensificar esses sintomas de descontinuação. Pacientes sobreviveram a superdoses de nefazodona acima de 10 g, mas relataram-se mortes quando ela foi combinada com álcool. Náusea, vômito e sonolência são os sinais mais frequentes de toxicidade.

Os efeitos da nefazodona em mulheres que são mães são pouco compreendidos em relação aos dos ISRSs, principalmente devido à parcimônia de seu uso clínico. Por isso, deve ser usada durante a gravidez apenas se o benefício potencial para a mãe superar os possíveis riscos ao feto. Não se sabe se a nefazodona é excretada no leite materno. Portanto, deve ser usada com cautela por lactantes. A dosagem da nefazodona deve ser menor em pessoas com doença hepática grave, mas não é necessário fazer ajustes para aquelas com doença renal (Tab. 29.23-1).

Interações medicamentosas e interferências laboratoriais

A nefazodona não deve ser administrada em concomitância com IMAOs. Além disso, ela apresenta interações medicamentosas específicas com os triazolobenzodiazepínicos triazolam e alprazolam, devido a sua inibição da CYP 3A4. Níveis potencialmente elevados de cada um desses fármacos podem se desenvolver após a administração de nefazodona, mas os níveis desta, em geral, não são afetados. A dose de triazolam deve ser reduzida em 75%, e a de alprazolam, em 50%, quando administrados de modo simultâneo com nefazodona.

A nefazodona pode deixar o metabolismo da digoxina mais lento; portanto, os níveis desta devem ser monitorados com atenção em pessoas medicadas com ambos os fármacos. Ela também tem o mesmo efeito sobre o metabolismo do haloperidol, de modo que a dosagem deste deve ser reduzida naqueles que utilizam os dois fármacos. O acréscimo de nefazodona também pode exacerbar os efeitos adversos de carbonato de lítio.

Não há interferências laboratoriais conhecidas associadas à nefazodona.

Dosagem e diretrizes clínicas

A nefazodona está disponível em comprimidos não fracionados de 50, 200 e 250 mg e em comprimidos fracionados de 100 e 150 mg. A dosagem inicial recomendada é de 100 mg duas vezes ao dia, mas 50 mg duas vezes ao dia pode ser mais bem tolerada, em especial por idosos. Com a finalidade de limitar o desenvolvimento de efeitos adversos, a dosagem deve ser aumentada lentamente, em incrementos de 100 a 200 mg diários, em intervalos não inferiores a uma semana por aumento. A dosagem ideal é de 300 a 600 mg ao dia em duas doses divididas. Contudo, alguns estudos relatam que a nefazodona é eficaz quando administrada uma vez ao dia, sobretudo na hora de dormir. Pacientes geriátricos devem receber dosagens de cerca de dois terços das não geriátricas habituais, até um máximo de 400 mg diários. Assim como ocorre com outros antidepressivos, o benefício clínico da nefazodona em geral aparece após 2 a 4 semanas de tratamento. Pacientes com síndrome pré-menstrual são tratadas com uma dosagem flexível que gira em torno de 250 mg/dia.

TRAZODONA

Ações farmacológicas

A trazodona é absorvida prontamente a partir do trato GI e atinge níveis plasmáticos de pico em cerca de 1 hora. Sua meia-vida dura de 5 a 9 horas. Ela é metabolizada no fígado, e 75% de seus metabólitos são excretados na urina.

A trazodona é um fraco inibidor da recaptação de serotonina e um potente antagonista dos receptores serotonérgicos 5-HT$_{2A}$ e 5-HT$_{2C}$. Seu metabólito ativo é a mCPP, um antagonista dos receptores 5-HT$_{2C}$ com meia-vida de 14 horas. Esse metabólito está associado a enxaqueca, ansiedade e perda de peso. Os efeitos adversos da trazodona são parcialmente mediados pelo antagonismo dos receptores α_1-adrenérgicos.

Indicações terapêuticas

Transtornos depressivos. A principal indicação para o uso da trazodona é o TDM. Há uma evidente relação dose-resposta, sendo dosagens de 250 a 600 mg diários necessárias para que produza benefício terapêutico. O fármaco aumenta o tempo total de sono, reduz a quantidade e a duração de despertares noturnos e diminui a quantidade de sono REM. Diferentemente dos medicamentos tricíclicos, a trazodona não diminui o sono de estágio 4. Portanto, é útil para pessoas deprimidas com ansiedade e insônia.

Insônia. A trazodona é um agente de primeira linha para tratamento de insônia, devido às suas qualidades sedativas acentuadas e efeitos favoráveis sobre a arquitetura do sono (veja p. 159), em combinação com sua ausência de efeitos anticolinérgicos. É eficaz para insônia causada por depressão ou por uso de fármacos. Quando usada como hipnótico, a dosagem inicial é de 25 a 100 mg na hora de dormir.

Transtorno erétil. A trazodona está associada a aumento do risco de priapismo. Ela pode potencializar ereções resultantes de estímulo sexual. É usada, por esse motivo, para prolongar o tempo de ereção e intumescência em alguns homens com transtorno erétil. A dosagem para essa indicação é de 150 mg a 200 mg diários. O priapismo desencadeado por ela (uma ereção com duração superior a 3 horas, com dor) é uma emergência médica. Seu uso para tratamento de disfunção erétil diminuiu consideravelmente desde a introdução de agentes de fosfodiesterase (PDE)-5 (veja o Cap. 25).

Outras indicações. A trazodona pode ser útil em baixas dosagens (50 mg/dia) para o controle de agitação grave em crianças com deficiências de desenvolvimento e em idosos com demência. Em dosagens superiores a 250 mg diários, reduz a tensão e a apreensão associadas ao transtorno de ansiedade generalizada. Foi usada para tratar depressão em pacientes com esquizofrenia. A trazodona pode ter um efeito benéfico sobre insônia e pesadelos em indivíduos com TEPT.

Precauções e reações adversas

Os efeitos adversos mais comuns relacionados à trazodona são sedação, hipotensão ortostática, tontura, cefaleia e náusea. Algumas pessoas experimentam boca seca ou irritação gástrica. O fármaco não está associado a efeitos adversos anticolinérgicos, como retenção urinária, ganho de peso e constipação. Alguns relatos de caso indicaram uma associação entre trazodona e arritmias em pessoas com contrações ventriculares prematuras preexistentes ou prolapso da válvula mitral. Neutropenia, normalmente sem relevância clínica, pode se desenvolver, o que deve ser levado em consideração se o indivíduo apresentar febre ou dor de garganta.

A trazodona pode causar hipotensão ortostática significativa 4 a 6 horas depois que a dose for administrada, sobretudo se for tomada junto com agentes anti-hipertensivos ou se for uma dose elevada sem acompanhamento de alimentos. Sua administração com alimentos deixa a absorção mais lenta e reduz a concentração plasmática de pico, reduzindo, assim, o risco de hipotensão ortostática.

Visto que tentativas de suicídio frequentemente envolvem a ingestão de tranquilizantes, é importante estar familiarizado com os sintomas e com o tratamento de uma superdosagem de trazodona. Pacientes sobreviveram a superdosagem superiores a 9 g. Sintomas de superdosagem incluem letargia, vômito, sonolência, cefaleia, ortostase, tontura, dispneia, zumbido, mialgias, taquicardia, incontinência, tremores e coma. O tratamento consiste em êmese ou lavagem e cuidados de apoio. Diurese forçada pode intensificar a eliminação. Deve-se tratar a hipotensão e a sedação conforme for adequado.

A trazodona causa priapismo, ereção prolongada na ausência de estímulos sexuais, em 1 a cada 10 mil homens. O priapismo induzido por esse medicamento em geral surge nas primeiras quatro semanas de tratamento, mas pode ocorrer até 18 meses depois de iniciado, podendo aparecer com qualquer dosagem. Nesses casos, seu uso deve ser descontinuado, e outros antidepressivos devem ser usados. Ereções dolorosas ou com duração superior a 1 hora são sinais de alerta que exigem a interrupção do fármaco e avaliação médica. A primeira medida no manejo de emergência de priapismo é a injeção intracavernosa de um agente vasopressor agonista α_1-adrenérgico, como metaraminol ou epinefrina. Em aproximadamente um terço dos casos relatados, foi necessário intervenção cirúrgica. Alguns casos resultaram em prejuízo permanente da função erétil ou impotência.

O uso de trazodona é contraindicado em grávidas e lactantes. Ela deve ser utilizada com cautela em pessoas com doenças hepáticas e renais.

Interações medicamentosas

A trazodona potencializa os efeitos depressores do SNC de outros fármacos de ação central e de álcool. Seu uso concomitante com anti-hipertensivos pode causar hipotensão. Não há relato de casos de crise hipertensiva quando foi usada para tratar insônia associada a IMAO. A trazodona pode aumentar os níveis de digoxina e fenitoína e deve ser usada com cautela em combinação com varfarina. Medicamentos que inibem o CYP 3A4 podem aumentar os níveis do principal metabólito de trazodona, a mCPP, e levar a aumento dos efeitos colaterais.

Interferências laboratoriais

Nenhuma interferência laboratorial está associada à administração de trazodona.

Dosagem e diretrizes clínicas

A trazodona está disponível em comprimidos de 50, 100, 150 e 300 mg. A dosagem de uma vez ao dia é tão eficaz quanto a dosagem dividida e reduz a sedação diurna. A dose inicial habitual é de 50 mg antes de dormir. Ela pode ser aumentada em incrementos de 50 mg a cada três dias se a sedação ou hipotensão ortostática não se tornarem problemáticas. Sua faixa terapêutica é de 200 a 600 mg diários em doses divididas. Alguns relatos indicam que dosagens de 400 a 600 mg ao dia são necessárias para efeitos terapêuticos máximos; outros indicam que 250 a 400 mg são suficientes. A dosagem pode ser titulada até atingir 300 mg diários, e então o indivíduo pode ser avaliado para a necessidade de novos aumentos com base na presença ou ausência de sinais de melhora clínica.

A trazodona em dose única diária está disponível em comprimidos bisseccionáveis de 150 ou 300 mg. A dosagem inicial da fórmula de liberação prolongada é de 150 mg uma vez ao dia. Ela pode ser aumentada em 75 mg diários a cada três dias. A dosagem máxima é de 375 mg/dia. A dosagem deve ser administrada no mesmo horário todos os dias, à noite, preferivelmente na hora de dormir, de estômago vazio. Os comprimidos devem ser engolidos inteiros ou partidos pela metade na linha divisória.

REFERÊNCIAS

Ciraulo DA, Knapp C, Rotrosen J, Sarid-Segal O, Seliger C. Nefazodone treatment of cocaine dependence with comorbid depressive symptoms. *Addiction*. 2005;100(Suppl 1):23.

DeSanty KP, Amabile CM. Antidepressant-induced liver injury. *Ann Pharmacother*. 2007;41(7):1201.

Dykens JA, Jamieson JD, Marroquin LD, Nadanaciva S, Xu JJ, Dunn MC, Smith AR, Will Y. In vitro assessment of mitochondrial dysfunction and cytotoxicity of nefazodone, trazodone, and buspirone. *Toxicol Sci*. 2008;103(2):335.

Goldberg JF. A preliminary open trial of nefazodone added to mood stabilizers for bipolar depression. *J Affect Disord*. 2013;144(1–2):176–178.

Hettema JM, Kornstein SG. Trazodone. In: Sadock BJ, Sadock VA, Ruiz P, eds. *Kaplan & Sadock's Comprehensive Textbook of Psychiatry*. 9th edition. Vol. 2. Philadelphia: Lippincott Williams & Wilkins: 2009:3253.

Khan AA, Kornstein SG. Nefazodone. In: Sadock BJ, Sadock VA, Ruiz P, eds. *Kaplan & Sadock's Comprehensive Textbook of Psychiatry*. 9th edition. Vol. 2. Philadelphia: Lippincott Williams & Wilkins: 2009:3164.

Kocsis JH, Leon AC, Markowitz JC, Manber R, Arnow B, Klein DN, Thase ME. Patient preference as a moderator of outcome for chronic forms of major depressive disorder treated with nefazodone, cognitive behavioral analysis system of psychotherapy, or their combination. *J Clin Psychiatry*. 2009;e1–e8, pii

Kostrubsky SE, Strom SC, Kalgutkar AS, Kulkarni S, Atherton J. Inhibition of hepatobiliary transport as a predictive method for clinical hepatotoxicity of nefazodone. *Toxicol Sci*. 2006;90(2):451.

Owens MJ, Dole KC, Knight DL, Nemeroff CB. Preclinical evaluation of the putative antidepressant nefazodone. *Depression*. 2008;1(6):315.

Papakostas GI, Fava M. A meta-analysis of clinical trials comparing the serotonin (5HT)-2 receptor antagonists trazodone and nefazodone with selective serotonin reuptake inhibitors for the treatment of major depressive disorder. *Eur Psychiatry*. 2007;22(7):444.

Passos SR, Camacho LA, Lopes CS, dos Santos MA. Nefazodone in out-patient treatment of inhaled cocaine dependence: A randomized double-blind placebo-controlled trial. *Addiction*. 2005;100(4):489.

Sasada K, Iwamoto K, Kawano N, et al. Effects of repeated dosing with mirtazapine, trazodone, or placebo on driving performance and cognitive function in healthy volunteers. *Human Psychopharmacology: Clinical and Experimental*. 2013;28(3):281–286.

Schatzberg AF, Rush AJ, Arnow BA, Banks PL, Blalock JA. Chronic depression: Medication (nefazodone) or psychotherapy (CBASP) is effective when the other is not. *Arch Gen Psychiatry*. 2005;62(5):513.

Schatzberg AF, Prather MR, Keller MB, Rush AJ, Laird LK. Clinical use of nefazodone in major depression: A 6-year perspective. *J Clin Psychiatry*. 2002;63(1):18.

Tanimukai H, Murai T, Okazaki N, et al. An observational study of insomnia and nightmare treated with trazodone in patients with advanced cancer. *Am J Hosp Palliat Care*. 2013;30(4):359–362.

Van Ameringen M, Mancini C, Oakman J. Nefazodone in the treatment of generalized social phobia: A randomized, placebo-controlled trial. *J Clin Psychiatry*. 2007;68(2):288.

Xu JJ, Henstock PV, Dunn MC, Smith AR, Chabot JR, de Graaf D. Cellular imaging predictions of clinical drug-induced liver injury. *Toxicol Sci*. 2008;105(1):97.

▲ 29.24 Agonistas dos receptores de opioides

Os agonistas dos receptores de opioides são um grupo estruturalmente diverso de compostos usados para o manejo da dor. Esses fármacos também levam a denominação de narcóticos. Embora sejam de extrema eficácia como analgésicos, com frequência causam dependência e costumam ser empregados para fins recreativos. Os agonistas de opioides de uso mais comum para o alívio da dor incluem morfina, hidromorfona, codeína, meperidina, oxicodona, buprenorfina, hidrocodona, tramadol e fentanila. A heroína é consumida como droga. A metadona é usada tanto para manejo da dor quanto para tratamento de adição de opiáceos. Este capítulo concentra-se nos agonistas de receptores de opioides μ, os quais têm a maior probabilidade de ser usados no tratamento de transtornos psiquiátricos, em vez de no manejo da dor.

Nos dias atuais se reconhece que a farmacologia do sistema opioide é complexa. Há diversos tipos de receptores de opioides, sendo os receptores de opioides μ e κ representantes de sistemas endógenos funcionalmente opostos (Tab. 29.24-1). Todos os compostos citados, que representam os analgésicos narcóticos de uso mais disseminado, são agonistas dos receptores de opioides μ. Contudo, efeitos analgésicos também resultam dos efeitos antagonistas sobre os receptores de opioides κ. A buprenorfina exerce efeitos sobre receptores mistos, sendo principalmente um agonista dos receptores de opioides μ, exercendo também um antagonismo aos receptores de opioides κ.

Há um crescente interesse no uso de alguns fármacos que atuam sobre os receptores de opioides como tratamento alternativo

TABELA 29.24-1
Receptores opioides μ e κ

Receptor	Efeitos agonistas	Efeitos antagonistas
Mu (μ)	Analgesia	Ansiedade
	Euforia	Hostilidade
	Antidepressivo	
	Ansiedade	
Kappa (κ)	Analgesia	Antidepressivo
	Disforia	
	Depressão	
	Ansiedade induzida por estresse	

para uma subpopulação de pacientes com depressão refratária, bem como tratamento para o comportamento autolesivo de cortes em pacientes com transtorno da personalidade *borderline*.

A consideração desse uso alternativo é moderada pelo fato bem conhecido de que o uso regular e contínuo de opioides produz dependência e tolerância e pode levar a uso mal-adaptativo, prejuízo funcional e sintomas de abstinência. A prevalência do uso, abuso e dependência de opioides, especialmente no que diz respeito a opioides com receita médica, cresceu nos últimos anos.

Antes de usar os agonistas dos receptores de opioides em pacientes que não obtiveram sucesso com diversos agentes terapêuticos convencionais, deve ser feita uma triagem meticulosa para identificar história de abuso de drogas, documentar a lógica por trás do uso alternativo, estabelecer regras básicas de tratamento, obter consentimento por escrito, consultar o médico de cuidados primários e monitorar atentamente. Deve-se evitar a reposição de receitas "perdidas" e o fornecimento de renovações adiantadas da prescrição.

AÇÕES FARMACOLÓGICAS

Metadona e buprenorfina são absorvidas com rapidez a partir do trato GI. O metabolismo hepático de primeira passagem afeta de modo significativo a biodisponibilidade de cada um dos fármacos, porém de formas bastante diferentes. No caso da metadona, as enzimas hepáticas reduzem a biodisponibilidade de uma dosagem oral quase à metade, um efeito cujo manejo ocorre facilmente com ajustes na dosagem.

Em relação à buprenorfina, o metabolismo intestinal e hepático de primeira passagem elimina a biodisponibilidade oral quase por completo. Quando usada na desintoxicação de opioides, é administrada via sublingual em fórmula líquida ou em comprimidos.

As concentrações plasmáticas de pico da metadona oral são atingidas em 2 a 6 horas, e a meia-vida plasmática é inicialmente de 4 a 6 horas, em pessoas que nunca consumiram opioides, e de 24 a 36 horas após a dosagem contínua de qualquer tipo de opioide. A metadona tem forte ligação a proteínas e se equilibra de forma disseminada em todo o corpo, o que assegura pouca variação pós-dosagem em concentrações plasmáticas estáveis.

A eliminação de uma dosagem sublingual de buprenorfina ocorre em duas fases: uma inicial, com meia-vida de 3 a 5 horas, e uma terminal, com meia-vida de mais de 24 horas. A buprenorfina dissocia-se lentamente de seu local de ligação, o que permite uma programação de dosagens de dias intercalados.

A metadona atua como agonista pura nos receptores opioides μ e apresenta atividade agonista ou antagonista insignificante nos receptores de opioides κ ou δ. A buprenorfina é um agonista parcial dos receptores μ, um antagonista potente dos receptores κ e nem agonista, nem antagonista dos receptores δ.

INDICAÇÕES TERAPÊUTICAS

Metadona

A metadona é usada para desintoxicação de curto prazo (7 a 30 dias), desintoxicação de longo prazo (até 180 dias) e manutenção (tratamento além de 180 dias) de indivíduos dependentes de opioides. Para todos esses propósitos, ela só está disponível por meio de clínicas registradas chamadas de programas de tratamento com manutenção de metadona (PTMM) e em hospitais e penitenciárias. É um fármaco de categoria II, o que significa que sua administração é controlada rigorosamente por leis e regulamentações federais específicas.

A inclusão em um programa de metadona reduz o risco de morte em 70%; o uso ilícito de opioides e de outras substâncias de abuso; a atividade criminosa; o risco de doenças infecciosas de todos os tipos, mas sobretudo de HIV e das hepatites B e C; e, em mulheres grávidas, reduz o risco de morbidade e mortalidade fetal e neonatal. O tratamento de manutenção com metadona com frequência é vitalício.

Alguns programas de tratamento de dependência de opioides usam um protocolo de desintoxicação em etapas, em que uma pessoa com adição de heroína primeiro troca para o agonista forte metadona, depois para o agonista mais fraco buprenorfina e, então, para manutenção com um antagonista dos receptores opioides, como naltrexona. Essa abordagem minimiza o surgimento de efeitos de abstinência de opioides, os quais, se ocorrerem, são mitigados com clonidina. Contudo, a adesão ao tratamento com antagonista dos receptores opioides é fraca fora das instituições que usam técnicas cognitivo-comportamentais intensivas. Em contrapartida, a falta de adesão à manutenção com metadona precipita sintomas de abstinência de opioides, que servem para reforçar o uso desse fármaco e fazer a terapia cognitivo-comportamental ser menos fundamental. Portanto, alguns antigos aditos de heroína bem motivados e socialmente integrados são capazes de usar metadona durante anos sem participação em qualquer programa de apoio psicossocial.

Dados reunidos a partir de diversos relatos indicam que a metadona é mais eficaz quando tomada em dosagens superiores a 60 mg diários. Seus efeitos analgésicos às vezes são usados no manejo de dor crônica quando agentes menos aditivos são ineficazes.

Gestação. A manutenção com metadona, combinada com serviços psicossociais eficazes e monitoramento obstétrico regular, melhora bastante os resultados obstétricos e neonatais para mulheres com adição de heroína. A inclusão de uma gestante adita de heroína nesse tipo de programa reduz o risco de desnutrição, infecção, parto prematuro, aborto espontâneo, pré-eclampsia, eclampsia, descolamento prematuro da placenta e tromboflebite séptica.

A dosagem de metadona durante a gestação deve ser a menor dose eficaz, e não se deve tentar obter abstinência durante esse período. Esse medicamento é metabolizado mais rapidamente no terceiro trimestre, o que pode exigir dosagens mais elevadas. Para evitar concentrações plasmáticas de pico sedativas após a dosagem, a dose diária pode ser dividida em duas durante esse trimestre. O tratamento com metadona não apresenta efeitos teratogênicos conhecidos.

Sintomas de abstinência de metadona no período neonatal. Sintomas de abstinência em recém-nascidos frequentemente incluem tremor, choro agudo, aumento do tônus e da atividade muscular, sono e alimentação deficientes, aparecimentos de manchas na pele, bocejos, transpiração e escoriação na pele. Convulsões que precisam de terapia anticonvulsivante agressiva também podem ocorrer. Sintomas de abstinência podem ser retardados no início e prolongados em recém-nascidos devido a seu metabolismo hepático imaturo. Mulheres medicadas com metadona às vezes são orientadas a iniciar o aleitamento como uma forma suave de liberar seus bebês da dependência de metadona, mas não devem amamentá-los enquanto ainda estiverem tomando o agente.

Buprenorfina

Os efeitos analgésicos da buprenorfina ocasionalmente são usados no manejo de dor crônica, quando agentes menos aditivos são ineficazes. Uma vez que é um agonista parcial, em vez de agonista total, do receptor μ e um antagonista fraco do receptor κ, esse fármaco produz uma síndrome de abstinência mais leve e apresenta uma margem mais ampla de segurança do que os compostos agonistas μ totais em geral usados em tratamento. A buprenorfina tem um efeito máximo, além do qual aumentos de dose prolongam a duração da ação do fármaco sem incrementar ainda mais os efeitos agonistas. Por esse motivo, apresenta um perfil elevado de segurança clínica, com depressão respiratória limitada, reduzindo, por isso, a probabilidade de superdose letal. Esse medicamento tem a capacidade de causar efeitos colaterais típicos de opioides, incluindo sedação, náusea e vômito, constipação, tontura, cefaleia e sudorese. Uma consideração farmacocinética relevante ao usá-lo é o fato de requerer conversão hepática para se tornar analgésico (*N*-desalquilação catalisada por CYP 3A4). Isso pode explicar por que alguns pacientes não se beneficiam da buprenorfina. Genética, suco de pomelo e diversos medicamentos (incluindo fluoxetina e fluvoxamina) podem reduzir a capacidade do indivíduo de metabolizá-la em sua forma bioativa.

Para reduzir a probabilidade de abuso de buprenorfina por via IV, ela foi combinada com o antagonista narcótico naloxona em um medicamento para administração sublingual. Visto que a naloxona é pouco absorvida por via sublingual, quando essa combinação medicamentosa é tomada, não há efeito da naloxona sobre a eficácia da buprenorfina. Se um indivíduo dependente de opioides injetar o medicamento combinado, a naloxona precipitará uma reação de abstinência, reduzindo, desse modo, a probabilidade de uso injetável ilícito da preparação sublingual.

Iniciar e estabilizar o paciente no tratamento com buprenorfina assemelha-se a introduzir e estabilizar um paciente com metadona, exceto que, por ser um agonista parcial, a buprenorfina tem o potencial de causar abstinência precipitada em indivíduos que fizeram uso recente de opioides agonistas totais. Portanto, o paciente deve se abster de usar opioides de ação breve durante 12 a 24 horas antes de começar a tomar buprenorfina e opioides de ação mais duradoura, como metadona, durante 24 a 48 horas ou mais. O médico precisa realizar avaliação clínica do paciente e determinar que ele esteja em abstinência de opioides de leve a moderada com sinais objetivamente observáveis antes de dar início à terapia com buprenorfina.

Na maioria das vezes, uma dose relativamente baixa de buprenorfina (2 a 4 mg) pode, então, ser administrada, com doses adicionais em 1 a 2 horas caso os sinais de abstinência persistam. O objetivo para as primeiras 24 horas é suprimir sinais e síndrome de abstinência, e a dose total em 24 horas para que isso aconteça pode variar de 2 a 16 mg no primeiro dia. Nos dias seguintes, a dose pode ser ajustada, sendo aumentada ou reduzida, para resolver completamente a abstinência e, assim como ocorre com a metadona, obter ausência de fissura, tolerância adequada para prevenir o reforço decorrente do uso de outros opioides e, por fim, abstinência de outros opioides ao mesmo tempo que minimiza os efeitos colaterais. Estudos sobre o alcance da dosagem demonstraram que doses de 6 a 16 mg diários de buprenorfina estão associadas a melhores resultados com o tratamento, em comparação a doses mais baixas (1 a 4 mg). Algumas vezes, os pacientes parecem precisar de doses superiores a 16 mg/dia, embora não haja evidências de benefício com dosagens superiores a 32 mg diários. Para o tratamento de dependência de opioides, uma dose de aproximadamente 4 mg de buprenorfina sublingual é o equivalente a uma dose diária de 40 mg de metadona oral. Demonstrou-se também que a administração diária, em dias alternados ou três vezes por semana, apresenta efeitos equivalentes na supressão dos sintomas de abstinência de opioides em indivíduos dependentes. O comprimido combinado é recomendado para a maior parte dos propósitos clínicos, incluindo introdução e manutenção. A buprenorfina não combinada deve ser usada apenas por gestantes ou pacientes com reação anafilática a naloxona documentada.

No momento, investigam-se formas mais recentes de liberação de buprenorfina, incluindo um adesivo transdérmico, uma injeção intramuscular com depósito (*depot*) e ação prolongada, que fornece níveis plasmáticos terapêuticos durante várias semanas, e implantes subcutâneos que podem proporcionar níveis plasmáticos terapêuticos durante seis meses. Esses dois últimos sistemas de liberação poderiam tornar desnecessária a administração diária de medicamentos, ao mesmo tempo que praticamente eliminam o risco de falta de adesão à medicação.

Tramadol

Há diversos relatos sobre os efeitos antidepressivos do tramadol, seja como monoterapia, seja como agente de potencialização para depressão resistente a tratamento. Dados clínicos e de experimentos indicam que esse medicamento tem uma atividade inerente semelhante à antidepressiva. Sua farmacologia é complexa. Trata-se de um agonista fraco dos receptores de opioides μ, um agente liberador de 5-HT, um agente liberador de DA, um antagonista dos receptores 5-HT$_{2C}$, um inibidor da recaptação de norepinefrina, um antagonista dos receptores de *N*-metil-D-aspartato (NMDA), um antagonista dos receptores nicotínicos de acetilcolina, um agonista dos receptores TRPV1 e um antagonista dos receptores muscarínicos M1 e M3 de acetilcolina. Coerente com as evidências de seus efeitos antidepressivos, o tramadol apresenta uma semelhança estrutural próxima ao antidepressivo venlafaxina.

Tanto venlafaxina quanto tramadol inibem a recaptação de norepinefrina e serotonina e inibem totalmente a síndrome induzida por reserpina. Ambos os compostos também têm um efeito analgésico sobre a dor crônica. A venlafaxina pode ter um componente opioide, e a naloxona reverte o efeito antidoloroso desse fármaco. Atividade não opioide é demonstrada pelo fato de seu efeito analgésico não ser completamente antagonizado pelo antagonista dos receptores de opioides μ naloxona. Indicativo de suas semelhanças estruturais, a venlafaxina pode causar resultados falso-positivos em testes de cromatografia líquida para detectar níveis urinários de tramadol.

Outra propriedade relevante do tramadol é sua meia-vida bastante longa, a qual reduz o potencial para seu mau uso. Seus efeitos de habituação parecem ser muito menores do que de outros agonistas de opioides, mas existem riscos de abuso, abstinência e dependência. O tramadol exige metabolização para tornar-se analgésico: indivíduos que são "metabolizadores lentos" de CYP 2D6 ou que usam fármacos inibidores de CYP 2D6 reduzem a eficácia do tramadol (o mesmo valendo para codeína).

PRECAUÇÕES E REAÇÕES ADVERSAS

Os efeitos adversos mais comuns de agonistas dos receptores de opioides são sensação de cabeça leve, tontura, sedação, náusea, constipação, vômito, transpiração, ganho de peso, redução da libido, inibição do orgasmo e insônia ou irregularidades do sono. Esses agonistas são capazes de induzir tolerância e também de produzir dependência fisiológica e psicológica. Outros efeitos adversos envolvendo o SNC são depressão, sedação, euforia, disforia, agitação e convulsões. Relatou-se *delirium* em casos raros. Efeitos adversos não relativos ao SNC são edema periférico, retenção urinária, artralgia, boca seca, anorexia, espasmo do trato biliar, bradicardia, hipotensão, hipoventilação, síncope, atividade antidiurética semelhante à hormonal, prurido, urticária e perturbações visuais. Irregularidades menstruais são comuns, sobretudo nos primeiros seis meses de uso. Vários índices endócrinos laboratoriais de pouca relevância clínica também podem ser observados.

A maioria das pessoas desenvolve tolerância aos efeitos adversos farmacológicos dos agonistas opioides durante a manutenção de longo prazo, e relativamente poucos efeitos adversos são experimentados após o período de introdução.

Superdosagem

Os efeitos agudos de superdosagem de agonistas dos receptores opioides incluem sedação, hipotensão, bradicardia, hipotermia, supressão respiratória, miose e redução da motilidade GI. Efeitos graves incluem coma, parada cardíaca, choque e morte. O risco de superdosagem é maior durante o estágio de introdução do tratamento e em pessoas com metabolismo lento do fármaco causado por insuficiência hepática preexistente. Mortes foram causadas durante a primeira semana de introdução por dosagens de metadona de apenas 50 a 60 mg ao dia.

O risco de superdosagem com buprenorfina parece ser menor do que com metadona. Contudo, mortes foram causadas pelo uso desse fármaco em combinação com benzodiazepínicos.

Sintomas de abstinência

A interrupção repentina do uso de metadona desencadeia sintomas de abstinência em 3 a 4 dias, os quais normalmente atingem o auge de intensidade no sexto dia. Esses sintomas incluem fraqueza, ansiedade, anorexia, insônia, sofrimento gástrico, cefaleia, sudorese e ondas de calor e de frio. Eles costumam se resolver após duas semanas; no entanto, uma síndrome de abstinência de metadona prolongada é possível e pode incluir inquietação e insônia.

Os sintomas de abstinência associados à buprenorfina são semelhantes aos causados por metadona, mas menos acentuados. De maneira específica, a buprenorfina, às vezes, é usada para facilitar a transição de metadona para antagonistas dos receptores de opioides ou para abstinência devido à reação de abstinência relativamente leve associada com a descontinuação desse medicamento.

INTERAÇÕES MEDICAMENTOSAS

Agonistas dos receptores de opioides podem potencializar os efeitos depressores do SNC de álcool, barbitúricos, benzodiazepínicos, outros opioides, antagonistas dos receptores de dopamina de baixa potência, fármacos tricíclicos e tetracíclicos e IMAOs. Carbamazepina, fenitoína, barbitúricos, rifampina e o consumo intenso de álcool de longo prazo podem induzir enzimas hepáticas, as quais podem reduzir a concentração plasmática de metadona ou de buprenorfina e, assim, precipitar os sintomas de abstinência. Em contrapartida, no entanto, a indução de enzimas hepáticas pode aumentar a concentração plasmática do metabólito ativo levometadil e causar toxicidade.

Sintomas agudos de abstinência de opioides podem ser precipitados em pessoas em terapia de manutenção com metadona que tomarem antagonistas puros de receptores opioides, como naltrexona, nalmefeno e naloxona; agonistas parciais, como buprenorfina; ou agonistas-antagonistas mistos, como pentazocina. Esses sintomas podem ser mitigados com o uso de clonidina, de um benzodiazepínico ou de ambos.

A inibição competitiva do metabolismo de metadona ou buprenorfina após uso breve de álcool ou administração de cimetidina, eritromicina, cetoconazol, fluoxetina, fluvoxamina, loratadina, quinidina e alprazolam pode levar a concentrações plasmáticas mais elevadas ou a uma duração de ação prolongada de metadona ou buprenorfina. Medicamentos que alcalinizam a urina podem reduzir a excreção de metadona.

A manutenção com metadona também pode aumentar as concentrações plasmáticas de desipramina e fluvoxamina. A utilização de metadona pode aumentar as concentrações de zidovudina, elevando a possibilidade de toxicidade desse fármaco em dosagens que, de outra forma, seriam normais. Ademais, estudos com microssoma hepático humano *in vitro* demonstraram inibição competitiva de desmetilação de metadona por vários inibidores da protease, incluindo ritonavir, indinavir e saquinavir. A relevância clínica desse achado é desconhecida.

Interações medicamentosas fatais com IMAOs estão associadas ao uso dos opioides fentanila e meperidina, mas não com o de metadona, levometadil ou buprenorfina.

O tramadol pode interagir com fármacos que inibem a recaptação de serotonina. Essa combinação pode desencadear convulsões e síndrome serotonérgica. Esses eventos também podem se desenvolver durante a monoterapia com tramadol, em doses de rotina ou excessivas. O risco de interações aumenta quando o tramadol é combinado com praticamente todas as classes de antidepressivos e com fármacos que baixam o limiar convulsivo, de modo especial o antidepressivo bupropiona.

INTERFERÊNCIAS LABORATORIAIS

Metadona e buprenorfina podem ser testadas separadamente em toxicologia da urina para distingui-las de outros opioides. Nenhuma interferência laboratorial conhecida está associada ao uso de metadona ou buprenorfina.

DOSAGEM E DIRETRIZES CLÍNICAS

Metadona

A metadona é fornecida em comprimidos fracionados de dispersão de 5, 10 e 40 mg; pastilhas fracionadas de 40 mg; soluções de 5 mg/5 mL, 10 mg/5 mL e 10 mg/mL; e uma forma parenteral de 10 mg/mL. Em programas de manutenção, em geral é dissolvida em água ou suco, e a administração da dose é observada diretamente para assegurar a adesão. Para a indução de desintoxicação de opioides, uma dose inicial de 15 a 20 mg costuma suprimir a fissura e os sintomas de abstinência. Contudo, alguns indivíduos podem precisar de até 40 mg diários em uma dose única ou doses divididas. Dosagens mais altas devem ser evitadas durante a introdução do tratamento com a finalidade de reduzir o risco de toxicidade aguda decorrente de superdosagem.

Ao longo de várias semanas, a dosagem deve ser elevada para um mínimo de 70 mg/dia. A dosagem máxima costuma ser de 120 mg/dia, e mais elevadas exigem aprovação antecipada de agências reguladoras. Dosagens acima de 60 mg estão associadas a abstinência muito mais completa do uso de opioides ilícitos do que as inferiores à quantia diária.

A duração do tratamento não deve ser predeterminada, e sim baseada nos resultados obtidos do tratamento e na avaliação dos fatores psicossociais. Todos os estudos sobre programas de manutenção com metadona consideram o tratamento de longo prazo (i.e., vários anos) mais eficaz do que programas de curto prazo (i.e., menos de um ano) para a prevenção de recaída do abuso de opioides. Na prática, contudo, pouquíssimos programas têm permissão, seja por política interna, seja por aprovação de seguradoras, de fornecer até mesmo apenas seis meses de tratamento de manutenção contínuo. Ademais, alguns programas, na verdade, encorajam a abstinência de metadona em um prazo inferior a 6 meses após a introdução. Essa prática é mal formulada, porque mais de 80% dos indivíduos que terminam o tratamento de manutenção com esse agente acabam retomando o uso de drogas ilícitas em dois anos. Em programas que oferecem tanto tratamento de manutenção quanto de abstinência, a maioria esmagadora de participantes se inscreve no de manutenção.

Buprenorfina

A buprenorfina é fornecida na forma de solução de 0,3 mg/mL em ampolas de 1 mL. As fórmulas de comprimido sublingual contendo apenas buprenorfina ou sua combinação com naloxona em uma proporção de 4:1 são usadas para tratamento de manutenção com opioides. A buprenorfina não é usada para desintoxicação de opioides de curta duração. As dosagens de manutenção de 8 a 16 mg três vezes por semana reduziram efetivamente o uso de heroína. Médicos precisam ser treinados e receber certificação para executar essa terapia em seus consultórios particulares. Há vários programas de treinamento aprovados nos Estados Unidos.

Tramadol

Não há experimentos controlados que estabeleçam o programa de dosagem apropriado de tramadol quando usado para condições que não sejam o tratamento da dor. Ele está disponível em diversas apresentações, que variam desde cápsulas (liberação regular e prolongada) a comprimidos (liberação regular, prolongada, mastigáveis) que podem ser administrados via sublingual, na forma de supositórios e em ampolas injetáveis. Também pode ser obtido na forma de comprimidos e cápsulas contendo acetaminofeno ou aspirina. Doses em relatos de caso de tratamento para depressão ou TOC variam de 50 a 200 mg diários e envolvem uso de curto prazo. O uso de longo prazo de tramadol no tratamento de transtornos psiquiátricos não foi estudado.

REFERÊNCIAS

Center for Substance Abuse Treatment. *Medication-Assisted Treatment for Opioid Addiction in Opioid Treatment Programs*. Treatment Improvement Protocol (TIP) Series 43. DHHS Publication No. (SMA) 05–4048. Rockville, MD: Substance Abuse and Mental Health Services Administration; 2005.

Collins ED, Kleber HD, Whittington RA, Heitler NE. Anesthesia-assisted vs. buprenorphine- or clonidine-assisted heroin detoxification and naltrexone induction: A randomized trial. *JAMA*. 2005;294(8):903.

Ehret GB, Voide C, Gex-Fabry M, Chabert J, Shah D. Drug-induced long QT syndrome in injection drug users receiving methadone: High frequency in hospitalized patients and risk factors. *Arch Intern Med*. 2006;166(12):1280.

Fiellin DA, Moore BA, Sullivan LE, Becker WC, Pantalon MV, Chawarski MC, Barry DT, O'Connor PG, Schottenfeld RS. Long-term treatment with buprenorphine/naloxone in primary care: Results at 2–5 years. *Am J Addict*. 2008;17:116.

Gibson A, Degenhardt L, Mattick RP, Ali R, White J, O'Brien S. Exposure to opioid maintenance treatment reduces long-term mortality. *Addiction*. 2008;103:462.

Gryczynski J, Jaffe JH, Schwartz RP, et al. Patient perspectives on choosing buprenorphine over methadone in an urban, equal-access system. *Am J Addict*. 2013;22(3):285–291.

Heit HA, Gourlay DL. Buprenorphine: New tricks with an old molecule for pain management. *Clin J Pain*. 2008;24:93.

Hser YI, Hoffman V, Grella CE, Anglin MD. A 33-year follow-up of narcotics addicts. *Arch Gen Psychiatry*. 2001;58:503.

Kleber HD. Methadone maintenance 4 decades later: Thousands of lives saved but still controversial. *JAMA*. 2008;300:2303.

Likar R, Kayser H, Sittl R. Long-term management of chronic pain with transdermal buprenorphine: A multicenter, open-label, follow-up study in patients from three short-term clinical trials. *Clin Ther*. 2006;28(6):943.

Mattick RP, Kimber J, Breen C, Davoli M. Buprenorphine maintenance versus placebo or methadone maintenance for opioid dependence. *Cochrane Database Syst Rev*. 2008:CD002207.

Neumann AM, Blondell RD, Jaanimagi U, et al. A preliminary study comparing methadone and buprenorphine in patients with chronic pain and coexistent opioid addiction. *J Addict Dis*. 2013;32(1):68–78.

Oliva EM, Trafton JA, Harris AH, Gordon AJ. Trends in opioid agonist therapy in the Veterans Health Administration: Is supply keeping up with demand? *Am J Drug Alcohol Abuse*. 2013;39(2):103–107.

Saxon AJ, McRae-Clark AL, Brady KT. Opioid receptor agonists: Methadone and buprenorphine. In: Sadock BJ, Sadock VA, Ruiz P, eds. *Kaplan & Sadock's Comprehensive Textbook of Psychiatry*. 9th edition. Vol. 2. Philadelphia: Lippincott Williams & Wilkins; 2009:3171.

Savage SR. Principles of pain treatment in the addicted patient. In: Graham AW, Schultz TK, eds. *Principles of Addiction Medicine*. 2nd edition. Chevy Chase, MD: American Society of Addiction Medicine; 1998:919.

Sigmon SC, Moody DE, Nuwayser ES, Bigelow GE. An injection depot formulation of buprenorphine: Extended bio-delivery and effects. *Addiction*. 2006;101(3):420.

Strain EC, Moody DE, Stoller KB, Walsh SL, Bigelow GE. Relative bioavailability of different buprenorphine formulations under chronic dosing conditions. *Drug Alcohol Depend*. 2004;74:37.

Substance Abuse and Mental Health Services Administration. *Results from the 2005 National Survey on Drug Use and Health: National Findings* (Office of Applied Studies, NSDUH Series H-30, DHHS Publication No. SMA 06–4194). Rockville, MD: Department of Health and Human Services; 2006.

Tetrault JM, Kozal MJ, Chiarella J, Sullivan LE, Dinh AT, Fiellin DA. Association between risk behaviors and antiretroviral resistance in HIV-infected patients receiving opioid agonist treatment. *J Addict Med*. 2013;7(2):102–107.

▲ 29.25 Antagonistas dos receptores de opioides: naltrexona, nalmefeno e naloxona

Naltrexona e naloxona são antagonistas competitivos de opioides. Ligam-se aos receptores de opioides sem causar sua ativação. Visto induzirem efeitos de abstinência de opioides em pessoas que utilizam agonistas totais de opioides, esses fármacos são classificados como antagonistas de opioides.

A naltrexona é o mais utilizado entre esses medicamentos. Ela tem meia-vida bastante longa, é eficaz oralmente, não está associada a disforia e é administrada uma vez ao dia. A naloxona, mais antiga que a naltrexona para o uso em *overdose* de narcóticos, se tornou menos utilizada para prevenir recaída em aditos de opiáceos que passaram por desintoxicação. Desde sua introdução, a naltrexona foi testada para o tratamento de uma ampla gama de transtornos psiquiátricos, incluindo, entre outros, transtornos alimentares, autismo, comportamento autolesivo, dependência de cocaína, jogo patológico e alcoolismo. Foi aprovada para o tratamento de dependência de álcool em 1994. Várias formulações genéricas também estão disponíveis. Uma suspensão injetável de liberação prolongada de aplicação mensal também foi aprovada, em 2006. O nalmefeno é indicado para a reversão completa ou parcial dos efeitos de fármacos ou drogas opioides e no manejo de *overdose* conhecida ou suspeitada de opioides. Uma fórmula oral desse medicamento está disponível em alguns países, mas não nos Estados Unidos. O nalmefeno é um antagonista dos receptores de opioides algumas vezes usado no manejo de dependência de álcool.

AÇÕES FARMACOLÓGICAS

Os antagonistas dos receptores de opioides em apresentação oral são absorvidos rapidamente a partir do trato gastrintestinal (GI), mas, devido ao metabolismo hepático de primeira passagem, apenas 60% de uma dose de naltrexona e 40 a 50% de uma dose de nalmefeno alcançam a circulação sistêmica inalterados. As concentrações de pico de naltrexona e de seu metabólito ativo, 6-β-naltrexol, são alcançadas em 1 hora após a ingestão. A meia-vida desse agente é de 1 a 3 horas, e a de 6-β-naltrexol é de 13 horas. Concentrações de pico de nalmefeno são alcançadas em cerca de 1 a 2 horas, e sua meia-vida é de 8 a 10 horas. Clinicamente, uma dose única de naltrexona bloqueia de forma eficaz os efeitos de recompensa de opioides durante 72 horas. Traços de 6-β-naltrexol podem permanecer durante até 125 horas após uma única dose.

Naltrexona e nalmefeno são antagonistas competitivos de receptores de opioides. Compreender a farmacologia desses receptores pode explicar a diferença dos efeitos adversos causados por naltrexona e nalmefeno. Em termos farmacológicos, receptores de opioides no corpo são designados como μ, κ ou δ. Enquanto se acredita que a ativação dos receptores κ e δ reforce o consumo de opioides e álcool centralmente, a ativação dos receptores μ está associada de forma mais íntima a efeitos centrais e periféricos antieméticos. Uma vez que a naltrexona é um antagonista um tanto fraco de receptores κ e δ e um antagonista potente dos receptores μ, dosagens de naltrexona que de fato reduzem o consumo de opioides e álcool também exercem forte bloqueio sobre os receptores μ e, portanto, causam náusea. O nalmefeno, em contrapartida, antagoniza com igual potência todos os três tipos de receptores de opioides, e o consumo de álcool não tem um efeito particularmente importante sobre os receptores μ. Portanto, de uma perspectiva clínica, o nalmefeno está associado a poucos efeitos adversos GI.

A naloxona tem a maior afinidade pelos receptores μ, mas é um antagonista competitivo dos receptores μ, κ e δ.

Enquanto os efeitos dos antagonistas dos receptores de opioides sobre o uso desses fármacos são facilmente compreendidos em termos de inibição competitiva de receptores opioides, os efeitos de antagonistas desses receptores sobre a dependência de álcool são menos simples e diretos, e é provável que estejam relacionados ao fato de que o desejo e os efeitos do consumo de álcool parecem ser regulados por vários sistemas de neurotransmissores, tanto opioides quanto não opioides.

INDICAÇÕES TERAPÊUTICAS

A combinação de um programa cognitivo-comportamental com o uso de antagonistas dos receptores de opioides é mais bem-sucedida do que qualquer dos dois tratamentos de forma isolada. A naltrexona é usada como triagem para assegurar que o paciente esteja livre de opioides antes da introdução da terapia com naltrexona (veja "Teste de Provocação com Naltrexona" na Tab. 29.25-1).

Dependência de opioides

Pacientes em programas de desintoxicação, em geral, são desabituados de agonistas de opioides potentes, como heroína, ao longo de

TABELA 29.25-1
Teste de provocação com naloxona

O teste de provocação com naloxona não deve ser executado em um paciente que apresente sinais ou sintomas clínicos de abstinência de opioides ou cuja urina contenha opioides. Esse teste pode ser administrado por via intravenosa (IV) ou subcutânea.

Provocação IV: Após triagem adequada do paciente, 0,8 mg de naloxona devem ser obtidos por meio de uma seringa esterilizada. Caso a via de administração IV seja selecionada, 0,2 mg do medicamento devem ser injetados, e, enquanto a agulha ainda estiver na veia, o paciente deve ser observado durante 30 segundos para evidências de sinais ou sintomas de abstinência. Se não existirem, os 0,6 mg restantes de naloxona devem ser injetados, e o paciente deve ser observado por mais 20 minutos para sinais e sintomas de abstinência.

Provocação subcutânea: Caso a via subcutânea seja selecionada, 0,8 mg devem ser administrados subcutaneamente, e o paciente deve ser observado para sinais e sintomas de abstinência durante 20 minutos.

Condições e técnica de observação do paciente: Durante o período adequado de observação, os sinais vitais do paciente devem ser monitorados, assim como os sinais de abstinência. É importante também lhe fazer perguntas com atenção. Os sinais e sintomas de abstinência de opioides incluem (mas não se limitam) os seguintes:

Sinais de abstinência: Obstrução nasal ou rinorreia, lacrimejamento, bocejos, sudorese, tremor, vômito ou piloereção.

Sintomas de abstinência: Sensação de mudança de temperatura, dor articular ou óssea e muscular, cãibras abdominais e formigamento.

Interpretação da provocação: Alerta – o surgimento dos sinais ou sintomas descritos indica um risco potencial para o sujeito, e a naltrexona não deve ser administrada. Caso sinais ou sintomas de abstinência não sejam observados, provocados ou relatados, a naltrexona pode ser administrada. Caso haja dúvida do observador de que o paciente não esteja em estado livre de opioides ou que esteja em abstinência continuada, a naltrexona não deve ser administrada durante as 24 horas seguintes, quando, então, a provocação deve ser repetida.

um período de dias a semanas, durante o qual efeitos de abstinência adrenérgicos emergentes são tratados, conforme a necessidade, com clonidina. Às vezes, é usado um protocolo serial, no qual agonistas potentes são gradativamente substituídos por agonistas mais fracos, seguidos por agonistas-antagonistas mistos e, então, por antagonistas puros. Por exemplo, um indivíduo que abuse de heroína, um forte agonista, primeiro troca para o agonista mais fraco metadona, a seguir para o agonista parcial buprenorfina ou acetato de levometadil (ORLAAM) – geralmente chamado de LAAM – e, então, depois de um período de 7 a 10 dias de eliminação, para um antagonista puro, como naltrexona ou nalmefeno. Contudo, mesmo com a desintoxicação gradual, algumas pessoas continuam a experimentar efeitos adversos leves ou sintomas de abstinência de opioides durante as primeiras semanas de tratamento com naltrexona.

À medida que a potência do agonista dos receptores de opioides diminui, o mesmo ocorre com as consequências adversas da descontinuação do fármaco ou da droga. Portanto, como não há barreiras farmacológicas à interrupção de antagonistas puros desses receptores, o ambiente social e a frequente intervenção cognitivo-comportamental se tornam fatores de extrema importância no apoio para a continuidade da abstinência de opioides. Devido aos sintomas adversos de difícil tolerância, a maioria das pessoas que não participam simultaneamente de um programa cognitivo-comportamental interrompe o uso de antagonistas dos receptores de opioides em três meses. A adesão à administração de um regime com esses medicamentos também pode aumentar com a colaboração de um programa de *grupos de apoio* bem-elaborado que recompense a abstinência.

Questões de adesão aos medicamentos devem ter enfoque central no tratamento. Se um indivíduo com uma história de adição de opioides para de tomar o antagonista puro dos receptores de opioides, seu risco de recaída é extremamente elevado, porque a reintrodução de um agonista potente de opioides provocaria um "barato" subjetivo muito recompensador. Em contrapartida, pessoas que aderem à medicação não desenvolvem tolerância aos benefícios terapêuticos da naltrexona mesmo se ela for administrada de forma contínua durante um período igual ou superior a um ano. O indivíduo pode passar por várias recaídas e remissões antes de atingir abstinência prolongada.

Pessoas medicadas com antagonistas dos receptores de opioides também devem ser alertadas de que dosagens suficientemente altas de agonistas de opioides podem superar o antagonismo aos receptores por naltrexona ou nalmefeno, o que pode levar a níveis perigosos e imprevisíveis de ativação dos receptores (veja "Precauções e Reações Adversas").

Desintoxicação rápida

Para evitar o período de 7 a 10 dias de abstinência de opioides geralmente recomendado antes do uso de antagonistas dos receptores de opioides, criaram-se protocolos de desintoxicação rápida. A administração contínua de clonidina adjunta – para reduzir os sintomas de abstinência adrenérgicos – e benzodiazepínicos adjuntos, como oxazepam – para reduzir espasmos musculares e insônia –, pode permitir o uso de antagonistas dos receptores de opioides VO no primeiro dia da cessação dessas substâncias. Dessa forma, a desintoxicação é completada em 48 a 72 horas, quando a manutenção com antagonista dos receptores de opioides pode ser iniciada. Podem ocorrer sintomas de abstinência de gravidade moderada no primeiro dia, mas eles desaparecem de forma rápida e gradativa.

Em razão dos efeitos potencialmente hipotensivos da clonidina, a pressão arterial (PA) do paciente em processo de desintoxicação rápida deve ser monitorada com atenção durante as primeiras 8 horas. Locais ambulatoriais em que esse tipo de desintoxicação é feito, portanto, devem estar adequadamente preparados para administrar cuidados de emergência.

A principal vantagem dessa desintoxicação é que a transição de abuso de opioides para o tratamento de manutenção ocorre em apenas 2 ou 3 dias. A totalização da desintoxicação em um período tão curto de tempo minimiza o risco de que a pessoa sofra recaída durante o protocolo de desintoxicação.

Dependência de álcool

Antagonistas dos receptores de opioides também são usados como adjuntos em programas cognitivo-comportamentais para o tratamento de dependência de álcool. Esses antagonistas reduzem a fissura por álcool e seu consumo e aliviam a gravidade das recaídas. O risco de recaída ao consumo intenso de álcool atribuível a um programa apenas cognitivo-comportamental pode ser reduzido pela metade com o uso concomitante de antagonistas dos receptores de opioides.

O nalmefeno, o agente mais recente, apresenta uma série de possíveis vantagens farmacológicas e clínicas sobre seu predecessor, a naltrexona, para o tratamento de dependência de álcool. Enquanto a naltrexona pode causar elevações reversíveis da transaminase em indivíduos que tomam doses de 300 mg diários (a qual é seis vezes superior à dosagem recomendada para dependência de álcool ou opioides [50 mg/dia]), o nalmefeno não foi associado a nenhum tipo de hepatotoxicidade. Dosagens de naltrexona com eficácia clínica são descontinuadas em 10 a 15% dos pacientes devido a efeitos adversos, sendo que o mais comum é náusea. Em contrapartida, a descontinuação de nalmefeno em razão de um evento adverso é rara na dosagem clinicamente eficaz de 20 mg diários e na faixa de 10% em dosagens excessivas – ou seja, 80 mg/dia. Devido a seu perfil farmacocinético, uma determinada dosagem de nalmefeno também pode produzir um efeito antagonista a opioides mais prolongado do que a naltrexona.

A efetividade de antagonistas dos receptores de opioides em reduzir a fissura por álcool pode ser potencializada com um inibidor seletivo da recaptação de serotonina, embora dados obtidos em experimentos de grande porte sejam necessários para avaliar em profundidade esse possível efeito sinérgico.

PRECAUÇÕES E REAÇÕES ADVERSAS

Visto que antagonistas dos receptores de opioides são usados para manter um estado livre de drogas após a desintoxicação de opioides, deve ser tomado muito cuidado para assegurar que transcorra um período de eliminação adequado – mínimo de 5 dias para um opioide de ação breve, como heroína, e mínimo de 10 dias para opioides de ação mais prolongada, como metadona – depois da última dose de opioides e antes da primeira dose de um antagonista dos receptores de opioides. O estado livre de opioides deve ser determinado por autorrelato e triagem toxicológica em exames de urina. Caso persista alguma dúvida sobre a presença de opioides no corpo apesar de um teste de urina negativo, deve-se realizar o *teste de provocação com naloxona*. A provocação com naloxona é usada porque seu antagonismo a opioides dura menos de 1 hora, enquanto o de naltrexona e nalmefeno pode durar mais de 24 horas. Assim, quaisquer efeitos de abstinência provocados por naloxona serão relativamente breves (veja "Dosagem e Diretrizes Clínicas"). Sintomas de abstinência aguda de opioides incluem fissura pela droga, sensação de mudança de temperatura, dor musculoesquelética e perturbação GI. Sinais de abstinência de opioides incluem confusão, sonolência, vômito e diarreia. Naltrexona e nalmefeno não devem ser tomados se a infusão de naloxona causar algum sinal de abstinência de opioides, exceto como parte de um protocolo de desintoxicação rápida supervisionada.

Um conjunto de efeitos adversos que se assemelha a uma síndrome de abstinência residual tende a afetar até 10% das pessoas medicadas com antagonistas dos receptores de opioides. Até 15% daquelas medicadas com naltrexona podem experimentar dor abdominal, cãibras, náusea e vômito, os quais podem ser limitados quando se divide a dosagem pela metade ou se altera temporariamente o momento de administração. Efeitos adversos da naltrexona sobre o sistema nervoso central, experimentados por até 10% das pessoas, incluem cefaleia, pouca energia, insônia, ansiedade e nervosismo. Dores articulares e musculares, assim como erupções cutâneas, também podem ocorrer em até 10% das pessoas.

Esse fármaco pode causar hepatotoxicidade relacionada à dosagem com doses que ultrapassem muito 50 mg ao dia; 20% das pessoas medicadas com 300 mg diários de naltrexona podem experimentar concentrações séricas de aminotransferase 3 a 19 vezes acima do limite máximo de normalidade. A lesão hepatocelular desse agente parece ser mais um efeito tóxico relacionado à dose do que uma reação idiossincrática. Em suas dosagens mais baixas necessárias para antagonismo opioide eficaz, não se costuma observar lesão hepatocelular. Contudo, dosagens de naltrexona de apenas 50 mg/dia podem ser hepatotóxicas em pessoas com doença hepática subjacente, como aquelas com cirrose decorrente de abuso crônico de álcool. As concentrações séricas de aminotransferase devem ser monitoradas mensalmente durante os primeiros seis meses de terapia com naltrexona e, a partir de então, com base em suspeita clínica. Concentrações de enzimas hepáticas em geral retornam ao normal após a descontinuação da terapia com o medicamento.

Caso seja necessária analgesia enquanto uma dose de antagonista dos receptores de opioides estiver farmacologicamente ativa, devem ser evitados agonistas opioides em favor de benzodiazepínicos ou outros analgésicos não opioides. Pessoas medicadas com antagonistas dos receptores de opioides devem ser alertadas de que baixas dosagens de opioides não terão efeito, mas que doses maiores podem superar o bloqueio dos receptores e produzir sintomas repentinos de superdosagem profunda, havendo a possibilidade de que a sedação avance para coma ou morte. O uso de antagonistas dos receptores de opioides é contraindicado para pessoas medicadas com agonistas opioides, os quais podem estar presentes em pequenas quantidades em formulações antieméticas e antitussígenas que não exigem receita médica; indivíduos com hepatite aguda ou falência renal; e aqueles que são hipersensíveis aos fármacos.

Sendo a naltrexona transportada através da placenta, antagonistas dos receptores de opioides devem ser utilizados por gestantes apenas se uma necessidade irrefutável superar os potenciais riscos para o feto. Não se sabe se esses antagonistas são transmitidos no leite materno.

Os antagonistas dos receptores de opioides são fármacos relativamente seguros, e a ingestão de doses elevadas deve ser tratada com medidas de apoio combinadas com esforços para reduzir a absorção GI.

Uma vez que a buprenorfina tem alta afinidade pelos receptores opioides e se afasta deles com lentidão, o nalmefeno pode não reverter completamente a depressão respiratória induzida por ela.

INTERAÇÕES MEDICAMENTOSAS

Muitas interações medicamentosas envolvendo antagonistas dos receptores de opioides já foram abordadas, incluindo aquelas com agonistas opioides associados ao abuso de droga e também as que envolvem antieméticos e antitussígenos. Devido a seu amplo metabolismo hepático, a naltrexona pode afetar ou ser afetada por outros fármacos que influenciam os níveis de enzimas hepáticas. Contudo, a importância clínica dessas possíveis interações é desconhecida.

Um fármaco potencialmente hepatotóxico que foi usado em alguns casos com antagonistas dos receptores de opioides é o dissulfiram. Embora não tenham sido observados efeitos adversos, é indicado monitoramento laboratorial frequente quando essa terapia de combinação é considerada. Há relatos de que esses antagonistas potencializam a sedação associada ao uso de tioridazina, uma interação que provavelmente se aplique de forma igual a todos os antagonistas dos receptores de dopamina de baixa potência.

O nalmefeno intravenoso foi administrado após benzodiazepínicos, inalantes anestésicos, relaxantes musculares e antagonistas de relaxantes musculares utilizados em conjunto com anestésicos gerais sem reações adversas. Deve-se tomar cuidado ao usar flumazenil e nalmefeno juntos, porque foi demonstrado, em estudos pré-clínicos, que esses dois agentes induzem convulsões.

INTERFERÊNCIAS LABORATORIAIS

O potencial para exames de urina com resultado falso-positivo para opiáceos usando triagens menos específicas, como a técnica de imunoensaio enzimático de multiplicação (EMIT), pode existir ao se levar em consideração que naltrexona e nalmefeno são derivados de oximorfona. Métodos de cromatografia de camada fina, gasosa e líquida de alta pressão usados para a detecção de opiáceos na urina não sofrem interferência de naltrexona.

DOSAGEM E DIRETRIZES CLÍNICAS

Para evitar a possibilidade de precipitar uma síndrome aguda de abstinência, várias medidas devem ser tomadas para assegurar que o indivíduo esteja livre de opioides. Em um ambiente de desintoxicação supervisionado, deve transcorrer um período mínimo de cinco dias após a última dose de opioides de ação breve, como heroína, hidromorfona, meperidina ou morfina, e um intervalo de pelo menos 10 dias após a última dose de opioides de ação mais prolongada, como metadona, antes que os antagonistas de opioides sejam iniciados. Períodos mais curtos sem opioides foram usados em protocolos de desintoxicação rápida. Para confirmar que ela tenha sido completada, exames toxicológicos de urina devem demonstrar ausência de metabólitos de opioides. Contudo, um indivíduo pode apresentar um resultado negativo na triagem de opioides e ainda estar fisicamente dependente e suscetível aos efeitos de abstinência induzidos por antagonistas. Portanto, depois que o resultado do exame de urina for negativo, recomenda-se um teste de provocação com naloxona, a menos que um período adequado de abstinência de opioides possa ser confirmado de forma confiável por observadores (Tab. 29.25-1).

A dosagem inicial de naltrexona para o tratamento de dependência de opioides ou álcool é de 50 mg diários, que deve ser alcançada por meio de introdução gradual, mesmo quando o resultado do teste de provocação de naloxona for negativo. Diversos especialistas iniciam com 5, 10, 12,5 ou 25 mg e titulam até a dosagem de 50 mg ao longo de um período que pode variar de 1 hora a 2 semanas, ao mesmo tempo que monitoram constantemente em busca de evidências de abstinência de opioides. Quando uma dose diária de 50 mg for bem tolerada, pode ser obtida uma média semanal por meio da administração de 100 mg em dias alternados ou de 150 mg a cada terceiro dia. Essas programações podem aumentar a adesão. A dosagem terapêutica correspondente de nalmefeno é de 20 mg/dia divididos em duas doses iguais. A titulação gradual desse fármaco até essa dose diária é provavelmente uma estratégia sensata, embora dados clínicos sobre estratégias de dosagem para nalmefeno ainda não estejam disponíveis.

Com a finalidade de maximizar a adesão, recomenda-se que membros da família façam observação direta da ingestão de cada dose. Testes de urina aleatórios para identificar a presença de antagonistas dos receptores de opioides e seus metabólitos e também de etanol ou metabólitos de opioides também devem ser realizados. Os antagonistas dos receptores de opioides devem ser continuados até que o indivíduo se considere livre do risco psicológico de recaída ao abuso de opioides ou de álcool. Esse patamar exige pelo menos seis meses, mas pode levar mais tempo para ser atingido, especialmente se houver estressores externos.

O nalmefeno está disponível como solução estéril para administração intravenosa, intramuscular e subcutânea em duas concentrações, contendo 100 μg ou 1,0 mg do fármaco de base livre por mililitro. A concentração de 100 μg/mL contém 110,8 μg de hidrocloreto de nalmefeno, e a de 1,0 mg/mL contém 1,108 mg de hidrocloreto de nalmefeno por mililitro. Ambas as concentrações contêm 9 mg de cloreto de sódio por mililitro, e o pH é ajustado para 3,9 com ácido hidroclorídrico. Estudos farmacodinâmicos demonstraram que o nalmefeno tem maior duração de ação do que a naloxona em reverter por completo a atividade dos opiáceos.

Desintoxicação rápida

A desintoxicação rápida foi padronizada com o uso de naltrexona, embora se espere que o nalmefeno tenha a mesma eficácia, mas com menos efeitos adversos. Nos protocolos dessa desintoxicação, o adito interrompe subitamente o uso de opioides e começa o primeiro dia sem a substância tomando 9 doses de clonidina, 0,2 mg, VO a cada 2 horas, até uma dose máxima de 1,8 mg, enquanto sua pressão arterial é monitorada a cada 30 a 60 minutos durante as primeiras 8 horas. A naltrexona, 12,5 mg, é administrada 1 a 3 horas após a primeira dose de clonidina. Para reduzir as cãibras musculares e a insônia posterior, um benzodiazepínico de ação breve, como oxazepam, 30 a 60 mg, é administrado simultaneamente com a primeira dose de clonidina, e metade da dose inicial é readministrada a cada 4 a 6 horas conforme o necessário. A dosagem diária máxima de oxazepam não deve ultrapassar 180 mg. O indivíduo submetido à desintoxicação rápida deve ser levado de volta para casa por um acompanhante. No segundo dia, doses semelhantes de clonidina e do benzodiazepínico são administradas, mas com uma dose única de naltrexona 25 mg, tomada pela manhã. Pessoas relativamente assintomáticas podem voltar para casa após 3 a 4 horas. A administração da dose diária de manutenção de 50 mg de naltrexona começa no terceiro dia, e as dosagens de clonidina e do benzodiazepínico são reduzidas de modo gradativo até sua descontinuação ao longo de 5 a 10 dias.

REFERÊNCIAS

Anton RF, O'Malley SS, Ciraulo DA, Cisler RA, Couper D. Combined pharmacotherapies and behavioral interventions for alcohol dependence—The COMBINE study: A randomized controlled trial. *JAMA*. 2006;295(17):2003.

Carroll KM, Ball SA, Nich C, O'Connor PG, Eagan D. Targeting behavioral therapies to enhance naltrexone treatment of opioid dependence: Efficacy of contingency management and significant other involvement. *Arch Gen Psychiatry*. 2001;58:755.

Grant JE, Kim SW. An open-label study of naltrexone in the treatment of kleptomania. *J Clin Psychiatry*. 2002;63(4):349.

Grant JE, Kim SW, Potenza MN. Advances in the pharmacological treatment of pathological gambling. *J Gambling Stud*. 2003;19:85.

Gueorguieva R, Wu R, Pittman B, O'Malley S, Krystal JH. New insights into the efficacy of naltrexone for alcohol dependence from the trajectory-based analyses. *Biol Psychiatry*. 2007;61(11):1290.

Helm SI, Trescot AM, Colson J, Sehgal N, Silverman S. Opioid antagonists, partial agonists, and agonists/antagonists: The role of office-based detoxification. *Pain Physician* 2008;11:225.

Johnson BA, Ait-Daoud N, Prihoda TJ. Combining ondansetron and naltrexone effectively treats biologically predisposed alcoholics: From hypotheses to preliminary clinical evidence. *Alcoholism Clin Exp Res*. 2000;24(5):737.

King A, De Wit H, Riley RC, Cao D, Niaura R. Efficacy of naltrexone in smoking cessation: A preliminary study and an examination of sex differences. *Nicotine Tobacco Res*. 2006;8(5):671.

Krishnan-Sarin S, Rounsaville BJ, O'Malley SS. Opioid receptor antagonists: Naltrexone and nalmefene. In: Sadock BJ, Sadock VA, Ruiz P, eds. *Kaplan & Sadock's Comprehensive Textbook of Psychiatry*. 9th ed. Vol. 2. Philadelphia: Lippincott Williams & Wilkins; 2009:3171.

Krystal JH, Cramer JA, Kroll WF, Kirk GF, Rosenheck RA. Naltrexone in the treatment of alcohol dependence. *N Engl J Med*. 2001;345(24):1734.

Monterosso JR, Flannery BA, Pettinati HM, Oslin DW, Rukstalis M. Predicting treatment response to naltrexone: The influence of craving and family history. *Am J Addict*. 2001;10(3):258.

O'Malley SS, Cooney JL, Krishnan-Sarin S, Dubin J, McKee SA. A controlled trial of naltrexone augmentation of nicotine replacement for smoking cessation. *Arch Intern Med*. 2006;166:667.

Raymond NC, Grant JE, Kim SW, Coleman E. Treatment of compulsive sexual behavior with naltrexone and serotonin reuptake inhibitors: Two case studies. *Int Clin Psychopharmacol*. 2002;17(4):201.

Schmitz JM, Stotts AL, Rhoades HM, Grabowski J. Naltrexone and relapse prevention treatment for cocaine-dependent patients. *Addict Behav*. 2001;26(2):167.

Srisurapanont M, Jarusuraisin N. Opioid antagonists for alcohol dependence. *Cochrane Database Syst Rev*. 2002(2):CD001867.

Swift RM. Naltrexone and nalmefene: Any meaningful difference? *Biol Psychiatry*. 2013;73(8):700–701.

▲ 29.26 Inibidores da fosfodiesterase-5

Os inibidores da fosfodiesterase (PDE)-5, como sildenafila, que foi desenvolvida em 1998, revolucionaram o tratamento da maior disfunção sexual que afeta os homens – o transtorno erétil. Desde então, dois congêneres foram lançados no mercado – vardenafila e tadalafila. Todos apresentam método de ação semelhante e mudaram as expectativas das pessoas quanto ao funcionamento sexual. Embora sejam indicados apenas para o tratamento de disfunção erétil masculina, há evidências informais de que esses fármacos são eficazes em mulheres. Eles também sofrem uso inadequado como drogas recreativas para intensificar o desempenho sexual. Esses medicamentos têm sido usados por mais de 20 milhões de homens em todo o mundo.

O desenvolvimento da sildenafila forneceu informações importantes sobre a fisiologia da ereção. O estímulo sexual causa a liberação do neurotransmissor óxido nítrico (ON), que aumenta a síntese de guanosina monofostato cíclica (GMPc), o que causa relaxamento dos músculos lisos no corpo cavernoso e permite ao sangue correr para o pênis, resultando em turgidez e tumescência. A concentração de GMPc é regulada pela enzima PDE-5, a qual, quando inibida, possibilita que a GMPc aumente e intensifique a função erétil. Uma vez que a estimulação sexual é necessária para causar a liberação de ON, inibidores da PDE-5 não têm efeito na ausência dessa estimulação, uma questão importante de ser entendida ao fornecer informações aos pacientes sobre seu uso. Os congêneres vardenafila e tadalafila funcionam da mesma maneira, pela inibição da PDE-5, permitindo, assim, um aumento da GMPc e intensificando os efeitos vasodilatadores do ON. Por esse motivo, esses fármacos também são chamados de intensificadores do ON.

AÇÕES FARMACOLÓGICAS

Todas as três substâncias são absorvidas de forma razoavelmente rápida a partir do trato gastrintestinal, sendo as concentrações plasmáticas máximas alcançadas em 30 a 120 minutos (média de 60 minutos) em jejum. Por serem lipofílicas, a ingestão dessas substâncias concomitante com uma refeição rica em gorduras retarda a absorção em até 60 minutos e reduz as concentrações de pico em 25%. Esses fármacos são metabolizados sobretudo pelo sistema CYP 3A4, o qual pode levar a interações medicamentosas clinicamente significativas, cuja totalidade ainda não foi documentada. A excreção de 80% da dose ocorre nas fezes, e outros 13% são eliminados pela urina. A eliminação é reduzida em pessoas com mais de 65 anos, o que resulta em concentrações plasmáticas 40% mais elevadas do que em indivíduos na faixa dos 18 aos 45 anos. A eliminação também diminui na presença de insuficiência renal ou hepática grave.

A média das meias-vidas de sildenafila e vardenafila é de 3 a 4 horas, e a de tadalafila é de aproximadamente 18 horas. A tadalafila pode ser detectada na circulação sanguínea cinco dias após a ingestão e, devido a sua meia-vida longa, foi comercializada como eficaz durante até 36 horas – o que lhe valeu a alcunha de pílula do fim de semana. O início da ação da sildenafila ocorre cerca de 30 minutos após a ingestão com estômago vazio; a ação da tadalafila e da vardenafila é um pouco mais rápida.

Os clínicos devem estar cientes da importante observação clínica de que esses fármacos não criam uma ereção por si só. Em vez disso, o estado mental de excitação sexual causado por estimulação erótica deve primeiro levar à atividade nos nervos penianos, os quais, por sua vez, liberam ON no corpo cavernoso e desencadeiam a cascata erétil, sendo a ereção resultante prolongada pelos intensificadores do ON. Portanto, é possível obter vantagem total de um estímulo sexualmente excitante, mas o fármaco não é um substituto para estímulos preliminares e excitação emocional.

INDICAÇÕES TERAPÊUTICAS

Disfunções eréteis têm sido tradicionalmente classificadas como orgânicas, psicogênicas ou mistas. Nos últimos 20 anos, a visão prevalente do motivo da disfunção erétil foi deslocada das causas psicológicas e direcionada a causas orgânicas. Estas últimas incluem diabetes melito, hipertensão, hipercolesterolemia, tabagismo, doença vascular periférica, lesão pélvica ou da medula espinal, cirurgia pélvica ou abdominal (sobretudo cirurgia da próstata), esclerose múltipla, neuropatia periférica e doença de Parkinson. A disfunção erétil com frequência é induzida por álcool, nicotina e outras substâncias de abuso e por fármacos com receita médica.

Esses fármacos são eficazes independentemente da gravidade inicial da disfunção erétil, da raça ou da idade. Entre os indivíduos que respondem a sildenafila estão homens com doença das artérias coronárias, hipertensão, outra doença cardíaca, doença vascular periférica, diabetes melito, depressão, cirurgia de ponte de artéria coronária, prostatectomia radical, ressecção transuretral da próstata, espinha bífida e lesão da medula espinal, bem como aqueles medicados com antidepressivos, antipsicóticos, anti-hipertensivos e diuréticos. Contudo, o índice de resposta é variável.

Foi relatado que a sildenafila reverte a anorgasmia induzida por ISRSs em homens. Existem relatos informais de que esse medicamento também apresenta um efeito terapêutico sobre a inibição sexual de mulheres.

PRECAUÇÕES E REAÇÕES ADVERSAS

Um dos maiores efeitos adversos associados ao uso desses fármacos é infarto do miocárdio (IM). A FDA dos Estados Unidos distinguiu o risco de IM causado diretamente por esses agentes dos causados por condições subjacentes como hipertensão, doença cardíaca aterosclerótica, diabetes melito e outras condições aterogênicas. A FDA concluiu que, quando usados conforme a indicação aprovada, esses fármacos, por si só, não representam aumento do risco de morte. Contudo, há um aumento da demanda por oxigênio e sobrecarga de estresse no músculo cardíaco pela relação sexual. Portanto, a perfusão coronária pode sofrer grave comprometimento, e, em consequência, pode haver insuficiência cardíaca. Por esse motivo, qualquer pessoa com história de IM, acidente vascular, insuficiência renal, hipertensão ou diabetes melito ou qualquer outra pessoa com mais de 70 anos deve falar com seu médico internista ou cardiologista sobre os planos de uso desses medicamentos. A avaliação cardíaca deve investigar especificamente a tolerância a exercícios e o uso de nitratos.

O uso de inibidores da PDE-5 é contraindicado em pessoas que tomam nitratos orgânicos em qualquer de suas formas. O nitrato de amila (*poppers*), uma substância popular de abuso usada por homens homossexuais para aumentar a intensidade do orgasmo, também não deve ser usada com qualquer dos fármacos potencializadores de ereções. A combinação de nitratos orgânicos com inibidores da PDE pode causar uma súbita queda da pressão arterial e reduzir a perfusão coronária a ponto de causar IM e morte.

Efeitos adversos são dependentes da dose e ocorrem em taxas mais elevadas com dosagens mais altas. Os mais comuns são cefaleia, rubor e dor estomacal. Outros menos comuns incluem congestão nasal, infecção do trato urinário, visão anormal (matiz colorida [em geral azul], aumento da sensibilidade à luz ou visão turva), diarreia, tontura e erupção cutânea. Nenhum caso de priapismo foi relatado em experimentos pré-mercadológicos. O manejo de apoio é indicado em casos de superdosagem. A tadalafila foi associada a dor nas costas e dor muscular em cerca de 10% dos pacientes.

Recentemente, houve 50 relatos e 14 casos verificados de uma condição grave em homens que usaram sildenafila chamada de neuropatia óptica isquêmica anterior não arterítica. Trata-se de um problema nos olhos que causa restrição do fluxo sanguíneo para o nervo óptico e pode resultar em perda permanente da visão. Os primeiros sintomas surgem em 24 horas após o uso de sildenafila e incluem visão turva e algum grau de perda de visão. A incidência desse efeito é muito rara – 1 em 1 milhão. Nos casos relatados, muitos pacientes tinham problemas oculares preexistentes, o que pode ter aumentado o risco, e muitos tinham história de doença cardíaca e diabetes, o que pode indicar vulnerabilidade nesses homens a danos endoteliais.

Além dos problemas com a visão, em 2010, um alerta de possível perda de audição foi registrado com base em 29 incidentes ocorridos desde a introdução desses medicamentos. A perda de audição normalmente ocorre após horas ou dias de uso do fármaco e, em alguns casos, é unilateral e temporária.

Nenhum dado está disponível acerca dos efeitos sobre o crescimento e desenvolvimento fetal humanos ou de alterações testiculares de natureza morfológica ou funcional. Porém, como não são considerados um tratamento fundamental, esses fármacos não devem ser usados durante a gestação.

TRATAMENTO DE PRIAPISMO

A fenilefrina é o fármaco recomendado e a primeira escolha de tratamento de priapismo, porque apresenta efeitos α-agonistas quase puros e mínima atividade β. Em priapismo breve (menos de 6 horas), especialmente no caso induzido por medicamento, uma injeção intracavernosa de fenilefrina pode ser usada para causar detumescência. Uma mistura de 1 ampola de fenilefrina (1 mL/1.000 μg) deve ser diluída com mais 9 mL de solução salina normal. Com uma agulha de calibre 29, uma quantidade de 0,3 a 0,5 mL deve ser injetada nos corpos cavernosos, com intervalo de 10 a 15 minutos entre as injeções. Os sinais vitais devem ser monitorados, e deve-se aplicar compressão na área de injeção para evitar a formação de equimose.

A fenilefrina também pode ser usada VO, 10 a 20 mg a cada 4 horas conforme o necessário, mas pode não ser tão eficaz ou agir tão rapidamente quanto a via injetável.

INTERAÇÕES MEDICAMENTOSAS

A principal rota do metabolismo de PDE-5 é por intermédio de CYP 3A4, e a rota menor é por meio de CYP 2C9. Indutores ou inibidores dessas enzimas, portanto, irão afetar a concentração plasmática e a meia-vida da sildenafila. Por exemplo, 800 mg de cimetidina, um inibidor de CYP não específico, aumentam as concentrações plasmáticas da sildenafila em 56%, e a eritromicina aumenta essas concentrações em 182%. Outros inibidores mais fortes de CYP 3A4 incluem cetoconazol, itraconazol e mibefradil. Em contrapartida, a rifampina, um indutor dessa CYP, reduz as concentrações plasmáticas da sildenafila.

INTERFERÊNCIAS LABORATORIAIS

Não foram descritas interferências laboratoriais.

DOSAGEM E DIRETRIZES CLÍNICAS

A sildenafila está disponível em comprimidos de 25, 50 e 100 mg. A dose recomendada é de 50 mg VO 1 hora antes do ato sexual. Contudo, a sildenafila pode surtir efeito em 30 minutos. A duração do efeito normalmente é de 4 horas, mas, em homens jovens saudáveis, ele pode persistir durante 8 a 12 horas. Com base na eficácia e nos efeitos adversos, a dose deve ser titulada entre 25 e 100 mg. Desaconselha-se seu uso mais de uma vez ao dia. As diretrizes de dosagem para mulheres, um uso fora da indicação, são as mesmas que para homens.

Aumento das concentrações plasmáticas desse fármaco pode ocorrer em indivíduos acima dos 65 anos e em pessoas com cirrose ou prejuízo renal grave ou que usam inibidores de CYP 3A4. Uma dose inicial de 25 mg deve ser usada nessas circunstâncias.

Uma nova fórmula de *spray* nasal de sildenafila, que age entre 5 e 15 minutos após a administração, está sendo pesquisada. Essa formulação apresenta extrema hidrossolubilidade e é absorvida com rapidez, diretamente na circulação sanguínea. Uma formulação com essas características permitiria mais facilidade de uso.

A vardenafila é fornecida em comprimidos de 2,5, 5, 10 e 20 mg. A dose inicial costuma ser de 10 mg, administrada com ou sem alimentos, cerca de 1 hora antes da atividade sexual. A dose pode ser aumentada até um máximo de 20 mg ou reduzida para 5 mg com base na eficácia e nos efeitos colaterais. A frequência de dosagem máxima é de uma vez ao dia. Assim como a sildenafila, as dosagens podem precisar de ajuste em pacientes com prejuízo hepático ou nos que usam determinados inibidores de CYP 3A4. Uma apresentação de 10 mg de desintegração oral de vardenafila está disponível. Ela é colocada na língua aproximadamente 60 minutos antes da atividade sexual e não deve ser usada mais de uma vez ao dia.

Encontra-se a tadalafila em comprimidos de 2,5, 5 e 20 mg para administração oral. Sua dose recomendada é de 10 mg antes da atividade sexual, a qual pode ser aumentada para 20 mg ou reduzida para 5 mg, dependendo da eficácia e dos efeitos colaterais. O uso de uma dose diária da pílula de 2,5 ou 5 mg é aceitável para a maioria dos pacientes. Precauções semelhantes também são válidas, conforme já mencionado, no caso de pacientes com prejuízo hepático e que tomam concomitantemente inibidores potentes de CYP 3A4. Assim como outros inibidores da PDE-5, o uso simultâneo de nitratos em qualquer apresentação é contraindicado.

REFERÊNCIAS

Chivers ML, Rosen RC. Phosphodiesterase type 5 inhibitors and female sexual response: faulty protocols or paradigms? *J Sex Med*. 2010;7(2 Pt 2):858–872.
Claes HI, Goldstein I, Althof SE, Berner MM, Cappelleri JC, Bushmakin AG, Symonds T, Schnetzler G. Understanding the effects of sildenafil treatment on erection maintenance and erection hardness. *J Sex Med*. 2010;7(6):2184–2191.
Hatzimouratidis K, Burnett AL, Hatzichristou D, McCullough AR, Montorsi F, Mulhall JP. Phosphodiesterase type 5 inhibitors in postprostatectomy erectile dysfunction: A critical analysis of the basic science rationale and clinical application. *Eur Urol*. 2009;55(2):334–347.
Hosain G, Latini DM, Kauth M, Goltz HH, Helmer DA. Sexual dysfunction among male veterans returning from Iraq and Afghanistan: Prevalence and correlates. *J Sex Med*. 2013;10(2):516–523.
Khan AS, Sheikh Z, Khan S, Dwivedi R, Benjamin E. Viagra deafness—Sensorineural hearing loss and phosphodiesterase-5 inhibitors. *Laryngoscope*. 2011;121(5):1049–1054.
Kotera J, Mochida H, Inoue H, Noto T, Fujishige K, Sasaki T, Kobayashi T, Kojima K, Yee S, Yamada Y, Kikkawa K, Omori K. Avanafil, a potent and highly selective phosphodiesterase-5 inhibitor for erectile dysfunction. *J Urol*. 2012;188(2):668–674.
McCullough AR, Hellstrom WG, Wang R, Lepor H, Wagner KR, Engel JD. Recovery of erectile function after nerve sparing radical prostatectomy and penile rehabilitation with nightly intraurethral alprostadil versus sildenafil citrate. *J Urol*. 2010;183(6):2451–2456.
Reffelmann T, Kloner RA. Phosphodiesterase 5 inhibitors: Are they cardioprotective? *Cardiovasc Res*. 2009;83(2):204–212.
Roustit M, Blaise S, Allanore Y, Carpentier PH, Caglayan E, Cracowski JL. Phosphodiesterase-5 inhibitors for the treatment of secondary Raynaud's phenomenon: Systematic review and meta-analysis of randomised trials. *Ann Rheum Dis*. 2013;72(10):1696–1699.
Schwartz BG, Kloner RA. Drug interactions with phosphodiesterase-5 inhibitors used for the treatment of erectile dysfunction or pulmonary hypertension. *Circulation*. 2010;122(1):88–95.
Roberson DW, Kosko DA. Men living with HIV and experiencing sexual dysfunction: An analysis of treatment options. *J Assoc Nurses AIDS Care*. 2013;24(1 Suppl):S135–S145.
Tuncel A, Nalcacioglu V, Ener K, Aslan Y, Aydin O, Atan A. Sildenafil citrate and tamsulosin combination is not superior to monotherapy in treating lower urinary tract symptoms and erectile dysfunction. *World J Urol*. 2010;28(1):17–22.

▲ 29.27 Inibidores seletivos da recaptação de serotonina e norepinefrina

Atualmente, há quatro IRSNs aprovados para uso nos Estados Unidos: venlafaxina, succinato de desvenlafaxina, duloxetina e levomilnaciprano. Um quinto IRSN, milnaciprano, disponível em outros países como antidepressivo, tem aprovação da FDA dos Estados Unidos como tratamento para fibromialgia. O termo IRSN reflete a crença de que os efeitos terapêuticos desses medicamentos sejam mediados pelo bloqueio concomitante de serotonina neuronal (5-HT) e de transportadores da captação de norepinefrina. Algumas vezes também se refere aos IRSNs como inibidores duais de recaptação, uma classe funcional mais ampla de medicamentos antidepressivos que inclui ATCs como clomipramina e, em menor grau, imipramina e amitriptilina. O que distingue os IRSNs dos ATCs é sua relativa falta de afinidade com outros receptores, em especial muscarínicos, histaminérgicos e as famílias dos receptores α- e β-adrenérgicos. Essa distinção é importante porque os IRSNs apresentam um perfil de tolerabilidade mais favorável do que os inibidores duais de recaptação mais antigos.

VENLAFAXINA E DESVENLAFAXINA

Indicações terapêuticas

A venlafaxina é aprovada para o tratamento de quatro transtornos: depressivo maior, de ansiedade generalizada, de ansiedade social e de pânico. Atualmente, o transtorno depressivo maior é a única indicação aprovada pela FDA para a desvenlafaxina (DSV).

Depressão. A FDA não reconhece nenhuma classe de antidepressivos como mais eficaz do que outra, o que não significa que não existam diferenças, mas, até o momento, nenhum estudo demonstrou provas suficientes de superioridade. Argumentou-se que a modulação direta de serotonina e norepinefrina pode proporcionar efeitos antidepressivos maiores do que os exercidos por medicamentos que intensificam seletivamente apenas a neurotransmissão noradrenérgica ou serotonérgica. Esse maior benefício terapêutico pode resultar de uma aceleração da adaptação pós-sináptica a aumento dos sinais neuronais; ativação simultânea de duas vias para transdução de sinais intercelulares; efeitos cumulativos sobre a atividade de genes relevantes, como fator neurotrófico derivado do cérebro; ou, simplesmente, uma cobertura mais ampla dos sintomas depressivos. Evidências clínicas que respaldam essa hipótese surgiram pela primeira vez em dois estudos conduzidos pelo Danish University Antidepressant Group, os quais encontraram uma vantagem para o inibidor dual da recaptação de clomipramina, em comparação com os ISRSs citalopram e paroxetina. Mais respaldo surgiu de outro relato, o qual comparou os resultados de um grupo de pacientes tratados de forma prospectiva com a combinação dos ATCs desipramina e fluoxetina com um grupo histórico de comparação tratado apenas com desipramina. Uma metanálise de estudos com 25 pacientes internados comparando a eficácia de ATCs e ISRSs forneceu as evidências mais fortes. Especificamente, embora se tenha evidenciado que os ATCs tinham uma pequena vantagem geral, a superioridade sobre os ISRSs foi quase toda explicada pelos estudos que usaram os ATCs considerados inibidores duais de recaptação – clomipramina, amitriptilina e imipramina. Metanálises de estudos comparativos sugerem que a venlafaxina tenha o potencial de induzir índices mais elevados de remissão em pacientes deprimidos do que os ISRSs. Essa diferença da vantagem de venlafaxina é de cerca de 6%. A desvenlafaxina não foi amplamente comparada com outras classes de antidepressivos quanto a sua eficácia.

Transtorno de ansiedade generalizada. A formulação de liberação prolongada de venlafaxina é aprovada para o tratamento de transtorno de ansiedade generalizada. Em experimentos clínicos com duração de seis meses, dosagens de 75 a 225 mg diários foram eficazes no tratamento de insônia, baixa concentração, inquietação, irritabilidade e tensão muscular excessiva relacionadas com esse transtorno.

Transtorno de ansiedade social. A formulação de liberação prolongada de venlafaxina é aprovada para o tratamento de transtorno de ansiedade social. Sua eficácia foi estabelecida em estudos de 12 semanas.

Outras indicações. Relatos de caso e estudos não controlados indicaram que a venlafaxina pode ser benéfica no tratamento de transtorno obsessivo-compulsivo, transtorno de pânico, agorafobia, fobia social, transtorno de déficit de atenção/hiperatividade e de pacientes com diagnóstico duplo de depressão e dependência de cocaína. Ela também foi usada com bons efeitos para síndromes de dor crônica.

Precauções e reações adversas

A venlafaxina tem um perfil de segurança e tolerabilidade semelhante ao da classe receitada de forma mais ampla. Náusea é o efeito adverso do tratamento relatado com maior frequência associado à terapia com venlafaxina e desvenlafaxina. Iniciar a terapia com dosagens mais baixas também pode atenuá-la. Quando extremamente problemática, a náusea induzida por tratamento pode ser controlada pela prescrição de um antagonista seletivo de 5-HT$_3$ ou mirtazapina.

A terapia com venlafaxina e DSV está associada a efeitos colaterais sexuais, predominando a redução da libido e o retardo do orgasmo ou da ejaculação. A incidência desses efeitos colaterais pode ultrapassar 30 a 40% quando há avaliação direta e detalhada da função sexual.

Outros efeitos colaterais comuns incluem cefaleia, insônia, sonolência, boca seca, tontura, constipação, astenia, sudorese e nervosismo. Embora diversos efeitos adversos sugiram efeitos anticolinérgicos, esses fármacos não têm afinidade com receptores muscarínicos nem nicotínicos. Portanto, o agonismo noradrenérgico provavelmente seja o responsável.

A terapia com altas doses de venlafaxina está associada a aumento do risco de elevação constante da pressão arterial (PA). A experiência com fórmulas de liberação instantânea (LI) em estudos com pacientes deprimidos indicou que a hipertensão sustentada estava relacionada à dose e que aumentava de 3 a 7% em doses de 100 a 300 mg diários e 13% em doses superiores a 300 mg diários. Nesse conjunto de dados, o tratamento com venlafaxina não afetou de forma adversa o controle da PA de pacientes medicados com anti-hipertensivos e, na realidade, reduziu os valores médios dos que apresentavam medidas de PA elevada antes do tratamento. Em estudos controlados da formulação de liberação prolongada, a terapia com venlafaxina resultou em apenas cerca de 1% de risco maior de PA elevada quando comparada com placebo. Restringir arbitrariamente a dose mais alta de venlafaxina usada nesses estudos, portanto, gerou uma grande atenuação das preocupações com elevação da PA. No entanto, quando doses mais altas da fórmula de liberação prolongada forem usadas, aconselha-se o monitoramento da PA.

Venlafaxina e DSV estão, em geral, relacionadas a síndrome de descontinuação. Essa síndrome caracteriza-se pelo surgimento de um conjunto de efeitos adversos durante uma redução gradual rápida ou interrupção repentina, incluindo tontura, boca seca, insônia, náusea, nervosismo, sudorese, anorexia, diarreia, sonolência e perturbações sensoriais. Recomenda-se que, se possível, uma programação de redução lenta e gradual seja usada sempre que for necessário interromper o tratamento de longo prazo. Eventualmente, substituir por algumas doses da fórmula de liberação sustentada de fluoxetina pode facilitar essa transição.

Não houve mortes por superdose em experimentos pré-mercadológicos de venlafaxina, embora se tenham relatado alterações eletrocardiográficas (p. ex., prolongação do intervalo QT, bloqueio de ramo, prolongação do intervalo QRS), taquicardia, bradicardia, hipotensão, hipertensão, coma, síndrome serotonérgica e convulsões. Superdoses fatais foram documentadas subsequentemente, via de regra envolvendo a ingestão de venlafaxina em combinação com outros fármacos, álcool ou ambos.

Informações sobre o uso de venlafaxina e desvenlafaxina por gestantes e lactantes ainda não estão disponíveis. Esses medicamentos são excretados no leite materno. O clínico deve considerar de maneira criteriosa os riscos e benefícios do uso de venlafaxina por mulheres nessa situação.

Interações medicamentosas

A venlafaxina é metabolizada no fígado sobretudo pela isoenzima CYP 2D6. Visto que o fármaco precursor e o principal metabólito são essencialmente equipotentes, medicamentos que inibem essa isoenzima em geral não afetam a terapia de forma adversa. A própria venlafaxina é um inibidor bastante fraco de CYP 2D6, embora possa aumentar os níveis de substratos, como desipramina ou risperidona. Estudos *in vitro* e *in vivo* demonstraram que ela causa pouca ou nenhuma inibição de CYP 1A2, CYP 2C9, CYP 2C19 e CYP 3A4.

A venlafaxina é contraindicada para pacientes medicados com IMAOs devido ao risco de uma interação farmacodinâmica (i.e., síndrome serotonérgica). Um IMAO não deve ser iniciado antes de um período mínimo de sete dias após a interrupção da venlafaxina. Há poucos dados disponíveis referentes à combinação desse fármaco com neurolépticos atípicos, benzodiazepínicos, lítio e anticonvulsivantes; portanto, deve-se usar o discernimento clínico ao combinar medicamentos.

Interferências laboratoriais

Atualmente não existem dados disponíveis sobre interferências laboratoriais com venlafaxina.

Dosagem e administração

A venlafaxina está disponível em comprimidos de 25, 37,5, 50, 75 e 100 mg e em cápsulas de liberação prolongada de 37,5, 75 e 150 mg. Os comprimidos e as cápsulas têm a mesma potência, e o indivíduo estabilizado com um tipo pode mudar para uma dosagem equivalente do outro. Já que os comprimidos de liberação imediata são raramente usados em razão de sua tendência a causar náusea e da necessidade de várias doses diárias, as recomendações de dosagem a seguir se referem ao uso das cápsulas de liberação prolongada.

Em indivíduos com depressão, a venlafaxina demonstra uma curva de dose-resposta. A dosagem terapêutica inicial é de 75 mg diários administrados de uma só vez. Contudo, a maioria das pessoas começa com uma dosagem de 37,5 mg durante 4 a 7 dias para reduzir os efeitos adversos, especialmente náuseas. Um conveniente *kit* de medicamentos para iniciantes contém o suprimento para uma semana de ambas as dosagens. Caso seja preferível uma titulação rápida, a dosagem pode ser elevada para 150 mg diários após o quarto dia. Via de regra, a dosagem pode ser elevada em incrementos de 75 mg/dia a cada quatro dias ou mais. Embora a dosagem máxima recomendada da preparação de liberação prolongada (venlafaxina XR) seja de 225 mg/dia, ela é aprovada pela FDA para uso de até 375 mg ao dia. A dosagem de venlafaxina deve ser reduzida pela metade em indivíduos com função hepática ou renal significativamente diminuída. Caso seja descontinuado, esse fármaco deve ser reduzido de forma gradativa ao longo de 2 a 4 semanas, a fim de evitar sintomas de abstinência.

Há pequenas diferenças nas doses usadas para depressão maior, transtorno de ansiedade generalizada e transtorno de ansiedade social. No tratamento desses transtornos, por exemplo, não foi encontrado um efeito de dose-resposta. Além disso, dosagens médias mais baixas costumam ser usadas, sendo que a maioria dos pacientes toma 75 a 150 mg diários.

A desvenlafaxina está disponível na forma de comprimidos de 30 e 100 mg de liberação prolongada. A dose terapêutica para a maioria dos pacientes é de 50 mg/dia. Ainda que alguns possam precisar de doses mais elevadas, não foi percebido, em experimentos clínicos, um benefício terapêutico maior quando a dose foi aumentada. Em doses mais altas, aumentam as taxas de eventos adversos e de descontinuação.

DULOXETINA

Ações farmacológicas

A duloxetina é formulada como uma cápsula de liberação retardada para reduzir o risco de náusea grave associada ao fármaco. Ela é bem absorvida, mas há uma demora de 2 horas antes que a absorção tenha início. As concentrações plasmáticas de pico ocorrem 6 horas após a ingestão. Alimentos retardam o tempo até a obtenção de concentrações máximas de 6 para 10 horas e reduzem a extensão de absorção em cerca de 10%. Ela tem meia-vida de eliminação de cerca de 12 horas (alcance, 8 a 17 horas). Concentrações plasmáticas em estado de equilíbrio ocorrem após três dias. A eliminação se dá principalmente por meio das isoenzimas CYP 2D6 e CYP 1A2. A duloxetina passa por metabolismo hepático extenso em diversos metabólitos. Cerca de 70% do fármaco aparece na urina na forma de metabólitos, e em torno 20% é excretado nas fezes. Sua ligação a proteínas é de 90%.

Indicações terapêuticas

Depressão. Diferentemente da venlafaxina, poucos estudos compararam duloxetina a ISRSs. Embora esses estudos sugiram alguma vantagem em eficácia, seus achados são limitados pelo uso de doses iniciais fixas e baixas de paroxetina e fluoxetina, mas dosagens de duloxetina em alguns estudos chegaram a 120 mg ao dia. Inferências a respeito da possibilidade da duloxetina ser superior ou não a ISRSs sob qualquer aspecto de tratamento para depressão, portanto, aguardam mais evidências obtidas de experimentos de elaboração adequada.

Dor neuropática associada a diabetes e incontinência urinária de esforço. A duloxetina foi o primeiro fármaco a ser aprovado pela FDA como tratamento para dor neuropática associada ao diabetes. O fármaco foi estudado por seus efeitos sobre sintomas físicos, incluindo dor, em pacientes deprimidos, mas esses efeitos não foram comparados aos observados com outros agentes de uso amplamente disseminado, como venlafaxina e ATCs. Nos dias atuais, duloxetina aguarda aprovação como tratamento para incontinência urinária de esforço, a incapacidade de controlar de forma voluntária o esvaziamento da bexiga, que é o tipo mais frequente de incontinência em mulheres. A ação desse agente no tratamento de incontinência urinária de esforço está associada a seus efeitos sobre a medula sacroespinhal, os quais aumentam a atividade do esfíncter uretral estriado. A duloxetina será comercializada com o nome de Yentreve* para essa indicação.

Precauções e reações adversas. As reações adversas mais comuns são náusea, boca seca, tontura, constipação, fadiga, redução do apetite, anorexia, sonolência e aumento da transpiração. Náusea foi o efeito colateral mais comum que levou à descontinuação do tratamento em experimentos clínicos. A verdadeira incidência de disfunção sexual é desconhecida; os efeitos de longo prazo sobre o peso corporal também são desconhecidos. Em experimentos clínicos, o tratamento com duloxetina esteve associado a aumentos médios na PA de 2 mmHg sistólicos e 0,5 mmHg diastólicos, em comparação com placebo. Nenhum estudo comparou os efeitos sobre a PA de venlafaxina e duloxetina em doses terapêuticas equivalentes.

Recomenda-se um monitoramento intensivo ao usar duloxetina em pacientes que tenham (ou sejam propensos a ter) diabetes. Demonstrou-se que esse medicamento aumenta os níveis de açúcar no sangue e de hemoglobina A1C durante o tratamento prolongado.

Indivíduos que fazem uso substancial de álcool não devem ser tratados com duloxetina devido a possíveis efeitos hepáticos. Ela também não deve ser prescrita para pessoas com insuficiência hepática e doença renal em estágio final, assim como para aquelas com glaucoma não controlado de ângulo estreito.

---

* N. de R. T. Medicamento não disponível no Brasil.

A interrupção repentina da duloxetina deve ser evitada porque pode produzir uma síndrome de descontinuação semelhante à da venlafaxina. Recomenda-se uma redução gradativa da dose.

Médicos devem evitar a prescrição de duloxetina para gestantes e lactantes, a menos que os possíveis benefícios justifiquem os riscos potenciais.

Interações medicamentosas

A duloxetina é um inibidor moderado das enzimas CYP 450.

Interferências laboratoriais

Atualmente não há dados disponíveis sobre interferências laboratoriais envolvendo a duloxetina.

Dosagem e administração

A duloxetina está disponível em comprimidos de 20, 30 e 60 mg. A dosagem terapêutica – e máxima – recomendada é de 60 mg diários. As doses de 20 e 30 mg são úteis para terapia inicial ou para uso de duas vezes ao dia como estratégia para reduzir os efeitos colaterais. Em experimentos clínicos, as dosagens de até 120 mg/dia foram estudadas, mas nenhuma vantagem consistente em eficácia foi percebida em doses superiores a 60 mg diários. Portanto, a duloxetina não parece demonstrar uma curva entre dose-resposta. Contudo, houve dificuldades referentes à tolerabilidade com doses únicas acima de 60 mg. Em consequência, quando dosagens de 80 e 120 mg/dia foram usadas, a administração foi dividida na forma de 40 ou 60 mg duas vezes ao dia. Em razão de experiência clínica limitada com duloxetina, ainda deve ser observado até que ponto dosagens acima de 60 mg ao dia são necessárias e se essa prática irá realmente exigir doses divididas para tornar o fármaco tolerável.

MILNACIPRANO E LEVOMILNACIPRANO

O milnaciprano é aprovada pela FDA apenas para o tratamento de fibromialgia. Embora alguns países tenham aprovado o fármaco para uso geral como antidepressivo, sua eficácia não está tão bem estabelecida. Em comparação com a venlafaxina, ele é cerca de cinco vezes mais potente para a inibição de captação de norepinefrina do que para a inibição da recaptação de 5-HT. Apresenta meia-vida de aproximadamente 8 horas e mostra farmacocinética linear entre doses de 50 e 250 mg diários. Metabolizado no fígado, não tem metabólitos ativos, sendo excretado sobretudo pelos rins.

O milnaciprano está disponível em comprimidos de 12,5, 25, 50 e 100 mg. A dosagem-padrão recomendada obedece à seguinte programação: no primeiro dia, 12,5 mg uma vez ao dia; no segundo e terceiro dia, 12,5 mg duas vezes ao dia; do quarto ao sétimo dia, 25 mg duas vezes ao dia; e, a partir do sétimo dia, 50 mg duas vezes ao dia.

O levomilnaciprano foi aprovado em 2013 pela FDA como tratamento para transtorno depressivo maior (TDM) em adultos. Esse agente é um enantiômero ativo do fármaco racêmico milnaciprano. Estudos *in vitro* revelaram que é mais potente para a inibição da recaptação de norepinefrina do que para a inibição da recaptação de serotonina e que não afeta diretamente a captação de dopamina ou de outros neurotransmissores. Ele é tomado uma vez ao dia na formulação de liberação prolongada. Em experimentos clínicos, doses de 40, 80 ou 120 mg melhoraram os sintomas, em comparação com placebo.

As reações adversas mais comuns nos experimentos controlados com placebo foram náusea, constipação, hiperidrose, aumento da frequência cardíaca, disfunção erétil, taquicardia, vômito e palpitações. O índice de eventos adversos geralmente foi consistente em toda a faixa de dosagem, de 40 a 120 mg. Os únicos relacionados à dose foram hesitação urinária e disfunção erétil.

REFERÊNCIAS

Amsterdam JD, Wang CH, Shwarz M, Shults J. Venlafaxine versus lithium monotherapy of rapid and non-rapid cycling patients with bipolar II major depressive episode: A randomized, parallel group, open-label trial. *J Affect Disord*. 2009;112(1–3):219.

Andrisano C, Chiesa A, Serretti A. Newer antidepressants and panic disorder: A meta-analysis. *Int Clin Psychopharmacol*. 2013;28(1):33–45.

Frampton JE, Plosker GL. Duloxetine: A review of its use in the treatment of major depressive disorder. *CNS Drugs*. 2007;21:581.

Kasper S, Corruble E, Hale A, Lemoine P, Montgomery SA, Quera-Salva M-A. Antidepressant efficacy of agomelatine versus SSRI/SNRI: Results from a pooled analysis of head-to-head studies without a placebo control. *Int Clin Psychopharmacol*. 2013;28(1):12–19.

Keller MB, Trivedi MH, Thase ME, Shelton RC, Kornstein SG. The Prevention of Recurrent Episodes of Depression with Venlafaxine for Two Years (PREVENT) Study: Outcomes from the 2-year and combined maintenance phases. *J Clin Psychiatry*. 2007;68:1246.

Lam RW, Andersen HF, Wade AG. Escitalopram and duloxetine in the treatment of major depressive disorder: A pooled analysis of two trials. *Int Clin Psychopharmacol*. 2008;23(4):181.

Lieberman DZ, Montgomery SA, Tourian KA, Brisard C, Rosas G. A pooled analysis of two placebo-controlled trials of desvenlafaxine in major depressive disorder. *Int Clin Psychopharmacol*. 2008;23:188.

Liebowitz MR, Manley AL, Padmanabhan SK, Ganguly R, Tummala R. Efficacy, safety, and tolerability of desvenlafaxine 50 mg/day and 100 mg/day in outpatients with major depressive disorder. *Curr Med Res Opin*. 2008;24:1877.

McIntyre RS, Panjwani ZD, Nguyen HT, Woldeyohannes HO, Alsuwaidan M. The hepatic safety profile of duloxetine: A review. *Expert Opin Drug Metab Toxicol*. 2008;4:281.

Montgomery SA, Baldwin DS, Blier P, Fineberg NA, Kasper S. Which antidepressants have demonstrated superior efficacy? A review of the evidence. *Int Clin Psychopharmacol*. 2007;22:323.

Nemeroff CB, Entsuah R, Benattia I, Demitrack M, Sloan DM. Comprehensive analysis of remission (COMPARE) with venlafaxine versus SSRIs. *Biol Psychiatry*. 2008;63:424.

Owens MJ, Krulewicz S, Simon JS, Sheehan DV, Thase ME. Estimates of serotonin and norepinephrine transporter inhibition in depressed patients treated with paroxetine or venlafaxine. *Neuropsychopharmacology*. 2008;33:3201.

Pae CU, Lim HK, Ajwani N, Lee C, Patkar AA. Extended-release formulation of venlafaxine in the treatment of posttraumatic stress disorder. *Expert Rev Neurother*. 2007;7:603.

Papakostas GI, Fava M. A meta-analysis of clinical trials comparing milnacipran, a serotonin–norepinephrine reuptake inhibitor, with a selective serotonin reuptake inhibitor for the treatment of major depressive disorder. *Eur Neuropsychopharmacol*. 2007;17:32.

Papakostas GI, Thase ME, Fava M, Nelson JC, Shelton RC. Are antidepressant drugs that combine serotonergic and noradrenergic mechanisms of action more effective than the selective serotonin reuptake inhibitors in treating major depressive disorder? A meta-analysis of studies of newer agents. *Biol Psychiatry*. 2007;62:1217.

Perahia DG, Pritchett YL, Kajdasz DK, Bauer M, Jain R. A randomized, double-blind comparison of duloxetine and venlafaxine in the treatment of patients with major depressive disorder. *J Psychiatr Res*. 2008;42:22.

Rynn M, Russell J, Erickson J, Detke MJ, Ball S. Efficacy and safety of duloxetine in the treatment of generalized anxiety disorder: A flexible-dose, progressive-titration, placebo-controlled trial. *Depress Anxiety*. 2008;25:182.

Smith T, Nicholson RA. Review of duloxetine in the management of diabetic peripheral neuropathic pain. *Vasc Health Risk Manag*. 2007;3:833.

Thase ME. Selective serotonin-norepinephrine reuptake inhibitors. In: Sadock BJ, Sadock VA, Ruiz R, eds. *Kaplan & Sadock's Comprehensive Textbook of Psychiatry*. 9th ed. Vol. 2. Philadelphia: Lippincott Williams & Wilkins; 2009:3184.

Thase ME, Pritchett YL, Ossanna MJ, Swindle RW, Xu J. Efficacy of duloxetine and selective serotonin reuptake inhibitors: Comparisons as assessed by remission rates in patients with major depressive disorder. *J Clin Psychopharmacol*. 2007;27:672.

Whitmyer VG, Dunner DL, Kornstein SG, Meyers AL, Mallinckrodt CH. A comparison of initial duloxetine dosing strategies in patients with major depressive disorder. *J Clin Psychiatry*. 2007;68:1921.

▲ 29.28 Inibidores seletivos da recaptação de serotonina

A fluoxetina, o primeiro inibidor seletivo da recaptação de serotonina (ISRS) comercializado nos Estados Unidos, rapidamente caiu nas graças tanto dos clínicos quanto do público em geral, à medida que relatos começaram a surgir de respostas impressionantes de pacientes ao tratamento da depressão. O paciente não mais sofria com boca seca, constipação, sedação, hipotensão ortostática e taquicardia, efeitos colaterais comuns associados aos primeiros fármacos antidepressivos – os tricíclicos (ATCs) e os inibidores da monoaminoxidase (IMAOs). Ela também era bem mais segura quando tomada em superdosagem do que qualquer outro antidepressivo anteriormente disponível. Um efeito significativo da popularidade desse medicamento foi que ele ajudou a melhorar o estigma antigo da depressão e de seu tratamento.

Após a fluoxetina, seguiram-se outros ISRSs, entre eles sertralina, paroxetina, fluvoxamina, citalopram, escitalopram e vilazodona. Esses fármacos têm todos igual eficácia no tratamento da depressão, mas alguns são aprovados pela FDA para várias indicações, como depressão maior, transtorno obsessivo-compulsivo (TOC), transtorno de estresse pós-traumático (TEPT), transtorno disfórico pré-menstrual (TDPM), transtorno de pânico e fobia social (transtorno de ansiedade social) (Tab. 29.28-1). Destaca-se que a fluvoxamina não é aprovada pela FDA como antidepressivo, um fato que se deve a uma decisão mercadológica. Ela é considerada um antidepressivo em outros países.

Embora todos os ISRSs sejam igualmente eficazes, há diferenças significativas quanto a farmacodinâmica, farmacocinética e efeitos colaterais, as quais podem afetar as respostas clínicas de um indivíduo para outro, o que explicaria o motivo pelo qual alguns pacientes apresentam uma resposta clínica mais favorável a um ISRS específico do que a outro. Os ISRSs comprovaram ser mais problemáticos em termos de efeitos colaterais do que os experimentos clínicos originais sugeriram. Efeitos adversos associados à qualidade de vida, como náusea, disfunção sexual e ganho de peso, às vezes mitigam os benefícios terapêuticos desses medicamentos. Também pode haver sintomas de abstinência que causam sofrimento quando eles são interrompidos de repente, o que vale especialmente para a paroxetina, mas que ocorre também quando outros ISRSs de meias-vidas breves são descontinuados.

AÇÕES FARMACOLÓGICAS

Farmacocinética

Uma diferença significativa entre os ISRSs é sua ampla gama de meias-vidas séricas. A fluoxetina apresenta a meia-vida mais longa: 4 a 6 dias; a de seu seu metabólito ativo é de 7 a 9 dias. A de sertralina é de 26 horas, e seu metabólito menos ativo tem meia-vida de 3 a 5 dias. As meias-vidas dos outros três fármacos, os quais não têm metabólitos com atividade farmacológica relevante, são de 35 horas para citalopram, 27 a 32 horas para escitalopram, 21 horas para paroxetina e 15 horas para fluvoxamina. Via de regra, os ISRSs são bem absorvidos após a administração oral e apresentam efeitos de pico na faixa de 3 a 8 horas. A absorção da sertralina pode ser ligeiramente intensificada por alimentos.

Há também diferenças quanto aos percentuais de ligação a proteínas entre os ISRSs; sertralina, fluoxetina e paroxetina são os fármacos com maior ligação, e escitalopram, com a menor.

Todos os ISRSs são metabolizados no fígado pelas enzimas CYP 450. Visto que têm um índice terapêutico amplo, é raro que outros fármacos produzam aumentos problemáticos em suas concentrações de ISRSs. As interações medicamentosas mais importantes que os envolvem ocorrem em consequência da inibição causada por eles ao metabolismo dos medicamentos de administra-

TABELA 29.28-1
Indicações atualmente aprovadas dos inibidores seletivos da recaptação de serotonina nos Estados Unidos para populações adultas e pediátricas

	Citalopram	Escitalopram	Fluoxetina	Fluvoxamina	Paroxetina	Sertralina	Vilazodona
Transtorno depressivo maior	Adulto	Adulto	Adulto[a] e pediátrico	—	Adulto[b]	Adulto	Adulto
Transtorno de ansiedade generalizada	—	Adulto	—	—	Adulto	—	—
TOC	—	—	Adulto e pediátrico	Adulto e pediátrico	Adulto	Adulto e pediátrico	—
Transtorno de pânico	—	—	Adulto	—	Adulto[b]	Adulto	—
TEPT	—	—	–	—	Adulto	Adulto	—
Transtorno de ansiedade social	—	—	Adulto	—	Adulto[b]	Adulto	—
Bulimia nervosa	—	—	Adulto	—	—	—	—
Transtorno disfórico pré-menstrual	—	—	Adulto	—	Adulto[c]	Adulto	—

TOC, transtorno obsessivo-compulsivo; TEPT, transtorno de estresse pós-traumático.
[a]Fluoxetina semanal é aprovada para terapia de continuação e de manutenção em adultos.
[b]Paroxetina e paroxetina de liberação controlada.
[c]Paroxetina de liberação controlada é aprovada para transtorno disfórico pré-menstrual.

TABELA 29.28-2
Potencial de inibição de CYP 450 de antidepressivos frequentemente prescritos

Grau relativo	CYP 1A2	CYP 2C	CYP 2D6	CYP 3A
Mais alto	Fluvoxamina	Fluoxetina	Bupropiona	Fluvoxamina
		Fluvoxamina	Fluoxetina	Nefazodona
			Paroxetina	Tricíclicos
Moderado	Tricíclicos de aminas terciárias	Sertralina	Tricíclicos de aminas secundárias	Fluoxetina
	Fluoxetina		Citalopram	Sertralina
			Escitalopram	
			Sertralina	
Baixo ou mínimo	Bupropiona	Paroxetina	Fluvoxamina	Citalopram
	Mirtazapina	Venlafaxina	Mirtazapina	Escitalopram
	Nefazodona		Nefazodona	Mirtazapina
	Paroxetina		Venlafaxina	Paroxetina
	Sertralina			Venlafaxina
	Venlafaxina			

CYP, citocromo P450.

ção simultânea. Cada ISRS tem potencial para reduzir ou bloquear o metabolismo de vários fármacos (Tab. 29.28-2). A fluvoxamina é o fármaco mais problemático nesse quesito. Seu efeito é acentuado sobre várias enzimas CYP. Exemplos de interações clinicamente significativas incluem fluvoxamina e teofilina por meio da interação com CYP 1A2; fluvoxamina e clozapina pela inibição de CYP 1A2; e fluvoxamina com alprazolam ou clonazepam pela inibição de CYP 3A4. Fluoxetina e paroxetina também têm efeitos importantes sobre a isoenzima CYP 2D6, a qual pode interferir na eficácia de análogos de opiáceos, como codeína e hidrocodona, ao bloquear a conversão desses agentes em sua forma ativa. Portanto, a coadministração de fluoxetina e paroxetina com um opiáceo interfere em seus efeitos analgésicos. Sertralina, citalopram e escitalopram são os que têm menos chances de complicar o tratamento devido a interações.

A farmacocinética da vilazodona (5 a 80 mg) é proporcional à dose. Atingem-se níveis plasmáticos de estado de equilíbrio em cerca de três dias. A eliminação da vilazodona se dá sobretudo por metabolismo hepático com meia-vida terminal de aproximadamente 25 horas.

Farmacodinâmica

Acredita-se que os ISRSs exerçam seus efeitos terapêuticos por meio da inibição da recaptação de serotonina. Eles obtêm sua denominação porque têm pouco efeito sobre a recaptação de norepinefrina ou dopamina. Frequentemente, atividade clínica adequada e saturação dos transportadores de 5-HT são alcançadas nas dosagens iniciais. Via de regra, dosagens mais altas não aumentam a eficácia antidepressiva, mas podem aumentar o risco de efeitos adversos.

Citalopram e escitalopram são os inibidores mais seletivos da recaptação de serotonina, com muito pouca inibição da recaptação de norepinefrina ou dopamina e afinidades muito baixas com receptores de histamina H_1, ácido γ-aminobutírico (GABA) ou benzodiazepínicos. Os outros ISRSs têm um perfil semelhante, com exceção da fluoxetina, que tem uma inibição fraca da recaptação de norepinefrina e se liga a receptores de 5-HT$_{2c}$; da sertralina, que tem inibição fraca da recaptação de norepinefrina e dopamina; e da paroxetina, que tem atividade anticolinérgica significativa em dosagens mais elevadas e se liga à sintase de óxido nítrico. O ISRS vilazodona tem propriedades agonistas dos receptores de 5-HT$_{1A}$. As implicações clínicas dos efeitos agonistas desses receptores ainda não são evidentes.

Aparentemente, há uma interação farmacodinâmica por trás dos efeitos antidepressivos da combinação de fluoxetina com olanzapina. Quando tomados em conjunto, esses fármacos aumentam as concentrações cerebrais de norepinefrina. O uso concomitante de ISRSs e fármacos da classe triptana (sumatriptana, naratriptana, rizatriptana e zolmitriptana) pode resultar em uma interação farmacodinâmica grave – o desenvolvimento de uma síndrome serotonérgica (ver "Precauções e Reações Adversas"). Contudo, muitas pessoas usam triptanas ao mesmo tempo que tomam ISRSs para profilaxia de cefaleia sem apresentarem reação adversa. Uma reação semelhante pode ocorrer quando ISRSs são combinados com tramadol.

INDICAÇÕES TERAPÊUTICAS

Depressão

Nos Estados Unidos, todos os ISRSs (exceto fluvoxamina) foram aprovados pela FDA para o tratamento da depressão. Vários estudos revelaram que antidepressivos com atividade sobre serotonina e norepinefrina – fármacos como IMAOs, ATCs, venlafaxina e mirtazapina – podem produzir índices de remissão superiores aos dos ISRSs em estudos equivalentes. A continuidade do papel dos ISRSs como tratamento de primeira linha, portanto, reflete sua simplicidade de uso, segurança e amplo espectro de ação.

Comparações diretas de ISRSs individuais não revelaram superioridade consistente de qualquer deles sobre os outros. Ainda assim, pode haver uma diversidade considerável na resposta a vários ISRSs entre os indivíduos. Por exemplo, mas de 50% das pessoas que tiveram uma resposta fraca a um ISRSs irão responder favoravelmente a outro. Portanto, antes de alterar o tratamento para um antidepressivo não ISRS, é sensato experimentar outros agentes da mesma classe em pessoas que não responderam ao primeiro medicamento.

Alguns clínicos tentaram selecionar um ISRS específico para um paciente em particular com base no perfil de efeitos adversos único de cada fármaco. Por exemplo, ao acreditar que a fluoxetina seja um ISRS ativador e estimulante, o clínico pode presumir que seja uma melhor opção para uma pessoa abúlica do que a paroxetina, que, presume-se, seja um ISRS sedativo. Essas diferenças, no entanto, geralmente variam de um indivíduo para outro. Análises de dados de experimentos clínicos mostram que os ISRSs são mais eficazes em pacientes com sintomas mais graves de depressão maior do que naqueles com sintomas mais leves.

Suicídio. A FDA emitiu um alerta de tarja preta para antidepressivos e ideação e comportamento suicidas em crianças e jovens adultos. O alerta baseia-se em uma análise de dados de experimentos clínicos feita há 10 anos. Uma nova análise, mais recente e abrangente dos dados, demonstrou que ideação e comportamento suicidas se reduziram ao longo do tempo em pacientes adultos e geriátricos tratados com antidepressivos, em comparação com placebo. Não foram encontradas diferenças no caso de jovens. Em adultos, a redução em ideação suicida e tentativas de suicídio ocorreu por meio de uma diminuição nos sintomas depressivos. Em todas as faixas etárias, a gravidade da depressão melhorou com medicação e esteve relacionada de modo significativo à ideação ou ao comportamento suicidas. Aparentemente, ISRSs, e também IRSNs, têm um efeito protetor contra suicídio que é mediado pela diminuição dos sintomas depressivos com tratamento. No caso de jovens, nenhum efeito relevante de tratamento para ideação e comportamento suicidas foi encontrado, embora a depressão tenha respondido ao tratamento. Não foram observadas evidências de aumento do risco de suicídio em jovens que receberam medicamento ativo. É importante ter em mente que ISRSs, assim como todos os antidepressivos, previnem suicídios potenciais como resultado de sua ação principal, a abreviação e prevenção de episódios depressivos. Na prática clínica, alguns pacientes se tornam particularmente ansiosos e agitados quando a terapia com ISRSs tem início. O surgimento desses sintomas poderia provocar ou agravar ideação suicida. Por isso, todos os pacientes suicidas devem ser monitorados com atenção durante o período de risco máximo, os primeiros dias e semanas da medicação com ISRSs.

Depressão durante a gestação e o pós-parto. Os índices de recaída de depressão maior durante a gestação entre mulheres que descontinuam, tentam descontinuar ou modificam seu regime de medicação antidepressiva são extremamente altos, variando em 68 a 100% das pacientes. Portanto, muitas mulheres precisam continuar com a medicação durante a gravidez e o pós-parto. O impacto da depressão materna sobre o desenvolvimento do bebê é desconhecido. Não há aumento do risco de malformação congênita maior após a exposição a ISRSs durante a gravidez, logo, o risco de recaída em depressão, quando uma gestante recente interrompe o uso de ISRSs, é várias vezes mais elevado do que o risco ao feto de exposição ao medicamento.

Existem algumas evidências que sugerem aumento dos índices de admissão em enfermarias pediátricas de cuidados especiais após o parto de filhos de mulheres medicadas com ISRSs. Também há um potencial de síndrome de descontinuação com paroxetina. Contudo, não há complicações neonatais clinicamente significativas associadas ao uso de ISRSs.

Estudos que acompanharam crianças nos primeiros anos escolares não encontraram complicações perinatais, anomalias fetais congênitas, diminuição do quociente de inteligência (QI) global, retardos de linguagem ou problemas comportamentais específicos atribuíveis ao uso de fluoxetina durante a gestação.

A depressão pós-parto (com ou sem características psicóticas) afeta um baixo percentual de mulheres. Alguns clínicos dão início à administração de ISRSs se a tristeza pós-parto se prolongar além de algumas semanas ou se a mulher ficar deprimida durante a gestação. A vantagem obtida ao iniciar o uso de ISRSs durante a gravidez se a mulher estiver sob risco de depressão pós-parto também protege o recém-nascido, que pode ser alvo de pensamentos nocivos por parte da mãe após o parto.

Bebês cujas mães são medicadas com ISRSs na etapa final da gravidez podem correr um ligeiro risco de desenvolver hipertensão pulmonar. Dados sobre o risco desse efeito colateral são inconclusivos, mas estima-se que envolva 1 a 2 bebês a cada mil partos. A paroxetina deve ser evitada durante a gestação.

A FDA classificou a paroxetina como medicamento da *Categoria D na gestação*. Em 2005, a FDA divulgou um alerta de que a paroxetina aumenta o risco de defeitos congênitos, em particular defeitos cardíacos, quando utilizada por mulheres durante os primeiros três meses de gestação. Esse fármaco normalmente não deve ser usado durante a gravidez, a não ser por algumas mulheres que já o estavam tomando e cujos benefícios da continuação do uso podem ser maiores do que o risco potencial para o bebê. Mulheres medicadas com paroxetina que estão grávidas, ou acreditam estar grávidas, ou planejam engravidar, devem conversar com seu médico sobre esses possíveis riscos.

O alerta da FDA foi baseado em achados de estudos mostrando que mulheres que tomaram paroxetina durante os primeiros três meses de gestação tiveram chances em torno de uma vez e meia a duas vezes maiores de ter um bebê com malformação cardíaca do que as que tomaram outros antidepressivos ou aquelas na população em geral. Grande parte das malformações cardíacas nesses estudos não era potencialmente letal e aconteceu sobretudo nas paredes internas do músculo cardíaco, onde se podem realizar reparos caso necessário (defeitos nos septos atriais e ventriculares). Em alguns casos, essas malformações dos septos se resolveram sem tratamento. Em um dos estudos, esse risco em bebês cujas mães haviam tomado paroxetina no início da gestação foi de 2%, em comparação ao risco de 1% na população em geral. Em outro estudo, o risco de malformação cardíaca em bebês cujas mães haviam tomado paroxetina nos primeiros três meses de gestação foi de 1,5%, em comparação com 1% dos bebês cujas mães haviam utilizado outros antidepressivos nesse período. Esse estudo também mostrou que mulheres que utilizaram paroxetina nos primeiros três meses de gestação tiveram o dobro da probabilidade de ter um bebê com algum tipo de malformação congênita do que aquelas que usaram outros antidepressivos.

Quantidades muito pequenas de ISRSs foram encontradas no leite materno, e nenhum efeito danoso foi verificado em bebês amamentados no peito. As concentrações de sertralina e escitalopram são particularmente baixas no leite materno. Entretanto, em alguns casos, as concentrações relatadas podem ser mais elevadas do que a média. Nenhuma decisão quanto ao uso de um ISRS é isenta de riscos; então, é importante documentar que ocorreu a informação dos riscos potenciais ao paciente.

Depressão em idosos e em pessoas com doenças sistêmicas. Os ISRSs são seguros e bem tolerados quando usados para tratar idosos e pessoas com doenças sistêmicas. Como classe, eles apresentam pouco ou nenhum efeito adverso cardíaco, anticolinérgico, anti-histaminérgico ou α-adrenérgico. A paroxetina apresenta um pouco de atividade anticolinérgica, a qual pode levar a constipação e agravamento da cognição. Os ISRSs podem produzir déficits cognitivos sutis, tempo prolongado de sangramento e hiponatremia, os quais podem causar impacto sobre a saúde dessa população. Os ISRSs são eficazes para depressão após acidente vascular cerebral e reduzem drasticamente o sintoma de choro.

Depressão em crianças. O uso de antidepressivos ISRSs em crianças e adolescentes é controverso. Poucos estudos demonstraram benefícios evidentes do uso desses fármacos, e pesquisas mostram que pode haver aumento dos impulsos suicidas ou agressivos. Contudo, algumas crianças e adolescentes realmente exibem respostas impressionantes a esses medicamentos em termos de depressão e ansiedade. A fluoxetina foi o que demonstrou eficácia de forma mais consistente na redução de sintomas de transtorno depressivo tanto em crianças quanto em adolescentes. Esta pode ser uma função da qualidade dos experimentos clínicos envolvidos. Foi demonstrado que a sertralina é eficaz para tratar transtorno de ansiedade social nessa população, especialmente quando combinada com terapia cognitivo-comportamental. Devido ao efeito negativo potencial de depressão e ansiedade sem tratamento em uma população jovem e à incerteza sobre diversos aspectos de como crianças e adolescentes possam reagir a medicamentos, qualquer uso de ISRSs deve ser feito apenas no contexto de manejo abrangente do paciente.

Transtornos de ansiedade

Transtorno obsessivo-compulsivo. Fluvoxamina, paroxetina, sertralina e fluoxetina são indicadas para o tratamento de TOC em pessoas maiores de 18 anos. Fluvoxamina e sertralina também foram aprovadas para o tratamento de crianças com TOC (dos 6 aos 17 anos). Em torno de 50% das pessoas com TOC começam a mostrar sintomas durante a infância e a adolescência, e mais de metade delas responde favoravelmente a medicamentos. As respostas benéficas podem ser impressionantes. Dados de longo prazo oferecem respaldo ao modelo que propõe que o TOC seja uma condição determinada geneticamente e vitalícia que é mais bem tratada de forma contínua com fármacos e terapia cognitivo-comportamental a partir do início dos sintomas na infância e pelo resto da vida.

É possível que as dosagens de ISRSs para o TOC precisem ser mais elevadas do que as usadas para tratar a depressão. Embora se possa observar resposta nas primeiras semanas de tratamento, podem ser necessários vários meses para que os efeitos máximos se tornem evidentes. Pacientes que não conseguem obter o alívio adequado de seus sintomas de TOC com um ISRS costumam se beneficiar do acréscimo de uma pequena dose de risperidona. Além dos efeitos colaterais extrapiramidais desse fármaco, os pacientes devem ser monitorados para verificar aumento nos níveis de prolactina quando essa combinação é usada. Clinicamente, a hiperprolactinemia pode se manifestar como ginecomastia e galactorreia (tanto em homens quanto em mulheres) e perda da menstruação.

Hoje, inúmeros transtornos são considerados integrantes do espectro do TOC, incluindo condições e sintomas caracterizados por automutilação não suicida, como tricotilomania, arrancar a sobrancelha, cutucar o nariz, roer as unhas, beliscar a pele e cortar-se. Os pacientes com esses comportamentos beneficiam-se do tratamento com ISRSs. Outros transtornos do espectro incluem jogo compulsivo, compras compulsivas, hipocondria e transtorno dismórfico corporal.

Transtorno de pânico. Paroxetina e sertralina são indicadas para o tratamento de transtorno de pânico, com ou sem agorafobia. Esses agentes funcionam com menos presteza do que os benzodiazepínicos alprazolam e clonazepam, mas são muito superiores aos benzodiazepínicos para o tratamento de transtorno de pânico com depressão comórbida. Citalopram, fluvoxamina e fluoxetina também podem reduzir ataques de pânico espontâneos ou induzidos. Uma vez que a fluoxetina pode, a princípio, intensificar os sintomas de ansiedade, pessoas com transtorno de pânico devem começar a tomar doses baixas (5 mg ao dia) e aumentá-las lentamente. Doses baixas de benzodiazepínicos podem ser administradas para o manejo desse efeito colateral.

Transtorno de ansiedade social. Os ISRSs são agentes eficazes no tratamento de fobia social, reduzindo tanto os sintomas quanto a incapacitação. A taxa de resposta é comparável à observada com o IMAO fenelzina, o tratamento-padrão anterior. Os ISRSs são mais seguros do que o uso de IMAOs ou benzodiazepínicos.

Transtorno de estresse pós-traumático. A farmacoterapia para TEPT deve visar a sintomas específicos em três agrupamentos: revivência do trauma, esquiva e hipervigilância. Para o tratamento de longo prazo, os ISRSs parecem ter um espectro mais amplo de efeitos terapêuticos sobre agrupamentos específicos desses sintomas do que ATCs e IMAOs. A potencialização de benzodiazepínicos é útil no estado sintomático agudo. Os ISRSs estão associados com melhora acentuada de sintomas tanto intrusivos quando evitativos.

Transtorno de ansiedade generalizada. Os ISRSs podem ser úteis no tratamento de fobias específicas, do transtorno de ansiedade generalizada e do transtorno de ansiedade de separação. Uma avaliação minuciosa e individualizada é a primeira abordagem, com atenção específica à identificação de condições receptivas a farmacoterapia. Além disso, terapia cognitivo-comportamental ou outras psicoterapias podem ser acrescentadas, para maior eficácia.

Bulimia nervosa e outros transtornos alimentares

A fluoxetina é indicada para o tratamento da bulimia, que é mais bem realizado no contexto de psicoterapia. Dosagens de 60 mg/dia são significativamente mais eficazes do que 20 mg diários. Em diversos estudos bem controlados, a fluoxetina, em dosagens de 20 mg/dia, foi superior a placebo na redução da compulsão alimentar e da indução de vômito. Alguns especialistas recomendam um curso inicial de terapia cognitivo-comportamental sem farmacoterapia. Caso não haja resposta em 3 a 6 semanas, acrescenta-se a administração de fluoxetina. A duração adequada do tratamento com fluoxetina e psicoterapia não foi determinada.

A fluvoxamina não foi eficaz em nível estatisticamente significativo em um experimento duplo-cego e controlado com placebo em pacientes bulímicos internados.

Anorexia nervosa. A fluoxetina foi usada no tratamento de pacientes internados com anorexia nervosa na tentativa de controlar perturbações comórbidas do humor e sintomas obsessivo-compulsivos. Contudo, pelo menos dois estudos criteriosos, com durações de 7 e 24 meses, não conseguiram comprovar que o fármaco tenha afetado o resultado geral e a manutenção do peso. Tratamentos eficazes para anorexia incluem terapias cognitivo-comportamental, interpessoal, psicodinâmica e familiar, junto com uma tentativa com ISRSs.

Obesidade. A fluoxetina, em combinação com um programa comportamental, revelou ser apenas moderadamente benéfica para a perda de peso. Um percentual significativo de pessoas que tomam ISRSs, incluindo fluoxetina, emagrece no início, mas mais tarde pode ganhar peso. Porém, todos os ISRSs podem causar ganho de peso inicial.

Transtorno disfórico pré-menstrual. O TDPM caracteriza-se por humor debilitante e mudanças comportamentais na semana que antecede a menstruação que interferem no funcionamento normal. Relatou-se que sertralina, paroxetina, fluoxetina e fluvoxamina reduzem os sintomas desse transtorno. Experimentos controlados de fluoxetina e sertralina administrados durante o ciclo ou apenas durante a fase lútea (o período de duas semanas entre ovulação e menstruação) mostraram que as duas programações são igualmente eficazes.

Uma observação adicional, cuja relevância não foi determinada, foi a associação de fluoxetina com a alteração da duração do período menstrual em mais de quatro dias, seja prolongando-o, seja abreviando-o. Os efeitos dos ISRSs sobre o ciclo menstrual são pouco conhecidos e podem justificar monitoramento criterioso em mulheres em idade fértil.

Usos alternativos à indicação

Ejaculação precoce. Os efeitos antiorgásmicos dos ISRSs os tornam úteis como tratamento para homens com ejaculação precoce. Eles permitem que a relação sexual seja significativamente mais duradoura, e foi relatado que melhoram a satisfação sexual em casais nos quais o homem tem ejaculação precoce. Comprovou-se a eficácia de fluoxetina e sertralina para esse propósito.

Parafilias. Os ISRSs podem reduzir o comportamento obsessivo-compulsivo em pessoas com parafilias. Eles diminuem o tempo médio diário passado em fantasias, anseios e atividades sexuais não convencionais. Evidências sugerem uma maior resposta para obsessões sexuais do que para o comportamento parafílico.

Autismo. Comportamento obsessivo-compulsivo, baixo relacionamento social e agressividade são características autistas que podem responder a agentes serotonérgicos, como ISRSs e clomipramina. Demonstrou-se, em experimentos controlados e abertos, que sertralina e fluvoxamina moderam agressividade, comportamento autolesivo, comportamentos repetitivos, algum grau de retardo de linguagem e (raramente) ausência de relacionamento social em adultos com transtornos do espectro autista. A fluoxetina tem sido considerada eficaz para características de autismo em crianças, adolescentes e adultos.

Precauções e reações adversas

Os efeitos colaterais dos ISRSs devem ser considerados em termos de início, duração e gravidade. Por exemplo, náusea e agitação ocorrem no início e geralmente são efeitos leves e limitados pelo tempo. Embora os ISRSs compartilhem perfis de efeitos colaterais comuns, cada fármaco dessa classe pode causar um índice mais elevado ou representar um risco mais grave de determinados efeitos colaterais, dependendo do paciente.

Disfunção sexual

Todos os ISRSs causam disfunção sexual, sendo este o efeito adverso mais comum desses medicamentos associado ao tratamento prolongado. Sua incidência é estimada em 50 a 80%. As queixas mais frequentes são de anorgasmia, inibição do orgasmo e redução da libido. Alguns estudos sugerem que a disfunção sexual esteja relacionada à dose, o que não foi estabelecido em definitivo. Diferentemente da maioria dos outros efeitos adversos dos ISRSs, a inibição sexual raramente se resolve nas primeiras semanas de uso e em geral continua enquanto o fármaco é administrado. Em alguns casos, pode haver melhora com o decorrer do tempo.

Existem várias estratégias para combater a disfunção sexual induzida por ISRSs, e nenhuma teve sua eficiência comprovada. Alguns relatos sugerem reduzir a dosagem ou acrescentar bupropiona ou anfetamina. Existem descrições de tratamento bem-sucedido dessa disfunção com agentes como sildenafila, que é usada para tratar disfunção erétil. Por fim, é possível que o paciente precise trocar para outro antidepressivo que não interfira no funcionamento sexual, como mirtazapina ou bupropiona.

Efeitos adversos gastrintestinais

Efeitos colaterais gastrintestinais (GI) são muito comuns e mediados, em grande parte, pelos efeitos sobre os receptores serotonérgicos 5-HT$_3$. As queixas GI mais frequentes são náusea, diarreia, anorexia, vômito, flatulência e dispepsia. Sertralina e fluvoxamina produzem os sintomas GI mais intensos. A paroxetina de liberação retardada, em comparação com a apresentação de liberação imediata, apresenta efeitos colaterais GI menos intensos durante a primeira semana de tratamento. Contudo, a paroxetina, devido a sua atividade anticolinérgica, frequentemente causa constipação. Náusea e fezes moles costumam estar relacionadas à dose e são passageiras e em geral se resolvem em algumas semanas. Por vezes, flatulência e diarreia persistem, sobretudo durante o tratamento com sertralina. Anorexia inicial também pode ocorrer e é mais comum com fluoxetina. Perda de apetite e de peso induzida por ISRSs começa assim que o fármaco é administrado e atinge o auge em 20 semanas, depois das quais o peso em geral retoma o padrão inicial. Até um terço das pessoas medicadas com ISRSs ganha peso, às vezes mais de 9 kg. Esse efeito é mediado por um mecanismo metabólico, por aumento do apetite, ou ambos. Ele ocorre gradativamente e costuma ser resistente a dietas e a regimes de exercícios. A paroxetina está associada a um ganho de peso mais frequente, rápido e pronunciado do que os outros ISRSs, de modo especial entre mulheres jovens.

Efeitos cardiovasculares

Todos os ISRSs podem prolongar o intervalo QT em pessoas saudáveis e podem causar síndrome de QT prolongado induzido por fármacos, especialmente quando tomados em superdose. O risco de prolongamento QTc aumenta quando um antidepressivo e um antipsicótico são usados em combinação, uma prática cada vez mais comum. O citalopram destaca-se como o ISRS com maior efeito sobre os intervalos QT. Um estudo para avaliar os efeitos de doses de 20 e 60 mg de citalopram sobre o intervalo QT em adultos, comparados com placebo, encontrou um prolongamento médio máximo nos intervalos QT individualmente corrigidos de 8,5 milissegundos (ms) para 20 mg de citalopram e 18,5 ms para 60 mg. No caso de 40 mg, o prolongamento do intervalo QT corrigido foi estimado em 12,6 ms. Com base nesses achados, a FDA divulgou a seguinte recomendação referente ao uso de citalopram:

- Para pacientes com prejuízo hepático, com idade superior a 60 anos, que são metabolizadores lentos de CYP 2C19 ou que estejam tomando cimetidina concomitantemente, 20 mg diários é a dose máxima recomendada
- Não mais receitar doses superiores a 40 mg/dia.
- Não usar em pacientes com síndrome de QT longo congênita.
- Corrigir hipocalemia e hipomagnesemia antes da administração de citalopram.
- Monitorar eletrólitos conforme indicação clínica.
- Considerar eletrocardiogramas mais frequentes em pacientes com falência cardíaca congestiva e bradiarritmias ou naqueles com medicamentos concomitantes que prolonguem o intervalo QT.

O fato de o citalopram apresentar um maior risco de causar anormalidades fatais de ritmo foi confirmado em uma análise de 469 admissões de envenenamento por ISRS. Assim, o paciente deve ser orientado a entrar imediatamente em contato com o médico que receitou o fármaco se experimentar sinais e sintomas de frequência cardíaca ou ritmo anormal durante o tratamento com esse medicamento.

Observou-se um pequeno efeito da vilazodona (20, 40, 60 e 80 mg) sobre o intervalo QTc. O limite superior do intervalo de confiança de 90% para o maior intervalo de QTc corrigido pelos valores de parâmetro e ajustado por placebo ficou abaixo de 10 ms, com base no método de correção individual (QTcI), ficando abaixo do limiar para preocupação clínica. Contudo, não se sabe se 80 mg é uma quantidade representativa de condição de alta exposição clínica.

O médico deve considerar se os benefícios da terapia de privação de andrógenos superam os riscos potenciais de tratar pacientes que têm câncer de próstata com ISRSs, já que reduções em níveis de andrógenos podem causar prolongamento do intervalo QTc.

Dextrometorfano/quinidina está disponível como tratamento para afeto pseudobulbar, que é definido por episódios involuntários, repentinos e frequentes de riso ou choro que geralmente são desproporcionais ou inadequados à situação. A quinidina, que pode prolongar o intervalo QT, é um inibidor potente de CYP 2D6. Ela não deve ser usada com outros medicamentos que prolonguem esse intervalo e que sejam metabolizados por CYP 2D6. Esse fármaco deve ser usado com cautela com qualquer tipo de medicamento que prolongue o intervalo QT e iniba CYP 3A4, de modo especial em pacientes com doença cardíaca.

O uso anterior ao parto de ISRSs, às vezes, é associado a prolongamento do intervalo QTc em neonatos expostos. Em uma análise de 52 recém-nascidos expostos a ISRSs no período imediatamente anterior ao parto e de 52 sujeitos-controle compatibilizados, o intervalo QTc médio foi bem mais longo no grupo de recém-nascidos expostos a antidepressivos, em comparação com os sujeitos-controle. Um total de 5 (10%) dos recém-nascidos que sofreram exposição a ISRSs apresentaram um intervalo QTc acentuadamente prolongado (superior a 460 ms), em comparação com nenhum dos recém-nascidos não expostos. O intervalo QTc mais longo observado entre recém-nascidos expostos foi de 543 ms. Todas as anormalidades de repolarização associadas a fármacos normalizaram nos traçados eletrocardiográficos subsequentes.

Cefaleias

A incidência de cefaleia em experimentos com ISRSs foi de 18 a 20%, apenas 1 ponto percentual mais alto do que o índice de placebo. A fluoxetina é o fármaco com maior probabilidade de causá-la. No entanto, todos os ISRSs são profilaxia eficaz contra enxaqueca e cefaleias tensionais em várias pessoas.

Efeitos adversos do sistema nervoso central

Ansiedade. A fluoxetina pode causar ansiedade, em especial nas primeiras semanas de tratamento. Contudo, esses efeitos iniciais costumam dar lugar a uma redução geral na ansiedade após algumas semanas. Aumento da ansiedade é causado com frequência consideravelmente menor por paroxetina e escitalopram, os quais podem ser melhores opções caso se deseje sedação, como em transtornos mistos de ansiedade e depressão.

Insônia e sedação. O principal efeito que os ISRSs exercem na área de insônia e sedação é a melhora do sono resultante do tratamento de depressão e ansiedade. Todavia, até 25% das pessoas que os utilizam identificam problemas em dormir, sonolência excessiva ou fadiga irresistível. A fluoxetina é o ISRS com maior probabilidade de causar insônia, motivo pelo qual é tomada pela manhã. Sertralina e fluvoxamina têm quase a mesma probabilidade de causar tanto insônia quanto sonolência, e citalopram, e especialmente paroxetina com frequência causam sonolência. O escitalopram tem mais chances de interferir no sono do que seu isômero citalopram. Algumas pessoas se beneficiam ao tomar sua dose de ISRS antes de ir para a cama, mas outras preferem tomá-la pela manhã. A insônia induzida por esses fármacos pode ser tratada com benzodiazepínicos, trazodona (o clínico deve explicar o risco de priapismo) ou outros medicamentos sedativos. A sonolência significativa induzida por ISRSs muitas vezes exige a troca para outro agente similar ou bupropiona.

Outros efeitos sobre o sono. Muitas pessoas medicadas com ISRSs relatam se lembrar de sonhos ou pesadelos extremamente vívidos. Descrevem ter o sono "movimentado". Outros efeitos sobre o sono causados pelos ISRSs incluem bruxismo, pernas inquietas, mioclonia noturna e sudorese.

Embotamento emocional. É um efeito colateral associado ao uso crônico de ISRSs que passa despercebido, mas é frequente. Pacientes relatam uma incapacidade de chorar em reação a situações emotivas, uma sensação de apatia ou indiferença ou uma restrição na intensidade das experiências emocionais. Esse efeito colateral costuma levar à descontinuação do tratamento, mesmo quando os fármacos proporcionam alívio da depressão ou da ansiedade.

Bocejos. A observação clínica intensa de pacientes medicados com ISRSs revela aumento de bocejos. Esse efeito colateral não reflete fadiga nem má qualidade do sono noturno, mas o resultado dos efeitos desses medicamentos sobre o hipotálamo.

Convulsões. Foram verificadas convulsões em 0,1 a 0,2% dos pacientes tratados com ISRSs, uma incidência comparável à relatada com outros antidepressivos que não é significativamente diferente do observado com placebo. Elas são mais frequentes nas doses mais elevadas dos fármacos (p. ex., fluoxetina 100 mg ou mais ao dia).

Sintomas extrapiramidais. Raramente os ISRSs podem causar acatisia, distonia, tremor, rigidez da roda dentada, torcicolo, opistótono, transtornos da marcha e bradicinesia. Casos raros de discinesia tardia foram relatados. Algumas pessoas com doença de Parkinson bem controlada podem experimentar agravamento agudo de seus sintomas motores quando tomam ISRSs.

Efeitos anticolinérgicos

A paroxetina apresenta atividade anticolinérgica leve que causa boca seca, constipação e sedação dose-dependente. Ainda assim, a maioria das pessoas medicadas com esse fármaco não experimenta efeitos adversos anticolinérgicos. Outros ISRSs são associados a boca seca, mas esse efeito não é mediado por atividade muscarínica.

Efeitos adversos hematológicos

Os ISRSs podem causar prejuízo funcional da agregação de plaquetas, mas não uma redução em sua quantidade. A facilidade de aparecimento de equimoses e sangramento excessivo ou prolongado manifesta esse efeito farmacológico. Quando o paciente exibe esses sinais, deve ser realizado um teste de tempo de sangramento. Sugere-se monitoramento especial quando o paciente usa um ISRS em conjunto com anticoagulantes ou aspirina. O uso concomitante de ISRSs com fármacos anti-inflamatórios não esteroides (AINEs) está associado a aumento significativo do risco de sangramento gástrico. Em casos nos quais essa combinação é necessária, o uso de inibidores da bomba de prótons deve ser considerado.

Perturbações da glicose e de eletrólitos

Os ISRSs podem reduzir acentuadamente as concentrações de glicose, portanto, pacientes diabéticos devem ser monitorados com atenção. O uso de longo prazo pode estar associado a aumento dos níveis glicêmicos, embora ainda precise ser comprovado que seja resultado de um efeito farmacológico. É possível que usuários de antidepressivos apresentem outras características que elevem sua probabilidade de desenvolver diabetes ou tenham tendência a ser diagnosticados com diabetes ou outra condição clínica por estarem em tratamento para depressão.

Casos de hiponatremia associada a ISRSs e de síndrome da secreção inapropriada do hormônio antidiurético foram observados em alguns pacientes, sobretudo entre os mais velhos ou que são tratados com diuréticos.

Reações endócrinas e alérgicas

Os ISRSs podem aumentar os níveis de prolactina e causar hipertrofia mamária e galactorreia tanto em homens quanto em mulheres. Alterações nas mamas são reversíveis com a descontinuação do fármaco, mas isso pode levar vários meses para ocorrer.

Diversos tipos de erupções surgem em cerca de 4% dos pacientes. Em um pequeno subconjunto destes, a reação alérgica pode se generalizar e envolver o sistema pulmonar, resultando, raramente, em dano decorrente de fibrose e dispneia. É possível que o tratamento com ISRSs precise ser descontinuado em pacientes com erupções relacionadas ao fármaco.

Síndrome serotonérgica

A administração concomitante de um ISRS e um IMAO, L-triptofano, ou lítio pode elevar as concentrações plasmáticas de serotonina a níveis tóxicos e provocar um conjunto de sintomas denominado *síndrome serotonérgica*. Essa síndrome grave e possivelmente fatal de superestimulação serotonérgica compreende, em ordem de aparecimento à medida que a condição se agrava: (1) diarreia; (2) inquietação; (3) agitação extrema, hiper-reflexia e instabilidade autonômica com possíveis oscilações rápidas dos sinais vitais; (4) mioclonia, convulsões, hipertermia, tremor incontrolável e rigidez; e (5) *delirium*, coma, estado epiléptico, colapso cardiovascular e morte.

O tratamento dessa síndrome consiste em remover os agentes causadores e imediatamente instituir cuidados abrangentes de apoio com nitroglicerina, ciproeptadina, metisergida, cobertores de resfriamento, clorpromazina, dantroleno, benzodiazepínicos, anticonvulsivantes, ventilação mecânica e agentes paralisantes.

Sudorese

Alguns pacientes experimentam transpiração enquanto são tratados com ISRSs. Ela não é relacionada à temperatura ambiente. A sudorese noturna pode encharcar os lençóis e exigir a troca da roupa de dormir. A terazosina, 1 ou 2 mg ao dia, costuma ter um efeito fantástico para combater a sudorese.

Superdose

As reações adversas associadas à superdose da vilazodona em doses de 200 a 280 mg, conforme observado em experimentos clínicos, incluíram síndrome serotonérgica, letargia, inquietação, alucinações e desorientação.

Abstinência de inibidores seletivos da recaptação de serotonina

A súbita descontinuação do uso de ISRSs, especialmente daqueles com meia-vida mais curta, como paroxetina ou fluvoxamina, foi associada a uma síndrome de abstinência que pode incluir tontura, fraqueza, náusea, cefaleia, depressão de rebote, ansiedade, insônia, má concentração, sintomas do aparelho respiratório superior, parestesias e sintomas semelhantes a enxaqueca. Via de regra, essa síndrome não surge antes de pelo menos seis semanas de tratamento e em geral se resolve de forma espontânea em três semanas. Pessoas que experimentaram efeitos adversos transitórios nas primeiras semanas da medicação com um ISRS têm mais chances de experimentar sintomas de descontinuação.

A fluoxetina é o ISRS com menor probabilidade de estar associado a essa síndrome, porque a meia-vida de seu metabólito é superior a uma semana, e ele se autorreduz gradativamente. Por isso, ela é usada em alguns casos para tratar a síndrome de descontinuação causada pela interrupção do uso de outros ISRSs. Ainda assim, uma síndrome de abstinência retardada e atenuada também ocorre com esse fármaco.

INTERAÇÕES MEDICAMENTOSAS

Os ISRSs não interferem na maioria dos outros fármacos. Uma síndrome serotonérgica (Tab. 29.28-3) pode se desenvolver com a administração concomitante com IMAOs, L-triptofano, lítio ou outros antidepressivos que inibem a recaptação de serotonina. Fluoxetina, sertralina e paroxetina podem elevar as concentrações plasmáticas de ATCs e causar toxicidade clínica. Uma série de interações farmacocinéticas potenciais foi descrita com base em análises *in vitro* das enzimas CYP, mas interações clinicamente relevantes são raras. Os ISRSs que inibem CYP 2D6 podem interferir nos efeitos analgésicos de hidrocodona e oxicodona. Esses fármacos também podem reduzir a eficácia do tamoxifeno. O uso combinado de ISRSs e AINEs aumenta o risco de sangramento gástrico.

Os ISRSs, em particular a fluvoxamina, não devem ser usados com clozapina, porque elevam as concentrações desta e aumentam o risco de convulsão. Os ISRSs podem aumentar a duração e a gravidade dos efeitos colaterais induzidos por zolpidem, incluindo alucinações.

Fluoxetina

A fluoxetina pode ser administrada com fármacos tricíclicos, mas o clínico deve usar baixas dosagens destes. Visto que é metabolizada pela enzima hepática CYP 2D6, a fluoxetina pode interferir no metabolismo de outros fármacos em 7% da população que apresenta uma isoforma ineficaz dessa enzima, os chamados metabolizadores lentos. A fluoxetina pode deixar o metabolismo mais lento de carbamazepina, de agentes antineoplásicos, de diazepam e de fenitoína. Descreveram-se interações medicamentosas com fluoxetina que podem afetar os níveis plasmáticos de benzodiazepínicos, antipsicóticos e lítio. A fluoxetina e outros ISRSs podem interagir com a varfarina, aumentando o risco de sangramento e de equimose.

TABELA 29.28-3
Sintomas da síndrome serotonérgica

Diarreia	Mioclonia
Diaforese	Reflexos hiperativos
Tremor	Desorientação
Ataxia	Labilidade do humor

Sertralina

A sertralina pode deslocar a varfarina das proteínas plasmáticas e aumentar o tempo de protrombina. Dados sobre interações medicamentosas com sertralina oferecem respaldo a um perfil de modo geral semelhante ao da fluoxetina, embora a sertralina não interaja de forma tão forte com a enzima CYP 2D6.

Paroxetina

A paroxetina tem um risco mais elevado de interações medicamentosas do que a fluoxetina ou a sertralina, porque é um inibidor mais potente da enzima CYP 2D6. A cimetidina pode aumentar a concentração da sertralina e da paroxetina, e o fenobarbital e a fenitoína podem reduzir a concentração da paroxetina. Devido ao potencial para interferência na enzima CYP 2D6, a coadministração da paroxetina com outros antidepressivos, fenotiazinas e fármacos antiarrítmicos deve ser executada com cautela. A paroxetina pode aumentar o efeito anticoagulante da varfarina. A coadministração de paroxetina e tramadol pode precipitar síndrome serotonérgica em idosos.

Fluvoxamina

Entre os ISRSs, a fluvoxamina parece apresentar o maior risco de interações medicamentosas. Ela é metabolizada pela enzima CYP 3A4, a qual pode ser inibida por cetoconazol. A fluvoxamina pode aumentar a meia-vida de alprazolam, triazolam e diazepam e não deve ser coadministrada com esses agentes. A fluvoxamina pode triplicar os níveis de teofilina e duplicar os níveis de varfarina, com consequências clínicas importantes; portanto, os níveis séricos desses dois fármacos devem ser monitorados atentamente, e as doses, ajustadas de acordo. A fluvoxamina eleva as concentrações e pode aumentar a atividade de clozapina, carbamazepina, metadona, propranolol e diltiazem. Ela não tem interações significativas com lorazepam nem digoxina.

Citalopram

O citalopram não é um inibidor potente de nenhuma enzima CYP. A administração concomitante de cimetidina aumenta as concentrações de citalopram em cerca de 40%. Esse agente não afeta de forma significativa o metabolismo de digoxina, lítio, varfarina, carbamazepina e imipramina nem tem seu metabolismo significativamente afetado por esses fármacos. O citalopram duplica as concentrações plasmáticas do metoprolol, o que, em geral, não tem efeito sobre a pressão arterial nem sobre a frequência cardíaca. Dados sobre a coadministração de citalopram e inibidores potentes de CYP 3A4 ou CYP 2D6 não estão disponíveis.

Escitalopram

O escitalopram é um inibidor moderado de CYP 2D6, e foi demonstrado que eleva de forma relevante as concentrações de desipramina e metoprolol.

Vilazodona

A dose da vilazodona deve ser reduzida para 20 mg quando coadministrada com inibidores potentes de CYP 3A4. O uso concomitante com indutores de CYP 3A4 pode resultar em concentrações farmacológicas inadequadas e reduzir sua eficácia. O efeito desses indutores sobre a exposição sistêmica da vilazodona não foi avaliado.

INTERFERÊNCIAS LABORATORIAIS

Os ISRSs não interferem em testes laboratoriais.

DOSAGEM E DIRETRIZES CLÍNICAS

Fluoxetina

A fluoxetina está disponível em cápsulas de 10 e 20 mg, em um comprimido de 10 mg fracionado, em uma cápsula de revestimento entérico de 90 mg para administração semanal e como concentrado oral (20 mg/5 mL). Também é comercializada como Sarafem* para TDPM. Para depressão, a dosagem inicial costuma ser de 10 ou 20 mg VO todos os dias, normalmente administrada pela manhã, porque insônia é um de seus possíveis efeitos adversos. Ela deve ser administrada com alimentos, para reduzir a possibilidade de náusea. As meias-vidas longas do fármaco e de seu metabólito contribuem para um período de quatro semanas até a obtenção de concentrações de estado de equilíbrio. Uma dose alta de 20 mg costuma ser eficaz para depressão. A dosagem máxima recomendada pelo fabricante é de 80 mg diários. Para reduzir os efeitos colaterais iniciais de ansiedade e inquietação, alguns clínicos iniciam o uso desse medicamento em 5 a 10 mg/dia, seja com o comprimido fracionado de 10 mg, seja com a preparação líquida. De forma alternativa, devido à longa meia-vida da fluoxetina, seu uso pode ser iniciado com uma programação de administração em dias alternados. Sua dosagem (e de outros ISRSs) eficaz em outras indicações pode ser diferente da dosagem em geral usada para depressão.

Sertralina

A sertralina é encontrada em comprimidos fracionados de 25, 50 e 100 mg. Para o tratamento inicial de depressão, seu uso deve começar com uma dosagem de 50 mg uma vez ao dia. Para limitar os efeitos GI, alguns clínicos iniciam com 25 mg/dia e aumentam para 50 mg diários após três semanas. Pacientes que não respondem depois de 1 a 3 semanas podem se beneficiar de aumentos de dosagem de 50 mg a cada semana até um máximo de 200 mg administrados uma vez ao dia. A sertralina pode ser tomada pela manhã ou à noite, sendo que, após as refeições, pode reduzir os efeitos adversos gastrintestinais. O concentrado oral de sertralina (1 mL = 20 mg) apresenta teor alcoólico de 12% e deve ser diluído antes do uso. Com a finalidade de tratar transtorno de pânico, deve ser iniciada em 25 mg para reduzir o risco de provocar um ataque de pânico.

Paroxetina

A paroxetina de liberação imediata é fornecida em comprimidos fracionados de 20 mg, em comprimidos não fracionados de 10, 30 e 40 mg e na forma de suspensão de 10 mg/5 mL sabor laranja. Seu uso para o tratamento da depressão normalmente inicia com uma dosagem de 10 ou 20 mg/dia. Um aumento na dosagem deve ser considerado quando uma resposta adequada não for observada após 1 a 3 semanas. Nesse momento, o clínico pode começar a titulação de aumento da dose em incrementos de 10 mg em intervalos semanais até um máximo de 50 mg diários. Pessoas que experimentam perturbação gastrintestinal podem tirar proveito da administração do fármaco com alimentos. A paroxetina pode ser tomada inicialmente como dose única diária à noite, e dosagens mais altas podem ser divididas em duas doses ao dia.

Uma formulação de liberação retardada do medicamento, paroxetina CR, está disponível em comprimidos de 12,5, 25 e 37,5 mg. As dosagens iniciais de paroxetina CR são de 25 mg/dia para depressão e de 12,5 mg/dia para transtorno de pânico.

---

* N. de R. T. Medicamento não disponível no Brasil.

A paroxetina é o ISRS com maior probabilidade de produzir uma síndrome de descontinuação, porque as concentrações plasmáticas diminuem rapidamente na ausência de dosagem contínua. Para limitar o desenvolvimento de sintomas de abstinência, sua interrupção deve ser lenta e gradual, com reduções na dosagem a cada 2 a 3 semanas.

Fluvoxamina

A fluvoxamina é o único ISRS não aprovado pela FDA como antidepressivo. Ela é indicada para transtorno de ansiedade social e TOC. Está disponível em comprimidos não fracionados de 25 mg e em comprimidos fracionados de 50 e 100 mg. A faixa de dosagem diária eficaz é de 50 a 300 mg/dia. Normalmente, a dosagem inicial é de 50 mg uma vez ao dia na hora de dormir durante a primeira semana; depois disso, ela pode ser ajustada conforme os efeitos adversos e a resposta clínica. Dosagens acima de 100 mg diários podem ser divididas em duas doses ao dia. Uma redução temporária na dosagem ou titulação mais lenta para aumento podem ser necessárias se houver náusea no decorrer das primeiras duas semanas de terapia. Embora a fluvoxamina também possa ser administrada como uma única dose à noite, para reduzir seus efeitos adversos, sua meia-vida breve pode levar a abstinência entre doses. Uma fórmula de liberação prolongada está disponível em potências de 100 e 150 mg. Todas as apresentações de fluvoxamina devem ser ingeridas com alimentos, sem mastigar o comprimido. Sua interrupção repentina pode causar síndrome de descontinuação devido a sua meia-vida breve.

Citalopram

O citalopram é apresentado em comprimidos fracionados de 20 e 40 mg e na forma líquida (10 mg/5 mL). A dosagem inicial mais frequente é de 20 mg/dia durante a primeira semana, depois sendo normalmente aumentada para 40 mg diários. No caso de idosos ou de pessoas com prejuízo hepático, recomendam-se 20 mg/dia, com aumento para 40 mg/dia apenas se não houver resposta com 20 mg diários. Os comprimidos devem ser tomados uma vez ao dia, pela manhã ou à noite, com ou sem alimentos.

Escitalopram

O escitalopram está disponível na forma de comprimidos fracionados de 10 e 20 mg e também como solução oral em concentração de 5 mg/5 mL. Sua dosagem recomendada é de 10 mg/dia. Em experimentos clínicos, não foi percebido benefício adicional com o uso de 20 mg diários.

Vilazodona

A vilazodona é fornecida na forma de comprimidos de 10, 20 e 40 mg. A dose terapêutica recomendada é de 40 mg uma vez ao dia. O tratamento deve ser gradual, começando com uma dose inicial de 10 mg/dia durante sete dias e então aumentando para 40 mg uma vez ao dia. A vilazodona deve ser ingerida com alimentos. Caso seja tomada sem alimentos, podem resultar concentrações farmacológicas inadequadas, e a eficácia do fármaco é reduzida. Esse fármaco não tem seu uso aprovado em crianças. Sua segurança e efetividade em pacientes pediátricos não foram estudadas. Não se recomenda ajuste na dose com base na faixa etária nem em pessoas com prejuízo hepático leve ou moderado. Não há estudos sobre esse medicamento em pacientes com prejuízo hepático grave. Também não é aconselhado ajustar a dose em indivíduos com prejuízo renal leve, moderado ou grave.

Gestação e amamentação

Com a exceção da paroxetina, os ISRSs são seguros durante a gestação quando considerados necessários para o tratamento da mãe. Não há dados controlados com seres humanos quanto ao uso da vilazodona nessa situação, nem sobre as concentrações desse fármaco no leite materno. Foi observado prolongamento temporário do intervalo QTc em recém-nascidos cujas mães foram tratadas com um ISRS durante a gestação.

Perda de eficácia

Alguns pacientes relatam uma resposta reduzida ou perda total de resposta a ISRSs com recorrência de sintomas depressivos mesmo permanecendo com a dose total da medicação. O mecanismo exato dessa falta de reação (*poop out*: quando o medicamento psicotrópico para de funcionar) é desconhecido, mas o fenômeno é bastante real. Possíveis manejos para a atenuação da resposta a ISRSs incluem aumentar ou reduzir a dosagem, interromper lenta e gradativamente o uso do fármaco e, então, retomá-lo, trocar para outro antidepressivo ISRS ou para um antidepressivo de outra classe e promover potencialização com bupropiona ou outro agente potencializador.

Vortioxetina

A vortioxetina funciona principalmente como um inibidor da recaptação de serotonina (5-HT), mas apresenta um perfil farmacológico mais complexo do que os outros ISRSs. Ela também age como agonista nos receptores de 5-HT_{1A}, um agonista parcial nos receptores de 5-HT_{1B} e antagonista nos receptores de 5-HT_3, 5-HT_{1D} e 5-HT_7. A contribuição de cada uma dessas atividades para o efeito antidepressivo não foi estabelecida, mas ela é o único composto com essa combinação de ações farmacodinâmicas.

Os efeitos colaterais observados durante os experimentos incluem náusea, constipação e vômito, mas não estão restritos a eles.

A dose inicial recomendada é de 10 mg administrados VO uma vez ao dia independentemente de refeições. A dose deve, então, ser aumentada para 20 mg/dia, conforme for tolerada. Uma dose de 5 mg/dia deve ser considerada para pacientes que não toleram doses mais altas.

A dose máxima recomendada é de 10 mg diários em pessoas com perfil de metabolizadores lentos de CYP 2D6. A redução da dose pela metade é sugerida quando o paciente estiver recebendo um inibidor potente dessa enzima (p. ex., bupropiona, fluoxetina, paroxetina ou quinidina) ao mesmo tempo. Deve-se considerar o aumento da dose original em pacientes que interromperem o uso de indutores de CYP (p. ex., rifampina, carbamazepina ou fenitoína). Isso é particularmente importante quando um indutor potente de CYP for coadministrado durante um período superior a 14 dias. A dose máxima recomendada não deve ultrapassar o triplo da dose original. Quando o indutor for descontinuado, a dose da vortioxetina deve ser reduzida ao nível original no período de 14 dias.

Embora esse medicamento possa ser interrompido subitamente, nos experimentos controlados com placebo, os pacientes experimentaram reações adversas temporárias, como cefaleia e tensão muscular, após a descontinuação repentina da vortioxetina 15 mg ou 20 mg diários. Para evitar essas reações adversas, recomenda-se que a dose seja reduzida para 10 mg/dia durante uma semana antes da interrupção total do fármaco naquelas dosagens.

Ela está disponível em comprimidos de 5, 10, 15 e 20 mg.

REFERÊNCIAS

Ashton AK, Longdon MC. SSNRI-induced, dose dependent, nonmenstrual, vaginal spotting and galactorrhea accompanied by prolactin elevation (Letter). *Am J Psychiatry*. 2007;164:1121.

Baldessarini RJ, Pompili M, Tondo L. Suicidal risk in antidepressant drug trials. *Arch Gen Psychiatry*. 2006;63:246.

Barbui C, Esposito E, Cipriani A. Selective serotonin reuptake inhibitors and risk of suicide: A systematic review of observational studies. *CMAJ*. 2009;180:291.

Chambers CD, Hernandez-Diaz S, Van Marter LJ, Werler MM, Louik C. Selective serotonin-reuptake inhibitors and risk of persistent pulmonary hypertension of the newborn. *N Engl J Med*. 2006;354:579.

Cipriani A, Barbui C, Brambilla P, Furukawa TA, Hotopf M. Are all antidepressants really the same? The case of fluoxetine: A systematic review. *J Clin Psychiatry*. 2006;67:850.

Cipriani A, Furukawa TA, Salanti G, Geddes JR, Higgins JPT. Comparative efficacy and acceptability of 12 new-generation antidepressants: A multiple-treatments meta-analysis. *Lancet*. 2009;373:746.

Clayton A, Kornstein S, Prakash A, Mallinckrodt C, Wohlreich M. Changes in sexual functioning associated with duloxetine, escitalopram, and placebo in the treatment of patients with major depressive disorder. *J Sex Med*. 2007;4:917.

Cohen LS, Altshuler LL, Harlow BL, Nonacs R, Newport DJ. Relapse of major depression during pregnancy in women who maintain or discontinue antidepressant treatment. *JAMA*. 2006;295:499.

Couturier J, Sy A, Johnson N, Findlay S. Bone mineral density in adolescents with eating disorders exposed to selective serotonin reuptake inhibitors. *Eat Disord*. 2013;21(3):238.

Cowen P, Sherwood AC. The role of serotonin in cognitive function: Evidence from recent studies and implications for understanding depression. *J Psychopharmacol*. 2013;27(7):575.

Diem SJ, Blackwell TL, Stone KL, Yaffe K, Haney EM. Use of antidepressants and rates of hip bone loss in older women: The study of osteoporotic fractures. *Arch Intern Med*. 2007;167:1240.

Glassman AH, O'Connor CM, Califf RM, Swedberg K, Schwartz P. Association of low bone mineral density with selective serotonin reuptake inhibitor use by older men. *Arch Intern Med*. 2007;167(12):1246.

Hu X-Z, Rush AJ, Charney D, Wilson AF, Sorant AJM. Association between a functional serotonin transporter promoter polymorphism and citalopram treatment in adult outpatients with major depression. *Arch Gen Psychiatry*. 2007;64:783.

Looper KL. Potential medical and surgical complications of serotonergic antidepressant medications. *Psychosomatics*. 2007;48:1.

Nurnberg GH, Hensley PL, Heiman JR, Croft HA, Debattista C. Sildenafil treatment of women with antidepressant-associated sexual dysfunction: A randomized controlled trial. *JAMA*. 2008;300:395.

Sussman N. Selective serotonin reuptake inhibitors. In: Sadock BJ, Sadock VA, Ruiz P, eds. *Kaplan & Sadock's Comprehensive Textbook of Psychiatry*. 9th ed. Vol. 2. Philadelphia: Lippincott Williams & Wilkins; 2009:3190.

Thase ME, Haight BR, Richard N, Rockett CB, Mitton M. Remission rates following antidepressant therapy with bupropion or selective reuptake inhibitors: A meta-analysis of original data from 7 randomized controlled trials. *J Clin Psychiatry*. 2005;66:974.

Trivedi MH, Rush AJ, Wisniewski SR, Nierenberg AA, Warden D, STAR*D Study Team. Evaluation of outcomes with citalopram for depression using measurement-based care in STAR*D: Implications for clinical practice. *Am J Psychiatry*. 2006;163:28.

Weissman AM, Levy BT, Hartz, AJ, Bentler S, Donohue M. Pooled analysis of antidepressant levels in lactating mothers, breast milk, and nursing infants. *Am J Psychiatry*. 2004;161:1066.

▲ 29.29 Antagonistas de serotonina e dopamina e fármacos de ação similar (antipsicóticos de segunda geração ou atípicos)

Os antagonistas de serotonina e dopamina (ASDs), também conhecidos como fármacos antipsicóticos de segunda geração ou atípicos, são um grupo de medicamentos farmacologicamente diferentes que suplantaram em grande parte o uso de antagonistas dos receptores de dopamina mais antigos (ARDs). O termo *atípicos* é usado porque esses fármacos diferem quanto a seu perfil de efeitos colaterais, de forma mais específica um risco menor de efeitos colaterais extrapiramidais (SEP), e apresentam espectros de ação mais amplos do que os ARDs. Diferentemente dos primeiros fármacos antipsicóticos, os ASDs têm efeitos significativos sobre ambos os sistemas, dopaminérgico e serotonérgico. Sua farmacologia é complexa, e cada medicamento incluído nesse grupo provoca múltiplos efeitos sobre os neurotransmissores. Todos os ASDs são indicados para o tratamento da esquizofrenia. A maioria desses antipsicóticos de segunda geração também recebeu aprovação como monoterapia ou terapia auxiliar no tratamento do transtorno bipolar. Alguns foram aprovados como adjuntos para o tratamento da depressão maior.

Até 2013, um total de 10 fármacos antipsicóticos de segunda geração havia sido aprovado pela FDA. São eles: risperidona, risperidona IM de ação prolongada, olanzapina, olanzapina para suspensão injetável de liberação prolongada, quetiapina, quetiapina XR, ziprasidona, aripiprazol, paliperidona, palmitato de paliperidona, asenapina, lurasidona, iloperidona e clozapina.

Ainda se discute se há ou não uma melhora geral de tolerabilidade dos ASDs em relação aos ARDs. Embora haja uma melhora em relação a um risco menor, mas não ausente, de SEP, a maior parte dos medicamentos desse grupo frequentemente produz ganho de peso substancial, o que aumenta o potencial para desenvolvimento de diabetes melito. Olanzapina e clozapina parecem ser responsáveis pelo maior número de casos de ganho de peso e de diabetes melito induzidos por fármacos. Os outros agentes representam um risco menor desses efeitos colaterais. Ainda assim, a FDA exigiu que todos os ASDs exibam um alerta na embalagem de que pacientes medicados com eles devem ser monitorados com atenção, recomendando que os seguintes fatores sejam considerados em todos os que receberem receita de antipsicóticos de segunda geração:

1. história pessoal e familiar de obesidade, diabetes, dislipidemia, hipertensão e doença cardiovascular;
2. peso e altura (de forma que o índice de massa corporal possa ser calculado);
3. circunferência da cintura (na altura do umbigo);
4. pressão arterial;
5. nível de glicose plasmática em jejum;
6. perfil de lipídeos em jejum.

Pacientes com diabetes preexistente devem ter monitoramento regular, incluindo hemoglobina A1C (HgA1C) e, em alguns casos, níveis de insulina. Entre esses fármacos, a clozapina é única. Ela não é considerada um agente de primeira linha devido a seus efeitos colaterais (hematológicos) e à necessidade de exames de sangue semanais. Embora seja extremamente eficaz no tratamento tanto de mania quanto de depressão, não tem indicação da FDA para tratar essas condições.

MECANISMOS DE AÇÃO

Os supostos efeitos antipsicóticos dos ASDs são o bloqueio dos receptores de dopamina D_2. O que os diferencia dos fármacos antipsicóticos mais antigos é a maior proporção de interações com subtipos de receptores de serotonina, destacando o subtipo 5-HT_{2A}, e também com outros sistemas de neurotransmissores. Supõe-se que essas propriedades expliquem os perfis distintos de tolerabilidade associados a cada um dos ASDs. Todos eles apresentam estruturas químicas, afinidades a receptores e perfis de efeitos colaterais diferentes. Nenhum ASD é idêntico no que tange a sua combinação de afinidades a receptores, e a relativa contribuição de cada interação de receptores para os efeitos clínicos é desconhecida.

INDICAÇÕES TERAPÊUTICAS

Mesmo tendo sido aprovados inicialmente para o tratamento de esquizofrenia e mania aguda, alguns desses fármacos ainda tiveram indicação como terapia adjunta para depressão resistente a tratamento e transtorno depressivo maior. Também são úteis para transtornos de estresse pós-traumático e de ansiedade, e, embora os clínicos costumem usá-los em perturbações comportamentais associadas a demência, todos os ASDs levam um alerta da FDA na embalagem sobre os efeitos adversos quando usados em idosos que apresentam psicoses relacionadas com demência, porque essa população corre maior risco (1,6 a 1,7 vezes superior) de morte, em comparação com placebo. Todos esses agentes são considerados medicamentos de primeira linha para esquizofrenia, exceto a clozapina, que pode causar efeitos hematológicos que exigem amostras de sangue semanais.

ESQUIZOFRENIA E TRANSTORNO ESQUIZOAFETIVO

Os ASDs são eficazes no tratamento de psicoses agudas e crônicas, como esquizofrenia e transtorno esquizoafetivo, tanto em adultos quanto em adolescentes. Eles são tão bons ou melhores do que os antipsicóticos típicos (ARDs) para o tratamento de sintomas positivos em esquizofrenia e superiores para o tratamento de sintomas negativos. Em comparação com pessoas tratadas com ARDs, indivíduos que receberam ASDs apresentam menos recaídas e exigem hospitalização menos frequente, menos visitas ao departamento de emergência, menos contatos telefônicos com profissionais da saúde mental e menos tratamentos em programas diários.

Visto que apresenta efeitos adversos potencialmente letais, a clozapina é adequada apenas para pacientes com esquizofrenia resistentes a todos os outros antipsicóticos. Outras indicações para clozapina incluem tratamento de pessoas com discinesia tardia – a qual pode ser revertida com altas dosagens em alguns casos – e aquelas com baixo limiar para SEP. Pessoas que toleram a clozapina tiveram bom proveito em terapia de longo prazo. A eficácia desse medicamento pode ser aumentada pela potencialização com risperidona, que eleva as concentrações da clozapina e, às vezes, resulta em uma melhora clínica impressionante.

Transtornos do humor

Todos os ASDs (exceto clozapina) são aprovados pela FDA para o tratamento da mania aguda. Alguns desses agentes, incluindo aripiprazol, olanzapina, quetiapina e quetiapina XR, também têm indicação para o tratamento de terapia de manutenção em transtorno bipolar, como monoterapia ou terapia auxiliar. Os ASDs melhoram os sintomas depressivos em esquizofrenia, e tanto a experiência clínica quanto os experimentos clínicos mostram que todos eles potencializam a ação dos antidepressivos no manejo agudo da depressão maior. Até o momento, a olanzapina, em combinação com fluoxetina, foi aprovada para a depressão resistente a tratamento, e aripiprazol e quetiapina XR são indicados como terapia adjunta a antidepressivos em transtorno depressivo maior (TDM). Quetiapina e quetiapina XR também são validadas para depressão bipolar. Uma combinação fixa de olanzapina e fluoxetina tem indicação para o tratamento de depressão bipolar aguda.

Outras indicações

Em torno de 10% dos pacientes com esquizofrenia exibem comportamento abertamente agressivo ou violento, e os ASDs são eficazes para o tratamento dessa agressividade. Outras indicações alternativas às oficiais incluem demência decorrente de síndrome de imunodeficiência adquirida (aids), transtornos do espectro autista, transtorno de Tourette, doença de Huntington e síndrome de Lesch-Nyhan. Risperidona e olanzapina foram usadas para controlar agressividade e comportamento autolesivo em crianças. Esses fármacos também foram coadministrados com simpatomiméticos, como metilfenidato ou dextroanfetamina, para crianças com transtorno de déficit de atenção/hiperatividade comórbido com transtorno de oposição desafiante ou transtorno da conduta. Os ASDs – especialmente olanzapina, quetiapina e clozapina – são úteis para pessoas que apresentam discinesia tardia. Também são eficazes para o tratamento de depressão psicótica e para psicose secundária a traumatismo craniano, demência ou fármacos.

O tratamento com ASDs reduz o risco de suicídio e de intoxicação hídrica em pacientes com esquizofrenia. Pessoas com transtorno obsessivo-compulsivo (TOC) resistente a tratamento responderam a ASDs, contudo, algumas tratadas com esses agentes perceberam o surgimento de sintomas de TOC com o tratamento. Alguns pacientes com transtorno da personalidade *borderline* podem melhorar com ASDs.

Há dados sinalizando que o tratamento com ARDs convencionais apresenta efeitos protetores contra o avanço de esquizofrenia quando utilizados durante o primeiro episódio de psicose. Estudos em andamento investigam se o uso de ASDs por pacientes de risco com evidências iniciais da doença previne a deterioração e, assim, melhora o resultado a longo prazo.

EFEITOS ADVERSOS

Os ASDs compartilham um espectro semelhante de reações adversas, mas diferem consideravelmente quanto a frequência ou gravidade de sua ocorrência. Efeitos colaterais específicos que são comuns com um ASD em particular são enfatizados na abordagem sobre cada fármaco a seguir.

RISPERIDONA

Indicações

A risperidona é indicada para o tratamento agudo e de manutenção de esquizofrenia em adultos e para o tratamento do transtorno em adolescentes dos 13 aos 17 anos. Também é indicada para o tratamento de curta duração de episódios maníacos ou mistos agudos associados ao transtorno bipolar tipo I em adultos e em crianças e adolescentes dos 10 aos 17 anos. A combinação de risperidona com lítio ou valproato é indicada para o tratamento de curto prazo de episódios maníacos ou mistos agudos relacionados ao transtorno bipolar tipo I.

Esse medicamento também é indicado para o tratamento de irritabilidade associada ao espectro do transtorno autista em crianças e em adolescentes dos 5 aos 16 anos, incluindo sintomas de agressividade dirigida a outros, autolesões deliberadas, explosões de raiva e alternância rápida de humores.

Farmacologia

A risperidona é um benzisoxazol. Ela sofre extenso metabolismo hepático de primeira passagem em 9-hidróxi-risperidona, um metabólito com atividade antipsicótica equivalente. Os níveis plasmáticos de pico do composto precursor ocorrem em 1 hora e em 3 horas para o metabólito. A risperidona tem bioatividade de 70%. A meia-vida combinada de risperidona e 9-hidróxi-risperidona dura uma média de 20 horas, de forma que é eficaz em dosagens diárias únicas. Esse fármaco é um antagonista dos receptores serotonérgicos 5-HT$_{2A}$, D$_2$ de dopamina, adrenérgicos α_1 e α_2 e H$_1$ de histamina. Apresenta baixa afinidade com receptores α-adrenérgicos e colinérgicos muscarínicos. Embora seja tão potente como antagonista de receptores D$_2$ quanto o haloperidol, a risperidona tem menos chances do que ele de causar SEP quando a dose for inferior a 6 mg diários.

Dosagens

A faixa recomendada de dosagem e frequência da risperidona mudou desde que o fármaco começou a ser usado clinicamente. Está disponível em comprimidos de 0,25, 0,5, 1, 2, 3 e 4 mg e em solução oral de 1 mg/mL. A dosagem inicial costuma ser de 1 a 2 mg à noite, podendo ser aumentada para 4 mg ao dia. Estudos com tomografia por emissão de pósitrons (PET) demonstraram que dosagens de 1 a 4 mg diários proporcionam o bloqueio de D$_2$ necessário para o efeito terapêutico. Costumava-se acreditar que, devido a sua meia-vida de eliminação breve, a risperidona deveria ser administrada duas vezes ao dia, mas estudos mostraram a mesma eficácia com a dosagem diária única. Doses acima de 6 mg/dia estão associadas a uma maior incidência de efeitos adversos, especialmente SEP. Não há correlação entre as concentrações plasmáticas e o efeito terapêutico. Diretrizes de dosagem para adolescentes e crianças são diferentes das indicadas para adultos e requerem dosagens iniciais mais baixas; dosagens mais elevadas estão associadas a mais efeitos adversos.

Efeitos colaterais

Os SEP da risperidona dependem, em grande parte, da dosagem, e há uma tendência a fazer uso de doses mais baixas do que as inicialmente recomendadas. Ganho de peso, ansiedade, náusea e vômito, rinite, disfunção erétil, disfunção orgásmica e aumento de pigmentação estão associados ao uso desse medicamento. Os motivos mais comuns relacionados ao fármaco para sua interrupção são SEP, tontura, hipercinesias, sonolência e náusea. Pode haver a elevação acentuada de prolactina. Ganho de peso é mais frequente com o uso de risperidona por crianças do que por adultos.

A risperidona também é apresentada em comprimidos de desintegração oral, os quais se encontram disponíveis nas potências 0,5, 1 e 2 mg e em uma formulação de ação retardada (Risperdal Consta), que é administrada em sua apresentação injetável intramuscular (IM) a cada duas semanas. A dose pode ser de 25, 50 ou 75 mg. A risperidona oral deve ser coadministrada com Risperdal Consta durante as primeiras três semanas antes de ser descontinuada.

Interações medicamentosas

A inibição de CYP 2D6 por fármacos como paroxetina e fluoxetina pode bloquear a formação do metabólito ativo de risperidona. O fármaco é um inibidor fraco dessa enzima e tem pouco efeito sobre outros agentes. O uso combinado de risperidona e ISRSs pode resultar na elevação significativa de prolactina, com os efeitos associados de galactorreia e hipertrofia das mamas.

PALIPERIDONA

Indicações

A paliperidona é indicada para o tratamento agudo e de manutenção da esquizofrenia. Também tem indicação para o tratamento agudo do transtorno esquizoafetivo como monoterapia, ou como um auxiliar para estabilizadores do humor ou antidepressivos.

Farmacologia

A paliperidona é um derivado de benzisoxazol e o principal metabólito ativo da risperidona. As concentrações plasmáticas de pico (C$_{máx.}$) são alcançadas aproximadamente após 24 horas da dose, e concentrações de estado de equilíbrio são obtidas em 4 ou 5 dias. As isoenzimas hepáticas CYP 2D6 e CYP 3A4 desempenham um papel limitado no metabolismo e na eliminação da paliperidona, de forma que não é necessário ajuste da dose em pacientes com prejuízo hepático leve ou moderado.

Dosagem

A paliperidona é fornecida em comprimidos de 3, 6 e 9 mg. A dosagem recomendada é de 6 mg uma vez ao dia, administrada pela manhã, podendo ser tomada com ou sem alimentos. Também existe na forma de comprimidos de liberação prolongada de 3, 6 e 9 mg, administrados uma vez ao dia. Recomenda-se que não se ultrapasse a dose de 12 mg diários. Uma formulação de ação prolongada (Invega Sustenna) é administrada por meio de injeções mensais. Esse preparado está disponível como uma suspensão aquosa, branca ou esbranquiçada, estéril, de liberação prolongada, para injeção intramuscular em potências de 39, 78, 117, 156 e 234 mg de palmitato de paliperidona. O fármaco é hidrolisado no composto ativo, paliperidona, resultando em potências de dose de 25, 50, 75, 100 e 150 mg de paliperidona, respectivamente.

Invega Sustenna é fornecida em uma seringa pré-preenchida com um êmbolo e tampa. O *kit* também contém duas agulhas de segurança (uma de 3,8 cm e calibre 22, e outra de 2,5 cm e calibre 23). Sua meia-vida é de 25 a 49 dias. Injeções mensais de 117 mg são recomendadas, embora dosagens mais altas ou mais baixas possam ser usadas dependendo da situação clínica. As duas primeiras injeções devem ser no músculo deltoide, porque as concentrações plasmáticas são 28% mais elevadas com a administração nos deltoides do que nos glúteos. As injeções subsequentes podem alternar entre glúteos e deltoides.

Efeitos colaterais

A dose da paliperidona deve ser reduzida em pacientes com prejuízo renal. Ela pode causar maior sensibilidade a temperaturas extremas, como condições muito quentes ou muito frias. Esse medicamento pode ocasionar aumento no intervalo QT (QTc) e deve ser evitado em combinação com outros fármacos que causem prolongamento do intervalo QT. Pode causar hipotensão ortostática, taquicardia, sonolência, acatisia, distonia, SEP e parkinsonismo.

OLANZAPINA

Indicações

A olanzapina é indicada para o tratamento da esquizofrenia. Sua formulação oral é recomendada para uso como monoterapia no tratamento de episódios maníacos ou mistos agudos associados ao transtorno bipolar tipo I e como tratamento de manutenção desse transtorno. A olanzapina oral também é usada para o tratamento desses episódios relacionados ao transtorno bipolar tipo I como adjunto a lítio ou valproato, assim como pode ser utilizada em combinação com fluoxetina para o tratamento de episódios depressivos associados a esse transtorno.

A combinação oral de olanzapina com fluoxetina também é indicada para depressão resistente a tratamento. Monoterapia de olanzapina não é aconselhada para a mesma finalidade.

Farmacologia

Aproximadamente 85% da olanzapina é absorvida a partir do trato gastrintestinal (GI), e cerca de 40% da dosagem é inativada pelo metabolismo hepático de primeira passagem. As concentrações de pico são alcançadas em 5 horas, e a meia-vida dura em média 31 horas (alcance de 21 a 54 horas). Ela é administrada em dosagem diária única. Além do antagonismo a 5-HT$_{2A}$ e D$_2$, esse fármaco é um antagonista dos receptores D$_1$, D$_4$, α_1, 5-HT$_{1A}$, muscarínicos M$_1$ a M$_5$ e dos H$_1$.

Dosagens

A olanzapina está disponível em comprimidos orais e na apresentação Zydis* (desintegração oral) em 2,5, 5, 7,5, 10, 15 e 20 mg. A dosagem inicial para o tratamento de psicose costuma ser de 5 ou 10 mg, e, de mania aguda, normalmente de 10 ou 15 mg administrados uma vez ao dia. Os comprimidos de desintegração oral de 5, 10, 15 e 20 mg podem ser úteis para pacientes com dificuldade de deglutição ou que fingem tomar o medicamento e escondem-no na boca.

Recomenda-se uma dose diária inicial de 5 a 10 mg. Depois de uma semana, a dosagem pode ser elevada para 10 mg diários. Devido à meia-vida longa, deve-se dar o prazo de uma semana para alcançar novo nível sanguíneo de estado de equilíbrio. As dosagens na faixa de uso clínico variam, sendo mais usadas as de 5 a 20 mg/dia, mas as de 30 a 40 mg/dia são necessárias em pacientes resistentes a tratamento. Aconselha-se, no entanto, considerar que dosagens mais elevadas estão associadas a aumento de SEP e outros efeitos adversos, e dosagens acima de 20 mg diários não foram estudadas nos experimentos cruciais que levaram à aprovação da olanzapina. Sua forma parenteral é indicada para o tratamento de agitação aguda associada a esquizofrenia e transtorno bipolar, e a dosagem IM é de 10 mg. A coadministração com benzodiazepínicos não é aprovada.

Outras formulações

A olanzapina está disponível na forma de suspensão injetável de liberação prolongada, que é uma injeção IM atípica de longa ação indicada para o tratamento da esquizofrenia. Ela é injetada profundamente na região glútea; não deve ser aplicada via intravenosa nem subcutânea e também não foi aprovada para administração nos músculos deltoides. Antes de aplicar a injeção, é necessário aspirar a seringa durante vários segundos para se certificar de que não haja sangue visível. Ela apresenta um alerta na embalagem sobre síndrome de *delirium* por sedação pós-injeção (SDSP). O paciente corre risco de sedação grave (incluindo coma) e deve ser observado durante 3 horas depois de cada injeção em locais autorizados e registrados. Em estudos controlados, todos os pacientes com SDSP se recuperaram, e não houve mortes relatadas. Postula-se que a SDSP seja secundária a aumento dos níveis de olanzapina decorrentes de ruptura acidental de um vaso sanguíneo, causando sedação extrema ou *delirium*. O paciente deve receber manejo clínico apropriado e, caso necessário, ser monitorado em instalações com estrutura para ressuscitação. A injeção pode ser aplicada a cada 2 ou 4 semanas, dependendo das diretrizes de dosagem.

Interações medicamentosas

Fluvoxamina e cimetidina aumentam as concentrações séricas da olanzapina, enquanto carbamazepina e fenitoína as diminuem. O etanol aumenta a absorção da olanzapina em mais de 25%, levando a aumento da sedação. A olanzapina tem pouco efeito sobre o metabolismo de outros fármacos.

Efeitos colaterais

Com exceção da clozapina, a olanzapina consistentemente causa ganho de peso maior e mais frequente do que os outros fármacos atípicos. Esse efeito é dose-dependente e continua no decorrer do tempo. Dados de experimentos clínicos sugerem que ele atinja o auge após nove meses, quando pode continuar a aumentar de modo mais lento. Sonolência, boca seca, tontura, constipação, dispepsia, aumento do apetite, acatisia e tremor estão associados ao uso desse medicamento. Poucos pacientes (2%) podem precisar interrompê-lo devido a elevação da transaminase. Há um risco relacionado à dose de SEP. O fabricante recomenda avaliação "periódica" de açúcar no sangue e transaminase durante o tratamento com olanzapina. Há um alerta compulsório da FDA sobre aumento do risco de acidente vascular cerebral em pacientes com demência tratados com ASDs, mas esse risco é pequeno e é superado pela melhora do controle comportamental que o tratamento pode produzir.

QUETIAPINA

Indicações

A quetiapina é indicada para o tratamento da esquizofrenia e também de episódios maníacos agudos associados ao transtorno bipolar tipo I, tanto como monoterapia quanto como terapia adjunta a lítio ou divalproex. Sua monoterapia também é recomendada para tratar episódios depressivos agudos relacionados ao transtorno bipolar e para o tratamento de manutenção do transtorno bipolar tipo I como auxiliar de lítio ou divalproex.

Farmacologia

A quetiapina é uma dibenzotiazepina cuja estrutura está relacionada à clozapina, mas ambas apresentam efeitos bioquímicos acentuadamente diferentes. Ela é absorvida com rapidez a partir do trato GI, e suas concentrações plasmáticas de pico são alcançadas em 1 a 2 horas. A meia-vida em estado de equilíbrio é de cerca de 7 horas, e a dosagem ideal é de 2 a 3 vezes ao dia. A quetiapina, além de ser um antagonista dos receptores D$_2$ e 5-HT$_2$, também bloqueia os receptores 5-HT$_6$, D$_1$ e H$_1$, α_1 e α_2, mas não bloqueia os receptores muscarínicos nem benzodiazepínicos. O antagonismo dos receptores para quetiapina costuma ser mais baixo do que de outros fármacos antipsicóticos e não está associado a SEP.

Dosagens

A quetiapina encontra-se disponível em comprimidos de 25, 50, 100, 200, 300 e 400 mg. Sua dosagem deve começar com 25 mg duas vezes ao dia, e então as doses passam a ser aumentadas em 25 a

---

* N. de R. T. Medicamento não disponível no Brasil.

50 mg por dose a cada 2 a 3 dias, até uma meta de 300 a 400 mg diários. Estudos demonstraram eficácia na faixa de 300 a 800 mg/dia. Na verdade, uma dosagem mais agressiva é tolerada e mais eficaz. Tornou-se evidente que a dose-alvo pode ser alcançada mais rapidamente e que alguns pacientes se beneficiam de dosagens de até 1.200 a 1.600 mg diários. Quando usada em doses mais altas, ECGs periódicos são necessários. Apesar de sua meia-vida de eliminação breve, pode ser administrada a diversos pacientes uma vez ao dia. Essa prática é coerente com a observação de que a ocupação de receptores por quetiapina continua mesmo quando as concentrações sanguíneas tiveram queda acentuada. Em doses de 25 a 300 mg, foi usada à noite para insônia.

Outras formulações

A quetiapina XR tem biodisponibilidade equiparável a uma dose equivalente de quetiapina tomada 2 ou 3 vezes ao dia. A quetiapina XR é administrada uma vez ao dia, de preferência à noite, 3 a 4 horas antes do horário de dormir, sem alimentos ou com uma refeição leve para impedir aumentos na $C_{máx.}$. A dose inicial costuma ser de 300 mg e, então, pode ser aumentada para 400 a 800 mg.

Ela reúne todas as indicações citadas e, além disso, é usada também como terapia adjunta a antidepressivos para o tratamento de TDM.

Interações medicamentosas

As possíveis interações entre quetiapina e outros fármacos foram bem estudadas. A fenitoína quintuplica a depuração da quetiapina; nenhuma interação farmacocinética maior foi identificada. Deve-se evitar o uso de quetiapina com fármacos que aumentam o intervalo QT e em pacientes com fatores de risco para esse intervalo prolongador. A FDA acrescentou um novo alerta sobre esse medicamento recomendando cautela aos médicos que o receitam sobre o possível prolongamento do intervalo QT quando quantidades superiores às recomendadas são combinadas com determinados fármacos. O uso de quetiapina deve ser evitado em combinação com outros agentes conhecidos por prolongarem QTc, incluindo antiarrítmicos da classe IA (p. ex., quinidina, procainamida) ou antiarrítmicos classe III (p. ex., amiodarona, sotalol), medicamentos antipsicóticos (p. ex., ziprasidona, clorpromazina, tioridazina), antibióticos (p. ex., gatifloxacino, moxifloxacino) ou qualquer outra classe de medicamentos conhecidos por esse tipo de ação (p. ex., pentamidina, acetato de levometadil, metadona). A quetiapina também deve ser evitada em circunstâncias que possam aumentar o risco de ocorrência de *torsades de pointes* e/ou morte súbita, incluindo (1) história de arritmias cardíacas, como bradicardia; (2) hipocalemia ou hipomagnesemia; (3) uso concomitante de outros fármacos que prolongam o intervalo QTc; e (4) presença de prolongamento congênito do intervalo QT. Casos pós-mercadológicos também mostram aumento do intervalo QT em pacientes com superdosagem de quetiapina.

Efeitos colaterais

Sonolência, hipotensão postural e tontura são os efeitos adversos mais comuns da quetiapina. Costumam ser transitórios, e o manejo se dá com a titulação gradativa inicial do aumento da dosagem. A quetiapina é o ASD com menor probabilidade de causar SEP, independentemente da dose, o que a faz ter particular utilidade para o tratamento de pacientes com doença de Parkinson que desenvolvem psicose induzida por agonistas de dopamina. A elevação de prolactina é rara e, quando ocorre, é transitória e leve. A quetiapina está associada a aumento moderado e passageiro de peso em algumas pessoas, mas alguns pacientes eventualmente ganham uma quantidade considerável de peso. A relação entre esse fármaco e o desenvolvimento de diabetes não está estabelecida com clareza como estão os casos envolvendo uso de olanzapina. Pequenos aumentos na frequência cardíaca, constipação e um aumento transitório de transaminases hepáticas também podem ocorrer. Preocupações iniciais sobre a formação de catarata, com base em estudos com animais, não se confirmaram depois que o fármaco passou a ter utilização clínica. Ainda assim, é prudente testar anormalidades da lente no início do tratamento e periodicamente a partir de então.

ZIPRASIDONA

Indicações

A ziprasidona é indicada para tratar esquizofrenia e também como monoterapia para o tratamento agudo de episódios maníacos ou mistos associados ao transtorno bipolar tipo I ou como auxiliar de lítio ou valproato para o tratamento de manutenção desse transtorno.

Farmacologia

A ziprasidona é uma piperazina benzisotiazol. As concentrações plasmáticas de pico são alcançadas em 2 a 6 horas. Os níveis de estado de equilíbrio na faixa de 5 a 10 horas são alcançados entre o primeiro e o terceiro dia de tratamento. A meia-vida terminal média em estado de equilíbrio varia de 5 a 10 horas, o que explica a recomendação da necessidade de duas doses diárias. A biodisponibilidade duplica quando a ziprasidona é ingerida com alimentos, por isso deve ser tomada com refeições.

As concentrações séricas de pico da ziprasidona IM ocorrem após cerca de 1 hora, sendo que sua meia-vida dura de 2 a 5 horas.

Esse fármaco, assim como outros ASDs, bloqueia receptores 5-HT_{2A} e D_2. Também é antagonista dos receptores 5-HT_{1D}, 5-HT_{2C}, D_3, D_4, α_1 e H_1. Tem afinidade muito baixa com receptores D_1, M_1 e α_2. Além disso, exerce atividade agonista sobre os receptores serotonérgicos 5-HT_{1A}, sendo um ISRS e inibidor da recaptação de norepinefrina. Essas características são condizentes com relatos clínicos de que a ziprasidona tem efeitos semelhantes aos de antidepressivos em pacientes que não têm esquizofrenia.

Dosagens

A ziprasidona é fornecida em cápsulas de 20, 40, 60 e 80 mg e, para uso IM, tem a apresentação de frasco de 20 mg/mL de uso único. Sua dosagem oral deve ser iniciada em 40 mg/dia divididos em duas doses. Estudos demonstraram eficácia na faixa de 80 a 160 mg/dia, divididos em duas doses. Na prática clínica, doses de até 240 mg são usadas. A dosagem IM recomendada é de 10 a 20 mg a cada 2 horas para a dose de 10 mg e a cada 4 horas para a dose de 40 mg. A dose diária máxima total da ziprasidona IM é de 40 mg.

Exceto as interações com outros fármacos que prolongam o complexo QTc, a ziprasidona parece apresentar baixo potencial para interações medicamentosas clinicamente significativas.

Efeitos colaterais

Sonolência, cefaleia, tontura, náusea e sensação de cabeça leve são os efeitos adversos mais frequentes em pacientes medicados com ziprasidona. Ela praticamente não apresenta efeitos significativos fora do sistema nervoso central, está associada a quase nenhum ganho de peso e não causa elevação prolongada de prolactina. Preocupações sobre o prolongamento do complexo QTc dissuadiram alguns clínicos de usar a ziprasidona como primeira opção. Demonstrou-se que o intervalo QTc aumenta em pacientes tratados com 40 e 120 mg diários. Ela é contraindicada em combinação com outros fármacos conhecidos por prolongarem o intervalo QTc. Alguns deles são dofetilida, sotalol, quinidina, outros antiarrítmicos das classes IA e III, mesoridazina, tioridazina, clorpromazina, droperidol, pimozida, esparfloxacino, gatifloxacino, moxifloxacino, halofantrina, mefloquina, pentamidina, trióxido de arsênico, acetato de levometadil, mesilato de dolasetrona, probucol e tacrolimo. A ziprasidona deve ser evitada naqueles com síndrome de QT longo congênita e em pacientes com história de arritmias cardíacas.

ARIPIPRAZOL

O aripiprazol é um antagonista potente de 5-HT$_{2A}$ indicado para o tratamento tanto de esquizofrenia quanto de mania aguda. Também é aprovado para potencialização de agentes antidepressivos no TDM. É um antagonista D$_2$, mas também pode agir como agonista parcial D$_2$. Agonistas parciais D$_2$ competem nos receptores D$_2$ com dopamina endógena, produzindo, assim, uma redução funcional da atividade dopaminérgica.

Indicações

O aripiprazol é aprovado para o tratamento da esquizofrenia. Estudos de curto prazo, de 4 a 6 semanas de duração, compararam-no com haloperidol e risperidona em pacientes com esquizofrenia e transtorno esquizoafetivo e demonstraram eficácia comparável. Dosagens de 15, 20 e 30 mg diários revelaram-se eficazes. Estudos de longo prazo sugerem que aripiprazol seja eficaz como tratamento de manutenção em uma dose diária de 15 a 30 mg.

O aripiprazol também é indicado para o tratamento agudo e de manutenção de episódios maníacos e mistos associados ao transtorno bipolar tipo I. Também é usado como terapia adjunta a lítio ou valproato para o tratamento de episódios maníacos e mistos relacionados a esse transtorno.

O aripiprazol é recomendado como terapia auxiliar de antidepressivos para tratar TDM, assim como para o tratamento de irritabilidade associada ao transtorno autista.

Farmacologia

O aripiprazol é bem absorvido, alcançando concentrações plasmáticas de pico após 3 a 5 horas. A absorção não é afetada por alimentos. A média da meia-vida de eliminação é de cerca de 75 horas. Ele tem um metabólito fracamente ativo, com meia-vida de 96 horas. Essas meias-vidas bastante longas o tornam adequado para dosagem de uma vez ao dia. A depuração é reduzida em idosos. O aripiprazol exibe farmacocinética linear e é metabolizado sobretudo pelas enzimas CYP 3A4 e CYP 2D6. Sua ligação a proteínas é de 99%. Ele é excretado no leite materno em ratas lactantes.

Mecanicisticamente, o aripiprazol atua como modulador, em vez de bloqueador, e age tanto sobre receptores D$_2$ pós-sinápticos quanto sobre os autorreceptores pré-sinápticos. Em teoria, esse mecanismo é voltado para atividade de dopamina límbica em excesso (hiperdopaminérgica) e atividade reduzida de dopamina (hipodopaminérgica) nas áreas frontal e pré-frontal – anormalidades que, se acredita, estejam presentes na esquizofrenia. Seria de se esperar que a ausência de bloqueio total de D$_2$ nas áreas estriadas reduzisse SEP. O aripiprazol é um antagonista dos receptores α_1-adrenérgicos, o que pode levar alguns pacientes a sofrer hipotensão ortostática. De modo similar aos agentes antipsicóticos atípicos, esse fármaco é um antagonista de 5-HT$_{2A}$.

Outros usos

Um estudo com crianças e adolescentes agressivos com transtorno de oposição desafiante ou transtorno da conduta revelou que houve uma resposta positiva em aproximadamente 60% dos sujeitos. Nesse estudo, vômito e sonolência levaram a uma redução da dosagem inicial de aripiprazol.

Interações medicamentosas

Enquanto carbamazepina e valproato reduzem as concentrações séricas do aripiprazol, cetoconazol, fluoxetina, paroxetina e quinidina as aumentam. Lítio e ácido valproico, dois fármacos com chances de serem combinados com aripiprazol para o tratamento de transtorno bipolar, não afetam as concentrações de estado de equilíbrio desse medicamento. O uso combinado com anti-hipertensivos pode causar hipotensão. Fármacos que inibem a atividade de CYP 2D6 reduzem a eliminação do aripiprazol.

Dosagem e diretrizes clínicas

O aripiprazol está disponível na forma de comprimidos de 5, 10, 15, 20 e 30 mg. A faixa de dosagem eficaz é de 10 a 30 mg ao dia. Embora a dosagem inicial seja de 10 a 15 mg diários, problemas com náusea, insônia e acatisia levaram ao uso de doses iniciais mais baixas do que o recomendado. Muitos clínicos acreditam que uma dose inicial de 5 mg aumente a tolerabilidade.

Efeitos colaterais

Os efeitos colaterais do aripiprazol relatados com maior frequência são cefaleia, sonolência, agitação, dispepsia, ansiedade e náusea. Embora não seja uma causa frequente de SEP, ele causa ativação semelhante a acatisia. Descrito como inquietação ou agitação, esse efeito pode ser altamente perturbador e costuma levar à descontinuação do medicamento. Insônia é outra queixa frequente. Dados até o momento não indicam maior incidência de ganho de peso ou diabetes melito com aripiprazol. Normalmente não ocorre elevação de prolactina. Esse medicamento não causa alterações significativas no intervalo QTc. Houve relatos de convulsões.

ASENAPINA

Indicações

A asenapina é aprovada para o tratamento agudo de adultos com esquizofrenia e para o tratamento agudo de episódios maníacos ou mistos associados ao transtorno bipolar tipo I em adultos com ou sem características psicóticas.

Farmacologia

A asenapina tem afinidade com diversos receptores, incluindo serotonérgicos (5-HT$_{2A}$ e 5-HT$_{2C}$), noradrenérgicos (α_2 e α_1), dopaminérgicos (afinidade com os receptores D$_3$ e D$_4$ é maior do que com D$_2$) e histaminérgicos (H$_1$). Tem afinidade irrisória com receptores colinérgicos muscarínicos-1 e, portanto, menor incidência de boca seca, visão turva, constipação e retenção urinária. A biodisponibilidade é de 35% por via sublingual (preferida) e atinge concentração plasmática de pico em 1 hora. A asenapina é metabolizada mediante glicuronidação e metabolismo oxidante por CYP 1A2, de forma que a coadministração com fluvoxamina e outros inibidores dessa enzima deve ser feita com cautela.

Dosagem

A asenapina é apresentada em comprimidos sublinguais de 5 e 10 mg. Devem ser colocados sob a língua, porque sua biodisponibilidade é inferior a 2% quando deglutida, mas é de 35% quando absorvida por via sublingual. O agente dissolve-se na saliva em segundos e é absorvido pela mucosa oral, evitando, assim, metabolismo hepático de primeira passagem. Deve-se orientar o paciente a não ingerir líquidos ou alimentos durante 10 minutos após tomar asenapina, a fim de não reduzir seus níveis sanguíneos. A dose inicial, que é também a dose-alvo recomendada para esquizofrenia, é de 5 mg/dia. Para transtorno bipolar, o paciente pode começar a tomar 10 mg duas vezes ao dia, e, caso necessário, a dosagem pode ser reduzida para 5 mg duas vezes ao dia, dependendo de questões de tolerabilidade. No tratamento da esquizofrenia aguda, não há evidências de maior benefício com uma dose de 10 mg duas vezes ao dia, mas há um aumento evidente de determinadas reações adversas. Tanto no caso de transtorno bipolar tipo I quanto no de esquizofrenia, a dose máxima não deve ultrapassar 10 mg duas vezes ao dia. A segurança de dosagens superiores não foi avaliada em estudos clínicos.

Efeitos colaterais

Os efeitos colaterais mais comuns observados em esquizofrenia e transtorno bipolar são sonolência; tontura; SEP, exceto acatisia; e aumento do peso. Em experimentos clínicos, a média de ganho de peso após 52 semanas foi de 0,9 kg, e não houve diferenças clinicamente relevantes no perfil de lipídeos e de glicose no sangue depois desse período. Também em ensaios clínicos, foi verificado que a asenapina aumenta o intervalo QTc em uma faixa de 2 a 5 milissegundos, em comparação com placebo. Nenhum paciente tratado com esse medicamento experimentou aumentos em QTc iguais ou superiores a 60 ms a partir de medidas de parâmetro iniciais, nem um QTc de 500 ms ou mais. Ainda assim, deve-se evitar asenapina em combinação com outros fármacos que sabidamente prolongam o intervalo QTc, em pacientes com prolongamento congênito do intervalo QT ou história de arritmias cardíacas e em circunstâncias que possam aumentar a ocorrência de *torsades de pointes*. A asenapina pode elevar os níveis de prolactina, e essa elevação pode persistir durante a administração crônica. Galactorreia, amenorreia, ginecomastia e impotência podem ocorrer.

CLOZAPINA

Indicações

Além de ser o tratamento farmacológico mais eficaz para pacientes que não responderam a terapias habituais, foi comprovado que a clozapina beneficia quem tem discinesia tardia. Ela suprime essas discinesias, mas os movimentos anormais retornam com sua descontinuação. Isso é verdadeiro, embora a clozapina, em raras ocasiões, possa causar discinesia tardia. Outras situações clínicas nas quais esse medicamento pode ser usado incluem o tratamento de pacientes psicóticos sem tolerância a SEP causados por outros agentes, mania resistente a tratamento, depressão psicótica grave, doença de Parkinson idiopática, doença de Huntington e pacientes suicidas com esquizofrenia ou transtorno esquizoafetivo. Outros transtornos resistentes a tratamento que demonstraram resposta à clozapina incluem transtorno global do desenvolvimento, autismo na infância e TOC (isoladamente ou em combinação com um ISRS). Usada de forma isolada, pode, em ocasiões muito raras, induzir sintomas obsessivo-compulsivos.

Farmacologia

A clozapina é uma dibenzotiazepina. Ela é rapidamente absorvida e atinge níveis plasmáticos de pico em cerca de 2 horas. Alcança-se estado de equilíbrio em menos de uma semana caso sejam usadas duas doses ao dia. A meia-vida de eliminação é de aproximadamente 12 horas. Esse agente tem dois metabólitos principais, um dos quais, *N*-dimetil clozapina, pode ter atividades farmacológicas. A clozapina é um antagonista de receptores $5-HT_{2A}$, D_1, D_3, D_4 e α (em especial α_1). Apresenta potência bastante baixa como antagonista do receptor D_2. Dados obtidos a partir de imagens geradas por PET mostram que, enquanto 10 mg de haloperidol produzem 80% da ocupação de receptores D_2 estriatais, dosagens clinicamente eficazes de clozapina ocupam apenas 40 a 50% desses receptores. A diferença na ocupação de receptores D_2 é o provável motivo pelo qual a clozapina não causa SEP. Postulou-se, também, que esse medicamento e outros ASDs tenham ligação mais frouxa ao receptor D_2, e, devido a essa "dissociação rápida", é possível uma neurotransmissão de dopamina mais normal.

Dosagens

A clozapina está disponível em comprimidos de 25 e 100 mg. A dosagem inicial costuma ser de 25 mg uma ou duas vezes ao dia, embora uma dosagem inicial mais conservadora seja de 12,5 mg duas vezes ao dia. A dosagem pode ser aumentada gradativamente (25 mg/dia a cada 2 ou 3 dias) até 300 mg diários em doses divididas, em geral duas ou três vezes ao dia. Dosagens de até 900 mg/dia podem ser usadas. Testes para concentrações sanguíneas de clozapina podem ser úteis em pacientes que não respondem ao tratamento. Estudos revelaram que concentrações plasmáticas superiores a 350 μg/mL estão associadas a uma maior probabilidade de resposta.

Interações medicamentosas

A clozapina não deve ser usada com qualquer outro fármaco associado ao desenvolvimento de agranulocitose ou supressão da medula óssea. Estes incluem carbamazepina, fenitoína, propiltiouracil, sulfonamidas e captopril. Lítio combinado com clozapina pode aumentar o risco de convulsões, confusão e transtornos do movimento. Lítio não deve ser usado em combinação com clozapina por indivíduos que experimentaram um episódio de síndrome neuroléptica maligna. Clomipramina pode aumentar o risco de convulsão ao reduzir o limiar convulsivo e aumentar as concentrações plasmáticas da clozapina. Risperidona, fluoxetina, paroxetina e fluvoxamina aumentam as concentrações séricas da clozapina. O acréscimo de paroxetina pode precipitar neutropenia associada à clozapina.

Efeitos colaterais

Os efeitos adversos relacionados ao fármaco mais comuns são sedação, tontura, síncope, taquicardia, hipotensão, alterações em eletrocardiografia (ECG), náusea e vômito. Outros efeitos adversos frequentes incluem fadiga, ganho de peso, diversos sintomas GI (geralmente constipação), efeitos anticolinérgicos e fraqueza muscular subjetiva. Sialorreia, ou hipersalivação, é um efeito colateral que começa no início do tratamento e é mais evidente à noite. Os pacientes relatam que seus travesseiros ficam encharcados com saliva. É provável que esse efeito seja o resultado do prejuízo da deglutição.

Mesmo havendo relatos de que clonidina ou amitriptilina possam ajudar a reduzir a hipersalivação, a solução mais prática é colocar uma toalha sobre o travesseiro.

O risco de convulsões fica em torno de 4% naqueles que tomam dosagens superiores a 600 mg diários. Leucopenia, granulocitopenia, agranulocitose e febre ocorrem em cerca de 1% dos pacientes. Durante o primeiro ano de tratamento, há um risco de 0,73% de agranulocitose induzida por clozapina. O risco durante o segundo ano é de 0,07%. No caso de neutropenia, o risco é de 2,32% e de 0,69%, respectivamente, durante o primeiro e o segundo ano de tratamento. As únicas contraindicações ao uso da clozapina são contagem de leucócitos inferior a 3.500 células por mm^3; problema anterior de medula óssea; história de agranulocitose durante tratamento com clozapina; ou uso de outro fármaco conhecido por suprimir a medula óssea, como carbamazepina.

Durante os primeiros seis meses de tratamento, contagens semanais de leucócitos são indicadas para monitorar o paciente para o desenvolvimento de agranulocitose. Caso a contagem de leucócitos permaneça normal, a frequência dos exames pode ser quinzenal. Mesmo que o monitoramento seja custoso, a identificação de agranulocitose logo no início pode prevenir um resultado fatal. O medicamento deve ser descontinuado se a contagem de leucócitos for inferior a 3.000 células por mm^3 ou se a de granulócitos for inferior a 1.500 por mm^3. Além disso, deve-se obter uma consulta hematológica e levar em consideração colher uma amostra da medula óssea. Indivíduos com agranulocitose não devem ser expostos novamente ao fármaco. A fim de evitar situações nas quais um médico ou um paciente não executem os exames de sangue necessários, a clozapina não pode ser fornecida sem comprovação de monitoramento.

Pacientes que exibem sintomas de dor no peito, respiração curta, febre ou taquipneia devem ser avaliados sem demora para a possibilidade de miocardite ou cardiomiopatia, um efeito adverso raro, porém grave, que culmina em morte. Recomendam-se estudos seriais de CPK-MB (creatina fosfoquinase com frações de faixa miocárdica), níveis de troponina e ECG, com interrupção imediata da clozapina.

ILOPERIDONA

A iloperidona é indicada para o tratamento agudo da esquizofrenia em adultos. Sua segurança e eficácia em crianças e adolescentes não foram estabelecidas.

Farmacologia

A iloperidona não é um derivado de outro agente antipsicótico. Ela apresenta vários efeitos antagonistas complexos sobre diversos sistemas de neurotransmissores. Tem forte afinidade com receptores dopaminérgicos D_3, a qual se reduz progressivamente com receptores α_{2C}-noradrenérgicos, 5-HT$_{1A}$, D_{2A} e 5-HT$_6$. Tem baixa afinidade com receptores histaminérgicos. Assim como ocorre com outros antipsicóticos, a relevância clínica dessa afinidade de ligação com receptores é desconhecida.

A iloperidona tem concentração de pico de 2 a 4 horas e meia-vida que depende do metabolismo de isoenzimas hepáticas. Ela é metabolizada principalmente por CYP 2D6 e CYP 3A4, e a dosagem deve ser reduzida pela metade quando administrada em concomitância com inibidores potentes dessas duas isoenzimas. A meia-vida é de 18 a 26 horas em metabolizadores rápidos de CYP 2D6 e de 31 a 37 horas em metabolizadores lentos dessa enzima. Destaca-se que aproximadamente 7 a 10% de indivíduos brancos e 3 a 8% de afro-americanos não têm a capacidade de metabolizar substratos de CYP 2D6, portanto, a dosagem deve ser determinada com essa limitação em mente. A iloperidona deve ser usada com cautela em pessoas com prejuízo hepático grave.

Efeitos colaterais

A iloperidona prolonga o intervalo QT e pode estar associada a arritmia e morte súbita. Ela prolonga o intervalo QTc em 9 ms em dosagens de 12 mg duas vezes ao dia. Seu uso com outros agentes que prolonguem o intervalo QTc pode resultar em efeitos cumulativos sobre esse intervalo, assim como em arritmias cardíacas potencialmente letais, incluindo *torsades de pointes*, por isso sua administração simultânea com essa classe de fármacos deve ser evitada. Doença cardiovascular, hipocalemia, hipomagnesemia, bradicardia, prolongamento congênito do intervalo QT e uso concomitante de inibidores de CYP 3A4 ou CYP 2D6, que metabolizam iloperidona, podem aumentar o risco de prolongamento de QT.

Os efeitos adversos mais comuns relatados são tontura, boca seca, fadiga, sedação, taquicardia e hipotensão ortostática (dependendo de dosagem e titulação). Apesar de ser um forte antagonista de D_2, os índices de SEP e acatisia são semelhantes aos de placebo. A média de ganho de peso em experimentos de curto e longo prazo foi de 2,1 kg. Devido a seu uso relativamente limitado, não há uma compreensão precisa dos efeitos da iloperidona sobre peso e lipídeos. Alguns pacientes exibem níveis elevados de prolactina. Houve relatos de três casos de priapismo na fase pré-mercadológica.

Dosagem

A iloperidona deve ser titulada lentamente, para evitar hipotensão ortostática. Ela está disponível em uma embalagem de titulação, e a dose eficaz (12 mg) deve ser alcançada em cerca de quatro dias com base em um programa de dosagem de duas vezes ao dia. Em geral se começa com 1 mg duas vezes ao dia, com aumento diário para um programa de duas vezes ao dia até alcançar 12 mg no quarto dia. A dose máxima recomendada é de 12 mg duas vezes ao dia (24 mg diários) e pode ser administrada independentemente da ingestão de alimentos.

CLORIDRATO DE LURASIDONA

Indicações

O cloridrato de lurasidona é um antipsicótico atípico oral de uso único diário indicado para o tratamento de pacientes com esquizofrenia. Até o momento, não há muita experiência clínica com esse medicamento.

Efeitos colaterais

As reações adversas observadas com maior frequência associadas ao uso da lurasidona são semelhantes às verificadas com outros antipsicóticos da nova geração. Elas consistem em sonolência, acatisia, náusea, parkinsonismo e agitação, entre outras. Com base em dados de experimentos clínicos, a lurasidona parece causar menor ganho de peso e menos alterações metabólicas do que os outros dois ASDs aprovados mais recentemente, asenapina e iloperidona. Faz-se necessária maior experiência clínica com esse fármaco para comprovar essas informações.

Interações medicamentosas

Ao se considerar a coadministração de lurasidona com um inibidor moderado de CYP 3A4, como diltiazem, a dose não deve ultrapassar 40 mg diários. Ela não deve ser usada em combinação com um inibidor potente de CYP 3A4 (p. ex., cetoconazol). Também não deve ser administrada em combinação com um indutor potente de CYP 3A4 (p. ex., rifampina).

Dosagens

A lurasidona está disponível na forma de comprimidos de 20, 40, 80 e 120 mg. Não é necessária a titulação da dose inicial recomendada, que deve ser de 40 mg uma vez ao dia, e o medicamento deve ser ingerido com alimentos. Foi demonstrado que ela é eficaz em uma faixa de dose de 40 a 120 mg diários. Embora não exista comprovação de maior benefício com 120 mg ao dia, pode haver um aumento dose-dependente das reações adversas. Ainda assim, alguns pacientes podem se beneficiar da dose máxima recomendada, de 160 mg/dia. O ajuste da dose é recomendado em indivíduos com prejuízo renal. A dose, se o caso for moderado a grave, não deve ultrapassar 80 mg/dia. Em indivíduos com prejuízo hepático grave, ela não deve ir além de 40 mg/dia.

DIRETRIZES CLÍNICAS PARA ASDs

Todos os ASDs são apropriados para o manejo de um episódio psicótico inicial, porém, a clozapina é reservada para indivíduos refratários a todos os outros fármacos antipsicóticos. Caso a pessoa não responda ao primeiro ASD, deve ser tentado o uso de outros. A escolha do fármaco deve ser baseada na condição clínica do paciente e em sua história de resposta à medicação. Estudos recentes contestam a noção de que os ASDs precisem de 4 a 6 semanas para surtir efeito total, podendo levar até 8 semanas para que os efeitos clínicos totais se tornem evidentes. As novas metanálises indicam que os benefícios podem ser observados já em 2 a 3 semanas, e a resposta ou o fracasso já no início são um indicador de resposta ou fracasso subsequentes. Mesmo assim, é uma prática aceitável potencializar um ASD com um ARD de alta potência ou benzodiazepínicos nas primeiras semanas de uso. O lorazepam, 1 a 2 mg VO ou IM, pode ser usado conforme o necessário para agitação aguda. Assim que surtir efeito, as dosagens podem ser reduzidas de acordo com a tolerância. A melhora clínica pode levar seis meses com esses medicamentos em algumas pessoas particularmente refratárias ao tratamento.

O uso de todos os ASDs deve ser iniciado em doses baixas, as quais devem ser incrementadas de forma gradativa até as dosagens terapêuticas. O aumento gradual na dosagem é necessário devido ao potencial desenvolvimento de efeitos adversos. Caso o indivíduo interrompa um ASD durante mais de 36 horas, seu uso deve ser retomado no esquema de titulação inicial. Após a decisão de terminar o uso de olanzapina ou clozapina, as dosagens devem ser reduzidas lenta e gradativamente sempre que possível, para evitar sintomas colinérgicos de rebote, como diaforese, rubor, diarreia e hiperatividade.

Depois que um clínico tenha determinado que uma tentativa com ASD se justifique para um paciente específico, os riscos e benefícios do tratamento devem ser explicados ao indivíduo e à família. No caso da clozapina, o procedimento de obtenção de um consentimento livre e esclarecido deve ser documentado no boletim médico do paciente. Sua história deve incluir informações sobre problemas sanguíneos, epilepsia, doença cardiovascular, doenças hepáticas e renais e abuso de drogas. A presença de uma doença renal ou hepática requer o uso de baixas dosagens iniciais do fármaco. O exame físico deve incluir medida de pressão arterial em supino e em pé para triagem de hipotensão ortostática. Exames laboratoriais essenciais são ECG e vários hemogramas completos com contagem de leucócitos, dos quais pode ser obtida uma média, e testes da função hepática e renal. Recomenda-se o monitoramento periódico de glicose no sangue, lipídeos e peso corporal.

Embora a transição de um ARD para um ASD possa ser feita de forma repentina, é mais sensato reduzir lenta e gradativamente o ARD ao mesmo tempo que se titula o aumento do ASD. Tanto clozapina como olanzapina apresentam efeitos anticolinérgicos, e a transição de uma para outra em geral pode ser obtida com pouco risco de rebote colinérgico. A melhor forma de efetuar a transição de risperidona para olanzapina é reduzindo gradualmente a risperidona ao longo de três semanas e iniciando simultaneamente a olanzapina, 10 mg/dia. Risperidona, quetiapina e ziprasidona não têm efeitos anticolinérgicos, e a transição súbita de um ARD, olanzapina ou clozapina para um desses agentes pode causar rebote colinérgico, que consiste em salivação excessiva, náusea, vômito e diarreia. O risco de rebote colinérgico pode ser atenuado ao potencializar inicialmente risperidona, quetiapina ou ziprasidona com um fármaco anticolinérgico, o qual, então, é reduzido de forma lenta e progressiva.

Uma medida sensata é sobrepor a administração do novo fármaco com o antigo. Vale salientar que algumas pessoas têm uma resposta clínica mais robusta enquanto tomam os dois agentes durante a transição, a qual regride durante a monoterapia com o medicamento mais recente. Pouco se sabe sobre a eficácia e a segurança de uma estratégia que combine um ASD com outro ASD ou com um ARD.

Indivíduos que recebem injeções regulares de fórmulas de ação retardada (*depot*) de um ARD e precisam mudar para um ASD devem receber a primeira dose deste no dia marcado para a injeção seguinte.

Pessoas que desenvolvem agranulocitose durante o tratamento com clozapina podem trocá-la com segurança para olanzapina, embora o início do uso desse fármaco em meio a agranulocitose induzida por clozapina possa prolongar o tempo de recuperação dos 3 a 4 dias de hábito para até 11 a 12 dias. É prudente esperar pela resolução da agranulocitose antes de dar início ao uso de olanzapina. O surgimento ou a recorrência de agranulocitose não foram relatados com olanzapina, mesmo em pessoas que a desenvolveram ao utilizarem clozapina.

O uso de ASDs por gestantes não foi estudado, mas deve ser levado em consideração o potencial da risperidona de elevar as concentrações de prolactina, às vezes em até três ou quatro vezes o limite superior da faixa de normalidade. Uma vez que os fármacos podem ser excretados no leite materno, não devem ser tomados por lactantes. As dosagens para os ASDs selecionados constam na Tabela 29.29-1.

TABELA 29.29-1
Comparação entre a dosagem[a] habitual para esquizofrenia de alguns antipsicóticos de segunda geração disponíveis

Antipsicótico	Dosagem inicial habitual	Faixa de dosagem para terapia de manutenção	Titulação	Dosagem máxima recomendada
Aripiprazol	Comprimidos de 10-15 mg uma vez ao dia	10-30 mg ao dia	Aumentos na dosagem não devem ser efetuados antes de 2 semanas.	30 mg ao dia
Asenapina	5 mg duas vezes ao dia	10 mg duas vezes ao dia	Titulação não é necessária.	20 mg ao dia
Clozapina	Comprimidos de 12,5 mg uma ou duas vezes ao dia	150-300 mg ao dia em doses divididas ou 200 mg em dose única à noite	A dosagem deve ser aumentada para 25-50 mg no segundo dia. Novos aumentos podem ser feitos em incrementos diários de 25-50 mg até uma dose-alvo de 300-450 mg ao dia. Aumentos subsequentes de dosagem deve ser feitos não mais do que 1 ou 2 vezes semanalmente em incrementos não superiores a 100 mg.	900 mg ao dia
Iloperidona	1 mg duas vezes ao dia	12-24 mg ao dia em dose dividida	Iniciar em 1 mg duas vezes ao dia e então aumentar para 2, 4, 6, 8 e 12 mg duas vezes ao dia durante o transcorrer de 7 dias.	24 mg ao dia
Lurasidona	40 mg ao dia	40-80 mg ao dia	Titulação não é necessária.	120 mg ao dia
Olanzapina	Comprimidos ou comprimidos de desintegração oral de 5-10 mg ao dia	10-20 mg ao dia	Incrementos de dosagem de 5 mg uma vez ao dia são recomendados, quando necessário, em intervalos não inferiores a 1 semana.	20 mg ao dia
Paliperidona	Comprimidos de liberação prolongada de 3-9 mg uma vez ao dia	3-6 mg ao dia	A concentração plasmática eleva-se até valores de pico aproximadamente 24 horas após a dosagem.	12 mg ao dia
Quetiapina	Comprimidos de 25 mg duas vezes ao dia	Menor dose necessária para manter remissão	Aumento em incrementos de 25-50 mg 2 ou 3 vezes ao dia no segundo e no terceiro dias, conforme tolerância, até uma meta de 500 mg diários até o quarto dia (administrados em 2 ou 3 doses ao dia). Novos ajustes de dosagem, se necessários, devem ser de 25-50 mg duas vezes ao dia e ocorrem em intervalos não inferiores a 2 dias.	800 mg ao dia
Risperidona	Comprimido e solução oral de 1 mg uma vez ao dia	2-6 mg uma vez ao dia	Dose inicial: 25 mg quinzenalmente.	50 mg durante 2 semanas
Risperidona IM de ação prolongada	Injeção IM quinzenal de 25-50 mg	Iniciar com risperidona oral durante 3 semanas	Aumento para 2 mg uma vez ao dia no segundo dia e 4 mg uma vez ao dia no terceiro dia. Em alguns pacientes, uma titulação mais lenta pode ser apropriada. Quando ajustes de dosagem são necessários, novos incrementos de 1-2 mg ao dia em intervalos não inferiores a 1 semana são recomendados.	1-6 mg ao dia
Ziprasidona	Cápsulas de 20 mg duas vezes ao dia com alimentos	20-80 mg duas vezes ao dia	Ajustes de dosagem baseados na condição clínica podem ser realizados em intervalos não inferiores a 2 dias.	80 mg duas vezes ao dia
Ziprasidona (IM)	Para agitação aguda: 10-20 mg, conforme necessário, até um máximo de 40 mg ao dia	Não se aplica	Para agitação aguda: doses de 10 mg podem ser administradas a cada 2 horas, e de 20 mg a cada 4 horas, até um máximo de 40 mg ao dia.	Para agitação aguda: 40 mg ao dia, sem ultrapassar 3 dias consecutivos

Nota: informações obtidas de U.S. Prescribing Information para cada agente.
[a]Ajustes de dosagem podem ser necessários em populações especiais.
IM, intramuscular.

REFERÊNCIAS

Davidson M, Emsley R, Kramer M, Ford L, Pan G, Lim P, Eerdekens M. Efficacy, safety and early response of paliperidone extended-release tablets (paliperidone ER): Results of a 6-week, randomized, placebo-controlled study. *Schizophr Res.* 2007;93(1–3):117.

Frieling H, Hillemacher T, Ziegenbein M, Neundorfer B, Bleich S. Treating dopamimetic psychosis in Parkinson's disease: structured review and meta-analysis. *Eur Neuropsychopharmacol.* 2007;17(3):165.

Isom AM, Gudelsky GA, Benoit SC, Richtand NM. Antipsychotic medications, glutamate, and cell death: A hidden, but common medication side effect? *Med Hypotheses.* 2013;80(3):252–258.

Kahn RS, Fleischhacker WW, Boter H, Davidson M, Vergouwe Y, Keet IP, Gheorghe MD, Rybakowski JK, Galderisi S, Libiger J, Hummer M, Dollfus S, Lopez-Ibor JJ, Hranov LG, Gaebel W, Peuskens J, Lindefors N, Riecher-Rossler A, Grobbee DE. Effectiveness of antipsychotic drugs in first-episode schizophrenia and schizophreniform disorder: An open randomised clinical trial. *Lancet.* 2008;371(9618):1085.

Kane JM, Meltzer HY, Carson WH Jr, McQuade RD, Marcus RN. Aripiprazole for treatment-resistant schizophrenia: Results of a multicenter, randomized, double-blind, comparison study versus perphenazine. *J Clin Psychiatry.* 2007;68(2):213.

Kane J, Canas F, Kramer M, Ford L, Gassmann-Mayer C, Lim P, Eerdekens M. Treatment of schizophrenia with paliperidone extended-release tablets: A 6-week placebo-controlled trial. *Schizophr Res.* 2007;90(1–3):147.

Keefe RS, Bilder RM, Davis SM. Neurocognitive effects of antipsychotic medications in patients with chronic schizophrenia in the CATIE Trial. *Arch Gen Psychiatry.* 2007;64(6):633.

Kumra S, Kranzler H, Gerbino-Rosen G, Kester HM, De Thomas C, Kafantaris V, Correll CU, Kane JM. Clozapine and "high-dose" olanzapine in refractory early-onset schizophrenia: A 12-week randomized and double-blind comparison. *Biol Psychiatry.* 2008;63(5):524.

Kumra S, Oberstar JV, Sikich L, Findling RL, McClellan JM. Efficacy and tolerability of second-generation antipsychotics in children and adolescents with schizophrenia. *Schizophr Bull.* 2008;34(1):60.

Leucht S, Komossa K, Rummel-Kluge C, Corves C, Hunger H, Schmid F, Lobos CA, Schwartz S, Davis JM. A meta-analysis of head-to-head comparisons of second-generation antipsychotics in the treatment of schizophrenia. *Am J Psychiatry.* 2009;166(2):152.

Mamo D, Graff A, Mizrahi R, Shammi CM, Romeyer F. Differential effects of aripiprazole on D(2), 5-HT(2), and 5-HT(1A) receptor occupancy in patients with schizophrenia: A triple tracer PET study. *Am J Psychiatry.* 2007;164(9):1411.

Marder SR, Hurford IM, van Kammen DP. Second-generation antipsychotics. In: Sadock BJ, Sadock VA, Ruiz P, eds. *Kaplan & Sadock's Comprehensive Textbook of Psychiatry.* 9th ed. Vol. 2. Philadelphia: Lippincott Williams & Wilkins; 2009:3206.

McEvoy JP, Lieberman JA, Perkins DO, Hamer RM, Gu H. Efficacy and tolerability of olanzapine, quetiapine, and risperidone in the treatment of early psychosis: A randomized, double-blind 52-week comparison. *Am J Psychiatry.* 2007;164(7):1050.

McEvoy JP, Lieberman JA, Stroup TS. Effectiveness of clozapine versus olanzapine, quetiapine, and risperidone in patients with chronic schizophrenia who did not respond to prior atypical antipsychotic treatment. *Am J Psychiatry.* 2006;163(4):600.

Novick D, Haro JM, Suarez D, Vieta E, Naber D. Recovery in the outpatient setting: 36-month results from the Schizophrenia Outpatients Health Outcomes (SOHO) study. *Schizophr Res.* 2009;108(1–3):223.

Owen RT. Inhaled loxapine: A new treatment for agitation in schizophrenia or bipolar disorder. *Drugs Today.* 2013;49(3):195–201.

Patil ST, Zhang L, Martenyi F, Lowe SL, Jackson KA. Activation of mGlu2/3 receptors as a new approach to treat schizophrenia: A randomized phase 2 clinical trial. *Nat Med.* 2007;13(9):1102.

Ray WA, Chung CP, Murray KT, Hall K, Stein CM. Atypical antipsychotic drugs and the risk of sudden cardiac death. *N Engl J Med.* 2009;360(3):225.

Sikich L, Frazier JA, McClellan J, Findling RL, Vitiello B, Ritz L, Ambler D, Puglia M, Maloney AE, Michael E, De Jong S, Slifka K, Noyes N, Hlastala S, Pierson L, McNamara NK, Delporto-Bedoya D, Anderson R, Hamer RM, Lieberman JA. Double-blind comparison of first- and second-generation antipsychotics in early-onset schizophrenia and schizo-affective disorder: findings from the treatment of early-onset schizophrenia spectrum disorders (TEOSS) study. *Am J Psychiatry.* 2008;165(11):1420.

Stroup TS, Lieberman JA, McEvoy JP. Results of phase 3 of the CATIE schizophrenia trial. *Schizophr Res.* 2009;107(1):1.

Suzuki H, Gen K, Inoue Y. Comparison of the anti-dopamine D(2) and anti-serotonin 5-HT(2A) activities of chlorpromazine, bromperidol, haloperidol and second-generation antipsychotics parent compounds and metabolites thereof. *J Psychopharmacol.* 2013;27(4):396–400.

Tandon R, Belmaker RH, Gattaz WF, Lopez-Ibor JJ, Jr., Okasha A, Singh B, Stein DJ, Olie JP, Fleischhacker WW, Moeller HJ. World Psychiatric Association Pharmacopsychiatry Section statement on comparative effectiveness of antipsychotics in the treatment of schizophrenia. *Schizophr Res.* 2008;100(1–3):20.

▲ 29.30 Fármacos estimulantes e atomoxetina

Fármacos estimulantes aumentam motivação, humor, energia e estado de alerta. Eles também são chamados de simpatomiméticos, porque imitam os efeitos fisiológicos do neurotransmissor epinefrina. Várias classes químicas estão incluídas nesse grupo.

Atualmente, esses fármacos são usados com mais frequência para tratar sintomas de má concentração e hiperatividade em crianças e adultos com transtorno de déficit de atenção/hiperatividade (TDAH). De modo paradoxal, muitos pacientes com TDAH acreditam que esses medicamentos tenham um efeito calmante. Os simpatomiméticos também são aprovados para uso em aumento do estado de vigília em narcolepsia.

As anfetaminas foram os primeiros estimulantes a serem sintetizados. Elas foram criadas no fim do século XIX e usadas por soldados bávaros em meados de 1880 para manter a vigilância, o estado de alerta, a energia e autoconfiança em combate. Desde então, vêm sendo usadas de modo semelhante na maioria das guerras. Seu uso clínico não era disseminado até os anos de 1930, quando foram comercializadas como inaladores de benzedrina para alívio da congestão nasal. Quando seus efeitos psicoestimulantes foram percebidos, passaram a ser usadas para tratar a sonolência associada a narcolepsia. Elas foram classificadas como substância controlada em razão de seu início rápido, seus efeitos comportamentais imediatos e da propensão a desenvolvimento de tolerância, o que leva ao risco de abuso e dependência em indivíduos vulneráveis. Sua fabricação, distribuição e uso são regulados por agências estaduais e federais. Em 2005, a pemolina foi retirada do mercado devido a riscos significativos de hepatotoxicidade decorrente de tratamento.

Os simpatomiméticos são amplamente usados em pessoas com TDAH e narcolepsia porque nenhum outro agente de igual eficácia está disponível. Sua efetividade também foi comprovada no tratamento de alguns transtornos cognitivos que resultam em depressão secundária ou apatia profunda (p. ex., síndrome da imunodeficiência adquirida [aids], esclerose múltipla, depressão após acidente vascular cerebral e demência, traumatismo craniano fechado) e também para a potencialização de medicamentos antidepressivos em depressões específicas resistentes a tratamento.

A atomoxetina consta nesta seção porque é usada para o tratamento de TDAH, apesar de não ser um psicoestimulante.

AÇÕES FARMACOLÓGICAS

Todos esses fármacos são bem absorvidos a partir do trato gastrintestinal. Anfetamina e dextroanfetamina atingem concentrações plasmáticas de pico em 2 a 3 horas e têm meia-vida de aproximadamente 6 horas; portanto, necessitam de doses uma ou duas vezes ao dia. O metilfenidato está disponível em apresentações de liberação imediata, sustentada e prolongada. O de liberação imediata alcança concentrações plasmáticas de pico em 1 a 2 horas e tem uma meia-vida breve, de 2 a 3 horas, precisando de dosagem diária múltipla. A fórmula de liberação sustentada atinge concentrações plasmáticas de pico em 4 a 5 horas e duplica a meia-vida eficaz desse fármaco. As concentrações plasmáticas da fórmula de liberação prolongada são atingidas em 6 a 8 horas. Essa formulação é elaborada para ser eficaz durante 12 horas em dosagem diária única. O dexmetilfenidato atinge concentração plasmática de pico em cerca de 3 horas e é receitado duas vezes ao dia.

O dimesilato de lisdexanfetamina, também conhecido como L-lisina-D-anfetamina, é um profármaco de anfetamina. Nessa formulação, a dextroanfetamina é combinada com o aminoácido L-lisina. A lisdexanfetamina torna-se ativa com a clivagem da porção de lisina da molécula por enzimas presentes nas hemácias, resultando na liberação gradual de dextroanfetamina na corrente sanguínea. Além de apresentar duração prolongada de ação, esse tipo de formulação reduz seu potencial de abuso. Trata-se do único profármaco de seu tipo. A lisdexanfetamina é indicada para o tratamento de TDAH em crianças de 6 a 12 anos e em adultos como parte integral de um programa completo de tratamento que pode incluir outras medidas (i.e., psicológicas, educativas, sociais). A segurança e a eficácia de mesilato de lisdexanfetamina em pacientes de 3 a 5 anos de idade não foram estabelecidas. Diferentemente do Adderall, que contém cerca de 75% de dextroanfetamina e 25% de levoanfetamina, a lisdexanfetamina é uma molécula única de dextroenantiômero de anfetamina. Na maioria dos casos, isso faz o fármaco ser mais bem tolerado, mas há pacientes que experimentam maior benefício da preparação mista de isômero.

Metilfenidato, dextroanfetamina e anfetamina são simpatomiméticos de ação indireta cujo efeito primário é causar a liberação de catecolaminas a partir de neurônios pré-sinápticos. Sua eficácia clínica está associada ao aumento da liberação tanto de dopamina quanto de norepinefrina. Dextroanfetamina e metilfenidato também são inibidores fracos da recaptação de catecolaminas e IMAOs.

No caso da modafinila, o mecanismo de ação específico é desconhecido. Narcolepsia-cataplexia resultam da deficiência de hipocretina, um neuropeptídeo hipotalâmico. Neurônios produtores de hipocretina são ativados após a administração de modafinila. Esse fármaco não parece funcionar por meio de um mecanismo dopaminérgico. Apresenta propriedades agonistas α_1-adrenérgicas, as quais podem explicar seus efeitos de estado de vigília, porque o alerta induzido por modafinila pode ser atenuado por prazosina, um antagonista α_1-adrenérgico. Há evidências indicando que a modafinila tem um certo grau de efeitos bloqueadores da recaptação de norepinefrina. A armodafinila é o enantiômero R da modafinila. Ambas apresentam efeitos clínicos e efeitos colaterais semelhantes.

INDICAÇÕES TERAPÊUTICAS

Transtorno de déficit de atenção/hiperatividade (TDAH)

Os simpatomiméticos são os fármacos de primeira linha para o tratamento de TDAH em crianças e são eficazes em aproximadamente 75% dos casos. Metilfenidato e dextroanfetamina mostram igual efetividade e funcionam em 15 a 30 minutos. A pemolina precisa de 3 a 4 semanas para atingir sua eficácia total, mas, devido a sua toxicidade, raramente é usada. Os fármacos simpatomiméticos diminuem a hiperatividade, aumentam a atenção e reduzem a impulsividade. Também podem reduzir comportamentos de oposição comórbidos associados a TDAH. Muitas pessoas tomam esses fármacos durante a formação escolar e mesmo depois. Nas responsivas, o uso de um simpatomimético pode ser um determinante crucial do sucesso acadêmico.

Os simpatomiméticos melhoram os sintomas fundamentais de hiperatividade, impulsividade e desatenção do TDAH e permitem aprimorar as interações sociais com professores, família, outros adultos e pares. O sucesso do tratamento de longo prazo desse transtorno com simpatomiméticos, os quais são eficazes para a maioria dos diversos sintomas de TDAH presentes desde a infância até a idade adulta, oferece apoio a um modelo no qual ele resulta de um desequilíbrio neuroquímico determinado geneticamente que exige o manejo farmacológico vitalício.

O metilfenidato é o agente inicial de uso mais comum, em uma dosagem de 5 a 10 mg a cada 3 a 4 horas. As dosagens podem ser aumentadas até um máximo de 20 mg quatro vezes ao dia ou 1 mg/kg por dia. O uso de 20 mg da formulação de liberação sustentada para obter 6 horas de benefício e eliminar a necessidade de dosagem na escola é defendida por diversos especialistas, embora outros acreditem que seja menos eficaz do que a de liberação imediata. A dextroanfetamina é cerca de duas vezes mais potente do que o metilfenidato em uma base por miligramas e proporciona 6 a 8 horas de benefício. Em torno de 70% dos indivíduos que não respondem a um simpatomimético podem se beneficiar de outro. Todos os fármacos simpatomiméticos devem ser tentados antes de trocar para outros de uma classe diferente. A antiga máxima de que simpatomiméticos agravam tiques e, portanto, devem ser evitados por pessoas com TDAH e transtornos de tique comórbidos vem sendo questionada. Pequenas dosagens desses medicamentos não parecem causar aumento na frequência e na gravidade de tiques. Alternativas a eles para TDAH incluem bupropiona, venlafaxina, guanfacina, clonidina e fármacos tricíclicos. Mais estudos são necessários para determinar se a modafinila melhora os sintomas de TDAH.

O uso a curto prazo de simpatomiméticos induz uma sensação de euforia; contudo, tolerância desenvolve-se tanto para o sentimento de euforia quanto para a atividade simpatomimética.

Narcolepsia e hipersonolência

Narcolepsia consiste em ataques de sono repentinos, perda repentina do tônus postural (*cataplexia*), perda do controle motor voluntário ao dormir (hipnagógico) ou ao despertar (hipnopômpico) e *alucinações* (paralisia do sono) hipnagógicas ou hipnopômpicas. Os simpatomiméticos reduzem os ataques de sono narcolépticos e melhoram o estado de vigília em outros estados de hipersonolência. A modafinila é aprovada como agente antissonolência para o tratamento da narcolepsia, para pessoas que não conseguem se adaptar ao horário de trabalho noturno e para aquelas que não dormem bem devido a apneia obstrutiva do sono.

Outros simpatomiméticos também são usados para manter o estado de vigília e precisão do desempenho motor em pessoas sujeitas a privação do sono, como pilotos e militares. Indivíduos com narcolepsia, diferentemente de pacientes com TDAH, podem desenvolver tolerância aos efeitos terapêuticos dos simpatomiméticos.

Em comparação indireta com fármacos semelhantes a anfetamina, a modafinila é igualmente eficaz para manter o estado de vigília, com menor risco de ativação excessiva.

Transtornos depressivos

Os simpatomiméticos podem ser usados para transtornos depressivos resistentes a tratamento, em geral potencialização de farmacoterapia-padrão com antidepressivos. Possíveis indicações para o uso de simpatomiméticos como monoterapia incluem depressão em idosos, os quais correm maior risco de efeitos adversos de fármacos antidepressivos; depressão em pessoas com condições clínicas sistêmicas, especialmente pacientes com aids; embotamento causado pelo uso crônico de opioides; e situações clínicas nas quais uma resposta rápida seja importante, mas para as quais a eletroconvulsoterapia esteja contraindicada. Pacientes deprimidos com abulia e anergia também podem ser beneficiados.

A dextroanfetamina pode ser útil para diferenciar pseudodemência depressiva de demência. Uma pessoa deprimida costuma responder a uma dose de 5 mg com aumento do estado de alerta e melhora da cognição. Acredita-se que os simpatomiméticos proporcionem apenas um benefício de curto prazo (2 a 4 semanas) para a depressão, porque a maioria das pessoas desenvolve tolerância rapidamente aos efeitos antidepressivos dos medicamentos. Entretanto, alguns clínicos relatam que o tratamento de longo prazo com simpatomiméticos pode beneficiar alguns indivíduos.

Encefalopatia causada por lesão cerebral

Os simpatomiméticos aumentam o estado de alerta, a cognição, a motivação e o desempenho motor em indivíduos com déficits neurológicos causados por acidentes vasculares, traumatismo, tumores ou infecções crônicas. O tratamento com esses agentes pode permitir uma participação mais precoce e mais intensa em programas de reabilitação. Letargia e apatia após acidente vascular cerebral podem responder ao uso de longo prazo de simpatomiméticos.

Obesidade

Os simpatomiméticos são usados no tratamento da obesidade em razão de seus efeitos indutores de anorexia. Devido ao desenvolvimento de tolerância a esses efeitos e ao potencial elevado de abuso dos fármacos, seu uso para essa indicação é limitado. Entre esses medicamentos, a fentermina é o mais amplamente usado para supressão do apetite. A fentermina era a outra metade de "fen-fen", uma combinação extraoficial de fenfluramina e fentermina, muito utilizada para promover perda de peso até que fenfluramina e dexfenfluramina foram retiradas do mercado por estarem associadas com insuficiência cardíaca valvular, hipertensão pulmonar primária e perda irreversível de fibras nervosas cerebrais serotonérgicas. A toxicidade da fenfluramina é atribuída ao fato de ela estimular a liberação de enormes quantidades de serotonina a partir das terminações nervosas, um mecanismo de ação que não é compartilhado pela fentermina. Não há relatos de que o uso de fentermina isoladamente cause os mesmos efeitos adversos que os verificados com fenfluramina ou dexfenfluramina.

A limitação cuidadosa da ingestão de calorias e exercícios ponderados estão na base de qualquer tipo de programa bem-sucedido de perda de peso. Fármacos simpatomiméticos facilitam a perda de, no máximo, uma fração adicional de 500 g por semana. Eles são supressores de apetite eficazes apenas durante as primeiras semanas de uso; depois disso, os efeitos anoréticos tendem a diminuir.

Fadiga

Entre 70 e 90% dos indivíduos com esclerose múltipla experimentam fadiga. Modafinila, armodafinila, anfetaminas, metilfenidato e o agonista dos receptores de dopamina amantadina às vezes são eficazes para combater esse sintoma. Outras causas de fadiga, como síndrome da fadiga crônica, respondem a estimulantes em diversos casos.

PRECAUÇÕES E REAÇÕES ADVERSAS

Os efeitos adversos mais comuns associados a fármacos semelhantes a anfetamina são dores estomacais, ansiedade, irritabilidade, insônia, taquicardia, arritmias cardíacas e disforia. Os simpatomiméticos causam redução do apetite, embora normalmente se desenvolva tolerância para esse efeito. O tratamento dos efeitos adversos comuns em crianças com TDAH em geral é simples e direto (Tab. 29.30-1). Os fármacos também podem causar aumento na frequência cardíaca e na pressão arterial e causar palpitações. Efeitos adversos menos comuns incluem a possível indução de transtornos do

TABELA 29.30-1
Manejo de efeitos adversos comuns induzidos por estimulantes no transtorno de déficit de atenção/hiperatividade

Efeito adverso	Manejo
Anorexia, náusea, perda de peso	▶ Administrar estimulante com refeições. ▶ Usar suplementos com acréscimo calórico. ▶ Desencorajar refeições forçadas.
Insônia, pesadelos	▶ Administrar estimulantes no início do dia. ▶ Mudar para preparados de ação breve. ▶ Descontinuar a dosagem à tarde ou à noite. ▶ Considerar tratamento adjunto (p. ex., anti-histamínicos, clonidina, antidepressivos).
Tontura	▶ Monitorar PA. ▶ Encorajar a ingestão de líquidos. ▶ Trocar para uma fórmula de ação prolongada.
Fenômenos de rebote	▶ Sobrepor a dosagem de estimulantes. ▶ Trocar para um preparado de ação prolongada ou combinar preparações de ação prolongada e breve. ▶ Considerar tratamento adjunto ou alternativo (p. ex., clonidina, antidepressivos).
Irritabilidade	▶ Avaliar o momento dos fenômenos (durante fase de pico ou de abstinência). ▶ Avaliar sintomas comórbidos. ▶ Reduzir a dose. ▶ Considerar tratamento adjunto ou alternativo (p. ex., lítio, antidepressivos, anticonvulsivantes).
Disforia, mau humor, agitação	▶ Considerar diagnósticos comórbidos (p. ex., transtorno do humor). ▶ Reduzir a dosagem ou trocar para um preparado de ação prolongada. ▶ Considerar tratamento adjunto ou alternativo (p. ex., lítio, anticonvulsivantes, antidepressivos).

PA, pressão arterial.
(De Wilens TE, Blederman J. The stimulants. In: Shaffer D, ed. *The Psychiatric Clinics of North America: Pediatric Psychopharmacology*. Philadelphia: Saunders; 1992, com permissão.)

movimento, como tiques, sintomas semelhantes ao transtorno de Tourette e discinesias, sendo todos, via de regra, autolimitados no decorrer de 7 a 10 dias. Se o indivíduo medicado com um simpatomimético desenvolver um desses transtornos do movimento, uma correlação entre a dose do medicamento e a gravidade do transtorno deve ser firmemente estabelecida antes que se façam ajustes na dosagem da medicação. Em casos graves, a potencialização com risperidona, clonidina ou guanfacina é necessária. O metilfenidato pode agravar tiques em um terço dos pacientes, os quais se dividem em dois grupos: aqueles cujos tiques induzidos por metilfenidato logo se resolvem com o metabolismo da dosagem, e um grupo menor, no qual o metilfenidato parece desencadear tiques que persistem durante vários meses, mas que afinal se resolvem de maneira espontânea.

Estudos longitudinais não indicam que simpatomiméticos causem supressão do crescimento. Eles podem exacerbar glaucoma, hipertensão, distúrbios cardiovasculares, hipertireoidismo, transtornos de ansiedade, transtornos psicóticos e transtornos convulsivos.

Dosagens elevadas desses medicamentos podem causar boca seca, dilatação das pupilas, bruxismo, formigamento, entusiasmo excessivo, inquietação, labilidade emocional e convulsões ocasionais. O uso prolongado de doses elevadas pode ocasionar um transtorno delirante que se assemelha a esquizofrenia paranoide. Convulsões podem ser tratadas com benzodiazepínicos, efeitos cardíacos com antagonistas de receptores β-adrenérgicos, febre com cobertores de resfriamento, e *delirium* com antagonistas dos receptores de dopamina (ARDs). Superdoses de simpatomiméticos resultam em hipertensão, taquicardia, hipertermia, psicose tóxica, *delirium*, hiperpirexia, convulsões, coma, dor no peito, arritmia, bloqueio cardíaco, hipertensão ou hipotensão, choque e náusea. Efeitos tóxicos de anfetaminas podem ser observados com 30 mg, mas toxicidade idiossincrática pode ocorrer já em doses de 2 mg. No entanto, há relatos de sobrevivência com até 500 mg.

O efeito adverso mais limitante dos simpatomiméticos é sua associação a dependência psicológica e física. Em doses usadas para o tratamento de TDAH, o desenvolvimento de dependência psicológica praticamente nunca ocorre. Uma maior preocupação é a presença de coabitantes adolescentes ou adultos que possam confiscar o suprimento desses fármacos para abuso ou venda.

O uso de simpatomiméticos deve ser evitado durante a gestação, sobretudo durante o primeiro trimestre. Dextroanfetamina e metilfenidato contaminam o leite materno, mas não se sabe se o mesmo ocorre com modafinila ou armodafinila.

INTERAÇÕES MEDICAMENTOSAS

A coadministração de simpatomiméticos e antidepressivos tricíclicos ou tetracíclicos, varfarina, primidona, fenobarbital, fenitoína ou fenilbutazona diminui o metabolismo desses compostos, resultando em maiores níveis plasmáticos. Os simpatomiméticos reduzem a eficácia terapêutica de vários fármacos anti-hipertensivos, em especial guanetidina. Eles devem ser usados com extrema cautela com IMAOs.

INTERFERÊNCIAS LABORATORIAIS

A dextroanfetamina pode elevar os níveis plasmáticos de corticosteroides e interferir em alguns métodos de exame de corticosteroides urinários.

DOSAGEM E ADMINISTRAÇÃO

Muitos psiquiatras acreditam que o uso de anfetaminas foi excessivamente regulamentado por autoridades governamentais. Elas são listadas como substâncias da tabela II pela Drug Enforcement Agency [Agência de Combate às Drogas] norte-americana. Alguns Estados mantêm um registro dos pacientes que recebem anfetaminas. Essa obrigatoriedade preocupa tanto pacientes quanto médicos no que diz respeito à confidencialidade, e os médicos se preocupam com a possibilidade de que suas práticas de receita de fármacos sejam interpretadas de forma equivocada por agências oficiais. Em consequência, alguns médicos podem evitar a prescrição de simpatomiméticos, mesmo para pessoas que possam se beneficiar deles.

A faixa de dosagem e as apresentações disponíveis para esses medicamentos são apresentadas na Tabela 29.30-2. A dosagem de lisdexanfetamina é um caso especial, porque muitos pacientes passam a receber essa formulação depois de serem tratados com outros estimulantes. Uma tabela de conversão consta na Tabela 29.30-3. O fármaco encontra-se disponível em cápsulas de 20, 30, 40, 50, 60 e 70 mg. A dosagem deve ser individualizada conforme as necessidades terapêuticas e a resposta do paciente. A lisdexanfetamina deve ser administrada em sua mínima dosagem eficaz. Em pacientes que estão começando o tratamento ou que estão trocando de medicamento, 30 mg uma vez ao dia pela manhã é a dose recomendada. As dosagens podem ser aumentadas ou diminuídas em incrementos de 10 ou 20 mg com intervalos de aproximadamente uma semana. A administração de doses à tarde deve ser evitada, devido ao potencial para insônia. O fármaco pode ser tomado com ou sem alimentos.

Dextroanfetamina, metilfenidato, anfetamina, benzfetamina e metanfetamina são substâncias da tabela II, e, em alguns Estados norte-americanos, são exigidas receitas em três vias. Fendimetrazina e fenmetrazina fazem parte da tabela III, e modafinila, armodafinila, fentermina, dietilpropiona e mazindol pertencem à tabela IV.

A avaliação pré-tratamento deve incluir uma apreciação da função cardíaca do paciente, com especial atenção para a presença de hipertensão e taquiarritmias. O clínico também deve examiná-lo para a presença de transtornos do movimento, como tiques e discinesia, porque essas condições podem ser exacerbadas pela administração de simpatomiméticos. Caso haja presença de tiques, muitos especialistas não irão receitar simpatomiméticos, e sim optar por clonidina ou antidepressivos. Contudo, dados recentes indicam que os simpatomiméticos podem causar apenas um leve aumento em tiques motores, havendo até a possibilidade de suprimirem tiques vocais. Deve-se avaliar a função hepática e a função renal, e a dosagem desses agentes deve ser reduzida para pessoas com prejuízo no metabolismo.

Indivíduos com TDAH podem tomar metilfenidato de liberação imediata às 8, 12 e às 16h. Dextroanfetamina, lisdexanfetamina, metilfenidato de liberação sustentada ou 18 mg de metilfenidato de liberação prolongada podem ser tomados uma vez às 8h. A dose inicial de metilfenidato varia de 2,5 mg da apresentação regular até 20 mg da fórmula de liberação sustentada. Caso sejam inadequadas, essas dosagens podem ser aumentadas até um máximo de 80 mg em crianças e 90 mg diariamente em adultos. A dosagem de dextroanfetamina é de 2,5 a 40 mg/dia até 0,5 mg/kg diários.

Quillivant XR* (cloridrato de metilfenidato) é uma formulação líquida de liberação prolongada desse fármaco. É fornecida como uma solução líquida elaborada para administração oral de uma vez ao dia. A dose recomendada para pacientes a partir dos 6 anos é de 20 mg VO uma vez ao dia pela manhã com ou sem alimentos. A dose pode ser titulada semanalmente em incrementos de 10 a 20 mg. Doses diárias superiores a 60 mg não foram estudadas e não são recomendadas. Antes da administração da dose, deve-se sacudir o frasco de forma vigorosa durante ao menos 10 segundos, para assegurar que seja utilizada a dose adequada. Os efeitos clínicos do fármaco ficam evidentes de 45 minutos a 12 horas após a dosagem.

---

* N. de R. T. Medicamento não disponível no Brasil.

TABELA 29.30-2
Simpatomiméticos de uso frequente em psiquiatria

Nome genérico	Apresentações	Dose diária inicial	Dose diária habitual para TDAH[a]	Dose diária habitual para transtornos associados a sonolência diurna excessiva*	Dose diária máxima
Anfetamina-dextroanfetamina	Comprimidos de 5, 10, 20 e 30 mg	5-10 mg	20-30 mg	5-60 mg	Crianças: 40 mg Adultos: 60 mg
Armodafinila	Comprimidos de 50, 150 e 250 mg	50-150 mg	150-250 mg	250 mg	
Atomoxetina	Comprimidos de 10, 18, 25, 40 e 60 mg	20 mg	40-80 mg	Não usada	Crianças: 80 mg Adultos: 100 mg
Dexmetilfenidato	Cápsulas de 2,5, 5 e 10 mg	5 mg	5-20 mg	Não usado	20 mg
Dextroanfetamina	Cápsulas de LP de 5, 10 e 15 mg; comprimidos de 5 e 10 mg	5-10 mg	20-30 mg	5-60 mg	Crianças: 40 mg Adultos: 60 mg
Lisdexanfetamina	Cápsulas de 20, 30, 40, 50, 60 e 70 mg	20-30 mg			70 mg
Metanfetamina	Comprimidos de 5 mg; comprimidos de LP de 15 mg	5-10 mg	20-25 mg	Geralmente não usada	45 mg
Metilfenidato	Comprimidos de 5, 10 e 20 mg; comprimidos de LS de 10 e 20 mg	5-10 mg	5-60 mg	20-30 mg	Crianças: 80 mg Adultos: 90 mg
	Comprimidos de LP de 18 e 36 mg	18 mg	18-54 mg	Ainda não estabelecida	54 mg
Cloridrato de metilfenidato		20 mg			60 mg
Modafinila	Comprimidos de 100 e 200 mg	100 mg	Não usada	400 mg	400 mg

* Apneia obstrutiva do sono, narcolepsia e transtorno do trabalho em turnos.
[a]Para crianças a partir dos 6 anos de idade.
LP, liberação prolongada; LS, liberação sustentada.

A dose inicial de modafinila é de 200 mg pela manhã em indivíduos clinicamente saudáveis e de 100 mg pela manhã para aqueles com prejuízo hepático. Alguns indivíduos tomam uma segunda dose de 100 ou 200 mg à tarde. A dosagem diária máxima recomendada é de 400 mg, embora dosagens de 600 a 1.200 mg ao dia tenham sido usadas com segurança. Efeitos adversos tornam-se proeminentes em dosagens superiores a 400 mg diários. Em comparação com fármacos semelhantes a anfetamina, a modafinila promove estado de alerta, mas produz menos atenção e irritabilidade. Algumas pessoas com sonolência diurna excessiva prolongam a atividade da dose matinal com uma dose vespertina de metilfenidato. A armodafinila é praticamente idêntica à modafinila, mas sua dosagem é diferente, na faixa de 50 a 250 mg ao dia.

TABELA 29.30-3
Conversões de equivalência de dosagem de lisdexanfetamina

Venvanse e Adderall XR	
Venvanse	**Adderall XR**
20 mg	5 mg
30 mg	10 mg
40 mg	15 mg
50 mg	20 mg
60 mg	25 mg
70 mg	30 mg

Venvanse, Adderall IR e Dexedrine		
Venvanse	**Adderall IR**	**Dexedrine**
70 mg	30 mg	22,5 mg
50 mg	20 mg	15 mg
30 mg	10 mg	7,5 mg

XR, liberação prolongada; IR, liberação imediata.

ATOMOXETINA

A atomoxetina é o primeiro fármaco não estimulante a ser aprovado pela FDA como tratamento para TDAH em crianças, adolescentes e adultos. Está inclusa neste capítulo porque compartilha essa indicação com os estimulantes descritos previamente.

Ações farmacológicas

Acredita-se que a atomoxetina produza um efeito terapêutico por meio da inibição seletiva do transportador pré-sináptico de norepinefrina. Ela é bem absorvida após a administração oral, sendo pouco afetada por alimentos. Refeições com alto teor de gordura podem reduzir a taxa, mas não a extensão da absorção. As concentrações plasmáticas máximas são atingidas após cerca de 1 a 2 horas. Em concentrações terapêuticas, 98% da atomoxetina no plasma liga-se a proteínas, sobretudo albumina. Esse fármaco tem meia-vida de aproximadamente 5 horas e é metabolizado em particular pela via do citocromo P450 (CYP)2D6. Metabolizadores lentos desse composto atingem uma área cinco vezes maior sob a curva e concentrações plasmáticas de pico cinco vezes mais altas do que metabolizadores normais ou rápidos. Trata-se de uma informação importante a ser considerada em pacientes que recebem medicamentos que inibem a enzima CYP 2D6. Por exemplo, a farmacologia semelhante a antidepressivos da atomoxetina tem levado a seu uso como acréscimo a ISRSs ou outros antidepressivos. Fármacos como fluoxetina, paroxetina e bupropiona são inibidores de CYP 2D6 e podem elevar os níveis da atomoxetina.

Indicações terapêuticas

A atomoxetina é usada para o tratamento de TDAH. Seu uso deve ser considerado para pacientes nos quais estimulantes são ativadores demais ou que experimentam outros efeitos colaterais intoleráveis. Por não apresentar potencial de abuso, é uma opção sensata no tratamento de pacientes com TDAH e abuso de substância, aqueles que se queixam de sintomas do transtorno mas que, se suspeita, estejam em busca de substâncias estimulantes e pacientes em recuperação.

A atomoxetina pode intensificar a cognição quando usada para tratar indivíduos com esquizofrenia. Ela também pode ser usada como alternativa ou acréscimo a antidepressivos em pacientes que não respondem a terapias tradicionais.

Precauções e reações adversas

Os efeitos colaterais frequentes da atomoxetina incluem desconforto abdominal, redução do apetite e consequente perda de peso, disfunção sexual, tontura, vertigem, irritabilidade e oscilações de humor. Pequenos aumentos na pressão arterial e na frequência cardíaca também foram observados. Houve casos de lesão hepática grave em uma pequena quantidade de pacientes. O fármaco deve ser descontinuado nos que apresentarem icterícia (amarelecimento da pele ou da esclera, coceira) ou evidências laboratoriais de lesão hepática. Esse medicamento não deve ser tomado junto com um IMAO ou antes que transcorra um intervalo de duas semanas de sua última administração nem por pacientes com glaucoma de ângulo estreito.

Os efeitos de superdose superior ao dobro da dose diária máxima recomendada são desconhecidos. Não há informações específicas disponíveis sobre o tratamento de superdose de atomoxetina.

Dosagem e diretrizes clínicas

A atomoxetina está disponível em cápsulas de 10, 18, 25, 40 e 60 mg. Em crianças e adolescentes que pesam até 70 kg, deve ser iniciada com uma dose diária total de aproximadamente 0,5 mg/kg e aumentada após um período mínimo de três dias até uma dose-alvo diária total de cerca de 1,2 mg/kg, administrada na forma de dose única pela manhã ou em doses iguais e divididas pela manhã e no fim da tarde ou início da noite. A dose diária total em crianças menores e adolescentes não deve ultrapassar 1,4 mg/kg ou 100 mg, o que for menor. A dosagem de crianças e adolescentes com peso superior a 70 kg e de adultos deve iniciar em um total diário de 40 mg e então ser aumentada após um período mínimo de três dias até uma dose-alvo diária total em torno de 80 mg. As doses podem ser administradas como dose única pela manhã ou como doses iguais e divididas pela manhã e no fim da tarde ou início da noite. Depois de mais 2 ou 4 semanas, a dose pode ser aumentada até um máximo de 100 mg em pacientes que não obtiveram resposta ideal. A dose diária total máxima recomendada em crianças e adolescentes com mais de 70 kg e adultos é de 100 mg.

REFERÊNCIAS

Adler LA, Sutton VK, Moore RJ, Dietrich AP, Reimherr FW. Quality of life assessment in adult patients with attention-deficit/hyperactivity disorder treated with a tomoxetine. *J Clin Psychopharmacol*. 2006;26(6):648.

Aiken CB. Pramipexole in psychiatry: A systematic review of the literature. *J Clin Psychiatry*. 2007;68(8):1230.

Amiri S, Mohammadi MR, Mohammadi M, Nouroozinejad GH, Kahbazi M. Modafinil as a treatment for attention-deficit/hyperactivity disorder in children and adolescents: A double-blind, randomized clinical trial. *Prog Neuropsychopharmacol Biol Psychiatry*. 2008;32(1):145.

Bangs ME, Emsile GJ, Spencer TJ, Ramsey JL, Carlson C. Efficacy and safety of atomoxetine in adolescents with attention-deficit/hyperactivity disorder and major depression. *J Child Adolesc Psychopharmacol*. 2007;17(4):407.

Barone P, Scazella L, Marconi R, Antonini A, Morgante L. Pramipexole versus sertraline in the treatment of depression in Parkinson's disease: A national multicenter parallel-group randomized study. *J Neuro*. 2006;253(5):601.

Cheng JY, Chen RY, Ko JS, Ng EM. Efficacy and safety of atomoxetine for attention-deficit/hyperactivity disorder in children and adolescents-meta-analysis and meta-regression analysis. *Psychopharmacology (Berl)*. 2007;194(2):197.

Eliyahu U, Berlin S, Hadad E, Heled Y, Moran DS. Psychostimulants and military operations. *Mil Med*. 2007;172(4):383.

Fava M, Thase ME, DeBattista C, Doghramji K, Arora S. Modafinil augmentation of selective serotonin reuptake inhibitor therapy in MDD partial responders with persistent fatigue and sleepiness. *Ann Clin Psychiatry*. 2007;19(3):153.

Fawcett J. Sympathomimetics and dopamine receptor agonists. In: Sadock BJ, Sadock VA, Ruiz P, eds. *Kaplan & Sadock's Comprehensive Textbook of Psychiatry*. 9th ed. Vol. 2. Philadelphia: Lippincott Williams & Wilkins; 2009:3241.

Fleckenstein AE, Volz TJ, Riddle EL, Gibb JW, Hanson GR. New insights into the mechanism of action of amphetamines. *Annu Rev Pharmacol Toxicol*. 2007;47:681.

Frye MA, Grunze H, Suppes T, McElroy SL, Keck PE Jr. A placebo-controlled evaluation of adjunctive modafinil in the treatment of bipolar depression. *Am J Psychiatry*. 2007;164(8):1242.

Geller D, Donnelly C, Lopez F, Rubin R, Newcorn J. Atomoxetine treatment for pediatric patients with attention-deficit/hyperactivity disorder with comorbid anxiety disorder. *J Am Acad Child Adolesc Psychiatry*. 2007;46(9):1119.

Hirshkowitz M, Black J. Effect of adjunctive modafinil on wakefulness and quality of life in patients with excessive sleepiness-associated obstructive sleep apnoea/hypopnoea syndrome: A 12-month, open-label extensions study. *CNS Drugs*. 2007;21(5):407.

Makris AP, Rush CR, Frederich RC, Taylor AC, Kelly TH. Behavioral and subjective effects of d-amphetamine and modafinil in healthy adults. *Exp Clin Psychopharmacol*. 2007;15(2):123.

McElroy SL, Guerdjikova A, Kotwal R, Weige JA, Nelson EB. Atomoxetine in the treatment of binge-eating disorder: A randomized placebo-controlled trial. *J Clin Psychiatry*. 2007;68(3):390.

Minzenberg MJ, Carter CS. Modafinil: A review of neurochemical actions and effects on cognition. *Neuropsychopharmacology*. 2008;97(7):1477.

Pivonello R, De Martino MC, Cappabianca P, De Leo M, Faggiano A, Lombardi G, Hofland LJ, Lamberts SWJ, Colao A. The medical treatment of Cushing's disease: Effectiveness of chronic treatment with the dopamine agonist cabergoline in patients unsuccessfully treated by surgery. *J Clin Endocrinology Metabolism*. 2009;94(1):223.

Pizzagalli DA, Evins AE, Schetter EC, Frank MJ, Pajtas PE, Santesso DL, Culhane M. Single dose of a dopamine agonist impairs reinforcement learning in humans: Behavioral evidence from a laboratory-based measure of reward responsiveness. *Psychopharmacology*. 2008;196(2):221.

Quintana H, Cherlin EA, Duesenberg DA, Bangs ME, Ramsey JL. Transition from methylphenidate or amphetamine to atomoxetine in children and adolescents with attention-deficit/hyperactivity disorder: A preliminary tolerability and efficacy study. *Clin Ther*. 2007;29(6):1168.

Rothenhausler HB, Ehrentraut S, von Degenfeld G, Weis M, Tichy M. Treatment of depression with methylphenidate in patients difficult to wean from mechanical ventilation in the intensive care unit. *J Clin Psychiatry*. 2007;61(10):750.

Scott JC, Woods SP, Matt GE, Meyer RA, Heaton RK. Neurocognitive effects of methamphetamine: A critical review with meta-analysis. *Neuropsychol Rev*. 2007;17(3):275.

Weisler RH. Review of long-acting stimulants in the treatment of attention deficit hyperactivity disorder. *Exper Opin Pharmacother*. 2007;8(6):745.

Wernicke JF, Holdridge KC, Jin L, Edison T, Zhang S. Seizure risk in patients with attention-deficit-hyperactivity disorder treated with atomoxetine. *Dev Med Child Neurol*. 2007;49(7):498.

▲ 29.31 Hormônios tireoidianos

Os hormônios tireoidianos – levotiroxina e liotironina – são usados em psiquiatria tanto isoladamente quanto como potencializadores para tratar pessoas com depressão ou transtorno bipolar tipo I de ciclagem rápida. Eles podem converter uma pessoa que não responde a antidepressivos em um indivíduo responsivo a esses medicamentos. Os hormônios tireoidianos também são usados como terapia de reposição para pessoas tratadas com lítio que desenvolveram um estado hipotireoidiano. O uso bem-sucedido desses hormônios como intervenção para pacientes resistentes a tratamento foi relatado pela primeira vez no início dos anos de 1970. Resultados de estudos, desde então, têm sido mistos; contudo, a maioria demonstra que pacientes medicados com tri-iodotironina (T_3) têm o dobro de chances de responder a um tratamento antidepressivo, em comparação com placebo. Esses estudos revelaram que a potencialização com T_3 é eficaz com ATCs e ISRSs. Mesmo assim, muitos endocrinologistas fazem objeção ao uso de tireoidianos como agentes potencializadores de antidepressivos e mencionam riscos como osteoporose e arritmias cardíacas.

AÇÕES FARMACOLÓGICAS

Hormônios tireoidianos são administrados VO, e sua absorção a partir do trato gastrintestinal é variável. Ela aumenta se o fármaco for administrado de estômago vazio. A tiroxina (T_4) cruza a barreira hematencefálica e se espalha pelos neurônios, onde é convertida em T_3, sua forma fisiologicamente ativa. A meia-vida de T_4 é de 6 a 7 dias, e a de T_3, de 1 a 2 dias.

Seu mecanismo de ação para os efeitos sobre a eficácia de antidepressivos é desconhecido. Esses hormônios ligam-se a receptores intracelulares que regulam a transcrição de uma ampla gama de genes, incluindo vários receptores para neurotransmissores.

INDICAÇÕES TERAPÊUTICAS

A principal indicação para hormônios tireoidianos em psiquiatria é como adjuvante para antidepressivos. Não há uma correlação evidente entre medidas laboratoriais da função tireoidiana e a resposta à suplementação de antidepressivos com hormônios da tireoide. Se o paciente não respondeu a um curso de seis semanas de dosagens apropriadas de antidepressivos, a terapia adjuvante com lítio ou com um hormônio tireoidiano é uma alternativa. A maioria dos clínicos usa lítio como auxiliar antes de tentar um hormônio tireoidiano. Vários experimentos controlados indicaram que o uso de liotironina converte em torno de 50% dos pacientes não responsivos a antidepressivos em responsivos.

A dosagem de liotironina é de 25 a 50 mg ao dia acrescentados ao regime antidepressivo do paciente. Ela tem sido usada principalmente como adjuvante de fármacos tricíclicos; no entanto, evidências indicam que ela potencializa os efeitos de todos os fármacos antidepressivos.

Os hormônios tireoidianos não demonstraram causar problemas específicos em pacientes pediátricos nem geriátricos; contudo, devem ser usados com cautela em idosos, que podem ter uma doença cardíaca oculta.

PRECAUÇÕES E REAÇÕES ADVERSAS

Nas dosagens normalmente usadas para potencialização – 25 a 50 mg/dia –, efeitos adversos não são frequentes. Os mais comuns associados a hormônios tireoidianos são cefaleia transitória, perda de peso, palpitações, nervosismo, diarreia, cólicas abdominais, sudorese, taquicardia, aumento da pressão arterial, tremores e insônia. Osteoporose também pode ocorrer em tratamento de longo prazo, mas não foi identificada em estudos envolvendo potencialização com liotironina. Superdoses desses hormônios podem levar a falência cardíaca e morte.

Hormônios tireoidianos não devem ser tomados por pessoas com doença cardíaca, angina ou hipertensão. São contraindicados em tireotoxicose e insuficiência adrenal não corrigida e em pessoas com infartos miocárdicos agudos. Eles podem ser administrados de forma segura a gestantes, contanto que os índices laboratoriais da tireoide sejam monitorados. Os hormônios tireoidianos são excretados minimamente no leite materno, e não há provas de que causem problemas a lactentes.

INTERAÇÕES MEDICAMENTOSAS

Os hormônios tireoidianos podem potencializar os efeitos de varfarina e de outros anticoagulantes ao aumentar o catabolismo de fatores coagulantes. Podem aumentar a necessidade de insulina em diabéticos e de digitálicos em indivíduos com doença cardíaca. Esses hormônios não devem ser coadministrados com simpatomiméticos, cetamina ou maprotilina, devido ao risco de descompensação cardíaca. A administração de ISRSs, fármacos tricíclicos e tetracíclicos, lítio ou carbamazepina pode reduzir levemente a T_4 sérica e elevar as concentrações séricas de tireotrofina em indivíduos eutireóideos ou pessoas medicadas com reposição tireoidiana. Essa interação exige monitoramento intensivo dos níveis séricos e pode requerer um aumento na dosagem ou início de suplementação de hormônios tireoidianos.

INTERFERÊNCIAS LABORATORIAIS

Não há relatos de interferência da levotiroxina em testes laboratoriais além de índices da função tireoidiana. A liotironina, porém, suprime a liberação de T_4 endógena e, assim, reduz o resultado de testes de função da tireoide que dependam da medida de T_4.

TESTES DA FUNÇÃO TIREOIDIANA

Vários testes da função da tireoide estão disponíveis, incluindo testes para T_4 por ligação competitiva a proteínas (T_4[D]) e por radioimunoensaio (T_4 RIA) que envolvem uma reação antígeno-anticorpo específica. Mais de 90% da T_4 se liga a proteínas séricas e é responsável pela secreção do hormônio estimulador da tireoide (TSH) e pelo metabolismo celular. Outras medidas tireoidianas incluem o índice de T_4 livre (FT_4I), a captação de T_3 e a T_3 sérica total medida por radioimunoensaio (T_3 RIA). Esses testes são usados para descartar a possibilidade de hipotireoidismo, o qual pode estar relacionado a sintomas de depressão. Em alguns estudos, até 10% dos pacientes com queixas de depressão e fadiga associada tinham doença hipotireoidiana incipiente. O lítio pode causar hipotireoidismo e, mais raramente, hipertireoidismo. O hipotireoidismo neonatal resulta em deficiência intelectual e pode ser prevenido se o diagnóstico for feito por ocasião do nascimento.

Teste de estimulação do hormônio liberador de tireotrofina

O teste de estimulação do hormônio liberador de tireotrofina (TRH) é indicado para pacientes que apresentam resultados ligeiramente anormais no teste de tireoide com suspeita de hipotireoidismo subclínico, o qual pode explicar depressão clínica. Ele também é usado em pacientes com possível hipotireoidismo induzido por lítio. O procedimento envolve uma injeção intravenosa de 500 mg de protirrelina (TRH), que produz um aumento agudo nos níveis séricos de TSH, medidos em 15, 30, 60 e 90 minutos. Um aumento de TSH sérico de 5 a 25 mIU/mL acima da linha de base é normal. Um aumento inferior a 7 mIU/mL é considerado uma resposta enfraquecida, o que pode estar correlacionado a um diagnóstico de depressão. Até 8% dos pacientes com depressão apresentam alguma doença tireoidiana.

DOSAGEM E DIRETRIZES CLÍNICAS

A liotironina é apresentada em comprimidos de 5, 25 e 50 µg. A levotiroxina está disponível em comprimidos de 12,5, 25, 50, 75, 88, 100, 112, 125, 150, 175, 200 e 300 µg e também em forma parenteral de 200 e 500 µg. A dosagem de liotironina é de 25 ou 50 µg diários acrescentada ao regime de antidepressivos do indivíduo. A liotironina tem sido usada como adjuvante para todos os fármacos antidepressivos disponíveis. Um experimento adequado de suplementação de liotironina deve durar de 2 a 3 semanas. Caso essa suplementação seja bem-sucedida, deve ser continuada durante dois meses e, então, descontinuada lenta e gradativamente em 12,5 µg ao dia a cada 3 a 7 dias.

REFERÊNCIAS

Altshuler LL, Bauer M, Frye MA, Gitlin MJ, Mintz J. Does thyroid supplementation accelerate tricyclic antidepressant response? A review in meta-analysis of the literature. *Am J Psychiatry.* 2001;158:1617.
Appelhof BC, Brouwer JP, van Dyck R, Fliers E, Hoogendijk WJ. Triiodothyronine addition to paroxetine in the treatment of major depressive disorder. *J Clin Endocrinol Metab.* 2004;89:6271.
Aronson R, Offman HJ, Joffe RT, Naylor CD. Triiodothyronine augmentation and the treatment of refractory depression: A meta-analysis. *Arch Gen Psychiatry.* 1996;35:842.
Bauer M, Baur H, Bergebifer A, Strohle A, Hellweg R. Effects of supraphysiological thyroxine administration in healthy controls in patients with depressive disorders. *J Affect Dis.* 2002;68:285.
Baungartner A. Thyroxine and the treatment of affective disorders: An overview of the results of basic and clinical research. *Int J Neuropsychopharmacol.* 2000;3:149.
Cooper-Kazaz A, Apter JT, Cohen R, Karapichev L, Mohammed-Moussa S. Combined treatment with sertraline and liothyronine in major depression: A randomized, double-blind, placebo-controlled trial. *Arch Gen Psychiatry.* 2007;64;679.
Joffe RT. Thyroid hormones. In: Sadock BJ, Sadock VA, Ruiz P, eds. *Kaplan & Sadock's Comprehensive Textbook of Psychiatry.* 9th ed. Vol. 2. Philadelphia: Lippincott Williams & Wilkins; 2009:3248.
Joffe RT, Sokolov ST, Levitt AJ. Lithium and triiodothyronine augmentation of antidepressants. *Can J Psychiatry.* 2006;51:791.
Johansson P, Almqvist EG, Johansson J-O, Mattsson N, Hansson O, Wallin A, Blennow K, Zetterberg H, Svensson J. Reduced cerebrospinal fluid level of thyroxine in patients with Alzheimer's disease. *Psychoneuroendocrinology.* 2013;38(7):1058–1066.
Koibuchi N. The role of thyroid hormone on functional organization in the cerebellum. *Cerebellum.* 2013;12(3):304–306.
Lojko D, Rybakowski JK. L-Thyroxine augmentation of serotonergic antidepressants in female patients with refractory depression. *J Affect Disord.* 2007;103(1–3):252.
Nierenberg AA, Fava M, Trivedi MH, Wisniewski SR, Thase ME. A comparison of lithium and T(3) augmentation following two failed medication treatments for depression: A STAR*D report. *Am J Psychiatry.* 2006;163:1519.
Posternak M, Novak S, Stern A, Hennessey J, Joffe A. A pilot effectiveness study: Placebo-controlled trial of adjunctive L-triiodothyronine (T3) used to accelerate and potentiate the antidepressant response. *Int J Neuropsychopharmacol.* 2008;11(1):15.
Sylven SM, Elenis E, Michelakos T, Larsson A, Olovsson M, Poromaa IS, Skalkidou A. Thyroid function tests at delivery and risk for postpartum depressive symptoms. *Psychoneuroendocrinology.* 2013;38(7):1007–1013.

▲ 29.32 Tricíclicos e tetracíclicos

A observação, em 1957, de que a imipramina apresentava efeitos contra depressão levou ao desenvolvimento de uma nova classe de compostos antidepressivos, os tricíclicos (ATCs). Em seguida, a descoberta de que a imipramina bloqueava a recaptação de norepinefrina levou à pesquisa sobre o papel das catecolaminas na depressão. Após a introdução da imipramina, vários outros medicamentos antidepressivos foram desenvolvidos, os quais compartilham uma estrutura tricíclica básica e apresentam efeitos bastante semelhantes. Mais tarde, outros compostos heterocíclicos também foram comercializados, um pouco similares em estrutura e apresentando propriedades secundárias relativamente comparáveis. Em um dado momento, a amitriptilina e a imipramina foram os dois antidepressivos mais receitados nos Estados Unidos, mas, devido a seus efeitos colaterais anticolinérgicos e anti-histamínicos, seu uso declinou, e a nortriptilina e a desipramina tornaram-se mais populares. A nortriptilina tem o menor efeito sobre hipotensão ortostática, e a desipramina é o menos anticolinérgico. Embora introduzidos como antidepressivos, as indicações terapêuticas desses agentes se expandiram para incluir transtorno de pânico, TAG, TEPT, TOC e síndromes dolorosas. A introdução de agentes antidepressivos mais recentes, com ações mais seletivas sobre neurotransmissores ou com mecanismos singulares de ação, reduziu nitidamente a receita de ATCs e tetracíclicos. A melhora dos perfis de segurança dos fármacos mais modernos, em especial no caso de superdosagem, também contribuiu para o declínio do uso dos mais antigos. Mesmo assim, os ATCs e os tetracíclicos continuam imbatíveis em termos de eficácia antidepressiva. A Tabela 29.32-1 lista os ATCs e tetracíclicos e suas apresentações disponíveis.

AÇÕES FARMACOLÓGICAS

A absorção da maioria dos ATCs é completada após a administração oral, e há metabolismo significativo dos efeitos de primeira passagem. Suas concentrações plasmáticas de pico ocorrem em 2 a 8 horas, e as meias-vidas variam de 10 a 70 horas; nortriptilina, maprotilina e especificamente protriptilina podem ter meias-vidas mais longas. Estas permitem que os compostos sejam utilizados uma vez ao dia; 5 a 7 dias são necessários para alcançar concentrações plasmáticas de estado de equilíbrio. O pamoato de imipramina é uma fórmula de liberação retardada (*depot*) do fármaco para administração intramuscular (IM); indicações para o uso dessa apresentação são limitadas.

TABELA 29.32-1
Apresentações de fármacos tricíclicos e tetracíclicos

Fármaco	Comprimidos (mg)	Cápsulas (mg)	Parenteral (mg/mL)	Solução
Imipramina	10, 25 e 50	75, 100, 125 e 150	12,5	—
Desipramina	10, 25, 50, 75, 100 e 150	—	—	—
Trimipramina	—	25, 50 e 100	—	—
Amitriptilina	10, 25, 50, 75, 100 e 150	—	10	—
Nortriptilina	—	10, 25, 50 e 75	—	10 mg/5 mL
Protriptilina	5 e 10	—	—	—
Amoxapina	25, 50, 100 e 150	—	—	—
Doxepina	—	10, 25, 50, 75, 100 e 150	—	10 mg/mL
Maprotilina	25, 50 e 75	—	—	—
Clomipramina	—	25, 50 e 75	—	—

Os ATCs sofrem metabolismo hepático pelo sistema de enzimas CYP 450. Interações medicamentosas clinicamente relevantes podem resultar da competição pela enzima CYP 2D6 entre ATCs e quinidina, cimetidina, fluoxetina, sertralina, paroxetina, fenotiazinas, carbamazepina e os antiarrítmicos tipo IC propafenona e flecainida. A administração concomitante de ATCs com esses inibidores pode deixar o metabolismo mais lento e elevar as concentrações plasmáticas de ATCs. Ademais, variações genéticas na atividade de CYP 2D6 podem explicar uma diferença de até 40 vezes nas concentrações plasmáticas de ATCs em diferentes pessoas. É possível que a dosagem do ATC precise sofrer ajuste para corrigir as mudanças em sua taxa de metabolismo hepático.

Esses fármacos bloqueiam o local do transportador de norepinefrina e serotonina, aumentando, assim, as concentrações sinápticas desses neurotransmissores. Cada medicamento difere em sua afinidade por esses transportadores, sendo a clomipramina o mais seletivo de serotonina e a desipramina o mais seletivo de norepinefrina entre os ATCs. Efeitos secundários dos ATCs incluem antagonismo aos receptores muscarínicos de acetilcolina, histamínicos H_1 e adrenérgicos α_1 e α_2. A potência desses efeitos sobre outros receptores determina em grande parte o perfil de efeitos de cada fármaco. Amoxapina, nortriptilina, desipramina e maprotilina apresentam a menor atividade anticolinérgica; doxepina tem a atividade mais anti-histaminérgica. Ainda que tenham mais chances de causar constipação, sedação, boca seca ou sensação de cabeça leve do que os ISRSs, os ATCs são menos propensos a causar disfunção sexual, ganho de peso significativo a longo prazo e perturbações do sono do que os ISRSs. As meias-vidas e a depuração plasmática da maioria dos ATCs são muito semelhantes.

INDICAÇÕES TERAPÊUTICAS

Cada uma das indicações a seguir constitui também indicações para os ISRSs, os quais substituíram em grande parte os ATCs na prática clínica. Contudo, estes últimos representam uma alternativa sensata para pessoas que não conseguem tolerar os efeitos adversos dos ISRSs.

Transtorno depressivo maior

O tratamento de um episódio depressivo maior e o tratamento profilático do transtorno depressivo maior são as principais indicações de uso dos ATCs. Embora sejam eficazes no tratamento de depressão em pessoas com transtorno bipolar tipo I, esses fármacos têm maior probabilidade de induzir mania, hipomania ou ciclagem do que os antidepressivos mais recentes, com destaque para ISRSs e bupropiona. Portanto, não é aconselhável que ATCs sejam usados de forma rotineira para tratar depressão associada a transtorno bipolar tipo I ou tipo II.

Características melancólicas, episódios depressivos maiores anteriores e história familiar de transtornos depressivos aumentam a probabilidade de uma resposta terapêutica. Todos os ATCs disponíveis são igualmente eficazes no tratamento de transtornos depressivos. Em casos particulares, no entanto, um tricíclico ou um tetracíclico pode ser eficaz, enquanto outro pode ser ineficaz. O tratamento de um episódio depressivo maior com características psicóticas quase sempre exige a coadministração de um fármaco antipsicótico e um antidepressivo.

Mesmo sendo usada em todo o mundo como antidepressivo, a clomipramina é aprovada nos Estados Unidos apenas para o tratamento de TOC.

Transtorno de pânico com agorafobia

A imipramina é o ATC mais estudado para transtorno de pânico com agorafobia, mas outros também são eficazes quando tomados nas dosagens habituais para depressão. Devido aos efeitos potencialmente ansiogênicos desses medicamentos, as dosagens iniciais devem ser baixas e, então, tituladas pouco a pouco. Pequenas doses de benzodiazepínicos podem ser usadas a princípio para lidar com esse efeito colateral.

Transtorno de ansiedade generalizada

O uso da doxepina para o tratamento de transtornos de ansiedade é aprovado pela FDA. Há dados de pesquisa mostrando que a imipramina também pode ser útil. Embora raramente seja usada nos dias atuais, a combinação de clordiazepóxido com amitriptilina está disponível para transtornos mistos de depressão e ansiedade.

Transtorno obsessivo-compulsivo

Pacientes com TOC parecem responder especificamente a clomipramina e ISRSs. Alguma melhora costuma ser observada em 2 a 4 semanas, mas uma redução ainda maior dos sintomas pode continuar durante os primeiros 4 a 5 meses de tratamento. Nenhum dos outros ATCs parece ser tão eficaz como a clomipramina para o tratamento desse transtorno. Ela também pode ser o fármaco recomendado para pessoas deprimidas com características obsessivas acentuadas.

Dor

Os ATCs são amplamente usados para tratar dor neuropática crônica e na profilaxia de cefaleia do tipo enxaqueca, sendo a amitriptilina o de uso mais frequente para essa finalidade. Durante o tratamento da dor, as doses costumam ser mais baixas do que as usadas para depressão; por exemplo, 75 mg de amitriptilina podem ser eficazes. Esses efeitos também surgem com mais rapidez.

Outros transtornos

Enurese na infância frequentemente é tratada com imipramina. Para doença de úlcera péptica, pode ser usada doxepina, que apresenta efeitos anti-histaminérgicos acentuados. Outras indicações para os ATCs são narcolepsia, transtorno de pesadelo e TEPT. Os fármacos às vezes são usados para o tratamento de crianças e adolescentes com TDAH, transtorno de sonambulismo, transtorno de ansiedade de separação e transtorno de terror noturno. A clomipramina também é utilizada para tratar ejaculação precoce, transtornos do movimento e comportamento compulsivo em crianças com transtornos autistas; contudo, por terem causado morte súbita em várias crianças e adolescentes, os ATCs não devem ser usados em crianças.

PRECAUÇÕES E REAÇÕES ADVERSAS

Os ATCs estão associados a uma ampla gama de efeitos colaterais problemáticos, e sua superdose pode ser letal.

Efeitos psiquiátricos

Os ATCs podem induzir uma mudança para mania ou hipomania em indivíduos suscetíveis. Nessas pessoas, também podem exacerbar transtornos psicóticos. Em concentrações plasmáticas elevadas (níveis superiores a 300 ng/mL), os efeitos anticolinérgicos dos ATCs podem causar confusão ou *delirium*. Pacientes com demência são particularmente vulneráveis a esses problemas.

Efeitos anticolinérgicos

Efeitos anticolinérgicos costumam limitar a dosagem tolerável a faixas relativamente baixas. Alguns indivíduos podem desenvolver tolerância a esses efeitos com a continuação do tratamento. Eles incluem boca seca, constipação, visão turva, *delirium* e retenção urinária. Goma de mascar sem açúcar, balas ou pastilhas de fluoreto podem aliviar a boca seca. Betanecol, 25 a 50 mg três ou quatro vezes ao dia, pode reduzir hesitação urinária e ajudar na disfunção erétil quando for tomado 30 minutos antes da relação sexual. Glaucoma de ângulo estreito também pode ser agravado por fármacos anticolinérgicos, e a precipitação de glaucoma exige tratamento de emergência com um agente miótico. Os ATCs devem ser evitados em pessoas com glaucoma de ângulo estreito, e um ISRS deve ser usado em substituição. Efeitos anticolinérgicos graves podem levar a síndrome anticolinérgica no SNC caso os ATCs sejam administrados com antagonistas dos receptores de dopamina (ARDs) ou agentes anticolinérgicos. Fisostigmina IM ou IV é usada para diagnosticar e tratar *delirium* anticolinérgico.

Efeitos cardíacos

Quando administrados em suas dosagens terapêuticas habituais, os ATCs podem causar taquicardia, achatamento das ondas T, prolongamento dos intervalos QT e depressão dos segmentos ST na gravação eletrocardiográfica (ECG). A imipramina tem um efeito semelhante ao da quinidina em concentrações plasmáticas terapêuticas e pode reduzir a quantidade de contrações ventriculares prematuras. Por prolongarem o tempo de condução, o uso desses fármacos em indivíduos com falhas preexistentes de condução é contraindicado. Em pessoas com história de qualquer tipo de doença cardíaca, os ATCs devem ser usados apenas depois que ISRSs ou outros antidepressivos mais recentes tenham se revelado ineficazes e, caso sejam usados, devem ser introduzidos em dosagens baixas, com aumentos gradativos e monitoramento da função cardíaca. Todos os ATCs podem causar taquicardia, que pode persistir durante meses e é um dos motivos mais frequentes para descontinuação do fármaco, especialmente em pessoas mais jovens. Em concentrações plasmáticas elevadas, como foi observado em superdoses, os medicamentos podem se tornar arritmogênicos.

Outros efeitos autonômicos

Hipotensão ortostática é o efeito adverso autonômico cardiovascular mais frequente e o motivo mais comum para descontinuação dos ATCs. Ela pode resultar em quedas e lesões nos indivíduos afetados. A nortriptilina pode ser o fármaco com menor probabilidade de causar esse problema. Trata-se a hipotensão ortostática evitando-se cafeína, ingerindo-se pelo menos 2 L de líquidos ao dia e adicionando-se de sal à dieta, a menos que o indivíduo esteja sendo tratado para hipertensão. Em pessoas medicadas com agentes anti-hipertensivos, a redução da dosagem pode diminuir o risco de hipotensão ortostática. Outros possíveis efeitos autonômicos são transpiração abundante, palpitações e aumento da pressão arterial (PA). Embora algumas pessoas respondam a fludrocortisona, 0,02 a 0,05 mg duas vezes ao dia, a substituição por um ISRS é preferível ao acréscimo de um mineralocorticoide tóxico como fludrocortisona. O uso de ATCs deve ser interrompido vários dias antes de cirurgia opcional devido à ocorrência de episódios hipertensivos durante cirurgias em indivíduos medicados com esses fármacos.

Sedação

Sedação é um efeito comum dos ATCs e pode ser desejado caso a falta de sono seja um problema. O efeito sedativo desses agentes é resultado de atividades anticolinérgicas e anti-histaminérgicas. Amitriptilina, trimipramina e doxepina são os agentes mais sedativos; imipramina, amoxapina, nortriptilina e maprotilina têm ação mais moderada; e desipramina e protriptilina são os menos sedativos entre todos os ATCs.

Efeitos neurológicos

Um tremor sutil e rápido pode ocorrer. Espasmos mioclônicos e tremores da língua e das extremidades superiores são comuns. Efeitos raros incluem bloqueio da fala, parestesia, paralisias peroneais e ataxia.

A amoxapina é a única que causa sintomas parkinsonianos, acatisia e mesmo discinesia devido à atividade de bloqueio dopaminérgico de um de seus metabólitos. Também pode causar síndrome neuroléptica maligna em casos raros. A maprotilina pode causar convulsões quando a dosagem é aumentada muito rapidamente ou é mantida em níveis elevados durante muito tempo. Clomipramina e amoxapina podem reduzir o limiar convulsivo mais do que outros fármacos da classe. Contudo, como classe, os ATCs apresentam baixo risco de induzir convulsões, exceto em pessoas propensas a desenvolvê-las (p. ex., com epilepsia ou lesões cerebrais). Embora os ATCs ainda possam ser usados por essas pessoas, as dosagens iniciais devem ser mais baixas do que as habituais, e seus aumentos subsequentes devem ser gradativos.

Efeitos alérgicos e hematológicos

Erupções exantematosas são observadas em 4 a 5% das pessoas tratadas com maprotilina. Icterícia é rara. Agranulocitose, leucocitose, leucopenia e eosinofilia são complicações raras do tratamento com ATCs. Porém, uma pessoa com dor de garganta ou febre durante os primeiros meses do tratamento deve realizar sem demora um hemograma completo.

Efeitos hepáticos

Aumentos leves e autolimitados nas concentrações séricas de transaminase podem ocorrer e devem ser monitorados. Os ATCs também podem produzir uma hepatite aguda fulminante em 0,1 a 1% das pessoas. Essa ocorrência é potencialmente letal, e o antidepressivo deve ser interrompido.

Outros efeitos adversos

Ganho moderado de peso é comum. A amoxapina exerce um efeito ARD e pode causar hiperprolactinemia, impotência, galactorreia, anorgasmia e perturbações ejaculatórias. Outros ATCs também foram associados a ginecomastia e amenorreia. A síndrome de secreção inapropriada de hormônio diurético também foi relatada com esses agentes. Outros efeitos incluem náusea, vômito e hepatite.

Teratogênese e riscos relacionados à gestação. Uma ligação definitiva entre compostos tricíclicos e tetracíclicos e efeitos teratogênicos não foi estabelecida, mas há relatos isolados de morfogênese. Os ATCs atravessam a placenta, e pode ocorrer abstinência neonatal do fármaco. Essa síndrome inclui taquipneia, cianose, irritabilidade e baixo reflexo de sucção. Se possível, medicamentos tricíclicos e tetracíclicos devem ser descontinuados uma semana antes do parto. Recentemente, transportadores de norepinefrina e serotonina foram identificados na placenta e parecem desempenhar um papel importante na depuração dessas aminas no feto. A compreensão sobre os efeitos dos inibidores da recaptação sobre esses transportadores durante a gestação é limitada, mas um estudo comparou desenvolvimento de inteligência e linguagem em 80 crianças expostas a ATCs na gestação com 84 crianças expostas a outros agentes não teratogênicos sem encontrar efeitos nocivos dos ATCs. Estes são excretados no leite materno em concentrações semelhantes às plasmáticas. A quantidade real liberada, no entanto, é pequena, de forma que os níveis do fármaco no bebê costumam ser indetectáveis ou muito baixos. Visto que o risco de recaída é uma preocupação grave em pacientes com depressão recorrente, e como esse risco pode aumentar na gestação ou durante o período pós-parto, os riscos e benefícios da continuação ou da interrupção do tratamento precisam ser discutidos com o paciente e avaliados de maneira criteriosa.

Precauções

Os ATCs podem causar uma síndrome de abstinência em recém-nascidos que consiste em taquipneia, cianose, irritabilidade e baixo reflexo de sucção. Os fármacos passam para o leite materno, mas em concentrações em geral não detectáveis no plasma do bebê. Eles devem ser usados com cautela em pessoas com doenças hepáticas e renais. Não devem ser administrados durante um curso de eletroconvulsoterapia, principalmente devido ao risco de graves efeitos cardíacos adversos.

INTERAÇÕES MEDICAMENTOSAS

Inibidores da monoaminoxidase

Os ATCs não devem ser tomados antes que tenha transcorrido um intervalo de 14 dias da administração de um IMAO.

Anti-hipertensivos

Os ATCs bloqueiam os efeitos terapêuticos de medicamentos anti-hipertensivos. Os efeitos anti-hipertensivos dos antagonistas dos receptores β-adrenérgicos (p. ex., propranolol e clonidina) podem ser bloqueados pelos ATCs. A coadministração de um medicamento dessa classe e α-metildopa pode causar agitação comportamental.

Fármacos antiarrítmicos

As propriedades antiarrítmicas dos ATCs podem potencializar as da quinidina, um efeito que é exacerbado ainda mais pela inibição do metabolismo dos ATCs pela quinidina.

Antagonistas dos receptores de dopamina

A administração concomitante de ATCs e ARDs aumenta as concentrações plasmáticas de ambos os fármacos. As concentrações plasmáticas da desipramina podem duplicar durante o uso concomitante com perfenazina. Os ARDs também contribuem para os efeitos anticolinérgicos e sedativos dos ATCs. A utilização simultânea de antagonistas de serotonina e dopamina (ASDs) também aumenta esses efeitos.

Depressores do sistema nervoso central

Opioides, álcool, ansiolíticos, hipnóticos e medicamentos sem receita médica provocam efeitos cumulativos ao causar a depressão do SNC quando coadministrados com ATCs. Os pacientes devem ser orientados a evitar dirigir ou usar equipamento perigoso se estiverem sedados por esses medicamentos.

Simpatomiméticos

O uso de agentes tricíclicos com fármacos simpatomiméticos pode causar efeitos cardiovasculares graves.

Contraceptivos orais

Pílulas anticoncepcionais podem reduzir as concentrações plasmáticas de ATCs por meio da indução de enzimas hepáticas.

Outras interações medicamentosas

A nicotina pode reduzir as concentrações dos ATCs. Concentrações plasmáticas também podem ser diminuidas por ácido ascórbico, cloreto de amônio, barbitúricos, tabagismo, carbamazepina, hidrato de cloral, lítio e primidona. As concentrações plasmáticas de um ATC podem ser aumentadas pelo uso concomitante de acetazolamida, bicarbonato de sódio, ácido acetilsalicílico, cimetidina, diuréticos tiazídicos, fluoxetina, paroxetina e fluvoxamina. Elas podem triplicar ou quadruplicar quando os ATCs são administrados concomitantemente com fluoxetina, fluvoxamina e paroxetina.

INTERFERÊNCIAS LABORATORIAIS

Os compostos tricíclicos estão presentes em baixas concentrações e dificilmente irão interferir em outros exames laboratoriais. É possível que interfiram na determinação de concentrações sanguíneas de neurolépticos convencionais devido a sua semelhança estrutural e às baixas concentrações de alguns neurolépticos.

DOSAGEM E DIRETRIZES CLÍNICAS

Pessoas que pretendem tomar antidepressivos tricíclicos devem passar por exames físicos e laboratoriais de rotina, incluindo hemograma completo, contagem de leucócitos com diferencial e eletrólitos séricos com testes de função hepática. Um ECG deve ser obtido para todos os indivíduos, sobretudo para mulheres com mais de 40 anos e homens com mais de 30. Os ATCs são contraindicados para pessoas com QTc superior a 450 ms. A dose inicial deve ser baixa e, então, elevada de modo gradativo. Devido à disponibilidade de alternativas extremamente eficazes desses fármacos, um agente mais recente deve ser usado se houver alguma condição clínica que possa interagir de forma adversa com os ATCs.

Idosos e crianças são mais sensíveis aos efeitos adversos dos ATCs do que jovens adultos. Em crianças, o ECG deve ser monitorado com regularidade durante o uso de um tricíclico.

Os preparados disponíveis de ATCs são apresentados na Tabela 29.32-1. Suas dosagens e seus níveis sanguíneos terapêuticos variam de um fármaco para outro (Tab. 29.32-2). Com exceção da protriptilina, todos devem ser iniciados em 25 mg diários, e a dose deve ser aumentada conforme o tolerado. No início, doses divididas reduzem a gravidade dos efeitos adversos, embora grande parte da dosagem tenha que ser administrada à noite para induzir sono se um fármaco sedativo, como a amitriptilina, for usado. Ocasionalmente, a dose diária total pode ser administrada na hora de dormir. Um erro clínico frequente é interromper o aumento da dose quando o indivíduo passa a tolerar o fármaco enquanto toma uma dose inferior à terapêutica máxima e não demonstra melhora clínica. O clínico deve avaliar como rotina o pulso e as alterações ortostáticas na PA enquanto a dosagem estiver sendo aumentada.

O uso de nortriptilina deve começar em 25 mg/dia. A maioria dos pacientes precisa de apenas 75 mg diários para atingir um nível sanguíneo de 100 mg/nL. Contudo, a dosagem pode ser elevada para 150 mg ao dia, se necessário. O uso de amoxapina deve iniciar em 150 mg/dia e ser elevado para 400 mg ao dia. O uso de protriptilina deve começar em 15 mg/dia e ser aumentado para 60 mg diários. A maprotilina tem sido associada a aumento da incidência de convulsões se a dosagem for elevada de forma muito rápida ou se for mantida em um nível alto demais. Seu uso deve ser iniciado em 25 mg/dia e aumentado no decorrer de quatro semanas para 225 mg ao dia. Deve ser mantido nesse nível apenas durante um período de seis semanas e, então, ser reduzido para 175 a 200 mg ao dia.

Pessoas com dor crônica podem ser particularmente sensíveis aos efeitos adversos quando o uso de um ATC tem início. Portanto, o tratamento deve começar com dosagens baixas que são elevadas em pequenos incrementos. Todavia, indivíduos com dor crônica podem experimentar alívio com terapia prolongada de baixa dosagem, como amitriptilina ou nortriptilina em 10 a 75 mg ao dia.

Os antidepressivos tricíclicos devem ser evitados em crianças, exceto como último recurso. As diretrizes de dosagem de imipramina para crianças incluem início em 1,5 mg/kg ao dia. A dosagem pode ser titulada até um máximo de 5 mg/kg ao dia. No caso de enurese, a dosagem costuma ser de 50 a 100 mg diários administrados na hora de dormir. O uso de clomipramina pode ser iniciado em 50 mg/dia e aumentado até um máximo de 3 ou 200 mg diários.

Quando o tratamento com um ATC é descontinuado, a dosagem deve ser reduzida primeiro para três quartos da dosagem máxima por um mês. Nesse momento, caso não haja sintomas, o uso do fármaco pode ser reduzido de forma lenta e gradativa em 25 mg (5 mg no caso da protriptilina) a cada 4 a 7 dias. A redução lenta evita síndrome colinérgica de rebote, que consiste em náusea, perturbação no estômago, sudorese, cefaleia, dor no pescoço e vômito. Essa síndrome pode ser tratada com o reinício de uma dosagem baixa do fármaco e reduzindo-a ainda mais lentamente do que antes. Vários relatos de caso indicam o surgimento de mania ou hipomania de rebote após a súbita interrupção do uso de um ATC.

Concentrações plasmáticas e monitoramento terapêutico do fármaco

A determinação clínica das concentrações plasmáticas deve ser conduzida após 5 a 7 dias com a mesma dosagem do medicamento e de 8 a 12 horas após a última dose. Devido a variações de absorção e metabolismo, pode haver uma diferença de 30 a 50 vezes nas concentrações plasmáticas em pessoas que receberam a mesma dosagem de um ATC. A nortriptilina é a única com uma janela terapêutica – ou seja, concentrações plasmáticas inferiores a 50 ng/mL e superiores a 150 ng/mL podem reduzir sua eficácia.

TABELA 29.32-2
Informações gerais sobre antidepressivos tricíclicos e tetracíclicos

Nome genérico	Faixa habitual de dosagem para adultos (mg/dia)	Concentrações plasmáticas terapêuticas (mg/mL)
Imipramina	150-300	150-300*
Desipramina	150-300	150-300*
Trimipramina	150-300	?
Amitriptilina	150-300	100-250†
Nortriptilina	50-150	50-150* (máximo)
Protriptilina	15-60	75-250
Amoxapina	150-400	‡
Doxepina	150-300	100-250*
Maprotilina	150-230	150-300*
Clomipramina	130-250	‡

*A faixa exata pode variar entre laboratórios.
†Inclui composto precursor e metabólito desmetilado.
‡Níveis plasmáticos terapêuticos desconhecidos.

As concentrações plasmáticas podem ser úteis para confirmar a adesão, avaliar os motivos do insucesso do fármaco e documentar quais as concentrações eficazes para tratamento futuro. Os clínicos devem sempre tratar o paciente, e não a concentração plasmática. Algumas pessoas apresentam respostas clínicas adequadas com concentrações aparentemente subterapêuticas, enquanto outras só respondem a concentrações sem experimentar efeitos adversos. Essa última situação, no entanto, deve alertá-los para a necessidade de monitoramento da condição do paciente com, por exemplo, registros seriais de ECG.

Tentativas de superdosagem

Tentativas de superdosagem com ATCs são graves e frequentemente fatais. Prescrições para esses fármacos não podem ser reutilizadas e não devem durar mais de uma semana por vez para indivíduos com risco de suicídio. A amoxapina pode ter mais chances do que outros ATCs de causar morte quando usada em superdose. Os antidepressivos mais recentes têm um perfil de superdose mais seguro.

Sintomas de superdose incluem agitação, *delirium*, convulsões, reflexos tendinosos profundos hiperativos, paralisia do intestino e da vesícula urinária, desregulação da PA e da temperatura e midríase. O quadro, então, avança para coma e talvez depressão respiratória. Arritmias cardíacas podem não responder ao tratamento. Devido às meias-vidas longas dos ATCs, os pacientes correm risco de arritmia cardíaca durante 3 a 4 dias após a superdose, de forma que devem ser monitorados em instalações de tratamento intensivo.

REFERÊNCIAS

Anderson I. Selective serotonin reuptake inhibitors versus tricyclics antidepressant: A meta-analysis of efficacy and tolerability. *J Affect Disord*. 2000;58:19.

Anton RF, Burch EA. Amoxapine versus amitriptyline combined with perphenazine in the treatment of psychotic depression. *Am J Psychiatry*. 1990;147:1203.

Bech P, Allerup P, Larsen E, Csillag C, Licht R. Escitalopram versus nortriptyline: How to let the clinical GENDEP data tell us what they contained. *Acta Psychiatr Scand*. 2013;127(4):328–329.

Charney DS, Delgado PL, Price LH, Heninger GR. The receptor sensitivity hypothesis of antidepressant action: A review of antidepressant effects on serotonin function. In: Brown SL, van Praag HM, eds. *The Role of Serotonin in Psychiatric Disorders*. New York: Brunner/Mazel; 1991:29.

Choung RS, Cremonini F, Thapa P, Zinsmeister AR, Talley NJ. The effect of short-term, low-dose tricyclic and tetracyclic antidepressant treatment on satiation, postnutrient load gastrointestinal symptoms and gastric emptying: A double-blind, randomized, placebo-controlled trial. *Neurogastroenterology Motility*. 2008;20:220.

Danish University Antidepressant Group. Paroxetine: A selective serotonin reuptake inhibitor showing better tolerance, but weaker antidepressant effect than clomipramine in a controlled multicenter study. J Affect Dis. 1990;18:289.

Duman RS, Heninger GR, Nestler EJ. A molecular and cellular theory of depression. *Arch Gen Psychiatry*. 1997;54:597.

Elkin I, Shea T, Watkins JT. NIMH treatment of depression collaborative research program: General effectiveness of treatments. *Arch Gen Psychiatry*. 1989;46:971.

Frank E, Kupfer DJ, Perel JM. Three-year outcomes for maintenance therapies in recurrent depression. *Arch Gen Psychiatry*. 1990;47:1093.

Lai MW, Klein-Schwartz W, Rodgers GC, Abrams JY, Haber DA. 2005 Annual report of the American Association of Poison Control Centers' national poisoning and exposure database. *Clin Toxicol*. 2006;44:803.

Lapierre YD. A review of trimipramine: 30 years of clinical use. Drugs. 1989;38:17.

Liebowitz MR, Quitkin FM, Stewart JW. Antidepressant specificity in atypical depression. *Arch Gen Psychiatry*. 1988;45:129.

Nelson JC. Tricyclics and tetracyclics. In: Sadock BJ, Sadock VA, Ruiz P, eds. *Kaplan & Sadock's Comprehensive Textbook of Psychiatry*. 9th edition. Vol. 2. Philadelphia: Lippincott Williams & Wilkins: 2009:3259.

Nelson JC, Mazure C, Jatlow PI. Antidepressant activity of 2-hydroxy-desipramine. Clin Pharmacol Ther. 1988;44:283.

O'Malley PG, Jackson JL, Santoro J, Tomkins G, Balden E. Antidepressant therapy for unexplained symptoms and symptom syndromes. *J Fam Pract*. 1999;48:980.

Roose S, Laghrissi-Thode F, Kennedy JS, Nelson JC, Bigger JT. A comparison of paroxetine and nortriptyline in depressed patients with ischemic heart disease. *JAMA*. 1998;279:287.

Shenouda R, Desan PH. Abuse of tricyclic antidepressant drugs: A case series. *J Clin Psychopharmcol*. 2013;33(3):440–442.

Tremblay P, Blier P. Catecholaminergic strategies for the treatment of major depression. *Curr Drug Targets*. 2006;7:149.

Yoshimura M, Furue H. Mechanisms for the anti-nociceptive actions of the descending noradrenergic and serotonergic systems in the spinal cord. *J Pharmacol Sci*. 2006;101:107.

▲ 29.33 Valproato

O valproato, ou ácido valproico, foi aprovado para o tratamento de episódios maníacos associados ao transtorno bipolar tipo I e é um dos estabilizadores do humor mais receitados em psiquiatria. Seu início de ação é rápido e bem tolerado. Vários estudos apontam que ele reduz a frequência e a intensidade de episódios maníacos recorrentes ao longo de períodos de tempo prolongados.

QUÍMICA

O valproato é um ácido carboxílico de cadeia simples ramificada. É chamado de ácido valproico porque é rapidamente convertido à forma ácida no estômago. Ele existe no mercado em várias apresentações, entre elas ácido valproico; divalproex de sódio, uma mistura de 1:1 de ácido valproico e valproato de sódio de revestimento entérico e liberação retardada disponível em comprimidos e em pó (pode ser aberto e polvilhado sobre alimentos); e em injeção de valproato de sódio. Também é encontrada uma preparação de liberação prolongada. Cada uma dessas apresentações é terapeuticamente equivalente porque, no pH fisiológico, o ácido valproico se dissocia em íon valproato.

AÇÕES FARMACOLÓGICAS

Independentemente de sua formulação, o valproato é absorvido de modo rápido e completo em 1 a 2 horas após a administração oral, com as concentrações de pico ocorrendo de 4 a 5 horas após a ingestão oral. Sua meia-vida plasmática é de 10 a 16 horas. O valproato tem alta ligação a proteínas, a qual se torna saturada em dosagens mais elevadas, e concentrações de valproato livre terapeuticamente eficaz aumentam em concentrações séricas acima de 50 a 100 μg/mL. De uma perspectiva farmacológica, a porção sem ligação de valproato é considerada ativa e pode cruzar a barreira hematencefálica. O preparo de liberação prolongada produz concentrações de pico mais baixas e concentrações mínimas mais elevadas e pode ser administrado uma vez ao dia. O valproato é metabolizado sobretudo por glicuronidação hepática e β-oxidação mitocondrial.

A base bioquímica dos efeitos terapêuticos desse agente é pouco compreendida. Postula-se que o mecanismo inclua a intensificação da atividade GABA, a modulação dos canais de sódio voltagem-dependentes e a ação sobre neuropeptídeos extra-hipotalâmicos.

INDICAÇÕES TERAPÊUTICAS

O valproato atualmente é aprovado como monoterapia ou terapia adjunta para convulsões parciais complexas, monoterapia e terapia adjunta para convulsões de ausência complexas e terapia adjunta para pacientes com convulsões múltiplas que incluem convulsões de ausência. O divalproex apresenta outras indicações para profilaxia de enxaqueca.

Transtorno bipolar tipo I

Mania aguda. Aproximadamente dois terços dos indivíduos com mania aguda respondem ao valproato. A maioria dos pacientes com mania em geral responde em 1 a 4 dias após alcançar concentrações séricas superiores a 50 mg/μL. A resposta antimaníaca costuma estar associada a níveis superiores a 50 μg/mL, em uma faixa de 50 a 150 μg/mL. Ao serem utilizadas estratégias de dosagem gradativas, essa concentração sérica pode ser alcançada no prazo de uma semana a partir do início do tratamento, mas estratégias de carga oral rápida atingem concentrações séricas terapêuticas em um dia e podem controlar sintomas maníacos em cinco dias. Os efeitos antimaníacos de curto prazo do valproato podem ser potencializados com o acréscimo de lítio, carbamazepina, ASDs ou ARDs. Diversos estudos indicaram que o subtipo maníaco irritável responde significativamente melhor a divalproex do que a lítio ou placebo. Devido a seu perfil mais favorável de efeitos adversos cognitivos, dermatológicos, tireoidianos e renais, o valproato é preferido em detrimento do lítio para o tratamento de mania aguda em crianças e idosos.

Depressão bipolar aguda. O valproato apresenta atividade para tratar episódios depressivos no transtorno bipolar tipo I a curto prazo, mas esse efeito é muito menos pronunciado do que para o tratamento de episódios maníacos. Entre os sintomas depressivos, esse agente é mais eficaz para tratar agitação do que disforia. Na prática clínica, é usado com maior frequência como terapia complementar para um antidepressivo na prevenção do desenvolvimento de mania ou de ciclagem rápida.

Profilaxia. Estudos sugerem que o valproato seja eficaz no tratamento profilático de transtorno bipolar tipo I, resultando em menor número de episódios maníacos, crises mais breves e menos graves. Em comparação direta, ele é, no mínimo, tão eficaz quanto lítio e mais bem tolerado. Pode ser particularmente efetivo em pessoas com transtornos bipolares de ciclagem rápida e ultrarrápida, mania disfórica ou mista e mania causada por uma condição clínica geral, bem como naquelas que apresentam comorbidade com abuso de substância ou ataques de pânico e nas que não obtiveram respostas favoráveis totais ao tratamento com lítio.

Esquizofrenia e transtorno esquizoafetivo

Esse medicamento pode acelerar a resposta a terapia antipsicótica em pacientes com esquizofrenia ou transtorno esquizoafetivo. O valproato isolado costuma ser menos eficaz no transtorno esquizoafetivo do que no transtorno bipolar tipo I. Usado dessa forma, é ineficaz para o tratamento de sintomas psicóticos, sendo em geral administrado em combinação com outros fármacos em pacientes com esses sintomas.

Outros transtornos mentais

A possível eficácia do valproato tem sido estudada em uma ampla gama de transtornos psiquiátricos, entre eles abstinência de álcool e prevenção de recaída, transtorno de pânico, TEPT, transtorno do controle de impulsos, transtorno da personalidade *borderline*, agitação comportamental e demência. As evidências que respaldam seu uso nesses casos não são suficientes, e os efeitos terapêuticos observados podem estar relacionados ao tratamento de transtorno bipolar comórbido.

PRECAUÇÕES E REAÇÕES ADVERSAS

Embora o tratamento com valproato geralmente seja bem tolerado e seguro, existe uma série de alertas de tarja preta e outros alertas

TABELA 29.33-1
Alertas de tarja preta e outros alertas para valproato

Efeito colateral mais grave	Considerações de manejo
Hepatotoxicidade	Evento raro, idiossincrático Risco estimado de 1:118.000 (adultos) Perfil de maior risco (polimedicação, idade inferior a 2 anos, retardo mental): 1:800
Pancreatite	Rara, padrão semelhante ao de hepatotoxicidade Incidência em dados de experimentos clínicos é de 2 em 2.416 (0,0008%) Supervisão pós-mercadológica mostra ausência do aumento de incidência Recaída com reexposição Amilase assintomática não previsível
Hiperamonemia	Rara; mais comum em combinação com carbamazepina Associada a tremor lento e pode responder à administração de L-carnitina
Associado a doenças do ciclo da ureia	Descontinuar a ingestão de valproato e proteínas Avaliar a doença do ciclo da ureia subjacente Contraindica-se divalproex em pacientes com doenças do ciclo da ureia
Teratogênese	Defeito do tubo neural: 1-4% com valproato Orientação pré-concepcional e suplemento de folato e vitamina B para todas as mulheres jovens com potencial para maternidade
Sonolência em idosos	Titulação mais lenta do que as doses convencionais Monitoramento regular da ingestão de líquidos e nutrientes
Trombocitopenia	Redução da dose se clinicamente sintomática (p. ex., equimoses, sangramento da gengiva) Trombocitopenia é mais provável com níveis de valproato ≥ 110 μg/mL (mulheres) e ≥ 135 μg/mL (homens)

relacionados a seu uso (Tab. 29.33-1). Os dois efeitos adversos mais graves desse tratamento afetam o pâncreas e o fígado. Os fatores de risco de hepatotoxicidade fatal incluem juventude (menos de 3 anos de idade), uso concomitante de fenobarbital e a presença de problemas neurológicos, especialmente erros metabólicos inatos. O índice de hepatotoxicidade fatal em indivíduos que foram tratados apenas com valproato é de 0,85 a cada 100 mil; não existem relatos de indivíduos com idade superior a 10 anos que tenham morrido por esse motivo. Portanto, o risco dessa reação adversa em pacientes psiquiátricos adultos é baixo. Mesmo assim, se sintomas de letargia, mal-estar, anorexia, náusea e vômito, edema e dor abdominal ocorrerem com o uso do valproato, o clínico deve considerar a possibilidade de hepatotoxicidade grave. Um aumento moderado nos resultados dos testes de função hepática não está correlacionado ao desenvolvimento dessa condição. Casos raros de pancreatite foram relatados; eles são observados com maior frequência nos primeiros seis meses de tratamento, e a condição algumas vezes resulta em morte. A função pancreática pode ser avaliada e acompanhada pelas concentrações de amilase sérica. Outras consequências potencialmente graves do tratamento incluem encefalite induzida por hiperamonemia e trombocitopenia. Trombocitopenia e disfunção de plaquetas em geral ocorrem com dosagens elevadas e resultam em prolongamento do tempo de sangramento.

Há várias preocupações quanto ao uso do valproato durante a gestação. Mulheres que precisam de terapia com esse fármaco devem informar seu médico se pretenderem engravidar. O uso do valproato durante o primeiro trimestre tem sido associado a um risco de 3 a 5% de defeitos do tubo neural, bem como a aumento do risco de outras malformações que afetam o coração e outros sistemas de órgãos. Vários relatos também indicaram que exposição *in utero* ao valproato pode afetar de forma negativa o desenvolvimento cognitivo em crianças cujas mães tomaram valproato durante a gestação. Elas apresentam pontuação menor em testes de QI aos 6 anos em comparação com aquelas expostas a outros fármacos antiepilépticos. A exposição fetal a esse medicamento tem relação dose-dependente com redução das capacidades cognitivas em uma gama de domínios aos 6 anos de idade. Essa exposição também pode aumentar o risco de transtorno do espectro autista.

O valproato está associado a teratogênese, sobretudo defeitos do tubo neural (p. ex., espinha bífida). O risco envolve cerca de 1 a 4% das mulheres que recebem valproato durante o primeiro trimestre de gestação. O risco de defeitos do tubo neural induzidos por valproato pode ser reduzido com suplementos diários de ácido fólico (1 a 4 mg ao dia). Todas as mulheres em idade fértil que usam o fármaco devem receber esses suplementos. Bebês amamentados por mães medicadas com valproato desenvolvem concentrações séricas dessa substância de 1 a 10% das concentrações séricas maternas, mas não há dados sugerindo que essa ocorrência represente risco para o bebê. O valproato não é contraindicado a lactantes. O clínico não deve administrá-lo a pessoas com doenças hepáticas. Ele pode ser particularmente problemático para mulheres adolescentes e jovens. Casos de doença ovariana policística foram relatados em mulheres medicadas com valproato. Mesmo quando os critérios totais não são satisfeitos para essa síndrome, muitas dessas mulheres desenvolvem irregularidades menstruais, perda de cabelo e hirsutismo. Acredita-se que esses efeitos sejam resultado de uma síndrome metabólica motivada por resistência a insulina e hiperinsulinemia.

Os efeitos adversos mais comuns associados ao valproato (Tab. 29.33-2) são os que afetam o sistema gastrintestinal, tais como náusea, vômito, dispepsia e diarreia. Os efeitos GI costumam ser mais frequentes durante o primeiro mês de tratamento, em especial se a dosagem for aumentada com rapidez. O ácido valproico sem revestimento tem mais chances de causar sintomas GI do que as apresentações de pó com revestimento entérico de liberação retardada de divalproex de sódio. Outros efeitos adversos comuns envolvem o sistema nervoso, como sedação, ataxia, disartria e tremor. O tremor induzido por valproato pode responder bem ao tratamento com antagonistas dos receptores β-adrenérgicos ou gabapentina. O tratamento dos outros efeitos adversos neurológicos normalmente requer a redução da dosagem de valproato.

Ganho de peso é um efeito adverso comum, de modo especial no tratamento prolongado, e pode ser mais bem tratado por meio de um limite rigoroso da ingestão de calorias. Perda de cabelo pode ocorrer em 5 a 10% dos indivíduos tratados, e casos raros de perda total de pelos no corpo foram relatados. Alguns clínicos recomendam tratamento para perda de cabelo associada ao valproato com suplementos vitamínicos que contenham zinco e selênio. Em torno de 5 a 40% das pessoas experimentam uma elevação persistente, porém clinicamente insignificante, nas transaminases hepáticas até o triplo do valor normal máximo, o que costuma ser assintomático e se resolver após a descontinuação do fármaco. Dosagens elevadas de valproato (acima de 1.000 mg ao dia) raras vezes podem produ-

TABELA 29.33-2
Efeitos adversos do valproato

Comuns
Irritação gastrintestinal
Náusea
Sedação
Tremor
Ganho de peso
Perda de cabelo

Incomuns
Vômito
Diarreia
Ataxia
Disartria
Elevação persistente de transaminases hepáticas

Raros
Hepatotoxicidade fatal (principalmente em pacientes pediátricos)
Trombocitopenia reversível
Disfunção de plaquetas
Perturbações na coagulação
Edema
Pancreatite hemorrágica
Agranulocitose
Encefalopatia e coma
Fraqueza muscular respiratória e insuficiência respiratória

zir hiponatremia de leve a moderada, sendo a causa mais provável algum grau da síndrome de secreção inapropriada do hormônio antidiurético, que é reversível com a redução da dosagem. Superdoses de valproato podem levar a coma e morte.

INTERAÇÕES MEDICAMENTOSAS

O valproato normalmente é receitado como parte de um regime envolvendo outros agentes psicotrópicos. A única interação medicamentosa consistente com lítio, caso ambos os fármacos sejam mantidos em suas respectivas faixas terapêuticas, é a exacerbação de tremores induzidos por fármacos, os quais normalmente podem ser tratados com antagonistas dos β-receptores. A combinação de valproato com ARDs em geral resulta em maior sedação, conforme se observa quando é acrescentado a qualquer depressor do SNC (p. ex., álcool), e em aumento da gravidade dos sintomas extrapiramidais, os quais costumam responder ao tratamento com medicamentos antiparkinsonianos. O valproato pode ser usado com segurança em combinação com carbamazepina ou ASDs. Talvez a interação mais preocupante entre esse agente e um psicotrópico envolva a lamotrigina. Desde a aprovação da lamotrigina para o tratamento do transtorno bipolar, a probabilidade de que pacientes sejam tratados com os dois agentes aumentou. O valproato mais que duplica as concentrações da lamotrigina, o que aumenta o risco de uma erupção grave (síndrome de Stevens-Johnson e necrólise epidérmica tóxica).

As concentrações plasmáticas de carbamazepina, diazepam, amitriptilina, nortriptilina e fenobarbital também podem se elevar quando são coadministrados com valproato, e as de fenitoína e desipramina podem diminuir nas mesmas circunstâncias. Pode haver redução das concentrações plasmáticas do valproato quando coad-

TABELA 29.33-3
Interações entre valproato e outros fármacos

Fármaco	Interações relatadas com valproato
Lítio	Aumento de tremor
Antipsicóticos	Aumento de sedação, dos efeitos extrapiramidais; *delirium* e estupor (relato único)
Clozapina	Aumento de sedação; síndrome confusional (relato único)
Carbamazepina	Psicose aguda (relato único); ataxia, náusea, letargia (relato único); pode reduzir as concentrações séricas de valproato
Antidepressivos	Amitriptilina e fluoxetina podem aumentar as concentrações séricas de valproato
Diazepam	Concentração sérica é aumentada por valproato
Clonazepam	Estado de ausência (raro, relatado apenas em pacientes com epilepsia preexistente)
Fenitoína	Concentração sérica reduzida por valproato
Fenobarbital	Concentração sérica aumentada por valproato; aumento da sedação
Outros depressores do SNC	Aumento da sedação
Anticoagulantes	Possível potencialização do efeito

SNC, sistema nervoso central.

TABELA 29.33-4
Exames laboratoriais recomendados durante a terapia com valproato

Antes do tratamento

Triagem química-padrão com atenção especial para testes de função hepática.

Hemograma completo, incluindo contagem de leucócitos e de plaquetas.

Durante o tratamento

Testes de função hepática em 1 mês, então a cada 6 a 24 meses se não foram encontradas anormalidades.

Exame de sangue completo com contagem de plaquetas em 1 mês; então a cada 6 a 24 meses se os achados foram normais.

Caso o resultado do teste de função hepática se torne anormal

Leve elevação da transaminase (inferior ao triplo do normal): monitorar a cada 1 a 2 semanas; se estável e o paciente responder a valproato, os resultados são monitorados a cada 1 a 3 meses.

Elevação pronunciada da transaminase (superior ao triplo do normal): redução da dosagem ou descontinuação de valproato; aumento da dose ou reexposição se as transaminases se normalizarem e o paciente for responsivo a valproato.

---

ministrado com carbamazepina e aumento quando coadministrado com guanfacina, amitriptilina ou fluoxetina. O valproato pode ser deslocado das proteínas plasmáticas por carbamazepina, diazepam e aspirina. Pessoas tratadas com anticoagulantes (p. ex., aspirina e varfarina) também devem ser monitoradas quando o uso de valproato é iniciado, a fim de avaliar o desenvolvimento de possível potencialização indesejada dos efeitos anticoagulantes. As interações do valproato com outros fármacos estão listadas na Tabela 29.33-3.

INTERFERÊNCIAS LABORATORIAIS

O valproato pode causar aumento laboratorial dos ácidos graxos livres no soro. Seus metabólitos podem produzir um resultado falso-positivo em teste para cetonas urinárias e também resultados falsos indicando função anormal da tireoide.

DOSAGEM E DIRETRIZES CLÍNICAS

Ao iniciar a terapia com valproato, deve-se solicitar um painel hepático de valores de parâmetro, contagens de plaquetas, hemograma completo e teste de gravidez. Outros testes devem incluir exames de amilase e coagulação, se houver suspeita de doença pancreática de base ou coagulopatia. Além dos exames laboratoriais de valores iniciais, deve ser obtida a concentração de transaminase hepática um mês após o início da terapia e a cada 6 a 24 meses a partir de então. Contudo, uma vez que mesmo o monitoramento frequente pode não prever toxicidade orgânica grave, é mais prudente reforçar a necessidade de avaliação imediata de quaisquer doenças ao rever as instruções com o paciente. A elevação assintomática das concentrações de transaminase até o triplo do limite máximo normal é comum e não exige mudança na dosagem. A Tabela 29.33-4 lista os exames laboratoriais recomendados para o tratamento com esse medicamento.

O valproato encontra-se disponível em uma série de apresentações (Tab. 29.33-5). Para o tratamento de mania aguda, uma estratégia de carga oral de início com 20 a 30 mg/kg diários pode ser usada para acelerar o controle dos sintomas. Essa dosagem costuma ser bem tolerada, mas pode causar sedação excessiva e tremor em idosos. Comportamento agitado pode ser estabilizado rapidamente com uma infusão IV de valproato. Caso mania aguda esteja ausente, o melhor é começar o tratamento de forma gradativa para minimizar os efeitos adversos comuns de náusea, vômito e sedação. A dose no primeiro dia deve ser de 250 mg administrados com uma refeição. A dosagem pode ser elevada para 250 mg VO três vezes ao dia no decorrer de 3 a 6 dias. As concentrações plasmáticas podem ser avaliadas na manhã anterior à administração da primeira dose. As concentrações plasmáticas terapêuticas para o controle de convulsões variam entre 50 e 150 μg/mL, mas concentrações de até 200 μg/mL em geral são bem toleradas. É sensato usar a mesma faixa de dosagem para o tratamento de transtornos mentais; a maioria dos estudos controlados usou 50 a 125 μg/mL. Grande parte dos pacientes alcança concentrações plasmáticas com uma dosagem entre 1.200 e 1.500 mg ao dia em doses divididas. Depois que os sintomas estiverem bem controlados, a dose diária total pode ser tomada de uma só vez antes de dormir.

REFERÊNCIAS

Atmaca M, Ozdemir H, Cetinkaya S, Parmaksiz S, Poyraz AK. Cingulate gyrus volumetry in drug free bipolar patients and patients treated with valproate or valproate and quetiapine. *J Psychiatr Res*. 2007;41:821.

Atmaca M, Yildirim H, Ozdemir H, Ogur E, Tezcan E. Hippocampal 1H MRS in patients with bipolar disorder taking valproate versus valproate plus quetiapine. *Psychol Med*. 2007;37:121.

Bialer M. Extended-release formulations for the treatment of epilepsy. *CNS Drugs*. 2007;21:765.

Bowden CL, Swann AC, Calabrese JR, Rubenfaer LM, Wozniak PJ. Depakote ER Mania Study Group. A randomized, placebo-controlled, multicenter study of divalproex sodium extended release in the treatment of acute mania. *J Clin Psychiatry*. 2006;67:1501.

Chen PS, Wang CC, Bortner CD, Peng GS, Wu X, Pang H. Valproic acid and other histone deacetylase inhibitors induce microglial apoptosis and attenuate lipopolysaccharide-induced dopaminergic neurotoxicity. *Neuroscience*. 2007;149:203.

Chustecka Z. Hydralazine and valproate appear to overcome resistance to chemotherapy. *Ann Oncol*. 2007;18:1529.

TABELA 29.33-5
Preparados de valproato disponíveis nos Estados Unidos

Nome genérico	Apresentação (doses)	Tempo até o pico
Injeção de valproato de sódio	Injeção (100 mg ácido valproico/mL)	1 hora
Ácido valproico	Xarope (250 mg/5 mL)	1-2 horas
	Cápsulas (250 mg)	1-2 horas
Divalproex de sódio	Comprimidos de liberação retardada (125, 250, 500 mg)	3-8 horas
Divalproex em cápsulas com partículas revestidas de sódio	Cápsulas com partículas revestidas (125 mg)	Em comparação com comprimidos de divalproex, as cápsulas com pó de divalproex apresentam início mais rápido e absorção mais lenta, com concentração plasmática de pico ligeiramente mais baixa

Du J, Suzuki K, Wei Y, Wang Y, Blumenthal R. The anticonvulsants lamotrigine, riluzole, and valproate differentially regulate AMPA receptor membrane localization: Relationship to clinical effects in mood disorders. *Neuropsychopharmacology*. 2007;32:793.

Findling RL, Frazier TW, Youngstrom EA, McNamara NK, Stansbrey RJ. Double-blind, placebo-controlled trial of divalproex monotherapy in the treatment of symptomatic youth at high risk for developing bipolar disorder. *J Clin Psychiatry*. 2007;68:781.

Kamalinia G, Brand S, Ghaeli P, et al. Serum levels of sodium valproate in patients suffering from bipolar disorders: Comparing acute and maintenance phases of mania. *Pharmacopsychiatry*. 2013;46(3):83–87.

Post RM, Frye MA. Valproate. In: Sadock BJ, Sadock VA, Ruiz P, eds. *Kaplan & Sadock's Comprehensive Textbook of Psychiatry*. 9th edition. Vol. 2. Philadelphia: Lippincott Williams & Wilkins; 2009:3271.

Rao JS, Bazinet RP, Rapoport SL, Lee HJ. Chronic treatment of rats with sodium valproate downregulates frontal cortex NF-kappaB DNA binding activity and COX-2 mRNA *Bipolar Disord*. 2007;9:513.

Redmond JR, Jamison KL, Bowden CL. Lamotrigine combined with divalproex or lithium for bipolar disorder: A case series. *CNS Spectr*. 2006;11:12.

Rosenberg G. The mechanisms of action of valproate in neuropsychiatric disorders: Can we see the forest for the trees? *Cell Mol Life Sci*. 2007;64:2090.

Simeon D, Baker B, Chaplin W, Braun A, Hollander E. An open-label trial of divalproex extended-release in the treatment of borderline personality disorder. *CNS Spectr*. 2007;12:6.

Thomas SV, Ajaykumar B, Sindhu K, Nair MK, George B, Sarma PS. Motor and mental development of infants exposed to antiepileptic drugs in utero. *Epilepsy Behav*. 2008;13:229.

Trinka E, Marson AG, Paesschen WV, et al. KOMET: An unblinded, randomised, two parallel group, stratified trial comparing the effectiveness of levetiracetam with controlled-release carbamazepine and extended-release sodium valproate as monotherapy in patients with newly diagnosed epilepsy. *J Neurol Neurosurg Psychiatry*. 2013;84(10):1138–1147.

Vrielynck P. Current and emerging treatments for absence seizures in young patients. *Neuropsychiatr Dis Treat*. 2013;9:963–975.

Walz JC, Frey BN, Andreazza AC, Cereser KM, Cacilhas AA. Effects of lithium and valproate on serum and hippocampal neurotrophin-3 levels in an animal model of mania. *J Psychiatr Res*. 2008;42(5):416.

Yatham LN, Vieta E, Young AH, Moller HJ, Paulsson B. A double-blind, randomized, placebo-controlled trial of quetiapine as an add-on therapy to lithium or divalproex for the treatment of bipolar mania. *Int Clin Psychopharmacol*. 2007;22;212.

▲ 29.34 Suplementos alimentares e produtos de nutrição enteral

Milhares de suplementos fitoterápicos e alimentares são comercializados hoje em dia. Alega-se que alguns tenham propriedades psicoativas. Uma certa quantidade até se mostrou promissora para o tratamento de determinados sintomas psiquiátricos. Embora alguns compostos possam ser benéficos, em diversos casos, a quantidade e a qualidade dos dados foram insuficientes para se chegar a conclusões definitivas. Mesmo assim, alguns pacientes preferem usar essas substâncias em lugar de tratamentos farmacêuticos tradicionais, ou como terapia conjunta. Se preferir usar fitoterápicos ou suplementos alimentares, tenha em mente que esse uso pode ocorrer à custa de intervenções comprovadas e que há a possibilidade de efeitos adversos. Ainda que sejam necessárias mais pesquisas, as informações publicadas até o momento são de interesse clínico para o diagnóstico e tratamento de pacientes que podem estar consumindo suplementos alimentares.

Além disso, suplementos fitoterápicos e não fitoterápicos podem potencializar ou antagonizar as ações de fármacos com e sem receita médica, portanto, é importante que o clínico se mantenha informado sobre as pesquisas mais recentes envolvendo essas substâncias. Devido à escassez de experimentos clínicos, o médico deve estar extraordinariamente atento à possibilidade de efeitos adversos como resultado de interações medicamentosas, em especial se agentes psicotrópicos forem receitados, porque diversos fitoterápicos têm ingredientes que produzem alterações fisiológicas no corpo.

SUPLEMENTOS ALIMENTARES

Nos Estados Unidos, a expressão *suplemento alimentar* é usada de forma intercambiável com a expressão *suplemento nutricional*. O Dietary Supplement Health and Education Act (DHSEA), de 1994, definiu suplementos nutricionais como itens ingeridos via oral que contêm um "ingrediente alimentar" destinado a complementar a dieta. Esses ingredientes podem incluir vitaminas, minerais, elementos de origem vegetal, aminoácidos e substâncias como enzimas, tecidos, produtos glandulares e metabólitos. Por lei, esses produtos devem ser rotulados como suplementos e não podem ser comercializados como alimentos convencionais.

O DSHEA coloca suplementos nutricionais em uma categoria especial, e, portanto, sua regulamentação é menos rigorosa do que para fármacos com e sem receita médica. Diferentemente de agentes farmacêuticos, suplementos nutricionais não precisam da aprovação da FDA dos Estados Unidos, e ela não avalia sua eficácia. Já que suplementos alimentares não são regulados pela FDA, o conteúdo e a qualidade dos produtos disponíveis no mercado apresentam uma grande variação. Contaminação, rótulos errôneos e identificação equivocada de plantas e suplementos são problemas importantes. A Tabela 29.34-1 fornece uma lista de suplementos nutricionais usados em psiquiatria.

TABELA 29.34-1
Suplementos alimentares usados em psiquiatria

Nome	Ingredientes/ O que é?	Usos	Efeitos adversos	Interações	Dosagem	Comentários
Ácido docosaexaenoico (DHA)	Ácido graxo poli-insaturado ômega 3	TDA, dislexia, prejuízo cognitivo, demência	Propriedades anticoagulantes, leve perturbação GI	Varfarina	Varia conforme a indicação	Interromper o uso antes de cirurgias
Colina	Colina	Desenvolvimento encefálico fetal, condições maníacas, transtornos cognitivos, discinesia tardia, cânceres	Restrita em pacientes com trimetilúria genética primária, sudorese, hipotensão, depressão	Metotrexato, funciona com B_6, B_{12} e ácido fólico no metabolismo de homocisteína	Doses de 300-1.200 mg > 3 g associadas a odor corporal de peixe	Necessária para estrutura e função de todas as células
L-α-glicerilfosforilcolina (α-GPC)	Derivado de lecitina de soja	Aumento da secreção do hormônio do crescimento, transtornos cognitivos	Nenhum conhecido	Nenhuma conhecida	500 mg-1 g ao dia	Ainda pouco compreendida
Fosfatidilcolina	Fosfolipídeo que é parte da membrana celular	Condições maníacas, doença de Alzheimer e transtornos cognitivos, discinesia tardia	Diarreia, esteatorreia em indivíduos com malabsorção; evitar com síndrome dos anticorpos antifosfolipídicos	Nenhuma conhecida	3-9 g ao dia em doses divididas	Principais fontes são soja, girassol e colza
Fosfatidilserina	Fosfolipídeo isolado da soja e da gema de ovos	Prejuízo cognitivo, incluindo doença de Alzheimer; pode reverter problemas de memória	Evitar com síndrome dos anticorpos antifosfolipídicos; efeitos colaterais GI	Nenhuma conhecida	Para variedade derivada de soja, 100 mg tid	Tipo derivado do encéfalo bovino encerra o risco hipotético de encefalopatia espongiforme bovina
Zinco	Elemento metálico	Prejuízo imunológico, cicatrização, transtornos cognitivos, prevenção de defeitos do tubo neural	Sofrimento GI; doses elevadas podem causar deficiência de cobre, imunossupressão	Bifosfonatos, quinolonas, tetraciclina, penicilamina, cobre, alimentos que contêm cisteína, cafeína, ferro	Dose típica de 15 mg ao dia; efeitos adversos com doses > 30 mg	Alegações de que zinco pode prevenir e tratar resfriados comuns têm respaldo em alguns estudos, mas não em outros; mais pesquisas são necessárias
Acetil-L-carnitina	Éster acetila de L-carnitina	Neuroproteção, doença de Alzheimer, síndrome de Down, acidentes vasculares, antienvelhecimento, depressão em pacientes geriátricos	Leve sofrimento GI, convulsões, aumento da agitação em alguns pacientes com doença de Alzheimer	Análogos de nucleosídeos, ácido valproico e antibióticos que contêm ácido piválico	500 mg-2 g ao dia em doses divididas	Encontrado em pequenas quantidades no leite e na carne
Huperzina A	Alcaloide vegetal derivado do licopódio chinês	Doença de Alzheimer, perda de memória relacionada à idade, problemas inflamatórios	Convulsões, arritmias, asma, síndrome do intestino irritável	Inibidores da acetilcolinesterase e fármacos colinérgicos	60 μg-200 μg ao dia	*Huperzia serrata* é usada na medicina popular chinesa para o tratamento de febres e inflamação
NADH (nicotinamida adenina dinucleotideo)	Dinucleotídeo localizado na mitocôndria e no citosol de células	Doença de Parkinson, doença de Alzheimer, fadiga crônica, doença CV	Sofrimento GI	Nenhuma conhecida	5 mg ao dia ou 5 mg bid	Precursor de NADH é ácido nicotínico

Tratamento psicofarmacológico 1051

S-adenosil-L-metionina (SAMe)	Metabólito do aminoácido essencial L-metionina	Elevação do humor, osteoartrite	Hipomania, movimento muscular hiperativo; cautela em pacientes com câncer	Nenhuma conhecida	200-1.600 mg ao dia em doses divididas	Vários experimentos demonstram alguma eficácia no tratamento de depressão
5-hidroxitriptofano (5-HTP)	Precursor imediato de serotonina	Depressão, obesidade, insônia, fibromialgia, cefaleias	Possível risco de síndrome serotonérgica em indivíduos com tumores carcinoides ou medicados com IMAOs	ISRSs, IMAOs, metildopa, erva-de-são-joão, fenoxibenzamina, antagonistas 5-HT, agonistas dos receptores 5-HT	100 mg-2 g ao dia; mais seguro com carbidopa	5-HTP junto com carbidopa é usada na Europa para o tratamento de depressão
Fenilalanina	Aminoácido essencial	Depressão, analgesia, vitiligo	Contraindicada em pacientes com PKU; pode exacerbar discinesia tardia ou hipertensão	IMAOs e fármacos neurolépticos	Disponível em duas apresentações: 500 mg-1,5 g ao dia para DL-fenilalanina, 375 mg-2,25 g para DL-fenilalanina	Encontrada em vegetais, sucos, iogurte e missô
Mioinositol	Principal forma nutricionalmente ativa de inositol	Depressão, ataques de pânico, TOC	Cautela em pacientes com transtorno bipolar; sofrimento GI	Possíveis efeitos cumulativos com ISRSs e agonistas dos receptores de 5-HT (sumatriptana)	12 g em doses divididas para depressão e ataques de pânico	Estudos não demonstraram eficácia no tratamento de doença de Alzheimer, autismo ou esquizofrenia
Vimpocetina	Derivado semissintético de vincamina (derivado vegetal)	Acidente vascular cerebral isquêmico, demências	Sofrimento GI, tontura, insônia, boca seca, taquicardia, hipotensão, rubor	Varfarina	5-10 mg ao dia com alimentos; não mais do que 20 mg ao dia	Usada na Europa, no México e no Japão como agente farmacêutico para o tratamento de distúrbios cerebrovasculares e transtornos cognitivos
Família da vitamina E	Vitamina lipossolúvel essencial; família composta por tocoferóis e tocotrienóis	Intensificadora do sistema imunológico, antioxidante, alguns cânceres, proteção em doença CV, transtornos neurológicos, diabetes, síndrome pré-menstrual	Pode aumentar o sangramento em pessoas com propensão a hemorragia; possível aumento do risco de acidente vascular hemorrágico; tromboflebite	Varfarina, fármacos antiplaquetários, neomicina; pode ser cumulativa com estatinas	Depende da apresentação: tocotrienóis, 200-300 mg ao dia com alimentos; tocoferóis, 200 mg ao dia	Interromper o uso de membros da família da vitamina E 1 mês antes de procedimentos cirúrgicos
Glicina	Aminoácido	Esquizofrenia, alívio de espasmos e convulsões	Evitar em indivíduos anúricos ou com falência hepática	Cumulativa com antiespasmódicos	1 g ao dia em doses divididas para suplementação; 40-90 g ao dia para esquizofrenia	
Melatonina	Hormônio da glândula pineal	Insônia, perturbações do sono, jet lag, câncer	Pode inibir ovulação em doses de 1 g; convulsões, tontura, depressão, cefaleia, amnésia	Aspirina, AINEs, betabloqueadores, INH, fármacos sedativos, corticosteroides, valeriana, cava, 5-HTP, álcool	0,3-3 mg antes de dormir durante breves períodos de tempo	Melatonina estabelece o momento dos ritmos circadianos e regula respostas sazonais
Óleo de peixe	Lipídeos encontrados em peixes	Transtorno bipolar, redução de triglicerídeos, hipertensão, redução da coagulação sanguínea	Cautela em hemofílicos, leve incômodo GI, excreções com odor de peixe	Coumadin, aspirina, AINEs, alho, ginkgo	Varia, dependendo da forma e indicação – geralmente cerca de 3-5 g ao dia	Interromper antes de procedimentos cirúrgicos

TDA, transtorno de déficit de atenção; CV, cardiovascular; TOC, transtorno obsessivo-compulsivo; GI, gastrintestinal; IMAOs, inibidores da monoaminoxidase; PKU, fenilcetonúria; ISRSs, inibidores seletivos da recaptação de serotonina; AINEs, fármacos anti-inflamatórios não esteroides; INH, isoniazida; 5-HTP, 5-hidroxitriptofano; tid, três vezes ao dia; bid, duas vezes ao dia.
(Tabela elaborada por Mercedes Blackstone, M.D.)

NUTRIÇÃO ENTERAL

Nos últimos anos, a FDA introduziu uma nova categoria de suplemento nutricional denominada *medical foods* (nutrição enteral). Segundo a FDA, um *medical food*, conforme definição do Orphan Drug Act, é "um alimento formulado para ser consumido ou administrado por via entérica sob a supervisão de um médico, cujo objetivo é o manejo dietético específico de uma doença ou condição para a qual exigências nutricionais distintas são estabelecidas por meio de avaliação médica com base em princípios científicos reconhecidos".

Uma distinção evidente pode ser feita entre as classificações regulamentadoras de produtos de nutrição enteral e suplementos alimentares. Deve-se comprovar, com avaliação médica, que a nutrição enteral atende às necessidades nutricionais de uma população específica de pacientes cuja doença em particular é visada. Suplementos alimentares, no entanto, destinam-se a adultos saudáveis e não precisam de prova de eficácia do produto final. Alimentos de nutrição enteral distinguem-se da categoria mais ampla de alimentos para uso dietético especial e de alimentos que preconizam a manutenção da saúde pela exigência de que sejam usados sob supervisão médica.

Produtos de nutrição enteral não precisam passar por aprovação pré-mercadológica da FDA. Contudo, empresas produtoras desses alimentos devem seguir outras exigências, como boas práticas de fabricação e registro das instalações produtoras do alimento. A nutrição enteral tem regulamentação adicional da qual os suplementos alimentares estão dispensados, porque se destina ao tratamento de doenças. Por exemplo, um programa de adesão exige inspeções anuais de todos os fabricantes de produtos de nutrição enteral.

Em resumo, para ser considerado alimento de nutrição enteral, o produto deve, no mínimo, satisfazer os seguintes critérios: (1) o produto deve ser apto para alimentação VO ou por sonda; (2) o produto deve ser rotulado para o manejo alimentar de um transtorno, doença ou condição clínica específica para o qual existem exigências nutricionais distintas; e (3) o produto deve ser destinado para uso sob supervisão médica. Os produtos mais comuns de nutrição enteral que alegam efeitos psicoativos são listados na Tabela 29.34-2.

FITOTERÁPICOS

O termo *fitoterápico* (do grego *phyto*, com o significado de "planta") refere-se a preparados vegetais que são usados ou vêm sendo usados há séculos para o tratamento de várias condições clínicas. Fitoterápicos são categorizados como suplementos alimentares, não produtos farmacêuticos, e, portanto, não precisam seguir a regulamentação que rege a venda de medicamentos com e sem receita médica. Os fabricantes desses produtos não precisam providenciar informações sobre segurança para a FDA antes de comercializá-los, nem fornecer relatos pós-mercadológicos sobre segurança. Milhares de fitoterápicos são comercializados atualmente; os mais comuns que apresentam propriedades psicoativas estão listados na Tabela 29.34-3. Os ingredientes, até onde foram identificados, são listados, assim como as indicações de eventos adversos, dosagens e comen-

TABELA 29.34-2
Alguns alimentos de nutrição enteral comuns

Alimento de nutrição enteral	Indicação	Mecanismo de ação
Triglicerídeo caprílico	Doença de Alzheimer	Aumenta a concentração plasmática de cetonas como fonte alternativa de energia no cérebro; metabolizado no fígado.
L-metilfolato	Depressão	Regula a síntese de serotonina, norepinefrina e dopamina; adjunto a ISRSs; 15 mg ao dia.
S-adenosil-L-metionina	Depressão	Molécula de ocorrência natural envolvida na síntese de hormônios e neurotransmissores, incluindo serotonina e norepinefrina.
L-triptofano	Perturbação do sono Depressão	Aminoácido essencial; precursor de serotonina; reduz a latência do sono; dose habitual de 4-5 g ao dia.
Ácido graxo ômega 3	Depressão Cognição	Ácidos eicosapentaenoico (EPA) e docosaexaenoico (DHA); efeito direto sobre o metabolismo de lipídeos; usado para a potencialização de fármacos antidepressivos.
Teramina	Perturbações do sono Intensificador cognitivo	Modulador colinérgico; aumenta acetilcolina e glutamato.
N-acetilcisteína	Depressão Transtorno obsessivo-compulsivo	Aminoácido que atenua a neurotransmissão glutamatérgica; usado para potencializar ISRSs.
L-tirosina	Depressão	Aminoácido precursor das aminas biogênicas epinefrina e norepinefrina.
Glicina	Depressão	Aminoácido que ativa os receptores N-metil-D-aspartato (NMDA); pode facilitar a transmissão excitatória no cérebro.
Citicolina	Doença de Alzheimer Lesão cerebral isquêmica	Doador de colina envolvido na síntese de fosfolipídeos e acetilcolina no cérebro; 300-1.000 mg ao dia; pode melhorar a memória.
Acetil L-carnitina	Doença de Alzheimer Perda de memória	Antioxidante que pode prevenir dano oxidante no cérebro.

Tratamento psicofarmacológico 1053

TABELA 29.34-3
Fitoterápicos com efeitos psicoativos

Nome	Ingredientes	Uso	Efeitos adversos[a]	Interações	Dosagem[a]	Comentários
Ácido graxo ômega 3	Encontrado em três formas, ácido eicosapentaenoico (EPA), ácido docosaexaenoico (DHA) e ácido alfalinolênico (LNA)	Usado como suplemento no tratamento de doença cardíaca, colesterol elevado, pressão arterial elevada. Também pode ajudar no tratamento de depressão, transtorno bipolar, esquizofrenia e TDAH. Pode reduzir o risco de úlceras quando usado em conjunto com analgésicos AINEs.	Pode causar gases, inchaço, eructação e diarreia	Pode aumentar a eficácia de anticoagulantes e os níveis de açúcar no sangue em jejum quando usado com medicamentos para diabetes como insulina e metformina	Doses variam de 1 a 4 g ao dia	Pode ser contaminado com mercúrio e PCBs
Alface selvagem, *Lactuca virosa* L.	Flavonoides, cumarinas, lactonas	Sedativo, anestésico, galactagogo	Taquicardia, taquipneia, perturbação visual, diaforese		Indeterminada	Sabor amargo, acrescentada à salada ou a bebidas; composto ativo assemelha-se muito a ópio
Areca, noz-de-areca, betel, *Areca catechu* L.	Arecolina, guvacolina	Para alteração da consciência com a finalidade de reduzir a dor e elevar o humor	Sobrecarga parassimpatomimética: aumento da salivação, tremores, bradicardia, espasmos, distúrbios gastrintestinais, aftas	Evitar com fármacos parassimpatomiméticos; compostos semelhantes a atropina reduzem o efeito	Indeterminada; 8-10 g é a dose tóxica para seres humanos	Usada ao mascar a noz; usada antigamente como bálsamo de mastigar para doença periodontal e como vermífugo; uso prolongado pode resultar em tumores malignos da cavidade oral
Ashwaganda	Também chamada de cereja-do-inverno, ginseng indiano; nativa da Índia Flavonoides	Antioxidante, pode reduzir os níveis de ansiedade Melhora da libido em homens e mulheres Pode reduzir os níveis do hormônio do estresse cortisol	Sonolência	Nenhuma	Dosagem é de 1 comprimido duas vezes ao dia antes das refeições, com aumento gradativo até 4 comprimidos por dia	Nenhum
Aveia, *Avena sativa* L.	Flavonoides, oligossacarídeos e polissacarídeos	Ansiolítico, hipnótico; para estresse, insônia, abstinência de ópio e de tabaco	Obstrução intestinal ou outras síndromes relativas à motilidade intestinal; flatulência	Indeterminadas	3 g ao dia	Eventualmente aveia é contaminada com aflatoxina, uma toxina fúngica associada a alguns tipos de câncer
Artemísia, *Artemisia vulgaris* L.	Lactonas sesquiterpênicas, flavonoides	Sedativo, antidepressivo, ansiolítico	Anafilaxia, dermatite de contato; pode causar alucinações	Potencializa anticoagulantes	5-15 g ao dia	Pode estimular contrações uterinas; pode induzir aborto
Bacopa monnieri L.		Ansiolítico, sedativo; epilepsia, asma	Leve desconforto gastrintestinal	Pode estimular	300-450 mg qid	Dados insuficientes
Beladona, *Atropa belladonna* L.	Atropina, escopolamina, flavonoides[b]	Ansiolítico	Taquicardia, arritmias, xerostomia, midríase, dificuldade com micção e constipação	Sinérgico com fármacos anticolinérgicos; evitar com ATCs, amantadina e quinidina	0,05-0,10 mg ao dia; dose única máxima é de 0,20 mg	Apresenta odor forte, paladar amargo e ardido e é venenosa

(Continua)

TABELA 29.34-3
Fitoterápicos com efeitos psicoativos (continuação)

Nome	Ingredientes	Uso	Efeitos adversos[a]	Interações	Dosagem[a]	Comentários
Camomila, *Matricaria chamomilla* L.	Flavonoides	Sedativo, ansiolítico	Reação alérgica	Indeterminadas	2-4 g ao dia	Pode ser GABAérgica
Caseína	Peptídeos da caseína	Utilizada como agente antiestresse. Pode melhorar o sono.	Normalmente consumida por meio de laticínios. Pode interagir com medicamentos anti-hipertensivos e reduzir a pressão arterial. Pode causar sonolência e deve ser evitada com álcool ou benzodiazepínicos.	Nenhuma	1 a 2 comprimidos uma ou duas vezes ao dia	
Cereja-do-inverno, *Withania somnifera* L.	Alcaloides, lactonas esteroides	Sedativo, tratamento para artrite, possível anticarcinogênico	Tireotoxicose, efeitos desfavoráveis sobre o coração e as glândulas adrenais	Indeterminadas	Indeterminada	Fumaça inalada
Cíclame Europeu, *Cyclamen europaeum* L.	Triterpeno	Ansiolítico; para queixas menstruais	Pequenas doses (p. ex., 300 mg) podem levar a náusea, vômito e diarreia	Indeterminadas	Indeterminada	Doses elevadas podem levar a colapso respiratório
Cimicífuga, erva-de-são-cristóvão, *Cimicifuga racemosa* L.	Triterpenos, ácido isoferúlico	Para síndrome pré-menstrual, sintomas da menopausa, dismenorreia	Ganho de peso, distúrbios gastrintestinais	Possível interação adversa com hormônios masculinos ou femininos	1-2 g ao dia; mais de 5 g podem causar vômito, cefaleia, tontura, colapso cardiovascular	Efeitos semelhantes ao do estrógeno são questionáveis porque a raiz pode agir como bloqueador dos receptores de estrógeno
Cordyceps sinensis L.	Gênero de fungo que inclui cerca de 400 espécies descritas, encontrado principalmente em altitudes elevadas do platô tibetano na China. Antioxidante.	É usado para fraqueza, fadiga, para melhorar o ímpeto sexual em idosos	Desconforto gastrintestinal, boca seca e náusea	Nenhuma	Dosagem entre 3-6 g ao dia	Nenhum
Coridália-oca, *Corydalis cava* L.	Alcaloides da isoquinolina	Sedativo, antidepressivo; para depressão leve	Alucinação, letargia	Indeterminadas	Indeterminada	Espasmos clônicos e tremor muscular com superdose

Tratamento psicofarmacológico 1055

Planta	Componentes	Indicações	Efeitos colaterais	Interações	Dose	Observações
Éfedra, ma-huang, *Ephedra sinica* L.	Efedrina, pseudoefedrina	Estimulante; para letargia, mal-estar, doenças do trato respiratório	Sobrecarga simpatomimética; arritmias, aumento da pressão arterial, cefaleia, irritabilidade, náusea, vômito	Sinérgica com simpatomiméticos, agentes serotonérgicos; evitar com IMAOs	1-2 g ao dia	Podem ocorrer taquifilaxia e dependência (retirada do mercado)
Equinácea, *Echinacea purpurea* L.	Flavonoides, polissacarídeos, derivados do ácido cafeico, alcamidas	Estimula o sistema imunológico; para letargia, mal-estar, infecções respiratórias do trato urinário inferior	Reação alérgica, febre, náusea, vômito	Indeterminadas	1-3 g ao dia	Uso em pacientes com HIV e aids é controverso; pode não ser eficaz com coriza
Erva-de-são-joão, hipérico, *Hypericum perforatum* L.	Hipericina, flavonoides, xantonas	Antidepressivo, sedativo, ansiolítico	Cefaleias, fotossensibilidade (pode ser grave), constipação	Relato de reação maníaca quando usada com sertralina; não combinar com ISRSs ou IMAOs: possibilidade de síndrome serotonérgica; não usar com álcool, opioides	100-950 mg ao dia	Sob investigação pelo NIH; pode agir como IMAO ou ISRS; experimento de 4 a 6 semanas para humores depressivos leves; caso não haja melhora aparente, deve ser tentada outra terapia
Escutelária, solidéu, *Scutellaria lateriflora* L.	Flavonoide, monoterpenos	Ansiolítico, sedativo, hipnótico	Prejuízo cognitivo, hepatotoxicidade	Reação semelhante a dissulfiram pode ocorrer se usada com álcool	1-2 g ao dia	Há poucas informações para respaldar o uso dessa planta por seres humanos
Estragão, *Artemisia dracunculus* L.	Flavonoides, hidroxicumarinas	Hipnótico, estimulante do apetite	Indeterminados	Indeterminadas	Indeterminada	Há poucas informações para respaldar o uso dessa planta por seres humanos
Fosfatidilserina e fosfatidilcolina	Fosfolipídeos	Usadas para doença de Alzheimer, declínio na função mental relacionado à idade, melhora das habilidades de pensamento em jovens, TDAH, depressão, prevenção de estresse induzido por exercícios e melhora do desempenho atlético	Insônia e desconforto estomacal	Nenhuma	100 mg três vezes ao dia	Nenhum
Gatária, erva-gato, *Nepeta cataria* L.	Ácido valérico	Sedativo, antiespasmódico; para enxaquecas	Cefaleia, mal-estar, náusea, efeitos alucinógenos	Indeterminadas	Indeterminada	*Delirium* produzido em crianças
Ginkgo, *Ginkgo biloba* L.	Flavonoides, ginkgolídeos A e B	Alívio sintomático de *delirium*, demência; melhora a concentração e déficits de memória; possível antídoto para disfunção sexual induzida por ISRSs	Reações alérgicas dermatológicas, desconforto gastrintestinal, espasmos musculares, cefaleia	Anticoagulante: usar com cautela devido a seu efeito inibidor sobre FAP; possível aumento de sangramento	120-240 mg ao dia	Estudos indicam melhora na cognição em pacientes com doença de Alzheimer após 4-5 semanas de uso, possivelmente devido ao aumento do fluxo sanguíneo

(Continua)

TABELA 29.34-3
Fitoterápicos com efeitos psicoativos (continuação)

Nome	Ingredientes	Uso	Efeitos adversos[a]	Interações	Dosagem[a]	Comentários
Ginseng, *Panax ginseng* L.	Triterpenos, ginsenosídeos	Estimulantes; para fadiga, elevação do humor, sistema imunológico	Insônia, hipertonia e edema (denominado síndrome de abuso de ginseng)	Não deve ser usado com sedativos, agentes hipnóticos, IMAOs, agentes antidiabéticos ou esteroides	1-2 g ao dia	Existem diversas variedades: coreano (mais valorizado), chinês, japonês, americano (*Panax quinquefolius*)
Jamelão, jambolão, *Syzygium cumini* L.	Ácido oleico, ácido mirístico, ácidos palmítico e linoleico, taninos	Ansiolítico, antidepressivo	Indeterminados	Indeterminadas	1-2 g ao dia	Na medicina popular, uma dose única é de 30 sementes (1,9 g) de pó
Kanna, *Sceletium tortuosum* L.	Alcaloide, mesembrina	Ansiolítico, intensificador do humor, empatógeno, tratamento de DPOC	Sedação, sonhos vívidos, cefaleia	Potencializa *Cannabis*, inibidora de PDE	50-100 mg	Dados insuficientes
Kava, *Piperis methysticum* L.	Cavalactonas, cavapirona	Sedativo, hipnótico, antiespasmódico	Letargia, prejuízo da cognição, dermatite com uso prolongado, toxicidade hepática	Sinérgica com ansiolíticos, álcool; evitar com levodopa e agentes dopaminérgicos	600-800 mg ao dia	Pode ser GABAérgica; contraindicada em pacientes com depressão endógena; pode aumentar o risco de suicídio
Kratom; *Mitragyna speciosa* L.	Alcaloide	Estimulante e depressor	Priapismo, aumento testicular, abstinência, depressão, fadiga, insônia	Estruturalmente semelhante a ioimbina	Indeterminada	Mascada, extraída em água, fórmula de alcatrão
L-metilfolato	Folato é uma vitamina B encontrada em alguns alimentos, necessária para formar células saudáveis, especialmente hemácias. L-metilfolato e levomefolato são denominações para a forma ativa do ácido fólico.	L adjunto é usado para depressão maior, e não como antidepressivo quando usado isoladamente. Folato e L-metilfolato também são usados para tratar deficiência de ácido fólico na gravidez, para prevenir malformações congênitas da medula espinal.	Há relatos de efeitos colaterais gastrintestinais	Nenhuma	15 mg uma vez ao dia VO com ou sem alimentos	Considerado um "produto de nutrição enteral" pela FDA e disponível apenas mediante receita médica. Seguro durante a gravidez quando usado conforme orientação.
Laranja-amarga, *Citrus aurantium* L.	Flavonoides, limoneno	Sedativo, ansiolítico, hipnótico	Fotossensibilidade	Indeterminadas	Tintura 2-3 g ao dia, fármaco 4-6 g ao dia, extrato 1-2 g ao dia	Evidências contraditórias; há alegações de ação estimulante gástrica
Lavanda, alfazema, *Lavandula angustifolia* L.	Hidroxicumarina, taninos, ácido cafeico	Sedativo, hipnótico	Cefaleia, náusea, confusão	Sinérgica com outros sedativos	3-5 g ao dia	Pode causar morte em superdose

Tratamento psicofarmacológico 1057

Lúpulo, *Humulus lupulus* L.	Humulona, lupulona, flavonoides	Sedativo, ansiolítico, hipnótico; para perturbações do humor, inquietação	Contraindicado em pacientes com tumores dependentes de estrógenos (mama, uterino, cervical)	Efeitos hipertérmicos com antipsicóticos de fenotiazina e com depressores do SNC	0,5 g ao dia	Pode reduzir os níveis plasmáticos de fármacos metabolizados pelo sistema CYP 450
Manjericão sagrado; *Ocimum tenuiflorum* L.	Planta aromática tropical, parte da família das *Lamiáceas* Flavonoides	Usado para combater estresse e também para resfriado comum, cefaleias, distúrbios estomacais, inflamação, doença cardíaca	Não há dados relativos aos efeitos a longo prazo. Pode prolongar o tempo de coagulação, aumentar o risco de sangramento durante cirurgia e reduzir o açúcar no sangue	Nenhuma	Dosagem depende do tipo de apresentação; a dose recomendada é de 2 cápsulas gelatinosas com 235 mL de água ao dia	Nenhum
Maracujá, *Passiflora incarnata* L.	Flavonoides, glicosídeos cianogênicos	Ansiolítico, sedativo, hipnótico	Prejuízo cognitivo	Indeterminadas	4-8 g ao dia	Superdose causa depressão
Marroio-negro, *Ballota nigra* L.	Diterpenos, taninos	Sedativo	Arritmias, diarreia, hipoglicemia, possivelmente abortos espontâneos	Pode intensificar os efeitos de fármacos serotonérgicos e aumentar os efeitos hipoglicêmicos de fármacos	1-4 g ao dia	Pode causar aborto
Melissa, erva-cidreira, *Melissa officinalis* L.	Flavonoides, ácido cafeico, triterpenos	Hipnótico, ansiolítico, sedativo	Indeterminados	Potencializa depressão do SNC; reação adversa com hormônio da tireoide	8-10 g ao dia	Dados insuficientes
Morango silvestre, *Fragaria vesca* L.	Flavonoides, taninos	Ansiolítico	Contraindicado com alergia a morangos	Indeterminadas	1 g ao dia	Há poucas informações para respaldar o uso dessa planta por seres humanos
N-acetilcisteína (NAC)	Aminoácido	Usada como antídoto para superdose de acetaminofeno, potencialização de ISRSs no tratamento de tricotilomania	Erupção, cãibras e angioedema podem ocorrer	Carvão ativo, ampicilina, carbamazepina, cloxacilina, oxacilina, nitroglicerina e penicilina G	1.200-2.400 mg ao dia	Age como antioxidante e agente modulador de glutamato. Quando usado como antídoto para superdose de acetaminofeno, as doses são 20-40 vezes mais altas do que as usadas em experimentos com TOC. Não foi demonstrada eficácia no tratamento de esquizofrenia.
Noz-vômica, fava-de-santo-inácio, *Strychnos nux-vomica* L.	Alcaloides de indol; estricnina e brucina, polissacarídeos	Antidepressivo; para enxaqueca, sintomas da menopausa	Convulsões, dano hepático, morte; extremamente tóxica devido a estricnina	Indeterminadas	0,02-0,05 ao dia	Sintomas de envenenamento podem ocorrer após ingestão de uma fava; dose letal é de 1-2 g

(*Continua*)

TABELA 29.34-3
Fitoterápicos com efeitos psicoativos (continuação)

Nome	Ingredientes	Uso	Efeitos adversos[a]	Interações	Dosagem[a]	Comentários
Papoula-da--Califórnia, *Eschscholtzia californica* L.	Alcaloides da isoquinolina, glicosídeos cianogênicos	Sedativo, hipnótico, ansiolítico; para depressão	Letargia	Combinação de papoula-da-Califórnia, valeriana, erva-de-são-joão e flores de maracujá pode resultar em agitação	2 g ao dia	Documentação clínica ou experimental dos efeitos não está disponível
Pimpinela--escarlate, *Anagallis arvensis* L.	Flavonoides, triterpenos, cucurbitacinas, ácidos cafeicos	Antidepressivo	Superdose ou doses durante tempo prolongado podem levar a gastroenterite e nefrite	Indeterminadas	1,8 g de formulação em pó 4 vezes ao dia	Flores são venenosas
Polígala; *Polygala*	Polígala é um gênero de cerca de 500 espécies de plantas floridas que pertencem à família Polygalaceae	Usada para insônia, esquecimento, confusão mental, palpitação, convulsões, ansiedade e prostração	Contraindicada em pacientes com úlceras ou gastrite, não deve ser usada durante períodos prolongados de tempo	Nenhuma	A dosagem de polígala é de 1,5-3 g de raiz seca, 1,5-3 g de extrato líquido ou 2,5-7,5 g de tintura. Pode-se também fazer uma infusão de polígala com o máximo de três xícaras ao dia.	Nenhum
Raiz do Ártico, raiz dourada; *Rhodiola rosea* L.	IMAO e β-endorfina	Ansiolítico, intensificador do humor, antidepressivo	Ainda nenhum efeito colateral foi documentado em experimentos	Nenhuma	100 mg bid a 200 mg tid	Usar cautela com fármacos que simulam IMAOs
Rehmannia	Glicosídeos iridoides	Estimula a liberação de cortisol. Usada para lúpus, artrite reumatoide (AR), fibromialgia e esclerose múltipla. Pode melhorar asma e urticária. Usada para tratar menopausa, perda de cabelo e impotência.	Movimentos intestinais frouxos, inchaço, náusea e cãibras abdominais	Nenhuma	Dosagem exata desconhecida	Nenhum
S-adenosil-L--metionina (SAMe)	S-adenosil-L-metionina	Usada para artrite e fibromialgia, pode ser eficaz como estratégia de potencialização para ISRSs na depressão	Sintomas GI, ansiedade, pesadelos e agravamento dos sintomas parkinsonianos	Uso com ISRSs ou IRSNs pode resultar em síndrome serotonérgica. Interage com levodopa, meperidina, pentazocina e tramadol.	400-1.600 mg ao dia	Uma molécula que ocorre naturalmente composta a partir do aminoácido metionina e ATP, serve como doador de metila no metabolismo celular humano

Tuia-da-china; *Platycadus orientalis* L.	Derivado da planta	Usada como sedativo. Também para tratar palpitações cardíacas, pânico, transpiração noturna e constipação. Pode ser útil para TDAH.	Nenhum efeito adverso conhecido	Nenhuma	Não há uma dose estabelecida bem definida	Nenhum
Urze, magriça, *Calluna vulgaris* L.	Flavonoides, triterpenos	Ansiolítico, hipnótico	Indeterminados	Indeterminadas	Indeterminada	Eficácia para usos alegados não está documentada
Valeriana, erva-de-são-jorge, *Valeriana officinalis* L.	Valepotriatos, ácido valerênico, ácido cafeico	Sedativo, relaxante muscular, hipnótico	Prejuízo cognitivo e motor, desconforto gastrintestinal, hepatotoxicidade; uso prolongado: alergia de contato, cefaleia, inquietação, insônia, midríase, disfunção cardíaca	Evitar o uso concomitante com álcool ou depressores do SNC	1-2 g ao dia	Pode ser quimicamente instável
Viburno americano, espinheiro negro, *Viburnum prunifolium* L.	Escopoletina, flavonoides, ácidos cafeicos, triterpenos	Sedativo, ação antiespasmódica no útero; para dismenorreia	Indeterminados	Efeitos anticoagulantes intensificados	1-3 g ao dia	Dados insuficientes
Visco-branco, *Viscum album* L.	Flavonoides, triterpenos, lecitinas, polipeptídeos	Ansiolítico; para exaustão física e mental	Alega-se que os frutos tenham efeitos eméticos e laxantes	Contraindicado em pacientes com infecções crônicas (p. ex., tuberculose)	10 g ao dia	Frutos causaram morte em crianças

TDAH, transtorno de déficit de atenção/hiperatividade; aids, síndrome da imunodeficiência adquirida; ATP, adenosina trifosfato; bid, duas vezes ao dia; PA, pressão arterial; SNC, sistema nervoso central; DPOC, doença pulmonar obstrutiva crônica; FDA, Food and Drug Administration dos EUA; GABA, ácido γ-aminobutírico; GI, gastrintestinal; IMAO, inibidor da monoaminoxidase; NIH, National Institutes of Health; FAP, fator ativador de plaquetas; PCB, bifenilas policloradas; PDE, fosfodiesterase; SPM, síndrome pré-menstrual; AINE, fármaco anti-inflamatório não esteroide; TOC, transtorno obsessivo-compulsivo; qid, quatro vezes ao dia; IRSN, inibidor da recaptação de serotonina e dopamina; ISRS inibidor seletivo da recaptação de serotonina; ATC, antidepressivo tricíclico; tid, três vezes ao dia; ITU, infecção do trato urinário.
[a] Não há dados confiáveis, coerentes ou válidos sobre dosagens ou efeitos adversos da maioria dos fitoterápicos.
[b] Flavonoides são comuns a diversas plantas. São derivados botânicos que atuam como antioxidantes (i.e., agentes que previnem a deterioração de material, como ácido desoxirribonucleico [DNA], por meio de oxidação).

tários, de modo especial sobre interações com fármacos que costumam ser receitados em psiquiatria. Por exemplo, a erva-de-são-joão, que é usada para tratar depressão, reduz a eficácia de alguns fármacos psicotrópicos, como amitriptilina, alprazolam, paroxetina e sertralina, entre outros. A kava, que é usada para tratar estados de ansiedade, foi associada a toxicidade hepática.

Efeitos adversos

Efeitos adversos são possíveis, e interações tóxicas com outros fármacos podem ocorrer com fitoterápicos, suplementos alimentares e produtos de nutrição enteral. Também pode haver adulteração, sobretudo com fitoterápicos. A maioria das plantas tem poucos preparados disponíveis ou não apresenta uma padronização consistente. Produtos de nutrição enteral não são testados pela FDA; porém, a exigência de adesão é rigorosamente voluntária. Perfis de segurança de efeitos adversos da maior parte dessas substâncias, no entanto, não foram estudados em profundidade. Devido à escassez de experimentos clínicos, todos esses agentes devem ser evitados durante a gestação; algumas plantas, por exemplo, podem ter propriedades abortivas. Visto que a maioria dessas substâncias ou de seus metabólitos é secretada no leite materno, fitoterápicos são contraindicados durante a lactação.

Os médicos sempre devem tentar obter uma história do uso de fitoterápicos ou de produtos de nutrição enteral ou suplementos alimentares durante a avaliação psiquiátrica.

É importante não fazer julgamentos de valor ao lidar com pacientes que utilizam essas substâncias. Muitos o fazem por diversos motivos: (1) como parte de sua tradição cultural; (2) porque desconfiam de médicos ou estão insatisfeitos com a medicina convencional; ou (3) porque experimentam alívio dos sintomas com a substância específica. Uma vez que o paciente pode ser mais cooperativo com tratamentos psiquiátricos tradicionais se lhe for permitido continuar usando esses preparados, os psiquiatras devem tentar manter a mente aberta e não atribuir todos os efeitos ao poder de sugestão. Caso sejam receitados agentes psicotrópicos, o médico deve estar extraordinariamente atento à possibilidade de efeitos adversos como resultado de interações medicamentosas, porque muitos desses compostos contêm ingredientes que produzem alterações fisiológicas reais no corpo.

REFERÊNCIAS

Camp KM, Lloyd-Puryear MA, Huntington KL. Nutritional treatment for inborn errors of metabolism: Indications, regulations, and availability of medical foods and dietary supplements using phenylketonuria as an example. *Mol Gen Metab*. 2012;107(1–2):3–9.

Long SJ, Benton D. Effects of vitamin and mineral supplementation on stress, mild psychiatric symptoms, and mood in nonclinical samples: A meta-analysis. *Psychosom Med*. 2013;75(2):144–153.

Nelson JC. The evolving story of folate in depression and the therapeutic potential of l-methylfolate. *Am J Psychiatry*. 2012;169(12):1223–1225.

Reichenbach S, Jüni P. Medical food and food supplements: Not always as safe as generally assumed. *Ann Intern Med*. 2012;156(12):894–895.

Shah R. The role of nutrition and diet in Alzheimer disease: A systematic review. *J Am Med Dir Assoc*. 2013;14(6):398–402.

Sonuga-Barke EJS, Brandeis D, Cortese S, Daley D, Ferrin M, Holtmann M, Stevenson S, Danckaerts M, van der Oord S, Döpfner M, Dittmann RW, Simonoff E, Zuddas A, Banaschewski T, Buitelaar J, Coghill D, Hollis C, Konofal E, Lecendreux M, Wong IC, Sergeant J, European ADHD Guidelines Group. Nonpharmacological interventions for ADHD: Systematic review and meta-analyses of randomized controlled trials of dietary and psychological treatments. *Am J Psychiatry*. 2013;170(3):275–289.

Thaipisuttikul P, Galvin JE. Use of medical foods and nutritional approaches in the treatment of Alzheimer's disease. *Clin Pract*. 2012;9(2):199–209.

Umhau JC, Garg K, Woodward AM. Dietary supplements and their future in health care: Commentary on draft guidelines proposed by the Food and Drug Administration. *Antioxid Redox Signal*. 2012;16(5):461–462.

▲ 29.35 Fármacos para perda de peso

O manejo do peso é um elemento importante do tratamento com psicotrópicos porque obesidade é comum entre pessoas com transtornos mentais. Portanto, condições clínicas como hipertensão, diabetes melito e hiperlipidemia precisam ser levadas em consideração ao selecionar medicamentos. Com poucas exceções, a maioria dos fármacos psicotrópicos usada para o manejo de transtornos do humor, transtornos de ansiedade e psicose está associada a um risco significativo de ganho de peso como efeito colateral. Muitos pacientes podem recusar ou descontinuar o tratamento se ocorrer isso, mesmo que o medicamento seja eficaz no tratamento dos sintomas. Por esse e outros motivos, é importante para os médicos estarem bem informados sobre estratégias de tratamento para aliviar o ganho de peso induzido por fármacos e obesidade em geral.

A recomendação-padrão para o regime de perda de peso consiste em tentar o manejo do peso corporal por meio de modificações alimentares consistentes e atividade física regular, o que pode ser difícil para indivíduos com sintomas psiquiátricos, já que sua capacidade de disciplina para empreender esse esforço pode estar comprometida pelo transtorno mental. Ademais, os efeitos fisiológicos de alguns fármacos psicotrópicos sobre a regulação de saciedade e sobre o metabolismo do corpo são difíceis, se não impossíveis, de superar apenas por meio de dieta e exercícios. Por esses motivos, pode ser necessário fazer uso de medicamentos que exigem receita médica para facilitar a perda de peso.

Nesta seção, os fármacos usados para o manejo de obesidade dividem-se em dois grupos: (1) os aprovados pela FDA dos Estados Unidos como comprimidos de dieta; e (2) aqueles cuja indicação primária não é perda de peso, mas que a produzem como efeito colateral.

FÁRMACOS APROVADOS PARA PERDA DE PESO PELA FOOD AND DRUG ADMINISTRATION DOS ESTADOS UNIDOS

Todos os fármacos aprovados pela FDA como agentes de redução de peso são indicados especificamente como adjuntos a uma dieta de calorias reduzidas e atividade física aumentada para manejo crônico de peso em pacientes adultos com um índice de massa corporal (IMC) inicial de 30 ou superior (obeso) ou 27 ou superior (sobrepeso) na presença de pelo menos uma comorbidade relacionada ao peso, como hipertensão, diabetes melito tipo 2 ou dislipidemia.

Fentermina

O cloridrato de fentermina é uma amina simpatomimética com atividade farmacológica semelhante à de anfetaminas. Ele é indicado como coadjuvante de curto prazo em um regime de redução de peso, mas, na realidade, muitos pacientes o utilizam durante longos períodos de tempo. Assim como acontece com todos os simpatomiméticos, as contraindicações incluem arteriosclerose avançada, doença cardiovascular, hipertensão moderada a grave, hipertireoidismo, hipersensibilidade conhecida ou idiossincrasia a aminas simpatomiméticas, estados agitados e glaucoma.

O medicamento deve ser receitado criteriosamente a pacientes com história de abuso de drogas. Podem ocorrer crises hipertensivas se a fentermina for usada durante ou no intervalo de 14 dias após a administração de IMAOs. As necessidades de insulina em diabetes melito podem ser alteradas em virtude do uso do cloridrato de fentermina e do regime alimentar concomitante. Esse agente pode reduzir o efeito hipotensivo da guanetidina. Ele se encaixa na Categoria X para gestação e, portanto, é contraindicado durante esse período. Não foram realizados estudos com o cloridrato de fentermina para determinar o potencial para carcinogênese, mutagênese ou prejuízo da fertilidade.

A fentermina deve ser tomada de estômago vazio, uma vez ao dia, antes do café da manhã. Os comprimidos podem ser quebrados ou cortados pela metade, mas não podem ser esmagados. Para evitar a perturbação de padrões do sono, sua dosagem deve ser realizada no início do dia. Caso haja mais de uma dose ao dia, a última deve ser tomada aproximadamente 4 a 6 horas antes do horário de dormir. A dose recomendada de fentermina pode ser diferente para cada paciente. Adultos com menos de 60 anos que usam cápsulas ou comprimidos de 15 a 37,5 mg devem tomá-las uma vez ao dia antes do café da manhã ou 1 a 2 horas após o desjejum. Em vez de tomar o fármaco uma vez ao dia, alguns pacientes podem tomar 15 a 37,5 mg em doses divididas meia hora antes das refeições. Uma formulação resinosa oral está disponível em cápsulas de 15 e 30 mg, as quais devem ser tomadas uma vez ao dia antes do café da manhã.

Fentermina/topiramato de liberação prolongada

Esse fármaco é uma combinação de fentermina e topiramato aprovada pela FDA em 2012 como uma formulação de liberação prolongada. Os dois agentes ativos nessa apresentação estão associados a perda de peso por mecanismos diferentes.

Os eventos adversos associados a seu uso podem incluir, embora não sejam os únicos, parestesia, tontura, disgeusia, insônia, constipação, boca seca, cálculos renais, acidose metabólica e glaucoma de ângulo fechado secundário. A utilização desse fármaco está relacionada a um risco cinco vezes aumentado de bebês com fissura palatina, estando ele classificado na Categoria X para gestação. Em consequência, somente pode ser receitado por clínicos que receberam certificação para usá-lo.

O agente está disponível como comprimido e deve ser administrado uma vez ao dia pela manhã com ou sem alimentos. Deve-se evitar seu uso à noite devido à possibilidade de insônia. A dose recomendada é a seguinte: iniciar o tratamento com 3,75 mg/23 mg (fentermina/topiramato de liberação prolongada) diários durante 14 dias; após esse período, aumentar a dose recomendada para 7,5/46 mg uma vez ao dia. Deve-se avaliar a perda de peso após 12 semanas de tratamento com essa dosagem. Caso não tenha havido uma perda mínima de 3% do peso corporal inicial, deve-se descontinuar o fármaco ou incrementar a dose gradativamente. Para tanto, deve-se aumentar para 11,25 mg/69 mg diários durante 14 dias, seguidos por dosagem de 15 mg/92 mg ao dia. Deve-se avaliar a perda de peso após esse incremento da dose depois de mais 12 semanas de tratamento. Se não tiver havido uma perda mínima de 5% do peso corporal inicial, deve-se descontinuar o medicamento de modo gradual.

Fendimetrazina

A fendimetrazina é uma amina simpatomimética que está estreitamente relacionada às anfetaminas. A Drug Enforcement Agency (DEA) a classificou como substância controlada na Tabela III.

A prescrição geral desse agente é limitada. A formulação usada com mais frequência é a cápsula de 105 mg de liberação prolongada, a qual se aproxima da ação de três doses de 35 mg de liberação imediata tomadas em intervalos de 4 horas. A média de meia-vida de eliminação quando estudada sob condições controladas fica em torno de 3,7 horas para ambas as apresentações, de liberação prolongada e de imediata. A meia-vida de absorção da formulação de comprimidos de 35 mg de liberação imediata é consideravelmente mais rápida do que a taxa de absorção do fármaco em sua fórmula de liberação prolongada. A principal via de eliminação são os rins, por onde a maior parte do medicamento e de seus metabólitos é excretada.

As contraindicações da fendimetrazina são semelhantes às da fentermina. Elas incluem história de doença cardiovascular (p. ex., doença da artéria coronária, acidente vascular cerebral, arritmias, insuficiência cardíaca congestiva, hipertensão não controlada, hipertensão pulmonar); o uso durante ou no período de 14 dias após a administração de IMAOs; hipertireoidismo; glaucoma; estados agitados; história de abuso de drogas; gravidez; lactação; uso em combinação com outros agentes anoréticos ou estimulantes do sistema nervoso central (SNC); e hipersensibilidade conhecida ou reações idiossincráticas a simpatomiméticos. Devido à falta de pesquisas sistemáticas, a fendimetrazina não deve ser usada em combinação com preparados sem receita médica e fitoterápicos que alegam promover emagrecimento.

O tartarato de fendimetrazina encaixa-se na Categoria X para gestação e é contraindicado durante esse período porque perda de peso não oferece benefício potencial a uma gestante e pode resultar em danos ao feto. Não foram realizados estudos com tartarato de fendimetrazina de liberação sustentada para avaliar potencial carcinogênico, mutagênico ou seus efeitos sobre a fertilidade.

Podem ocorrer interações com IMAOs, álcool, insulina e agentes hipoglicêmicos orais. A fendimetrazina pode reduzir o efeito hipotensivo de fármacos bloqueadores de neurônios adrenérgicos. Sua eficácia e a segurança em pacientes pediátricos não foram estabelecidas. Ela não é recomendada para pessoas com menos de 17 anos de idade.

Reações adversas relatadas com esse fármaco incluem sudorese, rubor, tremor, insônia, agitação, tontura, cefaleia, psicose e visão turva. Elevação da pressão arterial, palpitações e taquicardia são comuns. Efeitos colaterais gastrintestinais incluem boca seca, náusea, dor estomacal, diarreia e constipação. Efeitos colaterais urogenitais incluem frequência urinária, disúria e alterações na libido.

O tartarato de fendimetrazina está associado química e farmacologicamente a anfetaminas. Anfetaminas e fármacos ou drogas estimulantes relacionados sofrem altos índices de abuso, e a possibilidade de abuso de fendimetrazina deve ser considerada ao se avaliar a vantagem de incluí-la em um programa de redução de peso.

A superdose aguda de fendimetrazina pode se manifestar mediante inquietação, confusão, beligerância, alucinações e estados de pânico. Fadiga e depressão costumam seguir a estimulação central. Efeitos cardiovasculares incluem taquicardia, arritmias, hipertensão ou hipotensão e colapso da circulação. Entre os sintomas gastrintestinais estão náusea, vômito, diarreia e cãibras abdominais. Envenenamento pode resultar em convulsões, coma e morte. O manejo de superdose aguda é amplamente sintomático e inclui lavagem interna e sedação com um barbitúrico. Caso hipertensão seja acentuada, o uso de um nitrato ou de agente bloqueador de α-receptores de ação rápida deve ser considerado.

Dietilpropiona

Esse fármaco antecedeu seu análogo, o antidepressivo bupropiona. A dietilpropiona está disponível em duas apresentações: um comprimido de 25 mg e um comprimido de liberação prolongada de 75 mg. Normalmente, é administrada três vezes ao dia, 1 hora antes das refeições (comprimidos regulares) ou uma vez ao dia no meio da manhã (comprimidos de liberação prolongada). Os comprimidos de liberação prolongada devem ser engolidos inteiros, e nunca esmagados, mastigados ou partidos. A dose diária máxima é de 75 mg.

Os efeitos colaterais incluem boca seca, sabor desagradável, inquietação, ansiedade, tontura, depressão, tremores, dispepsia, vômito e aumento da micção. Efeitos colaterais que requerem atenção médica incluem taquicardia, palpitações, visão turva, erupção cutânea, coceira, dificuldade de respirar, dor no peito, desmaio, inchaço dos tornozelos ou dos pés, febre, dor de garganta, calafrios e micção dolorosa. A dietilpropiona está classificada na Categoria B para gestação, tem baixo potencial para abuso e consta na Tabela IV da DEA.

Orlistate

O orlistate interfere na absorção de gorduras na alimentação, o que causa redução na ingestão de calorias. Ele funciona ao inibir as lipases gástricas e pancreáticas, as enzimas que quebram os triglicerídeos no intestino. Quando a atividade da lipase é bloqueada, os triglicerídeos da alimentação não são hidrolisados em ácidos graxos absorvíveis e, em vez disso, são excretados sem serem digeridos. Apenas traços do orlistate são absorvidos sistemicamente; ele é quase todo eliminado nas fezes.

Sua eficácia em promover emagrecimento é definida, embora moderada. Quando usado em um programa de perda de peso, entre 30 e 50% dos pacientes podem esperar uma redução de 5% ou mais na massa corporal, aproximadamente 20% alcançam uma redução mínima de 10%. Depois da interrupção do orlistate, até um terço dos indivíduos recupera o peso perdido.

Entre os benefícios do tratamento com esse fármaco, estão redução na pressão arterial e no risco de desenvolver diabetes tipo 2.

Os efeitos colaterais subjetivos mais frequentes estão relacionados ao sistema gastrintestinal e incluem esteatorreia, flatulência, incontinência fecal e movimentos intestinais frequentes e urgentes. Para minimizar esses efeitos, alimentos com alto teor de gordura devem ser evitados; aconselha-se uma dieta de baixo teor de gordura e calorias. Ironicamente, o fármaco pode ser usado com dietas de alto teor de gorduras para tratar constipação resultante do tratamento com alguns fármacos psicotrópicos, como ATCs. Os efeitos colaterais são mais graves no início da terapia e podem ter sua frequência reduzida no decorrer do tempo. Lesões hepáticas e renais são efeitos colaterais potencialmente graves de seu uso. Em 2010, novas informações de segurança sobre casos raros de lesão hepática grave foram acrescentadas à bula do orlistate. A taxa de lesão hepática aguda é mais comum entre usuários desse medicamento do que entre não usuários. Ele deve ser utilizado com cautela em pacientes com prejuízo das funções hepática e renal, bem como naqueles com o duto biliar obstruído e doença pancreática. É contraindicado em síndromes de malabsorção, hipersensibilidade ao orlistate, redução da função da vesícula biliar e durante a gestação e amamentação, constando na Categoria X para gestação.

A absorção de vitaminas lipossolúveis e de outros nutrientes lipossolúveis é inibida pelo uso do orlistate. Suplementos multivitamínicos que contêm vitaminas A, D, E, K e também betacaroteno devem ser tomados uma vez ao dia, de preferência na hora de dormir.

O orlistate pode reduzir os níveis plasmáticos do imunossupressor ciclosporina, de forma que os dois fármacos não devem ser administrados de forma concomitante. Também pode prejudicar a absorção do antiarrítmico amiodarona.

Na dose-padrão prescrita de 120 mg três vezes ao dia antes das refeições, o orlistate previne a absorção de cerca de 30% da gordura alimentar. Doses mais elevadas não demonstraram a produção de efeitos mais pronunciados.

Uma formulação do medicamento sem receita médica está disponível em cápsulas de 60 mg – metade da dosagem com prescrição.

Lorcaserina

Esse fármaco aguarda a aprovação da FDA porque aparentemente apresenta potencial alucinogênico. Seu mecanismo exato de ação não é conhecido, mas há grande probabilidade de que reduza o consumo de alimentos e promova saciedade pela ativação de receptores 5-HT$_{2C}$ nos neurônios no hipotálamo.

O efeito de várias doses orais de lorcaserina 15 e 40 mg uma vez ao dia sobre o intervalo QTc foi avaliado em sujeitos saudáveis. O maior método de correção individual ajustado e de QTc corrigido com valores de parâmetro (QTcl) ficou abaixo de 10 ms, o limiar apontado pela regulamentação.

A lorcaserina é absorvida a partir do trato gastrintestinal, ocorrendo a concentração plasmática de pico em 1,5 a 2 horas após a dosagem oral. Sua biodisponibilidade absoluta não foi determinada. Ela tem meia-vida plasmática de aproximadamente 11 horas; o estado de equilíbrio é alcançado em três dias após dosagem de duas vezes ao dia, e estima-se que a acumulação seja em torno de 70%. Esse fármaco pode ser administrado com ou sem alimentos. O cloridrato de lorcaserina tem ligação moderada (cerca de 70%) a proteínas plasmáticas no ser humano.

Ela é amplamente metabolizada no fígado por diversas vias enzimáticas, e os metabólitos são excretados na urina. A lorcaserina e seus metabólitos não são depurados por hemodiálise. Esse agente não é recomendado para pacientes com prejuízo renal grave (depuração de creatinina inferior a 30 mL por minuto) ou para aqueles em fase final de doença renal.

A meia-vida da lorcaserina é prolongada em 59% para 19 horas em pacientes com prejuízo hepático moderado. Sua exposição (área sob a curva) é cerca de 22 e 30% mais alta em pacientes com prejuízo hepático leve e moderado, respectivamente. O ajuste da dose não é necessário para esses pacientes.

Não há necessidade de ajuste da dose com base em gênero, porque ele não afeta de modo significativo a farmacocinética do medicamento. Também não há necessidade de ajuste da dose com base apenas na idade do paciente.

Lorcaserina inibe bastante o metabolismo mediado por CYP 2D6.

FÁRMACOS SEM APROVAÇÃO DA FOOD AND DRUG ADMINISTRATION PARA PERDA DE PESO

Topiramato

Topiramato e zonisamida são abordados com mais detalhes na Seção 29.6, mas são mencionados aqui porque ambos podem ter um efeito substancial sobre a perda de peso.

O topiramato foi aprovado como fármaco antiepiléptico e para prevenção de cefaleias do tipo enxaqueca em adultos. O grau de perda de peso associado a ele pode ser comparável à perda de peso que outros fármacos antiobesidade aprovados pela FDA induzem. Estudos de pequeno porte e uma grande quantidade de relatos informais indicam que o topiramato pode ajudar a contrabalançar o ganho de peso associado a ISRSs e antipsicóticos de segunda geração. Seu impacto sobre o peso corporal pode ser decorrente de seus efeitos tanto sobre a supressão do apetite quanto de intensificação de saciedade, os quais podem ser o resultado de efeitos farmacológicos, incluindo potencialização da atividade do ácido γ-aminobutírico (GABA), modulação dos canais iônicos voltagem-dependente, inibição de receptores excitatórios de glutamato ou inibição da anidrase carbônica.

A duração e a dosagem do tratamento afetam os benefícios de perda de peso desse medicamento. A perda de peso é mais elevada quando o fármaco é receitado em doses de 100 a 200 mg diários durante mais de um mês, em comparação a menos de um mês. Em um estudo de grandes proporções, demonstrou-se que, comparando com indivíduos medicados com placebo, pacientes tratados com topiramato tiveram uma probabilidade sete vezes maior de perder mais de 10% do peso corporal. Na prática clínica, muitos experimentam perda de peso com uma dose inicial de 25 mg ao dia.

Seus efeitos colaterais mais comuns são parestesias, via de regra ao redor da boca, prejuízo do sabor (perversão do paladar) e perturbações psicomotoras, incluindo menor velocidade de cognição e movimentos físicos reduzidos. Prejuízo da concentração e da memória, frequentemente caracterizado por problemas em encontrar palavras e evocar nomes, é um relato comum. Alguns pacientes podem experimentar labilidade emocional e mudanças no humor. Efeitos colaterais médicos incluem aumento do risco de cálculos renais e glaucoma de ângulo fechado agudo. Os pacientes devem relatar mudanças na precisão visual. Indivíduos com história de cálculos renais devem ser orientados a ingerir quantidades adequadas de líquidos.

O topiramato está disponível na forma de comprimidos de 25, 50, 100 e 200 mg e em cápsulas de 15, 25 e 50 mg.

Zonisamida

A zonisamida é um fármaco relacionado à sulfonamida, semelhante ao topiramato de diversas formas. Seu mecanismo exato de ação é desconhecido. Assim como o topiramato, pode causar problemas cognitivos, mas com menor incidência.

Ela foi incluída na Categoria C para gravidez. Estudos com animais revelaram evidências de teratogênese. Anormalidades fetais ou mortes fetais embriônicas foram relatadas em testes com animais em dosagens e níveis plasmáticos maternos de zonisamida semelhantes ou inferiores aos níveis terapêuticos humanos. Portanto, o uso desse fármaco durante a gestação humana pode expor o feto a um risco significativo.

Os efeitos colaterais mais comuns incluem sonolência, perda de apetite, tontura, cefaleia, náusea e agitação ou irritabilidade. Esse medicamento também esteve associado a anidrose. Há um risco de 2 a 4% de cálculos renais. Outros fármacos conhecidos que provocam cálculos, como topiramato ou acetazolamida, não devem ser combinados com zonisamida. Reações farmacológicas adversas graves, porém raras, incluem síndrome de Stevens-Johnson, necrólise epidérmica tóxica e acidose metabólica.

A dosagem típica para emagrecimento não foi estabelecida. De modo geral, é iniciada com 100 mg à noite durante duas semanas, sendo aumentada em 100 mg a cada duas semanas até uma dose-alvo de 200 a 600 mg diários em uma ou duas doses.

Metformina

A metformina é um medicamento para diabetes melito tipo 2. Suas ações incluem redução da produção de glicose hepática, menor absorção intestinal de glicose, aumento da sensibilidade a insulina e melhora da captação e regulação de glicose periférica. Ela não aumenta a secreção de insulina.

Quando usada como terapia adjunta a antipsicóticos de segunda geração, foi comprovado de forma consistente que o agente reduz o peso corporal e a circunferência da cintura. É provável que ela apresente as melhores evidências de benefício terapêutico para o tratamento de síndrome metabólica induzida por fármacos antipsicóticos. Em vários estudos, foi demonstrado que a metformina atenua ou reverte parte do ganho de peso induzido por antipsicóticos. O grau de efeito sobre o peso corporal compara-se favoravelmente ao resultado de outras opções de tratamento aprovadas para emagrecimento. Esse efeito da metformina adjunta parece ser mais forte em pacientes tratados com antipsicóticos de segunda geração expostos pela primeira vez ao medicamento e fica mais evidente naqueles que usam clozapina e olanzapina. Com base nas evidências existentes, caso ocorra ganho de peso após o início desses antipsicóticos, apesar da intervenção no estilo de vida, a metformina deve ser levada em consideração.

Efeitos colaterais comuns incluem náusea, vômito, dor abdominal e perda de apetite. Reações gastrintestinais podem ser aliviadas com a divisão da dose, administrando-a após as refeições ou usando formulações de liberação retardada.

Um risco grave de tratamento é a acidose láctica. Esse efeito colateral é mais comum em pessoas com redução do funcionamento renal. Embora seja uma ocorrência muito rara (aproximadamente 9 a cada 100 mil pessoas por ano), a condição tem um índice de mortalidade de 50%. O uso de álcool junto com metformina pode aumentar o risco de acidose. Evitar álcool e monitorar a função renal são medidas importantes.

Os efeitos de emagrecimento com esse medicamento também são evidentes em pacientes cronicamente doentes com esquizofrenia. Seu uso a longo prazo parece ser seguro e eficaz.

Não há uma faixa de dosagem bem estabelecida para a metformina quando usada como terapia adjunta para perda de peso. Na maioria dos relatos, a dose habitual variou de 500 a 2.000 mg diários. A dose máxima usada no tratamento de diabetes é de 850 mg três vezes ao dia. O paciente em geral inicia o tratamento com uma dose baixa para ver como o fármaco o afeta.

Ela está disponível em comprimidos de 500, 850 e 1.000 mg, sendo atualmente todos genéricos. A metformina SR (liberação lenta) ou XR (liberação prolongada) está disponível nas potências de 500 e 750 mg. Essas formulações destinam-se a reduzir os efeitos colaterais gastrintestinais e aumentar a adesão do paciente ao diminuir a polimedicação.

Anfetamina

A anfetamina é um psicoestimulante aprovado para o tratamento de transtorno de déficit de atenção/hiperatividade e narcolepsia. Apresenta o efeito de reduzir o apetite e é usada fora da indicação oficial com esse objetivo há vários anos. Alguns dos fármacos já abordados têm propriedades semelhantes às da anfetamina, o que explica sua eficácia. Anfetaminas e outros psicoestimulantes são discutidos de forma mais aprofundada na Seção 29.30.

REFERÊNCIAS

Adan RA. Mechanisms underlying current and future anti-obesity drugs. *Trend Neurosci*. 2013;36(2):133–140.

Astrup A, Carraro R, Finer N, Harper A, Kunesova M, Lean MEJ, Niskanen L, Rasmussen MF, Rissanen A, Rössner S, Savolainen MJ, Van Gaal L, NN8022-1807 Investigators. Safety, tolerability and sustained weight loss over 2 years with the once-daily human GLP-1 analog, liraglutide. *Int J Obes*. 2012;36(6):843–854.

Colman E, Golden J, Roberts M, Egan A, Weaver J, Rosebraugh C. The FDA's assessment of two drugs for chronic weight management. *N Engl J Med*. 2012;367(17):1577–1579.

Garvey WT. New tools for weight-loss therapy enable a more robust medical model for obesity treatment: Rationale for a complications-centric approach. *Endocr Pract*. 2013;19(5):864–874.

Hampl JS, Lehmann J, Fielder EG. How United States newspapers framed weight-loss drugs. *J Acad Nutr Diet*. 2013;113(9):A20.

Kelly AS, Metzig AM, Rudser KD, Fitch AK, Fox CK, Nathan BM, Deering MM, Schwartz BL, Abuzzahab MJ, Gandrud LM, Moran A, Billington CJ, Schwarzenberg SJ. Exenatide as a weight-loss therapy in extreme pediatric obesity: A randomized, controlled pilot study. *Obesity*. 2012;20(2):364–370.

O'Neil PM, Smith SR, Weissman NJ, Fidler MC, Sanchez M, Zhang J, Brian Raether, Anderson CM, Shanahan WR. Randomized placebo-controlled clinical trial of lorcaserin for weight loss in type 2 diabetes mellitus: The BLOOM-DM study. *Obesity*. 2012;20(7):1426–1436.

Suplicy H, Boguszewski CL, dos Santos CMC, de Figueiredo MD, Cunha DR, Radominski R. A comparative study of five centrally acting drugs on the pharmacological treatment of obesity. *Int J Obes*. 2014:1–7.

Vilsbøll T, Christensen M, Junker AE, Knop FK, Gluud LL. Effects of glucagon-like peptide-1 receptor agonists on weight loss: Systematic review and meta-analyses of randomised controlled trials. *BMJ*. 2012;344.

30
Métodos de estimulação cerebral

▲ 30.1 Eletroconvulsoterapia

Terapias convulsivas para transtornos psiquiátricos maiores antecedem a era terapêutica moderna, sendo que o uso de cânfora é relatado desde o século XVI, e a existência de diversos relatos de terapias convulsivas com cânfora data do fim dos anos de 1700 até meados dos anos de 1800.

Alheio à história da terapia convulsiva por cânfora, o neuropsiquiatra húngaro Ladislas von Meduna observou que os cérebros de pessoas com epilepsia apresentavam uma quantidade de células gliais superior à normal, enquanto aquelas com esquizofrenia tinham uma quantidade inferior, e postulou que poderia haver um antagonismo biológico entre convulsões e esquizofrenia. Após experimentação com animais, cânfora (novamente) foi selecionada como o agente adequado a ser usado para a indução terapêutica de convulsões. Em 1934, o primeiro paciente psicótico catatônico foi tratado com sucesso por meio do uso de injeções intramusculares de cânfora em óleo para produzir convulsões terapêuticas. Lucio Bini e Ugo Cerletti se interessaram pelo no uso de eletricidade para induzir convulsões e, depois de uma série de experimentos com animais e da observação do uso de eletricidade comercialmente, conseguiram aplicar com segurança uma corrente elétrica na cabeça de animais com essa finalidade. Em 1938, o primeiro curso de eletroconvulsoterapia (ECT) foi administrado a um paciente delirante e incoerente, que melhorou com uma sessão e cuja condição cedeu após 11 sessões. A indução elétrica de terapia convulsiva tinha o potencial para ser mais confiável e de ação mais rápida do que terapias convulsivas induzidas quimicamente, e, já no início da década de 1940, as substituiu. Em 1940, ocorreu o primeiro uso de ECT nos Estados Unidos.

Na tentativa de reduzir problemas na memória retrógrada que persistiam em alguns pacientes após o período inicial de recuperação após ECT, investigaram-se a colocação de eletrodos não dominantes e formatos de onda mais eficientes nas décadas seguintes. A prática de ECT também se beneficiou da introdução da metodologia de ensaios controlados, os quais demonstraram sua segurança e eficácia, e dos ajustes realizados nos sistemas diagnósticos e no processo de consentimento livre e esclarecido. Nos anos de 1980 e 1990, esforços para garantir a uniformidade e a excelência da prática começaram com a publicação das recomendações para a aplicação do tratamento, ensino e treinamento por organizações profissionais nos Estados Unidos, Inglaterra, países escandinavos e Canadá, entre outros.

Com a disseminação do uso de agentes farmacológicos como tratamento de primeira linha para transtornos psiquiátricos maiores, a ECT atualmente é mais usada para pacientes com resistência a esses tratamentos, exceto no caso de doença potencialmente letal devida à inanição, sintomas suicidas graves ou catatonia. Embora o insucesso do estímulo subconvulsivo para induzir a remissão de doenças psiquiátricas e a eficácia da terapia convulsiva química tenham sugerido que a convulsão era necessária e suficiente para o benefício terapêutico com ECT, atualmente se sabe que existe uma relação entre dose e resposta com ECT unilateral direita e que a ECT bilateral provavelmente será ineficaz com amplitude ultrabreve de pulsos. Pesquisas continuam a investigar os mecanismos subjacentes e as características biológicas de tratamentos eficazes de ECT, com interesse em fazer o tratamento focalizar as redes neurais adequadas com um estímulo mais eficiente como um meio de reduzir efeitos colaterais cognitivos. Com a crescente compreensão de que depressão é uma doença crônica para muitos pacientes, enfatiza-se a continuação e o tratamento de manutenção após um curso agudo de ECT. O uso dessa terapia diminuiu desde a metade do século XX, mas, como ela continua sendo o tratamento mais eficaz para depressão maior e tem efeito mais rápido para condições psiquiátricas potencialmente letais, a ECT, diferentemente de suas terapias somáticas contemporâneas, como coma insulínico, ainda integra o leque de opções de tratamento de terapeutas modernos. Seu uso se deslocou de instituições públicas para instituições privadas, e estima-se que aproximadamente 100 mil pacientes tenham recebido ECT anualmente ao longo das últimas décadas nos Estados Unidos (Tab. 30.1-1).

Ganhador do Prêmio Nobel, Paul Greengard sugeriu que a expressão *terapia eletrocortical* pudesse ser usada para substituir a expressão atual eletroconvulsoterapia. Greengard reconheceu que, se o mecanismo de ação da ECT, que permanece desconhecido, revela uma natureza subcortical, o termo pode ter uso limitado. Até que isso aconteça, no entanto, os autores desta obra acreditam que a sugestão de Greengard é digna de consideração. Ajudaria a reduzir o temor associado à palavra "convulsão" e também a acabar com o estigma de um método de tratamento bastante eficaz.

ELETROFISIOLOGIA NA ELETROCONVULSOTERAPIA

Os neurônios mantêm um potencial de repouso em toda a membrana plasmática e podem propagar um potencial de ação, que é uma reversão transitória do potencial da membrana. A atividade cerebral normal é dessincronizada; ou seja, os neurônios transmitem potenciais de ação de forma assíncrona. Uma convulsão ocorre quando um grande percentual de neurônios é disparado simultaneamente. Essas alterações ritmadas no potencial extracelular levam com elas os neurônios vizinhos, propagam a atividade convulsiva ao longo do córtex até estruturas mais profundas até, por fim, engolfarem todo o cérebro em um disparo neuronal sincrônico de alta voltagem. Mecanismos celulares trabalham para conter a atividade convulsiva e manter a homeostase celular, e a convulsão termina. No caso de epilepsia, qualquer um entre centenas de defeitos genéticos pode alterar

TABELA 30.1-1
Marcos na história da terapia convulsiva

Anos 1500	Paracelso induz convulsões ao administrar cânfora (via oral) para tratar doença psiquiátrica.
1785	Primeiro relato publicado sobre o uso de indução de convulsões para tratar mania, novamente com o uso de cânfora.
1934	Ladislas Meduna dá início à era moderna da terapia convulsiva ao usar uma injeção intramuscular de cânfora para esquizofrenia catatônica. A cânfora logo é substituída por pentilenotetrazol.
1938	Lucio Bini e Ugo Cerletti conduzem a primeira indução elétrica de uma série de convulsões em um paciente catatônico e produzem uma resposta bem-sucedida ao tratamento.
1940	A ECT é introduzida nos Estados Unidos.
1951	Introdução de succinilcolina.
1958	Primeiro estudo controlado de ECT unilateral.
1960	Atenuação da expressão convulsiva com um agente anticonvulsivante (lidocaína) reduz a eficácia da ECT. Tratamento subconvulsivo produz apenas respostas clínicas fracas; a hipótese de que atividade convulsiva seja necessária e suficiente para eficácia se mantém.
Anos 1960	Ensaios clínicos randomizados da eficácia de ECT em comparação a medicamentos no tratamento de depressão revelam índices de resposta significativamente mais elevados com ECT.
	Comparações entre neurolépticos e ECT mostram que a medicação neuroléptica é superior para tratamento agudo, embora a ECT possa ser mais eficaz em longo prazo.
1970	Desenvolvido posicionamento de eletrodo mais comum para ECT unilateral direita.
1976	Desenvolvido um aparelho de ECT de corrente constante e pulso breve, o protótipo dos aparelhos modernos.
1978	A American Psychiatric Association publica o primeiro Task Force Report sobre ECT com o objetivo de estabelecer padrões para consentimento e aspectos técnicos e clínicos da aplicação de ECT.
Final dos anos de 1970 até início dos anos de 1980	Ensaios controlados e randomizados demonstram que a ECT é mais eficaz do que a simulação de tratamento para depressão maior.
1985	A National Institutes of Health and National Institute of Mental Health Consensus Conference sobre ECT endossam o uso dessa terapia e recomendam pesquisas e padrões nacionais de prática.
1987	A crença de que a convulsão em si é suficiente para uma resposta clínica é desafiada por H. A. Sackheim e colaboradores, que relatam que uma combinação da dosagem imediatamente acima do limiar convulsivo e da colocação unilateral direita de eletrodo, embora produza uma convulsão de duração suficiente, é ineficaz.
1988	Ensaios clínicos controlados e randomizados de ECT em comparação com lítio demonstram que ambos são igualmente eficazes para mania.
2000	Em ensaios controlados, a relação entre dose e resposta para ECT unilateral direita é validada; a ECT unilateral de alta dosagem e a ECT bilateral mostram índices iguais de resposta para depressão maior, mas a colocação unilateral direita de eletrodo é associada a menos efeitos adversos cognitivos.
	Tratamento convulsivo é induzido com estimulação magnética por S. H. Lisanby e colaboradores.
2001	O maior ensaio controlado moderno de prevenção à recaída pós-ECT com continuação com farmacoterapia demonstra um resultado significativamente melhor para o tratamento combinado com um antidepressivo tricíclico (nortriptilina) acrescido de lítio em comparação com nortriptilina isoladamente ou placebo durante os primeiros 6 meses após ECT.

ECT, eletroconvulsoterapia.

o equilíbrio a favor da atividade desenfreada. Na ECT, as convulsões são desencadeadas em neurônios normais por meio da aplicação de pulsos de corrente elétrica através do couro cabeludo, sob condições atentamente controladas, para criar uma convulsão de duração específica em todo o cérebro.

As características da eletricidade usada na ECT podem ser descritas pela lei de Ohm: $V = IR$, ou $I = V/R$, em que V é a voltagem, I é a corrente, e R é a resistência. A intensidade, ou dose de eletricidade, na ECT é medida em termos de carga (miliamperes-segundos ou milicoulombs) ou energia (watts-segundos ou joules). Resistência é a mesma coisa que impedância, e, no caso de ECT, tanto o contato do eletrodo com o corpo quanto a natureza dos tecidos corporais são os principais determinantes de resistência. O crânio tem alta impedância, ao passo que o cérebro tem baixa impedância. Como os tecidos do couro cabeludo são condutores muito melhores de eletricidade do que o tecido ósseo, apenas cerca de 20% da carga aplicada realmente penetra o crânio para estimular os neurônios. Os aparelhos de ECT amplamente utilizados nos dias de hoje podem ser ajustados para administrar a eletricidade em condições de corrente, voltagem ou energia constantes.

MECANISMO DE AÇÃO

A indução de convulsão generalizada bilateral é necessária tanto para os efeitos benéficos quanto para os efeitos adversos de ECT. Embora uma convulsão pareça ser um evento de tudo ou nada, há dados que indicam que nem todas as convulsões generalizadas envolvem todos os neurônios em estruturas cerebrais profundas (p. ex., os gânglios da base e o tálamo); o recrutamento desses neurônios profundos pode ser necessário para o benefício terapêutico total. Depois da convulsão generalizada, o eletrencefalograma (EEG) mostra cerca de 60 a 90 segundos de supressão pós-ictal. Esse período é seguido pelo surgimento de ondas delta e teta de alta voltagem e pelo retorno do EEG à aparência pré-convulsiva em cerca de 30 minutos. Durante o curso de uma série de tratamentos de ECT, o EEG interictal costuma ser mais lento e de maior amplitude que o habitual, mas o EEG retorna à aparência pré-tratamento de 1 mês a 1 ano após o fim do curso de tratamento.

Uma abordagem de pesquisa ao mecanismo de ação da ECT foi estudar os efeitos neurofisiológicos do tratamento. Estudos com tomografia por emissão de pósitrons (PET) de fluxo sanguíneo cerebral e uso de glicose revelaram que, durante as convulsões, o fluxo sanguíneo cerebral, o uso de glicose e oxigênio e a permeabilidade da barreira hematencefálica aumentam. Após a convulsão, o fluxo sanguíneo e o metabolismo de glicose se reduzem, talvez de maneira mais acentuada nos lobos frontais. Algumas pesquisas indicam que o grau de redução no metabolismo cerebral está correlacionado à resposta terapêutica.

Focos convulsivos em epilepsia idiopática são hipometabólicos durante períodos interictais; a própria ECT age como um anticonvulsivante porque sua administração está associada a um aumento no limiar convulsivo com o avanço do tratamento. Dados recentes sugerem que, durante 1 a 2 meses após uma sessão de ECT, os EEGs registram um grande aumento na atividade de ondas lentas no córtex pré-frontal em pacientes que responderam bem à ECT. A estimulação bilateral de alta intensidade produziu a melhor resposta; a estimulação unilateral de baixa intensidade produziu a resposta mais fraca. A relevância desses dados, no entanto, permanece indeterminada, porque o correlato de EEG específico desapareceu dois meses após a ECT, enquanto o benefício clínico persistiu.

A ECT afeta os mecanismos celulares de memória e regulação do humor e eleva o limiar convulsivo. Esse último efeito pode ser bloqueado pelo antagonista opiáceo naloxona.

Pesquisas neuroquímicas sobre os mecanismos de ação da ECT se concentraram nas alterações sofridas pelos receptores de neurotransmissores e, recentemente, em alterações nos sistemas de segundo mensageiro. Praticamente todos os sistemas de neurotransmissores são afetados por ECT, mas uma série de sessões de ECT resulta em *downregulation* de receptores beta-adrenérgicos pós-sinápticos, a mesma alteração de receptor observada com praticamente todos os tratamentos antidepressivos. Os efeitos da ECT sobre neurônios serotonérgicos continuam controversos. Diversos estudos relataram aumento de receptores serotonérgicos pós-sinápticos, nenhuma alteração em receptores serotonérgicos e uma alteração na regulação pré-sináptica de liberação de serotonina. Relatou-se também que a ECT provoca alterações nos sistemas neuronais muscarínicos, colinérgicos e dopaminérgicos. Em sistemas de segundo mensageiro, relatou-se que a ECT afeta o pareamento de proteínas G com receptores, a atividade de adenilil ciclase e fosfolipase C e a regulação da entrada de cálcio nos neurônios.

Recentemente, houve aumento no interesse em mudanças estruturais no cérebro associadas a síndromes psiquiátricas e resposta a tratamento. Esse interesse foi particularmente grande nas alterações microscópicas associadas à estimulação eletroconvulsiva, bem como aos antidepressivos e outros medicamentos. Em animais, na maioria roedores, observaram-se plasticidade sináptica no hipocampo, incluindo brotamento de fibras musgosas, alterações na estrutura citoesquelética, aumento da conectividade em vias perfurantes, promoção de neurogênese e supressão de apoptose. Muitos desses eventos estruturais também são observados, embora em menor grau, com medicamentos antidepressivos, como fluoxetina. Esses relatos também estimularam a controvérsia sobre diversos aspectos da validade técnica das observações. Não se sabe se essas alterações ocorrem clinicamente e, se for o caso, qual a relevância para a eficácia e efeitos colaterais cognitivos que pode ser descoberta.

INDICAÇÕES

Transtorno depressivo maior

A indicação mais comum para ECT é o transtorno depressivo maior, para o qual essa é a terapia mais rápida e eficaz disponível. A ECT deve ser considerada para uso em pacientes para os quais os medicamentos não funcionaram ou não foram tolerados, que apresentam sintomas graves ou psicóticos, que apresentam risco de suicídio ou de homicídio agudo, ou que apresentam sintomas acentuados de agitação ou estupor. Estudos controlados demonstraram que até 70% dos pacientes que não respondem a medicamentos antidepressivos podem responder de forma positiva à ECT. A Tabela 30.1-2 mostra as indicações para o uso dessa terapia.

A ECT é eficaz para depressão tanto no transtorno depressivo maior quanto no transtorno bipolar tipo I. A depressão delirante ou psicótica, há muito tempo, é considerada particularmente sensível à ECT, mas estudos recentes indicaram que episódios depressivos com características psicóticas não respondem melhor à ECT do que transtornos depressivos não psicóticos. Ainda assim, como episódios depressivos maiores com características psicóticas apresentam baixa resposta à farmacoterapia antidepressiva isolada, a ECT deve ser considerada com muito mais frequência como opção principal de tratamento para pacientes com esse transtorno. Considera-se boa a probabilidade de resposta do transtorno depressivo maior com características melancólicas (p. ex., sintomas acentuadamente graves, retardo psicomotor, despertar cedo da manhã, variação diurna, redução de apetite e de peso e agitação) à ECT. Ela é indicada em especial para pessoas gravemente deprimidas, que apresentam sintomas psicóticos, que demonstram intenção suicida ou que se recu-

TABELA 30.1-2
Indicações para o uso de eletroconvulsoterapia

Diagnósticos para os quais ECT pode ser indicada
Principais indicações diagnósticas
Depressão maior, tanto unipolar quanto bipolar
Depressão psicótica especificamente
Mania, incluindo episódios mistos
Esquizofrenia com exacerbação aguda
Subtipo catatônico
Transtorno esquizoafetivo
Outras indicações diagnósticas
Doença de Parkinson
Síndrome neuroléptica maligna
Indicações clínicas
Uso primário
Resposta definitiva rápida necessária por motivos clínicos ou psiquiátricos
Riscos de tratamentos alternativos ultrapassam benefícios
História anterior de má resposta a psicotrópicos ou boa resposta a ECT
Preferência do paciente
Uso secundário
Falta de resposta a farmacoterapia no episódio atual
Intolerância a farmacoterapia no episódio atual
Resposta definitiva rápida necessária devido à deterioração da condição do paciente

ECT, eletroconvulsoterapia.

sam a se alimentar. Pacientes deprimidos com menor probabilidade de responder bem à ECT são aqueles com transtorno de sintomas somáticos. Pacientes idosos normalmente respondem à ECT mais lentamente do que pacientes jovens. A ECT é um tratamento para episódio depressivo maior e não proporciona profilaxia, a menos que seja administrada em longo prazo como manutenção.

Episódios maníacos

A ECT, no mínimo, equivale ao lítio no tratamento de episódios maníacos agudos. Contudo, o tratamento farmacológico é tão eficaz no curto prazo e para profilaxia que o uso de ECT para tratar episódios maníacos costuma estar limitado a situações com contraindicações específicas a todas as abordagens farmacológicas disponíveis. A relativa rapidez da resposta à ECT indica sua utilidade para pacientes cujo comportamento maníaco produziu níveis perigosos de exaustão. A ECT não deve ser usada em um paciente que esteja sendo tratado com lítio, porque o medicamento pode reduzir o limiar convulsivo e causar uma convulsão prolongada.

Esquizofrenia

Embora seja um tratamento eficaz para os sintomas de esquizofrenia aguda, a ECT não se destina aos sintomas de esquizofrenia crônica. Considera-se que pacientes com o transtorno com sintomas positivos acentuados, catatonia ou sintomas afetivos sejam bem mais propensos a responder à ECT. Nesses casos, a eficácia de ECT é praticamente igual à de antipsicóticos, mas a melhora pode ocorrer mais rapidamente.

Outras indicações

Estudos de pequeno âmbito revelaram que a ECT foi eficaz no tratamento de catatonia, um sintoma associado a transtornos do humor, esquizofrenia e transtornos clínicos e neurológicos. Relata-se que a ECT também é útil para o tratamento de psicoses episódicas, psicoses atípicas, transtorno obsessivo-compulsivo e *delirium*, além de condições clínicas como síndrome neuroléptica maligna, hipopituitarismo, transtornos convulsivos intratáveis e flutuações motoras ("fenômeno *on/off*") na doença de Parkinson. A ECT também pode ser o tratamento indicado para gestantes deprimidas suicidas que precisam de tratamento e não podem ser medicadas; para pacientes idosos e com doenças clínicas que não podem tomar fármacos antidepressivos com segurança; e até mesmo para crianças e adolescentes gravemente deprimidos e suicidas, que podem ter menos probabilidade de responder a fármacos antidepressivos do que adultos. A ECT não é eficaz para transtorno de sintomas somáticos (a menos que acompanhado por depressão), transtornos da personalidade e transtornos de ansiedade.

DIRETRIZES CLÍNICAS

Os pacientes e suas famílias costumam ficar apreensivos quanto ao uso de ECT. Portanto, o clínico deve esclarecer sobre os efeitos benéficos e adversos, bem como as abordagens alternativas de tratamento. O processo de consentimento informado deve ser documentado nos registros médicos do paciente e incluir uma discussão sobre o transtorno, seu curso natural e a opção de não receber tratamento. Literatura impressa e vídeos sobre ECT podem ser úteis na tentativa de obter um consentimento verdadeiramente livre e esclarecido. O uso involuntário de ECT atualmente é raro e deve ser reservado para pacientes que precisem de tratamento urgente e que tenham um responsável legal que concorde com seu uso. O clínico deve conhecer as legislações local, estadual e federal para o uso de ECT.

Avaliação pré-tratamento

A avaliação antes do tratamento deve incluir exames físicos, neurológicos e pré-anestésicos de praxe e uma história médica completa. Avaliações laboratoriais devem incluir bioquímica do sangue e da urina, raios X do tórax e eletrocardiograma (ECG). Um exame dentário para avaliar o estado da dentição do paciente é aconselhável para pessoas idosas e aquelas que tiveram cuidados dentários inadequados. Raios X da coluna são necessários se forem observadas evidências de um transtorno da coluna vertebral. Tomografia computadorizada (TC) ou imagem por ressonância magnética (RM) devem ser realizadas se o clínico suspeitar da presença de transtorno convulsivo ou de uma lesão expansiva. Profissionais que aplicam ECT não consideram mais que uma lesão expansiva seja uma contraindicação absoluta para ECT, mas, com esses pacientes, o procedimento deve ser realizado apenas por especialistas.

Medicamentos concomitantes. Os medicamentos atuais do paciente devem ser avaliados quanto ao potencial de interação com a indução de uma convulsão, aos efeitos (tanto positivos quanto negativos) sobre o limiar convulsivo e às interações com as medicações usadas durante a ECT. O uso de fármacos tricíclicos e tetracíclicos, inibidores da monoaminoxidase e antipsicóticos costuma ser considerado aceitável. Benzodiazepínicos usados para ansiedade devem ser interrompidos devido a sua atividade anticonvulsivante; lítio deve ser retirado porque pode resultar em aumento de *delirium* pós-ictal e prolongar a atividade convulsiva; clozapina e bupropiona devem ser retiradas porque estão associadas ao desenvolvimento de convulsões de surgimento tardio. Lidocaína não deve ser administrada durante a ECT porque aumenta de maneira acentuada o limiar convulsivo; teofilina é contraindicada porque aumenta a duração de convulsões. Reserpina também é contraindicada porque está associada a um comprometimento ainda maior dos sistemas respiratório e cardiovascular durante a ECT.

Pré-medicações, anestésicos e relaxantes musculares

O paciente não deve receber nada por via oral durante 6 horas antes do tratamento. Imediatamente antes do procedimento, sua boca deve ser verificada para retirada de dentaduras e outros objetos estranhos, e deve-se fixar um cateter intravenoso (IV). Um bloqueador de mordida é inserido na boca imediatamente antes da administração do tratamento para proteger os dentes e a língua do paciente durante a convulsão. Exceto pelo breve intervalo de estímulo elétrico, é administrado oxigênio a 100% em uma taxa de 5 litros por minuto durante o procedimento até que a respiração espontânea retorne. Equipamento de emergência para estabelecer uma via aérea deve ficar de prontidão caso seja necessário.

Fármacos anticolinérgicos muscarínicos. Fármacos anticolinérgicos muscarínicos são administrados antes da ECT para reduzir ao mínimo as secreções orais e respiratórias e para bloquear bradicardia e assistolia, a menos que a frequência cardíaca em repouso esteja acima de 90 batimentos por minuto. Alguns centros de ECT interromperam o uso de rotina de anticolinérgicos como pré-medicação, embora seu uso ainda seja indicado para pacientes que tomam antagonistas dos receptores β-adrenérgicos e pacientes com batimentos ectópicos ventriculares. O fármaco de uso mais comum é a atropina, que pode ser administrada de 0,3 a 0,6 mg, por via intramuscular (IM) ou subcutânea (SC), 30 a 60 minutos antes do anestésico, ou 0,4 a 1,0 mg, IV, 2 a 3 minutos antes do anestésico. Uma opção é usar glicopirrolato (0,2 a 0,4 mg IM, IV ou SC), que tem menos chances de cruzar a barreira hematencefálica e menos probabilidade de causar disfunção cognitiva e náusea, embora se acredite que tenha menos atividade protetora cardiovascular do que a atropina.

Anestesia. A administração de ECT requer anestesia geral e oxigenação. A profundidade da anestesia deve ser o mais leve possível, não apenas para reduzir os efeitos adversos, mas também para evitar elevar o limiar convulsivo associado a muitos anestésicos. Metoexital (0,75 a 1,0 mg/kg IV em bolo) é o anestésico de uso mais frequente, devido a sua curta duração de ação e menor associação a arritmias pós-ictais do que o tiopental (dose habitual de 2 a 3 mg/kg IV), embora essa diferença quanto a defeitos cardíacos não seja aceita universalmente. Outras quatro alternativas de anestésicos são o etomidato, a cetamina, a alfentanila e o propofol. O etomidato (0,15 a 0,3 mg/kg IV) às vezes é usado porque não aumenta o limiar convulsivo; esse efeito é particularmente útil para pacientes idosos, porque o limiar convulsivo aumenta com a idade. A cetamina (6 a 10 mg/kg IM) às vezes é usada porque não aumenta o limiar convulsivo, embora seu uso seja limitado pela frequente associação de sintomas psicóticos com surgimento a partir de anestesia com esse fármaco. A alfentanila (2 a 9 mg/kg IV) às vezes é coadministrada com barbitúricos para permitir o uso de pequenas doses dos anestésicos barbitúricos e, assim, reduzir o limiar convulsivo menos do que o normal, embora esse uso possa estar associado a aumento da incidência de náusea. O propofol (0,5 a 3,5 mg/kg IV) é menos útil, devido às suas fortes propriedades anticonvulsivantes.

Relaxantes musculares. Depois do início do efeito anestésico, geralmente em 1 minuto, um relaxante muscular é administrado para reduzir ao mínimo o risco de fraturas ósseas e outras lesões resultantes da atividade motora durante a convulsão. O objetivo é produzir um relaxamento profundo dos músculos, não necessariamente para paralisá-los, a menos que o paciente tenha história de osteoporose ou lesão na coluna ou, então, um marca-passo e, portanto, corra risco de lesão relacionada à atividade motora durante a convulsão. A succinilcolina, um agente bloqueador despolarizante de ação ultrarrápida, ganhou aceitação praticamente universal para esse propósito e costuma ser administrada em uma dose de 0,5 a 1 mg/kg em bolo IV ou por gotejamento. Como a succinilcolina é um agente despolarizante, sua ação é marcada pela presença de fasciculações musculares, as quais se movem em uma progressão rostrocaudal. O desaparecimento desses movimentos nos pés ou a ausência de contrações musculares após estimulação dos nervos periféricos indicam relaxamento muscular máximo. Em alguns pacientes, a tubocurarina (3 mg IV) é administrada para prevenir mioclonia e aumento em potássio e enzimas musculares; essas reações podem constituir um problema em pacientes com doença musculoesquelética ou cardíaca. Para monitorar a duração da convulsão, um medidor de pressão arterial pode ser inflado no tornozelo até uma pressão em excesso da pressão sistólica antes da infusão do relaxante muscular para permitir a observação de atividade convulsiva relativamente inócua nos músculos dos pés.

Se o paciente tiver história conhecida de deficiência de pseudocolinesterase, atracúrio (0,5 a 1 mg/kg IV) ou curare pode ser usado em vez de succinilcolina. Nesse paciente, o metabolismo de succinilcolina é interrompido, e uma apneia prolongada pode precisar de manejo de emergência das vias aéreas. De modo geral, no entanto, devido à meia-vida curta da succinilcolina, a duração da apneia após sua administração costuma ser mais curta do que o retardo da retomada de consciência causado pelo anestésico e pelo estado pós-ictal.

Colocação de eletrodos. Historicamente, a maioria dos clínicos utilizou a colocação bifrontotemporal de eletrodos, devido a sua confiabilidade em produzir eficácia e facilidade de uso. Essa colocação de eletrodos também está associada a mais efeitos cognitivos adversos a curto e longo prazos e tem maior probabilidade de causar *delirium*, o qual pode exigir a interrupção do curso de ECT e talvez até mesmo encerrá-lo antes de se atingir efeitos terapêuticos ideais. Portanto, quando se usa ECT bifrontotemporal, deve-se prestar atenção para restringir a dose a um nível moderadamente supralimiar para atenuar os efeitos cognitivos adversos o máximo possível. Deve-se enfatizar que a combinação de pulso ultrabreve e a colocação bifrontotemporal de eletrodos não provou ser eficaz. O tratamento com colocações bilaterais de eletrodos, em especial uma configuração bifrontal, tem maior probabilidade de manifestar convulsão no EEG sem convulsão motora, e o monitoramento por EEG pode ser particularmente útil para detectar sua ocorrência.

Novos tipos de colocação de eletrodos incluem configurações bifrontais e colocações assimétricas. Há limitações a essas estratégias, impostas pelo fato de a alta impedância do crânio e do couro cabeludo causar a disseminação do estímulo elétrico e restringir as possibilidades de localização do estímulo. A colocação bifrontal de eletrodos, com o posicionamento afastado suficientemente na lateral, foi pesquisada, e houve várias demonstrações de que ela é igualmente eficaz às colocações bifrontotemporais e às configurações unilaterais direitas de eletrodos adequadamente dosadas. Evidências das vantagens em evitar efeitos cognitivos ainda estão sendo identificadas, e pesquisas de potência adequada com baterias cognitivas mais sensíveis e abrangentes são necessárias. O limiar convulsivo tende a ser relativamente mais elevado com ECT bifrontal.

O perfil de efeitos colaterais cognitivos relativamente melhor da ECT unilateral direita deve encorajar a disseminação de seu uso, já que a eficácia dessa colocação de eletrodos pode ser assegurada com estratégias de dosagem adequadas. Em contraste com a ECT bilateral, uma dose mais próxima a 500% acima do limiar convulsivo tem maior probabilidade de garantir eficácia. Aparelhos de ECT nos Estados Unidos são restritos a uma descarga na faixa de 504 a 576 mCi. Aproximadamente 90% dos pacientes têm limiares convulsivos que podem acomodar uma dosagem ideal com ECT unilateral direita de pulso breve, e a combinação dessa colocação de eletrodos com intervalo de pulso ultrabreve amplia o alcance dos aparelhos norte-americanos de forma que a maioria dos pacientes pode ser tratada dentro dessas restrições. Indivíduos com um limiar convulsivo excepcionalmente elevado podem precisar que a colocação bilateral de eletrodos permaneça dentro dos parâmetros restritos do aparelho. Alcançar o ponto máximo de distância entre eletrodos ao usar a colocação d'Elia também pode ser ideal. Diversas outras colocações unilaterais direitas foram descritas, mas há poucos trabalhos que respaldam seu uso (Fig. 30.1-1).

Houve certa preocupação de que pacientes canhotos pudessem precisar de colocação de eletrodos diferente de pacientes destros, especialmente quando se deseja utilizar a configuração unilateral. Mesmo quando a lateralidade funcional for esquerda, a localização anatômica da função de linguagem em 70% dos indivíduos canhotos é a mesma dos destros. Ademais, há evidências da lateralização independente do afeto, sendo que o hemisfério direito está envolvido na manutenção do humor deprimido independentemente da lateralidade funcional. Devido a indicações limitadas de que a função afetiva e a eficácia de ECT estejam associadas à lateralidade funcional, ela não é usada, de modo geral, para determinar a escolha de colocação de eletrodos.

Estímulo elétrico

O estímulo elétrico deve ser suficientemente forte para alcançar o limiar convulsivo (o nível de intensidade necessário para produzir uma convulsão). É ministrado em ciclos, e cada ciclo contém uma onda positiva e outra negativa. Aparelhos antigos usam uma onda senoidal; contudo, esse tipo de aparelho atualmente é considerado

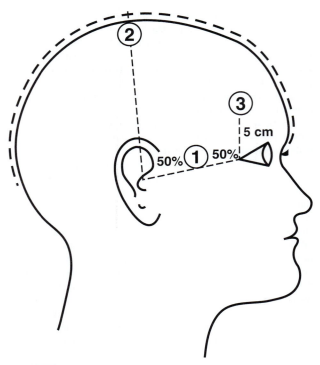

FIGURA 30.1-1
Colocação de eletrodos. Posição 1 representa a posição frontotemporal, usada para ambos os eletrodos, um em cada lado da cabeça, na aplicação de ECT bilateral. Para ECT unilateral direita, um eletrodo fica na posição frontotemporal direita e o outro fica imediatamente à direita do vértice na posição 2. (Cortesia da American Psychiatric Association, com permissão.)

obsoleto devido à ineficácia desse formato de onda. Quando uma onda senoidal é administrada, o estímulo elétrico nessa onda antes do limiar convulsivo ser alcançado, e depois que a convulsão é ativada, é desnecessário e excessivo. Aparelhos modernos de ECT usam uma forma de onda de pulso breve, que administra o estímulo elétrico geralmente em 1 a 2 milissegundos em uma frequência de 30 a 100 pulsos por segundo. Aparelhos que usam um pulso ultrabreve (0,5 milissegundos) não são tão eficazes quanto aparelhos de pulso breve.

Estabelecer o limiar convulsivo de um paciente não é simples. Uma variabilidade de 40 vezes nos limiares convulsivos ocorre entre pacientes. Ademais, durante o curso de tratamento com ECT, o limiar convulsivo do paciente pode aumentar de 25 a 200%. O limiar convulsivo também é mais elevado em homens do que em mulheres e em idosos em comparação a jovens adultos. Uma técnica comum é iniciar o tratamento com um estímulo elétrico que, acredita-se, seja inferior ao limiar convulsivo de um paciente específico e, então, aumentar a intensidade em 100%, para colocação unilateral, e em 50%, para colocação bilateral, até que se alcance o limiar convulsivo. Uma discussão acadêmica debate qual a melhor alternativa: uma dose minimamente superior ao limiar, uma dose moderadamente superior ao limiar (uma vez e meia o limiar) ou uma dose altamente superior ao limiar (três vezes o limiar). A discussão sobre a intensidade do estímulo lembra o debate sobre a colocação de eletrodos. Basicamente, os dados respaldam a conclusão de que doses três vezes superiores ao limiar têm eficácia mais rápida, e doses minimamente superiores ao limiar estão associadas a menor quantidade e gravidade de efeitos cognitivos adversos.

Convulsões induzidas

Uma contração muscular breve, geralmente mais forte na mandíbula e nos músculos faciais, é observada simultaneamente ao fluxo da corrente de estímulo, independentemente da ocorrência de convulsão. O primeiro sinal comportamental da convulsão costuma ser a extensão plantar, que tem duração de 10 a 20 segundos e estabelece a fase tônica. Essa fase é seguida por contrações rítmicas (i.e., clônicas) que diminuem de frequência até desaparecerem. A fase tônica é marcada por atividade de EEG aguda e de alta frequência, durante a qual um artefato muscular de frequência mais elevada pode se sobrepor. Durante a fase clônica, explosões de atividade poliponta ocorrem simultaneamente às contrações musculares, mas normalmente persistem durante pelo menos alguns segundos após a interrupção dos movimentos clônicos.

Monitoramento de convulsões. O médico deve contar com uma medida objetiva de que uma convulsão bilateral generalizada ocorreu após a estimulação. Ele deve ser capaz de observar evidências de movimentos tônico-clônicos ou eletrofisiológicas de atividade convulsiva a partir do EEG ou do eletromiograma (EMG). As convulsões com ECT unilateral são assimétricas, com amplitudes ictais no EEG mais elevadas sobre o hemisfério estimulado do que sobre o hemisfério não estimulado. Eventualmente, convulsões unilaterais são induzidas; por isso, pelo menos um único par de eletrodos de EEG deve ser colocado sobre o hemisfério contralateral ao se aplicar ECT unilateral. Para que uma convulsão seja eficaz no curso de ECT, ela deve durar pelo menos 25 segundos.

Falha em induzir convulsões. Se um estímulo específico não causa uma convulsão de duração suficiente, pode-se fazer até quatro tentativas de indução de convulsão durante um curso de tratamento. O início da atividade convulsiva às vezes é retardado até 20 a 40 segundos após a administração do estímulo. Se um estímulo não resultar em convulsão, o contato entre os eletrodos e a pele deve ser verificado, e a intensidade do estímulo deve ser aumentada em 25 a 100%. O clínico também pode mudar o agente anestésico para minimizar os aumentos no limiar convulsivo causados pelo fármaco. Outros procedimentos para baixar o limiar convulsivo incluem a hiperventilação e a administração de 500 a 2.000 mg IV de cafeína com benzoato de sódio de 5 a 10 minutos antes do estímulo.

Convulsões prolongadas e tardias. Convulsões prolongadas (com duração superior a 180 segundos) e estado de mal epiléptico podem ser interrompidos com doses adicionais do agente anestésico barbitúrico ou com diazepam IV (5 a 10 mg). O manejo desse tipo de complicação deve ser acompanhado por intubação, porque a via aérea oral é insuficiente para manter a ventilação adequada ao longo de um período apneico prolongado. Convulsões tardias – ou seja, convulsões adicionais que surgem algum tempo após o tratamento com ECT – podem se desenvolver em pacientes com transtornos convulsivos preexistentes. Em raras ocasiões, a ECT precipita o desenvolvimento de um transtorno epiléptico. Essas situações devem ter manejo clínico nos moldes de transtornos epilépticos puros.

Quantidade e intervalo de tratamentos

Tratamentos de ECT costumam ser administrados de 2 a 3 vezes por semana; tratamentos de duas vezes por semana estão associados a menor prejuízo da memória do que tratamentos de três vezes por semana. De modo geral, o curso de tratamento de transtorno depressivo maior pode consistir em 6 a 12 sessões (embora uma quantidade de até 20 sessões seja possível); o tratamento de episódios maníacos pode levar de 8 a 20 sessões. O tratamento de esquizofrenia pode levar mais de 15 sessões; e os tratamentos de catatonia e *delirium* podem ser de apenas 1 a 4 sessões. O tratamento deve continuar até que o paciente alcance o que é considerada a resposta terapêutica máxima. Novos tratamentos não resultam em benefícios terapêuticos, eles apenas aumentam a gravidade e a duração dos efeitos adversos. Acredita-se que o ponto de melhora máxima costume ocorrer quando o paciente para de melhorar continuamente após dois tratamentos consecutivos. Caso ele não melhore após 6 a 10 sessões, a colocação bilateral e um tratamento de alta densidade (três vezes o limiar convulsivo) devem ser tentados antes de abandonar a ECT.

Eletroconvulsoterapia de monitoramento múltiplo. A ECT de monitoramento múltiplo (ECTMM) envolve administrar estímulos múltiplos de ECT durante uma única sessão, normalmente dois estímulos bilaterais durante um período de 2 minutos. Essa abordagem pode ser justificada em pacientes gravemente doentes e em pacientes que correm risco particularmente alto de procedimentos anestésicos. A ECTMM está associada às ocorrências mais frequentes de efeitos cognitivos adversos graves.

Tratamento de manutenção

Um curso de curto prazo de ECT induz a remissão dos sintomas, mas não impede, em si, uma recaída. Tratamento de manutenção após ECT deve sempre ser levado em consideração. A terapia de manutenção costuma ser farmacológica, mas relatou-se que tratamentos de ECT de manutenção (semanais, a cada duas semanas ou mensais) são eficazes para prevenção de recaída, embora não haja dados fornecidos por estudos de grande porte. Indicações para tratamento de ECT de manutenção podem incluir recaída rápida após ECT inicial, sintomas graves, sintomas psicóticos e incapacidade de tolerar medicamentos. Se ECT foi usada porque o paciente não respondia a um medicamento específico, então, após a ECT, deve-se realizar uma nova tentativa com um medicamento diferente.

Falha da tentativa com eletroconvulsoterapia

Pacientes que não demonstram melhora após uma tentativa com ECT devem ser tratados novamente com os agentes farmacológicos que fracassaram anteriormente. Embora os dados sejam, em sua maioria, informais, muitos relatos indicam que pacientes que anteriormente não demonstraram melhora com fármacos antidepressivos melhoram ao utilizarem o mesmo fármaco após um curso de tratamentos de ECT, mesmo que esta pareça ter sido um fracasso terapêutico. Ainda assim, com a maior disponibilidade de fármacos que atuam em sítios receptores diferentes, costuma ser menos frequente do que antigamente retomar um mesmo fármaco que não surtiu efeito.

EFEITOS ADVERSOS

Contraindicações

A ECT não apresenta contraindicações absolutas, apenas situações nas quais um paciente corre maior risco e tem maior necessidade de monitoramento minucioso. Gravidez não é uma contraindicação para ECT, e o monitoramento fetal em geral é considerado desnecessário a menos que a gravidez seja de alto risco ou complicada. Pacientes com lesões expansivas no sistema nervoso central correm maior risco de edema e hérnia cerebral após o procedimento. No entanto, caso a lesão seja pequena, se um pré-tratamento com dexametasona é administrado, e a hipertensão é controlada durante a convulsão, o risco de complicações graves é reduzido para esses pacientes. Pacientes com maior pressão intracerebral ou que correm risco de sangramento cerebral (p. ex., com doenças cerebrovasculares e aneurismas) correm risco durante a ECT devido ao aumento do fluxo sanguíneo cerebral durante a convulsão. Esse risco pode ser atenuado, embora não possa ser eliminado, por meio do controle da pressão arterial durante o tratamento. Pessoas com infarto do miocárdio recente constituem outro grupo de alto risco, embora ele se reduza muito duas semanas após e ainda mais três meses após o evento. Pacientes hipertensos devem estar estabilizados com suas medicações anti-hipertensivas antes da administração de ECT. Propranolol e nitroglicerina sublingual também podem ser usados para proteger esses pacientes durante o tratamento.

Mortalidade

O índice de mortalidade com ECT é de 0,002% por tratamento e de 0,01% para cada paciente. Esses números são comparativamente favoráveis com os riscos associados à anestesia geral e ao parto. A morte por ECT normalmente ocorre devido a complicações cardiovasculares e tem maior probabilidade de ocorrer em pessoas cujo estado cardíaco já esteja comprometido.

Efeitos sobre o sistema nervoso central

Efeitos adversos comuns associados à ECT são cefaleia, confusão e *delirium* logo após a convulsão, enquanto o paciente desperta da anestesia. Confusão acentuada pode ocorrer em até 10% dos pacientes durante os 30 minutos após a convulsão e pode ser tratada com barbitúricos e benzodiazepínicos. O *delirium* costuma ser mais pronunciado após os primeiros tratamentos e em pacientes que recebem ECT bilateral ou que apresentam transtornos neurológicos coexistentes. O *delirium* costuma se dissipar em alguns dias ou semanas, no máximo.

Memória. A maior preocupação com ECT é sua associação com perda de memória. Aproximadamente 75% dos pacientes tratados com ECT afirmam que o prejuízo da memória é o pior efeito adverso. Embora o prejuízo de memória durante um curso de tratamento seja quase uma regra, dados de acompanhamento indicam que quase todos os pacientes recuperam o padrão basal de sua cognição após seis meses. Algumas pessoas, no entanto, queixam-se de dificuldades de memória persistentes. Por exemplo, um paciente pode não se lembrar de eventos que levaram a sua hospitalização e à ECT, e essas memórias autobiográficas talvez jamais sejam evocadas novamente. O grau de prejuízo cognitivo durante o tratamento e o tempo para retornar aos parâmetros iniciais estão relacionados, em parte, à quantidade de estimulação elétrica usada durante o tratamento. O prejuízo na memória costuma ser relatado com maior frequência por pacientes que experimentaram pouca melhora com ECT. Apesar do prejuízo na memória, que normalmente se resolve, não há evidências que indiquem dano cerebral causado por ECT. Esse assunto foi o tópico de vários estudos com imagens cerebrais e que usaram uma variedade de modalidades; praticamente todos eles concluíram que dano cerebral permanente não é um efeito adverso de ECT. Neurologistas e epileptologistas, de modo geral, concordam que convulsões que duram menos de 30 minutos não causam dano neuronal permanente.

Outros efeitos adversos de eletroconvulsoterapia

Fraturas com frequência acompanhavam os tratamentos nos primórdios da ECT. O uso rotineiro de relaxantes musculares deve evitar a ocorrência de fraturas de ossos longos ou vértebras. Alguns pacientes, no entanto, podem quebrar os dentes ou sentir dores nas costas devido às contrações durante o procedimento. Alguns indivíduos podem ficar com os músculos doloridos, normalmente como resultado da despolarização muscular por succinilcolina, e é provável que isso seja particularmente problemático após a primeira sessão de uma série. Essa dor pode ser tratada com analgésicos leves, incluindo fármacos anti-inflamatórios não esteroides (AINEs). Uma minoria significativa de pacientes sente náusea, vômitos e cefaleias após um tratamento de ECT. Náusea e vômitos podem ser prevenidos pelo tratamento com antieméticos no momento da ECT (p. ex., metoclopramida, 10 mg IV, ou proclorperazina, 10 mg IV; ondansetrona é uma alternativa aceitável se os efeitos adversos impossibilitam o uso de antagonistas de receptores dopaminérgicos).

A ECT pode estar associada a cefaleias, embora esse efeito normalmente tenha manejo imediato. Cefaleias frequentemente respondem a AINEs administrados durante o período de recuperação da ECT. Em pacientes com cefaleias graves, o pré-tratamento com cetorolaco (30 a 60 mg IV), um AINE aprovado para uso parenteral breve, pode ser útil. Acetaminofeno, tramadol, propoxifeno e analgesia mais potente proporcionada por opioides podem ser usados individualmente ou em diversas combinações (p. ex., pré-tratamento com cetorolaco e manejo pós-convulsivo com acetaminofeno-propoxifeno) para o manejo de cefaleia mais refratária. A ECT pode induzir cefaleia enxaquecosa e sintomas relacionados; sumatriptano (6 mg SC ou 25 mg VO) pode ser um acréscimo útil aos agentes descritos anteriormente. Compostos de ergot podem exacerbar alterações cardiovasculares observadas durante a ECT e provavelmente não devem ser um componente do pré-tratamento da ECT.

PESQUISAS SOBRE TRATAMENTO POR MEIO DE ESTIMULAÇÃO ELÉTRICA CEREBRAL

Há um interesse na continuidade dos ajustes finos de técnicas de ECT. Tópicos comuns nessas abordagens se concentram no ponto de vista espacial do tratamento para otimizar a dosagem em áreas do cérebro associadas a redes neurais putativas envolvidas na depressão e em outras psicopatologias que são indicações para ECT, reduzindo a dosagem em áreas associadas a efeitos adversos cognitivos e melhorando a eficiência do estímulo elétrico não invasivo quanto a direção e amplitude, mesmo em um nível subconvulsivo. Essa pesquisa ocorre em paralelo com investigações sobre estimulação magnética (p. ex., estimulação magnética transcraniana repetitiva) e com o renascimento de técnicas elétricas invasivas (p. ex., estimulação do nervo vago e estimulação cerebral profunda).

REFERÊNCIAS

Byrne P, Cassidy B, Higgins P. Knowledge and attitudes towards electroconvulsive therapy among health care professionals and students. *J ECT*. 2006;22(2):133.
Cristancho MA, Alici Y, Augoustides JG, O'Reardon JP. Uncommon but serious complications associated with electroconvulsive therapy: Recognition and management for the clinician. *Curr Psychiatry Rep*. 2008;10:474.
Hooten WM, Rasmussen KG Jr. Effects of general anesthetic agents in adults receiving electroconvulsive therapy: A systematic review. *J ECT*. 2008;24:208.
Ingram A, Saling MM, Schweitzer I. Cognitive side effects of brief pulse electroconvulsive therapy: A review. *J ECT*. 2008;24:3.
Kellner CH, Knapp RG, Petrides G, Rummans TA, Husain MM. Continuation electroconvulsive therapy vs pharmacotherapy for relapse prevention in major depression: A multisite study from the Consortium for Research in Electroconvulsive Therapy (CORE). *Arch Gen Psychiatry*. 2006;63:1337.
Lapidus KA, Shin JS, Pasculli RM, Briggs MC, Popeo DM, Kellner CH. Low-dose right unilateral electroconvulsive therapy (ECT): Effectiveness of the first treatment. *J ECT*. 2013;29(2):83–85.
Munk-Olsen T, Laursen TM, Videbech P, Rosenberg R, Mortensen PB. Electroconvulsive therapy: Predictors and trends in utilization from 1976 to 2000. *J ECT*. 2006;22(2):127.
Painuly N, Chakrabarti S. Combined use of electroconvulsive therapy and antipsychotics in schizophrenia: The Indian evidence. A review and a meta-analysis. *J ECT*. 2006;22:59.
Prudic J. Electroconvulsive therapy. In: Sadock BJ, Sadock VA, Ruiz P, eds. *Kaplan & Sadock's Comprehensive Textbook of Psychiatry*. 9th ed. Vol. 2. Philadelphia: Lippincott Williams & Wilkins; 2009:3285.
Prudic J. Strategies to minimize cognitive side effects with ECT: Aspects of ECT technique. *J ECT*. 2008;24:46.
Rapinesi C, Serata D, Casale AD, Carbonetti P, Fensore C, Scatena P, Caccia F, Di Pietro S, Angeletti G, Tatarelli R, Kotzalidis GD, Giradi P. Effectiveness of electroconvulsive therapy in a patient with a treatment-resistant major depressive episode and comorbid body dysmorphic disorder. *J ECT*. 2013;29(2):145–146.
Sackeim HA, Prudic J, Nobler MS, Fitzsimons L, Lisanby SH. Effects of pulse width and electrode placement on the efficacy and cognitive effects of electroconvulsive therapy. *Brain Stimul*. 2008;1:71.
Schmidt EZ, Reininghaus B, Enzinger C, Ebner C, Hofmann P. Changes in brain metabolism after ECT-positron emission tomography in the assessment of changes in glucose metabolism subsequent to electroconvulsive therapy—lessons, limitations and future applications. *J Affect Disord*. 2008;106:203.
Shorter E, Healy D. *Shock Therapy: The History of Electroconvulsive Therapy in Mental Illness*. Piscataway, NJ: Rutgers University Press; 2007.
Weiner R, Lisanby SH, Husain MM, Morales OG, Maixner DF, Hall SE, Beeghly J, Greden JF, National Network of Depression Centers. Electroconvulsive therapy device classification: Response to FDA Advisory Panel hearing and recommendations. *J Clin Psychiatry*. 2013;74(1):38–42.

▲ 30.2 Outros métodos de estimulação cerebral

A estimulação cerebral na prática e na pesquisa psiquiátrica usa correntes elétricas ou campos magnéticos para alterar transmissões neuronais. Há uma crescente lista de ferramentas capazes de provocar essa neuromodulação, cada uma com um espectro de ação diferente. Essas ferramentas aplicam correntes elétricas ou campos magnéticos transcranianos ou envolvem o implante cirúrgico de eletrodos para a aplicação de correntes elétricas a um nervo craniano ou diretamente no encéfalo. As técnicas transcranianas incluem a estimulação elétrica craniana (EEC), a eletroconvulsoterapia (ECT), a estimulação transcraniana por corrente contínua (ETCC, também chamada de polarização de corrente direta), a estimulação magnética transcraniana (EMT) e a magnetoconvulsoterapia (MCT). As técnicas cirúrgicas incluem a estimulação cortical cerebral (ECC), a estimulação cerebral profunda (ECP) e a estimulação do nervo vago (ENV).

Em 1985, quase 50 anos após o primeiro uso de ECT, Anthony Barker e colaboradores publicaram um trabalho sobre o primeiro uso de pulsos de campos magnéticos para estimular o cérebro com um procedimento denominado *estimulação magnética transcraniana*. A EMT foi usada inicialmente em neurologia para estudos sobre condução nervosa, mas logo chamou a atenção de psiquiatras ansiosos por explorar alternativas a ECT menos invasivas. Esse método de estimulação não convulsiva por meio de EMT está sob estudo intensivo, com resultados promissores para o tratamento de diversos transtornos psiquiátricos, incluindo depressão, ansiedade e esquizofrenia, conforme descrito por Sarah H. Lisanby, Leann H. Kinnunen e colaboradores, em 2002. Na última década, um tratamento convulsivo derivado da aplicação de estimulação magnética mais potente tem sido pesquisado em primatas e em estudos com seres humanos nos Estados Unidos e na Europa. O primeiro procedimento foi realizado em um animal em 1998 e em um ser humano em 2000. A MCT está sendo desenvolvida como um meio mais focal de induzir convulsões na tentativa de manter a eficácia, ainda sem paralelos da ECT, com menos efeitos colaterais cognitivos.

Duas novidades mais recentes nos métodos de estimulação cerebral, a ECP e a ENV, foram introduzidas cerca de uma década depois dos primeiros experimentos com EMT. Ambos os métodos foram aprovados pela primeira vez pela U. S. Food and Drug Administration (FDA) em 1997 na área de tratamento de sequelas de síndromes neurológicas. A ECP foi aprovada inicialmente para o tratamento de tremor essencial e tremor de Parkinson, ao paso que a ENV foi aprovada para o tratamento de epilepsia. Após cinco anos, em 2002, as indicações para a ECP foram ampliadas para incluir o tratamento de todos os sintomas de doença de Parkinson, compreendendo tremor, lentidão e rigidez, bem como movimentos involuntários induzidos por medicamentos. A EMT, a ECP e a ENV se originaram na área da neurologia. Contudo, os psiquiatras logo perceberam seu potencial para o tratamento de condições psiquiátricas, e, como resultado de experimentos clínicos com depressão, a ENV subsequentemente recebeu aprovação da FDA como tratamento adjuvante de longo prazo de depressão crônica ou recorrente em adultos. Além disso, estão sendo realizados estudos com seres humanos para validar a eficácia da ECP no tratamento de depressão e de transtorno obsessivo-compulsivo.

NEUROMODULAÇÃO TERAPÊUTICA: TRATAMENTO DE TRANSTORNOS PSIQUIÁTRICOS POR MEIO DE ESTIMULAÇÃO CEREBRAL

Mecanismo de ação

Estimulação elétrica – via comum. As modalidades de estimulação cerebral referidas geram pulsos elétricos ou magnéticos. Contudo, ambas compartilham uma via final comum – afetam os neurônios eletricamente. O efeito elétrico pode ser por meio da aplicação direta de eletricidade ou por meio da indução indireta de eletricidade usando estimulação magnética. As formas diretas de estimulação elétrica são exemplificadas pelas *aplicações transcranianas*, como na ECT, ECC e ETCC, ou pelas *aplicações intracerebrais*, como no caso da ECP ou da estimulação cortical direta (epidural ou subdural). As formas indiretas de estimulação elétrica incluem a EMT e a MCT, as quais induzem campos elétricos no cérebro por meio da aplicação de campos magnéticos alternados. Destaca-se que as modalidades epidural e intracerebral são mais focais do que a aplicação transcraniana de eletricidade, pois os eletrodos são posicionados diretamente sobre o tecido neuronal, contornando a impedância do couro cabeludo e do crânio. Os métodos de estimulação magnética relativamente mais contemporâneos (EMT e MCT) também contornam a impedância do couro cabeludo e do crânio e, portanto, também são mais focais. Contudo, a estimulação magnética é, na verdade, um exemplo de método indireto de estimulação cerebral elétrica, pois a mudança de campos magnéticos desses aparelhos induz eletricidade no cérebro, o qual atua como um condutor, segundo o princípio descrito pela primeira vez por Michael Faraday em uma lei que leva seu nome e que mais tarde foi incorporada às equações de James Clerk Maxwell, as quais unificam todo o eletromagnetismo. As modalidades magnéticas atingem sua focalização intensificada de forma não invasiva, ao contrário dos métodos intracerebral e epidural, e, portanto, estão no centro de pesquisas intensivas, pois oferecem a promessa de um grau sem paralelos de especificidade espacial sem necessidade de cirurgia.

Todas as modalidades de estimulação cerebral descritas aqui, com exceção da ETCC, que não estimula, mas polariza, atuam por meio da estimulação de neurônios. Nesse sentido, o "E" constitui uma designação equivocada. Seria mais preciso conceitualizar a ETCC como uma técnica que exerce um efeito polarizador que pode alterar a probabilidade de transmissão neuronal.

A ação de modalidades subconvulsivas de estimulação depende dos efeitos da estimulação repetida dos circuitos neuronais visados. Contudo, no caso das modalidades convulsivas (ECT e MCT), a ação depende da convulsão induzida pela estimulação e dos efeitos da indução repetida de convulsões sobre os processos cerebrais. Isso não quer dizer que a forma de estimulação que desencadeia a convulsão não tenha efeito sobre o resultado. De fato, já foi bem replicado que os parâmetros de colocação de eletrodos e de estímulo elétrico têm profundo efeito sobre a eficácia e sobre os efeitos colaterais da ECT. Está sendo investigado se isso se aplica à MCT.

Efeitos agudos *versus* efeitos prolongados. A estimulação cerebral pode ter efeitos imediatos ou duradouros. Um único pulso elétrico administrado com intensidade suficiente pode induzir despolarização, desencadear um potencial de ação, liberar neurotransmissores na sinapse e resultar em propagação trans-sináptica com subsequente ativação de um circuito funcional. Por exemplo, a estimulação cerebral aplicada à área da mão do córtex motor primário pode ativar o trato corticospinal e induzir um espasmo muscular na mão contralateral. Essa estimulação pode resultar na indução de um efeito positivo, como no caso de um espasmo muscular ou da visualização de fosfenos, ou em um efeito disruptivo, como no caso de mascaramento visual.

Pulsos repetitivos administrados em frequências fixas podem surtir efeitos ainda mais potentes. Epstein e colaboradores descreveram, em 1999, como a EMT repetitiva (EMTr) aplicada ao hemisfério dominante de linguagem induzia uma parada na fala. Após o término da estimulação, a fala voltava ao normal.

Algumas modalidades mais invasivas de estimulação cerebral, como a ECP ou a ENV, são programadas para operação crônica e, assim, prolongam a ação aguda enquanto a estimulação estiver ligada. No caso da ECP, os pulsos costumam ser administrados de forma contínua em alta frequência, enquanto na ENV eles são administrados em sequências que duram até 30 segundos e são repetidas a cada 5 minutos. As modalidades menos invasivas, como EMTr, ETCC, EEC e mesmo ECT, supostamente requerem a indução de alguma forma de neuroplasticidade para que seu efeito seja duradouro.

ESTIMULAÇÃO MAGNÉTICA TRANSCRANIANA

Definição

A EMT é a aplicação de um campo magnético de alternância rápida às camadas superficiais do córtex cerebral, o qual localmente induz pequenas correntes elétricas, também chamadas de correntes de Foucalt (corrente parasita). Essa indução foi descoberta originalmente por Faraday por meio de seus experimentos, em 1831, e, mais tarde, quantificada nas equações de eletromagnetismo de Maxwell. Portanto, pode-se referir à EMT como uma estimulação elétrica sem eletrodo, pois ela utiliza campos magnéticos para induzir pulsos elétricos indiretamente. Os aparelhos de EMT administram pulsações magnéticas potentes por meio de uma bobina que é colocada no couro cabeludo. Como os campos magnéticos não são afetados pela impedância elétrica do couro cabeludo e do crânio, esse método permite a estimulação focal de áreas menores do cérebro do que se pode atingir com outros aparelhos não invasivos que usam corrente elétrica alternada (ECT, EEC) ou contínua (ETCC) para estimulação primária. A EMT é um exemplo de estimulação não invasiva de regiões focais do cérebro e, como tal, pode ser usada para pesquisa ou com finalidade terapêutica, sem a necessidade de anestesia.

Mecanismos de ação

Em intensidade suficiente, correntes elétricas estimulam a despolarização neuronal, a qual pode resultar em um potencial de ação. Por exemplo, quando a bobina da EMT está posicionada sobre a área da mão na faixa motora do córtex cerebral, o campo magnético alternante gerado pelos pulsos repetitivos induz correntes locais imediatamente abaixo do local de estimulação, as quais fazem os neurônios na área M1 dispararem. Por sua vez, esse potencial de ação se propaga por meio do trato corticospinal polissináptico e resulta em um espasmo no músculo da mão contralateral. Em resumo, a EMT utiliza campos magnéticos para induzir indiretamente correntes elétricas focais no cérebro, desencadeando, assim, o disparo de circuitos neuronais funcionais que podem levar a efeitos comportamentais observáveis. Esse efeito pode ser facilmente demonstrado por meio de pulsos únicos de EMT que podem ser usados para mapear o homúnculo simplesmente ao mover a bobina de EMT ao longo da representação cortical de grupos musculares vizinhos e simultaneamente estudar a excitabilidade do sistema corticospinal.

Pulsos únicos de EMT podem causar outros efeitos quando movidos para diferentes áreas corticais. Quando a bobina é posicionada sobre o córtex visual primário (V1), escotomas, ou "pontos cegos", costumam aparecer. Isso ilustra o fato de que a EMT pode interromper funções temporariamente.

A ativação de neurônios motores que resulta em espasmo muscular e interrupção da percepção visual com um único pulso de EMT representa um exemplo dos efeitos agudos de despolarização neuronal induzida por EMT, conforme mostrado na Tabela 30.2-1. Acredita-se que os efeitos de pulsos únicos de EMT sejam imediatos e de curta duração. O espasmo muscular induzido por EMT na área M1 é quase instantâneo, sendo que o movimento da mão ocorre aproximadamente 20 milissegundos após a aplicação do pulso de EMT. O mascaramento visual também opera em uma escala de tempo semelhante, medida em milissegundos. A EMT, no entanto, pode causar efeitos mais duradouros quando os pulsos são repetidos em intervalos regulares em um processo de EMTr, ou quando eles são combinados com outras formas de estimulação nas quais os pulsos de EMT são pareados com a estimulação elétrica de um nervo periférico (como na estimulação associativa pareada [EAP]), ou, ainda, quando a EMT é combinada com estímulos audiovisuais, como no exemplo de condicionamento clássico da resposta cerebral à EMT. Os mecanismos subjacentes a esses efeitos duradouros de EMT foram descritos por diversos pesquisadores, e acredita-se que estejam relacionados à neuroplasticidade e a alterações na eficácia sináptica.

O tratamento de transtornos psiquiátricos com EMTr baseou-se em tentativas de alterar focalmente a excitabilidade cortical patológica, a qual, acredita-se, esteja ligada a uma doença específica. Uma atividade reduzida no córtex pré-frontal dorsolateral (CPFDL) esquerdo foi implicada em vários estudos como um correlato fisiológico de transtornos afetivos. Para corrigi-los, diversos estudos aplicaram altas frequências de EMTr ao CPFDL esquerdo, as quais, relatou-se, aumentaram a excitabilidade, em uma tentativa de normalizar a atividade nessa região. Em uma abordagem relacionada, alguns pesquisadores que associaram equilíbrio inter-hemisférico anormal na ativação entre o CPFDL direito e esquerdo aplicaram EMTr de baixa frequência, relatada como sendo inibidora, ao CPFDL direito na tentativa de normalizar esse equilíbrio.

TABELA 30.2-1
Mecanismos de ação agudos e prolongados

Efeitos agudos
  Ativação fásica de circuitos neuronais
  Respostas motoras observáveis (p. ex., espasmo)
  Interrupção temporária (p. ex., parada na fala) ou facilitação de processamento contínuo (p. ex., acelera tempo de reação)
Efeitos prolongados
  Neuroplasticidade
  ▶ Mudança na eficácia sináptica, semelhante à potenciação de longo prazo ou depressão
  ▶ Alterações em fatores neurotrópicos
  ▶ Modulação da excitabilidade cortical
  ▶ Modulação da conectividade funcional

Efeitos colaterais, interações medicamentosas e outros riscos

A administração de EMT é um procedimento não invasivo, relativamente benigno quando aplicado por um profissional instruído a um sujeito avaliado de maneira adequada. O risco mais grave conhecido da EMT é uma convulsão não intencional. Há vários fatores que podem contribuir para o risco de convulsão, incluindo a forma de EMT, com a estimulação de pulso único tendo menos chances de resultar em convulsão do que a EMTr, e, igualmente importante, a dose, que é a combinação de parâmetros de tratamento incluindo frequência, potência, duração da série e intervalo entre as séries. Além disso, fatores do sujeito podem ser importantes, como a presença de um transtorno neurológico (epilepsia ou lesão cerebral focal) ou uso de medicamentos que reduzem o limiar convulsivo.

Costuma-se considerar que a EMT de pulso único ofereça um risco mínimo quando administrada a adultos que passaram por triagem adequada, sem fatores de risco de convulsão. No entanto, a EMTr pode induzir convulsões em indivíduos sem condições predisponentes quando administrada em doses suficientemente elevadas.

Seleção de pacientes

Pacientes cuja tentativa de usar um ou mais medicamentos antidepressivos tenha fracassado ou que apresentem efeitos colaterais inconvenientes a medicamentos podem ser bons candidatos para EMT. Contudo, devido ao menor tamanho de efeito da EMT, em casos urgentes ou gravemente refratários, a ECT continua sendo o tratamento mais indicado.

Novos rumos e EMT de pulso com formato controlável

A EMT e outras formas de estimulação magnética são extremamente promissoras para tratamento psiquiátrico por serem focais e não invasivas. Contudo, é necessário um grande corpo de pesquisas para replicar achados preliminares, melhorar a dosagem ideal, estabelecer características do paciente que predigam a resposta e examinar a influência de medicamentos concomitantes sobre o efeito da EMT. A prevenção de recaída pós-tratamento é uma das muitas áreas que precisam ser investigadas de maneira adequada. Outros rumos de exploração são as tentativas de desenvolver bobinas de estimulação que permitirão uma penetração cerebral mais profunda e o desenvolvimento de formatos de pulso que podem ser mais ideais para a estimulação humana do ponto de vista fisiológico.

ESTIMULAÇÃO TRANSCRANIANA POR CORRENTE CONTÍNUA

Definição

A estimulação transcraniana por corrente contínua é uma forma não invasiva de tratamento que usa corrente elétrica direta bastante fraca (1 a 3 mA) aplicada ao couro cabeludo. Como a corrente direta (CD) polariza, em vez de estimular, com pulsações brandas, sua ação não parece diretamente resultar em disparo de potenciais de ação em neurônios corticais. É também essa forma de estimulação elétrica com CD que a distingue de aparelhos que fazem uso de corrente alternada (CA), como se encontra na EEC, ECT, ENV e EEP, as quais produzem estimulação com pulsos individuais. Além disso, como a ETCC funciona por meio de polarização e não afeta o disparo de potenciais de ação em neurônios corticais, a expressão *polarização de corrente direta transcraniana* é defendida por alguns pesquisadores contemporâneos, e as duas expressões aparecem de forma intercambiável na literatura especializada. O pequeno aparelho é bastante portátil e normalmente é operado por baterias de CD facilmente encontradas.

Efeitos colaterais

Não há efeitos adversos graves conhecidos de ETCC. Ela é bem tolerada, e os efeitos colaterais mais comuns relatados na literatura listam principalmente um pequeno formigamento no local da estimulação, com poucos casos descritos de irritação da pele.

Mecanismo de ação

A corrente direta polariza a corrente, e acredita-se que a ETCC atue por meio da alteração da polarização da membrana neuronal, mas pouco se sabe sobre o verdadeiro mecanismo de ação da ETCC. A polarização pode afetar o disparo e a condutância de neurônios ao baixar ou elevar o limiar de ativação. Como a ETCC envolve a aplicação de baixas correntes para o couro cabeludo por meio de eletrodos catódicos e anódicos, dependendo da direção do fluxo da corrente, a polarização pode inibir (catódicas) ou facilitar (anódicas) o funcionamento.

Estudos clínicos

Pesquisas preliminares sugerem que a ETCC pode intensificar determinadas funções cerebrais independentemente do humor; contudo, a tecnologia da ETCC e seu uso em psiquiatria estão nos primeiros estágios de investigação. As pesquisas estão voltadas para sua eficácia potencial sobre a facilitação de recuperação de acidentes vasculares e de determinadas formas de demência.

Novos rumos

A maioria dos aparelhos atuais de ETCC utiliza eletrodos grandes embebidos em solução salina. É provável que o desenvolvimento de novos aparelhos investigue o formato de eletrodos e o material de contato para otimizar os efeitos clínicos pretendidos e facilitar o uso. Contudo, questões básicas relacionadas à eficácia, às indicações e à relação entre dose e resposta, bem como previsores de resposta, terão de ser investigadas antes.

ESTIMULAÇÃO ELÉTRICA CRANIANA

Definição

A EEC, assim como a ETCC, utiliza uma corrente fraca (1 a 4 mA). Contudo, no caso da EEC, a corrente é alternada. Ela é aplicada tradicionalmente por meio de eletrodos embebidos em solução salina e cobertos com feltro presos aos lóbulos da orelha. Outras estratégias de colocação também estão sendo investigadas.

Mecanismo de ação

O exato mecanismo de ação não foi identificado, e não há comum acordo entre pesquisadores quanto ao modo predominante de ação. Hipóteses anteriores propuseram que a estimulação com microcorrente alternada afeta o tecido cerebral talâmico e hipotalâmico e facilita a liberação de neurotransmissores. Houve alegações de que, por meio da interação com a membrana celular, a estimulação produz mudanças na transdução de sinais associada a vias clássicas de segundo mensageiro, incluindo canais de cálcio e adenosina monofostato cíclica (AMP). Há relatos resumidos de que a EEC causa aumento nas concentrações plasmáticas de serotonina, norepinefrina, dopamina e monoaminoxidase tipo B (MAO_B) em plaquetas sanguíneas e no fluido cerebrospinal (LCE), bem como a liberação de ácido 5-hidróxi-indolacético (DHEA) e encefalinas e redução de cortisol e triptofano. Contudo, a maioria desses relatos não foi validada por pesquisas atuais.

Efeitos colaterais

Acredita-se que a EEC não seja danosa, principalmente devido a sua fonte de energia de baixa voltagem (bateria de 9-V) e ausência de eventos adversos relatados pela FDA. Entretanto, efeitos dermatológicos localizados, bem como uma sensação geral de tontura, foram relatados. O uso do aparelho durante a gravidez em mulheres com baixa pressão arterial ou em pessoas com arritmias ou marca-passos não é aconselhado pelos fabricantes.

Estudos clínicos

Em uma metanálise realizada pela Harvard School of Public Health, foram analisados 18 experimentos clínicos com seres humanos que usaram EEC para tratar depressão, ansiedade, drogadição, insônia, cefaleia e dor. O resultado geral combinado mostrou que a EEC é melhor do que o tratamento falso para ansiedade em nível estatístico significativo.

Estado atual em algoritmos de tratamento, seleção de pacientes e dosagem

O uso de EEC não foi estudado suficientemente nos Estados Unidos e não tem uma posição específica em nenhum algoritmo da prática psiquiátrica padrão norte-americana.

Novos rumos

Assim como ocorre com a ETCC, questões básicas referentes a indicações, seleção de pacientes, relação entre dosagem e resposta e eficácia estão sendo pesquisadas e ainda precisam atingir parâmetros ideais.

MAGNETOCONVULSOTERAPIA

Definição

A MCT é uma nova forma de tratamento convulsivo que está em desenvolvimento em diversas instituições de pesquisa nos Estados Unidos e na Europa. O tratamento utiliza um campo magnético alternado que atravessa o couro cabeludo e a calvária sem ser afetado por sua alta impedância elétrica, induzindo uma corrente elétrica mais localizada nas regiões de destino no córtex cerebral do que é possível com ECT. O objetivo é produzir uma convulsão cujos focos e padrões de disseminação possam ser controlados.

A MCT é um tratamento convulsivo semelhante, sob muitos aspectos, à ECT. É realizada sob anestesia geral com um relaxante muscular e exige aproximadamente o mesmo preparo e infraestrutura que a

ECT. Contudo, a MCT é aplicada por meio de um aparelho modificado de EMT, que pode administrar uma descarga mais elevada do que os aparelhos de EMT convencionais, e, portanto, depende de estimulação magnética, ao contrário da estimulação elétrica da ECT. A MCT está no estágio de ensaios clínicos e não está aprovada pela FDA.

Mecanismo de ação

Postula-se que a indução de uma convulsão seja o evento subjacente responsável pelos prováveis mecanismos múltiplos específicos de ação do tratamento com MCT. Assim como na ECT, esses mecanismos não são totalmente compreendidos. Contudo, devido à sua capacidade focal, a MCT parece representar uma ferramenta mais adequada que a ECT para estudar os mecanismos de ação de convulsoterapia por meio de seu potencial de indução de convulsões iniciadas em diferentes regiões do cérebro.

Efeitos colaterais

Os efeitos adversos da MCT, assim como os da ECT, estão amplamente associados aos riscos da anestesia e da convulsão generalizada. Além disso, a bobina magnética da MCT produz um ruído de cliques que tem potencial para afetar a audição. A fim de mitigar esse risco e impedir danos cumulativos, protetores auriculares devem ser usados pelo paciente e também pelos membros da equipe de tratamento. Estudos sugerem que a MCT resulta em menos amnésia retrógrada e anterógrada do que a ECT, embora esses resultados devam ser replicados em ensaios maiores.

Estado atual em algoritmos de tratamento

Não existem algoritmos clínicos para MCT em função de o método ainda se encontrar em protocolo de investigação e os tratamentos fora das pesquisas não serem aprovados pela FDA. Supondo-se que a MCT possa se aproximar da eficácia da ECT (mas com menos efeitos colaterais), esse tratamento convulsivo induzido magneticamente irá desempenhar um papel importante antes do encaminhamento para ECT.

Novos rumos

A MCT é um tratamento novo que está nas fases iniciais de testes clínicos. As variáveis de tratamento clínico, incluindo dosagem, colocação ideal da bobina, seleção de pacientes e mecanismos de ação, são temas de estudos atuais e futuros.

ESTIMULAÇÃO DO NERVO VAGO

Definição

A ENV é a estimulação elétrica direta e intermitente do nervo vago cervical esquerdo por meio de um gerador de pulsos implantado, em geral na parede torácica esquerda. O eletrodo envolve o nervo vago esquerdo no pescoço e é conectado ao gerador subcutaneamente.

Mecanismos de ação

A maioria das fibras contidas no nervo vago esquerdo é aferente. Estima-se que até 80% delas sejam aferentes ascendentes, e, portanto, a estimulação crônica dessas fibras nervosas predominantemente altera a atividade nos núcleos do tronco encefálico, como o núcleo do trato solitário e outros núcleos vizinhos (p. ex., rafe), que alteram a atividade serotonérgica nas estruturas corticais e límbicas. Além disso, a estimulação persistente dos aferentes vagais é anticonvulsivante, um efeito que parece depender do *locus ceruleus* produtor de norepinefrina.

Efeitos colaterais e contraindicações

Até o momento, publicações razoavelmente abrangentes confirmam que a ENV é bem tolerada de modo geral. Os eventos adversos de relato mais frequente são alteração na voz, dispneia e dor cervical. Além do risco de infecção perioperatória, o implante cirúrgico oferece um pequeno risco de paralisia das pregas vocais, bradicardia ou assistolia.

Estado atual em algoritmos de tratamento

A FDA indicou a ENV para o tratamento adjunto de longo prazo de depressão crônica ou recorrente em pacientes a partir dos 18 anos de idade que experimentaram um episódio depressivo maior no contexto de doença unipolar ou bipolar e não tiveram uma resposta apropriada a quatro ou mais tratamentos antidepressivos adequados. Recomenda-se consulta com outro clínico experiente em depressão resistente a tratamento e ENV.

Os índices de sucesso do tratamento com ENV são mais baixos do que os com ECT. Seu início de ação também é comparativamente lento – um índice de resposta de aproximadamente 30% costuma ser observado após um ano. Portanto, a ENV pode ser uma consideração válida quando o paciente não respondeu a tratamentos menos invasivos, a ECT foi ineficaz ou a recaída pós-ECT não pôde ser impedida por meios menos invasivos. A ENV pode ser útil como prevenção de recaídas em longo prazo, mas resultados de ensaios controlados seriam úteis para orientar a prática.

Seleção de pacientes

A ENV é aprovada como um tratamento adjunto de longo prazo para episódios depressivos crônicos ou recorrentes em adultos com episódio depressivo maior que não apresentaram uma resposta satisfatória a quatro ou mais tentativas adequadas com antidepressivos. Sua eficácia em outros transtornos é desconhecida.

A ECT pode ser usada de modo seguro em pacientes com implante contanto que o gerador de ENV seja desligado durante o tratamento convulsivo. Isto se faz necessário devido aos efeitos anticonvulsivantes da ENV. Ainda deve ser investigado se ela pode ser útil como prevenção de recaída pós-ECT.

Dosagem

A dosagem ideal para aplicações psiquiátricas de ENV ainda é uma área de investigação. Estudos publicados não identificam parâmetros ideais de dosagens, como período ligado, período desligado, frequência, corrente ou amplitude de pulsação. Contudo, a literatura especializada sobre epilepsia sugere que há uma corrente limiar para eficácia. Devido ao conhecimento atual sobre a dosagem da ENV, a corrente elétrica costuma ser aumentada a um valor superior a 1 mA, e o benefício clínico é avaliado ao longo de vários meses. Como se sabe que os efeitos adversos da ENV dependem da dosagem, os parâmetros de tratamento costumam ser escolhidos para mitigar efeitos colaterais específicos. Por exemplo, reduzir a amplitude da pulsação reduz a dor cervical, permitindo que pacientes tolerem correntes mais altas.

Novos rumos

Mais pesquisas são necessárias para estabelecer as relações entre dose e resposta para a ENV. Estudos futuros podem explorar estratégias medicamentosas ideais para intensificar respostas, testar o papel potencial da ENV para prevenção de longo prazo de recaída (p. ex., após ECT) e estudar seus mecanismos de ação.

IMPLANTE DE ESTIMULAÇÃO CORTICAL
Definição

A ECC é uma abordagem cirúrgica nova na qual eletrodos são implantados sobre a superfície do córtex para fornecer estimulação elétrica cerebral em uma região-alvo superficial. Essa abordagem está sendo estudada para o tratamento de condições como acidente vascular cerebral, zumbido e depressão refratária a tratamento.

REFERÊNCIAS

Boggio PS, Rigonatti SP, Ribeiro RB, Myczkowski ML, Nitsche MA. A randomized, double-blind clinical trial on the efficacy of cortical direct current stimulation for the treatment of major depression. *Int J Neuropsychopharmacol*. 2008;11(2):249.
Englot DJ. Vagus nerve stimulation versus "best drug therapy" in epilepsy patients who have failed best drug therapy. *Seizure*. 2013;22(5):409–410.
Esser SK, Huber R, Massimini M, Peterson MJ, Ferrarelli F. A direct demonstration of cortical LTP in humans: A combined TMS/EEG study. *Brain Res Bull*. 2006;69(1):86.
Fitzgerald PB, Brown TL, Marston NAU, Oxley T, de Castella A. Reduced plastic brain responses in schizophrenia: A transcranial magnetic stimulation study. *Schizophren Res*. 2004;71(1):17.
Fregni F, Boggio PS, Nitsche M, Pascual-Leone A. Transcranial direct current stimulation. *Br J Psychiatry*. 2005;186(5):446.
Lisanby SH, Kinnunen LH, Crupain MJ. Applications of TMS to therapy in psychiatry. *J Clin Neurophysiol*. 2002;19(4):344.
Lisanby SH, Luber B, Schlaepfer TE, Sackeim HA. Safety and feasibility of magnetic seizure therapy (MST) in major depression: Randomized within-subject comparison with electroconvulsive therapy. *Neuropsychopharmacology*. 2003;28(10):1852.
Luber B, Kinnunen LH, Rakitin BC, Ellsasser R, Stern Y. Facilitation of performance in a working memory task with rTMS stimulation of the precuneus: Frequency- and time-dependent effects. *Brain Res*. 2007;1128:120.
Luber B, Stanford AD, Malaspina D, Lisanby SH. Revisiting the backward masking deficit in schizophrenia: Individual differences in performance and modeling with transcranial magnetic stimulation. *Biol Psychiatry*. 2007;62(7):793.
Mall V, Berweck S, Fietzek UM, Glocker FX, Oberhuber U. Low level of intracortical inhibition in children shown by transcranial magnetic stimulation. *Neuropediatrics*. 2004;35(2):120.
Peterchev AV, Kirov G, Ebmeier K, Scott A, Husain M. Frontiers in TMS technology development: Controllable pulse shape TMS (cTMS) and magnetic seizure therapy (MST) at 100 Hz. *Biol Psychiatry*. 2007;61:107S.
Rush AJ, Marangell LB, Sackeim HA, George MS, Brannan SK. Vagus nerve stimulation for treatment-resistant depression: A randomized, controlled acute phase trial. *Biol Psychiatry*. 2005;58(5):347.
Schestatsky P, Simis M, Freeman R, Pascual-Leone A, Fregni F. Non-invasive brain stimulation and the autonomic nervous system. *Clin Neurophysiol*. 2013;124(9):1716–1728.
Schlaepfer TE, Lancaster E, Heidbreder R, Strain EC, Kosel M. Decreased frontal white-matter volume in chronic substance abuse. *Int J Neuropsychopharmacol*. 2006;9(2):147.
Tomlinson SP, Davis NJ, Bracewell R. Brain stimulation studies of non-motor cerebellar function: A systematic review. *Neurosci Biobehav Rev*. 2013;37(5):766–789.

▲ 30.3 Tratamentos neurocirúrgicos e estimulação cerebral profunda

Depois de uma história longa e turbulenta, tratamentos neurocirúrgicos para doença psiquiátrica reapareceram como alvo de grande interesse. Muitos ainda associam neurocirurgia psiquiátrica com a era passada de "psicocirurgia" tosca e manual, quando a lobotomia pré-frontal gozou de uso disseminado e indiscriminado. Essas operações primitivas, que antecederam a psicofarmacologia moderna, resultavam em reduções moderadas nos sintomas, mas eram acompanhadas por efeitos adversos inaceitáveis. Ao longo de quase cinco décadas, as técnicas e, acima de tudo, os procedimentos e práticas, evoluíram imensamente. Em primeiro lugar, as lesões ablativas atualmente são localizadas de forma estereotática por imagens de RM e programas de computador especializados que permitem precisão e reprodução exata em alvos cerebrais específicos. Métodos alternativos incluem a radiocirurgia, a qual permite provocação de lesão estereotática sem craniotomia. A estimulação cerebral profunda (ECP), embora exija craniotomia para implante de eletrodos estimuladores em alvos cerebrais específicos, é intencionalmente não ablativa e permite uma modulação flexível e reversível de função cerebral. Em segundo lugar, critérios rigorosos de seleção de pacientes são observados, e o processo de determinar a candidatura apropriada foi formalizado.

Atualmente, a intervenção cirúrgica está predominantemente reservada a pacientes com depressão maior ou transtorno obsessivo-compulsivo (TOC) incapacitantes e graves, nos quais uma ampla gama de tratamentos padrão não surtiu efeito. A cirurgia não é aprovada a menos que um comitê multidisciplinar chegue a um consenso quanto a sua adequação a um candidato específico e o paciente forneça o consentimento livre e esclarecido. Embora um grande corpo de dados clínicos já tenha sido coletado e indique a eficácia e a segurança de intervenções neurocirúrgicas modernas, grandes centros que fornecem esses tratamentos continuam a reunir informações de forma prospectiva, e ensaios controlados estão sendo encaminhados ou programados. Com esses avanços nas técnicas neurocirúrgicas e critérios de seleção mais bem estabelecidos e procedimentos de acompanhamento de longo prazo, os dados disponíveis sugerem que a neurocirurgia psiquiátrica apresenta melhora substancial de sintomas e funcionamento em aproximadamente 40 a 70% dos casos, sendo que a morbidade e a mortalidade são drasticamente mais baixas do que os primórdios desse tipo de procedimento.

Embora procedimentos de lesão tenham sido influenciados por teorias que implicam sistemas corticolímbicos em comportamento problemático, eles foram desenvolvidos inicialmente de forma bastante empírica. Apesar de a neurocirurgia psiquiátrica às vezes ser criticada por esse motivo, assim como qualquer terapia clínica, as questões relevantes são a segurança e a eficácia, e não a correção de processos fisiopatológicos que ainda não são totalmente compreendidos. Contudo, além da promessa de procedimentos modernos de lesão e da ECP como tratamentos clínicos, os médicos permitem o teste de hipóteses derivadas dos resultados das lesões ou de neuroimagens sistemáticas de seres humanos. Assim, a neurocirurgia psiquiátrica atualmente está se desenvolvendo em um contexto científico no qual a tradução de dados entre resultados clínicos para estudos anatômicos, fisiológicos e de neuroimagem interespécies de redes neuronais envolve uma promessa para lançar luz aos mecanismos de ação terapêutica.

HISTÓRIA

A trepanação realizada em civilizações antigas provavelmente represente a primeira forma de intervenção cirúrgica para psicopatologia. Em 1891, o primeiro relato formal de tratamento neurocirúrgico em psiquiatria foi publicado, descrevendo excisões corticais bilaterais em pacientes demenciados e deprimidos, as quais produziram resultados variados. Após quatro décadas, durante as quais houve pouco progresso, em 1935, John Fulton e Charles Jacobsen apresentaram sua pesquisa sobre comportamento primata após ablação cortical frontal. Eles observaram que os chimpanzés lobotomizados apresentavam redução em "neurose experimental" e tinham menos medo, ao mesmo tempo que retinham a capacidade de desempenhar tarefas complexas. Egaz Moniz, um renomado neurologista português, foi o pioneiro em leucotomia pré-frontal em colaboração com seu colega neurocirurgião Almeida Lima. Primeiramente ao usar injeções de álcool absoluto, e subsequentemente por meio de meios mecânicos com um leucótomo, Moniz e Lima executaram "psicocirurgia" em 20 pacientes internados gravemente doentes; afirmou-se que 14 deles exibiram melhora compensadora. Em uma época de asilos superpovoados e poucos tratamentos eficazes para doenças psiquiátricas debilitantes crônicas, esse tipo de terapia foi inicialmente adotado com entusiasmo, e Moniz ganhou o Prêmio Nobel de Medicina ou Fisiologia em 1949 por essa contribuição.

A partir de meados da década de 1930 até o surgimento das fenotiazinas, em meados dos anos de 1950, essas técnicas se proliferaram em âmbito global. Walter Freeman, um neuropsiquiatra, talvez tenha sido o promotor mais zeloso da psicocirurgia nos Estados Unidos. Pioneiro de uma série de procedimentos manuais para obter lobotomia pré-frontal (i.e., cortar as conexões de substância branca entre o córtex pré-frontal e o resto do encéfalo), Freeman, junto com o neurocirurgião James Watts, relatou seus primeiros 200 casos até 1942. Embora os benefícios da cirurgia fossem destacados, outros reconheciam um índice significativo de complicações, incluindo a síndrome do lobo frontal, convulsões e até mortes. Em seu auge, a lobotomia era realizada em aproximadamente 5 mil pacientes por ano somente nos Estados Unidos. Uma análise dos resultados de 10.365 lobotomias pré-frontais realizadas de 1942 a 1954 no Reino Unido concluiu que, embora 70% demonstrassem melhora, efeitos adversos incluíam uma mortalidade de 6%, convulsões em 1%, e síndromes de desinibição em 1,5%. Houve relatos amplamente divulgados de embotamento da personalidade e comportamento socialmente inadequado. No fim dos anos de 1940 e início dos anos de 1950, o reconhecimento desses riscos suscitou tentativas de desenvolver procedimentos cirúrgicos estereotáticos modificados que pudessem produzir melhores resultados. Por exemplo, Ernest Spiegel e Henry Wycis, que começaram a realizar neurocirurgia estereotática em seres humanos, relataram, na década de 1940, que talamotomias dorsomediais melhoravam sintomas obsessivo-compulsivos. Contudo, com a introdução da clorpromazina, em 1954, o manejo clínico de doenças psiquiátricas começou a ser possível. Assim, apesar do advento de técnicas neurocirúrgicas estereotáticas e a prevalência continuada de doenças psiquiátricas graves e refratárias a tratamento, a neurocirurgia psiquiátrica quase foi abandonada em favor de terapias não cirúrgicas.

SELEÇÃO DE PACIENTES: INDICAÇÕES E CONTRAINDICAÇÕES

Embora relatos limitados tenham sugerido eficácia em uma ampla gama de condições psiquiátricas e pesquisas apresentem rápida expansão, até o momento desta publicação, as melhores indicações estabelecidas para neurocirurgia psiquiátrica continuam sendo depressão maior e TOC. Ao avaliar candidatos, vários fatores são levados em consideração.

1. *Diagnóstico primário:* o paciente deve satisfazer os critérios clínicos para a indicação diagnóstica, e o transtorno deve ser a causa primária da debilidade e do sofrimento do paciente.
2. *Gravidade:* o paciente deve ter doença crônica, grave e debilitante; a duração da doença primária deve ultrapassar um ano e costuma ultrapassar cinco anos. A gravidade é medida por instrumentos padronizados (p. ex., pacientes com TOC costumam apresentar pontuação de 25 a 30 na Escala Yale-Brown de Obsessões e Compulsões; pacientes com depressão maior costumam ter pontuação igual ou superior a 30 no Inventário de Depressão de Beck), ao passo que a debilidade deve ser indicada por um baixo nível de funcionamento (p. ex., uma pontuação igual ou inferior a 50 na Avaliação Global de Funcionamento) e má qualidade de vida.
3. *Adequação dos tratamentos anteriores:* os pacientes já devem ter passado por uma gama exaustiva de outros tratamentos estabelecidos, os quais estão detalhadamente documentados.
4. *Comorbidade psiquiátrica:* deve ter sido administrado tratamento adequado para qualquer tipo de transtorno psiquiátrico comórbido; a presença de uso de substância psicoativa ou de transtornos graves da personalidade é considerada contraindicação relativamente forte.
5. *Comorbidade clínica e condição física para cirurgia:* lesões encefálicas estruturais ou lesões significativas no sistema nervoso central são fortes contraindicações. Condições clínicas que aumentam riscos neurocirúrgicos (p. ex., doença cardiopulmonar) e idade a partir de 65 anos são contraindicações relativas para procedimentos de lesão, ao passo que para a ECP a idade de restrição relativa pode ser mais avançada. Uma história de convulsões anteriores é um fator de risco para convulsões perioperatórias após procedimentos de lesão e deve ser pesada na avaliação geral de risco e benefício (novamente, há pouca clareza nos dados atuais sobre esse tópico no que diz respeito à ECP psiquiátrica).
6. *Acesso a cuidados pós-operatórios:* os próprios procedimentos de neurocirurgia psiquiátrica representam o início de um novo episódio de cuidados. É fundamental que os pacientes tenham acesso a tratamento pós-operatório adequado, incluindo um psiquiatra (normalmente o médico que fez o encaminhamento), o qual irá aceitar responsabilidade pelo manejo do caso após a alta. Providências para os cuidados pós-operatórios (p. ex., terapia comportamental intensiva) devem ser confirmadas com antecedência. Mais importante, após os procedimentos de lesão, os cuidados podem, de modo geral, ser fornecidos em contextos-padrão de tratamento, sem a necessidade de equipes de neurocirurgia psiquiátrica altamente especializadas. No caso de ECP, o acesso a essas equipes é crucial no longo prazo. Depois de receber o implante, o paciente precisa de monitoramento clínico e ajustes do aparelho, os quais podem ser intensivos e requerer tempo, especialmente no início do tratamento. O monitoramento do aparelho e suas substituições podem precisar ocorrer em situação de urgência. Os custos contínuos podem ser altos, e qualificação para reembolso de terceiros precisa ser assegurada com antecedência para o valor possível. Após procedimentos de lesão ou ECP, a família ou pessoas próximas podem ser necessárias para dar apoio e acompanhar o paciente nos cuidados de acompanhamento, de modo semelhante ao nível de apoio que costuma ser necessário durante o processo intensivo de avaliação.
7. *Consentimento livre e esclarecido:* em nenhuma circunstância a neurocirurgia psiquiátrica pode ser realizada contra a vontade do paciente. O indivíduo deve ser capaz e estar disposto a fornecer um consentimento livre e esclarecido. Um monitoramento formal do consentimento pode ser usado para garantir que o processo de consentimento esteja adequado. Em raras ocasiões, esses procedimentos são realizados com a aquiescência do paciente e consentimento formal de um responsável legal. Nesse contexto, idade inferior a 18 anos também representa uma contraindicação relativa.

CUIDADOS PÓS-OPERATÓRIOS

Os cuidados pós-operatórios imediatos incluem as considerações clínicas e cirúrgicas de praxe após qualquer tipo de procedimento neurocirúrgico estereotático. Presta-se especial atenção a sinais ou sintomas ou possíveis complicações cirúrgicas, incluindo infecção, hemorragia, convulsões ou estado mental alterado. Deve-se obter uma RM pós-operatória para documentar a provocação e a extensão das lesões. Um tratamento psiquiátrico pós-operatório intensivo é recomendado, já que a eficácia da cirurgia pode depender de sinergia entre a intervenção cirúrgica em si e a resposta intensificada a terapias farmacológica ou comportamental. Embora as dosagens de medicamentos psicotrópicos possam ser reduzidas durante o período perioperatório imediato, o regime de fármacos deve ser reajustado conforme a tolerância pós-operatória. Ademais, no caso de TOC, uma terapia comportamental intensiva deve ser iniciada o quanto antes, preferivelmente já no primeiro mês do período pós-operatório.

No caso de ECP, o implante de eletrodos costuma ser seguido por uma demora de várias semanas para permitir a resolução de edemas locais e a estabilização de outros fatores que possam influenciar a resposta à estimulação. Então, o ajuste sistemático ambulatorial dos parâmetros de estimulação é executado antes que as configurações iniciais sejam determinadas. Esse processo costuma ser demorado, durando horas ao longo de um ou mais dias. Protocolos contínuos para ECP requerem acompanhamento frequente, em especial durante o período aproximado de seis meses após o implante, para permitir a otimização dos parâmetros de estimulação, o monitoramento do paciente e a coordenação de outras terapias farmacológicas e comportamentais.

PROCEDIMENTOS DE LESÃO

Embora diversas abordagens tenham sido experimentadas, quatro procedimentos de lesão evoluíram como os mais seguros e eficazes para o tratamento de transtornos psiquiátricos. Todos envolvem lesões bilaterais e são realizados utilizando-se métodos estereotáticos modernos.

Tractotomia subcaudada

A tractotomia subcaudada foi introduzida por Geoffrey Knight na Grã--Bretanha em 1964 como uma das primeiras tentativas de limitar os efeitos adversos ao se restringir o tamanho da lesão. Tendo como alvo a substância inominada (imediatamente inferior à cabeça do núcleo caudado), o objetivo era interromper os tratos de substância branca que conectam o córtex orbitofrontal e as estruturas subcorticais. A cirurgia envolvia a colocação de sementes radioativas de ítrio-90 no centroide desejado, produzindo volumes de lesão de aproximadamente 2 cm^3 em cada lado. As indicações para tractotomia subcaudada são depressão maior, TOC e outros transtornos graves de ansiedade.

CINGULOTOMIA ANTERIOR

A cingulotomia anterior continua sendo o tratamento neurocirúrgico mais empregado para doença psiquiátrica na América do Norte. A cirurgia é conduzida com anestesia local, e 2 ou 3 lesões de aproximadamente 1 cm^3 são feitas em cada lado por termocoagulação por meio de orifícios de trepanação bilaterais. O alvo se situa no córtex cingulado anterior (áreas de Brodmann 24 e 32), na margem do feixe de substância branca conhecido como cíngulo. Originalmente, a localização de lesões era determinada por ventriculografia; contudo, desde 1991, a cingulotomia anterior vem sendo conduzida por meio de orientação por RM. Aproximadamente 40% dos pacientes retornam vários meses após a primeira operação para um segundo procedimento para ampliar o primeiro conjunto de lesões. As indicações para cingulotomia anterior incluem depressão maior e TOC.

Leucotomia límbica

A leucotomia límbica foi introduzida por Desmond Kelly e colaboradores na Inglaterra, em 1973. O procedimento combina os alvos da tractotomia subcaudada e da cingulotomia anterior. As lesões costumam ser feitas por meio de termocoagulação ou com uma criossonda (*cryoprobe*). Historicamente, a localização precisa das lesões era guiada por uma estimulação intraoperatória; acreditava-se que respostas autonômicas pronunciadas indicavam o local ideal da lesão. As indicações para leucotomia límbica incluem depressão maior, TOC e outros transtornos graves de ansiedade. Mais recentemente, há também evidências de que esse procedimento pode ser benéfico para comportamentos autolesivos repetitivos ou no contexto de transtornos de tique graves.

CAPSULOTOMIA ANTERIOR

A capsulotomia anterior, ou sua variante mais recente, a capsulotomia por *Gamma Knife* (Elekta, Estocolmo) ou por raios gama, são usadas nos países escandinavos, Estados Unidos, Bélgica, Brasil, entre outros. O procedimento provoca lesões no membro anterior da cápsula interna, as quais ultrapassam o estriado ventral adjacente e, dessa forma, interrompem as fibras de passagem entre o córtex pré-frontal e os núcleos subcorticais, incluindo o tálamo dorsomedial. Embora o procedimento original de capsulotomia anterior seja realizado por termocoagulação por meio de orifícios de trepanação no crânio, ao longo dos últimos 15 anos, a capsulotomia também vem sendo executada usando *Gamma Knife* como alternativa. Esse instrumento radiocirúrgico torna a craniotomia desnecessária. Lesões de capsulotomia por raios gama normalmente são menores do que as induzidas por termocapsulotomia e permanecem dentro da porção ventral da cápsula anterior; portanto, a expressão *capsulotomia ventral por raios gama* está sendo disseminada para descrever esse processo. Diferentemente da termocapsulotomia, a capsulotomia ventral por raios gama pode ser executada como procedimento ambulatorial, sendo que um pernoite hospitalar costuma ser o máximo de tempo necessário. As relativas vantagens e desvantagens dessa abordagem radiocirúrgica são tema de pesquisas em andamento, incluindo um estudo controlado atual sobre capsulotomia ventral por raios gama para TOC, o primeiro de seu gênero para um procedimento de lesões em psiquiatria. Alguns dados sugerem que os índices de efeitos neuropsiquiátricos adversos podem ser consideravelmente mais baixos no caso de capsulotomia ventral por raios gama do que para procedimentos mais antigos, nos quais volumes muito maiores de tecidos sofriam lesão. Indicações para capsulotomia anterior incluem depressão maior, TOC e outros transtornos graves de ansiedade.

Estimulação cerebral profunda

A ECP para doenças psiquiátricas não é uma ideia nova, embora os aparelhos, as técnicas cirúrgicas e os modelos teóricos de neurocircuitos relevantes tenham avançado. O procedimento envolve a colocação de "fios" cerebrais de pequeno diâmetro (p. ex., 1,3 mm) com múltiplos contatos de eletrodos em núcleos subcorticais ou tratos específicos da substância branca. O cirurgião faz orifícios de trepanação no crânio com anestesia local e, então, coloca os fios, orientado por imagens multimodais e pontos de referência estereotáticos precisos. Geralmente, o procedimento é bilateral. O paciente costuma estar sedado, porém desperto, durante a cirurgia. Mais tarde, o "marca-passo" (também conhecido como neuroestimulador implantável ou gerador de pulsos) é implantado subcutaneamente (p. ex., na parede torácica superior) e conectado, por meio de fios de extensão sob a pele, aos fios cerebrais. Os objetivos da ECP são atingir melhora da eficácia e perfis de efeitos adversos mais favoráveis em comparação com a ablação. Como diversas combinações de eletrodos podem ser ativadas, com polaridade, intensidade e frequência ajustáveis, ECP permite uma modulação mais flexível do funcionamento cerebral, chamada de *neuromodulação*. Assim, os parâmetros podem ser otimizados para cada paciente, mas o processo, que costuma ser executado por um psiquiatra com treinamento especial em contextos ambulatoriais, pode levar bastante tempo e requer acompanhamento dedicado e de longo prazo. Quando não se podem identificar configurações benéficas apesar de todos os esforços, os eletrodos podem ser desativados, e os aparelhos, removidos. Nesse caso, os aparelhos costumam ser retirados apenas parcialmente, sendo que os eletrodos cerebrais são deixados onde estão devido ao pequeno risco de hemorragia que envolve sua remoção. As relativas vantagens e desvantagens da ECP são o tema de pesquisas.

RESULTADO DE TRATAMENTO

No caso de todos os procedimentos ablativos contemporâneos, o resultado não pode ser avaliado de modo confiável durante um período pós-operatório considerável, que pode se estender de 6 meses a 2 anos. Nas primeiras duas ou três décadas deste trabalho, relatos clínicos normalmente empregavam medidas de melhora global, como a Pippard Postoperative Rating Scale, que avalia resultados da seguinte maneira: (1) assintomático; (2) muito melhor; (3) ligeiramente melhor; (4) inalterado; e (5) pior. A maioria dos estudos operacionalizou melhora significativa como as categorias 1 e 2. Ademais, muitos relatos empregam uma medida de gravidade de sintoma que é específica para a indicação do procedimento (p. ex., a Escala Yale-Brown de Obsessões e Compulsões, para TOC, e o Inventário de Depressão de Beck, para depressão maior). A maioria dos estudos se concentra em um ou outro procedimento, e eles são mais bem analisados conforme a abordagem cirúrgica.

Resultado com tractotomia subcaudada

Observou-se melhora significativa em 68% de pacientes com depressão maior, 50% de pacientes com TOC e 62,5% de pacientes com outros transtornos de ansiedade. Pacientes com esquizofrenia, abuso de substância ou transtornos da personalidade não tiveram bons resultados. Efeitos colaterais de curto prazo incluem cefaleia transitória e confusão ou sonolência, as quais normalmente se resolvem em menos de uma semana. Os pacientes costumam ter mobilidade até o terceiro dia do pós-operatório. Síndromes de desinibição transitórias eram comuns. Em 1994, uma revisão de larga escala de 1.300 casos foi conduzida, e concluiu-se que o procedimento permite que 40 a 60% dos pacientes levem vidas normais ou quase normais, com uma redução do índice de suicídio para 1% contra 15% em um grupo-controle com transtornos afetivos maiores semelhantes.

Resultado com cingulotomia anterior

Ocorreu melhora significativa em 62% dos pacientes com transtornos afetivos, 56% com TOC e 79% com outros transtornos de ansiedade. Entre pacientes com depressão unipolar, 60% responderam de modo favorável; entre pacientes com transtorno bipolar, 40% responderam de modo favorável; e, entre pacientes com TOC, 27% foram classificados como respondentes, sendo que outros 27% foram classificados como possíveis respondentes. Efeitos colaterais de curto prazo incluem cefaleia, náusea ou dificuldade para urinar; contudo, eles costumam se resolver em alguns dias. Os pacientes recuperam os movimentos durante as 12 horas seguintes à operação e recebem alta no terceiro ao quinto dia do pós-operatório. Ao longo dos últimos 10 anos, a prática de tratar pacientes que experimentam convulsões perioperatórias com terapia anticonvulsivante crônica foi descontinuada, e não foram observados casos de convulsões recorrentes com novo início. Embora pacientes tenham eventualmente (5% ou menos) observado problemas transitórios de memória, uma análise independente de 34 pacientes foi realizada e demonstrou a inexistência de prejuízos intelectuais ou comportamentais significativos atribuíveis à cingulotomia anterior; um estudo subsequente com 57 pacientes também não encontrou evidências de efeitos adversos neurológicos ou comportamentais duradouros.

Resultado com leucotomia límbica

Ocorreu melhora significativa em 89% dos pacientes com TOC, 78% com depressão maior e 66% com outras condições de ansiedade. Efeitos colaterais de curto prazo incluem cefaleia, letargia ou apatia, confusão e falta de controle dos esfíncteres, os quais podem durar de alguns dias a algumas semanas. Especificamente, é comum que a confusão pós-operatória dure pelo menos vários dias, e os pacientes não recebem alta antes de uma semana. Não houve convulsões nem mortes; contudo, um paciente sofreu perda de memória grave devido à localização inadequada da lesão, e letargia persistente esteve presente em 12% dos casos.

Resultado com capsulotomia anterior

Termocapsulotomia. Uma resposta favorável ocorreu em 50% dos pacientes com TOC e 48% dos pacientes com depressão maior. Efeitos colaterais de curto prazo podem incluir cefaleia ou incontinência transitórias. Confusão pós-operatória com frequência dura até uma semana. A recuperação da capsulotomia com raios gama costuma ser mais rápida e é caracterizada por menos desconforto e praticamente nenhuma confusão, mas os efeitos colaterais da exposição à radiação, principalmente edema cerebral, podem ser retardados em até 8 a 12 meses. No caso de capsulotomia aberta, o paciente costuma recuperar os movimentos em uma questão de horas a dias após a operação, embora a duração da estada hospitalar possa ser influenciada pela duração da confusão. Ganho de peso foi observado como um efeito colateral persistente comum, com aumento médio de massa de 10%.

Capsulotomia ventral por raios gama. A capsulotomia por raios gama foi geralmente bem tolerada e eficaz para pacientes com TOC intratável. Eventos adversos incluíram edema cerebral e cefaleia, pequenos infartos assintomáticos do caudado e possível exacerbação de mania bipolar preexistente. Uma resposta terapêutica, definida de forma conservadora, foi observada em 60% de mais de 50 pacientes que receberam o procedimento mais recente, no qual pares de lesões na cápsula ventral são realizados bilateralmente, com imposição sobre o estriado ventral. O benefício terapêutico foi atingido ao longo de 1 a 2 anos e ficou fundamentalmente estável aos 3 anos. Efeitos adversos incluem edema significativo induzido por radiação, com surgimento meses após o procedimento, aparentemente devido à sensibilidade diferencial à radiação que ainda não é totalmente compreendida. Será necessário acompanhamento de longo prazo para esclarecer riscos e benefícios de capsulotomia ventral por raios gama. O mesmo se aplica a qualquer neurocirurgia, incluindo procedimentos de lesão e estimulação cerebral profunda.

Resultados com ECP

Transtorno obsessivo-compulsivo. Ao longo dos últimos 10 anos, quatro grupos colaboraram de maneira conjunta para o desenvolvimento de ECP no membro anterior ventral da cápsula interna e no estriado ventral adjacente (o VC/VS) para TOC intratável: Leuven/Antuérpia, Butler Hospital/Brown University, Cleveland Clinic e University of Florida. Resultados de longo prazo de estimulação aberta em 26 pacientes mostraram reduções de sintomas clinicamente significativas e melhora funcional em cerca de dois terços dos pacientes. Respostas definidas de modo conservador (reduções iguais ou superiores a 35% na Escala Yale-Brown de Obsessões e Compulsões) foram observadas em um terço dos pacientes no grupo inicial, independentemente do centro de estudo, enquanto o índice de resposta foi superior a 70% na segunda e na terceira coortes de pacientes tratados. O desenvolvimento de ECP psiquiátrica segue o caminho da estimulação para transtornos de movimento, em que vários objetivos foram buscados com benefício terapêutico. Assim como nos transtornos de movimento, efeitos sobrepostos ou convergentes da ECP em locais anatômicos diferentes nos neurocircuitos envolvidos são prováveis e são tema de pesquisas ativas. O mesmo se aplica à ECP para depressão.

Depressão maior. Um corpo de pesquisas de neuroimagens funcionais implica o córtex cingulado subgenual como um nodo em circuitos envolvidos na experiência normal de tristeza, sintomas de doença depressiva e respostas a tratamentos de depressão. A ECP crônica, com duração de até seis meses, foi associada com remissão mantida de depressão em 4 dos 6 pacientes estudados. Outra linha de pesquisa sobre a ECP para depressão foi originada pela pesquisa com TOC mencionada anteriormente e também pelos efeitos antidepressivos relatados da capsulotomia anterior na qual o alvo de estimulação VC/VC foi inicialmente baseado. Os pacientes com TOC, que apresentavam índices elevados de depressão comórbida, responderam ao início da estimulação com melhora do humor e reduções em ansiedade não específica além da ansiedade relacionada ao transtorno. Tais efeitos foram acompanhados, ou mesmo antecedidos, por melhoras na interação social e no funcionamento diário. Um agravamento nesses mesmos domínios clínicos foi percebido em alguns pacientes com a interrupção da estimulação VC/VS. Ademais, mudanças no humor e em ansiedade não específica induzidas pela ECP frequentemente pareceram anteceder as reduções nos sintomas essenciais de TOC.

Resultado entre procedimentos neurocirúrgicos contemporâneos

Embora esse campo esteja se desenvolvendo rapidamente, a conclusão é a de que 40 a 70% de pacientes psiquiátricos cuidadosamente selecionados devem se beneficiar de maneira significativa de tratamento neurocirúrgico contemporâneo. Pode-se esperar que 25% ou mais demonstrem melhora considerável. De modo geral, respostas a procedimentos ablativos parecem marginalmente superiores para depressão maior do que para TOC. Os perfis de efeitos adversos desse grupo de procedimentos são influenciados pelo tamanho da lesão, pela abordagem cirúrgica e pelo uso, ou não, de métodos radiocirúrgicos (nos quais o ritmo de desenvolvimento da lesão é muito lento em comparação com termocoagulação). No entanto, os efeitos adversos são amplamente minimizados em comparação com procedimentos mais antigos. Embora os efeitos colaterais menores de curto prazo possam ser comuns após alguns procedimentos ablativos modernos, consequências adversas graves ou persistentes são relativamente raras. Elas podem incluir convulsões em cerca de 1 a 5% dos casos. Mesmo que ainda se possam observar síndromes frontais, confusão ou déficits cognitivos sutis, o funcionamento cognitivo geral, conforme indicado pelo padrão de quociente de inteligência, geralmente é intensificado, um achado que foi atribuído aos efeitos benéficos predominantes de melhora sintomática. A neurocirurgia psiquiátrica provavelmente reduz mortalidade, conforme evidenciado por dados sobre índices de suicídio comparativos. Ainda assim, pacientes que se submetem a esses procedimentos e não obtêm seus benefícios correm risco particularmente elevado de suicídio consumado. Portanto, assim como com qualquer outro tipo de terapia, os riscos e os benefícios potenciais da neurocirurgia psiquiátrica devem ser avaliados contra os riscos e os benefícios potenciais de se submeter a esse tipo de tratamento.

O advento da ECP na psiquiatria criou um enorme interesse e considerável atividade de pesquisa. Essa terapia é intencionalmente não ablativa, pode ser otimizada para cada paciente, é reversível e se baseia em aparelhos que são (em graus variados) removíveis. A ECP, portanto, pode ser aceita por pacientes que não optariam por procedimentos de lesão (embora o oposto também seja verdadeiro). Com todas as suas vantagens, a ECP exige que os pacientes sejam tratados por equipes altamente especializadas que estejam dispostas e capacitadas para fornecer cuidados de longo prazo. A logística e as despesas envolvidas podem representar entraves significativos. Em contrapartida, os cuidados psiquiátricos podem ser administrados em contextos tradicionais de tratamento após os procedimentos de lesão. Contudo, embora os riscos relativos de efeitos adversos persistentes após ECP ainda devam ser claramente estabelecidos, nesse estágio, os métodos ablativos parecem ter um potencial maior de riscos. Como os índices de resultados adversos são baixos quando procedimentos de lesão modernos são executados em centros altamente especializados, pode haver uma racionalidade particularmente forte por trás do encaminhamento de pacientes adequados para tais centros.

REFERÊNCIAS

Belmaker R, Agam G. Deep brain drug delivery. Brain Stimulation. 2013;6(3):455–456.

deSouza R-M, Moro E, Lang AE, Schapira AH. Timing of deep brain stimulation in Parkinson disease: A need for reappraisal? Ann Neurol. 2013;73(5):565–575.

Dougherty DD, Baer L, Cosgrove GR, Cassem EH, Price BH. Update on cingulotomy for intractable obsessive-compulsive disorder: Prospective long-term follow-up of 44 patients. Am J Psychiatry. 2002;159:269.

Fins JJ, Rezai AR, Greenberg BD. Psychosurgery: Avoiding an ethical redux while advancing a therapeutic future. Neurosurgery. 2006;59(4):713.

Gabriels L, Nuttin B, Cosyns P. Applicants for stereotactic neurosurgery for psychiatric disorders: The role of the Flemish Advisory Board. Acta Psychiatr Scand. 2008;17(5):381.

Greenberg BD, Gabriels LA, Malone DA, Rezai AR, Friehs GM, Okun MS, Shapira NA, Foote KD, Cosyns PR, Kubu CS, Malloy PF, Salloway SP, Giftakis JE, Rise MT, Machado AG, Baker KB, Stypulkowski PH, Goodman WK, Rasmussen SA, Nuttin BJ. Deep brain stimulation of the ventral internal capsule/ventral striatum for obsessive-compulsive disorder: Worldwide experience. Mol Psychiatry. 2010;15(1):64–79.

Greenberg BD, Price LH, Rauch SL, Jenike MA, Malone D. Neurosurgery for intractable obsessive-compulsive disorder and depression: Critical issues. Neurosurg Clin North Am. 2003;14:199.

Heeramun-Aubeeluck A, Lu Z. Neurosurgery for mental disorders: A review. Afr J Psychiatry. 2013;16(3):177–181.

Mayberg HS, Lozano AM, Voon V, McNeely HE, Seminowicz D. Deep brain stimulation for treatment-resistant depression. Neuron. 2005;45:651.

Montoya A, Weiss AP, Price BH, Cassem EH, Dougherty DD. Magnetic resonance imaging-guided stereotactic limbic leukotomy for treatment of intractable psychiatric disease. Neurosurgery. 2002;50(5):1043.

OCD-DBS Collaborative Group. Deep brain stimulation for psychiatric disorders. Neurosurgery. 2002;51(2):519.

Rauch SL. Neuroimaging and neurocircuitry models pertaining to the neurosurgical treatment of psychiatric disorders. Neurosurg Clin North Am. 2003;14(2):213.

Rauch SL, Dougherty DD, Malone D, Rezai A, Friehs G. A functional neuroimaging investigation of deep brain stimulation in patients with obsessive-compulsive disorder. J Neurosurg. 2006;104:558.

Van Laere K, Nuttin B, Gabriels L, Dupont P, Rasmussen SA. Metabolic imaging of anterior capsular stimulation in refractory obsessive compulsive disorder: A key role for the subgenual anterior cingulate and ventral striatum. J Nucl Med. 2006;47:740.

31
Psiquiatria infantil

▲ 31.1 Introdução: desenvolvimento de lactentes, crianças e adolescentes

A natureza transacional do desenvolvimento na primeira infância, na infância e na adolescência, consistindo em uma interação contínua entre predisposição biológica e experiências ambientais, é a base das conceituações atuais de desenvolvimento. Há evidências suficientes de que os resultados observados no desenvolvimento evoluem a partir de interações entre substratos biológicos particulares e eventos ambientais específicos. Por exemplo, o gene transportador da serotonina sensibiliza crianças com experiências adversas de abuso ou negligência precoces no sentido de aumentar o risco de desenvolvimento ulterior de um transtorno depressivo. Além disso, o grau de resiliência e de adaptação, isto é, a capacidade para suportar adversidades sem efeitos negativos, provavelmente seja mediado por glicocorticoides endógenos, citocinas e neurotrofinas. Assim, a alostase, processo de obter estabilidade diante de eventos ambientais adversos, decorre de interações entre desafios ambientais específicos e determinados contextos genéticos que se combinam para produzir uma resposta. É amplamente aceita a probabilidade de que experiências adversas na infância (EAIs) alterem a trajetória do desenvolvimento em um indivíduo, assim como é admitido que, durante a fase inicial do desenvolvimento, o cérebro é bastante vulnerável a lesões. Estudos futuros poderão abrir janelas de plasticidade em crianças mais velhas e adolescentes que afetem também a vulnerabilidade. As alterações tanto na matéria branca como na cinzenta nos cérebros de adolescentes estão vinculadas ao aumento na aquisição de habilidades sociais sutis. Suas capacidades, suas competências e seus interesses em uma grande variedade de avanços tecnológicos – incluindo internet, redes sociais como Facebook, Twitter e Instagram e telefones celulares, apenas para citar alguns – lançaram luz sobre seu potencial de adaptação a novas e desafiadoras demandas.

PERÍODO PRÉ-NATAL, PRIMEIRA INFÂNCIA E INFÂNCIA

As fases do desenvolvimento descritas nesta seção são definidas como segue: fase pré-natal é o período que transcorre desde a concepção até a oitava semana; a fase fetal se estende da oitava semana até o nascimento; a primeira infância começa no nascimento e segue até a idade de 15 meses; a fase de bebê inicia aos 15 meses e dura até os 2 anos e meio; a fase pré-escolar inicia aos 2 anos e meio e vai até os 6 anos; e os anos intermediários são aqueles entre os 6 e os 12 anos de idade.

PERÍODO PRÉ-NATAL

Historicamente, a análise do desenvolvimento humano inicia com o nascimento. Entretanto, nos dias atuais, a influência de fatores uterinos endógenos e exógenos exige que os programas de desenvolvimento levem em consideração os eventos intrauterinos. O lactente não é uma *tabula rasa*, uma superfície polida em que as influências externas gravam padrões. Ao contrário, o recém-nascido já foi influenciado por uma miríade de fatores que ocorreram na segurança do ventre materno, cujo resultado produziu uma grande variedade de diferenças individuais entre os lactentes. Por exemplo, os estudos realizados por Stella Chess e Alexander Thomas (descritos mais adiante) demonstraram que há uma ampla gama de diferenças temperamentais entre os recém-nascidos. O estresse materno, que se manifesta pela produção de hormônios adrenais, também influencia essas características comportamentais.

O espaço de tempo em que ocorre o desenvolvimento do embrião até a formação do feto é conhecido como período pré-natal. Após a implantação, o óvulo começa a se dividir e passa a ser designado embrião. O crescimento e o desenvolvimento ocorrem em passos rápidos; depois de 8 semanas, a forma é reconhecidamente humana, e o embrião já se transformou em feto. A Figura 31.1-1 mostra a imagem ultrassonográfica de um feto com 9 e 15 semanas no útero.

O feto mantém um equilíbrio interno que, com efeitos variáveis, interage continuamente com o ambiente intrauterino. De maneira geral, a maior parte dos distúrbios é multifatorial, isto é, resultam de uma combinação de efeitos, alguns podendo ser complementares. De modo habitual, os danos que ocorrem no estágio fetal têm um impacto mais global, se comparados aos que acontecem após o nascimento, tendo em vista que o crescimento rápido torna os órgãos mais vulneráveis. Os meninos são mais suscetíveis aos danos do desenvolvimento do que as meninas; os geneticistas reconhecem que tanto em seres humanos como em animais, os fetos do sexo feminino têm propensão a um maior vigor biológico em comparação aos do sexo masculino, possivelmente em razão do segundo cromossomo X.

Vida pré-natal

Grande parte das atividades biológicas ocorre no útero. Os fetos envolvem-se em uma grande variedade de comportamentos que são necessários para sua adaptação fora do ventre materno. Por exemplo, eles sugam o polegar e os dedos; dobram e desdobram o corpo; e, por fim, assumem a posição na qual seu occipício se coloca em

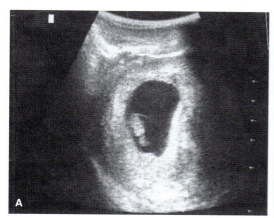 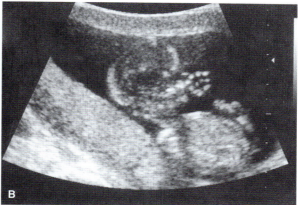

FIGURA 31.1-1
A. Ultrassonografia de um feto com 9 semanas; **B.** O mesmo feto com 15 semanas (Cortesia de K.C.Attwell, M.D.).

uma configuração anterior de vértice, que é aquela em que costumam sair do útero.

Comportamento. As mulheres grávidas são extraordinariamente sensíveis aos movimentos pré-natais. Elas descrevem seus bebês que ainda não nasceram como ativos ou passivos, chutam com vigor ou giram ao redor do útero, que ficam tranquilos quando elas estão ativas e que começam a chutar quando tentam repousar.

Em geral as mulheres detectam os movimentos fetais depois de 16 a 20 semanas de gestação; por volta da décima quarta semana, os fetos movimentam artificialmente todo o corpo por meio da estimulação de suas superfícies cutâneas ventrais no interior do útero. Eles conseguem ouvir na décima oitava semana e respondem aos sons altos com contrações musculares, movimentos e aumento na frequência cardíaca. A incidência de luz intensa na parede abdominal de mulheres com 20 semanas de gestação produz alterações na frequência cardíaca e na posição fetal. As estruturas retinais começam a funcionar nesse momento. As pálpebras abrem aos 7 meses. O olfato e o paladar também se desenvolvem nessa ocasião, sendo que o feto responde às substâncias que possam ser injetadas no saco amniótico, como, por exemplo, os meios de contraste. Alguns reflexos que se apresentam no nascimento já existem no útero: o reflexo de preensão palmar, que surge na décima sétima semana; o reflexo de Moro (reflexo de alarme), que surge na vigésima quinta; e o de sucção, que surge por volta da vigésima oitava semana.

Sistema nervoso. O sistema nervoso tem origem na placa neural, que é um espessamento ectodérmico dorsal que surge em torno do décimo sexto dia de gestação. Em torno da sexta semana, parte do tubo neural se transforma em uma vesícula cerebral que, mais tarde, se torna os hemisférios cerebrais (Fig. 31.1-2).

O córtex cerebral começa a se desenvolver na décima semana, porém as camadas não aparecem até o sexto mês de gestação; os córtices sensorial e motor são formados antes do córtex de associação. Alguma função do cérebro foi detectada no útero por meio das respostas encefalográficas fetais aos sons. O cérebro humano pesa aproximadamente 350 gramas no nascimento e 1.450 gramas depois do desenvolvimento adulto completo, correspondendo a um aumento de quatro vezes, sobretudo no neocórtex. Quase a totalidade desse aumento é decorrência do crescimento no número e nas ramificações dos dendritos, que estão estabelecendo novas conexões. Após o nascimento, o número de neurônios novos é inexpressivo. As contrações uterinas podem contribuir para o desenvolvimento neural fetal estimulando o desenvolvimento da rede neural para receber e transmitir impulsos sensoriais.

Poda neuronal (*pruning*)

Poda neuronal refere-se à remoção programada durante o processo de desenvolvimento dos neurônios, das sinapses, dos axônios e de outras estruturas cerebrais, a partir da quantidade original presente no nascimento, reduzindo-a para um número menor. Assim, o cérebro em desenvolvimento possui estruturas e elementos celulares que não existem nos cérebros mais velhos. O cérebro fetal produz mais neurônios do que a quantidade que será necessária na vida adulta. Por exemplo, no córtex visual, o número de neurônios aumenta desde o nascimento até a idade de 3 anos, diminuindo a partir desse ponto. Outro exemplo é que o cérebro adulto contém menos conexões neurais, em comparação aos anos iniciais e intermediários da infância. Algumas partes do córtex cerebral têm uma quantidade aproximadamente duas vezes maior de sinapses durante a fase inicial da vida pós-natal, em comparação à vida adulta.

A poda neuronal libera o sistema nervoso das células que exerceram sua função no desenvolvimento do cérebro. Alguns neurônios, por exemplo, existem apenas para produzir fatores neutróficos ou de crescimento e são programados para morrer – processo conhecido por apoptose – depois que essa função for concluída.

A implicação dessas observações é que os cérebros imaturos podem, mais tarde, ser vulneráveis em locais sem sensibilidade para lesões. O desenvolvimento da substância branca do cérebro humano antes de 32 semanas de gestação é especialmente sensível aos danos causados por lesões hipóxicas e isquêmicas, bem como aos distúrbios metabólicos. Os receptores de neurotransmissores que se localizam no terminal sináptico estão sujeitos a lesões decorrentes de estimulação excessiva produzida por aminoácidos excitatórios (p. ex., glutamato, aspartato), processo conhecido por excitotoxicidade. Pesquisas em andamento estão analisando as implicações desses eventos na etiologia de transtornos neuropsiquiátricos como a esquizofrenia em crianças e em adultos.

Estresse materno

O estresse materno está correlacionado a níveis elevados de hormônios do estresse (epinefrina, norepinefrina e hormônios adrenocorticotróficos) na corrente sanguínea fetal, que agem diretamente na rede neuronal do feto, aumentando a pressão arterial, a frequência

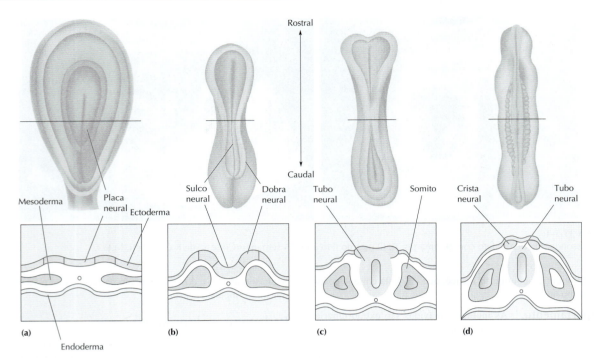

FIGURA 31.1-2
Formação do tubo neural e da crista neural. Estas ilustrações esquemáticas seguem o desenvolvimento inicial do sistema nervoso no embrião. Os desenhos acima são visões dorsais do embrião; os abaixo são cortes transversais. **A.** O sistema nervoso central (SNC) embrionário primitivo inicia como uma camada fina de ectoderma. **B.** A primeira etapa importante no desenvolvimento do sistema nervoso é a formação do sulco neural. **C.** As paredes do sulco, denominadas dobras neurais, juntam-se e fundem-se, formando o tubo neural. **D.** Os pedaços de ectoderma neural que são puxados para fora quando o tubo neural se enrola no sentido ascendente denominam-se crista neural, que é a origem do sistema nervoso periférico (SNP). Os somitos são mesodermas que dão origem à maior parte do sistema esquelético e dos músculos. (Reimpressa, com permissão, de Bear MF, Conners BW, Paradiso MA, eds. *Neuroscience: Exploring the Brain*. 2ª ed. Philadelphia: Lippincott Williams & Wilkins. 2001 : 179).

cardíaca e o nível de atividade. As mães com níveis elevados de ansiedade têm maior probabilidade de dar à luz bebês hiperativos, irritáveis e de baixo peso ao nascer, com problemas para se alimentar e para dormir, se comparadas àquelas com baixos níveis de ansiedade. Mães com febre provocam elevação na temperatura do feto.

Distúrbios genéticos

Em muitos casos, a orientação genética depende do diagnóstico pré-natal. As técnicas diagnósticas mais utilizadas incluem amniocentese (aspiração transabdominal do líquido do saco amniótico), exames ultrassonográficos, estudos radiográficos, fetoscopia (visualização direta do feto), coleta de amostras do sangue e da pele fetais, coleta de amostras do vilo coriônico e rastreamento da α-fetoproteína. Em aproximadamente 2% das mulheres testadas, os resultados são positivos para algumas anormalidades, incluindo distúrbios com ligação ao X, defeitos no tubo neural (detectados por níveis elevados de α-fetoproteina), distúrbios cromossômicos (p. ex., trissomia do cromossomo 21) e vários erros inatos de metabolismo (p. ex., doença de Tay-Sachs e lipoidoses). A Figura 31.1-3 ilustra a presença de hipertelorismo nos olhos.

Alguns testes diagnósticos apresentam um grande risco; por exemplo, cerca de 5% das mulheres que se submetem a uma fetoscopia acabam abortando. A amniocentese, que geralmente é feita entre a décima quarta e a décima sexta semanas de gestação, produz danos fetais ou provoca abortos em menos de 1% das mulheres submetidas ao teste. Quase 98% dos testes pré-natais em gestantes não revelam a presença de qualquer anormalidade fetal. Esses testes são recomendados para mulheres com idade acima de 35 anos e para as que tenham história familiar de defeitos congênitos.

A reação dos pais aos defeitos de nascimento pode incluir sentimento de culpa, ansiedade ou raiva, uma vez que os piores receios durante a gestação se tornam realidade. Observa-se algum grau de depressão relacionada à perda da fantasia da criança perfeita antes que os pais desenvolvam estratégias de enfrentamento mais ativas. A interrupção da gestação devido a de um defeito conhecido ou suspeito é a opção escolhida por algumas mulheres.

Uso materno de drogas

Álcool. O consumo de álcool durante o período de gestação é uma das principais causas de defeitos físicos e mentais de nascença em crianças. Cada ano, até 40 mil bebês nascem com algum grau de lesão relacionada ao álcool. De acordo com relatos do National Institute on Drug Abuse (NIDA), 19% das mulheres grávidas consumiram álcool durante o período de gestação, sendo as taxas mais elevadas entre mulheres brancas.

A síndrome do alcoolismo fetal (Fig. 31.1-4) afeta cerca de um terço dos lactentes nascidos de mulheres alcóolatras. Essa síndrome caracteriza-se pelo retardo no crescimento com origem pré-

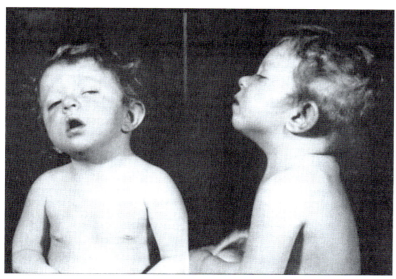

FIGURA 31.1-3
Hipertelorismo. Observa-se uma grande distância entre os olhos, ponte nasal plana e estrabismo externo (Cortesia de Michael Malone M.D. Children's Hospital, Washington, DC).

-natal (altura, peso); anormalidades menos importantes, como microftalmia (globos oculares pequenos), fissuras palpebrais curtas, hipoplasia maxilar (subdesenvolvimento), filtro labial liso ou curto e lábio superior muito fino; já as manifestações no sistema nervoso central (SNC) incluem microcefalia (circunferência da cabeça abaixo do terceiro percentil), história de desenvolvimento tardio, hiperatividade, déficits de atenção, dificuldades de aprendizado, déficits intelectuais e convulsões. A incidência de lactentes nascidos com a síndrome do alcoolismo fetal é de aproximadamente 0,5 em cada 1.000 nascimentos vivos.

Alguns estudos indicam que o consumo de álcool durante a gestação pode contribuir para o transtorno de déficit de atenção/hiperatividade (TDAH). Experimentos realizados em animais mostraram que o álcool diminui o número de neurônios de dopamina ativos na área do mesencéfalo e que o TDAH está associado a atividade dopaminérgica reduzida no cérebro.

Tabagismo. O tabagismo durante o período de gestação está associado a nascimentos prematuros e peso abaixo da média ao nascer. Alguns relatos associaram a síndrome da morte súbita infantil (SMSI) a mães fumantes.

Outras substâncias. A maconha (usada por 3% das mulheres grávidas) e a cocaína (usada por 1%) são as duas drogas ilícitas mais comuns, seguidas pela heroína. O uso crônico da maconha está

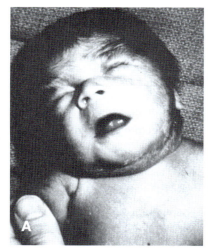
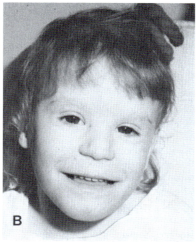

FIGURA 31.1-4
Fotografias de crianças com a "síndrome do alcoolismo fetal". **A.** Caso grave. **B.** Criança levemente afetada. Observam-se em ambas as crianças fissuras palpebrais curtas e hipoplasia maxilar. Via de regra, o defeito inclui outras anormalidades craniofaciais. Os defeitos cardiovasculares e as deformidades nos membros também são sintomas comuns dessa síndrome (De Langman J. *Medical Embryology*. 7ª ed. Philadelphia: Williams & Williams; 1995:108, com permissão).

associado a baixo peso no nascimento, prematuridade e sintomas semelhantes a abstinência, incluindo choro excessivo, tremores e hiperêmese (vômito grave e crônico). O uso de *crack* por mulheres durante o período de gestação foi relacionado a anormalidades comportamentais, como aumento na irritabilidade e no choro, bem como redução no desejo de contato humano. Os lactentes nascidos de mães dependentes de narcóticos sofrem da síndrome de abstinência no nascimento.

A exposição pré-natal às várias medicações prescritas também poderá resultar em anormalidades. Os medicamentos comuns que têm efeitos teratogênicos incluem antibióticos (tetraciclinas), anticonvulsivantes (valproato, carbamazepina, fenitoína [Dilantin]), progesterona-estrogênio, lítio e varfarina. A Tabela 31.1-1 apresenta uma descrição das etiologias de malformações que podem surgir durante o primeiro ano de vida.

PRIMEIRA INFÂNCIA

O parto de um feto marca o início da primeira infância. O recém-nascido médio pesa aproximadamente 3.400 gramas. Os fetos menores, definidos como aqueles com peso no nascimento abaixo do décimo percentil para a idade gestacional, ocorrem em torno de 7% das gestações. Depois de 26 a 28 semanas de gestação, o feto com nascimento prematuro tem boas chances de sobrevivência. Arnold Gesell desenvolveu alguns marcos evolutivos que são amplamente utilizados na pediatria e na psiquiatria pediátrica. Esses marcos descrevem a sequência do comportamento motor, adaptativo, pessoal e social das crianças desde o nascimento até a idade de 6 anos (Tab. 31.1-2).

TABELA 31.1-1
Causas de malformações humanas observadas durante o primeiro ano de vida

Causa suspeita	% do total
Genética	
Doença genética autossômica	15 a 20
Citogênica (anormalidades cromossômicas)	5
Desconhecida	
Poligênica	
Multifatorial (interações entre genética e ambiente)	
Erro espontâneo de desenvolvimento	
Interações sinergísticas de teratógenos	
Ambientais	
Condições maternas: diabetes; endocrinopatias; deficiências nutricionais; inanição; vício em medicamentos e substâncias	4
Infecções maternas: rubéola, toxoplasmose, sífilis, herpes, doença da inclusão citomegálica, varicela, encefalite equina venezuelana, parvovírus B19	3
Problemas mecânicos (deformações): constrições medulares anormais, disparidade entre o tamanho do útero e os conteúdos uterinos	1 a 2
Produtos químicos, medicamentos, radiação, hipertermia	<1
Exposições pré-concepcionais (excluindo agentes cancerígenos e mutagênicos)	<1

(Reimpressa de Brent RL, Beckman DA. Environmental teratogens. *Bull NY Acad Med*. 1990; 66:125, com permissão).

Lactentes prematuros são definidos como aqueles com gestação inferior a 34 semanas ou peso de nascimento abaixo de 2.500 gramas. Eles têm um risco elevado de apresentar incapacidades de aprendizado, como dislexia; problemas emocionais e comportamentais; retardo mental; e de sofrer abuso infantil. A cada 100 gramas de incremento de peso, iniciando com cerca de 1.000 gramas, os lactentes têm chances progressivamente melhores de sobrevivência. Um feto com 36 semanas tem menos chances de sobreviver que um feto de 3.000 gramas que tenha nascido próximo ao fim do período gestacional normal. A Tabela 31.1-5 apresenta as diferenças entre bebês nascidos no período normal de gestação e bebês prematuros.

Lactentes pós-maduros são definidos como aqueles que nascem 2 semanas ou mais além da data esperada de nascimento. Levando-se em consideração que a gestação no prazo normal é calculada como o período que se estende até 40 semanas contadas a partir do último período menstrual e que o momento exato da fertilização é variável, a incidência de pós-maturidade é elevada caso se fundamente apenas na história menstrual. Via de regra, os bebês pós-maduros têm unhas compridas, lanugo escasso, mais couro cabeludo do que o habitual e estado de alerta aumentado.

Marcos evolutivos importantes em lactentes

Reflexos e sistemas de sobrevivência no nascimento. Os reflexos são presenças normais no nascimento. Eles incluem o reflexo fundamental (ato de roçar ou friccionar os lábios em resposta a estimulações perioriais), o da preensão palmar, o plantar (sinal de Babinski), reflexos no joelho, os abdominais, o de Moro (Fig. 31.1-6) e o do pescoço tônico. Em crianças normais, o reflexo da preensão palmar, o de Moro e o do pescoço tônico desaparecem em torno do quarto mês. Em geral, o reflexo de Babinski desaparece próximo ao décimo segundo mês.

Os sistemas de sobrevivência – respirar, sugar, engolir e homeostase circulatória e da temperatura – são relativamente funcionais no nascimento, embora os órgãos sensoriais ainda não tenham se desenvolvido por completo. Diferenciações ulteriores das funções neurofisiológicas dependem de um processo ativo de reforço estimulador do ambiente externo, como, por exemplo, pessoas tocando e dando palmadinhas no lactente. Os bebês recém-nascidos permanecem acordados somente durante um curto período de tempo por dia; os movimentos oculares rápidos (REMs) e os não rápidos (NREMs) no sono estão presentes no nascimento. Outros comportamentos espontâneos incluem choro, sorriso e ereção peniana em meninos. Os lactentes com 1 dia de vida conseguem detectar o cheiro do leite materno, e aqueles com 3 dias conseguem distinguir a voz da mãe.

Linguagem e desenvolvimento cognitivo. No nascimento, os lactentes conseguem fazer ruídos, como o choro, por exemplo, porém conseguem vocalizar apenas por volta de 8 semanas. Nesse momento, os sons guturais e balbuciantes ocorrem de forma espontânea, principalmente em resposta à mãe. A persistência e a evolução futura das vocalizações das crianças dependem do reforço positivo dos pais. O desenvolvimento da linguagem acontece em estágios bem-delineados, conforme ilustra a Tabela 31.1-3.

No final da primeira infância (cerca dos 2 anos de idade), os lactentes já transformaram os reflexos em ações voluntárias que são os pilares da cognição. Eles começam a interagir com o ambiente, a experimentar *feedbacks* do próprio corpo e a tornar mais intencionais as suas ações. Ao final do segundo ano de vida, as crianças começam a usar jogos simbólicos e a linguagem.

TABELA 31.1-2
Marcos importantes do desenvolvimento comportamental normal

Idade	Comportamento motor e sensorial	Comportamento adaptativo	Comportamento pessoal e social
Desde o nascimento até 4 semanas	Reflexo da mão para a boca, reflexo de preensão. Reflexo fundamental (lábios franzidos em resposta a uma estimulação perioral), reflexo de Moro (extensão digital quando estiver assustado), reflexo de sucção, reflexo de Babinski (extensão dos dedos ao tocar a sola do pé). Diferenciação de sons (orienta-se com a voz humana) e de paladar doce e amargo. Acompanhamento visual. Distância focal fixa de 20 cm. Movimentos alternados para engatinhar. Movimentos laterais da cabeça na posição em prono.	Comportamento que antecipa a proximidade da alimentação depois de 4 dias. Resposta aos sons de chocalho e de sino. Observação momentânea de objetos em movimento.	Responsividade à face, aos olhos e à voz da mãe nas primeiras horas de vida. Sorriso endógeno. Brincadeiras independentes até 2 anos de vida. Acalma-se quando no colo. Face impassível.
4 semanas	Predominância das posições do reflexo tônico do pescoço. Punhos cerrados. A cabeça costuma cair, porém permanece ereta por alguns segundos. Fixação visual, visão estereoscópica (12 semanas).	Acompanhamento de objetos em movimento até a linha média. Demonstra pouco interesse e derruba imediatamente os objetos.	Observa a face e diminui a atividade. Responsividade à fala. Sorri, preferencialmente para a mãe.
16 semanas	Predominância de posturas simétricas. Mantém a cabeça equilibrada. Elevação da cabeça a 90° na posição em prono sobre o antebraço. Acomodação visual.	Acompanhamento de objetos com movimentos lentos. Ativação dos braços ao ver objetos balançando.	Sorriso social espontâneo (exógeno) Consciência de situações estranhas.
28 semanas	Senta-se com firmeza e se inclina para a frente com apoio nas mãos. Saltita ativamente quando em pé.	Uma das mãos se aproxima e agarra um brinquedo. Bate e agita o chocalho. Transfere os brinquedos.	Leva os pés à boca. Dá palmadinhas na imagem refletida no espelho. Começa a imitar os sons e as ações da mãe.
40 semanas	Senta-se sozinho com boa coordenação. Engatinha. Consegue ficar em pé sozinho. Aponta com o dedo indicador.	Compara dois objetos na linha média. Tenta rabiscar alguma coisa.	A ansiedade de separação manifesta-se quando percebe que foi afastado da mãe. Responde a brincadeiras sociais, como bater palminhas e brincar de esconde-esconde. Come bolacha sem ajuda e segura a mamadeira.
52 semanas	Caminha com uma das mãos sendo segurada. Fica em pé sozinho por pouco tempo.	Busca novidades.	Colabora ao se vestir.
15 meses	Começa a andar. Sobe escadas engatinhando.		Aponta ou vocaliza suas vontades. Arremessa objetos por brincadeira ou recusa.
18 meses	Caminha com coordenação e raramente cai. Agarra uma bola. Sobe escadas com uma das mãos sendo segurada.	Constrói uma torre com três ou quatro cubos. Faz rabiscos espontaneamente e finge estar escrevendo.	Alimenta-se sozinho parcialmente, derrama as coisas. Puxa os brinquedos com um cordão. Carrega ou abraça um brinquedo especial, como uma boneca. Imita alguns padrões comportamentais com um ligeiro atraso.
2 anos	Corre bem, sem cair. Chuta bolas grandes. Sobe e desce escadas sem ajuda. Aumento nas habilidades motoras finas.	Constrói uma torre com seis ou sete cubos. Faz o alinhamento de cubos imitando trens. Inicia golpes verticais e circulares. Desenvolvimento de comportamentos originais.	Veste roupas simples. Imita familiares. Refere-se a si mesmo pelo nome. Diz "não" para a mãe. A ansiedade de separação começa a diminuir. Demonstrações organizadas de amor e de protesto. Brincadeiras paralelas (brinca lado a lado, porém não interage com outras crianças).
3 anos	Anda de triciclo. Salta dos degraus mais baixos da escada. Alterna os pés ao subir escadas.	Constrói torres de 9 ou 10 cubos. Imita uma ponte com três cubos. Copia um círculo e uma cruz.	Calça os sapatos. Desabotoa botões. Alimenta-se bem sem ajuda. Compreende quando é sua vez em jogos.
4 anos	Desce escadas com um passo de cada vez. Eleva-se em um pé por 5 a 8 segundos.	Copia uma cruz. Repete quatro dígitos. Conta três objetos e os aponta de modo correto.	Lava e seca o próprio rosto. Escova os dentes. Brincadeiras em associação ou em conjunto (brinca de forma cooperativa com outras crianças).
5 anos	Saltita usando alternadamente os pés. Em geral tem controle total do esfíncter. Melhora a coordenação fina.	Copia um quadrado. Desenha uma pessoa reconhecível com uma cabeça, um corpo e membros. Conta 10 objetos com precisão.	Veste-se e despe-se sem ajuda. Desenha algumas letras. Brinca com jogos de exercícios competitivos.
6 anos	Consegue andar de bicicleta.	Escreve o nome. Copia triângulos.	Amarra os sapatos.

(Adaptada de Arnold Gessell, M.D., e Stella Chess, M.D.)

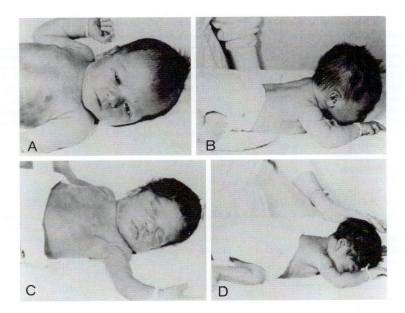

FIGURA 31.1-5
Contraste entre recém-nascidos a termo (**A** e **B**) e recém-nascidos prematuros (**C** e **D**). Observa-se que o bebê em **C** estende os braços flacidamente e sente dificuldade em erguer a cabeça para limpar o nariz e a boca em **D**. (Reimpressa de Stone LJ, Church J. *Childhood and Adolescence*. 4ª ed. New York: Random House; 1979:7, com permissão).

Jean Piaget (1896-1980), um psicólogo suíço, observou a crescente capacidade em crianças jovens (incluindo a sua própria) para pensar e raciocinar. A Tabela 31.1-4 apresenta uma descrição dos estágios de Piaget do desenvolvimento cognitivo.

Desenvolvimento emocional e social. Em torno das 3 semanas de vida, os lactentes imitam os movimentos faciais dos cuidadores adultos. Eles abrem a boca e mostram a língua em resposta aos adultos que procederem da mesma forma. Próximo do terceiro e quarto mês, esses comportamentos se desencadeiam com mais facilidade. Acredita-se que essas imitações de comportamentos sejam os precursores da vida emocional dos lactentes. A resposta ao sorriso acontece em duas fases: a primeira é o sorriso endógeno, que é espontâneo, ao longo dos primeiros 2 meses, e não se relaciona a estimulações externas; a segunda é o sorriso exógeno, que é estimulado a partir do mundo exterior, em geral pela mãe, e ocorre em torno da décima sexta semana.

Os estágios do desenvolvimento emocional são paralelos aos do desenvolvimento cognitivo. Na realidade, os cuidadores fornecem grande parte do estímulo para ambos os aspectos do crescimento mental. Os lactentes humanos dependem totalmente dos adultos para a sobrevivência. Por meio de interações calorosas e previsíveis, seu repertório social e emocional expand com a interação das respostas sociais dos cuidadores (Tab. 31.1-5).

No primeiro ano, o temperamento dos lactentes é muito variável e está intimamente associado a estados internos, como a fome. Ao evoluir na direção do segundo ou terceiro terço do primeiro ano, ele se desenvolve cada vez mais em relação aos exem-

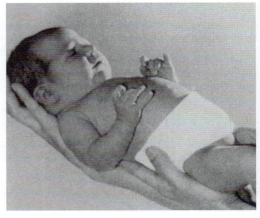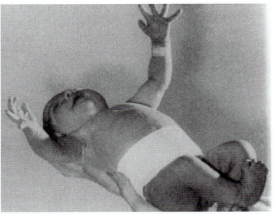

FIGURA 31.1-6
Reflexo de Moro (Reimpressa de Stone LJ, Church J. *Childhood and Adolescence*. 4ª ed. New York: Random House; 1979:14, com permissão).

TABELA 31.1-3
Desenvolvimento da linguagem

Idade e estágio de desenvolvimento	Domínio da compreensão	Domínio da expressão
0 a 6 meses	Apresenta respostas assustadas a sons altos e repentinos; Tenta localizar os sons girando os olhos ou a cabeça; Aparentemente ouve os interlocutores, pode responder com um sorriso; Reconhece vozes de alerta, raivosas e amigáveis; Responde ao ouvir seu próprio nome.	Apresenta vocalizações além do choro; Tem choros diferentes para fome e dor; Faz vocalizações para demonstrar prazer; Brinca de emitir sons balbuciantes (uma série repetida de sons).
7 a 11 meses Prestando atenção na linguagem	Mostra audição seletiva (controle voluntário das respostas aos sons); Ouve música ou canta com interesse; Reconhece "não", "quente" e o próprio nome; Olha para quadros indicados por até 1 minuto; Ouve conversas sem se distrair com outros sons.	Responde ao próprio nome com vocalizações; Imita a melodia de elocuções; Utiliza jargões (linguagem própria); Faz gestos (balança a cabeça para dizer não); Tem explicações ("oh-oh"); Brinca com jogos de linguagem (bater palminhas e esconde-esconde).
12 a 18 meses Palavras simples	Faz discriminações grosseiras entre sons distintos (sinos vs. cachorro vs. buzina vs. voz da mãe ou voz do pai); Identifica partes básicas do corpo, nomes de objetos comuns; Aprende palavras novas todas as semanas; Consegue identificar objetos simples (nenê, bola, etc.) de um grupo de objetos ou fotos; Entende até 150 palavras aos 18 meses.	Utiliza palavras simples (a idade média da primeira palavra é de 11 meses, em torno dos 18 meses a criança utiliza até 20 palavras); "Conversa" com brinquedos, consigo mesma ou com outras pessoas usando padrões longos de jargões e palavras ocasionais; Aproximadamente 25% das elocuções são inteligíveis; Todas as vogais são articuladas de forma correta; Com frequência, as consoantes iniciais e finais são omitidas.
12 a 24 meses (1 a 2 anos) Mensagens com duas palavras	Responde a direcionamentos simples ("Dê-me a bola"); Responde a comandos de ações ("Venha aqui", "Sente-se"). Entende o significado dos pronomes (eu, ele, ela, você). Começa a entender frases mais complexas ("Quando formos ao mercado, vou comprar alguns doces para você").	Utiliza lalações com duas palavras ("Mamãe meia", "todos embora", "bola aqui"); Imita sons ambientais nas brincadeiras ("mu", "mmm-mmm", etc.); Refere-se a si mesmo pelo nome; Começa a usar pronomes; Ecoa duas ou mais entre as últimas palavras de uma frase; Começa a usar lalações telegráficas com três palavras ("bola toda sumiu", "eu ir agora"); Entre 26 a 50% das lalações são inteligíveis; Utiliza a linguagem para pedir as coisas.
24 a 36 meses (2 a 3 anos) Formação gramatical	Compreende as pequenas partes do corpo (cotovelo, queixo, sobrancelha); Compreende as categorias de nomes familiares (avó, bebê). Compreende o tamanho (pequeno, grande). Compreende a maior parte dos adjetivos. Compreende as funções (por que comemos, por que dormimos).	Utiliza frases reais por meio de palavras com função gramatical (pode, desejo, o, um). Via de regra, anuncia as intenções antes de agir; "Conversa" com outras crianças, geralmente apenas monólogos; Jargões e ecolalia em geral saem gradualmente do vocabulário aumentado da fala (até 270 palavras aos 2 anos e 895 palavras aos 3 anos); Entre 50 a 80% da fala é inteligível, sendo que as consoantes p, b e m são articuladas de forma correta; A fala pode apresentar perturbações rítmicas.
36 a 54 meses (3 a 4 anos e meio) Desenvolvimento gramatical	Compreende o sentido das preposições (sob, atrás, entre). Compreende muitas palavras (até 3.500 aos 3 anos, 5.500 aos 4 anos). Compreende o sentido de causa e efeito (O que faz quando está com fome? Com frio?). Compreende as analogias (Comida é para comer, leite é para _____).	Articulação correta das consoantes n, w, ng, h, t, d, k, g; Utiliza a linguagem para relatar incidentes do passado; Utiliza uma ampla faixa de formas gramaticais: plurais, passado, negativos, perguntas; Brinca com a linguagem: faz rimas, exagera; A fala é 90% inteligível, erros ocasionais no ordenamento dos sons nas palavras; É capaz de definir as palavras; O uso egocêntrico da linguagem é raro; Consegue repetir corretamente frases com 12 sílabas; Ainda ocorrem alguns erros gramaticais.
55 meses em diante (a partir de 4 anos e meio) Comunicação autêntica	Compreende os conceitos de números, velocidade, tempo e espaço; Compreende o sentido de esquerdo e direito; Compreende termos abstratos; É capaz de classificar itens em classes semânticas.	Utiliza a linguagem para contar histórias, compartilhar ideias e discutir alternativas; Aumenta o uso de gramática variada; Autocorreção espontânea de erros gramaticais; Estabilização da articulação de f, v, s, z, l, r e de grupos consonantais; A fala é 100% inteligível.

(Reimpressa de Rutter M, Hersov L, eds. *Child and Adolescent Psychiatry*. London: Blackwell; 1985, com permissão).

TABELA 31.1-4
Estágios de Piaget do desenvolvimento cognitivo

Período de desenvolvimento	Estágios cognitivos espaciais	Conquistas cognitivas
Gestacional		O feto consegue "aprender" sons e responde a eles de forma diferenciada após o nascimento.
Primeira infância: Desde o nascimento até 2 anos	Sensório-motor Inclui conceitos:	Bebês "pensam" com seus olhos, ouvidos e sentidos.
Nascimento - 1 mês	Reflexivo; egocêntrico (as pesquisas mais recentes refutam isso).	Os recém-nascidos aprendem a associar carícias com amamentação.
4 a 8 meses	Circulação secundária: procura objetos que estão parcialmente escondidos.	Os recém-nascidos aprendem a sugar para produzir determinadas exibições visuais ou músicas.
8 a 12 meses	Circulação secundária coordenada: esconde-esconde, encontra objetos escondidos.	Consegue se lembrar pelo período de 1 mês. Consegue brincar com os pais procurando objetos que estão parcialmente escondidos.
12 a 18 meses	Circulação terciária: explora propriedades e deixa cair objetos.	A memória melhora.
18 meses a 2 anos	Representação mental, brinca de faz-de-conta; memória de objetos.	Partes do corpo usadas como objetos. Consegue encaixar um objeto dentro do outro. Lembra-se de objetos escondidos. Deixa cair objetos do berço. Reconhece sons de animais; dá nome aos objetos. Conhece as partes do corpo e retratos familiares. Compreende causas não visíveis.
Início da infância: 2 a 7 anos		
2 a 7 anos	Pré-operatório	Os pré-escolares usam símbolos.
	Inclui conceitos: Egocentrismo: "Quero comer isto também". Animista: "Tenho medo da lua". Falta de hierarquia: "Onde devo colocar esses blocos?" Centralização: "Quero agora e não depois do jantar". Irreversibilidade: "Não sei como voltar para aquele quarto".	Desenvolvimento da linguagem e do faz-de-conta. Nenhum sinal de lógica. Crianças com 3 anos conseguem contar 2 a 3 objetos; reconhecem as cores e a idade. Crianças com 4 anos conseguem criar fantasias sem um suporte concreto.
2 a 5 anos	Raciocínio transdutivo: "Temos de ir por este caminho porque é o caminho pelo qual papai vai".	Crianças com 5 a 6 anos têm senso de humor; sabem distinguir entre o bem e o mal: conseguem executar algumas tarefas. Crianças com 7 a 11 anos têm boa memória, relembram; conseguem solucionar problemas.
Fase intermediária da infância: 6 a 11 anos; depois de 6 anos; 7 a 11 anos		
	Operatório concreto	As crianças começam a pensar logicamente.
	Inclui conceitos:	Compreendem a conservação da matéria.
	Classificação hierárquica – organiza os carros pelo tipo.	A quantidade de leite congelado é a mesma de quando estava em estado líquido.
	Reversibilidade – consegue brincar com jogos que exigem movimentos para a frente e para trás (p. ex., jogo de damas, *triple king*). Conservação – perde duas moedas de 10 centavos e procura pelas mesmas moedas. Descentralização – preocupa-se com pequenos detalhes, é obsessivo. Operações espaciais – gosta de usar modelos para determinadas direções. Decalagem horizontal – conservação de peso, lógica. Inferência transitiva – silogismos; compara tudo, nomes comerciais importantes.	Conseguem organizar objetos em hierarquias. Parecem racionais e organizadas.
Adolescência: 11 a 19 anos		
11 anos em diante	Operatório formal	
	Inclui conceitos:	Abstração e razão.
	Hipotético – raciocínio dedutivo; o adolescente pensa rápido ou se desculpa. Audiência imaginária – todas as pessoas estão olhando para eles. Fábula pessoal – opinião pessoal inflada. Pensamento proposicional – lógico.	Conseguem pensar em todas as possibilidades.

TABELA 31.1-5
Desenvolvimento emocional

Primeiros estágios observados	Habilidades emocionais	Comportamento emocional
Gestacional – primeira infância: 0 a 2 anos		
0 a 2 meses em diante	Amor, evocado pelo toque.	Apresentação de sorriso social e alegria.
	Medo, evocado por ruídos altos.	Resposta às emoções de outros.
	Raiva, evocada por restrições corporais.	Todas as emoções presentes.
	Vias cerebrais para formação de emoções.	
3 a 4 meses em diante	Início da autorregulação das emoções; vias cerebrais de crescimento das emoções.	O riso é possível e maior controle sobre o sorriso; demonstração de raiva.
7 a 12 meses	Crescimento da autorregulação das emoções.	Capacidade para apresentar mais responsividade.
	Aumento na intensidade de três pontos básicos.	Recusa em lidar com o estresse.
1 a 2 anos	Surgimento do sentimento de vergonha e orgulho; inveja e embaraço.	Início de algumas indicações de empatia; expressões de sentimento: "Te amo papai", "Desculpe".
	Desloca emoções em outras crianças.	Adora atenção e aprovação; gosta de brincar sozinho ou próximo a outras crianças.
Fase inicial da infância: 2 a 6 anos		
3 a 6 anos	Capacidade para entender as causas de muitas emoções.	A empatia aumenta com a compreensão.
		Mais resposta e menos reação; autorregulação: "Use suas palavras para dizer que está brabo com ele"
	Começa a encontrar maneiras de controlar e de expressar as emoções. Identifica-se com adultos em termos de enfrentamento.	A agressão transforma-se em competição.
		Aos 5 anos, apresenta sensibilidade às críticas e preocupa-se com os sentimentos dos outros.
Fase intermediária da infância: 5 a 11 anos		Ego domina até os 6 anos de idade.
7 a 11 anos	Capacidade para reagir aos sentimentos dos outros.	A empatia transforma-se em altruísmo: "Sinto-me mal a respeito do incêndio, vou dar algumas de minhas coisas para eles".
	Maior conscientização sobre o sentimento dos outros.	Domínio do superego.

plos sociais externos; os pais até conseguem fazer um lactente faminto sorrir. Nas situações em que o bebê se sente confortável internamente, prevalece uma sensação de interesse e de prazer em relação ao mundo e aos cuidadores primários. É possível que o afastamento da mãe (ou de outro cuidador primário) por períodos muito prolongados durante o segundo período de 6 meses de vida resulte em depressão, que poderá persistir até a vida adulta como parte do caráter do indivíduo.

Diferenças temperamentais

Existem fortes sugestões da existência de diferenças inatas e uma ampla variabilidade na reatividade autonômica e no temperamento entre lactentes. Chess e Thomas identificaram nove dimensões comportamentais que permitem observar diferenças confiáveis (Tab. 31.1-6).

O acompanhamento durante um período de 25 anos mostrou que há uma estabilidade considerável na maior parte das dimensões temperamentais de crianças, embora não persistam algumas características do temperamento. Essa descoberta foi atribuída aos efeitos genéticos e ambientais sobre a personalidade. Existe uma interação complexa entre as características iniciais dos lactentes, o modo das interações parentais e o comportamento subsequente das crianças. As observações sobre estabilidade e plasticidade de determinadas características temperamentais reforçam a importância das interações entre recursos genéticos (natureza) e experiência ambiental (ambiente [*nurture*]) em termos comportamentais.

Apego

Vínculo é o termo utilizado para descrever o intenso relacionamento emocional e psicológico que as mães desenvolvem por seus bebês. Apego é o relacionamento que os bebês desenvolvem em relação aos cuidadores. Nos primeiros meses após o nascimento, os lactentes se

TABELA 31.1-6
Temperamento – desde o nascimento até a idade de 6 anos

Dimensão	Descrição
Nível de atividade	Percentual do tempo gasto em atividades.
Distratibilidade	Grau em que se permite que os estímulos alterem o comportamento.
Adaptabilidade	Movimentação rápida em direção a mudanças.
Tempo de atenção	Período de tempo gasto prestando atenção.
Intensidade	Nível de energia.
Limiar de responsividade	Intensidade necessária para dar respostas.
Qualidade do humor	Quantidade de comportamento positivo em comparação à quantidade de comportamento negativo.
Ritmo	Regulação das funções
Aproximação/ Afastamento	Resposta a novas situações

TABELA 31.1-7
Tipos de apego

Apego Seguro	Essas crianças apresentam menos problemas de ajustes. Entretanto, via de regra, elas receberam cuidados parentais mais consistentes e apropriados sob o ponto de vista do desenvolvimento durante a maior parte da vida. Os pais de crianças com apego seguro provavelmente terão maior capacidade para manter esses aspectos dos cuidados parentais nas situações de divórcio. Levando-se em consideração que os fatores familiares que levam ao divórcio também causam impacto sobre a prole, talvez haja uma quantidade menor de crianças com apego seguro no caso de casais divorciados.
Apego Inseguro/Evitativo	As crianças tornam-se ansiosas, necessitam de proximidade e ficam raivosas com os pais. De modo habitual, essas crianças são provenientes de famílias de adultos que também têm apego inseguro com as respectivas famílias e, consequentemente, não conseguiram produzir o tipo de consciência e de responsividade emocional, bem como o tipo de cuidados que os pais com apego seguro em geral oferecem aos filhos. É muito provável que esses pais sintam mais dificuldade com o divórcio e provoquem o sentimento de rejeição.
Apego Inseguro/Ambivalente	De maneira geral, as crianças são criadas com base em cuidados parentais desorganizados, negligentes e sem atenção. Os pais são ainda menos capazes de dar estabilidade e força psicológica aos filhos após o divórcio, e, por isso, as crianças têm uma probabilidade maior de seguirem desoladas quando em sofrimento, maior probabilidade de atuarem suas emoções no comportamento e de sofrerem oscilações de humor; e se tornam hipersensíveis ao estresse.

adaptam à interação social e interpessoal. Há um crescimento rápido no grau de responsividade ao ambiente externo e na capacidade para desenvolver relacionamentos especiais com cuidadores primários importantes, ou seja, desenvolvem um tipo de apego. A Tabela 31.1-7 apresenta uma lista dos estilos de apego mais comuns.

Harry Harlow. Harry Harlow estudou o aprendizado social e seus efeitos sobre o isolamento social em macacos. Harlow colocou macacos *rhesus* recém-nascidos com dois tipos de mães artificiais – uma era feita apenas com uma armação de arame na qual havia uma mamadeira; a outra era também de armação de arame, porém forrada com um pano felpudo e macio. Os macacos preferiram as mães artificiais com o pano felpudo e macio devido ao contato e ao conforto, independentemente de qual mãe fornecia o alimento (Quando estavam com fome, procuravam a mãe com a mamadeira, porém voltavam rapidamente para a outra). Quando estavam amedrontados, os macacos que haviam sido criados com mães artificiais forradas com o pano felpudo e macio apresentavam um intenso comportamento de apego e pareciam se sentir confortados, enquanto os que haviam sido criados com as mães artificiais feitas apenas de armação de arame não sentiam conforto algum e pareciam desorganizados. Os resultados da experiência de Harlow tiveram ampla interpretação, indicando que o apego dos lactentes não se deve simplesmente ao resultado da alimentação.

Ambos os tipos de macacos foram subsequentemente incapazes de se adaptar à vida em uma colônia de macacos e tiveram extraordinária dificuldade para acasalar. Quando engravidaram, as fêmeas não conseguiam cuidar de seus bebês. Essas peculiaridades comportamentais foram atribuídas à falta de cuidado materno na infância.

John Bowlby. John Bowlby estudou o apego de lactentes às mães e chegou à conclusão de que a separação precoce dos lactentes em relação às mães tinha efeitos negativos graves sobre o desenvolvimento emocional e intelectual das crianças. Bowlby descreveu o comportamento de apego, que se desenvolve durante o primeiro ano de vida, como a manutenção do contato físico entre mãe e filho nas situações em que a criança sentir fome, se sentir amedrontada ou desconfortável.

Mary Ainsworth. Mary Ainsworth expandiu as observações de Bowlby e descobriu que a interação entre mãe e bebê durante o período de apego influencia significativamente o comportamento atual e futuro do bebê. Muitos observadores acreditam que os padrões de apego dos lactentes afetem os relacionamentos emocionais na vida adulta. Esses padrões variam entre os bebês; por exemplo, alguns fazem menos sinais e choram menos do que outros. A responsividade sensível aos sinais dos lactentes, como afagá-los quando estiverem chorando, os faz chorar menos nos meses seguintes. O contato com o corpo da mãe, quando o bebê sinalizar para ela, também está associado ao crescimento da autoconfiança, em vez da dependência do apego, à medida que a criança se desenvolve. Mães não responsivas produzem bebês ansiosos.

Ainsworth confirmou também que o apego diminui a ansiedade. O que ela definiu como efeito básico seguro torna as crianças capazes de se afastar da figura do apego e de explorar o ambiente. Objetos inanimados, como ursos de pelúcia ou cobertores (chamados de objetos transitórios por Donald Winnicott), também são bases seguras que frequentemente acompanham as crianças enquanto investigam o mundo. Grande parte da literatura tem origem em observações diretas das interações entre mães e bebês, sendo que alguns estudos longitudinais expandiram e refinaram as descrições originais de Ainsworth. A sensibilidade e a responsividade maternais são os determinantes principais de apegos seguros. Todavia, nas situações em que o apego for inseguro, o tipo de insegurança (evitativo, ansioso ou ambivalente) é determinado pelo temperamento do lactente. De maneira geral, é menos provável que os meninos apresentem apegos inseguros e sejam mais vulneráveis em relação às alterações na sensibilidade maternal, se comparadas às meninas.

O apego do primeiro filho diminui com o nascimento de um segundo, reduzindo-se ainda mais quando o primeiro estiver com 2 a 5 anos no momento do nascimento do irmão mais novo, em comparação à situação em que o primeiro filho estiver com menos de 24 meses de idade. Não é surpresa alguma o fato de que a intensidade da redução no apego também dependa da sensação de segurança, confiança e da saúde mental da mãe.

Síndromes da privação social e negligência materna.
Os pesquisadores, em especial René Spitz, documentaram há muito tempo o retardo evolucionário grave que acompanha a rejeição e a negligência maternas. Lactentes em instituições que se caracterizam por uma baixa proporção equipe/lactente e rotatividade frequente de funcionários tendem a apresentar acentuado retardo de desenvolvimento, mesmo com cuidados físicos adequados e sem a presença de infecções. Os mesmos lactentes, com acolhimento e cuidados adotivos adequados, apresentam aceleração acentuada no processo de desenvolvimento.

Pais e apego. Os bebês apegam-se tanto aos pais quanto às mães, embora o tipo de apego seja diferente. De maneira geral, as mães se preocupam com os cuidados dos bebês, sendo que o propósito principal dos pais é brincar. No caso da escolha de um dos genitores depois da separação, é comum os lactentes preferirem as mães; porém, se a mãe é ausente/indisponível emocionalmente, procuram conforto no pai. Bebês criados em famílias muito grandes ou com vários cuidadores conseguem estabelecer muitos apegos.

Ansiedade em relação a estranhos. Dentro de um desenvolvimento normal, observa-se pela primeira vez o medo de estranhos em lactentes com cerca de 26 semanas de vida, e mais completamente desenvolvido por volta de 32 semanas (8 meses). Os bebês choram e abraçam as mães com firmeza na aproximação de pessoas estranhas. É provável que bebês expostos a apenas um cuidador sintam mais ansiedade em relação às pessoas estranhas em comparação àqueles expostos a uma multiplicidade de cuidadores. Acredita-se que ansiedade em relação a pessoas estranhas seja resultado da capacidade crescente dos bebês para distinguir os cuidadores de todas as outras pessoas.

Embora não sejam idênticas, a ansiedade criada pelo afastamento, que ocorre entre os 10 e 18 meses de idade, está associada à ansiedade em relação a pessoas estranhas. O rompimento do contato com o indivíduo a quem o lactente está apegado precipita a ansiedade da separação. Entretanto, a ansiedade em relação a pessoas estranhas ocorre mesmo quando está nos braços da mãe. O lactente aprende a se separar a partir do momento em que começa a engatinhar e a se afastar da genitora, porém olha constantemente para trás e com frequência retorna em busca de conforto.

Margaret Mahler (1897-1985) propôs uma teoria para descrever como as crianças adquirem um senso de identidade separado. A teoria de separação-individualização de Mahler baseava-se em observações das interações entre crianças e mães. A Tabela 31.1-8 apresenta a descrição dos estágios da separação-individualização.

Cuidados com os lactentes

Nos dias atuais, os médicos estão começando a ver os lactentes como fatores importantes no drama familiar, ou seja, são os protagonistas que determinam seu curso. O comportamento do lactente controla o comportamento da mãe, assim como o comportamento dela modula o do bebê. Lactentes calmos, sorridentes e previsíveis são recompensas para os cuidados maternos. Já aqueles que são agitados, irregulares e irritáveis representam um grande desafio para a paciência das mães. Esses traços característicos dos lactentes podem resultar no afastamento da mãe em relação à criança nas situações em que sua capacidade de dedicação for apenas marginal e, consequentemente, poderá complicar um início de vida que já é conturbado.

Adequação parental

Adequação parental descreve a qualidade do relacionamento da mãe ou do pai com o recém-nascido ou com o lactente em fase de desenvolvimento; esse conceito leva em conta as características temperamentais dos pais e da criança. Cada recém-nascido possui características psicofisiológicas inatas, conhecidas coletivamente como temperamento. Chess e Thomas identificaram uma faixa de padrões temperamentais normais, desde a criança difícil em uma extremidade do espectro até a criança fácil na outra extremidade.

As crianças de temperamento difícil, que chegam a atingir 10% do total, têm uma constituição fisiológica hiperalerta. Elas reagem intensamente aos estímulos (choram com facilidade ao ouvir

TABELA 31.1-8
Estágios da separação-individualização propostos por Mahler

1. Autismo normal (desde o nascimento até os 2 meses)
   Os períodos de sono superam os períodos em que o bebê está desperto em um estado reminiscente da vida intrauterina.

2. Simbiose (2 a 5 meses)
   O desenvolvimento de habilidades perceptivas permite aos lactentes fazer a distinção entre o mundo interno e o mundo externo; mãe e lactente são percebidos como fundidos em uma única entidade.

3. Diferenciação (5 a 10 meses)
   O desenvolvimento neurológico progressivo e o aumento no estado de alerta desvia a atenção do lactente de si mesmo para o mundo externo.
   A distinção física e psicológica em relação à mãe é avaliada de forma gradual.

4. Prática (10 a 18 meses)
   A capacidade de se movimentar de forma autônoma aumenta a capacidade da criança para explorar o mundo exterior.

5. Reconciliação (18 a 24 meses)
   À medida que as crianças começam a compreender sua impotência e dependência, a necessidade de independência se alterna com a necessidade de convívio. Elas afastam-se das mães e retornam por uma questão de segurança.

6. Constância objetal (2 a 5 anos)
   As crianças compreendem gradualmente e se sentem seguras da permanência da mãe ou de outras pessoas importantes, mesmo que não estejam em sua presença.

muito barulho), não dormem bem, se alimentam em horários imprevisíveis e são difíceis de confortar. As de temperamento fácil, que correspondem a 40% do total, se alimentam, eliminam e dormem com regularidade; elas são flexíveis e se adaptam às mudanças e a novos estímulos com o mínimo de desconforto e são facilmente confortadas quando choram. Os 50% de crianças remanescentes são uma mistura desses dois tipos. É muito mais desafiador criar as difíceis, tendo em vista que exigem muito mais dos pais. Chess e Thomas usaram o termo adaptação excelente (*goodness of fit*) para caracterizar a interação harmoniosa e consistente entre mãe e criança em suas motivações, capacidades e estilos de comportamento. É provável que a adaptação inadequada resulte em um desenvolvimento distorcido e em funções desajustadas. É de extrema importância identificar as crianças de temperamento difícil, visto que frequentemente os pais desses lactentes têm sentimento de inadequação e acreditam estar fazendo algo errado, que levaria a criança a ter dificuldade para dormir e se alimentar e seria a causa de seus problemas. Além disso, crianças com temperamentos mais difíceis provavelmente sofrerão transtornos emocionais ao longo da vida.

Mãe suficientemente boa. Winnicott acreditava que os lactentes começam a vida em um estado de não integração, com experiências desconexas e difusas, e as mães propiciem o relacionamento que permite a emergência do "eu" incipiente do bebê. As genitoras criam um ambiente (*holding environment*) em que os bebês são confinados e experimentados. Durante o último trimestre de gestação e nos primeiros meses da vida do bebê, a mãe permanece em um estado de preocupação materna primária, absorvida nas fantasias e nas experiências com seu filho. Ela não precisa ser perfeita, porém deve ser uma mãe suficientemente boa. Ela desempenha um papel essencial na revelação do mundo para a criança e no oferecimento da antecipação empática de suas necessidades. Se a mãe conseguir se identificar com as necessidades do lactente, ele entrará em sintonia com suas próprias funções e estimulações corporais que formam os pilares para o senso de evolução gradual do ego.

INFÂNCIA

O segundo ano de vida é marcado pelo desenvolvimento motor e intelectual acelerado. Com a capacidade de andar, as crianças desenvolvem algum tipo de controle sobre suas próprias ações; essa mobilidade permite que determinem o momento de se aproximar e de se afastar. A capacidade de falar amplia significativamente seus horizontes. Em geral, as crianças aprendem a dizer "não" antes de aprender a dizer "sim". Esse negativismo é vital para o desenvolvimento de independência, porém, em caso de persistência, o comportamento opositivo denota a presença de algum problema.

O aprendizado da linguagem é uma tarefa extremamente importante no período da infância. As vocalizações tornam-se distintas, e as crianças conseguem atribuir nomes a alguns objetos, bem como expressam suas necessidades em uma ou duas palavras. Às vezes, ao se aproximar o final do segundo ano e o início do terceiro, elas se comunicam por meio de frases curtas. O ritmo do desenvolvimento da linguagem varia de modo considerável entre uma criança e outra, e, embora um número pequeno delas apresente desenvolvimento tardio, a maioria dos especialistas recomenda fazer um teste de audição nas situações em que a criança não consiga formar frases com duas palavras aos 2 anos de idade.

Marcos evolutivos importantes em crianças

Desenvolvimento linguístico e cognitivo. As crianças começam a ouvir explicações que ajudam a tolerar a espera. Criam novos comportamentos a partir dos antigos (originalidade) e envolvem-se em atividades simbólicas usando palavras e brincando com bonecas em situações nas quais as bonecas representam alguma coisa, como, por exemplo, uma sequência alimentar. As crianças possuem capacidades variadas de concentração e autorregulação.

Desenvolvimento emocional e social. A sensação de prazer e desprazer começa a ser diferenciada no segundo ano de vida. De maneira geral, nessa idade, as referências sociais são aparentes; as crianças observam os pais e outras pessoas em busca de dicas sobre como responder a novos eventos. Elas mostram excitação exploratória, prazer assertivo e satisfação nas descobertas e no desenvolvimento de novos comportamentos (p. ex., novos jogos), incluindo provocar, surpreender e enganar os pais (p. ex., escondendo-se). São capazes de demonstrar amor de uma forma organizada, como quando sorriem e correm para abraçar e beijar os pais, assim como são capazes de protestar por meio de reações como se afastar dos cuidadores, chorar, bater, morder, agredir, gritar e chutar. A sensação de conforto junto com a família e a apreensão na presença de pessoas estranhas poderão se intensificar. A ansiedade parece estar relacionada à desaprovação e à perda de cuidadores muito queridos e pode produzir efeitos desorganizadores.

Desenvolvimento sexual. A diferenciação sexual torna-se evidente a partir do nascimento, quando os pais começam a vestir e a tratar os lactentes de uma forma diferenciada em razão das expectativas relacionadas à tipificação do sexo. Por intermédio dos sentimentos de imitação, recompensa e coerção, as crianças assumem comportamentos que sua cultura define como compatíveis com o papel sexual. Elas demonstram curiosidade pela anatomia sexual. Sentem-se extasiadas com a vida e confortáveis com seus próprios papéis a partir do momento em que sua curiosidade é reconhecida como uma atitude saudável e recebem respostas honestas e compatíveis com a idade. Vergonha e desconforto são os resultados de situações em que qualquer assunto relacionado ao sexo for considerado um tabu e as perguntas que forem feitas permanecerem sem respostas.

A *identidade de gênero*, ou seja, a convicção de ser masculino ou feminino, começa a se manifestar aos 18 meses de idade e com frequência permanece fixa aos 24-30 meses de idade. Acreditava-se amplamente que a identidade de gênero fosse sobretudo uma função do aprendizado social. Os relatórios de John Money indicavam que as crianças com órgãos genitais externos ambíguos ou deformados eram criadas como o sexo oposto ao sexo cromossômico. O acompanhamento desses indivíduos a longo prazo aponta que a parte mais importante da identidade de gênero é inata e que a forma de criação nos estágios iniciais da vida possivelmente não afeta a diátese genética.

O *papel do gênero* descreve o comportamento que a sociedade julga apropriado para um sexo ou outro, e não chega a causar qualquer surpresa a existência de diferenças culturais significativas. As expectativas de garotos e garotas podem ser diferentes em relação a pessoas com quem irão brincar, seu tom de voz, expressão das emoções e modo de se vestir. Apesar disso, é possível fazer algumas generalizações. Os garotos têm muito mais probabilidade que as garotas de preferir as brincadeiras mais rudes. As mães conversam mais com as meninas do que com os meninos, e, em torno dos 2 anos de idade, geralmente os pais dão mais atenção aos meninos. Muitos pais educados da classe média determinados a criar filhos não sexistas ficam perplexos ao ver a preferência de suas crianças por brinquedos estereotipados em relação ao sexo: as meninas preferem brincar com bonecas, e os meninos, com armas de brinquedo.

Treinamento para uso do toalete. O segundo ano de vida é um período de demandas sociais cada vez maiores sobre as crianças. O treinamento para uso do toalete é um paradigma das práticas gerais de treinamento de uma família, isto é, o pai ou a mãe que forem extremamente severos nessa área talvez sejam também punitivos ou restritivos em outra áreas. Via de regra, o controle urinário durante o dia está completo com 2 anos e meio e, em geral, durante a noite, por volta dos 4 anos, quando as crianças começam a controlar a bexiga. Desde 1900 existe um pêndulo entre extremos de permissividade e de controle no treinamento para uso do toalete. Nos Estados Unidos, a tendência tem sido na direção do treinamento tardio, embora, aparentemente, nos últimos anos, essa tendência esteja retornando para o método do treinamento precoce.

As crianças podem ter dificuldade para dormir devido ao medo do escuro, que com frequência pode ser controlado com iluminação noturna suave. De maneira geral, as crianças dormem cerca de 12 horas por dia, incluindo um cochilo de 2 horas. Os pais devem se conscientizar de que crianças nessa faixa etária precisam se sentir tranquilas antes de ir para o berço e que aquelas com idade média de 2 anos levam em torno de 30 minutos para pegar no sono.

Desafios dos cuidados parentais. Durante a primeira infância, a responsabilidade mais importante dos pais é atender às necessidades do bebê de uma forma sensível e consistente. A tarefa deles nesse estágio de vida da criança exige firmeza em relação aos limites de um comportamento aceitável e um incentivo para sua emancipação gradual. Nesse estágio, os pais devem tomar muito cuidado para não ser excessivamente autoritários; as crianças devem agir por si mesmas e aprender com seus próprios erros, e, nas situações em que os desafios estiverem além de suas capacidades, a proteção e a assistência dos pais é fundamental.

Durante a infância, provavelmente as crianças lutem pela exclusividade do carinho e da atenção dos pais. Esse tipo de desafio inclui o espírito de rivalidade entre irmãos e com um dos genitores para que seja possível desempenhar o papel de estrela da família. Embora estejam começando a aprender a compartilhar, elas seguem esse tipo de aprendizado com relutância. Quando as demandas de posse exclusiva não forem atendidas com eficiência, o resultado provável é a competitividade invejosa em relação aos pares e às pessoas amadas. As fantasias criadas por esse tipo de luta levam ao medo de retaliação e ao deslocamento do temor para objetos externos. Em famílias equânimes e carinhosas, as crianças elaboram um sistema moral de direitos éticos. Os pais precisam estabelecer um equilíbrio entre punição e permissividade e definir limites realistas para o comportamento infantil.

PERÍODO PRÉ-ESCOLAR

O período pré-escolar caracteriza-se pelo crescimento físico e emocional marcante. Em geral, entre os 2 e 3 anos, as crianças atingem a metade da estatura adulta, os 20 dentes do bebê já nasceram no início desse estágio e começam a cair no fim da fase pré-escolar. Ao final do período, as crianças já estão preparadas para ir à escola, aos 5 ou 6 anos. Elas passaram a dominar as tarefas de socialização primária, ou seja, conseguem controlar os intestinos e a bexiga, vestir-se e alimentar-se sem qualquer ajuda e controlar as lágrimas e as explosões temperamentais, pelo menos a maior parte do tempo.

O termo pré-escolar para o grupo etário dos 2 e meio aos 6 anos possivelmente seja inadequado; nessa faixa etária, muitas crianças já estão frequentando ambientes semelhantes à escola, como creches e centros de cuidados diurnos, onde as mães que trabalham costumam deixar os filhos. Apesar de ter seu valor, a insistência em avançar a educação pré-escolar muito além das capacidades das crianças pode ser contraproducente.

Marcos evolutivos importantes na fase pré-escolar

Desenvolvimento linguístico e cognitivo. Na fase pré-escolar, há uma ampliação no uso da linguagem, e as crianças passam a se comunicar por meio de frases. No início desse período, as palavras isoladas têm significado regular e consistente, e as crianças começam a pensar de uma forma simbólica. No entanto, em geral, o pensamento infantil é egocêntrico; as crianças não conseguem se colocar no lugar de outras crianças e são incapazes de sentir empatia. Seu pensamento é intuitivo e pré-lógico, e, portanto, elas não compreendem as relações causais.

Comportamento emocional e social. No início do período pré-escolar, as crianças conseguem expressar emoções complexas, como amor, infelicidade, ciúmes e inveja, de forma pré-verbal ou verbal. As emoções ainda são facilmente influenciadas por eventos somáticos, como cansaço e fome. Mesmo o pensamento ainda sendo egocêntrico, começam a desenvolver a capacidade para colaboração e compartilhamento. A ansiedade está relacionada à perda de uma pessoa querida de quem a criança dependia e à perda da aprovação e aceitação. Embora ainda seja potencialmente desorganizadora, a ansiedade pode ser mais bem tolerada, em comparação com o passado. Aos 4 anos, as crianças estão aprendendo a compartilhar e a se preocupar com outras pessoas. Às vezes, conseguem expressar sentimentos de carinho. Em determinadas circunstâncias, a ansiedade criada por lesões corporais e pela perda da aprovação de uma pessoa querida pode ser problemática.

No final do período pré-escolar, as crianças experimentam muitas emoções bastante estáveis. Expansibilidade, curiosidade, orgulho e entusiasmo contagiante são reações equilibradas com retraimento, timidez, medo, ciúmes e inveja. Vergonha e humilhação são evidentes. Capacidades para empatia e amor são desenvolvidas, mas são frágeis e se perdem facilmente se houver a interferência do esforço competitivo e dos ciúmes. A ansiedade e os medos estão relacionados com lesões corporais, perda de respeito, amor e com a autoestima emergente. Sentimentos de culpa são uma possibilidade.

Crianças entre as idades de 3 e 6 anos têm consciência do próprio corpo e das diferenças entre os sexos. As brincadeiras de médico e enfermeira lhes permitem expressar suas fantasias sexuais. A consciência do próprio corpo estende-se além dos órgãos genitais e mostra a preocupação com enfermidades ou lesões, de modo que esse período passou a se denominar "fase do *Band-Aid*". Os pais devem ter o cuidado de examinar e cuidar de todas as lesões.

As crianças determinam um marco divisório entre o que desejam e o que lhes dizem para fazer. Essa divisão aumenta até a criação de um hiato entre o conjunto de desejos expandidos, sua exuberância no crescimento ilimitado e as restrições impostas pelos pais; elas transformam gradualmente os valores parentais em auto-obediência, auto-orientação e autopunição.

Ao final do período pré-escolar, a consciência das crianças se encontra em fase de evolução. O desenvolvimento da consciência define o espírito do sentido do que é "certo e errado". Em geral, até aproximadamente os 7 anos, as crianças encaram as regras como "absolutas" e aceitam que elas existem para seu próprio bem. Não compreendem que possa existir mais de um ponto de vista sobre um tema de ordem moral; a violação das regras exige retribuição absoluta – isto é, crianças têm noção de justiça inerente.

RIVALIDADE ENTRE IRMÃOS. Durante o período pré-escolar, as crianças relacionam-se umas com as outras de várias maneiras. O nascimento de um irmão (uma ocorrência comum nesse período) é um teste para a capacidade da criança na fase pré-escolar de colaborar e de compartilhar, porém também pode despertar o espírito de rivalidade, o que é muito provável que ocorra nesse momento. A rivalidade entre irmãos depende da prática de criação das crianças. De maneira geral, o favoritismo motivado por alguma razão agrava esse tipo de rivalidade. Crianças que recebem tratamento especial porque são bem-dotadas, porque têm algum tipo de deficiência ou porque têm um gênero preferido provavelmente venham a despertar sentimentos de raiva nos irmãos. As experiências com irmãos podem influenciar o relacionamento das crianças em fase de crescimento com seus pares e com a autoridade; por exemplo, podem surgir problemas nas situações em que as necessidades do novo bebê impeçam as mães de atender as necessidades do filho que nasceu antes. Se esse tipo de situação não for tratado de maneira adequada, o afastamento do primogênito pode se transformar em um evento traumático.

BRINCADEIRAS. Nos anos pré-escolares, as crianças começam a fazer a distinção entre realidade e fantasia, e o ato de brincar reflete o crescimento da consciência. Os jogos de faz-de-conta são muito populares e ajudam a testar situações da vida real de uma forma descontraída. As brincadeiras dramatizadas, nas quais as crianças desempenham algum tipo de papel, como o de dona de casa ou de motorista de caminhão, são muito comuns. As relações um-a-um evoluem para padrões complicados, com rivalidades, segredos e intrigas. O comportamento lúdico das crianças reflete o nível de desenvolvimento social.

De maneira geral, entre os 2 e meio e 3 anos, as crianças participam de brincadeiras paralelas, brincadeiras solitárias ao lado de outra criança, sem qualquer interesse para com o outro. Por volta dos 3 anos, elas são muitas vezes associativas, isto é, brincam com os mesmos brinquedos aos pares e em grupos pequenos, porém ainda sem haver interação de fato entre elas. Na idade de 4 anos, geralmente conseguem compartilhar e participar de brincadeiras cooperativas. Interações reais e revezamentos tornam-se viáveis.

Entre as idades de 3 e 6 anos, é possível acompanhar o crescimento por meio de desenhos. O primeiro desenho do ser humano feito por uma criança é uma linha circular com marcas para a boca, o nariz e os olhos; as orelhas e os cabelos são adicionados mais tarde; os braços e os dedos na forma de varetas surgem em seguida; na sequência aparecem as pernas. O torso é o último a aparecer em proporção ao resto do corpo. As crianças inteligentes preocupam-se com detalhes em sua arte. Os desenhos expressam a criatividade ao longo do desenvolvimento de uma criança. Eles são representativos e formais logo no início da infância, utilizam perspectiva no período intermediário e tornam-se abstratos e carregados de afeto na adolescência. Além disso, os desenhos refletem o conceito de imagem corporal das crianças e os impulsos sexuais e agressivos.

COMPANHEIROS IMAGINÁRIOS. Na maior parte das vezes, os companheiros imaginários surgem durante os anos pré-escolares, habitualmente em crianças com inteligência acima da média e em geral na forma de pessoas. Os amigos imaginários podem também ser objetos, como, por exemplo, os brinquedos que poderão ser antropomorfizados. Alguns estudos indicam que até 50% das crianças entre as idades de 3 e 10 anos têm esses amigos em algum momento. O significado desse fato não é muito claro, porém essas figuras são sempre amigáveis, aliviam o sentimento de solidão e diminuem a ansiedade. Na maioria das circunstâncias, os companheiros imaginários desparecem em torno dos 12 anos, embora algumas vezes possam persistir durante a vida adulta.

ANOS INTERMEDIÁRIOS

O período que se estende desde os 6 anos de idade até a puberdade é geralmente conhecido por anos intermediários. Durante essa fase, as crianças entram no ensino fundamental. As demandas formais pelo aprendizado e pela formação acadêmica são os principais determinantes do desenvolvimento da personalidade futura.

Marcos evolutivos importantes em crianças na idade escolar

Desenvolvimento linguístico e cognitivo. Nos anos intermediários, a linguagem expressa ideias complexas e estabelece relações entre diversos elementos. A exploração lógica tende a dominar a fantasia, e as crianças demonstram um grande interesse pelas regras e pela ordem, desenvolvendo uma grande capacidade autorreguladora. Durante esse período, elas desenvolvem habilidades conceituais, e o pensamento torna-se organizado e lógico. A capacidade de concentração é bem estabelecida na idade de 9 ou 10 anos, sendo que, ao final desse período, as crianças começam a pensar em termos abstratos. O aprimoramento da coordenação motora e da resistência muscular lhes permite escrever com fluência e produzir desenhos artísticos. Além disso, conseguem executar tarefas e atividades motoras complexas, tais como jogar tênis, golfe e basebol, fazer ginástica e andar de *skate*.

Evidências recentes mostraram que as alterações no pensamento e no raciocínio dos anos intermediários são o resultado das alterações maturacionais no cérebro. As crianças apresentam então uma capacidade maior de independência, aprendizado e socialização. Os teóricos consideram o desenvolvimento moral um processo gradual que ocorre na infância, na adolescência e no início da vida adulta.

Nos anos intermediários, tanto as meninas quanto os meninos descobrem novas identificações com outros adultos, como professores e orientadores. Essas identificações podem influenciar as meninas no sentido de que seu desejo de casar e ter filhos, a exemplo do que fizeram suas mães; pode ser combinado com o objetivo de seguir uma carreira profissional; ou pode ser adiado ou totalmente abandonado.

Meninas que não conseguem se identificar com as respectivas mães, ou cujos pais sejam apegados demais, podem se tornar fixadas ao nível de 6 anos de idade e, como consequência, temer os homens, as mulheres, ou ambos, que se aproximem de uma forma sedutora. Possivelmente, em qualquer dessas situações, essas garotas não aparentem ser normais durante os anos da idade escolar. Uma situação bem parecida poderá ocorrer com meninos que não tenham tido sucesso em se identificar com pais distantes, brutais ou ausentes. Talvez as mães tenham impedido que se identificassem com os pais por uma questão de superproteção ou por mantê-los muito ligados a elas. Como resultado, eles podem entrar nesse período com uma grande variedade de problemas. É possível que tenham medo dos homens; sintam insegurança sobre o próprio senso de masculinidade ou tenham receio de se afastar da proteção materna (às vezes esse receio se manifesta como fobia escolar); não tenham iniciativa; e sejam incapazes de fazer as tarefas escolares, incorrendo consequentemente em problemas acadêmicos.

O período da idade escolar é uma época em que a interação com os pares assume uma grande importância. O interesse nos relacionamentos fora do seio familiar é mais prioritário que o interesse pelo relacionamento na família. Apesar disso, existe um relacionamento parental especial com o genitor do mesmo sexo, com quem as crianças se identificam e o qual se transforma em ideal e modelo de comportamento.

O sentimento de empatia e de preocupação com outras pessoas começa a surgir logo na fase inicial dos anos intermediários; em torno dos 9 ou 10 anos, as crianças têm capacidades bem desenvolvidas para o amor, a compaixão e o compartilhamento. Conseguem estabelecer relacionamentos estáveis e de longo prazo com a família, com os pares e com os amigos, incluindo os melhores amigos. As emoções sobre as diferenças sexuais começam a emergir como excitação ou timidez em relação ao sexo oposto. As crianças em idade escolar preferem interagir com crianças do mesmo sexo. Embora às vezes os anos intermediários sejam referidods como um período de latência – uma espécie de moratória sobre a exploração psicossexual e as brincadeiras até a eclosão dos impulsos sexuais na puberdade –, atualmente se reconhece que algum interesse sexual continua a existir ao longo desses anos. As brincadeiras e a curiosidade sobre sexo são comuns, de modo especial entre os garotos, mas ocorrem também entre as garotas. Os meninos comparam os órgãos genitais e às vezes participam de masturbação mútua ou em grupo. Observa-se com frequência o interesse pelo humor anal e por piadas "de banheiro" (referências a fezes, urina, mau cheiro). As crianças nessa faixa etária em geral começam a usar palavras sexuais e excretoras como interjeições.

MELHOR AMIGO. Harry Stack Sullivan postulava que a presença de um companheiro ou melhor amigo é um fenômeno importante durante os anos escolares. Por volta dos 10 anos de idade, as crianças desenvolvem relacionamentos com indivíduos do mesmo sexo, o qual Sullivan julgava necessário para um crescimento psicológico saudável. Além disso, ele acreditava que a ausência de um amigão durante os anos intermediários da infância fosse um prenúncio de esquizofrenia.

RECUSA ESCOLAR. Algumas crianças recusam ir à escola nesse momento da vida, geralmente devido à ansiedade causada pela separação. As mães temerosas podem transmitir seus próprios receios em relação à separação para os filhos, ou os filhos que ainda não tenham solucionado as necessidades de dependência entram em pânico com a ideia de separação. Habitualmente, a recusa em ir à escola não é um problema isolado; é comum as crianças com esse tipo de problema evitarem outros tipos de situações sociais.

Desenvolvimento do papel sexual

O papel sexual das pessoas assemelha-se à identidade de gênero; as pessoas veem-se como homem ou mulher. O papel do sexo envolve também a identificação de formas de comportamento masculino ou feminino que sejam culturalmente aceitáveis; mas qualquer alteração nas expectativas da sociedade (em particular nos Estados Unidos) sobre o conceito do que é comportamento masculino e feminino pode criar ambiguidades.

Os pais reagem de maneira diferente em relação às crianças do sexo masculino e feminino. Independência, brincadeiras físicas e agressividade são incentivadas nos meninos; dependência, verbalização e intimidade física são encorajadas nas meninas. Entretanto, nos dias atuais, os garotos são estimulados a verbalizar seus sentimentos e a perseguir interesses tradicionalmente associados às garotas, enquanto elas são incentivadas a perseguir carreiras profissionais tradicionalmente dominadas pelos homens e a participar de esportes competitivos. À medida que a sociedade fica mais tolerante em suas expectativas relativas aos sexos, os papéis se tornam menos rígidos, aumentando e ampliando as oportunidades para meninos e meninas.

Sob o ponto de vista biológico, os garotos são fisicamente mais agressivos do que as garotas, e as expectativas parentais, em especial as dos pais, reforçam essa característica. Existem também diferenças entre meninos e meninas em relação à influência exercida por pessoas fora do contexto familiar. As garotas tendem a responder às expectativas e às opiniões de outras garotas e dos professores de ambos os sexos, porém são propensas a ignorar os garotos. No entanto, os garotos tendem a responder a outros garotos, mas ignoram as garotas e os professores.

Sonhos e sono

Os sonhos têm um efeito profundo no comportamento das crianças. Durante o primeiro ano de vida, quando realidade e fantasia ainda não estão totalmente diferenciadas, os sonhos são experimentados como se fossem ou pudessem ser reais. Aos 3 anos, muitas crianças acreditam que os sonhos sejam compartilhados por mais de uma pessoa, porém, aos 4 anos, entendem que são exclusivos de cada pessoa. Elas encaram os sonhos com prazer ou com medo, sendo o medo o relato mais frequente. O conteúdo dos sonhos deve ser analisado à luz da experiência de vida das crianças, do estágio de desenvolvimento, dos mecanismos usados durante o sono e do sexo.

Os sonhos perturbadores atingem o pico máximo aos 3, 6 e 10 anos. Crianças com 2 anos podem sonhar que estão sendo mordidas ou caçadas; aos 4 anos, sonham muito com animais e com pessoas protetoras ou destrutivas. Aos 5 ou 6, sonham que estão sendo assassinadas ou agredidas, sonham que estão voando ou que estão dentro de um carro, e os sonhos com fantasmas passam a predominar; o papel da consciência, dos valores morais e dos conflitos crescentes estão relacionados a esses temas. Na fase inicial da infância, os sonhos raramente são agressivos; em vez disso, os sonhadores se encontram em uma situação de perigo, um estado que talvez reflita a posição dependente das crianças. Por volta dos 5 anos, elas percebem que os sonhos não são eventos reais; antes acreditavam que eram. Em torno dos 7 anos, sabem que os sonhos são criados por elas mesmas.

Entre as idades de 3 e 6 anos, as crianças costumam pedir para manter a porta do quarto aberta ou uma iluminação noturna suave, de modo que possam entrar em contato com os pais ou ver o quarto de uma forma realista e sem qualquer tipo de receio. Às vezes, elas resistem a ir para a cama para evitar os sonhos. Portanto, com frequência, os transtornos associados ao adormecer têm ligação direta com os sonhos. De maneira geral, as crianças criam rituais para se proteger durante o afastamento do mundo da realidade e a entrada no mundo dos sonhos. Parassonias, como sonambulismo, sonilóquio, enurese (fazer xixi na cama) e terrores noturnos, são comuns nessa faixa etária. Geralmente, essas condições ocorrem durante o quarto estágio do sono, quando a possibilidade de sonhar é mínima e elas não indicam a presença de problemas emocionais ou de psicopatologia subjacente. A maioria das crianças deixa de ter parassonias na adolescência.

Os períodos de movimentos oculares rápidos (REMs) ocorrem em aproximadamente 60% do tempo durante as primeiras semanas de vida, período em que os lactentes dormem dois terços do dia. Os bebês prematuros dormem ainda mais do que os nascidos a termo, sendo a maior parte do seu sono de sono REM. O ciclo do sono-vigília dos recém-nascidos é de cerca de 3 horas. Entre os adultos, a proporção entre sonho e sono é estável: 20% do tempo de sono são consumidos por sonhos. Mesmo nos recém-nascidos, a atividade cerebral se assemelha à do estado do sonho.

Intervalos entre nascimentos

Entre as mulheres norte-americanas, 10% das concepções de nascidos vivos são consideradas indesejadas e 20% são desejadas, porém fora do tempo ideal.

As crianças nascidas de partos muito próximos apresentam taxas mais elevadas de prematuridade ou de peso baixo ao nascer e malnutrição; o desenvolvimento dessas crianças é mais lento, e o risco de contrair doenças infecciosas na infância e morrer é muito maior. Alguns estudos mostraram que, quando uma criança nasce em um período de 3 a 5 anos em relação ao parto anterior, há uma grande redução nos riscos para a saúde tanto da mãe como da criança. Em comparação com intervalos de 24 a 29 meses, as crianças nascidas em espaçamentos de 36 a 41 meses estão associadas a uma redução de 28% na incidência de nanismo e a uma queda de 29% na incidência de peso baixo ao nascer. Mulheres que tiverem filhos em intervalos de 27 a 32 meses têm uma probabilidade 1,3 vezes maior de evitar anemia, 1,7 vezes maior de prevenir hemorragias no terceiro trimestre e 2,5 vezes maior de sobreviver ao parto.

Ordem de nascimento

Os efeitos da ordem de nascimento são bastante variáveis. Com frequência, o primeiro filho é mais valorizado e recebe mais atenção do que os subsequentes. Parece que os primogênitos são mais orientados para conquistas e motivados para agradar os pais, comparados aos filhos subsequentes dos mesmos pais. Alguns estudos mostram que as pessoas que atuam em determinadas áreas competitivas, como arquitetura, contabilidade e engenharia, provavelmente sejam primogênitos.

Os segundos e terceiros filhos têm a vantagem da experiência anterior dos pais. Além disso, as crianças mais jovens aprendem com os irmãos mais velhos. Por exemplo, elas podem usar mais cedo os pronomes de forma mais sofisticada que os irmãos que nasceram primeiro. Entretanto, nas situações em que o intervalo de nascimento for excessivamente curto, é provável que o tempo seja muito curto para se dedicar a cada criança. A chegada de novas crianças na família afeta não apenas os pais, mas também os irmãos. Os primogênitos podem ficar ressentidos com a chegada de um novo irmão, que poderá ameaçar a exclusividade da atenção dos pais. Em alguns casos, comportamentos regressivos, como enurese ou sugar o dedo polegar, são muito comuns.

De acordo com Frank Sulloway, os filhos primogênitos tendem a ser conservadores e conformistas; no entanto, os mais jovens são mais propensos a independência e rebeldia em relação às regras familiares e culturais. Sulloway descobriu que muitas pessoas proeminentes foram filhos que nasceram por último. Ele atribui essas diferenças à ordem de nascimento e sugere que cada criança desenvolva características de personalidade para preencher os espaços vazios na família. Essas descobertas precisam ser replicadas.

Crianças e divórcio

Muitas crianças vivem em lares onde ocorreram divórcios. Aproximadamente 30 a 50% das crianças norte-americanas vivem em lares em que um dos genitores (em geral a mãe) é o chefe da família, e 61% das crianças nascidas em um determinado ano esperam viver apenas com um dos genitores antes de atingirem os 18 anos. A idade de uma criança no momento da separação dos pais afeta sua reação em relação ao divórcio. Logo após o evento, há um aumento na incidência de transtornos comportamentais e emocionais em todos os grupos etários. Embora não compreendam coisa alguma sobre separação ou divórcio, os lactentes conseguem perceber alterações nas respostas dos pais, que podem resultar em mudanças nos padrões de alimentação e de sono; podem ter problemas intestinais; além de se sentirem mais inquietos, amedrontados ou ansiosos. É possível que crianças na faixa etária de 3 a 6 anos não entendam o que está ocorrendo, e aquelas que entendem em geral assumem de alguma forma a responsabilidade pelo divórcio. Outras, sobretudo os adolescentes, compreendem a situação e possivelmente acreditem que poderiam tê-lo evitado se tivessem interferido de alguma maneira, porém, mesmo assim, se sentem magoados, indignados e assumem uma postura crítica em relação ao comportamento dos pais.

Algumas crianças alimentam a fantasia de que seus pais voltarão a viver juntos no futuro. Estas podem apresentar alguma animosidade em relação à probabilidade de os pais virem a ter alguma companhia real ou potencial porque se defrontam com a realidade de não haver possibilidade de reconciliação. Via de regra, a adaptação das crianças ao divórcio leva vários anos; contudo, em torno de um terço das crianças de pais divorciados pode apresentar traumas psicológicos permanentes. Entre os meninos, a agressão física é um sinal comum de desconforto. A tendência dos adolescentes é ficar mais tempo longe da casa dos pais após o divórcio. Em geral, as crianças que se adaptam melhor à situação são aquelas cujos pais se esforçam literalmente para ficar mais tempo e se relacionar melhor com elas, apesar de sua revolta contra o divórcio. Para facilitar a adaptação das crianças, os casais divorciados que mantêm um relacionamento amigável e que evitam discussões têm maior probabilidade de sucesso. A Tabela 31.1-9 apresenta uma lista dos efeitos psicológicos potenciais do divórcio sobre as crianças.

Pais adotivos. Embora existam vários cenários diferentes entre o divórcio e um novo casamento, diversas situações potenciais são descritas na Tabela 31.1-10. Esses cenários incluem: (1) neotradicional; (2) romântico; e (3) matriarcal. Nos casos de um novo casamento, as crianças precisam se adaptar ao pai ou à mãe adotivos e à família que foi "agregada". Na maior parte das vezes, a adaptação é um grande desafio, principalmente quando as crianças sentem que o pai ou a mãe adotivos não dão qualquer apoio, se ressentem da presença dos filhos adotivos ou favorecem os filhos naturais. Entre as famílias adotivas, 25% tendem a se dissolver nos primeiros 2 anos, enquanto 75% das

TABELA 31.1-9
Efeitos do divórcio sobre as crianças

▶ Crianças em lares com ausência do pai talvez tenham maior probabilidade de sofrer condições como transtorno da personalidade antissocial, transtorno da conduta infantil e transtorno de déficit de atenção/hiperatividade.

▶ Na fase adulta, a taxa de divórcio de crianças de pais divorciados é o dobro em relação àquelas que vêm de famílias estáveis.

▶ Crianças de pais divorciados têm maior probabilidade de se tornar delinquentes, de se envolver em sexo pré-conjugal e de gerar filhos fora do casamento durante a adolescência e a fase adulta jovem.

▶ O desempenho de crianças de pais divorciados é mais modesto do que o de crianças cujos pais são casados em uma grande variedade de domínios, incluindo conquistas acadêmicas, relações sociais e problemas de conduta.

▶ Crianças de pais divorciados têm mais problemas psicológicos do que as de lares desfeitos pela morte de um dos genitores.

▶ Crianças de casamentos rompidos têm um risco maior de lesões, asma, cefaleias e defeitos da fala do que as crianças de famílias sólidas.

▶ Crianças de pais divorciados tendem a ser impulsivas, irritáveis, isoladas socialmente, solitárias, infelizes, ansiosas e inseguras.

▶ Crianças de pais divorciados são mais agressivas do que as crianças de pais que permanecem casados.

▶ As taxas de suicídio entre crianças de pais divorciados são muito mais elevadas do que entre crianças de famílias estáveis.

▶ Entre 20 a 25% têm problemas significativos de ajuste como adolescentes.

(Dados adaptados de Americans for Divorce Reform, Arlington, VA. Tabela elaborada por Nitza Jones.)

TABELA 31.1-10
Tipos de famílias adotivas

Famílias Neotradicionais	▶ Assemelham-se às famílias "tradicionais". ▶ A ausência de um dos genitores biológicos às vezes é incluída. ▶ Temas como disciplina, fronteiras, limites e expectativas são abertamente discutidos. ▶ É melhor evitar alianças familiares e conversas ao pé do ouvido.
Famílias Românticas	▶ Esperam se transformar em "famílias tradicionais" o mais rapidamente possível. ▶ A expectativa é que o pai biológico ausente desapareça, o qual com frequência é criticado. ▶ As dificuldades entre pais adotivos/filhos adotivos são comuns. ▶ O estresse é insuportável. ▶ Ocorrem poucas discussões abertas e francas sobre os problemas.
Famílias Matriarcais	▶ Dirigidas por mães altamente competentes que são acompanhadas pelo companheiro. ▶ O companheiro é um "amigo" para as crianças, e não o cônjuge. ▶ O nascimento de um irmão adotivo causa problemas.

crianças crescem na expectativa de encontrar um novo equilíbrio na família agregada. As crianças biológicas de casais novos e que já tenham filhos adotivos podem receber mais atenção do que os filhos de criação, originando a rivalidade entre irmãos. Depois de 5 anos aproximadamente, 20% dos adolescentes que vivem em famílias adotivas acham que devem se mudar ou tentar viver com o pai ou mãe biológicos.

Fatores familiares no desenvolvimento da criança

Estabilidade familiar. Pais e crianças vivendo sob o mesmo teto em interação harmoniosa é a regra cultural esperada na sociedade ocidental. Nessa estrutura, é provável que o desenvolvimento infantil ocorra de forma mais facilitada. Qualquer desvio das normas, como famílias de pais divorciados ou monoparentais, está associado a uma diversidade de problemas com as crianças, incluindo autoestima baixa, aumento no risco de abuso infantil, aumento na incidência de divórcio quando elas se casarem e aumento na incidência de transtornos mentais, principalmente os depressivos e o da personalidade antissocial na vida adulta. Há um grande interesse nas razões que levam algumas crianças de lares instáveis a ser menos afetadas do que outras (ou mesmo imunes a esses efeitos danosos). Michael Rutter defendia a ideia de que a vulnerabilidade é influenciada pelo sexo (os garotos são mais afetados que as garotas), pela idade (as crianças mais velhas são menos vulneráveis que as mais jovens) e pelas características inatas da personalidade. Por exemplo, as crianças de temperamento tranquilo têm menor probabilidade de ser vítimas de abuso no seio familiar do que as hiperativas; em virtude de sua placidez, são menos afetadas pelos tumultos emocionais que as cercam.

Eventos adversos. Atualmente se sabe com certeza que efeitos adversos significativos, em especial na fase inicial da infância, como abuso sexual e físico, negligência ou perda de um dos genitores, interagem com a estrutura genética em uma determinada criança e influencia a trajetória do desenvolvimento. Por exemplo, conforme já mencionamos, maus-tratos precoces graves, como abuso sexual, aumentam o risco de múltiplas dificuldades psicossociais e do surgimento de muitos transtornos psiquiátricos. Entre as crianças mais jovens que recebem maus-tratos, aquelas com genética específica, isto é, aquelas que possuem a variante "curta" do gene transportador de serotonina (polimorfismo do 5-HTTLPR curto) são significativamente mais vulneráveis a depressão crônica quando atingem a fase adulta. Esse exemplo específico de interação genética e ambiental desempenha um papel importante na psicopatologia futura. As investigações em curso também estão à procura dos fatores que podem levar os jovens a superar a exposição a eventos adversos e manter a alostase, ou seja, a estabilidade diante de eventos estressantes (resiliência). Os hormônios das glândulas suprarrenais, da tiroide e das gônadas, assim como os hormônios metabólicos, influenciam na capacidade do cérebro de manter a estabilidade nas exposições ao estresse, sendo o córtex pré-frontal, o hipocampo e a amígdala extremamente importantes na regulação da emoção, da agressão e da resiliência.

Creches. O papel das creches para crianças está sempre em constante investigação, e vários estudos produziram resultados diferentes. Um dos estudos descobriu que crianças colocadas em creches antes da idade de 5 anos são menos assertivas, e seu treinamento sobre como usar o toalete é menos eficiente, se comparadas àquelas criadas em casa. Outro estudo relatou que crianças que permanecem em creches durante o dia apresentam desenvolvimento social e cognitivo mais avançado do que aquelas que não frequentam essas instituições. Os relatórios do National Institute of Child Health and Human Development indicam que crianças com 4 anos e meio que passaram mais de 30 horas semanais em creches são mais exigentes, mais agressivas e mais desobedientes do que as criadas em casa e, além disso, apresentam habilidades cognitivas mais elevadas, principalmente em matemática e na leitura. Essas mesmas crianças que foram acompanhadas até a 3ª série continuaram a tirar notas altas em matemática e leitura, embora os hábitos laborais e as habilidades sociais tenham sido menos satisfatórios. No entanto, os pesquisadores tiveram o cuidado de observar que esse tipo de comportamento estava na faixa da normalidade.

Todos os estudos envolvendo creches diurnas devem levar em consideração a qualidade das creches e dos lares de onde vieram as crianças. Por exemplo, aquelas provenientes de lares menos favorecidos possivelmente estejam melhor na creche do que as que vêm de lares mais favorecidos. Da mesma forma, o fato de as mulheres precisarem trabalhar fora por questões financeiras ou por qualquer outra razão, mas não poder fazê-lo porque são forçadas a permanecer em casa e cuidar dos filhos, poderá afetar as crianças de maneira adversa.

Estilos de cuidados parentais. As formas de criação das crianças variam consideravelmente entre e no âmbito das culturas. Rutter agrupou as diversidades em quatro estilos gerais. As pesquisas subsequentes confirmaram que determinados estilos tendem a se correlacionar com certos comportamentos infantis, embora os resultados não sejam absolutos. O estilo autoritário, caracterizado por regras estritas e inflexíveis, pode baixar a autoestima e levar a um estado de infelicidade e de isolamento social. O indulgente e permissivo, incluindo o estabelecimento de pouco ou nenhum limite junto com a severidade dos pais, pode resultar em reações como autoconfiança baixa, controle fraco dos impulsos e agressividade. O indulgente e negligente, ou seja, que não se envolve na vida e na criação dos filhos, coloca as crianças em risco de baixa autoestima, alteração no autocontrole e aumento na agressividade. Acredita-se que o estilo autoritário e recíproco, marcado por regras rígidas e decisões compartilhadas em ambientes aconchegantes e afetuosos, seja o que provavelmente resulte em autoconfiança, autoestima e na consciência de responsabilidade social.

Desenvolvimento e expressão de psicopatologia

A expressão de psicopatologia em crianças pode estar relacionada à idade e ao nível de desenvolvimento. Transtornos do desenvolvimento específicos, principalmente os do desenvolvimento linguístico, em geral são diagnosticados durante os anos pré-escolares. O desenvolvimento linguístico tardio é uma preocupação comum dos pais. As crianças que não conseguem usar as palavras aos 18 meses ou formar frases no período de 2 e meio a 3 anos talvez precisem de avaliação, sobretudo se aparentarem não compreender dicas verbais normais ou qualquer expressão linguística. Com frequência, o retardo mental leve ou problemas específicos de aprendizagem não são diagnosticados até o momento em que a criança começa a frequentar o ensino fundamental. O transtorno do comportamento disruptivo torna-se aparente a partir do momento em que as crianças começam a interagir com seus pares. Da mesma forma, os transtornos de déficit de atenção somente são diagnosticados quando forem feitas exigências de atenção sustentada na escola. Outras condições, em especial a esquizofrenia e o transtorno bipolar, são raras em crianças em idade pré-escolar e escolar.

ADOLESCÊNCIA

A adolescência, marcada por sinais fisiológicos e pelo surgimento dos hormônios sexuais da puberdade, é o período de amadurecimento entre a infância e a vida adulta. É um período de transição em que se aprofundam os relacionamentos com os pares, cresce a autonomia no processo de tomada de decisões e se intensifica a busca intelectual e pelo acervo social. A adolescência é preponderantemente uma época de exploração para fazer escolhas, um processo gradual de trabalho em direção a um conceito integrado do ego. Os adolescentes podem ser mais bem descritos como "obras em andamento", que se caracterizam pelo aumento na capacidade de domínio sobre os desafios complexos das tarefas acadêmicas, interpessoais e emocionais, enquanto buscam-se novos interesses, talentos e identidades sociais. Uma abundante literatura sobre os mecanismos específicos do desenvolvimento cerebral em adolescentes expandiu nossos conhecimentos sobre o alargamento das habilidades sociais nessa população, além das três mudanças evolutivas esperadas no período da adolescência: aumento na assunção de riscos, aumento no comportamento sexual e preferência pela agregação social com pares em vez do apego familiar primário. A substância cortical cinzenta atinge seu pico máximo em torno dos 11 anos em garotas e dos 13 anos em garotos, intensificando a capacidade de compreender situações sociais sutis, de controlar os impulsos, de fazer planos de longo prazo e pensar em uma perspectiva para o futuro. O volume da substância branca aumenta durante a infância e a adolescência, melhorando a "conectividade" e consequentemente estimulando as capacidades dos adolescentes na busca de novas competências, como as habilidades necessárias para o domínio da tecnologia atual.

O que é uma adolescência normal?

O conceito de normalidade no desenvolvimento adolescente refere-se ao grau de adaptação psicológica possível de ser atingido enquanto estiver rompendo as barreiras na busca dos marcos importantes que são típicos dessa fase do crescimento. Para aproximadamente 75% dos jovens, a adolescência é um período de adaptação bem-sucedida às mudanças físicas, cognitivas e emocionais, que em grande parte correspondem a uma continuidade de suas funções anteriores. Condições como desajuste psicológico, autoaversão, perturbações de conduta, abuso de substâncias, transtornos afetivos e outros transtornos psiquiátricos danosos surgem em cerca de 20% da população adolescente.

O ajuste adolescente é uma continuação da função psicológica precedente; por isso, as crianças com transtornos psicológicos correm grande risco de incidência de transtornos psiquiátricos durante a adolescência, aumentando a possibilidade de conflitos mais sérios com as respectivas famílias e do sentimento de alienação familiar. Embora até 60% dos adolescentes apresentem um estado de angústia ocasional ou algum sintoma psiquiátrico, esse grupo de jovens tem um bom desempenho acadêmico, se relaciona bem com os pares e descreve ter satisfação com a vida de maneira geral.

O especialista em desenvolvimento Erik Erikson caracteriza a tarefa normativa da adolescência como identidade *versus* papel de confusão. A integração de experiências passadas com as mudanças atuais ocorre em um contexto que Erickson chama de identidade do ego. Os adolescentes exploram vários aspectos de seus egos psicológicos ao se tornarem fãs de heróis ou de outros ídolos musicais ou políticos conhecidos. Aparentemente, alguns são obcecados pela identificação com um ídolo específico, enquanto outros são mais moderados em sua expressão. Aqueles que se sentem aceitos por um grupo de pares e que se envolvem em uma grande variedade de atividades têm menos probabilidade de ser consumidos pela adoração por um ídolo. Adolescentes que vivem em isolamento social, se sentem rejeitados pela sociedade e se tornam obsessivamente identificados com algum ídolo em detrimento de todas as outras atividades são indivíduos com risco elevado de problemas emocionais sérios e exigem intervenção psiquiátrica.

Segundo Erickson, o termo "moratória" descreve o período intercalar entre o raciocínio concreto da infância e o desenvolvimento ético complexo mais evoluído. Ele define crise de identidade como uma parte normativa da adolescência na qual os jovens buscam comportamentos e estilos alternativos e consequentemente moldam com sucesso essas experiências diferentes em uma identidade sólida. Caso não sejam bem-sucedidos nessa tarefa, o resultado é a difusão de identidade, ou confusão de papéis, em que os jovens não têm uma noção coesa ou confiante de identidade. A adolescência é o momento de juntar-se aos pares, de experimentar novas crenças, de se apaixonar pela primeira vez e de explorar ideias criativas para empreendimentos futuros.

A maior parte dos adolescentes passa por esse processo evolutivo com otimismo, desenvolve uma boa autoestima, mantém uma bom relacionamento com os pares e uma relação basicamente harmoniosa com a família.

Estágios da adolescência

Pré-adolescência. A fase inicial da adolescência, dos 12 aos 14 anos, é o período em que se observam as mudanças iniciais mais acentuadas – em termos físicos, de atitude e comportamentais. Com frequência, os surtos de crescimento iniciam nessa fase para os meninos, enquanto que as meninas possivelmente já tenham tido um crescimento rápido há 1 ou 2 anos. Nesse estágio, meninos e meninas começam a criticar os hábitos familiares, insistem em passar mais tempo junto aos pares com menos supervisão, têm maior consciência do estilo e da aparência e podem questionar valores familiares antes aceitos. Uma nova consciência de sexualidade caracteriza-se pela exibição de um nível elevado de modéstia e de embaraço em relação ao desenvolvimento físico em curso ou mostrando um grande interesse pelo sexo oposto.

Os adolescentes precoces esforçam-se para exibir sutil e abertamente o desejo crescente de autonomia, às vezes com comportamentos desafiadores em relação às pessoas que representam autoridade, incluindo professores e administradores escolares, e mostram desprezo pelas regras. Nessa faixa etária, alguns começam a fazer experiências com cigarro, bebidas alcóolicas e maconha.

Durante a fase inicial da adolescência, há uma variação normal sobre o momento exato em que os jovens adquirem novos comportamentos definidores. De maneira geral, embora muitos adolescentes precoces façam novas amizades e mudem sua imagem pública, a maioria mantém relações positivas com os membros da família, com velhos amigos e com os valores familiares. No entanto, essa fase foi considerada uma época de turbulência esmagadora, durante a qual há uma rejeição drástica em relação à família, aos amigos e ao estilo de vida, resultando em uma poderosa alienação dos adolescentes.

Jake, um adolescente de 13 anos, havia apenas começado a frequentar a 8ª série. No passado, tinha sido um estudante jovial, alegre e colaborador, porém, neste ano, achou que as regras da escola eram extremamente irritantes, e os professores, rígidos demais. Ele sempre fora um bom aluno, embora não se esforçasse muito nas tarefas. Sean, seu irmão mais velho, agora no 3º ano do ensino médio, era um aluno obediente, querido por todos e bem-comportado que sempre se esforçava o máximo nos projetos escolares na mesma escola, de modo que Jake era comparado a seu irmão o tempo todo por diversos professores. Jake ressentia-se com essas comparações porque, ao contrário do irmão, que julgava ser um "nerd", era mais rebelde, corria mais riscos e fazia amizade com pares mais populares. Para distinguir-se do irmão mais velho, na escola e em casa, Jake começou a desafiar as normas da escola, dizendo que eram "idiotas" e "sem sentido". Passou a faltar às aulas, a ficar fora de casa até tarde e a experimentar bebidas alcóolicas e maconha. Rejeitava seus melhores amigos da 6ª e 7ª séries e começou a sair para curtir com pares mais ousados. Em casa, Jake conseguia se relacionar com o irmão mais velho somente quando jogavam basquete e *videogames*.

Embora as notas de Jake tenham ficado apenas um pouco mais baixas, seus pais observaram nos boletins escolares que seu esforço e comportamento eram considerados insatisfatórios. Durante o segundo mês na escola, os pais de Jake receberam uma ligação telefônica informando que o jovem seria suspenso devido à posse de uma pequena quantidade de maconha dentro da escola. Nas reuniões subsequentes com o assistente do diretor e com o conselheiro escolar, Jake argumentou que a suspensão não tinha sido justa porque tinha boas notas e não entendia porque a posse de maconha a havia provocado. Diante do fato de não apenas haver desrespeitado as regras escolares, mas também violado as leis, e que mesmo assim deveria se considerar com sorte porque a escola não havia envolvido a polícia, o garoto ficou nervoso e continuou insistindo que havia sido tratado de forma injusta. Além disso, dizia que todos os professores e seus pais protegiam seu irmão mais velho, Sean, e o tratavam como cidadão de segunda classe. Jake foi suspenso por 5 dias, e a escola informou que iria relatar o incidente à polícia, a não ser que ele e sua família iniciassem sem demora um programa de orientação psicológica.

Mesmo contra a vontade, Jake começou a fazer psicoterapia e entrou em um grupo terapêutico especializado no uso de substâncias por adolescentes, que se reunia semanalmente. Seus pais também procuraram fazer terapia, para que se tornassem mais unidos em sua parentalidade. O adolescente continuou fazendo psicoterapia por um período de um ano e meio, durante o qual seu estilo de atitude e de raciocínio evoluiu de modo considerável. Aos 15 anos, Jake entendeu por que a escola o havia suspenso pela posse de maconha e agradeceu sua intenção de lhe dar uma oportunidade de aconselhamento psicológico em vez de entregá-lo à polícia. Com o passar do tempo, o garoto passou a admitir os perigos de usar drogas e assumiu plena responsabilidade por seus maus comportamentos. O uso de álcool e de drogas continuou sendo o foco de sua terapia, e, na idade de 15 anos, Jake havia praticamente perdido o interesse por bebidas alcóolicas e admitia que raras vezes usava maconha, apenas em festas. Ele tornou-se mais aberto para fazer amizades com grande variedade de pares e admitia que gostava mais de si mesmo agora do que quando tinha 13 anos. Passou a tratar seu irmão com respeito quando estava sozinho ou com amigos e percebeu que seus pais o apreciavam por quem "ele era". (Cortesia de Caroly S. Pataki, M.D.)

Fase intermediária da adolescência. Durante a fase intermediária da adolescência (entre as idades de 14 e 16 anos), o estilo de vida dos adolescentes possivelmente reflete seus esforços de perseguir suas próprias metas de independência. A habilidade de combinar raciocínio abstrato com o processo realista de tomada de decisões e a aplicação de julgamentos sociais é colocada em teste nessa fase do desenvolvimento. Nessa etapa, há uma intensificação no comportamento sexual, tornando os relacionamentos românticos mais complicados, e a autoestima torna-se uma influência de extrema importância ao assumir comportamentos com riscos positivos e negativos.

Nesse estágio do desenvolvimento, os adolescentes tendem a se identificar com um grupo de pares que exerce uma alta influência nas escolhas de atividades, estilos, músicas, ídolos e modelos de comportamento. A subestimativa dos riscos associados a uma grande variedade de comportamentos recreativos e o senso de "onipotência" dos adolescentes, em combinação com o impulso de busca por autonomia, com frequência cria algum conflito com as exigências e expectativas parentais. Para a grande maioria dos adolescentes, o processo de definirem-se como exclusivos e diferentes de suas famílias pode ser materializado enquanto ainda estiverem mantendo vínculos com os membros da família.

Jenna, aluna do primeiro ano colegial, com 16 anos de idade, tinha acabado de tirar a carteira de motorista. Considerava-se uma garota de sorte por ter recebido de presente um carro novo aos 16 anos e, tendo em vista que a maior parte de suas amigas ainda não tinha carro, estava chateada com o fato de seus pais não aprovarem sua decisão de levar seus amigos a lugares nos quais não gostaria de ir.

Jenna era uma adolescente atraente, muito querida, e sempre fora uma aluna que tirava notas "A" e "B", sendo que nunca entrara em conflito com a família em relação à escola. Ela tocava flauta na orquestra da instituição, porém não se envolvia em qualquer tipo de esporte. Ela começou "a sair" com um rapaz, de nome Brett, que estava no mesmo ano na escola e também tinha 16 anos, logo após ter recebido a carta de motorista e, mesmo que não se conhecessem muito bem, ela acreditava que tivessem um relacionamento bastante próximo. Considerando que ele ainda não tinha carro, a jovem era a "motorista identificada" sempre que participavam de alguma festa. Isso a fazia feliz porque realmente não gostava de tomar bebidas alcóolicas e ficava aliviada pelo fato de Brett não estar dirigindo, uma vez que que bebia bastante nas festas. Jenna relacionava-se muito bem com os pais, que eram considerados "flexíveis" por seus amigos, e julgava que compartilhava com eles valores e ideias semelhantes.

As coisas estavam indo bem até que Brett começou a pressioná-la para avançarem um pouco mais em seu relacionamento sexual. Quando Jenna disse que ainda não estava preparada, ele pressionou ainda mais. Quando o assunto sobre sexo foi discutido com os pais "hipoteticamente" no passado, eles ignoraram o fato, indicando que Jenna saberia quando chegasse o momento adequado. Ela sabia que ainda não estava pronta para o sexo, embora muitas colegas de classe fossem sexualmente ativas. Jenna não era uma pessoa impulsiva e gostava de planejar as coisas com muita cautela. Chegou à conclusão de que não poderia concordar com Brett e estava confiante de que iria fazê-lo compreender. Uma de suas amigas sugeriu que o rapaz poderia terminar o relacionamento caso ela não concordasse em manter relações sexuais, porém ela estava disposta a correr o risco. Jenna disse cautelosamente a Brett que o amava, mas que ainda não estava preparada para o sexo. Ficou um tanto surpresa porque, em vez de pressioná-la ainda mais ou terminar o relacionamento, Brett aceitou sua decisão; na realidade, ele se sentiu um pouco aliviado.

Jenna e Brett continuaram o relacionamento até último ano escolar e, nessa época, ela decidiu ser sexualmente ativa com Brett. Eles decidiram ir a uma clínica comunitária, conhecida por sua atitude positiva com adolescentes, para aprender sobre métodos de controle da natalidade e escolher um deles, sem o conhecimento dos pais. Ambos passaram algum tempo aprendendo sobre vários métodos de controle da natalidade e escolheram usar preservativos. Quando saíram da clínica, Jenna e Brett se sentiam mais próximos do que antes, e reconheceram o amadurecimento de seu relacionamento. Jenna e Brett acreditavam que estavam fazendo a coisa certa. (Cortesia de Caroly S. Pataki, M.D.)

Final da adolescência. O período final da adolescência (entre as idades de 17 e 19 anos) é uma época em que a exploração contínua de buscas acadêmicas, de preferências musicais e artísticas, de participação atlética e de vínculos sociais leva os jovens a uma definição mais ampla do ego e ao sentimento de pertencer a determinados grupos ou subculturas na sociedade dominante. Os adolescentes bem ajustados sentem-se confortáveis com as escolhas atuais de atividades, gostos, *hobbies* e amizades, mas, mesmo assim, permanecem conscientes de que suas "identidades" continuarão sendo refinadas durante a fase inicial da vida adulta.

> Joey estava no segundo semestre do ano de calouro em uma faculdade, vivia longe de casa e tinha acabado de completar 18 anos. Ele chegou à conclusão de que não era mais "menor de idade" e poderia tomar qualquer decisão sem o envolvimento dos pais.
>
> Joey sentia-se livre, mas, ao mesmo tempo, um pouco confuso e meio perdido. Desde o 2º ano, havia planejado seguir a carreira de medicina como seu pai, de modo que assumiu uma carga pesada de cursos científicos no primeiro semestre e menosprezou todos eles. Entretanto, no semestre em curso, inscreveu-se apenas nas aulas de artes liberais. Ele não mencionou esse fato a seu pai. Agora Joey estava inscrito em aulas que variavam desde história a desenho arquitetônico, bem como sociologia, filosofia e música. Acreditava ter sido influenciado por seu colega de quarto, Tony, que estava no programa de arquitetura, e por sua namorada, Lisa, que se especializava em Arte de Estúdio.
>
> À medida que o semestre foi passando, o jovem descobriu que seu curso favorito eram as aulas de desenho, como Tony havia previsto. Tony frequentava aulas de desenho mais avançadas, e Joey não conseguia deixar de imaginar se gostava tanto dessas aulas porque Tony era seu ídolo ou porque realmente gostava de desenhar. Discutiu o assunto com Lisa, que lhe sugeriu calma e não tomar qualquer decisão definitiva naquele momento. Ela recomendou que ele passasse pelo menos mais dois semestres assistindo a vários tipos de aulas, incluindo aquelas que faziam parte do currículo de arquitetura, antes de decidir sobre uma carreira. Joey percebeu que a abordagem de Lisa em relação à faculdade e à vida era bastante descontraída, o oposto da sua, seguindo a pressão dos pais para planejar, assumir compromissos logo no início e defendê-los, independentemente do que sentisse. A abordagem de Lisa abriu mais espaço para refletir sobre experiências e então fazer uma escolha, em vez de mergulhar naquilo que as pessoas "esperavam" que ele fizesse. Joey seguiu o conselho de Lisa e decidiu cursar mais um ano para fazer novas tentativas e, só então, decidir por uma carreira. Depois de diversos cursos sobre vários assuntos, decidiu que de fato gostava de arquitetura e se sentia capaz de mudar o foco da pré-medicina para essa nova área. (Cortesia de Caroly S. Pataki, M.D.)

Componentes da adolescência

Desenvolvimento físico. Puberdade é o processo pelo qual os adolescentes desenvolvem a maturidade física e sexual, junto com a capacidade reprodutiva. Os primeiros sinais do processo puberal são taxas elevadas de crescimento, tanto em estatura como em peso. Esse processo inicia aproximadamente aos 10 anos de idade nas garotas. Em torno de 11 ou 12 anos, muitas crescem bem mais que seus colegas de classe, até atingir os 13 anos. Nessa idade, muitas jovens experimentam a primeira menstruação, e a grande maioria desenvolve seios e pelos pubianos.

Há uma grande variação na faixa normal de início e no momento exato do desenvolvimento puberal e de seus componentes. Entretanto, esse desenvolvimento acontece em uma determinada sequência. Desse modo, características masculinas secundárias, como crescimento do comprimento e da largura do pênis, por exemplo, ocorrerão depois da liberação de androgênios pelos testículos desenvolvidos.

A classificação da maturidade sexual (SMR), também conhecida por Estágios de Tanner, varia de SMR 1 (pré-puberdade) a SMR 5 (vida adulta). As SMRs incluem estágios de maturidade genital em garotos e desenvolvimento dos seios em garotas, assim como o crescimento dos pelos pubianos. A Tabela 31.1-11 mostra as classificações de maturidade sexual para ambos os sexos.

A ovulação é a característica sexual feminina primária, sendo que a liberação de óvulos pelos folículos ovarianos ocorre aproximadamente uma vez em cada 28 dias. A partir do momento em que as meninas atingem a SMR 3 a 4, os folículos ovarianos estão produzindo uma quantidade suficiente de estrogênio para resultar na menarca, o início da menstruação. Após atingirem a SMR 4 a 5, ocorre o amadurecimento mensal de um folículo ovariano, resultando na ovulação. O estrogênio e a progesterona promovem o amadurecimento sexual, incluindo o desenvolvimento posterior dos tubos falopianos e dos seios.

Nos garotos adolescentes, a característica sexual primária é o desenvolvimento dos espermatozoides pelos testículos. Isso ocorre em resposta à ação do hormônio folículo estimulante nos túbulos seminíferos no interior dos testículos. Nos meninos, o processo puberal é marcado pelo crescimento dos testículos estimulado pelo hormônio luteinizante. De maneira geral, a capacidade ejaculatória dos garotos na fase da adolescência surge no período de um ano após terem atingido a SMR 2.

Nos adolescentes masculinos, as características sexuais secundárias incluem espessamento da pele, alargamento dos ombros e crescimento dos pelos faciais.

Amadurecimento cognitivo. O amadurecimento cognitivo na adolescência abrange uma ampla faixa de habilidades expandidas que se enquadram na categoria global de funções executivas do cérebro. Esse processo inclui a transição de um pensamento concreto para um mais abstrato, um aumento na capacidade de tirar conclusões lógicas nas buscas científicas, nas interações com os pares e em situações sociais; e novas habilidades para auto-observação e autorregulação. Os adolescentes adquirem uma consciência cada vez maior de seus dons e talentos intelectuais, artísticos e atléticos; mesmo assim, ainda são necessários muitos anos na vida adulta para a aplicação prática dessas habilidades.

A mudança cognitiva central que ocorre de forma gradativa durante a adolescência é a do pensamento concreto (raciocínio operatório concreto, de acordo com Jean Piaget) para a capacidade de pensar de forma abstrata (raciocínio operatório formal, na terminologia de Piaget). Essa evolução se efetua como uma adaptação aos estímulos que exigem, dos adolescentes, a elaboração de respostas hipotéticas, assim como em resposta a suas habilidades expandidas de fazer generalizações a partir de situações específicas. O desenvolvimento do pensamento abstrato não é uma epifania súbita, mas, em vez disso, se trata de um processo gradual de expansão das deduções lógicas para além das experiências concretas, a fim de atingir a capacidade de pensamento realista e hipotético com base na vida diária.

De maneira geral, os adolescentes utilizam um sistema de crença onipotente que reforça o senso de imunidade diante do perigo, mesmo nas situações de confronto com riscos lógicos. Em muitos jovens, algum grau de pensamento infantil mágico continua a coexistir com o pensamento abstrato mais amadurecido. Apesar da persistência do pensamento mágico nessa fase, a cognição adolescente se afasta das crianças mais jovens à medida que há um aumento na capacidade de auto-observação e no desenvolvimento de estratégias para promover forças e compensar as fraquezas.

Uma das tarefas cognitivas mais importantes na adolescência é a identificação e a gravitação em direção àquelas buscas que parecem corresponder aos esforços cognitivos dos adolescentes, tanto nos cursos acadêmicos quanto nos pensamentos sobre as aspirações futuras. Piaget acreditava que a adaptação cognitiva na adolescência fosse profundamente influenciada por relacionamentos sociais e pelo diálogo entre os adolescentes e seus pares, transformando a

TABELA 31.1-11
Classificação da maturidade sexual para adolescentes do sexo masculino e feminino

Classificação da maturidade sexual	Garotas	Garotos
Estágio 1	Pré-adolescente, papila elevada. Sem pelos pubianos.	Pênis, testículos, escroto pré-adolescentes. Sem pelos púbicos.
Estágio 2	Botões dos seios, monte púbico pequeno; diâmetro aumentado da aréola.	O tamanho do pênis não altera, o escroto e os testículos aumentam de volume, com pele escrotal avermelhada.
	Pelos pubianos longos e esparsos, principalmente ao longo dos lábios.	Pelos pubianos longos e esparsos, principalmente na base do pênis.
Estágio 3	Aumento no tamanho dos seios e da aréola, não há separação dos contornos.	Alongamento peniano, com aumento no tamanho dos testículos e do escroto.
	Os pelos pubianos são mais escuros e mais espessos; espalham-se pela área púbica.	Os pelos pubianos são mais escuros e mais espessos; espalham-se pela área púbica.
Estágio 4	Aumento no tamanho dos seios.	Aumento no comprimento e na largura do pênis.
	A aréola e a papila se erguem.	Aumento no volume dos testículos e do escroto.
	Os pelos pubianos ficam mais fortes e espessos; cobrem uma área menor do que em mulheres adultas; não se estendem até as coxas.	Os pelos pubianos ficam mais fortes e espessos; cobrem uma área menor do que em homens adultos; não se estendem até as coxas.
Estágio 5	Os seios se assemelham aos de uma mulher adulta; a aréola se contrai para contornar o seio.	O pênis, testículo e escroto parecem totalmente desenvolvidos.
	Aumento na densidade dos pelos pubianos; a área se estende até as coxas.	Aumento na densidade dos pelos pubianos; a área se estende até as coxas.

cognição social em uma parte integrante do desenvolvimento cognitivo durante essa etapa.

Socialização. A socialização na adolescência inclui a habilidade de aceitação do relacionamento com os pares, assim como o desenvolvimento de uma cognição social mais madura. As habilidades para desenvolver o senso de pertencer a um grupo de pares são extremamente importantes para a sensação de bem-estar. Sob a ótica social, para a maior parte dos adolescentes, ser considerado competente pelos pares é um componente importante para construir uma boa autoestima. As influências dos pares são muito valiosas e podem promover interações sociais positivas, bem como fazer pressão em comportamentos menos aceitáveis socialmente ou mesmo comportamentos de risco elevado. De maneira geral, o fato de pertencer a um grupo de pares é um sinal de adaptação e de um passo apropriado sob o ponto de vista evolutivo no processo de afastamento dos pais e de mudar o foco da lealdade para os amigos. Crianças de 6 a 12 anos são capazes de trocar ideias e opiniões e de reconhecer os sentimentos dos pares, embora, em geral, os relacionamentos surjam e desapareçam de uma forma descontinuada na base de altercações e de bons momentos. A repetição dos bons momentos fortalece as amizades, ainda que, para algumas crianças em idade escolar, haja um grande intercâmbio de pares – isto é, as crianças procuram companhia quando têm tempo livre, em vez de serem movidas pelo desejo de passar o tempo com alguma amizade específica. À proporção que a adolescência segue em frente, as amizades se tornam mais individualizadas, e provavelmente os segredos pessoais serão compartilhados com um amigo, e não com algum membro da família. A companhia de um ou de diversos pares ajuda a atingir um determinado nível de conforto, e o grupo "poderá permanecer junto" durante a maior parte do tempo livre. Na fase inicial da adolescência, surge uma mistura dos dois modos sociais supramencionados, bem como pequenos "grupos internos", e, mesmo nesses grupos, há competição e ciúmes sobre as "preferidas" ou que têm mais prestígio, resultando em algumas descontinuidades nos relacionamentos. Na fase final da adolescência, o grupo de pares solidifica-se, aumentando a estabilidade das amizades e levando a uma maior mutualidade na qualidade das interações.

Desenvolvimento moral. Moralidade é um conjunto de valores e de crenças sobre os códigos comportamentais que estão em conformidade com aqueles compartilhados por outras pessoas na sociedade. Os adolescentes, assim como as crianças mais jovens, tendem ao desenvolvimento dos padrões de comportamento típicos das respectivas famílias e dos ambientes educacionais, bem como a imitar pares e adultos específicos que admiram. O desenvolvimento moral não está estritamente vinculado à idade cronológica, porém, em vez disso, é fruto do desenvolvimento cognitivo.

Piaget descreveu o desenvolvimento moral como um processo gradual paralelo ao desenvolvimento cognitivo, com habilidades expandidas para diferenciar os melhores interesses sociais dos interesses individuais, que ocorre no final da adolescência. As crianças em idade pré-escolar simplesmente seguem as normas estabelecidas pelos pais; nos anos intermediários, elas aceitam as normas, embora não sejam capazes de aceitar exceções; e na adolescência, os jovens reconhecem as normas em termos do que é bom para a sociedade em geral.

Lawrence Kohlberg integrou os conceitos de Piaget e descreveu três níveis principais de moralidade. O primeiro é a moralidade pré-convencional, no qual a punição e a obediência aos pais são os fatores determinantes. O segundo é a moralidade da conformidade, com o papel convencional em que as crianças tentam se adaptar para obter aprovação e para manter bons relacionamentos com outras pessoas. O terceiro e mais elevado é a moralidade dos princípios morais aceitos, no qual as crianças seguem voluntariamente as normas com base no conceito de princípios éticos e criam exceções a elas em determinadas circunstâncias.

Conquanto o foco principal das noções de Kohlberg e de Piaget sobre desenvolvimento moral é uma teoria unificada do amadurecimento cognitivo para ambos os sexos, Carol Gilligan enfatiza o contexto social do desenvolvimento moral levando a padrões evolutivos divergentes. Gilligan ressalta que, nas mulheres, a compaixão e a ética da afetividade são características dominantes das decisões morais, enquanto, para os homens, as características dominantes dos julgamentos morais estão mais relacionadas à percepção de justiça, racionalidade e senso de equidade.

Autoestima. Autoestima é a mensuração do sentimento de valoração de uma pessoa com base no sucesso percebido e em suas conquistas, assim como a percepção do nível de valorização pelos pares, pelos membros da família, pelos professores e pela sociedade em geral. Os correlatos mais importantes da boa autoestima são a percepção de uma aparência física positiva e da alta valorização pelos pares e pela família. As características secundárias da autoestima relacionam-se às conquistas acadêmicas, à capacidade atlética e aos talentos especiais. A autoestima dos adolescentes é mediada, em um grau significativo, por *feedbacks* positivos recebidos de um grupo de pares e de membros da família, e com frequência eles procuram um grupo de pares que ofereçam aceitação, independentemente dos comportamentos negativos associados àquele grupo. As garotas adolescentes têm mais problemas para manter a autoestima do que os garotos. Elas continuam a se classificar como pessoas de baixa autoestima até a vida adulta.

Influências ambientais atuais e adolescência

Comportamento sexual adolescente. De maneira geral, a experiência sexual em adolescentes começa com fantasias e masturbação na fase inicial da adolescência, seguida por toques genitais não coitais com o sexo oposto ou, em alguns casos, com parceiros do mesmo sexo, sexo oral com parceiros e iniciação ao ato sexual em um estágio mais avançado do desenvolvimento. No período colegial, a maior parte dos adolescentes do sexo masculino experimenta a masturbação, e metade das garotas adolescentes se masturba. O equilíbrio entre experiência sexual adolescente saudável e práticas sexuais seguras sob os pontos de vista emocional e físico é um dos maiores desafios da sociedade.

Embora haja uma grande variação nas estimativas, aproximadamente 50% dos estudantes da 9ª série ao 3º ano afirmam que já tiveram relações sexuais. A idade mediana para o primeiro relacionamento é em torno de 16 anos para os garotos e 17 anos para as garotas. Em geral, os garotos têm mais parcerias sexuais que as garotas, sendo menos provável que procurem estabelecer laços emocionais com seus parceiros ou parceiras sexuais, se comparados a elas.

FATORES QUE INFLUENCIAM O COMPORTAMENTO SEXUAL ADOLESCENTE. Esses fatores incluem características da personalidade, gênero, formação cultural e religiosa, fatores raciais, atitudes familiares e programas de educação sexual e de prevenção.

Os fatores relacionados à personalidade estão associados ao comportamento sexual, assim como à assunção de riscos sexuais. Níveis mais elevados de impulsividade estão associados a idades mais jovens na primeira experiência de relacionamento sexual; número mais elevado de parceiros sexuais; relacionamento sexual sem uso de contraceptivos, incluindo preservativos; e história de doença sexualmente transmissível (clamídia).

Historicamente, adolescentes do sexo masculino iniciam o relacionamento sexual em uma idade mais precoce que os do sexo feminino. Quanto mais jovem a garota no momento em que tiver sua primeira experiência, maior a probabilidade de que a atividade sexual tenha sido indesejada. Em torno de 4 entre 10 meninas que tiveram o primeiro relacionamento sexual aos 13 ou 14 anos confirmam que foi involuntário ou contra sua vontade. Três quartos das garotas e cerca de metade dos garotos relatam que as garotas que têm relações sexuais o fazem por insistência dos namorados. De modo geral, os adolescentes que iniciam a experiência sexual em idades mais jovens provavelmente tenham um número maior de parceiros sexuais.

Os efeitos complementares de famílias com nível educacional mais elevado, de grupos sociais e religiosos de jovens e de programas escolares educacionais são responsáveis pelo declínio no comportamento sexual de alto risco entre adolescentes. O comportamento sexual responsável entre eles foi incluído entre os 10 indicadores de saúde mais importantes para a década seguinte. A razão principal que as garotas que nunca tiveram relações sexuais dão para a abstinência de sexo é que o relacionamento sexual entra em conflito com seus valores religiosos ou morais. Outros motivos incluem o desejo de evitar a gravidez, o medo de contrair alguma doença sexualmente transmissível e o fato de ainda não terem encontrado o parceiro ideal.

CONTRACEPTIVOS. Nos dias atuais, 98% dos adolescentes entre 15 e 19 anos estão usando pelo menos um método de controle de natalidade. Os dois métodos mais comuns são os preservativos e as pílulas anticoncepcionais. Apesar do uso generalizado de preservativos, o nível de incidência de doenças sexualmente transmissíveis ainda é muito elevado entre os jovens. Um em cada quatro jovens com vida sexual ativa contrai alguma dessas doenças em cada ano. Cerca de metade das novas infecções pelo vírus da imunodeficiência humana (HIV) ocorre em pessoas com idade inferior a 25 anos.

GRAVIDEZ. Em cada ano, entre 750 mil e 850 mil garotas adolescentes com idade inferior a 19 anos ficam grávidas. Destas, 432 mil chegam a dar à luz, ou seja, uma queda de 19% em relação aos 532 mil partos que ocorreram em 1991; o remanescente (418 mil) faz aborto. Em termos raciais, a maior queda na gravidez entre adolescentes foi em mulheres negras. Os partos em jovens hispânicas sofreram uma queda de 20%, embora continuem apresentando as taxas mais elevadas em comparação a outras raças.

A gravidez adolescente cria uma infinidade de riscos para a saúde tanto das mães como dos filhos. As crianças nascidas de mães adolescentes têm maior probabilidade de morrer antes de chegar aos 5 anos. É provável que as que sobrevivem não tenham bom desempenho na escola, além de sofrer um risco muito maior de abuso e negligência. Mães adolescentes tem menor chance de ganhar peso adequado durante a gestação, aumentando o risco de partos prematuros e de bebês com baixo peso ao nascer. Esses bebês são propensos a ter órgãos não completamente desenvolvidos, resultando em hemorragias cerebrais, síndrome do desconforto respiratório e problemas intestinais. Além disso, existe uma menor possibilidade de que as mães adolescentes procurem cuidados pré-natais regulares e que tomem as doses recomendadas de multivitaminas. Também têm maior propensão a beber, fumar ou usar drogas durante a gestação. Somente um terço delas obtém diplomas escolares, e apenas 1,5% chegam a ter um diploma universitário por volta dos 30 anos.

Em média, as mães adolescentes não têm condições de cuidar de seus filhos, e eles geralmente são deixados para criação em abrigos ou pelos já sobrecarregados pais ou outros parentes. Poucas mães adolescentes casam com os pais de suas crianças; via de regra, os pais adolescentes não conseguem cuidar nem de si mesmos, muito menos das mães de seus filhos. Nas situações em que se casam, em geral esses jovens terminam se divorciando. Muitos desses adolescentes acabam dependendo da previdência social.

ABORTO. Pelo menos 4 entre 10 gestações adolescentes terminam em aborto. Quase todas essas garotas são mães solteiras pertencentes aos grupos socioeconômicos de nível mais baixo; as gestações resultam do relacionamento sexual com rapazes com quem tinham uma ligação emocional. A maioria das adolescentes (61%) prefere fazer aborto com o consentimento dos pais, embora as leis de consentimento parental obrigatório coloquem dois direitos em conflito: o desejo de privacidade das garotas e a necessidade parental de tomar conhecimento do fato. Grande parte dos adultos acredita que as adolescentes deveriam ter a autorização dos pais para fazer aborto. Entretanto, a maioria dos Estados norte-americanos proíbe os pais de vetarem a decisão das jovens nas situações em que se recusarem a dar consentimento.

A taxa de abortos em diversos países europeus tende a ser muito inferior à dos Estados Unidos. Neste, a taxa de abortos entre garotas nas idades de 15 a 19 anos gira em torno de 30 para cada 1.000 garotas, de acordo com o Centers of Disease Control and Prevention. Na França, por exemplo, de acordo com estatísticas da Organização Mundial da Saúde, 10,5 em cada 1.000 garotas com idade abaixo de 20 anos fizeram aborto. A taxa de abortos na Alemanha era de 6,8; na Itália 6,3; e na Espanha 4,5. A Inglaterra tem a taxa mais elevada, 18,5. Os especialistas em planejamento familiar acreditam que mais educação sexual e disponibilidade de anticoncepcionais ajudem a manter um nível baixo no número de abortos. Na Holanda, onde os contraceptivos são distribuídos gratuitamente nas escolas, o índice de gravidez em adolescentes está entre os mais baixos do mundo.

Comportamento de risco. Assumir riscos razoáveis é um esforço necessário na adolescência, criando confiança na formação de novos relacionamentos, nos esportes e em situações sociais. Entretanto, os comportamentos de alto risco entre adolescentes estão associados a consequências negativas muito sérias, incluindo uso de drogas e consumo de bebidas alcoólicas, práticas sexuais inseguras, comportamentos autodestrutivos e condução imprudente de veículos.

Uso de drogas

ÁLCOOL. Aproximadamente 30% dos alunos do 3º ano afirmam ter tomado cinco ou mais doses seguidas de bebidas alcoólicas em um período de 2 semanas. A idade média em que os jovens começam a tomá-las é de 11 anos para garotos e de 13 anos para garotas. A idade média em que os norte-americanos começam a beber regularmente é de 15,9 anos. Pessoas entre as idades de 18 a 25 anos apresentam a prevalência mais elevada de se embriagar e de beber de forma excessiva. A incidência no número de pessoas que dirigem embriagadas declinou desde 2002. A dependência do álcool, em combinação com o consumo de outros tipos de drogas, está associada a condições como depressão, ansiedade, transtorno de oposição desafiante, transtorno da personalidade antissocial e aumento na taxa de suicídios.

NICOTINA. O número de jovens norte-americanos que fumam vem declinando desde 1990, embora o índice de tabagismo entre adolescentes ainda continue tão alto ou mais alto que em adultos. De acordo com a American Cancer Society, em média, mais de um entre cinco estudantes já foi fumante. Diariamente, mais de 4 mil jovens experimentam o primeiro cigarro, e outros 2 mil se tornam fumantes habituais. Os fumantes têm uma probabilidade muito maior de entrar em brigas, portar armas, tentar suicídio, sofrer problemas de saúde mental como depressão e ter comportamentos sexuais de alto risco. Um de cada três desses indivíduos acabará morrendo de doenças relacionadas ao tabagismo. Os cigarros são o tipo mais comum de uso de tabaco entre estudantes do curso médio, seguidos pelos charutos, tabaco sem fumaça e cachimbos.

CANNABIS. A maconha é a droga ilícita mais popular, com 14,6 milhões de usuários nos Estados Unidos (6,2% da população), sendo que dois terços têm idade abaixo de 18 anos. Todavia, o uso dessa substância está em declínio lento. Aproximadamente 6% dos alunos do 3º ano confirmam que a fumam todos os dias.

Uma das principais razões dessa prevalência no uso da maconha por adolescentes é a facilidade para adquiri-la, maior do que aquela para comprar bebidas alcoólicas ou cigarros. Essa crença declinou nos últimos anos. Depois que se tornam dependentes dessa droga, os adolescentes em geral entram no mundo da vadiagem, do crime e da depressão.

COCAÍNA. Aproximadamente 13% dos alunos no último ano colegial usam cocaína, superando a média nos Estados Unidos de 3,6%. Além disso, algo em torno de 1% dos alunos do 3º ano admitem usar fenciclidina (PCP). Os cristais de metanfetamina têm uma prevalência anual de 2% entre esses alunos.

OPIOIDES. Nos anos recentes, aumentou o número de adolescentes que utilizam prescrições de medicamentos para alívio da dor por razões que não estão ligadas a qualquer tratamento médico. O abuso de drogas prescritas por pessoas na faixa etária de 18 a 25 anos aumentou 15%. Os medicamentos mais preocupantes são os que aliviam a dor, como a oxicodona (OxyContin) e a hidrocodona (Vicodin). O OxyContin ganhou espaço entre os estudantes do nível colegial desde que foi lançado no mercado em 2001, sendo que 5% dos alunos do 3º ano, 3,5% do 1º ano e 1,7% da 9ª série do esnsino fundamental admitem que são usuários dessa droga. As estatísticas indicam que o Vicodin foi usado por 9,3% dos alunos do 3º ano, 6,2% do 1º ano e 2,5% da 9ª série.

HEROÍNA. O uso da heroína é prevalente entre os adolescentes, embora seja menor que o uso da cocaína. A idade média de uso dessa droga nos Estados Unidos é de 19 anos, porém chega a quase 2% entre os alunos do 3º ano, sendo o método mais comum de uso a via nasal (cheirar).

Violência. Ainda que os índices de crimes violentos tenham caído nos Estados Unidos nos anos recentes, se observa um aumento nos atos de violência cometidos por jovens. Os homicídios são a segunda maior causa de morte entre indivíduos na faixa etária de 15 a 25 anos (os acidentes são a primeira, e os suicídios, a terceira). É provável que os adolescentes negros do sexo masculino sejam as maiores vítimas de homicídios, se comparados aos jovens de qualquer outro grupo racial ou étnico ou às garotas de qualquer raça. O fator mais fortemente associado à violência entre garotos adolescentes é a criação em lares sem o pai ou com um padrasto; com exceção desse fator, condições como raça, *status* socioeconômico e nível educacional não chegam a afetar a propensão para violência.

BULLYING. O assédio (*bullying*) é definido como o uso da força ou do *status* de uma pessoa para intimidar, lesionar ou humilhar outras pessoas mais fracas ou de *status* inferior. O *bullying* classifica-se como físico, verbal ou social. O físico envolve lesão física ou ameaça de lesão a alguma pessoa. O verbal refere-se a provocação ou insulto a alguém. O social caracteriza-se pelo uso da rejeição ou exclusão dos pares para humilhar ou isolar uma vítima.

Aproximadamente 30% dos alunos da 6ª ao 1º ano são envolvidos em algum tipo de *bullying*, variando de moderado a frequente, seja como agressor, seja como alvo, ou ambos. Algo em torno de 1,7 milhões de crianças desse grupo etário são identificadas como os "valentões" (*bullies*). Os garotos estão mais envolvidos nesses casos ou em comportamento violento do que as garotas. Estas usam mais o *bullying* verbal do que o físico.

Estima-se que, todos os dias, cerca de 160 mil estudantes faltem às aulas por medo da agressão ou da intimidação dos pares; alguns são forçados a sair da escola. O estresse da "vitimização" interfere no processo de dedicação e de aprendizado. As crianças que fazem *bullying* outras crianças têm um risco potencialmente grande de assumir comportamentos violentos mais sérios, como, por exemplo, se envolver em brigas constantes ou portar algum tipo de arma.

CYBERBULLYING. No decorrer da última década, o *bullying* eletrônico ou na internet tornou-se uma grande preocupação para os adolescentes. Define-se *cyberbullying*, de forma ampla, como o uso de meios eletrônicos para intimidar ou prejudicar intencionalmente outras pessoas. A prevalência documentada desse tipo de violência é bastante variável, sendo que os relatos se alternam de 1 a 62% de jovens que afirmam ter sido vítimas da agressão cibernética. Um estudo envolvendo cerca de 700 estudantes australianos, recrutados aos 10 anos e acompanhados até a idade de 14 a 15 anos, chegou à conclusão de que 15% estiveram envolvidos em *cyber bullying*, 21% no *bullying* tradicional e 7% em ambos os tipos de agressão. Outro estudo que reuniu informações de autorrelatos coletadas em um grupo de 399 adolescentes que frequentavam da 8ª série ao 2º ano, descobriu que o envolvimento em *cyberbullying*, tanto como vítima quanto como intimidador, contribuiu especificamente para a previsão de sintomas depressivos e de ideação suicida. Essa correlação entre *cyberbullying* e sintomatologia depressiva foi mais forte do que a associação entre *bullying* tradicional e transtornos afetivos.

Gangues. A violência das gangues é um grande problema em várias comunidades norte-americanas. Existem 2 mil gangues de adolescentes no país, com mais de 200 mil membros adolescentes e adultos jovens. A idade média da maioria deles varia entre 12 e 24 anos, com uma média de 17 a 18 anos. A participação como membros de gangues é uma fase passageira na vida de muitos adolescentes; a metade ou dois terços se afasta após um ano de participação. Os garotos têm maior probabilidade de se juntarem a uma gangue do que as garotas, embora a participação feminina nesses grupos possa ter sido subestimada. As participantes de gangues femininas são encontradas com mais frequência em cidades pequenas e na zona rural, e seus membros tendem a ser mais jovens que os participantes de gangues masculinas. Além disso, elas se envolvem menos em atividades delinquentes ou criminosas do que os membros masculinos e cometem menos crimes violentos.

ARMAS. Em média, a cada dia que passa, aproximadamente 10 crianças norte-americanas com idade inferior a 18 anos morrem em suicídios, homicídios e acidentes com armas de fogo. Uma quantidade muito maior sofre ferimentos com armas. Um entre cinco jovens que frequentam da 9ª série ao 3º ano portam algum tipo de arma: faca, revólver ou porrete.

De acordo com a legislação em vigor, a venda de armas de fogo é proibida para menores de 18 anos. Mesmo assim, dois terços dos estudantes da 6ª série ao 3º ano afirmam que conseguem comprar uma arma em 24 horas. Mais de 22 milhões de crianças vivem em lares que têm uma arma de fogo. Em 40% dessas casas, pelo menos uma arma permanece destravada, sendo que 13% permanecem destravadas e carregadas. Dois entre três estudantes que se envolvem em tiroteios em escolas conseguem a arma na própria casa ou com algum parente. Pelo menos 60% das mortes por suicídio entre adolescentes envolvem o uso de uma arma de fogo.

VIOLÊNCIA ESCOLAR. No ano de 2010, de acordo com dados do CDC, 2% dos homicídios envolvendo jovens ocorreram em escolas. Em torno de 7% dos professores afirmam ter sido ameaçados ou atacados fisicamente por algum estudante da escola. Além disso, entre os alunos que frequentam da 9ª série ao 3º ano, 6% afirmam que carregam uma arma dentro da escola em um dia ou mais, nos 30 dias que antecederam a pesquisa.

Muitos fatores podem levar os adolescentes a executar atos violentos. Algumas características hereditárias incluem impulsividade, dificuldades de aprendizado, QI baixo ou audácia. Há também uma correlação entre testemunhar um ato violento e se envolver na violência. As crianças que presenciam atos violentos são mais agressivas e crescem com uma grande probabilidade de se envolver em violência, seja como agressor, seja como vítima. A Tabela 31.1-12 apresenta uma lista dos sinais de alerta iniciais e iminentes de violência escolar.

TABELA 31.1-12
Sinais de alerta de violência escolar

Sinais Iniciais de Alerta
- Distanciamento social
- Sentimento excessivo de isolamento e de solidão
- Sentimento excessivo de rejeição
- Vítima de violência
- Sentimento de ter sido pego e perseguido
- Expressão de violência na redação e em desenhos
- Raiva incontrolável
- Padrões de agressividade crônica, de intimidação e comportamentos de *bullying*
- História de problemas disciplinares
- História de comportamento violento e agressivo
- Intolerância por diferenças e atitudes preconceituosas
- Uso de drogas e de álcool
- Participação em gangues
- Acesso inapropriado, posse e uso de armas de fogo
- Ameaças graves de violência

Sinais Iminentes de Alerta
- Lutas físicas sérias com pares ou com membros da família
- Destruição grave de propriedades
- Fúria grave por motivos aparentemente simples
- Ameaças detalhadas de violência letal
- Posse e/ou uso de armas de fogo e de outros tipos de arma
- Outros comportamentos autoagressivos ou ameaças de suicídio

---

Em 20 de abril de 1999, dois adolescentes com 17 e 18 anos participaram de um tiroteio na Columbine High School of Littleton, no Estado do Colorado. Armados com espingardas, um rifle semiautomático e uma pistola, eles riam e gritavam enquanto atiravam nos colegas de classe e nos professores à queima-roupa e lançavam explosivos caseiros. Quinze pessoas morreram, incluindo os atiradores, e 25 pessoas ficaram feridas.

Os atiradores eram membros da "máfia da capa de chuva" (*trenchcoat mafia*) do colégio, um bando de desajustados sociais que se distinguiam na escola por seu estilo gótico de se vestir e por sua atitude niilista. Os dois atiradores eram obcecados por *videogames* violentos e fascinados pela cultura nazista, mesmo que um deles fosse parcialmente judeu. A data do ataque foi escolhida em homenagem ao aniversário de Adolf Hitler.

Em 21 de março de 2005, um rapaz de 16 anos participou de um tiroteio na Red Lake High School, na reserva indígena de Red Lake, no extremo norte do Estado de Minnesota. Ele começou a atirar matando o avô e a companheira deste. Em seguida, vestiu o cinturão de policial e o colete à prova de balas do avô antes de se dirigir para a escola, onde matou um segurança, um professor, cinco alunos e cometeu suicídio. Outras quinze pessoas foram feridas.

O atirador teve uma infância conturbada; seu pai cometera suicídio em 1997, e sua mãe sofrera lesões na cabeça em um acidente automobilístico. Ele admirava Adolf Hitler e demonstrava sua admiração em um *website* neonazista usando o codinome "*Todesengel*", que, em alemão, significa "Anjo da Morte". Tinha surtos depressivos, ideação suicida e estava tomando fluoxetina. O atirador fazia parte de um bando de cinco estudantes conhecidos como "*The Darkers*", que usavam roupas negras, correntes, cabelos espetados ou tingidos e gostavam de música *heavy metal*. Em geral, o atirador era visto usando capa de chuva comprida preta, delineador e botas de combate e era descrito como um adolescente silencioso.

CRIME SEXUAL. Adolescentes com idade inferior a 18 anos são responsáveis por 20% das prisões por crimes sexuais (excluindo prostituição), 20 a 30% dos casos de estupro, 14% de violência sexual grave e 27% de homicídios sexuais de crianças. Esses adolescentes criminosos são responsáveis pela vitimização de cerca de 50% de garotos e 25% de garotas que são molestados ou vítimas de abuso sexual. A maior parte dos casos envolvia agressores adolescentes do sexo masculino.

Aparentemente, há dois tipos de criminosos sexuais juvenis: aqueles cujos alvos são as crianças e aqueles que agridem pares ou adultos. A principal distinção entre os dois grupos tem base na diferença de idade entre a vítima e o ofensor. A Tabela 31.1-13 apresenta uma lista contendo as diferenças e as semelhanças entre esses dois grupos.

Os fatores etiológicos da agressividade sexual juvenil incluem experiência com maus-tratos, exposição a pornografia, abuso de substâncias e exposição a modelos agressivos. Um número expressivo de delinquentes juvenis tem história de abuso físico (25 a 50%) ou de abuso sexual (10 a 80%) na infância. Metade dos adolescentes ofensores vivia com os pais e com outro jovem no momento da agressão. As evidências sugerem também que a maior parte dos agressores sexuais juvenis provavelmente se transforme em criminosos sexuais na vida adulta. Os déficits psicossociais mais comuns dos agressores sexuais adolescentes incluem autoestima baixa, poucas habilidades sociais, habilidades assertivas mínimas e mau desempenho acadêmico. Os diagnósticos psiquiátricos verificados com mais frequência são transtornos da conduta, abuso de substâncias, transtorno de ajustamento, transtorno de déficit de atenção/hiperatividade, fobia específica e transtornos do humor. De modo mais frequente, os agressores masculinos são diagnosticados com parafilias e comportamento antissocial, enquanto as agressoras femininas provavelmente sejam diagnosticadas com transtornos do humor e se envolvam em automutilação.

Prostituição. Grande parte das prostitutas são adolescentes, com estimativas indicando existência de até 1 milhão de adolescentes envolvidos. Embora a idade média de recrutamento seja de 13 anos, algumas chegam a ter 9 anos de idade. A maioria dos adolescentes que se prostituem são garotas, mas os garotos também se envolvem na prostituição homossexual. A maior parte dos jovens que entra no mundo da prostituição é proveniente de lares destruídos, se bem que um número crescente de prostitutas juvenis tenha origem em lares de classe média à alta. Muitas foram vítimas de estupro ou sofreram abuso quando eram crianças. A maioria fugiu de casa e foi recrutadas por proxenetas (cafetão = *pimp*) e usuários de drogas; os próprios adolescentes transformam-se, então, em usuários de drogas. Em torno de 27% da prostituição juvenil ocorre nas grandes cidades, sendo que os incidentes geralmente acontecem em locais afastados, tais como rodovias, estradas, becos, campos, matas ou estacionamentos.

As prostitutas juvenis correm um risco enorme de adquirir a síndrome da imunodeficiência adquirida (aids), e muitas delas (até 70% em alguns estudos) são infectadas pelo HIV.

Pelo menos 17.500 indivíduos são contrabandeados para os Estados Unidos todos os anos como "escravos do sexo". Geralmente, são trazidos para o país com a promessa de uma vida melhor e oportunidades de emprego, mas, quando estão no território norte-americano, são forçados a se prostituir, ganhando pouco dinheiro enquanto os traficantes faturam milhares de dólares com seus serviços. Muitas vezes, esses indivíduos são estuprados e sofrem todo tipo de abuso.

Tatuagens e colocação de *piercing* no corpo. A colocação de *piercing* no corpo e as tatuagens tornaram-se mais prevalentes entre os adolescentes a partir da década de 1980. Na população em geral, aproximadamente 10 a 13% de adolescentes usam tatuagens. Entre os mais de 500 adolescentes que participaram de um estudo, 13,2% admitem que fizeram pelo menos uma tatuagem, e 26,9% confirmam que colocaram pelo menos um *piercing* no corpo, em vez de colocá-lo no lobo auricular, em algum momento de suas vidas. Tanto as tatuagens quanto os *piercings* corporais são mais comuns em garotas do que em garotos. Os adolescentes que confirmam ter pelo menos uma tatuagem ou um *piercing* corporal têm maior propensão a usar outras drogas "de entrada" (cigarros, bebidas alcóolicas, maconha) e a experimentar drogas pesadas (cocaína, metanfetamina e *ecstasy*).

TABELA 31.1-13
Subtipos de agressores sexuais juvenis

Agressores Juvenis que Agridem Sexualmente Pares ou Adultos

 Predominantemente agridem mulheres e pessoas estranhas ou amizades casuais.

 A agressão sexual ocorre em associação com outros tipos de atividades criminais (p. ex., assaltos).

 Possuem história de agressões criminais não sexuais e parecem ser mais delinquentes e ter transtornos da conduta.

 Cometem as agressões em áreas públicas.

 Quando cometem crimes sexuais, apresentam níveis elevados de agressividade e de violência.

 Muito provavelmente usam armas e provocam lesões nas vítimas.

Agressores Juvenis que Agridem Sexualmente Crianças

 A maior parte das vítimas é do sexo masculino e tem algum relacionamento com o agressor, ou seja, as vítimas são irmãos ou têm qualquer outro tipo de parentesco.

 Quase 50% dos agressores tiveram pelo menos uma vítima do sexo masculino.

 Os crimes sexuais tendem a refletir uma maior confiança na oportunidade e na malícia do que na própria força da lesão corporal. Esse fato aplica-se particularmente às vítimas que têm algum relacionamento com o agressor. Esses jovens podem "enganar" as crianças e fazê-las aceitar a molestação, usam subornos ou as ameaçam com a perda do relacionamento.

 Na população geral de jovens que molestam sexualmente crianças, alguns demonstram um alto nível de agressividade e violência. Esses indivíduos costumam exibir níveis mais graves de transtorno da personalidade e/ou de transtornos psicossexuais, tais como psicopatia, sadismo sexual e assim por diante.

 Sofrem de déficits na autoestima e na competência social.

 Muitos apresentam evidências de depressão.

Características Comuns a Ambos os Grupos

 Índice elevado de transtornos de aprendizado e de disfunção acadêmica (30 a 60%).

 Presença de outros problemas de saúde comportamental, incluindo abuso de substâncias e transtornos da conduta (até 80% apresentam algum transtorno psiquiátrico diagnosticável).

 Dificuldade no controle e no julgamento de impulsos.

Referências

Blackmore SJ. Development of the social brain in adolescence. *J R Soc Med.* 2012;105:111–116.

Blair C, Raver CC. Child development in the context of adversity: Experiential canalization of brain and behavior. *Am Psychol.* 2012;67:309–318.

Bonanno RA, Hymel S. Cyber bullying and internalizing difficulties: Above and beyond the impact of traditional forms of bullying. *J Youth Adolesc.* 2013;42:685–697.

Briggs GG. *Drugs in Pregnancy and Lactation: A Reference Guide to Fetal and Neonatal Risk.* Philadelphia: Lippincott Williams & Wilkins; 2005.

Brown GW, Ban M, Craig TKJ, Harris TO, Herbert J, Uher R. Serotonin transporter length polymorphism, childhood maltreatment and chronic depression: A specific gene-environment interaction. *Depress Anxiety.* 2013;5–13.

Burgess AW, Garbarino C, Carlson MI. Pathological teasing and bullying turned deadly: Shooters and suicide. *Victims & Offenders.* 2006;1:1–14.

Burnett S, Sebastian C, Kadosh KC, Blakemore SJ. The social brain in adolescence: Evidence from functional magnetic resonance imaging and behavioural studies. *Neurosci Biobehav Rev.* 2011;35:1654–1664.

Doyle AB, Markiewicz D. Parenting, marital conflict and adjustment from early- to mid-adolescence: Mediated by adolescent attachment style? *J Youth Adolesc.* 2005;34(2):97–110.

Giedd JN. The digital revolution and adolescent brain evolution. *J Adolesc Health.* 2012;51:101–105.

Gordon MF. Normal child development. In: Sadock BJ, Sadock VA, Ruiz P, eds. *Kaplan & Sadock's Comprehensive Textbook of Psychiatry.* 9th ed. Vol. 2 Philadelphia: Lippincott Williams & Wilkins; 2009:3338.

Hemphill SA, Kotevski A, Tollit M, Smith R, Herrenkohl TI, Toumbourou JW, Catalano RF. Longitudinal predictors of cyber and traditional bullying perpetration in Australian secondary school students. *J Adolesc Health.* 2012;51:59–65.

Karatoreos IN, McEwen BS. Annual research review: The neurobiology and physiology of resilience and adaptation across the life course. *J Child Psychol Psychiatry.* 2013;54:337–347.

Ladouceur CD, Peper JS, Crone EA, Dahl RE. White matter development in adolescence: The influence of puberty and implications for affective disorders. *Dev Cogn Neurosci.* 2012;2:36–54.

Obradovic J. How can the study of physiological reactivity contribute to our understanding of adversity and resilience processes in development? *Dev Psychopathol.* 2013;24:371–387.

Pataki CS. Adolescent Development In: Sadock BJ, Sadock VA, Ruiz P, eds. *Kaplan & Sadock's Comprehensive Textbook of Psychiatry.* 9th ed. Vol. 2. Philadelphia: Lippincott Williams & Wilkins; 2009:3356.

Van den Bergh BR, Mulder EJ, Mennes M, Glover V. Antenatal maternal anxiety and stress and the neurobehavioural development of the fetus and child: Links and possible mechanisms. A review. *Neurosci Biobehav Rev.* 2005;29(2):237–258.

Willoughby T, Good M, Adachi PJC, Hamza C, Tavernier R. Examining the link between adolescent brain development and risk taking form a social-developmental perspective. *Brain and Cogn.* 2013;83:315–323.

Wright MF, Li Y. Kicking the digital dog: A longitudinal investigation of young adults' victimization and cyber-displaced aggression. *Cyberpsychol Behav Soc Netw.* 2012;15:448–454.

▲ 31.2 Avaliação, exame e testes psicológicos

As avaliações infantis detalhadas compõem-se de entrevistas com os pais, com a criança e com outros membros da família, além da coleta de informações sobre o desempenho atual da criança na escola e, com frequência, de uma avaliação padronizada de seu nível intelectual e de suas conquistas acadêmicas. Em alguns casos, é interessante fazer medições padronizadas do nível de desenvolvimento e avaliações neuropsicológicas. As análises psiquiátricas raramente iniciam pela criança, de modo que os médicos devem obter informações com a família e na escola para que possam entender seus motivos. Em algumas situações, a avaliação psiquiátrica pode ser iniciada por um tribunal ou por uma agência de proteção à criança. As crianças podem ser excelentes fontes de informação sobre os sintomas relacionados ao humor e às experiências internas, tais como fenômenos psicóticos, tristeza, receios e ansiedade, embora costumem ter alguma dificuldade com a cronologia e, às vezes, sejam reticentes ao relatar comportamentos que tenham causado problemas. De maneira geral, as crianças muito jovens não conseguem expressar verbalmente suas experiências e preferem mostrar seus sentimentos e preocupações por meio do brinquedo e de brincadeiras. A avaliação de uma criança ou de um adolescente inclui a identificação dos motivos que levaram ao encaminhamento; análise da natureza e da extensão das dificuldades comportamentais e psicológicas; e a determinação dos fatores familiares, escolares, sociais e evolutivos que possam ter influenciado o bem-estar emocional.

A primeira etapa de uma avaliação detalhada de uma criança ou de um adolescente é a obtenção de uma descrição completa das preocupações atuais e uma história dos problemas psiquiátricos e médicos já ocorridos. Em geral esse tipo de avaliação é feito com os pais de crianças em idade escolar, enquanto os adolescentes são entrevistados isoladamente em primeiro lugar para que seja possível captar sua percepção sobre a situação. De modo habitual, as entrevistas e observações diretas vêm na sequência e são complementadas por testes psicológicos nos casos em que tenham sido indicados.

As entrevistas clínicas dão mais flexibilidade à compreensão da evolução dos problemas e permitem definir o papel dos fatores ambientais e das circunstâncias criadas pela própria vida, porém não cobrem sistematicamente todas as categorias diagnósticas psiquiátricas. Para aumentar a amplitude das informações obtidas, o médico poderá fazer entrevistas semiestruturadas, como o Kiddie Schedule for Affective Disorders and Schizophrenia for School- Age Children (K-SADS); entrevistas estruturadas, como o National Institute for Mental Health Diagnostic Interview Schedule for Children Version IV (NIMH DISC-IV); e escalas de quantificação de comportamentos como a Child Behavior and Connors Parent or Teacher Rating Scale for ADHD.

É importante fazer entrevistas com fontes distintas, tais como pais, professores e orientadores escolares, para que possam refletir informações diferentes ou mesmo conflitantes sobre uma determinada criança. Nas situações em que se defrontar com informações conflitantes, o médico deve avaliar se as contradições aparentes refletem exatamente um quadro preciso da criança em contextos diferentes. Após a obtenção de uma história completa com os pais, o médico deve examinar a criança, avaliar seu desempenho atual em casa e na escola, concluir os testes psicológicos e usar todas as informações disponíveis para fazer uma estimativa diagnóstica e apresentar recomendações.

Depois de ter obtido informações clínicas sobre uma determinada criança ou adolescente, a tarefa do médico é determinar se há critérios para um ou mais transtornos psiquiátricos de acordo com a *Manual diagnóstico e estatístico de transtornos mentais* (DSM-5). A versão mais atualizada é a classificação por categorias refletindo o consenso de uma infinidade de sintomas que podem englobar transtornos psiquiátricos distintos e válidos. Transtornos psiquiátricos são definidos pelo DSM-5 como um conjunto de sintomas clinicamente significativos associados a alterações em uma ou mais áreas funcionais. Enquanto as situações clínicas que exigem intervenção nem sempre se enquadram no contexto de um determinado transtorno psiquiátrico, a relevância da identificação de doenças mentais, no momento em que surgem, é facilitar a realização de investigações conclusivas sobre a psicopatologia infantil.

ENTREVISTAS CLÍNICAS

Para conduzir entrevistas úteis com crianças de qualquer idade, os médicos devem estar familiarizados com o desenvolvimento normal, a fim de colocar suas respostas em uma perspectiva adequada. Por exemplo, fatos como o desconforto de uma criança com seu afastamento de um dos genitores e a falta de clareza sobre os propósitos de uma entrevista são fatos normais e não devem ser considerados erroneamente como sintomas psiquiátricos. Além disso, o comportamento normal de uma criança em uma determinada idade, como os ataques de mau humor em crianças com 2 anos, têm significado diferente em um adolescente de 17 anos.

A primeira tarefa de um entrevistador é atrair a criança e desenvolver um tipo de empatia (*rapport*) que a faça se sentir à vontade. Os entrevistadores devem perguntar qual o conceito que ela tem sobre o objetivo das entrevistas e o que os pais comentaram a respeito do assunto. Nas situações em que uma criança parecer confusa sobre o motivo de uma entrevista, o examinador deverá optar por fazer o resumo das preocupações dos pais de uma forma apropriada e de suporte sob o ponto de vista de desenvolvimento. Durante a entrevista com uma criança, o médico deverá procurar entender seu relacionamento com os membros da família e com os pares, as conquistas acadêmicas e o relacionamento com os colegas na escola e nas atividades de lazer. Uma estimativa sobre a funcionalidade cognitiva faz parte do exame do estado mental das crianças.

O grau de confidencialidade nas avaliações infantis está diretamente correlacionado com a idade. Na maior parte dos casos, quase todas as informações específicas podem ser compartilhadas de maneira adequada com os pais de crianças muito jovens, enquanto a privacidade e a permissão de crianças mais velhas ou de adolescentes são imprescindíveis antes do compartilhamento das informações com os cuidadores. As crianças em idade escolar e as mais velhas devem ser informadas de que, se o médico considerá-las um perigo para si mesmas ou para outras pessoas, essa informação será compartilhada com os pais e, em algumas circunstâncias, com outros adultos. Como parte das avaliações psiquiátricas de crianças de qualquer idade, é importante que os médicos verifiquem se um determinado paciente está seguro em seu ambiente e criem um índice de suspeição para analisar se ele é vítima de abuso ou negligência. É imprescindível notificar o órgão local do serviço de proteção à criança sempre que houver alguma suspeita de maus-tratos.

Ao final de uma entrevista, a criança deverá ser questionada, de uma maneira aberta, se gostaria de fazer mais algum comentário. Todas as crianças devem ser cumprimentadas pela colaboração, agradecendo sua participação, devendo a entrevista ser encerrada com alguma observação positiva.

Lactentes e crianças jovens

De modo geral, as avaliações de lactentes iniciam com a presença dos pais porque poderão se assustar com a entrevista; a presença dos pais também permitem aos médicos avaliar a interação entre cuidadores e lactentes. O encaminhamento dos lactentes para um especialista depende de inúmeras razões, incluindo níveis elevados de irritabilidade, dificuldade para serem tranquilizados, distúrbios alimentares, pequeno ganho de peso, transtornos do sono, comportamento distante, falta de vontade de brincar e atraso no desenvolvimento. O médico deverá analisar áreas funcionais que incluam desenvolvimento motor, nível da atividade, comunicação verbal, capacidade para brincar, habilidade para solucionar problemas, adaptação às rotinas diárias, relacionamentos e responsividade social.

Determina-se o nível de desenvolvimento das crianças em termos de funcionalidade combinando as observações feitas nas entrevistas com medidas padronizadas de desenvolvimento. Observar a disposição para brincar revela o nível de desenvolvimento de uma criança e reflete seu estado emocional e suas preocupações. Os examinadores conseguem interagir com crianças na idade de 18 meses, ou ainda mais jovens, de uma forma lúdica, usando jogos como esconde-esconde. Crianças entre as idades de 18 meses e 3 anos podem ser observadas em uma sala de brinquedos. Aquelas com 2 anos ou mais velhas podem brincar simbolicamente com brinquedos, revelando mais dessa forma do que por meio da comunicação verbal. De maneira geral, o uso de bonecos e de bonecas com crianças abaixo dos 6 anos é uma maneira eficiente de obter informações, sobretudo se as perguntas forem direcionadas para as bonecas.

Crianças em idade escolar

Algumas crianças em idade escolar ficam à vontade quando estão conversando com pessoas adultas; outras são bloqueadas por medo, ansiedade, habilidades verbais precárias ou comportamento de oposição e desobediência. Em geral, crianças em idade escolar conseguem tolerar sessões de 45 minutos. A sala deve ter espaço suficiente, a fim de se movimentarem livremente, porém não pode ser grande demais, a fim de não diminuir a intimidade do contato entre o examinador e o paciente. Parte das entrevistas pode ser reservada para brincadeiras não estruturadas, e diversos brinquedos podem ser espalhados na sala para despertar o interesse e abordar temas e sentimentos. As crianças nas séries inferiores podem preferir os brinquedos na sala, enquanto as da sexta série provavelmente se sintam mais à vontade com o processo de entrevista e tenham menos disposição para brincadeiras espontâneas.

Na parte inicial de uma entrevista, o médico deve explorar a compreensão da criança sobre as razões da reunião. Deve enfatizar que a entrevista não foi agendada porque a criança está "em apuros" ou como punição por "mau comportamento". As técnicas que facilitam a revelação dos sentimentos incluem pedir às crianças para desenhar colegas, membros da família, uma casa ou qualquer coisa que venha à mente. Em seguida, elas poderão ser questionadas sobre os desenhos. Os examinadores podem lhes pedir para revelarem três desejos, descrição dos melhores e piores eventos de suas vidas e dizer o nome de uma pessoa favorita para ficar em sua companhia em uma ilha deserta. Brincadeiras como o "jogo do rabisco", de Donald W. Winnicott, em que o examinador desenha uma linha curva e, em seguida, a criança e ele se revezam para dar continuidade ao desenho, podem facilitar a comunicação verbal.

As perguntas parcialmente abertas, com múltiplas escolhas, podem produzir respostas mais completas de crianças em idade escolar. As perguntas fechadas simples (sim ou não) podem não ser apropriadas para obter informações suficientes, e as totalmente abertas podem sobrecarregar as crianças em idade escolar de tal forma que não consigam construir narrativas cronológicas. Com frequência, essas técnicas resultam num encolhimento de ombros pelas crianças. O uso de comentários indiretos – como, por exemplo, "Conheci uma criança que se sentia muito triste quando se afastava dos amigos" – ajuda bastante, embora os médicos devam tomar muito cuidado para não induzi-las a confirmar o que elas imaginam que os profissionais desejam ouvir. Crianças em idade escolar respondem bem a médicos que as ajudam a comparar estados de humor ou sentimentos pedindo para classificá-los em uma escala de 1 a 10.

Adolescentes

Habitualmente, os adolescentes têm ideias distintas sobre os motivos para o início das avaliações e, em geral, informam em ordem cronológica os eventos mais recentes que levaram à avaliação, ainda que alguns jovens discordem da avaliação. Os médicos devem informar com clareza o valor de ouvir uma história sob o ponto de vista dos adolescentes, tomando o cuidado de abster-se de julgar e de atribuir de culpa. Os adolescentes podem se preocupar com a confidencialidade, e, nessas circunstâncias, os médicos devem assegurar que pedirão sua permissão antes de compartilhar as informações com os pais, exceto em situações de perigo para o próprio indivíduo e para outras pessoas, ou seja, nesses casos é imprescindível sacrificar a confidencialidade. Embora os adolescentes possam ser abordados de uma forma aberta, quando houver hiatos silenciosos durante uma entrevista, o médico deve sempre tentar retomar o diálogo. Cabe a ele explorar o que os jovens pensam sobre as consequências da avaliação (mudança de escola, hospitalização, remoção do lar, cancelamento de privilégios).

Alguns adolescentes encaram as entrevistas com apreensão ou hostilidade, porém se abrem para o examinador a partir do momento em que se torna evidente que ele não é punitivo nem inquisidor. Os médicos precisam estar conscientes de suas próprias respostas ao comportamento dos adolescentes (contratransferência) e permanecer focados no processo terapêutico, mesmo diante de jovens desafiadores, zangados ou difíceis. É imprescindível que os médicos estabeleçam limites adequados e adiem ou cancelem as entrevistas nas situações em que se sentirem ameaçados ou se os pacientes se tornarem agressivos ou assumirem comportamentos autodestrutivos. Todas as entrevistas devem explorar temas como ideação suicida; comportamentos agressivos; sintomas psicóticos; uso de substâncias; e consciência de práticas sexuais seguras, junto com a apresentação da história sexual. Após o estabelecimento do *rapport*, muitos adolescentes apreciam a oportunidade de contar sua versão da história e, assim, podem revelar fatos que não haviam comentado com outras pessoas.

Entrevista familiar

As entrevistas com os pais e os pacientes podem ocorrer primeiro ou podem ser feitas depois das avaliações. Às vezes, as entrevistas com toda a família, incluindo os irmãos, podem ser bastante esclarecedoras. O objetivo é observar as atitudes e o comportamento dos pais em relação ao paciente e as respostas da criança para eles. A tarefa do médico é manter uma atmosfera pacífica em que cada familiar possa ter liberdade para se expressar, sem sentir que o profissional esteja tomando partido de um membro específico da família. Embora, de maneira geral, os psiquiatras infantis advoguem em favor das crianças, é extremamente importante que, nesse contexto, os médicos validem os sentimentos de cada membro da família, tendo em vista que a falta de comunicação costuma contribuir para exacerbar os problemas dos pacientes.

Pais

As entrevistas com os pais ou com os cuidadores dos pacientes são importantes para a obtenção de um quadro cronológico do crescimento e do desenvolvimento das crianças. Obter as histórias completas do desenvolvimento e dos detalhes de quaisquer eventos estressantes ou relevantes é da maior importância. A visão dos pais sobre a dinâmica familiar, história conjugal e ajustes emocionais também são informações muito importantes. A história psiquiátrica familiar e o estilo de criação dos pais também são pertinentes. É comum os pais fornecerem as melhores informações sobre a fase inicial do desenvolvimento das crianças e das enfermidades psiquiátricas e sistêmicas anteriores. Eles conseguem dar informações cronológicas mais precisas sobre avaliações e tratamentos anteriores. Em alguns casos, principalmente crianças mais velhas e adolescentes, é possível que os pais não tenham consciência dos sintomas atuais mais significativos ou das dificuldades sociais dos pacientes. Cabe aos médicos obter dos cuidadores a formulação das causas e a natureza dos problemas dos filhos e fazer perguntas sobre as expectativas em torno das avaliações em curso.

INSTRUMENTOS DIAGNÓSTICOS

Os dois tipos principais de instrumentos diagnósticos utilizados pelos médicos são entrevistas diagnósticas e questionários. As entrevistas diagnósticas são feitas com as crianças ou com seus pais, e, via de regra, seu objetivo é a obtenção de informações suficientes, abordando vários aspectos funcionais, para verificar se há algum transtorno do DSM-5.

As entrevistas semiestruturadas, ou entrevistas "com base no entrevistador", como a K-SADS e a Child and Adolescent Psychiatric Assessment (CAPA), são guias orientadores importantes para os médicos. Essas ferramentas ajudam a esclarecer dúvidas sobre os sintomas. As entrevistas estruturadas, ou entrevistas "com base no entrevistado", como a NIMH DISC-IV, a Children's Interview for Psychiatric Syndromes (ChIPS) e a Diagnostic Interview for Children and Adolescents (DICA), fornecem *scripts* para os entrevistadores, sem interpretação das respostas dos pacientes durante o processo da entrevista. Dois outros instrumentos diagnósticos, o Dominic-R e o Pictorial Instrument for Children and Adolescents (PICA-III-R), que utilizam imagens pictóricas como dicas, em combinação com perguntas complementares, para obter informações sobre os sintomas, podem ser especialmente úteis em crianças mais jovens e adolescentes.

Os instrumentos diagnósticos complementam as informações de uma forma sistemática. Entretanto, esses instrumentos, mesmo os mais detalhados, não substituem as entrevistas clínicas, tendo em vista que estas são superiores para a compreensão da cronologia dos sintomas, da interação entre os estressores ambientais, das respostas emocionais e das questões sobre o desenvolvimento. Com frequência, os médicos preferem a combinação dos dados dos instrumentos diagnósticos com o material clínico coletado em avaliações amplas.

Os questionários, como a Achenbach Child Behavior Checklist (CBCL), cobrem uma ampla faixa de áreas sintomáticas ou podem focar um tipo específico de sintomatologia, como a Connors Parent Rating Scale para TDAH.

Entrevistas diagnósticas semiestruturadas

Kiddie Schedule for Affective Disorders and Schizophrenia for School-Age Children (K-SADS). O K-SADS é aplicável em crianças e adolescentes na faixa etária de 6 a 18 anos e contém diversos itens com algum espaço para esclarecimento ulterior dos sintomas. O K-SADS obtém informações sobre o último diagnóstico e sobre os sintomas que se apresentaram no ano anterior. Há outra versão que permite avaliar também os diagnósticos estabelecidos ao longo da vida. Esse instrumento foi utilizado extensivamente, sobretudo em casos de transtornos do humor, e inclui medições dos danos causados pelos sintomas. O questionário é apresentado em uma forma que permite colher informações dos pais sobre os filhos e em uma versão para uso direto com as crianças. Sua aplicação leva em torno de 1 a 1h30. Embora não seja necessário ser psiquiatra, os entrevistadores devem ter algum treinamento no campo de psiquiatria infantil.

Child and Adolescent Psychiatric Assesment (CAPA). O CAPA é um instrumento "baseado no entrevistador" que pode ser aplicado em indivíduos de 9 a 17 anos. É apresentado em uma forma modular para que determinadas entidades diagnósticas possam ser administradas sem fazer a entrevista completa. Esse instrumento abrange transtornos do comportamento disruptivo, do humor, de ansiedade, alimentares, do sono, da eliminação, por uso de substâncias, de tiques, de estresse pós-traumático, esquizofrenia e sintomas de somatização. O foco desse questionário é no período de 3 meses antes da entrevista, também conhecido por "período primário". De maneira geral, a avaliação tem aproximadamente 1 hora de duração. O CAPA possui um glossário para ajudar a esclarecer os sintomas e apresenta classificações separadas para presença e gravidade dos sintomas. Ele pode ser usado para obter informações aplicáveis aos diagnósticos de acordo com o DSM-5. Os entrevistadores devem ser treinados para fazer esse tipo de entrevista, assim como precisam estar preparados para aplicar alguns julgamentos clínicos na interpretação dos sintomas.

Entrevistas diagnósticas estruturadas

National Institute of Mental Health Interview Schedule for Children Version IV. O NIMH DISC-IV é um esquema de entrevistas altamente estruturado que permite avaliar mais de 30 entidades diagnósticas do DSM-IV e que poderá ser aplicado por "pessoas leigas" com treinamento específico. Embora tenha sido estruturado para se adequar aos critérios diagnósticos do DSM-IV, as informações produzidas por essas entrevistas podem ser utilizadas em combinação com informações clínicas para o estabelecimento de diagnósticos no DSM-5. O NIMH DISC-IV está disponível em formulários individualizados para filhos e pais. O formulário para os pais se aplica aos indivíduos de 6 a 17 anos, e o formulário para uso direto em crianças é administrado aos pacientes de 9 a 17 anos. Existe à disposição no mercado um algoritmo de pontuação computadorizado. Esse instrumento consegue avaliar os diagnósticos que foram apresentados nas últimas 4 semanas e ao longo do último ano. Levando-se em consideração que são entrevistas totalmente estruturadas, as instruções servem como guia completo para todas as questões, e os examinadores não precisam ter conhecimentos de psiquiatria infantil para fazer entrevistas corretas.

Children's Interview for Psychiatric Syndromes. ChIPS é um método de entrevista altamente estruturado para ser utilizado por entrevistadores treinados em crianças de 6 a 18 anos. O ChIPS é composto de 15 seções que fornecem informações sobre sintomas psiquiátricos e estressores psicossociais, com foco em 20 transtornos psiquiátricos de acordo com os critérios do DSM-IV, embora possam também ser aplicadas em diagnósticos no DSM-5. Há formulários individualizados para pais e filhos. A aplicação do ChIPS leva aproximadamente 40 minutos. Os diagnósticos incluem depressão, mania, transtornos de déficit de atenção/hiperatividade (TDAH), de ansiedade de separação, obsessivo-compulsivo (TOC), da conduta, transtorno por uso de substâncias, anorexia e bulimia. O ChIPS foi criado como instrumento de rastreamento para médicos e como instrumento diagnóstico para pesquisas clínicas e epidemiológicas.

Diagnostic Interview for Children and Adolescents. A versão atual do DICA foi desenvolvida em 1997 com o objetivo de avaliar informações que resultam em diagnósticos de acordo com os critérios do DSM-IV ou do DSM-III-R. A utilização desse instrumento facilita a obtenção de informações que poderão também ser aplicadas no DSM-5. Embora o DICA tenha sido originalmente concebido como um instrumento de entrevista altamente estruturado, hoje podem ser utilizadas como um formato semiestruturado. Isso significa que, embora os entrevistadores estejam autorizados a fazer perguntas e sondagens adicionais para esclarecer as informações recebidas, o método de investigação é padronizado, de modo que todos os administradores seguem um padrão específico. Esse método é bastante flexível nas situações em que as entrevistas forem feitas com crianças mais jovens, permitindo aos profissionais se desviarem das questões escritas para assegurar a compreensão pelas crianças entrevistadas. A expectativa é que tanto os pais quanto os filhos sejam entrevistados. O DICA foi concebido para ser usado nas entrevistas de indivíduos de 6 a 17 anos e, em geral, tem 2 horas de duração. Essa versão do DICA abrange transtornos externalizantes, de ansiedade, depressivos e por abuso de substâncias, entre outros.

Instrumentos diagnósticos pictóricos

Dominic-R. Dominic-R é um sistema pictórico de entrevistas totalmente estruturado cujo objetivo principal é a obtenção de informações sobre os sintomas psiquiátricos de crianças de 6 a 11 anos. Os desenhos ilustram o conteúdo abstrato emocional e comportamental das entidades diagnósticas nos termos do DSM-III-R; entretanto, as informações obtidas por meio desse instrumento podem também ser aplicadas em combinação com os dados clínicos do DSM-5. Esse instrumento utiliza o desenho de uma criança de nome "Dominic" que está sofrendo os sintomas em pauta. Alguns sintomas têm mais de um desenho, representados por uma historinha curta que o entrevistador lê para a criança. Junto com cada desenho há uma frase questionando sobre a situação da ilustração e, ao mesmo tempo, perguntando à criança se ela tem alguma coisa parecida com o que Dominic está sentindo. Dominic-R abrange entidades diagnósticas como ansiedade de separação, ansiedade generalizada, depressão e distimia, transtorno de déficit de atenção/hiperatividade (TDAH), de oposição desafiante, da conduta e fobia específica. Embora seja possível extrair todos os sintomas dos diagnósticos precedentes pela aplicação da técnica Dominic-R, nenhum item específico do instrumento faz alguma referência sobre a frequência, duração e idade de início dos sintomas. A aplicação da versão escrita dessa entrevista leva cerca 20 minutos, e a computadorizada, em torno de 15 minutos. A entrevista pode ser conduzida por entrevistadores leigos devidamente treinados. As versões computadorizadas dessa entrevista apresentam desenhos de crianças brancas, negras, latinas ou asiáticas.

Pictorial Instrument for Children and Adolescents. O PICA-III-R compõe-se de 137 desenhos organizados em módulos cuja finalidade é cobrir cinco categorias diagnósticas, incluindo transtornos de ansiedade, do humor, disruptivos e por do uso de substâncias, bem como psicose. Esse instrumento foi concebido para ser aplicado por médicos em crianças e adolescentes na faixa etária de 6 a 16 anos. O PICA-III-R apresenta avaliações categóricas (com presença ou ausência de diagnóstico) e dimensionais (níveis de gravidade). Ele apresenta os desenhos de uma criança com sintomas emocionais, comportamentais e cognitivos. O entrevistador lhe faz a seguinte pergunta: "Até que ponto você é igual à criança do desenho?", e apresenta uma escala classificatória de cinco pontos, com desenhos de uma pessoa com os braços abertos em graus crescentes, para ajudar a criança entrevistada a identificar a gravidade dos sintomas. O tempo de duração da entrevista varia de 40 minutos a 1 hora. Esse instrumento é específico para o DSM-III-R, porém pode ser usado em combinação com informações clínicas para a obtenção de diagnósticos no DSM-5. As avaliações feitas por ele podem ser usadas em entrevistas clínicas e em protocolos diagnósticos de pesquisas.

QUESTIONÁRIOS E ESCALAS DE CLASSIFICAÇÃO

Achenbach Child Behavior Checklist (CBCL)

As versões para pais e professores do CBCL abrangem uma ampla faixa de diversos atributos positivos relacionados com competência acadêmica e social. A lista de verificação contém itens relacionados a humor, tolerância a frustrações, comportamento opositor, ansiedade, hiperatividade e vários outros tipos de comportamento. A versão aplicável aos pais contém 118 itens classificados como 0 (não verdadeiro), 1 (às vezes verdadeiro) ou 2 (muito verdadeiro). A versão aplicável aos professores é semelhante, porém sem os itens que se referem exclusivamente à vida doméstica. Os perfis foram desenvolvidos com base em crianças normais de três grupos etários diferentes (4 a 5; 6 a 11; e 12 a 16 anos).

O CBCL identifica áreas de problemas específicos que poderiam passar despercebidas e aponta prováveis áreas em que o comportamento das crianças se desvia do comportamento de pares normais do mesmo grupo etário. A obtenção de diagnósticos não é seu foco principal.

Achenbach Child Behavior Checklist REVISADA (CBCL)

O CBCL-R, que contém 150 itens cobrindo uma grande variedade de comportamentos infantis e de sintomas emocionais, faz distinção entre crianças com encaminhamento clínico e sem esse encaminhamento. Foi descoberto que subescalas separadas se correlacionam, na direção apropriada, com outras medições de inteligência, conquistas acadêmicas, observações clínicas e popularidade entre pares. Da mesma forma que outras escalas classificatórias amplas, esse instrumento amplia a identificação de uma grande variedade de áreas comportamentais, porém não tem a finalidade de obter diagnósticos psiquiátricos.

Connors Abreviated Parent-Teacher Rating Scale for ADMD

Na versão original, a Connors Abreviated Parent-Teacher Rating Scale for ADMD consistia em 93 itens, classificados em uma escala de 0 a 3, que foram agrupados em 25 subgrupos, incluindo problemas com inquietação, temperamento, escola, roubo, alimentação e sono. No decorrer dos anos, foram desenvolvidas várias versões dessa escala para facilitar a identificação sistemática de crianças com o transtorno de déficit de atenção/hiperatividade (TDAH). Um formulário abreviado dessa escala de classificação, o Connors Abbreviated Parent-Teacher Questionnaire, foi desenvolvido por Keith Connors, em 1973, para aplicação em pais e professores. Esse formulário abreviado consiste em 10 itens que permitem avaliar a hiperatividade e a falta de atenção.

Brief Impairment Scale

A BIS é um instrumento com 23 itens que foi validado recentemente com a finalidade de obter informações de indivíduos na faixa etária de 4 a 17 anos; ele avalia três domínios das relações funcionais e interpessoais, desempenho na escola e no trabalho, cuidados e autorrealização. Essa escala aplica-se aos informantes adultos a respeito de suas crianças; sua administração não é muito demorada e fornece medições globais das deficiências nas três dimensões.

TABELA 31.2-1
Avaliação psiquiátrica de crianças

Dados de identificação
    Identificação do paciente e dos membros da família
    Fonte de referência
    Informantes
História
    Queixa principal
    História de enfermidades atuais
    História do desenvolvimento e de eventos importantes
    História psiquiátrica
    História médica, incluindo imunizações
    História social da família e estado civil dos pais
    História educacional e desempenho escolar atual
    História do relacionamento com pares
    Desempenho familiar atual
    História psiquiátrica e médica da família
    Exame físico atual
Exame do estado mental
Exame neuropsiquiátrico (caso seja aplicável)
Teste evolutivo, psicológico e educacional
Formulação e resumo
Diagnóstico nos termos do DSM-5
Recomendações e plano de tratamento

Embora não seja usada para tomar decisões clínicas em pacientes individuais, a BIS disponibiliza informações sobre o grau das deficiências que uma criança específica esteja experimentando em uma determinada área.

COMPONENTES DA AVALIAÇÃO PSIQUIÁTRICA INFANTIL

A avaliação psiquiátrica infantil inclui informações como descrição do motivo do encaminhamento; desempenho passado e atual da criança; e resultados de quaisquer tipos de teste. A Tabela 31.2-1 apresenta uma descrição da avaliação.

Dados de identificação

Os dados de identificação incluem gênero e idade, assim como o universo familiar em torno de uma criança.

História

As histórias detalhadas contêm informações sobre o desempenho atual e passado que constam do prontuário da criança; entrevistas clinicas e estruturadas com os pais; e informações de professores e de médicos responsáveis por tratamentos anteriores. De maneira geral, informações sobre a queixa principal e a história da enfermidade atual são fornecidas pela própria criança e pelos pais. Evidentemente, a criança irá descrever a situação de acordo com seu nível de desenvolvimento. Os pais fornecem uma história mais precisa sobre o desenvolvimento evolutivo. As informações sobre histórias psiquiátricas e médicas, achados dos exames físicos mais recentes e histórias de imunização poderão ser complementadas com os relatórios de psiquiatras e pediatras que trataram da criança no passado. O relato da criança é extremamente importante para compreender a situação atual a respeito do relacionamento com pares e sua adaptação na escola. Os adolescentes são os melhores informantes sobre o conhecimento de práticas sexuais seguras, uso de drogas ou de álcool e ideação suicida. Os pais são as melhores fontes de informações sobre história psiquiátrica e social da família e sobre o desempenho familiar.

Exame do estado mental

A observação e o uso de questionários específicos são as maneiras mais eficazes para obter descrições detalhadas sobre o desempenho mental atual da criança. A Tabela 31.2-2 apresenta uma descrição do exame do estado mental. A Tabela 31.2-3 fornece uma lista de componentes detalhados do estado mental neuropsiquiátrico.

Aparência física. O examinador deve documentar detalhes como tamanho da criança, aparência, estado nutricional, escoriações, circunferência da cabeça, sinais físicos de ansiedade, expressões faciais e maneirismos.

Interação entre os pais e a criança. O examinador pode observar a interação entre os pais e a criança na sala de espera, antes da entrevista, e na sessão com a família. A maneira como os pais conversam com a criança e a harmonia emocional são fatores muito importantes.

Separação e reunião. O examinador deve observar a maneira pela qual a criança responde ao afastamento dos pais para participar de uma entrevista individual e seu comportamento em relação à reunião. A ausência de emoção na separação e reunião ou o desconforto grave nesses momentos são indicadores da existência de problemas no relacionamento entre pais e crianças ou de outras perturbações psiquiátricas.

Orientação sobre tempo, lugar e pessoas. As deficiências na orientação possivelmente sejam reflexos de lesões orgânicas, nível baixo de inteligência ou de algum transtorno do pensamento. Entretanto, a idade da criança é uma variável importante que deve ser lembrada sempre, tendo em vista que as crianças muito jovens não conseguem se lembrar de datas, de outras informações cronológicas ou o nome do local da entrevista.

TABELA 31.2-2
Exame do estado mental de crianças

1. Aparência física
2. Interação entre os pais e a criança
3. Separação e reunião
4. Orientação sobre tempo, lugar e pessoas
5. Fala e linguagem
6. Humor
7. Afeto
8. Processo e conteúdo do pensamento
9. Relacionamento social
10. Comportamento motor
11. Cognição
12. Memória
13. Julgamento e *insight*

Fala e linguagem. A avaliação da aquisição da fala e da linguagem da criança pelo examinador é muito importante. A aquisição é compatível com a idade da criança? Uma disparidade entre o uso da linguagem expressiva e da linguagem receptiva é perceptível. O examinador deve observar também detalhes como frequência da fala, ritmo, latência para responder, espontaneidade da fala, entonação, articulação das palavras e prosódia. Ecolalia, frases estereotipadas repetitivas e sintaxe incomum são sinais psiquiátricos importantes. Crianças que não articulam palavras em torno dos 18 meses de idade ou que não usam frases dos 2 e meio aos 3 anos, porém que tenham história de lalação normal e que respondam de maneira apropriada a dicas não verbais, provavelmente tenham um desenvolvimento normal. O examinador deve considerar também a hipótese da contribuição da perda auditiva para o déficit de fala e de linguagem.

Humor. Expressão tristonha, ausência de sorrisos adequados, estado choroso, ansiedade, euforia e raiva são indicações válidas do estado de humor de uma criança, da mesma forma que a expressão verbal dos sentimentos. Temas persistentes nas brincadeiras e nas fantasias também refletem o estado de humor.

Afeto. O examinador deve observar a gama de expressividade emocional, adequação do afeto ao conteúdo do pensamento, habilidade para mudar facilmente de um afeto para outro e mudanças emocionais instáveis repentinas.

Processo e conteúdo do pensamento. Durante o processo de avaliação de um transtorno do pensamento, o médico deve sempre considerar a expectativa evolutiva para a idade da criança e aquilo que é aberrante para qualquer grupo etário. A avaliação da forma de pensamento deve levar em conta os seguintes fatores: afrouxamento das associações, pensamento mágico excessivo, perseverança, ecolalia, capacidade para distinguir fantasia de realidade, coerência nas frases e capacidade para racionar de uma forma lógica. A avaliação do conteúdo do pensamento deve considerar os seguintes fatores: delírios, obsessões, temas, medos, desejos, preocupações e interesses.

A ideação suicida sempre faz parte do exame do estado mental de crianças que sejam suficientemente verbais para compreender as questões e velhas o suficiente para entender o conceito. De modo habitual, crianças de inteligência média com mais de 4 anos têm alguma compreensão de realidade e de fantasia e, portanto, podem ser questionadas sobre o tema da ideação suicida, embora um conceito firme sobre a permanência da morte possa só estar presente muitos anos mais tarde.

Os pensamentos agressivos e a ideação homicida são avaliados neste tópico. Transtornos perceptivos, como as alucinações, também serão avaliados. É provável que crianças muito jovens tenham menor tempo de atenção, por isso mudam de tópico e de conversa de repente, sem demonstrar fuga sintomática de ideias. As alucinações visuais e auditivas temporárias em crianças jovens demais não representam necessariamente enfermidades psicóticas graves, porém, mesmo assim, merecem investigações ulteriores.

Relacionamento social. O examinador deve avaliar fatores como a adequação da resposta da criança a seus questionamentos, nível geral de habilidades sociais, contato dos olhos e grau de familiaridade ou distanciamento em relação à entrevista. Comportamentos amigáveis ou familiares em excesso podem ser tão problemáticos quando as respostas extremamente reticentes ou evasivas. O examinador deve avaliar a autoestima, áreas gerais e específicas de confiança bem como o sucesso no relacionamento com pares e com membros da família.

TABELA 31.2-3
Exame neuropsiquiátrico do estado mental*

A. Descrição Geral
1. Aparência geral e forma de vestir
2. Nível de consciência e do estado de alerta
3. Atenção ao ambiente
4. Postura (em pé e sentado)
5. Marcha
6. Movimento dos membros, do tronco e da face (espontâneo, em repouso e depois de uma instrução)
7. Comportamento geral (incluindo evidências de respostas a estímulos internos)
8. Resposta ao examinador (contato dos olhos, cooperação, capacidade para focar no processo de entrevista)
9. Idioma nativo ou primário

B. Linguagem e Fala
1. Compreensão (palavras, frases, comandos simples e complexos e conceitos)
2. Características (espontaneidade, frequência, fluência, melodia ou prosódia, volume, coerência, vocabulário, erros parafrásicos, complexidade do uso)
3. Repetição
4. Outros aspectos
   a. Nomeação de objetos
   b. Identificação de cores
   c. Identificação de partes do corpo
   d. Apraxia ideomotora aos comandos

C. Pensamento
1. Forma (coerência e interação)
2. Conteúdo
   a. Ideacional (preocupações, ideias supervalorizadas, delírios)
   b. Perceptivo (alucinações)

D. Humor e Afeto
1. Estado de humor interno (espontâneo e estimulado; senso de humor)
2. Perspectiva futura
3. Ideias e planos suicidas
4. Estado emocional demonstrado (congruência com o estado de humor)

E. *Insight* e Julgamento
1. *Insight*
   a. Autoavaliação e autoestima
   b. Compreensão das circunstâncias atuais
   c. Capacidade para descrever estado pessoal psicológico e físico
2. Julgamento
   a. Avaliação de relacionamentos sociais importantes
   b. Compreensão dos papéis e responsabilidades pessoais

F. Cognição
1. Memória
   a. Espontânea (evidenciada durante a entrevista)
   b. Testada (incidental, repetição imediata, lembrança tardia, lembrança induzida, reconhecimento; verbal, não verbal; explícita, implícita)
2. Habilidades visuoespaciais
3. Habilidade construtiva
4. Matemática
4. Leitura
6. Redação
7. Função sensorial fina (estereognose, grafestesia, discriminação de dois pontos)
8. Gnose digital
9. Orientação direita e esquerda
10. "Funções executivas"
11. Abstração

*As perguntas devem ser adaptadas para a idade da criança.
(Cortesia de Eric D. Caine, M.D., e Jeffrey M. Lyness, M.D.)

Comportamento motor. O comportamento motor, como parte do exame do estado mental, inclui observações sobre o nível de coordenação e de atividade, assim como sobre a capacidade de prestar atenção e de executar tarefas adequadas ao estágio de desenvolvimento. O comportamento motor envolve também movimentos involuntários, tremores, hiperatividade motora e quaisquer assimetrias focais incomuns nos movimentos musculares.

Cognição. O examinador deve avaliar o desempenho intelectual da criança e sua capacidade para solucionar problemas. Fatores como informações gerais, vocabulário e compreensão permitem estimar aproximadamente o nível de inteligência de uma criança. A aplicação de testes padronizados ajuda a fazer avaliações específicas sobre sua capacidade cognitiva.

Memória. Crianças em idade escolar devem ser capazes de se lembrar de três objetos depois de 5 minutos e de repetir cinco dígitos em ordem crescente e três dígitos em ordem decrescente. A ansiedade possivelmente interfira no nível de desempenho, porém a incapacidade óbvia de repetir dígitos ou de adicionar números simples talvez seja reflexo de lesões cerebrais, retardo mental ou transtornos da aprendizagem.

Julgamento e *insight*. A visão de problemas, as reações aos problemas e as soluções sugeridas dão aos médicos uma ideia satisfatória da capacidade de julgamento e *insight* das crianças. Além disso, a compreensão da criança a respeito do que pode realisticamente fazer para ajudar e sobre o que o médico pode fazer facilita a avaliação da sua capacidade de julgamento.

Avaliação neuropsiquiátrica

As avaliações neuropsiquiátricas são indicadas para crianças com suspeita de transtornos psiquiátricos que coexistem com deficiências neuropsiquiátricas, com sintomas psiquiátricos causados por alguma disfunção neuropsiquiátrica ou com algum transtorno neurológico. Embora, na maioria dos casos, essas avaliações não sejam suficientes para produzir diagnósticos psiquiátricos, em algumas situações os perfis neuropsicológicos foram correlacionados a sintomas e síndromes psiquiátricas específicas. Por exemplo, foram encontradas algumas diferenças neuropsicológicas nas funções executivas, na linguagem e nas funções da memória, assim como nas medições do humor e da ansiedade, entre jovens com histórias de maus-tratos na infância e indivíduos que não haviam sofrido qualquer tipo de maus-tratos. A avaliação neuropsiquiátrica combina informações produzidas por exames neurológicos, testes neuropsicológicos e exames do estado mental. O exame neurológico pode identificar sinais anormais assimétricos (sinais fortes) que podem ser indicadores de lesões no cérebro. Um exame físico permite avaliar a presença de estigmas físicos de síndromes específicas nas quais sintomas neuropsiquiátricos ou aberrações do desenvolvimento desempenham um papel (p. ex., síndrome do alcoolismo fetal, síndrome de Down). Um estudo conduzido por Hooper e colaboradores, envolvendo 119 jovens com esquizofrenia de início recente ou com transtorno esquizoafetivo, encontrou taxas significativamente elevadas de déficits no desempenho intelectual e nas habilidades escolares; havia uma ligeira correlação entre a gravidade desses déficits e a gravidade das enfermidades psiquiátricas.

O exame neuropsiquiátrico inclui também sinais neurológicos leves e anomalias físicas menores. O termo *sinais neurológicos leves* foi usado pela primeira vez por Loretta Bender, na década de 1940, em referência às anormalidades não diagnósticas que foram observadas nos exames neurológicos de crianças esquizofrênicas. Embora não indiquem a presença de transtornos neurológicos focais, os sinais leves estão associados a uma grande variedade de incapacidades evolutivas e, com frequência, ocorrem em crianças com nível baixo de inteligência, dificuldades de aprendizado e perturbações comportamentais. Sinais leves podem se referir a sintomas comportamentais (que às vezes estão associados a lesões cerebrais, como impulsividade grave e hiperatividade), a descobertas físicas (incluindo movimentos contralaterais excessivos) e a uma variedade de sinais não focais (p. ex., movimentos coreiformes leves, falta de equilíbrio, falta de coordenação, marcha assimétrica, nistagmo e persistência de reflexos infantis). Esses sinais dividem-se nos que são normais em crianças jovens, mas que se tornam anormais quando persistem em crianças mais velhas, e naqueles que são anormais em qualquer idade. O Physical and Neurological Examination for Soft Signs (PANESS) é um instrumento utilizado em crianças de até 15 anos. Ele contém 15 questões sobre o estado físico geral e a história médica e 43 tarefas físicas (p. ex., tocar o nariz com o dedo, saltitar em um pé só até o final de uma linha, toques rápidos com o dedo). A observação dos sinais neurológicos leves é extremamente importante, mesmo não tendo muita utilidade para fazer diagnósticos psiquiátricos específicos.

As anomalias físicas menores ou características dismórficas ocorrem com uma frequência acima do normal em crianças com deficiências no desenvolvimento, dificuldades de aprendizagem, transtornos da fala e da linguagem e hiperatividade. Assim como acontece com os sinais leves, a documentação das anormalidades físicas menos importantes faz parte das avaliações neuropsiquiátricas, embora raramente tenham alguma utilidade nos processos diagnósticos e não impliquem bons ou maus prognósticos. As anomalias físicas menores incluem palato alto, epicanto, hipertelorismo, implantação baixa das orelhas, pregas palmares transversais, múltiplas espirais de cabelo, cabeça grande, sulcos na língua e sindactilia parcial em vários dedos.

Sempre que algum transtorno convulsivo for uma das hipóteses consideradas no diagnóstico diferencial ou sempre que houver suspeita de alguma anormalidade estrutural no cérebro, as técnicas mais indicadas são eletrencefalografia (EEG), tomografia computadorizada (TC) ou imagens por ressonância magnética (IRMs).

Testes evolutivos, psicológicos e educacionais

Os testes psicológicos, as avaliações evolutivas estruturadas e os testes de desempenho são métodos válidos para analisar fatores como nível evolutivo, desempenho intelectual e dificuldades escolares de uma criança. A medição das funções adaptativas (incluindo competência para comunicação, habilidades na vida cotidiana, socialização e habilidades motoras) é a forma mais definitiva para determinar o nível de incapacidade intelectual nas crianças. A Tabela 31.2-4 apresenta uma descrição das categorias gerais dos testes psicológicos.

Testes de desenvolvimento para aplicação em lactentes e crianças na idade pré-escolar.
Instrumentos como a Gesell Infant Scale, a Catell Infant Intelligence Scale, as Bayley Scales of Infant Development e os Denver Developmental Screening Test incluem a avaliação de lactentes de até 2 meses de idade. Na aplicação em lactentes muito novos, os testes devem focalizar as respostas sensório-motoras e sociais em relação a uma grande variedade de objetos e interações. Nas situações em que esses instrumentos forem utilizados em lactentes um pouco mais velhos e em crianças em idade pré-escolar, a ênfase maior é sobre a aquisição da linguagem. A Gesell Infant Scale mede o desenvolvimento em quatro áreas: desenvolvimento motor, desempenho adaptativo, linguagem e desenvolvimento social.

Na maioria dos casos, a pontuação obtida em qualquer dessas avaliações evolutivas não é um caminho confiável para prever o quociente de inteligência (QI) futuro de uma criança. Todavia, as avaliações de lactentes são extremamente valiosas para detectar desvios no desenvolvimento e retardo mental, assim como para levantar suspeitas de algum transtorno do desenvolvimento. Enquanto em lactentes, essas avaliações se fundamentam predominantemente nas funções sensório-motoras, os testes de inteligência em crianças mais velhas e em adolescentes incluem funções de desenvolvimento tardio, tais como habilidades verbais, sociais e cognitivas abstratas.

Testes de inteligência para aplicação em crianças em idade escolar e em adolescentes.
O teste de inteligência mais largamente utilizado em crianças na idade escolar e em adolescentes é a terceira edição da Escala de Inteligência de Wechsler para Crianças (WISC-III-R, do inglês Wechsler Intelligence Scale for Children, Third Edition, Revised). Esse teste pode ser aplicado em crianças de 6 a 17 anos para determinar o QI verbal, o QI de desempenho e o QI de uma escala completa combinada. Os subtestes verbais incluem categorias como vocabulário, informações, aritmética, semelhanças, compreensão e séries de dígitos (complementar). Os subtestes de desempenho incluem desenho de blocos, identificação de falta de imagens, organização de imagens, montagem de objetos, codificação, labirintos (complementar) e busca de símbolos (complementar). As pontuações dos subtestes complementares não são incluídas na determinação do QI.

Cada subcategoria tem uma pontuação de 1 a 19, sendo 10 a pontuação média. Uma escala completa média de quociente de inteligência é 100; 70 a 80 representa o limiar da funcionalidade intelectual; 80 a 90 é uma média baixa; 90 a 109 é a média; 110 a 119 é a média alta; e acima de 120 é o nível mais alto ou uma faixa muito superior. Múltiplas subdivisões das subescalas de desempenho e verbal dão maior flexibilidade para identificar áreas de deficiências específicas e de dispersão nas capacidades intelectuais. Levando-se em consideração que grande parte dos testes de inteligência mede as capacidades utilizadas em ambientes acadêmicos, o detalhamento da WISC-III-R pode também ser muito útil para identificar a fraqueza de uma criança em determinadas habilidades, que poderá ser corrigida com a educação de competências básicas ou ensino de recuperação.

A Stanford-Binet Intelligence Scale aplica-se à faixa etária de 2 a 24 anos. Este método tem base em imagens, desenhos e objetos para crianças muito jovens, bem como no desempenho verbal para crianças mais velhas e adolescentes. Esta escala de inteligência, a versão mais antiga de um teste de inteligência desta natureza, produz pontuações da idade mental e permite determinar o quociente de inteligência.

As McCarthy Scales of Children's Abilities e a Kaufman Assesment Battery for Children são dois outros testes de inteligência aplicáveis em crianças nas fases pré-escolar e escolar. Não se aplicam ao grupo etário de adolescentes.

ESTABILIDADE DA INTELIGÊNCIA EM LONGO PRAZO.
Embora a inteligência infantil seja relativamente estável em todo o período escolar e na adolescência, alguns fatores podem influenciar o nível intelectual e as pontuações das crianças nos testes de inteligência. As funções intelectuais de crianças com enfermidades mentais graves e daquelas que vivem em ambientes carentes e negligentes podem diminuir ao longo do tempo, enquanto o QI daquelas que vivem em ambientes intensamente saudáveis pode aumentar. Os fatores que influenciam a pontuação de uma criança em um determinado teste de desempenho intelectual e que, portanto, afetam o nível de precisão do teste são motivação, estado emocional, ansiedade e ambiente cultural. As interações entre capacidade cognitiva, ansiedade, depressão e psicose são complexas. Um estudo canadense envolvendo 4.405 jovens, o National Longitudinal Study of Children and Youth (NLSCY), conduzido por Weeks e colaboradores (2013), chegou à conclusão que maiores capacidades cognitivas estavam associadas a um nível menor de risco de ansiedade e de sintomas depressivos em jovens na faixa etária dos 12 aos 13 anos; embora em

TABELA 31.2-4
Instrumentos para avaliação psicológica de crianças e adolescentes

Teste	Idade/série	Geração de dados e comentários
Capacidade Intelectual		
Escala de Inteligência de Weschler para Crianças – Terceira Edição (WISC-III-R)	6 – 16	Pontuações-padrão: verbal, desempenho e QI de escala total; as pontuações de subescalas de testes permitem a avaliação de habilidades específicas.
Escala de Inteligência de Weschler para Adultos – (WAIS III)	16 – adulto	O mesmo que em WISC-III-R.
Escala de Inteligência de Weschler para os Níveis Pré-escolar e Primário – Revisada – (WPPSI-R)	3 – 7	O mesmo que em WISC-III-R.
Kaufman Assesment Battery for Children (K-ABC)	2,6 – 12,6	Método bem fundamentado em teorias de psicologia cognitiva e neuropsicologia. Essa técnica de medição permite fazer comparações imediatas entre capacidade intelectual e conhecimentos adquiridos. Pontuações: Composição do Processamento Mental (equivalente ao QI); pontuações-padrão de processamento sequencial e simultâneo e de realizações; pontuações do subteste de processamento mental escalonado e de realizações; equivalentes por idade; percentis.
Kaufman Adolescent and Adult Intelligence Test (KAIT)	11 – 85+	Esse teste compõe-se de escalas de Inteligência Fluida e Cristalizada. Pontuações: Escala Composta de Inteligência; QI Fluido e Cristalizado; pontuações escalonadas de subtestes; percentis.
Stanford-Binet, 4th Edition (SB:FE)	2 – 23	Pontuações: QI; raciocínio verbal, abstrato/visual e quantitativo; memória de curto prazo; idade-padrão.
Peabody Picture Vocabulary Test -III (PPVT-III)	4 – adulto	Esse teste mede a aquisição de vocabulário receptivo; pontuações-padrão, percentis, equivalentes por idade.
Desempenho		
Woodcock-Jonhson Psycho-Educational Battery – Revised (W-J)	K – 12	Pontuações: leitura e matemática (mecânica e compreensão), linguagem escrita, outras conquistas acadêmicas; pontuações por série e idade, pontuações-padrão, percentis.
Wide Range Achievement Test–3, Levels 1 and 2 (WRAT-3)	Nível 1: 1 – 5 Nível 2: 12 – 75	Esse teste permite fazer rastreamentos de déficits de leitura, pronúncia e aritmética; níveis escolares, percentis, *stanines (standard nine)* e pontuações-padrão.
Kaufman Test of Educational Achivement, Brief and Comprehensive Forms (K-TEA)	1 –12	Pontuações-padrão: leitura, matemática e pronúncia; equivalentes por grau e idade, percentis, *stanines (standard nine)*. O formulário breve é suficiente para a maior parte das aplicações clínicas. O formulário detalhado permite fazer análise de erros e o planejamento de currículos mais minuciosos.
Wechsler Individual Achivement Test (WIAT)	K – 12	Pontuações-padrão: leitura básica, raciocínio matemático, pronúncia, compreensão da leitura, operações numéricas, compreensão da audição, expressão oral, expressão escrita. Conormal com WISC-III-R.
Comportamento Adaptativo		
Vineland Adaptive Behavior Scales	Normal: 0 – 19 Retardado: todas as idades	Pontuações-padrão: componentes do comportamento adaptativo e comunicação, habilidades da vida diária, socialização e domínios motores; percentis, equivalentes por idade, pontuações da idade evolutiva. Grupos separados de padronização para indivíduos normais, deficientes visuais, deficientes auditivos, emocionalmente transtornados e retardados.
Scales of Independent Behavior– Revised	Recém-nascido – adulto	Pontuações-padrão: quatro áreas adaptativas (motora, interação social, comunicação, vida pessoal, vida comunitária) e três áreas mal-adaptativas (internalizada, associal e exteriorizada); *General Maladaptative Index* e *Broad Independence cluster*.
Capacidade de Atenção		
Trail Making Test	8 – adulto	Pontuações-padrão, desvios-padrão, faixas; correções para idade e educação.
Wisconsin Card Sorting Test	6,6 – adulto	Pontuações-padrão, desvios-padrão, pontuações T, percentis, normas de desenvolvimento para o número de categorias atingido, erros perseverantes e falhas para manter o conjunto; medições computadorizadas.
Behavior Assesment System for Children (BASC)	4 – 18	Escalas de classificação usadas por professores e pais e autorrelatos de crianças sobre a personalidade que permitem fazer avaliações de várias fontes em uma grande variedade de domínios: no lar, na escola e na comunidade. Esse sistema fornece escalas de validade, clínicas e adaptativas. Aplicável ao componente TDAH.
Home Situations Questionnaire (HSQ-R)	6 – 12	Esse questionário permite que os pais classifiquem problemas específicos das crianças em termos de atenção e concentração. Faz a pontuação do número de ambientes problemáticos, da gravidade média e de fatores relacionados a situações de conformidade e lazer.

(continua)

TABELA 31.2-4
Instrumentos para avaliação psicológica de crianças e adolescentes *(continuação)*

Teste	Idade/série	Geração de dados e comentários
ADHD Rating Scale	6 – 12	Faz a pontuação do número de sintomas ligados ao corte do DSM para TDAH; as pontuações-padrão permitem derivar o significado clínico da pontuação total e dois fatores (Desatento-Hiperativo e Impulsivo-Hiperativo).
School Situations Questionnaire (SSQ-R)	6 – 12	Esse questionário permite aos professores classificar problemas específicos das crianças em termos de atenção e concentração. Faz a pontuação do número de ambientes problemáticos e da gravidade média.
Children Attention Profile (CAP)	6 – 12	Medição breve que permite aos professores classificar semanalmente a presença e o grau de desatenção e atividade excessiva da criança.
Testes Projetivos		
Rorschach Inkblots	3 – adulto	Sistemas especiais de pontuação. O sistema desenvolvido mais recentemente e com aceitação universal cada vez maior é o John Exner's Comprehensive System (1974). Esse sistema avalia precisão perceptual, integração do desempenho afetivo e intelectual, testes da realidade e outros processos psicológicos.
Thematic Apperception Test (TAT)	6 – adulto	Esse teste produz histórias que são analisadas sob uma perspectiva qualitativa. Presume-se que forneça dados especialmente ricos em relação ao desempenho interpessoal.
Machover Draw-A-Person Test (DAP)	3 – adulto	Análise qualitativa e geração de hipóteses, principalmente em relação aos sentimentos do paciente sobre si mesmo e outras pessoas importantes.
Kinetic Family Drawing (KFD)	3 – adulto	Análise qualitativa e geração de hipóteses sobre a percepção de um indivíduo a respeito da estrutura familiar e o ambiente senciente (*sentient*). Alguns sistemas objetivos de pontuação existentes.
Rotter Incomplete Sentences Blank	Formulários para crianças, adolescentes e adultos.	Trata-se sobretudo de uma análise qualitativa, embora tenham sido desenvolvidos alguns sistemas objetivos de pontuação.
Testes de Personalidade		
Minnesota Multiphasic Personality Inventory-Adolescent (MMPI-A)	14 – 18	A versão de 1992 é largamente utilizada para medir a personalidade e foi desenvolvida para uso específico em adolescentes. Pontuações-padrão: 3 escalas de validação, 14 escalas clínicas, conteúdo adicional e escalas complementares.
Millon Adolescent Personality Inventory (MAPI)	13 – 18	Pontuações-padrão para 20 escalas agrupadas em três categorias: estilos de personalidade; expressão de preocupações; correlações comportamentais. O MAPI foi criado para aplicação em adolescentes e mede 14 características principais da personalidade, incluindo estabilidade emocional, nível de autoconceito, excitabilidade e autoafirmação.
Children's Personality Questionnaire	8 – 12	Esse questionário gera amplos padrões disposicionais combinados, incluindo extroversão e ansiedade.
Testes de Triagem Neuropsicológica e Baterias de Testes		
Developmental Test os Visual-Motor Integration (VMI)	2 – 16	Instrumento usado para medir deficiências visuais e motoras. Pontuações-padrão, equivalentes por idade, percentis.
Benton Visual Retention Test	6 – adulto	Esse teste avalia a presença de deficiências na memória visual de figuras. Pontuações médias por idade.
Benton Visual Motor Gestalt Test	5 – adulto	Esse teste avalia a presença de deficiências visuomotoras e de retenção visual de figuras. Equivalentes por idade.
Reitan-Indiana Neuropsychological Test Battery for Children	5 – 8	Testes cognitivos e perceptomotores para crianças com suspeita de lesões cerebrais.
Halstead-Reitan Neuropsychological Test Battery for older Children	9 – 14	O mesmo que o teste de Reitan-Indiana.
Luria-Nebraska: Neuropsychological Battery: Children's Revision LNNB:C	8 – 12	Testes sensório-motores, perceptuais e cognitivos que medem 11 domínios clínicos e 2 domínios adicionais de desempenho neuropsicológico. Esses testes geram pontuações-padrão.
Estado Evolutivo		
Bayley Scales os Infant Development-Second Edition	16 dias – 42 meses	Escalas mentais, motoras e comportamentais que medem o desenvolvimento de lactentes. Essas escalas geram pontuações-padrão.
Mullen Scales of Early Learning	Recém-nascidos – 5 anos	Escalas linguísticas e visuais para medir a capacidade receptiva e expressiva. Essas escalas produzem pontuações por idade e pontuações T.

(Adaptada, com permissão, de Racusin G, Moss N. Psychological assessment of children and adolescents. Em: Lewis M, ed. *Child and Adolescent Psychiatry: A Comprehensive Textbook*. Philadelphia: Williams Wilkins; 1991).

torno dos 14 aos 15 anos a capacidade cognitiva não teve qualquer efeito nas probabilidades de ansiedade ou depressão.

Teste perceptual e teste perceptomotor. O Bender Visual Motor Gestalt Test pode ser aplicado em crianças entre as idades de 4 e 12 anos. Ele consiste em um conjunto de imagens com relacionamento espacial que o examinador pede para a criança copiar. As pontuações baseiam-se no número de erros. Embora não seja um teste diagnóstico, é bastante útil para identificar desempenhos perceptuais inapropriados para o nível de desenvolvimento.

Testes de personalidade. Os testes de personalidade não têm muita utilidade no estabelecimento de diagnósticos e são menos satisfatórios que os de inteligência no que diz respeito às normas, confiabilidade e validade, porém podem ser úteis para extrair temas e fantasias.

O teste de Rorschach é uma técnica projetiva em que estímulos ambíguos – um conjunto de manchas de tintas com distribuição simétrica bilateral – são apresentados à criança, que deverá descrever o que vê em cada uma. A hipótese é que a interpretação desses estímulos vagos reflita a característica básica da personalidade do indivíduo. Cabe ao examinador observar os temas e os padrões.

O Children's Apperception Test é um teste projetivo mais estruturado, que é uma adaptação do Thematic Apperception Test. O CAT consiste em cartões com figuras de animais em cenas um pouco ambíguas que se relacionam a temas entre os pais, a criança e os irmãos e outros relacionamentos. O examinador pede para a criança descrever o que está ocorrendo e contar uma história sobre a cena. O uso de animais partiu da hipótese de que é possível que as crianças respondam com mais rapidez às imagens de animais do que às figuras humanas.

Desenhos, brinquedos e jogos também são aplicações de técnicas projetivas que podem ser usadas durante a avaliação de crianças. Casas de boneca, bonecas e fantoches foram especialmente úteis para o desenvolvimento de um modo não verbal que permita expressar uma grande variedade de atitudes e sentimentos. É provável que jogos que reflitam situações domésticas ajudem a identificar medos, esperanças e conflitos que a criança sinta em relação à família.

As técnicas projetivas não foram satisfatórias como instrumentos padronizados. Em vez de testes, essas técnicas são melhores classificadas como modalidades clínicas adicionais.

Testes educacionais. Os testes de desempenho medem a obtenção de conhecimento e de habilidades em um determinado currículo acadêmico. O Wide-Range Achievement Test-Revised (WRAT-R) consiste em testes cronometrados de conhecimento e de habilidades e desempenhos em leitura, pronúncia e matemática. O WRAT-R é utilizado em crianças dos 5 anos até a idade adulta. Esse teste gera uma pontuação que é comparada à média esperada para a idade cronológica da criança e seu nível escolar. O Peabody Individual Achievement Test inclui identificação de palavras, pronúncia, matemática e compreensão de leitura.

O Kaufman Test of Educational Achivement, o Gray Oral Reading Test-Revised (GORT-R) e os Sequential Tests of Educational Progress (STE) são avaliações de desempenho que determinam se uma criança atingiu o patamar educacional esperado para seu nível escolar. Aquelas cujo desempenho seja significativamente inferior ao esperado em um ou mais temas em geral apresentam transtornos específicos da aprendizagem.

Formulação biopsicossocial. A tarefa dos médicos é integrar todas as informações obtidas em uma formulação que considere a predisposição biológica, fatores psicodinâmicos, estressores ambientais e eventos de vida que resultaram no nível atual de funcionalidade da criança. Os transtornos psiquiátricos e quaisquer anormalidades físicas específicas, neuromotoras ou evolutivas devem ser considerados na formulação dos fatores etiológicos das deficiências atuais. As conclusões médicas são integrações de informações clínicas e de dados obtidos em avaliações psicológicas e pradronizadas de nível de desenvolvimento. A formulação psiquiátrica inclui avaliações da funcionalidade familiar, assim como da adequabilidade do ambiente educacional da criança. Nesse momento, é importante determinar seu nível de segurança geral na situação atual. Qualquer suspeita de maus-tratos deve ser denunciada ao órgão responsável pelos serviços de proteção à criança. Deve-se levar em consideração o nível geral de bem-estar relacionado ao crescimento, ao desenvolvimento e às atividades lúdicas e acadêmicas.

Diagnóstico

Com frequência, as ferramentas de avaliação estruturadas e semiestruturadas (com base em evidências) melhoram as condições para que os médicos estabeleçam diagnósticos mais precisos. Esses instrumentos, que já foram discutidos anteriormente, incluem as entrevistas K-SADS, CAPA e NIMH DIS-IV. As vantagens da inclusão de instrumentos com base em evidências nos processos diagnósticos incluem redução na tendência de os médicos fazerem diagnósticos sem todas as informações necessárias sobre os sintomas; além disso, esses instrumentos servem de guias para que eles considerem cada sintoma que possa contribuir para um determinado diagnóstico. Esses dados permitem-lhes otimizar as habilidades de fazer julgamentos desafiadores em relação aos transtornos de crianças e adolescentes com possibilidade de apresentar sobreposição de sintomas. A tarefa final dos médicos inclui a obtenção de diagnósticos apropriados de acordo com o DSM-5. Embora não se enquadrem nos critérios diagnósticos do DSM-5, algumas situações clínicas podem causar danos e exigem atenção e intervenção psiquiátrica. Os médicos que fazem avaliações de crianças geralmente estão em uma posição que possibilita identificar o impacto do comportamento dos membros das famílias sobre o bem-estar dos pacientes. Em muitos casos, seu nível de deficiência está relacionado a fatores que vão muito além dos diagnósticos psiquiátricos, como, por exemplo, o ajuste da criança à vida familiar, aos relacionamentos com pares e à sua situação educacional.

RECOMENDAÇÕES E PLANO DE TRATAMENTO

As recomendações de tratamento são inferidas pelos médicos, que fazem a integração dos dados durante os processos de avaliação em uma formulação coerente dos fatores que estiverem contribuindo para os problemas atuais da criança; das consequências dos problemas; e das estratégias que poderão sanar as dificuldades. As recomendações podem ser desmembradas em componentes biológicos, psicológicos e sociais. Em outras palavras, a identificação de uma predisposição biológica para um determinado transtorno psiquiátrico pode ser suficientemente relevante sob o ponto de vista clínico para formular uma recomendação psicofarmacológica. A compreensão das interações psicodinâmicas entre os membros de uma família faz parte da formulação e poderá levar os médicos a recomendar tratamentos que incluam componentes familiares. Os problemas educacionais e acadêmicos são abordados na formulação e podem resultar em recomendações que busquem uma colocação acadêmica mais efetiva. O desenvolvimento das recomendações de tratamento deve levar em consideração a situação social geral da criança ou do adolescente. Evidentemente, a segurança física e emocional do paciente é da mais alta relevância e sempre permanece no topo da lista de recomendações.

De maneira geral, a família de uma criança ou de um adolescente, a vida escolar, as interações com pares e as atividades sociais têm impacto direto sobre o sucesso na superação das dificuldades. A educação psicológica e a cooperação das famílias são ingredientes essenciais na aplicação bem-sucedida das recomendações de tratamento. Com frequência, se percebe que a comunicação dos médicos aos pais e aos membros da família, estabelecendo um ponto de equilíbrio entre as qualidades positivas observadas nas crianças e famílias e as áreas fracas, tem mais utilidade que o foco apenas sobre as áreas problemáticas. Para finalizar, os planos de tratamento mais bem-sucedidos são aqueles desenvolvidos em colaboração entre médicos, crianças e membros da família, em que cada membro da equipe percebe que está recebendo créditos por contribuições positivas.

REFERÊNCIAS

Achenbach TM, Dumenci L, Rescorla LA. Ratings of relations between DSM-IV diagnostic categories and items of the CBCL/6–18, TRF, and YSR. Burlington, VT: University of Vermont, Research Center for Children, Youth, & Families; 2001.

American Psychiatric Association: *Diagnostic and Statistical Manual of Mental Disorders, Fifth Edition*. Arlington, VA, American Psychiatric Association, 2013.

Bird HR, Canino GJ, Davies M, Ramirez R, Chavez L, Duarte C, Shen S. The Brief Impairment Scale (BIS): A multidimensional scale of functional impairment for children and adolescents. *J Am Acad Child Adolesc Psychiatry*. 2005;44:699.

De Bellis MD, Wooley DP, Hooper SR. Neuropsychological findings in pediatric maltreatment: relationship of PTSD, dissociative symptoms and abuse/neglect indices to neurocognitive outcomes. *Child Maltreat*. 2013;18:171–183.

Doss AJ. Evidence-based diagnosis: Incorporating diagnostic instruments into clinical practice. *J Am Acad Child Adolesc Psychiatry*. 2005;44:947.

Frazier JA, Giuliano AJ, Johnson JL, Yakuris L, Youngstrom EA, Breiger D, Sikich L, Findling RL, McClellan J, Hamer RM, Vitiello B, Lieberman JA, Hooper SA. Neurocognitive outcomes in the treatment of early-onset schizophrenia Spectrum Disorders Study. *J Am Acad Child Adolesc Psychiatry*. 2012;51:496–505.

Hamilton J. Clinician's guide to evidence-based practice. *J Am Acad Child Adolesc Psychiatry*. 2005;44:494.

Hamilton J. The answerable question and a hierarchy of evidence. *J Am Acad Child Adolesc Psychiatry*. 2005;44:596.

Hooper SR, Giulano AJ, Youngstrom EA, Breiger D, Sikich L, Frazier JA, Findling RL McClellan J, Hamer RM, Vitiello B, Lieberman JA. Neurocognition in early-onset schizophrenia and schizoaffective disorders. *J Am Acad Child Adolesc Psychiatry*. 2010;49:52–60.

Kavanaugh B, Holler KI, Selke G. A neuropsychological profile of childhood maltreatment within an adolescent inpatient sample. *Appl Neuropsychol Child*. 2013 [Epub ahead of print].

Kestenbaum CJ. The clinical interview of the child. In: Wiener JM, Dulcan MK, eds. *The American Psychiatric Publishing Textbook of Child and Adolescent Psychiatry*. 3rd ed. Washington, DC: American Psychiatric Publishing, Inc.; 2004:103–111.

King RA, Schwab-Stone ME, Thies AP, Peterson BS, Fisher PW. Psychiatric examination of the infant, child, and adolescent. In: Sadock BJ, Sadock VA, eds. *Kaplan & Sadock's Comprehensive Textbook of Psychiatry*. 9th ed. Vol. II. Philadelphia: Lippincott Williams & Wilkins; 2009:3366.

Lyneham HJ, Rapee RM. Evaluation and treatment of anxiety disorders in the general pediatric population: A clinician's guide. *Child Adolesc Psychiatr Clin N Am*. 2005;14(4):845.

Pataki CS. Child psychiatry: Introduction and overview. In: Sadock BJ, Sadock VA, eds. *Kaplan & Sadock's Comprehensive Textbook of Psychiatry*. 9th ed. Philadelphia: Lippincott Williams & Wilkins; 2009:3335.

Puig-Antich J, Orraschel H, Tabrizi MA, Chambers W. *Schedule for Affective Disorders and Schizophrenia for School-Age Children-Epidemiologic Version*. New York: New York State Psychiatric Institute and Yale School of Medicine; 1980.

Staller JA. Diagnostic profiles in outpatient child psychiatry. *Am J Orthopsychiatry*. 2006;76(1):98.

Weeks M, Wild TC, Poubidis GB, Naiker K, Cairney J, North CR, Colman I. Childhood cognitive ability and its relationship with anxiety and depression in adolescence. *J Affect Disord*. 2013 http://dx.doi.org/10.1016/j.jad.2013.08.019.

Winters NC, Collett BR, Myers KM. Ten-year review of rating scales, VII: Scales assessing functional impairment. *J Am Acad Child Adolesc Psychiatry*. 2005;44:309.

Youngstrom EA, Duax J. Evidence-based assessment of pediatric bipolar disorder. Part 1: Base rate and family history. *J Am Acad Child Adolesc Psychiatry*. 2005;44:712.

▲ 31.3 Deficiência intelectual

Deficiência intelectual, antes conhecida por *retardo mental*, pode ser causada por uma ampla variedade de fatores ambientais e genéticos que resultam na combinação de deficiências cognitivas e sociais. A American Association on Intellectual and Developmental Disability (AAIDD) define deficiência intelectual como um tipo de incapacidade que se caracteriza por limitações significativas no desempenho intelectual (raciocínio, aprendizagem e solução de problemas) e no comportamento adaptativo (conceitual, social e habilidades práticas) que surgem antes da idade de 18 anos. A aceitação generalizada dessa definição levou a um consenso internacional sobre a necessidade de uma avaliação da adaptação social e do quociente de inteligência (QI) para determinar o nível de deficiência intelectual. As medições da função adaptativa avaliam a competência do desempenho social, a compreensão das normas sociais e o desempenho das tarefas cotidianas, em que a medição da função intelectual enfatiza as capacidades cognitivas. Embora indivíduos com um determinado nível intelectual não tenham níveis idênticos de função adaptativa, os dados epidemiológicos sugerem que, em grande parte, a prevalência das deficiências intelectuais é determinada por níveis intelectual e de função adaptativa que, via de regra, correspondem à capacidade cognitiva.

Na quinta edição do *Manual diagnóstico e estatístico de transtornos mentais* (DSM-5), vários níveis de gravidade de deficiência intelectual são determinados com base no desempenho adaptativo, e não com base nas pontuações do QI. Essa mudança de foco em relação aos manuais diagnósticos anteriores foi adotada pelo DSM-5 tendo em vista que o desempenho adaptativo determina o nível de suporte necessário. Além disso, as pontuações do QI são menos válidas nas partes inferiores da faixa desse quociente. Nos termos do DSM-5, a determinação do nível de gravidade da deficiência intelectual inclui a avaliação do desempenho em um domínio conceitual (p. ex., habilidades acadêmicas), um domínio social (p. ex., relacionamentos) e um domínio prático (p. ex., higiene pessoal).

As abordagens sociais de crianças com deficiência intelectual mudaram de forma significativa ao longo do tempo. Historicamente, em meados do século XIX, muitas crianças com deficiência intelectual eram colocadas em instituições educacionais residenciais, com base na crença de que, com treinamento intensivo suficiente, seriam capazes de retornar ao convívio com suas famílias e participar da sociedade em níveis mais elevados. Entretanto, a expectativa de educar essas crianças para a superação de suas deficiências não chegou a se materializar. Gradualmente, muitos programas residenciais aumentaram de porte e, ao final, o foco passou a se deslocar da educação intensiva para cuidados mais custodiais. Os ambientes residenciais para crianças com deficiência intelectual atingiram sua utilização máxima em meados do século XX, até que a consciência pública das condições lotadas, anti-higiênicas e, em alguns casos, abusivas deflagrou o movimento na direção da "desinstitucionalização". A filosofia da "normalização" das condições de vida e a "inclusão" em ambientes educacionais foi uma força importante no processo de desinstitucionalização de crianças com deficiências intelectuais. Desde o final de década de 1960, poucas crianças com deficiências intelectuais foram colocadas em residências, e os conceitos de normalização e inclusão permanecem fortalecidos entre os grupos de defesa e de pais.

A aprovação da Lei Pública 94-142 (Lei da Educação para Todas as Crianças Deficientes) nos Estados Unidos, em 1975, exige que o sistema de escolas públicas forneçam serviços educacionais adequados para todas as crianças deficientes. Em 1990, o Individuals with Disabilities Act ampliou e modificou o texto legal antes mencionado. Nos dias atuais, o fornecimento de educação pública para todas as crianças, incluindo as deficientes, "em ambiente menos restritivo" é obrigatório por lei.

Além do sistema educacional, os grupos de defesa, incluindo o Council for Exceptional Children (CEC) e a National Association for Retarded Citizens (NARC), são organizações parentais lobistas bastante conhecidas para crianças com deficiência intelectual, e atuaram como instrumentos em defesa da Lei 94-142. A American Association on Intellectual and Developmental Disabilities, anteriormente conhecida por American Association on Intellectual Disability (AMMR), é a organização de defesa mais importante nesse campo. Ela teve muita influência no processo educacional do público sobre o tema de deficiência intelectual, além de dar um forte apoio às atividades de pesquisa e desenvolvimento da legislação.

A AAIDD promove a visão de deficiência intelectual como uma interação funcional entre os indivíduos e o ambiente, em vez da designação estática de limitações pessoais. Com base nessa estrutura conceitual, crianças ou adolescentes com deficiência intelectual necessitam de "suporte ambiental" intermitente, limitado, extensivo ou pervasivo em relação a um grupo específico de domínios funcionais adaptativos. Esses domínios incluem comunicação, cuidados pessoais, convivência familiar, habilidades sociais ou interpessoais, utilização de recursos comunitários, autodireção, habilidades acadêmicas funcionais, trabalho, lazer, saúde e segurança.

A United Nations Convention on the Rights of Persons with Disabilities (2006) criou um fórum para promover a inclusão social de pessoas com deficiência intelectual. Por meio de seu reconhecimento e do foco em barreiras sociais, esse fórum internacional tem como meta principal dar proteção aos indivíduos com deficiência intelectual e incluí-los em atividades sociais, cívicas e educacionais.

NOMENCLATURA

A definição exata de deficiência intelectual tem sido um grande desafio para os médicos ao longo dos séculos. Todos os sistemas de classificação atuais ressaltam que a deficiência intelectual se baseia em algo mais do que apenas déficits cognitivos, ou seja, inclui também alterações na função social adaptativa. Nos termos do DSM-5, o diagnóstico de deficiência intelectual deve ser feito somente nas situações em que houver déficits tanto no desempenho intelectual quanto no adaptativo (Tab. 31.3-1). Após a identificação da deficiência intelectual, o nível de gravidade é determinado pelo nível do comprometimento funcional adaptativo.

CLASSIFICAÇÃO

Os critérios do DSM-5 para deficiência intelectual incluem desempenho intelectual geral significativamente abaixo da média, associado ao comprometimento concomitante do comportamento adaptativo, que se manifesta antes da idade de 18 anos. O diagnóstico independe da presença de distúrbios físicos ou de transtornos mentais coexistentes. A Tabela 31.3-2 apresenta uma visão geral dos níveis de desenvolvimento em comunicação, desempenho acadêmico e habilidades vocacionais que se esperam de pessoas com vários graus de deficiência intelectual.

Nas situações em que o médico preferir aplicar testes de inteligência padronizados – o que ainda é a prática usual –, o termo *signifi-*

TABELA 31.3-1
Critérios diagnósticos do DSM-5 para deficiência intelectual

Deficiência intelectual (transtorno do desenvolvimento intelectual) é um transtorno com início no período do desenvolvimento que inclui déficits funcionais, tanto intelectuais quanto adaptativos, nos domínios conceitual, social e prático. Os três critérios a seguir devem ser preenchidos:
  A. Déficits em funções intelectuais como raciocínio, solução de problemas, planejamento, pensamento abstrato, juízo, aprendizagem acadêmica e aprendizagem pela experiência confirmados tanto pela avaliação clínica quanto por testes de inteligência padronizados e individualizados.
  B. Déficits em funções adaptativas que resultam em fracasso para atingir padrões de desenvolvimento e socioculturais em relação a independência pessoal e responsabilidade social. Sem apoio continuado, os déficits de adaptação limitam o funcionamento em uma ou mais atividades diárias, como comunicação, participação social e vida independente, e em múltiplos ambientes, como em casa, na escola, no local de trabalho e na comunidade.
  C. Início dos déficits intelectuais e adaptativos durante o período do desenvolvimento.
   Nota: O termo diagnóstico *deficiência intelectual* equivale ao diagnóstico da CID-11 de *transtornos do desenvolvimento intelectual*. Embora o termo *deficiência intelectual* seja utilizado em todo este Manual, ambos os termos são empregados no título para esclarecer as relações com outros sistemas de classificação. Além disso, uma Lei Federal dos Estados Unidos (Public Law 111-256, Rosa's Law) substitui o termo *retardo mental* por *deficiência mental*, e periódicos de pesquisa usam *deficiência intelectual*. Assim, *deficiência intelectual* é o termo de uso comum por médicos, educadores e outros, além de pelo público leigo e grupos de defesa dos direitos.
Especificar a gravidade atual:
   317 (F70) Leve
   318.0 (F71) Moderada
   318.1 (F72) Grave
   318.2 (F73) Profunda

(Reimpressa, com permissão, de *Diagnostic and Statistical Manual of Mental Disorders, Fifth Edition* [Copyright © 2013]. American Psychiatric Association. Todos os direitos reservados).

TABELA 31.3-2
Características do desenvolvimento de deficiência intelectual

Nível de deficiência intelectual	Pré-escolar (0 a 5 anos) Amadurecimento e desenvolvimento na idade	Idade escolar (6 a 20 anos) Treinamento e educação	Idade adulta (21 anos ou mais) Adequação social e vocacional
Profundo	Deficiência grave; capacidade mínima de desempenho nas áreas sensório-motoras; necessita de cuidados de enfermagem; necessita ajuda e supervisão constantes.	Presença de algum desenvolvimento motor; consegue responder a treinamentos mínimos ou limitados a ajuda pessoal.	Algum desenvolvimento motor e da fala; cuidados pessoais muito limitados; necessita de cuidados de enfermagem.
Grave	Desenvolvimento motor fraco; fala mínima; geralmente incapaz de tirar algum proveito do treinamento em autoajuda; pouca ou nenhuma habilidade de comunicação.	Consegue falar ou aprender a se comunicar; pode ser treinado em hábitos elementares de saúde; consegue tirar proveito do treinamento sistemático de hábitos; não consegue tirar proveito do treinamento vocacional.	Contribui parcialmente com a manutenção pessoal com supervisão total; consegue desenvolver habilidades de autoproteção em um nível útil mínimo em ambientes controlados.
Moderado	Consegue falar ou aprender a se comunicar; consciência social fraca; desenvolvimento motor médio; tira algum proveito do treinamento em autoajuda; pode ser manejado com supervisão moderada.	Consegue tirar proveito do treinamento em habilidades sociais e ocupacionais; não consegue evoluir além do nível da 2ª série em assuntos acadêmicos; pode aprender a viajar sozinho a lugares familiares.	Pode conseguir a manutenção pessoal em trabalhos não qualificados ou semiqualificados em condições protegidas; necessita de supervisão e orientação nas situações de estresse social ou econômico leve.
Leve	Consegue desenvolver habilidades sociais e comunicativas; retardo mínimo nas áreas sensório-motoras; em geral, não se distingue do normal até uma idade mais avançada.	Consegue aprender habilidades acadêmicas até aproximadamente o nível da 6ª série no final da adolescência; pode ser orientado para a conformidade social.	Em geral, desenvolve habilidades sociais e vocacionais para manter um suporte pessoal mínimo, porém precisa de orientação e assistência em situações de estresse social ou econômico atípico.

(Adaptada, com permissão, de *Mental Retarded Activities of US Department of Health, Education and Welfare,* Washington, DC: US Government Printing Office; 1989:2)

cativamente abaixo da média é definido como um QI de cerca 70 ou menos, ou dois desvios-padrão abaixo da média para o teste específico. O desempenho adaptativo pode ser medido por meio de escalas padronizadas, como a Vineland Adaptive Behavior Scale. Essa escala faz pontuações de comunicações, habilidades cotidianas, socialização e habilidades motoras (até 4 anos e 11 meses), bem como gera um composto de comportamento adaptativo que se correlaciona com as habilidades esperadas em uma determinada idade.

Aproximadamente 85% de indivíduos com deficiência intelectual se enquadram na categoria de deficiência intelectual leve do DSM-5. Via de regra, essa situação é definida por QI de Escala Total entre 50 e 70 e gravidade leve na função adaptativa. Essa função inclui habilidades como comunicação, cuidados pessoais, habilidades sociais, trabalho, lazer e compreensão de segurança. A deficiência intelectual é influenciada por fatores genéticos, ambientais e psicossociais.

Inúmeros de fatores ambientais, sutis e evolutivos, incluindo intoxicação subclínica por chumbo e exposição pré-natal a drogas, álcool e outras toxinas foram considerados fatores contribuintes para deficiência intelectual. Determinadas síndromes genéticas associadas a essa deficiência, como as síndromes do X frágil, de Down e de Prader-Willi, apresentam padrões característicos de desenvolvimento social, linguístico e cognitivo e manifestações comportamentais típicas.

NÍVEIS DE GRAVIDADE DA DEFICIÊNCIA INTELECTUAL

Os níveis de gravidade da deficiência intelectual são expressos no DSM-5 como leve, moderado, grave e profundo. "Funcionamento Intelectual Limítrofe", termo usado anteriormente para descrever indivíduos com escala total de QI na faixa de 70 a 80, não é mais descrito como diagnóstico no DSM-5. É usado como uma condição que pode ser foco de atenção clínica; porém, não há critério algum definido.

Deficiência intelectual leve representa em torno de 85% das pessoas com esse tipo de perturbação. De maneira geral, as crianças com deficiência intelectual não são identificadas até a 1ª ou 2ª série, ocasião em que aumentam as demandas acadêmicas. Com frequência, mais para o final da adolescência, adquirem habilidades acadêmicas que correspondem aproximadamente a nível da 6ª série. Em geral, as causas específicas da deficiência intelectual não chegam a ser identificadas nesse grupo. Muitos adultos com deficiência intelectual leve conseguem viver de forma independente com suporte adequado e formam suas próprias famílias. De modo habitual, o QI para esse nível de função adaptativa varia de 50 a 70.

A deficiência intelectual moderada corresponde a cerca de 10% das pessoas com esse tipo de condição. A maior parte das crianças com essa deficiência adquire a linguagem e se comunica de maneira adequada durante a fase inicial da infância. O desafio acadêmico é grande, e, de modo geral, não conseguem atingir a 2ª e 3ª série de escolaridade. Na adolescência, a dificuldade de socialização costuma manter essas pessoas isoladas, sendo necessário um grande suporte social e vocacional. Como adultos, os indivíduos com deficiência intelectual moderada conseguem executar tarefas semiqualificadas com supervisão apropriada. Via de regra, o QI para esse nível de função adaptativa varia de 35 a 50.

A deficiência intelectual grave corresponde a cerca de 4% das pessoas com esse tipo de problema. Elas conseguem desenvolver habilidades de comunicação na infância e geralmente aprendem a fazer contagens numéricas e a reconhecer palavras que são importantes para o desempenho. Nesse grupo, é possível que a causa de deficiência intelectual seja identificada com mais facilidade do que nas formas mais leves da condição. Na vida adulta, as pessoas com deficiência intelectual grave conseguem se adaptar bem nas situações de vida supervisionada, como em residências coletivas, por exemplo, e são capazes de executar tarefas laborais com supervisão. De modo habitual, o QI para esse nível de função adaptativa varia de 20 a 35.

A deficiência intelectual profunda corresponde a cerca de 1 a 2% das pessoas com esse tipo de problema. A maior parte dos indivíduos com deficiência intelectual profunda apresenta causas identificáveis da condição. As crianças nessa situação conseguem aprender habilidades relacionadas aos cuidados pessoais e, com treinamento adequado, chegam a expressar suas necessidades. Em geral, o QI para esse nível de função adaptativa é inferior a 20.

O DSM-5 inclui também um transtorno denominado "Deficiência Intelectual Não Especificada" (Transtorno do Desenvolvimento Intelectual), reservado para indivíduos com mais de 5 anos cuja avaliação seja extremamente difícil e para situações em que haja fortes suspeitas de deficiência intelectual. Pacientes com esse tipo de diagnóstico poderão apresentar comprometimento sensorial ou físico, como cegueira ou surdez, ou transtornos mentais concorrentes, dificultando a administração de ferramentas típicas de avaliação (p. ex., Bayley Scales of Infant Development e a Cattell Infant Scale) que auxiliam a determinar o nível do comprometimento funcional adaptativo.

EPIDEMIOLOGIA

Nos países em desenvolvimento, grande parte das estimativas da prevalência de deficiência intelectual com base populacional varia de 10 a 15 em cada 1.000 crianças. Nas sociedades ocidentais, em qualquer época, estima-se que a prevalência de deficiência intelectual seja de 1 a 3% da população. O cálculo preciso da incidência dessa condição é uma tarefa extremamente difícil, tendo em vista que as deficiências leves podem não ser identificadas até a fase intermediária da infância. Em alguns casos, mesmo se a função intelectual for limitada, as habilidades adaptativas sociais talvez não sejam um desafio até o período final da infância ou o início da adolescência, e o diagnóstico permanece em suspenso até então. Os relatos de incidência mais elevada de deficiência intelectual se referem às crianças em idade escolar, com idades máximas de 10 a 14 anos. Essa deficiência é cerca de 1,5 vezes mais comum em homens do que em mulheres.

COMORBIDADE
Prevalência

As pesquisas epidemiológicas indicam que até dois terços de crianças e adultos com deficiência intelectual apresentam transtornos psiquiátricos comórbidos, sendo essa frequência muitas vezes mais elevada do que nas amostragens comunitárias de pessoas sem tal deficiência. Aparentemente, a prevalência de alguma psicopatologia se correlaciona com a gravidade da deficiência intelectual; quanto mais grave a deficiência, maior é o risco de transtornos psiquiátricos coexistentes. Um estudo epidemiológico descobriu que 40,7% das crianças entre 4 e 18 anos com deficiência intelectual atendem aos critérios de pelo menos um transtorno psiquiátrico adicional. Nesse estudo, a gravidade da deficiência intelectual influenciou o risco de transtornos psiquiátricos comórbidos específicos. Os comportamentos do transtorno da conduta e do transtorno disruptivo ocorreram com maior frequência nos indivíduos diagnosticados com deficiência intelectual leve, enquanto aqueles cuja deficiência era mais grave tinham maior probabilidade de atender aos critérios para transtorno do espectro autista e apresentavam sintomas como autoestimulação e automutilação. No mesmo estudo, a comorbidade de transtornos psiquiátricos com deficiência intelectual em crianças não foi correlacionada com idade ou gênero. Naquelas diagnosticadas com deficiência intelectual profunda, transtornos psiquiátricos comórbidos eram menos prováveis.

Os transtornos psiquiátricos entre pessoas com deficiência intelectual variam significativamente e incluem os do humor, esquizofrenia, transtorno de déficit de atenção/hiperatividade (TDAH) e da conduta. Crianças diagnosticadas com deficiência intelectual grave apresentam uma taxa particularmente elevada de transtorno do espectro autista comórbido. Em torno 2 a 3% dos indivíduos com deficiência intelectual atendem aos critérios diagnósticos de esquizofrenia, incidência que é muitas vezes mais elevada que a taxa aplicável à população em geral. Até 50% das crianças e dos adultos com deficiência intelectual provavelmente atendam aos critérios para transtorno do humor nas situações em que forem aplicados instrumentos como o Kiddie Schedule for Affective Disorders and Schizophrenia (K-SADS), o Beck Depression Inventory e o Children's Depression Inventory. Entretanto, a limitação de tais estudos é que esses instrumentos não foram padronizados para as populações com deficiência intelectual. Os sintomas psiquiátricos em crianças com essa condição, fora do contexto de transtornos psiquiátricos completos, incluem hiperatividade, déficit de atenção, comportamentos autolesivos (p. ex., bater com a cabeça e morder o próprio corpo) e comportamentos estereotipados repetitivos (bater palmas e caminhar na ponta dos dedos). Em crianças e adultos com as formas mais leves de deficiência intelectual é muito comum a ocorrência de fatores como autoimagens negativas, autoestima baixa, baixa tolerância a frustrações, dependência interpessoal e estilo rígido de solução de problemas.

Transtornos neurológicos

Os transtornos convulsivos ocorrem mais frequentemente em indivíduos com deficiência intelectual do que na população em geral, e os aumentos das taxas de prevalência de convulsões são proporcionais ao nível de gravidade da deficiência intelectual. Uma revisão de transtornos psiquiátricos em crianças e adolescentes com essa deficiência e epilepsia descobriu que cerca de um terço apresentava transtorno do espectro autista comórbido. Estima-se que a combinação de deficiência intelectual, epilepsia e transtorno do espectro autista comórbido ocorra em 0,07% da população em geral.

Características psicossociais

Autoimagem negativa e autoestima baixa são características comuns de pessoas com deficiência intelectual de leve a moderada, que têm consciência das diferenças sociais e acadêmicas entre elas e outras pessoas. Esses indivíduos podem se defrontar com o fato de terem ficado progressivamente atrás dos irmãos mais jovens, levando-se em consideração sua experiência de insucessos e desapontamentos repetidos por não conseguir atender às expectativas dos pais e da sociedade. As dificuldades de comunicação aumentam ainda mais sua vulnerabilidade aos sentimentos de inépcia e frustração. Comportamentos inapropriados, como o isolamento, são comuns. A sensação permanente de isolamento e de inadequação tem sido associada aos sentimentos de ansiedade, raiva, disforia e depressão.

ETIOLOGIA

Os fatores etiológicos da deficiência intelectual podem ser genéticos, evolutivos, ambientais ou uma combinação deles. As causas genéticas incluem condições cromossômicas ou hereditárias; os fatores evolutivos e ambientais abrangem exposição pré-natal a infecções e toxinas; e os fatores ambientais adquiridos dizem respeito a trauma pré-natal (p. ex., prematuridade) e fatores socioculturais. A gravidade da deficiência intelectual possivelmente esteja relacionada ao tempo e à duração de um determinado trauma, assim como ao grau de exposição do sistema nervoso central (SNC). A etiologia é conhecida em cerca de três quartos das pessoas diagnosticadas com deficiência intelectual grave, enquanto é aparente em até 50% dos indivíduos com diagnóstico dessa deficiência leve. Um estudo de 100 crianças consecutivas com diagnóstico de deficiência intelectual admitidas em uma unidade de clínica genética de um hospital pediátrico universitário relatou que, em 41% dos casos, foi feito um diagnóstico causativo. Não há qualquer causa conhecida para três quartos das pessoas com QI variando de 70 a 80 e com desempenho adaptativo variável. Entre os distúrbios cromossômicos, a síndrome de Down e a síndrome do X frágil são os mais comuns que costumam produzir pelo menos deficiência intelectual moderada. A fenilcetonúria (PKU, do inglês, *phenylketonuria*) é o protótipo de um distúrbio metabólico associado com deficiência intelectual. A privação de nutrição, educação e estimulação social contribui potencialmente para o desenvolvimento de pelo menos formas leves de deficiência intelectual. Os conhecimentos atuais apontam que fatores genéticos, ambientais, biológicos e psicossociais são importantes no surgimento da condição.

Fatores etiológicos genéticos na deficiência intelectual

Causas de gene único. Uma das causas mais conhecidas de gene único nos casos de deficiência intelectual encontra-se no gene *FMR1*, cujas mutações causam a síndrome do X frágil. É o mais comum e o primeiro gene ligado ao X a ser identificado como causa direta de deficiência intelectual. Com frequência, anormalidades em cromossomos autossômicos são associadas a deficiências intelectuais, enquanto as aberrações nos cromossomos sexuais podem resultar em síndromes físicas típicas que não incluem deficiência intelectual (p. ex., síndrome de Turner com XO e síndrome de Klinefelter com XXY, XXXY e variações de XXYY). Algumas crianças com síndrome de Turner possuem inteligência que varia de normal a superior. Há um consenso sobre alguns fatores predisponentes de distúrbios cromossômicos – entre eles, idade materna avançada, idade avançada do pai e radiação por raios X.

Causas cromossômicas visíveis e submicroscópicas de deficiência intelectual. A trissomia do 21 (síndrome de Down) é o protótipo de uma anormalidade visível sob o ponto de vista citogenético, sendo responsável por cerca de dois terços dos 15% de deficiências intelectuais atribuíveis à citogenética anormal visível. Outras anormalidades cromossômicas microscopicamente visíveis relacionadas a alguma deficiência intelectual incluem deleções, translocações e cromossomos marcadores supranumerários. Via de regra, a análise microscópica de cromossomos consegue identificar anormalidades de 5 a 10 milhões de pares básicos ou mais.

A identificação submicroscópica exige o uso de microarranjos que possam identificar perdas de segmentos cromossômicos extremamente pequenos que não são captados pela microscopia óptica. A alteração na variação no número de cópias (CNV, do inglês *copy number variations*) em segmentos submicroscópicos de cromossomos foi associada entre 13 e 20% dos casos de deficiência intelectual. Ou seja, foram identificados os genes ligados a uma anormalidade evolutiva específica que se localizam em regiões cruciais nas variações no número de cópias patogênicas.

Deficiência intelectual genética e fenótipo comportamental

Observou-se que comportamentos específicos e previsíveis estão vinculados a determinados casos de deficiências intelectuais com base genética. Esses fenótipos comportamentais são definidos como uma síndrome de comportamentos observáveis cuja probabilidade de ocorrência é significativamente maior do que a esperada entre indivíduos portadores de alguma anormalidade genética específica.

Exemplos de fenótipos comportamentais ocorrem em síndromes determinadas por meios genéticos, como a do X frágil, a de Prader-Willi e a de Down, em que há uma expectativa de manifestações comportamentais específicas. Pessoas com a síndrome do X frágil apresentam taxas extremamente elevadas do transtorno de déficit de atenção/hiperatividade (TDAH) (até três quartos das pessoas que foram estudadas). De maneira geral, taxas elevadas aberrantes de comportamento interpessoal e de desempenho linguístico atendem aos critérios para o transtorno autista e o transtorno da personalidade esquiva. A síndrome de Prader-Willi quase sempre está associada a transtornos de compulsão alimentar, hiperfagia e obesidade. A socialização é uma área de fraqueza, sobretudo nas habilidades de enfrentamento. Os problemas de comportamentos externalizantes – como ataques de birra, irritabilidade e discussões – aparentemente são exacerbados na adolescência.

Síndrome de Down. A etiologia da síndrome de Down, conhecida por ser causada por uma cópia extra de todo o cromossomo 21, faz essa síndrome ser um dos distúrbios mais complexos. A descrição original da síndrome de Down, feita pela primeira vez pelo médico inglês Langdon Down em 1866, fundamentou-se em características físicas associadas a um desempenho mental subnormal. Desde então, tem sido a síndrome mais pesquisada e mais discutida em relação às deficiências intelectuais. Dados recentes sugerem que a condição seja mais receptiva a intervenções pós-natais para abordar os déficits cognitivos que ela produz do que se acreditava. Embora as pesquisas em animais ainda se encontrem nos estágios iniciais, os dados de experimentos com um modelo de camundongo – o Ts65Dn – indicam que as intervenções farmacológicas podem influenciar os déficits de aprendizagem e de memória que reconhecidamente ocorrem nessa síndrome.

Sob a ótica fenotípica, observa-se que as crianças com a síndrome de Down possuem atributos físicos característicos, incluindo olhos oblíquos, epicantos e nariz achatado.

A etiologia da síndrome é complicada pelo reconhecimento de três tipos de aberrações cromossômicas:

1. Indivíduos com trissomia do 21 (três cromossomos 21, em vez do número usual de dois) correspondem à esmagadora maioria; eles possuem 47 cromossomos, com um cromossomo 21 extra. Os cariótipos da mãe são normais. A não disjunção durante a meiose, cujas razões são desconhecidas, é responsável pelo distúrbio.
2. A não disjunção que acontece após a fertilização em qualquer divisão celular resulta em mosaicismo, uma condição em que as células trissômicas e normais são encontradas em vários tecidos.
3. Na translocação, ocorre uma fusão de dois cromossomos, em geral o 21 e o 15, resultando em um total de 46 cromossomos,

apesar da presença de um cromossomo 21 extra. O distúrbio, ao contrário da trissomia do 21, costuma ser hereditário, e o cromossomo translocado pode ser encontrado em pais e irmãos não afetados. Os transportadores assintomáticos possuem apenas 45 cromossomos.

Nos Estados Unidos, aproximadamente 6 mil bebês são afetados pela síndrome de Down, com uma incidência de 1 em cada 700 nascimentos ou de 15 por 10 mil nascidos vivos. Nas mulheres com idade acima de 32 anos, o risco de ter um filho com a síndrome de Down (trissomia do 21) é de 1 em 100 nascimentos, porém, na presença de translocação, o risco é de 1 em 3. A maioria das crianças com a síndrome apresenta deficiência intelectual variando de leve a moderada, sendo que uma minoria tem QI acima de 50. Aparentemente, o desenvolvimento cognitivo tem progressão normal desde o nascimento até os 6 meses de idade; as pontuações do QI diminuem aos poucos de quase normal com 1 ano para cerca de 30 a 50 ao longo do processo de desenvolvimento. O declínio no desempenho intelectual talvez não seja aparente de imediato. Os testes infantis provavelmente não revelem a dimensão total dos déficits. De acordo com relatos clínicos informais, crianças com síndrome de Down são em geral tranquilas, alegres e colaboradoras e se adaptam com facilidade ao lar. O quadro altera-se no caso de adolescentes: é possível que os jovens com a síndrome tenham mais dificuldades emocionais e transtornos comportamentais, havendo, portanto, há um risco muito maior de incidência de transtornos psicóticos.

Na síndrome de Down, o desempenho linguístico é uma fraqueza relativa, enquanto a sociabilidade e as habilidades sociais, como cooperação interpessoal e conformidade com as convenções sociais, são forças relativas. De modo habitual, crianças portadoras da síndrome apresentam deficiências na exploração do ambiente; têm mais propensão a focar apenas um estímulo, o que dificulta a percepção das mudanças ambientais. Embora surja uma grande variedade de transtornos psiquiátricos comórbidos em pessoas afetadas, aparentemente as taxas são mais baixas em crianças com deficiência intelectual e com o transtorno do espectro autista.

O diagnóstico da síndrome de Down é bastante fácil em crianças mais velhas e frequentemente muito difícil em bebês recém-nascidos. Os sinais mais importantes em recém-nascidos incluem hipotonia geral; fissuras palpebrais oblíquas; pele abundante no pescoço; crânio pequeno e achatado; maçãs do rosto elevadas; língua saliente; e a presença de um único sulco palmar transversal, sendo que os quintos dedos são curtos e curvados para dentro. O reflexo de Moro é fraco ou ausente. Existem mais de 100 descrições ou estigmas na síndrome de Down, porém é raro encontrá-los todas em uma única pessoa. Os problemas físicos mais frequentes abrangem defeitos cardíacos, anormalidades tireoidianas e problemas gastrintestinais. A expectativa de vida era drasticamente limitada à idade de 40 anos, ainda que hoje tenha sido estendida de modo substancial, porém não a mesma expectativa que possuem indivíduos sem deficiência intelectual.

A síndrome de Down caracteriza-se pela deterioração na linguagem, na memória, nas habilidades com cuidados pessoais e na solução de problemas por volta da terceira década de vida. Estudos *post-mortem* de indivíduos afetados com idade acima de 40 anos mostraram alguma incidência de placas senis e de emaranhados neurofibrilares semelhantes àqueles observados na doença de Alzheimer. Esses emaranhados estão presentes em uma grande variedade de doenças degenerativas, enquanto, aparentemente, as placas senis são encontradas com maior frequência na doença de Alzheimer e na síndrome de Down.

Síndrome do X frágil. A síndrome do X frágil é a segunda causa única mais comum de deficiência intelectual. Essa síndrome resulta de uma mutação no cromossomo X no que é conhecido como o sítio frágil (Xq27.3). O sítio frágil expressa-se apenas em algumas células e possivelmente esteja ausente em transportadores assintomáticos de ambos os sexos. A presença de muita variabilidade é comum tanto na expressão genética como na expressão genotípica. Acredita-se que a síndrome do X frágil ocorra em 1 de cada 1 mil homens e 1 de cada 2 mil mulheres. O fenótipo típico inclui cabeça e orelhas grandes e compridas, estatura baixa, articulações hiperextensíveis e macro-orquidismo pós-puberal. A deficiência intelectual associada varia de leve a grave. O perfil comportamental dos portadores dessa síndrome inclui taxa elevada de TDAH, transtornos de aprendizagem e transtorno do espectro autista. Os déficits no desempenho linguístico incluem fala perseverante rápida com anormalidades na combinação de palavras para formar frases e sentenças. Pessoas com a síndrome do X frágil aparentam ter habilidades relativamente fortes na comunicação e socialização; parece que o desempenho intelectual declina na puberdade. De maneira geral, as mulheres transportadoras são menos prejudicadas que os homens com a síndrome do X frágil, porém elas podem também manifestar as características típicas e ter deficiência intelectual leve.

Síndrome de Prader-Willi. Acredita-se que a síndrome de Prader-Willi ocorra esporadicamente e seja resultado de uma pequena deleção envolvendo o cromossomo 15. Sua prevalência é de 1 em 10 mil. As pessoas com essa síndrome apresentam compulsão alimentar e obesidade, deficiência intelectual, hipogonadismo, estatura baixa, hipotonia e pés e mãos pequenos.

Síndrome do miado do gato (*cri du chat*). Crianças com a síndrome do miado do gato apresentam uma deleção no cromossomo 5. Via de regra, têm deficiência intelectual grave e apresentam muitos sinais que costumam estar associados a aberrações cromossômicas, como microcefalia, baixa implantação das orelhas, fissuras palpebrais oblíquas, hipertelorismo e micrognatia. A caraterística de miado de gato que deu nome à síndrome é produzida por anormalidades laríngeas que se alteram gradualmente e desaparecem ao longo do tempo.

Fenilcetonúria. A fenilcetonúria foi descrita por Ivar Asbjörn Fölling, em 1934, como um erro inato de metabolismo. Ela é transmitida como uma característica mendeliana autossômica recessiva simples e ocorre em cerca de 1 em cada 10 mil a 15 mil nascidos vivos. No caso de pais que já haviam tido um filho com PKU, a probabilidade de ter outro com a mesma condição varia de 20 a 25% das gestações sucessivas. Os relatos de PKU referem-se predominantemente às pessoas de origem norte-europeia; alguns poucos casos foram descritos em indivíduos de cor negra, em judeus iemenitas e em asiáticos. O defeito metabólico básico nos casos de PKU é a incapacidade de converter fenilanina, um aminoácido essencial, em paratirosina por causa da ausência ou da inatividade da enzima hepática fenilanina hidroxilase, que é o agente catalisador da conversão. Portanto, é possível prevenir a incidência de PKU por meio de rastreamentos que, caso sejam positivos, torna necessário o início de dietas com baixo teor de fenilalanina. Há descrições recentes de outros dois tipos de hiperfenilalaninemia. Um deles é causado por uma deficiência da enzima di-hidropteridinaredutase, e o outro, pela deficiência de um cofator, a biopterina. O primeiro defeito é detectado em fibroblastos, e os níveis de biopterina podem ser medidos nos líquidos corporais. Esses dois distúrbios raros apresentam um risco elevado de fatalidade.

A grande maioria dos indivíduos com PKU apresenta deficiência intelectual grave, embora alguns tenham inteligência limítrofe ou normal. Condições como eczema, vômito e convulsões ocorrem em cerca de um terço dos pacientes. De modo habitual, ainda que o quadro clínico seja variável, as crianças com PKU são hiperativas e nervosas. Com frequência, têm ataques de birra e costumam apresentar movimentos corporais bizarros e nas extremidades superiores, incluindo o maneirismo de torcer as mãos. A comunicação verbal e não verbal geralmente é comprometida de forma significativa ou não existe. A coordenação é fraca, e as crianças apresentam muitas dificuldades perceptivas.

Nos dias atuais, o ensaio inibitório de Guthrie é utilizado em larga escala nos testes de rastreamento mediante um procedimento bacteriológico para detectar a presença de fenilalanina no sangue. Nos Estados Unidos, o rastreamento de recém-nascidos para verificar a presença de PKU é rotineiro. O diagnóstico imediato é muito importante, tendo em vista que dietas com baixo conteúdo de fenilalanina, em uso desde 1955, melhoram de forma significativa o progresso comportamental e do desenvolvimento. Aparentemente, os melhores resultados são obtidos com diagnósticos rápidos, tendo início o tratamento dietético antes que a criança atinja 6 meses de idade. No entanto, esse tratamento implica riscos. A fenilalanina é um aminoácido essencial, e sua omissão na dieta poderá produzir complicações graves, como anemia, hipoglicemia ou edema. O tratamento dietético de PKU deve continuar indefinidamente. As crianças que recebem o diagnóstico antes da idade de 3 meses e que são colocadas em um regime dietético ideal podem ter inteligência normal. Dietas com baixas doses de fenilalanina não revertem a deficiência intelectual em crianças mais velhas e adolescentes com PKU que não tenham sido tratados, porém diminuem com eficácia a irritabilidade e as alterações encefalográficas (EEG) anormais; além disso, melhoram a responsividade social e a capacidade de concentração. Os pais de crianças com PKU e alguns dos irmãos normais são carreadores heterozigóticos.

Síndrome de Rett. Acredita-se que a síndrome de Rett, atualmente diagnosticada no DSM-5 como uma forma do transtorno do espectro autista, seja causada por um gene dominante ligado ao X. Trata-se de uma doença degenerativa que afeta apenas as mulheres. Em 1966, Andreas Rett relatou que 22 garotas apresentavam uma deficiência neurológica progressiva séria. A degeneração nas habilidades de comunicação, no comportamento motor e no desempenho social inicia por volta da idade de 1 ano. Os sintomas incluem ataxia, caretas, ranger os dentes e perda da fala. Hiperventilação intermitente e padrão respiratório desorganizado são características que se apresentam quando a criança está desperta. Movimentos estereotípicos das mãos, como perda do uso intencional, são comuns. Perturbações progressivas na marcha, escoliose e convulsões são ocorrências frequentes. Em geral, na fase intermediária da infância, as crianças apresentam espasticidade grave. Atrofia cerebral ocorre após uma redução na pigmentação da substância negra, sugerindo a presença de anormalidades no sistema dopaminérgico nigroestriatal.

Neurofibromatose. Também conhecida por *neurofibromatose de Von Recklinghausen*, é uma das síndromes neurocutâneas mais comuns causada por um único gene dominante, que pode ser hereditário ou estar presente como uma nova mutação. Esse tipo de distúrbio ocorre em aproximadamente 1 de cada 5 mil nascimentos e se caracteriza pela presença de manchas cor de café com leite na pele e de neurofibromas, incluindo gliomas ópticos e neuromas acústicos, causados pela migração celular anormal. A deficiência intelectual leve ocorre em até um terço dos indivíduos com a doença.

Esclerose tuberosa. Esclerose tuberosa é a segunda síndrome neurocutânea mais comum; um tipo de deficiência intelectual progressiva é observado em até dois terços das pessoas afetadas. Essa esclerose ocorre em 1 entre 15 mil pessoas, cuja herança acontece por transmissão autossômica dominante. A incidência de convulsões é comum em todos os indivíduos com deficiência intelectual e em dois terços daqueles sem tal diagnóstico. As crianças com 6 meses de vida podem ter espasmos infantis. A apresentação fenotípica inclui adenoma sebáceo e manchas em folha de freixo cuja identificação poderá ser feita por meio de uma lâmpada de fenda.

Síndrome de Lesch-Nyhan. A síndrome de Lesch-Nyhan é um distúrbio raro causado por uma deficiência na enzima envolvida no metabolismo da purina, estando ligado ao X; os indivíduos apresentam deficiência intelectual, microcefalia, convulsões, coreoateose e espasticidade. Há também uma associação dessa síndrome com automutilação compulsiva grave, em que o paciente costuma morder a boca e os dedos. Essa síndrome é outro exemplo de uma condição determinada geneticamente com um padrão comportamental específico e previsível.

Adrenoleucodistrofia

Adrenoleucodistrofia é o mais comum dos vários distúrbios de esclerose cerebral sudanofílica e se caracteriza pela desmielinização difusa da matéria branca do cérebro, resultando em comprometimento visual e intelectual, convulsões, espasticidade e progressão para a morte. A degeneração cerebral nos casos dessa doença é acompanhada de insuficiência adrenocortical. Esse tipo de distúrbio é transmitido por um gene ligado ao sexo que se localiza na extremidade distal do braço longo do cromossomo X. De maneira geral, o curso clínico inicia entre 5 e 8 anos de idade com convulsões precoces, perturbações na marcha e comprometimento intelectual leve. Às vezes, a pigmentação anormal, refletindo insuficiência suprarrenal, precede os sintomas neurológicos, sendo comuns os ataques de choro. Contraturas espásticas, ataxia e distúrbios de deglutição também são ocorrências frequentes. Embora, de maneira geral, o curso seja rapidamente progressivo, alguns pacientes podem apresentar um curso recidivante e remitente.

Doença da urina em xarope de ácer (bordo). Os sintomas clínicos da doença da urina em xarope de ácer surgem durante a primeira semana de vida. As condições do lactente deterioram rapidamente com a presença de descerebração rígida, convulsões, irregularidade respiratória e hipoglicemia. É comum, caso não seja tratada, que essa doença seja fatal nos primeiros meses de vida, e os sobreviventes apresentam deficiência intelectual grave. Há relatos de algumas variantes com ataxia transitória e somente deficiência intelectual leve. O tratamento segue os princípios gerais estabelecidos para PKU, consistindo em uma dieta extremamente baixa em relação aos três aminoácidos envolvidos – leucina, isoleucina e valina.

Outros distúrbios de deficiência enzimática. Vários distúrbios de deficiência enzimática associados a déficits intelectuais foram identificados, com a inclusão de uma quantidade ainda maior de doenças, à medida que surgem novas descobertas, incluindo doença de Hartnup, galactosemia e doença de estocagem de glicogênio. A Tabela 31.3-3 apresenta uma lista de 30 distúrbios importantes com erros inatos de metabolismo, padrões de transmissão hereditária, defeitos enzimáticos, sinais clínicos e relação com deficiência intelectual.

Fatores adquiridos e evolutivos

Período pré-natal. Os pré-requisitos importantes para o desenvolvimento completo de um feto incluem as salubridades física, psicológica e nutricional da mãe durante a gestação. As principais enfermidades maternas crônicas que afetam o desenvolvimento normal

TABELA 31.3-3
Anormalidades de distúrbios com erros inatos de metabolismo

Distúrbio	Transmissão hereditária[a]	Defeito enzimático	Diagnóstico pré-natal	Deficiência intelectual	Sinais clínicos
I. METABOLISMO DE LIPÍDEOS					
Doença de Niemann-Pick					
Grupo A, Infantil		Desconhecido			Hepatomegalia
Grupo B, Adulta	A.R.	Esfingomielinase	+	±	Hepatoesplenomegalia
Grupos C e D, Intermediária		Desconhecido	-	+	Infiltração pulmonar
Doença Infantil de Gaucher	A.R.	β-Glicosidase	+	±	Hepatoesplenomegalia; paralisia pseudobulbar
Doença de Tay-Sachs	A.R.	Hexosaminidase A	+	+	Alterações maculares, convulsões, espasticidade
Gangliosidose generalizada	A.R.	β-Galactosidase	+	+	Hepatoesplenomegalia; alterações ósseas
Doença de Krabbe	A.R.	Galactocerebrosida β-Galactosidase	+	+	Rigidez, convulsões
Leucodistrofia metacromática	A.R.	Cerebrosida sulfatase	+	+	Rigidez, falha no desenvolvimento
Doença de Wolman	A.R.	Lipase ácida	+	-	Hepatoesplenomegalia, calcificação suprarrenal, vômito, diarreia
Lipogranulomatose de Farber	A.R.	Ceramidase ácida	+	+	Rouquidão, artropatia, nódulos subcutâneos
Doença de Fabry	X.R	β-Galactosidase	+	-	Angioceratomas, insuficiência renal
II. METABOLISMO MUCOPOLISSACARÍDEO					
Síndrome MPS1 de Hurler	A.R.	Iduronidase	+	+	?
Doença II de Hurler	X.R	Iduronato sulfatase	+	+	?
Síndrome III de Sanfilippo	A.R.	Várias sulfatases (tipos A – D)	+	+	Vários graus de alterações ósseas, hepatoeplenomegalia, restrição articular, etc.
Doença de Morquio IV	A.R.	N-acetilgalactosamina-6-sulfato sulfatase	+	-	?
Síndrome VI de Maroteaux-Lamy	A.R.	Arilsulfatase B	+	±	?
III. METABOLISMO DE OLIGOSSACARÍDEOS E GLICOPROTEÍNAS					
Doença celular I	A.R.	Glicoproteína N-acetilglicosaminil-fosfo transferase	+	+	Hepatomegalia, alterações ósseas, gengivas inchadas
Manosidose	a	Manosidase	+	+	Hepatomegalia, alterações ósseas, embrutecimento facial
Fucosidose	A.R.	Fucosidase	+	+	O mesmo que o anterior
IV. METABOLISMO DE AMINOÁCIDOS					
Fenilcetonúria	A.R.	Fenilalanina hidroxilase	-	+	Eczema, cabelo louro, odor de mofo
Hemocistinúria	A.R.	Cistationina β-sintetase	+	+	Luxação do cristalino, fenótipo semelhante a Marfan, anomalias cardiovasculares
Tirosinose	A.R.	Tirosina amino transferase	-	+	Lesões cutâneas hiperqueratóticas, conjuntivite
Doença da urina em xarope de ácer	A.R.	Cetoácido descarboxilase de cadeia ramificada	+	+	Cetoacidose recorrente
Acidemia metilmalônica	A.R.	Metilmalonil-CoA mutase	+	+	Cetoacidose recorrente, hepatomegalia, retardo no crescimento.
Acidemia propiônica	A.R.	Propionil-CoA carboxilase	+	+	O mesmo que o anterior
Hiperglicemia não cetótica	A.R.	Enzima de clivagem da glicina	+	+	Convulsões
Distúrbios do ciclo da ureia	Principalmente A.R.	Enzimas do ciclo da ureia	+	+	Encefalopatia aguda recorrente, vômito
Doença de Hartnup	A.R.	Distúrbio do transporte renal	-	-	Os sinais não são consistentes
V. OUTROS DISTÚRBIOS					
Galactosemia	A.R.	Galactose-1-fosfato uridil-transferase	+	+	Hepatomegalia, catarata, insuficiência ovariana
Degeneração hepatolenticular de Wilson	A.R.	Fator desconhecido no metabolismo do cobre	-	±	Doença hepática, anel de Kayser-Fleischer, problemas neurológicos
Doença do cabelo crespo de Menke	X.R.	O mesmo que o anterior	+	-	Cabelo anormal, degeneração cerebral
Síndrome de Lesch-Nylan	X.R.	Hipoxantina guanina fosforibosiltransferase	+	+	Anormalidades comportamentais

[a] **A.R.** = transmissão autossômica recessiva; **X.R.** = transmissão recessiva ligada ao X.
(Adaptada, com permissão, de Leroy JC. Hereditary, development and behavior. Em: Levine MD, Carey WB, Crocker AC, eds. *Developmental-Behavioral Pediatrics*. Philadelphia: WB Saunders, 1983:315)

do SNC fetal são as seguintes: diabetes sem controle, anemia, enfisema e consumo prolongado de bebidas alcóolicas e de narcóticos. Comprovadamente, as infecções maternas durante a gestação, em especial as virais, produzem lesões fetais e deficiências intelectuais. A dimensão dos danos fetais depende de variáveis como tipo de infecção viral, idade gestacional do feto e gravidade da enfermidade. Embora existam relatos de inúmeras doenças infecciosas que afetam o SNC dos fetos, as enfermidades maternas que serão descritas a seguir aumentam o risco de deficiência intelectual em recém-nascidos.

Rubéola (sarampo alemão). A rubéola substituiu a sífilis como a causa principal de deficiência intelectual e de malformações congênitas produzidas por infecções maternas. As crianças de mães afetadas podem apresentar várias anormalidades, incluindo doença cardíaca congênita, deficiência intelectual, catarata, surdez, microcefalia e microftalmia. O tempo é de extrema importância, considerando-se que as dimensões e a frequência das complicações estão inversamente relacionadas com a duração da gravidez no momento da contração da infecção pela mãe. Nas situações em que as genitoras forem infectadas no primeiro trimestre de gestação, entre 10 a 15% das crianças serão afetadas, porém a incidência se eleva a quase 50% nos casos em que a infecção for contraída no primeiro mês. De maneira geral, a situação se complica ainda mais pela incidência de formas subclínicas de infecção que não chegam a ser percebidas. A imunização é uma opção para prevenir a incidência de rubéola materna.

Doença de inclusão citomegálica (ou citomegalovirose). Em muitos casos, a doença de inclusão citomegálica permanece latente na mãe. Algumas crianças nascem mortas, e outras nascem com icterícia, microcefalia, hepatoesplenomegalia e descobertas radiográficas de calcificação intracerebral. Com frequência, as crianças com deficiência intelectual causada pela citomegalovirose apresentam calcificação cerebral, microcefalia ou hidrocefalia. A confirmação diagnóstica é feita por meio de descobertas positivas do vírus na garganta e em culturas de urina, bem como pela recuperação das células portadoras de inclusão na urina.

Sífilis. No passado, a sífilis em mulheres grávidas era a causa principal de várias alterações neuropatológicas em seus descendentes, como, por exemplo, as deficiências intelectuais. Nos dias atuais, a incidência de complicações pela sífilis na gravidez oscila de acordo com a incidência da doença na população em geral. Algumas estatísticas recentes alarmantes em várias cidades norte-americanas importantes indicam que ainda não há espaço para tipo algum de complacência.

Toxoplasmose. A toxoplasmose pode ser transmitida pelas mães para os fetos. Ela causa deficiência intelectual leve ou grave e, em casos graves, hidrocefalia, convulsões, microcefalia ou coriorretinite.

Herpes simples. O vírus do herpes simples pode ser transmitido pela via transplacentária, embora o modo mais comum de infecção seja durante o parto. Deficiência intelectual, microcefalia, calcificação intracraniana e anormalidades oculares são consequências prováveis.

Vírus da imunodeficiência humana (HIV). Reconhecidamente, os danos cognitivos estão associados à transmissão do HIV das mães para os bebês. O vírus pode exercer influências diretas e indiretas sobre o cérebro em desenvolvimento. Um subgrupo de lactentes que nascem com infecção pelo HIV desenvolve encefalopatia progressiva, deficiências intelectuais e convulsões nos primeiros anos de vida. Felizmente, no decorrer das duas últimas décadas, tem havido uma redução extraordinária na transmissão perinatal de HIV devido a uma combinação de agentes antivirais fornecidos às mães durante a gestação e o parto, intervenções obstétricas para diminuir o risco e a administração de zidovudina (ZDV) como profilaxia de seis semanas para recém-nascidos expostos ao HIV. Nos Estados Unidos, a taxa mais elevada documentada de doença da imunodeficiência adquirida (aids) pediátrica ocorreu em 1992, quando foram relatados 1.700 casos, em comparação com menos de 50 casos que, hoje, são documentados anualmente. No ano de 2005, nos Estados Unidos, foram documentados menos de 300 casos de transmissão de HIV de mães para filhos. Entretanto, essa transmissão vertical em todo o mundo, em especial na África, vem atingindo níveis consideráveis. Nos Estados Unidos, a maior parte dos bebês nascidos de mães infectadas pelo vírus não chega a ser infectada por ele.

Síndrome do alcoolismo fetal. A síndrome do alcoolismo fetal (SAF) é consequência da exposição pré-natal ao álcool e pode produzir uma ampla gama de problemas em recém-nascidos. Nos Estados Unidos, de acordo com dados do Centers for Disease Control and Prevention, a SAF ocorre a uma taxa de 0,2 a 1,5% por 100 nascidos vivos. A síndrome do alcoolismo fetal é uma das principais causas evitáveis de deficiências intelectuais e físicas. O quadro fenotípico característico de crianças com SAF inclui dismorfismo facial, compreendendo hipertelorismo, microcefalia, fissuras palpebrais curtas, epicantos internos e nariz curto arrebitado. Com frequência, as crianças afetadas apresentam transtornos de aprendizagem e transtorno de déficit de atenção/hiperatividade – e, em alguns casos, deficiência intelectual. A ocorrência de defeitos cardíacos também é comum. A síndrome completa ocorre em até 15% dos bebês nascidos de mães que costumam ingerir regularmente grandes quantidades de álcool. Os bebês nascidos de mulheres que mantêm esse hábito durante a gestação apresentam uma incidência elevada do transtorno do déficit de atenção/hiperatividade, transtornos de aprendizagem e deficiências intelectuais, sem dismorfismo facial.

Exposição pré-natal a drogas. A exposição pré-natal a opioides, como a heroína, geralmente produz lactentes pequenos para a idade gestacional, com circunferência da cabeça abaixo do décimo percentil e com sintomas de abstinência que surgem nos primeiros dois dias de vida. Esses sintomas em lactentes incluem irritabilidade, hipertonia, tremor, vômito, choro agudo e padrão anormal de sono. As convulsões não são comuns, porém, caso não seja tratada, a síndrome de abstinência pode ser fatal para os lactentes. Medicamentos como diazepam, fenobarbital, clorpromazina e tranquilizantes são as opções para tratamento da abstinência neonatal de opioides. As sequelas de longo prazo da exposição pré-natal a opioides não são totalmente conhecidas; embora os marcos evolutivos e as funções intelectuais das crianças possam estar na faixa normal, há um grande risco de impulsividade e de problemas comportamentais. Os lactentes com exposição pré-natal a cocaína correm um grande risco de ter peso baixo no nascimento e de parto prematuro. Na fase inicial do período pré-natal, é possível que apresentem anormalidades neurológicas e comportamentais, incluindo resultados anormais nos estudos de EEG, taquicardia, padrões alimentares fracos, irritabilidade e sonolência excessiva. Em vez de uma reação à abstinência, as anormalidades psicológicas e comportamentais são respostas à cocaína que poderão ser eliminadas em até uma semana pós-natal.

Complicações da gestação. Condições como toxemia da gravidez e diabetes materna sem controle representam um grande risco para o feto e podem resultar em deficiências intelectuais potenciais. Com frequência, a malnutrição materna durante o período de gestação resulta em prematuridade e outras complicações obstétricas. Hemorragia vaginal, placenta prévia, separação prematura da placenta e prolapso do cordão podem danificar o cérebro fetal produzindo anoxia. Recentemente, o uso de lítio durante a gestação foi associado a algumas malformações congênitas, sobretudo no sistema cardiovascular (p. ex., anomalia de Ebstein).

Período perinatal. Algumas evidências indicam que bebês prematuros e aqueles com baixo peso ao nascer correm um grande risco de comprometimentos neurológicos e intelectuais sutis que não se tornam aparentes até os anos escolares. Bebês que sofrem hemorragias intracranianas ou mostram evidências de isquemia cerebral são especialmente vulneráveis a anormalidades cognitivas. De maneira geral, o grau de comprometimento neuroevolutivo se correlaciona com a gravidade da hemorragia intracraniana. Estudos recentes documentaram que, entre crianças com peso extremamente baixo ao nascer (menos de 1 mil gramas), 20% apresentam deficiências significativas, como paralisia cerebral, deficiência intelectual, autismo e baixo nível de inteligência com graves problemas de aprendizagem. Crianças excessivamente prematuras e aquelas com crescimento uterino retardado correm um alto risco de desenvolver problemas sociais e dificuldades acadêmicas. A privação socioeconômica também pode afetar o desempenho adaptativo desses lactentes vulneráveis. A intervenção imediata pode melhorar as habilidades cognitivas, linguísticas e perceptivas.

Distúrbios adquiridos na infância

Infecção. Encefalite e meningite são as infecções mais sérias que afetam a integridade cerebral. A encefalite causada por sarampo foi praticamente eliminada pelo uso universal da vacina contra sarampo, e a incidência de outras infecções bacterianas no SNC foi reduzida de forma drástica com os agentes antibacterianos. A maioria dos episódios de encefalite é causada por vírus. Em certas ocasiões, os médicos devem considerar de forma retrospectiva a presença de um provável componente encefálico em alguma enfermidade anterior obscura com febre alta. A meningite que for diagnosticada mais tarde, mesmo com uso antibiótico, pode afetar seriamente o desenvolvimento cognitivo de uma criança. É raro que fenômenos intracranianos trombóticos purulentos, secundários a septicemia, sejam observados na atualidade, a não ser em lactentes muito pequenos.

Traumatismo craniano. As causas mais conhecidas de traumatismo craniano que produzem deficiências no desenvolvimento em crianças, incluindo convulsões, são os acidentes com veículos motorizados, embora, em grande parte, as lesões de crânio sejam provocadas por acidentes domésticos, como quedas de mesas, de janelas abertas e de escadas. Com frequência, há implicação de maus-tratos infantis em traumatismos cranianos ou intracranianos, como hemorragias produzidas pela síndrome do bebê sacudido.

Asfixia. As lesões cerebrais causadas por asfixia associadas a situações de quase afogamento são causas comuns de deficiência intelectual.

Exposições de longo prazo. Exposições de longo prazo a chumbo são causas bem estabelecidas de comprometimento da inteligência e da capacidade de aprendizagem. Tumores intracranianos de diversos tipos e origens, cirurgia e quimioterapia são condições que também podem afetar adversamente as funções cerebrais.

Fatores ambientais e socioculturais

Deficiências intelectuais leves foram associadas a uma privação significativa de nutrição e estímulos. Crianças que sofreram essas condições estão sujeitas a inúmeras condições, incluindo transtornos do humor, de estresse pós-traumático e de atenção e ansiedade. Ambientes pré-natais comprometidos por tratamento médico precário e malnutrição materna podem ser fatores que contribuam para o desenvolvimento de deficiências intelectuais leves. Mulheres que engravidam na adolescência correm grande risco de gerar bebês com deficiência intelectual leve causada por complicações obstétricas, prematuridade e peso baixo ao nascer. Cuidados médicos precários, malnutrição, exposição a substâncias tóxicas – como chumbo – e traumas físicos potenciais são fatores de risco adicionais para esse tipo de deficiência. Negligência infantil e cuidados inadequados podem privar os lactentes de estímulos físico e emocional, assim como produzir síndromes de retardo na progressão do crescimento.

DIAGNÓSTICO

O diagnóstico de deficiência intelectual pode ser feito após a obtenção de uma história, por meio de informações de avaliações intelectuais padronizadas e de medições padronizadas do desempenho adaptativo indicando que a criança está significativamente abaixo do nível esperado em ambas as áreas. A gravidade da deficiência intelectual é determinada com fundamento no nível do desempenho adaptativo. Histórias e entrevistas psiquiátricas são ferramentas úteis para obtenção de quadros longitudinais do desenvolvimento e desempenho de uma criança. O exame de sinais físicos de anormalidades neurológicas e, em alguns casos, os testes laboratoriais podem ser usados para avaliar as causas e estabelecer os prognósticos.

História

Durante o processo de obtenção da história de uma criança, que poderá elucidar os caminhos da deficiência intelectual, todos os médicos devem prestar atenção especial em fatores como gestação da mãe, trabalho de parto e parto; eventual presença de uma história familiar de deficiência intelectual; consanguinidade dos pais; e distúrbios hereditários familiares conhecidos.

Entrevista psiquiátrica

A entrevista psiquiátrica de crianças ou adolescentes com deficiência intelectual exige um nível elevado de sensibilidade para extrair informações compatíveis com o nível intelectual do paciente, respeitando a idade e seu desenvolvimento emocional. Suas habilidades verbais, incluindo linguagem receptiva e expressiva, podem ser rastreadas inicialmente pela observação da comunicação entre ele e os cuidadores. Os pais devem atuar como intérpretes nas situações em que o paciente se comunicar sobretudo por meio de gestos ou pela linguagem dos sinais. De maneira geral, os indivíduos com formas mais leves de deficiência intelectual têm consciência de suas diferenças e deficiências em relação a outras pessoas e, consequentemente, podem ficar ansiosos ou envergonhados durante a entrevista. A abordagem aos pacientes com suporte de explicações claras e concretas sobre o processo diagnóstico, em especial no caso daqueles com capacidade linguística receptiva suficiente, pode amenizar as ansiedades e os receios. O suporte à linguagem e os elogios compatíveis com o nível de compreensão e a idade são posturas extremamente benéficas. É possível que a sutileza no direcionamento, na estrutura e no reforço os mantenha focados na tarefa ou no assunto.

Em geral, os exames psiquiátricos de crianças ou adolescentes com deficiência intelectual devem revelar como enfrentaram os estágios do desenvolvimento. Tolerância a frustrações, controle de impulsos e comportamento motor e sexual são áreas importantes que devem ser focadas nas entrevistas. É igualmente relevante extrair dos pacientes informações sobre autoimagem, áreas de autoconfiança e uma autoavaliação da tenacidade, persistência, curiosidade e disposição para explorar o ambiente.

Instrumentos estruturados, escalas de classificação e avaliação psicológica

Nas situações em que crianças e adolescentes aprenderam a falar, é extremamente importante usar um entre os diversos instrumentos padronizados que incluem inúmeros domínios do desempenho cognitivo. Via de regra, no caso de crianças com idades de 6 a 16 anos, costuma-se administrar o Wechsler Intelligence Test for Children, e, para crianças de 3 a 6 anos, comumente se utiliza o Wechsler Intelligence Test for Children-Revised. A quarta edição da Stanford-Binet Intelligence Scale tem a grande vantagem de poder ser usada em crianças ainda mais jovens, iniciando aos 2 anos de idade. A Kaufman Assessment Battery for Children pode ser aplicada em crianças nas idades de 2 e meio a 12 anos e meio, enquanto os Kaufman Adolescent and Adults Intelligence Tests são direcionados a uma ampla faixa de idades, de 11 a 85 anos. Todos os instrumentos padronizados supramencionados avaliam as capacidades cognitivas em uma multiplicidade de domínios, incluindo verbalização, desempenho, memória e solução de problemas. Os instrumentos padronizados que medem o desempenho adaptativo (funções da vida "cotidiana") se baseiam no fato de que as habilidades adaptativas aumentam com a idade e de que a adaptação pode variar em diferentes contextos, como escola, relacionamento com pares e vida familiar. As Vineland Adaptative Behavior Scales podem ser administradas a indivíduos desde o período da primeira infância até os 18 anos e incluem quatro domínios básicos: *Comunicação* (Receptiva, Expressiva e Escrita); *Habilidades da Vida Cotidiana* (Pessoais, Domésticas e Comunitárias); *Socialização* (Relações Interpessoais, Jogos e Lazer e Habilidades de Enfrentamento); *Habilidades Motoras* (Refinadas e Grosseiras).

Várias escalas de classificação comportamental foram desenvolvidas para a população com deficiência intelectual. As escalas gerais de classificação do comportamento incluem a Aberrant Behavior Checklist (ABC) e a Developmental Behavior Checklist (DBC). O Behavior Problem Inventory (BPI) é um excelente instrumento de rastreamento de comportamentos autolesivos, agressivos e estereotipados. O Psychopathology Inventory for Mentally Retarded Adults (PIMRA) é utilizado para identificar a presença de sintomas e transtornos psiquiátricos comórbidos.

Os examinadores têm vários instrumentos de rastreamento à disposição para avaliar a deficiência ou o retardo evolutivo e intelectual em lactentes e em crianças na primeira infância. Entretanto, as controvérsias sobre o valor preditivo dos testes psicológicos infantis tornaram-se cada vez maiores. Alguns especialistas entendem que a correlação entre as anormalidades que ocorrem na infância e o desempenho anormal alguns anos mais tarde são bastante baixas, e outros consideram que são muito elevadas. A correlação eleva-se na proporção direta da idade das crianças e do momento do exame evolutivo. Alguns exercícios, como copiar figuras geométricas, o Goodenough Draw-a-Person Test, o Kohs Block Test e os quebra-cabeças geométricos, são testes rápidos de rastreamento da coordenação visual e motora. As escalas de Gesell e Bayley e a Cartell Infant Intelligence Scale são os instrumentos de avaliação utilizados com mais frequência em lactentes.

O Peabody Vocabulary Test é o teste de vocabulário mais largamente aplicado com base apenas em figuras. Outros testes muito úteis para detectar deficiências intelectuais são o Bender Gestalt Test e o Benton Visual Retention Test. As avaliações psicológicas devem fazer uma análise das habilidades perceptivas, motoras, linguísticas e cognitivas.

Exame físico

Várias partes do corpo podem apresentar características que identificam peculiaridades de condições ou eventos específicos do período perinatal e do período pré-natal associados a deficiências intelectuais. Por exemplo, a configuração e as dimensões da cabeça são dicas sobre a presença de uma grande variedade de condições, tais como microcefalia, hidrocefalia ou síndrome de Down. As peculiaridades de um paciente – como, por exemplo, hipertelorismo, ponte nasal achatada, sobrancelhas salientes e epicantos – possivelmente são indícios de alguma síndrome reconhecível, tal como a síndrome do alcoolismo fetal. Características faciais adicionais, incluindo opacidade da córnea, alterações na retina, orelhas pequenas com baixa implantação ou disformes, língua proeminente e distúrbios na dentição, podem ser estigmas de uma grande variedade de síndromes conhecidas. Fatores como expressão facial, cor e textura da pele e dos cabelos, palato ogival, dimensões da glândula tireoide e proporções entre o tronco e as extremidades são indicações da presença de síndromes específicas. A medição da circunferência da cabeça faz parte das investigações clínicas. A dermatoglifia é mais uma ferramenta diagnóstica porque, com frequência, se observam padrões atípicos de bordas e de dobras flexoras nas mãos de pessoas com deficiência intelectual. A dermatoglifia anormal ocorre nos casos de distúrbios cromossômicos e em pessoas que foram infectadas por rubéola no período pré-natal. A Tabela 31.3-4 apresenta uma lista de síndromes com deficiência intelectual e os respectivos fenótipos comportamentais.

Exame neurológico

É frequente a ocorrência de alterações sensoriais entre pessoas com deficiências intelectuais. Por exemplo, as complicações auditivas ocorrem em 10% dos indivíduos com tal diagnóstico, taxa que é quatro vezes maior que a da população em geral. Os distúrbios visuais variam de cegueira àqueles de conceito espacial, desenho e reconhecimento, assim como conceitos da imagem corporal. Os distúrbios convulsivos ocorrem em 10% da população com deficiências intelectuais e em um terço dos indivíduos com deficiência intelectual grave. A incidência e a gravidade de anormalidades neurológicas aumentam na proporção direta do grau da deficiência intelectual. As perturbações nas áreas motoras manifestam-se por meio de anormalidades no tônus muscular (espasticidade ou hipotonia), reflexos (hiperreflexia) e movimentos involuntários (coreoatetose). A deficiência pode também estar associada com falta de jeito e prejuízo na coordenação.

CARACTERÍSTICAS CLÍNICAS

Deficiências intelectuais leves possivelmente não sejam reconhecidas ou diagnosticadas até que a escola desafie as habilidades sociais e comunicativas da criança. Os déficits cognitivos incluem falta de capacidade abstrativa e pensamentos egocêntricos, sendo que ambas as condições se tornam mais evidentes à medida que as crianças se aproximam do período intermediário da infância. Crianças com deficiências intelectuais mais leves podem apresentar um bom desempenho acadêmico no nível elementar mais elevado, assim como adquirir habilidades funcionais suficientes para o autossuporte em alguns casos, embora a assimilação social possa ser problemática. Déficits de comunicação, autoestima baixa e dependência podem contribuir ainda mais para uma relativa ausência de espontaneidade social.

A probabilidade de que níveis moderados de deficiência intelectual sejam observados em idades mais jovens é significativamente maior, tendo em vista que as habilidades de comunicação se desenvolvem de forma mais lenta e o isolamento social pode ocorrer durante os anos da escola elementar. De modo habitual, as con-

TABELA 31.3-4
Síndromes com deficiência intelectual e fenótipos comportamentais

Distúrbio	Fisiopatologia	Características clínicas e fenótipos comportamentais
Síndrome de Down	Trissomia do 21, 95% de disjunção e aproximadamente 4% de translocação; 1/1.000 de nascidos vivos: 1:2.500 em mulheres com menos de 30 anos, 1:80 acima de 40 anos, 1:32 aos 45 anos; possível produção excessiva de β-amiloides causada pelo defeito no 21q21.1	Hipotonia, fissuras palpebrais oblíquas voltadas para cima, depressão na meia face, ponte nasal larga e achatada, dobras simiescas, estatura baixa, aumento na incidência de anormalidades tireoidianas e doença cardíaca congênita. Passivo, afável, hiperatividade na infância, teimosia, processamento verbal > auditivo, risco elevado de depressão, demência do tipo Alzheimer na idade adulta.
Síndrome do X frágil	Desativação do gene *FMR-1* no Xq27.3 devido a repetições do CGG basal, metilação; recessiva; 1:1 mil nascimentos de homens, 1:3 mil de mulheres; responsável por 10 a 12% da deficiência intelectual em homens.	Face alongada, orelhas grandes, hipoplasia na meia face, palato ogival, estatura baixa, macro-orquidismo, prolapso da válvula mitral, flacidez articular, estrabismo. Hiperatividade, ansiedade, falta de atenção, ansiedade, estereotipias, retardo na fala e na linguagem, declínio de QI, aversão pela fixação ocular, esquiva social, timidez, irritabilidade, transtorno de aprendizagem em algumas mulheres, deficiência intelectual leve em mulheres afetadas, de moderada a grave em homens; QI verbal > QI de desempenho.
Síndrome de Prader-Willi	Deleção em 15q12 (15q11 a 15q13) de origem paterna; alguns casos de dissomia uniparental materna; dominante em 1/10 mil nascidos vivos; 90% esporádica; gene candidato: pequeno polipeptídeo associado com ribonucleoproteína nuclear (SNRPN).	Hipotonia, retardo na progressão do crescimento, obesidade, mãos pequenas e micro-orquidismo nos pés, cripto-orquidismo, estatura baixa, olhos amendoados, pele clara e cabelo louro, face achatada, escoliose, problemas ortopédicos, fronte saliente e estreitamento bitemporal. Comportamento compulsivo, hiperfagia, acumulação compulsiva, impulsividade, deficiência intelectual variando de limítrofe a moderada, labilidade emocional, ataques, sonolência excessiva durante o dia, dermatilomania, ansiedade, agressão.
Síndrome de Angelman	Deleção em 15q12 (15q11 a 15q13) de origem materna; dominante; deleção frequente da subunidade do receptor B-3 do ácido γ-aminobutírico (GABA), prevalência desconhecida, porém rara, estimativas de 1/20 mil a 1/30 mil.	Cabelo louro e olhos azuis (66%); faces dismórficas incluindo boca com sorriso largo, lábio superior fino, queixo pontudo; epilepsia (90%) com EEG característico; ataxia; circunferência pequena da cabeça, 25% de microcefalia. Índole alegre, riso paroxísmico, mãos agitadas, gosta de bater palmas; deficiência intelectual profunda; perturbação do sono, acordando durante a noite; possível aumento na incidência de características de autismo; amor anedótico por água e música.
Síndrome de Cornelia De Lange	Ausência de proteína A plasmática associada à gravidez (PAPPA) ligada ao cromossomo 9q33; fenótipo semelhante associado com trissomia do 5p, cromossomo anular 3; raro, (1/40 mil a 1/100 mil nascidos vivos): associação positiva com o 3q26.3.	Sobrancelhas contínuas, lábio superior fino voltado para baixo, estatura baixa, mãos e pés pequenos, nariz pequeno arrebitado, narinas antevertidas, malformação dos membros superiores, retardo na progressão do crescimento. Autolesão, fala limitada em casos graves, retardo linguístico, evita ser abraçado, movimentos estereotipados, rodopio, deficiência intelectual variando de grave a profunda.
Síndrome de Williams	1/20 mil nascimentos; deleção homozigótica incluindo o *locus* do cromossomo 7q11 a 23 da elastina; dominante autossômica.	Estatura baixa, características faciais atípicas, incluindo fronte ampla, ponte nasal deprimida, padrão estrelado da íris, grande espaçamento entre os dentes e lábios cheios; anormalidades renais e cardiovasculares; anormalidades tireoidianas; hipercalcemia. Ansiedade, hiperatividade, receios, extrovertido, sociável, habilidades verbais > habilidades espaciais.
Síndrome do miado do gato	Deleção parcial de 5p; 1/50 mil; a região pode ser de 5p15.2.	Rosto redondo com hipertelorismo, epicantos, fissuras palpebrais oblíquas, nariz largo e achatado, orelhas caídas, micrognatismo; retardo no crescimento pré-natal; infecções respiratórias e nos ouvidos; doença cardíaca congênita; anormalidades gastrintestinais. Deficiência intelectual grave, gritos infantis semelhantes a miado de gato, hiperatividade, estereótipos, autolesão.
Síndrome de Smith-Magenis	Incidência é desconhecida, as estimativas são de 1/25 mil nascidos vivos; deleção total ou parcial de 17p11.2.	Rosto largo; porção intermediária da face achatada; mãos largas e curtas; dedos dos pés pequenos; voz profunda e rouca. Deficiência intelectual grave; hiperatividade; autolesões graves, incluindo morder as mãos, bater a cabeça e puxar as unhas dos dedos das mãos e dos pés; autoabraço estereotipado; busca de atenção; agressão; perturbações do sono (sono REM diminuído).

(continua)

TABELA 31.3-4
Síndromes com deficiência intelectual e fenótipos comportamentais (*continuação*)

Distúrbio	Fisiopatologia	Características clínicas e fenótipos comportamentais
Síndrome de Rubinstein-Taybi	1/250 mil, aproximadamente homens = mulheres; esporádica; provavelmente autossômica dominante; microdeleções documentadas em alguns casos no 16p13.3.	Estatura baixa e microcefalia, polegar largo e dedos dos pés grandes, nariz proeminente, ponte nasal larga, hipertelorismo, ptose, fraturas frequentes, dificuldades de alimentação na primeira infância. Doença cardíaca congênita, anormalidades no EEG, convulsões. Concentração baixa, distração e dificuldades na linguagem expressiva, QI de desempenho > QI verbal; feliz de forma anedótica, amável, sociável, responsivo a música, comportamento autoestimulante; os pacientes mais velhos apresentam labilidade de humor e ataques de birra.
Esclerose tuberosa complexa 1 e 2	Tumores benignos (hamartomas) e malformações (hamartias) no sistema nervoso central (SNC), pele, rins, coração; dominante; 1/10 mil nascimentos; 50% TSC 1, 9q34; 50% TSC 2, 16p13.	Epilepsia, autismo, hiperatividade, impulsividade; espectro de deficiência intelectual variando de nenhuma deficiência (30%) a deficiência profunda; comportamentos de autolesões, perturbações do sono.
Neurofibromatose tipo 1 (NF1)	1/2.500 a 1/4 mil; incidência em homens = incidência em mulheres; dominante autossômica; 50% de mutações novas; mais de 90% no alelo paterno de *NF1*; gene NF1 17q11.2; o produto genético é a neurofibrina que se acreditava ser um gene de supressão tumoral.	Vários tipos de manifestação; manchas da cor café com leite, neurofibromas cutâneos, nódulos de Lisch; estatura baixa e macrocefalia em 30 a 45. 50% com dificuldades de fala e de linguagem; 10% com deficiência intelectual variando de moderada a profunda; QI verbal > QI de desempenho; distraído, impulsivo, hiperativo, ansioso; condição possivelmente associada a um aumento na incidência de transtornos do humor e de ansiedade.
Síndrome de Lesch-Nyhan	Defeito na hipoxantina guanina-fosforibosil-transferase com acúmulo de ácido úrico; Xq26-27; recessiva; rara (1/10 mil a 1/38 mil).	Ataxia, coreia, insuficiência renal, gota. Com frequência comportamento de automutilação; agressão; ansiedade; deficiência intelectual variando de leve a moderada.
Galactosemia	Defeito na galactose-1-fosfato uridiltransferase ou galactoquinase ou empiramase; recessiva autossômica; 1/62 mil nascimentos nos Estados Unidos.	Vômito na fase inicial da primeira infância, icterícia, hepatoesplenomegalia; catarata tardia, perda de peso, recusa alimentação, pressão intracraniana elevada e aumento no risco de sepse, insuficiência ovariana, retardo na progressão do crescimento, lesão no túbulo renal. Provável deficiência intelectual mesmo com tratamento, déficits visuais e espaciais, transtornos da linguagem, relatos de aumento em problemas comportamentais, ansiedade, distanciamento social e timidez.
Fenilcetonúria	Defeito na fenilalanina hidroxilase (PAH) ou no cofator (biopterina) com acúmulo de fenilalanina; aproximadamente 1/11.500 nascimentos; varia de acordo com a localização geográfica; gene para PAH, 12q22–24.1; autossômica recessiva.	Ausência de sintomas neonatais, desenvolvimento tardio de convulsões (25% generalizadas), pele clara, olhos azuis, cabelo louro e erupção cutânea. Caso a condição não seja tratada: deficiência intelectual variando de leve a profunda, retardo linguístico, espírito de destruição, autolesões, hiperatividade.
Síndrome de Hurler	1/100 mil; deficiência na atividade da α-L-iduronidase; autossômica recessiva.	Início precoce; estatura baixa, hepatoesplenomegalia; hirsutismo, opacificação da córnea, morte antes dos 10 anos de idade, nanismo, características faciais grosseiras, infecções respiratórias recorrentes. Deficiência intelectual variando de moderada a grave, ansioso, amedrontado, raramente agressivo.
Síndrome de Hunter	1/100 mil, recessiva ligada ao X; deficiência de iduronase sulfatase; Xq28.	Primeira infância normal; início dos sintomas na idade de 2 a 4 anos; feições normalmente grosseiras com ponte nasal achatada, alargamento nasal, perda da audição, ataxia, hérnia comum; aumento no volume do fígado e do baço, rigidez articular, infecções recorrentes, retardo no crescimento, anormalidade cardiovascular. Hiperatividade, deficiência intelectual aos 2 anos de idade; retardo na fala; perda da fala na idade de 8 a 10 anos; inquietação, agressividade, falta de atenção, anormalidades no sono; apático, sedentário com a progressão da doença.
Síndrome do alcoolismo fetal	Consumo materno de bebidas alcóolicas (trimestre III>II>I); 1/3 mil de nascidos vivos nos países ocidentais; 1/300 com efeitos do alcoolismo fetal.	Microcefalia, estatura baixa, hipoplasia da maxila, fissura palpebral curta, lábio superior fino, retrognatismo na primeira infância, micrognatismo na adolescência, filtro hipoplásico longo ou liso. Deficiência intelectual variando de leve a moderada, irritabilidade, falta de atenção, comprometimento da memória.

(Tab. elaborada por B. H. King, M.D., R.M. Hodapp, Ph.D., e E.M. Dykens, Ph.D.)

quistas acadêmicas se limitam ao nível elementar e intermediário. Crianças com deficiências intelectuais moderadas provavelmente se beneficiem da atenção individual com foco no desenvolvimento de habilidades de autoajuda. No entanto, essas crianças têm consciência de seus déficits e com frequência se sentem alienadas em relação aos pares e frustradas devido a suas limitações. Elas continuam exigindo um nível bastante elevado de supervisão, mas podem se tornar competentes nas tarefas ocupacionais em ambientes com suporte.

Via de regra, deficiências intelectuais graves são óbvias nos anos pré-escolares; as crianças afetadas apresentam fala mínima e desenvolvimento motor prejudicado. É possível que ocorra algum desenvolvimento linguístico durante a idade escolar. Na adolescência, caso a linguagem não tenha melhorado de forma significativa, pode ter havido alguma evolução fraca e não verbal na capacidade de comunicação. As abordagens comportamentais são meios úteis para promover alguns cuidados pessoais, embora os indivíduos com deficiências intelectuais graves em geral precisem de supervisão extensiva em geral.

Crianças com deficiência intelectual profunda exigem supervisão constante e possuem habilidades comunicativas e motoras extremamente limitadas. Durante a vida adulta pode haver algum desenvolvimento da fala, com possibilidade de aquisição de habilidades simples de autoajuda. Com frequência, as características clínicas observadas em populações com deficiências intelectuais isoladas ou que façam parte de algum transtorno mental incluem hiperatividade, tolerância baixa a frustrações, agressividade, instabilidade afetiva, comportamentos motores repetitivos ou estereotipados e comportamentos de automutilação. Esses comportamentos ocorrem com mais frequência e com maior intensidade nos casos de deficiências intelectuais mais graves.

Dylan foi um bebê nascido a termo, o segundo filho de uma mãe de 42 anos, paramédica, e de um pai de 48 anos, técnico de um time de basquete colegial. A gestação não teve qualquer fato marcante, e a irmã de Dylan, que tinha 2 anos, era uma criança saudável com desenvolvimento normal. A família vivia em uma cidade na região rural do meio-oeste norte-americano.

Dylan era um recém-nascido extremamente espalhafatoso e ativo, com longos períodos de choro que o pediatra classificou como cólica clássica. Nessa época, foi observado que ele aparentava ter orelhas grandes e estrabismo, e o pediatra costumava dizer que havia probabilidade de se resolver de forma espontânea. Aos 2 meses, em uma visita pediátrica regular, o médico ouviu um sopro cardíaco sistólico, e a eletroecocardiografia (ECG) revelou a presença de prolapso da válvula mitral. Levando-se em consideração que o bebê não era cianótico e não apresentava outros sintomas cardíacos, nenhum tratamento foi recomendado a não ser o monitoramento. Embora se tornasse menos espalhafatoso com o passar do tempo, Dylan permanecia bastante ativo, não dormia durante a noite, se alimentava mal e recusava alimentos sólidos.

Dylan apresentou um ligeiro atraso nos marcos de seu desenvolvimento, tendo começado a sentar sem ajuda aos 10 meses e a andar aos 18 meses. Houve também um retardo no desenvolvimento linguístico, e, mesmo que suas primeiras palavras tenham sido pronunciadas aos 20 meses, ele sempre demonstrava seus desejos e necessidades. Os pais de Dylan estavam preocupados com seu nível de atividade e com o retardo evolutivo, se comparado à irmã, mas eram tranquilizados pela opinião do pediatra de que, de maneira geral, meninos se desenvolvem mais lentamente que meninas nos primeiros dois anos de vida.

Quando Dylan completou 3 anos, o professor do nível pré-escolar observou que ele não conseguia prestar atenção e era hiperativo, em comparação aos colegas de classe, fato que forçou os pais a levá-lo para uma avaliação de seu desenvolvimento. Os resultados mostraram a presença de atrasos modestos nos desempenhos cognitivo, linguístico e motor, com um quociente de desenvolvimento (QD) de 74. Ele foi descrito como desatento, tímido e ansioso e tinha contato visual fraco. Então, foi matriculado em um jardim de infância especial e permaneceu em uma combinação que incluía aulas de educação especial e direcionada durante toda a vida acadêmica.

Aos 7 anos, o psicólogo da escola avaliou Dylan, e os resultados indicaram que ele preenchia os critérios de perfil de "deficiência de aprendizagem". O menino tinha um QI total de 66, o que o colocava muito perto do desempenho médio na memória de curto prazo e com déficits pronunciados na memória de longo prazo, na linguagem expressiva e no desempenho visual e espacial. Ele esforçava-se nas tarefas de escrever e de aritmética, porém adorava ciências. Em decorrência de seus problemas significativos com falta de atenção e hiperatividade, foi colocado na terapia com Metilfenidato de longa duração (12 horas), que produziu alguns benefícios, sendo titulado para até 54 mg por dia. Ele passou a demonstrar interesse intenso e transitório em itens pouco usuais, como aspiradores de pó a vácuo. A partir do momento em que atingiu a idade para frequentar a escola elementar, começou a ter mais dificuldades sociais e a ser provocado agressivamente devido a sua educação especial, sendo importunado em razão da cabeça longa e das orelhas grandes.

Após entrar na adolescência, Dylan se tornou cada vez mais ansioso, de forma tão intensa que, às vezes, esfregava ou oscilava as mãos, se "irritava" com os assuntos cotidianos e com o que viria a seguir. Sua sensibilidade de longo prazo a ruídos muito altos parecia se desvanecer suavemente, porém desenvolveu medo de nuvens carregadas de chuva e de cachorros e se recusava a entrar em elevadores. Ele começou a chorar e ficou transtornado quando sua irmã mais velha saiu para ir a uma festa, pois se preocupava com a probabilidade de que ela sofresse um acidente de carro. Dylan era muito tímido e, algumas vezes, se defrontava com um misto de preocupação e queixa de dor no estômago, porém, mesmo assim, não faltava às aulas e pertencia a um pequeno grupo de amizades na liga de boliche das Olimpíadas Especiais. Ele adorava atividades que não exigissem muita conversa e atenção.

Quando Dylan tinha 17 anos, seus pais viram um documentário na televisão sobre as causas genéticas de deficiência intelectual. Ficaram impressionados com as semelhanças entre o filho e algumas outras pessoas descritas no programa. Mais tarde, descreveram a experiência como um "empurrão". Eles sempre aceitaram Dylan "com todas as suas peculiaridades" e haviam deixado de pressionar os médicos na busca das "razões" desde que o garoto entrara na idade pré-escolar. No entanto, telefonaram para o número que aparecia no programa e, depois de 2 meses, receberam os resultados dos testes genéticos que confirmaram o diagnóstico de síndrome do X frágil.

Embora o dia a dia de Dylan não tivesse mudado substancialmente depois do diagnóstico, seus pais relataram que houve uma grande diferença de comportamento em relação a sua timidez, seus interesses restritos e sua insatisfação. Mais tarde, o jovem recebeu tratamento contra ansiedade com um antidepressivo inibidor seletivo da recaptação de serotonina (ISRSs) que diminuiu a ansiedade social e facilitou as atividades com alguns pares. Os pais de Dylan confirmaram que houve uma mistura de sentimentos depois da obtenção tardia do diagnóstico – desapontamento com relação aos médicos, alívio em finalmente saber o que estava ocorrendo e pontadas de culpa. Sentiram-se entusiasmados com as respostas positivas do rapaz aos tratamentos de seus sintomas de atenção e de ansiedade e ficaram muito felizes com seu interesse cada vez maior no compartilhamento das atividades com pares e colegas de classe.

Psiquiatria infantil 1133

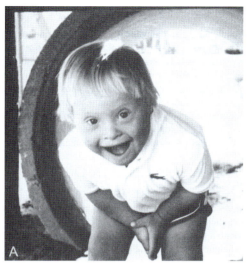 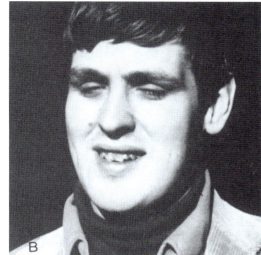

FIGURA 31.3-1
A. Criança com síndrome de Down; **B.** Adulto jovem com síndrome do X frágil (Cortesia de L. S. Sysmanski, M.D., e A. C. Crocker, M.D.).

EXAMES LABORATORIAIS

Os testes laboratoriais que podem elucidar as causas de deficiência intelectual são os seguintes: análise cromossômica, testes de urina e de sangue para distúrbios metabólicos e estudos de neuroimagens. As anormalidades cromossômicas são as causas simples mais comuns de deficiência intelectual.

Estudos cromossômicos

De maneira geral, as análises cromossômicas são feitas nas situações em que diversas anomalias físicas, atrasos no desenvolvimento e deficiências intelectuais se apresentam ao mesmo tempo. As técnicas atuais conseguem identificar regiões cromossômicas com marcadores específicos de hibridização *in situ* por fluorescência (FISH, do inglês *fluorescent in situ hybridization*) e permitem identificar deleções microscópicas em até 7% de pessoas com deficiência intelectual de moderada a grave. Fatores como história de retardo no crescimento, presença de microcefalia, história familiar de deficiência intelectual, estatura baixa, hipertelorismo e outras anormalidades faciais aumentam o risco de ocorrência de defeitos subteloméricos.

A amniocentese, na qual retira-se uma pequena quantidade de líquido amniótico da cavidade amniótica por meios transabdominais por volta da décima quinta semana de gestação, tem sido bastante útil no diagnóstico pré-natal de anormalidades cromossômicas. A utilização da amniocentese sempre deve ser considerada nas situações em que o risco fetal for muito alto, como, por exemplo, nos casos de idade materna elevada. As células do líquido amniótico, predominantemente de origem fetal, são cultivadas por estudos citogenéticos e bioquímicos.

A coleta de amostra das vilosidades coriônicas (CAVC) é uma técnica de rastreamento para identificar a presença de anormalidades cromossômicas fetais. A coleta deve ser feita seis semanas antes da amniocentese, por volta da oitava à décima semana de gestação. Os resultados são apresentados rapidamente (em algumas horas ou alguns dias), e, caso sejam anormais, a decisão de interromper a gravidez poderá ser tomada no decorrer do primeiro trimestre. O risco de abortamento desse procedimento varia de 2 a 5%; na amniocentese esse tipo de risco é mais baixo (1 em 200 casos). Um teste sanguíneo não invasivo denominado MaterniT21 é uma marca registrada de teste pré-natal com capacidade para detectar anormalidades nos cromossomos 21, 18, 13, X e Y. Trata-se de uma ferramenta altamente específica para a síndrome de Down (Fig. 31.3-1). Não há risco algum de abortamento.

Análise da urina e do sangue

Condições como a síndrome de Lesch-Nyhan, galactosemia, fenilcetonúria, síndrome de Hurler (Fig. 31.3-2) e síndrome de Hunter (Fig. 31.3-3) são exemplos de distúrbios caracterizados pela presença de deficiência intelectual, que poderá ser identificada por meio de ensaios de enzimas, aminoácidos ou ácidos orgânicos apropriados. As

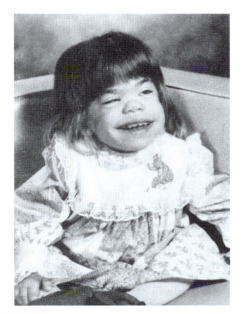

FIGURA 31.3-2
Criança de 6 anos com a síndrome de Hurler. O tratamento envolvia aulas para crianças com múltiplas deficiências sérias, atenção em relação aos problemas cardíacos e orientação especial para os pais (Cortesia de L. S. Sysmanski, M.D., e A. C. Crocker, M.D.).

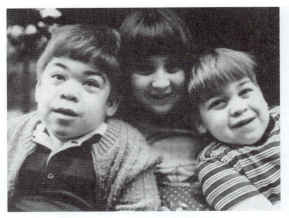

FIGURA 31.3-3
Dois irmãos, com idades de 6 e 8 anos, com a síndrome de Hunter, ao lado da irmã mais velha, normal. Eles apresentavam retardo evolutivo significativo, problemas de infecção respiratória recorrente e anormalidades comportamentais (Cortesia de L. S. Sysmanski, M.D., e A. C. Crocker, M.D.).

anormalidades enzimáticas, principalmente na síndrome de Down, são uma grande promessa futura como ferramentas diagnósticas úteis.

Eletrencefalografia

A eletrencefalografia é indicada sempre que se levar em consideração a hipótese da presença de um distúrbio convulsivo. As alterações eletrencefalográficas "inespecíficas", caracterizadas por frequências lentas com surtos de picos ou complexos de ondas com pequenas pontas agudas, são observadas com mais frequência nas populações com deficiência intelectual do que na população em geral; no entanto, essas descobertas não esclarecem diagnósticos específicos.

Neuroimagens

Estudos de neuroimagens em indivíduos com deficiência intelectual usando tomografia computadorizada (TC) ou imagens por ressonância magnética (IRM) encontraram altas taxas de anormalidades em pacientes com microcefalia, retardo significativo, paralisia cerebral e deficiência profunda. Recomenda-se o uso de neuroimagens nesses pacientes, acompanhando descobertas que sugiram a presença de convulsões, micro ou macrocefalia, perda de habilidades que já haviam sido adquiridas ou sinais neurológicos como distonia, espasticidade ou reflexos alterados.

Embora não seja diagnóstico sob o ponto de vista clínico, os estudos por neuroimagens atualmente são utilizados para reunir dados que, no final, possam revelar a presença de mecanismos biológicos que contribuam para a deficiência intelectual. Nos dia de hoje, técnicas como IRM estrutural, IRM funcional (fIRM) e imagem por tensor de difusão (DTI, do inglês *diffusion tension imaging*) são utilizadas em pesquisas. Por exemplo, os dados atuais indicam que indivíduos com a síndrome do X frágil e déficits de atenção concorrentes têm também maior probabilidade de apresentar vias fronto-estriatais aberrantes na IRM, se comparados com pacientes sem problemas de déficit de atenção. As imagens por ressonância magnética também são muito úteis para elucidar padrões de mielinização. Estudos de IRM têm muita utilidade, ainda, na criação de uma linha de base para comparação de processos degenerativos que poderão ocorrer mais tarde no cérebro.

Avaliações da fala e da audição

A audição e a fala devem ser avaliadas rotineiramente. É possível que o desenvolvimento da fala seja o critério mais confiável para investigar as deficiências intelectuais. É comum várias alterações auditivas ocorrerem em pessoas com deficiência intelectual, embora, em algumas circunstâncias, os danos auditivos possam simular deficiência intelectual. Entretanto, os métodos usados com maior frequência para avaliar a audição e a fala exigem a colaboração do paciente; portanto, de maneira geral, não são confiáveis para aplicação em pessoas portadoras de deficiências graves.

CURSO E PROGNÓSTICO

Na maioria dos casos de deficiência intelectual, ainda que a alteração intelectual subjacente não apresente melhoras, o nível de adaptação aumenta com a idade e pode ser influenciado de forma positiva por ambientes ricos e com suporte. Em geral, pessoas com deficiências intelectuais e mentais de leves a moderadas têm mais flexibilidade para se adaptar a vários tipos de condições ambientais. Os transtornos psiquiátricos comórbidos causam impactos negativos no prognóstico geral. Nas situações em que houver sobreposição de transtornos psiquiátricos e deficiências intelectuais, os tratamentos-padrão para os transtornos mentais comórbidos costumam ser benéficos, embora as respostas sejam menos robustas e o aumento na vulnerabilidade aos efeitos colaterais de agentes psicofarmacológicos ocorra com bastante frequência.

DIAGNÓSTICO DIFERENCIAL

Por definição, as deficiências intelectuais devem iniciar antes dos 18 anos. Em algumas situações, os casos de maus-tratos infantis graves, na forma de negligência ou abuso, possivelmente contribuam para os retardos no desenvolvimento, que podem se assemelhar a algum tipo de deficiência intelectual. Todavia, esses danos são, em parte, reversíveis na fase inicial da infância quando as crianças vivem em ambientes corretivos, enriquecidos e estimulantes. As deficiências sensoriais, em especial surdez e cegueira, podem ser confundidas com deficiência intelectual nos casos em que a falta de consciência dos déficits sensoriais levar à realização de testes inapropriados. Transtornos na fala expressiva e receptiva podem dar a impressão de deficiência intelectual em crianças com inteligência média; paralisia cerebral também pode ser confundida com essa deficiência. Doenças sistêmicas crônicas e debilitantes podem deprimir e retardar o desempenho e as realizações de uma criança, apesar da inteligência normal. Distúrbios convulsivos, sobretudo aqueles com controle precário, podem contribuir para a persistência da deficiência intelectual. Síndromes orgânicas específicas que produzem deficiências isoladas, tais como incapacidade de ler (alexia), incapacidade de escrever (agrafia) ou deficiência de comunicação (afasia), são ocorrências prováveis em crianças com inteligência normal e até mesmo naquelas com inteligência superior. Crianças com transtornos de aprendizagem (que podem coexistir com deficiência intelectual) apresentam retardo ou incapacidade para se desenvolverem em áreas específicas, como leitura ou matemática, ainda que possam se desenvolver normalmente em outras áreas. No entanto, crianças com deficiência intelectual apresentam retardos generalizados na maior parte das áreas evolutivas.

Com frequência, há uma coexistência entre deficiência intelectual e transtorno do espectro autista (TEA); entre 70 a 75% dos indivíduos com TEA têm QI abaixo de 70. Além disso, dados epidemiológicos indicam que o transtorno do espectro autista ocorre em cerca de 19,8% das pessoas com deficiência intelectual. As crianças com TEA sofrem bem mais danos graves no relacionamento social e no desenvolvimento linguístico, em comparação com outras crianças com o mesmo nível de deficiência intelectual.

Provavelmente, crianças com idade inferior a 18 anos, alterações significativas no desempenho adaptativo e QI inferior a 70, e que também atendam aos critérios de demência, receberão diagnóstico tanto de demência quanto de deficiência intelectual. Entretanto, aquelas com alterações cognitivas recentes, cujos QIs forem inferiores a 70 após a idade de 18 anos, receberão apenas o diagnóstico de demência.

TRATAMENTO

As intervenções em crianças e adolescentes com deficiência intelectual fundamentam-se em avaliações das necessidades sociais, educacionais, psiquiátricas e ambientais. A deficiência intelectual está associada a uma grande variedade de transtornos psiquiátricos comórbidos que, com frequência, exigem tratamentos específicos, além de suporte psicossocial. Evidentemente, nas situações em que medidas preventivas estiverem à disposição, a abordagem ideal inclui intervenções primárias, secundárias e terciárias.

Prevenção primária

A prevenção primária engloba ações para eliminar ou reduzir as condições que levam ao desenvolvimento de deficiências intelectuais, assim como de distúrbios associados. Por exemplo, a triagem de bebês para fenilcetonúria e a administração de dietas com baixo teor de fenilalanina na presença de PKU alteram significativamente o surgimento de deficiência intelectual nas crianças afetadas. Os passos preventivos primários adicionais incluem educação do público em geral sobre estratégias para prevenir a ocorrência de deficiência intelectual, tais como abstinência de álcool durante a gestação; esforços permanentes dos profissionais da saúde para assegurar e melhorar as políticas de saúde pública; e legislação que garanta assistência médica ideal para as mães e as crianças. O aconselhamento familiar e genético ajuda a diminuir a incidência de deficiência intelectual em famílias com história de algum distúrbio genético.

Prevenção secundária e terciária

O atendimento imediato das complicações clínicas e psiquiátricas da deficiência intelectual podem reduzir o curso (prevenção secundária) e minimizar as sequelas ou as deficiências consequentes (prevenção terciária). Distúrbios metabólicos e endócrinos hereditários, como PKU e hipotireoidismo, podem ser tratados de forma efetiva nos estágios iniciais por meio de controle dietético ou de terapia de reposição hormonal.

Intervenções educacionais. As instituições educacionais para crianças com deficiência intelectual devem incluir programas detalhados que abordem treinamento acadêmico em habilidades adaptativas, sociais e vocacionais. Deve-se dar atenção especial à comunicação e aos esforços para melhorar a qualidade de vida.

Intervenções comportamentais e cognitivo-comportamentais. As dificuldades de adaptação entre as populações com deficiência intelectual são generalizadas e tão variadas que tanto as intervenções isoladas como em combinação poderão produzir benefícios. A terapia comportamental vem sendo aplicada por muitos anos para formatar e melhorar os comportamentos sociais e controlar e minimizar os agressivos e destrutivos. Reforços positivos para comportamentos desejáveis e punições benignas (p. ex., perda de privilégios) para comportamentos questionáveis têm sido bastante úteis. As terapias cognitivas, como eliminação de falsas crenças e exercícios de relaxamento com autoinstrução, são recomendações para aplicação nas pessoas com deficiência intelectual que conseguem seguir instruções. A terapia psicodinâmica é uma opção para administração em pacientes e nas respectivas famílias para diminuir os conflitos sobre as expectativas que resultem na persistência de fatores como ansiedade, raiva e depressão. As modalidades de tratamento psiquiátrico exigem modificações que levem em consideração o nível de inteligência dos pacientes.

Educação familiar. Sob o ponto de vista de abordagem médica, uma das áreas mais importantes é a educação das famílias de crianças ou adolescentes com deficiência intelectual sobre as maneiras de melhorar a competência e a autoestima e, ao mesmo tempo, manter expectativas realísticas para os pacientes. Com frequência, as famílias encontram dificuldades em manter o equilíbrio entre incentivar a independência e construir ambientes de estímulo e de apoio para crianças com deficiências intelectuais, que provavelmente experimentam algum tipo de rejeição e de falha fora do contexto familiar. Os pais podem receber benefícios de psicoterapias permanentes ou de terapias familiares, bem como devem ter a oportunidade de expressar seus sentimentos de culpa, desespero, angústia, negação recorrente e raiva a respeito do distúrbio dos filhos e o que o futuro reserva para eles. Os psiquiatras devem estar preparados para dar-lhes todas as informações médicas básicas e atualizadas sobre causas, tratamento e outras áreas pertinentes (p. ex., treinamento especial e correção de defeitos sensoriais).

Intervenção social. Um dos problemas mais predominantes entre pessoas com deficiências intelectuais é o sentimento de isolamento social e os déficits de habilidades sociais. Por isso, as ações para melhorar a quantidade e a qualidade da competência social é uma parte de extrema relevância no tratamento. A Special Olympics International é o programa mais importante de esportes recreativos criado especificamente para essa população. Além de proporcionar um fórum para o desenvolvimento de condicionamento físico, ela estimula as interações sociais, cria amizades e melhora a autoestima geral (que é seu grande objetivo). Um estudo recente confirmou os efeitos positivos, do ponto de vista intelectual, desse programa sobre a competência social de adultos deficientes que participaram dos jogos.

Intervenções psicofarmacológicas. As abordagens farmacológicas ao tratamento de sintomas comportamentais e psicológicos de crianças com deficiências intelectuais seguem os paradigmas da literatura com base em evidências nos tratamentos de todas as crianças com transtornos psiquiátricos. Todavia, é imprescindível aplicar também as abordagens empíricas, levando-se em consideração a escassez de ensaios clínicos randomizados na população infantil com essas deficiências.

SINTOMAS E TRANSTORNOS PSIQUIÁTRICOS COMÓRBIDOS COMUNS

Agressão, Irritabilidade e Comportamento de Automutilação A Research Units on Pediatric Psychopharmacology (RUPP, Autism Network 2002) documentou o uso de risperidona como tratamento eficaz para irritabilidade (agressão, automutilação e ataques graves de raiva) em crianças com o transtorno do espectro autista. A risperidona é uma opção útil no tratamento de comportamentos disruptivos em crianças com inteligência abaixo da média e, além disso, possui um bom perfil de segurança e de tolerabilidade total. Os testes cognitivos demonstraram que, com a administração do fármaco, há uma melhora pequena, porém significativa, na capacidade cognitiva. Crianças e adolescentes com deficiências intelectuais parecem ter um risco mais elevado para o desenvolvimento de discinesia tardia após o uso de medicações antipsicóticas; entretanto, a utilização de antipsicóticos atípicos, incluindo risperidona e clozapina, pode produzir algum alívio com baixo risco de discinesia tardia.

Há evidências que dão suporte ao uso de agentes antipsicóticos no tratamento do comportamento automutilador (CAM). Embora os dados existentes confirmem a eficácia da tioridazina para melhorar o CAM, o alerta sobre o prolongamento do intervalo QT com esse medicamento diminuiu drasticamente seu uso, e, hoje, os médicos preferem usar os agentes antipsicóticos atípicos.

Transtorno de déficit de atenção/hiperatividade. As estimativas do transtorno de déficit de atenção/hiperatividade (TDAH) e dos sintomas semelhantes ao TDAH entre crianças com inteligência abaixo da média e com retardo do desenvolvimento parecem ser significativamente mais altas que as taxas prevalentes na comunidade. Ensaios clínicos randomizados de vários agentes psicofarmacológicos foram realizados nessas crianças. Esses estudos incluem testes com metilfenidato, clonidina e risperidona. Os dados disponíveis sobre o tratamento do transtorno e dos sintomas semelhantes ao TDAH em jovens com inteligência abaixo da média e transtornos do desenvolvimento revelam que os agentes usados no tratamento de TDAH, sobretudo os estimulantes, durante a fase típica de desenvolvimento produzem alguns benefícios em crianças com deficiência intelectual e esse transtorno. Entretanto, aparentemente, a ocorrência de efeitos colaterais nessa população é maior, em comparação às crianças com TDAH na comunidade. Portanto, as recomendações sobre o tratamento de TDAH em crianças e adolescentes que apresentam esse transtorno comórbido incluem o monitoramento rigoroso dos efeitos colaterais. Estudos envolvendo o tratamento à base de metilfenidato em indivíduos com deficiência intelectual leve e com TDAH mostraram que houve melhoras significativas na capacidade de manter a atenção e o foco nas tarefas. Estudos sobre o tratamento com metilfenidato não mostraram qualquer evidência de melhora a longo prazo nas habilidades sociais e no aprendizado. Observou-se que a risperidona também é benéfica na redução dos sintomas de TDAH nessa população, embora seja provável o aumento do nível sérico de prolactina. É prudente fazer um teste com uma medicação estimulante antes de começar a usar os agentes antipsicóticos para o tratamento dos sintomas de TDAH nos casos de deficiência intelectual. Nos dias atuais, encontra-se à disposição no mercado norte-americano uma nova suspensão oral de metilfenidato de ação prolongada em preparações de 25 mg/5mL, para aplicação uma vez ao dia no tratamento de TDAH em crianças com idades entre 6 a 12 anos.

Comprovadamente, as preparações à base de anfetaminas são eficazes no tratamento de TDAH em crianças com desenvolvimento típico. No entanto, parece que essas preparações estimulantes não chegaram a ser estudadas de forma específica para uso em crianças com deficiência intelectual. A clonidina foi estudada clinicamente nessa população, em especial para melhorar a hiperatividade e a impulsividade. Mesmo os dados sendo escassos, as classificações feitas por pais e médicos sugerem que a clonidina seja um medicamento eficaz.

As observações indicam que a atomoxetina é efetiva em crianças diagnosticadas com TEA e com características proeminentes de TDAH, podendo também ser usada na população com deficiência intelectual.

Transtornos depressivos. A identificação de transtornos depressivos entre indivíduos com deficiência intelectual exige a realização de avaliações cuidadosas, tendo em vista que poderão passar despercebidos nos casos em que os problemas comportamentais forem muito proeminentes. Há relatos informais de desinibição em resposta aos inibidores seletivos da recaptação de serotonina (ISRSs) (p. ex., fluoxetina, paroxetina e sertralina) em deficientes intelectuais com transtorno do espectro autista. Levando-se em conta a relativa segurança dos antidepressivos ISRSs, recomenda-se fazer um teste quando há algum transtorno depressivo em crianças ou adolescentes com deficiência intelectual.

Movimentos motores estereotipados. Os medicamentos antipsicóticos – historicamente o haloperidol e a clorpromazina e, atualmente, os antipsicóticos atípicos – são usados no tratamento de comportamentos autoestimulantes repetitivos em crianças com deficiência intelectual quando esses comportamentos são danosos ou perturbadores. Relatos anedóticos indicam que esses agentes podem amenizar os comportamentos autoestimulantes, embora não tenha sido observada qualquer melhora no comportamento adaptativo. Com frequência, ocorre uma sobreposição entre sintomas obsessivo-compulsivos e comportamentos repetitivos estereotipados em crianças e adolescentes com deficiência intelectual, de modo particular em indivíduos com transtorno do espectro autista comórbido. Os ISRSs, como a fluoxetina, a fluvoxamina, a paroxetina e a sertralina, são eficazes no tratamento de sintomas obsessivo-compulsivos em crianças e adolescentes e, possivelmente, também nos casos de movimentos motores estereotipados.

Comportamento da raiva explosiva. Os medicamentos antipsicóticos, em especial a risperidona, são comprovadamente eficazes no tratamento de explosões de raiva. Indica-se a realização de ensaios clínicos sistemáticos controlados para confirmar a eficácia desses medicamentos no tratamento desse tipo de comportamento. Há relatos anedóticos de que os antagonistas dos receptores β-adrenérgicos (betabloqueadores), como o propranolol, resultam em um número menor de explosões de raiva em algumas crianças com deficiência intelectual e TEA.

SERVIÇOS E SUPORTE PARA CRIANÇAS COM DEFICIÊNCIA INTELECTUAL

Intervenção precoce

Os programas de intervenção precoce são úteis aos indivíduos nos primeiros 3 anos de vida. De maneira geral, esses serviços são fornecidos pelo Estado e iniciam com a visita de um especialista na residência do paciente durante várias horas por semana nos EUA. Após a aprovação da Lei Pública 99-447, a Education of the Handicapped Amendments of 1986, o governo norte-americano estendeu os serviços de intervenção imediata para toda a família. Os órgãos governamentais são obrigados a desenvolver Individualized Family Service Plan (IFSP) para cada família, com o objetivo de identificar intervenções específicas para ajudar as famílias e as crianças.

Escola

Nos Estados Unidos, entre as idades de 3 a 21 anos, as escolas são as responsáveis legais pelo fornecimento de serviços educacionais adequados para crianças e adolescentes com deficiências intelectuais. Essas obrigações foram criadas com a aprovação da Lei Pública 94-142, Education for all Handicapped Children Act, de 1975, e foram ampliadas com a inclusão do Individuals with Disabilities Act (IDEA), de 1990. Por força dessas leis, as escolas públicas note-americanas obrigam-se a desenvolver e fornecer programas educacionais individusalizados para cada estudante com deficiência intelectual, cujo escopo é definido em uma reunião com o pessoal da escola e a família da criança e passa a ser designado como plano educacional individualizado (PEI). A educação da criança deve ocorrer em um "ambiente o menos restritivo possível" para viabilizar o aprendizado.

Suporte

Atualmente, nos Estados Unidos, existe uma grande variedade de grupos e de serviços organizados para crianças portadoras de deficiências intelectuais e as respectivas famílias. Esses serviços incluem cuidados temporários de curto prazo organizados por agências estaduais, cujo objetivo é dar um tempo para as famílias. Outros programas incluem o programa Special Olympics, cuja finalidade é dar às crianças com deficiência intelectual a oportunidade de participar de esportes coletivos e de competições esportivas. Existem muitas organizações específicas para as famílias que desejam entrar em contato com outras famílias que também tenham crianças com o mesmo tipo de deficiências.

REFERÊNCIAS

American Association on Intellectual and Developmental Disabilities. Overview of intellectual disability: Definition, classifications and systems of support. 2010.

Arnold LE, Farmer C, Kraemer HC, Davies M, Witwer A, Chuang S, DiSilvestro R, McDougle CJ, McCracken J, Vitello B, Aman M, Scahill L, Posey DJ, Swiezy NB. Moderators, mediators, and other predictors of risperidone response in children with autistic disorder and irritability. *J Child Adolesc Psychopharmacol*. 2010;20:83–93,196–1205.

Boulet S, Boyle C, Schieve L. Trends in health care utilization and health impact of developmental disabilities, 1997–2005. *Arch Pediatr Adolesc Med*. 2009;163:19–26.

Correia Filho AG, Bodanase R, Silva TL, Alvarez JP, Aman M, Rohde LA. Comparison of risperidone and methylphenidate for reducing ADHD symptoms in children and adolescents with moderate intellectual disability. *J Am Acad Child Adolesc Psychiatry*. 2005;44:748.

Ellison JW, Rosengeld JA, Shaffer LG. Genetic basis of intellectual disability. *Annu Rev Med*. 2013

Fowler MG, Gable AR, Lampe MA, Etima M Owor M. Perinatal HIV and its prevention: Progress toward an HIV-free generation. *Clin Perinatol*. 2010;37:699–719.

Gothelf D, Furfaro JA, Penniman LC, Glover GH, Reiss AL. The contribution of novel brain imaging techniques to understanding the neurobiology of intellectual disability and developmental disabilities. *Ment Retard Dev Disabil Res Rev*. 2005;11:331.

Ismail S, Buckley S, Budacki R, Jabbar A, Gallicano GI. Screening, diagnosing and prevention of fetal alcohol syndrome: Is this syndrome treatable? *Dev Neurosci*. 2010;32:91–100.

Obi O, Braun KVN, Baio J, Drews-Botsch C, Devine O, Yeargin-Allsopp M. Effect of incorporating adaptive functioning scores on the prevalence of intellectual disability. *Am J Intellect Dev Disabil*. 2011;116:360–370.

Reyes M, Croonenberghs J, Augustybs I, Eerdekens M. Long-term use of risperidone in children with disruptive behavior disorders and subaverage intelligence: Efficacy, safety, and tolerability. *J Child Adolesc Psychopharmacol*. 2006;16:60–27.

Rowles BM, Findling RL. Review of pharmacotherapy options for the treatment of attention-deficit/hyperactivity disorder (ADHD) and ADHD-like symptoms in children and adolescents with developmental disorders. *Dev Disabil Res Rev*. 2010;16:273–282.

Stuart H. United Nations convention on the rights of persons with disabilities: A roadmap for change. *Curr Opin Psychiatry*.2012;25:365–369.

Sturgeon X, Le T, Ahmed MM, Gardiner KJ. Pathways to cognitive deficits in Down syndrome. *Prog Brain Res*. 2012;197:73–100.

United Nations General Assembly. *Convention on the Rights of Persons with Disabilities (CRPD)*. Geneva: United Nations; December 13, 2006.

Wijetunge LS, Chatterji S, Wyllie DJ, Kind PC. Fragile X syndrome: From targets to treatments. *Neuropharmacology*. 2013;68:83–96.

Willen EJ. Neurocognitive outcomes in pediatric HIV. *Ment Retard Dev Disabil Res Rev*. 2006;12:223–228.

▲ 31.4 Transtornos da comunicação

Os transtornos da comunicação variam de atrasos leves na aquisição da linguagem a transtornos expressivos ou mistos receptivos-expressivos, transtornos fonológicos e tartamudez, cuja remissão pode ocorrer de forma espontânea ou persistir na adolescência ou mesmo na vida adulta. O atraso na aquisição da linguagem é um dos retardos evolutivos mais comuns e mais precoces durante a infância e afeta cerca de 7% das crianças com até 5 anos de idade. As taxas de incidência de transtornos linguísticos são compreensivelmente mais elevadas em crianças na fase pré-escolar do que nas que estão no período escolar. Os dados do Early Language in Victoria Study (ELVS) mostram que as taxas de incidência desses transtornos chegam a atingir 20% das crianças com 4 anos. As crianças devem dominar uma multiplicidade de aspectos da linguagem para que sua comunicação seja eficiente – ou seja, conseguir compreender e expressar ideias usando as palavras e a fala no idioma vernáculo. No DSM-5, os transtornos da linguagem incluem problemas expressivos ou problemas mistos receptivos-expressivos. Nos termos desse manual, os transtornos da fala incluem o transtorno do som da fala (antes conhecido como transtorno fonológico) e o transtorno do início da fluência na infância (tartamudez ou gagueira). Crianças com deficiências linguísticas expressivas sentem dificuldade para expressar seus pensamentos com palavras e frases no nível de sofisticação esperado para a idade e o nível de desenvolvimento em outras áreas. Essas crianças esforçam-se com vocabulários limitados, usam frases curtas ou incorretas, sob o ponto de vista gramatical, e com frequência apresentam descrições desorganizadas, confusas e infantis de uma determinada situação. Possivelmente estejam defasadas no desenvolvimento da compreensão e da memorização de palavras, em comparação a outras da mesma idade. Crianças com transtorno da linguagem correm um grande risco de desenvolver dificuldades de leitura. O consenso atual de especialistas no assunto considera os comprometimentos na compreensão da linguagem uma forma de transtorno da linguagem, distinto de outras deficiências de leitura como dislexia.

Sob o ponto de vista pragmático, há uma interligação entre linguagem e fala, apesar de pertencerem a categorias distintas de transtornos da linguagem e de transtornos da fala nos termos do DSM-5. A competência linguística divide-se em quatro domínios: fonologia, gramática, semântica e pragmática. *Fonologia* refere-se à capacidade de produzir os sons que constituem as palavras em um determinado idioma e à habilidade de distinguir vários fonemas (sons correspondentes a uma letra ou a um grupo de letras em um idioma). Para imitar as palavras, as crianças devem ser capazes de produzir os respectivos sons. *Gramática* trata da organização de palavras e das regras que permitem colocá-las em uma ordem que faça sentido em um determinado idioma. *Semântica* diz respeito à organização de conceitos e à aquisição das palavras propriamente ditas. As crianças utilizam as palavras de uma lista mental para criar frases. Aquelas com comprometimento da linguagem apresentam uma ampla gama de dificuldades semânticas, incluindo aquisição de novas palavras, armazenamento e organização de palavras conhecidas e recuperação de palavras. Avaliações da fala e da linguagem amplas o suficiente para testar todos os níveis precedentes de habilidade possibilitam fazer avaliações mais precisas das necessidades para a recuperação das crianças. *Pragmática* tem a ver com o uso real da linguagem e de "regras" de conversação, como a pausa, de modo que o ouvinte possa responder a uma pergunta, sabendo o momento exato de mudar de tópico sempre que houver uma pausa na conversação. Na idade de 2 anos, as crianças que não conseguem falar ou que apresentam retardo linguístico provavelmente conheçam algumas palavras – ou no máximo 200 – e, na idade de 3 anos, a maioria entende as regras básicas de linguagem e conseguem conversar de fato. A Tabela 31.4a-1 apresenta uma visão geral de eventos importantes no processo de desenvolvimento linguístico e não verbal.

Ao longo da última década, tem havido um aumento no número de estudos investigando as intervenções na fala e na linguagem, com resultados positivos identificados em inúmeras áreas linguísticas. Esses resultados incluem aprimoramento no vocabulário expressivo, uso da sintaxe e desenvolvimento fonológico geral. Os alvos principais da maior parte das intervenções focam em uma deficiência específica da criança; essas estratégias intervencionistas são aplicadas por terapeutas da fala e da linguagem.

31.4a Transtorno da linguagem

O transtorno da linguagem consiste em dificuldades na aquisição e no uso da linguagem em várias modalidades, incluindo a linguagem falada e escrita, causadas por deficiências na compreensão ou na produção de acordo com as habilidades expressivas e receptivas. Essas deficiências incluem vocabulário reduzido, capacidade limitada para formar frases usando as regras gramaticais e comprometimento da conversação com base nas dificuldades para usar o vocabulário e ligar frases de forma descritiva.

DEFICIÊNCIAS NA LINGUAGEM EXPRESSIVA

As deficiências na linguagem expressiva surgem sempre que uma criança demonstra alguma deficiência seletiva no desenvolvimento da linguagem expressiva, relacionada às habilidades na linguagem receptiva e às funções intelectuais não verbais. Os lactentes e as crianças mais novas dão risadas e começam a cantarolar com aproximadamente 6 meses de idade, balbuciam e verbalizam sílabas como "da-da-da" ou "ma-ma-ma" por volta dos 9 meses e, com 1 ano de idade, conseguem imitar vocalizações e são capazes de falar pelo menos uma palavra. De maneira geral, o desenvolvimento da fala e da linguagem expressiva prossegue de uma forma gradual, de modo que, via de regra, na idade de um ano e meio as crianças conseguem dizer um punhado de palavras e, aos 2 anos, em geral combinam palavras em frases simples. Na idade de 2 anos e meio, conseguem identificar uma ação em um quadro e fazer-se entender por meio de suas verbalizações pelo menos a metade das vezes. Aos 3 anos, a maior parte das crianças é capaz de falar de forma inteligível e consegue identificar uma cor e descrever o que está vendo usando vários adjetivos. De modo habitual, aos 4 anos, as crianças conseguem identificar pelo menos quatro cores e são capazes de conversar de forma inteligível. Nos anos iniciais, antes do período pré-escolar, o desenvolvimento da proficiência no vocabulário e no uso da linguagem é altamente variável e influenciado pela quantidade e qualidade de interações verbais com os membros da família, e, após o início do período escolar, as habilidades linguísticas são influenciadas de maneira significativa pelo nível de comprometimento verbal no ambiente escolar. A Wechsler Intelligence Scale for Children III (WISC-III) é uma ferramenta utilizada para identificar crianças com deficiências de linguagem expressiva, quando o nível intelectual verbal parecer diminuído em comparação ao quociente de inteligência (QI) geral. É provável que crianças com deficiências de linguagem expressiva apresentem desempenho abaixo dos níveis esperados em relação ao vocabulário adquirido e talvez tenham problemas com o uso correto dos tempos verbais, com construções de frases complexas e em lembrar as palavras. De modo geral, sob o ponto de vista verbal, crianças com deficiências de linguagem expressiva aparentam ser mais jovens do que a idade real. Essa deficiência pode ser adquirida durante a infância (i.e., secundária a algum tipo de trauma ou transtorno neurológico), embora isso seja menos frequente, ou pode estar associada ao próprio processo de desenvolvimento. Em geral, é uma condição congênita, sem uma causa óbvia. A maioria dos transtornos da linguagem da infância se enquadra na categoria evolutiva. Em qualquer dos casos, podem ocorrer deficiências nas habilidades receptivas (compreensão da linguagem) ou nas habilidades expressivas (capacidade para usar a linguagem). Com frequência, as perturbações na linguagem expressiva surgem na ausência de dificuldades de compreensão, enquanto a disfunção receptiva costuma diminuir a proficiência na expressão da linguagem. Os prognósticos são melhores para as crianças que sofrem apenas de perturbação na linguagem expressiva, que tem menos interferência na aprendizagem, do que para as que têm perturbações mistas de linguagem receptiva-expressiva.

Embora o uso da linguagem dependa de habilidades expressivas e receptivas, o grau de déficits de um determinado indivíduo pode ser grave em uma área e seriamente alterado em outras áreas. Portanto, o transtorno da linguagem pode ser diagnosticado em crianças com perturbação na linguagem expressiva, na ausência de problemas na linguagem receptiva ou na presença de síndromes da linguagem expressiva e receptiva. Em geral, nas situações em que há deficiência significativa nas habilidades receptivas que sirvam de base diagnóstica, as habilidades expressivas também são comprometidas. De acordo com os critérios do DSM-5, os transtornos da linguagem não se limitam à incapacidade para o desenvolvimento linguístico, isto é, são também incluídas as formas adquiridas de perturbações na linguagem. A fim de preencher os critérios do DSM-5 para transtorno da linguagem, as pontuações nas medições padronizadas da linguagem expressiva ou receptiva devem ficar abaixo das pontuações nos testes e subtestes padronizados para medição do QI não verbal.

Epidemiologia

A prevalência de perturbações na linguagem expressiva diminui com o avanço na idade da criança, e em geral se estima que seja de até 6% na população de crianças com idade entre 5 e 11 anos. As pesquisas indicam que as taxas de perturbações na linguagem expressiva cheguem a atingir 20% em crianças abaixo dos 4 anos. As estimativas são mais baixas e variam de 3 a 5% no caso daquelas com 11 anos na fase escolar. A incidência desse transtorno é duas a três vezes mais elevada em meninos do que em meninas. Além disso, a prevalência é maior entre crianças cujos parentes tenham história familiar de transtorno fonológico ou de qualquer outro transtorno da comunicação.

Comorbidade

Crianças com transtorno da linguagem apresentam taxas de transtornos psiquiátricos comórbidos acima da média. Em um estudo que reuniu crianças com deficiências na fala e na linguagem, os transtornos comórbidos mais comuns foram os de déficit de atenção/hiperatividade (TDAH) (19%), de ansiedade (10%), de oposição desafiante e da conduta (7% combinados). O risco de incidência do transtorno da fala é mais elevado em crianças com transtorno da linguagem expressiva, dificuldades receptivas e outros transtornos da aprendizagem. Muitos outros transtornos – da leitura, de coordenação do desenvolvimento e outros transtornos da comunicação – estão associados a perturbações na linguagem expressiva. Com frequência, crianças com alguma perturbação na linguagem expressiva apresentam algum comprometimento receptivo, embora sem sempre seja uma base suficientemente significativa para estabelecer o diagnóstico de transtorno da linguagem. É comum o transtorno do som da fala, antes conhecido por transtorno

TABELA 31.4a-1
Desenvolvimento normal da fala, da linguagem e das habilidades não verbais em crianças

Desenvolvimento da fala e da linguagem	Desenvolvimento não verbal
1 ano	
Reconhece o próprio nome.	Fica em pé com ajuda.
Segue orientações simples acompanhadas de gestos (p. ex., dar tchau).	Dá os primeiros passos com apoio.
Pronuncia uma ou duas palavras.	Usa objetos comuns (p. ex., colher, xícara).
Mistura palavras e sons de jargões.	Solta objetos sem protestar.
Utiliza gestos comunicativos (p. ex., mostrando, apontando).	Procura por objetos no local em que os viu pela última vez.
2 anos	
Usa até 300 palavras.	Sobe e desce escadas sem ajuda, porém sem alternar os pés.
Identifica e atribui nomes aos objetos mais comuns.	Corre com ritmo, mas não consegue parar ou começar a correr suavemente.
Usa duas palavras ou frases um pouco mais longas.	Come usando um garfo.
Usa algumas preposições (p. ex., em, sobre), pronomes (p. ex., você, eu), flexões verbais (p. ex., no passado, no gerúndio) e plurais (s), porém nem sempre na forma correta.	Colabora com os adultos nas tarefas domésticas mais simples.
Adora brincar com brinquedos de ação.	Obedece aos comandos simples não acompanhados de gestos.
3 anos	
Usa até 1.000 palavras.	Consegue andar de triciclos.
Cria frases de 3 a 4 palavras, em geral com o sujeito e o verbo, porém com estruturas simples.	Adora brincar de "faz de conta".
Obedece aos comandos de duas etapas.	Identifica as cores primárias.
Repete frases com 5 a 7 sílabas.	Equilibra-se momentaneamente em um pé.
Via de regra a fala é compreendida pelos membros da família.	Compartilha os brinquedos com outras crianças por curtos períodos de tempo.
4 anos	
Usa até 1.600 palavras.	Sobe e desce escadas com pés alternados.
Repete histórias e eventos do passado recente.	Consegue saltitar com um dos pés.
Compreende a maior parte das questões sobre o ambiente imediato.	Copia letras em blocos.
Usa conjunções (p. ex., se, mas, porque).	Consegue fazer o jogo de dramatizações com outras crianças.
Via de regra, a fala é compreendida por pessoas estranhas.	Classifica os objetos familiares.
5 anos	
Usa até 2.300 palavras.	Consegue se vestir sem ajuda.
Discute sentimentos.	Consegue cortar a carne com a faca.
Compreende a maior parte das preposições que se referem ao espaço (p. ex., acima, ao lado, na direção de) e ao tempo (p. ex., antes, depois, até).	Desenha uma pessoa reconhecível. As brincadeiras têm algum propósito e são construtivas.
Obedece aos comandos de três etapas.	Reconhece parcial ou totalmente os relacionamentos.
Escreve o próprio nome.	
6 anos	
Define as palavras por função e atributos.	Consegue andar de bicicleta.
Usa uma grande variedade de frases complexas bem estruturadas.	Consegue atirar uma bola satisfatoriamente.
Usa todos os componentes de uma frase (p. ex., verbos, sujeitos, advérbios, adjetivos, conjunções, preposições).	Presta atenção em tarefas motivadoras. Adora jogos competitivos.
Compreende as associações entre letras e sons na leitura.	
8 anos	
Lê livros simples por prazer.	
Adora charadas e piadas.	Compreende a conservação de líquido, número, duração e assim por diante.
Verbaliza imediatamente ideias e problemas.	Sabe distinguir o lado esquerdo e direito de outras pessoas.
Compreende solicitações indiretas (p. ex. "Está quente aqui dentro", ou seja, uma solicitação indireta para abrir a janela).	Consegue fazer a distinção entre diferenças e similaridades. Gosta que as outras pessoas tenham perspectivas diferentes.
Reproduz todos os sons da fala de uma forma adulta.	Classifica alguns objetos em diversas categorias.

(Adaptada, com permissão, de Owens RE. *Language Development: An Introduction.* 4ª ed. Needham Heights, MA: Allyn & Bacon, 1996.)

fonológico, ser observado em crianças mais novas com transtorno da linguagem, sendo também encontradas anormalidades neurológicas em inúmeras crianças, incluindo sinais neurológicos suaves, respostas vestibulares deprimidas e anormalidades eletrencefalográficas (EEG).

Etiologia

Provavelmente as causas específicas dos componentes do transtorno da linguagem sejam multifatoriais. Embora os dados disponíveis sobre a estrutura cerebral específica de crianças com esse transtorno sejam escassos, alguns poucos estudos de imagens por ressonância magnética (IRMs) sugerem que estejam associados a uma assimetria reduzida entre o lado esquerdo e o lado direito do cérebro nas regiões temporais perissilvinas e planas. Os resultados de um pequeno estudo de IRM sugeriu a presença de uma possível inversão na assimetria cerebral (lado direito > lado esquerdo). Aparentemente, a lateralidade esquerda ou a bilateralidade estão relacionadas a problemas de linguagem expressiva com mais frequência do que nos casos de lateralidade direita. As evidências mostram que os transtornos da linguagem em geral ocorrem em algumas famílias, e vários estudos envolvendo gêmeos revelam que há uma concordância significativa em gêmeos monozigóticos no que diz respeito aos transtornos linguísticos. Acredita-se também na hipótese de que fatores ambientais e educacionais possam contribuir para a ocorrência de transtornos da linguagem evolutivos.

Diagnóstico

O transtorno da linguagem do tipo perturbação expressiva é diagnosticado nas situações em que a criança possui alguma deficiência seletiva nas habilidades linguísticas e apresenta um bom desempenho das áreas não verbais. Cabe ressaltar que níveis verbais abaixo dos esperados para a idade ou linguagem por meio de sinais, em combinação com pontuação baixa nos testes verbais expressivos padronizados, são diagnóstico de deficiências acentuadas no transtorno da linguagem. Embora, com frequência, crianças com transtornos do espectro autista apresentem deficiências de linguagem expressiva, em geral tais perturbações ocorrem na ausência desse transtorno e se caracterizam pelo seguinte: vocabulário limitado, gramática simples e articulação variável. A presença de "linguagem interior" ou o uso adequado de brinquedos e de objetos domésticos são bastante comuns. Uma das ferramentas de avaliação, a Carter Neurocognitive Assessment, detalha e quantifica habilidades nas áreas de consciência social, atenção visual, compreensão auditiva e comunicação verbal, mesmo quando há comprometimento da linguagem expressiva e das habilidades motoras em crianças muito jovens – até 2 anos de idade. A aplicação de testes padronizados de linguagem expressiva e de inteligência não verbal é um método eficiente para confirmar o diagnóstico. A observação dos padrões de linguagem verbal e de sinais em vários ambientes (p. ex., pátios de escolas, salas de aula, lar e salas de jogos) e durante as interações com outras crianças ajuda a avaliar a gravidade e as áreas específicas das deficiências de uma criança, facilitando a detecção precoce de complicações comportamentais e emocionais. A história familiar deve incluir a presença ou ausência do transtorno da linguagem expressiva entre parentes.

Características clínicas

Crianças com transtorno da linguagem expressiva contam histórias de uma maneira vaga e usam a filtragem de palavras como "treco" e "coisas" em vez de atribuírem nomes a objetos específicos.

A característica essencial das deficiências linguísticas no transtorno da linguagem é o comprometimento acentuado no desenvolvimento da linguagem expressiva apropriada para a idade, o qual resulta no uso da linguagem verbal ou de sinais muito abaixo do nível esperado diante da capacidade intelectual não verbal da criança. As habilidades de compreensão da linguagem (decodificação) permanecem relativamente intactas. Nos casos mais graves, o transtorno se torna reconhecível em torno da idade de 18 meses, ocasião em que a criança não consegue emitir palavras ou sons simples, ou mesmo os respectivos ecos. Mesmo palavras simples, como "mamã" e "papá", não fazem parte do vocabulário ativo da criança, que acaba apontando ou gesticulando para indicar seus desejos. A criança parece desejar se comunicar, mantém o contato com os olhos e adora bater palminhas e brincar de esconde-esconde. O vocabulário é extremamente limitado. Aos 18 meses de idade, ela limita-se a apontar os objetos comuns quando são mencionados.

Os comprometimentos linguísticos tornam-se gradualmente aparentes a partir do momento em que uma criança com deficiências na linguagem expressiva começa a falar. Com frequência, a articulação é imatura: ocorrem inúmeros erros de articulação, ainda que sejam inconsistentes, de modo particular em sons como r, s, z, y e l, que são omitidos ou substituídos por outros sons.

Por volta dos 4 anos, a maioria das crianças com perturbação na linguagem expressiva consegue se comunicar com frases curtas, mas têm dificuldade de memorizar novas palavras. Depois que elas começam a falar, a aquisição da linguagem é mais lenta em comparação à maior parte das crianças. O uso de várias estruturas gramaticais também permanece bem abaixo do nível esperado para a idade, e os eventos evolutivos importantes podem ser ligeiramente tardios. Os problemas emocionais envolvendo pobreza de autoimagem, frustração e depressão podem se desenvolver em crianças na idade escolar.

> Damien era uma criança amigável, alerta e hiperativa de 2 anos cujo vocabulário expressivo se limitava a apenas duas palavras (mamãe e papai). Ele usava uma dessas palavras de cada vez em situações impróprias e complementava suas raras comunicações verbais apontando com o dedo ou por meio de outros gestos simples para pedir os objetos ou as ações desejadas. Não conseguia se comunicar por outras razões (p. ex., comentários ou protestos). Aparentemente, Damien estava se desenvolvendo de maneira normal em outras áreas, sobretudo nas atividades motoras mais rudes, embora suas atividades motoras mais refinadas também não fossem satisfatórias. Sentava-se, ficava em pé, caminhava e era alegre nas brincadeiras com outras crianças, bem como adorava as atividades e os brinquedos adequados para uma criança de sua idade. Ainda que tivesse história de infecções frequentes no ouvido, um teste auditivo recente revelou que sua audição era normal. Apesar das limitações expressivas, sua compreensão era normal para identificar nomes de objetos e de ações familiares, assim como para seguir instruções verbais simples (p. ex., "Coloque aquilo no chão"; "Pegue sua camisa"; "Bata palmas"). No entanto, devido a sua hiperatividade e impulsividade, geralmente eram necessárias várias orientações para concluir uma tarefa simples.
>
> Apesar do desenvolvimento lento da linguagem, o pediatra de Damien assegurava à família que, com o tempo, crianças como ele conseguiam superar o início lento do desenvolvimento da linguagem. Felizmente, o retardo linguístico do menino melhorou de forma espontânea aos 3 anos e meio de idade, quando entrou na pré-escola, embora naquela ocasião tenha recebido o diagnóstico de transtorno de déficit de atenção/hiperatividade.

Jessica era uma garotinha sociável e ativa de 5 anos que foi diagnosticada com transtorno da linguagem. Todos a adoravam no jardim de infância a despeito de suas deficiências linguísticas, e ela costumava brincar com muitas outras colegas de classe. Durante a atividade em que cada aluno tinha de repetir a história de Chapeuzinho Vermelho para sua boneca, as histórias das colegas de Jessica começavam assim: "Chapeuzinho Vermelho estava levando uma cesta de alimentos para a avó que estava doente. Um lobo mau parou Chapeuzinho Vermelho na floresta. Ele tentou tirar a cesta dela, mas ela se recusava a entregar a cesta para ele".

Quando foi sua vez de repetir a história, Jessica tentou se esquivar, porém, quando percebeu que não iria conseguir fugir, sua história foi bem diferente. Jessica relutou e contou a seguinte história: "Chapeuzinho Vermelho indo para a casa da vovó. Dela levava comida. Lobo mau na cama. Chapeuzinho Vermelho diz, que orelhas grandes você tem, vovó? Ouço você, querida. Que grandes olhos você tem, vovó? Eu vejo você querida. Que boca grande vovó? Vou comer você todinha!".

A história de Jessica era típica de uma pessoa com deficiências de linguagem expressiva em sua faixa de idade: incluindo frases curtas e incompletas; estruturas de frases simples; omissão de palavras com função gramatical (p. ex., "é" e "o") e flexões verbais (p. ex., possessivos e verbos no presente do indicativo); problemas na formulação de perguntas; e uso incorreto dos pronomes (p. ex. "dela" por "ela"). No entanto, a menina apresentou bom desempenho com suas colegas de classe na compreensão dos detalhes e do enredo do conto de Chapeuzinho Vermelho, desde que ela não tivesse de repeti-lo verbalmente. Jessica demonstrou também que tinha habilidades adequadas de compreensão na sala de aula do jardim de infância, onde logo seguia as instruções complexas e de várias etapas da professora (p. ex., "Depois que você escrever seu nome no canto esquerdo da folha de papel, pegue os lápis de cor e as tesouras, coloque os livros da biblioteca embaixo da cadeira e entre na fila no fundo da sala de aula").

Ramon era um garoto quieto e reservado de 8 anos cujos problemas de linguagem expressiva haviam melhorado ao longo do tempo e já não eram tão óbvios quando brincava com seus pares. Agora, sua fala raramente tinha frases incompletas e não apresentava os erros gramaticais que eram muito evidentes na época em que era mais novo. Entretanto, seus problemas expressivos ainda não permitiam que participasse de tarefas envolvendo o uso abstrato da linguagem, e ele se esforçava para fazer os trabalhos acadêmicos da 3ª série. Um exemplo das explicações de Ramon de um experimento científico recente é o seguinte: "O professor tinha material em alguns frascos. Ele despejou e ele ficou cor-de-rosa. A outra coisa fez ele ficar branco." Embora cada frase tivesse um sentido gramatical, era difícil entender sua explicação, porque o menino explicou vagamente as ideais e os detalhes principais. Ramon tinha muita dificuldade para encontrar palavras e usava termos vagos e inespecíficos tais como coisa, material e ficou.

Durante a 1ª e a 2ª série, Ramon esforçava-se para acompanhar os colegas de classe na leitura, na escrita e em outras habilidades acadêmicas. Contudo, na 3ª série, as demandas crescentes por trabalhos escritos estavam além de suas capacidades. Seus trabalhos escritos caracterizavam-se pela desorganização e pela falta de especificidade. Além disso, os colegas começaram a provocá-lo em razão de suas dificuldades; ele sentia-se envergonhado devido a suas deficiências e reagia de forma agressiva, com frequência partindo para o enfrentamento físico. Apesar disso, Ramon continuou demonstrando que tinha uma compreensão relativamente boa da linguagem falada, incluindo as aulas sobre conceitos abstratos. Entendia também frases complexas sob os pontos de vista gramatical e conceitual (p. ex., "o carro que o caminhão atingiu tinha calotas roubadas"; "Se tivesse sido possível, ela nos teria notificado pelo correio ou por telefone").

Diagnóstico diferencial

Os transtornos da linguagem estão associados a diversos transtornos psiquiátricos, incluindo outros transtornos da aprendizagem e o transtorno de déficit de atenção/hiperatividade, e, em alguns casos, é difícil separar o transtorno da linguagem de qualquer outro tipo de disfunção. No transtorno misto da linguagem receptiva-expressiva, a compreensão da linguagem (decodificação) está significativamente abaixo do nível esperado para a idade, enquanto, no transtorno da linguagem expressiva, a compreensão da linguagem permanece nos limites normais.

Com frequência, nos transtornos do espectro autista, as crianças apresentam comprometimento da linguagem, em jogos simbólicos e de imagens, no uso adequado de gestos e na capacidade de estabelecer relacionamentos sociais típicos. No entanto, crianças com transtorno da linguagem expressiva ficam frustradas com sua condição e, em geral, são altamente motivadas a fazer amizades apesar de sua incapacidade.

Crianças com afasia ou disfasia adquiridas têm história de desenvolvimento precoce de linguagem normal; nesses casos, o início do transtorno da linguagem ocorre depois de algum trauma ou de qualquer outro transtorno neurológico (p. ex., transtorno convulsivo). Crianças com mutismo seletivo apresentam desenvolvimento normal da linguagem. Geralmente, elas conversam apenas na presença de membros da família (p. ex., mãe, pai e irmãos). Essas crianças são ansiosas no contexto social e arredias quando estão fora do ambiente familiar.

Patologia e exames laboratoriais

As crianças com transtornos da fala e da linguagem devem fazer um audiograma para excluir a hipótese de perda auditiva.

Curso e prognóstico

O prognóstico para o transtorno da linguagem expressiva piora quanto mais longa a persistência da condição na criança; além disso, o prognóstico depende do nível de gravidade do transtorno. Estudos realizados com lactentes e crianças com "fala tardia" chegaram à conclusão de que, durante os anos pré-escolares, entre 50 e 80% dessas crianças dominam as habilidades linguísticas compatíveis com os níveis esperados. A maior parte daquelas com atraso na aquisição da linguagem recupera o tempo perdido durante os anos pré-escolares. Os resultados das deficiências na linguagem expressiva são influenciados por outros transtornos comórbidos. O prognóstico melhora nas situações em que as crianças não desenvolvem transtornos do humor ou problemas de comportamento disruptivo. A rapidez e o grau de recuperação dependem do nível de gravidade do transtorno, da motivação da criança em participar de terapias da fala e da linguagem e início, em tempo hábil, das intervenções terapêuticas. A presença ou a ausência de perda auditiva ou de capacidade intelectual dificulta o tratamento e resulta em piores prognósticos. Em até 50% das crianças com transtorno leve da linguagem expressiva a recuperação é espontânea, sem qualquer sinal de comprometimento da linguagem, embora aquelas nas quais esse transtorno é grave provavelmente continuem a apresentar alguns sintomas no decorrer da fase intermediária da infância ou mesmo mais tarde.

A literatura atual mostra que as crianças que apresentam problemas como má compreensão, má articulação ou desempenho acadêmico fraco tendem a continuar com problemas nessas áreas depois de sete anos de acompanhamento. Observou-se que há também uma relação entre perfis específicos de comprometimento linguístico e problemas persistentes de humor e de comportamento. Crianças com compreensão inadequada associada a dificuldades expressivas parecem ser socialmente mais isoladas e deficientes no que se refere ao relacionamento com pares.

Tratamento

A meta principal do tratamento dos problemas da fala e da linguagem na fase inicial da infância é orientar as crianças e os respectivos pais em termos de aprimoramento da produção de uma linguagem provida de sentido. Os dados atualmente existentes dão suporte aos aperfeiçoamentos conseguidos por meio de intervenções na fala e na linguagem nos casos de deficiências na linguagem expressiva em crianças na idade escolar com déficits primários, se comparadas àquelas em idade pré-escolar. Um estudo recente que investigou a aplicação da Parent-Child Interaction Therapy (PCIT) em crianças na idade escolar com essas deficiências descobriu que a PCIT foi particularmente eficaz para aprimorar sua iniciação verbal, o tempo médio de elocução e a proporção de suas elocuções em relação aos pais. Um ensaio randomizado de larga escala, realizado na Austrália, envolvendo intervenção de um ano de duração, cujo alvo eram crianças na fase pré-escolar com atraso no desenvolvimento da linguagem, descobriu que um dos programas comunitários não chegou a afetar a aquisição da linguagem nas crianças com 2 e 3 anos de idade. Levando-se em consideração a alta taxa de remissão espontânea das deficiências linguísticas nas crianças na fase pré-escolar, assim como os efeitos menos que robustos das intervenções em crianças naquela faixa etária, em geral a prática não recomenda iniciar o tratamento de transtornos da linguagem expressiva, a não ser que eles persistam depois dos anos pré-escolares. Existem várias técnicas que ajudam as crianças a melhorar o uso de partes da fala, como pronomes, tempos verbais corretos e construção de frases. As intervenções diretas são conduzidas por patologistas da fala e da linguagem que trabalham diretamente com as crianças; essas intervenções, nas quais um profissional da fala e da linguagem ensina aos professores ou aos pais das crianças como aplicar as técnicas terapêuticas da linguagem, também são bastante eficazes. Com frequência, a terapia linguística tem como foco principal o uso de palavras que permitam melhorar as estratégias de comunicação e as interações sociais. Esse tipo de terapia consiste em exercícios comportamentais reforçados, na prática com fonemas (unidades sonoras), vocabulário e construção de frase. O objetivo é aumentar o número de frases usando o método de construção de blocos e as terapias convencionais da fala.

TRANSTORNOS MISTOS RECEPTIVOS E EXPRESSIVOS

Crianças com deficiências na linguagem receptiva e expressiva podem ter dificuldades na distinção de sons, deficiências no processamento auditivo ou problemas de memória nas sequências sonoras. Essas crianças apresentam problemas na expressão e recepção (entendimento e compreensão) da linguagem falada. Nelas, as dificuldades expressivas assemelham-se àquelas observadas nas crianças com apenas a perturbação na linguagem expressiva, a qual se caracteriza pela limitação no vocabulário, pelo uso de frases simples e pelo hábito de usar frases curtas. Crianças com dificuldades na linguagem receptiva podem apresentar déficits adicionais nas habilidades básicas do processamento auditivo, tais como distinção entre sons, alterações sonoras rápidas, associação de sons e memória das sequências sonoras. Esses déficits podem criar inúmeras barreiras de comunicação, incluindo dificuldade para entender as perguntas ou orientações feitas por outras pessoas ou incapacidade para acompanhar as conversas entre pares ou membros da família. A identificação dos transtornos mistos receptivos-expressivos pode ocorrer tardiamente em razão de atribuição incorreta precoce pelos professores e pelos pais de uma causa comportamental, em vez de uma falha de entendimento.

As características essenciais dos transtornos na linguagem receptiva-expressiva são apresentadas por meio de pontuações nos testes padronizados; as pontuações do desenvolvimento da linguagem receptiva (compreensão) e expressiva enquadram-se bem abaixo das pontuações obtidas nas medições padronizadas da capacidade intelectual não verbal. As dificuldades linguísticas precisam ser suficientemente graves para comprometer o desempenho acadêmico ou a comunicação social diária.

Epidemiologia

Os transtornos mistos da linguagem receptiva-expressiva são menos frequentes que as deficiências expressivas, mesmo com a escassez de dados epidemiológicos sobre taxas específicas de prevalência. Acredita-se que esses transtornos ocorram em cerca de 5% das crianças no período pré-escolar e persistam em 3% daquelas em idade escolar. Reconhecidamente, é menos comum que os transtornos da linguagem expressiva. As observações indicam que a prevalência do transtorno misto da linguagem receptiva-expressiva é pelo menos duas vezes mais elevada em meninos do que em meninas.

Comorbidade

Crianças com deficiências mistas da linguagem receptiva-expressiva estão em grande risco de ocorrência de transtornos da fala e da linguagem, da aprendizagem e transtornos psiquiátricos adicionais. Pelo menos metade das crianças com essas deficiências apresenta também dificuldades na pronúncia, que levam ao transtorno do som da fala, e cerca de metade tem também transtorno da leitura. Essas taxas são significativamente mais elevadas que as comorbidades observadas em crianças que têm apenas problemas de linguagem. A presença do transtorno de déficit de atenção/hiperatividade ocorre em pelo menos um terço das crianças com deficiências mistas da linguagem receptiva-expressiva.

Etiologia

Provavelmente os transtornos da linguagem tenham múltiplos determinantes, incluindo fatores genéticos, anormalidades no desenvolvimento cerebral, influências ambientais, imaturidade no desenvolvimento neurológico e características do processamento auditivo no cérebro. Da mesma forma como ocorre nos casos isolados de deficiências na linguagem expressiva, as evidências indicam que há uma agregação das deficiências mistas da linguagem receptiva-expressiva familiares. A contribuição genética na incidência desse transtorno foi confirmada por alguns estudos de gêmeos, embora não tenha sido comprovado qualquer modo de transmissão genética. Alguns estudos realizados com crianças apresentando diversos transtornos da fala e da linguagem mostraram que há também déficits cognitivos, em particular o processamento mais lento de tarefas envolvendo a atribuição de nomes a objetos, assim como das tarefas motoras refinadas. Hipoteticamente, a mielinização mais lenta das vias neurais é responsável pelo processamento lento observado em crianças com transtornos no desenvolvimento da linguagem. Diversos estudos sugerem que exista um possível comprometimento subjacente da discriminação auditiva, considerando-se que a maior parte das crianças com esse transtorno é mais responsiva aos sons ambientais do que aos sons da fala.

Diagnóstico

Crianças com deficiências mistas na linguagem receptiva-expressiva desenvolvem a linguagem de forma mais lenta que seus pares e têm problemas para entender as conversas que seus pares acompanham normalmente. No caso específico do transtorno misto da linguagem receptiva-expressiva, a disfunção receptiva coexiste com a disfunção expressiva. Portanto, devem ser aplicados testes padronizados para avaliação das capacidades de linguagem receptiva e expressiva em qualquer paciente com suspeita de transtorno da linguagem com deficiência mista receptiva-expressiva.

A confirmação do diagnóstico de deficiências mistas na linguagem receptiva-expressiva tem por base a presença de fatores como nível de compreensão da linguagem verbal ou de sinais bem abaixo das expectativas, permanecendo intacta a capacidade intelectual não verbal apropriada para a idade; confirmação das dificuldades linguísticas pela aplicação de testes padronizados de linguagem receptiva; e ausência de transtorno do espectro autista. Entretanto, de acordo com os critérios do DSM-5, essas deficiências estão incluídas no diagnóstico do transtorno da linguagem.

Características clínicas

A característica clínica essencial dessa perturbação linguística é o comprometimento significativo da compreensão e da expressão da linguagem. No tipo misto, os comprometimentos expressivos assemelham-se àqueles da perturbação da linguagem expressiva, embora possam ser mais graves. Via de regra, as características clínicas do componente receptivo do transtorno se manifestam antes da idade de 4 anos. As formas graves tornam-se aparentes aos 2 anos; as leves talvez não se tornem evidentes até os 7 anos (segundo ano escolar) ou mais, quando a linguagem passa a ser mais complexa. Crianças com transtorno da linguagem que se caracteriza pela presença de perturbação mista receptiva-expressiva apresentam capacidade acentuadamente atrasada e abaixo do nível normal para compreender (decodificar) a linguagem verbal ou de sinais, ainda que sua capacidade intelectual não verbal seja apropriada para a idade. Na maior parte dos casos de disfunção receptiva, há também o comprometimento da expressão linguística (codificação) verbal ou de sinais. As características clínicas da perturbação mista da linguagem receptiva-expressiva em crianças com idade abaixo de 18 e 24 meses resultam da incapacidade de emitir um único fonema espontaneamente ou de imitar as palavras pronunciadas por outras pessoas.

Muitas crianças com deficiências mistas na linguagem receptiva-expressiva apresentam dificuldades sensoriais auditivas e comprometimento na capacidade de processar símbolos visuais, como, por exemplo, explicar o significado de uma figura. Essas crianças não conseguem fazer a integração de símbolos auditivos e visuais – por exemplo, não são capazes de reconhecer os atributos comuns básicos de um caminhão de brinquedo e de um carro de brinquedo. Enquanto, aos 18 meses de idade, crianças com deficiências mistas na linguagem expressiva somente obedecem aos comandos simples e, com base em instruções recebidas, conseguem apontar para objetos domésticos familiares, é comum as crianças da mesma idade com perturbação mista na linguagem receptiva-expressiva não conseguirem apontar para objetos comuns ou obedecer a comandos simples. Crianças com deficiências mistas na linguagem receptiva-expressiva podem parecer surdas. De maneira geral, elas respondem aos sons ambientais, porém não aos sons da linguagem falada. Se, mais tarde, a criança começar a falar, sua fala contém inúmeros erros de articulação, como omissões, distorções e substituições de fonemas. A aquisição da linguagem é muito mais lenta no caso de crianças com perturbação mista na linguagem receptiva-expressiva do que o observado em outras da mesma idade.

Crianças com perturbação mista na linguagem receptiva-expressiva possivelmente tenham alguma dificuldade para relembrar memórias visuais e auditivas recentes, assim como para reconhecer e reproduzir símbolos na sequência correta. Algumas apresentam defeito auditivo parcial para sons reais, limiar elevado de estímulo auditivo e incapacidade para localizar fontes sonoras. Condições como transtornos convulsivos e transtorno da leitura são mais comuns entre parentes de crianças com problemas receptivos e expressivos mistos do que na população em geral.

Patologia e exames laboratoriais

A aplicação de técnicas, como a audiografia, é indicada para todas as crianças com suspeita de perturbação mista receptiva-expressiva de modo a excluir ou confirmar a presença de surdez ou de deficiências auditivas. As histórias das crianças e de seus familiares e as observações do comportamento delas em vários ambientes ajudam a esclarecer o diagnóstico.

> Jenna era uma criança agradável de 2 anos que ainda não conseguia usar qualquer palavra falada e não obedecia a comandos simples sem gestos. Ela expressava suas necessidades por meio de vocalizações e de gestos simples (p. ex., mostrando ou apontando), como aqueles normalmente utilizados por crianças mais novas. Aparentemente, ela apenas compreendia os nomes de algumas pessoas ou de alguns objetos familiares (p. ex., mamãe, papai, gato, garrafa e bolacha). Em comparação a outras crianças da mesma idade, Jenna tinha um vocabulário muito pequeno e uma compreensão limitada de orientações verbais simples (p. ex., "Pegue a boneca"; "Feche os olhos"). Entretanto, sua audição era normal, e suas habilidades motoras e de brincar estavam em desenvolvimento, como o esperado para sua idade. Ela demonstrava interesse pelo ambiente e pelas atividades de outras crianças em seus cuidados diários.

> Lena era uma criança tímida e reservada de 5 anos que cresceu em um lar bilíngue. Os pais e os irmãos mais velhos eram fluentes em inglês e cantonês. Os avós, que viviam na mesma residência, falavam apenas cantonês. Ela começou a entender e a falar os dois idiomas muito mais tarde que seus irmãos. Durante toda a fase pré-escolar, o desenvolvimento da compreensão e da produção de Lena continuou lento. No início do jardim de infância, compreendia uma quantidade menor de palavras em inglês para objetos, ações e relações do que seus colegas de classe. Na sala de aula, não conseguia acompanhar as instruções mais complexas, sobretudo as palavras que se relacionavam ao conceito de tempo (p. ex., amanhã, antes ou dia) e de espaço (p. ex., atrás, próximo ou em baixo). Lena tinha também muita dificuldade em relacionar várias imagens com uma das frases sintaticamente complexas que ouvia (p. ex., "Não era o trem que ela estava esperando"; "Como já havia feito a tarefa, ele não ficou depois da aula"). Ela brincava com as outras crianças, porém raras vezes tentava conversar com elas, o que leva colegas de classe a colocarem no ostracismo. Em geral, as tentativas de conversação eram interrompidas porque a menina interpretava de maneira incorreta o que as pessoas diziam ou porque não conseguia expressar claramente seus pensamentos. Portanto, de maneira geral, os colegas de classe a ignoravam e preferiam brincar com pares que tinham mais competência verbal. Suas poucas interações limitavam as oportunidades de aprender e de praticar suas já muito fracas habilidades linguísticas. Além disso, ela tinha também habilidades receptivas e expressivas limitadas em cantonês, o que foi revelado por uma avaliação feita com a ajuda de um intérprete. Apesar disso, suas habilidades motoras e cognitivas não verbais estavam na faixa normal para sua idade. Lena era muito proficiente na solução de problemas espaciais e numéricos, desde que fossem apresentados por escrito e não fossem problemas com palavras.

> Mark recebeu o diagnóstico de transtorno da linguagem, fundamentado em deficiências mistas receptivas-expressivas quando ainda estava na idade pré-escolar. Aos 7 anos, recebeu também diagnósticos comórbidos de transtorno da leitura e de déficit de atenção/hiperatividade. Essa combinação de problemas de leitura, linguagem e atenção tornou seu sucesso na escola praticamente impossível, embora ele conseguisse se reunir com os pares nas brincadeiras livres. As dificuldades de compreensão e atenção limitavam sua capacidade para entender e aprender informações importantes ou acompanhar as instruções e discussões em classe. Mark sentia que estava ficando cada vez mais atrás de seus colegas. Tinha também a grande desvantagem de ler apenas algumas palavras familiares. Isso significava que não tinha motivação nem capacidade para aprender informações acadêmicas fora da sala de aula por meio da leitura. Recebeu aulas particulares e intervenções na fala e na linguagem e, apesar de algumas melhorias, continuou atrás de seus colegas sob o ponto de vista acadêmico. Entretanto, mesmo com problemas acadêmicos, se sobressaía nas atividades esportivas e continuava apresentando habilidades intelectuais não verbais na faixa média.

Diagnóstico diferencial

Crianças com transtorno da linguagem caracterizado pela presença de deficiências mistas receptivas-expressivas apresentam algum déficit na compreensão e na produção da linguagem. Em um primeiro momento, os prejuízos receptivos podem passar despercebidos, porque o déficit na linguagem expressiva possivelmente seja mais óbvio. Na perturbação da linguagem expressiva considerada de maneira isolada, a compreensão da linguagem falada (decodificação) permanece na faixa normal para a idade. Crianças com transtorno do som da fala (tartamudez) têm competência normal em termos de linguagem receptiva e expressiva, apesar dos comprometimentos na fala.

A maior parte das crianças com perturbação mista na linguagem receptiva-expressiva tem história de respostas variáveis e inconsistentes aos sons; elas respondem com mais frequência aos sons ambientais do que aos sons da fala (Tab. 31.4a-2). Incapacidade intelectual, mutismo seletivo, afasia adquirida e transtorno do espectro autista são condições que também devem ser excluídas do diagnóstico.

Curso e prognóstico

O prognóstico geral para o transtorno da linguagem com transtorno misto receptivo-expressivo é menos favorável que o prognóstico para a perturbação da linguagem expressiva considerada isoladamente. De maneira geral, nas situações em que é identificado em crianças mais novas, o transtorno misto costuma ser grave, e o prognóstico de curto prazo não é bom. A taxa de desenvolvimento da linguagem é rápida na fase inicial da infância, e as crianças mais jovens com o transtorno parecem atrasadas em relação às demais. O prognóstico é limitado diante da probabilidade de transtornos da aprendizagem comórbidos e de outros transtornos mentais. É provável que crianças com deficiências graves na linguagem mista receptiva-expressiva apresentem transtornos da aprendizagem no futuro. Possivelmente, o transtorno misto não seja identificado por muitos anos em crianças com versões leves da deficiência, e talvez as perturbações na vida diária sejam menos estressantes que nas versões graves do transtorno. No longo prazo, o desenvolvimento da função linguística em algumas crianças com perturbação mista na linguagem é quase normal. O prognóstico para crianças com esse tipo de problema varia amplamente e depende da natureza e da gravidade dos danos.

TABELA 31.4a-2
Diagnóstico diferencial de transtorno da linguagem

	Comprometimento auditivo	Incapacidade intelectual	Transtorno do espectro autista	Perturbação do déficit de linguagem expressiva	Perturbação do déficit de linguagem receptiva-expressiva	Mutismo seletivo	Transtorno do som da fala
Compreensão da linguagem	−	−	−	+	−	+	+
Linguagem expressiva	−	−	−	−	−	Variável	+
Audiograma	−	+	+	+	Variável	+	+
Articulação	−	− (Variável)	− (Variável)	−	− (Variável)	+	−
Linguagem interior	+	+ (Limitada)	−	+	+ (Ligeiramente limitada)	+	+
Uso de gestos	+	+ (Limitada)	−	+	+	+ (Variável)	+
Ecos	−	+	+ (Inapropriado)	+	+	+	+
Atendimentos aos sons	Somente alta ou baixa frequência	+	+	−	+	Variável	+	+
Observação de faces	+	+	−	+	+	+	+
Desempenho	+	−	+	+	+	+	+

+, normal; −, anormal.
(Adaptada de Dennis Cantwell, M.D., e Lorian Baker, Ph.D., 1991).

Tratamento

Recomenda-se fazer uma avaliação detalhada da fala e da linguagem em crianças com perturbação mista na linguagem receptiva-expressiva, considerando-se as complexidades da hipótese de o paciente ter ambas as deficiências. Há alguma controvérsia sobre se a correção das deficiências receptivas, antes da correção da linguagem expressiva, aumenta a eficiência geral. Uma revisão da literatura indica que não há vantagem em tratar as deficiências receptivas antes dos déficits expressivos e, na realidade, em alguns casos, a correção da linguagem expressiva pode diminuir ou eliminar a necessidade de corrigir a linguagem receptiva. Portanto, as recomendações atuais são de tratar ambas as deficiências simultaneamente ou fazer primeiro intervenções no componente expressivo e, em seguida, tratar a linguagem receptiva. A situação ideal nos casos de crianças com problemas mistos de linguagem receptiva e expressiva é administrar intervenções que promovam a comunicação social e a alfabetização, assim como a linguagem oral. Para aquelas no nível do jardim de infância, a intervenção ideal inclui a aprendizagem direta das habilidades principais antes da leitura e do treinamento nas habilidades sociais. Uma das metas importantes é o desenvolvimento de habilidades rudimentares de leitura na fase inicial das intervenções em crianças com perturbação mista da linguagem receptiva-expressiva, tendo em vista que essas habilidades protegem contra as ramificações acadêmicas e psicossociais se a criança atrasar nas atividades de leitura em relação aos colegas. Alguns terapeutas da linguagem são favoráveis aos ambientes de baixa estimulação, nos quais os pacientes recebem instruções linguísticas individuais. Outros especialistas da linguagem recomendam a integração das instruções da fala e da linguagem em um ambiente diversificado, com crianças que recebem instruções sobre as estruturas de diversos idiomas de forma concomitante. Com frequência, as crianças com deficiências na linguagem receptiva e expressiva têm maiores benefícios com a aprendizagem mais individualizada de ambientes educacionais especiais e menores.

A psicoterapia é muito útil para aquelas que apresentam transtornos mistos de linguagem que tenham problemas emocionais e comportamentais associados. Os examinadores devem dar atenção especial à avaliação da autoimagem e das habilidades sociais. O aconselhamento familiar em que os pais e as crianças tenham a oportunidade de desenvolver meios de comunicação mais eficazes e menos frustrantes pode ser extremamente benéfico.

31.4b Transtorno do som da fala

Crianças com o transtorno do som da fala têm dificuldade para pronunciar de modo correto os sons da fala em decorrência da omissão de sons, de distorções nos sons ou de pronúncia atípica. Anteriormente conhecidas por transtorno fonológico, as perturbações típicas relacionadas à fala no transtorno do som da fala incluem a omissão dos últimos sons das palavras (p. ex., dizendo "*mou*" para "*mouse*" ou "*drin*" para "*drink*") ou a substituição de um som por outro (dizendo "*bwu*" em vez de "*blue*" ou "*tup*" em vez de "*cup*"). As distorções sonoras ocorrem nas situações em que as crianças deixam escapar uma quantidade excessiva de ar no canto da boca ao emitir sons como "sh" ou produzir sons como "s" ou "z", mantendo a língua estendida. Os erros de sons da fala ocorrem também como padrões, tendo em vista que as crianças interrompem o fluxo de ar ao invés de mantê-lo constante, evitando que as palavras sejam pronunciadas (p. ex., "*pat*" em vez de "*pass*" ou "*bacum*" em vez de "*vacum*"). Pode-se confundir crianças com algum transtorno no som da fala com outras mais novas devido a sua dificuldade para produzir corretamente os sons. Obtém-se o diagnóstico de um transtorno no som da fala comparando as habilidades de uma determinada criança com o nível esperado de habilidades de seus pares. Esse tipo de transtorno é o resultado de erros em palavras completas em razão da pronúncia incorreta de consoantes, substituição de um som por outro, omissão de fonemas inteiros e, em alguns casos, disartria (fala desarticulada por falta de coordenação dos músculos da fala) ou dispraxia (dificuldade para planejar e executar a fala). Acredita-se que o desenvolvimento dos sons da fala se fundamente na integração do desenvolvimento motor e linguístico para produzir os sons.

Perturbações nos sons da fala, como disartria e dispraxia, não são diagnosticadas como transtornos do som da fala, de acordo com os critérios do DSM-5, se tiverem origem neurológica. Consequentemente, as anormalidades nos sons da fala decorrentes de incidência de paralisia cerebral, palato fendido, surdez ou perda de audição, lesão cerebral traumática ou problemas neurológicos não são diagnosticadas como transtorno do som da fala. As dificuldades de articulação que não estiverem associadas a alguma condição neurológica são os componentes mais comuns do transtorno do som da fala em crianças. As deficiências de articulação caracterizam-se por má articulação, substituição e omissão de sons, e causam a impressão de "conversa de bebê". Via de regra, essas deficiências não são produzidas por anormalidades anatômicas, estruturais, fisiológicas, auditivas ou neurológicas. Elas variam de leves a graves e resultam em tipos de fala totalmente inteligíveis a ininteligíveis.

EPIDEMIOLOGIA

Alguns estudos epidemiológicos sugerem que a prevalência do transtorno do som da fala seja de pelo menos 3% das crianças na idade pré-escolar, 2% nas de 6 a 7 anos e 0,5% dos adolescentes com 17 anos. Uma grande amostragem comunitária concluiu que aproximadamente 7 a 8% das crianças de 5 anos tinham problemas de emissão de sons da linguagem com origem evolutiva, estrutural ou neurológica. Outro estudo descobriu que até 7,5% das crianças entre 7 e 11 anos apresentavam transtornos no som da fala. Entre estas, 2,5% tinham retardo na fala (erros de deleção e substituição após os 4 anos), e 5% evidenciavam erros residuais de articulação depois dos 8 anos. Os transtornos do som da fala ocorrem com mais frequência do que os transtornos com origem estrutural ou neurológica conhecida. O transtorno do som da fala é duas ou três vezes mais comum em meninos do que em meninas. É muito mais comum em parentes em primeiro grau de indivíduos com o transtorno do que na população em geral. Embora os erros nos sons da fala sejam muito comuns em crianças com menos de 3 anos, em geral são autocorrigidos por volta dos 7 anos. Provavelmente, a desarticulação após os 7 anos corresponda a algum transtorno do som da fala. Sob o ponto de vista documental, a prevalência desses transtornos talvez esteja na faixa de 0,5% desde o período intermediário da infância até o final da adolescência.

COMORBIDADE

Mais de metade das crianças com transtorno do som da fala tem alguma dificuldade com a linguagem. Os transtornos mais comuns do transtorno do som da fala são os da linguagem, da leitura e da coordenação evolutiva. Anurese também é uma condição que pode acompanhar o transtorno. Existem relatos de retardo em alcançar os marcos importantes no desenvolvimento da fala (p. ex., a primeira palavra e a primeira frase) em algumas crianças com fala normal, embora a maior parte das crianças com o transtorno comece a falar na idade apropriada. Crianças com transtorno do som da fala e o da linguagem correm um grande risco de problemas de atenção e de transtornos da aprendizagem. Na ausência do transtorno da linguagem, crianças com transtorno do som da fala têm risco mais baixo da incidência de transtornos psiquiátricos comórbidos e de problemas comportamentais.

ETIOLOGIA

Os fatores que contribuem para a perturbação da fala incluem problemas perinatais, fatores genéticos e problemas no processamento auditivo. Em alguns casos, foi considerada a hipótese de retardo no amadurecimento do processo evolutivo do cérebro subjacente à fala, levando-se em consideração as taxas elevadas de remissão espontânea em crianças muito novas. A probabilidade de causas neuronais tem suporte nas observações de que crianças com esse transtorno também são mais propensas a manifestar "sinais neurológicos suaves", assim como o transtorno da linguagem e uma taxa acima das expectativas de transtorno da leitura. Fatores genéticos foram implicados por dados de estudos de gêmeos que apresentaram taxas de concordância mais elevadas para gêmeos monozigóticos, em comparação com taxas aleatórias.

Os transtornos da articulação causados por problemas estruturais ou mecânicos são muito raros. Os problemas de articulação que não forem diagnosticados como transtornos do som da fala podem ser causados por algum comprometimento neurológico e se dividem em disartria e apraxia ou dispraxia. A disartria resulta de algum dano nos mecanismos neurais que regulam o controle muscular da fala. Pode ocorrer em condições congênitas, tais como paralisia cerebral, distrofia muscular ou lesão cerebral, ou como consequência de processos infecciosos. Apraxia ou dispraxia caracterizam-se por dificuldades na execução da fala, mesmo na ausência de paralisia óbvia ou de fraqueza dos músculos usados para falar.

É possível que fatores ambientais desempenhem algum tipo de papel no transtorno do som da fala, porém, aparentemente, os fatores constitucionais são a contribuição mais significativa. A proporção elevada de transtornos do som da fala em determinadas famílias implica a presença de um componente genético no desenvolvimento do transtorno. O distúrbio da coordenação evolutiva e a coordenação na boca de movimentos como mastigar e assoar o nariz podem estar associados.

DIAGNÓSTICO

A característica essencial do transtorno do som da fala em uma criança é o retardo ou a incapacidade para produzir os sons esperados durante o processo evolutivo, principalmente as consoantes, resultando em omissões de sons, substituição de sons e distorções de fonemas. Uma orientação grosseira para a avaliação da articulação é que as crianças normais de 3 anos articulam de forma correta letras como *m*, *n*, *ng*, *b*, *p*, *h*, *t*, *k*, *q* e *d*; crianças normais de 4 anos articulam com correção letras como *f*, *y*, *ch*, *sh* e *z*; e as crianças normais de 5 anos conseguem articular letras como *th*, *s* e *r*.

O transtorno do som da fala não é responsável por anormalidades estruturais ou neurológicas e costuma ser acompanhado pelo desenvolvimento normal da linguagem.

CARACTERÍSTICAS CLÍNICAS

Crianças com transtorno do som da fala apresentam-se com retardo ou incapacidade para produzir com precisão os sons esperados para sua idade, nível de inteligência e dialeto. Com frequência, os sons são substituições – por exemplo, o uso de "t" em vez de "k" – e omissões, como não pronunciar as consoantes no final das palavras. O transtorno do som da fala pode ser identificado no início da infância. Nos casos graves, é reconhecido primeiro entre o segundo e o terceiro ano de vida. Nos menos graves, pode não se tornar aparente até a idade de 6 anos. A articulação de uma criança é considerada grave quando está significativamente atrás da maioria de seus pares do mesmo nível etário, intelectual e educacional.

Nos casos muito leves, apenas um único som da fala (p. ex., um fonema) pode ser afetado. Quando somente um fonema é afetado, de modo habitual é aquele adquirido mais tarde no processo normal de aquisição da linguagem. Os sons da fala desarticulados com mais frequência são os adquiridos tardiamente na sequência evolutiva e incluem *r*, *sh*, *th*, *f*, *z*, *l* e *ch*. Nos casos graves e em crianças mais jovens, sons como *b*, *m*, *t*, *d* n e *h* podem ser pronunciados de maneira incorreta. Um ou vários sons da fala podem ser afetados, porém os sons das vogais não estão entre eles.

Crianças com o transtorno do som da fala não conseguem articular determinados fonemas corretamente e distorcem, substituem ou mesmo omitem os fonemas afetados. No caso de omissões, a ausência de fonemas é total – por exemplo, "*bu*" em vez de "*blue*", "*ca*" em vez de "*car*" ou "*whaa?*" em vez de "*what's that?*". No caso de substituições, os fonemas difíceis são substituídos por outros incorretos – por exemplo, "*rabbit*" por "*wabbit*", "*thumb*" por "*fum*" ou "*what's that?*" por "*whath dat?*". No caso de distorções, os fonemas corretos são aproximados, porém articulados de modo errado. Raramente ocorrem adições (em geral a vogal "*uh*") – por exemplo, "*puhretty*" em vez de "*pretty*", "*what's uh that uh?*" em vez de "*what's that?*".

As omissões são consideradas o tipo mais sério de má articulação, vindo em seguida as substituições. Já as distorções são o tipo menos sério. As omissões, que são mais frequentes na fala de crianças mais jovens, costumam ocorrer no final das palavras ou em grupos de consoantes ("*ka*" em vez de "*car*", "*scisso*" vem vez de "*scissors*"). As distorções, observadas sobretudo na fala de crianças mais velhas, resultam na produção de sons que não fazem parte do dialeto falado. É provável que as distorções sejam o último tipo de má articulação que permanece na fala de crianças cujos problemas de articulação tenham sido quase totalmente solucionados. Os tipos mais comuns de distorções são os deslizes laterais – em que se pronunciam sons de "s" com o fluxo de ar através da língua, produzindo o efeito de um assovio – ou sons palatais ou sigmatismo, em que o som da letra "s" formado entre a língua e o palato produz o efeito sonoro de "ssh".

Com frequência, a má articulação em crianças com o transtorno do som da fala é inconsistente e aleatória. Um fonema pode ser pronunciado de maneira correta em um determinado momento e incorreta em outro. A má articulação é mais comum no final das palavras, em frases longas e com sintaxe complexa e durante as falas rápidas.

De modo geral, as omissões, distorções e substituições ocorrem na fala de crianças muito novas que estão começando a falar. Entretanto, enquanto as crianças jovens com fala normal substituem com rapidez a má articulação, o mesmo não acontece com aquelas que apresentam transtorno do som da fala. Mesmo à medida em que crescem e, por fim, adquirem os fonemas corretos, as crianças com problemas de articulação têm a possibilidade de usá-los nas palavras recentemente adquiridas, e é muito provável que não corrijam as palavras que já tinham aprendido e vinham pronunciando de forma incorreta.

Por fim, em geral na 3ª série, a maior parte das crianças consegue superar o transtorno do som da fala. Porém, na 4ª série, provavelmente não ocorra uma recuperação espontânea, de modo que é muito importante tentar corrigir o transtorno antes do desenvolvimento de complicações. Na maioria dos casos, ao entrar no jardim de infância ou na escola, as crianças começam a melhorar, e a recuperação do transtorno do som da fala é automática. A terapia da fala é indicada para aquelas que não tenham apresentado qualquer melhora por volta da 3ª ou 4ª séries. Recomenda-se iniciar a terapia em uma idade precoce em crianças cuja articulação seja significativamente ininteligível e que se sintam bastante desconfortáveis devido a sua incapacidade de se expressar com clareza.

Crianças com transtorno do som da fala podem apresentar diversos problemas sociais, emocionais e comportamentais concomitantes, em particular na presença de problemas comórbidos de linguagem expressiva. As crianças com deficiências crônicas na linguagem expressiva e com comprometimento grave da articulação são aquelas com maior probabilidade de apresentar problemas psiquiátricos.

> Martin era um garoto de 3 anos, tagarela e simpático, cuja fala era praticamente ininteligível, apesar de suas excelentes habilidades na linguagem receptiva e de sua audição normal. Era muito difícil quantificar o nível de desenvolvimento da linguagem expressiva do menino em razão da má qualidade de sua pronúncia. No entanto, o ritmo e a melodia de sua fala sugeriam que estava tentando produzir os sons de diversas palavras, como o esperado de crianças na mesma idade. Ele conseguia produzir apenas algumas vogais (/ee/, /ah/ e /oo/), algumas consoantes (/m/, /n/, /d/, /t/, /p/, /b/, /h/ e /w/) e sílabas limitadas. Esse repertório reduzido de sons não permitia fazer distinção entre as palavras faladas por Martin (p. ex., ele dizia "*bahbah*" para se referir a "*bottle*", "*baby*" e "*bubble*" e usava "*nee*" para "*knee*", "*need*" e "*Anita*" [sua irmã]). Além disso, omitia de forma consistente os sons consonantais no final das palavras e em sequências de grupos de consoantes (p. ex., /tr-/, /st-/, /-nt/ e/-mp/). Compreensivelmente, de vez em quando, Martin reagia com frustração e com ataques de raiva em relação às suas dificuldades para fazer as pessoas entenderem suas necessidades.

> Brad era uma criança de 5 anos simpática e colaboradora, mas com problemas de articulação identificados no início da fase pré-escolar, os quais persistiram no jardim de infância. Suas habilidades para compreender a linguagem e sua capacidade auditiva estavam nos limites normais. Entretanto, tinha algumas dificuldades leves em relação à linguagem expressiva, no uso de determinadas características gramaticais (p. ex., pronomes, verbos auxiliares e as flexões verbais no pretérito imperfeito) e na construção de frases complexas. Ele reproduzia de forma correta os sons de todas as vogais e da maior parte das consoantes desenvolvidas inicialmente, porém era inconsistente nas tentativas de produzir os sons das consoantes desenvolvidas mais tarde (p. ex., /r/, /l/, /s/, /z/, /sh/, /th/ e /ch/). Às vezes, omitia essas consoantes, às vezes as substituía por outros sons (p. ex., /w/ em vez de /r/ ou /f/ em vez de /th/); em certas ocasiões, Brad até conseguia produzir esses sons corretamente. Tinha problemas específicos para produzir com exatidão os sons de sequências de grupos de consoantes e de palavras multissilábicas. Esses sons de letras eram omitidos ou incorretos (p. ex., o som de "*blue*" poderia ser produzido como "*bue*", ou "*bwue*", e a palavra "*heart*" poderia ser pronunciada como "*hots*" ou "*hars*"). As sílabas de palavras multissilábicas eram omitidas (p. ex., "*efant*" em vez de "*elephant*" e "*getti*" em vez de "*spaghetti*") e sons mal pronunciados ou mesmo transpostos (p. ex., "*aminal*" em vez de "*animal*" e "*lemon*" em vez de "*melon*"). As pessoas estranhas não conseguiam entender cerca de 80% da fala do menino. Com frequência, embora Brad falasse mais lenta e claramente que o habitual, as pessoas em geral pediam para que repetisse alguma coisa.

> Jane era uma garotinha hiperativa de 8 anos com retardo significativo na fala. Durante os anos pré-escolares e a fase inicial dos anos escolares, conseguiu superar muitos erros de fala que tinha anteriormente. Todavia, alguns sons que foram desenvolvidos mais tarde (/r/, /l/ e /th/) ainda eram um desafio para ela. Com frequência, Jane substituía /f/ ou /d/ por /th/ e produzia /w/ em vez de /r/ e /l/. De maneira geral, as pessoas entendiam sua fala com facilidade, apesar desses erros mais simples. Mesmo assim, ela se tornou um pouco agressiva com seus colegas de classe, que a provocavam devido a sua fala.

DIAGNÓSTICO DIFERENCIAL

O diagnóstico diferencial do transtorno do som da fala inclui determinação cuidadosa dos sintomas, da gravidade e de possíveis condições clínicas que poderiam produzir os sintomas. Em primeiro lugar, o médico deve verificar se a má articulação é suficientemente grave para ser considerada prejudicial, e não um processo normativo do desenvolvimento da aprendizagem da fala. Em segundo, deve verificar se há alguma anormalidade física que esteja causando erros de articulação, assim como excluir transtornos neurológicos que possam produzir disartria, comprometimento auditivo, retardo mental e transtornos evolutivos pervasivos. Em terceiro, deve providenciar uma avaliação da linguagem receptiva e expressiva para verificar se a dificuldade da fala pode ser atribuível apenas aos transtornos supramencionados.

Exames neurológicos, audiométricos e da estrutura oral podem ser necessários para excluir a presença de fatores físicos que causam determinados tipos de anormalidades de articulação. Crianças com disartria, um transtorno causado por anormalidades neurológicas estruturais, são diferentes daquelas com transtorno do som da fala, tendo em vista que há menos probabilidade de remissão espontânea da disartria, e sua correção pode ser muito mais difícil. Sialorreia, comportamento motor lento ou descoordenado; mastigação ou deglutição anormais; e protrusão e retração incômoda ou lenta da língua são indicações da presença de disartria (Tab. 31.4b-1).

CURSO E PROGNÓSTICO

A remissão espontânea dos sintomas é comum em crianças cuja má articulação envolva apenas alguns fonemas. As que continuam a apresentar problemas de articulação após os 5 anos possivelmente estejam sofrendo inúmeros outros problemas na fala e na linguagem, de modo que esse quadro justifica fazer uma avaliação detalhada. Crianças com mais de 5 anos e que tenham problemas de articulação correm um risco elevado de problemas na percepção auditiva. É raro ocorrer alguma recuperação espontânea depois dos 8 anos. Existem alguns debates a respeito da relação entre problemas de articulação e transtorno da leitura ou dislexia. Um estudo recente comparando crianças que tinham apenas problemas fonológicos a outras apenas com dislexia e àquelas com dificuldades fonológicas e dislexia concluiu que as que apresentavam os dois transtornos tinham perfis um pouco distintos, e as condições eram comórbidas, e não um transtorno misto.

TRATAMENTO

Duas abordagens principais foram usadas com sucesso para melhorar as dificuldades com os sons da fala. A primeira, denominada *fonológica*, geralmente é selecionada para aplicação em crianças com padrão extensivo de múltiplos erros nos sons da fala, tais como deleção de consoantes finais ou redução de grupos consonantais. Os exercícios previstos nessa abordagem de tratamento focalizam a

TABELA 31.4b-1
Diagnóstico diferencial do transtorno do som da fala

Critérios	Disfunção do som da fala causada por anormalidades estruturais ou neurológicas (disartria)	Disfunção do som da fala causada por problemas auditivos	Transtorno do som da fala	Disfunção do som da fala associada a incapacidade intelectual, transtorno do espectro autista, disfasia evolutiva, afasia adquirida ou surdez
Desenvolvimento da linguagem	Nos limites normais.	Nos limites normais a não ser que os problemas de audição sejam sérios.	Nos limites normais.	Fora dos limites normais.
Exame	Possíveis anormalidades nos lábios, na língua ou no palato; fraqueza muscular, descoordenação ou perturbação nas funções vegetativas como sugar ou mastigar.	Os testes audiométricos revelam a presença de problemas auditivos.	Normal.	
Velocidade da fala	Lenta; deterioração acentuada da articulação com o aumento da velocidade.	Normal.	Normal; possível deterioração da articulação com o aumento da velocidade.	
Fonemas afetados	Quaisquer fonemas, mesmo as vogais.	F, th, sh, e s.	r, sh, th, ch, dg, j, f, v, s e z são os mais afetados.	

(Adaptada de Dennis Cantwell, M.D., e Lorian Baker, Ph.D. 1991).

prática orientada de sons específicos, como as consoantes finais, e, após o domínio dessa habilidade, a prática é estendida para o uso de palavras e frases significativas. A outra abordagem, chamada de *tradicional*, é utilizada em crianças que produzem erros de substituição ou distorção em apenas alguns sons. Nessa abordagem, as crianças praticam a produção do som problemático, enquanto o terapeuta dá um *feedback* imediato e dicas sobre a colocação correta da língua e da boca para melhorar a articulação. Crianças que cometem erros na articulação devido a deglutição anormal, resultando no impulso da língua e em sigmatismos, devem ser tratadas com exercícios que melhorem o padrão de deglutição e, consequentemente, a fala. De maneira geral, a terapia da fala é aplicada por um fonoaudiólogo, embora os pais possam ser orientados a dar uma colaboração adicional, praticando as técnicas usadas no tratamento. As intervenções precoces são de extrema utilidade, uma vez que, no caso de crianças com dificuldades leves de articulação, mesmo vários meses de intervenção podem ser úteis na fase inicial da escola elementar. De modo habitual, quando a articulação e a inteligibilidade de uma criança são visivelmente diferentes em relação aos pares da mesma idade, em geral as deficiências na fala criam problemas com os pares, na aprendizagem e na autoimagem, sobretudo nos casos em que o transtorno é grave a ponto de muitas consoantes serem mal articuladas, bem como quando os erros envolvem omissões e substituições de fonemas, em vez de distorções.

Crianças com problemas persistentes de articulação provavelmente sejam provocadas pelos pares, ou mesmo colocadas no ostracismo, e podem ficar isoladas e se sentir desmoralizadas. Portanto, o suporte às crianças com transtornos fonológicos é de extrema importância, e, sempre que possível, devem ser incentivadas as atividades prossociais e as interações sociais com os pares. O aconselhamento parental e o monitoramento das relações com os pares, bem como do comportamento escolar, ajudam a minimizar os problemas sociais de crianças com o transtorno do som da fala e da linguagem.

31.4c Transtorno da fluência verbal com início na infância (tartamudez)

Normalmente, o transtorno da fluência verbal com início na infância (tartamudez ou gagueira) começa durante os primeiros anos de vida e se caracteriza por hesitações ou pausas no fluxo normal da fala causadas por eventos motores involuntários. A tartamudez (coloquialmente conhecida por gagueira) inclui uma grande variedade de interrupções específicas na fluência verbal, incluindo repetição de sons ou de sílabas, prolongamento de sons, fonações disrítmicas e bloqueio total ou pausas atípicas entre sons e sílabas de palavras. Nos casos graves, pode ser acompanhada de tentativas acessórias ou secundárias de fazer algum tipo de compensação, tais como fonação respiratória, fonação de voz anormal ou cliques com a língua. Comportamentos associados, como piscar de olhos, caretas, movimentos súbitos com a cabeça e movimentos corporais anormais, podem ser observados antes ou durante a interrupção da fala.

A intervenção imediata é muito importante, visto que as crianças que recebem intervenções precoces têm uma probabilidade sete vezes maior de resolver totalmente o problema da tartamudez. Em casos graves e em alguns casos não tratados, a tartamudez pode se tornar um padrão arraigado, cuja correção é muito mais desafiadora em uma etapa posterior na vida; além disso, está associada a um desconforto psicológico e social bastante significativo. Os relatos de situações em que a tartamudez se torna crônica, persistindo durante a vida adulta, indicam que as taxas de incidência do transtorno concorrente de ansiedade social variam entre 40 e 60%.

EPIDEMIOLOGIA

Os relatos de uma investigação epidemiológica realizada em indivíduos na faixa etária de 3 a 17 anos pelo United States National

Health Interview Surveys indicam que a prevalência de tartamudez fica em torno de 1,6%. Esse problema tende a ser mais comum em crianças mais novas e, com frequência, desaparece espontaneamente com o passar do tempo. A idade típica de início varia de 2 a 7 anos, sendo que a maior parte das crianças apresenta os sintomas por volta dos 7 anos. Cerca de 65 a 80% das crianças mais novas que gaguejam podem ter remissão espontânea ao longo do tempo. De acordo com o DSM-5, essa taxa cai para 0,8% na adolescência. A tartamudez afeta três em cada quatro homens para cada mulher. Esse tipo de transtorno é muito mais comum entre os membros das famílias de crianças afetadas do que na população em geral. Relatos sugerem que, entre as pessoas do sexo masculino que sofrem de gagueira, 20% dos filhos e 10% das filhas também apresentarão o transtorno.

COMORBIDADE

Via de regra, as crianças muito novas que gaguejam apresentam algum retardo no desenvolvimento da linguagem e da articulação, sem transtornos adicionais da fala e da linguagem. Crianças nas fases pré-escolar e escolar que gaguejam evidenciam um aumento na incidência de ansiedade social, abandono escolar e outros sintomas de ansiedade. Crianças mais velhas que gaguejam não apresentam necessariamente transtornos comórbidos da fala e da linguagem, porém, com frequência, manifestam sintomas e transtornos de ansiedade. O isolamento social ocorre em taxas mais elevadas, em comparação com a população adolescente em geral, nos casos em que a condição persista até essa fase. A tartamudez está também associada a uma grande variedade de movimentos motores anormais, tiques na parte superior do corpo e caretas. Outros transtornos que coexistem com esse incluem os transtornos fonológico, da linguagem expressiva, misto da linguagem receptiva-expressiva e de déficit de atenção/hiperatividade.

ETIOLOGIA

A convergência de evidências indica que a causa da tartamudez é multifatorial, incluindo fatores genéticos, neurofisiológicos e psicológicos que predispõem as crianças a uma má fluência verbal. A tartamudez poderá ser exacerbada por determinadas situações estressantes, embora as evidências das pesquisas não indiquem que a ansiedade ou os conflitos produzam tartamudez ou que as pessoas que gaguejam apresentem mais perturbações psiquiátricas que outras formas de transtorno da fala e da linguagem.

Outras teorias sobre a causa da tartamudez incluem modelos orgânicos e modelos de aprendizagem. Os orgânicos incluem aqueles com foco na lateralização incompleta ou na dominância anormal do cérebro. Diversos estudos que usaram a EEG chegaram à conclusão que os homens que gaguejam apresentam uma supressão alfa no hemisfério direito por meio de palavras e tarefas estimulantes; os que não gaguejam mostram uma supressão no hemisfério esquerdo. Alguns estudos que reuniram pessoas que gaguejam observaram uma representação expressiva de indivíduos canhotos e ambidestros. Estudos de gêmeos e de diferenças marcantes de gênero em indivíduos que gaguejam indicam que o problema tem uma base genética.

Os modelos de aprendizagem sobre a causa da tartamudez incluem a teoria semantogênica, em que a tartamudez é basicamente uma reação às disfluências normais no período inicial da infância. Outro modelo de aprendizagem tem como foco principal o condicionamento clássico em que fatores ambientais condicionam a tartamudez. O modelo cibernético considera a fala um processo que depende de *feedbacks* apropriados para regulação; de forma hipotética, ela ocorre em razão de uma interrupção no ciclo de realimentação (*feedback loop*). A observação de que é possível diminuir a tartamudez pelo ruído branco (*white noise*), e que o retardo na realimentação auditiva produz gagueira em pessoas de fala normal, dá suporte à teoria da realimentação.

O desempenho motor de algumas crianças que gaguejam parece ser tardio ou ligeiramente anormal. A observação de dificuldades no planejamento da fala exibidas por certas crianças que gaguejam sugere que alguma disfunção cognitiva de nível mais elevado possa contribuir para a tartamudez. Embora as crianças que gaguejam não evidenciem rotineiramente outros transtornos da fala e da linguagem, com frequência os membros da família apresentam uma incidência crescente desses transtornos. É muito provável que a tartamudez seja causada por um conjunto de variáveis que interagem entre si, incluindo fatores genéticos e ambientais.

DIAGNÓSTICO

O diagnóstico do transtorno da fluência verbal com início na infância (tartamudez ou gagueira) não é difícil nas situações em que as características clínicas são visíveis e bem desenvolvidas e cada uma das quatro fases (descritas na seção a seguir) é identificada de imediato. É possível que surjam algumas dificuldades diagnósticas na avaliação de crianças mais novas, uma vez que, na fase pré-escolar, elas apresentam disfluência transitória. Talvez não esteja claro o suficiente se o padrão disfluente faz parte do desenvolvimento normal da fala e da linguagem ou se representa o estágio inicial do processo evolutivo da tartamudez. Nos casos de suspeita de tartamudez incipiente, a melhor opção é encaminhar a criança para um fonoaudiólogo.

CARCTERÍSTICAS CLÍNICAS

A tartamudez costuma surgir entre as idades de 18 meses e 9 anos, com dois picos entre as idades de 2 a 3,5 e de 5 a 7 anos. Algumas crianças, porém nem todas, apresentam outros problemas na fala e na linguagem, como, por exemplo, o transtorno fonológico e o transtorno da linguagem expressiva. A tartamudez não inicia de repente: em geral, evolui em algumas semanas ou em alguns meses com a repetição das consoantes iniciais; de palavras inteiras que geralmente são as primeiras palavras de uma frase; ou de palavras muito longas. À medida que o transtorno evolui, as repetições se tornam mais frequentes, com gagueira consistente nas palavras ou frases mais importantes. Mesmo depois que se desenvolve, a tartamudez pode permanecer ausente nas leituras orais, ao cantar ou conversar com animais domésticos ou com objetos inanimados.

Foram identificadas quatro fases evolutivas no progresso da tartamudez:

▶ A **fase 1** ocorre durante o período pré-escolar. No início, a dificuldade tende a ser episódica e surge por algumas semanas ou alguns meses entre longos intervalos de tempo de fala normal. Em geral, há um percentual elevado de recuperação desses períodos de tartamudez. Durante essa fase, com frequência as crianças gaguejam quando estão excitadas ou irritadas, nas situações em que aparentemente tenham muitas coisas para dizer e em outras condições de pressão comunicativa.

▶ De modo habitual, a **fase 2** ocorre durante os anos da escola fundamental. O transtorno é crônico, com poucos intervalos, se é que há algum intervalo, de fala normal. As crianças afetadas têm consciência de suas dificuldades verbais e se consideram gaguejadoras. Nessa fase, a tartamudez ocorre com a maior parte da fala – substantivos, verbos, adjetivos e advérbios.

- Em geral a **fase 3** ocorre após a idade de 8 anos e se estende até a vida adulta, sendo mais frequente no final da infância e no início da adolescência. Nessa fase, é comum a tartamudez surgir e desaparecer em reação a situações específicas, como recitar em classe, falar com pessoas estranhas, fazer compras no mercado e falar ao telefone. Alguns sons e palavras são considerados mais difíceis que outros.
- A **fase 4** costuma surgir no final da adolescência e na vida adulta.

As pessoas que gaguejam têm uma antecipação vívida e atemorizante da tartamudez. Elas têm medo das palavras, dos sons e das situações. As substituições de palavras e os circunlóquios são comuns. Quem gagueja evita situações que exijam a expressão verbal e apresenta outras evidências de medo e de embaraço.

Indivíduos tartamudos podem apresentar outras características clínicas: antecipação vívida e atemorizante da tartamudez, evitando palavras, sons ou situações específicas que sejam preditoras de gagueira; piscar os olhos, tiques e tremores labiais ou mandibulares. Frustração, ansiedade e depressão são comuns entre aqueles com tartamudez crônica.

DIAGNÓSTICO DIFERENCIAL

É extremamente difícil fazer a distinção entre disfluência verbal normal de tartamudez incipiente. Nos casos de tartamudez ocorrem mais disfluências, repetições de partes de palavras, prolongação de sons e interrupções no fluxo de ar da voz pelo alcance vocal. Crianças que gaguejam parecem ser tensas e sentir desconforto com seu padrão verbal, ao contrário daquelas sem fluência verbal, que aparentam estar à vontade. Disforia espástica é um transtorno da fala que se assemelha à tartamudez, distinguindo-se da gagueira pela presença de um padrão anormal de respiração.

Fala desordenada é um transtorno da fala que se caracteriza por padrões verbais erráticos e disrítmicos de velocidades anormalmente rápidas de palavras e frases. Nos casos de fala desordenada, as pessoas afetadas em geral não têm consciência da perturbação, enquanto, após a fase inicial do transtorno, têm plena consciência de suas dificuldades verbais. Com frequência, a fala desordenada é uma característica associada da perturbação da linguagem expressiva.

CURSO E PROGNÓSTICO

O curso da tartamudez é frequentemente de longo prazo, com períodos de remissão parcial de algumas semanas ou de alguns meses, e as exacerbações costumam ocorrer nas situações em que as crianças são pressionadas para se comunicar. Nos casos leves, entre 50 a 80% das crianças recuperam de modo espontâneo. Aquelas em idade escolar que gaguejam de forma crônica podem ter problemas de relacionamento com os colegas, como consequência da provocação e da rejeição social. Em geral, essas crianças se defrontam com dificuldades acadêmicas, principalmente se evitam com persistência falar em classe. Nos casos crônicos, a tartamudez está associada aos transtornos de ansiedade, e quase metade dos indivíduos com esse problema persistente sofre do transtorno de ansiedade social.

TRATAMENTO

Os tratamentos de tartamudez com base em evidências estão começando a surgir na literatura. Um deles é o Lidcombe Program, que se fundamenta em um modelo de condicionamento operante em que os pais fazem elogios quando a criança não gagueja e intervêm nas situações em que ela gagueja e lhe pedem que corrija a palavra gaguejada. Esse programa é largamente aplicado em casa pelos pais, com a supervisão de um fonoaudiólogo. Um segundo programa de tratamento está sendo investigado em ensaios clínicos; é uma terapia de interação da base familiar entre pais e filhos que identifica a presença de possíveis estressores aumentando a tartamudez, e sua finalidade é reduzir o número de agentes estressores. Um terceiro tratamento, atualmente em investigação em testes clínicos, se fundamenta no conhecimento de que pronunciar cada sílaba no tempo certo, em um determinado ritmo, diminui a incidência de tartamudez em adultos. Esse tratamento parece ser bastante promissor nas situações em que for administrado logo no início da idade pré-escolar.

Historicamente, formas distintas de intervenções vêm sendo aplicadas no tratamento de tartamudez. A primeira abordagem, a terapia verbal direta, tem como foco a modificação da resposta da gagueira à fala fluente por meio de etapas e regras sistemáticas da mecânica da fala que a pessoa pode praticar. A outra forma de terapia focaliza a redução da tensão e da ansiedade durante a fala. Esses tratamentos baseiam-se em exercícios respiratórios e técnicas de relaxamento para ajudar as crianças a lentificar a velocidade e modular o volume da fala. As técnicas de relaxamento têm base na premissa de que é quase impossível permanecer relaxado e gaguejar da forma habitual ao mesmo tempo. As intervenções atuais para o tratamento de tartamudez utilizam combinações individualizadas de distração comportamental, técnicas de relaxamento e modificação direcionada da fala.

Pessoas que gaguejam e que têm uma má autoimagem, transtornos comórbidos de ansiedade ou transtornos depressivos provavelmente precisem de tratamentos adicionais com terapia cognitivo-comportamental (TCC) e/ou com agentes farmacológicos, como os antidepressivos à base de inibidores seletivos da recaptação de serotonina (ISRSs).

A Speech Foundation of America propôs uma abordagem para tratamento da tartamudez, que rotulou de autoterapia, com base na premissa de que a condição não é um sintoma, mas um comportamento passível de modificação. Segundo essa abordagem, as pessoas que gaguejam são orientadas no sentido de que têm condições de aprender a controlar essa dificuldade, em parte por meio da modificação de seus sentimentos sobre a tartamudez e de suas atitudes em relação à condição, e em parte por meio da modificação no comportamento desviante, associados a blocos de gagueira. Esse tipo de abordagem inclui dessensibilização; redução na reação emocional e nos receios da tartamudez; e substituição de ações positivas para controlar o momento de gaguejar.

31.4d Transtorno da comunicação (pragmática) social

O transtorno da comunicação (pragmática) social é um diagnóstico adicionado recentemente ao DSM-5 que se caracteriza pela presença de deficiências persistentes no uso da comunicação verbal e não verbal para fins sociais, na ausência de interesses e de comportamentos restritos e repetitivos. As deficiências podem se apresentar como uma dificuldade de compreensão e de acompanhamento das regras sociais de linguagem, de gestos e do contexto social. Esses déficits podem limitar a capacidade de as crianças se comunicarem de maneira efetiva com os pares, tanto nos ambientes acadêmicos como nas atividades familiares. Para atingir com sucesso a comunicação pragmática e social, espera-se que as crianças ou os adolescentes façam a integração de gestos, linguagem e contexto social de uma determinada interação, de modo que possam absorver corretamente seu significado. Logo, as crianças ou os adolescentes devem ser capazes de compreender a "intenção" do outro interlocutor, com sugestões verbais e não verbais, assim como pela compreensão do contexto ambiental e social da interação. Uma das razões que levou à introdução do transtorno da comunicação (pragmática) social no DSM-5 foi a inclusão de crianças com problemas de comunicação social que não apresentavam interesses e comportamentos restritos e repetitivos, e que, portanto, não preenchiam os critérios para os transtornos do espectro autista. A comunicação pragmática engloba a capacidade de inferir significados em uma determinada comunicação, não apenas por meio da compreensão das palavras, mas também pela integração das frases em sua compreensão anterior do ambiente social. Embora o transtorno da comunicação (pragmática) social seja novo, o conceito de crianças com deficiências de comunicação social sem interesses e comportamentos restritos e repetitivos tem sido identificado por muitos anos, estando com frequência associado a aquisição tardia da linguagem e a transtorno da linguagem.

EPIDEMIOLOGIA

A estimativa da prevalência do transtorno da comunicação (pragmática) social é muito difícil. Todavia, boa parte da literatura documentou um perfil de crianças que se apresentavam com essas dificuldades persistentes na linguagem pragmática e que não atendiam aos critérios de transtorno do espectro autista.

COMORBIDADE

Geralmente, o transtorno da comunicação (pragmática) social está associado ao transtorno da linguagem, consistindo em vocabulário reduzido para a idade esperada, deficiências nas habilidades receptivas e problemas na capacidade para usar a linguagem expressiva. Com frequência, o transtorno de déficit de atenção/hiperatividade (TDAH) ocorre de modo concomitante. Transtornos específicos da aprendizagem, como problemas na leitura e na escrita geralmente também costumam ser comórbidos à condição. Embora alguns sintomas do transtorno de ansiedade social possam se sobrepor à doença da comunicação (pragmática) social, o primeiro também pode surgir em toda sua plenitude de forma comórbida.

ETIOLOGIA

Aparentemente, fatores como história familiar de transtornos da comunicação, transtorno do espectro autista ou transtorno específico da aprendizagem aumentam o risco de transtorno da comunicação (pragmática) social. Esse contexto sugere que influências genéticas sejam fatores que contribuem para o desenvolvimento desse tipo de condição. Entretanto, provavelmente a etiologia do transtorno de comunicação (pragmática) social seja multifatorial e, considerando-se sua frequente comorbidade com o transtorno da linguagem e com TDAH, talvez influências do desenvolvimento e do ambiente também desempenhem algum tipo de papel.

DIAGNÓSTICO

Possivelmente seja muito difícil fazer a distinção entre o diagnóstico de transtorno da comunicação (pragmática) social e variantes leves do transtorno do espectro autista, em que os interesses e comportamentos repetitivos e restritos são mínimos. Tem havido inúmeros dados discrepantes sobre quantas crianças previamente diagnosticadas com autismo deveriam ser excluídas dos critérios do DSM-5, os quais então passariam a focalizar apenas dois domínios de sintomas: deficiências de comunicação social; e interesses e comportamentos repetitivos e restritos. Um dos estudos sobre o tema demonstrou que apenas 60,6% das crianças que haviam atendido aos critérios para esse transtorno na edição anterior do DSM preencheram os critérios para esse transtorno nos termos do DSM-5. No entanto, em outro estudo, até 91% dos pacientes com autismo continuaram atendendo aos mesmos critérios no DSM-5.

As características essenciais do transtorno da comunicação (pragmática) social são, de forma persistente, problemas na comunicação pragmática social resultando em comunicação deficiente limitada, comprometimento das relações sociais e dificuldades para conseguir bons resultados acadêmicos ou ocupacionais.

CARACTERÍSTICAS CLÍNICAS

O transtorno da comunicação (pragmática) social caracteriza-se por uma redução na capacidade de usar efetivamente a comunicação verbal e não verbal para fins sociais e ocorre na ausência de interesses e comportamentos repetitivos e restritos. De acordo com o DSM-5, a presença de todas as características a seguir é imprescindível para atender aos critérios diagnósticos: (1) deficiências no uso apropriado da comunicação, como cumprimentar ou compartilhar informações em uma determinada situação ou um contexto social; (2) redução na capacidade de modular o tom, o nível ou o vocabulário usados na comunicação social para se adequar ao ouvinte e à situação, tal como a inabilidade de simplificar a comunicação ao conversar com uma criança pequena; (3) redução na capacidade de seguir as regras de conversação, como, por exemplo, fazer revezamento ou repetir uma afirmação para esclarecimento e incapacidade para reconhecer *feedbacks* verbais e não verbais, bem como responder de uma forma socialmente apropriada; (4) dificuldade para compreender coisas que não são ditas de forma explícita, redução na capacidade de fazer inferências, para entender o humor ou para interpretar estímulos ambíguos sob o ponto de vista social. Ainda que as deficiências supramencionadas comecem na fase inicial do período evolutivo, é raro o diagnóstico ser feito em crianças com idade inferior a 4 anos. Nos casos mais brandos, as dificuldades podem não se tornar aparentes até a adolescência, ocasião em que aumentam as demandas pela compreensão linguística e social. As deficiências na comunicação social resultam em problemas de desempenho em situações sociais, no desenvolvimento de relacionamentos e nos ambientes familiar e acadêmico.

DIAGNÓSTICO DIFERENCIAL

As principais considerações diagnósticas no transtorno da comunicação (pragmática) social é o transtorno do espectro autista. Esses dois transtornos são mais facilmente distinguíveis na presença de interesses e comportamentos repetitivos e restritos relevantes, que são típicos do segundo. Entretanto, em muitos casos de autismo, os interesses e comportamentos repetitivos e restritos se manifestam de modo mais marcante na fase inicial do período evolutivo, e não são tão óbvios em crianças mais velhas. Todavia, mesmo nas situações em que essas características não são visíveis, caso tenham sido obtidas por meio de histórias, se o transtorno da comunicação (pragmática) social ainda não tiver sido diagnosticado, o diagnóstico certamente será de autismo. Esse diagnóstico só é considerado na ausência total de interesses e comportamentos repetitivos e restritos. O transtorno de déficit de atenção/hiperatividade (TDAH) pode se sobrepor ao da comunicação (pragmática) social nos casos de perturbação da comunicação social, embora as características fundamentais do TDAH provavelmente não sejam confundidas com o transtorno do espectro autista. No entanto, em alguns casos, pode ocorrer uma coexistência dos dois transtornos. O transtorno de ansiedade social é outra condição da infância com alteração nos sintomas sociais que pode se sobrepor ao transtorno da comunicação (pragmática) social. Contudo, no transtorno de ansiedade social, as habilidades de comunicação social estão presentes, apesar de não se manifestarem em situações que causem algum receio. Uma das características desse transtorno é a ausência de habilidades de comunicação social apropriadas em qualquer contexto. Porém, o transtorno de ansiedade social e o da comunicação (pragmática) social podem existir como condições comórbidas, e as crianças com esse último correm grande risco de incidência do primeiro. Para finalizar, a incapacidade intelectual pode ser confundida com o transtorno da comunicação (pragmática) social, porque as habilidades de comunicação social podem ser algumas das deficiências de crianças com incapacidade intelectual. O diagnóstico de transtorno da comunicação (pragmática) social só pode ser feito quando as habilidades de comunicação social forem claramente mais graves que a incapacidade intelectual.

CURSO E PROGNÓSTICO

O curso e os resultados do transtorno da comunicação (pragmática) social são altamente variáveis e dependem da gravidade do transtorno e do potencial das intervenções administradas. Em torno dos 5 anos, a maior parte das crianças apresenta um nível suficiente de fala e de linguagem que as torna capazes de perceber a presença de deficiências de comunicação social. Apesar disso, nas formas mais brandas do transtorno, as deficiências de comunicação social podem não ser identificadas até a adolescência, ocasião em que a linguagem e as interações sociais são suficientemente complexas para manter as deficiências em destaque. Embora muitas crianças apresentem melhoras significativas ao longo do tempo, algumas deficiências pragmáticas precoces podem causar danos permanentes nos relacionamentos sociais e no progresso acadêmico. Investigações recentes sobre intervenções terapêuticas sugerem que elas possam afetar os resultados e os prognósticos futuros do transtorno de comunicação (pragmática) social.

TRATAMENTO

Até o presente momento, existem poucos dados informativos sobre os tratamentos com base em evidências para o transtorno da comunicação (pragmática) social ou tratamentos que permitam fazer a distinção plena entre esse transtorno e outros transtornos com sobreposição de sintomas, tais como os transtornos do espectro autista, de déficit de atenção/hiperatividade e de ansiedade social. Um ensaio clínico randomizado, controlado, de uma intervenção na comunicação social, direcionado especificamente para crianças com transtorno da comunicação (pragmática) social, teve como foco três áreas da comunicação: (1) compreensão social e interação social; (2) habilidades pragmáticas verbais e não verbais, incluindo conversação; e (3) processamento linguístico envolvendo inferências e aprendizagem de palavras novas. Embora as medições do resultado primário desse estudo não tenham apresentado diferenças significativas entre o grupo da intervenção *versus* o grupo de "tratamento convencional", as várias classificações feitas por pais e professores mostraram que houve melhoras potenciais nas habilidades de comunicação social após uma intervenção intensiva de 20 sessões para tratamento do transtorno da comunicação (pragmática) social. É evidente a necessidade de prosseguir com a investigação para validar os resultados anteriores e promover tratamentos com base em evidências para crianças que sofrem desse transtorno.

31.4e Transtorno da comunicação não especificado

Todos os transtornos que não atendem aos critérios diagnósticos para qualquer transtorno específico da comunicação se enquadram na categoria de transtorno da comunicação não especificado. Um exemplo típico é o distúrbio vocal, no qual o paciente apresenta anormalidades em termos de timbre, volume, qualidade, tonalidade ou ressonância da voz. Para que seja codificada como um distúrbio, as anormalidades vocais devem ser suficientemente graves para prejudicar os resultados acadêmicos ou a comunicação social. Sob a ótica operacional, a produção da voz subdivide-se em cinco subsistemas que interagem entre si, incluindo respiração (fluxo de ar proveniente dos pulmões), fonação (geração de som na laringe), ressonância (formatação da qualidade do som na faringe e na cavidade nasal), articulação (modulação do fluxo sonoro em sons de vogais e de consoantes com participação da língua, da mandíbula e dos lábios) e recursos suprassegmentais (ritmo, volume e entonação da voz). Esses sistemas operam em conjunto no processo de transmissão de informações, e a qualidade da voz transmite informações sobre o estado emocional, psicológico e físico do interlocutor. Assim, os problemas vocais cobrem uma vasta área da comunicação e, além disso, indicam muitos tipos diferentes de anormalidades.

A fala desordenada não é considerada um transtorno nos termos do DSM-5, embora esteja associada a uma anormalidade da fala em que perturbações na velocidade e no ritmo prejudicam a inteligibilidade. A fala é errática e disrítmica e consiste em surtos arrítmicos e rápidos que não são compatíveis com os padrões de frases normais. De modo habitual, esse tipo de transtorno ocorre em crianças entre os 2 e 8 anos; em dois terços dos casos, o paciente se recupera espontaneamente na adolescência. A fala desordenada está relacionada aos transtornos da linguagem e a outros transtornos da comunicação.

REFERÊNCIAS

Adams C, Lockton E, Freed J, Gaile J, Earl G, McBean K, Nash J, Green J, Vail A, Law J. The Social Communication Intervention Project: A randomized controlled trial of the effectiveness of speech and language therapy for school-age children who have pragmatic and social communication problems with or without autism spectrum disorder. *Int J Lang Commun Disord.* 2012;47:233–244.

Blumgart E, Tran Y, Craig A. Social anxiety in adults who stutter. *Depress Anxiety.* 2010;27:687–692.

Boulet SL, Boyle CA, Schieve LA. Health care use and health and functional impact of developmental disabilities among US children 1997–2005. *Arch Pediatr Adolesc Med.* 2009;163:19–26.

Bressman T, Beitchman JH. Communication disorder not otherwise specified. In: Kaplan & Sadock's Comprehensive Textbook of Psychiatry. 9th ed. Sadock BJ, Sadock VA, eds. Philadelphia: Lippincott Williams & Wilkins; 2009:3534.

Cantwell DP, Baker LP. *Psychiatric and Developmental Disorders in Children with Communication Disorders.* Washington DC: American Psychiatric Press; 1991.

Cone-Wessen B. Prenatal alcohol and cocaine exposure: Influences on cognition, speech, language and hearing. *J Commun Disord.* 2005;38:279.

Gibson J, Adams C, Lockton E, Green J. Social communication disorder outside autism? A diagnostic classification approach to delineating pragmatic language impairment, high functioning autism and specific language impairment. *J Child Psychol Psychiatry.* 2013;54:1186–1197.

Huerta M, Bishop SL, Duncan A, Hus V, Lord C. Application of DSM-5 criteria for Autism Spectrum Disorder to three samples of children with DSM-IV diagnoses of pervasive developmental disorders. *Am J Psychiatry.* 2012;169:1056–1064.

Jones M, Onslow M, Packman A, O'Brian S, Hearne A, Williams S, Ormond T, Schwarz I. Extended follow-up of a randomised controlled trial of the Lidcombe Program of early stuttering intervention. *Int J Lang Commun Disord.* 2008;43:649–661.

Kefalianos E, Onslow M, Block S, Menzies R, Reilly S. Early stuttering, temperament and anxiety: Two hypotheses. *J Fluency Disord.* 2012; 37:151–163.

Koyama E, Beitchman JH, Johnson CJ. Expressive language disorder. In: Sadock BJ, Sadock VA, Ruiz P, eds. *Kaplan & Sadock's Comprehensive Textbook of Psychiatry.* 9th ed. Vol. II. Philadelphia: Lippincott Williams & Wilkins; 2009:3509.

Koyama E, Beitchman JH, Johnson CJ. Mixed receptive-expressive language disorder. In: Sadock BJ, Sadock VA, eds. *Kaplan & Sadock's Comprehensive Textbook of Psychiatry.* 9th ed. Vol. II. Philadelphia: Lippincott Williams & Wilkins; 2009:3516.

Koyama E, Johnson CJ, Beitchman JH, Phonological disorder. In: Sadock BJ, Sadock VA, Ruiz P, eds. *Kaplan & Sadock's Comprehensive Textbook of Psychiatry.* 9th ed. Vol. II Philadelphia: Lippincott Williams & Wilkins; 2009:3522.

Kroll R, Beitchman JH. Stuttering. In: Sadock BJ, Sadock VA, Ruiz P, eds. *Kaplan & Sadock's Comprehensive Textbook of Psychiatry.* 9th ed. Vol. II. Philadelphia: Lippincott Williams & Wilkins; 2009:3528

Latterman C, Euler HA, Neumann K. A randomized control trial to investigate the impact of the Lidcombe Program on early stuttering in German-speaking preschoolers. *J Fluency Disord.* 2008;33:52–65.

Law J, Garrett Z, Nye C. Speech and language interventions for children with primary speech and language delay or disorder *Cochrane Database Syst Rev.* 2003:CD00410.

Leevers HJ, Roesler CP, Flax J, Benasich AA. The Carter Neurocognitive Assessment for children with severely compromised expressive language and motor skills. *J Child Psychol Psychiatry.* 2005;46:287.

Marshall AJ. Parent-Child Interaction Therapy (PCIT) in school-aged children with specific language impairment. *Int J Lang Commun Disord.* 2011;46:397–410.

McLaughlin MR. Speech and language delay in children. *Am Fam Physician.* 2011;83:1183–1188.

McPartland JC, Reichow B, Volkmar FR. Sensitivity and specificity of the proposed DMS-5 diagnostic criteria for autism spectrum disorder. *J Am Acad Child Adolesc Psychiatry.* 2012;51:368–383.

Millard SK, Nicholas A, Cook FM. Is parent-child interaction therapy effective in reducing stuttering? *J Speech Hearing Res.* 2008;51:636–650.

Nass RD, Trauner D. Social and affective impairments are important recovery after acquired stroke in children. *CNS Spectrums.* 2004;9(6):420.

Norbury CF. Practitioner Review: Social (pragmatic) communication disorder conceptualization, evidence and clinical implications. *J Child Psychol and Psychiatry.*, 2014;55(3)204–216.

Onslow M, O'Brien S. Management of childhood stuttering. *J Paediatr Child Health.* 2013;49:E112–E115.

Packman A, Onslow M. Searching for the cause of stuttering. *Lancet.* 2002;360:655–656.

Petursdottir AI, Carr JE. A review of the recommendations for sequencing receptive and expressive language instruction. J Applied Behavior Analysis. 2011;44:859–876.

Ramus F, Marshall DR, Rosen S, van der Lely HK. Phonological deficits in specific language impairment and developmental dyslexia: Towards a multidimensional model. *Brain.* 2012;136:630–645.

Reilly S, Wake M, Ukoumunne OC, Bavin E, Prior M, Cini E, Conway L, Eadie P, Bretherton L. Predicting language outcomes at 4 years of age: Findings from Early Language in Victoria study. *Pediatrics.* 2010;126:e1530–e1537.

Reisinger LM, Cornish KM, Fombonne E. Diagnostic differentiation of autism spectrum disorders and pragmatic language impairment. *J Autism Dev Disord.* 2011;41:1694–1704.

Rvachew S, Grawburg M. Correlates of phonological awareness in preschoolers with speech sound disorders. *J Speech Lang Hear Res.* 2006;49:74–87.

Ripley K, Yuill N. Patterns of language impairment and behavior in boys excluded from school. *Br J Educ Psychol.* 2005;75:37.

Smith BL, Smith TD, Taylor L, Hobby M. Relationship between intelligence and vocabulary. *Percept Mot Skills.* 2005;100:101.

Snowling MJ, Hulme C. Interventions for children's language and literacy difficulties. *Int J Commun Dis.* 2012;47:27–34.

Somerville MJ, Mervis CB, Young EJ, Seo EJ, Del Campo M, Bamforth S, Peregrine E, Loo W, Lilley M, Perez-Jurado LA, Morris CA, Scherer SW, Osborne LR. Severe expressive-language delay related to duplication of the Williams-Beuren locus. *N Engl J Med.* 2005;353:1655.

Trajkovski N, Andrews C, Onslow M, O'Brian S, Packman A, Menzies R. A phase II trial of the Westmead Program: Syllable-timed speech treatment for preschool children who stutter. Int J Speech Lang Pathol. 2011;13:500–509.

Verhoeven L, van Balkom H, eds. *Classification of Developmental Language Disorders.* Theoretical Issues and Clinical Implications. Mahwah, NJ: Erlbaum; 2004.

Wake M, Levickis P, Tobin S, Zens N, Law J, Gold L, Ukoumunne OC, Goldfield S, Le Ha ND, Skeat J, Reilly S. Improving outcomes of preschool language delay in the community: Protocol for the Language for Learning randomized controlled trial. *BMC Pediatrics.* 2012;12:96–107.

Wake M, Tobin S, Girolametto L, Ukomunne OC, Gold L, Levickis P, Sheehan J, Goldfeld S, Reilly S. Outcomes of population based language promotion for slow to talk toddlers at ages 2 and 3 years: Let's Learn Language cluster randomised clinical trial. *BMJ.* 2011;343–355.

Yaruss JS, Coleman Ce, Quesal RW. Stuttering in school-age children: A comprehensive approach to treatment. *Lang Speech Hear Serv Sch.* 2012;43:536–548.

▲ 31.5 Transtorno do espectro autista

O transtorno do espectro autista, antes conhecido por transtornos globais do desenvolvimento, é um grupo fenotipicamente heterogêneo de síndromes neuroevolutivas, com hereditariedade poligênica, que se caracteriza por uma ampla gama de problemas na comunicação social e por comportamentos restritos e repetitivos. Antes do desenvolvimento do DSM-5, o conceito de transtorno do espectro autista envolvia cinco transtornos distintos, incluindo t*ranstornos do autismo, de Asperger, desintegrativo da infância, síndrome de Rett e transtorno global do desenvolvimento sem outra especificação.* O transtorno do autismo era caracterizado pela presença de problemas em três domínios: comunicação social, comportamentos restritos e repetitivos e desenvolvimento e uso de linguagem aberrante. Uma forma menos ampla do transtorno do espectro autista, o transtorno de Asperger, não inclui problemas de linguagem como critério diagnóstico. Um consenso clínico recente mudou o conceito de transtorno do espectro autista para um modelo de transição gradual, em que a heterogeneidade dos sintomas é reconhecida como inerente ao transtorno, e os problemas diagnósticos básicos caíram em dois domínios: deficiências na comunicação social e comportamentos restritos e repetitivos. O desenvolvimento e uso da linguagem aberrante deixaram de ser considerados uma característica básica do transtorno do espectro autista. Em parte, essa alteração diagnóstica é fundamentada em estudos recentes envolvendo irmãos com diagnósticos de transtorno autista, os quais sugerem que os domínios dos sintomas possam ser transmitidos separadamente e que o desenvolvimento e uso da linguagem aberrante não seja uma característica definidora, porém uma particularidade associada em alguns indivíduos com esse transtorno. Via de regra, o transtorno do espectro autista se torna evidente no decorrer do segundo ano de vida, e, em alguns casos, se observa uma ausência de interesse evolutivo apropriado nas interações sociais, mesmo no primeiro ano de vida. Alguns estudos sugerem a possibilidade de que ocorra um declínio na interação social entre o primeiro e o segundo ano de vida. Entretanto, em casos mais brandos, deficiências básicas no transtorno do espectro autista talvez não sejam identificadas por muitos anos. Embora os problemas linguísticos não sejam critérios diagnósticos primordiais nesse transtorno, os médicos e os pais compartilham preocupações sobre crianças que ainda não tenham desenvolvido linguagem alguma no período de 12 a 18 meses de idade; além disso, retardo linguístico acompanhado de uma retração no comportamento social é, com frequência, um sintoma preditor do transtorno de espectro autista. Em até 25% dos casos ocorre o desenvolvimento de alguma capacidade linguística que se perde subsequentemente. Esse transtorno em crianças com desempenho intelectual normal e com problemas leves no desempenho linguístico pode não ser identificado até o período intermediário da infância, ocasião em que aumentam as demandas acadêmicas e sociais. É frequente que as crianças com transtorno do espectro autista mostrem algum interesse idiossincrático intenso em uma pequena faixa de atividades, resistam a mudanças e, de forma típica, não reajam ao ambiente social conforme seus pares.

Nos termos do DSM-5, os critérios diagnósticos para o transtorno do espectro autista incluem deficiências na comunicação social e interesses restritos, que se apresentam na fase inicial do período evolutivo; entretanto, quando sutis, esses sinais talvez não sejam identificados até alguns anos mais tarde. Aproximadamente um terço das crianças que atendem aos critérios diagnósticos do DSM-5 para o transtorno do espectro autista apresenta incapacidade intelectual (II).

Cabe ressaltar que, de acordo com o DSM-IV-TR, a síndrome ou transtorno Rett parece ocorrer exclusivamente em mulheres e se caracteriza pelo desenvolvimento normal durante pelo menos 6 meses, seguido por movimentos estereotipados das mãos, perda de movimentos intencionais, redução no compromisso social, descoordenação e redução no uso da linguagem. Na antiga denominação de *transtorno desintegrativo da infância*, há um progresso normal no desenvolvimento durante cerca de 2 anos e, a partir de então, a criança começa a perder as habilidades previamente adquiridas em duas ou mais entre as seguintes áreas: uso da linguagem, responsividade social, brincadeiras, habilidades motoras e controle da bexiga ou dos intestinos. O antigo *transtorno de Asperger* caracteriza-se por problemas no relacionamento social e por um padrão repetitivo e estereotipado de comportamento sem retardo ou aberração marcante no uso e no desenvolvimento da linguagem. No transtorno de Asperger, as capacidades cognitivas e as habilidades adaptativas mais importantes são compatíveis com a idade, embora existam problemas na comunicação social. Uma pesquisa envolvendo crianças com os antigos transtornos do espectro autista revelou que a idade média do diagnóstico foi de 3,1 anos para aquelas com o transtorno autista, 3,9 anos para aquelas diagnosticadas com transtorno pervasivo do desenvolvimento sem outra especificação e 7,2 anos para jovens com o transtorno de Asperger. As crianças com transtorno do espectro autista que apresentavam deficiências linguísticas graves receberam o diagnóstico de transtorno do espectro autista em média um ano antes daquelas sem problemas de linguagem. As crianças com esse transtorno que apresentavam comportamentos repetitivos, como bater palmas, caminhar na ponta dos dedos e brincadeiras estranhas, também foram identificadas com transtornos do espectro autista em uma idade mais jovem em relação àquelas que não tinham esses comportamentos. Os critérios diagnósticos atuais do DSM-5 para o transtorno do espectro autista fornecem especificadores de gravidade para os domínios principais do problema, assim como para a presença ou ausência de problemas de linguagem e de comprometimento intelectual.

HISTÓRIA DO TRANSTORNO AUTISTA

"O autismo infantil precoce" foi descrito por Leo Kanner em 1943, embora, em 1867, o psiquiatra Henry Maudsley tenha observado um grupo de crianças bem jovens com transtornos mentais graves que se caracterizavam por desvio, atraso e distorção acentuados no desenvolvimento. Naquela época, acreditava-se que a perturbação do desenvolvimento mais séria em crianças jovens se enquadrasse na categoria de psicoses. O trabalho clássico de Kanner, "Autistic Disturbances of Affective Contact" (Perturbações Autistas do Contato Afetivo), deu origem ao termo *autismo infantil* e apresentou uma visão clara e detalhada dessa síndrome do início da infância. Kanner descreveu crianças que apresentavam um "isolamento autista" extremo; dificuldade em assumir posturas proativas; retardo ou desvio no desenvolvimento linguístico com ecolalia e, em geral, com inversão pronominal (usando "você" por "eu"); repetição monótona de sons ou de expressões verbais; excelente aprendizagem de memória; gama limitada de atividades espontâneas, estereótipos e desejo obsessivo ansioso para manter a mesmice e medo de mudar. Sob a ótica social, a amostra de Kanner foi descrita com contato visual fraco; relacionamentos tímidos; e preferência por quadros e objetos inanimados. Kanner alimentava uma leve suspeita de que a incidência da síndrome era mais frequente do que aparentava e sugeriu a possibilidade de algumas crianças com autismo infantil terem sido classificadas de forma errônea como "mentalmente retardadas" ou esquizofrênicas. Até o ano de 1980, as crianças com sintomas de transtorno do espectro autista costumavam ser diagnosticadas com esquizofrenia infantil. Com o passar do tempo, tornou-se evidente que o transtorno do espectro autista e a esquizofrenia eram duas entidades psiquiátricas distintas. Entretanto, em alguns casos, crianças com o transtorno do espectro autista podem desenvolver transtorno esquizofrênico comórbido em um momento posterior da infância.

EPIDEMIOLOGIA

Prevalência

Os transtornos do espectro autista foram diagnosticados de uma forma crescente nas últimas duas décadas, e, atualmente, estima-se que a prevalência seja em torno de 1% nos Estados Unidos. Acredita-se que, com base nos critérios do DSM-IV-TR, o transtorno do autismo ocorra a uma taxa de 8 casos em cada 10 mil crianças (0,08%). Por definição, o início desse transtorno ocorre na fase inicial do desenvolvimento, ainda que alguns casos não sejam identificados até que a criança esteja bem mais velha. Em virtude desse hiato entre o início do transtorno e o diagnóstico, as taxas de prevalência aumentam com a idade nos casos de crianças mais jovens.

Distribuição por sexo

O transtorno do espectro autista é diagnosticado com uma frequência quatro vezes maior em meninos do que em meninas. Em amostragens clínicas, as garotas que o apresentam revelam incapacidade intelectual com muito mais frequência do que os garotos. Uma explicação potencial para esse fato é que há uma probabilidade bem menor de identificar, encaminhar clinicamente e diagnosticar meninas com esse transtorno sem incapacidade intelectual.

ETIOLOGIA E PATOGÊNESE

Fatores genéticos

Estudos realizados com famílias e gêmeos indicam que o transtorno do espectro autista tem uma contribuição hereditária significativa; entretanto, não parece ser completamente penetrante. Embora até 15% dos casos de transtorno do espectro autista pareçam estar associados a mutações genéticas conhecidas, na maior parte das situações sua expressão depende de múltiplos genes. Estudos de famílias revelaram que houve um aumento nas taxas de incidência do transtorno do espectro autista nos irmãos de uma criança – índice de até 50% em algumas famílias com duas ou mais crianças com transtorno do espectro autista. Os irmãos de uma criança com esse transtorno também correm um grande risco de apresentar uma multiplicidade de problemas de desenvolvimento nas habilidades comunicativas e sociais, mesmo nas situações em que não atendam aos critérios para o transtorno do espectro autista.

A taxa de concordância do transtorno do espectro autista em dois estudos de grande porte envolvendo gêmeos foi 36% em pares monozigóticos *versus* 0% em pares dizigóticos, em um dos estudos, e em torno de 96% em pares monozigóticos *versus* aproximadamente 27% em pares dizigóticos, no segundo. As altas taxas de incidência de problemas cognitivos nos gêmeos não autistas do grupo de gêmeos monozigóticos com complicações perinatais indicam que as contribuições dos fatores ambientais perinatais interagem de forma distinta com a vulnerabilidade genética nesse transtorno.

A heterogeneidade na expressão dos sintomas em famílias com o transtorno do espectro autista revela que há diversos padrões de transmissão genética. Alguns estudos indicam que tanto o aumento quanto a redução em determinados padrões genéticos podem ser fatores de risco para a condição. Além de fatores genéticos específicos, o gênero desempenha um papel importantíssimo na expressão do transtorno. Alguns estudos genéticos identificaram dois sistemas biológicos que são influenciados no autismo: a descoberta consistente de níveis elevados de serotonina plaquetária (5-HT) e do alvo mTOR (do inglês *mammalian target of rapamycin*), ou seja, mecanismos de plasticidade sináptica ligados ao alvo da rapamicina em mamíferos, que aparentemente se rompe no transtorno do espectro autista. Esse tema será discutido com mais detalhes na próxima seção.

Inúmeras síndromes com causas genéticas incluem o transtorno do espectro autista como parte de um fenótipo mais amplo. O mais comum desses transtornos hereditários é a síndrome do X frágil, um transtorno recessivo ligado ao X que está presente em 2 a 3% dos indivíduos com transtorno do espectro autista. A síndrome do X frágil apresenta uma repetição de nucleotídeos na região 5' não traduzida do gene *FMNR1*. Via de regra, crianças com essa síndrome possuem incapacidade intelectual, problemas motores graves e finos, expressão facial atípica, macro-orquidismo e habilidade linguística expressiva significativamente reduzida. Esclerose tuberosa, outro distúrbio genético caracterizado pela presença de vários tumores benignos, herdada por transmissão autossômica dominante, é encontrada com maior frequência entre crianças com transtorno do espectro autista. Até 2% das crianças afetadas têm também esclerose tuberosa.

Pesquisadores que rastrearam o DNA de mais de 150 pares de irmãos com transtorno do espectro autista encontraram evidências de duas regiões nos cromossomos 2 e 7 contendo genes que podem contribuir para a condição. Genes adicionais supostamente também envolvidos no transtorno foram encontrados nos cromossomos 16 e 17.

Biomarcadores no transtorno do espectro autista

O transtorno do espectro autista está associado a diversos biomarcadores, potencialmente resultantes da interação de genes e de fatores ambientais, que influenciam a função neuronal e o desenvolvimento de dentritos, além de contribuírem para alterações no processamento das informações neuronais. Há vários biomarcadores de sinalização anormal no sistema 5-HT, nos mecanismos de plasticidade sináptica ligados ao mTOR e nas alterações do sistema inibitório do ácido γ'''-aminobutírico (GABA, do inglês *gamma-aminobutyric acid*).

O primeiro biomarcador identificado no transtorno do espectro autista foi um nível elevado de serotonina no sangue total, quase apenas nas plaquetas. Estas adquirem o 5-HT por meio do processo do transportador de serotonina (SERT, do inglês *serotonin transporter*), reconhecidamente hereditário, à medida que atravessam a circulação intestinal. Os genes que fazem a mediação do SERT (*SLC64A*) e o gene 5-HT 2A do receptor 5-HT (*HTR2A*) são mais herdáveis do que o transtorno do espectro autista e codificam a mesma proteína nas plaquetas e no cérebro. Considerando-se que o 5-HT está envolvido no desenvolvimento encefálico, é possível que as alterações em sua regulação resultem em alterações na migração neuronal e no crescimento do cérebro.

Alguns estudos de neuroimagens estruturais e funcionais sugeriram biomarcadores específicos associados ao transtorno do espectro autista. Diversos estudos encontraram aumentos no volume total do cérebro em crianças menores de 4 anos com a condição, cujas circunferências neonatais da cabeça estavam nos limites normais ou ligeiramente abaixo do normal. Entretanto, na idade de 5 anos, entre 15 a 20% das crianças com esse transtorno desenvolveram macrocefalia. Estudos adicionais encontraram dados confirmatórios em amostragens de lactentes mais tarde diagnosticados com o transtorno, os quais tinham circunferências normais da cabeça no nascimento; aos 4 anos, 90% tinham volumes cerebrais maiores do que os indivíduos-controle, sendo que 37% do grupo com transtorno do espectro autista atendeu aos critérios para macrocefalia. No entanto, estudos de imagens por ressonância magnética estruturais (IRMe) de crianças afetadas pelo transtorno, com idades entre 5 e 16 anos, não encontraram os valores médios do volume total do cérebro aumentados. Um dos estudos sobre o tema acompanhou desenvolvimento no tamanho da amígdala em um jovem com transtorno do espectro autista durante os primeiros anos de vida e, da mesma forma, observou que houve um aumento de tamanho nos primeiros anos, seguido por uma redução ao longo do tempo. Diversos estudos verificaram que houve também um aumento no tamanho do estriado em crianças mais jovens com esse transtorno, com uma correlação positiva entre o tamanho estriatal e a frequência de comportamentos repetitivos. O processo dinâmico do volume cerebral total atípico e em alteração, observado em crianças com o transtorno do espectro autista, dá suporte à hipótese abrangente de que há períodos sensíveis ou "períodos críticos" na plasticidade cerebral que poderão ser rompidos de modo que contribuam para o surgimento do transtorno do espectro autista.

O foco principal dos estudos de imagens por ressonância magnética funcionais (IRMf) é a identificação de biomarcadores, isto é, correlatos cerebrais funcionais de vários sintomas encontrados no transtorno do espectro autista. Estudos de IRMf de crianças, adolescentes e adultos afetados utilizaram tarefas incluindo percepção da face, tarefas faciais neutras, déficit de "teoria da mente", problemas linguísticos e de comunicação, trabalhos com a memória e comportamentos repetitivos. Alguns desses estudos apresentaram evidências de que indivíduos com o transtorno do espectro autista têm a tendência a escanear faces de maneira diferente dos controles, visto que focalizam mais a região da boca do que a dos olhos, em vez de escanearem todo o resto diversas vezes; os indivíduos com esse transtorno focalizam mais as características individuais da face. Em resposta a alguns estímulos socialmente relevantes, os pesquisadores concluíram que esses indivíduos apresentam maior estimulação da amígdala. No que diz respeito à "teoria da mente", isto é, a capacidade para atribuir estados emocionais a outras pessoas e a si próprios, os estudos de IRMf encontraram diferenças na ativação de regiões do cérebro, tais como o lobo temporal direito, e de outras áreas que reconhecidamente são ativadas em controles durante a execução de tarefas envolvendo a teoria da mente. Alguns pesquisadores levantaram a hipótese de que essa diferença represente uma disfunção no sistema de neurônios-espelho (MNS, do inglês *mirror neuron system*). Padrões atípicos de ativação do lobo central foram encontrados em diversos estudos do transtorno do espectro autista durante as tarefas de processamento da face, indicando que essa área do cérebro é de extrema importância na percepção social e no raciocínio emocional. Pesquisadores elaboraram a hipótese de que os indivíduos com esse transtorno utilizam mais as estratégias visuais durante o processamento da linguagem do que aqueles do grupo-controle, com base na ativação reduzida nesses indivíduos nas regiões frontais do lado esquerdo do cérebro durante a execução de tarefas que se fundamentam na memória e na linguagem.

As pesquisas apoiadas em IRMs e IRMf contribuíram para demonstrar que o cérebro se correlaciona com as deficiências centrais observadas em indivíduos com o transtorno do espectro autista.

Fatores imunológicos

Há diversos relatos sugerindo que a incompatibilidade imunológica (i.e., anticorpos maternos direcionados ao feto) pode contribuir para o transtorno do espectro autista. Os linfócitos de algumas crianças autistas com anticorpos maternos permitem pensar que os tecidos neurais embrionários tenham sido lesionados durante a gestação. Em geral, esses relatos se referem a casos únicos e aos resultados de estudos controlados, e essa hipótese ainda se encontra em investigação.

Fatores pré-natais e perinatais

Aparentemente, ocorre uma incidência acima das expectativas de complicações pré-natais e perinatais em lactentes que, mais tarde, são diagnosticados com o transtorno do espectro autista. Os fatores pré-natais mais significativos associados a esse transtorno em descendentes são idade materna e paterna avançada no momento do nascimento do bebê, hemorragia gestacional materna, diabetes gestacional e bebê primogênito. Os fatores de risco perinatais incluem complicações no cordão umbilical, trauma no nascimento, desconforto fetal, feto pequeno para a idade gestacional, peso baixo ao nascer, baixo índice de Apgar no quinto minuto, malformação congênita, incompatibilidade do grupo sanguíneo ABO ou do fator Rh e hiperbilirrubinemia. Muitas das complicações obstétricas relacionadas ao risco do transtorno também são fatores de risco para hipoxia que, em si mesma, pode ser um fator de risco subjacente. Não há evidências suficientes para implicar isoladamente qualquer dos fatores de risco pré-natais e perinatais na etiologia do transtorno do espectro autista, e alguma predisposição genética para o transtorno pode estar interagindo com fatores perinatais.

Transtornos neurológicos comórbidos

Anormalidades eletrencefalográficas (EEG) e distúrbios convulsivos ocorrem com uma frequência acima da expectativa em indivíduos com transtorno do espectro autista. Em torno de 4 a 32% dos indivíduos afetados têm convulsões de *grand mal* em algum momento, e 20 a 25% apresentam aumento no volume ventricular nas varreduras por tomografia computadorizada (TC). Diversas anormalidades eletrencefalográficas (EEG) são encontradas em 10 a 83% das crianças com definição prévia de transtorno do espectro autista e, embora nenhuma das descobertas eletrencefalográficas sejam específicas desse transtorno, há algumas indicações de lateralização cerebral. Existe um consenso atual considerando o transtorno do espectro autista um conjunto de síndromes comportamentais causadas por uma multiplicidade de fatores que agem no sistema nervoso central.

Teorias psicossociais

Alguns estudos que fizeram a comparação entre pais de crianças com transtorno do espectro autista e pais de crianças normais não apresentaram diferenças significativas na capacidade para criação dos filhos. As especulações iniciais de Kanner de que os fatores emocionais dos pais poderiam contribuir para o desenvolvimento do transtorno foram claramente refutadas.

DIAGNÓSTICO E CARACTERÍSTICAS CLÍNICAS

A Tabela 31.5-1 mostra os critérios diagnósticos do DSM-5 para o transtorno do espectro autista.

Sintomas centrais do transtorno do espectro autista

Deficiências persistentes na comunicação e interação social. Via de regra, crianças com transtorno do espectro autista não se adaptam ao nível esperado de habilidades sociais recíprocas e de interações sociais não verbais espontâneas. Os lactentes com esse transtorno possivelmente não desenvolvam sorrisos sociais e, mais tarde, como bebês mais velhos podem não ter a postura antecipatória de serem colocados no colo de uma cuidadora. Contato com os olhos menos frequente e mais fraco é comum durante a infância e a adolescência, em comparação com outras crianças. O desenvolvimento social de crianças com o transtorno caracteriza-se por um comportamento de apego atípico, embora esse tipo de comportamento não esteja ausente. É possível que essas crianças não reconheçam ou diferenciem explicitamente as pessoas mais importantes em suas vidas – pais, irmãos e professores –, e, no entanto, é provável que não reajam de forma tão intensa quando são deixadas com uma pessoa estranha, se comparadas a outras crianças da mesma idade. É frequente as crianças com transtorno do espectro autista sentirem e demonstrarem uma ansiedade extrema quando sua rotina normal é interrompida. A partir do momento em que atingem a idade escolar, elas aprimoram as habilidades sociais, o que torna o isolamento social menos óbvio, sobretudo no caso das que têm nível mais elevado de desempenho. Entretanto, com frequência se observa uma deficiência nas brincadeiras espontâneas com pares e nas capacidades sociais sutis que estimulam o desenvolvimento de amizades. Muitas vezes, o comportamento social de crianças com autismo pode ser inadequado porque se caracteriza pela timidez. Nas crianças mais velhas em idade escolar, as deficiências sociais manifestam-se como uma ausência de conversas convencionais, menor compartilhamento de interesses e uma quantidade menor de gestos corporais e faciais no contato com outras pessoas. Sob o ponto de vista cognitivo, frequentemente crianças com esse transtorno têm mais habilidade nas tarefas visuais do que nas que exigem raciocínio verbal.

Uma das características observadas em crianças com transtorno do espectro autista é a deficiência na capacidade de perceber os sentimentos ou o estado emocional das pessoas a seu redor. Ou seja, indivíduos com o transtorno não conseguem atribuir motivações ou intenções a outras pessoas (fato também conhecido como "teoria da mente") e, por isso, sentem dificuldades para desenvolver empatia. A ausência da "teoria da mente" dificulta a interpretação do comportamento social de outras pessoas e produz ausência de reciprocidade social.

Indivíduos com o transtorno do espectro autista em geral desejam fazer amizades, e as crianças com nível mais elevado de desempenho têm consciência de que sua falta de espontaneidade e a incapacidade de responder às emoções e aos sentimentos dos pares é o maior obstáculo para conquistá-las. É comum essas crianças serem evitadas ou rejeitadas por pares que têm expectativa de que participem de suas atividades principais e sentem seu comportamento tímido e alienante. De modo geral, adolescentes e adultos com transtorno do espectro autista desejam manter relacionamentos românticos, e, para alguns deles, o aprimoramento nas habilidades e na competência social possibilita o desenvolvimento de relacionamentos de longo prazo.

Psiquiatria infantil

TABELA 31.5-1
Critérios diagnósticos do DSM-5 para o transtorno do espectro autista

A. Déficits persistentes na comunicação social e na interação social em múltiplos contextos, conforme manifestado pelo que segue, atualmente ou por história prévia (os exemplos são apenas ilustrativos, e não exaustivos; ver o texto):
 1. Déficits na reciprocidade socioemocional, variando, por exemplo, de abordagem social anormal e dificuldade para estabelecer uma conversa normal a compartilhamento reduzido de interesses, emoções ou afeto, a dificuldade para iniciar ou responder a interações sociais.
 2. Déficits nos comportamentos comunicativos não verbais usados para interação social, variando, por exemplo, de comunicação verbal e não verbal pouco integrada a anormalidade no contato visual e linguagem corporal ou déficits na compreensão e uso gestos, a ausência total de expressões faciais e comunicação não verbal.
 3. Déficits para desenvolver, manter e compreender relacionamentos, variando, por exemplo, de dificuldade em ajustar o comportamento para se adequar a contextos sociais diversos a dificuldade em compartilhar brincadeiras imaginativas ou em fazer amigos, a ausência de interesse por pares.

Especificar a gravidade atual:
 A gravidade baseia-se em prejuízos na comunicação social e em padrões de comportamento restritos e repetitivos.

B. Padrões restritos e repetitivos de comportamento, interesses ou atividades, conforme manifestado por pelo menos dois dos seguintes, atualmente ou por história prévia (os exemplos são apenas ilustrativos, e não exaustivos; ver o texto):
 1. Movimentos motores, uso de objetos ou fala estereotipados ou repetitivos (p. ex., estereotipias motoras simples, alinhar brinquedos ou girar objetos, ecolalia, frases idiossincráticas).
 2. Insistência nas mesmas coisas, adesão inflexível a rotinas ou padrões ritualizados de comportamento verbal ou não verbal (p. ex., sofrimento extremo em relação a pequenas mudanças, dificuldades com transições, padrões rígidos de pensamento, rituais de saudação, necessidade de fazer o mesmo caminho ou ingerir os mesmos alimentos diariamente).
 3. Interesses fixos e altamente restritos que são anormais em intensidade ou foco (p. ex., forte apego a ou preocupação com objetos incomuns, interesses excessivamente circunscritos ou perseverativos).
 4. Hiper ou hiporreatividade a estímulos sensoriais ou interesse incomum por aspectos sensoriais do ambiente (p. ex., indiferença aparente a dor/temperatura, reação contrária a sons ou texturas específicas, cheirar ou tocar objetos de forma excessiva, fascinação visual por luzes ou movimento).

Especificar a gravidade atual:
 A gravidade baseia-se em prejuízos na comunicação social e em padrões restritos ou repetitivos de comportamento.

C. Os sintomas devem estar presentes precocemente no período do desenvolvimento (mas podem não se tornar plenamente manifestos até que as demandas sociais excedam as capacidades limitadas ou podem ser mascarados por estratégias aprendidas mais tarde na vida).
D. Os sintomas causam prejuízo clinicamente significativo no funcionamento social, profissional ou em outras áreas importantes da vida do indivíduo no presente.
E. Essas perturbações não são mais bem explicadas por deficiência intelectual (transtorno do desenvolvimento intelectual) ou por atraso global do desenvolvimento. Deficiência intelectual ou transtorno do espectro autista costumam ser comórbidos; para fazer o diagnóstico da comorbidade de transtorno do espectro autista e deficiência intelectual, a comunicação social deve estar abaixo do esperado para o nível geral do desenvolvimento.

Nota: Indivíduos com um diagnóstico do DSM-IV bem estabelecido de transtorno autista, transtorno de Asperger ou transtorno global do desenvolvimento sem outra especificação devem receber o diagnóstico de transtorno do espectro autista. Indivíduos com déficits acentuados na comunicação social, cujos sintomas, porém, não atendam, de outra forma, critérios de transtorno do espectro autista, devem ser avaliados em relação a transtorno da comunicação social (pragmática).

Especificar se:
 Com ou sem comprometimento intelectual concomitante
 Com ou sem comprometimento da linguagem concomitante
 Associado a alguma condição médica ou genética conhecida ou a fator ambiental
 (**Nota para codificação:** Usar código adicional para identificar a condição médica ou genética associada.)
 Associado a outro transtorno do neurodesenvolvimento, mental ou comportamental
 (**Nota para codificação:** Usar código[s] adicional[is] para identificar o[s] transtorno[s] do neurodesenvolvimento, mental ou comportamental associado[s].)
 Com catatonia (consultar os critérios para definição de catatonia associados a outro transtorno mental) (**Nota para codificação:** usar o código adicional 293.89 [F06.1] de catatonia associada a transtorno do espectro autista para indicar a presença de catatonia comórbida.)

(Reimpressa, com permissão, de *Diagnostic and Statistical Manual of Mental Disorders*, Fifth Edition[Copyright ©2013]. American Psychiatric Association. Todos os Direitos Reservados.)

Padrões restritos e repetitivos de comportamentos, interesses e atividades. Desde os primeiros anos de vida, nas crianças com o transtorno do espectro autista, as brincadeiras exploratórias esperadas sob a ótica evolucionária são restritas e mudas. Essas crianças não usam brinquedos ou objetos da maneira habitual; em vez disso eles costumam ser manipulados de uma forma ritualística, com uma quantidade menor de características simbólicas. Em geral, as crianças autistas não apresentam o nível de brincadeiras imitativas ou de pantomima abstrata exibido pelas outras da mesma idade, nas quais essas características são espontâneas. As atividades e brincadeiras das crianças com o transtorno do espectro autista parecem ser mais rígidas, repetitivas e monótonas em comparação com os pares. Os comportamentos ritualísticos e compulsivos são comuns na fase inicial e intermediária da infância. Na maior parte das vezes, as crianças afetadas apreciam girar, martelar e ver o fluir de um fluxo de água. Comportamentos compulsivos espontâneos, tais como alinhar objetos, são comuns; e, às vezes, uma criança com esse tipo de transtorno pode demonstrar um forte apego por determinados tipos de objetos inanimados. Crianças autistas com deficiência intelectual grave apresentam taxas elevadas de comportamentos autoestimuladores e autolesivos. Estereotipias, maneirismos e fazer caretas surgem com maior frequência nos casos em que a criança estiver em uma situação menos estruturada. Essas crianças costumam encarar transições e mudanças como intimidatórias. Fatos como mudança para outra casa, reorganização da mobília do quarto ou mesmo pequenas alterações, como fazer as refeições antes do banho, quando o contrário era a rotina, podem desencadear pânico, medo ou ataques de birra.

Caraterísticas físicas associadas. À primeira vista, crianças com o transtorno do espectro autista não apresentam sinais físicos que indiquem a presença do transtorno. De maneira geral, elas realmente apresentam taxas mais elevadas de anomalias físicas de menor importância, como, por exemplo, malformações nas orelhas, e outras que podem ser reflexo de anomalias que ocorreram durante o desenvolvimento fetal dos órgãos, junto com partes do cérebro.

Um número maior do que a expectativa de crianças com transtorno autista não apresenta destreza manual e lateralidade e permanecem ambidestras na idade em que o domínio cerebral costuma ser estabelecido. Observou-se que as que aquelas afetadas o transtorno apresentam uma incidência mais elevada de dermatoglifia anormal (p. ex., impressões digitais) do que a população em geral. Essa descoberta possivelmente seja a indicação de alguma perturbação no desenvolvimento neuroectodérmico.

Sintomas comportamentais associados que podem ocorrer no transtorno do espectro autista

Perturbações no desenvolvimento e uso da linguagem. As deficiências no desenvolvimento da linguagem e as dificuldades no uso da linguagem para comunicar ideias não fazem parte dos critérios básicos para diagnosticar o transtorno do espectro autista; entretanto, esses problemas ocorrem em um subgrupo de indivíduos com esse tipo de condição. Algumas crianças com esse transtorno não se recusam apenas a falar, e suas anormalidades na fala não resultam da ausência de motivação. O desvio linguístico, assim como o retardo no desenvolvimento da linguagem, é uma característica de subtipos mais graves desse transtorno. As crianças sofrem com a versão grave do transtorno sentem uma grande dificuldade para organizar as frases de uma forma inteligível, mesmo que tenham um vocabulário amplo. Nas situações em que as crianças com o transtorno e com retardo no desenvolvimento linguístico aprendem a conversar fluentemente, a conversação pode transmitir informações sem prosódia ou inflexão típicas.

No primeiro ano de vida, o padrão típico de balbucio pode ser mínimo ou ausente. Algumas crianças com o transtorno do espectro autista vocalizam ruídos – cliques, guinchos ou sílabas sem sentido – de uma forma estereotipada, sem intenção aparente de se comunicar. Ao contrário da maior parte das crianças, que geralmente têm melhores capacidades linguísticas receptivas do que expressivas, na realidade, as autistas podem expressar mais do que compreendem. Palavras ou mesmo frases completas podem entrar e sair de seu vocabulário. É bastante comum o fato de algumas usarem uma palavra uma vez e não usá-la novamente durante uma semana, um mês ou vários anos. Alguns jovens com o transtorno apresentam fala com ecolalia, tanto imediata como retardada, ou frases estereotipadas que parecem fora do contexto. Com frequência, esses padrões linguísticos estão associados a inversões pronominais. Uma criança com o transtorno pode dizer, por exemplo, *"Você quer o brinquedo"*, quando, na realidade, ela é quem deseja o brinquedo. As dificuldades de articulação também são muito comuns. Muitas crianças autistas usam uma qualidade e um ritmo peculiares de voz. Cerca de 50% das crianças autistas nunca chegam a desenvolver uma fala útil. Algumas das mais brilhantes têm uma fascinação especial por letras e números. Às vezes, são excelentes na execução de determinadas tarefas ou têm habilidades especiais; por exemplo, uma criança pode aprender a ler fluentemente na idade pré-escolar (hiperlexia). Embora consigam ler muitas palavras, crianças muito jovens com transtorno do espectro autista compreendem muito pouco o sentido daquilo que foi lido.

Deficiência intelectual. Em torno de 30% das crianças com transtorno do espectro autista apresentam um nível intelectualmente incapaz no desempenho intelectual. Entre esse grupo, cerca de 30% apresentam desempenho na faixa variando de leve a moderado, sendo que quase 40 a 50% são grave ou profundamente deficientes sob o ponto de vista intelectual. As pontuações do quociente de inteligência (QI) desse transtorno em crianças com deficiências intelectuais tendem a refletir os problemas mais graves nas habilidades de sequenciamento e abstração, com forças relativas nas habilidades visuais e espaciais ou na aprendizagem de memória. Esse tipo de descoberta mostra a importância dos defeitos nas funções linguísticas.

Irritabilidade. No sentido amplo, a definição de irritabilidade inclui agressão, comportamentos autolesivos e ataques graves de birra. Esses fenômenos são bastante observados em crianças e adolescentes com transtorno do espectro autista. Em geral, é muito difícil superar os ataques graves de birra e, com frequência, o controle dos comportamentos autolesivos é extremamente problemático. Esses sintomas costumam ser produzidos por situações do dia a dia em que esses jovens mudam de uma atividade para outra, permanecem sentados na sala de aula ou ficam quietos quando sentem vontade de sair correndo. Nos casos de crianças afetadas pelo transtorno com desempenho mais baixo e com deficiências intelectuais, o instintivo agressivo pode surgir de forma inesperada, sem um desencadeador ou propósito óbvio, sendo observados também comportamentos autolesivos, como bater a cabeça, beliscar a pele e se morder.

Instabilidade no humor e no afeto. Algumas crianças com transtorno do espectro autista apresentam mudanças repentinas de humor, com explosões de riso ou de choro, sem nenhuma razão óbvia. A melhor compreensão desses episódios se torna ainda mais difícil nas situações em que elas não conseguem expressar pensamentos associados ao afeto.

Resposta a estímulos sensoriais. Observa-se que crianças com transtorno do espectro autista respondem de forma intensa a alguns estímulos e fraca a outros estímulos sensoriais (p. ex., ao som e à dor). É uma ocorrência comum que elas aparentem ser surdas; em geral, respondem muito pouco ao som da voz de uma conversa normal; no entanto, a mesma criança poderá demonstrar um interesse intenso pelo som de um relógio de pulso. Algumas crianças apresentam um limiar alto para dor ou respostas alteradas para ela. Na realidade, algumas não respondem a uma lesão com choro ou busca de conforto. Alguns jovens autistas persistem em alguma experiência sensorial; por exemplo, com frequência cantarolam uma música ou cantam a canção de algum anúncio comercial, antes de expressar palavras ou de usar a fala. Outros gostam particularmente da estimulação vestibular – rotação, oscilação e movimentos para cima e para baixo.

Hiperatividade e desatenção. Hiperatividade e desatenção são comportamentos comuns em crianças com o transtorno do espectro autista. Níveis de atividade abaixo da média são menos frequentes; nesse caso, há alternância com excesso de atividade. Comportamentos como déficit de atenção e incapacidade para se concentrar em uma tarefa específica também interferem no desempenho diário.

Habilidades precoces. Alguns indivíduos com o transtorno do espectro autista têm habilidades precoces ou dissidentes de grande proficiência, tais como habilidade prodigiosa para cálculos e aprendizagem de memória, geralmente além das capacidades dos pares normais. Outras habilidades precoces potenciais em algumas crianças autistas incluem hiperlexia, uma capacidade precoce para leitura (mesmo que não entendam aquilo que estão lendo), memorização e declamação e habilidades musicais (cantar ou tocar; ou reconhecer peças musicais).

Insônia. Insônia é um problema frequente do sono entre crianças e adolescentes com o transtorno do espectro autista, e as estimativas indicam que ocorre em 44 a 83% das crianças em idade escolar. Terapias comportamentais e farmacológicas foram aplicadas como intervenções. As intervenções comportamentais incluem mudança no comportamento parental, antes e no momento de ir para a cama, bem como criação de rotinas que eliminem os estímulos para permanecer acordado. As farmacológicas referem-se ao uso de medicamentos como a melatonina, que aparentemente é um agente promissor em doses variando de 1 mg com liberação rápida a 4 mg com liberação controlada, conforme demonstraram alguns estudos envolvendo jovens com esse transtorno.

Infecções menores e sintomas gastrintestinais. Há relatos de crianças mais jovens com transtorno do espectro autista que apresentam incidência acima das expectativas de infecções no trato respiratório superior e outras de menor importância. Os sintomas gastrintestinais observados em crianças com o transtorno do espectro autista em geral incluem arrotos excessivos, constipação e movimentos intestinais soltos. Observa-se também um aumento na incidência de convulsões febris. Algumas crianças não apresentam elevações na temperatura na presença de enfermidades infecciosas de menor importância e podem não sentir a indisposição típica de quem está doente. Em outras, os problemas comportamentais e as condições relacionadas aparentam melhorar significativamente nos casos de enfermidades menos graves, e essas mudanças podem ser indicações da presença de alguma enfermidade física.

Ferramentas para avaliação

O Autism Diagnostic Observation Schedule-Generic (ADOS-G) é um instrumento padronizado bastante útil para a obtenção de informações sobre o transtorno do espectro autista.

Brett foi o primeiro de duas crianças nascidas de pais de classe média, ambos no início dos 40 anos de idade, e a mãe tivera uma gravidez difícil, com indução de trabalho de parto na trigésima sexta semana devido a desconforto fetal. Como bebê, Brett não era exigente e era relativamente tranquilo; não tinha cólicas, e o desenvolvimento motor seguiu o curso normal, embora houvesse algum retardo no desenvolvimento linguístico. Seus pais começaram a se preocupar com o desenvolvimento do bebê a partir dos 18 meses, quando ele ainda não havia começado a falar. Entretanto, depois de algum questionamento, os pais de Brett observaram que ele se interessava menos pela interação e pelas brincadeiras sociais com crianças e adultos do que as demais crianças de seu grupo. A ansiedade em relação a pessoas estranhas começou a se acentuar nessa idade, em comparação a outras crianças da creche. Brett ficava extremamente contrariado na ausência da funcionária habitual da creche e sofria ataques de mau humor até que sua mãe o levasse para casa. A princípio, o pediatra de Brett tranquilizou seus pais no sentido de que talvez ele fosse um exemplo típico de "fala tardia"; todavia, aos 24 meses, o menino foi encaminhado para avaliação do desenvolvimento. Aos 24 meses, as habilidades motoras eram normais para a idade. Porém, ele apresentava um retardo grave no desenvolvimento social e linguístico, e foi observado que resistia a mudanças na rotina e sua sensibilidade em relação a ambientes com objetos inanimados era atípica. Suas habilidades para brincar eram limitadas, e ele utilizava os brinquedos de forma repetitiva e idiossincrática. A irmã mais nova de Brett, agora com 12 meses, estava começando a falar algumas palavras, sendo a história familiar negativa para transtornos evolutivos e linguísticos. Uma avaliação médica ampla e detalhada revelou que os resultados das varreduras por eletrencefalograma EEG e TC eram normais; o rastreamento genético e a análise cromossômica também foram normais.

Após receber o diagnóstico de transtorno do espectro autista, Brett foi matriculado em um programa especial de educação em que começou a falar de forma gradual. Sua fala era extremamente literal e se caracterizava por uma qualidade de voz monotônica e eventual inversão de pronomes. Ele conversava com frequência e conseguia fazer as pessoas entenderem suas necessidades; no entanto, sua linguagem era estranha, e as outras crianças não brincavam com ele. Brett procurava sobretudo as atividades solitárias e permanecia bastante isolado. Aos 5 anos, era muito apegado à mãe e, com frequência, ficava ansioso com a separação, bem como se desesperava quando ela tinha de sair, tendo nessas ocasiões ataques graves de mau humor. Desenvolveu inúmeros comportamentos autoestimuladores, tais como acenar com os dedos na frente dos olhos. Sua extrema sensibilidade a mudanças continuou durante os anos seguintes. Os testes de inteligência revelaram um QI de escala total na faixa média, com uma fraqueza relativa nos subtestes verbais, em comparação aos subtestes de desempenho. Na 4ª série, Brett começou a ter problemas comportamentais sérios na escola e em casa. Não conseguia terminar os trabalhos de classe, vagava pela sala de aula e tinha ataques de mau humor se o professor insistisse para que sentasse. Às vezes, começava a gritar tão alto que o professor pedia para que saísse da sala de aula. Então, ele se descontrolava e atirava com raiva todos os livros para fora da carteira, às vezes atingindo involuntariamente outros estudantes. Eram necessárias até 2 horas para acalmá-lo. Em casa, tinha surtos de mau humor se tocassem em suas coisas e assumia uma postura teimosa e beligerante quando pediam para fazer algo que não estivesse esperando. O comportamento mal-humorado de Brett continuou até o ensino médio, e na 8ª série, quando tinha 13 anos, se tornaram tão graves que a escola alertou os pais de que ele estava ficando incontrolável. Em seguida, o garoto foi avaliado por um psiquiatra infantojuvenil que lhe recomendou a participação em um grupo de habilidades sociais e prescreveu risperidona, iniciando com 0,5 mg VO, duas vezes ao dia e, depois, titulando para até 1,55 mg VO, duas vezes ao dia. Com essa dosagem, os ataques de mau humor tornaram-se menos frequentes e menos graves. Ele aparentava estar mais calmo e não perdia o controle físico durante os ataques de mau humor. Continuou frequentando o ensino médio, com a combinação de aulas de educação especial e aulas regulares. Seu grupo de habilidades sociais foi bastante útil em termos de ensiná-lo a se aproximar dos pares de modo que a rejeição fosse menor. Brett fez algumas amizades e, quando entrou no ginásio, fez dois novos amigos que iam a sua casa para jogar *videogame*. Ele tinha consciência de que era diferente dos outros alunos, porém tinha dificuldade para expressar o que o fazia diferente. Continuou a frequentar o ensino médio com uma combinação de educação especial e regular e tinha planos de frequentar uma faculdade comunitária e viver na casa dos pais no primeiro ano.

(Adaptação de um caso relatado por Fred Volkmar, M.D.)

DIAGNÓSTICO DIFERENCIAL

Os transtornos a serem considerados no diagnóstico diferencial de transtorno do espectro autista incluem os da comunicação social (pragmática); da comunicação, descrito recentemente no DSM-5; esquizofrenia com início na infância; surdez congênita ou distúrbio auditivo grave; e privação psicossocial. O diagnóstico de transtorno do espectro autista também é muito difícil devido à sobreposição potencial dos sintomas com esquizofrenia da infância, síndromes de capacidade intelectual com sintomas comportamentais e transtornos da linguagem. Diante da multiplicidade de problemas concorrentes, encontrados com frequência no transtorno do espectro autista, Michael Rutter e Lionel Hersov sugeriram uma abordagem por etapas ao diagnóstico diferencial.

Transtorno da comunicação social (pragmática)

Este tipo de transtorno caracteriza-se pela dificuldade de adaptação às narrativas; pela dificuldade em entender as regras de comunicação social por meio da linguagem, exemplificada pelo ato de não cumprimentar convencionalmente outras pessoas; pela dificuldade de se revezar nas conversas, respondendo às dicas verbais e não verbais de um ouvinte. Outras formas de deficiências linguísticas podem acompanhar o transtorno da comunicação social, tais como retardo na aprendizagem da linguagem ou dificuldades expressivas e receptivas. Esse transtorno é observado com maior frequência em parentes de indivíduos com o transtorno do espectro autista, aumentando ainda mais a dificuldade para fazer a distinção entre ambos. Embora as relações possam ser afetadas de forma negativa pelo transtorno da comunicação social, esse tipo de transtorno não inclui comportamentos e interesses restritos ou repetitivos, que ocorrem nos casos de transtorno do espectro autista.

Esquizofrenia com início na infância

A esquizofrenia é rara em crianças com idade abaixo de 12 anos e quase nunca ocorre antes dos 5 anos. A esquizofrenia com início na infância caracteriza-se pela presença de alucinações ou delírios e possui baixa incidência de convulsões, de incapacidade intelectual e de habilidade sociais fracas. A Tabela 31.5-2 apresenta uma comparação entre o transtorno do espectro autista e a esquizofrenia com início na infância.

Incapacidade intelectual com sintomas comportamentais

Crianças com incapacidade intelectual podem apresentar sintomas comportamentais que se sobrepõem a algumas características do transtorno do espectro autista. A principal diferença entre transtorno do espectro autista e incapacidade intelectual é que as crianças com síndromes de incapacidade intelectual em geral apresentam deficiências globais na área verbal e não verbal, enquanto aquelas com transtorno do espectro autista são relativamente fracas nas interações sociais, em comparação a outras áreas de desempenho. Em geral, crianças com incapacidade intelectual se relacionam verbal e socialmente com adultos e pares de acordo com a idade mental, bem como têm um perfil bastante nivelado de limitações.

Transtorno da linguagem

Algumas crianças com transtornos da linguagem também têm características do transtorno do espectro autista, o que poderá se tornar um desafio diagnóstico. A Tabela 31.5-3 apresenta um resumo das diferenças principais entre o transtorno do espectro autista e os transtornos da linguagem.

Surdez congênita ou deficiência auditiva

Considerando-se que as crianças com transtorno do espectro autista podem parecer mudas ou com problemas de desenvolvimento de linguagem, é extremamente importante excluir condições como surdez congênita ou deficiência auditiva. Os fatores diferenciadores incluem: lactentes com o transtorno do espectro autista não balbuciam com frequência, enquanto os lactentes surdos têm uma história bastante normal de balbucios, que diminuem de modo gradual até serem interrompidos por completo no período entre 6 meses e 1 ano de idade. De maneira geral, as crianças surdas respondem apenas aos sons muito altos, enquanto aquelas com transtorno do espectro autista podem ignorar sons altos ou normais e responder aos suaves

TABELA 31.5-2
Transtorno do espectro autista *versus* esquizofrenia com início na infância

Critérios	Transtorno do espectro autista	Esquizofrenia com início na infância
Idade de início	Período inicial do desenvolvimento	Raramente abaixo dos 5 anos
Incidência	1%	<de 1 em 10 mil
Proporção entre os sexos (M:F)	4:1	1,67:1 (com uma ligeira preponderância do sexo masculino)
História familiar de esquizofrenia	Não aumentada	Provavelmente aumentada
Complicações pré-natais e perinatais	Aumentadas	Não aumentadas
Características comportamentais	Relacionamento social fraco; possível presença de linguagem ou fala aberrantes ou ecolalia; frases estereotipadas; provável presença de estereótipos, comportamentos repetitivos	Alucinações e delírios; transtorno do raciocínio
Desempenho adaptativo	Deficiente	Deterioração no desempenho
Nível de inteligência	A faixa é muito ampla; possibilidade de incapacidade sob a ótica intelectual (30%)	Em geral na faixa normal, pode estar na faixa normal baixa
Padrão de QI	Via de regra mais elevado no QI de desempenho do que no verbal	Mais nivelado
Convulsões de *grand mal*	4 a 32%	Incidência baixa

(Adaptada de Magda Campbell, M.D., e Wayne Green, M.D.)

TABELA 31.5-3
Transtorno do espectro autista *versus* transtorno da linguagem

Critérios	Transtorno do espectro autista	Transtorno da linguagem
Incidência	1%	5 em 10 mil
Proporção entre os sexos (M:F)	4:1	A proporção entre os sexos é igual ou quase igual
Surdez associada	Muito pouco frequente	Não infrequente
História familiar de retardo na fala ou de problemas linguísticos	<25% dos casos	<25% de casos
Comunicação não verbal (p. ex, gestos)	Deficiente	Usada ativamente
Anormalidades linguísticas (p. ex., ecolalia, frases estereotipadas fora do contexto)	Presente em um subgrupo	Incomum
Problemas de articulação	Não são frequentes	Frequentes
Nível intelectual	Deficiente em um subgrupo (em torno de 30%)	Incomum, com frequência é menos grave
Padrão de QI	Via de regra mais baixo em pontuações verbais do que em pontuações de desempenho	Geralmente, as pontuações verbais são mais baixas que as de desempenho
Deficiências na comunicação social, comportamentos restritos e repetitivos	Presentes	Ausentes; se forem presentes, são leves
Brincadeiras imaginativas	Geralmente deficientes	Em geral no tato

(Adaptada de Magda Campbell, M.D., e Wayne Green, M.D.)

ou baixos. O mais importante é que os audiogramas ou os potenciais auditivos evocados indicam uma perda auditiva significativa em crianças surdas. De modo habitual, essas crianças procuram com regularidade a comunicação social não verbal e tentam interagir socialmente com pares e com membros da família de uma forma mais consistente que aquelas com transtorno autista.

Privação psicossocial

Fatores como negligência grave, maus-tratos e ausência de atenção parental podem fazer as crianças parecerem apáticas, isoladas e alienadas. Pode haver um retardo no desenvolvimento das habilidades linguísticas e motoras. De maneira geral, as crianças com esses sinais melhoram em ambientes psicossociais favoráveis e enriquecidos, mas esse tipo de melhora não ocorre naquelas com o transtorno do espectro autista.

CURSO E PROGNÓSTICO

Embora seja heterogêneo, o transtorno do espectro autista é uma condição que costuma durar a vida toda, com um nível variável de gravidade nos prognósticos. Estes são melhores para crianças com transtorno do espectro autista com QI acima de 70 e habilidades adaptativas médias e que desenvolvem linguagem comunicativa nas idades de 5 a 7 anos. Um estudo longitudinal que fez a comparação entre os sintomas em crianças com esse transtorno e QI elevado na idade de 5 anos aos sintomas no período entre a idade de 13 anos até o início da vida adulta chegou à conclusão de que uma pequena proporção desses indivíduos deixou de preencher os critérios de transtorno do espectro autista. Ao longo do tempo, a maior parte desses jovens apresentou mudanças positivas na comunicação e nos domínios sociais. Descobriu-se que a aplicação imediata de intervenções comportamentais intensivas causou um impacto positivo profundo em muitas crianças afetadas, sendo que, em alguns casos, a recuperação e o desempenho ficaram na faixa média.

As áreas sintomáticas do transtorno do espectro autista que parecem não melhorar substancialmente ao longo do tempo com a aplicação imediata de intervenções comportamentais estão associadas a comportamentos ritualísticos e repetitivos. Entretanto, nos dias atuais, as intervenções comportamentais com base em evidências, com foco específico nos comportamentos repetitivos, podem amenizar os sintomas. O prognóstico de uma determinada criança com o transtorno em geral melhora quando há apoio no ambiente doméstico.

TRATAMENTO

As metas principais dos tratamentos de crianças com transtorno do espectro autista são focar comportamentos básicos para melhorar as interações sociais e a comunicação; ampliar as estratégias de integração escolar; desenvolver relacionamentos significativos com os pares; e aumentar as habilidades para viver uma vida independente no longo prazo. As intervenções nos tratamentos psicossociais têm como foco principal ajudá-las a desenvolver habilidades nas convenções sociais, estimular comportamentos socialmente aceitáveis e prossociais com os pares e diminuir os sintomas de comportamentos estranhos. Muitos casos exigem soluções linguísticas e acadêmicas. Além disso, as metas dos tratamentos costumam incluir a redução de comportamentos irritáveis e disruptivos que possam surgir na escola ou em casa e ser exacerbados nos períodos de transição. Crianças com incapacidade intelectual precisam de intervenções comportamentais apropriadas sob a ótica evolutiva para reforçar comportamentos socialmente aceitáveis e incentivar habilidades de autocuidado. É frequente também que os pais de crianças com o transtorno se beneficiem da educação psicológica, do suporte e da orientação para otimizar o relacionamento e a eficiência com suas crianças. O tratamento amplo e detalhado do transtorno do espectro autista, incluindo programas comportamentais intensivos, treinamento e participação dos pais e intervenções acadêmicas ou educacionais, produziu resultados bastante promissores. Os componentes desses tratamentos abrangentes incluem expansão das habilidades sociais, comunicativas e linguísticas, geralmente pela prática de imitação, atenção conjunta, reciprocidade social e brincadeiras direcionadas às crianças de uma maneira centralizada. Cinco ensaios clínicos randomizados e controlados (ERCs) de intervenções comportamentais amplas e intensivas precoces com foco nas características básicas desse transtorno em crianças na faixa etária de 2 a 5 anos demonstraram que houve melhora na aquisição da linguagem, nas interações sociais e nas conquistas educacionais ao final do período do estudo, em comparação aos grupos-controle. Os períodos do estudo variavam de 12 semanas a vários anos, e os ambientes foram o doméstico, clínicas e escolas. Nesses ERCs, os modelos de tratamento detalhado ou as versões adaptadas foram usados isoladamente ou em combinações, conforme descreveremos a seguir.

Intervenções psicossociais

Intervenções evolutivas e comportamentais intensivas precoces

1. **Modelo com base na UCLA/Lovaas**. A base da intervenção manualizada e intensiva são técnicas derivadas da análise comportamental aplicada, as quais são administradas separadamente durante várias horas por semana. O terapeuta e a criança trabalham na prática de habilidades sociais específicas, no uso da linguagem e em outras habilidades-alvo para brincadeiras, com reforço e prêmios para a realização e domínio de habilidades.
2. **Modelo com base no Early Start Denver Model (ESDM)**. As intervenções são administradas em ambientes naturais, como em creches, em casa e durante as brincadeiras com outras crianças. Via de regra, os pais aprendem a atuar como coterapeutas e fazem o treinamento em casa, enquanto as instituições educacionais se responsabilizam pelas intervenções. O foco principal dessas intervenções é o desenvolvimento de brincadeiras básicas e das habilidades de relacionamento, e as técnicas da análise comportamental aplicada são integradas às intervenções. Essa abordagem tem como objetivo o treinamento de crianças muito jovens, sendo aplicadas no contexto de suas rotinas diárias.
3. **Abordagens de treinamentos para os pais**. Essas abordagens incluem o Treinamento de Respostas Fundamentais, em que os pais aprendem a facilitar o desenvolvimento social e comunicativo no lar e durante atividades focando o domínio, pelas crianças, da via de acesso ou de comportamentos sociais fundamentais, na expectativa de que, após a obtenção desse domínio, ocorra uma generalização natural dos comportamentos sociais. Os pais e os membros da família são integrados nesse tipo de intervenção. Outras abordagens ao treinamento dos pais focalizam a aquisição da linguagem e, especificamente para eles, a frequência pode ser menor, como, por exemplo, uma vez por semana; entretanto, depois que os cuidadores forem treinados, as intervenções com a criança ocorrem durante todo o dia. Outro exemplo de abordagem de treinamento dos pais é o Hanen More Than Words Program.

Abordagens às habilidades sociais

1. **Treinamento de habilidades sociais**. De maneira geral, esse tipo de treinamento é ministrado por líderes terapêuticos para crianças de várias idades no contexto de grupos com pares; elas são orientadas na prática de iniciar conversação social, cumprimentar as pessoas, iniciar jogos e prestar atenção. Com frequência, a identificação e o controle das emoções são incluídos na prática por meio do reconhecimento e da aprendizagem sobre como classificar as emoções em determinadas situações sociais, como aprender a atribuir reações emocionais apropriadas a outras pessoas e como aplicar técnicas de solução de problemas sociais. O objetivo principal é que a prática em grupo permita às crianças aplicarem essas técnicas em ambientes menos estruturados e internalizarem estratégias para que possam interagir de forma positiva com os pares.

Intervenções comportamentais e terapia cognitivo-comportamental para comportamentos repetitivos e sintomas associados

1. **Terapia comportamental**. A análise comportamental aplicada é bastante eficaz para reduzir alguns comportamentos repetitivos em crianças e adolescentes com transtorno do espectro autista. Recomenda-se a intervenção precoce para os casos de comportamentos repetitivos autolesivos; eventualmente, as intervenções comportamentais precisam ser combinadas com tratamentos farmacológicos para possibilitar o gerenciamento dos sintomas de forma adequada.
2. **Terapia cognitivo-comportamental (TCC)**. Há evidências significativas com base em testes randomizados, controlados, que confirmam a eficácia das TCCs no tratamento dos sintomas de ansiedade, depressão e transtornos obsessivo-compulsivos em crianças. Existem menos testes controlados desse tipo de tratamento em crianças com o transtorno do espectro autista, embora haja pelo menos dois estudos publicados em que a TCC foi usada no tratamento de comportamentos repetitivos em indivíduos com esse transtorno.

Intervenções para sintomas comórbidos no transtorno do espectro autista

1. *Neurofeedback*. A administração dessa modalidade de tratamento foi uma tentativa de influenciar os sintomas do transtorno de déficit de atenção/hiperatividade (TDAH), a ansiedade e o aumento na interação social por meio de jogos de computador ou outros em que o comportamento desejado seja reforçado, enquanto o uso de eletrodos permite monitorar a atividade elétrica no cérebro das crianças. O objetivo principal é influenciar a atividade das ondas cerebrais para prolongar ou produzir a atividade elétrica durante os comportamentos desejados. Essa modalidade ainda se encontra em fase de investigação no tratamento de sintomas do transtorno do espectro autista.
2. **Gerenciamento da insônia no transtorno do espectro autista**. A insônia é uma preocupação predominante entre crianças e adolescentes com esse transtorno, sendo possível melhorar essa condição por intermédio da administração de intervenções comportamentais e farmacológicas. A intervenção comportamental mais comum para insônia no transtorno do espectro autista se baseia na mudança do comportamento dos pais, primeiro em relação à criança no horário de dormir e durante toda a noite, de modo a remover o reforço e a atenção por estar acordada, e, em seguida, extinguindo gradualmente o comportamento de "permanecer acordada". Vários estudos que utilizaram massagem terapêutica antes de dormir nessas crianças entre as idades de 2 e 13 anos melhoraram o adormecimento e a sensação de relaxamento.

Intervenções educacionais em crianças com o transtorno do espectro autista

1. **Tratamento e educação de crianças autistas e com deficiências relacionadas a comunicação (TEACCH)** (do inglês Treatment and Education of Autistic and Communication-related Handicapped Children). O método TEACCH, desenvolvido originalmente na Universidade da Carolina do Norte, em Chapel Hill, na década de 1970, envolve a aprendizagem estruturada que se fundamenta na noção de que as crianças com transtorno do espectro autista têm dificuldade com a percepção; sendo assim, esse método de ensino incor-

pora diversos suportes visuais e um programa de apresentação de quadros para facilitar a aprendizagem de assuntos acadêmicos e de respostas apropriadas sob a ótica social. A organização do ambiente físico serve de suporte para a aprendizagem visual, e as atividades diárias são estruturadas para promover autonomia e relacionamento social.

2. **Abordagens de bases amplas.** Esses planos educacionais incluem uma mistura de estratégias de aprendizagem que utilizam análises comportamentais e focam também a reabilitação da linguagem. O reforço comportamental é aplicado aos comportamentos socialmente aceitáveis, durante o processo de aprendizagem de assuntos acadêmicos. O método TEACCH pode também ser incorporado a programas educacionais especiais mais amplos para o transtorno do espectro autista.

3. **Abordagens computadorizadas e realidade virtual.** A aprendizagem com base em abordagens computadorizadas e na realidade virtual é centralizada no uso de programas de computador, jogos e programas interativos com a finalidade de ensinar a aquisição da linguagem e as habilidades de leitura. Esse método dá às crianças uma sensação de domínio e fornece um tipo de instrução com base comportamental em uma modalidade que lhes é atrativa. O programa Let's Face it! é um jogo computadorizado que ajuda a ensinar às crianças com transtorno do espectro autista o reconhecimento de rostos. Esse programa consiste em sete jogos computadorizados interativos com foco em mudanças na expressão facial, atenção na região facial dos olhos, reconhecimento facial holístico e identificação da expressão emocional. Um teste randomizado, controlado, que usou esse programa em crianças com transtorno do espectro autista produziu evidências indicando que, após 20 horas de treinamento, em comparação ao grupo-controle, as crianças treinadas melhoraram a capacidade de focalizar a região dos olhos de um rosto, assim como as habilidades analíticas e holísticas de processamento facial. Diversos estudos que usaram ambientes de realidade virtual para ensinar habilidades sociais e interação social a essas crianças comprovaram seu valor. Um dos estudos criou uma cafeteria virtual para crianças com o transtorno em que elas tinham a oportunidade de fazer pedidos e de pagar pelas bebidas e pela comida navegando com o *mouse* do computador.

Intervenções psicofarmacológicas

O foco principal das intervenções psicofarmacológicas no transtorno do espectro autista é melhorar os sintomas comportamentais associados, em vez das características básicas do transtorno. Os sintomas-alvo abrangem irritabilidade, incluindo em um sentido amplo, agressão, ataques de mau humor e comportamentos autolesivos, hiperatividade, impulsividade e desatenção.

Irritabilidade. Dois antipsicóticos de segunda geração, risperidona e aripiprazol, foram aprovados pela Food and Drug Administration (FDA) nos Estados Unidos para tratamento de irritabilidade em indivíduos com transtorno do espectro autista. Observou-se que a risperidona, um antipsicótico com alta potência, em combinação com as propriedades da dopamina (D_2) e do antagonista do receptor de serotonina ($5-HT_2$), controla os comportamentos agressivos e autolesivos em crianças com e sem esse transtorno. Em 2002, o National Institutes of Health tomou a iniciativa e patrocinou o teste randomizado, controlado, da Research Units on Pediatric Psychopharmacology sobre a risperidona para tratamento de irritabilidade nos casos de transtorno do espectro autista; a partir de então, foram realizados sete testes randomizados e controlados; três estudos de reanálise e dois estudos adicionais, os quais convergiram para confirmar a eficácia da risperidona, em doses variando de 0,5 a 1,5 mg. Alguns dos participantes desse estudo em fase pré-escolar receberam também tratamentos comportamentais intensivos. A risperidona é considerada o tratamento medicamentoso de primeira linha para crianças e adolescentes afetados por esse transtorno com irritabilidade grave. Apesar de sua eficácia, seu uso foi limitado em alguns indivíduos pelos efeitos colaterais principais de ganho de peso e aumento no apetite; efeitos colaterais metabólicos, como hiperglicemia, elevação no nível de prolactina e dislipidemia; em combinação com outros efeitos adversos comuns, como fadiga, sonolência, tontura e sialorreia. A risperidona deve ser usada com muita cautela em indivíduos com anormalidades cardíacas ou hipotensão subjacente, considerando-se que esse medicamento pode contribuir para a incidência de hipotensão ortostática. Estudos adicionais que deram prosseguimento à avaliação da risperidona nesses casos constataram uma eficácia e tolerabilidade persistentes em um período de 6 meses, com retorno rápido dos sintomas em indivíduos que apresentaram boas respostas, a partir do momento da interrupção no uso do medicamento. Outros medicamentos estudados para o tratamento de irritabilidade no transtorno do espectro autista incluem o aripiprazol e a olanzapina.

Dois estudos de larga escala que utilizaram o aripiprazol no tratamento de ataques de mau humor, agressividade e autolesão em crianças e adolescentes com o transtorno chegaram à conclusão de que esse medicamento é eficaz e seguro. As doses aplicadas variaram de 5 a 15 mg por dia. Os efeitos colaterais principais incluem sedação, tontura, insônia, acatisia, náusea e vômito. Embora não tenha sido tão significativo quanto no uso da risperidona, o ganho de peso foi considerado um evento adverso moderado, com aumentos de 1,3 a 1,5 kg durante o período de 8 semanas em um dos estudos. O ganho de peso foi semelhante tanto em doses mais baixas quanto em mais elevadas. A olanzapina, que especificamente bloqueia os receptores de $5-HT_{2A}$ e D_2 e também os receptores muscarínicos, foi estudada em crianças e adolescentes com transtorno do espectro autista para tratamento de irritabilidade, com tendência a respostas positivas, ainda que tenha havido um ganho de peso substancial de cerca de 3,5 kg. Sedação foi o efeito colateral principal.

Hiperatividade, impulsividade e desatenção. Vários testes randomizados, controlados por placebo, foram realizados com o metilfenidato para tratamento de hiperatividade, impulsividade e desatenção em crianças e adolescentes com transtorno do espectro autista. O órgão Research Units on Pediatric Psychopharmacology descobriu que o metilfenidato é pelo menos moderadamente eficaz em doses de 0,25 a 0,5 mg/kg em jovens autistas e com sintomas de TDAH. Nessa população, a eficácia do metilfenidato foi menor do que em crianças com TDAH e sem o transtorno do espectro autista, sendo que aquelas com o transtorno do espectro autista desenvolveram efeitos colaterais com maior frequência, incluindo aumento na irritabilidade, comparadas às crianças com TDAH. Um estudo sobre o uso do metilfenidato no tratamento de hiperatividade e desatenção em crianças na idade pré-escolar com o transtorno autista concluiu que esse tipo de estimulante é seguro e relativamente eficaz; metade dessas crianças desenvolveu efeitos colaterais, incluindo aumento nos estereótipos, desconforto gastrintestinal, problemas de sono e labilidade emocional. Entre os estimulantes, um estudo duplo-cego, controlado por placebo, sobre hiperatividade, impulsividade e desatenção usando a tomoxetina em crianças com esse transtorno chegou à conclusão de que o medicamento foi significativamente mais eficiente que o placebo. Os efeitos colaterais incluíram sedação, irritabilidade, constipação e náusea. O uso da clonidina, um α-agonista, também foi avaliado em crianças autistas para tratamento de hiperatividade e apresentou resultados mistos. A guanfacina também foi utilizada em alguns casos.

Comportamento repetitivo e estereotipado. Esses sintomas básicos do transtorno do espectro autista foram estudados com antidepressivos à base de inibidores seletivos da recaptação de serotonina (ISRSs), antipsicóticos de segunda geração (ASGs) e agentes estabilizadores do humor, como o valproato. Um estudo com fluoxetina chegou à conclusão de que o grupo do medicamento foi apenas um pouco melhor – e não significativamente melhor – que o grupo-placebo em relação aos sintomas-alvo, e outro estudo com escitalopram não encontrou qualquer diferença entre os grupos. Entretanto, a risperidona foi considerada eficaz nos tratamentos com foco na irritabilidade, além de ter melhorado os comportamentos restritivos e repetitivos. Um estudo recente, com 12 semanas de duração, que utilizou o valproato em 55 crianças autistas com idade média de 9 anos e meio, descobriu que as crianças que reagiram em relação à irritabilidade também foram as que consumiram menos tempo em comportamentos repetitivos.

Agentes administrados em testes abertos para tratamento de deficiências comportamentais no transtorno do espectro autista. A quetiapina é um antipsicótico com propriedades mais potentes para o bloqueio do receptor do 5-H_2 do que do receptor de D_2. Embora tenham sido feitos apenas testes abertos com esse agente, às vezes ele é usado quando a risperidona e a olanzapina não são eficazes ou bem toleradas. A quetiapina vem sendo utilizada na prática clínica em doses de 50 a 200 mg por dia. Os efeitos adversos incluem sonolência, taquicardia, agitação e ganho de peso.

A clozapina possui uma estrutura química heterocíclica relacionada a determinados antipsicóticos convencionais, como a loxapina, mas tem um risco menor de produzir sintomas extrapiramidais. De maneira geral, a clozapina não é usada no tratamento de agressividade e de comportamentos autolesivos, a não ser que esses comportamentos coexistam com sintomas psicóticos. Seu efeito adverso mais sério é a agranulocitose, que exige o monitoramento semanal da contagem de leucócitos durante o tratamento. Em geral, o uso da clozapina se restringe aos pacientes psicóticos resistentes ao tratamento.

A ziprasidona possui propriedades de bloqueio de receptores nos sítios dos receptores de 5-HT_{2A} e D_2 com pouco risco de efeitos extrapiramidais e anti-histamínicos. Não há qualquer orientação para uso em crianças autistas com comportamentos agressivos e autolesivos, ainda que tenha sido usada clinicamente para tratar comportamentos tardios em crianças resistentes ao tratamento. Doses de ziprasidona variando de 40 a 160 mg foram consideradas eficazes em estudos envolvendo a administração em adultos com esquizofrenia. Os efeitos adversos incluem sedação, tontura e sensação de desfalecimento. Antes de iniciar o uso dessa medicação, é costume fazer um eletrocardiograma (ECG).

A administração de lítio foi comprovadamente eficaz em crianças agressivas sem transtorno do espectro autista; além disso, o lítio tem utilidade clínica no tratamento de comportamentos agressivos e autolesivos nas situações em que o uso de agentes antipsicóticos não é bem-sucedido.

Agentes usados em deficiências comportamentais no transtorno do espectro autista sem evidências de eficácia. Um estudo duplo-cego investigou a eficácia da amantadina, que bloqueia os receptores do *N*-metil-d-aspartato (NMDA), no tratamento de perturbações comportamentais, como irritabilidade, agressividade e hiperatividade em crianças com autismo. Alguns pesquisadores sugeriram que as anormalidades do sistema glutamatérgico possivelmente contribuam para o surgimento de transtornos do espectro autista. Níveis elevados de glutamato foram encontrados em crianças com a doença antes conhecida como síndrome de Rett. No estudo envolvendo a amantadina, 47% das crianças que receberam o medicamento foram classificadas pelos respectivos pais como "tendo melhorado", e 37% das que receberam placebo foram classificadas pelos pais como "tendo melhorado" em termos de irritabilidade e hiperatividade; porém, essa diferença não foi significativa sob o ponto de vista estatístico. Os pesquisadores consideraram que as crianças que receberam amantadina "melhoraram significativamente" em relação à hiperatividade. Um estudo duplo-cego controlado por placebo, que avaliou a eficácia do anticonvulsivante lamotrigina no tratamento de hiperatividade em crianças com autismo, mostrou taxas elevadas de melhoria com placebo nas classificações de hiperatividade, as quais foram semelhantes às respostas ao medicamento.

A clomipramina foi administrada em casos de transtorno do espectro autista, embora nenhum teste randomizado controlado tenha apresentado evidências de resultados positivos. A fenfluramina, que reduz os níveis sanguíneos de serotonina, também foi usada sem sucesso no tratamento de autismo. A melhora parece não estar associada à redução nos níveis de serotonina no sangue. A naltrexona, um antagonista de receptores de opioides, foi investigada, sem muito sucesso, com fundamento na ideia de que o bloqueio de opioides endógenos poderia diminuir os sintomas do autismo.

A tetra-hidrobiopterina, uma coenzima que intensifica a ação enzimática, foi utilizada em um estudo duplo-cego, cruzado, controlado por placebo, envolvendo 12 crianças com transtorno autista e baixas concentrações de tetra-hidrobiopterina espinal. As crianças receberam doses diárias de 3 mg desse agente por quilograma de peso corporal durante um período de 6 meses, alternando com placebo. Os resultados indicaram que houve alterações pequenas e pouco significativas nas pontuações totais na Childhood Autism Rating Scale depois de 3 e 6 meses de tratamento. A análise *post hoc* dos três sintomas básicos de autismo – interação social, comunicação e comportamentos estereotipados – revelaram que ocorreu uma melhora relevante na pontuação de interação social após 6 meses de tratamento ativo. Observou-se uma correlação positiva entre a resposta social e o QI. Esses resultados sugerem a existência de um possível efeito da tetra-hidrobiopterina no desempenho social de crianças com autismo.

O relato de um caso recente apontou que a administração de baixas doses de venlafaxina foi eficaz em três adolescentes e adultos jovens com o transtorno autista e comportamento autolesivo e hiperatividade. A dose utilizada foi de 18,75 mg por dia, sendo mantida a eficácia por um período de 6 meses.

Abordagens de medicina complementar e alternativa (MCA) ao transtorno do espectro autista

Medicina complementar e alternativa (MCA) é um grupo de tratamentos não tradicionais geralmente utilizados em combinação com tratamentos convencionais. As intervenções seguras aplicadas com foco nas características comportamentais básicas e associadas do transtorno do espectro autista, com eficácia desconhecida, incluem o seguinte: terapia musical, para promover a comunicação e a expressão; e ioga, para promover a atenção e diminuir o nível de atividade. O tratamento com melatonina, uma prática com base biológica, é considerado seguro e eficaz, sendo muito eficiente para diminuir a latência na fase inicial do sono em crianças. Outras práticas biológicas consideradas seguras, porém com eficácia desconhecida, incluem vitamina C, multivitaminas, ácidos graxos essenciais e os aminoácidos carnosina e carnitina. Em testes randomizados, controlados, a administração de secretina não foi eficaz no tratamento desse transtorno.

TRANSTORNOS INCLUÍDOS NO TRANSTORNO DO ESPECTRO AUTISTA

O espectro autista engloba uma gama de comportamentos que eram classificados separadamente antes da alteração no DSM-5 e que, hoje, não são diagnosticados como entidades distintas no manual de critérios diagnósticos. Todavia, o valor descritivo dessas entidades ainda é muito importante, sendo possível que leve algum tempo para que os transtornos aqui descritos desapareçam do vocabulário psiquiátrico. Além disso, elas permaneceram em uso na Europa e em todo o mundo como entidades diagnósticas úteis e ainda são codificadas como transtornos separados na CID-10, conforme já discutido.

Classificação internacional de doenças, décima edição (CID-10)

O sistema de classificação utilizado na *Classificação internacional de doenças*, 10ª edição (CID-10), não é compatível com as revisões feitas no DSM-5 no que diz respeito aos transtornos do autismo. A CID-10 ainda inclui designações separadas para a síndrome de Rett e os transtornos desintegrativo da infância, de Asperger e pervasivo do desenvolvimento sem outra especificação (Tab. 31.5-4). Os autores de *Sinopse* acreditam que esses subtítulos sejam clinicamente úteis, e cada um deles será descrito a seguir. Entretanto, o leitor deve estar consciente de que, em conformidade com o DSM-5, cada um será incluído sob a rubrica de transtorno do espectro autista e deverá ser diagnosticado como tal.

Síndrome de Rett

Em 1965, Andreas Rett, médico australiano, identificou uma síndrome em 22 meninas cujo desenvolvimento parecia normal pelo menos nos primeiros 6 meses, com uma subsequente deterioração evolutiva devastadora. A síndrome de Rett é uma condição progressiva que inicia depois de alguns meses daquilo que pode ser considerado um desenvolvimento normal. A circunferência da cabeça é normal no nascimento, e os pontos de referência do desenvolvimento são inexpressivos na fase inicial da vida. Entre os 5 e os 48 meses de idade, em geral entre 6 meses e 1 ano, ocorre uma desaceleração no crescimento da cabeça.

Os dados disponíveis indicam que há uma prevalência de 6 a 7 casos da síndrome de Rett por 100 mil meninas. Originalmente se acreditava que a doença ocorresse apenas em mulheres, embora haja descrições de homens com esse tipo de transtorno ou com síndromes muito parecidas. Essa condição não foi de todo incluída no transtorno do espectro autista e, caso esteja presente, deve ser diagnosticada como um transtorno associado.

Etiologia. A causa da síndrome de Rett é desconhecida, ainda que o curso deteriorante progressivo, depois de um período inicial normal, seja compatível com algum distúrbio metabólico. Em alguns pacientes com a síndrome, a presença de hiperamonemia levou à hipótese da deficiência em uma enzima metabolizadora da amônia, porém não se observou a presença de hiperamonemia na maioria dos pacientes com essa síndrome. Provavelmente ela tenha uma base genética. Esse tipo de síndrome foi observado sobretudo em meninas, e, até o presente momento, os relatos de caso indicam que há uma concordância total em gêmeas monozigóticas.

Diagnóstico e características clínicas. Durante os primeiros 5 meses após o nascimento, as habilidades motoras dos lactentes são compatíveis com a idade, sendo a circunferência e o crescimento da cabeça normais. As interações sociais têm a qualidade recíproca esperada. Entretanto, no período dos 6 meses aos 2 anos de idade, essas crianças desenvolvem encefalopatia progressiva com inúmeras características típicas. Com frequência, os sinais incluem a perda de movimentos manuais intencionais, que são substituídos por movimentos estereotipados, como retorcer as mãos; perda da fala previamente adquirida; retardo psicomotor; e ataxia. Podem ocorrer outros movimentos estereotipados das mãos, como lamber ou morder os dedos e toques ou tapinhas leves. A desaceleração no crescimento da circunferência da cabeça produz microcefalia. Todas as habilidades linguísticas se perdem, e as habilidades comunicativas expressivas e sociais parecem estabilizar nos níveis evolutivos entre 6 meses e 1 ano de idade. A coordenação muscular é precária, com desenvolvimento de marcha apráxica instável e rígida.

As características associadas incluem convulsões em até 75% das crianças afetadas, assim como descobertas eletrencefalográficas desorganizadas com algumas descargas epileptiformes em quase todas as crianças mais jovens com síndrome de Rett, mesmo na ausência de convulsões clínicas. Respiração irregular é uma das características adicionais associadas, com episódios de hiperventilação, apneia e falta de ar. A respiração desorganizada ocorre na maior parte dos pacientes enquanto estão acordados; via de regra a respiração normaliza durante o sono. Muitos pacientes com síndrome de Rett também têm esclerose. Aparentemente, à medida que o transtorno progride, o tônus muscular altera de uma condição hipotônica inicial para espasticidade a rigidez.

Embora as crianças com síndrome de Rett possam sobreviver em torno de uma década após o início do transtorno, depois dos 10 anos muitos pacientes têm de usar cadeira de rodas, com perda muscular, rigidez e quase nenhuma capacidade linguística. As habilidades de comunicação receptiva e expressiva e de socialização permanecem ao nível evolutivo de menos de 1 ano de idade.

Dana era um bebê saudável que havia nascido no prazo normal após uma gestação sem complicações. Foi necessário fazer uma amniocentese em razão da idade avançada da mãe, que tinha 40 anos, e as descobertas foram normais. Dana recebeu boas pontuações de Apgar, sendo o peso, a altura e a circunferência da cabeça nas proximidades do quinquagésimo percentil. O desenvolvimento do bebê durante os primeiros meses de vida não apresentou qualquer fato marcante. Depois de aproximadamente 8 meses de idade, seu desenvolvimento pareceu declinar, e ela começou a perder o interesse pelo ambiente, incluindo o social. As referências do desenvolvimento da menina não progrediam, e ela tornou-se acentuadamente retardada; estava começando a andar por ocasião de seu segundo aniversário e ainda não havia pronunciado palavra alguma. Naquele momento, a avaliação revelou que houve uma desaceleração no crescimento da cabeça. Surgiram comportamentos autoestimuladores, e, além disso, observou-se em testes formais que houve um retardo marcante nas habilidades cognitivas e comunicativas. Dana começou a perder os movimentos intencionais das mãos e desenvolveu o comportamento estereotipado de lavá--las. Aos 6 anos, seu encefalograma era anormal, e os movimentos anormais das mãos eram proeminentes. Subsequentemente, ela desenvolveu ataxia no tronco e períodos de parada respiratória, seguidos de deterioração das habilidades motoras. (Adaptação de Fred Volkmar, M.D.)

TABELA 31.5-4
Critérios diagnósticos da CID-10 para transtornos pervasivos do desenvolvimento

Autismo infantil
A. Desenvolvimento anormal ou prejudicado é evidente antes dos 3 anos de idade em pelo menos uma das seguintes áreas:
   (1) linguagem receptiva ou expressiva conforme utilizada na comunicação social;
   (2) o desenvolvimento de vínculos sociais seletivos ou de interação social recíproca;
   (3) jogo funcional ou simbólico.
B. Um total de pelo menos seis sintomas de (1), (2) e (3) devem estar presentes, com pelo menos dois de (1) e pelo menos um de (2) e (3):
   (1) Anormalidades qualitativas na interação social recíproca são manifestadas em pelo menos duas das seguintes áreas:
      (a) fracasso em usar adequadamente contato visual, expressão facial, postura corporal e gestos para regular interação social;
      (b) fracasso em desenvolver (de maneira adequada à idade mental, e apesar de amplas oportunidades) relacionamentos com iguais que envolvem uma troca mútua de interesses, atividades e emoções;
      (c) falta de reciprocidade socioemocional conforme demonstrado por uma resposta prejudicada ou desviante às emoções de outras pessoas; ou falta de modulação de comportamento de acordo com o contexto social; ou uma integração fraca de comportamentos sociais, emocionais e comunicativos;
      (d) falta de desejo espontâneo de compartilhar alegria, interesses ou realizações com outras pessoas (p.ex., uma falta de objetos de interesse para o indivíduo).
   (2) Anormalidades qualitativas na comunicação são manifestadas em pelo menos uma das seguintes áreas:
      (a) um atraso no, ou falta total de, desenvolvimento de linguagem falada que não seja acompanhada por uma tentativa de compensar-se através do uso de gesto ou mímica como uma forma alternativa de comunicação (frequentemente precedido por uma ausência de balbucio comunicativo);
      (b) fracasso relativo para iniciar ou manter intercâmbio coloquial (em qualquer nível de habilidades de linguagem que esteja presente), no qual haja responsividade recíproca às comunicações da outra pessoa;
      (c) uso estereotipado e repetitivo de linguagem ou uso idiossincrásico de palavras ou frases;
      (d) ausência de jogo de faz-de-conta espontâneo variado ou (quando pequeno) de jogo imitativo social.
   (3) Padrões restritos, repetitivos e estereotipados de comportamento, interesses e atividades são manifestados em pelo menos uma das seguintes áreas:
      (a) uma preocupação abrangente com um ou mais padrões de interesse estereotipados e restritos que são de conteúdo e foco anormais; ou um ou mais interesses que são anormais em sua intensidade e de natureza circunscrita embora não em seu conteúdo ou foco;
      (b) adesão aparentemente compulsiva a rotinas ou rituais específicas, não funcionais;
      (c) maneirismos motores estereotipados e repetitivos que envolvem agitação ou torção das mãos ou dedos, ou movimentos do corpo inteiro complexos;
      (d) preocupação com parte de objetos ou com elementos não funcionais de materiais de jogo (tais como o cheiro, a sensação de sua superfície ou ruído ou vibração que eles geram).
C. O quadro clínico não é atribuível às outras variedades de transtorno global do desenvolvimento; transtorno específico do desenvolvimento da linguagem receptiva com problemas socioemocionais secundários; transtorno de apego reativo ou transtorno de apego desinibido; retardo mental com algum transtorno emocional ou comportamental associado; esquizofrenia de início geralmente precoce; e síndrome de Rett.

Autismo atípico
A. Desenvolvimento anormal ou prejudicado é evidente aos 3 anos de idade ou após (critérios como para autismo exceto por idade de manifestação).
B. Há anormalidades qualitativas na interação social recíproca ou na comunicação, ou padrões restritos, repetitivos e estereotipados de comportamento, interesses e atividades. (Critérios como para autismo exceto que é desnecessário satisfazer os critérios para número de áreas de anormalidade.)
C. O transtorno não satisfaz os critérios diagnósticos para autismo. Autismo pode ser atípico em idade de início ou sintomatologia; os dois tipos são diferenciados com um quinto caractere para fins de pesquisa. Síndromes que são atípicas em ambos os sentidos deveriam ser codificadas. Atipicalidade em idades de início e sintomatologia.

Atipicalidade em idade de início
A. O transtorno não satisfaz o Critério A para autismo; ou seja, desenvolvimento anormal ou prejudicado é evidente apenas aos 3 anos de idade ou após.
B. O transtorno satisfaz os Critérios B e C para autismo.

Atipicalidade na sintomatologia
A. O transtorno satisfaz o Critério A para autismo; ou seja, desenvolvimento anormal ou prejudicado é evidente antes dos 3 anos de idade.
B. Há anormalidades qualitativas em interações sociais recíprocas ou em comunicação, ou padrões restritos, repetitivos e estereotipados de comportamento, interesses e atividades. (Critérios como para autismo exceto que é desnecessário satisfazer os critérios para número de áreas de anormalidade.)
C. O transtorno satisfaz o Critério C para autismo.
D. O transtorno não satisfaz completamente o Critério B para autismo.

Atipicalidade tanto em idade de início como em sintomatologia
A. O transtorno não satisfaz o Critério A para autismo; ou seja, desenvolvimento anormal ou prejudicado é evidente apenas aos 3 anos de idade ou após.
B. Há anormalidades qualitativas em interações sociais recíprocas ou na comunicação, ou padrões restritos, repetitivos e estereotipados de comportamento, interesses e atividades. (Critérios como para autismo exceto que é desnecessário satisfazer os critérios para número de áreas de anormalidade.)
C. O transtorno satisfaz o Critério C para autismo.
D. O transtorno não satisfaz completamente o Critério B para autismo.

Síndrome de Rett
A. Há um período pré-natal e perinatal aparentemente normal e desenvolvimento psicomotor aparentemente normal durante os primeiros 5 meses e circunferência craniana normal no nascimento.
B. Há desaceleração de crescimento da cabeça entre 5 meses e 4 anos e perda de habilidades de mão intencionais adquiridas entre 5 e 30 meses de idade que estão associadas com disfunção de comunicação concomitante e interações sociais prejudicadas e o aparecimento de marcha e/ou movimentos de tronco mal coordenados/instáveis.
C. Há grave prejuízo da linguagem expressiva e receptiva, juntamente com grande retardo psicomotor.
D. Há movimentos de mão de linha média estereotipados (tais como torcedura da mão ou "lavagem das mãos") com início no ou após o período em que movimentos de mão intencionais são perdidos.

(continua)

TABELA 31.5-4
Critérios diagnósticos da CID-10 para transtornos pervasivos do desenvolvimento *(continuação)*

Outro transtorno desintegrativo da infância
A. O desenvolvimento é aparentemente normal até a idade de pelo menos 2 anos. A presença de habilidades adequadas à idade normais em comunicação, relacionamentos sociais, jogo e comportamento adaptativo aos 2 anos de idade ou após é necessária para o diagnóstico.
B. Há uma perda definida de habilidades adquiridas anteriormente ao tempo de início do transtorno. O diagnóstico requer uma perda de habilidades clinicamente significativa (não apenas um fracasso em utilizá-las em certas situações) em pelo menos duas das seguintes áreas:
   (1) linguagem expressiva ou receptiva;
   (2) jogo;
   (3) habilidades sociais ou comportamento adaptativo;
   (4) controle de intestino ou bexiga;
   (5) habilidades motoras.
C. Funcionamento social qualitativamente anormal é manifestado em pelo menos duas das seguintes áreas:
   (1) anormalidades qualitativas na interação social recíproca (do tipo definido para autismo);
   (2) anormalidades qualitativas na comunicação (do tipo definido para autismo);
   (3) padrões restritos, repetitivos e estereotipados de comportamento, interesses e atividades, incluindo estereotipias motoras e maneirismos;
   (4) uma perda geral de interesse em objetos e no ambiente.
D. O transtorno não é atribuível às outras variedades de transtorno global do desenvolvimento; afasia adquirida com epilepsia; mutismo eletivo; síndrome de Rett; ou esquizofrenia.

Transtorno hiperativo associado com retardo mental e movimentos estereotipados
A. Hiperatividade severa é manifestada por pelo menos dois dos seguintes problemas em atividade e atenção:
   (1) inquietação motora contínua, manifestada em corrida, saltos e outros movimentos do corpo inteiro;
   (2) dificuldade marcada em permanecer sentado; a criança comumente permanecerá sentada no máximo por alguns segundos quando envolvida em uma atividade estereotipada (ver Critério B);
   (3) atividade excessiva em situações em que relativa tranquilidade é esperada;
   (4) mudanças muito rápidas de atividade, de modo que as atividades geralmente duram menos de um minuto (períodos mais longos ocasionais gastos em atividades altamente preferidas não excluem este, e períodos muito longos gastos em atividades estereotipadas também podem ser compatíveis com a presença deste problema em outros momentos).
B. Padrões repetitivos e estereotipados de comportamento e atividade são manifestados por pelo menos um dos seguintes:
   (1) maneirismos motores fixos e frequentemente repetidos: estes podem envolver movimentos complexos do corpo inteiro ou movimentos parciais como abanar as mãos;
   (2) repetição excessiva e não funcional de atividades que são constantes na forma: pode ser brincar com um único objeto (p. ex., água corrente) ou um ritual de atividades (sozinho ou envolvendo outras pessoas);
   (3) automutilação repetitiva.
C. O Q.I. é menor que 50.
D. Não há prejuízo social do tipo autista, i.e., a criança deve apresentar pelo menos três dos seguintes:
   (1) uso adequado ao desenvolvimento de olhar fixo, expressão, e postura para regular interação social;
   (2) relacionamentos com iguais adequados ao desenvolvimento, incluindo compartilhar interesses, atividades, etc.;
   (3) aproximações a outras pessoas, pelo menos às vezes, para conforto e afeição;
   (4) capacidade de, às vezes, compartilhar a alegria de outras pessoas; outras formas de prejuízo social, p. ex., uma abordagem desinibida a estranhos, são compatíveis com o diagnóstico.
E. O transtorno não satisfaz os critérios diagnósticos para autismo, transtorno desintegrativo da infância ou transtornos hipercinéticos.

Síndrome de Asperger
A. Não há atraso geral clinicamente significativo na linguagem falada ou receptiva ou no desenvolvimento cognitivo. O diagnóstico requer que palavras isoladas tenham se desenvolvido aos 2 anos de idade ou mais cedo e que frases comunicativas sejam usadas aos 3 anos de idade ou mais cedo. Habilidades de autoajuda, comportamento adaptativo e curiosidade sobre o ambiente durante os primeiros 3 anos deveriam estar em um nível consistente com o desenvolvimento intelectual normal. Entretanto, os marcos motores podem ser um pouco atrasados e movimentos desajeitados são usuais (embora não um aspecto diagnóstico necessário). Habilidades especiais isoladas, frequentemente relacionadas a preocupações anormais, são comuns, mas não são necessárias para o diagnóstico.
B. Há anormalidades qualitativas na interação social recíproca (critérios como para autismo).
C. O indivíduo exibe um interesse incomumente intenso, circunscrito ou padrões restritos, repetitivos e estereotipados de comportamento, interesses e atividades (critérios como para autismo; entretanto, seria menos usual para estes incluir maneirismos motores ou preocupações com partes de objetos ou com elementos não funcionais de materiais de jogo).
D. O transtorno não é atribuível às outras variedades de transtorno global do desenvolvimento; esquizofrenia simples; transtorno esquizotípico; transtorno obsessivo-compulsivo; transtorno da personalidade anancástica; transtornos de apego reativo ou desinibido da infância.

Outros transtornos globais do desenvolvimento

Transtorno global do desenvolvimento inespecificado
Esta é uma categoria residual que deveria ser usada para transtornos que se ajustam à descrição geral para transtornos globais do desenvolvimento, mas nos quais achados contraditórios ou uma ausência de informação adequada signifiquem que os critérios para qualquer um dos outros códigos de transtornos globais do desenvolvimento não podem ser satisfeitos.

(De World Health Organization. *The ICD-10 Classification of Mental and Behavioral Disorders: Diagnostic Criteria for Research.* Copyright, World Health Organization, Genebra, 1993, com permissão).

Diagnóstico diferencial. Embora a síndrome de Rett compartilhe algumas características com o transtorno do espectro autista, esses dois transtornos apresentam algumas diferenças previsíveis. Na síndrome de Rett, há uma deterioração nos eventos evolutivos importantes, na circunferência da cabeça e no crescimento geral, enquanto no transtorno do espectro autista existe um desenvolvimento aberrante desde sua fase inicial. Na síndrome, é habitual a presença de movimentos motores específicos e típicos das mãos; já o transtorno autista pode ou não apresentar maneirismos com as mãos. Má coordenação, ataxia e apraxia são características previsíveis na síndrome; no entanto, a função motora grossa em indivíduos com o transtorno pode ser normal. Via de regra, na síndrome há uma perda total da capacidade verbal, enquanto no transtorno a linguagem tem ampla variação, isto é, varia desde acentuadamente aberrante a levemente deficiente. A irregularidade respiratória é uma das características típicas da síndrome de Rett, e, com frequência, as convulsões ocorrem na fase inicial da doença. Não se observa qualquer desorganização respiratória no transtorno do autismo, e a maioria dos pacientes não tem convulsões; quando ocorrem, as convulsões são mais prováveis em adolescentes do que em crianças. Nos casos de transtorno do espectro autista associado a qualquer outro transtorno neuroevolutivo, como a síndrome de Rett, essa última condição é diagnosticada em associação com o transtorno.

Curso e prognóstico. A síndrome de Rett é progressiva, e os indivíduos que chegam até a adolescência ou a vida adulta funcionam em um nível cognitivo e social equivalente ao nível do primeiro ano de vida.

Tratamento. O tratamento é sintomático. A fisioterapia produz alguns benefícios para a disfunção muscular, e o tratamento com anticonvulsivantes geralmente ajuda a controlar as convulsões. A terapia comportamental, em combinação com medicamentos, pode ser útil para manejar comportamentos autolesivos, como nos casos de tratamento do transtorno do espectro autista, bem como facilitar a regulação da desorganização respiratória.

Transtorno desintegrativo da infância

O diagnóstico prévio de transtorno desintegrativo da infância, que passou a ser incluído no transtorno do espectro autista, se caracteriza por uma regressão acentuada em várias áreas de desempenho, depois de pelo menos 2 anos de desenvolvimento normal aparente. O transtorno desintegrativo da infância, também conhecido por *síndrome de Heller* e *psicose desintegrativa*, foi descrito, em 1908, como uma deterioração que ocorre durante vários meses nas funções intelectual, social e linguística em crianças com idades entre 3 a 4 anos com função previamente normal. Após a deterioração, as crianças se assemelham àquelas com transtorno do espectro autista.

Epidemiologia. Avalia-se que o transtorno desintegrativo da infância seja menos comum que o transtorno do autismo diagnosticado anteriormente, embora os dados epidemiológicos tenham sido complicados pela utilização de uma grande variedade de critérios diagnósticos. As estimativas de prevalência variam em torno de 1 em cada 100 mil meninos. A proporção entre os sexos é calculada entre 4 a 8 meninos para 1 menina.

Etiologia. A causa do transtorno desintegrativo da infância é desconhecida, mas tem sido associada a outras condições neurológicas, incluindo distúrbios convulsivos, esclerose tuberosa e diversos distúrbios metabólicos.

Diagnóstico e características clínicas. O diagnóstico baseia-se em características que se enquadram na idade típica de início, no quadro clínico e no curso da doença. Os relatos de caso indicam que o início ocorre entre as idades de 1 a 9 anos, mas, na maioria, entre os 3 e 4 anos. Ainda que tenha sido previamente diagnosticado como uma entidade separada, o DSM-5 considera o transtorno desintegrativo da infância um subgrupo do transtorno do espectro autista. O início pode ser insidioso durante vários meses ou repentino, com deterioração das capacidades em alguns dias ou semanas. Em alguns casos, as crianças se tornam inquietas, aumentam o nível de atividade e de ansiedade antes da perda funcional. As características básicas do transtorno incluem perda das habilidades de comunicação, regressão acentuada nas interações recíprocas e início de movimentos estereotipados e de comportamentos compulsivos. A presença de sintomas afetivos é comum, bem como ansiedade, e também a regressão nas habilidades de autoajuda, como o controle do intestino e da bexiga.

Para receberem o diagnóstico, as crianças devem apresentar perda de habilidades em duas entre as seguintes áreas: comportamento linguístico, social ou adaptativo; controle do intestino ou da bexiga; atividades recreativas; e habilidades motoras. As anormalidades devem se apresentar nas duas seguintes categorias: habilidades de comunicação social recíproca e comportamentos restritos e repetitivos. Distúrbio convulsivo é a principal característica neurológica associada.

> A história inicial de Ron estava nos limites normais. Na idade de 2 anos, falava por meio de frases, e seu desenvolvimento aparentava transcorrer normalmente. Aos 3 anos e meio, começou a apresentar uma súbita regressão comportamental marcante, logo após o nascimento de um irmão. Ron perdeu as habilidades previamente adquiridas e não conseguia mais usar o toalete. Tornou-se mais retraído e menos interessado na interação social, apresentando vários comportamentos autoestimulantes repetitivos. Os exames médicos completos não conseguiram revelar a presença de alguma condição que pudesse ser responsável pela regressão comportamental. Sob a ótica do comportamento, Ron apresentava características do transtorno do espectro autista. Durante o acompanhamento, com a idade de 13 anos, ele conversava usando apenas palavras convencionais simples e apresentava retardo mental grave. (Adaptação de Fred Volkmar, M.D.)

Diagnóstico diferencial. O diagnóstico diferencial de transtorno desintegrativo da infância com base nos critérios diagnósticos anteriores inclui transtorno da linguagem receptiva e expressiva, retardo mental com problemas comportamentais e síndrome de Rett. O transtorno desintegrativo da infância caracteriza-se pela perda do desenvolvimento já adquirido. Antes do início desse transtorno (aos 2 anos ou mais), via de regra a linguagem havia progredido até a formação de frases. Essa habilidade é profundamente distinta da história pré-mórbida, mesmo de pacientes com transtorno do autismo de alto desempenho, nos quais em geral a linguagem não é mais do que algumas palavras ou frases simples antes do diagnóstico. Entretanto, logo após a ocorrência da doença, os pacientes com transtorno desintegrativo da infância têm maior probabilidade de não apresentar qualquer habilidade linguística, se comparados aos pacientes autistas de alto funcionamento. Na síndrome de Rett, a deterioração acontece muito mais cedo do que em crianças com transtorno desintegrativo da infância; porém, os estereótipos manuais típicos da síndrome não existem no transtorno.

Curso e prognóstico. O curso do transtorno desintegrativo da infância é variável, sendo atingido um patamar na maior parte dos casos, com uma deterioração progressiva em casos raros e uma melhoria ao ponto de recuperar a capacidade de falar por meio de frases em situações ocasionais. A maioria dos pacientes permanece pelo menos com um retardo mental moderado.

Tratamento. O tratamento do transtorno desintegrativo da infância possui os mesmos componentes do tratamento do transtorno do espectro autista.

Transtorno de Asperger

O diagnóstico anterior do transtorno de Asperger é caracterizado pela deficiência e esquisitice da interação social, bem como por interesses e comportamentos restritos. Ao contrário do antigo transtorno do autismo, no transtorno de Asperger também não ocorrem retardos significativos no desenvolvimento linguístico e cognitivo. Em 1944, Hans Asperger, um médico austríaco, descreveu uma síndrome que chamou de "psicopatia autista". Sua descrição original da síndrome referia-se a indivíduos com inteligência normal que apresentavam uma deficiência qualitativa na interação social recíproca e esquisitices comportamentais, sem qualquer retardo no desenvolvimento da linguagem. O transtorno de Asperger ocorre em uma ampla variedade de gravidades, incluindo casos em que se perdem sinais sociais sutis, porém com domínio das interações sociais globais.

Etiologia. O transtorno de Asperger, uma versão do transtorno do espectro autista, possui uma etiologia complexa, incluindo contribuição genética e fatores ambientais e perinatais potenciais.

Diagnóstico e características clínicas. As características clínicas incluem pelo menos duas entre as seguintes indicações de deficiência social qualitativa: gestos comunicativos não verbais bastante anormais e dificuldade para desenvolver relacionamentos com pares no nível esperado. A presença de interesses e de padrões de comportamentos restritos é comum; porém, quando forem sutis, podem não ser identificados de imediato ou talvez sejam considerados algo diferente em relação aos das outras crianças. De acordo com o DSM-IV-TR, indivíduos com o transtorno de Asperger não apresentam retardo linguístico, retardo cognitivo significativo sob o ponto de vista clínico ou deficiências adaptativas. Atualmente, o fenótipo clínico desse transtorno é inserido no contexto diagnóstico do DSM-5 para transtorno do espectro autista.

> Jared era filho único. As histórias de nascimento, médica e familiar não tinham qualquer fato relevante. Seu desenvolvimento motor era ligeiramente retardado, embora os eventos linguísticos principais estivessem nos limites normais. Os pais começaram a se preocupar a partir da idade de 4 anos, ocasião em que Jared foi matriculado no jardim de infância e observou-se que suas dificuldades na interação com os pares, na participação de atividades e em seguir as regras eram tão pronunciadas que impediram que permanecesse no programa. No ensino fundamental, ele foi matriculado nas aulas de ensino regular, e foi verificado que tinha dificuldades para fazer amizades e praticar esportes com os outros alunos; com frequência, brincava sozinho e passava todo o tempo isolado na hora do lanche e durante os intervalos. As maiores dificuldades do menino eram nas interações com seus pares – ele era considerado excêntrico e não parecia saber como interagir com os colegas. Em casa, parecia fascinado quando assistia à previsão do tempo na televisão, que insistia em acompanhar com grande interesse e intensidade. O exame que fez aos 13 anos indicou que tinha interesses acentuadamente restritos e intensos e apresentava padrões afetados e estranhos de comunicação, com uma qualidade de voz monotônica. Os testes psicológicos revelaram seu QI estava na faixa normal. Os exames formais de comunicação mostraram que ele tinha habilidades compatíveis com a idade na linguagem receptiva e expressiva, mas deficiências marcantes nas habilidades da linguagem pragmática. (Adaptação de Fred Volkmar, M.D.)

Diagnóstico diferencial. O diagnóstico diferencial inclui os transtornos de ansiedade social, obsessivo-compulsivo e da personalidade esquizoide. Nos termos do antigo DSM-IV-TR, as características mais óbvias do transtorno de Asperger, em comparação ao do espectro autista, são ausência de retardo linguístico e disfunção. A ausência de retardo linguístico e de uso deficiente da linguagem eram os requisitos anteriores para o diagnóstico do transtorno de Asperger; contudo, ele caracterizava-se pela presença de deficiências comunicativas e sociais. Alguns estudos que fizeram a comparação entre crianças com o transtorno de Asperger e aquelas com o transtorno do autismo descobriu que as primeiras tinham maior probabilidade de procurar interação social e, devido à consciência de sua deficiência, tentavam fazer amizades de forma mais intensa. Embora o retardo significativo na linguagem não seja uma característica nesse subgrupo do transtorno do espectro autista, observou-se que houve um retardo na aquisição da linguagem e algumas deficiências na comunicação não verbal em mais de um terço das amostragens clínicas.

Curso e prognóstico. Os fatores associados a bons prognósticos neste subgrupo do transtorno do espectro autista são QI normal e mais competências nas habilidades sociais. Os relatos de alguns adultos com transtorno de Asperger indicam a persistência de deficiências sociais e comunicativas, que continuam a se relacionar de uma forma tímida e aparentam ser socialmente desconfortáveis.

Tratamento. O tratamento de indivíduos que atendem aos critérios diagnósticos anteriores para transtorno de Asperger tem como foco promover a comunicação social e o relacionamento com pares. As intervenções iniciam com a meta de moldar as interações para que se tornem mais compatíveis com as dos pares. É comum crianças com transtorno de Asperger serem altamente verbais e apresentarem excelentes conquistas acadêmicas. A tendência a depender de regras e rotinas rígidas de crianças e adolescentes com esse transtorno pode se transformar em uma fonte de dificuldades e se tornar uma área sujeita a intervenção terapêutica. No entanto, o conforto das rotinas pode ser utilizado para promover hábitos positivos e melhorar a vida social das crianças afetadas. Com frequência, as técnicas de autossuficiência e de solução de problemas são muito benéficas para esses indivíduos em situações sociais e nos ambientes de trabalho. Algumas das técnicas aplicadas no transtorno do autismo provavelmente beneficiem pessoas afetadas pelo transtorno de Asperger com deficiências sociais graves.

Transtorno pervasivo não especificado do desenvolvimento

Enquanto o DSM-IV-TR define transtorno pervasivo não especificado do desenvolvimento como uma condição com deficiência pervasiva grave nas habilidades de comunicação ou com a presença de atividades restritas e repetitivas e deficiências associadas nas interações sociais, o DSM-5 o considera parte do diagnóstico de transtorno do espectro autista.

> Anna era a mais velha de dois filhos. Ela havia sido um bebê problemático que não era fácil consolar; porém, seu desenvolvimento motor e comunicativo parecia ser apropriado. Ela tinha bom relacionamento social e às vezes gostava de interagir com as pessoas, mas era superestimulada com facilidade. Costumava agitar as mãos, principalmente quando estava excitada. Seus pais a levaram para uma avaliação quando tinha 4 anos devido a problemas de comunicação com outras crianças. A avaliação revelou que suas fun-

ções linguísticas e cognitivas estavam na faixa normal. Anna tinha dificuldade de se relacionar com os pais como fontes de suporte e conforto. Ela apresentava a característica de rigidez comportamental e tinha tendência a impor rotinas nas habilidades sociais. A menina foi colocada em um jardim de infância especial e saiu-se bem sob o ponto de vista acadêmico, embora ainda persistissem os problemas de interação com os pares e com respostas afetivas atípicas. Quando chegou à adolescência, Anna se descrevia como uma "pessoa solitária", que costumava se afastar de outras pessoas, evitava a interação social e tendia a se sentir mais confortável com atividades solitárias. (Adaptação de Fred Volkmar, M.D.)

Tratamento. A abordagem ao tratamento é idêntica à do transtorno do espectro autista. O convencionalismo escolar é possível. Em comparação a crianças previamente diagnosticadas com autismo, aquelas com o antigo transtorno pervasivo do desenvolvimento sem outra especificação em geral apresentam menos deficiências nas habilidades linguísticas e mais autoconsciência.

REFERÊNCIAS

Akins RS, Angkustiri K, Hansen RL. Complementary and alternative medicine in autism: An evidence-based approach to negotiating safe and efficacious interventions with families. *Neurotherapeutics*. 2010;7:307–319.

Aman MG, Arnold MKLE, McDougle CJ, Vitiello B, Scahill L, Davies M, McCracken JT, Tierney E, Nash PL, Posey DJ, Chuang S, Martin A, Shah B, Gonzalez HM, Swiezy NB, Ritz L, Koenig K, McGough J, Ghuman JK, Lindsay RL. Acute and long-term safety and tolerability of risperidone in children with autism. *J Child Adolesc Psychopharmacol*. 2005;15:869.

Autism and Developmental Disabilities Monitoring Network Surveillance Year 2006 Principal Investigators; Centers for Disease Control and Prevention (CDC). Prevalence of autism spectrum disorders—Autism and Developmental Disabilities Monitoring Network, United States, 2006. *MMWR Surveill Summ*. 2009;58:1–20.

Baron-Cohen S, Knickmeyer RC, Belmonte MK. Sex differences in the brain: Implications for explaining autism. *Science*. 2005;310:819.

Bishop DV, Mayberry M, Wong D, Maley A, Hallmayer J. Characteristics of the broader phenotype in autism: A study of siblings using the children's communication checklist-2. *Am J Med Genet B Neuropsychiatr Genet*. 2006;141B:117–122.

Boyd BA, McDonough SG, Bodfish JW. Evidence-based behavioral interventions for repetitive behaviors in autism. *J Autism Dev Disord*. 2011;1284–1294.

Canitano R, Scandurra V. Psychopharmacology in autism: An update. *Prog Neuropsychopharmacol Biol Psychiatry*. 2011;35:18–28.

Carminati GG, Deriaz N, Bertschy G. Low-dose venlafaxine in three adolescents and young adults with autistic disorder improves self-injurious behavior and attention deficit/hyperactivity disorder (ADHD)-like symptoms. *Prog Neuropsychopharmacol Biol Psychiatry*. 2006;30:312.

Constantino JN, Lajonchere C, Lutz M, Gray T, Abbacchi A, McKenna K, Singh D, Todd RD. Autistic social impairment in the siblings of children with pervasive developmental disorders. *Am J Psychiatry*. 2006;163:294–296.

Danfors T, von Knorring AL, Hartvig P, Langstrom B, Moulder R, Stromberg B, Tortenson R, Wester U, Watanabe Y, Eeg-Olofsson O. Tetrahydrobiopterin in the treatment of children with autistic disorder: A double-blind placebo-controlled crossover study. *J Clin Psychopharmacol*. 2005;25:485.

Gadow KD, DeVincent CJ, Pomeroy J. ADHD symptom subtypes in children with pervasive developmental disorder. *J Autism Dev Disord*. 2006;36(2): 271–223.

Gardener H, Spiegelman D, Buka SL. Perinatal and neonatal risk factors for autism: A comprehensive meta-analysis. *Pediatrics*. 2011;128:344–355.

Hazlett HC, Poe M, Gerig C, Smith RG, Provenzale J, Ross A, Gilmore J, Piven J. Magnetic resonance imaging and head circumference study of brain size in autism: Birth through age 2 years. *Arch Gen Psychiatry*. 2005;62:1366.

Huffman LC, Sutcliffe TL, Tanner ISD, Feldman HM. Management of symptoms in children with autism spectrum disorders: A comprehensive review of pharmacologic and complementary-alternative medicine treatments. *J Dev Behav Pediatr*. 2011;32:56–68.

Kasari C, Lawton K. New directions in behavioral treatment of autism spectrum disorders. *Curr Opin Neurol*. 2010;23:137–143.

Ke JY, Chen CL, Chen YJ, Chen CH, Lee LF, Chiang TM. Features of developmental functions and autistic profiles in children with fragile X syndrome. *Chang Gung Med J*. 2005;28:551.

Koyama T, Tachimori H, Osada H, Kurita H. Cognitive and symptom profiles in high-functioning pervasive developmental disorder not otherwise specified and attention-deficit/hyperactivity disorder. *J Autism Dev Disord*. 2006;36(3): 373–380.

Lehmkuhl, HD, Storch E, Bodfish JW, Geffken GR. Brief Report: Exposure and response prevention for obsessive compulsive disorder in a 12-year-old with autism. *J Autism Dev Disord*. 2008;38:977–981.

Mandell DS, Novak MM, Zubritsky CD. Factors associated with age of diagnosis among children with autism spectrum disorders. *Pediatrics*. 2005;116:1480.

Miano S, Ferri Raffaele. Epidemiology and management of insomnia in children with autistic spectrum disorder. *Pediatr Drugs*. 2010;12:75–84.

Nazeer A. Psychopharmacology of autistic spectrum disorders in children and adolescents. *Pediatr Clin N Am*. 2011;58:85–97.

Owley T, Walton L, Salt J, Guter SJ, Winnega M, Leventhal BL, Cook EH. An open–label trial of escitalopram in pervasive developmental disorders. *J Am Acad Child Adolesc Psychiatry*. 2005;44:343.

Research Units on Pediatric Psychopharmacology Autism Network. Randomized, controlled crossover trial of methylphenidate in pervasive developmental disorders with hyperactivity. *Arch Gen Psychiatry*. 2005;62:1266.

Robinson EB, Koenen KC, McCormick MC, Munir K, Hallet V, Happe F, Plomin R, Ronald A. Evidence that autistic traits show the same etiology in the general population an at the quantitative extremes (5 percent, 2.5 percent, and 1 percent). *Arch Gen Psychiatry*. 2011;68:1113–1121.

Rogers SJ, Vismara LA. Evidence-based comprehensive treatments for early autism. *J Clin Child Adolesc Psychol*. 2008;37:8–38.

Ronald A, Hoekstra RA. Autism spectrum disorders and autistic traits: A decade of new twin studies. *Am J Med Genet Part B*. 2011;156:255–274.

Research Units on Pediatric Psychopharmacology Autism Network (RUPPAN). Risperidone treatment of autistic disorder: Longer-term benefits and blinded discontinuation after 6 months. *Am J Psychiatry*. 2005;162:1361–1369.

Stigler KA, McDonald BC, Anand A, Saykin AJ, McDougle CJ. Structural and functional magnetic resonance imaging of autism spectrum disorders. *Brain Res*. 2011;1380:146–161.

Sugie Y, Sugie H, Fukuda T, Ito M. Neonatal factors in infants with autistic disorder and typically developing infants. *Autism*. 2005;5:487–494.

Tanaka JW, Wolf JM, Klaiman C, Koenig K, Cockburn J, Herlihy L, Brown C, Stahl S, Kaiser MD, Schultz RT. Using computerized games to teach face recognition skills to children with autism spectrum disorder: the Let's Face it! Program. *J Child Psychol Psychiatry*. 2010;51:944–952.

Vanderbuilt Evidence-based Practice Center, Nashville TN. *Therapies for children with autism spectrum disorders*. Comparative Effectiveness Review 2011; 26;1–13.

Veenstra-VanderWeele J, Blakely RD. Networking in Autism: Leveraging genetic, biomarker and model system findings in the search for new treatments. *Neuropsychopharmacology*. 2012;37:196–212.

Volkmar FR, Klin A, Schultz RT, State M. Pervasive developmental disorders. In: Sadock BJ, Sadock VA, Ruiz P. eds. *Kaplan & Sadock's Comprehensive Textbook of Psychiatry*. 9th ed. Vol. 2. Philadelphia: Lippincott Williams & Wilkins; 2009:540.

Wang M, Reid D. Virtual reality in pediatric neurorehabilitation: Attention deficit hyperactivity disorder, autism and cerebral palsy. *Neuroepidemiology*. 2011;36:2–18.

Wink LK, Erickson CA, McDougle CJ. Pharmacologic treatment of behavioral symptoms associated with autism and other pervasive developmental disorders. *Curr Treat Options Neurol*. 2010;12:529–538.

Zuddas A, Zanni R, Usala T. Second generation antipsychotics (SGAs) for non-psychotic disorders in children and adolescents: A review of the randomized controlled trials. *Eur Neuropsychopharmacol*. 2011;21:600–620.

▲ 31.6 Transtorno de déficit de atenção/hiperatividade

TRANSTORNO DE DÉFICIT DE ATENÇÃO/HIPERATIVIDADE

O transtorno de déficit de atenção/hiperatividade (TDAH) é uma condição neuropsiquiátrica que afeta pré-escolares, crianças, adolescentes e adultos em todo o mundo, tendo como característica um padrão de redução sustentada no nível de atenção e uma intensificação na impulsividade ou hiperatividade. Histórias familiares, genótipos e estudos de imagens neurológicas indicam evidências que dão suporte a uma base biológica para o transtorno. Embora diversas regiões do cérebro e vários neurotransmissores tenham sido implicados no surgimento dos sintomas, a dopamina continua sendo o foco das investigações. O envolvimento do córtex pré-frontal deve-se à alta utilização de dopamina e às conexões recíprocas com outras regiões cerebrais que participam da atenção, da inibição, das tomadas de decisão, da inibição a respostas, do trabalho de memória e da vigilância. O TDAH afeta entre 5 a 8% das crianças em idade escolar; 60 a 85% dos indivíduos diagnosticados quando crianças continuam a atender aos critérios para o transtorno na adolescência, e até 60% permanecem sintomáticos na vida adulta. Com frequência, crianças, adolescentes e adultos com TDAH apresentam deficiências significativas na função acadêmica e em situações sociais e interpessoais. Esse transtorno costuma estar associado a transtornos comórbidos, tais como os da aprendizagem, de ansiedade, do humor e o do comportamento disruptivo.

O DSM-5 fez várias alterações nos critérios diagnósticos de TDAH aplicáveis a jovens e adultos. Enquanto no passado era necessária a presença dos sintomas de TDAH na idade de 7 anos, atualmente, nos termos do DSM-5, é imprescindível a presença de "diversos sintomas de déficit de atenção e de hiperatividade e impulsividade" aos 12 anos. Antes, havia dois subtipos: tipo envolvendo déficit de atenção e tipo hiperativo/impulsivo. Entretanto, no DSM-5, esses subtipos foram substituídos por três especificadores que, em essência, denotam os mesmos grupos: (1) apresentação combinada; (2) apresentação predominantemente desatenta; (3) apresentação predominantemente hiperativa/impulsiva. As alterações adicionais feitas no DSM-5 permitem fazer diagnóstico de TDAH e do transtorno do espectro autista comórbidos. Por fim, no manual, para adolescentes com idade igual ou superior a 17 anos e para adultos são necessários apenas cinco, e não seis, sintomas de desatenção ou hiperatividade e impulsividade. Além disso, para refletir as diferenças evolutivas no TDAH ao longo da vida, foram adicionados exemplos de sintomas aos critérios do DSM-5 para diagnóstico desse transtorno. Para confirmar o diagnóstico, é necessária a presença de deficiências causadas por desatenção e/ou hiperatividade e impulsividade em pelo menos dois contextos, assim como a interferência no desenvolvimento adequado das funções sociais ou acadêmicas. A Tabela 31.6-1 apresenta as alterações mais recentes no DSM-5

De uma perspectiva histórica, o TDAH foi descrito na literatura com base em terminologias diferentes. No início do século XX, as crianças impulsivas, desinibidas e hiperativas – muitas das quais tinham também danos neurológicos causados por encefalite – foram agrupadas sob o título de *síndrome hiperativa*. Na década de 1960, um grupo heterogêneo de crianças com má coordenação, incapacidade de aprendizagem e instabilidade emocional, porém sem transtornos neurológicos específicos, foi descrito como "tendo lesões cerebrais mínimas". No entanto, ao longo do tempo, ficou evidente que esse termo não era apropriado. Muitas hipóteses foram sugeridas para explicar os sintomas de TDAH, incluindo teorias de excitamento anormal e incapacidade para modular as emoções. A princípio, essa teoria teve suporte nas observações de que os medicamentos estimulantes melhoravam a atenção sustentada e o foco. O TDAH é um dos transtornos psiquiátricos infantis mais pesquisados, com tratamentos fortes com base em evidências.

Epidemiologia

Os relatos sobre TDAH indicam que as taxas de incidência variam de 7 a 8% entre crianças em idade pré-puberal que frequentam escolas elementares. Alguns estudos epidemiológicos sugerem que ele ocorra em aproximadamente 5% dos jovens, incluindo crianças e adolescentes, e em torno de 2,5% da população adulta. A taxa de incidência em pais e irmãos de crianças com o transtorno é 2 a 8 vezes maior que na população em geral. O TDAH é mais prevalente em meninos do que em meninas, variando a proporção entre os gêneros de 2:1 até 9:1. Os parentes biológicos em primeiro grau (p. ex., irmãos de probandos com TDAH) correm um risco bem mais elevado de desenvolver este e outros transtornos psiquiátricos, incluindo os do comportamento disruptivo, os de ansiedade e depressivos. O risco de incidência de transtornos da aprendizagem e de dificuldades acadêmicas também é muito maior em irmãos de crianças com TDAH do que na população em geral. Os pais de crianças com a doença apresentam uma grande incidência de transtornos por uso de substâncias. Com frequência, os sintomas de crianças com TDAH surgem aos 3 anos de idade, porém, a não ser que eles sejam muito graves, o diagnóstico não é feito até que a criança esteja no jardim de infância ou na escola elementar, quando as informações dos professores poderão ser comparadas aos dados dos pares com a mesma idade.

Etiologia

Os dados existentes indicam que o TDAH é basicamente genético, com uma hereditariedade de cerca de 75%. Seus sintomas resultam de interações complexas dos sistemas neuroanatômicos e neuroquímicos, evidenciadas por dados de estudos genéticos de gêmeos e de famílias adotivas, estudos do gene transportador de dopamina, estudos de neuroimagens e dados sobre neurotransmissores. A maior parte das crianças com TDAH não apresenta evidências de danos estruturais graves no sistema nervoso central (SNC). Em alguns casos, os fatores que contribuem para o transtorno incluem exposições tóxicas pré-natais, prematuridade e insulto mecânico pré-natal ao sistema nervoso fetal. O uso de substâncias como aditivos alimentares, corantes, preservativos e açúcar pode ser uma das causas dos comportamentos hiperativos, embora nenhum estudo tenha confirmado essas teorias. Nem os corantes artificiais de alimentos ou o açúcar foram confirmados como causas de TDAH. Não há evidências claras de que os ácidos graxos ricos em ômega 3 sejam benéficos no tratamento de TDAH.

Fatores genéticos. Alguns estudos de famílias produziram evidências de uma contribuição genética significativa para o TDAH, revelando que houve um aumento na concordância em gêmeos monozigóticos, em comparação a gêmeos dizigóticos, assim como um marcante risco elevado de 2 a 8 vezes para irmãos e pais de crianças com TDAH, em comparação ao risco na população em geral. Sob o ponto de vista clínico, um irmão pode apresentar predominância de sintomas de impulsividade ou de hiperatividade, e outros podem mostrar predominância de sintomas de desatenção. Até 70% das crianças com TDAH preenchem os critérios de algum transtorno psiquiátrico comórbido, incluindo transtornos da aprendizagem, de ansiedade, do humor, da conduta e por uso de substância. Foram propostas diversas hipóteses a respeito do modo de transmissão de TDAH, incluindo uma relacionada ao sexo, que possivelmente explique o aumento significativo nas taxas de incidência do transtorno em indivíduos do sexo masculino. Outras teorias focaram em um tipo de modelo de interação de vários genes que produzem os diversos sintomas de TDAH. Inúmeras investigações continuam tentando identificar genes específicos envolvidos nesse transtorno. Cook e colaboradores encontraram uma associação entre o gene transportador de dopamina (DAT1, do inglês *dopamine transporter gene*) e TDAH, embora dados de outros grupos de pesquisas não tenham confirmado o resultado. Estudos de famílias e estudos com base na população descobriram que há uma ligação entre o gene do alelo

TABELA 31.6-1
Critérios diagnósticos do DSM-5 para o TDAH

A. Um padrão persistente de desatenção e/ou hiperatividade-impulsividade que interfere no funcionamento e no desenvolvimento, conforme caracterizado por (1) e/ou (2):
  1. **Desatenção:** Seis (ou mais) dos seguintes sintomas persistem por pelo menos seis meses em um grau que é inconsistente com o nível do desenvolvimento e têm impacto negativo diretamente nas atividades sociais e acadêmicas/profissionais:
     Nota: Os sintomas não são apenas uma manifestação de comportamento opositor, desafio, hostilidade ou dificuldade para compreender tarefas ou instruções. Para adolescentes mais velhos e adultos (17 anos ou mais), pelo menos cinco sintomas são necessários.
     a. Frequentemente não presta atenção em detalhes ou comete erros por descuido em tarefas escolares, no trabalho ou durante outras atividades (p. ex., negligencia ou deixa passar detalhes, o trabalho é impreciso).
     b. Frequentemente tem dificuldade de manter a atenção em tarefas ou atividades lúdicas (p. ex., dificuldade de manter o foco durante aulas, conversas ou leituras prolongadas).
     c. Frequentemente parece não escutar quando alguém lhe dirige a palavra diretamente (p. ex., parece estar com a cabeça longe, mesmo na ausência de qualquer distração óbvia).
     d. Frequentemente não segue instruções até o fim e não consegue terminar trabalhos escolares, tarefas ou deveres no local de trabalho (p. ex., começa as tarefas, mas rapidamente perde o foco e facilmente perde o rumo).
     e. Frequentemente tem dificuldade para organizar tarefas e atividades (p. ex., dificuldade em gerenciar tarefas sequenciais; dificuldade em manter materiais e objetos pessoais em ordem; trabalho desorganizado e desleixado; mau gerenciamento do tempo; dificuldade em cumprir prazos).
     f. Frequentemente evita, não gosta ou reluta em se envolver em tarefas que exijam esforço mental prolongado (p. ex., trabalhos escolares ou lições de casa; para adolescentes mais velhos e adultos, preparo de relatórios, preenchimento de formulários, revisão de trabalhos longos).
     g. Frequentemente perde coisas necessárias para tarefas ou atividades (p. ex., materiais escolares, lápis, livros, instrumentos, carteiras, chaves, documentos, óculos, celular).
     h. Com frequência é facilmente distraído por estímulos externos (para adolescentes mais velhos e adultos, pode incluir pensamentos não relacionados).
     i. Com frequência é esquecido em relação a atividades cotidianas (p. ex., realizar tarefas, obrigações; para adolescentes mais velhos e adultos, retornar ligações, pagar contas, manter horários agendados).
  2. **Hiperatividade e impulsividade:** Seis (ou mais) dos seguintes sintomas persistem por pelo menos seis meses em um grau que é inconsistente com o nível do desenvolvimento e têm impacto negativo diretamente nas atividades sociais e acadêmicas/profissionais:
     Nota: Os sintomas não são apenas uma manifestação de comportamento opositor, desafio, hostilidade ou dificuldade para compreender tarefas ou instruções. Para adolescentes mais velhos e adultos (17 anos ou mais), pelo menos cinco sintomas são necessários.
     a. Frequentemente remexe ou batuca as mãos ou os pés ou se contorce na cadeira.
     b. Frequentemente levanta da cadeira em situações em que se espera que permaneça sentado (p. ex., sai do seu lugar em sala de aula, no escritório ou em outro local de trabalho ou em outras situações que exijam que se permaneça em um mesmo lugar).
     c. Frequentemente corre ou sobe nas coisas em situações em que isso é inapropriado.
     (**Nota:** Em adolescentes ou adultos, pode se limitar a sensações de inquietude.)
     d. Com frequência é incapaz de brincar ou se envolver em atividades de lazer calmamente.
     e. Com frequência "não para", agindo como se estivesse "com o motor ligado" (p. ex., não consegue ou se sente desconfortável em ficar parado por muito tempo, como em restaurantes, reuniões; outros podem ver o indivíduo como inquieto ou difícil de acompanhar).
     f. Frequentemente fala demais.
     g. Frequentemente deixa escapar uma resposta antes que a pergunta tenha sido concluída (p. ex., termina frases dos outros, não consegue aguardar a vez de falar).
     h. Frequentemente tem dificuldade para esperar a sua vez (p. ex., aguardar em uma fila).
     i. Frequentemente interrompe ou se intromete (p. ex., mete-se nas conversas, jogos ou atividades; pode começar a usar as coisas de outras pessoas sem pedir ou receber permissão; para adolescentes e adultos, pode intrometer-se em ou assumir o controle sobre o que outros estão fazendo).
B. Vários sintomas de desatenção ou hiperatividade-impulsividade estavam presentes antes dos 12 anos de idade.
C. Vários sintomas de desatenção ou hiperatividade-impulsividade estão presentes em dois ou mais ambientes (p. ex., em casa, na escola, no trabalho; com amigos ou parentes; em outras atividades).
D. Há evidências claras de que os sintomas interferem no funcionamento social, acadêmico ou profissional ou de que reduzem sua qualidade.
E. Os sintomas não ocorrem exclusivamente durante o curso de esquizofrenia ou outro transtorno psicótico e não são mais bem explicados por outro transtorno mental (p. ex., transtorno do humor, transtorno de ansiedade, transtorno dissociativo, transtorno da personalidade, intoxicação ou abstinência de substância).

Determinar o subtipo:
  314.01 (F90.2) Apresentação combinada: Se tanto o Critério A1 (desatenção) quanto o Critério A2 (hiperatividade-impulsividade) são preenchidos nos últimos 6 meses.
  314.00 (F90.0) Apresentação predominantemente desatenta: Se o Critério A1 (desatenção) é preenchido, mas o Critério A2 (hiperatividade-impulsividade) não é preenchido nos últimos 6 meses.
  314.01 (F90.1) Apresentação predominantemente hiperativa/impulsiva: Se o Critério A2 (hiperatividade-impulsividade) é preenchido, e o Critério A1 (desatenção) não é preenchido nos últimos 6 meses.

Especificar se:
  Em remissão parcial: Quando todos os critérios foram preenchidos no passado, nem todos os critérios foram preenchidos nos últimos 6 meses, e os sintomas ainda resultam em prejuízo no funcionamento social, acadêmico ou profissional.

Especificar a gravidade atual:
  Leve: Poucos sintomas, se algum, estão presentes além daqueles necessários para fazer o diagnóstico, e os sintomas resultam em não mais do que pequenos prejuízos no funcionamento social ou profissional.
  Moderada: Sintomas ou prejuízo funcional entre "leve" e "grave" estão presentes.
  Grave: Muitos sintomas além daqueles necessários para fazer o diagnóstico estão presentes, ou vários sintomas particularmente graves estão presentes, ou os sintomas podem resultar em prejuízo acentuado no funcionamento social ou profissional.

(Reimpressa, com permissão, de *Diagnostic and Statistical Manual of Mental Disorders*, Fifth Edition, [Copyright @ 2013]. American Psychiatric Association. Todos os direitos reservados.)

com sete repetições do receptor de dopamina D4 (DRD4) e o transtorno. A maioria das pesquisas moleculares sobre TDAH tiveram como foco principal os genes que influenciam o metabolismo ou a ação da dopamina. É imprescindível prosseguir as investigações para que seja possível esclarecer as relações complexas entre múltiplos genes interativos e o surgimento do transtorno.

Fatores neuroquímicos. Postulou-se a associação entre diversos neurotransmissores e sintomas de TDAH. Entretanto, a dopamina é o foco principal das investigações clínicas, e o córtex pré-frontal foi envolvido com base no papel que desempenha na atenção e na regulação do controle de impulsos. Estudos com animais mostraram que outras regiões do cérebro, como o *locus ceruleus*, que consiste predominantemente em neurônios noradrenérgicos, também têm uma função importante na atenção. O sistema noradrenérgico inclui o sistema central (com origem no *locus ceruleus*) e o sistema simpático periférico. Qualquer disfunção na epinefrina periférica, que provoca o acúmulo periférico do hormônio, tem um grande potencial para realimentar o sistema central e "reajustar" o *locus ceruleus* para um nível mais baixo. Em parte, a hipótese sobre a neuroquímica do TDAH surgiu de um efeito previsível dos medicamentos. Os estimulantes, que reconhecidamente são os agentes mais eficazes no tratamento de TDAH, afetam a dopamina e a norepinefrina, levando à hipótese de que os neurotransmissores podem adicionar disfunções aos sistemas adrenérgico e dopaminérgico. Os estimulantes aumentam as concentrações das catecolaminas, promovendo sua liberação e bloqueando sua reabsorção.

Fatores neurofisiológicos. Alguns estudos eletrencefalográficos feitos nas últimas décadas em crianças e adolescentes com TDAH encontraram evidências de aumentos de atividade na faixa de frequência teta, principalmente nas regiões frontais. Estudos posteriores em jovens com o transtorno produziram dados mostrando atividade beta elevada nos achados eletrencefalográficos. Ao estudarem as descobertas eletrencefalográficas em crianças e adolescentes nas duas últimas décadas, Clarke e colaboradores chegaram à conclusão de que as crianças afetadas por TDAH, com tipos combinados do transtorno, foram as que apresentaram atividade beta significativamente mais elevada nesses estudos, tendo estudos posteriores indicado que esses jovens também tendem a apresentar aumento na labilidade do humor e ataques de mau humor. As investigações atuais de EEG em jovens com TDAH identificaram a presença de agrupamentos de sintomas comportamentais entre crianças com os mesmos perfis eletrencefalográficos.

Aspectos neuroanatômicos. Alguns pesquisadores levantaram a hipótese da existência de redes cerebrais que promovem componentes da atenção, incluindo foco, atenção sustentada e mudança de atenção. Eles descrevem a presença de correlações neuroanatômicas entre os córtices superior e temporal, focalizando a atenção; nas regiões parietal e estriatal externas com funções motoras executivas; no hipocampo com codificação de traços de memória; e no córtex pré-frontal, deslocando-se de um estímulo para outro. Outras hipóteses sugerem o envolvimento do tronco cefálico, que contém a função do núcleo talâmico reticular na atenção sustentada. Uma revisão das imagens por ressonância magnética (IRM), de tomografia computadorizada por emissão de pósitrons (PET, do inglês *positron emission computed tomography*) e de tomografia computadorizada por emissão de fótons únicos (SPECT, do inglês *single photon emission computed tomography)* indica que populações de crianças com TDAH apresentam evidências de reduções volumétrica e de atividade nas regiões pré-frontais, do cingulado anterior, do globo pálido, do caudado, do tálamo e cerebelo. As varreduras por PET mostraram também que adolescentes do sexo feminino com TDAH apresentam um metabolismo mais baixo da glicose total, em comparação aos grupos-controle de garotos e garotas sem o transtorno. Uma das teorias postula que os lobos frontais de crianças com TDAH não inibem de forma adequada as estruturas cerebrais inferiores, efeito que leva a desinibição.

Fatores relacionados ao desenvolvimento. As taxas de incidência de TDAH são mais elevadas em crianças com nascimento prematuro e cujas mães tiveram infecções durante o período de gestação. Em alguns casos, condições como insulto perinatal ao cérebro na fase inicial da infância causado por alguma infecção, inflamação ou trauma podem ser fatores que contribuem para o surgimento de sintomas de TDAH. Foi observado que crianças com TDAH não apresentam taxas mais elevadas de sinais neurológicos focais (suaves) do que a população em geral. Os relatos da literatura indicam que, no hemisfério norte, no mês de setembro, ocorre um pico de nascimentos de crianças afetadas por TDAH, com e sem transtornos comórbidos da aprendizagem. Acredita-se que a exposição pré-natal às infecções típicas de inverno durante o primeiro trimestre de gestação possa contribuir para o surgimento de sintomas de TDAH em algumas crianças mais suscetíveis.

Fatores psicossociais. Fatores como abuso crônico grave, maus-tratos e negligência estão associados a determinados sintomas comportamentais que se sobrepõem ao TDAH, incluindo falta de atenção e controle precário dos impulsos. Os fatores predisponentes incluem o temperamento das crianças e fatores genéticos familiares.

Diagnóstico

Os sinais principais de desatenção, impulsividade e hiperatividade provavelmente se fundamentem na história detalhada dos padrões de desenvolvimento da criança, em combinação com a observação direta, sobretudo em circunstâncias que exijam atenção sustentada. Em algumas situações (p. ex., na escola), a hiperatividade pode ser mais grave, menos acentuada em outras (p. ex., entrevistas individuais) e menos óbvia em atividades recreativas estruturadas (esportes). O diagnóstico de TDAH exige a presença de sintomas persistentes e prejudiciais de impulsividade e hiperatividade ou desatenção em pelo menos dois ambientes diferentes. Por exemplo, a maior parte das crianças com a doença apresenta sintomas na escola e em casa. A Tabela 31.6-1 apresenta uma descrição dos critérios diagnósticos para TDAH.

As características que distinguem o TDAH são déficit de atenção e níveis elevados de distração para a idade cronológica e para o nível de desenvolvimento. Na escola, com frequência as crianças com TDAH têm dificuldade em seguir instruções e exigem um nível elevado de atenção individualizada da parte dos professores. Em casa, é frequente a dificuldade para seguir as orientações dos pais, que são obrigados a pedir diversas vezes que os filhos completem a execução de tarefas bastante simples. Em geral, essas crianças agem de maneira impulsiva, são instáveis sob o ponto de vista emocional, são explosivas, não conseguem manter o foco e são irritáveis.

Crianças com predominância de hiperatividade possivelmente sejam encaminhadas para tratamento antes daquelas que têm déficit de atenção como sintoma principal. As crianças com a combinação de sintomas de desatenção e hiperatividade – impulsividade do TDAH, ou com predominância dos sintomas hiperativos – impulsos do transtorno, têm mais condições de receber um diagnóstico estável ao longo do tempo e de apresentar algum transtorno comórbido da conduta, se comparadas àquelas com TDAH caracterizado apenas pelo déficit de atenção. Com frequência, transtornos linguísticos específicos nas áreas de leitura, aritmética, linguagem e escrita ocorrem em associação com TDAH. A avaliação global do desenvolvimento permite excluir outras fontes de desatenção.

A história escolar e os relatórios dos professores são de extrema importância para avaliar se as dificuldades de aprendizagem e o comportamento na escola são causados principalmente por desatenção ou pelo comprometimento da compreensão do material acadêmico. Além das limitações intelectuais, o mau desempenho escolar pode resultar de problemas de amadurecimento, rejeição social, transtornos do humor, ansiedade ou autoestima baixa em razão dos transtornos da aprendizagem. A avaliação do relacionamento social com irmãos, pares e adultos e a participação em atividades livres e estruturadas podem produzir dicas diagnósticas muito valiosas para a presença do TDAH.

O exame do estado mental de uma determinada criança com TDAH que tenha consciência de sua deficiência pode refletir a presença de um tipo de humor deprimido ou desmoralizante, embora não seja necessário fazer testes de transtorno do raciocínio ou de problemas com a realidade. Uma criança com TDAH pode apresentar distração e perseverança, além de sinais de percepção visual, de percepção auditiva ou transtornos da aprendizagem com base linguística. O exame neurológico possivelmente revele a presença de deficiências ou de imaturidade discriminatória visual, motora, perceptiva ou auditiva, sem sinais manifestos de distúrbios visuais ou auditivos. Crianças com TDAH costumam enfrentar problemas de coordenação motora e têm dificuldades para encaixar cópias das figuras apropriadas, problemas de alternação rápida de movimentos, de discriminação do lado direito e esquerdo, ambidestria, de assimetrias reflexas e de uma grande variedade de sinais neurológicos não focais sutis (sinais suaves).

Nas situações em que houver indicações de episódios de ausência, os médicos devem encaminhar o paciente para consulta neurológica, sendo útil a obtenção a eletrencefalografia para excluir a hipótese de transtornos convulsivos. Uma criança com foco convulsivo não identificado no lobo temporal tem probabilidade de apresentar perturbações comportamentais que podem se assemelhar àquelas dos casos de TDAH.

Características clínicas

O TDAH pode iniciar na primeira infância, embora raras vezes seja reconhecido até a idade em que a criança começa a andar. Em geral, os lactentes com esse transtorno são ativos no berço, dormem pouco e choram bastante.

Na escola, crianças com TDAH podem se engajar rapidamente em um teste, porém respondem apenas às duas primeiras perguntas. Elas costumam não ter paciência para esperar a chamada e respondem antes de qualquer outra pessoa. Em casa, não conseguem esperar nem sequer por um minuto. Impulsividade e incapacidade para esperar elogios são reações típicas. Com frequência, são suscetíveis a acidentes.

As características mais citadas de crianças com TDAH em ordem de frequência são hiperatividade, déficit de atenção (memória curta), distração, perseverança, incapacidade para concluir tarefas, desatenção, má concentração, impulsividade (agir antes de pensar, mudanças súbitas de atividade, falta de organização, dar pulos na sala de aula), déficits de memória e de raciocínio, incapacidade de aprendizagens específicas e deficiências na fala e na audição. Em geral, as características associadas também incluem deficiência motora perceptiva, instabilidade emocional e transtorno da coordenação do desenvolvimento. Um percentual significativo de crianças com TDAH apresenta sintomas comportamentais de agressão e desafio. Geralmente, as dificuldades escolares, tanto de aprendizagem quanto comportamentais coexistem com o TDAH. Os transtornos comórbidos da comunicação ou da aprendizagem que dificultam a aquisição, retenção e a exibição de conhecimentos complicam o curso do transtorno.

Justin era um garoto afro-americano, adotado, de 9 anos que havia sido encaminhado para avaliação por sua professora da 4ª série, a qual informou os pais de que não estava conseguindo controlar os comportamentos impulsivo e agressivo do menino na sala de aula. Justin frequentava uma escola pública e foi matriculado em uma sala de aula normal, com dois períodos por dia na sala de recuperação para ajudá-lo na leitura e na matemática. Fazia também terapia da fala uma vez por semana. No passado, havia sido encaminhado para avaliação psiquiátrica, porém o tratamento não teve prosseguimento porque seus pais se opunham ao uso de medicamentos. Eles sabiam muito pouco sobre a família biológica do filho, a não ser que a mãe biológica era usuária de diversos tipos de drogas e agora estava na prisão. Justin foi adotado quando ainda era bebê, e o pediatra havia confirmado aos pais adotivos que era perfeitamente normal ao nascer. Entretanto, mesmo no jardim de infância, os professores se queixavam que ele "parecia não ouvir", tinha "péssima concentração" e não era capaz de permanecer sentado. Levando-se em consideração que era uma criança envolvente e graciosa, apesar das queixas, os professores do jardim de infância e da 1ª série davam um jeito de acomodá-lo na sala de aula. Contudo, quando foi para a 2ª série, ficou bem claro que tinha dificuldades para ler e escrever, e, por isso, começou a ser avaliado por um plano educacional individualizado (PEI). Ele recebeu aulas de recuperação durante os dias escolares, porém, mesmo assim, continuou a ter problemas adicionais no relacionamento com os pares durante o lanche e mesmo no recreio. Com frequência, os professores o encontravam discutindo ou brigando com outras crianças, as quais afirmavam que ele não conhecia as regras dos jogos. Justin ficava nervoso quando era criticado, e costumava dar empurrões nos colegas de classe. Em casa, os pais estavam ficando cada vez mais frustrados com o menino porque ele levava horas para fazer alguns problemas de matemática e, além disso, não conseguia escrever um único parágrafo sem ajuda. Justin irritava-se facilmente quando ficava frustrado consigo mesmo e, então, começava a correr dentro de casa de uma maneira idiota e perturbadora. Ele era uma criança de bom coração que aparentava se relacionar com mais facilidade com crianças mais jovens que ele. Não fazia grandes amizades entre os colegas de classe, e os professores diziam que, às vezes, os pares o evitavam porque era muito agressivo e não seguia as regras dos jogos. Justin tinha grande dificuldade em esperar sua vez e se sentia provocado quando recebia alguma reprimenda. Consequentemente, passou a se isolar e, com frequência, recebia provocações dos colegas. Então, começou a se conscientizar de que não conseguia acompanhar os trabalhos de classe e disse aos pais adotivos que era um "burro". Embora agisse de uma forma indisciplinada e impulsiva, Justin aparentava ser uma pessoa triste, e um dia, depois de ter brigado com diversos pares, disse aos pais que iria "se matar". A partir daquele momento, seus pais ficaram muito preocupados; decidiram que o professor do filho tinha razão e que iriam levá-lo para fazer uma avaliação psiquiátrica. Durante a avaliação inicial, que foi feita por um psiquiatra infantojuvenil, Justin foi considerado uma criança bem desenvolvida, esperta e ativa que aparentava ser distraída, agitada e um pouco triste. Quando foi questionado sobre esse tema, Justin disse que gostaria de se "sair bem" na escola, porém ninguém gostava dele, estava faltando às aulas e não gostava de fazer as lições de casa. Negou que alimentasse pensamentos suicidas e justificou que havia dito aquilo para seus pais porque estava nervoso com os colegas. Admitiu ser muito difícil compreender os trabalhos escolares e que achava impossível concluir as tarefas. Durante o período de avaliação, o psiquiatra obteve várias escalas de classificação dos pais e dos professores. Isso incluía The Child Behavior Checklist e a SNAP Rating Scale. O professor e os pais de Justin identificaram sintomas semelhantes, como má organização; incapacidade para seguir orientações; negligência em relação às tarefas diárias; impulsividade, com vários episódios de sair correndo para a rua sem olhar; falar coisas sem pensar na sala de aula e sem pedir licença; e brigas recorrentes com pares. Foi observado que o menino se sentia rejeitado na escola quando era excluído das atividades recreativas pelos pares, e, em casa, sentia-se tristonho e com raiva quando os pais lhe pedissem para ler ou fazer as lições de casa. Com base na história clínica, nas escalas de classificação e no relatório do professor, o diagnóstico foi de TDAH, com o especificador de apresentação combinada do DSM-5. Além disso, observou-se que Justin tinha um transtorno do humor com humor deprimido, que não era suficiente para classificar como depressão grave. O programa de tratamento sugerido incluía um plano comportamental que permitisse ao menino receber elogios por seu esforço para fazer as lições de casa, em combinação com um teste à base de medicamentos estimulantes. Após a obtenção de uma história médica extensiva e o fato de o exame físico recente feito pelo pediatra não ter revelado a presença de qualquer enfermidade sistêmica, foi decidida a realização de um EEG, principalmente devido à impossibilidade de conseguir uma história clínica e cardíaca completa em razão da ausência de registros médicos iniciais; os pais adotivos não tiveram acesso a esses registros no nascimento e no período neonatal. Depois que um EEG normal foi obtido, Justin iniciou terapia com uma dose-teste de um estimulante de ação curta, o metilfenidato (Ritalina) a 10 mg, para determinar sua tolerância a um estimulante sem quaisquer sensibilidades inesperadas. Ele não apresentou efeitos adversos e mudou rapidamente para 36 mg do estimulante Concerta de ação prolongada entre 10 e 12 horas. Justin ficou mais alerta na sala de aula e parecia estar menos inquieto e mais focado; o professor confirmou que ele não se levantava mais da carteira com muita frequência, embora continuasse a falar sem pensar na sala de aula quando não era chamado e tendo dificuldade para seguir orientações e esquecendo as coisas. Uma vez que não estava exibindo efeitos adversos e ainda apresentava alguns sintomas de TDAH, a dose de Concerta foi aumentada para 54 mg por dia. Nesse nível de dosagem, o professor e os pais observaram que Justin apresentou uma melhora significativa na capacidade de permanecer sentado e terminar os trabalhos de classe e as lições de casa. Entretanto, começou a ter problemas graves de insônia e se sentia fatigado por não conseguir pegar no sono antes das 2 horas da madrugada todas as noites. O psiquiatra infantojuvenil e os pais de Justin tinham duas opções para tratar a insônia. Uma delas era adicionar uma dose de clonidina de ação curta na parte da tarde para produzir um efeito calmante em combinação com algumas propriedades sedativas, e a outra opção era iniciar um teste com Daytrana, um adesivo transdérmico de metilfenidato, que poderia ser aplicado para liberar uma dose semelhante do fármaco durante todo o dia e removido por volta das 16 ou 17 horas, para determinar qual medicamento produziu o efeito desejado nos sintomas-alvo durante o tempo ideal. Considerando que o adesivo de Daytrana continua liberando a medicação por uma hora ou mais após a remoção, Justin teria de testar vários horários de retirada diferentes, a fim de descobrir o tempo ideal do tratamento. A família e o psiquiatra decidiram que o melhor passo a seguir seria testar o adesivo em vez de adicionar um medicamento complementar para o tratamento da insônia. Justin fez o teste com o adesivo transdérmico contendo 20 mg de Daytrana, e foi concluído que, se o adesivo fosse removido por volta das 17 horas, ele conseguiria pegar no sono entre 30 a 45 minutos depois de ir para a cama. Além de algum eritema leve ao redor do local em que havia sido colocado o adesivo, ele não apresentou qualquer outro efeito colateral e ficou muito feliz por não ter de tomar pílulas todas as manhãs. Seus pais, os professores e o psiquiatra infantojuvenil achavam que o controle dos sintomas de TDAH havia melhorado de modo substancial. Justin começou a tirar notas melhores na escola, e sua autoestima me-

lhorou visivelmente. No entanto, ainda tinha problemas no relacionamento com os pares e sentia que não estava fazendo o número de amizades que desejava. O psiquiatra infantil sugeriu que ele fosse colocado em um grupo de habilidades sociais que fazia reuniões semanais e que era liderado por um psicólogo especialista em intervenções em grupo para crianças com TDAH. As providências foram tomadas e, ainda que em um primeiro momento, resistisse em participar do grupo, depois de algumas sessões nas quais foi elogiado pelas interações que fizera com os pares, Justin chegou à conclusão de que gostava dos colegas e, com o passar do tempo, até convidou alguns pares para visitar sua casa e jogar. A combinação entre o uso de medicamentos e a participação no grupo de habilidades sociais resultou em uma melhora relevante em seus sintomas de TDAH e na qualidade do relacionamento com os pares e mesmo com a família. (Adaptação de Greenhill LL. Attention-Deficit/Hyperactivity Disorder em: Sadock BJ, Sadock VA, Ruiz P, eds. *Kaplan & Sadock's Comprehensive Textbook of Psychiatry*. 9ª ed. Vol. 2. Philadelphia: Lippincott Williams & Wilkins; 2009:3571.)

Patologia e exames laboratoriais

A avaliação de crianças para verificar a presença de TDAH deve incluir história médica e psiquiátrica detalhadas. As informações pré-natais, perinatais e da primeira infância devem estar inclusas. Informações sobre eventuais complicações maternas durante a gestação também são muito importantes. Os problemas médicos que podem produzir sintomas que se sobrepõem ao TDAH incluem epilepsia de *petit mal*, deficiências auditivas e visuais, anormalidades tireoidianas e hipoglicemia. Além disso, é imprescindível obter um história cardíaca completa, incluindo uma investigação sobre a incidência de síncope ao longo da vida, história familiar de morte súbita e exame cardíaco da criança. Embora seja razoável obter um estudo eletrocardiográfico (ECG) antes do tratamento, é extremamente importante fazer uma consulta e um exame cardiológico na eventual presença de fatores de risco cardíaco. Nenhuma medida laboratorial específica é patognomônica do TDAH.

Uma execução contínua de tarefas de desempenho, como as tarefas computadorizadas nas quais as crianças pressionam um botão toda vez que surgir na tela uma sequência determinada de letras ou números, não é especificamente útil como ferramenta diagnóstica para TDAH. Entretanto, pode ter alguma utilidade para fazer comparações no desempenho de uma criança antes e depois do tratamento com medicamentos, sobretudo em doses diferentes. Crianças com déficit de atenção tendem a cometer erros de omissão, isto é, não pressionam o botão no momento em que a sequência surge na tela. Com frequência, a impulsividade se manifesta por erros de omissão, nos quais uma criança impulsiva não resiste à tentação de pressionar o botão, mesmo que a sequência desejada ainda não tenha aparecido.

Diagnóstico diferencial

Inúmeros níveis elevados de atividade e de deficiência de atenção, na faixa normal para a idade da criança e sem qualquer comprometimento devem ser excluídos. É muito difícil fazer a distinção entre essas características temperamentais e sintomas fundamentais de TDAH antes dos 3 anos de idade, em particular devido à sobreposição de características de sistemas nervosos anormalmente imaturos e do surgimento de sinais de deficiências visuais, motoras e perceptivas observados com frequência em casos de TDAH. A avaliação da ansiedade em uma criança é muito importante. A ansiedade pode acompanhar o TDAH como sintoma ou como transtorno comórbido e se manifestar por meio de atividade excessiva ou facilidade para distração

Não é incomum para uma criança com TDAH se sentir desmoralizada e, em alguns casos, desenvolver sintomas depressivos em reação a uma frustração persistente, ocasionando dificuldades acadêmicas e resultados negativos na autoestima. Mania e TDAH compartilham muitas características básicas, tais como verbalização excessiva, hiperatividade motora e níveis elevados de distração. Além disso, a irritabilidade aparenta ser mais comum do que a euforia em crianças com mania. Embora mania e TDAH possam coexistir, as crianças com transtorno bipolar I apresentam mais aumento e diminuição dos sintomas do que aquelas com TDAH. Os dados de um acompanhamento recente de crianças que atendiam aos critérios diagnósticos de TDAH e desenvolveram subsequentemente transtorno bipolar sugerem que determinadas características clínicas que ocorrem durante o curso do TDAH são preditoras de mania futura. Crianças com TDAH que desenvolveram transtorno bipolar I depois de 4 anos de acompanhamento tiveram uma maior ocorrência concomitante de transtornos adicionais e uma história familiar maior de transtornos bipolares e de outros transtornos do humor, em comparação àquelas sem transtorno bipolar. Com frequência, os transtornos de oposição desafiante ou da conduta podem coexistir com TDAH e, quando isso ocorre, se faz o diagnóstico dos dois transtornos. Vários tipos de transtornos específicos da aprendizagem também podem ser diferenciados de TDAH; uma criança pode ser incapaz de ler ou de fazer exercícios de matemática em razão de algum transtorno da aprendizagem, e não por falta de atenção. De maneira geral, o TDAH coexiste com um ou mais problemas de aprendizagem, incluindo deficiências de leitura, matemática ou expressão escrita.

Curso e prognóstico

O curso do TDAH é variável. Os sintomas persistem na adolescência em 60 a 85% dos casos e, na vida adulta, em aproximadamente 60%. Os 40% dos casos remanescentes podem remitir na puberdade ou no início da fase adulta. Em alguns, a hiperatividade pode desaparecer, embora persistam os problemas de déficit de atenção e do controle de impulsos. Via de regra, a atividade excessiva é o primeiro sintoma a ser remitido, e a distração, o último. Em geral, o TDAH não atenua durante a fase intermediária da infância. Pode-se prever a persistência da condição por meio da história familiar, de eventos negativos durante a vida e de comorbidade com sintomas da conduta, depressão e transtornos de ansiedade. Geralmente, a remissão ocorre entre as idades de 12 e 20 anos. Ela pode ser acompanhada de uma vida adolescente e adulta produtiva, de relacionamentos interpessoais satisfatórios e de poucas sequelas significativas. No entanto, a maior parte dos pacientes com o transtorno tem remissão parcial e é vulnerável a comportamentos antissociais, bem como a transtornos por uso de substância e do humor. Na maioria dos casos, os problemas de aprendizagem persistem durante toda a vida.

Alguns sintomas persistem durante a vida adulta em cerca de 60% dos casos. Os indivíduos com transtorno persistente podem diminuir a hiperatividade, porém continuam impulsivos e suscetíveis a acidentes. Embora, como um grupo, as conquistas educacionais de pessoas com TDAH sejam menos expressivas, se comparadas às de indivíduos sem a doença, as histórias iniciais de emprego não são diferentes daquelas de pessoas com formação educacional semelhante.

O risco de desenvolver transtorno da conduta é maior em crianças com TDAH cujos sintomas persistirem na adolescência. Crianças com ambos os transtornos correm também o risco de desenvolver transtornos por uso de substância. Parece que o desenvolvimento desses transtornos entre adolescentes com TDAH está mais relacionado à presença do transtorno da conduta do que do TDAH.

A maioria das crianças com TDAH tem alguma dificuldade social. As crianças disfuncionais sob a ótica social e com o transtorno apresentam taxas significativamente mais elevadas de doenças psiquiátricas comórbidas e enfrentam mais problemas comportamentais na escola, de relacionamento com pares e de relacionamento com membros da família. De maneira geral, o desfecho do TDAH na infância aparenta estar associado ao grau da psicopatologia comórbida persistente, em especial os transtornos da conduta, incapacidade social e fatores familiares caóticos. Desfechos ideais podem ser obtidos por meio de fatores como melhora no desempenho social das crianças, redução na agressividade e melhora na situação familiar, o quanto antes.

Tratamento

Farmacoterapia. A terapia farmacológica é considerada o tratamento de primeira linha para TDAH. Os estimulantes do sistema nervoso central são a primeira escolha de agentes levando-se em conta que têm maior eficácia, e os efeitos colaterais geralmente são toleráveis. Os estimulantes são contraindicados para uso em crianças, adolescentes e adultos com anormalidades e riscos cardíacos conhecidos. Entretanto, em jovens saudáveis sob o ponto de vista médico, os relatos confirmam a excelência na segurança das preparações de liberação curta e sustentada de metilfenidato, de dextroanfetaminas e combinações de sais de dextroanfetaminas e anfetaminas). As preparações mais recentes de metilfenidato incluem a Metilina, uma forma mastigável do medicamento; Daytrana, um adesivo de metilfenidato; e dexmetilfenidato, o D-enantiômero e sua forma de ação prolongada, o Focalin XR. O foco principal dessas novas preparações é maximizar os efeitos-alvo e minimizar os efeitos adversos em indivíduos com TDAH com resposta parcial ao metilfenidato ou naqueles cuja dosagem tenha sido limitada pelos efeitos colaterais. O Venvanse (dimesilato de lisdexanfetamina) é um pró-medicamento da dextroanfetamina que depende do metabolismo intestinal para atingir a forma ativa. Ele foi aprovado pela Food and Drug Administration (FDA) para uso em crianças com idade igual ou superior a 6 anos. O Venvanse, que permanece inativo até a metabolização, é um agente com menor probabilidade de risco de abuso ou de *overdose*. Os efeitos colaterais e a eficácia desse medicamento assemelham-se aos de outras anfetaminas usadas no tratamento do TDAH.

As estratégias atuais defendem a administração de preparações estimulantes de liberação sustentada uma vez ao dia, em termos de conveniência e de redução dos efeitos colaterais de rebote. As vantagens das preparações de liberação sustentada para uso em crianças são que uma dose pela manhã mantém os efeitos durante todo o dia, não sendo mais necessário que a criança interrompa o dia escolar; além disso, há a vantagem de os efeitos do medicamento serem mantidos no mesmo nível durante todo o dia, evitando períodos de rebote e de irritabilidade. A Tabela 31.6-2 apresenta algumas informações comparativas sobre os fármacos supracitados.

Os medicamentos não estimulantes aprovados pela FDA para tratamento de TDAH incluem a atomoxetina, um inibidor da recaptação de norepinefrina. Ao contrário dos estimulantes, a embalagem de atomoxetina tem uma tarja preta alertando sobre aumentos potenciais em pensamentos ou comportamentos suicidas, sendo importante monitorar esses sintomas em crianças com TDAH, da mesma forma que em crianças usando antidepressivos. Descobriu-se que os α-agonistas, incluindo a clonidina e a guanfacina, também são medicamentos eficazes no tratamento de TDAH. Recentemente, a FDA aprovou as formas de liberação estendida da clonidina e da guanfacina para tratamento do transtorno em crianças com idade

TABELA 31.6-2
Medicamentos estimulantes para TDAH

Medicamento	Preparação (mg)	Duração aproximada (horas)	Dose recomendada
Preparações de metilfenidato			
Ritalina	5, 10, 15, 20	3 a 4	0,3–1 mg/kg três vezes ao dia; até 60 mg/dia
Ritalina-SR	20	8	Até 60 mg/dia
Concerta	18, 36, 54	12	Até 54 mg/dia, pela manhã
Metadato ER	10, 20	8	Até 60 mg/dia
Metadato CD	20	12	Até 60 mg/dia, pela manhã
Ritalina LA	5, 10, 15, 20	8	Até 60 mg/dia
Metilina	5, 10, 20	3 – 4	0,3–1 mg/kg três vezes ao dia; até 60 mg/dia
Adesivo de Daytrana	10, 20, 30	12	30 mg/dia
Preparações de dexmetilfenidato			
Focalin	2,5, 5, 10	3 a 4	Até 10 mg/dia
Focalin XR	5, 10, 20	6 a 8	Até 20 mg/dia
Preparações de dextroanfetamina			
Dexedrine	5, 10	3 a 4	0,15–0,5 mg/kg duas vezes ao dia; até 40 mg/dia
Cápsula de dexedrine	5, 10, 15	8	Até 40 mg/dia
Lisdexanfetamina			
Venvanse	20, 30, 40, 50, 60, 70	12	Até 70 mg/dia; uma vez ao dia
Combinação de sais de dextroanfetamina/anfetamina			
Adderall	5, 10, 20, 30	4 a 6	0,15–0,5 mg/kg duas vezes ao dia; até 40 mg/dia
Adderall XR	10, 20, 30	12	Até 40 mg todos os dias pela manhã

igual ou superior a 6 anos. Antidepressivos como a bupropiona têm sido usados com vários graus de sucesso para tratar essa doença. (A Tab. 31.6-3 contém informações comparativas sobre os medicamentos não estimulantes, e a Tab. 31.6-4 indica as idades para uso de medicamentos para TDAH aprovadas pela FDA.)

MEDICAMENTOS ESTIMULANTES. Embora as preparações de metilfenidato e de anfetaminas sejam agonistas dopaminérgicos, ainda não se conhece o mecanismo exato desses estimulantes sobre o SNC. As preparações de metilfenidato são altamente eficazes em até três quartos das crianças com TDAH, com poucos efeitos adversos. O medicamento Concerta, a forma de metilfenidato com liberação estendida OROS (*osmotic controlled release extended delivery system*) de 10 a 12 horas, é administrado uma vez ao dia, pela manhã, e mantém sua eficácia durante o horário escolar e mesmo depois das aulas, na parte da tarde e início da noite.

Ambas as formas de metilfenidato e Concerta de ação mais curta têm efeitos adversos comuns, incluindo cefaleia, dor estomacal, náusea e insônia. Algumas crianças apresentam efeito de rebote em que se tornam levemente irritáveis e aparentam ser um pouco hiperativas por um breve período de tempo, até o medicamento perder o efeito. Em crianças com história de tiques motores, é muito importante fazer algumas observações, tendo em vista que, em alguns casos, o metilfenidato pode exacerbar esses sintomas, enquanto, em outros, os tiques não chegam a ser afetados ou até melhoram. Considerando-se que a ocorrência de tiques aumenta e diminui, é importante observar seus padrões por algum tempo. Outra preocupação muito comum em relação ao uso de preparações de metilfenidato durante longos períodos de tempo é o potencial para supressão do crescimento. Durante os períodos de uso, o fármaco foi associado a uma ligeira queda nas taxas de crescimento, e, além disso, se observou que a administração contínua do medicamento por muitos anos, sem qualquer interrupção, resultou na supressão de vários centímetros durante o processo de crescimento. Nas situações em que se "interromper a administração do medicamento" em fins de semana ou nas férias de verão, as crianças tendem a se alimentar mais e a recuperar o processo de crescimento. Os produtos à base de metilfenidato melhoram as pontuações de crianças com TDAH em tarefas de vigilância, tais como testes de cálculos matemáticos, tarefas de execução contínua e associações com pares. O Daytrana, um sistema de liberação transdérmica utilizado na aplicação contínua de adesivos de metilfenidato na pele, foi desenvolvido e aprovado para uso em crianças e adolescentes. Suas vantagens são as seguintes: trata-se de um medicamento alternativo para aplicação em crianças com dificuldades para engolir pílulas; ademais, com o adesivo é possível determinar quantas horas por dia uma determinada criança com TDAH está recebendo o medicamento. Esse fato é de extrema importância, uma vez que um jovem com o transtorno que precisa do medicamento no final da tarde para fazer as lições de casa, mas que desenvolve insônia se o medicamento ainda estiver presente após o jantar, é capaz de remover o adesivo no horário desejado. Consequentemente, é possível programar horários individualizados de liberação para cada criança, de acordo com o número de horas que o adesivo deve permanecer na pele. Isso é o contrário do que ocorre com as formas orais de liberação sustentada, como o Concerta, em que o tempo de liberação continua por 12 horas após a pílula ter sido ingerida. Um estudo randomizado, duplo-cego, envolvendo crianças com TDAH que usavam adesivos de metilfenidato por 12 horas de cada vez, demonstrou que o tratamento com a preparação nessa forma foi eficaz em doses com liberação variando de 0,45 mg a 1,8 mg por hora. A eficácia dos adesivos atingiu um patamar além do qual não houve melhoras adicionais com o aumento na dosagem, embora também estivessem sendo administradas inter-

TABELA 31.6-3
Medicamentos não estimulantes para a TDAH

Medicamento	Preparação (mg)	Dose recomendada
Atomoxetina HCl		
Strattera	10, 18, 25, 40	(0,5 a 1,8 mg/kg) 40 a 80 mg/dia para uso duas vezes ao dia
Bupropiona		
Wellbutrin	75, 100	(3 a 6 mg/kg) 50 a 300 mg/dia; até 150mg/dose duas vezes ao dia
Wellbutrin SR	100, 150	(3 a 6 mg/kg) 150 a 300 mg/dia; até 150mg cada manhã, >150 mg/dia usar dosagem duas vezes ao dia
Agonistas α-adrenérgicos		
Clonidina (Catapres)	0,1; 0,2; 0,3	Até 0,1 mg três vezes ao dia
Kapvay (Clonidina de Liberação Estendida)	0,1; 0,2	0,1 a 0,2 mg duas vezes ao dia
Guanfacina (Tenex)	1, 2	0,5 a 1,5 mg/dia
Intuniv (Guanfacina de Liberação Estendida)	1, 2, 3, 4	Até 4 mg uma vez ao dia

TABELA 31.6-4
Medicamentos aprovados pela FDA para TDAH

Medicamento Nome comercial	Nome genérico	Aprovação pela FDA (Idade em anos)
Metilfenidato		
Concerta	Metilfenidato (ação prolongada de acordo com o sistema OROS)	Idade igual ou superior a 6 anos
Ritalina	Metilfenidato	Idade igual ou superior a 6 anos
Ritalina SR*	Metilfenidato (liberação estendida)	Idade igual ou superior a 6 anos
Ritalina LA*	Metilfenidato (ação prolongada)	Idade igual ou superior a 6 anos
Metadato ER*	Metilfenidato (liberação estendida)	Idade igual ou superior a 6 anos
Metadato CD*	Metilfenidato (liberação estendida)	Idade igual ou superior a 6 anos
Metilina*	Metilfenidato (solução oral ou comprimidos mastigáveis)	Idade igual ou superior a 6 anos
Daytrana*	Metilfenidato (adesivo)	Idade igual ou superior a 6 anos
Dexmetilfenidato		
Focalin*	Dexmetilfenidato	Idade igual ou superior a 6 anos
Focalin XR*	Dexmetilfenidato (liberação estendida)	Idade igual ou superior a 6 anos
Dextroanfetamina		
Dexedrine	Dextroanfetamina	Idade igual ou superior a 3 anos
Sais de anfetamina		
Adderall*	Anfetamina	Idade igual ou superior a 3 anos
Adderall XR*	Anfetamina (liberação estendida)	Idade igual ou superior a 6 anos
Lisdexanfetamina		
Venvanse	Lisdexanfetamina	Idade igual ou superior a 6 anos
Não estimulantes		
Strattera*	Atomoxetina	Idade igual ou superior a 6 anos
α-Agonistas		
Kapvay*	Clonidina (liberação estendida)	6 a 17
Intuniv*	Guanfacina (liberação estendida)	6 a 17

* N. de R. T. Medicamentos não disponíveis no Brasil.

venções comportamentais intensivas. O tempo decorrido antes do início do efeito da medicação transdérmica era de aproximadamente uma hora. Os efeitos colaterais eram semelhantes aos das preparações orais do fármaco. Ainda que cerca de metade das crianças tenha apresentado pelo menos reações eritematosas ao adesivo, em geral esses efeitos colaterais são bem tolerados. Quando o tratamento com metilfenidato não produz resultados satisfatórios, as combinações de dextroanfetamina e sal de dextroanfetamina/anfetamina costumam ser a segunda escolha. O Venvanse (lisdexanfetamina) tem a vantagem de permanecer inativo até sua metabolização.

MEDICAMENTOS NÃO ESTIMULANTES. A atomoxetina HCl é um inibidor da recaptação de norepinefrina aprovado pela FDA para tratamento de TDAH em crianças com idade igual ou superior a 6 anos. Seu mecanismo de ação não é bem compreendido, mas se acredita que envolva a inibição seletiva do transportador pré-sináptico de norepinefrina. A atomoxetina é bem absorvida pelo trato gastrintestinal, sendo os níveis plasmáticos máximos atingidos em 1 a 2 horas após a ingestão. Comprovadamente, é eficaz no tratamento de desatenção e impulsividade em crianças e adultos com TDAH. A meia-vida é de cerca de 5 horas, e, em geral, o medicamento é administrado duas vezes ao dia. Os efeitos colaterais mais comuns incluem desconforto abdominal, tontura e irritabilidade. Em alguns casos, há relatos indicando que a atomoxetina eleva a pressão arterial e aumenta a frequência cardíaca. Sua metabolização é feita pelo sistema enzimático hepático 2D6 do citocromo P450 (CYP). Uma pequena parte da população não metaboliza adequadamente os medicamentos metabolizados pelo CYP 2D6, e, nesses casos, as concentrações plasmáticas do fármaco podem se elevar em até cinco vezes para determinadas dosagens. Os medicamentos que inibem o CYP 2D6, incluindo a fluoxetina, a paroxetina e a quinidina, podem elevar os níveis plasmáticos da atomoxetina. Apesar da meia-vida curta, um estudo recente mostrou que a atomoxetina é eficaz para diminuir os sintomas de TDAH em crianças durante o horário escolar quando administrada uma vez ao dia. Outro estudo recente que avaliou a combinação de atomoxetina e de atomoxetina combinada com fluoxetina no tratamento de 127 crianças com TDAH e sintomas de ansiedade ou depressão sugeriu que a administração da atomoxetina isoladamente pode melhorar o estado de humor e de ansiedade. As crianças que receberam a combinação de atomoxetina e fluoxetina tiveram uma elevação maior na pressão arterial e no pulso do que as que receberam apenas atomoxetina.

Os α-agonistas de ação curta e as formas de liberação estendida do cloridrato de clonidina e da guanfacina são medicamentos aprovados pela FDA para tratamento de TDAH em crianças e adolescentes na faixa etária de 6 a 7 anos. Acredita-se que a clonidina, um agonista de receptores $α_2$-adrenérgicos com ação central, tenha efeito sobre o córtex pré-frontal, embora o mecanismo de ação seja desconhecido. Ela é comercializada em comprimidos de 0,1 e 0,2 mg e, em geral, usada duas vezes ao dia, um comprimido pela manhã e um à noite, para produzir seu efeito durante as 24 horas do dia. O tratamento com esse agente deve ser iniciado com 0,1 mg ao deitar, e a dosagem pode ser aumentada em incrementos de 0,1 mg em intervalos semanais. A dose máxima recomendada é de 0,2 mg duas vezes ao dia. A clonidina não é intercambiável com a clonidina de ação curta. Considerando que é um agente anti-hipertensivo, baixa a pressão arterial e diminui a frequência cardíaca. Esses sinais vitais devem ser monitorados em todos os pacientes, principalmente no início e na titulação da dosagem. Os efeitos colaterais mais comuns incluem sonolência, cefaleia, dor abdominal superior e fadiga. Nos casos de redução da dosagem desse medicamento, recomenda-se diminuir no máximo 0,1mg em intervalos de 3 a 7 dias. A guanfacina, preparação de liberação estendida da guanfacina, comercializada em comprimidos de 1, 2, 3 e 4 mg, é usada em crianças na faixa etária de 6 a 17 anos, para administração uma vez ao dia. Os comprimidos devem ser ingeridos inteiros com água, leite ou outros líquidos; porém, não se recomenda usá-los em refeições com alto teor de gorduras. Via de regra, o tratamento à base de guanfacina é iniciado com a administração diária de um comprimido de 1 mg, titulada em 1 mg/dia em intervalos de uma semana. A dose máxima aprovada é de 4 mg/dia. Como monoterapia, foi descoberto que a melhora nos sintomas de TDAH ocorre nas dosagens de 0,05 a 0,08 mg uma vez ao dia. Como tratamento adjuvante, as doses ideais variam de 0,05 a 0,12 mg/kg/dia. Os efeitos colaterais mais comuns desse fármaco incluem sonolência, sedação, fadiga, náusea, hipotensão, insônia e tontura. Sinais vitais, como frequência cardíaca e pressão arterial, devem ser monitorados da mesma forma que no tratamento com clonidina. No caso de descontinuação do medicamento, recomenda-se uma redução gradual de 1 mg a cada 3 a 7 dias. Em determinadas circunstâncias, os agentes α-adrenérgicos, incluindo as preparações de liberação curta e de liberação estendida de guanfacina e clonidina, são preferíveis para o tratamento de crianças com TDAH e com transtornos comórbidos que tenham sido exacerbados durante a terapia com estimulantes. A bupropiona demonstrou alguma eficácia no tratamento de TDAH em crianças e adolescentes. Um estudo de múltiplos sítios, duplo-cego, controlado por placebo, encontrou um resultado positivo em relação à eficácia da bupropiona. Nenhum estudo posterior chegou a compará-la com outros estimulantes. O risco do desenvolvimento de convulsões nos tratamentos à base desse medicamento aumenta em doses acima de 400 mg/dia.

Há poucos dados que confirmam a eficácia dos inibidores seletivos da recaptação de serotonina (ISRSs) no tratamento de TDAH. Entretanto, em casos de comorbidade, o uso de ISRSs deve ser considerado pelo menos em combinação com um estimulante, em razão da frequência de ansiedade e depressão comórbidas com TDAH.

O uso de medicamentos tricíclicos não é recomendado para o tratamento de TDAH devido aos efeitos potenciais de arritmia cardíaca. Os antidepressivos tricíclicos transformaram-se em uma escolha improvável a partir da divulgação de relatos de morte súbita de pelo menos quatro crianças com TDAH que estavam sendo tratadas com desipramina. Algumas vezes, os antipsicóticos são incluídos no tratamento de crianças e de adolescentes hiperativos gravemente refratários que apresentarem disfunções significativas. De maneira geral, os antipsicóticos não são prescritos para o tratamento de TDAH devido aos riscos de discinesia tardia, discinesia de abstinência, síndrome neuroléptica maligna e aumento de peso.

O modafinil, outro tipo de estimulante do SNC, desenvolvido a princípio para diminuir a sonolência durante o dia em pacientes com narcolepsia, foi testado clinicamente no tratamento de adultos com TDAH. Apenas um estudo randomizado, duplo-cego, controlado por placebo, envolvendo a eficácia e a segurança dos comprimidos revestidos de modafinil em cerca de 250 adolescentes com TDAH mostrou que 48% dos participantes do estudo com tratamento ativo apresentaram o que se classificou como "muita" ou "bastante" melhora, em comparação a 17% dos que haviam recebido placebo. A dosagem variou de 170 a 425 mg, com administração uma vez ao dia, sendo a titulação para doses ideais baseada na eficácia e na tolerância. O modafinil não foi aprovado pela FDA em virtude da erupção cutânea de Stevens-Johnson que acometeu um paciente durante o teste. Os efeitos colaterais mais comuns são insônia, cefaleia e perda de apetite.

A venlafaxina foi testada na prática clínica, principalmente em crianças e adolescentes com combinações de TDAH e características de depressão e ansiedade. Não há evidências claras que confirmem seu uso no tratamento de TDAH.

Um relatório aberto sobre a reboxetina, um inibidor seletivo da recaptação de norepinefrina, em 31 crianças e adolescentes com TDAH que eram resistentes ao tratamento com metilfenidato, sugeriu que esse agente possivelmente tenha alguma eficácia. Nesse teste aberto, o tratamento com reboxetina foi iniciado e mantido ao nível de 4mg/dia. Os efeitos colaterais mais comuns incluíram sonolência, sedação e sintomas gastrintestinais. A reboxetina e outros agentes novos dessa classe de medicamentos aguardam a realização de estudos controlados para avaliar sua eficácia potencial.

TRATAMENTO DE EFEITOS COLATERAIS DE ESTIMULANTES DO SNC. De modo geral, os estimulantes do SNC são bem tolerados, e o consenso atual indica que uma dose por dia é suficiente e minimiza os efeitos colaterais de rebote. A tolerabilidade de longo prazo de uma dose com mistura de sais de anfetamina produziu efeitos colaterais brandos, em geral perda de apetite, insônia e cefaleia. Uma variedade de estratégias foi sugerida para crianças e/ou adolescentes com TDAH que respondem favoravelmente ao metilfenidato, para os quais a insônia se tornou um problema significativo. As estratégias clínicas para o tratamento de insônia incluem o uso de difenidramina (25 a 75 mg), baixas doses de trazodona (25 a 50 mg) ou adição de um agente adrenérgico como a guanfacina. Em alguns casos, a insônia pode atenuar de maneira espontânea depois de alguns meses de tratamento.

Monitoramento de tratamentos farmacológicos

ESTIMULANTES. Os medicamentos estimulantes têm efeitos adrenérgicos e produzem elevações moderadas na pressão arterial e na frequência do pulso. Na linha de base, os parâmetros práticos mais recentes da American Academy of Child and Adolescent Psychiatry (AACAP) recomenda a realização dos seguintes exames completos antes de iniciar o uso desses medicamentos: exame físico, pressão arterial, pulso, peso e estatura.

Recomenda-se verificar trimestralmente estatura, peso, pressão arterial e pulso e fazer um exame físico anual em crianças e adolescentes que estejam em tratamento com estimulantes. O monitoramento começa com o início da administração da medicação. Visto que o desempenho escolar das crianças é afetado de forma mais acentuada, deve se dedicar atenção e esforço especiais à definição e à manutenção de uma relação próxima de trabalho colaborativo com o pessoal da escola. Na maior parte dos pacientes, os estimulantes diminuem a incidência de fatores como excesso de atividade, distração, impulsividade, explosão e irritabilidade. Não há evidências de que os medicamentos melhorem diretamente quaisquer deficiências existentes na aprendizagem, embora, quando os déficits de atenção diminuem, as crianças podem ter um aprendizado mais eficiente. Além disso, os medicamentos podem elevar a autoestima ao não serem mais repreendidas constantemente por seu comportamento. Crianças tratadas com terapias farmacológicas devem conhecer o objetivo dos medicamentos para que tenham a oportunidade de descrever quaisquer efeitos colaterais que estiverem sentindo.

Intervenções psicossociais. As intervenções psicossociais em crianças com TDAH incluem modalidades como psicoeducação, habilidades de organização acadêmica, reabilitação, treinamento de pais, modificação comportamental na sala de aula e em casa, terapia cognitivo-comportamental (TCC) e treinamento em habilidades sociais. Fatores como grupos de habilidades sociais, treinamento comportamental para pais de crianças com TDAH e intervenções comportamentais na escola e em casa foram estudados isoladamente e em combinação com o tratamento médico do TDAH. A avaliação e o tratamento de transtornos coexistentes da aprendizagem ou transtornos psiquiátricos adicionais são medidas de extrema importância.

O nível de ansiedade diminui quando as crianças recebem ajuda para estruturar seus ambientes. O trabalho em equipe para desenvolver conjuntos concretos de expectativas para as crianças e um sistema de prêmios para quando as expectativas forem alcançadas é muito importante para os professores e para os pais.

Uma das metas terapêuticas mais comuns é ajudar os pais de crianças com TDAH a reconhecer e promover a noção de que, mesmo que não consigam apresentar "voluntariamente" os sintomas do transtorno, as crianças ainda podem ser capazes de atingir expectativas razoáveis. Os pais também devem ser incentivados a reconhecer que, apesar das dificuldades dos filhos, cada criança tem capacidade para enfrentar as tarefas normais do processo de amadurecimento, incluindo a construção significativa da autoestima a partir do momento em que desenvolver a sensação de domínio. Portanto, crianças com TDAH não obtêm benefício algum com a isenção de exigências, expectativas e planejamentos aplicáveis a outras crianças. O treinamento parental é parte integrante das intervenções psicoterapêuticas para TDAH. A maior parte do treinamento parental tem como foco principal ajudar os pais a desenvolver intervenções comportamentais plausíveis, com reforço positivo, focando comportamentos sociais e acadêmicos.

A aplicação de terapia de grupo com foco no refinamento das habilidades sociais e no aumento da autoestima e na sensação de sucesso pode ser muito útil em crianças com TDAH que mostrem dificuldade para participar de grupos, principalmente na escola. Uma intervenção recente, com duração de um ano, que aplicou terapia de grupo em uma instituição clínica para garotos com TDAH, concluiu que o procedimento ajudou-os a melhorar as habilidades nos jogos e a ter uma sensação de domínio em relação aos pares. Em primeiro lugar, os terapeutas pediram aos garotos para executar uma tarefa divertida em pares e, gradualmente, solicitaram que executassem projetos em grupo. Os garotos foram orientados a seguir instruções, aguardar e prestar atenção, assim como elogiados pela colaboração bem-sucedida.

ESTUDO DE TRATAMENTO MULTIMODAL DE CRIANÇAS COM TDAH (ESTUDO MTA)

O Multimodal Treatment Study of Children with ADHD (The MTA Cooperative Group, 1999), patrocinado pelo National Institute of Mental Health (NIMH), foi um teste clínico randomizado envolvendo seis clínicas, com duração de 14 meses, que fez a comparação entre quatro estratégias de tratamento. Mais de 500 crianças diagnosticadas com TDAH do tipo combinado de acordo com os critérios do DSM-IV foram distribuídas aleatoriamente como segue: (1) tratamento farmacológico sistemático que utilizou uma titulação inicial controlada por placebo e dosagem *t.i.d.* (do latim, *ter in die* [três vezes ao dia]) durante 7 dias por semana, com visitas clínicas mensais de 30 minutos; (2) terapia comportamental consistindo em 27 sessões de treinamento em grupo de pais, sessões individuais com oito pais, programa de tratamento de 8 semanas no verão, 12 semanas de terapia comportamental administrada em sala de aula com um adicional de meia hora e 10 sessões de consulta com os professores; (3) combinação de terapia farmacológica e terapia comportamental; ou (4) tratamento comunitário usual. Embora todos os grupos tenham apresentado melhoras em relação à linha de base, a combinação da terapia farmacológica com a terapia comportamental resultou em uma maior redução nos sintomas em crianças que tinham apenas TDAH ou TDAH com transtorno de oposição desafiante, do que terapia isolada ou com tratamento comunitário. A combinação de tratamentos apresentou resultados significativamente melhores em crianças com TDAH e transtornos de ansiedade e/ou do humor, em comparação ao tratamento comportamental e o comunitário. A combinação de tratamentos – mas não o tratamento farmacológico – foi superior para melhorar os sintomas opositores e agressivos, sintomas de ansiedade e humor, habilidades sociais conforme a classificação dos professores, relacionamento entre pais e filhos e capacidade de leitura. Além disso, a dose média diária da medicação foi menor no grupo de combinação do que naquele tratado apenas com medicamentos.

Resultados

O acompanhamento da amostragem de MTA após 6 e 8 anos revelou que a apresentação clínica do transtorno, incluindo a gravidade do TDAH, perturbação comórbida de conduta e intelecto eram preditores mais fortes do desempenho futuro do que o tipo de tratamento que tinha sido administrado na infância durante o período de 14 meses do estudo. Ainda que as melhorias relacionadas ao tratamento nas crianças que participaram do estudo MTA tenham sido mantidas ao longo do tratamento, parece que a eficácia diferencial do tratamento foi perdida em torno da marca dos 3 anos.

De maneira geral, as evidências indicam que as intervenções farmacológicas e psicossociais para o tipo combinado de TDAH na infância produzem benefícios mais amplos no desempenho nesse tipo de população. Esse fato é particularmente pertinente diante da comorbidade de transtornos da aprendizagem, ansiedade, transtornos do humor e outros transtornos do comportamento disruptivo que ocorrem na infância na presença de TDAH.

TDAH SEM ESPECIFICAÇÃO

O DSM-5 inclui o TDAH sem especificação como uma categoria de perturbações de desatenção ou hiperatividade que causam danos, mas não atendem plenamente aos critérios aplicáveis ao TDAH.

MANIFESTAÇÕES DE TDAH EM ADULTOS

Historicamente, acreditava-se que o TDAH fosse uma condição infantil que levava ao retardo no desenvolvimento do controle de impulsos, cujo crescimento seria em geral superado na adolescência. Nas últimas décadas, tem havido a identificação de uma quantidade muito maior de adultos diagnosticados com TDAH e tratados com sucesso. Acompanhamentos longitudinais mostraram que até 60% das crianças com TDAH apresentaram melhoras persistentes nos sintomas durante a vida adulta. Estudos genéticos, imagens do cérebro e estudos neurocognitivos e farmacológicos em adultos com TDAH replicaram descobertas que foram demonstradas em crianças com o transtorno. Na última década, o aumento na consciência pública sobre a realização de estudos sobre tratamentos levaram a uma aceitação generalizada da necessidade de diagnosticar e tratar adultos com o TDAH.

Epidemiologia

As evidências indicam que há uma prevalência de aproximadamente 4% de TDAH na população adulta. Diante da ausência de informações disponíveis de escolas e de observadores, em geral o transtorno nessa população é diagnosticado por autorrelatos. Portanto, é muito mais difícil fazer um diagnóstico preciso.

Etiologia

Nos dias atuais, acredita-se que o TDAH seja transmitido principalmente por meios genéticos, e cada vez mais as evidências dão suporte a essa hipótese, incluindo estudos genéticos, estudos de gêmeos e de famílias descritos na seção sobre a incidência de TDAH em crianças e adolescentes. Os dados obtidos em estudos de imagens do cérebro apontam que adultos com TDAH apresentam uma redução no metabolismo pré-frontal da glicose nas tomografias computadorizadas por emissão de pósitrons (PETs, do inglês *positron emission computed tomography*). No entanto, não está muito claro se esses dados refletem a presença do transtorno ou de um efeito secundário do TDAH durante um determinado período de tempo. Estudos posteriores em amostragens de adultos com o transtorno, que utilizaram a TC por emissão de fótons únicos (SPECT, do inglês *single photon emission CT*), revelaram que houve um aumento nas densidades de ligação do gene transportador da dopamina (DAT, do inglês *dopamine transporter gene*) no estriado do cérebro. Essa descoberta pode ser compreendida no contexto de tratamentos de TDAH em que a ação da terapia-padrão com estimulantes, como o metilfenidato, bloqueia a atividade do DAT, possivelmente normalizando a região estriatal do cérebro em indivíduos com esse transtorno.

Diagnóstico e características clínicas

A fenomenologia clínica do TDAH caracteriza-se pela presença de desatenção e manifestações de impulsividade que prevalecem como a base principal desse tipo de transtorno. Paul Wender, da Universidade de Utah, que iniciou seus trabalhos na década de 1970, foi o pioneiro no desenvolvimento de critérios para as manifestações de TDAH em adultos (Tab. 31.6-5). Os critérios de Wender incluíam um diagnóstico retrospectivo de TDAH na infância e evidências de deficiências atuais causadas por sintomas do transtorno na vida adulta. Além disso, há evidências de diversos sintomas adicionais que são típicos do comportamento adulto, em comparação aos comportamentos da infância.

Em adultos, os sinais residuais do transtorno incluem impulsividade e déficit de atenção (p. ex., dificuldade para organizar e concluir trabalhos, incapacidade de concentração, aumento na distração e tomada rápida de decisões sem pensar nas consequências). Muitas pessoas com esse tipo de transtorno têm algum transtorno depressivo secundário associado a baixa autoestima, que se relaciona ao desempenho alterado e que afeta as funções ocupacionais e sociais.

TABELA 31.6-5
Critérios de Utah para TDAH em adultos

I. Diagnóstico retrospectivo de TDAH na infância
   A. Critério estreito: atende aos critérios do DSM-IV na infância por meio de entrevistas com os pais.[a]
   B. Critério amplo: os itens (1) e (2) são atendidos conforme relatos dos pacientes.[b]
      1. Hiperatividade na infância
      2. Déficits de atenção na infância

II. Características adultas: cinco sintomas adicionais, incluindo as dificuldades em curso com déficit de atenção e hiperatividade, e pelo menos três outros sintomas:
   A. Déficit de atenção
   B. Hiperatividade
   C. Instabilidade de humor
   D. Irritabilidade e temperamento agressivo
   E. Tolerância alterada ao estresse
   F. Desorganização
   G. Impulsividade

III. Exclusões: não diagnosticado na presença de depressão grave, psicose ou transtorno grave da personalidade.

[a] Relatos de pacientes complementados com o item 10 do Patient Rating Scale of Childhood Behavior.
[b] Autorrelatos de pacientes de sintomas retrospectivos na infância complementados pela Wender Utah Rating Scale.

Diagnóstico diferencial

O diagnóstico de TDAH é bastante provável nas situações em que os sintomas de desatenção e de impulsividade forem descritos por indivíduos adultos como um problema que tiveram a vida toda, e não como eventos episódicos. A sobreposição de TDAH e hipomania, transtorno bipolar tipo II e ciclotimia é um tema controverso e difícil de separar retrospectivamente. Histórias claras de episódios discretos de hipomania e mania, com ou sem períodos de depressão, sugerem a presença de transtornos do humor, e não um quadro clínico de TDAH. Entretanto, em alguns indivíduos, o TDAH pode ter pré-datado o surgimento de algum transtorno do humor. Nessa circunstância, TDAH e transtorno bipolar podem ser diagnosticados comorbidamente. Adultos com história precoce de dificuldades escolares crônicas relacionadas a nível de atenção, nível de atividade e comportamento impulsivo costumam ser diagnosticados com TDAH, mesmo quando um transtorno do humor ocorrer mais tarde na vida. Os transtornos de ansiedade podem coexistir com TDAH, sendo mais fácil distingui-los de TDAH do que a hipomania.

> Brett era um homem de 26 anos que havia sido convencido pela esposa a fazer uma avaliação para verificar a causa de sua distração, seu esquecimento e de "não ouvir" as pessoas depois que sofreu um pequeno acidente de trânsito. Após consultar a mãe, Brett relatou que, no ensino fundamental, geralmente tinha "problemas" para falar quando não era sua vez, e sua mãe lembra que os professores se queixavam de que, com frequência, o menino cometia erros de falta de atenção nas provas, esquecia seus compromissos e tinha muita dificuldade em permanecer quieto. Embora, quando criança pequena, Brett tenha sido considerado com dons intelectuais, ao chegar à 3ª série suas notas ficavam apenas na média, e ele se preocupava mais em fazer as tarefas de forma rápida do que correta. Ele conversava alto e adorava praticar esportes, mesmo não tendo talento especial para qualquer modalidade esportiva. Tinha um grupo de pessoas conhecidas e de amigos superficiais porque era simpático,

bem-humorado e chegava até a ser um cara divertido. Brett não tinha ideia do que gostaria de ser quando crescesse e, quando estava no último ano ginasial, se recusava a preencher os formulários de inscrição para a faculdade em tempo hábil, e acabou fazendo uma faculdade comunitária em regime de tempo parcial. Durante os dois anos seguintes ao ginásio, teve uma série de empregos breves, incluindo um trabalho na construção civil, outro como garçom em um restaurante e como motorista da Fed-Ex; então, decidiu que queria ser ator. Fez vários testes, porém ficava distraído, mal conseguia lembrar suas falas e se abstraía completamente durante as leituras. Mesmo assim, foi selecionado para fazer um comercial. Ele relatou que nunca havia tido problemas com abuso de drogas ou de bebidas alcoólicas e que algumas vezes bebia cerveja socialmente. Nas avaliações com um psiquiatra infantojuvenil, disse que suas maiores dificuldades eram com tarefas que julgava enfadonhas. Tinha dificuldade para permanecer atento, distraia-se com facilidade, ficava inquieto a maior parte do tempo e se sentia frustrado quando tinha de ficar sentado por longos períodos. Uma Lista de Verificação de sintomas atuais de TDAH de acordo com os critérios do DSM confirmou que Brett apresentava 6 sintomas de desatenção e 5 hiperativos/impulsivos. Ele atendia aos critérios diagnósticos de TDAH em adultos, do tipo combinado, cujo início provavelmente havia ocorrido durante a infância. Sua história médica foi negativa para todas as enfermidades principais, e nem ele nem seus pais tinham história de anormalidades cardíacas. Brett não recebeu prescrição de medicamento algum. Após ter discutido a situação com seu psiquiatra e com sua esposa, o rapaz decidiu que gostaria de experimentar um medicamento estimulante. O psiquiatra escolheu fazer um teste com uma dose diária de um fármaco estimulante com liberação estendida: 10 mg de Adderall XR. Na primeira visita de acompanhamento, uma semana mais tarde, Brett disse que havia sentido um ligeiro efeito da medicação, porém informou que a dose não foi suficiente para melhorar seu funcionamento, de modo que ele e o psiquiatra concordaram em aumentá-la para 20 mg ao dia. Na visita de acompanhamento seguinte, informou que havia observado uma melhora significativa em sua capacidade de manter o foco, de se concentrar e de lembrar as falas nos testes. Na realidade, ele havia recebido um pequeno papel em um filme a ser lançado. Ele e a esposa vibraram com os resultados, sendo que Brett continuou a fazer os retornos mensais para acompanhamento. (Adaptação de McGough J. *Adult manifestations of attention-deficit/hyperactivty disorder.* Em: Sadock BJ, Sadock VA, Ruiz P, eds. *Kaplan & Sadock's Comprehensive Textbook of Psychiatry.* 9ª ed. Philadelphia: Lippincott Williams & Wilkins; 2009:3577.)

Curso e prognóstico

A prevalência de TDAH diminui ao longo do tempo, embora pelo menos metade das crianças e dos adolescentes possam vir a tê-lo na vida adulta. Muitas crianças inicialmente diagnosticadas com o transtorno, do tipo combinado apresentam menos sintomas impulsivos-hiperativos quando ficam mais velhas e, a partir do momento em que se tornam adultas, preenchem os critérios de TDAH do tipo com déficit de atenção. Da mesma forma como ocorre com as crianças, adultos com TDAH apresentam taxas mais elevadas de transtornos da aprendizagem, de ansiedade, do humor e por uso de substância do que a população em geral.

Tratamento

O tratamento de TDAH em adultos tem como foco a farmacoterapia, principalmente os estimulantes de ação prolongada semelhantes àqueles utilizados em crianças e adolescentes com o mesmo tipo de transtorno. No caso de pacientes adultos, apenas os estimulantes de ação prolongada foram aprovados pela FDA para tratamento do TDAH. Os sinais de respostas positivas são capacidade de concentração, impulsividade reduzida e melhora no estado do humor. É provável a necessidade de usar indefinidamente terapias psicofarmacológicas. Os médicos devem aplicar formas padronizadas para monitorar as respostas aos medicamentos e o nível de complacência dos pacientes.

REFERÊNCIAS

Antshel KM, Hargrave TM, Simonescu M, Kaul P, Hendricks K, Faraone SV. Advances in understanding and treating ADHD. *BMC Medicine.* 2011;9:7.

Clarke AR, Barry RJ, Dupuy FE, Heckel LD, McCarthy R, Selikowitz M, Johnstone SJ. Behavioural differences between EEG-defined subgroups of children with Attention-Deficit/Hyperactivity Disorder. *Clin Neurophysiol.* 2011;122:1333–1341.

Cortese S, Kelly C, Chabernaud C, Proal E, Di Martino A, Milham MP, Castellanos FX. Toward systems neuroscience of ADHD: A meta-analysis of 55 fMRI studies. *Am J Psychiatry.* 2012;169:1038–1055.

Elbe D, MacBride A, Reddy D. Focus on lisdexamfetamine: A review of its use in child and adolescent psychiatry. *J Can Acad Child Adolesc Psychiatry.* 2010;19:303–314.

Greenhill, LL, Hechtman, L. Attention-deficit disorders. In: Sadock BJ, Sadock VA, & Ruiz P, eds. *Kaplan & Sadock's Comprehensive Textbook of Psychiatry.* 9th ed. Vol. 2. Philadelphia. Lippincott Williams & Wilkins; 2009:3560.

Hammerness PG, Perrin JM, Shelley-Abrahamson R, Wilens TE. Cardiovascular risk of stimulant treatment in pediatric attention-deficit/hyperactivity disorder: Update and clinical recommendations. *J Am Acad Child Adolesc Psych.* 2011; 50:978–990.

Hechtman L. Comorbidity and neuroimaging in attention-deficit hyperactivity disorder. *Can J Psychiatry.* 2009;54:649–650.

Kratochvil CJ, Lake M, Pliszka SR, Walkup JT. Pharmacologic management of treatment-induced insomnia in ADHD. *J Am Acad Child Adolesc Psychiatry.* 2005;44:499.

McGough J. Adult manifestations of attention-deficit/hyperactivity disorder. In: Sadock BJ, Sadock VA, & Ruiz P, eds. *Kaplan & Sadock's Comprehensive Textbook of Psychiatry.* 9th ed. Vol. 2. Philadelphia: Lippincott Williams & Wilkins; 2009:3572.

Molina BSG, Hinshaw SP, Swanson JM, Arnold LE, Vitiello B, Jenson PS, Epstien JN, Hoza BM, Hechtman L, Abikoff HB, Elliot GR, Greenhill LL, Newcorn JH, Wells KC, Wigal T, Gibbons RD, Hur K, Houck PR, & The MTA Cooperative Group. The MTA at 8 years: Prospective follow-up of children treated for combined type ADHD in a multisite study. *J Am Acad Child Adolesc Psychiatry.* 2009;48:484–500.

MTA Cooperative Group. A 14-month randomized clinical trial of treatment strategies for attention-deficit/hyperactivity disorder. Multimodal treatment study of children with ADHD. *Arch Gen Psychiatry.* 1999;56:1073–1086.

Pelham WE, Manos MJ, Ezzell CE, Tresco KE, Gnagy EM, Hoffman MT, Onyango AN, Fabiano GA, Lopez-Williams A, Wymbs BT, Caserta D, Chronis AM, Burrows-Maclean L, Morse G. A dose-ranging study of a methylphenidate transdermal system in children with ADHD. *J Am Acad Child Adolesc Psychiatry.* 2005;44:522.

Ratner A, Laor N, Bronstein Y, Weizman A, Toren P. Six-week open-label reboxetine treatment in children and adolescents with attention-deficit/hyperactivity disorder. *J Am Acad Child Adolesc Psychiatry.* 2005;44:428.

Sassi RB. In this issue/Abstract thinking: From pixels to voxels: Television, brain, and behavior. *J Am Acad Child Adolesc Psychiatry.* 2013;52:665–666.

Stevens LJ, Kuczek T, Burgess JR, Hurt E, Arnold LE. Dietary sensitivities and ADHD symptoms: Thirty-five years of research. *Clin Pediatr.* 2011;50:279–293.

Tresco KE, Lefler EK, Power TJ. Psychosocial interventions to improve the school performance of students with attention-deficit/hyperactivity disorder. *Mind Brain.* 2011;1:69–74.

Weiss M, Tannock R, Kratochvil C, Dunn D, Velez-Borras J, Thomason C, Tamura R, Kelsey D, Stevens L, Allen AJ. A randomized, placebo-controlled study of once-daily atomoxetine in the school setting in children with ADHD. *J Am Acad Child Adolesc Psychiatry.* 2005;44:647.

▲ 31.7 Transtorno específico da aprendizagem

O transtorno específico da aprendizagem é um tipo de transtorno neuroevolutivo produzido por interações de fatores evolutivos e ambientais que influenciam a capacidade cerebral de perceber ou processar de maneira eficiente informações verbais e não verbais. Ele é caracterizado pela dificuldade persistente nas habilidades acadêmicas de aprendizagem relacionadas a leitura, expressão escrita ou cálculos matemáticos, que começa logo no início da infância e é incompatível com a capacidade intelectual total de uma criança. Com frequência, as crianças que apresentam o transtorno específico da aprendizagem encontram dificuldade em acompanhar os pares em determinados assuntos acadêmicos, embora possivelmente sejam melhores em outros. As habilidades acadêmicas que podem ser comprometidas com esse transtorno incluem fluência na leitura de palavras e frases simples, expressão escrita e ortografia e cálculos e soluções de problemas matemáticos. O transtorno específico da aprendizagem resulta em insucesso escolar inesperado com base no potencial da criança, assim como em oportunidade de ter aprendido um pouco mais. O transtorno específico da aprendizagem na leitura, ortografia e matemática parece se agregar nas famílias. O aumento no risco de déficits de leitura em parentes em primeiro grau varia de 4 a 5 vezes, e de cerca de 5 a 10 vezes para deficiências em matemática, em comparação à população em geral. A incidência do transtorno específico da aprendizagem é 2 a 3 vezes maior em homens do que em mulheres. Os problemas de aprendizagem em crianças ou adolescentes identificados dessa forma podem estabelecer a elegibilidade para serviços acadêmicos por meio do sistema de ensino público.

O DSM-5 faz uma combinação dos diagnósticos do DSM-IV para os transtornos da leitura, da matemática, da expressão escrita e da aprendizagem sem especificação em um único diagnóstico. De acordo com os termos do DSM-5, os déficits de aprendizagem na leitura, na expressão escrita e em matemática são designados por meio de especificadores. O manual observa que dislexia é um termo equivalente que descreve um padrão de dificuldades de aprendizagem, incluindo uma deficiência no reconhecimento preciso e fluente de palavras, decodificação precária e habilidades ortográficas fracas. Observa-se que discalculia é um termo alternativo que se refere a um padrão de deficiências relacionadas à aprendizagem de fatos aritméticos, processamento de informações numéricas e execução de cálculos exatos.

O transtorno específico da aprendizagem de todos os tipos afeta cerca de 10% da juventude. Isso representa em torno de metade de todas as crianças matriculadas em escolas públicas que recebem serviços educacionais especiais nos Estados Unidos. Em 1975, a Lei Federal 94-142 (Education for All Handicapped Children, atualmente conhecida por Individuals with Disabilities Education Act [IDEA]) obrigava todos os Estados a fornecer serviços educacionais para todas as crianças. A partir de então, aumentou de modo substancial o número de crianças identificadas com transtornos da aprendizagem e surgiram variadas definições de incapacidades. Para atender aos critérios de transtorno específico da aprendizagem, o desempenho de uma criança deve ser significativamente inferior em relação ao esperado em uma ou mais entre as seguintes capacidades: habilidades de leitura, compreensão, ortografia, expressão escrita, cálculo, raciocínio matemático e/ou problemas da aprendizagem que interfiram nas realizações acadêmicas ou nas atividades cotidianas. É comum esse transtorno incluir mais de uma área de deficiências.

Crianças com transtorno específico da aprendizagem na área da leitura podem ser identificadas por problemas no reconhecimento de palavras, na velocidade lenta de leitura e por problemas de compreensão, em comparação à maioria das crianças da mesma idade. Os dados atuais sugerem que a maior parte das crianças com dificuldades na leitura tenha também deficiências nas habilidades de processar os sons da fala, seja qual for o quociente de inteligência (QI), e, no DSM-5, não há um critério diagnóstico para o transtorno específico da aprendizagem que compare a deficiência específica com o QI geral. O consenso atual é que as crianças com problemas de leitura têm dificuldade para reconhecer as palavras e para "reproduzir os respectivos sons", tendo em vista que não conseguem processar e usar os fonemas com eficiência (pedaços menores de palavras que são associados a determinados tipos de sons). Um estudo epidemiológico recente encontrou quatro perfis, incluindo (1) leitura fraca; (2) linguagem fraca; (3) matemática fraca; ou (4) combinação de matemática e leitura fracas, que são responsáveis por 70% das crianças portadoras de deficiências específicas da aprendizagem. Baixas pontuações na memória de curto prazo caracterizavam o perfil com linguagem fraca, enquanto a consciência do som baixo da fala foi associada ao grupo de leitura fraca, porém não ao grupo de linguagem fraca. Para finalizar, outro estudo recente descobriu que o grupo fraco em matemática não apresentou deficiências no som da fala.

O transtorno específico da aprendizagem de nível grave pode se transformar em uma tortura para crianças que procuram ser bem-sucedidas na escola e com frequência leva a desmoralização, baixa autoestima, frustração crônica e comprometimento das relações com os pares. Essa condição está associada a um aumento no risco de transtornos comórbidos, incluindo os de déficit de atenção/hiperatividade (TDAH), da comunicação, da conduta e depressivos. Adolescentes com transtorno específico da aprendizagem têm uma probabilidade pelo menos 1,5 vezes maior de faltar às aulas, sendo as taxas em torno de 40%. Adultos com o transtorno têm maior dificuldade para conseguir emprego e para se ajustar socialmente. Com frequência, o transtorno específico da aprendizagem estende o déficit de habilidades para múltiplas áreas, incluindo leitura, escrita e matemática.

Acredita-se que hereditariedade, variando de moderada a alta, contribua para o transtorno específico da aprendizagem e, além disso, muitas características cognitivas parecem ser poligênicas. Além do mais, ocorre o fenômeno da pleiotropia, isto é, os mesmos genes podem afetar as habilidades necessárias para as várias tarefas de aprendizagem. Fatores como lesões perinatais e condições neurológicas específicas podem contribuir para seu desenvolvimento. Condições como envenenamento por chumbo, síndrome do alcoolismo fetal e exposição a drogas no útero também estão associadas com elevação nas taxas de incidência do transtorno específico da aprendizagem.

TRANSTORNO ESPECÍFICO DA APRENDIZAGEM COM PREJUÍZO NA LEITURA

Até 75% das crianças e dos adolescentes com transtorno específico da aprendizagem têm deficiência de leitura. De maneira geral, estudantes que tiverem problemas de aprendizagem em outras áreas têm também dificuldades com a leitura.

A deficiência de leitura caracteriza-se pela presença de fatores como dificuldade para reconhecer palavras, leitura lenta e inadequada, má compreensão do texto e dificuldades ortográficas. Na população infantil, com frequência a deficiência de leitura é comórbida com outros transtornos, em particular o de déficit de atenção/hiperatividade. O termo *alexia evolutiva* foi utilizado historicamente para definir um déficit de desenvolvimento no reconhecimento de símbolos impressos. Na década de 1960, essa situação foi simplificada pela adoção do termo dislexia. Esse termo foi usado de forma extensa durante muitos anos para descrever uma síndrome de deficiência de leitura que costuma incluir deficiência de fala e linguagem, bem como confusão entre os lados direito e esquerdo. Em geral, a deficiência de leitura é acompanhada por deficiências em outras habilidades acadêmicas, e dislexia continua sendo um termo alternativo para um padrão de dificuldades de leitura e ortografia.

Epidemiologia

Nos Estados Unidos, estima-se que 4 a 8% dos jovens tenham sido identificados com dislexia, englobando uma grande variedade de deficiências de leitura, ortografia e compreensão. Os relatos de amostragens de encaminhamento clínico indicam que há quatro vezes mais garotos do que garotas com deficiência de leitura. Entretanto, em amostragens epidemiológicas, as taxas de deficiências de leitura são aproximadamente iguais entre ambos os sexos. Garotos com deficiência de leitura são encaminhados para avaliação psiquiátrica com mais frequência que as garotas, devido à presença comórbida de TDAH e problemas com comportamentos disruptivos. Não há qualquer diferencial claro de gênero entre adultos com dificuldades de leitura.

Comorbidade

O risco de incidência de deficiências adicionais de leitura, incluindo matemática e expressão escrita, é maior em crianças com dificuldades de leitura. Tradicionalmente, nos termos do DSM-5, o transtorno da linguagem, também conhecido por deficiência específica de linguagem, foi considerado uma condição distinta de dislexia e discalculia. Crianças com transtorno da linguagem mal conhecem as palavras, têm habilidades limitadas para formar frases com estruturas precisas e têm problemas na capacidade de juntar as palavras para produzir explicações claras. É possível que tenham desenvolvimento tardio na aquisição da linguagem e dificuldades com a gramática e sintaxe. Com frequência, o transtorno específico da linguagem nas áreas de leitura e matemática é comórbido com o transtorno da linguagem. Descobriu-se que, entre amostragens de indivíduos com dislexia, 19 a 63% têm também deficiência de linguagem. Em contraste, a deficiência de linguagem foi encontrada em 12,5 a 85% dos indivíduos com transtorno da linguagem. Em estudos de gêmeos, as deficiências de leitura eram significativamente mais elevadas em crianças com deficiência específica de aprendizagem e nos membros das famílias de crianças com o transtorno. As taxas de comorbidade também são altas entre deficiência de leitura e deficiência em matemática; alguns estudos demonstraram que a comorbidade chegou a atingir 60%. Crianças com deficiências de leitura e em matemática parecem ter pior desempenho em matemática; entretanto, as habilidades de leitura das crianças comórbidas não eram diferentes daquelas das crianças que tinham apenas o transtorno da leitura. Transtornos psiquiátricos comórbidos como TDAH, o de oposição desafiante, da conduta e os depressivos também são frequentes, principalmente em adolescentes. Os dados indicam que até 25% das crianças com deficiência de leitura podem ter TDAH comórbido. No entanto, estima-se que entre 15 e 30% das crianças diagnosticadas com TDAH tenham também o transtorno específico da aprendizagem. Estudos de famílias mostram que o TDAH e a deficiência de leitura podem compartilhar algum grau de hereditariedade. Ou seja, alguns fatores genéticos contribuem para a deficiência de leitura e para as síndromes de déficit de atenção. As medições de autorrelatos mostram que os jovens com deficiências de leitura apresentam taxas de depressão acima da média e níveis mais elevados de sintomas de ansiedade, se comparados a crianças sem o transtorno específico da aprendizagem. Além disso, jovens com deficiência de leitura correm um risco maior de maus relacionamentos com os pares e têm menos habilidades para responder a dicas sociais sutis.

Etiologia

Os dados obtidos em estudos cognitivos, de neuroimagens e genéticos indicam que a deficiência de leitura é um transtorno neurobiológico com uma grande contribuição genética. Esse fato reflete uma deficiência no processamento dos sons da fala e consequentemente da linguagem falada. É muito provável que as crianças que se esforçam para ler também tenham deficiência para falar e nas habilidades para processar os sons da fala. Crianças portadoras desse tipo de deficiência não conseguem identificar de forma efetiva as partes das palavras que denotam sons específicos, resultando na dificuldade de reconhecer e "produzir os sons" das palavras. Jovens com deficiência de leitura são mais lentos que os pares para identificar letras e números. As deficiências básicas das crianças com transtorno da leitura incluem processamento inadequado dos sons das palavras e déficits de compreensão, de ortografia e de reprodução dos sons das palavras.

Uma vez que, via de regra, o prejuízo na leitura inclui uma deficiência de linguagem, teoricamente o lado esquerdo do cérebro tem sido considerado o sítio anatômico desse tipo de disfunção. Vários estudos que utilizaram IRMs sugeriram que o plano temporal no lado esquerdo do cérebro é menos assimétrico que o direito em crianças com transtornos da linguagem e transtorno específico da aprendizagem. Estudos de PET levaram alguns pesquisadores a concluir que os padrões de fluxo sanguíneo temporal esquerdo durante as tarefas de linguagem são distintos entre crianças com e sem transtornos da aprendizagem. Estudos de análises de células indicam que, em indivíduos com problemas de leitura, o sistema magnocelular visual (que em geral contém células grandes) possui mais corpos celulares menores e desorganizados do que o esperado. Alguns trabalhos indicam que, entre 35 a 40% de parentes em primeiro grau de crianças com deficiência de leitura, são também incapazes de ler. Vários estudos sugeriram que a consciência fonológica (i.e., capacidade para decodificar sons e reproduzir os sons das palavras) está relacionada ao cromossomo 6, e a capacidade para identificar palavras simples foi associada ao cromossomo 15. Atualmente, a deficiência de leitura e ortografia foi vinculada aos locais de suscetibilidade em diversos cromossomos, incluindo os cromossomos 1, 2, 3, 6, 15 e 18. Embora um estudo recente tenha identificado um *locus* no cromossomo 18 como uma forte influência sobre a leitura de palavras únicas e consciência de fonemas, os genes generalistas também foram implicados como responsáveis pelos transtornos da aprendizagem. Muitos genes que se acreditava estarem associados ao transtorno específico de aprendizagem, também podem influenciar a variação normal nas capacidades da aprendizagem. Além disso, por exemplo, os genes que afetam a capacidade de leitura hipoteticamente afetam também a expressão escrita e as habilidades matemáticas potenciais.

Diversas hipóteses históricas sobre a origem da deficiência de leitura são hoje consideradas inverídicas. O primeiro mito é que os déficits de leitura sejam causados por problemas visuais e motores ou por aquilo que ficou conhecido como *síndrome da sensibilidade escotópica*. Não há evidências indicando que as crianças com deficiência de leitura tenham problemas visuais ou dificuldades com o sistema visual e motor. A segunda teoria falsa é que as alergias possam causar ou contribuir para a incapacidade de leitura. Para finalizar, teorias infundadas implicaram o sistema cerebelar e vestibular como fonte de incapacidades de leitura.

Uma das pesquisas sobre neurociência cognitiva e neuropsicologia dá suporte à hipótese de que os processos de codificação e os trabalhos de memória – e não a atenção ou a memória de longo prazo – são áreas de fraquezas para crianças com deficiência de leitura. Um estudo encontrou uma associação entre dislexia e nascimentos ocorridos nos meses de maio, junho e julho no hemisfério norte, sugerindo que a exposição pré-natal a enfermidades infecciosas maternas, como a *influenza*, nos meses de inverno, possa contribuir para a incapacidades de leitura. Complicações durante a gravidez e dificuldades pré-natais e perinatais são comuns nas histórias de crianças com incapacidades de leitura. Peso baixo demais ao nascer e crianças gravemente prematuras correm um grande risco de incidência do transtorno específico da aprendizagem. Foi observado que crianças muito prematuras têm um grande risco de incidência de transtornos motores menores, comportamentais e específico da aprendizagem.

Uma incidência crescente de deficiências de leitura ocorre em crianças com nível intelectual médio e paralisia cerebral e epilepsia. Crianças com lesões cerebrais pós-natais no lobo occipital esquerdo, resultando em cegueira no campo visual direito, assim como jovens com lesões no esplênio do corpo caloso que bloqueiam a transmissão de informações visuais do hemisfério direito intacto para as áreas de linguagem do hemisfério esquerdo, apresentam deficiências de leitura.

Crianças malnutridas por longos períodos de tempo na fase inicial da infância têm um grande risco de comprometimento do desempenho cognitivo, incluindo a leitura.

Diagnóstico

Faz-se o diagnóstico de deficiência de leitura quando a capacidade de leitura estiver significativamente abaixo daquela esperada para crianças da mesma idade (Tab. 31.7-1). As características diagnósticas típicas incluem lembrar, evocar e fazer o sequenciamento de letras e palavras impressas; processar construções gramaticais sofisticadas; e fazer inferências. O insucesso escolar e a baixa autoestima resultante exacerbam o problema à medida que a criança se torna cada vez mais desgastada com a sensação de falha e dedica menos tempo ao foco no trabalho acadêmico. Nos Estados Unidos, estudantes com deficiência de leitura são candidatos a uma avaliação educacional pelo distrito escolar para determinar a elegibilidade a serviços especiais de educação. Entretanto, a classificação de educação especial não é uniforme em todos os Estados e regiões do país, e estudantes com dificuldades idênticas de leitura podem ser elegíveis para os serviços em uma região e inelegíveis em outra.

Características clínicas

Crianças com incapacidades para leitura costumam ser identificadas em torno da idade de 7 anos (2ª série). A dificuldade de leitura pode ser aparente entre estudantes nas salas de aula em que as habilidades de leitura sejam esperadas ainda na 1ª série. Eventualmente, as crianças compensam o transtorno da leitura nas séries elementares pelo uso da memória e de inferências, sobretudo aquelas com nível elevado de inteligência. Nessas circunstâncias, o transtorno pode não se tornar aparente até a idade de 9 anos (4ª série) ou mais tarde. Crianças com deficiência de leitura cometem muitos erros na leitura oral. Esses erros caracterizam-se por omissões, adições e distorções de palavras. Essas crianças têm dificuldade para distinguir entre letras impressas, caracteres e tamanhos, em particular aqueles que se distinguem apenas em relação à orientação espacial e ao comprimento das linhas. Os problemas de gerenciamento da linguagem escrita ou impressa podem se referir a letras individuais, frases ou mesmo a páginas. A velocidade de leitura da criança é lenta, e em geral o nível de compreensão é mínimo. A maior parte das crianças com incapacidade de leitura tem habilidade compatível com a idade para copiar textos escritos ou impressos, porém quase todas têm habilidades fracas para ortografia.

Os problemas associados incluem dificuldades linguísticas: discriminação e dificuldade para construir sequências de palavras de forma adequada. Crianças com transtornos da leitura podem iniciar uma palavra no meio ou no final de uma frase escrita ou impressa. A maior parte dessas crianças não gosta de ler e escrever e evita essas atividades. A ansiedade agrava-se ainda mais quando se defrontam com demandas que envolvam a linguagem impressa. Muitas crianças com transtorno específico da aprendizagem que não recebem educação corretiva se sentem envergonhadas e humilhadas em razão da deficiência contínua e da frustração subsequente. Esses sentimentos tornam-se mais intensos ao longo do tempo. As crianças mais velhas tendem a ficar deprimidas e irritadas, além de exibir autoestima baixa.

Jackson, um garoto de 10 anos, foi encaminhado para avaliação porque não conseguia completar os deveres feitos em aula e fazer as lições de casa; além disso, não conseguia fazer os exercícios de leitura, ortografia e aritmética. Nos dois anos anteriores (5ª e 6ª séries), ele havia participado de aulas de educação especial todas as manhãs na escola comunitária local, com base em sua avaliação da 2ª série. Uma avaliação psicoeducacional subsequente feita por um psicólogo clínico confirmou a presença de problemas de leitura. Jackson foi selecionado para uma turma de educação especial em regime de tempo integral, na qual começou a participar de um programa com mais oito alunos na faixa etária de 6 a 12 anos.

A entrevista clínica feita com os pais revelou que a gestação e o período neonatal foram normais e que havia uma história de retardo de linguagem. Os relatos da pré-escola e do jardim de infância indicavam que a criança tinha dificuldades com jogos rítmicos e não tinha interesse por livros, preferindo brincar com brinquedos construtivos. Na 1ª série, tinha mais dificuldade para aprender a ler que os outros garotos de sua classe e continuava tendo problemas para pronunciar palavras com múltiplas sílabas (p. ex., ele dizia "*aminals*" em vez de "*animals*" e "*sblanation*" em vez de "*explanation*"). A história familiar era positiva para deficiência de leitura e TDAH. O pai de Jackson apresentou uma história de seus próprios problemas de leitura, e o irmão mais velho do garoto, com 15 anos, tinha TDAH, que era bem controlado com medicamentos estimulantes. Seus pais estavam preocupados com sua falta de foco na escola e ficavam pensando se também teria TDAH. Na entrevista clínica, Jackson raramente mantinha contato com os olhos, resmungava bastante e se esforçava para encontrar as palavras certas (p. ex., manifestava muitos inícios falsos, hesitações e termos inespecíficos como "*the thing that you draw... um... pencil-no... um... lines with*"). Ele admitia não gostar da escola e dizia que "*Ler era maçante e estúpido – eu prefiro andar de skate*". Queixava-se de que tinha de ler muito – reclamava até da matemática – e comentava que "*Ler toma muito tempo. No momento que descubro uma palavra, não consigo lembrar o que li e tenho de ler tudo de novo*".

A avaliação psicoeducacional de Jackson incluía a Escala de Inteligência de Wechsler para Crianças-IV, Avaliação Clínica de Fundamentos de Linguagem-IV (CELF-IV), Teste de Desempenho Individual de Wechsler e autoclassificações de ansiedade, depressão e autoestima. Os resultados indicaram que tinha desempenho verbal abaixo da média; QI de desempenho acima da média; fraca abordagem às palavras e habilidades precárias para identificar palavras (abaixo do décimo segundo percentil); dificuldade de compreensão (abaixo do nono percentil); ortografia deficiente (abaixo do sexto percentil); compreensão fraca da linguagem oral (abaixo do décimo sexto percentil); pontuações elevadas, porém abaixo do

TABELA 31.7-1
Critérios diagnósticos do DSM-5 para transtorno específico da aprendizagem

A. Dificuldades na aprendizagem e no uso de habilidades acadêmicas, conforme indicado pela presença de ao menos um dos sintomas a seguir que tenha persistido por pelo menos 6 meses, apesar da provisão de intervenções dirigidas a essas dificuldades:
   1. Leitura de palavras de forma imprecisa ou lenta e com esforço (p. ex., lê palavras isoladas em voz alta, de forma incorreta ou lenta e hesitante, frequentemente adivinha palavras, tem dificuldade de soletrá-las).
   2. Dificuldade para compreender o sentido do que é lido (p. ex., pode ler o texto com precisão, mas não compreende a sequência, as relações, as inferências ou os sentidos mais profundos do que é lido).
   3. Dificuldades para ortografar (ou escrever ortograficamente) (p. ex., pode adicionar, omitir ou substituir vogais e consoantes).
   4. Dificuldades com a expressão escrita (p. ex., comete múltiplos erros de gramática ou pontuação nas frases; emprega organização inadequada de parágrafos; expressão escrita das ideias sem clareza).
   5. Dificuldades para dominar o senso numérico, fatos numéricos ou cálculo (p. ex., entende números, sua magnitude e relações de forma insatisfatória; conta com os dedos para adicionar números de um dígito em vez de lembrar o fato aritmético, como fazem os colegas; perde-se no meio de cálculos aritméticos e pode trocar as operações).
   6. Dificuldades no raciocínio (p. ex., tem grave dificuldade em aplicar conceitos, fatos ou operações matemáticas para solucionar problemas quantitativos).

B. As habilidades acadêmicas afetadas estão substancial e quantitativamente abaixo do esperado para a idade cronológica do indivíduo, causando interferência significativa no desempenho acadêmico ou profissional ou nas atividades cotidianas, confirmada por meio de medidas de desempenho padronizadas administradas individualmente e por avaliação clínica abrangente. Para indivíduos com 17 anos ou mais, história documentada das dificuldades de aprendizagem com prejuízo pode ser substituída por uma avaliação padronizada.

C. As dificuldades de aprendizagem iniciam-se durante os anos escolares, mas podem não se manifestar completamente até que as exigências pelas habilidades acadêmicas afetadas excedam as capacidades limitadas do indivíduo (p. ex., em testes cronometrados, em leitura ou escrita de textos complexos longos e com prazo curto, em alta sobrecarga de exigências acadêmicas).

D. As dificuldades de aprendizagem não podem ser explicadas por deficiências intelectuais, acuidade visual ou auditiva não corrigida, outros transtornos mentais ou neurológicos, adversidade psicossocial, falta de proficiência na língua de instrução acadêmica ou instrução educacional inadequada.

Nota: Os quatro critérios diagnósticos devem ser preenchidos com base em uma síntese clínica da história do indivíduo (do desenvolvimento, médica, familiar, educacional), em relatórios escolares e em avaliação psicoeducacional.

Nota para codificação: Especificar todos os domínios e sub-habilidades acadêmicos prejudicados. Quando mais de um domínio estiver prejudicado, cada um deve ser codificado individualmente conforme os especificadores a seguir.

Especificar se:

315.00 (F81.0) Com prejuízo na leitura:
Precisão na leitura de palavras
Velocidade ou fluência da leitura
Compreensão da leitura
   Nota: *Dislexia* é um termo alternativo usado em referência a um padrão de dificuldades de aprendizagem caracterizado por problemas no reconhecimento preciso ou fluente de palavras, problemas de decodificação e dificuldades de ortografia. Se o termo dislexia for usado para especificar esse padrão particular de dificuldades, é importante também especificar quaisquer dificuldades adicionais que estejam presentes, tais como dificuldades na compreensão da leitura ou no raciocínio matemático.

315.2 (F81.81) Com prejuízo na expressão escrita:
Precisão na ortografia
Precisão na gramática e na pontuação
Clareza ou organização da expressão escrita

315.1 (F81.2) Com prejuízo na matemática:
Senso numérico
Memorização de fatos aritméticos
Precisão ou fluência de cálculo
Precisão no raciocínio matemático
   Nota: *Discalculia* é um termo alternativo usado em referência a um padrão de dificuldades caracterizado por problemas no processamento de informações numéricas, aprendizagem de fatos aritméticos e realização de cálculos precisos ou fluentes. Se o termo discalculia for usado para especificar esse padrão particular de dificuldades matemáticas, é importante também especificar quaisquer dificuldades adicionais que estejam presentes, tais como dificuldades no raciocínio matemático ou na precisão na leitura de palavras.

Especificar a gravidade atual:

   Leve: Alguma dificuldade em aprender habilidades em um ou dois domínios acadêmicos, mas com gravidade suficientemente leve que permita ao indivíduo ser capaz de compensar ou funcionar bem quando lhe são propiciados adaptações ou serviços de apoio adequados, especialmente durante os anos escolares.

   Moderada: Dificuldades acentuadas em aprender habilidades em um ou mais domínios acadêmicos, de modo que é improvável que o indivíduo se torne proficiente sem alguns intervalos de ensino intensivo e especializado durante os anos escolares. Algumas adaptações ou serviços de apoio por pelo menos parte do dia na escola, no trabalho ou em casa podem ser necessários para completar as atividades de forma precisa e eficiente.

   Grave: Dificuldades graves em aprender habilidades afetando vários domínios acadêmicos, de modo que é improvável que o indivíduo aprenda essas habilidades sem um ensino individualizado e especializado contínuo durante a maior parte dos anos escolares. Mesmo com um conjunto de adaptações ou serviços de apoio adequados em casa, na escola ou no trabalho, o indivíduo pode não ser capaz de completar todas as atividades de forma eficiente.

(Reimpressa, com permissão, de *Diagnostic and Statistical Manual of Mental Disorders*, Fifth Edition[Copyright @ 2013]. American Psychiatric Association. Todos direitos reservados.)

limiar no Children Depression Inventory; e baixa autoestima. Embora manifestasse sintomas de desatenção, inquietação e comportamento opositor (principalmente na escola), Jackson não atendia aos critérios para TDAH, mas atendia àqueles para transtorno específico da aprendizagem, com prejuízo na leitura e na expressão escrita. As recomendações incluíam prosseguimento na educação especial, assim como participação em um acampamento de verão especializado em crianças com transtorno da leitura e também o monitoramento da autoestima e das características depressivas.

Após 1 ano de acompanhamento, Jackson e seus pais relataram que houve melhoras marcantes na leitura, no desempenho escolar em geral, no humor e na autoestima. O menino e sua família sentiam que a instrução especializada no acampamento de verão fora bastante útil. O programa forneceu instrução individualizada focada e explícita durante 1 hora por dia, perfazendo um total de 70 horas. Jackson relatou que havia aprendido a ler "como um plano de jogo" e desafiou o médico para forçá-lo a ler "palavras realmente difíceis e longas". Mostrou as estratégias que havia aprendido para ler a palavra *"unconditionally"* e explicou também o seu significado. Para estimular sua fluência e compreensão, ele recebeu a missão de ler livros, paralelamente com versões gravadas em áudio, usar organizadores gráficos para facilitar a compreensão da leitura e continuar participando do programa de leitura do acampamento de verão. (Adaptação de Rosemary Tannock, Ph.D.)

Patologia e exames laboratoriais

Não há sinais físicos ou medições laboratoriais específicas que ajudem a diagnosticar deficiências de leitura. Entretanto, os testes psicoeducacionais são muito importantes para determinar esse tipo de deficiência. De maneira geral, a bateria diagnóstica inclui um teste ortográfico-padrão, composição escrita, processamento e uso da linguagem oral, cópia de desenhos e avaliação do uso adequado do lápis. Os subtestes de leitura da Woodcock-Johnson Psycho-Educational Battery-Revised e o Peabody Individual Achievement Test-Revised são ferramentas úteis para identificar a presença de deficiência de leitura. As baterias projetivas de rastreamento incluem desenhos de figuras humanas, testes de histórias fundamentadas em quadros e complementação de frases. Esse tipo de avaliação deve incluir também a observação sistemática de variáveis comportamentais.

Curso e prognóstico

As crianças com incapacidade para leitura podem adquirir algum conhecimento de linguagem impressa durante os dois primeiros anos na escola fundamental, sem assistência especial. Na realidade, ao final da 1ª série, muitas crianças com problemas de leitura aprendem a ler algumas palavras, porém, na 3ª, é extremamente difícil acompanhar os colegas de classe sem intervenção educacional especial. Em casos mais leves, quando a intervenção corretiva for instituída mais cedo, é possível que ela não seja necessária depois da 1ª ou 2ª séries. Nos casos graves, dependendo do padrão e da força das deficiências, a intervenção corretiva pode ter prosseguimento no ensino médio.

Diagnóstico diferencial

As deficiências de leitura com frequência são acompanhadas de transtornos comórbidos, como transtorno da linguagem, incapacidade na expressão escrita e TDAH. Os dados indicam que crianças com incapacidade consistente de leitura têm dificuldades com as habilidades linguísticas, enquanto as que têm apenas TDAH não apresentam esse tipo de dificuldade. No entanto, as crianças com incapacidade de leitura sem TDAH podem ter alguns déficits sobrepostos na inibição cognitiva; por exemplo, executam impulsivamente as tarefas de desempenho contínuo. As deficiências na linguagem expressiva e na discriminação da fala, em combinação com o transtorno da leitura, podem levar a um diagnóstico comórbido de transtorno da linguagem. Os problemas de leitura devem ser diferenciados das síndromes de incapacidade intelectual nas quais a leitura, junto com a maioria das outras habilidades, está abaixo das expectativas para a idade cronológica da criança. Os testes de capacidade intelectual ajudam a fazer a distinção entre déficits globais e dificuldades mais específicas de leitura.

Habilidades fracas de leitura resultantes de educação escolar inadequada podem ser detectadas comparando as realizações de uma determinada criança às de seus colegas de classe no desempenho da leitura por meio de testes padronizados. Os problemas auditivos e visuais devem ser excluídos com os testes de rastreamento.

Tratamento

As estratégias corretivas para crianças com problemas de leitura têm como foco a instrução direta que encaminha a atenção do jovem para as conexões entre sons da fala e ortografia. Os programas corretivos eficazes iniciam a partir do momento em que a criança aprende a associar letras e sons de uma forma precisa. Essa abordagem fundamenta-se na teoria de que as deficiências básicas em problemas de leitura estão relacionadas com dificuldade para reconhecer e lembrar as associações entre letras e sons. Após o domínio dessas associações, a intervenção corretiva pode ser direcionada para componentes mais importantes da leitura, como sílabas e palavras. O foco exato de qualquer programa de leitura somente pode ser determinado após a avaliação precisa das deficiências e fraquezas específicas da criança. As estratégias positivas de exercícios de cópia incluem a formação de grupos de leitura pequenos e bem estruturados que ofereçam atenção individual e facilitem à criança pedir ajuda.

Nos Estados Unidos, as crianças e os adolescentes com dificuldades de leitura são candidatos aos programas educacionais individuais (PEIs) fornecidos pelo sistema de escolas públicas. Entretanto, no caso de alunos do ensino médio com perturbações persistentes de leitura e dificuldades com decodificação e identificação de trabalhos, os serviços dos PEIs podem não ser suficientes para corrigir os problemas. Um estudo envolvendo estudantes com transtornos de leitura de 54 escolas norte-americanas indicou que, ao nível do ensino médio, as metas específicas não são atingidas adequadamente apenas por meio da correção escolar. É provável que os alunos do ensino médio com dificuldades persistentes de leitura sejam mais beneficiados com a correção individualizada da leitura.

As abordagens de programas de instrução de leitura como o Orton Gillingham and Direct Instructional System for Teaching and Remediation (DISTAR) iniciam com foco em letras e sons individuais, avançam para o domínio de unidades fonéticas simples e, em seguida, misturam as unidades em palavras e frases. Portanto, as crianças podem aprender a ler se forem ensinadas a lidar com grafemas. Outros programas de correção de leitura, como o Merrill e o Science Research Associates, Inc. (SRA) Basic Reading Program, iniciam, em primeiro lugar, com a introdução de palavras completas e, em seguida, ensinam às crianças como dividi-las e reconhecer individualmente os sons das sílabas e das letras. Outra abordagem ensina as crianças com transtornos da leitura a reconhecer palavras inteiras por meio do uso de dispositivos visuais e contorna o processo sonoro. Um desses programas denomina-se Bridge Reading Program. O método de Fernald utiliza uma abordagem multissensorial que combina ensinar palavras inteiras com uma técnica de rastreamento, de modo que a criança receba uma estimulação cinestésica enquanto estiver aprendendo a lê-las.

TRANSTORNO ESPECÍFICO DA APRENDIZAGEM COM PREJUÍZO NA MATEMÁTICA

Crianças com dificuldades em matemática têm também dificuldade para aprender e lembrar os números, não conseguem lembrar fatos números básicos e são lentas e imprecisas nos cálculos. Quatro grupos de habilidades com mau desempenho foram identificados no transtorno da matemática: habilidades linguísticas (relacionadas à compreensão de termos matemáticos e à conversão de problemas escritos em símbolos matemáticos), habilidades perceptivas (capacidade para reconhecer e entender símbolos e agrupamentos de ordens de números), habilidades matemáticas (conhecimentos básicos de adição, subtração, multiplicação, divisão e acompanhamento do sequenciamento das operações básicas) e habilidades de atenção (copiar figuras com exatidão e observar os símbolos operacionais de forma correta). Ao longo dos anos, vários termos foram utilizados, incluindo *discalculia, transtorno aritmético congênito, acalculia, síndrome de Gertsmann* e *transtorno aritmético evolutivo*, para denotar as dificuldades presentes no transtorno da matemática. As deficiências básicas na discalculia referem-se ao processamento dos números, e as capacidades linguísticas satisfatórias são habilidades necessárias para contagens, cálculos e compreensão exata dos princípios matemáticos.

Entretanto, as deficiências em matemática ocorrem isoladamente ou em conjunto com prejuízos na linguagem e leitura. De acordo com os termos do DSM-5, o diagnóstico do transtorno específico da aprendizagem com prejuízo na matemática consiste em deficiências na contagem e nos cálculos aritméticos, dificuldade para lembrar os fatos matemáticos e contagem numérica com auxílio dos dedos. As deficiências adicionais incluem dificuldades com o raciocínio e com os conceitos matemáticos, criando dificuldades na aplicação de procedimentos para solucionar problemas quantitativos. Essas deficiências resultam em habilidades substancialmente abaixo das expectativas para a idade cronológica da criança e interfere de forma significativa no sucesso acadêmico, de acordo com a documentação de testes padronizados de desempenho acadêmico.

Epidemiologia

Estima-se que a incapacidade matemática, considerada isoladamente, ocorra em torno de 1% das crianças em idade escolar, ou seja, uma em cada cinco crianças com transtorno específico da aprendizagem. Alguns estudos epidemiológicos indicaram que até 6% das crianças em idade escolar têm alguma dificuldade em matemática, sendo as estimativas de prevalência de 3,5 a 6,5% referentes às formas comprometedoras de discalculia. Embora, de maneira geral, o transtorno específico da aprendizagem seja 2 a 3 vezes mais frequente em homens, as deficiências em matemática são relativamente mais frequentes em mulheres, se comparadas com às de leitura. Muitos estudos de transtornos da aprendizagem em crianças agruparam as incapacidades em leitura, escrita e matemática, dificultando ainda mais a avaliação da prevalência exata da incapacidade matemática.

Comorbidade

De maneira geral, as deficiências em matemática são comórbidas com deficiências de leitura e de expressão escrita. As crianças com dificuldades em matemática correm um risco mais elevado da incidência de problemas de linguagem expressiva e do transtorno da coordenação evolutiva.

Etiologia

O prejuízo na matemática, assim como em outras áreas do transtorno específico da aprendizagem, tem uma contribuição genética significativa. Há relatos de taxas elevadas de comorbidade com deficiências de leitura, as quais variam de 17 a 60%. Uma das teorias propôs a existência de uma deficiência neurológica no hemisfério cerebral direito, em especial nas áreas do lobo occipital. Essas regiões são responsáveis pelo processamento de estímulos visuais e espaciais que, por sua vez, são responsáveis pelas habilidades matemáticas. Entretanto, essa teoria recebeu pouco suporte de estudos neuropsiquiátricos subsequentes.

Acredita-se que as causas das deficiências em matemática sejam multifatoriais e incluam fatores genéticos, maturacionais, cognitivos, emocionais, educacionais e socioeconômicos. Prematuridade e peso excessivamente baixo ao nascer também são fatores de risco para o transtorno específico da aprendizagem, incluindo matemática. Em comparação à capacidade de leitura, parece que a capacidade em matemática depende mais da quantidade e da qualidade da instrução.

Diagnóstico

O diagnóstico de transtorno específico da aprendizagem com prejuízo matemático é feito nas situações em que a habilidade de uma criança no raciocínio ou no cálculo matemático permaneça significativamente abaixo da expectativa para a idade por um período de pelo menos 6 meses, mesmo nos casos em que tiverem sido administradas intervenções corretivas. Muitas habilidades diferentes contribuem para a proficiência em matemática. Estas incluem habilidades linguísticas, conceituais e computacionais. As linguísticas envolvem a capacidade para entender os termos matemáticos, entender os problemas com as palavras e traduzi-los para o processo matemático apropriado. As conceituais referem-se ao reconhecimento dos símbolos matemáticos e à capacidade de usar os sinais matemáticos de maneira correta. As computacionais dizem respeito à capacidade para alinhar os números de forma correta e acompanhar as "regras" das operações matemáticas. A Tabela 31.7-1 apresenta os critérios diagnósticos do DSM-5 para o transtorno específico da aprendizagem com prejuízo na matemática.

Características clínicas

As características mais comuns da deficiência em matemática incluem dificuldade para aprender a denominação dos números; para lembrar os sinais de adição e de subtração; aprender as tabelas de multiplicação; traduzir problemas com palavras em computações; e fazer cálculos na velocidade esperada. A maior parte das crianças com essa deficiência pode ser identificada na 2ª e na 3ª séries da escola primária. Crianças fracas em matemática em geral têm problemas com conceitos, como, por exemplo, contar e somar, mesmo que os números tenham apenas um dígito, em comparação a seus colegas de classe da mesma idade. Nos primeiros 2 ou 3 anos da escola primária, jovens com fraquezas em matemática poderão se sair bem na matéria com base na memória. Porém, essas crianças são sobrepujadas pelas dificuldades a partir do momento que os problemas passam a exigir discriminação e manipulação de relações espaciais e numéricas.

Alguns pesquisadores classificaram as deficiências em matemática nas seguintes categorias: dificuldade para aprender a contar razoavelmente; dificuldade para dominar os sistemas cardinal e ordinal; dificuldade para fazer operações aritméticas; e dificuldade para visualizar conjuntos de objetos como grupos. As crianças com dificuldades em matemática encontram sérios problemas para associar símbolos auditivos e visuais; entender a conservação de quantidade; lembrar as sequências dos passos aritméticos; e escolher princípios para as atividades de solução de problemas. Embora, presumivelmente, as crianças com esses tipos de problemas tenham boas habilidades auditivas e verbais, muitas vezes as deficiências em matemática podem ocorrer em concomitância com problemas de leitura, escrita e linguagem. Nesses casos, as outras deficiências podem agravar os déficits de habilidades fracas em matemática.

Na realidade, as deficiências em matemática geralmente coexistem com outros transtornos que afetam atividades como leitura, escrita expressiva e linguagem. É bastante comum a presença de problemas com ortografia, déficits de memória ou atenção e problemas emocionais ou comportamentais. As crianças do ensino fundamental podem apresentar problemas específicos de aprendizagem para ler e escrever, devendo ser avaliadas para verificar a presença de deficiências em matemática. A relação exata entre essas deficiências e deficiências linguísticas e dislexia não é muito clara. Embora as crianças com transtorno da linguagem não tenham necessariamente deficiências em matemática, com frequência há uma coexistência entre essas condições, sendo ambas associadas a problemas relacionados aos processos de decodificação e de codificação.

Lena, uma garotinha de 8 anos, foi encaminhada para avaliação de problemas de atenção e de desempenho acadêmico, os quais foram observados pela primeira vez no jardim de infância e agora estavam causando dificuldades em casa e na escola. Ela estava em uma classe regular da 3ª série em uma escola pública local que estivera frequentando desde o jardim de infância.

A história de Lena incluía um leve retardo na aquisição da fala (p. ex., as primeiras palavras foram pronunciadas em torno dos 18 meses e frases curtas em torno dos 3 anos), embora, entretanto, não apresentasse qualquer problema evolutivo digno de nota até o jardim de infância, quando a professora começou a se preocupar com fatos como falta de atenção, dificuldades para seguir instruções e para dominar os conceitos numéricos básicos (p. ex., contagem imprecisa de conjuntos de objetos). Uma avaliação da fala, linguagem e audição que havia sido concluída no final do jardim de infância revelou que tinha problemas leves de linguagem que não justificavam alguma intervenção. Os relatórios escolares da 1ª e 2ª séries mostravam que havia uma preocupação em relação a desatenção, habilidades fracas de leitura e dificuldade para dominar fatos aritméticos simples, e que também "cometia erros por falta de atenção ao copiar números do quadro negro e nas operações de adição e subtração". Esses problemas continuaram na 2ª série, apesar de algumas acomodações (p. ex., colocando Lena mais perto da professora) e modificações (p. ex., fornecendo folhas impressas contendo problemas aritméticos, de modo que ela não precisasse copiá-los). Os pais de Lena relataram uma história de 3 anos de perda de objetos, inquietação à mesa na hora de comer, dificuldade de concentração em jogos e para fazer as lições de casa; além disso, esquecia de trazer os boletins para casa e de levá-los para a escola. A avaliação psicológica incluiu a Wechsler Intelligence Scale for Children-III, a Clinical Evaluation of Language Fundamentals-IV, o Comprehensive Test of Phonological Processing e a Woodcock-Jonhson Psycho-Educational Battery-III. Os resultados indicaram que Lena tinha uma inteligência média, com desempenho relativamente mais fraco nos testes de organização perceptiva, fraca consciência fonológica (som da fala), deficiências leves na linguagem receptiva e expressiva e habilidades de leitura e aritmética bem abaixo do nível primário. A classificação dos pais e da professora em um questionário-padrão de comportamento (Conner's Rating Scales-Long Form) ficou acima do limiar clínico de TDAH.

Lena recebeu o diagnóstico de TDAH, predominantemente do tipo desatento, e transtorno específico da aprendizagem com prejuízo na leitura com base na história, no desempenho escolar e na avaliação-padrão. A menina não atendeu aos critérios do transtorno da comunicação, e a conclusão foi que seus problemas com matemática não causaram tantos danos quanto o transtorno da leitura e o TDAH. As recomendações incluíam o seguinte: psicoeducação da família esclarecendo detalhes sobre TDAH e o transtorno específico da aprendizagem, intervenções corretivas para a leitura e tratamento do transtorno de déficit de atenção/hiperatividade com agentes estimulantes de ação prolongada.

Após 1 ano de acompanhamento, Lena e seus pais reportaram que houve uma melhora visível na atenção, mas continuavam os problemas de leitura, e as deficiências em matemática eram mais significativas. A correção das deficiências em matemática foi incluída no programa semanal. Dois anos mais tarde, quando Lena estava com 11 anos, seus pais pediram para fazer uma "reavaliação urgente" devido a um agravamento repentino de suas dificuldades em casa e na escola. A avaliação clínica revelou que houve uma resposta adequada do TDAH ao tratamento à base de estimulantes, deficiências mais acentuadas na precisão da velocidade da leitura, em comparação aos outros alunos da mesma idade, e deficiências significativas em matemática. Os pais relataram que ela tinha começado a mentir sobre ter feito as lições de matemática ou se recusava a fazê-las; havia sido suspensa das aulas de matemática duas vezes nos últimos 3 meses em razão do comportamento opositor; e fracassara na disciplina na 6ª série. Lena admitia não gostar de matemática e que se preocupava muito com a matéria: "sempre que o professor começa a fazer perguntas e olha em minha direção, dá um branco na minha mente e começo a tremer – a situação fica tão ruim nas provas que tenho que sair da sala de aula para me recompor". A partir desse ponto, foi observada a presença de um componente adicional de ansiedade que estava contribuindo para seus problemas escolares. As recomendações foram ampliadas para incluir uma intervenção corretiva educacional específica para matemática. No acompanhamento, Lena relatou que o professor de recursos educacionais lhe ensinou algumas estratégias úteis para abordar sua ansiedade em relação às aulas de matemática, assim como maneiras para classificar problemas com palavras e distinguir informações importantes de informações irrelevantes. Ela continuou a dar boas respostas aos estimulantes de ação prolongada para TDAH e agora tinha apenas pequenas dificuldades para se concentrar nas lições de casa. (Adaptação de um relato de caso por Rosemary Tannock, Ph.D.)

Patologia e exames laboratoriais

Não há sinais ou sintomas físicos que indiquem a presença do transtorno da matemática, porém é imprescindível fazer testes educacionais e medições padronizadas da função intelectual antes de se chegar a um diagnóstico. O Keymath Diagnostic Arithmetic Test faz a medição de várias áreas da matemática, incluindo conhecimento do conteúdo matemático, função e cálculo. Esse teste é utilizado para avaliar a capacidade matemática de crianças da 1ª à 6ª séries.

Curso e prognóstico

Crianças com transtorno específico da aprendizagem com prejuízo na matemática em geral são identificadas em torno dos 8 anos (3ª série). Em algumas crianças, o transtorno é visível aos 6 anos (1ª série); em outras, pode não ser aparente até os 10 anos (5ª série) ou mais tarde. Existem pouco dados atualmente disponíveis para prever padrões claros do progresso evolutivo e acadêmico de crianças classificadas com esse transtorno logo no início das séries escolares. No entanto, aquelas que apresentam um transtorno moderado da matemática, mas não recebem qualquer intervenção, podem ter complicações, incluindo dificuldades acadêmicas persistentes, sentimento de culpa, baixo autoconceito, frustração e depressão. Essas complicações levam a relutância em ir à escola e desmoralização em relação ao sucesso acadêmico.

Diagnóstico diferencial

Deficiências em matemática podem ser diferenciadas das causas globais de problemas de funcionamento, como incapacidade intelectual. Na incapacidade intelectual, as dificuldades em aritmética são acompanhadas de problemas semelhantes na função intelectual geral. Educação escolar inadequada pode afetar o desempenho de uma criança nos testes padronizados de aritmética. Transtorno da conduta ou TDAH podem ocorrer de forma comórbida com o transtorno específico da aprendizagem com prejuízo na matemática e, nesses casos, devem-se fazer ambos os diagnósticos.

Tratamento

As melhores alternativas para corrigir as dificuldades em matemática são as intervenções precoces que levam a melhora das habilidades em cálculo básico. A presença do transtorno específico da aprendizagem com prejuízo na leitura em combinação com as dificuldades em matemática podem impedir o progresso, embora as crianças sejam bastante responsivas às intervenções corretivas logo no início do curso primário. No início do jardim de infância, crianças com indicações do transtorno da matemática precisam de ajuda para entender qual dos dígitos em um par é o maior; para contar; para identificar os números; e para lembrar as sequências numéricas. O uso de fichas, cadernos de exercícios e jogos de computador podem ser uma das partes viáveis desse tratamento. Um estudo mostrou que as instruções em matemática são mais úteis quando o foco for em atividades de solução de problemas, incluindo problemas com palavras, em vez de apenas computação. O Projeto MATH, um programa multimídia de treinamento de instrução individual ou em grupo, tem obtido muito sucesso com algumas crianças portadoras do transtorno da matemática. Programas de computador podem ser muito úteis e possivelmente aumentem o nível de obediência às regras por meio de esforços corretivos.

As deficiências em habilidades sociais podem contribuir para a relutância de uma criança em pedir ajuda, de modo que qualquer jovem identificado com algum transtorno da matemática pode se beneficiar da aquisição de habilidades positivas para solução de problemas no cenário social e em matemática.

TRANSTORNO ESPECÍFICO DA APRENDIZAGEM COM PREJUÍZO NA EXPRESSÃO ESCRITA

A expressão escrita é a habilidade adquirida mais complexa para permitir a compreensão da linguagem e expressar pensamentos e ideias. Na maior parte das crianças, as habilidades para escrever têm alta correlação com a leitura, embora, para alguns jovens, a compreensão da leitura possa extrapolar sua capacidade para expressar pensamentos complexos. Em alguns casos, a expressão escrita é uma indicação bastante sensível da existência de deficiências mais sutis no uso da linguagem que, na maior parte das vezes, não chegam a ser detectadas pelos testes padronizados de leitura e linguagem.

As deficiências na expressão escrita caracterizam-se por habilidades para escrever que estão significativamente abaixo do nível esperado para a idade e a educação de uma criança. Essas deficiências comprometem o desempenho acadêmico e a capacidade para escrever na vida cotidiana. Os componentes do transtorno da escrita incluem erros de ortografia, de gramática e de pontuação e má caligrafia. Os erros de ortografia estão entre as dificuldades mais comuns em crianças com esse transtorno. Erros de ortografia são, com frequência, erros fonéticos, isto é, pronúncia errônea que se parece a pronúncia correta. Os exemplos mais comuns desses erros são: *"fone"* em vez de *"phone"* ou *"beleeve"* em vez de *"believe"*.

Historicamente, a disgrafia (i.e., habilidades de escrita fracas) era considerada uma forma de transtorno da leitura, contudo, nos dias atuais, está claro o suficiente que os problemas na expressão escrita podem ocorrer de forma isolada. Os termos que antes eram utilizados para descrever a deficiência de escrita incluíam *transtorno da ortografia* e *dislexia da ortografia*. As incapacidades da escrita costumam estar associadas a outras formas do transtorno específico da linguagem; entretanto, os problemas de capacidade de escrita podem ser identificados depois de outras formas porque em geral sua aquisição ocorre mais tarde, em comparação à linguagem verbal e à leitura.

Ao contrário do DSM-5, que inclui o transtorno específico da aprendizagem com prejuízo na expressão escrita, a *International Statistical Classification of Diseases and Related Health Problems* (CID-10), em sua 10ª edição, inclui um transtorno separado específico para ortografia.

Epidemiologia

Os relatos indicam que a prevalência do transtorno específico da aprendizagem com prejuízo na expressão escrita ocorre na faixa de 5 a 15% das crianças em idade escolar. Ao longo do tempo, o transtorno específico da aprendizagem diminui em muitos jovens, resultando em uma taxa persistente de 4% em adultos. A proporção de gênero nas deficiências de escrita é de 2 a 3 garotas por 1 garoto. Com frequência, a deficiência na expressão escrita ocorre simultaneamente – porém nem sempre – com deficiências de leitura.

Comorbidade

Crianças com deficiência na capacidade de escrever possivelmente tenham maior probabilidade de incidência do transtorno da linguagem e deficiências na leitura e em matemática do que a população de jovens geral. O TDAH é mais frequente em crianças com incapacidade para escrever do que na população em geral. Os jovens com transtorno específico da aprendizagem, incluindo a incapacidade para escrever, correm um risco muito maior de dificuldades nas habilidades sociais, e alguns desenvolvem baixa autoestima e sintomas depressivos.

Etiologia

Acredita-se que as causas da incapacidade para escrever sejam semelhantes àquelas do transtorno da leitura, ou seja, deficiências subjacentes ao uso dos componentes da linguagem relacionados aos sons das letras. Os fatores genéticos são extremamente importantes no desenvolvimento da incapacidade para escrever. Essa incapacidade com frequência acompanha o transtorno da linguagem, fazendo as crianças afetadas terem dificuldades para entender as regras gramaticais, encontrar palavras e expressar ideias com clareza. De acordo com uma das hipóteses, a deficiência na expressão escrita pode ser resultado de efeitos combinados dos transtornos da linguagem e da leitura. A predisposição hereditária da deficiência na escrita é apoiada pela descoberta de que a maior parte dos jovens com problemas na expressão escrita tem parentes em primeiro grau com dificuldades semelhantes. As crianças com capacidade de concentração limitada e níveis elevados de distração possivelmente achem que escrever seja uma tarefa bastante árdua.

Diagnóstico

Nos termos do DSM-5, o diagnóstico de transtorno específico da aprendizagem com prejuízo na expressão escrita baseia-se em fatores como a baixa capacidade de uma criança para usar com precisão a pontuação e a gramática nas frases, incapacidade para organizar parágrafos ou para articular ideias com clareza ao escrever. O mau desempenho para compor textos escritos inclui também má caligrafia, capacidade ortográfica fraca e dificuldades para colocar as palavras sequencialmente em frases coerentes, em comparação a outros indivíduos da mesma idade. Além dos erros de ortografia, os jovens com deficiência na expressão escrita cometem muitos erros gramaticais, como, por exemplo, usar mal os tempos verbais, omitir palavras nas frases e colocar as palavras na ordem incorreta. A pontuação pode ser errada e as crianças talvez tenham dificuldade para lembrar das palavras que iniciam com letras maiúsculas. Os sintomas adicionais de deficiências na expressão escrita incluem formação de letras ilegíveis, letras invertidas e mistura de letras maiúsculas e minúsculas. Outras características dos transtornos da escrita incluem má organização de histórias escritas, com omissão de elementos importantes, como "onde", "quando" e "quem" ou ausência de expressão clara da trama.

Características clínicas

Logo no início do ensino fundamental, os jovens com deficiências na expressão escrita se defrontam com problemas relacionados à ortografia das palavras e em expressar suas ideias de acordo com as regras gramaticais compatíveis com a idade. As frases faladas e escritas contêm um grande número de erros gramaticais e de má organização de parágrafos. De maneira geral, as crianças afetadas cometem erros gramaticais simples, mesmo em frases curtas. Por exemplo, apesar dos lembretes constantes, essas crianças costumam não conseguir escrever em maiúsculas as primeiras letras das primeiras palavras das frases com um único parágrafo. As características clínicas típicas da expressão escrita incluem erros de ortografia, erros gramaticais, erros de pontuação, má organização de parágrafos e má caligrafia.

Nas séries escolares mais avançadas, percebe-se que as frases escritas pelos jovens afetados se tornam mais primitivas, estranhas e imprecisas, em comparação ao que se espera dos alunos de mesmo nível escolar. Com frequência, os jovens com essas deficiências escolhem de modo inadequado ou equivocado as palavras, os parágrafos são desorganizados e fora de sequência e a exatidão ortográfica fica cada vez mais difícil à medida que o vocabulário se amplia e se torna mais abstrato. As características associadas das deficiências na expressão escrita incluem relutância em ir para a escola, recusa em fazer as lições de casa e dificuldades acadêmicas concorrentes em outras áreas.

Compreensivelmente, muitas crianças com deficiências na expressão escrita se sentem frustradas e com raiva, abrigando sentimentos de vergonha e inépcia em relação às más realizações acadêmicas. Em alguns casos, transtornos depressivos resultam de uma sensação crescente de isolamento, alienação e desespero. Jovens adultos com deficiências na expressão escrita que não recebem intervenção corretiva continuam tendo déficits nas habilidades para escrever e uma sensação persistente de incompetência e inferioridade.

Brett, um garoto de 11 anos, foi encaminhado para avaliação de problemas escolares crescentes durante um período de 2 anos, incluindo incapacidade para concluir os trabalhos de classe e as lições de casa; desatenção e comportamento opositor; e deterioração nas notas e na pontuação dos testes. No momento da avaliação, ele havia sido matriculado na 5ª série em uma escola pública que estivera frequentando desde a 1ª série.

A entrevista clínica com os pais revelou que Brett tinha um irmão gêmeo (monozigótico) com história de problemas linguísticos para os quais havia recebido terapia da fala e da linguagem nos anos pré-escolares e correção da leitura no curso primário. Entretanto, de acordo com os relatos parentais e com as pontuações nos testes padronizados de linguagem oral que foram aplicados nos anos pré-escolares, Brett não apresentou qualquer dificuldade no desenvolvimento da fala ou da linguagem. Os boletins escolares atuais e anteriores indicavam que ele se comportava bem nas discussões em classe e não tinha dificuldades na leitura ou em matemática, embora o trabalho escrito estivesse bem abaixo de seu nível escolar. Nos dois últimos anos, os professores preocupavam-se cada vez mais com sua recusa a concluir os trabalhos escritos; com sua incapacidade para fazer as lições de casa; com seus devaneios e inquietação na sala de aula; e com seu isolamento das atividades de classe. O menino admitia uma aversão cada vez maior pela escola, em especial pelas tarefas escritas. Nas palavras dele, "O problema é escrever, escrever o dia todo – mesmo em matemática e ciências. Eu sei como resolver os problemas e fazer os experimentos, mas odeio ter de escrever tudo – simplesmente dá um branco na minha mente". Ele queixava-se que "Minha professora está sempre me pressionando, dizendo que sou preguiçoso, que não fiz o suficiente e que minha escrita é horrível. Ela diz que tenho uma má atitude – então por que eu iria querer ir à escola?" Brett e seus pais relataram que, no ano anterior, ele se sentia deprimido, cada vez mais frustrado com a instituição e que se recusava a fazer as lições de casa. Todos concordaram que tinha alguns breves episódios de humor depressivo.

Os testes feitos por um psicólogo clínico revelaram pontuações variando de médias a acima da média nas escalas verbais e de desempenho na Wechsler Intelligence Scale for Children-III e pontuações médias nos subtestes de leitura e aritmética no Wide Range Achievement Test-3 (WRAT-3). Entretanto, as pontuações do subteste de ortografia do WRAT-3 ficaram abaixo do nono percentil, ou seja, bem abaixo das expectativas para a idade e a capacidade. A análise dos erros de ortografia revelou que, embora a ortografia de Brett fosse precisa sob o ponto de vista fonológico (i.e., podia ser pronunciada de maneira plausível para soar como a palavra-alvo), era inaceitável no sentido em que as sequências de letras utilizadas não se assemelhavam à língua inglesa, independentemente da pronúncia (p. ex., a palavra "*houses*" era escrita como "*howssis*", "*phones*" como "*fones*" e "*exact*" como "*eqszakt*"). Além disso, seu desempenho ficou bem abaixo da idade e do nível escolar nos testes padronizados de expressão escrita (TOWL-3), assim como em uma breve avaliação informal (5 minutos) de criação de textos expositivos sobre um tópico favorito (p. ex., um artigo jornalístico sobre um evento esportivo recente). Durante a atividade escrita de 5 minutos, foi observado que Brett com frequência olhava fixamente para a janela; mudava de posição e mordia o lápis; levantava para apontar o lápis e suspirava quando o colocava em contato com o papel; e escrevia de forma lenta e penosa. Ao final dos 5 minutos, havia produzido três frases curtas sem qualquer pontuação ou letras maiúsculas, que mal se conseguia ler, continha várias incorreções ortográficas e erros gramaticais, e sem qualquer ligação semântica. No entanto, um pouco mais adiante no processo de avaliação, descreveu o evento esportivo com detalhes e entusiasmo. Uma avaliação da fala e da linguagem revelou pontuações médias para a linguagem oral (Clinical Evaluation of Language Fundamentals-

-IV), porém verificou que omitia sons ou sílabas em palavras multissilábicas em um teste de repetição de palavras, sendo esse fato considerado sensível a deficiências residuais leves de linguagem e deficiências de linguagem escrita.

A equipe clínica formulou um diagnóstico de transtorno específico da linguagem com prejuízo na expressão escrita, com base na incapacidade de Brett para compor textos escritos, na má ortografia e nos erros de gramática, sem problemas de leitura ou em matemática ou história de deficiências de linguagem. O jovem não atendeu aos critérios diagnósticos plenos para qualquer outro transtorno nos termos do DSM-5, incluindo de oposição desafiante, TDAH ou do humor. As recomendações foram as seguintes: psicoeducação, necessidade de adequação educacional (p. ex., tempo adicional para fazer testes e exercícios escritos, intervenção educacional específica para facilitar a expressão escrita e ensinar a tomar notas e uso de um *software* específico para dar suporte à composição escrita e à ortografia) e aconselhamento na hipótese de persistência ou agravamento do humor depressivo. (Adaptação de um relato de caso por Rosemary Tannock, Ph.D.)

Patologia e exames laboratoriais

Os testes educacionais são utilizados para estabelecer o diagnóstico de transtorno da escrita mesmo que não existam sinais físicos desse tipo de deficiência. O diagnóstico fundamenta-se em um desempenho de escrita acentuadamente abaixo da produção para a idade da criança, confirmado pela aplicação individual de um teste padronizado de escrita expressiva. Os testes de linguagem hoje disponíveis incluem o Test of Written Language (TOWL), o DEWS e o Test of Early Written Language (TEWL). Recomenda-se fazer a avaliação de deficiências visuais e auditivas.

Sempre que forem observadas deficiências na expressão escrita, a criança deve fazer um teste de inteligência padronizado, como o WISC-R, para que seja possível determinar sua capacidade intelectual geral.

Curso e prognóstico

De modo geral, é comum a coexistência do transtorno específico de aprendizagem com prejuízo na expressão escrita, leitura e matemática, sendo também comum a presença de um transtorno adicional da linguagem. Crianças com todas as deficiências já mencionadas provavelmente sejam primeiro diagnosticadas com transtorno da linguagem e por último com prejuízo na expressão escrita. Nos casos mais graves, a deficiência na expressão escrita torna-se visível em torno dos 7 anos (2ª série); nos menos graves, a probabilidade é que o transtorno não surja antes dos 10 anos (5ª série). Os jovens com deficiências leves e moderadas na expressão escrita acabam se saindo bem se receberem educação corretiva em tempo hábil no início do ensino fundamental. As deficiências mais graves na expressão escrita exigem tratamento corretivo extensivo, contínuo, até o final do ensino médio e mesmo no ensino superior.

O prognóstico depende do nível de gravidade do transtorno, da idade ou da série escolar em que a intervenção corretiva foi iniciada, do tempo de duração e da continuidade do tratamento e da presença ou ausência de problemas emocionais ou comportamentais associados ou secundários.

Diagnóstico diferencial

É extremamente importante determinar se transtornos como TDAH ou estado depressivo grave estão interferindo no foco da criança e consequentemente impedindo a produção de escrita adequada, na ausência de deficiências específicas da escrita. Em caso positivo, o tratamento do outro transtorno pode melhorar o desempenho da criança na expressão escrita. Em geral, os transtornos comórbidos com a incapacidade de escrever são os da linguagem, da matemática, da coordenação evolutiva, do comportamento disruptivo e TDAH.

Tratamento

O tratamento corretivo para incapacidade de escrever inclui prática direta em ortografia e formação de frases e uma revisão das regras gramaticais. Aparentemente, a administração individual de terapia intensiva e contínua de escrita criativa e expressiva produz resultados favoráveis. Os professores de algumas escolas especiais dedicam até 2 horas por dia a essas instruções de escrita. A eficácia dessas intervenções depende substancialmente de um relacionamento ideal entre a criança e o especialista. O sucesso ou insucesso em manter a motivação dos pacientes afeta de forma significativa a eficácia no longo prazo. Os problemas emocionais ou comportamentais associados secundários devem receber atenção imediata, com tratamento psiquiátrico e aconselhamento parental apropriado.

REFERÊNCIAS

Archibald LMD, Cardy JO, Joanisse MF, Ansari D. Language, reading, and math learning profiles in an epidemiological sample of school age children. PLoS One. 2013;8:e77463. DOI: 10.1371/journal.pone.0077463.

Badian NA. Persistent arithmetic, reading, or arithmetic and reading disability. Ann Dyslexia. 1999;49:43–70.

Bergstrom KM, Lachmann T. Does noise affect learning? A short review on noise effects on cognitive performance in children. Front Psychol. 2013;4:578.

Bernstein S, Atkinson AR, Martimianakis MA. Diagnosing the learner in difficulty. Pediatrics. 2013;132:210–212.

Bishop DVM. Genetic influences on language impairment and literacy problems in children: Same or different? J Child Psychol Psychiatry. 2001;42:189–198.

Butterworth B, Kovas Y. Understanding neurocognitive developmental disorders can improve education for all. Science. 2013;340:300–305.

Catone WV, Brady SA. The inadequacy of Individual Educational Program (IEP) goals for high school students with word-level reading difficulties. Ann Dyslexia. 2005;55:53.

Cragg L, Nation K. Exploring written narrative in children with poor reading comprehension. Educational Psychology. 2006;26:55–72.

Endres M, Toso L, Roberson R, Park J, Abebe D, Poggi S, Spong CY. Prevention of alcohol-induced developmental delays and learning abnormalities in a model of fetal alcohol syndrome. Am J Obstet Gynecol. 2005;193:1028.

Flax JF, Realpe-Bonilla T, Hirsch LS, Brzustowicz LM, Bartlett CW et al. Specific language impairment in families: Evidence for co-occurrence with reading impairments. J Speech Lang Hear Res. 2003;46:530–543.

Fletcher JM. Predicting math outcomes: Reading predictors and comorbidity. J Learn Disabil. 2005;38:308.

Gersten R, Jordan NC, Flojo JR. Early identification and interventions for students with mathematics difficulties. J Learn Disabil. 2005;38:305

Gordon N. The "medical" investigation of specific learning disorders. Pediatr Neurol. 2004;2(1):3.

Hedges JH, Adolph KE, Amso D, Bavelier D, Fiez J, Krubitzer L, McAuley JD, Newcombe NS, Fitzpatrick SM, Ghajar J. Play, attention, and learning: How do play and timing shape the development of attention and influence classroom learning? Ann N Y Acad Sci. 2013;1292:1–20.

Jura MB, Humphrey LH. Neuropsychological and cognitive assessment of children. In: Sadock BJ, Sadock VA, eds. Kaplan & Sadock's Comprehensive Textbook of Psychiatry. 9th ed. Vol. 2. Philadelphia: Lippincott Williams & Wilkins; 2005;895.

Lewis C, Hitch GJ, Peter W. The prevalence of specific arithmetic difficulties and specific reading difficulties in 9- to 10-year-old boys and girls. J Child Psychol Psychiatry. 1994;35:283–292.

Meeks J, Adler A, Kunert K, Floyd L. Individual psychotherapy of the learning-disabled adolescent. In: Flaherty LT, ed. Adolescent Psychiatry: Developmental and Clinical Studies. Vol. 28. Hillsdale, NJ: Analytic Press; 2004:231.

Plomin R, Kovas Y. Generalist genes and learning disabilities. Psychol Bull. 2005; 131:592.
Tannock R. Reading disorder. In: Sadock BJ, Sadock VA, eds. Kaplan & Sadock's Comprehensive Textbook of Psychiatry. 9th ed. Vol. 2. Philadelphia: Lippincott Williams & Wilkins; 2005:3107.
Tannock R. Mathematics disorder. In: Sadock BJ, Sadock VA, eds. Kaplan & Sadock's Comprehensive Textbook of Psychiatry. 8th ed. Vol. 2. Philadelphia: Lippincott Williams & Wilkins; 2005:3116.
Tannock R. Disorder of written expression and learning disorder not otherwise specified. In: Sadock BJ, Sadock VA, eds. Kaplan & Sadock's Comprehensive Textbook of Psychiatry. 8th ed. Vol. 2. Philadelphia: Lippincott Williams & Wilkins; 2005:3123.
Vadasy PF, Sanders EA, Peyton JA. Relative effectiveness of reading practice or word-level instruction in supplemental tutoring: how text matters. J Learn Disabil. 2005;38:364.

▲ 31.8 Transtornos motores

31.8a Transtorno do desenvolvimento da coordenação

O transtorno do desenvolvimento da coordenação é aquele em que a coordenação fina/motora da criança é mais lenta, menos precisa e mais variável do que em seus pares da mesma faixa etária. Afetando cerca das 5 a 6% das crianças em idade escolar, 50% das crianças com esse transtorno também têm transtorno de déficit de atenção/hiperatividade (TDAH) ou dislexia. Uma metanálise de pesquisas recentes sobre o transtorno do desenvolvimento da coordenação concluiu que três áreas gerais de déficit contribuem para o transtorno: (1) controle preditivo pobre dos movimentos motores; (2) déficits em coordenação e ritmo; e (3) déficits em funções executivas, incluindo memória de trabalho, inibição e atenção.

Crianças com transtorno do desenvolvimento da coordenação motora têm dificuldades para realizar adequadamente as atividades motoras da vida cotidiana, tais como pular, saltar, correr ou pegar uma bola. Também podem se angustiar para utilizar utensílios de forma correta, amarrar seus cadarços ou escrever. Uma criança com transtorno do desenvolvimento da coordenação pode apresentar retardos na realização de marcos motores, como sentar, engatinhar e caminhar, devido à falta de jeito, e mesmo assim se destacar em habilidades verbais.

O transtorno do desenvolvimento da coordenação, portanto, pode ser caracterizado por falta de jeito em habilidades motoras grosseiras e/ou finas, resultando em baixo desempenho esportivo e até em realizações acadêmicas devido a falta de habilidades de escrita. Uma criança afetada pode se bater contra objetos com maior frequência do que seus irmãos ou derrubar coisas. Na década de 1930, o termo *síndrome da criança desajeitada* começou a ser usado na literatura para denotar uma doença de comportamentos motores estranhos que não podia ser correlacionada com qualquer transtorno ou dano neurológico específicos. Esse termo continua sendo utilizado para identificar comportamento motor grosseiro ou fino impreciso ou atrasado em crianças resultando em inabilidades motoras sutis, mas frequentemente significando rejeição social. O prejuízo motor fino e grosseiro no transtorno do desenvolvimento da coordenação pode ser explicado com base em uma condição clínica, tal como paralisia cerebral, distrofia muscular ou um distúrbio neuromuscular. Nos dias atuais, certas indicações são de que problemas perinatais, como prematuridade, baixo peso ao nascer e hipoxia, podem contribuir para o surgimento de transtornos do desenvolvimento da coordenação. Crianças com essa condição correm risco mais elevado de sofrer transtornos da linguagem e da aprendizagem. É verificada uma forte associação entre problemas de fala e linguagem e problemas de coordenação, assim como uma relação de dificuldades de coordenação com hiperatividade, impulsividade e dificuldades de atenção.

Crianças com transtorno do desenvolvimento da coordenação podem parecer mais jovens devido a sua incapacidade de dominar atividades motoras atípicas para sua faixa etária. Por exemplo, crianças com esse transtorno no ensino fundamental podem não conseguir andar de bicicleta, de *skate*, correr, pular ou saltar. No ensino médio, podem ter dificuldades em esportes coletivos, como futebol, basquete ou vôlei. Manifestações de habilidades motoras finas do transtorno do desenvolvimento da coordenação costumam incluir falta de jeito com utensílios e dificuldade com botões e zíperes na faixa etária pré-escolar. Em crianças mais velhas, usar tesouras e se arrumar (p. ex., pentear o cabelo ou colocar maquiagem) é difícil. Crianças com transtorno do desenvolvimento da coordenação costumam ser ostracizadas por seus pares devido a sua falta de habilidades em muitos esportes e frequentemente têm dificuldades de longo prazo em relacionamentos com os pares. O transtorno do desenvolvimento da coordenação é categorizado no DSM-5 como um transtorno motor, junto com o transtorno do movimento estereotipado e os transtornos de tique.

EPIDEMIOLOGIA

A prevalência do transtorno do desenvolvimento da coordenação foi estimada em cerca de 5 a 6% das crianças em idade escolar. A proporção de homens para mulheres em populações auferidas tende a apontar índices superiores do transtorno em homens, mas escolas indicam meninos com maior frequência para exames e avaliações de educação especial. Relatos na literatura sobre a proporção de homens para mulheres variaram desde 3 para 1 até 7 para 1; contudo, as estimativas mais atuais são de aproximadamente 2 homens para cada mulher.

COMORBIDADE

O transtorno do desenvolvimento da coordenação é fortemente associado a TDAH, transtorno específico da aprendizagem, em particular da leitura, assim como transtorno da linguagem. Crianças com dificuldades de coordenação têm índices de transtorno da linguagem acima do esperado, e estudos de crianças com transtorno da linguagem relatam taxas muito elevadas de "estabanamento". O transtorno do desenvolvimento da coordenação também está relacionado – mas com menos intensidade – ao transtorno específico da aprendizagem, apresentando prejuízo na matemática e na expressão escrita. Um estudo de crianças com transtorno do desenvolvimento da coordenação relatou que, apesar da coordenação motora ser essencial para a precisão de tarefas que exijam velocidade, coordenação motora fraca não está diretamente correlacionada ao grau de desatenção. Portanto, na presença de TDAH e transtorno do desenvolvimento da coordenação em comorbidade, crianças com o tipo mais grave de TDAH não apresentam necessariamente o pior transtorno do desenvolvimento da coordenação. Estudos funcionais de neuroimagem, farmacológicos e neuroanatômicos indicam que a coordenação motora depende da integração do estímulo sensorial e de uma ação-resposta, em vez de depender apenas do funcionamento sensório-motor e do pensamento de alto nível. Investigações acerca do transtorno do desenvolvimento da coordenação e do TDAH comórbidos tentam identificar se essa comorbidade se deve a sobreposição de fatores genéticos.

Problemas de relacionamento com os pares são comuns em crianças com transtornos do desenvolvimento da coordenação, em razão da rejeição que frequentemente ocorre junto com seu fraco desempenho em esportes e em jogos que exigem boas habilidades motoras. Adolescentes com problemas de coordenação costumam exibir baixa autoestima e dificuldades acadêmicas. Estudos recentes enfatizam a importância de se prestar atenção à vitimização de crianças e de adolescentes com transtorno do desenvolvimento da coordenação por seus pares, bem como ao dano potencial resultante à autoestima. Crianças e adolescentes com esse transtorno que sofrem *bullying* apresentam índices maiores de baixa autoestima que muitas vezes merecem atenção clínica.

ETIOLOGIA

Acredita-se que as causas do transtorno do desenvolvimento da coordenação sejam multifatoriais, e provavelmente incluam tanto fatores genéticos quanto de desenvolvimento. Fatores de risco que podem contribuir para esse transtorno incluem prematuridade, hipoxia, subnutrição perinatal e baixo peso ao nascer. Também se especula que a exposição perinatal a álcool, cocaína e nicotina possam contribuir de igual forma para o baixo peso pós-natal e anormalidades cognitivas comportamentais. Foram relatadas taxas de transtorno do desenvolvimento da coordenação de até 50% em crianças prematuras. Pesquisadores propuseram que o cerebelo possa ser o substrato neurológico para casos comórbidos desse transtorno e TDAH. Foi sugerido ainda que anormalidades neuroquímicas e lesões ao lóbulo parietal contribuam para déficits de coordenação. Estudos de controle postural (i.e., a habilidade de recuperar o equilíbrio após entrar em movimento) indicam que crianças com transtorno do desenvolvimento da coordenação que têm equilíbrio adequado quando estão paradas ainda não conseguem corrigir adequadamente quando estão em movimento, resultando em equilíbrio prejudicado, em comparação a outras crianças. Um estudo concluiu que, em crianças com transtorno do desenvolvimento da coordenação, sinais neurais do cérebro para músculos específicos envolvidos no equilíbrio não são nem bem enviados nem bem recebidos. Esses achados também implicaram o cerebelo como um local anatômico em potencial para a disfunção desse transtorno. Dois mecanismos foram propostos para as deficiências do transtorno. O primeiro, chamado de hipótese da automatização do déficit, sugere que, semelhante ao que acontece na dislexia, crianças com transtorno do desenvolvimento da coordenação têm dificuldades de desenvolver habilidades motoras automáticas. O segundo, chamado de hipótese do modelo interno de déficit, sugere que crianças com esse transtorno são incapazes de realizar os modelos cognitivos típicos internos que predizem as consequências sensoriais dos comandos motores. Em ambos os cenários, se acredita que o cerebelo exerça um papel importante na coordenação motora e no transtorno do desenvolvimento da coordenação.

DIAGNÓSTICO

O transtorno do desenvolvimento da coordenação depende do baixo desempenho em atividades que exijam coordenação para a idade e do nível intelectual da criança. O diagnóstico baseia-se na história do atraso da criança em alcançar marcos motores, assim como em observações diretas de déficits atuais na coordenação. Um exame informal do transtorno do desenvolvimento da coordenação envolve pedir à criança para realizar tarefas que exijam coordenação motora grosseira (p. ex., saltar, pular e ficar num pé só); coordenação motora fina (p. ex., mexer os dedos das mãos separados e amarrar os cadarços); e coordenação mão-olho (p. ex., pegar uma bola e copiar cartas). Julgamentos quanto ao baixo desempenho devem se basear no que se espera para a idade. Uma criança moderadamente estabanada, mas cujo funcionamento não seja prejudicado, não se qualifica para um diagnóstico de transtorno do desenvolvimento da coordenação.

O diagnóstico pode estar associado a pontuações abaixo da média em subtestes de desempenho de testes padronizados de inteligência e a pontuações normais ou acima da média em subtestes verbais. Testes especializados de coordenação motora podem ser úteis, como o Teste Visual Motor Gestalt de Bender, a Bateria de Testes de Habilidades de Movimento de Frostig e o Teste de Desenvolvimento Motor de Bruininks-Oseretsky. A idade cronológica da criança deve ser levada em consideração, e o transtorno não pode ser causado por uma condição neurológica ou neuromuscular. Exames, contudo, podem revelar ocasionalmente ligeiras anormalidades de reflexos e outros sinais neurológicos leves.

CARACTERÍSTICAS CLÍNICAS

Em alguns casos, os sinais clínicos sugerindo a existência de transtorno do desenvolvimento da coordenação são evidentes desde a infância, quando a criança começa a experimentar tarefas que exigem coordenação motora. A característica clínica essencial é uma coordenação motora significativamente prejudicada. As dificuldades na coordenação podem variar com a idade e o estágio de desenvolvimento da criança (Tab. 31.8a-1).

Após o nascimento e no início da infância, o transtorno pode se manifestar por meio de atrasos nos marcos de desenvolvimento, tais como se virar, engatinhar, sentar, ficar em pé, caminhar, abo-

TABELA 31.8a-1
Manifestações do transtorno do desenvolvimento da coordenação

Manifestações motoras grosseiras
  Idade pré-escolar
    Atrasos em alcançar marcos motores, tais como sentar, engatinhar e caminhar
    Problemas de equilíbrio: cair, machucar-se com frequência e dificuldades para começar a caminhar
    Andadura anormal
    Derrubar objetos, bater-se contra coisas e destrutitividade
  Idade de ensino fundamental
    Dificuldades para andar de bicicleta, pular, saltar, correr e dar cambalhotas
    Andadura estranha ou anormal
  Mais velhas
    Ruim em esportes, em arremessar, pegar, chutar e rebater uma bola
Manifestações motoras finas
  Idade pré-escolar
    Dificuldade para aprender a se vestir (dar laços, prender, fechar o zíper e abotoar)
    Dificuldade para aprender habilidades de alimentação (usar facas, garfos ou colheres)
  Idade de ensino fundamental
    Dificuldade para montar quebra-cabeças, usar tesouras, montar blocos, desenhar ou fazer traçados
  Mais velhas
    Dificuldade para se arrumar (colocar maquiagem, secar o cabelo e fazer as unhas)
    Escrita confusa ou ilegível
    Dificuldade para usar ferramentas manuais, costurar e tocar piano

toar camisas e fechar o zíper de calças. Entre os 2 e os 4 anos, o atabalhoamento aparece em quase todas as atividades que exijam coordenação motora. As crianças afetadas não conseguem segurar objetos e os derrubam com facilidade, seu passo é instável, elas costumam tropeçar nos próprios pés e podem se bater em outras pessoas enquanto tentam passar por elas. Crianças mais velhas podem exibir coordenação motora prejudicada em jogos de tabuleiro, como montar quebra-cabeças ou empilhar blocos, e em todo tipo de jogo com bola. Apesar de não haver características específicas patognômicas ao transtorno do desenvolvimento da coordenação, marcos do desenvolvimento costumam ser atingidos com atraso. Muitas crianças com o transtorno também apresentam dificuldades de discurso e de linguagem. Crianças mais velhas podem apresentar problemas secundários, incluindo dificuldades acadêmicas, assim como relacionamentos ruins com os pares, pautados pela rejeição social. Relatou-se amplamente que crianças com problemas de coordenação motora têm maior tendência a apresentar problemas de compreensão de pistas sociais sutis e costumam ser rejeitados pelos pares. Um estudo recente indicou que crianças com dificuldades motoras apresentavam desempenho inferior em escalas que medem o reconhecimento de expressões faciais estáticas e mutáveis de emoção. Esse achado provavelmente se correlacione às observações clínicas de que crianças com coordenação motora prejudicada têm dificuldades com comportamento social e relacionamento com os pares.

> Billy foi trazido para avaliação de ideias suicidas aos 8 anos, após reclamar para os pais que estava sofrendo *bullying* pelos colegas por ser "ruim" em esportes e que ninguém gostava dele. Ele tinha apenas um amigo, que também ria dele às vezes porque sempre deixava a bola cair e ficava "engraçado" quando corria. Sentia-se tão chateado com a rejeição ao tentar fazer esportes que se recusava a ir às aulas de educação física. Em vez disso, ia voluntariamente ao escritório do diretor da escola e ficava lá até que o período terminasse. Billy já estava irritado por ser diagnosticado com TDAH e ter de tomar medicamentos, além de ter dificuldades de leitura. Andava tão consternado que, certo dia, disse ao diretor que queria se matar. Uma história de desenvolvimento revelou que ele havia se atrasado para começar a sentar, o que, por fim, aconteceu aos 10 meses, e que não conseguia caminhar sem cair até os 30 meses. Seus pais tinham consciência de que ele era muito estabanado, mas acreditavam que superaria isso. Mesmo aos 8 anos, os cuidadores relatavam que, durante as refeições, o menino frequentemente derrubava o copo e que tinha muitas dificuldades para usar o garfo. Um pouco da comida costumava cair do garfo ou da colher antes de chegar a sua boca, e Billy tinha muitas dificuldades para usar garfo e faca.
>
> Uma avaliação compreensiva de suas habilidades motoras grosseiras e finas demonstrou o seguinte: Billy conseguia pular, mas não era capaz de saltitar sem fazer uma breve pausa entre cada passo. Conseguia ficar em pé, mas não conseguia ficar na ponta dos pés. Apesar de conseguir apanhar uma bola, só conseguia pegar as que lhe fossem lançadas na altura do peito, sendo incapaz de interceptar uma bola que quicasse no chão a cinco metros. Sua agilidade e coordenação foram mensuradas com o Teste de Desenvolvimento Motor de Bruininks-Oseretsky, o que revelou níveis de funcionamento compatíveis com os de uma criança média de 6 anos.
>
> Billy foi indicado a um neurologista para uma avaliação compreensiva, porque parecia estar geralmente fraco, e seus músculos pareciam frouxos. A avaliação neurológica foi negativa para transtornos neurológicos, e foi descoberto que sua força muscular era normal, apesar de sua aparência. Com base no exame neurológico negativo e no achado do Teste de Desenvolvimento Motor de Bruininks-Oseretsky, o menino foi diagnosticado com transtorno do desenvolvimento da coordenação. Os sintomas incluíam hipotonia leve e estabanamento motor fino.
>
> Após o diagnóstico desse transtorno, além de seu TDAH já diagnosticado e das dificuldades de leitura, seu plano de tratamento incluiu sessões com um terapeuta ocupacional que usava exercícios motores perceptuais para aprimorar suas habilidades finas, visando principalmente à escrita e ao uso de utensílios. Foi feito um pedido por escrito à escola para a criação de um plano educacional individualizado (PEI) com o objetivo de obter um plano educacional físico adaptativo. Além disso, foram recomendados um tutor de leitura e um assento próximo à frente da sala de aula para maximizar sua atenção. Ele foi matriculado em um programa de tratamento usando treinamento por imagens para reduzir seu estabanamento e melhorar sua coordenação.
>
> Billy sentiu-se aliviado por receber ajuda, em especial para leitura e esportes, e abandonou seus pensamentos suicidas. Ao longo de um período de 3 meses, apresentou melhoras perceptíveis na leitura. Seu humor melhorou muito, sobretudo porque passou a receber elogios dos professores e dos pais. Os colegas não pegavam mais em seu pé como costumavam fazer. Conforme se sentia melhor consigo mesmo, ele começou a praticar esportes de modo informal com os colegas, embora não competitivamente. Recebeu um programa adaptativo de educação física na escola e não precisava competir em equipes. Em vez disso, praticava lançar e apanhar bolas e jogar basquete com um professor.
>
> Billy continuou exibindo algum grau de estabanamento, especialmente em suas habilidades motoras finas ao longo dos anos seguintes, mas era cooperativo; com intervenções da terapia ocupacional, seu humor melhorou e ele demonstrou progresso contínuo. (Cortesia de Caroly Pataki, M.D., e Sarah Spence, M.D.)

DIAGNÓSTICO DIFERENCIAL

O diagnóstico diferencial inclui condições clínicas que produzem dificuldades de coordenação (p. ex., paralisia cerebral e distrofia muscular). No transtorno do espectro autista e na deficiência intelectual, a coordenação não costuma se destacar como um déficit significativo, comparada com outras habilidades. Crianças com distúrbios neuromusculares podem exibir maior prejuízo muscular global do que estabanamento e marcos motores atrasados. Exames e acompanhamentos neurológicos costumam revelar mais déficits extensivos em condições neurológicas do que no transtorno do desenvolvimento da coordenação. Crianças hiperativas e impulsivas demais podem ser fisicamente descuidadas devido a seus níveis elevados de atividade motora. Comportamento motor fino e grosseiro desajeitado e TDAH, assim como a dificuldades de leitura, estão em grande parte associados.

CURSO E PROGNÓSTICO

Historicamente, acreditava-se que o desenvolvimento da coordenação melhorasse de forma espontânea com o tempo; no entanto, estudos longitudinais demonstraram que problemas de coordenação podem persistir na adolescência e na vida adulta. Quando estabanamento leve a moderado persiste, algumas crianças podem compensar desenvolvendo interesses em outras habilidades. Alguns estudos sugerem um desfecho mais favorável para crianças com capacidade intelectual média ou acima da média que criam estratégias para desenvolver amizades que não dependam de atividades físicas. O estabanamento costuma persistir na adolescência e na vida adulta. Um estudo que seguiu um grupo de crianças com problemas de desenvolvimento da coordenação por uma década relatou que crianças estabanadas permaneciam menos hábeis, exibiam pior equilíbrio e continuavam fisicamente desajeitadas. Também tinham maior probabilidade de exibir tanto problemas acadêmicos quanto baixa autoestima. Ainda, essas crianças também demonstraram correr maior risco de obesidade, de ter dificuldades para correr e de desenvolver doenças cardiovasculares futuras.

TRATAMENTO

Intervenções para crianças com transtorno do desenvolvimento da coordenação utilizam múltiplas modalidades, incluindo materiais visuais, auditivos e tácteis visando ao treinamento motor perceptual para tarefas motoras específicas. Duas categorias amplas de intervenções são as seguintes: (1) abordagens orientadas ao déficit, incluindo terapia de integração sensorial, tratamento orientado sensório-motor e tratamento orientado ao processo; e (2) intervenções específicas a tarefas, incluindo treinamento de tarefas neuromotoras e orientação cognitiva para o desempenho ocupacional diário (CO-OP). Mais recentemente, treinamento de imagens motoras foi incorporado ao tratamento. Essas abordagens envolvem exercícios de imagens visuais usando CD-ROM; elas têm uma ampla variedade de focos, incluindo período previsto para tarefas motoras, relaxamento e preparo mental, modelagem visual de habilidades motoras fundamentais e ensaio mental de várias tarefas. Esse tipo de intervenção está embasada na noção de que a representação interna melhorada de um movimento pode aprimorar o comportamento motor real da criança.

O tratamento do transtorno do desenvolvimento da coordenação em geral inclui versões de programas de integração sensorial e educação física modificada. Programas de integração sensorial, normalmente administrados por terapeutas ocupacionais, consistem em atividades físicas que aumentam a percepção da função motora e sensorial. Por exemplo, uma criança que se bate em objetos com frequência pode ficar encarregada de tentar se equilibrar em uma *scooter*, sob supervisão, para aprimorar a consciência corporal e o equilíbrio. Crianças que apresentam dificuldades para escrever letras costumam ter de realizar tarefas para aumentar a consciência dos movimentos manuais. Terapias ocupacionais escolares para problemas de coordenação motora na escrita incluem a utilização de mecanismos que forneçam resistência ou vibração, durante exercícios de escrita, para melhorar o controle do lápis, e praticar escrita vertical em um quadro, com giz, para aumentar a força braçal e a estabilidade durante a escrita. Esses programas têm demonstrado melhorar a legibilidade da escrita do aluno, mas não necessariamente a velocidade, porque os estudantes aprendem a escrever com maior precisão e formação deliberada de letras. Hoje, muitas escolas também permitem (e podem até encorajar) para crianças com dificuldades de coordenação que afetem a escrita o uso de computadores, a fim de auxiliá-las na escrita de relatórios e redações longas.

Programas de educação física adaptativa são desenhados para ajudar crianças a aproveitar exercícios e atividades físicas sem as pressões dos esportes de equipe. Esses programas geralmente incorporam certas ações esportivas, tais como chutar bolas de futebol ou arremessar bolas de basquete. Crianças com transtorno da coordenação também podem se beneficiar de grupos de habilidades sociais e outras intervenções pró-sociais. A técnica Montessori pode promover o desenvolvimento de habilidades motoras, em especial com crianças pré-escolares, porque esse programa educacional enfatiza o desenvolvimento de habilidades motoras. Pequenos estudos sugeriram que exercícios em coordenação rítmica, praticar movimentos motores e aprender a usar teclados de processadores de texto pode ser benéfico. Aconselhamento parental pode ajudar a reduzir a ansiedade dos pais e a culpa com as dificuldades dos filhos, aumentar sua consciência e facilitar sua confiança para lidar com a prole.

Uma pesquisa sobre crianças com transtorno do desenvolvimento da coordenação exibiu resultados positivos usando um jogo de computador desenhado para aprimorar suas habilidades de pegar bolas. Elas foram capazes de melhorar sua pontuação no jogo praticando virtualmente sem instruções específicas sobre como utilizar as pistas visuais. Isso tem implicações no tratamento, porque certos tipos de tarefas de coordenação motora podem ser influenciadas de maneira positiva pela prática de tarefas motoras específicas, mesmo sem instruções abertas.

REFERÊNCIAS

Blank R, Smits-Engelsman B, Polatajko H, Wilson P. European Academy for Childhood Disability. European Academy of Childhood Disability: Recommendations on the definition, diagnosis and intervention of developmental coordination disorder (long version). Dev Med Child Neurol. 2012;54:54–93.

Cairney J, Veldhuizen S, Szatmari P. Motor coordination and emotional-behavioral problems in children. Curr Opin Psychiatry. 2010;23:324–329.

Deng S, Li WG, Ding J, Wu J, Shang Y, Li F, Shen X. Understanding the mechanisms of cognitive impairments in developmental coordination disorder. Pediatr Res. 2014;(210–216).

Dewey D, Bottos S. Neuroimaging of developmental motor disorders. In: Dewey D, Tupper DE, eds. Developmental Motor Disorders: A Neuropsychological perspective. New York: Guilford Press; 2004:26.

Edwards J, Berube M, Erlandson K. Developmental coordination disorder in school-aged children born very preterm and/or at very low birth weight: A systematic review. J Dev Behav Pediatr. 2011;32:678–687.

Geuze RH. Postural control in children with developmental coordination disorder. Neural Plast. 2005;12:183.

Groen SE, de Blecourt ACE, Postema K, Hadders-Algra M. General movements in early infancy predict neuromotor development at 9 to 12 years of age. Dev Med Child Neurol. 2005;47(11):731.

Kargerer FA, Cfontreras-Vidal JL, Bo J, Clark JE. Abrupt, but not gradual visuomotor distortion facilitates adaptation in children with developmental coordination disorder. Mov Sci. 2006;25:622–633.

Liberman L, Ratzon N, Bart O. The profile of performance skills and emotional factors in the context of participation among young children with developmental coordination disorder. Res Dev Disabil. 2013;34:87–94.

Pataki CS, Mitchell WG. Motor skills disorder: Developmental coordination disorder. In: Sadock BJ, Sadock VA, Ruiz P, eds. Kaplan & Sadock's Comprehensive Textbook of Psychiatry. 9th ed. Vol. II. Philadelphia: Lippincott Williams & Wilkins; 2009:3501.

Williams J, Thomas PR, Maruff P, Butson M, Wilson PH. Motor, visual and egocentric transformations in children with developmental coordination disorder. Child Care Health Dev. 2006;32:633–647.

Wilson PH, Ruddock S, Smits-Engelsman B, Polatajko H. Understanding performance deficits in developmental coordination disorder: A meta-analysis of recent research. Dev Med Child Neurol. 2013;55:217–228.

Zwicker JG, Harris SR, Klassen AF. Quality of life domains affected in children with developmental coordination disorder: a systematic review. Child Care Health Dev. 2013;39:562–580.

Zwicker JG, Missiuna C, Harris SR, Boyd LA. Developmental coordination disorder: A review and update. Eur J Paediatr Neurol. 2012;6:573–581.

Zwicker JG, Missiuna C, Harris SR, Boyd LA. Brain activation associated with motor skill practice in children with developmental motor coordination disorder: An fMRI study. Int J Dev Neurosci. 2011;29:145–152.

31.8b Transtorno do movimento estereotipado

Movimentos estereotipados incluem uma grande variedade de comportamentos repetitivos que normalmente surgem no período de desenvolvimento inicial, parecem não apresentar função clara e algumas vezes causam interrupções na vida cotidiana. Esses movimentos via de regra são rítmicos, tais como balançar as mãos, mover o corpo, acenar, mexer no cabelo, mordiscar os lábios, beliscar a pele ou se bater. Movimentos estereotipados costumam parecer tranquilizantes ou estimulantes; entretanto, em certos casos podem causar lesões. Eles parecem ser involuntários; no entanto, com frequência podem ser suprimidos com um esforço concentrado. O transtorno do movimento estereotipado ocorre cada vez mais em crianças com transtorno do espectro autista e deficiência intelectual, mas também se manifesta em crianças em desenvolvimento. Movimentos estereotipados, como mexer a cabeça, bater no rosto, cutucar os olhos ou morder as mãos, podem causar lesões significativas. Roer as unhas, chupar o dedão e cutucar o nariz não costumam ser considerados sintomas desse transtorno porque raramente causam algum prejuízo. Quando há prejuízo, contudo, eles podem ser considerados. Os movimentos estereotipados compartilham diversas características com os tiques, incluindo a natureza repetitiva, aparentemente involuntária e com características idênticas dos movimentos toda vez que são exibidos. Todavia, aspectos distintos dos movimentos estereotipados, em comparação aos tiques, incluem uma idade menor de início, falta de mudança de localizações anatômicas, falta de "desejo" premonitório e resposta reduzida à administração medicamentosa.

De acordo com o DSM-5, o transtorno do movimento estereotipado é caracterizado por comportamento motor repetitivo, que parece ser direcionado e sem propósito e interfere com atividades sociais, acadêmicas ou outras, podendo prejudicar o indivíduo.

EPIDEMIOLOGIA

Movimentos repetitivos são comuns em bebês e crianças pequenas, com mais de 60% dos pais de crianças entre 2 e 4 anos relatando surgimento transitório desses comportamentos. A idade mais frequente de início é o segundo ano de vida. Levantamentos epidemiológicos estimam que até 7% das crianças com desenvolvimento aparentemente normal exibem sintomas estereotipados. Uma prevalência de 15 a 20% em crianças com menos de 6 anos exibe comportamento estereotipado, com índices cada vez menores ao longo do tempo. A prevalência de comportamentos autodestrutivos, contudo, foi estimada em cerca de 2 a 3% entre crianças e adolescentes com deficiência intelectual. Movimentos estereotipados parecem ocorrer em cerca de duas vezes mais meninos do que meninas. Determinar quais casos são graves o suficiente para confirmar um diagnóstico de transtorno do movimento estereotipado pode ser difícil. Comportamentos estereotipados ocorrem em 10 a 20% das crianças com deficiência intelectual, com índices mais elevados proporcionais ao nível de gravidade. Comportamentos autodestrutivos ocorrem com frequência em síndromes genéticas, como na síndrome de Lesch-Nyhan, e em crianças com deficiências sensoriais, como cegueira ou surdez.

ETIOLOGIA

A etiologia do transtorno do movimento estereotipado inclui fatores ambientais, genéticos e neurobiológicos. Embora os elementos neurobiológicos desse transtorno ainda tenham de ser provados, dada a sua similaridade com outros movimentos involuntários, existe a teoria de que o transtorno tenha origem no gânglio basal. Dopamina e serotonina provavelmente estejam envolvidas em seu surgimento. Os agonistas de dopamina tendem a induzir ou aumentar comportamentos estereotipados, enquanto seus antagonistas às vezes os reduzem. Um estudo verificou que 17% das crianças com desenvolvimento normal apresentando transtorno do movimento estereotipado tinham um parente em primeiro grau com o transtorno e que 25% tinham um parente em primeiro ou segundo grau com esse transtorno. Comportamentos estereotipados transitórios em crianças muito pequenas podem ser considerados fenômenos normais de desenvolvimento. Fatores genéticos provavelmente exerçam um papel em alguns movimentos estereotipados, como a deficiência recessiva de enzimas ligada ao X, levando a síndrome de Lesch-Nyhan, que apresenta características previsíveis, incluindo deficiência intelectual, hiperuricemia, espasmos e comportamentos autodestrutivos. Outros movimentos estereotipados mínimos que não costumam causar prejuízos (p. ex., roer as unhas) também parecem ocorrer em famílias. Alguns desses comportamentos parecem surgir ou ficar exagerados em situações de negligência ou privação; comportamentos como balançar a cabeça foram associados a privação psicossocial.

DIAGNÓSTICO E CARACTERÍSTICAS CLÍNICAS

A presença de múltiplos sintomas repetitivos estereotipados tende a ocorrer com frequência entre crianças com transtorno do espectro autista e deficiência intelectual, particularmente quando a deficiência intelectual é grave. Pacientes com movimentos estereotipados múltiplos costumam ter outros transtornos mentais significativos, incluindo transtorno do comportamento disruptivo, ou doenças neurológicas. Em casos extremos, mutilação grave ou lesões potencialmente letais podem ser o resultado de trauma autoinfligido.

Balançar a cabeça

Balançar a cabeça exemplifica um transtorno do movimento estereotipado que pode resultar em prejuízo funcional. Em geral, esse comportamento começa na primeira infância, entre 6 e 12 meses. Bebês batem a cabeça com uma continuidade rítmica e monótona contra o berço ou outra superfície dura. Eles parecem absortos na atividade, que pode persistir até que fiquem exaustos e durmam. Balançar a cabeça costuma ser passageiro, mas às vezes persiste até a meia infância. Batidas de cabeça como resultado de pirraça diferem da variedade estereotipada e cessam após a birra e seus ganhos secundários terem sido controlados.

Roer as unhas

Roer as unhas começa desde o primeiro ano de vida e aumenta em incidência até os 12 anos. A maioria dos casos não é grave o suficiente para cumprir os critérios diagnósticos do DSM-5 para transtorno do movimento estereotipado. Em casos raros, as crianças causam danos físicos aos próprios dedos, normalmente por mordidas associadas às cutículas, o que leva a infecções secundárias dos dedos e do leito ungueal. Elas começam a roer as unhas, ou o fazem com maior intensidade, quando estão ansiosas ou estressadas. Algumas das ocorrências mais graves se dão em crianças com deficiência intelectual profunda; contudo, muitas vezes não há qualquer perturbação emocional evidente que dê início a esse comportamento.

PATOLOGIA E EXAMES DE LABORATÓRIO

Não há exames de laboratório específicos que ajudem no diagnóstico do transtorno do movimento estereotipado.

> Tim, um garoto de 14 anos com transtorno do espectro autista (TEA) e deficiência intelectual grave, foi avaliado quando se transferiu para uma nova escola privada para crianças com TEA. Em sua sala de aula, foi percebido como um garoto pequeno que parecia menor do que sua idade. Ficou com as mãos nos bolsos girando no lugar. Quando lhe ofereceram um brinquedo, pegou-o e o manipu-

lou por um tempo. Quando foi instigado a se envolver em várias tarefas que exigiam retirar as mãos dos bolsos, começou a bater na cabeça com as mãos. Se suas mãos fossem seguradas pelo professor, batia a cabeça com os joelhos. Ele era perito em se contorcer, então conseguia se bater ou se chutar em praticamente qualquer posição, mesmo quando estivesse andando. Logo, seu rosto e sua testa ficaram cobertos de machucados.

Seu desenvolvimento ficou atrasado em todas as esferas, e ele nunca desenvolveu linguagem. Vivia em casa e frequentava um programa educacional especial. Seus comportamentos autodestrutivos desenvolveram-se desde cedo, e, quando seus pais tentavam impedi-lo, ficava agressivo. Gradualmente, ele foi ficando mais difícil de lidar na escola pública e, aos 5 anos, foi colocado em uma escola especial. O comportamento autoabusivo e autocontido (i.e., guardar as mãos nos bolsos) esteve presente quase o tempo todo durante sua estadia lá; vários antipsicóticos de segunda geração haviam sido testados nele, mas com mínimo progresso. Embora as anotações do psiquiatra mencionassem alguma melhoria em seu comportamento autodestrutivo, ele foi descrito como contínuo e flutuante. O menino foi transferido para uma nova escola devido à falta de progresso e às dificuldades de manejo à medida que ficava maior e mais forte. Seu funcionamento intelectual correspondia a um quociente de inteligência (QI) de 34 a 40. Suas habilidades adaptativas eram pobres. Ele requeria assistência total em autocuidado, sem ser capaz de cuidar nem de suas mais simples necessidades, e exigia supervisão constante para sua segurança.

Em alguns meses, Tim se adaptou à rotina de sua nova escola. Seu comportamento autodestrutivo flutuava. Era reduzido ou ausente quando se controlava guardando as mãos nos bolsos ou dentro da camiseta, ou até manipulando algum objeto. Se deixado sozinho, podia se contorcer, enquanto mantinha as mãos dentro da camiseta. Visto que interferia em suas atividades cotidianas e em sua educação, o comportamento autodestrutivo e autorrestritivo estereotipado se tornou o foco primário de um programa de modificação de comportamento. Por alguns meses, ele se saiu bem, sobretudo quando desenvolveu um bom relacionamento com um professor novo, que era firme, consistente e amável. Com ele, Tim conseguiu participar com sucesso em algumas tarefas da escola. Quando o professor saía, ele regredia. Para impedir lesões, a equipe começou a bloquear seus golpes com um travesseiro. Eram-lhe oferecidas atividades das quais gostava e nas quais conseguia se envolver sem recorrer à autodestruição. Após vários meses, sua medicação antipsicótica foi lentamente descontinuada, por um período de 11 meses, sem qualquer deterioração comportamental. (Adaptado de material de Bhavik Shah, M.D.)

DIAGNÓSTICO DIFERENCIAL

O diagnóstico diferencial do transtorno do movimento estereotipado inclui transtorno obsessivo-compulsivo (TOC) e transtornos de tique, sendo ambos critérios de exclusão no DSM-5. Ainda que os movimentos estereotipados sejam frequentemente suprimidos de forma voluntária, e não sejam espasmódicos, é difícil diferenciar essas características dos tiques em todos os casos. Um estudo comparando movimentos estereotipados a tiques relatou que os primeiros tendiam a uma duração maior e exibiam qualidades mais rítmicas do que os últimos. Os tiques parecem ser mais frequentes quando uma criança está em uma condição "solitária" do que quando está brincando, enquanto os movimentos estereotipados ocorrem com a mesma frequência nessas duas condições diferentes. Movimentos estereotipados costumam parecer tranquilizantes, enquanto os tiques costumam estar associados a sofrimento.

Diferenciar movimentos discinéticos de movimentos estereotipados pode ser difícil. Uma vez que medicamentos antipsicóticos às vezes podem suprimir movimentos estereotipados, os clínicos devem notar quaisquer desses movimentos antes de iniciar o tratamento com um agente antipsicótico. O transtorno do movimento estereotipado pode ser diagnosticado concorrentemente com transtornos relacionados a substâncias (p. ex., transtornos por uso de anfetaminas), prejuízos sensoriais graves, distúrbios do sistema nervoso central e degenerativos (p. ex., síndrome de Lesch-Nyhan), bem como esquizofrenia grave.

CURSO E PROGNÓSTICO

A duração e o curso do transtorno do movimento estereotipado pode variar, e os sintomas podem ir e vir. Até 60 a 80% dos bebês normais exibem atividades rítmicas transitórias que parecem propositais e reconfortantes e tendem a desaparecer até os 4 anos. Quando surgem com maior gravidade, mais tarde na infância, esses movimentos costumam variar de episódios breves que ocorrem sob estresse, até um padrão corrente no contexto de uma doença crônica, tal como TEA ou deficiência intelectual. Mesmo em doenças crônicas, os comportamentos estereotipados podem ir e vir. Em muitos casos, eles são proeminentes na primeira infância e diminuem conforme a criança envelhece.

A gravidade da disfunção causada por movimentos estereotipados varia com a frequência, a quantidade e o grau da autodestruição associada. Crianças que exibem comportamentos estereotipados frequentes, graves e autodestrutivos apresentam os piores prognósticos. Episódios repetitivos de bater a cabeça, morder-se e cutucar os olhos podem ser difíceis de controlar sem restrições físicas. Roer as unhas costuma ser um comportamento benigno e com frequência não se enquadra nos critérios diagnósticos para transtorno do movimento estereotipado. Em casos graves em que os leitos ungueais são danificados repetidas vezes, infecções bacterianas e fungais podem ocorrer. Embora transtornos do movimento estereotipado crônicos possam prejudicar gravemente o funcionamento cotidiano, diversos tratamentos ajudam a controlar os sintomas.

TRATAMENTO

Quando ocorrem na ausência de quaisquer outros sintomas ou transtornos, movimentos estereotipados podem não necessitar de tratamento psicológico. As modalidades de tratamento com os efeitos mais promissores incluem técnicas comportamentais, como reversão de hábitos e reforço diferencial de outros comportamentos, bem como intervenções farmacológicas. Um relatório recente acerca da utilização tanto da reversão de hábito (em que a criança é treinada para substituir o comportamento repetitivo indesejado por um comportamento mais aceitável) quanto de reforço para a redução do comportamento indesejado, revelou que esses tratamentos foram eficazes entre 12 crianças com desenvolvimento típico entre 6 e 14 anos. Um relato de caso detalhou um tratamento bem-sucedido de reversão de hábito em uma criança de 3 anos com movimentos estereotipados graves, o qual foi implementado praticamente todo em casa pelos pais. A alteração estimada nos comportamentos estereotipados durante intervalos regulares registrados durante o tratamento diminuiu de sua presença em 85% dos registros para presença em menos de 2% dos registros em um período de 4 semanas.

Intervenções farmacológicas foram usadas na prática clínica para minimizar as lesões autoinfligidas por crianças mediante seus movimentos estereotipados. Pequenos estudos abertos demonstraram benefícios de antipsicóticos atípicos, e relatórios de caso indicaram o uso de inibidores seletivos da recaptação de serotonina (ISRSs) na administração de estereotipias autodestrutivas. Os antagonistas do receptor de dopamina foram preferencialmente experimentados no tratamento de movimentos estereotipados e comportamentos autodestrutivos. Os agentes ISRSs podem influenciar na redução de estereotipias; contudo, isso ainda está sendo investigado. Ensaios abertos sugerem que a clomipramina e a fluoxetina podem reduzir os comportamentos autodestrutivos e outros movimentos estereotipados em alguns pacientes.

REFERÊNCIAS

Barry S, Baird G, Lascelles K, Bunton P, Hedderly T. Neurodevelopmental movement disorders—an update on childhood motor stereotypies. Dev Med Child Neurol. 2011;53:979–985.
Doyle RL. Stereotypic movement disorders. In: Sadock BJ, Sadock VA, Ruiz P, eds. Kaplan & Sadock's Comprehensive Textbook of Psychiatry. 9th ed. Vol. II. Philadelphia: Lippincott Williams & Wilkins; 2009:3642.
Edwards MJ, Lang AE, Bhatia KP. Stereotypies: A critical appraisal and suggestion of a clinically useful definition. Mov Disord. 2012;27:179–185.
Fernandez AE. Primary versus secondary stereotypic movements. Rev Neurol. 2004;38[Suppl 1]:21.
Freeman KA, Duke DC. Power of magic hands: Parent-driven application of habit reversal to treat complex stereotypy in a 3-year-old. Health Psychol. 2013;32:915–920.
Freeman RD, Soltanifar A, Baer S. Stereotypic movement disorder: Easily missed. Dev Med Child Neurol. 2010;52:733–738.
Harris KM, Mahone EM, Singer HS. Nonautistic motor stereotypies: Clinical features and longitudinal follow-up. Pediatr Neurol. 2008;38:267–272.
Luby JL. Disorders of infancy and early childhood not otherwise specified. In: Sadock BJ, Sadock VA, eds. Kaplan & Sadock's Comprehensive Textbook of Psychiatry. 8th ed. Vol. 2. Philadelphia: Lippincott Williams & Wilkins; 2005:3257.
Mahone EM, Bridges D, Prahme C, Singer HS. Repetitive arm and hand movements (complex motor stereotypies) in children. J Pediatr. 2004;145:391.
Melnick SM, Dow-Edwards DL. Correlating brain metabolism with stereotypic and locomotor behavior. Behav Res Methods Instrum Comput. 2003;35:452.
Miller JM, Singer HS, Bridges DD, Waranch HR. Behavioral therapy for treatment of stereotypic movements in nonautistic children. J Child Neurol. 2006;21:119.
Muehlmann AM, Lewis MH. Abnormal repetitive behaviours: Shared phenomenology and pathophysiology. J Intellect Disabil Res. 2012; 56:427–440.
Presti MF, Watson CJ, Kennedy RT, Yang M, Lewis MH. Behavior-related alterations of striatal neurochemistry in a mouse model of stereotyped movement disorder. Pharmacol Biochem Behav. 2004;77:501.
Stein DJ, Grant JE, Franklin ME, Keuthen N, Lochner C, Singer HS, Woods DW. Trichotillomania (hair pulling disorder) skin picking disorder, and stereotypic movement disorder: Toward DSM-V. Dep Anxiety. 2010;27:611–626.
Zinner SH, Mink JW. Movement disorders I: Tics and stereotypies. Pediatr Rev. 2010;31:223–232.

31.8c Transtorno de Tourette

Os tiques são eventos neuropsiquiátricos caracterizados por breves movimentos motores ou vocalizações rápidas, em geral realizados em resposta a desejos premonitórios irresistíveis. Apesar de costumarem ser rápidos, os tiques podem incluir padrões complexos de movimentos e vocalizações mais longas. Evidências convergentes de muitas linhas de pesquisa sugerem que a produção de tiques envolva disfunção na região dos núcleos da base, em particular da transmissão dopaminérgica nos circuitos córtico-estriado-talâmicos. Visto que os transtornos de tique são bem mais comuns em crianças do que em adultos, as alterações postuladas no circuito de dopamina em muitas crianças afetadas parecem melhorar espontaneamente ao longo do tempo. Os tiques podem ser transitórios ou crônicos, com um curso de ida e volta. Costumam surgir aos 5 ou 6 anos e tendem a alcançar sua maior gravidade entre os 10 e 12 anos. Cerca de metade a dois terços das crianças com transtornos de tique melhora muito ou entra em remissão na adolescência ou no início da vida adulta. Esse transtorno pode ser diferenciado pelo tipo de tiques, sua frequência e pelo padrão em que surgem ao longo do tempo. Os tiques motores costumam afetar os músculos do rosto e do pescoço, resultando em piscar os olhos, balançar a cabeça, mover a boca ou puxar a cabeça. Os mais típicos do tipo vocal incluem pigarrear, grunhir, roncar e tossir. Tiques são contrações musculares repetitivas que causam movimentos ou vocalizações involuntários, embora algumas vezes possam ser voluntariamente suprimidos. Crianças e adolescentes podem exibir comportamentos de tique que ocorrem após um estímulo ou em resposta a um desejo premonitório interno.

O transtorno de tique mais estudado e mais grave é a síndrome de Gilles de la Tourette, também conhecida como transtorno de Tourette. Georges Gilles de la Tourette (1857–1904) descreveu pela primeira vez um paciente com uma síndrome, que ficou conhecida como transtorno de Tourette, em 1885, enquanto estudava com Jean-Martin Charcot, na França. De la Tourette notou em diversos pacientes uma síndrome que incluía múltiplos tiques motores, coprolalia e ecolalia. Em geral, os tiques são constituídos de movimentos que costumam ser usados de modo voluntário. Metade a dois terços das crianças com transtorno de Tourette exibem redução ou completa remissão dos sintomas de tique durante a adolescência. Muitos transtornos psiquiátricos comórbidos comuns e problemas de comportamento podem surgir junto com a síndrome. Por exemplo, a relação entre esse transtorno, transtorno de déficit de atenção/hiperatividade (TDAH) e transtorno obsessivo-compulsivo (TOC) não foi claramente delineada. Levantamentos epidemiológicos indicam que mais de metade das crianças com transtorno de Tourette também se enquadram nos critérios para TDAH. Parece haver um relacionamento bidirecional entre transtorno de Tourette e TOC, com 20 a 40% dos pacientes com o primeiro enquadrando-se em todos os critérios para o segundo. Parentes em primeiro grau de pacientes com TOC também mostraram taxas mais elevadas de transtornos de tique, se comparados à população em geral. Houve alguns poucos relatórios sugerindo que os sintomas obsessivo-compulsivos que têm mais probabilidade de ocorrer no transtorno de Tourette são caracteristicamente relacionados a ordenamento e simetria, contagem e toque repetido, enquanto os sintomas de TOC na ausência de transtornos de tique costumam ser mais associados a medo de contaminação e medo de fazer mal. Tiques motores e vocais são divididos em tipos simples e complexos. *Tiques motores simples* são os compostos de contrações repetitivas rápidas de grupos musculares de funcionalidade semelhante – por exemplo, piscar os olhos, puxar o pescoço, dar de ombros e contrair o rosto. *Tiques vocais simples* comuns incluem tossir, pigarrear, grunhir, fungar, roncar e latir. *Tiques motores complexos* parecem ser mais propositados e ritualísticos do que simples tiques. Os mais comuns são cuidados com a aparência, cheirar objetos, pular, comportamentos de toque, ecopraxia (imitação de comportamento observado) e copropraxia (exibição de gestos obscenos). Entre os *tiques vocais complexos* estão a repetição de palavras ou frases fora de contexto, coprolalia (uso de palavras ou frases obscenas), palilalia (uma pessoa repetindo suas palavras) e ecolalia (repetição da última palavra ouvida de outros).

Embora crianças mais velhas e adolescentes com transtornos de tique possam conseguir suprimir seus tiques por minutos ou horas, crianças pequenas frequentemente não têm consciência de seus tiques ou sentem que o desejo de realizá-los é irresistível. Os tiques podem ser atenuados por sono, relaxamento ou absorção em uma atividade. Eles costumam desaparecer durante o sono.

EPIDEMIOLOGIA

A prevalência estimada de transtorno de Tourette varia de 3 a 8 por 1 mil crianças em idade escolar. Indivíduos do sexo masculino são duas a quatro vezes mais afetados do que os do sexo feminino. As características singulares do transtorno de Tourette, em que os tiques vêm e vão e podem mudar de característica, frequência e gravidade por períodos relativamente curtos de tempo, tornou a determinação de sua prevalência algo desafiador. Além do mais, a remissão dos tiques depende muito da idade; eles tendem a surgir e aumentar dos 5 aos 10 anos e, em muitos casos, diminuir em frequência e gravidade após os 10 ou 12 anos. Aos 13 anos, contudo, usando critérios estringentes, o índice de prevalência para transtorno de Tourette cai para 0,3%. A prevalência vitalícia desse transtorno é estimada em aproximadamente 1%.

ETIOLOGIA

Fatores genéticos

Estudos de gêmeos, estudos de adoção e estudos de análise de segregação apoiam a base genética, apesar de ser complexa, para o transtorno de Tourette. Estudos de gêmeos indicam que concordância para o transtorno em gêmeos monozigóticos é bem maior do que em gêmeos dizigóticos. O transtorno de Tourette e o transtorno de tique motor ou vocal crônico têm grande probabilidade de ocorrer nas mesmas famílias; isso dá suporte à visão de que os transtornos fazem parte de um espectro geneticamente determinado. Os filhos de mães com transtorno de Tourette parecem correr maior risco de apresentá-lo. Evidências em algumas famílias indicam que esse transtorno é transmitido de maneira autossômica dominante. Estudos da história familiar sugerem que possa ser transmitido de modo bilinear; ou seja, parece ser herdado por um padrão autossômico em algumas famílias, intermediário entre dominante e recessivo. Um estudo de 174 probandos sem parentesco, com transtorno de Tourette, identificou uma chance de ocorrência maior de uma sequência variante rara em SLITRK1, que pode ser um gene candidato no cromossomo 13q31.

Até metade de todos os pacientes com transtorno de Tourette tem TDAH, e até 40% das pessoas com a síndrome também têm TOC. Essas comorbidades frequentes com transtorno de Tourette podem levar a um excesso de sintomas sobrepostos. Estudos de famílias forneceram evidências persuasivas da associação entre transtornos de tique e TOC. Parentes em primeiro grau de pessoas com transtorno de Tourette têm maior risco de desenvolver o mesmo transtorno, transtorno de tique motor ou vocal crônico e TOC. A compreensão atual das bases genéticas do transtorno de Tourette implica múltiplos genes de vulnerabilidade que podem servir para mediar o tipo e a gravidade dos tiques. Genes candidatos relacionados a transtorno de Tourette incluem genes receptores de dopamina, genes transportadores de dopamina, diversos genes noradrenérgicos e genes serotonérgicos.

Estudos de neuroimagem

Um estudo de ressonância magnética funcional (IRMf) da atividade do cérebro dois segundos antes e depois de um tique verificou que áreas de associação paralímbica e sensorial estavam envolvidas. Além disso, evidências indicam que a supressão voluntárias de tiques envolve a ativação do putame e do globo pálido, junto com a ativação parcial de regiões do córtex pré-frontal e do núcleo caudado. Evidências persuasivas, porém indiretas, do envolvimento do sistema dopaminérgico em transtornos de tique incluem as observações de que agentes farmacológicos que antagonizam dopamina (haloperidol, pimozide e flufenazina) suprimem tiques, e os agentes que aumentam a atividade dopaminérgica central (metilfenidato, anfetaminas e cocaína) tendem a exacerbá-los. A relação de tiques com os sistemas neurotransmissores é complexa, sendo ainda mal compreendida; por exemplo, em alguns casos, medicamentos antipsicóticos, como haloperidol, não são eficazes na redução dessas manifestações, e o efeito relatados dos estimulantes sobre transtornos dessas manifestações, costumam ser variados. Em alguns casos, o transtorno de Tourette surgiu durante tratamento com medicamentos antipsicóticos.

A maioria das análises diretas da neuroquímica do transtorno de Tourette foi possível com a utilização de espectroscopia por ressonância magnética (MRS). Estudos de neuroimagem com utilização de fluxo sanguíneo cerebral em tomografia por emissão de pósitrons (PET) e tomografia por emissão de fóton único (SPECT) revelam que alterações da atividade podem ocorrer em diversas regiões do cérebro em pacientes com esse transtorno, comparados a pacientes-controle, incluindo os córtices frontal e orbital, o corpo estriado e o putame. Um exame da neuroquímica celular de pacientes com transtorno de Tourette, utilizando MRS do córtex frontal, do núcleo caudado, do putame e do tálamo, demonstrou que esses pacientes apresentavam quantidade reduzida de colina e N-acetil-D--aspartato no putame esquerdo, bem como níveis reduzidos bilateralmente no putame. No córtex frontal, descobriu-se que pacientes com transtorno de Tourette apresentam concentrações mais baixas de N-acetil-D-aspartato bilateralmente, níveis mais baixos de creatina no lado direito e mioinositol reduzido no lado esquerdo. Esses resultados apontam que déficits na densidade de células neuronais e não neuronais estão presentes em indivíduos com o transtorno. Anormalidades no sistema não adrenérgico foram implicadas em alguns casos pela redução de tiques com clonidina. Esse agonista adrenérgico reduz a liberação de norepinefrina no sistema nervoso central e, assim, pode reduzir a atividade no sistema dopaminérgico. Sabe-se que anormalidades no gânglio basal resultam em vários transtornos do movimento, como doença de Huntington, além de estarem implicados como locais prováveis de distúrbios no transtorno de Tourette.

Fatores imunológicos e pós-infecção

Um processo autoimune e, especificamente, um secundário a infecção estreptocócica de grupo Aβ-hemolítico, foram teorizados como um mecanismo em potencial para o desenvolvimento de tiques e sintomas obsessivo-compulsivos em alguns casos. Os dados foram conflitantes e controversos, e esse mecanismo não parece ser uma etiologia provável do transtorno de Tourette na maioria dos casos. Um estudo de caso encontrou poucas evidências do desenvolvimento ou da exacerbação de tiques, ou obsessões ou compulsões, em crianças com infecção estreptocócica de grupo Aβ-hemolítico bem documentada e tratada.

DIAGNÓSTICO E CARACTERÍSTICAS CLÍNICAS

Um diagnóstico de transtorno de Tourette depende de uma história de múltiplos tiques motores que geralmente surgem em um período de meses ou anos, além do surgimento de pelo menos um tique vocal em algum momento. De acordo com o DSM-5, os tiques podem aumentar e diminuir com frequência, mas devem ter persistido por mais de um ano desde o surgimento do primeiro tique para que se enquadrem no diagnóstico. A idade média de início dos tiques é entre 4 e 6 anos, embora, em alguns casos, possam ter início aos 2 anos. A idade-pico para a gravidade dos tiques é entre 10 e 12 anos. Para enquadrar-se nos critérios diagnósticos do transtorno de Tourette, o início deve ocorrer antes dos 18 anos.

No transtorno de Tourette, os primeiros tiques costumam ser no rosto e no pescoço. Ao longo do tempo, eles tendem a progredir para baixo. Os tiques mais descritos são aqueles que afetam o rosto e a cabeça, os braços e as mãos, o corpo e as extremidades baixas e os sistemas respiratório e alimentar. Nessas áreas, os tiques assumem

TABELA 31.8c-1
Ferramentas de avaliação clínica em transtornos de tique

Domínio	Tipo	Confiabilidade e validade	Sensibilidade a mudança
Tiques			
Tic Symptom Self-Report	Pais/self	Bom	Sim
Yale Global Tic Severity Scale	Clínico	Excelente	Sim
TDAH			
Swanson, Nolan e Pelham-IV	Pais/professores	Excelente	Sim
Abbreviated Conners' Questionnaire	Pais/professores	Excelente	Sim
Transtorno obsessivo-compulsivo			
Yale-Brown Obsessive Compulsive Scale e Children's Yale-Brown Obsessive Compulsive Scale	Clínico	Excelente	Sim
National Institute of Mental Health Global	Clínico	Excelente	Sim
Geral			
Child Behavior Checklist	Pais/professores	Excelente	Não

a forma de caretas; franzir a testa; erguer as sobrancelhas; piscar os olhos; dar piscadelas; enrugar o nariz; tremer a boca; mostrar os dentes; morder os lábios e outras partes; mostrar a língua; contrair a mandíbula inferior; acenar, puxar ou balançar a cabeça; torcer o pescoço; olhar para os lados; rolar a cabeça; puxar as mãos; puxar os braços; contrair os dedos; contorcer os dedos; cerrar os punhos; dar de ombros; balançar o pé, o joelho ou o dedão; caminhar de modo peculiar; contorcer o corpo; pular; soluçar; suspirar; bocejar; expirar; soprar pelo nariz; assoviar; arrotar; fazer sons de sucção ou de tapas; e limpar a garganta. Diversos instrumentos de avaliação atualmente disponíveis são úteis na obtenção de diagnósticos de transtornos de tique, incluindo as compreensivas ferramentas de autoavaliação, tais como a Tic Symptom Self Report e a Yale Global Tic Severity Scale, administradas por um clínico (Tab. 31.8c-1).

Visto que o transtorno de Tourette costuma ser comórbido com comportamentos de atenção, obsessivos ou opositores, esses sintomas costumam surgir antes dos tiques. Em alguns estudos, mais de 25% das crianças com esse transtorno receberam estimulantes para um diagnóstico de TDAH antes de serem diagnosticadas com transtorno de Tourette. O sintoma inicial mais frequente é um tique de piscar os olhos, seguido por um tique de cabeça ou de contração do rosto. A maioria dos sintomas motores e vocais complexos surge vários anos após os sintomas iniciais. Coprolalia, um sintoma muito incomum que envolve gritar ou dizer palavras socialmente inaceitáveis ou obscenas, ocorre em menos de 10% dos pacientes, sendo raro na ausência de perturbação psiquiátrica comórbida. A coprolalia mental – em que um paciente experimenta um pensamento socialmente inaceitável ou envolvendo uma palavra obscena, de maneira intrusiva ou repentina – é observada com mais frequência do que a coprolalia. Em casos graves, autodestruição física foi verificada devido a comportamentos de tique.

> Jake, 10 anos, veio até a Clínica de Transtorno de Tourette para uma avaliação de tiques motores na cabeça e no pescoço, tosse ocasional e grunhidos e um sintoma novo de pigarreio várias vezes ao dia. Ele tinha uma história passada de TDAH que incluía hiperatividade significativa e comportamento impulsivo e opositor. Era um estudante da 5ª série em uma classe regular da escola pública local. Antes da consulta, avaliação dos pais e professores, incluindo Child Behavior Checklist (CBCL), Swanson, Nolan e Pelham-IV, Conners' Parent and Teacher Questionnaires, Tic Symptom Self-Report (TSSR), bem como levantamentos da história médica, foram enviados a sua família. Sua mãe e sua professora o avaliaram muito acima da norma para hiperatividade, desatenção e impulsividade. Ele estava sendo reprovado em várias matérias na escola, discutia frequentemente com adultos, algumas vezes era agressivo e tinha poucos amigos. Seus tiques foram avaliados como moderados.
>
> A mãe de Jake lembra das dificuldades com seu comportamento hiperativo, opositor e desafiador desde a pré-escola. Aos 5 anos, em razão de seu nível de atividade e comportamento argumentativo e agressivo, sua professora do jardim de infância encorajou a família a consultar um psiquiatra. O pediatra do menino fez um diagnóstico de TDAH e recomendou uma experiência com Concerta (comprimidos de liberação estendida de metilfenidato), a 36 mg/dia, que foi iniciada no começo da 1ª série. Após uma semana com o medicamento, o comportamento hiperativo e impulsivo de Jake melhorou de forma extraordinária; porém, ele continuou argumentativo e opositor. Todavia, quando tomava Concerta, conseguia ficar sentado no lugar e completar suas tarefas, assim como tinha mais capacidade para esperar sua vez de brincar no *playground*. Nos meses seguintes, ele esteve bem, mas, no início da primavera, pareceu estar retornando a alguns de seus antigos hábitos. Falava fora de hora na sala de aula, saía de seu lugar, o que atrapalhava a classe. Após o aumento do Concerta para 54mg/dia, na primavera do ano letivo da 1ª série, ele começou a exibir tiques motores e fônicos que consistiam em puxar a cabeça, mover o rosto, tossir e grunhir. O medicamento foi descontinuado para ver se isso fazia diferença, sendo interrompido imediatamente. E, embora tenham diminuído por um tempo, os tiques voltaram com força total em 1 mês. Em retrospectiva, a mãe de Jake lembrou que ele exibia piscar dos olhos e grunhidos antes do início do Concerta, mas ela ignorara esses eventos como algo sem importância, visto que não pareciam atrapalhar a vida cotidiana do menino.
>
> Durante certo período em que não tomou Concerta, quando estava iniciando a 6ª série, Jake passou a atrapalhar a aula e começou a ser provocado por vários colegas por sua impulsividade, frequentes tiques motores, altos grunhidos e pigarros. Ele ficou desanimado e começou a se recusar a ir à aula. A essa altura, decidiu-se colocá-lo em uma aula de educação especial. Contudo, diversos meses depois dessa mudança, Jake passou a se sentir pior consigo mesmo, a detestar a escola e implorou para ser levado de volta à sala de aula regular. Neste momento, sua pediatra indicou-o para um psiquiatra especializado em crianças e adolescentes em uma Clínica de Transtorno de Tourette na universidade local.
>
> Durante sua avaliação na clínica, Jake foi considerado uma criança saudável, fruto de uma gravidez e um parto sem complicações, cujos marcos do desenvolvimento foram alcançados no momento adequado. Testes intelectuais completados pela psicóloga da escola revelaram uma escala de QI de 105. Sua mãe notou que ele tinha problemas para pegar no sono, embora dormisse a noite toda.

Ele sempre foi descrito como contestador e facilmente frustrado, com surtos frequentes de temperamento; porém, quando não estava fazendo pirraça, seu humor costumava ser alegre.

O psiquiatra notou que Jake tinha altura e peso medianos, sem características dismórficas. Seu discurso tinha ritmo acelerado, mas era normal em tom e volume, também era coerente e adequado ao desenvolvimento, sem evidências de transtorno do pensamento; entretanto, tiques vocais, incluindo grunhidos, tosse e óbvio pigarreio foram observados. Ele negava humor deprimido ou ideias suicidas, apesar de relatar estresse com questões cotidianas, como sofrer provocações dos pares, não ter amigos o bastante e apresentar baixo desempenho escolar. Também negava preocupações recorrentes sobre contaminações ou males contra ele ou sua família, assim como ter medo de agir contra impulsos indesejados. Além de pequenos hábitos de toque, envolvendo a necessidade de tocar cada objeto três vezes ou em combinações de três, negava rituais repetitivos. Diversos tiques motores também foram observados durante a sessão de avaliação, incluindo piscadelas, puxões de cabeça e tiques com os ombros. Jake era inquieto e se distraía com facilidade durante a sessão, sendo frequente sua necessidade de auxílio para se entreter quando não estava diretamente envolvido em uma conversa.

Dada sua história de tiques motores e fônicos persistentes, confirmados por observações diretas, o diagnóstico de transtorno de Tourette e TDAH, bem como o de transtorno de oposição desafiante, foi confirmado.

Jake e sua família frequentaram diversas sessões com o psiquiatra especializado em crianças e adolescentes para aprender sobre a natureza inconstante dos sintomas de tique e do histórico natural do transtorno de Tourette, assim como do TDAH. Eles ficaram animados ao ouvir que, em geral, os tiques tendem a atingir seu ápice nessa idade, sendo provável que diminuíssem ao longo do tempo ou mesmo entrassem em remissão total. Ele foi indicado para uma psicóloga comportamental especializada em treinamento de reversão de hábitos. Nesse tratamento, aprendeu a se envolver em comportamentos fisicamente incompatíveis com seu tique (uma resposta competitiva) toda a vez em que sentisse o desejo de realizá-lo. A resposta competitiva para o tique com os ombros, que consistia em erguer os ombros o mais alto que pudesse, era pressionar com delicadeza os ombros para baixo e estender o pescoço toda vez que sentisse vontade de realizar o tique. Com prática repetida nessa resposta competitiva, sua vontade de realizá-lo diminuiu tanto que era capaz de administrar seus impulsos nesse sentido. Jake foi indicado para uma psiquiatra especializada em crianças e adolescentes, que decidiu reiniciar o uso de Concerta a 36 mg/dia, voltando aos 54 mg/dia sem piora dos sintomas. Ele respondeu bem a essa terapia comportamental, e ao longo de um período de 8 semanas, havia aprendido a se conscientizar dos desejos que ocorriam antes de seus tiques e a substituir de forma voluntária os tiques habituais por comportamentos menos estressantes e perturbadores.

Todavia, quando entrou para a 7ª série, Jake teve uma exacerbação de seus tiques motores e vocais, além de tocar objetos repetidamente ao longo do dia. Voltou a ser contestador e não queria ir para a escola. A psicóloga decidiu adicionar treinamento de relaxamento a seu tratamento comportamental, e a psiquiatra adotou outro medicamento a seu regime farmacológico. Ele recebeu uma prescrição de risperidona, a 0,5 mg/dia, que foi aumentada para 1 mg duas vezes ao dia. Com o acréscimo dessas intervenções psicológicas e farmacológicas, Jake estabilizou em 1 mês, conseguiu continuar na escola e até frequentou algumas festas. Ele e seus pais compreenderam a natureza inconstante de seus tiques e esperavam conseguir ver alguma redução dos sintomas nos próximos anos. No acompanhamento, quando tinha 15 anos, Jake apresentou sintomas mínimos de tique; piscadelas ocasionais e raros pigarros era tudo o que se podia observar. Ele não estava mais passando por tratamento comportamental; no entanto, ao longo dos anos, teve, em algumas ocasiões, sessões de terapia para aprimorar seu treinamento de reversão de hábitos quando apresentava uma pequena exacerbação dos tiques. Havia deixado de tomar risperidona há 2 anos, sem experimentar excerbação dos tiques. Continuou com Concerta a 54 mg/dia, ficando bem controlado nessa dose; estava indo bem na escola e se tornara mais popular desde que se juntara ao time de futebol. (Adaptado de L. Scahill M.S.N., Ph.D., e J.F. Leckman, M.D.)

PATOLOGIA E EXAMES DE LABORATÓRIO

Não existem exames diagnósticos específicos de laboratório para o transtorno de Tourette, mas muitos pacientes afetados apresentam achados eletrencefalográficos anormais não específicos. Exames de tomografia computadorizada (TC) e ressonância magnética (RM) não revelaram lesões estruturais específicas, apesar de 10% de todos os pacientes com transtorno de Tourette apresentarem alguma anormalidade não específica em exames de TC.

DIAGNÓSTICO DIFERENCIAL

Os tiques devem ser diferenciados de outros movimentos e transtornos do movimento (p. ex., movimentos distônicos, atetoides, mioclônicos e hemibalísmicos) e de doenças neurológicas que eles possam se caracterizar (p. ex, doença de Huntington, Parkinson, coreia de Sydenham e doença de Wilson), conforme listados na Tabela 31.8c-2. Tremores, maneirismos e transtorno do movimento estereotipado (p. ex., bater a cabeça ou balançar o corpo) também devem ser distinguidos de transtornos de tique. Transtornos do movimento estereotipado, incluindo movimentos como balançar, olhar as mãos e outros comportamentos autoestimulantes, parecem ser voluntários e com frequência produzem um senso de conforto, ao contrários dos transtornos de tique. Estando ou não sob controle, tiques em crianças e adolescentes raramente produzem uma sensação de bem-estar. Às vezes, é difícil diferenciar compulsões de tiques complexos, visto que elas podem estar na mesma faixa biológica. Os transtornos de tique também podem ocorrer em comorbidade com perturbações do humor. Em um levantamento recente, quanto maior a gravidade dos tiques, maior a probabilidade de haver tanto sintomas agressivos quanto depressivos nas crianças. Quando uma criança sofre exacerbação dos sintomas de tique, o comportamento e o humor também parecem se deteriorar.

CURSO E PROGNÓSTICO

O transtorno de Tourette é um transtorno neuropsiquiátrico caracterizado por tiques motores e vocais, os quais normalmente surgem no início da infância, com uma história natural que progride até a redução ou resolução completa dos sintomas de tique, na maioria dos casos, na adolescência ou no início da vida adulta. Durante a infância, os sintomas individuais de tique podem diminuir, persistir ou aumentar, e sintomas antigos podem ser substituídos por novos. Pessoas afetadas com gravidade podem exibir problemas emocionais sérios, incluindo transtorno depressivo maior. Prejuízo também pode estar associado aos sintomas motores e vocais do transtorno de Tourette; contudo, em muitos casos, a interferência na função é exacerbada por TDAH e TOC comórbidos, os quais em geral coexistem com o transtorno. Quando os três transtornos anteriores são comórbidos, problemas sociais, acadêmicos e ocupacionais graves podem surgir. Embora a maioria das crianças com transtorno de Tourette passe por um declínio na frequência e na gravidade dos sintomas de tique durante a adolescência, atualmente não

TABELA 31.8c-2
Diagnóstico diferencial de transtornos de tique

Doença ou síndrome	Idade de início	Características associadas	Curso	Tipo predominante de movimento
Hallervorden-Spatz	Infância-adolescência	Pode estar associado a atrofia óptica, pé torto, retinite pigmentosa, disartria, demência, ataxia, instabilidade emocional, espasmos, herança autossômica recessiva	Progressivo para morte em 5 a 20 anos	Coreico, atetoide, mioclônico
Dystonia musculorum deformans	Infância-adolescência	Comumente herança autossômica recessiva, sobretudo entre judeus asquenazis; também ocorre uma forma autossômica dominante mais benigna	Curso variável, frequentemente progressivo, mas com raras remissões	Distonia
Coreia de Sydenham	Infância, normalmente 5 a 15 anos	Mais comum em pessoas do sexo feminino, em geral associado a febre reumática (cardite, ASLO elevado)	Normalmente autoimune	Coreiforme
Doença de Huntington	Normalmente de 30 a 50 anos, mas formas infantis também são conhecidas	Herança autossômica dominante, demência, atrofia caudal no exame de TC	Progressivo para morte em 10 a 15 anos após o início	Coreiforme
Doença de Wilson (degeneração hepatolenticular)	Normalmente de 10 a 25 anos	Anéis de Kayser-Fleischer, disfunção do fígado, erro inato do metabolismo do cobre; herança autossômica recessiva	Progressivo para morte sem terapia de quelação	Tremor de Holmes (*wing-beating*), distonia
Hiper-reflexias (incluindo latah, myriachit, franceses saltador do Maine)	Geralmente na infância (herança dominante)	Familiar; pode ter rigidez generalizada e herança autossômica	Não progressivo	Resposta de sobressalto excessiva; pode ter ecolalia, coprolalia e obediência forçada
Transtornos mioclônicos	Qualquer idade	Diversas causas, algumas familiares, normalmente sem vocalizações	Variável, dependendo da causa	Mioclonia
Distonia mioclônica	5 a 47 anos	Não familiar, sem vocalizações	Não progressivo	Distonia de torsão com espasmos mioclônicos
Distonia mioclônica paroxismal com vocalização	Infância	Transtornos de atenção, hiperatividade e da aprendizagem; movimentos interferem em atividades atuais	Não progressivo	Surtos de movimentos regulares, repetitivos, clônicos (menos tônicos) e vocalizações
Síndromes tardias de transtorno de Tourette	Variável (após uso de medicação antipsicótica)	Precipitado pela descontinuação ou redução da medicação	Pode terminar após aumento ou redução da dosagem	Discinesias orofaciais, coreoatetose, tiques, vocalização
Neuroacantocitose	Terceira ou quarta décadas	Acantocitose, atrofia muscular, parkinsonismo, herança autossômica recessiva	Variável	Discinesia orofacial e coreia de membros, tiques, vocalização
Encefalite letárgica	Variável	Acesso de gritos, comportamento bizarro, psicose, doença de Parkinson	Variável	Tiques motores e vocais simples e complexos, coprolalia, ecolalia, ecopraxia, palilalia
Inalação de gasolina	Variável	EEG anormal; ondas teta simétricas, e disparos teta frontocentralmente	Variável	Tiques motores e vocais simples
Complicações pós-angiográficas	Variável	Instabilidade emocional, síndrome amnésica	Variável	Tiques motores e vocais complexos, palilalia
Pós-infeccioso	Variável	EEG: surtos de teta assimétricos ocasionais antes de movimentos, ASLO elevado	Variável	Tiques motores e vocais simples, ecopraxia
Pós-traumático	Variável	Distribuição assimétrica de tiques	Variável	Tiques motores complexos

(continua)

TABELA 31.8c-2
Diagnóstico diferencial de transtornos de tique *(continuação)*

Doença ou síndrome	Idade de início	Características associadas	Curso	Tipo predominante de movimento
Envenenamento por monóxido de carbono	Variável	Comportamento sexual inadequado	Variável	Tiques motores e vocais simples e complexos, coprolalia, ecolalia, palilalia frontocentralmente
Transtorno genético XYY	Infância	Comportamento agressivo	Estático	Tiques motores e vocais simples
XXY e 9p mosaicismo	Infância	Múltiplas anomalias físicas, retardo mental	Estático	Tiques motores e vocais simples
Distrofia muscular de Duchenne (Recessivo ligado ao X)	Infância	Retardo mental leve	Progressivo	Tiques motores e vocais
Síndrome do X frágil	Infância	Retardo mental, dismorfismo facial, convulsões, características autistas	Estático	Tiques motores e vocais simples, coprolalia
Transtornos perinatais e do desenvolvimento	Infância	Convulsões, anormalidades em EEG e TC, psicose, agressividade, hiperatividade, síndrome de Ganser, compulsividade, torcicolo	Variável	Tiques motores e vocais, ecolalia

ASLO, Antiestreptolisina O; TC, tomografia computadorizada; EEG, eletrencefalograma.

há medidas clínicas que prevejam quais crianças podem ter sintomas persistentes na vida adulta. Aquelas que apresentam formas leves desse transtorno costumam ter relacionamentos satisfatórios com os pares, funcionam bem na escola e desenvolvem autoestima adequada, podendo sequer necessitar de tratamento.

TRATAMENTO

Após a realização de um diagnóstico de transtorno de Tourette, psicoeducação é uma intervenção útil para que famílias compreendam a variabilidade dos tiques, a história natural do transtorno e maneiras de auxiliar na redução do estresse. É especialmente importante que as famílias sejam defensores bem informados de seus filhos, visto que os tiques podem ser mal interpretados como comportamentos propositais da criança, em vez de como uma resposta a um desejo irresistível. A necessidade de tratamento baseia-se no sofrimento subjetivo do jovem em resposta aos tiques, assim como nas perturbações observáveis no funcionamento. Em casos leves, crianças com transtornos de tique que funcionam bem social e academicamente podem não buscar nem necessitar de tratamento. Em casos mais graves, elas podem ser afastadas pelos pares e ter seu trabalho acadêmico comprometido pela natureza perturbadora dos tiques, e diversas intervenções podem ser consideradas, incluindo psicossociais, farmacológicas e escolares. Uma escala para mensurar a gravidade dos tiques, a *Premonitory Urge for Tics Scale* (PUTS), foi examinada psicometricamente, e comprovou sua consistência e correlação interna com a gravidade geral dos tiques nos jovens acima de 10 anos.

As diretrizes clínicas europeias para síndrome de Tourette e outros transtornos de tique resumiu e revisou tratamentos com base em evidências para o transtorno de Tourette e desenvolveu um consenso para tratamentos psicossociais e farmacológicos. Essa diretriz recomenda que tanto intervenções comportamentais quanto farmacológicas sejam consideradas em casos mais graves, com intervenções comportamentais sendo, de modo geral, a primeira linha de tratamento. Indicações para tratamento incluem, mas não se limitam, às seguintes apresentações clínicas. Os tiques exigem tratamento quando causam problemas sociais e emocionais, depressão ou isolamento. Crianças propensas a experimentar tiques motores complexos graves ou tiques vocais altos podem ser alvo de *bullying* ou de rejeição social. Nesses casos, sintomas depressivos costumam surgir. A redução de tiques e a psicoeducação para a escola podem ser indicadas para preservar relacionamentos sociais saudáveis e para diminuir sintomas depressivos ou de ansiedade. Os tiques também podem trazer prejuízos acadêmicos e ao funcionamento escolar. Dificuldades na escola para crianças com transtorno de Tourette não são incomuns, e a redução dos tiques podem ajudar a aumentar o sucesso acadêmico. Também podem causar desconforto físico, com base no esforço musculoesquelético repetitivo, especialmente em relação aos tiques da cabeça e do pescoço. Em algumas crianças com esse transtorno, os tiques podem piorar dores de cabeça e enxaquecas. Tanto as intervenções comportamentais quanto as farmacológicas podem visar à redução de tiques, o que leva a aumento na qualidade de vida.

Tratamento psicossocial e comportamental baseado em evidências

As diretrizes canadenses para tratamento baseado em evidências de transtornos de tique – terapia comportamental, estimulação cerebral profunda e estimulação magnética transcraniana e ensaio controlado aleatório em múltiplos locais da "Comprehensive Behavioral Intervention for Tics" (CBIT) – encontraram evidências convergentes que sustentam o *treinamento de reversão de hábitos e prevenção de resposta e de exposição* como tratamentos eficazes para a redução de tiques. Em um ensaio aleatório, controlado, de CBIT, 61 crianças receberam treinamento de reversão de hábitos como o componente principal de tratamento, além de receberem tratamento de relaxamento e uma intervenção funcional para identificar situações que pioravam ou mantinham estratégias para reduzir sua exposição a essas situações. O grupo-controle de 65 crianças recebeu psicoterapia e psicoeducação de apoio. Após 10 semanas de tratamento, a pontuação total na Yale Global Tic Severity Scale foi significativamente reduzido no grupo de intervenção comportamental, em comparação ao grupo-controle.

Reversão de hábitos. Os componentes principais da reversão de hábitos são treinamento de consciência, em que a criança usa seu automonitoramento para se conscientizar de seus comportamentos de tique e dos desejos premonitórios ou das sensações que indicam que um tique está prestes a ocorrer. No treinamento de respostas competitivas, o paciente aprende a realizar, de maneira voluntária, um comportamento fisicamente incompatível com o tique, contingente com o início do desejo premonitório ou do próprio tique, impedindo sua expressão. A estratégia de resposta competitiva tem por base as observações autorrelatadas dos pacientes de que os tiques são realizados em resposta a desejos premonitórios irresistíveis, e seu objetivo é reduzir tais desejos. Uma vez que realizar o tique satisfaz ou reduz os desejos premonitórios, os tiques são reforçados e, ao longo do tempo, se tornam comportamentos repetitivos consolidados. O treinamento de resposta competitiva é diferente da supressão voluntária de tiques porque o paciente inicia um comportamento voluntário para administrar o desejo premonitório e, assim, desestabiliza o reforço ao tique, em vez de simplesmente tentar suprimi-lo. O treinamento bem-sucedido de resposta competitiva resulta em redução significativa na intensidade do desejo premonitório ou em sua completa eliminação, de modo que os tiques não são mais provocados. Para tiques motores, um comportamento que é menos perceptível pode ser escolhido, enquanto, para tiques vocais, respirar de maneira lenta e ritmada costuma ser a resposta competitiva voluntária mais comum. As respostas competitivas são designadas para serem realizadas sem atrapalhar atividades usuais.

Exposição e prevenção de resposta. A lógica por trás desse tratamento se embasa na noção de que os tiques ocorrem como uma resposta condicionada aos desejos premonitórios desagradáveis. E, como reduzem o desejo, os tiques ficam associados ao desejo premonitório. Cada vez que o desejo é reduzido pelo tique, sua associação fica fortalecida. Em vez de usar respostas competitivas, como no treinamento de reversão de hábitos, a prevenção à exposição e à resposta pede que o paciente suprima os tiques por períodos cada vez maiores de tempo, a fim de desfazer a associação entre os desejos e os tiques. Teoricamente, se o paciente aprender a resistir ao tique em resposta ao desejo por períodos suficientemente longos, o desejo pode se tornar tolerável, ou atenuado, e a necessidade de realizar o tique pode diminuir.

Muitas outras intervenções comportamentais, tais como treinamento de relaxamento, automonitoramento, bio (neuro) *feedback*, e terapia cognitivo-comportamental (TCC), não se mostraram efetivas na redução de tiques por conta própria; contudo, algumas dessas estratégias podem ser incluídas em programas abrangentes de tratamento para crianças com transtornos de tique que estão recebendo treinamento de reversão de hábitos. Essas reversões são o tratamento comportamental mais pesquisado para transtornos de tique; elas se mostraram altamente eficazes, sendo o tratamento comportamental de primeira linha para transtornos de tique.

Farmacoterapia baseada em evidências

Diversas revisões de tratamentos farmacológicos para tiques indicam que as classes a seguir de agentes farmacológicos têm base em evidência para o tratamento de tiques: antipsicóticos típicos e atípicos; agentes noradrenérgicos; e tratamentos alternativos, como tetrabenazina, topiramato e tetra-hidrocanabinol.

Agentes antipsicóticos típicos e atípicos. A risperidona, com sua alta afinidade por dopamina D_2 e receptores da serotonina 5-HT_2, é o antipsicótico atípico mais estudado no tratamento de tiques. Existem evidências consideráveis para sua eficácia. Estudos múltiplos, aleatórios, controlados, com crianças e adolescentes, demonstraram resultados favoráveis em comparação ao placebo, assim como em estudos comparativos com os agentes antipsicóticos típicos haloperidol e pimozida. A risperidona esteve associada a menos eventos adversos do que os antipsicóticos típicos; contudo, era frequentemente relacionada a ganho de peso, efeitos colaterais metabólicos e hiperprolactinemia.

Em um estudo aleatório, duplo-cego, paralelo, em grupo, do transtorno de Tourette comparando a risperidona à pimozida, a risperidona demonstrou superioridade na redução de sintomas obsessivo-compulsivos comórbidos, assim como na redução de tiques. Em outros ensaios clínicos aleatórios, sua eficácia na redução de tiques foi alcançada em estudos com crianças, adolescentes e adultos, com uma média de doses diárias de 2,5 mg/dia, variando de 1 a 6 mg/dia.

O haloperidol e a pimozida são os dois agentes antipsicóticos mais investigados e aprovados pela Food and Drug Administration (FDA) no tratamento do transtorno de Tourette, apesar de antipsicóticos atípicos, como a risperidona, em geral serem escolhidos como agentes de primeira linha devido a seus perfis mais seguros de efeitos colaterais. Ambos se mostraram eficazes em ensaios clínicos, aleatórios, múltiplos, no tratamento do transtorno de Tourette. Tanto o haloperidol quanto a pimozida apresentam riscos significativos para efeitos colaterais extrapiramidais; em um estudo naturalístico de longo prazo, descobriu-se que o haloperidol produzia discinesia e distonia agudas mais relevantes do que a pimozida.

A flufenazina, um terceiro antipsicótico típico, foi usada nos Estados Unidos por muitos anos no tratamento de transtornos de tique, sem haver dados importantes quanto a sua eficácia. Um pequeno estudo controlado de flufenazina, triflufenazina e haloperidol encontrou reduções semelhantes de tiques; contudo, o haloperidol foi associado a mais efeitos extrapiramidais e mais sedação. A frequência de sedação, distonia e acatisia dos antipsicóticos típicos – provavelmente em razão do bloqueio dopaminérgico predominante nas rotas nigroestriatais – limita seu uso e aumenta o apelo dos antipsicóticos atípicos. Foi verificado que risperidona e pimozida tinham igual eficácia em um estudo com crianças, adolescentes e adultos com transtorno de Tourette.

O aripiprazol tornou-se um agente farmacológico de interesse no tratamento de transtornos de tique devido a seu modo de ação; além das ações antagonistas de seu receptor D_2, esse fármaco também é um receptor agonista parcial de D_2 e 5-HT_{1A}, e ainda um antagonista de 5-HT_{2A}. Na China, um estudo controlado, duplo-cego, em múltiplos locais, do aripiprazol em crianças com transtorno de Tourette descobriu uma redução nos comportamentos de tique em cerca de 60% do grupo de aripiprazol, em comparação a uma redução de aproximadamente 64% em um grupo tratado com tiaprida, um receptor antagonista seletivo de D_2. Não houve diferença significativa entre os dois grupos. Embora sedação e perturbação do sono sejam efeitos colaterais comuns do aripiprazol, ganho de peso é menos pronunciado do que com risperidona.

A olanzapina e a ziprasidona mostraram-se eficazes no tratamento de transtornos de tique em pelo menos um ensaio aleatório, controlado. Sedação e ganho de peso foram seus efeitos colaterais proeminentes, e o possível prolongamento QT foi um problema com a ziprasidona. A quetiapina foi sugerida como um agente potencialmente útil no tratamento de tiques, com sua maior afinidade por receptores de 5-HT_2 do que por receptores de D_2; entretanto, ensaios clínicos aleatórios são necessários. A clozapina, ao contrário de muitos antipsicóticos atípicos, ainda não se mostrou útil no tratamento de tiques.

Agentes noradrenérgicos. Os agentes noradrenérgicos, incluindo clonidina, guanfacina e atomoxetina, são frequentemente usados em crianças como tratamentos principais ou adjuntos para TDAH e tiques em comorbidade. Diversos estudos forneceram evidências da eficácia da clonidina, um agente α_2-adrenérgico, no tratamento de tiques em crianças, adolescentes e adultos com transtornos de tique. O maior ensaio aleatório comparando clonidina oral a placebo encontrou modesta redução de tiques com o medicamento. Um ensaio placebo-controlado, duplo-cego, aleatório, usando clonidina no tratamento de transtornos de tique em crianças encontrou melhora significativa nos sintomas de tique (cerca de 69%), em comparação a 47% das crianças no grupo-controle. A clonidina tem sido geralmente usada em dosagens variando de 0,05 mg VO três vezes ao dia a 0,1 mg quatro vezes ao dia; e a guanfacina costuma ser usada em dosagens variando de 1 a 4 mg/dia. Quando usados nessas variações de dosagem, os efeitos adversos de agentes α-adrenérgicos podem incluir sonolência, dores de cabeça, irritabilidade e hipotensão ocasional.

A guanfacina tem sido bastante usada para tratar crianças afetadas por TDAH com sucesso, apesar de sua efetividade na redução de tiques ser controversa. Em um ensaio clínico aleatório tratando 34 crianças com TDAH e tiques, ela foi considerada superior ao placebo na redução de tiques. Em outro ensaio duplo-cego, placebo-controlado, com 24 crianças apresentando transtorno de Tourette, a guanfacina não foi superior ao placebo.

A atomoxetina, um inibidor seletivo da recaptação de norepinefrina, mostrou-se capaz de reduzir tanto os sintomas de tique quanto os de TDAH em um ensaio multicêntrico com 148 crianças. Também reduziu tiques e TDAH em um subgrupo de pacientes nesse grupo que foram diagnosticados com transtorno de Tourette. Estudos adicionais são necessários para confirmar a segurança e a eficácia desse medicamento no tratamento de crianças com transtorno de Tourette.

Tendo em vista a frequente comorbidade dos comportamentos de tique e dos sintomas ou dos transtornos obsessivo-compulsivos, os ISRSs foram usados isolados ou em combinação com antipsicóticos no tratamento do transtorno de Tourette. Até o momento, as informações sustentam a eficácia dos ISRSs no tratamento do TOC; contudo, ainda não foram realizados ensaios controlados para determinar seu efeito na redução de tiques.

Embora os clínicos precisem pesar os riscos e os benefícios de usar estimulantes em casos graves de hiperatividade e tiques em comorbidade, os dados apontam que o metilfenidato não aumenta a taxa ou a intensidade dos tiques motores ou vocais na maioria das crianças com hiperatividade e transtornos de tique.

Agentes alternativos: tetrabenazina, topiramato e tetra-hidrocanabinol

TETRABENAZINA. Um inibidor do transportador tipo 2 da monoamina vesicular, a tetrabenazina exaure a dopamina pré-sináptica e a serotonina, e bloqueia os receptores de dopamina pós-sináptica. Não há ensaios clínicos aleatórios desse agente no tratamento do transtorno de Tourette em crianças; entretanto, a experiência clínica sugere que ele possa ter benefícios na redução de tiques. Em um acompanhamento de 2 anos do tratamento de 77 crianças e adolescentes, um estudo relata redução de tiques em 80% dos sujeitos. Os efeitos colaterais desse agente incluem sedação, parkinsonismo, depressão, insônia, ansiedade e acatisia.

TOPIRAMATO. O topiramato, um medicamento de ácido γ-aminobutírico (GABA), usado primariamente como anticonvulsivo, se mostrou eficaz, comparado a placebo, na redução de tiques em ensaios clínicos pequenos, aleatórios, com crianças e adultos com transtorno de Tourette. Efeitos colaterais foram mínimos. Apesar disso não confirmar sua eficácia, os agentes moduladores de GABA exigem maiores estudos no tratamento dos transtornos de tique.

TETRA-HIDROCANABINOL. Uma sugestão de que o tetra-hidrocanabinol (THC) possa ser mais seguro e eficaz no tratamento de tiques, sem prejuízo neuropsicológico, se baseia em um ensaio placebo-controlado, duplo-cego, aleatório, com 24 pacientes tratados com THC por 6 semanas a doses de até 10 mg, com melhoras significativas na gravidade dos tiques. Nesse ensaio, os efeitos adversos relatados incluíam tontura, fadiga e boca seca. Outros efeitos colaterais que podem surgir são ansiedade, sintomas depressivos, tremor e insônia. Esse pequeno ensaio não confirma a eficácia do agente no tratamento de tiques, mas levanta questionamentos sobre possíveis melhorias no tratamento de transtornos de tique resistente com sua utilização.

Em suma, as maiores evidências em favor de tratamentos farmacológicos seguros e eficazes para o transtorno de Tourette parecem estar associadas a antipsicóticos atípicos, particularmente a risperidona. O tratamento farmacológico pode ser combinado e aprimorado com diversas intervenções comportamentais, como reversão de hábitos e intervenções escolares, que podem reduzir situações estressantes no ambiente escolar.

REFERÊNCIAS

Debes NM, Hansen A, Skov L, Larsson H. A functional magnetic resonance imaging study of a large clinical cohort of children with Tourette syndrome. J Child Neurol. 2011;26:560–569.

Eddy CM, Rickards HE, Cavanna AE. Treatment strategies for tics in Tourette syndrome. Ther Adv Neurol Disord. 2011;4:25–45.

Hartmann A, Worbe Y. Pharmacological treatment of Gilles de la Tourette syndrome. Neurosci Biobehav Rev. 2013;37:1157–1161.

Janovic J, Jimenez-Shahed J, Brown L. A randomized, double-blind, placebo-controlled study of topiramate in the treatment of Tourette syndrome. J Neurol Neurosurg Psychiatry. 2010;81:70–73.

Jummani R, Coffey BJ. Tic disorders. In: Sadock BJ, Sadock VA, Ruiz P, eds. Kaplan & Sadock's Comprehensive Textbook of Psychiatry. 9th ed. Vol. 2. Philadelphia: Lippincott Williams & Wilkins; 2009:3609.

Knight T, Stevvers T, Day L, Lowerison M, Jette N, Pringsheim T. Prevalence of tic disorders: A systematic review and meta-analysis. Pediatr Neurol. 2012;47:77–90.

Kraft JT, Dalsgaard S, Obel C, Thomsen PH, Henriksen TB, Scahill L. Prevalence and clinical correlates of tic disorders in a community sample of school-age children. Eur Child Adolesc Psychiatry. 2012;21:5–13.

Liu ZS, Chen YH, Zhong YQ, Zou LP, Wang H, Sun D. A multicentre controlled study on aripiprazole treatment for children with Tourette syndrome in China. Zhonghua Er Ke Za Zhi. 2011;49:572–576.

Paschou P. The genetic basis of Gilles de la Tourette Syndrome. Neurosci Biobehav Rev. 201337:1026–1039.

Piacentini J, Woods DW, Scahill L, Wilhelm S, Peterson AL, Chang S. Behavior therapy for children with Tourette disorder. A randomized controlled trial. JAMA. 2010;303:1929–1937.

Porta M, Sassi M, Cavallazzi M, Fornari M, Brambilla A. Servello D. Tourette's syndrome and the role of tetrabenzine: review and personal experience. Clin Drug Investig. 2008;28:443–459.

Roessner V, Plessen KJ, Rothenberger A, Ludolph AG, Rizzo R, Skov L. European clinical guidelines for Tourette syndrome and other tic disorders. Part II: Pharmacologic treatment. Eur Child Adolesc Psychiatry. 2011;20:173–196.

Rothenbertger A, Roessner V. Functional neuroimaging investigations of motor networks in Tourette syndrome. Behav Neurol. 2013;27:47–55.

Scharf JM, Miller LL, Mathews CA, Ben-Shlomo Y. Prevalence of Tourette syndrome and chronic tics in the population-based Avon longitudinal study of parents and children cohort. J Am Acad Child Adolesc Psychiatry. 2012;51:192–201.

Steeves T, McKinlay BD, Gorman D, Billinghurst L, Day L, Carrol A. Canadian guidelines for the evidence-based treatment of tic disorders: Behavioural therapy, deep brain stimulation and transcranial magnetic stimulation. Can J Psychiatry. 2012;57:144–151.

Thomas R, Cavanna AE. The pharmacology of Tourette syndrome. J Neural Transm. 2013;120(4):689–94.

Verdellen C, Griendt JVD, Hartmann A, Murphy T, the ESSTS Guidelines Group. European clinical guidelines for Tourette syndrome and other tic disorders. Part III: behavioural and psychosocial interventions. Eur Child Adolesc Psychiatry. 2011;20:97–207.

Weisman H, Qureshi IA, Leckman JF, Scahill L, Bloch MH. Systematic review: Pharmacological treatment of tic disorders—Efficacy of antipsychotic and alpha-2 adrenergic agonist agents. Neurosci Biobehav Rev. 2013;37(6):1162–71.

Woods DW, Piacentini JC, Scahill L, Peterson AL, Wilhelm S, Chang S. Behavior therapy for tics in children: acute and long-term effects on psychiatric and psychosocial functioning. J Child Neurol. 2011;7:858–865.

31.8d Transtorno de tique motor ou vocal persistente (crônico)

O transtorno de tique motor ou vocal é definido como a presença de tiques motores ou vocais, mas não de ambos. Os tiques podem surgir e desaparecer, mas devem ter persistido por mais de 1 ano desde o início do primeiro para que se enquadrem no diagnóstico de transtorno de tique motor ou vocal persistente (crônico). De acordo com os critérios do DSM-5, esse transtorno deve ter iniciado antes dos 18 anos. O transtorno de tique motor ou vocal crônico não pode ser diagnosticado se os critérios para transtorno de Tourette já tiverem sido cumpridos.

EPIDEMIOLOGIA

A proporção de transtorno de tique motor ou vocal crônico foi estimada em 100 a 1.000 vezes maior do que a de transtorno de Tourette em crianças em idade escolar. Meninos nessa idade têm maior risco. Apesar de já ter sido considerado raro, estimativas atuais da prevalência desse transtorno variam de 1 a 2%.

ETIOLOGIA

O transtorno de tique motor ou vocal crônico, assim como o de Tourette, tendem a se agregar nas mesmas famílias. Estudos de gêmeos encontraram alta concordância de transtorno de Tourette ou de tiques motores crônicos em gêmeos monozigóticos. Esse achado apoia a importância de fatores hereditários na transmissão de transtornos de tique.

DIAGNÓSTICO E CARACTERÍSTICAS CLÍNICAS

O início do transtorno de tique motor ou vocal crônico costuma ocorrer no começo da infância. Os tiques vocais crônicos são bem mais raros do que os tiques motores crônicos. Os vocais crônicos, na ausência de tiques motores, costumam ser menos óbvios que os tiques vocais no transtorno de Tourette. Os tiques vocais não costumam ser altos ou intensos, não sendo produzidos primariamente pelas cordas vocais; eles consistem em grunhidos ou outros barulhos causados por contrações torácicas, abdominais ou diafragmáticas.

DIAGNÓSTICO DIFERENCIAL

Os tiques motores crônicos devem ser diferenciados de diversos outros tipos de tiques motores, incluindo movimentos coreiformes, mioclono, síndrome das pernas inquietas, acatisia e distonias. Projeções vocais involuntárias podem ocorrer em certos transtornos neurológicos, tais como as doenças de Huntington e de Parkinson.

CURSO E PROGNÓSTICO

Crianças cujos tiques surgem entre os 6 e os 8 anos parecem apresentar os melhores desfechos. Os sintomas costumam durar de 4 a 6 anos e entrar em remissão no início da adolescência. Crianças cujos tiques envolvem os membros e o tronco podem apresentar remissão mais tardia do que aquelas com somente tiques faciais.

TRATAMENTO

O tratamento do transtorno de tique motor ou vocal crônico depende de diversos fatores, incluindo a gravidade e a frequência dos tiques; o sofrimento subjetivo dos pacientes; os efeitos dos tiques na escola ou no trabalho e na socialização; e a presença de qualquer outro transtorno mental concomitante. A psicoterapia pode ser indicada para minimizar as dificuldades sociais secundárias causadas por tiques graves. As técnicas comportamentais, particularmente os tratamentos de reversão de hábitos, são efetivos no tratamento do transtorno de tique motor ou vocal crônico. Quando graves, os tiques podem ser reduzidos por meio do uso de antipsicóticos atípicos, tais como a risperidona. Quando esses não são efetivos, antipsicóticos típicos, como a pimozida e o haloperidol, podem ser úteis. As intervenções comportamentais são a primeira linha de tratamento.

REFERÊNCIAS

Du YS, Li HF, Vance A, Zhong YQ, Jiao FY, Wang HM. Randomized double-blind multicentre placebo-controlled clinical trial of the clonidine adhesive patch for the treatment of tic disorders. Aust NZJ Psychiatry. 2008;42:807–813.

Jummani R, Coffey BJ. Tic disorders. In: Sadock BJ, Sadock VA, Ruiz P, eds. Kaplan & Sadock's Comprehensive Textbook of Psychiatry. 9th ed. Vol. 2. Philadelphia: Lippincott Williams & Wilkins; 2009:3609.

Knight T, Stevvers T, Day L, Lowerison M, Jette N, Pringsheim T. Prevalence of tic disorders: A systematic review and meta-analysis. Pediatr Neurol. 2012;47:77–90.

Kraft JT, Dalsgaard S, Obel C, Thomsen PH, Henriksen TB, Scahill L. Prevalence and clinical correlates of tic disorders in a community sample of school-age children. Eur Child Adolesc Psychiatry 2012;21:5–13.

Roessner V, Plessen KJ, Rothenberger A, Ludolph AG, Rizzo R, Skov L. European clinical guidelines for Tourette syndrome and other tic disorders. Part II: Pharmacologic treatment. Eur Child Adolesc Psychiatry. 2011;20:173–196.

Scharf JM, Miller LL, Mathews CA, Ben-Shlomo Y. Prevalence of Tourette syndrome and chronic tics in the population-based Avon longitudinal study of parents and children cohort. J Am Acad Child Adolesc Psychiatry 2012;51:192–201.

Spencer TJ, Sallee FR, Gilbert DL, Dunn DW, McCracken JT, Coffey BJ. Atomoxetine treatment of ADHD in children with comorbid Tourette syndrome. J Atten Disord. 2008;11:470–481.

Steeves T, McKinlay BD, Gorman D, Billinghurst L, Day L, Carrol A, et al. Canadian guidelines for the evidence-based treatment of tic disorders: Behavioural therapy, deep brain stimulation and transcranial magnetic stimulation. Can J Psychiatry. 2012;57:144–151.

Storch EA, Murphy TK, Geffken GR, Sajid M, Allen P, Roberti JW, Goodman WK. Reliability and validity of the Yale Global Tic Severity Scale. Psychol Assess. 2005;17:486.

Verdellen C, Griendt JVD, Hartmann A, Murphya T, the ESSTS Guidelines Group. European clinical guidelines for Tourette syndrome and other tic disorders. Part III: Behavioural and psychosocial interventions. Eur Child Adolesc Psychiatry. 2011;20:97–207.

Woods DW, Piacentini JC, Scahill L, Peterson AL, Wilhelm S, Chang S. Behavior therapy for tics in children: acute and long-term effects on psychiatric and psychosocial functioning. J Child Neurol. 2011;7:858–865.

▲ 31.9 Transtornos alimentares da infância

Os transtornos alimentares da infância são caracterizados por perturbações persistentes na alimentação ou por transtornos alimentares que podem levar a prejuízos significativos na saúde física e no funcionamento psicossocial. A categoria de transtornos alimentares do DSM-5 inclui três condições que são com frequência (embora nem sempre) associadas à infância: pica, transtorno de ruminação e transtorno alimentar restritivo/evitativo (antes conhecido como transtorno da alimentação da primeira infância). Esses três transtornos são discutidos nesta seção. Anorexia nervosa, bulimia nervosa e transtorno de compulsão alimentar costumam estar relacionados ao início da vida adulta e são discutidos separadamente no Capítulo 15.

31.9a Pica

Pica é definida como alimentação persistente com substâncias não nutritivas. Via de regra, nenhuma anormalidade biológica específica a explica, e, em muitos casos, ela é identificada apenas quando problemas médicos, como obstrução intestinal, infecções intestinais ou intoxicações levam ao envenenamento devido à ingestão de chumbo contido em pedaços de tinta. Pica é mais frequente no contexto do transtorno do espectro autista ou da deficiência intelectual; entretanto, é diagnosticada apenas quando é grave o suficiente e persistente para requerer atenção médica. Essa condição pode surgir em crianças pequenas, adolescentes e adultos; todavia, o DSM-5 sugere um mínimo de 2 anos de idade para excluir a inserção normal de objetos na boca, pelos bebês, que podem acidentalmente resultar em ingestão. Essa prática ocorre tanto em pessoas do sexo masculino quanto feminino e, em casos raros, pode vir associada com uma crença cultural em benefícios espirituais ou médicos na ingestão de substâncias não alimentares. Nesse contexto, um diagnóstico de pica não pode ser feito. Entre adultos, certas formas de pica, incluindo geofagia (comer terra) e amilofagia (comer goma), foram relatadas em mulheres grávidas.

EPIDEMIOLOGIA

A prevalência de pica é pouco estudada. Um levantamento com uma grande população clínica relatou que 75% dos bebês com 12 meses de idade e 15% das crianças de 2 a 3 anos colocavam substâncias não nutritivas na boca; contudo, esse comportamento é adequado ao seu desenvolvimento e não costuma resultar em ingestão. Pica é mais comum entre crianças e adolescentes com transtorno do espectro autista e deficiência intelectual. Relatou-se que até 15% das pessoas com deficiência intelectual grave já se envolveram nessa prática. A doença parece afetar igualmente ambos os sexos.

ETIOLOGIA

A pica costuma ser um transtorno transitório que em geral dura por vários meses e depois entra em remissão. Em crianças menores, é vista com maior frequência entre crianças com atrasos no desenvolvimento social e discursivo. Entre adolescentes com pica, um número substancial apresentava sintomas depressivos e uso de substâncias. Deficiências nutricionais em minerais como zinco e ferro foram relatadas em algumas instâncias; porém, esses relatos são raros. Por exemplo, desejo de comer terra e gelo foram relatados em associação com deficiências de ferro e zinco, sendo corrigidos com sua administração. Graves maus-tratos infantis na forma de negligência parental e privação foram descritos em alguns casos de pica. Falta de supervisão, assim como a alimentação inadequada de bebês e crianças, pode aumentar os riscos dessa situação.

DIAGNÓSTICO E CARACTERÍSTICAS CLÍNICAS

Ingerir substâncias não comestíveis repetidamente após os 18 meses não é típico; entretanto, o DSM-5 sugere um mínimo de 2 anos de idade para realizar um diagnóstico de pica. Todavia, comportamentos típicos da condição podem começar em bebês de 12 a 24 meses. As substâncias específicas ingeridas variam com sua acessibilidade, e elas aumentam com o aumento da mobilidade da criança e o aumento de independência resultante e a redução da supervisão paterna. Via de regra, em bebês, tinta, reboco, cordões, cabelos e panos são objetos que podem ser ingeridos, enquanto bebês mais velhos e crianças pequenas com pica podem ingerir terra, pedras pequenas e papel. As implicações clínicas podem ser benignas ou letais, dependendo dos objetos ingeridos. Entre as complicações mais graves estão intoxicação por chumbo (normalmente presente em tintas à base de chumbo), parasitas intestinais do solo ou fezes, anemia e deficiência de zinco após ingestão de barro, grave deficiência de ferro após ingestão de grandes quantidades de goma e obstrução intestinal pela ingestão de bolas de cabelo, pedras ou cascalho. Com exceção do transtorno do espectro autista e da deficiência intelectual, a pica costuma entrar em remissão na adolescência. Essa condição associada com gravidez costuma ficar limitada à própria gravidez.

> Chantal tinha 2 anos e meio quando sua mãe a levou com urgência para a pediatra devido a graves dores abdominais e falta de apetite. A mãe reclamava que a criança ainda colocava tudo na boca, mas se recusava a comer alimentos normais. A pediatra observou que Chantal estava pálida, magra e recolhida. Ela estava chupando o dedão e olhando para baixo enquanto sua mãe dizia que ela frequentemente mastigava jornais e colocava reboco na boca.
>
> Os exames médicos revelaram que a menina estava anêmica e sofrendo de intoxicação de chumbo. Ela foi levada ao hospital para tratamento, e uma consulta psiquiátrica foi obtida.
>
> Explorações mais aprofundadas de sua história e observações da mãe e da própria menina durante a alimentação e suas interações revelaram que a mãe estava esgotada, tendo de cuidar de cinco crianças pequenas e demonstrando pouco afeto por Chantal. Ela era mãe solteira, morando com seus cinco filhos e outros familiares em um apartamento de três quartos em um prédio antigo. Sua filha de 7 anos apresentava problemas comportamentais, e seus filhos de 6 e de 4 anos eram impulsivos e hiperativos, exigindo constante supervisão. A irmã de 18 meses de Chantal era uma menina ativa e extrovertida, ela era recolhida e se sentava em silêncio, balançando sozinha e chupando o dedão ou mastigando um jornal.
>
> O plano de tratamento incluía o envolvimento de serviços sociais e de proteção para remover qualquer tinta à base de chumbo das paredes de seu apartamento atual, buscar uma melhor estrutura para a família e proporcionar um ambiente seguro para as crianças. A mãe de Chantal foi orientada a matricular a garota em um programa pré-escolar e as outras três referidas crianças em um programa após as aulas que oferecesse estrutura e estimulação, além de dar um tempo de descanso para ela. Chantal, sua mãe e sua irmã mais nova começaram uma terapia familiar para ajudar a mãe a compreender as necessidades das filhas e aumentar suas interações positivas com Chantal. Ao sentir-se mais apoiada e menos sobrecarregada, a mãe conseguiu ser mais empática e afetuosa com a garota. Quando a menina começava a mastigar papel, sua mãe foi ensinada a envolvê-la em uma atividade de brincadeira, em vez de gritar com ela e agarrar sua boca. Chantal e sua mãe continuaram na terapia por um ano, durante o qual seu relacionamento foi gradualmente se tornando mais interativo e afetuoso, o comportamento de mastigação diminuiu e até o ato de chupar o dedão se reduziu.

PATOLOGIA E EXAMES DE LABORATÓRIO

Não há um único teste de laboratório que confirme ou exclua diagnósticos de pica, mas vários exames laboratoriais são úteis, porque esse transtorno às vezes é associado a níveis anormais de chumbo. Níveis de ferro e zinco no sangue devem ser determinados e corrigidos se estiverem baixos. Em raros casos, quando essa é a etiologia, a pica pode desaparecer quando ferro e zinco são administrados via oral. Os níveis de hemoglobina devem ser determinados para excluir anemia.

DIAGNÓSTICO DIFERENCIAL

O diagnóstico diferencial de pica inclui aversão a comida, anorexia ou, em casos raros, deficiências de ferro e zinco. Essa condição pode ocorrer em conjunto com crescimento deficiente e ser comórbida com esquizofrenia, transtorno do espectro autista e síndrome de Kleine-Levin. No nanismo psicossocial, uma forma comportamental e endocrinológica drástica, porém reversível, as crianças frequentemente exibem comportamentos bizarros, incluindo ingestão de água da privada, de lixo e de outras substâncias não nutritivas. Intoxicação por chumbo pode vir associada a essa prática. Em crianças que exibem pica com necessidade de intervenção clínica, junto com outro transtorno, ambos os transtornos devem ser codificados de acordo com o DSM-5.

Em certas regiões do mundo e entre certas culturas, tais como os aborígenes australianos, há relatos de que os índices de pica em mulheres grávidas são altos. No entanto, de acordo com o DSM-5, se essas práticas são culturalmente esperadas, então os critérios diagnósticos da pica não são cumpridos.

CURSO E PROGNÓSTICO

O prognóstico para pica costuma ser positivo, e, via de regra, em crianças com função intelectual normal, a condição costuma entrar em remissão de forma espontânea no período de vários meses. Na infância, ela costuma se resolver com a idade; em mulheres grávidas, normalmente se limita ao termo da gravidez. Em alguns adultos, particularmente aqueles que apresentam transtorno do espectro autista e deficiência intelectual, a prática continua por anos. Dados de acompanhamento dessas populações são muito limitados para permitir conclusões.

TRATAMENTO

O primeiro passo na determinação do tratamento adequado de pica é investigar a situação específica sempre que possível. Quando ocorre no contexto de negligência ou maus-tratos infantis, fica claro que essas circunstâncias devem ser imediatamente corrigidas. Exposição a substâncias tóxicas, como o chumbo, também deve ser eliminada. Não existe um tratamento definitivo; a maioria dos tratamentos busca educação e modificação de comportamento. Eles enfatizam abordagens psicossociais, ambientais, comportamentais e de orientação da família. É necessário esforço para melhorar quaisquer estressores psicossociais significativos. Quando o chumbo está presente no ambiente, deve ser eliminado ou tornado inacessível, ou a criança deve ser levada a um novo ambiente.

Quando a pica persiste na ausência de quaisquer manifestações tóxicas, técnicas comportamentais devem ser utilizadas, como tratamentos de reforço positivo, modelagem e supercorreção. Aumentar a atenção parental, a estimulação e a educação emocional podem dar resultados positivos. Um estudo verificou que a doença ocorre de maneira mais frequente em ambientes pobres, e que, em alguns pacientes, a correção da deficiência de ferro ou zinco a eliminou. Complicações médicas (p. ex., intoxicação por chumbo) que se desenvolvem secundariamente à pica, também devem ser tratadas.

31.9b Transtorno de ruminação

A ruminação é uma regurgitação para a boca, sem esforço e indolor, de alimentos parcialmente digeridos, logo após uma refeição, que é então engolida ou cuspida. A ruminação pode ser observada em bebês com desenvolvimento normal que colocam os dedos ou a mão na boca, chupam a língua ritmicamente e arqueiam as costas para iniciar a regurgitação. Esse padrão de comportamento pode ser observado em bebês que recebem interação emocional inadequada e aprenderam a se acalmar e se estimular dessa maneira. Entretanto, as síndromes de ruminação podem ser vistas em crianças e adolescentes, sendo a condição considerada um distúrbio do funcionamento gastrintestinal. A fisiopatologia da ruminação não é bem compreendida; contudo, ela com frequência envolve um aumento na pressão intragástrica, gerada pela contração voluntária ou não intencional dos músculos da parede abdominal, levando conteúdos gástricos de volta pelo esôfago. O início do transtorno de ruminação pode ser observado em lactentes, na infância ou na adolescência. Em bebês, via de regra ocorre entre os 3 e os 12 meses, e quando acontece, o alimento pode ser engolido ou cuspido. Bebês que ruminam caracteristicamente ficam tensionados, com as costas arqueadas e a cabeça para trás de modo a fazer a comida voltar para a boca, e parecem considerar essa experiência agradável. Bebês que são ruminadores "experientes" conseguem trazer o alimento com movimentos da língua e podem nem cuspi-lo, em vez disso o seguram na boca para engoli-lo novamente. O transtorno é menos comum em crianças mais velhas, adolescentes e adultos. Sua gravidade varia, sendo por vezes associada a condições clínicas, tais como hérnia de hiato, que resulta em refluxo esofágico. Em sua forma mais grave, o transtorno pode causar subnutrição e ser fatal.

O diagnóstico do transtorno de ruminação pode ser feito mesmo que um bebê tenha alcançado peso normal para sua idade. Crescimento deficiente, portanto, não é necessariamente um critério para esse transtorno, embora possa às vezes ser uma sequela. De acordo com o DSM-5, o transtorno deve estar presente por pelo menos 1 mês após um período de funcionamento normal, não sendo mais bem explicado por doença gastrintestinal, nem por condição médica ou psiquiátrica.

A ruminação é reconhecida há centenas de anos. Uma consciência do transtorno é importante para que ele seja diagnosticado de forma apropriada e se evitem procedimentos cirúrgicos e tratamentos inadequados. *Ruminação* deriva da palavra latina "ruminare", que significa "mascar aquilo que foi regurgitado". O equivalente grego é *mericismo*, o ato de regurgitar comida do estômago para a boca, mastigando-a novamente para voltar a engoli-la.

EPIDEMIOLOGIA

A ruminação é um transtorno raro. Parece ser mais comum entre bebês do sexo masculino e surge entre os 3 meses e 1 ano. Ela persiste mais frequentemente entre crianças, adolescentes e adultos com deficiência intelectual. Adultos com ruminação costumam manter peso normal.

ETIOLOGIA

A ruminação é associada a pressão intragástrica elevada e a habilidade de contrair a parede abdominal para causar a movimentação retrógrada do conteúdo gástrico para o esôfago. Diversos estudos elucidaram outros sintomas gastrintestinais, como refluxo esofágico, que podem acompanhar a ruminação.

Em um estudo com 2.163 crianças no Sri Lanka, com idades entre 10 e 16 anos, foi verificado que os comportamentos de ruminação estavam presentes em 5,1% dos meninos e em 5% das meninas. Em 94,5% dos jovens que ruminavam, a regurgitação ocorria na primeira hora após a refeição, e 73,6% relatavam engolir novamente a comida regurgitada, enquanto o restante a cuspia. Apenas 8,2% dessa amostra relatou episódios diários de regurgitação, enquanto 62,7% apresentava sintomas semanalmente. Sintomas gastrintestinais associados observados nessa amostra incluíam dor abdominal, inchaço e perda de peso. Cerca de 20% dos jovens com ruminação nessa amostra também apresentavam sintomas gastrintestinais. Outro levantamento com 147 pacientes de idades entre 5 e 20 anos destacou que, nessa amostra, a idade média de início para a ruminação era 15 anos, e esses pacientes eram sintomáticos após cada refeição; 16% dessa amostra se enquadravam nos critérios para transtorno psiquiátrico, 3,4% tinham anorexia ou bulimia nervosa, e 11% haviam sido tratadas com um procedimento cirúrgico para avaliação de administração de seus sintomas. Sintomas gastrintestinais adicionais nessa amostra incluíam dor abdominal em 38%, constipação em 21%, náusea em 17% e diarreia em 8%. Em alguns casos, vômito secundário a refluxo gastroesofágico ou doença aguda precedem um padrão de ruminação que dura por vários meses. Em muitas situações, crianças classificadas como ruminantes, na verdade, apresentam refluxo gastroesofágico ou hérnia de hiato.

Parece que, para alguns bebês, o comportamento de ruminação tranquiliza e produz uma sensação de alívio, o que leva à continuação dos comportamentos que a causam. Em jovens com transtorno do especto autista ou deficiência intelectual, a ruminação pode servir como um comportamento autoestimulante. A superestimulação e a tensão também foram sugeridas como um fator que contribui para a ruminação. Os behavioristas atribuem a ruminação persistente ao reforço positivo da autoestimulação prazerosa e à atenção que o bebê recebe dos outros como consequência do transtorno.

DIAGNÓSTICO E CARACTERÍSTICAS CLÍNICAS

O DSM-5 evidencia que a característica essencial do transtorno é regurgitar repetidas vezes e mastigar a comida, situação que ocorre por uma fase de pelo menos 1 mês após um período de funcionamento normal. Alimentos parcialmente digeridos são trazidos até a boca sem náusea, ânsia ou nojo; pelo contrário, o ato parece dar prazer. Essa atividade pode ser diferenciada do vômito por movimentos indolores e propositais observáveis em alguns bebês que a induzem. O alimento, então, é expelido da boca ou engolido. Uma posição característica de tensionamento e arqueamento das costas, com a cabeça inclinada para trás, pode ser observada. O bebê faz movimento de sucção com a língua e dá a impressão de ganhar satisfação considerável com a atividade. É comum o bebê fica irritável e faminto entre episódios de ruminação.

Inicialmente, a ruminação pode ser difícil de diferenciar da regurgitação que, com frequência, ocorre em bebês normais. Naqueles com comportamentos ruminantes persistentes e frequentes, contudo, as diferenças são óbvias. Apesar de remissões espontâneas serem comuns, complicações secundárias podem se desenvolver, tais como subnutrição progressiva, desidratação e resistência mais baixa a doenças. Problemas de desenvolvimento, com ausência de crescimento e atrasos de desenvolvimento em todas as áreas, podem ocorrer nos casos mais graves. Complicações adicionais podem surgir se a mãe de determinado bebê com ruminação se sentir desencorajada pela persistência dos sintomas, interpretando-os como uma falha sua na alimentação do bebê, visto que isso pode levar a mais tensão e ruminação pós alimentação.

Luca tinha 9 meses quando foi encaminhado pelo pediatra para um gastroenterologista, o qual, por sua vez, o indicou para uma avaliação psiquiátrica devido a ruminação frequente e persistente. O bebê nasceu no tempo certo e desenvolveu-se de forma apropriada até as 6 semanas de idade, quando começou a regurgitar grandes quantidades de leite logo após as refeições. Foi avaliado e diagnosticado com refluxo gastroesofágico, pelo que foram recomendados alimentos mais grossos. Luca respondeu bem ao tratamento; sua regurgitação nitidamente diminuiu, e ele passou a ganhar peso de maneira adequada. O bebê continuou bem, e sua mãe decidiu voltar a trabalhar quando ele estava com 8 meses. Ela deixou-o aos cuidados de uma babá jovem enquanto trabalhava. Luca e a babá pareciam ter um relacionamento afetuoso; porém, ele voltou a regurgitar as refeições pouco depois de sua mãe sair de casa. A regurgitação pareceu aumentar em frequência e intensidade nas 2 semanas após a mãe ter voltado ao trabalho. Nessa época, ele regurgitava após todas as refeições, e começou a perder peso. Foi avaliado por um gastroenterologista, e durante o exame de bário, seu médico notou que ele colocava a mão na boca, o que parecia induzir a regurgitação. Luca recebeu medicamento para refluxo gastroesofágico; no entanto, passou a induzir a regurgitação após as refeições com cada vez mais frequência, motivando uma consulta psiquiátrica.

Observações da mãe e do bebê durante a refeição em casa revelaram que, assim que terminava de se alimentar, Luca colocava a mão na boca de propósito e induzia a regurgitação. Quando a mãe restringia suas mãos, ele mexia a língua para frente e para trás de maneira ritmada até regurgitar de novo. Continuava a realizar esses movimentos ritmados com a língua repetidamente, até não conseguir regurgitar mais leite, e parecia gostar desse comportamento.

Devido a seu mau estado nutricional e sua desidratação moderada, Luca foi levado ao hospital, e uma sonda nasal foi inserida para alimentá-lo. Quando estava acordado durante as refeições, uma enfermeira especial ou seus pais brincavam com ele e o distraíam de suas tentativas de colocar a mão na boca ou de mover a língua de forma ritmada. Luca ficou cada vez mais envolvido nessa atividade de brincadeira, e sua atividade ruminante diminuiu na mesma proporção. Depois de 1 semana no hospital, pequenas porções alimentares foram iniciadas; contudo, Luca voltou a trazer sua comida de volta por meio de ruminação, e a alimentação oral teve de ser temporariamente interrompida. Neste ponto, a mãe de Luca decidiu parar de trabalhar; levou-o para casa a fim de continuar sua intervenção comportamental intensiva com o objetivo de interromper sua ruminação durante as refeições. Ela começou com pequenas porções enquanto brincava com ele, antes e depois da alimentação, e conseguiu interessá-lo em outras atividades, para que não ruminasse. Após 4 semanas aumentando gradualmente as porções, Luca era capaz de comer tudo pela boca sem ruminar, e a sonda nasal pôde ser removida. O menino e sua mãe continuaram usando atividades de simulação e de distração antes e depois das refeições, o que, com o tempo, passou a ser mais interessante para ele do que seu comportamento ruminante anterior.

PATOLOGIA E EXAMES DE LABORATÓRIO

Não há exame laboratorial específico patognômonico do transtorno de ruminação; no entanto, ele pode ser associado a anormalidades gastrintestinais. Recomenda-se aos clínicos que avaliem outras causas físicas do vômito, tais como estenose do piloro e hérnia de hiato, antes de fazer um diagnóstico de transtorno de ruminação. Esse transtorno pode levar a estados de subnutrição e desidratação. Em casos muito graves, medidas de laboratório da função endocrinológica, eletrólitos do sangue e exames hematológicos podem determinar a necessidade de intervenções médicas.

DIAGNÓSTICO DIFERENCIAL

Para realizar o diagnóstico do transtorno de ruminação, os clínicos devem excluir anomalias gastrintestinais congênitas primárias, infecções e outras doenças sistêmicas capazes de explicar a regurgitação frequente. A estenose do piloro costuma estar associada ao vômito projetado e fica evidente antes dos 3 meses de idade, quando a ruminação tem início. A ruminação tem sido relacionada ao transtorno do espectro autista e deficiência intelectual, em que comportamentos estereotipados e transtornos alimentares não são incomuns. O comportamento ruminante também pode ocorrer comorbidamente em jovens com transtornos de ansiedade graves. O transtorno de ruminação também pode estar presente em pacientes com outros transtornos alimentares, como anorexia nervosa e bulimia nervosa.

CURSO E PROGNÓSTICO

Acredita-se que o transtorno de ruminação tenha uma taxa elevada de remissão espontânea. De fato, muitos casos desse transtorno podem se desenvolver e entrar em remissão sem terem sido diagnosticados. São limitados os dados à disposição sobre seu prognóstico em adolescentes e adultos. Intervenções alimentares usando técnicas de reversão de hábitos podem melhorá-lo de forma significativa.

TRATAMENTO

O tratamento do transtorno de ruminação costuma ser uma combinação de técnicas educacionais e comportamentais. Às vezes, uma avaliação do relacionamento entre a mãe e o filho revela déficits que podem ser influenciados por meio de orientações à cuidadora. Intervenções comportamentais, como a reversão de hábitos, visam ao reforço de um comportamento alternativo que seja mais satisfatório do que os comportamentos que motivem a regurgitação. Intervenções comportamentais aversivas, como jogar suco de limão na boca do bebê quando a ruminação ocorre, foram usados no passado para reduzir o comportamento ruminante. Embora essas intervenções tenham sido registradas como eficazes em alguns casos, as recomendações atuais sustentam o uso de técnicas de reversão de hábitos.

Quando características de maus-tratos infantis ou negligência tiverem contribuído para comportamentos ruminantes em um bebê, os tratamentos incluem melhorias em seu ambiente psicossocial, aumento de cuidados afetivos pela mãe ou pelos cuidadores e psicoterapia para a mãe ou para ambos os genitores. Anormalidades anatômicas, como hérnia de hiato, não são incomuns, e devem ser avaliadas, em alguns casos requisitando reparos cirúrgicos. Em situações graves em que subnutrição e perda de peso tenham ocorrido, pode ser necessário colocar uma sonda nasal antes que outros tratamentos possam ser utilizados.

Medicamentos não são um padrão do tratamento da ruminação. Relatos de caso, todavia, citam diversos medicamentos que podem ser experimentados, incluindo metoclopramida e cimetidina, e até antipsicóticos, como haloperidol, já foram considerados úteis de acordo com relatos informais. O tratamento de adolescentes com transtorno de ruminação costuma ser complexo e inclui uma abordagem multidisciplinar que consiste em psicoterapia individual, intervenção nutricional e tratamento farmacológico para os sintomas comórbidos frequentes de ansiedade e depressão.

31.9c Transtorno alimentar restritivo/evitativo

O transtorno alimentar restritivo/evitativo, anteriormente conhecido como transtorno da alimentação da primeira infância, é caracterizado por falta de interesse em comida ou por sua evitação com base nas características sensoriais da comida ou das consequências percebidas da alimentação. Esse transtorno novo no DSM-5 dá mais detalhes sobre a natureza dos problemas de alimentação, tendo sido expandido para incluir adolescentes e adultos. Ele é manifestado por persistente incapacidade de cumprir as exigências nutricionais ou energéticas, conforme evidenciado por um ou mais dos seguintes: perda de peso significativa ou incapacidade de alcançar o peso esperado, deficiência nutricional, dependência de nutrição enteral ou suplementos nutricionais ou interferência marcante no funcionamento psicossocial. Ele pode assumir a forma de recusa ao alimento, seletividade, comer muito pouco, evitar alimentos ou alimentação atrasada. O diagnóstico não deve ser feito no contexto de anorexia ou bulimia, tampouco se for causado por uma condição médica, por outro transtorno mental ou por uma real falta de comida disponível.

Bebês e crianças com o transtorno podem ser tímidos, irritáveis, apáticos ou ansiosos. Devido a seu comportamento evitativo durante a alimentação, toques e abraços entre a mãe e o bebê ficam reduzidos durante todo o processo de alimentação, em comparação a outras crianças. Alguns relatos sugerem que a evitação ou a restrição à comida possam ser relativamente duradouras; contudo, em muitos casos, o funcionamento adulto normal acaba sendo alcançado.

EPIDEMIOLOGIA

Estima-se que entre 15 e 35% dos bebês e das crianças pequenas tenham dificuldades temporárias de alimentação. Um estudo sobre dificuldades restritivas de alimentação em crianças suecas com 9 e 12 anos relatou que problemas alimentares restritivos estavam presentes em 0,6% da amostra. Entretanto, outro estudo de padrões alimentares evitativos em crianças pequenas na Alemanha verificou que algum grau de evitação estava presente em 53% da amostra. Logo, os comportamentos alimentares evitativos sem prejuízo do estado nutricional ou do funcionamento psicossocial devem ser separados dos transtornos alimentares restritos levando ao prejuízo significativo do comportamento. Um levantamento sobre problemas alimentares em crianças de creches revelou uma prevalência de 4,8% com distribuição igual entre gêneros. Nesse estudo, crianças com problemas alimentares exibiam mais reclamações somáticas, e as mães dos bebês afetados tinham maior risco de apresentar sintomas de ansiedade. Dados de amostras comunitárias estimam uma prevalência de síndromes de problemas de desenvolvimento em aproximadamente 3% dos bebês, e que cerca de metade deles apresentava transtornos alimentares.

DIAGNÓSTICO DIFERENCIAL

O transtorno deve ser diferenciado de problemas estruturais com o trato gastrintestinal dos bebês, que pode estar contribuindo para o desconforto durante o processo alimentar. Uma vez que os transtornos alimentares e as causas orgânicas das dificuldades de engolir coexistem, é importante excluir outros motivos médicos para as dificuldades alimentares. Um estudo de avaliação videofluoroscópica de crianças com problemas de alimentação e deglutição revelou que a avaliação clínica tinha 92% de precisão na identificação dessas crianças com risco mais elevado de aspiração. Esse tipo de avaliação é necessário antes de intervenções psicoterapêuticas em casos em que se suspeite de contribuição médica para os problemas alimentares.

CURSO E PROGNÓSTICO

A maioria dos bebês com transtorno alimentar que é identificada no primeiro ano de vida e recebe tratamento não apresenta problemas de desenvolvimento, crescimento atrasado ou subnutrição. Quando os transtornos alimentares apresentam início tardio, em crianças de 2 a 3 anos, o crescimento e o desenvolvimento podem ser afetados caso a condição perdure vários meses. Em crianças ou adolescentes, o transtorno alimentar costuma interferir no funcionamento social, até ser tratado. Estima-se que cerca de 70% dos bebês que se recusam persistentemente a comer no primeiro ano de vida continuam a apresentar problemas de alimentação durante a infância.

> Jennifer tinha 6 meses quando foi indicada para uma avaliação psiquiátrica devido a dificuldades de alimentação, irritabilidade e baixo ganho de peso desde o nascimento. Ela era pequena e magra, mas não parecia letárgica nem subnutrida. Seus pais tinham graduação, e ambos haviam buscado seu desenvolvimento profissional até o nascimento da menina. Mesmo tendo nascido no tempo certo, com 3 kg no nascimento, ela não conseguia se alimentar, não ingerindo leite o bastante. Quando tinha 4 semanas de vida, a mãe de Jennifer relutantemente mudou sua alimentação para mamadeira, já que ela estava perdendo peso. Embora sua alimentação tivesse melhorado um pouco após passar para mamadeira, o bebê ganhou peso muito devagar e ainda tinha menos de 4 kg aos 3 meses de idade. Desde então, ela havia ganhado quantidade mínima de peso, mantendo-o baixo, porém adequado. A mãe de Jennifer parecia cansada, afirmando que a filha não bebia mais de 170 mL por vez, ou duas colheres de comida de bebê, depois se debatia e chorava e se recusava a continuar comendo. Mas, após algumas horas, chorava como se tivesse fome. Entretanto, não conseguia entrar em um bom ritmo de alimentação, e tentativas contínuas de alimentá-la só conseguiam fazê-la chorar inconsolavelmente. Sua mãe descreveu em torno de 10 a 15 tentativas de alimentá-la com líquidos e sólidos em um período de 24 horas. Jennifer era considerada um bebê inquieto e irritável, que chorava várias vezes ao dia e à noite, e acordava a família com frequência de madrugada devido a seu choro. Seus marcos de desenvolvimento, como se sentar, acompanhar os adultos e fazer sons estavam nos limites da normalidade.
>
> Uma observação das interações entre a mãe e a filha durante a alimentação e as brincadeiras revelou que Jennifer era um bebê muito alerta e móvel, que tinha dificuldades para ficar parado. Enquanto tomava leite na mamadeira, chutava com os pés e ficava se mexendo, e, se a mamadeira escapasse de sua boca, ela não tentava recuperá-la. Quando comia papinha, não demonstrava interesse, e sua mãe tinha de persuadi-la a abrir a boca. Isso aborrecia a menina, que começava a chorar. A mãe relatava que o bebê ficava sempre ansioso durante as refeições, e tentava convencê-lo a comer algumas colheradas enquanto ficava na cadeirinha. Após repetidas tentativas malsucedidas de realizar uma alimentação adequada, Jennifer e sua mãe pareciam ambas exaustas e faziam uma pausa.
>
> Análise da história e outros exames revelaram que Jennifer era um bebê muito ativo e irritável, tendo dificuldades de se manter calma durante a refeição. Após rever o vídeo com a mãe, a terapeuta explorou formas em que ela poderia tentar acalmar a criança antes e depois das refeições. Usando um canto tranquilo na casa, cantar para Jennifer antes das refeições deixou-a mais calma durante a alimentação, e ela conseguiu ingerir quantidades maiores de leite, mais alimentos sólidos e esperar mais tempo entre refeições. Isso aliviou a ansiedade da mãe e ajudou as duas a terem interações mais calmas. (Adaptado por Caroly Pataki, M.D.)

TRATAMENTO

A maioria das intervenções para transtornos alimentares tem como objetivo otimizar a interação entre a mãe e os filhos durante a alimentação, bem como identificar quaisquer fatores que possam ser alterados para promover maior ingestão. A mãe é auxiliada a ficar mais consciente a respeito da energia da criança para a duração de refeições individuais, dos padrões regulatórios biológicos do bebê e do nível de fadiga, com o objetivo de aumentar o grau de envolvimento entre mãe e filho durante a alimentação.

Um modelo transacional foi proposto para bebês que exibem traços de intensidade emocional "difíceis", teimosia, falta de clareza da fome e padrões irregulares de alimentação e sono. O tratamento inclui educação dos cuidadores em relação a traços de temperamento do bebê, análise das ansiedades dos pais quanto à nutrição e treinamento para os cuidadores com relação a mudanças em seus comportamentos para promover regulação interna da alimentação da criança. Os pais são encorajados a alimentar o bebê com regularidade a cada 3 ou 4 horas, oferecendo apenas água entre refeições. Eles são treinados a fazer elogios a quaisquer esforços da criança para se autoalimentar, independentemente da quantidade de comida ingerida. Além disso, são orientados a limitar quaisquer estímulos que possam distrair o bebê durante as refeições, bem como dar atenção e elogios a comportamentos alimentares positivos, em vez de atenção negativa intensa a comportamentos inadequados durante as refeições. Esse processo de treinamento para os pais é feito de maneira intensa em um curto período de tempo. Como resultado, muitos são capazes de facilitar padrões alimentares melhores a seus filhos. Se a mãe ou o cuidador não puderem participar dessa intervenção, pode ser necessário incluir mais cuidadores para contribuir para a alimentação da criança. Em casos raros, um bebê pode ter de ser hospitalizado até que nutrição adequada diária possa ser realizada. Se um bebê se cansar antes de ingerir uma quantidade adequada de nutrição, pode ser necessário iniciar tratamento com a colocação de uma sonda nasal para suplementar sua alimentação.

Para crianças mais velhas com síndromes de falha de crescimento, pode ser necessário hospitalizá-las e suplementar sua nutrição. Medicamentos não são componentes-padrão do tratamento de transtornos alimentares; contudo, há registros informais de pré-adolescentes com distúrbio de crescimento e transtornos alimentares em comorbidade com sintomas de ansiedade e transtornos do humor que receberam intervenções nutricionais enterais, além de risperidona, e que apresentaram aumento da ingestão oral e ganho de peso acelerado.

REFERÊNCIAS

Araujo CL, Victora CG, Hallal PC, Gigante DP. Breastfeeding and overweight in childhood: Evidence from the Pelotas 1993 birth cohort study. Int J Obes. 2005;30(3):500.

Berger-Gross P, Colettoi DJ, Hirschkorn K, Terranova E, Simpser EF. The effectiveness of risperidone in the treatment of three children with feeding disorders. J Child Adolesc Psychopharmacol. 2004;14:621.

Bryant-Waugh R. Feeding and eating disorders in children. Curr Opin Psychiatry. 2013;26:537–542.

Bryant-Waugh R. Avoidant restrictive food intake disorder: An illustrative case example. Int J Eat Disord. 2013;46:420–423.

Call C, Walsh BT, Attia E. From DSM-IV to DSM-5: Changes to eating disorder diagnoses. Curr Opin Psychiatry. 2013;26:532–536.

Chatoor I. Feeding and eating disorders of infancy or early childhood. In: Sadock BJ, Sadock VA, eds. Kaplan & Sadock's Comprehensive Textbook of Psychiatry. 9th ed. Vol. II. Philadelphia: Lippincott Williams & Wilkins; 2009:3597.

Chial HJ, Camilleri M, Williams DE, Litzinger K, Perrault J. Rumination syndrome in children and adolescents: Diagnosis, treatment, and prognosis. Pediatrics. 2003;111:158–162.

Cohen E, Rosen Y, Yehuda B, Iancu I. Successful multidisciplinary treatment in an adolescent case of rumination. Isr J Psychiatry Relat Sci. 2004;41:222.

DeMatteo C, Matovich D, Hjartarson A. Comparison of clinical and videofluoroscopic evaluation of children with feeding and swallowing difficulties. Dev Med Child Neurol. 2005;47:149.

Esparo G, Canals J, Ballespi S, Vinas F, Domenech E. Feeding problems in nursery children: Prevalence and psychosocial factors. Acta Pediatr 2004;93:663.

Equit M, Palmke M, Beckner N. Problems in young children: a population based study. Acta Paediatr. 2013:10.

Feldaman R, Keren M, Gross-Rozval O, Tyano S. Mother-child touch patterns in infant feeding disorders: Relation to maternal, child, and environmental factors. J Am Acad Child Adolesc Psychiatry. 2004;43:1089.

Hughes SO, Anderson CB, Power TG, Micheli N, Jaramillo S, Nicklas TA. Measuring feeding in low-income African-American and Hispanic parents. Appetite. 2006;46(2):215.

Jacobi C, Agras WS, Bryson S, Hammer LD. Behavioral validation, precursors, and concomitants of picky eating in childhood. J Am Acad Child Adolesc Psychiatry. 2003;42:76.

Lewinsohn PM, Holm-Denoma JM, Gau JM, Joiner TE Jr, Striegel-Moore R, Bear P, Lamoureux B. Problematic eating and feeding behaviors of 36-month-old children. Int J Eat Disord. 2005;38(3):208–219.

Linscheid TN. Behavioral treatments for pediatric feeding disorders. Behav Modif. 2006;30:6–23.

Liu YL, Malik N, Sanger GJ, Friedman MI, Andrews PL. Pica—A model of nausea? Species differences in response to cisplatin. Physiol Behav. 2005;85(3):271–277.

Ornstein RM, Rosen DS, Mammel K, Callahan ST, Forman S. Distribution of eating disorders in children and adolescents using the proposed DSM-5 criteria for feeding and eating disorders. *J Adolesc Health*. 2013;53:303–305.

Rajindrajith S., Devanarayana NM, Perera BJC. Rumination syndrome in children and adolescents: a school survey assessing prevalence and symptomatology. *BMC Gastroenterol*. 2012;12:163–169.

Rastam M, Taljemark J, Tajnia A. Eating problems and overlap with ADHD and autism spectrum disorders in a nationwide twin study of 9- and 12-year-old children *Sci World J*. 2013;15:315429.

Tack J, Blondeau K, Boecxstaens V, Rommel N. Review article: The pathophysiology, differential diagnosis and management of rumination syndrome. *Aliment Pharmacol Ther*. 2011;33:782–788.

Uher R, Rutter M. Classification of feeding and eating disorders: Review of evidence and proposals for ICD-11. *World Psychiatry*. 2012;11:80–92.

Wiiliams DE, McAdam D. Assessment, behavioral treatment, and prevention of pica: Clinical guidelines and recommendations for practitioners. *Res Develop Disab*. 2012;33:2050–2057.

▲ 31.10 Transtornos da eliminação

O controle sobre as funções renais e intestinais é um processo complexo que envolve funções motoras e sensoriais, coordenadas por meio de atividades do lobo frontal por neurônios na ponte do mesencéfalo. Domínio sobre as funções renais e intestinais é alcançado ao longo de um período de meses para o bebê típico. Os bebês costumam eliminar pequenos volumes de urina aproximadamente de hora em hora, em geral estimulados pela alimentação, podendo realizar um esvaziamento incompleto da bexiga. Conforme o desenvolvimento da criança, sua capacidade de bexiga aumenta; com 1 a 3 anos, rotas inibitórias corticais desenvolvem-se, permitindo que obtenha controle voluntário sobre reflexos responsáveis pelos músculos da bexiga. Para a maioria dos bebês, controle muscular sobre os movimentos intestinais ocorre antes do controle da bexiga, e a avaliação da evacuação fecal inclui determinar se apresentações clínicas ocorrem com ou sem constipação crônica e evacuação em excesso. A sequência normal do desenvolvimento do controle sobre as funções renais e intestinais é o desenvolvimento de continência fecal noturna, continência fecal diurna, continência renal diurna e continência renal noturna. Controle sobre o intestino e a bexiga acontece gradualmente ao longo do tempo. A aprendizagem do uso do banheiro é afetada por muitos fatores, tais como a capacidade intelectual e maturidade social, determinantes culturais e interações psicológicas entre a criança e os pais. A habilidade de controle das funções renais e intestinais depende da maturidade dos sistemas neurobiológicos, de modo que as crianças com atrasos de desenvolvimento também exibem atraso na continência da bexiga e do intestino. A incontinência regular da urina ou das fezes é problemática para a criança e para a família, sendo com frequência confundida com mau comportamento voluntário.

Encoprese (passagem repetida das fezes em locais inadequados) e enurese (urinação repetida na cama ou nas roupas) são os dois transtornos da eliminação descritos no DSM-5. Esses diagnósticos não são feitos antes dos 4 anos, para a encoprese, e após os 5 anos, para a enurese; idades em que já se espera que uma criança normalmente desenvolvida tenha dominado essas habilidades. O desenvolvimento normal abrange uma variação de tempo em que uma criança consegue devotar atenção, motivação e habilidades fisiológicas pare exibir competências nos processos de eliminação. A encoprese é caracterizada por defecar em locais inadequados, como nas roupas ou em outros lugares, pelo menos uma por mês durante 3 meses consecutivos, quer essa passagem de fezes seja involuntária ou intencional. Até 80% das crianças com incontinência fecal apresentam constipação associada. Uma criança com encoprese em geral tem função intestinal desregulada; por exemplo, com movimentos intestinais infrequentes, constipação ou dor abdominal recorrente e, às vezes, dor ao defecar. A enurese é caracterizada pela eliminação repetida de urina nas roupas ou na cama, quer de maneira involuntária, quer intencional. O comportamento deve ocorrer duas vezes por semana por pelo menos 3 meses ou deve causar sofrimento clinicamente significativo ou comprometimento social ou acadêmico. O estágio cronológico ou de desenvolvimento da criança deve ser de pelo menos 5 anos.

31.10a Encoprese

EPIDEMIOLOGIA

Estima-se que a encoprese afete 3% das crianças com 4 anos e 1,6% daquelas com 10 anos. Os índices de incidência para comportamento encoprético diminuem drasticamente com o aumento da idade. Entre os 10 e os 12 anos, calcula-se que afete 0,75% das crianças com desenvolvimento típico. Em termos globais, a prevalência comunitária de encoprese varia de 0,8 a 7,8%. Em culturas ocidentais, o controle intestinal é estabelecido em mais de 95% das crianças em seu quarto aniversário, e em 99% no quinto. A encoprese é quase ausente em jovens com funcionamento intelectual normal aos 16 anos. Considera-se que a encoprese seja de 3 a 6 vezes mais frequente em indivíduos do sexo masculino do que em indivíduos do sexo feminino. Existe uma forte relação entre encoprese e enurese.

ETIOLOGIA

Acredita-se que 90% da encoprese infantil crônica seja funcional. Crianças com esse transtorno costumam segurar as fezes contraindo a musculatura dos glúteos, mantendo as pernas juntas e apertando seu esfincter anal externo. Em alguns casos, essa é uma resposta comportamental consolidada de movimentos intestinais anteriores dolorosos devido a fezes endurecidas, o que causa o medo de defecar e comportamentos de retenção. A encoprese envolve uma interação com frequência complicada entre fatores fisiológicos e psicológicos que levam a uma evitação da defecação. Contudo, quando as crianças seguram cronicamente seus movimentos intestinais, o resultado costuma ser impacto fecal e, por fim, incontinência extravasada. Esse padrão é observado em mais de 75% das crianças com comportamento encoprético. Esse conjunto comum de circunstâncias na maioria das crianças com encoprese sustenta uma intervenção comportamental com a finalidade de melhorar a constipação enquanto enfatiza comportamentos de banheiro adequados. Treinamento inadequado ou falta de treinamento para uso do banheiro podem dificultar o controle da criança.

Evidências indicam que algumas crianças encopréticas têm controle ineficiente e ineficaz do esfíncter. Outras podem se sujar de modo involuntário, seja por falta de controle adequado do esfíncter, seja por fluido excessivo causado por extravasamento de retenção.

Em cerca de 5 a 10% dos casos, incontinência fecal é causada por condições clínicas, incluindo inervação anormal da região anorretal, doença de Hirschsprung com segmento ultracurto, displasia neuronal intestinal ou dano à medula espinal.

Um estudo relatou que a encoprese ocorria com frequência significativamente maior entre crianças com abuso sexual conhecido e outros transtornos psiquiátricos, em comparação a amostras de crianças saudáveis. A encoprese, todavia, não é um indicador específico de abuso sexual.

É evidente que, quando uma criança desenvolve um padrão de retenção de fezes, e tentativas de defecar se tornam dolorosas, o medo e a resistência da criança de mudar esse padrão são altos. Brigas com os pais, que insistem para que os filhos defequem antes de receberem tratamento adequado, podem agravar a condição e causar dificuldades comportamentais secundárias. Crianças com encoprese que não são logo tratadas, porém, costumam acabar rejeitadas e ostracizadas pelos pares. As consequências sociais da incontinência podem levar a desenvolvimento de problemas emocionais. No entanto, aquelas que conseguem controlar sua função intestinal de forma apropriada, mas que cronicamente depositam fezes de consistência normal em locais anormais, podem apresentar problemas neurológicos preexistentes. Em certas ocasiões, as crianças podem ter um medo específico de usar o banheiro, desenvolvendo uma fobia.

A encoprese, em alguns casos, pode ser considerada secundária, ou seja, surgir após um período de hábitos saudáveis em conjunto com um evento perturbador da vida, como o nascimento de um irmão ou a mudança para uma nova casa. Quando ela se manifesta depois de um longo período de continência fecal, isso pode refletir um comportamento regressivo com base em uma estressor grave, como separação dos pais, perda de um melhor amigo ou um fracasso acadêmico inesperado.

Megacolo

A maioria das crianças com encoprese retém fezes e fica constipada, tanto de maneira voluntária quanto secundária a uma defecação dolorosa. Em alguns casos, uma disfunção anorretal subclínica preexistente pode contribuir para a constipação. Em ambos os casos, a distensão retal crônica resultante de massas fecais grandes e rígidas podem causar perda de tônus na parede retal e dessensibilização à pressão. Logo, crianças nessa situação ficam ainda menos conscientes da necessidade de defecar, e enurese extravasada ocorre, normalmente com quantias bem pequenas de líquido ou com o vazamento de fezes líquidas.

DIAGNÓSTICO E CARACTERÍSTICAS CLÍNICAS

De acordo com o DSM-5, encoprese é diagnosticada quando as fezes são passadas por locais inadequados de maneira regular (pelo menos uma vez ao mês) por 3 meses. Pode estar presente em crianças que têm controle intestinal e intencionalmente depositam fezes nas roupas ou em outros lugares por diversas razões emocionais. Relatos informais sugeriram que algumas vezes a encoprese possa ser atribuída a uma expressão de raiva da criança contra uma punição ou a um ato de hostilidade contra um dos genitores. Em casos como esses, quando a criança desenvolve comportamentos inadequados que merecem atenção negativa, é difícil quebrar o ciclo de atenção negativa contínua. Em outras crianças, episódios esporádicos de encoprese podem ocorrer durante períodos de estresse (p. ex., próximo do nascimento de um irmão), mas, nesses casos, o comportamento costuma ser passageiro e não cumpre os critérios diagnósticos do transtorno.

A encoprese também pode estar presente de maneira involuntária na ausência de anormalidades fisiológicas. Nesses casos, uma criança pode não exibir controle adequado sobre os músculos do esfíncter, seja porque esteja absorta em outra atividade, seja porque não esteja ciente do processo. As fezes podem ter consistência normal, quase normal ou líquida. Alguma incontinência involuntária pode ocorrer devido a retenção crônica, o que pode resultar em extravasamento líquido. Em casos raros, a evacuação involuntária resulta de causas psicológicas, de diarreia ou de sintomas do transtorno de ansiedade.

O DSM-5 inclui dois especificadores da encoprese: *com* constipação e incontinência e *sem* constipação e incontinência. Para que seja feito o diagnóstico, a criança deve ter um nível cronológico ou de desenvolvimento de 4 anos. Se a incontinência fecal estiver diretamente relacionada a uma condição médica, a encoprese não é diagnosticada.

Estudos indicaram que crianças com essa condição e que não têm doenças gastrintestinais apresentam taxas mais elevadas de contrações anormais do esfíncter anal. Esse achado é particularmente prevalente entre crianças com esse problema acrescido de constipação e incontinência que têm dificuldades para relaxar a musculatura do esfíncter ao tentar defecar. É provável que crianças com constipação que têm dificuldades de relaxar o esfíncter não respondam bem a laxantes no tratamento de sua encoprese. Aquelas com encoprese sem tônus anormal do esfíncter podem apresentar melhora em pouco tempo.

Jack era um menino de 7 anos com encoprese e enurese diárias e uma história de comportamentos de acumulação, além de esconder suas fezes ao redor da casa. Ele morava com os pais adotivos, tendo sido removido de seus pais biológicos aos 3 anos por razões de negligência e abuso físico. Ele era adito de cocaína no nascimento, mas saudável em outros aspectos. Sua mãe biológica era reconhecidamente usuária de metanfetamina e álcool, e seu pai havia passado um período preso por tráfico. O menino sempre fora enurético à noite e, até este ano, tinha uma história de enurese diária também. Ele tinha pequena capacidade de atenção, era muito impulsivo e tinha muita dificuldade para ficar sentado na escola e se ater às tarefas. Ele fora colocado em uma sala de educação especial devido a seu comportamento, assim como por suas dificuldades acadêmicas com a leitura. Apesar de ter sofrido abuso físico, não havia apresentado *flashbacks* ou outros sintomas que indicariam a presença de transtorno de estresse pós-traumático (TEPT). Jack foi tratado para TDAH com boa resposta a metilfenidato (36 mg/dia).

A família adotiva do menino buscou ajuda no programa ambulatorial de um hospital universitário especializado no tratamento de muitos transtornos psiquiátricos, inclusive encoprese. O programa de tratamento combinou o uso de laxantes regulares e um método de treinamento dos movimentos intestinais com terapia cognitivo-comportamental para Jack e sua família. O garoto foi iniciado em um regime de polietilenoglicol (PEG) diário e visto por um pediatra capaz de realizar desimpactação fecal manual sob sedação. Depois disso, foi mantido com uma solução diária de PEG, combinada com terapia. Ele aprendeu a esvaziar o seu intestino sentando na privada por 10 minutos após cada refeição, quer sentisse vontade ou não. Logo, ele estava ávido por manter sua agenda regular no banheiro, e ficava orgulhoso quando conseguia defecar na privada. Em um período de 3 meses, houve melhoras perceptíveis, e, após 6 meses, Jack estava quase completamente curado. (Cortesia de Edwin J. Mikkelsen, M.D., e Caroly Pataki, M.D.)

PATOLOGIA E EXAMES DE LABORATÓRIO

Apesar de não haver um teste específico que indique a encoprese, os clínicos devem excluir doenças clínicas, como a de Hirschsprung, antes de realizar o diagnóstico. Deve-se determinar se a retenção fecal é responsável pela encoprese com constipação e incontinência; indica-se um exame físico do abdome, e um raio-X abdominal pode ajudar a determinar o grau de constipação presente. Exames para determinar se o tônus do esfincter está anormal não costumam ser conduzidos em casos simples de encoprese.

DIAGNÓSTICO DIFERENCIAL

Na encoprese com constipação e incontinência, a constipação pode começar desde o primeiro ano da criança, havendo a possibilidade de alcançar o auge entre os 2 e os 4 anos. A incontinência normalmente tem início aos 4 anos. Fezes líquidas frequentes e massas fecais duras são vistas no colo e no reto em exames retais e de palpação abdominal.

A encoprese com constipação e incontinência em raras ocasiões é causada por subnutrição; doença estrutural do ânus, do reto e do colo; efeitos medicinais adversos; ou transtornos não gastrintestinais clínicos (endócrinos ou neurológicos). O principal problema médico diferencial é megacolo aganglônico ou doença de Hirschsprung, em que o paciente pode ter o reto vazio e não sentir desejo de defecar, mas, ainda assim, apresentar extravasamento de fezes. O transtorno ocorre em 1 criança a cada 5 mil; os sinais aparecem pouco tempo após o nascimento.

CURSO E PROGNÓSTICO

O desfecho da encoprese depende da etiologia, da cronicidade dos sintomas e de problemas comportamentais coexistentes. Em alguns casos, é autolimitante, sendo raro que continue além do meio da adolescência. Em crianças que tenham fatores fisiológicos contribuintes, tais como motilidade gástrica pobre e incapacidade de relaxar a musculatura do esfincter anal, o problema é mais difícil de tratar do que naquelas com constipação, mas tônus normal do esfincter.

A encoprese é um transtorno particularmente objetável para os familiares, os quais podem supor que o comportamento seja causado por "preguiça", e tensões na família costumam se exaltar. Os pares são intolerantes a comportamentos inadequados ao nível de desenvolvimento, e via de regra zombam e rejeitam quem tenha encoprese. Muitas crianças afetadas apresentam autoestima extremamente baixa, sendo alvos de constante rejeição social. De uma perspectiva psicológica, a criança pode parecer entorpecida quanto aos sintomas, ou, com menor frequência, se estabelecer em um padrão de encoprese como modo de expressar raiva. O desfecho desse transtorno é influenciado pela disposição e pela habilidade da família de participar do tratamento sem ser punitiva em excesso, bem como pela habilidade e motivação da criança em se envolver no tratamento.

TRATAMENTO

Um plano de tratamento típico para uma criança com encoprese inclui administração oral diária de laxantes, como PEG a 1 g/kg ao dia, e frequentemente desimpactação cirúrgica sob anestesia geral antes que laxantes de manutenção possam ser administrados. Além disso, indica-se uma intervenção cognitivo-comportamental contínua para iniciar tentativas regulares de realizar movimentos intestinais no banheiro e reduzir a ansiedade quanto a movimentos intestinais. Quando a criança é trazida para tratamento, é comum haver discórdia e estresse familiar consideráveis. Tensões familiares sobre o sintoma devem ser reduzidas, e uma atmosfera não punitiva precisa ser estabelecida. Esforços similares são necessários para reduzir a vergonha da criança na escola. É aconselhável providenciar muitas mudas de roupas de baixo, causando o menor constrangimento possível. Educação dos familiares e correção de ideias equivocadas que possam ter sobre a incontinência devem ser efetuadas antes do tratamento. Laxantes não são necessários para crianças que não estejam constipadas e que tenham bom controle do intestino, mas intervalos regulares e cronometrados no banheiro também podem ser úteis.

Um relatório confirma o sucesso de intervenções de orientação familiar visando à interação entre pais e filhos pequenos com encoprese com base em intervenções psicológicas e comportamentais para crianças com menos de 9 anos.

Psicoterapia de apoio e técnicas de relaxamento podem ser úteis no tratamento de ansiedade e outras sequelas, como baixa autoestima e isolamento social. Intervenções familiares podem ajudar aquelas crianças que têm controle intestinal, mas que continuam a depositar suas fezes em locais inadequados. Um desfecho ideal ocorre quando a criança alcança a sensação de controle sobre sua função intestinal.

REFERÊNCIAS

Bahar RJ, Reid H. Treatment of encopresis and chronic constipation in young children: Clinical results from interactive parent-child guidance. Clin Pediatr. 2006;45:157.

Benninga MA, Voskuijl WP, Akkerhius GW, Taminiau JA, Buller HA. Colonic transit times and behaviour profiles in children with defecation disorders. Arch Dis Child. 2004;89:13.

Brazzeli M, Griffiths P. Behavioural and cognitive interventions with or without other treatments for the management of fecal incontinence in children. Cochrane Database Syst Rev. 2006;19:CD002240.

Di Lorenzo C, Benninga MA. Pathophysiology of pediatric fecal incontinence. Gastroenterology. 2004;126[Suppl 1]:S533.

Har AF, Croffie JM. Encopresis. Pediatr Rev. 2010;31:368–374.

Kajiwara M, Inoue K, Kato M, Usui A, Kurihara M, Usui T. Nocturnal enuresis and overactive bladder in children: An epidemiological study. Int J Urol. 2006;13:36.

Klages T, Geller B, Tillman R, Bolhofner K, Zimerman B. Controlled study of encopresis and enuresis in children with a prepubertal and early adolescent bipolar-I disorder phenotype. J Am Acad Child Adolesc Psychiatry. 2005;44:1050.

Mellon MW, Whiteside SP, Friedrich WN. The relevance of fecal soiling as an indicator of child sexual abuse: A preliminary analysis. J Dev Behav Pediatr. 2006;27:25.

Mikkelsen EJ. Elimination disorders. In: Sadock BJ, Sadock VA, Ruiz P, eds. Kaplan & Sadock's Comprehensive Textbook of Psychiatry. 9th ed. Vol. II. Philadelphia: Lippincott Williams & Wilkins; 2009:3624.

Mugie SM, Di Lorenzo C, Benninga MA. Constipation in childhood. Gastroenterol Hepatol. 2011;8:502–511.

Rajindrajith S, Devanarayana NM, Benninga MA. Review article: Faecal incontinence in children: Epidemiology, pathophysiology, clinical evaluation and management. Aliment Pharmacol Ther. 2013;37:37–48.

Reiner WG. Pharmacology in the management of voiding and storage disorders, including enuresis and encopresis. J Am Acad Child Adolesc Psychiatry. 2008;47:491–498.

Rowan-Legg A. Managing functional constipation in children. Paediatr Child Health. 2011;16:661–665.

Von Gontard A, Hollmann E. Comorbidity of functional urinary incontinence and encopresis: somatic and behavioral associations. J Urology. 2004;171:2644.

Yilmaz S, Bigic A, Herguner S. Effect of OROS methylphenidate on encopresis in children with attention-deficit/hyperactivity disorder. J Child Adolesc Psychopharmacol. 2013; Oct 29. [Epub ahead of print].

31.10b Enurese

EPIDEMIOLOGIA

A prevalência de enurese varia de 5 a 10% em crianças com 5 anos, de 1,5 a 5% naquelas de 9 a 10 anos e é de cerca de 1% em adolescentes com 15 anos ou mais. A prevalência diminui com o avançar da idade. O comportamento enurético é considerado adequado ao desenvolvimento entre crianças pequenas, excluindo diagnósticos de enurese; entretanto, esse comportamento ocorre com regularidade em 82% das crianças com 2 anos, em 49% daquelas com 3 anos e em 26% das com 4 anos.

No estudo epidemiológico da Ilha de Wight, pesquisadores relataram que 15,2% dos meninos com 7 anos eram ocasionalmente enuréticos e que em 6,7% deles isso acontecia pelo menos uma vez por semana. O estudo verificou que 3,3% das meninas com 7 anos eram enuréticas ao menos uma vez por semana. Aos 10 anos, a prevalência geral da enurese foi estimada em 3%. A taxa cai de forma drástica na adolescência: uma prevalência de 1,5% foi relatada para adolescentes com 14 anos. A enurese afeta cerca de 1% dos adultos. Embora a maioria das crianças com enurese não apresente transtornos psiquiátricos comórbidos, crianças com esse problema têm maior risco de desenvolver outro transtorno psiquiátrico.

A enurese noturna é cerca de 50% mais comum em meninos e responde por 80% dos casos infantis de enurese. Enurese diurna também é vista com mais frequência em meninos que costumam evitar a eliminação até ser tarde demais. Uma resolução espontânea da enurese noturna é de aproximadamente 15% ao ano. A enurese noturna consiste em um volume normal de urina eliminada, enquanto, quando pequenos volumes de urina são eliminados à noite, outras causas médicas podem estar presentes.

ETIOLOGIA

A enurese envolve sistemas neurobiológicos complexos que incluem contribuições dos centros cerebral e da espinha medular, funções motoras e sensoriais e sistemas nervosos autônomos e voluntários. A urina é regulada por neurônios nas regiões da ponte e do mesencéfalo. A contração do músculo detrusor da bexiga ocorre sempre que a capacidade da bexiga é atingida, o que pode levar a enurese em crianças adormecidas. Portanto, volumes excessivos de urina produzidos à noite podem levar a enurese noturna em crianças sem anormalidades psicológicas. Essa condição frequentemente ocorre na ausência de uma causa neurogênica específica. A versão diurna pode se desenvolver com base em hábitos comportamentais adquiridos ao longo do tempo.

A enurese diurna pode ocorrer na ausência de anormalidades neurológicas resultantes da contração voluntária habitual do esfíncter externo quando da vontade de urinar. O padrão pode ser estabelecido em uma criança pequena, podendo começar com um músculo detrusor normal ou hiperativo na bexiga, mas com tentativas repetidas de impedir vazamento ou urinação quando surge o desejo. Ao longo do tempo, a sensação do desejo de urinar diminui e a bexiga não esvazia regularmente, o que causa enurese noturna, quando o órgão está relaxado e pode se esvaziar sem resistência. O padrão imaturo de urinação pode ser responsável por alguns casos de enurese, sobretudo quando o padrão esteve em prática desde o início da infância. A maioria das crianças não é enurética por intenção, ou mesmo de modo consciente, até que sentem que estão molhadas. Fatores fisiológicos costumam desempenhar algum papel no desenvolvimento da enurese, e padrões comportamentais provavelmente mantenham a urinação mal-adaptativa. O controle normal da bexiga, que é adquirido de maneira gradual, é influenciado pelo desenvolvimento neuromuscular e cognitivo, por fatores socioemocionais, pela aprendizagem do uso do banheiro e por fatores genéticos. Dificuldades em uma ou mais dessas áreas podem atrasar a continência urinária.

Acredita-se que fatores genéticos exerçam um papel na expressão da enurese, uma vez que o surgimento da enurese costuma ser significativamente maior em parentes em primeiro grau. Um estudo longitudinal sobre o desenvolvimento infantil revelou que crianças enuréticas tinham o dobro de probabilidade de apresentar atrasos concomitantes no desenvolvimento do que aquelas que não sofriam de enurese. Cerca de 75% das crianças com enurese têm um parente em primeiro grau que tem ou teve o transtorno. Descobriu-se que o risco de uma criança desenvolver enurese é mais de sete vezes maior se o pai foi enurético. O índice de concordância é maior em gêmeos monozigóticos do que nos dizigóticos. Um forte componente genético é sugerido, podendo explicar muito a tolerância à enurese em algumas famílias e outros fatores psicossociais.

Estudos indicam que crianças enuréticas com capacidade anatômica normal da bexiga relatam maior desejo de eliminar com menos urina na bexiga do que as sem enurese. Outros estudos apontam que a enurese noturna ocorre quando a bexiga está cheia devido a níveis mais baixos do que o esperado de hormônio antidiurético noturno. Isso pode levar a uma emissão de urina maior que o normal. A enurese não parece estar relacionada a um estágio específico do sono ou da noite; pelo contrário, as crianças molham a cama em períodos aleatórios. Na maioria dos casos, a qualidade do sono é normal. Poucas evidências indicam que crianças com enurese dormem melhor do que as outras.

Estressores psicossociais parecem precipitar a enurese em um subgrupo de crianças com o transtorno. Nas pequenas, o transtorno foi particularmente associado ao nascimento de um irmão, hospitalização entre os 2 e os 4 anos, início da escola, separação de um familiar devido a divórcio ou mudança para um novo ambiente.

DIAGNÓSTICO E CARACTERÍSTICAS CLÍNICAS

A enurese é a emissão repetida de urina nas roupas ou na cama da criança; esta pode ser involuntária ou intencional. Para que o diagnóstico possa ser feito, a criança deve exibir idade cronológica ou de desenvolvimento de pelo menos 5 anos. De acordo com o DSM-5, o comportamento deve ocorrer duas vezes por semana por um período de pelo menos 3 meses ou causar sofrimento e prejuízo no funcionamento para se enquadrar nos critérios diagnósticos. A enurese é diagnosticada apenas se o comportamento não for causado por uma condição clínica. Crianças com enurese apresentam maior risco de desenvolver TDAH, em comparação à população em geral. Elas também têm maior probabilidade de apresentar encoprese comórbida. O DSM-5 e a CID-10 dividem o transtorno em três tipos: exclusivamente noturno, exclusivamente diurno e noturno e diurno.

PATOLOGIA E EXAMES DE LABORATÓRIO

Não há qualquer achado único de laboratório que seja patognomônico da enurese, mas os clínicos devem excluir fatores orgânicos, tais como a presença de infecções no trato urinário, que pode predispor uma criança à condição. Anormalidades estruturais obstrutivas podem estar presentes em até 3% das crianças com enurese aparente. Estudos radiográficos sofisticados costumam ser deferidos em casos simples do transtorno sem sinais de infecções repetidas ou de outros problemas clínicos.

DIAGNÓSTICO DIFERENCIAL

Para realizar o diagnóstico da enurese, causas orgânicas de disfunção da bexiga devem ser investigadas e excluídas. Síndromes orgânicas, tais como infecção do trato urinário, obstruções ou condições anatômicas, são encontradas com maior frequência em crianças que sofrem de enurese noturna e diurna combinada com urgência e frequência urinária. As características orgânicas incluem patologia geniturinária – estrutural, neurológica e infecciosa –, tais como uropatia obstrutiva, espinha bífida oculta e cistite; outros transtornos orgânicos que possam causar poliuria e enurese, como diabetes melito e diabetes insípido; perturbações da consciência e do sono, tais como convulsões, intoxicação e transtorno de sonambulismo, durante o qual a criança urina; e efeitos adversos do tratamento com agentes antipsicóticos.

CURSO E PROGNÓSTICO

A enurese costuma ser autolimitada, e a criança com essa condição pode apresentar remissão espontânea. A maior parte dos indivíduos que adquirem controle sobre a bexiga ganha autoestima e maior confiança social quando fica continente. Cerca de 80% das crianças afetadas nunca tiveram um período de um ano inteiro seco. A enurese após pelo menos um ano seco normalmente começa dos 5 aos 8 anos; se ocorrer muito depois, em especial durante a vida adulta, causas orgânicas devem ser investigadas. Algumas evidências indicam que a enurese com início tardio em crianças costuma estar com mais frequência associada com uma dificuldade psiquiátrica concomitante do que a enurese sem pelo menos um ano seco. Relapsos ocorrem em crianças que estão ficando secas espontaneamente e naquelas que estão sendo tratadas. As dificuldades sociais e emocionais significativas dessas crianças incluem autoimagem ruim, baixa autoestima, vergonha e restrição social e conflito intrafamiliar. O curso das crianças com enurese pode ser influenciado pelo fato de receberem ou não avaliação e tratamento adequados para transtornos comórbidos comuns, como o TDAH.

TRATAMENTO

Uma taxa relativamente alta de remissão espontânea de enurese ocorre ao longo do tempo na infância; contudo, em muitos casos, intervenções são necessárias porque a enurese está causando prejuízo funcional. O primeiro passo em qualquer plano de tratamento é revisar a aprendizagem do uso de banheiro. Se isso ainda não foi tentado, os pais e o paciente devem ser orientados para essa compreensão. É útil manter registros para determinar a linha de base e seguir o progresso da criança, podendo ser, por si só, um reforço. Uma tabela pode ser particularmente útil. Outras técnicas benéficas incluem restringir fluidos antes de deitar e levantar durante a noite para acompanhar a criança ao banheiro. Intervenções com terapia do alarme, que é ativado quando a criança fica molhada, tem sido uma constante no tratamento da enurese. Essa terapia funciona alertando a criança a responder quando a emissão começa durante o sono. O alarme é um aparelho a bateria que pode ser anexado à roupa de baixo ou à cama. O alarme é ativado assim que a emissão da urina começa, emitindo um alto ruído que acorda a criança. O sucesso desse método baseia-se na habilidade da criança de acordar prontamente e responder ao alarme, levantando-se e indo urinar no banheiro. As crianças que podem responder de maneira adequada têm pelo menos 6 ou 7 anos. Intervenções farmacológicas que incluem terapia de desmopressina no tratamento da enurese noturna se mostraram efetivas em alguns pacientes. A desmopressina é um "análogo sintético" da vasopressina, que pode ser administrada como comprimido, como medicamento sublingual ou como *spray* nasal. Seu efeito pode durar até 8 horas, e funciona reduzindo a produção noturna de urina. Esse método é ideal quando não foram ingeridos fluidos à noite.

Outra intervenção básica para crianças com enurese e disfunção intestinal é avaliar se a constipação crônica está contribuindo para a disfunção urinária, e considerar aumentar a quantidade de fibras na dieta para reduzir a constipação.

Terapia comportamental

Condicionamento clássico com o sino (ou campainha) e a almofada (alarme) costuma ser eficaz no tratamento da enurese, com secura resultante em mais de 50% dos casos. Treinamento da bexiga – encorajamento ou recompensa por atrasar a micção por períodos cada vez maiores do dia – também foi usado. Apesar de se mostrar efetivo em algumas ocasiões, esse método é definitivamente inferior ao do sino e do alarme.

Farmacoterapia

Considera-se medicação quando a enurese está causando prejuízo ao funcionamento social, familiar e escolar e restrições comportamentais, dietéticas e fluidas não se mostraram eficazes. Quando o problema interfere significativamente no funcionamento da criança, vários medicamentos podem ser considerados, embora o problema possa retornar assim que se interrompam os medicamentos.

A desmopressina (DDAVP), um composto antidiurético disponível como *spray* intranasal, mostrou grande sucesso na redução da enurese. Essa redução variou de 10 a 90% com o uso de desmopressina. Na maioria dos estudos, a enurese retornava pouco depois da descontinuação desse medicamento. Efeitos adversos que podem ocorrer com sua utilização incluem dor de cabeça, congestão nasal, epistasia e dor de estômago. O efeito adverso mais grave relatado com o uso da desmopressina para tratamento de enurese foi uma convulsão por hiponatremia, sofrida por uma criança.

A reboxetina, um inibidor da recaptação de neropinefrina com perfil de efeito colateral não cardiotóxico, foi recentemente investigada como uma alternativa mais segura à imipramina no tratamento de enurese infantil. Um ensaio com 22 crianças apresentando a condição (a qual vinha causando prejuízo social) sem resposta a alarmes de umidade, desmopressina ou anticolinérgicos receberam 4 a 8 mg de reboxetina na hora de dormir. Do total, 13 indivíduos (59%) nesse ensaio aberto alcançaram secura completa com a reboxetina isolada, ou em combinação com desmopressina. Os efeitos colaterais foram mínimos e não levaram a descontinuação do medicamento nesse ensaio.

Psicoterapia

Psicoterapia pode ser útil para lidar com problemas psiquiátricos coexistentes e com as dificuldades emocionais e familiares que surgem secundariamente à enurese crônica.

REFERÊNCIAS

Baeyens D, Roeyers H, D'Haese L, Pieters F, Hoebeke P, Vande Walle J. The prevalence of ADHD in children with enuresis: Comparison between a tertiary and non-tertiary care sample. Acta Paediatr. 2006;95:347.

Brown ML, Pope AW, Brown EJ. Treatment of primary nocturnal enuresis in children: A review. Child Care Health Dev. 2010;37:153–160.

Butler RJ, Heron J. The prevalence of infrequent bedwetting and nocturnal enuresis in childhood: A large British cohort. Scand J Urol Nephrol. 2008;42:257–264.

Feldman AS, Bauer SB. Diagnosis and management of dysfunctional voiding. Curr Opin Pediatr. 2006;18:139.

Fitzgerald MP, Thom DH, Wassel-Fyr C, Subak L, Brubaker L, Van Den Deden SK, Brown JS. Childhood urinary symptoms predict adult overactive bladder symptoms. J Urol. 2006;175:989.

Friedman FM, Weiss JP. Desmopressin in the treatment of nocturia: clinical evidence and experience. Ther Adv Urol. 2013;5:310–317.

Kajiwara M, Inoue K, Kato M, Usui A, Kurihara M, Usui T. Nocturnal enuresis and overactive bladder in children: An epidemiological study. Int J Urol. 2006;13:36.

Klages T, Geller B, Tillman R, Bolhofner K, Zimerman B. Controlled study of encopresis and enuresis in children with a prepubertal and early adolescent bipolar-I disorder phenotype. J Am Acad Child Adolesc Psychiatry. 2005;44:1050.

Landgraf JM, Abidari J, Cilento BG Jr., Cooper CS, Schulman SL, Ortenberg J. Coping, commitment, and attitude: Quantifying the everyday burden of enuresis on children and their families. Pediatrics. 2004;113:334.

Mikkelsen EJ. Elimination disorders. In: Sadock BJ, Sadock VA, Ruiz P, eds. Kaplan & Sadock's Comprehensive Textbook of Psychiatry. 9th ed. Vol. II. Philadelphia: Lippincott Williams & Wilkins; 2009:3624.

Nevus T. Reboxetine in therapy-resistant enuresis: results and pathogenetic implications. Scand J Urol Nephrol. 2006;40:31.

Pennesi M, Pitter M, Borduga A, Minisini S, Peratoner L. Behavioral therapy for primary nocturnal enuresis. J Urol. 2004; 171:408.

Perrin N, Sayer L, White A. The efficacy of alarm therapy versus desmopressin therapy in the treatment of primary mono-symptomatic nocturnal enuresis: A systematic review. Prim Health Care Res Dev. 2013; 1–11 Doi: 10.1p17/S146342361300042X.

Reiner WG. Pharmacotherapy in the management of voiding and storage disorders, including enuresis and encopresis. J Am Acad Child Adolesc Psychiatry. 2008;47:5:491–498.

Rutter M, Tizard J, Yule W, Graham P, Whitmore K. Research report: Isle of Wight Studies, 1964–1974. Psychol Med. 1976;6:313–332.

Von Gontard A, Hollmann E. Comorbidity of functional urinary incontinence and encopresis: Somatic and behavioral associations. J Urol. 2004;171:2644.

▲ 31.11 Transtorno relacionado a trauma e a estressores em crianças

Esta seção inclui transtornos em que um evento traumático ou relevante estressante constitui um critério diagnóstico relevante, de acordo com o DSM-5. Inclusos, estão o transtorno de apego reativo, o transtorno de interação social desinibida e o TEPT (ver Tab. 31.11b). Os sintomas psicológicos e psiquiátricos que seguem exposição a trauma e estresse grave são variáveis e costumam incluir sintomas de ansiedade, depressão, dissociação, raiva e inibição. Antes, no DSM-IV-TR, o transtorno de apego reativo era dividido em dois subtipos: emocionalmente retraído/inibido e indiscriminadamente social/desinibido. No DSM-5, contudo, os dois subtipos precedentes foram definidos como dois transtornos distintos, com o transtorno de apego reativo equivalente ao subtipo emocionalmente retraído/inibido, e o transtorno de interação social desinibida representando o subtipo indiscriminadamente social/desinibido.

31.11a Transtorno de apego reativo e transtorno de interação social desinibida

Os transtornos de apego reativo e de interação social desinibida são transtornos clínicos caracterizados por comportamentos sociais aberrantes em crianças pequenas, refletindo criação negligente e maus-tratos prejudiciais ao comportamento de apego normal. Os diagnósticos desses transtornos têm base na presunção de que a etiologia esteja diretamente ligada à privação de cuidados da criança. O diagnóstico de transtorno de apego reativo foi definido pela primeira vez no DSM-III, em 1980. A formação desse diagnóstico baseia-se nos fundamentos da teoria do apego, que descreve a qualidade do relacionamento das crianças com seus cuidadores principais, normalmente os pais. Esse relacionamento básico é o produto da necessidade de proteção, apoio e conforto da criança, e a interação entre pais e filhos é a satisfação dessas necessidades.

Com base nas observações de pais e filhos durante um breve episódio de separação e reunião, chamado de "procedimento de estranha situação", criado por Mary Ainsworth e colaboradores, os pesquisadores designaram três tipos de padrão básico de apego das crianças: seguro, inseguro ou desorganizado. Acredita-se que aquelas que exibem comportamento de apego seguro vejam os cuidadores como emocionalmente disponíveis; elas parecem ser mais exploradoras e bem ajustadas do que aquelas que demonstram comportamento de apego inseguro ou desorganizado. O apego inseguro é considerado resultante da percepção da criança de que não existe consistência na disponibilidade do cuidador, enquanto o comportamento desorganizado é o resultado de sentir tanto a necessidade de proximidade quanto a apreensão de se aproximar do cuidador. Considera-se que esses padrões iniciais de apego influenciem a capacidade futura das crianças de regulação de afetos, autotranquilização e desenvolvimento de relacionamentos. De acordo com o DSM-5, o transtorno de apego reativo é caracterizado por um padrão consistente de respostas emocionalmente inibidas para com cuidadores adultos, afeto positivo limitado, tristeza e responsividade social mínima, negligência concomitante, privação e falta de cuidado adequado por parte dos cuidadores. Presume-se que esse transtorno seja causado por cuidados grosseiramente patológicos recebidos pela criança do cuidador. O padrão de cuidado pode exibir desconsideração pelas necessidades físicas ou emocionais da criança, ou mudanças repetidas de cuidadores, como quando a criança é com frequência realocada entre lares adotivos. O transtorno de apego reativo não é explicado pelo transtorno do espectro autista, e o indivíduo deve ter idade de desenvolvimento de pelo menos 9 meses.

Cuidados patológicos podem resultar em dois transtornos distintos: o de apego reativo, em que o problema assume a forma da criança enfrentando constantes fracassos em iniciar e responder à maioria das interações sociais de maneira normal para seu nível de desenvolvimento; e transtorno de interação social desinibida, em que o problema assume a forma de relação social indiferenciada, não seletiva e inadequada com adultos familiares e desconhecidos.

No transtorno de interação social desinibida, de acordo com o DSM-5, a criança aproxima-se de forma ativa e interage com adultos desconhecidos de maneira excessivamente familiar, tanto em termos verbais quanto físicos. Há verificação reduzida ou busca ativa por um cuidador desconhecido e disposição de abordar adultos desconhecidos sem hesitação. Esses comportamentos no transtorno de interação social desinibida não são explicados por impulsividade, apesar de o comportamento socialmente desinibido ser predominante. Presume-se que esse padrão de comportamentos desinibidos inadequados ao nível de desenvolvimento sejam causados por cuidados patogênicos. Logo, para ambos os transtornos, se acredita que cuidados aberrantes sejam a causa predominante dos comportamentos inapropriados da criança. Contudo, tem havido casos de perturbações menos graves na criação que podem estar associadas a crianças pequenas que exibem algumas características desses transtornos. Os critérios do DSM-5 para transtorno de apego reativo estão descritos na Tabela 31.11a-1, e os critérios para transtorno de interação social desinibida estão na Tabela 31.11a-2.

Esses transtornos podem também resultar em um quadro de falha de desenvolvimento, em que o bebê apresenta sinais físicos de subnutrição e não exibe os marcos de desenvolvimento motor e verbal.

EPIDEMIOLOGIA

Existem poucos dados sobre prevalência, proporção entre sexos ou padrão familiar dos transtornos de apego reativo e de interação social desinibida. Estima-se que cada um ocorra em menos de 1% da

TABELA 31.11a-1
Critérios diagnósticos do DSM-5 para transtorno do apego reativo

A. Um padrão consistente de comportamento inibido e emocionalmente retraído em relação ao cuidador adulto, manifestado por dois aspectos:
   1. A criança rara ou minimamente busca conforto quando aflita.
   2. A criança rara ou minimamente responde a medidas de conforto quando aflita.
B. Perturbação social e emocional persistente caracterizada por pelo menos dois dos seguintes aspectos:
   1. Responsividade social e emocional mínima a outras pessoas.
   2. Afeto positivo limitado.
   3. Episódios de irritabilidade, tristeza ou temor inexplicados, evidentes até mesmo durante interações não ameaçadoras com cuidadores adultos.
C. A criança sofreu um padrão de extremos de cuidado insuficiente evidenciado por pelo menos um dos seguintes aspectos:
   1. Negligência ou privação social na forma de ausência persistente do atendimento às necessidades emocionais básicas de conforto, estimulação e afeição por parte de cuidadores adultos.
   2. Mudanças repetidas de cuidadores, limitando as oportunidades de formar vínculos estáveis (p. ex., trocas frequentes de lares adotivos temporários).
   3. Criação em contextos peculiares que limitam gravemente oportunidades de formar vínculos seletivos (p. ex., instituições com alta proporção de crianças por cuidador).
D. Presume-se que o cuidado do Critério C seja responsável pela perturbação comportamental do Critério A (p. ex., as perturbações do Critério A começam depois do cuidado patogênico do Critério C).
E. Não são preenchidos os critérios para transtorno do espectro autista.
F. A perturbação é evidente antes dos 5 anos de idade.
G. A criança tem uma idade de desenvolvimento mínima de 9 meses.

Especificar se:
Persistente: O transtorno está presente há mais de 12 meses.
Especificar a gravidade atual:
O transtorno de apego reativo é especificado como **grave** quando a criança exibe todos os sintomas do transtorno, e cada sintoma se manifesta em níveis relativamente elevados.

(Reimpressa, com permissão, de *Diagnostic and Statistical Manual of Mental Disorders*, Fifth Edition (Copyright ©2013). American Psychiatric Association. Todos os direitos reservados.)

população. Um estudo com 1.646 crianças de 6 a 8 anos vivendo em um setor privado do Reino Unido relatou que a prevalência do transtorno de apego reativo nessa população era de 1,4%. Todavia, outros estudos de populações de alto risco estimaram que cerca de 10% das crianças pequenas com cuidados negligentes e grosseiramente patológicos exibem essa condição, e até 20% das crianças nessa situação apresentam transtorno de interação social desinibida. Em um relatório retrospectivo de crianças que foram removidas de casa, em um condado dos Estados Unidos, devido a abuso ou negligência antes dos 4 anos, 38% revelaram sinais de transtorno de apego reativo ou transtorno de interação social desinibida. Outro estudo estabeleceu a confiabilidade do diagnóstico revisando avaliações gravadas de crianças em risco interagindo com cuidadores, junto com uma entrevista estruturada com cuidadores. Visto que o cuidado patogênico, incluindo maus-tratos, ocorre com maior frequência na presença de fatores psicossociais de risco, tais como pobreza, famílias desestruturadas e doença mental entre cuidadores, essas circunstâncias têm maior probabilidade de aumentar o risco do transtorno de apego reativo e do transtorno de interação social desinibida.

ETIOLOGIA

As principais características do transtorno de apego reativo e do transtorno de interação social desinibida são perturbações nos comportamentos normais de apego. A incapacidade de uma criança pequena para desenvolver interações sociais normativas que culminam nos comportamentos de apego aberrantes no transtorno de apego reativo é inerente à definição do transtorno. Acredita-se que esses dois transtornos estejam ligados a maus-tratos, incluindo negligência emocional, abuso físico, ou ambos. Cuidado grosseiramente patogênico de um bebê ou de uma criança pequena pelo cuidador pode causar apego cujo marcante prejuízo é evidente. A ênfase está na causa unidirecional; ou seja, o cuidador faz algo prejudicial ou negligencia algo essencial para o bebê ou para a criança. Ao avaliar um paciente para quem tal diagnóstico seja adequado, contudo, os clínicos devem considerar as constribuições de cada membro do par cuidador-criança e suas interações. Os clínicos devem pesar aspectos como o temperamento do bebê ou da criança, seu apego deficiente ou problemático, desenvolvimento prejudicado e se há incompatibilidade entre a criança e o cuidador. A probabilidade de negligência aumenta com transtorno psiquiátrico parental, abuso de substância, deficiência intelectual, a própria criação dura dos pais, isolamento social, privação e paternidade/maternidade prematuras (i.e. adolescente). Esses fatores comprometem a habilidade dos pais de atender às necessidades da criança, visto que ambos se focam mais em sua própria existência do que na de seu filho. Alterações frequentes dos cuidadores primários, por exemplo, de múltiplos lares adotivos a longos períodos de hospitalização, também podem levar a um apego prejudicado. Na população em geral, um estudo com 1.600 crianças relatou que as crianças com transtorno de apego reativo/transtorno de interação social desinibida apresentavam diversas manifestações caracterizadas pelo surgimento precoce de sintomas que mereciam exames de neurodesenvolvimento (ESSENCE). Alguns dos sintomas associados em crianças com esse transtorno incluem risco mais elevado de ganho de peso quando neonatais, dificuldades de alimentação e baixo controle de impulsos. Esses traços possivelmente surjam devido a fatores genéticos e ambientais. Os autores verificaram que crianças com esses transtornos tinham maior probabilidade de exibir múltiplas comorbidades psiquiátricas, quocientes de inteligência (QIs) mais baixos, se comparados à população em geral, e

TABELA 31.11a-2
Critérios diagnósticos do DSM-5 para transtorno de interação social desinibida

A. Um padrão de comportamento no qual uma criança aborda e interage com adultos desconhecidos e exibe pelo menos dois dos seguintes comportamentos:
   1. Discrição reduzida ou ausente em abordar e interagir com adultos desconhecidos.
   2. Comportamento verbal ou físico excessivamente familiar (não compatível com limites sociais culturalmente aceitos ou apropriados à idade).
   3. Diminuição ou ausência de retorno ao cuidador adulto depois de aventurar-se, mesmo em contextos não familiares.
   4. Vontade de sair com um adulto estranho com mínima ou nenhuma hesitação.

B. Os comportamentos do Critério A não se limitam a impulsividade (como no TDAH), incluindo comportamento socialmente desinibido.

C. A criança sofreu um padrão de extremos de cuidado insuficiente evidenciado por pelo menos um dos seguintes aspectos:
   1. Negligência ou privação social na forma de ausência persistente do atendimento às necessidades emocionais básicas de conforto, estimulação e afeição por parte de cuidadores adultos.
   2. Mudanças repetidas de cuidadores, limitando as oportunidades de formar vínculos estáveis (p. ex., trocas frequentes de lares adotivos temporários).
   3. Criação em contextos peculiares que limitam gravemente oportunidades de formar vínculos seletivos (p. ex., instituições com alta proporção de crianças por cuidador).

D. Presume-se que o cuidado do Critério C seja responsável pela perturbação comportamental do Critério A (p. ex., as perturbações do Critério A começam depois do cuidado patogênico do Critério C).

E. A criança tem uma idade de desenvolvimento mínima de 9 meses.

Especificar se:

Persistente: O transtorno está presente há mais de 12 meses.

Especificar a gravidade atual:

O transtorno de interação social desinibida é especificado como **grave** quando a criança exibe todos os sintomas do transtorno, e cada sintoma se manifesta em níveis relativamente elevados.

(Reimpressa, com permissão de *Diagnostic and Statistical Manual of Mental Disorders*, Fifth Edition (Copyright ©2013). American Psychiatric Association. Todos os direitos reservados.)

mais problemas comportamentais. Logo, uma avaliação ampla pode ser necessária para identificar sintomas e transtornos associados aos transtornos de apego reativo e de interação social desinibida.

DIAGNÓSTICO E CARACTERÍSTICAS CLÍNICAS

Crianças com transtorno de apego reativo e transtorno de interação social desinibida podem ser inicialmente identificadas por um professor de pré-escola ou por um pediatra com base em observação direta de suas respostas sociais inadequadas. Os critérios diagnósticos do DSM-5 para esses transtornos estão descritos nas Tabelas 31.11a-1 e 31.11a-2, respectivamente. Os diagnósticos de ambos os transtornos basearam-se em parte em evidências documentadas de perturbações generalizadas do apego, levando a comportamentos sociais inadequados presentes antes dos 5 anos. O quadro clínico apresenta grande variação, dependendo das idades mental e cronológica da criança, mas a interação social e a alegria esperadas não estão presentes. É frequente a criança não apresentar progresso no desenvolvimento ou estar francamente subnutrida. Talvez o quadro clínico mais comum de um bebê com transtorno de apego reativo sejam os problemas de crescimento não orgânicos. Tais bebês em geral exibem hipocinesia, tédio, indiferença e apatia, com pobreza de atividades espontâneas. Parecem tristes, infelizes e miseráveis. Alguns também parecem assustados e vigilantes, com um olhar tipo radar. Ainda assim, eles podem mostrar responsividade atrasada a estímulos que obteriam medo ou retração de um bebê normal. Bebês com problema de crescimento e transtorno de apego reativo parecem bastante subnutridos, podendo apresentar abdomes projetados. Algumas vezes, fezes malcheirosas, tipo celíacas, são relatadas. Em casos anormalmente graves, aparece um quadro clínico de marasmo.

O peso do bebê costuma estar abaixo do terceiro percentil e bem abaixo do peso adequado para sua altura. Se pesos seriais estiverem disponíveis, os percentis de peso podem ter diminuído de forma progressiva devido a uma perda de peso real ou a uma incapacidade de ganhar peso conforme o ganho de altura. A circunferência da cabeça, via de regra, é normal para a idade. O tônus muscular pode ser pobre. A pele pode ser mais fria e pálida ou mais manchada do que a pele de uma criança normal. Achados laboratoriais podem indicar subnutrição coincidente, desidratação ou doença concorrente. A idade óssea costuma estar atrasada. Os níveis de hormônio do crescimento em geral são normais ou elevados, um achado sugerindo que problemas de crescimento nessas crianças sejam secundários a privação calórica e subnutrição. Secreção de cortisol em crianças com transtorno de apego reativo ou transtorno de interação social desinibida é menor do que naquelas com desenvolvimento típico. Para as que apresentam problemas de crescimento, desenvolvimento físico e ganho de peso de modo habitual ocorrem com rapidez após serem hospitalizadas.

No aspecto social, bebês com transtorno de apego reativo normalmente apresentam baixa atividade espontânea e marcante redução de iniciativa para com os outros, assim como de resposta recíproca a um examinador ou cuidador adulto. Tanto a mãe quanto o bebê podem ser indiferentes à separação relativa a hospitalização ou término de visitas hospitalares subsequentes. Os bebês com frequência não demonstram transtorno, inquietação ou protesto normais à hospitalização. Bebês maiores costumam demonstrar pouco interesse em seu ambiente. Eles podem não se interessar por brinquedos, mesmo se encorajados; contudo, rápida ou gradualmente se interessam e se relacionam com os cuidadores no hospital.

Nanismo psicossocial. O nanismo psicossocial clássico, ou baixa estatura psicossocialmente determinada, é uma síndrome que costuma se manifestar sobretudo em crianças com 2 a 3 anos. Os indivíduos são excepcionalmente baixos e apresentam anormalidades nos hormônios do crescimento, além de perturbações comportamentais graves. Todos esses sintomas resultam de relacionamentos nocivos entre cuidador-criança. O caráter sem afeto pode aparecer quando há falha, ou falta de oportunidade, de formar apegos antes dos 2 ou 3 anos. As crianças não conseguirem formar relacionamentos duradouros, e sua incapacidade vem às vezes acompanhada por uma incapacidade de obedecer a regras, falta de culpa e necessidade de atenção e afeto. Crianças com transtorno de interação social desinibida parecem ser amistosas e familiares em excesso, com pouco medo.

> Um menino de 7 anos foi encaminhado por seus pais adotivos em razão de sua hiperatividade e comportamento social inadequado na escola. Ele havia sido adotado aos 4 anos, após viver a maior parte de sua vida em um orfanato chinês, no qual recebeu cuidados de um turno rotativo de cuidadoras. Embora tenha estado abaixo do quinto percentil para altura e peso ao chegar, ele logo se aproximou do décimo quinto percentil em sua nova casa. Entretanto, seus pais adotivos ficaram frustrados por sua incapacidade de se vincular a eles. No início, estavam preocupados com um problema intelectual, ainda que exames e sua capacidade de interação verbal com praticamente qualquer adulto ou criança demonstrassem o contrário. O menino parecia ser amistoso demais, falando com qualquer um e muitas vezes seguindo estranhos pela própria vontade. Demonstrava pouca empatia quando outras pessoas se machucavam, mas se sentava no colo de professores e estudantes sem pedir. Machucava-se com frequência devido a seu comportamento, apesar de apresentar extrema tolerância à dor. Seus pais concentravam-se em comportamentos-problema a fim de reduzir seus comportamentos impulsivos, o que melhorou com sugestões constantes; entretanto, ele continuou estranhamente amistoso em casa e na escola. A criança foi diagnosticada com transtorno de interação social desinibida. (Adaptado de Neil W. Boris, M.D., e Charles H. Zeanah, Jr., M.D.)

PATOLOGIA E EXAMES DE LABORATÓRIO

Embora nenhum exame laboratorial específico seja usado para fazer diagnósticos, muitas crianças com transtorno de interação social desinibida apresentam distúrbios de crescimento e desenvolvimento. Logo, estabelecer uma curva de crescimento e examinar o progresso dos marcos de desenvolvimento pode ajudar a determinar se fenômenos associados, como problemas de crescimento, estão presentes.

DIAGNÓSTICO DIFERENCIAL

O diagnóstico diferencial dos transtornos de apego reativo e de interação social desinibida deve levar em conta que muitos outros transtornos psiquiátricos podem surgir em conjunto com maus-tratos, transtornos de ansiedade e de estresse pós-traumático. Os transtornos psiquiátricos a considerar no diagnóstico diferencial incluem os da linguagem e do espectro autista, bem como deficiência intelectual e síndromes metabólicas. Crianças com transtorno do espectro autista são, via de regra, bem alimentadas e têm tamanho e peso adequados à idade. Além disso, são geralmente alertas e ativas, apesar de seus problemas em interações sociais recíprocas. Deficiência intelectual significativa costuma estar presente em crianças com transtorno do espectro autista, enquanto, ao ocorrer com transtorno de apego reativo ou de interação social desinibida, a deficiência intelectual costuma ser relativamente leve. Crianças com transtorno de interação social desinibida com frequência apresentam TDAH comórbido, TEPT e transtorno ou atraso da linguagem. Além disso, podem apresentar problemas neuropsiquiátricos complexos.

CURSO E PROGNÓSTICO

A maior parte dos dados disponíveis sobre o curso natural de crianças com transtornos de apego reativo e de interação social desinibida vem de estudos de acompanhamento de indivíduos em instalações residenciais com histórias de negligência grave. Os achados desses estudos sugerem que crianças com transtorno de apego reativo, que são posteriormente adotadas por ambientes afetivos, melhoram seus comportamentos de apego, podendo até normalizar ao longo do tempo. Crianças com transtorno de interação social desinibida, contudo, parecem ter mais dificuldade em desenvolver apego com novos cuidadores. Além disso, quando exibem comportamento social indiscriminado, também são propensas a ter relacionamentos ruins com seus pares. O prognóstico para crianças com transtornos de apego reativo e de interação social desinibida é influenciado pela duração e pela gravidade da negligência, bem como pelo grau de prejuízo resultante. Fatores constitucionais e nutricionais interagem em crianças, as quais podem responder positivamente ao tratamento ou continuar com problemas de desenvolvimento. Depois do reconhecimento de uma situação patológica de cuidado, a quantidade de tratamento e reabilitação que a família recebe afeta a criança. Crianças com vários problemas resultantes de cuidados patogênicos podem ter uma recuperação física mais rápida e completa do que sua recomposição emocional.

TRATAMENTO

A primeira consideração no tratamento do transtorno de apego reativo ou do transtorno de interação social desinibida é a segurança da criança. Logo, a administração dessas condições deve começar com uma avaliação abrangente do nível atual de segurança e dos cuidados adequados. Quando há suspeitas de maus-tratos persistentes em casa, a primeira decisão costuma ser hospitalizar a criança ou tentar tratamento enquanto ela permanece em casa. Se há suspeita de negligência ou de abuso físico ou sexual, isso deve ser relatado às forças da lei ou aos serviços de proteção infantil da região. O estado emocional e físico da criança e o nível de cuidado patológico determinam a estratégia terapêutica. Deve-se fazer uma análise do estado nutricional, bem como da presença ou da ameaça de abuso físico. Hospitalização é necessária para crianças com subnutrição. Junto com uma avaliação do bem-estar físico, é importante avaliar a condição emocional. A intervenção imediata deve lidar com a percepção e a capacidade dos pais de participar na alteração de padrões prejudiciais que existiram até o momento. A equipe de tratamento deve começar a melhorar o relacionamento insatisfatório entre cuidador e criança. Isso costuma exigir intervenção e educação extensivas e intensivas com a mãe ou com ambos os genitores, quando possível.

Em um estudo, pais de 120 crianças entre 11,7 e 31,9 meses, identificadas como em risco de negligência, foram aleatoriamente atribuídos a uma intervenção para pais em risco, chamada de Attachment and Biobehavioral Catch-up (ABC), ou a uma intervenção-controle. A intervenção ABC foi criada a fim de reduzir comportamentos assustadores dos pais para com os bebês e aumentar interações sensíveis e afetuosas entre pais e filhos. Ela foi manualizada para que os pais tivessem orientação específica sobre como realizar essas interações com os filhos. As crianças foram avaliadas após 10 sessões, e as 60 que receberam a intervenção ABC apresentaram índices significativamente menores de apego desorganizado (32%) e mais elevados de apego seguro (52%), em comparação àquelas que receberam a intervenção-controle (apego desorganizado, 57%; apego seguro, 33%). Os autores concluíram que a afetividade e a sensibilidade parentais podem ser aumentadas por uma intervenção compreensiva e explícita, como a ABC, sendo que melhoras relevantes nos comportamentos de apego puderam ser mensuradas nas crianças após 10 sessões.

O relacionamento entre cuidador e criança é a base da avaliação dos sintomas dos transtornos de apego reativo e de interação social desinibida e o substrato a partir do qual se modificam os comportamentos de apego. Observações estruturadas permitem ao clínico determinar o alcance dos comportamentos de apego estabelecidos com vários familiares. Ele pode trabalhar de perto com o cuidador e a criança para facilitar maior sensibilidade em suas observações. Três modalidades terapêuticas básicas são úteis na promoção de laços positivos entre crianças e cuidadores. Primeiro, o clínico pode auxiliar o cuidador a promover interações positivas com a criança que ainda não tem o repertório para responder de maneira positiva. Segundo, o profissional pode trabalhar com a criança e o cuidador em conjunto, como uma díade, para defender a prática de reforço positivo adequado de um para o outro. Por meio do uso de gravações em vídeo, as interações entre pais e filhos podem ser vistas, e modificações podem ser sugeridas para aumentar o envolvimento positivo. A terceira modalidade de intervenção clínica é por intermédio de trabalho individual com a criança. Trabalhar com ela e com o cuidador juntos costuma ser mais eficaz na produção de relações mais significativas emocionalmente do que trabalhar com cada um de modo individual.

Intervenções psicossociais para famílias em que as crianças têm transtorno de apego reativo e transtorno de interação social desinibida compreendem: (1) serviços de apoio psicossocial, incluindo contratar uma empregada, melhorar as condições físicas do apartamento ou obter um espaço mais adequado; melhorar as condições financeiras da família; e reduzir o isolamento da família; (2) intervenções psicoterapêuticas, incluindo psicoterapia individual, medicações psicotrópicas e terapia de família ou de casal; (3) serviços de aconselhamento educacional, incluindo grupos tipo mãe–criança ou mãe–bebê, e aconselhamento para aumentar a consciência e a compreensão das necessidades da criança e desenvolver habilidades parentais; e (4) providências para o monitoramento do bem-estar físico e emocional do paciente. Às vezes, retirar a criança temporariamente de um ambiente estressante em casa, como na hospitalização, permite que ela se liberte do padrão habitual. Um ambiente neutro, como o hospital, é o melhor lugar para começar com famílias que estão de fato disponíveis, emocional e fisicamente, para a intervenção. Se as intervenções forem impraticáveis ou inadequadas, ou, ainda, se fracassarem, deve ser considerada a colocação da criança com parentes ou em um abrigo, para adoção ou em uma local para tratamento.

REFERÊNCIAS

Bernard K, Dozier M, Carlson E, Bick J, Lewis-Morrarty, Lindheim O. Enhancing attachment organization among maltreated children: Results of a randomized clinical trial. Child Dev. 2012;83:623–636.

Boris NW, Zeanah CH. Reactive attachment disorder of infancy, childhood and adolescence. In: BJ Sadock, VA Sadock, Ruiz P, eds. Kaplan & Sadock's Comprehensive Textbook of Psychiatry. 9th ed. Vol. II. Philadelphia: Lippincott Williams & Wilkins; 2009:3636.

Chaffin M, Hanson R, Saunders BE, Nichols T, Barnett D, Zeanah C, Berliner L, Egeland B, Newman E, Lyon T, LeTourneau E, Miller-Perrin C. Report of the APSAC task force on attachment therapy, reactive attachment disorder, and attachment problems. Child Maltreat. 2006;11:76.

Heller SS, Boris NW, Fuselier SH, Pate T, Koren-Karie N, Miron D. Reactive attachment disorder in maltreated twins follow-up: From 18 months to 8 years. Attach Hum Dev. 2006;8:63.

Kay C, Green J. Reactive attachment disorder following maltreatment: Systematic evidence beyond the institution. J Abnorm Child Psychol. 2013;41:571–581.

Kocovska E, Puckering C, Follan M, Smillie M, Gorski C. Neurodevelopmental problems in maltreated children referred with indiscriminate friendliness. Res Dev Disabil. 2012;33:1560–1565.

Kocovska E., Wilson P, Young D, Wallace AM, Gorski C. Cortisol secretion in children with symptoms of reactive attachment disorder. Psychiatr Res. 2013; 209:74–77.

Minnis H, Macmillan S, Pritchett R, Young D, Wallace B. Prevalence of reactive attachment disorder in a deprived population. Br J Psychiatry. 2013; 202:342–346.

O'Connor TG, Marvin RS, Rutter M, Olrick J, Britner PA. The ERA Study Team. Child–parent attachment following early institutional deprivation. Dev Psychopathol. 2003;15:19–38.

O'Connor TG, Zeanah CH. Attachment disorders: Assessment strategies and treatment approaches. Attach Hum Dev. 2003;5:223–244.

Practice parameter for the assessment and treatment of children and adolescents with reactive attachment disorder of infancy and early childhood. J Am Acad Child Adolesc Psychiatry. 2005;44:1206.

Pritchett R, Pritchett J, Marshall E, Davidson C, Minnis H. Reactive attachment disorder in the general population: A hidden ESSENCE disorder. Sci World J. 2013;2013:818157.

Task Force on Research Diagnostic Criteria: Infancy and preschool: Research diagnostic criteria for infants and preschool children. J Am Acad Child Adolesc Psychiatry. 2003;42:1504.

Zeanah CH, Scheeringa MS, Boris NW, Heller SS, Smyke AT, Trapani J. Reactive attachment disorder in maltreated toddlers. Child Abuse Negl. 2004;28:877.

Zeanah CH, Smyke T, Dumitrescu A. Attachment disturbances in young children II: Indiscriminate behavior and institutional care. J Am Acad Child Adolesc Psychiatry. 2002;41:983.

Zilberstein K. Clarifying core characteristics of attachment disorders: A review of current research and theory. Am J Orthopsychiatry. 2006;76:55.

31.11b Transtorno de estresse pós-traumático na infância e na adolescência

O TEPT, antes agrupado com os transtornos de ansiedade, atualmente entra em um novo capítulo do DSM-5, chamado de transtornos relacionados a trauma e a estressores, um grupo que engloba transtornos em que a exposição a um evento traumático ou estressante é um critério diagnóstico. O TEPT é caracterizado por um conjunto de sintomas, incluindo memórias intrusivas do trauma, evitação constante de estímulos que lembrem o evento traumático, alterações negativas persistentes na cognição e no humor e alterações no despertar, vistas principalmente como excitabilidade aumentada e irritabilidade após o evento traumático. No DSM-5, o critério para tal evento é definido como exposição à morte ou à ameaça, ferimentos graves ou violência sexual, seja de maneira direta, como testemunha, ficar sabendo de um evento traumático de um familiar, seja passando por exposições repetidas a trauma causado por desastres sociais ou naturais. Exposição a trauma por meio de mídias eletrônicas, filmes, televisão ou fotografias está excluída dos critérios. Em crianças com 6 anos ou menos, os critérios diagnósticos se encaixam no "subtipo pré-escolar", em que tanto a evitação persistente dos estímulos que evocam o trauma quanto alterações negativas na cognição são indícios suficientes para TEPT.

Nos Estados Unidos, os índices de crianças e adolescentes expostos a eventos traumáticos e violentos são extremamente altos. Em uma amostra representativa de jovens norte-americanos, a exposição a um evento traumático foi reportada em 60,4%, com uma taxa vitalícia variando de 80 a 90%. Um número significativo deles, variando de experiências diretas com abuso físico ou sexual, violência doméstica, acidentes com veículos a motor, doenças sistêmicas graves ou desastres naturais ou humanos, vai desenvolver TEPT. Em crianças com menos de 6 anos, memórias espontâneas e intrusivas podem ser expressas em brincadeiras ou ocorrer em sonhos assustadores; esses pensamentos invasivos podem não ser relacionados com facilidade ao evento traumático.

Embora os sintomas de estresse pós-traumático tenham sido descritos em adultos há mais de um século, o TEPT foi reconhecido oficialmente como transtorno psiquiátrico pela primeira vez em 1980, no DSM-III. O reconhecimento de sua frequência em crianças e adolescentes aumentou ao longo da última década. Relatos indicam que até 6% dos jovens podem se enquadrar em todos os critérios do TEPT em algum ponto do seu desenvolvimento. Fatores de desenvolvimento têm forte influência sobre a manifestação desses sintomas. Em crianças e adolescentes, a re-experiência de um evento traumático costuma ser observada em meio a brincadeiras, pesadelos recorrentes sem lembrança dos eventos traumáticos e comportamentos que recriam a situação traumática, junto de agitação, medo e desorganização.

EPIDEMIOLOGIA

Nos Estados Unidos, estima-se que aproximadamente 80% dos indivíduos tenham sido expostos a pelo menos um evento traumático; contudo, menos de 10% das vítimas de trauma desenvolvem TEPT. As taxas de eventos traumáticos, incluindo violência física, exposição a mortes inesperadas, testemunho de trauma e ferimentos físicos de outros, atingem seu ápice entre os 16 e os 20 anos. Esse transtorno é mais comum em indivíduos do sexo feminino do que do sexo masculino ao longo da vida, principalmente devido a seu risco aumentado de exposição a eventos traumáticos. Em situações de desastre natural, os índices de TEPT em homens e mulheres são semelhantes. O risco de desenvolver o transtorno ao longo da vida nos Estados Unidos varia de 6,8 a 12,2%. Um achado epidemiológico consistente nesse e em outros países é que TEPT é mais prevalente em mulheres do que em homens. Estudos epidemiológicos com crianças de 9 a 12 anos encontraram índices de prevalência de 3 meses, variando de 0,5 a 4%. Um levantamento epidemiológico de crianças pré-escolares de 4 a 5 anos encontrou um índice de 1,3%.

Entre amostras de pessoas expostas a trauma não indicadas para tratamento, uma taxa ampla, de 25 a 90%, exibiu o diagnóstico completo de TEPT. Crianças expostas cronicamente a traumas, como abuso infantil, ou aqueles resultando na perturbação mais ampla de comunidades inteiras, como guerras, têm risco maior de desenvolver o transtorno. Além do assustador índice de TEPT entre jovens, diversos estudos indicam que a maioria das crianças exposta a trauma grave ou crônico desenvolve sintomas da condição suficientemente graves para atrapalhar o funcionamento, mesmo na ausência do diagnóstico completo.

ETIOLOGIA

Fatores biológicos

Fatores de risco para o desenvolvimento de TEPT incluem transtornos de ansiedade e transtornos depressivos preexistentes. Um estudo prospectivo relatou que, entre crianças expostas a eventos traumáticos, aquelas que tinham transtornos de ansiedade e externalização de comportamentos problemáticos aos 6 anos apresentavam risco mais elevado de TEPT. Além disso, crianças com um QI superior a 115 aos 6 anos apresentavam risco menor de desenvolver o transtorno. Ainda, entre crianças expostas a trauma, aquelas que desenvolviam TEPT também apresentavam risco mais elevado de desenvolver transtornos comórbidos, como a depressão. Isso sugere que uma predisposição genética a transtornos de ansiedade, assim como uma história familiar indicando risco maior de transtornos depressivos, pode predispor crianças expostas a trauma a desenvolver TEPT. Descobriu-se que crianças com essa psicopatologia exibem excreção aumentada de metabólitos adrenérgicos e dopaminérgicos, volume intracraniano e corpo caloso menores, déficits de memória e quocientes de inteligência (QIs) reduzidos, em comparação a controles da mesma idade. Foi verificado que adultos com TEPT apresentam uma amígdala hiperativa e volume reduzido do hipocampo. Se esses achados são sequelas ou são indicadores de vulnerabilidade para o transtorno continua sendo um foco de investigação.

Fatores psicológicos

Apesar da exposição a trauma ser o fator etiológico inicial no desenvolvimento de TEPT, os sintomas persistentes típicos, como evitação do local onde ocorreu o trauma, podem ser conceitualizados, em parte, como resultado tanto de condicionamento clássico quanto de operante. Respostas psicológicas extremas podem acompanhar o medo de determinado evento traumático, tal como um adolescente aterrorizado por um ataque de um grupo de estudantes perto da escola que desenvolve, então, uma reação psicológica negativa extrema toda vez que se aproxima do local. Esse é um exemplo de condicionamento clássico, uma vez que um fator neutro (a escola) foi associado a um evento passado intensamente amedrontador. O condicionamento operante ocorre quando a criança aprende a evitar os lembretes traumáticos para impedir o surgimento dos sentimentos estressantes. Por exemplo, se tiver passado por um acidente com veículo a motor, ela pode se recusar a andar de carro para impedir que reações fisiológicas negativas e medo ocorram.

Outro mecanismo no desenvolvimento e na administração de sintomas de TEPT é a modelagem, uma forma de aprendizagem. Por exemplo, quando pais e crianças são expostos a eventos traumáticos, como desastres naturais, as crianças podem emular respostas parentais, como evitação, retração ou expressões extremas de medo, e "aprender" a responder a suas próprias memórias do evento traumático do mesmo modo.

Fatores sociais

Apoio familiar e reações a eventos traumáticos em crianças podem ter papel significativo no desenvolvimento de TEPT, em que reações emocionais parentais adversas ao abuso sofrido pela criança pode aumentar o risco que ela já tem de desenvolver a doença. Falta de apoio parental e psicopatologia entre pais (especialmente depressão maternal) foram identificados como fatores de risco no desenvolvimento desse transtorno após a criança ter sido exposta a um evento traumático.

DIAGNÓSTICO E CARACTERÍSTICAS CLÍNICAS

Para que exista TEPT, exposição a um evento traumático (consistindo em uma experiência pessoal ou em ser testemunha de um evento com ameaça de morte), lesões sérias ou ferimentos graves devem ocorrer. As exposições traumáticas mais comuns para crianças e adolescentes incluem abuso físico ou sexual; violência doméstica, escolar ou comunitária; sequestro; ataques terroristas; acidentes com veículos a motor ou caseiros; ou desastres, tais como enchentes, tornados, furacões, incêndios, explosões ou acidentes aéreos. Uma criança com TEPT pode sofrer memórias intrusivas do evento, sonhos aterrorizantes recorrentes, reações dissociativas – incluindo *flashbacks* em que sente como se o evento traumático estivesse reocorrendo – ou sofrimento psicológico intenso ao ser exposta a lembranças do trauma (Fig. 31.11b-1).

Sintomas de TEPT incluem reviver o evento traumático em pelo menos uma das maneiras a seguir. As crianças podem ter pensamentos, memórias ou imagens intrusivas que se repetem espontaneamente ou sensações corporais que lembram o evento. Em crianças muito pequenas, é comum observar brincadeiras que incluem elementos do evento traumático ou comportamentos, como os sexuais, que não são esperados para seu nível de desenvolvimento. As crianças podem passar por períodos durante os quais agem ou sentem como se o evento estivesse ocorrendo no presente; esse é um evento dissociativo normalmente descrito por adultos como *flashbacks*.

Outro grupo de sintomas de TEPT é a *evitação*, que, na infância, pode ser exibida por meio de esforços físicos para evitar locais, pessoas ou situações que apresentariam lembranças traumáticas do evento. Um terceiro grupo de critérios diagnósticos do TEPT são alterações negativas na cognição e no humor após o trauma. Em crianças com 6 anos ou menos, de acordo com o DSM-5, alterações negativas na cognição podem assumir a forma de comportamento socialmente retraído, redução da expressão de emoções positivas, interesse reduzido em brincadeiras e sentimentos de vergonha, medo e confusão. Naquelas com mais de 6 anos, podem assumir a forma de uma incapacidade de lembrar de partes de um evento traumático, ou seja, *amnésia psicológica*, ou sentimentos negativos persistentes sobre si, incluindo terror, raiva, culpa ou vergonha. Após um evento traumático, as crianças podem passar por uma sensação de distanciamento de suas atividades de brincadeira comuns ("dormência psicológica") ou capacidade reduzida de sentir emoções. Adolescentes mais velhos podem expressar medo de morrer cedo (sensação de futuro encurtado).

Outras respostas típicas a eventos traumáticos incluem sintomas de hiperexcitação que não estavam presentes antes da exposição traumática, tais como dificuldade para pegar no sono ou ficar dormindo; hipervigilância quanto a segurança e verificação constante de portas trancadas; ou reação de susto exagerada. Em algumas crianças, a hiperexcitação pode se apresentar como uma incapacidade geral de relaxar, com irritabilidade aumentada, explosões de raiva ou capacidade prejudicada de concentração.

Para enquadrar-se nos critérios diagnósticos do TEPT de acordo com o DSM-5, os sintomas devem estar presentes há pelo menos 1 mês e causar sofrimento e prejuízo em áreas funcionais importantes da vida. Quando todos os sintomas diagnósticos forem satisfeitos após o evento traumático, persistirem por pelo menos 3 dias mas se resolverem em 1 mês, TEPT agudo é diagnosticado. Quando a síndrome completa persistir por mais de 3 meses, ela é designada como TEPT crônico. Em alguns casos, os sintomas do transtorno aumentam ao longo do tempo, e não é antes da passagem de 6 meses após a exposição ao trauma que a síndrome completa surge; nesse caso, o diagnóstico é de TEPT com início tardio. Os critérios do DSM-5 para a condição estão descritos na Tabela 11.1-3.

Não é incomum que crianças e adolescentes com TEPT sofram sentimentos de culpa, especialmente se sobreviveram ao trauma quando outras pessoas não. Eles podem se culpar pela morte dos outros, desenvolvendo um episódio depressivo comórbido. O TEPT infantil também está associada a índices aumentados de transtornos de ansiedade, episódios depressivos, transtornos por uso de substância e dificuldades de atenção. O DSM-5 inclui um especificador *Com sintomas dissociativos*, que pode se apresentar tanto como *Despersonalização*, no qual há experiências recorrentes de distanciamento, como se estivesse fora do próprio corpo; ou *Desrealização*, no qual o mundo parece irreal, surreal e distante. Um especificador final, *Com expressão tardia*, indica que os critérios diagnósticos totais não foram satisfeitos até 6 meses depois do evento traumático, embora alguns sintomas possam se apresentar mais cedo.

PATOLOGIA E EXAMES DE LABORATÓRIO

Apesar de relatos indicarem algumas alterações tanto em estudos neurofisiológicos quanto de neuroimagem em crianças e adolescentes com TEPT, não há exames de laboratório atuais que possam auxiliar com esse diagnóstico.

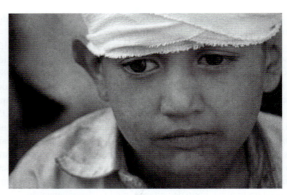

FIGURA 31.11B-1
O rosto de um menino no Paquistão pouco depois que um terremoto de magnitude 7,6 atingiu o sul da Ásia, deixando milhões sem teto. (Cortesia de Samoon Ahmad, M.D.)

DIAGNÓSTICO DIFERENCIAL

Inúmeros sintomas coincidentes são vistos entre TEPT infantil e apresentações infantis de transtornos de ansiedade, tais como transtorno de ansiedade de separação, transtorno obsessivo-compulsivo (TOC) ou fobia social, em que ocorrem pensamentos intrusivos recorrentes ou comportamentos evitativos. Crianças com transtornos depressivos com frequência exibem inibição e uma sensação de isolamento dos pares, assim como culpa por eventos sobre os quais não têm realisticamente controle algum. Irritabilidade, baixa concentração, problemas de sono e interesse reduzido em atividades normais também podem ser observados tanto no TEPT quanto no transtorno depressivo maior.

Crianças que perderam um ente querido em um evento traumático podem sofrer tanto de TEPT quanto de transtorno depressivo maior quando o luto persiste por tempo maior do que o esperado. Crianças com TEPT também poder ser confundidas com aquelas afetadas por transtorno do comportamento disruptivo, visto que elas costumam exibir baixa concentração, desatenção e irritabilidade. É fundamental esclarecer a história da exposição traumática e avaliar a cronologia do trauma e o início dos sintomas para fazer um diagnóstico adequado de TEPT.

CURSO E PROGNÓSTICO

Para algumas crianças e adolescentes com formas mais leves de TEPT, os sintomas podem continuar por um a dois anos, período após o qual diminuem e atenuam. Em circunstâncias mais graves, contudo, as síndromes podem persistir por muitos anos ou décadas, com remissão espontânea em apenas parte dos casos.

O prognóstico de TEPT sem tratamento tem se tornado uma questão de preocupação constante para pesquisadores e clínicos que documentaram diversas comorbidades sérias e anormalidades psicológicas associadas à condição. Em um estudo, crianças e adolescentes com TEPT grave apresentavam risco de volume intracraniano reduzido, área do corpo caloso diminuída e QIs mais baixos, se comparados àqueles sem TEPT. Crianças e adolescentes com história de abuso físico e sexual têm exibido índices mais elevados de depressão e propensão a suicídio, o que vale também para os seus filhos. Isso ressalta a importância de se reconhecer e tratar o TEPT cedo, o que pode melhorar significativamente o desfecho de longo prazo entre jovens.

TRATAMENTO

Terapia cognitivo-comportamental focada no trauma

Ensaios clínicos aleatórios forneceram evidências para a eficácia da terapia cognitivo-comportamental (TCC) focada no trauma no tratamento de TEPT em crianças e adolescentes. Esse tratamento é geralmente administrado ao longo de 10 a 16 sessões, incluindo nove componentes itemizados no acrônico PRACTICE. A TCC focada no trauma, conforme detalhada por Cohen, Mannarino e Deblinger em seu texto *Treating Trauma and Traumatic Grief in Children and Adolescents*, engloba a inclusão de exposição gradual a estímulos temidos como elemento crítico. Tais estímulos abrangem lugares, pessoas, sons e situações. O primeiro componente da TCC focada no trauma é a *psicoeducação* relativa à natureza de reações emocionais e fisiológicas típicas de eventos traumáticos e do TEPT. Em seguida, as *Habilidades Parentais* envolvem sessões focalizadas na orientação de pais sobre fazer elogios, administrar castigo, programas de reforço de contingência e solucionar problemas para sintomas específicos em determinada criança. O terceiro componente é o *Relaxamento*, em que as crianças aprendem a utilizar relaxamento muscular, respiração focada, modulação afetiva, interrupção de pensamentos e outras técnicas cognitivas para reduzir os sentimentos de impotência e sofrimento. O quarto é a *Expressão Afetiva e Modulação*, ajustada para ajudar as crianças e seus pais a identificar seus sentimentos, interromper pensamentos perturbadores com imagens positivas e ensinar conversas pessoais positivas, bem como construção de habilidades sociais. O item cinco é a *Capacidade Cognitiva de Lidar e Processar com Situações Difíceis*, que trata especificamente da revisão do Triângulo Cognitivo, no qual as relações entre pensamentos, sentimentos e comportamentos são exploradas. Pensamentos perturbadores são desafiados com a prática. No componente seis, *Narrativa do Trauma*, a história do evento traumático e suas sequelas são desenvolvidas ao longo do tempo pela criança com apoio do terapeuta, usando uma representação por palavras, arte ou outra forma criativa. De modo eventual, isso é compartilhado com os pais. O sétimo, *Exposição In Vivo e Domínio sobre Lembranças do Trauma*, é uma sessão que revisa com a criança como lidar com situações que relembram o trauma e como manter controle sobre os sentimentos estressantes associados. O item 8 se chama *Sessões Conjuntas entre Pais e Filhos*; esse componente pode envolver diversas sessões em que a criança e seus pais compartilham sua compreensão do processo da terapia e dos ganhos que obtiveram. Por fim, o componente 9, *Aumentando segurança futura*, refere-se a sessões relacionadas com as mudanças feitas na família para garantir a segurança da criança. Essas sessões finais também promovem comunicação saudável entre os pais e os filhos.

Uma variante da TCC focada no trauma para TEPT é chamada de *dessensibilização e reprocessamento por movimentos oculares* (EMDR), em que exposição e intervenções cognitivas de reprocessamento são associadas a movimentos oculares diretos. Essa técnica não é tão bem aceita quanto a TCC focada no trauma mais extensiva detalhada nesta seção.

Cognitive Behavioral Intervention for Trauma in Schools (CBITS)

A CBITS é uma intervenção que administra tratamento no cenário escolar para crianças diagnosticadas com TEPT cujos pais concordem com tratamento na escola. Este consiste em 10 sessões semanais em grupo, uma a três sessões de exposição individual imaginal, duas a quatro sessões opcionais com os pais e uma sessão de educação parental. Semelhante à TCC focada no trauma (TCC-FT), a CBITS incorpora psicoeducação, treino de relaxamento, habilidades cognitivas para lidar com situações difíceis, exposição gradual a memórias traumáticas por meio de narrativa, exposição *in vivo* e modulação de afeto, restruturamento cognitivo e resolução de problemas sociais. Em um ensaio controlado aleatório, 86% dos estudantes no grupo CBITS relataram sintomas de TEPT significativamente reduzidos, em comparação a controles em lista de espera. Estudantes que receberam CBITS também relataram escores de depressão menores. Entre pacientes cujos filhos receberam esse tipo de tratamento, 78% relataram problemas psicossociais reduzidos nos filhos. Após o tratamento, as melhorias no TEPT e nos sintomas depressivos foram mantidas por 6 meses.

Structured Psychotherapy for Adolescents Responding to Chronic Stress (SPARCS)

O SPARCS consiste em um grupo de intervenções, geralmente administradas em 16 sessões, com foco nas necessidades dos adolescentes entre os 12 e os 19 anos que viveram com trauma crônico e também podem carregar um diagnóstico de TEPT. Essas intervenções foram testadas em um ensaio com adolescentes e jovens adultos multiculturais, com exposição a trauma moderado ou grave. A maioria dos participantes era formada por mulheres, compondo os seguintes grupos étnicos: 67% afro-americanos; 12% latinos; 21% caucasianos. O SPARCS demonstrou eficácia na redução de sintomas de estresse traumático, principalmente no grupo mais amplo, os afro-americanos. A abordagem utiliza técnicas cognitivo-comportamentais, além de incorporar muitos dos componentes da TCC-FT. Além disso, inclui técnicas de conscientização e de relaxamento.

Trauma Affect Regulation: Guide for Education and Therapy (TARGET)

A TARGET, uma terapia de regulação de afeto, combina componentes da TCC, como processamento cognitivo, com modulação do afeto. É administrada a adolescentes entre os 13 e os 19 anos que foram expostos a maus-tratos e/ou exposição traumática crônica a coisas tais como violência comunitária ou violência doméstica. Costuma ser administrada em 12 sessões, que se focam em situações anteriores e atuais. Como no tratamento SPARCS, exposição gradual pode ocorrer no contexto de recontar traumas passados, mas esse não é um componente-chave do tratamento. Um ensaio aleatório com 59 meninas delinquentes dos 13 aos 17 anos que satisfaziam critérios completos ou parciais para TEPT relatou que a TARGET reduzia ansiedade, raiva, depressão e cognições de TEPT. A abordagem é um tratamento promissor para meninas com histórias de delinquência, especialmente para reduzir raiva e aumentar otimismo e autoeficiência.

Intervenção de crise/interrogatório psicológico

Intervenção de crise/interrogatório psicológico via de regra consiste em várias sessões imediatamente após exposição a um evento traumático em que a criança ou o adolescente traumatizado é encorajado a descrever esse evento no contexto de um ambiente de apoio. É oferecida psicoeducação, com a possibilidade de orientação sobre a administração das reações emocionais iniciais. Relatos empíricos sugerem que essa intervenção possa ser útil, mas nenhum estudo controlado ofereceu evidências de que ela possa levar a desfechos mais positivos.

Tratamento psicofarmacológico

Diversos agentes farmacológicos foram utilizados no tratamento de crianças e adolescentes com TEPT, frequentemente focados na redução de pensamentos intrusivos, hiperexcitação e evitação, com algum sucesso e resultados mistos. Dada a frequente comorbidade do transtorno depressivo, dos transtornos de ansiedade e dos problemas comportamentais associados ao TEPT, inúmeros agentes psicofarmacológicos foram utilizados para melhorar sintomas relacionados com esse transtorno nos jovens. Agentes antidepressivos foram usados como adjuntos para tratamentos psicossociais em jovens com a condição. Embora a sertralina e a paroxetina tenham sido aprovadas pela Food and Drug Administration (FDA) no tratamento de TEPT em adultos, há poucas evidências que apoiem seu uso para os principais sintomas da doença na juventude. Um ensaio aleatório, controlado, de TCC-FT mais sertralina em comparação a TCC-FT mais placebo em 24 crianças com TEPT, verificou que ambos os grupos apresentavam redução significativa nos sintomas do transtorno, sem diferença relevante entre eles. Em um estudo multicêntrico de 131 crianças dos 6 aos 17 anos com TEPT, elas foram tratadas com 10 semanas de sertralina ou placebo. Os resultados demonstraram que a sertralina era um tratamento seguro; contudo, não houve demonstração de eficiência comparada ao placebo. Um ensaio controlado, aleatório, usando citalopram não demonstrou superioridade do fármaco sobre o placebo no tratamento dos sintomas centrais do TEPT. Existem, porém, evidências sugerindo que o uso de inibidores seletivos da recaptação de serotonina (ISRSs) em crianças traumatizadas com queimaduras pode ser preventivo quanto ao desenvolvimento de TEPT. A literatura publicada demonstra que até 50% das crianças com queimaduras moderadas a graves desenvolvem a condição; logo, estratégias preventivas são importantes. Um estudo controlado, aleatório, de sertralina para impedir o desenvolvimento da doença relatou que crianças utilizando sertralina, com doses flexíveis entre 25 e 150 mg/dia, apresentavam redução em sintomas de TEPT, conforme relatos dos pais, ao longo de 8 semanas, em comparação ao grupo-placebo. Todavia não houve diferença significativa entre os dois grupos em relações aos sintomas descritos pelas crianças.

Agentes antiadrenérgicos foram experimentados para tratar a desregulação do sistema noradrenérgico em jovens com TEPT. Certos α_2-agonistas, como clonidina e guanfacina, por exemplo, foram usados para reduzir norepinefrina, enquanto β-antagonistas de ação central, como propranolol, e α_1-antagonistas, como prazosina, talvez possam trazer melhorias na hiperexcitação e em pensamentos intrusivos por meio da atenuação da norepinefrina pós-sináptica. Em adultos, a clonidina e o propranolol foram usados para tratar TEPT, especialmente pesadelos e resposta de sobressalto exagerado, com evidência de melhoras. Apesar de haver alguns dados sobre adultos com o transtorno que sustentem o uso desses agentes, informações sobre jovens são limitadas em grande parte a relatos de caso. Há uma sugestão de que a guanfacina possa reduzir pesadelos em crianças com TEPT e que a clonidina possa atenuar os sintomas de reencenação de eventos traumáticos. Um relatório de tratamento com propanolol em 11 pacientes pediátricos com TEPT por abuso físico ou sexual, com idade média de 8,5 anos, os quais exibiam agitação e hiperexcitação, indicou alguma redução nos sintomas em 8 das 11 crianças estudadas. Outro estudo aberto de tratamento de clonidina transdérmica em crianças com idade pré-escolar afetadas por TEPT indica que o medicamento pode ser eficaz nessa população para reduzir ativação e hiperatividade. Um ensaio aberto adicional de clonidina oral com variações de dosagem entre 0,05 e 0,1 mg duas vezes ao dia também aponta que esse medicamento pode fornecer alívio para os sintomas de hiperatividade, impulsividade e agitação em crianças pequenas com TEPT.

Antipsicóticos de segunda geração, como risperidona, olanzapina, quetiapina, ziprasidona e aripiprazol foram estudados em adultos com TEPT, com resultados mistos. Tanto risperidona quanto aripiprazol foram aprovados pela FDA para uso em crianças e adolescentes com agressividade, grave descontrole de comportamento e graves transtornos psiquiátricos; entretanto, não foram realizados ensaios controlados com crianças apresentando TEPT. Um relato de três crianças em idade pré-escolar que exibiam sintomas de transtorno de estresse agudo e que tinham queimaduras graves demonstraram melhoras após tratamento com risperidona.

Agentes estabilizadores de humor, incluindo divalproex, carbamazepina, topiramato e gabapentina, foram utilizado para adultos com TEPT, mostrando melhora moderada. Em crianças e adolescentes com o transtorno, um ensaio aberto de carbamazepina e um ensaio de divalproex foram realizados. No ensaio de carbamazepina, todos os 28 pacientes foram avaliados como assintomáticos ou com melhoria nos níveis sanguíneos do agente de 10 a 11,5 microgramas/mL. No ensaio com divalproex, 12 homens diagnosticados com transtorno da conduta comórbido com TEPT receberam aleatoriamente doses alta ou baixa do medicamento, havendo relato de melhoras entre aqueles que receberam doses elevadas. Os benzodiazepínicos são prescritos com frequência para tratar sintomas de ansiedade em pacientes com TEPT, apesar de não haver ensaios controlados para sustentar seu uso para o transtorno neste momento.

Visto que muitos adolescentes e crianças com TEPT têm transtornos depressivos e de ansiedade, os ISRSs são recomendados no tratamento desses transtornos coexistentes.

REFERÊNCIAS

Breslau N. The epidemiology of trauma, PTSD, and other posttraumatic disorders. *Trauma Violence Abuse*. 2009;10:198–210.

Cohen JA. Posttraumatic stress disorder in children and adolescents. In: Sadock BJ, Sadock VA, Ruiz P, eds. *Kaplan & Sadock's Comprehensive Textbook of Psychiatry*. 9th ed. Vol 2. Philadelphia: Lippincott Williams and Wilkins; 2009:3678.

Cohen JA, Mannarino AP, Deblinger E. Treating Trauma and Traumatic Grief in Children and Adolescents. New York: The Guilford Press; 2009.

Cohen JA, Mannarino AP, Perel JM, Staron V. A pilot randomized controlled trial of combined trauma-focused CBT and sertraline for childhood PTSD symptoms. *J Am Acad Child Adolesc Psychiatry*. 2007;46:811–819.

Davis TE III, May A, Whiting SE. Evidence-based treatments of anxiety and phobia in children and adolescents: Current status and effects on the emotional response. *Clin Psychol Rev*. 2011;31:592–602.

Dorsey S, Briggs EC, Woods BA. Cognitive behavioral treatment for posttraumatic stress disorder in children and adolescents. *Child Adolesc Psychiatr Clin N Am*. 2011;20:255–269.

Finkelhor D, Turner H, Omrod R, J, Hamby SL. Violence, abuse, and crime exposure in a national sample of children and youth. Pediatrics. 2009;124:1–13.

Finkelhor D, Ormrod RK, Turner HA. The developmental epidemiology of childhood victimization. *J Interpers Violence*. 2009;24:711–731.

Ford JD, Steinberg KL, Hawke J, Levine J, Xhang W. Randomized trial comparison of emotion regulation and relational psychotherapies for PTSD in girls involved in delinquency. *J Clin Child Adolesc Psychol*. 2012;41:27–37.

Huemer J, Erhart F, Steiner H. Posttraumatic stress disorder in children and adolescents: A review of psychopharmacological treatment. *Child Psychiatry Hum Dev*. 2010;41:624–640.

Jaycox LH, Cohen JA, Mannarino AP, Walker DW, Langley AK, Gegenheimer KL, Children's mental health care following Hurricane Katrina: A field trial of trauma-focused psychotherapies. *J Traum Stress*. 2010;23:223–231.

Jaycox, LH, Langley AK, Dean KL. Support for students exposed to trauma: The SSET program: group leader training manual, lesson plans and lesson materials and worksheets. *Santa Monica, CA: RAND Health*. 2009.

Meighen KG, Hines LA, Lagges AM. Risperidone treatment of preschool children with thermal burns and acute stress disorder. *J Child Adolesc Psychopharmacol*. 2007;17:223–232.

Robb AS, Cueva JE, Sporn J, Vanderberg DG. Sertraline treatment of children and adolescents with posttraumatic stress disorder: A double-blind placebo-controlled trial. *J Child Adolesc Psychopharmacol*. 2010;20:463–471.

Rynn M, Puliafico A, Heleniak C, Rikhi P, Ghalib K, Vidair H. Advances in pharmacotherapy for pediatric anxiety disorders. *Depress Anxiety*. 2011;28:76–87.

▲ 31.12 Transtornos do humor e suicídio em crianças e adolescentes

31.12a Transtornos depressivos e suicídio em crianças e adolescentes

Transtornos depressivos em jovens representam uma preocupação de saúde pública significativa, na medida em que são prevalentes e resultam de efeitos adversos de longo prazo no desenvolvimento cognitivo, social e psicológico do indivíduo. Esses transtornos afetam aproximadamente 2 a 3% das crianças e até 8% dos adolescentes, então a necessidade de identificação o quanto antes e o acesso a intervenções baseadas em evidências, tais como terapias cognitivo-comportamentais (TCCs) e agentes antidepressivos, é essencial. Embora a depressão maior ocorra em famílias, com risco mais elevado em crianças cujos pais sofreram de depressão de início prematuro, estudos de gêmeos demonstram que esse transtorno só é moderadamente hereditário, com cerca de 40 a 50% destacando estressores ambientais e eventos adversos como contribuintes importantes para seu surgimento na juventude. As características principais de depressão maior em crianças, adolescentes e adultos têm grande semelhança; contudo, a apresentação clínica é fortemente influenciada pelo nível de desenvolvimento do indivíduo. O DSM-5 utiliza os mesmos critérios para transtorno depressivo maior em jovens e em adultos, exceto que, para crianças e adolescentes, *humor irritável* pode substituir um *humor deprimido*.

A maioria das crianças e dos adolescentes com transtorno depressivo nem tenta nem completa o suicídio; entretanto, jovens gravemente deprimidos com frequência têm ideias suicidas, e o suicídio permanece como o maior risco da depressão maior. Ainda assim, muitos jovens deprimidos jamais têm ideias suicidas, e muitas crianças e adolescentes que se envolvem em comportamentos suicidas não apresentam transtorno depressivo. Existem evidências epidemiológicas sugerindo que jovens deprimidos com ideias suicidas recorrentes, incluindo planos, e que realizaram tentativas anteriores, têm risco maior de completar o ato, em comparação àqueles que apenas expressam ideias suicidas passivas.

Transtornos do humor em crianças e adolescentes têm sido cada vez mais estudados ao longo das últimas duas décadas, culminando em grandes ensaios controlados, aleatórios, em múltiplos locais, com grande amostragem, como o Treatment of Adolescent Depression (TADS), que fornece evidências da eficácia da terapia cognitivo-comportamental, bem como dos inibidores seletivos da recaptação de serotonina (ISRSs). Além disso, quando as modalidades precedentes são combinadas, se alcança maior eficácia. O reconhecimento cada vez maior de transtornos depressivos em populações pré-escolares fez clínicos e pesquisadores desenvolverem intervenções psicossociais, como o Parent-Child Interaction Therapy Emotion Development (PCIT- ED), que busca o tratamento especificamente para essa faixa etária. A expressão de humor perturbado e deprimido parece variar conforme a idade de desenvolvimento. Crianças muito pequenas com depressão maior costumam ser vistas como tristes, ou apáticas, apesar de poderem não articular esses sentimentos de forma verbal. Talvez seja surpreendente, mas não são raras alucinações auditivas congruentes com humor em crianças pequenas com depressão maior. Reclamações somáticas, como dores de cabeça e de estômago, além de aparência tímida e triste e baixa autoestima, são sintomas mais universais. Pacientes no fim da adolescência com formas mais graves de depressão costumam exibir anedonia, retardo psicomotor grave, delírios e uma sensação de desesperança. Sintomas que aparecem com a mesma frequência, independentemente da idade e do estado de desenvolvimento, incluem ideias suicidas, humor deprimido ou irritado, insônia e habilidade reduzida de concentração.

Questões de desenvolvimento, contudo, influenciam a expressão dos sintomas depressivos. Por exemplo, é raro crianças pequenas infelizes que exibem ideias suicidas recorrentes serem capazes de propor um plano suicida realista ou executá-lo. O humor das crianças é especialmente vulnerável às influências de estressores sociais graves, como discórdia familiar crônica, abuso e negligência e fracasso acadêmico. Muitas crianças pequenas com transtorno depressivo maior têm história de abuso, negligência e famílias com fardos psicossociais significativos, como doença parental, abuso de substância ou pobreza. Crianças que desenvolvem transtornos depressivos em meio a estressores familiares tóxicos agudos podem apresentar remissão dos sintomas depressivos quando os estressores diminuem ou quando um ambiente familiar mais afetivo é introduzido. Transtornos depressivos costumam ser episódicos, embora, em geral, durem cerca de um ano; entretanto, seu início pode ser insidioso, permanecendo não identificado até o surgimento de fatores como prejuízo importante na relação com os pares, deterioração das funções acadêmicas ou retração de atividades sociais. Psicopatologias como TDAH, transtorno de oposição desafiante e transtorno da conduta apresentam alguma comorbidade com transtorno depressivo maior. Em alguns casos, perturbações ou transtornos da conduta ocorrem no contexto de um episódio depressivo maior e se resolvem com a resolução do episódio depressivo. Os clínicos devem esclarecer a cronologia dos sintomas para determinar se determinado comportamento (p. ex., baixa concentração, rebeldia ou acessos de raiva) estava presente antes do episódio depressivo e não tem relação com ele, ou se o comportamento está ocorrendo pela primeira vez e tem relação com o episódio depressivo.

EPIDEMIOLOGIA

Transtornos depressivos aumentam em frequência com o avanço da idade na população em geral. Estima-se que transtornos do humor entre crianças em idade pré-escolar ocorram em cerca de 0,3% das amostras da comunidade e em 0,9% dos cenários clínicos. A prevalência de depressão maior entre crianças em idade escolar é de 2 a 3%. Depressão em amostras indicadas de crianças em idade escolar tem a mesma frequência em meninos e em meninas, com alguns levantamentos indicando um índice ligeiramente superior entre meninos. Em adolescentes, a taxa de prevalência de depressão maior é de 4 a 8%, e duas a três vezes mais provável em mulheres do que em homens. Por volta dos 18 anos, a incidência cumulativa desse transtorno é de 20%. Crianças com história familiar de depressão maior afetando parentes em primeiro grau têm chance aproximadamente três vezes maior de desenvolver o transtorno do que aquelas sem história familiar de transtornos afetivos. A prevalência de transtornos depressivos persistentes em crianças varia de 0,6 a 4,6% e em adolescentes aumenta de 1,6 a 8%. Crianças e adolescentes com transtorno depressivo persistente apresentam grande probabilidade de desenvolver transtorno depressivo maior em algum momento após 1 ano de ocorrência do primeiro episódio. A taxa de desenvolvimento de transtorno depressivo maior sobre transtorno depressivo persistente (depressão dupla) em um período de 6 meses do transtorno depressivo persistente é estimada em cerca de 9,9%.

Entre jovens hospitalizados por motivos psiquiátricos, as taxas de transtorno depressivo maior foram estimadas em cerca de 20% para crianças e 40% para adolescentes.

ETIOLOGIA

Evidências consideráveis indicam que depressão maior em jovens em essência é o mesmo transtorno experimentado por adultos e que sua neurobiologia possivelmente seja uma interação de vulnerabilidade genética e estressores ambientais.

Estudos genéticos

Evidências convergentes sugerem que uma interação entre suscetibilidade genética e estressores ambientais contribuam para o surgimento de depressão maior e está associada a volume cerebral, sobretudo na região do hipocampo. O gene transportador da serotonina e, em particular, o promotor de polimorfismo no gene transportador da serotonina (5-HTTLPR) tornaram-se um foco da investigação. Pacientes com o alelo-S curto do polimorfismo da serotonina que também passavam por um evento ambiental adverso significativo, tal como negligência, desenvolviam menor volume do hipocampo, se comparados a pacientes com apenas um dos fatores de risco anteriores. O alelo-S do polimorfismo leva a recaptação reduzida de serotonina (5-HT) e, logo, potencialmente a captação reduzida de serotonina no cérebro. Um grande estudo longitudinal na Nova Zelândia verificou que o alelo-S do gene transportador da serotonina estava associado a estresse ambiental prematuro e depressão subsequente. Esse estudo demonstrou a relação entre estresse ambiental prematuro e depressão subsequente em crianças com um ou dois alelos curtos, mas não naquelas com dois alelos longos. Uma vez que os alelos curtos são menos eficientes na transcrição, esse achado sugere que a disponibilidade do gene transportador pode ser um marcador de vulnerabilidade a depressão. Os achados de que a combinação de um volume reduzido no hipocampo está relacionada ao alelo-S do polimorfismo do gene transportador da serotonina e eventos adversos na depressão podem representar um mecanismo pelo qual o risco de depressão maior é mediado tanto por estressores genéticos quanto ambientais.

Familiaridade

Estudos de gêmeos demonstraram que a depressão maior é aproximadamente 40 a 50% hereditária. Existe risco aumentado de depressão em filhos de pais com o transtorno, e esse risco é ainda maior para crianças cujos pais desenvolveram transtornos depressivos em idade precoce. Estudos sugerem diferenças relacionadas à idade na hereditariedade da depressão maior, de tal modo que, em crianças mais novas, influências ambientais parecem ser mais dominantes, e, nos primeiros episódios da adolescência, hereditariedade pode desempenhar um papel maior. Estudos de famílias sugerem que, quando um dos genitores apresenta história de transtorno depressivo maior, o risco de a criança desenvolver um episódio do transtorno é dobrado, enquanto, com os dois genitores depressivos, o risco de um episódio no filho antes dos 18 anos é quadruplicado. De modo similar, crianças com o maior número de episódios graves começando em baixa idade exibem mais densa história familiar de transtorno depressivo maior.

Neurobiologia

Estudos da neurobiologia examinaram o eixo hipotalâmico-hipofisário-suprarrenal, o hormônio do crescimento hipotalâmico, os eixos hipotalâmico-hipofisário-tireoidiano e hipotalâmico-hipofisário-gonadal, buscando demonstrar marcadores consistentes na juventude deprimida, mas seus resultados foram inconsistentes. Por exemplo, crianças pré-púberes deprimidas secretam significativamente mais hormônio do crescimento durante o sono do que as não deprimidas ou os jovens com outros transtornos psiquiátricos. Além disso, crianças deprimidas secretam bem menos hormônios do crescimento em resposta a hipoglicemia induzida por insulina do que pacientes não deprimidos. Ambos os achados parecem persistir por meses após remissão parcial ou total. Estudos sobre hormônios da tireoide encontraram níveis menores de tiroxina livre (FT_4) total em adolescentes deprimidos do que em um grupo-controle. Esses valores foram associados a hormônio estimulante da tireoide (TSH). Esse achado sugere que, embora os valores da função da tireoide permaneçam no alcance normativo, os níveis de FT_4 diminuíram. Essas quedas no hormônio da tireoide possivelmente contribuam para as manifestações clínicas da depressão.

Estudos do sono também são inconclusivos em crianças e adolescentes deprimidos. Polissonografia em crianças deprimidas só algumas vezes mostraram marcadores do sono característicos de adultos com transtorno depressivo maior: latência reduzida do sono REM e um número aumentado de períodos REM.

Ressonância magnética

Estudos de neuroimagem de jovens deprimidos revelaram volumes menores da matéria branca frontal, volumes maiores da matéria cinzenta frontal e volumes maiores do ventrículo lateral. Esses jovens têm apresentado resposta enfraquecida da amígdala a rostos assustadores, em comparação a crianças não deprimidas, e estas têm demonstrado possuir volumes menores da amígdala, se comparadas a controles saudáveis.

Visto que estudos de gêmeos e de adoção relataram que a depressão parece ser apenas 40 a 50% hereditária, tendo o ambiente contribuição mais predominante em crianças pequenas, as contribuições familiares e ambientais devem ser examinadas. Eventos adversos durante a infância, como maus-tratos, abuso ou negligência, morte parental, doença psiquiátrica parental, abuso de substância, conflito entre pais e filhos e falta de coesão familiar, são todos fatores de risco para depressão infantil. Dados de estudos de gêmeos e de estudos genéticos sustentam a conclusão de que a interação entre fatores genéticos e ambientais exerce papel fundamental nos transtornos depressivos, uma vez que a correlação entre eventos adversos e depressão é maior em crianças e adolescentes com suscetibilidade genética conhecida.

Quando uma criança ou um adolescente sofrem um episódio depressivo maior, as "cicatrizes" psicossociais aumentam sua vulnerabilidade para um episódio subsequente. Os prejuízos psicossociais em crianças deprimidas permanecem por longo tempo após a recuperação do episódio. Entre pré-escolares deprimidos, quanto antes os eventos adversos que promovem a depressão forem identificados, mais rapidamente as intervenções podem ser administradas para tratar a depressão.

DIAGNÓSTICO E CARACTERÍSTICAS CLÍNICAS

Transtorno depressivo maior

O transtorno depressivo maior em crianças é diagnosticado com mais facilidade quando é agudo e ocorre sem sintomas psiquiátricos anteriores. Frequentemente, contudo, o início é insidioso, e o transtorno surge em uma criança que teve vários anos de dificuldades com hiperatividade, transtorno de ansiedade de separação ou sintomas depressivos intermitentes.

De acordo com o DSM-5, os critérios diagnósticos para episódio depressivo maior consistem em pelo menos cinco sintomas, por um período de 2 semanas, incluindo (1) humor deprimido ou irritável ou (2) perda de interesse ou prazer. Sintomas adicionais podem incluir incapacidade de ganhar peso esperado, insônia ou hipersonia diárias, agitação psicomotora ou retardo, fadiga ou perda de energia diárias, sentimentos de inutilidade ou culpa inadequada, capacidade reduzida de pensar ou de se concentrar e pensamentos recorrentes de morte. Esses sintomas devem produzir prejuízo social ou acadêmico. Com o fim de satisfazer os critérios diagnósticos para transtorno depressivo maior, os sintomas não podem ser devidos aos efeitos diretos de uma substância (p. ex., álcool) ou a uma condição médica geral. Ao contrário do DSM-IV-TR, em que um diagnóstico de transtorno depressivo maior não era feito antes de 2 meses da perda de um ente querido, exceto na presença de prejuízo funcional marcante, preocupação mórbida com a falta de propósito, ideias suicidas, sintomas psicóticos ou retardo psicomotor, no DSM-5 é possível fazer o diagnóstico a qualquer momento após uma perda, mesmo sem os sintomas precedentes. Essa mudança reflete a compreensão de que o luto via de regra dura de 1 a 2 anos, em vez de 2 meses, e que o transtorno depressivo maior pode ocorrer na presença do luto a qualquer momento depois da perda.

Episódios depressivos maiores em crianças pré-púberes provavelmente se manifestem por reclamações somáticas, agitação psicomotora e alucinações congruentes com o humor. Anedonia também é frequente, apesar de, assim como desesperança, retardo psicomotor e ilusões, ser mais comum em adolescentes e adultos afetados por essa condição do que em crianças pequenas. Adultos têm mais problemas de sono e apetite do que crianças e adolescentes deprimidos. Na adolescência, comportamentos negativos ou antissociais e uso de álcool ou de substâncias ilícitas podem ocorrer e, talvez, justificar diagnósticos adicionais de transtorno de oposição desafiante, transtorno da conduta e abuso ou dependência de substância. Sentimentos de inquietação, irritabilidade, agressividade, relutância em cooperar em questões familiares, retração de atividades sociais e isolamento dos pares costumam estar presentes em adolescentes. Dificuldades na escola são prováveis. Adolescentes deprimidos podem dar menos atenção à aparência pessoal e demonstrar maior sensibilidade a rejeição pelos pares e em relacionamentos românticos.

Crianças podem passar relatos confiáveis de suas emoções, relacionamentos e dificuldades em funções sociais. No entanto, elas podem se referir a sentimentos depressivos em termos de raiva ou de se sentirem "zangadas" em vez de tristes. Os clínicos devem avaliar a duração e periodicidade do humor depressivo para diferenciar períodos universais, curtos e às vezes frequentes de tristeza, em geral após um evento frustrante, de um verdadeiro humor depressivo persistente. Quanto mais jovem a criança, mais imprecisas são suas estimativas de tempo.

Transtornos do humor tendem a ser crônicos se começam cedo. O início na infância pode ser a forma mais grave de transtorno do humor e tende a aparecer em famílias com alta incidência desses transtornos e de abuso de álcool. As crianças têm probabilidade de apresentar complicações secundárias, como transtorno da conduta, abuso de álcool e outras substâncias e comportamento antissocial. Prejuízo funcional associado a transtorno depressivo na infância estende-se a quase todas as áreas do mundo psicossocial da criança; desempenho e comportamento escolar, relacionamento com pares e a família são todas áreas que sofrem. Apenas crianças muito inteligentes e academicamente orientadas com depressão no máximo moderada podem compensar por suas dificuldades de aprendizagem aumentando de modo substancial o seu tempo e esforço. Do contrário, o desempenho escolar é afetado de forma invariável por uma combinação de dificuldade de concentração, pensamento lento, falta de interesse e de motivação, fadiga, sonolência, ruminações depressivas e preocupações. Depressão em uma criança pode ser diagnosticada como transtorno da aprendizagem. Problemas de aprendizagem secundários a depressão, mesmo quando duradouros, são corrigidos com rapidez após a recuperação do episódio depressivo.

Crianças e adolescentes com formas graves de transtorno depressivo maior podem ter alucinações e/ou ilusões. Em geral, esses sintomas psicóticos são tematicamente consistentes com o humor deprimido, ocorrem com o episódio depressivo (de modo habitual no pior momento) e não incluem certos tipos de alucinações (tais como vozes conversando ou uma voz comentando, que são específicas da esquizofrenia). Alucinações depressivas em regra consistem em uma única voz falando com a pessoa de fora de sua cabeça, com conteúdo pejorativo ou suicida. Ilusões depressivas concentram-se em temas de culpa, doença física, morte, niilismo, punição merecida, inadequação pessoal e (às vezes) perseguição. Essas ilusões são raras antes da puberdade, talvez em razão da imaturidade cognitiva, mas estão presentes em cerca de metade dos adolescentes com depressão psicótica.

O início de um transtorno do humor na adolescência pode ser complicado pelo uso de álcool ou de drogas. Um estudo relatou que até 17% dos jovens com transtorno depressivo receberam uma avaliação inicial devido a abuso de substância.

Transtorno depressivo persistente (distimia)

O transtorno depressivo persistente, no DSM-5, representa uma consolidação do transtorno depressivo maior crônico, sendo o que o DSM-IV-TR chamou de transtorno distímico. Em crianças e adolescentes, a condição consiste em um humor deprimido ou irritável pela maior parte do dia, durante a maioria dos dias, por um período de pelo menos um ano. O DSM-5 nota que, em crianças e adolescentes, humor irritável pode substituir o critério de humor deprimido para adultos e que, nessa faixa etária, o critério de duração não é de 2, mas de 1 ano. De acordo com os critérios diagnósticos do DSM-5, dois ou mais dos sintomas a seguir devem acompanhar o humor deprimido ou irritável: baixa autoestima; desesperança; apetite reduzido ou hiperfagia; insônia ou hipersonia; baixa energia ou fadiga; ou baixa concentração ou dificuldade de tomar decisões. Durante o ano da perturbação, esses sintomas não se resolvem por mais de 2 meses por vez. Além disso, os critérios diagnósticos do transtorno distímico especificam que, durante o primeiro ano, não surgem episódios depressivos maiores. Para satisfazer os critérios diagnósticos do DSM-5 para transtorno depressivo persistente, uma criança não pode apresentar história de episódio maníaco ou hipomaníaco. O transtorno também não é diagnosticado se os sintomas ocorrerem exclusivamente durante um transtorno psicótico crônico ou se forem efeitos diretos de uma substância ou de uma condição médica geral. O DSM-5 proporciona especificadores para início prematuro (antes dos 21 anos) ou início tardio (após os 21 anos).

Uma criança ou um adolescente com transtorno depressivo persistente pode ter tido um episódio depressivo maior antes de desenvolver o quadro; contudo, isso é muito mais comum do que crianças com transtorno depressivo persistente há mais de 1 ano desenvolverem um episódio concorrente de transtorno depressivo maior. Nesse caso, ambos os diagnósticos depressivos se aplicam (depressão dupla). Sabe-se que o transtorno depressivo persistente em jovens tem uma idade média de início vários anos antes do começo típico do transtorno depressivo maior. Em certas ocasiões, jovens satisfazem os critérios para o transtorno, exceto que seu episódio não dura por 1 ano inteiro, ou apresentam remissão dos sintomas por um período maior do que 2 meses. Essas apresentações de humor nos jovens podem predizer episódios adicionais de transtorno do humor no futuro. O conhecimento atual sugere que, quanto mais duradouros, mais atuais e menos relacionados com estresse são esses episódios, maior a probabilidade de transtorno grave do humor no futuro. Quando episódios depressivos menores seguem um evento significativamente estressante por menos de 3 meses, ele pode ser classificado como um transtorno de ajustamento.

Transtorno ciclotímico

Ciclotimia é uma perturbação de humor crônica e flutuante, de sintomas hipomaníacos e períodos de sintomas depressivos que não satisfazem os critérios diagnósticos para transtorno depressivo maior. A diferença nos critérios diagnósticos do DSM-5 para jovens com transtorno ciclotímico, em comparação a adultos, é que se verifica um período de 1 ano, em vez de 2 anos, de numerosas mudanças de humor. O transtorno bipolar tipo II distingue-se da ciclotimia por sua história de episódios de transtorno depressivo maior. Quando um desses episódios ocorre após um diagnóstico de ciclotimia ter estado presente por pelo menos 2 anos, um diagnóstico concorrente de transtorno bipolar tipo II é feito.

Luto

Luto é um estado de tristeza relacionado à morte de um ente querido, que se apresenta com uma sobreposição de sintomas característicos de um episódio depressivo maior. Sintomas depressivos típicos associados a luto incluem sentimentos de tristeza, insônia, apetite reduzido e, em alguns casos, perda de peso. Crianças de luto podem ficar retraídas e parecer tristes, sendo difícil convidá-las até para suas atividades favoritas.

No DSM-5, luto não é um transtorno mental; entretanto, o luto sem complicações é incluso como categoria documentada com um código v, indicando que uma reação normal de tristeza à perda de um ente querido se tornou o foco da atenção clínica. Crianças em meio de um período típico de luto também satisfazem os critérios de transtorno depressivo maior. Sintomas que indicam transtorno depressivo maior que exceda o luto típico incluem: culpa intensa relacionada a problemas (além daqueles que cercam a morte de um ente querido), preocupação com a morte além de pensamentos de morrer para estar com o ente perdido, preocupação mórbida com desvalia, retardo psicomotor marcante, prejuízo funcional prolongado sério e alucinações, além das percepções transitórias da voz da pessoa morta.

A duração do luto varia; em crianças, pode depender em parte do sistema de apoio no local. Por exemplo, uma criança que precise ser removida de seu ambiente devido à morte do único genitor na casa pode se sentir devastada e abandonada por um longo período. Crianças que perdem entes queridos podem ter um sentimento de culpa, como se a morte tivesse ocorrido porque elas foram "más" ou porque não se comportaram como esperado.

Ryan tinha 12 anos e estava na 7ª série quando foi trazido para a sala de emergência algemado pela polícia após caminhar no meio do trânsito logo depois das aulas. Ele caminhou de frente para um ônibus; o motorista começou a buzinar, mas o garoto continuou caminhando lentamente contra o tráfego. Dois policiais estacionados diante da escola ouviram o ônibus buzinando, notaram Ryan e o confrontaram. Os policiais estavam prestes a chamar atenção do garoto por atravessar fora de hora; contudo, quando perguntaram por que havia agido daquela maneira, ele informou que estava tentando se matar. Os policiais o algemaram, colocaram-no na viatura sem que houvesse reação e o levaram à sala de emergência do hospital local. A mãe de Ryan foi contatada e encontrou o filho na sala de emergência. Ele estava fisicamente ileso, sem ferimentos, e avaliação psiquiátrica foi iniciada por uma equipe de psiquiatras da infância, incluindo um psiquiatra infantil local e dois residentes em psiquiatria infantil e adolescente. Ryan foi às lágrimas quando lhe perguntaram o que aconteceu, e ele respondeu que havia caminhado na frente do ônibus de propósito porque queria ser atropelado e morrer. Ryan relatou que havia sofrido *bullying* de inúmeros colegas ao longo dos últimos 2 anos por ser baixo e estar acima do peso. Relatou que, nesse dia, uma garota de sua turma o havia derrubado no chão, começando a bater e a rir dele. Também havia sido provocado e fisicamente agredido repetidas vezes pelos colegas de turma, que o chamavam de idiota e gordo. Ryan tinha alguns amigos, que em geral o defendiam, mas, nesse dia, eles não estavam por perto, e o menino ficou desesperado. Ryan revelou, contudo, que, mesmo antes desse dia, já estava muito triste na escola há pelo menos 1 ano e que pensava sobre suicídio de modo recorrente ao longo do último ano, sobretudo por se sentir ostracizado e sem valor depois de sofrer tantas provocações e *bullying*. Ele continuava ativamente suicida, revelando seus fortes sentimentos de que, para ele, a vida não valia a pena. Ryan era um aluno bastante bom, de modo especial em matemática, embora estivesse indo mal em história. Em uma entrevista separada com a mãe de Ryan, ela relatou que não tinha conhecimento de qualquer problema que o menino estivesse tendo, que não o sentia deprimido, que não sabia que sofria *bullying* ou que estivesse se sentindo infeliz na escola. Disse que isso devia ser algum engano e que estava pronta para levá-lo para casa. O garoto relatou ter visto um orientador da escola algumas vezes, quando sofria *bullying*, mas que não havia recebido intervenções para sua depressão ou para sua ideação suicida, e que não havia compartilhado esses sentimentos com sua família e se mostrava geralmente contente em casa. Ele tinha um irmão mais velho e um irmão mais novo, ambos bem ajustados. Quando Ryan e sua mãe foram entrevistados juntos, o menino conseguiu, após ser encorajado, contar para ela o quão deprimido, desesperançado e suicida se sentia, e por quê. Sua mãe caiu em lágrimas, e ele tentou reconfortá-la, apesar de estar chorando também. Ryan foi colocado em uma vigia de 72 horas por "perigo a si mesmo", sendo indicado a uma unidade de psiquiatria infantil para maior avaliação e tratamento. Um ensaio com antidepressivo ISRS foi recomendado, assim como psicoeducação e sessões familiares para que ele e sua família conseguissem compreender seu transtorno psiquiátrico atual e, juntos, pudessem trabalhar em um plano seguro e produtivo. Intervenção psicossocial contínua foi recomendada para Ryan e sua família após a hospitalização.

PATOLOGIA E EXAMES DE LABORATÓRIO

Nenhum teste de laboratório é útil na realização do diagnóstico de transtorno depressivo maior. Se uma criança ou um adolescente também reclamar de sintomas de hipotireoidismo, ou seja, pele seca, frio, letargia e assim por diante, então é indicado um exame da função da tireoide.

As escalas de classificação para sintomas depressivos administrada pelo clínico para a criança e os pais podem ajudar na avaliação. A Children's Depression Rating Scale-Revised (CDRS-R) é um instrumento com 17 itens administrado pelo clínico separadamente para o pai e para o filho. O clínico atribui uma pontuação a cada item usando as informações dadas por ambos. A escala avalia sintomas afetivos, somáticos e psicomotores. Uma pontuação cumulativa de 40 é um marcador de depressão moderada, e 45 pontos ou mais indicam depressão significativa.

DIAGNÓSTICO DIFERENCIAL

Transtorno do humor induzido por substância pode ser difícil de diferenciar de outros transtornos do humor até a desintoxicação. Sintomas e transtornos de ansiedade costumam coexistir com transtornos depressivos. De particular importância no diagnóstico diferencial é a distinção entre episódios maníaco-depressivos agitados e TDAH, em que a atividade excessiva persistente e a inquietação podem causar confusão. Crianças pré-púberes geralmente não exibem formas clássicas de depressão agitada, tais como torcer as mãos e andar de um lado para o outro. Em vez disso, incapacidade de ficar sentado, irritabilidade e frequentes acessos de raiva são os sintomas mais comuns. Às vezes, o diagnóstico correto fica evidente somente após a remissão do episódio depressivo.

CURSO E PROGNÓSTICO

O curso e o prognóstico da depressão maior em crianças e adolescentes depende da gravidade da doença, da rapidez das intervenções e do grau de resposta a elas. Em geral, 90% dos jovens se recuperam de um primeiro episódio de transtorno depressivo maior moderado a grave no período de 1 a 2 anos. A idade de início, a gravidade do episódio e a presença de transtornos comórbidos também influenciam no curso e no prognóstico. De modo habitual, quanto menor a idade de início, maior a recorrência de episódios múltiplos, e a presença de transtornos comórbidos prediz prognóstico mais pobre. A duração média de um episódio não relacionado de depressão maior em crianças e adolescentes é de aproximadamente 8 a 12 meses; a probabilidade cumulativa de recorrência é de 20 a 60% em 2 anos e de 70% em 5 anos. O maior risco de relapso está nos 6 meses a 1 ano após a descontinuação do tratamento. Crianças deprimidas que vivem em famílias com altos níveis de conflito crônico têm maior probabilidade de apresentar relapso. As taxas de recaída para depressão maior infantil na vida adulta também são elevadas. Em uma amostra comunitária, 45% dos adolescentes com história de depressão maior desenvolveram outro episódio de depressão maior no início da vida adulta.

Jovens com depressão maior apresentam risco mais elevado de desenvolver transtorno bipolar futuro, em comparação a adultos. Ao todo, estimativas de crianças com um episódio de depressão maior que desenvolvem transtorno bipolar são cerca de 20 a 40%. Características clínicas de um episódio depressivo na juventude, sugerindo risco mais elevado de desenvolver transtorno bipolar tipo I, incluem alucinações e ilusões, retardo psicomotor e história familiar de doença bipolar. Em um estudo longitudinal de crianças pré-púberes com depressão maior, 33% desenvolveram transtorno bipolar tipo I, enquanto 48% apresentaram transtorno bipolar tipo II ou transtorno bipolar não especificado no início da vida adulta.

Transtornos depressivos são associados a dificuldades de relacionamento e complicações de curto ou de longo prazo, desempenho acadêmico comprometido e autoestima persistentemente baixa. O transtorno depressivo persistente tem uma recuperação ainda mais demorada do que o depressivo maior; a duração média do episódio fica em torno de 4 anos. O transtorno depressivo persistente com início prematuro está associado a riscos acentuados de comorbidade com transtorno depressivo maior (70%), transtorno bipolar (13%) e abuso de substância futuro (15%). O risco de suicídio, que responde por cerca de 12% da mortalidade infantil, é significativo entre adolescentes com transtornos depressivos.

TRATAMENTO

Os parâmetros de prática da American Academy of Child and Adolescent Psychiatry, assim como o consenso de especialistas que desenvolveram o Texas Children's Medication Algorithm Project (TMAP), apresentam recomendações baseadas em evidências para o tratamento de crianças e adolescentes com transtornos depressivos. Estas incluem psicoeducação e intervenções de apoio para jovens com formas leves de depressão. Para jovens com depressão moderada a grave ou com episódios recorrentes de depressão maior, com prejuízo significativo e com pensamentos ou comportamentos ativamente suicidas, a melhor intervenção inclui tanto tratamento farmacológico quanto TCC. A TCC ou a terapia interpessoal (TIP) isoladas podem ser efetivas para depressão moderada, em especial quando o tratamento é continuado por 6 meses ou mais.

Hospitalização psiquiátrica

Apreciação de pensamento e comportamento suicidas e da história anterior de comportamento suicida é indicada na avaliação de todas as crianças e dos adolescentes com depressão maior. Segurança é a consideração mais urgente na análise de depressão em jovens, ou seja, uma determinação quanto à necessidade de hospitalização psiquiátrica imediata. Crianças e adolescentes deprimidos que expressam comportamentos ou ideias suicidas frequentemente exigem alguma avaliação estendida na segurança do hospital psiquiátrico para proporcionar máxima proteção contra impulsos e comportamentos autodestrutivos.

ESTUDOS DE TRATAMENTOS COM BASE EM EVIDÊNCIAS

O Treatment for Adolescents with Depression Study (TADS) dividiu 439 adolescentes entre 12 e 17 anos em três grupos de tratamento de 12 semanas, compostos apenas de fluoxetina (10 a 40 mg/dia), fluoxetina com a mesma variação de dosagem em combinação com TCC ou apenas TCC. Com base nas classificações da Children's Depression Rating Scale-Revised (CDRS-R), o tratamento combinado teve resposta significativamente superior em comparação com qualquer dos outros tratamentos isolados. Conforme a pontuação na Clinical Global Improvement (CGI), após 12 semanas, as taxas de resultados bons ou ótimos foram de 71% para o grupo de tratamento combinado; 60,6% para o grupo de fluoxetina e 43,2% para o grupo de TCC isolada; e 34,4% para o grupo-placebo. A 12 semanas, o tratamento combinado foi classificado como a melhor estratégia para adolescentes com depressão. Ao fim dos 9 meses de tratamento, contudo, as taxas de resposta para cada grupo haviam convergido de modo que a resposta para o grupo de combinação era de 86%, para o grupo de fluoxetina era cerca de 81% e para o grupo de TCC era de 81%. A efetividade de longo prazo dos tratamentos para depressão em adolescentes demonstra que, para aqueles moderadamente doentes, fluoxetina, TCC ou uma combinação de ambos é eficaz. Entretanto, o acréscimo de TCC à fluoxetina reduziu ideias suicidas persistentes e o surgimento de ideias suicidas relacionadas a possíveis maus-tratos.

Um segundo grande ensaio placebo-controlado, multicêntrico, Treatment of SSRI-Resistant Depression in Adolescents (TORDIA), incluiu adolescentes com depressão maior que não haviam respondido a um ensaio de 2 meses com um antidepressivo ISRS. Nesse estudo, 334 jovens entre 12 e 18 anos receberam aleatoriamente diferentes agentes ISRSs (paroxetina, citalopram ou outra classe de antidepressivo, venlafaxina) com ou sem TCC concorrente. O grupo de ISRS mais TCC e o grupo de venlafaxina mais TCC tiveram taxas de resposta de melhora mais elevadas (54,8%) do que o grupo que recebeu só medicamentos (40,5%). Não foram encontradas diferenças nas taxas de resposta entre agentes antidepressivos.

Intervenções psicossociais

A TCC é uma intervenção amplamente reconhecida e eficaz no tratamento de depressão moderada a grave em crianças e adolescentes. A abordagem busca desafiar crenças mal-adaptativas e aprimorar as habilidades de resolução de problemas e a competência social.

Uma revisão de estudos cognitivo-comportamentais controlados em crianças e adolescentes revelou que, assim como os adultos, essa população demonstrou melhorias consistentes com esses métodos. Outros tratamentos "ativos", incluindo técnicas de relaxamento, também demonstraram ser úteis como tratamento adjunto para depressão leve a moderada. Achados de um amplo estudo controlado comparando intervenções cognitivo-comportamentais com psicoterapia de apoio não diretiva e terapia familiar comportamental sistêmica demonstraram que 70% dos adolescentes exibiram alguma melhora com cada intervenção; a cognitivo-comportamental teve o efeito mais rápido. Outro estudo controlado comparando um curso breve de TCC com terapia de relaxamento favoreceu a intervenção cognitivo-comportamental. Em um acompanhamento de 3 a 6 meses, contudo, não existiram diferenças significativas entre os dois grupos. Esse efeito resultou de relapso no grupo cognitivo-comportamental, junto de recuperação contínua em alguns pacientes no grupo de relaxamento. Fatores que parecem não interferir na responsividade do tratamento incluem a presença de transtorno de ansiedade comórbido que provavelmente esteve presente no episódio depressivo. Foi demonstrado, entretanto, que a TCC é eficaz no tratamento de depressão e tem a vantagem de mitigar ideias suicidas.

A psicoterapia interpessoal (TIP) busca melhorar a depressão concentrando-se nas formas pelas quais a doença interfere com relacionamentos interpessoais e na superação desses desafios. As quatro áreas principais focalizadas pela psicoterapia interpessoal incluem perda, disputas interpessoais, transição de papéis e déficits interpessoais. Uma modificação dessa terapia para tratar de forma mais específica a depressão em adolescentes (TIP-A) tem foco na separação dos pais, figuras de autoridade, pressão dos pares e relacionamentos diádicos. A TIP-A tem sido estudada com base ambulatorial, assim como em um ambiente clínico escolar. Um estudo de 12 semanas com 48 adolescentes afetados por depressão maior encaminhados aleatoriamente a TIP-A ou ao monitoramento clínico verificou que o grupo que recebeu a primeira exibiu redução dos sintomas depressivos, aumento do funcionamento social e melhoria da resolução de problemas, em comparação ao outro. Na clínica de saúde escolar, adolescentes deprimidos receberam atendimento aleatório por meio de TIP-A ou de tratamento comum por um período de 16 semanas. A equipe clínica foi treinada e administrou o tratamento. Ao fim das 16 semanas, os adolescentes que receberam TIP-A apresentaram maior redução de sintomas e melhoria no funcionamento geral; adolescentes mais velhos ou com depressão mais grave pareceram se beneficiar mais.

O Parent-Child Interaction Therapy Emotion Development (PCIT-ED) para depressão pré-escolar, uma variação da Parent-Child Interaction Therapy (PCIT) historicamente usada no tratamento de transtornos do comportamento disruptivo em crianças, foi testado em um ensaio controlado, aleatório, de 54 crianças pré-escolares deprimidas. Ao todo, 54 crianças deprimidas de 3 a 7 anos foram encaminhadas de modo aleatório ou a PCIT-ED ou a psicoeducação com seus cuidadores. O instrumento foi manualizado e consiste em três módulos conduzidos ao longo de 14 sessões em 12 semanas. Os módulos centrais do PCIT – Child-Directed Interaction (CDI) e do Parent-Directed Interaction (PDI) – foram utilizados e limitados a quatro sessões cada. O foco desses módulos é fortalecer o relacionamento entre pais e filhos treinando os pais em técnicas positivas de brincadeiras, dando orientações efetivas para os filhos e respondendo a comportamentos disruptivos de maneira firme, mas não punitiva. A nova porção do tratamento voltada para depressão pré-escolar consistiu em um módulo de 6 semanas de Desenvolvimento Emocional (DE), que focalizou auxiliar os cuidadores para ser guias emocionais mais efetivos e reguladores de afeto para seus filhos. Como parte do módulo de DE, os pais aprenderam a reconhecer suas emoções com precisão, assim como as dos filhos, e a ajudar a regular suas emoções. Uma condição de controle da psicoeducação, a Developmental Education and Parenting Intervention (DEPI), foi desenvolvida e administrada a pais em pequenas sessões em grupo. A condição DEPI foi criada para educar os cuidadores sobre o desenvolvimento infantil, enfatizando o desenvolvimento emocional e social sem práticas de treinamento individual, com técnicas comportamentais, conforme oferecidas no grupo PCIT-ED. As medidas primárias de desfecho incluíram relatos dos pais acerca dos sintomas de depressão dos filhos usando um instrumento estruturado, o Preschool Age Psychiatric Assessment (PAPA), sendo a gravidade da depressão mensurada antes e após o tratamento, usando as classificações dos pais no Preschool Reelings Checklist Scale Version (PFC-S), uma lista de controle com 20 itens. Os resultados mostraram que ambos os grupos exibiam melhorias significativas, vistas especialmente no grupo PCIT-ED quanto ao reconhecimento emocional, funcionamento executivo da criança e estresse parental. Esse estudo-piloto indica que o PCIT-ED é uma intervenção nova e promissora para o tratamento de depressão pré-escolar e merece maiores investigações.

Farmacoterapia

Fluoxetina e escitalopram têm aprovação da Food and Drug Administration (FDA) no tratamento de depressão maior em adolescentes. Três ensaios controlados, aleatórios, usando fluoxetina em crianças e adolescentes deprimidos demonstram sua eficácia. Efeitos colaterais comuns observados com esse fármaco incluem dor de cabeça, sintomas gastrintestinais, sedação e insônia.

Ensaios clínicos aleatórios de curto prazo demonstraram a eficácia do citalopram e da sertralina, em comparação ao placebo, no tratamento de depressão maior em crianças e adolescentes.

A sertralina demonstrou eficácia em dois ensaios multicêntricos, duplos-cegos e placebo-controlados com 376 crianças e adolescentes que foram tratados com uma dosagem de 50 a 200 mg/dia ou placebo. Uma redução superior a 40% nas escalas de classificação foi encontrada em quase 70% dos pacientes tratados com sertralina, em comparação a 56% no grupo-placebo. Os efeitos colaterais mais comuns são anorexia, vômito, diarreia e agitação.

O citalopram demonstrou, em um ensaio controlado, aleatório, nos Estados Unidos, ser eficaz em 174 crianças e adolescentes tratados a doses de 20 a 40 mg/dia ou placebo por 8 semanas. Significativamente mais pessoas do grupo de citalopram demonstraram melhorias, comparadas às que receberam placebo, na escala de classificação da depressão (CDRS-R). Uma relevante taxa de resposta aumentada (resposta definida como menos de 28 na CDRS-R) de 35% foi encontrada no grupo do medicamento, em comparação a 24% do grupo-placebo. Efeitos colaterais comuns incluem dores de cabeça, náusea, insônia, rinite, dor abdominal, fadiga, tontura e sintomas de gripe.

Semelhante à literatura para depressão adulta, um número igualmente grande de achados positivos e negativos surgiu de ensaios controlados, aleatórios, para o tratamento de depressão infantil e adolescente. Esses ensaios, que até o momento não demonstraram eficiência em medidas de desfecho primário, incluem aqueles que usam mirtazapina e antidepressivos tricíclicos. Uma metanálise de ensaios com ISRS em crianças e adolescentes deprimidos encontrou eficácia de ISRSs, em comparação ao placebo, com uma taxa de resposta média de 60 *versus* 49%, respectivamente.

Doses iniciais de ISRSs para crianças pré-púberes são menores do que as recomendadas para adultos, mas adolescentes são em geral tratados com as mesmas dosagens indicadas para adultos.

Foi constatada a efetividade da venlafaxina, que bloqueia a captação de serotonina e norepinefrina, no estudo TORDIA; todavia, efeitos adversos, incluindo aumento da pressão arterial, tornaram esse agente uma escolha de segunda linha, em comparação aos ISRSs. Antidepressivos tricíclicos não costumam ser recomendados para o tratamento de depressão em crianças e adolescentes por não ter sua eficácia comprovada, além do possível risco de arritmia cardíaca associado a seu uso.

Um possível efeito colateral dos ISRSs em crianças deprimidas é a ativação comportamental, ou a introdução de sintomas hipomaníacos. Nessas situações, os medicamentos devem ser interrompidos para determinar se a ativação resolve com a descontinuação ou se evolui para um episódio hipomaníaco ou maníaco. Ativação devido a ISRSs, contudo, não serve necessariamente para predizer um diagnóstico de transtorno bipolar.

Alerta da FDA e ideação suicida

Em setembro de 2004, a FDA recebeu informações do Psychopharmacologic Drug and Pediatric Advisory Committee indicando, com base em revisão das ideias e dos comportamentos suicidas relatados entre crianças e adolescentes deprimidos que participaram de ensaios clínicos aleatórios com nove antidepressivos diferentes, um risco maior de ideação suicida entre crianças que estavam tomando medicamentos antidepressivos ativos. Apesar de nenhum suicídio ter sido relatado, as taxas de pensamentos e comportamentos suicidas eram de 2% para pacientes com placebo, contra 4% para os que usavam antidepressivos. A FDA, de acordo com a recomendação de seus comitês consultivos, instituiu um alerta para todos os medicamentos antidepressivos, indicando o risco aumentado de pensamentos e comportamentos suicidas entre crianças e adolescentes tratados com esses medicamentos, bem como a necessidade de monitorar atentamente tais sintomas. Diversas revisões desde 2004, contudo, concluíram que os dados não indicam aumento significativo do risco de suicídio ou de tentativas sérias após o início do tratamento com medicamentos antidepressivos.

Duração do tratamento

Com base em dados longitudinais disponíveis e no histórico de depressão maior em crianças e adolescentes, as recomendações atuais incluem manter o tratamento com antidepressivos por 1 ano para crianças que obtiveram boa resposta e, então, descontinuá-lo em um período de estresse relativamente baixo para um período livre do medicamento.

Estratégias de tratamento farmacológico para depressão resistente

As recomendações farmacológicas, de acordo com o painel de especialistas que desenvolveu o Texas Children's Medication Algorithm Project (TMAP) e também com o estudo Treatment of SSRI-Resistant Depression in Adolescents (TORDIA), no tratamento de crianças ou adolescentes que não responderam ao tratamento com um agente ISRS é mudar para outro medicamento da mesma classe. Se o paciente não responde ao segundo ISRS, então ou uma combinação de antidepressivos ou estratégias de potencialização podem ser opções razoáveis, assim como um antidepressivo de outra classe de medicamentos.

Eletroconvulsoterapia

A eletroconvulsoterapia (ETC) foi usada em diversas doenças psiquiátricas em adultos, principalmente transtornos depressivos graves e transtornos maníacos do humor e catatonia. A ETC raras vezes é usada para adolescentes, apesar de relatos de caso publicados indicarem sua eficácia em jovens com depressão e mania. Nos dias atuais, relatos de caso indicam que a ETC pode ser um tratamento relativamente seguro e útil para adolescentes que apresentam transtornos afetivos persistentes graves, em particular com características psicóticas, sintomas catatônicos ou ideação suicida persistente.

SUICÍDIO

Nos Estados Unidos, o suicídio é a terceira maior causa de morte entre adolescentes, depois de morte acidental e homicídio. Ao redor do mundo, o suicídio raramente ocorre em crianças que ainda não atingiram a puberdade. Nos últimos 15 anos, as taxas de suicídio completo e de ideação suicida diminuíram entre adolescentes. Essa redução parece coincidir com o aumento da prescrição de medicamentos ISRSs para adolescentes com perturbações de humor e de comportamento.

Comportamento e ideação suicida

Ideias, gestos e tentativas de suicídio são frequentemente (embora nem sempre) associados a transtornos depressivos. Relatos indicam que até 50% dos indivíduos suicidas expressam intenções de suicídio a um amigo ou parente em um período de 24 horas antes de praticar o ato.

A ideação suicida ocorre em todas as faixas etárias e com maior frequência em crianças e adolescentes com transtornos graves do humor. Mais de 12 mil jovens são hospitalizados todos os anos nos Estados Unidos devido a ameaças ou comportamentos suicidas, embora suicídio completo seja raro em crianças com menos de 12 anos. Uma criança pequena dificilmente será capaz de criar e pôr em prática um plano realista. A imaturidade cognitiva parece exercer um papel protetor na hora de impedir até crianças que desejariam estar mortas de cometer suicídio. Suicídio completo ocorre cinco vezes mais entre adolescentes do sexo masculino do que do sexo feminino, embora a taxa de tentativas seja três vezes maior entre meninas adolescentes do que entre meninos. Ideação suicida não é um fenômeno estático; pode ir e vir com o tempo. A decisão de pôr em prática comportamento suicida pode ser tomada de forma impulsiva, sem premeditação, ou a decisão pode ser a culminação de ponderação prolongada.

O método da tentativa de suicídio influencia as taxas de morbidade e de conclusão, independentemente da intenção de morrer no momento do comportamento suicida. O método mais comum de suicídio completado em crianças e adolescentes é o uso de armas de fogo, o qual é responsável por cerca de dois terços dos casos entre meninos e quase metade daqueles entre meninas. O segundo método mais comum entre garotos, que ocorre em cerca de um quarto dos casos, é enforcamento; em garotas, cerca de um quarto se mata por meio da ingestão de substâncias tóxicas. Envenenamento por monóxido de carbono é o próximo método mais comum de suicídio entre meninos, embora ocorra em menos de 10%; suicídio por enforcamento e envenenamento por monóxido de carbono são igualmente frequentes entre meninas, englobando em torno de 10% cada. Fatores de risco adicionais de suicídio incluem história familiar de comportamento suicida, exposição a violência familiar, impulsividade, abuso de substância e disponibilidade de métodos letais. Diferenças de gênero em comportamento suicida não fatal entre adolescentes do 9º ano, em um levantamento recente com alunos de 100 escolas, relatou que pensamentos suicidas sérios foram declarados por 19,8% de estudantes do sexo feminino, sendo que 10,8% delas já haviam realizado uma tentativa. Em alunos do sexo masculino, 9,3% tinham história de pensamentos suicidas, sendo que 4,9% já haviam realizado uma tentativa. Nesse estudo, estudantes do sexo feminino exibiram evidências de níveis mais elevados de problemas de humor e ansiedade, enquanto os do sexo masculino apresentavam níveis ligeiramente mais elevados de problemas de comportamento. Estudantes do sexo feminino relataram níveis mais altos de depressão, ansiedade, reclamações somáticas e níveis mais elevados de problemas comportamentais e emocionais do que os do sexo masculino. Em adolescentes mais jovens, mesmo sem satisfazer todos os critérios de transtornos psiquiátricos, as meninas revelaram mais psicopatologias, com maior probabilidade de comportamento suicida não fatal.

Epidemiologia

Em um estudo com crianças e adolescentes de 9 a 16 anos, que os acompanhou por um período de 3 meses, pensamentos suicidas passivos eram aproximadamente 1%, ideação suicida com um plano era 0,3% e tentativa de suicídio era 0,25%. Em adolescentes de 14 a 18 anos, a taxa atual encontrada de ideação suicida foi 2,7%, com incidência anual de 4,3%. Entre essa população de adolescentes, a prevalência vitalícia de tentativa de suicídio foi de 7,1%, sendo muito mais elevada a taxa de comportamento suicida para meninas do que para meninos: 10,1%, comparada a 3,8%. As taxas de suicídio completado em jovens são muito menos comuns em crianças e adolescentes mais jovens de 10 a 14 anos, com taxa um pouco menor de 0,95 por 100 mil para meninas, em comparação a 1,71 por 100 mil para meninos. Em adolescentes mais velhos, de 15 a 19 anos, suicídio completado é consideravelmente menor para meninas, 3,52 por 100 mil, se comparadas aos meninos, 12,65 por 100 mil, nos Estados Unidos, em 2004.

Etiologia

Características universais em adolescentes que recorrem a comportamentos suicidas são a incapacidade de criar soluções viáveis para problemas contínuos e falta de estratégias para lidar com crises imediatas. Portanto, uma visão estreita das opções disponíveis para lidar com discórdia familiar recorrente, rejeição ou fracasso contribuem para a decisão de cometer suicídio.

Fatores genéticos. Suicídio completado e comportamento suicida são de duas a quatro vezes mais prováveis em indivíduos que têm um familiar em primeiro grau com comportamento similar. Evidências de uma contribuição genética para o comportamento suicida baseiam-se em estudos de risco de suicídio em famílias e na maior concordância de suicídio entre gêmeos monozigóticos do que entre os dizigóticos. Estudos recentes investigaram as possíveis contribuições do alelo curto do polimorfismo promotor do transportador de serotonina (5-HTTLPT) para os comportamentos suicidas, apesar de, até o momento, as evidências não terem sido consistentes. Estudos atuais buscam investigar as correlações entre vulnerabilidade genética e ambiente e interações como variáveis múltiplas que podem atuar para aumentar o risco de comportamento suicida.

Fatores biológicos. Foi encontrada uma relação entre serotonina central alterada e suicídio, assim como foi encontrada agressividade impulsiva em crianças e adolescentes, e tem sido demonstrada em adultos. Estudos documentaram uma redução na densidade dos receptores do transportador de serotonina no córtex pré-frontal e dos receptores de serotonina entre indivíduos com comportamentos suicidas. Estudos *post-mortem* em adolescentes que completaram o suicídio mostram as alterações mais significativas no córtex pré-frontal e no hipocampo, regiões cerebrais que também estão associadas a regulação das emoções e a resolução de problemas. Esses estudos encontraram metabólitos alterados da serotonina, alterações na ligação 5-HT$_{2a}$ e atividade reduzida da proteína quinase A e C. Níveis reduzidos do metabólito da serotonina ácido 5-hidróxi-indoleacético (5-HIAA) também foram encontrados no líquido cerebrospinal de adultos deprimidos que tentaram o suicídio por métodos violentos. Metanálises sugerem uma associação entre o alelo curto S do gene promotor do transportador de serotonina e depressão, assim como comportamento suicida, especialmente quando combinado com eventos adversos.

Fatores psicossociais. Embora a doença depressiva maior seja o fator de risco mais significativo para suicídio, aumentando seu risco em 20%, muitos indivíduos gravemente deprimidos não são suicidas. Sensação de desesperança, impulsividade, uso recorrente de substância e história de comportamento agressivo foram associados a risco aumentado de suicídio. Uma ampla variação de sintomas psicopatológicos está relacionada a exposição a lares violentos e abusivos. Comportamentos agressivos, autodestrutivos e suicidas parecem ocorrer com maior frequência entre jovens que tiveram vidas familiares cronicamente estressantes. O fator de risco mais significativo para comportamentos suicidas são maus-tratos, incluindo abuso físico e sexual e negligência. A maior associação ocorre entre abuso sexual e comportamento suicida. Amplos estudos comunitários forneceram dados sugerindo que jovens em risco de comportamento suicida incluem aqueles que se sentem desconectados, isolados ou alienados dos pares. A orientação sexual é um fator de risco, com taxas duas a seis vezes mais elevadas de comportamento suicida entre jovens que se identificam como *gays*, lésbicas ou bissexuais. Fatores de proteção atenuantes do risco de comportamento suicida são jovens que têm uma forte conexão com a escola e com os pares, mesmo diante de outros fatores de risco.

Diagnóstico e características clínicas

As características dos adolescentes que tentam suicídio e daqueles que o completam são semelhantes, sendo que até 40% das pessoas suicidas já haviam realizado uma tentativa anterior. Questionamento direto de crianças e adolescentes sobre pensamentos suicidas é necessário, visto que estudos têm mostrado consistentemente que cuidadores não costumam estar cientes dessas ideias nas crianças. Pensamentos suicidas (i. e., crianças falando sobre quererem fazer mal a si mesmas) e ameaças suicidas (p. ex., crianças afirmando que querem se jogar na frente de um carro) são mais comuns do que suicídio completado.

A maioria dos adolescentes mais velhos com comportamentos suicidas satisfaz os critérios para um ou mais transtornos psiquiátricos, com frequência incluindo transtornos depressivo, bipolar e psicóticos. Jovens com transtornos do humor em combinação com abuso de substância e história de comportamento agressivo apresentam risco particularmente mais elevado de suicídio. Os fatores de precipitação mais comuns entre adolescentes suicidas mais jovens parecem ser ações disciplinares iminentes, história de comportamento impulsivo e acesso a armas carregadas, sobretudo em casa. Adolescentes sem transtornos do humor com história de comportamentos disruptivos, violentos, agressivos e impulsivos podem ser suscetíveis a suicídio durante conflitos com a família ou com os pares. Altos níveis de desesperança, habilidades baixas de resolução de problemas e história de comportamento agressivo são fatores de risco para suicídio. Um perfil menos comum de adolescente que completa o suicídio é o de alta realização acadêmica e caráter perfeccionista diante de uma falha percebida, tal como um adolescente academicamente proficiente que se sente humilhado por uma nota ruim em uma prova.

Achados de um levantamento de saúde da Organização Mundial da Saúde revelam que diversos transtornos psiquiátricos aumentam o risco de ideação suicida ao longo da vida. Jovens com transtornos psiquiátricos caracterizados por ansiedade grave e baixo controle dos impulsos apresentam risco mais elevado de agir conforme a ideação suicida. Em adolescentes psiquiatricamente perturbados e vulneráveis, o comportamento suicida pode representar respostas impulsivas a estressores recentes. Precipitantes típicos do comportamento suicida incluem conflitos e discussões com familiares e namorados. Uso de álcool e outras substâncias pode predispor ainda mais um adolescente já vulnerável a comportamento suicida. Em outros casos, um adolescente tenta o suicídio em antecipação à punição após ser pego pela polícia ou por outras figuras de autoridade por um comportamento proibido.

Cerca de 40% dos jovens que completam o suicídio receberam tratamento psiquiátrico prévio, e cerca de 40% já haviam realizado uma tentativa anterior. Uma criança que perdeu um genitor por qualquer meio antes dos 13 anos tem risco maior de desenvolver transtornos do humor e tentar o suicídio. Em geral, os fatores precipitantes para o ato incluem humilhação diante dos pares, um romance perdido, dificuldades na escola, desemprego, luto, separação e rejeição. Grupos de suicídio entre adolescentes que se conhecem e vão para a mesma escola foram relatados. O comportamento suicida pode precipitar outras tentativas desse tipo entre um grupo de pares por meio da identificação – os chamados suicidas imitadores. Alguns estudos encontraram um aumento transitório no suicídio de jovens após programas de televisão tratarem do suicídio de um adolescente.

A tendência de pessoas mais jovens perturbadas a imitar suicídios amplamente divulgados foi referida como *síndrome de Werther*, seguindo protagonista do romance *Os sofrimentos do jovem Werther*, de Johann Wolfgang von Goethe. O romance, em que o herói se mata, foi proibido em alguns países europeus após sua publicação, há mais de 200 anos, em razão do aumento no número de suicídios entre homens jovens que o liam; alguns se vestiam como Werther antes de se matar ou deixavam o livro aberto na passagem que descrevia sua morte. Em geral, contudo, apesar da imitação poder desempenhar um papel no momento das tentativas de suicídio entre adolescentes vulneráveis, a taxa geral de suicídios não parece aumentar quando a exposição na mídia aumenta. No entanto, exposição direta a suicídio dos pares é associada a risco mais elevado de depressão e TEPT, em vez de suicídio.

Tratamento

A significância prognóstica da ideação e dos comportamentos suicidas em adolescentes varia de letalidade bastante baixa a alto risco de conclusão. Um dos desafios de tratar o suicídio é identificar crianças e adolescentes com ideação suicida e tratar particularmente aqueles que têm transtornos psiquiátricos não tratados, já que o risco de suicídio completado aumenta com a idade, bem como acontece com o início de um transtorno psiquiátrico não tratado. Adolescentes que chegam à atenção médica devido a tentativas de suicídio devem ser avaliados antes de determinar se há necessidade de hospitalização. Pacientes pediátricos que chegam ao hospital com ideação suicida se beneficiam de uma intervenção na sala de emergência para garantir que o indivíduo seja transferido para o cuidado ambulatorial quando não há necessidade de hospitalização. Aqueles que caem nos grupos de alto risco devem ser hospitalizados até que a ideação suicida aguda não esteja mais presente. Adolescentes com risco mais elevado incluem aqueles com tentativas anteriores de suicídio, sobretudo com um método letal, homens maiores de 12 anos com história de comportamento agressivo ou abuso de substância, uso de um método letal e transtorno depressivo grave com retraimento social, desesperança e ideação suicida persistente.

Relativamente poucos adolescentes avaliados para comportamento suicida em uma sala de emergência acabam recebendo tratamento psiquiátrico contínuo. Fatores que podem aumentar a probabilidade de tratamento psiquiátrico incluem psicoeducação para a família na sala de emergência, atenuando conflito familiar agudo e marcando um acompanhamento ambulatorial durante a visita à sala de emergência. Planos de alta da sala de emergência costumam incluir uma alternativa para o caso de as ideações suicidas voltarem a ocorrer e uma linha direta oferecida a adolescentes e familiares para ser usada se a ideação suicida reaparecer.

Há escassez de dados para avaliar a eficácia de intervenções diversas na redução do comportamento suicida entre adolescentes. A TCC isolada e em combinação com ISRSs demonstrou reduzir a ideação suicida em adolescentes deprimidos ao longo do tempo no estudo Treatment of Adolescent Depression (TADS), um estudo amplo, em vários locais; entretanto, essas intervenções não funcionam imediatamente, então é necessário tomar precauções de segurança para situações de alto risco. A terapia comportamental dialética (TCD), uma intervenção comportamental de longo prazo que pode ser aplicada a indivíduos ou a grupos de pacientes, demonstrou reduzir comportamento suicida em adultos, mas ainda precisa ser investigada em adolescentes. Componentes da TCD incluem treinamento de conscientização para aumentar a autoaceitação, treinamento de assertividade, orientações sobre como evitar situações que possam ativar comportamentos autodestrutivos e aumento da tolerância a sofrimento psicológico. Essa abordagem merece investigação entre adolescentes.

Considerando que a redução em suicídio completado entre adolescentes ao longo da última década, durante o mesmo período em que o tratamento com ISRSs na população adolescente aumentou de modo acentuado, é possível que esses fármacos tenham sido instrumentais para tal efeito. Visto o risco de taxa aumentada de pensamentos e comportamentos suicidas entre crianças e adolescentes suicidas (indicado em ensaios clínicos aleatórios com medicamentos antidepressivos e levando ao alerta "tarja preta" para todos aqueles voltados a jovens deprimidos), monitorar atentamente a ideação suicida é obrigatório para qualquer criança ou adolescente tratados com antidepressivos.

REFERÊNCIAS

Bayer JK, Rapee RM, Hiscock H, Ukoumunne OC, Mihalopoulos C, Wake M. Translational research to prevent internalizing problems in early childhood. *Depress Anxiety*. 2011;28:50–57.

Brent D, Emslie E, Clarke G, Wagner KD, Asarnow JR, Keller M, Ritz, L, Iyengar S, Abebe K, Birmaher B, Ryan N, Kennard B, Hughers C, DeBar L, McCracken J, Strober M, Suddath R, Spirito A, Leonard H, Meham N, Pora G, Onorato M, Zelazny J. Switching to another SSRI or to venlafaxine with or without cognitive behavioral therapy for adolescents with SSRI-resistant depression: The TORIDA Randomized Controlled Trial. *JAMA*. 2008;299:901–913.

Correll CU, Kratocvil CJ, March J. Developments in pediatric psychopharmacology: Focus on stimulants, antidepressants and antipsychotics. *J Clin Psychiatry*. 2011;72:655–670.

Christiansen E, Larsen KJ. Young people's risk of suicide attempts after contact with a psychiatric department—A nested case-control design using Danish register data. *J Child Psychol Psychiatry*. 2011;52:102.

Field T. Prenatal depression effects on early development: A review. *Infant Behav Dev*. 2011;34:1–14.

Frodl T, Reinhold E, Koutsoulieris N, Donohoe G, Bondy B, Reiser M, Moller Hj, Meisenzahl EM. Childhood stress, serotonin transporter gene and brain structures in major depression. *Neuropsychopharmacology*. 2010;35:1383–1390.

Gould MS, Greenberg T, Velting DM, Shaffer D. Youth suicide risk and preventive interventions: A review of the past ten years. *J Am Acad Child Adolesc Psychiatry*. 2003;42:386.

Hall WD. How have the SSRI antidepressants affected suicide risk? Lancet. 2006;367(9527):1959.

Harro J, Kiive E. Droplets of black bile? Development of vulnerability and resilience to depression in young age. *Psychoneuroendocrinology*. 2011;36:380–392.

Heiligenstein JH, Hoog SL, Wagner KD, Findling RL, Galil N, Kaplan S, Busner J, Nilsson ME, Brown EB, Jacobson JG. Fluoxetine 40–60 mg versus fluoxetine 20 mg in the treatment of children and adolescents with a less-than-complete response to nine-week treatment with fluoxetine 10–20 mg: A pilot study. *J Child Adolesc Psychopharmacol*. 2006;1/2:207.

Hughes CW, Emslie GJ, Crimson ML, Posner K, Birmaher B, Ryan N, Jensen P, Curry J, Vitiello B, Lopez M, Shon SP, Piszka SR, Trivedi MH, and The Texas Consensus Conference Panel on Medication Treatment of Childhood

Major Depressive Disorder. Texas Children's Medication Algorithm Project: Update from Texas Consensus Conference Panel on medication treatment of childhood major depressive disorder. *J Am Acad Child Adolesc Psychiatry.* 2007;46:667–686.

Kaess M, Parzer P, Haffner J, Steen Rm, Roos J, Klett M, Brunner R, Resch F. Explaining gender differences in non-fatal suicidal behavior among adolescents: A population-based study. *BMC Pub Health.* 2011:597–603.

Luby J, Lenze S, Tillman R. A novel early intervention for preschool depression: Findings from a pilot randomized controlled trial. *J Child Psychol and Psychiatry.* 2011:1–10.

March J, Silva S, Petrycki S. The TADS Team. The Treatment for Adolescents with Depression Study (TADS): Long-term effectiveness and safety outcomes. *Arch Gen Psychiatry.* 2007;64:1132–1143.

Newton AS, Hamm MP, Bethell J, Rhodes AE, Bryan CJ, Tjosvold L, Ali S, Logue E, Manion ID. Pediatric suicide-related presentations: A systematic review of mental health care in the emergency room department. *Ann Emerg Med.* 2010;56:649–659.

Nock MK, Hwang I, Sampson N, Kessler RC, Angermeyer M, Beautrais A, Borges G, Bromet E, Bruffaerts R, de Girolamo G, de Graaf R, Florescu S, Gureje O, Haro JM, Hu C, Huang Y, Karam EG, Kawakami N, Kovess V, Levinson D, Postada-Villa J, Sagar R, Tomov T, Viana MC, Williams DR. Cross-national analysis of the associations among mental disorders and suicidal behavior: Findings from the WHO World Mental Health Surveys. *PLoS Med.* 2009;6:1–13.

Olfson M, Shaffer D, Marcus SC, Greenberg T. Relationship between antidepressant medication treatment and suicide in adolescents. Arch Gen Psychiatry. 2003;60:978.

Rosso IM, Cintron CM, Steingard RJ, Renshaw PF, Young AD, Yurgelun-Todd DA. Amygdala and hippocampus volumes in pediatric major depression. *Biol Psychiatry.* 2005;57(1):21.

Von Knorring AL, Olsson GI, Thomson PH, Lemming OM, Hulten A. A randomized, double-blind, placebo-controlled study of citalopram in adolescents with major depressive disorder. *J Clin Psychopharmacol.* 2006;26:311.

Wagner KD. Pharmacotherapy for major depression in children and adolescents. *Prog Neuropsychopharmacol Biol Psychiatry.* 2005;29:819.

Wagner KD, Brent DA. Depressive disorders and suicide in children and adolescents. In: *Sadock BJ, Sadock VA, Ruiz P, eds. Kaplan & Sadock's Comprehensive Textbook of Psychiatry.* 9th ed. Vol. 2. Lippincott Williams & Wilkins; 2009:3652.

Whittington CJ, Kendall T, Fonagy P, Cotrell D, Cotgrove A, Boddington E. Selective serotonin reuptake inhibitors in childhood depression: Systematic review of published versus unpublished data. *Lancet.* 2004;363:1341.

Zalsman G. Timing is critical: gene, environment and timing interactions in genetics of suicide in children and adolescents. *Eur Psychiatry.* 2010:25:284–286.

31.12b Transtorno bipolar de início precoce

O transtorno bipolar de início precoce foi reconhecido em crianças como um transtorno raro, com maior continuidade em sua contraparte adulta quando ocorre em adolescentes do que em crianças pré-púberes. Ao longo da última década, não houve aumento significativo no diagnóstico de transtorno bipolar tipo I em jovens indicados para clínicas psiquiátricas ambulatoriais e unidades de hospitalização. Surgiram questões sobre o fenótipo do transtorno bipolar em jovens, particularmente em razão da irritabilidade contínua e da desregulação do humor, bem como da falta de episódios discretos de humor, na maioria das crianças pré-púberes que receberam o diagnóstico. Os sintomas bipolares "atípicos" entre essas crianças costumam incluir desregulação extrema do humor, perturbações graves no humor, comportamento agressivo ou explosivo intermitente e níveis elevados de distração e desatenção. Essa constelação de perturbação de humor e de comportamento na maior parte das crianças pré-púberes com diagnóstico atual de transtorno bipolar é não episódica, embora algumas flutuações do humor possam ocorrer. A alta frequência desses sintomas em combinação com irritabilidade crônica levou à inclusão de um novo transtorno do humor dos jovens no DSM-5, chamado *transtorno disruptivo da desregulação do humor*, que é discutido na próxima seção (31.12c). Muitas crianças com transtornos não episódicos do humor costumam ter história de TDAH, tornando o diagnóstico de transtorno bipolar ainda mais complicado. Estudos de famílias com crianças afetadas por TDAH não revelaram taxa mais elevada de transtorno bipolar tipo I. Crianças com transtornos bipolares "atípicos", contudo, frequentemente demonstram graves prejuízos, são difíceis de lidar na escola e em casa e costumam exigir hospitalização psiquiátrica. Estudos longitudinais de acompanhamento estão em progresso com grupos de crianças diagnosticadas com transtorno bipolar subclínico e transtornos não episódicos do humor, para determinar quantas irão desenvolver transtorno bipolar clássico. Em um estudo recente com 140 crianças apresentando transtorno bipolar não especificado (ou seja, presença de sintomas maníacos distintos, mas não atingindo os critérios completos para episódios maníacos), 45% desenvolveram transtorno bipolar tipo I ou tipo II por um período de acompanhamento de 5 anos. Em outro estudo, 84 crianças que foram classificadas com "desregulação grave de humor" (ou seja, um humor negativo persistente não episódico junto com surtos agressivos) e que também exibiam pelo menos três sintomas maníacos (discurso pressionado, agitação, insônia ou fuga de ideias) mais distração (também comum em TDAH), acompanhadas por aproximadamente 2 anos, foi verificado que apenas uma teve um episódio hipomaníaco ou misto. Apesar de a desregulação grave do humor na infância ter sido considerada comum em amostras comunitárias (um estudo relatou prevalência vitalícia de 3,3% em jovens dos 9 aos 19 anos), seu relacionamento com transtorno bipolar futuro permanece questionável. Um estudo comunitário longitudinal que seguiu crianças e adolescentes com irritabilidade não episódica por um período de 20 anos constatou que eles apresentavam risco mais elevado de desenvolver transtornos depressivos e de ansiedade generalizada do que transtornos bipolares ao longo do tempo.

Entre adultos e adolescentes mais velhos com transtorno bipolar que apresentam episódios maníacos clássicos, um episódio depressivo maior costuma preceder um episódio maníaco. Um episódio maníaco clássico em um adolescente, semelhante a um episódio em um adulto jovem, pode surgir como evento distinto de um estado preexistente, com frequência caracterizado por ilusões e alucinações grandiosas e paranoicas. De acordo com o DSM-5, os critérios diagnósticos para um episódio maníaco são os mesmos tanto para crianças e adolescentes quanto para adultos (ver Tab. 8.1-6). Os critérios diagnósticos para episódio maníaco incluem um período distinto de humor anormalmente elevado, expansivo ou irritável, com duração de pelo menos 1 semana, ou por qualquer duração caso haja necessidade de hospitalização. Além disso, durante períodos de perturbação do humor, pelo menos três dos sintomas significativos e persistentes a seguir devem estar presentes: autoestima inflada ou grandiosidade, necessidade reduzida de sono, pressão para falar, fuga de ideias ou pensamentos rápidos, distração, aumento de atividades práticas e objetivas e envolvimento excessivo em atividades prazerosas que podem trazer consequências dolorosas.

De acordo com o DSM-5, ao contrário do DSM-IV-TR, os critérios diagnósticos para transtorno bipolar agora incluem alterações de humor e também de atividade ou de nível de energia. Ademais, enquanto antes todos os critérios para mania ou hipomania e transtorno depressivo maior eram necessários para realizar o diagnóstico de *episódio misto*, no DSM-5 essa exigência não se aplica mais; pelo contrário, um especificador, "com características mistas", foi adicionado. Esse especificador pode ser aplicado a um episódio maníaco atual ou a um episódio depressivo. Logo, por exemplo, para acrescentar o especificador "características mistas" a um episódio maníaco ou hipomaníaco, três dos seguintes sintomas devem estar presentes durante a maior parte dos dias do episódio atual mais recente de mania ou hipomania: humor deprimido proeminente, interesse reduzido na maioria das atividades, retardo psicomotor quase todos os dias, fadiga ou perda de energia, sentimentos de culpa excessiva ou desvalia, ou ideias recorrentes de morte. Para aplicar o especificador "com características mistas" a um episódio depressivo maior completo, três dos seguintes sintomas hipomaníacos/maníacos devem estar presentes: humor elevado ou expansivo, grandiosidade, discurso pressionado ou aumentado, fuga de ideias, energia aumentada ou necessidade reduzida de sono.

Quando mania aparece em um adolescente, há grande incidência de características psicóticas, incluindo ilusões e alucinações, que costumam envolver noções grandiosas sobre si mesmo, o valor e os relacionamentos. Ilusões de perseguição e fuga de ideias também são comuns. Ao todo, prejuízo geral da noção de realidade é comum em episódios maníacos adolescentes. Nesses indivíduos com transtorno depressivo maior destinado para transtorno bipolar tipo I, estão em maior risco aqueles que apresentam história familiar de transtorno bipolar do tipo I e exibem episódios de depressão aguda e grave com psicose, hipersonia e retardo psicomotor.

EPIDEMIOLOGIA

A prevalência de taxas de transtorno bipolar entre jovens varia dependendo da faixa etária estudada e de se os critérios diagnósticos se aplicam de forma estrita, restringindo o transtorno a episódios de humor discreto ou, de modo mais amplo, para incluir estados de humor e de comportamentos não episódicos. Em crianças menores, transtorno bipolar é extremamente raro, não havendo identificação de casos de transtorno bipolar tipo I em crianças entre 9 e 13 anos pelo Great Smokey Mountain Study. Contudo, desregulação grave do humor, que costuma ser uma característica proeminente em crianças pré-púberes diagnosticadas com transtorno bipolar, foi encontrada em 3,3% de uma amostra epidemiológica. Em adolescentes, esse transtorno é mais frequente, variando de 0,06 a 0,1% da população em geral com 16 anos em estudos que utilizaram uma definição específica do transtorno bipolar tipo I. A prevalência de sintomas subliminares de doença bipolar foi relatada sendo 5,7% em um estudo e, pelo menos 10%, em outro. Estudos de acompanhamento na vida adulta revelaram que os sintomas maníacos subliminares previam níveis elevados de prejuízo com progressão para transtornos de depressão e ansiedade, e não transtornos bipolares tipo I e II.

Uso comunitário do diagnóstico de transtorno bipolar em jovens aumentou de forma marcada ao longo dos últimos 15 anos, tanto em ambientes ambulatoriais quanto em psiquiátricos. Um levantamento recente indicou um aumento de 40 vezes no diagnóstico de transtorno bipolar em jovens tratados em clínicas ambulatoriais de meados de 1990 a meados de 2000. Além disso, de 2000 até 2006, a taxa de jovens hospitalizados com diagnóstico primário de transtorno bipolar aumentou de 3,3 por 10 mil para 5,7 por 10 mil.

ETIOLOGIA

Fatores genéticos

Estimativas da hereditariedade do transtorno bipolar baseadas em estudos com gêmeos adultos variam de aproximadamente 60 a 90%, sendo que variáveis ambientais compartilhadas são responsáveis por 30 a 40%, e os fatores ambientais não compartilhados respondem por cerca de 10 a 20%. Altas taxas de transtorno bipolar foram relatadas em parentes do fenótipo estreito do transtorno bipolar com início precoce, se comparados a adultos que apresentam transtorno bipolar com início na vida adulta. As altas taxas de TDAH comórbido entre crianças com transtorno bipolar com início precoce levou a questionamentos a respeito da cotransmissão desses transtornos entre membros da família. Contudo, crianças com o fenótipo mais amplo de transtorno bipolar, ou seja, desregulação grave do humor sem episódios de mania, não demonstraram ter taxas mais altas de transtorno bipolar em membros da família, o que sugere a possibilidade de os fenótipos amplos e limitados da doença serem entidades separadas e distintas. Quase 25% dos adolescentes de famílias com probandos afetados por transtorno bipolar sofreram transtorno do humor por volta dos 17 anos, em comparação a 4% dos controles, com aproximadamente 8% representando transtorno bipolar tipo I, tipo II ou transtorno bipolar não especificado. A maior parte do risco nos filhos, portanto, é de transtorno depressivo unipolar maior. Transtornos do comportamento disruptivo não apresentaram aumento, em um estudo longitudinal, nos filhos de famílias com probando bipolar, em comparação a controles. A combinação de TDAH e transtorno bipolar não é encontrada com tanta frequência em parentes de crianças com TDAH, se comparados aos parentes em primeiro grau de crianças com a combinação.

Embora o transtorno bipolar pareça ter um componente hereditário significativo, seu modo de hereditariedade ainda é desconhecido. Diversos grupos de pesquisa concluíram que o transtorno bipolar com início precoce é uma forma mais grave da doença, caracterizada por mais episódios mistos, maior comorbidade psiquiátrica, mais sintomas psicóticos ao longo da vida, resposta mais pobre a tratamento profilático com lítio e maior hereditariedade. O estudo colaborativo europeu de transtorno bipolar com início precoce (França, Alemanha, Irlanda, Escócia, Suíça, Inglaterra e Eslovênia) realizou uma análise da associação do genoma do transtorno bipolar com início precoce amplo e limitado. Esse grupo concluiu que um fator genético localizado na região 2q14 está especificamente envolvido na etiologia desse tipo de transtorno bipolar, ou que um gene nessa região exerce influência como modificador dos outros genes no desenvolvimento da doença nessa faixa etária. Outras regiões de associação que foram verificadas por essa colaboração não encontrou locais específicos do genoma pertinentes apenas ao grupo de início precoce do transtorno bipolar, sugerindo que possa haver mais fatores genéticos em comum entre a condição com início precoce e aquela com início na vida adulta. Isso é compatível com a incidência aumentada de transtorno bipolar com início na vida adulta entre irmãos com a doença com início precoce. São necessários mais estudos do genoma para esclarecer a etiologia genética da doença bipolar com início precoce.

Fatores neurobiológicos

Dados convergentes indicam que o transtorno bipolar com início precoce está relacionado a alterações estruturais e funcionais no cérebro, nas regiões pré-frontal cortical e subcortical, associadas ao processamento e à regulação de estímulos emocionais. Estudos de ressonância magnética (RM) revelam que o desenvolvimento alterado de matéria branca e volume reduzido da amígdala são mais frequentes nessa população do que na população em geral. Estudos de RM funcional (RMf) são importantes, visto que podem identificar funções alteradas do cérebro em populações vulneráveis, como jovens com transtorno bipolar com início precoce na linha de base. Além disso, podem ser utilizados para esclarecer alterações funcionais rumo à normalização na função cerebral após diversos tratamentos e até mesmo identificar preditores neurais pré-tratamento de boas respostas a vários tratamentos.

Um estudo recente de RM funcional com pacientes pediátricos bipolares documentou a atividade cerebral antes do tratamento e os efeitos posteriores a um ensaio de risperidona *versus* divalproex. Esse estudo duplo-cego incluiu 24 pacientes maníacos não medicados, com idade média de 13 anos, indicados aleatoriamente a tratamento com risperidona ou divalproex, e 14 controles saudáveis, que foram examinados por um período de 6 semanas. Antes do tratamento, o grupo de pacientes demonstrou atividade aumentada da amígdala, em comparação aos controles saudáveis, que estava sendo mal controlada pelo córtex pré-frontal ventrolateral (CPFVL) e pelo córtex pré-frontal dorsolateral (CPFDL), os quais se acredita que exerçam influência sobre a amígdala para controlar o processamento de regulação das emoções. Atividade aumentada da amígdala na linha de base predizia pior resposta ao tratamento, tanto com risperidona quanto com divalproex, no grupo de pacientes. Estes receberam uma tarefa de associação de cores envolvendo associar palavras positivas (i. e., felicidade, realização, sucesso), palavras negativas (i. e., desapontamento, depressão ou rejeição) ou palavras neutras, com um de dois círculos coloridos projetados em uma tela enquanto a RM era administrada. Maior atividade pré-tratamento da amígdala direita durante a tarefa com palavras negativas e positivas no grupo de risperidona, e maior atividade pré-tratamento da amígdala esquerda com a tarefa de palavras positivas no grupo de divalproex, previam resposta pobre na Young Mania Rating Scale. Teoriza-se que a atividade aumentada na amígdala em pacientes bipolares com início precoce seja um possível biomarcador predizendo resistência e baixa resposta a tratamento com risperidona e divalproex.

Estudos neuropsicológicos

Prejuízos na memória verbal, na velocidade de processamento, na função executiva, na memória de trabalho e na atenção são comumente encontrados no transtorno bipolar com início precoce. Dados sugerem que, em tarefas da memória de trabalho, velocidade de processamento e atenção, crianças e adolescentes com transtorno bipolar comórbido com TDAH demonstram prejuízos mais pronunciados, se comparados àqueles sem TDAH. Outros estudos relataram que crianças com transtorno bipolar cometem números bem maiores de erros de reconhecimento de emoções, em comparação a controles. Eles tendiam a identificar mais rostos como "zangados" quando diante de faces adultas; entretanto, esses erros não ocorriam quando rostos de crianças eram mostrados. Percepção prejudicada de expressão facial também foi relatada em estudos de adultos com transtorno bipolar.

DIAGNÓSTICO E CARACTERÍSTICAS CLÍNICAS

O transtorno bipolar com início precoce costuma ser caracterizado por irritabilidade extrema, grave e persistente, podendo incluir surtos agressivos e comportamento violento. Entre surtos, crianças com diagnóstico amplo podem continuar a ser raivosas ou disfóricas. É raro que crianças pré-púberes exibam pensamentos grandiosos ou humor eufórico; em sua maioria, crianças diagnosticadas com transtorno bipolar com início precoce são intensamente emocionais, com um humor negativo flutuante, mas predominante. Os critérios diagnósticos atuais para transtorno bipolar em crianças e adolescentes no DSM-5 são os mesmos que os usados em adultos (ver Tabs. 8.1-6 e 31.12b-1). O quadro clínico de transtorno bipolar com início precoce, contudo, é complicado pela prevalência de transtornos psiquiátricos comórbidos.

Comorbidade com TDAH

O TDAH é a condição comórbida mais comum entre jovens com transtorno bipolar com início precoce, tendo sido relatado em até 90% das crianças pré-púberes e até 50% dos adolescentes diagnosticados com doença bipolar. Uma das principais fontes de confusão diagnóstica em relação a crianças com transtorno bipolar com início prematuro é o TDAH comórbido, visto que os dois transtornos compartilham muitos critérios diagnósticos, incluindo distração, hiperatividade e loquacidade. Mesmo quando os sintomas sobrepostos são removidos da contagem diagnóstica, uma porcentagem significativa de crianças bipolares continuou a satisfazer todos os critérios para TDAH. Isso implica a presença de ambos os transtornos, com suas características distintas, em muitos casos.

Comorbidade com transtornos de ansiedade

Crianças e adolescentes com transtorno bipolar têm demonstrado taxas mais altas que o esperado de pânico e outros transtornos de ansiedade. Em jovens com o fenótipo limitado dos transtornos bipolares, até 77% têm exibido um transtorno de ansiedade. A prevalência vitalícia de transtorno de pânico foi de 21% entre sujeitos com o fenótipo mais amplo de doença bipolar, em comparação com 0,8% daqueles sem transtornos do humor. Pacientes diagnosticados com transtorno bipolar que apresentam níveis comórbidos elevados de sintomas de ansiedade têm, quando adultos, risco mais elevado de abuso de álcool e comportamento suicida. No entanto, crianças que exibem o fenótipo mais amplo do transtorno bipolar apresentam risco mais elevado de desenvolver transtornos de ansiedade, assim como os depressivos.

Jeanie é uma adolescente adotada, de 13 anos, que foi admitida em um hospital após agredir sua mãe adotiva, causando hematomas em seus braços e pernas devido a chutes e socos. A jovem apresentava uma longa história de surtos graves, incluindo comportamento agressivo e autodestrutivo, desde antes de ser adotada, aos 3 anos. Ela sempre foi uma criança irritável e explosiva, com pavio curto, que podia estourar a qualquer provocação, mesmo quando as coisas seguiam conforme sua vontade. Tornou-se cada vez mais difícil de lidar em casa; recusava-se a ir para a escola, gritava por horas todos os dias e frequentemente batia em seus pais adotivos e os chutava quando tinha em torno de 10 anos. Jeanie havia sido colocada em tratamento residencial por cerca de 1 ano e meio quando tinha 11 anos e meio, até quase os 13 anos, quando foi diagnosticada com transtorno bipolar e tratada com lítio e citalopram. Ela estava se saindo tão bem lá que, após 1 ano e meio, sua mãe decidiu levá-la de volta para casa. Após algumas semanas, contudo, Jeanie começou a descompensar, tendo surtos diários durante os quais se tornava agressiva e saía de controle. Em diversas ocasiões conseguiu se machucar e a seus pais adotivos. Quando chegou ao hospital, Jeanie estava calma; entretanto, sua mãe recusou-se a considerar levá-la para casa antes que recebesse uma avaliação psiquiátrica completa e algo novo fosse feito para controlar o comportamento inseguro da menina. Inicialmente, a menina foi avaliada pelo psiquiatra de crianças e adolescentes de plantão, sendo depois admitida na unidade de internação pediátrica, onde aguardou por um leito na unidade de internação adolescente. O psiquiatra descobriu que o nascimento de Jeanie havia sido prematuro, que sua mãe era adolescente, sendo a criança colocada em diversos lares até sua adoção definitiva. Jeanie era uma menina pequena, que parecia mais nova do que sua idade, apesar de seu comportamento ser autoritário e arrogante. A história de sua família biológica era desconhecida, e, apesar de ter pelo menos um sinal de síndrome alcoólica fetal, seu QI estava na variação média, e não havia outras evidências para corroborar essa possibilidade. No exame do estado mental, a jovem relatou que as coisas estavam bem, que não se sentia deprimida e que não se dava bem com crianças de sua idade, mas tinha alguns amigos. Jeanie admitiu que tinha um temperamento ruim e que não lembrava do que fazia quando ficava com raiva. Seu comportamento era estranho, e ela parecia gostar de ter o psiquiatra a sua disposição. Ela negou ideias suicidas ou tentativas anteriores, e também negou ter sido um perigo para si mesma ou para seus pais adotivos. Pareceu incomodada quando lhe perguntaram o motivo de ter sido colocada em instalações residenciais e ficou irritada quando questionada sobre os motivos para sua hospitalização atual. Jeanie foi indicada para uma

Psiquiatria infantil 1239

unidade de internação adolescente com as seguintes recomendações: realização de um ensaio com antipsicótico atípico, como risperidona ou olanzapina, e indicação de retorno a um programa escolar mais estruturado, seja um programa diário, seja uma instalação residencial. O diagnóstico do transtorno bipolar permaneceu em questão, visto que ela não satisfez o fenótipo limitado desse transtorno.

PATOLOGIA E EXAMES DE LABORATÓRIO

Não há índices laboratoriais específicos atuais que sejam úteis para diagnosticar transtorno bipolar em crianças e adolescentes.

DIAGNÓSTICO DIFERENCIAL

As entidades clínicas mais importantes a serem distinguidas do transtorno bipolar com início precoce também são os transtornos com os quais ele costuma aparecer em comorbidade. Estes incluem TDAH e os transtornos de oposição desafiante, da conduta, de ansiedade e depressivos.

Embora TDAH infantil tenha propensão a iniciar antes da mania pediátrica, evidências atuais de estudos de famílias sustentam a presença de TDAH e transtorno bipolar de forma altamente comórbida em crianças, e a concorrência não se dá devido aos sintomas sobrepostos que os transtornos compartilham. Em um estudo recente com mais de 300 crianças e adolescentes que frequentaram uma clínica psicofarmacológica, sendo diagnosticados com TDAH, o transtorno bipolar também ficou evidente em quase um terço dessas crianças que tinham o tipo combinado e os tipos hiperativos de TDAH, ocorrendo com muito menos frequência (i.e., em menos de 10%) em crianças com TDAH do tipo desatento.

CURSO E PROGNÓSTICO

Há vários caminhos relacionados ao curso ou ao prognóstico de crianças diagnosticadas com transtorno bipolar com início precoce.

TABELA 31.12b-1
Critérios diagnósticos do DSM-5 para transtorno bipolar tipo II

Para diagnosticar transtorno bipolar tipo II, é necessário o preenchimento dos critérios a seguir para um episódio hipomaníaco atual ou anterior e os critérios a seguir para um episódio depressivo maior atual ou anterior:

Episódio Hipomaníaco

A. Um período distinto de humor anormal e persistentemente elevado, expansivo ou irritável e aumento anormal e persistente da atividade ou energia, com duração de pelo menos quatro dias consecutivos e presente na maior parte do dia, quase todos os dias.

B. Durante o período de perturbação do humor e aumento da energia e atividade, três (ou mais) dos seguintes sintomas (quatro se o humor é apenas irritável) persistem, representam uma mudança notável em relação ao comportamento habitual e estão presentes em grau significativo:
  1. Autoestima inflada ou grandiosidade.
  2. Redução da necessidade de sono (p. ex., sente-se descansado com apenas três horas de sono).
  3. Mais loquaz que o habitual ou pressão para continuar falando.
  4. Fuga de ideias ou experiência subjetiva de que os pensamentos estão acelerados.
  5. Distratibilidade (i.e., a atenção é desviada muito facilmente por estímulos externos insignificantes ou irrelevantes), conforme relatado ou observado.
  6. Aumento da atividade dirigida a objetivos (seja socialmente, no trabalho ou escola, seja sexualmente) ou agitação psicomotora.
  7. Envolvimento excessivo em atividades com elevado potencial para consequências dolorosas (p. ex., envolvimento em surtos desenfreados de compras, indiscrições sexuais ou investimentos financeiros insensatos).

C. O episódio está associado a uma mudança clara no funcionamento que não é característica do indivíduo quando assintomático.

D. A perturbação no humor e a mudança no funcionamento são observáveis por outras pessoas.

E. O episódio não é suficientemente grave a ponto de causar prejuízo acentuado no funcionamento social ou profissional ou para necessitar de hospitalização. Existindo características psicóticas, por definição, o episódio é maníaco.

F. O episódio não é atribuível aos efeitos fisiológicos de uma substância (p. ex., droga de abuso, medicamento ou outro tratamento) ou a outra condição médica.

   Nota: Um episódio hipomaníaco completo que surge durante tratamento antidepressivo (p. ex., medicamento, eletroconvulsoterapia), mas que persiste em um nível de sinais e sintomas além do efeito fisiológico desse tratamento, é evidência suficiente para um diagnóstico de episódio hipomaníaco. Recomenda-se, porém, cautela para que 1 ou 2 sintomas (principalmente aumento da irritabilidade, nervosismo ou agitação após uso de antidepressivo) não sejam considerados suficientes para o diagnóstico de episódio hipomaníaco nem necessariamente indicativos de uma diátese bipolar.

Episódio Depressivo Maior

A. Cinco (ou mais) dos seguintes sintomas estiveram presentes durante o mesmo período de duas semanas e representam uma mudança em relação ao funcionamento anterior; pelo menos um dos sintomas é (1) humor deprimido ou (2) perda de interesse ou prazer.
  Nota: Não incluir sintomas que sejam claramente atribuíveis a outra condição médica.
  1. Humor deprimido na maior parte do dia, quase todos os dias, conforme indicado por relato subjetivo (p. ex., sente-se triste, vazio ou sem esperança) ou por observação feita por outra pessoa (p. ex., parece choroso). (Nota: Em crianças e adolescentes, pode ser humor irritável.)
  2. Acentuada diminuição de interesse ou prazer em todas, ou quase todas, as atividades na maior parte do dia, quase todos os dias (conforme indicado por relato subjetivo ou observação).
  3. Perda ou ganho significativo de peso sem estar fazendo dieta (p. ex., mudança de mais de 5% do peso corporal em um mês) ou redução ou aumento no apetite quase todos os dias. (**Nota:** Em crianças, considerar o insucesso em obter o peso esperado.)
  4. Insônia ou hipersonia quase diária.
  5. Agitação ou retardo psicomotor quase todos os dias (observável por outras pessoas; não meramente sensações subjetivas de inquietação ou de estar mais lento).

(continuação)

TABELA 31.12b-1
Critérios diagnósticos do DSM-5 para transtorno bipolar tipo II *(continuação)*

6. Fadiga ou perda de energia quase todos os dias.
7. Sentimentos de inutilidade ou culpa excessiva ou inapropriada (que podem ser delirantes) quase todos os dias (não meramente autorrecriminação ou culpa por estar doente).
8. Capacidade diminuída para pensar ou se concentrar, ou indecisão quase todos os dias (por relato subjetivo ou observação feita por outra pessoa).
9. Pensamentos recorrentes de morte (não somente medo de morrer), ideação suicida recorrente sem um plano específico, tentativa de suicídio ou plano específico para cometer suicídio..

B. Os sintomas causam sofrimento clinicamente significativo ou prejuízo no funcionamento social, profissional ou em outras áreas importantes da vida do indivíduo.

C. O episódio não é atribuível aos efeitos fisiológicos de uma substância ou outra condição médica.
Nota: Os Critérios A-C representam um episódio depressivo maior.

Nota: Respostas a uma perda significativa (p. ex., luto, ruína financeira, perdas por desastre natural, doença médica grave ou incapacidade) podem incluir sentimentos de tristeza intensos, ruminação acerca da perda, insônia, falta de apetite e perda de peso observados no Critério A, que podem se assemelhar a um episódio depressivo. Embora tais sintomas possam ser entendidos ou considerados apropriados à perda, a presença de um episódio depressivo maior, além da resposta normal a uma perda significativa, deve ser também cuidadosamente considerada. Essa decisão exige inevitavelmente exercício de juízo clínico, baseado na história do indivíduo e nas normas culturais para a expressão de sofrimento no contexto de uma perda.[2]

Transtorno Bipolar Tipo II

A. Foram atendidos os critérios para pelo menos um episódio hipomaníaco (Critérios A-F em "Episódio Hipomaníaco" descritos anteriormente).
B. Jamais houve um episódio maníaco.
C. A ocorrência do(s) episódio(s) hipomaníaco(s) e depressivo(s) maior(es) não é mais bem explicada por transtorno esquizoafetivo, esquizofrenia, transtorno esquizofreniforme, transtorno delirante, outro transtorno do espectro da esquizofrenia e outro transtorno psicótico especificado ou transtorno do espectro da esquizofrenia e outro transtorno psicótico não especificado.
D. Os sintomas de depressão ou a imprevisibilidade causada por alternância frequente entre períodos de depressão e hipomania causam sofrimento clinicamente significativo ou prejuízo no funcionamento social, profissional ou em outra área importante da vida do indivíduo.

Procedimentos para Codificação e Registro
O transtorno bipolar tipo II tem o seguinte código diagnóstico: 296.89 (F31.81). Sua caracterização com respeito a gravidade atual, presença de características psicóticas, curso e outros especificadores não pode ser codificada, mas deve ser indicada por escrito (p. ex., transtorno bipolar tipo II 296.89 [F31.81], episódio atual depressivo, gravidade moderada, com características mistas; transtorno bipolar tipo II 296.89 [F31.81], episódio mais recente depressivo, em remissão parcial).

Especificar episódio atual ou mais recente:
Hipomaníaco
Depressivo

Especificar se:
Com sintomas ansiosos
Com características mistas
Com ciclagem rápida
Com características melancólicas
Com características atípicas
Com características psicóticas congruentes com o humor
Com características psicóticas incongruentes com humor
Com catatonia. Nota para codificação: Usar o código adicional 293.89 (F06.1).
Com início no periparto
Com padrão sazonal: Aplica-se somente ao padrão de episódios depressivos maiores.

Especificar o curso se todos os critérios para um episódio de humor não estão atualmente satisfeitos:
Em remissão parcial
Em remissão completa

Especificar a gravidade se todos os critérios para um episódio depressivo maior estão atualmente satisfeitos:
Leve
Moderada
Grave

[2] Ao diferenciar luto de um EDM, é útil considerar que, no luto, o afeto predominante inclui sentimentos de vazio e perda, enquanto no EDM há humor deprimido persistente e incapacidade de antecipar felicidade ou prazer. A disforia no luto pode diminuir de intensidade ao longo de dias a semanas, ocorrendo em ondas, conhecidas como "dores do luto". Essas ondas tendem a estar associadas a pensamentos ou lembranças do falecido. O humor deprimido de um EDM é mais persistente e não está ligado a pensamentos ou preocupações específicos. A dor do luto pode vir acompanhada de emoções e humor positivos que não são característicos da infelicidade e angústia generalizadas de um EDM. O conteúdo do pensamento associado ao luto geralmente apresenta preocupação com pensamentos e lembranças do falecido, em vez das ruminações autocríticas ou pessimistas encontradas no EDM. No luto, a autoestima costuma estar preservada, ao passo que no EDM sentimentos de desvalia e aversão a si mesmo são comuns. Se presente no luto, a ideação autodepreciativa tipicamente envolve a percepção de falhas em relação ao falecido (p. ex., não ter feito visitas com frequência suficiente, não dizer ao falecido o quanto o amava). Se um indivíduo enlutado pensa em morte e em morrer, tais pensamentos costumam ter o foco no falecido e possivelmente em "se unir" a ele, enquanto no EDM esses pensamentos têm o foco em acabar com a própria vida em razão dos sentimentos de desvalia, de não merecer estar vivo ou da incapacidade de enfrentar a dor da depressão.

(Reimpressa, com permissão, de *Diagnostic and Statistical Manual of Mental Disorders*, Fifth Edition (Copyright ©2013). American Psychiatric Association. Todos os direitos reservados.)

Aquelas que apresentam desregulação grave de humor em uma idade prematura, sem ciclos discretos de humor, têm maior probabilidade de desenvolver transtornos depressivos e de ansiedade conforme amadurecem. Jovens que, durante a adolescência, apresentam um episódio maníaco reconhecível, têm maior probabilidade de continuar a satisfazer os critérios para transtorno bipolar tipo I na vida adulta. Em ambos os casos, o prejuízo de longo prazo é considerável.

Um estudo longitudinal com 263 crianças e adolescentes internados e ambulatoriais com transtorno bipolar, acompanhados por uma média de 2 anos, relatou que aproximadamente 70% deles tiveram recuperação de seu episódio nesse período. Metade desses pacientes teve pelo menos uma recorrência de transtorno do humor durante esse tempo, com mais frequência um episódio depressivo do que uma mania. Não foram encontradas diferenças nas taxas de recuperação para crianças e adolescentes cujo diagnóstico foi de transtorno bipolar tipo I, transtorno bipolar tipo II ou transtorno bipolar não especificado; entretanto, esses jovens cujo diagnóstico foi de transtorno bipolar não especificado apresentaram duração significativamente maior da doença antes de se recuperarem, com recorrências menos frequentes após a recuperação. Cerca de 19% dos pacientes mudaram de polaridade uma vez por ano ou menos, 61% mudaram cinco vezes ou mais por ano, em torno de metade teve ciclagem maior de 10 vezes por ano e cerca de um terço teve ciclagem maior de 20 vezes por ano. Preditores de ciclagem mais rápida incluíam menor *status* socioeconômico (SSE), presença de psicose vitalícia e diagnóstico de transtorno bipolar a menos que especificado. Durante o período de acompanhamento, cerca de 20% dos sujeitos diagnosticados com transtorno bipolar tipo II converteram-se para transtorno bipolar tipo I, e 25% daqueles com transtorno bipolar a menos que especificado desenvolveram transtorno bipolar tipo I ou tipo II ao longo desse período.

De modo semelhante ao histórico natural dos transtornos bipolares em adultos, as crianças têm ampla variação na gravidade dos sintomas nos episódios maníacos e depressivos. As conversões diagnósticas mais frequentes de transtorno bipolar tipo II para tipo I entre crianças, em comparação a adultos, destacam a falta de estabilidade do diagnóstico de transtorno bipolar tipo II em jovens. Esse também é o caso quanto à conversão do transtorno bipolar não especificado para outros transtornos bipolares. Quando o transtorno bipolar ocorre em crianças pequenas, as taxas de recuperação são menores. Além disso, foi verificada maior probabilidade de estados mistos e ciclagem rápida e taxas mais elevadas de alterações de polaridade, em comparação àqueles que desenvolvem transtorno bipolar no fim da adolescência ou no início da vida adulta.

TRATAMENTO

O tratamento do transtorno bipolar com início precoce incorpora múltiplos modos de intervenção, incluindo farmacoterapia, psicoeducação, intervenção psicossocial com a família e a criança e intervenções escolares para otimizar o ajustamento e a realização da criança na escola.

Farmacoterapia

Duas classes de medicamentos (antipsicóticos atípicos e agentes de estabilização do humor) são os agentes mais bem estudados que proporcionam eficácia no tratamento dos transtornos bipolares com início precoce. Oito ensaios controlados, aleatórios, demonstraram a efetividade de agentes antipsicóticos atípicos no tratamento de transtorno bipolar em jovens entre as idades de 10 e 17 anos. Esses estudos compararam um antipsicótico atípico ao placebo; ou compararam um antipsicótico atípico a um estabilizador do humor; ou adicionaram um antipsicótico a um agente de estabilização do humor. Os antipsicóticos atípicos incluíam olanzapina, quetiapina, risperidona, aripiprazol e ziprasidona. Todos os cinco antipiscóticos atípicos estudados de demonstraram eficácia significativa no tratamento de estados mistos ou maníacos com início precoce. Um ensaio recente comparando quetiapina e valproato relatou que ambos eram eficazes, mas a quetiapina era superior na velocidade de seu efeito. Em outro ensaio comparando tratamento com risperidona e divalproex para transtorno bipolar em jovens, a risperidona demonstrou trazer melhorias mais rapidamente e uma redução final maior em sintomas maníacos do que o divalproex.

Os agentes de estabilização do humor têm sido usados em ensaios abertos e de modo informal para doença bipolar com início precoce, mostrando poucas evidências de eficácia neste momento. Em ensaios usando lítio e divalproex para o tratamento desse tipo de transtorno bipolar, as respostas foram menos consistentes em comparação a resultados com antipsicóticos atípicos. Ensaios controlados forneceram algumas evidências indicando que o lítio é eficaz no manejo dos transtornos de comportamento agressivo. Embora esse fármaco tenha sido aprovado para uso em mania adolescente, são necessárias mais pesquisas para saber se é efetivo para formas mais clássicas dessa condição. Os Ensaios Colaborativos de Lítio (CoLT) estabeleceram um conjunto de protocolos para determinar a segurança e a eficácia potencial do lítio em jovens, bem como para desenvolver estudos que ofereçam dosagens com base em evidências nessa população. Um grupo de pesquisadores estudou recentemente a dosagem farmacocinética do carbonato de lítio em jovens e verificou que eliminação e volume estão correlacionados com peso corporal total, e de modo particular com massa magra. Diferenças no tamanho corporal eram congruentes com a farmacocinética do metabolismo de lítio em crianças e adultos. Um ensaio aberto da lamotrigina no tratamento de depressão bipolar entre jovens fornece possível apoio para seu uso em crianças e adolescentes.

Evidências atuais sugerem resposta mais rápida e efeito mais consistente com antipsicóticos atípicos do que com agentes de estabilização do humor no tratamento do transtorno bipolar com início precoce. Contudo, visto a gravidade e o prejuízo do transtorno bipolar em jovens, é necessário considerar acrescentar um agente adicional quando apenas recuperação parcial é alcançada.

Tratamento psicossocial

As intervenções com tratamento psicossocial para doença bipolar com início precoce incluíram tratamento focado na família. Este consiste em várias sessões de psicoeducação, depois sessões focalizando estressores atuais e planos de gerenciamento do humor e, por fim, várias sessões de treinamento para aprimorar a comunicação e as técnicas de resolução de problemas. O uso desse tipo de intervenção para jovens diagnosticados com transtorno bipolar, assim como para jovens com risco para o transtorno em virtude de sua história familiar ou de suas condições subliminares, foi de grande valia. Tratamento psicoeducacional adjunto focado na família com agentes de estabilização do humor para crianças e adolescentes demonstrou reduzir as taxas de recaída. Crianças e adolescentes tratados com agentes de estabilização do humor junto com intervenções psicossociais mostraram melhorias em sintomas depressivos, sintomas maníacos e perturbação comportamental por 1 ano.

Um ensaio de 1 ano de uma versão modificada do Family Focused Treatment-High Risk em jovens com transtorno bipolar demonstrou melhora significativa na perturbação de humor, especialmente humor deprimido e hipomania, e melhoras no funcionamento psicossocial. O tratamento focado na família para jovens de alto risco é uma intervenção promissora que merece ser mais investigada como acompanhamento longitudinal para determinar o curso de um jovem com risco de desenvolver transtorno bipolar.

REFERÊNCIAS

Axelson DA, Birmaher B, Strober M, Goldstein BI, Ha W, Gill MK, Goldstein TR, Yen S, Hower H, Hunt JI, Liao F, Iyengar S, Dickstein D, Kim E, Ryan ND, Frankel E, Keller MB. Course of subthreshold bipolar disorder in youth: Diagnostic progression from bipolar disorder not otherwise specified. *J Am Acad Child Adolesc Psychiatry*. 2011;50:1001–1016.

Carlson GA. Bipolar disorder and mood dysregulation. *Proceedings; AACAP 2011 Psychopharmacology Update Institute: Controversies in Child and Adolescent Psychopharmacology*. 2011;257–284.

Carlson GA, Myer SE. Early-onset bipolar disorder In: Sadock BJ, Sadock VA, Ruiz P, eds. *Kaplan & Sadock's Comprehensive Textbook of Psychiatry*. 9th ed. Vol. 2. Lippincott Williams & Wilkins; 2009:3663.

Correll CU, Sheridan EM, DelBello MP. Antipsychotic and mood stabilizer efficacy and tolerability in pediatric and adult patients with bipolar I mania: a comparative analysis of acute, randomized, placebo-controlled trials. *Bipolar Disorders*. 2010;12:116–141.

Correll CU, Kratochvil CJ, March JS. Developments in pediatric psychopharmacology: Focus on stimulants, antidepressants and antipsychotics. *J Clin Psychiatry*. 2011;72:655–670.

Findling RL, Landersdorfer CB, Kafantaris V, Pavulari M, McNamara NK, McClellan J, Frazier JA, Sikich L, Kowatch R, Lingler J, Faber J, Taylor-Zapata, Jusko WJ. First-dose pharmacokinetics of lithium carbonate in children and adolescents. *J Clin Psychopharmacol*. 2010;30:404–410.

Larsky T, Krieger A, Elixhauser A, Vitiello B. Children's hospitalizations with a mood disorder diagnosis in general hospitals in the United States 2000-2006. *Child Adolesc Psychiatry Mental Health*. 2011;5:27–34.

Mathieu F, Dizier M-H, Etain B, Jamain S, Rietschel M, Maier W, Albus M, McKeon P, Roche S, Blackwood D, Muir W, Henry C, Malafosse A, Preisig M, Ferrero F, Cichon S, Schumacher J, Ohlraun S, Propping P, Jamra RA, Schulze TG, Zelenica D, Charon C, Marusic A, Dernovsek MC, Gurling H, Nothen M, Lathrop M, Leboyer M, Bellivier F. European collaborative study of early-onset bipolar disorder: Evidence for heterogeneity on 2q14 according to age at onset. *Am J Med Genet Part B*. 2010;153B:1425–1433.

McNamara RK, Nandagopal JJ, Strakowski SM, DelBello M. Preventive strategies for early-onset bipolar disorder. Toward a clinical staging model. *CNS Drugs*. 2010; 24:983–996.

Miklowitz DJ, Chang KD, Taylor DO, George EL, Singh MK, Schneck CD, Dickinson LM, Howe ME, Garber J. Early psychosocial intervention for youth at risk for bipolar I or II disorder: A one-year treatment development trial. *Bipolar Disorders*. 2011;13:67–75.

Moreno C, Laje G, Blancvo C, Jiang H, Schmidtg AB, Olfson M. National trends in the outpatient diagnosis and treatment of bipolar disorder in youth. *Arch Gen Psychiatry*. 2007;64:1032–1039.

Nieto RG, Castellanos FX. A meta-analysis of neuropsychological functioning in patients with early onset schizophrenia and pediatric bipolar illness. *J Clin Child Adolesc Psychol*. 2011;40:266–280.

Nurnberger JI, McInnis M, Reich SW, Kastelic E, Wilcox HC, Glowinski A, Mitchell P, Fisher C, Erpe M, Gershon E, Berrettini W, Laite G, Schweitzer R, Rhoadarmer K, Coleman VV, Cai X, Azzouz F, Liu H, Kamali M, Bruecksch C, Monahan PO. A high-risk study of bipolar disorder. Childhood clinical phenotypes as precursors of major mood disorders. *Arch Gen Psychiatry*. 2011;68:1012–1020.

Pavulari MN, Passarotti AM, Lu LH, Carbray JA, Sweeney JA. Double-blind randomized trial of risperidone versus divalproex in pediatric bipolar disorder: fMRI outcomes. *Psychiatry Res: Neuroimaging*. 2011;193:28–37.

Pavulari MN, Henry DB, Findling RL, Parnes S, Carbray JA, Mohammed T, Janicak PG, Sweeney JA. Double-blind randomized trial of risperidone versus divalproex in pediatric bipolar disorder. *Bipolar Disorders*. 2010;12:593–605.

Stringaris A, Baroni A, Haimm C, Brotman M, Lowe CH, Myers F, Rustgi E, Wheeler W, Kayser R, Towbin K, Leibenluft E. Pediatric bipolar disorder versus severe mood dysregulation: Risk for manic episodes on follow-up. *J Am Acad Child Adolesc Psychiatry*. 2010;49:397–405.

Versace Am Ladouceur CD, Romero S, Birmaher B, Axelson DA, Kupfer DJ, Phillips ML. Altered development of white matter in youth at high familial risk for bipolar disorder: a diffusion tensor imaging study. *J Am Acad Child Adolesc Psychiatry*. 2010;49:1249–1259.

31.12c Transtorno disruptivo da desregulação do humor

O transtorno disruptivo da desregulação do humor, uma nova inclusão no DSM-5, é caracterizado por intensas e recorrentes explosões de raiva, inadequadas ao desenvolvimento, pelo menos três vezes por semana, além de humor persistentemente irritável e furioso entre essas explosões. Para satisfazer os critérios diagnósticos, os sintomas devem estar presentes por pelo menos 1 ano e ter iniciado até os 10 anos de idade. Crianças com esses sintomas via de regra foram diagnosticadas com transtorno bipolar ou uma combinação de transtorno de oposição desafiante, TDAH e transtorno explosivo intermitente. Contudo, dados longitudinais recentes indicam que elas não costumam desenvolver transtorno bipolar clássico no fim da adolescência ou início da vida adulta. Em vez disso, estudos sugerem que jovens com irritabilidade crônica e grave desregulação do humor tenham risco mais elevado de desenvolver transtornos depressivos unipolares e transtornos de ansiedade no futuro. Apesar de estudos iniciais com crianças e adolescentes apresentando desregulação grave do humor terem incluído vários sintomas de hiperexcitação (tais como distratibilidade, inquietação física, insônia, fuga de ideias, pensamentos acelerados, fala pressionada ou intromissão), os critérios diagnósticos atuais do DSM-5 para transtorno disruptivo da desregulação do humor não incluem critérios de hiperexcitação. Jovens diagnosticados com transtorno de desregulação do humor que também exibem múltiplos sintomas de hiperexcitação podem tender a TDAH comórbido.

EPIDEMIOLOGIA

A maioria dos dados epidemiológicos aplicados ao transtorno disruptivo da desregulação do humor foi coletada de crianças e adolescentes com desregulação grave do humor, o que inclui sintomas de hiperexcitação. Uma vez que a condição difere do transtorno da desregulação grave do humor apenas pela ausência de sintomas de hiperexcitação, os dados epidemiológicos dos estudos do transtorno da desregulação grave do humor podem ser vistos como substitutos úteis para o transtorno disruptivo da desregulação do humor. Desregulação grave do humor tem uma prevalência vitalícia de 3% em indivíduos dos 9 aos 19 anos. No âmbito dessa porcentagem, homens (78%) são mais prevalentes do que mulheres (22%). A idade média de início é dos 5 aos 11 anos.

COMORBIDADE

O transtorno disruptivo da desregulação do humor costuma coocorrer com outros transtornos psiquiátricos. As comorbidades mais comuns são TDAH (94%), transtorno de oposição desafiante (84%), transtornos de ansiedade (47%) e transtorno depressivo maior (20%). O relacionamento entre os transtornos disruptivo da desregulação do humor e da desregulação grave do humor com o transtorno bipolar tem sido um tópico de investigação clínica. Jovens com desregulação grave do humor e sintomas de hiperexcitação foram conceitualizados como "fenótipo amplo" de transtorno bipolar pediátrico; contudo, o termo "desregulação grave do humor" foi utilizado por pesquisadores para esses jovens porque ainda não está claro se eles irão satisfazer os critérios de transtorno bipolar. O transtorno disruptivo da desregulação do humor é conceitualizado como um transtorno que não é episódico, e pode coexistir com TDAH. Entretanto, evidências atuais não sustentam sua continuidade com um transtorno bipolar emergente.

DIAGNÓSTICO E CARACTERÍSTICAS CLÍNICAS

Os critérios diagnósticos do DSM-5 para transtorno disruptivo da desregulação do humor (Tab. 31.12c-1) exigem surtos que sejam excessivamente desproporcionais à situação. Essas explosões de raiva apresentam-se como fúria verbal e/ou agressão física direcionada a pessoas ou propriedade e são inadequadas para o nível de desenvolvimento da criança. Elas ocorrem, em média, três ou mais vezes por semana, com variações de humor entre os surtos. Os sintomas devem se apresentar antes dos 10 anos, estar presentes por pelo menos 12 meses e, no mínimo, em dois cenários (i.e., em casa e na escola). O diagnóstico não é feito pela primeira vez em crianças com menos de 6 anos ou jovens com mais de 18. Entre surtos de raiva, o humor da criança é persistentemente irritável, sendo esse humor observável por outras pessoas, como pais, professores e colegas. Nunca houve um período maior que 1 dia em que todos os critérios para episódio maníaco ou hipomaníaco (exceto a duração) sejam satisfeitos. Esses comportamentos não ocorrem exclusivamente no contexto de um episódio de depressão maior, e não são mais bem explicados por outro transtorno psiquiátrico. Os critérios diagnósticos do DSM-5 para transtorno disruptivo da desregulação do humor são encontrados na Tabela 31.12c-1.

Daniel, um menino de 12 anos, da 7ª série, foi levado ao pediatra por sua mãe, que estava exasperada em razão de seus ataques de raiva e do comportamento inadequado. Ele estava no chão da sala de espera, batendo as mãos no chão, gritando com a mãe "me tire daqui!" e chorando. Sua mãe tinha hematomas em ambas as pernas devidos aos chutes de Daniel, além de parecer angustiada. Ela entrou no escritório, deixando o filho no chão da sala de espera, e em lágrimas. "Eu não consigo mais lidar com ele." Ela recontou os problemas que Daniel vinha tendo pelos últimos 2 anos: diversos ataques de raiva recorrentes, de quatro a cinco vezes por semana. "Ele faz pirraça feito uma criança de 6 anos e, mesmo quando não está tendo ataques, está sempre com raiva e irritável." Ela afirmou que o menino havia perdido todos os seus amigos devido ao temperamento explosivo e às frequentes explosões verbais e físicas. Ele estava quase sempre irritado, até em seu aniversário. Tinha dúvidas a respeito da possibilidade de haver algo fisicamente errado com ele, mas exames físicos e exames de sangue de rotina não revelaram anormalidades. Seus surtos haviam se reduzido um pouco durante os 2 meses de férias do verão anterior; entretanto, assim que retornaram às aulas, sua irritabilidade de sempre voltou. Após uma entrevista, o pediatra de Daniel determinou que ele não estava suicida; todavia, exigiu intervenção psicoterapêutica urgente. Então, foi indicado a um psicólogo clínico para tratamento cognitivo-comportamental e a um psiquiatra infantil e adolescente, para avaliação médica. Daniel resistiu à psicoterapia; contudo, após várias sessões, seus pais passaram a sentir mais esperança e descobriram que os problemas do filho não eram "tudo culpa deles". O garoto concordou em iniciar um teste com fluoxetina, que foi aumentada para 30 mg ao longo de várias semanas e, depois de 1 mês, ficou claro que sua irritabilidade havia diminuído bastante. Ele ainda tinha muitos problemas com os colegas e também uma ou duas explosões de raiva por semana, mas os surtos estavam cada vez menos prolongados e menos intensos. Daniel pareceu genuinamente feliz quando foi convidado para a festa de aniversário de um colega e conseguiu interagir bem com seus pares durante a festa, sem conflitos. Ele continua se beneficiando da TCC e permanece tomando fluoxetina a 40 mg/dia. Ainda é descrito como um menino "temperamental", porém está se saindo bem na escola, refez várias amizades e pode participar de reuniões de família sem grandes problemas.

TABELA 31.12c-1
Critérios diagnósticos do DSM-5 para transtorno disruptivo da desregulação do humor

A. Explosões de raiva recorrentes e graves manifestadas pela linguagem (p. ex., violência verbal) e/ou pelo comportamento (p. ex., agressão física a pessoas ou propriedade) que são consideravelmente desproporcionais em intensidade ou duração à situação ou provocação.

B. As explosões de raiva são inconsistentes com o nível de desenvolvimento.

C. As explosões de raiva ocorrem, em média, três ou mais vezes por semana.

D. O humor entre as explosões de raiva é persistentemente irritável ou zangado na maior parte do dia, quase todos os dias, e é observável por outras pessoas (p. ex., pais, professores, pares).

E. Os Critérios A-D estão presentes por 12 meses ou mais. Durante esse tempo, o indivíduo não teve um período que durou três ou mais meses consecutivos sem todos os sintomas dos Critérios A-D.

F. Os Critérios A e D estão presentes em pelo menos dois de três ambientes (p. ex., em casa, na escola, com os pares) e são graves em pelo menos um deles.

G. O diagnóstico não deve ser feito pela primeira vez antes dos 6 anos ou após os 18 anos de idade.

H. Por relato ou observação, a idade de início dos Critérios A-E é antes dos 10 anos.

I. Nunca houve um período distinto durando mais de um dia durante o qual foram satisfeitos todos os critérios de sintomas, exceto a duração, para um episódio maníaco ou hipomaníaco.

   Nota: Uma elevação do humor apropriada para o desenvolvimento, como a que ocorre no contexto de um evento altamente positivo ou de sua antecipação, não deve ser considerada como um sintoma de mania ou hipomania.

J. Os comportamentos não ocorrem exclusivamente durante um episódio de transtorno depressivo maior e não são mais bem explicados por outro transtorno mental (p. ex., transtorno do espectro autista, transtorno de estresse pós-traumático, transtorno de ansiedade de separação, transtorno depressivo persistente [distimia]).

   Nota: Este diagnóstico não pode coexistir com transtorno de oposição desafiante, transtorno explosivo intermitente ou transtorno bipolar, embora possa coexistir com outros, incluindo transtorno depressivo maior, transtorno de déficit de atenção/hiperatividade, transtorno da conduta e transtornos por uso de substância. Os indivíduos cujos sintomas satisfazem critérios para transtorno disruptivo da desregulação do humor e transtorno de oposição desafiante devem somente receber o diagnóstico de transtorno disruptivo da desregulação do humor. Se um indivíduo já experimentou um episódio maníaco ou hipomaníaco, o diagnóstico de transtorno disruptivo da desregulação do humor não deve ser atribuído.

K. Os sintomas não são consequência dos efeitos fisiológicos de uma substância ou de outra condição médica ou neurológica.

(Reimpressa, com permissão, de *Diagnostic and Statistical Manual of Mental Disorders*, Fifth Edition (Copyright ©2013). American Psychiatric Association. Todos os direitos reservados.)

DIAGNÓSTICO DIFERENCIAL

Transtorno bipolar

O transtorno disruptivo da desregulação do humor assemelha-se ao "fenótipo amplo" do transtorno bipolar. Apesar de não ser episódico, alguns clínicos e pesquisadores teorizam que os sintomas crônicos e persistentes da perturbação do humor e da irritabilidade podem ser uma apresentação prematura do desenvolvimento do transtorno bipolar. A desregulação disruptiva do humor, no entanto, não satisfaz os critérios diagnósticos formais de mania no transtorno bipolar, porque a irritabilidade no transtorno disruptivo da desregulação do humor é crônica e não episódica.

Transtorno de oposição desafiante

O transtorno disruptivo da desregulação do humor assemelha-se ao transtorno de oposição desafiante na irritabilidade, nos surtos de comportamento e na raiva. Muitos indivíduos com a condição satisfazem os critérios para transtorno de oposição desafiante; entretanto, para a maioria dos que apresentam transtorno de oposição desafiante a recíproca não é verdadeira. Esse transtorno inclui sintomas de contrariedade e desafio que não são encontrados no disruptivo da desregulação do humor. Este exige surtos irritáveis presentes em pelo menos 2 cenários, enquanto o transtorno de oposição desafiante requer que estejam presentes em apenas um.

CURSO E PROGNÓSTICO

O transtorno disruptivo da desregulação do humor é crônico. Estudos longitudinais até o momento mostraram que pacientes afetados por ele na infância têm um alto risco de progredir para transtornos depressivo maior, distímico e de ansiedade ao longo do tempo.

TRATAMENTO

O tratamento atual para transtorno disruptivo da desregulação do humor baseia-se em intervenções sintomáticas, visto que sua etiologia não é bem compreendida neste momento. Caso se confirme que esse transtorno é semelhante à depressão unipolar e aos transtornos de ansiedade em sua fisiopatologia, e seja com frequência comórbido com TDAH, então os ISRSs e estimulantes provavelmente seriam agentes farmacológicos de primeira escolha. Contudo, se a fisiopatologia do transtorno disruptivo da desregulação do humor for semelhante à do transtorno bipolar, então os tratamentos de primeira linha para jovens incluiriam agentes antipsicóticos atípicos e estabilizadores do humor. Há escassos estudos sobre tratamento para transtorno disruptivo da desregulação do humor na literatura atual. Em um ensaio controlado, jovens com sintomas de desregulação grave do humor e de TDAH que não responderam a estimulantes responderam a divalproex combinado com psicoterapia comportamental, em comparação a placebo e psicoterapia comportamental. Há estudos de tratamento sendo realizados sobre jovens que exibem sintomas de desregulação grave do humor utilizando um ISRS mais um estimulante, em comparação com o uso de um estimulante e placebo.

Intervenções psicossociais, como psicoterapia cognitivo-comportamental, possivelmente sejam um componente essencial no tratamento de jovens com transtorno disruptivo da desregulação do humor, e intervenções psicossociais visando a crianças diagnosticadas com transtorno bipolar podem ser benéficas.

REFERÊNCIAS

Blader JC, Schooler NR, Jensen PS, Pliszka SR, Kafantaris V. Adjunctive divalproex versus placebo for children with ADHD and aggression refractory to stimulant monotherapy. *Am J Psychiatry*. 2009;166:1392–1401.

Brotman MA, Schmajuk M, Rich BA, Dickstein DP, Guyer AE, Costello EJ, Egger HL, Angold A, Pine DS, Leibenluft E. Prevalence, clinical correlates, and longitudinal course of severe mood dysregulation in children. *Biol Psychiatry*. 2006;60:991–997.

Copeland WE, Angold A, Costello J, Egger H. Prevalence, comorbidity, and correlates of DSM-5 proposed disruptive mood dysregulation disorder. *Am J Psychiatry*. 2013;170:173.

Fristad MA, Verducci JS. Walters K, Young ME. Impact of multifamily psychoeducational psychotherapy in treating children aged 8 to 12 years with mood disorder. *Arch Gen Psychiatry*. 2009;66:1013–1021.

Leibenluft E. Severe mood dysregulation, irritability, and the diagnostic boundaries of bipolar disorder in youths. *Am J Psychiatry*. 2011;168:129.

Leibenluft E, Cohen P, Gorrindo T, Brook JS, Pine DS. Chronic versus episodic irritability in youth: A community based longitudinal study of clinical and diagnostic associations. J Child Adolesc Psychopharmacol. 2006;16:456–466.

Margulies DM, Weintraub S, Basile J, Grover PJ, Carlson GA. Will disruptive mood dysregulation disorder reduce false diagnosis of bipolar disorder in children? *Bipolar Disord*. 2012;14:488.

Stringaris A, Barona A, Haimm C, Brotman MA, Lowe CH, Myers F, Rustgi E, Wheeler W, Kayser R, Towbin K, Leibenluft E. Pediatric bipolar disorder versus severe mood dysregulation: Risk for manic episodes on follow-up. *J Am Acad Child Adolesc Psychiatry*. 2010;49:397.

Yearwood EL, Meadows-Oliver M. Mood dysregulation disorders. In: Yearwood EL, Pearson GS, Newland JA, eds. *Child and Adolescent Behavioral Health: A Resource for Advance Practice Psychiatric and Primary Care Practitioners in Nursing*. Hoboken, NJ: John Wiley & Sons Inc.; 2012:165.

West Ae, Pavuluri MN. Psychosocial treatments for childhood and adolescent bipolar disorder. *Child Adolesc Psychiatr Clin N Am*. 2009;18:471–482.

Yearwood EL, Meadows-Oliver M. Mood dysregulation disorders. In: Yearwood EL, Pearson GS, Newland JA, eds. *Child and Adolescent Behavioral Health: A Resource for Advance Practice Psychiatric and Primary Care Practitioners in Nursing*. Hoboken, NJ: John Wiley & Sons Inc.; 2012:165.

Zonneyvlle-Bender MJ, Matthys W, van de Wiel NM, Lochman JE. Preventive effects of treatment of disruptive behavior disorder in middle childhood on substance use and delinquent behavior. *J Am Acad Child Adolesc Psychiatry*. 2007;46:33.

31.12d Transtorno de oposição desafiante

Comportamentos disruptivos, especialmente padrões oposicionais e comportamentos agressivos, estão entre os motivos mais frequentes de indicação de crianças e adolescentes para avaliação psiquiátrica. Demonstrações de comportamentos impulsivos e opositores são comuns no desenvolvimento de crianças pequenas; muitos jovens que continuam a exibir padrões excessivos durante a infância irão encontrar outras formas de expressão conforme amadurecem e não mais demonstrarão esses comportamentos na adolescência e na vida adulta. A origem de padrões estáveis de comportamentos de oposição desafiante é amplamente aceita como uma convergência de múltiplos fatores contribuintes, incluindo biológicos, temperamentais, aprendidos e condições psicológicas. Fatores de risco para o desenvolvimento de comportamento agressivo nos jovens incluem maus-tratos infantis, como abuso físico ou sexual, negligência, abuso emocional e parentagem bruta ou punitiva em excesso. O DSM-5 dividiu o transtorno de oposição desafiante em três tipos: Humor Raivoso/Irritável, Comportamento Questionador/ Desafiante e Índole Vingativa. Uma criança pode satisfazer os critérios diagnósticos para transtorno de oposição desafiante com um padrão de 6 meses de pelo menos quatro sintomas desses três tipos. Crianças raivosas/irritáveis com transtorno de oposição desafiante perdem a cabeça com frequência, ficam facilmente incomodadas e se sentem irritadas na maior parte do tempo. Já aquelas que são questionadoras/desafiadoras exibem um padrão de questionamento de figuras de autoridade e adultos, como pais, professores e parentes. Crianças com esse tipo de transtorno de oposição desafiante recusam-se a obedecer a pedidos, quebram regras de forma deliberada e incomodam os outros de propósito. Elas não costumam assumir responsabilidade por suas ações e em geral culpam os outros por seu mau comportamento. Crianças com o tipo vingativo de transtorno de oposição desafiante são rancorosas, tendo de demonstrar ações vingativas ou rancorosas pelo menos duas vezes em 6 meses para satisfazer os critérios diagnósticos.

O transtorno de oposição desafiante é caracterizado por padrões duradouros de comportamento negativo, desobediente e hostil em relação a figuras de autoridade, assim como uma incapacidade de assumir responsabilidade por erros, o que leva a jogar a culpa nos outros. Crianças com o transtorno frequentemente discutem com adultos e se sentem cada vez mais incomodadas pelos outros, levando a um estado de ressentimento irritado. Elas podem ter dificuldade na sala de aula e no relacionamentos com os pares, mas de modo geral não recorrem a agressão física ou a comportamento destrutivo marcante.

Em contraste, crianças com transtorno da conduta realizam atos repetidos de agressividade que podem causar mal físico a si mesmas e aos outros, violando muitas vezes os direitos alheios.

No transtorno de oposição desafiante, os surtos de agressividade, a recusa ativa a seguir regras e os comportamentos inoportunos dos pacientes excedem as expectativas em relação a esses comportamentos para crianças da mesma idade. O transtorno é um padrão duradouro de comportamentos negativos, hostis e desafiantes na ausência de sérias violações dos direitos dos outros.

EPIDEMIOLOGIA

Comportamentos de oposição e negativos, de forma moderada, são normais na infância e na adolescência. Estudos epidemiológicos de traços negativos em populações não clínicas encontrou tal comportamento em 16 a 22% das crianças em idade escolar. Embora possa começar já aos 3 anos, o transtorno de oposição desafiante costuma ser notado por volta dos 8 anos e não depois do início da adolescência. Esse transtorno foi reportado a taxas de 2 a 16%, sendo as mais elevadas em meninos na puberdade, com uma proporção igual para ambos os sexos após a puberdade. Sua prevalência em homens e em mulheres diminui em jovens com mais de 12 anos.

ETIOLOGIA

O exemplo mais marcante de comportamento normal de oposição tem seu auge entre 18 e 24 meses, os "terríveis 2 anos", quando os bebês se comportam negativamente como forma de expressar sua crescente autonomia. A patologia começa quando essa fase de desenvolvimento persiste de modo anormal, figuras de autoridade têm reação exagerada ou o comportamento de oposição ocorre com muito mais frequência do que nas outras crianças com a mesma idade. Entre os critérios incluídos no transtorno de oposição desafiante, irritabilidade parece ser o mais preditivo de transtornos psiquiátricos posteriores, enquanto outros elementos podem ser considerados componentes do temperamento.

Crianças exibem uma variação, de predisposição temperamental a vontade forte, preferências fortes ou assertividade forte. Pais que demonstram maneiras mais extremas de expressar e executar sua própria vontade podem contribuir para o desenvolvimento de brigas crônicas com seus filhos, as quais são recriadas com outras figuras de autoridade. O que começa, para o bebê, como um esforço de estabelecer autodeterminação pode se transformar em um padrão exagerado de comportamento. No fim da infância, trauma ambiental, doença ou incapacidade crônica, como retardo mental, podem ativar a oposição como uma defesa contra o desamparo, a ansiedade e a perda de autoestima. Outro estágio normativo de oposição ocorre na adolescência como expressão da necessidade de se separar dos pais e de estabelecer uma identidade autônoma.

A teoria psicanalítica clássica implica conflitos não resolvidos como a fonte dos comportamentos desafiantes contra figuras de autoridade. Os behavioristas observaram que, em crianças, a oposição pode ser um comportamento aprendido reforçado pelo qual a criança exerce controle sobre figuras de autoridade; por exemplo, se fazer pirraça força os pais a retirar um pedido que haviam feito, então essa pirraça fica fortemente reforçada. Além disso, atenção parental aumentada durante um surto também pode reforçar o comportamento.

DIAGNÓSTICO E CARACTERÍSTICAS CLÍNICAS

Crianças com transtorno de oposição desafiante costumam discutir com adultos, perder a cabeça e ficar com raiva, ressentidas e irritadas a um nível e uma frequência fora da variação esperada para sua idade e nível de desenvolvimento. É habitual jovens com transtorno de oposição desafiante enfrentarem ativamente ordens ou regras de adultos e incomodarem outras pessoas de forma deliberada. Eles tendem a culpar os outros por seus próprios erros ou problemas de comportamento, de modo mais frequente do que seria adequado para sua idade de desenvolvimento. É evidente a presença de manifestações do transtorno em casa, mas elas podem não se apresentar na escola ou com outros adultos ou pares. Em alguns casos, características do transtorno desde o início do problema são observáveis fora de casa; em outros, o comportamento começa em casa, mas é visto fora apenas mais tarde. Via de regra, os sintomas do transtorno ficam mais evidentes em interações com adultos ou pares que a criança conhece bem. Logo, uma criança com transtorno de oposição desafiante pode não exibir sinais do problema quando examinada clinicamente. Embora crianças com transtorno de oposição desafiante possam estar cientes de que os outros desaprovam seu comportamento, elas ainda podem justificá-lo como uma resposta a circunstâncias injustas ou absurdas. O transtorno parece causar mais sofrimento àqueles ao redor da criança do que a ela própria.

Transtorno de oposição desafiante ou irritabilidade crônica quase sempre interferem nos relacionamentos interpessoais e no desempenho escolar. Essas crianças costumam ser rejeitadas pelos pares, podendo se tornar isoladas e solitárias. Apesar da inteligência adequada, elas podem se sair mal ao ser reprovadas na escola devido a sua falta de cooperação, baixa participação e incapacidade de aceitar ajuda. Secundários a essas dificuldades estão baixa autoestima, baixa tolerância a frustração, humor deprimido e surtos de agressividade. Adolescentes ostracizados podem se voltar ao álcool ou a substâncias ilícitas como forma de serem aceitos pelos pares. Crianças cronicamente irritáveis com frequência desenvolvem transtornos do humor na adolescência ou na vida adulta.

Patologia e exames de laboratório

Não há testes laboratoriais ou achados patológicos específicos que ajudem a diagnosticar o transtorno de oposição desafiante. Visto ser possível que fiquem fisicamente agressivas e violem os direitos dos outros conforme envelhecem, algumas crianças com esse transtorno podem compartilhar algumas características com pessoas que apresentam altos níveis de agressividade, como baixa serotonina no sistema nervoso central.

DIAGNÓSTICO DIFERENCIAL

Comportamentos opositores são normais e adaptativos no âmbito da variação esperada em estágios específicos do desenvolvimento. Períodos de negativismo normativo devem ser diferenciados do transtorno de oposição desafiante. Comportamentos de oposição adequados ao nível de desenvolvimento não são nem mais frequentes nem mais intensos do que os vistos em outras crianças da mesma idade mental. O transtorno de oposição desafiante deve ser diferenciado do transtorno disruptivo da desregulação do humor, porque ambos são caracterizados por irritabilidade crônica e surtos inadequados de temperamento. De acordo com o DSM-5, o transtorno de oposição desafiante não pode ser diagnosticado na presença de transtorno disruptivo da desregulação do humor. (Ver Seção 31.12c para uma discussão mais aprofundada do transtorno disruptivo da desregulação do humor.)

O transtorno de oposição desafiante que ocorre temporariamente em reação a um estressor deve ser diagnosticado como um transtorno de ajustamento. Quando características do transtorno de oposição desafiante aparecem durante o curso de um transtorno da conduta, esquizofrenia ou transtorno do humor, o diagnóstico de transtorno de oposição desafiante não deve ser feito. Comportamentos opositores e negativos também podem estar presentes no TDAH, em transtornos cognitivos e no retardo mental. Se um diagnóstico concomitante de transtorno de oposição desafiante deve ser feito depende da gravidade, da difusão e da duração de tal comportamento. Algumas crianças pequenas diagnosticadas com transtorno de oposição desafiante levam vários anos até satisfazer os critérios para transtorno da conduta. Alguns pesquisadores acreditam que os dois transtornos possam ser variações de desenvolvimento um do outro, sendo o da conduta a progressão natural do transtorno de oposição desafiante quando a criança amadurece. A maioria das crianças com esse transtorno, contudo, não satisfaz os critérios para transtorno da conduta posteriormente, e até um quarto delas pode não satisfazer o diagnóstico vários anos depois.

Os subtipos de transtorno de oposição desafiante que tendem a progredir para transtorno da conduta são aqueles em que a agressividade é proeminente, por exemplo, o tipo Raivoso/Irritável e o tipo Vingativo. Muitas crianças que têm TDAH e transtorno de oposição desafiante desenvolvem transtorno da conduta antes dos 12 anos. Muitas com transtorno da conduta têm história de transtorno de oposição desafiante. O consenso atual é que dois subtipos de transtorno de oposição desafiante podem existir. Um tipo, que provavelmente irá progredir para transtorno da conduta, inclui certos sintomas desse transtorno (p. ex., brigar, praticar *bullying*). O outro tipo, que é caracterizado por menos agressão e menos traços antissociais, não progride para transtorno da conduta. Entretanto, em qualquer caso, quando o transtorno de oposição desafiante e o transtorno da conduta estão presentes, de acordo com o DSM-5, eles podem ser diagnosticados de forma simultânea.

> Jackson, 8 anos, foi trazido à clínica por sua mãe para a realização de avaliação relacionada com sua irritabilidade, negatividade e comportamento desafiante. Ela reclamava que ele tinha ataques de raiva prolongados, gerados ao "não conseguir o que queria". A mãe descreveu os ataques de raiva como compostos de gritos, xingamentos, choro, batição de portas e às vezes arremesso de livros e objetos ao chão. O menino vinha tendo problemas também na escola, e sua professora relatara à família que ele parecia ter o hábito de provocar outros alunos e a própria professora, fazendo barulho, se mexendo na cadeira e assobiando durante as aulas. Recentemente, em casa, Jackson começou a chutar a cadeira em que sua mãe sentara e quando ela lhe pediu para parar, ele a olhou e continuou chutando a cadeira, até ela se irritar e mandá-lo para o quarto. Então, o menino começou a berrar, dizendo que não estava fazendo nada e que a mãe estava implicando com ele. A mãe de Jackson relatou que havia desistido de lhe pedir ajuda nas tarefas, porque isso inevitavelmente resultava em brigas. Jackson pareceu carrancudo e irritado na entrevista. Insistia que seus problemas eram todos culpa de sua mãe e que as reclamações dela eram sempre injustas. Durante a entrevista, ele interrompeu várias vezes para dizer que a mãe estava mentindo e contradizer sua história. Apesar de seu problema comportamental, Jackson havia conseguido obter sucesso acadêmico e atingir pontuações elevadas nas provas. Sua mãe relatou que ele costumava ter alguns amigos no jardim de infância, mas, ao ficar mais velho, perdeu quase todas as suas amizades por ter dificuldades em compartilhar as coisas e tendência a ser autoritário. A mãe relatou que, desde o nascimento da irmã, quando tinha 2 anos, ele tem sido agressivo e demonstrado rivalidade para com ela. Os pais de Jackson divorciaram-se quando o menino tinha 3 anos. Ele não teve mais contato com o pai desde então. Sua mãe ficou deprimida por um ano após o divórcio, até que buscou tratamento. Ela sempre sentiu culpa pelo pai dele não estar presente, e Jackson a culpa por não ter seu pai por perto. Ela acredita que o comportamento do filho piorou recentemente desde que ela voltou a namorar.

CURSO E PROGNÓSTICO

O curso do transtorno de oposição desafiante depende da gravidade dos sintomas e da habilidade da criança em desenvolver respostas mais adaptativas à autoridade. A estabilidade do transtorno varia ao longo do tempo, com aproximadamente 25% das crianças afetadas não satisfazendo mais os critérios diagnósticos. Os sintomas persistentes de oposição desafiante representam um risco aumentado de transtornos adicionais, tais como transtornos do humor, da conduta e por uso de substância. Desfechos positivos são mais prováveis para famílias intactas que possam modificar sua própria expressão de demandas e dar menos atenção aos comportamentos questionadores da criança.

Existe uma associação entre o transtorno de oposição desafiante e o TDAH, bem como os transtornos do humor. Em crianças que têm uma longa história de agressão e transtorno de oposição desafiante, existe risco maior de desenvolver transtornos posteriores da conduta e por uso de substância posteriores. Psicopatologias parentais, como personalidade antissocial e abuso de substância, parecem ser mais comuns em famílias com crianças que têm transtorno de oposição desafiante do que na população em geral, o que cria riscos adicionais para ambientes caseiros caóticos e problemáticos. O prognóstico para transtorno de oposição desafiante em uma criança depende um pouco da família, do funcionamento e do desenvolvimento de psicopatologias comórbidas.

TRATAMENTO

O principal tratamento para transtorno de oposição desafiante é intervenção familiar, usando tratamento direto dos pais, com habilidades de gerenciamento da criança, assim como avaliação cuidadosa das interações familiares. Os objetivos dessa intervenção são reforçar comportamentos mais pró-sociais e, ao mesmo tempo, reduzir comportamentos indesejados. Terapeutas cognitivo-comportamentais enfatizam que deve ser ensinado aos pais como alterar seus comportamentos para desencorajar o comportamento opositor da criança, reduzindo a atenção dada a ele. Além disso, deve-se estimular a terapia adequada, concentrada em reforçar seletivamente e elogiar comportamentos apropriados, bem como ignorar ou não reforçar aqueles indesejados.

Crianças com transtorno de oposição desafiante também podem se beneficiar de psicoterapia individual nas quais interpretem e "pratiquem" respostas mais adaptativas. Nos relacionamentos terapêuticos, a criança pode aprender novas estratégias para desenvolver uma noção de domínio e sucesso em situações sociais, com pares e as famílias. Na segurança de um relacionamento mais "neutro", as crianças podem descobrir que são capazes de comportamentos menos provocativos. Frequentemente, a autoestima deve ser restaurada antes que uma criança com transtorno de oposição desafiante possa ter respostas mais positivas ao controle externo. Conflitos entre pais e filhos são fortes preditores de problemas de conduta; padrões rigorosos de punições físicas e verbais, em particular, provocam o surgimento da agressividade em crianças. Substituir a parentagem rigorosa e punitiva e aumentar interações favoráveis entre pais e filhos pode influenciar de forma positiva no curso dos comportamentos de oposição desafiante.

Referências

Boxer P, Huesmann LR, Bushman BJ, O'Brien M, Moceri D. The role of violent media preference in cumulative developmental risk for violence and general aggression. *J Youth Adolesc*. 2009;38:417–428.

Canino G, Polanczyk G, Bauermeister JJ, Rhode LA, Frick P. Does the prevalence of CD and ODD vary across cultures? *Soc Psychiatry Psychiatr Epidemiol*. 2010;45:695–704.

Correll CU, Kratochvil CJ, March J. Developments in pediatric psychopharmacology: Focus on stimulants, antidepressants, and antipsychotics. *J Clin Psychiatry*. 2011;72:655–670.

Dodge KA & Conduct Problems Prevention Research Group. The effects of the Fast Track Preventive Intervention on the development of conduct disorder across childhood. *Child Develop*. 2011;82:331–345.

Kim HW, Cho SC, Kim BN, Kim JW, Shin MS, Yeo JY. Does oppositional defiant disorder have temperament and psychopathological profiles independent of attention deficit/hyperactivity disorder? *Compr Psychiatry*. 2010;51:412–418.

LeBlanc JC, Binder CE, Armenteros JL, Aman MG, Want JS, Hew H, Kusumakar V. Risperidone reduces aggression in boys with a disruptive behavior disorder and below average intelligence quotient: Analysis of two placebo-controlled randomized trials. *Int Clin Psychopharmacol*. 2005;20:275.

Lochman JE, Powell NP, Boxmeyer CL, Jimenez-Camargo L. Cognitive-behavioral therapy for externalizing disorders in children and adolescents. *Child Adolesc Psychiatric Clin N Am*. 2011;20:305–318.

Patel NC, Crismon ML, Hoagwood K, Jensen PS. Unanswered questions regarding atypical antipsychotic use in aggressive children and adolescents. *J Child Adolesc Psychopharmacol*. 2005;15:270.

Pelletier J, Collett B, Gimpel G, Crowley S. Assessment of disruptive behaviors in preschoolers: Psychometric Properties of the Disruptive Behavior Disorders Rating Scale and School Situations Questionnaire. *J Psychoeduc Assess*. 2006;24:3–18.

Reyes M, Buitelaar J, Toren P, Augustyns I, Eerdekens M. A randomized, double-blind, placebo-controlled study of risperidone maintenance treatment in children and adolescents with disruptive behavior disorders. *Am J Psychiatry*. 2006;163:402–410.

Rutter M. Research review: child psychiatric diagnosis and classification: Concepts, finding, challenges and potential. *J Child Psychol and Psychiatry*. 2011;52:647–660.

Sasayam D, Hayashida A, Yamasue H, Yuzuru H, Kaneko T, Kasai K, Washizuka S, Amano N. Neuroanatomical correlates of attention-deficit-hyperactivity disorder accounting for comorbid oppositional defiant disorder and conduct disorder. *Psychiatry Clin Neurosci*. 2010;64:394–402.

Santesso DL, Reker DL, Schmidt LA, Segalowitz SJ. Frontal electroencephalogram activation asymmetry, emotional intelligence, and externalizing behaviors in 10-year-old children. *Child Psychiatr Hum Dev* 2006;36:311–328.

Van Huylle CA, Waldman ID, D'Onofrio BM, Rodgers JL, Rthouz PJ, Lahey BB. Developmental structure of genetic influences on antisocial behavior across childhood and adolescence. *J Abnorm Psychol*. 2009;118:711–734.

Webster-Stratton C, Reid JM. The Incredible Years parents, teachers and children training series. In: Weisz JR, Kadin AE, eds. *Evidence-based psychotherapies for children and adolescents*. 2nd ed. New York: Guildford; 2010:194–210.

Zuddas A, Zanni R, Usala T. Second generation antipsychotics (SGAs) for non-psychotic disorders in children and adolescents: A review of the randomized controlled studies. *Eur Neuropsychopharmacol*. 2011;21:600–620.

31.12e Transtorno da conduta

Padrões agressivos de comportamento estão entre os motivos mais frequentes de crianças e adolescentes serem indicados para intervenção psiquiátrica. Embora demonstrações de comportamentos impulsivos sejam normativas do desenvolvimento em crianças, muitos jovens que continuam a exibir padrões excessivos de agressão na meia-infância geralmente requerem intervenção. Crianças que desenvolvem padrões duradouros de comportamentos agressivos que começam no início da infância e violam os direitos básicos dos pares e dos familiares, contudo, podem ser destinadas a um padrão consolidado de comportamentos de transtorno da conduta ao longo do tempo. Ainda há controvérsia sobre se um conjunto de comportamentos "voluntários" pode constituir um transtorno psiquiátrico válido ou se pode ser mais bem explicado como um grupo de respostas mal-adaptativas a eventos adversos, a criação dura ou punitiva ou a um ambiente ameaçador. Estudos longitudinais demonstraram que, para alguns jovens, padrões prematuros de comportamento disruptivo podem se tornar um repertório vitalício, culminando em transtorno da personalidade antissocial na vida adulta. A etiologia dos padrões duradouros de comportamento agressivo é amplamente aceita como uma convergência de múltiplos fatores contribuintes, incluindo condições biológicas, temperamentais, aprendidas e psicológicas. Fatores de risco para esse comportamento em jovens incluem maus-tratos infantis, como abuso físico ou sexual, negligência, abuso emocional e criação excessivamente punitiva. Exposição crônica a violência na mídia, incluindo televisão, *videogames* e clipes musicais, demonstrou promover níveis reduzidos de empatia em crianças, o que pode adicionar um fator de risco para o desenvolvimento de comportamento agressivo.

O transtorno da conduta é um conjunto duradouro de comportamentos em uma criança ou um adolescente que evolui ao longo do tempo, normalmente caracterizado por agressão e violação dos direitos dos outros. Jovens com esse transtorno com frequência demonstram comportamentos nas seguintes categorias: agressão física ou ameaça de machucar pessoas, destruição de propriedade própria ou dos outros, roubo ou atos de fraude e frequente violação de regras adequadas à idade. O transtorno da conduta é associado a muitos outros transtornos psiquiátricos, incluindo TDAH, depressão e transtornos da aprendizagem. Ele também é ligado a certos fatores psicossociais, incluindo maus-tratos na infância, criação rigorosa ou punitiva, discórdia familiar, falta de supervisão parental adequada, falta de competência social e baixo nível econômico. Os critérios do DSM-5 exigem três comportamentos persistentes específicos de uma lista de 15 sintomas de transtorno da conduta, ao longo dos últimos 12 meses, com pelo menos um deles presente nos últimos 6 meses (Tab. 31.12e-1). Esses sintomas incluem *bullying*, ameaça ou intimidação dos outros e passar a noite fora apesar de proibição dos pais. O DSM-5 também especifica que, quando a ausência na escola é um dos sintomas, isso começa antes dos 13 anos. O transtorno pode ser diagnosticado em uma pessoa com mais de 18 anos somente se os critérios para transtorno da personalidade antissocial não forem satisfeitos. O DSM-5 inclui especificadores que denotam a gravidade do transtorno, incluindo "leve", em que há poucos problemas de conduta além daqueles necessários para fazer o diagnóstico e nos quais os comportamentos causam apenas danos menores aos outros. Em casos "moderados", os sintomas excedem o mínimo; contudo, há menos confrontamento que pode causar mal a indivíduos do que em casos "graves". De acordo com o DSM-5, o nível "grave" demonstra muitos problemas de conduta além dos critérios diagnósticos ou das perturbações mínimas de atitude, podendo causar mal considerável aos outros. O DSM-5 também acrescentou o seguinte especificador: "Com emoções pró-sociais limitadas". A fim de qualificar-se para esse especificador, o indivíduo precisa exibir um padrão interpessoal e emocional persistente que possa ser caracterizado por pelo menos dois dos seguintes: (1) falta de remorso ou culpa, (2) falta de empatia, (3) despreocupação com o desempenho, (4) afeto superficial ou deficiente. Indivíduos com transtorno da conduta que se qualificam para esse especificador têm maior probabilidade de apresentar o tipo com início na infância e satisfazer os critérios para um transtorno "grave". Crianças com a condição envolvem-se em vários atos repetidos de agressão que podem lhes causar dano físico ou a outros e frequentemente violam os direitos dos outros. Elas costumam ter comportamentos caracterizados por agressão a pessoas ou animais, destruição de propriedade, desonestidade ou roubo e múltiplas violações a regras, tais como ausência na escola. Esses padrões de comportamento causam dificuldades distintas na vida escolar, assim como no relacionamento com os pares. O transtorno da conduta foi dividido em três subtipos, com base na idade de início. O subtipo com início na infância, no qual pelo menos um sintoma surgiu repetidamente antes dos 10 anos; o tipo com início na adolescência, no qual nenhum sintoma persistente característico foi visto antes dos 10 anos; e o de início não especificado, em que a idade de início é desconhecida. Apesar de algumas crianças pequenas exibirem padrões persistentes de comportamento congruentes com a violação dos direitos dos outros e com a destruição de propriedade, o diagnóstico de transtorno da conduta em crianças parece aumentar com a idade. Levantamentos epidemiológicos indicam que localizações geográficas representando uma ampla gama de diferentes culturas não têm associação com variabilidade significativa nas taxas de prevalência dos transtornos de oposição desafiante ou da conduta. Um estudo longitudinal de densidade populacional e comportamentos antissociais em jovens não encontrou relação, em crianças de 4 a 13 anos, entre problemas de conduta e densidade da área habitada. Porém, taxas mais elevadas de problemas de conduta foram autorrelatadas por jovens de 10 a 17 anos que moravam em comunidades com maior densidade.

EPIDEMIOLOGIA

As taxas de prevalência estimadas de transtorno da conduta nos Estados Unidos variam de 6 a 16% para homens e de 2 a 9% para mulheres. A proporção desse transtorno em homens, comparados às mulheres, vai de 4:1 até 12:1. Ele ocorre com maior frequência nos filhos de pais com transtorno da personalidade antissocial e dependência de álcool do que na população em geral. A prevalência de transtorno da conduta e comportamento antissocial é associada a fatores socioeconômicos e também com psicopatologia parental.

ETIOLOGIA

Uma metanálise de estudos longitudinais indica que os fatores de risco mais importantes que predizem transtorno da conduta incluem impulsividade, abuso físico ou sexual ou negligência, baixa supervisão parental e disciplina parental rígida ou punitiva, baixo quociente de inteligência (QI) e baixo desempenho escolar.

Fatores parentais

Criação rígida e punitiva, caracterizada por agressão física e verbal grave, está associada ao desenvolvimento de comportamentos agressivos mal-adaptativos em crianças. Condições caóticas em casa estão relacionadas a transtorno da conduta e delinquência. O divórcio em si não é necessariamente um fator de risco, mas a persistência de hostilidade, ressentimento e mágoa entre pais divorciados pode ser o fator contribuinte mais importante para o comportamento mal-adaptativo. Psicopatologia parental, abuso infantil e negligência com frequência contribuem para o transtorno da conduta. Sociopatia, dependência de álcool e abuso de substância nos pais são associados a transtorno da conduta em seus filhos. Os cuidadores podem ser tão negligentes que o cuidado da criança seja compartilhado por parentes ou assumido por pais adotivos. Muitos desses pais foram marcados por sua própria criação e tendem a ser abusivos, negligentes ou envolvidos na satisfação das próprias necessidades.

Estudos indicam que pais de crianças com transtorno da conduta apresentam taxas mais elevadas de psicopatologia séria, incluindo transtornos psicóticos. Dados demonstram que crianças cujo padrão de comportamento é agressivo em geral foram expostas a parentagem física ou emocionalmente rígida.

Fatores genéticos

Um estudo com mais de 6 mil homens, mulheres e gêmeos do sexo oposto relatou que fatores genéticos e ambientais eram responsáveis por proporcionalmente a mesma quantidade de variação em homens e mulheres. Fatores genéticos e/ou ambientais exercem diferentes efeitos em homens e mulheres no transtorno da conduta infantil, mas, na vida adulta, as influências específicas do gênero no comportamento antissocial não são mais aparentes. Os efeitos específicos do sexo no comportamento antissocial em jovens, junto com o achado replicado de um papel potencial para a monoaminoxidase A ligada ao X na etiologia do comportamento antissocial, levam à necessidade de maiores investigações genéticas do cromossomo X no transtorno da conduta e análise desses comportamentos separadamente conforme o sexo.

Fatores socioculturais

Jovens residentes em áreas geográficas com maior densidade populacional relatam taxas aumentadas de agressão e delinquência. Pais desempregados, falta de uma rede social de apoio e de participação positiva em atividades comunitárias parecem predizer transtorno da conduta. Achados associados que podem influenciar o desenvolvimento desse transtorno em áreas urbanas são aumento de exposição a substância e prevalência de seu uso. Um levantamento do uso de álcool e saúde mental em adolescentes verificou que o uso semanal de álcool entre adolescentes está associado a aumento de comportamento delinquente e agressivo. Interações significativas entre uso frequente de álcool e idade indicou que aqueles adolescentes apresentando uso semanal de álcool em idades menores têm maior probabilidade de exibir comportamentos agressivos e transtornos do humor. Embora não cause transtorno da conduta, o uso de drogas e de álcool aumenta os riscos associados à condição. A intoxicação por drogas, em si, também pode agravar os sintomas. Logo, todos os fatores que aumentam a probabilidade do uso regular de substâncias, na verdade, promovem e expandem o transtorno.

Fatores psicológicos

Regulação emocional pobre entre jovens está associada a taxas mais elevadas de agressão e transtorno da conduta. Regulação de emoção está relacionada a competência social e pode ser observada até em crianças de idade pré-escolar. As crianças com graus maiores de emoção e desregulação exibem níveis mais elevados de agressão. Um mau modelo de controle de impulso e insatisfação crônica das próprias necessidades pode levar a um senso de empatia menos desenvolvido.

Fatores neurobiológicos

Estudos de neurogimagem utilizando IRM usaram métodos de morfometria baseada em voxel para comparar diferenças na estrutura cerebral entre crianças com transtorno da conduta e controles normais. Foi relatado que aquelas com transtorno da conduta exibiam matéria cinzenta reduzida nas estruturas límbicas do cérebro, na ínsula bilateral anterior e na amígdala esquerda em comparação a controles saudáveis. Um estudo investigou diferenças estruturais do cérebro em crianças comórbidas para transtorno de oposição desafiante ou transtorno da conduta e TDAH, comparadas àquelas com somente TDAH e a controles anormais. Achados incluem matéria cinzenta reduzida, em pacientes com TDAH e com TDAH comórbido com transtorno de oposição desafiante ou transtorno da conduta, comparadas a controles, em regiões que incluem os córtices bilaterais temporais e occipitais e a amídala esquerda.

Estudos de neurotransmissores em crianças com transtorno da conduta sugerem níveis mais reduzidos da dopamina β-hidroxilase, uma enzima que converte dopamina em norepinefrina, levando a uma hipótese de funcionamento noradrenérgico reduzido no transtorno da conduta. Outros estudos com delinquentes juvenis afetados encontraram altos níveis de serotonina no plasma sanguíneo. Evidências indicam que os níveis de serotonina sanguíneo estão inversamente correlacionados com os níveis de 5-HIAA no líquido cerebrospinal (LCS) e que baixos níveis de 5-HIAA no LCS estão associados com agressividade e violência.

Fatores neurológicos

Um estudo de eletrencefalografia (EEG) investigando atividade elétrica frontal do cérebro em repouso, inteligência emocional, agressividade e violação de regras em crianças com 10 anos constatou que os indivíduos agressivos apresentavam atividade frontal relativa do cérebro significativamente maior em repouso do que os não agressivos. Elaborou-se a teoria de que a atividade elétrica frontal no cérebro em repouso refletisse a habilidade de regular a emoção. Os meninos tendem a demonstrar inteligência emocional menor do que as meninas, além de comportamento mais agressivo. Não se encontrou relação, contudo, entre inteligência emocional e padrão de ativação frontal no EEG.

Abuso e maus-tratos infantis

Evidências demonstram que crianças expostas cronicamente a violência, abuso físico ou sexual e negligência, sobretudo quando jovens, têm risco mais elevado de revelar agressão. Um estudo com cuidadoras expostas a violência íntima do parceiro revelou forte associação com agressividade dos filhos e perturbação do humor. Crianças e adolescentes que sofreram graves abusos tendem a ser hipervigilantes; em alguns casos, confundem situações benignas com ameaças diretas e respondem defensivamente, com violência. Nem todo o comportamento agressivo expresso por adolescentes é sinônimo de transtorno da conduta; entretanto, é provável que jovens com um padrão repetitivo de hipervigilância e respostas violentas violem os direitos dos outros.

Fatores comórbidos

O TDAH e o transtorno da conduta frequentemente coexistem, sendo o TDAH em geral anterior ao desenvolvimento de um transtorno da conduta e, às vezes, de abuso de substância. Lesão ou dano ao SNC, assim como alguma disfunção deste, predispõem a criança a impulsividade e perturbações comportamentais, que às vezes evoluem para transtorno da conduta.

DIAGNÓSTICO E CARACTERÍSTICAS CLÍNICAS

O transtorno da conduta não surge da noite para o dia; muitos sintomas evoluem ao longo do tempo até o estabelecimento de um padrão consistente que envolva a violação dos direitos dos outros. Crianças muito pequenas dificilmente satisfazem os critérios para o transtorno, porque ainda não são desenvolvidas o suficiente para serem capazes de exibir os sintomas típicos de crianças mais velhas com esse transtorno. Uma criança de 3 anos não invade a casa de outra pessoa, rouba com confronto, força alguém a realizar atividades sexuais ou usa uma arma que pode causar danos graves de forma deliberada. Aquelas em idade escolar, contudo, podem se tornar *bullies*, iniciar lutas físicas, destruir propriedades ou iniciar incêndios. Os critérios diagnósticos do DSM-5 para transtorno da conduta estão listados na Tabela 31-12e-1.

A idade média de início do transtorno da conduta é menor nos meninos do que nas meninas. Meninos com frequência satisfazem os critérios diagnósticos por volta dos 10 aos 12 anos, enquanto as meninas costumam completar 14 ou 16 anos antes de os satisfazerem.

Crianças que satisfazem os critérios para transtorno da conduta expressam seu comportamento agressivo de várias formas. Comportamento antissocial agressivo pode assumir a forma de *bullying*, agressão física e comportamento cruel para com os pares. As crianças podem ser hostis, verbalmente abusivas, imprudentes, desafiantes e negativas para com adultos. Mentiras persistentes, frequente falta às aulas e vandalismo são comuns. Em casos graves, destrutividade, roubo e violência física podem ocorrer. Alguns adolescentes com transtorno da conduta mal tentam esconder seu comportamento antissocial. O início do comportamento sexual e uso regular de tabaco, álcool ou substâncias ilícitas psicoativas costuma ser precoce para tais crianças e adolescentes. Pensamentos, gestos e atos suicidas são frequentes quando estão em conflito com pares, familiares ou com a lei e não conseguem resolver seus problemas.

Algumas crianças com padrões comportamentais agressivos têm apegos sociais prejudicados, conforme evidenciado por suas dificuldades de relacionamento com os pares. Algumas podem fazer amizade com uma pessoa muito mais nova, ou muito mais velha, ou ter relacionamentos superficiais com outros jovens antissociais. Muitas crianças com transtorno da conduta têm baixa autoestima, embora possam projetar uma imagem de dureza. Elas podem não ter as habilidades de se comunicar de maneira socialmente aceitável, e pode parecer que tenham pouca consideração pelos sentimentos, desejos ou bem-estar dos outros. Crianças e adolescentes com transtornos da conduta em geral sentem culpa ou remorso por alguns de seus comportamentos, mas tentam culpar outros para se afastarem dos problemas.

Muitas crianças e adolescentes que apresentam esse transtorno sofrem da privação de ter poucas de suas necessidades de dependência satisfeitas e podem ter tido tanto uma criação rígida quanto falta de supervisão parental adequada. A socialização deficiente de muitos desses jovens pode ser expressa por meio de violência física e, para alguns, sexual de outros. Punições graves para o comportamento de crianças com transtorno da conduta quase invariavelmente aumenta sua expressão mal-adaptativa de raiva e frustração, em vez de solucionar o problema.

TABELA 31.12e-1
Critérios diagnósticos do DSM-5 para transtorno da conduta

A. Um padrão de comportamento repetitivo e persistente no qual são violados direitos básicos de outras pessoas ou normas ou regras sociais relevantes e apropriadas para a idade, tal como manifestado pela presença de ao menos três dos 15 critérios seguintes, nos últimos 12 meses, de qualquer uma das categorias adiante, com ao menos um critério presente nos últimos seis meses:

   Agressão a Pessoas e Animais
   1. Frequentemente provoca, ameaça ou intimida outros.
   2. Frequentemente inicia brigas físicas.
   3. Usou alguma arma que pode causar danos físicos graves a outros (p. ex., bastão, tijolo, garrafa quebrada, faca, arma de fogo).
   4. Foi fisicamente cruel com pessoas.
   5. Foi fisicamente cruel com animais.
   6. Roubou durante o confronto com uma vítima (p. ex., assalto, roubo de bolsa, extorsão, roubo à mão armada).
   7. Forçou alguém a atividade sexual.

   Destruição de Propriedade
   8. Envolveu-se deliberadamente na provocação de incêndios com a intenção de causar danos graves.
   9. Destruiu deliberadamente propriedade de outras pessoas (excluindo provocação de incêndios).

   Falsidade ou Furto
   10. Invadiu a casa, o edifício ou o carro de outra pessoa.
   11. Frequentemente mente para obter bens materiais ou favores ou para evitar obrigações (i.e., "trapaceia").
   12. Furtou itens de valores consideráveis sem confrontar a vítima (p. ex., furto em lojas, mas sem invadir ou forçar a entrada; falsificação).

   Violações Graves de Regras
   13. Frequentemente fica fora de casa à noite, apesar da proibição dos pais, com início antes dos 13 anos de idade.
   14. Fugiu de casa, passando a noite fora, pelo menos duas vezes enquanto morando com os pais ou em lar substituto, ou uma vez sem retornar por um longo período.
   15. Com frequência falta às aulas, com início antes dos 13 anos de idade.

B. A perturbação comportamental causa prejuízos clinicamente significativos no funcionamento social, acadêmico ou profissional.
C. Se o indivíduo tem 18 anos ou mais, os critérios para transtorno da personalidade antissocial não são preenchidos.

Determinar o subtipo:

   312.81 (F91.1) Tipo com início na infância: Os indivíduos apresentam pelo menos um sintoma característico de transtorno da conduta antes dos 10 anos de idade.
   312.82 (F91.2) Tipo com início na adolescência: Os indivíduos não apresentam nenhum sintoma característico de transtorno da conduta antes dos 10 anos de idade.
   312.89 (F91.9) Início não especificado: Os critérios para o diagnóstico de transtorno da conduta são preenchidos, porém não há informações suficientes disponíveis para determinar se o início do primeiro sintoma ocorreu antes ou depois dos 10 anos.

Especificar se:

   Com emoções pró-sociais limitadas: Para qualificar-se para este especificador, o indivíduo deve ter apresentado pelo menos duas das seguintes características de forma persistente durante, no mínimo, 12 meses e em múltiplos relacionamentos e ambientes. Essas características refletem o padrão típico de funcionamento interpessoal e emocional do indivíduo ao longo desse período, e não apenas ocorrências ocasionais em algumas situações. Consequentemente, para avaliar os critérios para o especificador, são necessárias várias fontes de informação. Além do autorrelato, é necessário considerar relatos de outras pessoas que conviveram com o indivíduo por longos períodos de tempo (p. ex., pais, professores, colegas de trabalho, membros da família estendida, pares).

   Ausência de remorso ou culpa: O indivíduo não se sente mal ou culpado quando faz alguma coisa errada (excluindo o remorso expresso somente nas situações em que for pego e/ou ao enfrentar alguma punição). O indivíduo demonstra falta geral de preocupação quanto às consequências negativas de suas ações. Por exemplo, não sente remorso depois de machucar alguém ou não se preocupa com as consequências de violar regras.

   Insensível – falta de empatia: Ignora e não está preocupado com os sentimentos de outras pessoas. O indivíduo é descrito como frio e desinteressado; parece estar mais preocupado com os efeitos de suas ações sobre si mesmo do que sobre outras pessoas, mesmo que essas ações causem danos substanciais.

   Despreocupado com o desempenho: Não demonstra preocupação com o desempenho fraco e problemático na escola, no trabalho ou em outras atividades importantes. Não se esforça o necessário para um bom desempenho, mesmo quando as expectativas são claras, e geralmente culpa os outros por seu mau desempenho.

   Afeto superficial ou deficiente: Não expressa sentimentos nem demonstra emoções para os outros, a não ser de uma maneira que parece superficial, insincera ou rasa (p. ex., as ações contradizem a emoção demonstrada; pode "ligar" ou "desligar" emoções rapidamente) ou quando as expressões emocionais são usadas para obter algum ganho (p. ex., emoções com a finalidade de manipular ou intimidar outras pessoas).

Especificar a gravidade atual:

   Leve: Poucos, se algum, problemas de conduta estão presentes além daqueles necessários para fazer o diagnóstico, e estes causam danos relativamente pequenos a outros (p. ex., mentir, faltar aula, permanecer fora à noite sem autorização, outras violações de regras).
   Moderada: O número de problemas de conduta e o efeito sobre os outros estão entre aqueles especificados como "leves" e "graves" (p. ex., furtar sem confrontar a vítima, vandalismo).
   Grave: Muitos problemas de conduta, além daqueles necessários para fazer o diagnóstico, estão presentes, ou os problemas de conduta causam danos consideráveis a outros (p. ex., sexo forçado, crueldade física, uso de armas, roubo com confronto à vítima, arrombamento e invasão).

(Reimpressa, com permissão, de *Diagnostic and Statistical Manual of Mental Disorders*, Fifth Edition (Copyright ©2013). American Psychiatric Association. Todos os direitos reservados.)

Em entrevistas de avaliação, crianças com transtornos da conduta agressivos via de regra não cooperam, são hostis e provocativas. Algumas têm charme e consentimento superficiais, até o momento em que são instigadas a falar sobre seus comportamentos-problema. Então, têm o hábito de negar quaisquer problemas. Se o entrevistador persistir, a criança pode tentar justificar o mau comportamento ou ficar desconfiada e irritada quanto à fonte de informações do examinador e, talvez, até sair da sala. Com mais frequência, ela fica irritada com o examinador e expressa ressentimento ao exame com beligerância aberta ou retração taciturna. Sua hostilidade não se limita a figuras de autoridade adultas, mas se manifesta com igual veneno em relação a seus colegas e crianças menores. Na verdade, esses indivíduos têm o costume de intimidar aqueles que são menores e mais fracos. Ao se vangloriar, mentir e expressar pouco interesse pelas respostas do ouvinte, essas crianças revelam sua falta de confiança de que os adultos compreendam a sua posição.

Análises da situação familiar inúmeras vezes revelam desarmonia conjugal grave, que inicialmente pode se focar nas discussões sobre como cuidar da criança. Devido à tendência a instabilidade familiar, substitutos paternos costumam fazer parte do quadro. Crianças com transtorno da conduta têm mais probabilidade de serem não planejadas ou bebês indesejados. Seus genitores, em especial o pai, apresentam taxas mais altas de transtorno da personalidade antissocial ou dependência de álcool. Crianças agressivas e suas famílias demonstram um padrão estereotipado de hostilidade verbal e física impulsiva e imprevisível. O comportamento agressivo de uma criança raramente parece direcionado a algum objetivo definido, e oferece pouco prazer, sucesso ou até mesmo vantagens duradouras com pares ou figuras de autoridade.

Em outros casos, o transtorno da conduta inclui falta às aulas, vandalismo e agressão física séria contra outros por uma gangue, tal como assaltos, brigas de gangue e surras. Crianças que se tornam parte de uma gangue normalmente têm a habilidade de fazer amizade com pessoas de sua idade. É provável que exibam preocupação pelo bem-estar de seus amigos e dos colegas de gangue, e é muito difícil que os culpem ou denunciem. Na maioria das situações, os membros de gangues têm uma história de conformidade adequada ou até excessiva durante a infância, que terminou quando o jovem se tornou um membro de um grupo delinquente, em geral na pré-adolescência ou durante a adolescência. Também estão presentes na história evidências de problemas anteriores, como desempenho escolar marginal ou ruim, leves problemas comportamentais e sintomas depressivos. Alguma patologia familiar, social ou psicológica costuma estar em evidência. Padrões de disciplina parental raras vezes são evidentes e podem variar de rigidez e rigor excessivo até inconsistência ou ausência relativa de supervisão e controle. A mãe frequentemente protegeu a criança das consequências do mau comportamento precoce, mas não parece encorajar a delinquência de maneira ativa. Delinquência, também chamada de delinquência juvenil, costuma estar associada a transtorno da conduta, mas também pode resultar de outros transtornos psicológicos ou neurológicos.

Videogames violentos e comportamento violento

Estudos longitudinais corroboram a contribuição de violência na mídia, incluindo os *videogames*, no comportamento de alunos do ensino médio com expressão de agressividade. Um revisão da literatura sobre o efeito de *videogames* violentos em crianças e adolescentes revelou que jogar jogos violentos tem ligação a afeto agressivo, excitação fisiológica e comportamentos agressivos. É possível que o grau de exposição a esses jogos e a maior restrição de atividade estariam relacionados a uma preocupação maior com temas violentos.

PATOLOGIA E EXAMES DE LABORATÓRIO

Nenhum teste de laboratório específico ou qualquer patologia neurológica ajudam a fazer o diagnóstico de transtorno da conduta. Algumas evidências indicam que quantias de certos neurotransmissores, tais como serotonina no SNC, são baixas em algumas pessoas com história de comportamento violento ou agressivo para com outros ou consigo mesmas. Ainda não está claro se essa associação está relacionada com a causa – ou com o efeito – da violência ou se não tem relação.

DIAGNÓSTICO DIFERENCIAL

Perturbações da conduta, incluindo impulsividade e agressão, podem ocorrer em muitos transtornos psiquiátricos infantis, variando de TDAH a transtornos de oposição desafiante, disruptivo da desregulação do humor, depressão maior, bipolar, específicos da aprendizagem e psicóticos. Portanto, os clínicos devem obter uma história abrangente da cronologia dos sintomas para determinar se a perturbação da conduta é um padrão transitório ou duradouro. Atos isolados de comportamento agressivo não justificam um diagnóstico de transtorno da conduta; um padrão consolidado deve estar presente. A relação entre esse transtorno e o de oposição desafiante ainda está sob debate. Historicamente, o transtorno de oposição desafiante foi conceitualizado como um precursor leve do transtorno da conduta, sem a violação de direitos, podendo ser diagnosticado em crianças menores com possível risco de transtorno da conduta. Crianças que progridem de transtorno de oposição desafiante para transtorno da conduta ao longo do tempo mantêm suas características de oposição, havendo algumas evidências que indicam serem os dois transtornos independentes. Hoje, no DSM-5, os transtornos de oposição desafiante e da conduta são considerados distintos e podem ser diagnosticados como comórbidos. Muitas crianças com transtorno de oposição desafiante não desenvolvem o da conduta, e o transtorno da conduta que surge em adolescentes não é necessariamente precedido pelo de oposição desafiante. A principal característica clínica de diferenciação entre esses dois transtornos é que, no da conduta, os direitos básicos dos outros são violados, enquanto, no de oposição desafiante, hostilidade e negativismo não se aproximam de violar os direitos dos outros.

Os transtornos do humor costumam estar presentes em crianças que exibem irritabilidade e comportamento agressivo. Transtorno depressivo maior e transtornos bipolares não devem ser excluídos, mas a síndrome completa do transtorno da conduta pode ocorrer e ser diagnosticada durante o início de um transtorno do humor. Existe comorbidade substancial entre transtorno da conduta e transtornos depressivos. Um relatório recente concluiu que a alta correlação entre os dois transtornos surge de fatores de risco compartilhados por ambos, em vez de uma relação causal. Logo, uma série de fatores, incluindo conflito familiar, eventos negativos, história precoce de transtorno da conduta, nível de envolvimento parental e afiliação com pares delinquentes, contribui para o desenvolvimento dos transtornos afetivos e da conduta. Esse não é o caso do transtorno de oposição desafiante, que não pode ser diagnosticado se ocorrer exclusivamente durante um transtorno do humor.

O TDAH e os transtornos da aprendizagem costumam estar associados ao da conduta. De modo habitual, os sintomas desses transtornos são anteriores ao diagnóstico do transtorno da conduta. Transtornos por abuso de substância também são mais comuns em adolescentes com transtorno da conduta do que na população em geral. Evidências indicam uma relação entre comportamentos combativos na infância e uso de substância na adolescência. Quando um padrão de uso de drogas é formado, este pode interferir no desenvolvimento de mediadores positivos, tais como habilidades sociais e resolução de problemas, que podem aumentar a remissão do transtorno da conduta. Logo, quando se estabelece, o abuso de substâncias pode promover a continuação do transtorno da conduta. O transtorno obsessivo-compulsivo também parece coexistir de modo frequente com transtornos do comportamento disruptivo. Todos os transtornos descritos aqui devem ser notados quando co-ocorrem. Crianças com TDAH em geral exibem comportamentos impulsivos e agressivos que podem não satisfazer todos os critérios para transtorno da conduta.

Damien, de 12 anos, foi indicado para avaliação psiquiátrica após ser pego pela polícia por estar cabulando aula e fugir de casa. Ele explicou que só queria sair de casa e ir ver os amigos. Não gostava de ficar em casa porque sua mãe tentava lhe dizer o que fazer. A mãe de Damien afirmou que ele havia saído e passado a noite fora várias vezes no último ano, mas que normalmente voltava na manhã seguinte. Reclamou de que ele estava sempre se metendo em confusões. Ele cometeu pequenos furtos em lojas em diversas ocasiões das quais ela sabia, sendo a primeira vez aos 8 anos. Ela suspeitava que ele também roubasse de vizinhos e da escola. A polícia envolveu-se em várias ocasiões, incluindo as de falta às aulas, passar a noite fora, roubar da loja da vizinhança e fumar maconha. Damien tinha um temperamento explosivo, e sua mãe sabia que se envolvera em diversas brigas ao longo do último ano na vizinhança. O garoto era particularmente cruel com seu irmão mais novo, zombando dele e provocando-o de forma constante. A mãe afirmou que ele costumava mentir, às vezes sem razão aparente. Quando tinha 6 anos, ele ficou fascinado com fogo, causando vários pequenos incêndios em casa, felizmente sem ferimentos ou dano grave. A mãe caiu em lágrimas quando revelou que Damien era "igual ao inútil do seu pai" e desejava que nunca tivesse nascido. A princípio, Damien recusou-se a responder a perguntas e afastou-se com uma carranca. Aos poucos, contudo, começou a falar, apresentando uma imagem de durão, com uma atitude indiferente para com seu entrevistador. Negou qualquer abuso em casa, afirmando que fugia porque ficava entediado. Entretanto, ao ser mais questionado, admitiu que o namorado anterior de sua mãe ficava em casa, quando ele tinha entre 6 e 8 anos, e batia nele com um cinto quando se comportava mal. O menino justificou seu próprio comportamento como diversão. Explicou as brigas como provocações de outros, negando o uso de armas, apesar de se gabar de ter quebrado o nariz de outro jovem. Seus registros escolares indicavam que um plano educacional individual (PEI) foi requerido quando Damien estava na 2ª série, e ele foi avaliado para sintomas de TDAH quando estava na 1ª série. Metilfenidato foi prescrito; todavia, a família não continuou com o tratamento, e atualmente ele não toma mais medicamentos. Damien está na 6ª série, em aulas de educação especial, tendo repetido a 5ª série. Suas notas estão caindo, e talvez ele tenha de repetir a 6ª série. Ele admite ter faltado a aulas em diversas ocasiões este ano, além de ter problemas para completar os temas. Sua avaliação anterior indicou que o conselho tutelar havia avaliado a família para possível negligência quando ele tinha 5 anos, depois que ele e o irmão foram encontrados de pés descalços na rua, tarde da noite, sem a companhia da mãe. Aparentemente, a família foi indicada para aconselhamento, mas nunca comparaceu. Os pais de Damien têm uma história de abuso de drogas e de álcool. O nascimento do menino não foi planejado, e sua mãe usou drogas durante a gravidez. Seus pais separaram-se pouco tempo depois de seu nascimento, e sua mãe voltou a morar com os pais dela por um breve período. Damien e sua mãe mudaram-se para morar com o namorado dela quando ele tinha 1 ano, após ela engravidar de seu irmão mais novo. O relacionamento da mãe dele acabou em um ano, e somente Damien, sua mãe e seu irmão moram em seu apartamento. Sua mãe trabalhou em vários empregos diferentes, e Damien se questiona se ela tem algum problema de alcoolismo.

CURSO E PROGNÓSTICO

O curso e o prognóstico para crianças com transtorno da conduta são mais preservados para aquelas que apresentam os sintomas desde cedo, exibem o maior número de sintomas, os mais graves, e os expressam de maneira mais frequente. Esse achado é verdade em parte porque aqueles com transtorno da conduta grave parecem ser mais vulneráveis a transtornos comórbidos posteriormente, tais como transtornos do humor e por uso de substância. Um estudo longitudinal relatou que, apesar de comportamento agressivo na infância e criminalidade paterna predizerem alto risco de encarceramento posterior, o diagnóstico de transtorno da conduta, em si, não demonstrou relação com encarceramento. O melhor prognóstico é previsto para o transtorno leve na ausência de psicopatologias coexistentes e presença de funcionamento intelectual normal.

TRATAMENTO

Intervenções psicossociais

Intervenções preventivas precoces duradouras podem alterar significativamente o curso e o prognóstico do comportamento agressivo quando ele é abordado no início do jardim de infância. Um programa de rastreamento usado com alunos nessa etapa escolar predisse transtorno de comportamento disruptivo vitalício por volta dos 18 anos, com o grupo de maior risco demonstrando chance de 82% de diagnóstico desse comportamento sem intervenção. Um programa de prevenção, o Fast Track Preventive Intervention, encaminhou de forma aleatória 891 alunos de jardim de infância para um programa de intervenção de 10 anos ou para uma condição de controle. A intervenção de 10 anos incluía controle do comportamento parental, de habilidades cognitivas sociais infantis, da leitura, de visitas a domicílio, aconselhamento e currículo escolar. As crianças no Fast Track Intervention foram substancialmente prevenidas de desenvolver transtorno da conduta durante o período de 10 anos e pelos 2 anos subsequentes.

Uma metanálise de ensaios controlados de programas de TCC indica que essa terapia pode resultar em reduções significativas dos sintomas de transtorno da conduta em crianças e adolescentes. Intervenções de TCC que comprovaram sua efetividade incluem o seguinte. Kazdin's Problem-solving Skills Training (PSST), no qual um programa de 12 semanas sequenciais ajuda crianças a desenvolver habilidades de resolução de problemas quando defrontadas com situações conflitantes. Tarefas chamadas de "supersolucionadores" oferecem situações ilustrativas em que crianças possam praticar essas técnicas. Um programa companheiro, o Parent Management Training (PMT) pode ser acrescentado à intervenção, mas o PSST pode ser efetivo até mesmo sem o componente paterno. Outra intervenção baseada em TCC, a Incredible Years (IY), que visa a crianças pequenas dos 3 aos 8 anos, é administrada ao longo de 22 semanas com sessões para a criança, com um componente de treinamento dos pais e do professor. Outra intervenção com base em TCC é o Anger Coping Program, um programa de 18 sessões para crianças em idade escolar, da 4ª à 6ª séries, que foca no desenvolvimento do reconhecimento e da regulação das emoções e no manejo da raiva. Estratégias para lidar com a raiva incluem distração, autoconversa, assumir novas perspectivas, estabelecimento de objetivos e resolução de problemas.

Em geral, os programas de tratamento foram mais bem-sucedidos na redução de sintomas declarados de conduta, como agressividade, do que nos sintomas encobertos, como mentiras ou roubos. Acredita-se que as estratégias de tratamento para crianças pequenas focadas no aumento de comportamento e competência sociais possam reduzir comportamentos agressivos. Um estudo com 548 estudantes de 3ª série administrou uma intervenção escolar, em vez de um currículo regular de saúde, em diversas escolas públicas de North Carolina, denominada Making Choices: Social Problem Solving Skills for Children (MC), junto com um componente suplementar com pais e professores. Em comparação aos alunos que receberam o currículo de saúde rotineiro, crianças expostas ao programa MC apresentaram pontuações menores em agressividade social aberta pós-teste e mais altas em competência social. Além disso, tiveram pontuação maior em um pós-teste de habilidades de processamento de informações. Esses achados apoiam a noção de que programas de prevenção escolar têm o potencial de fortalecer habilidades sociais e emocionais e reduzir comportamentos agressivos entre populações normais de crianças em idade escolar. Ambientes escolares também podem usar técnicas comportamentais para promover comportamentos socialmente aceitáveis e desencorajar incidentes antissociais encobertos.

Intervenções psicofarmacológicas

A eficácia das intervenções psicofarmacológicas inclui diversos estudos placebo-controlados de risperidona para agressividade em jovens relacionados a transtornos do comportamento disruptivo e/ou retardo mental. Além disso, a risperidona foi considerada superior ao placebo na redução de comportamentos agressivos em um amplo estudo de 6 meses. Um ensaio duplo-cego, placebo-controlado, aleatório, com quetiapina, também demonstrou eficácia contra comportamento agressivo. Estudos iniciais de antipsicóticos, notavelmente haloperidol, relataram comportamentos agressivos reduzidos em crianças com diversos transtornos psiquiátricos. Os antipsicóticos atípicos, como risperidona, olanzapina, quetiapina, ziprasidona e aripiprazol, de modo geral, substituíram os antipsicóticos mais antigos na prática clínica devido a sua eficácia comparável e perfis de efeitos colaterais superiores. Efeitos colaterais de antipsicóticos de segunda geração incluem sedação, níveis aumentados de prolactina (com uso de risperidona) e sintomas extrapiramidais, incluindo acatisia. Em geral, contudo, os antipsicóticos atípicos parecem ser bem tolerados. Um estudo de divalproex com jovens afetados por transtorno da conduta demonstrou respostas mais consistentes naqueles que exibiam agressividade caracterizada por agitação, disforia e estresse. Embora ensaios iniciais tenham sugerido a utilidade da carbamazepina no controle da agressão, um estudo duplo-cego, placebo-controlado, não demonstrou superioridade desse fármaco sobre placebo na redução da agressividade. Um estudo-piloto verificou que clonidina pode reduzir a agressão. Os ISRSs, incluindo fluoxetina, sertralina, paroxetina e citalopram, são usados clinicamente para tratar sintomas de impulsividade, irritabilidade e labilidade de humor, os quais com frequência acompanham o transtorno da conduta. Esse transtorno costuma coexistir com TDAH, transtornos da aprendizagem e, ao longo do tempo, transtornos do humor e relacionados a substâncias; logo, o tratamento de transtornos concorrentes também deve ser realizado.

REFERÊNCIAS

Boxer P, Huesmann LR, Bushman BJ, O'Brien M, Moceri D. The role of violent media preference in cumulative developmental risk for violence and general aggression. *J Youth Adolesc.* 2009;38:417–428.

Canino G, Polanczyk G, Bauermeister JJ, Rhode LA, Frick P. Does the prevalence of conduct disorder and ODD vary across cultures? *Soc Psychiatry Psychiatr Epidemiol.* 2010;45:695–704.

Correll CU, Kratochvil CJ, March J. Developments in pediatric psychopharmacology: Focus on stimulants, antidepressants, and antipsychotics. *J Clin Psychiatry.* 2011;72:655–670.

Dodge KA & Conduct Problems Prevention Research Group. The effects of the Fast Track Preventive Intervention on the development of conduct disorder across childhood. *Child Develop.* 2011;82:331–345.

Harden KP, D'Onofrio BM, Van Hulle C, Turkheimer E, Rodgers JL, Waldman ID, Lahey BB. Population density and youth antisocial behavior. *J Child Psychol and Psychiatry.* 2009;50:999–1008.

Huebner T, Vloet TD, Marx I, Konrad K, Fink GR, Herpetz SC, Herpetz-Dahlmann B. Morphometric brain abnormalities in boys with conduct disorder. *J Am Acad Child Adolesc Psychiatry.* 2008;47:540–547.

Lochman JE, Powell NP, Boxmeyer CL, Jimenez-Camargo L. Cognitive-behavioral therapy for externalizing disorders in children and adolescents. *Child Adolesc Psychiatr Clin N Am.* 2011;20:305–318.

Meier MH, Slutske WS, Heath AC, Martin NG. Sex differences in the genetic and environmental influences on childhood conduct disorder and adult antisocial behavior. *J Abnorm Psychol.* 2011;120:377–388.

Murray J, Farrington DP. Risk factors for conduct disorder and delinquency: Key findings from longitudinal studies. *Can J Psychiatry.* 2010;55:633–642.

Padhy R, Saxena K, Remsing L, Heumer J, Plattner B, Steiner H. Symptomatic response to divalproex in subtypes of conduct disorder. *Child Psychiatry Hum Dev.* 2011;42:584–593.

Reyes M, Buitelaar J, Toren P, Augustyns I, Eerdekens M. A randomized, double-blind, placebo-controlled study of risperidone maintenance treatment in children and adolescents with disruptive behavior disorders. *Am J Psychiatry.* 2006;163:402–410.

Rutter M. Research review: child psychiatric diagnosis and classification: Concepts, findings, challenges and potential. *J Child Psychol and Psychiatry.* 2011;52:647–660.

Sasayam D, Hayashida A, Yamasue H, Yuzuru H, Kaneko T, Kasai K, Washizuka S, Amano N. Neuroanatomical correlates of attention-deficit-hyperactivity disorder accounting for comorbid oppositional defiant disorder and conduct disorder. *Psychiatry Clin Neurosci.* 2010:64:394–402.

Santesso DL, Reker DL, Schmidt LA, Segalowitz SJ. Frontal electroencephalogram activation asymmetry, emotional intelligence, and externalizing behaviors in 10-year-old children. *Child Psychiatry Hum Dev* 2006;36:311–328.

Van Huylle CA, Waldman ID, D'Onofrio BM, Rodgers JL, Rthouz PJ, Lahey BB. Developmental structure of genetic influences on antisocial behavior across childhood and adolescence. *J Abnorm Psychol.* 2009;118:711–734.

Zahrt DM, Melzer-Lange MD. Aggressive behavior in children and adolescents. *Pediatr Rev.* 2011;32:325–331.

Zuddas A, Zanni R, Usala T. Second generation antipsychotics (SGAs) for non-psychotic disorders in children and adolescents: A review of the randomized controlled studies. *Eur Neuropsychopharmacol.* 2011;21:600–620.

▲ 31.13 Transtornos de ansiedade na infância e na adolescência

Transtornos de ansiedade estão entre os mais comuns da juventude, afetando de 10 a 20% das crianças e dos adolescentes. Ainda que comportamentos observáveis de ansiedade sejam sinais do desenvolvimento normativo em bebês, os transtornos de ansiedade na infância predizem uma ampla gama de dificuldades psicológicas na adolescência, incluindo transtornos de ansiedade adicionais, ataques de pânico e transtornos depressivos. Medo é uma resposta esperada a ameaças reais ou percebidas; contudo, ansiedade é a antecipação de perigo futuro. Transtornos de ansiedade são caracterizados por excitação emocional e fisiológica recorrente em resposta a percepções excessivas de uma ameaça ou um perigo. Esses transtornos comumente encontrados nos jovens incluem de ansiedade de separação, de ansiedade generalizada, de ansiedade social e mutismo seletivo. A ansiedade é classificada nos transtornos com base em como é sentida, a situação que a ativa e o curso que tende a seguir.

31.13a Transtorno de ansiedade de separação, transtorno de ansiedade generalizada e transtorno de ansiedade social (fobia social)

Os transtornos de ansiedade de separação, de ansiedade generalizada e de ansiedade social em crianças costumam ser considerados juntos no processo de avaliação, no diagnóstico diferencial e no desenvolvimento de estratégias, porque são altamente comórbidos e apresentam sintomas sobrepostos. Uma criança com um desses transtornos tem 60% de chance de ter também ao menos um dos outros dois. De crianças com um dos transtornos de ansiedade supracitados, 30% apresentam todos os três. Crianças e adolescentes também podem ter transtornos de ansiedade comórbidos adicionais, tais como fobia específica ou transtorno de pânico. Esses transtornos de ansiedade mencionados são diferenciados pelos tipos de situações que provocam a ansiedade excessiva e os comportamentos evitativos.

TRANSTORNO DE ANSIEDADE DE SEPARAÇÃO

Ansiedade de separação é um fenômeno universal do desenvolvimento humano, que surge em bebês menores de 1 ano de idade, marcando na consciência da criança uma separação de sua mãe ou seu cuidador primário. Ansiedade de separação normativa tem seu auge entre os 9 e os 18 meses e diminui por volta dos 2 anos e meio de idade, permitindo que crianças pequenas desenvolvam uma noção de conforto longe de seus pais na pré-escola. Ansiedade de separação, ou ansiedade reativa a pessoas estranhas, provavelmente evoluiu como uma resposta humana com valor de sobrevivência. A expressão de ansiedade de separação transitória também é normal em crianças pequenas entrando na escola pela primeira vez. Em torno de 15% das crianças pequenas exibem medo intenso e persistente, timidez e retração social quando ficam diante de situações e pessoas desconhecidas. Crianças pequenas com esse padrão de inibição comportamental significativa apresentam risco maior de desenvolver os transtornos de ansiedade de separação, de ansiedade generalizada e fobia social. Crianças com comportamento inibido, como grupo, exibem traços fisiológicos característicos, incluindo frequência cardíaca mais elevada em repouso, níveis aumentados de cortisol matinal e baixa variabilidade de frequência cardíaca. O transtorno de ansiedade de separação é diagnosticado quando ansiedade excessiva e inadequada ao nível de desenvolvimento surge em relação a separação de uma figura maior de apego. De acordo com o DSM-5, esse transtorno é caracterizado por um nível de medo ou ansiedade quanto à separação de seus pais ou cuidador primário, o que está além das expectativas de seu nível de desenvolvimento. Além disso, pode haver uma preocupação generalizada de que algum mal irá acometer seus pais durante a separação, a qual leva a estresse extremo e, às vezes, a pesadelos. O DSM-5 requer a presença de pelo menos três sintomas relacionados a preocupação excessiva com a separação de uma figura maior de apego por um período de pelo menos 4 semanas. As preocupações costumam assumir a forma de recusa a ir à escola, medo e sofrimento na separação, reclamações repetidas de sintomas físicos, como dores de cabeça e de estômago quando a separação é antecipada, bem como pesadelos relacionados a problemas de separação.

TRANSTORNO DE ANSIEDADE GENERALIZADA

Crianças com transtorno de ansiedade generalizada sofrem de estresse significativo em atividades cotidianas frequentemente focadas em seus temores de incompetência em muitas áreas, incluindo desempenho escolar e situações sociais. Além disso, essas crianças, de acordo com o DSM-5, experimentam ao menos um dos sintomas a seguir: inquietação, sentem-se facilmente fatigadas, "dar branco", irritabilidade, tensão muscular ou distúrbio do sono. Elas tendem a sentir medo em diversas situações e a esperar mais desfechos negativos quando diante de desafios acadêmicos ou sociais, em comparação aos pares. Crianças e adolescentes com transtorno de ansiedade generalizada podem apresentar sintomas de hiperexcitação autônoma, tais como taquicardia, falta de ar ou tontura, e têm probabilidade maior do que jovens sem o problema de apresentar suor, náusea ou diarreia quando ficam ansiosos. Também são propensos a ficar preocupados em excesso com possíveis desastres naturais, como terremotos ou inundações, sendo que essas preocupações podem interferir em suas atividades cotidianas. Por fim, crianças e adolescentes com transtorno de ansiedade generalizada preocupam-se continuamente com a qualidade de seu desempenho acadêmico, esportivo e em outras atividades, bem como, com frequência, buscam conforto em relação a seu desempenho.

TRANSTORNO DE ANSIEDADE SOCIAL (FOBIA SOCIAL)

Crianças que passam por desconforto ou estresse intenso em situações sociais e são prejudicadas por seu medo de avaliação ou de humilhação são diagnosticadas com transtorno de ansiedade social. Seu sofrimento pode ser expresso na forma de choro, pirraça, evitação, congelamento ou até ficando "mudas" nessas situações. De acordo com o DSM-5, esse transtorno é caracterizado por ansiedade e sofrimento consistentes em quase todas as situações sociais. Qualquer circunstância em que a criança se sinta exposta a possível avaliação pelos outros pode provocar medo ou ansiedade, e ela frequentemente tentará evitar essas temidas situações sociais. As crianças devem sentir a ansiedade na presença dos pares, não apenas de adultos, para receber o diagnóstico. Uma criança ou um adolescente com transtorno de ansiedade social pode exibir o tipo somente desempenho, o qual visa a um tipo específico de desempenho, tal como medo de falar em público. O tipo somente desempenho via de regra se manifesta em um cenário escolar ou acadêmico em que apresentações públicas devem ser feitas, como diante dos colegas de aula.

O transtorno de ansiedade social tem implicações significativas para realizações futuras, visto que está associado a níveis menores de satisfação em atividades de lazer, taxas mais elevadas de abandono escolar, menor produtividade no trabalho quando adulto e taxas maiores de celibato. Apesar do relevante prejuízo causado pelo transtorno, até metade dos indivíduos com ansiedade social não recebe tratamento.

EPIDEMIOLOGIA

A prevalência de transtornos de ansiedade tem variado conforme a faixa etária das crianças estudadas e os instrumentos diagnósticos utilizados. A prevalência vitalícia de qualquer transtorno de ansiedade em crianças e adolescentes varia de 10 a 27%. Esses transtornos são comuns em crianças em idade pré-escolar e seguem um perfil epidemiológico similar ao observado nas crianças mais velhas. Um levantamento epidemiológico usando o Preschool Age Psychiatric Assessment (PAPA) constatou que 9,5% das crianças em idade pré-escolar satisfaziam critérios para qualquer transtorno de ansiedade, com 6,5% exibindo transtorno de ansiedade generalizada, 2,4% satisfazendo critérios para transtorno de ansiedade de separação e 2,2% preenchendo critérios para fobia social. O transtorno de ansiedade de separação é estimado em cerca de 4% das crianças e dos adolescentes jovens. Esse transtorno é mais comum em crianças pequenas do que nos adolescentes e foi reportado igualmente em meninos e meninas. O início pode ocorrer durante os anos pré-escolares, mas é mais comum dos 7 aos 8 anos de idade. A taxa de transtorno de ansiedade generalizada em crianças em idade escolar é em torno de 3%; a de fobia social é de 1%; e a de fobias simples é de 2,4%. Na adolescência, a prevalência vitalícia de transtorno de pânico foi encontrada em 0,6%; a prevalência para transtorno de ansiedade generalizada foi de 3,7%.

ETIOLOGIA

Fatores biopsicossociais

Evidências das influências da psicopatologia parental e dos estilos parentais sobre o surgimento de transtornos de ansiedade na infância foram encontradas em diversas investigações. Estudos longitudinais verificaram que superproteção parental esteve associada a risco mais elevado de desenvolvimento de transtornos de ansiedade em crianças, e apego inseguro entre pais e filhos esteve relacionado a taxas mais altas do que o esperado desses transtornos na infância. Sabe-se também que depressão e ansiedade maternas levam a aumento dos riscos para ansiedade e depressão em crianças. Fatores psicossociais em conjunto com o temperamento da criança influenciam o grau da ansiedade de separação em situações de breve separação e exposição a ambientes desconhecidos. O traço temperamental de timidez e retração em situações não familiares demonstrou associação com risco mais elevado de desenvolver transtornos de ansiedade de separação, de ansiedade generalizada, de ansiedade social, ou todos os três, durante a infância ou a adolescência.

Estresses externos da vida frequentemente coincidem com o desenvolvimento do transtorno. A morte de um parente, a doença de uma criança, alteração no ambiente da criança ou mudança para um novo bairro ou uma nova escola são eventos muito notados nas histórias de crianças com transtorno de ansiedade de separação. Em uma criança vulnerável, é provável que essas mudanças intensifiquem a ansiedade.

Correlações neurofisiológicas são encontradas com inibição comportamental (timidez extrema); essas crianças demonstraram frequência cardíaca em repouso mais elevada e aceleração da frequência cardíaca com tarefas que exigem concentração cognitiva. Correlações fisiológicas adicionais de inibição comportamental incluem níveis elevados de cortisol na saliva, níveis aumentados de catecolamina na urina e maior dilatação papilar durante tarefas cognitivas.

Estudos de neuroimagem com adolescentes ansiosos demonstram ativação aumentada da amígdala, comparados a adolescentes não ansiosos, quando confrontados com estímulos provocadores de ansiedade. Além disso, adolescentes ansiosos mantêm a hiperativação da amígdala ao longo do tempo, em vez de demonstrar atenuação do efeito, como acontece com os não ansiosos. Estudos estruturais da amígdala em adolescentes com ansiedade levaram a resultados conflitantes; alguns encontraram volumes aumentados da amígdala, enquanto outros os encontraram reduzidos.

Fatores de aprendizagem social

Medo, em resposta a diversas situações desconhecidas ou inesperadas, pode ser comunicado de modo inconsciente dos pais aos filhos, por meio do modelo direto. Se um genitor estiver com medo, a criança provavelmente terá uma adaptação fóbica a novas situações, sobretudo em um ambiente escolar. Muitos dados sugerem que pais superprotetores promovem o aumento de sensibilidade interpessoal em crianças saudáveis e elevam o risco de transtorno de ansiedade naquelas com inibição comportamental ou outros transtornos de ansiedade, como de ansiedade de separação. Alguns pais parecem ensinar seus filhos a ficar ansiosos superprotegendo-os de perigos esperados ou exagerando os perigos. Por exemplo, um genitor que se encolhe em um quarto durante uma tempestade com trovões ensina os filhos a fazer o mesmo. Um genitor que tem medo de ratos ou insetos o transmite para a criança. No entanto, um genitor que fique zangado com o filho quando este expressa medo em determinada situação (p. ex., quando exposto a animais) pode promover uma preocupação fóbica na criança ao expô-la à intensidade de sua raiva. Fatores de aprendizagem social no desenvolvimento de reações de ansiedade aumentam quando os próprios pais têm transtornos de ansiedade. Esses fatores podem ser pertinentes ao desenvolvimento do transtorno de ansiedade de separação, assim como ao de ansiedade generalizada e à fobia social. Um estudo recente não encontrou ligações entre dificuldades psicossociais, tais como conflito familiar contínuo, e inibição comportamental entre crianças pequenas. Parece que a predisposição temperamental a transtornos de ansiedade surge como uma constelação altamente hereditária de traços, não sendo criada por um estressor psicossocial.

Fatores genéticos

Estudos genéticos sugerem que genes sejam responsáveis pelo menos por um terço da variação no desenvolvimento de transtornos de ansiedade. A hereditariedade para essas condições em crianças e adolescentes varia de 36 a 65%, com as estimativas mais altas encontradas em crianças pequenas com esses transtornos. Duas características hereditárias – inibição comportamental (a tendência para medo e retração em novas situações) e hiperexcitação fisiológica – têm sido implicadas na transmissão de fatores de risco significativos para o desenvolvimento futuro de um transtorno de ansiedade. Entretanto, embora a constelação temperamental de inibições comportamentais, timidez excessiva, a tendência a se retirar de situações desconhecidas e o eventual surgimento de transtornos de ansiedade tenham contribuição genética, de um a dois terços das crianças pequenas com inibição comportamental não parecem desenvolver transtornos de ansiedade.

Estudos de famílias demonstraram que os filhos de adultos com transtornos de ansiedade apresentam risco mais elevado de também desenvolvê-lo. Transtorno de ansiedade de separação e depressão em crianças se sobrepõem, e a presença de um transtorno de ansiedade aumenta o risco de um episódio futuro de doença depressiva. O consenso atual sobre a genética dos transtornos de ansiedade sugere que o que se herda é uma predisposição geral para a ansiedade, causando níveis elevados de excitação, reatividade emocional e afeto negativo, todos os quais aumentam o risco para transtornos de ansiedade de separação, de ansiedade generalizada e fobia social.

DIAGNÓSTICO E CARACTERÍSTICAS CLÍNICAS

Os transtornos de ansiedade de separação, de ansiedade generalizada e fobia social são altamente relacionados em crianças e adolescentes porque, na maioria das crianças, surgem sintomas sobrepostos e transtornos comórbidos. Transtorno de ansiedade generalizada é o transtorno de ansiedade mais comum entre os jovens, sendo mais frequente entre adolescentes do que entre crianças mais novas; em quase um terço desses casos, a criança com transtorno de ansiedade generalizada também exibe os de ansiedade de separação e de ansiedade social.

Os critérios diagnósticos para transtorno de ansiedade de separação, de acordo com o DSM-5, incluem três dos sintomas a seguir, por pelo menos quatro semanas: preocupação persistente e excessiva sobre a perda, ou possível mal, de figuras de apego maior; preocupação persistente e excessiva de que um evento indesejado possa levar a separação de uma figura de apego maior; relutância ou recusa persistente a ir à escola ou a outro lugar por medo de separação; medo ou relutância persistentes e excessivos de ficar sozinho ou sem figuras de apego maior em casa ou sem adultos significativos em outras situações; relutância ou recusa persistente a dormir sem estar próximo a uma figura de apego maior ou a dormir fora de casa; pesadelos repetitivos envolvendo o tema da separação; reclamações repetidas a respeito de sintomas físicos, incluindo dores de cabeça e de estômago, quando se antecipa separação de figuras de apego maior; e sofrimento excessivo recorrente quando se antecipa ou se envolve separação de casa ou de figuras de apego maior. O caso a seguir demonstra transtorno de ansiedade de separação junto com sintomas de excitação autonômica.

> Jake era um menino de 9 anos que foi indicado para avaliação ambulatorial pelo médico da família. Ele recusava-se a dormir sozinho à noite no quarto e tinha ataques violentos toda manhã para evitar ir à escola. Expressava medo recorrente de que algo ruim fosse acontecer com sua mãe. Tinha medo de que ela sofresse um acidente de carro ou de que houvesse um incêndio em casa e ela fosse morta. A história do desenvolvimento revelou que Jake foi ansioso e irritável quando ainda era um bebê. Teve problemas para se ajustar a diferentes babás durante a pré-escola. Havia uma história de transtorno de pânico com agorafobia na mãe e depressão maior no pai. Jake ficou mais preocupado e territorial sobre sua genitora quando o pai deixou a família e a mãe entrou em depressão. O menino queria saber sempre o paradeiro da mãe e insistia para que ela ficasse em casa.
>
> A noite era particularmente difícil em casa. Quando sua mãe tentava fazê-lo dormir no quarto, Jake reclamava e chorava insistindo que ela ficasse até ele pegar no sono. Esperava também que ela ficasse no quarto do outro lado do corredor a noite toda. Sua mãe relatou que, todas as noites, o menino se levantava e olhava pela fechadura do quarto, às vezes de 10 em 10 minutos, para se certificar de que ela continuava lá. Jake relatou pesadelos frequentes de que sua mãe era morta e de que monstros o impediam de salvá-la, afastando-o de sua família para sempre.
>
> Durante o dia, ele seguia a mãe por toda a casa. Jake concordava em jogar um jogo com a irmã no andar de baixo apenas se a mãe estivesse por perto. Quando ela subia as escadas, ele interrompia o jogo e a seguia. Recusava-se a dormir na casa de um amigo. Frequentemente, à noite em casa, com o passar do tempo, ele ia descrevendo uma sensação de enjoo misturada com sentimentos de tristeza.
>
> Em dias de aula, Jake costumava reclamar de dores de estômago e tentava ficar em casa. Parecia estressado e assustado, tornando-se violento quando a mãe tentava deixá-lo na escola. Quando chegava à instituição, aparentava mais calma e menos estresse, mas era visto bastante na enfermaria, reclamando de náusea e tentando ser mandado para casa. (Adaptado de material de caso de Gail A. Bernstein, M.D., e Anne E. Layne, Ph.D.)

A característica essencial do transtorno de ansiedade de separação é ansiedade extrema precipitada pela separação dos pais, da casa ou de outro ambiente familiar, enquanto, no transtorno de ansiedade generalizada, os medos se estendem a desfechos negativos para todo tipo de evento, incluindo atividades acadêmicas, relacionamentos com os pares e atividades familiares. Nesse transtorno, a criança ou o adolescente sofrem pelo menos um sintoma fisiológico recorrente, tal como inquietude, baixa concentração, irritabilidade ou tensão muscular. Na fobia social, os medos da criança atingem o auge durante situações de desempenho que envolvam exposição a pessoas ou situações desconhecidas. Crianças e adolescentes com fobia social têm preocupações extremas com o fato de se sentirem constrangidos, humilhados ou julgados de maneira negativa. Em cada um dos transtornos de ansiedade anteriores, a experiência da criança pode se aproximar de terror ou pânico. O sofrimento é maior do que se espera normalmente do nível de desempenho da criança e não pode ser explicado por qualquer outro transtorno. Medos mórbidos, preocupações e ruminações caracterizam o transtorno de ansiedade de separação. Crianças com transtorno de ansiedade superestimam a possibilidade de perigo e a probabilidade de desfechos negativos. Aquelas com os transtornos de ansiedade de separação e de ansiedade generalizada ficam com muito medo de que alguém próximo delas se machuque ou de que algo terrível aconteça com elas ou suas famílias, sobretudo quando estão longe de figuras importantes. Muitas crianças com transtornos de ansiedade se preocupam com a saúde e temem que suas famílias ou seus amigos adoeçam. Medo de perder-se, de sofrer sequestro e de perder a habilidade de entrar em contato com a família é predominante em crianças com transtorno de ansiedade de separação.

Adolescentes com transtornos podem não expressar diretamente suas preocupações; contudo, seus padrões de comportamento com frequência refletem ansiedade de separação ou outra ansiedade se eles exibirem desconforto em sair de casa, realizarem atividades solitárias por medo de seu desempenho diante dos pares ou sofrerem quando estão longe de sua família. O transtorno de ansiedade de separação em crianças costuma se manifestar diante da ideia de viajar ou no curso de uma viagem para longe de casa. Elas podem se recusar a ir acampar, a mudar de colégio ou até a ir para a casa de um amigo. De modo habitual, existe um *continuum* entre leve ansiedade antes da separação de uma figura importante e ansiedade generalizada após uma separação. Sinais premonitórios incluem irritabilidade, dificuldade para comer, reclamação, ficar sozinho no quarto, agarrar-se aos pais e segui-los por toda parte. Quando a

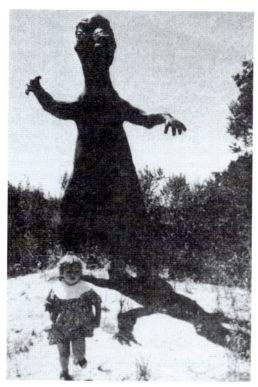

FIGURA 31.13A-1
Esta fotografia surreal representa simbolicamente a ansiedade no pesadelo de uma criança. (Cortesia de Arthur Tress para Magnum Photos, Inc.)

família se muda, em geral a criança exibe ansiedade de separação agarrando-se intensamente à figura materna. Às vezes, expressa-se ansiedade de relocação geográfica por sentimentos de saudosismo agudo ou sintomas psicofisiológicos que irrompem quando a criança está longe de casa ou vai para outro país. Ela deseja voltar para casa e fica preocupada com fantasias sobre como seria melhor estar em casa. Integração à nova situação de vida pode ser extremamente difícil. Crianças com transtornos de ansiedade podem se retirar de atividades sociais ou em grupo e expressar sentimentos de solidão devido a seu isolamento autoimposto.

Dificuldades de sono são frequentes em crianças e adolescentes com qualquer transtorno de ansiedade ou em ansiedade de separação grave; a criança ou o adolescente podem exigir que alguém fique com eles até a hora de dormir. Uma criança ansiosa pode acordar e ir para a cama dos pais, ou até dormir na porta dos pais, em um esforço de diminuir a ansiedade. Pesadelos e medos mórbidos podem ser uma expressão de ansiedade (Fig. 31.13a-1).

Características associadas da maioria dos transtornos de ansiedade incluem medo do escuro e temores imaginários. As crianças podem ter a sensação de que olhos estão observando e monstros estão atrás delas no quarto. Aquelas com os transtorno de ansiedade de separação, de ansiedade generalizada e de ansiedade social reclamam de sintomas somáticos e podem ser mais sensíveis a alterações em seus corpos, se comparadas aos jovens sem transtorno de ansiedade. Essas crianças costumam ter maior sensibilidade emocional do que seus pares, chorando com mais facilidade. Reclamações somáticas frequentes que acompanham transtornos de ansiedade incluem sintomas gastrintestinais, náusea, vômito e dores de bar-

riga; dores inexplicadas pelo corpo; dor de garganta; e sintomas do tipo gripe. Crianças mais velhas e adolescentes costumam reclamar de experiências somáticas classicamente relatadas por adultos com ansiedade, tais como sintomas cardiovasculares e respiratórios: palpitações, tontura, desmaio e sensação de estrangulamento. Sinais fisiológicos de ansiedade fazem parte dos critérios diagnósticos para transtorno de ansiedade generalizada, mas eles em geral são mais sentidos por crianças com ansiedade de separação e fobia social do que pela população em geral. O relato de caso a seguir mostra uma jovem adolescente com transtorno de ansiedade generalizada.

> Rachel era uma menina de 13 anos indicada para uma avaliação por seu pediatra com base em suas reclamações gastrintestinais crônicas sem qualquer doença orgânica. Na consulta, ela pareceu retraída e tímida, mas receptiva a perguntas. Endossou diversas preocupações que incluíram interesse por sua saúde, segurança dos pais, desempenho escolar e relacionamento com os pares. Suas maiores preocupações estavam relacionadas com sua saúde e segurança. Sua mãe relatava que a menina vinha se mostrando muito relutante em brincar na rua, porque tinha medo de contrair a doença de Lyme, por mordida de insetos, ou o vírus do oeste do Nilo, por mordida de mosquito. Rachel também estava muito preocupada com os relatos sobre eventos catastróficos locais e ao redor do mundo (p. ex., sequestros, crimes, terrorismo). Rachel foi descrita pela família e pelos professores como uma pessoa excessivamente preocupada com seu dever de casa e, com frequência, com questões adultas (p. ex., finanças, segurança no trabalho dos pais). Os sintomas que acompanhavam as preocupações da garota envolviam sobretudo dor de estômago e problemas para pegar no sono. Rachel tendia a ser muito insistente; verbalizando repetidas vezes suas preocupações, mesmo depois de ter sido tranquilizada. Admitiu que ficava preocupada por horas todos os dias e que não conseguia "desligar" esses pensamentos.
>
> Rachel havia nascido de gravidez e parto normais. Sua história médica era comum, com a exceção de dores gastrintestinais frequentes desde o jardim de infância. Foi descrita como irritável e difícil de tranquilizar desde bebê. Os marcos do desenvolvimento foram atingidos nos limites normais. Ela foi descrita como muito obediente, sem história de externalização de problemas comportamentais. Preocupava-se muito com seu desempenho acadêmico desde cedo, e conseguia apenas conceitos As, com alguns Bs eventuais. Era um pouco tímida em situações sociais, mas apreciada pelos colegas. A história familiar incluía depressão na avó materna e história materna dos três transtornos: de ansiedades generalizada, social e de separação desde criança. Rachel tinha dois irmãos mais novos que tiravam boas notas e não apresentavam problemas notáveis. (Adaptado de material de caso de Gail A. Bernstein, M.D., e Ann E. Layne, Ph.D.)

O próximo caso demonstra uma adolescente com múltiplos transtornos de ansiedade e depressivos.

> Kate era uma menina de 15 anos que vivia com seus pais biológicos e duas irmãs, de 9 e 14 anos. Ela era uma adolescente muito articulada que sempre se saiu bem no colégio, embora nunca se voluntariasse para responder nas aulas a menos que chamada pelos professores. Tinha bom relacionamento com suas irmãs quando estava em casa, mas, desde sua entrada no ensino médio, passou a recusar convites para ir à casa de seus amigos e oportunidades para ir a festas, bem como parou de sair com as irmãs para ir ao *shopping* ou ao cinema. Kate relatou que ficava muito nervosa e

ruborizava quando saía com as amigas fora da escola porque não conseguia pensar em nada para conversar com elas. Declarou que ficava com vergonha de ir ao *shopping* ou ao cinema com as irmãs porque elas costumavam se encontrar com colegas pelo caminho, e paravam para conversar, e isso a fazia se sentir "idiota", porque, apesar de ser a mais velha, não dizia nada, e acreditava que as amigas de suas irmãs fossem rir de sua timidez. Recentemente, uma de suas ex-melhores amigas a havia confrontado sobre o porquê de ela ter parado de sair com os amigos. Kate havia parado de almoçar com eles na escola porque se sentia humilhada quando conversavam sobre os planos para o fim de semana e, ao ser convidada para sair, ela simplesmente olhava para o lado e ignorava a conversa. Assim, havia ficado isolada, até na escola, e admitiu para sua irmã que estava solitária. Ela foi trazida para avaliações depois que sua irmã mais nova tinha comentado com a mãe que Kate passava todo o tempo sozinha quando saíam com os amigos e que ela parecia triste e estressada quando estava com os colegas. A garota estava deprimida, sempre com a moral baixa, e havia parado de interagir até com as irmãs em casa, as quais em geral passavam o tempo fora com os amigos. Em raras ocasiões, a irmã mais nova a convidava para festas ou para ir à casa de amigos, mas a jovem recusava e começava a chorar.

Kate foi avaliada por um psiquiatra infantil, que fez o diagnóstico de transtornos de ansiedade social, de ansiedade generalizada e depressão maior. Além disso, recomendou uma combinação de opções de tratamento, incluindo terapia cognitivo-comportamental (TCC) e um ensaio com um inibidor seletivo de recaptação de serotonina (ISRS), fluoxetina. Kate e sua família decidiram experimentar a medicação primeiro. Ela foi iniciada com 10 mg de fluoxetina, que, ao longo do mês seguinte, foi aumentada para uma dosagem de 20 mg. Por volta da terceira semana de medicação, Kate mostrou-se perceptivelmente menos resistente a sair com as irmãs para locais em que podia se encontrar com conhecidos. Suas irmãs perceberam que ela não parecia tão estressada e começava a sentar com os colegas de vez em quando, na hora do almoço, na cantina da escola. Ela afirmou que não se sentia mais tão envergonhada quanto costumava nas aulas e estava disposta a ir para a casa de amigos, mas ainda se recusou a ir à festa de aniversário de uma colega que não conhecia bem. Kate continuou com o mesmo medicamento e, em 2 meses, ficou significativamente menos ansiosa em situações sociais. Em certas ocasiões, reclamava de dores de barriga, mas tolerava bem a medicação. Sua família ficou impressionada quando ela pediu para planejarem sua festa de aniversário de 16 anos e decidiu convidar 10 amigos.

Patologia e exames de laboratório

Não existem medidas específicas de laboratório para ajudar no diagnóstico dos transtorno de ansiedade de separação, de ansiedade generalizada ou de ansiedade social.

DIAGNÓSTICO DIFERENCIAL

A presença de ansiedade de separação é uma característica esperada do desenvolvimento em crianças pequenas e, em geral, não representa uma condição prejudicial; logo, deve ser utilizado julgamento clínico para diferenciar entre ansiedade normal e transtorno de ansiedade de separação nessa faixa etária. Em crianças em idade escolar, o estresse acima do normal é aparente quando o jovem se recusa a ir regularmente à escola. Para crianças que resistem à escola, é importante identificar se medo de separação, preocupação geral com o desempenho ou medos mais específicos de humilhação diante dos colegas ou do professor estão motivando a resistência. Em muitos casos em que a ansiedade é o sintoma principal, todas essas três situações temidas entram em jogo. No transtorno de ansiedade generalizada, a separação não é o foco principal da ansiedade.

Quando transtornos depressivos ocorrem nas crianças, comorbidades possíveis, tais como transtorno de ansiedade de separação, devem ser avaliadas também. Um diagnóstico comórbido de transtorno de ansiedade de separação e transtorno depressivo deve ser feito quando os critérios para ambos são satisfeitos; os dois diagnósticos frequentemente coexistem. Transtorno de pânico com agorafobia é incomum antes dos 18 anos; o medo é de ser incapacitado por um ataque de pânico, em vez de se separar de figuras paternas. Recusa a ir à escola é um sintoma frequente no transtorno de ansiedade de separação, mas não é patognomônico dele. Crianças com outros diagnósticos, tais como fobias específicas, transtorno de ansiedade social ou medo de fracasso acadêmico devido a um transtorno da aprendizagem, também podem levar a recusa a ir à escola. Quando essa recusa ocorre em adolescentes, a gravidade da disfunção costuma ser maior em comparação a uma criança pequena. Características semelhantes e distintivas dos transtornos de ansiedade de separação, de ansiedade generalizada e de ansiedade social na infância estão presentes na Tabela 31.13a-1.

CURSO E PROGNÓSTICO

O curso e o prognóstico dos transtornos de ansiedade de separação, de ansiedade generalizada e de ansiedade social são variados e se relacionam com a idade de início, a duração dos sintomas e o desenvolvimento de transtornos de ansiedade e depressivo em comorbidade. Crianças menores que podem manter a frequência na escola, atividades extracurriculares e relacionamentos entre pares costumam ter um prognóstico superior àquelas que se recusam a frequentar as aulas e se retiram de atividades sociais. Um amplo ensaio clínico aleatório, em múltiplas localidades, chamado de Child/Adolescent Anxiety Multimodal Study (CAMS), ofereceu tratamento agudo para crianças e adolescentes com um ou mais transtornos de ansiedade administrando sertralina isolada, terapia cognitivo-comportamental (TCC) isolada ou ambos, e verificou-se que preditores de remissão futura incluíam idade menor no início do tratamento; gravidade reduzida da ansiedade; ausência de transtorno depressivo ou de ansiedade comórbidos; e o fato de transtorno de ansiedade social não ser o transtorno de ansiedade primário sob tratamento. Um estudo de acompanhamento de crianças e adolescentes com transtornos de ansiedade mista por um período de 3 anos relatou que até 82% não satisfaziam mais os critérios para transtorno de ansiedade no acompanhamento. Do grupo acompanhado, 96% daqueles com transtorno de ansiedade de separação entraram em remissão no acompanhamento. A maioria das crianças que se recuperaram o fez no primeiro ano. Idade prematura de início e idade posterior de diagnóstico eram fatores nesse estudo que prediziam recuperação mais lenta. Perto de um terço dos grupos estudados, contudo, havia desenvolvido outro transtorno psiquiátrico no período de acompanhamento, e 50% dessas crianças desenvolveram outro transtorno de ansiedade. Estudos mostraram que há sobreposição significativa entre transtorno de ansiedade e transtornos depressivos. Em casos com comorbidades múltiplas, o prognóstico é mais conservador. Dados longitudinais indicam que algumas crianças com grave recusa a ir à escola continuam resistindo a frequentar o colégio na adolescência e permanecem debilitados por anos.

TABELA 31.13a-1
Características comuns dos transtornos de ansiedade na infância

Critérios	Transtorno de ansiedade de separação	Transtorno de ansiedade social	Transtorno de ansiedade generalizada
Duração mínima para estabelecer diagnóstico	Pelo menos 4 semanas	Persistente, em geral pelo menos 6 meses	Pelos menos 6 meses
Idade de início	Não especificada	Não especificada	Não especificada
Estressores precipitantes	Separação de casa ou de figuras de apego	Situações sociais com pares ou específicas	Pressão para qualquer tipo de desempenho, atividades que são avaliadas, desempenho escolar
Relações com os pares	Boas quando não se envolve separação	Provisórias, excessivamente inibidas	Podem parecer excessivamente ávidas em agradar, pares procurados para tranquilização
Sono	Relutância ou recusa a dormir longe casa ou não perto de figura de apego específica	Pode ter insônia	Dificuldade frequente de pegar no sono
Sintomas psicofisiológicos	Dores de barriga, dores de cabeça, vômito, palpitação, náusea, tontura diante da separação	Podem exibir ruborização, contato visual inadequado, voz suave ou postura rígida	Dores de barriga, náusea, garganta embargada, falta de ar, tontura, palpitações ao antecipar a realização de uma atividade
Diagnóstico diferencial	TAG, TA Soc, transtorno depressivo maior, transtorno de pânico com agorafobia, TEPT, transtorno de oposição desafiante	TAG, TA Soc, transtorno depressivo maior, transtorno distímico, mutismo seletivo, agorafobia	TA Soc, TDAH, transtorno obsessivo-compulsivo, transtorno depressivo maior, TEPT

Adaptada de Sidney Werkman, M.D.
TAG, transtorno de ansiedade generalizada; TA Soc., transtorno de ansiedade social; TEPT, transtorno de estresse pós-traumático; TDAH, transtorno de déficit de atenção/hiperatividade.

TRATAMENTO

Os tratamentos para os transtornos de ansiedade de separação, de ansiedade generalizada e de ansiedade social na infância e na adolescência costumam ser considerados em conjunto, dada a frequente comorbidade e a sintomatologia coincidente desses transtornos. Uma abordagem de tratamento compreensiva, multimodal, normalmente inclui psicoterapia (mais frequentemente TCC), educação familiar, intervenção psicossocial familiar e intervenções farmacológicas, tais como os ISRSs. Os melhores tratamentos com base em evidências para transtorno de ansiedade infantil incluem TCC e ISRSs. A eficácia comparativa de TCC, medicamento ISRS e sua combinação (TCC + ISRS) no tratamento de transtornos de ansiedade infantis foi investigada pelo CAMS, financiado pelo National Institute of Mental Health (NIMH). Esse estudo duplo-cego, placebo-controlado, em múltiplos locais, incluiu 488 crianças e adolescentes com os três tipos de transtorno de ansiedade já mencionados, os quais foram aleatoriamente encaminhados para tratamento com TCC, medicamento ISRS (sertralina), TCC mais sertralina ou para placebo. Após uma fase aguda de tratamento de 12 semanas, os pacientes do grupo de TCC mais sertralina tiveram uma taxa de resposta de 80,7% de melhora boa ou ótima na classificação na Clinical Global Improvement (CGI). As taxas de resposta para os grupos de TCC exclusivo ou sertralina exclusiva foram de 59,7 e 54,9%, respectivamente. A resposta ao placebo foi de 23,7%. Ao longo do tempo, durante um acompanhamento aberto, a combinação de TCC com sertralina continuou oferecendo maior eficácia. Todos os três tratamentos – TCC, sertralina e combinação – foram superiores ao placebo e, portanto, eficazes no tratamento de ansiedade infantil, mas o tratamento combinado é o que tem a melhor possibilidade de ajudar crianças e adolescentes com transtornos de ansiedade. Um ensaio de TCC pode ser aplicado primeiro, se disponível, quando a criança é capaz de apresentar funcionamento suficiente para desempenhar atividades diárias enquanto recebe o tratamento. Para uma criança com prejuízo grave, contudo, recomenda-se uma combinação de tratamentos. O tratamento comportamental tem ampla aceitação como uma abordagem baseada em evidências de primeira linha para transtorno de ansiedade infantil. Uma metanálise revisou 16 ensaios controlados de TCC para transtornos de ansiedade infantis, e constatou que a abordagem é consistentemente superior a um grupo-controle em lista de espera ou a um grupo-placebo psicológico. A TCC baseada em exposição recebeu o maior apoio empírico entre intervenções psicoterapêuticas para transtornos de ansiedade em jovens e se mostrou superior a grupos-controle em lista de espera na redução de prejuízos e sintomas de ansiedade.

Diversas intervenções psicossociais foram criadas especificamente para transtornos de ansiedade em crianças pequenas. Um ensaio clínico, controlado, de TCC para crianças de 4 a 7 anos foi administrado por meio de intervenção manualizada chamada de "Being Brave: A Program for Coping with Anxiety for Young Children and their Parents". Esse manual foi embasado no programa manualizado denominado Coping Cat. A intervenção utilizava uma combinação de sessões exclusivas para pais e de outras para pais e filhos. A taxa de resposta, mensurada como melhora boa ou ótima na Escala de Melhora Clínica Global para Ansiedade, foi de 69% entre os pacientes *versus* 32% dos controles em lista de espera. As crianças tratadas exibiram melhora relevante na CGI para transtorno de ansiedade social, transtorno de ansiedade de separação e fobia específica, mas não para transtorno de ansiedade generalizada. Esse tratamento, uma TCC modificada para pais e filhos, é promissor em crianças pequenas.

Coaching Approach Behavior and Leading by Modeling (o programa CALM) é uma intervenção que busca tratar transtornos de ansiedade em crianças com mais de 7 anos, que são jovens demais para aproveitar efetivamente a TCC tradicional. O programa CALM baseia-se em trabalhos anteriores com crianças de 2 a 7 anos por meio de intervenções que visam ao comportamento indesejado da criança modificando o comportamento dos pais, as quais foram chamadas de Parent-Child Interaction Therapy (PCIT). O programa CALM é uma intervenção em 12 sessões que oferece um treinamento ao vivo, individualizado, por meio de receptor no ouvido utilizado pelo genitor durante as sessões. Ele incorpora tarefas de exposição e promove comportamento "valente" com treinamento dos genitores. Um estudo-piloto utilizando esse programa com nove pacientes cuja idade média era 5 anos e 4 meses verificou que todos aqueles que completaram o tratamento (sete pacientes e famílias) foram classificados como respondentes globais e todos, exceto um, demonstraram melhora funcional. Adaptar o modelo da PCIT para transtornos de ansiedade em crianças pequenas parece ser uma abordagem promissora para tratar ansiedade na infância.

Uma metanálise de ensaios controlados, aleatórios, de agentes antidepressivos para ansiedade infantil oferece evidências de que ISRSs múltiplos, incluindo fluvoxamina, fluoxetina, sertralina e paroxetina, são eficazes no tratamento de ansiedade infantil. Com base nessas evidências, os ISRSs são a primeira escolha de medicação no tratamento de transtornos de ansiedade em crianças e adolescentes. Uma ampla investigação feita pelo National Institute of Mental Health (Unidades de Pesquisa de Psicofarmacologia Pediátrica [RUPP]) confirmou a segurança e a eficácia da fluvoxamina no tratamento dos transtornos de ansiedade de separação, de ansiedade generalizada e fobia social. Esse estudo duplo-cego, placebo-controlado, com 128 crianças e adolescentes, revelou que 76% dos jovens no grupo de tratamento com fluvoxamina exibiram melhoras significativas, em comparação a 29% do grupo-placebo. Resposta a medicação foi perceptível somente após duas semanas de tratamento. Dosagens de fluvoxamina variavam de 50 a 250 mg/dia em crianças, e até 300/por dia em adolescentes. Crianças e adolescentes com menos sintomas depressivos comórbidos apresentavam as melhores respostas. Aqueles que respondiam a esse medicamento continuavam o uso de fluvoxamina por um período de 6 meses, e quase todos continuavam respondendo até essa marca.

Diversos outros ensaios clínicos, aleatórios, sustentaram a eficácia dos ISRSs no tratamento de transtornos de ansiedade em crianças e adolescentes. Um ensaio controlado, aleatório, relatou que a fluoxetina, a uma dosagem de 20 mg/dia, era segura e efetiva para crianças com esses transtornos, sendo os efeitos colaterais menores, incluindo distúrbio gastrintestinal, dores de cabeça e sonolência. Além disso, um ensaio clínico, aleatório, para o tratamento de transtorno de ansiedade generalizado em crianças dá suporte à eficácia da sertralina. Por fim, um amplo ensaio clínico, aleatório, realizado pela indústria acerca da paroxetina no tratamento de crianças com fobia social, verificou que esse medicamento estava associado a resposta em 78% dos jovens tratados. A paroxetina foi utilizada a uma variação de 10 a 50 mg/dia.

A FDA colocou um alerta "tarja preta" alertando para antidepressivos, incluindo todos os agentes ISRS, usados no tratamento de qualquer transtorno infantil, devido a preocupações sobre o aumento no número de suicídios; todavia, nenhum estudo individual sobre ansiedade infantil encontrou aumento significativo em termos estatísticos em ideias ou comportamentos suicidas.

Drogas tricíclicas não são mais recomendadas em razão de seus efeitos cardíacos adversos potencialmente graves. Receptores antagonistas β-adrenérgicos, tais como propranolol e buspirona, foram usados para tratamento clínico em crianças com transtornos de ansiedade, mas hoje não existem dados que sustentem sua eficácia. Difenidramina pode ser usada no curto prazo para controlar distúrbios de sono em crianças com transtornos de ansiedade. Ensaios abertos e um estudo duplo-cego, placebo-controlado, sugeriram que alprazolam, um benzodiazepínico, possa ajudar a controlar sintomas de ansiedade no transtorno de ansiedade de separação. Clonazepam foi estudado em ensaios abertos e pode ser útil no controle de sintomas de pânico e outros sintomas de ansiedade.

Apesar dos ISRSs e da TCC, isolados e em combinação, terem demonstrado eficácia no tratamento de transtornos de ansiedade em jovens, aproximadamente 20 a 35% das crianças e dos adolescentes com esses transtornos não parecem se beneficiar do tratamento. Diversos agentes novos foram sugeridos como tratamentos em potencial, alguns com base em seu efeito sobre o sistema N-metil-D-aspartato (NMDA). Por exemplo, D-cicloserina (DCS), atualmente aprovada pela FDA no tratamento de tuberculose pediátrica, é um receptor agonista parcial do sistema NMDA que talvez possa aumentar os benefícios do tratamento de exposição para fobias. Algumas evidências indicam que a DCS pode aumentar a velocidade das intervenções de exposição; contudo, ganhos a longo prazo não foram comprovados. Riluzol é um agente antiglutamatérgico que reduz a transmissão glutamatérgica inibindo a liberação de glutamato e a inativação dos canais de sódio nos neurônios corticais, bem como bloqueando a recaptação do ácido γ-aminobutírico (GABA). Devido a seus efeitos antiglutamatérgicos, postulou-se que o riluzol ofereça reforço ao tratamento dos transtornos obsessivo-compulsivo e de ansiedade generalizada. Outro agente, a memantina, um receptor antagonista do NMDA com aprovação da FDA no tratamento de doença de Alzheimer, reduz a ansiedade graças a sua influência sobre o sistema glutamatérgico. Relatos de caso publicados oferecem resultados mistos.

Embora a maioria dos transtornos de ansiedade infantis vá e volte com o tempo, recusa em ir à escola associada a transtorno de ansiedade de separação pode ser vista como uma emergência psiquiátrica. Um plano de tratamento abrangente envolve a criança, os pais e os colegas de escola. Intervenções familiares são fundamentais no manejo do transtorno de ansiedade de separação, sobretudo em crianças que se recusam a ir à escola, para que sejam encorajadas a frequentá-la enquanto apoio adequado continua a ser oferecido. Quando um dia inteiro na escola ainda for excessivo, deve-se organizar um programa para que a criança aumente progressivamente esse período. Contato progressivo com um objeto de ansiedade é uma forma de modificação de comportamento que pode ser aplicado a qualquer tipo de ansiedade de separação. Alguns casos graves de recusa escolar exigem hospitalização. Modalidades cognitivo-comportamentais incluem exposição à separação temida e estratégias cognitivas, tais como autodeclarações visando lidar com o medo da separação, buscando aumentar a sensação de autonomia e domínio.

Em suma, tratamentos com base em evidências para transtornos de ansiedade focaram-se em ISRSs e TCC. Os ISRSs mostraram-se seguros e eficazes no tratamento de transtornos de ansiedade infantis; porém, em transtornos graves, a evidência sugere que o melhor tratamento seja oferecer simultaneamente TCC e agentes antidepressivos ISRS.

REFERÊNCIAS

Bittner A, Egger HL, Erkanli A. What do childhood anxiety disorders predict? *J Child Psychol Psychiatry*. 2007;48:1174–1183.

Comer JS, Puliafico AC, Ascenbrand SG, McKnight K, Robin JA, Goldfine ME, Albano AM. A pilot feasibility evaluation of the CALM Program for anxiety disorders in early childhood. *J Anxiety Disord*. 2012;26:40–49.

Compton SN, Walkup JT, Albano AM, Piacentini JC, Birmaher B, Sherrill JT, Ginsburg GS, Rynn MA, McCracken JT, Waslick BD, Iyengar S, Kendall PC, March JS. Child/Adolescent Anxiety Multimodal Study (CAMS): Rationale, design, and methods. *Child Adolesc Psychiatry Ment Health*. 2010;4:1.

Connolly SC, Suarez L, Sylvester C. Assessment and treatment of anxiety disorders in children and adolescents. *Curr Psychiatry Rep*. 2011;13:99–110.

Davis III TE, May A, Whiting SE. Evidence-based treatment of anxiety and phobia in children and adolescents: Current status and effects on the emotional response. *Clin Psychol Rev*. 2011;31:592–602.

Ginsburg GS, Kendall PC, Sakolsky D, Compton SN, Piacentini J, Albano AM, Walkup JT, Sherrill J, Coffey KA, Rynn MA, Keeton CP, McCracken JT, Bergman L, Iyengar S, Birmaher B, March J. Remission after acute treatment in children and adolescents with anxiety disorders: findings from The CAMS. *J Consult Clin Psychol*. 2011;79: 806–813.

Hanna GL, Fischer DJ, Fluent TE. Separation anxiety disorder and school refusal in children and adolescents. *Pediatr Rev*. 2006;27:56–63.

Hirshfeld-Becker DR, Masek B, Henin A, Blakely LR, Pollock-Wurman RA, McQuade J, DePetrillo L, Briesch J, Ollendick TH, Rosenbaum JF, Biederman J. Cognitive behavioral therapy for 4- to 7-year-old children with anxiety disorders: A randomized clinical trial. *J Consult Clin Psychol*. 2010;78:498–510.

Otani K, Suzuki A, Matsumoto Y, Kamata. Parental overprotection increases interpersonal sensitivity in healthy subjects. Comp Psychiatry. 2009;50:54–57.

Reinblatt SP, Walkup JT. Psychopharmacologic treatment of pediatric anxiety disorders. *Child Adolesc Psychiatric Clin N Am*. 2005;14:877.

Rockhill C, Kodish I, DiBassisto C, Macias M, Varley C, Ryan S. Anxiety disorders in children and adolescents. *Curr Prob Pediatr Adolesc Health Care*. 2010;0:66–99.

Rynn M, Puliafico A, Heleniak C, Rikhi P, Ghalib K, Vidair H. Advances in pharmacotherapy for pediatric anxiety disorders. *Depress Anxiety*. 2011;28:76–87.

Schneider S, Blatter-Meunier J, Herren C, Adornetto C, In-Albon T, Lavallee K. Disorder-specific cognitive-behavioral therapy for separation anxiety disorder in young children: A randomized waiting-list–controlled group. *Psychother Psychosom*. 2011;80:206–215.

Vanderwerker LC, Jacobs SC, Parkes CM, Prigerson HG. An exploration of associations between separation anxiety in childhood and complicated grief in later life. *J Nerv Ment Dis*. 2006;194(2):121–123.

Walkup JT, Albano AM, Piacentini J. Cognitive behavioral therapy, sertraline, or a combination in childhood anxiety. *N Engl J Med*. 2008;359:2753–2766.

31.13b Mutismo seletivo

O mutismo seletivo, possivelmente relacionado com o transtorno de ansiedade social, embora seja um transtorno independente, é caracterizado na criança como falta persistente de fala em uma ou mais situações sociais específicas, sendo a mais típica o ambiente escolar. Uma criança com mutismo seletivo pode permanecer em completo silêncio ou quase, em alguns casos apenas sussurrando no ambiente escolar. Ainda que com frequência comece antes dos 5 anos, o mutismo seletivo pode não aparecer até que a criança precise falar ou ler em voz alta na escola. A conceitualização atual desse transtorno seletivo ilustra uma convergência de ansiedade social subjacente junto com o aumento na possibilidade de problemas de discurso e de linguagem, levando ao fracasso da fala em certas situações. Via de regra, crianças com esse transtorno ficam em silêncio durante situações estressantes, enquanto outras podem verbalizar algumas palavras monossilábicas quase inaudíveis. Apesar do aumento do risco de atraso na aquisição do discurso e da linguagem em crianças com mutismo seletivo, essas crianças são perfeitamente capazes de falar com competência quando não se encontram em uma situação que lhes provoque ansiedade. Algumas crianças com o transtorno se comunicam por meio de contato visual ou gestos não verbais, mas não verbalmente, quando estão na escola. No entanto, elas falam com fluência em casa e em muitos ambientes familiares. Acredita-se que o mutismo seletivo esteja relacionado com o transtorno de ansiedade social por surgir de modo especial em situações sociais seletivas.

EPIDEMIOLOGIA

A prevalência do mutismo seletivo varia com a idade, estando as crianças mais novas em risco mais elevado de apresentar o transtorno. De acordo com o DSM-5, o ponto de prevalência do mutismo seletivo, usando amostras clínicas ou escolares, varia entre 0,03 e 1%, dependendo da amostra estudada, clínica ou comunitária. Um amplo levantamento epidemiológico no Reino Unido relatou taxa de prevalência de mutismo seletivo em 0,69% em crianças de 4 a 5 anos, a qual decaiu para 0,8% próximo ao fim do ano acadêmico. Outro levantamento, no mesmo país, identificou 0,06% das crianças com 7 anos afetadas por mutismo seletivo. Crianças pequenas são mais vulneráveis ao transtorno do que as mais velhas. Ele parece ser mais comum em meninas do que em meninos. Relatos clínicos sugerem que muitas crianças pequenas o "superam" espontaneamente conforme crescem; o curso longitudinal do transtorno ainda precisa ser estudado.

ETIOLOGIA

Contribuição genética

O mutismo seletivo pode ter muitos dos mesmos fatores etiológicos que levam ao surgimento do transtorno de ansiedade social. Diferentemente de outros transtornos de ansiedade infantis, crianças com mutismo seletivo apresentam risco mais elevado de início tardio do discurso ou de anormalidades do discurso que podem ser contribuintes. Entretanto, além do fator do discurso e da linguagem, um levantamento verificou que 90% das crianças com mutismo seletivo se enquadravam nos critérios diagnósticos para fobia social. Essas crianças exibiam níveis elevados de ansiedade social sem psicopatologia notável em outras áreas, de acordo com as avaliações de pais e de professores. Logo, o mutismo seletivo pode não representar um transtorno distinto, sendo mais bem conceitualizado como um subtipo de fobia social. Ansiedade materna, depressão e necessidades de dependência aumentadas são notadas com frequência em famílias de crianças com mutismo seletivo, de forma semelhante a famílias com crianças que exibem outros transtornos de ansiedade.

Interações parentais

Superproteção materna e transtornos de ansiedade nos genitores podem exacerbar interações que reforcem de forma inadvertida comportamentos de mutismo seletivo. Crianças com esse problema costumam falar livremente em casa e apenas exibem sintomas quando estão sob pressão social, seja na escola, seja em outras situações sociais. Algumas parecem predispostas ao mutismo seletivo após trauma emocional ou físico prematuro; logo, alguns clínicos se referem ao fenômeno como *mutismo traumático*, em vez de mutismo seletivo.

Fatores linguísticos e do discurso

O mutismo seletivo é conceitualizado como uma recusa ansiosa a falar; entretanto, mais crianças com o transtorno do que o esperado apresentam história de atraso no discurso. Um achado interessante aponta que crianças com essa condição apresentam risco mais elevado de distúrbio no processo auditivo, o que pode interferir no processamento eficiente de sons. Em sua maior parte, contudo, problemas do discurso e da linguagem em crianças com mutismo seletivo são sutis e não podem ser responsabilizados pelo diagnóstico de mutismo seletivo.

DIAGNÓSTICO E CARACTERÍSTICAS CLÍNICAS

O diagnóstico de mutismo seletivo não é difícil de fazer depois que ficar claro que a criança tem habilidades linguísticas adequadas em alguns ambientes, mas não em outros. O mutismo pode ser desenvolvido gradual ou subitamente após uma experiência perturbadora. A idade de início pode variar de 4 a 8 anos. Períodos de mutismo costumam se manifestar na escola ou fora de casa; em casos raros, a criança fica muda em casa, mas não na escola. Crianças que exibem mutismo seletivo também podem apresentar sintomas de transtorno de ansiedade de separação, recusa a ir à escola e atraso na aquisição da linguagem. Uma vez que a ansiedade social está quase sempre presente em crianças com mutismo seletivo, distúrbios comportamentais, tais como ataques de temperamento e comportamentos opositores, também podem ocorrer em casa. Comparadas a crianças com outros transtornos de ansiedade, exceto o de ansiedade social, crianças com mutismo seletivo tendem a ter menos competência social e mais ansiedade social.

Janine era uma menina de 6 anos, sino-americana, aluna do 1º ano, que vivia com seus pais e irmãos biológicos. Os pais relatavam uma história de dois anos de mutismo na escola, começando no jardim de infância, ou com quaisquer crianças ou adultos de fora da família, apesar de falar normalmente em casa. Aí, ela era animada e falante com sua família imediata e alguns primos pequenos. Mesmo conversando com parentes adultos de fora de seu círculo familiar imediato, sua comunicação com frequência se limitava a respostas monossilábicas a perguntas. De acordo com seus pais, Janine também exibia extrema ansiedade social, a ponto de "congelar" em certas situações quando a atenção se concentrava nela. No momento da avaliação, ela nunca havia recebido tratamento. Falava inglês fluente, bem como mandarim, e, de acordo com os pais, havia atingido todos os marcos do desenvolvimento a tempo e parecia ter inteligência acima da média. Eles também relatavam que a menina gostava de dançar, cantar e de participar de brincadeiras imaginativas com as irmãs.

Durante a avaliação inicial, Janine não fez contato visual nem respondeu verbalmente ao clínico. Seus pais relatavam que esse comportamento era típico quando ela estava em uma situação nova, mas que se comunicava de modo não verbal e fazia contato visual com a maioria das pessoas quando as "conhecesse melhor". A pedido, os pais fizeram uma gravação da menina brincando com as irmãs. No vídeo, a criança mostrava-se animada e falava espontaneamente, sem qualquer problema óbvio. Janine foi diagnosticada com mutismo seletivo e transtorno de ansiedade social. Recomendou-se TCC nesse momento.

A TCC foi iniciada, e o terapeuta instruiu Janine e sua mãe a criar uma lista de situações fáceis, médias e difíceis "para falar" e uma lista de recompensas pequenas, médias e grandes. Essas listas tornaram-se a base para a exposição e o reforço das tarefas de fala que gradualmente aumentariam de dificuldade. As sessões de tratamento comportamental incluíam tempo com Janine e sua mãe juntas, para rever tarefas anteriores e futuras, e um período com Janine e o terapeuta a sós.

Quando o tratamento começou, Janine não se comunicava de modo algum com o terapeuta, verbalmente ou não. O terapeuta pouco a pouco desenvolveu uma conexão com a menina utilizando tarefas menos estressantes, como cochichar com a mãe estando o terapeuta no outro canto, depois fazer sim ou não com a cabeça, apontar, cochichar com um animal de pelúcia, cochichar com a mãe de frente para o terapeuta, até afinal responder diretamente para o terapeuta. Este usou animais de pelúcia para ajudar Janine a se "aquecer" sem forçar uma conversa direta. Após três sessões, ela começou a conversar com o terapeuta sussurrando. Recebia adesivos por completar cada tarefa de fala e, depois de preencher todas as tabelas com adesivos, recebia recompensas (um brinquedinho ou presente da lista de recompensas).

Janine também recebia tarefas que envolviam a professora e os colegas. Estas foram implementadas de maneira gradual e incluíam abanar para a professora, fazer uma gravação dizendo "oi" para a professora, sussurrar "oi" para a professora, dizer "oi" para a professora com sua voz normal, e assim por diante. Após aproximadamente 14 sessões, Janine conseguiu completar uma frase diante da turma quando foi chamada e conversou com a professora diante de vários outros alunos.

Durante as últimas sessões, a mãe de Janine foi assumindo um papel cada vez mais ativo na atribuição e no acompanhamento de tarefas da fala. Quando entrou para o 2º ano, Janine levou poucos dias para conversar com a professora e com a maioria dos colegas. Após completar a terapia, a mãe da menina continuou a monitorar seus padrões de fala e a promover a fala em novas situações, encorajando (e recompensando) seu sucesso gradual com novas pessoas e situações. (Adaptado do material de caso de Lindsey Bergman, Ph.D., e John Piacentini, Ph.D.)

Patologia e exames de laboratório

Não há exames de laboratório específicos úteis para diagnosticar ou tratar o mutismo seletivo.

DIAGNÓSTICO DIFERENCIAL

O diagnóstico diferencial de crianças que ficam em silêncio em situações sociais enfatiza excluir transtornos da comunicação, do espectro autista e de ansiedade social, os quais podem ser diagnosticados em comorbidade. Quando for confirmado que a criança é plenamente capaz de falar em certas situações, as quais são confortáveis, mas não na escola nem em outras situações sociais, um transtorno de ansiedade vem à mente. Crianças tímidas podem exibir mutismo transitório em situações novas e que provoquem ansiedade. Essas crianças costumam ter histórias de não falar na presença de estranhos e de se grudarem à mãe. A maioria das crianças com mutismo, ao entrar na escola, apresenta melhora espontânea e pode ser descrita com timidez de adaptação transitória. Também é necessário diferenciar mutismo seletivo de retardo mental, transtornos globais do desenvolvimento e transtorno da linguagem expressiva. Nesses transtornos, os sintomas são generalizados, e não há uma única situação em que a criança se comunique normalmente; a criança pode ter uma incapacidade de falar, e não uma recusa. No mutismo secundário a transtorno de conversão, o mutismo é generalizado. Crianças apresentadas a um novo ambiente em que se fala uma língua diferente podem ser reticentes a usar a nova língua. O mutismo seletivo deve ser diagnosticado apenas quando as crianças se recusam a conversar em sua língua nativa e quando ganharam competência comunicativa na nova língua, mas se recusam a falar.

CURSO E PROGNÓSTICO

Crianças com mutismo seletivo costumam ser excessivamente tímidas durante os anos pré-escolares, mas o início do transtorno completo tende a não ser evidente antes dos 5 ou 6 anos. Muitas crianças pequenas com sintomas precoces de mutismo seletivo em um período transitório, ao entrarem na pré-escola, melhoram de maneira espontânea após alguns meses e nunca satisfazem todos os critérios para o transtorno. Um padrão comum para uma criança com mutismo seletivo é falar quase exclusivamente em casa com a família nuclear, mas não em outros lugares, em especial na escola. Em consequência, crianças com mutismo seletivo podem ter dificuldades acadêmicas ou até ser reprovadas devido a uma falta de participação. Essas crianças costumam ser tímidas e ansiosas e apresentam risco mais elevado de transtorno depressivo. Muitas, em que o mutismo tem início precoce, entram em remissão com ou sem tratamento. Dados recentes sugerem que fluoxetina possa influenciar o curso do mutismo seletivo e que o tratamento acelera a recuperação. Crianças nas quais o transtorno persiste costumam ter dificuldades em formar relações sociais. Caçoadas dos colegas podem fazê-las se recusar a ir para a escola. Algumas crianças com qualquer forma de ansiedade social grave são caracterizadas por rigidez, traços negativos, negativismo, ataques de temperamento e comportamento opositor e agressivo em casa. Outras toleram a situação temida comunicando-se por gestos, como mexer a cabeça, dizer "aham" ou "não". Em um estudo de acompanhamento, cerca de metade das crianças com mutismo seletivo melhorava em 5 a 10 anos. As que não melhoram até os 10 anos parecem ter um curso de longo prazo e um prognóstico pior. Até um terço das crianças afetadas por esse transtorno, com ou sem tratamento, pode desenvolver outros transtornos psiquiátricos, em particular outros transtornos de ansiedade e depressão.

TRATAMENTO

Recomenda-se uma abordagem multimodal, com a utilização de psicoeducação para a família, TCC e ISRSs conforme necessário. Crianças pré-escolares também podem se beneficiar de uma creche terapêutica. Para aquelas em idade escolar, recomenda-se TCC individual como tratamento de primeira linha. Educação familiar e cooperação são benéficos. Dados publicados sobre o tratamento bem-sucedido de crianças com mutismo seletivo são raros, mas evidências sólidas indicam que crianças com transtorno de ansiedade social respondem a vários ISRSs, e atualmente tratamentos com TCC estão sendo investigados em um ensaio placebo-controlado, aleatório, em múltiplas localidades, com crianças com transtornos de ansiedade.

Um relatório recente de 21 crianças com mutismo seletivo tratadas em um ensaio aberto com fluoxetina sugeriu que esse medicamento possa ser efetivo para mutismo seletivo infantil. Relatos confirmaram sua eficácia no tratamento de fobia social adulta e em pelo menos um estudo duplo-cego, placebo-controlado, com crianças apresentando mutismo. Um amplo estudo financiado pelo NIMH sobre transtornos de ansiedade em crianças e adolescentes, denominado Research Units in Pediatric Psychopharmacology (RUPP), demonstrou a distinta superioridade da fluvoxamina sobre placebo no tratamento de diversos transtornos de ansiedade infantis. Crianças com mutismo seletivo podem se beneficiar da mesma maneira que crianças com fobia social, dada a ideia atual de que o mutismo se trate de um subgrupo da fobia social. Demonstrou-se, em ensaios placebo-controlados, aleatórios, que medicamentos ISRSs que têm benefício no tratamento de crianças com fobia social incluem fluoxetina (20 a 60 mg/dia), fluvoxamina (50 a 300 mg/dia), sertralina (25 a 200 mg/dia) e paroxetina (10 a 50 mg/dia).

REFERÊNCIAS

Bergman RL, Lee JC. Selective mutism. In: Sadock BJ, Sadock VA, Ruiz P, eds. *Kaplan & Sadock's Comprehensive Textbook of Psychiatry*. 9th ed. Vol. 2. Philadelphia: Lippincott Williams & Wilkins; 2009:3694.

Carbone D, Schmidt LA, Cunningham CC, McHolm AE, Edison S, St. Pierre J, Boyle JH. Behavioral and socio-emotional functioning in children with selective mutism: A comparison with anxious and typically developing children across multiple informants. *J Abnorm Child Psychol*. 2010;38:1057–1067.

Davis TE III, May A, Whiting SE. Evidence-based treatment of anxiety and phobia in children and adolescents: Current status and effects on the emotional response. *Clin Psychol Rev*. 2011;31:592–602.

Kehle TJ, Bray MA, Theodore LA. Selective mutism. In: Bear GG, Minke KM, eds. *Children's Needs III: Development, Prevention, and Intervention*. Washington DC: National Association of School Psychologists; 2006:293.

Rynn M, Puliafico A, Heleniak C, Rikhi P, Ghalib K, Vidair H. Advances in pharmacotherapy for pediatric anxiety disorder. *Depress Anxiety*. 2011;28:76–87.

Schwartz RH, Freedy AS, Sheridan MJ. Selective mutism: Are primary care physicians missing the silence? Clin Pediatr (Phila). 2006;45:43–48.

Scott S, Beidel DC. Selective mutism: An update and suggestions for future research. *Curr Psychiatry Rep*. 2011;13:251–257.

Toppelberg CO, Tabors P, Coggins A, Lum K, Burger C. Differential diagnosis of selective mutism in bilingual children. *J Am Acad Child Adolesc Psychiatry*. 2005;44(6):592–595.

Wagner KD, Berard R, Stein MB, Wetherhold E, Carpenter DJ, Perera P, Gee M, Davy K, Machin A. A multicenter, randomized, double-blind, placebo controlled trial of paroxetine in children and adolescents with social anxiety disorder. *Arch Gen Psychiatry*. 2004;61:1153.

Waslick B. Psychopharmacology intervention for pediatric anxiety disorders: A research update. *Child Adolesc Psychiatr Clin N Am*. 2006;1:51.

Yeganeh R, Beidel DC, Turner SM. Selective mutism: More than social anxiety? *Depress Anxiety*. 2006;23(3):117.

▲ 31.14 Transtorno obsessivo-compulsivo na infância e na adolescência

O transtorno obsessivo-compulsivo (TOC) na infância é caracterizado por pensamentos intrusivos recorrentes com ansiedade ou medo e/ou ações mentais ou comportamentais propositais com o objetivo de reduzir medos e tensões causados por obsessões. Dados sugerem que até 25% dos casos de TOC tenham seu início por volta dos 14 anos de idade. A apresentação clínica geral desse transtorno na juventude é semelhante à dos adultos; entretanto, em comparação com adultos, crianças e adolescentes afetados frequentemente não consideram seus pensamentos obsessivos ou comportamentos repetitivos insensatos. Em casos mais leves de TOC, recomenda-se um ensaio de terapia cognitivo-comportamental (TCC) como intervenção inicial. O TOC na juventude costuma ser tratado com sucesso com inibidores seletivos da recaptação de serotonina (ISRSs) ou TCC, isolados ou em combinação. Os resultados de um estudo placebo-controlado, aleatório, em larga escala, chamado Pediatric OCD Treatment Study (POTS), demonstraram que as taxas mais elevadas de remissão em TOC pediátrico são alcançadas com uma combinação de agentes serotonérgicos e tratamento por TCC.

O DSM-5 removeu o TOC de sua categoria anterior, nos Transtornos de Ansiedade, e colocou-o em uma nova categoria, chamada Transtorno Obsessivo-compulsivo e Transtornos Relacionados, sendo os relacionados tricotilomania (transtorno de arrancar o cabelo), transtorno de acumulação, transtorno dismórfico corporal e transtorno de escoriação (*skin picking*). Ainda assim, a relação entre TOC e outros transtornos de ansiedade permanece significativa e apoiada por pesquisas.

EPIDEMIOLOGIA

O TOC é comum entre crianças e adolescentes, com prevalência em torno de 0,5% e prevalência vitalícia de 2 a 4%. A taxa de TOC entre jovens aumenta exponencialmente ao passar da idade, com taxas de 0,3% em crianças entre 5 e 7 anos, chegando até 0,6 a 1% entre adolescentes. De acordo com o DSM-5, a prevalência de TOC nos Estados Unidos é de 1,2%, com taxa ligeiramente maior entre mulheres. Suas taxas entre adolescentes são maiores do que as de esquizofrenia ou de transtorno bipolar. Entre crianças pequenas com TOC, parece haver leve predominância no sexo masculino, a qual diminui com a idade.

ETIOLOGIA

Fatores genéticos

Uma contribuição significativa de fatores genéticos tem sido estimada para o desenvolvimento precoce de TOC. Sua taxa entre parentes em primeiro grau de crianças e adolescentes que desenvolvem TOC é 10 vezes maior do que na população em geral. Estudos de gêmeos demonstraram que as taxas de concordância para TOC são maiores para gêmeos monozigóticos (0,57) do que para dizigóticos (0,22); contudo, fatores não genéticos têm um papel que pode ser igual ou maior do que as contribuições genéticas em alguns casos. O TOC é um transtorno heterogêneo que há décadas tem sido conhecido por se desenvolver em famílias. Além disso, a presença de constelações de sintomas subclínicos em membros da família parece demonstrar essa verdade. Estudos de ligação genética revelaram evidências de locais de suscetibilidade nos cromossomos 1q, 3q, 6q, 7p, 9p, 10p e 15q. O estudo genético colaborativo de TOC constatou que o gene *Sapap3* estava associado a transtornos de arrumação pessoal, podendo ser um gene candidato promissor para o TOC. Há evidências de que os genes receptores-moduladores de glutamato também podem estar associados a TOC e exercer algum papel no surgimento do transtorno. Estudos de famílias sugeriram uma relação entre TOC e transtornos de tique, como síndrome de Tourette. Acredita-se que o TOC e os transtornos de tique compartilhem fatores de suscetibilidade, os quais podem incluir tanto fatores genéticos quanto não genéticos.

Neuroimunologia

Tem sido considerada a hipótese de que contribuições imunológicas para o surgimento do TOC estejam relacionadas a um processo inflamatório nos gânglios da base associado com uma resposta imune a uma infecção sistêmica que pode gerar TOC e tiques. Um protótipo dessa hipótese foi a associação controversa de sintomas de TOC em um pequeno subgrupo de crianças e adolescentes após exposição documentada ou infecção com *estreptococo β-hemolítico do grupo A* (GABHS). Sob essa hipótese, casos de TOC gerado por infecção foram chamados de Transtornos Neuropsiquiátricos Pediátricos Autoimunes Associados a Infecções Estreptocócicas (PANDAS) e podem se equiparar a um processo autoimune que leva a um transtorno do movimento semelhante à coreia de Sydenham após febre reumática. Algumas evidências de estudos de ressonância magnética (IRM) documentaram uma relação proporcional entre o tamanho dos gânglios da base e a gravidade dos sintomas do TOC em uma pequena amostra. É possível que o GABHS seja um de muitos estressores fisiológicos que podem levar a aumento ou surgimento do TOC ou tiques; entretanto, um estudo longitudinal prospectivo de jovens com PANDAS acompanhado por um período de dois anos não encontrou evidências de associação temporal entre infecções de GABHS e exacerbações de sintomas do TOC em crianças que satisfaziam os critérios de PANDAS. A apresentação do TOC em crianças e adolescentes devido a exposição aguda a GABHS representa uma minoria entre casos desse transtorno em jovens e continua controversa.

Neuroquímica

A evidência de que ISRSs reduzem sintomas do TOC, junto com achados de sensibilidade alterada à administração aguda de agonistas de 5-hidroxitriptofano (5-HT) em indivíduos com TOC, sustenta a probabilidade do papel da serotonina no transtorno. Além disso, acredita-se que o sistema de dopamina influencie o TOC, especialmente em razão da frequente comorbidade do TOC com transtornos de tique na infância. Observações clínicas indicaram que obsessões e compulsões podem ser exacerbadas durante o tratamento de TDAH (outra comorbidade frequente do TOC) com agentes estimulantes. Antagonistas da dopamina administrados junto com ISRSs podem aumentar a efetividade dos ISRSs no tratamento do TOC. Evidências indicam que vários sistemas neurotransmissores podem exercer um papel no transtorno.

Neuroimagem

Tanto a tomografia computadorizada (TC) quanto o exame de IRM de crianças e adultos com TOC sem tratamento revelaram volumes menores de segmentos dos gânglios da base, em comparação com controles sadios. Uma metanálise de morfometria baseada em voxel (VBM) para avaliar a densidade de matéria cinzenta comparou 343 pacientes com TOC a 318 controles saudáveis e verificou que a densidade de matéria cinzenta em pacientes com TOC era menor nas regiões pré-frontais corticais (incluindo o giro supramarginal, o córtex pré-frontal dorsolateral e o córtex orbitofrontal), mas maior nos gânglios da base (o putame) e no córtex pré-frontal anterior, comparados a controles saudáveis. Volume maior de matéria cinzenta nos gânglios da base em pacientes com TOC também foi relatado em outros estudos. Essas anormalidades estruturais nos gânglios da base pré-frontal podem estar envolvidas integralmente na fisiopatologia do TOC. Não está claro se os aumentos na matéria cinzenta em indivíduos com TOC ocorrem antes ou depois do surgimento dos sintomas. Em crianças, evidências indicam que o volume talâmico é aumentado. Estudos com adultos forneceram evidências de hipermetabolismo nas redes frontais córtico-estriatais-talamocorticais em indivíduos com TOC sem tratamento. Desperta interesse o fato de estudos de imagem comparando momentos pré e pós-tratamento revelarem que tanto intervenções medicamentosas quanto comportamentais levam a uma redução das taxas metabólicas orbito-frontal e caudal em crianças e adultos com TOC.

DIAGNÓSTICO E CARACTERÍSTICAS CLÍNICAS

Crianças e adolescentes com obsessões ou compulsões são frequentemente indicados para tratamento devido ao período excessivo que devotam a seus pensamentos intrusivos e rituais repetitivos. Para algumas crianças, seus rituais compulsivos são percebidos como respostas razoáveis a seus medos e ansiedades extremos. Ainda assim, eles estão conscientes do seu desconforto e da sua incapacidade de realizar atividades cotidianas de forma regrada em razão de suas compulsões, tal como se preparar para ir à escola todas as manhãs.

As obsessões mais relatadas em crianças e adolescentes incluem medos extremos de contaminação (exposição a sujeira, germes ou doença), seguidos de preocupações relacionadas a males que possam afetá-los diretamente ou atingir seus familiares, ou medo de causar danos a outros ao perder o controle dos próprios impulsos agressivos. Também costumam ser relatadas as necessidades obsessivas por simetria ou exatidão, acumulação e preocupações religiosas ou morais excessivas. Rituais compulsivos típicos entre crianças e adolescentes envolvem limpeza, verificação, contagem, comportamentos repetitivos ou organização de itens. Características associadas nessa população com TOC incluem evitação, indecisão, dúvida e lentidão para completar tarefas. Na maioria dos casos de TOC entre jovens, obsessões e compulsões estão presentes. De acordo com o DSM-5, o diagnóstico de TOC é idêntico ao dos adultos, com a diferença de que crianças pequenas podem não conseguir articular o objetivo de suas compulsões na redução da ansiedade. O DSM-5 também acrescentou os especificadores a seguir: com *insight* bom, razoável, pobre ou ausente. Ou seja, quanto maior a crença nas obsessões e nas compulsões do TOC, pior o *insight*. Um especificador adicional indica se o indivíduo tem uma história passada ou atual de transtorno de tique. A Tabela 10.1-1 designa os critérios diagnósticos do DSM-5 para TOC.

Crianças e adolescentes que desenvolvem TOC podem ter início insidioso e ocultar seus sintomas o máximo possível de modo a não questionar ou atrapalhar seus rituais. Poucas crianças, particularmente do sexo masculino com início precoce, podem ter desenvolvimento rápido dos sintomas múltiplos em poucos meses. O TOC costuma ser comórbido com transtornos de ansiedade, TDAH e transtornos de tique, sobretudo síndrome de Tourette. Crianças com TOC e transtornos de tique comórbidos têm maior probabilidade de exibir compulsões de contagem, arranjo ou organização e menor probabilidade de manifestar compulsões de lavagem e limpeza. A comorbidade elevada de TOC, síndrome de Tourette e TDAH levou pesquisadores a propor uma vulnerabilidade genética comum aos três transtornos. É importante procurar comorbidade em crianças e adolescentes com TOC para que os melhores tratamentos possam ser administrados.

Jason, um menino de 12 anos no 6º ano, foi trazido para avaliação por seus pais, que expressaram preocupação com suas perguntas repetidas e ansiedade quanto ao desenvolvimento da síndrome da imunodeficiência adquirida (aids). Jason era um menino bem ajustado que de repente começou a exibir comportamentos extremamente disruptivos relacionados a seus medos de aids cerca de 2 a 3 meses antes da avaliação. Seus novos comportamentos incluíam preocupações implacáveis com a contração de doenças, rituais de limpeza, expressões repetidas de incerteza sobre seu próprio comportamento, busca por tranquilização, rituais repetidos e evitação.

Especificamente, Jason expressava seu medo e sua ideia de que fora exposto ao vírus da imunodeficiência humana (HIV) por meio da exposição a diversos estranhos que estavam infectados. Por exemplo, enquanto andava de carro, se visse pela janela um estranho que lhe parecesse pobre ou descuidado, ele sentia extrema ansiedade e se angustiava de forma obsessiva a respeito da possibilidade de o estranho ter aids ou de expô-lo à doença. Apesar da tranquilização dos pais quanto a sua segurança e não exposição à doença, Jason insistia em se lavar vigorosamente por quase 1 hora toda vez que chegava em casa. Ele expressava dúvidas contínuas sobre seu próprio comportamento. Costumava perguntar aos pais: "Eu usei a palavra m____? Eu usei a palavra f____?". Tranquilizações não o acalmavam muito. Jason, antes um aluno excelente, começou a perder a habilidade de se focar nos temas de casa. Enquanto lia passagens do dever, com frequência sentia ansiedade intensa, se perguntando se havia esquecido uma palavra ou compreendido mal uma frase, e então relia o material. Completar uma página de material escrito lhe custava de 30 a 60 minutos. Ao longo de várias semanas, ele passou a completar cada vez menos deveres, o que o deixou cada mais estressado com suas notas.

Durante a avaliação de Jason, sua história familiar mencionava que sua irmã mais velha havia passado por um período em que também apresentara ansiedades similares, mas mais leves, com menos interferência no funcionamento, e que jamais recebera tratamento para esses sintomas.

Na entrevista inicial, Jason mostrou-se um garoto preocupado e triste, que cooperava com os questionamentos. Não deu muitas informações, permitindo que seus pais recontassem a extensão de seus sintomas. Ele acreditava que suas preocupações eram bem fundadas e que precisava de tranquilizações repetidas dos pais para continuar suas atividades cotidianas. O garoto satisfez todos os critérios diagnósticos para TOC. Sintomas de depressão estavam presentes, mas não eram suficientes para transtorno depressivo maior.

Foi iniciada TCC; contudo, Jason tinha tanto medo de desviar de seus rituais que era incapaz de participar inteiramente do tratamento, perdendo a esperança em seu futuro. Recusava-se a ir para a escola devido a seu estresse crescente com a leitura e a vergonha com seu desempenho acadêmico. Em razão de seu progresso limitado durante os dois primeiros meses da TCC, fluoxetina foi adicionada e aumentada a 40 mg/dia. Ao longo de três semanas, algumas melhoras foram notadas, e Jason se tornou cooperativo com a TCC. Tratamento com TCC e ISRS foi continuado pelos três meses seguintes de modo regular. Com o passar do tempo, Jason finalmente começou a exibir alguma flexibilidade com seus rituais e foi capaz de reduzir o tempo que lhes dedicava. Quando conseguiu um pouco de alívio de seus sintomas, conseguiu se focar mais em seu trabalho escolar e em sua vida familiar. Acompanhamento no próximo ano foi positivo; Jason manteve seus ganhos com o tratamento, com mínima interferência de sintomas residuais do TOC. Seu desempenho acadêmico melhorou, e ele conseguiu participar de atividades com amigos. Também já não passava tempo preocupado com suas ideias de doença e rituais de limpeza. (Adaptado de um caso, cortesia de James T. McCracken, M.D.)

Patologia e exames de laboratório

Não há exames de laboratório específicos úteis no diagnóstico do transtorno obsessivo-compulsivo.

Mesmo quando o início das obsessões ou compulsões parece estar associado a uma infecção recente de GABHS, antígenos e anticorpos para as bactérias não indicam uma relação causal entre GABHS e TOC.

DIAGNÓSTICO DIFERENCIAL

Rituais adequados ao nível do desenvolvimento nas brincadeiras e no comportamento de crianças pequenas não devem ser confundidos com TOC nessa faixa etária. Crianças em idade pré-escolar costumam se envolver em brincadeiras ritualísticas e requerem uma rotina previsível, como tomar banho, ler histórias ou pegar o mesmo bicho de pelúcia na hora de dormir, para promover uma sensação de segurança e conforto. Essas rotinas aliviam medos normais e auxiliam na conclusão adequada de atividades cotidianas. No entanto, obsessões ou compulsões são motivadas por medos extremos e interferem de forma significativa no funcionamento diário em razão do tempo excessivo que consomem e do estresse extremo que geram quando são interrompidas. Os rituais das crianças pré-escolares em geral passam a ser menos rígidos a partir do 1º ano, e essas crianças não costumam sentir surtos de ansiedade quando se deparam com mudanças pequenas em sua rotina.

Crianças e adolescentes com transtorno de ansiedade generalizada, transtorno de ansiedade de separação e fobia social apresentam preocupações intensas que costumam expressar repetidamente; todavia, estas são triviais em comparação com as obsessões, que com frequência são tão extremas que parecem bizarras. Crianças com transtorno de ansiedade generalizada costumam ter preocupações repetidas com seu desempenho acadêmico, enquanto as com TOC podem ter pensamentos intrusivos repetidos de que podem ferir algum ente querido. As compulsões do TOC não estão presentes em outros transtornos de ansiedade; porém, é comum crianças com transtorno do espectro autista exibirem comportamentos repetitivos que podem se assemelhar ao TOC. Diferentemente dos rituais do TOC, essas crianças não respondem a ansiedade, mas exibem, de modo habitual, comportamentos estereotipados que são autoestimulantes ou autorreconfortantes.

Crianças e adolescentes com transtornos de tique, tais como síndrome de Tourette, podem exibir comportamentos compulsivos, repetitivos, complexos, semelhantes às compulsões vistas no TOC. Eles, na verdade, têm risco mais elevado de desenvolver TOC concorrente.

Sintomas graves de TOC podem ser difíceis de diferenciar de sintomas delirantes, especialmente quando as obsessões e compulsões têm natureza bizarra. Apesar da incapacidade de controlar suas obsessões ou de resistir a suas compulsões, a maioria dos adultos, e muitas vezes os jovens, com TOC tem *insight* acerca de sua falta de razoabilidade. Ou seja, a convicção do indivíduo em suas crenças não costuma alcançar intensidade delirante. Quando há *insight*, e a ansiedade subjacente pode ser descrita, mesmo diante de disfunção significativa devido a obsessões e compulsões bizarras, se suspeita de diagnóstico de TOC.

CURSO E PROGNÓSTICO

O TOC com início na infância e na adolescência costuma ser um transtorno crônico e inconstante com gravidade e desfecho variáveis. Estudos de acompanhamento sugerem que até 40 a 50% das crianças e dos adolescentes se recuperam com sintomas residuais mínimos. Um estudo do tratamento do TOC infantil com sertralina resultou em quase 50% dos participantes exibindo remissão completa, e remissão parcial em outros 25%, com tempo de acompanhamento de um ano. Os preditores para melhor desfecho estavam nas crianças e nos adolescentes sem transtornos comórbidos, incluindo transtornos de tique e TDAH. Um estudo com 142 crianças e adolescentes com TOC acompanhados por um período de nove anos no Hospital Maudsley, na Inglaterra, relatou 41% de persistência do TOC, sendo 40% com diagnóstico psiquiátrico adicional no acompanhamento. O principal preditor de TOC persistente era a duração da doença no momento da avaliação inicial. Aproximadamente metade do grupo de acompanhamento ainda recebia tratamento, e metade acreditava que precisava de tratamento contínuo.

O funcionamento neuropsicológico também pode ter peso no desfecho e no prognóstico. Um estudo com 63 jovens com TOC que completaram o teste Rey-Osterrieth Complex Figure (ROCF), junto com subtestes específicos da Escala de Inteligência Wechsler para Crianças, 3ª edição (WISC-III), encontrou que a precisão no teste de memória de 5 minutos do ROCF estava positivamente correlacionada com resposta ao tratamento, em particular TCC. Esses achados supõem que desempenho inferior no ROCF e resposta inferior na TCC podem estar relacionados, em parte, às dificuldades de funcionamento executivo e que o tratamento talvez precise ser modificado para atender a esses obstáculos.

Em geral, o prognóstico é positivo para a maioria das crianças e dos adolescentes com TOC leve a moderado. Em cerca de 10% dos casos, o TOC representa um pródromo de transtorno psicótico em crianças e adolescentes. Em jovens com sintomas subliminares de TOC, há risco elevado de desenvolvimento completo do transtorno em um período de dois anos. O TOC infantil demonstrou ser responsivo a tratamentos disponíveis, resultando em melhora, se não remissão completa, da maioria dos casos.

TRATAMENTO

TCC e ISRSs demonstraram ser tratamentos eficazes para TOC na juventude. A TCC voltada para crianças de diversas idades baseia-se no princípio da exposição adequada a estímulos temidos junto com a prevenção de resposta, levando a redução da ansiedade ao longo do tempo com a exposição a esses estímulos. Manuais de TCC foram desenvolvidos para garantir que intervenções adequadas sejam realizadas e que educação abrangente seja proporcionada às crianças e aos pais.

Diretrizes de tratamento para crianças e adolescentes com TOC leve a moderado recomendam um ensaio de TCC antes de iniciar a medicação. Entretanto, o Pediatric OCD Treatment Study (POTS), uma pesquisa financiada pelo National Institute of Health (NIH) da sertralina e da TCC, isoladas e em combinação, para o tratamento do TOC com início na infância, revelou que a combinação era superior a cada tratamento exclusivo. Cada tratamento isolado também forneceu níveis encorajadores de resposta. A dose diária média de sertralina era de 133 mg/dia no grupo com a combinação de tratamento, e de 170 mg/dia para o grupo com sertralina isoladamente. Melhora do TOC infantil com intervenção farmacológica em geral ocorre com 8 a 12 semanas de tratamento. A maior parte das crianças e dos adolescentes que tiveram remissão com tratamento agudo utilizando ISRSs ainda estava responsiva por um período de um ano. Entre jovens com TOC que obtêm resposta parcial a um ensaio terapêutico de tratamento com ISRS, o aumento da TCC de curto prazo direcionada de maneira específica a TOC leva a uma resposta bem maior. Evidências demonstram que expectativas maiores das famílias em relação ao tratamento estão ligadas a resposta superior ao tratamento, maior conformidade com os deveres de casa da TCC, menor abandono do tratamento e debilitamento reduzido.

Além da TCC individual, intervenções familiares e em grupo de TCC demonstraram ser tratamentos eficazes para TOC infantil. Intervenções de TCC familiar (TCCF) no tratamento do TOC em jovens elevaram as taxas de resposta. Uma comparação controlada de TCC familiar e psicoeducação e relaxamento (PRT) em 71 famílias de crianças com TOC demonstrou que as taxas de remissão clínica no grupo de TCCF eram significativamente superiores às do grupo de PRT. O tratamento de TCCF reduziu o envolvimento e a acomodação dos pais a respeito dos sintomas do filho afetado, o que levou a sintomatologia reduzida.

Um estudo controlado, aleatório, investigando TCCF realizada por *webcam* (TCC-W) comparada com uma condição de lista de espera designou 31 famílias a uma dessas condições. Foram conduzidas avaliações imediatamente antes e depois do tratamento e a um acompanhamento de três meses para o grupo de TCC-W. Esse grupo foi superior ao grupo-controle em lista de espera em todas as medidas de desfecho primárias, com grandes efeitos. Ao todo, 81% do grupo TCC-W respondeu, em comparação com 13% do grupo em lista de espera. Os ganhos foram mantidos no acompanhamento de três meses. Os autores concluíram que a TCC-W pode ser eficaz no tratamento do TOC em jovens, podendo ser uma ferramenta promissora para disseminação futura.

Prevenção a exposição e resposta (PER), uma estratégia comum na TCC que já mostrava ser individualmente efetiva para TOC, foi estudada em formato grupal entre jovens com TOC em um programa comunitário. A PER em grupo mostrou eficácia na redução da gravidade dos sintomas do TOC e dos sintomas depressivos, mas não dos sintomas de ansiedade, em um cenário naturalístico para crianças com TOC e ansiedade comórbida e/ou características depressivas.

Evidências robustas da efetividade de ISRSs para TOC em jovens foram mostradas por múltiplos ensaios clínicos aleatórios. Uma metanálise de 13 estudos de ISRSs, incluindo sertralina, fluvoxamina, fluoxetina e paroxetina, forneceu evidências da eficácia desses fármacos com efeitos moderados. Um ensaio clínico controlado, aleatório, de citalopram *versus* fluoxetina em jovens com TOC verificou que o citalopram foi tão seguro e eficaz quanto a fluoxetina para o tratamento do TOC em crianças e adolescentes. Não houve diferenças aparentes na taxa de resposta para ISRSs individuais.

Atualmente, três ISRSs – sertralina (pelo menos 6 anos), fluoxetina (pelo menos 7 anos) e fluvoxamina (pelo menos 8 anos) – assim como clomipramina (pelo menos 10 anos), receberam aprovação da Food and Drug Administration (FDA) para o tratamento do TOC na juventude. O alerta tarja preta para antidepressivos usados em crianças para qualquer transtorno, incluindo TOC, é aplicável, de modo que o monitoramento próximo de ideias ou comportamentos suicidas é exigido quando esses agentes são usados no tratamento do TOC infantil.

Efeitos colaterais típicos que surgem com o uso de ISRSs incluem insônia, náusea, agitação, tremor e fadiga. As variações de dosagem para os diversos ISRSs eficazes em ensaios clínicos controlados são os seguintes: fluoxetina (20 a 60 mg), sertralina (50 a 200 mg), fluvoxamina (até 200 mg) e paroxetina (até 50 mg).

A clomipramina foi o primeiro antidepressivo estudado no tratamento do TOC na infância e é o único antidepressivo tricíclico que tem aprovação da FDA para o tratamento de transtornos de ansiedade na infância. Foi observado que é eficaz em dosagens até 200 mg, ou 3 mg/kg, o que for menor. Para crianças e adolescentes com episódios mais graves ou múltiplos de exacerbação significativa dos sintomas, recomenda-se tratamento por mais de um ano. Ao todo, a eficácia do tratamento para crianças e adolescentes com TOC é elevada em escolhas de ISRS e TCC. Ainda assim, não se recomenda clomipramina como tratamento de primeira linha em razão de seus maiores riscos em potencial, comparados aos de outros ISRSs, incluindo risco cardiovascular de hipotensão e arritmia e risco de convulsão.

Pacientes pediátricos com TOC que demonstram apenas resposta parcial a medicamentos tendem a apresentar pelo menos sintomatologia moderada a grave de TOC, classificações elevadas de prejuízo global e comorbidade significativa mesmo após sua resposta parcial a um ensaio adequado do medicamento. Estratégias de aumento, com medicamentos para aprimorar os efeitos serotonérgicos (p. ex., risperidona), indicaram elevação no grau de resposta, enquanto foi alcançada apenas resposta parcial com o uso de ISRSs. Aumento de aripiprazol em 39 adolescentes com TOC (que não haviam respondido a dois ensaios de monoterapia com ISRSs) levou 59% deles a resposta classificada como boa ou ótima. Pacientes que responderam ao aripiprazol apresentavam menor prejuízo na linha de base em relação ao prejuízo funcional, mas não na gravidade clínica de seu TOC. A média final da dosagem de aripiprazol foi de 12,2 mg/dia. Esse agente pode ser eficaz para TOC pediátrico e merece mais ensaios controlados.

Dada a falta de dados sobre descontinuação, recomendações sobre manutenção de medicamentos, tais como estabilização, educação sobre risco de relapso e redução de medicamentos durante o verão, provavelmente minimizarão o comprometimento acadêmico em caso de ser escolhido para crianças ou adolescentes que não podem tolerar outros ISRSs devido a insônia, supressão significativa de apetite ou ativação.

REFERÊNCIAS

Alaghband-Rad J, Hakimshooshtary M. A randomized controlled clinical trial of citalopram versus fluoxetine in children and adolescents with obsessive-compulsive disorder (OCD). *Eur Child Adolesc Psychiatry*. 2009;18:131–135.

American Academy of Child and Adolescent Psychiatry. Practice parameter for the assessment and treatment of children and adolescent with obsessive-compulsive disorder. *J Am Acad Child Adolesc Psychiatry*. 2012;51:98–113.

Bienvenu OJ, Wany Y, Shugart YY, Welch JM, Fyer AJ, Rauch SL, McCracken JT, Rasmussen SA, Murphy DL, Cullen B, Valle D, Hoen-Saric R, Greenberg BD, Pinto A, Knowles JA, Piacentini J, Pauls DL, Liang KY, Willour VL, Riddle M, Samuels JF, Feng G, Nestadt G. Sapap3 and pathological grooming in humans: Results from the OCD collaborative genetics study. *Am J Med Genet B Neuropsychiatry Genet*. 2009;150B:710–720.

Flessner CA, Allgair A, Garcia A, Freeman J, Sapyta J, Franklin ME, Foa E, March J. The impact of neuropsychological functioning on treatment outcome in pediatric obsessive-compulsive disorder. *Depress Anxiety*. 2010;27:365–371.

Franklin ME, Sapyta J, Freeman JB, Khanna M, Compton S, Almirall D. Moore P, Choate-Summers M, Garcia A, Edson AL, Foa EB, March JS. Cognitive behavior therapy augmentation of pharmacotherapy in pediatric obsessive-compulsive disorder: The Pediatric OCD Treatment Study II (POTS II) randomized controlled trial. *JAMA*. 2011;306:1224–1232.

Freeman J, Sapyta J, Garcia A, Fitzgerald D, Khanna M, Choate-Summers M, Moore P, Chrisman A, Haff N, Naeem A, March J, Franklin M. Still struggling: Characteristics of youth with OCD who are partial responders to medication treatment. *Child Psychiatry Hum Dev*. 2011;42:424–441.

Leckman JF, King RA, Gilbert DL, Coffey BJ, Singer HS, Dure LS 4th, Grantz H, Katsovich L, Lin H, Lombroso PJ, Kawikova I, Johnson DR, Kurlan RM, Kaplan EL. Streptococcal upper respiratory tract infections and exacerbations of tic and obsessive-compulsive symptoms: a prospective longitudinal study. *J Am Acad Child Adolesc Psychiatry*. 2011;50:108–118.

Lewin AB, Peris TS, Bergman L, McCracken JT, Piacentini J. The role of treatment expectancy in youth receiving exposure-based CBT for obsessive compulsive disorder. *Behav Res Ther*. 2011;49:536–543.

Lewin AB, Piacentini J. Obsessive-compulsive disorder in children. In: Sadock BJ, Sadock VA, & Ruiz P, eds. *Kaplan & Sadock's Comprehensive Textbook of Psychiatry* 9th ed. Vol 2. Philadelphia: Lippincott Williams & Wilkins; 2009:3671.

Masi G, Pfanner C, Millepiedi S, Berloffa S. Aripiprazole augmentation in 39 adolescents with medication-resistant obsessive-compulsive disorder. *J Clin Psychopharmacol*. 2010;30:688–693.

Micali N, Hayman I, Perez M, Hilton K, Nakatani E, Turner C, Mataix-Cois D. Long-term outcomes of obsessive-compulsive disorder: follow-up of 142 children and adolescents. *Br J Psychiatry*. 2010;197:128–134.

Olino TM, Gillo S, Rowe D, Palermo S, Nuhfer EC, Birmaher B, Gilbert AR. Evidence for successful implementation of exposure and response prevention in a naturalistic group format for pediatric OCD. *Depress Anxiety*. 2011;4:342–348.

Pediatric OCD Treatment Study Team. Cognitive-behavior therapy, sertraline, and their combination for children and adolescents with obsessive-compulsive disorder: the Pediatric OCD Treatment Study (POTS) randomized controlled trial. *JAMA*. 2004;292:1969.

Piacentini J, Bergman RL, Chang S, Langley A, Peris T, Wood JJ, McCracken J. Controlled comparison of family cognitive behavioral therapy and psychoeducation/relaxation training for child obsessive-compulsive disorder. *J Am Acad Child Adolesc Psychiatry*. 2011;50:1149–1161.

Radua J, Mataix-Cois D. Voxel-wise meta-analysis of grey matter changes in obsessive-compulsive disorder. Br J Psychiatry. 2009;195:393–402.

Rotge JY, Langbour N, Guehl D, Bioulac B, Jaafari N, Allard M, Aouizerate B, Burbaud P. Gray matter alterations in obsessive-compulsive disorder: An anatomical likelihood estimation meta-analysis. *Neuropsychopharmacology*. 2010;35:686–691.

Storch EA, Caporino NE, Morgan JR, Lewin AB, Rojas A, Brauer L, Larson MJ, Murphy TK. Preliminary investigation of web-camera delivered cognitive-behavioral therapy for youth with obsessive-compulsive disorder. *Psychiatry Res*. 2011;189:407–412.

Szeszko PR, MacMillan S, McMeniman M, Chen S, Baribault K, Lim KO, Ivey J, Rose M, Banerjee SP, Bhandari R, Moore GJ, Rosenberg DR. Brain structural abnormalities in psychotropic drug-naive pediatric patients with obsessive-compulsive disorder. *Am J Psychiatry*. 2004;161:1049–1056.

Waslick B. Psychopharmacology intervention for pediatric anxiety disorders: A research update. *Child Adolesc Psychiatr Clin N Am*. 2006;1:51.

▲ 31.15 Esquizofrenia de início precoce

A esquizofrenia de início precoce compreende a esquizofrenia com início na infância e com início na adolescência. O transtorno com início na infância é uma forma muito rara e virulenta da doença agora reconhecida como um transtorno progressivo do neurodesenvolvimento. O início na infância é caracterizado por um curso mais crônico, com consequências sociais e cognitivas graves e sintomas negativos aumentados em comparação com a esquizofrenia de início adulto. O início na infância é definido pelo surgimento dos sintomas psicóticos antes dos 13 anos, possivelmente representando um subgrupo de pacientes com etiologia hereditária, e evidências de anormalidades generalizadas das estruturas cerebrais, incluindo o córtex cerebral, a matéria branca, o hipocampo e o cerebelo. Crianças diagnosticadas com esquizofrenia têm taxas mais elevadas de anormalidades pré-mórbidas do desenvolvimento, as quais parecem ser marcadores não específicos de desenvolvimento anormal do cérebro. A esquizofrenia de início precoce é definida como uma doença com início antes dos 18 anos, incluindo a com início na infância e na adolescência. Ela é associada a curso clínico grave, baixo funcionamento psicossocial e gravidade aumentada da anormalidade do cérebro. Apesar do curso mais grave, evidências atuais sustentam a eficácia de intervenções psicossociais e farmacológicas no manejo da esquizofrenia com início na infância e, particularmente, com início na adolescência.

Crianças com esquizofrenia demonstraram ter mais déficits em mensurações do quociente de inteligência (QI), da memória e de testes de habilidades perceptomotoras comparadas a pessoas com esquizofrenia de início na adolescência. Tais déficits podem ser marcadores pré-mórbidos de doença, em vez de sequelas do transtorno. Apesar de os prejuízos cognitivos serem maiores em pacientes mais jovens com esquizofrenia, a apresentação clínica desse transtorno permanece notavelmente semelhante ao longo do tempo, e o diagnóstico de esquizofrenia com início na infância é contínuo ao da adolescência e da vida adulta, com uma exceção: na esquizofrenia com início na infância, a incapacidade de alcançar o funcionamento social e acadêmico esperado pode substituir uma deterioração do funcionamento. De acordo com o DSM-5, o diagnóstico de esquizofrenia inclui uma "fase ativa" da doença, consistindo em pelo menos um dos três sintomas a seguir: ilusões, alucinações ou discurso desorganizado, e pelo menos um sintoma adicional presente na maior parte do tempo por um mês. O sintoma adicional pode ser outro dos três precedentes ou um dos dois sintomas a seguir: comportamento grosseiramente desorganizado ou catatônico, ou sintomas negativos (i.e., expressão emocional reduzida ou avolia). Na fase ativa, os sintomas estão presentes por uma parte significativa do tempo durante um único mês e causam prejuízo. Para satisfazer todos os critérios da esquizofrenia, sinais contínuos do transtorno devem persistir por pelo menos seis meses. Prejuízo social, acadêmico ou ocupacional deve estar presente. Diferentemente de critérios diagnósticos anteriores, os subtipos de esquizofrenia (paranoide, desorganizada, catatônica, indiferenciada e residual) foram eliminados devido a sua falta de validade diagnóstica e confiabilidade. Em vez disso, uma escala de oito sintomas, chamada de "Gravidade das Dimensões de Sintomas de Psicose Avaliada pelo Clínico", para determinar a gravidade da psicose ao longo de muitas doenças psicóticas, está inclusa na Seção III do DSM-5. Domínios de sintomas classificados nessa escala incluem o seguinte: alucinações, ilusões, discurso desorganizado, comportamento psicomotor anormal, sintomas negativos (expressão emocional restrita ou avolia), cognição prejudicada, depressão e mania.

PERSPECTIVA HISTÓRICA

Antes da década de 1960, o termo *psicose infantil* era aplicado a um grupo heterogêneo de crianças, muitas das quais exibiam sintomas de transtorno do espectro autista sem alucinações ou ilusões. No fim da década de 1960 e na década de 1970, relatos de crianças com evidências de profunda perturbação psicótica precoce incluíam observações de deficiências intelectuais, déficits sociais e graves prejuízos na comunicação e na linguagem e nenhuma história familiar de esquizofrenia. Entretanto, crianças cujas psicoses surgiam após os 5 anos com frequência exibiam alucinações auditivas, ilusões, afeto impróprio, transtorno do pensamento, função intelectual normal e história familiar positiva de esquizofrenia.

Na década de 1980, a esquizofrenia com início na infância foi formalmente separada do que passou a ser chamado de transtorno autista, sendo conhecido hoje como transtorno do espectro autista. A distinção de esquizofrenia infantil e transtorno do espectro autista refletia evidências acumuladas durante as décadas de 1960 e 1970, exibindo divergências no quadro clínico, na história familiar, na idade de início e no curso entre os dois transtornos. Porém, mesmo após a separação dos transtornos, ainda havia controvérsia e confusão relacionadas com a diferença entre seus cursos a longo prazo. Primeiro, as pesquisas documentaram um pequeno grupo de crianças com transtorno do espectro autista que desenvolveu esquizofrenia em momento posterior da infância e na adolescência. Segundo, muitas crianças com esquizofrenia exibiam anormalidades do neurodesenvolvimento, algumas das quais também evidentes em crianças com transtorno do espectro autista. Crianças com transtorno do espectro autista e as com esquizofrenia, via de regra, apresentam prejuízo em múltiplas áreas do funcionamento adaptativo desde relativamente cedo na vida. Contudo, no transtorno do espectro autista, o início é quase sempre antes dos 3 anos, enquanto na esquizofrenia com início na infância ele ocorre antes dos 13 anos, mas frequentemente não é reconhecível em crianças até depois dos 3 anos. A esquizofrenia com início na infância é bem menos frequente do que a com início na adolescência ou no início da vida adulta, e poucos relatos documentam casos de esquizofrenia com início antes dos 5 anos de idade. De acordo com o DSM-5, a esquizofrenia pode ser diagnosticada na presença de transtorno do espectro autista, contanto que seu diagnóstico seja diferenciado de forma específica do transtorno do espectro autista.

EPIDEMIOLOGIA

A frequência de esquizofrenia com início na infância é relatada como menos de 1 caso em cerca de 40 mil crianças, enquanto, em adolescentes entre 13 e 18 anos, sua frequência é aumentada por um fator de pelo menos 50. A esquizofrenia com início na infância assemelha-se aos subgrupos de esquizofrenia com início na vida adulta, que são mais graves, crônicos e refratários ao tratamento, uma vez que as mesmas características fenomenológicas principais estão presentes; todavia, na esquizofrenia com início na infância, taxas extremamente elevadas de comorbidades estão presentes, incluindo TDAH, transtornos depressivos, transtornos de ansiedade, transtornos do discurso e da linguagem e distúrbios motores. Em adolescentes, estima-se a prevalência da esquizofrenia em 50 vezes a de crianças pequenas, com taxas prováveis de 1 a 2 por 1.000. Os meninos parecem ter uma leve preponderância entre crianças diagnosticadas com esquizofrenia, com uma taxa estimada em 1,67 meninos para 1 menina. Meninos costumam ser identificados em uma idade menor do que meninas. Raramente se diagnostica esquizofrenia em crianças com menos de 5 anos. A prevalência da doença entre os pais de crianças com esquizofrenia é de cerca de 8%, o que é em torno de duas vezes a prevalência nos pais de pacientes com esquizofrenia com início na vida adulta.

ETIOLOGIA

A esquizofrenia com início na infância é um transtorno do neurodesenvolvimento em que interações complexas entre genes e o ambiente resultam no desenvolvimento precoce anormal do cérebro. As consequências desse desenvolvimento aberrante na esquizofrenia podem não ser plenamente evidentes até a adolescência ou o início da vida adulta; porém, dados sustentam a hipótese de que anormalidades da matéria branca e distúrbios na mielinização na infância levam a conectividade anormal entre regiões do cérebro. Acredita-se que a conectividade aberrante em várias regiões cerebrais seja um fator importante para os sintomas psicóticos e déficits cognitivos na esquizofrenia com início na infância.

Fatores genéticos

Estimativas da hereditariedade para a esquizofrenia com início na infância chegaram até a 80%. Os mecanismos precisos de sua transmissão ainda não são bem compreendidos. Sabe-se que a esquizofrenia é até oito vezes mais prevalente entre parentes em primeiro grau de pessoas com esquizofrenia do que na população em geral. Estudos de adoção de pacientes com esquizofrenia com início na vida adulta demonstraram que esse transtorno ocorre entre parentes biológicos, e não entre os adotados. Evidências genéticas adicionais são apoiadas por maiores taxas de concordância para esquizofrenia em gêmeos monozigóticos do que em dizigóticos. Taxas mais elevadas do transtorno foram estabelecidas entre parentes de pessoas com esquizofrenia com início na infância do que entre parentes de pessoas com esquizofrenia com início na vida adulta.

Marcadores endofenotípicos para esquizofrenia com início na infância. Atualmente, não há método confiável para identificação de maior risco para esquizofrenia em determinada família. Anormalidades do neurodevesenvolvimento e taxas mais elevadas de sinais neurológicos suaves e prejuízos na atenção e em estratégias de processamento de informações aparecem entre crianças com risco aumentado. Taxas maiores de estilos perturbados de comunicação são encontradas em familiares de indivíduos com esquizofrenia. Relatos documentaram déficits neuropsicológicos mais elevados em atenção, memória de trabalho e QI pré-mórbido entre crianças que posteriormente desenvolvem esquizofrenia e seus transtornos do espectro.

Estudos de ressonância magnética (IRM)

Um estudo prospectivo do National Institute of Mental Health (NIMH) com mais de 100 pacientes apresentando esquizofrenia com início na infância e seus irmãos normalmente desenvolvidos demonstrou perda progressiva de matéria cinzenta, crescimento atrasado e perturbado de matéria branca e declínio no volume cerebelar em pessoas com esse transtorno. Embora os irmãos dessas crianças também exibissem alguns desses distúrbios no cérebro, as anormalidades de matéria cinzenta foram normalizadas ao longo do tempo, indicando um mecanismo de proteção que não estava presente nas crianças com esquizofrenia. Além disso, a perda de volume do hipocampo com o avançar da idade parece ser estática entre crianças com esquizofrenia. Um estudo de IRM do NIMH com mais de 100 crianças afetadas por esquizofrenia e seus irmãos normalmente desenvolvidos, analisados por um período aproximado de duas décadas, documentou que, na esquizofrenia com início na infância, a perda progressiva de matéria cinzenta ocorre de maneira contínua ao longo do tempo. Essa redução na matéria cinzenta acontece com aumento ventricular, com um padrão de perda originando-se na região parietal e progredindo frontalmente para os córtices temporal e pré-frontal dorsolateral, incluindo giros temporais superiores. Estudos do NIMH sobre esquizofrenia com início na infância forneceram evidências de que a perda prematura de matéria cinzenta parietal, seguida de perda de matéria cinzenta frontal e parietal, é mais pronunciada na esquizofrenia com início na infância do que naquelas com início posterior. Outras pesquisas utilizaram imagens com tensor de difusão de crianças com esquizofrenia, comparadas a controles, e encontraram difusão aumentada na coroa radiada posterior nessas crianças, o que implicava conectividade anormal com os lobos parietais. Esses resultados contrastaram com achados entre sujeitos com esquizofrenia com início posterior, em quem se encontraram mais anormalidades nos lobos frontais.

DIAGNÓSTICO E CARACTERÍSTICAS CLÍNICAS

Todos os sintomas inclusos na esquizofrenia com início na vida adulta podem se manifestar em crianças e adolescentes com o transtorno. Entretanto, jovens com esquizofrenia têm maior probabilidade de apresentar história pré-mórbida de rejeição social, relacionamento ruim com os pares, comportamento retraído e carente e problemas acadêmicos do que as pessoas afetadas pela doença com início na vida adulta. Algumas crianças com esquizofrenia avaliadas no meio da infância apresentam histórias precoces de atraso nos marcos motores e na aquisição da linguagem, semelhante a alguns sintomas de transtorno do espectro autista.

O surgimento da esquizofrenia com início na infância é frequentemente insidioso, começando com afeto inadequado ou comportamento incomum, e pode levar meses ou anos até que a criança satisfaça todos os critérios diagnósticos para esquizofrenia.

Alucinações auditivas costumam ocorrer em crianças com esquizofrenia. As vozes podem refletir um comentário crítico atual, ou alucinações de comando podem instruí-las a se ferir ou matar ou a ter essas atitudes em relação aos outros. Vozes alucinatórias podem soar humanas ou animais, ou "bizarras", por exemplo, identificadas como "um computador na minha cabeça", marcianos ou a voz de algum conhecido, como um parente. O projeto da esquizofrenia com início na infância no NIMH encontrou altas taxas em todas as modalidades de alucinações. Entretanto, houve taxas inesperadamente altas de alucinações táteis, olfativas e visuais entre pacientes desse grupo de estudo. Alucinações visuais estavam associadas a QI mais baixo e idade precoce de início da doença. Essas alucinações costumam ser assustadoras; crianças afetadas podem "ver" imagens do demônio, esqueletos, rostos assustadores ou criaturas espaciais. Alucinações fóbicas visuais transitórias ocorrem em crianças com ansiedade grave ou traumatizadas que não desenvolvem transtornos psicóticos maiores. Alucinações visuais, táteis e olfativas podem ser marcadores de psicose mais grave.

Ilusões ocorrem em até metade das crianças e dos adolescentes com esquizofrenia, com várias formas, incluindo ilusões de perseguição, de grandeza ou religiosas. As ilusões aumentam em frequência com a idade. Afeto reduzido ou inadequado parece ser quase universal em crianças com esquizofrenia. Estas podem rir inadequadamente ou chorar sem saber explicar por quê. Transtornos do pensamento formais, incluindo pensamento assindético e bloqueio de ideias, são características comuns entre jovens com esquizofrenia. Pensamento ilógico e pobreza de pensamento também costumam estar presentes. Diferentemente dos adultos com esquizofrenia, crianças afetadas não têm pobreza de conteúdo do discurso, mas falam menos do que outras crianças com a mesma inteligência e são ambíguas na forma como se referem a pessoas, objetos e eventos. Os déficits de comunicação observáveis em crianças com esquizofrenia incluem mudanças imprevisíveis no tópico da conversa sem a introdução de um assunto novo para o ouvinte (associações frouxas). Essas crianças também exibem pensamento e fala ilógicos e tendem a subutilizar estratégias para auxiliar sua comunicação. Quando uma fala não é clara ou é vaga, crianças sadias tentam esclarecer sua comunicação com repetições, revisões e mais detalhes; as com esquizofrenia, no entanto, não conseguem auxiliar a comunicação com revisões, marcadores ou voltando ao início. Esses déficits podem ser conceitualizados como sintomas negativos da esquizofrenia infantil.

Embora o fenômeno central da esquizofrenia pareça ser universal para todas as idades, o nível de desenvolvimento da criança influencia significativamente a apresentação dos sintomas. Portanto, ilusões de crianças menores são menos complexas do que as de crianças mais velhas, envolvendo, por exemplo, conteúdo adequado a sua idade, como imagens de animais e monstros, sendo uma provável fonte de medo ilusório nas crianças pequenas. De acordo com o DSM-5, uma criança com esquizofrenia pode sofrer deterioração do funcionamento, junto com surgimento de sintomas psicóticos, ou ela pode nunca alcançar o nível esperado de funcionamento.

Ian, um garoto de 12 anos na 6º ano, com uma longa história de isolamento social, problemas acadêmicos e surtos de temperamento, começou a desenvolver preocupações de que seus pais poderiam estar envenenando seus alimentos. Ao longo do ano seguinte, seus sintomas progrediram com suspeitas e medos cada vez maiores, preocupação com os alimentos e ideias de que Satã estaria tentando se comunicar com ele. Ian também parecia estar respondendo a alucinações auditivas que, acreditava ele, estavam vindo do rádio e da televisão, assustando-o e mandando-o machucar os pais. Ian também vinha informando a mãe de que sua comida tinha cheiro estranho, achando, por isso, que estivesse envenenada, e de que, à noite, via figuras apavorantes no quarto. Durante esse tempo, seus pais também observaram comportamentos estranhos, incluindo conversar e gritar consigo mesmo, falar sobre diabos e demônios e, por fim, atacar membros da família que ele acreditava serem malignos. Em uma ocasião, Ian foi pego se arranhando com uma faca de cozinha em um esforço de "agradar a Deus". Não surgiram sintomas de humor predominante, e não foi encontrada história de abuso de substância.

Em relação a seu desenvolvimento, Ian era fruto de uma gravidez de nove meses, complicada por um parto difícil por fórceps. Seus marcos motores e discursivos foram atrasados em cerca de seis meses; contudo, sua pediatra assegurou os pais de que ele estava nos limites de desenvolvimento normal. Quando pequeno, o menino tendia a ser quieto e socialmente retraído. Seu funcionamento intelectual foi avaliado e considerado na variação normal; todavia, seu desempenho acadêmico foi considerado abaixo de sua série. Ian continuou sozinho e isolado e tinha grandes dificuldades de fazer amigos.

Ele não havia apresentado problemas médicos, e suas vacinas estavam atualizadas.

A história psiquiátrica de sua família era significativa para depressão, em uma tia materna, e tinha um suicídio completado em um avô materno.

Ian foi mandado de ambulância para o hospital pela primeira vez por parte da escola, quando tentou pular de uma sacada do segundo andar, em resposta a uma alucinação auditiva que o mandou se matar. Durante sua hospitalização, seus pais consentiram com relutância com o início de um ensaio de risperidona para ele, que foi aumentado até 3 mg/dia. Suas alucinações auditivas melhoraram moderadamente após duas semanas de tratamento; porém, ele continuou desconfiando de seu médico e de sua família. Sua família ficou muito confusa em relação ao que havia causado sintomas tão graves, e a equipe de tratamento do hospital se reuniu com os pais diversas vezes durante o período de hospitalização para tranquilizá-los sobre não terem causado a doença e afirmar que seu apoio contínuo auxiliaria as chances de recuperação. Após a alta do hospital, 30 dias depois, Ian foi colocado em um programa de educação especial, em uma escola privada, e foi indicado a uma psicoterapeuta que se reunia com ele e com sua família regularmente. No momento da alta do hospital, seus sintomas haviam tido melhora moderada, apesar de ele ainda ter alucinações auditivas intermitentes. Ao longo dos cinco anos seguintes, Ian teve muitas exacerbações de sua psicose e foi hospitalizado nove vezes, sendo até colocado em um programa residencial de longo prazo. Havia recebido ensaios de olanzapina, quetiapina e aripiprazol, tendo cada um deles alcançado melhoras por um período de tempo, após o qual o menino deixava de responder aos medicamentos. Ele continuou recebendo terapia cognitivo-comportamental e terapia familiar, sendo muito apoiado pela família. Mesmo com essas intervenções, seu estado mental continuou a exibir pensamento tangencial e desordenado, ilusões paranoides, associações soltas, padrões discursivos perseverativos e afeto inadequado. Ele tinha períodos em que ficava caminhando e falando sozinho, sem interação social, a menos que iniciadas por adultos. Por fim, alcançou melhoras relevantes após ser colocado em terapia de clozapina, ainda que permanecendo levemente sintomático. (Adaptado de um caso de Jon M. McClellan, M.D.)

PATOLOGIA E EXAMES DE LABORATÓRIO

Não há exames de laboratório específicos para esquizofrenia com início na infância. Estudos de eletrencefalografia (EEG) não têm ajudado na distinção de crianças com esquizofrenia de outras crianças. Embora existam dados sugerindo que a hipoprolinemia esteja associada ao risco de transtorno esquizoafetivo devido a uma alteração no cromossomo 22q11, não foram identificadas ligações entre hiperprolinemia e esquizofrenia com início na infância.

DIAGNÓSTICO DIFERENCIAL

Um dos desafios significativos de se diagnosticar esquizofrenia com início na infância é que crianças muito pequenas que relatam alucinações, transtornos aparentes do pensamento, atrasos na linguagem e baixa diferenciação entre realidade e fantasia podem estar manifestando fenômenos mais bem explicados por outros transtornos, como TEPT, ou às vezes imaturidade no desenvolvimento, e nenhum destes evolui para doenças psicóticas maiores.

Ainda assim, o diagnóstico diferencial de esquizofrenia com início na infância inclui transtorno do espectro autista, transtornos bipolares, transtornos depressivos psicóticos, síndromes multicomplexas do desenvolvimento, psicose induzida por drogas e psicose causada por estados de doenças orgânicas. Crianças com esquizofrenia têm demonstrado comorbidades frequentes, incluindo TDAH, transtorno de oposição desafiante e depressão maior. Crianças com transtorno da personalidade esquizotípica têm alguns traços em comum com as que satisfazem os critérios diagnósticos para esquizofrenia. Afeto reduzido, isolamento social, pensamentos excêntricos, ideias de referência e comportamento bizarro podem ser vistos em ambos os transtornos; contudo, na esquizofrenia, sintomas psicóticos abertos, tais como alucinações, ilusões e incoerência, devem estar presentes em algum momento. Entretanto, alucinações isoladas não são evidência de esquizofrenia; os pacientes devem apresentar deterioração do funcionamento ou incapacidade de alcançar o nível esperado de desenvolvimento para serem diagnosticados com o transtorno. Alucinações auditivas e visuais podem aparecer como eventos autolimitados em crianças pequenas não psicóticas, passando por estresse ou ansiedade extremos em relação a uma vida instável, abuso ou negligência, ou em crianças que sofreram uma grande perda.

Fenômenos psicóticos são comuns entre crianças com transtorno depressivo maior, em que tanto alucinação quanto (menos comumente) ilusões podem ocorrer. A congruência de humor com características psicóticas é mais pronunciada em crianças deprimidas, apesar de crianças com esquizofrenia também poderem parecer tristes. As alucinações e as ilusões da esquizofrenia têm maior probabilidade de exibir uma qualidade bizarra do que as das crianças com transtornos depressivos. Em crianças e adolescentes com transtorno bipolar tipo I, costuma ser difícil diferenciar um primeiro episódio de mania com características psicóticas da esquizofrenia se eles não apresentarem história de depressões prévias. Ilusões e alucinações grandiosas são típicas de episódios maníacos, mas os clínicos frequentemente precisam seguir a história natural do transtorno para confirmar a presença de um transtorno do humor. Transtornos do espectro autista compartilham algumas características com a esquizofrenia, em especial dificuldade com relações sociais, história precoce de atraso na aquisição de linguagem e déficits de comunicação atuais. Todavia, alucinações, ilusões e transtorno do pensamento formal são características centrais da esquizofrenia, não sendo características esperadas do transtorno do espectro autista. Esse transtorno costuma ser diagnosticado aos 3 anos de idade, enquanto a esquizofrenia com início na infância raramente pode ser diagnosticada antes dos 5 anos.

Entre adolescentes, abuso de álcool e de outras substâncias às vezes pode resultar em deterioração do funcionamento, sintomas psicóticos e ilusões paranoides. Anfetaminas, dietilamida do ácido lisérgico (LSD) e fenciclidina (PCP) podem levar a um estado psicótico. Um início flagrante e repentino de psicose paranoide pode sugerir transtorno psicótico induzido por abuso de substância. Condições clínicas que podem induzir características psicóticas incluem doença da tireoide, lúpus eritematoso sistêmico e doença do lobo temporal.

CURSO E PROGNÓSTICO

Preditores importantes do curso e do desfecho da esquizofrenia com início precoce e com início na infância incluem o nível de funcionamento pré-mórbido da criança, a idade de início, o QI, a resposta a intervenções psicossociais e farmacológicas, o grau de remissão após o primeiro episódio psicótico e o grau de apoio familiar. Idade precoce de início e crianças com atrasos comórbidos de desenvolvimento, transtornos de aprendizagem, QI menor e transtornos comportamentais pré-mórbidos, tais como TDAH e transtorno da conduta, respondem menos ao tratamento e possivelmente terão os prognósticos mais reservados. Preditores do pior curso da esquizofrenia com início na infância incluem história familiar de esquizofrenia, idade precoce e início insidioso, atrasos de desenvolvimento e nível menor de funcionamento pré-mórbido e cronicidade do extensão do primeiro episódio psicótico. Estressores psicossociais e familiares influenciam a taxa de relapso em adultos com esquizofrenia, e alta expressão de emoções negativas (EE) possivelmente afete também crianças com o transtorno.

Um fator importante no desfecho é a precisão e a estabilidade do diagnóstico da esquizofrenia. Um estudo relatou que um terço das crianças que receberam diagnóstico inicial de esquizofrenia foi posteriormente diagnosticada com transtorno bipolar na adolescência. Crianças e adolescentes com transtorno bipolar tipo I podem ter um prognóstico a longo prazo melhor do que aqueles que têm esquizofrenia. O Tratamento para Esquizofrenia com Início Precoce, financiado pelo NIMH, relatou desfecho de funcionamento neurocognitivo em indivíduos de 8 a 19 anos com esquizofrenia ou transtornos esquizoafetivos, que participaram de um ensaio clínico duplo-cego, aleatório, comparando molindona, olanzapina e risperidona. Os três grupos medicamentosos não apresentaram diferenças no funcionamento neurocognitivo ao longo de um ano; contudo, quando os dados dos três grupos foram combinados, uma melhora modesta significativa foi observada em diversos domínios do funcionamento neurocognitivo. Os autores concluíram que intervenção antipsicótica em jovens afetados por esquizofrenia com início precoce gerava melhoras modestas na função neurocognitiva.

TRATAMENTO

O tratamento da esquizofrenia com início na infância requer uma abordagem multimodal, incluindo psicoeducação para famílias, intervenções farmacológicas, intervenções psicoterapêuticas, intervenções de habilidades sociais e colocação educacional adequada. Um recente ensaio controlado, aleatório, investigou a efetividade de diversas intervenções psicossociais sobre os jovens em um estágio precoce prodrômico, caracterizado por alterações no comportamento cognitivo e social. As intervenções, chamadas de intervenções psicológicas integradas, incluíam especificamente terapia cognitivo-comportamental, treinamento de habilidades coletivas, terapia de remediação cognitiva, psicoeducação multifamiliar e aconselhamento sobre prevenção de psicose. É interessante observar que a intervenção psicológica integrada foi escolhida por ser mais eficaz do que tratamentos-padrão para atrasar o início da psicose por um período de acompanhamento de dois anos. Esses resultados geraram interesse na possível utilidade das intervenções psicossociais para mediar a psicose e alterar a taxa de relapso e a gravidade da doença ao longo do tempo. Crianças com esquizofrenia podem ter respostas menos consistentes a medicamentos antipsicóticos do que adolescentes e adultos. Educação familiar e intervenções terapêuticas familiares são fundamentais na manutenção do máximo nível de apoio para o paciente. Monitorar o ambiente educacional mais adequado para a criança com esquizofrenia é essencial, sobretudo em razão dos déficits frequentes em habilidades sociais, déficits de atenção e dificuldades acadêmicas que costumam acompanhar a esquizofrenia com início na infância.

Farmacoterapia

Antipsicóticos de segunda geração, antagonistas de serotonina-dopamina, atualmente são uma constante nos tratamentos farmacológicos para crianças e adolescentes com esquizofrenia, tendo substituído, em grande parte, antipsicóticos convencionais, ou seja, antagonistas dos receptores de dopamina, devido ao perfil favorável de efeitos colaterais. Dados atuais incluem seis ensaios clínicos aleatórios em jovens que investigaram a eficácia de antipsicóticos de segunda geração para a esquizofrenia de início precoce, com suporte limitado para um agente sobre os outros. Embora a clozapina, um antagonista do receptor de serotonina com um pouco de antagonismo de dopamina (D2), que pode ser mais efetivo na redução de sintomas positivos e negativos, tenha demonstrado ser altamente eficaz em adultos com esquizofrenia refratária ao tratamento, continua sendo um último recurso nos jovens devido a seus graves efeitos colaterais. Até o momento, contudo, evidências de ensaios clínicos aleatórios, em múltiplos locais, sustentam alguma eficácia da risperidona, olanzapina, aripiprazol e clozapina no tratamento da esquizofrenia com início na infância e na adolescência. Dois ensaios clínicos aleatórios usando risperidona em adolescentes com esquizofrenia observaram que esse fármaco, a doses de até 3 mg/dia, é superior a placebo. Um ensaio controlado, aleatório, de olanzapina em adolescentes com esquizofrenia relatou que ela era mais eficaz do que placebo. Um ensaio controlado, aleatório, de aripiprazol a duas doses fixas verificou que ele era superior a placebo no tratamento de sintomas positivos de esquizofrenia adolescente; porém, mais de 40% dos sujeitos no grupo de medicação ativa não alcançaram remissão. Por fim, a clozapina demonstrou ser mais efetiva do que o haloperidol no tratamento de sintomas positivos e negativos da esquizofrenia em jovens. Mais recentemente, um estudo comparou clozapina com altas doses de olanzapina e constatou que as taxas de resposta eram o dobro para clozapina em comparação com olanzapina (66% vs. 33%) quando a resposta era definida por redução de 30% ou mais na Brief Psychiatric Rating Scale (BPRS) e melhora na Clinical Global Impression Scale (CGI). O Treatment of Early Onset Schizophrenia Spectrum Disorders Study comparou a eficácia de risperidona e olanzapina com a de molindona, um antipsicótico convencional de potência média. Nesse estudo, sem um grupo-placebo, cada um desses agentes apresentava um efeito terapêutico semelhante; todavia, menos de metade dos pacientes deu ótima resposta. Apesar do número limitado de estudos controlados, aleatórios, sobre antipsicóticos de segunda geração para o tratamento de esquizofrenia em jovens, a Food and Drug Administration (FDA) está aprovando cada vez mais esses agentes para esquizofrenia pediátrica e doença bipolar. Em 2007, aprovou o uso de risperidona e aripiprazol para o tratamento de esquizofrenia em jovens dos 13 a 17 anos. O uso de olanzapina e quetiapina foi aprovado pela FDA em 2009 no tratamento de esquizofrenia para jovens dos 13 aos 17 anos.

Um ensaio duplo-cego, controlado, aleatório, de oito semanas, comparou a eficácia e a segurança da clozapina na esquizofrenia com início na infância. Crianças com esquizofrenia que resistiram a pelo menos dois tratamentos anteriores com antipsicóticos foram aleatoriamente designadas a tratamento por oito semanas com olanzapina ou clozapina, seguido de um acompanhamento de dois anos de rótulo aberto. Usando a Clinical Global Impression of Severity of Symptoms Scale e o Schedule for the Assessment of Negative/Positive Symptoms, foi observado que a clozapina estava associada a uma redução importante em todas as medidas de desfecho, enquanto a olanzapina demonstrava melhoras em algumas medidas, mas não em todas. A única medida estatisticamente significativa em que a clozapina se mostrou superior à olanzapina foi o alívio de sintomas negativos, em comparação com a linha de base. A clozapina esteve relacionada a efeitos mais adversos, como anormalidades lipídicas e convulsão em um paciente.

Diversos estudos forneceram evidências de que a risperidona, um derivado do benzisoxazol, é tão eficaz quanto antipsicóticos convencionais de alta potência mais antigos, como haloperidol, e causa efeitos colaterais graves com menor frequência no tratamento de adolescentes mais velhos e adultos. Relatos de caso publicados e estudos controlados mais amplos sustentaram a eficácia desse agente no tratamento de psicose em crianças e adolescentes. Foi relatado que a risperidona causa ganho de peso e reações distônicas e outros efeitos adversos extrapiramidais em crianças e adolescentes. A olanzapina é geralmente bem tolerada em relação a efeitos adversos extrapiramidais, em comparação com antipsicóticos convencionais e risperidona, mas está associada a sedação moderada e relevante ganho de peso.

Intervenções psicossociais

Intervenções psicossociais voltadas à educação da família e do paciente e suporte familiar são reconhecidos como componentes fundamentais no plano de tratamento para esquizofrenia com início na infância. Apesar de ainda não haver ensaios controlados, aleatórios, de intervenções psicossociais em crianças e adolescentes com esquizofrenia, terapia familiar, psicoeducação e treinamento de habilidades sociais demonstraram melhorar sintomas clínicos em jovens adultos com um primeiro episódio de esquizofrenia, e revisões da literatura adulta sustentam o benefício da terapia cognitivo-comportamental e da remediação cognitiva como tratamentos adjuntos a agentes farmacológicos em adultos. Psicoterapeutas que trabalham com crianças que apresentam esquizofrenia devem levar em conta seu nível de desenvolvimento para auxiliá-las em sua noção de realidade e em seu senso de individualidade. Intervenções familiares de longo prazo e intervenções cognitivo-comportamentais e de remediação combinadas com farmacoterapia provavelmente sejam a abordagem mais efetiva para a esquizofrenia com início precoce.

REFERÊNCIAS

Bechdolf A, Wagner M, Ruhrmann S, Harrigan S, Putzfild V, Pukrop R, et al. Preventing progression to first-episode psychosis in early initial prodromal states. *Br J Psychiatry*. 2012;200:22–29.

Biswas P, Malhotra S, Malhotra A, Gupta N. Comparative study of neuropsychological correlates in schizophrenia with childhood onset, adolescence and adulthood. *Eur Child Adolesc Psychiatry*. 2006;15:360.

Clark C, Narr KL, O'Neill J, Levitt J, Siddarth P, Phillips O, Toga A, Caplan R. White matter integrity, language, and childhood onset schizophrenia. *Schizophrenia Res*. 2012;138:150–156.

Correll CU. Symptomatic presentation and initial treatment for schizophrenia in children and adolescents. *J Clin Psychiatry*. 2010;71:11.

David CN, Greenstein D, Clasen L, Gochman P, Miller R, Tossell JW, Mattai AA, Gogtay N, Rapoport JL. Childhood onset schizophrenia: High rate of visual hallucinations. *J Am Acad Child Adolesc Psychiatry.* 2011;50:681–686.

Fagerlund B, Pagsberg AK, Hemmingsen RP. Cognitive deficits and levels of IQ in adolescent onset schizophrenia and other psychotic disorders. *Schizophr Res.* 2006;85(1–3):30.

Findling RL, Johnson JL, McClellan J, et al. Double-blind maintenance safety and effectiveness findings from the treatment of Early- Onset Schizophrenia Spectrum Disorders (TEOSS) study. *J Am Acad Child Adolesc Psychiatry.* 2010;49:583–594.

Findling Rl, Robb A, Nyilas M, et al. A multiple-center, randomized, double-blind, placebo-controlled study of oral aripiprazole for treatment of adolescents with schizophrenia. *Am J Psychiatry.* 2008;165:1432–1441.

Frazier JA, Giuliano AJ, Hohnson JL, Yakutis L, Youngstrom EA, Breiger D, Sikich A, et al. Neurocognitive outcomes in the Treatment of Early-Onset Schizophrenia Spectrum Disorders study. *J Am Acad Child Adolesc Psychiatry,* 2012;51:496–505.

Gentile S. Clinical usefulness of second-generation antipsychotics in treating children and adolescents diagnosed with bipolar or schizophrenic disorders. *Pediatr Drugs.* 2011;13:291–302.

Haas M, Unis AS, Armenteros J, et al. A 6-week randomized double-blind placebo-controlled study of the efficacy and safety of risperidone in adolescents with schizophrenia. *J Child Adolesc Psychopharmacol.* 2009;19:611–621.

Haas M, Eerdekens M, Kushner SF, et al. Efficacy, safety and tolerability of two risperidone dosing regimens in adolescent schizophrenia: A double-blind study. *Br J Psychiatry.* 2009;194:158–164.

Jacquet H, Rapoport JL, Hecketsweiler B, Bobb A, Thibaut F, Frebourg T, Campion D. Hyperprolinemia is not associated with childhood onset schizophrenia. *Am J Med Genet B Neuropsychiatr Genet.* 2006;141:192.

Kryshanovskaya L, Schulz C, McDougle C et al. Olanzapine versus placebo in adolescents with schizophrenia: a 6-week, randomized, double-blind, placebo-controlled trial. *J Am Acad Child Adolesc Psychiatry.* 2009;48:60–70.

Kumra S, Kranzler H, Gerbine-Rosen G, Kester H,M, De Thomas C, Kafantaris V, Correll C, Kane J. Clozapine and 'high-dose' olanzapine in refractory early-onset schizophrenia: A 12-week randomized and double-blind comparison. *Biol Psychiatry.* 2008;63:524–529.

Sikich L. Early onset psychotic disorders. In: Sadock BJ, Sadock VA, Ruiz P, eds. *Kaplan & Sadock's Comprehensive Textbook of Psychiatry.* 9th ed. Vol. 2. Philadelphia: Lippincott Williams & Wilkins; 2009:3699.

McGurk SR, Twamlety EW, Sitezer DL, McHugo JG, Mueser KT. A meta-analysis of cognitive remediation in schizophrenia. *Am J Psychiatry.* 2007;164:1791–1802.

Peterson L, Heppesen P, Thorup A, Abel M, Ohlenschlaeger J, Christenson T, et al. A randomised multicentre trial of integrated verus standard treatment of patients with a first episode of psychotic illness. *BMJ.* 2005;331:602.

Rapoport JL, Gogtay N. Childhood onset schizophrenia: Support for a progressive neurodevelopmental disorder. *Int J Dev Neurosci.* 2011;29:251–258.

Remschmidt J, Theisen FM. Early-onset schizophrenia. *Neuropsychobiology.* 2012;66:63–69.

Schimmelmann BG, Schmidt AJ, Carbon M, Correll CU. Treatment of adolescents with early-onset schizophrenia spectrum disorders: In search of a rational, evidence-informed approach. *Curr Opin Psychiatry.* 2013;26:219–230.

Seal JL, Gornick MC, Gotgay N, Shaw P, Greenstein DK, Coffee M, Gochman PA, Stromberg T, Chen Z, Merriman B, Nelson SF, Brooks J, Arepalli S, Wavrant-De Vrieze F, Hardy J, Rapoport JL, Addington AM. Segmental uniparental isodisomy on 5q32-qter in a patient with childhood-onset schizophrenia. *J Med Genet.* 2006;43(11):887–892.

Shaw P, Sporn A, Gogtay N, et al. Childhood onset schizophrenia: a double-blind clozapine-olanzapine comparison. *Arch Gen Psychiatry.* 2006;63:721–730.

Sikich L, Frazier JA, McClellan J, Findling RL, Vitiello B, Ritz L, Ambler D, et al. Double-blind comparison of first-and second-generation antipsychotics in early-onset schizophrenia and schizo-affective disorder : findings from the treatment of early-onset schizophrenia spectrum disorders (TEOSS) study. *Am J Psychiatry.* 2008;165:1420–1431.

Starling J, Williams LM, Hainsworth C, Harris AW. The presentation of early-onset psychotic disorders. *Aust N Z J Psychiatry.* 2013;47:43–50

Vyas NS, Gogtay N. Treatment of early onset of schizophrenia: Recent trends, challenges and future considerations. Front Psychiatry. 2012;3:1–5.

Vyas NS, Patel NH, Puri BK. Neurobiology and phenotypic expression in early-onset schizophrenia. *Early Interv Psychiatry.* 2011;5:3–14.

▲ 31.16 Abuso de substância em adolescentes

O uso de substância é um problema de saúde pública entre jovens norte-americanos. As substâncias mais usadas nos Estados Unidos são tabaco, álcool e maconha. O uso e abuso de substâncias, contudo, inclui uma ampla variedade delas, incluindo cocaína, heroína, inalantes, fenciclidina (PCP), dietilamida do ácido lisérgico (LSD), dextromorfan, esteroides anabólicos e diversas drogas recreativas, 3,4-metilenodioximetanfetamina (MDMA, ou *ecstasy*), flunitrazepam, γ-hidroxibutirato (GHB) e cetamina. Estima-se que aproximadamente 20% dos alunos do 8º ano nos Estados Unidos tenham experimentado drogas ilícitas e que em torno de 30% dos alunos do ensino médio tenham utilizado alguma substância ilícita. O álcool permanece a mais comum de uso e abuso por adolescentes. Bebida em excesso ocorre em cerca de 6% dos adolescentes, e esses adolescentes com transtornos por uso de álcool têm risco mais elevado de apresentar problemas também com outras substâncias.

O DSM-5, diferentemente do DSM-IV-TR, não separa os diagnósticos de *abuso* de substância de *dependência* de substância. Em vez disso, o DSM-5 oferece critérios para o transtorno por uso de substância, acompanhado de critérios para transtornos de intoxicação, abstinência e induzidos por substância. Os critérios anteriores do DSM-IV-TR para problemas legais recorrentes relacionados a substâncias foram removidos do DSM-5, e um novo critério – fissura, ou um forte desejo ou uma necessidade urgente de usar uma substância – foi acrescentado. No DSM-5, um limiar de dois ou mais critérios deve estar presente. Abstinência de *Cannabis* e de cafeína passou a ser transtorno. Os critérios combinados para uso de substância, incluindo fenômenos de abuso e de abstinência, podem fortalecer a validade do transtorno em adolescentes, sendo a eliminação do critério para "problemas legais" também uma alteração adequada para essa faixa etária, já que isso é menos comum em adolescentes jovens e do sexo feminino que usam substâncias. Dois comentários recentes levantam preocupações quanto à aplicação dos critérios do DSM-5 para adolescentes no que se refere ao sintoma da *tolerância*, em particular ao álcool, que pode ocorrer de maneira generalizada e ser normal para o desenvolvimento de adolescentes que utilizam, mas para quem não há prejuízo clínico, e relacionados aos sintomas de *abstinência*, os quais podem ter significância clínica, mas só estão moderadamente associados ao nível de gravidade do uso de substância.

Muitos fatores de risco e de proteção influenciam na idade de início e na gravidade do uso de substância entre adolescentes. Fatores psicossociais de risco que mediam o desenvolvimento dos transtornos por uso de substância incluem uso de substância modelado pelos pais, conflito familiar, falta de supervisão parental, relacionamentos entre pares e eventos estressantes de vida. Os fatores de proteção que podem mitigar esse uso incluem variáveis como vida familiar estável, forte laço entre pais e filhos, supervisão paterna consistente, investimento em realização acadêmica e grupo de pares que serve de modelo de família pró-social e de comportamentos escolares. Intervenções que diminuem os fatores de risco provavelmente reduzam o uso de substância.

Cerca de 1 em cada 5 adolescentes usou maconha ou haxixe. Em torno de um terço dos adolescentes usou cigarros por volta dos 17 anos. Estudos sobre uso de álcool entre adolescentes nos Estados Unidos mostraram que, por volta dos 13 anos, um terço dos meninos e quase um quarto das meninas experimentaram álcool. Em torno dos 18 anos, 92% dos homens e 73% das mulheres relataram ter experimentado álcool, e 4% declararam fazer uso diário de álcool. Dos formandos do ensino médio, 41% disseram usar maconha; 2% relataram usar a droga diariamente.

O hábito de beber, entre adolescentes, segue os mesmos padrões demográficos dos adultos: a maior proporção de uso de álcool ocorre entre adolescentes no nordeste dos Estados Unidos; brancos têm maior probabilidade de beber do que outros grupos; entre os brancos, católicos são os que têm menor probabilidade de não beber. As quatro causas de morte mais comuns em pessoas entre 10 e 24 anos são acidentes com veículos a motor (37%), homicídio (14%), suicídio (12%) e outros ferimentos ou acidentes (12%). Dos adolescentes tratados em centros de traumatologia pediátrica, mais de um terço é tratado para uso de álcool ou de drogas.

Estudos considerando o uso de álcool e de drogas ilícitas por adolescentes como transtornos psiquiátricos demonstraram maior prevalência de uso de substâncias, particularmente alcoolismo, entre filhos biológicos de alcoolistas do que entre jovens adotados. Esse achado é apoiado por estudos de contribuições genéticas nas famílias, por estudos de adoção e pela observação de filhos de usuários de substâncias criados fora de seu lar biológico.

Inúmeros fatores de risco influenciam o surgimento de abuso de substância em adolescentes. Estes incluem crença parental na inofensividade das substâncias; incapacidade de controlar a raiva em famílias de usuários de substâncias; falta de proximidade e envolvimento dos pais com atividades dos filhos; passividade materna; dificuldades acadêmicas; transtornos psiquiátricos comórbidos, como transtorno da conduta e depressão; uso de substância por pais e por pares; impulsividade; e fumo em idade precoce. Quanto maior o número de fatores de risco, maior a probabilidade de que o adolescente seja um usuário de substâncias.

EPIDEMIOLOGIA

Álcool

A pesquisa Youth Risk Behavior Survey, realizada pelo Centers for Disease Control and Prevention, revelou que 72,5% dos alunos do ensino médio haviam experimentado pelo menos uma bebida alcoólica e 24,2% relataram um episódio de embriaguez pesada no mês anterior à pesquisa. Achados da pesquisa Monitoring the Future indicam que 39% dos adolescentes usaram álcool antes do 8º ano. Outro levantamento verificou que beber era um problema significativo para 10 a 20% dos adolescentes. Beber foi relatado por 70% dos alunos do 8º ano: 54% declararam ter bebido no último ano, 27% disseram ter ficado embriagados pelo menos uma vez, e 13% relataram bebida excessiva nas duas semanas anteriores ao levantamento. No 3º ano do ensino médio, 88% dos alunos revelaram ter bebido, e 77% beberam no último ano; 5% dos alunos do 8º ano, 1,3% dos alunos do 1º ano do ensino médio e 3,6% dos alunos do 3º ano do ensino médio relataram uso diário de álcool. Na faixa etária dos 13 aos 17 anos, nos Estados Unidos, relatos indicam que há 3 milhões de alcoolistas com problemas e 300 mil adolescentes com dependência de álcool. A diferença entre usuários de álcool do sexo masculino e feminino está diminuindo.

Maconha

Pelas últimas duas décadas, a maconha tem sido uma das drogas mais usadas pelos jovens em países desenvolvidos e recentemente se tornou a mais usada no mundo. O Escritório de Drogas e Crimes dos Estados Unidos estimou que a maconha seja usada por 3,9% das pessoas de todo o mundo entre os 15 e os 64 anos. Ela é a droga ilícita mais usada entre estudantes do ensino médio nos Estados Unidos. Calcula-se que cerca de 10% daqueles que experimentam maconha se tornem usuários diários, e 20 a 30% se tornem usuários semanais. A maconha foi chamada de "droga de entrada", porque o fator preditor mais forte de uso futuro de cocaína é frequentemente uso de maconha na adolescência. Dos alunos do 8º ano e do 1º e 3º ano do ensino médio, 10, 23 e 36%, respectivamente, relatam uso de maconha, uma pequena redução do ano anterior à pesquisa. Desses alunos, 0,2, 0,8 e 2%, respectivamente, descrevem uso diário de maconha. Suas taxas de prevalência são as mais altas entre nativo-americanos do sexo masculino e feminino; essas taxas são quase tão altas entre brancos do sexo masculino e feminino quanto de méxico-americanos do sexo masculino. As taxas anuais mais baixas são relatadas por latino-americanas, afro-americanas e ásio-americanos de ambos os sexos.

Cocaína

O uso anual de cocaína relatado por formandos do ensino médio diminuiu mais de 30% entre 1990 e 2000. Atualmente, estima-se que cerca de 0,5% dos alunos do 8º ano, 1% dos alunos do 1º ano do ensino médio e 2% dos alunos do 3º ano do ensino médio tenham usado cocaína. As taxas de prevalência para uso de *crack* e cocaína, contudo, estão aumentando e são mais comuns entre 18 e 25 anos.

Metanfetamina

A metanfetamina, ou "cristal", tinha nível de uso relativamente baixo na adolescência por volta de uma década atrás, 0,5%, mas veio aumentando de modo gradual até uma taxa recente de 1,5% entre alunos da 3º ano do ensino médio.

Opioides

Um levantamento com 7.374 formandos do ensino médio verificou que 12,9% declararam uso não médico de opioides. Dos usuários, mais de 37% relataram administração intranasal de opioides prescritos.

Dietilamida do ácido lisérgico (LSD)

Relata-se que o dietilamida do ácido lisérgico seja usado por 2,7% dos estudantes do 8º ano, 5,6% dos alunos do 1º ano do ensino médio e 8,8% dos alunos do 3º ano do ensino médio. Dos alunos do 3º ano do ensino médio, 0,1% relata uso diário. As taxas recorrentes de LSD são menores do que as taxas de uso de LSD durante as últimas duas décadas.

3,4-metilenodioximetanfetamina (MDMA)

A popularidade da MDMA aumentou ao longo da última década, e as taxas atuais de uso nos Estados Unidos estão em cerca de 5% dos alunos do 1º ano do ensino médio e 8% dos alunos do 3º ano do ensino médio, apesar de os males percebidos dessa droga terem aumentado nesse período a quase 50% entre alunos do 3º ano do ensino médio. Mortes acidentais de adolescentes foram associadas a uso de MDMA.

γ-hidroxibutirato (GHB)

Algumas pesquisas descobriram que o γ-hidroxibutirato, uma droga de festas, tem uma prevalência anual de 1,1% para alunos do 8º ano,

1,0% para alunos do 1º ano do ensino médio e uma taxa de 1,6% de uso para alunos do 3º ano do ensino médio.

Cetamina

Recentemente foi descoberto que a cetamina, outra droga recreativa, tem uma taxa anual de prevalência de 1,3% para alunos do 8º ano, 2,1% para alunos do 1º ano do ensino médio e de 2,5% para alunos do 3º ano do ensino médio.

Flunitrazepam

Foi verificado que o flunitrazepam, uma terceira droga recreativa, tem prevalência anual de aproximadamente 1% para todas as séries combinadas.

Esteroides anabólicos

Apesar do conhecimento relatado dos riscos de esteroides anabólicos entre estudantes do ensino médio, levantamentos ao longo dos últimos cinco anos revelaram que o uso dessas substâncias está em 1,6% entre alunos do 8º ano e 2,1% entre os do 1º ano do ensino médio. Até 45% dos alunos do 1º e do 3º ano do ensino médio relataram ter conhecimentos dos riscos do uso de esteroides anabólicos; contudo, ao longo da última década, parece que os formandos do ensino médio descreveram menor desaprovação de seu uso.

Inalantes

O uso de inalantes na forma de cola, aerossóis e gasolina é mais comum entre adolescentes mais jovens do que mais velhos. Entre os alunos de 8º ano e do 1º e 3º ano do ensino médio, 17,6, 15,7 e 17,6%, respectivamente, disseram usar inalantes; 0,2% dos alunos do 8º ano, 0,1% dos alunos do 1º ano do ensino médio e 0,2% dos alunos do 3º ano do ensino médio declararam uso diário de inalantes.

Uso de substâncias múltiplas

Entre adolescentes matriculados em programas de tratamento para abuso de substâncias, 96% são usuários de polidrogas; 97% dos adolescentes que abusam de drogas também usam álcool.

ETIOLOGIA

Fatores genéticos

A concordância para alcoolismo é mais alta entre gêmeos monozigóticos do que dizigóticos. Consideravelmente menos estudos foram conduzidos acerca de famílias de usuários de drogas. Um estudo de gêmeos de usuários de drogas demonstrou que a concordância do abuso de drogas para gêmeos monozigóticos do sexo masculino era o dobro do que para dizigóticos. Estudos com filhos de alcoolistas criados longe de seus lares biológicos mostraram que essas crianças tinham cerca de 25% de chances de se tornar alcoolistas.

Fatores psicossociais

Entre adolescentes, o uso de substância, em particular maconha, é fortemente influenciado pelos pares, e, sobretudo para aqueles que relatam esse uso como forma de relaxar, a droga é usada para escapar do estresse e como uma atividade social. Contudo, há dados sugerindo que a maconha também esteja associada a transtorno de ansiedade social e sintomas depressivos. Entre adolescentes jovens que começam a usar álcool, tabaco e maconha desde cedo, dados indicam que eles costumam vir de famílias com baixa supervisão paterna. O risco de iniciação precoce em substâncias é maior para crianças com menos de 11 anos. Maior supervisão paterna durante a fase intermediária da infância pode diminuir o uso de drogas e de álcool, reduzindo o uso de maconha, cocaína ou inalantes no futuro.

Comorbidade

Taxas de uso de álcool e maconha são mais altas em parentes de jovens com depressão e transtornos de ansiedade. No entanto, transtornos do humor são comuns entre aqueles com alcoolismo. Evidências indicam outra forte ligação entre comportamento antissocial precoce, transtorno da conduta e abuso de substância. Esse abuso pode ser visto como uma forma de desvio comportamental que, não surpreendentemente, está associada a outras formas de desvio social e comportamental. Intervenção prematura em crianças que demonstram sinais de desvio social e comportamento antissocial pode impedir o processo que contribui para abuso de substância posterior.

Comorbidade, a ocorrência de mais de um transtorno de substância ou a combinação de um transtorno por uso de substância e outro transtorno psiquiátrico, é comum. É importante conhecer todos os transtornos comórbidos, que podem exibir respostas diferenciais ao tratamento. Levantamentos sobre adolescentes com alcoolismo mostram taxas de 50% ou mais de transtornos psiquiátricos adicionais, especialmente os do humor. Um levantamento recente com adolescentes que usam álcool relatou que mais de 80% satisfaziam os critérios para outro transtorno. Os mais frequentes eram os depressivos, do comportamento disruptivo e os por uso de drogas. Essas taxas de comorbidade são ainda maiores do que nos adultos. O diagnóstico de abuso ou dependência de álcool era mais provável de seguir, em vez de preceder, outros transtornos; o fato de uma grande proporção de adolescentes com alcoolismo apresentar um transtorno infantil anterior pode ter implicações etiológicas e de tratamento. Nesse levantamento, o início dos transtornos por álcool não precedeu sistematicamente abuso ou dependência de álcool. Em 50% dos casos, o uso de álcool seguiu o abuso de drogas. O uso de álcool pode ser uma entrada para o uso de drogas, embora não o seja na maioria dos casos. A presença de outros transtornos psiquiátricos esteve associada a início precoce de transtorno por álcool, mas não pareceu indicar um curso mais prolongado de alcoolismo.

DIAGNÓSTICO E CARACTERÍSTICAS CLÍNICAS

De acordo com o DSM-5, transtornos relacionados a substâncias incluem as três categorias a seguir: uso de substância, intoxicação por substância e transtorno de abstinência de substância. Enquanto no DSM-IV-TR abuso e dependência de substância eram duas categorias separadas, no DSM-5, elas estão combinadas em um único diagnóstico, chamado de transtorno por uso de substância.

Uso de substância refere-se a um padrão mal-adaptativo de uso de substância que leva a prejuízo ou sofrimento clinicamente significativo manifesto por um ou mais dos sintomas a seguir em um período de 12 meses: uso recorrente de substância em situações que causam perigo físico ao usuário, uso recorrente de substância diante de prejuízo óbvio em situações escolares ou de trabalho, uso recorrente de substância apesar de resultar em problemas legais ou uso recorrente de substância apesar de problemas sociais ou interpessoais.

Intoxicação por substância refere-se ao desenvolvimento de uma síndrome reversível, específica à substância, causada por seu uso. Danos psicológicos ou comportamentais mal-adaptativos clinicamente significativos devem estar presentes.

Abstinência de substância refere-se a uma síndrome específica à substância causada pela cessação, ou redução, em seu uso prolongado. A síndrome específica à substância causa sofrimento clinicamente significativo ou prejudica o funcionamento social ou ocupacional.

Dois novos transtornos estão inclusos no DSM-5: transtorno de abstinência de *Cannabis* e de abstinência de cafeína.

O diagnóstico de uso de álcool ou de drogas em adolescentes é feito por meio de entrevistas cuidadosas, observações, achados de laboratório e histórias fornecidas por fontes confiáveis. Muitos sinais não específicos podem apontar para o uso de drogas ou de álcool, e os clínicos devem corroborar cuidadosamente seus palpites antes de tirar conclusões precipitadas. O uso de substância pode ser visto em um *continuum* com a experimentação (o uso mais leve), uso regular sem prejuízo óbvio, abuso e, por fim, dependência. Alterações no desempenho acadêmico, doenças físicas não específicas, mudanças no relacionamentos com familiares, mudanças no grupo de pares, ligações telefônicas sem explicação ou alterações na higiene pessoal podem ser indícios de uso de substância em adolescentes. Muitos desses indicadores, contudo, também podem ser compatíveis com o início de depressão, ajuste à escola ou o pródromo de uma doença psicótica. Logo, é importante manter os canais de comunicação com o adolescente abertos quando se suspeita de uso de substância.

Nicotina

A nicotina é uma das substâncias mais aditivas conhecidas; envolve receptores colinérgicos e aumento da liberação de acetilcolina, serotonina e β-endorfina. Adolescentes jovens que fumam cigarros também são expostos a outras drogas com mais frequência do que pares não fumantes.

Álcool

O uso de álcool em adolescentes raramente resulta nas sequelas observadas em adultos com uso crônico de álcool, tais como convulsões por abstinência, síndrome de Korsakoff, afasia de Wernicke ou cirrose. Entretanto, um relato afirmou que a exposição de adolescentes a álcool pode resultar em volume reduzido do hipocampo. Visto que o hipocampo está envolvido com a atenção, é concebível que o uso de álcool por adolescentes resulte em comprometimento do funcionamento cognitivo, especialmente no que tange à atenção.

Maconha

Os efeitos de curto prazo do ingrediente ativo da maconha, γ-tetra-hidrocanabinol (THC), incluem prejuízo na memória e na aprendizagem, percepção distorcida, redução na capacidade de resolução de problemas, perda de coordenação, aumento da frequência cardíaca, ansiedade e ataques de pânico. Relatou-se que a cessação repentina do uso pesado de maconha por adolescentes resulta em síndrome de abstinência caracterizada por insônia, irritabilidade, agitação, desejo pela droga, humor deprimido e nervosismo, seguidos de ansiedade, tremores, náusea, espasmos musculares, sudorese, mialgia e mal-estar generalizado. Via de regra, a síndrome de abstinência começa 24 horas após o último uso, tem seu auge por 2 a 4 dias e diminui após duas semanas. O uso de maconha foi associado a risco aumentado de transtornos psiquiátricos. Baixo funcionamento cognitivo foi relacionado a uso crônico dessa substância, apesar de não estar claro se ela prejudica o funcionamento cognitivo. Déficits na aprendizagem verbal, na memória e na atenção foram descritos em usuários crônicos de maconha, e tanto seu uso agudo quanto crônico estão associados a alterações no fluxo sanguíneo cerebral para certas regiões do cérebro, as quais podem ser detectadas por tomografia por emissão de pósitrons. Estudos de imagem funcional indicam que há menos atividade em regiões cerebrais envolvidas com a atenção e a memória em usuários crônicos da droga. Um estudo de acompanhamento de 15 anos com 50.465 militares suecos relatou que participantes que usavam maconha aos 18 anos tinham 2,4 vezes mais probabilidade de desenvolver esquizofrenia. Riscos associados ao uso crônico da maconha incluem taxas mais elevadas de acidentes com veículos a motor, funcionamento respiratório prejudicado, risco aumentado de doença cardiovascular e risco potencial de sintomas e transtornos psicóticos.

Cocaína

A cocaína pode ser cheirada, injetada ou fumada. *Crack* é o termo dado à cocaína após ter sido alterada em uma base livre para o fumo. Os efeitos da cocaína incluem constrição dos vasos sanguíneos periféricos, pupilas dilatadas, hipertermia, aumento da frequência cardíaca e hipertensão. Altas doses ou uso prolongado da substância podem induzir pensamento paranoide. Há risco imediato de morte secundária a parada cardíaca ou de convulsões seguidas de parada respiratória. Diferentemente de estimulantes usados para tratar o TDAH, tais como metilfenidato, a cocaína rapidamente cruza a barreira hematencefálica e sai do transportador de dopamina em 20 minutos; o metilfenidato permanece ligado à dopamina por períodos mais longos.

Heroína

A heroína, um derivado da morfina, é produzida a partir da planta de papoula. A heroína costuma aparecer como um pó branco ou marrom que pode ser cheirado, mas que costuma ser mais utilizado por via intravenosa. Os sintomas de abstinência incluem inquietação, dores nos ossos e na musculatura, insônia, diarreia e vômito, surtos de frio com calafrios e movimentos de chute. A abstinência ocorre em poucas horas após o uso; os sintomas atingem o ápice entre 48 e 72 horas depois e entram em remissão em uma semana.

Drogas recreativas

Adolescentes que frequentam boates, *raves*, bares e festas costumam usar MDMA, GHB, flunitrazepam e cetamina. GHB, flunitrazepam (um benzodiazepínico) e cetamina (um anestésico) são primariamente depressores e podem ser adicionados a bebidas sem serem detectados, visto que em geral são incolores, inodoros e insípidos. O Drug-Induced Rape Prevention and Punishment Act foi aprovado depois de ser descoberto que essas drogas estavam associadas a estupro. A MDMA é um derivado da metanfetamina, uma substância sintética com propriedades estimulantes e alucinogênicas. Ela pode inibir a recaptação de serotonina e de dopamina. Seu uso pode resultar em boca seca, aumento da frequência cardíaca, fadiga, espasmo muscular e hipertermia.

Dietilamida do ácido lisérgico

A LSD é inodora, incolor e tem um gosto ligeiramente amargo. Doses mais elevadas podem causar alucinações e ilusões visuais e, em alguns casos, pânico. As sensações sentidas após sua ingestão costumam diminuir após 12 horas. *Flashbacks* podem ocorrer até um ano após o uso. A LSD pode produzir tolerância; ou seja, após múltiplos usos, precisa-se de maiores quantidades para oferecer o mesmo grau de intoxicação.

O uso de substâncias está relacionado a diversos comportamentos de alto risco, incluindo experimentação sexual precoce, direção arriscada, destruição de propriedade, roubo, *heavy metal* ou música alternativa e algumas vezes preocupação com cultos ou satanismo. Embora nenhum desses comportamentos necessariamente preveja uso de substância, ao extremo, refletem alienação da norma esperada do comportamento social. Adolescentes com habilidades sociais inadequadas podem usar substâncias como um modo de pertencer a um grupo de pares. Em alguns casos, eles começam seu uso de substância em casa com os pais, que também usam substâncias para melhorar suas interações sociais. Ainda que nenhuma evidência indique o que determina um típico usuário adolescente de álcool ou drogas, muitos usuários de substâncias parecem ter déficits sociais subjacentes, dificuldades acadêmicas e relacionamentos deficientes.

TRATAMENTO

Intervenções para transtornos por uso de substância em adolescentes necessitam, primeiro, de rastreamento e identificação efetivos dos adolescentes que precisam de tratamento. Tendo sido identificado o transtorno, diversas opções de tratamento podem ser buscadas.

De acordo com os objetivos do U.S. Substance Abuse Mental Health Services Administration (SAMHSA), um método de triagem com base no uso de álcool e drogas nas escolas, denominado Screening, Brief Intervention and Referral to Treatment (SBIRT), foi iniciado em um estudo com 629 adolescentes dos 14 aos 17 anos em 13 escolas de ensino médio do Novo México. Inicialmente, centros de saúde com base em escolas forneciam rastreamentos para uso de substância para todos os alunos que foram vistos na clínica por algum motivo. Quando identificados, 85,1% dos adolescentes que usavam substâncias optaram por curta intervenção por funcionários clínicos, enquanto 14,9% receberam breve tratamento ou indicação de tratamento. A intervenção breve baseou-se em entrevistas motivacionais, com o objetivo de ajudar o aluno a ter motivação para mudanças de comportamento e ser indicado a tratamento mais intensivo se necessário. Estudantes que receberam intervenção, independentemente da gravidade de seu uso de substância, relataram redução em intoxicação por bebida nos seis meses posteriores. Além disso, aqueles que usavam drogas mostraram redução no uso durante o acompanhamento. Uso de álcool foi declarado por 42% dos participantes, e 37% reportaram intoxicação por álcool. Ao todo, 85% dos participantes que revelaram uso de drogas relataram apenas uso de maconha no mês posterior ao estudo. A frequência do uso de álcool e maconha como as substâncias mais predominantes nessa faixa etária é congruente com dados epidemiológicos. Em geral, essa intervenção escolar teve a vantagem de ser acessível a adolescentes e oferecer uma opção de tratamento graduada de acordo com a gravidade do uso de substância. Esse estudo apontou que programas escolares para identificar e oferecer intervenções breves para alunos do ensino médio são viáveis e merecem mais estudos.

O tratamento para transtorno por uso de substância em adolescentes foi criado para impedir diretamente os comportamentos de uso de substâncias e oferecer educação ao paciente e à família e para tratar fatores cognitivos, emocionais e psiquiátricos em diversos cenários, como tratamento residencial, em grupo e sessões psicossociais individuais.

Um instrumento de validação usado como guia para clínicos no tratamento do uso de substância em adolescentes define níveis de cuidado apropriados para os sintomas. Esse instrumento, chamado de Child and Adolescent Levels of Care Utilization Services (CA-LOCUS), define seis níveis de cuidado:

Nível 0: Serviços básicos (prevenção)
Nível 1: Manutenção de recuperação (prevenção de relapso)
Nível 2: Ambulatorial (visitas uma vez por semana)
Nível 3: Ambulatorial intensivo (duas ou mais visitas por semana)
Nível 4: Serviços intensivos integrados (tratamento diurno, hospitalização parcial, serviços cruzados)
Nível 5: Serviços monitorados por médicos 24 horas por dia, não seguro (lar coletivo, unidade de tratamento residencial)
Nível 6: Atendimento médico seguro 24 horas (unidade psiquiátrica ou unidade residencial altamente programada)

Os locais de tratamento que atendem adolescentes com transtornos por uso de álcool ou de drogas incluem unidades hospitalares, instalações de tratamento residencial, casas de passagem, programas parcialmente hospitalares e clínicas ambulatoriais. Componentes básicos do tratamento para o uso de drogas ou de álcool incluem psicoterapia individual, aconselhamento específico, grupos de mútua ajuda (Alcoólicos Anônimos [AA], Narcóticos Anônimos [NA]), programas de educação para abuso de substâncias e de prevenção de relapso e exames aleatórios de urina. Terapia familiar e intervenção psicofarmacológica podem ser adicionados.

Antes de decidir qual a melhor opção de tratamento para determinado adolescente, deve ocorrer um processo de rastreamento, em que entrevistas estruturadas e desestruturadas ajudam a determinar o tipo de substâncias usadas, além de suas quantidades e frequências. A determinação de transtornos psiquiátricos coexistentes também é essencial. Escalas de classificação costumam ser usadas para documentar a gravidade do abuso antes e depois do tratamento. O Teen Addiction Severity Index (T-ASI), a Adolescent Drug and Alcohol Diagnostic Assessment (ADAD) e o Adolescent Problem Severity Index (APSI) são escalas de classificação baseadas na gravidade. O T-ASI é dividido em dimensões que incluem uma função familiar, estado escolar ou empregatício, estado psiquiátrico, relacionamentos sociais e estado civil.

Após a maioria das informações sobre o uso de substância e o estado psiquiátrico geral do paciente ter sido obtida, uma estratégia de tratamento deve ser escolhida, e um método apropriado determinado. Duas abordagens muito diferentes para o tratamento do abuso de substância são incorporadas no modelo de Minnesota e no modelo profissional multidisciplinar. O modelo de Minnesota baseia-se na premissa do AA; trata-se de um programa intensivo de 12 passos com um conselheiro que funciona como terapeuta principal. O programa usa processo de mútua ajuda e em grupo.

Inerente a essa estratégia de tratamento está a necessidade de os adolescentes admitirem que o uso de substância é problemático e que precisam de ajuda. Além disso, eles devem estar dispostos a trabalhar para alterar seu estilo de vida e erradicar o uso de substância. O modelo profissional multidisciplinar consiste em uma equipe de profissionais da saúde mental que costumam ser liderados por um médico. Seguindo um modelo de administração de casos, cada membro da equipe tem áreas específicas de tratamento pelas quais é responsável. As intervenções podem incluir terapia cognitivo-comportamental, terapia de família e intervenção familiar. A abordagem costuma ser adequada a adolescentes com diagnósticos psiquiátricos comórbidos.

Abordagens cognitivo-comportamentais à psicoterapia para adolescentes que usam substâncias geralmente requerem que eles estejam motivados a participar do tratamento e se abstenham de voltar a usar a substância. A terapia focaliza a prevenção de relapso e a manutenção da abstinência.

Intervenções psicofarmacológicas para adolescentes usuários de álcool e de drogas ainda estão em estados iniciais. A presença de transtornos do humor claramente indica a necessidade de antidepressivos, e, em geral, os inibidores da recaptação de serotonina são a primeira linha de tratamento. Em algumas ocasiões, é realizada uma intervenção para substituir a droga ilícita por outra droga mais passível à situação de tratamento; por exemplo, usar metadona em vez de heroína. Os adolescentes precisam ter documentadas suas tentativas de desintoxicação e consentimento de adultos antes de poderem entrar nesse tipo de programa de tratamento.

Tratamentos eficazes para interromper o uso de cigarros incluem chiclete de nicotina, adesivos ou *spray* nasal ou inalante. A bupropiona ajuda a reduzir o desejo pela nicotina e é benéfica no tratamento para uso de cigarro.

Peter, um garoto de 16 anos no 2º ano do ensino médio, foi admitido em um tratamento para abuso de substância pela segunda vez, após relapso e ameaças de suicídio. Inicialmente, foi admitido em uma unidade psiquiátrica para adolescentes depois de uma tentativa grave de suicídio. Ele relatou uma história duradoura de TDAH, mas havia sido um bom aluno, sem dificuldades até o ensino médio. Descreveu início de uso de substância aos 13 anos, progresso rápido no envolvimento a partir dos 14 anos e utilização atual diária de maconha, de álcool até cinco vezes por semana e experimentação de diversas substâncias, como LSD e *ecstasy*. Após receber alta do hospital psiquiátrico, frequentou sessões em grupo para adolescentes, focando-se em seus problemas de uso de substância. Sessões com a família levaram à percepção de que a mãe de Peter estava deprimida havia algum tempo, e ela iniciou seu próprio tratamento. Peter estava melhorando em relação a seu uso de substância; entretanto, seus sintomas depressivos aumentaram depois de quatro semanas de abstinência. Ele começou a tomar fluoxetina. Após a medicação ser aumentada para 30 mg, continuou tomando por um mês, período no qual demonstrou melhoras no humor e adesão ao tratamento. Peter continuou a frequentar as sessões de AA para adolescentes e a terapia ambulatorial. Contudo, os conflitos familiares logo retornaram, e o garoto deixou de seguir o tratamento, de tomar a medicação e de ir aos encontros. Ele retomou antigos relacionamentos com pares usuários de substâncias e voltou a fazer uso diário de maconha e ocasional de álcool. (Cortesia de Oscar G. Bukstein, M.D.)

Uma vez que a comorbidade influencia o desfecho do tratamento, é importante prestar atenção a outros transtornos, como os do humor, de ansiedade, da conduta ou TDAH, durante o tratamento para transtornos por uso de substância.

REFERÊNCIAS

Buckner JD, Heimberg RG, Schneier FR, Liu SM, Want S, Blanco C. The relationship between cannabis use disorder and social anxiety disorder in the National Epidemiologic Study of Alcohol and Related Conditions (NESARC). *Drug Alcohol Depend*. 2012;124:128–134.

Bukstein O. Adolescent substance abuse. In: Sadock BJ, Sadock VA, Ruiz P, eds. *Kaplan & Sadock's Comprehensive Textbook of Psychiatry*. 9th ed. Vol. II. Philadelphia: Lippincott Williams & Wilkins; 2009:3818.

Centers for Disease Control and Prevention, 2009. Youth Risk Behavior Survey. Updated February 22, 2011.

Fiorentini A, Volunteri LS, Draogna F, Rovera C, Maffini M, et al. Substance-induced psychoses: A critical review of the literature. *Curr Drug Abuse Rev*. 2011;4:228–240.

Fraser S, Hides L, Philips L, Proctor D, Lubman DI. Differentiating first episode substance induced primary psychotic disorders with concurrent substance use in young people. *Schizophr Res*. 2012;136:110–115.

Giedd J, Stocvkman M Weele C. Anatomic magnetic resonance imaging of the developing child and adolescent brain. In: Reyna VF; Chapman SB, Dougherty MR, Copnfrey J., eds. *The Adolescent Brain: Learning, Reasoning, and Decision Making*. Washington, D.C: American Psychological Association; 2012.

Harrow BS, Tompkins CP, Mitchell PD, Smith KW, Soldz S, Kasten L, Fleming K. The impact of publicly funded managed care on adolescent substance abuse treatment outcomes. *Am J Drug Alcohol Abuse*. 2006;32(3):379.

Johnston LD, O'Malley PM, Bachman JG, Schulenberg JE. Monitoring the Future: National Survey Results on Drug Use. 1975–2007. Vol 3 Secondary School Students. Bethesda, MD. *National Institute on Drug Abuse*; 2008.

Kaminer Y, Winters KC. Proposed DSM-5 substance use disorders for adolescents: If you build it, will they come? *Am J Addict*. 2012;21:280–281.

Lenk KM, Erickson DJ, Wonters KC, Nelson TF, Toomey TL. Screening services for alcohol misuse and abuse at four-year colleges in the U.S. *J Subst Abuse Treat*. 2012;43:352–358.

McCabe SE, West BT, Teter CJ, Boyd CJ. Medical and nonmedical use of prescription opioids among high school seniors in the United States. *Arch Pediatr Adolesc Med*. 2012;166:797–802.

Mitchell SG, Gryczynski J, Gonzales A, Moseley A, Peterson T, et al. Screening, brief intervention, and referral to treatment (SBIRT) for substance use in a school-based program: Services and outcomes. *Am J Addict*. 2010;21:S5–S13.

Tavolacci MP, Ladner J, Grigioni S, Richard L, Villet H, Dechelotte P. Prevalence and association of perceived stress, substance use and behavioral addictions: A cross-sectional study among university students in France, 2009–2011. *BMC Pub Health*. 2013;13:724–732.

Winters K. Advances in the science of adolescent drug involvement: Implications for assessment and diagnosis. *Curr Opin Psychiatry*. 2012;318–324.

Winters KC, Martim CS, Chung T. Substance use disorders in DSM-V. When applied to adolescents. *Addiction*. 2011;106:882–884.

Yuma-Guerrero PJ, Lawson KA, Velasquez MM, von Sternberg K, Maxson T, et al. Screening, brief intervention, and referral for alcohol use in adolescents: A systematic review. *Pediatrics*. 2012;130:115–122.

▲ 31.17 Psiquiatria infantil: outras condições

31.17a Síndrome de psicose atenuada

A síndrome de psicose atenuada (SPA) é uma nova categoria diagnóstica incluída no DSM-5 como uma condição a ser mais estudada. Trata-se de uma síndrome caracterizada por sintomas psicóticos subliminares, menos graves do que os encontrados em transtornos psicóticos, mas que frequentemente estão presentes em estados psicóticos pródromos.

Debate e controvérsia entre clínicos e pesquisadores cercaram a inclusão da SPA no DSM-5. Há os adeptos de que a identificação e o tratamento de uma síndrome pródroma de um transtorno psicótico, na verdade, iriam retardar ou diminuir a gravidade da doença psicótica futura. E há outros a favor de que a identificação de uma síndrome pródroma, que raramente progride para uma doença psicótica, levaria a exposição desnecessária a agentes antipsicóticos e talvez a efeitos danosos. Todavia, todos concordam que pacientes com sintomas psicóticos pródromos subliminares costumam apresentar deficiências e necessitam de intervenção psicológica e psiquiátrica.

Uma metanálise recente relatou que a taxa de início de transtornos psicóticos em pacientes com sintomas psicóticos era de 18% aos 6 meses, 22% a 1 ano, 29% aos 2 anos e 36% aos 3 anos. Em um estudo de acompanhamento, foi descoberto que, daqueles com sintomas pródromos que desenvolveram uma doença psicótica limiar, 73% satisfaziam os critérios para esquizofrenia.

Em crianças e adolescentes, os sintomas psicóticos não são necessariamente um marco de transtorno psicótico limiar, comparados com adultos. Por exemplo, em 50% das crianças com episódios depressivos maiores, sintomas psicóticos estavam presentes. Além disso, estudos epidemiológicos constataram que, em termos globais, alucinações auditivas ocorrem em 9 a 21% das crianças e em 8,4% dos adolescentes. Logo, nos jovens, a associação entre sintomas psicóticos subliminares e o surgimento de doença psicótica futura pode não ser um preditor confiável. Ainda assim, a identificação e o acompanhamento de jovens com SPA podem oferecer maior compreensão acerca do significado longitudinal desses sintomas.

ETIOLOGIA

Fatores genéticos

Estudos de famílias demonstraram que fatores genéticos influenciam a vulnerabilidade do espectro da esquizofrenia e outros transtornos psicóticos. Até o grau em que SPA e esquizofrenia estão relacionadas, contribuições genéticas devem ser significativas. Estudos de gêmeos e de irmãos adotivos confirmaram que gêmeos monozigóticos têm cerca de 50% de taxa de concordância para esquizofrenia em comparação com gêmeos dizigóticos, que apresentam taxa de concordância em torno de 10%. Além disso, filhos adotados por pais com esquizofrenia não apresentam taxas mais elevadas desse transtorno, mas filhos biológicos de pais com esquizofrenia, sim. Contudo, fatores genéticos não explicam plenamente o surgimento dos transtornos do espectro da esquizofrenia, visto que há apenas 50% de concordância de exibir esses transtornos entre gêmeos monozigóticos. Fatores ambientais também desempenham um papel importante.

Fatores ambientais

Fatores ambientais precoces que aumentam o risco de desenvolvimento de esquizofrenia incluem subnutrição fetal, hipoxia no nascimento e possivelmente infecções pré-natais. Outros ainda são trauma, estresse, adversidade social e isolamento. Por fim, interações entre genes e o ambiente podem influenciar a sensibilidade do indivíduo a eventos ambientais adversos.

DIAGNÓSTICO

A síndrome de psicose atenuada, de acordo com o DSM-5, baseia-se na presença de pelo menos um dos seguintes: ilusões, alucinações ou discurso desorganizado, o que causa prejuízo funcional. Embora possam não ter progredido para gravidade psicótica total, os sintomas devem ter estado presentes ao menos uma vez por semana por um mês e devem ter surgido ou piorado no último ano. Os sintomas devem causar prejuízo e merecer atenção clínica.

Ilusões atenuadas são descritas como suspeitas, persecutórias ou grandiosas, resultando em desconfiança dos outros e senso de perigo. Ilusões atenuadas, diferentemente de ilusões de doença limiar, podem levar a crenças mal organizadas sobre intenções hostis dos outros ou perigo; entretanto, essas ilusões não são tão fixadas como se tornam quando em doenças psicóticas completas. Alucinações atenuadas incluem percepções sensoriais alteradas, como a percepção de murmúrios, estrondos ou sombras perturbadoras; mas elas podem ser desafiadas, e ceticismo sobre sua realidade provavelmente estará presente. Comunicação ou discurso desorganizados podem ser demonstrados como explicações confusas e imprecisas, ou comunicação circunstancial ou tangencial. Quando graves, mas ainda na variação atenuada, pensamento assindético ou associações soltas podem surgir; porém, diferentemente da doença psicótica, redirecionamento é viável, e costuma ser possível obter uma conversa lógica. Ainda que prejuízo esteja presente na SPA, o indivíduo retém consciência e noção das alterações mentais que estão ocorrendo.

TRATAMENTO

Uma revisão recente da literatura sobre ensaios de tratamento para pacientes com risco elevado de psicose relatou que abordagens precoces com intervenções psicológicas e agentes farmacológicos podem reduzir os sintomas e até retardar ou impedir o início de uma doença psicótica completa. Outros estudos, entretanto, encontraram resultados mistos de intervenções psicológicas ou farmacológicas para impedir o início de uma doença psicótica. Um estudo verificou que a maioria dos pacientes francamente psicóticos ficava assim no espaço de alguns meses após entrar para o estudo, dificultando determinar se já exibiam sinais precoces de início de esquizofrenia quando identificados como pródromos.

Diversas abordagens de tratamento foram usadas, incluindo os com risperidona, olanzapina, ácido graxo poli-insaturado ômega-3 (w-3PUFA), terapia cognitivo-comportamental (TCC), terapia cognitiva (TC) e uma usando uma intervenção psicológica integrada (IPI) incluindo abordagens cognitivas, psicoeducação e intervenção de habilidades sociais. Uma revisão da efetividade de tratamento na SPA concluiu que receber tratamento estava associado a risco menor de doença psicótica em 1, 2 e 3 anos. Mas, como os dados são limitados, não está claro quais intervenções são mais eficazes. Portanto, até que ensaios de tratamento adicionais forneçam dados sobre sua eficácia, as escolhas mais seguras de tratamento para SPA incluem intervenções psicológicas, em vez da utilização de agentes antipsicóticos. Em suma, a SPA identifica um grupo de pacientes apresentando fenômenos psicóticos que merecem intervenções para aliviar seu sofrimento e melhorar seus níveis funcionais. Todavia, são necessários mais estudos para determinar a relação entre SPA e o desenvolvimento de esquizofrenia e de outras doenças psicóticas.

REFERÊNCIAS

Amminger GP, Schafer MR, Papageorgiou K, Klier CM, Cotton SM. Long-chain w-3 fatty acids for indicated prevention of psychotic disorder: A randomized placebo-controlled trial. *Arch Gen Psychiatry.* 2010;67:146–14.

Addington J, Epstein I, Liu L, French P, Boydell KM. A randomized controlled trial of cognitive behavioral therapy for individuals at clinical high risk of psychosis. *Schizophr Res.* 2011;125:54–61.

Arango C. Attenuated psychotic symptoms syndrome: How it may affect child and adolescent psychiatry. *Eur Child Adolesc Psychiatry.* 2011;20:67–70.

Bechdolf A, Wagner M, Ruhrman S, Harrigan S, Veith V, et al. Preventing progression to first episode psychosis in early initial prodromal states. *Br J Psychiatry.* 2012;200:22–29.

Fusar-Poli P, Borgwardt S, Bechdolf A, Addington J, Riecher-Rossler A, et al. The psychosis high-risk state. A comprehensive state-of-the-art review. *JAMA.* 2013;70:107–120.

Fusar-Poli P, Bechdolf A, Taylor M, Carpenter W, Yung A, McGuire P. At risk for schizophrenia or affective psychosis? A meta-analysis of DSM/ICD diagnostic outcomes in individuals at high clinical risk. [Published online May 15, 2012]. *Schizophr Bull. Doi:* 10.1093/schbul/sbs060.

Fusar-Poli P, Bonoldi I, Yung AR. Predicting psychosis: A meta-analysis of transition outcomes in individuals at high clinical risk. *Arch Gen Psychiatry.* 2012;69:220–229.

Jacobs E, Kline E, Schiffman J. Defining treatment as usual for attenuated psychosis syndrome: A survey of community practitioners. *Psychiatr Serv.* 2012;63:1252–1256.

McGlashan TH, Zipursky RB, Perkins D, Addington J, Miller T, et al. Randomized, double-blind trial of olanzapine versus placebo in patients prodromally symptomatic for psychosis. *Am J Psychiatry.* 2006;163:790–799.

McGorry PD, Nelson B, Amminger GP, Bechdolf A, Francey SM, et al. Intervention in individuals at ultra-high risk for psychosis: A review and future directions. *J Clin Psychiatry.* 2009;70:1206–1212.

McGorry PD, Yung AR, Phillips LJ, Yuen HP, Francey S, et al. Randomized controlled trial of interventions designed to reduce the risk of progression to first episode psychosis in a clinical sample with subthreshold symptoms. *Arch Gen Psychiatry.* 2002;59:921–928.

Morrison A, French P, Walford L, Lewis SW, Kilcommons A, et al. Cognitive therapy for the prevention of psychosis in people at ultra-high risk: Randomised controlled trial. *Br J Psychiatry.* 2004;185:291–297.

Phillips LJ, Nelson B, Yuen HP, Francey SM, Simmons M. Randomized controlled trial of interventions for young people at ultra-high risk of psychosis; study design and baseline characteristics. *Aust N Z J Psychiatry.* 2009;43:818–829.

Preti A. Cella M. Randomized-controlled trails in people at ultra high risk of psychosis: A review of treatment effectiveness. *Schizophr Res.* 2010;123:30–36.

Shrivastava A, McGorry P, Tsuang M, Woods SW, Cornblatt BA, et al. "Attenuated psychotic symptoms syndrome" as a risk syndrome of psychosis, diagnosis in DSM-V: The debate. *Indian J Psychiatry.* 2011;53:57–65.

Yung AR, Woods SW, Ruhrmann S, Addington J, Schultze-Lutter F. Wither the attenuated psychosis syndrome? *Schizophr Bull.* 2012;38:1130–1134.

Yung AR, Phillips JL, Nelson B, Francey S, Panyuen H, et al. Randomized controlled trial of interventions for young people at ultra-high risk for psychosis: 6-month analysis. *J Clin Psychiatry.* 2011;72:430–440.

31.17b Problema acadêmico

Problema ou fracasso acadêmico é uma grande preocupação de saúde pública nos jovens, afetando entre 10 e 20% deles, mantendo associações amplas com comportamentos de alto risco e mau ajuste ao início da vida adulta. O DSM-5 inclui a categoria *Problema Acadêmico ou Educacional* na seção "Outras condições que podem ser foco da atenção clínica", visto que o fracasso escolar requer intervenção clínica e influencia o nível de funcionamento geral da criança.

Uma investigação acerca dos efeitos da percepção dos estudantes a respeito do apoio dos pais, dos professores e dos pares demonstrou uma correlação deste com o desempenho acadêmico dos adolescentes. A percepção do apoio que eles recebem dos pais e dos professores estava diretamente relacionada com seu desempenho acadêmico, já o apoio percebido dos pares estava ligado de forma indireta com o desempenho acadêmico real, pois contribuía para uma percepção geral de apoio recebido pelo adolescente, que apresentava correlação com seu desempenho.

Dificuldades acadêmicas e a externalização de problemas de comportamento coexistem em taxas mais elevadas do que o esperado. Essa associação foi encontrada tanto em amostras clínicas quanto epidemiológicas. Um estudo longitudinal sobre mau desempenho acadêmico e problemas de comportamento na escola entre crianças do 1º ao 6º ano relatou que a combinação de problemas acadêmicos e comportamentais no 1º ano predizia dificuldades acadêmicas e problemas comportamentais cinco anos depois. Essa combinação era vista com mais frequência em meninos do que em meninas, começando com o 1º ano. Isso também é verdade com dificuldades de leitura, problemas de atenção e comportamentais.

Escolhas comportamentais e eventos de vida podem exacerbar problemas acadêmicos na ausência de transtorno da aprendizagem, podendo interferir na redução dos problemas acadêmicos. Por exemplo, quando um aluno percebe que está se saindo mal na escola, há maior tentação de substituir o esforço acadêmico por outras atividades, como uso de drogas. Um estudo recente avaliou o nível e a deterioração do desempenho acadêmico em relação ao início do uso de maconha entre adolescentes jovens. Em uma amostra de adolescentes rurais, 36% dos meninos e 23% das meninas iniciaram o uso de maconha no fim do 1º ano do ensino médio, e essa deterioração acadêmica era um preditor significativo do início do uso de maconha. A hipótese que ainda precisa ser testada é se uma intervenção para melhorar o desempenho acadêmico ajudaria a reduzir o risco de uso de droga.

A categoria Problema Acadêmico e Educacional, do DSM-5, é usada quando uma criança ou um adolescente está com dificuldades acadêmicas que não são causadas por um transtorno da aprendizagem específico ou transtorno da comunicação nem têm relação direta com um transtorno psiquiátrico. Ainda assim, a intervenção é necessária, porque o desempenho escolar da criança está significativamente prejudicado, e isso tem um impacto em seu bem-estar, podendo influenciar de maneira negativa transtornos psiquiátricos concorrentes.

ETIOLOGIA

Muitos fatores de risco podem exercer um papel no mau desempenho ou no fracasso acadêmicos incluindo fatores genéticos e fatores de desenvolvimento, como nascimento prematuro, e também fatores ambientais, como nível de educação materna. Crianças muito prematuras exibem dificuldades na memória de trabalho, que é uma habilidade crucial na aprendizagem de novas informações e no desenvolvimento de habilidades acadêmicas.

Crianças e adolescentes com problemas de isolamento social, problemas de identidade ou timidez extrema podem se retrair de participação em atividades acadêmicas. Dificuldades acadêmicas podem ser o resultado de uma confluência de múltiplos fatores contribuintes e podem ocorrer em adolescentes que costumavam tirar boas notas. A escola é o principal local social e acadêmico para crianças e adolescentes. Sucesso e aceitação no cenário escolar dependem de seus ajustes físico, cognitivo, social e emocional. A competência geral de crianças e adolescentes em lidar com as tarefas do desenvolvimento reflete-se em seu sucesso acadêmico e social na escola.

A ansiedade pode desempenhar um grande papel ao interferir no desempenho acadêmico das crianças. Ela pode atrapalhar suas habilidades de sair bem em provas, de falar em público e de fazer perguntas quando não entendem alguma coisa. Jovens deprimidos também podem perder ambições acadêmicas; eles necessitam de intervenções específicas para aprimorar seu desempenho acadêmico e tratar sua depressão. Jovens consumidos por problemas familiares, como dificuldades financeiras, discórdia conjugal e doença mental na família, podem ficar distraídos e deixar de realizar tarefas acadêmicas.

Origem cultural e econômica pode ter um papel em como a criança se sente aceita na escola, podendo afetar seu desempenho acadêmico. Nível socioeconômico da família, educação dos pais, raça, religião e funcionamento familiar podem influenciar o modo como a criança se sente e afetar seu preparo para satisfazer as demandas da escola.

A escola, os professores e os clínicos podem compartilhar suas ideias sobre como fomentar ambientes produtivos e cooperativos para todos os alunos da turma. As expectativas dos professores para com seus alunos influenciam o desempenho deles. Os professores servem como agentes, cujas expectativas variáveis podem moldar o desenvolvimento diferencial das habilidades dos alunos. Tal condicionamento desde cedo na escola, especialmente quando negativo, pode prejudicar o desempenho acadêmico. Portanto, a resposta afetiva do professor a uma criança pode provocar o surgimento de um problema acadêmico. O mais importante é a abordagem humana do professor com relação a todos os níveis de educação dos alunos, incluindo a faculdade de medicina.

DIAGNÓSTICO

O DSM-5 apresenta a seguinte definição sobre um problema acadêmico ou educacional:

> Esta categoria deve ser usada quando um problema acadêmico ou educacional é o foco da atenção clínica ou causa impacto no diagnóstico, no tratamento ou no prognóstico do indivíduo. Os problemas a serem considerados incluem analfabetismo ou baixo nível de instrução; falta de acesso à escola em razão de indisponibilidade ou impossibilidade; problemas com o desempenho acadêmico (p. ex., fracasso nos exames escolares, recebimento de sinais ou graus de fracasso) ou baixo rendimento (abaixo do esperado, considerada a capacidade intelectual do indivíduo); desentendimento com professores, funcionários da escola ou outros estudantes; e quaisquer problemas relacionados a educação e/ou instrução.

> Greg, um rapaz de 15 anos, aluno do 1º ano do ensino médio, com história de prematuridade e TDAH, foi chamado para uma reunião com os pais e o orientador da escola, porque seu boletim trimestral mostrava que ele havia sido reprovado em duas matérias, além de ter tirado notas baixas nas matérias restantes. Até o fim do 8º ano, Greg tirava notas medianas, tendo ficado estável por muitos anos em seu tratamento para TDAH. No ensino médio, contudo, desde o começo das aulas, ele não conseguia mais acompanhar. Seu orientador também percebeu comportamento isolado cada vez mais presente nos últimos dois meses; avaliação prévia de TDAH incluía avaliação intelectual completa, a qual demonstrava que seu quociente de inteligência (QI) total era de 100, sem revelar áreas acadêmicas específicas deficitárias. Discussões entre os pais e o orientador revelaram que Greg ficara transtornado quando os pais anunciaram que iriam se divorciar. O jovem não vinha fazendo os deveres e sentia que a escola não era mais relevante para sua vida social ou seu futuro. Após ficar para trás do restante da turma nas primeiras seis semanas de aula, ele parou de tentar, sentindo-se esgotado e desmoralizado. Decidiu-se que Greg receberia acomodações de seus professores para que pudesse passar nas aulas sem ter de entregar todas as tarefas anteriores. Receberia orientação diária, e foi indicado para avaliação psiquiátrica a fim de determinar a gravidade de seu transtorno do humor.

TRATAMENTO

O primeiro passo na determinação das intervenções úteis para dificuldades acadêmicas é a avaliação dos problemas educacionais e das questões psicossociais. Identificar e tratar estressores familiares, escolares e sociais é fundamental. Uma avaliação individualizada pode ser indicada, de modo que acomodações educacionais específicas possam ser aplicadas.

Em crianças com memória de trabalho fraca, ou seja, com capacidade limitada de armazenar e recuperar informações, aprendizagem e desempenho acadêmico costumam ser prejudicados. Crianças com TDAH, bem como as prematuras, frequentemente exibem dificuldades na memória de trabalho. Em um esforço para melhorar esse aspecto em crianças muito prematuras, um programa de treinamento computadorizado da memória de trabalho (Cogmed) está sendo avaliado, consistindo em 25 sessões de 35 minutos cada, a ser administrado em casa. Os participantes passarão por uma avaliação cognitiva na linha de base, sendo depois designados aleatoriamente a uma versão adaptativa ou placebo do Cogmed.

Intervenção psicossocial pode se aplicar com sucesso a dificuldades escolares relacionadas a baixa motivação, baixa autoestima e baixo desempenho. Em alguns casos, no entanto, horas demais em atividades extracurriculares, tais como práticas esportivas obrigatórias, podem resultar no comprometimento do desempenho acadêmico. Esforços para aliviar dificuldades acadêmicas o mais cedo possível são fundamentais: problemas prolongados de aprendizagem e desempenho escolar com frequência são combinados e precipitam dificuldades graves. Sentimentos de raiva, frustração, vergonha, perda de respeito próprio e desamparo – emoções que costumam ser acompanhadas de fracasso escolar – perturbam a autoestima, emocional e cognitivamente, prejudicando o desempenho futuro e expectativas de sucesso Em geral, crianças com problemas acadêmicos requerem ou intervenção escolar, ou atenção individual.

Orientação com base individual e frequente é uma técnica eficaz para aumentar a produção acadêmica e costuma ser incluída em programas educacionais abrangentes. A orientação provou ter valor na preparação para exames padronizados de múltipla escolha, como o vestibular, assim como para aumentar o desempenho acadêmico em matérias escolares. Fazer avaliações repetitivas, tanto da escola quanto testes padronizados, e usar técnicas de relaxamento são meios excelentes de reduzir a interferência da ansiedade nas provas.

REFERÊNCIAS

Chen JJ. Relation of academic support from parents, teachers and peers to Hong Kong adolescents' academic achievement: The mediating role of academic engagement. *Genet Soc Gen Psychol Monogr.* 2005;131:77.

Henry KL, Smith EA, Caldwell LL. Deterioration of academic achievement and marijuana use onset among rural adolescents. *Health Educ Res.* 2007;22:372–384.

Ingesson SG. Stability of IQ measures in teenagers and young adults with developmental dyslexia. *Dyslexia.* 2006;12:81.

Ivanovic DM, Leiva BP, Perez HT, Olivares MG, Diaz NS, Urrutia MS, Almagia AF, Toro TD, Miller PT, Bosch EO, Larrain CG. Head size and intelligence, learning, nutritional status and brain development. Head, IQ, learning, nutrition and brain. *Neuropsychologica.* 2004;42:1118.

Kempe C, Gustafson S, Samuelsson S. A longitudinal study of early reading difficulties and subsequent problem behaviors. *Scand J Psychol.* 2011;52:242–250.

Knifsend CA, Graham S. Too much of a good thing? How breadth of extracurricular participation relates to school-related affect and academic outcomes during adolescence. *J Youth Adolescence.* 2012;41:379–389.

Lucio R, Hunt E, Bornovalova M. Identifying the necessary and sufficient number of risk factors for predicting academic failure. Dev Psychol. 2012;48:422–428.

Pascoe L, Roberts G, Doyle LW, Lee KJ, Thompson DK, et al. Preventing academic difficulties in preterm children: A randomised controlled trial of an adaptive working memory training intervention-IMPRINT study. BMC Pediatr. 2013;13:144–156.

Reinke WM, Herman KC, Petras H, Ialongo NS. Empirically derived subtypes of child academic and behavior problems: Co-occurrence and distal outcomes. J Abnorm Psychol. 2008;36:759–770.

Roberts G, Quach J, Gold L, Anderson P, Richards F, Mensah F, et al. Can improving working memory prevent academic difficulties? A school-based randomised controlled trial. BMC Pediatr. 2011;11:57–66.

Williams BL, Dunlop AL, Kramer M, Dever BV, Hogue C, et al. Perinatal origins of first-grade academic failure: Role of prematurity and maternal factors. Pediatrics. 2013;131:693–700.

31.17c Problema de identidade

O processo de desenvolvimento normativo para um adolescente foi conceitualizado pelo desenvolvimentista Erik Erikson como uma "crise de identidade" adolescente. A transição entre a identidade infantil e o processo de aceitar uma noção mais madura de si mesmo é o resultado da "crise". A consolidação da identidade engloba desenvolvimento cognitivo, psicodinâmico, psicossexual, neurobiológico e cultural. À medida que a identidade é confirmada na adolescência, uma noção de autouniformidade e de continuidade ao longo do tempo se desdobra. A noção de uma *crise de identidade* na adolescência ganhou muita atenção de clínicos e da mídia em geral durante o fim da década de 1960 e início de 1970, quando muitos adolescentes rejeitavam os valores e as ideias culturais tradicionais e demonstravam estilos de vida alternativos. O conceito de *transtorno de identidade* como um diagnóstico psiquiátrico foi aceito na década de 1980, quando o DSM-III foi publicado, como um transtorno evidente primeiro na infância. Foi criado para incluir adolescentes que apresentavam "grave estresse subjetivo em relação à incerteza de diversas questões relacionadas à identidade", a ponto de ficarem prejudicados.

Atualmente, o problema de identidade não é conceitualizado como um transtorno psiquiátrico; em vez disso, refere-se a incerteza em relação a certas questões, como objetivos, escolha de carreira, amizades, comportamento sexual, valores morais e lealdade do grupo. Um problema de identidade pode causar estresse grave para um jovem, podendo levá-lo a buscar psicoterapia ou orientação; entretanto, ele não está incluso no DSM-5. Às vezes, ele ocorre no contexto de transtornos mentais, como os transtornos do humor, psicóticos e da personalidade *borderline*. Um estudo que examinou Intolerância de Incerteza (II), ou seja, a tendência a reagir negativamente a situações incertas, com 191 adolescentes, concluiu que a II está correlacionada com ansiedade social, preocupação e, em menor grau, depressão entre adolescentes.

EPIDEMIOLOGIA

Não há informações confiáveis à disposição sobre sua prevalência geral; contudo, os fatores que aumentam o risco de problemas de identidade incluem transtornos psiquiátricos, dificuldades psicossociais e as pressões da assimilação como uma minoria étnica na sociedade em geral.

ETIOLOGIA

As causas dos problemas de identidade frequentemente são multifatoriais, incluindo as pressões de famílias disfuncionais, as influências de transtornos mentais coexistentes e o grau em que os adolescentes se sentem integrados em seu ambiente escolar e familiar. Em geral, aqueles com déficits de habilidades sociais, transtorno depressivo maior, transtornos psicóticos e outros transtornos mentais relatam sensação de alienação dos pares e da família e passam por algum tipo de agitação. Crianças com dificuldades de dominar as tarefas de desenvolvimento esperadas possivelmente tenham dificuldades com a pressão de estabelecer uma identidade bem definida durante a adolescência. Erikson usou o termo *identidade versus difusão/confusão de papéis* para descrever as tarefas psicossociais e de desenvolvimento que desafiam os adolescentes a incorporar experiências passadas e objetivos atuais em uma noção coerente da própria identidade.

CARACTERÍSTICAS CLÍNICAS

As características essenciais do problema de identidade parecem girar em torno da pergunta "Quem sou eu?". Conflitos são experienciados como aspectos irreconciliáveis do *self* que o adolescente não consegue integrar em uma identidade coerente. Conforme Erikson descrevia os problemas de identidade, o jovem manifesta graves dúvidas e incapacidade de tomar decisões, sensação de isolamento, vazio interior, incapacidade crescente de se relacionar com os outros, funcionamento sexual perturbado, perspectiva de tempo distorcida e a presunção de uma identidade negativa. As características associadas frequentemente incluem grande discrepância entre a autopercepção do adolescente e a visão que os outros têm dele; ansiedade e depressão moderadas que costumam estar relacionadas a preocupações internas, em vez de a realidades externas; e dúvida de si mesmo e incerteza quanto ao futuro, tanto com dificuldade de fazer escolhas quanto experimentos impulsivos na tentativa de estabelecer uma identidade independente. Adolescentes com problema de identidade podem se juntar a outros grupos de "párias". Um estudo que examinou os relacionamentos de contexto social e identidade de adolescentes hispânicos de alto risco verificou que problemas escolares e confusão de identidade entre esses adolescentes estavam relacionados com comportamentos problemáticos e comportamentos de risco, incluindo uso de álcool, uso de drogas ilícitas e comportamentos sexuais de risco.

DIAGNÓSTICO DIFERENCIAL

Os problemas de identidade devem ser diferenciados de sequelas de transtorno mental (p. ex., transtorno da personalidade *borderline*, transtorno esquizofreniforme, esquizofrenia ou um transtorno do humor). Às vezes, o que parecia ser um problema de identidade pode ser a manifestação pródroma de um desses transtornos. Conflitos intensos, mas normais, associados a amadurecimento, como agitação adolescente e crise de vida, podem ser confusos, mas normalmente não estão relacionados a deterioração marcante na escola, no funcionamento vocacional ou social ou a estresse subjetivo grave. Evidências consideráveis indicam que a agitação adolescente não costuma ser uma fase que é superada, mas um indício de uma verdadeira psicopatologia.

CURSO E PROGNÓSTICO

O início de um problema de identidade em geral ocorre com maior frequência no fim da adolescência, quando os adolescentes se separam da família nuclear para estabelecer uma identidade independente e um sistema de valores. O início costuma se caracterizar por um aumento gradual na ansiedade, na depressão, em fenômenos regressivos (p. ex., perda de interesse em amigos, na escola e em atividades), irritabilidade, dificuldades para dormir e alteração nos hábitos alimentares. O curso costuma ser relativamente breve, visto que essas falhas de desenvolvimento respondem a apoio, aceitação e ao oferecimento de uma moratória psicossocial.

O prolongamento extensivo da adolescência com problemas contínuos de identidade pode levar a um estado crônico de confusão de papéis, o que pode indicar um distúrbio nos primeiros estágios de desenvolvimento e a presença de transtorno da personalidade *borderline*, transtorno do humor ou esquizofrenia. O problema de identidade normalmente se resolve por meados dos 20 anos. Se persistir, a pessoa com esse problema pode ter dificuldades com comprometimentos da carreira e com apegos de longo prazo.

Jenna, uma menina de 8 anos, foi adotada em Taiwan aos 10 meses de idade por um casal branco ocidental. Conforme crescia, sua vulnerabilidade a separações ficava cada vez mais pronunciada. Ela passou a se recusar a ir à escola, exibia surtos de raiva e mau comportamento quando era forçada a ir e implorava para a mãe cuidar das muitas dores que a atormentavam.

Quando chegou à adolescência, Jenna já tinha o hábito de se cortar e se automutilar. Respondia a frustração, separação ou a o que percebia como ameaça de abandono se cortando ou se queimando com cigarros. Por fim, conseguiu verbalizar as múltiplas funções para as quais suas automutilações serviam. Ela notou que conseguia ficar em casa, sem ir à escola, na companhia da mãe e evitava o estresse da interação com os pares. Jenna e sua mãe iniciaram um curso de psicoterapia, em que a menina aprendeu que precisaria ir à escola, independentemente de seus cortes, e sua mãe aprendeu a oferecer incentivos para que a filha reduzisse seus comportamentos mal-adaptativos. Ao longo do tempo, Jenna ficou mais flexível e percebeu que estava fazendo mal a si mesma, e não aos outros a seu redor. Conseguiu voltar à escola e, com ajuda da terapeuta, foi capaz de descontinuar seu comportamento autodestrutivo e de se focar em se sair bem na escola e com os pares. (Adaptado de Efrain Bleiberg, M.D.)

TRATAMENTO

Existe considerável consenso entre clínicos de que adolescentes que estão passando por problemas de identidade podem responder a breve intervenção psicossocial. Psicoterapia individual direcionada a encorajar o crescimento e o desenvolvimento costuma ser considerada a melhor escolha de terapia. Adolescentes com problemas de identidade costumam se sentir despreparados para lidar com as crescentes demandas sociais e emocionais e com a independência sexual. Problemas de separação e individuação de suas famílias podem ser desafiadores e avassaladores. Utilizando os conceitos definidos por Erikson em relação ao desenvolvimento dos adolescentes, a psicoterapia pode incluir discussão da exploração do adolescente (busca ativa entre alternativas para atividades e amizades que se enquadrem) e comprometimento (investimento demonstrado) em atividades que promovam independência e autonomia. O tratamento visa auxiliar o desenvolvimento da competência desses adolescentes quanto às necessárias escolhas sociais e vocacionais. O conhecimento empático do terapeuta quanto ao esforço do adolescente pode auxiliar o processo.

REFERÊNCIAS

Bleiberg E. Identity problem and borderline disorders in children and adolescents In: Sadock BJ, Sadock VA, eds. *Kaplan & Sadock's Comprehensive Textbook of Psychiatry*. 8th ed. Vol. 2. Philadelphia: Lippincott Williams & Wilkins; 2005:3457.

Boelen PA, Vrinssen I, van Tulder F. Intolerance of uncertainty in adolescents. *J Nerv Ment Dis*. 2010;198:194–200.

Chabrol H, Leichsenring F. Borderline personality organization and psychopathic traits in nonclinical adolescents: Relationship of identity diffusion, primitive defense mechanism and reality testing with callousness and impulsivity traits. *Bull Menninger Clin*. 2006;70:160.

Erikson EH. Identity and the life cycle: Selected papers. Psychol Issues. 1959;1:1.

Ivanovic DM, Leiva BP, Perez HT, Olivares MG, Diaz NS, Urrutia MS, Almagia AF, Toro TD, Miller PT, Bosch EO, Larrain CG. Head size and intelligence, learning, nutritional status and brain development. Head, IQ, learning, nutrition and brain. *Neuropsychologica*. 2004;42:1118.

Mackinnon SP, Nosko A, Pratt MW, Norris JE. Intimacy in young adults' narratives of romance and friendship predicts Eriksonian Generativity: A mixed method analysis. *J Personality*. 2011;79:3.

Marcia J, Jossleson R. Eriksonian personality research and its implications for psychotherapy. *J Personality*. 2012;81:617–629.

Rossi NE, Mebert CJ. Does a quarterlife crisis exist? *J Genet Psychol*. 2011;172:141–161.

Schwartz SJ, Mason CA, Pantin H, Wang W, Brown CH, et al. Relationships of social context and identity to problem behavior among high-risk Hispanic adolescents. *Youth Sci*. 2009;40:541–570.

Thomas JJ. Adolescents' conceptions of the influence of romantic relationships on friendships. *J Genet Psychol*. 2012;173:198–207.

▲ 31.18 Tratamento psiquiátrico de crianças e adolescentes

31.18a Psicoterapia individual

A psicoterapia individual com crianças e adolescentes em geral começa estabelecendo uma conexão por meio de psicoeducação adequada ao nível de desenvolvimento em relação aos sintomas e transtornos a serem tratados. Como regra, quanto mais nova a criança, mais os membros da família participam do tratamento. Mesmo entre adolescentes, os familiares costumam se envolver diretamente em alguns componentes do tratamento para alcançar o máximo benefício. Nos últimos anos, ensaios clínicos aleatórios ofereceram um arcabouço literário para sustentar a eficácia da psicoterapia cognitivo-comportamental para uma ampla gama de transtornos psiquiátricos infantis, entre os quais os transtornos obsessivo-compulsivo (TOC), de ansiedade e depressivos. Abordagens terapêuticas adicionais, incluindo abordagens de apoio, psicodinâmicas e, em época mais recente, Redução de Estresse Baseada em *Mindfulness* (REBM), meditação e ioga, às vezes são incorporadas em tratamentos psicodinâmicos, criando uma mistura "eclética". O objetivo inicial de qualquer estratégia terapêutica é estabelecer um relacionamento de trabalho com a criança ou o adolescente. Em geral, intervenções psicoterapêuticas individuais bem-sucedidas com jovens também necessitam estabelecer uma conexão terapêutica com os pais. Estabelecer um relacionamento terapêutico com uma criança de qualquer idade requer conhecimento do desenvolvimento normal, assim como entendimento do contexto em que os sintomas emergiram. A psicoterapia individual com crianças foca-se em melhorar habilidades adaptativas, bem como em reduzir sintomatologia específica. A maioria das crianças não busca tratamento psiquiátrico; de modo habitual, elas são levadas ao psicoterapeuta devido a sintomas notados por um familiar, professor ou pediatra. As crianças frequentemente acreditam que estão sendo levadas para tratamento em razão de seu *mau comportamento*, ou como punição por terem *agido errado*.

Crianças e adolescentes são os informantes mais precisos de seus próprios pensamentos, sentimentos, humores e experiências perceptivas; entretanto, problemas comportamentais externos costumam ser identificados com maior precisão por pais e professores. Os psicoterapeutas infantis com frequência funcionam como seus defensores em interações com escolas, programas após as aulas e organizações comunitárias. A psicoterapia infantil individual, de modo geral, ocorre em conjunto com terapia de família, terapia de grupo, remediação educacional e intervenções psicofarmacológicas.

TÉCNICAS PSICOTERAPÊUTICAS E TEORIAS SUBJACENTES

Terapia cognitivo-comportamental

A *terapia cognitivo-comportamental* (TCC) é um amálgama de terapia comportamental e psicologia cognitiva. Ela enfatiza como as crianças podem usar os processos intelectuais e as modalidades cognitivas para reenquadrar, reestruturar e resolver problemas. As distorções das crianças são tratadas gerando-se maneiras alternativas de lidar com situações problemáticas. Estratégias cognitivo-comportamentais, em múltiplos estudos, demonstraram ser efetivas no tratamento de transtornos do humor, TOC e transtornos de ansiedade em crianças e adolescentes. Um estudo recente comparou uma TCC focada na família, o "Programa de Construção da Consciência", com uma TCC tradicional focada na criança, com mínimo envolvimento da família para crianças com transtornos de ansiedade. Ambas as intervenções incluíam treinamento de habilidades para lidar com situações difíceis e exposição *in vivo*, mas a intervenção com TCC familiar também incluía treinamento de comunicação com os pais. Em comparação com a TCC focada na criança, a TCC familiar estava associada a melhora da classificação dos avaliadores independentes e relatos dos pais acerca da ansiedade do filho, mas não autorrelatos de melhora da criança. A TCC focada na família também foi usada no tratamento de transtorno bipolar pediátrico, com resultados promissores.

Um dos fatores limitantes de oferecer TCC a crianças com TOC, transtornos de ansiedade e transtornos depressivos é a falta de terapeutas cognitivo-comportamentais treinados para lidar com crianças e adolescentes. Um estudo recente considerou a viabilidade de combinar TCC por meio de tratamento na clínica mais uma modalidade *on-line*. Crianças que receberam esse tipo de tratamento demonstraram redução significativamente maior em ansiedade, antes e depois do tratamento, e mantiveram ganhos por um período de 12 meses, comparadas com aquelas que não receberam tratamento ativo, mas que estavam em lista de espera. O tratamento pela internet foi aceitável para as famílias, e a taxa de abandono foi mínima.

Psicanálise e terapia psicanalítica

Psicanálise infantil. A psicanálise infantil, uma forma intensiva e incomum de psicoterapia psicanalítica, envolve 3 a 4 sessões por semana e dá ênfase a resistência e defesa inconscientes. Nessa abordagem, os terapeutas antecipam a resistência inconsciente e permitem que manifestações de transferência amadureçam para uma neurose completa, por intermédio da qual conflitos neuróticos acabam sendo resolvidos. Interpretações de conflitos dinamicamente relevantes são enfatizadas nas descrições psicanalíticas, e elementos que são predominantes em outros tipos de psicoterapias são incluídos. Em toda psicoterapia, as crianças devem obter apoio de um relacionamento consistentemente compreensivo e aberto com seus terapeutas. Educação corretiva é oferecida quando necessário.

Na teoria psicanalítica clássica, a psicoterapia exploratória é aplicável a pacientes de todas as idades e envolve inverter a evolução dos processos psicopatológicos. Uma diferença principal percebida com o avanço da idade é uma distinção cada vez maior entre fatores psicogenéticos e psicodinâmicos. Quanto menor a criança, mais entrelaçadas estão as forças genéticas e dinâmicas. Acredita-se que o desenvolvimento de processos patológicos comece com experiências que se provaram particularmente significativas para crianças e que as tenham afetado de maneira adversa. Embora, em um sentido, as experiências sejam reais, em outro, elas podem ter sido mal interpretadas ou imaginadas. De qualquer modo, para as crianças, estas foram experiências traumáticas que causaram complexos inconscientes. Sendo inacessíveis ao exame consciente, os elementos inconscientes logo escapam a manobras adaptativas racionais e são sujeitos a mau uso patológico de mecanismos adaptativos e defensivos. O resultado é o desenvolvimento de conflitos que levam a sintomas, atitudes ou padrões de comportamento estressantes que constituem perturbação emocional.

Psicoterapia psicanalítica. A psicoterapia psicanalítica, uma forma modificada de psicanálise, é expressiva e exploratória e busca reverter a evolução dos problemas emocionais por meio da recriação e da dessensibilização de eventos traumáticos. Isso é alcançado fazendo as crianças expressarem livremente pensamentos e sentimentos em uma situação de entrevista/brincadeira. Por fim, os terapeutas auxiliam os pacientes a compreender sentimentos que eles podem ter evitado, assim como medos e desejos que podem ter sido autossabotagem.

Terapia comportamental

Todo comportamento, seja adaptativo, seja mal-adaptativo, é uma consequência dos mesmos princípios básicos da aquisição e da manutenção de comportamentos. Comportamentos são aprendidos ou desaprendidos. O que os torna anormais ou perturbados são sua significância social. Embora teorias e suas técnicas de intervenção terapêutica tenham se tornado cada vez mais complexas ao longo dos anos, toda aprendizagem pode ser resumida em dois mecanismos globais básicos. Um é o *condicionamento de resposta* clássico, como o dos famosos experimentos de Ivan Pavlov, e o segundo é a *aprendizagem instrumental operante*, que está associada a B. F. Skinner; este último também é básico para a lei de efeito de Edward Thorndike, que trata da influência de reforçar consequências de comportamento, e para o princípio de dor-prazer de Sigmund Freud. A terapia comportamental atribui a mais alta prioridade aos precipitantes imediatos de comportamento e desenfatiza determinantes causais subjacentes que são importantes na tradição psicanalítica.

A teoria do condicionamento de resposta afirma que existem apenas dois tipos de comportamento anormal: déficits comportamentais que resultam de um fracasso em aprender e comportamento mal-adaptativo desviante que é uma consequência de aprender coisas inadequadas. Tais conceitos sempre foram uma parte implícita da lógica por trás de toda a psicoterapia infantil. Estratégias de intervenção extraem grande parte de seu sucesso, particularmente com crianças, de recompensar bom comportamento, destacando-o e fazendo-o ocorrer com mais frequência do que no passado.

Terapia de família

As terapias de famílias foram influenciadas por contribuições conceituais das teorias de sistemas, de comunicações, da relação dos objetos, do papel social, da etologia e da ecologia. A premissa central envolve a ideia da família como um sistema autorregulatório e aberto que tem sua própria e única história e estrutura. Essa estrutura está em constante evolução como consequência da interação dinâmica entre sistemas e pessoas mutuamente interdependentes que compartilham uma complementaridade de necessidades. Dessa fundamentação conceitual, diversas ideias surgiram sob rubricas como desenvolvimento familiar, ciclo de vida, homeostase, funções, identidade, valores, objetivos, congruência, simetria, mitos e regras; papéis, como porta-voz, portador de sintomas, bode expiatório, animal de estimação, perseguidor, vítima, árbitro, sabotador, salvador, provedor, disciplinador e cuidador; estrutura, tal como limites, divisórias, pares, alianças, coalizões, interligados e desengajados; e duplo-cego, culpa e mistificação. Cada vez mais, a apreciação do sistema familiar às vezes explica por que um pequeno estímulo terapêutico em um momento fundamental pode resultar em grandes mudanças.

Justin era um garoto de 14 anos de uma família de classe média, no 1º ano do ensino médio em uma escola pública. Foi trazido por seus pais para tratamento de uma longa história de timidez e ansiedade em situações sociais, o que era mais evidente agora que a maioria de seus pares estava se juntando depois das aulas, enquanto ele passava os fins de semana sozinho. A avaliação revelou transtorno de ansiedade social como o transtorno primário. No início, Justin resistiu ao tratamento, apesar do desejo de se sentir mais confortável com outras pessoas e em situações sociais com os pares. Após muita discussão e um pouco de pressão dos pais, ele começou a frequentar um tratamento em grupo cognitivo-comportamental para adolescentes com ansiedade social. Ficava levemente agitado toda vez que tinha uma sessão; contudo, na chegada, estava pronto para participar. Começou um curso de 16 sessões de tratamento combinando educação, restruturamento cognitivo, exposição comportamental, prevenção de relapso e quatro sessões com envolvimento dos pais. Conforme o tratamento progredia, Justin aumentou sua visibilidade na escola e até foi a um jogo de futebol com alguns colegas. Ele disse à terapeuta que queria ir à próxima festa da escola, mas tinha medo de se sentir muito constrangido e ter de voltar para casa antes de a festa terminar. A terapeuta criou diversas exposições por meio das quais as diversas coisas que poderiam ocorrer-lhe eram apresentadas, incluindo oferecerem álcool ou drogas, gostar de dançar, ficar sozinho ou ser ignorado pelos amigos ou ser rejeitado ao convidar uma garota para dançar. No fim das contas, os poucos conhecidos de Justin o ignoraram e o deixaram sozinho. Justin, preparado para esse desfecho indesejado por sua experiência no grupo, convidou duas garotas para dançar e se forçou a interagir com outros pares. Para sua surpresa, apesar de sua timidez, uma garota aceitou dançar com ele, o que o fez considerar a noite um sucesso. Depois, Justin acabou indo a outro evento social, com outro grupo de pares, que pareceu aceitá-lo mais. No caso dele, a importância de praticar respostas a uma possível rejeição na segurança dessas sessões em grupo foi crucial para seu sucesso e aumentou sua motivação para continuar o tratamento. Por meio do tratamento, o jovem ficou cada vez mais preparado, pela exposição comportamental e prática, a lidar com aquilo que, em outro momento, teriam sido situações estranhas e desencorajadoras. (Adaptado de um caso fornecido por Anne Marie Albano, Ph.D.)

Tim era uma criança de 3 anos com desenvolvimento normal e bastante falante, até que começou a pré-escola, momento em que ele de repente se recusou a falar em qualquer lugar fora de casa. Tim havia entrado na pré-escola pouco tempo depois que seus pais se separaram e o pai saiu de casa. Antes dessa separação, Tim falava muito e estava à frente de muitas crianças de sua idade em suas habilidades linguísticas. Mesmo sendo constantemente observado na pré-escola, ele nunca era "pego" conversando com os colegas. Era descrito como uma criança obediente que não sorria tão fácil quanto as outras, que brincava com os outros e seguia pedidos sem problemas, mas que não falava. Durante sua avaliação psiquiátrica, foi revelado que ele gostava de comer Froot Loops em um copo favorito como agrado. O tratamento foi pensado de modo a incentivar a fala por meio de um reforço de alto valor, o Froot Loops. Logo, o Froot Loops ficou disponível apenas na pré-escola e no escritório da terapeuta, ficando temporariamente indisponível em casa. A terapeuta encenava um processo de moldagem graduada dos comportamentos de comunicação (primeiro, ruídos não verbais, depois vocálicos) e instruiu a professora da pré-escola a fazer o mesmo. As caixas de Froot Loops eram mantidas à vista de Tim a todo tempo durante a fase inicial do tratamento, e, quando ele era "pego" olhando para a caixa, a terapeuta ou a professora perguntava se ele queria o doce. Apontar, olhar e acenar na direção das caixas resultava em receber quatro Froot Loops. A seguir, Tim precisava fazer um som ou pedir pelo Froot Loops para receber a recompensa. Esse passo foi alcançado quando ele grunhia e acabou dizendo a palavra "Loop". Por fim, incentivos para pedir por Froot Loops em uma frase foram realizados, e Tim acompanhou a exigência. Essa fase do tratamento levou dois dias na pré-escola e 2 horas na terapia. Por fim, as caixas de Froot Loops foram removidas do ambiente, mas a professora mantinha o cereal com ela para entregar quatro Loops toda vez que Tim fizesse um som ou falasse na escola. Esse procedimento de modelagem levou mais três dias para fazer Tim falar com a professora e com os pares, mesmo que com frases curtas. O agrado foi reduzido; ou seja, foi entregue em um horário variável a cada três ou oito vezes que ele falasse, para fazê-lo falar mais e reduzir a associação com o doce. Ao fim da segunda semana de treinamento, Tim estava falando no nível que ele havia alcançado antes da separação dos pais. Seus pais foram aconselhados a permitir que Tim falasse por conta própria em situações sociais (p. ex., pedisse sua própria comida em restaurantes) como forma de impedir um relapso. (Adaptado de um caso fornecido por Anne Marie Albano, Ph.D.)

Jenna era uma adolescente de 13 anos com história familiar de ansiedade e depressão. Seus pais a trouxeram para tratamento em virtude de suas obsessões recorrentes envolvendo contaminação e germes, com compulsões correspondentes durante as quais ela havia convencido os pais a verificar sua comida, enquanto ela lavava as mãos repetidamente até ficarem em carne viva e sangrarem. A avaliação revelou o medo de que, a menos que os pais procurassem por insetos ou germes em sua comida, a refeição estaria contaminada. Os pais, tentando diminuir seu medo, separavam a comida e a examinavam até ela ficar satisfeita, com frequência perdendo mais de 1 hora por refeição. Contudo, esse processo causava muito desgaste e desconforto entre Jenna e a família. Seu comportamento de lavar as mãos havia se generalizado a quase todas as atividades diárias: depois de abrir uma porta, ler um livro, usar um lápis ou tocar qualquer objeto considerado sujo. A avaliação recomendou uma terapia comportamental utilizando exposição e prevenção de resposta. Isso consistia na formulação de uma hierarquia entre seus sintomas e compulsões, desde os menos perturbadores (verificar a comida preparada por sua mãe) aos mais perturbadores (tocar em algo molhado ou grudento e depois tocar na boca). Sistematicamente, a terapeuta começou a envolver Jenna em uma série de exposições imaginárias (p. ex., você morde um hambúrguer que está com um gosto farinhento e então se dá conta de que sua mãe não verificou o hambúrguer) até sua ansiedade cair a níveis aceitáveis. A queda em ansiedade costumava levar cerca de 25 minutos. A seguir, a cena era encenada ao vivo, introduzindo alimentos com "contaminantes" (p. ex., colocar arroz não cozido no hambúrguer para imitar "areia"), e a menina comia sem que seus pais verificassem. Conforme o tratamento progredia, ela aprendia que seu medo crônico de adoecer não se realizaria. De modo semelhante, os rituais de limpeza foram tratados fazendo-a tocar em itens cobertos com diversas substâncias e depois tocar em seu rosto ou sua boca. O tratamento de Jenna envolveu um programa de 14 sessões durante as quais seus pais aprenderam a auxiliá-la com essas exposições em casa. Eles também foram instruídos a não participar de seus rituais. Planos de prevenção de relapso foram adicionados para expandir sua variação de escolhas alimentares e contextos situacionais (refeitórios, restaurantes) para exposição. Ao fim do tratamento, Jenna conseguia comer sem necessidade de verificar o alimento e com mínima ansiedade. Além disso, ela estava participando de diversas atividades sem a necessidade de se lavar após tocar em cada objeto. (Adaptado de um caso fornecido por Anne Marie Albano, Ph.D.)

Psicoterapia de apoio

A psicoterapia de apoio é particularmente útil em permitir a jovens bem ajustados o enfrentamento da perturbação emocional resultante de uma crise. Ela também é usada para tratar distúrbios relacionados a experiências traumáticas, perdas, transtornos leves do humor e formas leves de ansiedade.

Um menino de 6 anos foi trazido para tratamento devido a episódios duradouros de destruição de propriedade e agressividade consistente. Além de uma avaliação para medicamentos, o garoto passou a frequentar terapia psicanalítica duas vezes por semana. As primeiras sessões foram marcadas pela necessidade repetida de estabelecer limites e conter os comportamentos agressivos da criança. Aos dois meses de tratamento, ele começou a se agitar, a gritar e a anunciar que era o "Incrível Hulk". Aí, ele passava a pisotear todo o consultório, tentando destruir os brinquedos. Nesse momento, a terapeuta sugeriu: "Sabe, não tem como você ser o Hulk. Você pode fingir que é o Hulk, e daí quem sabe a gente pode brincar juntos". Após diversas conversas semelhantes, a criança gradualmente passou a permitir à terapeuta que entrasse no jogo com ele. Ao longo dos seis meses seguintes, ele foi capaz de modular seu comportamento, conseguindo "interpretar o Hulk", mas sem destruir coisa alguma, e limitando-se a ações menos agressivas. Também pôde fingir que era o Hulk, sem literalmente tentar ser o Hulk. (Adaptado de um caso fornecido por David L. Kaye, M.D.)

Terapias comportamental e psicodinâmica combinadas

É provável que os exemplos mais vívidos de integração entre abordagens psicodinâmicas e comportamentais sejam demonstradas entre crianças e adolescentes em programas de tratamento hospitalar, residencial e parcialmente hospitalar ou ambulatorial. Alterações comportamentais são iniciadas no ambiente da TCC, e suas repercussões são exploradas de forma concorrente em sessões psicoterapêuticas individuais, de modo que as ações em uma abordagem e as informações ali reveladas aumentem e esclareçam o que acontece na outra.

Intervenções psicossociais alternativas e complementares: redução de estresse baseada em *mindfulness* (REBM) e ioga

A Redução de Estresse Baseada em *Mindfulness* (REBM), um programa de treinamento psicoeducacional que leva a aplicação da prática de *mindfulness* à vida cotidiana, foi estudada em pacientes ambulatoriais adolescentes. As práticas de *mindfulness* focam-se em prestar atenção prolongada a estímulos do momento, sem realizar julgamentos cognitivos ou autocríticas, e promover uma atitude de aceitação. Em adultos, essa prática já demonstrou aumentar a capacidade de lidar com situações difíceis e de reduzir os sintomas de ansiedade, estresse e, em alguns casos, de comportamentos autodestrutivos. O estudo atual foi um ensaio com cerca de 100 adolescentes entre 14 e 18 anos com diagnósticos heterogêneos, designados aleatoriamente a uma lista de espera de grupo-controle recebendo tratamento conforme o usual (TCU), que consistia em terapia individual ou de grupo, ou a sessões manualizadas de REBM por 2 horas por semana durante oito semanas. O grupo de REBM foi liderado por instrutores treinados que facilitaram o uso de práticas de *mindfulness* pelos participantes durante sessões formais e também encorajaram a prática em casa. Os participantes foram testados para fins de diagnóstico ao fim do período de estudos de oito semanas e novamente após três meses, ao término do estudo. Os resultados atestaram que tanto o grupo de REBM quanto o de TCU relataram redução significativa de sintomas de ansiedade, depressão e somatização e aumento da autoestima, mas somente o grupo de REBM verificou redução importante em estresse, em sintomas obsessivos e em problemas interpessoais. Além disso, embora apenas 45% do grupo de REBM tenha exibido mudanças no diagnóstico ao término do estudo (como não mais satisfazer os critérios de transtorno do humor), ninguém do grupo de TCU demonstrou remissão do diagnóstico.

Práticas de meditação *mindfulness* foram aplicadas em diversas formas a várias condições psiquiátricas, incluindo transtornos do humor, síndromes de dor crônica, transtorno de ansiedade e TDAH. A meditação *mindfulness*, de acordo com Kabat-Zinn, é caracterizada por prestar atenção total ao momento presente sem julgamento, com uma habilidade de estar ciente de experiências interiores e exteriores no presente. Há muitas formas de meditação que incorporam *mindfulness*, e tanto a REBM quanto a Terapia Cognitiva Baseada em *Mindfulness* (TCBM), desenvolvida por Teasdale, podem ser consideradas formas de meditação *mindfulness*. Há evidências baseadas em estudos de neuroimagem de que a meditação *mindfulness* pode induzir estados cerebrais específicos. Um estudo indicou que a meditação Vipassana está associada à ativação do córtex cingulado anterior rostral, bem como do córtex pré-frontal medial dorsal. Indícios apontam que meditações *mindfulness* podem melhorar a atenção e que essas mudanças podem levar a melhoras clinicamente relevantes.

A ioga originou-se na Índia antiga, e, apesar de existirem muitas variedades, os componentes-chave incluem posturas físicas, respiração controlada, relaxamento profundo e meditação. Ensaios aleatórios, controlados, usando ioga, oferecem evidências de seus benefícios como uma intervenção adjunta a depressão leve, distúrbios do sono e problemas de atenção. Ensaios clínicos comparando ioga a jogos cooperativos ou exercícios físicos em crianças com TDAH encontraram melhoras moderadas em sintomas do transtorno quando a ioga era utilizada em conjunto com a medicação. Evidências indicam que a ioga pode ser benéfica como intervenção adjunta para depressão leve, mesmo na ausência de medicamentos, e potencialmente para esquizofrenia, como adjunto a medicação.

O PAPEL DA BRINCADEIRA

Observar brincadeiras e participar de brincadeiras com crianças pode ser extremamente informativo na avaliação de habilidades de desenvolvimento e na compreensão de situações sensíveis. Isso é sobremaneira relevante para crianças pequenas e para aquelas que passaram por traumas, o que é difícil de descrever em palavras.

Ainda que a seleção de materiais para brincadeiras varie de um terapeuta para outro, os equipamentos a seguir podem constituir uma sala ou área de brincadeiras bem equilibrada: famílias de bonecas de várias raças e diversas gerações; bonecas representando papéis especiais e sentimentos, como policial, médico e soldado; móveis de bonecas, com ou sem uma casa de bonecas; animais de brinquedo; fantoches; papel, giz de cera, tinta e tesouras sem ponta; uma bola esponjosa; argila, ou algo comparável; ferramentas como martelos de borracha, facas de borracha e armas; blocos de montar, carros, caminhões e aviões; e utensílios de cozinha. Os brinquedos devem permitir às crianças que se comuniquem por meio da brincadeira. Os terapeutas devem evitar objetos frágeis que possam quebrar facilmente; isso pode resultar em ferimentos em uma criança ou podem aumentar sua culpa.

A psicoterapia com crianças e adolescentes costuma ser mais dirigida e ativa do que com adultos. Normalmente, as crianças não conseguem sintetizar histórias de suas próprias vidas, mas são excelentes quando se trata de relatar seus estados internos. Mesmo com adolescentes, o terapeuta com frequência precisa assumir um papel ativo, e a terapia é menos aberta do que com adultos e oferece mais direção e intervenção do que com essa população.

Nutrir e manter uma aliança terapêutica pode exigir a educação das crianças sobre o processo da terapia. Outra intervenção educacional pode envolver a atribuição de rótulos a afetos que ainda não fazem parte da experiência do jovem.

A tentação para os terapeutas de se posicionarem quase como um modelo de papel paterno para as crianças pode surgir de atitudes educacionais para com elas. Embora essa ocasionalmente seja uma estratégia terapêutica adequada, o terapeuta não pode esquecer os possíveis perigos de se envolver em um papel altamente paterno com pacientes adolescentes e crianças.

PAIS E FAMILIARES

Pais e familiares têm variados graus de envolvimento na psicoterapia infantil. Para crianças em idade pré-escolar, todo o esforço terapêutico pode se voltar ao pais, sem qualquer tratamento direto da criança. No outro extremo, crianças podem ser tratadas em psicoterapia sem qualquer envolvimento parental além do pagamento de honorários e de transporte até o local das sessões.

A maioria dos terapeutas, contudo, prefere manter uma aliança com os pais para obter informações adicionais sobre a criança. É provável que os arranjos parentais mais frequentes sejam aqueles desenvolvidos em clínicas de orientação infantil, ou seja, orientação aos pais focada na criança ou na interação pais-filho e terapia para as próprias necessidades dos pais concorrente com a do filho. Os pais podem ser vistos pelo terapeuta do filho ou por outra pessoa. Recentemente, têm sido feitos cada vez mais esforços para mudar o foco da criança como paciente primário para a criança como emissário da família à clínica. Nessa terapia de família, todos ou alguns dos membros da família são tratados de maneira simultânea como um grupo familiar. Apesar das preferências específicas de certas clínicas ou de determinados terapeutas quanto à abordagem ser individual ou familiar, a decisão final quanto à estratégia terapêutica ou combinação a ser usada deve se basear na avaliação clínica.

CONFIDENCIALIDADE

A questão da confidencialidade ganha significado cada vez maior cà medida que as crianças crescem. É provável que crianças muito pequenas não se preocupem tanto com isso quanto os adolescentes. A confidencialidade normalmente é preservada a menos que se acredite que a criança esteja em perigo ou que haja perigo para outra pessoa. Em outras situações, em geral se busca a permissão da criança antes que determinada questão seja tratada com os pais. Existem vantagens na criação de uma atmosfera em que as crianças possam sentir que o terapeuta vê de forma simultânea todas as palavras e ações como sérias e especulativas. Isto é, as comunicações das crianças não prendem o terapeuta a um compromisso; ainda assim, elas são importantes demais para serem comunicadas a um terceiro sem permissão do paciente. Ainda que tal atitude possa estar implícita, às vezes os terapeutas devem discutir explicitamente a questão da confidencialidade com as crianças. A maior parte do que as crianças fazem e dizem na psicoterapia é de conhecimento comum dos pais.

O terapeuta deve tentar obter a cooperação dos pais na proteção da privacidade das sessões terapêuticas dos filhos. O respeito nem sempre é prontamente honrado, visto ser natural a curiosidade dos pais quanto ao que ocorre, e há possibilidade de que se sintam ameaçados pela aparente posição privilegiada do terapeuta.

Relatar de modo rotineiro a uma criança a essência das comunicações sobre ela com terceiros ressalta a confiabilidade do terapeuta e o respeito pela autonomia da criança. Em certos tratamentos, esse relato pode ser combinado com perguntas à criança sobre o que ela acha ser a essência dessas comunicações. O terapeuta também pode achar proveitoso convidar crianças, particularmente as mais velhas, a participarem de discussões sobre elas com terceiros.

INDICAÇÕES

A psicoterapia costuma ser indicada para crianças com sintomas ou transtornos psiquiátricos que interferem em sua habilidade de funcionar em casa ou na escola e que causam estresse significativo. Uma perspectiva de desenvolvimento sempre informa as intervenções psicossociais com determinadas crianças, de modo que combinem com sua função cognitiva e maturidade emocional. Se uma situação terapêutica não for efetiva, será importante determinar se o terapeuta e o paciente não combinam, se o tipo de psicoterapia é inadequado à natureza dos problemas e se a criança é cognitivamente inadequada ao tratamento.

REFERÊNCIAS

Albano AM. Cognitive-behavioral psychotherapy for children and adolescents. In: Sadock BJ, Sadock VA, Ruiz P, eds. *Kaplan & Sadock's Comprehensive Textbook of Psychiatry*. 9th ed. Philadelphia: Lippincott Williams & Wilkins; 2009:3721.

Balasubramaniam M, Telles S, Doraiswamy PM. Yoga on our minds: A systematic review of yoga for neuropsychiatric disorders. *Front Psychiatry*. 2012;3:117.

Biegel GM, Brown KW, Shapiro SL, Schubert CM. Mindfulness-based stress reduction for the treatment of adolescent outpatients: A randomized clinical trial. *J Consult Clin Psychol*. 2009;77:855–866.

Chiesa A, Serretti A. A systematic review of neurobiological and clinical features of mindfulness meditations. *Psychol Med*.2010;40:1239–1252.

Kaye DL. Individual psychodynamic psychotherapy. In: Sadock BJ, Sadock VA, Ruiz P, eds. *Kaplan & Sadock's Comprehensive Textbook of Psychiatry*. 9th ed. Vol. II Philadelphia: Lippincott Williams & Wilkins; 2009:3707.

Kober D, Martin A. Inpatient psychiatric, partial hospital, and residential treatment for children and adolescents. In: Sadock BJ, Sadock VA, Ruiz P, eds. *Kaplan & Sadock's Comprehensive Textbook of Psychiatry*. 9th ed. Vol. II, Philadelphia: Lippincott Williams & Wilkins; 2009:3766.

Kratochvil CJ, Wilens TE. Pediatric psychopharmacology. In: Sadock BJ, Sadock VA, Ruiz P, eds. *Kaplan & Sadock's Comprehensive Textbook of Psychiatry*. 9th ed. Vol. II Philadelphia: Lippincott Williams & Wilkins; 2009:3756.

Pumariega A. Community-based treatment. In: Sadock BJ, Sadock VA, Ruiz P, eds. *Kaplan & Sadock's Comprehensive Textbook of Psychiatry*. 9th ed. Vol. II, Philadelphia: Lippincott Williams & Wilkins; 2009:3772.

Rostain AL, Franklin ME. Brief psychotherapies for childhood and adolescence In: Sadock BJ, Sadock VA, Ruiz P, eds. *Kaplan & Sadock's Comprehensive Textbook of Psychiatry*. 9th ed. Vol. II. Philadelphia: Lippincott Williams & Wilkins; 2009:3715.

Rubia K. The neurobiology of meditation and its clinical effectiveness in psychiatric disorders. *Biol Psychiatry*. 2009;82:1–11.

Sargent J. Family therapy. In: Sadock BJ, Sadock VA, Ruiz P, eds. *Kaplan & Sadock's Comprehensive Textbook of Psychiatry*. 9th ed. Vol. II. Philadelphia: Lippincott Williams & Wilkins; 2009:3741.

Schlozman SC, Beresin EV. The treatment of adolescents. In: Sadock BJ, Sadock VA, Ruiz P, eds. *Kaplan & Sadock's Comprehensive Textbook of Psychiatry*. 9th ed. Vol. II. Philadelphia: Lippincott Williams & Wilkins; 2009:3777.

Siqueland L, Rynn M, Diamond GS. Cognitive behavioral and attachment based family therapy for anxious adolescents: Phase I and II studies. *J Anxiety Disord*. 2005;19:361.

Spence SH, Holmes JM, March S, Lipp OV. The feasibility and outcome of clinic plus internet delivery of cognitive-behavior therapy for childhood anxiety. *J Consult Clin Psychol*. 2006;74:614.

Zylowska L, Ackerman DL, Yang MH, Futrell JL, Horton NL, Hale TS, Pataki C, Smalley SL. Mindfulness meditation training in adults and adolescents with ADHD: A feasibility study. *J Attention Dis*. 2008;11:737–746.

31.18b Psicoterapia de grupo

Grupos terapêuticos para crianças e adolescentes são variados em termos de problemas tratados, idade dos pacientes, estrutura do grupo e abordagem terapêutica implementada. Os formatos de grupos foram usados para tratar uma ampla gama de sintomas clínicos, incluindo controle da raiva para crianças e adolescentes agressivos, melhora das habilidades sociais, grupos de apoio para sobreviventes de abuso sexual infantil e outros eventos traumáticos, como a tragédia do 11 de setembro, no World Trade Center. Além disso, os grupos também foram cenários para o tratamento de adolescentes com ansiedade social e TOC e jovens com transtornos depressivos. Grupos tiveram sucesso na utilização de técnicas cognitivo-comportamentais para tratar transtornos de ansiedade infantis, adolescentes com abuso de substância e jovens com transtornos específicos da aprendizagem. Grupos de apoio para jovens expostos a perdas ofereceram evidências de eficácia, incluindo dados de um estudo investigando os benefícios de um grupo de psicoterapia para adolescentes sobreviventes de homicídio. Terapias de grupo podem ser utilizadas com crianças de todas as idades usando formatos adequados ao nível de desenvolvimento. Os grupos podem se concentrar em habilidades comportamentais, educacionais e sociais e em questões psicodinâmicas. O modo de funcionamento do grupo depende dos níveis de desenvolvimento, da inteligência e dos problemas das crianças. Em grupos orientados pelo comportamento e cognitivo-comportamentais, o líder do grupo é um participante diretivo e ativo que facilita as interações pró-sociais e os comportamentos desejados. Em grupos utilizando abordagens psicodinâmicas, o líder pode monitorar interações interpessoais de maneira menos ativa do que em grupos de terapia comportamental.

Reunir crianças e adolescentes em grupos pode resultar em maior impacto psicológico do que tratá-los individualmente. Diversos fatores, descritos por Irving Yalom, podem contribuir para a efetividade dos grupos. Esses fatores incluem os seguintes componentes teóricos:

- **Esperança:** Pode ser gerada por meio do convívio com outras pessoas que estão passando por dificuldades semelhantes e da observação da forma ativa como dominam os seus problemas.
- **Universalidade:** Crianças e adolescentes com transtornos psiquiátricos frequentemente se sentem isolados e alienados dos pares. Trabalhar em grupos pode diminuir o isolamento e ajudá-los a ver seus transtornos como apenas uma pequena parte de sua identidade geral.
- **Compartilhamento de informações:** Crianças e adolescentes estão familiarizados com formatos de ganho de informações novas em grupo, como a escola. O formato da terapia de grupo oferece uma oportunidade para reforçar a aprendizagem quando a criança ou o adolescente "ajudam" ou demonstram o que aprenderam com os pares.
- **Altruísmo:** Ajudar os colegas do grupo dando apoio e identificando-se com suas lutas pode aumentar a autoestima da criança ou do adolescente e ajudá-los a ganhar maior noção de domínio sobre seus próprios problemas.
- **Habilidades sociais melhoradas:** A terapia de grupo é um formato seguro em que crianças e adolescentes com habilidades sociais baixas podem melhorar suas habilidades interpessoais e de comunicação sob a supervisão de um líder e com pares que também se beneficiam da prática.

Os grupos podem ser meios muito eficazes de oferecer *feedback* e apoio a crianças que são tanto socialmente isoladas quanto inconscientes de seus efeitos sobre os pares. Grupos com crianças muito pequenas costumam ser muito bem estruturados pelo líder e usam imaginação e brincadeiras para fomentar relacionamentos socialmente aceitáveis e comportamentos positivos. Os terapeutas devem estar cientes do grau de atenção das crianças e de sua necessidade de consistência e de limites. Líderes de grupos de idade pré-escolar podem demonstrar comportamento adulto solidário de maneiras significativas para crianças desfavorecidas ou negligenciadas. Grupos de crianças em idade escolar podem ser divididos por gênero ou incluir meninos e meninas. Crianças nessa fase são mais sofisticadas em verbalizar seus sentimentos do que os pré-escolares, mas também se beneficiam de jogos terapêuticos estruturados. Essas crianças necessitam de lembretes frequentes sobre as regras e são muito rápidas em apontar infrações das regras uns aos outros. Habilidades interpessoais podem ser tratadas em grupo com crianças em idade escolar.

Grupos divididos por sexo costumam ser usados entre adolescentes. Mudanças fisiológicas no início da adolescência e as novas demandas do ensino médio geram estresse que pode ser tratado quando grupos de pares do mesmo sexo comparam e compartilham. Em adolescentes mais velhos, os grupos costumam incluir homens e mulheres. Mesmo com outros adolescentes, o líder costuma usar estrutura e intervenção direta para maximizar o valor terapêutico do grupo. Adolescentes que se sentem rejeitados ou alienados podem se sentir membros plenos de um grupo de terapia.

> Keith era um adolescente funcional de 14 anos diagnosticado com transtorno do espectro autista. Tinha uma aparência estranha, parecendo ser mais jovem do que sua idade. Seu nível acadêmico era acima da média, mas seu desenvolvimento social era ímpar. Seu estilo de fala pedante contribuía consideravelmente para seu isolamento social, sobretudo após iniciar o 7º ano. Ele foi indicado a um grupo de adolescentes com problemas sociais para melhorar sua habilidade de fazer amigos e ter mais sucesso nas interações sociais. A princípio, Keith limitava sua participação a dar respostas monossilábicas a perguntas diretas, logo voltando a ler um livro sobre a história de Napoleão, sua matéria preferida e objeto de fascínio. Os membros do grupo decidiram ignorá-lo depois de um tempo. Ao longo de várias semanas, seu interesse no livro pareceu abrandar. Keith o trazia, mas ele permanecia fechado em seu colo. Fazia comentários ocasionais, os quais com frequência não tinham relação com o tópico de conversa. Os outros adolescentes do grupo pareciam respeitar suas diferenças; contudo, ainda era difícil ter interações sociais bem-sucedidas. Dois meses depois, um garoto de 13 anos, muito tímido, entrou para o grupo. Após algumas sessões, Keith desenvolveu inesperado interesse pelo novo membro e sentou-se a seu lado, encorajando-o a interagir com os demais. Logo, Keith não trazia mais o livro e passou a se envolver com os membros do grupo. Em resposta à orientação do líder e aos exercícios em grupo, aprendeu a responder a situações sociais de maneira mais adequada e, apesar de continuar tendo preocupações mórbidas com o poder e sentir fascínio por Napoleão, conseguia conversar com companheiros de terapia sobre assuntos sociais mais pertinentes. As melhores habilidades sociais de Keith e seu maior interesse por pessoas estavam clinicamente evidentes. A prática de habilidades sociais no grupo tornou-se uma ferramenta de extrema relevância para ajudar Keith com suas interações interpessoais na escola e com a família. (Adaptado de um caso fornecido por Alberto C. Serrano, M.D.)

GRUPOS DE IDADE PRÉ-ESCOLAR E ESCOLAR

Trabalhos com grupos de idade pré-escolar costumam ser estruturados pelo terapeuta por meio do uso de uma técnica específica, como fantoches ou artes. Na terapia com fantoches, as crianças projetam suas fantasias nos fantoches do mesmo modo que nas brincadeiras tradicionais. Aqui, o grupo ajuda a criança menos pela interação com outros membros e mais pela ação com os fantoches.

Na terapia de grupo com brincadeiras, a ênfase está nas qualidades interativas das crianças umas com as outras e com o terapeuta no cenário permissivo da sala de brincadeiras. O terapeuta deve ser uma pessoa que permita às crianças produzirem fantasias verbalmente ou em forma de brincadeiras, mas que também saiba usar restrição ativa quando elas passam por tensão excessiva. Os brinquedos são os tradicionais usados nas brincadeiras da terapia individual. As crianças os utilizam para encenar impulsos agressivos e para aliviar suas dificuldades caseiras com membros do grupo e com o terapeuta. Aquelas selecionadas para tratamento de grupo têm uma fome social comum e precisam ser como seus pares e se sentir aceitas por eles. Nessas crianças, normalmente estão inclusas aquelas que têm fobias, meninos afeminados, crianças tímidas e fechadas e as que apresentam transtornos de comportamento disruptivo.

Modificações desses critérios foram usadas em psicoterapia de grupo para crianças autistas, terapia de grupo com pais e terapia artística. Uma modificação da psicoterapia de grupo foi usada para bebês com deficiências físicas que demonstram atraso de discurso e de linguagem. A experiência de atividades em grupo duas vezes por semana envolve mães e crianças em um cenário de ensino e aprendizado mútuo. Essa experiência mostrou ser eficaz para mães que recebiam psicoterapia de apoio na experiência em grupo; as fantasias ocultas que nutriam sobre seus filhos surgiam e eram terapeuticamente tratadas.

GRUPOS DE IDADE ESCOLAR

A psicoterapia com atividade em grupo baseia-se na ideia de que experiências corretivas em um ambiente terapeuticamente condicionado podem aumentar interações sociais adequadas entre crianças e adultos. O formato usa técnicas de entrevista, explicações verbais de fantasias, jogos em grupo, trabalho e outras comunicações. Nesse tipo de psicoterapia de grupo, as crianças verbalizam de maneira orientada ao problema, com a consciência de que os problemas as unem e de que o grupo busca mudar isso. Elas relatam sonhos, fantasias, devaneios e experiências desagradáveis.

Os terapeutas variam em seu uso de tempo, coterapeutas, alimentos e materiais. A maioria dos grupos se reúne depois da escola por pelo menos 1 hora, embora outros líderes de grupo prefiram sessões de 90 minutos. Alguns terapeutas servem lanches nos últimos 10 minutos; outros preferem servir algo quando as crianças estão juntas para conversar. O alimento, no entanto, não é uma grande questão nem se torna algo fundamental às atividades do grupo.

GRUPOS PÚBERES E ADOLESCENTES

Os métodos de terapia de grupo semelhantes aos usados em grupos mais jovens podem ser modificados para se aplicarem a crianças púberes, que costumam ficar reunidas em grupos monossexuais. Seus problemas assemelham-se aos das crianças na puberdade, mas elas (e especialmente as garotas) também estão começando a sentir os efeitos e as pressões da adolescência. Os grupos oferecem ajuda durante um período de transição; parecem satisfazer o apetite social dos pré-adolescentes, que compensam sentimentos de inferioridade e dúvida formando grupos. Essa terapia tira vantagem da influência do processo de socialização durante esses anos. Visto que as crianças púberes passam por dificuldades de conceitualização, grupos de terapia púberes tendem a usar jogos, desenhos, psicodrama e outros modos não verbais de expressão. O papel do terapeuta é ativo e diretivo.

A psicoterapia de grupo tem sido a terapia recomendada para grupos com crianças púberes que não exibem padrões de perturbações de personalidade. As crianças, em geral do mesmo sexo e em grupos de até oito, envolvem-se livremente em atividades em um cenário em especial criado e planejado para suas características físicas e ambientais. Samuel Slavson, pioneiro na psicoterapia de grupo, imaginava o grupo como uma família substituta em que o terapeuta neutro e passivo se torna um substituto dos pais. O terapeuta assume vários papéis, sobretudo de maneira não verbal, conforme cada criança interage com ele e com outros membros do grupo. Atualmente, contudo, os terapeutas tendem a ver o grupo como uma forma de grupo de pares, com seus processos de socialização, em vez de como recriação da família.

Adolescentes com 16 anos ou mais com frequência podem ser inclusos em grupos de adultos. A terapia de grupo tem sido útil no tratamento de transtornos relacionados a substâncias. A terapia combinada (o uso de terapia individual e de grupo) também tem obtido sucesso ao ser usada com adolescentes.

OUTRAS SITUAÇÕES EM GRUPO

Os grupos também são úteis em tratamentos mais focados, como em treinamento de habilidades sociais específicas para crianças com TDAH, intervenções cognitivo-comportamentais para crianças deprimidas e para aquelas com problemas comportamentais ou transtornos alimentares. Nesses grupos mais especializados, os problemas são mais específicos, e as tarefas (como nos grupos de habilidades sociais) podem ser praticadas no âmbito do grupo. Algumas unidades residenciais e de tratamento diário usam técnicas de psicoterapia de grupo. Essa psicoterapia em escolas para crianças com dificuldades e de níveis socioeconômicos baixos dependeu de reforço e da teoria da modelagem, além de técnicas tradicionais, sendo suplementada por grupos de pais.

Em condições controladas, unidades de tratamento residencial foram usadas para estudos específicos em psicoterapia de grupo, tais como contrato comportamental. Contratos comportamentais com estímulo de recompensa-punição oferecem reforços positivos entre garotos pré-adolescentes com preocupações graves na confiança básica, baixa autoestima e conflitos de dependência. Semelhantes às unidades de tratamento residencial são as casas de trabalho de grupos sociais. Para crianças que sofrem muitos problemas psicológicos antes da colocação, a psicoterapia de grupo oferece ventilação e catarse, mas costuma ser mais bem-sucedida em tornar as crianças conscientes do prazer de compartilhar atividades e desenvolver habilidades para lidar com situações difíceis.

Escolas públicas (também um ambiente estruturado, embora não seja considerado o melhor local para psicoterapia de grupo) têm sido usadas por diversos clínicos. A psicoterapia de grupo como aconselhamento em grupo se presta prontamente a cenários escolares. Um desses grupos usava seleções de gênero e de problemas para montar grupos de 6 a 8 alunos, que se reuniam uma vez por semana durante os horários de aula por 2 a 3 anos.

INDICAÇÕES

Existem muitas indicações para o uso de psicoterapia de grupo como modalidade de tratamento. Algumas indicações são situacionais; o terapeuta pode trabalhar em um cenário reformatório, no qual a psicoterapia de grupo parece dar melhores resultados entre adolescentes do que a terapia individual. Outra indicação é a economia de tempo; mais pacientes podem ser tratados ao mesmo tempo em um grupo do que na terapia individual. A terapia de grupo ajuda crianças de qualquer idade e em qualquer estágio de desenvolvimento e com um determinado tipo de problema. Em grupos mais jovens, a fome social da criança e sua possível necessidade de aceitação pelos pares ajudam a estabelecer sua adequação para a terapia em grupo. Critérios para inadequação são controversos e têm sido cada vez mais afrouxados.

GRUPOS DE PAIS

Na psicoterapia de grupo, como na maioria dos procedimentos de tratamento para crianças, as dificuldades parentais podem ser obstáculos. Às vezes, pais não cooperativos se recusam a trazer os filhos ou a participar de sua terapia. O extremo dessa situação revela-se quando pais profundamente perturbados usam os filhos como seu canal de comunicação para resolver suas próprias necessidades. Nessas circunstâncias, a criança está na infeliz posição de receber experiências grupais positivas que parecem criar o caos em casa.

Os grupos parentais, portanto, podem ser um auxílio valioso para a psicoterapia de grupo dos filhos. Um estudo recente sobre intervenções cognitivo-comportamentais em grupo para que pais aprendessem a utilizar intervenções terapêuticas com seus filhos (os quais sofriam de transtorno de ansiedade) sugeriu que grupos de pais para ensinar essas habilidades podem ser bem-sucedidos quando utilizados com seus filhos. Pais de crianças em terapia costumam ter dificuldades para entender as aflições dos filhos, discernir a diferença entre comportamento normal e patológico, relacionar-se aos métodos médicos e lidar com os sentimentos de culpa. Os grupos de pais auxiliam nessas áreas e ajudam os membros a formular diretrizes para ação.

REFERÊNCIAS

Baer S, Garland EJ. Pilot study of community-based cognitive behavioral group therapy for adolescents with social phobia. *J Am Acad Child Adolesc Psychiatry*. 2005;44:258.

Eggers CH. Treatment of acute and chronic psychoses in childhood and adolescence. *MMW Fortschr Med*. 2005;147:43.

Haen C. Rebuilding security: Group therapy with children affected by September 11. *Int J Group Psychother*. 2005;55:391.

Kreidler M. Group therapy for survivors of childhood sexual abuse who have chronic mental illness. *Arch Psychiatr Nurs*. 2005:19:176.

Laugeson EA, Frankel F, Gangman A, Dillon AR, Mogil C. Evidence-based social skills training for adolescents with autism spectrum disorders: The UCLA PEERS Program. *J Autism Dev Discord*. 2012;42:1025–1036.

Laugeson EA, Frankel F. *Social Skills for Teenagers with Developmental and Autism Spectrum Disorders*: The PEERS Treatment Manual. New York: Routledge;2010.

Liddle HA, Rowe CL, Dakof GA, Ungaro RA, Henderson CE. Early intervention for adolescent substance abuse: Pretreatment to posttreatment outcomes of a randomized clinical trial comparing multidimensional family therapy and peer group treatment. *J Psychoactive Drugs*. 2004;36:49.

Manassis K, Mendlowitz SL, Scapillato D, Avery D, Fiksenbaum L, Freire M, Monga S, Owens M. Group and individual cognitive-behavioral therapy for childhood anxiety disorders: A randomized trial. *J Am Acad Child Adolesc Psychiatry*. 2002:41:14243.

Mishna F, Muskat B. "I'm not the only one!" Group therapy with older children and adolescents who have learning disabilities. *Int J Group Psychother*. 2004;54:455.

Muris P, Meesters C, van Melick M. Treatment of childhood anxiety disorders: A preliminary comparison between cognitive-behavioral group therapy and a psychological placebo intervention. *J Behav Ther Exp Psychiatry*. 2002;33:143.

O'connor MJ, Laugeson EA, Mogil C, Lowe E, Welch-Torres K, Keil V, Paley B. Translation of an evidence-based social skills intervention for children with prenatal alcohol exposure in a community mental health setting. *Alcohol Clin Exp Res*. 2012;36:141–152.

Stallard P, Sayal K, Phillips R, Tahylor JA, Spears M, Anderson R, Araya R, Lewis G, Millings A, Montgomery AA. Classroom based cognitive behavioural therapy in reducing symptoms of depression in high risk adolescents: Pragmatic cluster randomised controlled trial. *BMJ*. 2012;345:e6058.

Thienemann ML. Child psychiatry: Group psychotherapy. In: Sadock BJ, Sadock VA, Ruiz P, eds. *Kaplan & Sadock's Comprehensive Textbook of Psychiatry*. 9th ed. Vol. 2. Philadelphia: Lippincott Williams & Wilkins; 2009:3731.

Wilens TE, Rosenbaum JF. Transitional aged youth: A new frontier in child and adolescent psychiatry. *J Am Acad Child Adolesc Psychiatry*. Sep 2013;52(9):887–890.

31.18c Tratamento residencial, diário e hospitalar

Tratamentos ambulatoriais, de hospitalização parcial e residenciais são destinados ao gerenciamento da estabilização aguda, ao escalonamento dos cuidados e ao manejo de longo prazo de crianças e adolescentes com transtornos psiquiátricos. Contudo, dado o número limitado de unidades psiquiátricas para crianças e adolescentes, programas intensivos ambulatoriais e programas de hospitalização parcial costumam ser usados para crianças com transtornos psiquiátricos graves. Programas de hospitalização parcial são cada vez mais oferecidos por companhias de cuidado como alternativas à internação para conter os custos de tratamento. Esses programas são feitos para atender às necessidades das crianças e dos adolescentes com transtornos graves que requerem intervenções psicossociais e/ou farmacológicas, mas que podem não satisfazer os critérios de acuidade de "necessidade médica" para hospitalização. Centros de tratamento residencial são cenários adequados para crianças e adolescentes com transtornos psiquiátricos que exigem ambientes altamente estruturados e supervisionados por vários meses ou mais. Tais cenários oferecem um ambiente estável e consistente, com alto nível de monitoramento psiquiátrico, mas menos intenso do que em um hospital. Crianças e adolescentes com perturbações psiquiátricas graves às vezes são admitidos em centros residenciais devido a sua situação familiar, em que supervisão e parentagem adequadas são impossíveis.

Dan era um adolescente de 16 anos com uma longa história de depressão e múltiplas tentativas de suicídio. Ele foi admitido em uma unidade hospitalar local para adolescentes após uma grave tentativa de suicídio. Ao fim da primeira semana de hospitalização, o convênio médico de saúde da família de Dan recusou-se a continuar a cobertura, visto que determinaram que ele não apresentava mais risco de suicídio. O jovem sentia remorso por sua recente tentativa de suicídio e estava determinado a não repetir seu comportamento autodestrutivo. Porém, devido a graves sintomas depressivos contínuos e à disfunção crônica de sua família, a equipe que o acompanhava não acreditava que Dan estivesse pronto para ser transferido a sessões semanais de tratamento ambulatorial. Ele foi indicado a um programa parcialmente hospitalar afiliado com a unidade de tratamento. Ao longo do curso de oito semanas de tratamento, ele desenvolveu uma forte aliança com seu terapeuta, e a psicoeducação dada à família resultou em um começo de mudanças significativas. A psiquiatra infantil do programa parcialmente hospitalar se reunia com Dan de modo regular, administrava seus medicamentos e colaborava com o terapeuta para tratar suas ideias suicidas. Ao fim das oito semanas, os sintomas depressivos do garoto foram reduzidos, e ele foi passado com segurança a uma terapia ambulatorial e voltou à escola com sucesso. O programa de hospitalização parcial permitiu uma transição segura da hospitalização completa com consolidação continuada do progresso em um sistema muito bem estruturado. (Adaptado de material de caso, cortesia de Laurel J. Kiser, Ph.D., M.B.A.; Jerry Heston, M.D., e David Pruitt, M.D.)

Mark era um garoto de 8 anos indicado a um centro de saúde mental de uma comunidade rural para avaliação e tratamento. Ele se apresentou com extrema irritabilidade, humor lábil, ataques de raiva e violência física contra seus pares e adultos. Mesmo quando não estava tendo um ataque, parecia descontente e irritado, demonstrando pavio curto. Já havia sido suspenso da escola diversas vezes e corria risco de ser expulso. A história psiquiátrica de sua família era positiva para esquizofrenia do lado de sua avó materna. Ao completar sua avaliação psiquiátrica, o clínico recomendou participação em um programa recente de hospitalização parcial/tratamento diurno, perto da escola de Mark, que usava um programa de gerenciamento de comportamento. Os clínicos também recomendaram um ensaio de fluoxetina para determinar se sua irritabilidade poderia ser melhorada, terapia individual, grupos de habilidades sociais e terapia de família.

Durante o período de seis meses de participação de Mark no programa diário, seu programa de gerenciamento da raiva estendeu-se à sala de aula, bem como às atividades terapêuticas. Seus objetivos diários incluíam aumentar a adesão, diminuir os surtos de raiva e reduzir a agressão física. Ele conseguiu melhorar seu relacionamento com os pares enquanto recebia orientações imediatas e instrução direta sobre habilidades sociais em um cenário de grupo e em sua terapia individual. Cada membro da equipe podia aplicar de maneira consistente os princípios de gerenciamento de comportamento em suas áreas de domínio. Os pais de Mark participavam ativamente das sessões de terapia de família e das reuniões. Mark pareceu se beneficiar da fluoxetina, demonstrando menos irritação. Embora ele ainda apresentasse ataques ocasionais, estes eram mais leves e mais curtos. Pouco a pouco, Mark passou a uma sala de aula regular por meio período, permanecendo a outra metade no programa diário. Após oito ou mais semanas dessa transição, ele conseguiu voltar a sua escola. (Adaptado de material de caso, cortesia de Laurel J. Kiser, Ph.D., M.B.A.; Jerry Heston, M.D., e David Pruitt, M.D.)

HOSPITALIZAÇÃO

A hospitalização psiquiátrica é necessária quando uma criança ou um adolescente exibem comportamentos perigosos direcionados a si ou aos outros. Os motivos mais frequentes para hospitalização psiquiátrica entre jovens incluem pensamentos ou comportamentos suicidas e comportamentos agressivos. Segurança, estabilização e iniciação de tratamento efetivo são seus principais objetivos. Em alguns casos, a hospitalização psiquiátrica pode ser a primeira experiência de ambiente estável e seguro de determinada criança. Os hospitais costumam ser os locais mais adequados para iniciar um novo agente farmacológico, sobretudo quando efeitos colaterais são prevalentes, de modo a proporcionar observações de tempo integral sobre o comportamento da criança. Crianças que foram maltratadas exibem frequentemente remissão de certos sintomas ao serem removidas de um ambiente estressante e abusivo. Dada a frequência de agressão incontrolável como o causador de muitas admissões psiquiátricas entre jovens, as unidades de tratamento oferecem maneiras seguras e efetivas de interromper atos agressivos e violentos. Colocar uma criança ou um adolescente à beira de um ato violento em uma sala longe dos outros é um método de conter a escalada de situações potencialmente violentas. Tanto contenção quanto isolamento foram considerados intervenções terapêuticas para jovens que não conseguem controlar seus impulsos agressivos, mas, dado o número (raro, porém relatado) de mortes de pacientes por asfixia durante procedimentos de restrição, houve esforços para reduzir esse método. Contudo, isolamento e contenção não podem ser abandonados até que outra forma de abordagem seja considerada tão efetiva. Em alguns casos, intervenções psicofarmacológicas, ou seja, "restrição química", foram utilizadas para desarmar situações perigosas em uma unidade de tratamento. O ideal é que se possam identificar e reconhecer antecedentes de comportamentos agressivos e intervir antes que a agressão seja realizada. A unidade de internação é um local de estabilização e da iniciação do tratamento, com a expectativa de que, quando a criança ou o adolescente receberem alta para ambientes menos restritivos, já não representem perigo para si ou para os outros e de que o tratamento e os serviços de apoio estejam disponíveis para o cuidado continuado.

Hospitalização parcial

Na maioria dos casos, crianças e adolescentes que frequentam um programa de hospitalização parcial ou um programa de tratamento diurno têm transtornos mentais graves e podem necessitar de hospitalização psiquiátrica sem o apoio do programa. Terapia de família, psicoterapia de grupo e individual, psicofarmacologia, programas de gerenciamento comportamental e educação especial são parte integrante desses programas. Programas de hospitalização parcial são alternativas excelentes para crianças e adolescentes que necessitam de apoio mais intenso, maior monitoramento e supervisão do que a disponível na comunidade, mas que podem viver bem em casa se tiverem o grau adequado de intervenção.

O conceito de experiências terapêuticas abrangentes diárias, que não exigem a remoção da criança de sua casa ou de sua família, deriva, em parte, de experiências com uma creche terapêutica. As principais vantagens dos programas de hospitalização parcial são a permanência das crianças com suas famílias e a possibilidade de as famílias se envolverem mais com o tratamento diurno do que com o residencial ou hospitalar. Esses programas também custam muito menos do que o tratamento residencial. Ao mesmo tempo, os riscos do tratamento diurno incluem relativo isolamento social da criança e confinamento a uma pequena relação de contatos sociais na população de pares perturbados no programa.

Indicações. A indicação primária para um plano de hospitalização parcial é a necessidade de um programa de tratamento mais estruturado, intensivo e especializado do que pode ser oferecido de modo ambulatorial. Ao mesmo tempo, o lar onde a criança vive deve ser capaz de oferecer um ambiente que seja pelo menos não destrutivo para seu desenvolvimento. Crianças com possibilidade de se beneficiarem de tratamento diurno podem ter uma ampla gama de diagnósticos, incluindo transtorno do espectro autista, transtorno da conduta, TDAH e retardo mental. Sintomas de exclusão abrangem comportamento que possa ser destrutivo para as próprias crianças ou para outros sob as condições de tratamento. Portanto, algumas crianças que ameaçam fugir, causar incêndio, tentar suicídio, ferir os outros ou atrapalhar significativamente a vida de sua família enquanto estão em casa não são adequadas para tratamento diurno.

Programas. Fatores que levam a um programa de hospitalização parcial incluem: clara liderança administrativa, colaboração da equipe, comunicação aberta e um entendimento do comportamento das crianças.

Uma das principais funções da equipe de cuidados infantis nos programas de hospitalização parcial é oferecer experiências positivas e uma estrutura que permita às crianças e suas famílias internalizarem controles e funcionarem melhor do que no passado. Uma vez que as idades, as necessidades e a variedade de diagnósticos das crianças que podem se beneficiar de alguma forma de tratamento diurno variam, muitos desses programas foram desenvolvidos. Alguns se especializam na educação específica e nas necessidades estruturais do ambiente das crianças com retardo mental. Outros oferecem esforços terapêuticos montados para tratar crianças com autismo e esquizofrenia. Ainda, outros programas oferecem o espectro total de tratamento que costuma ser fornecido no atendimento completamente residencial, do qual eles podem ser uma extensão. As crianças podem passar de uma parte do programa para outra e estar no tratamento residencial ou no programa de hospitalização parcial com base em suas necessidades. Um programa escolar é sempre um componente principal desse tipo de tratamento hospitalar. Foram feitas tentativas de analisar o desfecho do tratamento de hospitalização parcial. Existem muitas dimensões diferentes para analisar os benefícios gerais de tais programas; avaliação do nível de aprimoramento do estado clínico, progresso acadêmico, relacionamento com os pares, interações com a comunidade (dificuldades legais) e relacionamento com a família são algumas das áreas pertinentes a mensurar. Um acompanhamento um ano após a alta de um programa de hospitalização parcial, com comparação dos pacientes na internação e um ano após a alta, demonstrou melhoras estatisticamente significativas em sintomas clínicos em cada subescala da Child Behavior Checklist, com exceção de problemas sexuais. Foram observadas melhoras no humor, em reclamações somáticas, problemas de atenção, problemas de pensamento, comportamento delinquente e comportamento agressivo. A avaliação da efetividade de longo prazo do tratamento diurno é cheia de dificuldades, podendo diferir ao mensurar a manutenção dos ganhos da criança, a visão do terapeuta quanto aos ganhos psicológicos ou o custo benefício.

As lições aprendidas dos programas de tratamento diurno encorajaram disciplinas de saúde mental a fazer seus serviços acompanharem as crianças, em vez de ter programas separados, o que resultava na descontinuação do cuidado. A experiência dos programas de hospitalização parcial para condições psiquiátricas de crianças e adolescentes também incentivou hospitais e departamentos pediátricos a adotar modelos que promovam a continuidade do cuidado para crianças com doenças físicas crônicas.

TRATAMENTO RESIDENCIAL

Crianças em tratamento residencial com frequência têm combinações de transtornos psiquiátricos graves e famílias com problemas graves que não podem cuidar delas de maneira adequada. Em alguns casos, uma criança ou um adolescente requer um ambiente mais estruturado do que é possível em casa. Em outros, a família não é capaz de supervisionar o tratamento psiquiátrico da criança devido a suas próprias doenças psiquiátricas, abuso de substância ou debilidades médicas. Em casos de abuso ou negligência infantis, a família não oferece um ambiente seguro e afetivo. Quando as famílias estão disponíveis e motivadas, sua participação é fortemente encorajada enquanto os filhos estão em tratamento residencial. O objetivo é permitir-lhes que se reúnam com seus filhos e cuidem deles em casa no futuro.

Equipe e ambiente

As equipes incluem diversas combinações de profissionais de cuidado infantil, professores, assistentes sociais, psiquiatras, pediatras, enfermeiros e psicólogos; portanto, o tratamento residencial pode ser muito caro. A Comissão Conjunta sobre Saúde Mental Infantil fez as seguintes recomendações estruturais e ambientais:

Além do espaço para o programa de terapia, deve haver instalações para uma escola e um programa rico para atividades noturnas, e deve haver amplo espaço para brincadeiras, tanto do lado de dentro quanto de fora. O local deve ser pequeno, raramente excedendo 60 pacientes de capacidade, com um limite de 100 pacientes, e devem ser tomadas providências para que as crianças vivam em pequenos grupos. Os centros devem ser localizados perto das famílias as quais atendem e precisam ser acessíveis por transporte público. Eles devem estar localizados de modo a terem pronto acesso a serviços médicos e educacionais e a vários recursos comunitários, incluindo consultores. Os centros devem ser instituições abertas sempre que possível; prédios, alas ou salas devem estar trancados somente em ocasiões específicas. Na criação dos programas residenciais, o princípo orientador deve ser o de que as crianças sejam removidas de suas vidas normais o mínimo possível, em tempo, espaço e na textura psicológica da experiência.

Indicações

A maioria das crianças indicadas para tratamento residencial teve avaliações múltiplas por profissionais, como psicólogos escolares, psicoterapeutas ambulatoriais, oficiais da corte juvenil ou assistentes sociais. Tentativas de tratamento ambulatorial e de colocação em lares adotivos costumam preceder o tratamento residencial. Às vezes, a gravidade dos problemas infantis ou a incapacidade da família de satisfazer as necessidades da criança impedem seu retorno para casa. Muitas crianças enviadas para centros de tratamento residencial têm problemas de comportamento disruptivo, incluindo transtornos do humor e transtornos psicóticos. Em alguns casos, problemas psicossociais graves, como abuso físico ou sexual, negligência, indigência ou falta de um lar, exigem colocação fora de casa. A faixa etária das crianças varia entre instituições, mas a maior parte delas tem entre 5 e 15 anos. Os meninos costumam ser indicados com mais frequência do que as garotas.

Uma revisão inicial de dados permite que a equipe determine se uma criança específica pode se beneficiar do programa de tratamento; com frequência, para cada criança aceita para admissão, três são rejeitadas. O próximo passo costuma ser entrevistas da criança e dos pais com diversos membros da equipe, como um terapeuta, um cuidador e um professor. Testes psicológicos e exames neurológicos são realizados, quando indicado, se já não tiverem sido feitos. A criança e os pais devem estar preparados para essas entrevistas.

Meio

A maior parte do tempo da criança em tratamento residencial é passada no meio. A equipe consiste em clínicos e profissionais de cuidado que oferecem um ambiente estruturado que forma um meio terapêutico; o ambiente coloca barreiras e limitações para as crianças. As tarefas são definidas de acordo com os limites das habilidades das crianças; incentivos, como privilégios adicionais, encorajam-nos a progredir, em vez de a regredir. Na terapia do meio, o ambiente é estruturado, limites são definidos e uma atmosfera terapêutica é mantida.

As crianças costumam selecionar um ou mais dos membros da equipe com quem formam um relacionamento; por meio desse relacionamento, elas expressam, conscientemente ou não, muitos de seus sentimentos a respeito dos pais. A equipe de cuidado infantil deve ser treinada para reconhecer tais reações de transferência e para responder a elas de modo diferente das expectativas das crianças, as quais se baseiam em seus relacionamento anteriores – ou atuais – com os pais. Isso exige consciência da contratransferência nos membros da equipe.

Para manter consistência e equilíbrio, os membros da equipe de vivência de grupo devem se comunicar livre e regularmente entre si e com os outros membros da equipe profissional e administrativa do cenário residencial, em particular com os professores e os terapeutas das crianças. Os princípios de modificação de comportamento costumam estar embutidos no programa diário para crianças no tratamento residencial. Um estudo recente examinou a associação entre uso de medicamentos antipsicóticos e frequência de isolamento/contenção (I/C) no gerenciamento de comportamentos agressivos agudos entre adolescentes em programas residenciais. Aqueles que estavam nos grupos moderados e altos para necessitar de I/C tinham probabilidades significativamente maiores de apresentar mudanças na medicação antipsicótica e receber doses mais altas de medicamento. Contudo, mesmo com altas doses, suas taxas de I/C continuaram a ser frequentes. Esses achados trazem à tona a questão da eficácia dos agentes antipsicóticos no gerenciamento de agressividade aguda em programas residenciais.

Educação

Crianças em tratamento residencial frequentemente têm graves transtornos da aprendizagem, comportamentos disruptivos e TDAH. Em geral, as crianças não podem funcionar em escolas comunitárias regulares e por isso precisam de uma escola especial no local. Um dos objetivos principais dessa escola é motivar as crianças a aprender. O processo educacional no tratamento residencial é complexo; a Tabela 31.18c-1 mostra seus componentes.

Terapia

A maior parte das instalações residenciais utiliza um programa básico de modificação de comportamento para definir diretrizes que deem aos residentes uma noção concreta de como ganhar privilégios. Esses programas comportamentais variam em detalhes e intensidade. Alguns operam com sistemas de nivelamento associados a privilégios e responsabilidades. Outros usam um modelo de sistema econômico em que os residentes ganham pontos por comportamento adequado e por atingir objetivos específicos. A maioria dos programas inclui tarefas básicas de moradia, bem como objetivos terapêuticos específicos para os residentes.

A psicoterapia oferecida nesses programas costuma dar foco ao apoio e se orientar visando à reunião com a família quando possível. A psicoterapia orientada ao *insight* é inclusa quando pode ser usada por um residente.

Pais

Trabalho concomitante com os pais é essencial. As crianças costumam ter laços fortes com pelo menos um dos genitores, independentemente do quão perturbado ele possa ser. Às vezes, a criança idealiza o pai ou a mãe, que muitas vezes falham com ela. Outras vezes, os pais têm expectativas irreais ou ambivalentes de que seu filho vá voltar para casa. Em algumas instâncias, os pais devem ser auxiliados a permitir à criança viver em outro cenário quando isso for melhor para ela. A maioria dos centros de tratamento residenciais oferece terapia individual ou de grupo para pais e casais ou terapia conjugal e, em alguns casos, terapia de família.

TRATAMENTO DIURNO

O conceito de experiências terapêuticas abrangentes diárias que não requerem tirar a criança de sua casa ou de sua família vem parcialmente de experiências com uma escola terapêutica infantil. Programas hospitalares diurnos para crianças foram, então, desenvolvidos, e a quantidade de programas continua a crescer. As principais vantagens do tratamento diurno são que as crianças permanecem com

TABELA 31.18c-1
Processo educacional no tratamento residencial

Análise pré-entrada	Planejamento de programa de intervenção		Avaliação e reavaliação	Colocação educacional	Acompanhamento
Natureza do conflito emocional	Desenvolvimento de habilidades educacionais	– Programa de redução de ansiedade	Reuniões semanais da equipe	Escola regular	
	– Leitura de reparação	– Relacionamentos adultos solidários	Reuniões e conferências interdisciplinares	Turma especial	
Natureza das dificuldades de aprendizagem	– Desenvolvimento de habilidades básicas	– Modelos estáveis e de confiança	Relatórios diários dos professores	Escola privada	
	– Ensino de controle perceptual e de controle de impulsos	– Entrevista sobre o espaço de vida	Testes psicológicos Testes contínuos de critérios	Instituição estatal	
	– Habilidades de artes e ofícios	– Psicoterapia individual	Teste educacional semianual		
	– Habilidades musicais	– Remoção de área de sala de aula	Avaliação semianual de toda a equipe		
	– Projeto de grupo total	– Sala de orientação padronizada			
	– Habilidades acadêmicas construídas sobre seis ciclos de instrução de 25 dias em que avaliação de diagnósticos, objetivos e prescrições individuais e novos objetivos ou alternativas são planejados	– Sala de segurança tranquila na unidade			

(Cortesia de Melvin Lewis, M.B., B.S. [London], F.R.C.Psych., D.C.H.)

suas famílias, e as famílias podem ter maior envolvimento do que no tratamento residencial ou hospitalar. O tratamento diurno também é muito mais barato do que o residencial. Ao mesmo tempo, os riscos do tratamento diurno são o isolamento social da criança e o confinamento a uma pequena relação de contatos sociais na população de pares perturbados no programa.

Indicações

As principais indicações para tratamento diurno são a necessidade de um programa de tratamento mais estruturado, intensivo e especializado do que o oferecido em base ambulatorial. Ao mesmo tempo, o lar em que a criança está vivendo deve ser capaz de oferecer um ambiente que seja, no mínimo, não destrutivo para seu desenvolvimento. Crianças com possibilidade se beneficiarem de tratamento diurno podem ter uma ampla gama de diagnósticos, incluindo transtorno do espectro autista, transtorno da conduta, TDAH e retardo mental. Sintomas de exclusão abrangem comportamento que possa ser destrutivo para as próprias crianças ou para outros sob as condições de tratamento. Portanto, algumas crianças que ameaçam fugir, causar incêndio, tentar suicídio, ferir os outros ou atrapalhar significativamente a vida de sua família enquanto estão em casa não são adequadas para tratamento diurno.

Programas

Os mesmos fatores que levam a um programa de tratamento residencial se aplicam ao tratamento diurno. Estes incluem clara liderança administrativa, colaboração da equipe, comunicação aberta e um entendimento do comportamento das crianças. De fato, uma única agência que oferece tanto tratamento residencial quanto diurno tem suas vantagens.

Uma das principais funções da equipe de cuidado infantil no tratamento diurno para crianças com problemas psiquiátricos é oferecer experiências e estruturas positivas que permitam às crianças e suas famílias internalizarem controles e funcionarem melhor do que no passado em relação a si próprias e ao mundo externo. Novamente, os métodos usados são, em essência, similares aos dos programas de tratamento residencial.

Visto que as idades, as necessidades e a variedade de diagnósticos das crianças que podem se beneficiar de alguma forma de tratamento diurno variam, muitos programas para essa modalidade foram desenvolvidos. Alguns se especializam na educação específica e nas necessidades estruturais do ambiente para crianças com retardo mental. Outros oferecem esforços terapêuticos especiais exigidos para tratar crianças com autismo e esquizofrenia. Ainda assim, outros oferecem o espectro total de atendimento em geral encontrado no tratamento completamente residencial, do qual eles podem ser uma parte. As crianças podem passar de uma parte do programa para outra e estar no tratamento residencial ou no diurno com base em suas necessidades. O programa escolar sempre é um componente fundamental do tratamento diurno, e o tratamento psiquiátrico varia de acordo com as necessidades e o diagnóstico da criança.

Resultados

Recentemente, foram feitas tentativas de analisar o desfecho do tratamento diurno e da hospitalização parcial. Muitas dimensões diferentes existem apenas para analisar os benefícios gerais desses programas. A avaliação do nível de aprimoramento do estado clínico, o progresso acadêmico, o relacionamento com os pares, as interações com a comunidade (dificuldades legais) e o relacionamento com a família são algumas das áreas pertinentes a mensurar. Em um acompanhamento recente 1 ano após a alta de um programa de hospitalização parcial, a comparação dos pacientes na internação e 1 ano após a alta demonstrou melhoras estatisticamente significativas em sintomas clínicos em cada subescala da Child Behavior Checklist, com exceção de problemas sexuais. Essas melhoras ocorreram em sintomas de humor, reclamações somáticas, problemas de atenção, problemas de pensamento, comportamento delinquente e comportamento agressivo. A avaliação da efetividade de longo prazo do tratamento diurno é cheia de dificuldades, dos pontos de vista da manutenção dos ganhos da criança, do terapeuta sobre os ganhos psicológicos ou da proporção entre custo e benefícios.

Ao mesmo tempo, a vantagem do tratamento diurno encorajou maior desenvolvimento dos programas. Além disso, as lições aprendidas com os programas de tratamento diurno moveram as disciplinas da saúde mental rumo a serviços de acompanhamento infantil, em vez de perpetuar a descontinuação do cuidado. As experiências desse tipo de tratamento para condições psiquiátricas de crianças e adolescentes também incentivaram hospitais e departamentos pediátricos a adotar um modelo que promova a continuidade dos cuidados para o tratamento médico de crianças com doenças físicas crônicas.

REFERÊNCIAS

Aarons GA, James S, Monn AR, Raghavan R, Wells RS, Leslie LK. Behavioral problems and placement change in a national child welfare sample: A prospective study. *J Am Acad Child Adolesc Psychiatry*. 2010;49:70–80.

Baeza I, Correll CU, Saito E, Aranbekova D, Kapoor S, Chekuri R, De Hert M, Carbon M. Frequency, characteristics and management of adolescent inpatient aggression. *J Child Adolesc Psychopharmacol*. 2013;23:271–281.

Damnjanovic M, Lakic A, Stevanovic ED, Jovanovic A. Effects of mental health on quality of life in children and adolescents living in residential and foster care: a cross-sectional study. *Epidemiol Psychiatr Sci*. 2011;20:257–262.

Epstein RA Jr. Inpatient and residential treatment effects for children and adolescents: A review and critique. *Child Adolesc Psychiatr Clin N Am*. 2004;13:411.

Geller JL, Biebel K. The premature demise of public child and adolescent inpatient beds: Part I: Overview and current conditions. *Psychiatric Q*. 2006;77:251.

Geller JL, Biebel K. The premature demise of public child and adolescent inpatient beds: Part II: Challenges and implications. *Psychiatr Q*. 2006;77(4):273–291.

Kober D, Martin A. Inpatient psychiatric, partial hospital and residential treatment for children and adolescents. In: Sadock BJ, Sadock VA, Ruiz P, eds. *Kaplan & Sadock's Comprehensive Textbook of Psychiatry*. 9th ed. Philadelphia: Lippincott Williams & Wilkins; 2009:3766.

Miller L, Riddle MA, Pruitt D, Zachik A, DosReis S. Antipsychotic treatment patterns and aggressive behavior among adolescents in residential facilities. *J Behav Health Serv Res*. 2013;40:97–110.

Noftle JW, Cook S, Leschied A, St Pierre J, Stewart SL, Johnson AM. The trajectory of change for children and youth in residential treatment. *Child Psychiatry Hum Dev*. 2011;42:65–77.

31.18d Farmacoterapia

Ao longo da última década, surgiram cada vez mais evidências acerca da eficácia e da segurança dos agentes psicofarmacológicos para tratar transtornos psiquiátricos de crianças e adolescentes. Ensaios aleatórios placebo-controlados confirmaram a eficácia a curto prazo dos inibidores seletivos da recaptação de serotonina (ISRSs) para transtornos depressivos, de ansiedade e TOC; dos antipsicóticos de segunda geração (ASGs) para psicose e agressividade; e de múltiplos estimulantes do sistema nervoso central para TDAH. Dados publicados sustentam a eficácia a longo prazo e a segurança da fluoxetina, da sertralina, da fluvoxamina e do escitalopram no tratamento de depressão, de transtornos de ansiedade e de TOC em jovens.

Tratamentos de primeira linha com base em evidências para TDAH voltaram-se preferencialmente para medicamentos estimulantes de longa atuação, incluindo preparação de metilfenidato e anfetamina e preparações de sal de anfetamina.

Foram feitos progressos significativos nessa área por meio de pesquisas multissítio financiadas pelo National Institute of Mental Health (NIMH), comparando tipos de tratamento com combinações de tratamento de intervenções farmacológicas e tratamentos psicossociais, para transtornos como TOC, depressivos maiores e de ansiedade. Estudos verificaram repetidas vezes que a psicoterapia cognitivo-comportamental em combinação com um ISRS tem vantagens sobre cada um deles de forma isolada. Outra área de progresso foi o tratamento com base em evidências de TDAH em faixas etárias mais jovens. O Preschooler with ADHD Treatment Study (PATS), NIMH, foi o primeiro estudo multissítio de crianças pré-escolares com TDAH, usando primeiro um componente de treinamento parental e acompanhando, se necessário, com administração de metilfenidato. Esse regime foi considerado efetivo e seguro.

Estudos duplos-cegos, controlados por placebo, forneceram evidências da eficácia do tratamento com fluoxetina, sertralina e escitalopram para transtornos depressivos nos jovens, e a Food and Drug Administration (FDA) aprovou tanto a fluoxetina quanto o escitalopram no tratamento de depressão entre adolescentes. Fluoxetina, sertralina e fluvoxamina demonstraram resultados positivos com base em ensaios controlados, aleatórios, no tratamento de TOC entre jovens. Embora a FDA ainda não tenha aprovado os ISRSs no tratamento da ansiedade infantil e adolescente, ensaios controlados, aleatórios, positivos, existem para fluoxetina, sertralina, paroxetina e fluvoxamina no tratamento de ansiedade entre jovens.

Em 2004, a FDA liberou uma declaração sobre a recomendação dos Psychopharmacologic Drugs and Pediatric Advisory Committees acerca de um alerta "caixa preta" em relação a um risco mais elevado de suicídio entre pacientes pediátricos para todos os medicamentos antidepressivos. Os comitês consultivos chegaram à conclusão de que um risco mais elevado de comportamentos suicidas existia, apesar de não haver suicídios completados entre os dados revisados. Todos os medicamentos antidepressivos devem incluir um alerta caixa preta para pacientes pediátricos, independentemente de terem sido estudados nessas populações. Hoje, os ASGs, também conhecidos como antagonistas de serotonina-dopamina

(ASDs), foram substituídos pelos antipsicóticos convencionais (antagonistas do receptor de dopamina) no tratamento de transtornos psicóticos e para gerenciamento de comportamento agressivo.

CONSIDERAÇÕES TERAPÊUTICAS

Visto que as intervenções psicofarmacológicas para transtornos psiquiátricos infantis ganharam base em evidências, estabelecer uma aliança terapêutica, identificar e monitorar sintomas-alvo e promover adesão à medicação são componentes importantes dos desfechos clínicos de sucesso. Trabalho em equipe entre a criança, os pais e o psiquiatra é essencial no tratamento bem-sucedido de transtornos infantis com agentes psicofarmacológicos.

Uma avaliação para psicofarmacoterapia, em primeiro lugar, deve incluir uma avaliação da psicopatologia e da condição física da criança para excluir qualquer predisposição a efeitos colaterais (Tab. 31.18d-1). Uma avaliação dos cuidadores da criança focaliza sua habilidade de oferecer um ambiente seguro e consistente em que o clínico possa conduzir um ensaio farmacológico. O médico deve pesar os riscos e os benefícios, explicando-os aos pacientes, se tiverem idade o bastante, e aos seus cuidadores e outros (p. ex., profissionais de cuidado infantil) que possam estar envolvidos na decisão de medicar.

O clínico deve obter classificações na linha de base antes de medicar. Escalas de classificação comportamental ajudam a objetificar a resposta da criança à medicação. O médico costuma iniciar com uma dosagem baixa e vai aumentando de acordo com a resposta da criança e o surgimento de efeitos adversos. Ensaios farmacológicos otimizados não podem ser apressados (p. ex., por imposição de seguros, hospitalizações inadequadamente curtas ou por visitas ambulatoriais infrequentes) nem prolongados por contato insuficiente do médico com o paciente e os cuidadores. O sucesso de ensaios farmacológicos costuma depender da acessibilidade diária do médico.

FARMACOCINÉTICA INFANTIL

Em comparação com os adultos, as crianças têm maior capacidade hepática, maior filtração glomerular e menos tecido adiposo. Logo, estimulantes, antipsicóticos e drogas são eliminados com mais rapidez por crianças do que por adultos; o lítio também pode ser eliminado mais rapidamente, e as crianças podem ter menor capacidade de armazenamento dos medicamentos na gordura. Devido à rápida eliminação das crianças, as meias-vidas de muitos medicamentos podem ser menores nelas do que nos adultos.

Há poucas evidências de que os clínicos possam prever o nível sanguíneo da criança a partir da dosagem ou uma resposta ao tratamento a partir do nível plasmático. Níveis de haloperidol relativamente baixos no sangue parecem ser adequados para tratar o transtorno de Tourette em crianças. Não se observa correlação entre o nível de metilfenidato no sangue e a resposta da criança. Os dados são incompletos e conflitantes para transtorno depressivo maior e níveis de drogas tricíclicas no sangue. Os níveis sanguíneos estão relacionados com a resposta a drogas tricíclicas no tratamento da enurese.

TABELA 31.18d-1
Processos diagnósticos da terapia biológica

1. Avaliação diagnóstica
2. Mensuração dos sintomas
3. Análise entre riscos e benefícios
4. Reavaliação periódica
5. Terminação e retirada gradual da substância

Com a terapia de lítio, a proporção de concentração da substância na saliva, em relação à encontrada no sangue, pode ser estabelecida para a criança tendo em média três a quatro proporções individuais. Logo, a proporção individual pode ser usada para converter os níveis subsequentes de saliva nos níveis sanguíneos e, assim, evitar flebotomia em crianças que estão estressadas com os exames de sangue. Assim como nos níveis sanguíneos, monitoramento clínico regular para efeitos adversos se faz necessário. A Tabela 31.18d-2 lista agentes representativos, suas indicações, dosagens, reações adversas e exigências de monitoramento.

AGENTES ESTIMULANTES, ATOMOXETINA E AGENTES α-AGONISTAS

Agentes farmacológicos estimulantes permanecem o principal tratamento para TDAH em crianças, adolescentes e adultos. Múltiplos estudos sustentam a eficácia dos medicamentos estimulantes para esse transtorno. A prática atual tende mais a utilizar preparações estimulantes com uso uma vez ao dia e de longa duração, como metilfenidato, anfetamina e sais de anfetamina e dexmetilfenidato. O estimulante mais pesquisado e utilizado é o metilfenidato. A dextroanfetamina tem eficácia comparável e, diferentemente do metilfenidato, é aprovada pela FDA para crianças a partir dos 3 anos; a idade inicial para usar metilfenidato é 6 anos. A anfetamina, Adderall, combina dextroanfetamina e sais de anfetamina. As preparações de liberação estendida, como Concerta e Adderall XR, têm a vantagem da cobertura de sintomas ao longo do dia de aula sem a necessidade de outra dose, bem como entrega mais regular da medicação. Os estimulantes reduzem a hiperatividade, a desatenção e a impulsividade em cerca de 75% das crianças com TDAH. Os efeitos não são paradoxais, visto que crianças sadias respondem de modo similar. Os efeitos adversos relacionados à dosagem dos estimulantes estão listados na Tabela 31.18d-3.

O adesivo transdérmico de metilfenidato (Daytrana) é aprovado pela FDA para o tratamento de TDAH em crianças dos 6 aos 12 anos. O Daytrana vem em adesivos que podem liberar 15, 20 e 30 mg quando usados por 9 horas ao dia. A medicação começa a ter efeitos sobre os sintomas-alvo de TDAH aproximadamente 2 horas após a colocação do adesivo e continua atuando durante todo o tempo em que ele é utilizado. Uma vez que seu ingrediente ativo é o metilfenidato, os efeitos colaterais costumam ser os mesmos que os das outras apresentações do fármaco, exceto pela possível irritação de pele que pode ser originada pelo adesivo. Este deve ser usado na presença de um aquecedor ou um cobertor elétrico, visto que o calor aumenta a taxa de metilfenidato liberada para a pele. Pacientes com glaucoma ou hipersensibilidade conhecida a produtos com metilfenidato não devem iniciar tratamento com Daytrana. Esse medicamento tem as vantagens de liberar seu componente até o adesivo ser removido e, para crianças que não conseguem engolir comprimidos, oferece uma opção única de administração.

O dimesilato de lisdexanfetamina (LDX), vendido como Venvanse, é um pró-fármaco da dextroanfetamina logo após a divisão da porção de lisina da molécula. O LDX foi criado para ser mais duradouro do que a dextroanfetamina e ter menor probabilidade de ser uma droga de abuso, porque exige que as enzimas o convertam em dextronfetamina. O LDX foi aprovado pela FDA para o tratamento de TDAH em crianças dos 6 aos 12 anos, bem como em adultos. Diferentemente do Adderall, que contém cerca de 75% de dextroanfetamina, o LDX compreende apenas o dextroenantiômero. Em ensaios, esse agente demonstrou ser efetivo e seguro no tratamento de adolescentes com TDAH. Semelhante a outros agentes es-

TABELA 31.18d-2
Agentes farmacológicos para transtornos psiquiátricos em crianças e adolescentes

Fármaco	Indicações	Dosagem	Reações adversas
Antipsicóticos			
Risperidona, Olanzapina	Psicose; agitação, comportamentos autodestrutivos, agressividade	Risperidona 1-4 mg/dia Olanzapina 2,5-10 mg/dia Quetiapina 25-500 mg/dia	Sedação, ganho de peso, hipotensão, limiar reduzido para convulsões, constipação, sintomas extrapiramidais, icterícia, agranulocitose, reação distônica, discinesia tardia
Quetiapina	Tiques Esquizofrenia em adolescentes refratária a clozapina	Aripiprazol 2-20 mg/dia Ziprasidona até 160 mg/dia Clozapina <600 mg/dia	
Aripiprazol		Haloperidol até 10 mg/dia	Hiperprolactinemia **Monitorar**
Ziprasidona			pressão arterial, hemograma completo, testes de função hepática, clozapina: leucócitos semanalmente
Clozapina Haloperidol			
Estimulantes			
Dextroanfetamina e anfetamina	Desatenção, impulsividade e hiperatividade de TDAH Narcolepsia	Dextroanfetamina 5-40 mg/dia 0,25 mg/kg/dose Máximo aprovado pela FDA de 40 mg/dia	Insônia, anorexia, perda de peso (possivelmente atraso no crescimento), hiperatividade de rebote, dor de cabeça, taquicardia, precipitação ou exacerbação de transtornos de tique
Sais de anfetamina mista Aprovado pela FDA para 3 anos ou mais		5-40 mg/dia ou 0,25 mg/kg/dose Máximo aprovado pela FDA 40 mg/dia	
Adderall XR			
Lisdexanfetamina (Venvanse)		5-30 mg/dia Máximo aprovado pela FDA 30 mg/dia	
Metilfenidato			
Ritalina		20-70 mg/dia Máximo aprovado pela FDA 70 mg/dia	
Ritalina SR			
Concerta		Metilfenidato – 10-60 mg/dia ou até 0,5 mg/kg/dose. Máximo aprovado pela FDA 60 mg/dia Máximo aprovado pela FDA 54 mg/dia para crianças; para adolescentes, 72 mg/dia	
Adesivo de Daytrana		Máximo aprovado pela FDA 30 mg/dia adesivo usado 9 horas/dia	Irritação na pele
Focalin XR		Máximo aprovado pela FDA 20 mg/dia	
Não estimulantes			
Atomoxetina	TDAH	Começar com 0,5 mg/kg até 1,4 mg/kg ou 100 mg, o que for menor	Dor abdominal, perda de apetite
Estabilizadores do humor			
Lítio – propriedades antiagressivas	Estudos sustentam o uso em retardo mental e dependência química para comportamentos agressivos e autodestrutivos; pode ser usado para as mesmas indicações em transtorno disfórico pré-menstrual; também indicado para transtorno bipolar com início precoce	600-2.100 mg em 2 ou 3 doses divididas; manter os níveis sanguíneos em 0,4-1,2 mEq/L	Náusea, vômito, poliúria, dor de cabeça, tremor, ganho de peso, hipotireoidismo Experiência com adultos indicam monitoramento da função renal

(continua)

TABELA 31.18d-2
Agentes farmacológicos para transtornos psiquiátricos em crianças e adolescentes *(continuação)*

Fármaco	Indicações	Dosagem	Reações adversas
Divalproato	Transtornos bipolar, agressividade	Até cerca de 20 mg/kg/dia; nível sanguíneo terapêutico parece ser 50-100 mg/mL	Monitorar contagem de leucócitos e teste de função hepática para possível discrasia do sangue e hepatotoxicidade. Náusea, vômito, sedação, perda de cabelo, ganho de peso, possivelmente ovários policísticos
Antidepressivos			
Antidepressivos tricíclicos clomipramina	Transtorno depressivo maior, transtorno de ansiedade de separação, bulimia nervosa, enurese; às vezes usados em TDAH, transtorno de sonambulismo e transtorno de terror noturno. Clomipramina é efetiva em TOC infantil e, às vezes, em TGD	Em algum momento combinar em uma dose, em geral 50-100 mg, antes de dormir. Clomipramina – começar em 50 mg/dia; pode aumentar para não mais de 3 mg/kg/dia, ou 200 mg/dia	Boca seca, constipação, taquicardia, arritmia
Inibidores seletivos da recaptação de serotonina fluoxetina, sertralina, fluvoxamina, paroxetina, citalopram	TOC, transtornos de ansiedade, transtornos depressivos, bulimia	Menos que as dosagens para adultos	Náusea, dor de cabeça, nervosismo, insônia, boca seca, diarreia, sonolência, desinibição
Bupropiona	TDAH	Começar em 50 mg e aumentar até 100 e 250 mg/dia	Desinibição, insônia, boca seca, problemas gastrintestinais, tremor, convulsões
Ansiolíticos			
Benzodiazepínicos			
Clonazepam	Transtorno de pânico, transtorno de ansiedade generalizada	0,5-2 mg/dia	Sonolência, desinibição
Alprazolam	Transtorno de ansiedade de separação	Até 1,5 mg/dia	Sonolência, desinibição
Buspirona	Transtornos de ansiedade diversos	15-90 mg/dia	Tontura, estômago enjoado
Receptores agonistas α_2-adrenérgicos			
Clonidina	TDAH, transtorno de Tourette, agressividade	Até 0,4 mg/dia	Bradicardia, arritmia, hipertensão, hipotensão por abstinência
Guanfacina	TDAH	0,5-3 mg/dia	O mesmo que com clonidina e também dor de cabeça e de estômago
Antagonistas dos receptores β-adrenérgicos (β-bloqueador)			
Propranolol	Agressividade explosiva	Começar em 20-30 mg/dia e aumentar	Monitorar para bradicardia, hipotensão, broncoconstrição. Contraindicado em caso de asma e diabetes
Outros agentes			
Desmopressina (DDAVP)	Enurese noturna	20-40 µg intranasal	Dor de cabeça, congestão nasal, convulsões hiponatrêmicas (raras)

Tabela por Richard Perry, M.D.

TABELA 31.18d-3
Efeitos colaterais comuns relacionados à dosagem de estimulantes

Insônia
Apetite reduzido
Irritabilidade ou nervosismo
Perda de peso

timulantes, seus efeitos colaterais mais comuns são perda de apetite, dor de cabeça, insônia, perda de peso e irritabilidade.

Estudos recentes sustentam o uso de atomoxetina, um inibidor da recaptação de norepinefrina, como tratamento não estimulante eficaz para TDAH em crianças e adolescentes. A atomoxetina é bem absorvida após ingestão e alcança sua concentração máxima no plasma após cerca de 1 a 2 horas. Seus efeitos colaterais comuns incluem desconforto abdominal, apetite reduzido, tontura e irritabilidade. Em raras ocasiões, foram notados pequenos aumentos na pressão arterial e na frequência cardíaca. A atomoxetina é metabolizada pelo sistema hepático de enzimas do citocromo P450 (CYP) 2D6, e uma fração da população (cerca de 7% dos brancos e 2% dos afro-americanos) é constituída de maus metabolizadores, o que pode aumentar a meia-vida plasmática em torno de cinco vezes. Quando combinada com outros medicamentos que inibem a CYP 2D6, como fluoxetina e paroxetina, pode ocorrer metabolismo reduzido da atomoxetina, e a dose talvez tenha de ser aumentada. Esse medicamento é geralmente iniciado a 0,5 mg/kg uma vez ao dia e aumentado a uma dose terapêutica entre 1,4 e 1,8 mg/kg, seja em uma dose, seja dividido em duas doses.

ANTIPSICÓTICOS DE SEGUNDA GERAÇÃO (ASG) E AGENTES ANTIPSICÓTICOS CONVENCIONAIS

Os ASGs representam um grande avanço no tratamento farmacológico da esquizofrenia em crianças e adolescentes, bem como em adultos. Os agentes antipsicóticos atípicos substituíram amplamente os antipsicóticos tradicionais devido a seus perfis mais favoráveis de efeitos colaterais, mais efetividade para sintomatologia negativa e efeitos estabilizadores de humor. Embora os ASGs sejam em geral recomendados como agentes de primeira linha no tratamento de transtornos psicóticos em crianças e adolescentes, apenas um ensaio controlado pelo NIMH foi conduzido usando um agente atípico no tratamento da esquizofrenia em jovens. Esse estudo examinou a clozapina e verificou que ela é superior ao haloperidol para o tratamento de sintomas positivos e negativos da esquizofrenia em 21 jovens. Entretanto, suas graves desvantagens limitam seu uso como agente de primeira linha para esse transtorno. No ensaio do NIMH, cinco participantes desenvolveram neutropenia grave e dois apresentaram convulsões. A clozapina costuma ser usada apenas para a esquizofrenia resistente a tratamento.

Ensaios abertos com jovens que apresentam esquizofrenia sugeriram a eficácia de outros agentes antipsicóticos atípicos, como olanzapina, risperidona e quetiapina. Relatos de caso indicaram que a ziprasidona é eficaz. Um dos principais efeitos colaterais dos agentes antipsicóticos atípicos é o significativo ganho de peso. Um agente atípico mais novo, o aripiprazol, aguarda ensaios clínicos para confirmar seu potencial benéfico como agente mais eficaz e mais neutro para peso no tratamento de psicoses infantis. Ainda que antipsicóticos convencionais, como haloperidol, loxapina e tioridazina, tenham demonstrado superioridade consistente em relação ao placebo no tratamento de psicose em jovens, dados os seus perfis de efeitos colaterais, eles costumam ser escolhidos como tratamentos de primeira linha. A esquizofrenia com início no fim da adolescência é tratada, assim como a esquizofrenia com início na vida adulta.

Comportamentos agressivos, explosivos e violentos associados a transtornos do comportamento disruptivo, psicóticos e de estresse pós-traumático foram tratados com agentes antipsicóticos, obtendo graus variados de sucesso. Ensaios controlados aleatórios com diversos antipsicóticos atípicos, como risperidona, olanzapina, quetiapina e aripiprazol, ofereceram evidências de efetividade para melhoras comportamentais, com menos efeitos adversos de longo prazo do que os antipsicóticos típicos.

Quando o transtorno da conduta está associado a TDAH, indica-se ensaio com um estimulante; os estimulantes agem mais rápido do que os antipsicóticos atípicos ou do que os agentes estabilizadores do humor usados na prática clínica para controlar comportamentos perigosamente agressivos.

O gerenciamento de agressividade grave, de comportamento disruptivo e de TDAH permanece um desafio. Combinações de antipsicóticos com agentes estabilizadores do humor ou estimulantes às vezes são utilizadas em casos resistentes a tratamento, apesar de poucos estudos atestarem a eficácia ou a segurança da combinação de fármacos. Medicamentos antipsicóticos "atípicos" mais novos (ASDs), como risperidona, olanzapina, clozapina, ziprasidona e aripiprazol, permitiram que mais pacientes resistentes a tratamento se beneficiassem de tratamento neuroléptico. Acredita-se que os ASDs aliviem tanto os sintomas positivos quanto os negativos da esquizofrenia e que produzam menor risco de efeitos adversos extrapiramidais e tenham menor potencial para o desenvolvimento de discinesia tardia. Ainda assim, todos os antipsicóticos representam algum risco desses efeitos. Um desafio na obtenção do tratamento farmacológico ideal para crianças é a redução dos comportamentos mal-adaptativos enquanto se promove o funcionamento acadêmico produtivo. Para esse fim, os clínicos devem considerar efeitos adversos dos medicamentos que resultem da "insensibilização" cognitiva. Certos agentes farmacológicos usados em populações pediátricas estão associados a um transtorno específico ou a sintomas-alvo que aparecem em diversos transtornos. Por exemplo, o haloperidol demonstrou, em estudos anteriores, ser efetivo no tratamento de transtorno de Tourette, mas também foi usado para controlar agressividade grave. Os antipsicóticos de alta potência haloperidol e pimozida ainda têm os maiores corpos de evidências como medicamentos efetivos para transtorno de Tourette, embora também tenham desvantagens consideráveis. A pimozida prolonga o intervalo QT e, assim, requer monitoramento eletrocardiográfico (ECG). A clonidina, um agente α-adrenérgico de bloqueio pré-sináptico, é menos eficaz do que ambos os antipsicóticos mencionados, mas tem a vantagem de evitar o risco de discinesia tardia; sedação é um efeito colateral frequente da clonidina.

Os transtornos de tique frequentemente coexistem com TDAH em crianças e adolescentes. O uso de estimulantes é controverso; eles podem precipitar tiques e devem ser evitados nesses pacientes, apesar de estudos recentes indicarem que a proibição possa não ser de todo merecida. Às vezes, a clonidina reduz tiques tanto em TDAH quanto nos casos comórbidos.

ANTIDEPRESSIVOS INIBIDORES SELETIVOS DA RECAPTAÇÃO DE SEROTONINA (ISRSs) E OUTROS ANTIDEPRESSIVOS

Em ensaios clínicos aleatórios, verificou-se que os antidepressivos ISRSs são eficazes no tratamento de transtornos de ansiedade infantil, transtornos depressivos e TOC. Uma base em evidências substancial existe para a eficácia dos ISRSs no tratamento de ansiedade de separação, transtorno de ansiedade generalizada e fobia social em crianças e adolescentes. Logo, eles são recomendados como medicamentos de primeira linha no tratamento da ansiedade infantil. Os transtornos de ansiedade de separação e de ansiedade generalizada e a fobia social costumam ser estudados juntos, visto a frequência com que coexistem. Uma determinada criança com um dos transtornos de ansiedade citados tem 60% de chance de ter um segundo, e, em 30% dos casos, todos os três são comórbidos. O alprazolam pode ser útil no transtorno de ansiedade de separação, mas ensaios clínicos aleatórios ainda são necessários.

Atualmente, os ISRSs são os medicamentos de escolha no tratamento farmacológico de transtornos depressivos em crianças e adolescentes. Uma vez que a FDA colocou um alerta "caixa preta" em todos os antidepressivos usados em crianças e adolescentes, devido ao risco um pouco aumentado de comportamentos suicidas, é imperativo o monitoramento próximo de ideação suicida. Embora a maioria dos efeitos colaterais dos ISRSs seja tolerável, relatos informais recentes indicam apatia ocasional induzida por ISRSs em crianças e adolescentes. Anteriormente, a clomipramina provou ser efetiva na diminuição de obsessões e compulsões em crianças e adolescentes, sendo em geral bem tolerada. Contudo, os ISRSs têm perfis de efeitos adversos mais favoráveis e parecem ser tão eficazes quanto a clomipramina.

AGENTES ESTABILIZADORES DO HUMOR

A mania clássica em crianças e adolescentes é tratada como nos adultos. O uso de lítio no tratamento de mania em adolescentes foi sustentado em muitos ensaios abertos. O divalproex é usado com frequência para tratar transtorno bipolar em crianças e adolescentes. Um recente estudo-piloto duplo-cego, aleatório, comparando quetiapina (400 a 600 mg/dia) ou divalproex (nível de soro de 80 a 120 mg/mL) em um ensaio durando em torno de um mês, relatou que a quetiapina é pelo menos tão eficaz quanto o divalproex no tratamento de sintomas agudos de mania. A redução dos sintomas ocorria mais rapidamente com quetiapina, em comparação com divalproex.

O lítio demonstrou, em múltiplas investigações, reduzir a agressividade no transtorno da conduta, e o propranolol foi escolhido como um agente de controle de agressividade em ensaios abertos, apesar de nenhuma evidência indicar seu uso em crianças e adolescentes. A carbamazepina não demonstrou eficácia no controle de agressividade em transtornos da conduta infantis e adolescentes.

A Tabela 31.18d-4 resume os efeitos dos fármacos em testes cognitivos das funções de aprendizagem. Em crianças com transtornos da aprendizagem que têm problemas de atenção, mesmo na ausência de todos os critérios para TDAH, o metilfenidato facilita o desempenho em vários testes cognitivos, psicolinguísticos, de memória e de vigilância, mas não melhora o desempenho acadêmico das crianças ou a avaliação dos professores. O prejuízo cognitivo com medicamentos psicotrópicos, especialmente os antipsicóticos, pode ser um problema ainda maior para pessoas com retardo mental do que para aquelas com transtornos da aprendizagem.

BENZODIAZEPÍNICOS

O transtorno de terror noturno e o transtorno de sonambulismo ocorrem na transição do sono profundo de ondas delta (estágios 3 e 4) para o sono leve. Os benzodiazepínicos podem ser efetivos nesses transtornos. Eles funcionam na redução do sono de ondas delta e no despertar entre estágios do sono. Devem ser usados temporariamente e apenas em casos graves, devido ao desenvolvimento de tolerância ao medicamento. A cessação desses agentes pode levar a piora grave desses transtornos, e a redução do sono delta em crianças pode trazer efeitos deletérios; desse modo, abordagens comportamentais são preferidas para esses transtornos.

Pacientes com transtorno de pânico de início precoce beneficiaram-se de clonazepam em diversos ensaios abertos.

DESMOPRESSINA

A desmopressina (DDAVP) é eficaz em cerca de 50% dos pacientes com enurese intratável. Melhoras com DDAVP variam de redução no volume de urina a cessação completa dos episódios de molhar a cama. Ela foi administrada de modo intranasal em dosagens de 10 a 40 mg/dia. Quando usada ao longo de meses, pode ocorrer desconforto nasal, e retenção de água pode ser um problema. Pacientes que respondem com secura total devem continuar a tomar o medicamento por vários meses para impedir relapsos. A desmopressina está disponível em tabletes orais, e um estudo controlado, multicêntrico, relatou eficácia igual entre administração intranasal e oral desse fármaco no tratamento da enurese. Uma dose de 400 mg de desmopres-

TABELA 31.18d-4
Efeitos de fármacos psicotrópicos em testes cognitivos de funções da aprendizagem[a]

Classe de fármaco	Teste de desempenho contínuo (atenção)	Figuras familiares combinadas (impulsividade)	Pares associados (aprendizagem verbal)	Labirinto de Porteus (capacidade de planejamento)	Memória de curto prazo	WISC (inteligência)
Estimulante	↑	↑	↑	↑	↑	↑
Antidepressivo	↑	0	0	0	0	0
Antipsicótico	↑↓	0	↓	↓	↓	0

↑, melhorou; ↑↓, inconsistente; ↓, pior; 0, sem efeito.
[a]Vários testes, alcance de números, memorização de palavras, etc.
(Adaptada de Amar MG. Drugs, learning and the psychotherapies. In: Werry JS, ed. *Pediatric Psychopharmacology: The Use of Behavior Modifying Drugs in Children*. New York: Brunner/Mazel; 1978:356, com permissão.)

sina oral foi a condição de estudo associada a maior efetividade do que a dose mais baixa de 200 mg.

EFEITOS ADVERSOS E COMPLICAÇÕES

Antidepressivos

Efeitos adversos relacionados a antidepressivos reduziram bastante desde que os antidepressivos ISRSs passaram a ter ampla aceitação como tratamentos de primeira linha para transtornos depressivos em crianças e adolescentes. Os tricíclicos raramente são recomendados devido aos riscos significativos de efeitos adversos perigosos. Esses efeitos para crianças em geral são semelhantes aos dos adultos e resultam das propriedades anticolinérgicas dos fármacos; incluem boca seca, constipação, palpitações, taquicardia, perda de acomodação e sudorese. Os efeitos adversos mais graves em crianças são cardiovasculares; hipertensão diastólica é mais comum, e hipotensão postural é menos observada do que nos adultos. Alterações no ECG são mais vistas em crianças que recebem altas dosagens. Condução cardíaca mais lenta (intervalo PR maior que 0,20 segundos ou intervalo QRS maior do que 0,12) pode necessitar de redução da dosagem.

Diretrizes da FDA limitam as dosagens a um máximo de 5 mg/kg por dia. As drogas podem ser tóxicas em uma superdosagem, e, em crianças pequenas, a ingestão de 200 a 400 mg pode ser fatal. Quando a dosagem é reduzida muito rapidamente, os efeitos de abstinência ocorrem, sobretudo sintomas gastrintestinais (cãibras, náusea e vômito) e, às vezes, apatia e fraqueza.

Antipsicóticos

Os ASGs de maneira geral substuíram os antipsicóticos convencionais como agentes de primeira linha no tratamento de todos os transtornos psicóticos em crianças e adolescentes. Historicamente, os antipsicóticos mais estudados para a faixa etária pediátrica são a clorprozamina e o haloperidol. Antipsicóticos de alta e de baixa potência diferem em seus perfis de efeitos adversos. Os derivados da fenotiazina (clorpromazina e tioridazina) têm as mais pronunciadas ações sedativas e atropínicas, enquanto os antipsicóticos de alta potência costumam ser associados a reações extrapiramidais, como sintomas parkinsonianos, acatisia e distonias agudas. O risco de discinesia tardia em relação a antipsicóticos leva ao cuidado no uso de fármacos. A discinesia tardia, que é caracterizada por movimentos involuntários anormais e persistentes da língua, da face, da boca ou da mandíbula e, às vezes, das extremidades, é um perigo conhecido ao serem prescritos antipsicóticos a pacientes de todas as faixas etárias. Nenhum tratamento conhecido é eficaz. Uma vez que movimentos transitórios coreiformes das extremidades e do tronco são comuns após descontinuação repentina desses fármacos, os clínicos devem distinguir esses sintomas da discinesia persistente.

REFERÊNCIAS

Correll CU, Kratocvil CJ, March J. Developments in pediatric psychopharmacology: Focus on stimulants, antidepressants and antipsychotics. *J Clin Psychiatry*. 2011;72:655–670.

Findling RL, Adeyi B, Dirks B, Babcock T, Shecner B, Lasser R, DeLeon A, Ginsberg LD. Parent-reported executive function behaviors and clinician ratings of attention-deficit/hyperactivity disorder symptoms in children treated with lisdexamfetamine. *J Child Adolesc Psychopharmacol*. 2013;23:28–35.

Findling RL, Childress AC, Cutler AJ, Gasior M, Hamdani M, Ferreira-Cornwell MC, Squires L. Efficacy and safety of lisdexamfetamine dimesylate in adolescents with attention-deficit/hyperactivity disorder. *J Am Acad Child Adolesc Psychiatry*. 2011;50;395–405.

Franklin ME, Sapyta J, Freeman JB, Khanna M, Compton S, Almirall D. Moore P, Choate-Summers M, Garcia A, Edson AL, Foa EB, March JS. Cognitive behavior therapy augmentation of pharmacotherapy in pediatric obsessive-compulsive disorder: The Pediatric OCD Treatment Study II (POTS II) randomized controlled trial. *JAMA* 2011;306:1224–1232.

Ginsburg GS, Kendall PC, Sakolsky D, Compton SN, Piacentini J, Albano AM, Walkup JT, Sherrill J, Coffey KA, Rynn MA, Keeton CP, McCracken JT, Bergman L, Iyengar S, Birmaher B, March J. Remission after acute treatment in children and adolescents with anxiety disorders: findings from The CAMS. *J Consult Clin Psychol*. 2011;79:806–813.

Greenhill, LL, Hechtman, L. Attention-deficit disorders. In: Sadock BJ, Sadock VA, & Ruiz P, eds. *Kaplan & Sadock's Comprehensive Textbook of Psychiatry*. 9th ed. Vol. 2. Philadelphia. Lippincott Williams & Wilkins; 2009;3560.

Hammerness PG, Perrin JM, Shelley-Abrahamson R, Wilens TE. Cardiovascular risk of stimulant treatment in pediatric attention-deficit/hyperactivity disorder: Update and clinical recommendations. *J Am Acad Child Adolesc Psych*. 2011;50:978–990.

Hughes CW, Emslie GJ, Crimson ML, Posner K, Birmaher B, Ryan N, Jensen P, Curry J, Vitiello B, Lopez M, Shon SP, Piszka SR, Trivedi MH, and The Texas Consensus Conference Panel on Medication Treatment of Childhood Major Depressive Disorder. Texas Children's Medication Algorithm Project: Update from Texas Consensus Conference Panel on medication treatment of childhood major depressive disorder. *J Am Acad Child Adolesc Psychiatry*. 2007;46:667–686.

Joshi SV. Teamwork: The therapeutic alliance in pediatric pharmacotherapy. *Child Adolesc Psychiatr Clin N Am*. 2006;12:239.

Nilsen TS, Eisemann M, Kvernmo S. Predictors and moderators of outcome in child and adolescent anxiety and depression: A systematic review of psychological treatment studies. *Eur Child Adolesc Psychiatry*. Feb 2013;22(2):69–87.

Pearson GS. Use of polypharmacy with children and adolescents. *J Child Adolesc Psychiatr Nurs*. May 2013;26(2):158–159.

Rynn M, Puliafico A, Heleniak C, Rikhi P, Ghalib K, Vidair H. Advances in pharmacotherapy for pediatric anxiety disorders. *Depress Anxiety*. 2011;28:76–87.

Vitiello B. Research in child and adolescent psychopharmacology: Recent accomplishments and new challenges. *Psychopharmacology*. 2007;19:5.

Vitiello B. An update on publicly funded multisite trials in pediatric psychopharmacology. *Child Adolesc Psychiatr Clin N Am*. 2006;15:1.

Wagner DK. Pharmacotherapy for major depression in children and adolescents. *Prog Neuropsychopharmacol Biol Psychiatry*. 2005;29:819.

Walkup JT, Albano AM, Piacentini J. Cognitive behavioral therapy, sertraline or a combination in childhood anxiety. *N Engl J Med*. 2008;359:2753–2766.

Zuddas A, Zanni R, Usala T. Second generation antipsychotics (SGAs) for nonpsychotic disorders in children and adolescents: A review of the randomized controlled studies. *Eur Neuropsychopharmacol*. 2011;21:600–620.

31.18e Tratamento psiquiátrico de adolescentes

A adolescência, começando biologicamente com a puberdade, é um período em que o desenvolvimento social, intelectual e sexual ocorre junto com processos cerebrais específicos que aumentam as habilidades dos adolescentes de raciocínio abstrato e sensibilidade para nuances sociais. Contudo, os processos de desenvolvimento do cérebro vão ocorrendo ao longo de muitos anos, e o amadurecimento está sujeito a variação individual. Inerente ao desenvolvimento é a mudança contínua; porém, a maioria dos adolescentes adapta-se a mudanças de modo gradual, e sua trajetória rumo a maior autonomia e independência não é caracterizada por crises e dificuldades perpétuas. Marcos alcançados por adolescentes durante sua jornada de desenvolvimento até a vida adulta costumam ser atingidos sem conflitos ou intervenções maiores. Entretanto, indica-se tratamento psiquiátrico para adolescentes que desenvolvam uma perturbação de pensamento, afeto ou comportamento que atrapalhe o funcionamento normal. Nesses jovens, distúrbios no funcionamento influenciam a alimentação, o sono e o funcionamento escolar, bem como o relacionamento com familiares e colegas. Diversos transtornos psiquiátricos graves, incluindo esquizofrenia, transtorno bipolar, transtornos alimentares e abuso de substância, via de regra, iniciam-se durante a adolescência. Além disso, o risco de suicídio completado aumenta de forma drástica nessa fase. Embora algum grau de estresse seja praticamente universal na adolescência, a maior parte dos adolescentes que não desenvolvem transtornos mentais graves lida bem com as demandas ambientais. Adolescentes com transtornos mentais preexistentes costumam apresentar exacerbações durante a adolescência, e podem se sentir frustrados, alienados e desmoralizados.

Clínicos e pais que buscam entender o ponto de vista do adolescente devem estar sensíveis a suas autopercepções. Existe grande variação na maturidade emocional em adolescentes da mesma idade cronológica. Problemas característicos dessa faixa etária estão relacionados à evolução de novas identidades, ao desenvolvimento da atividade sexual e ao desenvolvimento de planos de alcançar objetivos de vida futuros.

DIAGNÓSTICO

Os adolescentes podem ser avaliados com um foco no progresso geral em realizar as tarefas de individuação e de desenvolver um senso de autonomia. Para muitos adolescentes na cultura de hoje, sucessos no desempenho escolar e nos relacionamentos com os pares são os indicadores primários do funcionamento saudável. Jovens dessa idade com função intelectual normativa que estão apresentando deterioramento do desempenho acadêmico ou que se isolam dos pares estão claramente passando por uma perturbação psicológica significativa, o que merece ser investigado.

Perguntas a serem feitas em relação às tarefas específicas do estágio dos adolescentes são as seguintes: Que grau de separação do pais eles alcançaram? Que tipos de identidades estão evoluindo? Como eles percebem o passado? Eles identificam-se como responsáveis por seu próprio desenvolvimento ou apenas como recipientes passivos das influências de seus pais? Como eles se veem em relação ao futuro e como antecipam suas responsabilidades futuras, para si e para os outros? Conseguem pensar sobre as consequências diversas dos diferentes meios de vida? Como expressam seus afetos e interesses sexuais? Essas tarefas ocupam as vidas de todos os adolescentes e normalmente são realizadas em diferentes períodos.

O relacionamento do adolescente com a família e com os pares deve ser avaliado. Eles percebem e aceitam as qualidades "boas e ruins" de seus pais? Sentem-se confortáveis com os pares e parceiros românticos como "pessoas separadas" com necessidades próprias que podem não combinar com as suas?

Respeitar e aceitar as origens subculturais e étnicas dos adolescentes é essencial.

ENTREVISTAS

Pacientes adolescentes e seus pais devem ser entrevistados separadamente em uma avaliação psiquiátrica abrangente. Outros membros da família podem ser inclusos, dependendo de seu envolvimento na vida e nas dificuldades do adolescente. No entanto, clínicos costumam preferir ver o adolescente primeiro, para desenvolver uma conexão com ele e promover e defender os interesses do paciente e evitar parecer um agente dos pais. Na psicoterapia com um adolescente mais velho, o terapeuta e os pais costumam ter pouco contato após a parte inicial da terapia, pois esse contato contínuo inibe o desejo do adolescente de se abrir.

Técnicas de entrevista

Os adolescentes podem se sentir pressionados pelos pais a receber tratamento psiquiátrico e podem começar na defensiva ou parecer resguardados. Os clínicos devem se estabelecer como adultos confiáveis e prestativos para promover aliança terapêutica. Devem encorajar os adolescentes a contar suas próprias histórias, sem interromper para verificar discrepâncias; essa tática pode levar o terapeuta a parecer corretivo e descrente. Os clínicos devem perguntar aos pacientes sobre explicações e teorias a respeito do que aconteceu. Por que esses comportamentos ou sentimentos ocorreram? Quando as coisas mudaram? O que fez os problemas identificados começarem naquele momento?

Sessões com adolescentes costumam seguir o modelo adulto; o terapeuta senta de frente para o paciente. No início da adolescência, contudo, jogos de tabuleiro podem ajudar a estimular conversas com pacientes mais quietos e ansiosos.

A linguagem é fundamental. Mesmo quando um adolescente e um clínico vêm do mesmo grupo socioeconômico, é raro seu uso linguístico ser o mesmo. Os psiquiatras devem usar sua própria linguagem, explicar termos ou conceitos especializados e pedir explicações acerca de jargões ou gírias desconhecidos. Muitos adolescentes não conversam espontaneamente sobre substâncias ilícitas e tendências suicidas, mas respondem com honestidade às perguntas do terapeuta. É possível que este tenha de fazer perguntas específicas sobre cada substância e a quantidade e frequência de seu uso.

As histórias sexuais e as atividades sexuais atuais dos adolescentes são informações cada vez mais importantes para uma avaliação adequada. A natureza de seu comportamento sexual com frequência serve de representação para todas as estruturas de sua personalidade e do desenvolvimento do ego, mas pode transcorrer um longo tempo na terapia antes que eles comecem a falar sobre seu comportamento sexual.

Um adolescente de 15 anos foi indicado para avaliação psiquiátrica por seu orientador escolar quando revelou que se atrasava todos os dias porque demorava 3 horas para se preparar de manhã. E, mesmo quando finalmente chegava na escola, ele costumava cabular aulas e era encontrado no banheiro. Ao falar com seu orientador, ele revelou que havia desenvolvido uma série de rituais matinais que demoravam cada vez mais tempo, porque, se não fossem feitos de maneira correta, era necessário repeti-los. Eles incluíam checar os cadeados nas janelas e nas portas, colocar objetos nos lugares "certos" no guarda-roupa e repetir uma reza 16 vezes. Ele também revelou que, quando estava no banheiro, tinha que lavar as mãos de determinada maneira e secá-las "do jeito certo", ou temia que algo terrível acontecesse. Ele não queria que seus pais soubessem de suas dificuldades e costumava dizer que tinha dores de cabeça ou de estômago e que era por isso que se atrasava. Contudo, acabou explicando algumas de suas dificuldades para os pais durante o curso da avaliação psiquiátrica. Sua avaliação revelou TOC significativo e fobia social. Iniciou-se o tratamento, incluindo o uso de fluoxetina, um ISRS, TCC e terapia de família focada em resolução de problemas. Ao longo do curso de seis meses, seu TOC respondeu bem a uma combinação de medicamentos e TCC, e ele ficou aliviado por sua família aprender formas de ajudá-lo tanto em casa quanto na escola. (Adaptado de material de caso, cortesia de Eugene V. Beresin, M.D., e Steven C. Schlozman, M.D.)

> Uma garota de 14 anos, uma das estrelas da equipe de ginástica do colégio, começou a aumentar seu exercício diário e a restringir sua dieta depois que o técnico comentou que ela deveria perder alguns quilos. Ela ficou fixada no tamanho de suas coxas e da barriga e, quando começou a perder peso, descobriu que não estava satisfeita e que queria perder mais alguns quilos. Ao longo dos quatro meses seguintes, perdeu tanto peso que seu técnico e seu pediatra não permitiram mais que participasse de competições. Embora tenha ficado decepcionada por não poder competir e planejasse comer o bastante para voltar à equipe, não conseguiu ganhar peso e continuou perdendo mais. Ela ficou com cada vez mais medo de engordar e se exercitava em segredo a cada chance que tinha. A jovem era perfeccionista, tanto academicamente quanto na ginástica. Havia começado a menstruar seis meses antes, mas, após perder quantidade significativa de peso, sua menstruação parou. Ela foi vista por um terapeuta, e seus pais concordaram com um plano alimentar para ganhar peso, mas a família ficou perplexa ao ver que ela continuava perdendo peso. Por fim, quando ficou claro que não conseguiria ganhar peso sob a supervisão da família e do terapeuta, ela foi hospitalizada, sendo estabelecido o diagnóstico de anorexia nervosa. Após um período de 30 dias de hospitalização com ganho de peso modesto, passou para um programa de hospitalização parcial, no qual era supervisionada em todas as refeições, e ia para casa à noite. Ela permaneceu nesse programa por oito semanas e conseguiu ganhar de 0,5 a 1 kg por semana. Como parte do programa, seu peso era verificado duas vezes por semana, seus sinais vitais eram monitorados, e ela participava de terapia de família, psicoterapia dinâmica individual e consultas semanais com uma nutricionista. Em sua psicoterapia, ao longo do ano, ela foi capaz de entender que sua anorexia havia servido para impedi-la de se separar dos pais, mantendo-a perto de casa e isolada dos pares. Ela aprendeu que amadurecia mais devagar do que muitos de seus colegas e se sentia incapaz de lidar com as pressões sociais de ser uma estudante do ensino médio. Ao longo do tempo, ela conseguiu manter o peso e começar a socializar com amigos que não via há meses. Quando conseguiu manter um peso ideal, ficou animada para retomar o atletismo e começou a desenvolver amizades mais próximas. (Adaptado de material de caso, cortesia de Eugene V. Beresin, M.D., e Steven C. Schlozman, M.D.)

TRATAMENTO

O tratamento psiquiátrico de adolescentes pode ocorrer em inúmeros locais e modalidades. Pode ser individual ou de grupo e pode incluir intervenções farmacológicas (quando indicado), psicossociais e de uma perspectiva ambiental. A melhor escolha de tratamento deve levar em conta as características do adolescente e da família ou do meio social. Adolescentes que estão buscando autonomia podem apresentar problemas de adesão à terapia, podendo resultar na necessidade de estabilização em cenários hospitalares, enquanto esse nível de cuidado pode não ser necessário em um estágio diferente da vida. A discussão a seguir é menos um conjunto de diretrizes e mais um breve resumo do que cada modalidade de tratamento pode e deve oferecer.

Psicoterapia individual

As modalidades de psicoterapia individual com base em evidência que são eficazes com adolescentes incluem tratamentos cognitivo-comportamentais para diagnósticos de transtornos de ansiedade, transtornos do humor e TOC. A terapia interpessoal é uma técnica que foi usada para tratar o transtorno do humor em adolescentes.

Poucos pacientes adolescentes confiam ou são abertos o bastante sem tempo considerável e sem antes testar os terapeutas, e é útil antecipar o período de testes avisando os pacientes de que isso é esperado, sendo natural e saudável. Apontar a probabilidade dos problemas terapêuticos (p. ex., impaciência e desapontamento com o psiquiatra, com a terapia, com o tempo necessário e com resultados muitas vezes intangíveis) pode ajudar a mantê-los sob controle. Os objetivos terapêuticos devem ser testados em termos que os adolescentes compreendam e valorizem. Embora não vejam necessariamente um propósito no exercício do autocontrole, em aguentar emoções disfóricas ou se abster de gratificação impulsiva, eles podem valorizar a maior sensação de autoconfiança e de que adquiriram maior controle sobre suas vidas e sobre os eventos que os afetam.

Pacientes adolescentes típicos precisam de um relacionamento com um terapeuta que vejam como uma pessoa real, por quem se sintam respeitados e em quem possam confiar. O terapeuta pode parecer como outro pai em alguns aspectos, já que os adolescentes ainda precisam de orientação adequada, sobretudo em situações de comportamentos de alto risco. Portanto, um profissional que seja impessoal e anônimo é um modelo menos útil do que outro que possa aceitar e responder de forma racional a uma irritação ou a um confronto sem medo ou falsa conciliação, um que possa impor limites e controles quando o adolescente não pode, que possa admitir erros e ignorância e que possa expressar abertamente a gama de emoções humanas.

Farmacoterapia e psicoterapia combinadas

Evidências atuais indicam que, para muitos transtornos psiquiátricos, o tratamento ideal inclui uma combinação de intervenções psicossociais e psicofarmacológicas. Ensaios clínicos aleatórios ofereceram provas da superioridade da TCC em combinação com ISRSs no tratamento de transtornos do humor, TOC e transtornos de ansiedade, para citar alguns.

O TDAH frequentemente é comórbido com outros transtornos, logo, embora o estudo Multimodal Treatment Study of Children with ADHD (MTA) tenha relatado que intervenções psicossociais não aumentaram a eficácia dos tratamentos com estimulantes para os sintomas centrais do TDAH, é importante considerar que outros transtornos concorrentes que afetam o funcionamento geral costumam exigir tratamentos psicossociais. Avanços no desenvolvimento de fármacos aumentaram a escolha de medicamentos para tratar transtornos do humor (p. ex., ISRSs) e esquizofrenia (p. ex., ASGs, incluindo risperidona, olanzapina e clozapina). Ainda que esses medicamentos tenham sido usados para tratar transtornos psiquiátricos em adolescentes, são necessárias mais pesquisas para determinar sua eficácia e os perfis de segurança para o tratamento de psicopatologia adolescente.

> Uma menina de 17 anos reclamava de episódios recorrentes de frequência cardíaca acelerada, sudorese, tremedeiras e medo de estar "enlouquecendo". Seu primeiro episódio havia ocorrido na lanchonete do ensino médio durante um evento noturno, quando diversos representantes de faculdades vieram exibir panfletos informativos sobre seus cursos. Após sair correndo do local, ela ficou do lado de fora da escola até o episódio gradualmente se dissipar, após um período de cerca de 15 minutos. Apesar de estar um pouco nervosa por ter de voltar à escola no dia seguinte, ela não teve outro episódio. Ela havia quase esquecido aquele episódio quando outro ocorreu, com ainda mais intensidade, quando estava fazendo compras no *shopping* e conversando sobre cursos de faculdade com as amigas. Depois desse episódio, passou a temer ir ao *shopping*

> sozinha. Ela estava no começo do 3º ano do ensino médio, considerando suas opções de faculdade e pensando no vestibular. Seus pais queriam manter a tradição da família e a pressionaram a tentar a mesma faculdade na qual sua mãe se formara. Ela não tinha problemas em tentar a mesma faculdade da mãe, mas ficou muito brava e chateada com a pressão dos pais tentando fazê-la se comprometer com essa faculdade como primeira escolha. A jovem passou a ficar irritável e chorosa, vivenciando vários ataques de pânico por semana, o que indicava sua necessidade de ajuda. Ela foi avaliada por um psiquiatra e começou a tomar escitalopram para aliviar os sintomas do transtorno de pânico, bem como iniciou psicoterapia semanal. A psicoterapia focalizava seus conflitos com os pais, sublinhando suas preocupações crônicas de não conseguir cumprir as expectativas deles e medo de sua independência. A medicação pareceu reduzir os sintomas de taquicardia e tremores, além de diminuir sua irritabilidade e a preocupação com sua falta de competência. Tanto a psicoterapia quanto a medicação foram mantidas pelos oito meses seguintes, durante o último ano na escola. (Adaptado de um material de caso, cortesia de Cynthia R. Pfeffer, M.D.)

Psicoterapia de grupo

A psicoterapia de grupo é um cenário natural para adolescentes por diversos motivos. A maioria dos adolescentes sente-se mais confortável com os pares do que com adultos. Um grupo diminui a sensação de poder desigual entre o terapeuta adulto e o paciente adolescente. A participação varia, dependendo da prontidão do adolescente. Nem todas as interpretações e nem todos os confrontos devem vir da figura paterna do terapeuta; membros do grupo com frequência percebem comportamentos sintomáticos uns nos outros, e os adolescentes podem achar mais fácil ouvir e considerar comentários críticos ou desafiadores pelos pares.

A psicoterapia de grupo costuma tratar questões interpessoais e da vida atual. Alguns adolescentes, contudo, são frágeis demais para esse tipo de psicoterapia ou têm sintomas ou traços sociais que podem facilmente levá-los a ser ridicularizados pelos companheiros; eles precisam de terapia individual para obter força suficiente para se debaterem com as relações com os pares. Em contraste, outros adolescentes devem resolver questões interpessoais em um grupo antes que possam tratar questões intrapsíquicas na intensidade da terapia individual.

Terapia de família

A terapia de família é a principal modalidade em que as dificuldades dos adolescentes refletem sobretudo uma família disfuncional (p. ex., adolescentes com recusa escolar, fugitivos). O mesmo pode ocorrer quando questões do desenvolvimento, tais como sexualidade adolescente e busca por autonomia, geram conflitos familiares ou quando a patologia familiar é grave, como no caso de incesto ou abuso infantil. Nessas instâncias, os adolescentes em geral podem precisar também de terapia individual, mas a terapia familiar é obrigatória para que o jovem permaneça em casa ou volte para lá. Patologias graves de caráter, como transtornos da personalidade antissocial ou *borderline* subjacentes, com frequência se desenvolvem a partir de uma criação precoce altamente patogênica. Sempre que possível, a terapia familiar tem forte indicação para tais transtornos, mas a maior parte das autoridades a considera um adjunto da psicoterapia individual intensiva quando a psicopatologia individual está tão internalizada que persiste independentemente do estado atual da família.

Tratamento hospitalar

Escolas de tratamento residencial costumam ser preferíveis para terapia a longo prazo, mas hospitais são mais adequados para emergências, embora algumas unidades de internação para adolescentes também ofereçam instalações educacionais, recreacionais e ocupacionais para pacientes de longo prazo. Adolescentes cujas famílias são perturbadas ou incompetentes demais, que são perigosos para si mesmos e para os outros, que estão fora de controle em modos que impedem o desenvolvimento sadio ou que estão gravemente desorganizados requerem, pelo menos por algum tempo, o controle externo de um ambiente estruturado.

A terapia a longo prazo em internação é o tratamento preferencial para transtornos graves que são considerados completa ou amplamente psicogênicos em origem, como grandes déficits de ego causados por enorme privação precoce e que respondem mal (ou não respondem) a medicação. Um transtorno grave da personalidade *borderline*, por exemplo, independentemente dos sintomas comportamentais, requer um ambiente corretivo de tempo integral no qual a regressão seja possível e segura e o desenvolvimento do ego possa ocorrer. Transtornos psicóticos na adolescência em geral requerem hospitalização; contudo, adolescentes psicóticos costumam responder à medicação adequada bem o bastante para que a terapia seja factível em um cenário ambulatorial, exceto durante exacerbações. Adolescentes com esquizofrenia que exibem um curso degenerativo de longo prazo podem exigir hospitalização periódica.

Hospitais diurnos

Em hospitais diurnos, que têm-se tornado cada vez mais populares, os adolescentes passam o dia em aula, psicoterapia individual ou de grupo e em outros programas, mas vão para casa à noite. Os hospitais diurnos são menos caros do que uma hospitalização completa e costumam ser preferidos pelos pacientes.

PROBLEMAS CLÍNICOS

Puberdade atípica

Alterações na puberdade que ocorrem 2 anos e meio antes ou depois da média são consideradas na variação normal. Entretanto, a imagem corporal é tão importante para os adolescentes que extremos da norma podem ser angustiantes para alguns, seja porque a maturação marcantemente prematura os sujeite a pressões sociais e sexuais para as quais não estão prontos, seja porque a maturação tardia os faça se sentirem inferiores e os exclua de atividades com os pares. A garantia médica, mesmo que baseada em exames e testes para excluir fisiopatologias, pode não ser o bastante. O sofrimento de um adolescente pode se traduzir em mau comportamento sexual ou delinquente, retraimento ou problemas na escola suficientemente graves para que intervenções terapêuticas se façam necessárias. A terapia também pode ser motivada por problemas semelhantes em alguns adolescentes que não conseguem atingir estereótipos de desenvolvimento físico valorizados pelos pares apesar de sua fisiologia normal.

Transtornos relacionados a substâncias

Experimentação com substâncias psicoativas é quase a norma entre adolescentes, em especial se essa categoria de comportamento incluir uso de álcool. A maior parte dos adolescentes, contudo, não se torna abusadora, particularmente de medicamentos com prescrição e de substâncias ilegais. Qualquer abuso de substância regular representa um distúrbio. Em certas situações, o abuso de substância pode ser resultado de automedicação contra depressão ou deterioração esquizofrênica, às vezes sinalizando um transtorno de caráter em adolescentes cujos déficits de ego os enfraquecem diante dos estresses da puberdade e das tarefas da adolescência. Algumas substâncias, incluindo a cocaína, têm uma ação de reforço psicológico que age independentemente de psicopatologia preexistente. Quando o abuso cobre uma doença subjacente ou é uma resposta mal-adaptativa a estresses atuais ou a dinâmica familiar perturbada, tratar as causas subjacentes pode reduzir o uso da substância; na maioria dos casos de abuso significativo, porém, o uso de drogas costuma requerer intervenção. Os tratamentos para abuso de substância, via de regra, incluem um programa de 12 passos com monitoramento comportamental para atingir a sobriedade, bem como a habilidade de verbalizar as motivações para o uso de substância. Essas filosofias são adaptadas a tratamentos hospitalares, ambulatoriais intensivos e ambulatoriais semanais.

Suicídio

O suicídio é a terceira maior causa de morte entre adolescentes. Muitas internações nessa população são o resultado de ideias ou comportamentos suicidas. Entre adolescentes que não são psicóticos, os maiores riscos de suicídio ocorrem naqueles com história de suicídio parental, que são incapazes de formar apegos estáveis, que exibem comportamento impulsivo e que abusam de álcool ou de outras substâncias. Muitos adolescentes que completam suicídio têm experiências que incluem conflito familiar prolongado e problemas sociais desde o início da infância e aumento do estresse subjetivo sob a pressão de um conflito ou perda percebidos. Perdas de pais no início da infância também podem aumentar o risco de depressão na adolescência. Adolescentes suscetíveis a variações rápidas e extremas de humor e que apresentam história de comportamento impulsivo têm risco maior de responder ao desespero com tentativas de suicídio. Abuso de álcool e de outras substâncias é um risco conhecido que aumenta o comportamento suicida em adolescentes com ideias suicidas. As previsíveis atitudes de "onipotência" dos adolescentes podem ofuscar a noção imediata de morte permanente e resultar em comportamento autodestrutivo impulsivo.

Durante uma avaliação psiquiátrica de um adolescente com pensamentos suicidas, planos e tentativas anteriores devem ser discutidos diretamente quando surgem preocupações e a informação não é fornecida de forma voluntária. Pensamentos suicidas recorrentes devem ser levados a sério, e o clínico deve avaliar o perigo iminente requerendo internação hospitalar, ou, caso o adolescente tenha capacidade, entrar em um acordo ou contrato exigindo que ele busque ajuda antes de se envolver em comportamentos autodestrutivos. Os adolescentes costumam ser honestos em sua recusa de tais acordos, e, nesses casos, indica-se hospitalização. A hospitalização de adolescentes suicidas pelo clínico é um ato sério de preocupação e de proteção.

REFERÊNCIAS

Beresin EV, Schlozman SC. The treatment of adolescents. In: Sadock BJ, Sadock VA, Ruiz, P, eds. *Kaplan & Sadock's Comprehensive Textbook of Psychiatry*. 9th ed. Vol. 2. Philadelphia: Lippincott Williams & Wilkins; 2009:3777.

Biegel GM, Brown KW, Shapiro SL, Schubert CM. Mindfulness-based stress reduction for the treatment of adolescent psychiatric outpatients: A randomized clinical trial. *J Consult Clin Psychol*. 2009;5:855–866.

Connor DF, McLaughlin TJ, Jeffers-Terry M, O'Brien WH, Stille CJ, Young LM, Antonelli RC. Targeted child psychiatric services: A new model of pediatric primary clinician–child psychiatry collaborative care. *Clin Pediatr (Phila)*. 2006;45:423.

Laugeson EA, Frankel F, Gantman A, Dillon AR, Mogil C. Evidence-based social skills training for adolescents with autism spectrum disorders: The UCLA PEERS Program. *J Autism Dev Disord*. 2012;42:1025–1036.

Leckman JF. The risks and benefits of antidepressants to treat pediatric-onset depression and anxiety disorders: A developmental perspective. *Psychother Psychosom*. 2013;82(3):129–131.

Lundh A, Forsman M, Serlachius E, Lichtenstein P, Landen M. Outcomes of child psychiatric treatment. *Acta Psychiatr Scand*. Jul 2013;128(1):34–44.

Mathyssek CM, Olino TM, Hartman CA, Ormel J, Verhulst FC, Van Oort FV. Does the Revised Child Anxiety and Depression Scale (RCADS) measure anxiety symptoms consistently across adolescence? The TRAILS study. *Int J Methods Psychiatric Res*. Mar 2013;22(1):27–35.

Mufson L, Dorta KP, Wickramaratne P, Nomura Y, Olfson M, Weissman MM. A randomized effectiveness trial of interpersonal psychotherapy for depressed adolescents. *Arch Gen Psychiatry*. 2004;61(6):577.

Nevels RM, Dehon EE, Gontkovsky ST, Alexander K. Psychopharmacology of aggression in children and adolescents with primary neuropsychiatric disorders: A review of current and potentially promising treatment options. *Exp Clin Psychopharmacol*. 2010;8:184–201.

Olfson M, Marcus SC, Shaffer D. Antidepressant drug therapy and suicide in severely depressed children and adolescents: A case-control study. *Arch Gen Psychiatry*. 2006;63:865.

Richardson T, Stallard P, Velleman S. Computerised cognitive behavioural therapy for the prevention and treatment of depression and anxiety in children and adolescents: A systematic review. *Clin Child Fam Psychol Rev*. 2010;13:275–290.

Romano E, Zoccolillo M, Paquette D. Histories of child maltreatment and psychiatric disorder in pregnant adolescents. *J Am Acad Child Adolesc Psychiatry*. 2006;45:329.

Seidman LJ. Neuropsychological functioning in people with ADHD across the lifespan. *Clin Psychol Rev*. 2006;26:466.

Stallard P, Sayal K, Phillips R, Taylor JA, Spears M, Araya R. Classroom based cognitive behavioral therapy in reducing symptoms of depression in high risk adolescents: pragmatic cluster randomised controlled trial. *BMJ*. 2012;345:e6058.

▲ 31.19 Psiquiatria infantil: áreas de interesse especial

31.19a Questões forenses na psiquiatria infantil

A avaliação forense de jovens abrange um amplo espectro de situações e cenários, incluindo custódia infantil durante o divórcio, situações de trauma e de abuso e avaliações de delinquentes juvenis para casos judiciais. Psiquiatras de crianças e adolescentes são cada vez mais buscados por pacientes e advogados para avaliação e opinião especializada sobre abuso físico e sexual e comportamentos criminais perpetrados por menores e para avaliar as relações entre eventos traumáticos e o surgimento de sintomas psiquiátricos nessas populações. À medida que mais jovens entram para o sistema de justiça, é aumentada a necessidade de psiquiatras forenses especializados em avaliação e tratamento de detentos e infratores jovens.

As funções e o papel específicos de um psiquiatra de crianças e adolescentes avaliador forense são muito diferentes dos desempenhados por um psiquiatra de crianças e adolescentes ao realizar uma avaliação e uma intervenção clínicas de tratamento. Em cenários clínicos, os profissionais da saúde mental fornecem psicoterapia, avaliação de medicamentos e defesa para jovens com diagnósticos psiquiátricos. Contudo, como avaliador psiquiátrico infantil forense, sua principal tarefa é ser um especialista, relatar achados psiquiátricos objetivos para as perguntas feitas. Duas características essenciais de um avaliador forense, diferentemente das um clínico, são: (1) o relacionamento entre o avaliador e o paciente não é terapêutico, e sim uma busca por informações, e (2) há claros limites de confidencialidade nessa situação, ou seja, as informações reveladas durante a avaliação forense podem ser levadas à corte ou a um advogado ou a quem tiver iniciado a avaliação.

A visão da sociedade acerca das crianças e de seus direitos evoluiu de forma extraordinária. Em 1980, a American Academy of Child and Adolescent Psychiatry (AACAP) publicou um código de ética que foi desenvolvido para endossar publicamente os padrões éticos dessa disciplina. O código tem por base a hipótese de que as crianças são vulneráveis e incapazes de cuidarem de si mesmas; conforme amadurecem, contudo, sua capacidade de realizar julgamentos (e escolhas) sobre seu bem-estar também se desenvolve. O código tem várias advertências: do ponto de vista dos psiquiatras infantis e de adolescentes, questões de consentimento, confidencialidade e responsabilidade profissional devem ser vistas no contexto de direitos sobrepostos e potencialmente conflitantes das crianças, dos pais e da sociedade.

Confidencialidade, ou confiança intensiva, refere-se ao relacionamento entre duas pessoas no que tange à "confiança de segredos". Até a década de 1970, dava-se pouca atenção a questões de confidencialidade em relação a menores. Em 1980, entre os itens do *Código de Ética da AACAP*, seis princípios estavam relacionados a confidencialidade. Quebras e limites de confidencialidade podem ser obtidos em casos de abuso ou maus-tratos infantis para o propósito de educação adequada. Embora desnecessário com uma criança ou um adolescente, o consentimento para divulgação deve ser obtido quando possível. Em 1979, a American Psychiatric Association (APA) definiu que uma criança de 12 anos poderia dar consentimento para a divulgação de informações confidenciais, e, com exceção de questões de segurança, o consentimento de um menor é requerido para divulgar informações aos outros, incluindo seus pais. De acordo com o *Código de Ética da AACAP*, o consentimento de um menor não é obrigatório para a divulgação de informações confidenciais. Idades específicas para consentimento não são tratadas no código. Psiquiatras infantis e de adolescentes com frequência enfrentam o dilema de pesar os benefícios potenciais e o possível mal de se compartilhar informações obtidas confidencialmente de uma criança com os pais dela. Ainda que a melhor transição ocorra quando a criança e o médico concordam que certas informações podem ser compartilhadas, em muitas situações próximas de "perigo para a criança ou outros", a criança ou o adolescente não concordam em compartilhá-las com os pais ou outro adulto responsável. Entre adolescentes, esses segredos que às vezes são compartilhados com o psiquiatra podem envolver uso de drogas ou álcool, práticas sexuais inseguras ou busca por emoções fortes, podendo colocá-los em perigo. Um psiquiatra pode escolher trabalhar com a criança ou o adolescente rumo a um acordo para compartilhar as informações confidenciais quando determinar que o desfecho provável seria benéfico. O contrato inicial no tratamento, contudo, limita a confidencialidade a situações de "perigo" para a criança ou outros.

CUSTÓDIA INFANTIL

Avaliações de custódia por um psiquiatra infantil ou de adolescentes podem ser iniciadas pelos pais, que não conseguem chegar a um acordo em relação à custódia dos filhos, ou podem ser requisitadas por um advogado. Os advogados têm maior probabilidade de buscar essas avaliações quando são feitas alegações sobre a competência parental ou quando surgem alegações de abuso físico ou sexual. Avaliações abrangentes de custódia por profissionais da saúde mental podem ter papel significativo em negociações bem-sucedidas de custódia, sem a necessidade de prosseguir a um julgamento.

A evolução nas decisões sobre custódia infantil foi influenciada pelo aumento da consciência e do reconhecimento dos direitos das crianças e das mulheres, bem como por uma perspectiva mais ampla sobre as necessidades psicológicas e de desenvolvimento das crianças envolvidas. Historicamente, as crianças eram consideradas propriedade do pai. No início do século XX, a doutrina dos "tenros anos" tornou-se o padrão para determinar a custódia da criança. De acordo com essa doutrina, o relacionamento entre mãe e bebê, posteriormente generalizado para mãe e filho, é o responsável pelo desenvolvimento emocional ideal da criança; a doutrina, portanto, apoia decisões de custódia em favor da mãe, na maioria dos casos. Com essa doutrina como guia, problemas psicológicos em crianças em desenvolvimento se tornaram dimensões aceitáveis a serem consideradas na determinação da custódia. Em casos controversos e incertos, testemunho de especialistas psicológicos começaram a ser aceitos como uma parte valiosa da decisão.

O padrão de "melhor interesse da criança" substituiu a doutrina dos "tenros anos" e expandiu as considerações de modo a incluir a avaliação de questões emocionais e de oportunidades educacionais e sociais para as crianças. O "melhor interesse da criança" surgiu a partir do movimento para apoiar a legislação sobre os direitos das crianças em áreas de educação obrigatória, leis de trabalho infantil e leis de proteção contra abuso e negligência infantis. Portanto, embora os padrões dos "melhores interesses" tenham ampliado as dimensões consideradas na avaliação de qual genitor pode melhor servir aos interesses da criança, a questão de como mensurar essas qualidades nos pais ainda é algo vago. Visto a falta de clareza quanto a quais parâmetros específicos correspondem aos melhores interesses da criança, psiquiatras infantis e de adolescentes têm sido cada vez mais chamados para ajudar nas tomadas de decisão definindo as condições psicológicas relevantes nos pais e nos relacionamentos entre pais e filhos.

Avaliadores psiquiátricos podem ter de emitir uma opinião sobre custódia infantil em vários momentos durante o processo de separação e divórcio. Às vezes, uma avaliação psiquiátrica é exigida pelos pais antes de qualquer ação legal. Quando os pais e o avaliador podem concordar em uma decisão de custódia antes do processo legal, é provável que o tribunal siga essa decisão, em vez de lançar uma investigação adicional. Uma avaliação psiquiátrica pode ser ordenada pelo tribunal ou pelo advogado representante dos pais. Nesses casos, um avaliador vê-se diante de dois genitores insatisfeitos, que frequentemente estão consumidos por seu conflito a ponto de nenhum dos dois estar disposto a abrir mão, mesmo que no interesse da criança. A vantagem desses casos, contudo, é que os avaliadores representam o tribunal e podem agir como defensores da criança sem a mesma pressão de um avaliador contratado por apenas um dos genitores. Uma avaliação psiquiátrica também pode ser iniciada por um *guardião ad litem*, um advogado apontado pelo tribunal para representar a criança. Também é possível que avaliadores psiquiátricos precisem emitir uma opinião sobre a custódia durante um processo de mediação. A mediação é um processo legal que costuma envolver um advogado e um avaliador. Uma vez que ela pode ocorrer fora do sistema judicial, algumas famílias preferem passar por isso do que ir a um tribunal. Além da custódia, os avaliadores psiquiátricos frequentemente precisam emitir uma opinião sobre direitos de visitação.

Ao realizar uma avaliação de custódia, espera-se que o avaliador determine os melhores interesses da criança enquanto tem em mente os elementos-padrão que o tribunal espera. Essas considerações incluem os desejos dos pais e da criança; relacionamentos com pessoas importantes; o ajuste da criança a sua casa, escola e comunidade atuais; a saúde física e psiquiátrica de todas as partes; e o nível de conflito e de potencial perigo para a criança sob os cuidados de qualquer dos genitores. Um avaliador psiquiátrico deve manter seu papel como defensor dos melhores interesses da criança e não considerar o desfecho mais justo para os pais. Esse avaliador conduz uma série de entrevistas, com frequência incluindo pelo menos uma entrevista separada com cada genitor e a criança e outra com a criança e os pais juntos. O avaliador deve obter uma renúncia de confidencialidade por escrito de todas as partes antes de poder fazer revelações aos advogados opositores diante do juiz. O avaliador usa questionamento direto, bem como observações do relacionamento entre o filho e cada um dos genitores. A idade e as necessidades de desenvolvimento da criança são consideradas ao se fazer um julgamento sobre qual genitor pode servir melhor aos seus interesses. Como parte da análise psiquiátrica da avaliação de custódia, o avaliador determina a necessidade de tratamento psiquiátrico de qualquer das partes envolvidas.

A avaliação de custódia da criança costuma ser fornecida em um relatório por escrito. Esse documento não é confidencial e pode ser usado em tribunal. Ele contém uma descrição do relacionamento entre a criança e os pais, das capacidades dos pais e, por fim, recomendações de custódia. Em razão dos dados que apoiam a importância de continuar um relacionamento com ambos os genitores na maioria dos casos, recomenda-se que a guarda compartilhada seja considerada antes de outras opções. Quando existe cooperação suficiente para negociar guarda compartilhada, costuma-se servir aos melhores interesses da criança. A guarda compartilhada pode não ser a melhor opção para a criança quando o relacionamento com um dos genitores é ameaçado e prejudicado pelo outro. A segunda escolha mais frequente quando não se recomenda guarda conjunta é a guarda total por um dos genitores com direito de visitação para o outro. Aquele com a custódia total deve ser capaz de apoiar as visitas e o relacionamento com o outro genitor. Em disputas de custódia envolvendo um genitor biológico e outro não biológico, o biológico em geral tem o direito à guarda, a menos que se demonstre ser incapaz de prover à criança. Após a avaliação de custódia ter sido submetida por escrito, os resultados devem ser comunicados aos pais, à criança e possivelmente a seus respectivos advogados. O avaliador pode ser chamado para testemunhar no tribunal, e as partes podem usar a avaliação de custódia para mediar outras áreas da disputa.

Muitas complicações podem ocorrer em uma disputa contínua entre pais divorciados ou em processo de divórcio. Alegações verdadeiras ou falsas de doença psiquiátrica, abuso de álcool ou drogas, abuso físico ou sexual são comuns durante disputas pela guarda. O avaliador deve estar preparado para verificar toda alegação para discutir com cuidado seus efeitos sobre a custódia e a visitação. Evidências sugerem que um número notavelmente elevado de alegações falsas de abuso sexual infantil ocorra durante disputas pela custódia.

Tremain, de 9 anos, estava em um lar adotivo havia dois anos, tendo sido removido de sua casa junto com a irmã menor devido a negligência profunda, bem como abuso físico. Apesar de estar recebendo terapia cognitivo-comportamental, medicação e participar de um grupo de habilidades sociais, ele permanecia volátil e costumava ficar mais agressivo e regredia após visitas semanais supervisionadas com sua mãe. A irmã de Tremain foi reunida com a mãe, e sua guardiã *ad litem* exigia que um psiquiatra infantil realizasse uma avaliação forense para determinar se as visitas deveriam continuar. Ela revisou registros extensos, avaliou cada genitor, obteve a história deles e dos pais adotivos e então observou uma visita. A irmã de Tremain dominava totalmente a visita, e sua mãe não sabia como controlar seu comportamento agressivo e hiperativo. Tremain era passivo e grudento com a mãe. De acordo com a supervisora de assistência social, essa era uma visita típica. Quando se reuniu a sós com o menino, o psiquiatra infantil e de adolescentes expressou preocupação com a possibilidade de sua irmã estar sofrendo abusos em casa e a vontade de dar uma olhada nela durante essas visitas. Tremain queria ir para casa, mas disse que sua mãe tinha problemas demais para tomar conta dele. Ele desenvolveu um relacionamento positivo com o pai adotivo e, em contrapartida, tem pouco a dizer sobre seu pai biológico. O psiquiatra recomendou uma avaliação psiquiátrica da irmã, mas a mãe de ambos não deu prosseguimento. O psiquiatra recomendou reduzir as visitas a uma por mês, mas a ansiedade e o comportamento agressivo do menino persistiam perto dessas visitas limitadas. Também ficou aparente que a mãe não tinha como lidar com as demandas de duas crianças especiais, visto que já tinha dificuldades para conter a filha pequena. O psiquiatra do caso recomendou retardar os esforços de reunificação da família, mas mantendo contato entre Tremain, sua mãe e sua irmã. (Adaptado de material de Diane H. Schetky, M.D.)

INFRATORES JUVENIS

De acordo com o Parâmetro de Práticas de Avaliações Forenses Infantis e Adolescentes da AACAP, pelo menos 2,7 milhões de jovens com menos de 18 anos são presos todos os anos nos Estados Unidos, e mais de 1 milhão de jovens terá uma interação formal com o sistema judicial juvenil. Historicamente, um tribunal juvenil separado passou a existir nos Estados Unidos por estatuto, no Estado de Illinois, no fim do século XIX. A ordem do estatuto era reabilitar, em vez de punir. Apesar da intenção protetora do sistema legal, crianças e adolescentes envolvidos no sistema de justiça juvenil apresentam alto risco de múltiplos transtornos psiquiátricos, além de ideias e comportamentos suicidas. A omissão de várias salvaguardas constitucionais, como os direitos de aconselhamento, confronto e interrogatório de um acusador, acabou levando a críticas e desilusões com esse sistema. Infratores juvenis de crimes pequenos e significativos passaram a ser enviados para programas residenciais estatais que foram criticados por superlotação, negligência e abusos. Apesar do forte sentimento de aumentar o devido processo legal para proteção de menores do que pré-julgamento, julgamento e sentença, o sistema de tribunal juvenil inclui recepção, adjudicação e disposição. A recepção é uma determinação de se existe um motivo provável para que o jovem tenha cometido um crime. Um jovem que confessar um crime pode sair totalmente do sistema judicial nesse momento, e planos apropriados de reabilitação podem ser feitos em um cenário comunitário. Para crimes mais graves, ou quando o menor nega ter cometido o crime, o processo continua. O menor deve ser representado por um advogado, sendo um oferecido à família, caso eles não tenham condições de contratar. Diferentemente do tribunal para adultos, no tribunal juvenil, culpa ou inocência são determinadas por um juiz, e não por um júri. O caso é discutido por um advogado de defesa e por um promotor, estando o juiz atrelado aos mesmos padrões que no tribunal adulto; ou seja, um julgamento por delinquência requer provas além de dúvida razoável. Quando a acusação é substanciada e o julgamento é por delinquência, o menor se torna um "delinquente adjudicado". A seguir, a disposição deve ser determinada. Disposições incluem uma ampla gama de opções, desde envio a uma unidade corretiva, a unidades de tratamento residencial, a hospitalização psiquiátrica para maior avaliação. *Atos delinquentes* referem-se a crimes comuns cometidos por menores; *status offenses* referem-se a comportamentos que não seriam criminosos se perpetrados por adultos, como falta às aulas, fuga ou ingestão de álcool. Às vezes, jovens que tenham cometido um crime grave são entregues (recebem uma renúncia) ao tribunal penal adulto.

IMATURIDADE DO DESENVOLVIMENTO *VERSUS* COMPETÊNCIA JUVENIL PARA IR A JULGAMENTO

Um número cada vez maior de pesquisas está elucidando o significado de "imaturidade do desenvolvimento" sobre a capacidade de crianças e de adolescentes jovens de irem a julgamento. Desde o início da década de 1960, a Suprema Corte ordenou que fosse conferida uma série de direitos conforme o devido processo legal em cortes juvenis, incluindo os direitos de aviso de acusação, audiência acusatória com representação de um advogado, habilidade de examinar testemunhas e uma transcrição do julgamento. Além disso, os menores têm o direito a uma audiência antes de serem transferidos para tribunal adulto e uso do padrão de prova além de dúvida razoável para suster uma petição de delinquência; contudo, não há menção ao direito de ser competente para ir a julgamento em ações juvenis. No histórico caso, *Dusky v. Estados Unidos*, da década de 1960, a Suprema Corte estabeleceu um padrão nacional mínimo para competência em ações criminosas para adultos. Esse padrão exige que o réu com competência para ir a julgamento deve apresentar "habilidade presencial suficiente para consultar seu advogado com grau razoável de compreensão racional e uma compreensão racional e factual dos procedimentos contra si". Logo, não há requerimento legal para que os menores sejam competentes para participar de ações de delinquência; contudo, muitos Estados adotaram os próprios padrões de competência para seus tribunais juvenis. Isso é essencial, uma vez que pesquisas sugerem que os níveis de desenvolvimento têm impacto definitivo na compreensão da criança ou do adolescente sobre conceitos legais, bem como sobre implicações de longo prazo das decisões legais, influenciando, assim, sua competência para ir a julgamento. Os dois regulamentos a seguir, da Suprema Corte, forneceram estipulações legais quanto às limitações da imaturidade de desenvolvimento e culpabilidade legal. (1) No caso de *Roper v. Simmons* (2005), argumentou-se com sucesso que, entre outras razões, mas incluindo a imaturidade normativa do jovem, as decisões tomadas por impulso, a suscetibilidade à pressão dos pares e os padrões transitórios de comportamento, jovens com menos de 18 anos devem ser excluídos da pena de morte. (2) Em 2010, no caso *Graham v. Flórida*, usando as informações de desenvolvimento que motivaram a exclusão de menores da pena de morte, a Corte decidiu que uma sentença vitalícia sem condicional para um criminoso juvenil (com a exclusão de casos de homicídio) constituía punição cruel e incomum.

Em um estudo usando ilustrações para obter respostas de crianças e adolescentes a respeito de sua competência para participar de procedimentos legais, os achados concluíram que crianças de 11 a 13 anos eram menos capazes de reconhecer riscos e consequências de longo prazo associadas às suas decisões e tinham maior probabilidade do que os adultos de aceitar acordos, enquanto jovens até 15 anos também demonstravam maior grau de concordância com figuras de autoridade em suas decisões, comparados aos adultos. Pesquisadores desse campo concluíram que, devido a seu desenvolvimento, delinquentes juvenis mais novos tinham risco maior de tomar decisões ruins para si mesmos no contexto de trabalho com seus próprios advogados.

São muitos os fatores que podem influenciar a competência juvenil, e vários são essenciais na avaliação da competência do jovem, incluindo: (1) idade, com especial consideração para qualquer criança com 12 anos ou menos; (2) estágio de desenvolvimento relacionado a julgamento, raciocínio, percepção de risco, sugestibilidade, moderação (buscar aconselhamento em vez de agir sem os fatos) e orientações futuras; (3) avaliação de transtorno mental e nível intelectual.

NECESSIDADES DE SAÚDE MENTAL DO JOVEM NO SISTEMA JUDICIAL JUVENIL

Jovens no sistema judicial juvenil têm risco extremamente elevado de problema psiquiátrico, e necessidades mentais não satisfeitas alcançaram proporções tão altas que se tornaram uma preocupação de saúde pública. Adolescentes em unidades residenciais juvenis não só apresentam índices mais elevados de transtornos psiquiátricos, incluindo depressão, uso de substância e comportamento suicida, como também têm probabilidade bem maior de serem vítimas de abuso físico e sexual, educação deficiente e conflito familiar. Um levantamento de 991 jovens no início do sistema judicial juvenil revelou altos índices de ideias suicidas, com tentativas recentes mais comuns entre menores do sexo feminino, e jovens com depressão maior e transtornos por uso de substância entre os mais violentos. Poucos estudos, contudo, documentaram as necessidades dos menores em unidades residenciais e os cuidados médicos e psiquiátricos disponíveis. Um estudo recente coletou dados do Departamento de Justiça dos Estados Unidos de todas as unidades de encarceramento juvenis públicas e privadas do país. O Censo de Instalações Residenciais Juvenis (JRFC) e o Censo de Menores em Unidades Residenciais (CJRP) investigaram informações sobre taxas de mortes de jovens abaixo dos 21 anos que haviam sido acusados ou julgados por um crime e estavam abrigados na unidade por causa do crime. No período de dois anos, um total de 62 mortes de jovens ocorreram. As principais causas de morte foram suicídio (20 casos), seguidas de acidentes (17 casos), doença (14 casos) e homicídios por não residentes (6 casos). Não ocorreram mortes por síndrome da imunodeficiência adquirida (aids), homicídio por outro residente ou por lesão ocorrida antes da colocação na unidade. O risco de morte nas unidades judiciais juvenis foi calculado 8% maior do na população em geral de adolescentes dos 15 aos 19 anos. Acima de tudo, o risco de suicídio é claramente mais elevado nas unidades juvenis, em comparação com a população em geral, indicando necessidade significativa de aumento da avaliação e de tratamento de saúde mental nessa população.

ASPECTOS FORENSES DO *BULLYING* ESCOLAR

Os aspectos forenses do *bullying* escolar aumentaram ao longo das últimas duas décadas, particularmente após os graves incidentes de violência que ocorreram na década de 1990, como o tiroteio em Columbine. As responsabilidades das escolas de proteger os alunos e oferecer segurança contra lesões passaram do *dever de cuidar* para o *dever de proteger*. O *bullying* costuma ser observado em quatro esferas distintas: física, relacional, verbal e *cyberbullying*. Avaliações forenses costumam começar com uma indicação de um advogado, do tribunal ou da família. Após obter uma história abrangente do incidente de *bullying*, o avaliador precisa determinar se o suposto *bullying* teve impacto negativo sobre a saúde mental e o bem-estar da vítima. Em alguns casos, investigadores relataram índices mais elevados de suicídio tanto no praticante de *bullying* quanto na vítima. Um estudo relatou que as vítimas de *cyberbullying* tentam o suicídio duas vezes mais do que outros jovens.

AS RELAÇÕES ENTRE TRAUMA, ABUSO E DELINQUÊNCIA VIOLENTA

Psiquiatras infantis e adolescentes são frequentemente buscados para avaliar crianças e adolescentes que foram expostos a um evento adverso ou traumático e que exibem diversos comportamentos violentos e delinquentes. É possível que o psiquiatra tenha de determinar se a criança ou o adolescente está sofrendo de transtorno de estresse pós-traumático ou se sintomas similares foram causados por exposição a um evento adverso. Está claro, a partir de pesquisas com adolescentes delinquentes, que há relação entre transtorno de estresse pós-traumático, história anterior de trauma e abuso e comportamento agressivo. Alguns pesquisadores argumentam que evidências sustentam a ideia de que psicopatologia relacionada a trauma em jovens evolui para comportamentos agressivos e até delinquência. Parece que circuitos cerebrais que monitoram "resposta a ameaças", ou seja, circuitos que partem do núcleo medial da amígdala até o hipotálamo medial e para a matéria cinzenta periaquedutal, são excessivamente reativos na agressividade reativa/afetiva/defensiva/impulsiva (RADI, também conhecida como agressividade "quente"), bem como na agressividade planejada ou predatória (PIP, também conhecida como agressividade "fria"). Em particular na RADI, estruturas podem ter sido desreguladas por ativação emocional traumática, causando falta de diferenciação sutil entre emoções, tais como tristeza, raiva e medo. O resultado é que qualquer estresse é percebido como uma ameaça e ativa o sistema de "defesa", levando a decisões de luta ou fuga. A resposta final parece ser "luta", uma resposta ativada durante situações abusivas ou potencialmente letais, em que escapar parece impossível.

Em outro estudo, é oferecido um mecanismo cognitivo para a ligação entre criação abusiva e delinquência violenta. Nesse estudo retrospectivo com 112 adolescentes (90 do sexo masculino; 22 do sexo feminino), dos 12 aos 19 anos, que foram encarcerados em unidades de detenção juvenis com acusações criminais pendentes, os participantes completaram questionários sobre exposição a disciplina abusiva e não abusiva, vergonha expressa e convertida e delinquência violenta. Os autores definiram vergonha como um estado em que atribuições negativas do eu e sentimentos de culpa são o resultado de falhas percebidas no cumprimento dos próprios padrões esperados. Níveis mais elevados de vergonha foram encontrados entre jovens expostos a trauma. Vergonha convertida é uma expressão de externalização da culpa para outros de modo que a hostilidade seja dirigida para longe de si e que o próprio senso de responsabilidade por algo negativo, como abuso, seja reduzido. A vergonha convertida pode servir como uma atribuição de autopreservação. Os achados desse estudo levaram a respostas dos participantes, que se enquadraram em quatro grupos: (1) Baixa vergonha e baixa culpa aos outros; (2) Convertedores: baixa vergonha e alta culpa aos outros; (3) Expressadores: alta vergonha e baixa culpa aos outros; e (4) Alta vergonha e alta culpa aos outros. Os sujeitos que estavam no grupo 2 tiveram exposição bem maior a criação abusiva e exibiam muito mais comportamentos delinquentes violentos do que aqueles no grupo 3. Logo, embora a conversão da vergonha "pretenda" ser uma medida de autoproteção e uma resposta potencialmente adaptativa à criação bastante abusiva, aqueles adolescentes que culpavam os outros com veemência pareceram desenvolver delinquência mais violenta. Os autores consideraram a delinquência violenta uma resposta patológica ao trauma.

O Dr. Sullivan foi chamado por um advogado de defesa para revisar um material descoberto em um caso que alega dano e sofrimento permanente a Travis, 6 anos, que teria sido abusado sexualmente até os 3 anos em seu centro de cuidado infantil. O Dr. Lane, especialista forense do acusador, avaliou a criança e realizou exames psicológicos, concluindo que os problemas de conduta do garoto estavam todos relacionados ao suposto abuso, que a criança tinha dificuldades de lembrar. Sua história sobre o garoto, contudo, era superficial; ele tinha poucas informações sobre a mãe, que cuidava do menino sozinha, e nem analisou seus registros médicos. Em sua revisão meticulosa do material descoberto, o Dr. Sullivan soube que Travis havia testemunhado extensa violência doméstica e o estupro da mãe, demonstrado sinais de hiperatividade desde os 2 anos, e exibia grande ansiedade em relação à segurança da mãe e às diversas separações dela, ocasiões em que não era capaz de cuidar dele devido a depressão. Travis também apresentava retardo no desenvolvimento linguístico. Ao depor, o Dr. Lane foi questionado sobre o motivo de não ter investigado esses aspectos. Ele disse que considerara a vida da mãe uma questão privada, nem via a relevância disso para o litígio. O Dr. Sullivan, quando depôs, apontou que muitos outros fatores além do suposto abuso poderiam explicar os problemas comportamentais de Travis. (Adaptado de material de Diane H. Schetky, M.D.)

REFERÊNCIAS

American Academy of Child and Adolescent Psychiatry: Practice Parameter for Child and Adolescent Forensic Evaluations. *J Am Acad Child Adolesc Psychiatry*. 2011;50:1299–1312.

Bernet W, Corwin D. An evidence-based approach for estimating present and future damages from child sexual abuse. *J Am Acad Psychiatry Law*. 2006;34:224.

Deitch M, Barstow A, Lukens L, Reyna R. From time out to hard time: Young children in the adult criminal justice system. Austin, TX: The University of Texas at Austin, LBJ School of Public Affairs, 2009.

Dusky v. United States, 362 U.S. 402 (1960).

Freeman BW, Thompson C, Jaques C. Forensic aspects and assessment of school bullying. *Psychiatr Clin N Am*. 2012;35:877–900.

Gold J, Sullivan MW, Lewis M. The relation between abuse and violent delinquency: The conversion of shame to blame in juvenile offenders. *Child Abuse Neglect*. 2011;459–467.

Graham v. Florida, 2010 U.S. LEXIS 3881.

Hinduja S, Patchin JW. Bullying, cyberbullying, and suicide. *Arch Suicide Res*. 2010;14:206–221.

Klomek A, Sourander A, Gould M. Bullying and suicide: Detection and intervention. *Psychiatric Times*. 2011;28:2.

O'Donnell PC, Gross B. Developmental incompetence to stand trial in Juvenile Courts. *J Forensic Sci*. 2012;57:989–996.

Roper V. Simmons, 543 U.S. 551 (2005).

Schetky DH. Forensic child and adolescent psychiatry. In: Sadock BJ, Sadock VA, Ruiz P, eds. *Kaplan & Sadock's Comprehensive Textbook of Psychiatry*. 9th ed. Vol. 2. Philadelphia: Lippincott Williams & Wilkins; 2009:3834.

Soulier M. Juvenile offenders. *Psychiatr Clin N Am*. 2012;35:837–854.

Steiner H, Silverman M, Karnik NS, Huemer J, Plattner B, Clark CE. Psychopathology, trauma and delinquency: Subtypes of aggression and their relevance for understanding young offenders. *Child Adolesc Psychiatry Ment Health*. 2011;5:21–32.

Ttofi MM, Farrington DP, Losel F. The predictive efficiency of school bullying versus later offending: A systematic/meta-analytic review of longitudinal studies. *Crim Behav Ment Health*. 2011;21:80–89.

Waller EM, Daniel AE. Purpose and utility of child custody evaluations: The attorney's perspective. *J Am Acad Psychiatry Law*. 2005;33:199.

Wingrove TA. Is immaturity a legitimate source of incompetence to avoid standing trial in a juvenile court? *Neb Law Rev*. 2007;86:488–514.

Zablotsky B, Bradshaw CP, Anderson C, Law PA. The association between bullying and the psychological functioning of children with autism spectrum disorders. *J Dev Behav Pediatr*. 2013;34(1):1–8.

31.19b Adoção e lares adotivos

De acordo com o U.S. Department of Health and Human Services, 408.425 crianças e adolescentes estavam em lares adotivos nos Estados Unidos em 2010. A maioria das crianças que entram para lares adotivos passou por diversos eventos traumáticos, incluindo negligência ou abuso, que costumam ser os motivadores de remoção dos pais biológicos. Um estudo estimou que 26% das crianças nos Estados Unidos irão passar por um evento traumático até os 4 anos de idade. Ao longo da última década, especificamente entre 2000 e 2010, o número de avaliações por suspeita de maus-tratos infantis aumentou em 17%, de acordo com outro estudo.

As casas de passagem pretendem ser centros de cuidado temporário, oferecidos pelo sistema público, para crianças e adolescentes cujas famílias imediatas não podem cuidar deles. Porém, em razão da gravidade da patologia dos pais vulneráveis, o cuidado costuma ser necessário por muitos meses e anos. Em 1997, o presidente Clinton assinou o Adoption and Safe Families Act, uma lei criada para aprimorar as providências de segurança infantil, reduzir o tempo em que uma criança permanece em casas de passagem sem planejamento de longo prazo e limitar a 12 meses o tempo necessário para que os pais biológicos possam iniciar a reabilitação. Outra lei foi adicionada para alocar verbas de assistência federais para ajudar adolescentes e adultos jovens, dos 16 aos 21, na transição para uma vida independente.

EPIDEMIOLOGIA E DEMOGRAFIA DOS SERVIÇOS DE ADOÇÃO

O número de crianças nos serviços de adoção devido a maus-tratos aumentou em 19% na última década. Das crianças que foram para os serviços de adoção, houve um aumento de 60% no número das que foram identificadas com perturbações emocionais. Nos Estados Unidos, um dos cenários mais comuns envolve filhos de pais abusadores de substância, o que leva a incapacidade dos pais de cuidar dos filhos. O Centro Nacional de Adição de Substância e Abuso da Columbia University relatou que 7 de 10 crianças abusadas ou negligenciadas tinham pais que abusavam de substância. Além disso, crianças nos serviços de adoção costumavam ser criadas apenas pela mãe, comparadas a crianças na comunidade.

Crianças de minorias são super-representadas na população nos serviços de adoção. Em um estudo utilizando registros de nascimento e serviços de proteção infantil (SPI), crianças negras tinham o dobro de chances de ser indicadas por maus-tratos e entrar para o sistema de adoção antes dos 5 anos, em comparação com crianças brancas. Entretanto, crianças negras de origem socioeconômica baixa tinham taxa mais baixa de indicação, substanciação e colocação em lares adotivos do que crianças brancas socioeconomicamente semelhantes. Entre crianças latinas, filhos de mães norte-americanas tinham probabilidade bem maior de envolvimento com o SPI, comparados com crianças latinas de mães estrangeiras. Todavia, após o ajuste de fatores socioeconômicos, o risco relativo de indicação, substanciação e entrada no sistema de adoção era significativamente maior para todas as crianças latinas do que para as brancas. Das crianças no sistema de adoção, 38% eram afro-americanas, mais do que três vezes sua representação na população em geral. Brancos compõem 48%, e hispânicos, quase 15% das crianças para adoção; 55 a 69% são meninas, e 83,4% entram para o sistema de adoção na média de 3 anos de idade. Crianças colocadas em cuidado quando bebês têm maior probabilidade de ficar no cuidado. Aquelas com menos de 5 anos atualmente compõem o segmento que mais cresce na população para adoção. Estudos revelam que até 62% das crianças para adoção tinham exposição pré-natal a drogas.

NECESSIDADES DAS CRIANÇAS PARA ADOÇÃO

Crianças que entram para adoção têm enormes necessidades de saúde mental; mais de 80% delas têm problemas emocionais, comportamentais e de desenvolvimento. Estima-se que até 70% dessas crianças tenham transtornos psiquiátricos diagnosticáveis. Além disso, de acordo com um estudo, a qualidade de vida (QDV) é significativamente menor entre crianças no sistema de adoção do que entre aquelas na população em geral. Crianças e adolescentes vivendo em cuidado residencial classificaram sua QDV como inferior à daqueles que viviam em lares adotivos. Até 50% das crianças em casas de passagem exibem sintomas depressivos, e autorrelatos de problemas de ansiedade ocorrem em 36%. A QDV é adversamente afetada pela presença de problemas de saúde mental, e aqueles jovens com dificuldades mentais maiores classificaram sua QDV como inferior, tanto em unidades residenciais quanto em lares adotivos. Em uma revisão da literatura, transtornos psiquiátricos encontrados com cada vez mais frequência entre jovens para adoção eram TDAH, TEPT, transtornos da conduta, transtornos de apego, abuso de substância, depressão e transtornos alimentares.

Além de taxas mais elevadas de transtornos psiquiátricos, jovens para adoção são indicados para clínicas pediátricas com maior frequência devido a múltiplos problemas de saúde, em comparação com jovens da comunidade. Anormalidade de crescimento (incluindo distúrbios de crescimento), anormalidades neurológicas, distúrbios neuromusculares, problemas de linguagem, atrasos cognitivos e asma são prevalentes. Os custos de saúde dos jovens para adoção são 6 a 10 vezes maiores que o das crianças em lares regulares. Entre crianças dos 0 aos 5 anos, aproximadamente 25% têm graves danos emocionais; transtornos de apego são diagnosticados com cada vez mais frequência. Crianças para adoção usam todo tipo de serviço de saúde mental: ambulatorial, hospitalar agudo, tratamento diurno, hospitalização parcial e tratamento residencial. Adolescentes para adoção correm risco mais elevado de abuso de substância, gravidez na adolescência e doenças sexualmente transmissíveis, incluindo vírus da imunodeficiência humana (HIV). Visto que os serviços públicos de saúde estão adotando cada vez mais um sistema de saúde gerenciado, que é feito para limitar o cuidado, existem graves preocupações de que a oferta e a realização de serviços para essa população médica e psiquiatricamente vulnerável fiquem comprometidas.

CUIDADO FAMILIAR PARA CRIANÇAS PARA ADOÇÃO

Mais Estados estão reconhecendo laços de sangue como uma opção alternativa de adoção e estão autorizando licença e reembolso para cuidadores familiares que em geral são mulheres (a maioria avós maternas), de baixa renda, baixa educação e de minorias. Atualmente, em todos os Estados Unidos, 23% das crianças afro-americanas estão em cuidado familiar. Não se sabe quantas estão em cuidado familiar informal nas populações afro-americanas, que têm grande tradição cultural de cuidar de crianças de familiares que não conseguem fazê-lo. Os poucos estudos disponíveis indicam que os desfechos, apesar de mistos, são mais positivos do que para as crianças em cuidado não familiar. As crianças recebem mais consideração positiva dos cuidadores no cuidado familiar, e um desfecho consistente, quando funciona, é que isso dá mais estabilidade do que lares adotivos de pessoas sem grau de parentesco. A maior parte das crianças para adoção disse, de forma categórica, que preferia estar com um membro da família do que ficar no sistema. Quando elas se sentem abraçadas por suas famílias de origem, e estas podem oferecer afetividade e acesso a bons serviços terapêuticos, seu senso de identidade e pertencimento fica menos prejudicado. Contudo, não se veem diferenças demonstráveis na necessidade de serviços médicos, de saúde mental e de educação especial para essas crianças.

CUIDADO ADOTIVO TERAPÊUTICO

O *cuidado adotivo terapêutico* (CAT) surgiu como uma alternativa ao restritivo *centro residencial de tratamento* (CRT). A efetividade terapêutica é mista. O CAT foi criado para oferecer cuidado afetivo com intervenções de tratamento especializadas por uma equipe interdisciplinar. Pais adotivos terapêuticos devem ser agentes de mudança terapêutica, funcionando como *extensões* da equipe de tratamento clínico. Em razão das necessidades especiais das crianças, pais adotivos terapêuticos têm treinamento mais extenso do que outros pais adotivos, recebem maior reembolso e maior monitoramento intensivo, supervisão e apoio da agência adotiva. Apesar do conceito de o CAT ser promissor, bons dados de desfecho não exibem sucesso consistente. Existem diversos modelos, mas uma implementação que demonstre fidelidade a modelos testados empiricamente costuma ser irregular. Alguns modelos provaram ser muito caros e complicados para implementar em cenários do mundo real. O conceito de pais terapêuticos profissionais, que recebem salários competitivos para cuidar das necessidades especiais de crianças para adoção, é uma forma alternativa promissora à prática prevalente atual. A prática clínica demonstra que, quando se oferecem serviços domiciliares intensivos adequados, com bom gerenciamento de caso, em um ambiente de cuidado adotivo bem administrado, as crianças podem alcançar ganhos significativos.

COMPETÊNCIA CULTURAL

Anna McPhatter define *competência cultural* como a habilidade de usar conhecimento e consciência cultural para criar intervenções psicossociais que apoiem e sustentem o funcionamento saudável da relação cliente-sistema em um contexto cultural que seja significativo para o cliente. Como a sociedade norte-americana ainda está significativamente sobrecarregada por conflitos raciais, algumas crianças não são colocadas com famílias adotivas de raça diferente e acabam em casas de passagem por um longo período, em vez de serem adotadas de modo permanente. A Associação de Assistentes Sociais Negros emitiu um parecer oficial opondo-se à colocação de crianças afro-americanas em lares transraciais opositores. Em 1978, o Indian Child Welfare Act transferiu para Tribunais Tribais o poder de tomar decisões de colocação sobre crianças nativo-americanas para reverter a prática de colocá-las em lares não nativo-americanos. Estudos sobre adoção demonstraram que não é inerentemente prejudicial às crianças serem adotadas por lares de raças distintas. O congresso aprovou uma legislação, o Multiethnic Placement Act de 1994, facilitando adoções transraciais, ao mesmo tempo que mantém a linguagem de consciência cultural em decisões de adoção. A necessidade de sensibilidade cultural, respeito e uma capacidade de facilitar o desenvolvimento cultural e a identidade de uma criança para adoção é bem reconhecida. Essas questões devem ser tratadas no treinamento de serviços de adoção.

QUESTÕES PSICOLÓGICAS EM CRIANÇAS PARA ADOÇÃO

Fatores de risco familiares, incluindo abuso de drogas e de álcool nos pais, negligência e abuso parental e problemas cognitivos ou mentais ou físicos nos pais, bem como baixa condição socioeconômica e baixo apoio social, estão fortemente associados a crianças encaminhadas para adoção. Problemas psiquiátricos e comportamentais na criança também podem contribuir para a entrada no sistema de adoção. Entre crianças que voltam para casa, 40% acabam retornando ao sistema de adoção. Essas crianças têm dificuldades com questões de abandono, negligência, rejeição e maus-tratos físicos, emocionais e sexuais. A idade da criança, o ambiente de sua casa e os motivos específicos para entrar no sistema de adoção afetam questões emocionais com as quais ela deve lidar. Abandono e negligência infantis podem levar a depressão anaclítica. Problemas de apego são prevalentes nessa jovem população, porque não houve oportunidades de formar apego seguro com figuras afetivas consistentes desde cedo.

Crianças adotadas costumam estar despreparadas para a separação, que pode ser súbita e repetida no clima atual da adoção. A separação prematura do cuidador primário é considerada um grande trauma para uma criança e prepara o terreno para vulnerabilidade e trauma subsequente. As crianças que passam de um lar adotivo a outro comprometem sua capacidade de formar apegos emocionais duradouros; a confiança torna-se um desafio vitalício.

Crianças que passaram por abuso físico e sexual traumático costumam ser desconfiadas, hipervigilantes, agressivas, impulsivas, opositoras e evitativas quando tentam negociar um mundo que elas vivenciam como algo ameaçador, hostil e indiferente. Quando o período de desenvolvimento inicial da criança é passado em um ambiente psicossocial de trauma, agressividade e falta de empatia pelos adultos, as sementes psicológicas para violência posterior contra si e contra os outros estão plantadas. Uma ampla gama de problemas de comportamento pode surgir em crianças para adoção, dadas suas experiências familiares. Um problema generalizado é o da desregulação: desregulação do comportamento, das emoções e do afeto, da atenção e do sono. Os dados empíricos sobre a neurobiologia dos maus-tratos no cérebro em desenvolvimento revelam que hormônios de estresse exercem importante papel na adaptação e na capacidade de lidar com situações difíceis e que essas capacidades ficam comprometidas em graus variados de gravidade em crianças abusadas e negligenciadas. Os dados também mostram que, devido à plasticidade do cérebro, uma intervenção precoce adequada pode induzir remediação e reparo ao nível neurobiológico.

> Nick, um menino de 5 anos, foi colocado para adoção em virtude do abuso de substância da mãe, que não tinha condições de cuidá-lo. Quando visto para avaliação psiquiátrica, notou-se que todos os seus dentes de leite estavam cheios de cáries. Perguntaram à mãe adotiva sobre sua higiene bucal, e ela respondeu que o dentista havia dito que era melhor esperar até os dentes caírem, porque aqueles eram os seus primeiros dentes e não precisavam de intervenção. Essa resposta levantou suspeitas de que negligência na família adotiva estaria exacerbando a hiperatividade e os comportamentos agressivos do menino. Um relatório de negligência foi feito, e a investigação revelou que Nick não só era negligenciado como também sofria abuso físico na família adotiva. Após a remoção e a colocação em uma família adotiva afetiva e responsável, ele mostrou estabilização emocional considerável, foi bem acadêmica e socialmente e já foi adotado de forma permanente. (Adaptado de material de caso de Marilyn B. Benoit, M.D., Steven L. Nickman, M.D., e Alvin Rosenfeld, M.D.)

PRESERVAÇÃO FAMILIAR

A preservação familiar tem sido cada vez mais estudada na última década. Estimativas sobre a porcentagem de crianças que estão supostamente reunidas variam de 66 a 90%. Em termos filosóficos, reunificação familiar parece ser a coisa certa a fazer, mas em torno de 40% das crianças reunificadas retornam aos serviços de adoção. Esse campo precisa de critérios de discriminação para identificar perfis psicossociais de famílias que se beneficiariam mais de serviços de preservação familiar. Em 1996, a Child Welfare League of America (CWLA) reconheceu o fracasso dos esforços de preservação familiar e exigiu que os criadores de políticas públicas de bem-estar infantil repensassem o uso atual da preservação familiar intensiva. Pesquisas recentes revalidaram desfechos pobres com preservação familiar. Espera-se que o Adoption and Safe Families Act de 1997 dê às agências de bem-estar infantil a oportunidade de repensar sua visão da preservação familiar e considerar as necessidades da criança como prioridade principal. A AACAP e a CWLA lançaram, em conjunto, um esforço nacional para tratar as necessidades de saúde mental das crianças para adoção. Esse esforço é apoiado por uma ampla coalizão de agências que estão todas envolvidas nos serviços de adoção. A coalizão propõe que o sistema de adoção seja focado na criança, mas inclua as famílias biológicas e adotivas no planejamento de intervenção em benefício da criança caso as famílias devam ser preservadas.

> Um caso de um menino de 7 anos que ficou nos serviços de adoção por dois anos ilustra por que os esforços de preservação familiar fracassam. Quando James retornou para sua mãe biológica, ela estava em um novo casamento, com um novo bebê. O marido dela era um novo pai. A família estava com problemas financeiros e vivia sob condições difíceis. A mãe de James completou o curso exigido de parentagem para retomar a custódia de seu filho e parecia contente de tê-lo de volta; contudo, não foi dado apoio algum para auxiliar esse jovem casal nas questões financeiras ou com qualquer terapia familiar, psicoeducação ou intervenção. Foram feitas ligações cada vez mais frequentes e urgentes para os serviços de reunificação familiar para buscar alívio e auxílio financeiro, mas isso não era possível. O desfecho para James foi que ele voltou a sofrer abusos e teve de retornar ao sistema de adoção.
>
> Esse desfecho representa uma falha do sistema, mas também se traduz em uma família debilitada, com um profundo senso de fracasso. (Adaptado de material de caso de Marilyn B. Benoit, M.D., Steven L. Nickman, M.D., e Alvin Rosenfeld, M.D.)

DESFECHOS DO SISTEMA DE ADOÇÃO E INICIATIVAS DE PESQUISA

A qualidade geral dos estudos de desfechos disponíveis é pobre. Porém, alguns padrões são recorrentes em vários estudos. Diversos estudos revelam que 15 a 39% dos sem-teto vieram do sistema de adoção, os quais também são super-representados entre abusadores de substâncias adultos e clientes do sistema de justiça criminal. É provável que os motivos que precipitaram a colocação dessas crianças no sistema de adoção tenham contribuído para desfechos negativos adultos. Estudos indicam que as crianças que entram para o sistema de adoção e que foram vitimizadas, que têm pais que abusam de substâncias ou com doenças mentais graves ou alta criminalidade, e que vêm de lares com alto grau de violência doméstica, têm risco mais elevado de apresentar desfechos negativos. Pesquisas sobre maus-tratos precoces indicam que sua influência sobre o desenvolvimento do cérebro pode ser profunda durante toda a vida. Deficiências de desenvolvimento ocorrem em mais de 50% da população do sistema adotivo. Crianças que retornam a suas famílias de origem via de regra se saíram pior do que aquelas que permaneceram em adoção por longo prazo.

Diversos estudos relatam achados indicando que múltiplas adoções e baixo envolvimento parental levaram consistentemente a desfechos negativos. Um mandato federal requer que os Estados mantenham um sistema de rastreio para crianças no sistema adotivo. Novos sistemas de relato, o Adoption and Foster Care Analysis and Reporting System (AFCARS) e o Statewide Automated Child Welfare Information System (SACWIS), estão disponíveis nos Estados Unidos. Os Estados estão sendo monitorados para adesão a seu uso, e verbas federais contínuas são contingentes à implementação desses sistemas informativos. Uma vez que a entrada para o sistema adotivo é o resultado de fracasso do ambiente psicossocial, reparar o sistema existente exige mais do que bons sistemas de informação. A integração de serviços sólidos, bem teorizados, focados na criança e centrados na família, financiados colaborativamente por múltiplas agências governamentais, é essencial. Por meio do uso de medidas de desempenho longitudinais e baseadas em pesquisas, estão surgindo dados confiáveis. O National Institutes of Mental Health (NIMH) financiou algumas pesquisas focadas em crianças e adolescentes do sistema de adoção. A complexidade do impacto de variáveis psicossociais em constante mudança torna esse tipo de pesquisa muito desafiador. Apesar disso, elas devem ser feitas, caso as verbas de bem-estar social sejam gastas com o objetivo de fazer a coisa certa, em nome das crianças carentes e de suas famílias. Em 2004, um estudo inovador, o Pew Commission on Children in Foster Care, fez amplas recomendações para revisar todo o sistema, afirmando que "as crianças merecem mais do nosso sistema de bem-estar infantil".

HISTÓRICO DA ADOÇÃO

A adoção existiu de diferentes formas ao longo da história. Na antiga Babilônia, era uma forma de transmissão de propriedade ou de habilidades de artesão, enquanto, no Império Romano, costumava ser usada para elevar o *status* de um adulto protegido. Em algumas ilhas do Pacífico, a adoção de crianças pequenas formava parte de um sistema de trocas entre clãs aparentados. Preocupações de pessoas adotadas por não conhecerem suas raízes são tão antigas quanto contemporâneas. *Íon*, de Eurípides, contém um diálogo tocante entre uma mulher em busca do filho do qual desistira anos antes e um jovem clérigo de Apolo, que não sabe que ele é o filho dessa mulher e diz que a única mãe que conhece são as sacerdotisas de Apolo.

Historicamente, *adoções fechadas* eram práticas comuns. Elas eram feitas para proteger a identidade dos pais biológicos e dos adotivos, e acreditava-se ser nos melhores interesses das crianças adotadas. Na atualidade, a prática é considerada falha; o pensamento contemporâneo, embora ainda controverso, é o de que a maioria dos adotados deve crescer conhecendo seu *status* de adoção, bem como as identidades de seus pais biológicos. Hoje, adotados, com pais biológicos e adotivos, têm cada vez mais interesses em comum na legislação que afeta registros abertos e fechados de adoções. A expressão em inglês *adoption triad* (literalmente "tríade da adoção") passou a representar esses interesses compartilhados. Diversas outras organizações representam cada um desses grupos, sendo que essas organizações costumam ter diferentes interesses. Desde a década de 1980, a prática da adoção tem sido profundamente afetada pela legislação federal.

EPIDEMIOLOGIA DA ADOÇÃO

Estimativas sugerem que entre 2,5 e 3,5% das crianças nos Estados Unidos são adotadas, com mais de 2% adotadas por pessoas sem relação de sangue, e 1,5% em adoções por parentes, o que inclui padrastos/madrastas. Crianças do sistema de adoção que foram adotadas são responsáveis por cerca de 15% de todas as crianças adotadas. Aproximadamente 125 mil crianças são adotadas todos os anos, em diversos cenários. Os bebês podem ser renunciados pelos pais biológicos no nascimento e adotados por meio de agências privadas. Essas adoções são cada vez mais "abertas", com alguma forma de contato contínuo com os pais biológicos. Cerca de 50 mil bebês são adotados dessa forma todos os anos. Outras 50 mil crianças são adotadas por meio do sistema de bem-estar infantil, tendo sido com frequência expostas a múltiplos lares antes de serem adotadas em definitivo. Esses adotados apresentam idades variadas; mais de metade deles tem mais de 6 anos, e a maioria passou por abuso ou negligência significativa na infância.

ADOÇÃO INTERNACIONAL

Nos Estados Unidos, adoções internacionais têm crescido ao longo das últimas duas décadas. A cada ano, mais de 20 mil crianças são adotadas no exterior, sendo muitas dessas adoções transraciais. Mais de 17 mil crianças foram adotadas da Guatemala, por exemplo, nas últimas duas décadas. Entre os adotados guatemaltecos, a idade média era de 1 ano e meio, e as crianças já haviam residido em orfanatos, casas de passagem ou ambientes de cuidado misto. Uma investigação dos registros de saúde de adotados internacionais que foram avaliados em uma clínica especializada em adoção internacional, nos Estados Unidos, revelou que crianças mais novas no período de adoção tiveram melhor crescimento, desenvolvimento da linguagem, habilidades cognitivas e competência em atividades cotidianas, em comparação com crianças mais velhas no momento da adoção. Entre as crianças avaliadas com mesma idade, mesmo gênero e período da adoção, aquelas que viveram em casas de passagem apresentaram pontuações cognitivas mais altas e crescimento melhorado, comparadas àquelas que viveram em orfanatos. Esses achados apoiam a prioridade da adoção em idades mais novas e a noção de que as casas de passagem trazem benefícios em relação aos orfanatos.

ADOÇÃO NO INÍCIO DA INFÂNCIA VERSUS ADOÇÃO TARDIA

Dados indicam que adoções precoces predizem desfechos melhores do que adoção na meia-infância ou no fim da infância. Um estudo prospectivo recente examinou fatores relacionados a desfechos bem-sucedidos na adoção pública de crianças dos 5 aos 11 anos. Dados prospectivos foram coletados de adoções domésticas no Reino Unido no primeiro ano de idade e 6 anos depois em 108 adotados que foram colocados no sistema de adoção por abuso e negligência infantis. O desfecho foi avaliado pela taxa de interrupção e medidas de adaptação psicológica. No acompanhamento dos adolescentes, 23% das adoções foram interrompidas, 49% continuavam com adaptações positivas e 28% continuavam, mas com conflitos significativos. Quatro fatores contribuíram independentemente para o risco de interrupção: idade mais alta durante adoção, relato de se destacar e ser rejeitado pelos irmãos, tempo sem lar e grau maior de problemas comportamentais. Visto que quase metade das adoções era contínua, fica aparente que a adoção em período posterior da infância também pode ter sucesso; uma avaliação da constelação de famílias adotivas e dos problemas comportamentais das crianças pode determinar a probabilidade de desfecho positivo para crianças adotadas em idade escolar.

PAIS BIOLÓGICOS: BUSCA E REUNIÃO

A maior tendência por adoções abertas dá aos adotados uma oportunidade de buscar mais facilmente e encontrar seus pais biológicos. Muitos pais adotivos optam por adoções abertas com a ideia de que possam desenvolver uma conexão maior com seu filho se tiverem algum relacionamento com a mãe adotiva. Alguns adotados querem desenvolver um relacionamento contínuo com os pais biológicos, mas muitos se satisfazem com um encontro, sem correspondências adicionais. Desfechos de reunião com os pais biológicos apresentam grande variação. Em alguns casos, especialmente quando eles funcionam e recebem bem os filhos, o adotado pode sentir uma espécie de alívio e alegria em saber que sua mãe biológica não está mais vulnerável.

REFERÊNCIAS

Brenner E, Freundlich M. Enhancing the safety of children in foster care and family support programs: Automated critical incident reporting. *Child Welfare*. 2006;85:611.

Briggs-Gowan MJ, Ford JD, Fraleigh L, McCarthy K, Carter AS. Prevalence of exposure to potentially traumatic events in a healthy birth cohort of very young children in the northeastern United States. *J Traum Stress*. 2010;23:725–733.

Conn AM, Szilagyi MA, Franke TM, Albertin CS, Blumkin AK, Szilagyi PG. Trends in child protection and out-of-home care. *Pediatrics*. 2013;132:712–719.

Carnochan S, Moore M, Austin MJ. Achieving timely adoption. *Journal of Evidence-Based Social Work*. 2012;10:210–219.

Damnjanovic M, Lakic A, Sevanovic D, Jovanovic A. Effects of mental health on quality of life in children and adolescents living in residential and foster care: A cross-sectional study. *Epidemiol and Psychiatr Sci*. 2011;20:257–262.

Garcia AR, Pecora PJ, Aisenberg E. Institutional predictors of developmental outcomes among racially diverse foster care alumni. *Am J Orthopsychiatry*. 2012;82:573–584.

Greeson JK, Briggs EC, Kisiel C, Layne CM, Ake III GS, Ko SJ, et al. Complex trauma and mental health in children and adolescents placed in foster care: Findings from the National Child Traumatic Stress Network. *Child Welfare*. 2011;90:91–108.

Horowitz SM, Hurlburt MS, Cohen SD, Zhang J. Predictors of placement for children who initially remained in their homes after an investigation for abuse or neglect. *Child Abuse Neglect*. 2011;35:188–198.

Lehmann S, Havik OE, Havik T, Heiervang. Mental disorders in foster children: A study of prevalence, comorbidity and risk factors. *Child Adolesc Psychiatry Ment Health*. 2013;7:39.

McWey LM, Henderson TL, Tice SN. Mental health issues and the foster care system: An examination of the impact of the Adoption and Safe Families Act. *J Marital Fam Ther*. 2006;32:195.

Oswald SH, Fegert JM, Goldbeck L. Posttraumatic stress symptoms in foster children following maltreatment and neglect. *Verhaltenstherapie*. 2010;20:37–44.

Putnam-Hornstein E, Needell B, King B, Johnson-Motoyama M. Racial and ethnic disparities: A population-based examination of risk factors for involvement with child protective services. *Child Abuse Neglect*. 2013;37:33–46.

The Pew Commission on Children in Foster Care. Fostering the Future: Safety Permanence and Well-Being for Children in Foster Care. Washington, DC; 2004.

Rushton A, Dacne C. The adoption of children from public care: A prospective study of outcome in adolescence. *J Am Acad Child Adolesc Psychiatry*. 2006;45:877.

Sexson SB. Adoption and Foster Care. In: Sadock BJ, Sadock VA, Ruiz P. eds. *Kaplan & Sadock's Comprehensive Textbook of Psychiatry*. 9th ed. Vol. II. Philadelphia: Lippincott Williams & Wilkins; 2009:3784.

Wilcox BL, Weisz, Miller MK. Practical guidelines for educating policy makers: The family impact seminar as an approach to advancing the interests of children and families in the policy arena. *J Clin Child Adolesc Psychol*. 2005;34:638.

31.19c Maus-tratos, abuso e negligência infantis

Maus-tratos infantis incluem todos os tipos de abuso e negligência e são uma grande preocupação de saúde pública nos Estados Unidos. O Centers for Disease Control and Prevention (CDC) estima que 1 a cada 5 crianças no país foi vítima de maus-tratos infantis. Entre as estimativas de crianças sofrendo maus-tratos, 9% foram vítimas de abuso físico, 1% foi vítima de abuso sexual, 4% foram vítimas de negligência, e 12% sofreram abuso emocional. Estimativas dessas crianças nos Estados Unidos todos os anos se aproximam de 1 milhão, e o número anual de mortes causadas por abuso ou negligência é de cerca de 1.500. A maioria do abuso e da negligência infantis ocorre na infância, afetando negativamente o desenvolvimento geral do cérebro e perturbando seus processos de desenvolvimento. Um corpo cada vez maior de pesquisas sugere que maus-tratos infantis possam resultar em dano de longo prazo no sistema neuroendócrino, perda de células e retardo na mielinização no hipocampo e no córtex pré-frontal, bem como estado inflamatório crônico independente de comorbidades clínicas.

O estudo National Longitudinal Study on Adolescent Health investigou a prevalência, os fatores de risco e as consequências para a saúde dos maus-tratos em 12.118 adolescentes. Aqueles que sofreram maus-tratos relatam retrospectivamente que as experiências mais comuns eram ser deixados em casa sozinhos quando crianças (relatado por 41,5% da amostra), agressão física (por 28,4%), negligência física (por 11,8%) e abuso sexual (por 4,5%). Cada tipo de maus-tratos foi associado a pelo menos 8 dos 10 riscos de saúde adolescentes examinados, como relatos de depressão, uso regular de álcool, uso de maconha, sobrepeso, baixa saúde geral, uso de inalador e comportamentos agressivos, incluindo brigar e agredir os outros. Claramente, os efeitos de maus-tratos tinham associações amplas e duradouras com múltiplas consequências prejudiciais.

A identificação, o gerenciamento e o tratamento de maus-tratos infantis exigem esforços cooperativos entre profissionais, como médicos de cuidado primário, equipe da sala de emergência, polícia, advogados, assistentes sociais e profissionais da saúde mental. Os perpetradores costumam negar abuso e negligência, e crianças que sofreram maus-tratos frequentemente temem revelar sua realidade.

DEFINIÇÕES

DSM-5

O DSM-5 lista maus-tratos e negligência infantis na sessão "Outras Condições que Podem Ser Foco da Atenção Clínica". A presença de abuso físico infantil, abuso sexual infantil, negligência infantil e abuso psicológico infantil pode ser codificada como confirmada ou suspeita e como uma consulta inicial ou subsequente. Na subcategoria de "outras circunstâncias relacionadas a" cada forma de maus-tratos ou negligência infantis, cinco situações clínicas codificadas como "V" relacionadas a maus-tratos podem ser codificadas. Estas incluem o seguinte: (1) Consulta em serviços de saúde mental de vítima de maus-tratos infantis por um dos pais, (2) Consulta em serviços de saúde mental de vítima de maus-tratos não parentais, (3) História pessoal (história anterior) de maus-tratos na infância, (4) Consulta em serviços de saúde mental de perpetrador de maus-tratos infantis parentais, (5) Consulta em serviços de saúde mental de perpetrador de maus-tratos infantis não parentais.

Legislação federal

O Child Abuse Prevention and Treatment Act foi aprovado em 1974 e passou por emendas diversas vezes, sendo a mais recente em 2003. Na legislação federal, *abuso e negligência infantis* significam, no mínimo, qualquer ato recente ou falha em agir da parte de um genitor ou cuidador que resulte em morte, dano físico ou emocional grave ou abuso sexual ou exploração. Também inclui um ato ou falha em agir que apresente risco iminente de dano grave. Na legislação federal, *abuso sexual* significa, em relação a qualquer criança ou adolescente, emprego, uso, persuasão, indução, sedução ou coerção em se envolver com ou assistir a qualquer outra pessoa em conduta sexualmente explícita (ou simulações de tal conduta com o propósito de produzir uma representação visual dela) ou estupro (e em casos de relacionamentos com o cuidador ou interfamiliares, estupro de menor), molestamento, prostituição ou outras formas de exploração sexual de crianças ou incesto com crianças.

Legislação estadual

Uma ampla massa de definições e diretrizes legais existe no âmbito estadual. As definições legais relacionadas a maus-tratos infantis variam de uma jurisdição para a outra, então os clínicos devem estar cientes das definições usadas em sua própria localidade. As definições genéricas a seguir são usadas nesta seção.

Negligência

Negligência é a forma mais prevalente de maus-tratos infantis, é a falha em oferecer cuidado adequado e proteção às crianças. Estas podem ser prejudicadas pela negação maliciosa ou ignorante das necessidades físicas, emocionais e educacionais. Negligência inclui falha em alimentar crianças adequadamente e em protegê-las do perigo. Negligência física inclui abandono, expulsão de casa, cuidado custodial disruptivo, supervisão inadequada e indiferença imprudente pelo bem-estar e pela segurança da criança. Negligência médica inclui recusa, atraso ou falha em fornecer cuidado médico. Negligência educacional inclui falha em matricular a criança na escola e permitir faltas crônicas às aulas.

Abuso físico

Abuso físico pode ser definido como qualquer ato que resulte em lesão física não acidental, como surrar, bater, chutar, queimar e envenenar. Algum abuso físico é o resultado de punição corporal excessivamente grave ou punição injustificada. Abuso físico pode ser evidenciado por dano ao local da lesão: pele e tecido superficial, cabeça, órgãos internos e esqueleto.

Abuso emocional

Abuso emocional ou psicológico ocorre quando uma pessoa transmite às crianças que elas não têm valor, são defeituosas, não são amadas, não são queridas ou estão em perigo. O perpetrador pode desprezar, aterrorizar, ignorar, isolar ou censurar a criança. Abuso emocional inclui agressões verbais (p. ex., menosprezar, gritar, ameaçar, culpar ou ironizar), expor a criança a violência doméstica, pressioná-la por meio de expectativas excessivas e encorajá-la ou instruí-la a se envolver em atividades antissociais. A gravidade do abuso emocional depende de (1) se o perpetrador de fato pretende causar mal à criança e (2) se os comportamentos abusivos podem causar mal à criança. Alguns autores acreditam que os termos *abuso físico* ou *psicológico* não devam ser usados e que *abuso verbal* descreve com maior precisão o comportamento patológico do cuidador.

Abuso sexual

Abuso sexual de crianças refere-se a comportamento sexual entre uma criança e um adulto ou entre duas crianças quando uma delas é significativamente mais velha ou usa coerção. O perpetrador e a vítima podem ter o mesmo sexo ou ser do sexo oposto. Os comportamentos sexuais incluem tocar os seios, as nádegas e os genitais, quer a vítima esteja vestida ou desnuda; exibicionismo; felação; cunilíngua; e penetração da vagina ou do ânus com órgãos sexuais ou objetos. Abuso sexual pode envolver comportamento ao longo do tempo ou um incidente único. Fatores de desenvolvimento devem ser considerados ao ser avaliado se atividades sexuais entre duas crianças são abusivas ou normativas. Além das formas de toque sexual inadequado, o *abuso sexual* também se refere a exploração sexual de crianças, por exemplo, conduta ou atividades relacionadas a pornografia representando menores e promoção ou tráfico em prostituição de menores.

Abuso ritual

Abuso ritual com base em cultos, que inclui abuso ritual satânico, é abuso físico, sexual ou psicológico que envolve atividade bizarra ou cerimonial religiosa ou espiritualmente motivada. Via de regra, múltiplos perpetradores abusam múltiplas vítimas ao longo do tempo. Abuso ritual é um conceito controverso; alguns profissionais acreditavam, na década de 1990, que abuso ritual era um fenômeno comum terrível na sociedade, enquanto outros demonstravam ceticismo quanto à maioria das alegações e descrições do abuso ritual.

Perpetradores de abuso

Vê-se falta de consistência naqueles que podem ser definidos como *perpetradores de abuso*. Normalmente, é necessário ser um genitor ou cuidador para ser acusado de negligência, abuso físico ou abuso emocional. Outro adulto (p. ex., um estranho) que machuque uma criança seria acusado de agressão, e não de abuso infantil. No entanto, um cuidador ou qualquer outra pessoa poderiam ser acusados de abuso sexual infantil. Leis estaduais variam bastante nessa questão.

ETIOLOGIA

Abuso físico

Embora abuso infantil ocorra em todos os níveis socioeconômicos, ele está altamente associado a pobreza e estresse psicossocial, abuso de substância parental e doença mental. Maus-tratos infantis têm forte relação com educação parental mais baixa, taxa elevada de desemprego, habitação pobre, dependência do sistema de bem-estar e presença de um só genitor. Abuso infantil tende a ocorrer com maior frequência em famílias mais caracterizadas por violência doméstica, isolamento social, pais com doença mental e abuso de drogas e de álcool. A probabilidade de maus-tratos pode ser aumentada por fatores de risco na criança, como prematuridade, deficiência intelectual ou deficiência física. Além disso, o risco de abuso infantil aumenta em famílias com muitos filhos.

Abuso sexual

Fatores sociais, culturais, fisiológicos e psicológicos contribuem para a análise do tabu do incesto. Comportamentos incestuosos foram associados a abuso de álcool, superlotação, proximidade física maior e isolamento rural que impedem contatos extrafamiliares adequados. Algumas comunidades podem ser mais tolerantes a comportamentos incestuosos. Transtornos mentais graves e deficiência intelectual foram descritos em alguns perpetradores de incesto e abuso sexual.

CARACTERÍSTICAS CLÍNICAS

Crianças que sofreram maus-tratos manifestam diversas reações emocionais, comportamentais e somáticas. Esses sintomas psicológicos não são específicos nem patognomônicos. Os mesmos sintomas podem ocorrer sem haver nenhuma história de abuso. Os sintomas psicológicos manifestados por crianças vítimas de abuso e os comportamentos dos pais abusivos podem ser organizados em padrões clínicos. Embora possa ser útil notar se um caso específico se encaixa em um desses padrões, isso em si não diagnostica abuso infantil.

Crianças abusadas fisicamente

Em muitos casos, exames físicos e avaliações radiológicas demonstram evidências de lesões repetidas suspeitas. Crianças abusadas exibem comportamentos que devem levantar suspeitas dos profissionais da saúde. Por exemplo, essas crianças podem ser temerosas, dóceis, desconfiadas e resguardadas demais. Em contraste, elas podem ser disruptivas e agressivas. Também podem ter medo de contato físico e mostrar não ter expectativas de conforto por adultos, podem estar sempre alertas contra perigos e avaliar continuamente o ambiente e podem ter medo de ir para casa.

A literatura sobre as consequências psicológicas de abuso físico e negligência indica uma ampla gama de efeitos: desregulação do afeto, padrões de apego atípicos e inseguros, relacionamentos prejudicados com os pares, envolvendo agressão aumentada ou retração social, e baixo desempenho acadêmico. Crianças fisicamente abusadas exibem diversas psicopatologias, incluindo depressão, transtorno da conduta, TDAH, transtorno de oposição desafiante, dissociação e TEPT.

Pais fisicamente abusivos

Pais abusivos costumam sentir muita culpa e podem demorar na busca de ajuda para os ferimentos dos filhos por medo de que eles sejam levados embora. Frequentemente, a história de como os filhos receberam os ferimentos é implausível ou incompatível com os achados físicos. Os pais podem culpar um irmão ou afirmar que as crianças se machucaram sozinhas. As características dos pais abusivos costumam incluir história de abuso em sua própria infância, falta de empatia pela criança, expectativas irreais em relação à criança e apego prejudicado entre pais e filho.

> Katie, de 3 anos, vinha exibindo comportamento negativo e agressivo na pré-escola, começando três meses após o nascimento do irmão. Sua professora observou sua irritabilidade e agressividade, às vezes empurrando outras crianças, sendo que havia recentemente atingido um colega com um bloco de madeira, causando laceração em seu lábio. Quando foi ter uma conversa sobre seu comportamento, a professora percebeu vários hematomas nos braços e na face de Katie. Quando perguntou como ela havia ganhado esses hematomas, a criança respondeu: "o namorado da minha mãe se irrita comigo e me bate com o cinto". A professora relatou suspeita de abuso infantil ao Conselho Tutelar, chamou a mãe de Katie para avisar sobre o que estava acontecendo e sugeriu que levassem a menina para uma avaliação psiquiátrica.
>
> O irmão de Katie tinha cólicas e dormia por curtos períodos por todo dia e noite. Ele só parava de chorar quando a mãe o abraçava. A mãe, portanto, tinha pouco tempo para ela, e seu

namorado tinha de cuidar de Katie à noite, após as aulas e aos fins de semana. Ele começou a beber mais que o normal, ficando cada vez mais irritadiço. A mãe de Katie e o namorado discutiam com frequência, e a menina havia testemunhado momentos em que sua mãe fora fisicamente empurrada e ameaçada por ele. Katie, que era uma criança alegre, curiosa e loquaz, tentara ajudar pedindo para segurar o bebê. Quando lhe recusavam, entretanto, ficava chateada e deitava no chão fazendo pirraça. Começou a ter dificuldades para pegar no sono e acordava repetidas vezes à noite. O namorado de sua mãe mostrava extrema irritação quando Katie o acordava e com frequência a mandava calar a boca e batia nela quando dizia que não conseguia dormir. Em muitas ocasiões, ele respondia a suas pirraças e demandas por atenção agredindo-a com o cinto.

O Conselho Tutelar sugeriu que o namorado da mãe se mudasse voluntariamente e não passasse mais tempo sozinho com a menina, o que ele fez contrariado, e Katie e a mãe deram início a um programa de terapia familiar que incluía treinamento para a mãe e um programa comportamental para ajudar Katie com seus ataques. O namorado passou a frequentar encontros dos Alcoólicos Anônimos (AA) e parou de beber. Ele conseguiu controlar a raiva e recebeu permissão para voltar a visitar a casa, contanto que a mãe de Katie estivesse presente. Nos três meses seguintes, o comportamento agressivo da criança cessou, ela ficou menos irritadiça e parou de fazer pirraça. Ela estava se dando bem com os colegas, conseguia dormir à noite e não tinha mais medo de ficar em casa. (Adaptado de material de caso de William Bernet, M.D.)

Crianças abusadas sexualmente

Diversos sintomas, mudanças comportamentais e diagnósticos às vezes ocorrem em crianças abusadas sexualmente: sintomas de ansiedade, reações dissociativas e sintomas histéricos, depressão, distúrbios em comportamentos sexuais e reclamações somáticas.

Sintomas de ansiedade. Os sintomas de ansiedade incluem medo, fobias, insônia, pesadelos que representam diretamente o abuso, reclamações somáticas e TEPT.

Reações dissociativas e sintomas histéricos. A criança pode exibir períodos de amnésia, devaneio, estados de transe, convulsões histéricas e sintomas de transtorno dissociativo de identidade.

Depressão. A depressão pode se manifestar por meio de baixa autoestima e comportamentos suicidas e autodestrutivos.

Distúrbios em comportamentos sexuais. Alguns comportamentos sexuais são particularmente sugestivos de abuso, como masturbação com um objeto, imitação de sexo e inserção de objetos na vagina ou no ânus. Crianças que sofreram abuso sexual podem exibir comportamento sexualmente agressivo para com os outros. Outros comportamentos sexuais são menos específicos, como exibir os genitais para outras crianças e tocar na genitália dos outros. Crianças menores podem manifestar conhecimento sexual inadequado para a idade. Em comparação com esses comportamentos abertamente sexualizados, a criança pode evitar estimulação sexual por meio de fobias e inibições.

Reclamações somáticas. Reclamações somáticas incluem enurese, encoprese, coceira anal e vaginal, anorexia, bulimia, obesidade, enxaqueca e dor de estômago.

Esses sintomas não são patognomônicos. Crianças que não sofreram abuso podem exibir quaisquer desses sintomas e comportamentos. Por exemplo, crianças sadias, que não sofreram abuso, costumam exibir comportamentos sexuais, como masturbação, exibição de sua genitália e tentativa de olhar pessoas que estão se despindo.

Aproximadamente um terço das crianças que sofreram abuso sexual não tem sintomas aparentes. Muitos adultos que sofreram abuso quando crianças não apresentam sintomas significativos relacionados ao abuso. No entanto, os fatores a seguir tendem a estar associados a sintomas mais graves nas vítimas de abuso sexual: maior frequência e duração do abuso, abuso sexual envolvendo força ou penetração e abuso sexual perpetrado pelo pai ou pelo padrasto. Outros fatores relacionados a prognóstico ruim são as percepções de falta de credibilidade da criança, de disfunção familiar e de falta de apoio materno. Além disso, múltiplas entrevistas investigativas parecem aumentar os sintomas.

Abuso sexual intrafamiliar

O *incesto* pode ser definido como relações estritamente sexuais entre parentes com laços próximos de sangue, ou seja, entre uma criança e o pai, tio ou irmão. Devido ao aumento no número de relatos, incesto entre irmãos é uma área que preocupa cada vez mais. Em sentido mais amplo, o incesto inclui relação sexual entre um filho e um padrasto ou meio-irmão. Embora incesto entre pai e filha seja a forma mais comum, também pode envolver relações entre pai e filho, mãe e filha e entre mãe e filho.

O abuso sexual intrafamiliar que ocorre ao longo de um período de tempo é caracterizado por um padrão particular ou por uma sequência de passos. Vítimas de abuso sexual recontam uma progressão gradual de violações de limites pelo perpetrador, começando com pequenas invasões e escalando a intrusões graves e avassaladoras. Crianças saudáveis e autoconfiantes rejeitam as intrusões de maneira direta (mediante ataques de temperamento e discordâncias verbais) ou indireta (por meio do silêncio e de manobras de distanciamento) ou adotando qualquer estratégia que faça o infrator se conter.

O abuso sexual que ocorre ao longo de um período de tempo evolui por meio de cinco fases: engajamento, interação sexual, sigilo, revelação e supressão.

Fase de engajamento. O perpetrador induz a criança a um relacionamento especial. A filha no incesto pai-filha com frequência teve um relacionamento próximo com o pai durante a infância e pode ficar contente a princípio, quando ele a aborda sexualmente.

Fase de interação sexual. Os comportamentos sexuais progridem de formas menos para mais intrusivas de abuso. Conforme o comportamento continua, a filha abusada fica confusa e assustada, porque nunca sabe quando o pai será paternal ou sexual. Se a vítima contar à mãe sobre o abuso, ela pode não lhe dar apoio. A mãe costuma se recusar a acreditar nos relatos da filha ou se recusar a confrontar o marido com suas suspeitas. Uma vez que o pai oferece atenção especial a uma filha em particular, seus irmãos e irmãs podem se distanciar dela.

Fase do sigilo. O perpetrador ameaça a vítima para que ela não fale. O pai, temendo que a filha exponha seu relacionamento (e frequentemente ciumento e possessivo), interfere no desenvolvimento de relacionamentos normais da filha.

Fase de revelação. O abuso é descoberto acidentalmente (quando outra pessoa entra no quarto e vê), por meio de relatos da criança a um adulto responsável ou quando a criança é levada a atenção médica e um clínico alerta faz as perguntas certas.

Fase de supressão. A criança em geral nega declarações de revelação, por pressão da família ou em razão de seus próprios processos mentais. Ou seja, a criança pode perceber essa atenção intrusiva ou violenta como algo sinônimo a interesse ou afeto. Muitos sobreviventes de incesto se reúnem com seus abusadores, buscando capturar qualquer migalha de afeto ou interesse. Às vezes, o afeto pelo perpetrador supera os fatos do abuso, e as crianças retratam suas declarações sobre a agressão sexual, independentemente das evidências de molestamento sexual.

> Uma família com situação financeira confortável morava em uma casa limpa e agradável em uma boa vizinhança, mas não tinha amigos. Os quatro filhos adolescentes nunca receberam visitas. Certo dia, a menina mais velha, de 17 anos, foi à polícia e contou que teve um bebê em casa e que seu próprio pai era o pai do bebê. A adolescente disse que seu pai vinha mantendo relações sexuais com ela havia mais de quatro anos e que agora estava fazendo o mesmo com suas irmãs mais jovens. A mãe admitiu que suspeitava da situação havia anos, mas que não relatou à polícia por medo de perder o marido e os filhos. (Cortesia de William Bernet, M.D.)

Abuso sexual extrafamiliar

Sem dúvida, o abuso sexual não se limita a incesto. Crianças podem ser sequestradas e abusadas sexualmente por estranhos. Um perpetrador pode observar um *playground* e identificar uma criança que não está sendo supervisionada. Um pedófilo pode molestar essa criança e centenas de outras antes de ser apreendido. Para a criança, essa costuma ser uma experiência única e isolada.

No entanto, crianças podem ser abusadas repetidamente por adultos de confiança, como professores, orientadores, amigos da família e padres. Nesse cenário, o perpetrador pedófilo cuida da criança por um período de tempo. Ele ganha a amizade das crianças por meio de atividades prazerosas e presentes, introduz atividades sexuais que podem parecer inocentes ou até prazerosas e progride para atividades mais intrusivas. O pedófilo encoraja o sigilo.

Um círculo sexual solo é uma forma de abuso sexual infantil que envolve um perpetrador adulto e múltiplas crianças vítimas, que podem saber sobre as atividades sexuais umas das outras com o perpetrador. Um círculo sexual também pode envolver múltiplos perpetradores e múltiplas vítimas.

Consequências neurobiológicas e para a saúde dos maus-tratos infantis

Dados atuais documentam consequências de longo prazo para a saúde física e mental de crianças que sofreram abuso físico, abuso sexual, abuso emocional e da negligência infantil. Abuso físico grave e abuso sexual repetido causam alterações no cérebro em desenvolvimento da criança que persistem até a vida adulta. Uma revisão de 20 estudos concluiu que maus-tratos infantis estão associados a níveis futuros elevados de marcadores inflamatórios, como proteína C-reativa (PCR), fibrinogênio e citocinas pró-inflamatórias. A associação de maus-tratos infantis com estado aumentado de marcadores inflamatórios na vida adulta é um achado consistente. Contudo, não está claro como isso ocorre e que impacto exerce sobre o funcionamento. De acordo com o CDC e com o Child Maltreatment Report, consequências de longo prazo de maus-tratos infantis levam ao risco aumentado de doenças físicas múltiplas e comportamentos de alto risco, como alcoolismo e abuso de drogas, o que, por sua vez, pode causar depressão, desemprego e relacionamentos instáveis. Abuso físico, abuso emocional e negligência estão fortemente relacionados a diagnósticos futuros de transtornos depressivos, de ansiedade e alimentares, comportamentos suicidas, uso de drogas e comportamento sexual de risco. Maus-tratos infantis também estão associados a uma série de condições físicas e doenças, incluindo cardiopatia isquêmica, doença do fígado, gravidez na adolescência, doença pulmonar obstrutiva crônica, morte fetal e lesões esqueléticas. Estudos demonstraram que adultos com história infantil de maus-tratos correm maior risco de anormalidades em exames de ressonância magnética (IRM) do cérebro que indicam tamanho reduzido do hipocampo adulto. Essas anormalidades são mais pronunciadas no lado esquerdo do cérebro. Ocorre integração deficiente entre os hemisférios direito e esquerdo, manifestada pelo tamanho reduzido do corpo caloso. Esses efeitos neurobiológicos provavelmente intermedeiem os sintomas comportamentais e psicológicos que seguem o abuso, como agressividade aumentada, excitação autônoma maior, depressão e problemas de memória.

PROCESSO DE AVALIAÇÃO

A avaliação da criança ou do adolescente que sofreram abuso físico ou sexual depende das circunstâncias e do contexto. Os terapeutas devem considerar se fazem uma avaliação forense, que tem implicações legais e pode ser usada no tribunal, ou uma avaliação clínica, que é realizada com propósitos terapêuticos. Uma avaliação forense enfatiza a coleta de informações precisas e completas para determinar (o mais objetivamente possível) o que aconteceu com a criança. A lesão foi um acidente, foi autoinfligida, ou foi resultado de abuso parental? A criança foi abusada sexualmente, ou teria sido doutrinada a acreditar que foi abusada? Os dados coletados em uma avaliação forense devem ser preservados de maneira confiável por meio de gravação em áudio, vídeo ou anotações detalhadas. Os resultados dessa avaliação são organizados em um relatório que é lido por advogados, um juiz e outras pessoas. A ênfase na avaliação terapêutica é verificar os pontos fortes e fracos psicológicos, realizar diagnóstico clínico, desenvolver um plano de tratamento e criar os fundamentos para a psicoterapia contínua. O clínico também está interessado em determinar o que aconteceu com a criança, mas não é tão essencial distinguir fatos de fantasias. Em comparação com a avaliação forense, o psicoterapeuta não precisa manter registros tão detalhados, além de não precisar preparar um relatório para o tribunal.

Além de diferenciar um exame forense de uma consulta terapêutica, inúmeros fatores podem afetar a avaliação de uma criança que foi abusada ou que pode ter sido abusada: se se trata de um pediatra em um departamento de emergência ou um psiquiatra infantil em um consultório, se um pai ou outra pessoa é suspeita do abuso, a gravidade do abuso e a relação da vítima com o perpetrador, se os sinais físicos do abuso são óbvios ou ausentes, a idade e o sexo da criança e o grau de ansiedade, defensividade, raiva ou desorganização mental que ela exibe. Frequentemente, o examinador deve ser criativo e persistente.

Do ponto de vista da psiquiatria, a entrevista costuma ser a primeira fonte de informação, e o exame físico é secundário. Na prática, crianças que podem ter sido negligenciadas ou sofrido abuso sexual são entrevistadas primeiro e depois passam por exame físico e outros testes. É provável que uma criança que tenha sido fisicamente abusada apresente um exame físico que possa ser seguido de uma entrevista psiquiátrica.

Quando a criança é levada à sala de emergência, um relato detalhado e espontâneo da lesão deve ser obtido prontamente dos pais ou de outros cuidadores antes que detalhes secundários e racionalização ofusquem as informações fornecidas. O entrevistador deve permitir que o cuidador exponha, explique ou desvie da história. Um pai abusador ou codependente pode alegar ter encontrado a criança ferida, em coma ou sangrando por algum trauma desconhecido, ou ter notado os hematomas, queimaduras ou extremidade deslocada enquanto lhe dava banho. Comparar as histórias dos pais pode oferecer uma noção valiosa sobre como o poder é exercido na unidade familiar.

> Uma bebê de 1 mês de idade foi transferida de um hospital rural para um centro médico universitário devido a um relato próximo de síndrome de morte súbita infantil (SMSI). A criança não estava respondendo e precisava de ventilação mecânica. Um estudo de ressonância magnética nuclear revelou hematomas subdurais bilaterais, hemorragia subaracnóidea e hemorragia no parênquima do cérebro. Um exame de raio X do esqueleto revelou duas fraturas nas costelas posteriores. Um oftalmologista observou extensa hemorragia retinal. Após a criança ter sido admitida na Unidade de Tratamento Intensivo Pediátrico, uma consultora de abuso infantil entrevistou os pais em separado. A mãe, de 28 anos, disse que havia começado recentemente em um novo emprego. A bebê estava em perfeitas condições quando a deixou sob os cuidados de seu namorado, o pai biológico da criança. O pai, de 24 anos, disse que, quando foi verificar a bebê, ela não respirava, estava azul e não respondia. Ele correu para contar isso para um vizinho e então ligou para a emergência. A consultora de abuso infantil sugeriu ao pai que a bebê devia ter se machucado de alguma forma e perguntou se tinha alguma explicação para essas lesões. Ele disse: "Eu chacoalhei a bebê quando vi que ela não estava respirando". A consultora concluiu que o abuso infantil grave havia ocorrido na forma de síndrome do bebê sacudido. Ela notificou o Conselho Tutelar e o departamento de polícia local, para que pudessem iniciar e coordenar sua investigação. (Cortesia de William Bernet, M.D.)

Suspeita de abuso sexual. O examinador deve considerar a possibilidade de que os pais não estejam falando a verdade. Contudo, essa situação é mais complexa do que suspeita de abuso físico. Por exemplo, a mãe pode desejar evitar a descoberta do incesto entre pai e filha colocando a culpa pela lesão genital da filha em outra criança ou em um estranho. Em outro cenário, a mãe pode inventar uma alegação de incesto quando a criança jamais foi abusada. A primeira versão protege um pai que é culpado; a segunda versão implica um pai que é inocente.

O examinador deve determinar como a alegação surgiu originalmente e quais alegações subsequentes foram feitas, bem como o tom emocional da primeira revelação (p. ex., se a revelação surgiu no contexto de uma grande suspeita de abuso). Deve-se determinar a sequência dos exames anteriores, as técnicas usadas e o que foi relatado e tentar determinar se as entrevistas anteriores podem ter distorcido as memórias da criança. Se possível, recomenda-se revisar transcrições, áudios e vídeos de entrevistas anteriores. Aconselha-se buscar uma história de superestimulação, abuso anterior ou outros traumas e considerar outros estressores que possam explicar os sintomas da criança. O examinador deve também questionar sobre a exposição a outros possíveis perpetradores.

Em qualquer caso. Se abuso físico ou sexual estiver envolvido, uma história psicossocial pertinente deve ser coletada e organizada, incluindo o seguinte:

1. Sintomas e alterações comportamentais que às vezes ocorrem em crianças que sofrem abuso
2. Variáveis confusas, como transtorno psiquiátrico ou prejuízo cognitivo, que podem ter de ser consideradas
3. Atitude da família quanto a disciplina, sexo e recato
4. História de desenvolvimento do nascimento por períodos de possíveis traumas até o presente
5. História familiar, como abuso precoce dos ou pelos pais, abuso de substância pelos pais, abuso da esposa e transtorno psiquiátrico nos pais
6. Motivação subjacente e possível psicopatologia dos adultos envolvidos

Informações colaterais

Os avaliadores devem considerar pedir informações colaterais às seguintes pessoas, após obter autorização: serviços de proteção, profissionais da escola, outros cuidadores (p. ex., babás), outros familiares (p. ex., irmãos), pediatra e relatórios policiais.

Entrevista infantil

Foram desenvolvidos diversos protocolos estruturados e semiestruturados de entrevista com o objetivo de maximizar a quantidade de informações precisas e minimizar informações equivocadas ou falsas das crianças. Essas abordagens incluem a entrevista cognitiva que encoraja as testemunhas a buscar suas memórias de várias maneiras, como lembrar de eventos para a frente e, então, para trás. A Step-Wise Interview é uma abordagem afunilada que começa com perguntas abertas e, se necessário, passa a questões mais específicas. Esse protocolo de entrevista, desenvolvido pelo National Institute of Child Health and Human Development (NICHD), inclui uma série de fases e faz uso de roteiros detalhados para a entrevista.

Embora esses protocolos possam ser particularmente importantes em um contexto forense, clínicos experientes endossam flexibilidade e comportamento consistente e bem-intencionado pelo entrevistador. Como acontece com qualquer paciente, o avaliador deve analisar a situação e usar técnicas que ajudem os jovens a ficar mais confortáveis e comunicativos. Uma vítima pode precisar de um objeto favorito (p. ex., um ursinho de pelúcia ou um caminhão de brinquedo); outra pode precisar que uma pessoa específica seja incluída na entrevista. Algumas crianças ficam confortáveis falando, outras preferem fazer desenhos. Uma piada não relacionada, um biscoito compartilhado ou uma fotografia na parede do avaliador podem levar a uma revelação sobre o abuso. Comentários importantes podem ser feitos em conversas durante o intervalo, em vez de durante as entrevistas estruturadas.

GENÓTIPO E MAUS-TRATOS: FATORES DE RISCO E PROGNÓSTICO

Dois estudos com homens brancos ofereceram evidências de que genótipos específicos com níveis elevados de monoaminoxidase A (MAO_A) parecem proteger contra o impacto maligno de maus-tratos infantis no desenvolvimento de transtorno da conduta e padrões de comportamento antissocial. Participantes de um projeto prospectivo de coorte envolvendo casos comprovados de abuso e negligência infantis e grupos de comparação foram acompanhados até a vida adulta. Um índice composto de comportamento violento e antissocial (CVAS) foi criado com base em registro de prisão, autorrelato e informações diagnósticas. Genótipos associados a níveis elevados de atividade MAO_A estavam correlacionados com risco menor de comportamento violento e antissocial em período posterior da vida para brancos, mas esse efeito não foi encontrado entre não brancos. O resultado não foi replicado em um grupo de adolescentes quanto ao desenvolvimento de transtorno da conduta adolescente. São necessários mais estudos para compreender as possíveis ligações entre genótipos de níveis elevados de MAO_A e desfechos comportamentais em potencial.

ESTRATÉGIAS DE TRATAMENTO E DE PREVENÇÃO

A intervenção estratégica imediata é garantir a segurança da criança, o que pode exigir sua remoção de um ambiente abusivo ou negligente. Os médicos estão entre o grupo de profissionais que são obrigados por lei a reportar suspeitas de abuso infantil ou negligência ao Conselho Tutelar.

Diversas psicoterapias baseadas em evidências já existem para o tratamento de abuso infantil e negligência. Estas incluem terapia multissistêmica para abuso infantil e negligência (TMS-AIN), terapia interativa de pais-filhos (TIPF), adaptados para crianças que sofreram abuso físico, e terapia cognitivo-comportamental combinada de pais-filhos (TCC-CPF).

A TMS-AIN usa um modelo com base no lar em que os terapeutas vão ao lar para envolver famílias em uma abordagem interativa, positiva, altamente monitorada, para com seus filhos que sofrem abusos físicos. Os pais recebem apoio e orientação para cuidar de seus filhos de maneira menos dura e negligente. Essa abordagem demonstrou reduzir problemas comportamentais nas crianças, enquanto aumenta a compreensão dos pais em relação às necessidades dos filhos em um ambiente seguro.

A TIPF consiste no tratamento combinado para pais e filhos em que técnicas de parentagem são orientadas diretamente pelos terapeutas e praticadas em sessões com pais e filhos juntos. Via de regra, os terapeutas observam interações entre pais e filhos através de um espelho e orientam os pais durante interações ao vivo usando fones de ouvido. Esse modelo baseia-se na premissa de que alterar os padrões de interação entre pais e filhos irá quebrar o ciclo de comportamentos que mantém o abuso, substituindo-os por interações afetivas e solidárias. Embora a TIPF tenha-se mostrado eficaz, tratamentos adicionais podem ser necessários para pais com problemas de saúde mental, como depressão ou uso de substância.

A TCC-CPF foi projetada para ajudar os pais a desenvolver estratégias mais positivas com seus filhos e ajudar as crianças a lidar de maneira mais eficaz com o abuso sofrido e aprender interações mais positivas com os pais. Técnicas terapêuticas usadas com os pais incluem entrevistas motivacionais, psicoeducação, técnicas adaptativas para manejar situações difíceis e melhor resolução de problemas em situações difíceis. As estratégias terapêuticas para as crianças focam-se no desenvolvimento da positividade, no gerenciamento da raiva e na exposição gradual por meio do uso de narrativas do trauma apropriadas ao desenvolvimento. Pais e filhos participam juntos das sessões, em que os pais podem expressar sua completa responsabilidade por seu comportamento abusivo, e então os pais e os filhos colaboram em um novo plano familiar que promova segurança e relacionamentos mais positivos. Sessões terapêuticas com os pais e a criança parecem aumentar a efetividade do tratamento.

Crianças que sofreram maus-tratos apresentam risco mais elevado de sofrer mais maus-tratos, de acordo com estudos de vítimas de abuso e maus-tratos. Estudos demonstraram que quatro fatores eram identificados de modo mais consistente como preditores de maus-tratos futuros: número de episódios anteriores de maus-tratos; negligência como forma de maus-tratos; conflito parental; e doença psiquiátrica nos pais. Foi observado que crianças que sofreram maus-tratos tinham seis vezes mais chances de sofrer maus-tratos recorrentes e que o risco de recorrência era maior no período de 30 dias da experiência-índice. Isso sublinha a importância de exames cuidadosos dos fatores de proteção em casa e da iniciação precoce das sessões terapêuticas.

REFERÊNCIAS

Bernet W. Child maltreatment. In: Sadock BJ, Sadock VA, Ruiz P, eds. *Kaplan & Sadock's Comprehensive Textbook of Psychiatry*. 9th ed. Vol. 2. Philadelphia: Lippincott Williams & Wilkins; 2009:3792.

Carr CP, Severei CM, Stingel AM, Lemgruber VB, Juruena MF. The role of early life stress in adult psychiatric disorders. A systematic review according to childhood trauma subtypes. *J Nerv Ment Dis*. 2013;201:1007–1020.

Centers for Disease Control and Prevention, National Center for Injury Prevention and Control, Division of Violence Prevention, Preventing Child Maltreatment Through the Promotion of Safe, Stable, and Nurturing Relationships Between Children and Caregivers. (January 18, 2013.)

Coelho R, Viola TW, Walss-Bass C, Brietzke E, Grassi-Olveira R. Childhood maltreatment and inflammatory markers: A systematic review. *Acta Psychiatr Scand*. 2013.

Cummings M, Berkowitz SJ. Evaluation and treatment of childhood physical abuse and neglect: A review. *Curr Psychiatry Rep*. 2014;16:429–439.

Currie J, Widom CS. Long-term consequences of child abuse and neglect on adult economic well-being. *Child Maltreatment*. 2010;15:111–120.

Heyman RE, Smith Slep AM. Creating and field-testing diagnostic criteria for partner and child maltreatment. *J Fam Psychol*. 2006;20:397.

Hinkdley N, Ramchandani PG, Jones DP. Risk factors for recurrence of maltreatment: A systematic review. *Arch Dis Child*. 2006;91:744.

Hussey JM, Chang JJ, Kotch JB. Child maltreatment in the United States: Prevalence, risk factors and adolescent health consequences. *Pediatrics*. 2006;118:933.

Norman RE, Byambaa M, De R, Butchart A, Scott J, Vos T. The long-term health consequences of child physical abuse, emotional abuse, and neglect: A systematic review and meta-analysis. *PLoS Med*. 2012.

Runyon MK, Deblinger E, Steer R. Comparison of combined parent-child and parent-only cognitive-behavioral treatments for offending parents and children in cases of child physical abuse. Child Family Behav Ther. 2010;32:196–218.

Runyon MK, Deblinger E, Schoreder C. Pilot evaluation of outcomes of combined parent-child cognitive-behavioral therapy group for families at risk for child physical abuse. *Cogn Behav Prac*. 2009;16:101–118.

Swenson CC, Schaeffer CM, Henggler SW, Faldowski R, Mayhew AM. Multisystemic therapy for child abuse and neglect: A randomized effectiveness trial. *J Fam Psychol*. 2010;24:497–507.

Teicher MH, Samson JA, Polcari A, McGreenery CE. Sticks, stones, and hurtful words: Relative effects of various forms of maltreatment. *Am J Psychiatry*. 2006;163:993.

Teicher MH, Tomoda A, Andersen SL. Neurobiological consequences of early stress and childhood maltreatment: are results from human and animal studies comparable? *Ann N Y Acad Sci*. 2006;1071:313.

Widom CS, Brzustowicz LM. MAOA and the "cycle of violence:" Childhood abuse and neglect, MAOA genotype, and risk for violent and antisocial behavior. *Biol Psychiatry*. 2006;60:684.

Wilson KR, Hansen DJ, Li M. The traumatic response in child maltreatment and resultant neuropsychological effects. *Aggress Violent Behav*. 2011;16:87–97.

Young SE, Smolen A, Hewitt JK, Haberstick BC, Stallings MC, Corley RP, Crowley TJ. Interaction between MAO-A genotype and maltreatment in the risk for conduct disorder: Failure to confirm in adolescent patients. *Am J Psychiatry*. 2006;163:951.

31.19d Impacto do terrorismo em crianças

Em anos recentes, a exposição a traumas e terrorismo em massa tornou-se uma preocupação cada vez maior quanto ao bem-estar dos jovens. Traumas em massa foram experienciados diretamente e pelo testemunho de eventos traumáticos que tiveram grande publicidade ao redor do mundo, referentes a terrorismo, guerra, chacinas e desastres naturais.

Em 15 de abril de 2013, o primeiro grande ataque terrorista nos Estados Unidos desde o 11 de setembro ocorreu na linha de chegada da Maratona de Boston, no meio da tarde. Dois "dispositivos explosivos improvisados" (DEIs), ou seja, bombas caseiras, detonaram a 8 minutos um do outro no meio de um público reunido de mil maratonistas e espectadores, matando três pessoas e ferindo outras 264. Momentos após as explosões, o pânico e o caos do público se transformaram em atenção bem-intencionada, com o objetivo de ajudar os feridos a receber atenção médica das equipes de emergência que chegavam à cena. Corajosamente, os espectadores correram na direção uns dos outros para prestar socorro, em vez de fugir da cena em todas as direções. Os corredores arrancaram as próprias camisetas para aplicar pressão em outros corredores que sangravam, ou usá-las como torniquetes. As equipes médicas de Boston trabalharam com rapidez, efetividade e de forma incansável para transportar corredores feridos a hospitais e a salas de operação para salvar e impedir sangramento. O fato de praticamente todos os feridos terem sido salvos é um tributo ao preparo de emergência e à colaboração da polícia, dos médicos e das equipes cirúrgicas no cumprimento de um plano de emergência que já havia sido discutido.

Situações adicionais em que jovens são expostos a traumas graves e terror envolvem conflitos armados ao redor do mundo, múltiplos tiroteios escolares que ocorreram por todo o território norte-americano em anos recentes e furacões, tempestades devastadoras e *tsunamis*. É claro, há mais de uma década, os jovens dos Estados Unidos vivenciaram o ataque terrorista doméstico em 11 de setembro de 2001, no World Trade Center, em Nova York, e no Pentágono, em Washington, DC.

Existe um corpo crescente de literatura acerca do impacto do terrorismo em crianças, bem como sobre diversas outras formas de trauma. Um sintoma predominante e quase universal em crianças em resposta a esses estímulos é a ansiedade. Crianças pequenas podem se prender em excesso aos pais, enquanto as mais velhas podem ficar cheias de medo por outras questões. Alguns jovens expressam raiva abertamente, e outros experimentam um senso de desesperança, falta de controle e/ou depressão. Traumas graves, como passar por um evento terrorista, têm probabilidade maior de resultar em síndromes de estresse pós-traumático entre jovens expostos, em comparação a formas menos graves de trauma. O número de traumas sofridos, o grau de apoio familiar oferecido após a exposição e as reações dos pais são todos fatores importantes na reação da criança.

De acordo com um levantamento nacional após o ataque do 11 de setembro, reações de estresse ao desastre aumentaram com visualizações repetidas da cobertura da mídia. Um estudo semelhante avaliando o impacto da mídia *versus* exposição direta ao trauma coletivo, sobre resposta de estresse agudo, foi realizado 2 a 4 semanas após o bombardeio à Maratona de Boston com 846 pessoas de Boston, 941 de Nova York e 2.888 pessoas pela internet. Exposição direta, definida como estar presente ou próximo aos bombardeios, foi comparada com exposição à mídia, incluindo filmagens na televisão e histórias relacionadas no rádio, na imprensa, *on-line* e em outras mídias sociais. Visto que as respostas de estresse agudo aparecem semanas após o evento traumático, esse estudo conseguiu capturar a diferença de estresse agudo entre os dois grupos. Ele verificou que trauma relacionado a exposição à mídia estava associado a reações de estresse agudo em pessoas de todos os Estados Unidos que não foram expostas diretamente ao evento em Boston. Além disso, os respondentes que relataram exposição à cobertura da mídia dos bombardeios por seis ou mais horas por dia na semana após os acontecimentos tinham nove vezes mais chances de relatar estresse agudo elevado do que aquelas pessoas que tiveram exposição mínima aos fatos. Na verdade, o grupo que assistiu extensivamente à cobertura da mídia teve níveis de estresse agudo mais elevados do que os respondentes que tiveram exposição direta em Boston, mas que tiveram exposição mínima à cobertura da mídia sobre os bombardeios. Esses achados sugerem que exposição prolongada a eventos coletivos traumáticos na mídia pode ter um forte impacto negativo nos sintomas psicológicos e nas síndromes de estresse agudo. Contudo, o estudo notou resiliência substancial na população analisada. Pesquisadores sugeriram que a efetividade das equipes médicas e policiais de Boston em resposta aos bombardeios terroristas pode ter promovido algum grau de resiliência na população.

Um aspecto único do trauma relacionado a terrorismo, bem como a tiroteios escolares, são os efeitos psicológicos de saber que o trauma foi perpetrado de modo consciente e intencional e, mesmo assim, foi aleatório. A natureza aleatória dos ataques terroristas parece gerar reações especialmente adversas nas crianças. Tiroteios escolares estão entre os eventos mais traumáticos envolvendo jovens. No dia 14 de dezembro de 2012, na vila de Sandy Hook, em Newtown, Connecticut, um homem de 20 anos vestido de preto e armado com o rifle de sua mãe atacou a Escola Fundamental de Sandy Hook, atravessando uma janela de vidro, atirando e matando 20 alunos do 1º ano e seis funcionários da escola, e depois se matou. Ele havia matado a mãe antes de ir para a escola. O impacto psicológico desse massacre nas crianças que sobreviveram é moderado pela idade, pelo gênero e pelas reações familiares. Crianças menores parecem ter risco maior de desenvolver transtorno de estresse pós-traumático, sintomas somáticos, depressão e estresse do que as mais velhas e os adolescentes. O gênero também influencia os sintomas comportamentais após exposição a trauma grave ou terrorismo, sendo as meninas mais sujeitas a sofrer níveis mais elevados de sintomas de estresse pós-traumático e depressão, enquanto os meninos exibem problemas de comportamento mais externos.

Embora os Estados Unidos tenham lançado uma série de iniciativas em resposta às ameaças e consequências do terrorismo na forma de um decreto do Congresso em 2002, chamado de Public Health Security and Bioterrorism Preparedness and Response Act, crianças e adolescentes continuam a ter exposição a eventos terroristas ao redor do mundo que reforçam um sentido de perigo.

O conceito de atos terroristas é caracterizado por três fatores distintos: (1) produzem uma atmosfera social de extremo perigo e medo, (2) causam dano e destruição pessoal significativos e (3) sabotam as expectativas dos cidadãos de que o Estado possa protegê-los.

Reações de crianças e adolescentes à exposição ao terrorismo são mediadas por inúmeros fatores, incluindo avaliação pessoal do perigo persistente, a probabilidade de ataques recorrentes e a percepção de segurança relativa da família e dos amigos próximos. As respostas das crianças à exposição ao terrorismo são influenciadas por como os seus pais lidam com traumas e o tumulto resultante e por como elas compreendem a situação. O TEPT foi estudado em adolescentes com e sem deficiências de aprendizagem, que foram expostos a ataques terroristas. Achados desse estudo revelaram que exposição pessoal ao terror, eventos passados potencialmente letais e história de ansiedade são todos fatores que contribuem para o desenvolvimento de reações de estresse pós-traumático. Além disso, adolescentes apresentando deficiências de aprendizagem que tinham dificuldades com o processamento cognitivo dos eventos traumáticos tinham risco mais elevado de desenvolver TEPT quando este vinha combinado com outros fatores de risco, como ser exposto pessoalmente a eventos traumáticos.

A Tabela 31.19d-1 identifica a relação entre características objetivas do perigo e características subjetivas relacionadas à exposição a atos terroristas.

O segmento a seguir resume os dados coletados após o ataque ao World Trade Center em 11 de setembro de 2001.

ATAQUES EM 11 DE SETEMBRO DE 2001

O Ministério da Educação dos Estados Unidos, por meio do Project SERV, apoiou a Prefeitura de Nova York na condução de uma avaliação das necessidades dos estudantes da cidade. Ao todo, 8 mil estudantes selecionados aleatoriamente foram analisados após os ataques de 11 de setembro. Diferenças marcantes foram vistas entre estudantes nas vizinhanças do Marco Zero, comparados a estudantes do resto da cidade, em exposição a fumaça e poeira, busca por segurança, problemas para ir para casa e cheiro de fumaça nos dias e semanas após os ataques. No entanto, aproximadamente 70% de todas as crianças foram expostas a um desses fatores. Exposição interpessoal por meio da vitimização direta de um membro da família era maior entre crianças que frequentavam a escola fora da vizinhança do Marco Zero, em comparação com aquelas que frequentavam a escola nessa área. Exposição à mídia era extensa e prolongada. Sinais de segurança aumentada eram visíveis por toda a cidade. O estudo usou diversas escalas do *Diagnostic Interview Schedule for Children (DISC)*. Três achados destacam-se desse estudo. Primeiro, um grau significativo de ansiedade de separação persistente foi visto, sobretudo entre crianças em idade escolar, mas também entre adolescentes. Segundo, refletindo uma vulnerabilidade relacionada a medos novos específicos ao incidente (p. ex., metrôs e ônibus) e comportamentos evitativos de crianças em idade escolar, uma taxa de quase 25% de agorafobia foi relatada entre alunos de 4º e 5º anos. Deve-se tomar cuidado, no entanto, para não confundir *medos novos específicos ao incidente* com agorafobia, já que o curso da recuperação e as estratégias de intervenção podem ser diferentes. Terceiro, uma enorme reserva de experiências traumáticas prévias (mais de metade da amostra total) foi associada com gravidade dos sintomas atuais de TEPT, enfatizando a necessidade de tratar traumas anteriores na condução das avaliações de necessidades, da vigilância e das estratégias de intervenção. Outros fatores de risco, além da pouca idade, incluíam sexo feminino e etnia hispânica. O achado do aumento de taxas de transtornos da conduta relacionados com idade também precisa ser interpretado à luz da resposta adolescente a uma ecologia de perigo em que comportamentos excessivamente agressivos, imprudentes e de risco são bem documentados e ligados a reações de estresse pós-traumático. Um dos principais pontos fortes desse estudo foi a inclusão de autorrelatos de prejuízos, bem como de sintomas, estabelecendo um importante padrão para estudos futuros.

J. Stuber e colaboradores conduziram um levantamento por telefone com uma amostra aleatória de adultos residentes em Manhattan 1 a 2 meses após os ataques de 11 de setembro. A amostra incluía mais de 100 pais e mães, que descreveram as experiências e as reações de seus filhos. Não é de surpreender que, dado o momento do incidente, a maioria das crianças estivesse na escola ou na creche quando o desastre ocorreu. Muitos dos pais lembram preocupações com a segurança dos filhos naquela hora, e a maior parte levou quatro ou mais horas para se reunir com eles. Mais de 20% dos pais estudados relataram que seus filhos haviam recebido orientação psicológica em relação ao desastre. O aconselhamento psicológico foi associado a gênero masculino, estresse pós-traumático dos pais e ter ao menos um irmão vivendo na mesma casa.

Também utilizando relatos dos pais em um levantamento por telefone, em Nova York, pesquisadores avaliaram preditores de estresse pós-traumático em crianças e adolescentes entre 4 e 17 anos, 4 a 5 meses após os ataques. De acordo com os pais, quase 20% dos filhos apresentaram reações graves ou muito graves de estresse pós-traumático, e aproximadamente dois terços tiveram reações moderadas de estresse pós-traumático. Reações parentais e ver três ou mais imagens gráficas do desastre na televisão estiveram associadas a reações graves ou muito graves de estresse pós-traumático em crianças. Outro estudo relatou que 27% das crianças com reações graves ou muito graves de estresse pós-traumático receberam algum cuidado de saúde mental 4 a 5 meses depois de 11 de setembro.

Dois levantamentos de amostras representativas de adultos foram realizados após os ataques de 11 de setembro; o primeiro, entre 4 e 5 meses, e o outro, entre 6 e 9 meses depois dos ataques. Problemas de comportamento estavam relacionados com raça e etnia da criança, renda familiar, viver com apenas um dos genitores, experiências com eventos desastrosos e reações dos pais aos ataques. Os resultados desses estudos foram examinados à luz dos achados de um levantamento representativo conduzido antes des-

TABELA 31.19d-1
Experiência de perigo consequente a atos terroristas

Características objetivas	Características subjetivas
Ameaça efetivada	Perturbação do escudo protetor
Ameaças realistas	Avaliações da ameaça
Alarmes falsos	Medos de recorrência
Fraudes	Viver com incerteza
Comunicados oficiais de risco, cobertura na mídia e trocas pessoais de informações	Preocupações contínuas com pessoas significativas
Segurança aumentada	Modulação de exposição a informações
Mobilização de prevenção e capacidades de resposta	Segurança e comportamentos protetores
Atribuição de responsabilidade	Comportamentos ansiosos e restritivos
Evacuação e esforços de resgate	Comportamentos agressivos e imprudentes
Mobilização militar	
Guerra	Categorização sobre discriminação da ameaça – risco de intolerância
Perigos adicionais, atos terroristas e tragédias pessoais	
	Temas de heroísmo e patriotismo
	Ideologia política
	Mudanças em espiritualidade
	Desmoralização parental

(Cortesia de Robert S. Pynoos, M.D. M.P.H., Merritt D. Schreiber, Ph.D., Alan M. Steinberg, Ph.D., e Betty Pfefferbaum, M.D., J.D.)

sa data. O índice de problemas de comportamento foi menor no primeiro levantamento pós-11 de setembro (4 a 6 meses após os ataques) do que os índices no realizado pré-11 de setembro, mas os problemas retornaram aos níveis pré-11 de setembro no segundo estudo pós-11 de setembro (6 a 9 meses depois dos ataques). Compatíveis com os achados dos estudos sobre o Furacão Andrew, esses resultados sugerem que problemas de comportamento podem diminuir nos meses após o desastre, ou que os pais podem ficar insensíveis a eles, mas que retornam a níveis pré-desastre ao longo do tempo.

A cobertura da mídia sobre os ataques de 11 de setembro trouxe um debate renovado sobre seu impacto, especialmente sobre as crianças, até mesmo aquelas sem exposição direta. Um estudo relatou exposição extensiva à cobertura da televisão em crianças de todo o país, usando um levantamento representativo de adultos conduzido nos primeiros dias após o ataque. Cerca de um terço dos pais entrevistados tentou limitar ou impedir seus filhos de assistir, mas, entre aqueles pais que não tentaram restringi-los, o número de horas assistidas da cobertura do desastre se relacionou com o número de sintomas de estresse relatados.

Usando uma amostra *on-line* representativa de adultos do país, outro estudo examinou estresse em crianças 1 a 2 meses após os ataques perguntando aos pais se seus filhos haviam ficado transtornados pelos eventos. Entre crianças consideradas transtornadas, 20% tinham problemas para dormir, 30% eram irritadiças ou se chateavam com facilidade, e 27% temiam separação dos pais. A idade média das crianças consideradas transtornadas era de 11 anos, sem diferenças de gênero estatisticamente significativas. A proporção de pais que relataram pelo menos um filho transtornado não diferia por comunidade em análises de dados da área metropolitana de Nova York, de Washington, de outras grandes áreas metropolitanas e do resto do país.

Um ponto forte desses levantamentos era sua análise de amostras representativas, mas trabalhos anteriores apontam para o problema de analisar crianças entrevistando seus pais. Além disso, como nos estudos da cidade de Oklahoma, as amostras eram compostas principalmente de crianças com exposição indireta, não estando clara a significância clínica desses achados.

Jason, um menino de 9 anos, passou pela perda traumática do pai no primeiro avião do World Trade Center. Seu pai estava a bordo do voo nº 11 da American Airlines, em uma viagem de negócios. Ele e seus irmãos estavam se preparando para ir para a escola quando ficaram sabendo do evento. Jason viu sua mãe quase cair no chão quando confirmou a presença do pai dele a bordo da aeronave. O menino observou filmagens do segundo avião atingindo a torre diversas vezes naquela manhã antes de sua mãe limitar o acesso à televisão. Jason, o filho mais velho, tinha um relacionamento especialmente próximo com o pai.

Quase em seguida aos ataques terroristas, a mãe de Jason passou a se preocupar com o fato de ele ficar melancólico, suicida e incapaz de funcionar, preocupado apenas com a natureza terrível da morte do pai. Ele estava ficando cada vez mais agitado, falando constantemente sobre a forma horrenda que seu pai havia morrido. A mãe de Jason buscou tratamento psicológico imediato para o garoto, durante o qual ele começou a fazer uma série de perguntas contínuas acerca da morte do pai, incluindo aspectos de combustão, fragmentação, dor, sangue e o momento exato da morte, em comparação com o que havia visto inicialmente na televisão. Esse se tornou o principal tema do início do tratamento de Jason, sobre o qual ele ruminava (i.e., se o pai fora "explodido em mil pedacinhos" e a sequência de fogo, dor e morte). O garoto desenvolveu pesadelos nos dias seguintes, durante os quais acordava e gritava pela mãe pelo menos três vezes por noite. Jason não estava disposto a discutir o conteúdo de seus sonhos com a mãe, dadas suas observações do próprio estresse dela. Ele começou a expressar medo de que os "sequestradores" machucassem sua mãe e seus irmãos. Passou a se concentrar no conceito de que "metade de nossa liberdade se foi" e se preocupava com a possibilidade de metade de Nova York ter sido destruída. Recriava, em brincadeiras, a destruição repetitiva do World Trade Center. Embora, após três meses, tenha voltado a dormir a noite toda, relatou novos sonhos perturbadores com temática de fantasmas "aparecendo" e "matando todo mundo, e depois eu sou morto". Isso piorou após o início da guerra no Afeganistão, e sua mãe tinha de tranquilizá-lo constantemente de que a guerra não era perto de sua casa.

Jason contou ao terapeuta sobre seu desejo de encontrar uma máquina do tempo e ser transportado de volta ao passado, a bordo do voo de seu pai antes de bater. Enquanto o terapeuta pilotasse o voo, ele derrotaria os "sequestradores" e os jogaria para fora do avião, que poderia aterrissar em segurança em Boston. Seu desejo continuava até depois da aterrissagem, quando seu pai e os outros passageiros diriam "obrigado", e ele ficaria muito feliz. Depois de expressar seu desejo verbalmente, ele pareceu se sentir mais confortável e começou a lembrar atividades positivas e uma série de memórias felizes e detalhadas com o pai, o que o fez começar a chorar com profunda tristeza ao perceber que elas nunca mais se repetiriam.

Na terapia, Jason alternava entre raiva e confusão pelas ações de "Osama Bin Laden". Ao longo de muitos meses, conseguiu recordar e falar sobre as coisas boas das quais se lembrava com o pai sem logo começar a chorar. Jason tornou-se um irmão mais velho prestativo, que com frequência tentava cuidar dos irmãos menores, e sua mãe costumava dizer o quanto se orgulhava dele. (Adaptado de Robert S. Pynoos, M.D. M.P.H., Merritt D. Schreiber, Ph.D., Alan M. Steinberg, Ph.D., Betty Pfefferbaum, M.D., J.D.)

Para responder às necessidades de saúde mental das crianças e dos adolescentes que foram expostos a terrorismo, seja por experiência pessoal, seja por exposição à cobertura da mídia do terrorismo ao redor do globo, as reações psicológicas adversas listadas na Tabela 31.19d-2 devem ser consideradas.

COMPONENTES DE MECANISMOS PARA RECUPERAÇÃO DE EXPOSIÇÃO A TERRORISMO

Para iniciar o processo de recuperação da exposição a trauma em massa, deve ser feita uma avaliação da capacidade da criança de lidar com situações difíceis. Existem numerosos instrumentos para essa mensuração. Estes incluem o COPE, um questionário de autorrelato com 52 itens que pode ser usado com crianças, adolescentes e adultos; a Children's Coping Strategies Checklist (CCSC), um questionário de autorrelato com 45 itens gerais usados com crianças de 9 a 13 anos; e o How I Coped Under Pressure (HICPS), que tem 45 perguntas específicas para crianças do 4º ao 6º ano. Quando essa avaliação tiver sido determinada, os próximos passos podem ser dados para iniciar a recuperação.

TABELA 31.19d-2
Transtornos psicológicos associados ao terrorismo

Transtorno de estresse agudo
TEPT
Depressão
Ansiedade
Transtorno de ansiedade de separação
Agorafobia
Transtornos fóbicos
Luto
Somatização
Irritabilidade
Reações dissociativas
Distúrbios do sono
Autoestima diminuída
Deterioração no desempenho escolar
Estresse quando exposto a lembranças traumáticas
Abuso de substância

Percepção de segurança

A noção de segurança percebida é um importante fator de proteção, bem como um componente da recuperação de uma criança, um adolescente ou um adulto que tenham sido expostos a terrorismo. Um relatório recente acerca dos sintomas de TEPT, depressão e segurança percebida nos trabalhadores do desastre duas semanas após os ataques terroristas de 11 de setembro constatou que segurança percebida mais baixa estava associada a sintomas maiores de hiperexcitação e pensamentos temerosos intrusivos, mas não evitação. Um senso reduzido de segurança foi encontrado em indivíduos que haviam passado por maior perigo físico, ou que haviam trabalhado com cadáveres, comparados com outros que ficaram menos expostos fisicamente. Para recuperar um senso de segurança, o restabelecimento de uma percepção de segurança é o primeiro passo necessário.

Restabelecimento ou manutenção de rotinas diárias

Embora esteja claro que nem sempre é possível manter rotinas diárias comuns em meio a guerras ou a exposição a terrorismo, um estudo com adolescentes israelitas relatou que pessoas cujas famílias conseguiram manter suas atividades habituais, como ir à escola e assumir funções familiares, apresentavam risco reduzido de desenvolver reações pós-traumáticas.

Intervenções proativas para aumentar a resiliência

A resiliência pessoal percebida demonstrou ser uma proteção contra o desenvolvimento de sintomas de estresse pós-traumático. Intervenções proativas visando aumentar o senso de resiliência pessoal e a habilidade de lidar com a situação estressante podem ajudar a reduzir o risco de sintomas psiquiátricos após exposição a terrorismo. Elas podem incluir a recuperação de uma noção de segurança percebida por meio de rotinas estabelecidas, tarefas altruístas, planejamento de preparo familiar e expressão parental de segurança.

REFERÊNCIAS

Biddinger PD, Baggish A, Harrington L, d'Hemecort P, Hooley J. Be prepared–the Boston marathon and mass-casualty events. N Engl J Med. 2013;368(21):1958–1959.
Bourne C, Mackay CE, Holmes EA. The neural basis of flashback formation: The impact of viewing trauma. Psychol Med. 2013;43:1521–1532.
Braun-Lewensohn O, Celestin-Westreich S, Celestin LP, Verte D, Ponjaert-Kristoffersen I. Adolescents' mental health outcomes according to different types of exposure to ongoing terror attacks. J Youth Adolesc. 2009;38:850–862.
Committee on Environmental Health; Committee on Infectious Diseases; Michale WS, Julia AM. Chemical-biological terrorism and its impact on children. Pediatrics. 2006;118:1267.
Corrigan PW. Understanding Beivik and Sandy Hook: Sin and sickness? World Psychiatry. 2013;22:174.
Demaria T, Barrett M, Kerasiotis B, Rohlih J, Chemtob C. Bio-psycho-social assessment of 9/11-bereaved children. Ann N Y Acad Sci. 2006;1071:481.
Duarte CS, Hoven CW, Wu P, Bin F, Cotel S, Mandel DJ, Nagasawa M, Balaban V, Wernikoff L, Markenson D. Posttraumatic stress in children with first responders in their families. J Trauma Stress. 2006;19:301.
Fairbrother G, Stuber J, Galea S, Pfefferbaum B, Fleischman AR. Unmet need for counseling services by children in New York City after the September 11th attacks on the World Trade Center: implications for pediatricians. Pediatrics. 2004;113:1367–1374.
Finzi-Dottan R, Dekel R, Lavi T, Su'ali T. Posttraumatic stress disorder reactions among children with learning disabilities exposed to terror attacks. Compr Psychiatry. 2006;47:144.
Freemont WP. Impact of terrorism on children. In: Sadock BJ, Sadock VA, Ruiz P, eds. Kaplan & Sadock's Comprehensive Textbook of Psychiatry. 9th ed. Vol. II. Philadelphia: Lippincott Williams & Wilkins; 2009:3884.
Hart CW. Editorial (Sandy Hook Elementary School shootings). J Relig Health. 2013;52:1–2.
Holman EA, Garfin DR, Silver RC. Media's role in broadcasting acute stress following the Boston Marathon bombings. PNAS. 2013.
Hoven CW, Duarte CS, Lucas CP, Mandel DJ, Wu P, Rosen C. Effects of the World Trade Center Attack on NYC Public School Students: Initial Report of the New York Board of Education. New York: Applied Research and Consulting, LLC & Columbia University Mailman School of Public Health and New York State Psychiatric Institute. 2002.
Kellerman AL, Peleg K. Lessons from Boston. N Engl J Med. 2013; 368:1956–1957.
Laor N, Wolmer L, Alon M, Siev J, Samuel E, Toren P. Risk and protective factors mediating psychological symptoms and ideological commitment of adolescents facing continuous terrorism. J Nerv Ment Dis. 2006;194:279.
Martin SD, Bush AC, Lynch JA. A national survey of terrorism preparedness training among pediatric, family practice, and emergency medicine program. Pediatrics. 2006;118:e620.
Neria Y, DiGrande L, Adams BG. Posttraumatic stress disorder following the September 11, 2001 terrorist attacks: A review of the literature among highly exposed populations. Am Psychol. 2011;66:429–446.
Parsons RG, Ressler KJ. Implications of memory modulation for posttraumatic stress and fear disorders. Nat Neurosci. 2013;16:146–153.
Pfefferbaum B, Noffsinger MA, Wind LH. Issues in the assessment of children's coping in the context of mass trauma. Prehosp Disaster Med. 2012;27:272–288.
Saraiya A, Garakani A, Billlick SB. Mental health approaches to child victims of acts of terrorism. Psychiatr Q. 2013;84:115–124.
Schiff M, Benbenishty R, McKay M, Devoe E, Liu X, Hasin D. Exposure to terrorism and Israeli youths' psychological distress and alcohol use: An exploratory study. Am J Addict. 2006;15:220.
Schuster MA Stein BD, Jaycox L, Collins RL, Marshall GN, et al. A national survey of stress reactions after the September 11th, 2001, terrorist attacks. N Engl J Med. 2001;345:1507–1512.
Stephens RD, Feinberg T. Managing America's schools in an age of terrorism, war and civil unrest. Int J Emerg Ment Health. 2006;8:111.

Stuber J, Galea S, Pfefferbaum B, Bandivere S, Moore K, Fairbrother G. Behavior problems in New York City's children after the September 11th, 2001, terrorist attacks. *Am J Orthopsychiat*. 2005;75:190–200.

Vasterman P, Yzermans CJ, Dirkzwager AJE. The role of the media and media hypes in the aftermath of disasters. Epidemiol Rev. 2005;27:107–114.

Walkup JT, Rubin DH. Social withdrawal and violence—Newtown, Connecticut. *N Engl J Med*. 2012;368:399–401.

Williams R. The psychosocial consequences for children and young people who are exposed to terrorism, war, conflict and natural disasters. *Curr Opin Psychiatry*. 2006;19:337.

Wilson AL. Going down the drain: When children's fears become real—Responding to children when disaster strikes. *S D Med*. 2006;59:58.

32 Idade adulta

Durante a maior parte da história da psicologia do desenvolvimento, a teoria predominante sustentava que o desenvolvimento terminava com a infância e a adolescência. Os adultos eram considerados um produto acabado a quem os estágios finais do desenvolvimento haviam alcançado. Para além da adolescência, o ponto de vista desenvolvimental era relevante somente na medida em que o sucesso ou o fracasso em atingir os níveis adultos ou em mantê-los determinava a maturidade ou a imaturidade da personalidade adulta.

Em contraposição estavam as ideias há tempo reconhecidas de que as experiências adultas, como gravidez, casamento, paternidade e envelhecimento, tinham um impacto óbvio e significativo nos processos mentais e nas experiências na idade adulta. Essa visão da idade adulta sugere que o indivíduo, de qualquer idade, ainda está em processo de contínuo desenvolvimento, em vez de meramente estar de posse de um passado que influencia os processos mentais e é o determinante primário do comportamento atual. Embora o debate prossiga, a ideia de que o desenvolvimento continua durante toda a vida vem sendo cada vez mais aceita.

O desenvolvimento na idade adulta, assim como na infância, é sempre o resultado da interação entre corpo, mente e ambiente, nunca exclusivamente resultante de apenas uma das três variáveis. A maioria dos adultos é forçada a enfrentar e a se adaptar a circunstâncias similares: estabelecer uma identidade independente, formar um casamento ou outra parceria, criar filhos, desenvolver e manter carreiras e aceitar a incapacidade e a morte dos próprios pais.

Nas sociedades ocidentais modernas, a idade adulta é a fase mais longa da vida humana. Embora a idade exata de consenso varie de pessoa para pessoa, a idade adulta pode ser dividida em três partes principais: idade adulta jovem ou inicial (20 a 40 anos), meia-idade (40 a 65 anos) e idade adulta tardia ou velhice.

IDADE ADULTA JOVEM (20 A 40 ANOS DE IDADE)

Com frequência considerada como iniciando no fim da adolescência (aproximadamente aos 20 anos) e terminando aos 40 anos, a idade adulta jovem é caracterizada pelo pico do desenvolvimento biológico, assunção de papéis sociais importantes e evolução de um *self* e uma estrutura de vida adulta. O sucesso da passagem para a idade adulta depende da resolução satisfatória das crises da infância e da adolescência.

Durante o fim da adolescência, as pessoas jovens geralmente saem de casa e começam a funcionar de forma independente. Os relacionamentos sexuais se tornam sérios, e começa a busca pela intimidade. A década dos 20 anos é passada, em sua maior parte, na exploração das opções de ocupações e casamento, ou relacionamentos alternativos, e firmando compromissos em várias áreas.

O início da idade adulta requer a escolha de novos papéis (p. ex., marido, pai) e o estabelecimento de uma identidade coerente com eles. Isso envolve questionar e responder às perguntas: "Quem sou eu?" e "Para onde vou?". As escolhas feitas durante essa época podem ser experimentais; os adultos jovens podem fazer vários falsos começos.

Transição da adolescência para a idade adulta jovem

A transição da adolescência para a idade adulta jovem é caracterizada pela separação real e intrapsíquica da família de origem e pelo engajamento em novas tarefas específicas da fase (Tab. 32-1). Envolve muitos eventos importantes, como a formatura do ensino médio, começar a trabalhar ou entrar para a faculdade e viver de forma independente. Durante esses anos, o indivíduo resolve a questão da dependência da infância suficientemente para estabelecer autonomia e começa a formular novos objetivos como adulto jovem que, por fim, resultarão na criação de novas estruturas de vida que promovem estabilidade e continuidade.

Tarefas desenvolvimentais

O estabelecimento de um *self* separado dos pais é uma tarefa importante da idade adulta jovem. Para a maioria dos indivíduos, o desapego emocional dos pais que ocorre na adolescência e na idade adulta jovem é seguido por uma nova definição interna de si mesmo como alguém competente e que se sente bem quando sozinho, capaz de cuidar de si mesmo no mundo real. Esse afastamento dos pais continua muito depois do casamento, e a paternidade resulta na formação de novas relações que substituem os genitores como os indivíduos mais importantes na vida dos adultos jovens.

A separação psicológica dos pais é seguida pela síntese das representações mentais do passado infantil e do presente do adulto jovem. Essa separação na adolescência foi chamada de *segunda individuação*, e a continuidade da elaboração desses temas na idade adulta jovem foi denominada *terceira individuação*. O processo contínuo de elaboração e diferenciação entre o *self* e os outros que ocorre nas fases desenvolvimentais da idade adulta jovem (20 a 40 anos) e da meia-idade (40 a 65 anos) é influenciado por todas as relações adultas importantes.

Foram propostos inúmeros modelos diferentes para a compreensão do desenvolvimento adulto. Todos eles são teóricos, um tanto idealizados e utilizam metáforas para descrever as complexas interações sociais, psicológicas e interpessoais. Os modelos são heurísticos: oferecem uma estrutura conceitual para pensar a respeito de experiências comuns importantes. São descritivos em vez de prescritivos; ou seja, oferecem uma forma útil de olhar para o que muitas pessoas fazem, e não uma fórmula para o que todas as pessoas devem fazer.

TABELA 32-1
Tarefas do desenvolvimento na idade adulta jovem

Desenvolver uma noção como adulto jovem de si mesmo e do outro: a terceira individuação
Desenvolver amizades adultas
Desenvolver a capacidade de intimidade; tornar-se um cônjuge
Tornar-se um pai biológico e psicológico
Desenvolver uma relação de mutualidade e igualdade com os pais, ao mesmo tempo facilitando o desenvolvimento deles na meia-idade
Estabelecer uma identidade com um trabalho adulto
Desenvolver formas adultas de jogar
Integrar novas atitudes em relação ao tempo

Alguns dos termos e conceitos comumente usados são explicados na Tabela 32-2. Esses períodos envolvem a individuação, ou seja, deixar a família de origem e se tornar um homem ou uma mulher, atravessando a meia-idade e se preparando para a transição para a idade adulta tardia.

Identidade de trabalho. A transição do aprender e brincar para o trabalho pode ser gradual ou abrupta. Grupo socioeconômico, gênero e raça afetam a busca e o desenvolvimento de escolhas ocupacionais particulares. Os trabalhadores braçais geralmente ingressam na força de trabalho diretamente depois do ensino médio; os trabalhadores administrativos e profissionais em geral ingressam na força de trabalho após a faculdade ou escola profissionalizante. Dependendo da escolha da carreira e das oportunidades, o trabalho pode se tornar uma fonte de frustração constante ou uma atividade que aumenta a autoestima. Os sintomas de insatisfação no trabalho são alta taxa de mudança de emprego, absenteísmo, erros cometidos na atividade laboral, propensão a acidentes e até mesmo sabotagem.

DESEMPREGO. Os efeitos do desemprego transcendem os da perda da renda; os custos psicológicos e físicos são enormes. A incidência de dependência de álcool, homicídio, violência, suicídio e doença mental aumenta com o desemprego. A essência da identidade, que com frequência está atrelada à ocupação e ao trabalho, é gravemente danificada quando um emprego é perdido, seja por meio de demissão, de redução no quadro de funcionários, seja por meio de aposentadoria precoce ou até convencional.

TABELA 32-2
Conceitos de desenvolvimento psicológico

Conceito	Definição	Exemplo
Transição	A ponte entre dois estágios sucessivos	Fim da adolescência
Crise normativa	Um período de rápida mudança ou turbulência que pressiona as capacidades adaptativas da pessoa	Crise da meia-idade
Estágio	Período de consolidação das habilidades e capacidades	Idade adulta madura
Platô	Período de estabilidade do desenvolvimento	Idade adulta até a meia-idade
Rito de passagem	Ritual social que facilita uma transição	Formatura; casamento

(Adaptada de Wolman T, Thompson T. Adult and later-life development. In: Stoudemire A, ed. *Human Behavior*. Philadelphia: Lippincott-Raven; 1998, com permissão.)

Uma paciente adulta jovem curtiu muito seus cinco anos na universidade e, com muita relutância, aceitou um emprego em uma grande empresa do mercado imobiliário. Durante a faculdade, tinha pouco interesse em sua aparência e começou a trabalhar com roupas emprestadas pela família e amigos. Ela zombou quando seu chefe começou a criticar suas roupas e lhe deu um adiantamento para comprar roupas mais sofisticadas, mas depois começou a gostar de roupas finas e do respeito gerado pela sua aparência e posição. Quando sua renda começou a aumentar, o trabalho se tornou fonte de prazer e autoestima e um meio para adquirir alguns dos símbolos da idade adulta. (Cortesia de Calvin Colarusso, M.D.)

Desenvolvendo amizades adultas. No fim da adolescência e na idade adulta jovem, antes do casamento e da paternidade, as amizades são frequentemente a fonte primária de sustentação emocional. Colegas de quarto, amigos que dividem um apartamento, irmandades e fraternidades, como indicam os nomes usados para descrevê-las, são substitutos dos pais e irmãos, que são temporários até que sejam encontradas substituições mais permanentes.

As necessidades emocionais de intimidade e confidencialidade são, em grande parte, satisfeitas pelas amizades. Todos os problemas principais do desenvolvimento são discutidos com os amigos, particularmente com aqueles que se encontram em circunstâncias semelhantes. Quando ocorrem os casamentos e nascem os filhos, a importância emocional central das amizades diminui. Algumas amizades são abandonadas nesse momento porque o cônjuge desaprova o amigo, reconhecendo em algum nível que eles são competidores. Gradualmente, ocorre um movimento em direção a uma nova forma de amizade, os casais de amigos. Eles refletem o *status* recentemente adquirido, mas são grupos mais difíceis de formar e manter porque quatro indivíduos precisam ser compatíveis, não apenas dois.

Quando os filhos começam a sair do seio da família e ingressam na comunidade, os pais os seguem. Aulas de dança e campeonatos de pequenos jogos oferecem aos genitores um novo foco e a oportunidade de fazer amizade com outras pessoas que estão no mesmo ponto de desenvolvimento e que estão receptivas à formação de relações que ajudam a explicar, e atenuam, as pressões da vida do adulto jovem.

Sexualidade e casamento. A mudança desenvolvimental da experimentação sexual para o desejo de intimidade é experimentada na idade adulta jovem como uma solidão intensa, resultante da consciência da ausência de um amor comprometido semelhante ao vivenciado na infância com seus pais. Breves encontros sexuais em relacionamentos de curta duração já não estimulam a autoestima de maneira significativa. Cada vez mais, o desejo é pelo envolvimento emocional em um contexto sexual. O adulto jovem que não consegue desenvolver a capacidade de relações íntimas corre o risco de viver no isolamento e centrado em si mesmo na meia-idade.

Para a maioria dos indivíduos na cultura ocidental, a experiência de intimidade aumenta o desejo pelo casamento. A maioria das pessoas nos Estados Unidos se casa pela primeira vez na metade até o fim da década dos 20 anos. A idade média do primeiro casamento vem aumentando de maneira constante desde 1950 para homens e mulheres, e o número de pessoas que nunca se casam tem aumentado. Hoje, aproximadamente 50% de todos os adultos com mais de 18 anos não são casados, comparados com apenas 28% em 1960. A proporção de indivíduos entre 30 e 34 anos que nunca se casaram quase triplicou, e a proporção dos que nunca se casaram entre 35 e 39 anos dobrou.

CASAMENTO INTER-RACIAL. Os casamentos entre raças eram proibidos em 19 Estados norte-americanos até uma decisão da Suprema Corte dos Estados Unidos, em 1967. Em 1970, esses matrimônios representavam apenas 2% de todos os casamentos. A tendência tem aumentado de forma constante. Atualmente, os casamentos inter-raciais representam cerca de 1,5 milhão de casamentos nos Estados Unidos.

Apesar da tendência para mais uniões inter-raciais, elas ainda continuam a ser uma pequena proporção de todos os casamentos. A maioria das pessoas tem mais probabilidade de se casar com alguém da mesma origem racial e étnica. Casamentos entre brancos hispânicos e brancos não hispânicos e entre asiáticos e brancos são mais comuns do que entre negros e brancos.

CASAMENTO ENTRE PESSOAS DO MESMO SEXO. O casamento entre pessoas do mesmo sexo é reconhecido legalmente por muitos Estados norte-americanos e pela Suprema Corte dos Estados Unidos, bem como em vários países por todo o mundo. Ele difere das uniões civis entre pessoas do mesmo sexo autorizadas pelos Estados, as quais não oferecem a mesma proteção federal ou benefícios que o casamento. Não existem estimativas confiáveis do número de casamentos entre pessoas do mesmo sexo nos Estados Unidos; no entanto, em 2013, ele foi estimado em cerca de 80 mil. Existe um consenso crescente nos Estados Unidos e no mundo de que deve ser permitido que pessoas homossexuais tenham os mesmo direitos e privilégios conjugais que os heterossexuais. O casamento entre pessoas do mesmo sexo pode estar sujeito a mais estresse do que o casamento heterossexual devido ao constante preconceito em relação a essas uniões entre certos grupos conservadores políticos ou religiosos que se opõem a tais uniões.

PROBLEMAS CONJUGAIS. Embora o casamento tenha a tendência a ser considerado um laço permanente, uniões malsucedidas podem ser terminadas, como de fato o são na maioria das sociedades. Entretanto, muitos casamentos que não terminam em separação ou divórcio são conturbados. Ao considerarem os problemas conjugais, os clínicos se detêm nas pessoas envolvidas e também na unidade conjugal em si. A forma como funciona um casamento está relacionada ao parceiro escolhido, à organização ou desorganização das personalidades de cada um dos parceiros, à interação entre eles e às razões originais para a união. As pessoas se casam por uma variedade de razões – emocionais, sociais, econômicas e políticas, entre outras. Uma pessoa pode ver o cônjuge como um meio de satisfazer suas necessidades de infância de uma boa parentalidade. Outros podem ver o cônjuge como alguém a ser salvo de uma vida que de outra forma seria infeliz. Expectativas irracionais entre os cônjuges aumentam o risco de problemas conjugais.

CASAMENTO E TERAPIA DE CASAIS. Quando as famílias consistem em avós, pais, filhos e outros parentes vivendo sob o mesmo teto, a ajuda para os problemas conjugais às vezes pode ser obtida de um membro da família estendida com quem um ou os dois parceiros têm uma boa relação. No entanto, com a redução da família estendida nos últimos tempos, essa fonte de ajuda informal não está mais tão acessível quanto antigamente. Do mesmo modo, a religião anteriormente desempenhava um papel mais importante do que agora na manutenção da estabilidade familiar. Líderes religiosos sensatos estão disponíveis para aconselhamento, mas eles não são procurados na mesma proporção com que isso ocorria antes, o que reflete o declínio da influência religiosa entre grandes segmentos da população. Antigamente, a família estendida e a religião davam orientação aos casais com dificuldades e também impediam a dissolução dos casamentos por meio da pressão social que exercem sobre os cônjuges para que se mantivessem juntos. À medida que as pressões familiares, religiosas e sociais foram sendo relaxadas, foram ampliados os procedimentos legais para uma separação e divórcio relativamente fáceis. Ao mesmo tempo, desenvolveu-se a necessidade de serviços formalizados de aconselhamento conjugal.

A terapia de casais é uma forma de psicoterapia para pessoas casadas que estão em conflito. Uma pessoa treinada estabelece um contrato profissional com o casal-paciente e, por meio de tipos definidos de comunicação, procura aliviar o distúrbio, reverter ou modificar os padrões de comportamento disfuncional e encorajar o crescimento e o desenvolvimento da personalidade.

No *aconselhamento conjugal*, é discutido apenas um conflito particular relacionado às preocupações imediatas da família; ele é conduzido muito mais superficialmente por pessoas com menos treinamento psicoterápico do que a terapia conjugal. A *terapia conjugal* enfatiza a reestruturação da interação entre o casal, às vezes incluindo a exploração da psicodinâmica de cada parceiro. Tanto a terapia quanto o aconselhamento enfatizam a ajuda aos parceiros conjugais no enfrentamento eficiente de seus problemas.

Paternidade. A paternidade intensifica o relacionamento entre os novos pais. Por meio da sua união física e emocional, o casal produziu um ser frágil e dependente que precisa deles nos papéis interligados de pai e mãe. Esse reconhecimento expande a imagem interna que um tem do outro para incluir pensamentos e sentimentos que emanam do papel de genitor. À medida que vivem juntos como uma família, a relação do casal se modifica. Eles se tornam pais que se relecionam um com o outro e com seus filhos.

No entanto, surgem problemas entre pais e filhos. Além da carga econômica de criar um filho, existem custos emocionais. Os filhos podem reacender conflitos que os próprios pais tinham quando crianças, ou podem ter doenças crônicas que desafiam os recursos emocionais das famílias. Em geral, os homens sempre foram mais preocupados com seu trabalho e progresso ocupacional do que com a criação dos filhos, e as mulheres, mais preocupadas com seu papel como mães do que com o progresso na profissão. Entretanto, essa ênfase está mudando drasticamente para ambos os sexos. Um pequeno, porém crescente, número de casais está optando por fazer uma divisão no trabalho (ou trabalhar meio período) e compartilhar as tarefas de criação dos filhos.

A paternidade tem sido descrita como um processo contínuo de desprendimento. Deve ser permitido que os filhos se separem dos pais, e, em alguns casos, eles devem ser encorajados a fazer isso. Desprendimento envolve a separação dos filhos que estão iniciando a escola. Fobias escolares e síndromes de recusa escolar acompanhadas de extrema ansiedade de separação podem ter de ser resolvidas. Com frequência, um pai ou mãe que não consegue se desprender de um filho é responsável pela situação; alguns pais querem que seus filhos permaneçam fortemente ligados a eles emocionalmente. Poderá ser necessária uma terapia de família para resolver tais problemas.

À medida que os filhos vão crescendo e entram na adolescência, o processo de estabelecimento da identidade assume grande importância. As relações com os pares se torna essencial para o desenvolvimento de uma criança, e pais superprotetores que impedem que o filho desenvolva amizades ou tenha a liberdade de experimentação com amigos que eles desaprovam podem interferir em sua passagem pela adolescência. Os pais não precisam se abster de exercer influência sobre seus filhos; orientação e envolvimento são essenciais. Porém, eles devem reconhecer que os adolescentes precisam especialmente da aprovação parental; embora rebeldes na aparência, eles são muito mais acessíveis do que parecem, desde que os pais não sejam prepotentes ou punitivos de forma generalizada.

FAMÍLIAS MONOPARENTAIS. Existem mais de 10 milhões de famílias monoparentais com um ou mais filhos com menos de 18 anos; destas, 20% são lares monoparentais em que uma mulher é a única chefe da família. O número de famílias monoparentais aumentou quase 200% desde 1980.

PARENTALIDADE COM ESTILO DE VIDA ALTERNATIVO. Homens e mulheres homossexuais solteiros, com parceiros ou casados estão optando por criar filhos. Na maioria dos casos, esses filhos são obtidos por meio de adoção. Alguns, no entanto, podem nascer de uma mulher homossexual por meio de inseminação artificial ou por meio de uma barriga de aluguel. O número dessas unidades familiares está crescendo. Dados sobre o desenvolvimento das crianças nesses lares indicam que elas não estão em maior risco de problemas emocionais (ou de uma orientação homossexual) do que crianças criadas em famílias convencionais.

ADOÇÃO. Desde a virada do século, a adoção ou colocação em lar substituto vem substituindo as instituições como a forma preferida de criar crianças negligenciadas, indesejadas ou abandonadas. Muitos casais que não podem engravidar (e alguns casais que já têm filhos) procuram a adoção.

Além de toda a gama de questões desenvolvimentais normais entre pais e filhos, os pais adotivos enfrentam problemas especiais. Eles precisam decidir como e quando contar ao filho sobre a adoção. Precisam lidar com o possível desejo do filho de buscar informações sobre seus pais biológicos. As crianças adotadas têm uma probabilidade muito maior de desenvolver transtornos da conduta, problemas com abuso de drogas e traços de personalidade antissocial. Não está claro se esses problemas resultam do processo de adoção ou se os pais que abrem mão dos filhos para adoção têm maior probabilidade de transmitir uma predisposição genética para esses comportamentos.

Com o uso disseminado do controle de natalidade e o acesso a abortos seguros nos Estados Unidos, o número de bebês disponíveis para adoção declinou de maneira abrupta. Pais com boas condições financeiras preferem fazer uma adoção particular em vez de esperar muitos anos incertos por uma adoção institucional. (Nas adoções particulares, uma mãe biológica tem suas despesas legais e médicas pagas, mas não recebe pelo bebê. A venda de bebês é crime em todos os Estados norte-americanos.) As adoções internacionais (especialmente da Bósnia, América Latina, Europa Oriental e China) também se tornaram mais comuns. A regulamentação questionável nesses países suscitou a preocupação de que alguns bebês colocados para adoção em países pobres possam não ser órfãos, mas estejam sendo vendidos por mães necessitadas. Para maior discussão da adoção, veja a Seção 31.19b.

MEIA-IDADE (40 A 65 ANOS)

A meia-idade é a época de ouro da idade adulta, semelhante aos anos de latência na infância, porém muito mais longa. Saúde física, maturidade emocional, competência e poder na situação de trabalho e relações gratificantes com o cônjuge, filhos, pais, amigos e colegas contribuem para um senso normativo de satisfação e bem-estar. No que tange à ocupação, muitas pessoas começam a experimentar uma lacuna entre as aspirações iniciais e as realizações atuais. Elas podem se questionar se vale a pena prosseguir com o estilo de vida e os compromissos que escolheram na idade adulta jovem; podem achar que gostariam de viver os anos de vida restantes de uma forma diferente e mais satisfatória, sem saberem exatamente como. Quando os filhos crescem e saem de casa, os papéis parentais mudam, e as pessoas redefinem seus papéis como maridos e esposas.

Ocorrem importantes mudanças específicas do gênero na meia-idade. Muitas mulheres que já não precisam educar filhos pequenos podem liberar e direcionar sua energia para buscas independentes que requerem assertividade e espírito competitivo, traços que tradicionalmente eram considerados masculinos. Ou, então, homens de meia-idade podem desenvolver qualidades que lhes possibilitam expressar suas emoções e reconhecer suas necessidades de dependência, traços que tradicionalmente eram considerados femininos. Com o novo equilíbrio do masculino e do feminino, uma pessoa pode se relacionar de maneira mais efetiva com alguém do outro sexo do que no passado.

Transição da idade adulta jovem para a meia-idade

A transição da idade adulta jovem para a meia-idade é lenta e gradual, sem uma demarcação física ou psicológica rígida. O processo de envelhecimento ganha velocidade e se torna uma influência organizadora poderosa na vida intrapsíquica, mas a mudança é gradual, diferentemente de como acontece durante a adolescência. A mudança mental é experimentada de forma semelhante, lenta e imperceptível, sem um sentimento de ruptura.

O desenvolvimento na idade adulta jovem está inserido nas relações íntimas. Intimidade, amor e compromisso estão relacionados ao domínio das relações mais imediatas da experiência pessoal. A transição da idade adulta jovem para a meia-idade inclui uma ampliação da preocupação com o sistema social mais amplo e uma diferenciação entre o seu próprio sistema social, político e histórico e o dos outros. Alguns autores descreveram a meia-idade em termos de generatividade, autoatualização e sabedoria.

Teóricos do desenvolvimento

Robert Butler descreveu diversos tópicos subjacentes na meia-idade que parecem estar presentes independentemente do estado civil e familiar, gênero ou nível econômico (Tab. 32-3). Esses temas incluem envelhecimento (quando são observadas mudanças nas funções corporais); fazer um exame das realizações e definir objetivos para o futuro; reavaliar os comprometimentos com a família, trabalho e casamento; lidar com doença e morte parental; e participar de todas as tarefas do desenvolvimento sem perder a capacidade de experimentar prazer ou se engajar em atividades lúdicas.

Erik Erikson. Erikson descreveu a meia-idade como caracterizada ou pela generatividade, ou pela estagnação. Ele definiu *generatividade* como o processo pelo qual as pessoas orientam a nova geração ou melhoram a sociedade. Esse estágio inclui ter e criar filhos, mas querer ou ter filhos não assegura a generatividade. Uma pessoa sem filhos pode ser generativa (1) ajudando os outros, (2) sendo criativa e (3) contribuindo para a sociedade. Os pais devem estar seguros da própria identidade para criarem os filhos com sucesso: não podem ser preocupados consigo mesmos e agir como se fossem, ou desejassem ser, a criança da família.

Estar *estagnado* significa que a pessoa para de se desenvolver. Para Erikson, estagnação era anátema e se referia aos adultos sem impulso para orientar a nova geração ou aqueles que produzem filhos, mas não cuidam deles, como se estivessem "dentro de um casulo de egoísmo e isolamento". Essas pessoas estão em grande perigo. Como são incapazes de negociar as tarefas desenvolvimentais da meia-idade, estão despreparadas para o estágio seguinte do ciclo vital, a velhice, que apresenta mais demandas às suas capacidades psicológicas e físicas do que todos os estágios precedentes.

TABELA 32-3
Características evidentes na meia-idade

Temas	Características positivas	Características negativas
Auge da vida	Uso responsável do poder; maturidade; produtividade	Visão de vencedor-perdedor; competitividade
Inventário: o que fazer com o resto da sua vida	Possibilidade; alternativas; organização dos comprometimentos; redirecionamento	Fechamento; fatalismo
Fidelidade e comprometimentos	Comprometimento consigo mesmo, com os outros, carreira, sociedade; maturidade filial	Hipocrisia; autoengano
Crescimento-morte (crescer é morrer); fantasias de juvenescência e rejuvenescimento	Naturalidade em relação ao corpo, tempo	Esforços exagerados e frenéticos (p. ex., ser jovial); hostilidade e inveja dos jovens e da prole; nostalgia
Comunicação e socialização	Problemas compreendidos; continuidade; reiniciar de onde parou; grande rede social; enraizamento dos relacionamentos, lugares e ideias	Repetitividade; tédio; impaciência; isolamento; conservadorismo; confusão; rigidez

(Adaptada de Robert N. Butler, M.D.)

George Vaillant. Em seu estudo longitudinal com 173 homens que foram entrevistados a cada cinco anos depois de se formarem em Harvard, Vaillant encontrou uma forte correlação entre saúde física e emocional na meia-idade. Além disso, aqueles com pior ajustamento psicológico durante a época da faculdade tinham alta incidência de doenças físicas na meia-idade. Nenhum fator único na infância justificava a saúde mental adulta, mas uma sensação geral de estabilidade no lar parental predizia uma idade adulta bem ajustada. Um relacionamento próximo com irmãos durante os anos de faculdade estava correlacionado a bem-estar emocional e físico na meia-idade. Em outro estudo, Vaillant identificou que infância e hábitos de trabalho adulto estavam correlacionados e que saúde mental e boas relações interpessoais do adulto estavam associadas à capacidade de trabalho na infância. Os estudos de Vaillant estão em curso e representam o estudo contínuo mais longo da idade adulta já realizado.

Calvin Colarusso e Robert Nemiroff. Com base em sua experiência como clínicos e psicanalistas, Calvin Colarusso e Robert Nemiroff propõem um fundamento teórico amplo para o desenvolvimento adulto, sugerindo que o processo do desenvolvimento é basicamente o mesmo no adulto e na criança porque, assim como a criança, o adulto está sempre em meio a um processo dinâmico contínuo, influenciado incessantemente por um ambiente, corpo e mente em constante mudança. Enquanto o desenvolvimento infantil foca principalmente na formação da estrutura psíquica, o desenvolvimento adulto está preocupado com a evolução contínua da estrutura psíquica existente e seu uso. Embora as questões fundamentais da infância continuem de forma alterada como aspectos centrais da vida adulta, as tentativas de explicar todo comportamento e patologia adulta em termos de experiências da infância são consideradas reducionistas. O passado adulto deve ser levado em conta na compreensão do comportamento adulto da mesma forma que o passado da infância é considerado. O corpo em envelhecimento é entendido como tendo uma profunda influência no desenvolvimento psicológico na idade adulta, assim como o crescente reconhecimento e aceitação na meia-idade da finitude do tempo e da inevitabilidade da morte.

Desenvolvendo amizades na meia-idade

Diferentemente das amizades na latência e adolescência e, até certo ponto, na idade adulta jovem, as amizades na meia-idade em geral não têm o senso de urgência ou a necessidade da presença física quase constante do amigo. Os indivíduos de meia-idade não têm a necessidade de desenvolver uma nova estrutura psíquica (como as crianças na idade da latência e os adolescentes) nem a necessidade premente de encontrar novos relacionamentos (como os adultos jovens). Eles podem ter muitas fontes de gratificação disponíveis por meio de relações com o cônjuge, filhos e colegas.

> Quando seus filhos ingressaram no ensino médio, duas mulheres de mais de 40 anos se tornaram amigas imediatamente. Além de angariarem fundos para as atividades escolares nas quais seus filhos estavam envolvidos, mantendo, assim, um envolvimento próximo com os meninos, elas passavam muitas horas conversando sobre as atividades, as namoradas e os planos dos filhos para a universidade. Seus maridos, que gostavam um do outro, eram conhecidos, não amigos. Eles direcionaram seus sentimentos pelos filhos para outros relacionamentos. Depois que os meninos concluíram a universidade, a intensidade da amizade diminuiu, tendendo a aumentar novamente durante os períodos de férias. (Cortesia de Calvin Colarusso, M.D.)

Devido a sua posição peculiar no ciclo vital, os adultos de meia-idade são facilmente capazes de iniciar e manter amizades com indivíduos de diferentes idades, bem como com seus pares cronológicos. Em face de um casamento ou relação íntima rompida ou da pressão de outros temas desenvolvimentais desse período, as amizades rapidamente podem se tornar veículos para a expressão direta dos impulsos.

Reavaliando as relações. A meia-idade é uma época de reavaliação séria do casamento e das relações de compromisso. Nesse processo, os indivíduos se defrontam com o dilema entre se contentar com o que têm ou buscar maior perfeição com um novo parceiro. Para alguns, o conflito é de raiva interna e é mantido distante dos outros; outros se expressam por meio de ações que assumem a forma de casos, separações temporárias e divórcio.

Pesquisas recentes sobre o casamento feliz indicam que esses casais, apesar de conflitos internos e reais, encontraram ou atingiram um grau de *ajuste* especial entre as necessidades individuais, os desejos e as expectativas. Para esses casais, o sucesso conjugal está baseado no engajamento contínuo e bem-sucedido em inúmeras tarefas psicológicas, destas as quais mais importantes são prover um espaço seguro para os conflitos e diferenças, ter uma visão dupla do outro e manter uma vida sexual satisfatória.

A decisão de abandonar uma antiga relação de compromisso tem grandes consequências, não só para os dois indivíduos envolvidos como também para seus amigos e pessoas queridas. O efeito nos filhos, em particular, é especialmente profundo, estendendo-se para muito além da infância. Os efeitos no cônjuge abandonado, nos pais e nos amigos íntimos também podem ser muito graves.

Várias formas de intervenção terapêutica, como aconselhamento conjugal, psicoterapia individual e psicanálise, podem ser extremamente eficazes em auxiliar indivíduos indecisos a decidir o que fazer e ajudar aqueles que partem a lidar com as consequências de sua decisão sobre o parceiro abandonado, filhos e outras pessoas queridas. Problemas relacionados à intimidade, ao amor e ao sexo podem ocupar uma posição proeminente em um serviço ambulatorial.

Os quatro estudos de casos apresentados aqui por Calvin Colarusso, M.D., ilustram algumas das questões descritas.

> Um casal no fim da década dos seus 50 anos procurou tratamento para tomar uma decisão sobre seu casamento. Ambos estavam infelizes havia anos e queriam se divorciar, achando que tinham que agir agora enquanto ainda havia tempo para iniciarem novos relacionamentos que os completassem. Suas preocupações eram com seus filhos e netos. Como eles reagiriam? Respeitariam sua decisão de terminar uma relação de mais de 30 anos ou tentariam impedir a separação? À medida que o trabalho progrediu, eles decidiram que procurar a felicidade nos 20 ou 30 anos que ainda esperavam viver tinha que ser prioridade em relação aos sentimentos dos seus entes queridos. O fato de a decisão ser mútua foi determinante na aceitação gradual do divórcio pelos membros da família.

> Um paciente de 43 anos, Sr. S., estava constantemente preocupado com seu casamento em sua psicanálise, que durava quatro anos. Sexualmente inibido durante a adolescência, "me casei com a única garota no mundo que sabia menos sobre sexo do que eu". Ambos eram virgens na noite de núpcias. À medida que o casamento progrediu, o casal gradualmente desenvolveu uma vida sexual "satisfatória", mas o paciente sempre se perguntava sobre o que teria perdido. Quando suas inibições sexuais foram exploradas, o sentimento do Sr. S. de "ter perdido muitas oportunidades" o levou a visitas a casas de massagem e prostitutas. Por fim, esse comportamento cessou devido ao reconhecimento de que sua esposa era uma mulher maravilhosa e esposa devotada, e não a causa da falta de experiência sexual que ele trouxe para o casamento. "Eu sempre vou achar que perdi alguma coisa quando era jovem, mas eu tenho muita coisa boa agora, não vou estragar tudo por causa de uma coisa que eu não posso mudar."

> Uma mulher de 38 anos começou a fazer terapia depois que seu marido descobriu que ela estava mantendo relações sexuais com homens na faixa dos vinte e poucos anos. Ela explicou que amava seu marido, mas ele parecia não dar importância a ela. Ele já não a fazia se sentir atraente e desejada. À medida que a terapia progrediu, ficou claro que ela achava que, enquanto conseguisse atrair homens mais jovens, ainda seria jovem e sexualmente desejável. Lutando contra seus primeiros sinais de envelhecimento físico, a percepção de que os homens jovens a estavam usando apenas para satisfazer suas necessidades sexuais era decepcionante e sofrida. Quando começou a ver que esse comportamento era autodestrutivo, procurou o marido e propôs que iniciassem terapia conjugal.

> A Sra. T., de 50 anos, deixou seu marido "maravilhoso" porque "estava me faltando alguma coisa. Eu tenho que sair sozinha". Casada aos 18 anos de idade, "depois de ir da casa dos meus pais para a casa dele", reconheceu que sua raiva pelo marido por "não ser todos os outros homens com que eu poderia ter me casado, por ter acabado com toda a vida que eu poderia ter tido" era irracional, mas incontrolável. "Eu tenho que viver sozinha por um tempo, para ver se eu consigo, antes que seja tarde demais." Com a intenção de voltar para seu marido, ela continuou a explorar as questões infantis e adultas que precipitaram a separação, deixando o futuro do casamento em dúvida.

Sexualidade

Enquanto o adulto jovem está preocupado com o desenvolvimento da capacidade de intimidade, o indivíduo de meia-idade está focado na manutenção da intimidade diante de pressões físicas, psicológicas e ambientais impeditivas. Em um relacionamento de longa duração, essas pressões incluem preocupações reais e imaginárias sobre a diminuição da capacidade sexual, afastamento emocional devido à preocupação com tarefas desenvolvimentais e pressões realistas relacionadas ao trabalho e ao sustento dos filhos dependentes e, às vezes, também, dos pais idosos. Em relacionamentos que se iniciam na meia-idade, a manutenção da intimidade pode ser comprometida pela ausência de um passado comum, diferenças etárias e geracionais quanto aos interesses e atividades e dificuldades envolvidas na formação de uma nova família.

Para que a intimidade sexual continue, os participantes devem (1) aceitar a aparência do corpo de meia-idade do parceiro, (2) continuar a achá-lo sexualmente estimulante e (3) aceitar as mudanças normativas que ocorrem no funcionamento sexual. Para aqueles que têm domínio sobre essas questões desenvolvimentais, o corpo do parceiro continua a ser sexualmente estimulante. A diminuição da capacidade sexual é compensada por sentimentos de amor e ternura gerados ao longo dos anos por um relacionamento satisfatório. Aqueles que não conseguem aceitar as mudanças no corpo do parceiro ou no próprio corpo param de fazer sexo, começam a ter casos amorosos ou abandonam o relacionamento, em geral à procura de um parceiro mais jovem.

As mudanças normativas do funcionamento sexual na meia-idade incluem a diminuição do impulso sexual e o aumento nos problemas mecânicos. Os homens têm maior dificuldade de obter e manter a ereção e passam por um período refratário mais longo depois da ejaculação. Devido à diminuição na produção de estrogênio, as mulheres têm afinamento da mucosa vaginal, decréscimo nas secreções e menos contrações no momento do orgasmo. As mulheres somente atingem seu ápice sexual na metade da década dos 30 anos; consequentemente, têm maior capacidade para o orgasmo na meia-idade do que na idade adulta jovem. As mulheres, no entanto, são mais vulneráveis do que os homens a surtos narcisistas de autoestima à medida que perdem sua aparência juvenil, o que é excessivamente valorizado na sociedade. Durante a meia-idade, elas podem se sentir menos desejáveis sexualmente do que na idade adulta jovem e, assim, se sentir com menos direito a uma vida sexual adequada. Uma incapacidade de lidar com as mudanças na imagem corporal impele muitas mulheres e homens a se submeterem a cirurgias plásticas em um esforço de manter a aparência jovial.

As demandas da criação dos filhos interferem na privacidade e no equilíbrio emocional necessário para a intimidade, assim como as pressões e as responsabilidades do trabalho. Fadiga e diminuição no interesse são os denominadores comuns nessas circunstâncias.

Pacientes com problemas profundamente arraigados com a sexualidade ou com os relacionamentos podem usar o envelhecimento, o trabalho e as relações com os filhos ou pais idosos como um meio de racionalizarem seus conflitos e se recusarem a analisá-los.

Climatério

A meia-idade é a época do climatério feminino e masculino, período da vida caracterizado pela diminuição dos funcionamentos biológico e fisiológico. Para as mulheres, o período da menopausa é considerado o climatério, podendo se iniciar a qualquer momento entre os 40 e 50 anos. Bernice Neugarten estudou a menopausa e encontrou que mais de 50% das mulheres a descreviam como uma experiência desagradável, porém, grande parte delas achava que sua vida não havia mudado de forma significativa, e muitas mulheres não experimentavam efeitos adversos. Como já não tinham que se preocupar com gravidez, algumas mulheres relataram se sentir sexualmente mais livres depois da menopausa do que antes de seu início. Em geral, o climatério feminino foi estereotipado como uma experiência psicofisiológica abrupta ou radical, porém, ele é mais frequentemente uma experiência gradual, à medida que a secreção de estrogênios decresce, com alterações no período, tempo e, por fim, a cessação da menstruação. Pode ocorrer instabilidade vasomotora (fogachos), e a menopausa pode se estender por vários anos. Algumas mulheres experimentam ansiedade e depressão, mas aquelas que têm uma história de má adaptação ao estresse são mais predispostas à síndrome da menopausa. (O Cap. 27, sobre medicina reprodutiva, discute melhor a menopausa e seu manejo).

Para os homens, o climatério não tem uma demarcação clara; os hormônios masculinos se mantêm relativamente constantes durante os 40 e 50 anos e, então, começam a declinar. No entanto, os homens precisam se adaptar a um declínio no funcionamento biológico e no vigor físico de modo geral. Por volta dos 50 anos, ocorre um leve declínio no esperma sadio e no líquido seminal, não o suficiente, no entanto, para impedir a inseminação. Coincidente com o nível reduzido de testosterona, podem ocorrer menos ereções, que são menos firmes, além de um decréscimo na atividade sexual em geral. Alguns homens experimentam a chamada crise da meia-idade durante esse período. A crise pode ser leve ou grave, caracterizada por uma mudança drástica e repentina nas relações de trabalho ou conjugais, depressão grave, aumento no uso de álcool ou drogas ou mudança para um estilo de vida alternativo.

Transição para a meia-idade e crise da meia-idade

A *transição para a meia-idade* foi definida como uma reavaliação intensa de todos os aspectos da vida, precipitada pelo crescente reconhecimento de que a vida é finita e está se aproximando do fim. É caracterizada por uma turbulência mental, não pela ação. Para a maioria das pessoas, a reavaliação resulta em decisões de manter a maior parte das estruturas vitais, como casamento e carreira, que foram trabalhosamente construídas ao longo do tempo. Quando são feitas grandes mudanças, como divórcio ou troca de emprego, elas são cuidadosas e bem pensadas. O clínico com conhecimento sobre desenvolvimento reconhece que cada paciente nessa faixa etária está envolvido em uma transição da meia-idade (independentemente de a pessoa estar falando a respeito ou não) e facilita o processo tornando-o consciente e verbal.

Uma verdadeira *crise da meia-idade* é um momento decisivo, revolucionário, envolve mudanças nos comprometimentos com a carreira ou com o cônjuge, ou ambos, e é acompanhada por uma turbulência emocional constante e significativa para o indivíduo e os outros. É uma perturbação de grandes proporções. Um período de agitação interna é seguido por uma enxurrada de ações impulsivas; por exemplo, deixar o cônjuge e os filhos, envolver-se com um novo parceiro sexual e abandonar o emprego, tudo no espaço de poucos dias ou semanas. Embora possa ter havido sinais de alerta não reconhecidos, aqueles que são deixados para trás frequentemente ficam chocados com o caráter súbito e abrupto da mudança.

Os esforços de membros da família ou terapeutas para fazer o indivíduo parar e reconsiderar suas ações em geral não são ouvidos. A necessidade imperiosa é evitar qualquer um que aconselhe moderação e ignorar os terapeutas que recomendam o exame das motivações e sentimentos antes de tomar decisões tão importantes. Com frequência, em meio à crise, o terapeuta fica com a penosa tarefa de ajudar aqueles que foram deixados para trás a lidarem com seu choque e pesar.

Síndrome do ninho vazio. Outro fenômeno descrito na meia-idade foi denominado *síndrome do ninho vazio*, uma depressão que ocorre em alguns homens e mulheres quando seu filho mais novo está saindo de casa. A maioria dos pais, no entanto, percebe a partida do filho caçula como um alívio em vez de como um estresse. Se não foram desenvolvidas atividades compensatórias, em particular pela mãe, alguns pais ficam deprimidos. Isso é especialmente verdadeiro para mulheres cujo papel predominante na vida foi a maternidade ou para casais que decidiram manter um casamento infeliz em outros aspectos "por causa dos filhos".

Outras tarefas da meia-idade

À medida que as pessoas se aproximam dos 50 anos, elas definem claramente o que querem do trabalho, da família e do lazer. Os homens que atingiram seu nível mais alto de avanço no trabalho podem experimentar desilusão ou frustração quando percebem que já não podem mais vislumbrar novos desafios na carreira. Para as mulheres que investiram completamente na maternidade, esse período as deixa sem identidade apropriada depois que os filhos saem de casa. Às vezes, as regras sociais se tornam rigidamente estabelecidas; a falta de liberdade no estilo de vida e um sentimento de aprisionamento podem levar à depressão e a uma falta de confiança. Além disso, podem ocorrer sobrecargas financeiras produzidas pelas pressões dos cuidados com os pais idosos, em um extremo do espectro, e com os filhos, no outro extremo.

Daniel Levinson descreveu um período de transição entre os 50 e 55 anos, durante os quais pode ocorrer uma crise desenvolvimental quando as pessoas se sentem incapazes de mudar uma estrutura de vida intolerável. Embora não exista um evento único que caracterize a transição, as mudanças fisiológicas que começam a aparecer podem ter um efeito dramático no senso de identidade de uma pessoa. Por exemplo, um indivíduo pode experimentar um decréscimo na eficiência cardiovascular que acompanha o envelhecimento. No entanto, a idade cronológica e uma debilidade física não são lineares; aqueles que se exercitam regularmente, que não fumam e que comem e bebem com moderação conseguem manter sua saúde física e o bem-estar emocional.

A meia-idade é a época em que as pessoas frequentemente se sentem sobrecarregadas por tantas obrigações e deveres, mas também é um tempo de grande satisfação para a maioria das pessoas. Elas desenvolveram um amplo leque de conhecimentos, amizades e relacionamentos, e a satisfação que expressam em relação a sua rede de amigos prediz uma saúde mental positiva. Alguns laços sociais, no entanto, podem ser fonte de estresse quando as demandas não podem ser atendidas ou agridem a autoestima. Poder, liderança, sabedoria e compreensão são as características em geral mais presentes nas pessoas de meia-idade, e, se sua saúde e vitalidade se mantêm intactas, este é o auge da vida.

DIVÓRCIO

O divórcio é uma crise importante da vida. Os cônjuges frequentemente crescem, se desenvolvem e mudam em ritmos diferentes; um deles pode descobrir que o outro não é mais o mesmo de quando eles se casaram. Na verdade, os dois parceiros mudaram e evoluíram, não necessariamente em direções complementares. Com frequência, o cônjuge culpa uma terceira pessoa pelo distanciamento dos afetos e se recusa a examinar o próprio papel nos problemas conjugais. Certos aspectos da deterioração conjugal e do divórcio parecem estar relacionados a qualidades específicas da meia-idade – necessidade de mudança, cansaço de ter que agir com responsabilidade e medo de assumir a si mesmo.

Tipos de separação

Paul Bohannan, um antropólogo especialista em casamentos e divórcios, descreveu os tipos de separação que ocorrem no momento do divórcio.

Divórcio psíquico. No divórcio psíquico, o objeto de amor é abandonado, e há uma reação de pesar pela morte do relacionamento. Por vezes, um período de luto antecipatório se instala antes do divórcio. A separação do cônjuge força a pessoa a se tornar autônoma, a sair de uma posição de dependência. Pode ser difícil se separar, especialmente se ambos estiverem acostumados a ser dependentes um do outro (como normalmente acontece no casamento) ou se um dos dois era tão dependente a ponto de ter medo ou ser incapaz de se tornar independente. A maioria das pessoas relata sentimentos como depressão, ambivalência e oscilações de humor na época do divórcio. Estudos indicam que a recuperação do divórcio leva cerca de dois anos, quando, então, o ex-cônjuge pode ser encarado com neutralidade e cada um aceita sua nova identidade como uma pessoa solteira.

Divórcio legal. Envolve ir ao tribunal para que cada uma das partes possa voltar a se casar. Das mulheres e homens divorciados, 75 e 80%, respectivamente, voltam a se casar em três anos após o divórcio. O divórcio sem culpa, em que nenhum dos dois é julgado como a parte culpada, se tornou o mecanismo legal de divórcio mais amplamente utilizado.

Divórcio econômico. Envolve questões importantes quanto à divisão dos bens do casal e ao apoio econômico à esposa. Muitos homens condenados pelo tribunal a pagar pensão alimentícia ou o sustento dos filhos ignoram a lei e criam um problema social importante.

Divórcio comunitário. A rede social do casal divorciado se altera de forma marcante. Alguns parentes e amigos da comunidade são conservados e novos são acrescentados. A tarefa de fazer novos amigos costuma ser difícil para pessoas divorciadas, que acabam percebendo o quanto eram dependentes dos seus cônjuges para as interações sociais.

Divórcio coparental. É a separação de um genitor do outro genitor do filho. Ser um pai solteiro é diferente de ser um pai casado.

Guarda

A doutrina do direito parental é um conceito legal que concede a guarda ao genitor natural mais apto e procura assegurar que os melhores interesses do filho sejam contemplados. No passado, as mães quase sempre ganhavam a guarda, mas atualmente ela é concedida aos pais em 15% dos casos. Os pais que detêm a guarda têm maior probabilidade de ser brancos, casados, mais velhos e com maior grau de instrução do que as mães com a guarda. As mulheres a quem é concedida a guarda têm mais chances de ter apoio para o sustento do filho e de receber pensão do que os homens que ganham a guarda. No entanto, as mulheres que recebem pensão ainda têm renda mais baixa do que os homens que recebem pagamento.

Os tipos de guarda incluem a *guarda compartilhada*, em que o filho passa um tempo igual com cada um dos pais, prática cada vez mais comum; a *guarda dividida*, em que os irmãos são separados, e cada um dos pais tem a custódia de um ou mais filhos; e a *guarda unilateral*, em que os filhos moram com um dos pais, e o outro genitor tem direitos de visitação que podem ser limitados de alguma forma pela Justiça. As pensões para o sustento dos filhos têm maior probabilidade de ser dadas quando os pais têm guarda compartilhada ou quando o genitor que não tem a guarda recebe o direito de visitação.

Podem surgir problemas na relação entre pai e filho com o genitor que detém a guarda ou o que não tem a guarda. A ausência em casa do genitor que não tem a guarda representa a realidade do divórcio em casa, e aquele com a guarda pode se transformar em alvo da raiva do filho em relação ao divórcio. O genitor que enfrenta esse estresse pode não conseguir lidar com as crescentes necessidades e as demandas emocionais do filho.

O genitor que não detém a guarda precisa lidar com os limites impostos relativos ao tempo a ser passado com o filho. Ele perde as gratificações do dia a dia e as responsabilidades envolvidas na parentalidade. O sofrimento emocional é comum no genitor e no filho. A guarda compartilhada oferece uma solução que traz algumas vantagens, porém requer maturidade substancial por parte dos pais e pode apresentar alguns problemas. Os pais devem separar suas práticas de criação do filho dos seus ressentimentos pós-divórcio e precisam desenvolver um espírito de cooperação em relação à criação do filho. Eles também devem ser capazes de tolerar a comunicação frequente com o ex-cônjuge.

Razões para divórcio

O divórcio tende a ocorrer nas famílias, e as taxas são mais altas em casais que se casam quando adolescentes ou que têm origens socioeconômicas diferentes. Cada casamento é psicologicamente único, e assim também é o divórcio. Se os pais de uma pessoa eram divorciados, ela pode optar por resolver um problema conjugal da mesma maneira. As expectativas dos cônjuges podem ser irrealistas: um dos parceiros pode ter a expectativa de que o outro aja como uma mãe dedicada ou um pai magicamente protetor. A experiência da parentalidade cria grande tensão em um casamento. Em pesquisas de casais com e sem filhos, aqueles sem filhos relataram obter mais prazer com seu cônjuge do que aqueles com filhos. A doença de um filho cria a maior tensão de todas, e mais de 50% dos casamentos nos quais um filho morreu devido a uma doença ou acidente acabam em divórcio.

Outras causas de tensão conjugal são problemas relacionados a sexo e dinheiro. Ambas as áreas podem ser usadas como um meio de controle, e a privação de sexo ou dinheiro é um meio de expressar agressão. Além disso, atualmente existe menos pressão social para que os casais permaneçam casados. Conforme discutido anteriormente, a facilidade das leis de divórcio e o declínio da influência da religião e da família estendida fazem do divórcio um curso de ação aceitável atualmente.

Sexo fora do casamento. O adultério é definido como relações sexuais voluntárias entre uma pessoa casada e outra que não seja seu cônjuge. Para os homens, o primeiro caso extraconjugal com frequência está associado à gravidez da esposa, quando o coito pode estar impedido. A maioria desses incidentes é mantida em segredo e, se descoberto, raramente resulta em divórcio. No entanto, a infidelidade pode servir como catalisador para que venham à tona insatisfações básicas no casamento, e esses problemas podem, então, levar a sua dissolução. O adultério pode declinar, já que doenças sexualmente transmissíveis potencialmente fatais, como a aids, servem como um fator sensato de dissuasão.

MATURIDADE ADULTA

O sucesso e a felicidade na idade adulta se tornam possíveis por meio da aquisição de um mínimo de maturidade – um estado mental, não uma idade. Entretanto, a capacidade para maturidade é resultado direto do engajamento e domínio das tarefas desenvolvimentais da idade adulta jovem e da meia-idade. A partir de uma perspectiva do desenvolvimento, a maturidade pode ser definida como um estado mental encontrado em adultos sadios que é caracterizada pelo conhecimento detalhado dos parâmetros da existência humana, um nível sofisticado de autoconhecimento baseado em uma avaliação honesta da própria experiência dentro daqueles parâmetros básicos e a habilidade para usar esse conhecimento intelectual e emocional e *insight* com cuidado na relação consigo mesmo e com os outros.

Atingir a maturidade na meia-idade leva à emergência da capacidade de discernimento. Aqueles que têm sabedoria aprenderam com o passado e estão totalmente engajados no presente. Igualmente importante, eles antecipam o futuro e tomam as decisões necessárias para melhorar as perspectivas de saúde e felicidade. Em outras palavras, foi desenvolvida uma filosofia de vida que inclui compreensão e aceitação do lugar da pessoa na ordem da existência humana. Infelizmente, as alegrias da meia-idade não duram para sempre. A velhice está à frente. Embora a esperança e a expectativa estatística sejam de muitos anos de competência e independência mental, o declínio físico e mental, o aumento da dependência e, por fim, a morte devem ser previstos. A idade adulta tardia tem seus grandes prazeres quando existe um foco na atividade mental e física contínua, uma preocupação dominante com o presente e o futuro e o envolvimento e a facilitação dos jovens. Então, a morte pode ser enfrentada com sentimentos de satisfação e aceitação, como o ponto de chegada natural da existência humana que se segue a uma vida bem vivida e muito amada.

REFERÊNCIAS

Baxter J, Haynes M, Hewitt B. Pathways into marriage: Cohabitation and the domestic division of labor. *J Fam Issues*. 2010;31(11):1507–1529.

Bottiroli S, Cavallini E, Fastame MC, Hertzog C. Cultural differences in rated typicality and perceived causes of memory changes in adulthood. *Arch Gerontol Geriatr*. 2013;57(3):271–281.

Colarusso CA. Adulthood. In: Sadock BJ, Sadock VA, Ruiz P, eds. *Kaplan & Sadock's Comprehensive Textbook of Psychiatry*. 9th ed. Vol. 2. Philadelphia: Lippincott Williams & Wilkins; 2009:3909.

Diehl M, Chui H, Hay EL, Lumley MA, Grühn D, Labouvie-Vief G. Change in coping and defense mechanisms across adulthood: longitudinal findings in a European American sample. *Dev Psychol*. 2014;50(2):634–648.

Gager CT, Yabiku ST. Who has the time? The relationship between household labor time and sexual frequency. *J Fam Issues*. 2010;31(2):135–163.

Goldberg AE, Sayer A. Lesbian couples' relationship quality across the transition to parenthood. *J Marriage Fam*. 2006;68(1):87–100.

Goldberg AE, Smith JZ. Predictors of psychological adjustment in early placed adopted children with lesbian, gay, and heterosexual parents. *J Fam Psychol*. 2013;27(3):431.

Howlin P, Moss P, Savage S, Rutter M. Social outcomes in mid- to later adulthood among individuals diagnosed with autism and average nonverbal IQ as children. *J Am Acad Child Adolesc Psychiatry*. 2013;52(6):572–581.

Jones PB. Adult mental health disorders and their age at onset. *Br J Psychiatry*. 2013;202(Suppl 54):s5–s10.

Joyner K, Kao G. Interracial relationships and the transition to adulthood. *Am Sociol Rev*. 2005;70:563–581.

Kornrich S, Brines J, Leupp K. Egalitarianism, housework, and sexual frequency in marriage. *Am Sociol Rev*. 2013;78(1):26–50.

Kwon, P. Resilience in lesbian, gay, and bisexual individuals. *Person Soc Psychol Rev*. 2013;17(4):371–383.

Masarik AS, Conger RD, Martin MJ, Donnellan M, Masyn KE, Lorenz FO. Romantic relationships in early adulthood: Influences of family, personality, and relationship cognitions. *Person Relation*. 2013;20(2):356–373.

Nelson LJ, Barry CM. Distinguishing features of emerging adulthood: The role of self-classification as an adult. *J Adolesc Res*. 2005;20(2):242–262.

Perrig-Chiello P, Perren S. Biographical transitions from a midlife perspective. *J Adult Dev*. 2005;12(4):169–181.

Schwartz SJ, Côté JE, Arnett J. Identity and agency in emerging adulthood: Two developmental routes in the individualization process. *Youth Soc*. 2005;37(2):201–229.

Tasker F. Lesbian mothers, gay fathers, and their children: A review. *J Dev Behav Pediatr*. 2005;26(3):224–240.

Turk JK. The division of housework among working couples: Distinguishing characteristics of egalitarian couples. *Contemp Perspect Fam Res*. 2012;6:235–258.

33
Psiquiatria geriátrica

Para muitos indivíduos, a passagem da juventude para a velhice reflete a mudança de uma busca pela riqueza para a manutenção da saúde. Na idade adulta tardia, o corpo em envelhecimento se torna cada vez mais uma questão central, substituindo as preocupações da meia-idade com a carreira e os relacionamentos. Isso ocorre devido a diminuição normal na função, aparência física alterada e crescente incidência de doença física. Apesar dessas ocorrências, o corpo na idade adulta tardia ainda pode ser uma fonte de prazer considerável e pode comunicar um senso de competência, particularmente se for dada atenção a exercícios regulares, dieta saudável, repouso adequado e cuidados médicos de manutenção preventiva. O estado normal no idoso é saúde mental e física, não doença e debilitação. As tarefas desenvolvimentais da idade adulta tardia que levam à saúde mental estão listadas na Tabela 33-1.

A velhice, ou idade adulta tardia, costuma se referir ao estágio do ciclo vital que começa aos 65 anos. Os gerontologistas – aqueles que estudam o processo do envelhecimento – dividem os idosos em dois grupos: idoso jovem, de 65 a 74 anos; e idoso velho, acima de 75 anos. Alguns usam o termo idoso muito velho para se referir àqueles com mais de 85 anos. Os idosos também podem ser descritos como idosos saudáveis (pessoas com boa saúde) e idosos doentes (pessoas que têm uma enfermidade que interfere no funcionamento e precisam de atenção clínica ou psiquiátrica). As necessidades de saúde dos idosos aumentam de maneira considerável à medida que a população envelhece, e médicos geriatras e psiquiatras desempenham papéis importantes em seu tratamento.

DEMOGRAFIA

O número de indivíduos acima de 65 anos está aumentando rapidamente. Em 1900, por exemplo, 4% da população norte-americana tinha mais de 65 anos. Em 2012, era de 13,7%, e, até 2050, a projeção é de cerca de 20%. Esse aumento excede muito o crescimento geral da população – 10 vezes em comparação a apenas 3 vezes mais entre 1900 e 2000 –, e a projeção é de que continue assim (p. ex., 2,5 vezes vs pouco mais de 1,5 vez entre 1990 e 2050) (Tab. 33-2).

A projeção da expectativa de vida para mulheres ao nascimento é de que continue a ultrapassar a dos homens em sete anos até 2050. Em 2050, a composição da população norte-americana por idade e sexo é estimada acentuadamente diferente do que é hoje. Tais mudanças estão associadas à influência da renda e de estatísticas conjugais, à porcentagem de pessoas idosas vivendo sozinhas ou em instituições de cuidados de longo prazo e a outros aspectos da rede social. Um resumo dos destaques demográficos dos idosos é apresentado na Tabela 33-3.

A exatidão dessas projeções, no entanto, depende da precisão de outros predicados, como taxas de nascimento, imigração e emigração – todas mais difíceis de avaliar para o futuro do que as demais variáveis, taxas de morte ou expectativas de vida. As projeções referentes à expectativa de vida, por exemplo, podem mudar substancialmente em uma década.

BIOLOGIA DO ENVELHECIMENTO

O processo de envelhecimento, ou senescência (do latim *senescere*, "ficar velho"), é caracterizado por um declínio gradual no funcionamento de todos os sistemas corporais – cardiovascular, respiratório, geniturinário, endócrino e imunológico, entre outros. Porém, a crença de que a velhice está invariavelmente associada a enfermidade intelectual e física profunda é um mito. Muitas pessoas idosas mantêm suas habilidades cognitivas e capacidades físicas até um grau surpreendente.

Uma visão geral das mudanças biológicas que acompanham a velhice é apresentada na Tabela 33-4. Os vários decréscimos listados não ocorrem de forma linear em todos os sistemas. Nem todos os sistemas orgânicos se deterioram no mesmo ritmo, nem seguem um padrão semelhante de declínio para todas as pessoas. Cada pessoa é geneticamente dotada de um ou mais sistemas vulneráveis, ou um sistema pode se tornar vulnerável devido a estressores ambientais ou ao mau uso intencional, como exposição excessiva a raios ultravioleta, tabagismo ou uso de álcool. Além disso, nem todos os sistemas orgânicos se deterioram ao mesmo tempo. Qualquer um dos inúmeros sistemas orgânicos começa a se deteriorar, levando, então, a doença ou morte.

Envelhecimento significa, de modo geral, o envelhecimento das células. Na teoria mais comumente sustentada, cada célula tem um tempo de vida determinado geneticamente, durante o qual ela pode se replicar por um número limitado de vezes antes de morrer. Com a idade, ocorrem mudanças estruturais nas células. No sistema nervoso central, por exemplo, ocorrem alterações celulares nos neurônios relacionadas à idade, os quais mostram sinais de degeneração. Na senilidade (caracterizada pela perda grave da memória e perda do funcionamento intelectual), os sinais de degeneração são mais graves. Um exemplo é a degeneração neurofibrilar, vista com mais frequência na demência do tipo Alzheimer.

Também são encontradas alterações estruturais e mutações no ácido desoxirribonucleico (DNA) e no ácido ribonucleico (RNA) nas células em envelhecimento, as quais foram atribuídas a programação genotípica, raios X, substâncias químicas e produtos alimentares, entre outros fatores. Provavelmente não existe uma causa isolada para o envelhecimento, e todas as áreas do corpo são afetadas em algum grau. Fatores genéticos foram implicados nos transtornos que em geral ocorrem nas pessoas idosas, como hipertensão, doença arterial coronariana, arteriosclerose e doença neoplásica. Estudos familiares indicam fatores herdados para câncer de mama e estômago, pólipos no colo e certos transtornos mentais da velhice. A doença de Huntington mostra um modo

TABELA 33-1
Tarefas desenvolvimentais da idade adulta tardia

Manter a imagem corporal e a integridade física
Fazer uma avaliação da vida
Manter interesses e atividades sexuais
Lidar com a morte de pessoas queridas significativas
Aceitar as implicações da aposentadoria
Aceitar a falência dos órgãos programada geneticamente
Despojar-se do apego às posses
Aceitar as mudanças no relacionamento com os netos

de herança autossômica dominante com penetrância completa. A idade média de início é de 35 a 40 anos, mas ocorreram casos até aos 70 anos.

Longevidade

A longevidade tem sido estudada desde que a história é registrada e sempre foi um tema de grande interesse. As pesquisas revelam que uma história familiar de longevidade é o melhor indicador de uma vida longa; entre as pessoas que vivem mais de 80 anos, metade dos seus pais também viveu mais de 80 anos. No entanto, muitas condições que levam a uma vida mais curta podem ser prevenidas, melhoradas ou retardadas com intervenção efetiva. A hereditariedade é um fator de exceção que vai além do controle da pessoa. Os preditores de longevidade que estão dentro das possibilidades de controle incluem *checkups* médicos regulares, consumo mínimo ou nenhum de cafeína ou álcool, gratificação no trabalho e percepção de si mesmo como socialmente útil em um papel altruísta, como o de cônjuge, professor, mentor, pai ou avô. Alimentação saudável e exercícios adequados também estão associados à saúde e à longevidade.

Expectativa de vida

Nos Estados Unidos, a expectativa média de vida para ambos os sexos tem aumentado a cada década – de 48 anos, em 1900, para 77,4 anos para homens e 82,2 anos para mulheres, em 2013. A expectativa de vida projetada ao nascimento e aos 65 anos está indi-

TABELA 33-2
Envelhecimento da população nos Estados Unidos: 1900-2050

Ano	Idade mediana	Idade média	Todas as idades (N)	Acima de 65 anos (N)	Acima de 65 anos (%)	Acima de 85 anos (N)	Acima de 85 anos (%)
1900			76,0	3,1	4,1	0,1	0,1
1950			150,1	12,3	8,2	0,6	0,4
1990			248,7	31,1	12,5	3,0	1,2
2000	35,7	36,5	276,2	35,3	13,8	4,3	1,6
2010	37,2	37,8	300,4	40,1	13,3	6,0	2,0
2030	38,5	39,9	350,0	70,2	20,1	8,8	2,5
2050	38,1	40,3	392,0	80,1	20,4	18,9	4,8

População: U.S. Bureau of the Census. Current Population Reports, Special Studies, P23-190, 65 + in the United States. Washington, DC: U.S. Government Printing Office; 1996.
Idade média/mediana, 2000-2050: Day JC. Populations projects of the United States by age, sex, race and Hispanic origin: 1995 to 2050. In: U.S. Bureau of the Census, Current Population Reports, P25-1130. Washington, DC: U.S. Government Printing Office; 1996.

TABELA 33-3
Destaques demográficos dos idosos

▶ A população idosa (+ 65 anos) totalizou 4,04 milhões em 2010, um aumento de 5,4 milhões para 15,3 milhões desde o ano 2000.
▶ O número de norte-americanos entre 45 e 64 anos – que chegarão aos 65 anos nas próximas duas décadas – aumentou em 31% durante essa década.
▶ Mais de 1 em cada 8, ou 13,1%, da população é um norte-americano idoso.
▶ As pessoas que atingem 65 anos têm uma expectativa média de vida de mais 18,8 anos (20 anos para mulheres e 17,3 para homens).
▶ As mulheres idosas ultrapassam os homens idosos, com 23 milhões de mulheres idosas para 17,5 milhões de homens idosos.
▶ Em 2010, 20% das pessoas acima de 65 anos eram de minorias – 8,4% eram afro-americanas.* Pessoas de origem hispânica (que podem ser de qualquer raça) representavam 6,9% da população de idosos. Cerca de 3% eram asiáticos ou das ilhas do Pacífico*, e menos de 1% era de índios norte-americanos ou nativos do Alasca.* Além disso, 0,8% das pessoas com mais de 65 anos se identificavam como sendo de duas ou mais raças.
▶ Era muito mais provável que os homens idosos fossem casados do que as mulheres idosas – 72% dos homens vs 42% das mulheres. Em 2010, 40% das mulheres idosas eram viúvas.
▶ Aproximadamente 29% (11,3 milhões) dos idosos não institucionalizados vivem sozinhos (8,1 milhões de mulheres, 3,2 milhões de homens).
▶ Quase metade das mulheres idosas (47%) com mais de 75 anos vive sozinha.
▶ Em torno de 485 mil avós com mais de 65 anos tinham a reponsabilidade primária pelos seus netos que viviam com eles.
▶ A população com mais de 65 anos aumentou de 35 milhões, em 2000, para 40 milhões, em 2010 (um crescimento de 15%), e a projeção é de que aumente para 55 milhões em 2020 (um crescimento de 36% para essa década).
▶ A projeção é de que a população acima de 85 anos aumente de 5,5 milhões, em 2010, para 6,6 milhões, em 2020 (19%).
▶ As populações de minorias aumentaram de 5,7 milhões, em 2000 (16,3% da população de idosos), para 8,1 milhões, em 2010 (20% dos idosos), e têm a projeção de aumentar para 13,1 milhões em 2020 (24% dos idosos).
▶ A renda média dos idosos em 2010 era de US$ 25.704 para os homens e de US$ 15.072 para as mulheres. A renda média (depois do ajuste da inflação) de todas as famílias chefiadas por idosos caiu 1,5% (não significativo estatisticamente) de 2009 para 2010. Os lares com famílias chefiadas por pessoa com mais de 65 anos relataram uma renda média, em 2010, de US$ 45.763.
▶ As principais fontes de renda, conforme relatado por idosos em 2009, eram o seguro social (87% dos idosos), rendimentos de patrimônio (53%), pensões privadas (28%), pensões de funcionários públicos (14%) e ordenado (26%).
▶ O seguro social constituía 90% ou mais dos rendimentos recebidos por 35% dos beneficiários em 2009 (22% de casais casados e 43% de beneficiários não casados).
▶ Quase 3,5 milhões de idosos (9%) estavam abaixo da linha da pobreza em 2010. Essa taxa de pobreza não é estatisticamente diferente da taxa de pobreza em 2009 (8,9%). Durante 2011, o U.S. Census Bureau emitiu uma nova Medida Suplementar da Pobreza (SPM) que leva em conta variações regionais no custo de vida, benefícios não recebidos em dinheiro e gastos não discricionários, mas não substituiu a medida oficial da pobreza. A SPM mostra um nível de pobreza para pessoas idosas de 15,9%, um aumento de mais de 75% em relação à taxa oficial de 9%, principalmente devido aos gastos extras com despesas médicas.
▶ Dos idosos inscritos no Medicare**, 11% (3,7 milhões) receberam cuidados pessoais de uma fonte paga ou não paga em 1999.

*As principais fontes de dados para o perfil são do U.S. Census Bureau, do National Center for Health Statistics e do Bureau of Labor Statistics. O perfil incorpora os dados mais recentes (2010) disponíveis, mas nem todos os itens são atualizados anualmente.
** N. de R. T.: Sistema de seguro de saúde gerido pelo governo dos EUA para indivíduos com mais de 65 anos.

TABELA 33-4
Mudanças biológicas associadas ao envelhecimento

Nível celular
- Alteração na estrutura celular do DNA e do RNA: degeneração das organelas intracelulares
- Degeneração neuronal no sistema nervoso central, principalmente no giro pré-central temporal superior e temporal inferior; sem perda no núcleo do tronco cerebral
- Sítios receptores e sensibilidade alterados
- Redução do anabolismo e do catabolismo das substâncias transmissoras celulares
- Aumento no colágeno e na elastina intracelular

Sistema imunológico
- Resposta prejudicada das células T ao antígeno
- Aumento na função dos corpos autoimunes
- Aumento na suscetibilidade a infecção e neoplasia
- Leucócitos inalterados, linfócitos T reduzidos
- Aumento na sedimentação dos eritrócitos (inespecífico)

Musculoesqueléticas
- Diminuição da altura devido ao encurtamento da coluna vertebral (perda de 5 cm desde a segunda até a sétima década)
- Redução da massa muscular magra e da força muscular; afundamento da caixa torácica
- Aumento da gordura corporal
- Alongamento do nariz e das orelhas
- Perda da matriz óssea, levando à osteoporose
- Degeneração das superfícies articulares pode produzir osteoartrite
- Risco de fratura do quadril é de 10 a 25% aos 90 anos
- Fechamento contínuo das suturas cranianas (a sutura parietomastoide não atinge o fechamento completo até os 80 anos)
- Homens ganham peso até aproximadamente os 60 anos, depois perdem; mulheres ganham peso até os 70 anos, depois perdem

Integumento
- Cor acinzentada dos cabelos pelo decréscimo na produção de melanina nos folículos pilosos (aos 50 anos, 50% de todas as pessoas têm pelo menos 50% de cabelos brancos; os pelos púbicos são os últimos a ficarem brancos)
- Enrugamento geral da pele
- Glândulas sudoríparas menos ativas
- Decréscimo na melanina
- Perda de gordura subcutânea
- Crescimento mais lento das unhas

Geniturinárias e reprodutivas
- Redução na taxa de filtração glomerular e no fluxo sanguíneo renal
- Redução da rigidez da ereção, jato ejaculatório diminuído
- Redução da lubrificação vaginal
- Aumento da próstata
- Incontinência

Sentidos especiais
- Espessamento das lentes ópticas, redução na visão periférica
- Incapacidade de acomodação (presbiopia)
- Perda auditiva de sons de alta frequência (presbiacusia) – 25% apresentam perda aos 60 anos, 65% aos 80 anos
- Amarelecimento das lentes ópticas
- Reduzida acuidade do paladar, olfato e tato
- Reduzida adaptação ao claro-escuro

Neuropsiquiátricas
- Demora mais tempo para aprender material novo, mas ainda ocorre aprendizagem completa
- Quociente de inteligência (QI) permanece estável até os 80 anos
- Habilidade verbal mantida com a idade
- Declínio da velocidade psicomotora

Memória
- Tarefas que requerem mudança da atenção realizadas com dificuldade
- Habilidade de codificação diminui (transferência da memória de curto prazo para longo prazo e vice-versa)
- Reconhecimento da resposta certa em testes de múltipla escolha permanece intacto
- Declínio de lembrança simples

Neurotransmissores
- Declínio de norepinefrina no sistema nervoso central
- Aumento de monoaminoxidase e serotonina no cérebro

Cérebro
- Decréscimo no peso cerebral bruto, em torno de 17% aos 80 anos em ambos os sexos
- Sulcos alargados, convoluções menores, atrofia giral
- Aumento dos ventrículos
- Aumento no transporte através da barreira sangue-cérebro
- Redução do fluxo sanguíneo cerebral e da oxigenação

Cardiovasculares
- Aumento no tamanho e peso do coração (contém pigmento lipofuscina derivado dos lipídeos)
- Reduzida elasticidade das válvulas cardíacas
- Aumento de colágeno nos vasos sanguíneos
- Aumento de suscetibilidade a arritmias
- Homeostase da pressão arterial alterada
- Débito cardíaco mantido na ausência de doença cardíaca coronariana

Sistema gastrintestinal (GI)
- Em risco para gastrite atrófica, hérnia de hiato, diverticulose
- Decréscimo no fluxo sanguíneo do intestino, fígado
- Fluxo salivar diminuído
- Absorção alterada no trato GI (em risco para síndrome de má absorção e avitaminose)
- Constipação

Endócrinas
- Decréscimo dos níveis de estrogênio nas mulheres
- Decréscimo de androgênio suprarrenal
- Produção de testosterona declina nos homens
- Aumento no hormônio folículo-estimulante (FSH) e do hormônio luteinizante (LH) em mulheres na pós-menopausa
- Tirotoxina sérica (T_4) e hormônio estimulante da tireoide (TSH) normais, tri-iodotironina (T_3) reduzida
- Resultados no teste de tolerância à glicose diminuem

Respiratórias
- Capacidade vital reduzida
- Reflexo da tosse diminuído
- Ação ciliar do epitélio brônquico diminuída

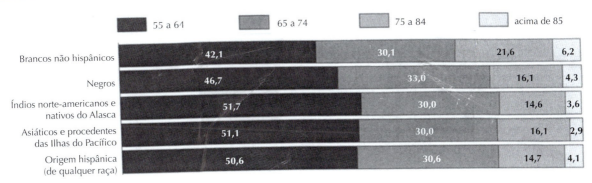

FIGURA 33-2
Percentual de distribuição de pessoas acima de 55 anos por raça, origem hispânica e idade: 2002. (Dados do U.S. Bureau of the Census.)

e a lipoproteínas de alta densidade (HDL) elevadas. Estudos também demonstraram claramente que as estatinas que reduzem o colesterol têm um efeito notável na redução de doença cardiovascular em pessoas com hiperlipidemia resistente a dieta ou a exercícios.

A baixa ingestão de sal (menos de 3 g por dia) está associada a um risco reduzido de hipertensão. Pacientes geriátricos hipertensos frequentemente podem corrigir sua condição por meio de exercícios moderados e redução na ingestão de sal, sem a adição de outros medicamentos.

Um regime de exercícios moderados diariamente (caminhar 30 minutos) foi associado a redução de doença cardiovascular, incidência reduzida de osteoporose, melhora na função respiratória, manutenção de um peso ideal e um sentimento geral de bem-estar. Exercícios comprovadamente melhoram a força e a função mesmo entre os muito idosos. Em muitos casos, um processo de doença foi revertido e até mesmo curado por meio de dieta e exercícios, sem intervenção médica ou cirúrgica adicional.

A Tabela 33-6 lista as mudanças biológicas associadas a dietas e exercícios. Uma comparação com a Tabela 33-2 revela que quase todas as mudanças biológicas associadas ao envelhecimento são afetadas positivamente por dieta e exercícios.

TEORIAS DE ESTÁGIOS DO DESENVOLVIMENTO DA PERSONALIDADE

Os primeiros teóricos da personalidade propuseram que o desenvolvimento ocorria até o fim da infância ou adolescência. Um dos primeiros teóricos do desenvolvimento a propor que a personalidade continua a se desenvolver e crescer durante toda a vida foi Erik

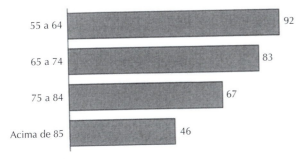

FIGURA 33-3
Proporção entre os sexos de pessoas acima de 55 anos por idade: 2002. (Dados do U.S. Bureau of the Census.)

TABELA 33-6
Efeitos fisiológicos positivos e saudáveis de exercícios e nutrição

Aumenta
Força dos ossos, ligamentos e músculos
Massa muscular e densidade óssea
Espessura da cartilagem articular
ATP (adenosina trifosfato), PCR (proteína C reativa), K+ (potássio) e mioglobina nos músculos esqueléticos
Conteúdo de enzimas oxidativas e mitocôndrias nos músculos esqueléticos
Artérias colaterais e densidade capilar nos músculos esqueléticos
Volume e peso do coração
Volume sanguíneo e hemoglobina circulante total
Volume sistólico cardíaco
Contratilidade miocárdica
CO_2 máximo (A-V)
Concentração máxima de lactato no sangue
Ventilação pulmonar máxima
Trabalho respiratório máximo
Capacidade máxima de difusão do oxigênio
Capacidade máxima de exercício, conforme medida pela ingestão máxima de oxigênio, tempo de exercício e distância
Concentração sérica de lipoproteína de alta densidade
Limiar anaeróbico
Concentração plasmática de insulina com exercícios submáximos

Reduz
Ritmo cardíaco em repouso e durante exercício submáximo
Concentração sanguínea de lactato durante exercício submáximo
Ventilação pulmonar durante trabalho submáximo
Quociente respiratório durante trabalho submáximo
Concentração sérica de triglicerídeos
Gordura corporal
Concentração sérica de lipoproteína de baixa densidade
Pressão arterial sistólica
Limiar da temperatura central para início da sudorese
Conteúdo de sódio e cloreto no suor
Epinefrina e norepinefrina plasmática com exercício submáximo
Concentrações plasmáticas de glucagon e do hormônio do crescimento com exercício submáximo
Hemoconcentração relativa com exercício submáximo no calor

(Reproduzida de Buskirk ER. In: White PL, Monderka T, eds. *Diet and Exercise: Synergism in Health Maintenance*. Chicago: American Medical Association; 1982:133, com permissão.)

TABELA 33-5
Expectativa de vida projetada ao nascimento e aos 65 anos, por sexo: 1990-2050 (em anos)

	Ao nascimento			Aos 65 anos		
Ano	Homens	Mulheres	Diferença	Homens	Mulheres	Diferença
1990	72,1	79,0	6,9	15,0	19,4	4,4
2000	73,5	80,4	6,9	15,7	20,3	4,6
2010	74,4	81,3	6,9	16,2	21,0	4,8
2020	74,9	81,8	6,9	16,6	21,4	4,8
2030	75,4	82,3	6,9	17,0	21,8	4,8
2040	75,9	82,8	6,9	17,3	22,3	5,0
2050	76,4	83,3	6,9	17,7	22,7	5,0

(Dados do U.S. Bureau of the Census, Washington, DC.)

cada na Tabela 33-5. Também ocorreram alterações na morbidade e na mortalidade. Durante os últimos 30 anos, por exemplo, ocorreu um declínio na mortalidade de 60% por doença cerebrovascular e de 30% por doença arterial coronariana. Em contraste, aumentou a mortalidade por câncer, que se eleva de forma acentuada com a idade, especialmente câncer de pulmão, colo, estômago, pele e próstata.

Os idosos mais velhos, pessoas com mais de 85 anos, são o segmento de crescimento mais rápido na população de idosos. Nos últimos 25 anos, a população de todas as pessoas idosas aumentou em 100%, em comparação com 45% de toda a população norte-americana, mas o aumento para pessoas com 85 anos ou mais ultrapassou 275%. Espera-se que até 2050 o idoso mais velho represente em torno de 25% da população idosa e 5% da população total dos Estados Unidos. A Figura 33-1 apresenta as porcentagens projetadas para a taxa de crescimento médio anual da população de idosos até 2050.

As principais causas de morte entre as pessoas idosas são doença cardíaca, câncer e acidente vascular cerebral. Os acidentes estão entre as principais causas de morte de sujeitos com mais de 65 anos. A maior parte dos acidentes fatais é causada por quedas, atropelamentos e queimaduras. As quedas, mais frequentemente, são o resultado de arritmias cardíacas e episódios hipotensivos.

Alguns gerontologistas consideram que a morte em pessoas muito velhas (mais de 85 anos) resulta de uma síndrome do envelhecimento caracterizada por propriedades elástico-mecânicas diminuí-das do coração, das artérias, dos pulmões e de outros órgãos. A morte resulta de lesões triviais no tecido que não seriam fatais para uma pessoa mais jovem; assim, a senescência é vista como a causa da morte.

Etnia e raça

A proporção de pessoas idosas na população negra, hispânica e asiática é menor do que na população branca, mas está aumentando rapidamente. Até 2050, 20% das pessoas idosas serão não brancas. A proporção de pessoas idosas hispânicas vai crescer de 4% para aproximadamente 14% no mesmo período. De acordo com o U.S. Census Bureau, hispânicos são pessoas "cujas origens são mexicanas, porto-riquenhas, cubanas, da América do Sul ou Central, e outras hispânicas ou latinas, independentemente da raça" (Fig. 33-2).

Proporção entre os sexos

Em média, as mulheres vivem mais do que os homens e têm maior probabilidade do que estes de viver sozinhas. O número de homens por 100 mulheres decresce acentuadamente de 65 até 85 anos (Fig. 33-3).

Distribuição geográfica

Os Estados norte-americanos mais populosos têm o maior número de pessoas idosas. A Califórnia está em primeiro lugar (3,3 milhões), seguida por Nova York, Pensilvânia, Texas, Michigan, Illinois, Flórida e Ohio, cada um com mais de 1 milhão. Estados com altas proporções de pessoas idosas incluem Pensilvânia, Flórida, Nebraska e Dakota do Norte. A alta proporção na Flórida se deve àqueles que se mudam para o Estado quando se aposentam; nos outros, porque as pessoas jovens se mudam.

Exercícios, dieta e saúde

Dieta e exercícios desempenham um papel na prevenção ou melhora de doenças crônicas de pessoas idosas, como arteriosclerose e hipertensão. A hiperlipidemia, com correlatos como doença arterial coronariana, pode ser controlada com redução do peso corporal, redução da ingestão de gordura saturada e limitação da ingestão de colesterol. O aumento da ingestão diária de fibras também pode ajudar a reduzir os níveis de lipoproteína sérica. A ingestão diária de aproximadamente 30 mL de álcool foi correlacionada a longevidade

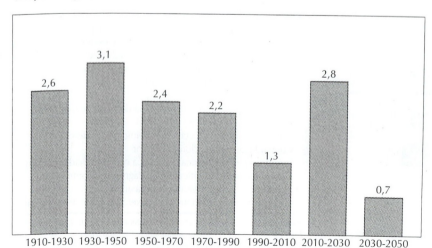

FIGURA 33-1
Taxa de crescimento médio anual da população de idosos. (Dados do U.S. Bureau of the Census.)

Erikson. Ele acreditava que o desenvolvimento passava por uma série de estágios psicossociais, cada um com seu próprio conflito, resolvido pelo indivíduo com maior ou menor sucesso. Erikson chamou a crise da última época da vida de integridade *versus* desespero, e acreditava que sua resolução bem-sucedida envolvia um processo de exame da vida e o alcance de um sentimento de paz e sabedoria por meio da reflexão sobre como a vida foi vivida. Por exemplo, Erikson propôs que a resolução bem-sucedida dessa crise seria caracterizada por um sentimento de ter vivido bem a vida, enquanto uma resolução de menos sucesso seria caracterizada por sentir que a vida foi curta demais, que o indivíduo não fez escolhas com bom senso e por uma amargura por não ter a chance de vivê-la novamente.

Vários estudos procuraram validar aspectos da teoria de Erikson. Em uma pesquisa, uma amostra de mais de 400 homens foi estudada prospectivamente, e o estágio vital eriksoniano mais alto que cada um alcançava era classificado de acordo com os dados reunidos sobre as circunstâncias de sua vida. Por exemplo, se um homem alcançou independência de sua família de origem e foi autossuficiente, mas incapaz de desenvolver um relacionamento íntimo, o mais alto estágio de vida alcançado seria o estágio da identidade, não o estágio da intimidade. Esse estudo encontrou que os indivíduos atravessam os estágios eriksonianos em ordem sequencial, embora com frequência não na mesma idade para cada indivíduo, e que os estágios são surpreendentemente universais em populações que são étnica e socioeconomicamente diversas.

Um estudo longitudinal de aproximadamente 500 sujeitos de duas coortes por idade encontrou que a coorte de menor idade pontuou significativamente mais alto em integridade do que a de maior idade, e os escores para ambos os grupos por idade em integridade declinaram significativamente até o momento final do teste. Esses dados sugerem que o conflito de integridade *versus* desespero pode ter um resultado mais favorável nas coortes de menor idade do que nas de maior idade, levantando a possibilidade de que a mudança nos valores sociais teve um impacto negativo na luta pela integridade. Outro estudo encontrou que a sabedoria, um construto relacionado à integridade, tinha uma relação mais forte com satisfação com a vida em adultos idosos do que outras variáveis, incluindo finanças, saúde e situações de vida.

Uma pesquisa das teorias do desenvolvimento na velhice é apresentada na Tabela 33-7.

Personalidade durante a vida: estabilidade ou mudança?

Embora Erikson e outros teóricos dos estágios tenham focado em tarefas e estágios desenvolvimentais únicos centrais para cada fase da vida, alguns estudiosos focaram na definição dos traços de personalidade centrais dentro do indivíduo e na determinação de seu curso ao longo da vida. Por exemplo, aqueles que são gregários ou extrovertidos durante a infância e adolescência continuam extrovertidos durante a meia-idade e a velhice? Vários estudos longitudinais bem desenhados que acompanharam indivíduos durante períodos de 10 a 50 anos encontraram fortes evidências de estabilidade em cinco traços de personalidade básicos: extroversão, neuroticismo, amabilidade, abertura para a experiência e escrupulosidade. Algumas pesquisas encontraram leve diminuição na extroversão e leve aumento na amabilidade à medida que os indivíduos avançam para a categoria de idoso mais velho, o que contrasta com teorias anteriores que propunham o enriquecimento da personalidade conforme a idade.

O fato de a personalidade parecer ter estabilidade considerável ao longo do tempo é incompatível com os princípios básicos das teorias dos estágios? Talvez não. É possível que, embora os indivíduos tenham con-

TABELA 33-7
Teóricos desenvolvimentais da velhice

Sigmund Freud	O progressivo controle do ego e do id com o envelhecimento resulta em crescente autonomia. A regressão permite que modos primitivos de funcionamento reapareçam.
Erik Erikson	O conflito central na velhice é entre integridade, o sentimento de satisfação que as pessoas têm refletindo uma vida vivida de forma produtiva, e desespero, o sentimento de que a vida tem pouco propósito ou significado. A satisfação na velhice surge somente ao ser ultrapassado o narcisismo e a entrada na intimidade e generatividade.
Heinz Kohut	Os idosos precisam lidar continuamente com a ferida narcisista à medida que tentam se adaptar às perdas biológicas, psicológicas e sociais associadas ao processo de envelhecimento. A manutenção da autoestima é uma tarefa importante da velhice.
Bernice Neugarten	O principal conflito da velhice relaciona-se ao abandono da posição de autoridade e à avaliação das realizações e competências anteriores. Esta é uma época de reconciliação com as pessoas e de resolução do luto pela morte de outros e pela aproximação da própria morte.
Daniel Levinson	A faixa dos 60 aos 65 anos é um período de transição ("a transição para a idade adulta tardia"). As pessoas narcisistas e que investiram intensamente na aparência corporal estão sujeitas a se tornar preocupadas com a morte. A atividade mental criativa é um substituto normal e sadio para a atividade física reduzida.

sistência ao longo do tempo na sua estrutura básica de personalidade, os temas e conflitos com os quais se defrontam mudem consideravelmente durante o ciclo da vida, desde preocupações com o desenvolvimento da identidade e um senso de *self* estável, até encontrar um parceiro de vida, e questões relacionadas ao exame da vida, conforme as hipóteses das teorias dos estágios. Além disso, ao desenvolverem teorias sobre as mudanças na personalidade, poucos estudos examinaram o impacto de eventos históricos significativos na personalidade; assim, as formas como esses eventos podem resultar em mudanças na personalidade não foram estudadas sistematicamente.

ASPECTOS PSICOSSOCIAIS DO ENVELHECIMENTO

Atividade social

As pessoas idosas sadias em geral mantêm um nível de atividade social apenas ligeiramente modificado do que era em épocas anteriores. Para muitos, a velhice é um período de contínuo crescimento intelectual, emocional e psicológico. Em alguns casos, no entanto, a doença física ou a morte de amigos e parentes pode impedir a continuidade da interação social. Além disso, à medida que as pessoas vivenciam um crescente sentimento de isolamento, elas podem se tornar vulneráveis à depressão. Evidências crescentes indicam que a manutenção das atividades sociais é valiosa para o bem-estar físico e emocional. O contato com indivíduos mais jovens também é importante. As pessoas idosas podem transmitir valores culturais e prestar cuidados à nova geração, mantendo, assim, um sentimento de utilidade que contribui para a autoestima.

Ageismo

Ageismo, um termo cunhado por Robert Butler, refere-se à discriminação de pessoas idosas e aos estereótipos negativos dos adultos mais jovens sobre a velhice. Os próprios idosos se ressentem e temem outras pessoas idosas e as discriminam. No esquema de Butler, os indivíduos frequentemente associam velhice a solidão, saúde debilitada, senilidade e fraqueza geral ou enfermidade. A experiência das pessoas idosas, no entanto, não apoia de forma consistente essa atitude. Por exemplo, embora 50% dos adultos jovens ache que saúde debilitada é um problema de quem tem mais de 65 anos, 75% das pessoas entre 65 e 74 anos descrevem sua saúde como boa. Dois terços das pessoas com mais de 75 anos se sentem da mesma maneira. Os problemas de saúde, quando existem, envolvem mais frequentemente condições crônicas do que agudas. Mais de 4 entre 5 pessoas com mais de 65 anos têm pelo menos uma condição crônica (Tab. 33-8).

A boa saúde, no entanto, não é o único determinante de boa qualidade de vida na velhice. Pesquisas entre os idosos mostram que os contatos sociais são, pelo menos, igualmente valorizados. Na verdade, os fatores que afetam o bom envelhecimento parecem ser multidimensionais. Envelhecer "com vigor" significa considerar o envelhecimento em termos de envolvimento produtivo, *status* afetivo, *status* funcional e *status* cognitivo. Esses quatro indicadores estão apenas minimamente correlacionados. Os indivíduos que envelhecem com mais vigor relatam maior contato social, melhor saúde e visão e menos eventos vitais significativos nos últimos três anos do que aqueles que envelhecem com menos vigor. Ocorre um decréscimo linear no vigor relacionado à idade, mas este ainda pode ser encontrado entre os idosos mais velhos.

George Vaillant acompanhou um grupo de calouros de Harvard até a velhice e encontrou o seguinte a respeito da saúde emocional aos 65 anos: ter estado próximo aos irmãos e irmãs durante a faculdade estava correlacionado a bem-estar emocional; passar por experiências vitais traumáticas precoces, como a morte de um dos pais ou divórcio dos pais, não estava correlacionado a má adaptação na velhice; estar deprimido em algum momento entre 21 e 50 anos predizia problemas emocionais aos 65 anos; e ter os traços de personalidade de pragmatismo e confiança quando adulto jovem estava associado a um sentimento de bem-estar aos 65 anos.

Transferência

Várias formas de transferência, algumas delas peculiares à idade adulta, estão presentes nos idosos. A primeira é a bem conhecida transferência parental, na qual o paciente reage ao terapeuta como o filho a um dos pais. A transferência de pares ou irmãos, expressões de experiências a partir de uma variedade de relações não parentais, também é comum. Nessa forma de transferência, o paciente busca o terapeuta para compartilhar experiências com irmãos, cônjuge, amigos e associados. Inicialmente, o terapeuta pode se surpreender com a capacidade dos pacientes idosos de ignorarem sua idade ao criarem tais transferências.

Na transferência de filho ou filha, muito comum nos indivíduos de meia-idade e nos idosos, o terapeuta é colocado no papel de filho, neto ou genro/nora do paciente. Os temas expressos nessa forma de transferência são múltiplos e frequentemente estão centrados em defesas contra sentimentos de dependência, atividade e dominação *versus* passividade e submissão e em tentativas de reelaborar aspectos insatisfatórios da relação com os filhos antes que o tempo acabe. Por fim, as transferências sexuais em indivíduos idosos são frequentes e intensas, e o terapeuta deve ser capaz de aceitá-las e de manejar suas respostas de contratransferência.

Contratransferência

Indivíduos idosos estão lidando com doenças e sinais de envelhecimento, com a perda do cônjuge e amigos e a consciência constante da limitação do tempo e a proximidade da morte. Estes são temas penosos que estão começando a entrar no foco de terapeutas mais jovens que prefeririam não enfrentá-los com tanta intensidade em uma frequência diária.

Uma segunda fonte de respostas de contratransferência está centrada na sexualidade do paciente idoso. A presença de uma vida rica em fantasias, masturbação e relações sexuais será desconcertante por si só se o terapeuta não tiver muita experiência em trabalhar com indivíduos que têm a mesma idade que seus pais e avós. Consi-

TABELA 33-8
As 10 principais condições crônicas de pessoas com mais de 65 anos, por idade e raça (número por mil pessoas)

	Idade				Raça (mais de 65)		
Condição	+ de 65	45 a 64	65 a 74	+ de 75	Brancos	Negros	Negros em relação a brancos
Artrite	483,0	253,8	437,3	554,5	483,2	522,6	108
Hipertensão	380,6	229,1	383,8	375,6	367,4	517,7	141
Deficiência auditiva	286,5	127,7	239,4	360,3	297,4	174,5	59
Doença cardíaca	278,9	118,9	231,6	353,0	286,5	220,5	77
Catarata	156,8	16,1	107,4	234,3	160,7	139,8	87
Deformidade ou deficiência ortopédica	155,2	155,5	141,4	177,0	156,2	150,8	97
Sinusite crônica	153,4	173,5	151,8	155,8	157,1	125,2	80
Diabetes	88,2	58,2	89,7	85,7	80,2	165,9	207
Deficiência visual	81,9	45,1	69,3	101,7	81,1	77,0	95
Veias varicosas	78,1	57,8	72,6	86,6	80,3	64,0	80

(Dados do National Center for Health Statistics, Washington, DC.)

dere a experiência apresentada no estudo de caso de uma terapeuta de 31 anos que estava tratando um homem de 62 anos.

> No início do processo de tratamento, emergiram os sentimentos sexuais do Sr. E. Sua aparência bem cuidada e o nervosismo típico de um adolescente causaram desconforto na terapeuta. A preocupação dela era como gerar respeito e desenvolver uma aliança terapêutica com um paciente que tratava cada sessão como um encontro, particularmente porque ele tinha idade para ser seu avô. Inicialmente chocada pela expressão aberta de seu interesse sexual por ela, com ajuda da supervisão e de sua terapia pessoal conseguiu reconhecer que ela e o paciente tinham conflitos semelhantes para resolver, apesar da diferença de 30 anos entre eles. A expectativa dela era de que o Sr. E. fosse "completamente resolvido", sem os problemas que ela também estava enfrentando. Ela pôde reconhecer que sua falha em ajudá-lo a entender a relação entre seu passado e a sexualidade ainda vibrante faria ao paciente um grande desserviço e deixaria à mostra sua falta de conhecimento do desenvolvimento sexual na idade avançada e sua reação de contratransferência a ele com base em suas próprias atitudes conflitadas em relação à sexualidade dos seus pais e avós. (Cortesia de Calvin A. Colarusso, M.D.)

Socioeconomia

A economia na velhice é de importância fundamental para os próprios idosos e para a sociedade em geral. Os últimos 30 anos testemunharam um declínio dramático na proporção da população de idosos norte-americanos pobres, principalmente em consequência da disponibilidade de seguros médicos/sociais e pensões privadas. Em 1959, 35,2% das pessoas com mais de 65 anos viviam abaixo da linha da pobreza, mas, em 2012, essa cifra declinou para 9,1%. As pessoas com mais de 65 anos representam 12% da população norte-americana, mas elas incluem somente 9% daquelas que vivem em nível socioeconômico baixo. As mulheres têm maior probabilidade do que os homens de ser pobres. As fontes de renda variam para as pessoas acima de 65 anos. Apesar dos ganhos econômicos globais, muitos idosos são tão preocupados com a questão do dinheiro que seu desfrute da vida é reduzido. A obtenção de cuidados médicos adequados pode ser especialmente difícil quando os recursos pessoais não estão disponíveis ou são insuficientes.

O Medicare (sistema de seguros de saúde gerido pelo governo dos Estados Unidos) oferece seguro hospitalar e médico para pessoas acima de 65 anos. Cerca de 150 milhões de contas médicas são reembolsadas no programa todos os anos, mas somente 40% de todas as despesas médicas foram contraídas por pessoas idosas com cobertura do Medicare. O restante é pago pelo seguro privado, seguro do Estado e recursos pessoais. Alguns serviços – como tratamento psiquiátrico ambulatorial, cuidados especializados de enfermagem, reabilitação física, exames físicos preventivos – são cobertos minimamente ou não têm cobertura.

Além do Medicare, o programa de Seguridade Social paga benefícios a pessoas com mais de 65 anos (mais de 67 anos em 2027) e benefícios com taxas reduzidas àquelas a partir de 62 anos. Para se qualificar para o benefício, é necessário ter trabalhado um tempo suficiente para se tornar segurada: um trabalhador deve ter trabalhado por 10 anos para ser elegível para os benefícios. Os benefícios também são pagos a viúvas, viúvos e filhos dependentes no caso de morte daqueles que recebem benefícios ou contribuem para a Seguridade Social (benefícios do sobrevivente). A Seguridade Social não é um esquema de pensão, mas uma suplementação de renda necessária para prevenir a pobreza em massa daqueles que se aposentam. Os benefícios são pagos aos aposentados por aqueles que estão trabalhando no momento. São previstas graves dificuldades para a Seguridade Social nas próximas três décadas, quando, então, o número de bebês do *baby boom* que chegar à velhice irá exceder muito o número de trabalhadores mais jovens que estarão pagando o plano.

Aposentadoria

Para muitas pessoas idosas, a aposentadoria é uma época de busca de prazer e liberdade em relação à responsabilidade dos compromissos de trabalho anteriores. Para outras, é um momento de estresse, especialmente quando a aposentadoria resulta em problemas econômicos ou em perda da autoestima. Idealmente, o emprego após os 65 anos deveria ser uma questão de escolha. Com a aprovação da lei de 1967 de Discriminação de Idade no Emprego (Age Discrimination in Employment Act) e suas emendas, a aposentadoria compulsória aos 70 anos foi praticamente eliminada no setor privado, e não é legal no emprego federal.

A maioria daqueles que se aposentam voluntariamente retorna à força de trabalho em dois anos por uma variedade de razões, incluindo reações negativas por estar aposentado, por sentir-se improdutivo, dificuldades econômicas e solidão. A duração do tempo passado na condição de aposentado aumentou à medida que a expectativa de vida quase dobrou desde 1900. Atualmente, o número de anos passados na aposentadoria é quase igual ao número de anos passados trabalhando.

Atividade sexual

A frequência do orgasmo, por coito ou masturbação, decresce com a idade em homens e mulheres. Os fatores mais importantes na determinação do nível de atividade sexual com a idade são a saúde e sobrevivência do cônjuge, a própria saúde e o nível de atividade sexual no passado. Embora com a idade seja inevitável algum grau de declínio no interesse e na função sexuais, fatores sociais e culturais parecem ser mais responsáveis pelas alterações sexuais observadas do que alterações psicológicas do envelhecimento em si. Embora uma atividade sexuais satisfatória seja possível para idosos razoavelmente saudáveis, muitos não aproveitam esse potencial. A noção amplamente disseminada de que idosos são essencialmente assexuados com frequência é uma profecia autocumprida.

Cuidados continuados

Muitos idosos enfermos precisam de cuidados institucionais. Embora apenas 5% sejam institucionalizados em casas de repouso em algum momento, em torno de 35% das pessoas idosas precisam de cuidados continuados em algum momento da vida (Fig. 33-4). Os residentes idosos de casas de repouso são principalmente mulheres viúvas, e cerca de 50% têm mais de 85 anos.

Os custos de uma casa de repouso não são cobertos pelo Medicare; eles variam de 20 mil a 1 milhão de dólares por ano. Cerca de 20 mil instituições com cuidados de enfermagem estão disponíveis nos Estados Unidos, e isso não é suficiente para atender às necessidades. Aqueles idosos que não necessitam de cuidados especializados de enfermagem podem ser cuidados em outros tipos de instalações relacionadas à saúde, como instituições que eles frequentam durante o dia, mas a necessidade desse tipo de atenção excede muito a disponibilidade desses locais.

Além das instituições, a assistência aos idosos é prestada por seus filhos (principalmente suas filhas e noras), suas esposas e outras mulheres (Fig. 33-5). Mais de 50% dessas mulheres cuidadoras também trabalham fora de casa, e cerca de 40% também cuidam dos próprios filhos. Em geral, as mulheres acabam como cuidadoras com mais frequência do que os homens devido às expectativas cul-

FIGURA 33-4
Pessoas acima de 65 anos com necessidade de cuidados continuados: 1980-2040. (Reproduzida de Manton B, Saldo J. Dynamics of health changes in the oldest old: New perspectives and evidence. *Milbank Q.* 1985;63-12, com permissão.)

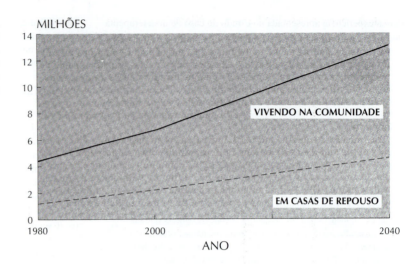

turais e sociais. De acordo com a American Association of Retired Persons, as filhas que têm emprego passam uma média de 12 horas por semana prestando cuidados e atualmente gastam cerca de US$ 150 por mês com transporte, telefonemas, alimentação especial e medicação para pessoas idosas.

PROBLEMAS PSIQUIÁTRICOS DE PESSOAS IDOSAS

Apesar da ubiquidade da perda na velhice, a prevalência de transtorno depressivo maior e distimia é, na verdade, menor do que em faixas etárias mais baixas. Foram propostas várias explicações para esse fenômeno: raridade da depressão de início tardio, mortalidade mais elevada entre pessoas com depressão e um decréscimo geral nos transtornos causados por perturbações emocionais ou abuso de substância em pessoas idosas. A depressão em pessoas idosas é frequentemente acompanhada por sintomas físicos ou alterações cognitivas que podem aparentar demência.

É alta a incidência de suicídio entre pessoas idosas (40 por 100 mil na população), e ela é mais alta para homens brancos idosos. O suicídio de pessoas idosas é percebido de forma diferente pelos amigos sobreviventes e membros da família com base no gênero: os homens são considerados fisicamente doentes, e as mulheres, mentalmente doentes.

A relação entre boa saúde mental e boa saúde física é clara nos idosos. Os efeitos adversos no curso de doença clínica crônica estão correlacionados a problemas emocionais. A próxima seção discutirá os problemas psiquiátricos em pessoas idosas.

EXAME PSIQUIÁTRICO DO PACIENTE IDOSO

A coleta da história psiquiátrica e o exame do estado mental de adultos idosos seguem o mesmo formato que para adultos mais jovens; no entanto, devido à alta prevalência de transtornos cognitivos em pessoas idosas, os psiquiatras precisam determinar se um paciente compreende a natureza e o propósito do exame. Quando um paciente é cognitivamente prejudicado, deve ser obtida uma história independente com um membro da família ou cuidador. O paciente deve, ainda, ser visto sozinho – mesmo em casos de clara evidência de prejuízo – para preservar a privacidade da relação médico-paciente e para identificar pensamentos suicidas ou ideação paranoide, os quais podem não ser expressos na presença de um parente ou enfermeiro.

Quando for realizado o exame do paciente idoso, é importante lembrar que os idosos diferem entre si de forma marcante. A abordagem de exame deve levar em conta se se trata de uma pessoa de 75 anos saudável que recentemente se aposentou de uma segunda carreira ou se é uma pessoa frágil de 96 anos que acabou de perder o único parente vivo com a morte da filha cuidadora de 75 anos.

História psiquiátrica

Uma história psiquiátrica completa inclui a identificação preliminar (nome, idade, sexo, estado civil), queixa principal, história da doença atual, história de doenças prévias, história pessoal e história familiar. Uma revisão das medicações (incluindo medicações sem prescrição) que o paciente está usando atualmente ou usou no passado recente também é importante.

Pacientes com mais de 65 anos frequentemente têm queixas subjetivas de um pequeno comprometimento da memória, como o esquecimento de nomes das pessoas ou perda de objetos. Também podem ocorrer problemas cognitivos menores devido à ansiedade na

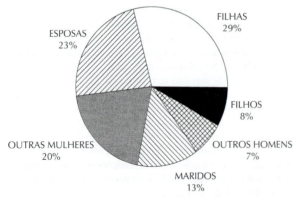

FIGURA 33-5
Cuidadores e sua relação com o idoso que recebe os cuidados. (Dados do Select Committee on Aging, U.S. House of Representatives.)

situação de entrevista. Esses prejuízos associados à idade não são significativos; o termo *esquecimento senescente benigno* foi utilizado para descrevê-los.

A história da infância e adolescência de um paciente pode fornecer informações sobre a organização da personalidade e dar pistas sobre estratégias de enfrentamento e mecanismos de defesa usados sob estresse. Uma história de dificuldade de aprendizagem ou disfunção cerebral mínima é significativa. Os psiquiatras devem investigar sobre amigos, esportes, lazer, atividades sociais e trabalho. A história ocupacional deve incluir os sentimentos do paciente sobre trabalho, relações com os pares, problemas com autoridade e atitudes em relação à aposentadoria. O paciente também deve ser questionado sobre planos para o futuro. Quais são suas expectativas e seus medos?

A história familiar deve incluir a descrição do paciente das atitudes dos seus pais e a adaptação deles à velhice e, se for indicado, as causas das suas mortes. A doença de Alzheimer é transmitida como um traço autossômico dominante em 10 a 30% dos filhos de pais com essa doença; depressão e dependência de álcool também ocorrem nas famílias. A situação social atual do paciente deve ser avaliada. Quem cuida do paciente? O paciente tem filhos? Quais são as características das relações pai-filho do paciente? Uma história financeira ajuda o psiquiatra a avaliar o papel das dificuldades econômicas na doença do paciente e a fazer recomendações realistas de tratamento.

A história conjugal inclui uma descrição do cônjuge e as características do relacionamento. Se o paciente for viúvo ou viúva, o psiquiatra deve explorar como foi feito o luto. Se a perda do cônjuge ocorreu no ano anterior, o paciente está em alto risco de um evento físico ou psicológico adverso.

A história sexual do paciente inclui atividade sexual, orientação, libido, masturbação, casos extraconjugais e sintomas sexuais (p. ex., impotência e anorgasmia). Os clínicos jovens podem ter que superar os próprios preconceitos em relação a tomar a história sexual: sexualidade é uma área de interesse para muitos pacientes geriátricos, que são receptivos à oportunidade de falarem sobre seus sentimentos e atitudes sexuais.

Exame do estado mental

O exame do estado mental oferece uma visão transversal de como o paciente pensa, sente e se comporta durante o exame. Com adultos idosos, um psiquiatra pode não conseguir se basear em um único exame para responder a todas as perguntas diagnósticas. Poderá ser necessário repetir os exames devido às alterações flutuantes na família do paciente.

Descrição geral.
Uma descrição geral do paciente inclui aparência, psicomotricidade, atitude em relação ao examinador e atividade da fala.

Perturbações motoras (p. ex., marcha arrastada, postura inclinada, movimentos circulares dos dedos, tremores e assimetria corporal) devem ser observadas. Movimentos involuntários da boca ou língua podem ser efeitos adversos de medicação fenotiazínica. Muitos pacientes deprimidos parecem ser lentos na fala e no movimento. A face semelhante a uma máscara ocorre na doença de Parkinson.

A fala do paciente pode ser pressionada em estados agitados, maníacos e ansiosos. Lacrimejamento e choro franco ocorrem em transtornos depressivos e cognitivos, especialmente se o paciente se sente frustrado por não conseguir responder uma das perguntas do examinador. A presença de um aparelho auditivo ou outra indicação de que o paciente tem problemas de audição (p. ex., pedir que as perguntas sejam repetidas) deve ser observada.

A atitude do paciente em relação ao examinador – cooperativo, desconfiado, reservado, insinuante – pode fornecer informações sobre possíveis reações transferenciais. Devido à transferência, os idosos podem reagir a médicos mais jovens como se estes fossem figuras parentais, apesar da diferença de idade.

Avaliação funcional.
Pacientes com mais de 65 anos devem ser avaliados quanto a sua capacidade de manter a independência e de realizar atividades da vida diária, que incluem higiene pessoal, preparo das refeições, vestir-se, cuidados pessoais e alimentação. O grau de competência funcional em seus comportamentos diários é uma consideração importante na formulação de um plano de tratamento para esses pacientes.

Humor, sentimentos e afeto.
Suicídio é a principal causa da morte de idosos, e uma avaliação da ideação suicida é essencial. Solidão é a razão mais comum citada por adultos idosos que consideram o suicídio. Sentimentos de solidão, inutilidade, impotência e falta de esperança são sintomas de depressão, o que implica um alto risco de suicídio. Quase 75% de todas as vítimas de suicídio sofrem de depressão, abuso de álcool, ou ambos. O examinador deve perguntar especificamente sobre pensamentos de suicídio: o paciente acha que a vida não vale mais a pena ser vivida? Acha que estaria melhor morto ou que, quando morto, não seria mais uma carga para os outros? Esses pensamentos – em especial quando associados a abuso de álcool, viver sozinho, morte recente do cônjuge, doença física e dor somática – indicam um alto risco de suicídio.

Perturbações nos estados de humor, mais notadamente depressão e ansiedade, podem interferir no funcionamento da memória. Um humor eufórico ou expansivo pode indicar um episódio maníaco ou sinalizar um transtorno demencial. A disfunção do lobo frontal frequentemente produz *witzelsucht*, que é a tendência a fazer trocadilhos e piadas e depois rir deles em voz alta.

O afeto do paciente pode ser indiferente, embotado, contido, superficial ou inapropriado, os quais podem indicar um transtorno depressivo, esquizofrenia ou disfunção cerebral. Esses afetos são achados anormais importantes, embora não sejam patognomônicos de um transtorno específico. Disfunção no lobo dominante causa *disprosódia*, incapacidade de expressar sentimentos emocionais por meio da entonação da fala.

Perturbações perceptuais.
Alucinações e ilusões por parte de idosos podem ser fenômenos transitórios resultantes da diminuição da acuidade sensorial. O examinador deve observar se o paciente está confuso sobre o tempo ou o lugar durante o episódio alucinatório; uma confusão aponta para uma condição orgânica. É particularmente importante perguntar ao paciente sobre percepções corporais distorcidas. Como alucinações podem ser causadas por tumores cerebrais e outras patologias focais, podem ser indicados exames diagnósticos. Doenças cerebrais podem causar deficiência perceptiva; agnosia, a incapacidade de reconhecer e interpretar o significado de impressões sensoriais, está associada a doenças cerebrais orgânicas. O examinador deve observar o tipo de agnosia – a negação de doença (anosognosia), a negação de uma parte do corpo (atopognosia) ou a incapacidade de reconhecer objetos (agnosia visual) ou rostos (prosopagnosia).

Expressão da linguagem.
A categoria de expressão da linguagem no exame do estado mental geriátrico abrange as afasias, que são transtornos da expressão da linguagem relacionados a lesões orgânicas do cérebro. Os mais bem descritos são a afasia não fluente, ou de Broca, afasia fluente, ou de Wernicke, e afasia global, uma combinação de afasias fluentes e não fluentes. Na afasia não fluente, ou de Broca, a compreensão do paciente permanece intacta, mas a capacidade de falar está prejudicada – ele não consegue pronunciar "metodista episcopal". As palavras em geral são pronunciadas incorretamente, e a fala pode ser telegráfica. Um teste simples para afasia de Wernicke é apontar para

alguns objetos comuns – como uma caneta ou lápis, uma maçaneta de porta e um interruptor de luz – e pedir que o paciente os nomeie. O paciente também pode não conseguir demonstrar o uso de objetos simples, como uma chave e um fósforo (apraxia ideomotora).

Funcionamento visuoespacial. Algum declínio na capacidade visuoespacial é normal com o envelhecimento. Pedir que o paciente copie figuras ou um desenho pode ser útil na avaliação da função. Deve ser realizada uma avaliação neuropsicológica quando o funcionamento visuoespacial estiver evidentemente prejudicado.

Pensamento. Os distúrbios no pensamento incluem neologismos, salada de palavras, circunstancialidade, afrouxamento das associações, fuga de ideias, associação com sons e bloqueio. A perda da capacidade de reconhecer a nuance dos significados (pensamento abstrato) pode ser um sinal precoce de demência. O pensamento é, então, descrito como concreto ou literal.

O conteúdo do pensamento deve ser examinado para fobias, obsessões, preocupações somáticas e compulsões. Ideias sobre suicídio ou homicídio devem ser discutidas. O examinador deve determinar se delírios estão presentes e como eles afetam a vida do paciente. Delírios podem estar presentes em pacientes de casas de repouso e podem ter sido uma razão para sua admissão. Ideias de referência ou de influência devem ser descritas. Pacientes com deficiência auditiva podem ser classificados de maneira errônea como paranoides ou desconfiados.

Sensório e cognição. *Sensório* refere-se ao funcionamento dos sentidos especiais; *cognição* refere-se ao processamento de informações e ao intelecto. A investigação das duas áreas, conhecida como exame neuropsiquiátrico, consiste na avaliação do clínico e em uma bateria extensa de testes psicológicos.

CONSCIÊNCIA. Um indicador sensível da disfunção do cérebro é um estado alterado de consciência no qual o paciente parece não estar alerta, mostra flutuações nos níveis de consciência ou parece estar letárgico. Em casos severos, o paciente está sonolento ou em estado de torpor.

ORIENTAÇÃO. Deficiência de orientação no tempo, no espaço e para a pessoa está associada a transtornos cognitivos. Com frequência, é observado comprometimento cognitivo em transtornos do humor, transtornos de ansiedade, transtornos factícios, transtorno conversivo e transtornos da personalidade, especialmente durante períodos de severo estresse físico ou ambiental. O examinador deve testar a orientação no espaço pedindo que o paciente descreva sua localização atual. A orientação para a pessoa pode ser abordada de duas maneiras: o paciente sabe seu nome, e os enfermeiros e os médicos são identificados como tais? O tempo é testado ao ser perguntado ao paciente a data, ano, mês e dia da semana. Ele também deve ser questionado sobre a duração de tempo passado em um hospital, durante qual estação do ano isso ocorreu e como sabe esses fatos. É dado maior significado às dificuldades referentes à pessoa do que a dificuldades de tempo e espaço, e é dado mais significado à orientação no espaço do que à orientação no tempo.

MEMÓRIA. A memória em geral é avaliada em termos de memória imediata, recente e remota. A retenção imediata e a recordação são testadas dando ao paciente seis dígitos a serem repetidos avançando e retrocedendo. O examinador deve registrar o resultado da capacidade de lembrar-se do paciente. Pessoas sem memória prejudicada em geral conseguem lembrar seis dígitos avançando e cinco ou seis dígitos retrocedendo. O clínico deve ter conhecimento de que a capacidade de se sair bem em testes de abrangência de dígitos está prejudicada em pessoas extremamente ansiosas. A memória remota pode ser testada ao serem perguntados local e data de nascimento, nome da mãe antes de ela se casar e os nomes e datas de nascimento dos filhos do paciente.

Nos transtornos cognitivos, a memória recente se deteriora primeiro, e sua avaliação pode ser realizada de várias maneiras. Alguns examinadores dão ao paciente os nomes de três itens no início da entrevista e pedem que ele se lembre deles mais tarde. Outros preferem contar uma história curta e pedir ao paciente que a repita literalmente. A memória do passado recente também pode ser testada perguntando ao paciente seu local de residência, incluindo o número da rua, o meio de transporte até o hospital e alguns eventos atuais. Se o indivíduo tiver um déficit de memória, como amnésia, deve ser realizada uma testagem detalhada para determinar se ela é retrógrada (perda da memória antes de um evento) ou anterógrada (perda da memória após o evento). A retenção e a recordação também podem ser testadas fazendo o paciente recontar uma história simples. Aqueles que confabulam inventam novo material ao recontar a história.

TAREFAS INTELECTUAIS, INFORMAÇÕES E INTELIGÊNCIA. Várias tarefas intelectuais podem ser apresentadas para estimar o acervo de conhecimentos gerais do paciente e seu funcionamento intelectual. Contagem e cálculos podem ser testados pedindo ao paciente que subtraia 7 de 100 e continue subtraindo 7 do resultado até que o número 2 seja atingido. O examinador registra as respostas como uma linha de base para testes futuros. Ele também pode pedir que o paciente faça uma contagem regressiva de 20 até 1 e registrar o tempo necessário para concluir o exercício.

O acervo de conhecimentos gerais do paciente está relacionado à inteligência. Pode ser perguntado o nome do presidente do país, pedir que nomeie as três maiores cidades do país, que diga qual é a população do país e dê a distância entre duas grandes cidades. O examinador deve levar em conta o nível de instrução do paciente, *status* socioeconômico e experiência geral de vida na avaliação dos resultados de alguns desses testes.

LEITURA E ESCRITA. Pode ser importante que o clínico examine a leitura e a escrita do paciente para determinar se ele tem um déficit específico na fala. O examinador pode pedir a ele que leia uma história simples em voz alta ou escreva uma frase curta para testar um transtorno de leitura ou escrita. Deve ser observado se o indivíduo é destro ou canhoto.

JULGAMENTO. *Julgamento* é a capacidade de agir de maneira apropriada em várias situações. O paciente mostra julgamento prejudicado? O que ele faria se encontrasse um envelope endereçado e selado na rua? O que faria se sentisse cheiro de fumaça no teatro? Ele consegue discriminar? Qual é a diferença entre um ano e um menino?

Avaliação neuropsicológica

Um exame neuropsicológico completo inclui uma bateria abrangente de testes que podem ser replicados por vários examinadores e podem ser repetidos ao longo do tempo para avaliar o curso de uma doença específica. O teste mais amplamente usado do funcionamento cognitivo atual é o Miniexame do Estado Mental (MEEM), que avalia orientação, atenção, cálculo, memória imediata e de curto prazo, linguagem e capacidade de seguir ordens simples. O MEEM é utilizado para detectar prejuízos, acompanhar o curso de uma doença e monitorar as respostas do paciente ao tratamento. Ele não é usado para fazer um diagnóstico formal. O escore máximo é 30. Idade e nível de instrução influenciam o desempenho cognitivo medido pelo MEEM.

A avaliação das habilidades intelectuais é realizada com a Escala de Inteligência Wechsler para Adultos-Revisada (WAIS-R), que fornece escores de quociente de inteligência (QI) verbal, de execução e total. Os resultados de alguns testes, como os de vocabulário, se mantêm à medida que progride o envelhecimento; já os resultados de outros testes, como os das semelhanças e de substituição dígito-símbolo, não. A parte de execução na WAIS-R é um indicador mais sensível de dano cerebral do que a parte verbal.

As funções visuoespaciais são sensíveis ao processo normal de envelhecimento. O Teste Guestáltico de Bender é um dos inúmeros instrumentos utilizados para testar as funções visuoespaciais; outro é a Bateria Halstead-Reitan, que é a bateria mais complexa dos testes que abrangem todo o espectro de processamento da informação e cognição. A depressão, mesmo na ausência de demência, com frequência prejudica o desempenho psicomotor, especialmente o funcionamento visuoespacial e a velocidade de desempenho motor. A Escala de Depressão Geriátrica é um instrumento de rastreamento útil que exclui queixas somáticas da sua lista de itens. A presença de queixas somáticas em uma escala de classificação tende a confundir o diagnóstico de um transtorno depressivo.

História médica. Os pacientes idosos têm problemas clínicos mais concomitantes, crônicos e múltiplos e tomam mais medicações do que os adultos jovens; muitas delas podem influenciar seu estado mental. A história médica inclui todas as doenças importantes, traumatismos, hospitalizações e intervenções de tratamento. O psiquiatra também deve estar alerta para doenças clínicas subjacentes. Infecções, distúrbios metabólicos e eletrolíticos e infarto do miocárdio e acidente vascular cerebral podem ser manifestados inicialmente por sintomas psiquiátricos. Humor depressivo, delírios e alucinações podem preceder outros sintomas da doença de Parkinson em muitos meses. Do mesmo modo, um transtorno psiquiátrico também pode causar sintomas somáticos, como perda de peso, desnutrição e inanição por depressão severa.

A revisão cuidadosa das medicações (incluindo aquelas de venda livre, laxativos, vitaminas, tônicos e loções) e até de substâncias recentemente descontinuadas é extremamente importante. Os efeitos das substâncias podem ser duradouros e induzir depressão (p. ex., anti-hipertensivos), prejuízo cognitivo (p. ex., sedativos), *delirium* (p. ex., anticolinérgicos) e convulsões (p. ex., neurolépticos). A revisão das medicações deve incluir detalhes suficientes para identificar o mau uso (superdosagem, subdose) e relacionar seu uso a dietas especiais. Também é importante uma história dietética; deficiências e excessos (p. ex., proteína, vitaminas) podem influenciar a função fisiológica e o estado mental.

DETECÇÃO PRECOCE E ESTRATÉGIAS DE PREVENÇÃO

Muitas doenças relacionadas à idade se desenvolvem insidiosamente e progridem de modo gradual ao longo dos anos. A causa mais comum de prejuízo cognitivo em idade avançada é a doença de Alzheimer, caracterizada neuropatologicamente por um acúmulo gradual de placas neuríticas e emaranhados neurofibrilares no cérebro. Clinicamente, é vista uma progressão do declínio cognitivo, que começa com leve perda de memória e termina com deterioração cognitiva e comportamental severa.

Como provavelmente será mais fácil prevenir o dano neural do que repará-lo depois que ocorrer, os investigadores estão desenvolvendo estratégias para detecção precoce e prevenção de doenças relacionadas à idade, como a doença de Alzheimer. Ocorreu um progresso considerável no componente de detecção dessa estratégia por meio do uso de tecnologias de imagem cerebral, como a tomografia por emissão de pósitrons (PET) e imagem por ressonância magnética funcional (IRMf), em combinação com medidas do risco genético. Com essas abordagens, agora mudanças cerebrais sutis

TABELA 33-9
Domínios cognitivos

Funcionamento cognitivo total
  Miniexame do Estado Mental: *orientação, repetição, seguir ordens, nomear, habilidades de construção, expressão escrita, memória, flexibilidade mental e cálculos*

Inteligência
  Escala de Inteligência Wechsler para Adultos-Revisada (WAIS-R) ou Escala de Inteligência Wechsler III (WAIS-III): *inteligência verbal e não verbal*

Atenção básica
  WAIS-R ou WAIS-III – Repetição de Dígitos: *repetição de dígitos avançando e retrocedendo*

Velocidade de processamento da informação
  WAIS-R ou WAIS-III – Dígitos e Símbolos: *rastreamento grafomotor rápido*
  Formação de Trilhas Parte A: *rastreamento grafomotor rápido*
  Stroop A e B: *leitura rápida de palavras e nomeação de cores*

Destreza motora
  Tamborilar os dedos: *destreza do dedo indicador direito e esquerdo*

Linguagem
  Teste de Nomeação de Boston: *recuperação de palavras*
  WAIS-R ou WAIS-III – Vocabulário: *abrangência do vocabulário*

Perceptual visual/espacial
  WAIS-R ou WAIS-III – Completar Figuras: *percepção visual*
  WAIS-R ou WAIS-III – Desenho de Blocos: *habilidade de construção*
  Figura Complexa de Rey-Osterrieth: *cópia de desenho complexo com lápis e papel*
  Teste de Integração Visuomotora de Beery: *cópia com lápis e papel de desenhos simples a complexos*

Aprendizagem e memória
  Tarefa de aprendizagem de uma lista de palavras de 8 a 10 itens: *aprender e lembrar-se de informações verbais decoradas*
  Escala de Memória de Wechsler-Revisada (WMS-R) ou Escala de Memória de Wechsler-III (WMS-III)
    Subteste de Memória Lógica: *memória imediata e tardia de informações de um parágrafo*
    Subteste de Reprodução Visual: *memória imediata e tardia de desenhos visuais*
  Memória tardia em 3 minutos de Figura Complexa de Rey-Osterrieth: *memória tardia de desenho complexo*

Funções executivas
  Formação de Trilhas Parte B: *alternância rápida entre tarefas*
  Stroop C: *inibição de uma resposta aprendida por repetição*
  Teste de Classificação de Cartões de Wisconsin: *classificação e flexibilidade mental*
  Fluência verbal (FAS e categoria): *geração rápida de palavras*
  Fluência de desenho: *geração rápida de novos desenhos*

(Cortesia de Kyle Brauer Boone, Ph.D.)

que progridem podem ser detectadas e acompanhadas ao longo do tempo. Tais marcadores substitutos permitem que os cientistas clínicos acompanhem a progressão da doença e testem novos tratamentos projetados para desacelerar o envelhecimento do cérebro. Ensaios clínicos com inibidores da colinesterase, substâncias anti-colesterol, anti-inflamatórios e outras substâncias (p. ex., vitamina E) estão em progresso para determinar se esses tratamentos retardam o início da doença de Alzheimer ou a progressão do declínio metabólico ou cognitivo do cérebro.

Novas abordagens para medir as evidências físicas da doença de Alzheimer, as placas e os emaranhados no córtex cerebral foram bem-sucedidas em estudos iniciais e provavelmente irão facilitar o teste de tratamentos inovadores concebidos para livrar o cérebro dessas lesões patognomônicas. Os cientistas podem não conseguir curar a doença de Alzheimer em seus estágios avançados, mas podem conseguir retardar seu início com eficácia, ajudando os pacientes a viver mais tempo sem as manifestações debilitantes da doença, incluindo o declínio cognitivo.

TRANSTORNOS MENTAIS DA VELHICE

O programa da Epidemiological Catchment Area (Área de Captação Epidemiológica; [ECA]) do National Institute of Mental Health identificou que os transtornos mentais mais comuns na velhice são transtornos depressivos, transtornos cognitivos, fobias e transtornos por uso de álcool. Os adultos idosos também têm alto risco de suicídio e de sintomas psiquiátricos induzidos por substâncias. Muitos transtornos mentais da velhice podem ser prevenidos, melhorados ou até mesmo revertidos. De especial importância são as causas reversíveis de *delirium* e demência; entretanto, se não diagnosticadas com precisão e tratadas de modo oportuno, essas condições podem progredir para um estado irreversível, requerendo a institucionalização do paciente. A Tabela 33-9 lista os domínios cognitivos gerais considerados em uma avaliação neuropsicológica, com os testes usados para medir essa habilidade e uma descrição dos comportamentos específicos medidos por esses testes. Os testes listados na tabela constituem uma bateria abrangente apropriada para uso com população geriátrica, e seu uso é preferível para a determinação confiável da presença e do tipo de demência ou outro transtorno cognitivo em pessoas idosas; em algumas circunstâncias, no entanto, não é possível administrar uma bateria por várias horas.

Vários fatores psicossociais de risco também predispõem pessoas idosas a transtornos mentais. Esses fatores incluem perda dos papéis sociais, perda da autonomia, morte de amigos e parentes, declínio na saúde, aumento do isolamento, restrições financeiras e redução no funcionamento cognitivo.

Muitas substâncias podem causar sintomas psiquiátricos em idosos. Esses sintomas podem ser resultantes de alterações na absorção de medicamentos relacionadas à idade, de uma dosagem prescrita muito alta, de não seguir as instruções e tomar uma dose muito alta, de sensibilidade à medicação e de prescrições conflitantes apresentadas por vários médicos. Quase todo o espectro dos transtornos mentais pode ser causado por substâncias.

Transtornos demenciais

Somente a artrite é uma causa mais comum de incapacidade entre adultos com mais de 65 anos do que a demência, um prejuízo geralmente progressivo e irreversível do intelecto, cuja prevalência aumenta com a idade. Cerca de 5% das pessoas nos Estados Unidos com mais de 65 anos têm demência grave, e 15% têm demência leve. Entre as pessoas com mais de 80 anos, cerca de 20% têm demência grave. Os fatores de risco conhecidos para demência são idade, história familiar e sexo feminino.

Em contraste com a incapacidade intelectual, o prejuízo intelectual da demência se desenvolve ao longo do tempo – isto é, funções mentais previamente adquiridas são perdidas de maneira gradual. As alterações características da demência envolvem a cognição, a memória, a linguagem e as funções visuoespaciais, mas perturbações comportamentais também são comuns e incluem agitação, inquietude, perambulação, fúria, violência, gritos, desinibição social e sexual, impulsividade, perturbações do sono e delírios. Delírios e alucinações ocorrem durante o curso das demências em aproximadamente 75% dos pacientes.

TABELA 33-10 Algumas condições potencialmente reversíveis que podem se parecer com demência
Substâncias
Agentes anticolinérgicos
Anti-hipertensivos
Antipsicóticos
Corticosteroides
Digitalis
Narcóticos
Agentes anti-inflamatórios não esteroides
Fenitoína
Polifarmacoterapia
Hipnóticos sedativos
Transtornos psiquiátricos
Ansiedade
Depressão
Mania
Transtornos alucinatórios (paranoides)
Distúrbios metabólicos e endócrinos
Doença de Addison
Síndrome de Cushing
Insuficiência hepática
Hipercarbia (doença pulmonar obstrutiva crônica)
Hipernatremia
Hiperparatireoidismo
Hipertireoidismo
Hipoglicemia
Hiponatremia
Hipotireoidismo
Insuficiência renal
Depleção de volume
Condições diversas
Impactação fecal
Hospitalização
Deficiência auditiva ou visual

(Cortesia de Gary W. Small, M.D.)

A cognição é prejudicada por muitas condições, incluindo lesões cerebrais, tumores cerebrais, síndrome da imunodeficiência adquirida (aids), álcool, medicações, infecções, doenças pulmonares crônicas e doenças inflamatórias. Embora as demências associadas à idade avançada em geral sejam causadas por doença degenerativa primária do sistema nervoso central (SNC) e doença vascular, muitos fatores contribuem para o prejuízo cognitivo; em idosos, são comuns causas mistas de demência.

Cerca de 10 a 15% de todos os pacientes que exibem sintomas de demência têm condições potencialmente tratáveis. Tais condições incluem transtornos sistêmicos, como doença cardíaca, doença renal e insuficiência cardíaca congestiva; transtornos endócrinos, como hipotireoidismo; deficiência vitamínica; mau uso de medicação; e transtornos mentais primários, mais notadamente transtornos depressivos.

Dependendo do local da lesão cerebral, as demências são classificadas como corticais e subcorticais. Demência subcortical ocorre na doença de Huntington, na doença de Parkinson, na hidrocefalia com pressão normal, na demência vascular e na doença de Wilson. As demências subcorticais estão associadas a transtornos do movimento, apraxia de marcha, retardo psicomotor, apatia e mutismo acinético, o qual pode ser confundido com catatonia. A Tabela 33-10 lista algumas condições potencialmente reversíveis que podem se parecer com demência. As demências corticais ocorrem em demências do tipo Alzheimer, doença de Creutzfeldt-Jakob (DCJ) e doença de Pick, que frequentemente manifestam afasia, agnosia e apraxia. Na prática clínica, os dois tipos de demência se sobrepõem, e, na maioria dos casos, somente por meio de autópsia é que pode ser realizado um diagnóstico preciso. Doenças priônicas humanas resultam de mutações na codificação no gene da proteína priônica (PRNP) e podem ser herdadas, adquiridas ou esporádicas. Elas incluem a DCJ familiar, a síndrome de Gerstmann-Sträussler-Scheinker e a insônia familiar fatal. Estas são herdadas como mutações autossômicas dominantes. As doenças adquiridas incluem kuru e DCJ iatrogênica. O kuru era uma doença priônica epidêmica do povo Fore da Papua, Nova Guiné, causada por rituais funerários canibalísticos, cujo pico da incidência ocorreu na década de 1950. A doença iatrogênica é rara e é causada, por exemplo, pelo uso de dura-máter e enxertos de córnea contaminados e tratamento com hormônio do crescimento e gonadotrofina derivados de hipófise cadavérica. A DCJ esporádica representa 85% das doenças priônicas humanas e ocorre no mundo inteiro, com uma distribuição uniforme e incidência de cerca de 1 em 1 milhão por ano, com uma idade média de início de 65 anos. Ela é extremamente rara em indivíduos com menos de 30 anos.

Transtornos depressivos

Sintomas depressivos estão presentes em cerca de 15% de todos os residentes em comunidades de idosos e em pacientes de casas de repouso. A idade em si não é um fator de risco para o desenvolvimento de depressão, mas ser viúvo e ter uma doença médica crônica estão associados à vulnerabilidade para transtornos depressivos. A depressão de início tardio é caracterizada por altas taxas de recorrência.

Os sinais e sintomas comuns dos transtornos depressivos incluem energia e concentração reduzidas, perturbações do sono (especialmente despertar cedo pela manhã e múltiplos despertares), apetite reduzido, perda de peso e queixas somáticas. Os sintomas apresentados podem ser diferentes em pacientes idosos deprimidos daqueles que são vistos em adultos mais jovens, devido à ênfase aumentada em queixas somáticas em pessoas idosas. Os idosos são particularmente vulneráveis a episódios depressivos maiores com características melancólicas, caracterizados por depressão, hipocondria, baixa autoestima, sentimentos de desvalia e tendências autoacusatórias (especialmente sobre sexo e pecado), com ideação paranoide e suicida. Uma escala de depressão geriátrica é apresentada na Tabela 33-11.

O prejuízo cognitivo em pacientes geriátricos deprimidos é chamado de *síndrome de demência da depressão* (pseudodemência), que pode ser facilmente confundida com demência verdadeira. Na demência verdadeira, o desempenho intelectual costuma ser global, e o prejuízo é consistentemente pouco; na pseudodemência, os déficits na atenção e concentração são variáveis. Comparados com pacientes que têm demência verdadeira, os pacientes com pseudodemência têm menos probabilidade de ter prejuízo na linguagem e de confabular; quando em dúvida, eles têm maior probabilidade de dizer "eu não sei"; e suas dificuldades de memória são mais limitadas à recordação livre do que ao reconhecimento em testes de memória com pistas. A pseudodemência ocorre em cerca de 15% dos pacientes idosos deprimidos, e 25 a 50% dos pacientes com demência são deprimidos.

Esquizofrenia

A esquizofrenia em geral começa no fim da adolescência ou idade adulta jovem e persiste durante toda a vida. Embora os primeiros episódios diagnosticados após os 65 anos sejam raros, foi descrito um tipo de início tardio iniciando depois dos 45 anos. As mulheres

TABELA 33-11
Escala de depressão geriátrica (versão curta)

As respostas que indicam depressão estão em negrito. Cada resposta conta 1 ponto; escores acima de 5 indicam provável depressão.

1.	Você está basicamente satisfeito com a sua vida?	Sim/**Não**
2.	Você abandonou muitas de suas atividades e interesses?	**Sim**/Não
3.	Você sente que a sua vida está vazia?	**Sim**/Não
4.	Você se sente aborrecido com frequência?	**Sim**/Não
5.	Você se sente bem disposto a maior parte do tempo?	Sim/**Não**
6.	Você tem medo de que algo ruim possa lhe acontecer?	**Sim**/Não
7.	Você se sente feliz a maior parte do tempo?	Sim/**Não**
8.	Você frequentemente se sente desamparado?	**Sim**/Não
9.	Você prefere ficar em casa em vez de sair e fazer coisas novas?	**Sim**/Não
10.	Você acha que tem mais problemas de memória do que a maioria das pessoas?	**Sim**/Não
11.	Você acha maravilhoso estar vivo agora?	Sim/**Não**
12.	Você se sente sem valor pela forma como está agora?	**Sim**/Não
13.	Você se sente cheio de energia?	Sim/**Não**
14.	Você se sente sem esperança?	**Sim**/Não
15.	Você acha que a maioria das pessoas está em situação melhor do que você?	**Sim**/Não

Instruções especiais: a escala pode ser usada como autoavaliação ou medida pelo observador. Também tem sido usada como escala nominal-observador em indivíduos com demência leve.

(De Yesavage JA. Geriatric depression scale. *Psychopharmacol Bull*. 1988;24:709, com permissão.)

têm maior probabilidade de ter esquizofrenia de início tardio do que os homens. Outra diferença entre o transtorno de início precoce e o tardio é a maior prevalência de esquizofrenia paranoide no tipo de início tardio. Aproximadamente 20% das pessoas com esquizofrenia não apresentam sintomas ativos aos 65 anos; 80% apresentam graus variados de prejuízo. A psicopatologia se torna menos acentuada à medida que o paciente envelhece.

O tipo de esquizofrenia residual ocorre em cerca de 30% das pessoas com o transtorno. Seus sinais e sintomas incluem embotamento emocional, retraimento social, comportamento excêntrico e pensamento ilógico. Delírios e alucinações são incomuns. Como a maioria das pessoas com esquizofrenia residual não consegue cuidar de si, é necessária hospitalização prolongada.

As pessoas idosas com sintomas de esquizofrenia respondem bem aos antipsicóticos. A medicação deve ser administrada de maneira criteriosa, e dosagens abaixo do habitual frequentemente são eficazes para idosos.

Transtorno delirante

Em geral, a idade de início do transtorno delirante é entre 40 e 55 anos, mas pode ocorrer em qualquer época durante o período geriátrico. Os delírios podem assumir muitas formas; as mais comuns são as persecutórias – os pacientes acreditam que estão sendo vigiados, seguidos, envenenados ou assediados de alguma forma. As pessoas com transtorno delirante podem se tornar violentas em relação aos seus supostos perseguidores. Algumas se trancam em seus quartos e vivem vidas reclusas. Delírios somáticos, em que os indivíduos acreditam ter uma doença fatal, também podem ocorrer em idosos. Em um estudo com pessoas com mais de 65 anos, estava presente ideação persecutória generalizada em 4% da amostra.

Entre aqueles que são vulneráveis, o transtorno delirante pode ocorrer diante de estresse físico ou psicológico e pode ser precipitado pela morte do cônjuge, perda do emprego, aposentadoria, isolamento social, circunstâncias financeiras adversas, doença médica debilitante ou cirurgia, deficiência visual e surdez. Os delírios também podem acompanhar outros transtornos – como demência do tipo Alzheimer, transtornos relacionados ao uso de álcool, esquizofrenia, transtornos depressivos e transtorno bipolar tipo I –, que precisam ser excluídos. As síndromes delirantes também podem resultar de medicações prescritas ou ser os primeiros sinais de um tumor cerebral. O prognóstico é de regular a bom na maioria dos casos; são atingidos melhores resultados por meio de uma combinação de psicoterapia e farmacoterapia.

Um transtorno delirante de início tardio denominado *parafrenia* é caracterizado por delírios persecutórios. Ele se desenvolve durante vários anos e não está associado à demência. Alguns acreditam que o transtorno é uma variante da esquizofrenia que se manifesta pela primeira vez depois dos 60 anos. Pacientes com história familiar de esquizofrenia apresentam uma taxa aumentada de parafrenia.

Transtornos de ansiedade

Os transtornos de ansiedade em geral começam no início ou na metade da vida adulta, porém alguns aparecem pela primeira vez depois dos 60 anos. Um transtorno de pânico inicial é raro em idosos, mas pode ocorrer. O estudo ECA determinou que a prevalência de transtornos de ansiedade por um mês em pessoas acima de 65 anos é de 5,5%. De longe, os transtornos mais comuns são as fobias (4 a 8%). A taxa de transtorno de pânico é de 1%.

Os sinais e sintomas de fobia em adultos idosos são menos graves do que os que ocorrem em pessoas mais jovens, mas os efeitos são igualmente, senão mais, debilitantes para os pacientes idosos. As teorias existenciais ajudam a explicar a ansiedade quando não existem estímulos especificamente identificáveis para um sentimento ansiosamente crônico. Os idosos precisam enfrentar a ideia da morte. A pessoa pode lidar com o pensamento com um sentimento de desespero e ansiedade, em vez de com serenidade e com o "senso de integridade" de Erikson. A fragilidade do sistema nervoso autônomo em pessoas idosas pode justificar o desenvolvimento de ansiedade depois de um estressor importante. Devido à concomitante debilidade física, as pessoas idosas reagem com mais gravidade ao TEPT do que as mais jovens.

Transtornos obsessivo-compulsivos

Obsessões e compulsões podem aparecer pela primeira vez em adultos idosos, embora os idosos com transtorno obsessivo-compulsivo (TOC) em geral tenham demonstrado evidências do transtorno (p. ex., ser ordeiro, perfeccionista, pontual e parcimonioso) quando eram mais jovens. Quando sintomáticos, os pacientes se tornam exagerados em sua ânsia pela ordem, rituais e uniformidade. Eles podem se tornar inflexíveis e rígidos e ter compulsões de verificar as coisas repetidamente. O TOC (em contraste com o transtorno da personalidade obsessivo-compulsiva) é caracterizado por rituais e obsessões egodistônicos e pode iniciar na velhice.

Transtornos de sintomas somáticos

Os transtornos caracterizados por sintomas físicos semelhantes a doenças clínicas são relevantes para a psiquiatria geriátrica porque queixas somáticas são comuns entre os idosos. Mais de 80% das pessoas acima de 65 anos têm pelo menos uma doença crônica – em geral artrite ou problemas cardiovasculares. Depois dos 75 anos, 20% têm diabetes e uma média de quatro doenças crônicas diagnosticáveis que requerem atenção médica.

A hipocondria é comum em pessoas com mais de 60 anos, embora o pico de incidência seja entre 40 e 50 anos. O transtorno em geral é crônico, e o prognóstico é reservado. Repetidos exames físicos ajudam a assegurar aos pacientes que eles não têm uma doença fatal, mas devem ser evitados procedimentos diagnósticos invasivos e de alto risco, a menos que sejam realizados por indicação médica.

Dizer aos pacientes que seus sintomas são imaginários é contraproducente e em geral provoca ressentimento. Os clínicos devem reconhecer que a queixa é real, que a dor está realmente lá e que é percebida como tal pelo paciente e que é indicada uma abordagem psicológica ou farmacológica do problema.

Transtorno relacionado ao uso de álcool e outras substâncias

Os idosos com dependência de álcool em geral têm uma história de beber excessivo que se iniciou na idade adulta jovem ou na meia-idade. Eles costumam ser clinicamente doentes, sobretudo com doença hepática, e são divorciados, viúvos ou homens que nunca se casaram. Muitos têm registros de prisão e estão entre os moradores de rua. Um grande número tem doença demencial crônica, como encefalopatia de Wernicke ou síndrome de Korsakoff. Entre os pacientes de casas de repouso, 20% têm dependência de álcool.

De modo geral, os transtornos relacionados ao uso de álcool e outras substâncias representam 10% de todos os problemas emocionais em pessoas idosas, e a dependência de substâncias como hipnóticos, ansiolíticos e narcóticos é mais comum na velhice do que geralmente é reconhecido. O comportamento de procura de substância caracterizado por crime, manipulação e comportamento antissocial é mais raro em idosos do que em adultos mais jovens. Os pacientes idosos podem abusar de ansiolíticos para aliviar a ansiedade crônica ou para conseguir dormir. A manutenção de pacientes com câncer cronicamente doentes com narcóticos prescritos por um médico produz dependência, mas a necessidade de proporcionar alívio da dor prevalece sobre a possibilidade de dependência de narcóticos e é inteiramente justificada.

A apresentação clínica de pacientes idosos com transtornos relacionados ao uso de álcool e outras substâncias varia e inclui confusão, higiene pessoal deficiente, depressão, desnutrição e os efeitos da exposição e quedas. O início abrupto de *delirium* em idosos hospitalizados por doença clínica é causado com mais frequência por abstinência de álcool. Também deve ser considerada a possibilidade de abuso de álcool em idosos com problemas gastrintestinais crônicos.

Pessoas idosas podem fazer mau uso de substâncias vendidas sem prescrição, incluindo nicotina e cafeína. Analgésicos sem prescrição são usados por 35% dos idosos, e 30% usam laxativos. Problemas gastrintestinais, psicológicos e metabólicos inexplicáveis devem alertar os clínicos para abuso de substância sem prescrição.

Distúrbios do sono

Idade avançada é o fator mais importante associado ao aumento da prevalência de distúrbios do sono. Os fenômenos relacionados ao sono relatados com mais frequência por idosos do que por adultos mais jovens são dificuldade para dormir, sonolência durante o dia, cochilos durante o dia e uso de fármacos hipnóticos. Clinicamente, os idosos experimentam taxas mais elevadas de distúrbios do sono relacionados à respiração e transtornos do movimento induzidos por medicação do que os adultos mais jovens.

Além da alteração dos sistemas regulatório e fisiológico, as causas de distúrbios do sono em idosos incluem distúrbios do sono primários, outros transtornos mentais, transtornos clínicos gerais e fatores sociais e ambientais. Entre os distúrbios do sono primários, as dissonias são as mais frequentes, especialmente insônia primária, mioclonia noturna, síndrome das pernas inquietas e apneia do sono. Entre as parassonias, o transtorno comportamental do sono REM ocorre quase exclusivamente entre homens idosos. As condições que em geral interferem no sono em adultos idosos também incluem dor, noctúria, dispneia e azia. A falta de uma rotina diária e de responsabilidades sociais ou vocacionais contribui para o sono de má qualidade.

Em consequência da redução na duração do ciclo diário de sono-vigília, as pessoas idosas sem rotinas diárias, especialmente pacientes em casas de repouso, podem experimentar uma fase de sono avançado, na qual adormecem cedo e acordam durante a noite.

Mesmo quantidades modestas de álcool podem interferir na qualidade do sono e causar sua fragmentação e despertar muito cedo pela manhã. O álcool também pode precipitar ou agravar apneia obstrutiva do sono. Muitas pessoas idosas usam álcool, hipnóticos e outros depressores do SNC para ajudá-las a adormecer, porém os dados demonstram que essas pessoas têm mais experiência de acordar muito cedo pela manhã do que dificuldade para adormecer. Ao prescrever substâncias sedativo-hipnóticas para pessoas idosas, os clínicos devem monitorar os pacientes quanto a efeitos cognitivos, comportamentais e psicomotores indesejados, incluindo problemas de memória (amnésia anterógrada), sedação residual, insônia de rebote, abstinência durante o dia e marcha instável.

As alterações na estrutura do sono entre pessoas idosas com mais de 65 anos envolvem o sono REM e o NREM (movimento não rápido dos olhos). As alterações do sono REM incluem a redistribuição do sono REM durante a noite, mais episódios REM, episódios REM mais curtos e menos sono REM total. As alterações NREM incluem a redução na amplitude das ondas delta, uma porcentagem mais baixa dos estágios 3 e 4 do sono e uma porcentagem mais alta dos estágios 1 e 2. Além disso, os idosos experimentam aumento na frequência do despertar depois do início do sono.

Boa parte da deterioração observada na qualidade do sono em pessoas idosas é causada pela alteração no tempo e na consolidação do sono. Por exemplo, com a idade avançada, as pessoas têm uma amplitude mais baixa dos ritmos circadianos, um ritmo com propensão a 12 horas de sono e ciclos circadianos mais curtos.

RISCO DE SUICÍDIO

Idosos têm um risco maior de suicídio do que o restante da população. A taxa de suicídio para homens brancos acima de 65 anos é cinco vezes mais alta do que para a população geral. Um terço dos idosos relata solidão como a razão principal para considerarem o suicídio. Aproximadamente 10% dos indivíduos idosos com ideação suicida relatam problemas financeiros, saúde frágil ou depressão como motivos. As vítimas de suicídio diferem demograficamente dos indivíduos que tentam suicídio. Cerca de 60% daqueles que cometem suicídio são homens; 75% dos que tentam são mulheres. As vítimas de suicídio, via de regra, usam armas de fogo ou se enforcam, enquanto 70% dos que tentam suicídio ingerem uma superdosagem de medicamentos, e 20% se cortam ou se automutilam. Estudos de autópsia psicológica sugerem que a maioria das pessoas idosas que comete suicídio havia tido um transtorno psiquiátrico, em geral depressão. No entanto, os transtornos psiquiátricos das vítimas de suicídio frequentemente não recebem atenção médica ou psiquiátrica. Mais vítimas idosas de suicídio são viúvas e menos são solteiras, separadas ou divorciadas do que entre os adultos mais jovens. Métodos violentos de suicídio são mais comuns em idosos, e o uso de álcool e história psiquiátrica parecem ser menos frequentes. Os precipitantes mais comuns de suicídio em indivíduos idosos são doença física e perda, enquanto problemas com emprego, finanças e relações familiares são precipitantes mais frequentes em adultos mais jovens. A maioria das pessoas idosas que comete suicídio comunica seus pensamentos suicidas à família ou amigos antes de cometer o ato.

Pacientes idosos com doenças clínicas importantes ou uma perda recente devem ser avaliados para investigação de sintomatologia depressiva e ideação ou planos suicidas. Pensamentos e fantasias sobre o significado do suicídio e da vida após a morte podem revelar informações que o paciente não consegue compartilhar diretamente. Não deve haver relutância em questionar os pacientes sobre suicídio, porque não existem evidências que indiquem que o fato de perguntar aumente a probabilidade desse comportamento.

OUTRAS CONDIÇÕES DA VELHICE

Vertigem

Sensação de vertigem ou tontura, uma queixa comum de idosos, faz muitos deles se tornarem inativos porque temem cair. As causas de vertigem variam e incluem anemia, hipotensão, arritmia cardíaca, doença cerebrovascular, insuficiência da artéria basilar, doença do ouvido médio, neuroma acústico, vertigem postural benigna e doença de Ménière. A maioria dos casos de vertigem tem um forte componente psicológico, e os clínicos devem verificar eventual ganho secundário pelo sintoma. O uso excessivo de ansiolíticos pode causar tontura e sonolência durante o dia. O tratamento com meclizina, 25 a 100 mg por dia, tem tido sucesso com muitos pacientes com vertigem.

Síncope

A perda abrupta da consciência associada à síncope resulta de uma redução no fluxo sanguíneo no cérebro e hipoxia cerebral. É necessária uma investigação médica completa para excluir as causas potenciais. As causas de síncope estão listadas na Tabela 33-12.

Perda da audição

Cerca de 30% das pessoas com mais de 65 anos têm perda auditiva significativa (presbiacusia). Depois dos 75 anos, esse número sobe para 50%. As causas variam. Os clínicos devem estar atentos para perda auditiva em pacientes que se queixam de poder ouvir, mas de não conseguir entender o que está sendo dito ou que pedem que as perguntas sejam repetidas. A maioria das pessoas idosas com perda da audição pode ser tratada com aparelhos auditivos.

Abuso de idosos

Estima-se que 10% das pessoas acima de 65 anos sejam abusadas. Abuso contra idosos é definido pela American Medical Association como "um ato ou omissão que resulta em dano ou ameaça de dano à saúde ou bem-estar de uma pessoa idosa". Maus-tratos incluem abuso e negligência – física, psicológica, financeira e material. Também ocorre abuso sexual. Os atos de omissão incluem recusar alimento, medicação, vestuário e outras necessidades.

TABELA 33-12
Causas de síncope

Distúrbios cardíacos
  Anatômico/valvular
    Estenose aórtica
    Prolapso mitral e regurgitação
    Miocardiopatia hipertrófica
    Mixoma
  Elétrico
    Taquiarritmia
    Bradiarritmia
    Bloqueio cardíaco
    Síndrome do nó sinusal
  Funcional
    Isquemia e infarto

Hipotensão situacional
  Desidratação (diarreia, jejum)
  Hipotensão ortostática
  Hipotensão pós-prandial
  Micturição, defecação, tosse, inchaço

Reflexos cardiovasculares anormais
  Síndrome do seio carotídeo
  Síndrome vasovagal

Substâncias
  Vasodilatadores
  Bloqueadores dos canais de cálcio
  Diuréticos
  β-bloqueadores

Anormalidades do sistema nervoso central
  Insuficiência cerebrovascular
  Convulsões

Anormalidades metabólicas
  Hipoxemia
  Hipoglicemia ou hiperglicemia
  Anemia

Distúrbios pulmonares
  Doença pulmonar obstrutiva crônica
  Pneumonia
  Embolia pulmonar

Conflitos familiares e outros problemas frequentemente estão subjacentes ao abuso de idosos. As vítimas tendem a ser muito idosas e frágeis. Elas com frequência vivem com seus agressores, que podem se beneficiar financeiramente das vítimas. Tanto a vítima quanto o perpetrador tendem a negar ou a minimizar a presença de abuso. As intervenções incluem oferta de serviços legais, moradia e serviços médicos, psiquiátricos e sociais.

PERDA DO CÔNJUGE

Dados demográficos sugerem que 51% das mulheres e 14% dos homens com mais de 65 anos ficarão viúvos pelo menos uma vez. A perda do cônjuge está entre as experiências mais estressantes de toda a vida. Como grupo, os adultos idosos parecem ter resultados mais favoráveis do que o esperado após a morte do cônjuge. Os sintomas depressivos têm seu pico nos primeiros meses após a morte, mas declinam significativamente em um ano. Existe uma relação entre a perda do cônjuge e a mortalidade posterior. Os sobreviventes idosos de cônjuges que cometeram suicídio são especialmente vulneráveis, assim como aqueles com doença psiquiátrica.

TRATAMENTO PSICOFARMACOLÓGICO DE TRANSTORNOS GERIÁTRICOS

Devem ser seguidas certas diretrizes referentes ao uso de substâncias em idosos. É essencial uma avaliação clínica pré-tratamento, incluindo um eletrocardiograma (ECG). É especialmente útil que o paciente ou um membro da família informe todas as medicações usadas atualmente, pois o uso de múltiplos medicamentos pode contribuir para os sintomas.

A maioria dos psicotrópicos deve ser dada em doses divididas igualmente em 3 ou 4 vezes em 24 horas. Os pacientes idosos podem não conseguir tolerar uma elevação repentina no nível de substâncias no sangue resultante de uma grande dose diária. Deve ser observada qualquer alteração na pressão arterial e frequência cardíaca e outros efeitos colaterais. No entanto, para pacientes com insônia, ministrar a maior porção de um antipsicótico ou antidepressivo na hora de dormir traz a vantagem dos seus efeitos sedativos e soporíferos. As preparações líquidas são úteis para aqueles que não conseguem ou não querem engolir os comprimidos. Os clínicos devem avaliar frequentemente todos os pacientes para determinar a necessidade de manutenção da medicação, alterações na dosagem e o desenvolvimento de efeitos adversos. Se o paciente estiver tomando psicotrópicos no momento da avaliação, o clínico deve descontinuar essas medicações, se possível, e, depois de um período de suspensão, reavaliá-lo durante um estado basal sem medicações.

Adultos com mais de 65 anos usam o maior número de medicações de todas as faixas etárias; 25% do total das prescrições são emitidas para idosos. As reações adversas causadas por medicações resultam na hospitalização de aproximadamente 250 mil pessoas por ano nos Estados Unidos. Os psicotrópicos estão entre os mais prescritos, junto com medicações cardiovasculares e diuréticas; 40% de todos os hipnóticos distribuídos por ano nos Estados Unidos são para idosos com mais de 75 anos; e 70% dos idosos usam medicações sem prescrição, comparados com apenas 10% dos adultos jovens.

Princípios

Os principais objetivos do tratamento farmacológico de pessoas idosas são melhorar a qualidade de vida, mantê-las na comunidade e retardar ou evitar sua colocação em casas de repouso. A individualização da dosagem é o princípio básico da psicofarmacologia geriátrica.

São necessárias alterações nas dosagens devido às alterações fisiológicas que ocorrem no envelhecimento. Doença renal está associada a redução da eliminação renal das substâncias; doença hepática resulta no decréscimo da capacidade de metabolizá-las; doença cardiovascular e débito cardíaco reduzido podem afetar a eliminação renal e hepática da substância; e doença gastrintestinal e reduzida secreção do ácido gástrico influenciam sua absorção. À medida que uma pessoa envelhece, a proporção entre a massa corporal magra e gorda também se modifica. Com o envelhecimento normal, a massa corporal magra diminui e a gordura corporal aumenta, e essas alterações afetam a distribuição das substâncias. Muitos psicotrópicos solúveis em lipídeos são distribuídos mais amplamente no tecido gordo do que no magro, portanto sua ação pode ser prolongada de maneira imprevisível em pessoas idosas. Do mesmo modo, as alterações na sensibilidade do órgão final ou sítio receptor devem ser levadas em conta. Em pessoas idosas, o risco aumentado de hipotensão ortostática devido a psicotrópicos está relacionado à redução no funcionamento de mecanismos reguladores da pressão arterial.

Como regra, deve ser usada a dose mais baixa possível para atingir a resposta terapêutica desejada. Os clínicos precisam conhecer a farmacodinâmica, a farmacocinética e a biotransformação de cada fármaco prescrito e os efeitos de interação com outras substâncias que um paciente esteja tomando. Um adágio em medicina geriátrica referente ao uso de medicamentos é: comece com pouco, vá devagar.

PSICOTERAPIA PARA PACIENTES GERIÁTRICOS

As intervenções psicoterapêuticas padrão – como psicoterapia orientada para o *insight*, psicoterapia de apoio, terapia cognitiva, terapia de grupo e terapia familiar – devem estar disponíveis para pacientes geriátricos. De acordo com Sigmund Freud, pessoas com mais de 50 anos não são adequadas para psicanálise porque seus processos mentais carecem de elasticidade. No entanto, na visão de muitos teóricos posteriores a Freud, a psicanálise é possível depois dos 50 anos. A idade avançada certamente limita a plasticidade da personalidade, mas, como disse Otto Fenichel, "ela se dá em graus variados e em idades muito diferentes, de modo que não pode ser definida nenhuma regra". A psicoterapia orientada para o *insight* pode ajudar a remover um sintoma específico, mesmo em pessoas idosas. Ela tem maiores benefícios quando os pacientes têm possibilidades de gratificação libidinal e narcísica, mas é contraindicada se trouxer somente o *insight* de que a vida foi um fracasso e de que não é possível compensá-lo.

Os problemas comuns na terapia relacionados à idade envolvem a necessidade de se adaptar a perdas diversas e recorrentes (p. ex., a morte de amigos e pessoas queridas), de assumir novos papéis (p. ex., a adaptação à aposentadoria e o desligamento de papéis anteriormente definidos) e de aceitar a mortalidade. A psicoterapia ajuda os idosos a lidarem com essas questões e com os problemas emocionais que os circundam e a compreenderem seu comportamento e os efeitos causados nos outros. Além de melhorar as relações interpessoais, a psicoterapia aumenta a autoestima e a autoconfiança, diminui os sentimentos de desamparo e raiva e melhora a qualidade de vida.

A psicoterapia ajuda a aliviar as tensões de origem biológica e cultural e auxilia os idosos a trabalharem e a se divertirem dentro dos limites de sua situação funcional e conforme determinado pelo seu treinamento passado, atividades e autoconceito na sociedade. Em pacientes com cognição prejudicada, a psicoterapia pode produzir ganhos notáveis nos sintomas físicos e mentais. Em um estudo conduzido em um lar para idosos, 43% dos pacientes que faziam psicoterapia apresentaram menos incontinência urinária, melhora na marcha, maior prontidão mental, melhor memória e melhor audição.

Os terapeutas devem ser mais ativos, apoiadores e flexíveis na condução da terapia com idosos do que com adultos jovens. Devem estar preparados para agir decididamente ao primeiro sinal de uma incapacidade que requeira o envolvimento ativo de outro médico, como um internista, ou a consulta a um membro da família ou o seu engajamento.

As pessoas idosas em geral procuram terapia para obter apoio absoluto e ilimitado, tranquilização e aprovação de um terapeuta. Os pacientes com frequência esperam que o terapeuta seja poderoso, onisciente e capaz de efetuar uma cura mágica. A maioria dos pacientes acaba reconhecendo que o terapeuta é humano e está engajado em um esforço colaborativo. Em alguns casos, no entanto, o terapeuta pode ter que assumir o papel idealizado, em especial quando o indivíduo não consegue ou não está disposto a testar a realidade efetivamente. Com a ajuda do terapeuta, o paciente pode lidar com problemas que foram evitados anteriormente. Quando o profissional oferece incentivo direto, tranquilização e aconselhamento, a autoconfiança do paciente aumenta à medida que os conflitos são resolvidos.

REFERÊNCIAS

Balzer DG, Steffens DC. *Essentials of Geriatric Psychiatry*. 2nd ed. Arlington: American Psychiatric Association; 2012.

Bartels SJ, Naslund JA. The underside of the silver tsunami—older adults and mental health care. *N Engl J Med*. 2013;368:493.

Cohen CI, Ibrahim F. Serving elders in the public sector. In: McQuistion HL, Sowers WE, Ranz JM, Feldman JM, eds. *Handbook of Community Psychiatry*. New York: Springer Science+Business Media; 2012:485.

Colarusso CA. Adulthood. In: Sadock BJ, Sadock VA, Ruiz P, eds. *Kaplan & Sadock's Comprehensive Textbook of Psychiatry*. 9th ed. Philadelphia: Lippincott Williams & Wilkins; 2009:3909.

de Waal MWM, van der Weele GM, van der Mast RC, Assendelft WJJ, Gussekloo J. The influence of the administration method on scores of the 15-item Geriatric Depression Scale in old age. *Psychiatry Res*. 2012;197:280.

Høiseth G, Kristiansen KM, Kvande K, Tanum L, Lorentzen B, Refsum H. Benzodiazepines in geriatric psychiatry. *Drugs Aging*. 2013;30:113.

Jeste D. Geriatric psychiatry: Introduction. In: Sadock BJ, Sadock VA, Ruiz P, eds. *Kaplan & Sadock's Comprehensive Textbook of Psychiatry*. 9th ed. Philadelphia: Lippincott Williams & Wilkins; 2009:3932.

McDonald WM, Kellner CH, Petrides G, Greenberg RM. Applying research to the clinical use of ECT in geriatric mood disorders. *Am J Geriatr Psychiatry*. 2013;21:S7.

McDonald WM, Reynolds CF, Ancoli-Israel S, McCall V. Understanding sleep disorders in geriatric psychiatry. *Am J Geriatr Psychiatry*. 2013;21:S38.

Miller MD, Solai LK, eds. *Geriatric Psychiatry*. New York: Oxford University Press; 2013.

Ng B, Atkins M. Home assessment in old age psychiatry: A practical guide. *Adv Psychiatry Treat*. 2012;18:400.

Reifler BV, Colenda CC, Juul D. Geriatric psychiatry. In: Aminoff MJ, Faulkner LR, eds. *The American Board of Psychiatry and Neurology: Looking Back and Moving Ahead*. Arlington: American Psychiatric Publishing; 2012:135.

Steinberg M, Hess K, Corcoran C, Mielke MM, Norton M, Breitner J, Green R, Leoutsakos J, Welsh-Bohmer K, Lyketsos C, Tschanz J. Vascular risk factors and neuropsychiatric symptoms in Alzheimer's disease: the Cache County Study. *Int J Geriatr Psychiatry*. 2014;29(2):153--159.

Thakur ME, Blazer DG, Steffens DC, eds. *Clinical Manual of Geriatric Psychiatry*. Arlington: American Psychiatric Publishing; 2014.

Thorp S, Stein MB, Jeste DV, Patterson TL, Wetherell JL. Prolonged exposure therapy for older veterans with posttraumatic stress disorder: A pilot study. *Am J Geriatr Psychiatry*. 2012;20(3):276.

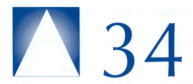
Questões relativas ao fim da vida

▲ 34.1 Morte, morrer e luto

MORTE E MORRER
Definições

Os termos *morte* e *morrer* requerem definição: enquanto *morte* pode ser considerada a cessação absoluta das funções vitais, *morrer* é o processo de perder essas funções. Morrer também pode ser visto como um concomitante desenvolvimental de viver, uma parte do *continuum* do nascimento até a morte. Viver pode envolver inúmeras minimortes – o fim do crescimento e suas doenças potenciais que comprometem a saúde, múltiplas perdas, decréscimo na vitalidade e crescente dependência com o envelhecimento e morte. Morrer, e a consciência que o indivíduo tem disso, incute nos humanos valores, paixões, desejos e o impulso de aproveitar o tempo ao máximo.

Dois termos têm sido usados com maior frequência nos últimos anos para se referir à qualidade de vida quando a morte se aproxima. Uma *boa morte* é aquela livre de angústia e sofrimento evitáveis para os pacientes, famílias e cuidadores, e é razoavelmente coerente com os padrões clínicos, culturais e éticos. Uma *má morte*, em contraste, é caracterizada por sofrimento desnecessário, ignorância dos desejos e valores do paciente ou família e um sentimento entre os participantes ou observadores de que as normas de decência foram atacadas.

Uniform Determination of Death Act. A President's Commission for the Study of Ethical Problems in Medicine and Biomedical and Behavioral Research publicou sua definição de morte em 1981. Trabalhando junto com a American Bar Association, a American Medical Association (AMA) e a National Conference of Commissioners on Uniform State Laws, a Comissão estabeleceu que aquele que teve (1) cessação irrecuperável das funções circulatória e respiratória ou (2) cessação irrecuperável de todas as funções do cérebro inteiro, incluindo o tronco cerebral, está morto. A definição de morte deve estar de acordo com os padrões médicos aceitos.

Em geral, os critérios aceitos para a determinação da morte cerebral requerem uma série de avaliações neurológicas e outras verificações. Para crianças, aplicam-se diretrizes especiais. Elas geralmente especificam duas avaliações separadas com um intervalo de pelo menos 48 horas para crianças entre 1 semana e 2 meses de idade; 24 horas para aquelas entre 2 meses e 1 ano; e 12 horas para crianças maiores. Também pode ser aconselhável a realização de testes confirmatórios adicionais em algumas circunstâncias. Os critérios para morte cerebral normalmente não são aplicados a bebês com menos de 7 dias. A Tabela 34.1-1 lista os critérios clínicos para morte cerebral em adultos e crianças.

Aspectos legais da morte

De acordo com a lei, os médicos devem assinar o atestado de óbito, o qual atesta a causa da morte (p. ex., insuficiência cardíaca congestiva ou pneumonia). Eles também devem atribuir a morte a causas naturais, acidentais, suicidas, homicidas ou desconhecidas. Um examinador médico, legista ou patologista, deve examinar toda pessoa que morre e não foi atendida por um médico e realizar uma necropsia para determinar a causa da morte. Em alguns casos, é realizada uma necropsia psicológica: o ambiente sociocultural e psicológico é examinado retrospectivamente por meio de entrevistas com amigos, parentes ou médicos para determinar se uma doença mental, como transtorno depressivo maior, estava presente. Pode-se determinar, por exemplo, se a pessoa morreu porque foi empurrada (assassinato) ou porque se jogou (suicídio) de um prédio alto. Cada uma dessas situações tem implicações médicas e legais claras.

Estágios da morte e do morrer

Elisabeth Kübler-Ross, psiquiatra e tanatologista, organizou, de forma abrangente e útil, as reações dos indivíduos à morte iminente. Um paciente que está morrendo raramente apresenta uma série regular de respostas que possam ser identificadas com clareza; não há uma sequência estabelecida que seja aplicável a todas as pessoas. No entanto, os cinco estágios a seguir propostos por Kübbler-Ross são amplamente encontrados.

Estágio 1: Choque e negação. Quando lhes é dito que estão morrendo, as pessoas inicialmente reagem com choque. Primeiro ficam aturdidas, e depois se recusam a acreditar no diagnóstico; elas podem também negar que alguma coisa esteja errada. Alguns indivíduos nunca vão além deste estágio, e podem percorrer vários médicos até encontrar um que apoie sua posição. O grau em que a negação é adaptativa ou mal-adaptativa parece depender de o paciente continuar a se tratar mesmo enquanto está negando o prognóstico. Em tais casos, os médicos devem fornecer aos pacientes e suas famílias, com respeito e diretamente, informações básicas sobre a doença, seu prognóstico e as opções de tratamento. Para uma comunicação efetiva, os médicos devem permitir respostas emocionais dos pacientes e assegurá-los de que não serão abandonados.

Estágio 2: Raiva. As pessoas ficam frustradas, irritadas e com raiva por estarem doentes. Elas comumente perguntam: "Por que eu?". Podem ficar zangadas com Deus, com seu destino, um amigo ou um membro da família; podem até mesmo se culpar. Podem deslocar sua raiva para os membros da equipe do hospital e o médico, a quem culpam por sua doença. Os pacientes nesse estágio são difíceis de tratar. Os médicos que têm dificuldade em compreender que a raiva é

TABELA 34.1-1
Critérios clínicos para morte cerebral em adultos e crianças

Coma
Ausência de respostas motoras
Ausência de respostas pupilares à luz e pupilas em posição média com respeito à dilatação (4–6 mm)
Ausência de reflexos corneais
Ausência de respostas calóricas
Ausência de reflexo faríngeo
Ausência de tosse em resposta à aspiração traqueal
Ausência de reflexos de sucção e rotação
Ausência de impulso respiratório a um $Paco_2$ que é 60 mmHg ou 20 mmHg acima dos valores da linha de base normal
Intervalo entre duas avaliações, de acordo com a idade do paciente
    A termo até 2 meses de idade, 48 horas
    >2 meses até 1 ano, 24 horas
    >1 ano até <18 anos, 12 horas
    ≥18 anos, intervalo opcional
Testes confirmatórios
    A termo até 2 meses de idade, dois testes confirmatórios
    >2 meses até 1 ano, um teste confirmatório
    >1 ano até <18 anos, opcional
    ≥18 anos, opcional

$Paco_2$, pressão parcial do dióxido de carbono arterial.
(Reproduzida de Wijdicks EFM. The diagnosis of brain death. *N Engl J Med*. 2001;344:1216, com permissão.)

uma reação previsível e representa um deslocamento podem se afastar dos pacientes ou transferi-los para os cuidados de outro profissional.

Os médicos que estão tratando pacientes enraivecidos precisam se dar conta de que a raiva que está sendo expressa não pode ser tomada como pessoal. Uma resposta empática e não defensiva pode ajudar a acalmar a raiva do paciente e auxiliá-lo a focar em seus sentimentos profundos subjacentes à raiva (p. ex., pesar, medo, solidão). Os médicos também devem reconhecer que a raiva pode representar o desejo do paciente de controlar uma situação na qual ele se sente completamente sem controle.

Estágio 3: Barganha. Os pacientes podem tentar negociar com médicos, amigos ou até mesmo com Deus; em troca da cura, prometem cumprir uma ou muitas promessas, como doar para a caridade e frequentar a igreja regularmente. Alguns acreditam que, se forem bons (cordatos, não questionadores, animados), o médico os fará melhorar. O tratamento desses pacientes envolve deixar claro que serão tratados da melhor maneira possível ao alcance das habilidades do médico, e que tudo o que puder ser feito será feito, independentemente de qualquer ação ou comportamento. O paciente também precisa ser encorajado a participar como parceiro em seu tratamento e a entender que ser um bom paciente significa ser o mais honesto e direto possível.

Estágio 4: Depressão. No quarto estágio, os pacientes apresentam os sinais clássicos de depressão – retraimento, retardo psicomotor, distúrbios do sono, falta de esperança e, possivelmente, ideação suicida. A depressão pode ser uma reação aos efeitos da doença em suas vidas (p. ex., perda do emprego, dificuldades econômicas, desamparo, desesperança e isolamento dos amigos e da família) ou pode ser uma antecipação da perda da vida que acabará ocorrendo. Um transtorno depressivo maior com sinais vegetativos e ideação suicida pode requerer tratamento com medicação antidepressiva ou eletroconvulsoterapia (ECT). Todas as pessoas sentem alguma tristeza diante da perspectiva da própria morte, mas tristeza normal não requer intervenção biológica. Já o transtorno depressivo maior e a ideação suicida ativa podem ser aliviados e não devem ser aceitos como reações normais à morte iminente. Uma pessoa que sofre de transtorno depressivo maior pode não conseguir manter a esperança, que é capaz de melhorar a dignidade e a qualidade de vida e até mesmo prolongar a longevidade. Estudos mostraram que alguns pacientes terminais conseguem retardar a morte até depois de um evento significativo de uma pessoa querida, como a formatura de um neto na universidade.

Estágio 5: Aceitação. No estágio de aceitação, os pacientes percebem que a morte é inevitável e aceitam a universalidade da experiência. Seus sentimentos podem oscilar desde um humor neutro até eufórico. Em circunstâncias ideais, resolvem seus sentimentos sobre a inevitabilidade da morte e conseguem falar sobre o enfrentamento do desconhecido. Aqueles com fortes crenças religiosas e uma convicção sobre vida após a morte encontram conforto na máxima eclesiástica: "Não tema a morte; lembre-se daqueles que se foram antes de você e daqueles que irão depois de você".

Experiências de quase morte

As descrições de quase morte são, com frequência, impressionantemente parecidas, envolvendo uma experiência extracorpórea de ver o próprio corpo e escutar conversas, sentimentos de paz e quietude, ouvir um ruído distante, entrar em um túnel escuro, deixar o corpo para trás, encontrar entes queridos já mortos, enxergar seres de luz, voltar à vida para concluir negócios inacabados e uma tristeza profunda ao deixar essa nova dimensão. Esse padrão de sensações e percepções é usualmente descrito como harmonioso e amoroso; parece real para os participantes, que o diferenciam de sonhos ou alucinações. Tais experiências provocam mudanças radicais no estilo de vida, como menos preocupações materiais, um sentido exacerbado de propósito, crença em Deus, alegria de viver, compaixão, menos medo da morte, maior aproximação da vida e intensos sentimentos de amor. Do mesmo modo, enfermeiros descreveram experiências de visões entre pacientes terminais que incluem uma sensação da presença de pessoas amadas que já morreram, de seres espirituais, de uma luz brilhante ou de estarem em um lugar particular, em geral descritos com um sentimento de afeto e amor. Embora tais "visões" não se prestem prontamente para investigação científica e, dessa forma, não sejam legitimadas, os pacientes podem se beneficiar da sua discussão com os clínicos. Um termo para descrever essa experiência é *união mística*, que se refere a um sentimento oceânico de unidade mística com uma força infinita.

Considerações no ciclo vital sobre a morte e o morrer

A diversidade clínica de atitudes e comportamentos relacionados à morte entre crianças e adultos tem suas raízes em fatores do desenvolvimento e diferenças associadas à idade nas causas de morte. Ao contrário dos adultos, que em geral morrem de doença crônica, as crianças podem morrer por causas repentinas e inesperadas. Quase metade das crianças que perdem a vida entre 1 e 14 anos, e quase 75% daquelas que morrem no fim da adolescência e início da idade adulta, morrem por acidentes, homicídios e suicídios. Com suas características de violência, caráter repentino e mutilação, essas causas de morte não naturais são estressores especiais para o luto dos sobreviventes. Pais e irmãos em luto de crianças e adolescentes mortos frequentemente se sentem vitimizados e traumatizados por suas perdas; suas reações de pesar se parecem com o transtorno de estresse pós-traumático (TEPT). Podem ocorrer perturbações devastadoras na família, e os irmãos sobreviventes correm o risco de ter suas necessidades emocionais colocadas em segundo plano, ignoradas ou completamente despercebidas.

Crianças. As atitudes das crianças em relação à morte refletem suas atitudes em relação à vida. Embora elas compartilhem medos, ansiedades, crenças e comportamentos sobre morrer com adolescentes, adultos e idosos, algumas de suas intepretações e reações são específicas da idade. Nenhuma criança recebe a morte sem ambivalência, e todas tentam temperar sua aceitação com doses sadias de negação e esquiva. Crianças terminais com frequência têm consciência de sua condição e querem discuti-la. Elas em geral têm uma visão mais sofisticada sobre morrer do que seus pares que estão clinicamente bem, engendrada por sua própria saúde frágil, pela separação dos pais, submissão a procedimentos dolorosos e morte de companheiros no hospital.

Na fase da educação infantil, no estágio pré-operativo do desenvolvimento cognitivo, a morte é vista como uma ausência temporária, incompleta e reversível, como uma partida ou sono. A separação do(s) cuidador(es) primário(s) é o medo principal das crianças em idade pré-escolar. Esse medo vem à tona como um aumento nos pesadelos, um brincar mais agressivo ou a preocupação com a morte de outras pessoas, em vez de um discurso direto. Crianças em estágio terminal podem assumir a responsabilidade por sua morte, sentindo-se culpadas por morrerem. Crianças em idade pré-escolar podem não conseguir relacionar o tratamento à doença; em vez disso, o veem como punição, e as separações da família como rejeição. Elas precisam ser asseguradas de que são amadas, não fizeram nada errado, não são responsáveis por sua doença e não serão abandonadas.

Crianças em idade escolar manifestam pensamento concreto-operativo e reconhecem a morte como uma realidade final. No entanto, a encaram como algo que acontece a pessoas idosas, não a elas. Entre 6 e 12 anos, as crianças têm fantasias ativas de violência e agressão, frequentemente dominadas por temas de morte e matar. Crianças em idade escolar fazem perguntas sobre doenças sérias e morte se encorajadas a fazê-lo; contudo, se recebem sinais de que o assunto é tabu, elas podem se retirar e participar de forma menos integral de seus cuidados. Facilitar a discussão aberta e atualizar as crianças com informações importantes, incluindo as alterações no prognóstico, pode ser muito útil. Além disso, elas podem precisar de auxílio para lidar com as demandas dos pares e da escola. Os professores devem ser informados e atualizados. Os colegas precisam de educação e assistência para ajudá-las a compreender a situação e responder de maneira apropriada.

Adolescentes. Sendo capazes de operações cognitivas formais, os adolescentes compreendem que a morte é inevitável e final, porém podem não aceitar que sua própria morte seja possível. Os grandes temores dos adolescentes que estão morrendo são semelhantes aos de todos os adolescentes – perda do controle, ser imperfeito e ser diferente. As preocupações com a imagem corporal, a perda do cabelo ou do controle de seu corpo podem gerar grande resistência à continuidade do tratamento. Emoções alternantes de desespero, raiva, pesar, amargura, insensibilidade, terror e alegria são comuns. O potencial para afastamento e isolamento é grande, porque eles podem equiparar o apoio parental à perda da independência ou negar seus sentimentos de abandono repelindo gestos de amizade. Os adolescentes devem ser incluídos em todos os processos de tomada de decisão que envolvem sua morte. Muitos são capazes de grande coragem, elegância e dignidade ao se defrontarem com a morte.

Adultos. Alguns dos medos expressos pelos pacientes adultos que passam a receber cuidados paliativos, listados na ordem aproximada de frequência, incluem: (1) separação das pessoas amadas, da casa e do trabalho; (2) transformar-se em um peso para os outros; (3) perder o controle; (4) o futuro dos dependentes; (5) dor ou outros sintomas de agravamento; (6) ser incapaz de concluir tarefas ou responsabilidades; (7) morrer; (8) estar morto; (9) os medos dos outros (medos refletidos); (10) o destino do corpo; e (11) a vida após a morte. Da apreensão surgem problemas na comunicação, tornando importante que aqueles envolvidos nos cuidados de saúde proporcionem um ambiente de confiança e segurança no qual seja possível falar sobre as incertezas, ansiedades e preocupações.

Adultos em idade avançada em geral aceitam que seu tempo acabou. Seus medos principais incluem uma morte prolongada, dolorosa e desfigurante, um estado vegetativo prolongado, isolamento e perda do controle ou da dignidade. Pacientes idosos podem falar ou brincar abertamente sobre morte e, às vezes, a recebem bem. Dos 70 anos em diante, é raro terem ilusões de indestrutibilidade – a maioria já teve várias situações próximas: seus pais morreram e eles já foram a funerais de amigos e parentes. Embora possam não estar felizes por morrer, é possível que estejam em harmonia com a perspectiva.

De acordo com Erik Erikson, o oitavo e final estágio do ciclo vital traz um sentimento de integridade ou desespero. Quando entram na última fase de suas vidas, os idosos refletem sobre seu passado. Quando cuidaram de seus assuntos, foram relativamente bem-sucedidos e se adaptaram aos triunfos e às decepções da vida, eles conseguem olhar para trás com satisfação e têm apenas alguns arrependimentos. A integridade do *self* permite às pessoas que aceitem a doença e a morte inevitáveis sem o medo de sucumbirem desamparadas. Entretanto, se olham para sua vida como uma série de oportunidades perdidas ou desventuras pessoais, seu sentimento é de desespero e amargura, uma preocupação com o que poderia ter sido se isto ou aquilo tivesse acontecido. A morte é temida porque simboliza vazio e fracasso.

Manejo

Os cuidados de um paciente que está morrendo são altamente individualizados. Os cuidadores precisam lidar com a morte de forma honesta, tolerar as amplas variações dos afetos, conectar-se com o sofrimento dos pacientes e parentes enlutados e resolver problemas de rotina à medida que eles se apresentam. Embora cada relação terapêutica entre paciente e profissional da saúde seja singular em razão do gênero, da constituição, da experiência de vida, da idade, do estágio da vida, dos recursos, da fé, da cultura e de outras características das pessoas envolvidas, os temas principais se apresentam a todos os profissionais da saúde que cuidam de pacientes que estão morrendo. Os cuidados no fim da vida e a medicina paliativa são discutidos na Seção 34.2.

PERDA, LUTO E PESAR

Perda, *luto* e *pesar* são termos que se aplicam às reações psicológicas daqueles que sobrevivem a uma perda significativa. Luto é o sentimento subjetivo precipitado pela morte de uma pessoa amada. O termo é usado como sinônimo de pesar, embora, no sentido estrito, pesar seja o processo pelo qual o luto é resolvido; ele é a expressão social do comportamento e de práticas pós-

-perda. Perda literalmente significa o estado de estar privado de alguém por morte e se refere a estar no estado de pesar. Sem levar em conta a linha tênue que diferencia esses termos, as experiências de luto e perda têm semelhanças suficientes para justificar uma síndrome que tem sinais, sintomas, um curso demonstrável e uma solução esperada.

Reações normais à perda

A primeira resposta à perda, o *protesto*, é seguida por um período mais longo de comportamento de *busca*. À medida que a esperança de restabelecer o laço de apego diminui, os comportamentos de busca dão espaço à *desesperança* antes que os indivíduos enlutados acabem se *reorganizando* em torno do reconhecimento de que a pessoa perdida não vai voltar. Embora acabe aprendendo a aceitar a realidade da morte, o enlutado também encontra formas psicológicas e simbólicas de manter muito viva a lembrança da pessoa falecida. O trabalho de luto possibilita que o sobrevivente redefina sua relação com a pessoa morta e forme novos laços duradouros.

Duração do luto. A maioria das sociedades dita os modos e o tempo para o luto. Nos Estados Unidos, hoje em dia, o esperado é que indivíduos enlutados retornem ao trabalho e à escola em poucas semanas, estabeleçam o equilíbrio em poucos meses e sejam capazes de buscar novas relações no espaço de 6 meses a 1 ano. Amplas evidências indicam que o processo de perda não se encerra em um intervalo prescrito; determinados fatores persistem indefinidamente para muitos indivíduos que, em outros aspectos, apresentam um alto nível de funcionamento.

A manifestação mais prolongada de luto, sobretudo depois da perda conjugal, é a solidão. Frequentemente presente por anos após a morte do cônjuge, a solidão pode, para alguns, ser um lembrete diário da perda. Outras manifestações comuns de luto prolongado ocorrem de modo intermitente. Por exemplo, um homem que perdeu sua esposa pode experimentar aspectos de luto agudo toda vez que ouvir o nome dela ou ver sua foto sobre a mesa de cabeceira. Em geral, essas reações vão se tornando cada vez menos prolongadas com o passar do tempo, dissipando-se em alguns minutos, e vão recebendo nuances de afetos positivos e prazerosos. Essas lembranças, ao mesmo tempo doces e amargas, podem durar por toda a vida. Dessa forma, boa parte do luto não se resolve completamente ou desaparece de forma permanente; em vez disso, ele fica circunscrito e submerso, emergindo apenas em resposta a certos ativadores.

Luto antecipatório

No *luto antecipatório*, as reações de luto são provocadas pelo lento processo de morte de uma pessoa amada devido a ferimentos, doença ou atividade de alto risco. Ainda que o luto antecipatório possa suavizar o impacto da morte eventual, também pode levar a separação e afastamento prematuros, embora não necessariamente atenuando a perda posterior. Às vezes, a intensificação da intimidade durante esse período pode aumentar o sentimento pela perda real, mesmo que prepare o sobrevivente em outros aspectos.

Reações de aniversário. Quando o desencadeante de uma reação aguda de luto é uma ocasião especial, como um feriado ou aniversário, o luto reavivado é denominado *reação de aniversário*. Não é incomum que ocorram reações de aniversário todos os anos no mesmo dia em que a pessoa morreu ou, em alguns casos, quando o indivíduo enlutado completa a mesma idade que a pessoa falecida tinha quando morreu. Embora tendam a ser relativamente leves e breves com o passar do tempo, essas reações podem ser experimentadas como uma revivência do luto original e perduram por horas ou dias.

Pesar

Desde o início da História, cada cultura registra suas próprias crenças, costumes e comportamentos relacionados à perda. Os padrões específicos incluem rituais para o pesar (p. ex., velórios ou Shiva), descarte do corpo, invocação de cerimônias religiosas e evocações periódicas oficiais. O funeral é a exibição pública predominante da perda na América do Norte contemporânea. O funeral e o serviço funerário reconhecem a natureza real e final da morte, contrariando a negação; também angariam apoio para o enlutado, encorajando o tributo ao morto, unindo a família e facilitando as expressões de pesar da comunidade. Se a cremação substitui o enterro, a cerimônia associada ao descarte das cinzas cumpre funções similares. Visitas, orações e outras cerimônias possibilitam o apoio contínuo, a aceitação da realidade, a recordação, a expressão emocional e o encerramento de assuntos inacabados com o morto. Diversos rituais culturais e religiosos conferem um propósito e significado, protegem os sobreviventes do isolamento e da vulnerabilidade e estabelecem limites para o processo de luto. Os posteriores feriados, aniversários e datas comemorativas servem para relembrar a vida do falecido e podem despertar um luto tão real e novo quanto a experiência original; com o passar do tempo, esses lutos de aniversário vão sendo atenuados, mas frequentemente permanecem de alguma maneira.

Perda

Como a perda costuma evocar sintomas depressivos, poderá ser necessário diferenciar reações normais de luto de um transtorno depressivo maior (Tab. 34.1-2). Na quinta edição do *Manual diagnóstico e estatístico de transtornos mentais* (DSM-5), foi proposta uma nova condição para um estudo mais aprofundado, denominada perda complexa persistente, que representa uma perda que dura mais de 1 ano (Tab. 34.1-3). Esse transtorno se assemelha a um episódio depressivo maior, que é caracterizado por um prejuízo funcional grave e inclui uma preocupação mórbida com desvalia, ideação suicida, sintomas psicóticos ou retardo psicomotor. Esse assunto será discutido em mais detalhes a seguir.

Perda complicada

A perda complicada tem uma gama confusa de termos para descrevê-la – *anormal, atípica, distorcida, mórbida, traumática* e *não resolvida*, para nomear alguns tipos. Foram identificados três padrões de síndromes de perda complicada disfuncional – crônica, hipertrófica e tardia. Essas não são categorias diagnósticas do DSM-5, mas são síndromes descritivas que, se presentes, podem ser prodrômicas de um transtorno depressivo maior.

Luto crônico. O tipo mais comum de luto complicado é o crônico, com frequência acentuado por amargura e idealização da pessoa morta. É mais provável que ele ocorra quando a relação entre o enlutado e o morto foi extremamente próxima, ambivalente ou dependente, ou quando faltam apoios sociais e os amigos e parentes não estão disponíveis para compartilhar o pesar pelo período de tempo prolongado necessário para a maioria dos enlutados.

Luto hipertrófico. Visto com mais frequência depois de uma morte repentina e inesperada, as reações de perda são extraordinariamente intensas no luto hipertrófico. As estratégias de enfrentamento costumeiras não são eficazes para atenuar a ansiedade, e o retraimento é frequente. Quando

TABELA 34.1-2
Diferenciação entre sintomas depressivos associados à perda e depressão maior

Perda	Transtorno depressivo maior
Os sintomas podem satisfazer os critérios sindrômicos para episódio depressivo maior, mas o sobrevivente raramente tem sentimentos mórbidos de culpa e desvalia, ideação suicida ou retardo psicomotor	Quaisquer sintomas conforme definido no DSM-5
Considera-se enlutado	Pode se considerar fraco, deficiente ou mau
Disforia frequentemente desencadeada por pensamentos ou lembranças do morto	A disforia é frequentemente autônoma e independente dos pensamentos ou das lembranças do morto
O início ocorre nos 2 primeiros meses da perda	Início a qualquer momento
Os sintomas depressivos duram menos de 2 meses	A depressão com frequência se torna crônica, intermitente ou episódica
A incapacidade funcional é transitória e leve	Sofrimento ou prejuízo clinicamente significativos
Sem história familiar ou pessoal de depressão	História familiar ou pessoal de depressão maior

TABELA 34.1-3
Critérios diagnósticos do DSM-5 para transtorno do luto complexo persistente

A. O indivíduo experimentou a morte de alguém com quem tinha um relacionamento próximo.

B. Desde a morte, ao menos um dos seguintes sintomas é experimentado em grau clinicamente significativo na maioria dos dias e persistiu por pelo menos 12 meses após a morte no caso de adultos enlutados e 6 meses para crianças enlutadas:
   1. Saudade persistente do falecido. Em crianças pequenas, a saudade pode ser expressa em brincadeiras e no comportamento, incluindo comportamentos que refletem ser separado de e também voltar a unir-se com o cuidador ou outra figura de apego.
   2. Intenso pesar e dor emocional em resposta à morte.
   3. Preocupação com o falecido.
   4. Preocupação com as circunstâncias da morte. Em crianças, essa preocupação com o falecido pode ser expressa por meio de temas de brincadeiras e comportamento e pode se estender à preocupação com a possível morte de outras pessoas próximas a elas.

C. Desde a morte, pelo menos seis dos seguintes sintomas são experimentados em grau clinicamente significativo na maioria dos dias e persistiram por pelo menos 12 meses após a morte, no caso de adultos enlutados, e 6 meses no caso de crianças enlutadas:
   Sofrimento reativo à morte
   1. Marcante dificuldade em aceitar a morte. Nas crianças, isso depende de sua capacidade de compreender o significado e a continuidade da morte.
   2. Experimentar incredulidade ou entorpecimento emocional quanto à perda.
   3. Dificuldade com memórias positivas a respeito do falecido.
   4. Amargura ou raiva relacionada à perda.
   5. Avaliações mal-adaptativas sobre si mesmo em relação ao falecido ou à morte (p.ex., autoacusação).
   6. Evitação excessiva de lembranças da perda (p. ex., evitação de indivíduos, lugares ou situações associados ao falecido; em crianças, isso pode incluir a evitação de pensamentos e sentimentos relacionados ao falecido).
   Perturbação social/da identidade
   7. Desejo de morrer a fim de estar com o falecido.
   8. Dificuldade de confiar em outros indivíduos desde a morte.
   9. Sentir-se sozinho ou isolado dos outros indivíduos desde a morte.
   10. Sentir que a vida não tem sentido ou é vazia sem o falecido ou a crença de que o indivíduo não consegue funcionar sem o falecido.
   11. Confusão quanto ao próprio papel na vida ou senso diminuído quanto à própria identidade (p. ex., sentir que uma parte de si morreu com o falecido).
   12. Dificuldade ou relutância em buscar interesses desde a perda ou em planejar o futuro (p. ex., amizades, atividades).

D. A perturbação causa sofrimento clinicamente significativo ou prejuízo no funcionamento social, profissional ou em outras áreas importantes da vida do indivíduo.

E. A reação de luto é desproporcional ou inconsistente com as normas culturais, religiosas ou apropriadas à idade.

Especificar se:
   Com luto traumático: Luto devido a homicídio ou suicídio com preocupações angustiantes persistentes referentes à natureza traumática da morte (frequentemente em resposta a lembranças da perda), incluindo os últimos momentos do falecido, grau de sofrimento e lesão mutiladora ou a natureza maldosa ou intencional da morte.

(Reproduzida, com permissão, de *Diagnostic and Statistical Manual of Mental Disorders*, Fifth Edition, Copyright ©2013. American Psychiatric Association. Todos os direitos reservados.)

um membro da família está tendo uma reação de luto hipertrófico, pode ocorrer perturbação na estabilidade familiar. Com frequência esse luto tem um curso demorado, embora seja atenuado com o passar do tempo.

Luto tardio. Luto ausente ou inibido quando normalmente é esperado encontrar sinais e sintomas explícitos de pesar agudo é denominado luto tardio. Esse padrão é marcado pela negação prolongada; a raiva e a culpa podem complicar seu curso.

Perda traumática. Perda traumática refere-se ao luto que é tanto crônico quanto hipertrófico. Caracteriza-se por aflição intensa e recorrente de luto com anseio persistente, lamento, saudades e imagens intrusivas recorrentes do falecido; e uma mistura sofrida de esquiva e preocupação com lembranças da perda. As lembranças positivas são com frequência bloqueadas ou excessivamente tristes, ou são experimentadas em estados prolongados de devaneio que interferem nas atividades diárias. Uma história de doença psiquiátrica parece ser comum nesta condição, bem como uma relação muito próxima, de definição de identidade, com o falecido.

Doenças clínicas ou psiquiátricas associadas à perda. As complicações clínicas incluem a exacerbação de problemas existentes e a vulnerabilidade a novas doenças; temor pela própria saúde e mais idas ao médico; e uma taxa de mortalidade aumentada, especialmente em homens. O risco relativo de mortalidade mais elevada é encontrado logo após a perda, em particular devido a doença cardíaca isquêmica. O maior efeito da perda na mortalidade ocorre entre homens com menos de 65 anos. Essas taxas mais elevadas em homens enlutados do que em mulheres enlutadas se devem ao aumento no risco relativo de morte por suicídio, acidente, doença cardiovascular e algumas doenças infecciosas. Em viúvas, o risco relativo de morte por cirrose e suicídio pode aumentar. Em ambos os sexos, a perda parece exacerbar comportamentos que comprometem a saúde, como aumento no consumo de álcool, tabagismo e o uso de medicamentos sem prescrição.

As complicações psiquiátricas da perda incluem um risco aumentado de transtorno depressivo maior, ansiedade prolongada, pânico e síndrome semelhante ao estresse pós-traumático; aumento no consumo de álcool, drogas e cigarro; e um risco aumentado de suicídio. Devido a sua imaturidade psicossocial, emocional e cognitiva, crianças enlutadas podem ser especialmente vulneráveis a psicopatologia.

Perda e depressão. Embora os sintomas se sobreponham, o luto pode ser distinguido de um episódio depressivo completo. A maioria dos indivíduos enlutados experimenta tristeza intensa, mas apenas alguns satisfazem os critérios do DSM-5 para episódio depressivo maior. O luto é uma experiência complexa na qual as emoções positivas assumem seu lugar ao lado das negativas. O luto é fluido e variado, um estado em desenvolvimento no qual a intensidade emocional gradualmente diminui e aspectos positivos e confortantes da relação perdida passam para primeiro plano. A dor do luto está associada a estímulos relacionados a lembranças internas e externas da pessoa morta. Isso difere da depressão, que é mais generalizada e caracterizada por muita dificuldade em experimentar sentimentos positivos de autovalidação. O luto é um estado flutuante, com variabilidade individual, no qual são feitos ajustes cognitivos e comportamentais de maneira progressiva até que o indivíduo enlutado consiga manter o falecido em um lugar confortável na memória e que uma vida satisfatória possa ser retomada. Por sua vez, o episódio depressivo maior consiste em um grupo reconhecível e estável de sintomas debilitantes acompanhados de um humor deprimido moroso e prolongado. O episódio depressivo maior tende a ser persistente e está associado a funcionamento laboral e social deficiente, função psiconeuroimunológica patológica e outras alterações neurobiológicas, a menos que seja tratado.

Perda e transtorno de estresse pós-traumático. Mortes não naturais e violentas, como homicídio, suicídio ou morte no contexto de terrorismo, têm muito mais probabilidade de precipitar TEPT nos entes queridos sobreviventes do que as mortes naturais. Em tais circunstâncias, os temas de violência, vitimização e volição (isto é, a opção pela morte sobrepujando a vida, como no caso de suicídio) são interligados a outros aspectos do luto, resultando em sofrimento traumático marcado por medo, horror, vulnerabilidade e desintegração dos supostos cognitivos. Descrença, desespero, sintomas de ansiedade, preocupação com o falecido e com as circunstâncias da morte, retraimento, hiperexcitação e disforia são mais intensos e prolongados do que em outras circunstâncias não traumáticas, e pode existir um risco aumentado para outras complicações. Embora estudos sobre o tratamento de sobreviventes de morte repentina sejam poucos e dispersos, a maioria dos especialistas concorda que a atenção inicial deve ser focada no sofrimento traumático, na noção de que existe um papel para a farmacoterapia e a psicoterapia e que grupos de apoio e mútua ajuda podem ser extremamente benéficos.

Perspectivas biológicas

O luto é uma resposta fisiológica e emocional. Durante o luto agudo (assim como em outros eventos estressantes), as pessoas podem experimentar uma perturbação dos ritmos biológicos. O luto também é acompanhado por deficiência no funcionamento imunológico, incluindo uma redução na proliferação dos linfócitos e funcionamento prejudicado das células matadoras naturais. Ainda não foi estabelecido se as alterações imunológicas são clinicamente significativas, porém a taxa de mortalidade para homens e mulheres após a morte do cônjuge é mais alta do que na população em geral. Os viúvos parecem estar em risco mais prolongado do que as viúvas.

Fenomenologia do luto. As reações à perda incluem estados intensos dos sentimentos, invocam uma variedade de estratégias de enfrentamento e levam a alterações nas relações interpessoais, no funcionamento biopsicossocial, na autoestima e na visão do mundo, podendo durar indefinidamente. As manifestações de luto refletem a personalidade do indivíduo, suas experiências prévias na vida e história psicológica passada, o significado da perda, a natureza da relação da pessoa enlutada com o falecido, a rede social existente, os eventos vitais intercorrentes, a saúde e outros recursos. Apesar das variações individuais no processo de perda, pesquisadores propuseram modelos para o processo de luto, os quais incluem pelo menos três fases ou estados sobrepostos: (1) choque, incredulidade e negação iniciais; (2) um período intermediário de desconforto agudo e afastamento social; e (3) um período culminante de restituição e reorganização. Assim como nos estágios da morte de Kübler-Ross, os estágios do luto não prescrevem um curso correto; em vez disso, são apenas linhas gerais que descrevem um processo fluido e de sobreposição que varia entre os sobreviventes (Tab. 34.1-4).

PERSPECTIVAS SOBRE A PERDA DE ACORDO COM O CICLO VITAL

Perda durante a infância e a adolescência

Cerca de 4% das crianças norte-americanas perdem um ou ambos os genitores até os 15 anos de idade; a morte de um irmão é a segunda perda mais comumente experimentada. As reações de

TABELA 34.1-4
Fases do luto
Choque e negação (minutos, dias, semanas)
Incredulidade e embotamento emocional
Comportamentos de busca: pesar, anseio e protesto
Angústia aguda (semanas, meses)
Ondas de desconforto somático
Afastamento social
Preocupação
Raiva
Culpa
Perda dos padrões de conduta
Inquietação e agitação
Ausência de objetivo e motivação
Identificação com o morto
Resolução (meses, anos)
Elabora o luto
Retorna ao trabalho
Retoma antigos papéis
Adquire novos papéis
Volta a experimentar prazer
Procura a companhia e o amor das outras pessoas

luto são coloridas pelos níveis do desenvolvimento e conceitos de morte, e podem não se parecer com as reações dos adultos. As crianças podem exibir um luto mínimo no momento da morte e experimentar o efeito integral da perda posteriormente. Crianças em processo de luto podem não se retrair nem se deter no falecido, mas, em vez disso, se lançar em atividades. Indiferença, raiva ou má conduta podem ser exibidas em vez de tristeza; os comportamentos podem ser erráticos e lábeis. No comportamento de crianças em processo de luto podem aparecer fortes sentimentos de raiva e medo de abandono ou de morte. As crianças costumam fazer brincadeiras relacionadas com morte como uma forma de elaborar seus sentimentos e ansiedades. Tais brincadeiras lhes são familiares e oferecem oportunidades seguras de expressarem seus sentimentos. Embora suas demonstrações de luto possam parecer apenas ocasionais e breves, o luto de uma criança frequentemente dura mais do que o de um adulto.

O luto em crianças pode precisar de abordagens repetidas à medida que elas vão crescendo. As crianças pensarão muitas vezes sobre a perda, em especial durante momentos importantes de suas vidas, como ir para um acampamento, formar-se na escola, casar-se ou dar à luz os próprios filhos. O luto de uma criança pode ser influenciado por sua idade, personalidade, pelo estágio do desenvolvimento, por experiências precoces com a morte e pelo relacionamento com o falecido. O ambiente, a causa da morte e a capacidade dos membros da família de se comunicarem entre si e de continuarem unidos depois da morte também podem afetar o luto. A necessidade constante que a criança tem de cuidados, as oportunidades que tem de compartilhar sentimentos e lembranças, a capacidade dos pais para lidar com o estresse e as relações estáveis da criança com outros adultos são outros fatores que podem influenciar o luto. Mesmo as crianças maiores com frequência se sentem abandonadas ou rejeitadas quando um dos genitores morre e podem demonstrar hostilidade em relação ao que morreu ou ao sobrevivente, agora percebido como aquele que pode vir a "abandoná-la". Elas podem se sentir responsáveis devido a um mau comportamento anterior ou porque em determinado momento disseram ou desejaram que aquela pessoa morresse.

Crianças menores de 2 anos podem apresentar perda da fala ou sofrimento difuso. As com menos de 5 anos podem responder com disfunções alimentares, do sono ou do intestino e da bexiga. Podem ocorrer fortes sentimentos de tristeza, medo e ansiedade, mas eles não são persistentes e tendem a se alternar com estados normais de maior duração. Crianças em idade escolar podem se tornar fóbicas ou hipocondríacas, retraídas ou pseudomaduras, e o rendimento escolar e as relações com os pares frequentemente são abalados. Os adolescentes, assim como os adultos, apresentam uma grande variedade na expressão do luto, desde problemas de comportamento, sintomas somáticos e humor errático até estoicismo. Enquanto meninos adolescentes que perdem um dos genitores podem se tornar delinquentes, meninas podem se voltar para um padrão sexual na busca de conforto e tranquilização. Distúrbios comportamentais e depressão são comuns em todas as idades. As taxas de episódios depressivos em crianças e adolescentes enlutados são tão altas quanto em adultos na mesma condição.

As crianças em processo de luto devem ser tratadas com respeito a seus níveis de maturidade emocional e cognitiva. Precisam saber que a morte é real e irreversível e que elas não têm culpa. Os sentimentos e as preocupações devem ser expressos, e as perguntas devem ser bem recebidas e respondidas com simplicidade, franqueza e clareza. As crianças, assim como os adultos, precisam de rituais para celebrar seus entes queridos; assistir ao funeral e participar do pesar podem ser os primeiros passos benéficos.

Perda durante a idade adulta

Não existe consenso sobre qual tipo de perda está associado às reações mais graves. Embora a morte de um cônjuge frequentemente esteja classificada como o evento vital mais estressante, alguns estudiosos argumentam que perder um filho é ainda mais profundo. A morte de um filho é uma dor especial, uma perda para toda a vida para mães, pais, irmãos, irmãs, avós e outros membros da família. A morte de um filho é uma experiência que altera toda a vida. As mortes dos pais e irmãos na vida adulta ainda não foram estudadas de forma sistemática, mas em geral são consideradas relativamente leves se comparadas com a perda do cônjuge ou de um filho.

O luto parece ser mais intenso para a mãe em perdas perinatais (natimortos ou morte neonatal em vez de aborto) e com frequência é revivido durante gestações posteriores. A síndrome da morte súbita infantil é particularmente problemática uma vez que a morte é repentina e inesperada. Os pais podem sentir culpa extra ou acusar um ao outro, em geral resultando em posteriores dificuldades conjugais.

Os membros sobreviventes da família, amigos ou parceiros de indivíduos que morreram pela síndrome da imunodeficiência adquirida (aids) são especialmente desafiados. A síndrome traz consigo o estigma da própria doença e da comunidade *gay* em geral; também provoca medo de contrair a doença nos cuidadores; e é mais prevalente em pessoas que estão no início da vida. A infecção assintomática permite à pessoa infectada e àqueles que lhe são próximos se adaptarem ao diagnóstico. No entanto, quando uma pessoa que é positiva para o vírus da imunodeficiência humana (HIV) começa a manifestar sintomas de infecção oportunista ou câncer associado, a doença se transforma em uma ameaça. O enfrentamento da realidade emocional é árduo e complexo. Muitas vezes os cuidadores, assim como os pacientes HIV-positivo, desejam a morte, o que pode evocar sentimentos de culpa. Para os parceiros enlutados, seu próprio *status* de portadores de HIV, múltiplas perdas e outros estressores concomitantes podem complicar a recuperação. Homens *gays* que perderam seus parceiros para a aids podem ficar mais deprimidos, consideram o suicídio com mais frequência e são mais vulneráveis a uso de drogas ilícitas do que outros indivíduos enlutados.

Idosos enfrentam mais perdas do que indivíduos em outras fases do ciclo vital, e a solidão intensa pode ser uma lembrança permanente daqueles que morreram. Para idosos altamente incapacitados que perderam o cônjuge de quem dependiam para as funções diárias, ou que era sua única fonte de companheirismo, as reações de luto são profundas.

Terapia do luto

É raro pessoas em luto normal procurarem ajuda psiquiátrica porque aceitam suas reações e seus comportamentos como apropriados. Assim, uma pessoa enlutada não deve ver um psiquiatra ou psicólogo de forma rotineira a não ser que seja observada uma reação à perda acentuadamente divergente. Por exemplo, em circunstâncias habituais, uma pessoa enlutada não faz uma tentativa de suicídio; se a possibilidade de suicídio for real, é indicada intervenção psiquiátrica.

Quando é procurada assistência profissional, ela em geral envolve uma solicitação de medicação para dormir a um médico da família. Um sedativo leve para induzir o sono pode ser útil em algumas situações, mas medicamentos antidepressivos ou agentes ansiolíticos raramente são indicados em luto normal. As pessoas enlutadas têm que passar por um processo de pesar, por mais doloroso que possa ser, para que ocorra uma resolução bem-sucedida. A narcotização dos pacientes interfere no processo normal que, por fim, pode levar a um resultado favorável.

Visto que as reações de luto podem se transformar em transtorno depressivo ou luto patológico, sessões específicas de aconselhamento para indivíduos enlutados com frequência são valiosas. A terapia do luto é uma técnica cada vez mais importante. Em sessões regularmente programadas, as pessoas enlutadas são encorajadas a falar sobre os sentimentos de perda e sobre a pessoa que morreu. Muitas têm dificuldade em reconhecer e expressar raiva ou sentimentos ambivalentes por uma pessoa morta e precisam ser asseguradas de que esses sentimentos são normais.

A terapia do luto não precisa ser conduzida apenas individualmente; o aconselhamento em grupo também é eficaz. Grupos de mútua ajuda também são de grande valor em certos casos. Cerca de 30% das viúvas e viúvos relatam que se isolaram dos amigos, se afastaram da vida social e, por isso, experimentam sentimentos de isolamento e solidão. Os grupos de mútua ajuda oferecem companhia, contatos sociais e apoio emocional e capacitam seus membros a se reinserirem na sociedade de forma significativa. Os cuidados de conforto e a terapia do luto têm sido mais eficazes para viúvas e viúvos. A necessidade dessa terapia provém, em parte, da redução da unidade familiar; os membros da família estendida já não estão disponíveis para prover o apoio emocional e a orientação necessários durante o período de luto.

REFERÊNCIAS

Bachman B. The development of a sustainable, community-supported children's bereavement camp. *OMEGA J Death Dying Bereavement*. 2013; 67:21.
Bolton JM, Au W, Walld R, Chateau D, Martens PJ, Leslie WD, Enns MW, Sareen J. Parental bereavement after the death of an offspring in a motor vehicle collision: a population-based study. *Am J Epidemiol*. 2014;179(2):177–185.
Corr CA, Corr DM. *Death & Dying, Life & Living*. 7th ed. Belmont, CA: Wadsworth; 2013.
Kaplow JB, Saunders J, Angold A, Costello EJ. Psychiatric symptoms in bereaved versus nonbereaved youth and young adults: A longitudinal epidemiological study. *J Am Acad Child Adol Psych*. 2010;49:1145.
King M, Vasanthan M, Petersen I, Jones L, Marston L, Nazareth I. Mortality and medical care after bereavement: A general practice cohort study. *PLoS ONE*. 2013;8.
Lerning MR, Dickinson GE. *Understanding Death, Dying and Bereavement*. 7th ed. Stamford, CT: Cengage Learning; 2010.
Lichtenthal WG, Neimeyer RA, Currier JM, Roberts K, Jordan N. Cause of death and the quest for meaning after the loss of a child. *Death Stud*. 2013;37:311.
Maple M, Edwards HE, Minichiello V, Plummer D. Still part of the family: The importance of physical, emotional, and spiritual memorial places and spaces for parents bereaved through the suicide death of their son or daughter. *Mortality*. 2013;18:54.
Neimeyer RA, ed. *Techniques of Grief Therapy: Creative Practices for Counseling the Bereaved*. New York: Routledge; 2012.
Qualls SH, Kasl-Godley JE, eds. *End-of-Life Issues, Grief, and Bereavement: What Clinicians Need to Know*. Hoboken, NJ: John Wiley & Sons; 2011.
Schachter SR, Holland JC. Loss, grief, and bereavement: Implications for family caregivers and health care professionals of the mentally ill. In: Talley RC, Fricchione GL, Druss BG, eds. *The Challenges of Mental Health Caregiving*. New York: Springer Science+Business Media; 2014:145.
Servaty-Seib HL, Taub DJ. Bereavement and college students: The role of counseling psychology. *Counseling Psychol*. 2010;38:947.
Stroebe M, Schut H, van den Bou J, eds. *Complicated Grief: Scientific Foundations for Health Care Professionals*. New York: Routledge; 2013.
Zisook S, Shear MK, Irwin SA. Death, dying, and bereavement. In: Sadock BJ, Sadock VA, Ruiz P, eds. *Kaplan & Sadock's Comprehensive Textbook of Psychiatry*. 9th edition. Philadelphia: Lippincott Williams & Wilkins; 2009:2378.

▲ 34.2 Cuidados paliativos

Sintomas psicológicos são quase universais no fim da vida. As síndromes psiquiátricas ocorrem com uma frequência aumentada, mas definível, e têm uma distribuição diferente de idade e gênero. Por exemplo, ansiedade e depressão são comuns tanto em homens quanto em mulheres. A classificação psiquiátrica continua a ser uma estrutura importante na qual basear as observações clínicas, mas não foi projetada tendo em mente pacientes que estão morrendo. Por isso, para tais pacientes, é útil pensar em algumas síndromes já existentes. As mais comuns são estados de ansiedade, depressivos e confusionais, que com frequência coexistem e se sobrepõem. De modo raro, fobias específicas de agulhas, ambientes fechados e similares interferem no conforto e devem ser abordadas, adaptando os tratamentos habituais à situação médica do paciente. Algumas vezes, uma crise emocional ou a exacerbação dos sintomas podem ser identificadas como um transtorno de adaptação, mas ocorre em um cenário de outros sintomas sérios, portanto, tecnicamente, não satisfaz os critérios diagnósticos. Entretanto, isso não deve impedir que o consultor identifique o fator precipitante e alivie a resposta por meio dos procedimentos. A maioria dos transtornos psicóticos fica oculta pela sintomatologia crescente do processo ativo de morte e apenas requer atenção específica quando o paciente não está ativamente morrendo e quando o paciente não está ativamente morrendo e existe clara separação e sobreposição entre os sintomas da doença e os sintomas psicóticos.

PREVALÊNCIA

Boa parte das pesquisas sobre prevalência foi feita em câncer e aids e mostra um crescimento acentuado de condições psiquiátricas perto do fim da vida. Os sintomas depressivos graves aumentaram de 25 para 77% em uma amostra de pacientes hospitalizados com câncer, embora critérios mais estritos tenham encontrado 15% com depressão maior e outros 15% com sintomas depressivos graves. A prevalência de *delirium* aumenta de 25 a 40% para 85% em caso de doença com avanço crescente. A associação de sintomas psiquiátricos à dor foi demonstrada em um dos vários estudos consistentes, nos quais 39% dos pacientes com um diagnóstico psiquiátrico relataram dor significativa, comparados com 19% daqueles sem um diagnóstico psiquiátrico. Em uma amostra de pacientes hospitalizados com aids, 65% tinham um transtorno mental orgânico e 27% apresentavam depressão maior. O custo financeiro dos transtornos psiquiátricos pode ser inferido a partir de um estudo no qual pacientes com um diagnóstico psiquiátrico permaneceram no hospital 60 dias a mais do que aqueles sem esse diagnóstico.

Em geral, pacientes com doença terminal demonstram uma mistura de ansiedade e depressão, as quais são difíceis de desenredar, e o termo *afeto negativo* foi sugerido para defini-las como um complexo de sintomas. É difícil não sentir tristeza pelo que está sendo perdido e não temer o fim desconhecido. Indivíduos cuja fé profunda em uma vida após a morte traz ânimo a seu espírito são uma exceção e, mesmo entre eles, muitos descrevem a coexistência de um lamento pela perda de sua vida temporal e do que ela proporciona.

PRINCÍPIOS GERAIS DE TRATAMENTO

Uma vez que a melhora na qualidade de vida é o objetivo primário, o tratamento farmacológico e alguma outra medida que traga alívio dos sintomas devem ser instituídos rapidamente, enquanto um plano integrado para intervenção psicológica e familiar é concebido e colocado em prática. As síndromes psiquiátricas nesse grupo são em geral secundárias a condições clínicas; assim, um diagnóstico etiológico com frequência fornece pistas úteis para a prevenção e melhor manejo. Este deve ser buscado de forma simultânea, contanto que a busca esteja em consonância com os objetivos do tratamento.

ANSIEDADE EM PACIENTES COM DOENÇA AVANÇADA

Ansiedade pode ser o sintoma de apresentação em quase todos os problemas clínicos, podendo ocorrer como um efeito colateral de muitos medicamentos. No entanto, em pacientes com doença avançada, em geral ela se apresenta com sintomas somáticos, como inquietação, hiperatividade, taquicardia, perturbação gastrintestinal (GI), náusea, insônia, dificuldade para respirar, dormência ou tremor. A ansiedade diminui o limiar para dor, piora o prejuízo funcional e aumenta o sofrimento experimentado em todas as condições comórbidas. Ela frequentemente interfere na capacidade do paciente de cooperar com outros tratamentos ou de se relacionar bem com as pessoas amadas. Os pacientes se referem mais a medo, preocupação, apreensão ou ruminações do que à ansiedade em si.

> O Sr. S, um fisioterapeuta de 50 anos com câncer de pulmão avançado recentemente diagnosticado, foi observado por sua família como ansioso, ao ponto de ter sintomas de pânico quando sua esposa saía de perto de sua cabeceira para atender às tarefas domésticas. E começava a hiperventilar, sentia falta de ar, ficava inquieto e não conseguia se concentrar em coisa alguma, além de ficar inundado de ruminações mórbidas sobre seu futuro. Ficava incomodado e se sentia culpado por ter se tornado excessivamente dependente da esposa. Ele recebeu orientações sobre relaxamento e exercícios respiratórios e foi tratado com clonazepam, o que ocasionou uma acentuada resolução de sua ansiedade. O Sr. S sentiu-se mais relaxado, menos ansioso e mais resiliente, tornando-se capaz de suportar períodos de solidão sem dificuldade. (Cortesia de Marguerite Lederberg, M.D.)

TABELA 34.2-1
Critérios de substituição de Endicott para depressão

Sintomas físicos-somáticos	Sintomas psicológicos substitutos
Alterações no apetite ou peso, ou em ambos	Choroso, aparência depressiva
Distúrbios do sono	Retraimento social, loquacidade reduzida
Fadiga, perda da energia	Ruminação, autocompaixão, pessimismo
Déficits de memória e concentração, indecisão	Falta de reatividade

DEPRESSÃO EM PACIENTES COM DOENÇA AVANÇADA

Sintomas depressivos também são comuns em doença avançada e estão associados aos mesmos fatores existenciais encontrados na ansiedade. Estudos encontraram uma prevalência de 9 a 58%, com critérios mais e menos exigentes, respectivamente. Os fatores de risco incluem história prévia ou história familiar. Encontrar uma maneira de diferenciar os efeitos somáticos da doença dos critérios neurovegetativos de depressão maior é uma tarefa bastante complicada em pacientes com doença terminal.

A Tabela 34.2-1 descreve os Critérios de Substituição de Endicott, que demonstraram ter um desempenho tão bom quanto os critérios do DSM para depressão, indo mais visto que também refletem a observação clínica que classicamente descreveu pensamentos e sentimentos que não são universais em pacientes com doença terminal e que, quando presentes, refletem depressão da mesma forma que em pacientes fisicamente sadios.

Embora não haja muitos estudos sobre o tratamento da depressão em doentes terminais, as pesquisas disponíveis e um grande conjunto de experiências clínicas com esses pacientes mostram que o tratamento farmacológico da depressão pode ser útil mesmo quando existem causas clínicas definíveis, e mesmo nos últimos dias de vida.

> Uma paciente com diabetes e doença renal em último estágio que tinha estado em diálise por 2 anos recebeu diagnóstico de depressão com insônia acentuada e começou a receber 15 mg diários de mirtazapina por via oral, o que a ajudou a dormir imediatamente e demonstrou um efeito antidepressivo em 3 semanas. Quatro semanas mais tarde, ela foi internada com insuficiência cardíaca congestiva, motivo pelo qual aquela seria sua internação terminal. Ela não queria abandonar o antidepressivo, mas agora se sentia muito sedada e desejava estar mais alerta durante o dia para interagir com seus entes queridos. Foi iniciado metilfenidato, 5 mg por via oral duas vezes ao dia, depois do qual ela ficou mais alerta, envolvida e comunicativa com sua família. Depois de sua morte, a família estava grata por ter podido se conectar com ela até o fim.

ESTADOS CONFUSIONAIS EM PACIENTES COM DOENÇA AVANÇADA

A prevalência de *delirium* aumenta para 85% em pacientes com doença avançada. Se as últimas horas de vida forem incluídas, essa taxa se aproxima de 100%, a menos que o sujeito entre rapidamente em coma ou morra em decorrência de um evento agudo, como embolia pulmonar. Eventos agudos são sempre inesperados e traumatizam os sobreviventes, mesmo estando bem cientes de que o paciente estava próximo do fim da vida. Alguns indivíduos entram em coma irreversível, deixando as famílias em uma vigília a sua cabeceira, o que pode lhes proporcionar um período de adaptação antes do instante final da morte. No entanto, para 75 a 85% dos pacientes, a morte está associada a um período de *delirium*.

Os pacientes frequentemente apresentam alguma desorientação, prejuízo na memória e na concentração e alterações da vigília à medida que vão ficando mais doentes. Esses sintomas podem permanecer leves ou se transformar no prenúncio de um *delirium* completo. Os clínicos devem estar cientes de que os sinais leves e precoces de *delirium* com frequência são confundidos com depressão, ansiedade e fraca capacidade de enfrentamento.

> Uma consultoria psiquiátrica foi solicitada para avaliar depressão em um advogado de 56 anos com câncer pancreático. Sua dor nas costas moderadamente grave estava sendo tratada com morfina. Foi observado pela equipe do hospital que ele estava mais retraído, desligado e quieto, fazendo pouco contato visual e dormindo a maior parte do dia.
>
> No exame, o psiquiatra identificou que o Sr. K tinha inquietação e estava ligeiramente confuso e desorientado. Sua fala era lenta e seu processo de pensamento desorganizado. O Sr. K admitiu que experimentava alucinações visuais de maneira intermitente e ficava muito embaraçado para relatá-las antes ao corpo de enfermagem.
>
> O Sr. K foi diagnosticado com um *delirium* hipoativo secundário aos medicamentos opioides. Foi tratado com uma dose baixa de olanzapina, 2,5 mg na hora de dormir. Seu sensório melhorou de forma extraordinária. Ele tornou-se alerta, completamente orientado e se relacionava melhor, sem qualquer perturbação perceptiva ou transtorno do pensamento. O resultado foi obtido sem a necessidade de reduzir seus medicamentos tão necessários para dor.

CONSIDERAÇÕES ESPECÍFICAS A DOENÇAS

Diferentes doenças suscitam diferentes questões. Por exemplo, um paciente em diálise pode pensar em morrer três vezes por semana e ser mais vulnerável a expressar seus sentimentos de depressão, raiva, falta de esperança e reações a negligência ou conflito familiares. Os pacientes com câncer precisam reconhecer a possível morte, ao mesmo tempo tendo esperança de cura ou remissão. As decisões de tratamento diante de uma doença cada dia menos tratável se tornam cada vez mais difíceis e podem causar ansiedade aguda. Pacientes com transplante de células-tronco experimentam altos níveis de ansiedade e depressão porque estão tendo uma última chance envolvendo grande expectativas e altos riscos. A disponibilidade de transplantes de órgãos criou uma grande população de pacientes na lista de espera cientes de que podem morrer enquanto aguardam uma cura que poderia estar bem próxima. Transtornos neurovegetativos estão associados a crescente incapacidade física e dependência. Quando existe perda associada das faculdades cognitivas, as dificuldades podem ser comportamentais. Caso contrário, depressão é um problema frequente, embora não inevitável. Muitos pacientes dizem que não vão tolerar a imobilidade e a dependência completa, embora, quando chega o momento, utilizem suporte à vida e permaneçam com eles. Já foi demonstrado em vários contextos que, ao ficarem cada vez mais doentes, os pacientes aceitam que vale a pena viver, apesar da qualidade de vida mais limitada, e optam por tratamentos mais onerosos e menos promissores se lhes oferecerem uma chance, mesmo que pequena, de ajuda.

UNIDADE PACIENTE-FAMÍLIA

A intensidade das relações familiares torna-se ainda maior durante o período terminal. A resposta dos membros da família pode ser uma conspiração do silêncio. Nada é mais triste do que a beira de um leito em que os familiares estão tensos e silenciosos porque querem proteger o paciente não falando sobre morrer, e o paciente está tenso e silencioso porque está protegendo a família ao não falar sobre coisas que irão perturbá-la. Em vez de proximidade, de expressões de gratidão, pedidos de desculpas, reminiscências e despedidas, existe distância, e o paciente está morrendo sozinho, embora esteja fisicamente cercado por outras pessoas.

O psiquiatra pode usar sessões com a família para abrir o diálogo entre ela e o paciente. Ele pode identificar visões discrepantes da doença, lidar com conflitos relacionados ao tratamento e explorar as preocupações referentes a um membro ausente, aspectos esses que enfraquecem o apoio ao paciente e o manejo médico. Uma crise importante, como a perda iminente de um de seus membros, desestabiliza a estrutura familiar, criando uma oportunidade para que o psiquiatra promova mudanças adaptativas e reconstituição. *A terapia do luto centrada na família*, que inicialmente inclui o paciente e continua após sua morte, oferece um contexto natural para essas intervenções.

> Quando uma adolescente mais velha abandonou a faculdade para assumir as responsabilidades da mãe moribunda, a família sutilmente a desencorajou a voltar para a escola depois que sua mãe morresse. A intervenção psiquiátrica permitiu à própria paciente que tomasse parte na reorganização dos papéis familiares, de maneira a possibilitar que sua filha continuasse os estudos.

PONTOS DE DECISÃO, DIRETIVAS ANTECIPADAS, PROCURAÇÕES E SUBSTITUTOS

Esta seção examina as transições e decisões que caracterizam o fim da vida.

Transição para cuidados paliativos

A transição para cuidados paliativos nem sempre é clara. Assim que é feito o diagnóstico de uma doença incurável, a cura já não é mais o objetivo dos cuidados. No entanto, se a morte estiver distante ou até mesmo se algum prolongamento da vida ainda puder ser obtido, o paciente e a família focam nesse objetivo positivo. O médico não tem ilusões quanto ao futuro, mas tem a tarefa delicada de promover ganhos de curto prazo sem deixar de reconhecer o que está à frente. Somente quando é reconhecida a proximidade da morte podem ser tomadas decisões ponderadas sobre os cuidados paliativos.

Onde morrer?

Mortes não assistidas. Muitas mortes traumáticas ou inesperadas são informadas por meio de um telefonema catastrófico. O paciente se foi, mas a família traumatizada precisa de ajuda para absorver a perda, lidar com as circunstâncias e fazer algum tipo de encerramento. Muitas vezes, não se reconhece o quanto a experiência de passar pela doença, morte e ritos funerários é essencial para a resolução normal do processo de luto.

Uma morte totalmente inesperada, mesmo que seja compreensível, como um ataque cardíaco, deixa uma sensação dolorosa de negócios inacabados que vai além do luto esperado. Se a pessoa foi vítima de um crime, pensamentos obsessivos podem ser difíceis de reprimir, e o luto pode se transformar em raiva interminável com profunda perturbação psicológica. Também é difícil, se não impossível, que os sobreviventes fiquem em paz com um suicídio.

Departamentos de emergência e de polícia e instituições religiosas e comunitárias devem ser equipados com uma lista de recursos para encaminhamento que possam ajudar os sobreviventes de mortes traumáticas. A contribuição psiquiátrica pode incluir o desenvolvimento de programas e consultorias com uma ampla gama de profissionais e indivíduos. As famílias devem ser auxiliadas a construir seu próprio ritual, por meio do qual reconhecem para si mesmas e para os outros a irreversibilidade de sua perda e talvez criar um lugar, se não um túmulo, em torno do qual centrar as homenagens.

Mortes assistidas. Os pacientes podem morrer em um hospital de cuidados agudos, em casas de repouso, em lares de idosos e em casa, com ou sem apoio hospitalar.

A maioria deles ainda morre em hospitais de cuidados agudos, tendo recebido cuidados ativos até um pouco antes de morrer. Isso pode ocorrer porque a morte é repentina ou porque a família ou o paciente precisavam estar em um lugar onde "tudo estivesse sendo feito". Felizmente, um número crescente de hospitais tem equipes que prestam cuidados paliativos apropriados no ambiente hospitalar de cuidados agudos.

Muitos pacientes morrem em casas de repouso sem o benefício de cuidados especiais. Essa situação pode ser remediada ao levar atendimento hospitalar formal para dentro das casas de repouso. No entanto, as fontes de custeio e as questões relativas ao local precisam ser resolvidas antes que isso possa se tornar uma prática rotineira.

O cuidado hospitalar ao doente terminal é o primeiro modelo de assistência a ser desenvolvido e é muito bem lembrado por famílias agradecidas cujas múltiplas necessidades humanas e as de seus entes queridos foram satisfeitas em aspectos para os quais elas não haviam sido preparadas. À medida que esse tipo de hospitalização ganhou aceitação, a insuficiência de leitos encorajou o desenvolvimento da assistência domiciliar. Sua existência, por sua vez, encorajou mais famílias a optar por manter pacientes terminais em casa.

Em um programa de assistência domiciliar ao doente terminal, o paciente é avaliado e aceito da maneira habitual, mas permanece em casa. Ele e a família recebem instruções abrangentes sobre o que esperar. São ajudados a obter os materiais necessários, ensinados a usá-los e auxiliados a obter toda a ajuda domiciliar de que precisam. Eles recebem supervisão médica permanente, cuidados de enfermagem e apoio emocional com disponibilidade telefônica de 24 horas e contatos diários de rotina.

Sem esse tipo de ajuda, pode ser difícil ocorrer uma boa morte em casa. Com auxílio, os pacientes sentem-se seguros quanto ao abandono, que costuma ser tão temido, e as famílias sentem-se seguras em relação ao terror de um evento incontrolável. As famílias desses pacientes trabalham arduamente, mas têm maior probabilidade de se sentirem competentes e no controle. Elas experimentam mais sentimentos de realização e menos sentimentos corrosivos de inadequação, os quais de outra forma são bastante comuns.

CUIDADOS DO PACIENTE TERMINAL

Marguerite S. Lederberg, M.D., do Memorial Sloan-Kettering Cancer Center, em Nova York, faz a seguinte observação:

> Um ser humano em estado terminal cujas necessidades físicas, sociais, emocionais e espirituais estejam sendo efetivamente atendidas, raras vezes pede auxílio para cometer suicídio, e os membros da família – recebendo ajuda e apoio adequados – experimentam um profundo sentimento de paz por terem ajudado seu ente querido a morrer se sentindo amado e seguro.

TABELA 34.2-2
Fatores de risco para o desenvolvimento de reações aversivas nos médicos

O médico:
  Identifica-se com o paciente: aparência, profissão, idade, caráter, etc.
  Identifica o paciente com alguém que faz parte de sua vida.
  Está atualmente lidando com um membro doente na família.
  Está recentemente enlutado ou lidando com perdas não resolvidas ou questões de luto.
  Sente-se profissionalmente inseguro.
  Tem medo da morte e da incapacidade.
  Está refletindo inconscientemente sentimentos vividos ou expressos pelo paciente ou pela família.
  Não consegue tolerar níveis altos e prolongados de ambiguidade ou incerteza.
  Possui um diagnóstico psiquiátrico, como depressão ou abuso de sustância.

(Adaptada de Meier: The inner life of physicians and care of the seriously ill. *JAMA*. 2001;286:3007-3014, com permissão.)

Uma das tarefas mais importantes para um médico que cuida de um paciente terminal é determinar em qual momento os cuidados curativos devem ser cessados. Só então é que os cuidados paliativos podem ser iniciados. Alguns médicos ficam tão perturbados com a morte que relutam em usar métodos paliativos; em vez disso, continuam a tratar o paciente sabendo que os esforços são inúteis. Ou então recorrem ao uso dos chamados métodos heroicos, que não impedem a morte e podem produzir um sofrimento desnecessário. Idealmente, os médicos devem se esforçar para prolongar a vida e reduzir o sofrimento; ao mesmo tempo, precisam aceitar a morte como uma característica definidora da vida. Alguns, no entanto, desenvolveram atitudes disfuncionais relativas à morte, as quais foram reforçadas ao longo de suas vidas por meio de sua experiência e treinamento. Já foi postulado que médicos são mais atemorizados com a morte do que membros de outros grupos profissionais e que muitos deles estudam medicina para obter controle sobre a própria mortalidade, usando o mecanismo de defesa da intelectualização. Os fatores de risco que podem interferir na capacidade de um médico para assistir da forma ideal os pacientes terminais estão listados na Tabela 34.2-2. Esses fatores variam desde a superidentificação com o paciente até o medo da morte, conforme mencionado.

Médicos capazes de lidar com a morte e com o morrer conseguem se comunicar de forma eficiente em várias áreas: diagnóstico e prognóstico, natureza da doença terminal, diretivas antecipadas sobre tratamento de suporte à vida, cuidados hospitalares terminais, questões legais e éticas, luto e perda e cuidados psiquiátricos. Além disso, médicos que trabalham com cuidados paliativos devem ter habilidades para manejo da dor, especialmente no uso de opioides potentes – o padrão-ouro das drogas usadas para alívio da dor. Em 1991, foi fundado o American Board of Pain Medicine para assegurar que médicos que tratam pacientes com dor fossem qualificados para fazê-lo e se mantivessem atualizados quanto aos avanços mais recentes no campo.

COMUNICAÇÃO

Depois de feitos diagnóstico e prognóstico, o médico precisa conversar com o paciente e sua família. Antigamente, os médicos participavam de uma conspiração do silêncio, acreditando que as chances de recuperação do paciente melhorariam se ele soubesse menos, já que a notícia de morte iminente poderia trazer desespero. A prática atual é de honestidade e transparência com os pacientes; na verdade, a questão não se trata de lhes contar ou não, mas quando e como fazê-lo. Em 1972, a American Hospital Association elaborou a Carta de Direitos do Paciente, declarando que os pacientes têm o "direito de obter informações atuais completas referentes ao diagnóstico, tratamento e prognóstico em termos que possam razoavelmente compreender".

Informando más notícias

Ao serem dadas as notícias de morte iminente ao paciente, assim como quando é relatada qualquer má notícia, diplomacia e compaixão devem ser os princípios orientadores. Frequentemente, as más notícias não são dadas de uma só vez, mas são absorvidas de modo gradual durante uma série de encontros separados. Uma preparação prévia, incluindo reservar tempo suficiente para a consulta, pesquisar informações pertinentes, como resultados de exames e fatos sobre o caso, e até mesmo organizar a mobília de maneira apropriada pode fazer o paciente se sentir mais confortável.

Se possível, essas conversas devem acontecer em um espaço adequado e privado, estando o paciente em condições de igualdade com o médico (ou seja, o paciente vestido e o médico sentado). Se for possível e desejado pelo paciente, seu cônjuge ou parceiro devem estar presentes. O médico assistente deve explicar a situação atual usando uma linguagem clara e simples, mesmo quando se dirigir a pacientes com nível de instrução superior. As informações precisam ser repetidas ou podem ser necessários encontros adicionais para que todas sejam transmitidas. Uma abordagem sensível e delicada ajuda a modular a negação e a aceitação do paciente. Em nenhum momento o médico deve tomar como pessoal qualquer comentário raivoso por parte do paciente, e nunca deve criticar sua resposta às más notícias.

O médico pode sinalizar sua disponibilidade para uma comunicação honesta, encorajando e respondendo às perguntas do paciente. As estimativas de quanto tempo resta de vida geralmente são imprecisas e, portanto, não devem ser dadas ou devem ser informadas com essa ressalva. Além disso, o médico precisa deixar claro a seu paciente que está disposto a atendê-lo até que ocorra a morte. Por fim, deve decidir sobre a quantidade de informações a serem dadas e quando isso deve ocorrer, com base nas necessidades e nas capacidades de cada paciente.

As mesmas abordagens gerais se aplicam quando o médico procura confortar os membros da família do paciente. Ajudá-los a lidar com os sentimentos relativos à doença do familiar é tão importante quanto confortá-lo, pois os membros da família em geral são sua principal fonte de apoio emocional.

Contando a verdade

Honestidade com tato é a contribuição mais importante do médico. A honestidade, no entanto, não pode impedir a esperança ou o otimismo cauteloso. É importante estar ciente de que, se 85% dos pacientes com uma doença particular morrem em 5 anos, 15% ainda estão vivos depois desse tempo. O princípio de fazer o bem e não fazer o mal informa a decisão de dizer ou não a verdade ao paciente. Em geral, a maioria dos pacientes quer saber a verdade sobre sua condição. Vários estudos de pacientes com malignidades mostram que 80 a 90% querem saber seu diagnóstico.

Os médicos, no entanto, devem perguntar aos pacientes o quanto querem saber, já que algumas pessoas não querem conhecer todos os fatos sobre sua doença. Tais pacientes, se lhes é dita a verdade, negam o que foi dito e não conseguem participar de decisões quanto ao fim da vida, como as relativas ao uso de equipamento de sustentação da vida. Aqueles que pedem abertamente que não lhes sejam dadas "más notícias" com frequência são os que mais temem a morte. O médico deve lidar de maneira direta com esses temores,

TABELA 34.2-3
Algumas perguntas difíceis dos pacientes

"Por que eu?"
"Por que você não descobriu isso antes? Você cometeu um erro?"
"Quanto tempo eu tenho?"
"O que você faria no meu lugar?"
"Eu devo tentar uma terapia experimental?"
"Eu devo ir a um centro médico "de ponta" para tratamento ou buscar uma segunda opinião?"
"Se o meu sofrimento ficar muito intenso, você vai me ajudar a morrer?"
"Você vai trabalhar comigo o tempo todo até a minha morte, aconteça o que acontecer?"

(De Quill TF. Initiating end-of-life discussions with seriously ill patients. *JAMA*. 2000;284:2502, com autorização.)

mas, se o paciente ainda assim não conseguir suportar ouvir a verdade, alguém mais próximo a ele deve ser informado.

Consentimento informado

Nos Estados Unidos, o consentimento informado é exigido legalmente tanto para tratamento convencional quanto experimental. Os pacientes devem receber informações suficientes a respeito do diagnóstico, do prognóstico e das opções de tratamento para tomar decisões esclarecidas. Isso inclui a discussão dos riscos e benefícios potenciais, dos tratamentos alternativos disponíveis e das consequências de não receber tratamento. Essa abordagem acarreta um custo psicológico; pode ocorrer ansiedade grave e ocasional descompensação psiquiátrica quando os pacientes se sentem sobrecarregados pelas demandas de tomar decisões. Entretanto, eles respondem melhor aos médicos que explicam as várias opções em detalhes. Os médicos devem estar preparados para lidar com perguntas difíceis. Algumas delas estão listadas na Tabela 34.2-3.

As discussões sobre o fim da vida são desafiadoras, especialmente porque podem influenciar o modo como os pacientes tomam decisões sobre as opções informadas.

DECISÕES EM CUIDADOS TERMINAIS

A sociedade moderna está mal equipada para lidar com decisões relacionadas ao fim da vida geradas pela tecnologia. Quando surgiu, a ressuscitação cardiopulmonar foi apoiada entusiasticamente pelos profissionais médicos. Ela foi envolvida por uma aura de poder mágico e, por fim, transformou-se mais num ato ritualizado do que em um tratamento médico opcional. A prática foi incorporada ao ativismo terapêutico característico de muitos médicos. No final do século XX, no entanto, foi iniciado um movimento contrário. Primeiro, foi estabelecido o direito a recusar o tratamento, em boa parte devido à sinergia entre o movimento dos consumidores e o movimento da bioética, com sua ênfase na autonomia do paciente. A seguir, foi estabelecida a legalidade da ordem "não ressuscitar" e a equivalência moral de parar e não iniciar o tratamento. Os profissionais da área médica foram menos entusiásticos com essas mudanças do que o público em geral, talvez porque conheçam muito bem as ambiguidades emocionais que existem em torno da morte e precisem repetidamente vivenciá-las.

Morte cerebral e estado vegetativo persistente

Na tentativa de lidar com essas ambiguidades, emergiu o conceito de morte cerebral, que está associada à perda das funções cerebrais superiores (p. ex., cognição) e de toda a função do tronco cerebral (p. ex., movimento pupilar e reflexo ocular), da respiração e dos refle-

TABELA 34.2-4
Estado vegetativo persistente

Sem evidências de consciência de si ou do ambiente; sem interação com outras pessoas
Sem resposta significativa a estímulos
Sem linguagem receptiva ou expressiva
Retorno dos ciclos de sono-vigília, excitação, até mesmo sorriso, franzir a testa, bocejar
Tronco cerebral ou funções hipotalâmicas autonômicas preservadas para permitir a sobrevivência
Incontinência intestinal e urinária
Nervos cranianos e reflexos espinais variavelmente preservados

xos faríngeo e corneal. A determinação da morte cerebral é o critério geralmente aceito para morte. Alguns clínicos defendem uma ausência de ondas cerebrais no eletroencefalograma (EEG) para confirmar o diagnóstico.

Estado vegetativo persistente foi definido pela American Academy of Neurology como uma condição associada a dano cerebral grave na qual não existe consciência de si ou do ambiente (Tab. 34.2-4). O tratamento não traz benefícios aos pacientes nesse estado e, depois que o diagnóstico é estabelecido, podem ser seguidas ordens de DNR e de não intubar (DNI), e os métodos de manutenção da vida (p. ex., sondas de alimentação, ventiladores) podem ser removidos.

> Em 1976, o caso de Karen Quinlan foi manchete internacional quando seus pais procuraram ajuda de um juiz para descontinuar o uso de um ventilador em sua filha, que estava em estado vegetativo persistente. O médico da Srta. Quilan havia recusado o pedido dos pais para remover a ventilação porque, disse ele, temia ser responsabilizado civil ou até mesmo criminalmente por sua morte. A Suprema Corte de New Jersey determinou que pessoas competentes têm o direito de recusar tratamento de manutenção da vida e que esse direito não deveria ser perdido quando ela se torna incompetente. Uma vez que o órgão judiciário acreditava que os médicos não estavam dispostos a retirar o ventilador devido ao medo de responsabilidade legal, e não em razão de preceitos da ética médica, elaborou um mecanismo que concedia aos médicos imunidade legal prospectiva para tomarem essa medida. Especificamente, a Suprema Corte de New Jersey determinou que, depois de um prognóstico, confirmado por um comitê de ética do hospital, de que "não existe qualquer possibilidade razoável de um paciente retornar a um estado cognitivo sapiente", o tratamento de manutenção da vida pode ser removido e ninguém envolvido, incluindo os médicos, pode ser responsabilizado civil ou criminalmente pela morte.
>
> A publicidade em torno do caso Quinlan motivou dois desenvolvimentos independentes: incentivou os Estados norte-americanos a criar uma legislação sobre a "declaração de vontade", que concedia imunidade legal aos médicos que honrassem as "diretivas antecipadas" escritas pelo paciente especificando como ele queria ser tratado caso se tornasse incompetente, e encorajou os hospitais a criar comitês de ética que poderiam tentar resolver discussões similares sem a necessidade de irem ao tribunal. (Annas GJ. "Culture of life" politics at the bedside. *N Eng J Med*. 2005;352:16.)

Diretivas antecipadas

Diretivas antecipadas são desejos e escolhas sobre a intervenção médica para quando a condição do paciente for considerada terminal.

São juridicamente vinculativas em todos os Estados norte-americanos e incluem três tipos: declaração de vontade, decisões sobre cuidados médicos por procuração e ordens de não ressuscitar e não intubar.

Declaração de vontade. Em uma declaração de vontade, um paciente mentalmente competente dá instruções específicas a serem seguidas pelos médicos quando ele não puder se comunicar devido à doença. Essas instruções podem incluir a rejeição de sondas para alimentação, respiração artificial e qualquer outra medida para prolongar a vida.

Procuração para decisões sobre os cuidados médicos. Também conhecida como *procuração durável*, dá a outra pessoa o poder de tomar decisões médicas caso o paciente não possa fazê-lo. Essa pessoa, também conhecida como substituto, está autorizada a tomar todas as decisões sobre os cuidados terminais com base no que ela acha que o paciente iria querer.

Ordens de não ressuscitar e não intubar. Estas ordens proíbem os médicos de tentarem ressuscitar ou intubar o paciente que está "*in extremis*". As ordens são manifestas pelo paciente competente para fazê-lo. Elas podem fazer parte da declaração de vontade ou são expressas por meio da procuração para decisões sobre os cuidados médicos. Uma amostra das diretivas antecipadas que incorporam uma declaração de vontade e procuração para decisões sobre os cuidados médicos é apresentada na Tabela 34.2-5.

O Uniform Rights of the Terminally Ill Act, elaborado pela National Conference on Uniform State Laws, foi aprovado e recomendado para promulgação em todos os Estados norte-americanos. Essa lei autoriza um adulto a controlar as decisões referentes à administração de tratamento de sustentação da vida, por meio da execução de uma declaração instruindo um médico a suspender o tratamento de sustentação da vida se a pessoa estiver em condição terminal e não puder participar das decisões relacionadas ao tratamento médico. Em 1991, o Federal Patient Self-Determination Act tornou-se lei nos Estados Unidos, determinando que todos os estabelecimentos de cuidados de saúde: (1) forneçam a cada paciente admitido a um hospital informações por escrito sobre o direito a recusar tratamento: (2) perguntem sobre as diretivas antecipadas; e (3) mantenham registros por escrito dizendo se o paciente tem diretivas antecipadas ou se designou um procurador para as decisões médicas.

Nos dias atuais, os pacientes que não deixaram diretivas antecipadas ou que são legalmente incompetentes para isso têm acesso aos comitês de ética dos hospitais, que mantêm debates ativos legais e éticos acerca dessas questões. Esses comitês de ética também são úteis para os médicos, que podem obter apoios legal e moral quando recomendam que não ocorra mais tratamento algum. No entanto, é muito mais fácil para todas as partes se o paciente tiver diretivas antecipadas ou um procurador. De modo ideal, os médicos devem promover discussões prévias com os pacientes sobre diretivas antecipadas e sobre procuradores, mesmo quando eles estão saudáveis. O paciente deve ser lembrado de que essas primeiras formulações poderão ser modificadas, mas que o fato de ter diretivas antecipadas, mesmo que preliminares, assegurará que os médicos assistentes considerem seu desejo em caso de emergência.

ASSISTÊNCIA À FAMÍLIA

Os membros da família desempenham um papel importante como cuidadores de pacientes terminais e com frequência têm suas próprias necessidades não reconhecidas. Suas responsabilidades podem

TABELA 34.2-5
Diretivas Antecipadas, Declaração de Vontade e Procuração para Decisões sobre os Cuidados Médicos*

A morte faz parte da vida. Ela é uma realidade como o nascimento, o crescimento e o envelhecimento. Estou usando estas diretivas antecipadas para comunicar a minha vontade sobre os cuidados médicos aos meus médicos e a outras pessoas que estiverem cuidando de mim no fim da minha vida. Isto é denominado diretivas antecipadas porque dá instruções antecipadas sobre o que eu quero que aconteça comigo no futuro. Expressa a minha vontade sobre um tratamento médico que possa me manter vivo. Quero que isto seja juridicamente vinculativo.

Se eu não conseguir tomar ou comunicar decisões sobre meus cuidados médicos, aqueles a minha volta devem se basear neste documento para instruções sobre as medidas que podem me manter vivo.

Não quero tratamento médico (incluindo alimentação e água através de sonda) que me mantenha vivo se:

▶ Eu estiver inconsciente e não houver perspectiva razoável de que volte a ficar consciente (mesmo que eu não vá morrer em seguida na minha condição clínica) ou
▶ Eu estiver próximo da morte devido a uma doença ou lesão sem perspectiva razoável de recuperação.

Quero medicação ou outros cuidados que me deixem mais confortável e tomem conta da minha dor e do meu sofrimento. Eu desejo que seja assim, mesmo que a medicação da dor me faça morrer mais rápido.

Quero dar algumas instruções extras: *[Aqui é incluída uma lista de instruções especiais, p. ex., algumas pessoas temem ser mantidas vivas após um acidente vascular cerebral debilitante. Se você tiver algum desejo quanto a esse tema ou alguma outra condição, por favor, registre-os aqui.]*

A linguagem legal no quadro a seguir é uma procuração para decisão sobre os cuidados médicos. Ela dá a outra pessoa o poder de tomar decisões médicas por mim.

Eu _____ nomeio _____,
que _____ mora em _____,
número de telefone _____, para tomar decisões médicas por mim caso eu não possa fazer por mim mesmo. Esta pessoa é denominada "substituta", "agente" ou "procuradora" para cuidados médicos. Este poder de procurador será efetivo quando eu me tornar incapaz de tomar ou comunicar decisões sobre meus cuidados médicos. Isso significa que este documento será legal quando e se eu perder a capacidade de falar por mim mesmo; por exemplo, se eu estiver em coma ou tiver doença de Alzheimer.

Meu substituto para decisões sobre os cuidados médicos tem o poder de dizer aos outros o que significam as minhas diretivas antecipadas. Essa pessoa também tem o poder de tomar decisões por mim baseadas no que eu iria querer ou, se isso não for sabido, com base no que ela achar ser melhor para mim.

Se meu substituto para decisões sobre os cuidados médicos de primeira escolha não puder ou decidir não agir por mim, nomeio _____, endereço _____, número de telefone _____, como minha segunda escolha.

Já discuti minha vontade com meu substituto para decisões sobre os cuidados de saúde e com minha segunda opção, caso eu tenha escolhido indicar uma segunda pessoa. Meu(s) procurador(es) concordou(aram) em agir por mim.

Refleti cuidadosamente sobre estas diretivas antecipadas. Sei o que isso significa e desejo assinar. Escolhi duas testemunhas, nenhuma das quais é membro da minha família, nem herdará nada de mim quando eu morrer. Minhas testemunhas não são as mesmas pessoas que eu nomeei como minhas procuradoras para decisões sobre os cuidados de saúde. Entendo que este formulário deverá ser autenticado se eu usar o quadro para nomear (um) procurador(es) para cuidados médicos.

Assinatura _____
Data _____
Endereço _____
Assinatura da testemunha _____
Nome impresso da testemunha _____
Endereço _____
Assinatura da testemunha _____
Nome impresso da testemunha _____
Endereço _____
Tabelião [a ser usado se for indicado um procurador] _____

*O leitor deve ser alertado de que este exemplo é uma das muitas diretivas disponíveis. (De: Choice in Dying, Inc. – National Council for the Right to Die.)

---

ser pesadas, especialmente se apenas um deles estiver disponível ou se eles mesmos forem enfermos ou idosos. A Tabela 34.2-6 lista algumas tarefas de assistência à família. Muitas delas requerem longas horas de trabalho ou supervisão que podem levar a fadiga física e emocional. Um estudo com cuidadores relata que 25 a 30% deles perderam seus empregos e mais de metade mudou para empregos com salário mais baixo para se acomodar à necessidade de flexibilidade. O nível mais alto de estresse foi encontrado em famílias que cuidavam de um paciente terminal em casa, sobretudo quando a morte ocorre em casa, e perceberam retrospectivamente que teriam preferido um ambiente no qual a morte ocorresse na presença de cuidadores habilitados.

Morrer em casa

Dependendo da vontade do paciente e da natureza de sua doença, a opção de morrer em casa deve ser explorada. Embora seja mais pesado para a família do que morrer em um hospital, a morte em casa pode ser uma alternativa bem recebida pelo paciente e pela família que procuram passar um tempo de qualidade juntos. Uma equipe de atendimento domiciliar pode avaliar uma casa quanto a sua adequação e sugerir formas de facilitar as atividades da vida diária, incluindo modificações na mobília, aluguel de cama hospitalar e a instalação de dispositivos de assistência, como corrimãos e vasos sanitários. Os cuidados da família devem ser complementados com visitas domiciliares de médicos, enfermeiros, terapeutas e represen-

TABELA 34.2-6
Tarefas dos membros da família de indivíduos que estão morrendo

1. Administrar a medicação
2. Lidar com os efeitos adversos dos medicamentos
3. Ajudar com, ou realizar as atividades da vida diária
4. Trocar os curativos
5. Manejar bombas de infusão ou outros equipamentos
6. Manejar os sintomas (p. ex., dor, náusea e vômitos, dificuldade respiratória, convulsões e agitação terminal)
7. Notificar o enfermeiro ou o médico quando eles forem necessários
8. Comprar os itens necessários e apanhar as receitas
9. Estar presente e fazer companhia
10. Atender às necessidades espirituais e religiosas
11. Executar as diretivas antecipadas
12. Administrar questões financeiras

tante religioso. Em qualquer dos casos, a família deve saber quais são suas responsabilidades e deve estar bem preparada para cuidar do paciente. Recentemente, o atendimento domiciliar ao doente terminal foi aprovado pelo Medicare e está sendo usado de forma mais ampla.

As sessões de terapia familiar permitem aos membros explorarem os sentimentos acerca da morte e de morrer. Elas servem como um fórum no qual pode acontecer o luto e o pesar antecipatórios. A capacidade de compartilhar sentimentos pode ser catártica, em especial se houver culpa envolvida. Os membros da família frequentemente têm de lidar com sentimentos de culpa relacionados a interações passadas com o familiar que está morrendo. As sessões com os familiares também ajudam a chegar a um consenso sobre as diretivas antecipadas do paciente. Se discordarem da vontade dele, poderá ser necessária uma ação legal para resolver disputas familiares sobre o curso de ação a ser tomado.

CUIDADOS PALIATIVOS

Os cuidados paliativos são a parte mais importante dos cuidados no fim da vida. Referem-se a proporcionar alívio do sofrimento causado pela dor ou por outros sintomas da doença terminal. Embora estejam mais associados à administração de drogas analgésicas, muitas outras intervenções clínicas e procedimentos cirúrgicos fazem parte dos cuidados paliativos porque podem deixar o paciente mais confortável. Monitores e seus alarmes, acessos periféricos e centrais, flebotomia, medição dos sinais e até mesmo oxigênio suplementar em geral são descontinuados para permitir ao paciente morrer de maneira sossegada. Realocar o paciente em um quarto silencioso e privado (ao contrário de uma unidade de cuidados intensivos) e permitir a presença dos membros da família são outras modalidades muito importantes de cuidados paliativos.

A mudança de um tratamento ativo e curativo para cuidados paliativos algumas vezes é o primeiro sinal tangível de que o paciente irá morrer, uma transição emocionalmente difícil para todos os envolvidos aceitarem. A descontinuação das máquinas e das mensurações, que até este ponto foram parte integrante da experiência hospitalar, pode ser muito desconcertante para o paciente, os membros da família e até mesmo outros médicos. Na verdade, se essas pessoas não forem ativas no planejamento dessa transição, pode parecer que desistiram do paciente.

Devido a essa dificuldade, os cuidados paliativos são muitas vezes completamente evitados (p. ex., o tratamento curativo é continuado até que o paciente morra). É provável que essa abordagem cause problemas se for adotada apenas para evitar a realidade da morte iminente. Uma transição bem-negociada para os cuidados paliativos com frequência reduz a ansiedade depois que o paciente e a família passam por uma reação apropriada de luto antecipatório. Além do mais, há maior probabilidade de um resultado emocional positivo se o médico e a equipe projetarem uma convicção de que os cuidados paliativos serão um processo envolvido e ativo, sem sinais de retirada ou abandono. Quando isso não ocorre, ou quando a família não consegue tolerar a transição, o estresse que se segue frequentemente resulta na necessidade de consultoria psiquiátrica.

> Um médico de 36 anos com leucemia em estágio final foi visto por uma consultoria psiquiátrica porque relatava ver "o anjo da morte" aos pés de sua cama de hospital. Ele descreveu a experiência como assustadora e inexplicável. O consultor perguntou-lhe: "Você está com medo porque vai morrer?". Esta foi a primeira vez que alguém havia mencionado morte ou morrer em qualquer contexto para o paciente. Ele aproveitou a oportunidade para falar abertamente sobre seus medos para a equipe médica e para sua família e acabou tendo uma morte tranquila.

Uma consultoria psiquiátrica é indicada para pacientes que se tornam gravemente ansiosos, suicidas, deprimidos ou explicitamente psicóticos. Em cada caso, poderá ser prescrita uma medicação psiquiátrica apropriada para proporcionar alívio. Pacientes suicidas nem sempre têm de ser transferidos para um serviço psiquiátrico. Pode lhe ser designado um atendente ou um enfermeiro 24 horas por dia (com plantões sucessivos). Em tais casos, a relação entre o observador e o paciente pode ter implicações terapêuticas, sobretudo com aqueles cuja depressão esteja relacionada a um sentimento de abandono. Os pacientes terminais que estão em risco de suicídio de modo geral estão com dor. Quando ela é aliviada, é provável que a ideação suicida diminua. É necessária uma avaliação cuidadosa do potencial suicida para todos os pacientes. Uma história pré-mórbida de tentativas passadas de suicídio é um fator de alto risco para suicídio em pacientes terminais. Naqueles que se tornam psicóticos, sempre deve ser considerada a função cognitiva prejudicada secundária a lesões metastáticas. Tais pacientes respondem a medicamentos antipsicóticos, e a psicoterapia também pode ser útil.

MANEJO DA DOR

Tipos de dor

Pacientes que estão morrendo estão sujeitos a diferentes tipos de dor, resumidos na Tabela 34.2-7. As distinções são importantes porque requerem diferentes estratégias de tratamento; enquanto a dor somática e visceral é responsiva a opiáceos, a dor neuropática e mantida simpaticamente requer medicamentos adjuvantes além dos opiáceos. A maioria dos pacientes com câncer avançado, por exemplo, tem mais de um tipo de dor e requer regimes de tratamento complexos.

Tratamento da dor

Não é demasiado enfatizar que o manejo da dor deve ser agressivo, e o tratamento deve ser multimodal. Na verdade, um bom regime contra dor pode requerer diversas drogas ou o mesmo fármaco administrado de formas e por vias diferentes. Por exemplo, a morfina intravenosa pode ser suplementada por doses orais "de salvamento" autoadministradas, ou um gotejamento epidural pode ser suplementado com doses intravenosas em bolo. Adesivos transdérmicos podem prover concentrações basais em pacientes para os quais a via intravenosa ou a ingestão oral seja difícil. Sistemas de analgesia

TABELA 34.2-7
Tipos de dor

Dor nociceptiva

Dor somática	Com frequência, mas nem sempre constante, dolorida, corrosiva e bem localizada (p. ex., metástases ósseas)
Dor visceral	Com frequência, mas nem sempre constante, profunda, comprimida, mal localizada, com possível referência cutânea (p. ex., efusão pleural levando a dor torácica profunda, irritação do diafragma referida no ombro)
Dor neuropática	Dor ardente disestética com paroxismos semelhantes a choque associados a dano direto dos receptores periféricos, das fibras aferentes ou do sistema nervoso central, levando a perda da modulação inibitória central e disparos espontâneos (p. ex., dor no membro fantasma; pode envolver aferentes somáticos simpáticos)
Dor psicogênica	Características variáveis secundárias a fatores psicológicos na ausência de fatores clínicos; rara como um fenômeno puro em pacientes com câncer, mas frequentemente um fator adicional na presença de dor orgânica

(Cortesia de Marguerite S. Lederberg, M.D., e Jimmie C. Holland, M.D.)

controlada pelo paciente para administração de opiáceo intravenoso resultam em maior alívio da dor com quantidades menores dispensadas do que em dosagem administrada pela equipe.

Os opioides muitas vezes causam *delirium* e alucinações. Um mecanismo frequente de toxicidade é o acúmulo de drogas ou metabólitos cujas durações de analgesia são mais curtas do que sua meia-vida plasmática (morfina, levorfanol e metadona). O uso de drogas como hidromorfona, que tem meia-vida mais próxima de sua duração analgésica, pode aliviar o problema sem perda do controle da dor. A tolerância cruzada é incompleta entre os opiáceos; portanto, devem ser experimentados vários deles com dosagem reduzida quando são trocadas as drogas. A Tabela 34.2-8 lista os analgésicos opioides.

Os benefícios da administração de analgesia de manutenção em pacientes terminais, comparados com a administração quando necessário, não podem ser excessivamente enfatizados. A dosagem de manutenção melhora o controle da dor, aumenta a eficiência da droga e alivia a ansiedade do paciente, mas as administrações quando necessário permitem o aumento da dor durante o tempo de espera até que a droga seja ministrada. Além disso, a administração de analgesia quando necessário coloca perversamente o paciente em situação de queixas da equipe sobre o comportamento de procura da droga. Mesmo quando é usado tratamento de manutenção, doses extras de medicação devem estar disponíveis para crises de dor, e seu uso repetido deve sinalizar a necessidade de aumentar a dose de manutenção. Dependendo de suas experiências prévias com analgésicos opioides e de seu peso, não é incomum que alguns pacientes precisem de 2 g ou mais de morfina por dia para alívio dos sintomas.

TABELA 34.2-8
Analgésicos opioides para o manejo da dor

Droga e potência relativa de dose equianalgésica	Dose (mg IM ou oral)	Meia-vida plasmática (hora)[a]	Dose oral inicial[b] (mg)	Preparações comerciais disponíveis
Morfina	10 IM 60 oral	3–4	30–60	Oral: comprimido, líquido, comprimido com liberação lenta Retal: 5–30 mg Injetável: SC, IM, IV, epidural, intratectal
Hidromorfona	1,5 IM 7,5 oral	2–3	2–18	Oral: comprimidos: 1, 2, 4 mg Injetável: SC, IM, IV 2 mg/mL, 3 mg/mL e 10 mg/mL
Metadona	10 IM 20 oral	12–24	5–10	Oral: comprimidos, líquido Injetável: SC, IM, IV
Levorfanol	2 IM 4 oral	12–16	2–4	Oral: comprimidos Injetável: SC, IM, IV
Oximorfona	1	2–3	NA	Retal: 10 mg Injetável: SC, IM, IV
Heroína	5 IM 60 oral	3–4	NA	NA
Meperidina	75 IM 300 oral	3–4 (normeperidina 12–16)	75	Oral: comprimidos Injetável: SC, IM, IV
Codeína	130 oral 200 oral	3–4	60	Oral: comprimidos em combinação com ácido acetilsalicílico, acetaminofeno, líquido
Oxicodona[c]	15 oral 30 oral	—	5	Oral: comprimidos, líquido, formulação oral em combinação com acetaminofeno (comprimidos e líquido) e aspirina (comprimido)

IM, intramuscular; IV, intravenoso; NA, não aplicável; SC, subcutâneo.
[a] O tempo de pico da analgesia em pacientes não tolerantes varia de meia a 1 hora, e a duração é de 4 a 6 horas. O pico do efeito analgésico é retardado, e a duração é prolongada após administração oral.
[b] Doses IM iniciais recomendadas; a dose ideal para cada paciente é determinada pela titulação, e a dose máxima é limitada pelos efeitos adversos.
[c] Uma forma de liberação sustentada de longa duração de oxicodona foi abusada por dependentes de drogas, e seu uso foi criticado em razão disso; no entanto, esta é uma preparação muito útil em doses de 10-, 20-, 40- e 160 mg que precisam ser tomadas a cada 12 horas. É usada como terapia de manutenção para dor grave persistente.
(Adaptada de Foley K. Management of cancer pain. Em: DeVita VT, Hellman S, Rosenberg SA, eds. *Cancer: Principles and Practice of Oncology*. 4ª edição. Filadélfia: JB Lippincott; 1993:936, com permissão.)

Conhecer as doses de diversas drogas e as diferentes vias de administração é importante para evitar submedicação acidental. Por exemplo, quando o uso de morfina é alterado de intramuscular para oral, a dose intramuscular deve ser multiplicada por 6 para evitar que cause dor no paciente e provoque comportamento de procura da droga. Muitas drogas adjuvantes usadas para dor são psicotrópicos com os quais os psiquiatras estão familiarizados, mas em alguns casos seu efeito analgésico está separado de seu efeito psicotrópico primário. Os adjuvantes que costumam ser usados incluem antidepressivos, estabilizadores do humor (p. ex., gabapentina), fenotiazinas, butirofenonas, anti-histaminas, anfetaminas e esteroides. Eles são de particular importância em dor neuropática e simpaticamente sustentada, para as quais podem ser o pilar fundamental do tratamento.

Outros desenvolvimentos no manejo da dor incluem procedimentos mais intrusivos, como bloqueio nervoso ou uso de infusões epidurais contínuas. Além disso, radioterapia, quimioterapia e até mesmo ressecção cirúrgica podem ser consideradas modalidades de manejo em cuidados paliativos. Cursos curtos de radioterapia e quimioterapia podem ser usados para encolher os tumores ou manejar lesões metastáticas que causam dor ou incapacidade. Em pacientes com doença de Hodgkin em estágio final, por exemplo, a quimioterapia sistêmica pode melhorar a qualidade de vida do paciente, diminuindo a carga do tumor. A ressecção cirúrgica de tumores invasivos, mais notadamente carcinomas na mama, pode ser útil pela mesma razão.

PALIAÇÃO DE OUTROS SINTOMAS

O manejo dos sintomas é uma alta prioridade em cuidados paliativos. Os pacientes frequentemente se preocupam mais com o sofrimento diário de seus sintomas do que com sua morte iminente, a qual pode não ser tão real para eles. A Tabela 34.2-9 lista sintomas comuns no fim da vida. Uma abordagem abrangente da paliação envolve dar atenção a esses sintomas tanto quanto à dor. As fontes de sofrimento incluem sintomas psiquiátricos, como ansiedade, e sintomas físicos, como aqueles que envolvem o sistema gastrintestinal, incluindo diarreia, constipação, anorexia, náusea, vômitos e obstrução intestinal. Outros sintomas importantes incluem insônia, confusão, aftas na boca, dispneia, tosse, prurido, úlceras de decúbito e frequência ou incontinência urinária. Os cuidadores devem acompanhar esses sintomas de perto e estabelecer cuidados precoces e agressivos apropriados para esses sintomas, antes que eles se tornem complicados.

Um tratamento eficaz para náusea e vômitos associados à quimioterapia é o uso de Δ-tetra-hidrocanabinol (THC), o ingrediente ativo da maconha. O canabinoide sintético oral, dronabinol, é usado em doses de 1 a 2 mg a cada 8 horas. Acredita-se que o uso de cigarros de maconha para ministrar THC seja mais efetivo do que os comprimidos. Os proponentes dizem que sua absorção é mais rápida, e as propriedades antieméticas são mais potentes via sistema pulmonar. As repetidas tentativas de legalizar cigarros de maconha para uso médico encontraram apenas sucesso limitado nos Estados Unidos.

> Um homem de 47 anos com câncer de pulmão incurável, tratado sem sucesso com quimioterapia e radioterapia, vinha sofrendo de dispneia intratável há 1 semana. Sua família, enfermeiros e outros membros da equipe estavam cada vez mais consternados com sua dificuldade para respirar e seus apelos por um alívio. O médico assistente recusou-se a prescrever qualquer substância mais forte que codeína. A equipe de cuidados paliativos no hospital interveio diante da solicitação da família. Foi obtido alívio com o uso de 5 a 10 mg de um bolo intravenoso de morfina a cada 15 minutos. Quando o paciente ficou confortável, foi instituído um gotejamento intravenoso, complementado por morfina subcutânea quando necessário.

A American Medical Association apoia a posição de que pacientes com uma condição terminal requerem doses substanciais

TABELA 34.2-9
Sintomas/sinais no fim da vida

Sintoma/sinal	Comentários	Manejo/cuidados
Caquexia	Todos os estados terminais da doença estão associados com caquexia secundária a anorexia e desidratação	Sondas para alimentação são úteis em alguns casos; pequenos goles de água ajudam
Delírios	Comuns em estado terminal	Medicação antipsicótica é útil
Delirium/Confusão	Ocorre em quase 90% de todos os pacientes terminais, mas é reversível em mais de 50%	Podem ser revertidos se a causa for encontrada e tratável; podem responder a medicação antipsicótica e/ou para dor
Depressão ou ansiedade	Fatores psicológicos, p. ex., medo da morte, abandono e/ou fatores fisiológicos, p. ex., dor, hipoxia	Medicação ansiolítica e antidepressiva é útil; opioides têm fortes efeitos ansiolíticos
Disfagia	Vista em doença neurológica, p. ex., esclerose múltipla, esclerose lateral amiotrófica	Atenção aos cuidados orais, p. ex., pedaços de gelo, bálsamo labial; ajuste para a posição ereta ao se alimentar
Dispneia ou tosse	Associadas a ansiedade grave; medo de sufocação em caso extremo; comum em pacientes com câncer de pulmão	Opioides, oxigênio suplementar, broncodilatadores são úteis
Fadiga	Ocorrência mais comum em doença terminal	Podem ser usados psicoestimulantes para alívio
Incontinência	Associada a fístulas induzidas por radiação	Manter o paciente limpo e seco; usar sondagem vesical ou preservativo, se necessário
Náusea ou vômitos	Efeito colateral de radiação e quimioterapia	Antieméticos, p. ex., metoclopramida, proclorperazina; maconha é útil
Perda da integridade da pele	Decúbito mais comum em áreas que sustentam o peso	Mudar o corpo de posição com frequência; almofadas para cotovelos e quadris; colchão inflável
Dor	Medicamentos para dor podem ser administradas por via oral, sublingual, por injeção ou infusão ou via adesivo cutâneo	Opioides são o padrão-ouro

Dados do National Coalition on Health Care (NCHC) e do Institute for Health Care Improvement (IHI). Promises to Keep: Changing the Way We Provide Care at the End of Life, edição de 12 de outubro de 2000.

de opioides regularmente, e não lhes devem ser negadas drogas por medo de produzir dependência física. Uma visão similar é endossada no *Manual de farmacologia e terapêutica de Goodman e Gilman*, conforme apresentado a seguir:

> O médico não deve esperar até que a dor se torne agonizante; paciente algum jamais deve desejar a morte devido a uma relutância do médico em usar quantidades adequadas de opioides eficazes. Dessa forma, os médicos que tratam pacientes terminais não devem ficar intimidados com a fiscalização legal.

Isso é de especial importância porque a Drug Enforcement Administration (DEA) está considerando examinar as práticas de prescrição de médicos que cuidam de pacientes terminais. Em um editorial altamente assertivo (*New England Journal of Medicine*, 5 de janeiro de 2006), a DEA foi criticada por seu envolvimento no que constitui a prática médica aceitável para pacientes que estão morrendo, porque seu mandato federal está limitado a combater o abuso criminoso de substância, e não monitorar os cuidados de pacientes terminais. Os médicos devem ser vigilantes e incisivos na proteção de seu direito de administrar opioides para tratar pacientes com dor intratável.

CUIDADOS EM HOSPICES

Em 1967, Cicely Saunders lançou o movimento moderno de hospices ao fundar o Hospital St. Christopher, na Inglaterra. Vários fatores na década de 1960 impulsionaram o desenvolvimento desses hospices, incluindo preocupações relativas a médicos treinados de maneira inadequada, cuidados terminais ineptos, desigualdades grosseiras na assistência à saúde e negligência em adultos idosos. A expectativa de vida aumentou, e doenças cardíacas e câncer foram se tornando mais comuns. Saunders enfatizou uma abordagem interdisciplinar para controle dos sintomas, cuidados do paciente e da família como uma unidade, o uso de voluntários, a continuidade dos cuidados (incluindo atendimento domiciliar) e acompanhamento dos membros da família após a morte do paciente. O primeiro hospice nos Estados Unidos, o Connecticut Hospice, abriu em 1974. Até o ano 2000, mais de 3 mil hospices foram abertos nos Estados Unidos. O controle permanente da dor com opioides é um componente essencial do manejo em hospices. Em 1983, o Medicare começou a reembolsar o atendimento nesses hospitais. As diretrizes do Medicare enfatizam os cuidados domiciliares, com benefícios oferecidos a um amplo espectro de serviços médicos, de enfermagem, psicossociais e espirituais em casa ou, se necessário, em um hospital ou uma casa de repouso. Para que seja elegível, o paciente deve ser certificado pelo médico como tendo 6 meses ou menos de vida. Ao optar por um hospice, os pacientes concordam em receber tratamento paliativo em vez de curativo. Muitos desses programas são baseados em hospitais, às vezes em unidades separadas e às vezes na forma de leitos inclusos nos estabelecimentos. Outros modelos incluem hospices e programas autônomos, hospices afiliados a hospitais, cuidados paliativos em casas de repouso e programas de cuidados domiciliares. As casas de repouso são o local de morte para muitos pacientes idosos com doenças crônicas incuráveis, embora os residentes nessas casas tenham acesso limitado a cuidados paliativos e hospice. As famílias em geral expressam satisfação com seu envolvimento pessoal nos cuidados em hospices. A economia com cuidados nesses locais é variável, mas os programas de cuidados domiciliares em geral custam menos do que os cuidados institucionais tradicionais, particularmente nos meses finais de vida. Os pacientes de hospices têm menos probabilidade de ser submetidos a estudos diagnósticos ou terapia intensiva como cirurgia ou quimioterapia; no entanto, uma nova tendência é permitir a continuidade dos programas de tratamento enquanto o paciente permanece no hospice. Esse atendimento é uma alternativa comprovadamente viável para pacientes que elegem uma abordagem paliativa para os cuidados terminais. Além disso, os objetivos desses serviços, de uma morte digna e confortável para pacientes com doenças terminais e a atenção simultânea às famílias têm sido cada vez mais adotados na medicina convencional.

CUIDADOS DE RECÉM-NASCIDOS E BEBÊS NO FIM DA VIDA

Os avanços da medicina reprodutiva aumentaram o número de bebês nascidos prematuros, além do número de nascimentos múltiplos. Esses progressos recrudesceram a necessidade de métodos de cuidados mais complexos de sustentação da vida. Alguns bioéticos acreditam que suspender as intervenções de manutenção da vida seja apropriado em certas circunstâncias; para outros, essas intervenções não devem absolutamente ser usadas. Um extenso estudo das atitudes entre os neonatologistas acerca das decisões sobre o fim da vida não encontrou consenso sobre se e quando terminá-la.

A maior parte das decisões de suspender os procedimentos de sustentação da vida para recém-nascidos refere-se àqueles cuja morte é iminente. Mesmo que sua qualidade de vida futura seja determinada como sombria, a maioria dos médicos acredita que alguma vida é melhor do que nenhuma. Aqueles que apoiam a suspensão dos cuidados intensivos consideram os seguintes aspectos da qualidade de vida: (1) a extensão do dano corporal (p. ex., deficiência neurológica grave); (2) a carga que uma criança deficiente irá impor à família; e (3) a capacidade da criança de obter algum prazer da existência (p. ex., ter consciência de estar vivo e ser capaz de formar relações).

A American Academy of Pediatrics permite decisões de não tratamento para recém-nascidos quando o bebê está em estado comatoso irreversível ou quando o tratamento seria inútil e só prolongaria o processo de morte. Esses padrões não permitem aos pais terem participação no processo de tomada de decisão. Em um caso que teve ampla publicidade na Inglaterra em 2000, foi decidido separar cirurgicamente gêmeos xifópagos sabendo que um deles iria morrer em consequência do procedimento, apesar das objeções dos pais, os quais acreditavam que a natureza deveria seguir seu curso mesmo que isso levasse à morte dos dois bebês. As decisões sobre o fim da vida neonatal permanecem em um estado de limbo. Não existem critérios nítidos sobre quais pacientes devem receber cuidados intensivos e quais devem receber cuidados paliativos.

CUIDADOS DE CRIANÇAS NO FIM DA VIDA

Depois de acidentes, o câncer é a segunda causa mais comum de morte em crianças. Embora muitos cânceres infantis sejam tratáveis, são necessários cuidados paliativos para aquelas com cânceres não tratáveis. As crianças requerem mais apoio do que os adultos para o enfrentamento da morte. Em média, uma criança não encara a morte como permanente até cerca de 10 anos de idade; antes disso, ela é vista como sono ou separação. Portanto, deve ser contado a elas apenas o que conseguem entender; se forem capazes, devem ser envolvidas no processo de tomada de decisão sobre os planos de tratamento. A garantia de que os pacientes não sentirão dor e ficarão confortáveis fisicamente é tão importante para crianças quanto para adultos.

Um aspecto peculiar dos cuidados no fim da vida em crianças envolve abordar seu medo de serem separadas dos pais. É útil fazer os pais participarem das tarefas desses cuidados de acordo com os limites de suas capacidades. As sessões familiares com a criança em atendimento possibilitam a emergência dos sentimentos e as respostas às perguntas.

QUESTÕES ESPIRITUAIS

Existe uma consciência crescente da importância dessa área para pacientes, famílias e também para muitos membros da equipe. Vários estudos mostraram que crenças religiosas estão com frequência associadas a métodos de enfrentamento maduros e ativos, e o campo das interfaces psicológica e espiritual em pacientes terminalmente doentes está gerando uma nova área de pesquisa psicológica no *establishment* médico tradicional. O consultor psiquiátrico deve investigar sobre fé, seu significado, práticas religiosas associadas e seu impacto na resposta de enfrentamento. Ela pode ser uma fonte de força ou culpa em todos os estágios da doença, indo desde "O que foi que eu fiz para causar isso?", passando por "Deus vai me dar somente o que eu conseguir suportar?" até o comovente exame da vida no estágio final. Frequentemente, a fé é um fator primário nas reações contra a tendência suicida e nas atitudes em relação às decisões sobre cuidados terminais. Os profissionais da saúde mental devem lidar com essas áreas de forma segura e não condescendente, trabalhando para ajudar os pacientes na completa integração desse aspecto de suas personalidades à crise atual. O profissional também deve trabalhar em harmonia com o guia espiritual do paciente, se houver um disponível. Às vezes, um capelão experiente e eficiente trabalhando com o paciente apropriado consegue atingir resultados positivos mais diretamente do que uma psicoterapia. O caso a seguir exemplifica como o cuidado pastoral criativo pode aliviar o sofrimento.

> Uma jovem foi internada em um hospice em estado terminal. Ela estava passando por uma depressão grave, a qual atribuía ao fato de não conseguir ver sua irmã mais velha receber sua primeira comunhão. Foram feitos arranjos para que uma cerimônia de comunhão para sua irmã acontecesse no hospice. Após a cerimônia, o humor da paciente melhorou de modo acentuado, pois um de seus medos fora aliviado e uma necessidade religiosa fora satisfeita. À medida que seu humor melhorou, ela foi capaz de se voltar para outras questões não resolvidas e de ter visitas de qualidade com seus filhos em seus dias restantes. (De O'Neil MT. Pastoral Care. Em: Cimino JE, Brescia MJ, eds. *Calvary Hospital Model for Palliative Care In Advanced Cancer.* Bronx, NY:Palliative Care Institute; 1998, com permissão.)

MEDICINA ALTERNATIVA E COMPLEMENTAR

Quando recebem a notícia de que estão terminalmente doentes, muitos pacientes procuram tratamentos alternativos, variando desde programas inócuos que objetivam melhorar a saúde geral até regimes mais agressivos, nocivos ou fraudulentos. Embora a maioria dos pacientes combine o alternativo e o tradicional, um número substancial prefere a medicina complementar como o único tratamento para sua doença.

Os métodos complementares para curar doença terminal, sobretudo câncer, enfatizam uma abordagem holística, envolvendo purificação do corpo, desintoxicação por meio da limpeza interna e atenção nutricional e bem-estar emocional. Apesar de seu grande apelo, nenhum desses métodos demonstrou curar o câncer ou prolongar a vida, embora todos eles tenham muitos seguidores apoiados por relatos empíricos de sua eficácia. A terapia metabólica popular atribui o câncer e outras doenças potencialmente fatais às toxinas e aos resíduos que se acumulam no corpo; o tratamento baseia-se na reversão desse processo por meio de dieta, vitaminas, minerais, enzimas e irrigações colônicas. Outra abordagem inclui dietas macrobióticas ou megavitamínicas para reforçar a capacidade do corpo de destruir a malignidade. Em 1987, o National Research Council recomendou a minimização de substâncias carcinogênicas e gordura na dieta e o aumento no consumo de cereais, frutas e vegetais como orientações preventivas. As abordagens psicológicas citam uma personalidade mal-adaptativa e estilos de enfrentamento como contribuintes para doenças fatais; o tratamento consiste em moldar uma atitude positiva. As abordagens espirituais visam alcançar harmonia entre o paciente e a natureza. Alguns grupos usam a espiritualidade como forma de afastar a doença, a qual às vezes é vista como um mal externo a ser exorcizado. As imunoterapias ganharam popularidade nos últimos anos; o câncer é atribuído a um sistema imunológico defeituoso, e a recuperação da imunocompetência é vista como a cura. Muitos pacientes encontram mais força para suportar o sofrimento da doença terminal com a ajuda da medicina alternativa, muito embora o curso da doença possa não ser afetado. (Para uma discussão mais aprofundada da medicina alternativa, veja o Cap. 24.)

REFERÊNCIAS

Fahy BN. Palliative care in the acute care surgery setting. In: Moore LJ, Turner KL, Todd SR, eds. *Common Problems in Acute Care Surgery.* New York: Springer Science+Business Media; 2013:477.
Hui D, Elsayem A, De La Cruz M, Berger A, Zhukovsky DS, Palla S, Evans A, Fadul N, Palmer JL, Bruera E. Availability and integration of palliative care at US cancer centers. *JAMA.* 2010;303(11):1054.
Jaiswal R, Alici Y, Breitbart W. A comprehensive review of palliative care in patients with cancer. *Int Rev Psychiatry.* 2014;26(1):87-101.
Kaspers PJ, Pasman H, Onwuteaka-Philipsen BD, Deeg DJ. Changes over a decade in end-of-life care and transfers during the last 3 months of life: A repeated survey among proxies of deceased older people. *Palliat Med.* 2013;27:544.
Kelley AS, Meier DE: Palliative care—a shifting paradigm. *N Eng J Med.* 2010;363:781.
Lederberg MS. End-of-life and palliative care. In: Sadock BJ, Sadock VA, Ruiz P, eds. *Kaplan & Sadock's Comprehensive Textbook of Psychiatry.* 9th edition. Philadelphia: Lippincott, Williams & Wilkins; 2009:2353.
Matzo M, Sherman MW, eds. *Palliative Care Nursing: Quality Care to End of Life.* 3rd edition. New York: Springer Publishing Company; 2013.
Meir DE, Issacs SL, Hughes RG, eds. *Palliative Care: Transforming the Care of Serious Illness.* San Francisco: Jossey-Bass; 2010.
Moore RJ, ed. *Handbook of Pain and Palliative Care.* New York: Springer Science+Business Media; 2013
Nuckols TK. Opioid prescribing: A systematic review and critical appraisal of guidelines for chronic pain. *Ann Intern Med.* 2014;1:39.
Penman J, Oliver M, Harrington A. The relational model of spiritual engagement depicted by palliative care clients and caregivers. *Int J Nursing Pract.* 2013;19:39.
Risse GB, Balboni MJ. Shifting hospital-hospice boundaries: Historical perspectives on the institutional care of the dying. *Am J Hospice Palliat Med.* 2013;19:325.
Smith TJ, Temin S, Alesi ER, Abernethy AP, Balboni TA, Basch EM, Ferrell BR, Loscalzo M, Meier DE, Paice JA, Peppercorn JM, Somerfield M, Stovall E, Von Roenn JH. American Society of Clinical Oncology provisional clinical opinion: The integration of palliative care into standard oncology care. *J Clin Oncol.* 2012;30:880.
Temel JS, Greer JA, Muzikansky A, Gallagher ER, Admane S, Jackson VA, Dahlin CM, Blinderman CD, Jacobsen J, Pirl WF, Billings JA, Lynch TJ. Early palliative care for patients with metastatic non–small-cell lung cancer. *N Eng J Med.* 2010;363:733.
Vadivelu N, Kaye AD, Berger JM, eds. *Essentials of Palliative Care.* New York: Springer Science+Business Media; 2013.

▲ 34.3 Eutanásia e suicídio assistido por médico

EUTANÁSIA

Originada do termo grego para boa morte, *eutanásia* significa permitir com compaixão, apressar ou causar a morte de outra pessoa.

Em geral, alguém recorre à eutanásia para aliviar o sofrimento, manter a dignidade e encurtar o curso da morte quando esta é inevitável. A eutanásia pode ser *voluntária*, se o paciente a solicitou, ou *involuntária*, se a decisão é tomada contra o desejo do paciente ou sem o seu consentimento. Ela pode ser *passiva* – apenas interrompendo as medidas heroicas de salvamento da vida – ou *ativa* – deliberadamente tirando a vida de uma pessoa. A eutanásia pressupõe que a intenção do médico seja ajudar e acatar o desejo de morrer do paciente.

As discussões sobre eutanásia giram em torno da autonomia do paciente e da morte digna. Uma das formas mais dramáticas pelas quais os pacientes podem exercer seu direito de autodeterminação é solicitando que o tratamento de sustentação da vida seja retirado. Se o paciente estiver mentalmente competente, os médicos devem respeitar sua vontade. Os proponentes da eutanásia ativa voluntária argumentam que os mesmos direitos devem ser estendidos àqueles que não estão em tratamento para sustentação da vida, mas que também optam por ter a ajuda de seu médico para morrer.

Os que se opõem à eutanásia também apresentam forte justificativa ética e médica para sua posição. Em primeiro lugar, a eutanásia ativa, mesmo que o paciente a solicite voluntariamente, é uma forma de matar e nunca deve ser sancionada. Em segundo, muitos pacientes que pedem ajuda para morrer podem estar sofrendo de depressão, a qual, quando tratada, mudará sua opinião sobre esse desejo.

A maioria dos grupos médicos, religiosos e jurídicos nos Estados Unidos é contra a eutanásia. Tanto a American Psychiatric Association (APA) quanto a American Medical Association (AMA) condenam a eutanásia ativa como ilegal e contrária à ética médica; entretanto, poucos indivíduos estão convictos a respeito do assunto. A maior parte dos médicos e grupos de médicos em outras partes do mundo também se opõe à legalização da eutanásia. No Reino Unido, por exemplo, a British Medical Association acredita que a eutanásia seja "alheia à ética tradicional e ao foco moral da medicina" e, se legalizada, "mudaria de forma irrevogável o contexto dos cuidados à saúde para todos os indivíduos, mas especialmente para os mais vulneráveis".

A World Medical Association emitiu a seguinte declaração sobre a eutanásia em outubro de 1987:

A eutanásia, ou seja, o ato de deliberadamente terminar a vida de um paciente, mesmo por sua própria solicitação ou por solicitação de seus parentes próximos, é antiética. Isso não impede que o médico respeite o desejo de um paciente de permitir que o processo natural da morte siga seu curso na fase terminal da doença.

Mais uma vez, em 2002, a World Medical Association emitiu uma resolução condenando a eutanásia como "antiética" e alertando os médicos e as associações médicas para se absterem da prática.

Do mesmo modo, o New York State Committee on Bioethical emitiu uma declaração sobre sua oposição à eutanásia. O Comitê declarou que a obrigação do médico é aliviar a dor e o sofrimento e promover a dignidade e a autonomia dos pacientes que estão morrendo, incluindo oferecer tratamento paliativo efetivo, mesmo que isso possa ocasionalmente apressar a morte. No entanto, os médicos não devem realizar eutanásia ativa ou participar de suicídio assistido. O Comitê acreditava que apoio, conforto, respeito pela autonomia do paciente, boa comunicação e controle adequado da dor reduziriam de forma consistente a demanda por eutanásia e suicídio assistido. Argumentou que os riscos sociais do envolvimento de médicos nas intervenções médicas para causar a morte de um paciente são muito grandes para aceitar a eutanásia ativa ou o suicídio assistido por médico. Em resposta à mudança na opinião pública e ao *lobby* de grupos com pontos de vista diferentes, leis estaduais que proibiam a morte assistida por médico nos Estados de Washington e Nova York foram enviadas para a Suprema Corte dos Estados Unidos, questionando a constitucionalidade dessas proibições. Em junho de 1997, a Corte determinou por unanimidade que os pacientes terminalmente doentes não têm o direito a auxílio médico para morrer. A decisão, porém, deixou espaço para a continuidade do debate e de iniciativas políticas futuras em nível estadual.

SUICÍDIO ASSISTIDO POR MÉDICO

Nos Estados Unidos, a maior parte do debate está centrada no suicídio assistido por médico em vez de na eutanásia. Alguns argumentaram que o suicídio assistido por médico é uma alternativa humana à eutanásia ativa, visto que o paciente mantém mais autonomia, continua sendo o real agente da morte e tem menor probabilidade de ser coagido. Outros acreditam que as distinções são inconsistentes, pois a intenção em ambos os casos é causar a morte de um paciente. Na verdade, pode ser difícil justificar o fornecimento de uma dose letal de medicação a um paciente terminalmente doente (suicídio assistido por médico), ao mesmo tempo ignorando os apelos desesperados de outro paciente que pode estar ainda mais doente e em sofrimento, mas que não é capaz de completar o ato devido a problemas de deglutição, destreza ou força.

Existem vários graus em que um médico pode assistir o paciente suicida para finalizar à sua vida. O suicídio assistido por médico pode envolver dar informações sobre formas de cometer suicídio, fornecer uma prescrição para uma dose letal de medicamento ou meios de inalar uma quantidade letal de monóxido de carbono ou talvez até providenciar um aparelho para suicídio que o paciente consiga operar.

A controvérsia sobre o suicídio assistido por médico recebeu atenção nacional associada às atividades do patologista aposentado Jack Kevorkian que, em 1989, forneceu sua máquina de suicídio a uma mulher de 54 anos com provável doença de Alzheimer. Depois que a mulher se matou com o aparelho, Kevorkian foi acusado de assassinato em primeiro grau. As acusações foram retiradas posteriormente porque o Estado de Michigan não tinha leis contra o suicídio assistido por médico. Desde esse caso, ele assistiu mais suicídios, com frequência de pessoas que encontrou apenas algumas vezes e também de indivíduos que não tinham uma doença terminal. Alegando ter ajudado mais de 130 pessoas a tirar suas vidas, Kervokian foi mandado para a prisão em 1999, foi liberado em 2006 e morreu em 2011. Seus advogados e seguidores aplaudiam sua coragem para aliviar a dor e o sofrimento; seus detratores contrapunham que ele era um executor de eutanásias em série. Os oponentes a seus métodos cobravam que, sem garantias, consultas e avaliações psicológicas minuciosas, os pacientes poderiam buscar o suicídio não devido à doença terminal ou dor intratável, mas devido a transtornos depressivos não tratados. Eles argumentavam que o suicídio raramente ocorre na ausência de doença psiquiátrica. Encontrar tratamentos eficazes para dor e depressão, em vez de inventar aparelhos mais sofisticados para ajudar pacientes desesperados a se matarem, define os cuidados médicos compassivos e eficazes.

Em 1994, o Estado do Oregon aprovou um plebiscito legalizando o suicídio assistido por médico (Death with Dignity Act), tornando-se o primeiro Estado nos Estados Unidos a permitir suicídios assistidos (Tab. 34.3-1). Uma avaliação dos primeiros 4 anos revelou o seguinte: os pacientes que morrem por meio de suicídio assistido por médico representam aproximadamente 8 em 10 mil mortes. As doenças subjacentes mais comuns eram câncer, esclerose lateral amiotrófica e doença crônica do sistema respiratório inferior.

TABELA 34.3-1
Lei de Oregon para suicídio assistido

O paciente deve estar terminalmente doente e com expectativa de morrer em 6 meses; mentalmente competente; plenamente informado sobre seu diagnóstico, prognóstico, riscos e alternativas, como cuidados de conforto; e estar fazendo uma escolha voluntária.

Um segundo médico deve concordar que o paciente está terminalmente doente, agindo segundo sua própria vontade, plenamente informado e capaz de tomar decisões sobre os cuidados de saúde.

Caso ache que o paciente esteja sofrendo de alguma forma de doença mental que poderia afetar seu julgamento, o médico deve encaminhá-lo para aconselhamento.

O paciente deve fazer uma solicitação por escrito e duas solicitações orais.

O médico deve pedir ao paciente que conte a um parente próximo, mas ele pode decidir não fazê-lo.

O paciente é livre para mudar de ideia a qualquer momento.

Existe um período de espera de 15 dias entre a solicitação do paciente e a prescrição do médico.

Todas as informações devem ser anotadas nos registros médicos.

Apenas pessoas que normalmente vivem em Oregon podem fazer uso do Ato.

Eutanásia, injeção letal e eutanásia ativa não são permitidas.

Os farmacêuticos devem ser informados da utilização final da medicação.

Médicos, farmacêuticos e sistemas de assistência à saúde não têm obrigação de participar.

As três preocupações mais comuns no fim da vida eram a perda da autonomia (85%), a decrescente capacidade de participar de atividades que tornavam a vida prazerosa (77%) e a perda do controle das funções corporais (63%). Oitenta por cento dos pacientes estavam registrados em programas de hospice; e 91% morreram em casa. O médico que prescrevia esteve presente em 52% dos casos.

Em 2001, o procurador-geral John Ashcroft tentou processar os médicos do Oregon que ajudaram pacientes terminalmente doentes a morrer, alegando que suicídio assistido por médico não é uma finalidade médica legítima. O caso foi levado à Suprema Corte, a qual, em 2006, apoiou a lei do Oregon e disse que "a autoridade alegada pelo procurador-geral está além de seu conhecimento e é incongruente com os propósitos e modelos estatutários". Desde 2001, três outros Estados – Washington (2008), Montana (2009) e Vermont (2011) – aprovaram leis similares a de Oregon.

Apesar da aversão que alguns médicos e especialistas em ética médica expressam em relação ao suicídio assistido por médico, várias pesquisas mostram que dois terços dos norte-americanos são favoráveis à legalização do suicídio assistido por médico em certas circunstâncias, e evidências ainda indicam que a oposição anteriormente uniforme na comunidade médica se desgastou. No entanto, coerentes com suas posições sobre a eutanásia ativa, a AMA, a APA e a American Bar Association continuam a se opor ao suicídio assistido por médico. Em época recente, o American College of Physicians – American Society of Internal Medicine (ACP-ASIM) expressou seu compromisso com a melhoria dos cuidados de pacientes no fim da vida, ao mesmo tempo fazendo uma recomendação contra a legalização do suicídio assistido por médico. A ACP-ASIM acredita que essa prática levante sérias questões éticas, abale a relação médico-paciente e a confiança necessária para mantê-la, altere o papel da profissão médica na sociedade e coloque em perigo os valores que a sociedade norte-americana deposita na vida, especialmente nas vidas dos indivíduos incapazes, incompetentes e vulneráveis.

A American Association of Suicidology, no *Report of the Committee on Physician-Assisted Suicide and Euthanasia*, de 1996, concluiu que a eutanásia involuntária nunca pode ser admitida; entretanto, o relatório também mencionou que "o sofrimento intolerável prolongado de pessoas *in extremis* nunca deve ser insistido, contra sua vontade, com esforços determinados para preservar a vida a todo o custo". Essa posição reconhece que os pacientes podem morrer em consequência do tratamento dado com o propósito explícito de aliviar o sofrimento, mas a morte associada a cuidados paliativos difere muito do suicídio assistido por médico, que a morte não é o objetivo do tratamento e não é intencional.

Como lidar com pedidos de suicídio

Para ajudar os clínicos que se defrontam com pedidos de suicídio assistido por médico, o Instituto para Ética da AMA propôs o seguinte protocolo de oito passos:

1. Avaliação do paciente para depressão ou outras condições psiquiátricas que possam causar transtorno do pensamento
2. Avaliação da "competência para tomar decisões" do paciente
3. Discussão com o paciente sobre seus objetivos em relação à assistência
4. Avaliação e resposta do paciente ao "sofrimento físico, mental, social e espiritual"
5. Discussão com o paciente sobre toda a gama de opções de tratamento e cuidados
6. Consulta do médico assistente a outros colegas profissionais
7. Garantia de que os planos de cuidados escolhidos pelo paciente estão sendo seguidos, incluindo a remoção de tratamento indesejado e a provisão de alívio adequado da dor e dos sintomas
8. Discussão com o paciente explicando por que o suicídio assistido por médico deve ser evitado e por que não é compatível com a natureza dos princípios do protocolo de cuidados

Os psiquiatras encaram o suicídio como um ato irracional que é produto de doença mental, em geral depressão. Em quase todos os casos em que um paciente pede para ser levado à morte, existe uma tríade de depressão associada a uma condição clínica incurável que causa ao paciente uma dor intolerável. Nesses casos, todos os esforços devem ser empregados para fornecer antidepressivos ou psicoestimulantes para a depressão e opioides para a dor. Psicoterapia, aconselhamento espiritual, ou ambos, também podem ser necessários. Além disso, também pode ser necessária terapia familiar para ajudar no estresse de lidar com um paciente que está morrendo. Essa terapia também é útil porque alguns pacientes podem pedir para morrer por não quererem ser uma carga para suas famílias; outros podem se sentir coagidos pela família a achar que são ou serão uma carga e, por isso, escolhem morrer. Atualmente, nenhum código profissional aprova a eutanásia ou o suicídio assistido nos Estados Unidos. Portanto, os psiquiatras precisam estar no lado do salvamento e do tratamento responsável.

Também é necessário distinguir entre depressão maior e sofrimento. A natureza do sofrimento não foi suficientemente estudada pelos psiquiatras. Isso permanece no terreno dos teólogos e filósofos. Sofrimento é uma mistura complexa de fatores espirituais, emocionais e físicos que transcende a dor e outros sintomas da doença terminal. Os médicos são mais hábeis para lidar com a depressão do que com o sofrimento. Anatole Broyard, que relatou a própria morte em seu livro *Intoxicated by My Illness*, escreveu o seguinte:

> Não vejo razão ou necessidade para que meu médico me ame, nem esperaria que ele sofresse comigo. Eu não exigiria muito de seu tempo; só quero que ele preste atenção a minha situação por talvez cinco minutos, que ele me dedique todo seu pensamento só por um momento, que se conecte comigo por um breve espaço de tempo, investigue minha alma e minha carne, para entender minha doença, pois cada homem está doente a sua própria maneira.

DIREÇÕES FUTURAS

Os avanços na tecnologia provocam controvérsias médicas, legais, morais e éticas mais complexas referentes à vida, à morte, à eutanásia e ao suicídio assistido por médico. Algumas formas de eutanásia encontraram lugar na medicina moderna, e a expansão das fronteiras dos direitos dos pacientes e de sua capacidade de escolher a forma como vivem e morrem são inevitáveis. Tanto os pacientes quanto os médicos precisam ter mais conhecimento sobre depressão, manejo da dor, cuidados paliativos e qualidade de vida. As escolas médicas e os programas de residência precisam dar à morte, ao morrer e aos cuidados paliativos a atenção que merecem. A sociedade precisa assegurar que a economia, a discriminação baseada na idade e o racismo não atrapalhem o manejo humanitário e adequado de pacientes com doenças terminais crônicas. Por fim, as políticas nacionais de assistência à saúde devem fornecer adequada cobertura de seguro, atendimento domiciliar e serviços em hospices a todos os pacientes com indicação para isso. Se esses ditames forem seguidos, o argumento a favor da assistência médica para morrer perderá boa parte de seu impacto.

REFERÊNCIAS

Broeckaert B. Palliative sedation, physician-assisted suicide, and euthanasia: "Same, same but different"? *Am J Bioethics*. 2011;11:62.

Canetto SS. Physician-assisted suicide in the United States: Issues, challenges, roles and implications for clinicians. In: Qualls SH, Kasl-Godley JE, eds. *End-of-Life Issues, Grief, and Bereavement: What Clinicians Need to Know*. Hoboken, NJ: John Wiley & Sons; 2011:263.

Carvalho TB, Rady MY, Verheijde JL, JS Robert. Continuous deep sedation in end-of-life care: Disentangling palliation from physician-assisted death. *Am J Bioethics*. 2011;11:60.

Deschepper R, Distelmans W, Bilsen J. Requests for euthanasia/physician-assisted suicide on the basis of mental suffering: vulnerable patients or vulnerable physicians? *JAMA Psychiatry*. 2014;71(6):617–618.

Gamliel E. To end life or not to prolong life: The effect of message framing on attitudes towards euthanasia. *J Health Psychol*. 2013;18:693.

Kimsma, Gerrit K. *Physician-Assisted Death in Perspective*. New York: Cambridge University Press; 2012.

Kraemer F. Ontology or phenomenology? How the LVAD challenges the euthanasia debate. *Bioethics*. 2013;27:140.

Perper JA, Cina SJ. Euthanasia, and assisted suicide: What would Hippocrates do? In: *When Doctors Kill: Who, Why and How*. New York: Springer Science+Business Media; 2010:159.

Rady MY, Verheijde JL. Continuous deep sedation until death: Palliation or physician-assisted death? *Am J Hospice Palliat Med*. 2010;27:205.

Raus K, Sterckx S, Mortier F. Is continuous sedation at the end of life an ethically preferable alternative to physician-assisted suicide? *Am J Bioethics*. 2011;11:32.

Rys S, Deschepper R, Mortier F, Deliens L, Atkinson D, Bilsen J. The moral difference or equivalence between continuous sedation until death and physician-assisted death: Word games or war games? *J Bioethic Inquiry*. 2012;9:171.

Saaty TL, Vargas LG. Legalization of euthanasia. In: *Models, Methods, Concepts & Applications of the Analytic Hierarchy Process*. New York: Springer Science+Business Media; 2012:249.

Westefeld JS, Casper D, Lewis AM: Physician-assisted death and its relationship to the human service professions. *J Loss Trauma*. 2013;18:539.

Zisook S, Shear MK, Irwin SA. Death, dying, and bereavement. In: Sadock BJ, Sadock VA, Ruiz P, eds. *Kaplan & Sadock's Comprehensive Textbook of Psychiatry*. 9th ed. Philadelphia: Lippincott Williams & Wilkins; 2009:2378.

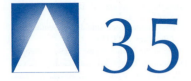

35
Psiquiatria pública

O tema da psiquiatria pública abarca o cerne da experiência e da tradição. No contexto do reexame da assistência à saúde norte-americana iniciado pelo efeito da reforma na gestão de cuidados de saúde e assistência à saúde, a experiência da psiquiatria pública está preparada para servir como base para uma transformação na assistência à saúde comportamental.

O termo *público* pode se referir a programas, tratamentos ou instituições psiquiátricas pagas por financiamento público ou como objetos de política pública, sejam pagos ou não. O conceito tradicional de psiquiatria pública foi ampliado para incluir iniciativas médicas e psicossociais direcionadas para o bem público, financiadas por fundos públicos ou privados e direcionadas, em particular, para aqueles economicamente desfavorecidos.

Os cuidados e tratamentos oferecidos em psiquiatria pública são realizados em uma ampla variedade de serviços hospitalares e baseados na comunidade que são mais ou menos integrados a uma rede coesa patrocinada por agências públicas. O financiamento para serviços psiquiátricos públicos tende a ser fornecido por verbas de legislação federal que são repassadas por meio de agências governamentais do Estado, condado e municipais (tais como departamentos de saúde mental; serviços para tratamento de uso de substâncias; serviços para crianças, jovens e família; e agências de saúde pública, serviço social, educação, casas de correção para adultos e justiça juvenil). Em última análise, a maioria dos serviços de psiquiatria pública e comunitários é oferecida por organizações de saúde mental comunitária, de tratamento do uso de substâncias, orientação infantil ou assistência à saúde sem fins lucrativos. Assim, a própria existência de serviços psiquiátricos públicos e comunitários e as políticas e recursos que determinam como eles são oferecidos são extremamente dependentes das exigências legais e de verbas fiscais provenientes de todos os níveis do governo público.

PSIQUIATRIA PÚBLICA E COMUNITÁRIA CONTEMPORÂNEA

Existem cinco temas em torno dos quais a discussão da psiquiatria pública e comunitária contemporânea está estruturada: saúde pública, agências públicas, psiquiatria baseada em evidências, papéis dos psiquiatras e sistemas de assistência.

Saúde pública

Saúde pública não é simplesmente a assistência à saúde financiada pelo governo, e sim uma disciplina e tradição específicas. Trata-se de um campo complicado que historicamente foi definido de modo negativo pela predominância da *saúde pessoal*, isto é, sistemas de assistência à saúde que cuidam de pacientes individuais. Até o advento da gestão de cuidados, na década de 1990, o sistema de saúde norte-americano era uma indústria organizada, em grande parte, em termos de médicos e empresários individuais. Cada jurisdição definia e organizava de forma única seus programas de saúde pública, e o padrão particular das práticas de saúde pessoal tinha influência substancial – daí a ampla variação em programas de saúde pública. No entanto, como disciplina e tradição, a missão da saúde pública é assegurar condições em que as pessoas possam ser sadias, consistindo em esforços comunitários organizados que visam à prevenção da doença e à promoção da saúde. Ela envolve muitas disciplinas, mas baseia-se na essência científica da epidemiologia e proporciona um modelo essencial para a psiquiatria pública e comunitária contemporânea.

O relatório do Surgeon General sobre saúde mental ressaltou a necessidade de uma abordagem de saúde pública para cuidados e reabilitação de pessoas com doença mental que seja "mais ampla no foco do que os modelos médicos que se concentram no diagnóstico e tratamento". Embora o diagnóstico e o tratamento sejam áreas essenciais de conhecimento para todos os psiquiatras, o Surgeon General recomendou que, mesmo quando o diagnóstico ou o tratamento psiquiátrico é o foco primário dos médicos, pesquisadores ou educadores, eles devem basear suas atividades profissionais em uma visão e base de conhecimento que seja "*baseada na população*... com foco em vigilância, epidemiologia, promoção da saúde, prevenção de doença e acesso a serviços". Essas funções fundamentais da saúde pública definem a perspectiva da saúde pública em psiquiatria pública e comunitária. Na discussão a seguir, esses quatro componentes da saúde pública são estruturados em termos atuais da reforma da assistência à saúde para definir uma estratégia coerente de "saúde pública" para a psiquiatria pública e comunitária.

Promoção da saúde

Os psiquiatras podem contribuir substancialmente para a promoção da saúde pública trabalhando com profissionais de cuidados da saúde primários e educadores a fim de identificar e fornecer tratamento inicial e encaminhamentos para adultos e crianças com sintomas psiquiátricos não detectados, síndromes subliminares e transtornos psiquiátricos. Os modelos de cuidados colaborativos incluem os psiquiatras em contextos de cuidados primários e escolas como consultores de profissionais médicos, de enfermagem e de educação que trabalham nesses contextos, bem como educadores e provedores de tratamento direto para indivíduos em alto risco ou psiquiatricamente afetados.

Além disso, pessoas com doença mental ou transtornos aditivos identificados podem se beneficiar com melhores cuidados em saúde física e mental e com o alívio ou manejo de sintomas psiquiátricos. Atingir ou recobrar a saúde física ou mental (i.e., recuperação) depende não só de fatores genéticos e biológicos, como também do acesso de uma pessoa ou família a recursos sociais e psicológicos e de sua inclusão em redes de apoio social. O gerenciamento da doença (também conhecido como *gerenciamento dos cuidados de doença crônica*) é uma estrutura que foi adaptada da medicina para orientar os profissionais da saúde mental na realização de serviços que vão além do diagnóstico e tratamento tradicionais, a fim de promover a saúde e a recuperação de pessoas com doença mental ou adição. O *gerenciamento da doença* foi definido como "intervenções profissionais designadas para ajudar as pessoas a colaborarem com os profissionais no tratamento de sua doença mental, reduzir sua suscetibilidade a recaídas e enfrentar seus sintomas de forma mais eficaz... [para] melhorar a autoeficácia e a autoestima e estimular habilidades que as ajudem a perseguir seus objetivos pessoais". Inúmeras abordagens de manejo da doença foram avaliadas científica e clinicamente, tendo demonstrado reforçar o tratamento psiquiátrico-padrão.

Prevenção. Os transtornos psiquiátricos seguem, com mais frequência, um curso ao longo do tempo, que se inicia com um período, em geral prolongado, em que os sintomas prodrômicos ou subliminares de problemas funcionais precedem a apresentação completa de um transtorno mental com prejuízo acentuado. A intervenção com adultos, adolescentes ou crianças que não estão clinicamente prejudicados, mas que se encontram em alto risco (p. ex., devido a história familiar de transtornos psiquiátricos ou aditivos ou à exposição a estressores extremos, como violência, negligência ou o modelo de comportamento antissocial) ou que estão manifestando sintomas pré-clínicos ou problemas funcionais (p. ex., disforia periódica ou generalizada, problemas com separação de cuidadores ou envolvimento com pares desviantes), é uma abordagem de prevenção que demonstrou ter bom custo-benefício por se direcionar a um grupo relativamente pequeno de indivíduos e em tempo hábil.

A aplicação dos conceitos tradicionais de saúde pública *prevenção primária*, *secundária* e *terciária* tem gerado alguma confusão em psiquiatria. A *prevenção primária* envolve a abordagem das causas principais de doença em pacientes sadios, e seu objetivo é prevenir a ocorrência da doença. A *prevenção secundária* envolve a identificação e o tratamento precoces de indivíduos com transtornos agudos ou subclínicos, ou pessoas em *alto risco*, a fim de reduzir a morbidade. A *prevenção terciária*, por sua vez, busca reduzir os efeitos de um transtorno em um indivíduo por meio da reabilitação e do manejo dos cuidados em doenças crônicas. O Institute of Medicine, em um esforço para elucidar os diferentes aspectos da prevenção, desenvolveu um sistema de classificação com três categorias diferentes. As intervenções *universais* são aquelas direcionadas para o público em geral, como, por exemplo, imunizações ou campanhas na mídia informando sobre doenças, os primeiros sinais de alerta e os recursos para a promoção da saúde e o tratamento oportuno. As intervenções *seletivas* focam os indivíduos em risco mais alto do que a média (p. ex., pessoas com sintomas prodrômicos ou história familiar de transtornos psiquiátricos) a fim de reduzir a morbidade, estimulando a resiliência e evitando o início da doença. As *intervenções indicadas* se voltam para indivíduos que estão debilitados em consequência de uma doença, o mais cedo possível no curso desta, para reduzir sua sobrecarga sobre o indivíduo, a família, a comunidade e o sistema de tratamento. Os serviços psiquiátricos, mais frequentemente, assumem a forma de intervenções indicadas, porém os poucos psiquiatras clínicos e pesquisadores que conduzem e avaliam intervenções seletivas ou universais em contextos públicos e comunitários já vêm contribuindo substancialmente para a saúde mais ampla da sociedade.

As intervenções de prevenção se mostraram eficazes para adultos com uma variedade de fatores de risco ou problemas pré-clínicos. Por exemplo, mulheres que foram violentadas têm menos probabilidade de desenvolver transtorno de estresse pós-traumático (TEPT) se receberem cinco sessões de tratamento cognitivo-comportamental do que se sua recuperação for deixada ao acaso. Homens e mulheres identificados com sintomas subliminares de depressão por profissionais médicos de cuidados primários têm maior probabilidade de permanecer livres da síndrome completa de depressão, ou são mais capazes de se recuperar rapidamente com tratamento caso fiquem clinicamente deprimidos, se o tratamento médico padrão for reforçado por educação sobre depressão e aprendizado de habilidades para enfrentamento ativo dos sintomas depressivos ou dos estressores. A prevenção com adultos deve ser cuidadosamente concebida para abordar os fatores específicos que colocam uma pessoa em risco de doença ou que reforçam sua capacidade de enfrentamento eficiente. Por exemplo, reuniões breves de apoio com pessoas que viveram um estressor traumático (p. ex., um desastre em massa ou um acidente com risco de morte) tendem a gerar poucos benefícios e podem, inadvertidamente, intensificar o TEPT; já uma abordagem cognitivo-comportamental focada em ensinar habilidades de enfrentamento de lembranças traumáticas e sintomas de estresse demonstrou eficácia na prevenção de TEPT e transtornos depressivos em adultos e crianças sobreviventes de desastres ou acidentes.

Inúmeros programas de prevenção foram desenvolvidos e avaliados para abordar os riscos de saúde física e mental na infância e adolescência, incorporando vários elementos que influenciam a eficácia da intervenção. Sua implantação ampla e sistemática, no entanto, tem sido hesitante. Muitos Estados norte-americanos fizeram um esforço para implantar *intervenções em escolas*, envolvendo os professores e o grupo de pares. Essas intervenções tendem a ser mais eficazes do que programas que se baseiam exclusivamente no trabalho com os pais ou filhos isoladamente. Tais intervenções na metade da infância tiveram sucesso em influenciar as normas do grupo de pares referentes a uso de álcool e substâncias, violência e *bullying* e depressão, alcançando, assim, o duplo resultado de redução da iniciação imediata do uso de álcool e substâncias e o aumento do apoio em longo prazo dentro do grupo de pares para a manutenção da abstinência na adolescência. Assim, as intervenções *multimodais* baseadas nos sistemas que simultaneamente visam e desenvolvem melhores relações entre a criança, o grupo de pares, o pessoal da escola, os pais e a comunidade mais ampla tendem a ser mais eficazes como abordagens de prevenção precoce universais ou selecionadas de algo que, de outra forma, poderia se transformar em problemas comportamentais, legais, acadêmicos e aditivos por toda a vida.

Acesso a cuidados de saúde mental efetivos. O acesso é um problema sério para a maioria das pessoas com doença mental grave ou adições. Nos Estados Unidos, o National Comorbidity Study (NCS) e o National Comorbidity Study-Replication (NCS-R) identificaram que menos de 40% das pessoas com transtornos psiquiátrico graves tinham recebido algum tratamento de saúde mental no ano anterior, e menos de 1 em cada 6 (15%) havia recebido serviços de saúde mental minimamente adequados. Adultos jovens, afro-americanos, pessoas que residem em certas áreas geográficas, pessoas com transtornos psicóticos e pacientes tratados por profissionais médicos não de saúde mental estavam em risco mais alto de tratamento psiquiátrico inadequado. Embora a renda não fosse um preditor de tratamento inadequado, é provável que muitas das pessoas que não receberam serviços adequados de saúde mental não tivessem seguro ou tivessem cobertura insuficiente do seguro para condições de saúde mental, bem como que não tivessem uma fonte viável de cuidados de saúde mental que não fosse por meio de um profissional da área médica ou clínico ou no sistema público de saúde mental.

Mesmo quando uma doença mental é identificada, as pessoas com adversidades socioeconômicas frequentemente não têm, ou não conseguem ter, serviços de saúde mental adequados em suas comunidades. Por exemplo, embora seja estimado que mais de 200 mil adultos encarcerados nos Estados Unidos tenham transtornos psiquiátricos, poucos foram diagnosticados ou receberam tratamento até chegarem à cadeia ou prisão. Os sistemas correcionais federais e estaduais instituíram o rastreamento da saúde mental e programas de tratamento para contemplar transtornos psiquiátricos que possam ocorrer em ambientes controlados como consequência de doença mental. Ao retornar à comunidade, a maioria dos prisioneiros com transtornos psiquiátricos para de receber mais do que o mínimo de serviços de saúde mental: um estudo recente encontrou que menos de 1 em cada 6 (16% – surpreendentemente semelhante aos achados do NCS) recebeu serviços constantes de saúde mental, e apenas 1 em cada 20 com adições recebeu serviços constantes para recuperação de abuso de substância. Assim, o acesso a serviços de saúde mental e tratamento para adição é muito melhor na *prisão* do que na comunidade! Isso causou muita preocupação, devido à possibilidade de que as instituições correcionais sejam um sistema de cuidados de fato para pessoas de baixa renda (com frequência pertencentes a minorias) com doença mental grave.

Evidências de graves barreiras ao acesso a cuidados em saúde mental podem ser encontradas em várias crises sociais. Crianças e adultos pobres cada vez mais estão adiando os cuidados de saúde física e mental até que as doenças se tornem crônicas e graves e, então, com frequência não sabem ou não conseguem ter acesso a qualquer serviço de saúde que não as emergências de hospitais públicos. Crianças com transtornos psiquiátricos ou comportamentais graves estão sendo mantidas em serviços de emergência por dias e até mesmo semanas porque a equipe não consegue localizar uma instituição de tratamento com um nível apropriado de cuidados que tenha vaga ou esteja disposta a receber a criança como paciente (seja pelo fato de ela não ter seguro-saúde, seja por não aceitar a cobertura do seguro da criança ou da família). Assim, pessoas que não conseguem custear serviços privados enfrentam obstáculos desencorajadores quando buscam cuidados de saúde mental apropriados, em consequência de uma grave escassez de financiamento de médicos e programas. As forças econômicas e os dilemas das políticas públicas, impulsionados pelo custo sempre crescente da assistência à saúde, atingem diretamente o campo da psiquiatria pública, assim como as vidas de dezenas ou centenas de milhares de pessoas que não recebem atendimento adequado.

Psiquiatria e agências públicas

A relação da psiquiatria com as agências do setor público tem sido, com algumas exceções específicas, de distanciamento, devido à dominância dos modelos da prática privada antes do advento de gestão de cuidados e também, em grande parte, devido à natureza e à estrutura dos programas de bem-estar social nos Estados Unidos. Essa é uma divisão que frequentemente começa durante a preparação acadêmica, em que muitos programas de treinamento em psiquiatria evitam rodízios significativos em ambientes do setor público. Em contraste com as nações mais industrializadas, nas quais foram iniciadas reformas abrangentes quanto ao bem-estar social, os programas de bem-estar social nos Estados Unidos cresceram gradualmente e por categorias, isto é, uma categoria de serviço por vez. Iniciativas em grande escala, como a Guerra à Pobreza, do presidente Johnson, foram implantadas de forma fragmentada por burocracias federais, estaduais e locais também fragmentadas, tendo sido reduzidas drasticamente por meio de iniciativas posteriores, como as mudanças crescentes nas regulações federais "para terminar o bem-estar da forma como o conhecemos". Foram criadas várias agências de serviço social a partir de um processo e de um conjunto de alianças denominado *triângulo de ferro*. Os advogados formam uma organização para defender uma causa particular, como a cegueira, deficiências no desenvolvimento, cuidados primários ou saúde mental, entre outras. Eles encontram patrocinadores legislativos que encaminham a causa por meio da regulamentação e de dotações. Isso cria uma burocracia e burocratas que se juntam à aliança. A partir de sucessivas sessões legislativas, a aliança dos advogados, legisladores e burocratas cria um órgão mais forte por categorias, como, por exemplo, adultos e famílias com crianças dependentes ou pessoas com doença mental grave de base biológica. Desde a década de 1930 até o fim do século XX, as agências de bem-estar social norte-americanas foram criadas segundo esse padrão. O sistema resultou em financiamentos generosos e em uma irremediável fragmentação dos serviços em níveis locais, nos quais cada agência depende de silos de financiamento separados que também apresentam regras e regulamentos conflitantes.

Já foi dito que "saúde mental não é um lugar". Os psiquiatras têm um papel na ponta da recepção de cada silo categórico porque os clientes de cada uma das agências categóricas apresentam doença mental ou várias adições. Os serviços para crianças com perturbação emocional, mental ou comportamental grave são um caso dramático. Cinco agências categóricas – bem-estar infantil, educação, saúde primária, abuso de substância e justiça juvenil – têm a responsabilidade de cuidar dessas crianças (e, indiretamente, de seus cuidadores, incluindo pais e famílias). Especialmente para aquelas com deficiências mais graves, o funcionário do serviço de proteção que leva a criança ao tribunal, o professor de educação especial que trabalha diariamente com ela, o oficial de reinserção juvenil, o conselheiro para abuso de substância e o pediatra precisam todos da consulta e do apoio de um psiquiatra qualificado. A situação é semelhante para adultos com doença mental grave, para quem os gestores de caso, os conselheiros de reabilitação vocacional, os especialistas em benefícios para atender às necessidades básicas, os assistentes sociais, os psicoterapeutas, os conselheiros para abuso de substância, os oficiais de reinserção e condicional, o guardião legal, os enfermeiros visitantes, os pares especialistas e os médicos podem todos ser mandados a realizar os serviços.

Influências da força de trabalho na prática contemporânea

A carência nas fileiras da psiquiatria tem sido bem documentada historicamente, e alguns projetam que isso irá continuar. No entanto, à medida que o campo da psiquiatria se conecta com a sua ciência e a base de evidências (p. ex., neurociência, genética, farmacologia, ciência de resultados), ao mesmo tempo conservando sua força na conexão significativa com pacientes e suas famílias, alguns argumentariam que a reversão da tendência à escassez já começou. A Década do Cérebro, em 1990, e a Década da Mente, iniciada no ano 2000, patrocinadas pelos National Institutes of Health (NIH), contribuíram para essa mudança. Os estudantes de medicina são cada vez mais estimulados a ingressar no campo, reconhecendo a importância da psiquiatria para os cuidados de saúde em geral, percebendo que essa ainda é uma área em que o profissional (e, por extensão, a equipe interdisciplinar) é um instrumento de mudança por meio da integração do conhecimento contemporâneo, interações habilidosas aprendidas com os pacientes e disponibilidade para se comprometer em agregar valor. Entretanto, os números nacionais agregados não conseguem captar de forma adequada as variações extremas que existem geograficamente: áreas rurais e de fronteira têm probabilidade muito maior de ter escassez de profissionais do que ambientes mais urbanos.

Como subgrupos das populações do setor público têm necessidades especiais, as respostas às suas necessidades também devem ser adaptadas:

- ▶ As necessidades das crianças e famílias são expressas diferentemente das dos adultos e requerem respostas diferentes.
- ▶ As doenças mentais têm formas de apresentação culturalmente influenciadas, e as intervenções devem ser culturalmente competentes.
- ▶ Questões relativas à linguagem (incluindo a linguagem dos sinais para indivíduos com deficiência auditiva) podem complicar o diagnóstico e o tratamento.
- ▶ A população de idosos em rápida expansão apresentará novos desafios significativos para o tratamento efetivo.

Apenas esses poucos exemplos já sugerem a sofisticação com a qual a educação e o treinamento precisam ser projetados para atender às demandas existentes e em constante mutação das pessoas que precisam desses serviços.

Base de evidências contemporâneas para uma psiquiatria pública e comunitária efetiva

Desde a década de 1980, foram desenvolvidas várias intervenções estruturadas para abordar a lacuna existente entre o que historicamente foi ensinado na maioria dos programas de treinamento em psiquiatria – geralmente uma abordagem baseada no trabalho em consultório, clínica ou hospital, focando no diagnóstico e na farmacoterapia complementada pela psicoterapia – e as competências necessárias para trabalhar ou apoiar o trabalho de toda uma gama de serviços psiquiátricos de reabilitação. As abordagens pública e comunitária da reabilitação psiquiátrica envolvem não só a farmacoterapia, mas também um leque de serviços complementares que devem ser coordenados para auxiliar pessoas com doença mental grave ou perturbações comportamentais e suas famílias, além de apoiar sistemas para manejar os sintomas, avaliar e usar os recursos de forma eficaz e atingir o maior grau possível de autonomia em um contexto menos restritivo possível. As competências necessárias para efetuar essas intervenções vão além do escopo da psiquiatria, exigindo que os psiquiatras colaborem efetivamente com outros especialistas em reabilitação e saúde mental. Embora os psiquiatras raramente implantem a ligação educacional, de recursos e as intervenções psicoterápicas envolvidas nesses protocolos, é essencial que tenham conhecimento e sejam capazes de reforçar essas intervenções. Portanto, a familiaridade com os manuais que descrevem como implantar essas intervenções com fidelidade é muito aconselhável – e cada vez mais está incorporada ao treinamento em psiquiatria.

Intervenções manualizadas baseadas em evidências para reabilitação psiquiátrica infantil. Crianças com perturbações emocionais graves e adolescentes com transtornos comportamentais graves tradicionalmente vêm sendo retiradas de suas famílias e colocados em ambientes psiquiátricos restritivos ou de justiça juvenil (p. ex., alas de internação psiquiátrica, alojamentos em grupo e centros de detenção juvenil). Essas colocações separam a criança da família natural, da escola, do grupo de pares e dos ambientes da comunidade, o que pode trazer algum benefício, reduzindo sua exposição a adição, conflito, violência ou comportamento desviante.

No entanto, também privam a criança e a família da oportunidade de construir melhores relações entre si e com outras crianças, famílias, professores e grupos da comunidade. O segundo ingrediente-chave para a psiquiatria infantil pública e comunitária eficaz compreende intervenções que complementam a farmacoterapia. Desde a década de 1970, várias abordagens para crianças com transtornos graves (e suas famílias) foram desenvolvidas, testadas e disseminadas em manuais replicáveis e em programas de treinamento.

A implantação de práticas baseadas em evidências nem sempre é fácil e raramente ocorre em clínicas e grupos de prática bem treinados e motivados para usar modelos de tratamento baseados em evidências, já que a maioria dos sistemas atuais de pagamento e prestação de serviços não foi concebida para acomodar ou apoiar o uso de intervenções baseadas em dados científicos como aquelas enfatizadas aqui. Além disso, as estratégias de disseminação e a implantação baseadas em evidências devem ser deliberadamente concebidas para apoiar a adoção inicial e o uso sustentado de modelos de tratamento em saúde mental baseados evidências. Por exemplo, um estudo recente da implantação de uma das intervenções em saúde mental baseada em evidências mais amplamente disseminadas, a terapia multissistêmica (TMS), demonstrou que o treinamento inicial resultava em uma taxa de adoção precoce do programa muito positiva, com boa fidelidade ao modelo, mas somente as equipes que recebiam supervisão e apoio contínuo regular (para supervisores e terapeutas) de consultores especialistas conseguiram manter os sucessos iniciais.

Os papéis dos psiquiatras em equipes multidisciplinares de psiquiatria pública e comunitária

Os psiquiatras raramente trabalham de forma isolada no setor público. Mais frequentemente, eles integram uma equipe que inclui profissionais de várias disciplinas (p. ex., psicologia, serviço social, enfermagem, terapia ocupacional, reabilitação ou aconselhamento em adição, habitação e especialistas de emprego) e profissionais não diplomados que prestam atendimento direto (p. ex., conselheiros ou gerentes de caso em nível de graduação, trabalhadores comunitários indígenas graduados no ensino médio, especialistas para apoio aos pares e advogados de família), cada um contribuindo com habilidades únicas e com sua experiência para dar atenção às necessidades variadas de pessoas com doenças mentais graves e persistentes. A equipe, em vez de um único profissional, assume a responsabilidade pela continuidade dos cuidados de cada paciente por meio dos muitos níveis de serviços e frequentemente o faz por muitos anos. Seu sucesso está baseado na comunicação eficiente. Cada comunicação deve ser explicitamente focada nos *objetivos declarados do cliente* (i.e., paciente e família), bem como nos aspectos técnicos e logísticos da equipe, para maximizar a motivação do cliente para participar ativa e produtivamente em todos os serviços, assegurando que estes são verdadeiramente centrados no paciente e colaborativos.

Os psiquiatras desempenham três papéis principais nas equipes multidisciplinares de reabilitação psiquiátrica: realizam avaliações psiquiátricas, prescrevem farmacoterapia e exercem o papel de diretor médico da equipe (e, às vezes, de supervisor administrativo ou líder da esquipe).

Avaliação psiquiátrica e diagnóstico. Em contextos e populações públicos e comunitários, não menos do que em qualquer outro contexto de prática ou população de pacientes, a condição *sine qua non* é uma avaliação minuciosa de toda a história e dos sistemas relevantes e um diagnóstico preciso. O objetivo da avaliação e do diagnóstico é desenvolver a abordagem individualizada mais eficiente do ponto de vista clínico para o tratamento e a reabilitação de cada paciente. As avaliações psiquiátricas em contextos públicos e comunitários devem incluir um exame cuidadoso dos pontos fortes e recursos psicossociais do indivíduo. O foco nos pontos fortes e nos recursos frequentemente é perdido ou obscurecido quando fatores sistêmicos (p. ex., normas de elegibilidade para serviços ou benefícios financiados pelo governo) enfatizam a incapacidade ou limitam o acesso do indivíduo ou da família a serviços ou benefícios (p. ex., regulamentações sobre assistência no mercado de trabalho que impõem restrições de tempo ou outras restrições de elegibilidade a alguns tipos de auxílio temporário, como vales-alimentação ou *vouchers* para abastecimento doméstico ou moradia).

Farmacoterapia. O papel mais visível do psiquiatra é prescrever farmacoterapia. O desafio mais difícil em contextos de saúde mental no setor público frequentemente não é a formulação técnica de um regime medicamentoso efetivo, mas a organização de um plano de assistência para que o paciente siga com confiança o regime prescrito (p. ex., *aderência* ou *adesão*). Uma revisão recente das intervenções concebidas para aumentar a adesão a regimes de medicação psicotrópica por pacientes com esquizofrenia encontrou que a educação frequentemente era a única estratégia usada, muito embora fosse menos eficaz do que abordagens que focam na "solução do problema concreto", "técnicas motivacionais" e "lembretes, ferramentas de automonitoramento, dicas e reforços" ou abordagens que proporcionam "um leque de serviços de apoio e reabilitação baseados na comunidade". Assim, embora o psiquiatra deva abordar questões médicas técnicas com precisão a fim de formular diagnósticos e estabelecer um regime psicotrópico efetivo, a farmacoterapia efetiva depende muito da oferta – diretamente, em encontros com pacientes, ou indiretamente, trabalhando de perto com profissionais de saúde mental não psiquiatras e profissionais não graduados que prestam cuidados – de assistência prática aos pacientes para habilitá-los a antecipar e manejar os estressores psicossociais ou problemas que possam tornar mesmo o regime de medicação mais sólido do ponto de vista técnico completamente ineficaz em consequência da não adesão por parte do paciente.

Liderança de equipes. O psiquiatra também desempenha frequentemente um papel de liderança como diretor médico do projeto ou programa – com as responsabilidades concomitantes de monitoramento da segurança médica e do bem-estar de todos os pacientes e o estabelecimento ou apoio do manejo e procedimentos clínicos que visam à qualidade dos cuidados e uma equipe de tratamento coesa. Como líder da equipe ou simplesmente como um de seus membros, o psiquiatra serve como modelo de comportamento compassivo e profissional em relação não só aos pacientes, mas também a todos os demais membros da equipe. A liderança formal ou informal é especialmente importante quando residentes em psiquiatria e estudantes de medicina trabalham na equipe. O psiquiatra serve não só como mentor e modelo dos aspectos essenciais da prática psiquiátrica, mas também demonstra os valores e habilidades necessários para integrar a psiquiatria à estrutura das intervenções psicossociais longitudinais multimodais baseadas na comunidade.

Os psiquiatras que trabalham com pessoas com doença mental grave e que desejam contribuir como membros importantes de suas equipes devem ir além dos seus talões de prescrição e adquirir conhecimento, atitudes e habilidades congruentes com as diretrizes práticas contemporâneas para reabilitação psiquiátrica; respeitar e apoiar os membros da equipe multidisciplinar e ganhar respeito e apoio em retribuição; enfrentar grandes volumes de trabalho; colaborar com agências e programas para assegurar a continuidade, a consistência e a coordenação dos cuidados; e valorizar os papéis e conhecimentos da equipe que fornece gestão do caso, suporte ao emprego, treinamento de habilidades e apoio familiar e de moradia. Se conseguirem incorporar essas atitudes e habilidades, os psiquiatras podem esperar reciprocidade e coesão de outros membros da equipe, e, com isso, os clientes se beneficiarão. Levantamentos com psiquiatras no setor público indicam que aqueles que adotam a perspectiva da reabilitação, ampliando seus papéis para serem consultores e professores dos pacientes, famílias, *trainees* e colegas de outras disciplinas de saúde mental, estão mais satisfeitos profissionalmente do que aqueles que focam apenas no diagnóstico e no tratamento.

Novos paradigmas. Praticamente toda a assistência à saúde deve ser integrada e coordenada para prover cuidados efetivos, racionais e com boa relação custo-benefício. A definição contemporânea mais ampla de cuidados deve incluir a saúde pública. Na verdade, a ligação entre os modelos de saúde pública e o gerenciamento de cuidados agudos, que, por sua vez, está associado ao manejo de cuidados em doenças crônicas, reabilitação ou modelos de recuperação, representa o *continuum* para um sistema integrado.

Contudo, esse *continuum* é insuficiente sem quatro outros componentes: (1) o uso de novas pesquisas para melhorar os cuidados e a aplicação de modelos "do laboratório para a prática" à pesquisa translacional, (2) envolvimento significativo de pacientes e famílias em um paradigma de tomada de decisão compartilhada, (3) integração com sistemas de cuidados primários e de especialidades e (4) desenvolvimento do sistema clínico como um sistema de defesa. O treinamento de pré-profissionais em tal modelo é uma abordagem para introduzir mudanças significativas e sustentadas nos cuidados à saúde, e isso já é operacional em alguns sistemas.

Novos modelos para a prestação de serviços e tratamento

Sistemas organizados de cuidados. O foco da reforma voltou-se de forma crescente para sistemas coerentes, eficientes e responsáveis de prestação de serviços. A ideia básica do *sistema de cuidados* para crianças com perturbações emocionais graves pode ser descrita de duas maneiras – em termos de estruturas interagência e em termos de processos clínicos. Cinco agências categóricas em uma determinada comunidade formam um *forte consórcio* que visa uma população específica de crianças (e suas famílias) a cujas necessidades nenhuma das agências pode responder adequadamente sozinha. As agências do consórcio se comprometem a tratar a criança e a família com um *plano comum de cuidados* e a encontrar formas de juntar seus recursos para fazer isso apropriadamente. Isso com frequência requer que, nas burocracias centrais em nível estadual, ocorra um comprometimento interagências paralelo que apoie o sistema local de iniciativas de cuidados, resolva conflitos regulatórios que possam surgir e dê espaço a aspectos inovadores do sistema de prestação de cuidados. A estrutura colaborativa interagências fornece os recursos e a flexibilidade para o trabalho clínico efetivo.

Segundo o ponto de vista dos *processos clínicos*, o sistema de cuidados promove a realização da prática clínica tradicional, que atende às exigências de garantia da qualidade médica. O que é diferente é que ela é executada em casa e na comunidade e envolve participantes de diferentes disciplinas – bem-estar infantil, educação especial e justiça juvenil – em uma metodologia de tratamento padronizada. O centro do sistema de cuidados é a *criança e o grupo familiar*, composto pela criança e a família, clínicos e representantes da agência envolvidos no caso e indivíduos apoiadores significativos identificados pela criança e pela família. Questões atuais são examinadas – pontos fortes, problemas e necessidades –, questões diagnósticas são consideradas, objetivos clínicos são articulados, e estratégias de tratamento apropriadas são identificadas. O resultado esperado de cada intervenção é especificado, e o progresso é sistematicamente registrado. O sistema de cuidados requer uma gama completa de serviços flexíveis. Os *iniciadores* essenciais incluem serviços de diagnóstico clínico, coordenação dos cuidados ou manejo dos casos, serviços de intervenção em crises e um serviço de apoio essencial flexível – especialistas em cuidados infantis que podem ser designados para apoiar a criança e a família em qualquer situação. Os sistemas de cuidados que foram particularmente eficazes se basearam na organização e colaboração comunitária substancial ou em modelos inovadores de financiamento, ou ambos, que combinam ou entrelaçam fontes de custeio para focar na clara atribuição de responsabilidade por uma criança ou família em particular, bem como nos recursos adequados.

O modelo básico de apoio comunitário para adultos foi denominado *tratamento assertivo na comunidade* (ACT). O ACT foi implementado com equipes multidisciplinares compostas por psiquiatras, enfermeiros, psicólogos, assistentes sociais, auxiliares psiquiátricos e paraprofissionais. A equipe do ACT assumia os cuidados de um número designado de pacientes adultos com doença mental grave e persistente e estava disponível 24 horas por dia, sete dias por semana. A equipe ajudava a encontrar moradia, administrar o dinheiro, organizar rotinas domésticas e encontrar contatos sociais e apoiava a adaptação do indivíduo ao ambiente de trabalho. Concomitantemente, as medicações eram administradas e era prestada ajuda para a adaptação do indivíduo a viver na comunidade. Como parte central do programa, estava o processo clínico básico que desenvolvia e mantinha um plano de tratamento individualizado, o qual era constantemente ajustado às mudanças nas necessidades de cada cliente. O modelo de ACT foi modificado em vários aspectos quando foi implantado em diferentes Estados. Foram desenvolvidos modelos inovadores de custeio em diversos Estados por meio do uso de *bundled rates* e *case rates* (reembolso com base nos custos esperados para episódios médicos definidos), o que torna mais fácil a implantação e manutenção do que os tradicionais sistemas de pagamento *fee-for-service* (reembolso por procedimento).

Em termos contemporâneos de manejo de cuidados, as equipes de ACT são *modelos de gerenciamento de doença e incapacidade* que atribuem responsabilidade aos sistemas provedores, que podem não assumir o risco no gerenciamento do apoio comunitário a pessoas com condições de deficiência. A National Alliance on Mental Illness (NAMI) desenvolveu modelos de programas e protocolos para o Programa para Tratamento Assertivo na Comunidade (PACT) a fim de incentivar agências públicas a contratarem os serviços de ACT.

Modelos de tratamento efetivos.
As discussões anteriores descreveram os vários modelos de tratamento que foram criados desde a década de 1980 no esforço de estabelecer uma base de evidências da eficácia de intervenções específicas e abordagens de cuidados. A atenção aos modelos de tratamento *baseados em evidências* foi uma resposta à demanda por qualidade e mensuração dos resultados do trabalho exigida de serviços de assistência médica pelos compradores e legisladores, bem como parte de um esforço para lidar com as dificuldades de avaliação dos modelos de assistência ou sistemas de saúde.

O movimento voltado para os serviços baseados em evidências é necessário para discriminar os componentes do sistema de assistência médica, a fim de determinar a eficácia relativa de intervenções específicas a partir do uso das ferramentas e dos métodos de avaliação disponíveis. Por fim, será defendida a abordagem de questões políticas mais amplas, relativas ao valor da realização do serviço, coerente e racionalmente organizado, a fim de minimizar os efeitos da deficiência mental no desenvolvimento da criança e para possibilitar o processo de recuperação de adultos com doença mental grave e persistente.

Modelo de assistência a doenças crônicas: psiquiatria no contexto de cuidados primários.
Finalmente, a assistência a pessoas com problemas de saúde mental de longo prazo está incluída em desenvolvimentos inovadores na provisão de cuidados primários de saúde para pessoas com doenças crônicas (http://improvingchroniccare.org). A Health Resources Services Administration (HRSA), agência federal responsável pelos centros de saúde comunitários, ou Federally Qualified Health Centers (FQHCs), adotou o modelo de cuidados a doenças crônicas em seus esforços de treinamento e assistência técnica aos centros de saúde comunitários. O modelo nasce da preocupação com a qualidade do atendimento e a responsabilidade dos sistemas de assistência à saúde de obterem resultados efetivos. O manejo da depressão é uma das quatro condições de saúde crônicas que a HRSA selecionou para treinamento de seus colaboradores.

O modelo começa com o pressuposto de que o sistema de assistência à saúde faz parte de um contexto comunitário e deve ser responsivo em suas interações com a comunidade. Quatro áreas de foco são essenciais na implantação do modelo no sistema de assistência à saúde: apoio ao automanejo, *design* do sistema de assistência, apoio às decisões e sistema de monitoramento clínico. O *apoio ao automanejo* confere aos pacientes um papel central na determinação de seus cuidados, estimulando um sentimento de responsabilidade pela própria saúde. Os pacientes colaboram com a equipe de cuidados primários para estabelecer objetivos, criar planos de tratamento e resolver problemas que surgem no caminho. O *design do sistema de assistência* requer uma reorganização da forma pela qual o sistema de saúde opera, de modo que as informações atualizadas sobre um determinado paciente sejam centralizadas, a responsabilidade pelo seguimento seja designada como um procedimento-padrão, e assim por diante. O *apoio às decisões* requer que as decisões sobre o tratamento estejam baseadas em diretrizes práticas comprovadas e explícitas, apoiadas por pelo menos um estudo definidor. As diretrizes são discutidas com os pacientes e prestadores, e os membros da equipe de tratamento são constantemente treinados nos métodos comprovados mais recentes. Por fim, os *sistemas de monitoramento clínico* acompanham pacientes individuais e populações de pacientes com problemas semelhantes. Esses sistemas devem ser práticos e operacionais – capazes de verificar o tratamento de um indivíduo a qualquer momento para confirmar se ele está de acordo com as diretrizes recomendadas. A real integração dos cuidados psiquiátricos aos cuidados primários é uma inovação importante a ser considerada; ela melhoraria a assistência aos cuidados físicos de indivíduos com transtornos psiquiátricos e eliminaria a separação imposta pela colocação de indivíduos com problemas psiquiátricos em centros comunitários de saúde mental.

O PAPEL DA PSIQUIATRIA PÚBLICA E COMUNITÁRIA NA ASSISTÊNCIA À SAÚDE NO SÉCULO XXI

A psiquiatria pública emergiu historicamente como uma tentativa de prover uma assistência mais humana a pessoas com incapacidade mental grave sem recursos que as protegessem do estigma e sem a aprovação que blindava os chamados "excêntricos" e "ovelhas negras", afortunados por terem nascido em camadas sociais mais abastadas. A psiquiatria comunitária se desenvolveu como resposta a preocupações de que o tratamento psiquiátrico público fosse de fato uma forma de marginalização e opressão, senão um exílio e um aprisionamento desumano, de pessoas economicamente desfavorecidas com doença mental. As grandes ideias da psiquiatria pública (p. ex., promover uma trégua compassiva e reabilitação social e vocacional significativas) e da psiquiatria comunitária (p. ex., preservar os laços sociais enquanto é realizado o tratamento baseado em evidências) frequentemente se perdem na competição pelos escassos recursos econômicos e políticos com que se defronta cada profissão e organização de serviços de saúde mental, médicos e humanos no início do século XXI. O espírito e as capacidades de defesa dos interesses que deram início ao desenvolvimento e continuam a caracterizar as melhores práticas da psiquiatria pública e comunitária, assim como a dedicação para oferecer assistência efetiva às pessoas que estão em maior necessidade, mas que são as menos atendidas, nunca foram tão necessários para o campo da saúde mental como um todo.

REFERÊNCIAS

Abualenain J, Frohna WJ, Shesser R, Ding R, Smith M, Pines JM. Emergency department physician-level and hospital-level variation in admission rates. *Ann Emerg Med.* 2013;61(6):638–643.

Andrade LH, Alonso J, Mneimneh Z, Wells JE, Al-Hamzawi A, Borges G, Bromet E, Bruffaerts R, de Girolamo G, de Graaf R, Florescu S, Gureje O, Hinkov HR, Hu C, Huang Y, Hwang I, Jin R, Karam EG, Kovess-Masfety V, Levinson D, Matschinger H, O'Neill S, Posada-Villa J, Sagar R, Sampson NA, Sasu C, Stein DJ, Takeshima T, Viana MC, Xavier M, Kessler RC. Barriers to mental health treatment: results from the WHO World Mental Health surveys. *Psychol Med.* Aug:1–15.

Agrawal S, Edwards M. Upside down: The consumer as advisor to a psychiatrist. *Psychiatr Serv.* 2013;64(4):301–302.

Appelbaum PS. Public safety, mental disorders, and guns public safety, mental disorders, and guns. *JAMA Psychiatry,* 2013;70(6):565–566.

Conrad EJ, Lavigne KM. Psychiatry consultation during disaster preparedness: Hurricane Gustav. *South Med J.* 2013;106(1):99–101.

Coors ME. Genetic research on addiction: Ethics, the law, and public health. *Am J Psychiatry,* 2013;170(10):1215–1216.

Elbogen EB, Wagner HR, Johnson SC, et al. Are Iraq and Afghanistan veterans using mental health services? New data from a national random-sample survey. *Psychiatr Serv.* 2013;64(2):134–141.

Evans-Lacko S, Henderson C, Thornicroft G. Public knowledge, attitudes and behaviour regarding people with mental illness in England 2009–2012. *Br J Psychiatry Suppl.* 2013;202(s55):s51–s57.

Holzinger A, Matschinger H, Angermeyer MC. What to do about depression? Help-seeking and treatment recommendations of the public. *Epidemiol Psychiatr Sci.* 2011;20(2):163–169.

Huey LY, Ford JD, Cole RF, Morris JA. Public and community psychiatry. In: Sadock BJ, Sadock VA, Ruiz P, eds. *Kaplan & Sadock's Comprehensive Textbook of Psychiatry.* 9th ed. Vol. 2. Philadelphia: Lippincott Williams & Wilkins; 2009:4259.

Kornblith LZ, Kutcher ME, Evans AE, et al. The "found down" patient: A diagnostic dilemma. *J Trauma Acute Care Surg.* 2013;74(6):1548–1552.

LeMelle S, Arbuckle MR, Ranz JM. Integrating systems-based practice, community psychiatry, and recovery into residency training. *Acad Psychiatry,* 2013;37(1):35–37.

Malmin M. Warrior culture, spirituality, and prayer. *J Relig Health.* 2013;52(3):740–758.

Pandya A. A review and retrospective analysis of mental health services provided after the September 11 attacks. *Can J Psychiatry.* 2013;58(3):128–134.

36

Psiquiatria forense e ética em psiquiatria

▲ 36.1 Psiquiatria forense

A palavra *forense* significa pertencente aos tribunais de justiça, sendo que, em várias situações, psiquiatria e direito convergem. A psiquiatria forense abrange uma ampla gama de tópicos que envolvem as atribuições profissionais, éticas e legais dos psiquiatras de prestar assistência competente aos pacientes; os direitos do paciente de autodeterminação para receber ou recusar tratamento; decisões judiciais, diretivas legislativas, agências reguladoras governamentais e comitês de licenciamento; e a avaliação de indivíduos acusados de crimes a fim de determinar sua culpabilidade e capacidade de serem julgados. Por fim, os códigos éticos e as diretrizes práticas das organizações profissionais e sua adesão também fazem parte do âmbito da psiquiatria forense.

IMPERÍCIA MÉDICA

Imperícia médica é um delito, ou ilícito civil. É um erro resultante da negligência de um médico. Em termos mais simples, negligência significa fazer alguma coisa que um médico com o dever de cuidar do paciente não deveria ter feito, ou não fazer alguma coisa que deveria ter feito conforme definido pela prática médica corrente. Geralmente, o padrão de cuidados em casos de imperícia médica é estabelecido por testemunhas especialistas, podendo também ser determinado pela consulta a artigos de periódicos; manuais profissionais, como o *Tratado de psiquiatria*; diretrizes de prática profissional; e condutas éticas promulgadas por organizações profissionais.

Para comprovar imperícia médica, o autor da queixa (p. ex., paciente, família ou Estado) precisa estabelecer, a partir de uma preponderância de evidências, que (1) existia uma relação médico-paciente que criou um *dever* de cuidar, (2) ocorreu um *desvio* no padrão de cuidados, (3) o paciente foi *prejudicado* e (4) o desvio causou *diretamente* o dano.

Esses elementos da alegação de imperícia médica são, por vezes, citados como os *4 Ds* (dever, desvio, dano, causação direta).

Cada um dos quatro elementos de uma alegação de imperícia médica deve estar presente, senão poderá não haver reconhecimento da responsabilidade. Por exemplo, um psiquiatra cuja negligência é a causa direta de dano a um indivíduo (físico, psicológico ou ambos) não será responsabilizado por imperícia médica se não existia uma relação médico-paciente que criasse um dever de cuidar. Um psiquiatra provavelmente não será processado com sucesso se der conselhos em um programa de rádio que sejam prejudiciais a um ouvinte, sobretudo se foi feita uma advertência ao ouvinte de que não estava sendo criada uma relação médico-paciente. Nenhuma alegação de imperícia médica se sustentará contra um psiquiatra se a piora da condição de um paciente não estiver relacionada a negligência nos cuidados. Nem todo o mau desfecho será resultado de negligência. Os psiquiatras não podem garantir diagnósticos e tratamentos corretos. Quando o psiquiatra presta os devidos cuidados, erros podem ser cometidos sem necessariamente incorrer em responsabilização. A maioria dos casos psiquiátricos é complicada, e esses profissionais tomam decisões quando escolhem um curso de tratamento particular entre as muitas opções existentes. Retrospectivamente, a decisão pode se revelar equivocada, mas não um desvio do padrão de cuidados.

Além dos processos por negligência, os psiquiatras podem ser processados por delitos intencionais de assédio, ataque, cárcere privado, difamação, fraude ou falsidade ideológica, invasão de privacidade e imposição de sofrimento emocional. Em um delito intencional, os infratores são motivados pela intenção de prejudicar outra pessoa ou percebem, ou deveriam perceber, que algum dano provavelmente resultará de suas ações. Por exemplo, dizer a um paciente que sexo com o terapeuta é terapêutico incorre em fraude. A maioria das políticas sobre imperícia médica não dá cobertura para delitos intencionais.

Práticas de prescrição negligentes

As práticas de prescrição negligentes geralmente incluem exceder as dosagens recomendadas e, posteriormente, não ajustá-las aos níveis terapêuticos, misturar medicamentos de forma inadequada, prescrever medicação que não é indicada, prescrever medicamentos em excesso de uma só vez e não informar seus efeitos. Pacientes idosos com frequência tomam uma variedade de medicamentos prescritos por diferentes médicos. Medicações psicotrópicas múltiplas devem ser prescritas com cuidado especial, devido a possíveis interações medicamentosas e efeitos adversos.

Os psiquiatras que prescrevem medicações devem explicar de forma clara e acessível o diagnóstico, os riscos e os benefícios da substância sempre que as circunstâncias permitirem (Tab. 36.1-1). A obtenção do consentimento informado competente pode ser problemática se um paciente psiquiátrico tiver uma diminuição de sua capacidade cognitiva devido a doença mental ou dano cerebral crônico; nesses casos, poderá ser necessário um substituto para tomar decisões e dar consentimento para os cuidados de saúde.

Deve ser obtido consentimento informado cada vez que for mudada uma medicação e uma nova droga for introduzida. Se o paciente for prejudicado porque não foi apropriadamente informado dos riscos e das consequências de usar determinado medicamento, poderá haver embasamento suficiente para uma ação por imperícia médica.

Esta pergunta é feita com recorrência: com que frequência os pacientes devem ser vistos para acompanhamento da medicação? A

TABELA 36.1-1
Consentimento informado: informações pertinentes a serem divulgadas

Embora não exista um padrão consistentemente aceito para a divulgação de informações sobre uma determinada situação médica ou psiquiátrica, como regra, são fornecidas cinco áreas de informação geral:

1. Diagnóstico – descrição da condição ou problema
2. Tratamento – natureza e propósito do tratamento proposto
3. Consequências – riscos e benefícios do tratamento proposto
4. Alternativas – alternativas viáveis ao tratamento proposto, incluindo riscos e benefícios
5. Prognóstico – projeção dos resultados com e sem tratamento

(Tabela elaborada por RI Simon, M.D.)

resposta é que os pacientes devem ser vistos de acordo com suas necessidades clínicas. Não pode ser dada uma resposta genérica sobre a frequência das visitas. No entanto, quanto mais longo o intervalo entre as consultas, maior a probabilidade de reações medicamentosas adversas e desenvolvimentos clínicos. Os pacientes que usam medicação não devem ultrapassar seis meses para as consultas de acompanhamento. As políticas dos planos de saúde que não reembolsam consultas frequentes de acompanhamento fazem o psiquiatra prescrever grandes quantidades de medicação. O profissional, no entanto, tem o dever de oferecer tratamento adequado ao paciente, independentemente da política dos planos de saúde ou de outras políticas de pagamento.

Outras áreas de negligência envolvendo medicação que resultaram em ações de imperícia médica incluem não tratar os efeitos adversos que foram ou deveriam ter sido reconhecidos; não monitorar a adesão do paciente aos limites da prescrição; não prescrever medicação ou níveis apropriados de medicação de acordo com as necessidades de tratamento do paciente; prescrever drogas aditivas a pacientes vulneráveis; não encaminhar um paciente para consulta ou tratamento com um especialista; e interromper, de forma negligente, o tratamento medicamentoso.

Tratamento dividido

No tratamento dividido, o psiquiatra prescreve a medicação, e um terapeuta não médico conduz a psicoterapia. A vinheta a seguir ilustra uma complicação possível.

> Um psiquiatra prescreveu medicações para uma mulher de 43 anos deprimida. Um psicólogo com nível de mestrado atendia a paciente em psicoterapia ambulatorial. O psiquiatra viu a paciente por 20 minutos durante a avaliação inicial e prescreveu uma droga tricíclica, sendo que a prescrição era suficiente para três meses, quando seria feita consulta de acompanhamento. O diagnóstico inicial do psiquiatra foi depressão maior recorrente. A paciente negou ideação suicida. O apetite e o sono estavam acentuadamente diminuídos. Ela tinha uma longa história de depressão recorrente com tentativas de suicídio. Não ocorreram discussões adicionais entre o psiquiatra e o psicólogo, que atendia a paciente uma vez por semana, por 30 minutos, em psicoterapia. Três semanas depois, após o fracasso de um relacionamento romântico, a paciente parou de tomar o medicamento antidepressivo, começou a beber pesado e cometeu suicídio com uma superdosagem de álcool e drogas antidepressivas. O psicólogo e o psiquiatra foram processados por diagnóstico e tratamento negligentes.

Os psiquiatras devem fazer uma avaliação adequada, obter registros médicos anteriores e entender que não existe um paciente "parcial". Os tratamentos divididos são armadilhas potenciais para imperícia médica, pois os pacientes podem "cair entre as rachaduras" do atendimento fragmentado. O psiquiatra tem responsabilidade total pela assistência ao paciente em uma situação de tratamento dividido. Isso não exime de responsabilidade, no entanto, outros profissionais de saúde mental envolvidos no tratamento do paciente. A Seção V, anotação 3, dos *Principles of Medical Ethics with Annotations Especially Applicable to Psychiatry* (Princípios de Ética Médica com Anotações Especialmente Aplicáveis à Psiquiatria), estabelece: "Quando o psiquiatra assume um papel de colaboração ou supervisão de outro profissional da saúde mental, deve despender tempo suficiente para assegurar que um tratamento adequado está sendo fornecido".

No tratamento gerenciado ou em outros contextos, um papel marginalizado, de meramente prescrever medicação em vez de realizar um trabalho com base na relação médico-paciente, não costuma satisfazer os padrões aceitos de uma boa assistência clínica. O psiquiatra deve ser mais do que apenas um técnico em medicação. O atendimento fragmentado no qual o psiquiatra apenas dispensa medicação, permanecendo desinformado sobre a condição global do paciente, constitui um tratamento abaixo do padrão que pode conduzir a uma ação de imperícia médica. No mínimo, tal prática diminui a eficácia do próprio tratamento medicamentoso e pode até mesmo ter como consequência o paciente não tomar a medicação prescrita.

Situações de tratamento dividido requerem que o psiquiatra permaneça plenamente informado da condição clínica do paciente, bem como da natureza e da qualidade do tratamento que o paciente está recebendo do terapeuta não médico. Em uma relação colaborativa, a responsabilidade pelos cuidados ao paciente é compartilhada de acordo com as qualificações e limitações de cada disciplina. As responsabilidades de uma disciplina não diminuem as das demais. Os pacientes devem ser informados das responsabilidades separadas de cada disciplina. O psiquiatra e o terapeuta não médico precisam avaliar periodicamente a condição clínica do paciente e os requisitos para determinar se a colaboração deve continuar. Ao término da relação colaborativa, ambas as partes devem informar o paciente separada ou conjuntamente. Em tratamentos divididos, se o terapeuta não médico é processado, o psiquiatra colaborador provavelmente também será, e vice-versa.

Psiquiatras que prescrevem medicações em arranjos de tratamento dividido devem ser capazes de hospitalizar um paciente se isso se tornar necessário. Se o psiquiatra não tiver privilégios de admissão, devem ser feitos arranjos prévios com outros psiquiatras que podem hospitalizar os pacientes no caso de emergências. O tratamento dividido está cada vez mais sendo usado pelas companhias de planos de saúde e é um campo potencial para imperícia médica.

PRIVILÉGIO E CONFIDENCIALIDADE

Privilégio

Privilégio é o direito de manter sigilo ou confidencialidade no caso de uma intimação. Comunicações privilegiadas são declarações feitas por certas pessoas dentro de um relacionamento – como marido-mulher, sacerdote-penitente ou médico-paciente – que a lei protege de revelação forçada na posição de testemunha. O direito de privilégio pertence ao paciente, não ao médico, portanto é ele que pode renunciar a esse direito.

Os psiquiatras, que têm licença para exercer a medicina, podem reivindicar o privilégio médico, mas esse privilégio tem algumas qualificações. Por exemplo, não existe privilégio em tribunais militares, independentemente de o médico ser miliar ou civil e de o privilégio ser reconhecido no Estado em que a corte marcial está acontecendo.

Em 1996, a Suprema Corte dos Estados Unidos reconheceu um privilégio entre psicoterapeuta e paciente em *Jaffee vs Redmon*. Enfatizando os importantes interesses públicos e privados servidos pelo privilégio terapeuta-paciente, o tribunal decidiu: "Uma vez que concordamos com o julgamento das legislações estaduais e do Comitê Consultivo de que um privilégio psicoterapeuta-paciente servirá a 'um bem público transcendendo o princípio predominante normal, utilizando todos os meios racionais para apurar a verdade'[...], mantemos que a comunicação entre um psicoterapeuta licenciado e seus pacientes no curso do diagnóstico ou tratamento está protegida da revelação forçada pela Regra 501 das Regras Federais de Evidências.".

Confidencialidade

Uma premissa da ética médica há muito tempo obriga os médicos a manterem sigilo de todas as informações fornecidas pelos pacientes. Essa obrigação profissional é denominada *confidencialidade*. A confidencialidade se aplica a determinadas populações, mas não a outras; um grupo que está dentro de um círculo de confidencialidade compartilha informações sem receber a permissão específica de um paciente. Esses grupos incluem, além do médico, outros membros da equipe que tratam o paciente, supervisores clínicos e consultores.

Uma intimação pode forçar um psiquiatra a quebrar a confidencialidade, e os tribunais devem ser capazes de obrigar as pessoas a testemunhar para que a lei funcione adequadamente. Uma intimação ("sob penalidade") é uma ordem para comparecer como testemunha diante da corte ou depor por escrito. Os médicos muitas vezes recebem uma intimação *duces tecum*, que requer que eles também apresentem seus registros e documentos relevantes. Embora a emissão de uma intimação seja de competência de um juiz, elas são rotineiramente emitidas por solicitação de um advogado que representa uma das partes da ação.

Em emergências de boa fé, as informações podem ser reveladas de forma limitada, suficiente para a realização das intervenções necessárias. A boa prática clínica defende que, de qualquer forma, o psiquiatra deve empregar esforços e tempo para obter a permissão do paciente, devendo fazer um balanço com este após a emergência.

Como regra, as informações clínicas podem ser compartilhadas com a permissão do paciente – preferencialmente por escrito, embora a permissão oral seja suficiente com documentação apropriada. Cada permissão se refere a apenas uma informação, e devem ser obtidas permissões para cada comunicado posterior, mesmo que seja para a mesma parte. A permissão ultrapassa somente a barreira legal, não a barreira clínica; a liberação é uma permissão, não uma obrigação. Se um clínico acredita que a informação pode ser destrutiva, o assunto deve ser discutido e a liberação deve ser recusada, com algumas exceções.

Pagamento e supervisão feitos por terceiros. O aumento na cobertura do seguro dos planos de saúde está precipitando uma preocupação referente à confidencialidade e ao modelo conceitual da prática psiquiátrica. Atualmente, o seguro cobre cerca de 70% de todas as contas de saúde; para fornecer cobertura, a companhia de seguros deve ter condições de obter informações com as quais pode avaliar a administração e os custos dos vários programas.

O controle de qualidade da assistência necessita que a confidencialidade não seja absoluta; também requer uma avaliação dos pacientes e terapeutas. O terapeuta em treinamento precisa romper a confidencialidade para discutir o caso com um supervisor. Pacientes institucionalizados que foram intimados pela justiça a fazer tratamento devem ter seus programas de tratamento individualizado submetidos a um conselho de saúde mental.

Discussões sobre os pacientes. Em geral, os psiquiatras devem muitas lealdades: aos pacientes, à sociedade e à profissão. Por meio de escritos, ensino e seminários, eles podem compartilhar seu conhecimento e experiência adquiridos e fornecer informações que podem ser valiosas para outros profissionais e para o público em geral. Entretanto, não é tarefa fácil escrever ou falar sobre um paciente psiquiátrico sem quebrar a confidencialidade da relação. Diferentemente das doenças físicas, que podem ser discutidas sem que o paciente seja reconhecido, uma história psiquiátrica geralmente implica a discussão de características distintivas. Os psiquiatras têm a obrigação de não revelar informações que permitam identificar o paciente (e, talvez, informações que o descrevam) sem o consentimento informado apropriado. A não obtenção do consentimento informado pode resultar em ação legal baseada na quebra da privacidade, difamação ou ambas.

Internet e mídias sociais. É imprescindível que psiquiatras e outros profissionais da saúde mental estejam cientes das implicações legais da discussão sobre pacientes na internet. As comunicações sobre pacientes na internet não são confidenciais, estão sujeitas a hackeamento e a consequentes intimações. Alguns psiquiatras postaram informações sobre pacientes em seus *blogs*, acreditando que estavam suficientemente descaracterizadas, e acabaram constatando que elas foram reconhecidas por outras pessoas, incluindo o paciente envolvido. Algumas organizações profissionais têm listas de corrcio clctrônico nas quais os integrantes pedem aos colegas conselhos sobre pacientes ou fazem encaminhamentos e, ao fazer isso, fornecem informações detalhadas sobre o paciente que podem ser facilmente rastreadas. Da mesma forma, o uso das mídias sociais para conversar sobre pacientes é igualmente arriscado.

Abuso infantil. Em muitos Estados norte-americanos, para obter a licença médica, todos os profissionais são legalmente obrigados a fazer um curso sobre abuso infantil. Todos os Estados exigem legalmente que o psiquiatra que tem motivos para acreditar que uma criança foi vítima de abuso físico ou sexual faça uma comunicação imediata a um órgão competente. Nessa situação, a confidencialidade está decisivamente limitada pelo estatuto legal com base na premissa de que um dano potencial ou real a crianças vulneráveis tem preponderância sobre o valor da confidencialidade em um contexto psiquiátrico. Embora nuanças psicodinâmicas muito complexas acompanhem o relato necessário da suspeita de abuso infantil, tais relatos em geral são considerados eticamente justificados.

SITUAÇÕES CLÍNICAS DE ALTO RISCO

Discinesia tardia

Estima-se que pelo menos 10 a 20% dos pacientes e talvez até 50% dos pacientes tratados com drogas neurolépticas por mais de um ano exibam alguma discinesia tardia. Esses números são ainda maiores entre pacientes idosos. Apesar da possibilidade da existência de muitos processos legais relacionados à discinesia tardia, poucos psiquiatras foram processados. Além disso, os pacientes que desenvolvem discinesia tardia podem não ter energia física e motivação psicológica para entrar em litígio. As alegações de negligência envolvendo discinesia tardia estão baseadas em uma falha na avaliação adequada do paciente, em não obter o consentimento informado, em um diagnóstico negligente da condição do paciente e em falha no monitoramento.

Pacientes suicidas

Os psiquiatras podem ser processados quando seus pacientes cometem suicídio, particularmente se o fizerem durante uma internação. Pressupõe-se que os psiquiatras têm maior controle sobre pacientes internados, tornando, assim, o suicídio mais evitável.

A avaliação do risco de suicídio é uma das tarefas clínicas mais complexas e imensamente difíceis em psiquiatria. O suicídio é um evento raro. No estágio atual do nosso conhecimento, os clínicos não podem predizer com precisão quando ou se um paciente irá cometer esse ato. Não há parâmetros profissionais para predizer quem irá ou não irá cometer esse ato. O que existe são parâmetros profissionais para avaliação do risco de suicídio, mas, na melhor das hipóteses, apenas o grau de risco pode ser julgado clinicamente depois de uma avaliação psiquiátrica abrangente.

Uma revisão da jurisprudência sobre suicídio revela que certas precauções devem ser tomadas com um paciente suicida suspeitado ou confirmado. Por exemplo, a não realização de uma avaliação satisfatória do risco de um paciente suicida ou a não implantação de um plano preventivo apropriado provavelmente deixará o profissional sujeito à responsabilização. A lei tende a presumir que o suicídio é evitável se for previsto. Os tribunais examinam detalhadamente os casos para determinar se o suicídio de um paciente era previsível. *Previsibilidade* é um termo legal deliberadamente vago que não tem contrapartida clínica comparável; é um construto mais associado ao senso comum do que científico. Isso não implica (e não deve implicar) que os clínicos podem predizer o suicídio. No entanto, previsibilidade não deve ser confundida com capacidade para evitar. Em retrospecto, muitos suicídios que não poderiam ter sido claramente previstos dão a impressão de que poderiam ter sido evitados.

Pacientes violentos

Psiquiatras que tratam pacientes violentos ou potencialmente violentos podem ser processados por falha em controlar pacientes ambulatoriais agressivos e por dar alta a pacientes violentos internados. Um psiquiatra pode ser processado por não proteger a sociedade dos atos violentos de seu paciente se estiver claro que tinha conhecimento de suas tendências violentas e poderia ter feito algo que teria protegido o público. No caso notório de *Tarasoff vs Regentes da Universidade da Califórnia*, a Suprema Corte da Califórnia julgou que os profissionais da saúde mental têm o dever de proteger terceiros que possam ser identificados e estejam em perigo devido a ameaças iminentes de graves danos perpetrados por seus pacientes. Desde então, os tribunais e os poderes legislativos estaduais elevaram os psiquiatras a um padrão fictício de terem de predizer o comportamento futuro (periculosidade) de seus pacientes potencialmente violentos. Pesquisas demonstraram de forma consistente que os psiquiatras não podem predizer violência futura com precisão confiável.

O dever de proteger os pacientes e terceiros em perigo deve ser considerado primariamente uma obrigação profissional e moral e, apenas secundariamente, um dever legal. A maioria dos psiquiatras já atuava para proteger tanto seus pacientes quanto outras pessoas ameaçadas pela violência muito antes de *Tarasoff*.

Quando um paciente ameaça infligir danos a outra pessoa, a maioria dos Estados requer que o psiquiatra faça alguma intervenção que impeça que o dano ocorra. Em Estados com estatutos sobre o dever de alertar, as opções disponíveis para psiquiatras e psicoterapeutas são definidas por lei. Nos que não oferecem tal orientação, os prestadores de cuidados à saúde devem usar seu julgamento clínico e agir para proteger terceiros que estejam em perigo. Em geral, existe uma variedade de opções clínicas e legais para alertar e proteger, incluindo hospitalização voluntária, hospitalização involuntária (se forem satisfeitas as exigências de compromisso civil), alerta à possível vítima da ameaça, notificação à polícia, ajuste da medicação e sessões mais frequentes com o paciente. Alertar outras pessoas sobre o perigo, por si só, em geral não é suficiente. Os psiquiatras devem considerar o caso *Tarasoff* como um padrão nacional de cuidados, mesmo que exerçam a profissão em Estados onde não têm o dever de alertar e proteger.

Tarasoff I. Esta questão foi levantada em 1976 no caso de *Tarasoff vs Regentes da Universidade da Califórnia* (agora conhecido como *Tarasoff I*). Nesse caso, Prosenjiit Poddar, um estudante e paciente ambulatorial voluntário na clínica de saúde mental da Universidade da Califórnia, contou ao seu terapeuta que pretendia matar uma estudante prontamente identificada como Tatiana Tarasoff. Percebendo a seriedade da intenção, o terapeuta, com a anuência de um colega, concluiu que Poddar deveria ser recolhido para observação com base em uma medida de detenção psiquiátrica de emergência por 72 horas, segundo as leis de compromisso da Califórnia. O terapeuta notificou a polícia do *campus*, oralmente e por escrito, de que Poddar era perigoso e deveria ser preso.

Preocupado com a quebra da confidencialidade, o supervisor do terapeuta vetou a recomendação e ordenou que todos os registros relacionados ao tratamento de Poddar fossem destruídos. Ao mesmo tempo, a polícia do *campus* deteve Poddar temporariamente, mas o liberou diante da garantia de que "ficaria longe daquela garota". Poddar parou de ir à clínica quando soube pela polícia da recomendação do terapeuta de que fosse preso. Dois meses mais tarde, levou a cabo sua ameaça anunciada anteriormente e matou Tatiana. Os pais da jovem processaram a universidade por negligência.

Como consequência, a Suprema Corte da Califórnia, que deliberou sobre o caso em um tempo sem precedentes de cerca de 14 meses, julgou que um médico ou psiquiatra que tem razões para acreditar que um paciente pode ferir ou matar alguém tem o dever de alertar a vítima potencial.

O cumprimento do dever imposto ao terapeuta de alertar as possíveis vítimas contra o perigo pode assumir uma ou mais formas, dependendo do caso. Assim, definiu a Corte, a situação poderá requerer que o terapeuta notifique a possível vítima ou outras pessoas que possam notificar a vítima do perigo, notifique a polícia ou tome outras medidas que sejam aceitavelmente necessárias diante das circunstâncias.

O parecer de *Tarasoff I* não exige que os terapeutas relatem as fantasias de um paciente; requer, sim, que relatem uma intenção de homicídio, sendo dever do terapeuta exercer um bom julgamento.

Tarasoff II. Em 1982, a Suprema Corte da Califórnia emitiu um segundo parecer no caso de *Tarasoff vs Regentes da Universidade da Califórnia* (agora conhecido como *Tarasoff II*), que ampliou sua decisão anterior, aumentando o dever de alertar para incluir o dever de proteger.

A decisão de *Tarasoff II* estimulou intensos debates no campo da medicina legal. Advogados, juízes e testemunhas especialistas discutem a definição de proteção, a natureza da relação entre terapeuta e paciente e o equilíbrio entre segurança pública e privacidade individual.

Os clínicos argumentam que o dever de proteger prejudica o tratamento, porque um paciente pode não confiar no médico se a confidencialidade não for mantida. Além do mais, como não é fácil determinar se um paciente é suficientemente perigoso para justificar seu encarceramento por um longo prazo, poderá ocorrer uma hospitalização involuntária desnecessária devido às práticas defensivas do terapeuta.

Como consequência dessas discussões no campo da medicina legal, desde 1976 os tribunais estaduais não fazem uma interpretação uniforme da decisão de *Tarasoff II* (o dever de proteger). De modo geral, os clínicos devem observar se uma vítima identificável específica parece estar em perigo iminente e provável devido à ameaça de uma ação contemplada por um paciente mentalmente doente; o dano, além de ser iminente, deve ser potencialmente sério ou grave. Em geral, o paciente deve representar perigo para outra pessoa, e não para uma propriedade, e o terapeuta deve adotar uma atitude clinicamente aceitável.

HOSPITALIZAÇÃO

Todos os Estados norte-americanos oferecem alguma forma de hospitalização involuntária. Costuma-se tomar essa atitude quando pacientes psiquiátricos representam perigo para si mesmos ou aos outros em seu ambiente a ponto de ser evidente a necessidade urgente de tratamento em uma instituição fechada. Certos estados permitem a hospitalização involuntária quando os pacientes são incapazes de cuidar de si adequadamente.

A doutrina *parens patriae* permite que o Estado intervenha e aja como um pai substituto para aqueles incapazes de cuidar de si ou que podem causar danos a si mesmos. No direito comum inglês, *parens patriae* ("pai do seu país") remonta à época do Rei Eduardo I e, originalmente, se referia ao dever de um monarca de proteger o povo. No direito comum norte-americano, a doutrina foi transformada em um paternalismo no qual o Estado atua pelas pessoas que são mentalmente doentes e pelas menores de idade.

Os estatutos que regem a hospitalização de pessoas mentalmente doentes foram designados, de modo geral, como leis de confinamento, mas os psiquiatras há muito tempo consideram o termo indesejável. Do ponto de vista legal, *confinamento* significa uma ordem de aprisionamento. A American Bar Association e a American Psychiatric Association recomendaram a substituição do termo *confinamento* por *hospitalização*, menos ofensivo e mais preciso, que foi adotado pela maioria dos Estados. Embora essa alteração na terminologia não corrija as atitudes punitivas do passado, a ênfase na hospitalização está de acordo com a visão dos psiquiatras de tratamento em vez de punição.

Procedimentos de admissão

Quatro procedimentos de admissão a instituições psiquiátricas foram endossados pela American Bar Association a fim de salvaguardar as liberdades civis e assegurar que nenhuma pessoa fique presa em um hospital mental. Embora cada um dos 50 Estados tenha o poder de promulgar leis sobre a hospitalização psiquiátrica, os procedimentos aqui descritos estão obtendo muita aceitação.

Admissão informal. A admissão informal opera com o modelo do hospital geral, no qual o paciente é admitido a uma unidade psiquiátrica de um hospital geral da mesma maneira que um paciente médico ou cirúrgico. Em tais circunstâncias, aplica-se a relação médico-paciente habitual, com o paciente livre para entrar e sair do hospital, mesmo contra recomendações médicas.

Admissão voluntária. Nos casos de admissão voluntária, os pacientes solicitam por escrito a admissão a um hospital psiquiátrico. Eles podem chegar até o hospital por recomendação de um médico ou podem procurar ajuda por conta própria. Em qualquer um dos casos, os pacientes serão admitidos se um exame revelar a necessidade de tratamento hospitalar. O paciente é livre para deixar o hospital, mesmo contra recomendações médicas.

Admissão temporária. A admissão temporária é usada para pacientes que estão tão senis ou confusos que requerem hospitalização, mas que não são capazes de tomar decisões por conta própria, e para aqueles tão agudamente perturbados que precisam ser admitidos imediatamente a um hospital psiquiátrico em situação de emergência. Para esse procedimento, a pessoa é admitida ao hospital diante de recomendação por escrito de um médico. Depois que o paciente foi admitido, a necessidade de hospitalização deve ser confirmada por um psiquiatra da equipe do hospital. O procedimento é temporário, pois os pacientes não podem ser hospitalizados contra sua vontade por mais de 15 dias.

Admissão involuntária. A admissão involuntária envolve a questão de os pacientes serem suicidas, representando risco para si mesmos, ou homicidas, representando risco para os outros. Como essas pessoas não reconhecem sua necessidade de atendimento hospitalar, o pedido de admissão a um hospital deve ser feito por um parente ou amigo. Depois de feita a solicitação, o paciente deve ser examinado por dois médicos, e, se ambos confirmarem a necessidade de hospitalização, o paciente será, então, admitido.

A hospitalização involuntária envolve um procedimento estabelecido de notificação escrita de um parente próximo. Além disso, os pacientes têm acesso, a qualquer momento, a um consultor jurídico, que pode levar o caso diante de um juiz. Se o juiz não considerar que a hospitalização seja indicada, a liberação do paciente poderá ser ordenada.

A admissão involuntária permite que o paciente seja hospitalizado por 60 dias. Após esse tempo, se ele tiver de continuar hospitalizado, o caso deverá ser reexaminado periodicamente por um conselho composto por psiquiatras, médicos não psiquiatras, advogados e outros cidadãos não vinculados à instituição. No Estado de Nova York, o conselho é denominado Serviço de Informação em Saúde Mental.

As pessoas que foram hospitalizadas involuntariamente e acham que deveriam ser liberadas têm o direito de entrar com uma petição de *habeas corpus*. Segundo a lei, uma solicitação de *habeas corpus* pode ser feita por aqueles que acreditam que foram ilegalmente privados da liberdade. O procedimento legal solicita ao tribunal que decida se um paciente foi hospitalizado sem o devido processo jurídico. O caso deve ser ouvido imediatamente por um juiz, independentemente da maneira como a moção é apresentada. Os hospitais são obrigados a submeter as petições à Justiça de imediato.

DIREITO A TRATAMENTO

Entre os direitos dos pacientes, o direito à assistência com padrão de qualidade é fundamental. Esse direito tem sido objeto de litígio em casos altamente noticiados nos últimos anos sob o *slogan* "direito a tratamento".

Em 1966, o juiz David Bazelon, representando a Corte de Apelação do Distrito de Colúmbia em *Rouse vs Cameron*, observou que o propósito da hospitalização involuntária é o tratamento e concluiu que a ausência de tratamento coloca em questão a constitucionalidade do confinamento. Tratamento em troca da liberdade é a lógica da sentença. Nesse caso, o paciente foi liberado mediante *habeas corpus*, a solução legal básica para assegurar a liberdade. O juiz Bazelon ainda determinou que, se estiverem disponíveis tratamentos alternativos que infrinjam menos a liberdade pessoal, a hospitalização involuntária não pode ocorrer.

O juiz Frank Johnson, do Tribunal Federal do Alabama, foi além na sentença que deu em 1971 em *Wyatt vs Stickney*. O caso *Wyatt* foi um processo de ação coletiva baseado em regras recentemente desenvolvidas que buscava não a liberação, mas o tratamento. O juiz Johnson determinou que pessoas com mandado de internação em uma instituição mental têm o direito constitucional de receber tratamento individual que lhes proporcione uma oportunidade adequada de serem curadas ou terem sua condição mental melhorada. Determinou, também, exigências mínimas para o quadro de pessoal, instalações físicas, padrões nutricionais e planos de tratamento individualizados.

Os novos códigos, mais detalhados do que os antigos, incluem o direito de estar sem medicação excessiva ou desnecessária; o direito à privacidade e à dignidade; o direito a ambiente menos restritivo possível; o direito irrestrito de ser visitado por advogados, religiosos e médicos particulares; e o direito a não ser sujeitado a lobotomias, tratamentos eletroconvulsivos e outros procedimentos sem consentimento plenamente informado. Os pacientes podem ser convocados para realizar tarefas terapêuticas, mas não trabalhos domésticos no hospital, a menos que se ofereçam como voluntários e lhes seja pago o salário mínimo federal. Essa exigência é uma tentativa de acabar com a prática de servidão, na qual os pacientes psiquiátricos são forçados a trabalhar em tarefas domésticas, sem pagamento, em benefício do Estado.

Atualmente, em inúmeros Estados norte-americanos, a terapia medicamentosa ou a terapia eletroconvulsiva não podem ser administradas à força sem a obtenção prévia de aprovação da Justiça, o que pode levar até 10 dias.

DIREITO À RECUSA DE TRATAMENTO

O direito à recusa de tratamento é uma doutrina legal que determina que, exceto em emergências, as pessoas não podem ser forçadas a aceitar tratamento contra sua vontade. Uma emergência é definida, na prática clínica, como uma condição que requer intervenção imediata para impedir a morte ou um dano grave ao paciente ou a outra pessoa ou para impedir a deterioração do estado clínico do paciente.

Em 1976, no caso *O'Connor vs Donaldson*, a Suprema Corte dos Estados Unidos determinou que pacientes mentalmente doentes inofensivos não podem ser confinados contra sua vontade, de não se tratar, se forem capazes de sobreviver fora da instituição. De acordo com a Corte, um achado isolado de doença mental não pode justificar o confinamento, pelo Estado, de pessoas em um hospital contra sua vontade. Em vez disso, os pacientes confinados involuntariamente devem ser considerados perigosos para si mesmos ou para os demais ou possivelmente tão incapazes de cuidar de si que não conseguem sobreviver na sociedade. Em consequência do caso *Rennie vs Klein*, de 1979, os pacientes têm o direito a recusar tratamento e a usar um procedimento de recurso. Em consequência do caso *Roger vs Oken*, de 1981, os pacientes têm o direito absoluto de recusar tratamento, mas um tutor pode autorizá-lo.

Foram levantadas questões sobre a capacidade do psiquiatra de predizer com exatidão a periculosidade para o próprio paciente ou para outros e sobre o risco para os psiquiatras, que podem ser processados por danos financeiros se as pessoas que são hospitalizadas involuntariamente são privadas de seus direitos civis.

DIREITOS CIVIS DOS PACIENTES

Devido a diversos movimentos clínicos, públicos e legais, os critérios para os direitos civis das pessoas mentalmente doentes, à parte de seus direitos como pacientes, foram estabelecidos e afirmados.

Alternativa menos restritiva

O princípio sustenta que os pacientes têm o direito de receber os meios menos restritivos de tratamento para o efeito clínico necessário. Portanto, se um paciente puder ser tratado em regime ambulatorial, o confinamento não deve ser usado; se um paciente puder ser tratado em uma ala aberta, não deve ser usada reclusão.

Embora aparentemente muito simples à primeira leitura, surgem dificuldades quando os clínicos tentam aplicar esse princípio para optar entre medicação involuntária, reclusão e restrição como uma intervenção de escolha. Distinguir entre as intervenções com base em práticas restritivas acaba sendo um exercício subjetivo, repleto de tendências pessoais. Além do mais, cada uma dessas três intervenções é mais ou menos restritiva do que cada uma das demais. Entretanto, deve haver esforços para se pensar em termos de restrição quando se decide como tratar os pacientes.

Direitos à visitação

Os pacientes têm o direito de receber visitas e de fazer isso em horários adequados (horários de visita costumeiros do hospital). Deve-se obter uma autorização, porque, em certos momentos, a condição clínica de um paciente pode não permitir visitas. Entretanto, esse fato deve ser claramente documentado, pois esses direitos não devem ser suspensos sem um bom motivo.

Determinadas categorias de visitantes não estão limitadas aos horários de visita regulares; estas incluem o advogado do paciente, seu médico particular e membros da igreja – todos, em termos gerais, têm acesso irrestrito ao paciente, incluindo o direito à privacidade em suas discussões. Mesmo nesses casos, uma emergência genuína pode adiar tais visitas. Mais uma vez, as necessidades do paciente estão em primeiro lugar. De acordo com esse raciocínio, certas visitas nocivas podem ser restringidas (p. ex., um parente do paciente que traz drogas para a enfermaria).

Direitos à comunicação

Os pacientes devem, de modo geral, ter comunicação livre e aberta com o mundo exterior por telefone ou correspondência, mas esse direito varia regionalmente em algum grau. Algumas jurisdições atribuem à administração do hospital a responsabilidade pelo monitoramento da comunicação dos pacientes. Em algumas áreas, é esperado que os hospitais disponibilizem quantidades razoáveis de papel, envelopes e selos para uso do paciente.

Circunstâncias específicas afetam os direitos à comunicação. Um paciente que está hospitalizado devido a uma acusação criminal de assédio ou por fazer chamadas telefônicas ameaçadoras não deve receber acesso irrestrito ao telefone, e considerações semelhantes se aplicam à correspondência. Como regra, no entanto, deve ser permitido que os pacientes deem telefonemas particulares, e suas correspondências recebidas e enviadas não devem ser abertas pelos membros da equipe do hospital.

Direitos à privacidade

Os pacientes têm diversos direitos à privacidade. Além da confidencialidade, têm autorização para uso de um banheiro privado e espaço para banho, espaço seguro para guardar suas roupas e outros pertences, e uma área útil com espaço adequado ao número de pessoas. Eles também têm o direito de usar suas próprias roupas e manter seu dinheiro consigo.

Direitos econômicos

À parte as considerações especiais relativas à incompetência, os pacientes psiquiátricos, de modo geral, têm permissão para administrar seus assuntos financeiros. Uma característica desse direito fiscal é a exigência de que recebam pagamento se trabalharem na instituição (p. ex., jardinagem ou preparo de alimentos). Esse direito frequentemente cria tensão entre a necessidade terapêutica válida de atividade, incluindo trabalho, e um trabalho abusivo. Uma consequência é que valiosos programas terapêuticos ocupacionais, vocacionais e de reabilitação podem ter de ser eliminados devido às falhas da legislação em fornecer financiamento para pagar salários aos pacientes que participam desses programas.

ISOLAMENTO E CONTENÇÃO

O isolamento e a contenção suscitam questões psiquiátricas legais complexas. Ambos têm indicações e contraindicações (Tab. 36.1-2), tendo sido ser cada vez mais regulados nas últimas décadas.

Surgiram vários questionamentos legais sobre o uso de contenção e isolamento em benefício das pessoas institucionalizadas com doenças psiquiátricas ou deficiências cognitivas. Em geral, essas ações judiciais não ocorrem isoladamente, fazendo parte de um questionamento de um amplo leque de supostos abusos.

De modo geral, a Justiça determina, ou decretos de consentimento proveem, que as contenções e o isolamento sejam utilizados somente quando um paciente representa risco de danos a si mesmo ou aos outros e quando não existe nenhuma alternativa restritiva viável. A Tabela 36.1-3 lista outras restrições.

TABELA 36.1-2
Indicações e contraindicações para isolamento e contenção

Indicações
- Prevenção de dano claro e iminente ao paciente ou aos outros
- Prevenção de perturbação significativa do programa de tratamento ou do entorno físico
- Auxílio no tratamento como parte da terapia comportamental contínua
- Redução da superestimulação sensorial[a]
- Pedido voluntário racional do paciente

Contraindicações
- Condições médicas e psiquiátricas extremamente instáveis[b]
- Pacientes delirantes ou demenciados que são incapazes de tolerar estimulação reduzida[b]
- Pacientes manifestamente suicidas
- Pacientes com reações graves a medicamentos ou superdosagem ou que requerem monitoramento atento às dosagens dos medicamentos[b]
- Como punição ou por conveniência da equipe

[a]Somente isolamento.
[b]A menos que sejam feitas supervisão rigorosa e observação direta.
(Dados de *The Psychiatric Uses of Seclusion and Restraint (Task Force Report No. 22)*. Washington, DC: American Psychiatric Association.)

TABELA 36.1-3
Restrições para isolamento e contenção

- Contenção e isolamento podem ser implantados somente quando um paciente representa risco de dano a si mesmo ou aos outros e quando não há alternativa restritiva viável.
- Contenção e isolamento só podem ser implantados por ordem escrita de um médico responsável
- As ordens devem ser limitadas a períodos de tempo específicos e limitados
- A condição de um paciente deve ser revisada e documentada regularmente
- Qualquer ampliação de uma ordem original deve ser revista e reautorizada

CONSENTIMENTO INFORMADO

Os advogados que representam um reclamante prejudicado acrescentam à queixa de desempenho negligente dos procedimentos (imperícia médica) uma queixa relativa ao consentimento informado como outra área possível de responsabilidade. Ironicamente, essa é uma queixa diante da qual a exigência de testemunho de especialista pode ser evitada. A alegação habitual de imperícia médica requer que o litigante apresente um especialista para estabelecer que o médico acusado se afastou da prática médica aceita. No entanto, em um caso no qual o médico não obteve o consentimento informado, o fato de o tratamento ter sido tecnicamente bem desempenhado e de estar de acordo com o padrão de cuidados aceito, e de ter sido alcançada uma cura completa, é imaterial. Todavia, por uma questão prática, a menos que o tratamento tenha consequências adversas, uma queixa não irá muito adiante com um julgamento de uma ação baseada unicamente em uma alegação de que o tratamento foi realizado sem consentimento.

No caso de menores, o pai ou tutor é legalmente competente para dar consentimento para tratamento médico. Segundo a lei, no entanto, a maioria dos Estados norte-americanos lista doenças e condições específicas que um menor pode consentir em ter tratadas – incluindo doença venérea, gravidez, dependência de substância, abuso de álcool e doenças contagiosas. Em uma emergência, um médico pode tratar um menor sem consentimento parental. A tendência é adotar a chamada regra do menor maduro, que permite que menores consintam com o tratamento em circunstâncias comuns. Em consequência da decisão *Gault*, de 1967, da Suprema Corte, todos os jovens devem agora ser representados por advogado, devem ser capazes de confrontar testemunhas e devem receber notificação adequada de alguma acusação. Os menores emancipados têm os direitos de um adulto quando pode ser demonstrado que eles estão vivendo como adultos, com controle sobre suas vidas.

Formulário de consentimento

Os elementos básicos de um formulário de consentimento devem incluir uma explicação honesta dos procedimentos a serem seguidos e seus propósitos, entre eles a identificação de procedimentos que são experimentais, uma descrição dos desconfortos que os acompanham e os riscos aceitavelmente previstos, uma descrição dos benefícios aceitavelmente previstos, informação sobre os procedimentos alternativos apropriados que podem ser vantajosos para o paciente, uma declaração de disponibilidade para responder a quaisquer perguntas relativas aos procedimentos e uma instrução de que o paciente está livre para retirar o consentimento a qualquer momento, sem prejuízo.

Alguns teóricos sugeriram que o formulário pode ser substituído por uma discussão padronizada que abranja os aspectos citados e um prontuário que documente que as questões foram discutidas.

CUSTÓDIA DE CRIANÇAS

A ação de um tribunal na disputa pela custódia está baseada nos melhores interesses da criança. A máxima reflete a ideia de que um pai ou mãe natural não tem um direito inerente de ser nomeado como aquele que detém a custódia, mas a presunção, embora um pouco desgastada, permanece a favor da mãe no caso de filhos pequenos. Como regra, os tribunais pressupõem que o bem-estar de uma criança de tenra idade geralmente é mais bem garantido pela custódia materna quando a mãe é boa e adequada. O melhor interesse da mãe pode ser garantido por sua nomeação como detentora da custódia, uma vez que ela pode nunca conseguir resolver os efeitos da perda de um filho, mas seu melhor interesse não deve ser equiparado *ipso facto* ao melhor interesse do filho. Procedimentos de cuidado e proteção são as intervenções da Justiça em nome do bem-estar de uma criança quando os pais são incapazes de cuidar de seu filho.

Cada vez mais pais estão fazendo valer as reivindicações de custódia. Em cerca de 5% dos casos, os pais são nomeados guardiões. O movimento de apoio aos direitos das mulheres também está aumentando as chances da custódia paterna. Com mais mulheres trabalhando fora de casa, a justificativa tradicional para a custódia materna tem menos força hoje do que no passado.

Atualmente, cada Estado norte-americano tem um estatuto permitindo que um tribunal, geralmente uma corte juvenil, assuma competência sobre uma criança negligenciada ou abusada e a retire da custódia parental. O tribunal tende a determinar que os cuidados e a custódia da criança sejam supervisionados pelo departamento de bem-estar e inserção social.

CAPACIDADE E COMPETÊNCIA TESTAMENTÁRIA E CONTRATUAL

Psiquiatras podem ser convocados para avaliar as capacidades testamentárias dos pacientes ou sua competência para fazer um testamento. Três capacidades psicológicas são necessárias para comprovar essa competência. Os pacientes devem conhecer a natureza e a extensão de suas posses (patrimônio), o fato de que estão formalizando um legado e as identidades dos seus beneficiários naturais (cônjuge, filhos e outros parentes).

Quando um testamento está sendo legitimado, um dos herdeiros ou outra pessoa pode questionar sua validade. O julgamento, em tais casos, deve estar baseado em uma reconstrução, usando dados de documentos e o testemunho de um psiquiatra especialista, do estado mental do indivíduo no momento em que o testamento foi redigido. Quando uma pessoa é incapaz, ou não exerce o direito de fazer um testamento, a Justiça, em todos os Estados norte-americanos, promove a distribuição do patrimônio entre os seus herdeiros. Se não houver herdeiros, os bens vão para o erário público.

As testemunhas na assinatura de um testamento, que podem incluir um psiquiatra, atestam que o testador tinha plenas faculdades mentais no momento em que o testamento foi redigido. Em casos excepcionais, um advogado pode filmar a assinatura para salvaguardar o testamento de algum ataque. De modo ideal, as pessoas que estão pensando em fazer um testamento e acreditam que possam surgir questionamentos quanto a sua competência testamentária contratam um psiquiatra forense para realizar um exame isento *ante mortem* a fim de validar e registrar sua capacidade.

Um processo de incompetência e a designação de um tutor podem ser considerados necessários quando um membro está dilapidando os bens da família e as propriedades estão em perigo de dissolução, como no caso de pacientes idosos que têm deficiências cognitivas, são dependentes de álcool ou têm psicose. O que está em questão é se tais pessoas são capazes de administrar seus próprios negócios. No entanto, um tutor designado para assumir o controle do patrimônio de alguém considerado incompetente não pode fazer um testamento para o protegido (a pessoa incompetente).

A competência é determinada com base na capacidade de uma pessoa de fazer um julgamento sólido – ponderar, raciocinar e tomar decisões racionais. A competência é específica de tarefas, não geral; a capacidade de ponderar sobre os fatores para tomar uma decisão (competência) é frequentemente mais bem demonstrada pela capacidade da pessoa de fazer perguntas pertinentes e com conhecimento depois que os riscos e benefícios foram explicados. Embora os médicos (especialmente psiquiatras) com frequência deem opiniões sobre competência, somente a decisão de um juiz converte a opinião em uma conclusão; um paciente não é competente ou incompetente até que a Justiça assim o decida. O diagnóstico de um transtorno mental não é, em si, suficiente para justificar uma conclusão de incompetência. Em vez disso, o transtorno mental deve causar um prejuízo no julgamento para as questões específicas envolvidas. Depois de serem declaradas incompetentes, as pessoas são privadas de certos direitos: não podem firmar contratos, casar-se, dar início a uma ação de divórcio, dirigir um veículo, administrar seu patrimônio ou exercer sua profissão. A incompetência é decidida em um procedimento formal na sala do tribunal, e a corte geralmente designa um tutor que irá servir aos melhores interesses do paciente. É necessária outra audiência para declarar um paciente competente. A admissão em hospital mental não significa automaticamente que uma pessoa seja incompetente.

Competência também é essencial em contratos, porque um contrato é um acordo entre as partes de realizar um ato específico. Um contrato é declarado inválido se, quando foi assinado, uma das partes era incapaz de compreender a natureza e o efeito de seu ato. O contrato de casamento está sujeito ao mesmo padrão e, dessa forma, pode ser anulado se uma das partes não compreendia a natureza, os deveres, as obrigações e outras características implicadas no momento do casamento. Em geral, no entanto, os tribunais não estão dispostos a declarar um casamento inválido com base em incompetência.

Esteja a competência relacionada a testamentos, contratos ou à realização ou dissolução de casamentos, a preocupação fundamental é o estado de consciência de uma pessoa e sua capacidade de compreender o significado de um determinado compromisso firmado.

Procuração permanente

Um desenvolvimento recente que permite que as pessoas tomem providências antevendo sua perda da capacidade para tomar decisões é a chamada *procuração permanente*. O documento permite a escolha antecipada de um substituto para tomar decisões que possa agir sem a necessidade de processos judiciais quando o signatário se tornar incompetente devido a doença ou demência progressiva.

DIREITO CRIMINAL

Capacidade para ser julgado

A Suprema Corte dos Estados Unidos determinou que a proibição do julgamento de alguém que é mentalmente incapaz é fundamental para o sistema de justiça norte-americano. Assim, em *Dusky vs Estados Unidos*, a corte aprovou um teste de capacidade que procura averiguar se um réu criminal "tem capacidade atual suficiente para consultar seu advogado com um grau adequado de entendimento racional dos processos contra ele".

Capacidade para ser executado

Uma das novas áreas de competência que se apresenta na interface entre a psiquiatria e o direito é a questão de capacidade de uma pessoa para ser executada. A obrigatoriedade de competência nessa área está apoiada em três princípios gerais. Primeiro, considera-se que a consciência da pessoa do que está acontecendo aumente o elemento retributivo da punição. A punição não tem sentido a não ser que a pessoa esteja consciente dela e saiba seu propósito. Segundo, uma pessoa capaz que está para ser executada deve estar nas melhores condições para buscar uma tranquilização que seja apropriada às suas crenças religiosas, incluindo confissão e absolvição. Terceiro, uma pessoa capaz que está para ser executada preserva, até o fim, a possibilidade (admitidamente remota) de lembrar-se de um detalhe esquecido dos acontecimentos ou do crime que possa absolvê-la.

A necessidade de preservar a capacidade foi apoiada recentemente no caso da Suprema Corte de *Ford vs Wainwright*. No entanto, independentemente do resultado dos esforços legais em relação a essa questão, a maior parte das autoridades médicas gravitou em torno da posição de que é antiético para qualquer clínico participar, mesmo que remotamente, de execuções determinadas pelo Estado; o dever de um médico de preservar a vida transcende todas as outras exigências concorrentes. As principais sociedades médicas, como a American Medical Association (AMA), acreditam que os médicos não devam participar da pena de morte. Um psiquiatra que aceita examinar um paciente que poderá ser executado pode considerar a pessoa incapaz com base em um transtorno mental e poderá recomendar um plano de tratamento que, se implementado, asseguraria sua aptidão para ser executada. Embora exista margem para uma diferença de opiniões sobre se um psiquiatra deve ou não se envolver, os autores deste livro acreditam que tal envolvimento é errado.

Responsabilidade criminal

De acordo com o direito criminal, cometer um ato socialmente nocivo não é o único critério para definir se um crime foi cometido. Antes, o ato condenável deve ter dois componentes: conduta voluntária (*actus reus*) e má intenção (*mens rea*). Não pode haver má intenção quando a condição mental do infrator é tão deficiente, anormal ou doentia a ponto de tê-lo privado da capacidade para intenção racional. A Justiça pode ser invocada somente quando uma intenção ilegal é aplicada. Nem o comportamento, embora nocivo, nem a intenção de causar danos configura, por si só, uma base para ação criminal.

Regra de M'Naghten. O precedente para determinar a responsabilidade legal foi estabelecido nos tribunais britânicos em 1843. A chamada regra de M'Naghten, que até recentemente determinava a responsabilidade criminal na maior parte dos Estados Unidos, estabelece que as pessoas não são culpadas, por motivo de insanidade, se agirem sob uma doença mental de forma que não tinham consciência da natureza, da qualidade e das consequências de seus atos ou se eram incapazes de entender que seus atos eram errados. Além do mais, para absolver uma pessoa, o delírio usado como evidência deve ser de tal natureza que, se verdadeiro, seria uma defesa adequada. Se a ideia delirante não justificar o crime, a pessoa será presumivelmente considerada responsável, culpada e passível de punição.

A regra de M'Naghten deriva do famoso caso M'Naghten, de 1843. Quando Daniel M'Naghten assassinou Edward Drummond, secretário particular de Robert Peel, M'Naghten vinha sofrendo de delírios persecutórios havia anos, havia se queixado a diversas pessoas sobre seus "perseguidores" e, finalmente, decidiu resolver a situação assassinando Robert Peel. Quando Drummond saiu da casa de Peel, M'Naghten atirou em Drummond, confundindo-o com Peel. O júri, instruído segundo a lei preponderante, considerou M'Naghten não culpado por motivo de insanidade. Em resposta aos questionamentos sobre quais diretrizes seriam usadas para determinar se uma pessoa poderia alegar insanidade como defesa contra responsabilidade criminal, o juiz presidente inglês redigiu:

1. Para estabelecer uma defesa com base em insanidade, deve ficar claramente comprovado que, no momento em que o ato foi cometido, a parte acusada estava agindo com prejuízo da razão, devido a doença da mente, a ponto de não ter conhecimento da natureza e da qualidade do ato que estava cometendo, ou, se tinha conhecimento, não sabia que o que estava fazendo era errado.
2. Quando uma pessoa age com base em delírios parciais unicamente, não sendo insana em outros aspectos, e, como consequência, comete um delito, ela deve ser considerada na mesma situação no que tange à responsabilidade, como se os fatos relacionados à existência do delírio fossem reais.

De acordo com a regra de M'Naghten, a questão não é se o acusado sabe a diferença entre certo e errado em geral, mas se compreendia a natureza e a qualidade do ato e se sabia a diferença entre certo e errado no que diz respeito ao ato – ou seja, especificamente, se o réu sabia que o ato era errado ou se talvez achasse que o ato era correto, com um delírio fazendo-o agir em legítima defesa.

Jeffrey Dahmer (Fig. 36.1-1) matou 17 jovens e meninos entre junho de 1978 e julho de 1991. A maioria de suas vítimas era homossexual ou bissexual. Ele conhecia e escolhia sua presa em bares e saunas *gays* e depois a atraía oferecendo dinheiro para que posasse para fotografias ou, simplesmente, tomasse uma cerveja e assistisse a vídeos. Ele, então, a drogava, estrangulava, masturbava-se sobre o corpo ou fazia sexo com o cadáver e o descartava. Às vezes, guardava o crânio ou outras partes do corpo como lembrança.

Em 13 de julho de 1992, Dahmer mudou sua alegação para culpado por insanidade. No entanto, o fato de ter planejado seus assassinatos e ter sistematicamente descartado os corpos convenceu o júri de que ele era capaz de controlar seu comportamento. Todo o testemunho reforçou a noção de que, como ocorre com a maioria dos assassinos em série, Dahmer sabia o que estava fazendo e distinguia entre certo e errado. Por fim, os jurados não aceitaram a defesa de que ele tivesse uma doença mental a ponto de ser incapaz de controlar seu pensamento ou comportamento. Dahmer foi sentenciado a 15 penas perpétuas consecutivas, ou um total de 957 anos de prisão. Ele foi morto por um detento em 28 de novembro de 1994.

Impulso irresistível. Em 1922, um comitê de juristas na Inglaterra reexaminou a regra de M'Naghten. O comitê sugeriu a ampliação do conceito de insanidade em casos criminais para incluir o teste do impulso irresistível, que determina que uma pessoa acusada de um delito criminal não é responsável por um ato se este foi cometido em face de um impulso ao qual a pessoa foi incapaz de resistir devido a doença mental. Os tribunais optaram por interpretar esse conceito de tal forma que ele foi denominado "lei do policial ao lado". Em outras palavras, a Justiça reconhece um impulso como irresistível somente quando pode ser determinado que o acusado teria cometido o ato mesmo que um policial estivesse muito próximo dele. Para a maioria dos psiquiatras, essa interpretação é insatisfatória, porque abrange apenas um pequeno grupo especial entre as pessoas que são mentalmente doentes.

Regra de Durham. No caso *Durham vs Estados Unidos*, o juiz Bazelon tomou uma decisão em 1954 na Corte de Apelação do Distrito de Colúmbia. A decisão resultou na regra do produto de responsabilidade criminal, nomeadamente que uma pessoa acusada não é criminalmente responsável se seu ato ilegal foi produto de doença mental ou deficiência mental. No caso Durham, o juiz Bazelon afirmou expressamente que o propósito da regra era obter um bom e completo testemunho psiquiátrico. Ele buscava libertar o direito criminal das amarras teóricas da regra de M'Naghten, mas os juízes e jurados nos casos que usavam a regra de *Durham* ficaram enredados na confusão sobre os termos *produto*, *doença* e *deficiência*. Em 1972, 18 anos após a adoção da regra, a Corte de Apelação do Distrito de Colúmbia, em *Estados Unidos vs Brawner*, a descartou. O tribunal – todos os nove membros, incluindo o juiz Bazelon – decidiu, em um parecer de 143 páginas, rejeitar a regra de Durham e adotar, em seu lugar, o teste recomendado em 1962 pelo American Law Institute em seu modelo de código penal, que é aplicado na Justiça federal atualmente.

Modelo de código penal. Em seu modelo de código penal, o American Law Institute recomendou o seguinte teste de responsabilidade criminal: as pessoas não são responsáveis por conduta criminal se, no momento de tal conduta, em consequência de doença ou deficiência mental, faltava-lhes capacidade substancial de avaliar a criminalidade (ilegalidade) de sua conduta ou de adequá-la às exigências da lei. O termo *doença ou deficiência mental* não inclui uma anormalidade manifesta somente por conduta criminal repetitiva ou, em outros aspectos, antissocial.

A subseção 1 das normas do American Law Institute contém cinco conceitos operativos: doença ou deficiência mental, falta de capacidade substancial, avaliação, ilegalidade e adequação da conduta às exigências da lei. A segunda subseção das normas, especificando que a conduta criminal ou antissocial repetitiva não deve, por si só, ser considerada como doença ou deficiência mental, visa manter o sociopata ou psicopata dentro do âmbito da responsabilidade criminal.

Culpado, mas mentalmente doente. Alguns Estados norte-americanos estabeleceram um veredito alternativo de culpado, mas mentalmente doente. Nessa condição, esse veredito alternativo é disponibilizado para os jurados se o acusado alegar não ser culpado por motivo de insanidade. Diante de uma alegação de insanidade, quatro resultados são possíveis: não culpado; não culpado por razão de insanidade; culpado; e culpado, mas mentalmente doente.

O problema com culpado, mas mentalmente doente, é que esse é um veredito alternativo sem nenhuma diferença. Ele é basicamente o mesmo que achar que o acusado é culpado. A Justiça ainda deve impor uma pena à pessoa condenada. Embora essa pessoa supostamente receba tratamento psiquiátrico, se necessário, essa oferta de tratamento está disponível para todos os prisioneiros.

Alguns casos famosos de pessoas declaradas não culpadas por razão de insanidade são ilustrados na Figura 36.1-1.

OUTRAS ÁREAS DA PSIQUIATRIA FORENSE

Dano ou sofrimento emocional

Uma tendência crescente nos últimos anos é processar por danos psicológicos e emocionais, ambos secundários a lesão física ou como consequência de testemunhar um ato estressante, e por sofrimento continuado sob o estresse de tais circunstâncias, como experiências em campos de concentração. O governo alemão ouviu muitas dessas queixas de pessoas presas em campos de concentração nazistas durante a II Guerra Mundial. Nos Estados Unidos, os tribunais passaram de uma posição conservadora para uma liberal ao conceder indenizações para tais queixas. Nesses casos, buscam-se exames psiquiátricos e testemunhos, frequentemente pelos demandantes e pelos réus.

Memórias recuperadas

Pacientes que alegam memórias recuperadas de abuso processaram os pais e outros supostos perpetradores. Em inúmeros casos, os supostos vitimizadores processaram os terapeutas, que, segundo eles alegam, induziram negligentemente falsas memórias de abuso sexual. Em uma reviravolta, alguns pacientes se retrataram e uniram forças aos outros (geralmente seus pais) para processar os terapeutas.

A Justiça proferiu decisões em julgamentos de muitos milhões de dólares contra profissionais da saúde mental. Uma alegação fundamental nesses casos é a de que o terapeuta abandonou uma posição de neutralidade para sugerir, persuadir, coagir e implantar falsas memórias de abuso sexual na infância. O princípio orientador do gerenciamento dos riscos clínicos em casos de memória recuperada é a manutenção da neutralidade do terapeuta e o estabelecimento de limites bem demarcados no tratamento. A Tabela 36.1-4

TABELA 36.1-4
Princípios de gerenciamento dos riscos para casos de memórias recuperadas de abuso em psicoterapia

1. Mantenha a neutralidade de terapeuta: não sugira abuso.
2. Mantenha-se clinicamente focado: realize avaliação e tratamento adequados de pacientes que apresentam problemas e sintomas.
3. Documente criteriosamente o processo de recuperação da memória.
4. Maneje as tendências pessoais e a contratransferência.
5. Evite misturar os papéis de terapeuta e de testemunha especialista.
6. Monitore cuidadosamente as relações terapêuticas supervisoras e colaborativas.
7. Esclareça os papéis de não tratamento com os membros da família.
8. Evite técnicas especiais (p. ex., hipnose ou amobarbital sódico), a menos que claramente indicado; obtenha uma consultoria primeiro.
9. Mantenha-se dentro da competência profissional: não assuma casos que você não consiga dar conta.
10. Faça distinção entre verdade narrativa e verdade histórica.
11. Obtenha uma consultoria em casos problemáticos.
12. Estimule a autonomia e a autodeterminação do paciente: não sugira ações judiciais.
13. Em contextos de planos de saúde, informe aos pacientes com memórias recuperadas que poderá ser necessário mais do que uma terapia breve.
14. Ao fazer declarações públicas, faça a distinção entre opiniões pessoais e fatos estabelecidos cientificamente.
15. Pare e encaminhe caso se sinta desconfortável com um paciente que está recuperando memórias de abuso infantil.
16. Não tenha medo de perguntar sobre abuso como parte de uma avaliação psiquiátrica competente.

Psiquiatria forense e ética em psiquiatria 1391

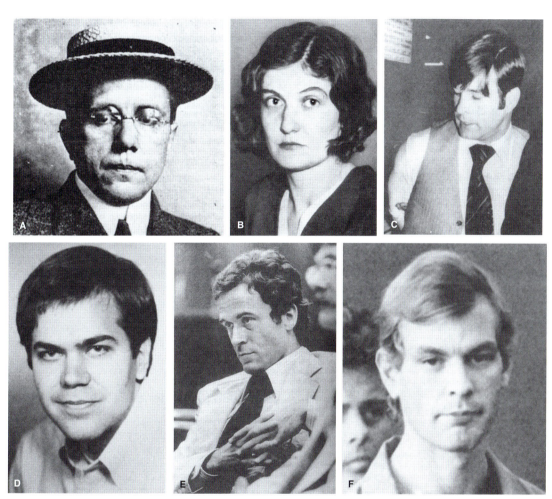

FIGURA 36.1-1
Casos de pessoas no sistema legal. **A.** Harry K. Thaw. Em 1908, Thaw, um *playboy* milionário, foi condenado por matar o arquiteto Stanford White no Madison Square Garden, na cidade de Nova York. Foi considerado legalmente insano e enviado a uma instituição mental da qual foi, por fim, libertado em 1924. Ele morreu na Flórida, em 1947, aos 76 anos. **B.** Winnie Ruth Judd. Conhecida como a "assassina dos baús" no início da década de 1930, Judd foi salva da execução por uma audiência para avaliar sua sanidade mental. Ela foi internada em um hospital estadual do Arizona do qual fugiu pela sétima vez em 1962. Foi encontrada em 1969 trabalhando como recepcionista. Um Comitê de Perdão e Indulto do Arizona recomendou sua liberdade em 1971. Ela morreu em 1998, aos 93 anos. **C.** Dan White, ex-vereador em São Francisco, matou o prefeito de São Francisco George Moscone e o vereador Harvey Milk na prefeitura em 1978. A "defesa twinkie" ajudou a reduzir seu crime de assassinato para homicídio, para o qual ele cumpriu cinco anos. White cometeu suicídio alguns dias depois de ser libertado da prisão. **D.** John Hinckley Jr., que tentou assassinar o presidente Ronald Reagan em 1981, foi declarado não culpado por razão de insanidade. Ele atualmente é paciente em um hospital psiquiátrico em Washington, D.C. **E.** O assassino em série Ted Bundy apresentava comportamento antissocial em sua expressão mais extrema e perigosa. Bundy foi executado na Flórida, em 1989, depois de confessar, sem demonstrar qualquer remorso, o assassinato de 36 mulheres. (Algumas autoridades estimam que o número fosse provavelmente próximo de 100.) **F.** Jeffrey Dahmer. Seu julgamento de assassinato pela morte de 17 rapazes e meninos ganhou ampla notoriedade depois das acusações de práticas canibalísticas. Dahmer foi morto na prisão por um detento psicótico em 1994. (Figura A, cortesia da United Press International, Inc.; Figuras B a F, cortesia de World Wide Photos.)

apresenta os princípios para gerenciamento dos riscos que devem ser considerados quando se avalia ou se trata um paciente que recupera memórias de abuso em psicoterapia.

Indenização do trabalhador

Os estresses do trabalho podem causar ou acentuar uma doença mental. Os pacientes têm direito a ser indenizados por suas incapacidades relacionadas ao trabalho ou a receber benefícios de aposentadoria por incapacidade. Frequentemente, é requisitado um psiquiatra para avaliar tais situações.

Responsabilidade civil

Psiquiatras que exploram sexualmente seus pacientes estão sujeitos a ações civis e criminais, além de procedimentos éticos e de revogação de sua licença profissional. Imperícia médica é a ação legal mais comum (Tab. 36.1-5).

TABELA 36.1-5
Exploração sexual: consequências legais e éticas

Ação civil
 Negligência
 Perda de consórcio
Ação por quebra de contrato
Sanções criminais (p. ex., jurídico, adultério, assédio sexual, estupro)
Ação civil por delito intencional (p. ex., agressão, fraude)
Revogação da licença
Sanções éticas
Desligamento de organizações profissionais

(Tabela elaborada por RI Simon, M.D.)

REFERÊNCIAS

Adshead G. Evidence-based medicine and medicine-based evidence: The expert witness in cases of factitious disorder by proxy. *J Am Acad Psychiatry Law*. 2005;33:99–105.

Andreasson H, Nyman M, Krona H, Meyer L, Anckarsäter H, Nilsson T, Hofvander B. Predictors of length of stay in forensic psychiatry: The influence of perceived risk of violence. Int J Law Psychiatry. 2014. [Epub ahead of print]

Arboleda-Florez JE. The ethics of forensic psychiatry. *Curr Opin Psychol*. 2006;19(5):544.

Baker T. The Medical Malpractice Myth. Chicago: University of Chicago Press; 2005.

Billick SB, Ciric SJ. Role of the psychiatric evaluator in child custody disputes. In: Rosner R, ed. *Principles and Practice of Forensic Psychiatry*. 2nd ed. New York: Chapman & Hall; 2003.

Bourget D. Forensic considerations of substance-induced psychosis. *J Am Acad Psychiatry Law*. 2013;41(2):168–173.

Chow WS, Priebe S. Understanding psychiatric institutionalization: A conceptual review. *BMC Psychiatry*. 2013;13:169.

Koh S, Cattell GM, Cochran DM, Krasner A, Langheim FJ, Sasso DA. Psychiatrists' use of electronic communication and social media and a proposed framework for future guidelines. *J Psychiatr Pract* 2013;19(3):254–263.

Meyer DJ, Price M. Forensic psychiatric assessments of behaviorally disruptive physicians. *J Am Acad Psychiatry Law*. 2006;34:1:72–81.

Reid WH. Forensic practice: A day in the life. *J Psychiatr Pract*. 2006;12(1):50.

Rogers R, Shuman DW. *Fundamentals of Forensic Practice: Mental Health and Criminal Law*. New York: Springer Science + Business Media; 2005.

Rosner R, ed. Principles and Practice of Forensic Psychiatry. 2nd ed. New York: Chapman & Hall; 2003.

Simon RI, Shuman DW. Clinical-legal issues in psychiatry. In: Sadock BJ, Sadock VA, Ruiz P, eds. *Kaplan & Sadock's Comprehensive Textbook of Psychiatry*. 9th edition. Vol. 2. Philadelphia: Lippincott Williams & Wilkins; 2009:4427.

Simon RI, ed. Posttraumatic Stress Disorder in Litigation. 2nd ed. Washington, DC: American Psychiatric Publishing; 2003.

Simon RI, Gold LH. *The American Psychiatric Publishing Textbook of Forensic Psychiatry*. Washington, DC: American Psychiatric Publishing; 2004.

Studdert DM, Mello MM, Gawande AA, Gandhi TK, Kachalia A, Yoon C, Puopolo AL, Brennan TA. Claims, errors, and compensation payments in medical malpractice litigation. *N Engl J Med*. 2006;354(19):2024–2033.

Wecht CH. The history of legal medicine. *J Am Acad Psychiatry Law*. 2005; 33(2):245.

▲ 36.2 Ética em psiquiatria

Diretrizes éticas e um conhecimento de princípios éticos ajudam os psiquiatras a evitar *conflitos éticos* (que podem ser definidos como tensão entre o que se deseja e o que é eticamente correto fazer) e refletir sobre *dilemas éticos* (conflitos entre perspectivas ou valores éticos).

A *ética* lida com as relações entre as pessoas em diferentes grupos e frequentemente implica o equilíbrio dos direitos. A *ética profissional* se refere à maneira apropriada de agir quando em um papel profissional. Ela deriva de uma combinação de moralidade, normas sociais e parâmetros das relações que as pessoas concordaram em ter.

CÓDIGOS PROFISSIONAIS

A maioria das organizações profissionais e muitos grupos empresariais têm códigos de ética que refletem um consenso sobre os padrões gerais da conduta profissional apropriada. Os *Princípios de ética médica*, da American Medical Association (AMA), e os *Princípios de ética médica com comentários especialmente aplicáveis à psiquiatria*, da American Psychiatric Association (APA), articulam padrões de prática e virtudes profissionais ideais dos profissionais. Esses códigos incluem exortações ao uso de técnicas hábeis e científicas; à autorregulação da má conduta dentro da profissão; e ao respeito aos direitos e necessidades dos pacientes, famílias, colegas e sociedade.

PRINCÍPIOS ÉTICOS ESSENCIAIS

Quatro princípios éticos que os psiquiatras devem considerar em seu trabalho são o respeito pela autonomia, a beneficência, a não maleficência e a justiça. Por vezes, eles entram em conflito, devendo ser tomadas decisões referentes a como equilibrá-los.

Respeito pela autonomia

Autonomia requer que uma pessoa aja intencionalmente após ter informações suficientes e tempo para entender os benefícios, os riscos e os custos de todas as opções viáveis. Poderá significar respeitar o direito de um indivíduo de não ouvir todos os detalhes e, até mesmo, escolher outra pessoa (p. ex., família ou médico) para decidir o melhor curso do tratamento.

Os psiquiatras precisam proporcionar aos pacientes uma compreensão racional de seu transtorno e apresentar as opções de tratamento. Os pacientes precisam de compreensão conceitual; os psiquiatras não devem simplesmente expor fatos isolados. Os pacientes também precisam de tempo para pensar e falar com os amigos e a família a respeito de sua decisão. Por fim, se um paciente não se encontra em um estado mental adequado para tomar decisões por conta própria, o psiquiatra deve considerar mecanismos alternativos para a tomada de decisão, como tutela, responsabilidade legal e procuração para decisões quanto à assistência médica.

> Um adulto jovem passou por um episódio esquizofrênico no qual seu fervor religioso se transformou em delírios psicóticos. Após ser hospitalizado de forma involuntária por ter-se tornado suicida, ele recusava insistentemente a medicação, alegando que seus médicos estavam tentando envenená-lo. O psiquiatra decidiu respeitar sua recusa de medicação, contanto que suas tendências suicidas pudessem ser controladas. Quando seu sofrimento mental tornou-se mais intenso, em uma semana o paciente mudou de ideia sobre a medicação e concordou em experimentá-la. A relação terapêutica com seu psiquiatra se aprofundou, e o paciente deixou o hospital disposto a continuar com a medicação antipsicótica e a psicoterapia. Embora nem todos os casos funcionem tão bem, este ilustra os benefícios da negociação quanto ao tratamento, mesmo quando a hospitalização é involuntária.

Beneficência

A exigência de que os psiquiatras ajam com beneficência deriva de sua relação de confiança com os pacientes e da crença da profissão de que eles também têm uma obrigação com a sociedade. Em consequência da obrigação de confiança inerente ao seu papel, os psiquiatras precisam estar atentos aos interesses dos pacientes, até mesmo em detrimento dos seus.

A expressão do princípio é o paternalismo, o uso do julgamento do psiquiatra sobre o melhor curso de ação para o paciente ou sujeito de pesquisa. *Paternalismo fraco* é agir beneficentemente quando as faculdades prejudicadas do paciente impedem uma escolha autônoma. *Paternalismo forte* é agir beneficentemente apesar da autonomia intacta do paciente.

Foram propostas diretrizes para permitir que a beneficência prevaleça sobre a autonomia do paciente. Quando o paciente se defronta com danos substanciais ou risco de danos, é escolhido o ato paternalista que garanta a combinação ideal entre redução máxima dos danos, baixo risco associado e violação mínima necessária da autonomia do paciente.

Não maleficência

Para aderir ao princípio da não maleficência (*primum non nocere*, ou *em primeiro lugar, não causar dano*), os psiquiatras devem ser cuidadosos em suas decisões e ações e devem assegurar-se de que tiveram um treinamento adequado para o que fazem. Também precisam estar abertos à possibilidade de buscar uma segunda opinião e consultorias. É preciso que evitem criar riscos para os pacientes por meio de uma ação ou inação.

Justiça

O conceito de justiça se refere a questões de recompensa e punição e à distribuição equitativa de benefícios sociais. As questões relevantes incluem se os recursos devem ser distribuídos igualmente aos que têm maior necessidade, se eles devem ir para onde podem ter o maior impacto no bem-estar de cada indivíduo servido ou para onde acabarão tendo o maior impacto na sociedade.

QUESTÕES ESPECÍFICAS

De um ponto de vista prático, várias são as questões específicas que mais frequentemente envolvem psiquiatras. Entre elas: (1) violações das fronteiras sexuais, (2) violações de fronteiras não sexuais, (3) violações da confidencialidade, (4) maus-tratos ao paciente (incompetência, duplo agenciamento) e (5) atividades ilegais (seguro, cobrança, informação privilegiada no comércio de ações).

Violações das fronteiras sexuais

O envolvimento de um psiquiatra em um relacionamento sexual com um paciente é claramente antiético. Além do mais, sanções legais contra tal comportamento colocam em debate a questão ética. Várias leis criminais sancionadas foram usadas contra psiquiatras que violam esse princípio ético. Acusações de estupro podem ser e têm sido impetradas contra esses psiquiatras; acusações de assédio e agressão sexual também foram usadas para condenar esses profissionais.

Além disso, pacientes que foram vitimizados sexualmente por psiquiatras e outros médicos ganharam indenização por danos em ações de imperícia médica. As companhias de seguro da APA e da AMA já não fazem seguro contra relações sexuais entre paciente e terapeuta e se eximem de responsabilidade por alguma atividade sexual.

No entanto, a discussão sobre se relações sexuais entre um ex-paciente e um terapeuta violam um princípio ético permanece controversa. Os proponentes da visão "Uma vez paciente, sempre paciente" insistem que qualquer envolvimento com um ex-paciente – mesmo que leve ao casamento – deve ser proibido. Eles sustentam que uma reação transferencial que sempre existirá entre o paciente e o terapeuta impede uma decisão racional sobre sua união emocional ou sexual. Outros insistem que, se ainda existe uma reação transferencial, a terapia está incompleta e que, como seres humanos autônomos, ex-pacientes não devem se sujeitar a moralização paternalista por parte dos médicos. Assim, acreditam que nenhuma sanção deva proibir envolvimento emocional ou sexual entre ex-pacientes e seus psiquiatras. Alguns psiquiatras sustentam que deve se passar um tempo razoável antes que ocorra essa ligação. A duração desse período de tempo "razoável" permanece controversa. Alguns sugeriram dois anos; outros sustentam que a existência de um período de proibição de envolvimento com um ex-paciente é uma restrição desnecessária. Os *Princípios*, no entanto, afirmam: "Atividade sexual com um paciente atual ou *ex-paciente* é antiética".

Embora não esteja expresso nos *Princípios*, a atividade sexual com um membro da família do paciente também é antiética. Isso é ainda mais importante quando o psiquiatra está tratando uma criança ou adolescente. A maioria dos programas de treinamento em psiquiatria infantil e adolescente enfatiza que os pais também são pacientes e que as proibições éticas e legais se aplicam a eles (ou pais substitutos) tanto quanto ao filho. No entanto, alguns psiquiatras entendem de forma errada esse conceito. Atividade sexual entre um médico e um membro da família do paciente também é antiética.

Um exemplo notório de violação das fronteiras sexuais foi apresentado no *Relatório de ação* do Conselho Médico da Califórnia (julho de 2006) sobre um psiquiatra que teve um caso durante sete anos com uma paciente que tinha esquizofrenia. O médico não só fez sexo com a paciente como também a fez conseguir prostitutas com quem ele e a paciente faziam sexo grupal. Ele pagava pelo serviço das prostitutas fornecendo-lhes prescrições de substâncias controladas e chegou ao ponto de cobrar do Medi-Cal* por esses encontros como se fossem terapia de grupo. A licença do médico foi cassada, e ele também foi condenado criminalmente por fraude.

Violações de fronteiras não sexuais

A relação entre um médico e um paciente com o propósito de proporcionar e obter tratamento é o que geralmente é denominado *relação médico-paciente*. Há fronteiras tanto no entorno como dentro dessa relação. Cada pessoa pode cruzar a fronteira.

Nem todas as ultrapassagens de fronteira são violações da fronteira. Por exemplo, um paciente pode dizer ao médico ao fim de uma hora: "Eu deixei meu dinheiro em casa e preciso de 1 dólar para retirar meu carro do estacionamento. Você poderia me emprestar 1 dólar até a próxima sessão?". O paciente convidou o médico a cruzar a fronteira entre médico e paciente e também estabeleceu uma relação de credor e devedor. Dependendo da orientação teórica do médico, da situação clínica com o paciente e de outros fatores, o médico pode optar por cruzar a fronteira. Se essa ultrapassagem da fronteira também é uma violação da fronteira, é discutível. Uma *violação de fronteira* é uma ultrapassagem abusiva da fronteira. Ela gratifica as

---

* Programa de assistência médica da Califórnia para pacientes de baixa renda.

necessidades do médico à custa do paciente. O médico é responsável por preservar as fronteiras e por assegurar que as ultrapassagens sejam mantidas em um mínimo e que não ocorra exploração.

> Uma psiquiatra residente foi aconselhada por seu supervisor de psicoterapia a nunca, em quaisquer circunstâncias, aceitar um presente de um paciente. No curso do tratamento de uma jovem com esquizofrenia, esta quis lhe dar um presente de Natal (um lenço de algodão), que ela se recusou a aceitar explicando da forma mais gentil possível que não era permitido pelas "regras do hospital". No dia seguinte, a paciente tentou suicídio. Ela experimentou a recusa da residente em aceitar o presente como uma rejeição profunda (à qual pacientes com esquizofrenia são extraordinariamente sensíveis), que não conseguiu tolerar. Este caso ilustra a necessidade de compreender a dinâmica de dar um presente e o significado transferencial que a rejeição (ou aceitação) do presente tem para os pacientes.
> Conta-se a história (possivelmente apócrifa) de como um paciente ofereceu a Freud, que era um fumante inveterado de charutos, uma caixa dos charutos de Havana, difíceis de encontrar, durante o curso de sua análise. Freud aceitou os charutos e depois pediu que o paciente explorasse suas motivações para oferecer o presente. As razões de Freud para aceitar os charutos são mais óbvias do que a motivação inconsciente do paciente em presenteá-lo, sobre as quais não existem informações disponíveis.

O dano ao paciente não é um componente de uma violação de fronteiras. Por exemplo, o uso de informações fornecidas pelo paciente (p. ex., uma dica sobre ações) é uma violação de fronteiras antiética, embora nenhum dano óbvio ocorra ao paciente. Para fins de discussão, as violações de fronteiras não sexuais podem ser agrupadas em várias categorias arbitrárias (sobrepostas e não mutuamente excludentes).

Negócios. Quase todas as relações comerciais com um ex-paciente são problemáticas, e quase toda relação comercial com um paciente atual é antiética. Naturalmente, as circunstâncias e o local podem desempenhar um papel significativo nessa advertência. Em uma área rural ou em uma pequena comunidade, um médico pode estar tratando o único farmacêutico (ou encanador ou estofador) da cidade; então, ao fazer negócio com o farmacêutico-paciente, o médico tenta manter as fronteiras sob controle. Psiquiatras éticos procuram evitar fazer negócios com um paciente ou um membro da família do paciente ou pedir que um paciente empregue um dos membros de sua família. Psiquiatras éticos evitam investir no negócio de um paciente e colaborar com ele em um acordo de negócios.

Questões ideológicas. Questões ideológicas podem atrapalhar o julgamento e levar a lapsos éticos. Uma decisão clínica deve estar baseada no que é melhor para o paciente; a ideologia do psiquiatra deve interferir o menos possível em tal decisão. Um psiquiatra que é consultado por um paciente com uma doença deve dizer a ele quais são as formas de tratamento disponíveis para tratar a doença e permitir que o paciente decida quanto ao curso do tratamento. Naturalmente, os psiquiatras devem recomendar o tratamento que concluírem ser do melhor interesse do paciente, mas, em última análise, o paciente deverá ser livre para escolher.

Sociais. O local dos acontecimentos e as circunstâncias particulares devem ser levados em conta em toda discussão do comportamento de um psiquiatra em situações sociais. O princípio fundamental é que as fronteiras da relação psiquiatra-paciente devem ser respeitadas. Além do mais, se houver opções, elas devem ser exercidas em favor do paciente. Frequentemente surgem problemas em situações de tratamento quando se desenvolve amizade entre o psiquiatra e o paciente. A objetividade é comprometida, a neutralidade terapêutica é prejudicada, e fatores alheios à consciência de cada parte podem desempenhar um papel destrutivo. Essa amizade deve ser evitada durante o tratamento. Pelas mesmas razões, os psiquiatras não devem tratar seus amigos. Obviamente, em uma emergência, uma pessoa faz o que é preciso fazer.

Financeiras. Para psiquiatras que trabalham no setor privado, discutir com o paciente temas relacionados a dinheiro faz parte do tratamento. Questões envolvendo a definição de valores, o pagamento e outros assuntos financeiros são um aspecto importante. Mesmo assim, questões éticas devem ser observadas. Os *Princípios* alertam o médico sobre temas como a cobrança de faltas à consulta e outras questões contratuais. Queixas éticas contra os médicos são frequentemente precipitadas por questões financeiras; assim, o médico precisa reconhecer a força que essas questões têm na relação terapêutica. Como a relação psicoterapêutica é muito parecida com uma relação social – o consultório se parece com uma sala de estar, o médico veste roupas comuns –, alguns pacientes podem, sem reconhecer isso, presumir que existe uma amizade que dispensa o pagamento de honorários. Quando a conta é apresentada, os sentimentos, embora inconscientes, são abalados. A ideia de que os serviços psiquiátricos são oferecidos em um contexto contratual não pode ser suficientemente enfatizada. No início da carreira, os psiquiatras com frequência relutam em discutir os honorários abertamente por constrangimento em discutir sobre dinheiro ou para proteger o paciente.

A forma como um psiquiatra ético maneja a situação quando um paciente fica sem dinheiro temporária ou permanentemente é importante. Existem muitas opções – algumas mais problemáticas do que outras. O psiquiatra pode reduzir o valor dos honorários, mas é preciso cautela, porque um valor reduzido até um ponto em que o tratamento não esteja sendo compensado de alguma forma pode evocar ressentimento contratransferencial. O número de pacientes que estão sendo atendidos a um preço reduzido merece igual consideração. Acumular contas também pode ser um problema. Existe uma expectativa de que elas sejam pagas? A conta hipertrofiada é um embuste? A frequência das sessões pode ter de ser alterada. Qualquer psiquiatra que tenha pacientes particulares com certeza irá enfrentar esses problemas.

Confidencialidade

Confidencialidade se refere à responsabilidade do terapeuta de não divulgar a terceiros informações recebidas no curso do tratamento. *Privilégio* se refere ao direito do paciente de impedir a divulgação de informações do tratamento em audiências judiciais. Os psiquiatras devem manter a confidencialidade porque esse é um ingrediente essencial da assistência psiquiátrica; é um pré-requisito para que os pacientes se disponham a falar livremente com os terapeutas. A violação da confidencialidade com mexericos constrange as pessoas e viola o princípio da não maleficência. Também quebra a promessa de que o psiquiatra, explícita ou implicitamente, procuraria manter o material confidencial.

A confidencialidade deve, no entanto, ceder lugar à responsabilidade de proteger terceiros quando um paciente faz uma ameaça plausível de causar danos a alguém. A situação se complica quando o risco não é a um indivíduo em particular, como quando um médico está afetado ou o estado mental de uma pessoa altera de forma adversa seu desempenho em um trabalho de risco, como o trabalho policial, o combate ao fogo ou o uso de maquinaria perigosa. Também ocorre desgaste quando existem demandas de uma companhia de seguro por informações detalhadas. Deve-se dizer aos pacientes que poderão ser liberadas informações para as companhias de seguro, mas eles não precisam ser avisados de que informações referentes ao abuso de uma criança ou ameaça a si mesmos ou a outras pessoas precisam ser relatadas.

Há vários contextos nos quais os dados do paciente podem ser usados até certo ponto. A regra é apresentar somente informações que sejam verdadeiramente necessárias. Em ensino, pesquisa e supervisão, informações ou nomes de pacientes que possibilitem que outras pessoas os identifiquem não devem ser divulgados desnecessariamente. Em reuniões de equipe e conferências com apresentação de casos nas quais o material do paciente é apresentado, os participantes devem ser lembrados de que o que ouvirem não deve ser repetido.

A confidencialidade se mantém após a morte, com a obrigação ética de reter as informações a menos que um parente próximo dê seu consentimento. Uma intimação não é automaticamente uma licença para divulgar completamente os registros de um paciente. Um psiquiatra pode fazer uma petição ao juiz de uma sessão privada para definir quais informações específicas precisam ser divulgadas.

Ética em planos de saúde

Os psiquiatras têm certas responsabilidades em relação aos pacientes tratados no contexto de planos de saúde, incluindo a de divulgar todas as opções de tratamento, exercer os direitos de recurso, continuar um tratamento de emergência e cooperar razoavelmente com os avaliadores da utilização do plano.

Responsabilidade de divulgar. Os psiquiatras têm responsabilidade permanente de obter consentimento informado do paciente para tratamentos ou procedimentos. Todas as opções de tratamento devem ser divulgadas integralmente, mesmo aquelas que não estão cobertas segundo os termos de um plano de saúde. A maioria dos Estados nos Estados Unidos adotou uma legislação tornando ilegais as *gag rules* que limitam informações sobre o tratamento prestado a pacientes em planos de saúde.

Responsabilidade de recorrer. O Conselho da AMA sobre Assuntos Éticos e Jurídicos declara que os médicos têm a obrigação ética de defender qualquer assistência que acreditem que beneficiará materialmente seus pacientes, independentemente de diretrizes de alocação ou diretivas dos guardiões.

Responsabilidade de tratar. Os médicos são responsáveis se não tratarem seus pacientes dentro dos padrões de cuidados definidos. O médico assistente tem a responsabilidade única de determinar o que é medicamente necessário. Os psiquiatras devem ser cautelosos para não dar alta prematura a pacientes suicidas ou violentos meramente porque a continuidade da cobertura dos benefícios não foi aprovada por uma companhia de seguros.

Responsabilidade de cooperar com a avaliação da utilização. O psiquiatra deve cooperar com as exigências de informação dos avaliadores da utilização do plano no que tange à autorização apropriada de benefícios ao paciente. Quando os benefícios são negados, é importante conhecer e seguir cuidadosamente os procedimentos de reclamação; retornar as ligações telefônicas das agências avaliadoras; e fornecer justificativa sólida documentada para a continuidade do tratamento.

Com o advento dos planos de saúde e a necessidade de enviar relatórios periódicos dos progressos e documentação dos sinais e sintomas para que terceiros avaliadores paguem o tratamento, alguns psiquiatras podem diminuir ou exagerar a sintomatologia. O relato e a discussão do caso a seguir ilustram as dificuldades éticas que os psiquiatras enfrentam ao lidar com um plano de saúde.

A Sra. P. internou-se no hospital porque temia que pudesse se matar. Ela estava experimentando um episódio depressivo maior, porém melhorou significativamente durante as primeiras semanas na enfermaria do Dr. A. Embora o Dr. A. considerasse que a Sra. P. já não estava mais suicida, achou que ela se beneficiaria muito com a continuidade da hospitalização. Como sabia que a Sra. P. não podia pagar pela hospitalização e que a companhia de seguros pagaria somente se a paciente estivesse deprimida com risco de suicídio, ele decidiu não documentar a melhora da Sra. P. e registrou no prontuário que "a paciente continua em risco de suicídio".

O Dr. A. se envolveu em uma forma de fraude? Sim, ele intencionalmente ludibria pelo que escreve e omite no prontuário. Embora o que ele escreva seja verdadeiro em sentido literal, sua declaração é enganosa no contexto do tratamento. A Sra. P. não está deprimida a ponto de correr risco de suicídio como antes.

O que o Dr. A. omite no prontuário também é enganoso. O fato de determinada omissão ser enganosa dependerá, em parte, dos papéis e das expectativas das pessoas envolvidas. Não dizer a um colega que não gostamos de sua gravata não é uma enganação. É simplesmente um cuidado, a não ser que o papel ou a relação envolva a expectativa de que seja dada uma opinião sincera. O caso do Dr. A. é diferente. Seu papel profissional é documentar a evolução do paciente, e a expectativa é a de que ele anote toda melhora significativa. Dessa forma, o fato de não documentar apropriadamente o progresso da Sra. P. é um tipo de fraude.

A segunda e mais difícil questão é se o artifício é justificado nesse caso. A resposta a essa pergunta depende das razões a favor do uso do artifício, das razões contra ele e das alternativas disponíveis. As razões para esse artifício são evidentes. O objetivo do Dr. A. e sua obrigação primária é ajudar a paciente. Ele acredita que ela não conseguirá arcar com os custos. Ele também acredita que é injusto que a companhia de seguros se recuse a pagar pelo tratamento com internação por depressão não suicida e que seu artifício retifica essa prática injusta.

Também existem razões importantes contra esse artifício. A primeira se refere à honestidade e à confiança social. É muito bom que as pessoas possam confiar no que os outros dizem ou escrevem. Sem honestidade e confiança, muitas interações e práticas sociais seriam impossíveis. O uso de um artifício, mesmo que para fins beneficentes, tem o potencial real de causar danos à confiança social. Existe um risco de que a fraude possa causar danos à confiança das pessoas na profissão de psiquiatra e até mesmo à confiança dos pacientes em seus psiquiatras. Os danos à confiança podem, por sua vez, comprometer o tratamento.

A segunda razão se refere ao tratamento médico futuro. Se a Sra. P. buscar tratamento médico no futuro, os médicos que irão atendê-la lerão anotações enganosas. Se eles acreditarem que as notas são um relato preciso do tratamento anterior, poderão sugerir um tratamento inapropriado para o problema presente. Mesmo que tenham dúvidas sobre a exatidão das notas em seu prontuário, eles estarão privados de uma história e de um relato precisos. Em qualquer um dos casos, o artifício anterior poderá prejudicar o tratamento.

A terceira razão se refere às políticas de deveres e cobertura. O Dr. A. parece ignorar suas obrigações para com a população que é coberta pela política do seguro. Ele transfere a carga para essa população, forçando a companhia de seguros a pagar por um tratamento que não teria de ser coberto por ela. Talvez a companhia de seguros devesse pagar pelo tratamento com internação em casos como o da Sra. P.; talvez suas políticas sejam insensatas e injustas. Entretanto, a fraude do Dr. A. não questiona a companhia de seguros, não a pressiona a mudar sua política nem encoraja os pacientes e suas famílias a contestar as políticas da companhia. O uso da fraude simplesmente dribla, de forma ocasional, uma política que deveria ser questionada e discutida.

O Dr. A. também parece ignorar sua obrigação com futuros pacientes. Ao introduzir uma incorreção no prontuário, ele com-

> promete o valor das pesquisas que utilizam registros médicos. Sua fraude, em pequena medida, priva os pacientes futuros de pesquisas que se baseiam em registros médicos.
> Se a fraude é justificada ou não, dependerá do equilíbrio entre as razões a favor e contra a fraude e das alternativas viáveis. Uma alternativa é adaptar-se às regras. Outra é descrever a resposta da Sra. P. com precisão, dar-lhe alta e encaminhá-la para um atendimento ambulatorial. Entretanto, há uma terceira alternativa. O Dr. A. pode documentar com exatidão a evolução da paciente e recomendar a continuidade da hospitalização. Ele pode fazer uma petição à companhia seguradora para fornecimento de cobertura. Se a companhia decidir não aprovar a continuidade da internação da paciente, o Dr. A. pode recorrer dessa decisão. Essa alternativa é mais demorada, e não há garantia de que será bem-sucedida, porém evita todos os problemas associados à fraude.

Médicos comprometidos

Um médico pode se tornar comprometido em consequência de transtornos psiquiátricos ou clínicos ou do uso de substâncias indutoras de dependência que provocam alteração mental (p. ex., álcool e drogas). Muitas doenças orgânicas podem interferir nas habilidades cognitivas e motoras necessárias para realizar um atendimento médico competente. Embora a responsabilidade legal de reportar um médico comprometido varie, nos Estados Unidos, dependendo do Estado, a responsabilidade ética continua sendo universal. Um médico incapacitado deve ser denunciado a uma autoridade competente, e o médico que faz a denúncia deve seguir procedimentos hospitalares, estaduais e legais específicos. Não se deve exigir de um profissional que trata um médico comprometido que ele acompanhe o progresso ou a adequação deste para voltar ao trabalho. Esse acompanhamento deve ser feito por um médico ou grupo de médicos independentes que não tenham conflitos de interesse.

O Office of Professional Medical Conduct (OPMC) do Estado de Nova York regula a prática da medicina investigando a prática ilegal ou antiética de médicos e outros profissionais da saúde. Existem agências regulatórias similares em outros Estados. Má conduta, no Estado de Nova York, é definida como uma das seguintes alternativas:

1. Exercer a profissão de forma fraudulenta e com grave negligência ou incompetência
2. Exercer a profissão enquanto a capacidade de exercê-la está prejudicada
3. Estar habitualmente bêbado ou ser dependente ou usuário habitual de narcóticos ou usuário habitual de outras drogas que têm efeitos similares
4. Exercer conduta imoral na prática da profissão
5. Permitir, ajudar ou ser cúmplice de uma pessoa não licenciada que realiza atividades que requerem uma licença
6. Recusar o atendimento a um cliente ou paciente em função de credo, cor ou nacionalidade
7. Exercer a profissão além da abrangência da prática permitida por lei
8. Ser condenado por um crime ou estar sujeito a ação disciplinar em outra jurisdição

As queixas de má conduta profissional derivam principalmente do público, além de companhias de seguros, instâncias de aplicação da lei e médicos, entre outros.

O Estado de Nova York criou um programa denominado Committee for Physician Health (CPH), no qual médicos comprometidos recebem tratamento apropriado para sua condição sem perder sua licença médica, contanto que demonstrem adesão ao programa de tratamento. Por exemplo, um médico adito em opioides ou álcool pode ser hospitalizado para se afastar com segurança das drogas e depois se mudar para uma residência terapêutica para reabilitação, o que envolveria psicoterapia intensiva individual e em grupo, teste obrigatório supervisionado para uso de drogas e supervisão criteriosa por parte do CPH. O médico deve aderir por cinco anos, durante os quais poderá gradualmente retornar à prática sob supervisão. O programa já reabilitou muitos médicos com sucesso.

Médicos em treinamento

É antiético delegar a autoridade de atendimento de um paciente a alguém que não é apropriadamente qualificado e experiente, como um estudante de medicina ou um residente, sem a supervisão adequada de um médico assistente. Os residentes são médicos em treinamento e, como tal, devem atender uma grande quantidade de pacientes. Em um ambiente de ensino sadio e ético, os residentes e os estudantes de medicina podem estar envolvidos e ser responsáveis pelos cuidados diários de muitos pacientes doentes, mas são supervisionados, apoiados e orientados por médicos altamente treinados e experientes. Os pacientes têm o direito de conhecer o nível de treinamento de seus prestadores de cuidados e devem ser informados sobre o nível de treinamento do residente ou do estudante de medicina. Os residentes e estudantes de medicina devem conhecer e reconhecer suas limitações e devem solicitar a supervisão de colegas experientes quando necessário.

Carta do profissionalismo médico

Em 2001, teve início um movimento para esclarecer o conceito de "profissionalismo" por parte do American Board of Internal Medicine. Foi desenvolvido um conjunto de princípios denominado *Carta do Profissionalismo Médico*, que descreve o que significa um médico ter um desempenho no seu nível mais alto e mais ético. A Tabela 36.2-1 lista três princípios e compromissos do comportamento profissional dessa Carta aos quais é esperada a adesão de todos os médicos (incluindo psiquiatras).

Um resumo das questões éticas discutidas nesta seção é apresentado em formato de perguntas e respostas na Tabela 36.2-2.

Psiquiatria militar

Os psiquiatras do exército enfrentam problemas éticos peculiares, pois não existe confidencialidade segundo o código de conduta militar norte-americano.

> Um homem branco, solteiro, de 19 anos, novo no serviço militar, apresentou história de episódios periódicos de ansiedade quando tomava banho em grupo com outros homens. Ele se identificava como *gay* e reconhecia que sua ansiedade estava relacionada ao medo de atuar seus impulsos sexuais, arriscando-se, dessa forma, a uma corte marcial e baixa desonrosa caso fosse descoberto. O psiquiatra se defrontou com um dilema: relatar sobre o soldado ao seu oficial comandante (conforme era obrigado segundo o código militar) ou protegê-lo da atuação de seus impulsos, o que o colocaria em perigo (observando a ética médica de não causar dano). Após discutirem várias opções, ele e o paciente concordaram com a última opção. Foi feito um diagnóstico de transtorno de ansiedade, o que possibilitou que o paciente desse baixa de forma honrosa, por razões médicas, com base em um transtorno psiquiátrico reconhecido. Não foi feito nenhum registro de sua orientação sexual.

TABELA 36.2-1
Carta do profissionalismo médico

Princípios fundamentais

- **Primazia do bem-estar do paciente**. O altruísmo contribui para a confiança, que é central para as relações médico-paciente. Forças de mercado, pressões sociais e exigências administrativas não devem comprometer esse princípio.
- **Autonomia do paciente**. Os médicos devem ser honestos com os pacientes e dar-lhes o poder para que tomem decisões informadas sobre o tratamento.
- **Justiça social**. Os médicos devem trabalhar ativamente para eliminar a discriminação na assistência à saúde, seja com base em raça, gênero, seja com base em condição socioeconômica, etnia, religião ou alguma outra categoria social.

Um conjunto de compromissos

- **Competência profissional**. Os médicos devem se comprometer com o aprendizado por toda a vida. A profissão como um todo deve se empenhar para que todos os seus membros sejam competentes.
- **Honestidade com os pacientes**. Os médicos devem se assegurar de que os pacientes estão completa e honestamente informados antes de consentirem com um tratamento; eles devem ser estimulados a decidir sobre o curso da terapia. Os médicos também devem reconhecer que, às vezes, ocorrem erros médicos que prejudicam os pacientes. Se um paciente for prejudicado por um erro, ele deve ser prontamente informado, porque não fazer isso compromete gravemente a confiança do paciente e da sociedade.
- **Confidencialidade do paciente**. Cumprir com o compromisso da confidencialidade é urgente, agora mais do que nunca, devido ao uso disseminado de sistemas eletrônicos de informação para compilação de dados dos pacientes.
- **Manter relações apropriadas com os pacientes**. Os médicos nunca devem explorar os pacientes para obter alguma vantagem sexual, ganho financeiro pessoal ou outro propósito particular.
- **Melhorar a qualidade da assistência médica**. Este compromisso envolve a manutenção da competência clínica e o trabalho colaborativo com outros profissionais para reduzir o erro médico, aumentar a segurança do paciente, minimizar o uso excessivo de recursos de assistência à saúde e otimizar os resultados da assistência.
- **Melhorar o acesso à assistência.** Os médicos precisam se esforçar individual e coletivamente para reduzir as barreiras à assistência médica equitativa.
- **Distribuição justa dos recursos finitos**. Os médicos devem se comprometer a trabalhar com outros médicos, hospitais e contribuintes para desenvolver diretrizes para uma assistência médica custo-efetiva. A responsabilidade profissional do médico para alocação apropriada dos recursos requer a evitação criteriosa de exames e procedimentos supérfluos.
- **Conhecimento científico**. Os médicos têm o dever de defender os padrões científicos, promover a pesquisa e criar novos conhecimentos e garantir seu uso apropriado.
- **Manter a confiança administrando conflitos de interesse**. Os médicos têm a obrigação de reconhecer, expor ao público em geral e tratar os conflitos de interesse. Relações entre indústria farmacêutica e formadores de opinião devem ser divulgadas.
- **Responsabilidades profissionais**. Espera-se que os médicos participem do processo de autorregulação, incluindo remediação e disciplina dos membros que não conseguiram atender aos padrões profissionais.

TABELA 36.2-2
Perguntas e respostas éticas

Tópico	Pergunta	Resposta
Abandono	Como os psiquiatras evitam ser acusados por abandono do paciente ao se aposentarem?	Os psiquiatras que se aposentam não estarão abandonando os pacientes se lhes derem informações suficientes e empenharem todos os esforços razoáveis para encontrar um acompanhamento posterior para os pacientes.
	É ético prestar unicamente assistência ambulatorial a um paciente gravemente doente que pode precisar de hospitalização?	Isso pode constituir abandono, a menos que o médico do ambulatório ou a agência providencie atendimento com hospitalização por parte de outro profissional.
Herança	Um paciente que está morrendo deixa seus bens como herança para o psiquiatra que o está tratando. Isso é ético?	Não. Aceitar a herança parece impróprio e uma exploração da relação terapêutica. No entanto, poderá ser ético aceitar uma herança simbólica de um paciente morto que citou seu psiquiatra no testamento sem o conhecimento deste.
Competência	É ético que um psiquiatra realize exames vaginais? Exames físicos hospitalares?	Os psiquiatras podem realizar procedimentos não psiquiátricos se forem competentes para tal e se os procedimentos não impedirem o tratamento psiquiátrico efetivo pela distorção da transferência. Exames pélvicos acarretam um risco de distorção da transferência, sendo melhor que sejam realizados por outro clínico.
	Os comitês de ética podem avaliar questões de competência médica?	Sim. Incompetência é uma questão ética.

(continua)

TABELA 36.2-2
Perguntas e respostas éticas *(continuação)*

Tópico	Pergunta	Resposta
Confidencialidade	A confidencialidade deve ser mantida depois da morte de um paciente?	Sim. Eticamente, a confidencialidade sobrevive à morte de um paciente. As exceções incluem a proteção de outras pessoas contra um dano iminente ou imposições legais apropriadas.
	É ético liberar informações sobre um paciente para uma companhia de seguros?	Sim, se as informações fornecidas forem limitadas ao que é necessário para processar o pedido do seguro.
	O segmento de uma sessão de psicoterapia que foi filmado pode ser usado em um *workshop* para profissionais?	Sim, se foi obtido consentimento informado e não coagido, se o anonimato for mantido, se o público for alertado de que a edição deixa essa sessão incompleta e se o paciente souber o propósito do vídeo.
	Um médico deve reportar uma mera suspeita de abuso infantil em um Estado que exige que seja reportado abuso infantil?	Não. O médico deve fazer várias avaliações antes de decidir reportar uma suspeita de abuso. Deve-se considerar se o abuso é persistente, se é responsivo ao tratamento e se o fato de reportá-lo causará algum dano. Verifique a legislação específica. A segurança das vítimas potenciais deve ser a prioridade.
Conflito de interesses	Existe um conflito ético potencial se um psiquiatra tiver funções psicoterápicas e administrativas ao lidar com estudantes ou residentes?	Sim. Você deve definir antecipadamente o seu papel junto aos residentes ou estudantes. As opiniões administrativas devem ser obtidas de psiquiatras que não estejam envolvidos em uma relação de tratamento com o residente ou estudante.
Diagnóstico sem exame	É ético fazer um diagnóstico baseado somente no exame dos registros para determinar, para fins de seguro, se o suicídio foi resultado de doença?	Sim.
	É ético que um psiquiatra supervisor assine um diagnóstico em um formulário de seguro para serviços prestados por um supervisionado quando o psiquiatra não examinou o paciente?	Sim, se o psiquiatra assegurar que é prestado atendimento adequado e o formulário do seguro indicar claramente o papel do supervisor e do supervisionado.
Exploração (ver também Herança)	O que constitui exploração da relação terapêutica?	Ocorre exploração quando o psiquiatra usa a relação terapêutica para ganhos pessoais. Isso inclui adotar ou empregar um paciente, bem como manter relações sexuais ou financeiras.
Divisão dos honorários	O que é divisão dos honorários?	A divisão dos honorários ocorre quando um médico paga outro pelo encaminhamento de um paciente. Isso também se aplicaria a advogados que fazem encaminhamentos a um psiquiatra forense em troca de porcentagem dos honorários. A divisão dos honorários pode ocorrer no contexto do consultório se o psiquiatra recebe uma porcentagem dos seus colegas de consultório para supervisão ou despesas. Os custos desses itens ou serviços devem ser combinados separadamente. Caso contrário, iria parecer que o dono do consultório poderia se beneficiar com o encaminhamento de pacientes a um colega de consultório. A divisão dos honorários é ilegal.
Consentimento informado	É ético recusar-se a divulgar informações sobre um paciente que concordou em fornecer informações sobre ele a quem está solicitando?	Não. A decisão é do paciente, não do terapeuta.
	É necessário consentimento informado quando se apresenta ou escreve sobre o material de um caso?	Não, se o paciente tiver conhecimento do processo de supervisão ou ensino e for preservada a confidencialidade.
Segundo emprego	Os psiquiatras residentes podem eticamente ter um segundo emprego?	Eles podem se suas funções não ultrapassarem sua capacidade, se forem supervisionados apropriadamente e se o segundo emprego não interferir em seu treinamento na residência.
Reportar	Os psiquiatras devem expor ou reportar comportamento antiético de um colega ou colegas? Um cônjuge pode fazer uma denúncia ética?	Os psiquiatras são obrigados a reportar comportamento antiético de colegas. Um cônjuge que tem conhecimento de comportamento antiético também pode fazer uma denúncia ética.
Pesquisa	Como pode ser realizada uma pesquisa ética com sujeitos que não podem dar consentimento informado?	O consentimento pode ser dado por um tutor legal ou por meio de uma declaração prévia de vontade. Pessoas incompetentes têm direito a se retirar do projeto a qualquer momento.
Aposentadoria	Ver Abandono.	

(continua)

TABELA 36.2-2
Perguntas e respostas éticas *(continuação)*

Tópico	Pergunta	Resposta
Supervisão	Quais são as exigências éticas quando um psiquiatra supervisiona outros profissionais da saúde mental?	O psiquiatra deve despender tempo suficiente para assegurar que é prestada assistência apropriada e que o supervisionado não está prestando serviços que estejam fora do âmbito de seu treinamento. É ético cobrar honorários pela supervisão.
Filmar e gravar	Vídeos de entrevistas com o paciente podem ser usados para fins de treinamento em âmbito nacional (p. ex., *workshops*, preparo para exame de qualificação)?	Deve ser obtido consentimento informado apropriado e explícito. O propósito e o âmbito da exposição do vídeo devem ser enfatizados, além da resultante perda da confidencialidade.

(Tabela elaborada por Eugene Rubin, M.D. Dados derivados de American Medical Association's Principles of Medical Ethics.)

Lei de portabilidade e responsabilidade de seguros de saúde

O Health Insurance Portability and Accountability Act (HIPAA) foi aprovada em 1996 para tratar da crescente complexidade do sistema de assistência médica e de sua cada vez maior dependência da comunicação eletrônica. A lei determina que o Department of Health and Human Services (HHS) desenvolva regras que protejam a transmissão e a confidencialidade das informações sobre o paciente, e todas as unidades vinculadas ao HIPAA devem respeitar essas regras.

A Regra da Privacidade, administrada pelo Office of Civil Rights (OCR) do HHS, protege a confidencialidade das informações sobre o paciente (Tab. 36.2-3).

TABELA 36.2-3
Direitos dos pacientes segundo a Regra da Privacidade

O médico deve fornecer ao paciente uma notificação por escrito dos seus direitos à privacidade; as políticas de privacidade da prática; e como as informações sobre o paciente são usadas, guardadas e divulgadas. Deve-se obter uma confirmação do paciente por escrito, reconhecendo que tem conhecimento dessa notificação.

O paciente deve ter acesso a cópias dos seus registros médicos e pode requisitar revisões desses registros em um espaço de tempo determinado (geralmente 30 dias). O paciente não tem o direito de ver as anotações da psicoterapia.

O médico deve fornecer ao paciente um histórico da divulgação de sua história médica quando solicitado. O Comitê sobre Confidencialidade da APA desenvolveu um modelo de documento para essa necessidade.

O médico deve obter autorização do paciente para divulgação de informações que não sejam para tratamento, pagamento e operações do plano de saúde (esses três são considerados usos de rotina, para os quais não é necessário consentimento). O Comitê sobre Confidencialidade da APA desenvolveu um modelo de documento para essa necessidade.

O paciente pode requerer outros meios para comunicação das suas informações protegidas (p. ex., requerer que o médico o contate via telefone ou endereço específico).

O médico não pode, de modo geral, limitar o tratamento à obtenção da autorização do paciente para divulgação de suas informações para usos não rotineiros.

O paciente tem o direito de reclamar sobre violações da Regra da Privacidade para o médico, seu plano de saúde ou para a Secretaria do HHS.

APA, American Psychiatric Association; HHS, Department of Health and Human Services.

REFERÊNCIAS

Blass DM, Rye RM, Robbins BM, Miner MM, Handel S, Carroll JL Jr, Rabins PV. Ethical issues in mobile psychiatric treatment with homebound elderly patients: The Psychogeriatric Assessment and Treatment in City Housing Experience. *J Am Geriatr Soc.* 2006;54(5):843.

Cervantes AN, Hanson A. Dual agency and ethics conflicts in correctional practice: Sources and solutions. J Am Acad Psychiatry Law. 2013;41(1):72–78.

DuVal G. Ethics in psychiatric research: Study design issues. *Can J Psychiatry.* 2004;49(1):55–59.

Fleischman AR, Wood EB. Ethical issues in research involving victims of terror. *J Urban Health Bull N Y Acad Med.* 2002;79:315–321.

Green SA. The ethical commitments of academic faculty in psychiatric education. *Acad Psychology.* 2006;30(1):48.

Kaldjian LC, Weir RF, Duffy TP. A clinician's approach to clinical ethical reasoning. *J Gen Intern Med.* 2005;20:306.

Kipnis K. Gender, sex, and professional ethics in child and adolescent psychiatry. *Child Adolesc Psychiatr Clin North Am.* 2004;13(3):695–708.

Kontos N, Freudenreich O, Querques J. Beyond capacity: Identifying ethical dilemmas underlying capacity evaluation requests. *Psychosomatics.* 2013;54(2):103–110.

Lubit RH. Ethics in psychiatry. In: Sadock BJ, Sadock VA, Ruiz P, eds. *Kaplan & Sadock's Comprehensive Textbook of Psychiatry.* 9th ed. Vol. 2. Philadelphia: Lippincott Williams & Wilkins; 2009:4439.

Marrero I, Bell M, Dunn LB, Roberts LW. Assessing professionalism and ethics knowledge and skills: Preferences of psychiatry residents. *Acad Psychiatry.* 2013;37(6):392–397.

Merlino JP. Psychoanalysis and ethics-relevant then, essential now. *J Am Acad Psychoanal Dyn Psychiatry.* 2006;34(2):231–247.

Parker MJ. Judging capacity: Paternalism and the risk-related standard. *J Law Med.* 2004;11(4):482–491.

Roberts LW. Ethical philanthropy in academic psychiatry. *Am J Psychiatry.* 2006;163(5):772.

Schneider PL, Bramstedt KA. When psychiatry and bioethics disagree about patient decision making capacity (DMC). *J Med Ethics* 2006;32:90–93.

Simon L. Psychotherapy as civics: The patient and therapists as citizens. *Ethical Hum Psychol Psychiatry.* 2005;7(1):57.

Strebler A, Valentin C. Considering ethics, aesthetics and the dignity of the individual. *Cult Med Psychiatry.* 2014;38(1):35–59.

Wada K, Doering M, Rudnick A. Ethics education for psychiatry residents. *Camb Q Healthc Ethics.* 2013;22(04), 425–435.

37
Aspectos da psiquiatria mundial

Os transtornos mentais são altamente prevalentes em todas as regiões do mundo, representando uma fonte importante de incapacidade e encargos sociais. Há tratamentos eficazes para esses transtornos disponíveis tanto em países desenvolvidos como em países em desenvolvimento. Mesmo assim, os transtornos mentais são notadamente subtratados em todo o mundo, sobretudo em países subdesenvolvidos, onde faltam políticas nacionais de saúde mental e os recursos a ela destinados são escassos e distribuídos de forma desigual. A psiquiatria mundial se concentra nessas e em outras questões, como o estigma associado aos transtornos mentais, as relações entre doenças mentais e físicas e a ética no cuidado com a saúde mental.

PREVALÊNCIA E ÔNUS DOS TRANSTORNOS MENTAIS NO MUNDO

A Organização Mundial da Saúde (OMS) estima que mais de 25% dos indivíduos em todo o mundo desenvolverão um ou mais transtornos mentais durante a vida. Entre as pessoas atendidas pelos profissionais de cuidados de saúde primários, mais de 20% têm um ou mais transtornos mentais atuais. Em um estudo realizado pela OMS em 14 países na África, na Ásia, nas Américas e na Europa, a prevalência média atual de qualquer transtorno mental foi de 24%, sem diferenças consistentes entre países subdesenvolvidos e em desenvolvimento. Os diagnósticos mais comuns foram depressão (em média, 10,4%) e transtorno de ansiedade generalizada (em média, 7,9%). As taxas de depressão foram 1,89 vezes maiores no sexo feminino do que no masculino, mas as taxas de transtornos relacionados com o álcool foram superiores no sexo masculino, de modo que não houve diferença entre os sexos na proporção de pessoas com pelo menos um transtorno mental. Problemas de saúde física e baixa escolaridade foram significativamente associados com um diagnóstico de transtorno mental.

Para quantificar o ônus das várias doenças e lesões, a OMS, em colaboração com a Harvard School of Public Health e o Banco Mundial, introduziu o conceito de anos de vida perdidos ajustados por incapacidade (DALY, do inglês *disability-adjusted life year*). Os DALYs para uma determinada doença ou lesão são a soma dos anos de vida perdidos devido a mortalidade prematura com os anos perdidos por incapacidade para casos de doença ou lesão na população em geral. Nas estimativas iniciais para o ano de 1990, os transtornos mentais e os distúrbios neurológicos seriam responsáveis por 10,5% do total de DALYs perdidos devido a todas as doenças e lesões. A estimativa para o ano de 2000 foi de 12,3%, com dois transtornos mentais (depressão e transtornos por uso de álcool) e suicídio entre as 20 principais causas de DALYs em todas as faixas etárias.

Nas estimativas para o ano de 2005, os transtornos mentais e os distúrbios neurológicos seriam responsáveis por 13,5% de todos os DALYs no mundo (27,4% em países desenvolvidos, 17,7% em países em desenvolvimento e 9,1% em países subdesenvolvidos), sendo o principal fator contribuinte para custos entre as doenças não transmissíveis (27,5%, em comparação com 22% para as doenças cardiovasculares e 11% para o câncer).

De acordo com as estimativas atuais para o ano de 2030, os transtornos mentais e os distúrbios neurológicos serão responsáveis por 14,4% de todos os DALYs no mundo, sendo 25,4% destes devidos a doenças não transmissíveis. A depressão estará em segundo lugar em percentual do total de DALYs nesse ano (5,7%), atrás de HIV/aids e precedendo a doença cardíaca isquêmica (Tab. 37-1). Em países desenvolvidos, será a principal causa de DALYs (9,8%), a segunda em países com renda intermediária (6,7%) e a terceira em países de baixa renda (4,7%).

A OMS estima que 1 de cada 4 famílias em todo o mundo tenha pelo menos um membro com doença mental. A sobrecarga objetiva e subjetiva relacionada ao cuidado de pessoas com transtornos mentais graves (em termos de perturbações nas relações familiares; restrições na vida social, lazer e atividades de trabalho; dificuldades financeiras; efeito negativo sobre a saúde física; sentimentos de perda, depressão e vergonha em situações sociais; e estresse de lidar com comportamentos perturbadores) tem sido relatada como substancial e significativamente maior do que a relacionada a cuidar de pessoas com doenças físicas crônicas, como diabetes, e doenças cardíacas, renais ou pulmonares. Diferenças culturais têm sido relatadas em algumas dimensões da sobrecarga familiar.

O suicídio está entre as 10 principais causas de morte para todas as idades na maioria dos países em relação aos quais há informação disponível. Em alguns deles, como a China, é a principal causa de morte de pessoas entre os 15 e os 34 anos de idade.

Segundo estimativas da OMS, aproximadamente 849 mil pessoas morreram por suicídio em todo o mundo no ano de 2001. Nesse ano, o número de mortes por suicídio ultrapassou o número de mortes por violência (500 mil) e nas guerras (230 mil). Com base nas tendências atuais, em 2020, cerca de 1,53 milhão de pessoas morrerão por suicídio em todo o mundo, e de 10 a 20 vezes mais pessoas tentarão o suicídio. As taxas de suicídio relatadas variam consideravelmente entre os países; por exemplo, taxas anuais de 48,0 a 79,3 por 100 mil pessoas foram relatadas em muitos países da Europa Oriental e Central, e taxas de menos de 4,0 por 100 mil foram encontradas em países islâmicos e em vários países da América Latina. Mais de 85% dos suicídios são relatados em países subdesenvolvidos ou em desenvolvimento, mas esse número pode estar subestimado devido à baixa confiabilidade das estatísticas oficiais nesses países: quando a vigilância com autópsia verbal validada foi uti-

TABELA 37-1
Principais causas de anos de vida perdidos ajustados por incapacidade (DALYs) no mundo estimadas para o ano de 2030

Doença ou lesão	Percentual do total
1. HIV/aids	12,1
2. Transtornos depressivos unipolares	5,7
3. Doença cardíaca isquêmica	4,7
4. Acidentes de trânsito	4,2
5. Condições perinatais	4,0
6. Doença cerebrovascular	3,9
7. Doença pulmonar obstrutiva crônica	3,1
8. Infecções respiratórias inferiores	3,0
9. Perda de audição	2,5
10. Catarata	2,5

(De Mathers CD, Loncar D: Projection of global mortality and burden of disease from 2002 to 2030. *PLoS Med.* 2006;3:2011.)

TABELA 37-2
Presença de políticas de saúde mental nos países de cada região da Organização Mundial da Saúde (OMS)

Região da OMS	Percentual dos países	Percentual da população coberta
África	50,0	69,4
Américas	72,7	64,2
Mediterrâneo Oriental	72,7	93,8
Europa	70,6	89,1
Sudeste Asiático	54,5	23,6
Pacífico Ocidental	48,1	93,8

(De World Health Organization: *Mental Health Atlas 2005*. Geneva: World Health Organization; 2005.)

---

lizada no sul da Índia, as taxas de suicídio observadas excederam em 10 vezes as estimativas nacionais oficiais. Na região da Ásia-Pacífico, é estimada a ocorrência anual de 300 mil casos de suicídio por autoenvenenamento com pesticidas.

As taxas de suicídio são superiores nos homens em relação às mulheres (3,2:1 em 1950, 3,6:1 em 1995, e estima-se 3,9:1 em 2020). A China é o único país onde as taxas de suicídio em mulheres são consistentemente maiores do que em homens, sobretudo nas áreas rurais. Ao longo das últimas décadas, as taxas de suicídio foram relatadas como estáveis em todo o mundo, mas tem sido observada uma tendência crescente de suicídio entre homens jovens, dos 15 aos 19 anos. Uma revisão sistemática, abrangendo 15.629 casos na população em geral em todo o mundo, estimou que 98% das pessoas que se suicidaram tinham um transtorno mental diagnosticável, com os transtornos do humor representando 35,8%; os transtornos relacionados a substâncias, 22,4%; os transtornos da personalidade, 11,6%; e a esquizofrenia, 10,6% dos casos.

DIFERENÇAS NOS TRATAMENTOS E EFICÁCIA DO TRATAMENTO PROJETADO DA POPULAÇÃO MUNDIAL

A eficácia dos tratamentos farmacológicos e psicossociais para transtornos do humor, de ansiedade, psicóticos e relacionados a substâncias foi consistentemente comprovada por meio de ensaios clínicos tanto em países de baixa e média renda como em países com renda elevada. No entanto, há considerável diferença nos tratamentos de todos os transtornos mentais em todo o mundo, particularmente em países subdesenvolvidos.

No World Mental Health Surveys, falhas e atrasos na procura por tratamento foram geralmente mais observados em países de baixa renda, entre as gerações mais velhas, homens e casos com idade de início do transtorno mais precoce. A busca por tratamento mais precoce entre indivíduos com transtornos do humor pode, em parte, dever-se ao fato de que esses transtornos têm sido alvo de campanhas educativas e programas de melhoria da qualidade da atenção primária em vários países.

RECURSOS PARA CUIDADOS COM A SAÚDE MENTAL EM TODO O MUNDO

De acordo com o Mental Health Atlas 2005, apenas 62,1% dos países do mundo, responsáveis por 68,3% da população mundial, têm uma política de saúde mental (i.e., um documento do governo ou do ministério da saúde especificando metas para melhorar a situação da saúde mental no país, as prioridades entre essas metas e as principais estratégias para atingi-las). Uma política de saúde mental está presente em 58,8% dos países de baixa renda e em 70,5% dos países com renda elevada. Na África, apenas 50% dos países têm uma política de saúde mental. No Sudeste Asiático, somente 54,5% dos países têm uma política de saúde mental, e 76,4% da população não está coberta por essa política (Tab. 37-2).

Existem serviços de cuidados na comunidade em apenas 68,1% dos países (em 51,7% dos de baixa renda e em 93% dos com renda elevada). Apenas 60,9% dos países relatam ter serviços de tratamento para transtornos mentais graves em nível de cuidados primários (55,2% dos de baixa renda e 79,5% dos com renda elevada). Cerca de um quarto dos países sudesenvolvidos não fornece medicamentos antidepressivos, mesmo básicos, em serviços de cuidados primários. Em muitos outros países, a oferta não cobre todas as regiões do país ou é muito irregular. Como esses medicamentos geralmente não estão disponíveis em serviços de cuidados de saúde, os pacientes e suas famílias são forçados a pagar por eles.

Enquanto 61,5% dos países europeus gastam mais de 5% de seu orçamento com a saúde em cuidados de saúde mental, 70% dos países da África e 50% dos países do Sudeste Asiático gastam menos de 1%. O pagamento do próprio bolso é o método mais importante de financiamento dos cuidados de saúde mental em 38,6% dos países da África e em 30% dos países do Sudeste Asiático, mas não é o principal método de financiamento dos cuidados de saúde mental em nenhum país europeu (Tab. 37-3). Todos os países em que os cuidados com a saúde mental são pagos pelo próprio paciente estão entre os países de baixa renda ou renda média-baixa, e quase todos os países que têm no seguro social seu método de financiamento predominante estão entre os de mais alta renda ou renda média-alta.

O número médio de psiquiatras por 100 mil habitantes varia de 0,04 na África e 0,2 no Sudeste Asiático a 9,8 na Europa (Tab. 37-4), sendo de 0,1 nos países de baixa renda em comparação com 9,2 nos países com renda elevada. Dois terços dos países de baixa renda têm

TABELA 37-3
Países em que o pagamento feito pelo próprio paciente é o método mais comum de financiamento dos cuidados de saúde mental em cada região da Organização Mundial da Saúde (OMS)

Região da OMS	Percentual dos países
África	38,6
Américas	12,9
Mediterrâneo Oriental	15,8
Europa	0
Sudeste Asiático	30,0
Pacífico Ocidental	18,5

(De World Health Organization: *Mental Health Atlas 2005*. Geneva: World Health Organization; 2005.)

menos de um psiquiatra por 100 mil habitantes. Chade, Eritreia e Libéria (com populações de 9, 4,2 e 3,5 milhões, respectivamente) têm, cada um, apenas um psiquiatra por 100 mil habitantes. Afeganistão, Ruanda e Togo (com populações de 25, 8,5 e 5 milhões, respectivamente) têm, cada um, apenas dois psiquiatras por 100 mil habitantes. A migração em grande escala de psiquiatras dos países de baixa e média renda para países de alta renda, como parte de um amplo quadro da migração de profissionais da saúde em geral, tem sido consistentemente documentada. A Índia e alguns países da África Subsaariana são os mais importantes contribuintes para a força de trabalho em saúde mental no Reino Unido, embora este tenha 110 psiquiatras para cada 1 milhão de habitantes, enquanto a Índia tem 2 para cada 1 milhão e a África Subsaariana menos de 1 para cada 1 milhão. O número médio de psicólogos que trabalham em cuidados de saúde mental por 100 mil habitantes varia de 0,03 no Sudeste Asiático e 0,05 na África a 3,1 na Europa. Aproximadamente 69% dos países de baixa renda têm menos de um psicólogo por 100 mil habitantes. O número médio de enfermeiros psiquiátricos por 100 mil habitantes varia de 0,1 no Sudeste Asiático e 0,2 na África a 24,8 na Europa.

A partir desses dados, fica evidente que os recursos para os cuidados de saúde mental são bastante inadequados em relação às necessidades e que as desigualdades entre os países são substanciais, sobretudo entre os países de baixa renda e os de alta renda. Além disso, os recursos tendem a se concentrar em áreas urbanas, especialmente nos países de baixa renda, deixando vastas regiões sem nenhuma forma de cuidado de saúde mental.

Ainda pior é a situação relativa aos cuidados de saúde mental de crianças e adolescentes. Segundo a OMS, apenas 7% dos países têm uma política de saúde mental específica para crianças e adolescentes. Em menos de um terço de todos os países, é possível identificar uma instituição ou uma entidade governamental com a responsabilidade geral de saúde mental da criança. Serviços baseados nas escolas são quase exclusivamente presentes em países de alta renda, e, até mesmo na Europa, apenas 17% dos países têm um número suficiente desses serviços. Não há leitos pediátricos para a saúde mental identificados em países de baixa renda, mas esses leitos são encontrados em 50% dos países de alta renda. Em todos os países africanos, não considerando a África do Sul, menos de 10 psiquiatras treinados para trabalhar com crianças poderiam ser encontrados. Nos países europeus, o número de psiquiatras da infância varia de 1 por 5.300 a 1 por 51.800. Em mais de 70% dos países do mundo, não existe uma lista de medicamentos psicotrópicos essenciais para crianças. Em 45% dos países, os psicoestimulantes ou são proibidos, ou não estão disponíveis para uso em crianças com transtorno de déficit de atenção/hiperatividade (TDAH).

PRINCÍPIOS DO DESENVOLVIMENTO DE PROGRAMAS DE SAÚDE MENTAL NO MUNDO E BARREIRAS PARA A MUDANÇA

De acordo com a OMS, o desenvolvimento de programas de saúde mental em todo o mundo deve ser guiado pelos seguintes princípios: (1) proporcionar tratamento em cuidados primários; (2) tornar disponíveis os medicamentos psicotrópicos; (3) prover cuidados na comunidade; (4) educar o público; (5) envolver comunidades, famílias e consumidores; (6) estabelecer políticas e legislações nacionais; (7) desenvolver recursos humanos; (8) estabelecer vínculos com outros setores relevantes; (9) monitorar a saúde mental comunitária; e (10) apoiar mais pesquisas.

Os princípios norteadores propostos para a prevenção do suicídio em todo o mundo incluem (1) reduzir o acesso aos meios de suicídio (p. ex., pesticidas, armas de fogo), (2) tratar as pessoas com transtornos mentais, (3) melhorar o tratamento dado pela mídia ao suicídio, (4) treinar o pessoal de cuidados de saúde primários, (5) implementar programas baseados na escola e (6) desenvolver linhas diretas de atendimento e centros de crise.

As barreiras mais significativas para a aplicação desses princípios em todo o mundo, de acordo com a OMS, incluem: (1) algumas das partes interessadas podem ser resistentes às mudanças; (2) as autoridades de saúde podem não acreditar na eficácia das intervenções em saúde mental; (3) pode não haver consenso entre as partes interessadas do país sobre como formular ou implementar a nova política; (4) os recursos financeiros e humanos podem ser escassos; (5) outras prioridades básicas de saúde podem competir pelas verbas de financiamento com os cuidados de saúde mental; (6) as equipes de atenção primária podem se sentir sobrecarregadas por sua carga de trabalho, recusando-se a aceitar a nova política; e (7) muitos especialistas em saúde mental podem não aceitar trabalhar em instalações comunitárias ou com equipes de atenção primária, preferindo atender em hospitais. As soluções sugeridas incluem (1) adotar uma "abordagem de todos vencedores", que garante que as necessidades de todas as partes interessadas sejam consideradas, (2) desenvolver projetos-piloto e avaliar seus efeitos sobre a saúde e a satisfação do consumidor, (3) solicitar relatórios técnicos de peritos internacionais, (4) enfocar a implementação da política de saúde mental em uma área de teste, realizando estudos de custo-efetividade, (5) inter-

TABELA 37-4
Número médio de profissionais de saúde mental por 100 mil habitantes em cada região da OMS

Região da OMS	Psiquiatras	Enfermeiros psiquiátricos	Psicólogos trabalhando em saúde mental
África	0,04	0,20	0,05
Américas	2,00	2,60	2,80
Mediterrâneo Oriental	0,95	1,25	0,60
Europa	9,80	24,80	3,10
Sudeste Asiático	0,20	0,10	0,03
Pacífico Ocidental	0,32	0,50	0,03

(De World Health Organization: *Mental Health Atlas 2005*. Geneva: World Health Organization; 2005.)

ligar os programas de saúde mental a outras prioridades de saúde e (6) demonstrar aos profissionais de cuidados primários que as pessoas com transtornos mentais já são uma parte oculta de sua carga de trabalho e que esta diminuirá se esses transtornos forem identificados e tratados.

ATITUDES ESTIGMATIZANTES EM RELAÇÃO ÀS PESSOAS COM TRANSTORNOS MENTAIS

Atitudes estigmatizantes em relação às pessoas com transtornos mentais são comuns na população em geral e até mesmo entre os profissionais de saúde mental. Embora tenha sido sugerido que o estigma pode ser menos grave em países asiáticos e africanos, um estudo realizado na Índia, no âmbito do Programa Estigma, da World Psychiatric Association (WPA), em que 463 pessoas com esquizofrenia e 651 membros de suas famílias foram entrevistados em quatro cidades, relatou que dois terços dos entrevistados já haviam sofrido discriminação. Mulheres e pessoas que vivem em áreas urbanas eram mais estigmatizadas. Enquanto os homens experimentaram maior discriminação na esfera profissional, as mulheres tiveram mais problemas nas esferas familiar e social.

Diferentemente de pessoas com deficiências físicas, aquelas com transtornos mentais são muitas vezes consideradas pelo público em geral como estando no controle de suas perturbações e como sendo responsáveis por causá-las. A visão de que a "fraqueza", a "preguiça" ou a "falta de vontade" contribuem para o desenvolvimento de transtornos mentais tem sido relatada em vários países, incluindo Turquia, Mongólia e África do Sul. A estigmatização das pessoas com transtornos mentais pode resultar em evitação pública, discriminação sistemática e comportamento de busca de ajuda reduzido. Em uma pesquisa realizada em 1996, em uma amostra probabilística de 1.444 adultos nos Estados Unidos, mais da metade dos entrevistados relatou sentir-se relutante a passar uma noite socializando com, trabalhar ao lado de, ou ter um membro da família casado com uma pessoa com transtorno mental. Embora a maioria dos países tenha alguma provisão para benefícios por incapacidade, esses direitos muitas vezes não incluem pessoas com doença mental. Além disso, os transtornos mentais muitas vezes não são considerados em programas de seguro social e privado de cuidados de saúde. A vergonha é relatada como uma das principais barreiras na busca por ajuda para transtornos mentais em países tanto de baixa como de média renda.

As estratégias para lidar com a estigmatização das pessoas com transtornos mentais foram subdivididas em três grupos: protesto, educação e contato. Há alguma evidência de que campanhas de protesto podem ser eficazes na redução dos comportamentos estigmatizantes contra pessoas com transtornos mentais. A educação pode promover uma melhor compreensão da doença mental, e as pessoas informadas podem ser menos propensas a aprovar o estigma e a discriminação. Foi documentada uma relação inversa entre ter contato com uma pessoa com doença mental e endossar comportamentos estigmatizantes.

RELAÇÕES ENTRE DOENÇAS MENTAIS E FÍSICAS

A mortalidade por doença física aumenta significativamente em pessoas com transtornos mentais graves em comparação com a população em geral. Em um estudo de seguimento realizado no Reino Unido, a taxa de mortalidade padronizada (TMP) por causas naturais em pessoas com esquizofrenia foi de 2,32 (i.e., uma taxa de morte duas vezes mais elevada do que na população em geral).

A TMP para causas "evitáveis por meio de tratamento adequado" foi de 4,68. As TMPs mais altas ocorreram nas doenças dos sistemas endocrinológico, nervoso, respiratório, circulatório e gastrintestinal. Um aumento nas causas de mortalidade que não por suicídio foi também relatado para o transtorno bipolar (TMP 1,9 para homens e 2,1 para mulheres) e a demência (risco relativo [RR] 2,63; 95% intervalo de confiança [IC] de 2,17-3,21). Uma metanálise de 15 estudos de base populacional sobre o efeito de um diagnóstico de depressão na subsequente mortalidade por qualquer causa resultou em uma razão de chances combinada de 1,7 (IC 1,5-2,0). As evidências sobre países de baixa renda são limitadas, mas um estudo populacional conduzido na Etiópia encontrou altas taxas de mortalidade para depressão maior (TMP 3,55, IC 95% 1,97-6,39) e esquizofrenia (quase 5% ao ano).

A prevalência de várias doenças físicas é maior em pessoas com transtornos mentais em comparação com a população em geral. Em um estudo realizado nos Estados Unidos, foi observada maior probabilidade de desenvolvimento de diabetes, hipertensão, doença cardíaca, asma, distúrbios gastrintestinais, infecções da pele, neoplasias malignas e doenças respiratórias agudas em pessoas com transtorno psicótico do que na população em geral. A taxa foi maior mesmo quando foram considerados apenas pacientes sem transtorno por uso de substância concomitante. Em um estudo realizado na Nigéria, 55,2% das pessoas com transtornos do espectro da esquizofrenia atendidas pela primeira vez em clínica psiquiátrica tinham pelo menos uma doença física; já em pessoas com transtornos neuróticos, a taxa foi de 11,8%. Uma forte associação prospectiva foi documentada entre a depressão e desfechos de doença cardíaca coronariana, incluindo infarto do miocárdio fatal; por sua vez, a incidência de depressão é maior após infarto do miocárdio, especialmente no primeiro mês após o evento. A depressão também aumenta o risco de diabetes tipo II. No sul da Ásia, uma associação entre depressão perinatal materna e desnutrição infantil e baixa estatura aos 6 meses tem sido repetidamente relatada.

Pessoas com transtornos mentais graves correm maior risco de contrair infecção por HIV, embora as taxas de prevalência variem consideravelmente em todo o mundo. Um amplo estudo multicêntrico realizado na África Subsaariana, na Ásia, na América Latina, na Europa e nos Estados Unidos relatou maior prevalência de transtorno depressivo entre pessoas soropositivas para HIV sintomáticas do que em casos de soropositivos assintomáticos e controles soronegativos. Evidências tanto de países desenvolvidos como de países em desenvolvimento mostram que a adesão à terapia antirretroviral altamente ativa (HAART) é negativamente afetada por depressão, déficit cognitivo e abuso de substâncias.

Em um estudo realizado no Reino Unido, as pessoas com doença mental grave foram significativamente mais propensas a ser obesas (índice de massa corporal superior a 30) e ter obesidade mórbida (índice de massa corporal superior a 40) do que a população em geral: os respectivos resultados foram 35,0 *versus* 19,4% e 3,7 *versus* 1,3%. Quando esses valores foram divididos por idade e sexo, 28,7% dos homens com doença mental grave entre 18 e 44 anos de idade eram obesos em comparação com 13,6% da população em geral, e 3,7 *versus* 0,4% eram obesos mórbidos. Ainda mais impressionantes foram os números relativos a mulheres da mesma faixa etária: 50,6 *versus* 16,6% e 7,4 *versus* 2,0%, respectivamente.

Em uma metanálise de estudos em todo o mundo, uma associação altamente significativa entre esquizofrenia e tabagismo atual foi confirmada: a razão de chances média ponderada foi de 5,9, sendo 7,2 em homens e 3,3 em mulheres. A associação permaneceu significativa quando controles com doença mental grave foram utilizados (razão de chances, 1,9). Tabagismo pesado e elevada dependência de nicotina também foram mais frequentes em pessoas com esquizofrenia do que na população em geral.

A qualidade dos cuidados de saúde física recebidos pelos pacientes com doença mental grave é muitas vezes pior do que a da recebida pela população em geral. Um estudo realizado nos Estados Unidos descobriu que eventos adversos durante internações clínicas e cirúrgicas foram significativamente mais frequentes em pacientes com esquizofrenia do que nas demais pessoas, incluindo infecções devidas a cuidados médicos, insuficiência respiratória pós-operatória, trombose venosa profunda pós-operatória ou embolia pulmonar e septicemia pós-operatória. Todos esses eventos adversos foram associados a um aumento significativo da probabilidade de admissão à unidade de terapia intensiva e de morte.

O acesso reduzido de pessoas com transtornos mentais a serviços médicos tem sido relacionado a vários fatores relativos ao sistema de cuidados de saúde. O efeito da falta de planos de saúde e do custo dos cuidados está bem documentado. Em um estudo realizado nos Estados Unidos, pessoas com transtornos mentais tinham duas vezes mais chances de ter o seguro negado por condição preexistente do que aquelas sem transtornos mentais (razão de chances, 2,18). Ter um transtorno mental envolve maior risco de atraso na procura de cuidados por causa do custo (razão de chances, 1,76) e de ter sido incapaz de obter os cuidados médicos necessários (razão de chances, 2,30).

Mesmo quando as pessoas com doença mental são atendidas por um médico, suas doenças físicas muitas vezes permanecem sem diagnóstico. Prestadores de cuidados primários podem perceber erroneamente as queixas médicas de pessoas com transtornos mentais como "psicossomáticas", não estar qualificados ou se sentir desconfortáveis ao lidar com essa população. Uma estigmatização subjacente pode estar envolvida. Além disso, durante internações em enfermarias de clínica médica e cirúrgica, os profissionais da saúde podem não ter experiência em lidar com as necessidades especiais dos pacientes com esquizofrenia, podem minimizar ou interpretar mal os sintomas somáticos e podem fazer uso inadequado de contenções ou substâncias sedativas ou não considerar as possíveis interações de medicamentos psicotrópicos com outros medicamentos. Por sua vez, muitos psiquiatras são incapazes ou não querem realizar exames físicos e até mesmo neurológicos ou não estão atualizados sobre o manejo de doenças físicas, mesmo as comuns.

Para resolver essa situação, o primeiro passo é aumentar a consciência do problema entre os profissionais de saúde mental, os prestadores de cuidados de saúde primários e os pacientes com esquizofrenia e suas famílias. O ensino e a formação de profissionais de saúde mental e de prestadores de cuidados de saúde primários é mais um passo essencial. Os profissionais de saúde mental devem ser treinados para realizar tarefas médicas, pelo menos básicas. Eles devem ser ensinados sobre a importância de reconhecer a doença física em pessoas com transtornos mentais graves e encorajados a se familiarizar com as razões mais comuns para o subdiagnóstico ou o erro no diagnóstico de doença física nesses pacientes. Já os prestadores de cuidados de saúde primários devem vencer a relutância em tratar pessoas com doença mental grave e aprender formas eficazes de interagir e se comunicar com elas; não é só uma questão de conhecimento e habilidades, mas também, e acima de tudo, de atitude.

Outro passo essencial é o desenvolvimento de uma adequada integração entre saúde mental e saúde física. Um profissional bem definido deve ser responsável pelos cuidados de saúde física de cada pessoa com transtorno mental grave. Os serviços de saúde mental devem ser capazes de fornecer ao menos uma avaliação de rotina padrão de seus pacientes para identificar ou, pelo menos, levantar a suspeita da presença de problemas de saúde física. Orientações sobre o manejo de pacientes que recebem medicamentos antipsicóticos devem ser conhecidas e aplicadas por todos os serviços de saúde mental. Os pacientes devem ser envolvidos tanto quanto possível; por exemplo, profissionais de saúde mental devem encorajar os pacientes a monitorar e registrar seu peso. Programas de dieta e exercício devem ser rotineiramente fornecidos por serviços de saúde mental. Programas flexíveis de cessação do tabagismo, que demonstraram algum grau de sucesso, poderiam ser considerados em algumas instituições.

QUESTÕES ÉTICAS NA ATENÇÃO À SAÚDE MENTAL

A proteção e a promoção dos direitos humanos das pessoas com transtornos mentais estão emergindo como prioridade em todo o mundo. Em 1991, a Organização das Nações Unidas (ONU) emitiu a Resolução nº 46/119 para a Proteção de Pessoas com Doença Mental e para a Melhoria da Atenção à Saúde Mental. Essa resolução foi o primeiro documento da ONU a codificar os direitos humanos das pessoas com transtornos mentais e seu direito a tratamento. Os 25 princípios abrangem as seguintes áreas: definição de doença mental; proteção da confidencialidade; padrões de cuidados e tratamento, incluindo a admissão involuntária e o consentimento para o tratamento; direitos das pessoas com transtornos mentais em instituições de saúde mental; proteção de menores; provisão de recursos para serviços de saúde mental; papel da comunidade e da cultura; mecanismos de revisão prevendo a proteção dos direitos de criminosos com transtornos mentais; e garantias processuais para proteger os direitos das pessoas com transtornos mentais. Os governos nacionais foram convidados a promover os princípios da resolução por disposições legislativas, jurídicas, administrativas, educacionais e outras apropriadas. No entanto, violações dos direitos humanos de pessoas com transtornos mentais ainda são relatadas em muitos países, e, em um número significativo de países de baixa e média renda, os pacientes em hospitais psiquiátricos são fisicamente contidos ou isolados por longos períodos.

Na América Latina, um documento importante foi a Declaração de Caracas, adotada em 1990 pela Conferência Regional sobre a Reestruturação da Assistência Psiquiátrica na América Latina. Essa Declaração afirma que os recursos, os cuidados e o tratamento de pessoas com transtornos mentais devem salvaguardar sua dignidade humana e seus direitos civis e se esforçar para mantê-las em suas comunidades. Também afirma que a legislação de saúde mental deve salvaguardar os direitos humanos das pessoas com transtornos mentais e que os serviços devem ser organizados de modo que esses direitos possam ser aplicados.

Na África, a Carta de Banjul sobre Direitos Humanos e dos Povos, um documento juridicamente vinculativo supervisionado pela Comissão Africana dos Direitos Humanos e dos Povos, no artigo 5, trata do direito ao respeito da dignidade inerente ao ser humano e da proibição de todas as formas de degradação, cruel, desumana ou degradante.

De acordo com a OMS, a legislação de saúde mental deve abranger os seguintes aspectos: acesso a cuidados básicos de saúde mental, cuidados menos restritivos, consentimento informado para tratamento, internação voluntária e involuntária para tratamento, questões de competência, mecanismo de revisão periódica, confidencialidade, reabilitação, acreditação dos profissionais e instalações e direitos das famílias e dos cuidadores. Uma legislação específica no campo da saúde mental está presente em 74% dos países de baixa renda em comparação com 92,7% dos países com renda elevada.

Em 1996, a WPA lançou a Declaração de Madrid, que contém os princípios éticos pelos quais se espera que todas as sociedades psiquiátricas nacionais se guiem. A Declaração inclui sete diretrizes gerais centradas nos objetivos da psiquiatria: (1) os psiquiatras devem atender aos pacientes fornecendo a melhor terapia disponível, consistente com o conhecimento científico aceito e os princípios éticos, e devem conceber intervenções terapêuticas que sejam as menos restritivas à liberdade do paciente; (2) é dever do psiquiatra se manter a par dos desenvolvimentos científicos de sua especialidade e transmitir conhecimentos atualizados para os demais; (3) o paciente deve ser aceito como um parceiro de pleno direito no processo terapêutico, e a relação terapeuta-paciente deve ser baseada na confiança e no respeito mútuos, a fim de permitir que o paciente tome decisões livres e informadas; (4) o tratamento deve ser sempre no melhor interesse do paciente, e nenhum tratamento deve ser fornecido contra a vontade dele, a menos que sua suspensão possa colocar em risco sua vida ou a daqueles que o rodeiam; (5) quando os psiquiatras são solicitados a avaliar uma pessoa, é seu dever informá-la de que está sendo avaliada e sobre o propósito da intervenção; (6) as informações contidas na relação terapêutica devem ser mantidas em sigilo e usadas exclusivamente com a finalidade de melhorar a saúde mental do paciente; e (7) como os pacientes psiquiátricos são sujeitos de pesquisa particularmente vulneráveis, deve ser tomado cuidado extra para salvaguardar sua autonomia, bem como sua integridade física e mental.

ORGANIZAÇÕES INTERNACIONAIS ATIVAS NO CAMPO DA SAÚDE MENTAL

Há muitas organizações internacionais ativas no campo da saúde mental. Elas incluem a OMS, que é a agência de saúde pública mais importante do mundo; algumas associações profissionais, dentre as quais a maior é a WPA, representando a profissão psiquiátrica em todo o mundo; e várias organizações com adesão de pacientes e familiares (p. ex., a World Fellowship for Schizophrenia e a Global Alliance of Mental Illness Advocacy Networks [GAMIAN]) ou de profissionais de saúde mental, pacientes e famílias (como a World Federation for Mental Health [WFMH]).

A OMS é uma agência da ONU, com 192 países-membros, agrupados em seis regiões (África, Américas, Mediterrâneo Oriental, Europa, Sudeste Asiático e Pacífico Ocidental). Ela tem um Departamento de Saúde Mental e Abuso de Substâncias em sua sede, em Genebra, e assessores para saúde mental em cada um de seus escritórios regionais. Suas principais funções são a direção e coordenação do trabalho de saúde internacional e de cooperação técnica com os países. Entre as inúmeras atividades recentes da OMS no campo da saúde mental, de interesse especial são o lançamento do Relatório Mundial de Saúde 2001 e o desenvolvimento do relatório Saúde Mental: Nova Concepção, Nova Esperança, que foi totalmente dedicado à saúde mental. É fornecido um resumo do impacto atual e projetado dos transtornos mentais e dos princípios da política de saúde mental e de prestação de serviços, bem como um conjunto de recomendações para ações futuras que podem ser adaptadas às necessidades e aos recursos dos diversos países. O Projeto Atlas tem como objetivo reunir informações sobre os recursos de saúde mental em todo o mundo. Análises globais e regionais desses recursos foram publicadas pela primeira vez em 2001, e atualizadas em 2005. Volumes com foco em recursos para a saúde mental infantil e adolescente e na educação e formação psiquiátrica em todo o mundo (este último em colaboração com a WPA) foram publicados em 2005.

A WPA é uma associação de sociedades psiquiátricas nacionais destinada a aumentar o conhecimento e as habilidades necessárias para o trabalho no campo da saúde mental e os cuidados para doentes mentais. Suas 134 sociedades-membros, que abrangem 122 países, representam mais de 200 mil psiquiatras. A WPA organiza o Congresso Mundial de Psiquiatria a cada três anos. Também organiza congressos e reuniões internacionais e regionais e conferências temáticas. Tem 65 seções científicas, que são destinadas a difundir informações e a promover o trabalho colaborativo em domínios específicos da psiquiatria. Produziu vários programas e séries de livros e declarações de consenso (incluindo a Declaração de Madrid sobre princípios éticos para a prática psiquiátrica) educacionais. Tem um periódico oficial, o *World Psychiatry*, que é publicado em inglês, espanhol e chinês, e é indexado no PubMed e no Current Contents, atingindo mais de 33 mil psiquiatras em todo o mundo.

A WFMH é uma organização de defesa da educação multidisciplinar que visa promover o avanço da consciência da saúde mental, a prevenção, a advocacia e intervenções focadas na recuperação com base nas melhores práticas em todo o mundo. Entre suas atividades, está a organização do Dia Mundial da Saúde Mental, a cada ano em 10 de outubro, toda vez com um tema diferente.

PERSPECTIVAS FUTURAS

Várias declarações foram feitas por diversos grupos e organizações sobre as prioridades para a ação futura no domínio da saúde mental em âmbito internacional. De especial interesse é um documento redigido por 39 líderes que compõem o chamado Lancet Global Mental Health Group. Nesse documento, cinco metas principais foram identificadas: (1) colocar a saúde mental na agenda de prioridades de saúde pública, (2) melhorar a organização dos serviços de saúde mental, (3) integrar a disponibilização de saúde mental nos cuidados de saúde geral, (4) desenvolver recursos humanos para a saúde mental e (5) reforçar a liderança da saúde mental pública.

Entre as estratégias propostas para colocar a saúde mental na agenda de prioridades de saúde pública, estão o desenvolvimento e o uso de mensagens uniformes e claramente compreensíveis para a defesa da saúde mental e da educação dos tomadores de decisão, dentro do governo e nas agências patrocinadoras, sobre as evidências com relação à importância da saúde mental para a saúde pública e com relação ao custo-efetividade dos cuidados de saúde mental. Estratégias sugeridas para melhorar a organização dos serviços de saúde mental incluem, entre outras, o uso de regimes de incentivo para superar interesses instalados que bloqueiam as mudanças e a organização de assistência técnica internacional para aprender com países que passaram por reforma da saúde mental bem-sucedida. Para integrar a disponibilização da saúde mental nos cuidados de saúde geral, propõe-se que profissionais da saúde mental sejam nomeados e treinados especificamente para apoiar e supervisionar as equipes de cuidados de saúde primários. Para promover o desenvolvimento de recursos humanos para a saúde mental, sugere-se que a força de trabalho profissional especializada seja ampliada e diversificada e que a qualidade da formação em saúde mental seja melhorada, a fim de garantir que seja prática e ocorra também em ambientes comunitários ou de cuidados primários.

Referências

Belsky J, Hartman S. Gene-environment interaction in evolutionary perspective: differential susceptibility to environmental influences. *World Psychiatry*. 2014;13(1):87–89.

Biglu MH. 2565–Global attitudes towards forensic psychiatry (2006–2012). *Eur Psychiatry*. 2013;28:1.

Golhar TS, Srinath S. Global child and adolescent mental health needs: Perspectives from a national tertiary referral center in India. *Adolesc Psychiatry*. 2013;3(1):82–86.

Kirmayer LJ, Raikhel E, Rahimi S. Cultures of the Internet: Identity, community and mental health. *Transcult Psychiatry*. 2013;50(2):165–191.

Leckman JF. What's next for developmental psychiatry? *World Psychiatry*. 2013;12(2):125.

Maj M. World aspects of psychiatry. In: Sadock BJ, Sadock VA, Ruiz P, eds. *Kaplan & Sadock's Comprehensive Textbook of Psychiatry*. 9th ed. Vol. 2. Philadelphia: Lippincott Williams & Wilkins; 2009:4510.

Malhi GS, Coulston CM, Parker GB, Cashman E, Walter G, Lampe LA, Vollmer-Conna U. Who picks psychiatry? Perceptions, preferences and personality of medical students. *Aust N Z J Psychiatry*. 2011;45(10):861–870.

Marienfeld C, Rohrbaugh RM. Impact of a global mental health program on a residency training program. *Acad Psychiatry*. 2013;37(4):276–280.

Pargament KI, Lomax JW. Understanding and addressing religion among people with mental illness. *World Psychiatry*. 2013;12(1):26–32.

Pitel L, Geckova AM, Kolarcik P, Halama P, Reijneveld SA, van Dijk JP. Gender differences in the relationship between religiosity and health-related behaviour among adolescents. *J Epidemiol Community Health*. 2012;66(12):1122–1128.

Robinson JA, Bolton JM, Rasic D, Sareen J. Exploring the relationship between religious service attendance, mental disorders, and suicidality among different ethnic groups: Results from a nationally representative survey. *Depress Anxiety*. 2012;29(11):983–990.

White R. The globalisation of mental illness. *Psychologist*. 2013;26(3):182–185.

Glossário de termos relacionados a sinais e sintomas

ab-reação: Processo pelo qual um material reprimido, particularmente uma experiência dolorosa ou um conflito, é trazido de volta à consciência; nesse processo, a pessoa não só relembra, mas também revive o material reprimido, que é acompanhado pela resposta afetiva apropriada.

abulia: Impulso reduzido para agir e pensar, associado a indiferença quanto às consequências da ação. Ocorre como resultado de déficit neurológico, depressão e esquizofrenia.

acalculia: Perda da habilidade de realizar cálculos; não causada por ansiedade ou prejuízo na concentração. Ocorre com déficit neurológico e transtorno da aprendizagem.

acatafasia: (1) Fala desordenada na qual as declarações são formuladas incorretamente. Os pacientes podem se expressar com palavras que se parecem com as pretendidas, mas não são apropriadas aos pensamentos, ou podem usar expressões totalmente inapropriadas. (2) Uma forma de fala desordenada na qual os pensamentos não podem ser expressos diretamente, mas são expressos indiretamente, como, por exemplo, fazendo um som similar (paralogia de deslocamento) ou descarrilando para outro pensamento (paralogia de descarrilamento). *Veja também* **descarrilamento**.

acatexia: Ausência de sentimento associado a um assunto normalmente carregado emocionalmente; em psicanálise, denota o desligamento do paciente ou a transferência da emoção dos pensamentos e ideias. Também denominada *descatexia*. Ocorre em transtornos de ansiedade, dissociativos, esquizofrênicos e bipolares.

acatisia: Sentimento subjetivo de inquietude motora manifestado por uma necessidade premente de estar em constante movimento; pode ser vista como efeito adverso extrapiramidal de medicamento antipsicótico. Pode ser confundida com agitação psicótica.

acenestesia: Perda da sensação de existência física.

acinesia: Ausência de movimento físico, como na imobilidade extrema da esquizofrenia catatônica; também pode ocorrer como efeito extrapiramidal de medicamento antipsicótico.

acrofobia: Medo de lugares altos.

***acting out*:** Resposta comportamental a um ímpeto ou impulso inconsciente que provoca alívio parcial temporário da tensão interna; o alívio é obtido por meio da reação a uma situação presente como se fosse a situação que originou o ímpeto ou impulso. Comum em estados *borderline*.

aculalia: Fala sem sentido associada a prejuízo acentuado da compreensão. Ocorre na mania, na esquizofrenia e em déficit neurológico.

adiadococinesia: Incapacidade de realizar movimentos alternados rápidos. Ocorre com déficit neurológico e lesões cerebelares.

adinamia: Fraqueza e fadiga, característica de neurastenia e depressão.

aerofagia: Deglutição excessiva do ar. Vista em transtorno de ansiedade.

afasia: Perturbação na compreensão ou expressão da linguagem causada por uma lesão cerebral. Para os tipos de afasia, veja o termo específico.

afasia amnésica: Perturbação da capacidade de nomear objetos, mesmo que sejam conhecidos para o paciente. Também denominada *afasia anômica*.

afasia com jargão: Afasia na qual as palavras produzidas são neologismos; isto é, palavras sem sentido criadas pelo paciente.

afasia expressiva: Perturbação da fala na qual permanece a compreensão, mas a capacidade de falar é muito prejudicada; fala hesitante, difícil e imprecisa (também conhecida como *afasias de Broca*, *não fluente* e *motora*).

afasia fluente: Afasia caracterizada pela incapacidade de entender a palavra falada; está presente um discurso fluente, mas incoerente. Também denominada *afasia de Wernicke*, *sensorial* e *receptiva*.

afasia global: Combinação de afasia não fluente e afasia fluente grave.

afasia motora: Afasia na qual a compreensão está intacta, mas a capacidade de falar é perdida. Também denominada *afasia de Broca*, *expressiva* ou *não fluente*.

afasia nominal: Afasia caracterizada por dificuldade em dar o nome correto de um objeto. *Veja também* **anomia** e **afasia amnésica**.

afasia receptiva: Perda orgânica da capacidade de compreender o significado das palavras; discurso fluido e espontâneo, mas incoerente e sem sentido. *Veja também* **afasia fluente** e **afasia sensorial**.

afasia sensorial: Perda orgânica da capacidade de compreender o significado das palavras. Discurso fluido e espontâneo, mas incoerente e sem sentido. *Veja também* **afasia fluente** e **afasia receptiva**.

afasia sintática: Afasia caracterizada por dificuldade na compreensão da linguagem falada, associada a transtorno do pensamento e expressão.

afastamento: Caracterizado por relações interpessoais distantes e ausência de envolvimento emocional.

afeto: Experiência subjetiva e imediata de emoção vinculada a ideias ou representações mentais de objetos. O afeto tem manifestações exteriores, podendo ser classificado como restrito, embotado, plano, amplo, lábil, adequado ou inadequado. *Veja também* **humor**.

afeto adequado: Tom emocional em harmonia com a ideia, pensamento ou fala que o acompanha.

afeto constrito: Redução na intensidade do tom da emoção, que é menos grave do que o afeto embotado.

afeto embotado: Distúrbio do afeto manifestado por uma redução grave na intensidade do tom do afeto externalizado; um dos sintomas fundamentais de esquizofrenia, conforme descrito por Eugen Bleuler.

afeto inadequado: Tom emocional em desarmonia com a ideia, pensamento ou fala que o acompanham. Visto na **esquizofrenia**.

afeto lábil: Expressão afetiva caracterizada por mudanças rápidas e abruptas, não relacionadas a estímulos externos.

afeto plano: Ausência ou quase ausência de sinais de expressão afetiva.

afeto restrito: Redução na intensidade do tom do sentimento que é menos grave do que no afeto embotado, mas claramente reduzido. *Veja também* **afeto constrito**.

afonia: Perda da voz. Vista em transtorno da conversação.

afrouxamento de associações: Pensamento esquizofrênico característico ou distúrbio da fala envolvendo uma perturbação na progressão lógica dos pensamentos, manifestada como uma falha na comunicação verbal adequada; mudança de ideias desconectadas e não relacionadas de um assunto para outro. *Veja também* **tangencialidade**.

ageusia: Falta ou prejuízo no sentido do paladar. Vista em depressão e déficit neurológico.

agitação: Ansiedade grave associada a inquietação motora.

agitação psicomotora: Hiperatividade física e mental que geralmente é improdutiva e está associada a um sentimento de turbulência interna, conforme visto na depressão agitada.

agnosia: Incapacidade de compreender a importância ou significado de estímulos sensoriais; não pode ser explicada por um defeito nas vias sensoriais ou por lesão cerebral; o termo também foi usado para se referir à perda seletiva ou ao desuso do conhecimento de objetos específicos devido a circunstâncias emocionais, conforme visto em certos pacientes esquizofrênicos, ansiosos e deprimidos. Ocorre com déficit neurológico. Para tipos de agnosia, veja o termo específico.

agnosia espacial: Incapacidade de reconhecer relações espaciais.

agnosia visual: Incapacidade de reconhecer objetos ou pessoas.

agorafobia: Medo mórbido de lugares abertos ou de deixar o ambiente familiar de casa. Pode estar presente com ou sem ataques de pânico.

agrafia: Perda ou prejuízo de uma habilidade previamente possuída de escrever.

agramatismo: Fala na qual o paciente transforma palavras em uma sentença sem considerar as regras gramaticais. Visto na doença de Alzheimer e na doença de Pick.

agressão: Ação enérgica direcionada para um objetivo que pode ser verbal ou física; contrapartida motora do afeto de cólera, raiva ou hostilidade. Vista em déficit neurológico, transtorno do lobo temporal, transtornos do controle de impulsos, mania e esquizofrenia.

ailurofobia: Medo de gatos.

alexia: Perda de uma habilidade de leitura previamente possuída; não explicada por defeito na acuidade visual. *Compare com* **dislexia**.

alexitimia: Incapacidade ou dificuldade de descrever ou de estar consciente das próprias emoções ou humores; elaboração de fantasias associadas a depressão, abuso de substância e transtorno de estresse pós-traumático (TEPT).

algofobia: Medo de sentir dor.

alogia: Incapacidade de falar devido a uma deficiência mental ou a um episódio de demência.

alterações de humor: Oscilação do tom emocional dos sentimentos de uma pessoa entre períodos de elação e períodos de depressão.

alucinação: Falsa percepção sensorial que ocorre na ausência de estímulo externo relevante da modalidade sensorial envolvida. Para os tipos de alucinações, veja o termo específico.

alucinação auditiva: Falsa percepção do som, geralmente vozes, mas também outros ruídos, como música. É a alucinação mais comum nos transtornos psiquiátricos.

alucinação congruente com o humor: Alucinação com conteúdo de acordo com um humor deprimido ou maníaco (p. ex., pacientes deprimidos ouvindo vozes que lhes dizem que eles são más pessoas e pacientes maníacos ouvindo vozes que lhes dizem que eles têm muito valor, poder ou conhecimento).

alucinação de comando: Falsa percepção de ordens que uma pessoa pode se sentir obrigada a obedecer ou ser incapaz de resistir.

alucinação gustativa: Alucinação envolvendo principalmente o paladar.

alucinação hipnagógica: Alucinação que ocorre ao adormecer, normalmente não considerada patológica.

alucinação hipnopômpica: Alucinação que ocorre ao acordar do sono, normalmente não considerada patológica.

alucinação incongruente com o humor: Alucinação não associada a estímulos externos reais, com conteúdo que não é congruente com um humor deprimido ou maníaco (p. ex., na depressão, alucinações não envolvendo temas como culpa, punição merecida ou inadequação; na mania, não envolvendo temas como valor ou poder aumentados).

alucinação liliputiana: Sensação visual de que as pessoas ou objetos estão reduzidos de tamanho; mais adequadamente considerada como uma ilusão. *Veja também* **micropsia**.

alucinação olfativa: Alucinação envolvendo principalmente o olfato e odores; mais comum em distúrbios médicos, especialmente no lobo temporal.

alucinação somática: Alucinação envolvendo a percepção de uma experiência física localizada no interior do corpo.

alucinação tátil: Alucinação envolvendo primariamente o sentido do tato. Também denominada **alucinação háptica**.

alucinação visual: Alucinação que envolve primariamente o sentido da visão.

alucinose: Estado no qual uma pessoa experimenta alucinações sem prejuízo da consciência.

ambivalência: Coexistência de dois impulsos opostos em relação a uma mesma coisa na mesma pessoa ao mesmo tempo. Vista na esquizofrenia, em estados *borderline* e em transtornos obsessivo-compulsivos (TOCs).

amimia: Falta de capacidade de fazer gestos ou compreender os gestos feitos por outras pessoas.

amnésia: Incapacidade parcial ou total de recordar experiências passadas; pode ser de origem orgânica (*transtorno amnésico*) ou emocional (*amnésia dissociativa*).

amnésia anterógrada: Perda de memória para eventos posteriores ao início da amnésia; comum após trauma. *Compare com* **amnésia retrógrada**.

amnésia localizada: Perda parcial da memória; amnésia restrita a experiências específicas ou isoladas. Também denominada *amnésia lacunar* e *amnésia em retalhos*.

amnésia neurológica: (1) Amnésia auditiva: perda da capacidade de compreender sons ou palavras. (2) Amnésia tátil: perda da capacidade de julgar a forma dos objetos por meio do tato. *Veja também* **astereognosia**. (3) Amnésia verbal: perda da capacidade de recordar palavras. (4) Amnésia visual: perda da capacidade de recordar ou reconhecer objetos conhecidos ou palavras impressas.

amnésia retrógrada: Perda da memória para eventos que precedem o início da amnésia. *Compare com* **amnésia anterógrada**.

amnésia visual: *Veja* **amnésia neurológica**.

anaclítico: Dependência de outros, especialmente a do bebê em relação a sua mãe; a depressão anaclítica em crianças resulta de uma ausência de maternagem.

analgesia: Estado no qual é sentida pouca ou nenhuma dor. Pode ocorrer sob efeito de hipnose e em transtorno dissociativo.

anancasmo: Comportamento ou pensamento repetitivo ou estereotipado geralmente usado como recurso para aliviar a tensão; usado como sinônimo para obsessão e visto na personalidade obsessivo-compulsiva (anancástica).

androginia: Combinação de determinadas características femininas e masculinas em uma mesma pessoa.

anedonia: Perda do interesse nas atividades e afastamento de todas as atividades regulares e prazerosas. Frequentemente associada à depressão.

anergia: Falta de energia.

anomia: Incapacidade de recordar os nomes dos objetos.

anorexia: Perda ou redução do apetite. Na *anorexia nervosa*, o apetite pode estar preservado, mas o paciente se recusa a comer.

anosognosia: Incapacidade de reconhecer um déficit físico em si mesmo (p. ex., o paciente nega um membro paralisado).

ansiedade: Sentimento de apreensão causado pela antecipação de perigo, que pode ser interno ou externo.

ansiedade flutuante: Ansiedade grave, insidiosa e generalizada que não está associada a uma ideia, um objeto ou um evento particular. Observada particularmente em transtornos de ansiedade, embora possa ser vista em alguns casos de esquizofrenia.

anulação: Mecanismo de defesa inconsciente primitivo, de natureza repetitiva, pelo qual uma pessoa atua simbolicamente de modo contrário a alguma coisa inaceitável que já foi feita ou contra a qual o ego precisa se defender; uma forma de ação expiatória mágica, comumente observada no transtorno obsessivo-compulsivo.

apatia: Tom emocional insensível associado a distanciamento ou indiferença; observada em certos tipos de esquizofrenia e depressão.

apercepção: Consciência do significado e significância de um estímulo sensorial particular modificado pelas próprias experiências, conhecimento, pensamentos e emoções. *Veja também* **percepção**.

apraxia: Incapacidade de realizar uma atividade motora intencional; não pode ser explicada por paralisia ou outro prejuízo motor ou sensorial. Na *apraxia construcional*, o paciente não consegue desenhar formas bidimensionais ou tridimensionais.

apraxia construcional: Incapacidade de copiar um desenho, como um cubo, relógio ou pentágono, em consequência de uma lesão cerebral.

aproximação de palavras: Uso de palavras convencionais de forma não convencional ou inapropriada (metonímia ou novas palavras que são desenvolvidas a partir das regras convencionais para a formação de palavras) (p. ex., *sapatos de mãos* para *luvas* e *medida de tempo* para *relógio*); distinguida de neologismo, que é uma palavra nova cuja derivação não pode ser entendida. *Veja também* **parafasia**.

assindese: Transtorno da linguagem no qual o paciente combina ideias e imagens desconectadas. Comumente vista na esquizofrenia.

associação de sons: Associação ou fala direcionada pelo som de uma palavra em vez de pelo seu significado; as palavras não têm conexão lógica; brincadeiras e rimas dominam o comportamento verbal. Vista mais frequentemente na esquizofrenia ou mania.

astasia abasia: Incapacidade de se manter de pé ou caminhar de maneira normal, mesmo que os movimentos normais das pernas possam ser realizados em posição sentada ou deitada. Vista no transtorno conversivo.

astereognosia: Incapacidade de identificar objetos familiares por meio do toque. Vista em déficit neurológico. *Veja também* **amnésia neurológica**.

ataxia: Falta de coordenação, física ou mental. (1) Em neurologia, refere-se à perda da coordenação muscular. (2) Em psiquiatria, o termo *ataxia intrapsíquica* se refere à falta de coordenação entre sentimentos e pensamentos; vista na esquizofrenia e no TOC grave.

atenção: Concentração; o aspecto da consciência que se relaciona à quantidade de esforço exercido para focar em certos aspectos de uma experiência, atividade ou tarefa. Geralmente prejudicada na ansiedade e em transtornos depressivos.

atonia: Falta de tônus muscular. *Veja também* **flexibilidade cérea**.

aura: (1) Sensações de alerta, como automatismo, plenitude no estômago, rubor e alterações na respiração, sensações cognitivas e estados de humor geralmente experimentados antes de uma convulsão. (2) Um pródromo sensório que precede uma enxaqueca.

automatismo: Atividade realizada sem conhecimento consciente.

automatismo ao comando: Condição na qual sugestões são seguidas automaticamente.

autoscopia: Ver a si mesmo ou um duplo como parte de uma experiência alucinatória breve.

belle indiference: Uma pessoa que mostra desinteresse por suas queixas físicas. Ocorre no transtorno conversivo.

blecaute: Amnésia experimentada por alcoolistas relativa ao comportamento durante períodos de bebedeira; geralmente indica dano cerebral reversível.

bloqueio: Interrupção abrupta no curso do pensamento antes que um pensamento ou ideia seja concluído; após uma breve pausa, a pessoa indica não recordar o que estava sendo dito ou iria ser dito (também conhecido como *privação do pensamento* ou *aumento na latência do pensamento*). Comum na esquizofrenia e na ansiedade grave.

bradicinesia: Lentificação da atividade motora, com redução do movimento espontâneo normal.

bradilalia: Fala anormalmente lenta. Comum na depressão.

bradilexia: Incapacidade de ler na velocidade normal.

bruxismo: Ranger os dentes, ocorrendo tipicamente durante o sono. Visto em transtorno de ansiedade.

carebaria: Sensação de desconforto ou pressão na cabeça.

catalepsia: Condição na qual as pessoas mantêm a posição corporal em que são colocadas; observada em casos graves de esquizofrenia catatônica. Compare com *flexibilidade cérea* e *cerea flexibilitas*. *Veja também* **automatismo ao comando**.

cataplexia: Perda abrupta temporária do tônus muscular, causando fraqueza e imobilização; pode ser precipitada por uma variedade de estados emocionais e é frequentemente acompanhada por sono. Comumente vista na narcolepsia.

catexia: Em psicanálise, um investimento consciente ou inconsciente da energia psíquica em uma ideia, conceito, objeto ou pessoa. *Compare com* **acatexia**.

causalgia: Dor em queimação que pode ser de origem orgânica ou psíquica.

cefalagia: Cefaleia.

cenestesia: Alteração na qualidade normal do tom de sensação em uma parte do corpo.

cerea flexibilitas: Condição de uma pessoa que pode ser moldada em uma posição que é então mantida; quando o examinador move o membro da pessoa, o membro parece ser feito de cera. Também chamada *flexibilidade cérea*. Vista na esquizofrenia.

cicloplegia: Paralisia dos músculos de acomodação no olho; observada, às vezes, como um efeito adverso autonômico (efeito anticolinérgico) de medicamento antipsicótico ou antidepressivo.

circunstancialidade: Perturbação no pensamento associativo e processos da fala em que um paciente divaga em detalhes desnecessários e pensamentos inapropriados antes de comunicar a ideia central. Observada na esquizofrenia, em perturbações obsessivas e em certos casos de demência. *Veja também* **tangencialidade**.

claustrofobia: Medo anormal de espaços fechados ou confinados.

cleptomania: Compulsão patológica para roubar.

cognição: Processo mental de saber e tornar-se consciente; a função está intimamente associada ao julgamento.

coma: Estado profundo de inconsciência do qual a pessoa não pode ser despertada, com responsividade mínima ou não detectável aos estímulos; visto em lesões ou doenças do cérebro, em condições sistêmicas como cetoacidose diabética e uremia e em intoxicações com álcool e outras drogas. Também pode ocorrer coma em estados catatônicos graves e no transtorno conversivo.

coma vigilante: Coma no qual um paciente parece estar adormecido, mas pode ser despertado (também conhecido como *mutismo acinético*).

complexo: Uma ideia com tom de sentimento.

comportamento: Soma total da psique que inclui impulsos, motivações, desejos, ímpetos, instintos e fissura, conforme expressos pelo comportamento ou atividade motora de uma pessoa. Também denominado *conotação*.

compulsão: Necessidade patológica de agir de acordo com um impulso que, se resistido, produz ansiedade; comportamento repetitivo em resposta a uma obsessão ou realizado de acordo com certas regras, sem um verdadeiro fim que não seja impedir que alguma coisa ocorra no futuro.

conação: Parte da vida mental de uma pessoa relativa a anseios, esforços, motivações, impulsos e desejos expressos por meio do comportamento e da atividade motora.

condensação: Processo mental no qual um símbolo significa inúmeros componentes.

confabulação: Preenchimento inconsciente de lacunas na memória imaginando experiências ou eventos que não têm base de fato, comumente vista em síndromes amnésicas; deve ser diferenciada de mentira. *Veja também* **paramnésia**.

confusão: Distúrbios da consciência manifestados por uma orientação desordenada em relação a tempo, espaço ou pessoa.

consciência: Estado de consciência, com resposta a estímulos externos.

constipação: Incapacidade ou dificuldade de defecar.

controle dos impulsos: Capacidade de resistir a um impulso, ímpeto ou tentação de realizar alguma ação.

convulsão: Uma contração ou espasmo muscular violento e involuntário. *Veja também* **convulsão clônica** e **convulsão tônica**.

convulsão clônica: Uma contração ou espasmo muscular involuntário violento em que os músculos se contraem e relaxam alternadamente.

convulsão parcial complexa: Uma convulsão caracterizada por alterações na consciência que pode ser acompanhada por alucinações complexas (às vezes olfativas) ou ilusões. Durante a convulsão, pode ocorrer um estado de consciência alterada, parecendo um estado onírico, e o paciente pode exibir comportamento repetitivo, automático ou semi-intencional.

convulsão tônica: Convulsão em que a contração muscular é mantida.

convulsão tônico-clônica generalizada: Início generalizado de movimentos tônico-clônicos dos membros, mordida da língua e incontinência seguidos por uma recuperação lenta e gradual da consciência e cognição; também denominada *crise de grande mal*.

coprofagia: Comer sujeira ou fezes.

coprolalia: Uso involuntário de linguagem vulgar ou obscena. Observada em alguns casos de esquizofrenia e no transtorno de Tourette.

coreia: Transtorno do movimento caracterizado por movimentos aleatórios e involuntários rápidos, erráticos, sem propósito. Vista na doença de Huntington.

criptografia: Uma linguagem escrita particular.

criptolalia: Uma linguagem falada particular.

Crise convulsiva: Um ataque ou início repentino de certos sintomas, como convulsões, perda da consciência e perturbações psíquicas ou sensoriais; vista na epilepsia, pode ser induzida por substância. Para os tipos de crises, veja o termo específico.

culpa: Estado emocional associado a autorreprovação e necessidade de punição. Em psicanálise, refere-se a um sentimento de culpabilidade que se origina de um conflito entre o ego e o superego (consciência). A culpa tem funções psicológicas e sociais normais, mas a intensidade especial ou ausência de culpa caracteriza muitos transtornos mentais, como depressão e transtorno da personalidade antissocial, respectivamente. Os psiquiatras distinguem a vergonha como uma forma menos internalizada de culpa que se relaciona mais aos outros do que a si mesmo. *Veja também* **vergonha**.

déjà entendu: Ilusão de estar ouvindo o que já foi ouvido anteriormente. *Veja também* **paramnésia**.

déjà pensé: Condição na qual um pensamento nunca tido antes é considerado incorretamente como a repetição de um pensamento prévio. *Veja também* **paramnésia**.

déjà vu: Ilusão de reconhecimento visual na qual uma nova situação é considerada incorretamente como a repetição de uma experiência prévia. *Veja também* **paramnésia**.

delírio: Falsa crença, baseada na inferência incorreta sobre a realidade externa, que é firmemente mantida apesar de provas ou evidências contraditórias objetivas e óbvias, e apesar do fato de que outros membros da cultura não a compartilham.

delírio bizarro: Falsa crença que é patentemente absurda ou fantástica (p. ex., invasores do espaço implantaram eletrodos no cérebro de uma pessoa). Comum na esquizofrenia. No delírio não bizarro, o conteúdo geralmente está dentro das possibilidades.

delírio congruente com o humor: Delírio com conteúdo apropriado ao humor (p. ex., pacientes deprimidos que acham que são responsáveis pela destruição do mundo).

delírio de autoacusação: Falso sentimento de remorso e culpa. Visto na depressão com características psicóticas.

delírio de controle: Falsa crença de que o desejo, os pensamentos ou os sentimentos de uma pessoa estão sendo controlados por forças externas.

delírio de grandeza: Concepção exagerada da própria importância, poder ou identidade.

delírio de infidelidade: Falsa crença de que o seu amante é infiel. Por vezes denominado *ciúme patológico*.

delírio de perseguição: Falsa crença de ser assediado ou perseguido; frequentemente encontrado em pacientes litigiosos que têm tendência patológica a tomar ações legais devido a maus-tratos. O delírio mais comum.

delírio de pobreza: Falsa crença de ser desprovido ou que será privado de todas as posses materiais.

delírio de referência: Falsa crença de que o comportamento dos outros se refere ao próprio indivíduo ou que eventos, objetos ou outras pessoas têm um significado particular e incomum, geralmente de natureza negativa; derivado da ideia de referência, na qual as pessoas falsamente acham que os outros estão falando sobre elas (p. ex., crença de que as pessoas na televisão ou no rádio estão falando da pessoa ou sobre a pessoa). *Veja também* **irraciação do pensamento**.

delírio incongruente com o humor: Delírio baseado em referência incorreta sobre a realidade externa, com conteúdo que não tem associação com o humor ou é inapropriado ao humor (p. ex., pacientes deprimidos que acham que são o novo messias).

delírio niilista: Delírio depressivo de que o mundo e tudo relacionado a ele cessou de existir.

delírio sistematizado: Grupo de delírios elaborados relacionados a um único evento ou tema.

delírio somático: Delírio relativo ao funcionamento do próprio corpo.

delírios paranoides: Incluem delírios persecutórios e delírios de referência, controle e grandeza.

delirium: Transtorno mental agudo reversível caracterizado por confusão e algum comprometimento da consciência; geralmente associado a labilidade emocional, alucinações ou ilusões e comportamento inapropriado, impulsivo, irracional ou violento.

delirium tremens: Reação aguda e por vezes fatal à abstinência alcoólica, geralmente ocorrendo 72 a 96 horas após a cessação de consumo pesado; as características distintivas são hiperatividade acentuada (taquicardia, febre, hiperidrose e pupilas dilatadas), geralmente acompanhado por tremores, alucinações, ilusões e delírios. Denominada *abstinência de álcool com perturbações da percepção no DSM-5*. *Veja também* **formigamento**.

demência: Transtorno mental caracterizado pelo prejuízo geral no funcionamento intelectual sem turvamento da consciência; caracterizado por falha na memória, dificuldade com cálculos, distratibilidade, alterações no humor e afeto, julgamento e abstração prejudicados, facilidade reduzida com a linguagem e perturbação da orientação. Embora irreversível devido à doença cerebral degenerativa progressiva subjacente, a demência pode ser reversível se a causa puder ser tratada. Também conhecida como *transtorno neurocognitivo maior* no **DSM-5**.

depressão: Estado mental caracterizado por sentimentos de tristeza, solidão, desespero, baixa autoestima e autorreprovação; os sinais que a acompanham incluem retardo psicomotor ou, às vezes, agitação, afastamento do contato interpessoal e sintomas vegetativos, como insônia e anorexia. O termo se refere a um humor muito caracterizado ou a um transtorno do humor.

dereísmo: Atividade mental que segue um sistema totalmente subjetivo e idiossincrático de lógica e não leva em consideração os fatos da realidade ou experiência. Característico da esquizofrenia. *Veja também* **pensamento autista**.

descarrilamento: Desvio repentino ou gradual no curso do pensamento, sem bloqueios; por vezes usado como sinônimo de *afrouxamento de associações*.

descompensação: Deterioração do funcionamento psíquico causada por um colapso dos mecanismos de defesa. Vista em estados psicóticos.

desinibição: (1) Remoção de um efeito inibitório, como na redução da função inibitória do córtex cerebral pelo álcool. (2) Em psiquiatria, uma maior liberdade para agir de acordo com impulsos ou sentimentos internos e com menos consideração pelas restrições ditadas pelas normas culturais ou pelo próprio superego.

deslocamento: Mecanismo de defesa inconsciente por meio do qual o componente emocional de uma ideia ou objeto inaceitável é transferido para um mais aceitável. Visto em fobias.

desorientação: Confusão; prejuízo da consciência de tempo, espaço e pessoa (a posição do indivíduo em relação a outras pessoas). Característica de transtornos cognitivos.

despersonalização: Sensação de irrealidade referente a si mesmo, partes de si ou do próprio ambiente que ocorre sob estresse ou fadiga extrema. Vista na esquizofrenia, no transtorno de despersonalização e no transtorno da personalidade esquizotípica.

desrealização: Sensação de realidade alterada ou de que o próprio entorno foi alterado. Geralmente vista na esquizofrenia, em ataques de pânico e em transtornos dissociativos.

desvalorização: Mecanismo de defesa no qual uma pessoa atribui qualidades excessivamente negativas a si e aos outros. Vista na depressão e no transtorno da personalidade paranoide.

dipsomania: Compulsão de ingerir bebidas alcoólicas.

disartria: Dificuldade na articulação, a atividade motora de transformar os sons fonados em fala, não em encontrar palavras ou na gramática.

discalculia: Dificuldade em realizar cálculos.

discinesia: Dificuldade em realizar movimentos. Vista em distúrbios extrapiramidais.

discurso lacônico: Condição caracterizada por uma redução na quantidade da fala espontânea; as respostas a perguntas são breves e não elaboradas, e é acrescentada pouca ou nenhuma informação espontânea adicional. Ocorre na depressão maior, na esquizofrenia e em transtornos mentais orgânicos. Também chamado de *pobreza do discurso*.

discurso pressionado: Aumento na quantidade de discurso espontâneo; discurso rápido, alto, acelerado, como ocorre na mania, na esquizofrenia e em transtornos cognitivos.

disfagia: Dificuldade de deglutição.

disfasia: Dificuldade de compreensão da linguagem oral (*disfasia de recepção*) ou ao tentar expressar a linguagem verbal (*disfasia expressiva*).

disfasia expressiva: Dificuldade na expressão da linguagem verbal; a capacidade de compreender a linguagem está intacta.

disfasia receptiva: Dificuldade na compreensão da linguagem oral; o prejuízo envolve a compreensão e a produção da linguagem.

disfonia: Dificuldade ou dor ao falar.

disforia: Sentimento de desagrado ou desconforto; um humor de insatisfação geral e inquietação. Ocorre na depressão e na ansiedade.

disgeusia: Sentido do paladar prejudicado.

disgrafia: Dificuldade na escrita.

dislalia: Articulação defeituosa causada por anormalidades estruturais dos órgãos articulatórios ou audição prejudicada.

dislexia: Síndrome específica da dificuldade de aprendizagem envolvendo um prejuízo da habilidade de ler previamente adquirida; não relacionada à inteligência da pessoa. *Compare com* **alexia**.

dismegalopsia: Distorção na qual o tamanho e a forma dos objetos são percebidos erroneamente, por vezes denominada efeito de "Alice no País das Maravilhas". *Veja também* **ilusão**.

dismetria: Capacidade prejudicada de avaliar a distância relativa aos movimentos. Visto em déficit neurológico.

dismnésia: Memória prejudicada.

dispareunia: Dor física na relação sexual, geralmente de causa emocional e mais comumente experimentada por mulheres; também pode ser resultante de cistite, uretrite ou outras condições médicas.

disprosódia: Perda da melodia normal da fala (*prosódia*). Comum na depressão.

dissociação: Mecanismo de defesa inconsciente envolvendo a segregação de um grupo de processos mentais ou comportamentais do resto da atividade psíquica da pessoa; pode envolver a separação de um pensamento do tom emocional que o acompanha, conforme visto em transtornos dissociativos e conversivos.

distonia: Distúrbio motor extrapiramidal consistindo de contrações lentas sustentadas da musculatura axial ou apendicular; frequentemente predomina um movimento, levando a desvios posturais relativamente sustentados; reações distônicas agudas (caretas faciais e torcicolo) são vistas ocasionalmente com o início de terapia com medicamentos antipsicóticos.

distratibilidade: Incapacidade de focar a atenção; o paciente não responde à tarefa em questão, mas presta atenção a fenômenos irrelevantes no ambiente.

ecolalia: Repetição psicopatológica das palavras ou expressões de uma pessoa por outra; tende a ser repetitiva e persistente. Vista em certos tipos de esquizofrenia, particularmente os tipos catatônicos.

egocêntrico: Autocentrado; egoisticamente preocupado com as próprias necessidades; ausência de interesse nos outros.

egodistônico: *Veja* **estranho ao ego**.

egomania: Autopreocupação ou egocentrismo mórbido. *Veja também* **narcisismo**.

egossintônico: Denotando aspectos de uma personalidade que são vistos como aceitáveis e consistentes com a personalidade total da pessoa. Os traços de personalidade são geralmente egossintônicos. *Compare com* **estranho ao ego**.

elação: Humor consistindo de sentimentos de alegria, euforia, triunfo e intensa satisfação ou otimismo. Ocorre na mania quando não fundamentada na realidade.

emoção: Estado complexo de sentimentos, com componentes psíquicos, somáticos e comportamentais; a manifestação externa de emoção é o afeto.

encoprese: Passagem involuntária das fezes, geralmente ocorrendo à noite ou durante o sono.

enurese: Incontinência urinária durante o sono.

eritrofobia: Medo anormal de ruborizar.

erotomania: Crença delirante, mais comum em mulheres do que em homens, de que alguém está profundamente apaixonado por elas (também conhecida como *síndrome de de Clérambault*).

escotoma: (1) Em psiquiatria, um ponto cego figurativo na consciência psicológica de uma pessoa. (2) Em neurologia, um defeito localizado do campo visual.

estado crepuscular: Consciência perturbada com alucinações.

estado onírico: Estado alterado de consciência ligado a uma situação de sonho que se desenvolve repentinamente e em geral dura alguns minutos; acompanhado por alucinações visuais, auditivas e olfativas. Comumente associado a lesões no lobo temporal.

estereotipia: Repetição mecânica contínua da fala ou atividades físicas; observada na esquizofrenia catatônica.

estranho ao ego: Denotando aspectos da personalidade de uma pessoa que são vistos como repugnantes, inaceitáveis ou inconsistentes com o resto da personalidade. Também denominado *egodistonia*. *Compare com* **egossintônico**.

estupor: (1) Estado de reatividade reduzida a estímulos e pouca consciência do seu entorno; como uma perturbação de consciência, indica uma condição de coma parcial ou semicoma. (2) Em psiquiatria, usado como sinônimo de *mutismo*, e não necessariamente implica uma perturbação da consciência; no *estupor catatônico*, os pacientes estão normalmente conscientes do seu entorno.

estupor catatônico: Estupor no qual os pacientes comumente estão bem conscientes do que está ao seu redor.

euforia: Sentimento exagerado de bem-estar que é inapropriado para eventos reais. Pode ocorrer com o uso de drogas como opiáceos, anfetaminas e álcool.

eutimia: Variação normal do humor, implicando ausência de humor deprimido ou elevado.

evasão: Ato de não enfrentar, ou escapar estrategicamente de alguma coisa; consiste da supressão de uma ideia que está próxima em uma série de pensamentos, substituindo-a por outra ideia intimamente relacionada a ela. Também denominada *paralogia* e *lógica pervertida*.

exaltação: Sentimento de elação intensa e grandiosidade.

excitação: Atividade motora agitada e sem propósito não influenciada por estímulos externos.

excitação catatônica: Atividade motora excitada e descontrolada vista na esquizofrenia catatônica. Os pacientes em estado catatônico podem explodir repentinamente em um estado excitado e podem ser violentos.

externalização: Termo mais geral do que *projeção* e que se refere à tendência a perceber no mundo externo e nos objetos externos elementos da personalidade do indivíduo, incluindo impulsos instintivos, conflitos, humores, atitudes e estilos de pensamento.

extinção sensorial: Sinal neurológico operacionalmente definido como falha em relatar um de dois estímulos sensoriais apresentados simultaneamente, apesar do fato de cada um dos estímulos ser relatado corretamente. Também denominada *desatenção sensorial*.

extroversão: Estado em que as energias do indivíduo são direcionadas para fora de si. *Compare com* **introversão**.

fadiga: Sensação de cansaço, sonolência ou irritabilidade depois de um período de atividade mental ou corporal. Encontrada na depressão, na ansiedade, na neurastenia e em transtornos somatoformes.

fala acelerada: Distúrbio da fluência envolvendo um ritmo anormalmente rápido e errático da fala que impede a inteligibilidade; o indivíduo afetado geralmente não tem consciência do prejuízo na comunicação.

falar em línguas: Expressão de uma mensagem reveladora por meio de palavras ininteligíveis; não considerado um transtorno do pensamento se associado a práticas de religiões pentecostais específicas. *Veja também* **glossolalia**.

falsa memória: A recordação e crença por parte do paciente de um evento que na verdade não ocorreu. Na *síndrome da falsa memória*, as pessoas acreditam erroneamente que tiveram um trauma emocional ou físico (p. ex., sexual) no início da vida.

falsificação retrospectiva: A memória se torna involuntariamente distorcida (inconscientemente), sendo filtrada pelo estado emocional, cognitivo e experiencial presente de uma pessoa.

fantasia: Devaneio; imagem mental fabricada de uma situação ou de uma cadeia de eventos. Uma forma normal de pensamento dominada por material inconsciente que procura a satisfação do desejo e soluções para conflitos; pode servir como matriz para a criatividade. O conteúdo da fantasia pode indicar doença mental.

fausse reconnaissance: Falso reconhecimento, uma característica da paramnésia. Pode ocorrer em transtornos delirantes.

fenômeno em trilha: Anormalidade perceptiva associada a drogas alucinógenas em que objetos em movimento são vistos como uma série de imagens distintas e descontínuas.

fenômenos conversivos: O desenvolvimento de sintomas físicos e distorções simbólicas envolvendo os músculos voluntários ou órgãos especiais do sentido; não estão sob controle voluntário e não são explicados por nenhum transtorno físico. Mais comuns no transtorno conversivo, mas também vistos em uma variedade de transtornos mentais.

flexibilidade cérea: Condição na qual uma pessoa mantém a posição corporal em que é colocada, com leve resistência ao movimento, dando uma impressão cérea. *Veja também* **cerea flexibilitis**.

floculação: Arrancar ou puxar sem propósito, geralmente roupa de cama ou roupa, comumente visto na demência e no *delirium*.

fobia: Medo intenso, persistente, patológico e irrealista de um objeto ou situação; a pessoa fóbica pode perceber que o medo é irracional, mas não consegue dissipá-lo. Para tipos de fobias, veja o termo específico.

fobia de agulhas: Medo patológico, intenso e persistente de receber uma injeção.

folie à deux: Doença mental compartilhada por duas pessoas, geralmente envolvendo um sistema delirante comum; se envolver três pessoas, é denominada *folie à trois*, e assim por diante. Também denominada *transtorno psicótico compartilhado*.

formação reativa: Mecanismo de defesa inconsciente no qual uma pessoa desenvolve uma atitude ou interesse socializado que é a antítese direta de algum desejo ou impulso infantil que se encontra em nível consciente ou inconsciente. Um dos mecanismos de defesa mais precoces e mais instáveis, intimamente relacionado à repressão; ambas são defesas contra impulsos ou ímpetos inaceitáveis para o ego.

formigamento: Alucinação tátil envolvendo a sensação de que insetos minúsculos estão passando sobre a superfície da pele. Visto na adição à cocaína e no *delirium tremens*.

fuga: Transtorno dissociativo caracterizado por um período de amnésia quase completa, durante o qual uma pessoa realmente escapa de uma situação de vida imediata e inicia um padrão de vida diferente; à parte a amnésia, as faculdades e habilidades mentais estão geralmente preservadas.

fuga de ideias: Sucessão rápida de pensamentos ou fala fragmentados em que o conteúdo muda abruptamente e a fala pode se tornar incoerente. Encontrado na mania.

gagueira: Repetição frequente ou prolongamento de um som ou sílaba, levando a uma fluência do discurso acentuadamente prejudicada.

galactorreia: Secreção anormal de leite da mama; pode resultar de influência endócrina (p. ex., prolactina) dos antagonistas dos receptores de dopamina, como as fenotiazinas.

ginecomastia: Desenvolvimento das mamas, em homens, semelhante ao das mulheres; pode ocorrer como efeito adverso do uso de medicamentos antipsicóticos e antidepressivos devido ao aumento nos níveis de prolactina ou ao abuso de esteroide anabólico-androgênico.

glossolalia: Jargão ininteligível que tem significado para quem fala, mas não para o ouvinte. Ocorre na esquizofrenia.

grandiosidade: Sentimentos exagerados da própria importância, poder, conhecimento ou identidade. Ocorre no transtorno deirante e em estados maníacos.

hebefrenia: Complexo de sintomas; considerada uma forma de esquizofrenia, caracterizada por comportamento agressivo ou tolo ou maneirismos, afeto inadequado e delírios e alucinações transitórios e não sistematizados. A esquizofrenia hebefrênica é atualmente denominada *esquizofrenia desorganizada*.

hiperacusia: Sensibilidade extrema aos sons.

hiperalgesia: Sensibilidade excessiva à dor. Encontrada no transtorno somatoforme.

hiperatividade: (1) Anormalidade no comportamento motor que pode se manifestar como agitação psicomotora, hiperatividade (hipercinesia), tiques, sonambulismo ou compulsões. (2) Atividade muscular aumentada. O termo é comumente usado para descrever um distúrbio encontrado em crianças, o qual é manifestado por constante inquietação, atividade excessiva, distratibilidade e dificuldades de aprendizagem. Encontrada no transtorno de déficit de atenção/hiperatividade (TDAH).

hiperestesia: Sensibilidade aumentada à estimulação tátil.

hiperfagia: Aumento no apetite e na ingestão de comida.

hipermnésia: Grau exagerado de retenção e recordação. Pode ser estimulada por hipnose e pode ser encontrada em certos prodígios; também pode ser uma característica do TOC, de alguns casos de esquizofrenia e de episódios maníacos do transtorno bipolar I.

hiperpragia: Pensamento e atividade mental excessivos. Geralmente associada a episódios maníacos do transtorno bipolar I.

hipersonia: Tempo excessivo passado dormindo. Pode estar associada a um distúrbio clínico ou um transtorno psiquiátrico subjacente ou a narcolepsia, pode fazer parte da síndrome de Kleine-Levin ou pode ser primária.

hiperventilação: Respiração excessiva, geralmente associada a ansiedade, o que pode reduzir a concentração sanguínea de dióxido de carbono e produzir vertigem, palpitações, atordoamento, formigamento perioral e nas extremidades e, ocasionalmente, síncope.

hipervigilância: Atenção e foco excessivo em todos os estímulos internos e externos; geralmente vista em estados delirantes ou paranoides.

hipnose: Alteração de consciência induzida artificialmente, caracterizada pelo aumento na sugestibilidade e receptividade a comandos.

hipoatividade: Atividade motora e cognitiva reduzidas, como no retardo psicomotor; visível lentidão do pensamento, fala e movimentos. Também denominada *hipocinesia*.

hipocondria: Preocupação exagerada com a saúde baseada não em patologia médica real, mas em interpretações irrealistas de sinais ou sensações físicas como sendo anormais.

hipoestesia: Diminuição da sensibilidade tátil à estimulação.

hipomania: Anormalidade do humor com as características qualitativas da mania, mas um pouco menos intensas. Encontrada no transtorno ciclotímico.

holofrastia: Uso de uma única palavra para expressar uma combinação de ideias. Vista na esquizofrenia.

humor: Tom de sentimento generalizado e sustentado que é experimentado internamente e que, no extremo, pode influenciar de forma marcante praticamente todos os aspectos do comportamento de uma pessoa e da sua percepção do mundo. Distingue-se de afeto, a expressão externa do tom de sentimentos internos. Para os tipos de humor, veja o termo específico.

humor elevado: Ar de confiança e prazer; um humor mais animado do que o normal, mas não necessariamente patológico.

humor expansivo: Expressão de sentimentos sem restrição, frequentemente com uma superestimação do seu significado ou importância. Visto na mania e em transtorno delirante do tipo grandioso.

humor irritável: Estado no qual o indivíduo fica facilmente incomodado e é facilmente provocado até o ponto da raiva. *Veja também* **irritabilidade**.

humor lábil: Oscilações no humor entre euforia e depressão ou ansiedade.

ideação paranoide: Pensamento dominado por conteúdos de desconfiança, persecutório ou grandioso, de proporções menores do que delirantes.

ideação suicida: Pensamentos ou ato de tirar a própria vida.

ideia supervalorizada: Crença ou ideia falsa ou irracional que é mantida além dos limites da razão. É mantida com menos intensidade ou duração do que um delírio, mas geralmente está associada a doença mental.

ideias de referência: Interpretação equivocada de incidentes e eventos no mundo externo como se tivessem referência pessoal direta a si mesmo; ocasionalmente observadas em pessoas normais, mas frequentemente vistas em pacientes paranoides. Se presentes com frequência ou intensidade suficiente ou se organizadas e sistematizadas, constituem delírios de referência.

ilusão: Falsa interpretação perceptual de um estímulo externo real. *Compare com* **alucinação**.

imagem eidética: Imagem geralmente vívida ou exata de objetos previamente vistos ou imaginados.

incoerência: Comunicação desconectada, desorganizada ou incompreensível. *Veja também* **salada de palavras**.

inconsciente: (1) Uma das três divisões da teoria topográfica da mente de Freud (as demais sendo o consciente e o pré-consciente) na qual o material psíquico não está prontamente acessível ao conhecimento consciente pelos meios comuns; sua existência pode ser manifestada na formação dos sintomas, em sonhos ou sob a influência de drogas. (2) No uso popular (porém mais ambíguo), qualquer material mental que não está no campo imediato da consciência. (3) Denotando um estado de desconhecimento, com ausência de resposta a estímulos externos, como em um coma.

incorporação: Mecanismo de defesa inconsciente primitivo no qual a representação psíquica de outra pessoa ou aspectos de outra pessoa é assimilada pelo *self* por meio de um processo figurativo de ingestão oral simbólica; representa uma forma especial de introjeção e é o mecanismo mais precoce de identificação.

inefabilidade: Estado de êxtase no qual as pessoas insistem em que sua experiência é inexprimível e indescritível e que é impossível transmitir como ela é para alguém que nunca a experimentou.

inserção de pensamentos: Delírio de que pensamentos estão sendo implantados na mente do indivíduo por outras pessoas ou forças.

***insight*:** Reconhecimento consciente da própria condição. Em psiquiatria, refere-se ao conhecimento consciente e ao entendimento da própria dinâmica e dos sintomas de comportamento mal-adaptativo; altamente importante para efetuar mudanças na personalidade e no comportamento de uma pessoa.

***insight* emocional:** Um nível de compreensão ou consciência de que o indivíduo tem problemas emocionais. Quando presente, facilita mudanças positivas na personalidade e no comportamento.

insight* intelectual:** Conhecimento da realidade de uma situação sem a habilidade de usar esse conhecimento com sucesso para efetuar uma mudança adaptativa no comportamento ou ter domínio da situação. *Compare com o* ***insight **verdadeiro**.

***insight* prejudicado:** Capacidade diminuída de compreender a realidade objetiva de uma situação.

***insight* verdadeiro:** Compreensão da realidade objetiva de uma situação associada ao ímpeto motivacional e emocional de dominar a situação ou mudar o comportamento.

insônia: Dificuldade em adormecer ou em se manter adormecido. Pode estar relacionada a um transtorno mental, a um distúrbio físico ou a um efeito adverso de medicação, ou pode ser primária (não relacionada a um fator médico conhecido ou outro transtorno mental). *Veja também* **insônia inicial**, **insônia intermediária** e **insônia terminal**.

insônia inicial: Adormecer com dificuldade; geralmente vista em transtorno de ansiedade. *Compare com* **insônia intermediária** e **insônia terminal**.

insônia intermediária: Acordar depois de adormecer sem dificuldade e depois ter dificuldade em adormecer novamente. *Compare com* **insônia inicial** e **insônia terminal**.

insônia terminal: Acordar muito cedo pela manhã ou despertar pelo menos duas horas antes do planejado. *Compare com* **insônia inicial** e **insônia intermediária**.

inteligência: Capacidade de aprender e habilidade de recordar, integrar construtivamente e aplicar o que foi aprendido; capacidade de entender e pensar racionalmente.

intoxicação: Transtorno mental causado pela ingestão recente ou a presença no corpo de uma substância exógena produzindo comportamento mal-adaptativo em virtude dos seus efeitos no sistema nervoso central (SNC). As alterações psiquiátricas mais comuns envolvem perturbações da percepção, vigília, atenção, pensamento, julgamento, controle emocional e comportamento psicomotor; o quadro clínico específico depende da substância ingerida.

intropunição: Voltar a raiva para dentro, em direção a si mesmo. Comumente observado em pacientes deprimidos.

introspecção: Contemplar os próprios processos mentais para atingir *insight*.

introversão: Estado no qual as energias de uma pessoa são direcionadas para dentro de si mesma, com pouco ou nenhum interesse no mundo externo.

irritabilidade: Excitabilidade anormal ou excessiva, com raiva, aborrecimento ou impaciência facilmente desencadeados.

***jamais vu*:** Fenômeno paramnésico caracterizado por um falso sentimento de desconhecimento de uma situação real que já havia sido experimentada previamente.

julgamento: Ato mental de comparar ou avaliar escolhas dentro da estrutura de um determinado conjunto de valores com o propósito de eleger um curso de ação. Se o curso de ação escolhido estiver condizente com a realidade ou com padrões de comportamento adulto maduros, diz-se que o comportamento está *intacto* ou é *normal*; o julgamento é considera do *prejudicado* se o curso de ação escolhido for francamente mal-adaptativo, resultar de decisões impulsivas baseadas na necessidade de gratificação imediata ou, em outros aspectos, não está de acordo com a realidade conforme medida por padrões adultos maduros.

julgamento prejudicado: Capacidade diminuída de compreender uma situação corretamente e de agir apropriadamente.

la belle indiférence: Atitude inadequada de calma ou falta de preocupação com a própria incapacidade. Pode ser vista em pacientes com transtorno conversivo.

labilidade emocional: Responsividade emocional excessiva caracterizada por emoções instáveis e em rápida mudança.

latência do pensamento: Período de tempo entre um pensamento e sua expressão verbal. Aumentada na esquizofrenia (*veja* **bloqueio**) e reduzida na mania (*veja* **discurso pressionado**).

letologia: Esquecimento momentâneo de um nome ou substantivo próprio. *Veja também* **bloqueio**.

libido aumentada: Aumento no interesse e no impulso sexuais.

libido reduzida: Decréscimo no interesse e impulso sexual. (Libido aumentada está frequentemente associada à mania.)

logoclonia: Uso repetido da mesma palavra. *Veja também* **perseveração**.

logorreia: Discurso copioso, pressionado e coerente; fala excessiva incontrolável; observada em episódios maníacos de transtorno bipolar. Também chamada de *taquilogia*, *verbomania* e *volubilidade*.

luto: Sentimento de pesar ou desolamento, especialmente diante da morte ou perda de uma pessoa amada. Alteração no humor e no afeto consistindo de tristeza adequada diante de uma perda real; normalmente é autolimitado. *Veja também* **depressão** e **pesar**.

macropsia: Falsa percepção de que os objetos são maiores do que realmente são. *Compare com* **micropsia**.

maneirismo: Movimento involuntário arraigado e habitual.

mania: Estado de humor caracterizado por elação, agitação, hiperatividade, hipersexualidade e pensamento e fala acelerados (fuga de ideias). Encontrado no transtorno bipolar I. *Veja também* **hipomania**.

manipulação: Manobra feita pelos pacientes para obter o que se quer, característica das personalidades antissociais.

medo: Estado emocional desagradável, que consiste em alterações psicopatológicas em resposta a uma ameaça ou perigo realista. *Compare com* **ansiedade**.

melancolia: Estado depressivo grave. Usado no termo *melancolia involutiva* como um termo descritivo e também em referência a uma entidade diagnóstica distinta.

membro fantasma: Falsa sensação de que uma extremidade que foi perdida está, de fato, presente.

memória: Processo no qual o que é experimentado ou aprendido é estabelecido como um registro no sistema nervoso central (registro), onde persiste com um grau variável de permanência (retenção) e pode ser recordado ou recuperado do armazenamento segundo a sua vontade (recuperação). Para os tipos de memória, veja **memória imediata**, **memória de longo prazo** e **memória de curto prazo**.

memória de curto prazo: Reprodução, reconhecimento ou recordação de material percebido poucos minutos depois da apresentação inicial. *Compare com* **memória imediata** e **memória de longo prazo**.

memória de longo prazo: Reprodução, reconhecimento ou recordação de experiências ou informações que foram experimentadas em um passado distante. Também denominada *memória remota*. *Compare com* **memória imediata** e **memória de curto prazo**.

memória de passado recente: Recordação de eventos dos últimos meses.

memória imediata: Reprodução, reconhecimento ou lembrança de material percebido segundos após a apresentação. *Compare com* **memória de longo prazo** e **memória de curto prazo**.

memória recente: Recordação de eventos dos últimos dias.

memória remota: Recordação de eventos do passado distante.

metonímia: Distúrbio da fala comum na esquizofrenia no qual a pessoa afetada usa uma palavra ou expressão que está relacionada à palavra apropriada, mas não é a mais comumente utilizada; por exemplo, o paciente fala em consumir um cardápio em vez de uma refeição, ou se refere a perder um pedaço do fio da conversa em vez do fio da meada. *Veja também* **parafasia** e **aproximação de palavras**.

microcefalia: Condição na qual a cabeça é incomumente pequena em consequência de defeito no desenvolvimento cerebral e ossificação prematura do crânio.

micropsia: Falsa percepção de que os objetos são menores do que realmente são. Às vezes denominada *alucinação liliputiana*. *Compare com* **macroscopia**.

midríase: Dilatação das pupilas; às vezes ocorre como um efeito adverso autonômico (anticolinérgico) ou semelhante à atropina de alguns medicamentos antipsicóticos e antidepressivos.

mimetismo: Atividade da infância de movimentos imitativos simples.

monomania: Estado mental caracterizado por preocupação com um único assunto.

mutismo: Ausência orgânica ou funcional da faculdade da fala. *Veja também* **estupor**.

mutismo acinético: Ausência de movimento motor voluntário ou da fala em um paciente que está aparentemente alerta (conforme evidenciado pelo movimento dos olhos). Visto na depressão psicótica e em estados catatônicos.

narcisismo: Na teoria psicanalítica, dividido em tipo primário e secundário: narcisismo primário, a primeira fase infantil de desenvolvimento da relação objetal, quando a criança ainda não diferenciou o *self* do mundo externo, e todas as fontes de prazer são irrealisticamente reconhecidas como provenientes de dentro do *self*, dando à criança um falso senso de onipotência; narcisismo secundário, quando a libido, depois de vinculada a objetos de amor externos, é redirecionada de volta para o *self*. *Veja também* **pensamento autista**.

negação: Mecanismo de defesa no qual a existência de realidades desagradáveis é rechaçada; refere-se a manter fora do conhecimento consciente qualquer aspecto da realidade externa que, se reconhecido, produziria ansiedade.

negativismo: Oposição ou resistência verbal ou não verbal a sugestões e conselhos externos; comumente visto na esquizofrenia catatônica, na qual o paciente resiste a qualquer esforço de ser movimentado ou faz o oposto do que é pedido.

neologismo: Nova palavra ou expressão cuja derivação não pode ser compreendida; frequentemente visto na esquizofrenia. Também já foi usado para significar uma palavra que foi construída incorretamente, mas cujas origens são compreensíveis (p. ex., *sapato da cabeça* significando *chapéu*), porém tais construções são mais apropriadamente referidas como *aproximações de palavras*.

niilismo: Delírio de não existência do *self* ou parte do *self*; também se refere a uma atitude de total rejeição de valores estabelecidos ou extremo ceticismo referente a julgamentos morais e de valor.

ninfomania: Desejo insaciável, excessivo e anormal em uma mulher de ter relações sexuais. *Compare com* **satiríase**.

noese: Revelação na qual ocorre imensa iluminação em associação com uma noção de que o indivíduo foi escolhido para liderar e comandar. Pode ocorrer em estados maníacos e dissociativos.

obediência automática: Obediência estrita a comando sem julgamento crítico. A pessoa pode responder a uma voz interna, como na esquizofrenia, ou ao comando de outra pessoa, como na hipnose.

obsessão: Ideia, pensamento ou impulso persistente e recorrente que não pode ser eliminado da consciência pela lógica ou raciocínio; as obsessões são involuntárias e egodistônicas. *Veja também* **compulsão**.

orientação: Estado de consciência de si e do meio circundante em termos de tempo, espaço e pessoa.

panfobia: Medo devastador de tudo.

pânico: Ataque de ansiedade intenso e agudo associado à desorganização da personalidade; a ansiedade é extremamente intensa e acompanhada por sentimentos de desgraça iminente.

pantomima: Gesticulação; psicodrama sem o uso de palavras.

parafasia: Fala anormal na qual uma palavra é substituída por outra, a palavra irrelevante geralmente se parecendo com a requerida na morfologia, significado ou composição fonética; a palavra inapropriada pode ser uma palavra legítima usada incorretamente, como *trevo* em vez de *mão*, ou uma expressão bizarra sem sentido, como *trim* em vez de *trem*. O discurso parafásico pode ser visto em afasias orgânicas e em transtornos mentais como esquizofrenia. *Veja também* **metonímia** e **aproximação de palavras**.

paramnésia: Distúrbio da memória no qual realidade e fantasia são confundidas. É observada em sonhos e em certos tipos de esquizofrenia e transtornos mentais orgânicos; inclui fenômenos como *déjà vu* e *déjà entendu*, que podem ocorrer ocasionalmente em pessoas normais.

paranoia: Síndrome psiquiátrica rara marcada pelo desenvolvimento gradual de um sistema delirante altamente elaborado e complexo, geralmente envolvendo delírios persecutórios ou de grandeza, com outros poucos sinais de desorganização da personalidade ou transtorno do pensamento.

parapraxia: Ato errôneo, como um ato falho ou a colocação errada de um artigo. Freud atribuiu as parapraxias a motivações inconscientes.

paresia: Fraqueza ou paralisia parcial de origem orgânica.

parestesia: Sensação tátil espontânea anormal, como queimadura, formigamento ou sensação de alfinetes e agulhas.

pavor: Ansiedade massiva ou generalizada, geralmente relacionada a um perigo específico.

pensamento abstrato: Pensamento caracterizado pela capacidade de compreender os aspectos essenciais de um todo, dividir o todo em suas partes e discernir as propriedades comuns. Pensar simbolicamente.

pensamento autista: Pensamento no qual os conteúdos são em grande parte narcisistas e egocêntricos, com ênfase na subjetividade em vez de na objetividade e sem consideração da realidade; usado de forma intercambiável com autismo e dereísmo. Visto na esquizofrenia e em transtorno autista.

pensamento concreto: Pensamento caracterizado por coisas, eventos e experiência imediata reais em vez de abstrações; visto em crianças pequenas, naqueles que perderam ou nunca desenvolveram a capacidade de generalizar (como em certos transtornos mentais cognitivos) e em pessoas esquizofrênicas. *Compare com* **pensamento abstrato**.

pensamento ilógico: Pensamento contendo conclusões errôneas ou contradições internas; é psicopatológico somente quando acentuado e não causado por valores culturais ou déficit intelectual.

pensamento mágico: Uma forma de pensamento dereístico; pensamento similar ao da fase pré-operatória em crianças (Jean Piaget), na qual pensamentos, palavras ou ações assumem um poder (p. ex., causar ou prevenir eventos).

pensamentos audíveis: Uma forma de alucinação auditiva na qual tudo o que o paciente pensa ou fala é repetido pelas vozes. Também conhecidos como ecos do pensamento.

percepção: Conhecimento consciente de elementos no ambiente por meio do processamento mental de estímulos sensoriais; por vezes usada em um sentido mais amplo para se referir ao processo mental pelo qual todos os tipos de dados, intelectuais, emocionais e sensoriais, são organizados de forma significativa. *Veja também* **apercepção**.

perseveração: (1) Repetição patológica da mesma resposta a estímulos diferentes, como na repetição da mesma resposta verbal a perguntas diferentes. (2) Repetição persistente de palavras ou conceitos específicos no processo da fala. Vista em transtornos cognitivos, esquizofrenia e outras doenças mentais. *Veja também* **verbigeração**.

pesar: Síndrome após a perda de uma pessoa amada, consistindo de preocupação com o indivíduo perdido, choro, tristeza e revivência repetida das lembranças. *Veja também* **luto**.

pica: Avidez e ingesta de substâncias que não são alimentos, como tinta e argila.

pobreza de conteúdo do discurso: Discurso adequado na quantidade, mas que transmite pouca informação devido a frases vagas, vazias ou estereotipadas.

pobreza do discurso: Restrição da quantidade do discurso usado; as respostas podem ser monossilábicas. *Veja também* **discurso lacônico**.

polifagia: Comer excessivo patológico.

postura catatônica: Adoção voluntária de uma postura inapropriada ou bizarra, geralmente mantida por longos períodos de tempo. Pode mudar inesperadamente com a excitação catatônica.

preocupação do pensamento: Centralização do conteúdo do pensamento em uma ideia particular, associada a um forte tom afetivo, como uma tendência paranoide ou uma preocupação suicida ou homicida.

processo primário do pensamento: Em psicanálise, a atividade mental relacionada diretamente às funções do *id* e característica de processos mentais inconscientes; marcado por pensamento pré-lógico primitivo e pela tendência a procurar descarga imediata e gratificação das demandas instituais. Inclui pensamento dereístico, ilógico, mágico; normalmente encontrado em sonhos, e anormalmente na psicose. *Compare com* **processo secundário do pensamento**.

processo secundário do pensamento: Em psicanálise, a forma de pensamento que é lógica, organizada, orientada para a realidade e influenciada pelas demandas do ambiente; caracteriza a atividade mental do ego. *Compare com* **processo primário do pensamento**.

projeção: Mecanismo de defesa inconsciente no qual as pessoas atribuem a outra pessoa ideias, pensamentos, sentimentos e impulsos geralmente inconscientes que são em si indesejáveis ou inaceitáveis como uma forma de se proteger da ansiedade que surge de um conflito interno; ao externalizar tudo o que é inaceitável, elas lidam com isso como uma situação separada delas.

prosopagnosia: Incapacidade de reconhecer rostos familiares que não é devida a acuidade visual ou nível de consciência prejudicados.

pseudociese: Condição rara na qual uma paciente não grávida tem os sinais e sintomas de gravidez, tais como distensão abdominal, aumento das mamas, pigmentação, cessação da menstruação e enjoo matinal.

pseudodemência: (1) Transtorno semelhante à demência que pode ser revertido por tratamento adequado e não é causado por doença cerebral orgânica. (2) Condição na qual os pacientes apresentam indiferença exagerada ao seu entorno na ausência de um transtorno mental; também ocorre na depressão e em transtornos factícios.

pseudologia fantástica: Transtorno caracterizado por mentira incontrolável em que os pacientes elaboram extensas fantasias que comunicam livremente e atuam.

psicose: Transtorno mental no qual os pensamentos, a resposta afetiva, a capacidade de reconhecer a realidade e a capacidade de se comunicar e se relacionar com os outros estão suficientemente prejudicados para interferir na capacidade de lidar com a realidade; as características clássicas da psicose são teste de realidade prejudicado, alucinações, delírios e ilusões.

psicótico: (1) Pessoa que experimenta psicose. (2) Denotando ou característico de psicose.

racionalização: Mecanismo de defesa inconsciente no qual o comportamento, os motivos ou os sentimentos irracionais ou inaceitáveis são logicamente justificados ou tornados conscientemente toleráveis por meios plausíveis.

reação catastrófica: Estado emocional extremo caracterizado por inquietação, irritabilidade, choro, ansiedade e falta de cooperação. Vista em pacientes que tiveram um AVC.

recordar: Processo de trazer à consciência memórias armazenadas. *Ver também* **memória**.

regressão: Mecanismo de defesa inconsciente no qual uma pessoa tem um retorno parcial ou total a padrões precoces de adaptação; observada em muitas condições psiquiátricas, particularmente na esquizofrenia.

remoção do pensamento: Delírio de que pensamentos estão sendo removidos da mente do indivíduo por outras pessoas ou forças. *Veja também* **transmissão do pensamento**.

repressão: Termo de Freud para um mecanismo de defesa inconsciente no qual conteúdos mentais inaceitáveis são banidos ou mantidos fora da consciência; importante no desenvolvimento psicológico normal e na formação de sintomas neuróticos e psicóticos. Freud reconheceu dois tipos de repressão: (1) repressão propriamente dita, na qual o material reprimido já esteve no domínio consciente e (2) repressão primária, na qual o material reprimido nunca esteve no domínio consciente. *Compare com* **supressão**.

resposta irrelevante: Resposta que não responde à pergunta.

retardo mental: Funcionamento intelectual geral abaixo da média que se origina no período desenvolvimental e está associado a prejuízo na maturação e aprendizagem e mau ajustamento social. O retardo é comumente definido em termos do quociente de inteligência (QI): leve (entre 50 e 55 até 70), moderado (entre 35 e 40 até entre 50 e 55), grave (entre 20 e 35 até entre 35 e 40) e profundo (abaixo de 20 a 25).

rigidez: Em psiquiatria, a resistência de uma pessoa à mudança, um traço de personalidade.

rigidez catatônica: Posição motora fixa e mantida que é resistente à mudança.

rigidez muscular: Estado no qual os músculos permanecem imóveis; vista na esquizofrenia.

ritual: (1) Atividade formalizada praticada por uma pessoa para reduzir a ansiedade, como no transtorno obsessivo-compulsivo. (2) Atividade cerimonial de origem cultural.

rotação: Sinal presente em crianças autistas que giram continuamente na direção para onde sua cabeça está voltada.

ruminação: Preocupação constante com o pensamento sobre uma ideia ou tema, como no transtorno obsessivo-compulsivo.

salada de palavras: Mistura incoerente, essencialmente incompreensível, de palavras e expressões comumente vista em casos avançados de esquizofrenia. *Veja também* **incoerência**.

satiríase: Necessidade ou desejo sexual mórbido insaciável em um homem. *Compare com* **ninfomania**.

sensório: Centro sensorial hipotético no cérebro que é envolvido com a clareza da consciência sobre si mesmo e seu entorno, incluindo a capacidade de perceber e processar eventos em curso à luz de experiências passadas, opções futuras e circunstâncias atuais; por vezes usado de forma intercambiável com *consciência*.

simbolização: Mecanismo de defesa inconsciente no qual uma ideia ou objeto significa outro devido a algum aspecto ou qualidade comum em ambos; baseada em semelhança e associação; os símbolos formados protegem a pessoa da ansiedade que pode estar associada à ideia ou objeto original.

simulação: Fingimento de doença para alcançar um objetivo específico, por exemplo, evitar uma responsabilidade desagradável.

simultanagnosia: Prejuízo na percepção ou integração de estímulos visuais que aparecem simultaneamente.

sinais negativos: Na esquizofrenia: afeto embotado, alogia, abulia e apatia.

sinais positivos: Na esquizofrenia: alucinações, delírios e transtorno do pensamento.

sinais vegetativos: Na depressão, denotando sintomas característicos como distúrbio do sono (especialmente o despertar muito cedo pela manhã), redução do apetite, constipação, perda de peso e perda da resposta sexual.

sinestesia: Condição na qual a estimulação de uma modalidade sensorial é percebida como sensação em uma modalidade diferente, como quando um som produz uma sensação de cor.

somatopagnosia: Incapacidade de reconhecer uma parte do próprio corpo como sua (também denominada *ignorância do corpo* ou *autotopagnosia*).

sonolência: (1) Estado de consciência prejudicada associado a um desejo ou inclinação a dormir. (2) Sonolência ou sono patológico do qual a pessoa pode ser despertada até um estado normal de consciência.

sublimação: Mecanismo de defesa inconsciente no qual a energia associada a impulsos ou ímpetos inaceitáveis é desviada para canais pessoal e socialmente aceitáveis; ao contrário de outros mecanismos de defesa, oferece alguma gratificação mínima do ímpeto ou impulso instintual.

substituição: Mecanismo de defesa inconsciente no qual uma pessoa substitui um desejo, impulso, emoção ou objetivo inaceitável por um que seja mais aceitável.

sugestibilidade: Estado de concordância sem crítica a uma influência, ou aceitação sem crítica de uma ideia, crença ou atitude; comumente observada entre pessoas com traços histéricos.

supressão: Ato consciente de controlar e inibir um impulso, emoção ou ideia inaceitável; diferenciada da repressão, na medida em que a repressão é um processo inconsciente.

tangencialidade: Maneira indireta, digressiva ou até mesmo irrelevante de falar na qual a ideia central não é comunicada.

tensão: Excitação psicológica ou psíquica, inquietação ou pressão para a ação; uma alteração desagradável no estado mental ou físico que busca alívio por meio da ação.

teste de realidade: Função egoica fundamental que consiste em ações experimentais que testam e avaliam objetivamente a natureza e os limites do ambiente; inclui a habilidade de diferenciar entre o mundo externo e o mundo interno e de julgar com precisão a relação entre o *self* e o ambiente.

transe: Estado semelhante ao sono, com consciência e atividade reduzidas.

transmissão do pensamento: Sentimento de que os pensamentos do indivíduo estão sendo transmitidos ou projetados no ambiente. *Veja também* **remoção do pensamento**.

transtorno do pensamento: Qualquer perturbação do pensamento que afete a linguagem, a comunicação ou o conteúdo do pensamento; característica essencial da esquizofrenia. As manifestações variam desde bloqueio simples e circunstancialidade leve até afrouxamento profundo das associações, incoerência e delírios; caracterizado por uma falha em seguir as regras semânticas e sintáticas, incompatível com a educação, inteligência ou origem cultural da pessoa.

transtorno do pensamento formal: Perturbação na forma de pensamento em vez de no conteúdo do pensamento; pensamento caracterizado por associações frouxas, neologismos e construtos ilógicos; o processo do pensamento é desordenado, e a pessoa é definida como psicótica. Característico da esquizofrenia.

transtorno mental: Doença psiquiátrica ou enfermidade cujas manifestações são caracterizadas primariamente por prejuízo comportamental ou psicológico da função, medida em termos de desvio de algum conceito normativo; associado a sofrimento ou doença, não apenas a uma resposta esperada a um evento particular ou limitado a relações entre uma pessoa e a sociedade.

transtornos de tique: Transtornos predominantemente psicogênicos caracterizados pelo movimento estereotipado espasmódico involuntário de pequenos grupos de músculos; vistos predominantemente em momentos de estresse ou ansiedade, raramente em consequência de doença orgânica.

tremor: Alteração rítmica no movimento, que geralmente é mais rápida do que um movimento por segundo; tipicamente, os tremores diminuem durante períodos de relaxamento e sono e aumentam durante períodos de raiva e aumento da tensão.

turvamento da consciência: Perturbação da consciência na qual a pessoa não está completamente consciente, alerta e orientada. Ocorre no *delirium*, demência e transtorno cognitivo.

união mística: Sentimento de unidade mística com uma força infinita.

verbigeração: Repetição sem sentido e estereotipada de palavras ou expressões, conforme visto na esquizofrenia. Também denominada *catafasia*. *Veja também* **perseveração**.

vergonha: Falha em corresponder às próprias expectativas; frequentemente associada à fantasia de como a pessoa será vista pelos outros. *Veja também* **culpa**.

vertigem: Sensação de que a pessoa ou o mundo a sua volta está girando; uma característica essencial da disfunção vestibular, não deve ser confundida com tontura.

xenofobia: Medo anormal de pessoas estranhas.

zoofobia: Medo anormal de animais.

zumbido: Ruídos em um ou em ambos os ouvidos, como um som de campainha, zumbido ou clique; efeito adverso de algumas drogas psicotrópicas.

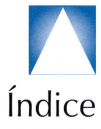

Índice

Números de páginas seguidos por *f* indicam figuras, números de páginas seguidos por t indicam tabelas e números de páginas em negrito indicam discussões principais.

11/09/2001
    impacto nas crianças, 1319-1323
    TEPT relacionado ao, 443
2-araquidonilglicerol (2-AG)
    ação neuroprotetora do, 60-61
    estrutura do, 57-58*f*
    neurotransmissão do, 59*f*
3-metóxi-4-hidroxifenilglicol (MHPG), 40-41, 509, 613, 692, 761
5-hidroxitriptamina
    interações medicamentosas, 512-513
    para TOC, 425, 1264-1265
    turnover, 390
5-hidroxitriptofano (5-HT). *Veja também* Serotonina
    características, 1051*t*
    subtipos, 41-43
    usos psiquiátricos de, 798*t*

A

A busca de significado do homem (Frankl), 177
A história da vida e o momento histórico (Erikson), 167-168
A interpretação dos sonhos (Freud), 153
A mente humana (Menninger), 182
A verdade de Gandhi (Erikson), 167-168
AA. *Veja* Alcoólicos Anônimos (AA)
AACAP. *Veja* American Academy of Child and Adolescent Psychiatry
AAIDD. *Veja* American Association on Intellectual and Developmental Disability
AAMR. *Veja* American Association on Intellectual and Developmental Disability
Abandono
    aspectos éticos, 1397*t*
    medo de, 495, 1283, 1331, 1354, 1358
Abdome
    na encoprese, 1214-1215
    na síndrome metabólica, 523-524
    reflexos ao nascer, 1086
    sinais de transtorno factício, 495
Abelhas, comunicação das, 134
Abnormal Involuntary Movement Scale (Escala de Movimentos Anormais Involuntários) (AIMS), 205-206, 927*t*
Aborto
    contracepção e, **836, 838-840**
    espontâneo, 833-834
    estupro e, 784
    induzido, 834
    na adolescência, 1104-1105
    reações emocionais e, 285, 838-840
    reações psicológicas, 838-840
    taxas de, 1104-1105
    técnicas, 838*t*
    tipos de, 838*t*
Abortos, 838
Abraham, Karl, 174, 354, 381, 465, 611
Ab-reação, 445, 463, 860-861*t*, 884
Absorção de anfetamina, 1033-1034
Abstinência. *Veja também Drogas específicas*
    abuso de substância, 622
    crises convulsivas, 630
    de álcool, 630-631
    definição de, 617*t*, 622
    grave, 637
    opioide, 663, 663*t*
    prolongada, 637
Abstinência de substância, 622
    aspectos do tratamento, 785*t*
    definição de, 1276-1277
    manifestações iniciais, 785*t*
Abuso. *Veja também Tipos específicos de abuso*
    definição, 617*t*
    história de, 199
    lembranças recuperadas de, 1390*t*
Abuso de drogas. *Veja também Drogas específicas*
    condicionamento pavloviano e, 103
    estudos toxicológicos, 268
    procura por drogas, 814
    simulação de doença e, 814
Abuso de idoso, definição, 1349-1351
Abuso de laxativos, 884
Abuso de múltiplas substâncias, adolescente, 1275-1276
Abuso de substância
    adolescente, 1273
        características clínicas, 1276-1277
        comorbidades, 1275-1277
        diagnóstico, 1276-1277
        epidemiologia, 1274-1276
        estudo de caso, 1278-1279
        etiologia, 1275-1277
        tratamento, 1276-1278, 1304-1305
    distimia e, 383
    drogas psicotrópicas e, 922
    esquizofrenia e, 302
    história de, 199
    incidência, 617, 617*f*, 618*f*
    infecções pelo HIV relacionadas a, 734-735
    neuroesteroides e, 62-63
    psicoterapias e, 900
    raça/etnia e taxas de, 141-142
    relacionado a agressão sexual, 829-830
    risco de suicídio e, 764-765
    transtorno da personalidade antissocial vs., 749
    transtorno factício e, 495
    transtornos alimentares e, 512-513
    transtornos ciclotímicos e, 384
    transtornos do humor e, 365
Abuso de tolueno
    aspectos do tratamento, 785*t*
    manifestações iniciais, 785*t*
Abuso em ritual, 1314-1315
Abuso emocional, 1314-1315
Abuso físico
    de crianças
        clínicas, 1314-1316
        entrevistas com crianças sob, 1318-1319
        estratégias de prevenção, 1318-1319
        estratégias de tratamento, 1318-1319
        etiologia do, 1314-1315
        processo de avaliação, 1317-1319
    definição de, 1314-1315
Abuso infantil, 1313-1320
    aspectos do tratamento, 780*t*
    aspectos forenses, 1305
    comportamento antissocial adulto e, 818
    físico, 787
    história de, 826
    lembranças recuperadas, 1390*t*
    manifestações iniciais, 780*t*
    perpetradores de, 1314-1315
    relato de, 1383
    sexual, 787
    transtorno da conduta e, 1249
    transtornos de apego e, 100
Abuso por parte do marido, 826
Abuso sexual
    de crianças
        aspectos do tratamento, 782*t*
        entrevistas com crianças, 1318-1319
        estudo de caso, 1316-1318
        etiologia do, 1314-1315
        extrafamiliar, 1316-1317
        fases do, 1316-1317
        manifestações iniciais, 882*t*
        processo de avaliação, 1317-1319
    definição de, 1314-1315
    intrafamiliar, 1315-1317
    situações de entrevista, 777-778
Abuso verbal, 1314-1315
Acamprosato, 968
    alcoolismo, 47-48, 623, 639
    dosagem, 638*t*, 968
    efeitos adversos, 638*t*, 968
    efeitos colaterais, 638*t*
    mecanismo de ação, 638*t*
    na abstinência alcoólica, 637, 968
    precauções, 638*t*

1420 Índice

Acatisia
    aripiprazol e, 913
    aspectos do tratamento, 780t
    drogas que atuam nos receptores GABA para, 950-951
    esquizofrenia e, 318
    induzida por medicação, 297-298, 926
    induzida por neurolépticos, 933-934
        anti-histamínicos para, 943
        tratamento da, 936-937
    manifestações iniciais, 780t
tardia, 927
Acebutolol, dosagens, 934-935
Aceitação, pacientes terminais, 1352
Acesso a assistência à saúde, 1375-1376
Acetaminofeno
    durante a gravidez, 841t
    necrose hepática e, 269-270
    para dores de cabeça relacionadas a ECT, 1071-1072
Acetato de ciproterona, 592, 599
Acetato de levometadil (ORLAAM), 623, 680
Acetato de medroxiprogesterona, 592
Acetazolamida
    efeitos colaterais, 532, 1063-1064
    interações medicamentosas, 938-939, 988, 1043
    para apneia do sono, 552
Acetil coenzima A (ACoA), 40-41
Acetil L-carnitina
    características, 1050t
    mecanismos de ação, 1052t
    usos psiquiátricos da, 797t
Acetilcisteína, 269-270
Acetilcolina (ACh)
    demência de Alzheimer e, 706
    esquizofrenia e, 303
    função da, 38-39
    metabolismo da, 40-41
    síntese durante *delirium*, 699
    sono e, 535
    transtornos do humor e, 350
Achenbach, Thomas, 257
Achenbach Child Behavior Checklist, 257, 1110-1112
Acidentes
    adultos idosos e, 1337
    deficiência após, 1401t
    distúrbios do sono e, 302
    esquizofrenia e, 302
    mortes de adolescentes e, 1105-1106, 1274-1275, 1307-1308, 1354
    TDAH e, 1174-1175
    TEPT após, 437, 1222-1223
    traumatismo craniano e, 1128-1129
    uso de maconha e, 1276-1277
vasculares cerebrais, 176
Ácido 5-hidroxiindoleacético (5-HIAA), 39-40, 608, 613
    risco de suicídio e, 766-767, 767f
    transtornos da personalidade e, 743
Ácido α-linolênico (ALA), 60-62
Ácido araquidônico, 56-58
Ácido desoxirribonucleico (DNA), envelhecimento do, 1334
Ácido docosaexaenoico (DHA), 60-62
    características, 1050t
    usos psiquiátricos do, 797t
Ácido eicosapentaenoico (EPA), 60-62
Ácido etil-eicosapentaenoico (E-EPA), 60-62
Ácido γ-aminobutírico (GABA)
    ansiedade e, 390
    esquizofrenia e, 303
    evitação de danos e, 761
    função do, 44-45
    secreção interneurônios, 21
    transtornos do humor e, 350
Ácido glutâmico, 43-44

Ácido glutâmico descarboxilase (GAD), 44-45
Ácido homovanílico (HVA), 40-41
Ácido retinoico, neurulação e, 19
Ácidos graxos essenciais, 60-61
Ácidos graxos ômega-3, 60-62
    efeitos psicoativos, 1057t
    mecanismos de ação, 1052t
Ácidos graxos ômega-6, 60-62
Ackerman, Nathan, 866-867
Acloridria, 628
Ações instrumentais, 108-110
Acolhimento familiar
    aspectos psicológicos do, 1310-1312
    competência cultural em, 1310-1311
    cuidados por parentes e, 1309-1311
    demografia do, 1309-1310
    epidemiologia do, 1309-1310
    estudos de caso, 1310-1312
    incidência de, 1309-1310
    necessidade de, 1309-1310
    resultados, 1311-1312
    terapêutico, 1310-1311
Aconselhamento genético, **901-908**
    componentes do, 902-904, 903-904t
    comunicação de riscos, 904
    definições, 901
    saúde mental e, 901-903
    tomada de decisão, 904
Aconselhamento precoce, descrição de, 208-209
Aconselhamento psicossocial, 904-908
    estudo de caso, 904
Acromatopsia central, 6
Actigrafia, 562
Aculturação
    estudo de caso, 819
    identidade pessoal e, 139
    migração e, **140-145**
    pesquisa em, 144-145
    problemas na, 811, 819
Acupressão, 792-793
Acupuntura, 792-793
Adaptação, no casamento, 822-823
Addiction Severity Index (Índice de Severidade de Adição) (ASI), 232-233
Adequação parental, descrição de, 1093-1094
Adesão, educação do paciente e, 899
Adição. Veja também *Drogas específicas*
    definição de, 616, 617t
    história de, 199
Adição sexual, 590-592
Adição sexual, sinais de, 591t
Aditos, definição, 616
Adler, Alfred, 174-175, 175f
Adoções, **1309-1313**
    adoção precoce vs. tardia, 1312-1313
    buscas do genitor biológico, 1312-1313
    desenvolvimento pais-filhos e, 1329
    epidemiologia das, 1312-1313
    história de, 1311-1313
    incidência de, 1309-1310
    internacionais, 1312-1313
    reunião com genitor biológico, 1309-1310, 1312-1313
    transraciais, 1310-1311
Adoções fechadas, 1311-1313
Adolescência. Veja também Adolescentes
    componentes da, 1101-1104
    desenvolvimento durante a, **1099-1108**
    desenvolvimento físico, 1101-1103
    estágios da, 1100-1102
        estudo de caso, 1100-1101
    luto durante, 1357-1358
    maturidade sexual, 1102-1103t
    normal, 1099-1101
    testes de inteligência, 1116-1117
    transição para a fase jovem adulta, 1325

Adolescent Drug and Alcohol Diagnostic Assessment (Avaliação Diagnóstica do Abuso e Dependência de Álcool e Drogas em Adolescentes) (ADAD), 1278
Adolescent Problem Severity Index (Índice de Severidade dos Problemas do Adolescente) (APSI), 1278
Adolescentes. Veja também Adolescência
    atitudes em relação à morte, 1354
    avaliação de, 250-252, 1109-1110, 1301-1303
    Child and Adolescent Psychiatric Assesment (Avaliação Psiquiátrica de Crianças e de Adolescentes), 1110-1111
    crises
        aspectos do tratamento, 780t
        manifestações iniciais, 780t
    depressão em, 361
    disforia de gênero e, 602-604
    entrevistas, 1302-1303
        estudos de caso, 1302-1303
    ferramentas de avaliação, 1115t-1116t
    hospitalização, 1231-1232
    lítio para, 987
    mania em, 364, 1236-1236
    obesidade em, 522
    TEPT em, 1222-1227
    terapia de grupo para, 1289-1290
    trabalhadores, 816-817
    transtornos da adaptação em, 446
    transtornos de ansiedade em, 1256-1257
    transtornos dissociativos de identidade, 459
    tratamento de, 1303-1304
Adrenocorticotrofinas, 63-64
Adrenoleucodistrofia, **1124-1126**
Adultério, 1333
Adultos. Veja também Pessoas idosas
    abuso de, 824-830
    atitudes em relação à morte, 1354
    avaliação intelectual de, 236-246
    disforia de gênero, 600
    emergências psiquiátricas, 774-785
Adultos idosos. Veja Pessoas idosas
Aerofagia, 479, 480t, 927
Afasia de Broca, 11-12, 237
    pacientes idosos, 1343
Afasia de condução, 237
Afasia de Wernicke, 237, 1343
Afasia expressiva. Veja Afasia de Broca
Afasia fluente. Veja Afasia de Wernicke
Afasia global, 237, 1343
Afasia não fluente. Veja Afasia de Broca
Afasias
    causas de, 12-13
    descrição de, 11
    na demência, 713-715
Afastamento social, 746
Afeto. Veja também Humor
    avaliação infantil, 1113-1114
    avaliação inicial do, 201
    em sonhos, 154
    esquizofrenia e, 14-15
    instabilidade do, 1158
    na depressão, 365
    pacientes maníacos, 367
    pessoas com mais de 65-66 anos de idade, 1343
    transtorno do espectro autista e, 1158
Afirmações julgadoras, 208-209
Afonia, histérica, 284
African Comission on Human and People's Rights (Comissão Africana dos Direitos Humanos e dos Povos), 1404-1405
Afro-americanos
    crianças em acolhimento familiar, 1310-1311
    depressão em, 142-143
    mortes por agressão, 824
    pacientes psiquiátricos, 142-143
    risco de violência, 824

taxas de depressão, 141-142
taxas de esquizofrenia, 141-142
uso de drogas ilícitas, 618
Afrodisíacos, 588
Age Discrimination in Employment Act of 1967 (Lei Contra Discriminação por Idade no Emprego de 1967), 1341
Agência, bem-estar subjetivo e, 128-129
Agentes α-agonistas, em crianças, 1296-1300
Agentes antiadrenérgicos, para TEPT pediátrico, 1226
Agentes antiansiedade, disfunção sexual e, 584-586. *Veja também* Ansiolíticos
Agentes anticolinérgicos, 936-937
    diretrizes clínicas, 936-937
    disfunção sexual e, 584-586
    dosagens, 936-937, 936-937t
    indicações terapêuticas, 936
    interações medicamentosas, 936-937
    intoxicação
        aspectos do tratamento, 781t
        síndrome de Korsakoff, 781t
    muscarínicos
        pré-ECT, 1068-1069
    precauções, 936-937
    reações adversas, 936-937
    toxicidade
        tratamento para, 701-704
Agentes anticonvulsivantes, **937-942**. *Veja também Agentes específicos*
    comumente usados, 727t
    exposição pré-natal a, 1084
    intoxicação
        aspectos do tratamento, 781t
        manifestações iniciais, 781t
    para TEPT, 445
    para transtorno da personalidade *borderline*, 751
    para transtornos dissociativos de identidade, 461
Agentes antidepressivos. *Veja também Agentes específicos*
    características dos, 375t
    disfunção sexual e, 583-585
    dosagens, 375t
    efeitos colaterais, 375t, 376
    eficácia dos, 377t-378t
    ideação suicida e, 913, 1231-1232, 1260
    para TEPT pediátrico, 1226
    para transtornos de despersonalização, 456
    para transtornos do humor, 349
    para transtornos dolorosos, 498
    peso corporal e, 525-526t
    potencialização
        antagonistas dos receptores b-adrenérgicos para, 933-934
    privação de sono combinada com, 374
    sistema imunológico e, 71-72
    toxicidade dos, 270
    uso em crianças
        efeitos adversos, 1300-1302, 1300-1301t
Agentes antimaníacos, eficácia dos, 377t-378t
Agentes antipsicóticos. *Veja também Agentes específicos*
    convencionais, 1297
    de segunda geração, 1297
    disfunção sexual e, 583-585, 583-585t
    efeitos adversos dos, 285
    efeitos colaterais, 320-321
    eficácia no TOC, 429
    monitoramento da saúde, 320-325
    não adesão a, 319
    peso corporal e, 525-526t
    síndrome metabólica e, 532t
    toxicidade, 270
    uso em crianças, 1297, 1301-1302
Agentes antirretrovirais, 734-735t
Agentes espermicidas, 837t

Agentes estabilizadores do humor, 35-36
    eficácia dos, 377t-378t
    peso corporal e, 525-526t
    toxicidade dos, 270
    uso em crianças, 1300-1301
Agentes noradrenérgicos, para transtornos de tiques, 1205-1206
Agitação
    antagonistas dos receptores de dopamina para, 973
    benzodiazepínicos para, 319
    entrevistas psiquiátricas, 210-211
    risco de suicídio e, 500
Agnosia auditiva, 6-7
Agnosia dos dedos, avaliação, 265
Agnosia para cores, 6
Agnosia tátil, 5
Agnosia visual, 1343
Agnosia visual aperceptiva, 6
Agnosia visual associativa, 6
Agnosias
    auditivas, 6-7
    de cor, 6
    de dedos, 265
    na demência, 713-715
    tátil, 5
    tipos de, 1343
    visuais, 1343
    visuais aperceptivas, 6
    visuais associativas, 6
Agomelatina, 992
Agonistas, definição de, 912t
Agonistas colinérgicos, 350
Agonistas de receptores β-adrenérgicos, 929-933
Agonistas dos receptores α-adrenérgicos
    efeitos colaterais de, 1178-1179
    para TDAH, 1178-1179
    uso psiquiátrico de, **929-933**
Agonistas dos receptores de dopamina, **969-972**
    ações farmacológicas, 969
    características, 979t
    concentrações plasmáticas, 980
    contraindicações, 978
    diretrizes clínicas, 970, 978-980
    dosagem, 970, 978-980
    escolha da droga, 980-981
    indicações terapêuticas, 969
    interações medicamentosas, 970, 976-978, 977t
    interferências laboratoriais, 970, 978
    precauções, 969-970
    preparações, 970t
    reações adversas, 969-970
Agonistas dos receptores opioides, **1000-1004**
    diretrizes clínicas, 1003-1004
    dosagens, 1003-1004
    interações medicamentosas, 1003
    interferências laboratoriais, 1003
    precauções, 1002-1003
    reações adversas, 1002-1003
    síndromes de abstinência, 1003
    superdosagem, 1003
Agonistas inversos, 912t
Agonistas parciais, definição de, 912t
Agorafobia, **398-400**, 399t
    aspectos do tratamento, 780t
    classificação de, 293
    experiência de terrorismo e, 1320-1321
    manifestações iniciais, 780t
Agrafia, descrição de, 1190
Agramatismo, 237
Agranulocitose
    antagonistas dos receptores de dopamina e, 975
    aspectos do tratamento, 780t, 782t
    carbamazepina e, 961-962
    clozapina e, 1029-1030
    manifestações iniciais, 780t, 782t

Agressão, **862-863, 933-934**. *Veja também Transtornos específicos*
    antagonistas do receptor b-adrenérgico para, 933-934
    aspectos da terapia de grupo, 862-863
    benefícios evolutivos da, 131
    definição etológica da, 133t
    em crianças, 930
    estudo de Lorenz, 133
    medo e, 14-15
    passiva, 744
    pediátrica, 1295-1302
    teoria dual dos instintos e, 155
    testosterona e, 65-66
    transtorno da conduta e, 1250-1252
Agressão reativa/afetiva/defensiva/impulsiva (RADI), 1308-1309
Agressões
    avaliações iniciais, 829-830
    hospitalização após, 829-830
    risco de, 824
    segurança da vítima, 829-830
        aspectos legais, 830
    sequelas de, 829-830
    tratamento da vítima, 830
Agressões sexuais, adolescentes, 1106-1107
Agressores sexuais, juvenis, 1107-1108t
Água, medo de, 878t
Aichhorn, August, 608
Ainsworth, Mary, 98-99, 1092, 1218-1219
Alanina aminotransferase (ALT), 269-270, 272, 628
Alcalose, anorexia e, 512-513
Álcool
    abstinência, 630-631
        antagonistas do receptor b-adrenérgico para, 933-934
        manifestações iniciais, 781t
        terapia medicamentosa, 631t
        tratamento da, 781t, 930
    abuso
        adolescente, 1274-1277
        blecautes, 720
        demência persistente induzida por, 715
        distimia e, 383
        estudos de toxicologia, 268-270
        identificação de, 199
        neuroimagem em, 279
        transtornos ciclotímicos e, 384
    adolescente, 1104-1105
    amnésia retrógrada e, 719
    convulsões
        aspectos do tratamento, 780t
        manifestações iniciais, 780t
    dependência
        fatores genéticos na, 621-622
        IRMf na, 281
        medicações para, 638-639, 638t
        MRS na, 280
        risco de suicídio e, 765
        subtipos de, 629
        transtornos do humor e, 365
    disfunção sexual e, 582-586
    drogas psicotrópicas e, 922
    efeitos do, 626-628
    epidemiologia, 624t
    intoxicação, 629-630, 629t
        aspectos do tratamento, 780t
        idiossincrática, 634
        manifestações iniciais, 780t
        terapia medicamentosa, 631t
    manifestações iniciais, 780t
    regulação do receptor GABA pelo, 62-63
    síndrome alcoólica fetal e, 1084-1086
Álcool no sangue, prejuízos, 630t
Alcoólicos Anônimos (AA), 199, 639

1422 Índice

Alcoolismo
  deficiência de ácido fólico e, 799
  disfunção GABAérgica e, 47-48
Alcoolismo antissocial, 629
Alcoolismo de afeto negativo, 629
Alcoolismo desenvolvimentalmente cumulativo, 629
Alcoolismo desenvolvimentalmente limitado, 629
Alecrim, 794*t*
Alegações de negligência, elementos de, 1381
Além do Princípio do Prazer, 155-156
Alergias, medicação, 199-200
Alexander, F.M., 793
Alexander, Franz, 17, 175, 175*f*, 478, 854, 867-868
Alexia de desenvolvimento. *Veja* Transtornos específicos da aprendizagem, com deficiência de leitura
Alexitimia, 479
Alfa-fetoproteína, 1084
Alfa-sinucleinopatias, 3
Alface selvagem (*Lactuca, Virosa*), 1059*t*
Alimentos médicos. **1052**, 1052*t*
Allport, Gordon, 175-176, 175*f*
Alopregnanolona, 62-63
Alprazolam, 390
  absorção de, 947-948
  abstinência, 919, 951-952
  meia-vida do, 949-950
  para transtorno da personalidade *borderline*, 751
  para transtorno de ansiedade social, 407
  para transtorno de pânico, 396
  potência, 917
Alprostadil, 587, 588, 932
Alterações da glicose, 914
Alterações do humor perimenstruais, 285
Alterações neuropsiquiátricas, envelhecimento e, 1336*t*
Altruísmo, 162*t*
  benefícios evolutivos do, 131
  definição de, 131
  descrição de, 129
  suicídio e, 766
  terapia de grupo e, 1288
Alturas, medo de, 878*t*
Alucinações
  associadas ao sono, 557
  auditivas, 209-210
    na esquizofrenia na infância, 1269-1270
  cenestésicas, 313
  entrevistando pacientes com, 209-210
  esquizofrenia e, 202, 312-313
  hipnagógicas, 202
  hipnopômpicas
    descrição de, 1034
  induzidas por substância/medicamento, 342
  intoxicação, 655
  na demência, 713
  não auditivas, 202
  relacionadas à abstinência de álcool, 633
  risco de suicídio e, 500
  tolerância a, 650
  visuais, 202, 312
Alucinações auditivas
  entrevistando pacientes com, 209-210
  induzidas por substância/medicamento, 342
Alucinações hipnagógicas, 202
Alucinações musicais, 342
Alucinações olfativas, 342
Alucinações táteis, 342
Alucinógenos
  alterações fisiológicas por, 651
  características, 649*t*
  disfunção sexual e, 584-586
  ervas, 801
  intoxicação, 650-651
    aspectos do tratamento, 782*t*
    delírio, 652
    manifestações iniciais, 782*t*
  transtornos relacionados a, **648-656**

Alzheimer, Alois, 705, 706*f*
Amamentação, ISRSs e, 1022
Amantadina, 506-507, **970-971**
  diretrizes clínicas, 971
  disfunção sexual e, 584-586
  dosagem, 971
  efeitos adversos, 971
  indicações terapêuticas, 971
  interações medicamentosas, 971
  no transtorno do espectro autista, 1165
  para parkinsonismo, 924
  para síndrome neuroléptica maligna, 974
  precauções, 971
  superdosagens, 971
Ambiente acolhedor, responsivo, 186
Ambientes
  impactos sobre o desenvolvimento dos, 1128-1129
  influência na adolescência, 1103-1105
Ambientes psicossociais, 140
Ambivalência
  esquizofrenia e, 14-15
  fase anal-sádica do desenvolvimento, 421
Amenorreia, anorexia nervosa e, 285
American Academy of Child and Adolescent Psychiatry (Academia Americana de Psiquiatria da Infância e da Adolescência) (AACAP), 1305-1306
American Association of Suicidology (Associação Americana de Suicidologia), 1372
American Association on Intellectual and Developmental Disability (Associação Americana sobre Deficiências Intelectuais e do Desenvolvimento) (AAIDD), 1118-1120
American Dance Therapy Association (Associação Americana de Dançaterapia), 795
American Law Institute (Instituto Americano de Direito), 1390
American Medical Association (Associação Médica Americana) (AMA), 1392
American Psychiatric Association (Associação Psiquiátrica Americana) (APA), 1392
American School of Naturopathy (Escola American de Naturopatia), 806-807
Ameríndios asiáticos, 142-143
Amígdala
  ansiedade e, 1255-1256
  comportamento emocional e, 112
  comportamentos de evitação de dano e, 761
  função da, 11-14
  transtornos do humor e, 352
Aminas biogênicas, 349-350
Amitriptilina, 445, 515
Amizades
  adultas, 1326
  desenvolvimento, 1096-1097
  na meia-idade, 1329-1330
Amnésia
  benzodiazepínicos e, 719
  causas médicas de, 12-13
  dissociativa, 451-454
  global transitória, 453
  infantil, 123-124
  IRMs cerebrais, 112-114, 112*f*
  memória e, 112-115
  não patológica, 452
  pós-traumática, 453
  psicológica
    TEPT e, 1224
  relacionada a substância, 453
  retrógrada
    álcool e, 719
    eletroconvulsoterapia e, 720-721
Amnésia anterógrada, 112
Amnesia dissociativa, 121-122, 451-454
  classificação de, 294-295
  critérios diagnósticos, 452*t*
  diagnósticos diferenciais, 453*t*

  perguntas para o exame do estado mental, 452*t*
  tipos de, 452*t*
Amnésia factícia, 454
Amnésia funcional, 121-122
Amnésia global transitória, 453, **721**
Amnésia histérica, 121-122
Amnésia infantil, 123-124
Amnésia pós-traumática, 453
Amnésia psicogênica, 121-122
Amnésia retrógrada, 112, 114-115
  álcool e, 719
  eletroconvulsoterapia e, 720-721
  focal, 115
Amnésia retrógrada focal, 115
Amniocentese, 833, 1084
Amobarbital, 666, 779, 944-945
Amobarbital sódico, 454
Amok, 145-146, 610
Amônia, níveis séricos, 273
Amor, saúde psicológica e, 572
Amoxapina, efeitos adversos, 1042
Analépticos, para síndrome de fadiga crônica, 507
Analgesia induzida por estresse, 60-61
Analgésicos, 498. *Veja também Analgésicos específicos*
Análise da Impedância Biométrica (BIA), 522
Análise da linhagem, 74-75
Análise de ligação
  mapeamento genético e, 72-73*f*
  transtornos do humor, 353-354
Análise de pares de irmãos afetados (ASP), 75-76
Análise em cadeia, 97
Análise fatorial, 247
Análise mútua, 177
Análise transacional, 176
Análises de utilização
  cooperação com, 1395-1396
  estudo de caso, 1395-1396
Anandamida, 690
  ação neuroprotetora da, 60-61
  estrutura da, 57-58*f*
  neurotransmissão da, 59*f*
  síntese da, 56-58
Anaritmetria, 237
Anatomia da melancolia (Burton), 347, 348*f*
Andrenarca, 65-66
Andrógenos, exposição fetal a, 566
Androstenol, 793
Anedonia, 1228-1229
  esquizofrenia e, 303
Anedonia orgásmica, 578-579, 592-593
Anemia aplástica, carbamazepina e, 961-962
Anencefalia, neurulação e, 19
Anestésicos dissociativos, 648
Anfetaminas
  abuso, 884
  dependência de, 674-675
  disfunção sexual e, 582-584
  efeitos adversos das, 677
  estudos com animais com, 137
  formas derivadas, 648
  intoxicação
    aspectos do tratamento, 781*t*
    manifestações iniciais, 781*t*
  para transtornos dissociativos, 454
  perda de peso, 1063-1064
  psicose, modelos animais de, 138
  síntese de, 1033
  substituídas, 677-679
  transtornos relacionados a, 671-672
  tratamento, 679
Angélica, 794*t*
Angiografia por ressonância magnética (ARM), 268
Angústia após comer compulsivamente, relacionada à bulimia, 517
Anima, descrição de, 179-180

Índice

Animus, descrição de, 179
Anistia Internacional, 444
Anna O. (paciente), caso de, 152-153
Anomalia de Ebstein, 841, 921, 988
Anorexia
    depressão e, 884
    ISRSs e, 1018
Anorexia nervosa, 509-532
    alterações neuroendócrinas na, 510*t*
    amenorreia e, 285
    anormalidades gastrintestinais e, 66-67
    características clínicas, 511-513, 512-513*f*
    classificação da, 294-295
    complicações clínicas da, 512-513*t*
    condições comórbidas, 510*t*
    critérios diagnósticos, 511-513, 511*t*
    diagnósticos diferenciais, 512-514
    emergências psiquiátricas, 789-790
    ISRSs para, 1017
    neuroesteroides e, 62-63
    química clínica, 272
    síndrome de Korsakoff, 781*t*
    subtipos, 509, 512-513
    tratamento, 514-515, 781*t*, 941-942
Anorexia tipo purgativo, 512-513*t*
Anorgasmia, 577-578
Anormalidades na substância branca, 696
Anos de vida ajustados à deficiência (DALYs), 1400, 1401
Anosognosia, 12-13, 237, 1343
Ansiedade
    adaptativa, 388
    desempenho acadêmico e, 1281-1282
    disfunção GABAérgica na, 46-48
    efeito do THC na, 58-60
    em crianças abusadas sexualmente, 1315-1316
    Escala de Ansiedade de Hamilton (HAM-A), 231*t*, 232
    esquizofrenia e, 321-322
    fatores neuroanatômicos, 391
    infância, 99-100
    insônia e, 540
    ISRSs e, 1019
    limiares da dor e, 1360
    manifestações periféricas de, 388
    normal, 387-388
    pacientes com doenças avançadas, 1360
        estudo de caso, 1360
    patológica, 388-391
    recorrente, tratamento da, 411*t*
    teorias da, 388-389
    transtornos associados a, 413*t*
    transtornos da adaptação e, 447-448
Ansiedade de separação, 96, 99-100
    bebê, 1092-1094
    classificação de, 293-294
    em crianças, 1253-1255
Ansiedade dos pares
    estudo de caso, 857
    terapia de grupo para, 857
Ansiedade em relação a estranhos, bebê, 1092-1094
Ansiedade pela autoridade, terapia de grupo para, 857
Ansiedade persecutória, 180
Ansiedade sinal, 160, 401
Ansiolíticos
    abstinência, 668-669
    disfunção sexual e, 582-584
    intoxicação, 667-668
    padrões de abuso, 669-670
    para transtornos da adaptação, 449
    toxicidade
        manifestações iniciais, 784*t*
        transtornos relacionados a, 666-671
Antagonisas, definição de, 912*t*
Antagonistas da histamina, 943-944*t*
Antagonistas da serotonina-dopamina (ASDs), 972-981, 1023-1033
    diretrizes clínicas para, 1030-1033
    efeitos adversos, 1023
    indicações terapêuticas, 1024
    mecanismos de ação, 1024
    transição de ARD para, 1030-1033
Antagonistas de receptores α-adrenérgicos, 583-586
Antagonistas de receptores β-adrenérgicos, **933-936**
    diretrizes clínicas, 934-936
    disfunção sexual e, 583-586
    dosagens, 934-936
    efeitos adversos, 934-935, 934-935*t*
    indicações terapêuticas, 933-935
    interações, 934-935
    para pacientes com transtorno da personalidade evitativa, 754
    precauções, 934-935
    toxicidade dos, 934-935*t*
    usos psiquiátricos dos, 933-935*t*
Antagonistas dos receptores de dopamina (ARDs)
    disfunção sexual e, 582-584
    efeitos adversos
        anticolinérgicos centrais, 975
        cardíacos, 975
        cutâneos, 976
        endócrinos, 976
        hematológicos, 975
        hipertensão ortostática, 975
        icterícia, 976
        morte súbita, 975
        oculares, 976
        sedação, 975
        sexuais, 976
    farmacocinética, 972*t*
    indicações terapêuticas, 972*t*, 973-974
    interações com ATCs, 1043
    interações farmacológicas, 972
    potência, 974*t*
    precauções, 974
    reações adversas, 974-976, 974*t*
    superdosagens, 976
    transição para ASDs, 1030-1032
Antagonistas dos receptores de serotonina-dopamina, 282
Antagonistas dos receptores opioides, **1004-1009**
    ações farmacológicas, 1005
    diretrizes clínicas, 1007-1009
    dosagens, 1007-1009
    indicações terapêuticas, 1005-1006
    interações medicamentosas, 1007
    interferências laboratoriais, 1007
Antiandrogênios, 599
    para disfunção sexual, 589
Anticorpos antinucleares, 272
Antidepressivos tetracíclicos (ATCs), 1040-1045
    para agorafobia, 400
    para transtornos de pânico, 397
    preparações das drogas, 1041*t*
Antidepressivos tricíclicos (ATCs), 1040-1045
    ações farmacológicas, 1040-1041
    disfunção sexual e, 581-584
    durante a gravidez, 841
    efeitos adversos de, 911, 1042
        alérgicos, 1043
        anticolinérgicos, 1042
        cardíacos, 1042
        hematológicos, 1043
        hepáticos, 1042
        neurológicos, 1042
        sedação, 1042
    efeitos colaterais de
        prejuízo cognitivo, 914
    indicações terapêuticas, 1041
    para agorafobia, 400
    para cleptomania, 612
    para TDAH, 1034, 1178-1179
    para transtornos de pânico, 397
    precauções, 1042
    preparações com drogas, 1041*t*
    ritmos circadianos e, 91-92
    sintomas gastrintestinais, 481
    toxicidade de, 270
Antidepressivos tricíclicos/tetracíclicos (ATCs)
    concentrações plasmáticas, 1044*t*
    diretrizes clínicas, 1044
    dosagens, 1044, 1044*t*
    interações medicamentosas, 1043
    monitoramento de drogas terapêuticas, 1044-1045
    superdosagens, 1045
Antiestrogênios, 589
Antígeno específico da próstata (PSA), 570
Anti-histamínicos, **941-944**
    ações farmacológicas, 943
    comumente prescritos, 943*t*
    diretrizes clínicas, 943-944
    disfunção sexual e, 584-586
    dosagens, 943-944
    indicações terapêuticas, 943
    interações medicamentosas, 943
    precauções, 943
    reações adversas, 943
    usuário psiquiátrico de, 941-942*t*
Antiprogestinas, 837*t*
Aparência
    avaliação de crianças, 1112-1113
    avaliação inicial da, 201
Aparência física, avaliação infantil, 1112-1113
Apego
    bebê, 1091-1094
    definição de, 97
    fases do, 98-99
    mães e, 1092
    normal, 99*t*
    pais e, 1092
    perda do, 100
    tipos de, 98-99, 1092*t*
    transtornos do, 100
Apego e Aproximação Biocomportamental (AAB), 1221-1222
Apego mãe-filho, 97
Apetite, receptores canabinoides e, 523-524. *Veja também* Ganho de peso; Perda de peso
Aplysia, e ansiedade, 390
Aplysia californica, 110
Apneia central do sono (ACS), 551-552
Apneia obstrutiva do sono (AOS)
    diagnóstico, 550-551
    polissonograma, 549*f*
Apolipoproteína E4 (ApoE4), 738-739
Apomorfina, ligação, 969
Apoptose, 23-24. *Veja também* Morte celular programada
Aposentadoria, questões da, 1341
Apraxia conceitual, 237
Apraxia do vestir, 238
Apraxia dos membros, 237
Apraxia ideacional, 10
Apraxia ideomotora, 10, 1343
Apraxia membro-cinética, 10
Apraxia oculomotora, 6
Apraxias
    descrição das, 10
    etiologia, 1145-1146
    na demência, 713-715
Aprendizagem
    capacidade para novos aprendizados, 121
    dependência de cocaína e, 673-674
    instrumentos de avaliação, 1345-1346*t*

memória e, 120-121
natureza da, 103-104
teoria, **101-110**
testes neuropsicológicos, 261*t*
tipos de, 108*f*
transtornos
    classificação de, 291
    transtorno da conduta e, 1251-1253
transtornos por uso de substância, 620-621
Aprendizagem associativa, 111
Aprendizagem da evitação, 107-108
Aprendizagem de extinção, 105
Aprendizagem de habilidades, 115
Aprendizagem de labirintos, 111
Aprendizagem de recompensa, 101
Aprendizagem dependente de estado, 104
Aprendizagem do hábito, 109-110, 115
Aprendizagem instrumental, 105-107
Aprendizagem instrumental operante, 1285
Aprendizagem operante, 101, 102*f*, 105-107
Aprendizagem pavloviana, supressão, 104-105
Aprendizagem por incentivo, 107
Área de Wernicke, 6-7, 10
Área motora suplementar, 9-10
Área tegmenal ventral (ATV), 36-38
Áreas de Brodmann, 10-11, 237*f*
    NT na área 32-33, 52-53
Areca, 1053*t*
Arginina vasopressina (AVP), 271-272
Arieti, Silvano, 355
Aripiprazol
    diretrizes clínicas, 1027-1029
    dosagens, 1027-1029
    efeitos colaterais do, 913, 1028-1029
    farmacologia, 1027-1028
    indicações, 1027-1028
    interações medicamentosas, 1027-1028
    no transtorno do espectro autista, 1163-1164
    para esquizofrenia com início precoce, 1272
    para esquizofrenia infantil, 1297
    para mania aguda, 379
    para pacientes com *delirium*, 703
    para TEPT pediátrico, 1226
    para transtorno da conduta, 1253-1254
    para transtornos de tiques, 1205
Armadura de caráter, 184
    traços de personalidade na, 743
Armas, uso adolescente de, 1105-1106
Armodafinil, 1034
Aromaterapia, 793, 794*t*
Arquétipos, 179
Arritmias, lítio e, 987
Arritmias cardíacas, 482
Artemísia (*Artemisia vulgaris, moxa*), 806, 1057*t*
Arteterapia, 322-323
Artrite reumatoide
    esquizofrenia e, 316
    resposta a sofrimento psicológico, 486-487
Artromioneuropatia, 443*t*
Asceticismo, 162*t*
Asenapina, **1028-1029**
    farmacologia, 1028-1029
    indicações, 1027-1028
    metabolismo da, 1028-1029
Asfixia, impactos da, 1128-1129
Asfixia autoerótica, 592-593
Ashcroft, John, 1372
Asher, Irvin, 734-736
Asher, Richard, 489
Ashwaganda, 1053*t*
Asma, resposta ao sofrimento, 483
Aspartato aminotransferase (AST), 272
    elevada, 269-270
    transtornos relacionados ao uso de álcool e, 628
Aspectos reguladores, drogas psicotrópicas, 922
Asperger, Hans, 1168-1169

Aspergillus nidulans, 30-31
Aspirina, superdosagens, 269-270
Assassinato retroflexo, 766
Assassinato seguido de suicídio, atenção obtida por, 773
Assédio sexual, 826
Asseio, atenção ao, 286
Assimilação, estresse aculturativo e, 141
Assistência gerenciada, aspectos éticos, 1395
Associação livre
    regra fundamental da, 848-849
    sonhos e, 173
Associações
    esquizofrenia e, 14-15
    exploração na entrevista das, 207-208
Associações sonoras, 202*t*
Astasia-abasia, 475
Astenia neurocirulatória. *Veja* Síndrome da fadiga crônica (SFC)
Astereognosia, 5
Astrócitos, 4, 43-45
Astrotactina, 30-31
Ataque de Nervios, 146-147
Ataques de ansiedade durante o sono, 556
Ataques de pânico, miocardiopatia e, 414
Ataques de sono, 547
Ataques isquêmicos transitórios (AITs)
    descrição de, 715
    diagnósticos diferenciais
        demência vascular vs., 715
    uso de cocaína e, 677
Ataxia espinocerebelar, 3
Ataxia ótica, 6
Ataxias, avaliação de, 285-286
Atenção
    avaliação neuropsicológica, 263-264
    ferramentas para avaliação, 1345-1346*t*
    memória imediata e, 11-12
    testes, 244
    testes neuropsicológicos, 261*t*
    uniformemente suspensa, 849
Atenção clínica
    condições que podem ser foco de, 813*t*
    simulação e, 812-816
Atenolol
    dosagens, 934-935
    para pacientes com transtorno da personalidade evitativa, 754
    para transtorno de ansiedade social, 407
Atentado a bomba na Maratona de Boston, 1319-1320
Atitude abstrata, 714-715
Ativação alternante muscular das pernas, 561
Atividade, peso corporal e, 523-524
Atividade sexual, em idosos, 1341
Atividade social, envelhecimento e, 1339
Atividades de redirecionamento, 133*t*
Atkins, Robert, 796
Atomoxetina, **1037-1038**
    ações farmacológicas, 1037
    diretrizes clínicas, 1038
    dosagem, 1038
    indicações terapêuticas, 1038
    metabolismo da, 1297
    para TEA com características de TDAH, 1136-1137
    para transtornos de tiques, 1205-1206
    para tratamento do TDAH, 1136-1137, 1176-1179
    precauções, 1038
    reações adversas, 1038
    uso em crianças, 1296-1300
Atonia paralítica, 554
Atopognosia, 1343
Atos delinquentes, definição de, 1307
Atropina, pré-ECT, 1068
Atuação, 161*t*
    como mecanismo de defesa, 744

Audição
    avaliações, 1134-1135
    desenvolvimento pré-natal, 1083
Autism Diagnostic Interview-Revised (Entrevista Diagnóstica para Autismo-Revisada) (ADI-R), 235
Autism Diagnostic Observation Schedule-Generic (Escala de Observação para o Diagnóstico de Autismo-Genérica) (ADOS-G), 1159-1160
Autism Genome Project Consortium (Consórcio do Projeto Genoma do Autismo), 79-80
Autismo
    base desenvolvimental do, 18
    componente imune do, 70-71
    esquizofrenia e, 14-15
    genes de suscetibilidade para, 80-81
    genética do, **79-82**
    ISRS para, 1018
    migração neuronal no, 81-82
Auto-atualização, 178, 184
Auto-hipnose
    perfil de indução hipnótica, 885*t*
    tratamento de insônia com, 543
Auto-organizações múltiplas, teoria das, 186
Autoconfiança, crescimento da 99
Autocontrole, impulsividade e, 106
Autocuidado, emoções positivas e, 128
Autoeficácia, bem-estar subjetivo e, 128-129
Autoerotismo, 598
Autoesquemas, 96
Autoestima, adolescente, 1103-1104
Autoinibição, 919
Autolesão deliberada, 764*t*
Automutilação, repetitiva, 613
Autonomia
    bem-estar subjetivo e, 128-129
    desenvolvimento e, 172-173
Autonomia, princípio da, 1392
Autonomia do paciente, decisões em cuidados terminais e, 1363
Autonomia vs. estágio de vergonha e dúvida, 169-171, 169-170*t*
Autorrealização, 179
Autorregulação, 183
Autossistema, descrição de, 186
Autoterapia, para gagueira, 1150
Auxiliares do sono, sem prescrição, 542
Avaliações culturais, 139
Avaliações funcionais, pessoas idosas, 1343
Avaliações neuropsicológicas
    abordagens das, 240-242
    aplicações de, 263
    descrição de, 696-697
    domínios de, 241-245
    estudos com gêmeos e, 131-132
    focadas, 262-266
    infantis, 257-258
    testes, 242*t*, 261*t*
Avaliações neuropsiquiátricas
    avaliação infantil, 1114-1115
    crianças e adolescentes
        instrumentos para, 1115*t*-1116*t*
Aveia (*L. Avena sativa*), 1057*t*
Axônios, cérebro, 4
Ayahuasca, 649*t*, 655
Ayurveda, 793

B

Bacopa monnieri L., 1054*t*
Bainhas de mielina
    células oligodendrogliais, 30-31
    cérebro humano, 4
Balint, Michael, 160, 176
Bálsamo de limão (*L. Melissa officinalis*, *sweet Mary*), 1056*t*
Banjul Charter on Human and Peoples's Rights (Carta de Banjul dos Direitos Humanos e dos Povos), 1404-1405

Barbital, 666
Barbitúricos. *Veja também Drogas específicas*
    abstinência, 668-670
    ação dos, 943-945
    ações farmacológicas, 944-945
    disfunção sexual e, 584-586
    dosagens para adultos, 944-945t
    indicações terapêuticas, 944-945
    intoxicação, 667-669
    latência do sono, 944-945
    rastreamento para, 268
    superdosagens, 669-670
    transtornos relacionados a, 666-668
Barreira hematencefálica (BHE), 28-30
    cafeína cruzando a, 640-641
    permeabilidade da, 1067
Barreiras placentárias, 28-30
Bases farmacológicas da terapêutica (Goodman e Gilman), 1368
Basílico, usos de, 794t
Bateman, Anthony, 907-908
Bater com a cabeça, 1197-1198
Bateria de Luria-Nebraska, 311
Bates, William H., 793
Bayley Scales of Infant Development (Escalas Bayley de Desenvolvimento do Bebê), 1114-1115
Bazelon David (Juiz), 1385-1386
BCCE (β-carbolina-3-ácido carboxílico), 390
Bcl-2, papéis do, 27-29
Beaumont, William, 477
Bebês
    a termo, 1088t
    ansiedade em, 99
    avaliação cognitiva, 259t
    avaliação de, 1108-1110
    cuidados no fim da vida de, 1369
    desenvolvimento da linguagem, 1086-1088, 1089t
    desenvolvimento de, 1086-1094
    prematuros, 1088t
        definição de, 1086,
        desempenho acadêmico, 1281-1283
    impactos no desenvolvimento, 1127-1129
        TEPT em, 1222-1227
        toxicidade do lítio em, 988
        transtornos alimentares, 1207-1213
Beck, Aaron, 96, 355, 372
Beck Depression Inventory (Inventário de Depressão de Beck) (BDI), 231, 1121-1122
Beck Youth Inventories (Inventários da Juventude de Beck) (BYI), 256t
Behavior Assessment System for Children (Sistema de Avaliação da Conduta de Crianças) (BASC), 256t
Behavior Problem Inventory (Inventário de Problemas de Comportamento) (BPI), 1129
Behaviorismo, 185
Beladonna (*Atropa belladonna, nightshade mortal*), 1053t
Bem-estar subjetivo
    clarificação do, 128
    saúde mental e, 124-125, 127-130
Bender Gestalt Test (Teste Gestáltico de Bender), 1129
Bender Visual Motor Gestalt Test (Teste Gestáltico Visomotor de Bender), 1117, 1194-1195
Benedict, Ruth, 168-169
Beneficência, princípio da, 1392-1393
Benton Visual Retention Test (Teste de Retenção Visual de Benton), 1129
Benzafetamina, 671
Benzodiazepínicos
    abstinência, 668-670, 919, 951-953
        sinais e sintomas, 951-952t
        tratamento, 670t, 930
    atividade de fuso no EEG de sono, 558f
    de curta duração, 91-92
    dependência, 951-953
    disfunção sexual e, 584-586

doses terapêuticas equivalentes, 669-670t
efeitos adversos, 950-953
    amnésia, 719
    coma hepático, 951-952
    teratogenicidade, 951-952
em emergências psiquiátricas, 779
em pacientes com demência, 717-718
estudos com animais, 137
interações medicamentosas, 952-953
intoxicação, 667-668
    aspectos do tratamento, 781t
    manifestações iniciais, 781t
mecanismo de ação, 911
para abstinência de álcool, 630, 631
para acatisia, 950-951
para agitação, 319
para agorafobia, 399
para pacientes com *delirium*, 703
para personalidade passivo-dependente, 755
para transtorno de ansiedade generalizada, 411-412
para transtorno de ansiedade social, 407
para transtorno de pânico, 396-397
para transtorno explosivo intermitente, 611
para transtornos dissociativos, 454
para transtornos dissociativos de identidade, 461
precauções, 950-953
rastreamento para, 268
receptores GABA e, 947-953
síndrome de descontinuação, 668-669t
superdosagens, 669-670
    flumazenil para, 950-951
tolerância, 951-953
transtornos associados a, 666
tratamento de insônia com, 542, 717-718
troca para buspirona, 956-957
uso em crianças, 1300-1301
Benzotropina, 584-586, 924, 936
    absorção, 936
    disfunção sexual e, 584-586
    para parkinsonismo, 924
Bergamota, 794t
Berne, Eric, 176, 176f, 857
Bernheim, Hippolyte-Marie, 151, 884
β-amiloide, 44-45
Beta-bloqueadores, para transtornos dissociativos de identidade, 461. *Veja também Agentes específicos*
Betanecol, 965-966, 1042
Bibring, Edward, 355
Bicarbonato, sérico, 272
Bilirrubina
    elevada, 269-270
    sérica, 273
Bini, Lucio, 1065
Binswanger, Otto, 709f
Bioenergética, 794
Biofeedback, 868-873
    aplicações, 870t
    manejo do estresse, 488
    métodos, 868-872
        instrumentação, 868-870
    para transtornos de dor, 498
    relaxamento aplicado, 872
    resultados, 872-873
    tensão aplicada, 872
    teoria, 868-869
    terapia de relaxamento, 870-872
    tratamento da insônia com, 543-544
    treinamento autogênico, 871-872
Biomedicina, 791
Bion, Wilfred, 176
Biópsia de vilosidade coriônica (CVS), 833, 1084
Biota, efeitos psicoativos, 1053t
Black haw, 1054t
Blecautes, associados ao álcool, 632-633
Bleuler, Eugene, 14-15, **300**, 301f, 322-323, 458
Blogs, cuidados com, 215-216

Bloqueadores de dopamina, 536
Bloqueadores do canal de cálcio, **956-959**
    ações farmacológicas, 957-958
    diretrizes clínicas, 958-959
    dosagens, 958-959
    indicações terapêuticas, 957-958
    interações medicamentosas, 957-959
    precauções, 957-958
    reações adversas, 957-958
    usos psiquiátricos dos, 957-958t
Bloqueio, 161t
Bloqueio de nervos, 498
Bloqueio do pensamento, 202, 202t
Blos, Peter, 168-169
Blues puerperal
    Depressão pós-parto vs., 839-840
Boa forma, definição de, 131
Boa morte, definição de, 1352
Bocejo, ISRSs e, 1019
Bócio, lítio e, 986
Bócio modular da tireoide, 484
Bola-de-neve (*L. Viburnum prunifolium*), 1054t
Bombas de vácuo, ereções e, 589
Bootzin, Richard, 543
Borrelia burgdorferi, 71-72, 729
Boston Process Approach (Abordagem de Processo de Boston), 241
Bouffée Délirante. Veja Psicose delirante aguda
Bowen, Murray, 864
Bowlby, John, 97, 98f, 100, 176-177, 355, 907-908, 1092
Bradicardia, anorexia e, 512-513
Bradicinesia, 9, 201
Bradifrenia, 711
Braid, James, 884
Brawner, United States vs., 1390
Breuer, Joseph, 151, 152f
Brief Impairment Scale (Escala Breve de Deficiência) (BIS), 1111-1113
Brief Psychiatric Rating Scale (Escala Breve de Avaliação Psiquiátrica) (BPRS), 222, 223t-227t
Briquet, Paul, 473
Broca, Pierre, 11
Brofaromina, 407
Bromocriptina, 588, 969, 974
    absorção de, 969
    para síndrome neuroléptica maligna, 974
Broyard, Anatole, 1372
Bruininks-Oseretsky Test for Motor Development (Teste de Desenvolvimento Motor de Bruininks-Oseretsky), 1194-1195
Bruxismo, relacionado ao sono, 559-560, 560f
Bufotenina, 649t
Bulbo olfatório, 36-37
Bulimia nervosa, 516-520
    anormalidades gastrintestinais e, 66-67
    classificação de, 294-295
    complicações clínicas, 512-513t
    critérios diagnósticos, 517t
    ISRSs para, 1017
    obesidade e, 522
    química clínica, 272
    subtipos, 518
    tratamento da, 517-520
Bulimia Test-Revised (Teste de Bulimia – Revisado) (BULIT-R), 233
Bullying
    adolescente, 1105-1106
    cyberbullying, 614, 1105-1106, 1307-1309
    em escolas, 1307-1309
Bundy, Ted, 1391f
Buprenorfina, 665-666
    absorção, 1001
    diretrizes clínicas, 1004
    dosagem, 1004
    efeitos da, 1002

Bupropiona, 623, **953-956**
   ação farmacológica, 953-954
   alterações no EEG, 954-955
   contraindicações
      ECT, 1068
   diretrizes clínicas, 954-956
   disfunção sexual e, 583-585t
   dosagem, 954-956
   efeitos colaterais da
      déficit cognitivo, 914
         perda de peso, 914, 921
   indicações terapêuticas, 953-954
   interações medicamentosas, 954-955
   interferências laboratoriais, 954-955
   para cessação de tabagismo, 684
   para síndrome de fadiga crônica, 507
   para TDAH, 1034, 1178-1179
   precauções, 953-955
   reações adversas, 953-955
Burton, Robert, 347
Buspirona, **955-957**
   ações farmacológicas, 955-956
   diretrizes clínicas, 956-957
   eficácia da, 429, 639
   indicações terapêuticas, 955-956
   interações medicamentosas, 956-957
   para TEPT, 445
   para TOC, 425
   para transtorno ansioso depressivo, 416
   para transtorno de ansiedade generalizada, 408, 412
   para transtorno de ansiedade social, 407
   para transtorno explosivo intermitente, 611
   precauções, 956-957
   reações adversas, 956-957
   troca de benzodiazepínicos para, 956-957
Butirilcolinesterase, 40-41
Butirofenonas, 41-43
Butler, Robert, 1329

C
c-Met, 30-31
c-myc, papéis do, 27-29
Cabaj, Robert, 572
Cabeça, exame físico, 283-284
Cacto peiote (*Lophophora diffusa, L. williamsii*), 648, 653
Cafeína
   abstinência, 641-642, 1276-1277
      tratamento, 643
   contraindicações, 643
   fontes de, 640-641t
   genética e uso de, 641-642
   história de, 199
   intoxicação, 641-642
      aspectos do tratamento, 781t
      manifestações iniciais, 781t
   meia-vida da, 640-641
   sinais e sintomas, 643
   transtornos associados à, **639-644**
Cãibras nas pernas, relacionadas ao sono, 559
Cálcio, níveis séricos, 272
Cálcio-calmodulina, 350
Cálcio-calmodulina quinase II (CaMKII), 11-12
Cameron, Norman, 331
Cameron, Rouse vs., 1385-1386
Caminhos da projeção colinérgica, 38-39f
Camomila (*L. Matricaria chamomilla*), 1054t
Canabidiol, 60-61
Canabinoides. *Veja também* Tetra-hidrocanabinol (THC)
   endógenos, 57-58f
   pesquisas sobre, 56-58t
Câncer pancreático, 628
Cannabis. *Veja também* Maconha (*Cannabis sativa*)
   diagnóstico, 645-647
   disfunção sexual e, 584-586
   intoxicação, 646

   aspectos do tratamento, 781t
   manifestações iniciais, 781t
   psicose e, 58-60
   sintomas de abstinência, 645-646
   transtorno de abstinência, 1276-1277
   transtornos relacionados a, **644-648**
   uso adolescente de, 1105-1106
Cannon, Walter, 477
Cantinonas, 654-655
Capacidade, definição de, 616
Capacidade contratual, 1388
Capacidade para tomar decisões, avaliação da, 240-241
Capacidade testamentária, 1388
Capacidade vital forçada (CVF), 552
Capsaicina, sensibilidade à dor e, 60-61
Capsulotomia, para TOC, 426
Capsulotomia anterior, 1080
Capsulotomia *Gamma-Knife*, 1079
Capsulotomia ventral por raios gama, 1079, 1080
Capuzes cervicais, 837t
Características clínicas da demência vs., 716t
   depressão e, 368
   diagnósticos diferenciais, 715
Caráter compulsivo, 184
Caráter histérico, 184
Caráter masoquista, 184
Caráter narcisista, 184
Carátares anais, traços de personalidade em, 743
Carbamazepina, 655, **958-963**
   ação farmacológica, 958-960
   dosagens, 961-962
   efeitos adversos, 959-961, 959-960t
      defeitos no tubo neural, 921
      hipersensibilidade imunológica, 960-961
   efeitos colaterais da
      dermatite esfoliativa, 914
   em emergências psiquiátricas, 779
   indicações terapêuticas, 959-961, 973
   interações medicamentosas, 960-961, 960-961t
   interferências laboratoriais, 961-962
   monitoramento, 961-963, 963t
   para abstinência de álcool, 631
   para abstinência de benzodiazepínico, 669-670
   para bulimia nervosa, 519-520
   para crises parciais, 726
   para mania aguda, 379
   para TEPT, 445
   para TEPT pediátrico, 1226
   para TOC, 425
   para transtorno da conduta, 1253-1254
   para transtorno da personalidade antissocial, 749
   para transtorno da personalidade *borderline*, 751
   para transtorno explosivo intermitente, 611
   para transtornos dissociativos de identidade, 461
   precauções, 959-961
   sintomas gastrintestinais, 481
   toxicidade da, 270
   uso em crianças, 1300-1301
Carbopeptidase E, 523-524t
Caregiver-Teacher Report Form (Formulário de Relato do Cuidador-Professor), 257
Carstensen, Laura, 124-125
Carter Neurocognitive Assessment (Avaliação Neurocognitiva de Carter), 1138-1140
Casais do mesmo sexo, 833
Casamento
   adaptação no, 822-823
   crises
      aspectos do tratamento, 783t
      manifestações iniciais, 783t
   estado civil
      risco de suicídio e, 764
      transtorno bipolar e, 349
   gravidez e, 832-833
   história, 200
   inter-racial, 1327

   mesmo sexo, 1327
   não consumado
   parceiros do mesmo sexo, 833
   perguntas da entrevista inicial, 200
   problemas conjugais, 1327
   tarefas do desenvolvimento, 1326, 1327
   terapia de casais, **865-867**
   tipos de separação, 1332-1333
Casas de repouso, pessoas idosas em, 1341
Caseína, efeitos psicoativos, 1054t
Cassel, Eric, 891
Castração, 581-582
   preocupação com, 607
Cataplexia, 1034
Catatonia
   classificação de, 292
   drogas que atuam nos receptores GABA para, 950-951
   ECT para, 1068
   transtornos depressivos maiores e, 360
Catatrenia, 557
Catecolaminas, **39-41**
   sensações prazerosas e, 137
   síntese de, 40-41f
Catecol-O-metiltransferase (COMT), 39-41
Catexia, 154
Catexia da atenção, 154
Catha edulus, 678
Catinona, 678
Catnip (*L. Nepeta cataria*), 690, 1054t
Cattell, Raymond, 177
Cattell Infant Intelligence Scale (Escala de Inteligência do Bebê de Cattell), 1114-1115, 1129
Causalidade fenomenalística, 94
Cefaleia pós-coito, 592
Cefaleias do tipo enxaquecas (vasculares), 488
   aspectos do tratamento, 783t
   manifestações iniciais, 783t
Cefaleias em salvas, 488
Cefaleias tensionais, 488
Cegueira
   alucinações visuais na, 343
   antagonistas dos receptores de dopamina e, 976
Células, envelhecimento das, 1336t
Células de Cajal-Retzius, 21, 30-33
Células de Schwann, 4
Células fusiformes, 126
Células gliais, cérebro humano, 4
Células gliais de Bergmann, 21-22
Células *natural killers* (NK), 502, 883-884, 1357
Censura, sensibilidade à, 744
Census of Juveniles in Residential Placement (Censo de Jovens em Reclusão Residencial) (CJRP), 1307-1308
Centros de cuidados diurnos, 822-823, 1098-1100
Cerebelo
   anatomia do, 9
   desenvolvimento, 21-22f
   esquizofrenia e, 304
Cérebro. *Veja também* Neuroanatomia; Neuroimagem
   alterações associadas a inalantes, 658
   ciências neurais e, 1
   desenvolvimento do
      negligência infantil, 1313-1314
   desenvolvimento pré-natal, 1083
   diferenciação, 20-21f
   efeitos do álcool sobre o, 627-628
   envelhecimento e, 1336t
   estimulação elétrica, 1065-1081
      efeitos agudos vs. prolongados, 1073, 1074f
      mecanismo de ação, 1073
   estudos de imagem da ansiedade, 391
   estudos de imagem do transtorno de pânico, 393
   imagens de RM, 112f
   IRM, 277
   localização de funções, 10-11
   metabolismo, 305
   neuroimagem do, 276f

organização do, 4
psiquiatria e, 1-2
rato, córtex somatossensorial, 5
subdivisões citoarquitetônicas, 9f
tomografia computadorizada, 277
Cereja de inverno (withania, somnifera), 1059t
Cerletti, Ugo, 1065
Cessação do tabagismo
benefícios da, 682
bupropiona e, 953-954
por adolescentes, 1278
taxas de abandono, 683
Cetamina, 46-47, 648, 654, 679
abuso adolescente de, 1275-1276
características, 649t
mecanismo de ação 911
Cetirizina, 941-942
Cetoacidose diabética, 736
Cetorolaco, 1071-1072
Chace, Marian, 795
Charcot, Jean-Martin, 151, 458, 473, 884, 1199
Charon, Rita, 891-892
Chess, Stella, 757, 1082, 1091, 1093-1094
Child Abuse Prevention and Treatment Act (Serviços de Utilização de Níveis de Cuidados à Criança e ao Adolescente) (CALOCUS), 1276-1277
Child and Adolescent Psychiatric Assessment (Avaliação Psiquiátrica de Crianças e Adolescentes) (CAPA), 1110-1111
Child Behavior Checklist (Inventário do Comportamento Infantil) (CBCL), 235, 256t, 257, 1108-1109, 1292
Child Welfare League fo America (Liga de Bem-Estar Infantil da América) (CWLA), 1311-1312
Childhood Autism Rating Scale (Escala de Avaliação do Autismo na Infância), 1165
Children's Apperception Test (Teste de Apercepção Infantil) (CAT), 252-253, 1117
Children's Coping Strategies Checklist (Lista de Verificação de Estratégias de Enfrentamento em Crianças) (CCSC), 1322-1323
Children's Depression Inventory (Inventário de Depressão Infantil) (IDI), 255t, 1121-1122
Children's Depression Rating Scale-Revised (Escala para Avaliação de Depressão em Crianças-Revisada) (CDRS-R), 1230-1231
Children's Interview for Psychiatric Syndromes (Entrevista para Síndromes Psiquiátricas em Crianças) (ChIPS), 1110-1111
Children's Personality Questionnaire (Questionário de Personalidade para Crianças) (CPQ), 254t
Chocolate, 690
Choque, pacientes terminais, 1352
Choque cultural, 819
Ciclame (*L. Cyclamen europaeum*), 1055t
Ciclo vital, oito estágios de Erickson, 168-169
Ciclos de resposta sexual
feminino, 569f, 569t
masculino, 568-570t, 569f
Ciclos menstruais
esquematização dos, 832f
fisiologia, 831
Ciclotimia, 347
descrição de, 348
prevalência de, 348t
CID-10, DSM-5 e, 290-291
CID-10/11, 605-606
Ciências psicossociais, 93-130
Cingulotomia, para TOC, 426
Cingulotomia anterior, 1079, 1080
Cinza periaquedutal, 36-37
Cipionato de testosterona, 687
Ciproeptadina, 941-942
absorção da, 943
ação da, 943
disfunção sexual e, 583-585t, 584-586
para transtornos alimentares, 515

Circuito paralímbico, 761
Circuito reflexo primitivo, 10
Circunstancialidade, avaliação inicial da, 202, 202t
Cirrose, risco de suicídio e, 764
Cirurgia bariátrica, 530-531
Cirurgia de banda gástrica, 530-531
Cirurgia de catarata, *delirium* após, 701
Cirurgia de mudança de sexo (CMS), 604
Cirurgia do *bypass* gástrico, 530-531, 530-531f
Cirurgia plástica, transtorno dismórfico corporal e, 429
Cistos colicoides, 727
Citação judicial, questões de confidencialidade, 1382-1383
Citalopram
diretrizes clínicas, 1022
dosagem, 1022
efeitos adversos
anormalidades no ritmo cardíaco, 1018
interações medicamentosas, 1021
pacientes pediátricos com depressão, 1231-1232
para TEPT pediátrico, 1226
para TOC, 425
para transtorno da conduta, 1253-1254
para transtorno de ansiedade generalizado, 412
para transtorno de pânico, 396-397
para transtornos alimentares, 521
Citilocina, mecanismos de ação, 1052t
Citoarquitetura, cerebral, 4
Ciúmes, delírios e, 333-334
Classificação da maturidade sexual (SMR), 1102-1103, 1102-1103t
Classificação internacional de doenças, Décima Edição (CID-10), 1165
Cleptomania
classificação de, 296-297
para transtorno explosivo intermitente, 611-612
transtorno de acumulação e, 430
Clima, risco de suicídio, 764
Climatério, 1331
Clinical-Administered PTSD Scale (Escala para TEPT Administrada pelo Clínico) (CAPS), 232
Clinical Global Impression Scale for Anxiety (Escala de Impressão Clínica Global para Ansiedade), 1258-1260
Clinician-Rated Dimensions of Psychosis Symptom Severity (Dimensões da Gravidade de Sintomas de Psicose Avaliadas pelo Clínico), 1268
Clismafilia, 598
Clitóris
aumentado, 566f
sexualidade e, 564
Clomipramina
disfunção sexual e, 583-585t
eficácia no TOC, 429
em TOC pediátrico, 1266
mecanismo de ação, 1040
neuroimagem da, 276
no transtorno do espectro autista, 1165
para TOC, 418, 425
para transtorno ansioso-depressivo, 416
para transtorno da personalidade obsessivo-compulsiva, 756-757
para transtornos alimentares, 515
Clonazepam, 655, 661
disfunção sexual e, 583-585t
meia-vida do, 948-949
para mania aguda, 379
para TOC, 425
para transtorno da personalidade obsessivo-compulsiva, 756-757
para transtorno de ansiedade social, 407
para transtorno de pânico, 396-397
para transtornos de ansiedade, 1260
potência, 917
Clonidina, 2
abstinência, 931
aspectos do tratamento, 781t

manifestações iniciais, 781t
ações farmacológicas, 929-930
desintoxicação de opioide, 930t
diretrizes clínicas, 931-932
dosagens, 931-932
efeitos sedativos da, 41-43
indicações terapêuticas
síndrome de Tourette, 973
interações medicamentosas, 931
no manejo do TDAH, 1034-1136, 1176-1177
no transtorno do espectro autista, 1163-1164
para abstinência de álcool, 631
para abstinência de metadona, 664
para cessação do tabagismo, 684
para condições não psiquiátricas, 922
para TEPT, 445
para TEPT pediátrico, 1226
para transtorno da conduta, 1253-1254
para transtornos de tiques, 1205-1206
para transtornos dissociativos de identidade, 461
superdosagem, 931
Clorazepato, meia-vida do, 948-949
Clordiazepóxido
meia-vida do, 948-949
para abstinência de álcool, 630, 631
transtornos relacionados ao, 666
Cloridrato de fentermina, 1060-1062
Cloridrato de metilfenidato, 1036-1037
Clorpromazina
disfunção sexual e, 583-585t
efeitos adversos da
pigmentação da retina, 976
reações de fotossensibilidade, 976
para mania aguda, 379
para transtornos alimentares, 515
potência, 917, 972
uso em crianças, 1301-1302
Clozapina, 319-320, 485, 532, **1028-1030**
contraindicações
ECT, 1068
dosagens, 1029-1030
efeitos adversos, 1024, 1029-1030
efeitos colaterais
distúrbios cardiovasculares, 914
efeitos colaterais da, 320-321
alterações da glicose, 914
ganho de peso, 914
esquizofrenia e, 303
farmacologia, 1028-1029
indicações, 1028-1029
interações medicamentosas, 1029-1030
na doença de Parkinson, 703
no transtorno do espectro autista, 1163-1165
para esquizofrenia de início precoce, 1272
para esquizofrenia infantil, 1297
para ideação suicida, 314
para pacientes com *delirium*, 703
para transtornos dissociativos de identidade, 461
toxicidade, 270
Coadição, definição de, 616
Cobre, níveis séricos, 272
Cocaína, 672-674
abuso adolescente de, 1274-1277
abuso de, 673, 673t
tratamento, 679-680
alucinações e, 343
apetite e, 884
dependência de, 673
disfunção sexual e, 582-584
drogas psicotrópicas e, 922
efeitos adversos de, 677
escoriação da pele com, 435
exposição pré-natal à, 1084
intoxicação
aspectos do tratamento, 781t
bupropiona para, 953-954

manifestações iniciais, 781t
neurofarmacologia, 674
origem da, 672f
rastreamento para, 268
uso adolescente de, 1105-1106
uso de, 673
Codeína
  ação da, 661
  dosagens para manejo da dor, 1367t
  rastreamento para, 268
Codependência, 616, 617t
Codificação, 239
  memória, 263
Códigos penais, 1390
Códigos profissionais, 1392
Coerção, lei de, 177
Coerção sexual, 826
Cognição prejudicada, 443t
Cognição social, 893-894
Cognitive Behavioral Intervention for Trauma in Schools (CBITS), 1225
Cohosh preto (*L. Cimicifuga racemosa*), 1053t
Coito
  diferenças de gênero, 570-571
  durante a gravidez, 833
  interrompido, 837t
Colarusso, Calvin, 1329-1330
Colecistocinina (CCK), 52-54
Colina,
  características, 1050t
  usos psiquiátricos da, 797t
Colina acetiltransferase, 706
Colite ulcerativa, 481
Coma vigilante, 727
Comandos motores, corticalização de, 12-13
Combined Parent-Child Cognitive Behavioral Therapy (Terapia Cognitivo-comportamental Combinada de Pais e Filhos) (CPC-CBT), 1318-1319
Combustíveis, inalação de, 656
Comedores Compulsivos Anônimos (CCA), 199, 520-521
Committee for Physician Health (Comitê de Saúde do Médico) (CPH), 1396
Comorbidade, definição de, 1275-1276
Companheiros imaginários, pré-escolares, 1095-1096
Compartilhamento de agulhas, 665-666
Compartilhamento de informações, terapia de grupo e, 1288
Compensação dos trabalhadores, 1391
Competência, 1388
  aspectos éticos, 1397t
  cultural em acolhimento familiar, 1310-1311
    juvenil, 1307-1308
    para ser executado, 1389
    para ser julgado, 1307-1308, 1388
Competição, 131
Complacência somática, 479
Complexo alvo mamífero da rapamicina (mTOR), 33-34
Complexo de Édipo, 159
Complexo de inferioridade, 174
Complexo de Madonna-putana, 577-578
Complexo mesopontina, 38-39
Complexo parkinson-demência de Guam, 706
Complexo silenciador induzido por RNA (CSIR), 27-28
Complexos, arquétipos e, 179
Comportamento
  avaliações, 250
  desenvolvimento normal
    marcos do, 1087t
  efeitos do álcool no, 627-628
  modificação do
    controle do peso e, 530-532
    pacientes pediátricos, 1293
    tratamento residencial, 1293
  transtornos experimentais, 136-137

Comportamento de exposição a riscos, adolescente, 1104-1105
Comportamento emocional, amígdala e, 112
Comportamento estereotipado, 1163-1164
Comportamento explosivo de raiva, 1136-1137
Comportamento homicida
  aspectos do tratamento, 782t
  manifestações iniciais, 782t
Comportamento homicida, história de, 198
Comportamento motor, avaliação infantil, 1113-1115
Comportamento parassuicida, 768
Comportamento sexual compulsivo, 613
Comportamento social, pré-escolares, 1095-1096
Comportamento violento
  antagonistas dos receptores b-adrenérgicos para, 933-934
  antagonistas dos receptores de dopamina para, 973
  aspectos do tratamento, 782t
  avaliação de, 778t
  diagnósticos diferenciais, 777-778
  em crianças, 786-790
  manifestações iniciais, 782t
  predição de, 778t, 1384
  transtorno da conduta e, 1251-1252
Comportamentos aditivos, 96-97
Comportamentos alimentares, história de, 199
Comportamentos antissociais
  adultos
    características clínicas, 817-818
    diagnóstico, 817-818
    epidemiologia, 817
    etiologia, 817-818
    sintomas de, 818t
    tratamento, 818t
Comportamentos apetitivos, 133t
Comportamentos de autolesão, 198-199
Comportamentos de procura de prazer, 564
Comportamentos desafiadores, 608
Comportamentos humanos, complexos, 3-4
Comportamentos obsessivo-compulsivos
  núcleo caudado e, 9
Comportamentos passivo-agressivos, 161t, 744
Comportamentos repetitivos, no TEA, 1162-1164
Comportamentos sexuais, 67-68, 568-570. *Veja também Comportamentos específicos*
  adolescentes, 1103-1105
  aspectos da terapia de grupo, 863
  compulsivos, 613
  distúrbios de
    em crianças abusadas sexualmente, 1315-1316
  efeitos da gravidez em, 833
  padrões, 571
Comportamentos suicidas
  em crianças
    avaliação, 786
    manejo, 786
  ISRSs para, 1015-1016
  processos judiciais e, 1384
Comprometimento cognitivo leve (CCL), **737-741**
  apresentação clínica, 738-740, 738-739f
  avaliação
    biomarcadores, 738-740
    neuropsicológica, 738-739
  curso do, 740-741
  epidemiologia, 737-738
  etiologia, 737-738
  genética do, 739-740
  inibidores da colinesterase para, 717-718
  neuroimagem no, 739-740
  prognóstico, 740-741
  termos relacionados a, 738-739t
  tomografia por emissão de pósitrons, 739-740f
  tratamento, 740-741
    ensaios clínicos, 740-741t
Compulsão à repetição, 155-156
Compulsão por telefone celular, 614-615

Compulsões
  definições, 202
  jogos de azar, 430
  TOC e, 421
  transtorno de acumulação e, 430
Computadores, relação médico-paciente e, 209-210
Comunicação
  consentimento informado, 1363
  contando a verdade, 1363
  dando más notícias, 1363
  desorganizada, 1278-1279
  direitos do paciente, 1386
  estudo sociobiológico da, 134
  humana, características da, 134
  linguagem e, 264-265
  não verbal, 208-209
    entrevistas psiquiátricas e, 207-208
  perguntas difíceis de pacientes, 1363t
  positiva, 188
Comunidades terapêuticas, 622, 665-666
Concepção, **834-836**
Condensação, 153
Condicionamento. *Veja também* Condicionamento clássico (pavloviano)
  conflito e, 129
  de segunda ordem, 104
  dependência de cocaína e, 673-674
  transtornos por uso de substância, 620-621
Condicionamento aversivo, 425
Condicionamento clássico (pavloviano), 101, 104. *Veja também* Condicionamento
Condicionamento comportamental
  avaliação inicial do, 201
  visão geral do, 68-69
Condicionamento de segunda ordem, 104
Condicionamento pavloviano (clássico), 101-105
Condicionamento respondente, 1285
Condições inter-sexo, 605-606
Condições médicas
  drogas psicotrópicas e, 921-922
  luto e, 1357
  problemas de relacionamento relacionados a, 820-822
Conduta paradoxal, 334
Confabulação, síndrome de Korsakoff e, 720
Confiabilidade
  na depressão, 367
  na esquizofrenia, 315
  pacientes maníacos, 368
  transtorno alucinatório e, 331
Confiabilidade da consistência interna, 247
Confiabilidade de formas paralelas, 247
Confiabilidade dividida, testes de personalidade, 247
Confiabilidade teste-reteste, 247
Confiança básica, desconfiança e, 172-173
Confiança vs. desconfiança (nascimento-18 meses), 168-170, 169-170t
Confidencialidade
  aspectos de, 1383
  aspectos éticos, 1397t-1398t
  avaliações de crianças e, 1108-1109
  código de ética da AACAP e, 1306
  em psicoterapia infantil, 1287-1288
  entrevista, 192-193
  entrevistas com adolescentes e, 1109-1110
  privilégios e, 1382
  questões relacionadas ao HIV/aids, 732
  questões relativas ao pagamento por terceiros, 1383, 1394
  relação médico-paciente, 192, 1394-1395
  terapia de grupo e, 862-863
  violações, 1383
Confinamento solitário, 138
Conflito no Afeganistão, 443
Conflitos, princípios orientadores de, 129
Conflitos de interesse, 1398t
Conflitos no Iraque, 443

Conforto, entrevistas psiquiátricas e, 195
Conforto do contato, 134
Confusão
 pacientes com doenças avançadas, 1360-1361
 risco de suicídio e, 500
Confusão-ataxia, exposições tóxicas e, 443t
Confusão de identidade, 172-173
Congresso Mundial de Psiquiatria, 1405-1406
Conhecimento consciente, 194
Conjunto de códigos da Regra de Transação, 217t
Conners' Rating Scales (Escalas de Classificação de Conners) (CRS), 235
Conners' Rating Scales-Revised (Escalas de Classificação de Conners-Revisadas) (CRS-R), 256t
Connors' Parent-Teacher Rating Scale for ADHD (Escala de Classificação de TDAH de Connors para Pais e Professores), 1108-1112
Consciência, descrição de, 154
Consentimento informado
 aspectos da comunicação, 1363
 direitos do paciente, 1387
 divulgação de informações e, 1383
 divulgação e, 1395
 drogas psicotrópicas, 916
 formulários de consentimento, 1387
 informações a serem divulgadas, 1383t
 para neurocirurgia, 1078-1079
 questões éticas, 1398t
Consequências sociais, evitação de, 813-814
Conservação, conceito de, 95-96, 95-96f
Consistência, testes de personalidade, 247
Consolidação, memória, 114
Consolidação da carreira, saúde mental e, 125
Constipação
 antagonistas dos receptores de dopamina e, 975
 ISRSs e, 1018
Consultas por telefone, 868-869
Contação de histórias, procedimentos projetivos, 252-253
Contaminação, obsessão com, 422
Contenções
 contraindicações de, 1387t
 diretos do paciente, 1387
 em emergências psiquiátricas, 779
 indicações de, 1387t
 restrições a, 1387t
 uso de, 779, 779t
Conteúdo do pensamento
 avaliação de crianças, 1113-1114
 avaliação inicial do, 201
 esquizofrenia e, 313
 na depressão, 366
 pacientes maníacos, 368
 pessoas com mais de 65 anos de idade, 1343
 transtorno delirante e, 331
Contexto ecológico, 251
Contracepção. Veja também Preservativos, características; Contraceptivos orais
 implantes, 837t
 métodos atuais de, 837t
 planejamento familiar e, 835-840
 uso por adolescentes, 1104-1105
Contraceptivos orais
 características, 837t
 efeitos adversos
  deficiência de folato e, 799
 interações com ATCs, 1043
Contrações hipnagógicas, 561
Contracondicionamento, 104
Contraste negativo, 107
Contraste positivo, 107
Contratransferência, 164
 definição, 194
 em adultos idosos, 1340-1341
 estudo de caso, 1340-1341
Controle, 162t
Controle do estímulo, comportamento operante, 109

Controle dos impulsos
 esquizofrenia e, 314
 na depressão, 366-367
 no transtorno do espectro autista, 1163-1164
 pacientes maníacos, 368
 recompensas e, 106
 transtorno delirante e, 331
Convulsões
 barbitúricos para, 944-945
 induzidas por ECT, 1070
 ISRSs e, 1019
 prolongadas, 1070
 uso de cocaína e, 677
Cooper, John, 322-323
Coprofilia, 598
Coprolalia, 1199, 1201
Cordyceps sinensis, 1054t
Coreia, antagonistas dos receptores de dopamina para, 973
Coreia de Sydenham, 419
Cores, reconhecimento das, 134
Coriorretinite por toxoplasma, 288
Corno de Ammon (*Cornu Ammonis*, CA), 21-22
Corpo lúteo, 831
Corpos de Lewy. Veja Demência com corpos de Lewy
Córtex, comportamento sexual e, 567-570
Córtex cerebral
 ansiedade e, 391
 desenvolvimento, 21f, 25-27
 genes da padronização, 26-27f
Córtex cingulado anterior, 567-570
Córtex entorrinal, 112
Córtex frontal, memória e, 114t
Córtex inferotemporal, 111
Córtex motor, anatomia do, 9-10
Córtex orbitofrontal, 761
Córtex para-hipocampal, 112
Córtex perirrinal, 112
Córtex piriforme, 8
Córtex pré-frontal
 dorsolateral (CPFDL), 1237-1238
 esquizofrenia e, 304
 função do, 126
 humor e, 13-14, 352
 regiões do, 14-15
 ventrolateral (CPFVL), 1237-1238
Córtex visual primário (V1)
 organização do, 6
 processamento da informação, 111
Córtex visual secundário, 6
Corticalização dos comandos motores, 12-13
Córtices temporais inferiores (CTIs), 6
Corticosteroides, risco de suicídio e, 764
Corticotrofina, demência de Alzheimer e, 706
Cortisol, transtornos do humor e, 350
Corydalis (*L. corydalis cava*), 1054t
Cotard, Jules, 336
Coterapia, 897
Counsil for Exceptional Children (Conselho para Crianças Excepcionais) (CEC)
 déficits intelectuais e, 1119-1120
Couvade, 843
Crack e cocaína, 673, 674
 abuso adolescente de, 1276-1277
 exposição pré-natal a, 1084
Creatinina (Cr)
 avaliação na demência, 267
 liberação de, 272
Cremes anestésicos, tópicos, 588
Crescimento muscular, esteroides e, 686
Criação, natureza vs., 131-132
Crianças. Veja também Adolescentes; Abuso infantil; Psiquiatria infantil; Bebês; Psiquiatria pediátrica; Crianças em idade escolar; Crianças de 1 a 3 anos
 abuso, história de, 826
 abuso sexual de, 595

agressão em, 930
anos intermediários (6 anos até a puberdade)
 desenvolvimento, 1095-1100
atitudes em relação à morte, 1354
avaliação cognitiva, 259t
avaliação projetiva, 253t
avaliação psicológica, 257-258
avaliações, 1107-1119
 da personalidade em, 250-252
 instrumentos para, 1115t-1116t
cuidados no fim da vida de, 1369
depressão em, 361, 1016
disforia de gênero, 600-604
divórcio e, 1097-1099, 1098-1099t
emergências com perigo de vida, 786-790
emergências psiquiátricas, 785-790
entrevistas clínicas, 1108-1111
hiperatividade em, 930
hospitalização, 1231-1232
instrumentos diagnósticos, 1110-1112
medicamentos psicotrópicos para, 920-921
medidas objetivas da personalidade, 254t
neuroses, 163
proficiência em leitura, 251
prognóstico do transtorno bipolar I, 371
reabilitação psiquiátrica, 1377
reações psiconeuróticas, 164t
sexualidade, 564-565
sistemas organizados de cuidados, 1378
TEPT em, 1222-1227
testagem psicológica, 1114-1119
testes de inteligência, 1116-1117
testes do desenvolvimento, 1114-1119
testes educacionais, 1114-1119
transtorno de ansiedade social, 405
transtornos dissociativos de identidade, 459
Crianças de 1 a 3 anos
 avaliação de, 1109-1110
 desenvolvimento de, 1093-1095
 marcos do desenvolvimento, 1094-1095
 treinamento esfincteriano, 1094-1095
Crianças em idade escolar
 avaliação de, 1109-1110
 depressão maior em, 1227-1228
 desenvolvimento de, 1096-1097
 terapia de grupo para, 1289
 uso de K-SADS para, 1110-1111
Crianças pré-escolares
 avaliação de, 1109-1110
 desenvolvimento de, 1094-1096
 terapia de grupo para, 1289
Crianças púberes
 atípicas, 1304
 terapia de grupo para, 1289
Criminosos, simulação por, 812-813
Crise de identidade, 167-168
Crise do desenvolvimento agravada, 169-170
Crise hipertensiva
 aspectos do tratamento, 782t
 induzida por tiramina, 995-996
 manifestações iniciais, 782t
Crises convulsivas do lobo temporal. Veja Crises parciais
Crises da meia-idade, 1331
Crises de ausência (Pequeno Mal), 722-724
Crises de birra, em crianças, 786-790
Crises edípicas, 594
Crises normativas, 1326t
 estágios de, 1326t
Crises parciais, 724-725
 tratamento, 726
Crises pequeno mal, 722-723, 724f
 traçados no EEG, 724f
 tratamento, 726
Crises pseudoepilépticas, 453
Crises psicomotoras. Veja Crises parciais

Crises tônico-clônicas generalizadas, **722-726**
    período de recuperação, 722-723
    traçados de EEG, 724f
    tratamento
        fenitoína, 726
        valproato, 726
Crista neural, desenvolvimento da, 15-16, 1084f
Criterion-Referenced Competency Test (Teste de Competência de Critério Referenciada), 1281-1282
Crítica, sensibilidade à, 744
Cromossomo 18, 82-83
Cronobiologia, 87-92
Cronologias da vida familiar, 865f
Cross-Cutting Symptom Measure Scales (Escalas Transversais de Medida de Sintomas), 222
Cryptococcus spp., 712
Cuidado adotivo terapêutico (CAT), 1310-1311
Cuidadores
    cuidados a idosos e, 1342f
    de pacientes com demência, 717-718
    de pacientes terminais, 1354
    membros da família como, 1364-1366
Cuidados, patogênicos, 1218-1219
Cuidados de longa duração, pessoas idosas sob, 1341, 1342f
Cuidados paliativos, **1359-1370**
    com internação, 1362
    considerações específicas para a doença, 1361
    descrição de, 1366
    estudo de caso, 1366
    medo de adultos em, 1354
    pontos de decisão, 1361-1362
    prevalência de, 1359-1360
    princípios gerais, 1360
    transições para, 1361
    unidades paciente-família e, 1361
Culpa do sobrevivente, 437
Culpado, mas mentalmente doente, 1390
Cultos, atenção clínica requerida em, 819
Cultura, componentes da, 139
Culturas de sangue, doenças infecciosas e, 273
Curare, ECT e, 1069
Curva dose-resposta, 917
Custódia infantil, 1305
    ação judicial, 1388
    avaliações
        aspectos forenses, 1306-1307
        estudos de caso, 1306-1307
    simulação e, 814
Cyberbullying, 614, 1105-1106, 1307-1309

D

D-aminoácido oxidase (DAAO), 43-45
D-cicloserina, 44-45, 105
DaCosta, Jacob Mendes, 392
Dahmer, Jeffrey, 1389, 1391f
Dança- terapia, 795
Dantrolene, 974
Darwin, Charles, 131, 387-388
De Materia Medica (Dioscórides), 800
Decisão de *Gault*, 1387
Decisões em cuidados terminais, 1363-1364
Declaração de Caracas, 1404-1405
Declaração de Madri, 1404-1406
Declínio cognitivo associado à idade (DCAI), 738-739t
Defeitos congênitos, drogas e, 921
Defeitos na fissura oral, 921
Defesas imaturas, 161t
Defesas maduras, 162t
Defesas narcisistas-psicóticas, 161t
Defesas neuróticas, 162t
Deficiência, avaliação de, 219, 222
Deficiência auditiva, TEA e, 1161-1162
Deficiência de 5-α-redutase, 606-607

Deficiência de cobalamina, 736
Deficiência de folato
    aspectos do tratamento, 799
    síndromes psiquiátricas, 796
Deficiência de niacina, 634, 736
Deficiência de pseudocolinesterase, 1069
Deficiência de tiamina, 632-633
    síndrome de Korsakoff e, 720
    síndromes psiquiátricas, 796
    transtornos neurocognitivos e, 736
Deficiência de vitamina B_{12}
    ansiedade e, 413
    aspectos do tratamento, 785t, 799
    manifestações iniciais, 785t
    síndromes psiquiátricas, 796
Deficiência intelectual, 1118-1137
    características clínicas, 1129-1133
    características desenvolvimentais da, 1120-1121t
    classificação, 1119-1121
    comorbidades, 1121-1123
    critérios diagnósticos do DSM-5, 1119-1120, 1120-1121t
    curso da, 1134-1135
    diagnóstico da, 1128-1129
        exame físico, 1129
        exame neurológico, 1129
    diagnósticos diferenciais, 1134-1135
    epidemiologia da, 1121-1122
    estudo de caso, 1131-1133
    etiologia da, 1122-1129
    exame laboratorial, 1132-1135
        análise do sangue, 1132-1133
        eletroencefalografia, 1132-1134
        estudos cromossômicos, 1132-1133
        exame de urina, 1132-1133
    fatores genéticos, 1122-1123
    fenótipos comportamentais, 1122-1125, 1130t-1131t
    gravidade da, 1121-1122
    nomenclatura, 1119-1120
    prognóstico, 1134-1135
    programas de intervenção precoce, 1136-1137
    programas escolares, 1136-1137
    recursos de apoio, 1136-1137
    síndromes com, 1130t-1131t
    sintomas comportamentais com, 1160-1161
    transtorno do espectro autista e, 1158
    tratamento, 1134-1137
Deficiência visoespacial, 238, 244
Deficiências de ácido fólico, 19
    síndromes psiquiátricas, 796
Deficiente 1 (Dab1), 30-31
Déficit cognitivo. *Veja também* Comprometimento cognitivo leve (CCL)
    como efeito colateral de medicamento, 914
    condições relacionadas a, 1346-1347
    induzido por maconha, 646-647
    na esquizofrenia, 315
Déficits mistos da linguagem receptiva e expressiva, **1141-1145**
    características clínicas, 1142-1143
    comorbidades, 1142-1143
    diagnóstico, 1142-1143
    diagnósticos diferenciais, 1143-1145, 1143-1144t
    epidemiologia, 1141-1142
    estudo de caso, 1142-1144
    etiologia, 1142-1143
    patologia, 1142-1143
    tratamento, 1144-1145
Deglutição, ao nascimento, 1086
Delinquência
    transtornos de apego e, 100
    violenta
        estudo de caso, 1308-1309
        trauma, abuso e, 1308-1309

Delírios
    atenuados, 1278-1279
    definição de, 202, 210
    na demência, 713
    na esquizofrenia na infância, 1270
    pacientes maníacos, 367-368
    somáticos, 334-335
Delirium, **694-704**
    antagonistas dos receptores de dopamina para, 973
    aspectos do tratamento, 781t
    características clínicas do, 699-701
    causas comuns de, 699t
    classificação de, 296-297
    códigos do CID-10-MC, 700t
    critérios diagnósticos do DSM-5, 700t
    curso do, 701
    definição de, 694
    diagnóstico de, 699-701
    diagnósticos diferenciais, 701
        demência vs., 701, 715
        depressão vs., 701
        esquizofrenia vs., 701
    em pacientes com doença terminal, 704
    epidemiologia, 694-698
    etiologia do, 698-699
    exame físico, 701, 702t
    exames laboratoriais, 701, 702t
    farmacoterapia, 703, 704t
    fatores de risco, 697-698, 698t
    fatores precipitantes, 698t
    induzido por ansiolítico, 668-669
    induzido por hipnótico, 668-669
    induzido por inalante, 657
    induzido por sedativo, 668-669
    intoxicação com maconha e, 646
    manifestações iniciais, 781t
    na doença de Parkinson, 703-704
    pacientes com doenças avançadas, 1360-1361
        estudo de caso, 1361
    pós-operatório, 697
    prognóstico, 701
    relacionado a abstinência de álcool, 631-633
    relacionado a alucinógeno, 652
    relacionado a intoxicação com estimulantes, 676
    relacionado a intoxicação com opioides, 663
    relacionado a medicação, 701
    resultados cirúrgicos e, 466
    taxas de incidência, 697, 698t
    tratamento do, 701-704
    valor prognóstico do, 698
"*Delirium* black patch", 701
Delirium tremens (DTs), 631-633
Delitos situacionais, 1307
Demência (transtorno neurocognitivo maior), **704-719**
    alterações de personalidade na, 713
    alucinações na, 713
    antagonistas dos receptores de dopamina para, 973
    aspectos do tratamento, 782t
    características clínicas da, 712-715
    causas reversíveis de, 1346-1347, 1346-1347t
    critérios diagnósticos do DSM-5, 713t
    curso da, 716-718
    demência vascular vs. tipo Alzheimer, 715
    depressão e, 368
    descrição de, 694
    desenho do relógio, 244
    determinantes psicossociais, 717-718
    diagnóstico de, 712-715
    diagnósticos diferenciais, 715-716
        alterações devido a condições médicas e, 759
        delirium vs., 701
        demência vascular vs. AIT, 715
        depressão vs., 240, 715
        envelhecimento normal vs., 716
        esquizofrenia vs., 716

transtorno factício vs., 715-716
doenças físicas e, 1403-1404
EEG na, 87-88f
epidemiologia da, 704-705
ERM na, 280
etiologia da, 705, 705t
induzida por inalante, 657
infecciosa, 712
IRMf na, 280-281
manifestações iniciais, 782t
neuroimagem na, 274-276, 279
persistente
   induzida por ansiolítico, 668-669
   induzida por hipnótico, 668-669
   induzida por sedativo, 668-669
persistente induzida pelo álcool, 632-633
precoce, 240
prevalência de, 704
prognóstico, 716-718
pseudodemência vs., 716t
reações catastróficas, 714-715
relacionada a traumatismo craniano, 712
relacionada ao HIV, **712**
   critérios diagnósticos, 712t
   Modified HIV Dementia Scale (Escala de Demência Associada ao HIV Modificada), 733
síndrome de confusão noturna, 714-715
subcategorias de, 694
tipos de, 704
transtorno de acumulação e, 430
transtornos do sono e, 557
tratamento, 717-719
   farmacoterapia, 717-719
vascular, 704
Demência com corpos de Lewy (DCL), 3, **709-710**
   critérios clínicos, 710t
   fotomicrografias, 710f
Demência de Alzheimer
   critérios diagnósticos do DSM-5, 714-715t
   delírios na, 1347-1348
   diagnósticos diferenciais, 715
   fatores genéticos na, 705
   neuropatologia, 705, 707f
   neurotransmissores na, 705
   proteína precursora amiloide e, 705-706
Demência do tipo Alzheimer. *Veja* Demência de Alzheimer
Demência frontotemporal, **709**
   patologia, 710
   transtorno de acumulação e, 430
Demência multiinfarto, 708-709
Demência obscurecida, 701
Demência precoce. *Veja* Esquizofrenia
Demência pugilística, 706, 712
Demências corticais, 711t
Demências subcorticais, 711t
Demências vasculares, **708-709**, 708f, **714-715**
   diagnósticos diferenciais
      ataques isquêmicos transitórios vs, 715
   neuroimagem em, 274-275
   prevalência das, 704
   sintomas das, 714-715
Dendritos
   cérebro humano, 4
   crescimento, 30-31
Densidade populacional, esquizofrenia e, 302
Denver Development Screening Test (Teste de Triagem do Desenvolvimento de Denver), 1114-1115
Department of Agriculture; US Food Guide (Departamento de Agricultura, Guia Alimentar dos Estados Unidos), 796t
Dependência, definição de, 616, 617t
Dependência comportamental, 616
Dependência de recompensa, 761
Dependência física, 616
Dependência psicológica, 616

Dependentes de Sexo Anônimos (DSA), 591
Depressão. *Veja também* Transtornos depressivos; Depressão maior
   ácido docosaexaenoico e, 61-62
   anaclítica, 100
   antagonistas do receptor b-adrenérgico e, 934-936
   base genética da, 742
   bloqueadores dos canais de cálcio para, 957-958
   carbamazepina para, 959-960
   catastrófica, 12-13
   com sintomas psicóticos
      antagonistas dos receptores de dopamina para, 973
   critérios substitutivos de Endicott para, 1360t
   demência vs., 240
   descrição da, 347
   diagnósticos diferenciais
      delirium vs., 701
      demência vs, 715
   disfunção GABAérgica na, 46-48
   duloxetina para, 1012
   em crianças abusadas sexualmente, 1315-1316
   emergências psiquiátricas, 777-778
   entrevistas psiquiátricas, 210
   escalas de avaliação para, 367
   fatores psicodinâmicos, 354-355
   hiperatividade do eixo HHS, 51-52
   HIV/aids e, 733
   ISRSs para, 1015-1016
   luto e, 1355, 1357
   modelos de, 136-137
   neuroesteroides e, 62-63
   neurofisiologia do sono e, 351
   neuroimagem, 278f
   pacientes com doenças avançadas, 1360
      estudo de caso, 1360
   pacientes terminais, 1352
   pediátrica
      farmacoterapia, 1295-1302
   pessoas com mais de 65 anos de idade, 1343
   queixas de memória na, 121
   reserpina e, 138
   risco de suicídio e, 500, 764
   sintase de óxido nítrico na, 53-54
   sistema respiratório e, 284
   sobrecarga mundial da, 1400-1401
   teoria cognitiva, 355-356, 873
   transtorno de acumulação e, 430
   transtornos relacionados ao abuso de substâncias e, 621
   uso de anfetamina e, 679
Depressão bipolar
   aguda
      tratamento da, 379
      valproato para, 1046
   lítio para, 983
Depressão endógena, 360
Depressão maior
   diagnósticos diferenciais
      luto e, 1356t
   estimulação cerebral profunda para, 1081
   genética da, 1227-1228
Depressão psicótica, 366, 1067
Depressão unipolar, mapeamento genético, 354
Depressores do sistema nervoso central, interações, 1043
Dermatite alérgica, 976
Dermatite artefacta, 435
Dermatite atópica, **485-486**
Dermatite esfoliativa, 914
Dermatite factícia, 286
Desamparo aprendido, 108
   depressão e, 356
   modelos de, 136-137
   modelos pré-clínicos de, 438-439
Desastres naturais, TEPT relacionado a, 443-444

Desatenção, no TEA, 1158, 1163-1164
Descarrilamento, descrição de, 202t
Desejo, diferenças de gênero, 570
Desejo sexual, testosterona e, 65-66
Desemprego, identidade de trabalho e, 1326
Desenho, pré-escolares, 1095-1096
Desenhos caso-controle, 75-76
Desenvolvimento
   adolescência, 1099-1108
   base neurológica, 17
   conceitos psicológicos, 1326t
   de primatas não humanos, 134-137
   desenvolvimento psicossexual, 420
   fatores familiares no, 1098-1100
   linhas de, 160t
   neuronal, 18-36
   pré-natal, 1082-1086
   psiconeuroendocrinologia, 63-65
Desenvolvimento embrionário, 19-21
Desenvolvimento emocional, 1088-1091
   bebês, 1088-1091
   crianças de 1 a 3 anos, 1094-1095
   estágios de, 1091t
   pré-escolares, 1095-1096
Desenvolvimento infantil, fatores familiares no, 1098-1100
Desenvolvimento intelectual. *Veja* Função cognitiva
Desenvolvimento moral, adolescente, 1103-1104
Desenvolvimento pré-natal, 1082-1086
   feto de 9 semanas, 1083f
   feto de 15 semanas, 1083f
Desenvolvimento psicossocial, 564
Desenvolvimento sexual, criança de 1 a 3 anos, 1094-1095
Desenvolvimento social
   bebê, 1088-1091
   criança de 1 a 3 anos, 1094-1095
Desequilíbrio de ligação (DL), 74-76
Desidroepiandrosterona (DHEA), 61-63, 65-66, 688-689
Desidrogenase do semi-aldeído succínico (SSADH), 44-45
Designs baseados na família, 75-76
Desintoxicação, transtorno por uso de álcool, 633-637
Desipramina
   para bulimia nervosa, 519-520
   para TDAH, 1178-1179
   para transtornos alimentares, 521
   para transtornos depressivos maiores, 360
Deslocamento, 162t
   atividades
      definição etológica de, 133t
      estudo de Tinbergen de, 133-134
   descrição de, 154
   mecanismos, 166t
Desmopressina (DDAVP)
   para enurese, 1217-1218
   uso em crianças, 1300-1301
Despersonalização
   classificação, 294-295
   descrição, 203
Despertar do sono do movimento não rápido dos olhos, 555t
Dessensibilização sistemática, 104
Destreza manual, avaliação, 265
Destruição do gene *ErbB4*, 83-84
Desvalorização do reforçador, 109
Desvenlafaxina, **1010-1011**
Devaneio, em crianças abusadas sexualmente, 1315-1316
Developmental Behavior Checklist (Lista de Verificação do Comportamento Desenvolvimental) (DBC), 1129
Developmental Education and Parenting Intervention (Educação Desenvolvimental e Intervenção Parental) (DEPI), 1231-1232
Dexametasona
   desafio com, 439
   transtornos do humor e, 350

1432 Índice

Dexmedetomidina, 703
Dexmetilfenidato
    absorção, 1033
    dosagem, 1176-1177*t*
Dextroanfetamina, 671
    absorção da, 1034
    dosagem, 1176-1177*t*
    efeitos da, 1034
    interações medicamentosas, 1035
    para condições não psiquiátricas, 922
    para hiperatividade em crianças, 930
    para TDAH, 1176-1177
Dextrometorfano quinidina, 1019
DHA (ácido docosaexaenoico), 60-62, 797*t*, 1050*t*
Dia Mundial de Saúde Mental, 1405-1406
Diabetes insipidus (DI), 271-272
    carbamazepina para, 960-961
    escoriação da pele no, 435
Diabetes melito (DM)
    esquizofrenia e, 316
    medicamentos para pacientes com, 921-922
    peso corporal e, 525-527
    resposta ao estresse psicológico, 484
    sinais de, 884
    síndrome metabólica e, 531-532
Diafragma (contraceptivo), 837*t*
Diagnostic Interview for Children and Adolescents (Entrevista Diagnóstica para Crianças e Adolescentes) (DICA), 1110-1111
Diagnostic Interview Schedule for Children (Entrevista Diagnóstica Estruturada para Crianças) (DISC), 235, 1320-1321
Diagnóstico sem exame, 1398*t*
Diários alimentares, 530-531
Diarreia
    ISRSs e, 1018
    lítio e, 986
Diazepam
    absorção do, 947-948
    disfunção sexual e, 584-586
    em emergências psiquiátricas, 779
    história do, 947-948
    meia-vida do, 948-949
    para abstinência de álcool, 630
    para estado de mal epiléptico, 1070-1071
    para transtorno da personalidade paranoide, 746
    para transtorno por uso de alucinógeno, 651
    para transtornos da adaptação, 449
    para transtornos dissociativos, 454
    terapia de dessensibilização e, 878
    transtornos relacionados ao, 666
Diencéfalo, formação do, 19
Diencéfalo medial, 114*f*
Dieta. *Veja também* Estado nutricional
    de Ornish, 796
    de Pritkin, 796
    envelhecimento e, 1337-1338, 1338*t*
    macrobiótica, 806
    perda de peso, 527-528*t*
    terapias nutricionais, 795-796
Dietary Supplement Health and Education Act (Lei de Saúde e Educação em Suplementos Alimentares) (DHSEA), 1049
Dietilamida do ácido lisérgico (LSD), 41-43, 390, 801
    abuso adolescente de, 1274-1277
    características, 649*t*
    características clínicas, 652-653
    disfunção sexual e, 584-586
    rastreamento para, 268
    tolerância à, 650, 653
    transtornos relacionados à, 648
Dietilpropiona, 671, 1061-1063
Difenidramina
    disfunção sexual e, 584-586
    dosagens, 943

em emergências psiquiátricas, 779
    para parkinsonismo, 924
    para parkinsonismo induzido por neuroléptico, 941-942
    para TDAH, 1179-1180
Difusão de papel, 172-173
Dimetiltriptamina (DMT), 648, 649*t*
Dinactina, 30-31
Dinâmica da adaptação, 183
Dinâmica de grupo, 181
Dinamismo, princípio do, 174
Dineína, 30-31
Dioscorides, Pedanius, 800
Direct Instructional System for Teaching and Remediation (Sistema de Instrução Direta para Ensino e Remediação) (DISTAR), 1187
Direito a tratamento, 1385-1386
Direito criminal, 1388-1390
Direito de recusar tratamento, 1386
Direito público 99-448, 1119-1120
Direitos civis, de pacientes, 1386-1387
Direitos do paciente
    ao tratamento menos restritivo, 1386
    consentimento informado, 1387
    direito a recusa do tratamento, 1386
    direito a tratamento, 1385-1386
    direito a visitas, 1386
    direitos civis, 1386-1387
    direitos de comunicação, 1386
    direitos econômicos, 1387
    direitos privados, 1386-1387
    isolamento e, 1387
    Patient's Bill of Rights (Carta dos Direitos do Paciente), 1362-1363
    uso de contenções e, 1387
Direitos econômicos, 1387
Direitos privados, 1386-1387
Diretivas antecipadas, **1364**, 1365*t*
Diretrizes para sexo seguro, 732*t*
Disartria, etiologia, 1145-1146
Discalculia, 1183-1188
Discinesia tardia, 65-66
    alegações de negligência e, 1383-1384
    características da, 1301-1302
    clozapina para, 1028-1029
    desenvolvimento de, 320
    haloperidol e, 912
    induzida por medicação, 926-927
    induzida por neurolépticos, 923
Discrasias sanguíneas, carbamazepina e, 959-960
Discriminação, serviços de saúde e, 141-144
Discriminação baseada na idade, descrição da, 1340
Discurso, descrição, 264
Disforia de gênero, 600-607
    classificação da, 295-296
    critérios diagnósticos, 602*t*
    tratamento, 603-607
Disforia histeroide, 360
Disforia pós-coito, 589-590
Disfunção cognitiva relacionada à depressão, 715
Disfunção do lobo parietal, 12-13
Disfunção sexual feminina
    relacionada a condição médica, 582-584
Disfunção sexual masculina, 581-583
Disfunções sexuais, 575-593
    classificação de, 295-296
    como efeito colateral de drogas, 913-914
    indicadores de receptores de dopamina para, 969
    induzidas por álcool, 634
    induzidas por estimulantes, 676-677
    ISRSs e, 1018
    neurofisiologia das, 582-584*t*
    relacionadas a condição médica, 581-586, 581-582*t*
    relacionadas a intoxicação com opioide, 663
    relacionadas a medicação, 581-583*t*

relacionadas a substância/medicamento, 295-296, 582-586
    tratamento, 584-598
Dislexia
    de números, 237
    desenvolvimental, 11
    transtorno específico da aprendizagem e, 1183-1188
Dislexia ortográfica. *Veja* Transtornos específicos da aprendizagem
Dismorfismo sexual, 131
Dismorfofobia, 334, 525-527. *Veja também* Transtorno dismórfico corporal
Dispareunia, 580-581
    relacionada a condição médica, 581-583
Dispepsia, ISRSs e, 1018
Disposições pessoais, 176
Dispositivos intrauterinos, 837*t*
Disprosódia, 1343
Dissociação, 162*t*
    como mecanismo de defesa, 744
    em crianças abusadas sexualmente, 1315-1316
    hipnose e, 884
Dissulfiram, 638*t*, 639, 946-947, **967-968**, 968
Distanciamento, 171-172
Distimia, 380-384
    classificação de, 293
    critérios diagnósticos, 381-382, 382*t*
    descrição de, 348
    pediátrica, 1229-1230
    raça/etnia e taxas de, 141-142
Distonia, induzida por medicação, 297-298
Distonia aguda
    aspectos do tratamento, 782*t*
    induzida por medicamento, 198, 925-926
        curso e prognóstico, 926
        diagnóstico, 925
        epidemiologia, 925-926
        etiologia, 926
        tratamento, 926
    induzida por neurolépticos
        anticolinérgicos para, 936-937
        anti-histamínicos para, 943
        manifestações iniciais, 782*t*
Distonia tardia
    acatisia tardia e, 927
    induzida por medicação, 297-298
Distorção, 161*t*
    parataxia, 186
Distorções cognitivas, 873-874
Distribuição geográfica, populações envelhecidas e, 1337
Distrofia adiposo-genital, 524-525
Distrofia miotônica, marcha na, 285
Distúrbio da linguagem receptiva e expressiva, 1138-1140
Distúrbios adrenais, 271-272, 734-736
    resposta ao estresse, 484-485
Distúrbios cutâneos, sofrimento e, 484-485
Distúrbios da tireoide, 734-736
Distúrbios de hipoparatireoidismo, 734-736
Distúrbios gastrintestinais funcionais, 480*t*
Distúrbios ginecológicos
    neuroesteroides e, 62-63
Distúrbios hipofisários, 734-736
Distúrbios metabólicos, 734-736
Distúrbios perceptivos
    avaliação inicial de, 202-203
    pessoas com mais de 65 anos de idade, 1343
Diuréticos, em pacientes com demência, 717-718
Divalproex sódico
    indicações terapêuticas
        lítio, 973
    para mania aguda, 379
    para TEPT pediátrico, 1226

Índice

para transtorno bipolar de início precoce, 1241-1242
para transtorno da conduta, 1253-1254
para transtorno explosivo intermitente, 611
uso em crianças, 1300-1301
Divisão dos honorários, aspectos éticos, 1398*t*
Divórcios, 1332-1333
    custódia dos filhos e, 1305
    filhos e, 1097-1099, 1098-1099*t*
    motivos para, 1332-1333
    tipos de, 1332-1333
Dobra de Veraguth, 366*f*
Documentação
    áreas de disfunção, 219*t*
    notas de psicoterapia, 215
    notas pessoais, 215
    observações, 215
Doença, modelo biopsicossocial de, 3
Doença cerebrovascular
    depressão e, 368
    transtorno amnésico e, 720
Doença da urina de xarope de bordo, 1125-1126
Doença de Addison
    distúrbios neurovegetativos e, 734-736
    níveis de cortisol na, 271-272
    transtornos do humor na, 64-65
Doença de Alzheimer, **70-71, 78-80**
    administração de estrogênio e, 65-66
    apolipoproteína E4 e, 738-740
    caracterização da, 12-13
    componente imune da, 70-71
    degeneração neuronal na, 38-39
    demência na, 704-705
        prevalência de, 704
    diagnósticos diferenciais
        transtorno amnésico vs., 721, 721*t*
    emaranhados neurofibrilares na, 706
    esporádica, 79-80
    genética da, 78-80
    início tardio, 79-80
    neuroimagem na, 274-275
    proteínas precursoras amiloides na, 3
Doença de Binswanger, **708-709**, 709*f*
Doença de Creutzfeldt-Jakob (DCJ)
    DCJ variante, **730-731**
    descrição da, 730
Doença de Crohn, 481
Doença de Graves, 414, 484
Doença de Hallervorden-Spatz
    emaranhados neurofibrilares na, 706
Doença de Hodgkin, 435
Doença de Huntington, **710**
    antagonistas do receptor de dopamina para, 973-974
    diagnósticos diferenciais, 336
    mutações na repetição de trinucleotídeos na, 3
    neuroimagem na, 274-276, 276*f*
    núcleo caudado na, 9
Doença de inclusão citomegálica, 1127
Doença de Lyme, 71-72, **729**, 730*f*
Doença de Paget, 284
Doença de Parkinson (DP), 3, **710-711**
    delirium em pacientes com, 703-704
    demência
        estudo de caso, 711
    depressão e, 368
    drogas que atuam nos receptores GABA para, 950-951
    fobias e, 414
    substância negra e, 9
    transtornos do sono e, 557
Doença de Peyronie, 592-593
Doença de Pick. *Veja* Demência frontotemporal
Doença de Von Recklinghausen. *Veja* Neurofibromatose
Doença de Wilson, 9
Doença inflamatória pélvica (DIP), 843

Doença obstrutiva das vias aéreas, 284
Doença ovariana policística, 1047
Doença psiquiátrica
    base neurodesenvolvimental da, 31-34
    implicações evolucionárias da, 131
    luto e, 1357
    papéis culturais na, 139
    simpatomiméticos usados, 1037*t*
    síndromes associadas à cultura, 145-150
Doença pulmonar obstrutiva crônica (DPOC)
    esquizofrenia e, 316
    resposta a sofrimento psicológico, 483
    transtornos do sono e, 552
Doença renal
    escoriações da pele, 435
Doenças crônicas
    problemas de relacionamento pais-filhos, 821-822
    programas de assistência aos empregados, 816-817
Doenças desmielinizantes, neuroimagem em, 276
Doenças físicas, transtornos mentais e, 1403-1405
Doenças infecciosas
    efeitos mentais de, 729-731
    testagem para, 273
Doenças mentais. *Veja também* Transtornos mentais; Saúde mental
    benefícios do exercício, 799-800
    depressão em, 1016
    intervenções universais, 1376
    neuroesteroides em, 62-63
    prevenção de, 1375
    risco de suicídio, 764
    saúde mental e, 189*f*
Doenças priônicas, **729-730**
Doenças sexualmente transmissíveis (DSTs), 842-843
Doenças transmitidas por carrapatos, 729
Dominância, estudos com animais de, 136-137, 137*f*
Dominância hemisférica, 236
Dominic-R, 1110-1112
Domínios de competência da linguagem, 1137-1138
Donaldson, O'Connor vs., 1386
Donepezila
    absorção da, 964
    em pacientes com demência, 717-718
    metabolismo, 965-966
    reações adversas, 964
Donjuanismo, 591
Dopa decarboxilase, 39-40
Dopamina
    comportamento sexual e, 567-570
    função da, **36-38**
    metabólitos da, 40-41
    secreção, 20-21
    transportadores, 41-42
    transtornos do humor e, 350
Dor
    adaptação à, 55-56
    ansiedade e, 1360
    ATCs para, 1041
    limiares, 1360
    tipos de, 1366, 1367*t*
    tratamento da, 1366-1368
Dor masturbatória, 592-593
Dor neuropática
    descrição da, 1367*t*
    duloxetina para, 1012
Dor nociceptiva, 1367*t*
Dor pélvica, 842-843
Dor psicogênica, 1367*t*
Dor somática, descrição de, 1367*t*
Dores de cabeça
    efeitos da ECT, 1071-1072
    ISRSs e, 1019
    pós-coito, 592
    resposta ao sofrimento psicológico, 487-488
Dormidores curtos, 561

Dormidores longos, 561
Dosagem. *Veja também Drogas específicas*
    efeitos colaterais, 963
    interações medicamentosas, 963
Doublecortina (DCX), 30-31
Down, Langdon, 1123-1124
Doxepina, para úlcera péptica, 1041
Drogas antiarrítmicas, interações, 1043
Drogas anticâncer, risco de suicídio e, 764
"Drogas de clube", 679, 1276-1277
Drogas estimulantes, **1033-1038**
    abstinência, 676
        aspectos do tratamento, 785*t*
        manifestações iniciais, 785*t*
    ações farmacológicas, 1033-1034
    comumente usadas, 1037*t*
    disfunção sexual e, 583-585
    dosagem, 1035-1037
    efeitos colaterais relacionados à dose, 1298*t*
    indicações terapêuticas, 1034-1035
    interações com ATC, 1043
    interações medicamentosas, 1035
    intoxicação
        sinais e sintomas, 675-676, 675*t*
    para TDAH, 1176-1177*t*, 1177-1179
    precauções, 1035-1036
    reações adversas, 1035-1036, 1035*t*
    transtorno devido ao uso, 674-677
    transtornos relacionados a, 671-680
    uso em crianças, 1296-1300, 1298*t*
Drogas para perda de peso, **1060-1064**
Drogas psicodélicas, 648
    transtorno de despersonalização e, 454-455
Drogas psicotrópicas. *Veja também Drogas específicas*
    abstinência de, 919
    ação farmacológica de, 910
    agonistas dos receptores a-adrenérgicos, 932-933*t*
    aspectos regulatórios, 922
    biodisponibilidade, 919
    classificação das, 910
    dosagens não aprovadas, 922-923
    dosando, 916-917
    duração do tratamento, 917
    efeitos colaterais, 911-916
        consentimento informado, 916
        fatores relacionados ao paciente, 916
        sonolência, 913
    escolha da droga, 910-911
    farmacocinética, 915-916
    farmacodinâmica, 911
    frequência do seguimento, 917
    índice terapêutico, 915
    mecanismos de ação, 911
    meia-vida, 919
    monitoramento
        testes laboratoriais, 917-918
    práticas de prescrição negligentes, 1381-1382
    respostas idiossincráticas, 914-915
    respostas paradoxais, 914-915
    resultados do tratamento, 918-919
        fracasso do tratamento, 918
        remissão, 918
        resistência ao tratamento, 918
        resposta, 918
        tolerância à droga, 918
    sensibilização, 919
    superdosagens, 915
    terapias de combinação, 919-920, 920*t*
    tratamento dividido, 1382
Dronabinol, 1368
    para náusea e vômitos, 1368
Droperidol, 647, 703
    para pacientes com *delirium*, 703
    uso médico do, 647
Drummond, Edward, 1389

Duloxetina, 508
    ações farmacológicas, 1012
    dosagem, 1013-1014
    indicações terapêuticas, 1012
    interações medicamentosas, 1012
Durham vs. Estados Unidos, 1390
Durkheim, Emile, 766
Dusky vs. Estados Unidos, 1307-1308, 1388
Dúvidas, obsessão com, 422

E

E.P. (paciente), 112, 112*f*, 113*f*, 116*f*
E-mail, cautela com, 215-216
Early Language in Victoria Study (Linguagem Precoce no Estudo Victoria) (ELVS), 1137-1138
Early Start Denver Model (Modelo de Denver de Início Precoce) (ESDM), 1161-1162
Eating Disorders Examination (Exame dos Transtornos Alimentares) (EDE), 233
Echinacea (*L. Echinacea purpura*), 1055*t*
Echinacea augustifolia, 791
Ecolalia, definição, 1199
Economia de fichas, 105, 896*t*
Ecopraxia, definição, 1199
Ecstasy. *Veja* 3,4-metilenedioximetanfetamina (MDMA, *ecstasy*)
Eczema. *Veja também* Dermatite atópica
    escoriação da pele em, 435
Educação, entrevistas psiquiátricas e, 206-207.
Educação física, programas adaptativos, 1196-1197
Education for all Handicapped Children Act (Public Law 94-142) (Lei de Educação para Todas as Crianças Deficientes) (Direito Público 94-142), 1119-1120, 1136-1137
Efedra (*L. Ephedra sinica*, ma-huang), 690, 1055*t*
Efedrina, 671
Efeito de base segura, 99, 100
Efeito de desvalorização do reforçador, 109*f*
Efeito de extinção do reforço parcial, 107
Efeitos colaterais, curso de tempo dos, 911-913
Efeitos de recompensa paradoxais, 107
Efeitos de renovação, 104
Efeitos neurolépticos, 923
Efrinas, 31-32
Ego
    comportamentos sintônicos
        descrição de, 734-735
    descrição do, 159
    desenvolvimento da personalidade e, 178
    funções do, 159-160
    instintos, 155
    libido, 155
    perda das fronteiras, 313
    psicologia, 159-163
Eicosanoides, 60-62
Eixo da tireoide, transtornos do humor e, 351
Eixo hipotálamo-hipofisário-gonadal, 64-67
Eixo hipotálamo-hipofisário-suprarrenal (HHS), 34-35
    ansiedade e, 390
    descrição do, 64-65
    regulação do, 51-52
    respostas ao estresse, 478
    TEPT e, 439
    transtornos do humor e, 350
Eixo hipotálamo-hipofisário-tireoide (HHT), 50-51, 66-67
Ejaculação precoce, 579-581, 580-581*t*
    classificação de, 295-296
    ISRSs para, 1018
    tratamento de, 586-587
Ejaculação retardada, 295-296, 578-580*t*
Elaboração, processo psicanalítico, 845
Electro-oculograma (EOG), 533
Eletrocardiograma (ECG), 274
Eletroconvulsoterapia (ECT), 2, **1065-1072**
    amnésia retrógrada e, 720-721
    anestésicos, 1068, 1069

colocação dos eletrodos, 1069-1070, 1070*f*
contraindicações, 1070-1072
diretrizes clínicas
    pré-tratamento, 1068
efeitos adversos da, 1070-1072
efeitos colaterais da, 320-321, 379
eletrofisiologia na, 1065-1066
espaçamento da, 1070-1071
estímulo elétrico, 1070
fator liberador de corticotrofina e, 51-52
fracasso de ensaios terapêuticos, 1070-1071
história da, 1066*t*
indicações para, 1067-1068, 1067*f*
mecanismo de ação, 1066-1067
medicações concomitantes, 1068
metoexital como anestésico para, 944-945
múltipla – monitorada, 1070-1071
para cleptomania, 612
para depressão bipolar aguda, 379
para depressão pediátrica, 1233-1234
para pacientes com *delirium*, 703
para TOC, 426
para transtornos dissociativos de identidade, 461-462
pré-medicações, 1068
relaxantes musculares, 1068, 1069
taxas de mortalidade, 1070-1072
testes laboratoriais e, 271-272
Eletroencefalograma topográfico quantitativo (EEGQ), 87-89
Eletroencefalogramas (EEG)
    anormalidades, 86-88, 86-87*t*
    ativados, 85-86
    colocação de eletrodos, 84-86, 84-85*f*
    crise pequeno mal em, 724*f*
    crises tônico-clônicas generalizadas, 724*f*
    de pessoas hipnotizadas, 884
    descrição de, 696
    distúrbios clínicos que afetam, 87-88*t*
    efeito de medicamentos sobre, 87-88*t*
    em deficiência intelectual, 1132-1134
    em vigília, 86-87
    estudos sobre esquizofrenia, 305
    sono, 86-87
    traçado normal, 85-87, 85-86*f*
    transtorno de ansiedade generalizada, 408
    transtornos psiquiátricos, 87-89*t*
    uso de, 273-274
    visão geral, 84-85
Eletrofisiologia
    aplicada, **84-89**
    estudos no TOC, 419-420
    transtornos da personalidade e, 743
Eletrólitos séricos, exame físico e, 272
Eletromiograma (EMG), 870
Ellis, Havelock, 564, 565*f*
Emaranhado neurofibrilar, 706, 707*f*
Embriopatia por tolueno, 658
Emergências psiquiátricas
    adultos, 774-785
    avaliação do paciente, 776*t*
    avaliação em, 775-778, 775*f*
    com risco de vida, 786-790
    disposição de, 779-780
    documentação, 780
    em crianças, 785-790
    epidemiologia, 775
    médicas ou psiquiátricas, 776-778
    psicoterapia, 778-779
    segurança do paciente, 776
    síndromes comuns, 780*t*-785*t*
    tratamento em, 775*f*
    triagem, 775
Eminência ganglionar lateral (EGL), 28-30
Eminência ganglionar medial (EGM), 26-27, 32-33
Emissão da linguagem, pessoas idosas, 1343

Emoções
    base neuroanatômica das, 12-14
    embotamento das
        ISRSs e, 1019
    negativas, 125-126
    positivas, 126
    reconhecimento das, 207-208
    respostas
        condicionamento, 104
        maturação das, 17
    transtornos
        problemas de relacionamento pais-filhos e, 821-822
    triângulos, 864
Empatia
    entrevistas com o paciente, 193
    níveis reduzidos de, 1247-1248
Encefalinas, 660
Encefalite por herpes simples, **729**
Encefalite rábica, **729**
Encefalograma da pelagra, alcoólica, 634
Encefalomielite miálgica. *Veja* Síndrome da fadiga crônica (SFC)
Encefalopatia arterioesclerótica subcortical, 708-709
Encefalopatia de Wernicke
    aspectos do tratamento, 781*t*, 799
    deficiência de tiamina e, 796, 799
    em idosos, 1348-1349
    manifestações iniciais, 781*t*
Encefalopatia espongiforme bovina (EEB), 730
Encefalopatia espongiforme subaguda, 730
Encefalopatia hepática, 734-736
Encefalopatia hipoglicêmica, 736
Encefalopatia urêmica, 734-736
Encefalopatias, relacionadas a lesão cerebral, 1035
Encoprese, **1213-1216**
    características clínicas, 1213-1215
    curso, 1214-1215
    definição de, 1212-1213
    diagnóstico, 1213-1215
    diagnósticos diferenciais, 1214-1215
    epidemiologia, 1213-1214
    estudo de caso, 1214-1215
    etiologia, 1213-1214
    exame laboratorial, 1214-1215
    prognóstico, 1214-1215
    tratamento, 1214-1215
Encorajamento, entrevistas psiquiátricas e, 207-208
Endicott Substitution Criteria (Critérios de Substituição de Endicott), 1360, 1360*t*
Endocanabinoides, 56-58, 57-58*f*, 59, 59*f*, 60-61
Endofenótipos, 2, 78-79
Endorfinas, 660, 743
Energia específica de ação, 133*t*
Enfrentamento
    após eventos de terrorismo, 1322-1323
    mecanismos involuntários, 129
    por crianças, 1322-1323
Engel, George, 3
Ensaio de inibição de Guthrie, 1124-1125
Ensaio do comportamento, 879
Entrevistas
    acordo, 192
    com adolescentes, 1302-1303
        estudos de caso, 1302-1303
    diagnóstico estruturado, 1110-1112
    diagnóstico semiestruturado, 1110-1111
    pacientes violentos, 777-778
    privacidade, 192-193
    terapia familiar e, 864
    vítimas de abuso sexual, 777-778
    vítimas de estupro, 777-778
Entrevistas motivacionais, 208-209
Entrevistas psiquiátricas
    baseadas no transtorno, 195
    centradas na pessoa, 195

diagnósticas
    deficiências intelectuais, 1128-1129
  encerramento de, 208-209
  iniciais, **197-207**, 197*t*
  motivacionais, 208-209
  pacientes difíceis, 209-214
  preparação para, 195-196
  processo de, 195-197
  relatório psiquiátrico, 212*t*-214*t*
  revisão dos sistemas, 198
  técnicas, 206-209
Enurese, **1215-1218**
  características clínicas, 1216-1217
  curso, 1216-1217
  definição, 1212-1213
  diagnóstico, 1216-1217
  diagnósticos diferenciais, 1216-1217
  epidemiologia, 1215-1216
  etiologia, 1215-1217
  infância
    ADTs para, 1042
  prognóstico, 1216-1217
  tratamento, 1216-1218
Enurese noturna, 557
Envolvimento vital na velhice (Erikson, Erickson e Kivnick), 171-172
Enzima GAD67, 32-33, 44-45
Epidemiologic Catchment Area (ECA) Program (Programa da Área de Levantamento Epidemiológico) (ECA), NIMH, 141-142, 301, 1345-1346
Epilepsia. *Veja também* Transtornos convulsivos
  crises
    classificação internacional de, 722-723*t*
    crises parciais, 724-725
    crises pequeno mal, 722-723, 724*f*
    crises tônico-clônicas generalizadas, 724*f*
  crises vs. pseudocrises, 726*t*
  depressão e, 368
  diagnóstico, 726
  lobo temporal, 722-724
  modelo *kindling* de, 35-36
  sintomas ictais, 725
  sintomas interictais, 725-726
  sintomas pré-ictais, 725
  transtornos neurocognitivos devido a, 722-726
  tratamento, 726
  viscosidade da personalidade na, 725
Epilepsia do lobo temporal (ELT), 13-14
  alucinações e, 343
  alterações da personalidade, 759
Epilepsia familiar noturna de lobo frontal autossômica dominante (ADNFLE), 43-44
Epilepsia límbica. *Veja* Crises parciais
Epilepsia parcial complexa, 725*f*
  crises, monitoração com EEG, 725*f*
  estudos na esquizofrenia, 305
Epinefrina
  comportamento sexual e, 567-570
  função da, 37-38
Episódios maníacos
  aspectos do tratamento, 783*t*
  características de, 364
  descrição de, 367
  desenvolvimento de, 370
  ECT para, 1068
  esquizofrenia e, 369
  lítio para, 983
  manejo de, 950-951
  manifestações iniciais, 783*t*
Episódios micropsicóticos, 750
Epistemologia genética, 93
Equal Employment Opportunity Commission (Comissão de Oportunidades Iguais de Emprego), 826
Equilíbrio, noção de, 97
Equilíbrio eletrolítico, bulimia e, 518

Equipes de consultoria
  combinações em TCD, 868-869*t*
  terapia comportamental dialética, 868-869
Ergasia, 182
Erikson, Erik H., 167-174, 167-168*f*
  estágios do ciclo vital, 1354
  estágios psicossociais, 169-170*t*
  identidade vs. difusão de papel, 1282-1283
  no envelhecimento, 1339*t*
  no raio social adulto, 124-125
  sobre estagnação, 1329
  tarefas da adolescência, 1099-1101
  teorias do desenvolvimento de, 1338-1339
Erikson, Joan, 171-172
Eritema migrans, 730*f*
Eros, 155-156
EROS, ereções e, 589
Erotismo uretral, 285
Erotomania e, 334
Erro padrão de medidas (EPM), 247
Erros inatos do metabolismo, 1125-1126*t*
Erupção exantematosa, 1042
Erupções cutâneas
  carbamazepina e, 960-961
  como efeito colateral de medicamento, 914
Erva do Ártico, 1053*t*
Erva pinheira, 1053*t*
Erva-de-São-João (*Hypericum perforatum*), 791, 800, 800*f*, 1052
  efeitos psicoativos, 1059*t*
  interações medicamentosas, 1052
Erythroxylum coca, 672
Escala de intervalo variável, 106
Escalas de avaliação
  avaliação de, 218-219
  benefícios e limitações, 217-236
  escolha de, 219-236
Escalas de avaliação de transtorno cognitivo, 233-234
Escalas de avaliação psiquiátrica, 217-236
Escalas de proporções variáveis, 105
Escatologia, 597
Escatologia ao telefone, 597
Escatologia pelo computador, 597
Escitalopram
  diretrizes clínicas, 1022
  dosagem, 1022
  interações medicamentosas, 1021
  no transtorno do espectro autista, 1163-1164
Esclerose lateral amiotrófica (ELA)
  descrição da, 729
  TEPT e, 441
Esclerose múltipla (EM)
  apoptose e, 23-24
  componente imunológico da, 70-71
  desmielinização na, 728*f*
  neuroimagem em, 276
  sintomas, 728-729
  transtornos amnésicos e, **720**
Esclerose tuberosa, **1124-1125**
  características clínicas da, 1131*t*
  etiologia genética da, 33-34
  genes de suscetibilidade para, 80-81
Escolas
  bullying nas, 1307-1309
  expectativas do professor, 1281-1282
  intervenções cognitivo-comportamentais, 1225
  programas de prevenção baseados em, 1252-1254
  terapia ocupacional em, 1196-1197
  tratamento hospitalar e, 1292
Escolha da droga, 910-911
Escolhas, ações e, 106
Escopofilia, 597
Escore LOD (logaritmo de escore de probabilidades), 74-77, 76-77*f*

Escores de QI. *Veja também* Deficiência intelectual; Inteligência
  estudos com gêmeos, 131-132
Escoriação, classificação de, 293-294
Escoriação psicogênica, 486
Escrita, avaliação em idosos, 1344
Escrotoplastia, 604
Esculpindo a família, 864
Escuta atenta, 286
Eserina (salicilato de fisostigmina), 701, 1042
Esfincter anal, relaxamento do, 55-56
Esgotamento do reforço
  resultados e, 101
Esofagite, 628
Espaçamento do nascimento, 1097-1098
Espaço de vida, 181
Espectroscopia por ressonância magnética
  núcleos disponíveis para, 279*t*
  exames físicos e, 268
Esperança
  dizer a verdade e, 1363
  geração de, 1288
Espinha bífida, neurulação e, 19
Esquecimento comum, 452. *Veja também* Doença de Alzheimer
Esquecimento maligno da senescência (EMS), 738-739*t*
Esquecimento senescente benigno, 737-738, 1342-1343
Esquema de intervalo fixo, 106
Esquema de reforço com intervalo, 105
Esquema de reforço proporcional, 105
Esquema do objeto permanente, 93
Esquemas de relação fixa, 105
Esquizofrenia
  4 As da, 14-15
  alucinações na, 202
  antagonistas da serotonina-dopamina para, 1023, 1024
  antagonistas dos receptores de dopamina para, 973
  antipsicóticos de segunda geração
    dosagem de, 1032*t*
  base genética da, 83-84
  base neurodesenvolvimental da, 31-33
  catatônica, 781*t*
  células de Cajal-Retzius na, 32-33
  circuito patológico na, 46-47*f*
  classificação da, 292
  comorbidade somática, 315-316
  depressão e, 369
  diagnóstico, 307-311, 308*t*
  diagnósticos diferenciais, 316-317, 316*t*
    delirium vs., 701
    demência vs., 716
  disfunção social e, 893-894
  ECT para, 1068
  efeitos da maconha na, 58-60
  ERM na, 280
  etiologia, 303-306
  infância
    antagonistas dos receptores de dopamina para, 973
    medicamentos antipsicóticos para, 1297
  início precoce, 1268-1273
    características clínicas, 1269-1270
    diagnóstico, 1269-1270
    diagnósticos diferenciais, 1271
    epidemiologia, 1268-1269
    estudo de caso, 1270
    etiologia, 1269
    marcadores endofenotípicos, 1269
    neuroimagem, 1269
    perspectiva histórica, 1268
    prognóstico, 1271
    tratamento, 1271-1273
  início tardio, 1347-1348
  lítio para, 984
  manifestações iniciais, 784*t*

1436 Índice

maus respondedores, 319-320
neurotransmissores na, 45-47
olanzapina para, 1025-1026
prognóstico, 317-318, 318f
psicoterapias e, 900
risco de suicídio e, 764, 765
risperidona para, 1024-1025
sintase do óxido nítrico, 53-54
sistema imunológico na, 69-71
sistema límbico e, 14-15
tabagismo e, 1403-1404
taxa de mortalidade na, 302
teorias da, 300-301
tipo residual de, 1347-1348
tipos de, 307-311
transtorno conversivo na, 474
transtorno de acumulação e, 430
transtorno factício e, 494
tratamento, 318-319, 784t
valproato para, 1046
ziprasidona para, 1026-1027
Esquizofrenia catatônica, 781t
Esquizofrenia com início na infância
   diagnósticos diferenciais, 1160-1161, 1160-1161t
   transtorno do espectro autista e, 1160-1161
Esquizofrenia com início precoce, 310, 1268-1273
Esquizofrenia com início tardio, 310
Esquizofrenia deficitária, 310-311, 311t
Esquizofrenia oniroide, **309-310**
Esquizofrenia paranoide
   amostra de escrita na, 314f
   aspectos do tratamento, 783t
   diagnósticos diferenciais, 745
   manifestações iniciais, 783t
   modelos animais de, 138
Esquizofrenia pseudoneurótica, 310
Estabelecendo a ocasião, 109
Estação do nascimento, esquizofrenia e, 302
Estações, risco de suicídio, 764
Estado epiléptico, 677, 1070
Estado mental
   alterações no, 776-778
   perguntas comuns, 204t-205-206t
Estado nutricional. *Veja também* Dieta
   avaliação do, 286
   envelhecimento e, 1338t
Estados confusionais, causas, 501t
Estados Unidos, Durham vs., 1390
Estados Unidos, Dusky vs., 1307-1308, 1388
Estados Unidos vs. Brawner, 1390
Estados vegetativos persistentes
   decisões em cuidados terminais e, 1363-1364
   descrição de, 1364t
   estudo de caso, 1364
Estágio anal, 155-156, 157t
Estágio das operações concretas (7-11 anos), 94-96, 94t
Estágio das operações formais (11 anos até adolescência), 94-96, 94f
Estágio de latência, 158t
Estágio do pensamento pré-operatório (2-7 anos), 93-94, 94t
Estágio egocêntrico, desenvolvimento infantil, 94
Estágio fálico, 155-156, 158t
Estágio genital, 158t
Estágio oral, 155-156, 157t
Estágio sensoriomotor (nascimento-2 anos), 93, 94t
   fases no, 95-96t
Estágio uretral, 157t
Estágios do desenvolvimento psicossexual, 157t-158t
Estanozolol, 687, 759
Estazolam, 947-950
   absorção do, 947-948
   meia-vida do, 949-950
Esterilização
   contracepção e, 836
   métodos atuais, 837t

Esteroides anabólicos
   abuso adolescente de, 1275-1276
   avaliação endócrina, 271-272
Esteroides androgênicos, 685-689
Esteroides androgênicos anabólicos (AEAAs)
   abuso de, 685-689
   alterações de personalidade, 759
   aplicações médicas dos, 685, 686
   efeitos físicos dos, 687f
   exemplos de, 685t
   reações adversas, 686
Esteroides injetáveis, 837t
Esteroides pós-coito, 837t
Esteroides sexuais, efeitos adversos, 799
Estilo de vida parental alternativo, 1329
Estimulação associativa pareada (EAP), 1074
Estimulação cerebral profunda (ECP), **1077-1081**
   cuidados pós-operatórios, 1079
   história da, 1078
   indicações, 1077-1079
   para TOC, 426
   procedimentos com lesão, 1079
   resultados, 1080-1081
   seleção dos pacientes, 1078-1079
Estimulação do nervo vago (ENV), 373, **1076-1077**
Estimulação elétrica do crânio (EEC), **1075**
Estimulação fótica (EF), 85-86
Estimulação magnética transcraniana (EMT)
   definição de, **1073-1074**
   efeitos colaterais, 1074
   em transtornos do humor, 373
   interações medicamentosas, 1074
   mecanismo de ação, 1074
   pulso controlável, 1074-1075
   seleção dos pacientes, 1074
Estimulação nervosa transcutânea (ENT), 498
Estimulação transcraniana por corrente contínua (ETCC), **1075**
Estímulo condicionado (EC), 101
Estímulo contextual
   exteroceptivo, 104t
   interoceptivo, 104t
Estímulo incondicional (EI), 101
Estradiol, ciclo menstrual e, 831
Estragão (*L. Artemisia dracunculus*), 1059t
Estresse
   alterações nas funções cognitivas, 239-240
   ansiedade e, 388
   crônico, 68-70
   doença e, 68-69
   imprevisível, 136-137
   manejo, 482
   materno
      desenvolvimento fetal e, 1083
   migração e, 140-141
   percepção da dor e, 60-61
   relacionado ao ambiente de trabalho 815-817
      estudo de caso, 816-817
   respostas humanas ao, 68-70
   síndromes experimentais, 136-138
   treinamento de manejo, 488
Estresse traumático
   para transtornos dissociativos, 454
Estressores
   TEPT e, 437-438
   transtornos da adaptação e, 446
Estricnina, 45-46
Estrogênios
   atividade neural e, 65-67
   comportamento sexual e, 570
   para disfunção sexual, 588-589
Estudos com gêmeos
   de bem-estar subjetivo, 128
   de risco de suicídio, 767
   dependência de estimulantes, 673
   dependência de opioide, 662

   depressão pediátrica, 1227-1229
   do transtorno de Tourette, 1200
   em transtornos bipolares, 81-83
   esquizofrenia, 3, 32-33
   herdabilidade de traços, 74-75
   justificativa para, 131-132
   transtorno obsessivo-compulsivo, 742
   transtornos da adaptação, 447-448
   transtornos da fala, 1145-1146
   transtornos do humor, 353
Estudos com ratos, estresse imprevisível, 136-137
Estudos da família, transtornos do humor, 352
Estudos de adoção
   adoções transraciais, 1310-1311
   da síndrome de Tourette, 1200
   depressão pediátrica, 1227-1229
   do comportamento antissocial, 817
   do risco de suicídio, 767
   problemas relacionados ao uso de álcool, 626-627
   transtornos do humor, 353
Estudos de associação, 75-76
Estudos de associação genômica ampla (GWA), 75-76
   de transtornos bipolares, 82-84
   mapeamento genético e, 72-73f
Estudos etológicos
   apego, 98
   terminologia usada em, 133t
Estudos laboratoriais. *Veja também Transtornos específicos*
   efeitos do álcool nos, 628
   exame físico e, 267
   pacientes com *delirium*, 703t
   pacientes com demência, 715
   patologia e, 696, 696t
   testes de rastreamento, 696t
Estudos toxicológicos, 268-270
Estupro, **824-826**
   aspectos do tratamento, 784t
   definição de, 824
   fatores de risco, 825
   manifestações iniciais, 784t
   perpetradores, 825-826
   prevalência, 824-825
   relato de, 824-825
   situações na entrevista, 777-778
Eszopiclona
   ligação, 949-950
   transtornos relacionados à, 666
   tratamento de insônia com, 542
Etclorvinol, 667-668
Ética
   aspectos da gestão de cuidados, 1395
   cuidados em saúde mental e, 1404-1406
   em psiquiatria, 1392-1399
   perguntas e respostas, 1397t-1398t
   princípios básicos de, 1392-1393
   registros médicos e, 215-216
Etnia, transtornos psiquiátricos e, 141-142
Etologia, 131-134
   definição de, 133t
Etomidato, **947-948**
Etossuximida, 726
Eudaimonia, 188-189
Eutanásia, **1370-1371**
Evitação
   de danos, 761
   simulação e, 813
   TEPT e, 1224
Evolução, descrição de, 131
Exame do Estado Mental (EEM), 201, 312
   avaliação neuropsicológica, 241-242
   descrição do, 695, 695t
   em adultos idosos, 1343-1344
   grupos culturalmente distintos, 141-142
   na depressão, 365-368
   neuropsiquiátrico, 1113-1114t

Índice 1437

no TOC, 423
para crianças, 1112-1115, 1112-1113*t*
perguntas da Seção Sensorial, 203*t*
Exames físicos
    entrevista inicial, 205-206
    momento dos, 287
    neurológicos, 287-288
    paciente psiquiátrico, 283-289
    pacientes com *delirium*, 702*t*
    papel dos, 266-267
    seleção dos pacientes, 287
Excitotoxicidade, 44-45
Execuções, questões de competência, 1389
Exercícios
    benefícios dos, 799-800
    controle do peso e, 528-529
    envelhecimento e, 1337-1338, 1338*t*
    respiratórios, 544
Exibicionismo, 297-298, 595
Expectativas de vida
    estudo das, 1335-1337
    tendências, 1337*t*
Experiências adversas na infância (EAIs), 1082
Experiências de quase-morte, 1352
Experiências emocionais corretivas, 17, 175
Experimentos de aprendizagem latente, 107
Exploração, aspectos éticos, 1398*t*
Exploração sexual, consequências da, 1392*t*
Exposição ao chumbo, 1128-1129
Exposição e prevenção de resposta (EPR), 1266-1267
Exposições terapêuticas graduadas, 878
Exposições tóxicas
    ambientais, 269-270
    história de, 266-267
    síndromes associadas a, 443*t*
Expressões idiomáticas de estresse, 139
Externalização, 162*t*
Extinção, descrição de, 102, 104-105
Extinção dependente de estado, 104
Extrovertidos, 179
Eysenck, Hans Jurgen, 877
Eysenck Personality Inventory (Inventário de Personalidade de Eysenck), 485

F

Fadiga. *Veja também* Síndrome da fadiga crônica (SFC)
    avaliação de, 506*t*
    drogas estimulantes para, 1035
Fadiga de batalha. *Veja* Transtornos de estresse pós-traumático (TEPT)
Fairbairn, Ronald, 160, 177
Faixa motora, 8
Fala
    avaliação infantil, 1112-1114
    avaliação inicia da, 1201
    avaliações
        na deficiência intelectual, 1134-1135
    desenvolvimento normal, 1139*t*
    desorganizada, 1278-1279
    dificuldade na, 286
    inalantes e, 658
    mutismo seletivo e, 1261
    na depressão, 366
    pacientes maníacos, 367
Faloplastia, 604
Falsa percepção dos estados do sono, 540
Falsas memórias, 122*f*
Família da vitamina E, 798*t*, 1051*t*
Famílias. *Veja também* Terapia familiar
    comunicação com, 193
    de pacientes com demência, 717-718
    de pacientes terminais, 1364-1366
        comunicação com, 1362-1363
        tarefas das, 1366*t*
    destruição, 821-822
    disfunção

emergências psiquiátricas infantis e, 786*t*
educação
    em deficiências intelectuais, 1135-1136
entrevistas, 1109-1110
estabilidade das, 1098-1099
eventos adversos, 1098-1099
famílias recompostas, 1098-1099*t*
histórias
    perguntas da entrevista inicial, 200
histórias médicas
    documentação, 903-904
    tópicos em, 904*t*
intervenções e, 636
monoparental, 1328
papéis em psicoterapia infantil, 1287
Famílias monoparentais, 1328
Famílias reconstituídas, tipos de, 1098-1099*t*
Fantasia esquizoide, 161*t*
Fantasia intrapsíquica inconsciente, 180
Fantasias
    como mecanismos de defesa, 743-744
    sexuais, 575-576
Fantasmas, descrição de, 341
Farmacocinética
    definição de, 910
    infância, 1296
Farmacodinâmica, definição de, 910, 911
Farmacogenética, 915-916
Farmacologia, psicoterapia combinada com, 897-901
Farmacoterapia
    emergências psiquiátricas, 779
    para disfunção sexual, 587-588, 592
    para distimia, 384
    psicoterapia combinada com, 920
    psiquiatria comunitária, 1377-1378
    psiquiatria pública, 1377-1378
    ritmos do sono e, 91-92
Fase anal-sádica do desenvolvimento, 421
Fator de crescimento de fibroblasto-8 (FCF8), 25-26
Fator de crescimento derivado de plaquetas (PDFG), 30-31
Fator de crescimento fibroblástico (FCF), 27-30
Fator de crescimento neural, 21-22
Fator de crescimento semelhante à insulina I (IGF-I), 18, 27-29
Fator de crescimento Wnt3a, 24-27, 32-33
Fator de transcrição de *Pax6*, 24-25
Fator de transcrição *Lhx*, 32-33
Fator de transcrição *Math1*, 32-33
Fator de transcrição *neuroD*, 32-33
Fator de transcrição *Nkx2.2*, 24-25
Fator de transcrição *Olig2*, 24-25
Fator inibidor de leucócito (LIF), 28-30
Fator inibitório do *Id*, 27-28
Fator liberador de corticotrofina (CRF), 51-52
    desafio com, 439
    respostas ao estresse, 478
Fator neurotrófico derivado do cérebro (BDNF), 18, 350
Fator neutrófico ciliar (CNTF), 28-30
Fator-α de crescimento transformador (FCT-α), 26-27
Fatores culturais, transtorno bipolar e, 349
Fatores motivacionais, 107
Fatores reprodutivos, 301-302
Fatores socioculturais, impactos desenvolvimentais dos, **131-150**, 1128-1129
Fear Survey Schedule for Children (Inventário de Medo para Crianças) (FSSC), 255*t*
Federa, Paul, 305-306
Federal Patients' Self-Determination Act (Lei Federal de Autodeterminação dos Pacientes), 1364
Federal Qualified Health Centers (Centros de Saúde Qualificados em Nível Federal) (FQHCs), 1379
Feldenkris, Moshé, 800
Felicidade
    autorrelatada, 188
    correlatos de, 188
    medida por escalas de, 128

Feminilidade, sentimento de, 565
Fenciclidina (PCP), 654, **655-656**
    Cannabis associada a, 646
    características, 648, 649*t*
    disfunção sexual e, 584-586
    interferência nos testes, 943
    intoxicação
        aspectos do tratamento, 783*t*
        manifestações iniciais, 783*t*
    rastreamento para, 268
    tolerância, 650
    uso por adolescentes de, 1105-1106
Fendimetrazina, 671, 1061-1062
Fenelzina
    absorção, 994
    para TEPT, 445
    para TOC, 425
    para transtorno de ansiedade social, 407
Fenetilaminas, 653
Fenfluramina, 1165
Fenichel, Otto, 402, 420, 482, 608, 1350-1351
Fenilalanina
    características, 1051*t*
    usos psiquiátricos da, 798*t*
Fenilcetonúria (PKU), **1124-1125**, 1131*t*
Fenilefrina, 1009-1010
Feniletanolamina N-metiltransferase (PNMT), 39-40
Fenilpropanolamina (PPA), 671
    toxicidade
        aspectos do tratamento, 783*t*
        manifestações iniciais, 783*t*
Fenitoína, **940-942**
    efeitos adversos
        deficiência de folato e, 799
    eficácia antimaníaca, 379
    para crises parciais, 726
    para crises tônico-clônicas generalizadas, 726
    para TOC, 426
    para transtorno explosivo intermitente, 611
Fenobarbital, 666
    deficiência de folato e, 799
    efeitos adversos, 799
    para crises convulsivas, 944-945
Fenômeno de Frégoli, 335
Fenômeno de ligação, 898-899
Fenômeno do trenzinho, 134-135*f*
Fenômeno nocebo, 923
Fenômenos de revivência, 103
Fenotiazinas
    disfunção sexual e, 581-583
    interações medicamentosas, 977
Fenótipos
    categóricos, 76-78, 77-78*f*
    contínuos, 77-79, 77-78*f*
Fentermina, 671
Fentoamina, 587
Feocromocitoma
    ansiedade e, 413
    sistema cardiovascular e, 284
Ferenczi, Sándor, 177, 404, 465
Feromônios, 8, 793
Fetichismo, **595-596**
    classificação de, 297-298
    em pacientes com epilepsia, 725-726
    transvéstico, 597
Fexofenadina, 941-942
Fibras nervosas cocleares, 6-7
Fibromialgia, **507-508**
    comorbidades, 507
    critérios clínicos, 507-508
    critérios diagnósticos, 508*t*
    epidemiologia, 507
    etiologia, 507
    resposta ao sofrimento psicológico, 487
    tratamento, 507-508
Fibrose intersticial, 986

1438 Índice

Fidelidade, virtude da, 171-172
Fígado
　alterações relacionadas a inalantes, 658
　doença hepática, escoriação da pele, 435
　efeitos do álcool no, 628
　enzimas elevadas, 269-270
　função, 272-273
Filopódios, 30-31
Fisiologia reprodutiva, 831
Fitomedicinais, **1052-1061**
　com efeitos psicoativos, 802*t*-805*t*
　efeitos adversos, 1052-1061
Fixação, conceito de, 179
Flashbacks, 439
　alucinógenos e, 651
　induzidos por maconha, 646
　TEPT e, 1224
Flatulência, ISRSs e, 1018
Flor da laranja amarga (*Citrus aurantium*), 1053*t*
Florida, Graham vs., 1307-1308
Fludrocortisona, 1042
Fluência, avaliação de, 264
Flufenazina, 319
　efeito calmante da, 319
　para transtornos de tiques, 1205
　potência, 972
Flumazenil
　para superdosagens de benzodiazepínico, 950-951
　superdosagem, 669-670
Flunitrazepam, 679
　abuso adolescente, 1275-1276
　transtornos relacionados a, 666
Fluoxetina
　alterações na personalidade e, 743
　diretrizes clínicas, 1021
　disfunção sexual e, 583-585*t*
　dosagem, 1021
　durante a gravidez, 841
　efeitos adversos da
　　ansiedade, 1019
　em transtornos do movimento estereotipado, 1136-1137
　experimentos de neurogênese com, 35-36
　interações com ATCs, 1043
　interações medicamentosas, 1020-1021
　nas parafilias, 599
　neuroimagem de, 276
　no transtorno do espectro autista, 1163-1164
　pacientes pediátricos com depressão, 1231-1232
　para bulimia nervosa, 519-520
　para cleptomania, 612
　para depressão, 62-63, 71-72
　para depressão bipolar aguda, 379
　para narcolepsia, 549
　para TOC, 425
　para transtorno ansioso depressivo, 416
　para transtorno da conduta, 1253-1254
　para transtorno da personalidade obsessivo-compulsiva, 756-757
　para transtorno de ansiedade generalizada, 412
　para transtorno de pânico, 396-397
　para transtornos alimentares, 515
　para transtornos de ansiedade, 1258-1260
　para transtornos de despersonalização, 456
　uso em adolescentes, 1016
　uso em crianças, 1016
Flurazepam
　meia-vida do, 948-949
　transtornos relacionados ao, 666
　tratamento de insônia com, 542
Fluvoxamina, 1021
　diretrizes clínicas, 1022
　dosagem, 1022
　em transtornos do movimento estereotipado, 1136-1137

　interações com ATCs, 1043
　interações medicamentosas, 1021
　para cleptomania, 612
　para TOC, 425
　para transtorno de pânico, 396-397
　para transtornos alimentares, 521
　para transtornos de ansiedade, 1258-1260
Fluvoxetina, 456
Fluxo sanguíneo cerebral (FSC)
　estudos com PET do, 1067
　exames físicos e, 267
　uso crônico de cafeína e, 641-642
Fobia específica
　classificação de, 293
　desenvolvimento de, 402
　diagnóstico, 402-403, 402*t*
　prognóstico, 403-404
　TOC e, 418
　tratamento de, 404
Fobia social. *Veja* Transtorno de ansiedade social
Fobias
　aspectos do tratamento, 783*t*
　classificação de, 293-294
　condicionamento clássico, 103
　doença de Parkinson e, 414
　epidemiologia, 400-401
　etiologia, 401-402
　lista de, 403*t*
　manifestações iniciais, 783*t*
　temas psicodinâmicos, 402
　transtornos relacionados ao uso de álcool e, 625-626
　tratamentos, 403*t*, 404
Fogueira de Santo Antônio, 652
Folha do morango (*L. Fragaria vesca*), 1059*t*
Fome
　bulimia nervosa e, 516
　negação da, 509
　saciedade e, 522
Fonemas, descrição de, 264
Food Guide, Department of Agriculture, U.S. (Guia de Alimentos, Departamento de Agricultura, EUA), 796*t*
Força vital (*prana*), 793
Ford vs. Wainwright, 1389
Formação reativa, 162*t*
Forme fruste, 297-298, 361
Formulação, entrevista inicial e, 205-207
Formulação biopsicossocial, 1117-1119
Formulários de consentimento, 1387
Fosfatidilcolina
　características, 1050*t*
　efeitos psicoativos, 1057*t*
Fosfatidilserina
　características, 1050*t*
　efeitos psicoativos, 1057*t*
　usos psiquiátricos da, 797*t*
Fosfodiesterase-5 (PDE-5), 53-54
Fósforo, química clínica, 272
Fotossensibilidade
　antagonistas dos receptores de dopamina e, 976
　aspectos do tratamento, 783*t*
　manifestações iniciais, 783*t*
Fototerapia
　descrição da, 801, 806
　em transtornos do humor, 374
　ritmos circadianos e, 554
　transtorno afetivo sazonal e, 361
Fracassos no tratamento, tratamento com medicamentos, 918
Frankl, Viktor, 177
Franquincenso, 794*t*
Fraturas, efeitos da ECT, 1071-1072
Fraturas ósseas, ECT e, 1069
Freeman, Walter, 1078
French, Thomas, 854

Freud, Anna, 168-169, 177-178, 177*f*, 611
Freud, Sigmund, 17, **151-168**, 152*f*
　descrição do Homem dos Lobos, 427
　em delírios, 330-331
　hipnose usada por, 884
　na depressão, 381
　na neurose de ansiedade, 392
　na neurose e trauma, 437
　na neurose fóbica, 401
　na privação sensorial, 138
　na psicanálise, 848
　na sexualidade, 564
　nas doenças psicossomáticas, 465
　no desejo sexual, 575-576
　no envelhecimento, 1339*t*
　no jogo compulsivo, 691
　no transtorno dissociativo de identidade, 458
　psicoterapia narrativa e, 892
　teoria do suicídio, 766
　teoria do TOC, 420
　trabalho com Anna O., 473
　tratamento de fobia, 404
　vida de, 151
Friedman, Meyer, 478
Frisch, Karl von, 131-132, 134
Fromm, Erich, 178, 178*f*
Frotteurismo, 297-298, 596
Fuga de ideias, 202*t*
Fuga dissociativa, 294-295, 456-458
Fulton, John, 1078
Fumo de segunda mão, 684-685
Função cognitiva. *Veja também* Comprometimento cognitivo leve (CCL)
　alterações associadas à idade, 239-240
　alterações associadas ao estresse, 239-240
　alterações na demência, 713-715
　avaliação, 695
　　em crianças, 257-258, 1114-1115
　　em idosos, 1344
　　exame do estado mental, 203*t*
　　inicial, 203
　　instrumentos, 1345-1346*t*
　　testes, 259*t*-260*t*
　avaliação inicial da, 203
　avaliação pelo exame do estado mental da, 203*t*
　continuum de, 739-741, 740-741*f*
　desenvolvimento
　　bebê, 1086-1088
　　crianças de 1 a 3 anos, 1094-1095
　　crianças em idade escolar, 1096-1097
　　estágios, 93-96
　　Jean Piaget e, 93-97
　　pré-escolares, 1095-1096
　domínios da
　　instrumentos de avaliação, 1345-1346*t*
　entrevistas cognitivas
　　com crianças abusadas, 1318-1319
　estágios do desenvolvimento de Piaget, 1090*t*
　maturação da, 1102-1103
　na depressão, 366
　pacientes maníacos, 368
　reabilitação, 896
　para transtorno amnésico, 722
Função executiva
　avaliação neuropsicológica, 264
　correlatos neuroanatômicos, 239
　déficits
　　síndrome de Korsakoff e, 720
　instrumentos de avaliação, 1345-1346*t*
　testes, 244-245
　testes neuropsicológicos, 261*t*
Função neuroendócrina, 64-65
Função renal, exame da, 272
Função semiótica, 94
Função sexual, medicações e, 199

Função visoespacial
  avaliação em idosos, 1344
  pessoas com mais de 65 anos de idade, 1343
Funcionamento motor
  avaliação do, 265-266
  avaliação inicial do, 201
  correlatos neuroanatômicos, 239
  gagueira e, 1148-1149
  instrumentos de avaliação da destreza, 1345-1346t
Funcionamento sensorial, avaliação do, 265-266
Funcionamento visoperceptual, 265
Furacão Sandy, TEPT e, 444
Furacões, TEPT e, 444

G

Gabapentina, **937-938**
  efeitos colaterais da
    déficit cognitivo, 914
  eficácia antimaníaca, 379
  para TEPT pediátrico, 1226
  síndrome das pernas inquietas e, 559
GAD65, 44-45
Gage, Phineas, 15-16f
Gagueira. *Veja também* Transtorno de fluência com início na infância
  classificação de, 291
Galactorreia, 1020
Galactosemia, 1131t
Galanina, ansiedade e, 390-391
Galantamina
  em pacientes com demência, 717-718
  metabolismo da, 965-966
  reações adversas, 964
Galton, Francis, 121
Gama-glutamil transpeptidase (GGT), 269-270, 272
Gama-hidroxibutirato (GHB), 689, 1275-1276
Gampo, Songsten, 808-809
Gânglios da base, 8-9
  doença de Parkinson (DP), 710-711
  esquizofrenia e, 304
  formação, 26-27
  perda da memória e, 12-13
Gangues, associação a, 1105-1106
Ganho de peso
  antagonistas dos receptores de dopamina e, 975-976
  como efeito colateral de medicamento, 914
  lítio e, 986
  olanzapina e, 1025-1026
  valproato e, 1047
Ganho financeiro, simulação para, 813
Gantt, W. Horsley, 136-137
Garganta, exame físico, 284
"Gás do riso", 689-690
Gastrite, 628
Gattefossé, Maurice René-Maurice, 793
Gemido, relacionado ao sono, 557
Gen *Olig1/2*, 27-28
Gene alelo de sete repetições do receptor de dopamina 4 (DRD4), 1171
Gene da *apolipoproteína E*, 79-80
Gene da *neuregulina 1 (NRG1)*, 83-84
Gene da *presenilina-1 (PS-1)*, 79-80
Gene da *presenilina-2 (PS-2)*, 79-80
Gene da proteína precursora amiloide (PPA), 78-80
Gene da proteína *PrP*, 730
Gene Dbx1/2, 24-25
Gene DCX, 30-31
Gene *disbindina (DTNB1)*, 83-84
Gene E4, 706
Gene *Emx2*, 25-26, 31-32
Gene *En1*, 24-25
Gene *ENGRAILED-2*, 33-34
Gene *FMNRI*, 1155-1156
Gene *FMRI*, 80-81
Gene *gbx2*, 23-24

Gene *Gsh2*, 26-27
Gene *Hnf3β*, 24-26
Gene *HPER2*, 89-90
Gene *IMeCP2*, 80-81
Gene *Irx3*, 24-25
Gene *Isl1*, 24-25
Gene *Lef1*, 26-27
Gene *Lhx5*, 26-27
Gene *Lim1/2*, 24-25
Gene *Mash1*, 23-24
Gene *Nkx2.1*, 26-27
Gene *Nkx2.2*, 24-25
Gene *Nkx6.1*, 24-25
Gene *NudF*, 30-31
Gene *Otx*, 27-28
Gene *Pax6*, 24-26, 31-32
Gene *Pax7*, 24-25
Gene *period*, 78-79
Gene receptor da dopamina, tipo 4 (DRD4), 761
Gene *RELN*, 30-31, 81-82
Gene *Tbr1*, 27-28
Gene *TPH*, risco de suicídio e, 767-768
Gene transportador da dopamina (DAT1), 761, 1171
Gene *TSC1*, 80-81
Gene *WNT2*, autismo e, 81-82
Generatividade
  descrição de, 173
  saúde mental e, 125
  vs. estagnação (-40 anos), 169-170t, 171-172
Gênero
  abuso de inalante e, 656-657
  prevalência de esquizofrenia, 301
  risco de suicídio e, 763
  transtorno bipolar e, 349
  uso crônico de cafeína e, 641-642
  uso de esteroide anabólico-androgênico e, 686-687
Genes, transtornos mentais e, 3
Genes da *neuroligina (NLGN)*, 81-82
Genes de padronização *hox*, 24-25
Genes de relógio, 78-79
Genes de suscetibilidade, 80-81
Genes destruídos na esquizofrenia. *Veja* Genes DISC
Genes DISC, 32-33, 324
  esquizofrenia e, 83-84
Genes *Dlx*, 21, 25-26
Genes *Per*, 91-92
Genes *SHANK*, 81-82
Genética, 419. *Veja também Transtornos específicos*
  terminologia, 902-903t
Genitália
  ambígua, 566
  diferenciação sexual, 565f
Genogramas, 864
Genoma humano, psiquiatria e, 2-3
Geranium pelargonium, 794t
Gerenciamento de casos, 320-322
Gerenciamento do tempo, gerenciamento do estresse e, 489
Geriatric Depression Scale (Escala de Depressão Geriátrica)
  avaliação em idosos, 1344
  versão breve, 1347-1348t
Gesell Infant Scale (Escala de Avaliação de Bebês de Gesell), 1114-1115
Gestalt-terapia em grupo, 857
Gilligan, Carol, 1103-1104
Gillingham, Orton, 1187
Ginko (*L. Ginko biloba*), 1055t
Ginseng (*L. Panaz ginseng*), 1055t
Giro cingulado, 126
Giro cingulado anterior (GCA),
  função do, 126
  transtornos do humor e, 352
Giro denteado
  do hipocampo, 21-22
  neurogênese, 34-36

Giro fusiforme, TEA e, 32-33
Glândula pineal, 535
Glicerol-fosforilcolina, 797t
Glicina
  características, 1051t
  mecanismos de ação, 1052t
  neurotransmissão, 45-46
  usos psiquiátricos da, 798t
Glicocorticoides, respostas ao estresse, 478
Glicogênio sintase quinase 3β (GSK3β), 91-92
Glicopirrolato, 1068-1069
Gliogênese, momento da, 24-25
Globo pálido, 9
Glutamato
  esquizofrenia e, 303
  transtornos do humor e, 350
GlyT1, 43-44
Goldstein, Kurt, 178, 178f, 714-715
Gonadotrofina coriônica humana (hCG), 271-272, 831
Goodenough Draw-a-Person Test (Teste do Desenho da Figura Humana de Goodenough), 1129
Graham vs. Florida, 1307-1308
Grandeza, delírios de, 335
Gratificação, descrição de, 128
Gravação em videotape, aspectos éticos, 1398t
Gravidez
  aspectos psiquiátricos da, 839-840
  biologia da, 831
  casamento e, 832-833
  coito durante a, 833
  complicações
    efeitos no desenvolvimento, 1127
  dependência de opioides na, 665-666
  depressão durante a
    ISRSs para, 1016
  drogas psicotrópicas durante a, 921
  estágios da, 832
  ISRSs e, 1022
  lítio na, 988
  medicamentos psicotrópicos na, 841
  na adolescência, 1104-1105
  parceiros do mesmo sexo, 833
  psicologia da, 832
  rastreamento pré-natal, 833-834
  risco de violência doméstica durante a, 826
  segurança das medicações na, 841t
  tabagismo durante a, 1083-1084
  teratógenos, 1022
  terminação, 838t
  testes de, interferência com, 943
  uso de drogas na
    efeitos no desenvolvimento do, 1127
  uso de metadona durante a, 1001
  36ª semana, 843f
Gray Oral Reading Test-Revised (Teste de Leitura Oral de Gray-Revisado) (GORT-R), 1117
Greengard, Paul, 1065
Greenspan, Stanley, 97
Grelina, peso corporal e, 523-524t
Groddeck, Georg, 465
Grupos de ajuda mútua
  características de, 861-862
  para abuso de substância, 1276-1277
  para bulimia nervosa, 520-521
  para síndrome de fadiga crônica, 507
  para transtornos dissociativos de identidade, 461
Guanfacina
  abstinência, 931
  ações farmacológicas, 929-930
  diretrizes clínicas, 931-932
  dosagens, 931-932
  interações medicamentosas, 931
  no transtorno do espectro autista, 1163-1164
  para condições não psiquiátricas, 922
  para TDAH, 1034, 1176-1177, 1179-1180
  para TEPT pediátrico, 1226

para transtornos de tiques, 1205-1206
superdosagem, 931
Guerra do Golfo Pérsico, 442-443
Gutheil, Thomas E., 463

H

H.M. (paciente), 12-13, 112, 112f
Haaland, Kathleen, 237
Habilidades aritméticas, 237
Habilidades de percepção social, 895
Habilidades não verbais, desenvolvimento normal, 1139t
Habilidades sociais
   componentes das, 893-894t
   reabilitação
      estudo de caso, 893-895
      habilidades de percepção social, 895
   terapia de grupo e, 1288
   treinamento, 320-321, **879-881**
      estudo de caso, 879-881
      para transtorno do espectro autista, 1162-1163
Hahnemann, Samuel, 791, 801f
Hallopeau, Francois, 431
Haloperidol, 41-43
   efeito calmante do, 319
   efeitos adversos do
      discinesia tardia, 912
   eicosanoides e, 61-62
   em emergências psiquiátricas, 779
   na intoxicação com álcool, 634
   para efeitos de inalantes, 658
   para esquizofrenia na infância, 1297
   para mania aguda, 379
   para pacientes com *delirium*, 703
   para transtorno da personalidade paranoide, 746
   para transtorno de Tourette, 930, 973
   para transtorno por uso de alucinógenos, 651
   para transtornos de tiques, 1205
   parkinsonismo induzido por, 936
   potência, 917, 972
   uso em crianças, 1301-1302
Halstead-Reitan Neuropsychological Test Battery (Bateria Neuropsicológicade Testes de Halstead-Reitan) (HRNTB), 241, 311, 1344
Hamilton Anxiety Rating Scale (Escala de Avaliação da Ansiedade de Hamilton) (HAM-A), 231t, 232
Hamilton Rating Scale for Depression (Escala de Avaliação da Depressão de Hamilton) (HAM-D), 222, 227, 230t-231t, 367
Harlow, Harry, 98, 134, 564, 1091-1092
Harlow, J. M., 15-16
Harmalina, 648, 655
Harmina, 648, 655
Harrington, Deborah, 237
Harter, Susan, 96
Hartzmann, Heinz, 160
Hawkins, David, 571
Head Start Programs, 127
Health Insurance Portability and Accountability Act (Lei de Portabilidade e Responsabilidade de Seguros de Saúde) (HIPAA), 1398-1399
   Regra de privacidade, 215-217
   Regra de transação, 217
   regras de confidencialidade, 192
Health Resources Services Administration (Administração dos Serviços de Recursos de Saúde) (HRSA), 1379
Heather (*L. Calluna vulgaris*), 1055t
Hebb, D. O., 138
Heidegger, Martin, 185
Heilman, Kenneth, 237
Helicobactor pylori, 481
Hemingway, Ernest, 773-774
Hemisfério direito
   deficiência visoespacial, 238f
   déficits neuropsicológicos, 236t
Hemisfério esquerdo, 236t, 238f

Hemograma completo (HC)
   avaliação na demência, 267
   doenças infecciosas e, 273
Hepatite
   carbamazepina e, 959-960
   transmissão, 664
Hepatite viral, 273
Hepatomegalia, abuso de álcool e, 269-270
Herança, aspectos éticos, 1397t
Hermafroditismo, 566t
Heroína
   abuso adolescente de, 1276-1277
   ação da, 661
   dependência de, 660
   dosagens para manejo da dor, 1367t
   síndrome de abstinência, 663
   uso adolescente de, 1105-1106
Herpes simples, 1127
Hesitação urinária, 1042
Heterotopias, neuronais, 15-16
Hidrato de cloral, 667-668, **946-948**
Hidrocefalia com pressão normal, 274-275
Hidrocloreto de hidroxizina, 941-943
Hidrocloreto de metilfenidato, 1036-1037
Hidroclorido de hidroxizina, 941-943
Hidrocodona, 1105-1106
Hidromorfona, 1367t
Hierarquias de dominância, 131
High School Personality Questionnaire (Questionário de Personalidade para Adolescentes) (HSPQ), 254t
Higiene do sono, 543t
Hinkley, John, Jr., 1391f
Hiper-hidrose, 486
Hiperatividade
   em crianças, 930
   no transtorno do espectro autista, 1158, 1163-1164
Hipercinesia, avaliação inicial de, 201
Hipercolesterolemia, 525-527
Hipercortisolemia, 350, 485
Hiperemese gravídica, 843
Hiperexcitação, TEPT e, 1224
Hiperlipidemia, controle da, 1337
Hipermetamorfose, 13-14, 67-68, 485, 588
Hiperplasia adrenal congênita, 605-606
Hiperplasia adrenal virilizante, 566t
Hipersexualidade, em pacientes com epilepsia, 725-726
Hipersonia
   idiopática, 546-547
   relacionada a condição médica, 547
   relacionada a uso de substância, 547
   relacionada ao período menstrual, 546
   tipos de, 546-547
   tratamento da, 547
Hipertelorismo, 1085f
Hipertensão, 482, 525-527
Hipertensão ortostática (postural)
   antagonistas dos receptores de dopamina e, 975
   ATCs e, 1042
Hipertensão pulmonar, recém-nascido, 921
Hipertermia
   aspectos do tratamento, 782t
   manifestações iniciais, 782t
Hipertireoidismo
   ansiedade e, 413
   descrição de, 734-736
   resposta a sofrimento psicológico, 484
   sintomas psiquiátricos, 66-67
Hiperventilação
   aspectos do tratamento, 782t
   manifestações iniciais, 782t
Hipnose, **883-887**
   avaliação clínica da capacidade de, 885
   cessação do tabagismo e, 683-684
   contraindicações, 887
   correlatos neurofisiológicos da, 884-885

definição, 884
descrição de, 8
desenvolvimento de transe, 885t
história, 884
indicações, 886-887
   estudos de caso, 886-887
indução, 885-886
   estudo de caso, 885-886
manejo do estresse, 488
para transtornos associativos, 454
para transtornos de dor, 498
para transtornos dissociativos de identidade, 461
propensão a hipnotização, 884, 886f
Hipnoterapia, para disfunção sexual, 586-587
Hipnóticos
   abstinência, 668-669
   disfunção sexual e, 582-584
   intoxicação, 667-668
      aspectos do tratamento, 784t
      manifestações iniciais, 784t
   padrões de abuso, 669-670
   transtornos relacionados a, 666-671
Hipnóticos sedativos
   abstinência de, 944-946
   citação da FDA de, 915t
   diretrizes clínicas, 945-946
   dosagens, 945-946
   interações medicamentosas, 945-946
   precauções, 945-946
   reações adversas, 945-946
Hipocalcemia
   química clínica, 272
   transtornos neurocognitivos e, 734-736
Hipocampo
   amnésia e, 113-114
   anatomia do, 112
   comportamento sexual e, 567-570
   formação, 26-27
   formação da memória e, 118
   função do, 11-12
   transtornos do humor e, 352
Hipocondria, 161t, 334. *Veja também* Transtornos de somatização
Hipomania, prevalência de, 348t
Hiponatremia
   associada a oxicarbazepina, 921
   como efeito colateral de medicamento, 914
   química clínica, 272
Hipoparatireoidismo, ansiedade e, 413
Hipossexualidade, 725-726
Hipotálamo
   anatomia, 10
   neurônios dopaminérgicos, 36-37
Hipotensão, 512-513, 975
Hipotermia
   aspectos do tratamento, 782t
   manifestações iniciais, 782t
Hipótese da dopamina, esquizofrenia e, 303
Hipótese da especificidade, 175
Hipótese da modelagem interna, 1194-1195
Hipótese de sedução, 163
Hipótese do déficit de automatização, 1194-1195
Hipotireoidismo
   ansiedade e, 413
   descrição do, 734-736
   resposta ao sofrimento psicológico, 484
   terapia com lítio e, 379
Hipoventilação alveolar central congênita, 552
Hipoventilação relacionada ao sono, 552-553
Hipoxemia, causas de, 552
Hipoxifilia, 598
Hispano-americanos, medicamentos prescritos para, 142-143
Histamina
   função da, **37-39**
   metabolismo da, 40-41

Histeria coletiva
   aspectos do tratamento, 782*t*
   manifestações iniciais, 782*t*
Histeria em crianças abusadas sexualmente, 1315-1316
História do desenvolvimento, perguntas da entrevista inicial, 200
História legal, perguntas na entrevista, 200
História médica
   doença atual, 197-198
   história da doença, 283
   história psiquiátrica passada, 198
   paciente psiquiátrico, 283
   papel da, 266-267
   revisão da, 199-200
História menstrual, 285
História psiquiátrica, perguntas comuns, 204*t*-206*t*
História social, perguntas da entrevista, 200
Histórias de sexo, 573, 573*t*-574*t*
Histórias do relacionamento, 200
Histórias sexuais, 200*t*
Hoch, August, 322-323
Hoffman, Albert, 648
Holmes, Thomas, 478
Holocoenose, 178
Homens homossexuais, 571
Homeopatia, descrição da, 791, 801
Homeostase, no nascimento, 1086
Homeostase da temperatura ao nascimento, 1086
Homeostato do sono, 89-90
Homicídios
   adolescentes e, 1105-1106
   esquizofrenia e, 315
   no sistema judiciário juvenil, 1307-1308
   precipitados pela vítima, 772-773
   relacionados ao trabalho, 827-829
Homossexualidade, 571-572
Honestidade, prognóstico e, 1363
Hormônio antidiurético (ADH), 271-272
Hormônio da paratireoide, **271-272**
   transtornos relacionados ao, 734-736
Hormônio do crescimento
   efeitos no desenvolvimento do, 66-67
   regulação hormonal pelo, 63-64
   transtornos do humor e, 351
Hormônio estimulantes da tireoide (TSH)
   liberação de, 50-51
   regulação hormonal pelo, 63-64
   transtornos do humor e, 351
Hormônio folículo-estimulante (FSH)
   estudos em esquizofrenia, 305-306
   liberação do, 831
   regulação hormonal pelo, 63-64
Hormônio liberador de corticotrofina (CRH)
   ansiedade e, 390
   regulação hormonal pelo, 63-64
   transtornos do humor e, 350
Hormônio liberador de gonatodrofina (GnRH), 63-64, 831
Hormônio liberador de tireotrofina (TRH), 48-49, 49-50*f*, 50-52
   liberação de prolactina e, 485
   regulação hormonal pelo, 63-64
   teste de estimulação, 1040
Hormônio luteinizante (LH)
   liberação do, 831
   regulação hormonal pelo, 63-64
Hormônios
   classificação de, 64-65*t*
   comportamento sexual e, 568-570
   regulação de, 63-64*t*
   terapia
      para disfunção sexual, 588-589
Hormônios da tireoide, **1039-1040**
   ações farmacológicas, 1039
   diretrizes, 1040
   dosagens, 1040
   indicações terapêuticas, 1039
   interações medicamentosas, 1039
   manifestações psiquiátricas, 271-272
   precauções, 1039
   reações adversas, 1039
Horne-Östberg (HO), 89-90
Horney, Karen, 178-179, 179*f*
Hospitais
   internações devido a simulação, 814
   transferências da prisão para, 814
Hospitais-dia, adolescentes e, 1304
Hospitalismo. *Veja* Depressão anaclítica
Hospitalização
   adolescentes, 1304
   após agressões, 829-830
   decisões sobre, 372
   involuntária, 1385
   na esquizofrenia, 318
   pacientes pediátricos, 1291-1292
   parcial
      pacientes pediátricos, 1291-1292
   procedimentos de internação, 1385
      internações involuntárias, 1385
      internações temporárias, 1385
      internações voluntárias, 1385
Hufeland, Christoph W., 806
Humanos, sazonalidade em, 90-92
Humatrope (somatotrofina), 759
Humor, 162*t*
   alterações na demência, 713
   avaliação infantil, 1113-1114
   avaliação inicial do, 201
   córtex pré-frontal e, 13-14
   descrição de, 129
   efeito do THC no, 58-60
   entrevistas psiquiátricas e, 207-208
   instabilidade do, 1158
   na depressão, 365
   pessoas com mais de 65 anos de idade, 1343
   transtorno do espectro autista e, 1158
Huntington, George, 711*f*
Huperzina A, 797*t*, 1050*t*

I

Ibogaína, 648, 649*t*, 655
Icterícia
   antagonistas dos receptores de dopamina e, 976
   aspectos do tratamento, 782*t*
   manifestações iniciais, 782*t*
"Id", 129, 159
Idade adulta, 1325-1333. *Veja também* Pessoas idosas
   intermediária
      características da, 1329*t*
      maturidade, 1333
      sexualidade, 1330-1331
      tarefas desenvolvimentais da, 1328-1332
      teóricos, 1329-1332
      transição da idade adulta jovem, 1329
   jovem (20 a 40 anos de idade), 1325-1328
      tarefas desenvolvimentais, 1325-1328, 1326*t*
      transição para, 1325
   luto durante, 1358-1359
   tardia, tarefas desenvolvimentais, 1335*t*
   transição adolescente para, 1325
Idade de início
   anorexia nervosa, 509
   ansiedade de separação, 1258-1259
   comportamentos estereotipados, 1197-1198
   demências, 704, 716
   desregulação do humor, 1242-1243
   distimia, 1229-1230
   doença de Creutzfeldt-Jakob, 730
   esquizofrenia, 324, 1160-1161*t*, 1271
   fobias, 400-401, 403
   gagueira, 1148-1149
   hipersonia idiopática, 546
   hipocondria, 494
   mutismo seletivo, 1258-1259
   piromania, 613
   ruminação, 1148-1149, 1210
   síndrome de possessão, 148
   síndrome de referência olfativa, 428
   tabagismo, 681
   TOC, 418
   transtorno de despersonalização, 456
   transtorno de escoriação, 435
   transtorno de Tourette, 1200
   transtorno delirante, 330, 335, 1347-1348
   transtorno dismórfico corporal, 427, 429
   transtorno do comer noturno, 521
   transtornos bipolares, 349, 371, 372
   transtornos da conduta, 1247-1249
   transtornos de ansiedade, 405, 414
   transtornos de sintomas somáticos, 472
   transtornos do desenvolvimento, 1166*t*
   transtornos do espectro autista, 1160-1161*t*, 1168-1169
Idade/envelhecimento. *Veja também* Faixas etárias *específicas*
   alterações na função cognitiva, 239-240
   aspectos psicossociais da, 1339-1341
   biologia do envelhecimento, 1334-1338, 1336*t*
   neuroesteroides e, 63-64
   normal
      demência vs., 716
      transtornos amnésicos vs., 721
   populações norte-americanas, 1335*t*
   prevalência de esquizofrenia, 301
   risco de suicídio e, 763
   ritmos do sono e, 91-92
   taxas de abuso de substância e, 617-618
   transtorno bipolar e, 349
   uso crônico de cafeína e, 641-642
   uso de drogas ilícitas e, 619-620*t*
   uso de maconha e, 644
Ideação suicida
   antidepressivos e, 913
   descrição de, 764*t*
   em pacientes terminais, 1366
   pacientes pediátricos, 1233-1234
      características clínicas, 1234-1235
      diagnóstico, 1234-1235
      epidemiologia, 1233-1234
      estudo de caso, 1234-1235
      etiologia, 1233-1235
      fatores genéticos, 1233-1235
      tratamento, 1235-1236
Ideias de referência, 313
Identidade
   alterações dissociativas na, 460
   descrição de, 172-173
   problemas
      características clínicas, 1282-1283
      diagnósticos diferenciais, 1283
      estudo de caso, 1283
      etiologia, 1282-1283
      prognóstico, 1283
      tratamento, 1283
   saúde mental e, 124-125
Identidade: juventude e crise (Erikson), 168-169, 171-172
Identidade cósmica, 313
Identidade cultural, definição de, 139
Identidade de gênero, 172-173
   descrição da, 567
   desenvolvimento da criança de 1 a 3 anos e, 1094-1095
Identidade sexual, 565-567
Identidade vs. confusão de papéis (-13 anos), 169-170*t*, 170-172, 1282-1283
Identificação de dados, entrevistas iniciais, 197
Identificação projetiva, 176
   como mecanismo de defesa, 744
   mecanismos, 166*t*

Ilíada (Homero), 347
Iloperidona
  dosagem, 1030-1031
  efeitos colaterais, 1029-1031
  farmacologia, 1029-1030
  indicações, 1029-1030
Ilusões, 313
Imagem parental idealizada, 181
Imagem por ressonância magnética (IRM)
  cérebro, 278-279
  contraindicações, 278
  descrição da, 696
  exames físicos e, 267
  transtornos do humor e, 351
Imagem por ressonância magnética funcional (IRMf)
  atividade hipocampal, 119*f*
  estudos da memória, 117-118
  exames físicos e, 267
  uso da, 280-281
Imaginário guiado
  terapia cognitiva e, 876
  tratamento de insônia com, 544
Imaturidade desenvolvimental, 1307-1308
Imigrantes, avaliações psiquiátricas, 141-142
Imipramina, 35-36, 71-72
  história, 1040
  meia-vida, 1040
  para bulimia nervosa, 519-520
  para enurese na infância, 1042
  para narcolepsia, 549
  para personalidade passivo-dependente, 755
  para TEPT, 445
  para TOC, 418
  para transtornos alimentares, 521
Impostura, 491
Impotência, 576-578
Imprinting
  definição etológica de, 133*t*
  estudos de, 131-133
Imunidade, intervenções comportamentais e, 71-72
Imunoensaios, 268
Imunossupressão, 68-69. *Veja também* Vírus da imunodeficiência humana (HIV)
Inalação de solvente volátil, 269-270
Inalantes
  abuso adolescente de, 1275-1276
  de nitrito, 689
    efeitos adversos de, 658
    intoxicação, 657
    transtornos relacionados a, **656-659**, 657
Inanição, efeitos da, 509-510
Inato, definição de, 133*t*
Incendiários, 613
  crianças como, 787
Incesto
  aspectos do tratamento, 782*t*
  definição de, 1315-1317
  manifestações iniciais, 782*t*
Incompatibilidade do fator *rhesus*, 302
Inconsciente
  coletivo, 179
  descrição do, 154-155
  memórias e, 123-124
Incontinência, avaliação, 285
Incontinência urinária por estresse, 1012
Indian Child Welfare Act (Lei de Bem-estar da Criança Indígena), 1310-1311
Índice de apneia mais hipopneia (IAH), 530-531, 550
Índice de massa corporal (IMC), 522, 525-526*f*
Índice de perturbações respiratórias (IPR), 530-531, 550
Índice terapêutico, 915
Índios americanos, uso de drogas ilícitas, 618
Individuação, objetivo da, 180
Individualized Education Plans (Planos Educacionais Individualizados) (IEPs), 1136-1137

Individuals with Disabilities Act (Lei dos Indivíduos com Deficiências), 1119-1120, 1136-1137
Indústria, descrição de, 172-173
Indústria vs. inferioridade (~5 anos), 169-170*t*, 170-171
Industriosidade, 107
Infância e sociedade (Erikson), 167-168, 171-172
Infantilismo traumático, 463
Infarto do miocárdio, 1009-1010
Infecções
  esquizofrenia e, 302
  impactos no desenvolvimento de, 1128-1129
Inferioridade do órgão, 174
Infertilidade, 834-836
  história focada na avaliação, 835-836*t*
  testes, 835-836*t*
Inflamação, doença e, 69-70*f*
Influências culturais
  entrevistas psiquiátricas e, 209-210
  perguntas da entrevista inicial, 200
Influências religiosas, perguntas da entrevista, 200
Informações de informante
  avaliação de crianças, 251-252
  validade, 255
Infratores jovens
  avaliações, 1305, 1307
  punições para, 1307-1308
  reabilitação, 1307-1308
Ingestão diária recomendada (IDR), 795
Inibição, 162*t*
Inibição recíproca, 877
Inibidores condicionados, 104
Inibidores da colinesterase, 40-41, 963-966
  ações farmacológicas, 964
  diretrizes clínicas, 965-966
  dosagens, 965-966
  indicações terapêuticas, 964
  interações medicamentosas, 965-966
  reações adversas, 964-966, 965-966*t*
Inibidores da enzima conversora de angiotensina (ECA)
  em pacientes com demência, 717-718
  prejuízo cognitivo e, 717-718
  sistema respiratório e, 284
Inibidores da fosfodiesterase-5 (PDE-5), 53-54, 587, 587*t*, 932-933, **1008-1011**
  ações farmacológicas, 1008-1009
  diretrizes clínicas, 1009-1011
  dosagem, 1009-1011
  indicações terapêuticas, 1008-1010
  interações medicamentosas, 1009-1010
  precauções, 1009-1010
  reações adversas, 1009-1010
Inibidores da integrase, 734-735
Inibidores da monoaminoxidase (IMAOs), **994-997**
  abstinência, 996
  ações farmacológicas, 994
  alimentos a serem evitados, 995*t*
  diretrizes clínicas, 996-997
  disfunção sexual e, 582-584
  dosagens, 996-997, 997*t*
  indicações terapêuticas, 994-995
  interações com ATCs, 1043
  interações medicamentosas, 996
  interferências laboratoriais, 996
  para bulimia nervosa, 519-520
  para TEPT, 445
  para TOC, 425
  para transtorno da personalidade *borderline*, 751
  para transtorno de pânico, 397
  para transtornos dissociativos de identidade, 461
  precauções, 995
  reações adversas, 995-996
  sistema cardiovascular e, 284
  superdosagens, 996
  toxicidade dos, 270
Inibidores da protease, 734-735

Inibidores da síntese de proteínas, 105
Inibidores da transcriptase reversa (ITRs), 734-735
Inibidores de PDE-5, 53-54, 587, 587*t*, 932-933, **1008-1011**
Inibidores seletivos da recaptação de serotonina (ISRSs), 35-36, **1013-1023**. *Veja também Drogas específicas*
  abstinência, 1020
  ações farmacológicas, 1014-1015
  diretrizes clínicas, 1021-1022
  disfunção sexual e, 581-584
  dosagens, 1021-1022
  durante a gravidez, 841
  efeitos adversos dos, 911
    distúrbios da glicose, 1020
    distúrbios eletrolíticos, 1020
    hematológicos, 1019
    reações alérgicas, 1020
    reações endócrinas, 1020
    síndrome da serotonina, 1020
    sudorese, 1020
  efeitos colaterais, 1266
    disfunção sexual, 913-914
    hiponatremia, 914
    prejuízo cognitivo, 914
    sonolência, 913
  farmacocinética, 1014-1015
  farmacodinâmica, 1015
  indicações terapêuticas, 1014-1015*t*, 1015-1020
  interações medicamentosas, 1020-1021
  para agorafobia, 399-400
  para cleptomania, 612
  para movimentos estereotipados, 1198
  para TDAH, 1178-1179
  para TEPT, 445
  para TEPT pediátrico, 1226
  para TOC, 420, 425
  para transtorno da personalidade *borderline*, 751
  para transtorno de ansiedade generalizada, 412
  para transtorno de ansiedade social, 407
  para transtorno de pânico, 396
  para transtorno explosivo intermitente, 611
  para transtornos de ansiedade, 46-47, 1258-1260
  para transtornos dissociativos de identidade, 461
  ritmos circadianos e, 91-92
  sintomas gastrintestinais, 481
  transtornos do humor e, 349
  uso em crianças, 1299-1301
  uso pediátrico de, 1266, 1295
Inibidores seletivos da recaptação de serotonina-norepinefrina (ISRSNs), **1010-1014**
Iniciativa, conflito sobre, 172-173
Iniciativa vs. culpa (~3 anos), 169-170*t*, 170-171
Início do sono, 561
Insight
  avaliação infantil, 1114-1115
  avaliação inicial de, 203
  na depressão, 367
  na esquizofrenia, 315
  pacientes maníacos, 368
  transtorno delirante e, 331
Insight e responsabilidade (Erikson), 168-169
Insônia
  aspectos do tratamento, 782*t*
  benzodiazepínicos para, 703
  condicionada, 541
  em pacientes com *delirium*, 703
  familiar fatal (IFF), 730, **731**
  idiopática, 542
  ISRSs e, 1019
  manifestações iniciais, 782*t*
  medicamentos que atuam nos receptores GABA para, 949-950
  no início do sono, 540
  no TEA, 1158-1160, 1162-1163
  persistente, 540
  primária, 542

Índice

psicofisiológica, 541
subjetiva, 540
   transtornos, 537-544
      classificação de, 295-296, 540
      critérios diagnósticos, 540*t*
   tratamento de, 542-544
   trazodona para, 999
Instinto
   de morte, 155-156
   de procura do objeto, 177
   de vida, teoria dual dos instintos e, 155-156
   definição etológica de, 133*t*
   descrição de, 155-159
Insuficiência adrenocortical crônica, 734-736
Insuficiência pancreática, 628
Insuficiência renal, 734-736
Ínsula, função da, 126
Insulina, função da, 67-68
Insulinomas, pânico e, 395
Integração, estresse aculturativo e, 141
Integridade
   descrição de, 173
   saúde mental e, 125
   vs. desespero (~60 anos), 169-170*t*, 171-172
Intelectualização, 162*t*
Inteligência
   avaliação no idoso, 1344
   estabilidade no longo prazo, 1117
   expressão verbal e, 1137-1138
   instrumentos de avaliação, 1345-1346*t*
Inteligência emocional
   critérios, 127
   estudo de, 127
   saúde mental e, 124-125
Inteligência socioemocional
   critérios, 127
   saúde mental e, 127
Intenção paradoxal, 544
Intenção suicida, 764*t*
Interações de drogas com receptores, 912*t*
Interações entre pais e filhos
   avaliação de crianças, 1112-1113
Interações medicamentosas. *Veja também Drogas específicas*
   efeitos do álcool nas, 628
   farmacocinética, 915
Interações sociais, déficits persistentes, 1156
Interferon-α, 71-72
Interleucina-1 (IL-1), 478
Interleucina-2 (IL-2), 305
Interleucina-6 (IL-6), 70-71, 478
Intermetamorfose, 335
Internet
   abuso de, 199
   adição à, 614
   brechas na confidencialidade, 1383
   sites de pornografia, 578-579
Interpretação prematura, 208-209
Intérpretes, uso na entrevista de, 209-210
Interrupção do pensamento, 425
Intervalos QT aumentados, 1018-1019
Intervenção baseada em UCLA/Lovaas, 1161-1162
Intervenção em crise/depoimento psicológico, 1225-1226
Intervenções baseadas em evidências, 1377
Intervenções cognitivo-comportamentais (ICCs)
   pacientes pediátricos com depressão, 1231-1232
   para TEPT pediátrico, 1225
   tratamento usando
      em deficiências intelectuais, 1135-1136
Intervenções comportamentais (ICs)
   para transtorno do espectro autista, 1162-1163
   para transtornos de ruminação, 1210-1211
Intervenções obstrutivas, 208-209
Intervenções psicodinâmicas, 722
Intervenções sociais, tratamento usando, 1135-1136

Intimidade
   descrição de, 172-173
   saúde mental e, 125
   saúde psicológica e, 572
   vs. isolamento (~21 anos), 170-172
Intolerância à incerteza, 1282-1283
Intoxicação. *Veja também Drogas específicas*
   definição de, 617*t*
   uso de substância, 622
Intoxicação alcoólica idiossincrática
   aspectos do tratamento, 781*t*
   manifestações iniciais, 781*t*
Intoxicação com arsênico
   sinais de, 269-270
   transtornos neurocognitivos e, 736
Intoxicação com brometo
   aspectos do tratamento, 781*t*
   manifestações iniciais, 781*t*
Intoxicação com chumbo, 269-270, 736
Intoxicação com manganês
   sinais de, 269-270
   transtornos neurocognitivos e, 736
Intoxicação com mercúrio
   sinais de, 269-270
   transtornos neurocognitivos e, 736
Intoxicação por uso de substâncias, 622, 1276-1277. *Veja também Drogas específicas*
Intoxicado pela minha doença (Broyard), 1372
Introjeção, 161*t*
Introvertidos, 179
Inundação imaginária, 879
Inundamento, **878-879**
   estudo de caso, 878-879
   para TOC, 425
Ioga, 809-810
Ioimbina, 439, 588, **932**
Irmãos
   espaçamento do nascimento, 1097-1098
   incesto, 1315-1317
   problemas de relacionamento, 822-823
      estudo de caso, 822-823
   rivalidade, pré-escolares, 1095-1096
Irrigação colônica, 795
Irritabilidade, no TEA, 1158, 1163-1164
Isay, Richard, 571
Isocarboxazida, absorção, 994
Isolamento, 162*t*
   como mecanismo de defesa, 744
   contenções para, 1387*t*
      contraindicações de, 1387*t*
      direitos do paciente, 1387
      estudos com macacos de, 134-135, 134*f*
      indicações de, 1387*t*
Isolamento social, transtorno delirante e, 330
Ixodes scapularis (carrapato de veado), 729

J

Jacobsen, Charles, 1078
Jacobson, Edith, 179, 355
Jacobson, Edmund, 488, 870-872, 877
Jaffee vs. Redman, 1383
Jambolão (*L. Syzygium cumini*), 1056*t*
Janet, Pierre, 427, 458
Jasmim, usos do, 794*t*
Jaspers, Karl, 301
Jet lag, 536, 553-554
Jogadores Anônimos (JA), 199
Jogo
   história de, 199
   papéis no, 1287
   pré-escolares, 1095-1096
Jogo *online*, 614
Johnson, Frank (juiz), 1386
Johnson, Virginia, 564, 570, 576-579, 584-586, 590, 865-866
Judd, Winnie Ruth, 1391*f*

Julgamento
   avaliação da criança, 1114-1115
   avaliação em idosos, 1344
   avaliação inicial do, 203
   função do ego e, 159
   na depressão, 367
   na esquizofrenia, 315
   pacientes maníacos, 368
   transtorno delirante e, 331
Julgamento da orientação da linha, 244
Jung, Carl Gustav, 179-180, 179*f*
Justiça, princípio de, 1393
Justiça imanente, conceito de, 94
Juvenile Residential Facilities Census (Censo das Instalações Residenciais para Menores) (JRFC), 1307-1308

K

Kales, Anthony, 533
Kandel, Eric, 391, 901
Kanna (Sceletium tortuosum), 1056*t*
Kanner, Leo, 126, 1135-1136
Kaplan, Edith, 241
Kasanin, Jacob, 322-323
Kaufman Assessment Battery for Children (Bateria de Kaufman para Avaliação de Crianças), 1117, 1128-1129
Kaufman Test of Educational Achievement (Teste de Kaufman de Desempenho Educacional), 1117
Kava kava (L. Piperis methysticum), 690, 1056*t*
Kazdin's Problem-Solving Skills Training (Treinamento de Habilidades para Solução de Problemas de Kazdin) (PSST), 1252-1253
Kelly, Desmond, 1079
Kernberg, Otto, 180, 750
Keymath Diagnostic Arithmetic Test (Teste Aritmético Diagnóstico de Keymath), 1189
Khat, 654, 678
Kiddie Schedule for Affective Disorders and Schizophrenia for School-Age Children (Roteiro Kiddie para Transtornos Afetivos e Esquizofrenia para Crianças em Idade Escolar (K-SADS), 1108-1111, 1121-1122
Kimball, Chase Patterson, 502
Kindling, modelos pré-clínicos de, 438-439
Kinsey, Alfred, 564, 570, 598
Kirby, George H., 322-323
Kivnick, Helen, 171-172
Klein, Donald, 758
Klein, Melanie, 180, 180*f*, 355
Klein, Rennie vs., 1386
Klerman, Gerald L., 887, 907-908
Klinger, Rochelle, 572
Knight, Geoffrey, 1079
Kohlberg, Lawrence, 1103-1104
Kohs Block Test (Teste dos Cubos de Kohs), 1129
Kohut, Heinz, 180-181, 180*f*, 355, 608, 753, 1339*t*
Kraepelin, Emil, 300, 301*f*, 347, 384, 427
Krafft-Ebing, Richard von, 564, 565*f*
Kramer, Peter, 759-762
Kratom (Mitragyna speciosa), 1056*t*
Kretschmer, Ernst, 300-301
Kübler-Ross, Elisabeth, 1352-1353
Kundalini yoga, 126
Kuru, 730, 731

L

L-α-gliceril-fosforilcolina (α-GPC), 1050*t*
L-α-acetilmetadol (LAAM). *Veja* Levometadil (LAAM)
L-dopa. *Veja* Levodopa
L-metilfolato, 1052*t*, 1056*t*
   efeitos psicoativos, 1056*t*
   mecanismos de ação, 1052*t*
L-tirosina, mecanismos de ação, 1052*t*
La belle indifférence, 475

Labetalol, potência, 932-933
Lacan, Jacques, 181
Laço materno, 176
Lactação, cascata psiconeuroendócrina, 834
Lactato desidrogenase (LDH), 273
Lamaze, Fernand, 833
Lamotrigina, **981-983**
　ações farmacológicas, 981
　defeitos na fenda labial, 921
　dosagens, 982, 982*t*
　efeitos adversos, 981-982
　efeitos colaterais da
　　dermatite esfoliativa, 914
　　prejuízo cognitivo, 914
　eficácia antimaníaca, 379
　indicações terapêuticas, 973, 981
　interações medicamentosas, 982
　no transtorno do espectro autista, 1165
　para transtorno bipolar de início precoce, 1241-1242
　para transtornos de despersoalização, 456
　precauções, 981-982
　uso profilático de, 379
Lancet Global Mental Health Group (Grupo Lancet de Saúde Mental Global), 1405-1406
Lashley, Karl, 111
Lavagem cerebral, 463, 819
Lavanda (*L. Lavandula angustifolia*)
　efeitos psicoativos, 1056*t*
　usos da, 794*t*
Laxativos, para encoprese, 1214-1216
Leary, Timothy, 801
Lederberg, Marguerite S., 1362
Lei de Prevenção e Tratamento do Abuso Infantil, 1313-1314
Lei de Ribot, 112
Lei do efeito
　descrição da, 101
　na aprendizagem operante, 102*f*
　quantitativo, 106
Lei do efeito quantitativo, 106
"Lei dos semelhantes", 801
Lei *policeman-at-the-elbow*, 1389
Leitura
　avaliação em idosos, 1344
　proficiência em crianças, 251
Lembrança, no processo psicanalítico, 845
Leptinas, 523-524, 523-524*t*
Lesão cerebral, peso corporal e, 523-524
Lesão cerebral traumática (LCT)
　leve, 240
　TEPT relacionado a, 443
Lésbicas, 571
Lesões cerebrais, encefalopatia e drogas estimulantes para, 1035
Lesões na cabeça
　demência e, 727-728
　fisiopatologia, 727-728
　história de, 266-267
　impactos no desenvolvimento de, 1128-1129
　sintomas, 728
　transtornos amnésicos e, 721
　tratamento, 728
Lesões no núcleo subtalâmico, 9
Letalidade do comportamento suicida, 764*t*
Leucopenia
　anorexia e, 512-513
　antagonistas de receptores de dopamina e, 975
　aspectos do tratamento, 782*t*
　clozapina e, 270
　manifestações iniciais, 782*t*
Leucotomia límbica, 1079, 1080
Levetiracetam, 379, **939-940**
Levine, Stephen, 577-578
Levinson, Daniel, 1331, 1339*t*

Levodopa (L-dopa), 39-40
　absorção da, 969
　intoxicação
　　aspectos do tratamento, 782*t*
　　manifestações iniciais, 782*t*
Levometadil (LAAM), 665-666, 680
Levomilnaciprano, 1013-1014
Levorfanol, manejo da dor, 1367*t*
Levotiroxina
　interações medicamentosas, 934-935
　para condições não psiquiátricas, 922
　usos, 1038
Lewin, Jurt, 181
Liberação de triiodotironina (T3), 50-51
Liberação estendida de fentermina/topiramato, 1061-1062
Libido objetal, 155
Licantropia, 336
Lições de música, 17
Liddell, Howard Scott, 136-137
Lidocaína
　contraindicações, 1068
Lidz, Theodore, 307
Liébeault, Ambroise-Auguste, 151
Ligação
　bebês, 1091-1094
　descrição de, 97-98
LIM quinase, 30-31
Lima, Almeida, 1078
Linehan, Marsha, 867-868
Linguagem
　aprendizagem por crianças de 1 a 3 anos, 1093-1095
　avaliação infantil, 1112-1114
　avaliação neuropsicológica, 264-265
　corporal, 11
　desenvolvimento da, 1086-1088, 1089*t*
　　crianças em idade escolar, 1096-1097
　　distúrbios da, 1158
　　pré-escolares, 1095-1096
　desenvolvimento de crianças de 1 a 3 anos e, 1094-1095
　desenvolvimento normal, 1139*t*
　instrumentos de avaliação, 1345-1346*t*
　lateralização hemisférica, 11-12
　mutismo seletivo e, 1261
　sons ao nascimento, 1086
　testes, 244
　uso por crianças, 93
Linguagem expressiva
　descrição de, 264
　distúrbios
　　características clínicas, 1138-1141
　　comorbidades, 1138-1140
　　diagnóstico, 1138-1140
　　diagnósticos diferenciais, 1140-1142
　　epidemiologia, 1138-1140
　　estudo de caso, 1140-1141
　　etiologia, 1138-1140
　　prognóstico, 1141-1142
　　tratamento, 1141-1142
　transtornos, **1137-1142**
Linguagem receptiva, 264-265
Liotironina, 484
　interferências laboratoriais, 1040
　uso de, 1038
Lipectomia, 530-531
Lipoproteínas de alta densidade (HDL), 1338
Lipossucção, 530-531
Lisdexanfetamina, 1033, 1177-1178*t*, 1296, 1298. *Veja também* Dextroanfetamina
　absorção, 1033
　dosagem, 1176-1177*t*
　dosagens equivalentes, 1037*t*
Lisencefalia de Cobblestone, 30-31
Lisencefalias, 30-31

L-lisina-D-anfetamina
　metabolismo, 1033-1034
Lítio, 322-323, **983-991**
　ações farmacológicas, 983
　diretrizes clínicas, 989-990
　disfunção sexual e, 583-585
　dosagens, 989-990
　durante a gravidez, 841, 921
　educação do paciente, 990, 990*t*
　efeitos adversos, 985-988, 985*t*
　　cardíacos, 985-987
　　dermatológicos, 987
　　ganho de peso, 986
　　gastrintestinais, 986
　　neurológicos, 986
　　renais, 986
　　tireoide, 986-987
　efeitos colaterais, 274, 379
　　prejuízo cognitivo, 914
　eicosanoides e, 61-62
　eliminação do, 272
　estabilização do humor e, 35-36
　hipotireoidismo, 1038
　indicações terapêuticas, 973, 983-985, 984*t*, 985*t*
　interações medicamentosas, 915, 988-989, 988*t*
　　diazepam e, 1047
　interferências laboratoriais, 989
　mecanismo de ação, 911
　monitoramento laboratorial, 989
　no transtorno do espectro autista, 1165
　para bulimia nervosa, 519-520
　para cleptomania, 612
　para mania aguda, 378-379
　para psicose pós-parto, 839-840
　para TOC, 425, 429
　para transtorno bipolar com início precoce, 1241-1242
　para transtorno da personalidade narcisista, 753
　para transtorno explosivo intermitente, 611
　precauções, 985-988
　sintomas gastrintestinais, 481
　superdosagens, 987
　toxicidade, 270, 284, 987, 987*t*
　　aspectos do tratamento, 782*t*
　　manifestações iniciais, 782*t*
　uso em crianças, 1300-1301
Livedo reticular, 971
Lobo temporal medial
　anatomia do, 114*f*
　função do, 11-12
Lobos frontais
　contusão, 728*f*
　divisões dos, 14-16
　esquizofrenia e, 14-15
　função dos, 14-16
　humanos, 126
　lesões nos, 115
　linguagem e, 11
　memória e, 117
Loci de traços quantitativos (QTLs), 74-75
Locus ceruleo (LC), 706
　ansiedade e, 391
　efeitos de opioides no, 621, 661*f*
　produção de norepinefrina, 37-38
Logoterapia, 177
Lombalgia, 487
Longevidade
　estudo da, 1335
　mudanças na personalidade e, 1339
　peso corporal e, 525-528
Loratadina
　uso psiquiátrico, 941-942
Lorazepam
　absorção do, 947-948
　em emergências psiquiátricas, 779
　meia-vida do, 949-950

para abstinência alcoólica, 631
para catatonia, 950-951
para mania aguda, 379
para psicose aguda, 319
para transtorno de ansiedade social, 407
sedação aguda, 314
sintomas gastrintestinais, 481
Lorcaserina, 1062-1063
Lorenz, Konrad, 131-133, 133*f*
Lothi, Leslie, 237
Loucura circular (*folie circulaire*), 347
Loucura mixedematosa, 484
Loucura simultânea (*folie simultanée*), 336
Loxapina
　no transtorno do espectro autista, 1163-1165
　para esquizofrenia na infância, 1297
LSD. *Veja* Dietilamida do ácido lisérgico
Lugar, orientação para avaliação infantil, 1112-1113
Lúpulo (*L. Humulus lupulus*), 1055*t*
Lúpulo das montanhas (*L. Ballota nigra*), 1056*t*
Lúpus eritematoso sistêmico (LES)
　descrição de, **734-736**
　escoriação da pele no, 435
　resposta a sofrimento psicológico, 487
　sinais de, 286
　testes laboratoriais, 272
Lurasidona, **1030-1031**
　dosagens, 1030-1031
　efeitos colaterais, 1030-1031
　indicações, 1030-1031
　interações medicamentosas, 1030-1031
Lüscher, Max, 795
Lust, Benedict, 806
Luto
　antecipatório, 1355
　aspectos do tratamento, 781*t*
　complicado, 1355-1357
　conjugal, no idoso, 1350-1351
　crônico, 1355-1356
　definições, 1354-1355
　depressão e, 369, 1357
　descrição de, 815-816
　diagnósticos diferenciais
　　depressão maior e, 1356*t*
　diversidade cultural no, 1355
　doenças clínicas/psiquiátricas e, 1357
　duração do, 1355
　durante a infância, 1357-1358
　em crianças, 1224
　fases do, 1358*t*
　fenomenologia do, 1357
　hipertrófico, 1356
　manifestações iniciais, 781*t*
　não complicado, 369
　normal, 815-816
　pediátrico, 1229-1231
　　estudo de caso, 1229-1231
　perspectivas no ciclo de vida sobre, 1357-1359
　reações normais, 1355
　retardado, 1356-1357
　TEPT e, 1357
　terapia, 1359, 1361
　transtornos depressivos e, 815-816
　traumático, 1357
Luto e melancolia (Freud), 381, 766
Luto pelo cônjuge, 1350-1351

M

M'Naghten, Daniel, 1389
Má prática médica, psiquiatria forense, 1381-1392
Macacos
　criados unicamente pelos pares, 134-135*f*
　estudo de, 134-135
　estudos com mães substitutas, 136-137*f*
　estudos sobre isolamento de, 134-135, 134*f*

Macis, características, 649*t*
MacLean, Paul, 126
Maconha (*Cannabis sativa*), 644*f*
　abuso adolescente de, 1274-1277
　drogas psicotrópicas e, 922
　exposição pré-natal a, 1084
　nomes de rua, 644
　riscos associados a, 1276-1277
　transtorno persistente por aluginógenos e, 655
　uso médico de, 647
Macrobiótica, 806
Macrobiótica ou a arte de prolongar a vida (Hufeland), 806
Macrocefalia, 1155-1156
Magnetoconvulsoterapia (MCT), **1076**
Mahler, Margaret, 305-306, 1093-1094
Maintenance of Wakefulness Test (Teste da Manutenção da Vigília) (MWT), 562
Making Choices: Social Problem Solving Skills for Children (Fazendo Escolhas: Habilidades Sociais para Solução de Problemas para Crianças) (MC), 1252-1253
Mal-articulada, 1152
　fala, 1150
Malformações, causas de, 1086*t*
Mamoplastia, ISRSs e, 1020
Manchas de Nissl, cérebro humano, 4
Mandarim, usos do, 794*t*
Manejo da dor
　analgésicos opioides para, 1367*t*
　relacionado a cuidados paliativos, 1366-1368
Manias
　agudas
　　antagonistas da serotonina-dopamina para, 1024
　　carbamazepina para, 959-960
　　tratamento de, 378-379
　　valproato para, 1046
　antagonistas dos receptores de dopamina para, 973
　descrição de, 348
　relacionadas a infecção pelo HIV, 733-735
　tratamentos para, 69-70
Manifestação explícita da própria vontade, **1364**, 1365*t*
Manjericão sagrado (*Ocimum tenuiflorum*), 1055*t*
Manjerona, usos da, 794*t*
Mann, James, 854
Mann, John, 913
Manual diagnóstico e estatístico de transtornos mentais (DSM), 290-299
　edições, 291*t*
Mapas cognitivos, 11-12
Mapeamento genético
　conceitos básicos, 74-76
　definições do fenótipo, 76-79
　estratégias, 72-73*f*, 74-77
Maprotilina, 1040, 1041
Marcadores genéticos, 74-75
Marcha
　avaliação em crianças, 265-266
　avaliação em pacientes psiquiátricos, 285
Marginalização, estresse aculturativo e, 141
Más notícias, informando, 1363
Masculinidade, senso de, 565
Mash1 mutante, 26-28
Maslow, Abraham, 181, 181*f*
Masoquismo sexual, 596
Massagem
　na fibromialgia, 508
　tratamento usando, 806
Masters, William, 564, 577-579, 584-586, 589, 590, 865-866
Masturbação
　compulsiva, 598, 598*f*
　definição de, 598
　diferenças de gênero, 570
Maternagem suficientemente boa, 1093-1094
Maturidade, saúde mental e, 124-125

Maudsley, Henry, 1154-1155
Maus-tratos
　de crianças, 1313-1320
　　características clínicas, 1314-1316
　　consequências dos, 1316-1317
　　etiologia, 1314-1315
　　fatores genotípicos e, 1318-1319
　　transtorno da conduta e, 1249
Maus-tratos e negligência na infância
　critérios do DSM-5, 1313-1314
McCarthy Scales of Children's Abilities (Escalas McCarthy de Aptidões de Crianças), 1117
McGill University-Davanloo Method (Método de Davanloo da Universidade McGill), 854-855
MDA (metilenodioxianfetamina), 649*t*
MDMA. *Veja* 3,4-metilenodioximetanfetamina (MDMA, *ecstasy*)
Mead, Margaret, 168-169
Mecanismo deflagrador inato, 133*t*
Mecanismos de defesa
　classificação dos, 161*t*-162*t*
　transtorno delirante e, 331
　transtornos da personalidade e, 743-744
Mecanismos de enfrentamento involuntários, 129-130
Mecanismos de expressão gênica, 27-29
Medicações anti-hipertensivas
　disfunção sexual e, 582-584
　interações com ATCs, 1043
　risco de suicídio e, 764
Medical Board of California Action Report (Relatório de Ação do Conselho Médico da Califórnia), 1393
Medical Expenditure Panel Survey (Painel de Pesquisa de Gastos Médicos), 144
Medicamentos. *Veja também Efeitos adversos específicos; Drogas específicas*
　fitoterápicos, 800
　peso corporal e, 525-526*t*
　revisão, 199-200
Medicamentos anti-inflamatórios não esteroidais (AINEs), 718-719
Medicina alopática, 791
Medicina ambiental, 799
Medicina ampliada antroposoficamente, 793
Medicina complementar e alternativa (MCA)
　em doenças terminais, 1370
　em psiquiatria, 791-811
　fatores psicológicos, 477
　no transtorno do espectro autista, 1165
　práticas, 792*t*
　psiquiatria integradora e, 809-810
Medicina de vidas passadas, 807
Medicina do sono, instrumentos da, 561-562
Medicina fitoterápica, 800-801
　ervas psicoativas, 801
　estudo de caso, 800-801
Medicina holística, 791
Medicina integrativa, 791
Medicina oriental, 807
Medicina osteopática, 807
Medicina psicossomática, 465-503
　problemas clínicos em, 467*t*
　tendências conceituais, 466*t*
Medicina psiquiátrica de emergência, **763-790**, 1383
Medicina quiroprática, 795
Medicina reprodutiva, psiquiatria e, **831-844**
Medicina tibetana, 808-809
Médicos
　carta do profissionalismo, 1395
　em treinamento, 1395
　prejudicados, 1396
　reações aversivas em, 1362*t*
　responsabilidade de apelar, 1395
　responsabilidade de tratar, 1395
　risco de suicídio, 764
　taxas de divórcio, 822-823

Médicos de cuidados primários
  diagnóstico feito por, 1404-1405
  raça/etnia e consultas a, 142-144
Meditação, tratamento usando, 806
Medo
  agressão e, 14-15
  ansiedade vs., 387-388
  condicionamento, 65-66
  condicionamento clássico, 103
  de abandono, 495, 1283, 1310-1311, 1354, 1358, 1366
  de água, 878t
  de alturas, 878t
  TEPT e, 17
Medula espinal
  comportamento sexual e, 568-570
  fatores sinalizadores, 24-26
  genes de padronização, 25-26
Medula lombossacral, 567-570
Meduna, Ladislas von, 1065
Megacolo, 1213-1214
Megalomania, 335
Melancolia
  descrição de, 347
  transtornos depressivos maiores e, 360
Melanocortina, peso corporal e, 523-524t
Melatonina, **991-992**
  agonistas, **991-992**
  características, 1051t
  função da, 67-68
  ritmos, 87-90
  ritmos circadianos e, 554
  sazonalidade e, 90-91
  secreção de, 535
  tratamento de insônia com, 542
  usos psiquiátricos de, 798t
Melissa, usos de, 794t
Memantina, **963-966**
  ações farmacológicas, 964-966
  em pacientes com demência, 718-719
  indicações terapêuticas, 964
  interações medicamentosas, 966
  reações adversas, 964-966
Memória
  amnésia e, 112-115
  anatomia da, 11-14
  armazenamento, 118, 239
  autorrelatos, 121
  avaliação da, 118-122, 1344
  avaliação infantil, 1114-1115
  avaliação neuropsicológica, 261t, 263
  biologia da, **110-124**
  consolidação da, 105, 114
  de longo prazo, 110
  de trabalho, 111
    avaliação, 264
    crianças prematuras e, 1281-1283
    descrição de, 11-12
  verbal, 264
  declarativa, 113
    amnésia e, 115
    desenvolvimento de, 123-124
  desempenho acadêmico e, 1281-1282
  distorção, 122
  ECT e, 1067, 1070-1072
  envelhecimento e, 1336t
  episódica, 116
  falsas memórias, 122f
  imediata, 11-12, 111
  instrumentos de avaliação, 1345-1346t
  localização da, 111-112
  na depressão, 366
  na esquizofrenia, 315
  não declarativa, 115
  neuroimagem, 117-118
    organização cortical da, 111-112
    prejuízo

associado à idade, 737-738
na demência, 712-713
na esclerose múltipla, 720
recuperação, 239
recente, 11-12
remota, 11-12, 121
semântica, 116-117
sono e, 118
tipos de, 115-117, 117t
transtornos, 238-239
  correlatos neuroanatômicos, 239
  neuroesteroides e, 63-64
  testes, 244
transtornos amnésicos e, 719-721
Memórias recuperadas, 1390, 1390t
Meningioma temporal, 342f
Meningite crônica, **729**
Menninger, Karl A., 182, 766
Menopausa, 65-67, 839-840
Menores, conselho para, 1387
Mentalização na prática clínica (Bateman), 907-908
Mente, teoria estrutural da, 159
Meperidina, 663, 1367t
Meprobamato, **946-947**
Mescalina, 648, 649t, 653-654
Mesencéfalo (cérebro médio), 19
Mesmer, Anton Franz Anton, 884
Meta-clorofenilpiperazina (mCPP), 390
Metadona, 623
  absorção, 1001
  diretrizes clínicas, 1003-1004
  indicações terapêuticas, 1001
  manejo da dor
    dosagens, 1367t
  programas de manutenção, 622
  rastreamento para, 268
  síndrome de abstinência, 663
  uso de, 664-666
Metamemória, testes de, 121
Metandienona, 687
Metanfetamina, 671
  escoriação da pele com a, 435
  potência da, 672
  rastreamento para, 268
  uso, 671
Metanfetamina cristal, 1105-1106, 1274-1275
Metaqualona, 584-586, 667-668
  disfunção sexual e, 584-586
  nomes de rua da, 667-668
Metemoglobinemia, 269-270
Metencéfalo, 19
Metformina, 914, 1063-1064
Metildopa, 581-583
Metilenedioxianfetamina (MDA), 649t
3,4-metilenedioximetanfetamina (MDMA, *ecstasy*), 36-37, 91-92, 648
  abuso adolescente de, 1275-1276
  características, 649t
  efeitos da, 677-678, 678f
  estudo da, 801
Metilfenidato, 671, 1176-1178, 1296
  disfunção sexual e, 583-585t
  dosagem, 1176-1177t
  efeitos adversos
    supressão do crescimento, 1177-1178
  efeitos do, 1034
  eficácia no TOC, 429
  formulações, 1034
  no manejo do TDAH, 1034-1136, 1176-1177
  para hiperatividade em crianças, 930
  para síndrome de fadiga crônica, 507
  para transtorno da personalidade antissocial, 749
Metilfeniltetraidropiridina (MPTP), 41-42, 664
  ansiedade e, 390
  características, 53-54

peso corporal e, 523-524t
secreção interneurônios, 21, 35-36
Metilina, para TDAH, 1176-1177
Método de Bates, 793-794
Método de Mann-Universidade de Boston, **854**
Método do ritmo, 837
Método Feldenkris, 800
Método Lamaze, 833
Método Tavistock-Malan, **854-856**
Método Trager, 808-810
Métodos de estimulação cerebral, 1065-1081
Metoexital, 588
  como anestésico para ECT, 944-945
  sódico, 588, 878, 944-945
  terapia de dessensibilização e, 878
Metoprolol, dosagens, 934-935
Meyer, Adolf, 182, 182f, 301
MHPG (3-metóxi-4-hidroxifenilglicol), 40-41, 509, 613, 692, 761
Miastenia grave, sinais de, 286
Micro RNAs (miRNAs), 27-29, 27-28f
Microglia, cérebro humano, 4
Mídia
  cobertura de terrorismo, 1319-1320
  cobertura de violência, 1247-1248
  social, violações da confidencialidade, 1383
Mielencéfalo, 19
Migração, aculturação e, 140-141
Miller, Neal, 488, 868-869
Million Adolescent Clinical Inventory (Inventário Clínico de Million para Adolescentes) (MACI), 254t
Million Adolescent Personality Inventory (Inventário da Personalidade de Million para Adolescentes) (MAPI), 254t
Million Pre-Adolescent Clinical Inventory (Inventário Clínico de Million para Pré-Adolescentes) (M-PACI), 254t
Mills, Gregory, 758
Milnaciprano, 1013-1014
Mindfulness, 1287
Mini-Mental Status Examination (Miniexame do Estado Mental) (MMSE), 201, 233
  avaliação em idosos, 1344
  avaliação neuropsicológica, 241-242
Minnesota Multiphasic Personality Inventory (Inventário Multifásico de Personalidade de Minnesota) (MMPI)
  estudos com gêmeos, 131-132
Minnesota Multiphasic Personality Inventory 2 (Inventário Multifásico de Personalidade de Minnesota 2) (MMPI-2), 245
  testes de personalidade, 247-248
Minnesota Multiphasic Personality Inventory-Adolescent (Inventário Multifásico de Personalidade de Minnesota para Adolescentes) (MMPI-A), 254t
Minociclina, 911
Minorias, estresse relacionado ao ambiente de trabalho, 815-816
Miocardiopatia, clozapina e, 1029-1030
Miocardite, clozapina e, 1029-1030
Mioclonia do sono neonatal benigna, 561
Mioclonia fragmentária excessiva, 561
Mioclonia noturna, 927-929. *Veja também* Transtorno de movimentos periódicos dos membros (TMPM)
Mioclonia proprioespinal, 561
Mioinositol
  características, 1051t
  usos psiquiátricos do, 798t
Mirra, 794t
Mirtazapina, 487, 551, **993-994**
  ações farmacológicas, 993
  administração, 994
  dosagem, 994
  efeitos adversos da, 911, 993-994
  indicações terapêuticas, 993
  interações medicamentosas, 994

pacientes pediátricos com depressão, 1231-1232
precauções, 993-994
Mistletoe (*L. Viscum album*), 1056*t*
Mixedema, 66-67*f*, 524-525
Moclobemida, 407
Modafinil, 551, 671
    mecanismo de ação, 1034
    para narcolepsia, 549
    para TDAH, 1178-1180
Modelagem participante, 879
Modelo biopsicossocial de doença, 3
Modelo de terapia familiar de Bowen, 864
Modelo de treinamento para processamento da informação, 895
Modelo de uso de drogas e dependência da Organização Mundial da Saúde, 620-621*f*
Modelo do protocórtex, 25-27
Modelos animais
    de depressão, 136-137
    estudos de privação social, 134-137
    estudos de variação genética, 78-79
    síndromes de estresse experimentais, 136-138
Modelos psicobiológicos, 759-762
Modelos psicodinâmico-experienciais, 864
Modo depressivo, transtornos da adaptação e, 447-448
Modo paratáxico, 186
Modo prototáxico, 186
Modo sintático, 186
Monastério Tham Krabok (Tailândia), 822-823*f*
Money, John, 597
Monitoramento com Holter, 274
Monitoramento de drogas terapêuticas, 917-918
Monitoramento dos sinais, 102, 102*f*
Moniz, Egaz, 1078
Monoaminoxidase plaquetária
    fatores hormonais, 743
    transtornos da personalidade e, 743
Monoaminoxidase tipo A (MAO$_A$), 39-40, 1318-1319
Monoaminoxidase tipo B (MAO$_B$), 40-41
Monossulfato de guanetidina, 581-583
Monóxido de carbono
    envenenamento, 9
    mecanismos de ação, 54-58
    síntese de, 55-56*f*
Morel, Benedict, 300
Moreno, Jacob, 862-863
Morfemas, 264
Morfina
    condicionamento pavloviano e, 103
    manejo da dor
        dosagens, 1367*t*
    rastreamento para, 268
    síndrome de abstinência, 663
Morning glory, 649*t*, 690
Morrer, em casa, 1365-1366
Morte
    assistida, 1362
    certificação de, 1352
    determinação de, 1352
    não assistida, 1361-1362
Morte celular filogenética, 21-22
Morte celular histogenética, 21-22
Morte celular morfogenética, 21-22
Morte celular no desenvolvimento, 21-24
Morte celular programada, 20-21. *Veja também* Apoptose
Morte cerebral
    critérios clínicos para, 1353*t*
    decisões sobre cuidados terminais e, 1363-1364
Morte e morrer
    aspectos legais de, 1352
    considerações sobre o ciclo vital, 1353-1354
    definições, 1352
    estágios de, 1352-1353
    sinais e sintomas do fim da vida, 1368*t*

Morte perinatal, 834
Morte ruim, definição, 1352
Morte súbita cardíaca, 482
    antagonistas dos receptores de dopamina e, 975
    iloperidona e, 1029-1030
Morte súbita de origem psicogênica
    aspectos do tratamento, 785*t*
    manifestações iniciais, 785*t*
Movimento, desenvolvimento pré-natal, 1083
Movimentos oculares, disfunção, 305
Movimentos oculares de perseguição suave
    transtornos da personalidade e, 743
Moxibustion, 806
MPTP (metilfeniltetraidropiridina), 41-42, 664
Mulheres, estresse ocupacional e, 816-817
Mulheres grávidas, atitudes em relação a, 833
Mulheres lactantes, medicamentos psicotrópicos para, 921
Multidimensional Anxiety Scale for Children (Escala Multidimensional de Ansiedade para Crianças) (MASC), 255*t*
Multisystemic Therapy for Child Abuse and Neglect (Terapia Multissistêmica para Abuso e Negligência Infantil) (MST-CAN), 1318-1319
Münchausen, Karl Friedrich Hieronymus von, 489, 489*f*
Murphy, Gardner, 182-183, 182*f*
Murray, Henry, 183*f*
Músculos oculares, método Bates, 793-794
Musicoterapia, 808-809
Mutação em *Pax6*, 26-27
Mutismo acinético, 346, 727, 730, 1346-1347
Mutismo seletivo
    classificação de, 293-294
    pediátrico, **1261-1264**
        características clínicas, 1261-1262
        diagnóstico, 1261-1262
        diagnósticos diferenciais, 1262
        epidemiologia, 1261
        estudo de caso, 1262
        etiologia, 1261
        prognóstico, 1262-1264
        tratamento, 1263-1264
Mutualidade, saúde e, 173

N

N-acetilcisteína (NAC)
    efeitos psicoativos, 1057*t*
    mecanismos de ação, 1052*t*
N100, estudos em esquizofrenia, 305
Nações Unidas
    Convention of the Rights of Persons with Disabilities (Convenção dos Direitos de Pessoas com Deficiências), 1119-1120
    Resolução 46/119, 1404-1405
NADH (nicotinamida adenina dinucleotídeo), 797*t*, 1050*t*
Nadolol, potência, 932-933
Nalmefeno, 439, 1004
Naloxona, **1004-1009**
    aspectos do tratamento, 784*t*
    efeitos-placebo e, 923
    ligação da, 1004
    limiares convulsivos e, 1067
    mecanismo de ação, 60-61, 439, 923
    para superdosagem de opioide, 664
    teste de desafio, 1005*t*
Naltrexona, 623, 638*t*
    ação da, 661
    desintoxicação rápida, 1007-1009
    eficácia da, 639
    ligação da, 1004
    no transtorno do espectro autista, 1165
    para cleptomania, 612
    para transtornos dissociativos da identidade, 461
Nanismo psicossocial, 100

Não adesão
    atenção clínica necessária na, 820
    risco de suicídio e, 500
    tratamento antipsicótico, 319
Não maleficência, princípio da, 1393
Narcisismo
    conceito de, 155-156, 159
    defesas, 160
Narcoanálise, barbitúricos em, 944-945
Narcolepsia, **547-550**
    ATCs para, 1041
    classificação da, 295-296
    critérios diagnósticos, 548*t*
    drogas estimulantes para, 1033, 1034
    transtornos do sono e, 557
    tratamento, 549-550
Narcóticos Anônimos (NA), 199, 666
Nariz, exame físico, 284
National Alliance on Mental Illness (Aliança Nacional de Doença Mental) (NAMI), 320-321, 1379
National Association for Retarded Citizens (Associação Nacional para Cidadãos com Retardo) (NARC), 1119-1120
National Center for Complementary Medicine and Alternative Medicine (Centro Nacional de Medicina Complementar e Medicina Alternativa) (NCCAM), 791
National Comorbidity Study (Estudo Nacional de Comorbidade) (NCS), 141-142, 1375
National Crime Victimization Survey (Pesquisa Nacional de Vitimização pelo Crime) (NCVS), 824
National Epidemiological Survey on Alcohol and Related Conditions (Pesquisa Epidemiológica Nacional sobre Álcool e Condições Relacionadas), 141-142
National Health and Nutrition Examination Survey (Pesquisa Nacional sobre Saúde e Nutrição-III), 141-142
National Institute of Child Health and Human Development (Instituto Nacional de Saúde Infantil e Desenvolvimento Humano), 1099-1100
National Institute of Drug Abuse (Instituto Nacional sobre Abuso de Drogas) (NIDA), 616-617
National Institute of Mental Health Diagnostic Interview Schedule for Children Version IV (Entrevista Diagnóstica para Crianças do Instituto Nacional de Saúde Mental Versão IV) (NIMH DISC-IV), 1108-1112
National Strategy for Suicide Prevention (Estratégia Nacional para Prevenção de Suicídio), 771-772
National Survey of American Life (Pesquisa Nacional da Vida Americana), 141-142
National Survey of Drug Use and Health (Pesquisa National sobre Uso de Drogas e Saúde) (NSDUH), 616-617
National Vietnam Veterans Readjustment Study (Estudo Nacional de Readaptação dos Veteranos do Vietnã) (NVVRS), 437
Nativos do Alasca, uso de drogas ilícitas, 618
Natureza, criação vs., 131-132
Naturopatia, 806-807
Náusea e vômitos
    d-tetra-hidrocanabinol para, 1368
    efeitos da ECT, 1071-1072
NCCAM (National Center for Complementary Medicine and Alternative Medicine) (Centro Nacional de Medicina Complementar e Medicina Alternativa), 791
NCVS (National Crime Victimization Survey) (Pesquisa Nacional de Vitimização pelo Crime), 824
Necessidades humanas, inatas, 183
Necrofilia, 597
Nefazodona, **998-999**
    abstinência, 919
    ações farmacológicas, 998
    diretrizes clínicas, 999
    dosagens, 999
    indicações terapêuticas, 998

interferências laboratoriais, 998-999
  para síndrome de fadiga crônica, 507
  para transtorno da personalidade obsessivo-
    compulsiva, 756-757
  precauções, 998
  reações adversas, 998, 998t
Nefropatia, lítio e, 986
Negação, 161t
  definição de, 616
  pacientes terminais, 1352
Negligência
  de crianças, 787-790
  discinesia tardia e, 1383-1384
  impactos no desenvolvimento da, 1128-1129, 1313-1315
  infantil, 1313-1320
  materna
    síndromes de privação social e, 1092
  práticas de prescrição, 1381-1382
visual, 238
Negociação, pacientes terminais, 1352
Nemiah, John, 479
Nemiroff, Robert, 1329-1330
Neocórtex, funções visuais no, 111
Neologismos, 202, 202t
Neróli (flor de laranjeira), 794t
Neugarten, Bernice, 1331, 1339t
Neurastenia. *Veja* Síndrome da fadiga crônica (SFC)
Neurastenia experimental, 136-137
Neuroadaptação, 617t
Neuroanatomia. *Veja também Estruturas específicas*
  funcional, **4-18**
  transtornos do humor e, 351-352
Neuroblastos, 34-35
NeuroD mutante, 26-28
Neurodermatite. *Veja* Dermatite atópica
Neurodesenvolvimento, 27-30, 27-29f
Neuroesteroides, 61-64
Neurofeedback, para TEA, 1162-1163
Neurofibromatose, **1124-1125**
  etiologia genética da, 33-34
  tipo I
    características clínicas da, 1131t
Neurogênese
  adulta, 17, 33-36
  desenvolvimento neural e, **18-36**
  momento da, 24-25
  padrões de, 20-22
Neurogenética, **71-85**
Neuroimagem
  depressão pediátrica, 1227-1229
  esquizofrenia com início precoce, 1269
  na deficiência intelectual, 1133-1135
  no transtorno de Tourette, 1199
  TOC pediátrico, 1264-1265
  transtorno do espectro autista, 1155-1156
  uso de, 274-282
Neuroimunologia, TOC e, 419
Neuroleptização, rápida, 978
Neurologia, lições da, 3
Neurônios
  CA1, 111, 112
  CA2, 112
  CA3, 112
  cérebro humano, 4
  ciclo de vida dos, 15-17
  desbaste pré-natal, 1083
  migração, 20-21
  migração no autismo, 81-82
  migração perturbada dos, 28-30
  subplaca, 15-16
  "Von Economo", 126
Neurônios-espelho, 126
Neuropatia óptica isquêmica não arterítica (NAION),
  588, 1009-1010

Neuropeptídeos, 47-54
  biossíntese de, 48-49
  distribuição, 48-49
  esquizofrenia e, 303
  estudos funcionais de, 47-49
  regulação, 48-49
  sinalização por, 48-51
Neurópilos, 14-15
  redução de, 32-33
Neuropsicologia, história da, 236-239
Neuropsiquiatria, descrição de, 694
Neuropsychiatric Inventory (Inventário
  Neuropsiquiátrico) (NPI), 233-234
Neuropsychological Assessment Battery (Bateria de
  Avaliação Neuropsicológica) (NAB), 241
Neurose de transferência, 165t
Neurose experimental, 136-137
Neuroses
  infância, 163
  teoria psicanalítica das, 163-164
Neurossífilis, **729**
Neurotensina (NT), 52-53, 303
Neurotransmissores
  aminoácidos, **43-48**
  ansiedade e, 389-391
  comportamento sexual e, 567-570
  envelhecimento e, 1336t
  monoaminas, 35-39
  neuropeptídeos, 47-48t, 50-51t
  respostas ao estresse, 478
  TOC e, 418-420
  transtornos da personalidade e, 743
  transtornos do humor e, 350
Neurotrofinas, precursores mitóticos e, 27-29
Neurulação
  mecanismos, 19f
  placa neural e, **18-19**
Nicotina
  adição adolescente a, 1276-1277
  esquizofrenia e, 302, 303
  interações com ATC, 1043
  mecanismos de ação, 682
  programas de cessação do tabagismo, 681
  uso adolescente, 1104-1106
  vacinas, 684
NIDA (National Institute of Drug Abuse), 616-617
Nifedipina, para crise hipertensiva, 957-958
Nimodipina, para transtorno bipolar, 957-958
Ninfomania, 591
Nitração de proteínas, 54-55
Nitrato butílico, 269-270
Nitratos voláteis
  aspectos do tratamento, 785t
  manifestações iniciais, 785t
Nitrito de amila ("*poppers*"), 269-270
Nitrogênio ureico no sangue
  avaliação na demência, 267
  função renal e, 272
Níveis de cloreto, séricos, 272
Níveis de ferritina, 559
Níveis de folato, 273
  avaliação dos, 267
Níveis de magnésio, 272
Níveis de porfobilinogênio, 272
Nível socioeconômico (NSE)
  acesso a assistência de saúde e, 1375-1376
  comportamento antissocial e, 817
  esquizofrenia e, 302
  na velhice, 1341
  taxas de esquizofrenia, 141-142
  transtorno bipolar e, 349
NMDA (N-metil-D-aspartato), rastreamento para, 268
Norepinefrina
  ansiedade e, 389-390
  comportamento sexual e, 567-570

demência de Alzheimer e, 706
esquizofrenia e, 303
função da, 37-38
transtornos do humor e, 349
Normalidade, saúde mental e, **123-130**
Nortriptilina, 1040, 1041
Noz de betel, 690, 1053t
Noz moscada, 649t, 690
  intoxicação
    aspectos do tratamento, 783t
    manifestações iniciais, 783t
NSDUH (National Survey of Drug Use and Health),
  616-617
Núcleo basal, 38-39
Núcleo basal de Meynert, 706
Núcleo caudado, 9, 567-570
Núcleo geniculado medial (NGM), 6-7
Núcleo paraventricular, 50-51
Núcleo pedunculopontino, 38-39
Núcleo tuberomamilar, 37-38
Núcleos da rafe
  ansiedade e, 391
Núcleos do tronco encefálico, 12-13
Núcleos tegmentais, 38-39
Nunberg, Herman, 160
Nux vomica (*L. Strychnos nux vomica*, noz venenosa),
  1057t

O

O crime de punição (Menninger), 182
O ego e o id (Freud), 159
O equilíbrio vital (Menninger), 182
O homem contra si próprio (Menninger), 182, 766
O jovem Luther (Erikson), 167-168
O trauma do nascimento (Rank), 183-184
O'Connor vs. Donaldson, 1386
Obesidade
  definição de, 522
  diagnóstico de, 524-527
  discriminação contra, 527-528
  doença e, 524-525t
  esquizofrenia e, 316
  ISRSs para, 1017
  medicamentos estimulantes para, 1035
  medicamentos para tratamento, 528-529t
  problemas de saúde relacionados a, 525-527t
Obesidade localizada no tronco, 484
Objetividade, empatia e, 193
Objetivos, 173-174
Objetos, deglutição de, 285
Objetos transicionais, 186
Observação, pacientes psiquiátricos, 285-286
Observadores participantes, 186
Ocupações, risco de suicídio e, 764
Oken, Roger vs., 1386
Olanzapina, 485, 532
  dosagens, 1025-1026
  efeito calmante da, 319
  efeitos colaterais da, 1025-1026
    alterações da glicose, 914
    ganho de peso, 914
    transtornos do movimento, 913
  farmacologia, 1025-1026
  formulações, 1025-1026
  indicações, 1025-1026
  interações medicamentosas, 1025-1026
  no transtorno do espectro autista, 1163-1164
  para depressão bipolar aguda, 379
  para esquizofrenia de início precoce, 1272
  para esquizofrenia na infância, 1297
  para mania aguda, 379
  para pacientes com *delirium*, 703
  para psicose aguda, 319
  para TEPT pediátrico, 1226
  para transtorno da conduta, 1253-1254

para transtorno de Tourette, 930
para transtornos de tiques, 1205
para transtornos dissociativos de identidade, 461
transtornos alimentares relacionados ao sono e, 521
Olds, James, 126
Óleo de peixe, 798t, 1051t
Olfato, 6-8
   avaliação do, 286-287
Olhos
   desenvolvimento pré-natal, 1083
   exame físico, 284
Oligodendrócitos, cérebro humano, 4
Ondansetrona, 718-719
Ondas alfa, 86-87
Ondas beta, 86-87
Ondas delta, 86-87
Ondas P300, 305, 626-627
Ondas teta, 86-87
Onicofagia, 1197-1198
Operantes, descrição de, 101
Opioides
   abstinência, 663, 663t
      com supervisão médica, 664-666
      tratamento da, 930
   abuso adolescente de, 1274-1275
   antagonistas, 665-666
   dependência de, 661
      antagonistas dos receptores opioides para, 1005-1006
   desintoxicação, 930t
   disfunção sexual e, 582-586
   endógenos, 660
   intoxicação, 662-663
      aspectos do tratamento, 783t
      manifestações iniciais, 783t
   nomes comerciais, 659t
   sintéticos, 660
   superdosagem, 664
   tolerância a, 661
   uso adolescente de, 1105-1106
Oração, terapêutica, 807-808
Oralidade, 597
Ordem de nascimento, 1097-1098
Ordens de não intubar (NI), **1364**
Ordens de não ressuscitar (NR), **1364**
Organização da personalidade *borderline*, 180
Órgão vomeronasal, 8
Orgasmo feminino inibido, 577-578
Orgasmo feminino precoce, 592
Orientação
   avaliação em idosos, 1344
   na depressão, 366
Orientação sexual
   anorexia nervosa e, 510
   descrição de, 567
   estresse sobre, 592
Orientação visoespacial, 6
Orlistate, 528-529, 1062-1063
Ornish, Dean, 796
Orphan Drug Act (Lei da Droga Órfã), 1049
Öst, Lars-Göran, 872
Ouvidos, exame físico, 284
Ouvindo o Prozac (Kramer), 759-762
Ovulação, 831
Oxandrolona, 687
Oxazepam, 666, 949-950
Oxcarbazepina, **958-963**
   efeitos colaterais, 963
      hiponatremia, 921
   efeitos colaterais da
      hiponatremia, 914
   farmacocinética, 963
   para crises parciais, 726
   para mania aguda, 379
Oxibutinina, 914

Oxicodona, 660, 687
   dosagens, 1367t
   manejo da dor, 1367t
   uso adolescente de, 1105-1106
Óxido nítrico (NO), 53-55
Óxido nítrico sintase (ONS), 53-54
Óxido nitroso, 689-690
   toxicidade, 783t
Oximetolona, 759
Oximorfona, 1367t
Oxitocina (OT)
   comportamento sexual e, 567-570
   função da, 67-68
   vasopressina e, 51-53
Ozonioterapia, 807

P

PACAP (polipeptídeo ativador da adenilato-ciclase hipofisário), 27-30
Pacientes
   acesso aos registros, 215-216
   enganadores, 211
   histórias de, 1128-1129
   hostis, entrevistas, 210-212
   preocupações dos, 208-209
      adesão e, 899
      medicamentos psicotrópicos, 916
   rapport com, 193
Pacientes psiquiátricos
   estudos diagnósticos, 288
   exame físico de, 283-289
   risco de suicídio, 764-765
Pacientes sociopatas, em terapia de grupo, 863
Pacientes terminais
   comunicação com, 1362-1363
   cuidados de, 1362
Padrão fixo de ação (PFA), 133t
Padrão Longitudinal, Expert, All Data (Longitudinal, Especializado e de Todos os Dados (LEAD), 219
Padrastos/madrastas, 1098-1099
Padrões de comportamento Tipo A, 482
Padrões de resposta ao estímulo, 762t
Padronagem neural, conceito de, 23-25
Pagamento de terceiros
   questões de confidencialidade, 1383, 1394
   questões de documentação, 215
PAI (Personality Assessment Inventory), 248-249
Pais
   custódia dos filhos, 1332-1333
   entrevistas com, 1109-1111
   fisicamente abusivos, 1315-1316
      estudo de caso, 1315-1316
   padrastos/madrastas, 1098-1099
   separação psicológica dos, 1325
   tratamento residencial e pacientes pediátricos, 1293-1294
Paladar, 8
Palilalia, definição, 1199
Paliperidona
   dosagem, 1024-1026
   efeitos colaterais, 1025-1026
   farmacologia, 1024-1025
   indicações, 1024-1025
Palmer, Daniel David, 795f, 795f
Pálpebras, queda, 286
Pamoato de hidroxizina, 941-942
PANAS (Positive and Negative Affect Scale), 128-129
Pancitopenia, 975
Pancreatite, 628
Panencefalite esclerosante subaguda, **729**
Panic Disorder Severity Scale (Escala de Gravidade do Transtorno de Pânico) (PDSS), 236
Pânico homossexual, 782t
Panicogênicos, 392
PANSS (Positive and Negative Syndrome Scale), 222

Papaver somniferum, 660
Papaverina, para disfunção sexual, 587
Papéis de gênero, 567
   aspectos culturais dos, 601
   desenvolvimento da criança de 1 a 3 anos e, 1094-1095
Papéis sexuais, desenvolvimento de, 1096-1097
Papez, James, 2, 13-14
Papoula da Califórnia (*L. Eschscholtzia californica*), 1054t
Parafasia, 286
Parafilias
   atos durante tratamento ambulatorial, 594
   classificação das, 297-298
   ISRSs para, 1018
Parafrenia, 310, 1347-1348
Paraldeído, 779, **945-947**
Paralisia do sono, 547
   descrição da, 1034
   recorrente, isolada, 556
Paralisia supranuclear progressiva, 557
Paranoia, características, 300
Parasitose delirante, 335
Parassonias, 554-555
   classificação das, 295-296
   crianças em idade escolar, 1097-1098
   em idosos, 1348-1350
Paratormônio, **271-272**
Parcialismo, 597
Parens patriae, doutrina de, 1385
Parent Management Training (Treinamento de Manejo para Pais) (PMT), 1252-1253
Parent-Child Interaction Therapy, Emotional Development (Terapia de Interação entre Pais e Filhos, Desenvolvimento Emocional) (PCIT-ED), 1231-1232
Parent-Child Interaction Therapy (Terapia de Interação entre Pais e Filhos) (PCIT), 1141-1142, 1150, 1258-1260, 1318-1319
Parentalidade
   desafios, 1094-1095
   estilo de vida alternativo, 1329
   estilos de, 1099-1100
   permissiva, 821-822
Parkinsonismo
   aspectos do tratamento, 783t
   induzido por MPTP, 664
   induzido por neurolépticos, 924-925
      anticolinérgicos para, 936, 936-937
      anti-histamínicos para, 943
      difenidramina para, 941-942
   manifestações iniciais, 783t
Paroxetina, 71-72
   abstinência, 919
   atividade anticolinérgica, 1019
   defeitos congênitos e, 1016
   diretrizes clínicas, 1021-1022
   dosagem, 1021-1022
   em transtornos de movimento estereotipado, 1136-1137
   interações com ATCs, 1043
   interações medicamentosas, 1021
   para TEPT, 445
   para TOC, 425
   para transtorno da conduta, 1253-1254
   para transtorno de ansiedade generalizada, 412
   para transtorno de pânico, 396
   para transtornos de ansiedade, 1258-1260
Pars tuberalis, receptores de melatonina, 90-91
Parto, 833
Passiflora (*L. Passiflora incarnata*), 1057t
passiva, 210
   perguntas sobre, 770t
Paternalismo, fraco, 1393
Paternidade, tarefas desenvolvimentais, 1327-1328
Paternidade autoritária, 821-822

Patient's Bill of Rights (Carta dos Direitos do Paciente), 1362-1363
Pauling, Linus, 796
Pavlov, Ivan Petrovich, 101, 136-137
PCP. *Veja* Fenciclidina (PCP)
PDFG (fator de crescimento derivado das plaquetas), 30-31
PDQ (Personality Disorder Questionnaire), 234-235
Peabody Individual Achievement Test (Teste de Rendimento Individual de Peabody) (PIAT), 1117, 1187
Peabody Vocabulary Test (Teste de Vocabulário de Peabody), 1129
"Pecado", 129
Pedofilia, 596
    classificação de, 297-298
    epidemiologia, 592-594
Peel, Robert, 1389
Pelos pubianos, tricotilomania e, 432*f*
Pemolina, 583-585*t*
Penetrância, genética, 901-903
Penfield, Wilder, 5, 9
Pensamento animista, 94
Pensamento concreto, 1102-1103
Pensamento hipotético-dedutivo, 96
Pensamento mágico, 421, 421*f*
Pensamento operatório, 94, 1102-1103
Pensamentos automáticos, 873-874
    estimulação de, 873-874
    registro de, 875*t*
    teste de, 873-874
Pensamentos intrusivos, obsessão com, 422
Pensamentos obsessivos, 202
Pensamentos soltos, avaliação inicial, 202
Pensando sobre o pensamento, 97
Pentilenetetrazol, 45-46
Pentobarbital
    procedimento de dose-teste, 670*t*
    transtornos relacionados ao, 666
Peptidases, 50-51
"Pequeno Hans", 401
Percepção
    de cor, 6
    instrumentos de avaliação, 1345-1346*t*
    na depressão, 366
    pacientes maníacos, 367-368
Percepção auditiva bilateral, 265
Perda da audição, em idosos, 1349-1350
Perda de peso
    como efeito colateral de medicamento, 914
    drogas não aprovadas, 1062-1064
Perda do emprego, atenção clínica necessária, 817
Perfil para indução hipnótica, 885*t*, 886*f*
Perguntas
    com "por quê", 208-209
    complexas, 208-209
    condutoras, 207-208
    fechadas, 208-209
    julgadoras, 208-209
    orientadoras, 207-208
        relação médico-paciente, 194
    sondagem, 207-208
Periódico *World Psychiatry*, 1405-1406
Período dos amigos, descrição do, 186
Períodos críticos
    apego, 98
    definição etológica de, 133*t*
Períodos sensitivos, apego, 98
Perls, Frederick, 857
Perls, Fritz, 183*f*
Permanência objetal, 93
Perseguição, 826
    delírios de, 333
Perseguidores, 334
Perseveração, descrição de, 202, 202*t*
Persistência, característica de temperamento, 761

Persona, descrição, 179
Personalidade
    alterações
        na epilepsia, 722-723
        síndrome de Korsakoff e, 720
        transtornos amnésicos e, 719-721
    alterações devido a condições médicas gerais, **758-759**, 759*t*
        características clínicas, 758-759
        curso e prognóstico, 759
        diagnóstico, 758-759
        diagnósticos diferenciais, 759
        etiologia, 758
        tratamento, 759
    ao longo da vida, 1339
    avaliações, 246
    características inatas, 1098-1099
    comportamento sexual e, 1103-1105
    divisões da, 184
    medidas objetivas de, 248*t*, 253-254, 254*t*
    medidas projetivas de, 249-250, 249*t*
    teorias da, 151-191
    transtornos do humor e, 354
Personalidade acumuladora, 178
Personalidade depressiva, **757-758**
Personalidade epileptoide, 609
Personalidade exploradora, 178
Personalidade mercantil, 178
Personalidade passivo-agressiva, **757**
Personalidade passivo-dependente
    características clínicas, 755
    descrição da, 754
    diagnóstico, 755
    diagnóstico diferencial, 755
    epidemiologia, 755
    tratamento, 755
Personalidade produtiva, 178
Personalidade receptiva, 178
Personalidade sádica, **758**
Personalidade sadomasoquista, **758**
Personalidades aditivas, 626-627
Personality Assessment Inventory (Inventário de Avaliação da Personalidade) (PAI), 248-249
Personality Disorder Questionnaire (Questionário de Transtornos da Personalidade) (PDQ), 234-235
Personality Inventory for Children (Inventário de Personalidade para Crianças) (PIC), 254*t*
Personalogia, 183
Peso corporal
    fatores genéticos, 523-524*b*
    medicamentos e, 525-526*t*
    medicamentos para manejo do, 528-529*t*
    recomendações, 531-532*t*
Pesquisa, aspectos éticos, 1398*t*
Pesquisa em psiquiatria transcultural, **144-145**
Pesquisa *Monitorando o Futuro*, 644
Pessoas, orientação para avaliação infantil, 1112-1113
Pessoas brancas, uso de drogas ilícitas, 618
Pessoas idosas. *Veja também* Adultos; Idade/envelhecimento
    atitudes em relação à morte, 1354
    condições crônicas em, 1340*t*
    contratransferência em, 1340-1341
    crescimento populacional, EUA, 1337*f*
    demografia, 1334, 1335*t*
    depressão em, 361, 1016
    drogas psicotrópicas, 921
    ECT em, 1067
    exame psiquiátrico em, 1342-1346
    histórias clínicas, 1344-1346
    lítio para, 988
    problemas psiquiátricos de, 1341-1342
    prognóstico de transtorno bipolar I, 371
    teóricos do desenvolvimento, 1339*t*
    transferência em, 1340
    transtornos mentais em, 1345-1350

Pessoas transgênero, tratamento cirúrgico, 604-607
Physical and Neurological Examination for Soft Signs (Exame Físico e Neurológico para para Sinais Suaves) (PANESS), 1114-1115
Physician Charter of Professionalism (Carta do Profissionalismo Médico), 1396, 1397*t*
Piaget, Jean, 93-97, 94*f*, 1088, 1090*t*
PIC (Personality Inventory for Children), 254*t*
Pica, 843, **1208-1209**
    características clínicas, 1208-1209
    classificação de, 294-295
    curso, 1209
    definição de, 1208
    diagnóstico, 1208-1209
    diagnósticos diferenciais, 1209
    epidemiologia, 1208
    estudo de caso, 1208-1209
    etiologia, 1208
    prognóstico, 1209
    tratamento, 1209
Pick, Arnold, 709*f*
Picrotoxina, 45-46
Pictorical Instrument for Children and Adolescents (Instrumento Pictórico para Crianças e Adolescentes) (PICA-III-R), 1110-1112
Piercing corporal, 613, 1107-1108
Piers-Harris Children's Self Concept Scale (Escala de Autoconceito de Crianças de Piers-Harris) (PHCSCS), 256*t*
Pigmentação da retina, 976
Pimozida, 536
    indicações terapêuticas, 973
    para esquizofrenia na infância, 1297
    para transtorno da personalidade paranoide, 746
    para transtorno de Tourette, 930, 973
    para transtornos alimentares, 515
    para transtornos de tiques, 1205
Pimpinela escarlate (*L. Anagallis arvensis*), 1058*t*
Pindolol
    dosagens, 934-935
    para TOC, 425
Piromania, 296-297, 612-614
PKU (fenilcetonúria), **1124-1125**, 1131*t*
Placa cribriforme, 6-7
Placa neural, 18-19
Placas amiloides, 706, 707*f*
Placas laterais, divisão de, 20-21
Placas senis, 706
Placebos, 923
Planejamento do tratamento, entrevista inicial e, 206-207
Planejamento familiar, 835-840
Plaqueta de monoaminoxidase (MAO), 692
    transtornos da personalidade e, 743
Plasticidade, tipos de, 110-111
Plasticidade cerebelar, 111
Plasticidade neural, 110-111
Platôs, definição, 1326*t*
Platycladus orientalis, 1053*t*
Pó de anjo, 648
Poddar, Prosenjiit, 1384
Poiquilotermia, 533-534
Policitemia vera, 435
Polidipsia psicogênica, 272
Polifarmácia, 919, 921
Polígala, efeitos psicoativos, 1058*t*
Polimorfismo do promotor do gene transportador de serotonina (5-HTTLPR), 1227-1228
Polipeptídeo ativador da adenilato-ciclase hipofisário (PACAP), 27-30
Polissonografia, **562**
    EEG na, 84-85
    em crianças deprimidas, 1227-1228
    estudo de caso, 557-558
    estudo na narcolepsia, 548*t*
    medidas comuns, 537*t*
    na apneia central do sono, 552

na hipoventilação relacionada ao sono, 552
pacientes *shenjing shuairuo*, 149
uso da, **274**, 561
Poliúria, lítio e, 986
Ponto G, 586-587
Poppers na pele, 664
Populações nativas americanas, uso de maconha, 1274-1275
Porfiria intermitente, 272
  aguda, 736
Pornografia, exposição à, 1106-1107
Posição depressiva, 180
Posição esquizoparanoide, 180
Positive and Negative Affect Scale (Escala de Afetos Positivos e Negativos) (PANAS), 128-129
Positive and Negative Syndrome Scale (Escala das Síndromes Positivas e Negativas) (PANSS), 222
Postura, 793*f*
  comunicação não verbal e, 207-208
Potássio, baixos níveis de, 272
Potência, drogas, 917
Potenciação de longo prazo (LTP)
  descrição da, 111
  hipocampal, 55-56
Potenciais evocados (PE)
  cerebrais, 87-89
  estudos em esquizofrenia, 305
  uso de, 274
Potencial de manutenção de recursos, 131
PPA (fenilpropanolamina), 671
Praga de Ondine, 552
Pragmática, descrição de, 265
Pramipexol
  absorção do, 969
  síndrome das pernas inquietas e, 559
Praxia, 10
Prazer, descrição de, 128
Prazosina, **932-933**
  para transtornos dissociativos de identidade, 461
  para TEPT pediátrico, 1226
Pré-condicionamento sensorial, 104
Pré-consciência, 154
Pregabalina, **940-941**
Prejuízo cognitivo sem demência (PCS), 738-739*t*
Prejuízo da memória associado à idade (PMAI), 737-738, 738-739*t*
Premark, David, 106
Premonitory Urge for Tics Scale (Escala de Impulsos Premonitórios para Tiques), 1204-1205
Preschool Age Psychiatric Assessment (Avaliação Psiquiátrica de Crianças em Idade Pré-Escolar) (PAPA), 1231-1232, 1254-1255
Preschool Reelings Checklist Scale Version (PFC-S), 1231-1232
Preservativos, características, 837*t*
  femininos, 837*t*
  masculinos, 837*t*
Pressão positiva nas vias aéreas (PAP), 551
Pressupostos mal-adaptativos
  erros cognitivos, 875*t*
  estudo de caso, 873-874
  identificação de, 873-874
  testando a validade de, 873-874
Previsão, 129-130, 162*t*
Priapismo
  antagonistas dos receptores de dopamina e, 976
  aspectos do tratamento, 784*t*
  manifestações iniciais, 784*t*
  tratamento do, 1009-1010
Primary Scale of Intelligence-Revised (Escala Primária de Inteligência-Revisada), 1128-1129
Primatas, não humanos
  desenvolvimento de, 134-137
Primidona, 799
Priming, descrição de, 116
Priming conceitual, 116

Priming de identificação perceptiva, 116*f*, 117*f*
Priming perceptivo, 116
Princípio de Premack, 106
Princípio epigenético, 168-169
Princípios de ética médica (AMA), 1392
Princípios de ética médica com anotações especialmente aplicáveis à psiquiatria (APA), 1392
Princípios de realidade, 155-156
  função do ego e, 155-156
Princípios do prazer 155-156
Prisão, simulação e, 814
Prisioneiros de guerra, 819
Prisões, 598-599
Pritkin, Nathan, 796
Privação, início da vida, 163
Privação de sono
  efeitos da, 536
  em transtornos do humor, 373-374
Privação psicossocial, 1161-1162
Privação sensorial, 138
Privação social
  efeitos da, 134-135
  estudos de reabilitação com macacos, 134-135
  primatas não humanos, 134-135*t*
Privacidade, entrevista, 192-193
Privilégios
  confidencialidade e, 1394
  descrição de, 1382-1383
Problemas acadêmicos ou educacionais, **1280-1283**
  apego e, 100
  diagnóstico, 1281-1282
  estudo de caso, 1281-1282
  etiologia, 1096-1097, 1281-1282
  tratamento, 1281-1283
Problemas da fase de vida, 820
Problemas de imagem corporal, disfunção sexual e, 590
Problemas de relação com o parceiro, 822-823
Problemas espirituais, atenção clínica a, 818-819
Problemas ocupacionais, 815-817
Problemas relacionais, parceiro, 822-823
Problemas relacionais entre pais e filhos, 821-823, 1327
Problemas religiosos
  atenção clínica necessária em, 818-819
  estudo de caso, 818-819
Processamento fonológico, 11
Processamento léxico, 6-7
Processamento semântico, 11
Processo C, 536
Processo de pensamento tangencial, 202
Processo de separação-individuação, 601, 1093-1094*t*
Processo do pensamento
  avaliação de crianças, 1113-1114
  avaliação inicial do, 202
  esquizofrenia e, 313
  transtornos formais, 202*t*
Processo primário, 154
Processo S, 536
Processo secundário, 154
Procura de novidade, 761
Procuração durável, 1388
Procurações para cuidados de saúde, **1364**
  linguagem legal das, 1365*t*
Profissionais de saúde mental, 1402-1403*t*
Progesterona, 62-63
  atividade neural e, 65-67
  comportamento sexual e, 570
Prognóstico, dizendo a verdade, 1363
Program for Assertive Community Treatment (Programa para Tratamento Comunitário Assertivo) (PACT), 1379
Programa Coping Cat, 1258-1260
Programa de Manejo da Raiva, 1252-1253
Programa Fast Track Preventive Intervention (Intervenção Preventiva Acelerada), 1252-1253
Programa L-STOP, 671
Programa Let's Face It!, 1162-1163
Programa Lidcombe, 1150

Programa Merrill, 1187
Programas ambulatoriais livres de drogas, 622
Programas de assistência aos empregados, 816-817
Programas de integração sensorial, 1196-1197
Programas de preservação da família, 1311-1312
Projeção, 161*t*
  como mecanismo de defesa, 744
  mecanismos, 166*t*
Prolactina
  funções da, 66-68
  liberação inibida da, 37-38
  níveis, 1020
  níveis elevados, 34-35, 271-272
  produção de, 485
  transtornos do humor e, 351
Prolapso da válvula mitral
  aspectos do tratamento, 783*t*
  manifestações iniciais, 783*t*
  transtorno de pânico e, 393
Prometazina, 941-942
Promoção da saúde, 1374-1376
Prontidão social, avaliação infantil, 1113-1114
Propelentes, inalação de, 656
Propofol, **947-948**
Propoxifeno
  para cefaleias relacionadas a ECT, 1071-1072
  rastreamento para, 268
Propranolol, 2
  dosagens, 934-935
  interações medicamentosas, 934-935
  para comportamento explosivo com raiva, 1136-1137
  para condições não psiquiátricas, 922
  para TEPT, 445
  para TEPT pediátrico, 1226
  para transtorno explosivo intermitente, 611
  potência, 932-933
  toxicidade
    aspectos do tratamento, 784*t*
    manifestações iniciais, 784*t*
  uso em crianças, 1300-1301
Propulsores de aerossol, 269-270
Prosencéfalo, 19
Prosódia, percepção de, 11
Prosômeros, 25-26
Prosopagnosia, 6, 1343
Prostaglandina E1, 587
Prostituição, adolescente, 1106-1108
Proteína BrdU, 34-35
Proteína CAPON, 53-54
Proteína DAX1, 566
Proteína de membrana associada ao lisossoma (LAMP), 26-27
Proteína dissulfeto isomerase (PDI), 54-55
Proteína Drosha, 27-28
Proteína ErbB2-4, 30-31
Proteína HPER2, 89-90
Proteína LIS-1, 30-33
Proteína NudEL, 32-33
Proteína pasha, 27-28
Proteína precursora amiloide, 705-706
Proteína Slit, 30-31
Proteína SRY, 566
Proteína tau
  fosfo-tau (p-tau), 739-740
  total-tau (t-tau), 739-740
Proteína tubby, 523-524*t*
Proteína WNT4, 566
Proteínas associadas aos microtúbulos (MAPs), 30-31
Proteínas G
  efeito da ECT nas, 1067
Proteínas ligadoras do nucleotídeo guanina (proteínas G), 350, 1067
Proteínas mitocondriais desacopladoras, 523-524*t*
Proteínas morfogenéticas ósseas (BMPs), 20-21, 24-25
Proteínas *wingless-Int* (Wnts), 24-25
Próteses masculinas, 589

Proximidade, apego e, 176-177
PrPSuper-C (PrPSc), 730
Pruning sináptico, 17
Prurido, 486
    vulvar, 486
Pseudo-hermafroditismo, 566t
Pseudociese, 285, 843
Pseudocomunidade, 331
    paranoide, 331
Pseudocrises, 475, 726t
Pseudodemência depressiva, 366
Pseudoefedrina, 671
Pseudologia fantástica, 491
Psicanálise, **151-191, 845-849**
    abordagem principal, 848
    analista como espelho, 849
    contraindicações, 845-846
    crianças e adolescentes, 1284
    divã, 848
    escopo da, 846t
    estágios da, 847t
    estudos de caso, 846-848, 849
    indicações, 845-846
    limitações da, 849
    objetivos da, 848
    primórdios da, 151
    processo, 845
    regra da abstinência, 849
    requisitos do paciente, 846-848, 847t
    setting, 848-849
    técnicas, 173
Psicanálise existencial, 185
Psico-oncologia, 502-503
Psicocirurgia, para TOC, 426
Psicodrama, **862-863**
Psicoeducação e relaxamento
    TOC pediátrico, 1266
Psicofarmacologia, 2, 1135-1136
Psicologia analítica, 179
Psicologia holística, 179
Psicologia individual, 174
Psicologia positiva, **188-191**
    saúde mental e, 124-125
    técnicas, 190-191
Psiconeuroendocrinologia, **63-68**, 305-306
Psiconeuroimunologia, 305
Psiconeuroses, 845
Psicopatologia, 172-173
    deficiência intelectual e, 1121-1123
    desenvolvimento em crianças, 1099-1100
    teorias da, 151-191
Psicose
    aguda, 318-319
    emergências psiquiátricas, 777-778
    endocanabinoides na, 58-60
    entrevistando pacientes, 209-210
    expressão genética de *DLX1* na, 32-33
    induzida por halucinógenos, 655
    pediátrica, **1295-1302**
Psicose autoscópica, 341-342
Psicose da motilidade, 342
Psicose de transferência, 165t
Psicose delirante aguda, 309
Psicose desintegrativa. *Veja* Transtorno desintegrativo
    da infância
Psicose hipocondríaca monossintomática, 334
Psicose maníaco-depressiva, 347
Psicose passional, 334
Psicose puerperal, 342
Psicoterapia breve focal, **854-856**
Psicoterapia combinada
    farmacologia e, 897-901
        benefícios da, 897t
        clínicos assistentes, 897-898, 898t
        estudo de caso, 899

    indicações, 897
    terapia de casais e, 865-867
Psicoterapia de curta duração provocadora de ansiedade, **855-856**
    estudos de caso, 855-856
    técnicas, 856
Psicoterapia de grupo, **857-863**
    adolescentes, 1304
    classificação, 857
    composição do grupo, 860-862
    estudos de caso, 861-862
    fatores terapêuticos na, 860-861t
    formação do grupo, 861-863
    grupos de hospitalizados, 859-862
        grupos ambulatoriais vs., 861-862
    mecanismos da, 859
    organização estrutural da, 859
    papel dos terapeutas na, 858t, 859
    para transtornos dissociativos, 454
    preparação do paciente, 859
    questões de confidencialidade, 862-863
    seleção dos pacientes, 857-859
        diagnósticos dos pacientes e, 858-859
    situações pediátricas, **1288-1291**
        estudo de caso, 1289
        indicações, 1290
    terapia de casais e, 865-867
    terapia familiar como, 865-866
    terapia individual combinada com, 861-863
    tipos de, 858t
Psicoterapia de tempo limitado, **854**
Psicoterapia dinâmica, 515
Psicoterapia dinâmica de curta duração, **854-855**
    estudos de caso, 855
Psicoterapia estruturada para adolescentes sob estresse
    crônico (SPARCS), 1225
Psicoterapia expressiva, **850-851**
    estudos de caso, 850-851
    limitações da, 850-851
    para transtornos dissociativos de identidade, 461
    técnicas, 850
Psicoterapia focada na transferência (PFT), 751
Psicoterapia individual
    crianças e adolescentes, 1283-1288
    farmacoterapia e
        estudo de caso, 1303-1304
        para adolescentes, 1303-1304
    para adolescentes, 1303
Psicoterapia interpessoal (TIP)
    formato do grupo, 890-891, 890t
    pacientes pediátricos com depressão, 1231-1232
Psicoterapia narrativa, **891-893**, 893
    caráter na, 892-893
    enredo na, 892
    metáfora na, 892
Psicoterapia psicanalítica, **849-853**, 1284
    em transtornos do humor, 373
Psicoterapia psicodinâmica, **853-856**
    breve, **853-856**
    tipos de, 854-856
    tratamento usando
        em deficiências intelectuais, 1135-1136
Psicoterapia suportiva, **851-853**
    contraindicações, 851-852
    crianças e adolescentes, 1286
    estudo de caso, 853
    indicações, 851-852
    limitações da, 852-853
    objetivos, 852
    técnicas, 852
Psicoterapias, 845-853
    auxílio com, 246
    baseadas no desenvolvimento, 97
    breve focal, **854-856**
    de apoio, **851-853**

    de tempo limitado, **854**
    despertando ansiedade de curta duração, **855-856**
    dinâmicas de curta duração, **854-855**
    distúrbios gastrintestinais e, 481
    documentação, 215
    emergências psiquiátricas, 778-779
    estágios do desenvolvimento e, 96-97
    expressivas, 850-851
    farmacoterapia combinada com, 920
    individuais, 321-322
    interpessoais, 890-891
    narrativas, **891-893**
    para agorafobia, 400
    para bulimia nervosa, 519-521
    para dependência de opioides, 665-666
    para disfunção sexual, 592
    para distimia, 383-384
    para pacientes geriátricos, 1350-1351
    para transtorno amnésico, 722
    para transtorno de ansiedade generalizada, 410-411
    para transtornos alimentares, 515
    para transtornos dissociativos de identidade, 459
    pesquisa de resultados, 190
    pessoais, 321-323
    psicanalíticas, 849-853
    psicodinâmicas, 853-856
    questões de peso corporal, 530-532
Psicotólise, 978
Psicotomiméticos, 648
Psilocibina, 648
    análogos, 654
    características, 649t
    disfunção sexual e, 584-586
Psiquiatras
    farmacoterapia e, 1377-1378
    liderança da equipe pelos, 1378
    responsabilidade de apelar, 1395
    responsibilidade de tratar, 1395
Psiquiatria
    aspectos mundiais da, 1400-1406
    classificação em, 290-299
    ética em, 1392-1399
    genoma humano e, 2-3
    influências da força de trabalho na, 1376-1377
    medicina complementar e alternativa em, 791-811
    medicina reprodutiva e, **831-844**
    militar, 1396
    modelos de prestação de serviço, 1378-1379
    teorias de Piaget e, 96
Psiquiatria comunitária
    base de evidências para, 1377
    cuidados no século XXI, 1379
    equipes multidisciplinares, 1377
    modelos de prestação de serviço, 1378-1379
    papel dos psiquiatras, 1377
Psiquiatria cultural, 144-145
Psiquiatria de ligação, 499-503
Psiquiatria de senso comum, 182
Psiquiatria forense, 1381-1392
    dano emocional e, 1390
    lembranças recuperadas, 1390, 1390t
Psiquiatria geriátrica, **1334-1351**
Psiquiatria infantil, **1082-1323**. *Veja também* Psiquiatria
    pediátrica
    avaliações, 1112-1113, 1112-1113t
        aspectos forenses, 1305-1309
    distúrbios motores, **1192-1207**
    distúrbios motores persistentes, 1207
    transtornos alimentares, 1207-1213
    transtornos da comunicação, 1137-1138
    transtornos de linguagem, **1137-1145**
    transtornos de tique vocal, 1207
    transtornos específico de linguagem, **1182-1193**
    transtornos relacionados a estressores, 1217-1227
    transtornos relacionados ao trauma, 1217-1227

Índice

Psiquiatria integrativa
  aspectos éticos, 809-811
  história da, 809-810
  métodos, 809-810
Psiquiatria militar, 1396
Psiquiatria ortomolecular (Pauling), 796
Psiquiatria pediátrica. *Veja também Transtornos específicos*
  abuso de substância por adolescentes, **1273-1278**
  adolescente, 1301-1305
  áreas de interesse especial, 1305-1323
  esquizofrenia com início precoce, **1268-1273**
  farmacoterapia, **1295-1302**
    agentes usados, 1297t-1298t
    considerações terapêuticas, 1296
    efeitos adversos, 1297t-1298t
    farmacocinética, 1296
  hospitalização, 1291-1292
    estudo de caso, 1291
  papéis do jogo, 1287
  papéis dos membros da família, 1287
  papéis dos pais, 1287
  problemas acadêmicos ou educacionais, **1280-1283**
  problemas de identidade, 1282-1283
  psicoterapia de grupo em, 1288-1291
  síndrome de psicose atenuada (SPA), **1278-1280**
  TOC, **1263-1267**
Psiquiatria primária, 1376
Psiquiatria pública, **1374-1380**
  base de evidências para, 1377
  cuidados no século XXI, 1379
  equipes multidisciplinares, 1377
  influências da força de trabalho na, 1376-1377
  modelos de prestação de serviço, 1378-1379
  papel dos psiquiatras, 1377
Psiquiatria secundária, 1376
Psiquiatria terciária, 1376
Psoríase, 486
Psychological Assessment Resources (Recursos para Avaliação Psicológica) (PAR), 233
Psychopathology Inventory for Mentally Retarded Adults (Inventário de Psicopatologia para Adultos Mentalmente Retardados) (PIMRA), 1129
Punições, resultados e, 101
Pupilas de Argyll-Robertson, 729

Q

QI de desempenho (QID), 243-244
QI verbal (QIV), 243-244
Qigong, 808
Qualidade de vida
  cuidados no final da vida para recém-nascidos, 136-137
  cuidados paliativos e, 1361
Quarto ventrículo, 28-30
Quazepam
  meia-vida do, 948-949
  tratamento de insônia com, 542
Queixas principais, identificação das, 197
Queixas somáticas, em crianças abusadas, 1315-1316
Questionamento socrático, 97
Questionário CAGE, 199, 232
Questionário RAPS4, 199
Questionário sobre a história do sono, 545t
Questões espirituais, cuidados no fim da vida, 1369-1370
Questões no fim da vida, **1352-1373**
  recém-nascidos e, 1369
Quetiapina
  dosagens, 1026-1027
  efeitos colaterais, 1026-1027
  farmacologia, 1026-1027
  indicações, 1025-1027
  interações medicamentosas, 1026-1027
  na doença de Parkinson, 703-704
  no transtorno do espectro autista, 1163-1165

para comportamento agressivo, 1253-1254
para esquizofrenia na infância, 1297
para mania aguda, 379
para pacientes com *delirium*, 703
para TEPT pediátrico, 1226
para transtornos de tiques, 1205
para transtornos dissociativos de identidade, 461
uso em crianças, 1300-1301
Química clínica, exame físico e, 272-273

R

Raça/etnia
  abuso de inalantes e, 656-657
  adoções entre raças, 1310-1311
  conceito de, 139
  populações idosas e, 1337, 1338f
  risco de suicídio e, 763
  transtornos psiquiátricos e, 141-142
  uso crônico de cafeína e, 641-642
  uso de *Cannabis* e, 644
Raciocínio abstrato, 1100-1101, 1301-1302
  avaliação inicial do, 203
Raciocínio silogístico, 94
Racionalização, 162t
Rado, Sandor, 184f
Rahe, Richard, 478
Raiva, dos pacientes terminais, 1352-1353
Raiz de ginseng, 588
Ramelteon, 542, **991**
Rank, Otto, 168-169, 183-184, 184f
Rape, Abuse, and Incest National Network (Rede Nacional de Assistência às Vítimas de Estupro, Abuso e Incesto) (RAINN), 824
Rapid Alcohol Problem Screen 4 (Rastreamento Rápido de Problemas com Álcool 4) (RAPS4), 199
Raskin Depression Scale (Escala de Depressão de Raskin), 367
Rastreamento, importância do, 288-289
Rastreamento pré-natal, 833-834
Ratos, "bigodes", 5
Ratos *stathmin knockout*, 391
Reabilitação
  componentes, 637-639
  pessoas alcoolistas, 635-639
  questões éticas, 896-897
Reabilitação psiquiátrica, **893-897**
  intervenções baseadas em evidências, 1377
Reabilitação vocacional
  atenção clínica necessária, 817
  estudo de caso, 893-894
Reação conversiva, infância, 164
Reações aversivas, em médicos, 1362t
Reações de aniversário, 1355
Reações defensivas específicas da espécie (RDEEs), 108
Reações fóbicas, infância, 164
Reações neuróticas mistas, infância, 164
Reações psiconeuróticas, 164t
Realidade virtual, estímulos apresentados na, 879
REBM (redução de estresse baseada em *mindfulness*), 1286-1287
Reboxetina
  para enurese, 1217-1218
  para TDAH, 1179-1180
Recém-nascidos
  abstinência de opioides, 665-666
  cuidados no fim da vida, 1369
  sintomas de abstinência de metadona, 1001-1002
Receptor da apoproteína E (ApoER2), 30-31
Receptor de lipoproteína de muito baixa densidade (VLDLR), 30-31
Receptor vaniloide, 60-61
Receptores adrenérgicos, 41-43
Receptores canabinoides, 58-60, 523-524, 645-646f
Receptores colinérgicos, 43-44
Receptores de dopamina, 41-43, 303
Receptores de glutamato, 43-44

Receptores de glutamato N-metil-D-aspartato (NMDA), 44-45, 105, 111
  campos de lugar do hipocampo e, 11-12
  transtornos do humor e, 350
Receptores de histamina, 41-44
Receptores de monoaminas, 41-42t
Receptores de nicotina, 43-44
Receptores de serotonina, 41-43, 761
Receptores do ácido γ-aminobutírico (GABA)
  drogas que atuam nos, 947-953, 948-949t
    indicações terapêuticas, 949-951
  função dos, 44-46, 45-46f
  transtornos autistas e, 81-82
Receptores do fator de crescimento, 27-29
Receptores Eph, 31-32
Receptores opioides-δ, 660
Receptores Roundabout (Robo), 31-32
Receptores κ-opiáceos, 1001t
Receptores κ-opioides, 660
Receptores μ-opiáceos, 1001t
Receptores μ-opioides, 660
Rechtschaffen, Allan, 533
Reconhecimento facial, avaliação de, 244
Reconsolidação, apagamento da memória e, 105
Recordação guiada, 120
Recordação livre, 120
Recuperação de inversão atenuada por líquidos (FLAIR), 278
Recusa em consentir, risco de suicídio e, 500
Recusa escolar, **789-790**, 1096-1097
Redirecionamento, técnicas de entrevista, 207-209
Redman, Jaffee vs. 1383
Redução do estresse baseada em *mindfulness* (REBM), 1286-1287
Reelina, 30-31
Reestruturante, terapia familiar como, 865-866
Reflexo de alarme, ao nascimento, 1086
Reflexo de Babinski ao nascer, 1086
Reflexo de Moro, 1086, 1088f
Reflexo de preensão
  desenvolvimento pré-natal, 1083
  no nascimento, 1086
Reflexo de sucção, no nascimento, 1086
Reflexo do joelho, no nascimento, 1086
Reflexo plantar no nascimento, 1086
Reflexologia, 808
Reflexos, no nascimento, 1086
Reforçadores
  comportamento humano, 105
  descrição de, 101
Reforço
  intervenções, 206-207
  teorias de, 106-107
Reforço positivo, 881-882
  estudo de caso, 882
  tratamento usando, 1135-1136
Refugiados, avaliações psiquiátricas, 141-142
Regentes da Universidade da California, Tarasoff vs., 1384-1385
Registro eletrônico de saúde (RESs), 209-210
Registros
  aspectos éticos, 1398t
  consentimento do paciente para, 193
Registros médicos
  entrevistas psiquiátricas, 208-210
  ética e, 215-216
  relatórios psiquiátricos em, 211, 213, 215-216t
Registros polissonográficos noturnos, 548
Regra da privacidade, 217t, 1398-1399
Regra de Durham, 1390
Regra de M'Naghten, 1389
Regressão, 161t
Regulação hormonal, transtornos do humor e, 350
Rehmannia, 1058t
Reich, Wilhelm, 184, 184f, 743, 794
Reiki, 808-810

Rejeição, hipersensibilidade à, 754
Relação sexual, fora do casamento, 1333
Relação transicional, 165t
Relacionamentos
　parentalidade, 1327-1328
　reavaliação das, 1329-1330
　transtornos depressivos e, 1230-1231
Relações comerciais
　violações de fronteiras, 1394
Relações de objetos internos, 734-735
Relações entre pacientes e médicos
　aspectos ideológicos, 1394
　confidencialidade nas, 192, 1394-1395
　elementos culturais das, 140
　entrevistas, 193-194
　financeiras, 1394
　relacionamento comercial, 1394
　sociais, 1394
　uso do computador e, 209-210
　violações das fronteiras, 1393-1394
Relações interpessoais
　problemas nas, 823
Relações mãe-filho, 601
　estudos em esquizofrenia, 305-307
Relações médico-paciente. *Veja* Relações entre pacientes e médicos
Relações objetais
　função do ego e, 160
　Kernberg e, 180
Relações pais-filhos, 601
Relato, questões éticas, 1398t
Relatório da Saúde Mundial de 2001, 1405-1406
Relatos psiquiátricos
　exemplo, 212t-214t
　registros médicos e, 211-213
Relaxamento aplicado, 872, 872t
Relaxamento muscular progressivo, 871-872, 871-872t
Relaxantes musculares, pré-ECT, 1068, 1069
Religião
　questões do fim da vida, 1369-1370
　risco de suicídio e, 764
Religiosidade, em pacientes com epilepsia, 725
Relógios biológicos, 553
Remissão, resultados de tratamentos medicamentosos, 918
Rennie vs. Klein, 1386
Repetição, processo psicanalítico, 845
Representação simbólica
　descrição de, 154
　função do ego e, 160
Repressão, 162t
Reprodução
　assistida, 836t
　benefícios evolucionários da, 131
　senescência, 839-840
Reserpina, 41-42
　contraindicações
　　ECT, 1068
　intoxicação
　　aspectos do tratamento, 784t
　　manifestações iniciais, 784t
　modelo de depressão, 138
　risco de suicídio e, 764
　transtornos do humor e, 350
Resiliência, saúde mental e, 124-125, 129-130
Resistências
　entrevistas psiquiátricas e, 194-195
　resultados de tratamento medicamentoso, 918
Respiração, no nascimento, 1086
Respiração de Cheyne-Stokes, 532, 552
Respondentes, descrição de, 101
Responsabilidade civil, 1391-1392
Responsabilidade criminal, 1389-1390
Responsabilidade social, evitação de, 813
Resposta ativa-construtiva, 188
Resposta ativa-destrutiva, 188

Resposta do sorriso, bebê, 1089
Resposta passivo-construtiva, 188
Resposta passivo-destrutiva, 188
Respostas condicionais (RC), 101
　bloqueio nas, 103
　compensatórias, 103
　introceptivas, 103
Respostas consumatórias, 133t
Respostas de luta ou fuga, 477
Respostas idiossincráticas a medicamentos, 914-915
Respostas incondicionais (RI), 101
　reaquisição rápida, 104
　restabelecimento, 104
Respostas paradoxais, 914-915
Ressonância magnética nuclear (RMN), 278-279
Ressuscitação cardiopulmonar (RCP)
　decisões sobre cuidados terminais e, 1363
Retardo mental. *Veja* Deficiência intelectual
Retardo mental do X frágil (FMRP), 44-45, 1122-1123, **1123-1124**
　base desenvolvimental do, 18
　características clínicas do, 1130t
　criança com, 1133-1134f
　etiologia genética do, 33-34
　suscetibilidade dos genes para, 80-81
　transtorno da personalidade esquizotípica e, 747
Retardo psicomotor generalizado, 365, 365f
Retina
　desenvolvimento pré-natal, 1083
　neurônios dopaminérgicos, 36-37
Retinopatia pigmentar
　aspectos do tratamento, 783t
　manifestações iniciais, 783t
Retrovírus, esquizofrenia e, 70-71
Rett, Andreas, 1124-1125, 1165
Reuniões, com os pais, 1112-1113
REV-ERBα, 91-92
Reversibilidade, conceito de, 95-96
Revisão de sistemas
　entrevista inicial e, 200-201
　paciente psiquiátrico, 198
　psiquiátrica, 198
Revisão secundária, 154
Revised Children's Manifest Anxiety Scale (Escala de Ansiedade Manifesta em Crianças Revisada) (RCMAS), 255t
Revolução cognitiva, 96
Rey's Memory Test (Teste de Memória de Rey), 245f
Reynolds Adolescent Depression Scale (Escala de Depressão para Adolescentes de Reynolds) (RADS), 255t
Reynolds Child Depression Scale (Escala de Depressão Infantil de Reynolds) (RCDS), 255t
Rhodiola rósea, 1058t
Riluzol
　para condições não psiquiátricas, 922
　para transtornos de ansiedade, 1260
Rima, 280
Rimonabanto, 60-61, 523-524, 528-530
Rinofima, abuso de álcool e, 269-270
Rins
　alterações relacionadas a inalantes, 658
　dopamina nos, 36-37
Risperidona
　dosagens, 1024-1025
　efeitos colaterais da, 1024-1025
　　transtornos do movimento, 913
　farmacologia, 1024-1025
　indicações, 1024-1025
　interações medicamentosas, 1024-1025
　no manejo do TDAH, 1135-1136
　no transtorno do espectro autista, 1163-1164
　para comportamento agressivo, 1253-1254
　para comportamento explosivo com raiva, 1136-1137
　para esquizofrenia de início precoce, 1272
　para esquizofrenia na infância, 1297
　para mania aguda, 379

　para pacientes com *delirium*, 703
　para TEPT pediátrico, 1226
　para transtorno bipolar de início precoce, 1241-1242
　para transtorno de Tourette, 930
　para transtornos de tiques, 1205
　para transtornos dissociativos de identidade, 461
　transtornos alimentares relacionados ao sono, 521
Ritmos circadianos, 87-92
　regulação do sono, 89-90
　transtornos do ciclo sono-vigília, 295-296
　transtornos do sono, 553-554
Ritmos de sono-vigília, 536
Ritos de passagem, 1326t
Rituais, monitoramento diário de, 881t
Ritualização, 133t
Rivastigmina, 717-718, 964
RNAs de interferência curta (siRNAs), 27-29
Roberts Apperception Test for Children-2nd Edition (Teste Aperceptivo de Roberts para Crianças – 2ª Edição) (RATC), 253
Roger vs. Oken, 1386
Rogers, Carl, 184-185, 185f, 857, 907-908
"Roid rage", 687
Rolf, Ida, 808
Rolfing, 808
Rombencéfalo, 19
Ronco, 561
Roper vs. Simmons, 1307-1308
Ropinirol
　absorção do, 969
　síndrome das pernas inquietas e, 559
Rosenman, Ray, 478
Rouse vs. Cameron, 1385-1386
Rubéola (sarampo alemão), 1126-1127
Rush, Benjamin, 458
Rutter, Michael, 1098-1099

S

S-adenosil-L-metionina (SAMe)
　características, 1050t
　efeitos psicoativos, 1058t
　mecanismos de ação, 1052t
　usos psiquiátricos da, 797t
S-nitrosilação, 54-55
Sacher-Masoch, Leopold von, 596
Sachs, Hanns, 168-169
Saciedade, definição de, 522
Sade, Marquês de, 597
Sadismo sexual, 297-298, 597
"Saindo do armário", 572
"Sais de banho", 654
Sal de dextroanfetamina-anfetamina, 671
Salada de palavras, descrição de, 202
Salas de entrevista, 196
Salas de espera, 196
Salicilato de fisostigmina
　para *delirium* anticolinérgico, 1042
　para toxicidade anticolinérgica, 701
Salicilato de fisostigmina, 701, 1042
Salvia divinorum, 655
Salvorin-A, 655
Sarampo, panencefalite esclerosante subaguda e, 729
Sartre, Jean-Paul, 185
Satcher, David, 771
Satiríase, 591
Satisfação, autorrelatada, 188
Satisfaction with Life Scale (Escala de Satisfação com a Vida), 129
Sativex, uso médico de, 647
Saúde
　definição da OMS de, 189
　doença mental e, 189f
　envelhecimento e, 1337-1338
Saúde física
　monitoramento da, 266
　risco de suicídio, 764

Saúde mental
  definição de, 124-125
  genética da, 901-903
  modelos de, 124-125
  normalidade e, **123-130**
Saúde mental: nova concepção, nova esperança, 1405-1406
Saúde pública
  conceitos tradicionais de, 1376
  descrição de, 1374
  objetivos da, 1374
Sazonalidade, 89-92
Scale for the Assessment of Negative Symptoms (Escala de Avaliação de Sintomas Negativos) (SANS), 222, 228*t*
Scale for the Assessment of Positive Symptoms (Escala de Avaliação de Sintomas Positivos) (SAPS), 222, 228*t*
SCH 23390, 41-43
Schneider, Kurt, 301
Schreber, Daniel Paul, 330
Science Research Associates, Inc (SRA) Basic Reading Program (Programa Básico de Leitura dos Associados para Pesquisa em Ciências, Inc [SRA]), 1187-1188
Scored General Intelligence Test (Teste de Inteligência Geral [SGIT]), 234, 235*t*
Scrapie, doença priônica e, 730
Secobarbital, 666
  transtornos relacionados ao, 666
Sedação
  antagonistas dos receptores de dopamina para, 975
  ISRSs e, 1019
Sedativos
  abstinência, 668-669
  disfunção sexual e, 582-584
  intoxicação, 667-668
  padrões de abuso, 669-670
  toxicidade
    manifestações iniciais, 784*t*
  transtornos relacionados a, 666-671
Segunda individuação, 1325
Segundo emprego, aspectos éticos, 1398*t*
Segurança
  entrevistas psiquiátricas e, 195
  percepção de, 1322-1323
Segurança no emprego, estresse e, 815-816
Selegilina, 583-585*t*, 718-719
Self, estabelecimento do, 1325
Self verdadeiro, teoria do, 186
Seligman, Martin, 136-137
Semans, James H., 586-587
Semistructured Clinical Interview for Children (Entrevista Clínica Semiestruturada para Crianças) (SCIC), 256*t*
Senescência, 1334
Sensações prazerosas, estudos animais de, 137
Sensibilização, estudos de, 110
Sensório
  avaliação em idosos, 1344
  na depressão, 366
  na esquizofrenia, 315
  pacientes maníacos, 368
Sentence Completion Test (Teste de Completação de Sentenças), 250
Sentidos, envelhecimento dos, 1336*t*
Sentimentos
  na depressão, 365
  pacientes maníacos, 367
  pessoas com mais de 65-66 anos de idade, 1343
Separação, 100
  dos pais, 1112-1113
Sequencial Tests of Educational Progress (Testes Sequenciais de Progresso Educacional) (STEP), 1117
Sequenciamento motor, avaliação, 265

Serotonina
  ansiedade e, 390
  catabolismo de, 39-40*f*
  comportamento sexual e, 567-570
  esquizofrenia e, 303
  função da, **36-37**
  síntese de, 39-40, 39-40*f*
  sintomas gastrintestinais, 481
  transportadores, 41-42
  transtornos do humor e, 349-350
Serson, Joan Mowast, 168-169
Sertindol, 914
Sertralina, 487
  diretrizes clínicas, 1021
  dosagem, 1021
  em transtornos do movimento estereotipado, 1136-1137
  interações medicamentosas, 1021
  no TOC pediátrico, 1266
  pacientes pediátricos com depressão, 1231-1232
  para TEPT, 445
  para TEPT pediátrico, 1226
  para TOC, 425
  para transtorno da conduta, 1253-1254
  para transtorno de ansiedade generalizada, 412
  para transtorno de pânico, 396-397
  para transtornos alimentares, 521
  para transtornos de ansiedade, 1258-1260
Serviço militar
  evitação do, 813
    simulação e, 813
  perguntas da entrevista, 200
Serviços de saúde mental
  acesso a, 1375-1376
  aspectos éticos, 1404-1406
  desenvolvimento de programas, 1402-1403
  discriminação e, 141-144
  métodos mundiais de pagamento, 1401*t*
  organizações internacionais em, 1405-1406
  recursos mundiais para, 1401-1403
Sessões quádruplas, terapia de casais e, 865-866
Sex and Love Addicts Anonymous (Dependentes de Sexo e Amor Anônimos) (SLAA), 591
Sexo, questões legais, 572-573
Sexualidade
  idade adulta intermediária, 1330-1331
  infância, 155-156, 163, 564-565
  normal, 564-574
  tarefas do desenvolvimento, 1326
Sexualização, 162*t*
Seyle, Hans, 477
Shapiro, M. B., 877
Shea, Shawn, 198
Shen Nung (Imperador Chinês), 56-58
Shenjing Shuairuo, **148-159**
Shneidman, Edwin S., 771
Short Form 36 (Formulário Curto 36) (SF-36), 129
Shorter, Edward, 465
Sialorreia, clozapina e, 1029-1030
Sibutramina, 521, 529-530
Siemens, Werner von, 807
Sífilis
  efeitos no desenvolvimento da, 1127
  química clínica na, 273
Sifneos, Peter, 479
Sildenafil, 53-54, 284, 571
  efeitos do, 976
  função do, 1008-1009
  para disfunção sexual, 587
  para mulheres, 588
Silêncios, entrevistas psiquiátricas e, 207-208
Simbolização, 93
Símbolos, uso das crianças de, 93
Simmel, Ernst, 884
Simmons, Roper vs., 1307-1308

Simon, Eric, 660
Simpatomiméticos. *Veja* Drogas estimulantes
Simulação, 121, 454, **812-816**
  características clínicas, 812-814
  curso e prognóstico, 815-816
  definição de, 812
  diagnóstico diferencial, 814
  epidemiologia, 812
  esquizofrenia e, 317
  estudo de caso, 813-814
  etiologia, 812
  transtorno factício e, 494, 814
  tratamento, 815-816
Simultanagnosia, 6
Sinais neurológicos suaves, 1114-1115
Sinalização de Gp130, 28-30
Sinapses
  de monoaminas, esquemáticas, 38-39*f*
  formação de, 80-82
  manutenção das, 80-82
Síncope
  causas de, 1349-1350*f*
  em idosos, 1349-1350
  vasovagal, 482-483
Síndrome alcoólica fetal, 634, **1084-1086**, 1085*f*
  características clínicas da, 1131*t*
  efeitos no desenvolvimento, 1127
Síndrome amotivacional, induzida por maconha, 647
Síndrome anticolinérgica com psicose induzida por anti-histamínico, 943
Síndrome comportamental por uso de heroína, 662
Síndrome da criança desajeitada. *Veja* Transtorno do desenvolvimento da coordenação
Síndrome da fadiga crônica (SFC), 504-508
  características clínicas, 504-505
  componente imunológico e, 70-72
  critérios diagnósticos, 505*t*
  diagnóstico, 504-505
  diagnósticos diferenciais, 505-506
  epidemiologia, 504
  estudos de caso, 505
  etiologia, 504
  farmacoterapia, 507*t*
  prognóstico, 506
  sinais e sintomas da, 505*t*
  tratamento, 506-507
    farmacoterapia, 507*t*
Síndrome da Guerra do Golfo, 71-72, 442-443
Síndrome da imunodeficiência adquirida (aids). *Veja também* Vírus da imunodeficiência humana (HIV)
  abuso de droga e, 273
  aspectos do tratamento, 780*t*
  complexo de demência, 712
  emergências psiquiátricas, 789-790
  estudo de caso, 625-626
  manifestações iniciais, 780*t*
  medicina comportamental na, 883-884
  pediátrica, 1127
  sintomas, 285
Síndrome da memória recuperada, 463
Síndrome das pernas inquietas (SPI), 559-560
  classificação da, 295-296
  descrição, 929
  EEG, 559*f*
Síndrome de abstinência neonatal, 921, 1043, 1127
Síndrome de adaptação geral, 477
Síndrome de Angelman, 1130*t*
Síndrome de Anton, 6
Síndrome de Asperger, **1168-1170**
  base neurodesenvolvimental da, 32-33
  características clínicas, 1168-1170
  etiologia, 1168-1169
  prognóstico, 1169-1170
  tratamento, 1169-1170
Síndrome de Balint, 6

Síndrome de Briquet, 742
Síndrome de Capgras, 335, 336, 710
Síndrome de confusão noturna (*sundowner*), 714-715
Síndrome de Cornelia de Lange, 1130*t*
Síndrome de Cushing, 484-485, 485*f*
    níveis de cortisol na, 271-272
    obesidade e, 524-525*f*
    perturbações do humor na, 64-65
    sinais da, 286
Síndrome de De Clérambault, 334
Síndrome de descontinuação do antidepressivo induzida por medicação, 297-298
Síndrome de doença, 68-69
Síndrome de Down, **1123-1124**
    características clínicas da, 1130*t*
    criança com, 1133-1134*f*
    emaranhados neurofibrilares na, 706
    teste, 833
Síndrome de fase do sono atrasada (DSPS), 89-90
Síndrome de fase do sono avançada (ASPS), 89-90
Síndrome de Frölich, 524-525
Síndrome de Ganser, 463-464, 495
Síndrome de Gerstmann, 6-7, 236
Síndrome de Heller. *Veja* Transtorno desintegrativo da infância
Síndrome de hiperventilação, 483
Síndrome de Hunter
    características clínicas, 1131*t*
    criança com, 1133-1134*f*
Síndrome de Hurler, 1131*t*, 1133-1134*f*
Síndrome de insensibilidade androgênica, 566*t*, 605-606
Síndrome de Kleine-Levin, 518, 546
Síndrome de Klinefelter, 566*t*, 606-607, 1122-1123
Síndrome de Klüver-Bucy, 13-14
    características da, 709
    sintomas da, 518
Síndrome de Korsakoff, 632-633
    aspectos da metamemória, 121
    aspectos do tratamento, 781*t*
    deficiência de tiamina e, 796, 799
    descrição da, 114
    formação da memória na, 12-13
    manifestações iniciais, 781*t*
    no idoso, 1348-1349
    transtornos amnésticos e, **720**
Síndrome de Leriche, 589
Síndrome de Lesch-Nyhan, **1124-1125**, 1131*t*
Síndrome de Miller-Dicker, 30-31
Síndrome de Münchausen por procuração, **789-790**
Síndrome de possessão, 147-148
Síndrome de Prader-Willi, 1122-1123, **1123-1124**
    características clínicas da, 1130*t*
    escoriação da pele na, 435
Síndrome de psicose atenuada (SPA), **1278-1280**
    diagnóstico, 1278-1279
    etiologia, 1278-1279
    fatores genéticos, 1278-1279
    fatores ntais, 1278-1279
    tratamento, 1278-1280
Síndrome de referência olfativa, 334-335, 426-427
Síndrome de Rubinstein-Taybi, 1130*t*
Síndrome de secreção inapropriada de hormônio antidiurético (SIADH), 921
Síndrome de sedação com *delirium* pós-injeção (SSDP), 1025-1026
Síndrome de Sheehan, 734-736
Síndrome de Shy-Drager, 557
Síndrome de Sjögren, 414
Síndrome de Smith-Lemli-Opitz, 33-34
Síndrome de Smith-Magenis, 1130*t*
Síndrome de Stevens-Johnson, 379
Síndrome de surdez para palavras, 6-7
Síndrome de Turner, 566*t*, 605-607, 606-607*f*, 1122-1123
Síndrome de Wernicke-Korsakoff, 632-633, 715
Síndrome de Williams, 30-31, 1130*t*
Síndrome do coelho, 924

Síndrome do comer noturno, 521, 525-527, 557
Síndrome do lobo frontal, 14-15, 759
Síndrome do miado de gato (*cri-du-chat*), **1124-1125**, 1130*t*
Síndrome do ninho vazio, 1331
Síndrome do sono insuficiente, 547
Síndrome familiar de fase do sono avançada (FASPS), 89-90
Síndrome metabólica, 531-532, 531-532*t*
Síndrome necrótica pós-esterilização, 838
Síndrome neuroléptica maligna (SNM)
    antagonistas do receptor de dopamina para, 974
    aspectos do tratamento, 783*t*
    bromocriptina para, 969
    classificação da, 297-298
    curso e prognóstico, 925
    descrição da, 270-272
    diagnóstico, 925
    epidemiologia, 925
    manifestações iniciais, 783*t*
    tratamento, 925, 926*t*
Síndrome pré-menstrual (SPM), 62-63, 841-843
Síndrome pugilítica, 712
Síndrome serotonérgica
    ciproeptadina para, 943
    ISRSs e, 1020
    sintomas, 1020*t*
Síndrome testicular feminizante, 566*t*
Síndrome velocardiofacial (VCF), 903-904*f*
Síndromes associadas à cultura, **145-150**
Síndromes da evolução ponderal, 100
    de crianças, 787-790
    secundário a privação calórica, 788*f*
    transtorno alimentar restritivo/evitativo, **1210-1213**
    transtorno de apego reativo, 1219-1221
Síndromes de negligência, 238
Síndromes de privação social, 1092
Síndromes do envelhecimento, morte por, 1337. *Veja também* Idade/envelhecimento; Pessoas idosas
Síndromes hipertérmicas, 929
    centrais, induzidas por drogas, 927-928*t*
Síndromes pós-AVC, 240
Sintomas psicóticos
    em estados interictais, 726
Sintomas psiquiátricos, relacionados a drogas/medicamentos, 1346-1347
Sintomas vegetativos reversos, 360
Sintonia, conceito de, 17
Sistema ativador reticular ascendente (SARA), 11-12
Sistema auditivo, desenvolvimento do, 6-7
Sistema cardiovascular
    distúrbios
        como efeito colateral da droga, 914
    envelhecimento e, 1336*t*
    esquizofrenia e, 316
    exame físico, 284
Sistema endócrino
    envelhecimento e, 1336*t*
    resposta a sofrimento psicológico, 483-484
Sistema gastrintestinal
    distúrbios
        como efeito colateral de medicamentos, 913
    efeitos do álcool no, 628
    envelhecimento e, 1336*t*
    exame físico, 284
    transtornos de estresse, 479-481
Sistema geniturinário
    envelhecimento do, 1336*t*
    exame físico, 284-285
Sistema imunológico
    envelhecimento do, 1336*t*
    interações do SNC com o, **67-72**
    luto e, 1357
    respostas ao estresse, 478
    transtornos do humor e, 351
    visão geral, 68-69

Sistema integumental, envelhecimento do, 1336*t*
Sistema judiciário juvenil, 1307-1308
Sistema límbico
    anatomia do, 13-14*f*
    ansiedade e, 391
    comportamento sexual e, 567-570
    córtex pré-frontal e, 127
    esquizofrenia e, 304
    função do, 13-14
    inervação, 36-38
Sistema motor autônomo, 10
Sistema musculoesquelético
    envelhecimento do, 1336*t*
    resposta ao sofrimento psicológico, 486-487
Sistema nervoso. *Veja também* Sistema nervoso autônomo; Sistema nervoso central (SNC); Sistema nervoso periférico (SNP)
    desenvolvimento morfológico, 18-24
    desenvolvimento pré-natal, 1083
    divisões do, 15-16
Sistema nervoso autônomo (SNA), 389
Sistema nervoso central (SNC)
    comportamento sexual e, 567-570
    desenvolvimento do, 15-18
    imagem, 267-268
    interações do sistema imunológico com o, 67-72
    natureza e criação dentro do, 3
    processo neurocomportamental, 35-39
Sistema nervoso periférico (SNP), 15-18
Sistema parassimpático, 10
Sistema reprodutivo, envelhecimento do, 1336*t*
Sistema respiratório
    envelhecimento e, 1336*t*
    exame físico, 284
    resposta a sofrimento psicológico, 483
Sistema sensorial autônomo, 8
Sistema simpático, 10
Sistemas de segundo mensageiro, 110, 350
Sistemas mnemônicos, 116-117
Sistemas motores, organização de, 8-16
Sistemas sensoriais, 4-8
Sistemas somatossensoriais, 4-5
    desenvolvimento dos, 5-6-7
    processamento da informação, 5*f*
Sites de pornografia, 578-579
Situações de tratamento dividido, 1382
Situações estranhas, resposta da criança a, 99-100, 99*t*
Skinner, B.F., 101, 106, 185*f*, 877, 1285
Skullcap (*L. Scutellaria lateriflora*), 1059*t*
Slavson, Samuel, 1290
Snoezelen, **808-809**
Social Phobia and Anxiety Inventory for Children (Inventário de Fobia social e Ansiedade para Crianças) (SPAI-C), 255*t*
Social Readjustment Rating Scale (Escala de Avaliação do Reajustamento Social, 479
Socialização, adolescente, 1103-1104
Sociobiologia, descrição de, 131
Solidão
    luto e, 1355
    pessoas com mais de 65 anos de idade, 1343
Solução de problemas, manejo do estresse e, 489
Solventes, exposição a, 658
Solventes para tinta, inalação de, 656
Soma, cérebro humano, 4
Somatização, 161*t*
Somatostatina
    demência de Alzheimer e, 706
    regulação hormonal pela, 63-64
Somatotrofina, 759
Sonambulismo, 554-556
Sonhos
    afetos nos, 154
    associação livre e, 173
    crianças em idade escolar, 1096-1098
    interpretação de, 153-154

sono REM e, 535
vívidos, ISRSs e, 1019
Sonhos de atividade, 154
Sonhos de punição, 154
Sonic hedgehog (Shh), 19-21, 24-25, 27-29
Sonilóquio, 561
Sono
    atividade em fuso, 558
    condições, 536
    crianças em idade escolar, 1096-1098
    efeitos do álcool no, 628
    eletrofisiologia do, 533-535, 534*f*
    estágios do, 534
    funções do, 536
    iluminação artificial e, 90-91*f*
    memória e, 118, 120*f*
    natureza cíclica do, 535
    neurofisiologia, 351
    normal, 533-536
    normal, traçado poligráfico, 549*f*
    padrões, 535*f*
    regulação do, 89-90, 535
Sono de movimento rápido dos olhos (REM)
    distimia e, 381
    normal, 533-535
Sono do movimento não rápido dos olhos (NREM), 533-535
Sono paradoxal, 533
Sonolência, como efeito colateral, 913
Spectatoring, 586-587
Spiegel, David, 502
Spiegel, Ernest, 1078
Spielman, Arthur, 543
Spitz, René, 1092
Stanford-Binet Intelligence Scales (Escalas de Inteligência de Stanford-Binet) (SB), 258, 1117, 1128-1129
Stanford-Binet Intelligence Scales-5th Edition (Escalas de Inteligência de Stanford-Binet – 5ª Edição) (SB5), 262*t*
Stanozolol, 687, 759
State-Trait Anxiety Inventory for Children (Inventário de Ansiedade Estado-Traço para Crianças) (STAIC), 255*t*
Steiner, Rudolf, 793
Stem-completion priming, 118
Stickney, Wyatt vs., 1386
Still, Andrew Taylor, 807
Stoller, Robert, 567
Structured Clinical Interview for DSM (Entrevista Clínica Estruturada para o DSM) (SCID), 222
Subiculum, 112
Sublimação, 129, 162*t*
Substância negra, 9
    neurônios dopaminérgicos, 36-37
    secreção de dopamina, 20-21
Substância P, 52-54
    esquizofrenia e, 303
    receptor, 52-54
Substitutos da nicotina, 953-954
Sucção, ao nascimento, 1086
Succinilcolina
    atividade colinomimética, 965-966
    ECT e, 1069
Sudorese
    como efeito colateral de medicamento, 914
    ISRSs e, 1020
Sugestibilidade, hipnose e, 884
Suicídio, **763-774**
    adolescente, 1305
    anômico, 766
    aspectos do tratamento, 785*t*
    assistido por médico, **1370-1371**
        leis do Oregon sobre, 1371*t*
        pedidos de, 1372
    em unidades psiquiátricas
        processos judiciais e, 771

    epidemia de, 765
    epidemiologia, 763-766
    esquizofrenia e, 314
    estratégias de prevenção, 772*t*
    estudo de caso, 773-774
    etiologia do, 766-768
    fatores de risco, 768*t*, 769*t*
        escolha do tratamento e, 772*t*
    história familiar de, 200
    inevitável, 773-774
    manifestações iniciais, 785*t*
    no sistema de justiça juvenil, 1307-1308
    pediátrico, **1227-1236**
    perguntas sobre, 770*t*
    pessoas com mais de 65 anos de idade, 1343
    potencial, 777-778
    predição de, **768-772**
    prevenção de
        estratégias nacionais, 771-773
    previsibilidade do, 1384
    relacionado a HIV/aids, 734-735
    risco de, 777-778*t*
        estresse ocupacional e, 816-817
    risco em idosos, 1349-1350
    sobrecarga mundial de, 1400-1401
    sobreviventes de violência doméstica e, 829-830
    suicídios terroristas e, 773*t*
    tentativas, 499-500
        abortadas, 764*t*
        descrição de, 764*t*
        sobreviventes de, 774
    terminologia, 764*t*
    transtorno bipolar II e, 364
    transtornos por uso de substância, 621
    transtornos relacionados ao uso de álcool e, 625-626*t*,
Sulfato de anfetamina (benzedrina), 671
Sulfato de desidroepiandrosterona (DHEA-S), 61-63, 65-66
Sullivan, Harry Stack, 185-186, 186*f*, 210, 305-306, 1096-1097
Sulloway, Frank, 1097-1098
Sumatriptano, 1071-1072
Suomi, Stephen, 134-135
"Superego", 129, 845
Superóxido, óxido nítrico e, 53-54
Supervisão da aposentadoria, 1398*t*
Suplementação para tireoide, 379
Suplementos alimentares, 796-799. *Veja também* Suplementos nutricionais
Suplementos nutricionais, **1049**
    usados em psiquiatria, 1050*t*-1051*t*
    usos psiquiátricos de, 797*t*-798*t*
    estudo de caso, 799
Suprema Corte, EUA, 1383, 1389
Supressão, 129, 162*t*
Surdez congênita, 1161-1162
Surgimento precoce de sintomas suscitando exame de neurodesenvolvimento (ESSENCE), 1219-1221
Symptom Checklist-90 Revised (Lista de Verificação de Sintomas-90 Revisada) (SCL-90-R), 256*t*

T

Tabagismo
    adolescente, 1104-1106
    durante a gravidez, 1083-1084
    esquizofrenia e, 1403-1404
    fumo de segunda mão, 684-685
    proibição do, 684-685
    taxas de, 681
"Tabus", 129
Tacrina, 963-964
    absorção de, 964
    em pacientes com demência, 717-718
    reações adversas
        hepatotoxicidade, 964-966

Tadalafil, 53-54, 976, 1008-1009
Tai chi, 808-809
Taijin kyofusho, 428
Tálamo
    esquizofrenia e, 304
    NGM do, 6-7
Tamborilar com os dedos, 244, 265
Tanatos, 155-156
Tangencialidade, 202*t*
Tarasoff vs. Regentes da Universidade da Califórnia, 1384-1385
Tarefa de sondagem com palavras, 121
Tarefas de aprendizagem associadas a pareamento, 120
Tarefas desenvolvimentais
    parentalidade, 1327-1328
Targ, Elizabeth, 807
Tatuagens, 613, 1107-1108
Tauopatia familiar de múltiplos sistemas com demência pré-senil, **706-708**
Taxas de sexo
    em cuidados de longo prazo, 1341
    populações idosas e, 1337, 1338*f*
TCBM (terapia cognitiva baseada em *mindfulness*), 1287
TDAH. *Veja* Transtorno de déficit de atenção/hiperatividade (TDAH)
Teacher Report Form (Formulário de Relato para Professores) (TRF), 257
Técnica de Alexander, 793
Técnica de contraprojeção, 744
Técnica de esclarecimento, 207-208
Técnica de resseguramento, 206-208
Técnica de reflexão, 206-207
Técnica de resumir, 206-207
Técnicas de Montessori, 1196-1197
Tecnomedicina, 791
Teen Addiction Severity Index (Índice de Severidade da Adição Adolescente) (T-ASI), 1278
Telangiectasias, 269-270
Telencéfalo, 19
Temazepam, 949-950
Temperamento
    alterações da personalidade e, 760-762
    dimensões do, 761*t*
    estudos com animais de, 137
    modelo dos quatro fatores de, 760
    psicobiologia do, 762
    recém-nascido até 6 anos, 1091*t*
Tempo, orientação no, 1112-1113
Tempo de latência da ejaculação intravaginal, 588
Tempo de protrombina (TP), elevado, 269-270
Tensão aplicada, 872
Teobromina, 639
Teofilina, 551, 639-641
    interações medicamentosas, 934-935
Teoria cognitiva da depressão, 355-356, 355*t*
Teoria da atribuição, 899
Teoria da auto-atualização, 181
Teoria da Gestalt, 183
Teoria da organização cerebral, 601
Teoria da personalidade centrada na pessoa, 184
Teoria da Técnica Psicanalítica (Menninger), 182
Teoria de Durkheim, 766
Teoria do apego, **97-101**, 176-177
Teoria do campo, 181
Teoria do estresse, 477-479
Teoria do *script*, 96, 97
Teoria dos dois fatores, 107
Teoria dos impulsos, descrição da, 155-159
Teoria psicodinâmica
    funções da, 96
    para TEPT, 445
Teoria topográfica, 155
Teorias psicanalíticas, 305-307
Teóricos do desenvolvimento
    da idade adulta, 1329-1332
    velhice, 1339*t*

Teramina, 1052*t*
Terapeutas
  atitudes dos, 898
  orientações dos, 898
Terapia antirretroviral altamente ativa (HAART), 734-735, 1403-1404
Terapia ativa, 177
Terapia aversiva, 881
Terapia baseada em *mindfulness*, 907-909
  meditação e, 806
  para disfunção sexual, 587
Terapia baseada na mentalização (TBM), **907-909**
  abordagens terapêuticas, 908-909
  indicações, 908-909
  para transtorno da personalidade *borderline*, 751
Terapia biológica
  para transtornos ciclotímicos, 384-385
  processos diagnósticos, 1296*t*
Terapia cognitiva, 873-876
  da depressão, 873
  eficácia, 876
  em transtornos do humor, 372-373
  indicações para, 876*t*
  para distimia, 381, 383
  para transtorno de pânico, 398
  para transtornos dissociativos, 454, 459
  técnicas, 873-875
  tratamento de insônia com, 544
  tratamento usando
    em deficiências intelectuais, 1135-1136
Terapia cognitiva baseada em *mindfulness* (TCBM), 1287
Terapia cognitivo-comportamental (TCC), 321-322
  crianças e adolescentes, 1284
  em TOC pediátrico, 1266-1267
  manejo do estresse, 488
  para bulimia nervosa, 519-520
  para gagueira, 1150
  para pacientes com TEPT, 830
  para síndrome de fadiga crônica, 507
  para transtorno do espectro autista, 1162-1163
  para transtornos alimentares, 515
  para vítimas de agressão, 830
  tratamento de insônia com, 542-543
Terapia com melatonina, 801, 806
Terapia comportamental, **877-884**
  aplicações clínicas da, 822-823*t*
  cessação do tabagismo, 683-684
  crianças e adolescentes, 1284-1285
  dessensibilização sistemática, 877-878
  em transtornos do humor, 373
  história, 877
  para cleptomania, 612
  para disfunção sexual, 586-587
  para distimia, 383
  para enurese, 1217-1218
  para personalidade passivo-dependente, 755
  para TOC, 425
  para transtorno de pânico, 397-398
  resultados, 823
Terapia comportamental dialética (TCD), 97, 322-323, **867-869**
  consultas por telefone, 868-869
  equipes de consultoria, 868-869
  funções da, 867-869
  modos de tratamento, 867-869
  para transtorno da personalidade *borderline*, 751
  terapia individual, 868-869
  trabalho de, 867-868*f*
  treinamento de habilidades em grupo, 868-869
Terapia conjugal, 1327
Terapia conjunta, terapia de casais e, 865-866
Terapia das cores, 795
Terapia de alarme, para enurese, 1216-1218
Terapia de casais, **863-867**, 1327
  contraindicações para, 866-867
  estudo de caso, 866-867
  indicações para, 863-864, 866-867
  modos de intervenção, 864-865
  objetivos da, 866-867
  técnicas, 864
  tipos de, 865-866
Terapia de controle do estímulo, 543
Terapia de dessensibilização, 425, 877
Terapia de dessensibilização e reprocessamento por movimentos oculares (EMDR), 881, 1225
  para TEPT, 445
  para transtornos dissociativos de identidade, 461
  para vítimas de agressão, 830
Terapia de exercício dosado (GET), 507
Terapia de exposição, 104
  para vítimas de agressão, 830
Terapia de grupo, 321-322
  para disfunção sexual, 587
  para distimia, 384
  para pacientes com transtorno da personalidade esquizoide, 747
  para pacientes pediátricos, 1289-1290
  para personalidade passivo-dependente, 755
  para TEPT, 445
  para transtornos dissociativos de identidade, 461
Terapia de grupo transacional, 857
Terapia de relaxamento, 870-872, 871-872*t*
  pacientes pediátricos com depressão, 1231-1232
  tratamento de insônia com, 543-544
Terapia de reposição estrogênica (TRE), 718-719
Terapia de reposição hormonal, 66-67
Terapia de restrição do sono, 543
Terapia do desejo, 184
Terapia do meio, 896
Terapia do som, 808-809
Terapia familiar, **863-866**
  adolescentes, 1304
  crianças e adolescentes, 1285-1286
  critérios para término do tratamento, 865*t*
  em transtornos do humor, 373
  estudos de caso, 1285-1286
  indicações para, 863-864
  modos de intervenção, 864-865
    modelo de Bowen, 864
    modelo dos sistemas gerais, 865
    modelo estrutural, 864-865
    modelos psicodinâmico-experienciais, 864
    terapia de grupo, 865-866
  objetivos da, 865-866
  para distimia, 384
  para personalidade passivo-dependente, 755
  para TEPT, 445
  para transtornos alimentares, 515
  para transtornos dissociativos de identidade, 461
  técnicas, 864
Terapia implosiva, 425
Terapia individual, terapia de casais e, 865-866
Terapia interpessoal (TIP), **887-891**
  áreas problemáticas, 889*t*
  em transtornos do humor, 373
  estudos de caso, 888-890
  fases da, 888-891, 888*t*
  para distimia, 384
  técnicas, 888-891
Terapia nas redes sociais, 865-866
Terapia ocupacional, para transtornos dissociativos de identidade, 461
Terapia paradoxal, 865-866
Terapia por quelação, 794-795
Terapia psicossocial
  em transtornos do humor, 372
  para transtornos ciclotímicos, 385
Terapia sexual, orientada analiticamente, 587
Terapia sexual dual, 584-587
Terapia sistematicamente sensitiva, 863-864
Terapia triangular, 897
Terapia vocacional, 322-323
Terapias de reposição de nicotina, 684
Terapias nutricionais, 795-796
Terapias orientadas para a família, 320-321
Terapias somáticas, 454
Teratógenos, 841
  ATCs, 1043
  exposição pré-natal a, 1084
Terazosina, 914
Terceira individuação, 1325
Terminais do axônio, cérebro, 4
Termocapsulotomia, 1080
Termorregulação
  ao nascimento, 1086
  sono REM e, 533
Terremotos, TEPT relacionado a, 444
Terríveis dois anos, desenvolvimento e, 172-173
Terrores noturnos, 555*t*-556*t*, 556*f*
Terrorismo
  experiência de perigo e, 1320-1321*t*
  exposição a mecanismos de recuperação, 1322-1323
  impacto nas crianças, **1319-1323**
    estudos de caso, 1321-1323
  suicídios e, 773
  transtornos psicológicos associados a, 1322-1323*t*
Testagem genética
  considerações legais, 907-908
  pré-sintomático, 907-908
  suscetibilidade, 907-908
Teste de aproveitamento, 259
Teste de força de preensão, 244
Teste de impulso irresistível, 1389-1390
Teste de intervalo de dígitos, 244
Teste de Rorschach, 149-150, 149*f*, 311, 1117
  crianças, 252
Teste do certo-errado, 1389
Teste do sono em casa, 562
Testes da função hepática (TFHs), 272-273
Testes da função intelectual, 242*t*-244*t*, 258
Testes da função pancreática, 272
Testes de amilase sérica, 272
Testes de estimulação dupla simultânea, 244
Testes de função da tireoide, 1039
Testes de inteligência, 1116-1117
Testes de latências múltiplas de sono (TLMS), 562
Testes de personalidade, 1117
  Broad-bank, 246
  de banda estreita, 246-247
Testes de plataforma, 505
Testes de reconhecimento de sim-não, 120-121
Testes de supressão com dexametasona (TSDs)
  distimia, 381
  estudos em esquizofrenia, 305
Testes do desenho do relógio, 244
Testes objetivos de personalidade, 247
Testículos, desenvolvimento dos, 566
Testosterona
  abuso de, 685-689
  alterações na personalidade, 759
  efeitos no humor da, 64-66
  estrutura da, 686
  para disfunção sexual, 588-589
Tetra-hidrobiopterina, 1165
Tetra-hidrocanabinol (THC), 644
  efeitos de curto prazo do, 1276-1277
  efeitos psicoativos do, 56-60
  para náusea e vômitos, 1368
  para transtornos de tiques, 1206
  rastreamento para, 268
Tetrabenzina, 1206
Texas Children's Medication Algorithm Project (Projeto de Algoritmo de Medicações de Texas para Crianças (TMAP), 1230-1233
Thaw, Harry K., 1391*f*
Thematic Apperception Test (Teste de Apercepção Temática) (TAT), 183, 250, 250*f*, 311, 1117

Thomas, Alexander, 1082, 1091, 1093-1094
Thorndike, Edward, 105
Tiagabina, 44-45, 379, **938-940**
Tianeptina, estabilização do humor e, 35-36
Tic Symptom Self Report (Autorrelato de Sintomas de Tiques), 1201
Timidez, transtorno de ansiedade social e, 405
Tinbergen, Nikolaas, 131-134
Tiopental, 454
Tioridazina, 284
　efeitos adversos da, 285
　　sedação, 1007
　efeitos colaterais, 274
　　distúrbios cardiovasculares, 914
　interações medicamentosas, 977
　para esquizofrenia na infância, 1297
　potência, 972
Tiques motores, 1199
Tiramina, 1052*t*
Tireotoxicose, 484
　aspectos do tratamento, 785*t*
　manifestações iniciais, 785*t*
Tiroxina (T4), liberação de, 50-51
Tolerância
　cruzada, 617*t*
　definição de, 617*t*, 621
　resultados do tratamento com drogas, 918
Tolerância-indignação, 174
Tolman, Edward, 107
Tomografia cerebral computadorizada (TC)
　cerebral, 277
　descrição, 696
　exames físicos e, 267
　transtornos do humor e, 351
Tomografia computadorizada por emissão de fóton único (SPECT)
　em pacientes com demência, 715
　exames físicos e, 267
　uso de, 281
Tomografia por emissão de pósitrons (PET)
　achados neuroquímicos, 282*t*
　de pessoas hipnotizadas, 884
　estudos da memória, 117-118
　exames físicos e, 267
　transtorno de ansiedade geral, 408
　transtornos do humor e, 351
　uso de, 281-282
Topiramato, 937-939
　efeitos colaterais do
　　perda de peso, 914, 921
　eficácia antimaníaca, 379
　para TEPT pediátrico, 1226
　para transtornos alimentares, 521
　para transtornos de tiques, 1206
　perda de peso, 1062-1063
Toque terapêutico, 808-809
Tortura, TEPT relacionado a, 444
Tourette, Georges Gilles de la, 1199
Toxicidade do alumínio, 269 270, 706
Toxicidade do salicilato, 269-270
Toxoplasmose, 1127
Trabalho
　em casa, 816-817
　esquiva de
　　simulação e, 813
　história de, 200
　identidade e, 1326
Trabalho em turno, transtornos do sono e, 553
Traços de caráter, 163
Traços de caráter biológicos, 760-761
Tractotomia subcaudada, 1079, 1080
Tradutores. *Veja* Intérpretes
Trager, Milton, 808-810
Tramadol
　diretrizes clínicas, 1004
　dosagens, 1004

　efeitos do, 1002
　para cefaleias relacionadas a ECT, 1071-1072
Trandato. *Veja* Labetalol, potência
Tranilcipromina, 583-585*t*, 994
Tranquilizantes, em emergências psiquiátricas, 779
Transferência
　definição de, 194
　em adultos idosos, 1340
　mecanismos, 166*t*
　relações e, 140
　variantes, 164*t*-166*t*
Transferência como intersubjetiva, 166*t*
Transferência como realidade psíquica, 166*t*
Transferência como relacional, 166*t*
Transferência de gemelaridade, 181
Transferência em espelho, 181
Transferência idealizada, 181
Transferências agressivas, 164*t*
Transferências de defesa, 164*t*
Transferências libidinais, 164*t*
Transferências narcisistas, 165*t*
Transferências *self*-objeto, 165*t*, 181
Transferências sexuais, 1340
Transferrina deficiente de carboidrato (CDT), 269-270
Transição, definição de, 1326*t*
Transições
　meia-idade, 1331
　técnicas de entrevista, 207-209
Transmissão fetal de aids, 665-666
Transplante, apoio aos pacientes, 502
Transplante cardíaco, 482
Transportador de glicina II (GlyT2), 45-46
Transportadores, 40-42
Transtorno afetivo sazonal (TAS)
　dieta e, 61-62
　fototerapia, 374
　transtornos depressivos maiores e, 360-361
Transtorno alimentar restritivo/evitativo, **1210-1213**
　curso, 1211-1212
　descrição do, 294-295
　diagnósticos diferenciais, 1211-1212
　epidemiologia, 1211-1212
　estudo de caso, 1211-1212
　prognóstico, 1211-1212
　tratamento, 1211-1213
Transtorno ambiental do sono, 561
Transtorno amnésico persistente induzido pelo álcool, 780*t*
Transtorno bipolar tipo I
　ciclagem rápida, 360
　critérios diagnósticos, 358*t*-359*t*
　episódios depressivos e, 370
　lítio para, 983
　medicamentos que atuam nos receptores GABA para, 950-951
　prognóstico, 371-372
　psicoterapias e, 900
　tipos, 356
Transtorno bipolar tipo II
　características clínicas, 364
　critérios diagnósticos do DSM-5, 1239*t*-1240*t*
　drogas que atuam nos receptores GABA para, 950-951
　episódios depressivos e, 370
　prognóstico, 372
　tipos, 356
Transtorno catatônico, **343-346**, 345*f*
　diagnóstico, 345*t*
Transtorno ciclotímico
　classificação do, 293
　pediátrico, 1229-1230
　visão geral, 384-386
Transtorno conversivo, 472
　achados físicos, 476*t*
　sintomas, 473*t*
　transtorno diferencial
　　simulação vs., 814*t*

Transtorno da comunicação pragmática, 291
Transtorno da comunicação social (pragmática), **1150-1152**
　características clínicas, 1151
　classificação do, 291
　comorbidade, 1151
　diagnóstico, 1151
　diagnósticos diferenciais, 1151-1152
　epidemiologia, 1151
　etiologia, 1151
　prognóstico, 1152
　transtorno do espectro autista e, 1159-1161
　tratamento, 1152
Transtorno da conduta, 608-615
　classificação do, 296-297
　critérios diagnósticos do DSM-5, 1250*t*
　início na infância, 1247-1254
　　características clínicas, 1249-1252
　　diagnóstico, 1249-1252
　　diagnósticos diferenciais, 1251-1253
　　epidemiologia, 1248-1249
　　estudo de caso, 1251-1253
　　etiologia, 1248-1249
　　fatores genéticos, 1248-1249
　　fatores socioculturais, 1248-1249
　　neuroimagem, 1248-1249
　　prognóstico, 1251-1253
　　tratamento, 1252-1254
　problemas relacionados ao uso de álcool e, 626-627
　sintomas, 1247-1248
　transtorno da adaptação e, 448
Transtorno da excitação genital persistente, 592
Transtorno da fala, **1137-1138, 1144-1148**
　características clínicas, 1145-1147
　comorbidade, 1145-1146, 1148-1149
　diagnóstico, 1145-1146
　diagnósticos diferenciais, 1146-1147, 1147-1148*t*
　epidemiologia, 1144-1146, 1148-1149
　estudos de caso, 1145-1147
　etiologia, 1145-1146
　prognóstico, 1146-1148
　tratamento, 1147-1148
Transtorno da fluência com início na infância (gagueira), 1137-1138, **1147-1150**
　características clínicas, 1148-1150
　classificação do, 291
　comorbidade, 1148-1149
　diagnóstico, 1148-1149
　diagnósticos diferenciais, 1150
　etiologia, 1148-1149
　prognóstico, 1150
　tratamento, 1150
Transtorno da personalidade antissocial, **748-749**
　base genética do, 742
　características clínicas, 748-749
　classificação do, 297-298
　curso, 749
　diagnóstico, 748
　　critérios do DSM-5, 749*t*
　diagnósticos diferenciais, 749
　epidemiologia, 748
　prognóstico, 749
　risco de suicídio e, 764
　transtornos por uso de substância e, 621
　transtornos relacionados ao uso de álcool e, 625-626
　tratamento, 749
Transtorno da personalidade *borderline*, **750-751**
　antagonistas dos receptores de dopamina para, 973
　aspectos do tratamento, 781*t*
　base genética do, 742
　características clínicas, 750
　classificação do, 297-298
　curso, 751
　diagnóstico
　　critérios do DSM-5, 750*t*
　diagnósticos diferenciais, 750-751

1460   Índice

epidemiologia, 750
manifestações iniciais, 781*t*
prognóstico, 751
tratamento
  farmacoterapia, 751
  psicoterapia, 751
Transtorno da personalidade dependente, **754-755**
  classificação do, 297-298
  diagnóstico
    critérios do DSM-5, 755*t*
Transtorno da personalidade esquizoide, **746-747**
  características clínicas, 746-747
  classificação do, 297-298
  curso, 747
  diagnóstico, 746
    critérios do DSM-5, 746*t*
  diagnósticos diferenciais, 747
  etiologia, 746
  prognóstico, 747
  transtorno da personalidade esquizotípica vs., 748
  tratamento
    farmacoterapia, 747
    psicoterapia, 747
Transtorno da personalidade esquizotípica, **747-748**
  características clínicas, 747
  classificação do, 297-298
  curso, 748
  diagnóstico, 747
    critérios do DSM-5, 748*t*
  diagnósticos diferenciais, 748
  epidemiologia, 747
  etiologia, 747
  prognóstico, 748
  transtorno da personalidade esquizoide vs., 747
  tratamento
    farmacoterapia, 748
    psicoterapia, 748
Transtorno da personalidade evitativa, 100, **753-754**
  características clínicas, 754
  classificação do, 297-298
  curso e prognóstico, 754
  diagnóstico, 754
    critérios do DSM-5, 754*t*
  diagnóstico diferencial, 754
  epidemiologia, 753-754
  transtorno da personalidade esquizoide vs., 747
  transtorno da personalidade esquizotípica vs., 748
  tratamento, 754
Transtorno da personalidade histriônica, **751-752**
  base genética do, 742
  características clínicas, 752
  classificação do, 297-298
  diagnóstico, 752
    critérios do DSM-5, 752*t*
  diagnóstico diferencial, 752
  epidemiologia, 752
  tratamento, 752
Transtorno da personalidade narcisista, **752-753**
  classificação do, 297-298
  curso e prognóstico, 753
  diagnóstico, 753
    critérios do DSM-5, 753*t*
  diagnósticos diferenciais, 753
  epidemiologia, 752-753
  tratamento, 753
Transtorno da personalidade obsessivo-compulsiva (TPOC), **756-757**
  características clínicas, 756
  classificação do, 297-298
  curso e prognóstico, 756
  diagnóstico, 756
    critérios do DSM-5, 756*t*
  diagnóstico diferencial, 756
  epidemiologia, 756
  tratamento, 756-757

Transtorno da personalidade paranoide, **744-746**
  características clínicas, 745
  classificação do, 297-298
  critérios do DSM-5, 745*t*
  curso do, 745
  diagnóstico, 745, 745*t*
  diagnósticos diferenciais, 745
  epidemiologia, 744-745
  prognóstico, 745
  tratamento
    farmacoterapia, 746
    psicoterapia, 745-746
Transtorno de abstinência de cafeína, 1276-1277
Transtorno de acumulação, 293-294, **429-431**
Transtorno de alucinação persistente, 655
Transtorno de ansiedade de doença, 471-473
  classificação do, 294-295
  critérios diagnósticos, 472*t*
Transtorno de ansiedade generalizada (TAG), **407-412**
  ATCs para, 1042
  buspirona para, 955-956
  classificação do, 293-294
  definição do DSM-5, 742
  diagnóstico, 409-410, 409*t*
  em crianças, 1253-1255
  ISRSs para, 1017
  medicamentos que atuam nos receptores GABA para, 949-950
  psicoterapias e, 900
  sobrecarga mundial do, 1400-1401
  TOC e, 418
  tratamento, 410-411
  venlafaxina para, 1010-1011
Transtorno de ansiedade social, 396, 405-416
  classificação do, 293-294
  diagnóstico, 406, 406*t*
  em crianças, 1253-1255
  epidemiologia, 405
  etiologia, 405
  fobias sociais
    classificação de, 293-294
  ISRSs para, 1017
  medicamentos que atuam nos receptores GABA para, 949-950
  prevalência ao longo da vida, 405*t*
  venlafaxina para, 1010-1011
Transtorno de apego reativo, **1218-1223**
  características clínicas, 1219-1221
  classificação do, 293-294
  critérios diagnósticos do DSM-5, 1219-1220*t*
  diagnóstico, 1219-1221
  diagnósticos diferenciais, 1221-1222
  epidemiologia, 1218-1219
  etiologia, 1218-1221
  prognóstico, 1221-1222
  tratamento, 1222
Transtorno de déficit de atenção/hiperatividade (TDAH), 11-12, **1170-1183**
  adolescente, 1303-1304
  características clínicas, 1173-1176
  classificação do, 291
  comorbidades, 1175-1176
  Conners Rating Scales (Escalas de Conners), 235
  critérios do DSM-5, 1151, 1170-1171, 1172*t*
  curso do, 1175-1177
  desempenho acadêmico e, 1281-1282
  diagnóstico, 1173-1176
  epidemiologia, 1171
  estudo de caso, 1174-1176
  etiologia, 1171-1174
    aspectos neuroanatômicos, 1173-1174
    fatores desenvolvimentais, 1173-1174
    fatores genéticos, 1171
    fatores neurofisiológicos, 1171
    fatores neuroquímicos, 1171

    fatores psicossociais, 1173-1174
  exposição pré-natal ao álcool e, 1085
  gagueira e, 1151
  intervenções farmacológicas, 1135-1136
  manifestações em adultos do, 1180-1182
    características clínicas, 1180-1182
    critérios de Utah para, 1180-1181*t*
    curso do, 1181-1182
    diagnóstico, 1180-1182
    diagnósticos diferenciais, 1181-1182
    epidemiologia, 1180-1181
    estudo de caso, 1181-1182
    etiologia, 1180-1181
    tratamento, 1181-1182
  neuroesteroides e, 62-63
  neuroimagem no, 276
  patologia, 1175-1176
  pediátrico, tratamento, 1295-1302
  problemas relacionados ao álcool e, 626-627
  prognóstico, 1175-1177
  raça/etnia e taxas do, 141-142
  transtorno bipolar de início precoce e, 1238-1239
  transtorno da conduta e, 1249
  transtorno de oposição desafiante e, 1246-1247
  tratamento
    bupropiona para, 953-954
    farmacoterapia, 1176-1180, 1176-1177*t*, 1295-1302
    medicamentos aprovados pela FDA, 1177-1178*t*
    medicamentos estimulantes para, 1033, 1034
      efeitos adversos dos, 1035*t*
    monitoramento do, 1179-1180
    multimodal, 1179-1181
Transtorno de despersonalização/desrealização, 454-456, 455*t*
Transtorno de desrealização, 294-295
Transtorno de escoriação, 434-436, 434*f*
  classificação do, 293-294
Transtorno de estresse agudo, **437-446**, 454
  classificação do, 293-294
  critérios diagnósticos, 442*t*
Transtorno de excitação autônoma, 470-471
Transtorno de Gerstmann-Sträussler-Sheinker (GSS), 730, 731
Transtorno de luto complexo persistente
  classificação do, 294-295
  critérios diagnósticos do DSM-5, 1356*t*
Transtorno de movimentos periódicos dos membros (TMPM), 559
Transtorno de pânico
  aspectos do tratamento, 783*t*
  classificação do, 293
  com agorafobia
    ATCs para, 1041
  diagnóstico, 394-396, 394*t*, 395*t*
  ISRSs para, 1017
  manifestações iniciais, 783*t*
  medicamentos que atuam nos receptores GABA para, 949-950
  prognóstico, 396
  psicoterapias e, 900
  raça/etnia e taxas de, 141-142
  temas psicodinâmicos, 393
  terapia farmacológica, 397*t*
  TOC e, 418
  transtornos relacionados ao uso de álcool e, 625-626
  tratamento, 396-398
  venlafaxina para, 1010-1011
Transtorno de penetração/dor genitopélvica, 295-296, 580-582
Transtorno de pesadelo, 556-557
  ATCs para, 1042
  ciproeptadina para, 943
  induzido por drogas, 557
  transtornos de ansiedade e, 1256-1257

Índice

Transtorno de purgação, 521
Transtorno de Rett, **1124-1125**
   base desenvolvimental do, 18
   características clínicas, 1168
   critérios da CID-10, 1167t
   diagnóstico, 166
   diagnósticos diferenciais, 1168
   estudo de caso, 1168
   etiologia, 1168
   etiologia genética do, 33-34
   genes de suscetibilidade para, 80-81
   idade de início, 1165
   TEA e, 1154-1155
   tratamento, 1168
Transtorno de sintomas neurológicos funcionais. *Veja* Transtorno conversivo
Transtorno de sintomas somáticos, 454, 468-471
   classificação do, 294-295
   critérios diagnósticos, 469t
   em idosos, 1348-1349
Transtorno de Tourette, 9, 930, **1199-1207**
   antagonistas dos receptores de dopamina para, 973
   características clínicas, 1199-1202, 1201t
   classificação do, 292
   curso, 1202-1204
   diagnóstico, 1199-1202
   diagnósticos diferenciais, 1202
   epidemiologia, 1199
   estudo de caso, 1201-1202
   etiologia, 1200
   patologia, 1201t-1202
   prognóstico, 1202-1204
   TOC e, 418, 424
   tratamento, 1204-1206
Transtorno de transe dissociativo, 462-463
Transtorno depressivo breve recorrente, 383
Transtorno depressivo persistente, 293, 380
   pediátrico, 1229-1230
Transtorno depressivo pós-psicótico, 310
Transtorno desintegrativo da infância, 1168-1169. *Veja também* Transtorno do espectro autista (TEA)
   características clínicas, 1168-1169
   epidemiologia, 1168-1169
   estudo de caso, 1168-1169
   etiologia, 1168-1169
   prognóstico, 1168-1169
Transtorno deteriorante simples, 310
Transtorno disfórico pré-menstrual (TDPM), **841-843**, 842-843t
   classificação do, 293
   critérios diagnósticos, 842-843t
   critérios do DSM-5, 842-843t
   ISRSs para, 1017
Transtorno dismórfico corporal, 21, **427-429**
   classificação do, 293-294
   defeitos imaginados, 428t
   descrição do, 525-527
   escoriação da pele no, 435
Transtorno disruptivo da desregulação do humor
   classificação do, 293
   critérios diagnósticos do DSM-5, 1243-1244t
   pediátrico, **1242-1245**
      características clínicas, 1242-1244
      comorbidade, 1242-1243
      diagnóstico, 1242-1244
      diagnósticos diferenciais, 1243-1244
      epidemiologia, 1242-1243
      estudo de caso, 1242-1244
      prognóstico, 1243-1245
      tratamento, 1244-1245
      transtorno de oposição desafiante vs., 1243-1244
Transtorno do desejo sexual hiperativo, 953-954
Transtorno do desejo sexual hipoativo masculino, 575-577
   classificação do, 295-296
   relacionado a condição médica, 581-583

Transtorno do desenvolvimento da coordenação, **1192-1197**
   características clínicas, 1194-1196, 1194-1195t
   classificação do, 291-292
   comorbidades, 1193-1194
   curso, 1195-1196
   diagnóstico, 1194-1195
   diagnósticos diferenciais, 1195-1196
   epidemiologia, 1193-1194
   estudo de caso, 1195-1196
   etiologia, 1193-1195
   prognóstico, 1195-1196
   tratamento, 1195-1197
Transtorno do engajamento social desinibido, **1218-1223**
   características clínicas, 1219-1221
   classificação do, 293-294
   critérios diagnósticos do DSM-5, 1219-1220t
   diagnóstico, 1219-1221
   diagnósticos diferenciais, 1221-1222
   epidemiologia, 1218-1219
   estudo de caso, 1219-1221
   etiologia, 1218-1221
   prognóstico, 1221-1222
   tratamento, 1221-1223
Transtorno do espectro autista (TEA), **1153-1170**
   base neurodesenvolvimental do, 32-34
   biomarcadores no, 1155-1156
   características clínicas, 1156-1160
   características físicas, 1157
   CID-10, 1165
   classificação do, 291
   comorbidades, 1156
   critérios do DSM-5, 1153-1155, 1157t
   deficiência auditiva e, 1161-1162
   deficiência intelectual vs., 1134-1135
   diagnósticos diferenciais, 1159-1162
      esquizofrenia com início na infância, 1160-1161t
      transtorno da linguagem, 1160-1161t
   distribuição sexual, 1154-1155
   epidemiologia, 1154-1155
   estudo de caso, 1159-1160
   etiologia, 1154-1156
   fatores genéticos, 1154-1156
   fatores perinatais, 1156
   fatores pré-natais, 1156
   genes de suscetibilidade para, 80-81
   história de, 1154-1155
   instrumentos de avaliação, 1159-1160
   intervenções psicofarmacológicas, 1162-1165
   irmãos de pacientes com, 1154-1155
   linguagem prejudicada no, 1140-1142
   mapeamento genético, 80-81f
   polimorfismos de reelina e, 30-31
   privação psicossocial e, 1161-1162
   prognóstico, 1161-1165
   surdez congênita e, 1161-1162
   teorias psicossociais, 1156
   transtornos incluídos no, 1165-1170
Transtorno do interesse sexual/excitação feminina, 576-577, 576-577t
   classificação do, 295-296
   relacionado a condição médica, 581-583
Transtorno do orgasmo feminino, **577-579**, 578-579t
   classificação do, 295-296
   medicamentos antipsicóticos e, 582-584t
Transtorno erétil
   betanecol para, 1042
   classificação do, 295-296
   trazodona para, 999
Transtorno erétil masculino, 576-578, 577-578t, 581-582t
Transtorno esquizoafetivo
   antagonistas de serotonina-dopamina para, 1024
   antagonistas dos receptores de dopamina para, 973
   aspectos do tratamento, 784t

   classificação do, 292
   descrição do, 322-327
   diagnóstico, 324-326, 325t
   epidemiologia, 324
   etiologia, 324
   lítio para, 984
   manifestações iniciais, 784t
   tratamento, 326
   valproato para, 1046
Transtorno esquizofreniforme
   classificação do, 292
   diagnóstico, 327-329, 328t
   epidemiologia, 327
   etiologia, 327
   tratamento, 329
Transtorno explosivo intermitente, 609-611
   aspectos do tratamento, 782t
   classificação do, 296-297
   critérios diagnósticos, 610t
   manifestações iniciativas, 782t
Transtorno factício, 489-496
   apresentação, 491-492, 491t, 493t-494t
   classificação do, 294-295
   diagnósticos diferenciais
      demência vs., 715-716
      simulação vs., 814
      transtorno amnésico vs., 722
   manejo do, 495t
   por procuração, 490
      apresentação, 492
      intervenções para, 496t
   sinais, 490t
Transtorno fonológico. *Veja* Transtorno da fala
Transtorno global do desenvolvimento. *Veja também* Transtorno do espectro autista (TEA)
   base neurodesenvolvimental do, 32-33
   critérios da CID-10, 1166t-1167t
   em idosos, 1347-1348
   estudo de caso, 1169-1170
   tratamento, 1169-1170
Transtorno misto de ansiedade-depressão, 415-416
Transtorno neurocognitivo leve, 296-297
Transtorno neurocognitivo maior
   classificação do, 296-297
   subtipos de, 296-297t
Transtorno obsessivo-compulsivo (TOC), 418-427
   ATCs para, 1041
   anorexia nervosa e, 512-513
   base genética do, 742
   classificação do, 293-294
   diagnóstico, 421-424, 422t, 424
   ECT para, 1068
   em idosos, 1348-1349
   especialistas clínicos que recebem pacientes com, 422t
   imagem cerebral, 419, 419f
   induzido por substância, 426
   induzido por substância/medicamento, 293-294
   infância, 164
   ISRSs para, 1017
   medicações, 1136-1137
   movimentos estereotipados e, 1198
   neuroimagem no, 276
   obsessões, 423t
   pediátrico, 1263-1267
      características clínicas, 1264-1265
      diagnóstico, 1264-1265
      diagnósticos diferenciais, 1265-1266
      epidemiologia, 1263-1264
      estudo de caso, 1265
      etiologia, 1263-1265
      farmacoterapia, 1295-1302
      fatores genéticos, 1263-1265
      neuroimagem, 1264-1265
      neuroimunologia, 1264-1265
      neuroquímica, 1264-1265

prognóstico, 1266
    tratamento, 1266-1267
psicoterapias e, 900
relacionado a intoxicação com estimulantes, 677
sintomas, 423t
sintomas depressivos e, 376
subtipos, 87-88
tratamento, 424
Yale-Brown Obsessive-Compulsive Scale (Escala Yale-Brown de Obsessões e Compulsões) (YBOCS), 232
Transtorno ortográfico. *Veja* Transtornos de aprendizagem específicos
Transtorno perceptivo persistente por alucinógenos, 651-652
Transtorno por uso de alucinógenos, 650-652
Transtorno por uso de cafeína, 642-643
Transtorno por uso de opioides, 662-664
Transtorno por uso de substâncias, 616-693. *Veja também* Abuso de substância
    classificação diagnóstica, 621-622
    em idosos, 1348-1349
    escalas de avaliação, 232
    etiologia, 618-621
    fatores neuroquímicos, 621
    transtorno de acumulação e, 430
Transtorno por uso de tabaco, 682
Transtorno psicótico associado a cimetidina
    aspectos do tratamento, 781t
    manifestações iniciais, 781t
Transtorno psicótico breve, 339-341, 341t
    aspectos do tratamento, 781t
    classificação do, 292
    manifestações iniciais, 781t
Transtorno psicótico compartilhado, 336
    diagnóstico, 336-337, 338t
    prognóstico, 337
    tratamento, 337-339
Transtorno psicótico induzido pelo álcool, 780t
Transtorno psicótico induzido por fenelzina
    aspectos do tratamento, 783t
    manifestações iniciais, 783t
Transtorno relacionado a estressor, 293-294
Transtorno relacionado ao uso de polissubstâncias, 690
Transtorno transvéstico, 606-607
Transtornos aditivos, 616-693
Transtornos alimentares, **1207-1213**
    classificação de, 294-295
    complicações médicas de, 512-513t
    critérios do DSM-5, 1207
    escalas de classificação, 233
    ISRSs para, 1017
    neuroesteroides e, 62-63
    química clínica, 272
    relacionados a agressão sexual, 829-830
    relacionados ao sono, 521, 555, 557
    TOC e, 418
    transtorno de acumulação e, 430
Transtornos amnésicos, **718-722**
    características clínicas dos, 719-721
    caracterização dos, 716
    causas de, 719t
    curso dos, 722
    definição de, 695
    diagnóstico, 719
    diagnósticos diferenciais
        demência e *delirium* vs., 721
        doença de Alzheimer vs., 721, 721f, 721t
        envelhecimento normal vs., 721
        transtorno factício vs., 722
        transtornos dissociativos vs., 722
    doença cerebrovascular e, 720
    epidemiologia, 718-719
    esclerose múltipla e, 720
    estudo de caso, 719-720
    etiologia dos, 718-719

exames laboratoriais, 721
incidência de, 718-719
induzidos por hipnóticos, 668-669
induzidos por sedativos, 668-669
patologia, 721
persistentes, induzidos por ansiolíticos, 668-669
persistentes induzidos pelo álcool, 632-633
prognóstico, 722
síndrome de Korsakoff e, 720
subtipos de, 719-721
tratamento, 722
Transtornos bipolares
    base genética dos, 81-84
    bloqueadores dos canais de cálcio para, 957-958
    bupropiona para, 953-954
    características preditivas dos, 370t
    carbamazepina para, 959-960, 961-962t
    células de Cajal-Retzius nos, 32-33
    classificação dos, 292-293
    doenças físicas e, 1403-1404
    estudos de ligação, 353
    fatores genéticos, 1237-1238
    início precoce, 1236-1243
        características clínicas, 1238-1239
        diagnóstico, 1238-1239
        diagnósticos diferenciais, 1238-1240
        epidemiologia, 1236-1238
        estudo de caso, 1238-1239
        etiologia, 1237-1239
        prognóstico, 1239-1242
        tratamento, 1241-1242
    prevalência dos, 348t
    sistema imunológico nos, 69-70
    tratamento dos, 380t
    tratamento farmacológico, 377-380
Transtornos convulsivos, 453. *Veja também* Epilepsia
    antagonistas dos receptores de dopamina para, 974-975
    aspectos do tratamento, 784t
    manifestações iniciais, 784t
Transtornos da adaptação, **446-450**
    classificação dos, 294-295
        com ansiedade, 447-448
        com humor deprimido, 447-448
        com transtorno da conduta, 448
        emoções mistas e conduta, 448
    critérios do DSM-5, 448t
    diagnóstico, 448-449
    epidemiologia, 446
    etiologia, 446-448
    genética dos, 447-448
    prognóstico, 449
    tratamento dos, 449
Transtornos da comunicação, 291
    na esquizofrenia infantil, 1270
    não especificados, 1152
    psiquiatria infantil, **1137-1138**
    social (pragmática), **1150-1152**
Transtornos da eliminação
    classificação dos, 294-296
    pediátricos, 1212-1218
Transtornos da infância, escalas de avaliação, 235-236
Transtornos da linguagem
    classificação dos, 291
    correlatos neuroanatômicos, 236-237
    diagnósticos diferenciais
        transtorno do espectro autista, 1160-1161t
    psiquiatria infantil, **1137-1145**
    sintomas comportamentais com, 1160-1161
    transtornos da linguagem expressiva, 1137-1142
Transtornos da personalidade, **742-762**
    classificação dos, 296-298, 742
    epilepsia e, 725
    escalas de avaliação, 234-235
    esquizofrenia e, 317
    etiologia dos, 742-744

fatores genéticos, 742-743
farmacoterapia, 760t
fatores biológicos nos, 743
fatores hormonais, 743
fatores psicanalíticos nos, 743-744
mecanismos de defesa nos, 743
risco de suicídio e, 765
subtipos, 742
    grupo A, 742
    grupo B, 742
    grupo C, 742
TOC e, 418
transtorno factício e, 494
Transtornos da personalidade e comportamentais, CID-10, 758
Transtornos de ansiedade, 387-417
    adolescente, estudo de caso, 1303-1304
    antagonistas dos receptores b-adrenérgicos para, 933-934
    aprendizagem pavloviana nos, 103
    classificação dos, 293-294
    condições associadas a, 413-415
    drogas que atuam nos receptores GABA para, 949-951
    escalas de avaliação, 229-232
    fatores de risco familiares, 408t
    induzidos por álcool, 633-634
    induzidos por alucinógenos, 652
    induzidos por cafeína, 642
    induzidos por inalantes, 658
    induzidos por maconha, 646
    induzidos por substância/medicamento, 293-294, 415
    ISRSs para, 1017
    neuroesteroides e, 62-63
    nos idosos, 1347-1349
    pediátricos, 1253-1264
        características clínicas, 1255-1259
        características dos, 1258-1259t
        diagnóstico, 1255-1259
        diagnósticos diferenciais, 1258-1259
        epidemiologia, 1254-1255
        estudo de caso, 1256-1259
        etiologia, 1255-1256
        farmacoterapia, 1295-1302
        fatores genéticos, 1255-1256
        fatores sociais de aprendizagem, 1255-1256
        prognóstico, 1258-1260
        tratamento, 1258-1260
    psicoterapias e, 900
    relacionados a intoxicação com estimulantes, 676
    risco de suicídio e, 766
    tipos de aprendizagem em, 111
    transtorno conversivo nos, 474
    transtornos relacionados ao uso de álcool e, 625-626
Transtornos de compulsão alimentar, 519-522
    caracterização dos, 525-527
    classificação dos, 294-295
    complicações médicas dos, 512-513t
    critérios diagnósticos, 520-521t
    obesidade e, 522
Transtornos de controle dos impulsos, 608
Transtornos de déficit de atenção, **1170-1183**
Transtornos de dor sexual, 580-582
Transtornos de estresse pós-traumático (TEPT), **437-446**, 454
    aspectos do tratamento, 784t
    classificação de, 293-294
    Clinician-Administered PTSD Scale (Escala de TEPT Administrada pelo Clínico), 232
    condicionamento clássico, 103
    critérios diagnósticos, 440t-441t
    em crianças, 790
    fatores predisponentes, 438t
    fenômenos de revivência, 103
    ISRSs para, 1017
    luto e, 1357

Índice

manifestações iniciais, 784t
pediátricos, **1222-1227**
    características clínicas, 1223-1224
    diagnóstico, 1223-1224
    diagnósticos diferenciais, 1224
    epidemiologia, 1223
    etiologia, 1223
    expressão retardada, 1224
    prognóstico, 1224-1225
    tratamento, 1225-1226
psicoterapias e, 900
relacionados a agressão sexual, 829-830
resposta de medo e, 17
transtornos de ansiedade e, 392
tratamento, 445-446, 930-931
    erva-de-São-João, 792
Transtornos de hipersonolência, 544-547
    classificação dos, 295-296
    drogas estimulantes para, 1034
Transtornos de movimento estereotipado, **1196-1108**
    autolesão nos, 1198
    características clínicas, 1197-1198
    classificação dos, 291-292
    critérios do DSM-5, 1196-1198
    curso dos, 1198
    diagnóstico, 1197-1198
    diagnósticos diferenciais, 1198
    epidemiologia, 1197-1198
    estudo de caso, 1197-1198
    etiologia, 1197-1198
    medicações, 1136-1137
    patologia, 1197-1198
    prognóstico, 1198
    tratamento, 1198
Transtornos de oposição desafiante, 608-615, **1244-1248**
    características clínicas, 1245-1246
    classificação dos, 296-297
    diagnóstico, 1245-1246
    diagnósticos diferenciais, 1245-1247
    epidemiologia, 1244-1246
    estudo de caso, 1246-1247
    etiologia, 1245-1246
    prognóstico, 1246-1247
    raça/etnia e taxas de, 141-142
    subtipos, 1244-1245
    transtorno disruptivo da desregulação do humor vs., 1243-1244
    tratamento, 1246-1247
Transtornos de pânico, 392-398
Transtornos de somatização
    base genética dos, 742
    transtorno conversivo nos, 474
Transtornos de tiques, 9, 291-292, 930, 1203t- 1204t.
    Veja também Transtorno de Tourette; Transtornos de tiques vocais
    impulso premonitório, 424, 736, 1196-1197, 1199
    tiques motores, 1199
    transtorno de Tourette e, 1199
Transtornos de tiques vocais, 1199. *Veja também*
    Transtornos de tiques
    classificação dos, 292
    epidemiologia, 1207
    persistentes, 1207
Transtornos de único gene, 901
Transtornos delirantes, **330-336**
    antagonistas dos receptores de dopamina para, 973
    aspectos do tratamento, 782t
    classificação dos, 292
    diagnósticos, 330-332, 332t
    em idosos, 1347-1348
    epidemiologia, 330
    etiologia, 330-331
    etiologias médicas, 337t
    fatores de risco, 331t
    idade de início, 1347-1348

manifestações iniciais, 782t
relações familiares com, 745
tipos de, 332-336
Transtornos depressivos. *Veja também* Depressão;
    Transtornos depressivos maiores
    classificação dos, 293
    disforia de gênero e, 603-604
    EAAs e, 688
    em idosos, 1346-1348
    especificadores para, 362t-364t
    induzidos por substância/medicamento, 293
    medicamentos estimulantes para, 1035
    pediátricos, 1227-1236
        características clínicas, 1228-1231
        diagnóstico, 1228-1231
        epidemiologia, 1227-1228
        etiologia, 1227-1228
        prognóstico, 1230-1231
        transtornos diferenciais, 1230-1231
        tratamento, 1230-1234
    risco de suicídio e, 765
    tipos de, 362t-364t
    transtorno conversivo na, 474
    transtorno da conduta e, 1251-1253
    transtornos do apego e, 100
    trazodona para, 999
Transtornos depressivos e ansiosos, 364-365
Transtornos depressivos maiores. *Veja também*
    Transtornos depressivos
    ATCs para, 1042, 783t
    caracterização dos, 716
    classificação dos, 293
    com características atípicas, 360
    com características catatônicas, 360
    com características melancólicas, 360
    com características psicóticas, 356, 360
    diagnóstico, 356-361, 357t
    diagnósticos diferenciais, 368-370
    ECT para, 1067-1068
    epidemiologia dos, 348-349
    episódio único, 356
    erva-de-São-João para, 800
    farmacoterapia, 374-377
    lítio para, 984
    manifestações iniciais, 783t
    pediátricos
        características clínicas, 1228-1231
        diagnóstico, 1228-1231
        patologia, 1230-1231
    prevalência dos, 348t
    prognóstico, 370-371
    recorrentes, 356
    sistema imunológico nos, 69-70
    transtorno bipolar I, 356
    transtorno bipolar II, 356
    transtornos alimentares e, 512-513
    venlafaxina para, 1010-1011
Transtornos desmielinizantes, **728-729**. *Veja também*
    transtornos específicos
Transtornos dissociativos, 451-464
    classificação dos, 294-295
    diagnósticos diferenciais
        transtorno amnésico vs., 722
        em crianças, 790
Transtornos dissociativos de identidade, 454, 458-462
    classificação dos, 294-295
    descrição dos, 300
    diagnóstico, 461t
    em crianças abusadas sexualmente, 1315-1316
    manejo dos sintomas, 462t
    perguntas para o exame do estado mental, 459t
    sintomas, 459t
Transtornos distímicos
    personalidade depressiva vs., 758
    transtornos alimentares e, 512-513

Transtornos do ciclo sono-vigília, 536-562
    classificação dos, 295-296, 538t
    critérios diagnósticos, 539t
    risco de suicídio e, 500
Transtornos do espectro da esquizofrenia, 292
Transtornos do humor, 347-386
    antagonistas da serotonina-dopamina para, 1024
    características clínicas dos, 361-364
    categorias de, 347
    curso dos, 371f
    em estados interictais, 726
    escalas de avaliação, 222-227
    esquizofrenia e, 317
    etiologia dos, 349-356
    fatores genéticos, 352-354, 353f
    fatores psicossociais, 354
    indicadores do receptor de dopamina para, 969
    induzidos por AAS, 688
    induzidos por álcool, 633
    induzidos por alucinógenos, 652
    induzidos por inalantes, 658
    início na adolescência, 1228-1229
    modelos animais, 78-79
    neuroanatomia e, 352f
    óxido nítrico e, 53-54
    pediátricos, 1227-1254
    prognóstico, 370-372
    relacionado a intoxicação com opioides, 663
    relacionados a agressão sexual, 829-830
    relacionados a intoxicação com estimulantes, 676
    transtornos relacionados ao uso de álcool e, 625-626
    tratamento, 372-380
Transtornos do humor pós-parto, 360
Transtornos do jogo, 690-693
    classificação dos, 296-297
    tipos de jogos, 691
Transtornos do movimento
    como efeito colateral de medicamentos, 913
    induzidos por medicação, 923-929, 969
        medicações escolhidas, 924t
    relacionados ao sono, 559-560
Transtornos do movimento rítmico, 560
Transtornos do orgasmo, 577-581
Transtornos do relacionamento, 100-101
Transtornos do sono
    classificação da CID-10, 537
    classificação da ICSD-2, 537
    classificação do DSM-5 de, 537
    em idosos, 1348-1350
    fototerapia, 374
    induzidos por álcool, 634
    induzidos por cafeína, 642
    induzidos por drogas, 557
    relacionado a intoxicação com opioides, 663
    relacionados a intoxicação com estimulantes, 677
    relacionados à respiração, 550
        classificação dos, 295-296
    relacionados a substância/medicamento, 295-296
    relacionados ao ritmo circadiano, 295-296, 553-554
    transtornos de ansiedade e, 1256-1257
Transtornos dolorosos, 496-499
Transtornos espaciais, 238
Transtornos específicos da aprendizagem, **1182-1193**
    com deficiência em matemática, 1188-1190
        características clínicas, 1188-1189
        comorbidade, 1188
        curso, 1189
        diagnóstico, 1188
        diagnósticos diferenciais, 1190
        epidemiologia, 1188
        estudo de caso, 1189
        etiologia, 1188
        exames laboratoriais, 1189
        patologia, 1189
        prognóstico, 1189

1464 Índice

tratamento, 1190
com deficiência na expressão escrita, **1190-1193**
  características clínicas, 1191
  comorbidade, 1190
  curso, 1192-1193
  diagnóstico, 1190-1193
  epidemiologia, 1190
  estudo de caso, 1191
  etiologia, 1190
  patologia, 1192-1193
  prognóstico, 1192-1193
  tratamento, 1192-1193
com deficiência na leitura, **1183-1188**
  características clínicas, 1185-1187
  critérios do DSM-5, 1186t
  curso, 1187
  diagnóstico, 1185
  diagnósticos diferenciais, 1187
  estudo de caso, 1185, 1187
  patologia, 1187
  prognóstico, 1187
  tratamento, 1187-1188
Transtornos extrapiramidais
  ISRSs e, 1019
  tratamento, 925t
Transtornos factícios, 317
Transtornos fóbicos, psicoterapias e, 900
Transtornos geriátricos, tratamento dos, 1350-1351
Transtornos induzidos por substância
  classificação de, 296-297
  demência persistente, 715
Transtornos inter-sexuais, 566t
Transtornos mentais. *Veja também Transtornos específicos*
  atitudes em relação aos, 1402-1404
  doenças físicas e, 1403-1405
  estigma dos, 1402-1404
  genes e, 3
  problemas de relacionamento relacionados a, 820-822
  psicoterapias e, 900-901
  riscos empíricos, 905t-906t
  sobrecarga mundial dos, 1400-1401
Transtornos motores
  classificação dos, 291-292
  persistentes, 1207
  transtorno do desenvolvimento da coordenação, **1192-1197**
Transtornos motores persistentes crônicos, 292
Transtornos neurocognitivos, 296-298, 694-741
Transtornos neurológicos, relacionados ao uso de álcool, 634
Transtornos parafílicos, 297-298, 592-599
Transtornos por uso de álcool, 628-629
  desintoxicação, 633-637
  em idosos, 1348-1349
  intervenções, 633
  prevenção de recaída, 637-638
Transtornos pós-parto
  depressão, **938-939**
    "*baby blues*" vs., 839-840
    ISRSs para, 1016
    neuroesteroides e, 62-63
  psicose, 342, 839-840
    aspectos do tratamento, 784t
    estudo de caso, 839-840
    manifestações iniciais, 784t
Transtornos psicossomáticos, 488-489
Transtornos psicóticos
  induzidos por AAS, 688
  induzidos por álcool, 632-633
  induzidos por alucinógenos, 652
  induzidos por ansiolíticos, 668-669
  induzidos por *Cannabis*, 646
  induzidos por hipnóticos, 668-669

induzidos por inalantes, 657
induzidos por sedativos, 668-669
induzidos por substância/medicamento, 292, 342, 344t, 839-840
  antagonistas dos receptores de dopamina para, 973
  neuroesteroides e, 62-63
  relacionados a intoxicação com estimulantes, 676
  relacionados a intoxicação com opioides, 663
Transtornos psiquiátricos
  com componentes genéticos, 902-903t
  perfis cognitivos de, 873-874t
  variação transcultural em, 140
Transtornos relacionados a opioides, 659-666
Transtornos relacionados ao uso de álcool, 624-639
  classificação, 296-297
  epidemiologia, 625-626t
  não especificados, 634
  prognóstico, 634-635
  risco de suicídio e, 764
Transtornos relacionados ao uso de substâncias
  amnésia, 453
  classificação de, 296-297
  termos usados em, 617t
Transtornos relacionados ao uso de tabaco, 680-685
Transtornos relacionais
  abordagens clínicas, 820-823
  definição, 820
  epidemiologia, 820
  estudo de caso, 820-822
  problemas entre pais e filhos, 821--823
Transtornos ruminativos, **1209-1211**
  características clínicas, 1210-1211
  classificação dos, 294-295
  curso dos, 1210-1211
  diagnóstico, 1210-1211
  diagnósticos diferenciais, 1210-1211
  epidemiologia, 1210
  estudo de caso, 1210-1211
  etiologia, 1210
  prognóstico, 1210-1211
  tratamento, 1210-1211
Transtornos sexuais, relacionados a agressão sexual, 829-830
Transtornos traumáticos, 293-294
Transvestismo, 597
  classificação de, 297-298
  em pacientes com epilepsia, 725-726
Tratamento assertivo na comunidade (TAC), 321-322, 1378-1379
Tratamento diurno
  pacientes pediátricos
    indicações, 1294
    programas, 1294-1295
    resultados, 1295
Tratamento farmacológico, 910-1064
Tratamento residencial
  adolescentes, 1304
  equipe, 1293
  pacientes pediátricos, 1292-1294
    indicações de, 1293
    meio, 1293
    pais e, 1293-1294
    processo educacional em, 1292, 1294t
    terapia de modificação do comportamento, 1293
Trato rubroespinal, 8
Trauma Affect Regulation: Guide for Education and Therapy (Regulação afetiva do trauma: Guia para Educação e Terapia) (TARGET), 1225
Trauma da traição, 451
Trauma do nascimento, 183-184
Trazodona, 487, 588, **999-1000**
  ações farmacológicas, 999
  diretrizes clínicas, 1000
  disfunção sexual e, 583-585t

dosagens, 1000
indicações terapêuticas, 999
interações medicamentosas, 1000
para bulimia nervosa, 519-520
para cleptomania, 612
para TDAH, 1179-1180
para TEPT, 445
para transtorno explosivo intermitente, 611
precauções, 999-1000
reações adversas, 999-1000
Treatment and Education of Autistic and Communication-related Handicapped Children (Tratamento e Educação para Crianças Autistas e com Déficits Relacionados à Comunicação (TEACCH), 1162-1163
Treatment for Adolescents with Depression Study (Tratamento para Adolescentes com Estudo de Depressão (TADS), 1231-1232
Treinamento autogênico, 871-872, 872t
Treinamento da assertividade, 879
  para pacientes com transtorno da personalidade evitativa, 754
  para personalidade passivo-dependente, 755
Treinamento da reversão de hábito, 1204-1205
Treinamento de relaxamento, 482
Treinamento de resposta pivotal, 1161-1163
Treinamento esfincteriano, 1094-1095
Tremor
  abstinência de álcool, 630
  lítio e, 986
Tremor familiar, 630
Tremor fisiológico, 630
Tremor hipnagógico dos pés, 561
Tremor perioral (coelho)
  aspectos do tratamento, 783t
  manifestações iniciais, 783t
Tremor postural, induzido por medicamento, 297-298, 927-928, 933-934
Treponema pallidium, 712
Três ensaios sobre a teoria da sexualidade (Freud), 155-156
Triagem, emergências psiquiátricas, 775
"Triângulo de ferro", 1376
Triazolam
  absorção do, 947-948
  abstinência, 919
  efeitos adversos do
    amnésia, 719
    amnésia anterógrada, 951-952
  meia-vida do, 949-950
  transtornos alimentares relacionados ao sono e, 521
  tratamento de insônia com, 542
Tricofagia, 433
Tricotilomania, 286, 293-294, 431-434, 432f
Tricotilomania, 293-294, 431-434, 432f
Triexifenidil, 936
Triexifenidil, 936
Triflufenazina, para transtornos de tiques, 1205
Trifluoperazina, 583-585t
Trifluoperazina, 583-585t
Triglicerídeo caprílico, 1052t
Triglicerídeos, transtornos relacionados ao álcool e, 628
Triptofano
  hidroxilação de, 39-40
  latência do sono e, 535
  mecanismos de ação, 1052t
  para TOC, 425
Triptofano hidroxilase (TPH), 39-40
  risco de suicídio e, 767-768, 768f
Trissomia 21, 1122-1123
Trombocitopenia, 975
Tronco encefálico, comportamento sexual e, 567-570
Tsunami, TEPT relacionado ao, 443-444
Tuberalina, função da, 90-91
Tuberose, usos de, 794t

Tubo neural
    defeitos, 921, 1047
    desenvolvimento, 19, 1084f
Tumores cerebrais
    características clínicas, 727
    curso, 727
    prognóstico, 727
    sintomas de, 726-727

U

Úlcera péptica, 480-481, 1041
Úlceras gástricas, 628
Ultrassom cardíaco, 274-275
Ultrassom transvaginal, 831
União mística, 1353
Unidades cirúrgicas, apoio para a equipe das, 502
Unidades de cuidado intensivo, apoio para a equipe das, 500
Unidades de hemodiálise, apoio para a equipe de, 500-502
Unidades psiquiátricas, suicídios em, 771
Uniform Crime Report (Relato Uniforme de Crimes) (UCR), 824
Uniform Determination of Death Act (Lei de Determinação de Morte Uniforme), 1352
Uniform Rights of the Terminally Ill Act (Lei de Direitos Uniformes de Doentes Terminais), 1364
Universalidade, terapia de grupo e, 1288
Urge for Tics Scale (Escala do Impulso para Tiques), 1204
Urinálise
    avaliação na demência, 267
    rastreamento de drogas de abuso, 268t
Urocortinas, 51-52
Urofilia, 598
Urticária, 486
Uso de droga
    adolescente, 1104-1108
    materno, 1084-1086
Uso de drogas ilícitas, incidência ao longo da vida de, 619-620t
Uso de substância, definição de, 1276-1277
Uso de tabaco. *Veja também* Tabagismo
    abstinência, 682
    dependência, 623
    efeitos adversos do, 681-682
    história de, 199
    intervenções em cuidados primários, 683
Usui, Mikao, 808f
Utilitarismo, 189

V

Vacinas contra o papilomavirus humano (HPV), 843
Vagina dentada, 575-576
Vaginismo, 580-582
Vaillant, George, 160, 1329, 1340
Valências, 181
Valeriana (*L. Valeriana officinalis*), 1059t
Validade aparente, 219, 247
Validade de critério, 219, 247
Validade discriminante, 247
Validadores externos, 219
Valproato (ácido valproico), 655, **1045-1049**
    ações farmacológicas, 1045
    alesta da bula, 1046t
    diretrizes clínicas, 1048-1049
    dosagens, 1048-1049
    efeitos adversos, 1046-1047, 1046t, 1047t
        defeitos no tubo neural, 921
        ganho de peso, 914
    eicosanoides e, 61-62
    estabilização do humor e, 35-36
    indicações terapêuticas, 1045-1046
    interações medicamentosas, 1047-1048, 1048t
    interferências laboratoriais, 1048
    monitoramento da droga, 1048t
    neurulação e, 19
    no transtorno do espectro autista, 1163-1164
    para cleptomania, 612
    para crises pequeno mal, 726
    para crises tônico-clônicas generalizadas, 726
    para mania aguda, 379
    para TEPT, 445
    para TOC, 425
    para transtorno da personalidade antissocial, 749
    para transtorno explosivo intermitente, 611
    precauções, 1046-1047
    preparações norte-americanas, 1048t
    química, 1045
    teratogenicidade, 1047
    toxicicidade, 270
Vardenafil, 1010-1011
Vardenafil, 53-54, 1010-1011
    efeitos do, 976
    função do, 1008-1009
Vardenafil, 53-54, 976, 1008-1009
Varfarina, interações com hormônio da tireoide, 1039
Variação no números de cópias (VNC), 74-75
Vasopressina (AVP), 51-53
Venereal Disease Research Laboratory (Teste de Laboratório de Pesquisa de Doenças Venéreas (VDRL), 267
Venlafaxina, **1010-1011**
    abstinência, 919
    contraindicações, 1011
    disfunção sexual e, 583-585t
    dosagens, 1012
    efeitos adversos da, 911, 1011
    interações medicamentosas, 1011
    metabolismo, 1011
    no transtorno do espectro autista, 1165
    pacientes pediátricos com depressão, 1231-1232
    para TDAH, 1034, 1179-1180
    para TOC, 425
    para transtorno de ansiedade generalizada, 412
    para transtorno de ansiedade social, 407
    para transtorno de ansiedade-depressão, 416
    precauções, 1011
Ventrículos cerebrais, 304
Veraguth, Otto, 366
Verapamil, 2
    eficácia antimaníaca, 379
    para condições não psiquiátricas, 922
    para transtorno bipolar, 957-958
Vergonha, ansiedade do superego e, 401
Verificação de Comportamentos Aberrantes (ABC), 1129
Vertebrados, memória nos, 110-111
Vertigem, em idosos, 1349-1350
Via de sinalização de PI3K/Akt, 33-34
Via do circuito de recompensa, 672
Via dorsal tegmentar, 699
Vias dopaminérgicas, cerebrais, 36-37f
Vias glutamatérgicas, 43-46
Vias histaminérgicas, 37-38f
Vias noradrenérgicas
    cerebrais, 37-38f
    TOC e, 419
Vias serotonérgicos, 36-37f
Vigabatrina, 44-45
Vigilantes do Peso, 520-521
Vigília
    estágios da, 534
    neurônios do *locus ceruleus* (LC) e, 37-38
    silenciosa, 89-90
Vilazodone
    diretrizes clínicas, 1022
    dosagem, 1022
    efeitos adversos
        anormalidades no ritmo cardíaco, 1018
    interações medicamentosas, 1021
Vimpocetina
    características, 1051t
    usos psiquiátricos da, 798t
Vineland Adaptive Behavior Scale (Escala de Comportamento Adaptativo de Vineland), 1119-1120, 1129
Violações das fronteiras
    estudo de caso, 1393-1394
    não sexuais, 1393
    sexuais, 1393
Violações das fronteiras sexuais, 1393
Violence Against Women Act (Lei de Combate à Violência Contra as Mulheres) (VAWA), 825t
Violência
    abuso de esteroides e, 687
    adolescente, 1105-1106
    aspectos da terapia de grupo, 862-863
    crimes
        fatores de risco, 824
        prevalência, 824
    delinquência e, 1308-1309
    doméstica, 826-829
    em estados interciais, 726
    escola, 1105-1107
    esquizofrenia e, 314
    história de, 198
    na mídia, 1247-1248
    sequelas de, 829-830
    videogames
        transtorno da conduta e, 1251-1252
Violência doméstica, 826-829
    atenção clínica, 817
    cartão de referência médica, 827t-829t
    diretrizes de tratamento, 827t-829t
    fatores de risco, 826
    perpetradores, 827-829
    prevalência, 826
Violência na escola, 1105-1107
    sinais de alerta, 1106-1107t
Violência no ambiente de trabalho
    fatores de risco, 827-830
    perpetradores, 829-830
    prevalência, 827-829
Vírus da imunodeficiência humana (HIV). *Veja também* Síndrome da imunodeficiência adquirida (aids)
    aconselhamento, 732
    características clínicas, **732-736**
    componente imune do, 70-71
    condições associadas ao, 733
    curso da infecção, 731
    demência relacionada ao, 712
    diagnóstico, 731-732
    efeitos no desenvolvimento do, 1127
    emergências psiquiátricas, 789-790
    encefalopatia relacionada ao, 733
    esquizofrenia e, 316
    mania relacionada ao, 733-735
    Modified HIV Dementia Scale (Escala de Demência pelo HIV Modificada), 733
    neuroimagem do, 276
    orientações do CDC para prevenção, 732t
    orientações para sexo seguro, 732t
    síndromes psiquiátricas, 733-735
    tipos de, 731
    transmissão, 664, 731
    transmissão fetal, 665-666
    transtornos mentais e 1403-1404
    tratamento
        agentes antirretrovirais, 734-735t
        farmacoterapia, 734-735
        psicoterapia, 734-736
    visão geral, **731-732**
Vírus de Creutzfeldt-Jakob
    neuroimagem no, 276
Vírus Epstein Barr (EBV), 504

Visão
    desenvolvimento da, 6-7
    envelhecimento da, 1336t
    organização da, 6-7
    prejudicada, 284
    tingida de azul, 284
Viscosidade da personalidade, 725
Vitamina B_{12}, 267, 273
Vítimas de tortura, 819
Volume corpuscular médio (VCM), 628
Volume expiratório forçado no 1º segundo (VEF1), 552
Vômito
    ISRSs e, 1018
    relacionado a bulimia, 517, 884
Vortioxetina, 1022-1023
Voyeurismo, 597

W

Wainwright, Ford vs., 1389
Wats, James, 1078
Watson, John B., 401, 877
Wechsler Adult Intelligence Scale (Escala de Inteligência Wechsler para Adultos) (WAIS), 258
Wechsler Adult Intelligence Scale-Revised (Escala de Inteligência Wechsler para Adultos-Revisada) (WAIS-R), 14-15, 243, 1344
Wechsler Individual Achievement Tests (Testes Wechsler de Rendimento Individual) (WIAT), 261
Wechsler Intelligence Scale for Children (Escala de Inteligência Wechsler para Crianças) (WISC), 258, 1116-1117, 1128-1129, 1137-1138
Wechsler Intelligence Scales (Escalas de Inteligência Wechsler), 258, 262t
Wechsler Memory Scale (Escala de Memória Wechsler) (WMS-III), 118, 243
Wechsler Preschool and Primary Scale of Intelligence (Escala de Inteligência Wechsler para Pré-Escola e Primário) (WPPSI), 258
Weissman, Myrna, 887
Weltanschauung (visão do mundo), negativa, 372
Wernicke, Karl, 11
White, Dan, 1391f
WHO Disability Assessment Schedule (Escala de Avaliação de Incapacidades da OMS), 219, 220t-221t, 222
WHODAS 2.0, 220t-221t
Wide-Range Achievement Test-Revised (Teste de Rendimento de Ampla Gama-Revisado) (WRAT-R), 1117
Wilson, James Osborne, 131
Winnicott, Donald, 99, 160, 186-187, 186f, 608, 1093-1094
Wisconsin Card Sorting Test (Teste Wisconsin de Classificação de Cartas) (WCST), 264, 896
Witzelsucht, 13-14
Wolff, Harold, 477
Wolfgang, Marvin, 772-773
Wolpe, Joseph, 404, 871-872, 877
Woodcock-Johnson Psycho-Educational Battery-Revised (Bateria Psicoeducacional de Woodcock-Johnson-Revisada), 1187
Woodcock-Johnson Tests of Achievement (Testes de Rendimento Woodcock-Johnson) (WJ-ACH), 261
World Trade Center, 443f
WPA, 1405-1406
Wyatt vs. Stickney, 1386
Wycis, Henry, 1078
Wynne, Lyman, 307
Xamanismo, 808

Y

Yale Global Tic Severity Scale (Escala de Gravidade Global de Tiques de Yale), 1201
Yale-Brown Obsessive-Compulsive Scale (Escala Yale-Brown de Obsessões-Compulsões) (YBOCS), 232
Yalom, Irving, 1288
Yopo/cohoba, 649t
Youth Self-Report (Autorrelato para Adolescentes) (YSR), 257

Z

Zaleplona
    abstinência, 951-952
    ligação, 949-950
    transtornos relacionados a, 666
    tratamento de insônia, 542
Zeitgeber, 87-89
Zinco
    suplementação, 1050t
    usos psiquiátricos de, 797t
Ziprasidona
    distúrbios cardiovasculares e, 914
    dosagens, 1027-1028
    efeito calmante da, 319
    efeitos colaterais, 914, 1027-1028
    farmacologia, 1026-1028
    indicações, 1026-1027
    inervalos QTc e, 274
    no transtorno do espectro autista, 1163-1165
    para mania aguda, 379
    para pacientes com *delirium*, 703
    para TEPT pediátrico, 1226
    para transtorno da conduta, 1253-1254
    para transtornos de tiques, 1205
    para transtornos dissociativos de identidade, 461
Zolpidem
    abstinência, 951-952
    comer noturno e, 525-527
    efeitos adversos
        amnésia, 951-952
        comportamento automático, 951-952
    para doença de Parkinson, 950-951
    transtornos alimentares relacionados ao sono e, 521
    transtornos relacionados a, 666
    tratamento de insônia com, 542
Zona subgranular (ZSG), 21-22
Zonas ventriculares (ZVs), 19, 21-24
Zonisamida, **939-941**
    eficácia antimaníaca, 379
    perda de peso e, 914, 921, 1063-1064
Zoofilia, 597-598
Zung Self-Rating Depression Scale (Escala de Autoavaliação de Zung), 367